Kohlhammer

**Wichtiger Hinweis zu den in diesem Werk gemachten Aussagen zur wissenschaftlichen Evidenz und zu den Empfehlungsstärken der Therapieempfehlungen**

Die Kapitel folgen einem einheitlichen Konzept der Gliederung in Klinik, Verlauf, therapeutisches Prinzip, pragmatische Therapie, unsicher/obsolet mit möglichst konkreten Therapieempfehlungen und Alternativen.

***Evidenzklassen***

Die Autoren und Herausgeber haben sich bemüht, überall dort, wo es wissenschaftlich valide Erkenntnisse zu therapeutischen Aussagen gibt, diese nach einem Pfeilsystem zu graduieren. Dieses System ist in der folgenden Aufstellung wiedergegeben. Bei vielen Krankheitsbildern, vor allem bei seltenen und solchen mit dringender therapeutischer Konsequenz, gibt es allerdings keine gut kontrollierten und insbesondere keine placebokontrollierten Studien.

↑↑ Aussage zur Wirksamkeit wird gestützt durch mehrere adäquate, valide klinische Studien (z. B. randomisierte klinische Studien) bzw. durch eine oder mehrere valide Metaanalysen oder systematische Reviews. Die positive Aussage ist gut belegt.

↑ Aussage zur Wirksamkeit wird gestützt durch zumindest eine adäquate, valide klinische Studie (z. B. randomisierte klinische Studie). Die positive Aussage ist belegt.

↓ Negative Aussage zur Wirksamkeit wird gestützt durch eine oder mehrere adäquate, valide klinische Studien (z. B. randomisierte klinische Studien), durch eine oder mehrere Metaanalysen bzw. systematische Reviews. Die negative Aussage ist gut belegt.

↔ Es liegen keine sicheren Studienergebnisse vor, die eine günstige oder ungünstige Wirkung belegen. Dies kann bedingt sein durch das Fehlen adäquater Studien, aber auch durch das Vorliegen mehrerer widersprüchlicher Studienergebnisse.

***Empfehlungsstärken***

Im Abschnitt »Pragmatische Therapie« wird die Qualität der Therapieempfehlung mit Buchstaben graduiert. Die Einstufung der Empfehlungsstärke kann neben der Evidenzklasse die Größe des Effekts, die Abwägung von bekannten und möglichen Risiken, Aufwand, Verhältnismäßigkeit, Wirtschaftlichkeit oder ethische Gesichtspunkte berücksichtigen.

A Hohe Empfehlungsstärke aufgrund starker Evidenz oder bei schwächerer Evidenz aufgrund besonders hoher Versorgungsrelevanz.
B Mittlere Empfehlungsstärke aufgrund mittlerer Evidenz oder bei schwacher Evidenz mit hoher Versorgungsrelevanz oder bei starker Evidenz und Einschränkungen der Versorgungsrelevanz.
C Niedrige Empfehlungsstärke aufgrund schwächerer Evidenz oder bei höherer Evidenz mit Einschränkungen der Versorgungsrelevanz.

Hans-Christoph Diener
Christian Gerloff
Marianne Dieterich
(Hrsg.)

# Therapie und Verlauf neurologischer Erkrankungen

7., erweiterte und überarbeitete Auflage

Verlag W. Kohlhammer

7., erweiterte und überarbeitete Auflage 2018


Gesamtherstellung: W. Kohlhammer GmbH, Stuttgart

Print:
ISBN 978-3-17-031612-6

E-Book-Formate:
pdf: ISBN 978-3-17-031613-3
epub: ISBN 978-3-17-031614-0
mobi: ISBN 978-3-17-031615-7

# Herausgeber- und Autorenverzeichnis

**Die Herausgebenden**

Diener, Hans-Christoph, Prof. Dr.
Seniorprofessur für Klinische Neurowissenschaften
Universitätsklinik für Neurologie
Hufelandstr. 55, 45122 Essen
hans.diener@uk-essen.de

Dieterich, Marianne, Prof. Dr., FANA, FEAN
Neurologische Klinik und Poliklinik der Ludwig-Maximilians-Universität
Klinikum Großhadern
Marchioninistr. 15, 81377 München
marianne.dieterich@med.uni-muenchen.de

Gerloff, Christian, Prof. Dr.
Klinik und Poliklinik für Neurologie
Universitätsklinikum Hamburg-Eppendorf
Martinistr. 52, 20246 Hamburg
gerloff@uke.de

**Die Autorinnen und Autoren**

Ackermann, Hermann, Prof. Dr.
Zentrum für Neurologie
Eberhard-Karls-Universität Tübingen
Hoppe-Seyler-Str. 3, 72076 Tübingen
hermann.ackermann@uni-tuebingen.de

Arendt, Gabriele, Prof. Dr.
Neurologische Klinik der Universität Düsseldorf
Medizinische Fakultät
Moorenstr. 5, 40225 Düsseldorf
gabriele.arendt@uni-duesseldorf.de

Bach, Jan-Philipp, PD Dr.
Neurologische Klinik
Universitätsklinikum Aachen
Pauwelsstr. 30, 52074 Aachen
jbach@ukaachen.de

von Baumgarten, Louisa, PD Dr.
Schwerpunkt klinische und experimentelle Neuroonkologie
Neurologische Klinik und Poliklinik der Ludwig-Maximilians-Universität
Marchioninistr. 15, 80337 München
Louisa.vonBaumgarten@med.uni-muenchen.de

Beer, Ronny, PD Dr.
Universitätsklinik für Neurologie
Medizinische Universität Innsbruck
Anichstr. 35, 6020 Innsbruck, Österreich
ronny.beer@i-med.ac.at

Berg, Daniela, Prof. Dr.
Klinik für Neurologie
Universitätsklinikum Schleswig-Holstein, Campus Kiel
Christian-Albrechts-Universität Kiel
Arnold-Heller-Straße 3, 24105 Kiel
daniela.berg@uksh.de

Bingel, Ulrike, Prof. Dr.
Universitätsklinik für Neurologie
Hufelandstr. 55, 45147 Essen
urike.bingel@uk-essen.de

Bischoff, Christian, Prof. Dr.
Neurologische Gemeinschaftspraxis am Marienplatz
Burgstr. 7, 80331 München
bischoff@profbischoff.de

Brandt, Stephan A., Prof. Dr.
Klinik und Poliklinik für Neurologie
Charitié – Universitätsmedizin Berlin
Charitéplatz 1, 10117 Berlin
stephan.brandt@charite.de

Brandt, Thomas, Prof. Dr. Dr.
FRCP, FANA, FEAN
Deutsches Zentrum für Schwindel- und Gleichgewichtsstörungen, IFB
Hertie Senior Forschungsprofessur
Ludwig-Maximilians-Universität
Klinikum Großhadern
Marchioninistr. 15, 81377 München
thomas.brandt@med.uni-muenchen.de

Brassel, Friedhelm, Prof. Dr.
Klinik für Radiologie und Neuroradiologie
Sana Kliniken Duisburg
Zu den Rehwiesen 9–11, 47055 Duisburg
friedhelm.brassel@sana.de

Claßen, Joseph, Prof. Dr.
Klinik und Poliklinik für Neurologie
Universitätsklinikum Leipzig AöR
Liebigstr. 20, 04103 Leipzig
joseph.classen@medizin.uni-leipzig.de

Dafotakis, Manuel, Dr.
Neurologische Klinik
Universitätsklinikum Aachen
Pauwelsstr. 30, 52074 Aachen
mdafotakis@ukaachen.de

Deuschl, Günther, Prof. Dr.
Klinik für Neurologie
Universitätsklinikum Schleswig-Holstein, Campus Kiel
Christian-Albrechts-Universität Kiel
Arnold-Heller-Str. 3, Haus 41, 24105 Kiel
g.deuschl@neurologie.uni-kiel.de

Dichgans, Martin, Prof. Dr.
Institut für Schlaganfall und Demenzforschung (ISD)
Klinikum Großhadern
Feodor-Lynen-Str. 17, 81377 München
martin.dichgans@med.uni-muenchen.de

Dietz, Volker, Prof. em. Dr., FRCP
Zentrum für Paraplegie
Universitätsklinik Balgrist
Forchstr. 340, 8008 Zürich, Schweiz
vdietz@paralab.balgrist.ch

Dimitriadis, Konstantin, Dr.
Neurologische Klinik und Poliklinik der Ludwig-Maximilians-Universität
Klinikum Großhadern
Marchioninistr. 15, 81377 München
konstantin.dimitriadis@med.uni-muenchen.de

Dodel, Richard, Prof. Dr.
Universitätsklinikum Essen
Geriatriezentrum Haus Berge
Contilia GmbH
Germaniastr. 3, 45356 Essen
richard.dodel@uk-essen.de

Dressler, Dirk, Prof. Dr.
Klinik für Neurologie
Bereich Bewegungsstörungen
Medizinische Hochschule Hannover
Carl-Neuberg-Str. 1, 30625 Hannover
dressler.dirk@mh-hannover.de

Dziewas, Rainer, Prof. Dr.
Klinik für Allgemeine Neurologie
Sektion Schlaganfalltherapie und neurologische Intensivmedizin
Universitätsklinikum Münster
Albert-Schweitzer-Campus 1, Gebäude A1, 48149 Münster
rainer.dziewas@ukmuenster.de

Eschlböck, Sabine, Dr.
Universitätsklinik für Neurologie
Medizinische Universität Innsbruck
Anichstr. 35, 6020 Innsbruck, Österreich
sabine.eschlboeck@i-med.ac.at

Ettlin, Dominik, PD Dr.
Zentrum für Zahnmedizin
Plattenstr. 11, 8032 Zürich, Schweiz
dominik.ettlin@zzm.uzh.ch

Farschtschi, Said C., Dr.
Klinik und Poliklinik für Neurologie
Universitätsklinikum Hamburg-Eppendorf
Martinistr. 52, 20246 Hamburg
s.farschtschi@uke.de

Fetter, Michael, Prof. Dr.
Zentrum für Neurologie und Frührehabilitation
SRH Klinikum Karlsbad-Langensteinbach GmbH
Guttmannstr. 1, 76307 Karlsbad
michael.fetter@kkl.srh.de

Fiehler, Jens, Prof. Dr.
Klinik und Poliklinik für Neuroradiologische Diagnostik und Intervention am Universitätsklinikum Hamburg-Eppendorf
Martinistr. 52, 20246 Hamburg
fiehler@uke.de

Fingerle, Volker, Dr.
Nationales Referenzzentrum für Borrelien
Bayerisches Landesamt für Gesundheit und Lebensmittelsicherheit (LGL)
Dienststelle Oberschleißheim
Veterinärstr. 2, 85764 Oberschleißheim
volker.fingerle@lgl.bayern.de

Flitsch, Jörg, PD Dr.
Hypophysenchirurgie / Klinik für Neurochirurgie
Universitätsklinikum Hamburg-Eppendorf
Martinistr. 52, 20246 Hamburg
flitsch@uke.de

Flöel, Agnes, Prof. Dr.
Klinik und Poliklinik für Neurologie
Universitätsmedizin Greifswald, KöR
Ferdinand-Sauerbruch-Str., 17475 Greifswald
agnes.floeel@uni-greifswald.de

Förderreuther, Stefanie, PD Dr.
Neurologischer Konsiliardienst der LMU
Standort Innenstadt
Ziemssenstr. 1, 80366 München
steffi.foerderreuther@med.uni-muenchen.de

Forsting, Michael, Prof. Dr.
Institut für Diagnostische und Interventionelle Radiologie und Neuroradiologie
Universitätsklinikum Essen
Hufelandstr. 55, 45147 Essen
m.forsting@uni-essen.de

Frank, Benedikt, PD Dr.
Universitätsklinik für Neurologie
Hufelandstr. 55, 45147 Essen
benedikt.frank@uk-essen.de

Friese, Manuel A., Prof. Dr.
Institut für Neuroimmunologie und Multiple Sklerose
Universitätsklinikum Hamburg-Eppendorf
Martinistr. 52, 20246 Hamburg
m.friese@uke.de

Frings, Markus, Prof. Dr.
Universitätsklinik für Neurologie
Hufelandstr. 55, 45122 Essen
markus.frings@uni-due.de

Ganos, Christos, Dr.
Klinik und Poliklinik für Neurologie
Universitätsklinikum Hamburg-Eppendorf
Martinistr. 52, 20246 Hamburg
c.ganos@uke.de

Gasser, Thomas, Prof. Dr.
Zentrum für Neurologie
Hertie-Institut für klinische Hirnforschung
Abteilung Neurodegenerative Erkrankungen
Universitätsklinikum Tübingen
Hoppe-Seyler-Str. 3, 72076 Tübingen
und
Deutsches Zentrum für Neurodegenerative Erkrankungen, Tübingen
thomas.gasser@uni-tuebingen.de

Gasser, Thomas, Prof. Dr.
Klinik für Neurochirurgie
Beta Klinik GmbH – Die Internationale Privatklinik
Joseph-Schumpeter-Allee 15, 53227 Bonn
thomas.gasser@betaklinik.de

Gaul, Charly, PD Dr.
Migräne- und Kopfschmerzklinik Königstein
Ölmühlweg 31, 61462 Königstein im Taunus
Charly.Gaul@gmx.de

Gelderblom, Mathias, Dr.
Klinik und Poliklinik für Neurologie
Universitätsklinikum Hamburg-Eppendorf
Martinistr. 52, 20246 Hamburg
m.gelderblom@uke.de

Gerstl, Lucia, Dr.
Pädiatrische Neurologie, Entwicklungsneurologie und Sozialpädiatrie
Integriertes Sozialpädiatrisches Zentrum – iSPZ Hauner
Kinderklinik und Kinderpoliklinik im Dr. von Haunerschen Kinderspital der Universität München
Lindwurmstr. 4, 80337 München
lucia.gerstl@med.lmu.de

Gerwig, Marcus, Prof. Dr.
Universitätsklinik für Neurologie
Hufelandstr. 55, 45147 Essen
marcus.gerwig@uk-essen.de

Ghilescu, Voica, Dr.
Klinik für Radioonkologie und Strahlentherapie
Klinikum Heidenheim
Schloßhaustr. 100, 89522 Heidenheim
voica.ghilescu@Kliniken-Heidenheim.de

Glas, Martin, Prof. Dr.
Abteilung Klinische Neuroonkologie
Universitätsklinik für Neurologie
Hufelandstr. 55, 45147 Essen
martin.glas@uk-essen.de

Goldenberg, Georg, Prof. Dr.
Klinik für Neurologie
Technische Universität München
Ismaningerstr. 22, 8175 München
georg.goldenberg@tum.de

Grond, Martin, Prof. Dr.
Klinik für Neurologie und Neurogeriatrie
Kreisklinikum Siegen
Weidenauer Str. 76, 57076 Siegen
m.grond@kreisklinikum-siegen.de

Haarmeier, Thomas, Prof. Dr.
Klinik für Neurologie
Helios Kliniken GmbH
Lutherplatz 40, 47805 Krefeld
thomas.haarmeier@helios-kliniken.de

Hagenacker, Tim, PD Dr.
Universitätsklinik für Neurologie
Hufelandstr. 55, 45147 Essen
tim.hagenacker@uk-essen.de

Hähner, Antje, PD Dr.
Klinik und Poliklinik für Hals-, Nasen- und Ohrenheilkunde
Universitätsklinikum Carl Gustav Carus, TU Dresden
Fetscherstr. 74, 01307 Dresden
antje.haehner@uniklinikum-dresden.de

Hamann, Gerhard F., Prof. Dr.
Klinik für Neurologie
Bezirkskrankenhaus Günzburg
Ludwig-Heilmeyer-Str. 2, 89312 Günzburg
gerhard.hamann@bkh-guenzburg.de

Heinen, Florian, Prof. Dr.
Pädiatrische Neurologie, Entwicklungsneurologie und Sozialpädiatrie
Integriertes Sozialpädiatrisches Zentrum – iSPZ Hauner
Kinderklinik und Kinderpoliklinik im Dr. von Haunerschen Kinderspital der Universität München
Lindwurmstr. 4, 80337 München
florian.heinen@med.lmu.de

Heneka, Michael, Prof. Dr.
Klinik für Neurodegenerative Erkrankungen und Gerontopsychiatrie
Universitätsklinikum Bonn
Sigmund-Freud-Str. 25, 53127 Bonn
michael.heneka@ukb.uni-bonn.de

Herlemann, Annika, Dr.
Urologische Klinik der Ludwig-Maximilians-Universität
Klinikum Großhadern
Marchioninistr. 15, 81377 München
annika.herlemann@med.uni-muenchen.de

Hermann, Dirk M., Prof. Dr.
Lehrstuhl für vaskuläre Neurologie und Demenz
Universitätsklinikum Essen
Hufelandstr. 55, 45147 Essen
dirk.hermann@uk-essen.de

Hermann, Wieland, Prof. Dr.
Neurologische Klinik
SRO AG Spital Langenthal
St. Urbanstr. 67, 4900 Langenthal, Schweiz
w.hermann@sro.ch

Herrlinger, Urlich, Prof. Dr.
Schwerpunkt Klinische Neuroonkologie
Neurologische Universitätsklinik Bonn
Sigmund-Freud-Str. 25, 53105 Bonn
ulrich.herrlinger@ukb.uni-bonn.de

Hohlfeld, Reinhard, Prof. Dr.
Institut für Klinische Neuroimmunologie
Klinikum Großhadern
Marchioninistr. 15, 81377 München
reinhard.hohlfeld@med.uni-muenchen.de

Holle-Lee, Dagny, PD Dr.
Westdeutsches Kopfschmerzzentrum Essen
Klinik und Poliklinik für Neurologie,
Universitätsklinikum Essen
Hufelandstr. 55, 45122 Essen
dagny.holle-lee@uk-essen.de

Hopfner, Franziska, Dr.
Klinik für Neurologie
Universitätsklinikum Schleswig-Holstein,
Campus Kiel
Christian-Albrechts-Universität Kiel
Arnold-Heller-Str. 3, Haus 41, 24105 Kiel
f.hopfner@neurologie.uni-kiel.de

Hoppe, Julia, Dr.
Klinik und Poliklinik für Neurologie
Universitätsklinikum Hamburg-Eppendorf
Martinistr. 52, 20246 Hamburg
j.hoppe@uke.de

Hüfner, Katharina, Prof. Dr.
Klinik für Psychosomatische Medizin
Medizinische Universität Innsbruck
Anichstraße 35, 6020 Innsbruck, Österreich
katharina.huefner@tirol-kliniken.at

Hummel, Friedhelm C., Prof. Dr.
Brain Mind Institute, Centre of
Neuroprosthetics (CNP)
Eidgenössische Technische Hochschule
Lausanne (EPFL)
Campus Biotech
Chemin des Mines 9, 1202 Genf, Schweiz
friedhelm.hummel@epfl.ch

Hummel, Thomas, Prof. Dr.
Klinik und Poliklinik für Hals-, Nasen- und
Ohrenheilkunde
Universitätsklinikum Carl Gustav Carus, TU
Dresden
Fetscherstr. 74, 01307 Dresden
thummel@mail.zih.tu-dresden.de

Huppert, Doreen, PD Dr.
Deutsches Schwindel- und
Gleichgewichtszentrum
Ludwig-Maximilians-Universität
Klinikum Großhadern
Marchioninstr. 15, 81377 München
doreen.huppert@med.uni-muenchen.de

Jacobs, Andreas H., Prof. Dr.
Klinik für Geriatrie mit Neurologie
Johanniter Krankenhaus
Johanniterstr. 1–3, 53113 Bonn
andreas.jacobs@johanniter-kliniken.de
und
European Institute for Molecular Imaging
(EIMI)
Westfälische Wilhelms Universität (WWU)
Waldeyerstr. 15, 48147 Münster

Jahn, Klaus, Prof. Dr.
Schön Klinik Bad Aibling, Neurologische
Klinik
Kolbermoorer Str. 72, 83043 Bad Aibling
kljahn@schoen-kliniken.de

Jost, Wolfgang, Prof. Dr.
Neurozentrum
Universitätsklinik Freiburg
Breisacher Str. 64, 79106 Freiburg
wolfgang.jost@uniklinik-freiburg.de

Jox, Ralf J., Prof. Dr. Dr.
Chaire de soins palliatifs gériatriques
Universität Lausanne
und
Institut für Ethik, Geschichte und Theorie der
Medizin
Ludwig-Maximilians-Universität München
Lessingstr. 2, 80336 München
ralf.jox@med.uni-muenchen.de

Kampfl, Andreas, Prof. Dr.
Abteilung für Neurologie
Krankenhaus der Barmherzigen Schwestern
Schlossberg 1, 4910 Ried im Innkreis,
Österreich
andreas.kampfl@bhs.at

Karnath, Hans-Otto, Prof. Dr.
Zentrum für Neurologie
Sektion Neuropsychologie
Universität Tübingen
Hoppe-Seyler-Str. 3, 72076 Tübingen
karnath@uni-tuebingen.de

Kastrup, Oliver, PD Dr.
Klinik für Neurologie und Klinische
Neurophysiologie
Katholisches Klinikum Essen, Philippusstift
Hülsmannstraße 17, 45355 Essen
o.kastrup@kk-essen.de

Katsarava, Zaza, Prof. Dr.
Klinik für Neurologie
Evangelisches Krankenhaus Unna
Holbeinstr. 10, 59423 Unna
zaza.katsarava@uk-essen.de

Klein, Matthias, PD Dr. med.
Neurologische Klinik und Poliklinik der
Ludwig-Maximilians-Universität
Klinikum Großhadern
Marchioninistr. 15, 81377 München
matthias.klein@med.uni-muenchen.de

Kleinschnitz, Christoph, Prof. Dr.
Universitätsklinik für Neurologie
Hufelandstr. 55, 45147 Essen
christoph.kleinschnitz@uk-essen.de

Klingler, Werner, Prof. Dr.
Neuroanästhesie
Universitätsklinik Ulm im Bezirkskrankenhaus Günzburg
Ludwig-Heilmeyer-Str. 2, 89312 Günzburg
werner.klingler@uni-ulm.de

Klockgether, Thomas, Prof. Dr.
Klinik und Poliklinik für Neurologie
Universitätsklinikum Bonn
Sigmund-Freud-Str. 25, 53105 Bonn
klockgether@uni-bonn.de

Klopstock, Thomas, Prof. Dr.
Friedrich-Baur-Institut an der Neurologischen Klinik
Klinikum der Ludwig-Maximilians-Universität
Ziemssenstr. 1a, 80336 München
thomas.klopstock@med.lmu.de

Klotz, Luisa, Prof. Dr.
Department für Neurologie
Klinik für Allgemeine Neurologie mit Institut für Translationale Neurologie
Universitätsklinikum Münster
Albert-Schweitzer-Campus 1, Gebäude A1, 48149 Münster
luisa.klotz@ukmuenster.de

Koenig, Eberhard, Prof. Dr.
Schön Klinik Bad Aibling, Neurologische Klinik
Kolbermoorer Str. 72, 83043 Bad Aibling
ekoenig@schoen-kliniken.de

Koeppen, Susanne, Dr.
Klinik für Neurologie
Universitätsklinikum Essen
Hufelandstr. 55, 45122 Essen
susanne.koeppen@uk-essen.de

Krägeloh-Mann, Ingeborg, Prof. Dr.
Abteilung Neuropädiatrie
Klinik für Kinder- und Jugendmedizin
Universitätsklinikum Tübingen
Hoppe-Seyler-Str. 1, 72076 Tübingen
ingeborg.kraegeloh-mann@med.uni-tuebingen.de

Krauss, Joachim K., Prof. Dr.
Klinik für Neurochirurgie
Medizinische Hochschule Hannover
Carl-Neuberg-Str. 1, 30625 Hannover
krauss.joachim@mh-hannover.de

Kreth, Friedrich-Wilhelm, Prof. Dr.
Neurochirurgische Klinik und Poliklinik
Ludwig-Maximilians-Universität
Marchioninistr. 15, 81377 München
friedrich-wilhelm.kreth@med.uni-muenchen.de

Lahner, Harald, Dr.
Universitätsklinikum Essen
Klinik für Endokrinologie
Hufelandstr. 55, 45122 Essen
harald.lahner@uk-essen.de

Lehmann-Horn, Frank, Prof. Dr.
Division Neurophysiologie
Universität Ulm
Albert-Einstein-Allee 11, 89081 Ulm
frank.lehmann-horn@uni-ulm.de

Levin, Johannes, PD Dr.
Neurologische Klinik und Poliklinik der Ludwigs-Maximilians-Universität
Klinikum Großhadern
Marchioninistr. 15, 81377 München
johannes.levin@med.uni-muenchen.de

Leypoldt, Frank, PD Dr.
Klinik für Neurologie und Institut für Klinische Chemie
Universitätsklinikum Schleswig-Holstein, Campus Kiel
Christian-Albrechts-Universität Kiel
Arnold-Heller-Str. 3, 24105 Kiel
frank.leypoldt@uksh.de

Limmroth, Volker, Prof. Dr.
Klinik für Neurologie und Palliativmedizin
Klinikum Köln-Merheim
Ostmerheimer Str. 200, 51109 Köln
limmrothv@kliniken-koeln.de

Loesch, Anna Mira, Dr.
Neurologische Klinik und Poliklinik der Ludwigs-Maximilians-Universität
Klinikum Großhadern
Marchioninistr. 15, 81377 München
annamira.loesch@med.uni-muenchen.de

Lorenzl, Stefan, Prof. Dr.
Abteilung für Neurologie und Palliativmedizin
Krankenhaus Agatharied
Norbert-Kerkel-Platz, 83734 Hausham
stefan.lorenzl@khagatharied.de
und
Stiftungsprofessur Palliative Care
PMU Salzburg, Strubergasse 16, A-5020 Salzburg
stefan.lorenzl@pmu.ac.at
und
Klinik und Poliklinik für Palliativmedizin
Ludwig-Maximilians-Universität München
Klinikum Großhadern
Marchioninistr. 15, 81377 München

Ludolph, Abert C., Prof. Dr.
Neurologische Klinik
Universitätsklinikum Ulm
Oberer Eselsberg 45, 89075 Ulm
albert.ludolph@rku.de

Luft, Andreas R., Prof. Dr.
UniversitätsSpital Zürich
Klinik für Neurologie
Frauenklinikstr. 26, 8091 Zürich, Schweiz
andreas.luft@usz.ch

Maetzler, Walter, Prof. Dr.
Klinik für Neurologie
Universitätsklinikum Schleswig-Holstein, Campus Kiel
Christian-Albrechts-Universität Kiel
Arnold-Heller-Str. 3, Haus 41, 24105 Kiel
w.maetzler@neurologie.uni-kiel.de

Magnus, Tim, Prof. Dr.
Klinik und Poliklinik für Neurologie
Universitätsklinikum Hamburg-Eppendorf
Martinistr. 52, 20246 Hamburg
t.magnus@uke.de

Maschke, Matthias, Prof. Dr.
Klinik für Neurologie und Neurophysiologie
Krankenhaus der Barmherzigen Brüder
Nordallee 1, 54292 Trier
m.maschke@bk-trier.de

Mautner, Victor-Felix, Prof. Dr.
Klinik und Poliklinik für Neurologie
Universitätsklinikum Hamburg-Eppendorf
Martinistr. 52, 20246 Hamburg
v.mautner@uke.de

Meila, Dan, PD Dr.
Department für Interventionelle Neuroradiologie
Johanna-Etienne-Krankenhaus Neuss
Am Hasenberg 46, 41462 Neuss
und
Institut für Diagnostische und Interventionelle Neuroradiologie
Medizinische Hochschule Hannover
Carl-Neuberg-Str. 1, 30625 Hannover
meila.dan@mh-hannover.de

Meinck, Hans-Michael, Prof. Dr.
Neurologische Klinik
Universitätsklinikum Heidelberg
Im Neuenheimer Feld 400, 69120 Heidelberg
hans-michael.meinck@med.uni-heidelberg.de

Melzer, Nico, PD Dr.
Department für Neurologie
Klinik für Allgemeine Neurologie mit Institut für Translationale Neurologie
Universitätsklinikum Münster
Albert-Schweitzer-Campus 1, Gebäude A1, 48149 Münster
nico.melzer@ukmuenster.de

Müller-Vahl, Kirsten R., Prof. Dr.
Klinik für Psychiatrie, Sozialpsychiatrie und Psychotherapie
Medizinische Hochschule Hannover
Carl-Neuberg-Str. 1, 30625 Hannover
mueller-vahl.kirsten@mh-hannover.de

Münchau, Alexander, Prof. Dr.
Bewegungsstörungen und Neuropsychiatrie bei Kindern und Erwachsenen
CBBM / Institut für Neurogenetik
Universität zu Lübeck
Marie-Curie-Str., 23562 Lübeck
alexander.muenchau@neuro.uni-luebeck.de

Nacimiento, Wilhelm, Prof. Dr.
Klinik für Neurologie
Sana Kliniken Duisburg
Zu den Rehwiesen 9–11, 47055 Duisburg
wilhelm@nacimiento@sana.de

Neher, Albert, Dr.
Landsbergerstr. 455, 81241 München
albert@neher-munich.de

Nelles, Gereon, Prof. Dr.
Neuromedcampus Hohenlind
Werthmannstr. 1c, 50935 Köln
gereon.nelles@uni-due.de

Noachtar, Soheyl, Prof. Dr.
Epilepsie-Zentrum
Neurologische Klinik und Poliklinik der Ludwigs-Maximilians-Universität
Klinikum Großhadern
Marchioninistr. 15, 81377 München
soheyl.noachtar@med.uni-muenchen.de

Obermann, Mark, PD Dr.
Zentrum für Neurologie
Asklepios Kliniken Schildautal
Karl-Herold-Str. 1, 38723 Seesen
m.obermann@asklepios.com

Ostgathe, Christoph, Prof. Dr.
Palliativmedizinische Abteilung in der Anästhesiologischen Klinik
Universitätsklinikum Erlangen
Krankenhausstr. 12, 91054 Erlangen
christoph.ostgathe@uk-erlangen.de

Peraud, Aurelia, PD Dr.
Neurochirurgische Klinik und Poliklinik der Ludwig-Maximilians-Universität
Klinikum Großhadern
Marchioninistr. 15, 81377 München
aurelia.peraud@med.uni-muenchen.de

Pfefferkorn, Thomas, Prof. Dr.
Neurologische Klinik
Klinikum Ingolstadt
Krumenauerstr. 25, 85049 Ingolstadt
thomas.pfefferkorn@klinikum-ingolstadt.de

Pfister, Hans-Walter, Prof. Dr.
Neurologische Klinik und Poliklinik der Ludwig-Maximilians-Universität
Klinikum Großhadern
Marchioninistr. 15, 81377 München
hans-walter.pfister@med.uni-muenchen.de

Platten, Michael, Prof. Dr.
Neurologische Universitätsklinik Mannheim
Theodor-Kutzer-Ufer 1–3, 68167 Mannheim
michael.platten@umm.de

Poewe, Werner, Prof. Dr.
Universitätsklinik für Neurologie
Medizinische Universität Innsbruck
Anichstr. 35, 6020 Innsbruck, Österreich
werner.poewe@i-med.ac.at

Pomper, Jörn K., Dr.
Abteilung Kognitive Neurologie
Hertie-Institut für Klinische Hirnforschung
Universitätsklinikum Tübingen
Hoppe-Seyler-Str. 3, 72076 Tübingen
joern.pomper@uni-tuebingen.de

Pötter-Nerger, Monika, PD Dr.
Klinik und Poliklinik für Neurologie
Universitätsklinikum Hamburg-Eppendorf
Martinistr. 52, 20246 Hamburg
m.poetter-nerger@uke.de

Regelsberger, Jan, Prof. Dr.
Neurochirurgische Klinik
Universitätsklinikum Hamburg-Eppendorf
Martinistr. 52, 20246 Hamburg
j.regelsberger@uke.de

Reilich, Peter, PD Dr.
Friedrich-Baur-Institut, Neurologische Klinik und Poliklinik
Ludwig-Maximilians-Universität München
Ziemssenstr. 1a, 80336 München
peter.reilich@med.uni-muenchen.de

Rémi, Jan, Dr.
Neurologische Klinik und Poliklinik der Ludwig-Maximilians-Universität
Marchioninistr. 15, 81377 München
jan.remi@med.uni-muenchen.de

Rosenkranz, Michael, PD Dr.
Klinik für Neurologie und Neurologische Frührehabilitation
Albertinen-Krankenhaus
Süntelstr. 11a, 22457 Hamburg
michael.rosenkranz@albertinen.de

Rosenow, Felix, Prof. Dr., MHBA
Epilepsiezentrum Frankfurt Rhein-Main
Zentrum der Neurologie und Neurochirurgie
Klinikum der Goethe-Universität
Schleusenweg 2–16, 60528 Frankfurt a. M.
rosenow@med.uni-frankfurt.de

Roser, Florian, Prof. Dr.
Klinik für Neurochirurgie
Hoppe-Seyler-Str. 3, 72076 Tübingen
f.roser@gmx.de

Schankin, Christoph, PD Dr.
Universitätsklinik für Neurologie
Inselspital, Universität Bern
Freiburgstr. 4, 3010 Bern, Schweiz
christoph.schankin@insel.ch

Schenk, Thomas, Prof. Dr.
Lehrstuhl Klinische Neuropsychologie
Ludwig-Maximilians-Universität München
Leopoldstr. 13, 80802 München
thomas.schenk@psy.lmu.de

Schipper, Jörg, Prof. Dr.
Hals-Nasen-Ohren-Klinik
Universitätsklinikum Düsseldorf
Moorenstr. 5, 40225 Düsseldorf
joerg.schipper@med.uni-duesseldorf.de

Schmidt-Graf, Friederike, PD Dr.
Klinik und Poliklinik für Neurologie
Klinikum rechts der Isar, TU München
Ismaningerstr. 22, 81675 München
f.schmidt-graf@tum.de

Schmutzhard, Erich, Prof. Dr.
Universitätsklinik für Neurologie
Neurologische Intensivstation
Medizinische Universität Innsbruck
Anichstr. 35, 6020 Innsbruck, Österreich
erich.schmutzhard@i-med.ac.at

Schneider-Gold, Christiane, PD Dr.
Neurologische Klinik
St. Josef-Hospital der Ruhr-Universität Bochum
Gudrunstr. 56, 44791 Bochum
christiane.schneider-gold@ruhr-uni-bochum.de

Schöls, Ludger, Prof. Dr.
Sektion Klinische Neurogenetik
Neurologische Klinik und Hertie-Institut für Klinische Hirnforschung
Universitätsklinikum Tübingen
Hoppe-Seyler-Str. 3, 72076 Tübingen
ludger.schoels@uni-tuebingen.de

Schoser, Benedikt, Prof. Dr.
Friedrich-Baur-Institut, Neurologische Klinik und Poliklinik
Ludwig-Maximilians-Universität München
Ziemssenstr. 1a, 80336 München
bschoser@med.uni-muenchen.de

Schulz, Jörg B., Prof. Dr.
Neurologische Klinik
Universitätsklinikum Aachen
Pauwelsstr. 30, 52074 Aachen
jschulz@ukaachen.de

Senderek, Jan, Prof. Dr.
Friedrich-Baur-Institut, Neurologische Klinik und Poliklinik
Ludwig-Maximilians-Universität München
Ziemssenstr. 1a, 80336 München
jan.senderek@med.uni-muenchen.de

Sommer, Claudia, Prof. Dr.
Neurologische Klinik
Universitätsklinikum Würzburg
Josef-Schneider-Str. 11, 97080 Würzburg
sommer@uni-wuerzburg.de

Stief, Christian G., Prof. Dr.
Urologische Klinik der Ludwig-Maximilians-Universität
Klinikum Großhadern
Marchioninistr. 15, 81377 München
christian.stief@med.uni-muenchen.de

Straube, Andreas, Prof. Dr.
Neurologische Klinik und Poliklinik der Ludwig-Maximilians-Universität
Klinikum Großhadern
Marchioninistr. 15, 81377 München
andreas.straube@med.uni-muenchen.de

Straumann, Dominik, Prof. Dr.
Neurologische Klinik
Universitätskrankenhaus Zürich
Frauenklinikstr. 26, 8091 Zürich, Schweiz
dominik@neurol.uzh.ch

Strupp, Michael, Prof. Dr. Dr.
Neurologische Klinik und Deutsches Zentrum für Schwindel und Gleichgewichtsstörungen
Klinikum Großhadern
Marchioninistr. 15, 81377 München
michael.strupp@med.uni-muenchen.de

Sure, Ulrich, Prof. Dr.
Universitätsklinik für Neurochirurgie
Hufelandstrasse 55, 45147 Essen
ulrich.sure@uk-essen.de

Tatagiba, Marcos Soares, Prof. Dr.
Klinik für Neurochirurgie
Universitätsklinikum Tübingen
Hoppe-Seyler-Str. 3, 72076 Tübingen
marcos.tatagiba@med.uni-tuebingen.de

Thier, Hans-Peter, Prof. Dr.
Abteilung Kognitive Neurologie
Hertie-Institut für Klinische Hirnforschung
Universitätsklinikum Tübingen
Hoppe-Seyler-Str. 3, 72076 Tübingen
thier@uni-tuebingen.de

Thomalla, Götz, Prof. Dr.
Klinik und Poliklinik für Neurologie
Universitätsklinikum Hamburg-Eppendorf
Martinistr. 52, 20246 Hamburg
thomalla@uke.de

Timmann, Dagmar, Prof. Dr.
Klinik für Neurologie
Universitätsklinikum Essen
Hufelandstr. 55, 45147 Essen
dagmar.timmann-braun@uni-duisburg-essen.de

Topka, Helge, Prof. Dr.
Klinik für Neurologie,
Klinische Neurophysiologie, Neuropsychologie und Stroke Unit
Klinikum Bogenhausen
Städtisches Klinikum München GmbH
Englschalkinger Str. 77, 81925 München
topka@extern.lrz-muenchen.de

Uerschels, Anne-Kathrin, Dr.
Universitätsklinikum Essen
Klinik für Neurochirurgie
Hufelandstr. 55, 45147 Essen
ann-kathrin.uerschels@uk-essen.de

Unger, Nicole, Dr.
Universitätsklinikum Essen
Klinik für Endokrinologie und Stoffwechselerkrankungen
Hufelandstr. 55, 45122 Essen
nicole.unger@uk-essen.de

Vajkoczy, Peter, Prof. Dr.
Klinik für Neurochirurgie
Charité – Universitätsmedizin Berlin
Augustenburger Platz 1, 13353 Berlin
peter.vajkoczy@charite.de

Volkmann, Jens, Prof. Dr.
Neurologische Klinik und Poliklinik
Universitätsklinikum Würzburg
Josef-Schneider-Str. 11, 97080 Würzburg
volkmann_j@ukw.de

Voltz, Raymond, Prof. Dr.
Zentrum für Palliativmedizin
Klinikum der Universität zu Köln
Kerpener-Str. 62, 50924 Köln
raymond.voltz@uk-koeln.de

Walter, Maggie C., Prof. Dr., M.A.
Friedrich-Baur-Institut, Neurologische Klinik und Poliklinik
Ludwig-Maximilians-Universität München
Ziemssenstr. 1, 80336 München
maggie.walter@med.uni-muenchen.de

Wanke, Isabel, Prof. Dr.
Neuroradiologie – Swiss Neuro Institute
Klinik Hirslanden
Witellikerstr. 40, 8032 Zürich, Schweiz
isabel.wanke@hirslanden.ch
und
Institut für Diagnostische und Interventionelle Radiologie und Neuroradiologie
Universitätsklinikum Essen
Hufelandstr. 55, 45122 Essen

Warnecke, Tobias, Prof. Dr.
Department für Neurologie
Bereich Parkinson-Syndrome und andere Bewegungsstörungen
Universitätsklinikum Münster
Albert-Schweitzer-Campus 1, Gebäude A1, 48149 Münster
tobias.warnecke@ukmuenster.de

Wehling, Martin, Prof. Dr.
Institut für Experimentelle und Klinische Pharmakologie und Toxikologie
Medizinische Fakultät Mannheim der Universität Heidelberg
Maybachstr. 14, 68169 Mannheim
martin.wehling@medma.uni-heidelberg.de

Weimar, Christian, Prof. Dr.
Universitätsklinik für Neurologie
Hufelandstr. 55, 45122 Essen
christian.weimar@uk-essen.de

Weller, Michael, Prof. Dr.
Klinik für Neurologie
UniversitätsSpital Zürich
Frauenklinikstr. 26, 8091 Zürich, Schweiz
michael.weller@usz.ch

Wenning, Gregor K., Prof. Dr.
Universitätsklinik für Neurologie
Medizinische Universität Innsbruck
Anichstr. 35, 6020 Innsbruck, Österreich
gregor.wenning@i-med.ac.at

Westphal, Manfred, Prof. Dr.
Klinik und Poliklinik für Neurochirurgie
Universitätsklinikum Hamburg-Eppendorf
Martinistr. 52, 20246 Hamburg
westphal@uke.de

Wick, Wolfgang, Prof. Dr.
Neurologische Klinik
Universitätsklinik Heidelberg
und Neuroonkologie, Deutsches
Krebsforschungszentrum
Im Neuenheimer Feld 400, 69120 Heidelberg
wolfgang.wick@med.uni-heidelberg.de

Wiendl, Heinz, Prof. Dr.
Department für Neurologie
Klinik für Allgemeine Neurologie mit Institut
für Translationale Neurologie
Universitätsklinikum Münster
Albert-Schweitzer-Campus 1, Gebäude A1,
48149 Münster
heinz.wiendl@ukmuenster.de

Winkler, Frank, Prof. Dr.
Neurologische Klinik
Universitätsklinik Heidelberg
und Neuroonkologie, Deutsches
Krebsforschungszentrum
Im Neuenheimer Feld 400, 69120 Heidelberg
frank.winkler@med.uni-heidelberg.de

Zihl, Josef, Prof. Dr., em.
Department Psychologie
Universität München
Leopoldstr. 13, 80802 München
zihl@psy.lmu.de

Zittel, Simone, PD Dr.
Klinik und Poliklinik für Neurologie
Universitätsklinikum Hamburg-Eppendorf
Martinistr. 52, 20246 Hamburg
s.zittel-dirks@uke.de

Zwergal, Andreas, PD Dr.
Neurologische Klinik und Poliklinik der
Ludwig-Maximilians-Universität
Klinikum Großhadern
Marchioninistr. 15, 81377 München
andreas.zwergal@med.uni-muenchen.de

# Vorwort zur 7. Auflage

Die Herausgeber des »Therapiebuches« freuen sich, Ihnen 30 Jahre nach dem Ersterscheinen dieses Standardwerkes die umfangreich neubearbeitete 7. Auflage präsentieren zu dürfen.

Professor Thomas Brandt aus München hat die Herausgeberschaft für die 7. Auflage an Frau Professor Marianne Dieterich vom Klinikum Großhadern in München übergeben. Sie führt damit die Tradition fort, nach der einer der Herausgeber von der Universitätsklinik in München kommt.

Für diese Neuauflage wurden alle Kapitel umfangreich überarbeitet. Neu hinzugekommen sind im Sinne der Transitionsmedizin die Themen Neuropädiatrie und Neurogeriatrie. Andere Kapitel wurden thematisch neu ausgerichtet, wie zum Beispiel vaskuläre Malformationen, neurokutane Syndrome, Tinnitus oder Schlafstörungen. Wo es notwendig war, haben wir die Zuordnung einzelner Kapitel zu den Themenblöcken adaptiert.

Die Kapitel folgen erneut einem einheitlichen Konzept der Gliederung in Klinik, Verlauf, therapeutische Prinzipien, pragmatische Therapie, unsicher/obsolet, mit möglichst konkreten Therapieempfehlungen und Alternativen.

Unser besonderer Dank gilt den 157 hochkompetenten Autoren aus vielen Kliniken und Instituten. Herrn Dr. Karim Hajjar und Herrn Dr. Steffen Nägel von der Universitätsklinik für Neurologie in Essen danken wir für die Erstellung der beiden Register und Herrn Dr. Ruprecht Poensgen und seinem Team beim Kohlhammer Verlag, vor allem Frau Anita Brutler, für die kompetente redaktionelle Betreuung.

Essen, Hamburg, München im Herbst 2017

Hans-Christoph Diener — Christian Gerloff — Marianne Dieterich

# Vorwort zur 6. Auflage

Dank der zahlreichen Leser, die dieses Buch regelmäßig in Klinik und Praxis nutzen, freuen wir uns, 24 Jahre nach Erscheinen der Erstauflage die komplett neu bearbeitete 6. Auflage vorlegen zu können. Professor Johannes Dichgans, Tübingen, einer der drei Gründungsherausgeber, hat nach seiner Emeritierung die Aufgaben als Herausgeber an Professor Christian Gerloff, Hamburg, übergeben. Johannes Dichgans hat das Strukturkonzept und die Kapitelgliederung entscheidend mitgestaltet. Als Vertreter der in dieser Zeit seltener werdenden Spezies eines »Generalisten« der Neurologie hat er durch sein sorgfältiges Lesen jedes Kapitels, mit seiner Kritik, seinen Fragen und Anregungen die Qualität der konkreten Aussagen zu Klinik, Verlauf, therapeutischen Prinzipien, pragmatischer Therapie und »unsicher/obsolet« verbessert. Christian Gerloff aus der Tübinger Schule führt diese Tradition des Herausgebers als kritischer Leser und Gutachter mit konstruktiven Verbesserungsvorschlägen konsequent fort. Wir danken den Autoren, alle Experten für ihr Gebiet, dass sie bereit waren, wenn sinnvoll, Erweiterungen und Revisionen ihrer Kapitel vorzunehmen. Unser Dank gilt auch den Autoren der letzten Auflage, die dieses Mal nicht mehr mit dabei sind.

Mehrere neue Kapitel wurden aufgenommen, so z. B. kraniomandibuläre Dysfunktion, Apraxie, transiente globale Amnesie, Antikörper-assoziierte autoimmune Enzephalopathie, mitochondriale Erkrankungen, Hypophysentumore sowie ethische und rechtliche Aspekte in der Neurologie. Viele andere Kapitel wurden komplett neu geschrieben, nicht nur aktualisiert, oder bekamen eine neue thematische Ausrichtung des Schwerpunkts wie z. B. Neglekt und andere räumliche Orientierungsstörungen, Tropenkrankheiten (inklusive Parasitosen) oder seltene dysautonome Störungen. Die Zuordnung einzelner Kapitel zu Themenblöcken wurde, wo sinnvoll, verändert.

Unser besonderer Dank gilt den Autoren aus vielen Kliniken und Instituten, Dr. Julia Hoppe und Dr. Mathias Gelderblom für die Erstellung des Sachwortregisters, Katie Ogston für die sorgfältige Organisation der 6. Auflage vor Ort und Dr. Ruprecht Poensgen und Frau Kühnle Zerpa vom W. Kohlhammer Verlag für die hilfreiche und kompetente Betreuung.

München, Essen, Hamburg, im August 2012

Thomas Brandt — Hans-Christoph Diener — Christian Gerloff

# Vorwort zur 3. Auflage

Die 2. Auflage 1993 war Ausgang für ein ebenso umfangreiches englischsprachiges Therapiebuch »Neurological Disorders: Course and Treatment«, Th. Brandt, L. R. Caplan, J. Dichgans, H.-C. Diener, C. Kennard (Eds.), Academic Press, San Diego, 1996. Diese 3., komplett überarbeitete deutsche Auflage enthält eine Fülle von neuen Anregungen und Erkenntnissen, die wir aus dem Diskurs mit unseren amerikanischen und englischen Kollegen gewonnen haben. Sie erscheint 10 Jahre nach der ersten mit einer etwas veränderten Gliederung der 97 Einzelkapitel und vielen neuen Autoren. Als neue Kapitel wurden aufgenommen: Neurosarkoidose, Creutzfeldt-Jakob-Erkrankung, Delir, palliative Therapie und Prinzipien motorischer Rehabilitation.

Das einheitliche Konzept der Kapitelgliederung in Klinik, Verlauf, therapeutisches Prinzip, pragmatische Therapie, unsicher/obsolet wird weitergeführt mit möglichst konkreten Therapieempfehlungen und Alternativen. Wo beurteilbar, wird die wissenschaftliche Evidenz der Wirksamkeit der Therapie im Abschnitt »Therapeutische Prinzipien« mit * markiert.

Im Abschnitt »Pragmatische Therapie« wird – noch nicht ganz durchgängig – die Qualität der Therapieempfehlung mit Buchstaben graduiert.

Wir sind unseren Fachkollegen dankbar für die gute Akzeptanz und Beurteilung der bisherigen Auflagen und freuen uns auch weiterhin über konstruktive Kritik. Der besondere Dank gilt wieder den Mitarbeitern unserer Kliniken und Herrn Dr. Heinz Beyer vom Kohlhammer Verlag.

München, Tübingen, Essen, im Frühjahr 1998

Th. Brandt J. Dichgans H.-C. Diener

# Vorwort zur 1. Auflage

Die Erarbeitung der richtigen neurologischen Diagnose stellt einerseits dem Arzt eine Herausforderung von hohem intellektuellen Reiz, bedeutet andererseits für den Patienten stets die bange Frage nach Verlauf und Heilbarkeit. Erst die wirkungsvolle Behandlung von Krankheiten oder Symptomen rechtfertigt unser heutiges aufwendiges Gesundheitswesen und befriedigt im täglichen Bemühen. Hieß es noch vor 20 Jahren, die Neurologie sei eine Wissenschaft von interessanten, aber häufig unbehandelbaren Erkrankungen – übte damals noch die »Ästhetik der Diagnostik« die besondere Faszination aus –, so hat sich dies erfreulicherweise grundlegend geändert. Es wird immer reizvoller, die Therapie als eigentliche ärztliche Aufgabe in den Mittelpunkt zu stellen, und die therapeutische Leistungsfähigkeit entspricht in der Neurologie heute der Inneren Medizin. Als Beispiele sollen die Behandlung von Epilepsie, Meningitis, Morbus Parkinson, Kopfschmerz oder auch die als bestes Modell der Autoimmunkrankheiten erforschte Myasthenia gravis dienen.
Jedoch, wer wie wir als Neurologen über Jahre bei den häufig seltenen Krankheitsbildern unseres Faches nach einer bewertenden Zusammenstellung der therapeutischen Erfahrungen im internationalen Schrifttum gesucht hat, die Qual des meist unkontrollierten Behandelns nach örtlicher Tradition auf meist schmaler, subjektiver Erfahrungsbasis durchlitten hat, wird verstehen, warum zwei sich neu orientierende Kliniken es unternehmen, das zur Behandlung neurologischer Erkrankungen Bekannte wertend zusammenzutragen. Wir haben es darüber hinaus vorgezogen, dies mit unseren eigenen Mitarbeitern zu tun und nicht auf die jeweils Erfahrensten im Lande als Autoren zurückzugreifen, sondern uns mit ihren Publikationen zu begnügen. Wir glaubten, so in der Diskussion vorort für den Leser einen einheitlichen Stil der Problemanalyse zu finden und in der redaktionellen Beratung mehr Wirkung zu haben. Dies geschah nicht, ohne die wenigen heute gängigen Werke in deutscher (Flügel, Jörg) oder englischer Sprache (Johnson, Rosenberg, Samuels, Wiederholdt) zu Rate zu ziehen.
Die Ordnung des Buches in Form von Großkapiteln problemverwandter Krankheitsbilder und Symptome, vor allem aber die möglichst einheitliche Gliederung der Einzeldarstellungen von Krankheiten soll je nach Bedarf unterschiedliche Lesarten erleichtern. Die Kapitel gliedern sich in:

- Klinik: Jedes Kapitel beginnt mit der Definition der Erkrankung, ihrer wichtigsten klinischen und diagnostischen Merkmale, da nur so Notwendigkeit und Art ärztlichen Eingreifens sinnvoll geplant werden können.

- Verlauf: Besonderer Wert wurde auf die Darstellung des Spontanverlaufs gelegt, da sich an ihm jede Therapie zu messen hat.

- Therapeutische Prinzipien: Soweit möglich, wurde der Pathomechanismus mit den sich daraus ergebenden therapeutischen Prinzipien unter Besprechung der heute wichtigsten Therapiestudien diskutiert.

- Pragmatische Therapie: Der eilige Leser kann sich, wie wir hoffen, rasch im Abschnitt pragmatische Therapie nach Art eines »Nachschlagewerkes« orientieren. Wir hielten es für sinnvoll, nicht nur die generischen Bezeichnungen anzugeben, sondern ein bis zwei Beispiele derjenigen Präparate, mit denen wir jeweils die größte Erfahrung haben. Dies schließt natürlich gleiche Qualifikation entsprechender Substanzen anderer Hersteller nicht aus.

- Unwirksam, obsolet: Wo möglich, insbesondere wenn duch Studien belegt, haben wir auf die Wirkungslosigkeit von Behandlungsversuchen in Stichworten hingewiesen, ohne hier eine Vollständigkeit der umfassenden Literatur anzustreben.

Wir haben uns bemüht, ein möglichst konkretes Therapiebuch der Neurologie zusammenzustellen und unterschiedliche Methoden für den Arzt in Klinik und Praxis beratend zu werten. Der Respekt vor diesem Projekt hat sich bei der Arbeit nicht vermindert. Wir sind uns vielmehr der Unsicherheit und der Unvollständigkeit z. B. im Grenzbereich zur Neurochirurgie, Kinderneurologie und Psychiatrie bewusst, vor allem aber der Kurzlebigkeit heute noch gültiger Vorstellungen. Die Herausgeber sind daher kritischen Lesern für Anregungen dankbar, um Schwächen und Irrtümer in späteren Auflagen ausgleichen zu können.

Unser besonderer Dank gilt den Mitarbeitern unserer Kliniken, die mit Sorgfalt die ihnen aufgetragenen Kapitel bearbeitet haben und der herausfordernden Kritik bei der redaktionellen Bearbeitung gelegentlich besser wissend standgehalten haben. Dank auch Frau Dr. V. Schrader für die Erstellung des Registers und den Sekretärinnen beider Kliniken, die über 2 Jahre dieser Zusatzbelastung standhielten und auch dem Kohlhammer-Verlag, der uns die Herstellung des Buches in guter Kooperation mit den Herren Dr. Harlich Kübler und Dr. Heinz Beyer ermöglichte.

München, Tübingen, im Juli 1987

Th. Brandt J. Dichgans H.-C. Diener

## Radikuläre sensible Innervation (links von ventral, rechts von dorsal)

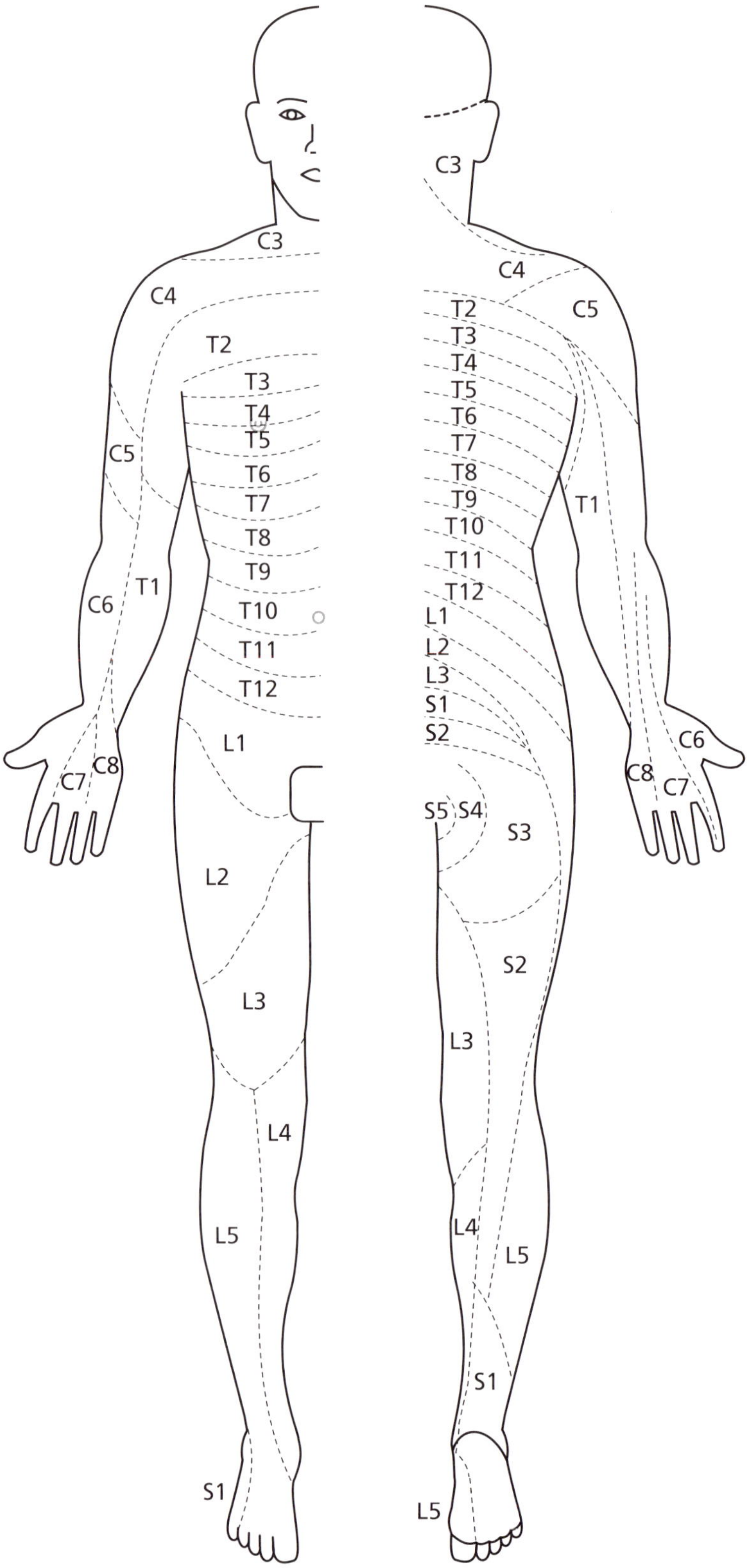

## Versorgungsgebiete sensibler Nerven (Ansicht von ventral)

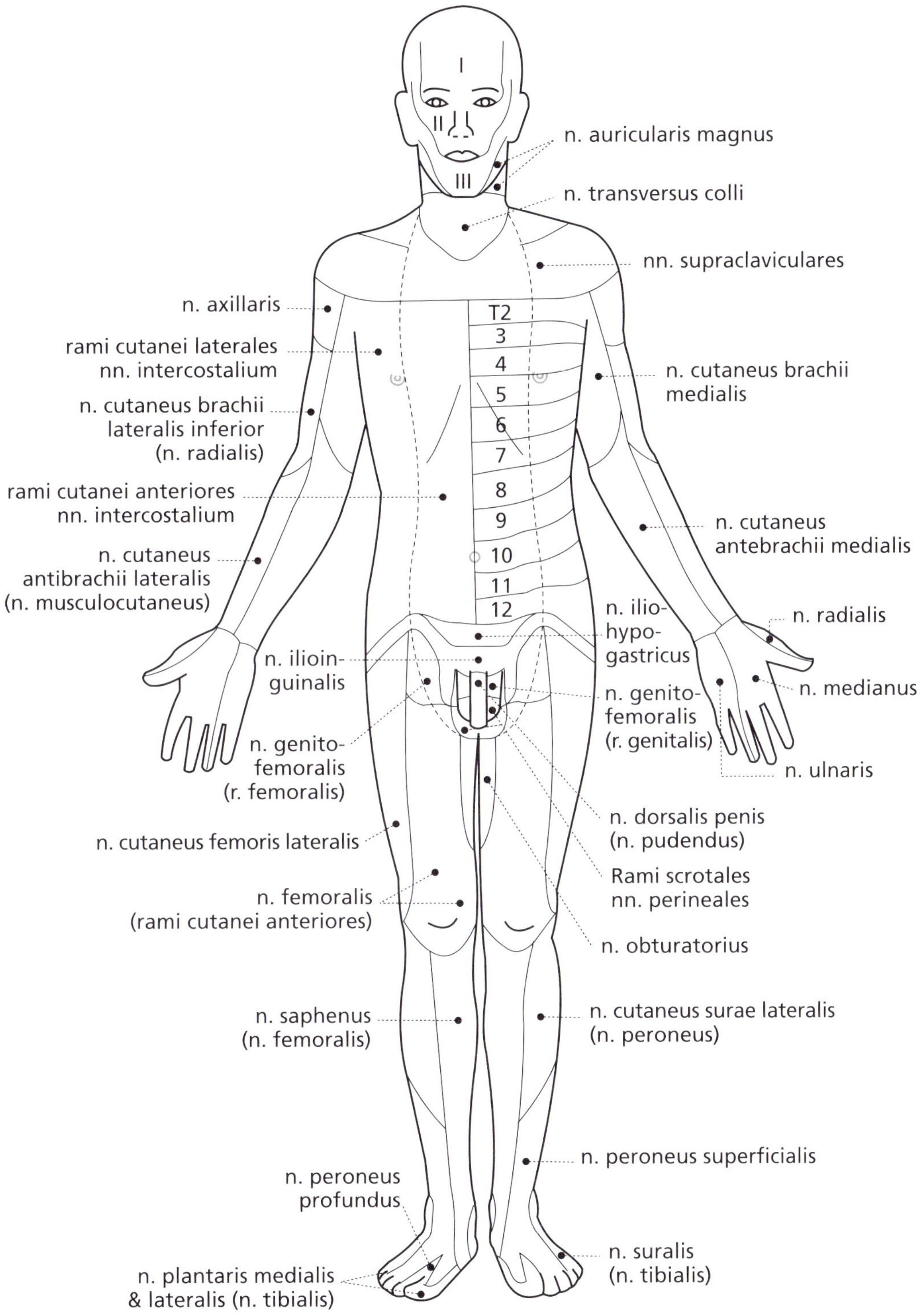

## Versorgungsgebiete sensibler Nerven (Ansicht von dorsal)

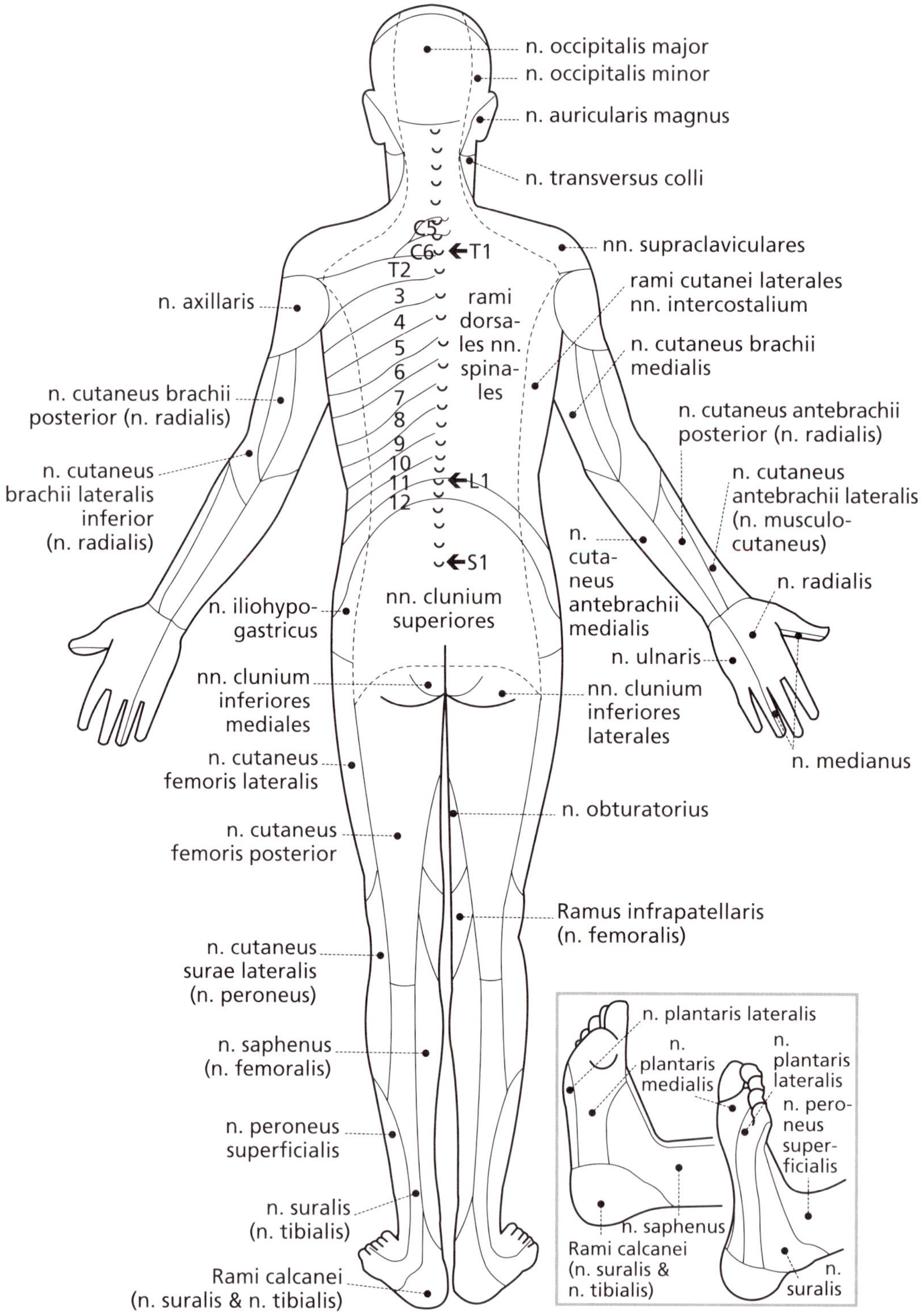

# Inhaltsverzeichnis

# A Schmerz

# A 1 Migräne

*von H.-C. Diener und V. Limmroth*

## A 1.1 Klinik

Nach den Kriterien der Internationalen Kopfschmerz-Gesellschaft (Headache Classification Committee of the International Headache Society, 2013) ist die Migräne eine Erkrankung mit periodisch auftretenden Attacken von Kopfschmerzen, die typischerweise mit autonomen Begleiterscheinungen einhergehen. Zirka 15 % der Patienten leiden ferner kurz vor dem Auftreten der Kopfschmerzen unter Symptomen einer Aura. Mit einer Prävalenz von 12–14 % in der weiblichen und 7–8 % in der männlichen Bevölkerung ist die Migräne eine der häufigsten neurologischen Erkrankungen.

### A 1.1.1 Migräne ohne Aura

Bei der *Migräne ohne Aura* kommt es in Attacken – mit einer Dauer von vier bis 72 Stunden – zu Kopfschmerzen. Bei zwei Drittel aller Patienten ist der Schmerz einseitig, bei den übrigen ist er bilateral repräsentiert. Während einer Migräneattacke kann der Schmerz die Seite wechseln, auch zwischen den Attacken wechselt häufig die Seite des Kopfschmerzes. Der Charakter der Kopfschmerzen wird initial als dumpf, dann als pulsierend, pochend, von mittlerer bis hoher Intensität angegeben und durch körperliche Aktivität weiter verstärkt. Typische autonome Begleiterscheinungen sind Appetitlosigkeit, Übelkeit, Erbrechen, Licht-, Lärm-, Geruchs- und Bewegungsüberempfindlichkeit. Um die Diagnose einer Migräne zu stellen, sind mindestens fünf Attacken der beschriebenen Art notwendig.

### A 1.1.2 Migräne mit Aura und andere Formen der Migräne

Bei der *Migräne mit Aura* kommt es neben den attackenartig auftretenden Kopfschmerzen zu neurologischen Reiz- und Ausfallerscheinungen, die sich unterschiedlichen kortikalen Arealen oder auch Hirnstamm und Kleinhirn zuordnen lassen. Typische kortikale Symptome sind progrediente Sehstörungen, Skotome, Fortifikationen, eine sich langsam entwickelnde Hemianopsie, Dysästhesien und Parästhesien sowie neuropsychologische Defizite. Dem Hirnstamm und Kleinhirn zuzuordnen sind Para- und Tetraparesen, Drehschwindel mit Nystagmus, Ataxie und Doppelbilder. Die neurologischen Ausfälle entstehen innerhalb eines Zeitraumes von fünf bis 20 Minuten und sind in den meisten Fällen nach 60 Minuten wieder vollständig abgeklungen. Parallel dazu oder innerhalb von 60 Minuten nach dem Sistieren der neurologischen Ausfälle setzen dann die typischen Kopfschmerzen sowie die autonomen und sensorischen Begleitsymptome ein. In seltenen Fällen kann die Aura isoliert, d. h. ohne Kopfschmerzen, auftreten. Dies wird vor allem bei jüngeren Patienten und Patienten jenseits des 60. Lebensjahres beobachtet.

Eine Sonderform der Migräne ist die *hemiplegische Migräne*, bei der es im Rahmen der Aura zu einer lang anhaltenden Hemiparese oder gar zu einer Hemiplegie kommen kann. Man unterscheidet inzwischen drei verschiedene genetische Formen der familiär hemiplegischen Migräne (FHM 1–3), die teilweise auch phänotypisch unterschiedlich sind. Bei der FHM 1 handelt es sich um verschiedene Mutationen des P/Q-Kalzium-Kanal-Gens (CACNA1A-Gen) auf Chromosom 19 (Ophoff et al. 1996). Bei der FHM-2 liegt hingegen eine Mutation im Gen vor, das die Na/K-Pumpe auf Chromosom 1 codiert (De Fusco et al. 2003), und bei der FHM-3 handelt es sich um eine Mutation auf Chromosom 2, die einen Natrium-Kanal codiert (SCN1A), der auch mit epileptischen Anfällen assoziiert ist (Dichgans et al. 2005). Weitere seltene Migräneformen sind die *retinale Migräne* mit monokulärer, passagerer Erblindung und die periodischen Syndrome in der Kindheit, die rezidivierenden Attacken von Drehschwindel oder rezidivierende abdominelle Schmerzen mit Erbrechen, die im allgemeinen Vorläufer einer späteren Migräne sind.

Unter den *Migränekomplikationen* werden subsumiert die chronische Migräne mit Kopfschmerzen an mehr als 15 Tagen im Monat, davon an 8 Tagen mit typischer Migränesymptomatik (Headache Classification Committee of the International Headache Society, 2013), der Status migraenosus, bei dem die Migränesymptomatik länger als 72 Stunden andauert, und die persistierende Aura ohne Hirninfarkt, bei der die Aurasymptome bis zu sieben Tage anhalten können, aber in der Bildgebung kein morphologisches Korrelat nachzuweisen ist. Weitere Migränekomplikationen sind der migränöse Infarkt, der sich aus einer typischen Migräneaura heraus entwickelt (Diener et al. 2004), und zerebrale Anfälle, die durch Migräneauren getriggert sind (Lipton et al. 1994).

### A 1.1.3 Kindliche Migräne

Die *kindliche Migräne* zeichnet sich durch eine kürzere Attackendauer und eine meist holokranielle Schmerzausprägung aus (Winner et al. 1997).

Autonome Begleiterscheinungen können sehr stark ausgeprägt sein und stehen häufig klinisch im Vordergrund. Bereits kurze Schlafphasen bessern die Symptomatik deutlich. Kindliche Auren (Migräneäquivalente) sind der paroxysmale Torticollis, der benigne paroxysmale Schwindel der Kindheit (**Kap. B 5**) und das periodische Erbrechen der Kindheit. Bei Kindern kann sich die Aura auch in Form von Bauchkrämpfen äußern.

### A 1.1.4 Diagnostik

Die Diagnose einer Migräne wird durch die Erhebung der typischen Anamnese, der Familienanamnese und einer sorgfältigen neurologischen Untersuchung gestellt. Spezifische diagnostische Untersuchungen existieren nicht. Apparative Zusatzuntersuchungen, wie die zerebrale Bildgebung dienen dem Ausschluss anderer symptomatischer Kopfschmerzarten. Bei Patienten mit häufigen Migräneattacken, insbesondere bei der Migräne mit Aura, finden sich in der Kernspintomographie nicht selten hyperintense Herde im Marklager oder im Kleinhirn, deren Genese weiterhin unklar ist, die wahrscheinlich in der Jugend oder frühem Erwachsenenalter entstehen und dann konstant bleiben (Hamedani et al. 2013). Ein Zusammenhang zwischen diesen unspezifischen white matter lesions und vermehrten Schlaganfällen konnte bisher nicht nachgewiesen werden (Gaist et al. 2016). Diese Veränderungen haben daher nach heutigem Verständnis keine prognostische Bedeutung. Die Indikation zu einer *bildgebenden Diagnostik* besteht, wenn eine Migräne erstmals jenseits des 40. Lebensjahres auftritt, wenn Migräneauren sich häufen, wenn sich der Charakter der Kopfschmerzen deutlich verändert oder wenn eine bisher wirksame Therapie nicht mehr wirkt.

## A 1.2 Verlauf der Migräne

Die Prävalenz der Migräne im *Kindesalter* beträgt etwa 4 %. Jungen und Mädchen sind – im Gegensatz zu Erwachsenen – gleich häufig betroffen (Abu-Arefeh und Russel 1994). Bei etwa der Hälfte aller Kinder sistieren die Migräneattacken in der Pubertät (Bille 1997). Jenseits der Menarche beträgt die Prävalenz der Migräne bei Frauen 12–14 % und bei Männern 7–8 %. Die Erstmanifestation einer Migräne jenseits des 45. Lebensjahres ist eine Seltenheit und sollte eine weitere Diagnostik zum Ausschluss symptomatischer Kopfschmerzursachen nach sich ziehen. Gelegentlich kann eine Migräne nach der Menopause durch Substitution mit Östrogen und/oder Gestagenen manifest werden. Während der *Schwangerschaft* kommt es bei 30–50 % der Patientinnen zu einer signifikanten Reduktion von Schwere und Häufigkeit der Migräneattacken (Sances et al. 2003), bei etwa 15 % der Frauen zu einer Steigerung.

## A 1.3 Therapeutische Prinzipien

### A 1.3.1 Pathophysiologie der Schmerzentstehung bei der Migräne

Grundlage der Migräne sind sehr wahrscheinlich genetisch determinierte Instabilitäten neuronaler Ionenkanäle oder der Energiepumpen von Gliazellen. Dies erklärt, warum Migräneattacken episodisch auftreten. Fasst man tierexperimentelle Daten und Experimente am Menschen zusammen, ist davon auszugehen, dass es durch eine Aktivierung von schmerzmodulierenden Systemen im Mittelhirn zu einer Enthemmung von Kerngebieten im Hirnstamm kommt. Dies führt zum einen zu einer Aktivierung von autonomen Nervenfasern, die über den Nervus trigeminus und das Ganglion sphenopalatinum zu den Blutgefäßen der Dura und der Hirnbasis führen, was dort eine Vasodilatation hervorruft (Pietrobon und Moskowitz 2013). Gleichzeitig werden afferente Fasern des Nervus trigeminus sensitisiert, so dass die Pulsation der Arterien und Arteriolen über in den Gefäßwänden liegende aktivierte C-Fasern als pulsierender Schmerz wahrgenommen wird. Gleichzeitig kommt es zu einer Ausschüttung von Neuropeptiden wie Calcitonin-Gene-Related-Peptide, das seinerseits die Gefäßdilatation unterhält (Goadsby et al. 1990, 2009). Hält eine Migräneattacke längere Zeit an, kommt es zusätzlich zu einer zentralen Sensitisierung von trigeminalen Neuronen im Nucleus caudalis des Nervus trigeminus. Klinisches Korrelat ist eine Allodynie im Bereich des Gesichtes und eine zunehmende Tonuserhöhung der Nackenmuskulatur (Burstein et al. 2004).
Klassische Analgetika wirken sowohl peripher wie zentral. Triptane haben eine agonistische Aktivität an $5\text{-HT}_{1B}$-Rezeptoren in den Gefäßwänden und führen zu einer Vasokonstriktion der erweiterten Duraarterien (Humphrey und Feniuk 1991). Über $5\text{-HT}_{1B/D}$-Rezeptoren hemmen sie die Freisetzung vasoaktiver Neuropeptide und unterdrücken die Schmerztransmission im Nucleus caudalis des Nervus trigeminus und im Thalamus (Goadsby et al. 2002).

### A 1.3.2 Pathophysiologie der Aura

Die Aurasymptome haben als physiologisches Korrelat die sogenannte Cortical Spreading Depression. Zunächst kommt es zu einer Reizung des Kortex, gefolgt von einer lang anhaltenden Depolarisation von Neuronen, die sich langsam über den Kortex ausbreitet. Die Welle neuronaler Inhibition breitet sich mit einer Geschwindigkeit von etwa 3 mm/min über den Kortex aus (Sanchez del Rio et al. 1999). Die Cortical Spreading Depression kann auch meningeale Fasern aktivieren und eine Freisetzung von vasoaktiven Neuropeptiden verursachen (Moskowitz et al. 2004).

## A 1.3.3 Medikamente zur Behandlung der akuten Migräneattacke

### A 1.3.3.1 Analgetika

Analgetika, Acetylsalicylsäure und nicht-steroidale Antirheumatika sind in der Behandlung akuter Migräneattacken wirksam (**Tab. A 1.1**). Die Wirksamkeit ist belegt für Acetylsalicylsäure, Paracetamol, Metamizol, Phenazon sowie die nicht-steroidalen Antirheumatika Naproxen, Diclofenac und Ibuprofen. Indirekte Vergleiche zeigen keine wesentlichen Unterschiede zwischen den einzelnen Analgetika. Gepufferte, schnell lösliche Formen der Acetylsalicylsäure sind allerdings wirksamer als normale Acetylsalicylsäure und fast genauso wirksam wie 50 mg Sumatriptan (Diener et al. 2004). Diclofenac Kalium wird schneller resorbiert als normales Diclofenac. Gelöstes Diclofenac wirkt besser und schneller als Diclofenac in Tablettenform (Diener et al. 2006). Die Kombination von Acetylsalicylsäure, Paracetamol und Koffein ist wirksamer als die Einzelsubstanzen oder Zweierkombinationen (Diener et al. 2005; Goldstein et al. 2014).
Acetylsalicylsäure, Paracetamol und Metamizol stehen auch zur Injektion zur Verfügung. Dabei ist die Wirksamkeit von Acetylsalicylsäure in mehreren Studien sowohl gegenüber Placebo, als auch gegenüber subkutanem Sumatriptan belegt. Die Injektion von Paracetamol ist nicht wirksamer als die Gabe von Placebo. Zur parenteralen Gabe von Metamizol in der Indikation akuter Migräneattacken gibt es nur eine Studie (Bigal et al. 2001).
Die einzelnen Analgetika mit ihren Dosierungen, Nebenwirkungen und Kontraindikationen können **Tab. A 1.1** entnommen werden.

### A 1.3.3.2 Mutterkornalkaloide

Von den Mutterkornalkaloiden steht nur noch Ergotamintartrat in oraler Form zur Verfügung (**Tab. A 1.2**). Mutterkornalkaloide sind in der Behandlung akuter Migräneattacken wirksam, aber signifikant weniger wirksam als Triptane (Diener et al. 2002; The Multinational Oral Sumatriptan and Cafergot Study Group 1991). Die Wirksamkeit von Ergotamin hält länger an, so dass es sich insbesondere bei Patienten mit langen Attacken und Wiederauftreten der Migräne (Recurrence) bei Behandlung mit Triptanen eignet. Die im Ausland erhältlichen Applikationsformen wie Zäpfchen oder Nasenspray sind in Deutschland nicht mehr zugelassen. Bei Einnahme von Mutterkornalkaloiden an mehr als 10 Tagen im Monat besteht ein erhöhtes Risiko für kardiovaskuläre Ereignisse (Roberto et al. 2015).

### A 1.3.3.3 Triptane

Alle Triptane haben ihre Wirksamkeit in großen placebokontrollierten Studien belegt (Ferrari et al. 2001). Wie **Tab. A 1.3** zeigt, sind einzelne Triptane auch in anderen Anwendungsformen als der oralen Form erhältlich. Das Nasenspray wirkt schneller als Tabletten und die potenteste Applikationsform ist die subkutane Gabe von Sumatriptan (The Subcutaneous Sumatriptan International Study Group 1991). Vergleichsstudien zeigen eine Überlegenheit der Triptane gegenüber Ergotamintartrat, allerdings keine Überlegenheit gegenüber Acetylsalicylsäure und nicht-steroidalen Antirheumatika für den primären Endpunkt Besserung der Kopfschmerzen nach zwei Stunden (Geraud et al. 2002; Cameron et al. 2015). Triptane sind aber bezüglich des Endpunkts Schmerzfreiheit nach zwei Stunden wirksamer als Acetylsalicylsäure und nicht-steroidale Antirheumatika.
Triptane wirken nicht nur auf das Leitsymptom Kopfschmerz, sondern bessern auch Übelkeit, Erbrechen, Lichtscheu und Lärmempfindlichkeit. Werden sie zu früh eingenommen, beispielsweise während der Aura, sind sie nicht wirksam (Olesen et al. 2004). Werden sie zu spät eingenommen, beispielsweise wenn bereits eine Allodynie als Zeichen einer zentralen Sensitisierung besteht, sind sie ebenfalls nur schlecht wirksam (Burstein et al. 2004). Bei lang anhaltenden Migräneattacken kann es nach Beendigung der Wirkungsdauer eines Triptans zum Wiederauftreten der Migränesymptomatik kommen, der sogenannten Headache Recurrence. Dies ist bei Triptanen mit kürzerer Halbwertszeit wie Rizatriptan oder Sumatriptan häufi-

**Tab. A 1.1:** Analgetika zur Behandlung der Migräneattacke

| Arzneimittel (Beispiel) | E,E* | Dosierung | Nebenwirkungen | Kontraindikationen |
|---|---|---|---|---|
| Acetylsalicylsäure<br>ASS-Lysinat (Aspirin i. v.) | ↑↑, A<br><br>↑, A | 1 000 mg<br><br>1 000 mg i. v. | Magenschmerzen, Übelkeit, Gerinnungsstörungen | Magen-Darm-Ulzera, hämorrhagische Diathese, Schwangerschaft Monat 6–9 |
| Ibuprofen | ↑↑, A | 200–600 mg | wie ASS, Ödeme | wie ASS (Blutungsneigung geringer), Niereninsuffizienz, Lupus erythematodes |
| Naproxen | ↑↑, A | 500–1 000 mg | wie Ibuprofen | wie Ibuprofen |
| Diclofenac-K | ↑↑, A | 50–100 mg | wie Ibuprofen | wie Ibuprofen |
| Metamizol | ↑, B | 1 000 mg | Allergische Reaktion, Blutbildveränderungen | Erkrankungen des hämatopoetischen Systems |
| Paracetamol | ↑, A | 1 000 mg | Leberschäden | Leberschäden, Niereninsuffizienz |
| ASS plus Paracetamol + Koffein | ↑↑, A | 2 × 250 + 200 + 50 mg | s. ASS und Paracetamol | s. ASS und Paracetamol |

* E,E = Empfehlungsstärke und Evidenzlevel

**Tab. A 1.2:** Ergotamin für die Behandlung der akuten Migräneattacke

| Substanz | E,E | Dosis | Nebenwirkungen | Kontraindikationen |
|---|---|---|---|---|
| Ergotamintartrat | ↑, B | 2 mg p. o. | Erbrechen, Übelkeit, Kältegefühl, Muskelkrämpfe, Dauerkopfschmerz, Ergotismus | Schwangerschaft, Stillzeit, Kinder unter 12 Jahren, Patienten mit multiplen vaskulären Risikofaktoren, schlecht eingestellte Hypertonie, koronare Herzerkrankung, Angina pectoris, Myokardinfarkt in der Vorgeschichte, M. Raynaud, arterielle Verschlusskrankheit der Beine, TIA oder Schlaganfall, schwere Leber- oder Niereninsuffizienz, multiple vaskuläre Risikofaktoren |

**Tab. A 1.3:** Therapie der akuten Migräneattacke mit 5-HT-Agonisten (Reihenfolge nach dem Jahr der Zulassung)

| Substanzen | E,E | Dosis | Nebenwirkungen | Kontraindikationen |
|---|---|---|---|---|
| Sumatriptan | ↑↑, A | 50–100 mg p. o.<br>10–20 mg Nasen-Spray | Engegefühl im Bereich der Brust und des Halses, Parästhesien der Extremitäten, Kältegefühl | Hypertonie, koronare Herzerkrankung, Angina pectoris, Myokardinfarkt in der Vorgeschichte, M. Raynaud, arterielle Verschlusskrankheit der Beine, TIA oder Schlaganfall, Schwangerschaft, Stillzeit, Kinder (< 12 Jahre), schwere Leber- oder Niereninsuffizienz, multiple vaskuläre Risikofaktoren, gleichzeitige Behandlung mit Ergotamin, innerhalb von 2 Wochen nach Absetzen eines MAO-Hemmers |
| | ↑↑, A | 6 mg s. c. (Autoinjektor) | Lokalreaktion an der Injektionsstelle | |
| Zolmitriptan | ↑↑, A | 2,5–5 mg p. o.<br>2,5–5 mg Schmelztablette<br>5 mg Nasenspray | wie Sumatriptan | wie Sumatriptan |
| Naratriptan (Formigran®) | ↑↑, A | 2,5 mg p. o. | etwas geringer als Sumatriptan | wie Sumatriptan |
| Rizatriptan | ↑↑, A | 10 mg p. o. oder als Schmelztablette | wie Sumatriptan | wie Sumatriptan, Dosis 5 mg bei Einnahme von Propranolol |
| Almotriptan (Dolortriptan®) | ↑↑, A | 12,5 mg p. o. | etwas geringer als Sumatriptan | wie Sumatriptan |
| Eletriptan* (Relpax®) | ↑↑, A | 20 oder 40 mg p. o. | wie Sumatriptan | wie Sumatriptan |
| Frovatriptan (Allegro®) | ↑↑, A | 2,5 mg p. o. | etwas geringer als Sumatriptan | wie Sumatriptan |

* bei Unwirksamkeit von 40 mg können auch 80 mg Eletriptan gegeben werden. Naratriptan, Almotriptan und Zolmitriptan sind auch rezeptfrei erhältlich.

ger der Fall als bei Triptanen mit langer Halbwertzeit wie Frovatriptan oder Naratriptan. Ist die erste Gabe eines Triptans während einer Migräneattacke nicht wirksam, ist es sinnlos in derselben Attacke ein weiteres Triptan zu applizieren. Ist ein Triptan über drei Attacken hinweg nicht wirksam, lohnt es sich auf ein anderes Triptan umzusteigen (Dahloef 2006).
Große Vergleichsstudien und Metaanalysen belegen im Vergleich zu einer Standarddosis von 100 mg Sumatriptan eine vergleichbare Wirkung von Almotriptan und Zolmitriptan (Ferrari et al. 2001). Etwas besser wirksam sind Rizatriptan und Eletriptan (Cameron et al. 2015). Schlechter wirksam sind Naratriptan und Frovatriptan. Das beste Nebenwirkungsprofil haben Naratriptan und Frovatriptan. Naratriptan, Zolmitriptan und Almotriptan sind auch frei verkäuflich erhältlich.

Alle Triptane können bei häufiger Einnahme zu einer Häufung von Migräneattacken und medikamenteninduzierten Dauerkopfschmerzen führen (Limmroth et al. 1999). *Kontraindikationen* sind alle vaskulären Erkrankungen und multiple vaskuläre Risikofaktoren.

*Sumatriptan* steht in oraler Form in Dosierungen von 50 und 100 mg, nasal in Dosierungen von 10 und 20 mg und zur subkutanen Gabe mit 6 mg zur Verfügung. Die subkutane Gabe von Sumatriptan ist die wirksamste Applikationsform, hat allerdings auch die meisten Nebenwirkungen und die kürzeste Wirkungsdauer. Imigran T ist eine Applikationsform, die zu einer schnelleren gastrointestinalen Resorption führt. Ob dies auch zu einem schnelleren Wirkungseintritt führt, ist nicht bekannt, da direkte Vergleichsstudien mit normalem Sumatriptan fehlen.

*Zolmitriptan* ist als Tablette und als Schmelztablette in Dosierungen von 2,5 und 5 mg erhältlich. Das Nasenspray enthält 5 mg. Im Vergleich zur Tablette hat es bei vergleichbarer Wirkung einen rascheren Wirkungseintritt.

*Naratriptan* liegt als Tablette in einer Dosierung von 2,5 mg vor und ist weniger wirksam als Sumatriptan. Es hat auch weniger Nebenwirkungen.

*Rizatriptan* wird als Tablette und Schmelztablette in einer Dosierung von 10 mg angeboten. Bei Patienten, die Propranolol zur Migräneprophylaxe erhalten, muss die Dosis von Rizatriptan auf 5 mg reduziert werden. Propranolol erhöht die Plasmaspiegel von Rizatriptan. Rizatriptan hat eine besonders gut belegte Konsistenz bei der Behandlung multipler Migräneattacken.

*Eletriptan* ist in Deutschland in Dosierungen von 20 und 40 mg erhältlich. Es hat eine gute Wirksamkeit bei einer verhältnismäßig langen Wirkdauer. 40 mg Eletriptan haben allerdings etwas mehr Nebenwirkungen als die anderen Triptane. Sind 40 mg Eletriptan nicht ausreichend wirksam, können auch 2 × 40 mg zur Behandlung einer Migräneattacke gegeben werden.

*Almotriptan* hat in einer Dosis von 12,5 mg in oraler Form eine vergleichbare Wirksamkeit wie Sumatriptan, aber deutlich weniger Nebenwirkungen. Die Häufigkeit von Nebenwirkungen entspricht der von Placebo.

*Frovatriptan* steht in einer Dosierung von 2,5 mg zur Verfügung. Es hat bei einer relativ schwachen Wirksamkeit eine lange Halbwertszeit und dadurch bedingt, wenn es wirksam ist, eine geringe Rate wiederkehrender Migränesymptome. Auch die Nebenwirkungsrate ist sehr niedrig.

Die typischen *Nebenwirkungen* der Triptane sind Müdigkeit, Schwindel, ein allgemeines Schwächegefühl, Parästhesien, Sedierung und ein Engegefühl im Bereich von Hals und Brust. Die Nebenwirkungen sind bei subkutaner Gabe von Sumatriptan deutlich ausgeprägter als bei oraler Gabe von Triptanen.

In seltenen Fällen wurde über schwerwiegende Nebenwirkungen wie Myokardinfarkt, Schlaganfälle, Angina pectoris oder vaskuläre Darmnekrosen berichtet (Dodick et al. 2004; Fox 2000). Bei fast allen Patienten, bei denen schwerwiegende unerwünschte Arzneimittelwirkungen eintraten, bestanden klare Kontraindikationen. Die bislang aus Schwangerschaftsregistern gewonnenen Daten zeigen keine teratogene Wirkung und auch keinen Einfluss der Triptane auf Schwangerschaft oder Geburt (Ephross und Sinclair 2014).

#### A 1.3.3.4 Antiemetika

Bei der Migräne kommt es in der Regel neben den Kopfschmerzen auch zu gastrointestinalen Symptomen wie Übelkeit und oder Erbrechen. Werden diese Symptome durch die Gabe eines Migränemittels nicht gelindert, können Antiemetika verabreicht werden (**Tab. A 1.4**). In ihrer Wirksamkeit untersucht sind Metoclopramid und Domperidon. In Einzelfällen kann die Wirksamkeit von Analgetika, nicht-steroidalen Antirheumatika oder Triptanen durch die gleichzeitige Gabe von Antiemetika verbessert werden, da sie die Magenpassage dieser Medikamente beschleunigen. Kontraindiziert ist Metoclopramid bei Kindern unter 14 Jahren wegen der Gefahr von Frühdyskinesien und Domperidon bei Kindern unter zehn Jahren.

## A 1.4 Pragmatische Therapie der Migräneattacke

Die Therapie der Migräne umfasst pharmakologische und verhaltenstherapeutische Ansätze. Die Aura ist einer unmittelbaren Therapie nicht zugänglich. Lediglich in Experimenten zeigte sich, dass die nasale Applikation eines NMDA-Antagonisten wie Ketamin die Spreading Depression unterdrückt und zu einer geringeren Ausprägung der Aurasymptome führt (Kaube et al. 2000). Für die praktische Applikation ist dies allerdings nicht geeignet.

### A 1.4.1 Nicht-medikamentöse Behandlung

Die meisten nicht-medikamentösen Verfahren sind in der Akuttherapie wirkungslos. Auch ohne entsprechende Instruktionen ziehen sich die Betroffenen in ein dunkles und ruhiges Zimmer zurück. Die lokale Applikation von Kühlelementen kann bei einem Teil der Patienten die Kopfschmerzen lindern.

### A 1.4.2 Medikamentöse Attackenbehandlung

Bei der medikamentösen Akuttherapie wird eine *spezifische Therapie* durch Triptane von einer *unspezifischen Therapie* mit Schmerzmitteln unterschieden. Bei leichten und mittelschweren Migräneattacken sind in aller Regel Analgetika ausreichend wirksam. Wichtig sind hierbei eine ausreichende Dosierung und die Applikation in einer Form, die eine rasche Resorption ermöglicht. Dazu eignen sich Brausetabletten und Granulate. Bei wechselnder oder nicht ausreichender Wirksamkeit können Analgetika und nicht-steroidale Antirheumatika mit Antiemetika kombiniert werden. Bei Erbrechen sollten Analgetika als Suppositorien appliziert werden.

Nicht-steroidale Antirheumatika kommen auch zum Einsatz, wenn Triptane nicht ausreichend wirksam sind. Die Kombination eines Triptans mit einem nicht-steroidalen Antirheumatikum ist wirksamer als die Gabe jeder Substanz für sich. Kombinationsanalgetika, die Acetylsalicylsäure, Paracetamol und Koffein enthalten, sind wirksamer als Monosubstanzen. Kontraindikation für nicht-steroidale Antirheumatika sind Magen-Darm-Geschwüre, Gerinnungsstörungen, Tinnitus und Asthma bronchiale.

Wenn Analgetika nicht ausreichend wirksam sind, kommen Triptane zum Einsatz. Wichtig ist hier

**Tab. A 1.4:** Antiemetika in der Migränetherapie

| Substanzen | E,E | Dosis | Nebenwirkungen | Kontraindikationen |
|---|---|---|---|---|
| Metoclopramid | ↑, B<br><br><br>↑, B | 10–20 mg p. o.<br>20 mg rektal<br><br>10 mg i. m., i. v., s. c. | Früh-dyskinetisches Syndrom, Unruhezustände | Kinder unter 14 Jahren, Hyperkinesen, Epilepsie, Schwangerschaft, Prolaktinom |
| Domperidon | ↔, B | 20–30 mg p. o. | seltener als bei Metoclopramid | Kinder unter 10 Jahren, sonst s. Metoclopramid, aber geringer ausgeprägt und seltener |

der optimale Zeitpunkt der Einnahme. Wenn die Migräneattacken nicht zu häufig sind und die Patienten in der Lage, Migräne und Spannungskopfschmerz zu differenzieren, sollte die Einnahme des Triptans erfolgen sobald der betroffene Patient sicher ist, dass er eine Migräneattacke hat. Eine zu frühe Einnahme, beispielsweise während der Aura, reduziert die Wirksamkeit genauso wie eine zu späte Einnahme. Patienten mit mittelschweren und schweren Attacken sollten die orale Applikation als Tablette oder Schmelztablette verwenden. Bei Übelkeit kann ein Nasenspray angewandt werden. Bei Übelkeit und Erbrechen empfiehlt sich die Applikation eines Zäpfchens. Bei Übelkeit, Erbrechen und Durchfall bleibt als einzige Alternative die subkutane Injektion von Sumatriptan.

Ist ein Triptan bei drei konsekutiven Migräneattacken nicht wirksam, empfiehlt sich ein Umstieg auf ein anderes Triptan. Besteht dann weiterhin keine Wirksamkeit, sollte entweder die Kombination mit einem Antiemetikum oder die Kombination mit einem nicht-steroidalen Antirheumatikum versucht werden.
Kommt es zum Wiederauftreten der Migränesymptome, kann die zweite bzw. dritte Gabe eines Triptans erfolgen. Als Alternative besteht hier die Möglichkeit, vor Wiederauftreten der Migränesymptome ein retardiertes nicht-steroidales Antirheumatikum zu geben.

Schmerzmittel und Triptane haben keinerlei Einfluss auf die Ausprägung der Aurasymptomatik.

Bei *Kindern* werden einfache Analgetika, angepasst an das Körpergewicht, gegeben. Die Dosierungen sind wie folgt: für Ibuprofen, Paracetamol und Acetylsalicylsäure 10–15 mg/kg, für Metamizol 10–20 mg/kg. Bei Migräne und der Gabe von Acetylsalicylsäure besteht keine Gefahr, ein Reye-Syndrom auszulösen.
Der Status migraenosus wird durch die intravenöse Gabe von Acetylsalicylsäure oder die einmalige Gabe von 60–80 mg Prednison behandelt.

### A 1.4.3 Nicht empfohlene Medikamente

Opioide sollten nicht zur Therapie von Migräneattacken angewandt werden. Sie haben nur eine geringe Wirkung, führen zu Übelkeit und Erbrechen und haben ein hohes Suchtpotential. Auch Neuroleptika eignen sich nicht zur Behandlung akuter Migräneattacken. Hauptrisiko hier sind Frühdyskinesien.

## A 1.5 Migräneprophylaxe

Bei Patienten mit häufigen Migräneattacken ist es keine vernünftige therapeutische Alternative, diese jedes Mal mit Akutmedikation zu behandeln, da es bei einer gehäuften Einnahme von Schmerzmitteln, Mutterkornalkaloiden oder Triptanen zu vermehrten Migräneattacken und medikamenteninduziertem Dauerkopfschmerz kommen kann. Eine inadäquate Akuttherapie erhöht das Risiko der Chronifizierung der Migräne (Lipton et al. 2015). Daher ist bei häufigen und schweren Attacken eine Migräneprophylaxe notwendig. Mit den derzeit verfügbaren Substanzen lässt sich in der Regel eine Reduktion der Attackenfrequenz um etwa 50 % erreichen, bei einem Teil der Patienten auch eine Reduktion der Dauer und der Intensität der Attacken. Da der therapeutische Effekt der Prophylaxe sowohl bei medikamentösen wie bei nicht-medikamentösen Maßnahmen aber erst nach einigen Wochen zum Tragen kommt, müssen die Patienten auf den verspäteten Therapieeintritt aufmerksam gemacht werden. Hinzu kommt, dass zu Beginn einer medikamentösen Prophylaxe häufig Nebenwirkungen beklagt werden, die aber dann meist im Laufe der Zeit nachlassen. Entscheidend ist daher, dass mit den Patienten bereits im Vorfeld der Prophylaxe die zu erwartenden Nebenwirkungen sowie die Mindestdauer einer Behandlung besprochen werden. Aufgrund der meist von der Dosierung abhängigen Nebenwirkungen sollten alle Substanzen – mit Ausnahme von Flunarizin – sehr langsam eingeschlichen werden.
Die Auswahl eines Medikaments zur Migräneprophylaxe sollte sich an der individuellen Situation des Patienten orientieren und weitere Erkrankungen und Lebensgewohnheiten einbeziehen. So können die potenziellen Nebenwirkungen von Medikamenten häufig auch sinnvoll eingesetzt werden. Ein Patient, der unter Schlafstörungen leidet, sollte abends eine Substanz erhalten, die das Schlafen verbessert. Patienten, die übergewichtig sind oder ein metabolisches Syndrom haben, sollten Topiramat zur Prophylaxe erhalten, da dies die einzige Substanz ist, die mit einem Gewichtsverlust einhergeht. Diese *»maßgeschneiderte« Prophylaxe* sowie das Einhalten der Compliance sind in den meisten Fällen der Schlüssel für eine erfolgreiche Migräneprophylaxe.

### A 1.5.1 Indikation

Die Indikation zu einer medikamentösen Prophylaxe der Migräne ergibt sich bei besonderem Leidensdruck und Einschränkung der Lebensqualität:

- drei und mehr Migräneattacken pro Monat
- Migräneattacken, die regelmäßig länger als 72 Stunden anhalten
- Attacken, die auf eine Therapie entsprechend den zuvor gegebenen Empfehlungen inklusive Triptan nicht ansprechen, und/oder wenn Nebenwirkungen der Akuttherapie nicht toleriert werden
- Zunahme der Attackenfrequenz und Einnahme von Schmerz- oder Migränemitteln an mehr als zehn Tagen im Monat
- komplizierte Migräneattacken mit lang anhaltenden Auren

Der Wirkungsmechanismus der meisten Substanzen, die zur Migräneprophylaxe eingesetzt werden, ist unbekannt. Bei der Interpretation klinischer Studien muss berücksichtigt werden, dass in Migräneprophylaxe-Studien ein erheblicher Placeboeffekt besteht, der im statistischen Mittel zwischen 15 und 30 % liegt. Der primäre Zielparameter in klinischen Studien ist eine Reduktion der Attackenfrequenz oder Tage mit Migräne pro Monat um 50 %.

### A 1.5.2 Substanzen zur Migräneprophylaxe

Im Folgenden werden die einzelnen Substanzen in der Reihenfolge der wissenschaftlichen Evidenz bezüglich Wirkung und Nebenwirkungen besprochen. Die **Tab. A 1.5** und **Tab. A 1.6** geben einen Überblick über die Dosierungen, Evidenzgrade, Empfehlungsstärken, Nebenwirkungen und Kontraindikationen der einzelnen Substanzen.

#### A 1.5.2.1 Beta-Adrenorezeptor-Antagonisten (Beta-Blocker)

Die Wirkung der Beta-Blocker in der Migräneprophylaxe wurde durch Zufall bei Patienten entdeckt, die aufgrund einer arteriellen Hypertonie mit einem Beta-Blocker behandelt wurden und gleichzeitig an Migräne litten. Propranolol und Metoprolol haben ihre prophylaktische Wirkung in großen placebokontrollierten Studien (Holroyd et al. 1992), aber auch in Vergleichsstudien zu Flunarizin, Pizotifen und Methysergid belegt (Diener und Limmroth 2001). Für andere wirksame Beta-Blocker ist die Studienlage deutlich schlechter. Dies betrifft Atenolol, Timolol, Nadolol und Bisoprolol. Für Acebutol, Alprenolol, Oxprenolol und Pindolol konnte keine prophylaktische Wirkung belegt werden. In einer Metaanalyse zur Wirkung von Propranolol, die 53 Studien mit 2 403 Patienten umfasste, stellten Holroyd et al. (1991) fest, dass Propranolol im Durchschnitt zu einer Reduktion der »Migräne-Aktivität« von ca. 44 % führt. Die Rate der Patienten, die die Therapie aufgrund von Nebenwirkungen abbrachen, betrug im Durchschnitt 5,3 %. Die wichtigsten Kontraindikationen sind eine vorbestehende Depression, ein Asthma bronchiale, ein insulinpflichtiger Diabetes mellitus und eine Psoriasis.

#### A 1.5.2.2 Kalzium-Kanalblocker

Aus der Gruppe der »Kalzium-Antagonisten« ist derzeit, soweit beurteilbar, nur Flunarizin sicher wirksam (Diener 2000). Eine Dosis von 5 mg ist wahrscheinlich genauso wirksam wie eine Dosis von 10 mg (Diener et al. 2002). Die Nebenwirkungen wie Gewichtszunahme, Sedierung, Depression und extrapyramidale Effekte weisen darauf hin, dass Flunarizin auch an Serotoninrezeptoren, Histaminrezeptoren und Dopaminrezeptoren angreift. Andere Kalzium-Antagonisten, wie Verapamil, sind wesentlich schlechter untersucht und nur begrenzt wirksam. Nimodipin und Nifedipin sind definitiv, Cyclandelat sehr wahrscheinlich unwirksam.

#### A 1.5.2.3 Topiramat

Topiramat hat seine migräneprophylaktische Wirkung in drei großen placebokontrollierten Studien belegt (Brandes et al. 2004; Diener et al. 2004; Silberstein et al. 2004). Die wirksame Tagesdosis liegt zwischen 25 und 100 mg. Die Aufdosierung muss langsam erfolgen, in Schritten von 12,5 oder 25 mg pro Woche. Die Wirksamkeit von Topiramat unterscheidet sich nicht von der von Propranolol (Diener et al. 2004). Limitierend sind insbesondere kognitive Nebenwirkungen. Die Parästhesien sind meist vorübergehend und können durch die Gabe von Kalium behandelt werden. Bei 10 % der Patienten kommt es zu einem Gewichtsverlust. Im Gegensatz zu allen anderen medikamentösen Prophylaktika führt Topiramat nicht zu einer Gewichtszunahme. Topiramat ist auch bei chronischer Migräne mit und ohne Medikamentenübergebrauch wirksam (Diener et al. 2007; Silberstein et al. 2007). Topiramat ist genau so wirksam wie Amitriptylin, führt aber im Gegensatz zu Amitriptylin zu einer Gewichtsabnahme (Dodick et al. 2009).

#### A 1.5.2.4 Valproinsäure

In einer Reihe von placebokontrollierten Studien konnte die Wirksamkeit von Valproinsäure auch in retardierter Form belegt werden (Freitag et al. 2002; Klapper on behalf of the Divalproex Sodium in Migraine Prophylaxis Study Group 1997). Bei den meisten Patienten sind Tagesdosen zwischen 500 und 600 mg ausreichend. Limitierende Nebenwirkungen sind Gewichtszunahme, Tremor, Haarausfall und in extrem seltenen Fällen Leberschäden. Da Valproinsäure teratogen ist, sollte die Substanz bei Frauen im gebärfähigen Alter nicht eingesetzt werden. Valproinsäure ist in Deutschland zur Migräneprophylaxe im Rahmen der Off-label-Regelung durch den gemeinsamen Bundesausschuss zugelassen worden. Valproinsäure ist in der Migräneprophylaxe bei Jugendlichen (12–16 Jahre) unwirksam (Apostol et al. 2008).

#### A 1.5.2.5 Acetylsalicylsäure und nicht-steroidale Antirheumatika

Acetylsalicylsäure ist in einer Dosis von 300 mg pro Tag wahrscheinlich migräneprophylaktisch wirksam (Buring et al. 1990; Diener et al. 2001). Naproxen ist in Dosierungen von 2 × 500 mg bes-

**Tab. A 1.5:** Substanzen zur Migräneprophylaxe

| Substanzen | E,E | Dosis | Nebenwirkungen | Kontraindikationen |
|---|---|---|---|---|
| Metoprolol<br>Propranolol<br>Bisoprolol | ↑↑, A<br>↑↑, A<br>↑↑, B | 50–200 mg<br>40–240 mg<br>5–10 mg | H: Müdigkeit, arterielle Hypotonie<br>G: Schlafstörungen, Schwindel<br>S: Hypoglykämie, Bronchospasmus, Bradykardie, Magen-Darm-Beschwerden, Impotenz | A: AV-Block, Bradykardie, Herzinsuffizienz, Sick-Sinus-Syndrom, Asthma bronchiale Psoriasis<br>R: Diabetes mellitus, orthostatische Dysregulation, Depression |
| Flunarizin | ↑↑, A | 5–10 mg | H: Müdigkeit, Gewichtszunahme<br>G: gastrointestinale Beschwerden, Depression<br>S: Hyperkinesen, Tremor, Parkinsonoid | A: fokale Dystonie, Schwangerschaft, Stillzeit, Depression<br>R: M. Parkinson in der Familie |
| Valproinsäure off-label use | ↑↑, A | 500–600 mg | H: Müdigkeit, Schwindel, Tremor<br>G: Hautausschlag, Haarausfall, Gewichtszunahme<br>S: Leberfunktionsstörungen | A: Leberfunktionsstörungen, Schwangerschaft, Alkoholmissbrauch<br>R: Frauen im gebärfähigen Alter |
| Topiramat | ↑↑, A | 25–100 mg | H: Müdigkeit, Konzentrationsstörungen, Gewichtsabnahme, Parästhesien<br>G: Geschmacksveränderungen, Psychosen<br>S: Engwinkelglaukom | A: Niereninsuffizienz, Nierensteine, Engwinkelglaukom |
| Botulinumtoxin bei chronischer Migräne (Botox®) | ↑↑, A | 155 IE | G: Schwäche der Nackenmuskulatur | A: Muskelkrankheiten, Myasthenia gravis |

Nebenwirkungen: H häufig; G gelegentlich; S selten; Kontraindikationen gegliedert in A absolut, R relativ

**Tab. A 1.6:** Substanzen zur Migräneprophylaxe der zweiten Wahl

| Substanzen (Beispiel) | E,E | Dosis | Nebenwirkungen | Kontraindikationen |
|---|---|---|---|---|
| Amitriptylin | ↑, B | 50–150 mg | H: Mundtrockenheit, Müdigkeit, Schwindel, Schwitzen<br>G: Blasenstörungen, innere Unruhe, Impotenz | A: Engwinkelglaukom, Prostataadenom mit Restharn |
| Naproxen | ↑, B | 2 × 250 mg | H: Magenschmerzen | A: Ulkus, Blutungsneigung<br>R: Asthma bronchiale |
| Acetylsalicylsäure | ↑, B | 2 × 300 mg | G: Magenschmerzen | A: Ulkus, Blutungsneigung<br>R: Asthma bronchiale |
| Candesartan | ↑, B | 16 mg | G: Benommenheit, Schwindel, Kopfschmerzen | A: schwere Nierenfunktionsstörungen |
| Magnesium | ↑, B | 2 × 300 mg | G: Durchfall bei zu rascher Aufdosierung | Keine |
| Magnesium, Vitamin $B_2$, Coenzym Q10 | ↑, B | 600 mg Magnesium, 400 mg Riboflavin, 150 mg Coenzym Q10 2 × 1 | G: Durchfall | Keine |

ser wirksam als Placebo. Limitierend sind hier die gastrointestinalen Nebenwirkungen.

### A 1.5.2.6 Andere Migräneprophylaktika

Die Serotonin-Antagonisten Pizotifen, Lisurid und Methysergid sind wirksam, aber in Deutschland nicht mehr zugelassen.

*Amitriptylin* ist ein trizyklisches Antidepressivum. Es gibt einige kleinere Studien, die eine Wirksamkeit bei der Migräne nahelegen. Die wissenschaftliche Evidenz ist aber deutlich geringer als für Beta-Blocker, Flunarizin oder Topiramat. Amitriptylin sollte bevorzugt zur Prophylaxe gegeben werden, wenn eine Kombination mit einem Spannungskopfschmerz vorliegt oder wenn, wie häufig bei

chronischen Schmerzen, zusätzlich eine Depression besteht.
*Lamotrigin* hat per se keine prophylaktische Wirkung bei der Migräne (Steiner et al. 1997). Einige offene Studien zeigen allerdings, dass Lamotrigin in der Lage ist, die Häufigkeit von Migräneauren zu reduzieren (Lampl et al. 2005). Der wirksame Dosisbereich liegt zwischen 50 und 200 mg.
Unter den Angiotensin-Rezeptorblockern ist wahrscheinlich Candesartan in einer Tagesdosis von 16 mg migräneprophylaktisch wirksam (Stovner et al. 2013; Tronvik et al. 2003)
Für die Antikonvulsiva wie *Carbamazepin, Oxcarbazepin* und *Gabapentin* gibt es keinen sicheren Beleg für eine therapeutische Wirkung in der Migräneprophylaxe.

Zu hoch dosiertem *Vitamin* $B_2$ gibt es nur zwei kleine monozentrische Studien, die eine Wirksamkeit vermuten lassen (Schoenen et al. 1997, 1998). Eine kleine randomisierte, placebokontrollierte Studie zeigte eine Wirksamkeit von Coenzym Q10 (Sandor et al. 2005). Hoch dosiertes Vitamin $B_2$, Coenzym Q10 und Magnesium (Migravent®) reduzierten die Intensität, aber nicht die Häufigkeit von Migräneattacken (Gaul et al. 2015).

*Petadolex* hat seine Wirksamkeit in zwei placebokontrollierten Studien belegt (Diener et al. 2004; Lipton et al. 2004). Die wirksame Dosis beträgt $2 \times 75$ mg. In sehr seltenen Fällen kann es zu schwerwiegenden Leberfunktionsstörungen kommen. Das Präparat ist in Deutschland nicht mehr im Handel. Mutterkraut ist ebenfalls besser wirksam als Placebo (Diener et al. 2005; Pfaffenrath et al. 2002), in Deutschland aber nicht erhältlich. In einer randomisierten, placebokontrollierten Studie waren $2 \times 20$ mg Simvastatin in Kombination mit $2 \times 1000$ IE Vitamin D3 in der Migräneprophylaxe wirksam (Buettner et al. 2015). Bisher konnten diese Ergebnisse nicht repliziert werden.
In der Entwicklung befinden sich eine Reihe von humanisierten Antikörpern gegen CGRP oder den CGRP-Rezeptor (Diener et al. 2015). Diese injizierbzw. infundierbaren Medikamente sind ähnlich gut wirksam wie die etablierten Migräneprophylaktika, haben aber weniger Nebenwirkungen.
Placebokontrollierte Studien zum Einsatz von *Botulinumtoxin* zur Migräneprophylaxe bei der episodischen Migräne waren überwiegend negativ. In zwei großen placebokontrollierten Studien bei Patienten mit chronischer Migräne (> 15 Kopfschmerztage/Monat, > 8 Tage Migräne) ließ sich eine Wirkung von 155 IE Botulinumtoxin injiziert an 31 Injektionsorten belegen (Aurora et al. 2010; Diener et al. 2010).

## A 1.6 Pragmatische Migräneprophylaxe

### A 1.6.1 Dauer der Prophylaxe und Auswahl der Substanz

Vor dem Beginn einer medikamentösen Migräneprophylaxe sollte der Patient ein *Kopfschmerztagebuch* führen, aus dem Frequenz der Attacken, Intensität der Kopfschmerzen sowie Art und Menge der eingenommenen Akutmedikation hervorgehen. Dieses Tagebuch dient nach Einleitung der Prophylaxe zur Objektivierung des Therapieerfolges. Eine medikamentöse Prophylaxe sollte bei guter Verträglichkeit über mindestens drei Monate verabreicht werden, bevor ein Therapieversagen festgestellt wird. Bei erfolgreicher Behandlung kann ein wirksames Migränemittel nach 8–12 Monaten wieder abgesetzt oder ausgeschlichen werden, um den Spontanverlauf der Migräne beurteilen zu können. Die Prophylaxe sollte mit einer Substanz beginnen, die am wenigsten wahrscheinlich Nebenwirkungen hat, oder bei der Nebenwirkungen therapeutisch genutzt werden können. Sofern keine Kriterien für die Auswahl oder den Ausschluss einer spezifischen Substanzgruppe vorliegen, sollte mit Beta-Blockern begonnen werden. Beta-Blocker sind besonders zu empfehlen, wenn gleichzeitig eine arterielle Hypertonie oder eine Angststörung vorliegt; bei Schlafstörungen (Alpträume) oder Potenzproblemen sollten sie vermieden werden. Beta-Blocker haben außerdem eine Indikation zu Behandlung des essentiellen Tremors. Flunarizin eignet sich besonders gut bei Patienten mit Schlafstörungen und Schwindel, sollte aber bei Adipositas und Depression (auch in der Vorgeschichte) sowie einer Belastung mit familiären extrapyramidalen Störungen nicht verabreicht werden. Topiramat eignet sich zur Migräneprophylaxe besonders bei übergewichtigen Patienten und bei Patienten mit einem metabolischen Syndrom. Acetylsalicylsäure eignet sich bei Patienten mit deutlichen vaskulären Risikofaktoren oder einem vaskulären Ereignis (Myokardinfarkt, pAVK, Schlaganfall) in der Vorgeschichte. Candesartan eignet sich bei Patienten mit arterieller Hypertonie. Die medikamentöse Migräneprophylaxe sollte als Monotherapie erfolgen. Kombinationstherapien sind nicht wirksamer als eine ausdosierte Monotherapie (Silberstein et al. 2012).

### A 1.6.2 Fehler in der Migräneprophylaxe

Die fehlende Wirksamkeit einer Prophylaxe beruht meist auf einigen typischen Fehlern, die leicht vermieden oder behoben werden können.

- Falsche Diagnose: Bei fehlender Wirksamkeit von Migräneprophylaktika muss die Diagnose überprüft werden. Beta-Blocker und Flunarizin sowie Topiramat sind bei Spannungskopfschmerz unwirksam. Betreibt der Patient einen unerkannten oder heimlichen Medikamentenmissbrauch, ist die Wirksamkeit der Prophylaxe reduziert oder aufgehoben.
- Substanzauswahl: Patienten erhalten immer noch Substanzen mit fraglicher oder fehlender Wirksamkeit, wie beispielsweise homöopathische Präparate oder Carbamazepin.
- Falscher Gebrauch der Medikamente: Die Prophylaxe sollte nicht mit der nebenwirkungsreichsten Substanz, sondern nach Möglichkeit mit Beta-Blockern oder Flunarizin starten.
- Startdosis zu hoch: Patienten neigen dazu, Substanzen, sobald Nebenwirkungen eintreten,

abzusetzen. Diese sind umso häufiger, je höher die initiale Dosis ist. Daher sollte eine Migräneprophylaxe immer mit niedrigen Dosierungen beginnen und eine Dosissteigerung erst dann erfolgen, wenn der Patient sich an die Nebenwirkungen gewöhnt hat.

- Therapiedauer zu kurz: Die Wirksamkeit der prophylaktischen Medikation kann frühestens nach drei Monaten beurteilt werden. Die Therapie muss daher mindestens über diesen Zeitraum durchgehalten werden.
- Falsche Erwartungen: Eine wirksame Migräneprophylaxe kann die Migräne nicht heilen, sondern nur die Attackenfrequenz reduzieren. Viele Patienten haben eine überzogene Erwartungshaltung zu Beginn einer Prophylaxe und beurteilen eine Reduktion der Migränehäufigkeit um 50 % dann als fehlende Wirksamkeit.
- Nebenwirkungen erklären: Patienten sind eher bereit, Nebenwirkungen zu tolerieren, wenn sie im Voraus darüber aufgeklärt wurden und wissen, dass diese nur temporär sind.

### A 1.6.3 Prophylaxe der menstruellen Migräne

Die Prophylaxe der menstruellen Migräne sollte dann erfolgen, wenn die Akutmedikation nicht ausreichend wirksam ist. Falls hormonelle Kontrazeptiva eingenommen werden, sollte ein Absetzen erwogen werden. Eine weitere, wenn auch nicht sehr wirksame Option, ist die Gabe eines nicht-steroidalen Antirheumatikums ein bis zwei Tage vor der zu erwartenden Monatsblutung. Eine Östrogensubstitution in der Pillenpause, beispielsweise mit Estraderm TTS 100 µg, reduziert die Migränetage während der Menstruation. Anschließend kommt es dann aber zu einem Rebound-Phänomen (MacGregor et al. 2006). In klinischen Studien waren Kurzzeitprophylaxen mit 2 × 1 mg Naratriptan, 2 × 25 mg Sumatriptan oder 2 × 2,5 mg Frovatriptan über fünf Tage signifikant wirksamer als Placebo. Für diese Form der Anwendung der Triptane besteht allerdings im Moment in Deutschland keine Zulassung.

### A 1.6.4 Prophylaxe der kindlichen Migräne

Bei Kindern und Jugendlichen kann zur Migräneprophylaxe Propranolol in einer Dosis von 0,5–2 mg/kg oder Flunarizin in einer Dosis von 5 mg gegeben werden. Wirksam sind auch Topiramat (1–2 mg/kg) (Ferraro und Trapani 2008) und Amitriptylin (0,2–1 mg/kg). Grundsätzlich sollte bei Kindern jedoch versucht werden, verhaltenstherapeutisch zu behandeln.

### A 1.6.5 Prophylaxe bei älteren Patienten

Bei älteren Patienten ohne kardiale Überleitungsstörungen, Diabetes oder Asthma bleiben Beta-Blocker Medikamente der ersten Wahl. Flunarizin ist in dieser Altersgruppe weniger geeignet, da es zu Parkinson-Syndromen kommen kann. Das Einschleichen der Medikamente muss bei älteren Patienten noch langsamer als bei jüngeren Patienten erfolgen.

### A 1.6.6 Prophylaxe bei Schwangeren

Bei Schwangeren sind Beta-Blocker oder Magnesium zur Migräneprophylaxe vertretbar. Bei schwerer Migräne und Vorliegen einer Depression können auch trizyklische Antidepressiva gegeben werden.

### A 1.6.7 Prophylaxe bei chronischer Migräne

Bei Patienten mit chronischer Migräne sollte eine medikamentöse Prophylaxe mit einer Verhaltenstherapie und Ausdauersport kombiniert werden. Zur medikamentösen Therapie wird zunächst Topiramat eingesetzt. Wird Topiramat nicht vertragen, bestehen Kontraindikationen oder liegt Unwirksamkeit vor, dann kommt Botulinumtoxin zum Einsatz. Kommt es nach dem 3. Behandlungszyklus nicht zu einer signifikanten Abnahme der Migränehäufigkeit, wird die Therapie abgebrochen (Cernuda-Morollon et al. 2014). Kommt es dann nicht zu einer Abnahme der kritischen Einnahmehäufigkeit der Akutmedikation von 10 bzw. 15 Tagen im Monat, muss ein Medikamentenentzug durchgeführt werden (**Kap. A 4**).

### A 1.6.8 Verhaltenstherapie und Modifikation der Lebensführung

Patienten mit einer episodischen oder hochfrequenten Migräne (drei und mehr Attacken/Monat) sollen alternativ oder in Kombination mit einer medikamentösen Behandlung einer psychologischen Therapie zugeführt werden. Die in der Migränetherapie angewandten psychologischen Verfahren entstammen überwiegend der Verhaltenstherapie (VT). Für diese Verfahren ist eine zur Beurteilung der Evidenz ausreichende Studienlage verfügbar. Andere Schulen bleiben die Evaluation ihrer Konzepte schuldig. Die wichtigsten unimodalen Verfahren sind die thermale und die EMG-Biofeedback-Therapie und die Progressive Muskelrelaxation (PMR). Als multimodales Verfahren kommt das kognitiv-verhaltenstherapeutische Schmerzbewältigungstraining zur Anwendung. Die Therapieverfahren werden in der Migränebehandlung sowohl schmerzspezifisch (z. B. als Entspannungsverfahren bei der PMR) als auch schmerzunspezifisch angewandt. Schmerzunspezifische Verfahren zielen auf unspezifische Größen wie »Stärkung der Selbstkontrollkompetenz« (unimodal) oder »Minimierung der Beeinträchtigung bzw. verbesserte Schmerzbewältigung«

(multimodal). Die Kombination einer medikamentösen Prophylaxe mit nicht-medikamentösen Verfahren ist wirksamer als die einzelnen Therapieverfahren (Holroyd et al. 2010).

Das im Kopfschmerzbereich am besten untersuchte Entspannungsverfahren ist die Progressive Muskelrelaxation (PMR, auch Jacobson-Training) (Bernstein und Borkovec 1975). Die Beurteilung der Wirksamkeit weiterer Entspannungsverfahren in der Kopfschmerzbehandlung, insbesondere von autogenem Training, Hypnose, Imagination, Meditation und Yoga, ist aufgrund fehlender Datenbasis nicht möglich.

Patienten mit einem (fast) täglichen Kopfschmerz ohne Medikamentenabusus erzielen in einer verhaltenstherapeutischen Behandlung geringere Erfolge als Patienten mit episodischen Kopfschmerzen (13 % vs. 52 % Symptomreduktion) (Blanchard und Andrasik 1985). Migränepatienten mit einem hohen Medikamentengebrauch (medikamenteninduzierter Kopfschmerz) profitieren von alleinigen verhaltenstherapeutischen Ansätzen ebenfalls in geringerem Ausmaß als Patienten mit einem »normalen« Gebrauch (29 % vs. 52 % Symptomreduktion) (Michultka et al. 1989).
In der Behandlung von Entzugspatienten hat sich die Kombination von verhaltenstherapeutischen und pharmakologischen Verfahren bewährt. Mathew et al. (1990) fanden in einer Studie mit 200 Patienten eine bessere Effektivität für eine kombinierte versus einer unimodalen medikamentösen Behandlung (72–86 % resp. 58 %). Blanchard et al. (1992) berichteten für diese Patientengruppe eine Reduktion der Kopfschmerzaktivität von mehr als 50 %, die noch nach einem Jahr nachweisbar war. Die 61 kombiniert behandelten Migränepatienten mit medikamenteninduziertem Kopfschmerz aus der Studie von Grazzi et al. (2002) berichteten drei Jahre nach der Behandlung noch über weniger Kopfschmerztage, einen reduzierten Medikamentenverbrauch und eine geringere Rückfallrate als nur medikamentös behandelte Patienten.

### A 1.6.9 Weitere Therapien

Die Wirkung *aerober Ausdauersportarten* wie Schwimmen, Joggen oder Fahrrad fahren ist belegt. Physiotherapie allein ist nicht wirksam, verbessert aber in Kombination mit Ausdauersport die Rate der Betroffenen, die auf verhaltenstherapeutische Verfahren ansprechen. *Akupunktur* reduziert signifikant die Häufigkeit von Migräneattacken und ist genauso wirksam wie eine medikamentöse Prophylaxe (Linde et al. 2005). Eine Scheinakupunktur hat allerdings dieselbe Wirksamkeit wie die klassische chinesische Akupunktur (Linde et al. 2005; Diener et al. 2006). Eine Gewichtsabnahme reduziert die Migränehäufigkeit bei übergewichtigen Patientinnen (Verrotti et al. 2012).
Die Wirksamkeit der chronisch bilateralen Stimulation des N. occipitalis major (NOS) ist nicht belegt (Silberstein et al. 2012). Die transkutane Stimulation des N. vagus am Hals wird derzeit sowohl zur Attackentherapie als auch zur Migräneprophylaxe untersucht (Goadsby et al. 2014; Martelletti et al. 2013).

### A 1.6.10 Unwirksame Therapien

Unwirksame medikamentöse Therapien: Acetazolamid, Bromocriptin, Carbamazepin, Clonidin, Clonazepam, Diuretika, Gabapentin, Geschlechtshormone, Homöopathie, L-Carnitin, Lanepitant, Lithium, Montelukast, Neuroleptika, Orexin-Antagonisten (Filorexat), Oxcarbazepin, Primidon, selektive Serotonin-Wiederaufnahmehemmer und Tonabersat.

Unwirksame Maßnahmen oder Interventionen: Aufbissschienen, Autogenes Training, chiropraktische Therapie, Corrugator Chirurgie, Diäten, Entfernen von Amalgamfüllungen, Fußreflexzonenmassage, hyperbare Sauerstofftherapie, Hypnose, Hysterektomie, lokale Injektion in Nacken und Kopfhaut, Manualtherapie, Neuraltherapie, klassische Psychoanalyse, Ozontherapie, Sanierung vermeintlicher Pilzinfektionen des Darmes, Tonsillektomie, transkutane elektrische Nervenstimulation, Zahnextraktion, zervikale Manipulation.
Der Verschluss eines offenen Foramen ovale war in drei randomisierten Studien nicht wirksam (Tariq et al. 2016).

## Literatur

Abu-Arefeh J, Russel G. Prevalence and migraine in schoolchildren. BMJ 1994; 309: 765–769.
Apostol G, Cady RK, Laforet GA, Robieson WZ, Olson E, Abi-Saab WM et al. Divalproex extended-release in adolescent migraine prophylaxis: results of a randomized, double-blind, placebo-controlled study. Headache 2008; 48(7): 1012–1025.
Aurora S, Dodick D, Turkel C, DeGryse R, Silberstein S, Lipton R et al. Onabotulinumtoxin A for treatment of chronic migraine: Results from the double-blind, randomized, placebo-controlled phase of the PREEMPT 1 trial. Cephalalgia 2010; 30(7): 793–803.
Bernstein DA, Borkovec TD. Entspannungstraining. Handbuch der Progressiven Muskelrelaxation. München: Pfeiffer; 1975.
Bigal ME, Bordini CA, Speciali JG. Intravenous metamizol (dipyrone) in acute migraine treatment and in episodic tension-type headache – a placebo-controlled study. Cephalalgia 2001; 21: 90–95.
Bille B. A 40-year follow-up of school children with migraine. Cephalagia 1997; 17: 488–491.
Blanchard EB, Andrasik F. Management of chronic headaches. A psychological approach. Elmsford NY: Pergamon Press; 1985.
Blanchard EB, Taylor AE, Dentinger MP. Preliminary results from the self-regulatory treatment of high medication consumption headache. Biofeedback Self Reg 1992; 17: 179–202.
Brandes J, Saper J, Diamond M, Couch J, Lewis D, Schmitt J, Neto W, Schwabe S, Jacobs D, MIGR-002 Study Group. Topiramate for migraine prevention: a randomized controlled trial. JAMA 2004; 291: 965–973.
Buettner C, Nir RR, Bertisch SM, Bernstein C, Schain A, Mittleman MA, Burstein R. Simvastatin and vitamin D for migraine prevention: A randomized controlled trial. Ann Neurol 2015; 78: 970–981.

Buring JE, Peto R, Hennekens CH. Low-dose aspirin for migraine prophylaxis. JAMA 1990; 264: 1711–1713.

Burstein R, Collins B, Jakubowski M. Defeating migraine pain with triptans: a race against the development of cutaneous allodynia. Ann Neurol 2004; 55: 19–26.

Cameron C, Kelly S, Hsieh SC, Murphy M, Chen L, Kotb A, Peterson J, Coyle D, Skidmore B, Gomes T, Clifford T, Wells G. Triptans in the Acute Treatment of Migraine: A Systematic Review and Network Meta-Analysis. Headache 2015; 55 (Suppl 4): 221–235.

Cernuda-Morollon E, Ramon C, Larrosa D, Alvarez R, Riesco N, Pascual J. Long-term experience with onabotulinumtoxin A in the treatment of chronic migraine: What happens after one year? Cephalalgia 2015; 35: 864–868.

Dahloef CG. Infrequent or non-response to oral sumatriptan does not predict response to other triptans – review of four trials. Cephalalgia 2006; 26(2): 98–106.

De Fusco M, Marconi R, Silvestri L, Atorino L, Rampoldi L, Aridon P, Casari G. Haploinsufficiency of ATP1A2 encoding the Na/K pump alpha2 subunit associated with familial hemiplegic migraine type 2. Nature Genetics 2003; 33: 192–196.

Dichgans M, Freilinger T, Eckstein G, Babini E, Lorenz-Depiereux B, Biskup S, Ferrari MD, Herzog J, van den Maagdenberg AM, Pusch M, Strom TM. Mutation in the neuronal voltage-gated sodium channel SCN1A in familial hemiplegic migraine. Lancet 2005; 366(9483): 371–377.

Diener HC. Flunarizine for migraine prophylaxis. In: Diener HC (ed.). Drug treatment of migraine and other headaches. Basel: Karger; 2000. 269–278.

Diener HC, Hartung E, Chrubasik J, Evers S, Schoenen J, Gendolla A, G. L, Hauke W, for the Study Group. A comparative study of acetylsalicylic acid and metoprolol for the prophylactic treatment of migraine. A randomised, controlled, double-blind, parallel group phase III study. Cephalalgia 2001; 21: 140–144.

Diener HC, Limmroth V. Advances in pharmacological treatment of migraine. Expert Opin Invest Drugs 2001; 10: 1831–1845.

Diener H, Matias-Guiu J, Hartung E, Pfaffenrath V, Ludin H, Nappi G, De Beukelaar F. Efficacy and tolerability in migraine prophylaxis of flunarizine in reduced doses: a comparison with propranolol 160 mg daily. Cephalalgia 2002; 22: 209–221.

Diener HC, Reches A, Pascual J, Jansen J-P, Pitei D, Steiner T, on behalf of the Eletriptan and Cafergot Comparative Study Group. Efficacy, tolerability and safety of oral eletriptan and ergotamine plus caffeine (Cafergot) in the acute treatment of migraine: a multicentre, randomised, double-blind, placebo-controlled comparison. Eur Neurol 2002; 47: 99–107.

Diener HC, Eikermann A, Gessner U, Gobel H, Haag G, Lange R, May A, Muller-Schwefe G, Voelker M. Efficacy of 1 000 mg effervescent acetylsalicylic acid and sumatriptan in treating associated migraine symptoms. Eur Neurol 2004; 52: 50–56.

Diener H, Rahlfs V, Danesch U. The first placebo-controlled trial of a special butterbur root extract for the prevention of migraine: reanalysis of efficacy criteria. Eur Neurol 2004; 51: 89–97.

Diener H, Tfelt-Hansen P, Dahlöf C, Lainez JM, Sandrini M, Wang S-J, Neto W, Vijapurkar U, Doyle A, Jacobs D, on behalf of the MIGR-003 Study Group. Topiramate in migraine prophylaxis: results from a placebo-controlled trial with propranolol as an active control. J Neurol 2004; 251: 943–950.

Diener H, Welch K, Mohr JP. Migraine and stroke. In: Mohr J, Choi D, Grotta J, Wolf P, editors. Stroke. Pathophysiology, diagnosis and management. Philadelphia: Churchill Livingstone; 2004. 629–640.

Diener HC, Pfaffenrath V, Pageler L, Peil H, Aicher B. The fixed combination of acetylsalicylic acid, paracetamol and caffeine is more effective than single substances and dual combination for the treatment of headache: a multicentre, randomized, double-blind, single-dose, placebo-controlled parallel group study. Cephalalgia 2005; 25(10): 776–787.

Diener HC, Pfaffenrath V, Schnitker J, Friede M, Henneicke-von Zepelin HH. Efficacy and safety of 6.25 mg t. i. d. feverfew CO2-extract (MIG-99) in migraine prevention – a randomized, double-blind, multicentre, placebo-controlled study. Cephalalgia 2005; 25(11): 1031–1041.

Diener HC, Kronfeld K, Boewing G, Lungenhausen M, Maier C, Molsberger A, Tegenthoff M, Trampisch HJ, Zenz M, Meinert R. Efficacy of acupuncture for the prophylaxis of migraine: a multicentre randomised controlled clinical trial. Lancet Neurol 2006; 5(4): 310–316.

Diener HC, Montagna P, Gacs G, Lyczak P, Schumann G, Zoller B, Mulder LJ, Siegel J, Edson K. Efficacy and tolerability of diclofenac potassium sachets in migraine: a randomized, double-blind, cross-over study in comparison with diclofenac potassium tablets and placebo. Cephalalgia 2006; 26(5): 537–547.

Diener H, Bussone G, Van Oene J, Lahaye M, Schwalen S, Goadsby P. Topiramate reduces headache days in chronic migraine: A randomized, double-blind, placebo-controlled study. Cephalalgia 2007; 27: 814–823.

Diener H, Dodick D, Aurora S, Turkel C, DeGryse R, Lipton R et al. Onabotulinumtoxin A for treatment of chronic migraine: Results from the double-blind, randomized, placebo-controlled phase of the PREEMPT 2 trial. Cephalalgia 2010; 30(7): 804–814.

Diener H, Charles A, Goadsby P, Holle D. New therapeutic approaches for the prevention and treatment of migraine. Lancet Neurol 2015; 14(10): 12.

Dodick D, Lipton RB, Martin V, Papademetriou V, Rosamond W, Maassen van den Brink A, Loutfi H, Welch KM, Goadsby PJ, Hahn S, Hutchinson S, Matchar D, Silberstein S, Smith TR, Purdy RA, Saiers J, The Triptan Cardiovascular Safety Expert Panel. Consensus statement: cardiovascular safety profile of triptans (5-HT agonists) in the acute treatment of migraine. Headache 2004; 44: 414–425.

Dodick DW, Freitag F, Banks J, Saper J, Xiang J, Rupnow M et al. Topiramate versus amitriptyline in migraine prevention: a 26-week, multicenter, randomized, double-blind, double-dummy, parallel-group noninferiority trial in adult migraineurs. Clin Ther 2009; 31(3): 542–559.

Ephross SA, Sinclair SM. Final results from the 16-year sumatriptan, naratriptan, and treximet pregnancy registry. Headache 2014; 54(7): 1158–1172.

Ferrari MD, Roon KI, Lipton RB, Goadsby PJ. Oral triptans (serotonin 5-HT1B/1D agonists) in acute migraine treatment: a meta-analysis of 53 trials. Lancet 2001; 358: 1668–1675.

Ferraro D, Di Trapani G. Topiramate in the prevention of pediatric migraine: literature review. J Headache Pain 2008; 9(3): 147–150.

Fox AW. Comparative tolerability of oral 5-HT 1B/1D agonists. Headache 2000; 40: 521–527.

Freitag F, Collins S, Carlson H, Goldstein J, Saper J, Silberstein S, Mathew N, Winner P, Deaton R, Sommerville K, Depakote ER Migraine Study Group. A randomized trial of divalproex sodium extended-release tablets in migraine prophylaxis. Neurology 2002; 58: 1652–1659.

Gaist D, Garde E, Blaabjerg M, Nielsen HH, Krøigård T, Østergaard K, Møller HS, Hjelmborg J, Madsen CG, Iversen P, Kyvik KO, Siebner HR, Ashina M. Migraine with aura and risk of silent brain infarcts and white matter hyperintensities: an MRI study. Brain 2016: 139: 2015–2023.

Gaul C, Diener HC, Danesch U, Migravent Study G. Improvement of migraine symptoms with a proprietary supplement containing riboflavin, magnesium and Q10: a randomized, placebo-controlled, double-blind, multicenter trial. J Headache Pain 2015; 16(1): 516.

Geraud G, Compagnon A, Rossi A, The COZAM Study Group. Zolmitriptan versus a combination of acetylsalicylic acid and metoclopramide in the acute oral treatment of migraine: a double-blind, randomised, three-attack study. Eur Neurol 2002; 47: 88–98.

Goadsby PJ, Edvinsson L, Ekman R. Vasoactive peptide release in the extracerebral circulation of humans during migraine headache. Ann Neurol 1990; 28: 183–187.

Goadsby PJ, Lipton RB, Ferrari MD. Migraine – current understanding and treatment. N Engl J Med 2002; 346: 257–270.

Goadsby PJ, Charbit AR, Andreou AP, Akerman S, Holland PR. Neurobiology of migraine. Neuroscience 2009; 161(2): 327–341.

Goadsby P, Grosberg B, Mauskop A, Cady R, Simmons K. Effect of noninvasive vagus nerve stimulation on acute migraine: An open-label pilot study. Cephalalgia 2014; 34: 986–993.

Goldstein J, Hagen M, Gold M. Results of a multicenter, double-blind, randomized, parallel-group, placebo-controlled, single-dose study comparing the fixed combination of acetaminophen, acetylsalicylic acid, and caffeine with ibuprofen for acute treatment of patients with severe migraine. Cephalalgia 2014; 34(13): 1070–1078.

Grazzi L, Andrasik F, D'Amico D, Leone M, Usai S, Kass S, Bussone G. Behavioral and pharmacologic treatment of transformed migraine with analgesic overuse: outcome at 3 years. Headache 2002; 42: 483–490.

Hamedani AG, Rose KM, Peterlin BL, Mosley TH, Coker LH, Jack CR, Knopman DS, Alonso A, Gottesman RF. Migraine and white matter hyperintensities: the ARIC MRI study. Neurology 2013; 81: 1308–1313.

Headache Classification Committee of the International Headache Society. The International Classification of Headache Disorders, 3rd edition (beta version). Cephalalgia 2013; 33(9): 629–808.

Holroyd KA, Penzien DB, Cordingley GE. Propranolol in the management of recurrent migraine: a meta-analytic review. Headache 1991; 31: 333–340.

Holroyd KA, Penzien DB, Rokicki LA, Cordingley GE. Flunarizine vs propranolol: a meta-analysis of clinical trials. Headache 1992; 32: 256.

Holroyd KA, Cottrell CK, O'Donnell FJ, Cordingley GE, Drew JB, Carlson BW, Himawan L. Effect of preventive (beta blocker) treatment, behavioural migraine management, or their combination on outcomes of optimised acute treatment in frequent migraine: randomised controlled trial. BMJ 2010; 341: c4871.

Humphrey PPA, Feniuk W. Mode of action of the antimigraine drug sumatriptan. Trends Pharmacol Sci 1991; 12: 444–445.

Kaube H, Herzog J, Käufer T, Dichgans M, Diener HC. Aura in some patients with familial hemiplegic migraine can be stopped by intranasal ketamine. Neurology 2000; 55: 139–141.

Klapper J, on behalf of the Divalproex Sodium in Migraine Prophylaxis Study Group. Divalproex sodium in migraine prophylaxis: a dose-controlled study. Cephalalgia 1997; 17: 103–108.

Lampl C, Katsarava Z, Diener HC, Limmroth V. Lamotrigine reduces migraine aura and migraine attacks in patients with migraine with aura. J Neurol Neurosurg Psychiatry 2005; 76: 1730–1732.

Limmroth V, Kazarawa S, Fritsche G, Diener HC. Headache after frequent use of new 5-HT agonists zolmitriptan and naratriptan. Lancet 1999; 353: 378.

Linde K, Streng A, Jurgens S, Hoppe A, Brinkhaus B, Witt C, Wagenpfeil S, Pfaffenrath V, Hammes MG, Weidenhammer W, Willich SN, Melchart D. Acupuncture for patients with migraine: a randomized controlled trial. JAMA 2005; 293(17): 2118–2125.

Lipton RB, Ottman R, Ehrenberg BL, Hauser WA. Comorbidity of migraine: the connection between migraine and epilepsy. Neurology 1994; 44: 28–32.

Lipton RB, Gobel H, Einhäupl KM, Wilks K, Mauskop A. Petasites hybridus root (butterbur) is an effective preventive treatment for migraine. Neurology 2004; 63(12): 2240–2244.

Lipton RB, Fanning KM, Serrano D, Reed ML, Cady R, Buse DC. Ineffective acute treatment of episodic migraine is associated with new-onset chronic migraine. Neurology 2015; 84(7): 688–695.

MacGregor EA, Frith A, Ellis J, Aspinall L, Hackshaw A. Prevention of menstrual attacks of migraine: a double-blind placebo-controlled crossover study. Neurology 2006; 67(12): 2159–2163.

Martelletti P, Jensen RH, Antal A, Arcioni R, Brighina F, de Tommaso M, Franzini A, Fontaine D, Heiland M, Jurgens TP, Leone M, Magis D, Paemeleire K, Palmisani S, Paulus W, May A. Neuromodulation of chronic headaches: position statement from the European Headache Federation. J Headache Pain 2013; 14(1): 86.

Mathew NT, Kurman R, Perez F. Drug induced refractory headache – clinical features and management. Headache 1990; 30: 634–638.

Michultka DM, Blanchard EB, Appelbaum KA, Jaccard J, Dentinger MP. The refractory headache patient. II. High medication consumption (analgesic rebound) headache. Behav Res Ther 1989; 27: 411–420.

Moskowitz MA Boley H, Dalkara T. Deciphering migraine mechanisms: clues from familial hemiplegic migraine genotypes. Ann Neurol 2004; 55: 276–280.

Olesen J, Diener HC, Schoenen J, Hettiarachchi J. No effect of eletriptan administration during the aura phase of migraine. Eur J Neurol 2004; 11: 671–677.

Ophoff RA, Terwindt GM, Vergouwe MN, Eijk Rv, Oefner PJ, Hoffman SMG, Lamerdin JE, Mohrenweiser HW, Bulman DE, Ferrari M, Haan J, Lindhout D, Ommen G-JBv, Hofker MH, Ferrari MD, Frants RR. Familial hemiplegic migraine and episodic ataxia type-2 are caused by mutations in the Ca2 + channel gene CACNA1A. Cell 1996; 87: 543–552.

Pfaffenrath V, Diener HC, Fischer M, Friede M, Henneicke-von Zepelin HH, on behalf of the Investigators. The efficacy and safety of Tanacetum parthenium (feverfew) in migraine prophylaxis – a double-blind, multicentre, randomized placebo-controlled dose-response study. Cephalalgia 2002; 22: 523–532.

Pietrobon D, Moskowitz MA. Pathophysiology of migraine. Annu Rev Physiol. 2013; 75: 365–391.

Roberto G, Raschi E, Piccinni C, Conti V, Vignatelli L, D'Alessandro R, De Ponti F, Poluzzi E. Adverse cardiovascular events associated with triptans and ergotamines for treatment of migraine: systematic review of observational studies. Cephalalgia 2015; 35(2): 118–131.

Sances G, Granella F, Nappi R, Fignon A, Ghiotto N, Polatti F, Nappi G. Course of migraine during pregnancy and postpartum: a prospective study. Cephalalgia 2003; 23: 197–205.

Sanchez del Rio M, Bakker D, Wu O, Agosti R, Mitsikostas D, Ostergaard L, Wells W, Rosen B, Sorensen G, Moskowitz M, Cutrer F. Perfusion weighted imaging during migraine: spontaneous visual aura and headache. Cephalalgia 1999; 19: 701–707.

Sandor PS, Di Clemente L, Coppola G, Saenger U, Fumal A, Magis D, Seidel L, Agosti RM, Schoenen J. Efficacy of coenzyme Q10 in migraine prophylaxis: a randomized controlled trial. Neurology 2005; 64(4): 713–715.

Schoenen J, Jacquy J, Lenaerts M. High-dose power riboflavin as a novel prophylactic antimigraine therapy: results from a double-blind, randomized, placebo-controlled trial. Cephalalgia 1997; 17: 244.

Schoenen J, Jacquy J, Lenaerts M. Effectiveness of high-dose riboflavin in migraine prophylaxis – A randomized controlled trial. Neurology 1998; 50: 466–470.

Schrader H, Stovner LJ, Helde G, Sand T, Bovim G. Prophylactic treatment of migraine with angiotensin converting enzyme inhibitor (lisinopril): randomised, placebo-controlled, crossover trial. BMJ 2001; 322: 19–22.

Silberstein S, Neto W, Schmitt J, Jacobs D, MIGR-001 Study Group. Topiramate in migraine prevention: results of a large controlled trial. Arch Neurol. 2004; 61: 490–495.

Silberstein SD, Lipton RB, Dodick DW, Freitag FG, Ramadan N, Mathew N et al. Efficacy and safety of topiramate for the treatment of chronic migraine: a randomized, double-blind, placebo-controlled trial. Headache 2007; 47(2): 170–180.

Silberstein SD, Dodick DW, Lindblad AS, Holroyd K, Harrington M, Mathew NT, Hirtz D. Randomized, placebo-controlled trial of propranolol added to topiramate in chronic migraine. Neurology 2012; 78(13): 976–984.

Silberstein SD, Dodick DW, Saper J, Huh B, Slavin KV, Sharan A, Reed K, Narouze S, Mogilner A, Goldstein J, Trentman T, Vaisma J, Ordia J, Weber P, Deer T, Levy R, Diaz RL, Washburn SN, Mekhail N. Safety and efficacy of peripheral nerve stimulation of the occipital nerves for the management of chronic migraine: results from a randomized, multicenter, double-blinded, controlled study. Cephalalgia 2012; 32(16): 1165–1179.

Steiner TJ, Findley LJ, Yuen AWC. Lamotrigine versus placebo in the prophylaxis of migraine with and without aura. Cephalalgia 1997; 17: 109–112.

Stovner LJ, Linde M, Gravdahl GB, Tronvik E, Aamodt AH, Sand T, Hagen K. A comparative study of candesartan versus propranolol for migraine prophylaxis: A randomised, triple-blind, placebo-controlled, double cross-over study. Cephalalgia 2013; 34(7): 523–532.

Tariq N, Tepper SJ, Kriegler JS. Patent Foramen Ovale and Migraine: Closing the Debate-A Review. Headache 2016; 56(3): 462–478.

The Multinational Oral Sumatriptan and Cafergot Study Group. A randomized, double-blind comparison of sumatriptan and cafergot in the acute treatment of migraine. Eur Neurol 1991; 31: 314–322.

The Subcutaneous Sumatriptan International Study Group. Treatment of migraine attacks with sumatriptan. N Engl J Med 1991; 325: 316–321.

Tronvik E, Stovner LJ, Helde G, Sand T, Bovim G. Prophylactic treatment of migraine with an angiotensin II receptor blocker: a randomized controlled trial. JAMA 2003; 289(1): 65–69.

Verrotti A, Agostinelli S, D'Egidio C, Di Fonzo A, Carotenuto M, Parisi P, Esposito M, Tozzi E, Belcastro V, Mohn A, Battistella PA. Impact of a weight loss program on migraine in obese adolescents. Eur J Neurol 2013; 20: 394–397.

Winner P, Wasiewski W, Gladstein J, Linder S, for the Pediatric Headache Committee of the American Association for the Study of H. Multicenter prospective evaluation of proposed pediatric migraine revisions to the IHS criteria. Headache 1997; 37: 545–548.

# A 2 Clusterkopfschmerz, andere trigemino-autonome und andere primäre Kopfschmerzerkrankungen

*von D. Holle-Lee und S. Förderreuther**

Clusterkopfschmerz (CK), paroxysmale Hemikranie (PH), SUNCT/SUNA-Syndrom und Hemicrania continua (HC) werden in der Internationalen Kopfschmerzklassifikation (ICHD-3 beta) als trigemino-autonome Kopfschmerzen (TAK) zusammengefasst. Ihr Charakteristikum sind moderate bis stärkste einseitige zumeist periorbitale Schmerzen mit kranialen autonomen Symptomen. Sie unterscheiden sich klinisch vor allem hinsichtlich Attackendauer und Frequenz. Als weitere primäre Kopfschmerzerkrankungen werden in diesem Kapitel der primäre schlafgebundene Kopfschmerz (Hypnic Headache) und der primäre stechende Kopfschmerz (Jabs und Jolts) besprochen.

## A 2.1 Clusterkopfschmerz (CK)

Der CK ist das häufigste Kopfschmerzsyndrom innerhalb der Gruppe der TAKs.

**Kasten A 2.1:** IHS Kriterien für den Clusterkopfschmerz

A) Wenigstens fünf Attacken, die die Kriterien B–D erfüllen
B) Starke oder sehr starke einseitig orbital, supraorbital und/oder temporal lokalisierte Schmerzattacken, die unbehandelt 15–180 Minuten anhalten.
C) Begleitend tritt wenigstens eines der nachfolgend angeführten Charakteristika ipsilateral zur Kopfschmerzseite auf:
   a Konjunktivale Injektion und/oder Lakrimation
   b. Nasale Kongestion und/oder Rhinorrhoe
   c. Lidödem
   d. Schwitzen (Stirn oder Gesicht)
   e. Anfallartiges Erröten (Stirn oder Gesicht)
   f. Völlegefühl im Ohr
   g. Ptosis und/oder Miosis
   h. Körperliche Unruhe oder Agitiertheit
D) Attackenfrequenz von 1 alle zwei Tage bis zu 8 pro Tag
E) Nicht besser erklärt durch eine andere ICHD-3-Diagnose

### A 2.1.1 Klinik

Der CK ist durch streng einseitige, periorbital lokalisierte, vernichtende Kopfschmerzattacken mit ipsilateralen autonomen Symptomen charakterisiert. Der CK ist ein primärer (= idiopathischer) Kopfschmerz (The International Classification of Headache Disorders, third edition, 2013). Die Diagnose erfolgt rein klinisch. Ein pathognomonischer Test oder Befund existiert nicht.

CK-Attacken setzen ohne Vorzeichen ein und erreichen ihr Maximum in wenigen Minuten. Der Schmerz ist immer extrem heftig, meist von reißendem, bohrendem und brennendem, Charakter (»als ob das Auge herausgedrückt wird«). Die Lokalisation ist streng einseitig mit Punctum maximum orbital, retroorbital oder tief fronto-temporal (gelegentlich okzipital, zervikal).
In der Attacke treten ipsilateral obligat ein oder mehrere kraniale autonome Symptome auf (**Kasten A 2.1**). Ptosis und Miosis können die einzelnen Attacken überdauern. Fakultativ können Übelkeit, Erbrechen oder Lärm- und Lichtempfindlichkeit hinzukommen; selten wurden Sehstörungen wie bei einer visuellen Migräne-Aura beschrieben (Bahra et al. 2002; Schürks et al. 2006; Silberstein et al. 2000). Die meisten Patienten sind in der Attacke unruhig (»Pacing around«) oder schaukeln mit dem Oberkörper hin und her (»Rocking«) und wollen alleine gelassen werden. Die Attacken dauern 15–180 Minuten und treten mindestens jeden zweiten Tag und bis zu acht Mal pro Tag auf, oft zur gleichen Tages- oder Nachtzeit, bei rund der Hälfte der Patienten ein bis zwei Stunden nach dem Einschlafen (Mathew 1992). Nach einer Attacke besteht über Stunden eine Refraktärzeit (Bogucki 1990). Auslöser für Attacken sind Aufenthalt in großen Höhen, Alkohol oder Nitroglyzerin. Die Gabe von Nitroglyzerin kann während einer CK-Episode diagnostisch genutzt werden.

Differentialdiagnosen (**Tab. A 2.1**): Zunächst sollten primäre Kopfschmerzerkrankungen wie die Migräne oder andere TAKs ausgeschlossen werden. Mittelliniennahe Tumore, Aneurysmen und Gefäßmalformationen oder Läsionen im Hirnstamm (MS-Plaque) und der oberen Zervikalregion können symptomatische CK auslösen. Sehr selten tritt ein CK nach einem Schädel-Hirn-Trauma auf. Auch eine Sinusitis, ein Glaukomanfall, eine Karotisdissektion oder eine Arteriitis temporalis können mit einem CK verwechselt werden (Carter 2004; Walker 2007).

### A 2.1.2 Epidemiologie und Langzeitverlauf

Der CK ist sehr selten. Metaanalytische Zahlen sprechen von einer Lebenszeitprävalenz von 124 pro 100 000 und einer 1-Jahres-Prävalenz von 53

* Autoren dieses Kapitels in der 6. Auflage: S. Förderreuther und M. Schürks.

**Tab. A 2.1:** Differentialdiagnose Cluster- vs. andere primäre Kopfschmerzen

| | Lokalisation | Begleitsymptome | Dauer/Frequenz | Besonderheiten |
|---|---|---|---|---|
| Paroxysmale Hemikranie | Einseitig, orbital, supraorbital oder temporal | Wie der CK | 2–30 min<br>> 5 Attacken/Tag | Indometacin responsibel |
| SUNCT/SUNA | Einseitig, orbital, supraorbital oder temporal | Ipsilateral autonome craniale Symptome (SUNCT: konjunktivale Injektion und Lakrimation) | 5–240 sek<br>3–200 Attacken/Tag | Oft mechanische Trigger, keine Refraktärperiode zwischen den Attacken, meist therapieresistent |
| Hemicrania continua | Streng einseitig, fluktuierende Intensität | Milde autonome Symptome wie beim CK | Dauerschmerz mit Exazerbationen | Indometacin responsibel |
| Primärer schlafgebundener Kopfschmerz | Bilateral | Evtl. Übelkeit oder Photo- oder Phonophobie | Dauer > 15 min<br>> 15 Attacken/Monat | Auftreten ausschließlich aus dem Schlaf heraus |
| Primärer stechender Kopfschmerz | Orbital, temporal, parietal, einseitig, meist Seitenwechsel | Keine | Sekunden<br>Einzelne bis hunderte Attacken/Tag | Indometacin responsibel |
| Trigeminusneuralgie | $V_I > V_{III} > V_I$ | Keine | Sekunden bis 2 min<br>Einzelne bis hunderte Attacken/Tag | Mechanische Trigger |

pro 100 000. Eine Erhebung der Deutschen Migräne- und Kopfschmerzgesellschaft ermittelte für Deutschland eine 1-Jahres-Prävalenz von 0,15 % (Evers et al. 2007). Männer sind 4,3-mal häufiger betroffen. Das Verhältnis episodischer (eCK) zu chronischer (cCK) Verläufe beträgt 6 : 1. Erstmalig treten Attacken meist zwischen dem 20. und 40. Lebensjahr auf. Neuerkrankungen im Kindesalter und im Senium wurden beschrieben (Evers et al. 2002).
In 85–90 % ist der CK episodisch (Rasmussen 1999). D. h. es kommt zu Wochen bis Monate (meist 4–8 Wochen) lang anhaltenden Episoden mit Serien von Attacken, gefolgt von Monate bis Jahre anhaltender Remission (im Mittel 6 Monate bis 2 Jahre). Typisch ist eine jahreszeitliche Bindung der Episoden an Frühjahr und Herbst. Wenn eine Clusterperiode über ein Jahr anhält bzw. die Remissionsphasen kürzer als ein Monat sind, spricht man vom cCK. Primär chronische Verläufe treten in 10 % auf. Sekundär chronische Verläufe können sich aus dem episodischen Verlauf entwickeln (5 %). Beim cCK nimmt die Attackenfrequenz über die Jahre eher ab und etwa ein Drittel bis die Hälfte der Patienten zeigt einen Übergang vom cCK zum eCK (Manzoni et al. 1991). Hierfür möglicherweise begünstigend sind die prophylaktische Behandlung mit Lithium, frühes Erkrankungsalter und lange Dauer der Erkrankung.

## A 2.1.3 Therapeutische Prinzipien

Ein pathophysiologisches Modell muss das trigeminale Verteilungsmuster der Schmerzen, die ipsilateralen autonomen Begleitsymptome und die Rhythmik der Attacken erklären.

Wahrscheinlich spielt der *posterolaterale Hypothalamus* eine Rolle bei der Generierung der Attacken. Mittels funktioneller Bildgebung konnte seine Aktivierung während CK-Attacken gezeigt werden (May et al. 1998). Seine Verbindungen zum Hirnstamm könnten eine Aktivierung des Parasympathikus und Hemmung des Sympathikus sowie eine Aktivierung schmerzvermittelnder Strukturen erklären. Gesichert ist, dass es in der Attacke zu einer neurovaskulären Entzündung kommt. Beim Menschen steigen die Konzentrationen von CGRP (Calcitonin-Gene-Related-Peptide; Indikator für trigemino-vaskuläre Aktivierung) und von VIP (vasoaktives intestinales Peptid; Maß für parasympathische Aktivierung) in einer CK-Attacke an (Fanciullacci et al. 1997; Goadsby und Edvinsson 1994, 1996; Goadsby et al. 1990).

Die meisten Substanzen zur Attackenkupierung wirken vasokonstriktiv, insbesondere Ergotamin und Triptane. Möglicherweise hemmen sie auch die neurovaskuläre Entzündung. Lithium (Ferrari et al. 1983), Verapamil (Rezvani et al. 1986) und Valproinsäure beeinflussen biologische Rhythmen und wirken möglicherweise über hypothalamische Neurone prophylaktisch. Invasive Maßnahmen, wie die tiefe Hirnstimulation und die Blockade oder Stimulation des N. occipitalis major, verfolgen das Ziel, die pathologische hypothalamische Aktivität direkt bzw. über einen Reflexbogen zu modulieren.

## A 2.1.4 Pragmatische Therapie

Basis jeder Therapie ist die intensive Aufklärung über die Erkrankung (kein Warnsymptom für eine Hirnerkrankung, episodischer Verlauf, vermeidbare Trigger). Da der Schmerz – insbesondere bei chronischen und therapierefraktären Patienten – eine erhebliche psychische Belastung mit z. T. schweren depressiven Störungen bis hin zur Suizidalität bedingt, bedürfen viele Patienten einer psychosomatischen Begleitung zur Krankheitsbewältigung und psychischen Stabilisierung (Jürgens et al. 2011).

### A 2.1.4.1 Medikamente zur Attackenkupierung

Wegen des plötzlichen Beginns und der kurzen Attackendauer können nur rasch wirksame Substanzen eingesetzt werden. In Deutschland sind für die Attackentherapie zugelassen die subkutane Gabe von Sumatriptan und die nasale Applikation von Zolmitriptan.
Mittel der ersten Wahl sind Sauerstoff und Triptane. Bei den Triptanen sind jedoch die Kontraindikationen zu beachten, sodass gerade bei älteren Patienten mit vaskulären Komorbiditäten der Sauerstoffinhalation der Vorzug zu geben ist. Topisches Lidocain kommt als Mittel der zweiten Wahl bei Versagen der anderen Optionen bzw. zum Einsparen von Triptanen in Betracht (**Tab. A 2.2**).

*Sauerstoffinhalation* (↑↑, A): Die Inhalation von 100 %-igem Sauerstoff (7–15 l/min) sollte über eine Non-Rebreather Maske sofort zu Attackenbeginn in aufrecht sitzender Position erfolgen. Drei randomisierte Crossover-Studien untersuchten die Wirksamkeit. Eine offene Studie (n = 50) zeigte keinen signifikanten Unterschied zwischen Sauerstoff und Ergotamintartrat (Ansprechrate 70 bzw. 82 %) (Kudrow 1981). Zwei verblindete und placebokontrollierte Studien waren positiv: Bei 19 Patienten trat eine Schmerzlinderung unter 6 l $O_2$/min über 15 min bei 56 % verglichen mit 7 % unter Luftinhalation ein (Fogan 1985). In der jüngsten Studie behandelten 109 Patienten vier Attacken mit 12 l $O_2$/min über 15 min (Cohen et al. 2009). Im Vergleich zur Luftinhalation (20 %) trat unter Sauerstoff bei 78 % der Patienten Schmerzfreiheit oder deutliche Schmerzlinderung ein. Der Wirkmechanismus von Sauerstoff ist bislang nicht bekannt. Kardiovaskuläre Nebenwirkungen treten nicht auf, allerdings kann eine COPD eine Kontraindikation darstellen. Bei hohen Attackenfrequenzen und alleiniger Sauerstoffbehandlung kann es zu nachlassender Wirksamkeit und Rebound-Effekten kommen. Hinweise zur Sauerstoffverordnung finden sich bei der Deutschen Migräne- und Kopfschmerzgesellschaft unter www.DMKG.de.

*Sumatriptan* (↑↑, A): Die Wirksamkeit von 6 mg des subkutan applizierten 5-$HT_{1B/1D}$-Rezeptor-Agonisten Sumatriptan wurde in zwei randomisierten, placebokontrollierten Doppelblindstudien nachgewiesen. In einer Studie (n = 39) kam es bei 74 % zu einer deutlichen Schmerzminderung nach 15 Minuten (Placebo 26 %), 46 % wurden schmerzfrei (Placebo 10 %) (The Sumatriptan Cluster Headache Study Group 1991). In der anderen Studie (n = 134) waren nach 15 Minuten in der Verum-Gruppe 75 % und in der Placebo-Gruppe 35 % schmerzfrei oder deutlich schmerzgelindert (Ekbom et al. 1993). Die Applikation von 12 mg Sumatriptan s. c. war der 6 mg Dosis nicht überlegen.
In Langzeituntersuchungen ist Sumatriptan s. c. innerhalb von 15 Minuten bei 76–100 % der Attacken ohne Anhaltspunkte für Tachyphylaxie oder Rebound wirksam (Ekbom et al. 1995; Göbel et al. 1998). Allerdings kann bei häufiger Anwendung die Attackenfrequenz zunehmen (Rossi et al. 2004). Selten entwickelt sich ein Triptan-induzierter Dauerkopfschmerz, wobei die wenigen in der Literatur beschriebenen Patienten zugleich an einer Migräne litten (Paemeleire et al. 2006). Beim cCK ist Sumatriptan weniger wirksam als beim eCK.

Sumatriptan Nasenspray (20 mg) (↑, B) ist weniger wirksam als die s. c.-Injektion. Zwei offene Studien lieferten Hinweise auf die Wirksamkeit des Nasensprays (Hardebo und Dahlof 1998; Schuh-Hofer et al. 2002). In der einzigen prospektiven placebokontrollierten randomisierten doppelblinden Studie war Sumatriptan nasal bei Patienten mit lang anhaltenden Attacken (> 45 min) signifikant wirksamer als Placebo (Van Vliet et al. 2003). Nach 30 Minuten waren 47 % der Patienten unter Sumatriptan (18 % unter Placebo) schmerzfrei. Eine Schmerzlinderung innerhalb von 30 Minuten verzeichneten 57 % unter Sumatriptan nasal im Vergleich zu 26 % unter Placebo.

Hauptnachteil aller Triptane sind deren vasokonstriktorische Eigenschaften, aus denen sich entsprechende Kontraindikationen ableiten (**Kap. A 1**).

**Tab. A 2.2:** Medikamente zur Attackentherapie des Clusterkopfschmerzes

| Substanz | Dosis | Nebenwirkungen | Kontraindikationen |
|---|---|---|---|
| Sauerstoff (↑↑, A) | 100 % Sauerstoff, Flussrate 7–15 l/Minute | Keine | schwere COPD mit $CO_2$-Retention |
| Sumatriptan (↑↑, A) | 6 mg s. c.<br>20 mg nasal | Druck-, Wärme-, Schweregefühl, Brustschmerzen, lokale Reaktion an der Injektionsstelle, Benommenheit, Schwächegefühl, Blutdruckanstieg oder -abfall, Bradykardie, Tachykardie | Herzinfarkt, TIA, Schlaganfall in der Vorgeschichte, KHK, pAVK, schwere Leberfunktionsstörung, unzureichend kontrollierte arterielle Hypertonie, gleichzeitige Anwendung von Ergotamin(-derivaten) oder MAO-Hemmern, Anwendung innerhalb von 2 Wochen nach Abbruch einer Therapie mit MAO-Hemmern |
| Zolmitriptan (↑↑, A) | 5 mg nasal<br>5–10 mg p. o. | wie Sumatriptan, bei nasaler Applikation Geschmacksstörungen | wie Sumatriptan |
| Lidocain (↑, B) | 4–10 %ige Lösung nasal | Kribbeln und taubes Gefühl im Mund- und Nasenbereich, metallischer Geschmack | Bekannte Unverträglichkeit |

*Zolmitriptan* (↑↑, A): Zolmitriptan ist ebenfalls ein 5-HT$_{1B/1D}$-Rezeptor-Agonist. Es kann als Tablette (à 2,5 oder à 5 mg) oder als Nasenspray (5 mg) verabreicht werden. Zolmitriptan ist schwächer wirksam als Sumatriptan s. c. In zwei randomisierten, placebokontrollierten doppelblinden Cross-over-Studien war Zolmitriptan nasal in einer Dosierung von 5 und 10 mg Placebo signifikant überlegen (Cittadini et al. 2006; Rapoport et al. 2007). Nach 30 Minuten waren unter Placebo 21–30 %, unter 5 mg Zolmitriptan 40–50 % und unter 10 mg Zolmitriptan 62–63 % deutlich schmerzgemindert. Insgesamt war die Wirkung beim cCK deutlich schlechter als beim eCK.
Als Tablette waren in einer doppelblinden placebokontrollierten Studie 5 und 10 mg Zolmitriptan nur beim eCK wirksam (Bahra et al. 2000). Untersucht wurden 91 Patienten mit eCK und 33 Patienten mit cCK. 30 Minuten nach Einnahme kam es bei 39,8 % (5 mg) bzw. 46,8 % (10 mg) der Patienten mit eCK zu einer Schmerzlinderung um mindestens zwei Punkte auf einer 5-Punkte-Skala. Der Anteil schmerzfreier Patienten geht aus der Publikation nicht hervor. Beim cCK unterschieden sich beide Dosierungen nicht von Placebo. Zu Nebenwirkungen und Kontraindikationen siehe **Kap. A 1**.

*Mutterkornalkaloide* (↔, C): Studien mit modernem Design fehlen. Ergotamin wurde früher als Aerosol eingesetzt, ist so jedoch nicht mehr erhältlich. Tabletten haben nicht den erforderlichen schnellen Wirkeintritt und werden schlecht resorbiert. Dihydroergotamin wirkt nach i. v.-Gabe von 1 mg sicher und schnell, allerdings muss mit ausgeprägten Nebenwirkungen gerechnet werden (Raskin 1988a). Es ist in Deutschland als Nasenspray über die Internationale Apotheke erhältlich. Die 1 mg Dosis hat einen schwachen Effekt auf die Schmerzintensität (Andersson und Jespersen 1986). Kontraindikationen der Mutterkornalkaloide sind Schwangerschaft und Stillzeit, (kardio-)vaskuläre Erkrankungen, arterielle Hypertonie und Leber- und Nierenfunktionsstörungen. Mutterkornalkaloide dürfen nicht mit Triptanen kombiniert werden. Nebenwirkungen sind Übelkeit, Erbrechen, periphere Durchblutungsstörungen mit Parästhesien, Stenokardien und Vasospasmen sowie Dauerkopfschmerzen nach regelmäßiger Einnahme (**Kap. A 5**).

*Nasale Lidocainapplikation* (↑, B): Die nasale Applikation muss bei um 45 Grad rekliniertem und um 30–40 Grad zur betroffenen Seite rotiertem Kopf erfolgen, damit das Ganglion sphenopalatinum erreicht wird. Die Gabe von 4 %igen Lidocain- Nasentropfen innerhalb der ersten 5 Minuten einer Attacke führte in einer offenen Studie bei 18 von 24 Patienten innerhalb von 0,5–2 Minuten zu einer Schmerzlinderung (Hardebo und Elner 1987). In einer placebokontrollierten doppelblinden Studie wurden neun Patienten bds. mit je 1 ml 10 %iger Lidocain-Lösung, 10 %iger Kokain-Lösung oder Placebo nasal behandelt. In beiden Verum-Gruppen nahm die Schmerzintensität nicht weiter zu und alle Patienten waren nach 35 Minuten (vs. 60 Minuten in der Placebo-Gruppe) schmerzfrei (Costa et al. 2000). Lidocain ist vor allem bei kardiovaskulären Kontraindikationen für Triptane und Ineffizienz der Sauerstofftherapie ein wichtiges Ausweichpräparat.

### A 2.1.4.2 Prophylaxe

Eine prophylaktische Therapie ist praktisch immer indiziert (zur Übersicht siehe auch **Tab. A 2.3**). Mit der Ausnahme von Lithiumcarbonat sind alle Behandlungen off-label. Die Auswahl der Medikamente richtet sich nach der Verlaufsform des CK und deren Effizienz, ferner nach dem Nebenwirkungsprofil, der Dauer der Anwendbarkeit, der Steuerbarkeit und der Kombinierbarkeit mit der Akutmedikation. Beim eCK sind Verapamil und Kortikosteroide, beim cCK Verapamil und Lithium Mittel der ersten Wahl. Mittel der zweiten Wahl ist Topiramat (eCK und cCK). Auch Kombinationen können bei Therapieresistenz eingesetzt werden. Besonders günstig ist die Kombination von Verapamil und Lithium.

*Prednison* (↔, A): Steroide werden in der Regel als Kurzzeitprophylaxe bzw. überlappend mit anderen Substanzen bis zu deren Wirkeintritt eingesetzt. Die Wirkung ist empirisch und durch eine kontrollierte Studie (n = 19) gesichert (Jammes 1975). Empfehlungen zur Dosierung basieren auf Erfahrungswerten. Beim eCK kann mit einer Erfolgsrate von etwa 76 %, beim cCK von 40 % gerechnet werden (Kudrow 1978, 1980). Dabei wurde Prednison wie folgt dosiert: 5 Tage 40 mg, 5 Tage 30 mg, 4 Tage 20 mg, 3 Tage 15 mg, 2 Tage 10 mg und 2 Tage 5 mg.
In der Literatur werden auch höhere Dosierungen empfohlen, z. B. beginnend mit 60–100 mg am Morgen über fünf Tage und nachfolgender Dosisreduktion um 10 mg alle 4–5 Tage (May et al. 2005). Es kann beim Unterschreiten einer Schwellendosis zu erneuten Attacken kommen, sodass die Dosis wieder erhöht werden muss.
Hauptvorteil der Steroide ist ihr rascher Wirkungseintritt. Ihr Einsatz wird durch die Nebenwirkungen bei Langzeittherapie limitiert (Cave: cCK). Sie werden meist nur eingesetzt, bis andere prophylaktische Substanzen wirken.

*Verapamil* (↑↑, A): Die Wirksamkeit ist gut belegt. In einer offenen Studie (n = 48) kam es unter einer Verapamil-Dosis von 120–1200 mg bei 69 % zu einer Abnahme der Attackenfrequenz um mehr als 75 % (Gabai und Spierings 1989). In einer randomisierten placebokontrollierten Doppelblind-Studie bei eCK führte Verapamil 360 mg/die bei 80 % der Patienten in der Verum-Gruppe zu einer Attackenreduktion von mehr als 50 % (Leone et al. 2000a). Bei 53 % der Patienten kam es zu Obstipation, trotz Abnahme von Pulsfrequenz und Blutdruck, aber zu keiner symptomatischen Hypotonie. Placebo war nicht wirksam. In einer randomisierten Doppelblind-Studie mit Crossover-Design beim cCK, die 360 mg Verapamil täglich mit 900 mg Lithiumcarbonat verglich, zeigten beide Substanzen eine gute Wirksamkeit bei besserer Verträglichkeit und rascherem Wirkungseintritt des Verapamil (Bussone et al. 1990). Kommt es zu einer Toleranzentwicklung (Meyer et al. 1984), kann unter EKG-Kontrollen eine Dosissteigerung versucht werden.

Verapamil kann mit allen Substanzen zur Akuttherapie kombiniert werden. Seine Wirkung setzt nach 1–2 Wochen ein. Man beginnt mit 3 × 40–80 mg. Die Dosis kann unter EKG-Kontrollen innerhalb weniger Tage bis auf 360 mg erhöht werden. Dosierungen bis 720 mg/d und höher können im Einzelfall notwendig werden (May et al. 2005). Nebenwirkungen sind Blutdrucksenkung, Obstipation, Flush, Gewichtszunahme, Ödeme, Schlafstörungen und AV-Block. Kontraindikationen sind dekompensierte Herzinsuffizienz, frischer Herzinfarkt, Sinusknotensyndrom und AV-Block II./III. Grades. Relevante Interaktionen mit Statinen (erhöhtes Rhabdomyolyse Risiko) oder Grapefruitsaft (Anstieg des Serumspiegels) müssen beachtet werden.

*Lithiumcarbonat* (↔, B): In Deutschland ist nur Lithiumcarbonat für die CK-Prophylaxe zugelassen (Quilonum®). Seine Wirkung ist durch offene unkontrollierte Studien vor allem für den cCK belegt. In Studien mit 32, 17 bzw. 22 Patienten mit cCK (Kudrow 1977; Manzoni et al. 1983; Mathew 1978) war eine > 90 %ige Besserung der Kopfschmerzen bei 50–82 % zu erzielen, eine 60 %ige Besserung bei 65–91 %. Beim eCK war eine > 90 %ige Besserung in 38–57 % zu verzeichnen, eine 60 %ige Besserung bei 64–76 %. Eine placebokontrollierte Studie beim eCK war negativ, möglicherweise waren der Beobachtungszeitraum von einer Woche zu kurz und die Lithiumspiegel zu niedrig (Steiner et al. 1997), allerdings wurde der prophylaktische Effekt in einer retrospektiven Fallserie auch für den eCK nachgewiesen (Stochino et al. 2012). In einer Vergleichsstudie von Lithium und Verapamil unterschieden sich die Substanzen nicht in ihrer Wirkung beim cCK, Verapamil war allerdings verträglicher (Bussone et al. 1990). Der Lithiumeffekt scheint bei der Behandlung mehrerer aufeinanderfolgender CK-Perioden nachzulassen (Manzoni et al. 1983).
Vor Therapiebeginn sind Kontrollen von Elektrolyten, Retentionswerten (Kreatinin-Clearance), Schilddrüsenfunktion und des EKG obligat. Man beginnt mit 400 mg retardiertem Lithium am Morgen für drei Tage und gibt ab dem vierten Tag 2 × 400 mg retard. Der angestrebte Serumspiegel soll 0,4–0,8 mmol/l betragen und darf 1,2 mmol/l nicht überschreiten. Die weitere Dosierung richtet sich nach dem Lithium-Serumspiegel, der anfangs wöchentlich, später monatlich kontrolliert werden muss (Blutabnahme 12 Stunden nach der letzten Dosis). Der Wirkungseintritt erfolgt nach etwa einer Woche. Aufgrund des Nebenwirkungsprofils sollten vor allem ältere Patienten auf die Notwendigkeit ausreichender Trinkmengen hingewiesen und in der Eindosierungsphase engmaschiger überwacht werden.

*Topiramat* (↔, B): Eine prophylaktische Wirkung wurde in offenen Fallstudien gezeigt (Förderreuther et al. 2002; Lainez et al. 2003; Leone et al. 2003; Mathew et al. 2002; Wheeler und Carrazana 1999). Nur eine Studie war negativ (Leone et al. 2003). In einer Beobachtung führte Topiramat (50–125 mg/die) bei zehn therapieresistenten CK-Patienten, davon zwei mit cCK, zu einer raschen Besserung. Bei neun Patienten kam es sogar zur vollständigen Remission. In einer anderen offenen prospektiven Studie an 26 Patienten mit eCK oder cCK wurde in einer Dosierung von maximal 200 mg/die bei 15 Patienten eine Remission induziert und bei sechs Patienten eine Reduktion der Attackenfrequenz um > 50 % erreicht. Bei zu raschem Eindosieren (> 25 mg pro Woche) und Tagesdosen von > 150 mg muss mit limitierenden Nebenwirkungen (Kognition, insbesondere bei älteren Patienten) gerechnet werden.

*Mutterkornalkaloide* (↔, B): Ergotamin wirkt prophylaktisch, wenn es 1–2 Stunden vor der erwarteten Attacke eingenommen wird (Horton 1952). Ergotamin eignet sich bei Patienten mit kurzen Episoden und tageszeitlich gebundenen Attacken. Es wird bei vorwiegend nächtlichen Attacken vor dem Schlafengehen gegeben (May et al. 2005). Wegen der Gefahr des Ergotismus eignen sich Ergotamine nicht zur Langzeittherapie. Kontraindikationen (kardiovaskuläre Erkrankungen, Hypertonie, Leber- und Niereninsuffizienz, Schwangerschaft) müssen beachtet werden. Zudem ist die Kombination mit Triptanen kontraindiziert. Sollte starke Übelkeit auftreten, kann Metoclopramid oder Domperidon gegeben werden.
Dihydroergotamin i. v. kann bei Therapie-refraktären Patienten in Exazerbationsphasen mit gutem Erfolg eingesetzt werden (Magnoux und Zlotnik 2004; Nagy et al. 2011; Silberstein et al. 1990). Die Gabe erfolgt in der Regel über einen Perfusor mit bis zu 8 mg über 3 Tage oder bis zu 11 mg über 5 Tage. Meist kommt es zu heftigen Nebenwirkungen insbesondere einer starken Übelkeit und Erbrechen. Ein Bezug von Dihydroergotamin ist derzeit nur über die Internationale Apotheke möglich.

*Methysergid* (↔, B): Methysergid ist ein empirisch und durch offene Studien gut belegtes CK-Prophylaktikum mit Wirkungseintritt innerhalb von Tagen. Die Responderrate beim eCK liegt bei ca. 65 %, beim cCK bei nur 20–26 % (Krabbe 1989; Kudrow 1980). Bei wiederholter Anwendung muss mit einem Nachlassen der Wirkung bei bis zu 20 % der Patienten gerechnet werden. Methysergid ist derzeit selbst über die Internationale Apotheke nicht mehr zu beziehen.

*GABAerge Substanzen* sind Ersatzmittel bei anderweitiger Therapieresistenz.

*Valproat* (↔, C) wurde mit sehr unterschiedlichen Erfolgen beim CK eingesetzt. In einer Dosis von 600–2 000 mg/die erwies sich Valproat bei 11 von 15 Patienten mit CK als gut wirksam (Hering und Kuritzky 1989). Bei neun Patienten traten keine weiteren Attacken auf. Dagegen war eine placebokontrollierte doppelblinde Studie negativ. Dort kam es bei Dosierungen von 1 000–2 000 mg/die bei 50 % der Patienten in der Verum- und 62 % in der Placebo-Gruppe zu einer > 50 %igen Abnahme der Attackenfrequenz (El Amrani et al. 2002).

*Gabapentin* (↔, C): Bei therapieresisten Patienten mit eCK (n = 8) und cCK (n = 4) führten 900 mg Gabapentin/die innerhalb von acht Tagen zum Sistieren der Attacken. Die Wirkung hielt bei den cCK-Patienten über vier Monate an. Zwei Patien-

**Tab. A 2.3:** Medikamente zur Clusterkopfschmerz-Prophylaxe

| Substanz | Dosis | Nebenwirkungen | Kontraindikationen |
|---|---|---|---|
| Verapamil (↑↑) | Beginnen mit 3 × 40–80 mg; Erhaltungsdosis: 240–360 mg retard, gelegentlich auch höher | Hypotonie, Müdigkeit, Obstipation, Ödeme | Herzinsuffizienz, Sinusknoten-Syndrom, sinuatrialer Block, AV-Block II° und III°, Vorhofflimmern/-flattern bei Präexzitationssyndrom |
| Prednison (↔) | Initial 40–100 mg; Dosis alle 4 Tage reduzieren | Depression, Gereiztheit, Euphorie, Magenbeschwerden, Ulcus ventriculi, Blutzuckeranstieg, Schlafstörungen | Magen-Darm-Ulzera, schwere Osteoporose, psychiatrische Vorerkrankungen, Diabetes mellitus, Glaukom |
| Lithiumcarbonat (↔) | 1 × 400 mg für 2 Tage, dann 2 × 400 mg | Tremor, Akne, Struma, Hypothyreose, Muskelschwäche | Manifeste Herzinsuffizienz, M. Addison, Störungen des $Na^+$-Haushaltes, kochsalzarme Diät, Niereninsuffizienz, Schwangerschaft, Stillzeit |
| Topiramat (↔) | Beginnen mit 2 × 12,5 mg, Dosis wöchentlich um 12,5–25 mg steigern bis zum Erreichen der Wirkung bzw. zum Auftreten von Nebenwirkungen | Kognitive Störungen, Müdigkeit, Schwindel, Parästhesien, Stimmungsschwankungen, Ängstlichkeit, Gewichtsverlust | Nierensteine, Glaukom, Hyperkalzurie, Dosisanpassung bei eingeschränkter Nierenfunktion, Schwangerschaft |
| Methysergid (derzeit nicht erhältlich) (↔) | Beginnen mit 2 × 2 mg, Dosissteigerung um 2 mg alle 4 Tage, maximal 2 × 6 mg | Nausea, Unruhe, Benommenheit, Konzentrationsstörungen, Myalgien, Arthralgien, Gefäßspasmen, pektanginöse Beschwerden, Parästhesien, Ödeme, Schlafstörungen, Sodbrennen, Gewichtszunahme; Behandlung > 3 Monate: Retroperitoneal-, Perivaskular-, Peribronchialfibrose | Schwere Hypertonie, fortgeschrittene Arteriosklerose, KHK, AVK, Lungen- und Kollagenerkrankungen, Nieren- und Leberfunktionsstörungen, Affektionen der ableitenden Harnwege, Herzklappenfehler, Kinder, Schwangerschaft.<br><br>Keine Kombination mit Triptanen |

ten berichteten über vermehrte Müdigkeit (Leandri et al. 2001). Ein Ansprechen auf Gabapentin als Add-on-Therapie wurde für 6 von 8 cCK-Patienten berichtet. Allerdings waren im Langzeitverlauf teilweise Dosiserhöhungen notwendig. Exazerbationen wurden nicht verhindert und ein Umstellen auf eine Monotherapie war nicht möglich.

### Andere Substanzen mit unterschiedlichem Wirkmechanismus

*Triptane* (↔): Offene Studien haben einen schwachen prophylaktischen Effekt für Frovatriptan, Eletriptan 80 mg/d und Naratriptan 2,5–5 mg/d nachgewiesen (Mulder und Spierings 2002; Siow et al. 2004; Zebenholzer et al. 2004). Unter durchschnittlich 5 mg/d Frovatriptan als Add-on-Therapie kam es bei 9 von 17 therapieresistenten Patienten zu einer Besserung um > 75 % (Siow et al. 2004). Dagegen war eine randomisierte, doppelblinde, placebokontrollierte Studie, bei der 169 Patienten 3 × täglich 100 mg Sumatriptan über 7 Tage einnahmen, negativ (Monstad et al. 1995). Bei vorwiegend nächtlichen Attacken und einer Einmalgabe am Abend, kann es zu einer tageszeitlichen Verschiebung der Attacken kommen.

*Melatonin* (↔, C): In einer randomisierten, doppelblinden Pilotstudie wurden 20 CK-Patienten (zwei mit cCK), mit 10 mg Melatonin oder Placebo behandelt. Bei fünf eCK-Patienten, jedoch keinem aus der Placebo-Gruppe, kam es nach 3–5 Tagen zum Sistieren der Attacken (Leone et al. 1996).

*Capsaicin/Civamide* (↔, C): Capsaicin ist ein Derivat der Homovanillinsäure. Es führt bei regelmäßiger Anwendung zur Entleerung der Neuropeptidspeicher. Die zweimal tägliche ipsilaterale intranasale Applikation von 0,025 %iger Capsaicincreme kann zu einer Reduktion der Schmerzintensität führen, nimmt jedoch keinen Einfluss auf die Attackenfrequenz (Marks et al. 1993). Der stark Schleimhaut reizende Effekt limitiert seinen Einsatz. Civamide ist ein synthetisches, besser verträgliches Capsaicin-Isomer. Bei lokaler nasaler Applikation von 25 µg/die wurde in einer kleinen randomisierten doppelblinden Vehikel-kontrollierten Pilotstudie ein schwacher Effekt beobachtet, mit Abnahme der Schmerzintensität und leichter Abnahme der Attackenfrequenz (Saper et al. 2002).

## Invasive Verfahren

*N. occipitalis major-Blockade*: Bei medikamentöser Therapieresistenz kann eine N. occipitalis major-Blockade (ONB) (lang anhaltendes Steroid, z. B. Triamcinolon, eventuell mit einem Lokalanästhetikum) versucht werden. In einer Studie wurde nach einmaliger Injektion von 3 ml Lidocain 2 % und 80 mg Methylprednisolon bei 10 von 19 Patienten mit therapieresistentem CK ein vollständiges und bei weiteren drei Patienten ein teilweises Ansprechen (Abnahme der Kopfschmerzintensität oder Attackenfrequenz um > 30 %) berichtet. Die Wirkung der Blockade setzte nach ca. zwei Tagen ein und hielt durchschnittlich 52 Tage an (Afridi et al. 2006). Studien, die Blockaden mit Steroiden bei nicht therapieresistenten Patienten untersuchten, berichteten von einem Ansprechen bei bis zu 80 % (Ambrosini et al. 2005; Peres et al. 2002). In einer großen prospektiven Studie wurde die Wirksamkeit und Sicherheit einer einzelnen ONB bei 101 Patienten mit eCK und cCK untersucht (Gaul et al. 2016). Dabei zeigte sich bei Patienten mit einem episodischen CK eine Reduktion der Attackenfrequenz von 2,9 auf 0,7 und bei chronischem CK von 3,3 auf 1,1 innerhalb eines Tages. Bei Patienten mit episodischem CK kam es zu einer längeren schmerzfreien Phase verglichen mit chronischen CK-Patienten. Schwerwiegende Nebenwirkungen traten in dieser Studie nicht auf.

### A 2.1.4.3 Neuromodulatorische Verfahren

Neuromodulatorische Verfahren werden mehr und mehr in der Therapie, insbesondere des chronischen CK, eingesetzt. Die genaue Wirkweise der Verfahren ist dabei bislang nicht geklärt. Für die nicht-invasive Vagusnerv-Stimulation (nVNS) sowie die Stimulation des Ganglion sphenopalatinum liegen mittlerweile prospektive kontrollierte Studien vor, die die Wirksamkeit der Verfahren belegen. Allerdings sind diese Therapieverfahren teilweise mit ausgeprägten Nebenwirkungen verbunden, so dass ihre Anwendung spezialisierten Zentren vorbehalten sein sollte.

#### Nicht-invasive neuromodulatorische Verfahren

***Nicht invasive Nervus vagus-Stimulation***

Die nicht-invasive Vagusnerv-Stimulation (nVNS) (↑, B) kann zur prophylaktischen Therapie des CK eingesetzt werden (Gaul et al. 2016). Die Stimulation erfolgt entweder transkutan am Hals oder im Bereich des äußeren Gehörgangs. In einer ersten prospektiven multizentrischen randomisierten kontrollierten Studie konnte die Wirksamkeit der Stimulation am Hals bei cCK nachgewiesen werden. Dabei wurde nVNS als Add-on Verfahren zur Standardtherapie untersucht. Die Stimulation erfolgte dabei 2 × täglich in Form von jeweils 3 Stimulationen über jeweils 2 Minuten im Abstand von 5 Minuten. Zusätzlich konnten bei akuten Schmerzattacken bis zu 3 weitere Stimulationsdosen appliziert werden. 79 % der 93 Patienten berichteten eine generelle Besserung um durchschnittlich 50 %. Zudem konnte in der Interventionsgruppe eine signifikante Reduktion der Attackenfrequenz/Woche verglichen mit der Kontrollgruppe festgestellt werden (−5,9 vs. −2,1). Ein Effekt in der Akuttherapie konnte dagegen bislang nicht nachgewiesen werden. Die nVNS ist nebenwirkungsarm und wird von den meisten Patienten gut toleriert. Zudem handelt es sich im Vergleich mit anderen neuromodulatorischen Verfahren um eine relativ preisgünstige Therapieoption, deren Kosteneffizienz in der Behandlung chronischer CK-Patienten gegeben zu sein scheint (Morris et al. 2016). Derzeit wird die Übernahme der Therapiekosten von den Krankenkassen auf Antrag im Einzelverfahren überprüft.

#### Invasiv neuromodulatorische Verfahren

***Stimulation des Ganglion sphenopalatinum***

Eine randomisierte Studie untersuchte an 28 Patienten mit therapierefraktärem CK die Stimulation des ipsilateralen Ganglion sphenopalatiunum mittels einer im Oberkiefer implantierten Reizelektrode, die transkutan aktiviert werden kann (Schoenen et al. 2013). Der primäre Endpunkt, eine signifikante Reduktion der Schmerzintensität nach 15 Minuten, wurde bei 67 % der Attacken erreicht, bei denen die volle Stimulationsstärke erfolgte. Die entsprechenden Zahlen für die unterschwellige Stimulation und die Scheinstimulation betrugen 7,3 % und 7,4 %. Bei den Respondern kam es im Verlauf auch zu einer signifikanten Reduktion der Häufigkeit der Cluster-Attacken und am Ende des einjährigen Beobachtungszeitraumes hatten einige der Patienten fast keine Attacken mehr. Numerisch kam es bei 12 der Patienten (43 %) zu einer mindestens 50 %igen Reduktion der Attackenfrequenz. Bei fast allen Patienten traten vorübergehende Sensibilitätsstörungen im 2. Trigeminusast auf, die am Ende der Studie bei 2 Patienten anhielten. Bei 5 Patienten kam es zu schwerwiegenden unerwünschten Ereignissen, sodass bei 3 Patienten die Stimulationselektrode operativ revidiert und bei 2 Patienten der Stimulator operativ entfernt werden musste. In einer Langzeit-Nachbeobachtungsstudie über 24 Monate bestätigte sich ein anhaltender Erfolg der Wirksamkeit (Jürgens et al. 2016). Allerdings bleibt weiterhin unklar, bei welchen Patienten das Verfahren angewendet werden soll, da Prädiktoren für das Ansprechen bislang fehlen.

Aktuell sollte die SPG-Stimulation gemäß eines internationalen Experten-Konsensus-Papiers lediglich bei therapierefraktären cCK-Patienten eingesetzt werden, die stark durch die Erkrankung beeinträchtigt sind (Jürgens 2014). Die CK-Attacken sollten stets auf derselben Seite auftreten, ansonsten ist ein anderes Verfahren z. B. die bilaterale Okzipitalisstimulation zu bevorzugen. Patienten sollten nicht unter schweren psychiatrischen Komorbiditäten leiden, die über reaktive Beschwerden durch die CK-Erkrankung hinausgehen.

***Bilaterale Stimulation des Nervus okzipitalis (ONS)***

Mit der in Deutschland weit verbreiteten ONS existiert ein weiteres zur prophylaktischen Behandlung chronischen CK eingesetztes invasives neuromodulatorisches Verfahren. Bislang fehlen hier allerdings prospektive kontrollierte Studien. Fallberichte und kleinere Fallserien beschreiben ein Therapieansprechen in mehr als 50 % der Patienten. Von 14 Patienten mit bilateraler Okzipitalisstimulation, die 4–35 Monate nachbeobachtet wurden, zeigten drei eine Besserung von ≥ 90 %, drei eine mäßige Besserung um 40–60 % und vier eine geringe Besserung um 20–30 % In einer weiteren offenen Studie wurden von acht Patienten mit cCK zwei schmerzfrei, drei verzeichneten eine Attackenreduktion von 90 % (Magis et al. 2007) In der neuesten Publikation wurden 35 cCK Patienten mit uni- oder bilateraler ONS im Mittel über 6,1 Jahre nachverfolgt (Leone et al. 2016). Eine mindestens 50 %ige Reduktion der Attackenfrequenz wurde bei 20 Patienten (66,7 %) erzielt; 12 Patienten hatten sporadisch Attacken, bei 5 nahm die Attackenfrequenz um 50–80 % ab und 3 Patienten zeigten einen Übergang in einen episodischen Verlauf. Allerdings ist die ONS mit teils erheblichen Nebenwirkungen assoziiert (Infektionen, Kabelbruch und andere technische Probleme). Ähnlich wie bei der SPG-Stimulation gibt es keine Prädiktoren für einen Therapieerfolg. Ein vermuteter Zusammenhang mit dem Ansprechen auf eine Nervus occipitalis major-Blockade ließ sich nicht belegen (Kinfe et al. 2014). Das Verfahren verursacht unter Einbeziehung der Aufwendungen, die durch Komplikationen entstehen, hohe Kosten von durchschnittlich 28 186 Euro pro Patient (Mueller et al. 2013).

*Tiefe Hirnstimulation*: Die Stimulation des posterioren inferioren Hypothalamus zeigte beim cCK in Fallserien eine gute prophylaktische Wirkung, nicht jedoch in einer Doppelblind Studie (Review: Leone et al. 2008). Allerdings birgt sie das Risiko vegetativer Fehlfunktionen sowie sämtlicher Komplikationen eines stereotaktischen Eingriffs. Bei einem Patienten kam es zum Seitenwechsel der Attacken (Leone et al. 2004a), ein Patient verstarb infolge einer Hirnblutung (Schoenen et al. 2005). Nachbeobachtungen von bis zu acht Jahren zeigen bei rund 60 % der cCK Patienten einen günstigen Einfluss auf die Attackenfrequenz (Leone et al. 2008). Die Methode wird in Deutschland wegen ihrer möglichen Komplikationen und der mit weniger Nebenwirkungen behafteten alternativ zur Verfügung stehenden anderen neuromodulatorischen Verfahren nicht mehr angewendet.

### A 2.1.5 Unwirksam oder obsolet

Ohne positiven Effekt sind:

- einfache Analgetika, die u. U. sogar die Prophylaxe hemmen
- Carbamazepin, Phenytoin
- Misoprostol (Evers et al. 1998)
- hyperbare Sauerstoffbehandlung (Nilsson Remahl et al. 2002)
- Cimetidine/Chlorpheniramine (Russell 1979; Veger et al. 1976)
- transdermales Clonidin (Leone et al. 1997).
- Beta-Rezeptorenblocker und Antidepressiva
- Histamin-$H_1$- und $H_2$-Antagonisten (Russell 1979)
- DHE als Dauertherapie
- Biofeedback, Akupunktur, physikalische Therapien
- Die guten Ergebnisse (Ford et al. 1998) einer Pilotstudie zur Gamma-knife Behandlung des N. trigeminus an der Nerveneintrittszone konnten nicht reproduziert werden (Donnet et al. 2005).

### A 2.1.6 Sonderform Clustermigräne

Die Therapie erfolgt gemäß den im Vordergrund stehenden Symptomen entweder wie bei der Migräne oder wie beim CK. In Zweifelsfällen führt eine probatorische Therapie zur Klärung. Beta-Rezeptorenblocker haben keinen Einfluss auf den CK, Lithium verschlechtert die Migräne (Sjaastad 1986).

## A 2.2 Paroxysmale Hemikranie (PH)

Die PH ist dem CK sehr ähnlich. Sie hat eine höhere Attackenfrequenz, kürzere Attackendauer und spricht prompt auf eine Prophylaxe mit Indometacin an.

### A 2.2.1 Klinik

Der Schmerz ist streng einseitig, von extremer Intensität, stechend-schneidendem Charakter und Punctum maximum orbitofrontal oder okulotemporal mit Ausbreitung zur ipsilateralen Gesichtshälfte, aber auch zum Nacken. In der Attacke sind die Patienten entweder motorisch unruhig oder ruhebedürftig. Obligat kommt es zu mindestens einem autonomen Begleitsymptom (**Kasten A 2.2**). Gelegentlich besteht eine Überempfindlichkeit der Haare oder der Haut im Dermatom des ersten Trigeminusastes.

*Dauer und Frequenz*: Die typische Attackendauer ist 2–45 Minuten, die mittlere Frequenz 10 von 24 h. Eine zirkadiane Rhythmik oder Auslöser liegen nicht vor. Bei etwa 10 % der Fälle können die Attacken durch Kopfbeugung oder Drehung zur symptomatischen Seite bzw. Druck auf die Wurzel C 2 oder die Querfortsätze der Wirbelsäule ausgelöst werden (Antonaci und Sjaastad 1989).

**Kasten A 2.2:** IHS-Kriterien der paroxysmale Hemikranie

| | |
|---|---|
| A) | Wenigstens 20 Attacken, die die Kriterien B–D erfüllen |
| B) | Starke einseitig orbital, supraorbital und/oder temporal lokalisierte Schmerzattacken, die 2–30 Minuten anhalten |
| C) | Begleitend tritt ipsilateral wenigstens eines der nachfolgenden Charakteristika auf:<br>1. Konjunktivale Injektion und/oder Lakrimation<br>2. Nasale Kongestion und/oder Rhinorrhoe<br>3. Lidödem<br>4. Schwitzen im Bereich der Stirn oder des Gesichts<br>5. Anfallartiges Errötung im Bereich der Stirn oder des Gesichts<br>6. Völlegefühl im Ohr<br>7. Miosis und/oder Ptosis |
| D) | Attackenfrequenz über mindestens die Hälfte der Zeit >5 pro Tag; es können auch Perioden mit niedrigerer Attackenfrequenz auftreten |
| E) | Attacken können durch eine Prophylaxe mit Indometacin in therapeutischen Dosen komplett unterdrückt werden |
| F) | Nicht besser erklärt durch eine andere ICHD-3-Diagnose |

*Differentialdiagnose*: Neurologische Untersuchung und Zusatzdiagnostik (Schädel-MRT und Thoraxübersichtaufnahme empfohlen) sind normal. Symptomatische Fälle wurden beschrieben: Pancoast-Tumor (Delreux et al. 1989), Gangliozytom der Sella (Vijayan 1992), Meningeom des Sinus cavernosus (Sjaastad et al. 1995), idiopathische intrakranielle Druckerhöhung (Hannerz und Jogestrand 1993), Tumor des Frontallappens (Medina 1992) und die essentielle Thrombozytämie (Macmillan und Nukada 1989). Ansonsten entsprechen die Differentialdiagnosen denen des CK.

### A 2.2.2 Epidemiologie und Verlauf

Die PH ist eine Rarität. Ältere Daten zeigten ein Überwiegen bei Frauen (Antonaci und Sjaastad 1989), in einer neueren Studie war das Geschlechterverhältnis ausgewogen (Cittadini et al. 2008). Die PH beginnt bevorzugt in der 2.–4. Lebensdekade (im Mittel mit 34 Jahren, bei Extremwerten von 3–81 Jahren) (Broeske et al. 1993). Bei etwa 20 % ging dem PH ein Schädel-Hirn- oder Schleudertrauma voraus.

Die PH ist meist primär chronisch (CPH, ~80 %, Dauer > 1 Jahr ohne Remissionen), kann aber episodisch sein mit Perioden, die sieben Tage bis zu einem Jahr andauern und von schmerzfreien Episoden von mindestens vier Wochen unterbrochen werden. Indometacin nimmt keinen Einfluss auf den Verlauf. Über 50 % der Fälle zeigen keine Remissionen. Im Langzeitverlauf ist der Kopfschmerz sehr seitenkonstant (Antonaci und Sjaastad 1989).

Bei Frauen beginnt die CPH häufig post-partum. Während einer Schwangerschaft können die Attacken sistieren, während der Menstruation zunehmen. Antikonzeptiva nehmen keinen Einfluss auf ihren Verlauf. Über den Verlauf in der Menopause liegen keine ausreichenden Erfahrungen vor.

### A 2.2.3 Therapeutische Prinzipien

Die Aktivierung des trigemino-autonomen Reflexbogens zwischen trigeminalen Fasern und parasympathischen Bahnen kann viele Charakteristika der CPH erklären (Goadsby und Lipton 1997). Beim Menschen wurden erhöhte CGRP- und VIP-Konzentrationen im Jugularvenenblut während einer Attacke gemessen, was auf die Aktivierung von Trigeminus und Parasympathikus hinweist (Goadsby und Edvinsson 1996).

### A 2.2.4 Pragmatische Therapie

Kontrollierte Therapiestudien liegen nicht vor. Diagnostisch und therapeutisch ist Indometacin Substanz der ersten Wahl. Eine Akutmedikation existiert nicht.

#### A 2.2.4.1 Indometacin

Man beginnt mit 3 × 50 mg/die (p. o. oder Supp.) und erhöht bei Persistenz der Schmerzen auf bis zu 300 mg/die. (AWMF Leitlinie Clusterkopfschmerz und andere trigeminoautonome Kopfschmerzen 2015). Die Medikation sollte dabei nach den Mahlzeiten eingenommen werden. Die durchschnittliche Tagesdosis liegt bei 100 mg (25–300 mg) (Antonaci und Sjaastad 1989). Durch Retardpräparate kann man die Einnahmezeiten reduzieren, jedoch die individuell notwendige Dosis weniger fein abstimmen. Wegen der gastrointestinalen Nebenwirkungen bei Langzeitanwendung ist die Kombination mit einem Protonenpumpeninhibitor obligat. Nach dem Absetzen von Indometacin kommt es meist nach Stunden bis Tagen zu erneuten Attacken. Es gibt keine Hinweise für eine Tachyphylaxie bei Langzeittherapie.

*Nebenwirkungen* limitieren den langdauernden Einsatz: gastrointestinale Störungen mit Gefahr okkulter Blutungen, Natrium- und Wasserretention, Blutdruckanstieg, Überempfindlichkeitsreaktionen, Störungen der Hämatopoese, Leber- und Nierenschäden, bei höherer Dosierung auch Somnolenz, diffuse Kopfschmerzen, Schwindel sowie Seh- und Hörstörungen. Kontraindikationen sind Magen-Darm-Ulzera, Schwangerschaft und Stillzeit, hämorrhagische Diathese und Proktitis (für Suppositorien).

### A 2.2.5 Alternative Pharmaka

Andere Substanzen sind weniger gut wirksam, z. B. andere nicht-steroidale Antirheumatika (Naproxen, Diclofenac) (Evers und Husstedt 1996; Kudrow und Kudrow 1989) und COX-II Hemmer (Lisotto et al. 2003; Mathew et al. 2000; Siow 2004). Da auch diese langfristig die Gefahr von Nebenwirkungen bergen, sollte immer zunächst Verapamil (Dosierung siehe CK) (Evers und Husstedt 1996; Schlake et al. 1990; Shabbir und Mcabee 1994) oder Topiramat (Camarda et al. 2008; Cohen und Goadsby 2007) versucht werden. Weitere Alternativen sind Blockaden des N. occipitalis major (Afridi et al. 2006), Prednison und Ergotamine (Antonaci und Sjaastad 1989; Evers und Husstedt 1996; Hannerz et al. 1987).

### A 2.2.6 Unwirksam oder obsolet

Ohne positiven Effekt sind: Beta-Rezeptorenblocker, Pizotifen, Carbamazepin, Lithium, Amitriptylin, Methysergid, Phenobarbital, chiropraktische Manöver, Hypnose, Biofeedback und Akupunktur.

Abzuraten ist von invasiven Maßnahmen wie Stellatumblockaden, anästhetischen Injektionen in das Ganglion sphenopalatinum oder selektiven Nervendurchschneidungen.

## A 2.3 SUNCT/SUNA-Syndrom

Das Akronym SUNCT steht für *s*hort-lasting, *u*nilateral *n*euralgiform headache with *c*onjunctival injection and *t*earing. SUNA steht für *s*hort-lasting *u*nilateral *n*euralgiform headache with cranial *a*utonomic symptoms. Beide werden in der Internationalen Kopfschmerzklassifikation in der Gruppe der »Short-lasting unilateral neuralgiform headache attacks« zusammengefasst.

### A 2.3.1 Klinik und Verlauf

Das SUNCT/SUNA-Syndrom ist eine Rarität. Es kommt spontan oder durch Reize im Versorgungsgebiet des N. trigeminus getriggert zu einseitigen, orbital oder periorbital lokalisierten Schmerzattacken mittlerer bis hoher Intensität, die 5–240 Sekunden anhalten (Pareja et al. 1996b). Der Schmerz ist meist brennend, stechend oder elektrisierend. Charakteristisch ist eine begleitende deutliche ipsilaterale Lakrimation und konjunktivale Injektion (SUNCT), selten eine nasale Kongestion oder Rhinorrhoe (SUNA) (Pareja und Sjaastad 1997). Das SUNCT-Syndrom könnte eine Unterform des SUNA-Syndroms darstellen. Die Attacken treten vor allem am Tag auf. Diagnostisch wird eine Attackenfrequenz von 3–200 gefordert. Die Attacken halten Sekunden bis wenige Minuten an. Der Langzeitverlauf ist meist episodisch (Pareja und Sjaastad 1997). Symptomatische Phasen können Wochen bis Jahre, im Durchschnitt mehrere Monate anhalten und ein- bis zweimal im Jahr auftreten.
Die Diagnose erfolgt rein klinisch (**Kasten A 2.3**). Symptomatische Fälle sind bei AV-Malformationen im Kleinhirn-Brückenwinkel bzw. einem Cavernom im Hirnstamm beschrieben (Bussone et al. 1991; De Benedettis 1995; Morales et al. 1994). Ihr Ausschluss erfordert ein cMRT.

**Kasten A 2.3:** IHS-Kriterien der »Short lasting unilateral neuralgiform headache attacks«

| |
|---|
| A) Wenigstens 20 Attacken, die die Kriterien B–D erfüllen |
| B) Moderate oder starke einseitige Kopfschmerzen, die orbital, supraorbital, temporal und/oder trigeminal lokalisiert sind, 1–600 s andauern und stechender oder pulsierender Qualität sind. |
| C) Mindestens eines der folgenden Symptome tritt ipsilateral zur Kopfschmerzseite auf:<br>1. Konjunktivale Injektion und/oder Lakrimation<br>2. Nasale Kongestion und/oder Rhinorrhö<br>3. Lidödem<br>4. Schwitzen im Bereich der Stirn oder des Gesichtes<br>5. Anfallsartiges Erröten im Bereich der Stirn oder des Gesichtes<br>6. Völlegefühl im Ohr<br>7. Miosis und/oder Ptosis |
| D) Die Attackenfrequenz liegt bei mindestens einer pro Tag über mindestens die Hälfte der Zeit hinweg, solange die Erkrankung aktiv ist |
| E) Nicht besser erklärt durch eine andere ICHD-3-Diagnose |

### A 2.3.2 Therapeutische Prinzipien

Naheliegend ist eine Beteiligung der trigeminalen Bahnen. Die funktionelle Bildgebung deutet auf eine Aktivierung des Hypothalamus hin (Sprenger et al. 2006); die konjunktivale Injektion mit Erhöhung von intraokulärem Druck und Corneatemperatur weist zusätzlich auf eine lokale Aktivierung des Parasympathikus hin (Sjaastad et al. 1992).

Das SUNCT/SUNA-Syndrom ist meist therapieresistent. Es liegen lediglich Fallberichte für ein Ansprechen auf Lamotrigin (Chakravarty und Mukherjee 2003; Dandrea et al. 1999, 2001; Gutierrez-Garcia 2002; Leone et al. 2000b; Piovesan et al. 2003), Topiramat (Matharu et al. 2002; Rossi et al. 2003) oder Gabapentin vor (Graff-Radford 2000; Hunt et al. 2002; Porta-Etessam et al. 2001).
Folgende Substanzen zeigen keinen Effekt: Ergotamin, Prednison, Lithium, Methysergid, Verapamil, Nifedipin, Indometacin, Carbamazepin, Valproat, Phenytoin, Baclofen, Amitriptylin, Propranolol, Captopril, Enalapril, Metamizol, Morphin und verschiedene nicht-steroidale Antirheumatika (Pareja et al. 1995). Wirkungslos sind auch die Inhalation von 100 %igem Sauerstoff und lokale Blockadeverfahren z. B. von Ganglion stellatum oder des N. supra- oder infraorbitalis (Pareja et al. 1995). Ausreichende Erfahrungen mit operativen Maßnahmen liegen nicht vor. In zwei Fällen war eine Dekompression des N. trigeminus (Janetta-OP) erfolgreich (Gardella et al. 2001; Sprenger et al. 2005).

### A 2.3.3 Pragmatische Therapie

Zunächst sollte Lamotrigin bis zu maximal 400 mg/d versucht werden. Alternativ können auch Gabapentin in Dosierungen bis 2 700 mg/d oder Topiramat bis 75 mg/d zum Einsatz kommen. Bei Bedarf sind auch Kombinationen möglich. Aus pragmatischen Gründen sollte zur Abgrenzung von anderen TAKs ein Therapieversuch mit Indometacin unternommen werden.

## A 2.4 Hemicrania continua

In der neuen IHS-Klassifikation wurde die Hemicrania continua in die Gruppe der TAKs übernommen. Hierfür sprachen die den Kopfschmerz begleitenden typischen trigemino-autonomen Symptome sowie bildgebenden Studien, die – wie auch bei anderen trigeminoautonomen Kopfschmerzen – eine hypothalamische Beteiligung an der zugrundeliegenden Pathophysiologie vermuten lassen (Matharu und Goadsby 2004).

### A 2.4.1 Klinik

Die HC zeichnet sich durch streng einseitige Kopfschmerzen aus, die dauerhaft vorhanden sind, deren Schmerzintensität aber eher einen undulierenden Charakter aufweist. Im Gegensatz zu den anderen TAKs wird die Schmerzintensität häufig als moderat beschrieben. Begleitende ipsilateral zum Kopfschmerz lokalisierte trigeminoautonome Symptome sind typischerweise vorhanden. Zumeist handelt es sich jedoch um eine eher milde Symptomatik wie eine geringe Lakrimation und/oder Rhinorrhö oder nasale Kongestion. Daneben können auch vegetative Begleitsymptome wie Phono- und Photophobie auftreten, was eine Unterscheidung von einer Migräne schwierig machen kann. Das therapeutische Ansprechen auf Indometacin ist eines der Hauptdiagnosekriterien der Erkrankung.

### A 2.4.2 Epidemiologie

Bei der HC handelt es sich um eine sehr seltene Kopfschmerzerkrankung. Daten zur genauen Prävalenz fehlen bislang. In einer Studie konnte gezeigt werden, dass 8 von insgesamt 100 Patienten mit streng einseitigen Kopfschmerzen die Diagnosekriterien einer HC erfüllen (Ramòn et al. 2013).

### A 2.4.3 Pragmatische Therapie

Kontrollierte Therapiestudien liegen nicht vor. Diagnostisch und therapeutisch ist Indometacin Substanz der ersten Wahl. Eine Akuttherapie existiert nicht. Die Indometacin-Dosierung erfolgt wie bei der paroxysmalen Hemicranie.

## A 2.5 Hypnic Headache

### A 2.5.1 Klinik und Verlauf

Der Hypnic Headache ist eine Rarität und tritt typischerweise jenseits des 50. Lebensjahres auf (Centonze et al. 2001; Evers und Goadsby 2003; Holle et al. 2010). Frauen sind etwas häufiger betroffen. Die Attacken treten mehrfach pro Woche ausschließlich aus dem Schlaf heraus auf, durchschnittlich einmal, z. T. aber auch mehrfach in einer Nacht (Dodick et al. 1998; Evers und Goadsby 2003; Raskin 1988b). Die mittlere Attackendauer liegt bei 15–180 Minuten. Der Schmerz ist bei etwa drei Viertel der Patienten holozephal, bei den übrigen streng halbseitig, drückend, bohrend bis pulsierend oder stechend, von mittlerer bis hoher Intensität (Centonze et al. 2001). Begleitsymptome in Form einer leichten Übelkeit, Lärm- oder Lichtempfindlichkeit oder Lakrimation können auftreten, andere autonome Symptome fehlen. Die diagnostischen Kriterien sind in **Kasten A 2.4** zusammengefasst. Der Verlauf ist meist chronisch über viele Jahre (Arjona et al. 2000; Dodick et al. 2000). Remissionen können spontan auftreten oder möglicherweise durch Lithium oder Indometacin induziert werden (Centonze et al. 2001; Dodick et al. 1998; Raskin 1988b).
Eine symptomatische Ursache sollte immer ausgeschlossen werden. Untersuchungen zum Ausschluss eines Schlaf-Apnoe-Syndroms sowie einer nächtlichen arteriellen Hypertonie sind bei entsprechendem Verdacht erforderlich.

### A 2.5.2 Pragmatische Therapie

Bei vielen Patienten zeigt ein Behandlungsversuch mit Koffein sowohl in der Akuttherapie als auch in der prophylaktischen Therapie (eine Tasse Kaffee vor dem Einschlafen) gute Wirksamkeit (Holle et al. 2010; Dodick et al. 1998).
Ebenso ist Lithium in der Therapie des Hypnic headache wirksam (Newman et al. 1990; Raskin 1988b; Vieira-Dias und Esperanca 2001). Mit Tagesdosen von 300–600 mg lässt sich häufig eine Remission erzielen, die auch nach Absetzen persistieren kann. Der Einsatz ist bei älteren Patienten aufgrund seiner Kontraindikationen und Nebenwirkungen limitiert. Eine sorgfältige Aufklärung und regelmäßige Kontrollen der Laborparameter und Serumspiegel sind notwendig (**Kap. A 2.1.4.2**).
Ferner spricht der Hypnic Headache gut auf Indometacin vor dem Einschlafen an. Allerdings wurde bei etwa der Hälfte der Patienten als Nebenwirkung das Auftreten neuer (nach Absetzen von Indometacin reversibler) Kopfschmerzen während der Tagesstunden beobachtet.
Als Alternative kann Flunarizin (5 mg zur Nacht) (Morales-Asin et al. 1998) versucht werden. Bei einem Patienten mit obstruktiver Schlafapnoe sistierten die Attacken unter CPAP-Beatmung (Dodick et al. 2000).
Als unwirksam gelten Antidepressiva, Verapamil, Antikonvulsiva (Ausnahme in Einzelfällen Gabapentin) und Beta-Rezeptorenblocker.

**Kasten A 2.4:** IHS-Kriterien des Hypnic Headache (= schlafgebundener Kopfschmerz)

| | |
|---|---|
| A) | Wiederkehrender Kopfschmerz, der die Kriterien B–E erfüllt |
| B) | Kopfschmerz beginnt ausschließlich im Schlaf und weckt den Patienten |
| C) | Auftreten an mindestens 10 Tagen pro Monat für mehr als 3 Monate |
| D) | Dauer mindestens 15 Minuten bis zu 4 Stunden nach dem Erwachen |
| D) | Keine autonomen Symptome und keine motorische Unruhe |
| E) | Nicht besser erklärt durch eine andere ICDH-3-Diagnose |

## A 2.6 Primärer stechender Kopfschmerz (Jabs and Jolts)

### A 2.6.1 Klinik und Verlauf

Der primäre stechende Kopfschmerz ist durch spontan auftretende extrem kurze Schmerzparoxysmen ohne zusätzliche Begleitsymptome charakterisiert (The International Classification of Headache Disorders, third edition, 2013). Die Schmerzattacken halten Sekundenbruchteile bis drei Sekunden an (Pareja et al. 1996a). Manche Patienten berichten über zusätzliche Attacken von 5–10 Sekunden Dauer (Sjaastad et al. 2001). Die Schmerzlokalisation ist am häufigsten im Bereich der Orbita und Scheitelregion ein- oder beidseitig, die Lokalisation kann wechseln. Die Attackenfrequenz ist sehr variabel zwischen einer Attacke pro Jahr und 50 pro Tag, ohne tageszeitliche Bindung (**Kasten A 2.5**).

Langzeitverläufe zeichnen sich entweder durch selten und sporadisch (43 %) oder irregulär und episodisch gehäuft (43 %) auftretende Attacken aus. Ein chronischer Verlauf mit Attacken an mehr als 80 % der Tage ist selten (Pareja et al. 1996a).
Frauen scheinen häufiger betroffen zu sein. Die Prävalenz gutartiger stechender Kopfschmerzen lag in einer unselektierten norwegischen Population von 18–65-Jährigen bei 35,2 % (Sjaastad et al.

**Kasten A 2.5:** IHS-Kriterien des primären stechenden Kopfschmerzes

| | |
|---|---|
| A) | Kopfschmerz in Form spontan auftretender einzelner Stiche oder einer Serie von Stichen, die die Kriterien B–D erfüllen |
| B) | Der einzelne Stich dauert bis zu wenigen Sekunden |
| C) | Stiche wiederholen sich in unregelmäßiger Frequenz von einem Stich bis zu vielen Stichen pro Tag |
| D) | Keine trigeminoautonomen Begleitsymptome |
| E) | Nicht besser erklärt durch eine andere ICHD-3-Diagnose |

2001), in anderen Studien deutlich niedriger (2–3 %) (Raskin und Schwartz 1980; Rasmussen und Olesen 1992). Es besteht eine Koinzidenz mit der Migräne, dem Spannungskopfschmerz und der Hemicrania continua (Pareja et al. 1996a; Raskin und Schwartz 1980; Sjaastad et al. 2001).

### A 2.6.2 Pragmatische Therapie

Pathophysiologische Konzepte gibt es nicht. Wegen der Kürze der Attacken bei zugleich niedriger Attackenfrequenz besteht meist weder der Wunsch nach, noch die Indikation für eine medikamentöse Prophylaxe. Bei häufigen Attacken ist Indometacin Mittel der Wahl. Gemäß der einzigen vorliegenden Untersuchung (n = 17) sprachen 35 % der Patienten vollständig, 30 % teilweise und 35 % nicht auf die niedrige Tagesdosis von 75 mg an (Pareja et al. 1996a). Nach eigener Erfahrung liegt die Ansprechrate bei höheren Dosierungen (bis 200 mg/d) deutlich darüber. Wegen der sehr variablen Spontanverläufe sollten regelmäßig Auslassversuche gemacht werden. Zu Nebenwirkungen und Kontraindikationen von Indometacin siehe **Kap. A 2.2.4.1**.

## Literatur


Afridi SK, Shields KG, Bhola R, Goadsby PJ. Greater occipital nerve injection in primary headache syndromes – prolonged effects from a single injection. Pain 2006; 122: 126–129.

Ambrosini A, Vandenheede M, Rossi P, Aloj F, Sauli E, Pierelli F, Schoenen J. Suboccipital injection with a mixture of rapid- and long-acting steroids in cluster headache: A double-blind placebo-controlled study. Pain 2005; 118: 92–96.

Andersson PG, Jespersen LT. Dihydroergotamine nasal spray in the treatment of attacks of cluster headache. A double-blind trial versus placebo. Cephalalgia 1986; 6: 51–54.

Antonaci F, Sjaastad O. Chronic paroxysmal hemicrania (CPH): a review of the clinical manifestations. Headache 1989; 29: 648–656.

Arjona JA, Jimenez-Jimenez FJ, Vela-Bueno A, Tallon-Barranco A. Hypnic headache associated with stage 3 slow wave sleep. Headache 2000; 40: 753–754.

Bahra A, Gawel MJ, Hardebo JE, Millson D, Breen SA, Goadsby PJ. Oral zolmitriptan is effective in the acute treatment of cluster headache. Neurology 2000; 54: 1832–1839.

Bahra A, May A, Goadsby PJ. Cluster headache: a prospective clinical study with diagnostic implications. Neurology 2002; 58: 354–361.

Bogucki A. Studies on nitroglycerin and histamine provoked cluster headache attacks. Cephalalgia 1990; 10: 71–75.

Broeske D, Lenn NJ, Cantos E. Chronic paroxysmal hemicrania in a young child: possible relation to ipsilateral occipital infarction. J Child Neurol 1993; 8: 235–236.

Burns B, Watkins L, Goadsby PJ. Treatment of intractable chronic cluster headache by occipital nerve stimulation in 14 patients. Neurology 2009; 72: 341–345.

Bussone G, Leone M, Dalla Volta G, Strada L, Gasparotti R, Di Monda V. Short-lasting unilateral neuralgiform headache attacks with tearing and conjunctival injection: the first »symptomatic« case? Cephalalgia 1991; 11: 123–127.

Bussone G, Leone M, Peccarisi C, Micieli G, Granella F, Magri M, Manzoni GC, Nappi G. Double blind comparison of lithium and verapamil in cluster headache prophylaxis. Headache 1990; 30: 411–417.

Camarda C, Camarda R, Monastero R. Chronic paroxysmal hemicrania and hemicrania continua responding to topiramate: two case reports. Clin Neurol Neurosurg 2008; 110: 88–91.

Carter DM. Cluster headache mimics. Curr Pain Headache Rep 2004; 8: 133–139.

Centonze V, D'Amico D, Usai S, Causarano V, Bassi A, Bussone G. First Italian case of hypnic headache, with literature review and discussion of nosology. Cephalalgia 2001; 21: 71–74.

Chakravarty A, Mukherjee A. SUNCT syndrome responsive to lamotrigine: documentation of the first Indian case. Cephalalgia 2003; 23: 474–475.

Cittadini E, Matharu MS, Goadsby PJ. Paroxysmal hemicrania: a prospective clinical study of 31 cases. Brain 2008; 131: 1142–1155.

Cittadini E, May A, Straube A, Evers S, Bussone G, Goadsby PJ. Effectiveness of intranasal zolmitriptan in acute cluster headache: a randomized, placebo-controlled, double-blind crossover study. Arch Neurol 2006; 63: 1537–1542.

Cohen AS, Burns B, Goadsby PJ. High-flow oxygen for treatment of cluster headache: a randomized trial. Jama 2009; 302: 2451–2457.

Cohen AS, Goadsby PJ. Paroxysmal hemicrania responding to topiramate. J Neurol Neurosurg Psychiatry 2007; 78: 96–97.

Costa A, Pucci E, Antonaci F, Sances G, Granella F, Broich G, Nappi G. The effect of intranasal cocaine and lidocaine on nitroglycerin-induced attacks in cluster headache. Cephalalgia 2000; 20: 85–91.

D'Andrea G, Granella F, Cadaldini M. Possible usefulness of lamotrigine in the treatment of SUNCT syndrome. Neurology 1999; 53: 1609.

D'Andrea G, Granella F, Ghiotto N, Nappi G. Lamotrigine in the treatment of SUNCT syndrome. Neurology 2001; 57: 1723–1725.

De Benedettis G. SUNCT syndrome associated with cavernous angioma of the brain stem. Cephalalgia 1995; 15 (Suppl): 14–28.

Delreux V, Kevers L, Callewaert A. [Paroxysmal hemicrania preceding Pancoast's syndrome]. Rev Neurol (Paris) 1989; 145: 151–152.

Dodick DW, Jones JM, Capobianco DJ. Hypnic headache: another indomethacin-responsive headache syndrome? Headache 2000; 40: 830–835.

Dodick DW, Mosek AC, Campbell JK. The hypnic (»alarm clock«) headache syndrome. Cephalalgia 1998; 18: 152–156.

Donnet A, Valade D, Regis J. Gamma knife treatment for refractory cluster headache: prospective open trial. J Neurol Neurosurg Psychiatry 2005; 76: 218–221.

Ekbom K, Krabbe A, Micieli G, Prusinski A, Cole JA, Pilgrim AJ, Noronha D, Micelli G. Cluster headache attacks treated for up to three months with subcutaneous sumatriptan (6 mg). Sumatriptan Cluster Headache Long-term Study Group. Cephalalgia 1995; 15: 230–236.

Ekbom K, Monstad I, Prusinski A, Cole JA, Pilgrim AJ, Noronha D. Subcutaneous sumatriptan in the acute treatment of cluster headache: a dose comparison study. The Sumatriptan Cluster Headache Study Group. Acta Neurol Scand 1993; 88: 63–69.

El Amrani M, Massiou H, Bousser MG. A negative trial of sodium valproate in cluster headache: methodological issues. Cephalalgia 2002; 22: 205–208.

Evers S, Fischera M, May A, Berger K. Prevalence of cluster headache in Germany: results of the epidemiological DMKG study. J Neurol Neurosurg Psychiatry 2007; 78: 1289–1290.

Evers S, Frese A, Majewski A, Albrecht O, Husstedt IW. Age of onset in cluster headache: the clinical spectrum (three case reports). Cephalalgia 2002; 22: 160–162.

Evers S, Goadsby PJ. Hypnic headache: clinical features, pathophysiology, and treatment. Neurology 2003; 60: 905–909.

Evers S, Husstedt IW. Alternatives in drug treatment of chronic paroxysmal hemicrania. Headache 1996; 36: 429–432.

Evers S, Masur H, Sörös P, Brilla R, Husstedt IW. Prostaglandin analog mechanisms are not effective in refractory chronic cluster headache. Headache 1998; 38: 618–620.

Fanciullacci M, Alessandri M, Sicuteri R, Marabini S. Responsiveness of the trigeminovascular system to nitroglycerine in cluster headache patients. Brain 1997; 120 (Pt 2): 283–288.

Ferrari E, Canepari C, Bossolo PA, Vailati A, Martignoni E, Micieli G, Nappi G. Changes of biological rhythms in primary headache syndromes. Cephalalgia 1983; 3 (Suppl 1): 58–68.

Fogan L. Treatment of cluster headache. A double-blind comparison of oxygen v air inhalation. Arch Neurol 1985; 42: 362–363.

Ford RG, Ford KT, Swaid S, Young P, Jennelle R. Gamma knife treatment of refractory cluster headache. Headache 1998; 38: 3–9.

Förderreuther S, Mayer M, Straube A. Treatment of cluster headache with topiramate: effects and side-effects in five patients. Cephalalgia 2002; 22: 186–189.

Gardella L, Viruega A, Rojas H, Nagel J. A case of a patient with SUNCT syndrome treated with Jannetta procedure. Cephalalgia 2001; 21: 996–999.

Gaul C, Diener HC, Silver N, Magis D, Reuter U, Andersson A, Liebler EJ, Straube A; PREVA Study Group. Non-invasive vagus nerve stimulation for PREVention and Acute treatment of chronic cluster headache (PREVA): A randomized controlled study. Cephalalgia 2016; 36: 534–546.

Gaul C, Roguski J, Dresler T, Abbas H, Totzeck A, Görlinger K, Diener HC, Weber R. Efficacy and safety of a single occipital nerve blockade in episodic and chronic cluster headache: A prospective observational study. Cephalalgia 2016. Epub ahead of print.

Goadsby PJ, Edvinsson L. Human in vivo evidence for trigeminovascular activation in cluster headache. Neuropeptide changes and effects of acute attacks therapies. Brain 1994; 117 (Pt 3): 427–434.

Goadsby PJ, Edvinsson L. Neuropeptide changes in a case of chronic paroxysmal hemicrania – evidence for trigemino-parasympathetic activation. Cephalalgia 1996; 16: 448–450.

Goadsby PJ, Edvinsson L, Ekman R. Vasoactive peptide release in the extracerebral circulation of humans during migraine headache. Ann Neurol 1990; 28: 183–187.

Goadsby PJ, Lipton RB. A review of paroxysmal hemicranias, SUNCT syndrome and other short-lasting headaches with autonomic feature, including new cases. Brain 1997; 120 (Pt 1): 193–209.

Göbel H, Lindner V, Heinze A, Ribbat M, Deuschl G. Acute therapy for cluster headache with sumatriptan: findings of a one-year long-term study. Neurology 1998; 51: 908–911.

Graff-Radford SB. SUNCT syndrome responsive to gabapentin (Neurontin). Cephalalgia 2000; 20: 515–517.

Gutierrez-Garcia JM. SUNCT syndrome responsive to lamotrigine. Headache 2002; 42: 823–825.

Jürgens TP, Barloese M, May A, Lainez JM, Schoenen J, Gaul C, Goodman AM, Caparso A, Jensen RH. Longter, effectiveness of sphenopalatine ganglion stimulation for cluster headache. Cephalalgia 2016. Epub ahead of print.

Jürgens TP, Schoenen J, Rostgaard J, Hillerup S, Lainez MJA, Assaf AT, May A, Jensen RH. Stimulation of the sphenopalatine ganglion in intractable cluster headache: Expert consensus on patient selectionand standards of care. Cephalalgia 2014; 34: 1100–1110.

Hannerz J, Ericson K, Bergstrand G. Chronic paroxysmal hemicrania: orbital phlebography and steroid treatment. A case report. Cephalalgia 1987; 7: 189–192.

Hannerz J, Jogestrand T. Intracranial hypertension and sumatriptan efficacy in a case of chronic paroxysmal hemicrania which became bilateral. (The mechanism of indomethacin in CPH). Headache 1993; 33: 320–323.

Hardebo JE, Dahlof C. Sumatriptan nasal spray (20 mg/dose) in the acute treatment of cluster headache. Cephalalgia 1998; 18: 487–489.

Hardebo JE, Elner A. Nerves and vessels in the pterygopalatine fossa and symptoms of cluster headache. Headache 1987; 27: 528–532.

Hering R, Kuritzky A. Sodium valproate in the treatment of cluster headache: an open clinical trial. Cephalalgia 1989; 9: 195–198.

Hering-Hanit R, Gadoth N. Baclofen in cluster headache. Headache 2000; 40: 48–51.

Holle D, Naegel S, Krebs S, Katsarava Z, Diener HC, Gaul C, Obermann M, Clinical characteristics and theraoeutic options in hypnic headache. Cephalagia 2010; 30: 1435–1442.

Horton BT. Histaminic cephalgia. J Lancet 1952; 72: 92–98.

Hunt CH, Dodick DW, Bosch EP. SUNCT responsive to gabapentin. Headache 2002; 42: 525–526.

The International Classification of Headache Disorders, 3rd edition (beta version). Cephalalgia 2013; 33(9): 629–808.

Jammes JL. The treatment of cluster headaches with prednisone. Dis Nerv Syst 1975; 36: 375–376.

Jarrar RG, Black DF, Dodick DW, Davis DH. Outcome of trigeminal nerve section in the treatment of chronic cluster headache. Neurology 2003; 60: 1360–1362.

Kinfe TM, Schuss P, Vatter H. Occipital nerve block prior to occipital nerve stimulation for refractory chronic migraine and chronic cluster headache: myth or prediction. Cephalalgia 2015; 35: 359–362.

Krabbe A. Limited efficacy of methysergide in cluster headache. A clinical experience. Cephalalgia 1989; 404–405.

Kudrow DB, Kudrow L. Successful aspirin prophylaxis in a child with chronic paroxysmal hemicrania. Headache 1989; 29: 280–281.

Kudrow L. Lithium prophylaxis for chronic cluster headache. Headache 1977; 17: 15–18.

Kudrow L. Comparative results of prednisone, methysergide, and lithium therapy in cluster headache. In: Greene R (ed)., Current Concepts in Migraine Research. New York: Raven Press; 1978. 159–163.

Kudrow L. Cluster headache: mechanisms and management. New York: Oxford University Press; 1980.

Kudrow L. Response of cluster headache attacks to oxygen inhalation. Headache 1981; 21: 1–4.

Lainez MJ, Pascual J, Pascual AM, Santonja JM, Ponz A, Salvador A. Topiramate in the prophylactic treatment of cluster headache. Headache 2003; 43: 784–789.

Leandri M, Luzzani M, Cruccu G, Gottlieb A. Drug-resistant cluster headache responding to gabapentin: a pilot study. Cephalalgia 2001; 21: 744–746.

Leone M, Attanasio A, Grazzi L, Libro G, D'Amico D, Moschiano F, Bussone G. Transdermal clonidine in the prophylaxis of episodic cluster headache: an open study. Headache 1997; 37: 559–560.

Leone M, D'Amico D, Frediani F, Moschiano F, Grazzi L, Attanasio A, Bussone G. Verapamil in the prophylaxis of episodic cluster headache: a double-blind study versus placebo. Neurology 2000a; 54: 1382–1385.

Leone M, D'Amico D, Moschiano F, Fraschini F, Bussone G. Melatonin versus placebo in the prophylaxis of cluster headache: a double-blind pilot study with parallel groups. Cephalalgia 1996; 16: 494–496.

Leone M, Dodick D, Rigamonti A, D'Amico D, Grazzi L, Mea E, Bussone G. Topiramate in cluster headache prophylaxis: an open trial. Cephalalgia 2003; 23: 1001–1002.

Leone M, Franzini A, Broggi G, May A, Bussone G. Long-term follow-up of bilateral hypothalamic stimulation for intractable cluster headache. Brain 2004a; 127: 2259–2264.

Leone M, May A, Franzini A, Broggi G, Dodick D, Rapoport A, Goadsby PJ, Schoenen J, Bonavita V, Bussone G. Deep brain stimulation for intractable chronic cluster headache: proposals for patient selection. Cephalalgia 2004b; 24: 934–937.

Leone M, Proietti Cecchini A, Franzini A, Broggi G, Cortelli P, Montagna P, May A, Juergens T, Cordella R, Carella F, Bussone G. Lessons from 8 years' experience of hypothalamic stimulation in cluster headache. Cephalalgia 2008; 28: 787–797; discussion 798.

Leone M, Rigamonti A, Usai S, Damico D, Grazzi L, Bussone G. Two new SUNCT cases responsive to lamotrigine. Cephalalgia 2000b; 20: 845–847.

Lisotto C, Maggioni F, Mainardi F, Zanchin G. Rofecoxib for the treatment of chronic paroxysmal hemicrania. Cephalalgia 2003; 23: 318–320.

Lovely TJ, Kotsiakis X, Jannetta PJ. The surgical management of chronic cluster headache. Headache 1998; 38: 590–594.

MacMillan JC, Nukada H. Chronic paroxysmal hemicrania. N Z Med J 1989; 102: 251–252.

Magis D, Allena M, Bolla M, De Pasqua V, Remacle JM, Schoenen J. Occipital nerve stimulation for drug-resistant chronic cluster headache: a prospective pilot study. Lancet Neurol 2007; 6: 314–321.

Magnoux E, Zlotnik G. Outpatient intravenous dihydroergotamine for refractory cluster headache. Headache 2004; 44: 249–255

Manzoni GC, Bono G, Lanfranchi M, Micieli G, Terzano MG, Nappi G. Lithium carbonate in cluster headache: assessment of its short- and long-term therapeutic efficacy. Cephalalgia 1983; 3: 109–114.

Manzoni GC, Micieli G, Granella F, Tassorelli C, Zanferrari C, Cavallini A. Cluster headache – course over ten years in 189 patients. Cephalalgia 1991; 11: 169–174.

Marks DR, Rapoport A, Padla D, Weeks R, Rosum R, Sheftell F, Arrowsmith F. A double-blind placebo-controlled trial of intranasal capsaicin for cluster headache. Cephalalgia 1993; 13: 114–116.

Matharu MS, Boes CJ, Goadsby PJ. SUNCT syndrome: prolonged attacks, refractoriness and response to topiramate. Neurology 2002; 58: 1307.

Matharu MS, Cohen AS, McGonigle DJ, Ward N, Frackowiak RS, Goadsby PJ. Headache 2004; 44: 747–761

Matharu MS, Goadsby PJ. Persistence of attacks of cluster headache after trigeminal nerve root section. Brain 2002; 125: 976–984.

Matharu MS, Levy MJ, Meeran K, Goadsby PJ. Subcutaneous octreotide in cluster headache: randomized placebo-controlled double-blind crossover study. Ann Neurol 2004; 56: 488–494.

Mathew N. Clinical subtypes of cluster headache and response to lithium therapy. Headache 1978; 26–30.

Mathew NT. Cluster headache. Neurology 1992; 42: 22–31.

Mathew NT, Hurt W. Percutaneous radiofrequency trigeminal gangliorhizolysis in intractable cluster headache. Headache 1988; 28: 328–331.

Mathew NT, Kailasam J, Fischer A. Responsiveness to celecoxib in chronic paroxysmal hemicrania. Neurology 2000; 55: 316.

Mathew NT, Kailasam J, Meadors L. Prophylaxis of migraine, transformed migraine, and cluster headache with topiramate. Headache 2002; 42: 796–803.

May A, Bahra A, Buchel C, Frackowiak RS, Goadsby PJ. Hypothalamic activation in cluster headache attacks. Lancet 1998; 352: 275–278.

May A, Evers S, Straube A, Pfaffenrath V, Diener HC. Treatment and prophylaxis for cluster headaches and other trigeminal autonomic headaches. Revised recommendations of the German Migraine and Headache Society. Schmerz 2005; 19: 225–241.

Medina JL. Organic headaches mimicking chronic paroxysmal hemicrania. Headache 1992; 32: 73–74.

Meyer JS, Dowell R, Mathew N, Hardenberg J. Clinical and hemodynamic effects during treatment of vascular headaches with verapamil. Headache 1984; 24: 313–321.

Monstad I, Krabbe A, Micieli G, Prusinski A, Cole J, Pilgrim A, Shevlin P. Preemptive oral treatment with sumatriptan during a cluster period. Headache 1995; 35: 607–613.

Morales F, Mostacero E, Marta J, Sanchez S. Vascular malformation of the cerebellopontine angle associated with »SUNCT« syndrome. Cephalalgia 1994; 14: 301–302.

Morales-Asin F, Mauri JA, Iniguez C, Espada F, Mostacero E. The hypnic headache syndrome: report of three new cases. Cephalalgia 1998; 18: 157–158.

Morris J, Straube A, Diener HC, Ahmed F, Silver N, Walker S, Liebler E, Gaul C. Cost-effectiveness analysisi of non-invasive vagus nerve stimulation for the treatment of chronic cluster headache. Journal of Headache and Pain 2016; 17: 43.

Mulder LJ, Spierings EL. Naratriptan in the preventive treatment of cluster headache. Cephalalgia 2002; 22: 815–817.

Mueller O, Diener HC, Dammann P, Rabe K, Hagel V, Sure U, Gaul C. Occipital nerve stimulation for intractable chronic cluster headache or migraine: a critical analysis of direct treatment costs and complications. Cephalalgia 2013; 33: 1283–1291.

Newman LC, Lipton RB, Solomon S. The hypnic headache syndrome: a benign headache disorder of the elderly. Neurology 1990; 40: 1904–1905.

Nilsson Remahl AI, Ansjon R, Lind F, Waldenlind E. Hyperbaric oxygen treatment of active cluster headache: a double-blind placebo-controlled cross-over study. Cephalalgia 2002; 22: 730–739.

Paemeleire K, Bahra A, Evers S, Matharu MS, Goadsby PJ. Medication-overuse headache in patients with cluster headache. Neurology 2006; 67: 109–113.

Pareja JA, Kruszewski P, Sjaastad O. SUNCT syndrome: trials of drugs and anesthetic blockades. Headache 1995; 35: 138–142.

Pareja JA, Ruiz J, de Isla C, al-Sabbah H, Espejo J. Idiopathic stabbing headache (jabs and jolts syndrome). Cephalalgia 1996a; 16: 93–96.

Pareja JA, Shen JM, Kruszewski P, Caballero V, Pamo M, Sjaastad O. SUNCT syndrome: duration, frequency, and temporal distribution of attacks. Headache 1996b; 36: 161–165.

Pareja JA, Sjaastad O. SUNCT syndrome. A clinical review. Headache 1997; 37: 195–202.

Peres MF, Stiles MA, Siow HC, Rozen TD, Young WB, Silberstein SD. Greater occipital nerve blockade for cluster headache. Cephalalgia 2002; 22: 520–522.
Pieper DR, Dickerson J, Hassenbusch SJ. Percutaneous retrogasserian glycerol rhizolysis for treatment of chronic intractable cluster headaches: long-term results. Neurosurgery 2000; 46: 363–368; discussion 368–370.
Piovesan EJ, Siow C, Kowacs PA, Werneck LC. Influence of lamotrigine over the SUNCT syndrome: one patient follow-up for two years. Arq Neuropsiquiatr 2003; 61: 691–694.
Porta-Etessam J, Benito-Leon J, Martinez-Salio A, Berbel A. Gabapentin in the treatment of SUNCT syndrome. Headache 2002a; 42: 523–524.
Porta-Etessam J, Martinez-Salio A, Berbel A, Benito-Leon J. Gabapentin (neuronetin) in the treatment of SUNCT syndrome. Cephalalgia 2002b; 22: 249; author reply 249–250.
Ramòn C, Mauri G, Vega J, Rico M, Para M, Pascual J. Diagnostic distribution of 100 unilateral, side-locked headaches consulting a specialized clinic. Eur Neurol 2013; 69: 289–291
Rapoport AM, Mathew NT, Silberstein SD, Dodick D, Tepper SJ, Sheftell FD, Bigal ME. Zolmitriptan nasal spray in the acute treatment of cluster headache: a double-blind study. Neurology 2007; 69: 821–826.
Raskin N. Cluster headache, Headache, cluster headache. New York: Churchil Livingston; 1988a. 29–254.
Raskin NH. The hypnic headache syndrome. Headache 1988b; 28: 534–536.
Raskin NH, Schwartz RK. Icepick-like pain. Neurology 1980; 30: 203–205.
Rasmussen B. Epidemiology of cluster headache. In: Olesen J, Goadsby P (eds.). Cluster headache and related disorders. New York: Oxford University Press; 1999. 23–26.
Rasmussen BK, Olesen J. Symptomatic and nonsymptomatic headaches in a general population. Neurology 1992; 42: 1225–12231.
Rezvani AH, Beleslin DB, Myers RD. Neuroanatomical mapping of hypothalamic regions mediating verapamil hyper- and hypothermia in the cat. Brain Res Bull 1986; 17: 249–254.
Rossi P, Cesarino F, Faroni J, Malpezzi MG, Sandrini G, Nappi G. SUNCT syndrome successfully treated with topiramate: case reports. Cephalalgia 2003; 23: 998–1000.
Russell D. Cluster headache: trial of a combined histamine H1 and H2 antagonist treatment. J Neurol Neurosurg Psychiatry 1979; 42: 668–669.
Sanders M, Zuurmond WW. Efficacy of sphenopalatine ganglion blockade in 66 patients suffering from cluster headache: a 12- to 70-month follow-up evaluation. J Neurosurg 1997; 87: 876–880.
Saper JR, Klapper J, Mathew NT, Rapoport A, Phillips SB, Bernstein JE. Intranasal civamide for the treatment of episodic cluster headaches. Arch Neurol 2002; 59: 990–994.
Schlake HP, Bottger IG, Grotemeyer KH, Husstedt IW, Schober O. Single photon emission computed tomography (SPECT) with 99mTc-HMPAO (hexamethyl propylenamino oxime) in chronic paroxysmal hemicrania – a case report. Cephalalgia 1990; 10: 311–315.
Schoenen J, Di Clemente L, Vandenheede M, Fumal A, De Pasqua V, Mouchamps M, Remacle JM, de Noordhout AM. Hypothalamic stimulation in chronic cluster headache: a pilot study of efficacy and mode of action. Brain 2005; 128: 940–947.
Schoenen J, Jensen RH, Lantéri-Minet M, Láinez MJ, Gaul C, Goodman AM, Caparso A, May A. Stimulation of the sphenopalatine ganglion (SPG) for cluster headache treatment. Pathway CH-1: A randomized, sham-controlled study. Cephalalgia 2013; 33: 816–830.
Schuh-Hofer S, Reuter U, Kinze S, Einhaupl KM, Arnold G. Treatment of acute cluster headache with 20 mg sumatriptan nasal spray – an open pilot study. J Neurol 2002; 249: 94–99.
Schürks M, Kurth T, de Jesus J, Jonjic M, Rosskopf D, Diener HC. Cluster headache: clinical presentation, lifestyle features, and medical treatment. Headache 2006; 46: 1246–1254.
Shabbir N, McAbee G. Adolescent chronic paroxysmal hemicrania responsive to verapamil monotherapy. Headache 1994; 34: 209–210.
Silberstein SD, Niknam R, Rozen TD, Young WB. Cluster headache with aura. Neurology 2000; 54: 219–221.
Siow HC. Seasonal episodic paroxysmal hemicrania responding to cyclooxygenase-2 inhibitors. Cephalalgia 2004; 24: 414–415.
Siow HC, Pozo-Rosich P, Silberstein SD. Frovatriptan for the treatment of cluster headaches. Cephalalgia 2004; 24: 1045–1048.
Sjaastad O. Cluster headache. In: FC R (ed.). Handbook of Clinical Neurology, Vol. 4(48). Amsterdam: Elsevier; 1986. 217–246.
Sjaastad O, Kruszewski P, Fostad K, Elsas T, Qvigstad G. SUNCT syndrome: VII. Ocular and related variables. Headache 1992; 32: 489–495.
Sjaastad O, Pettersen H, Bakketeig LS. The Vaga study; epidemiology of headache I: the prevalence of ultrashort paroxysms. Cephalalgia 2001; 21: 207–215.
Sjaastad O, Stovner LJ, Stolt-Nielsen A, Antonaci F, Fredriksen TA. CPH and hemicrania continua: requirements of high indomethacin dosages – an ominous sign? Headache 1995; 35: 363–367.
Sprenger T, Valet M, Platzer S, Pfaffenrath V, Steude U, Tolle TR. SUNCT: bilateral hypothalamic activation during headache attacks and resolving of symptoms after trigeminal decompression. Pain 2005; 113: 422–426.
Sprenger T, Willoch F, Miederer M, Schindler F, Valet M, Berthele A, Spilker ME, Forderreuther S, Straube A, Stangier I, Wester HJ, Tolle TR. Opioidergic changes in the pineal gland and hypothalamus in cluster headache: a ligand PET study. Neurology 2006; 66: 1108–1110.
Steiner TJ, Hering R, Couturier EG, Davies PT, Whitmarsh TE. Double-blind placebo-controlled trial of lithium in episodic cluster headache. Cephalalgia 1997; 17: 673–675.
Stochino ME, Deidda A, Asuni C, Cherchi A, Manchia M, Del Zompo M. Evaluation of lithium response in episodic cluster headache: a retrospective case series. Headache 2012; 52: 1171–1175.
Taha JM, Tew JM, Jr. Long-term results of radiofrequency rhizotomy in the treatment of cluster headache. Headache 1995; 35: 193–196.
The Sumatriptan Cluster Headache Study Group. Treatment of acute cluster headache with sumatriptan. N Engl J Med 1991; 325: 322–326.
van Vliet JA, Bahra A, Martin V, Ramadan N, Aurora SK, Mathew NT, Ferrari MD, Goadsby PJ. Intranasal sumatriptan in cluster headache: randomized placebo-controlled double-blind study. Neurology 2003; 60: 630–633.
Veger T, Russell D, Sjaastad O. Histamine H2 antagonists and cluster headache. Br Med J 1976; 2: 585.
Vieira-Dias M, Esperanca P. Hypnic headache: report of two cases. Headache 2001; 41: 726–727.
Vijayan N. Symptomatic chronic paroxysmal hemicrania. Cephalalgia 1992; 12: 111–113.
Walker RW. Cluster headache and head trauma: is there an association? Curr Pain Headache Rep 2007; 11: 137–140.
Wheeler SD, Carrazana EJ. Topiramate-treated cluster headache. Neurology 1999; 53: 234–236.
Zebenholzer K, Wöber C, Vigl M, Wessely P. Eletriptan for the short-term prophylaxis of cluster headache. Headache 2004; 44: 361–364.

# A 3 Spannungskopfschmerz und andere chronische Kopfschmerzen

*von V. Limmroth und H.-C. Diener*

## A 3.1 Spannungskopfschmerzen

### A 3.1.1 Klinik

*Symptome:* Der Spannungskopfschmerz (SKS) ist von dumpf-drückendem Charakter, bifrontal, okzipital oder auch holokraniell lokalisiert. Patienten vergleichen und beschreiben den Schmerz meist mit »einem Band, das um den Kopf geschnürt ist«, dem Gefühl »der Benommenheit« oder dem Gefühl, »nicht klar denken zu können«. Anders als bei der Migräne sind vegetative Begleitsymptome wie Übelkeit, Erbrechen, Photo- oder Phonophobie kaum und wenn nur gering ausgeprägt. Der Kopfschmerz kann zu jeder Tageszeit beginnen und wird durch körperliche Anstrengung – auch im Gegensatz zur Migräne – nur unwesentlich verstärkt. Die Schmerzintensität schränkt die Arbeitsfähigkeit in den meisten Fällen nicht wesentlich ein. Die perikranielle Kopfmuskulatur kann schmerzhaft gespannt sein, was früher zu dem heute nicht mehr gebräuchlichen Begriff des »Muskelkontraktions-Kopfschmerzes« führte.

*Definition:* Mit der Einführung der Internationalen Kopfschmerz Klassifikation wurden einheitliche diagnostische Kriterien festgelegt und in der 3. Klassifikation nochmals überarbeitet (Headache Classification Committee of the International Headache Society 2013). **Kasten A 3.1** gibt einen Überblick über die diagnostischen Kriterien des episodischen und chronischen Spannungskopfschmerzes nach der ICHD-3. Der Begriff Spannungskopfschmerzen (engl. »Tension-type-headache«) fasst damit die Kopfschmerzformen zusammen, die in der früheren Literatur auch als »Muskelkontraktions-Kopfschmerzen«, »psychomyogene Kopfschmerzen« oder »Stress-Kopfschmerzen« bezeichnet wurden. Da es bisher keine biologischen, labortechnischen oder neurophysiologischen Marker gibt, um den SKS zu diagnostizieren oder von anderen primären Kopfschmerzformen abzugrenzen, erfolgt die Diagnose ausschließlich nach der Anamnese und den definierten klinischen Kriterien. Eine Unterteilung erfolgt nach Häufigkeit und Dauer seines Auftretens in einen episodischen und einen chronischen SKS: tritt der Kopfschmerz häufiger als 15 × pro Monat oder an mehr als 180 Tagen im Jahr auf, ohne dass ein Arzneimittelübergebrauch vorliegt, wird von einem chronischen SKS gesprochen. In der Regel entwickelt sich der chronische SKS aus einem vorher bereits bestehenden episodischen SKS, kann in Einzelfällen jedoch auch direkt entstehen. Der episodische SKS wird nach der ICHD-II in einen häufigen und nichthäufigen (seltenen) episodischen SKS unterteilt. Das Abgrenzungskriterium ist hier das Auftreten von SKS an weniger als einem Tag pro Monat und an insgesamt weniger als 12 Tagen pro Jahr.

**Kasten A 3.1:** IHS-Kriterien zur Diagnose des episodischen und chronischen Spannungskopfschmerzes nach der ICHD-3

| **Diagnostische Kriterien des häufigen episodischen Spannungskopfschmerzes (ICHD-3, 2.2)** |
|---|
| Mindestens 10 vorhergehende Kopfschmerzepisoden an 1 aber < 15 Tage/Monat für mindestens drei Monate (mindestens 12 aber < 180 Tage/Jahr), die die Kriterien 1 bis 4 erfüllen |
| 1. Kopfschmerzdauer 30 Minuten bis 7 Tage |
| 2. der Kopfschmerz besitzt mindestens zwei der folgenden Charakteristika<br>– bilaterale Ausprägung<br>– drückende, verengende (nicht-pulsierende) Qualität<br>– milde bis mäßige Intensität<br>– keine Verstärkung durch physische Aktivitäten wie Gehen oder Treppensteigen |
| 3. beide der folgenden Kriterien<br>– keine Übelkeit, kein Erbrechen<br>– Photophobie oder Phonophobie (nicht mehr als eines) |
| 4. die Kopfschmerzen sind nicht auf eine andere Ursache zurückzuführen |
| **Diagnostische Kriterien des chronischen Spannungskopfschmerzes (ICHD-3, 2.3)** |
| 1. Kopfschmerzen dieser Art > 15 Tage/Monat (> 180 Tage/Jahr) für mindestens drei Monate oder mehr und Erfüllen der Kriterien 2–5 |
| 2. Dauer der Schmerzen: Stunden bis Tage |
| 3. mindestens zwei der folgenden vier Schmerzeigenschaften:<br>– bilaterale Lokalisation<br>– pressender, verengender (nicht-pulsierender Charakter)<br>– milde bis moderate/mittlere Intensität, die die Aktivität des Patienten möglicherweise einschränkt, aber nicht unterbindet<br>– keine Verstärkung durch körperliche Belastung |
| 4. beide der folgenden Eigenschaften<br>– Photophobie oder Phonophobie oder leichte Übelkeit (nicht mehr als eines)<br>– keine moderate oder starke Übelkeit, kein Erbrechen |
| 5. die Kopfschmerzen stehen nicht mit einer anderen Erkrankung in Zusammenhang |

*Epidemiologie:* Der SKS ist der häufigste Kopfschmerz überhaupt. Die Global Burden of Disease Study (GBDS) von 2013 kam zu dem Ergebnis, dass chronische SKS zu den häufigsten globalen Erkrankungen überhaupt gehören und über 10 % der globalen Bevölkerung betreffen. Die Prävalenz

hat dabei im Vergleich zur ersten Erhebung 1990 um über 40 % zugenommen. Die Definition »chronisch« war in der GBDS allerdings bei einem bereits 3-monatigen Vorliegen einer Erkrankung erfüllt, was nicht der IHS-Definition entspricht und damit zu etwas höheren Prävalenzen führte. Ältere epidemiologische Studien berichten über eine Prävalenz des episodischen SKS in Europa von bis zu 74 % (Rasmussen et al. 1991, 1993) und ca. 40 % für die USA (Schwartz et al. 1998). Eine jüngere dänische Studie zeigte eine 1-Jahres-Prävalenz je nach Bevölkerungsgruppe zwischen 57–68 % (Lebedeva et al. 2016). Der chronische SKS ist dagegen seltener und wurde relativ einheitlich mit einer Prävalenz von 2–3 % ermittelt (Rasmussen et al. 1991; Schwartz et al. 1998; Castillo et al. 1999; Takeshima et al. 2004). Eine jüngere populationsbasierte deutsche Studie, die genauer verschiedene Subgruppen von episodischen und chronischen Kopfschmerzen untersuchte, ermittelte Prävalenzen von ca. 12,5 % für den episodischen SKS, 0,5 % für chronische Spannungskopfschmerzen, allerdings (zusätzlich) 0,8 % für die Prävalenz der Kombination aus chronischen SKS und chronischer Migräne (Yoon et al. 2013). Entscheidend für die Ermittlung spezifischer Prävalenzen ist offensichtlich die Trennschärfe und Anwendung der differentialdiagnostischen Kriterien. Anders als bei der Migräne ist das Geschlechterverhältnis fast ausgeglichen, mit einer geringfügig häufigeren Prävalenz bei Frauen (Frauen : Männer = 5 : 4).
Die Epidemiologie des SKS bei Kindern ist aus methodologischen Gründen schwerer zu untersuchen und variiert je nach Studie zwischen 4,5 und 26,4 % (Fendrich et al. 2007; Karli et al. 2006). Eine jüngere deutsche Studie an 13- bis 15-jährigen Schülern ergab eine Prävalenz des SKS in dieser Kohorte von ca. 16,6 % (Albers et al. 2015). Auch hier ist der chronische SKS mit 0,2 % wesentlich seltener (Fendrich et al. 2007).
*Differentialdiagnose:* Populationsbezogene Studien in verschiedenen Ländern konnten gut belegen, dass der medikamenteninduzierte Kopfschmerz inzwischen die häufigste Differentialdiagnose des SKS, insbesondere des chronischen SKS ist (Diener und Limmroth 2004; Lebedeva et al. 2016). Medikamenteninduzierte Kopfschmerzen entstehen durch die chronische Einnahme von Ergotamin-Präparaten, neueren Triptanen, aber auch nichtsteroidalen Antirheumatika, Analgetika, Antihistaminika, Antikonvulsiva, Glukokortikoiden oder auch hormonellen Antikonzeptiva. Die klinische Symptomatik ist vom chronischen SKS nur durch die ausführliche Medikamenten-Anamnese zu unterscheiden, ggf. auch nur erst nach einer Entzugsbehandlung. Weitere wichtige Differentialdiagnosen sind insbesondere Erkrankungen (sekundäre Kopfschmerzsyndrome), die mit Kopfschmerzen einhergehen und kausal behandelt werden können, wie Sinusitiden, die Arteriitis temporalis, arterielle Hypertonie, Hyperthyreose oder Pseudotumor cerebri. Die neurologische Untersuchung sollte beim Spannungskopfschmerz grundsätzlich unauffällig sein. Beim Vorliegen fokal neurologischer Defizite oder internistischer Befunde müssen daher differentialdiagnostisch weitere Erkrankungen in Betracht gezogen werden, deren Diagnose bzw. Ausschluss eine weitere Abklärung erforderlich macht. Eine Übersicht wichtiger Differentialdiagnosen und deren klinischem Erscheinungsbild ist **Tab. A 3.1** zu entnehmen.

### A 3.1.2 Verlauf des Spannungskopfschmerzes

Epidemiologische Studien zum SKS variieren und hängen sehr von den verwendeten diagnostischen Kriterien ab. Die durchschnittliche Erstmanifestation liegt zwischen dem 25. und 30. Lebensjahr und damit später als die der Migräne. Nur wenige Untersuchungen widmeten sich dem natürlichen Verlauf des episodischen oder des chronischen Spannungskopfschmerzes. Als mittlere Dauer der Erkrankung wurden in populationsbasierten Studien Zeiträume zwischen 10,9 und 19,8 Jahren ermittelt (Göbel et al. 1994; Jensen 1999), wobei die Patienten mit chronischem Verlauf im Durchschnitt 5–12 Jahre älter sind als die Patienten mit episodischen SKS. Die Follow-up-Studie einer 1989 in Dänemark untersuchten Kohorte re-evaluierte dieselbe Patientengruppe erneut 12 Jahre später. Während sich kein Unterschied hinsichtlich der Prävalenz der Migräne zeigte, schienen sowohl episodische Spannungskopfschmerzen (Prävalenz 1989: 79 %, dann 87 %) als auch chronische Spannungskopfschmerzen (Prävalenz 1989: 2 %, dann 5 %) zuzunehmen (Lyngberg et al. 2005). Als wichtigste Risikofaktoren für die Entwicklung eines SKS zeigten sich hier eine niedrige Einschätzung der eigenen Gesundheit, die fehlende Eigenschaft, nach beruflicher Tätigkeit zu entspannen, sowie Schlafstörungen. Migräne wie SKS nahmen mit dem Alter jedoch ab. Übereinstimmend zeigen darüber hinaus mehrere Studien, dass Frauen ein höheres Risiko der Chronifizierung haben und dass der Bildungsgrad umgekehrt proportional mit dem Risiko der Chronifizierung assoziiert ist (Schramm et al. 2015; Lebedeva et al. 2016).

### A 3.1.3 Therapeutische Prinzipien

Die Diskussion, ob der Schmerz des SKS peripher im myofacialen Gewebe entsteht oder durch zentrale Mechanismen verursacht wird ist bis heute nicht abgeschlossen (Übersichten bei Fumal und Schoenen 2008; Bendtsen et al. 2010; Bendtsen und Fernández-de-la-Peñas 2011). Pathophysiologische Studien deuten am ehesten auf eine Kombination aus peripheren und zentralen Mechanismen, einer zugrunde liegenden genetischen Disposition sowie ergänzenden psychologischen und Umwelt-bedingten Faktoren (Holroyd et al. 2000), wobei periphere Mechanismen möglicherweise beim episodischen SKS und zentrale eher beim chronischen SKS überwiegen (Fumal und Schoenen 2008). Die häufig in dieser Patientengruppe beobachtete erhöhte Druck- und Schmerzempfindlichkeit von perikranieller Muskulatur und Kopfhaut (Ashina et al. 2005) repräsentiert am ehesten eine Aktivierung peripherer Nozizeptoren, da die meisten Untersuchungen zu Blutfluss und EMG-Tätigkeit der betroffenen perikraniellen Muskulatur bei Patienten mit chronischen Spannungskopfschmerzen unauffällig waren

**Tab. A 3.1:** Die wichtigsten Differentialdiagnosen des Spannungskopfschmerzes

| Kopfschmerzart | Lokalisation | Alter/ Geschlecht | Charakteristik | Diagnostik/Therapie |
|---|---|---|---|---|
| *Primäre (nicht symptomatische) Kopfschmerzformen* | | | | |
| **medikamenten-induzierte KS** | holokraniell | jedes Alter/ Frauen > Männer (4 : 1) | langsam mit zunehmendem Medikamentenkonsum | Anamnese/Entzug |
| **Hemicrania continua** | einseitig | jedes Alter/ Frauen > Männer (2,5 : 1) | abruptes Einsetzen, Schmerzintensität moderat | Anamnese/Indometacin |
| **New daily persistent Headache** | holokraniell | jedes Alter/ Frauen : Männer unbekannt | Abruptes Einsetzen, Schmerzenintensität stark | Anamnese/retardierte Opioide |
| *Sekundäre (symptomatische) Kopfschmerzformen* | | | | |
| **Sinusitis frontalis** | frontal | jedes Alter | Schmerzintensität 1–2 h nach dem Aufstehen, Verstärkung bei Beugung nach vorn | Klinische Untersuchung, CCT Rhinolytika, Paracetamol |
| **Arterielle Hypertonie** | holokraniell | > 50 | Schwitzen, Tremor, Gesichtsrötung, u. U. Übelkeit | RR senken, je nach Höhe und Begleiterkrankungen |
| **Pseudotumor cerebri** | Bifrontal, holokraniell | 15–40, übergewichtige Frauen | Kopfschmerz lageabhängig, visuelle Störungen, Schwindel | Liquordruck erhöht, Lumbalpunktion, Acetazolamid-Gaben, Gewichtsabnahme |
| **Hydrozephalus** | holokraniell | jedes Alter | Nüchternerbrechen, Sehstörungen | Shuntanlage |
| **Posttraumatischer Kopfschmerz** | holokraniell, teils temporal | jedes Alter | drückend, dumpf, verstärkt durch körperliche Anstrengung | schnelle Remobilisierung |
| **Carotis-/Vertebralis dissektion** | orbital, frontal, teilweise vom Hals hoch-ziehend | jedes Alter | häufig nach Trauma, Horner-Syndrom, progrediente neurologische Ausfälle | Duplex/Angiographie/ Vollheparinisierung |
| **Raumforderung** | bifrontal, okzipital | < 15 Jahre > 40 Jahre | häufig mit fokalen Anfällen, Zunahme bei körperlicher Anstrengung, Sehstörungen, Nüchternerbrechen | Dexamethason |
| **Intrazerebrale Blutung (ICB)** | je nach Lokalisation | jedes Alter | neurologische Ausfälle, Bewusstseinsstörungen | CCT, Paracetamol, Opiate, ggf. Ausräumung bei Ventrikeleinbruch oder Aufstau |
| **Subarachnoidal-blutung (SAB)** | temporal, okzipital | jedes Alter | nie gekannter, heftigster Kopfschmerz, Meningismus | CCT, LP, ggf. Angiographie, Paracetamol, Opiate, Aneurysma clipping |
| **Meningoenzephalitis** | frontal, okzipital | jedes Alter | Fieber, Lichtscheu, Meningismus | LP, Antibiotika, Paracetamol |
| **Arteriitis temporalis** | einseitig | ab 55 Jahren | schmerzhafte Temporalarterie, schmerzhaftes Kauen auf betroffener Seite | BSG , Duplex, ggf. Biopsie, Steroide |
| **Vaskulitis** | holokraniell, auch okzipital | jedes Alter | meist mit epileptischen Anfällen, neuropsychologischen Ausfällen | NMR, Steroide |

(Jensen 1999). Auch ein reduzierter muskulärer Blutfluss bei Patienten mit chronischem SKS im Vergleich zu gesunden Kontrollen, der als Folge einer zentral-sympathomimetisch vermittelten Vasokonstriktion interpretiert werden könnte, wurde diskutiert (Ashina et al. 2002), konnte bisher aber nicht bestätigt werden. Insgesamt ergeben sich somit aus den bisherigen pathophysiologischen Konzepten keine spezifischen therapeutischen Ansätze, so dass beim episodischen SKS weiterhin der Einsatz nicht-steroidaler Antiphlogistika in der akuten Schmerzphase sinnvoll erscheint.

Als zentrale Komponente ist eine reduzierte Schmerzschwelle im Sinne einer zentralen »Sollwertverstellung« inzwischen gut dokumentiert und allgemein akzeptiert (Langemark et al. 1989; Fumal und Schoenen 2008; Bendtsen et al. 2010). Passend dazu zeigen sich bei Patienten mit chronischem SKS auch morphologische, messbare Veränderungen in anti-nozizeptiven Strukturen des Hirnstamms, insbesondere im periaquaductalen Grau (PAG), die bei Patienten mit episodischem SKS nicht nachweisbar sind (Schmidt-Wilcke et al. 2005). Untersuchungen zu Veränderungen der Neuropeptid- oder Endorphinfreisetzung waren – im Gegensatz zu entsprechenden Untersuchungen bei Migräne-Patienten – unergiebig (Ashina et al. 1999), auch wenn eine bisher nicht reproduzierbare Studie über eine deutliche Erhöhung des Met-Enkephalin im Liquor berichtet hatte (Langemark et al. 1995). Der initiale Mechanismus der Schmerzentstehung bleibt somit nach wie vor unklar.

Eine genetische Komponente kann inzwischen für den chronischen SKS angenommen werden. So zeigten genetische Studien ein 3,18fach erhöhtes Risiko für Verwandte ersten Grades im Vergleich zur allgemeinen Bevölkerung ebenfalls an chronischem SKS zu erkranken (Östergaard et al. 1997; Russel et al. 2006a). Studien zu Persönlichkeitsprofilen der Patientengruppen zeigten normale Profile für Patienten mit episodischem SKS und eine erhöhte Inzidenz von Depression und Angststörungen bei Patienten mit chronischem SKS (Holroyd et al. 1993; Mitsikostas und Thomas 1999; Heckman und Holroyd 2006). In einer jüngeren Studie zeigte sich allerdings lediglich eine Assoziation zwischen SKS und Angststörungen (Lampl et al. 2016), während für Migräne und Medikamenten-Übergebrauchskopfschmerz Assoziationen zu Depressionen und Angststörungen bestanden. Die Therapie des chronischen SKS erfolgt daher weiterhin mit zentral wirkenden Substanzgruppen wie trizyklischen Antidepressiva und kombinierten Serotonin-Noradrenalin-Wiederaufnahmehemmern, die die Schmerzschwelle beeinflussen in Kombination mit nicht-medikamentösen Verfahren.

## A 3.1.4 Pragmatische Therapie

***Medikamentöse Therapie des episodischen SKS***

Die Therapie des episodischen SKS hat sich in den letzten 30 Jahren nicht wesentlich verändert. Aus älteren, selten nach modernen Standards durchgeführten Studien (Mathew und Schoenen 2000; Steiner et al. 2002) kann abgeleitet werden, dass Acetylsalicylsäure und Paracetamol wirksamer sind als Placebo, sich in ihrer Wirksamkeit aber nicht unterscheiden. Eine jüngste Cochrane-Analyse zu Paracetamol ergibt eine signifikante, aber mittelmäßige Wirksamkeit (Stephens et al. 2016). Eine Untersuchung zur Acetylsalicylsäure in unterschiedlichen Darreichungsformen (Tablette versus Brausetablette) ergab ebenfalls keine Unterschiede (Langemark und Olesen 1987). Ibuprofen (200 und 400 mg) und 25 mg Ketoprofen waren signifikant besser wirksam als Placebo, mindestens so wirksam wie, teilweise aber auch wirksamer als Acetylsalicylsäure oder Paracetamol (Dahlhöf und Jacobs 1996; Packman et al. 2000; Steiner und Lange 1998; van Gerven et al. 1996). Eine neue Sodium-Formulierung des Ibuprofens ist schneller wirksam, erreicht jedoch keinen höheren Wirkungsgrad (Packman et al. 2015). Eine Studie, die 12,5 und 25 mg Ketoprofen, 200 mg Ibuprofen und 275 mg Naproxen verglich, konnten keine signifikanten Unterschiede hinsichtlich der Wirksamkeit ermitteln (Lange und Lentz 1995). In einer weiteren Studie waren 50 mg Ketoprofen bei frühzeitigem Einsatz jedoch wirksamer als 200 mg Ibuprofen (van Gerven et al. 1996). In zwei Studien war eine wasserlösliche Formulierung von 400 mg Ibuprofen signifikant wirksamer als 1000 mg Paracetamol und Placebo (Packman et al. 2000; Prior et al. 2002). Auch Naproxen ist vielfach untersucht worden (Sargent et al. 1988), wobei die Wirksamkeit im Vergleich zu anderen Substanzen im Wesentlichen von der Dosierung abhing. Während Dosierungen von 375 mg Naproxen wirksamer als Placebo, aber nicht besser als 1000 mg Paracetamol waren (Schachtel et al. 1991) waren 550 mg Naproxen wirksamer als 650 mg Paracetamol (Packman et al. 2000). Diclofenac in niedrigen Dosierungen von 12,5 und 25 mg zeigte in einer Studie eine vergleichbare Wirkung wie Ibuprofen 400 mg (Kubitzek et al. 2003).

Eine intramuskuläre Darreichungsform von 60 mg Ketorolac war ebenfalls hoch wirksam in der Behandlung episodischer Spannungskopfschmerzen (Harden et al. 1998). Eine spanische Multicenter-Studie mit randomisiertem, doppelblinden Design verglich ferner 1000 mg Metamizol gegen Placebo und 1000 mg Acetylsalicylsäure (Martinez-Martin et al. 2001). Metamizol war hier signifikant wirksamer als Placebo und tendenziell wirksamer als ASS (statistisch jedoch nicht signifikant), bei guter Verträglichkeit. Auch COX-2-Inhibitoren sind signifikant wirksamer als Placebo in der Behandlung des episodischen Spannungskopfschmerzes (Packman et al. 2005). Zusammenfassend kann festgestellt werden, dass alle nicht-steroidalen Analgetika beim episodischen SKS wirksam sind, der Grad der Wirksamkeit entscheidend von der ausreichenden Dosierung abhängt und Paracetamol 1000 mg etwas weniger wirksam ist als Profene in ausreichender Dosierung (Stephens et al. 2016).

Einige Studien untersuchten ferner die Wirksamkeit von Kombinationspräparaten, wobei die Kombinationen meist wirksamer waren als die Einzelsubstanzen. So waren 400 mg Ibuprofen mit 200 mg Koffein wirksamer als die jeweiligen Einzelkomponenten oder Placebo (Diamond et al. 2000) und die Kombination von Paracetamol 500 mg, Acetylsalicylsäure 500 mg mit Koffein 130 mg wirksamer als 1000 mg Paracetamol allein (Migliardi et al. 1994). Die Verwendung von Kombinationspräparaten bleibt jedoch aufgrund einer schnelleren Entwicklung von medikamenteninduzierten Kopfschmerzen umstritten (Diener und Limmroth 2004; Scher et al. 2010) und kann nicht generell empfohlen werden.

Anders als für die Behandlung der kindlichen bzw. jugendlichen Migräne liegen für die Therapie des episodischen oder chronischen SKS bei Kindern fast gar keine kontrollierten Studien vor. Paracetamol und Ibuprofen sind bei der jugendlichen Migräne jedoch relativ gut – auch unter Sicherheitsaspekten – untersucht, wobei Ibuprofen in Dosierungen von 7,5–15 mg/kg wirksamer war als Paracetamol 15 mg/kg. Analog hierzu kann in aus-

geprägten Fällen von episodischem SKS sicher auch auf Ibuprofen in obigen Dosierungen zurückgegriffen werden. Eine kleine Studie mit Magnesium bei Jugendlichen berichtete über eine Besserung der Kopfschmerzsymptomatik sowie des Analgetikakonsums, ist bisher aber nicht bestätigt worden (Grazzi et al. 2005).
Auf der Grundlage der vorhandenen Studien haben die Deutsche Gesellschaft für Neurologie sowie die Deutsche Migräne und Kopfschmerzgesellschaft Therapieempfehlungen für die Behandlung des episodischen SKS ausgearbeitet (www.dgn/leitlinien.de), die in **Tab. A 3.2** und **A 3.3** wiedergegeben sind.

***Medikamentöse Therapie des chronischen SKS***
Der chronische Spannungskopfschmerz wird anders als der episodische Spannungskopfschmerz nicht mit Analgetika behandelt, da die Dauereinnahme von Analgetika neben typischen Nebenwirkungen auch zu einer Zunahme des Kopfschmerzes und/oder zur Entwicklung eines medikamenteninduzierten Dauerkopfschmerzes führen kann (Diener und Limmroth 2004; Bendtsen et al. 2007). Trotz einer eher geringen wissenschaftlichen Datenlage hat sich die Gabe trizyklischer Antidepressiva (TCA) in der Behandlung chronischer SKS etabliert und in den letzten 40 Jahren nicht wesentlich geändert (Fumal und Schoenen 2008). In den vergangenen Jahren konnte die Wirksamkeit von Amitriptylin (Bendtsen et al. 1996; Jackson et al. 2010; initial: Lance und Curran 1964) und Imipramin (Mitsikostas et al. 1997) bestätigt werden (**Tab. A 3.4**). Ältere Studien berichten jedoch auch über eine signifikante Wirkung anderer TCAs wie Doxepin, Clomipramin, Mianserin oder Maprotiline (Morland et al. 1979; Langemark et al. 1991; Fogelholm und Murros 1985). Die Reduktion der Kopfschmerzintensität bzw. der Kopfschmerztage betrug zwischen 11 und 55 %, im Mittel um ca. 30 %.
Der Wirkungsmechanismus der TCAs in der Behandlung des chronischen SKS ist weiterhin unklar, scheint jedoch unabhängig vom antidepressiven Effekt der Substanz zu sein. Dosierungen, die deutlich unterhalb der antidepressiven Dosis liegen (Amitriptylin: 10–75 mg, antidepressive Wirkung zwischen 150–300 mg), zeigen bereits eindeutige Effekte (Fumal und Schoenen 2008). Die neueren und besser verträglichen selektiven Serotonin-

**Tab. A 3.2:** Überblick über Substanzen, die zur Behandlung des episodischen SKS eingesetzt werden können, Dosierung und Qualität der Studienlage

| **Substanz** | **Dosis** | **Qualität der Studienlage/Evidenz und Empfehlungsstärke** |
|---|---|---|
| Acetylsalicylsäure | 500–1 000 mg | ↑↑, A |
| Paracetamol | 500–1 000 mg | ↑↑, A |
| Ibuprofen | 200–400 mg | ↑↑, A |
| Ketoprofen | 25–50 mg | ↑, A |
| Metamizol | 500–1 000 mg | ↑, A |
| Naproxen | 250–500 mg | ↑, A |
| Ketorolac | 60 mg | ↑, C |
| COX-2-Inhibitoren | | ↑, C |

**Tab. A 3.3:** Überblick über Substanzen und nicht-medikamentöse Verfahren, die zur Behandlung des chronischen SKS eingesetzt werden können; Dosierungen und Qualität der Studienlage

| **Substanz oder Verfahren** | **Dosis** | **Qualität der Studienlage/Evidenz und Empfehlungsstärke** |
|---|---|---|
| Amitriptylin | 10–75 mg | ↑↑, A |
| Doxepin | 10–100 mg | ↑, A |
| Clomipramin | 25–150 mg | ↑, B |
| Imipramin | 30–75 mg | ↑, C |
| Tizanidin | 12–24 mg | ↑, C |
| Ausdauersport | 3 × pro Woche | ↑, B |
| Entspannungstherapie/ Stressbewältigungsverfahren | 2–3 × pro Woche | ↑, B |
| Akupunktur | keine Unterschiede zwischen Akupunktur, Scheinakupunktur und Minimal-Akupunktur | ↔, Studien negativ |
| Botulinumtoxin | Dosierung und Injektionsort nicht standardisiert | Studien negativ |
| Manipulationen an der Wirbelsäule | | Studien negativ |

**Tab. A 3.4:** Typische Nebenwirkungen der trizyklischen Antidepressiva

| Symtom | Unerwünschte Arzneimittelwirkung |
|---|---|
| **Kardiovaskulär** | H: orthostatische Hypotension, Arrhythmien; S: Tachycardie |
| **Zentral** | S: Erregungszustände (insbesondere bei älteren Patienten), leichte extrapyramidale Symptome (Tremor), Schwindel, Angst, Tinnitus, Schlafstörungen, Desorientiertheit, Halluzinationen |
| **Peripher** | S: Polyneuropathie |
| **Anticholinerg** | H: Mundtrockenheit; S: Akkomodationsstörungen, Erhöhung des intraokulären Drucks, Obstipation, Urinretention, arterielle Hypotonie, Schweißausbrüche |
| **Allergisch** | S: Urtikaria, Photosensibilisierung |
| **Hämatologisch** | SS: Agranulozytose, Leukopenie, Eosinophilie, Thrombozytopenie |
| **Gastroenterologisch** | S: Nausea, Erbrechen, Diarrhö, Anorexie |
| **Endokrin** | S: Gewichtszunahme; SS: Gynäkomastie, Galaktorrhö |

H häufig, S selten, SS sehr selten

Wiederaufnahmehemmer (SSRI) wie Citalopram, Fluoxitine oder Paroxetin sind nicht wirksamer als Placebo (Bendtsen et al. 1996; Saper et al. 1994; Foster und Bafaloukos 1994; Langemark und Olesen 1994; Banzi et al. 2015). Mirtazapin (15–30 mg/Tag) und Venlafaxin (150 mg/Tag) waren in je einer placebokontrollierten Studie wirksam (Bendtsen und Jensen 2004; Zissis et al. 2007). Die Kombination von Amitriptylin und Fluoxetin war in der Behandlung von chronischen täglichen Kopfschmerzen nicht wirksamer als eine Monotherapie mit Amitriptylin (Krymchantowski et al. 2002). Die Kombination vom niedrig dosiertem Mirtazapin (4,5 mg) mit Ibuprofen (400 mg) war nicht effektiver als Placebo, so dass auch die Kombination von Thymoleptika mit NSARs (Bendtsen et al. 2007) nicht empfohlen werden kann. Bei Patienten, die offensichtlich eine depressive Begleit-Komponente aufweisen, kann ein Therapieversuch mit einem SSRI durchgeführt werden, sofern ein Therapieerfolg mit einem TCA nicht erreicht werden konnte. Aus der Gruppe der Antikonvulsiva wurde auch Topiramat bei Patienten mit chronischen Spannungskopfschmerzen getestet. Hier zeigte sich (n = 52) in einer offenen Studie eine signifikante Reduktion der Schmerztage sowie der Schmerzintensität (Lampl et al. 2007). Uneinheitlich bleibt die Datenlage zur Verwendung des zentralen alpha-2-Agonisten Tizanidin. Während frühere Studien zunächst eine gute Wirksamkeit in der Behandlung chronischer Spannungskopfschmerzen zeigten (Fogelholm und Murros 1992), die in einer finnischen Multicenter-Studie nicht bestätigt werden konnten (Murros et al. 2000), war Tizanidin nun wiederum in einer amerikanischen placebokontrollierten Studie an 85 Patienten signifikant wirksamer als Placebo (Saper et al. 2002). Allerdings wurden in dieser Studie relativ hohe Dosierungen von bis zu 24 mg (im Mittel 18 mg) verwendet, so dass die unterschiedlichen Ergebnisse möglicherweise durch unterschiedliche Dosierungen erklärbar sind. Studien mit Memantine waren negativ (Lindelof und Bendtsen 2009).

Als Alternative zu einer rein systemisch medikamentösen Therapie berichteten Ende der 1990er-Jahre Fallmitteilungen und zwei kleine Studien über positive Effekte von Botulinumtoxin Typ A-Injektionen in die perikranielle Muskulatur (Carruthers et al. 1999; Relja und Korsic 1999; Smuts et al. 1999). Mehrere größere randomisierte placebokontrollierte Multicenter-Studien konnten diese Berichte jedoch nicht bestätigen (Rollnik et al. 2000; Schulte-Mattler et al. 2004; Silberstein et al. 2006), so dass die Wirksamkeit von Botulinumtoxin in der Therapie des chronischen Spannungskopfschmerzes bezweifelt werden muss.

### *Nicht-medikamentöse Therapie und Prophylaxe des SKS – allgemeine Maßnahmen*

Alle Patienten sollten ausführlich über die Erkrankung aufgeklärt werden. Dies zum einen, um dem Patienten zu zeigen, dass er mit seinen Beschwerden ernst genommen wird, aber auch, um unausgesprochene Ängste zu nehmen, dass hinter den Kopfschmerzen eine schwerwiegende Erkrankung wie ein Hirntumor stehen könnte. Es sollte klar werden, dass es sich um eine unangenehme, aber harmlose Erkrankung handelt, die nicht im engeren Sinne geheilt, aber doch behandelt werden kann.

Verschiedene nicht-medikamentöse Therapieansätze wie kalte und warme Packungen, Ultraschall- und elektrische Stimulation, Haltungsverbesserungen, Entspannung oder auch Ausdauersportprogramme sind untersucht worden (Jensen und Oleson 1995; Carlson und Jensen 2000), wobei die meisten dieser Untersuchungen offene, nicht randomisierte, nicht kontrollierte Studien waren. Mehrere Studien konnten aber insbesondere einen positiven Effekt von Ausdauersportprogrammen auf die Zahl der Kopfschmerztage pro Monate zeigen (Hammil et al. 1996; Torelli et al. 2004). Ausdauersportarten wie Joggen, Schwimmen, Radfahren oder Nordic Walking können damit als nicht-medikamentöse Maßnahmen in der Therapie von Spannungskopfschmerzen empfohlen werden.

Vergleichsweise viele Studien sind zu Muskelentspannungsverfahren mit und ohne EMG-Biofeedback durchgeführt worden. Auch wenn viele dieser Studien methodologische Probleme haben, konnte zumeist eine Reduktion von Schmerzintensität und Schmerzhäufigkeit zwischen 40–60 % erreicht werden (Blanchard et al. 1983; Bussone et al. 1998).

Dabei zeigte sich, dass eine Kombination von Muskelentspannungsverfahren mit EMG-Biofeedback die besten Ergebnisse erbrachte. Eine Metaanalyse dieser Studien kam jedoch zu dem Ergebnis, dass die Studienergebnisse stärker von den Patienten-Charakteristika (Alter, Dauer der Erkrankung etc.) als von Art und Kombination der verwendeten Verfahren abhingen (Bogaards und Kuile 1994). Danach wurden die besten Ergebnisse insbesondere bei jungen Patienten mit einer kurzen Erkrankungsdauer erzielt.

Das inzwischen am weitesten verbreitete Verfahren, insbesondere aufgrund seiner leichten Erlernbarkeit und Anwendbarkeit, ist die progressive Muskelentspannung nach Jacobsen (Jacobsen 1938). Die Patienten lernen dabei zunächst einzelne Muskelgruppen zu kontrahieren und wieder zu entspannen. Danach wird ferner erlernt, diese Übungen auch in stressreichen Situationen anzuwenden. Der Therapeut geht im Rahmen des Stressbewältigungstrainings mit dem Patienten den gesamten Tagesablauf durch, zeigt stresserzeugende Situationen auf und versucht gemeinsam mit dem Patienten spezifische Bewältigungsstrategien zu erarbeiten (Holroyd und Penzien 1994). In einer randomisierten dreiarmigen Studie, in der Stressbewältigungstraining mit der Gabe von trizyklischen Antidepressiva sowie der Kombination aus beiden Komponenten verglichen wurde, erzielte die Kombinationsbehandlung die besten Ergebnisse (Holroyd et al. 2001). Experimentelle fMRI-Studien, die die Aktivität anti-nozizeptiver Zentren im Hirnstamm (PAG) untersuchten, scheinen die Beeinflussbarkeit des schmerzleitenden Systems durch nicht-medikamentöse Strategien dieser Art zu bestätigen (Tracey et al. 2002).

### A 3.1.5 Unwirksame Therapieverfahren

Andere nicht-medikamentöse Verfahren, die zum Teil weit verbreitet sind, wie Psychotherapie, haben sich entweder als unwirksam erwiesen (Holroyd und Penzien 1994) oder sind unzureichend untersucht. Die nicht selten empfohlenen und insbesondere in Deutschland praktizierten »Einrenkmanöver« an der Halswirbelsäule sind inzwischen ebenfalls durch eine kontrollierte Studie untersucht worden. Hier war ein klinischer Effekt von Wirbelsäulenmanipulationen nicht nachweisbar (Bove und Nielsson 1998). Die Stimulation des N. occipitalis erwies sich in einer kontrollierten Studie ebenfalls als unwirksam (Leinisch-Dahlke et al. 2005).

Auch die Akupunktur muss inzwischen per se als unwirksam bzw. als Placeboeffekt betrachtet werden (Metaanalyse bei Melchart et al. 1999) (↓↓). Gleich drei randomisierte, kontrollierte Studien (Akupunktur versus Scheinakupunktur) zeigten, dass ein therapeutischer Effekt der Akupunktur im Vergleich zur Scheinakupunktur unter kontrollierten Bedingungen bei der Behandlung von Spannungskopfschmerzen nicht nachzuweisen ist (Karst et al. 2001; White et al. 2000; Cummings 2001a, 2001b). Eine weitere wichtige Erkenntnis brachte die bisher größte Multicenter-Studie an 28 deutschen Zentren mit 270 Patienten, die als dreiarmige Studie die Wirkung von Akupunktur und minimaler Akupunktur im Vergleich zum Spontanverlauf bei Patienten mit chronischen Spannungskopfschmerzen untersuchte (Melchart et al. 2005). Hier waren Akupunktur und Minimal-Akupunktur über einen Zeitraum von 12 Wochen zwar besser wirksam als keine Intervention, zwischen beiden Verfahren bestanden jedoch hinsichtlich der Wirksamkeit keinerlei Unterschiede, so dass der Effekt der Akupunktur offensichtlich nur auf einem unspezifischen nozizeptiven peripheren Reiz beruht.

## A 3.2 Andere chronische Kopfschmerzen

Während in der ersten Kopfschmerz-Klassifikation der Begriff der chronischen (oder täglichen) Kopfschmerzen nicht enthalten war, wird dieser seit der ICHD-II und jetzt auch in der ICHD-3 identisch für mehrere primäre Kopfschmerzformen (Migräne, Spannungskopfschmerzen, Cluster, paroxysmale Hemikranie) verwendet, um eine episodische, seltener auftretende Variante besser von einer chronifizierten Form abgrenzen zu können. Die chronischen Formen der Migräne, des Clusterkopfschmerzes, der paroxysmalen Hemikranie sowie die des medikamenteninduzierten Kopfschmerzes werden jeweils in eigenen Kapiteln besprochen (**Kap. A 1**, **Kap. A 2** und **Kap. A 4**). Im Folgenden werden daher nur die Hemicrania continua sowie der New daily persistant headache besprochen.

### A 3.2.1 Hemicrania continua

#### A 3.2.1.1 Klinik

*Symptome:* Die Hemicrania continua (HC) ist ein relativ seltener plötzlich auftretender einseitiger (Dauer-)Kopfschmerz mittlerer und nur selten schwerer Intensität. Typischerweise variiert der Schmerz in seiner Intensität, ohne jedoch ganz zu sistieren. Vereinzelt werden die Dauerkopfschmerzen von stich- und stoßartigen Schmerzspitzen, die nicht länger als eine Minute andauern, begleitet. Charakteristisch und Diagnose-sichernd ist jedoch die spontane Rückläufigkeit des Kopfschmerzes nach Gabe von Indometacin, während andere Analgetika und Kopfschmerzspezifische Medikamente wie Ergotamine und Triptane unwirksam sind. Bei mehr als der Hälfte aller bisher beschriebenen Fälle fanden sich ferner autonome Symptome wie Lakrimation, Ptose, konjunktionale Injektion und lokale Schweiß-Sekretion, die in Art der Symptomatik an Clusterkopfschmerzen erinnern, aber nie die dort zu beobachtenden Intensität erreichen. Auch Fremdkörpergefühle im ipsilateralen Auge (»Sand im Auge«) wird häufig berichtet (Übersichten bei Silberstein und Limmroth 2002; Antonaci und Siaastad 2010).

Auch Migräne-artige Symptome werden beschrieben. In einer Gruppe von 46 Patienten mit HC fanden Peres et al. (2001) bei etwa der Hälfte der Fälle mindestens ein Migräne-artiges Symptom wie Übelkeit, Erbrechen, Photo- und Phonophobie. Auch seltene Fälle bilateraler oder Seiten-wechselnder Fälle sind vereinzelt beschrieben worden

(Newman et al. 1994). In ca. dreiviertel aller Fälle kommt es vereinzelt zu einer deutlichen kurzzeitigen (wenige Stunden) Intensivierung der Schmerzsymptomatik, die etwa bei einem Drittel der Patienten auch nachts erfolgt.

*Definition:* Die ersten Beschreibungen der HC erfolgten wahrscheinlich in den frühen 1980er-Jahren, als von verschiedenen Kopfschmerzzentren Cluster-Patienten mit einem einseitigen dauerhaften Kopfschmerz geringerer Intensität beschrieben wurden, die jedoch gut auf Indometacin ansprachen (Medina und Diamond 1981; Sjaastad und Spierings 1984). Die HC war zunächst mit relativ einfachen diagnostischen Kriterien in die ICHD-II von 2004 aufgenommen worden und konnte diagnostiziert werden, wenn die Kriterien erfüllt sind, die in **Kasten A 3.2** dargestellt sind.

**Kasten A 3.2:** Diagnostische Kriterien der Hemicrania Continua (1984)

Der Kopfschmerz besteht für mindestens drei Monate und erfüllt die Kriterien 1 bis 4

1. Alle der folgenden Kriterien werden erfüllt
   - unilateraler Schmerz ohne Seitenwechsel
   - täglicher, durchgehender Kopfschmerz ohne schmerzfreies Intervall
   - moderate Schmerzintensität mit vereinzelten Exazerbationen starker Schmerzzustände
2. Mindestens eines der folgenden autonomen Charakteristika, die während der Schmerzexazerbationen *und* ipsilateral zum Kopfschmerz auftreten
   - conjunctivale Injektion und/oder Lakrimation
   - nasale Verstopfung und/oder Rhinorrhö
   - Ptosis und/oder Miosis
3. Komplette Schmerzreduktion nach der Gabe von Indometacin in therapeutischer Dosierung
4. Nicht durch eine andere Erkrankung verursacht

In der Vorbereitung der ICHD-3 wurden diese Kriterien als zu unspezifisch kritisiert und sind in der ICHD-3 substanziell erweitert worden, wobei nun Kriterien gefordert werden, die vielfach als zu einschränkend bewertet werden (Fredriksen et al. 2014). Es ist daher zu erwarten, dass die derzeit geltenden ICHD-3-Kriterien in einer Revision wieder den ICHD-II-Kriterien angenähert werden. Die derzeit geltende ICHD-3 gibt Kriterien vor, die in **Kasten A 3.3** abgebildet sind.

*Differentialdiagnose:* Die Abgrenzung zum Spannungskopfschmerz erfolgt zum einen aufgrund der Einseitigkeit der Kopfschmerzen, aber auch durch den relativ abrupten Beginn. Auf der anderen Seite erfolgt die Abgrenzung zu den Clusterkopfschmerzen, paroxysmaler Hemikranie und Migräne durch den kontinuierlichen Schmerzcharakter und das spontane Sistieren des Schmerzes nach Indometacin-Gabe.

### A 3.2.1.2 Epidemiologie und Verlauf

*Epidemiologie:* Es handelt sich um eine seltenere Kopfschmerzform, für die bisher keine epidemiologischen Studien vorliegen. Allgemein besteht inzwischen aber Übereinstimmung, dass die Prävalenz eher unterschätzt wird und die Zahl deutlich über den gegenwärtig in der Literatur ca. 150 beschriebenen Fällen liegt (Cittadini und Goadsby 2011). Eine der wenigen Kohorten-Studien ermittelte eine Prävalenz von etwa 0,1–0,5 pro 100 000

**Kasten A 3.3:** Diagnostische Kriterien der Hemicrania Continua (2014)

A. Einseitiger Kopfschmerz, der die Kriterien B bis D erfüllt:
B. Mindestens für 3 Monate bestehend, mit Exzerbationen von moderater bis hoher Intensität
C. Entweder eines oder beide der folgenden Kriterien erfüllt:
   1. Mindestens eins der folgenden Symptome oder Zeichen auf der Kopfschmerzseite
      a. konjunktivale Injektion und/oder Lakrimation
      b. nasale Verstopfung und/oder Rhinorrhoe
      c. Ödem des Augenlids
      d. Schwitzen der Stirn oder des Gesichts
      e. Rötung der Stirn oder des Gesichts
      f. Fremdkörper- oder Dichtegefühl im Ohr
      g. Miosis und/oder Ptosis
   2. Das Gefühl der Ruhelosigkeit oder Agitation, oder Verstärkung des Schmerzes bei Bewegung
D. Guter therapeutischer Effekt auf Indometacin (150–225 mg oral oder 100–200 i. m.)
E. Nicht besser durch andere Kopfschmerzerkrankungen zu erklären.

(Peres et al. 2001). In Kopfschmerz-Referenzzentren beträgt der Anteil aber bis zu 2 % der behandelten Patienten (Cittadini und Goadsby 2011). Das Geschlechtsverhältnis beträgt zu Ungunsten der Frauen – soweit bisher ermittelbar – ca. 2–3 : 1. Anders als bei anderen primären Kopfschmerzformen scheint die HC in allen Lebensabschnitten (Fälle sind zwischen dem 20. und 70. Lebensjahr beschrieben) beginnen zu können.

*Verlauf:* Über den Langzeitverlauf der HC stehen bisher nur wenige Daten zur Verfügung. Soweit aus den bisherigen Fallserien ermittelbar, gibt es variable Verläufe über Jahre und Jahrzehnte ohne Unterbrechungen, aber auch remittierende Verläufe, bei denen die Patienten für Wochen oder Monate ohne Medikamente schmerzfrei sind und dann unter erneuten Schmerzphasen leiden (Newman et al. 1994; Cittadini und Goadsby 2011). Die meisten Patienten jedoch leiden über Jahre hinweg unter einer dauerhaften Verlaufsform. Der erste Patient, der mit einer HC beschrieben wurde, erhielt Indometacin für 19 Jahre ohne Zeichen eines Wirkverlustes (Sjaastad 2006).

### A 3.2.1.3 Therapeutische Prinzipien

Die pathophysiologischen Mechanismen sind bisher unklar geblieben. Weder die Bildgebung in der orbitalen Phlebographie noch Untersuchungen zur Pupillomotorik konnten pathologische Befunde ergeben, die Rückschlüsse auf die pathophysiologischen Mechanismen zuließen. Das gut und prompte Ansprechen auf Indometacin – einem der stärksten COX-1-Inhibitoren – deutet jedoch auf eine entzündliche Genese hin. Die Gabe von Indometacin steht daher auch im Vordergrund aller therapeutischen Maßnahmen.

### A 3.2.1.4 Pragmatische Therapie

*Medikamentöse Therapie:* Die Standarddosierung beträgt 3 × 50 mg Indometacin pro Tag. Vereinzelt sind jedoch auch höhere Dosierungen bis 3 × 100 mg notwendig, um die gewünschten Effekte zu errei-

chen. Bei fehlenden Effekten im Rahmen der Diagnosesicherung sollte daher versucht werden, die maximale Dosis für mindestens 2–3 Tage zu geben, bevor aufgrund einer mangelnden Wirkung die Diagnose verworfen wird. Die meisten Patienten kommen jedoch mit Dosierungen von 100–150 mg/die gut aus. Nicht selten sind die gastro-intestinalen Nebenwirkungen des Indometacins die Dosis-limitierenden Faktoren. Daher sollte Indometacin ggf. mit Magenschutz-Präparaten kombiniert werden. Bei erfolgreicher Gabe von Indometacin sollte dann versucht werden, die Dosierung soweit wie möglich zu reduzieren. Ein erster Auslassversuch kann nach drei Monaten versucht werden. Andere Medikamente sind deutlich weniger wirksam und wesentlich schlechter dokumentiert. Vereinzelten Fallberichten zufolge konnte auch mit hochdosiertem Ibuprofen (800 mg), Piroxicam (40 mg) und Rofecoxib (25 mg) oder Topiramat (Matharu et al. 2005) Behandlungserfolge erzielt werden. Eine kleine Fallserie mit Botulinumtoxin zeigte lediglich eine mäßige Wirksamkeit (Miller et al. 2015). Melatonin in einer Dosis von 3–30 mg war in einer offenen Studie bei 5/11 Patienten wirksam (Rozen 2015).
*Nicht-medikamentöse Therapie:* Keine wirksame bekannt.

## A 3.2.2 New daily persistent headache (NDPH)

### A 3.2.2.1 Klinik

*Symptome:* Diese neue, seltene Entität, ist erstmals in die ICHD-II aufgenommen worden. Sie wurde früher auch »Chronischer Kopfschmerz mit plötzlichem Beginn« oder »Neuer chronischer Kopfschmerz« genannt. Typisch ist ein plötzlich auftretender holokranieller Dauerkopfschmerz (Vanast 1986; Li und Rozen 2002). Der plötzliche Beginn ist dabei derart abrupt, dass Patienten – anders als bei anderen primären Kopfschmerzformen, insbesondere in Abgrenzung zum chronischen Spannungskopfschmerz – meist auf den Tag genau beschreiben können, wann die Symptomatik erstmals aufgetreten ist. Die Schmerzintensität ist moderat, bei ca. 20–30 % der Patienten jedoch stark bzw. intensiver als beim chronischen SKS und der HC. Anders als bei Patienten mit chronischem SKS oder HC ist die Schmerzintensität relativ konstant, ohne Fluktuationen. Bei etwa der Hälfte der Patienten finden sich Begleitsymptome wie Übelkeit, Photo- oder Phonophobie (Li und Rozen 2002).
*Definition:* Die Notwendigkeit, diese Entität zu definieren, ergab sich aus der Beobachtung, dass es Patienten gibt, deren Schmerzsymptomatik zwar den Kriterien eines chronischen Spannungskopfschmerzes entsprach, die jedoch einen plötzlichen und heftigen Beginn der Schmerzen beschrieben. Wichtig zur Abgrenzung ist das Fehlen einer bisherigen (direkten) Kopfschmerzanamnese, insbesondere in den Wochen (drei Monate) vor dem erstmaligen Auftreten der Symptomatik. Organische Ursachen müssen ebenfalls ausgeschlossen sein. Nach der ICHD-3 kann ein NDPH diagnostiziert werden, wenn die in **Kasten A 3.4** genannten Kriterien erfüllt sind.

**Kasten A 3.4:** Diagnostische Kriterien des New Daily Persistent Headache (2014)

Der Kopfschmerz persistiert, täglich seit dem Beginn, der genau erinnerlich ist. Der Schmerz hat keine Migräne-artigen oder Spannungskopfschmerz-artigen Begleitsymptome:

1. Der Kopfschmerz besteht täglich und erfüllt die Kriterien 2 bis 4
2. Spezifischer und klar erinnerlicher Beginn mit Schmerzentstehung, die innerhalb von 24 h dauerhaft wurde
3. Beide der folgenden Kriterien:
   - Photophobie oder Phonophobie oder leichte Übelkeit (nicht mehr als eines)
   - keine moderate oder starke Übelkeit, kein Erbrechen
4. Nicht durch eine andere Erkrankung verursacht

### A 3.2.2.2 Epidemiologie und Verlauf

*Epidemiologie:* Aussagefähige epidemiologische Studien liegen bisher nicht vor. Castillo et al. (1999) fanden in einer Gruppe von 2 000 Patienten zwei Fälle. Bigal et al. (2002) berichteten, dass 10,8 % von 638 Patienten mit chronischen täglichen Kopfschmerzen (chronic daily headache) eigentlich an NDPH litten. Möglicherweise ist der NDPH weiterhin unterdiagnostiziert, dennoch handelt es sich um ein seltenes Krankheitsbild, das seltener ist als Clusterkopfschmerzen oder die HC.
*Verlauf:* Beschreibungen zum spontanen Verlauf des NDPH stehen bisher kaum zur Verfügung. Die Schmerzen können über Monate oder Jahre persistieren, aber auch plötzlich wieder sistieren. Die Prognose erscheint insgesamt jedoch gut. In der initial von Vanast (1986) vorgestellten Kohorte waren immerhin fast 80 % der Patienten nach zwei Jahren wieder kopfschmerzfrei.

### A 3.2.2.3 Therapeutische Prinzipien

Die pathophysiologischen Mechanismen sind hier unklar geblieben. Einige Autoren diskutieren durchgemachte systemische Infektionen als mögliche Ursachen, die jedoch nur anekdotisch zu Therapieansätzen geführt haben. Anders als bei der HC haben hier auch stark anti-inflammatorische Substanzen wie Indometacin keinen Effekt. Auch andere üblicherweise bei Kopfschmerzen Verwendung findende Substanzen, wie Ergotamine oder Triptane sowie die gesamte Gruppe der nicht-steroidalen Antiphlogistika, zeigen hier keinerlei Effekte.

### A 3.2.2.4 Pragmatische Therapie

Medikamentöse Therapie: Einziger therapeutischer Ansatz ist derzeit die Gabe retardierter Opioide. In einer kleinen Gruppe von Patienten ist jedoch auch über eine wirksame Behandlung mit Gabapentin und Topiramat berichtet worden (Rozen 2002). Aus der Vorstellung zugrundeliegender systemischer Infektionen sind vereinzelte Therapieversuche mit Docycylin und Montelucast mit mäßigem Erfolg durchgeführt worden. Erste Behandlungen mit Botulinumtoxin waren ebenfalls nicht aussagekräftig (Nierenburg und Newman 2016). Einzelfallberichte gibt es zur Wirksamkeit von Amitriptylin, Valproinsäure, Baclofen und Botulinumtoxin A.

## Literatur


Antonaci F, Siaastad O. Hemicrania continua. Handbook Clin Neurol 2010; 97: 483–487.

Ashina M, Bendtsen L, Jensen R, Ekman R, Olesen J. Plasma levels of substance P, neuropeptide Y and vasoactive intestinal polypeptide in patients with chronic tension-type headache. Pain 1999; 83: 541–547.

Ashina M, Stallknecht B, Bendtsen L, Pedersen JF, Galbo H, Dalgaard P, Olesen J. In vivo evidence of altered skeletal muscle blood flow in chronic tension-type headache. Brain 2002; 125: 320–326.

Ashina S, Babenko L, Jensen R, Ashina M, Magerl W, Bendtsen L. Increased muscular and cutaneous pain sensitivity in cephalic region in patients with chronic tension-type headache. Eur J Neurol 2005; 12: 543–549.

Banzi R, Cusi C, Randazzo C, Sterzi R, Tedesco D, Moja L. Selective serotonin reuptake inhibitors (SSRIs) and serotonin-norepinephrine reuptake inhibitors (SNRIs) for the prevention of tension-type headache in adults. Cochrane Database Syst Rev 2015; 5: CD011681.

Bendtsen L, Fernández-de-la-Peñas C. The role of muscles in tension-type headache. Curr Pain Headache Rep 2011; 15: 451–458.

Bendtsen L, Jensen R. Mirtazapine is effective in the prophylactic treatment of chronic tension-type headache. Neurology. 2004; 62: 1706–1711.

Bendtsen L, Jensen R, Olesen J. A non-selective (amitriptyline), but no a selective (citalopram), serotonin reuptake inhibitor is effective in the prophylactic treatment of chronic tension-type headache. J Neurol Neurosurg Psychiatry 1996; 61: 285–290.

Bendtsen L, Fumal A, Schoenen J. Tension-type headache: mechanisms. Handbook Clin Neurol 2010; 97: 359–366.

Bendtsen L, Buchgreitz L, Ashina S, Jensen R. Combination of low-dose Mirtazapine and ibuprofen for the prophylaxis of chronic tension-type headache. Eur J Neurol 2007; 14: 187–193.

Bigal ME, Sheftell FD, Rapoport AM. Chronic daily headache in a tertiary care population: correlation between the IHS diagnostic criteria and proposed revisions of criteria for chronic daily headache. Cephalalgia 2002; 22: 432–38

Blachard E, Andrasik F, Arena JG, Neff DF, Jurish SE, Teders SJ, Barron KD und Rodechok LD. Non-pharmacologic treatment of chronic headache; Prediction of outcome. Neurology 1983; 32: 1596–1603.

Bogaards MC, Kuile MM. Treatment of recurrent tension headache: a metaanalytic review. Clin J Pain 1994; 10: 174–190.

Bove G, Nielsson N. Spinal manipulation in the treatment of episodic tension-type headache. A randomized controlled trial. JAMA 1998; 280: 1576–1579.

Bussone G, Grazzi L, DÁmico D, Leone M, Andrasik F. Biofeedback-assisted relaxaton training for young adolescents with tension-type headache: a controlled study. Cephalalgia 1998; 18: 463–467.

Carlsson J, Jensen R. Physiotherapy of tension-type headache. In: Olesen J, Tfelt-Hansen P, Welch KMA (eds.). The Headaches. Philadelphia: Lippincott-Willimas & Williams; 2000. 651–656.

Carruthers A, Langtry JAA, Carruthers J, Robinson G. Improvement of tension-type headache when treating wrinkles with botulinum toxin A injections. Headache 1999; 39: 662–665.

Castillo J, Munoz P, Guitera V, Pascual J. Epidemiology of chronic daily headache in the general population. Headache 1999; 39: 190–196.

Cittadini E, Goadsby PJ. Update on Hemicrania Continua. Curr Pain Headache Rep 2011; 15: 51–56.

Cummings M. No difference between sham and acupuncture in chronic tension type headache. Acupuncture Med 2001a; 19: 51–53.

Cummings M. A coctail stick is as good as brief acupunture in chronic tension type headache. Acupuncture Med 2001b; 19: 54–61.

Dahlöf CGH, Jacobs LD. Ketoprofen, paracetamol and placebo in the treatment of episodic tension-type headache. Cephalalgia 1996; 16: 117–123.

Diamond S, Balm TK, Freitag FG. Ibuprofen plus caffeine in the treatment of tension-type headache. Clin Pharmacol Ther 2000; 68: 312–319.

Diener HC, Limmroth V. A global disorder: Medication overuse headache. Lancet Neurol 2004; 4: 475–483.

Diener HC, Wilkinson M. Drug-Induced Headache. Berlin, Heidelberg, New York: Springer Verlag; 1988.

Fendrich K, Vennemann M, Pfaffenrath V, May A, Berger K, Hoffmann W. Headache among adolesents – the German DMKG headche study. Cephalalgia 2007; 27: 347–354.

Fogelholm R, Murros K. Tizanidine in chronic tension-type headache: A placebo controlled double-blind cross-over study. Headache 1992; 32: 509–513.

Fogelholm R, Murros K. Maprotiline in chronic tension type headache: a double-blind cross-over study. Headache 1985; 25: 273–275.

Foster CA, Bafaloukos J. Paroxetine on the treatment of chronic daily headache. Headache 1994; 34: 587–589.

Fumal and Schoenen J: Tension-type headache: current research and clinical management. Lancet Neurol 2008; 8: 70–83.

Gaist D, Tsiropoulus I, Sindrup SH, Hallas J, Rasmussen BK, Kragstrup J. Inappropriate use of sumatriptan: population based register and interview study. BJM 1998; 316: 1352–1353.

Göbel H, Petersen-Braun M, Soyka D. The epidemiology of headache in Germany: a nationwide survey of a representative sample on the basis of the headache classification of the International Headache Society. Cephalalgia 1994; 14: 79–106.

Grazzi L, Andrasik F, Usai S, Bussone G. Magnesium as a treatment for paediatric tension-type headache: a clinical replication series. Neurol Sci 2005; 25: 338–341.

Headache Classification Committee of the International Headache Society. The International Classification of Headache Disorders, 3rd edition (beta version). Cephalalgia 2013; 33(9): 629–808.

Hammill JM, Cook TM, Rosecrance JC. Effectiveness of a physical therapy regimen in the treatment of tension-type headache. Headache 1996; 36: 149–153.

Harden RN, Rogers D, Fink K, Gracely RH. Controlled trial of ketorolac in tension-type headache. Neurology 1998; 50: 507–509.

Heckman BD, Holroyd KA. Tension type headache and psychiatric comorbidity. Curr Pain Headache Rep 10; 439–447

Holroyd KA, France JL, Nash JM, Hursey KG. Pain state as artifact in the psychological assessment of recurrent headache sufferers. Pain 1993; 53: 229–235.

Holroyd KA, Penzien DB. Psychosocial interventions in the management of recurrent headache disorders: overview and effectiveness. Behav Med 1994; 20: 53–63.

Holroyd KA, Stensland M, Lipchik GL, Hill KR, O'Donnell FS, Cordingley G. Psychosocial correlates and impact of chronic tension-type headache. Headache 2000; 40: 3–16.

Holroyd KA, O'Donnell FS, Stensland M, Lipchik GL, Cordingley G, Carlson BW. Management of chronic tension-type headache with tricyclic antidepressant medication, stress management therapy and their combination. A randomized controlled trial. JAMA 2001; 285: 2208–2215.

Jacobson E. Progressive Relaxation. University of Chicago Press; 1938.

Jackson JL, Shimeall W, Sessums L, Dezee KJ, Becher D, Diemer M et al. Tricyclic antidepressants and headaches: systematic review and meta-analysis. BMJ 2010; 341: c5222.

Jensen R. Pathophysiological mechanisms of tension-type headache: a review of epidemiological and experimental studies. Thesis. Cephalalgia 1999; 19: 602–621.

Jensen R, Olesen J. Is there an effect of physiotherapy in tension-type headache? Cephalalgia 1995; 15: 152.

Karli N, akis N, Zarifoglu M Akgöz S, Irgil E, Ayvacioğlu U, Calişir N, Haran N, Akdoğan O. Headache prevalence in adolescents aged 12 to 17: a student-based epidemiological study in Bursa. Headache 2006; 46: 649–655.

Karst M, Reinhard M, Thum P, Wiese B, Rollnik J, Fink M. Needle acupuncture in tension-type headache: a randomized, placebo-controlled study. Cephalalgia 2001; 21: 637–642.

Krymchantowski AV, Silva MT, Barbosa JS, Alves LA. Amitriptyline versus Amitripyline combined with fluoxetine in the preventative treatment of transformed migraine: a double blind study. Headache 2002; 42: 510–514.

Kubitzek F, Ziegler G, Gold MS. Low dose diclofenac potassium in the treatment of episodic tension type headache. Eur J Pain 7: 155–162.

Lampl C, Marecek S, May A, Bendtsen L. A prospective, open-label long-term study of the efficacy and tolerability of topiramate in the prophylaxis of chronic tension type headache. Cephalalgia 2006; 26: 1203–1208.

Lampl C, Thomas H, Tassorelli C, Katsarava Z, Laínez JM, Lantéri-Minet M, Rastenyte D, Ruiz de la Torre E, Stovner LJ, Andrée C, Steiner TJ. Headache, depression and anxiety: associations in the Eurolight project. J Headache Pain 2016; 17: 59.

Lance JW, Curran DA. Treatment of chronic tension headache. Lancet 1964; I: 1236–1239.

Lange R, Lentz R. Comparison of ketoprofen, ibuprofen and naproxen sodium in the treatment of tension-type headache. Drugs Expt Clin Res 1995; 3: 89–96.

Langemark M, Jensen K, Jensen TS, Olesen J. Pressure pain thresholds and thermal nociceptive thresholds in chronic tension-type headache. Pain 1989; 38: 203–210.

Langemark M, Loldrup D, Bech P, Olesen J. Clomipramine and mianserin in the treatment of chronic tension headache. A double-blind, controlled study. Headache 1991; 30: 118–121.

Langemark M, Bach FW, Ekman R, Olesen J. Increased cerebrospinal fluid met-enkephalin immunoreactivity in patients with chronic tension-type headache. Pain 1995; 63: 103–107.

Langemark M, Olesen J. Effervescent ASA versus solid ASA in the treatment of tension headache. A double-blind, placebo controlled study. Headache 1987; 27: 90–95.

Langemark M., Olesen J. Sulpiride and paroxetine in the treatment of chronic tension-type headache. An explanatory double-blind trial. Headache 1994; 34: 20–24.

Lebedeva ER, Kobzeva NR, Gilev D, Olesen J. Prevalence of primary headache disorders diagnosed according to ICHD-3 beta in three different social groups. Cephalalgia 2016; 36: 579–588.

Leinisch-Dahlke E, Jurgens T, Bogdahn U, Jakob W, May A. Greater occipital nerve block is ineffective in chronic tension type headache. Cephalalgia 2005; 25: 704–708.

Li D, Rozen TD. The clinical characteristics of new daily persistent headache. Cephalagia 2002; 22: 66–69.

Lindelof K, Bendtsen L. Memantine for prophylaxis of chronic tension-type headache – a double-blind, randomized, crossover clinical trial. Cephalalgia 2009; 29: 314–321.

Limmroth V, Kazarawa Z, Fritsche G, Przywara S, Diener H-C. Features of medication overuse headache following overuse of different acute headache drugs. Neurology 2002; 59: 1011–1014.

Lyngberg AC, Rasmussen BK, Jorgensen T, Jensen R. Has the prevalence of migraine and tension-type headache changed over a 12-year period? A Danish population survey. Eur J Neurol 2005; 12: 543–549.

Martinez-Martin P, Raffaelli E, Titus F, Despuig J, Fragoso YD, Diez-Tejedor E, Liano H, Leira R, Cornet ME, van Toor BSJ, Camara J, Peil H, Vix JM, Ortiz P and the Cooperative Study group. Efficacy and safety of metamizol va. Acetylsalicylic acid in patients with moderate episodic tension-type headache: a randomised, doubleblind, placebo- and active controlled multicenter study. Cephalalgia 2001; 21: 604–610.

Matharu MS, Bradbury P, Swash M. Hemicrania continua: side alteration and response to topiramate. Cephalalgia 2005; 26: 341–344.

Medina J, Diamond S. Cluster headache variant. Spectrum of a new headache syndrome. Arch Neurol 1981; 38: 705–709.

Melchart D, Linde K, Fischer P, White A, Allais G, Vickers A, Berman B. Acupuncture for recurrent headaches: a systematic review of randomized controlled trials. Cephalalgia 1999; 19: 779–786.

Melchart D, Streng A, Hoppe A, Brinkhaus B, Witt C, Wagenpfeil S et al. Acupuncture in patients with tensiontype headache: a randomized controlled trial. BMJ 2005; 331: 376–382.

Migliardi JR, armellino JJ, Friedman M. caffeine as an analgesic adjuvant in tension headache. Clin Pharmacol Ther 1994; 56: 576–586.

Miller S, Correia F, Lagrata S, Matharu MS. OnabotulinumtoxinA for hemicrania continua: open label experience in 9 patients. J Headache Pain 2015; 16: 19–23.

Mitsikostas DD, Gatzonis S, Thomas A, Ilias A. Buspirone vs amitriptyline in the treatment of chronic tensiontype headache. Acta Neurol Scand 1997; 96: 247–251.

Mitsikostas DD, Thomas AM. Comorbidity of headache and depressive disorders. Cephalalgia 1999; 19: 211–217.

Morland TJ, Storli OV, Mogstad TE. Doxepin in the prophylactic treatment of mixed »vascular« and tension headache. Headache 1979; 19: 382.

Murros K, Kataja M, Hedman C, Havanka H, Säkö E, Färkkilä M, Peltola J, Keränen T, for the Finnish Sirdalud Study Group. Modified-release formulation of tizanidine in chronic tension-type headache. Headache 2000; 40: 633–637.

Newman LC, Lipton RB, Solomon S. Hemicrania continua: ten new cases and a review of the literature. Neurology 1994; 44: 2111–2114.

Nierenberg H, Newman LC. Update on New Daily Persistant headache. Curr Treat Options Neurol 2016; 16: 25. doi: 10.1007/s11940-016-0408-3.

Östergaard S, Russell MB, Bendtsen L, Olesen, J. Increased familial risk of chronic tension-type headache. BMJ 1997; 314: 1092–1093.

Olesen J, Bousser M-G, Diener H, Dodick D, First M, Goadsby P, Göbel H, Lainez M, Lance J, Lipton R, Nappi G, Sakai F, Schoenen J, Silberstein S, Steiner T, for the International Headache Society. The International Classification of Headache Disorders. 2nd Edition. Cephalalgia 2004; 24 (Suppl 1): 1–160.

Packman B, Packman E, Doyle G, Cooper S, Ashraf E, Koronkiewicz K, Jayawardena S. Solubilized ibuprofen: evaluation of onset, relief and safety of a novel formulation of the treatment of episodic tension-type headache. Headache 2000; 40: 561–567.
Packman E, Packman B, Thurston H, Tseng L. Lumiracoxib is effective in the treatment of episodic tension-type headache. Headache 2005; 45: 1163–1170.
Packman E, Leyva R, Kellstein D. Onset of analgesia with ibuprofen sodium in tension-type headache: a randomized trial. J Pharm Health Care Sci 2015; 1: 13.
Peres MF, Silberstein SD, Nahmias S, Shechter AL, Youssef I, Rozen TD, Young WB. Hemicrania continua is not that rare. Neurology 2001; 57: 948–951.
Prior MJ, Cooper KM, May LG. Efficacy and safety of acetaminophen and naproxen in the treatment of tension type headache. A randomized, double-blind, placebo-controlled trial. Cephalalagia 2002; 22: 740–748
Rasmussen BK, Jensen R, Schroll M, Olesen J. Epidemiology of headache in a general population – A prevalence study. J Clin Epidemiol 1991; 44: 1147–1157.
Relja M, Korsic M. Treatment of tension-type headache by injections of botulinum toxin type A: a double-blind, placebo controlled study. Neurology 1999; 52: A203.
Rollnik JD, Tanneberger O, Schubert M, Schneider U, Dengler R Treatment of tension-type headache with botulinum toxin type A: a double-blind, placebo-controlled study. Headache 2000; 40: 300–305.
Rozen TD. Successful treatment of new daily persistent headache with gabapentin and topiramate. Headache 2002; 42: 433.
Rozen TD. How effective is melatonin as a preventive treatment for hemicrania continua? A clinic-based study. Headache. 2015; 55(3): 430–436.
Russel MB, Saltyte-Benth J, Levi N. Are infrequent episodic, frequent episodic and chronic tension-type headache inherited? A population-based study of 11199 twin pairs. J Headache Pain 2006a; 7: 119–126.
Russel MB, Levi N, Saltyte-Benth J. Tension-type headache in adolescents and adults: A population-based study of 33764 twins. Eur J Epidemiology 2006; 21: 153–160.
Sargent JD, Peters K, Goldstein J, Madison DS und Solbach P. Naproxen sodium for muscle contraction headache treatment. Headache 1988; 28: 180–182.
Saper JR, Lake AE, Cantrell DT, Winner PK, White JR. Chronic daily headache prophylaxis with tizanidine: a double blind, placebo-controlled, multicenter outcome study. Headache 2002; 423: 470–482.
Saper JR, Silberstein SD, Lake AE, Winters ME. Double-blind trial of fluoxetine: chronic daily headache and migraine. Headache 1994; 34: 497–502.
Schachtel BP, Thoden WR, Konerman JP. Headache pain model for assessing and comparing the efficacy of over-the-counter analgesic agents. Clin Pharmacol Ther 1991; 50: 322–329.
Scher AI, Lipton RB, Stewart WF, Bigal M. Patterns of medication use by chronic and episodic headache sufferers in the general population: results from the frequent headache epidemiology study. Cephalalgia 2010; 30: 321–328.
Schmidt-Wilcke T, Leinisch E, Straube A, Kampfe N, Draganski B, Diener HC, Bogdahn U, May A. Gray matter decrease in patients with chronic tension type headache. Neurology. 2005; 65: 1483–1486.
Schramm SH, Obermann M, Katsarava Z, Diener H, Moebus S, Yoon MS. Epidemiological profile of patients with chronic migraine and chronic tension type headache. J Headache Pain 2013; 14: 40–46.
Schulte-Mattler WJ, Krack P; BoNTTH Study Group. Treatment of chronic tension-type headache with botulinum toxin A: a randomized, double-blind, placebo-controlled multicenter study. Pain 2004; 109: 110–114.
Schwartz BS, Stewart WF, Simon D, Lipton RB. Epidemiology of tension-type headache. JAMA 1998; 279: 381–383.
Silberstein SD, Gobel H, Jensen R, Elkind AH, Degryse R, Walcott JM, Turkel C. Botulinum toxin type A in the prophylactic treatment of chronic tension type headache: a multicentre double-blind, randomized, placebo-controlled, parallel-group study. Cephalalgia 2006; 26: 790–800.
Sjaastad O, Spierings EL. »Hemicrania continua«: Another headache, absolutely responsive to indomethacine. Cephalalgia 1984; 4: 65–70.
Sjaastad O. Chronic paroxysmal hemicrania, hemicrania continua and SUNCT: the fate of the first three patients. J Headache Pain 2006; 7: 151–156.
Smuts JA, Baker MK, Smuts HM, Stassen JMR, Rossouw E, Barnard PWA. Prophylactic treatment of chronic tension-type headache using botulinum toxin type A. Eur J Neurol 1999; 6: 99–102.
Steiner TJ, Lange R. Ketoprofen (25 mg) in the symptomatic treatment of episodic tension-type headache: double-blind placebo-controlled comparison with acetaminophen (1 000 mg). Cephalalgia 1998; 18: 38–43.
Steiner TJ, Lange R, Volker M. Aspirin versus paracetamol versus placebo in the treatment of episodic tension type headache (eTTH). Cephalalgia 2002; 22: 9–12.
Stephens G, Derry S, Moore RA. Paracetamol (acetaminophen) for acute treatment of episodic tension-type headache in adults. Cochrane Database Syst Rev 2016; 6: CD011889. doi: 10.1002/14651858.CD011889.pub2.
Takeshima T, Ishizaki K, Fukuhara Y. Population-based door-to-door survey of migraine in Japan. The Daisen Study. Headache 2004; 44: 8–19.
Torelli P, Jensen R, Olesen J. Physiotherapy for tension-type headache: a controlled study. Cephalalgia 2004; 24: 29–36.
Tracey I, Ploghaus A, Gati JS, Clare S, Smith S, Meron RS, Matthews PM. Imaging attentional modulation of pain in the periaqueductal gray in humans. J Neurosci 2002; 22: 2748–2752.
Vanast WJ. New daily persistent headaches: definition of a benign syndrome. Headache 1986; 26: 317.
Van Gerven JMA, Schoemaker RC, Jacobs LD, Reints A, Owersloot van der Meij M J, Hoedemaker HG. Self-medication of a single episode of tension-type headache with ketoprofen, ibuprofen and placebo, home-monitored with an electronic patient diary. Br J Clin Pharmacol 1996; 42: 475–481.
White AR, Resch KL, Chan JCK, Norris CD, Modi SK, Patel JN, Ernst E. Acupuncture for episodic tension-type headache: a multicentre randomized controlled trial. Cephalalgia 2000; 20: 632–637.
Yoon MS, Katsarava Z, Obermann M, Fritsche G, Oezyurt M, K. Kaesewinkel K, Katsarova A, Santowski I, Diener H, Moebus S. Prevalence of primary headaches in Germany: results of the German Headache Consortium Study. J Headache Pain 2012; 13: 215–223.
Zissis NP, Harmoussi S, Vlaikidis N, Mitsikostas D, Thomaidis T, Georgiadis G et al. A randomized, double-blind, placebo-controlled study of venlafaxine XR in out-patients with tension-type headache. Cephalalgia 2007; 27(4): 315–324.

# A 4 Kopfschmerz, zurückzuführen auf eine Substanz oder deren Entzug

*von Z. Katsarava und H.-C. Diener*

Kopfschmerzen, die mit akuter oder chronischer Medikamenteneinnahme verbunden sind bzw. davon ausgelöst werden, gelten als sekundäre Kopfschmerzen und werden von der Internationalen Kopfschmerzgesellschaft (International Headache Society, IHS) unterteilt in a) Kopfschmerz, induziert durch eine akute Medikamenteneinnahme bzw. Substanzexposition, b) Kopfschmerz bei Medikamentenübergebrauch und c) Kopfschmerz, zurückzuführen auf den Entzug einer Substanz (IHS 2013).
In diesem Kapitel werden die Abschnitte »Kopfschmerz bei Medikamentenübergebrauch« und »Kopfschmerz zurückzuführen auf den Entzug einer Substanz« aufgrund klinischer und pathophysiologischer Gemeinsamkeiten zusammen abgehandelt.

## A 4.1 Kopfschmerz, induziert durch akute Medikamenteneinnahme bzw. eine Substanzexposition

Bei akuten medikamenteninduzierten Kopfschmerzen werden verschiedene Zeitgänge des Auftretens der Kopfschmerzen unterschieden – akut oder verzögert. Bestimmte Medikamentenklassen werden dabei aufgrund ihres Mechanismus, der Häufigkeit oder der Kopfschmerzcharakteristika besonders hervorgehoben (Stickoxid [NO]-Donatoren, Phosphodiesterase [PDE]-Hemmer, Calcitonin-Gene-Related-Peptide/CGRP, exogene Hormone). Die Mechanismen des akuten medikamenteninduzierten Kopfschmerzes sind angesichts der Vielfalt der Medikamente sowie der unterschiedlichen und zum Teil unklaren pharmakologischen Wirkprofile entsprechend heterogen. Erwähnenswert ist hierbei eine allgemein erhöhte Suszeptibilität von Migränepatienten, insbesondere gegenüber bestimmten Substanzen wie NO bzw. CGRP, sodass NO-Donatoren sowie CGRP im Experiment zum Auslösen von migräneartigen Kopfschmerzen eingesetzt werden (Übersicht über experimentelle humane Migränemodelle in Schytz et al. 2010). Die Kopfschmerzsemiologie, auch wenn durch die IHS bereits vordefiniert, spielt bei der diagnostischen Zuordnung eines durch akute Medikamenteneinnahme induzierten Kopfschmerzes eine untergeordnete Rolle. Die Einnahme verschiedener Medikamente kann zu ganz unterschiedlichen Kopfschmerzen führen, die einem Migränephänotyp, einem Spannungskopfschmerz oder gar einem Clusterkopfschmerz ähnlich sein können. Entscheidend ist der zeitliche Zusammenhang zwischen der Medikamenteneinnahme bzw. Substanzexposition und dem Auftreten von Kopfschmerzen.

## A 4.2 Kopfschmerz bei Medikamentenübergebrauch und Kopfschmerz, zurückzuführen auf den Entzug einer Substanz

Den früher gebrauchten Begriff »chronischer medikamenteninduzierter Kopfschmerz« hat die Internationale Kopfschmerzgesellschaft durch den neuen Begriff »Medikamentenübergebrauchskopfschmerz« (MÜKS; »medication overuse headache«, MOH) ersetzt. Nach der aktuellen Definition ist MÜKS chronischer (15 Tage/Monat) Kopfschmerz, der infolge einer regelmäßigen (an 15 Tagen/Monat, seit > 3 Monaten) Medikamenteneinnahme (Medikamentenübergebrauch) entsteht oder sich deutlich verschlechtert. Diese revidierte Klassifikation der Internationalen Kopfschmerzgesellschaft unterscheidet den MÜKS, ausgelöst durch den Übergebrauch einfacher Analgetika bzw. deren Kombinationen (z. B. mehrere einfache Analgetika oder Analgetika in Kombination mit Koffein) oder anderen Substanzen wie Ergotaminen, Triptanen und Opioiden (**Kasten A 4.1**; IHS 2013).

**Kasten A 4.1:** Diagnostische Kriterien der Internationalen Kopfschmerzgesellschaft (IHS) für den Kopfschmerz bei Medikamentenübergebrauch

a) Kopfschmerz an ≥ 15 Tagen/Monat
b) Übergebrauch jeglicher Schmerzmittel seit > 3 Monaten
   an ≥ 10 Tagen pro Monat für:
   - Ergotamin
   - Triptane
   - Opioide
   - Kombinationsanalgetika
   
   an ≥ 15 Tagen pro Monat für:
   - einfache Analgetika
   
c) Entwicklung oder deutliche Zunahme der Kopfschmerzhäufigkeit während des Schmerzmittelübergebrauchs

Der *Entzugskopfschmerz* entsteht infolge des Entzuges einer Substanz wie z. B. Koffein, Östrogen oder einer Schmerzmedikation wie Analgetika, Triptane oder Opioide und bildet sich nach einer gewissen Zeit komplett zurück. Häufig und daher klinisch relevant sind Kopfschmerz beim Koffein- bzw. Östrogenentzug bzw. Entzugskopfschmerz beim Schmerzmittelübergebrauch. Koffeinentzugskopfschmerz entsteht typischerweise beim Entzug einer regelmäßigen Koffeineinnahme von > 200 mg/Tag für > 2 Wochen und dauert ca. 7 Tage an. Entzug einer regelmäßigen Einnahme von Östrogenpräparaten über mehr als 3 Wochen kann ebenfalls Kopfschmerz bzw. eine Migräneattacke auslösen. Diese beginnt typischerweise innerhalb von 5 Tagen und dauert ca. 3 Tage an (IHS 2013). Klinische Merkmale und Therapieoptionen eines Entzugskopfschmerzes infolge eines Schmerzmittelübergebrauchs werden unten abgehandelt.

## A 4.2.1 Klinik

Die Patientenpopulation mit MÜKS umfasst überwiegend Frauen (F : M = 3,4–4 : 1) und ist im Durchschnitt 40 Jahre alt. (Scher et al. 2010; Straube et al. 2010). Die Dauer der Kopfschmerzerkrankung insgesamt beträgt typischerweise ca. 20 Jahre, wobei die Patienten in den zurückliegenden 5–6 Jahren nahezu tägliche Kopfschmerzen beklagen (Diener et al. 1999). Die Zusammensetzung der Medikamenteneinnahme bzw. des Medikamentenübergebrauchs ist länderspezifisch und entspricht naturgemäß dem Spektrum, was im jeweiligen Land zur Therapie von Migräne bzw. Kopfschmerzen eingesetzt wird. In Deutschland handelt es sich überwiegend um einfache- oder koffeinhaltige Analgetika oder Triptane (Straube et al. 2010), in den USA überwiegen Analgetika, wobei die Einnahme von barbiturathaltigen Analgetika und Opioiden deutlich häufiger vorkommt (Scher et al. 2010). In Entwicklungsländern werden überwiegend Kombinationsanalgetika und Ergotamine eingenommen und übergebraucht (Katsarava et al. 2009).

Die Semiologie des MÜKS ist sehr polymorph und wahrscheinlich nicht einheitlich. In einer eigenen prospektiven Studie fanden wir, dass Patienten mit einem Analgetikaübergebrauch eher einen diffusen holokraniellen dumpf-drückenden Kopfschmerz ohne vegetative Begleiterscheinungen entwickelten. Im Gegensatz dazu erzeugten Triptane einen täglichen migräneartigen Kopfschmerz, der morgens auftrat, nach der Triptaneinnahme rasch verschwand und nach einigen Stunden bzw. am nächsten Tag wieder erschien. Bei einigen Patienten mit Triptanübergebrauch kam es ausschließlich zu einer Zunahme der Migräneattackenfrequenz. In einer französischen Studie zeigte sich ebenfalls, dass der Phänotyp eines MÜKS bei Patienten mit einem Triptanübergebrauch eher einem Migränetyp entspricht (Creach et al. 2009). Ergotamininduzierter Kopfschmerz kommt in Deutschland mittlerweile so gut wie gar nicht mehr vor.

## A 4.2.2 Epidemiologie und Verlauf

Epidemiologische Studien zeigen, dass chronischer Kopfschmerz und MÜKS weltweit ein großes sowohl medizinisches als auch sozioökonomisches Problem darstellen. Die Häufigkeit chronischer Kopfschmerzen liegt weltweit bei etwa 3–4 %, wobei ein Drittel der Betroffenen an einem Medikamentenübergebrauchskopfschmerz leidet (Castillo et al. 1999; Colas et al. 2004; Lanteri-Minet et al. 2003; Lu et al. 2001; Lucas et al. 2004; Prencipe et al. 2001; Scher et al. 1998; Übersicht siehe Stovner et al. 2007). In spezialisierten Kopfschmerzambulanzen liegt die Häufigkeit von chronischen Kopfschmerzen bei ca. 25 % (Zeeberg et al. 2006). Beim Verlauf des MÜKS soll zwischen einem Spontanverlauf und einem Verlauf nach einer Entzugsbehandlung unterschieden werden. Ergebnisse von großen prospektiven populationsbasierten Kohortenstudien deuten darauf hin, dass jährlich ca. 2 % der Menschen mit episodischen (15 Tage/Monat) Kopfschmerzen chronische (≥ 15 Tage/Monat) Kopfschmerzen entwickeln (Scher et al. 2003). Diese Zahl ist jedoch mit Vorsicht zu betrachten, da bei der Mehrzahl der Betroffenen die Kopfschmerzen ziemlich rasch wieder in der Frequenz abnehmen. Es scheint so zu sein, dass die Kopfschmerzfrequenz bei Patienten sowohl mit Migräne als auch mit Spannungskopfschmerz einer beträchtlichen Fluktuation unterliegt.

Die Ergebnisse vieler Verlaufsstudien nach einer Entzugsbehandlung zeigen, dass ca. 30–40 % der Patienten mit MÜKS in einem Zeitraum von 0,5–6 Jahren nach einer zunächst erfolgreichen Entzugsbehandlung einen Rückfall erleiden. Die Rückfallquoten liegen im ersten Jahr nach Entzugsbehandlung im Durchschnitt bei 20–30 % (Katsarava et al. 2003; Grazzi et al. 2002; Zidverc-Trajkovic et al. 2007; Sances et al. 2010). Weitere Studien mit einer Betreuung der Patienten bis zu 6 Jahre nach dem Entzug zeigen Rückfallquoten von zwischen 30–40 % (Diener et al. 1989; Baumgartner et al. 1989; Pini et al. 2001; Tribl et al. 2001; Katsarava et al. 2005). Dies deutet darauf hin, dass, wie bei anderen Abhängigkeiten, im ersten Jahr nach dem Entzug die größte Rückfallgefahr besteht. Als Prädiktoren für den Rückfall konnten Spannungskopfschmerz als primärer Kopfschmerz sowie der Missbrauch mit Kombinationspräparaten nachgewiesen werden (Diener et al. 1999; Katsarava et al. 2005; Suhr et al. 1999).

## A 4.2.3 Therapeutische Prinzipien

Die Genese des MÜKS ist weitgehend unbekannt. Wahrscheinlich sind verschiedene Mechanismen an der Entwicklung eines Medikamentenmissbrauchs und eines MÜKS beteiligt. Offenbar spielt die genetische Disposition eine Rolle. Ein Grund für diese Annahme ist die Tatsache, dass Patienten mit Migräne und Spannungskopfschmerz ein höheres Risiko haben, einen MÜKS zu entwickeln (Bahra et al. 2003). Die Ergebnisse von mehreren prospektiven Kohortenstudien zu den Risiken und Mechanismen der Entwicklung von chronischen Kopfschmerzen deuten darauf hin, dass eine hohe Grundaktivität der primären Kopfschmerzerkrankung (sprich hohe Attackenfrequenz per se) und Medikamentenübergebrauch, insbesondere von barbiturat- und opiathaltigen Schmerzmitteln wahrscheinlich die wesentlichen Risikofaktoren der Kopfschmerzchronifizierung sind (Zwart et al. 2003; Katsarava et al. 2004; Bigal et al. 2008). Ein wichtiger, den Medikamentenmissbrauch fördernder Faktor ist der Entzugskopfschmerz selbst. Wenn der Patient von sich aus die Schmerzmitteleinnahme zu reduzieren versucht, erlebt er eine akute Verschlechterung des Kopfschmerzes. Unter

psychologischen Aspekten ist das jeweils neue Erleben einer Schmerzreduktion durch die Schmerzmitteleinnahme eine positive Konditionierung. Viele Patienten berichten auch, Schmerzmittel prophylaktisch bei bevorstehenden Arbeits oder gesellschaftlichen Verpflichtungen einzunehmen.
Die genaue Pathophysiologie des Medikamentenübergebrauchskopfschmerzes bleibt somit unklar. Aus vielen human- und tierexperimentellen Studien lassen sich lediglich einige weinige fundierte Schlussfolgerungen ableiten. Zum einen verdeutlichen sowohl Bildgebungsverfahren als auch elektrophysiologische Untersuchungsmethoden, dass bei Patienten mit einem MÜKS eine transiente Fazilitierung des trigeminalen Schmerzsystems bzw. eine Veränderung der gesamten Schmerzmatrix vorliegt, die sich nach einer erfolgreichen Entzugsbehandlung zurückbildet (Ayzenberg et al. 2006; Fumal et al. 2006). Diese Veränderungen sind jedoch keinesfalls spezifisch für MÜKS und lassen sich auch bei anderen chronischen Schmerzzuständen nachweisen (de Tommaso et al. 2003, 2010; Obermann et al. 2009). Welche Rezeptoren hierbei eine führende Rolle spielen, ist unklar, wobei vieles dafür spricht, dass Serotonin 2A-Rezeptoren (Srikiatkhachorn et al. 1996, 1998, 2000) sowie das NO System (De Felice et al. 2010) an diesen Prozessen mitbeteiligt sind.

## A 4.2.4 Pragmatische Therapie

Methode der Wahl zur Therapie des MÜKS ist der Entzug der missbrauchten Substanzen (↑, A). Die heute übliche Entzugsbehandlung besteht aus einem abrupten Absetzen der Schmerzmedikation unter ambulanten, tagesklinischen oder stationären Bedingungen. Die Deutsche Gesellschaft für Neurologie sowie die Deutsche Migräne und Kopfschmerzgesellschaft empfehlen eine ambulante oder tagesklinische Behandlung, wenn Patienten keine Opioide oder Tranquilizer einnahmen, hoch motiviert sind, der MÜKS weniger als zwei Jahre besteht und eine gute familiäre Unterstützung zu erwarten ist. Ein stationärer Entzug wird empfohlen, wenn der MÜKS langjährig besteht, psychotrope Substanzen (Schlafmittel, Tranquilizer, Anxiolytika), kodeinhaltige Analgetika oder Opioide gebraucht wurden, der Patient bereits erfolglose Selbstentzüge versucht hat, eine Depression vorliegt oder die Familienverhältnisse wenig unterstützend anmuten (Straube et al. 2008) (↔, A).
Die Behandlung, sowohl ambulant als auch stationär, beginnt immer mit einer Aufklärung des Patienten darüber, dass Medikamentenübergebrauch unbedingt vermieden werden soll und eine adäquate prophylaktische Behandlung des zugrunde liegenden Kopfschmerzes, Migräne und/oder Spannungskopfschmerzes erforderlich ist. In mehreren Studien zeigte sich, dass lediglich eine Patientenaufklärung über den Medikamentenübergebrauch als Ursache der Kopfschmerzchronifizierung sowie die Empfehlung, den Schmerzmittelgebrauch einzustellen, einen deutlichen therapeutischen Effekt hatte und sogar einer intensiven psychologischen Mitbegleitung nicht unterlegen war (Fritsche et al. 2010; Rossi et al. 2006, 2010; Grande et al. 2011) (↑↑, A).
Generell gilt die Meinung, dass die Therapie der Patienten mit MÜKS multimodal, inklusive medizinischer, psychologischer und physiotherapeutischer Mitbetreuung geführt werden soll. Eine Evidenz für eine solche kostenintensive Behandlung ist bislang jedoch nicht gegeben. Im Gegenteil, eine große multizentrische, randomisierte Studie mit 6-monatiger Nachuntersuchung aus Norwegen zeigte, dass eine strukturierte Behandlung von MÜKS-Patienten im hausärztlichen Bereich erfolgreich sein kann (Kristoffersen et al. 2016). Eine ältere deutsche Studie zeigte, dass eine stationäre Entzugsbehandlung einer ambulanten Therapie nicht überlegen ist (Suhr et al. 1999) (↔).
In den ersten 2–6 Tagen erleiden Patienten Entzugssymptome wie verstärkten Kopfschmerz, Übelkeit, arterielle Hypotonie, Tachykardie, Schlafstörungen, Unruhe, Angst und Nervosität. In der Regel steigt die Intensität des Entzugskopfschmerzes in den ersten Tagen nach dem Entzugsbeginn an, um sich dann wieder ab dem 6.–8. Tag zurückzubilden, wobei Patienten mit einem Triptanübergebrauchskopfschmerz einen kürzeren und leichteren Entzug haben (Katsarava et al. 2001). Zur Behandlung dieser Entzugssymptome und vor allem des Entzugskopfschmerzes sind unterschiedliche Überbrückungstherapien vorgeschlagen worden. Hering und Steiner empfahlen Naproxen in Kombination mit Amitriptylin (Hering et al. 1991) (↑). Die in den initialen offenen Studien postulierte Wirksamkeit von Kortison zur Behandlung des Entzugskopfschmerzes (Krymchantowski et al. 2000) hat sich in der nachfolgenden placebokontrollierten Studie nicht bewahrheitet (Boe et al. 2007; Rabe et al. 2013). Ein Behandlungsversuch ist gerechtfertigt, wenn die übrigen therapeutischen Maßnahmen nicht wirksam sind (↔, C).
Gleichzeitig mit der Entzugsbehandlung (**Kasten A 4.2**) soll eine prophylaktische Therapie des zugrunde liegenden Kopfschmerzes eingeleitet werden (Hagen et al. 2009) (↑, B). Zwei große randomisierte placebokontrollierte Studien wiesen die Wirksamkeit von Topiramat (Topamax®, Diener et al. 2009) und Onabotulinumtoxin A (BOTOX®, Dodick et al. 2010) bei chronischer Migräne mit und ohne Medikamentenübergebrauch nach (↑↑, A).

Unter Experten umstritten ist das optimale Vorgehen bzgl. der Einleitung einer prophylaktischen Therapie in Bezug zum Zeitpunkt des Medikamentenentzugs. Prinzipiell ist es möglich, Patienten mit MÜKS über den Krankheitsmechanismus aufzuklären und sie aufzufordern, die Einnahme des übergebrauchten Medikamentes zu reduzieren. Zeitgleich kann eine Prophylaxe mit Topiramat (2 × 50 mg) oder Botulinumtoxin (155 IU, 31 Injektionsstellen) begonnen werden. Kommt es dann nach drei Monaten nicht zu einer Reduktion der Kopfschmerztage unter 15/Monat oder reduzieren sich die Tage, an denen spezifische Migränemittel eingenommen werden nicht auf < 10, so wird ein formaler Medikamentenentzug durchgeführt. Die Alternative ist grundsätzlich, zuerst einen Medikamentenentzug durchzuführen mit der Einleitung einer medikamentösen und nicht-medikamentösen Prophylaxe.
Nach dem Entzug sollte der Patient ein Kopfschmerztagebuch führen und seine Medikamenten-

einnahme kontrollieren. Die Anzahl der Einnahmetage sollte für Schmerzmittel 15 Tage und für Triptane 10 Tage pro Monat nicht überschreiten.

**Kasten A 4.2:** Pragmatisches Vorgehen beim Medikamentenübergebrauchskopfschmerz

1. Aufklärung des Patienten
2. Abruptes Absetzen aller Schmerzmittel
3. Behandlung der Entzugssymptomatik
   - Gegen Übelkeit und Erbrechen
     - Domperidon 3 × 1 Tablette/Tag (10 mg)
   - Gegen Entzugskopfschmerz
     - nichtsteroidales Antirheumatikum, z. B. 2 × 500 mg Naproxen (↑)
     - Kortison z. B. 100 mg über 5 Tage (↔)
     - bei starken Kopfschmerzen 500–1 000 mg Acetylsalicylsäure i. v. (Aspisol®)
4. Prophylaxe des primären Kopfschmerzes (Migräne bzw. Spannungskopfschmerz)
5. Verhaltenstherapeutische Begleittherapie

## Literatur

Abu-Arefeh J, Russel G. Prevalence and migraine in schoolchildren. BMJ 1994; 309: 765–769.

Ayzenberg I, Obermann M, Nyhuis P, Gastpar M, Limmroth V, Diener HC, Kaube H, Katsarava Z. Central sensitization of the trigeminal and somatic nociceptive systems in medication overuse headache mainly involves cerebral supraspinal structures. Cephalalgia 2006; 26: 1106–1114.

Bahra A, Walsh M, Menon S, Goadsby PJ. Does chronic daily headache arise de novo in association with regular use of analgesics? Headache 2003; 43: 179–190.

Baumgartner C, Wessely P, Bingol C, Maly J, Holzner F. Longterm prognosis of analgesic withdrawal in patients with drug-induced headaches. Headache 1989; 29: 510–514.

Bigal ME, Serrano D, Buse D, Scher A, Stewart WF, Lipton RB. Acute migraine medications and evolution from episodic to chronic migraine: a longitudinal population-based study. Headache 2008; 48: 1157–1168.

Boe MG, Mygland A, Salvesen R. Prednisolone does not reduce withdrawal headache: a randomized, double-blind study. Neurology 2007; 69: 26–31.

Boe MG, Salvesen R, Mygland A. Chronic daily headache with medication overuse: a randomized follow-up by neurologist or PCP. Cephalalgia 2009; 29: 855–863.

Castillo J, Munoz P, Guitera V, Pascual J. Epidemiology of chronic daily headache in the general population. Headache 1999; 39: 190–196.

Colas R, Munoz P, Temprano R, Gomez C, Pascual J. Chronic daily headache with analgesic overuse: epidemiology and impact on quality of life. Neurology 2004; 62: 1338–1342.

Creac'h C, Radat F, Mick G, Guegan-Massardier E, Giraud P, Guy N, Fabre N, Nachit-Ouinekh F, Lanteri-Minet M. One or several types of triptan overuse headaches? Headache 2009; 49: 519–528.

De Felice M, Ossipov MH, Wang R, Dussor G, Lai J, Meng ID, Chichorro J, Andrews JS, Rakhit S, Maddaford S, Dodick D, Porreca F. Triptan-induced enhancement of neuronal nitric oxide synthase in trigeminal ganglion dural afferents underlies increased responsiveness to potential migraine triggers. Brain 2010; 133: 2475–2488.

de Tommaso M, Federici A, Santostasi R, Calabrese R, Vecchio E, Lapadula G, Iannone F, Lamberti P, Livrea P. Laser-Evoked Potentials Habituation in Fibromyalgia. J Pain 2010 [epub ahead of print].

de Tommaso M, Libro G, Guido M, Sciruicchio V, Losito L, Puca F. Heat pain thresholds and cerebral event-related potentials following painful CO2 laser stimulation in chronic tension-type headache. Pain 2003; 104: 111–119.

Diener HC, Dahlöf CGH. Headache associated with chronic use of substances. In:. Olesen J, Tfelt-Hansen P, Welch KMA. The Headaches. Philadelphia: Lippincott, Williams & Wilkins; 1999, 871–878.

Diener HC, Dichgans J, Scholz E, Geiselhart S, Gerber WD, Bille A. Analgesic-induced chronic headache: long-term results of withdrawal therapy. J Neurol 1989; 236: 9–14.

Diener HC, Dodick DW, Goadsby PJ, Bigal ME, Bussone G, Silberstein SD, Mathew N, Ascher S, Morein J, Hulihan JF, Biondi DM, Greenberg SJ. Utility of topiramate for the treatment of patients with chronic migraine in the presence or absence of acute medication overuse. Cephalalgia 2009; 29: 1021–1027.

Dodick DW, Turkel CC, DeGryse RE, Aurora SK, Silberstein SD, Lipton RB, Diener HC, Brin MF. Onabotulinumtoxin A for treatment of chronic migraine: pooled results from the double-blind, randomized, placebo-controlled phases of the PREEMPT clinical program. Headache 2010; 50: 921–936.

Fritsche G, Frettloh J, Huppe M, Dlugaj M, Matatko N, Gaul C, Diener HC. Prevention of medication overuse in patients with migraine. Pain 2010; 151: 404–413.

Fumal A, Laureys S, Di Clemente L, Boly M, Bohotin V, Vandenheede M, Coppola G, Salmon E, Kupers R, Schoenen J. Orbitofrontal cortex involvement in chronic analgesic-overuse headache evolving from episodic migraine. Brain 2006; 129: 543–550.

Grande RB, Aaseth K, Benth JŠ, Lundqvist C, Russell MB. Reduction in medication-overuse headache after short information. The Akershus study of chronic headache. Eur J Neurol 2011; 18: 129–137.

Grazzi L, Andrasik F, D'Amico D, Leone M, Usai S, Kass SJ, Bussone G. Behavioral and pharmacologic treatment of transformed migraine with analgesic overuse: outcome at 3 years. Headache 2002; 42: 483–490.

Hagen K, Albretsen C, Vilming ST, Salvesen R, Gronning M, Helde G, Gravdahl G, Zwart JA, Stovner LJ. Management of medication overuse headache: 1-year randomized multicentre open-label trial. Cephalalgia 2009; 29: 221–232.

Hering R, Steiner TJ. Abrupt outpatient withdrawal of medication in analgesic-abusing migraineurs. Lancet 1991; 337: 1442–1443.

IHS. Headache Classification Committee of the International Headache Society. Cephalalgia 2013; 33: 629–808.

Katsarava Z, Dzagnidze A, Kukava M, Mirvelashvili E, Djibuti M, Janelidze M, Jensen R, Stovner LJ, Steiner TJ. Primary headache disorders in the Republic of Georgia: prevalence and risk factors. Neurology 2009; 73: 1796–1803.

Katsarava Z, Fritsche G, Muessig M, Diener HC, Limmroth V. Clinical features of withdrawal headache following overuse of triptans and other headache drugs. Neurology 2001; 57: 1694–1698.

Katsarava Z, Limmroth V, Finke M, Diener HC, Fritsche G. Rates and predictors for relapse in medication overuse headache: a 1-year prospective study. Neurology 2003; 60: 1682–1683.

Katsarava Z, Muessig M, Dzagnidze A, Fritsche G, Diener HC, Limmroth V. Medication overuse headache: rates and predictors for relapse in a 4-year prospective study. Cephalalgia 2005; 25: 12–15.

Katsarava Z, Schneeweiss S, Kurth T, Kroener U, Fritsche G, Eikermann A, Diener HC, Limmroth V. Incidence and predictors for chronicity of headache in patients with episodic migraine. Neurology 2004; 62: 788–790.

Kristoffersen ES, Straand J, Vetvik KG, Benth JŠ, Russell MB, Lundqvist C. Brief intervention by general prac-

titioners for medication-overuse headache, follow-up after 6 months: a pragmatic cluster-randomised controlled trial. J Neurol 2016; 263: 344–353.
Krymchantowski AV, Barbosa JS. Prednisone as initial treatment of analgesic-induced daily headache. Cephalalgia 2000; 20: 107–113.
Lanteri-Minet M, Auray JP, El Hasnaoui A, Dartigues JF, Duru G, Henry P, Lucas C, Pradalier A, Chazot G, Gaudin AF. Prevalence and description of chronic daily headache in the general population in France. Pain 2003; 102: 143–149.
Limmroth V, Katsarava Z, Fritsche G, Przywara S, Diener HC. Features of medication overuse headache following overuse of different acute headache drugs. Neurology 2002; 59: 1011–1014.
Lu SR, Fuh JL, Chen WT, Juang KD, Wang SJ. Chronic daily headache in Taipei, Taiwan: prevalence, follow-up and outcome predictors. Cephalalgia 2001; 21: 980–986.
Lucas C, Auray JP, Gaudin AF, Dartigues JF, Duru G, Henry P, Lanteri-Minet M, Pradalier A, Chazot G, El Hasnaoui A. Use and misuse of triptans in France: data from the GRIM2000 population survey. Cephalalgia 2004; 24: 197–205.
Obermann M, Nebel K, Schumann C, Holle D, Gizewski ER, Maschke M, Goadsby PJ, Diener HC, Katsarava Z. Gray matter changes related to chronic posttraumatic headache. Neurology 2009; 73: 978–983.
Pini LA, Cicero AF, Sandrini M. Long-term follow-up of patients treated for chronic headache with analgesic overuse. Cephalalgia 2001; 21: 878–883.
Prencipe M, Casini AR, Ferretti C, Santini M, Pezzella F, Scaldaferri N, Culasso F. Prevalence of headache in an elderly population: attack frequency, disability, and use of medication. J Neurol Neurosurg Psychiatry 2001; 70: 377–381.
Rabe K, Pageler L, Gaul C, Lampl C, Kraya T, Foerderreuther S, Diener HC, Katsarava Z. Prednisone for the treatment of withdrawal headache in patients with medication overuse headache: a randomized, double-blind, placebo-controlled study. Cephalalgia 2013; 33: 202–207.
Rossi P, Di Lorenzo C, Faroni J, Cesarino F, Nappi G. Advice alone vs. structured detoxification programmes for medication overuse headache: a prospective, randomized, open-label trial in transformed migraine patients with low medical needs. Cephalalgia 2006; 26: 1097–1105.
Rossi P, Faroni JV, Nappi G. Short-term effectiveness of simple advice as a withdrawal strategy in simple and complicated medication overuse headache. Eur J Neurol 2010.
Sances G, Ghiotto N, Galli F, Guaschino E, Rezzani C, Guidetti V, Nappi G. Risk factors in medication-overuse headache: a 1-year follow-up study (care II protocol). Cephalalgia 2010; 30: 329–336.
Scher AI, Lipton RB, Stewart WF, Bigal M. Patterns of medication use by chronic and episodic headache sufferers in the general population: results from the frequent headache epidemiology study. Cephalalgia 2010; 30: 321–328.
Scher AI, Stewart WF, Liberman J, Lipton RB. Prevalence of frequent headache in a population sample. Headache 1998; 38: 497–506.
Scher AI, Stewart WF, Ricci JA, Lipton RB. Factors associated with the onset and remission of chronic daily headache in a population-based study. Pain 2003; 106: 81–89.
Schytz HW, Schoonman GG, Ashina M. What have we learnt from triggering migraine? Curr Opin Neurol 2010; 23: 259–265.
Srikiatkhachorn A, Anthony M. Serotonin receptor adaptation in patients with analgesic-induced headache. Cephalalgia 1996; 16: 419–422.
Srikiatkhachorn A, Puangniyom S, Govitrapong P. Plasticity of 5-HT serotonin receptor in patients with analgesic-induced transformed migraine. Headache 1998; 38: 534–539.
Srikiatkhachorn A, Tarasub N, Govitrapong P. Effect of chronic analgesic exposure on the central serotonin system: a possible mechanism of analgesic abuse headache. Headache 2000; 40: 343–350.
Stovner L, Hagen K, Jensen R, Katsarava Z, Lipton R, Scher A, Steiner T, Zwart JA. The global burden of headache: a documentation of headache prevalence and disability worldwide. Cephalalgia 2007; 27: 193–210.
Straube A, May A, Kropp P, Katsarava Z, Haag G, Lampl C, Sandor PS, Diener HC, Evers S. Therapy of primary chronic headache: chronic migraine, chronic tension type headache and other forms of daily chronic headache. Schmerz 2008; 22: 531–542.
Straube A, Pfaffenrath V, Ladwig KH, Meisinger C, Hoffmann W, Fendrich K, Vennemann M, Berger K. Prevalence of chronic migraine and medication overuse headache in Germany – the German DMKG headache study. Cephalalgia 2010; 30: 207–213.
Suhr B, Evers S, Bauer B, Gralow I, Grotemeyer KH, Husstedt IW. Drug-induced headache: long-term results of stationary versus ambulatory withdrawal therapy. Cephalalgia 1999; 19: 44–49.
Tribl GG, Schnider P, Wober C, Aull S, Auterith A, Zeiler K, Wessely P. Are there predictive factors for long-term outcome after withdrawal in drug-induced chronic daily headache? Cephalalgia 2001; 21: 691–696.
Zeeberg P, Olesen J, Jensen R. Probable medication-overuse headache: the effect of a 2-month drug-free period. Neurology 2006; 66: 1894–1898.
Zidverc-Trajkovic J, Pekmezovic T, Jovanovic Z, Pavlovic P, Mijajlovic M, Radojicic A, Sternic N. Medication overuse headache: clinical features predicting treatment outcome at 1-year follow-up. Cephalalgia 2007; 27: 1219–1225.
Zwart JA, Dyb G, Hagen K, Svebak S, Holmen J. Analgesic use: a predictor of chronic pain and medication overuse headache: the Head-HUNT Study. Neurology 2003; 61: 160–164.

# A 5 Kopf- und Gesichtsneuralgien: Trigeminusneuralgie und Glossopharyngeusneuralgie

*von C. Gaul und H.-C. Diener*

## A 5.1 Einleitung und Definitionen

Die Internationale Kopfschmerzklassifikation wurde bezüglich der Neuralgien komplett und tiefgreifend überarbeitet. Bislang wurden die klassischen Neuralgien, die auf einen pathologischen Gefäß-Nerv-Kontakt zurückgeführt werden (und somit im Grunde nicht als idiopathisch bezeichnet werden können) von den symptomatischen Neuralgien (z. B. der Trigeminusneuralgie bei einer Raumforderung oder einem Entmarkungsherd bei Multipler Sklerose) unterschieden (Headache Classification Subcommittee of the International Headache Society (IHS 2004)). Hier erfolgte mit der neuen Klassifikation 2013 (ICHD-3 beta) ein Paradigmenwechsel (Headache Classification Committee of the IHS 2013). Unterschieden werden nun eine klassische Trigeminusneuralgie mit ausschließlich paroxysmalen Schmerzattacken (Klassische Trigeminusneuralgie, rein paroxysmal) und eine klassische Trigeminusneuralgie, bei der zusätzlich zwischen den Attacken ein Dauerschmerz im Gesicht besteht (Klassische Trigeminusneuralgie mit Dauerschmerz). Diese Unterscheidung wurde eingeführt, da fast die Hälfte der Betroffenen Schmerzen auch zwischen den Attacken angibt, insbesondere dann, wenn Attacken 2 Minuten und länger andauern (Haviv et al. 2016). Die symptomatischen Formen der Trigeminusneuralgie werden in der Kopfschmerzklassifikation von 2013 den Trigeminusneuropathien zugeordnet; der Begriff der Neuropathie wird hier also nicht ausschließlich für einen Dauerschmerz verwendet, sondern auch für paroxysmal einschießende Schmerzen, sofern sie symptomatisch verursacht sind und einem Ast des N. trigeminus zugeordnet werden können. Bei der Trigeminusneuropathie wird jeweils die Grunderkrankung angegeben. Hier werden jetzt unter anderem auch die posttraumatische und die postzosterische Neuropathie aufgeführt (**Kasten A 5.1**).

Die *klassische Trigeminusneuralgie* ist der Prototyp einer durch ein *neurovaskuläres Kompressionssyndrom* bedingten Erkrankung. Der Glossopharyngeusneuralgie und dem Hemispasmus facialis (**Kap. I 5**) liegen meist ebenfalls ein neurovaskuläres Kompressionssyndrom zugrunde (McLaughlin 1999; Naraghi et al. 2007; Gaul et al. 2008).
Neurovaskuläre Kompressionssyndrome sind für den N. IV bei Myokymie des M. obliquus superior (Samii et al. 1998; Hashimoto et al. 2001), den N. intermedius bei Ganglion Geniculatum/Intermediusneuralgie (Loveley und Jannetta 1997), den N. VIII bei Vestibularis-Paroxysmie (Brandt und Dieterich 1994; **Kap. B 5**) oder Tinnitus/Hypakusis (Jannetta 1977; Okamura et al. 2000), den N. X bei hyperaktivem Würgereflex mit Dysphagie (Resnick und Jannetta 1999) und den N. XI bei Torticollis (Alafaci et al. 2000; Jho und Jannetta 1995) berichtet worden. Außerdem scheint eine neurovaskuläre Kompression der linksseitigen Medulla mit neurogener arterieller Hypertonie assoziiert; die Bedeutung dieser Befunde ist jedoch umstritten (Lewy et al. 1998; Naraghi et al. 1994; Frank et al. 2009; Kaplan 2001; Hohenbleicher et al. 2001).
Bei *symptomatischen Formen, die jetzt alle als Neuropathien bezeichnet werden,* liegen überwiegend raumfordernde (Glossopharyngeusneuralgie und Trigeminusneuralgie) oder demyelinisierende Prozesse (Trigeminusneuralgie) zugrunde.

## A 5.2 Trigeminusneuralgie

### A 5.2.1 Klinik

#### A 5.2.1.1 Symptomatik

Die klassische Trigeminusneuralgie ist charakterisiert durch einseitige blitzartig einschießende oder elektrisierende Schmerzen im Versorgungsbereich eines Astes des N. trigeminus. Die Attacken halten meist nur Sekunden an und treten in Serien (bis 100/die) oder sporadisch auf. 25 % der Betroffenen

**Kasten A 5.1:** Übersicht über die Klassifikation von Trigeminusenuralgie und -neuropathie (nach The International Classification of Headache Disorders 2013)

**Klassische Trigeminusneuralgie**
- Klassische Trigeminusneuralgie, rein paroxysmal
- Klassische Trigeminusneuralgie mit Dauerschmerz

**Schmerzhafte Trigeminusneuropathie**
- Schmerzhafte Trigeminusneuropathie bei akutem Herpes zoster
- Postherpetische Trigeminusneuropathie
- Schmerzhafte posttraumatische Trigeminusneuropathie
- Schmerzhafte Trigeminusneuropathie bei Multipler Sklerose
- Schmerzhafte Trigeminusneuropathie bei Raumforderungen
- Schmerzhafte Trigeminusneuropathie bei anderen Erkrankungen

hatten in einer klinisch exakt charakterisierten Fallserie Attacken, die 2 Minuten oder länger andauerten (Haviv et al. 2016). Häufig sind die Schmerzen infraorbital an Maxilla und Oberlippe, an Mandibula und Unterlippe oder Zähnen und Zahnfleisch lokalisiert. Die Schmerzintensität ist sehr hoch. Typischerweise bestehen spontane und durch sensible Reizung evozierte Attacken (Berührung, Luftzug, Kauen, Rasieren, Schminken, Sprechen oder Schlucken).

### A 5.2.1.2 Diagnostik und Differentialdiagnose

Die klinische Unterscheidung zwischen klassischer und symptomatischer Trigeminusneuralgie/-neuropathie ist nicht sicher möglich. Der neurologische Befund ist meist unauffällig. Bei der Trigeminusneuralgie mit zusätzlichem Dauerschmerz findet man im Vergleich zur Trigeminusneuralgie mit ausschließlichem Auftreten von Paroxysmen in der quantitativen sensorischen Testung (QST) Hinweise auf reduzierte Schwellen und auch bei Patienten mit unauffälligem klinisch-neurologischem Befund zeigen sich eine subklinische Hypästhesie sowie eine thermische und mechanische Hyperalgesie (Younis et al. 2016). Die Allodynie kann klinisch nicht immer sicher vom »ängstlichem Wegzucken« des Patienten mit vermehrter Aufmerksamkeit im Schmerzareal unterschieden werden (Headache Classification Committee of the IHS 2013). Hoch spezifisch (100 %), aber wenig sensitiv (0–7 %) für eine symptomatische Trigeminusneuralgie sind das bilaterale Auftreten sowie der Nachweis einer Sensibilitätsstörung im klinischen Befund (Spezifität 98 %, Sensitivität 37 %) (Cruccu et al. 2010). Die Sensibilitätsstörung ist ein Hinweis auf eine axonale Schädigung (Headache Classification Committee of the IHS 2013). Insbesondere bei häufig auftretenden Attacken und langjährigem Verlauf ist die Variante mit einem Dauerschmerz nicht selten anzutreffen, ohne dass dies einer symptomatischen Ursache zugeordnet werden kann. Zusätzliche neurologische Herdsymptome (v. a. weitere Hirnnervenausfälle oder Hirnstammsymptome) sind ein Hinweis auf eine symptomatische Trigeminusneuropathie (Chen et al. 1993; Hooge und Redekop 1995). Das Patientenalter kann aufgrund der großen Streuung nicht als zuverlässiges Kriterium herangezogen werden.

Bei 80–90 % aller Patienten mit klassischer Trigeminusneuralgie findet sich ein Gefäß-Nerven-Kontakt (Jannetta 1967, 1980; McLaughlin et al. 1999). Am häufigsten finden sich elongierte Schlingen der A. cerebelli superior (75 %), seltener Venen, oder ein Kontakt mit der A. cerebelli posterior inferior, A. vertebralis, A. basilaris sowie A. trigeminalis primitiva (Barker et al. 1996). Eine Megadolichobasilaris kann ebenfalls zugrunde liegen oder eine Kombination aus Trigeminusneuralgie und Spasmus hemifacialis verursachen. Andere seltene Ursachen stellen sakkuläre Aneurysmen (Ildan et al. 1996) oder AV-Malformationen dar (Figueiredo et al. 1989).

Enge Kontakte zwischen Hirnstammarterien und Nerv finden sich auch im Sektionsgut älterer Patienten ohne Trigeminusneuralgie bei 58 % (Hardy und Rhoton 1978), allerdings nur in 7 % mit wesentlichen »morphologischen« Veränderungen an der Nervenaustrittsstelle (Klun und Prestor 1986). Mit modernen Techniken (3D-time-of-flight-MR-Angiographie) sind Nervkompressionen und -verlagerungen gut darstellbar (Meaney et al. 1994; Chang et al. 2000). Bilaterale neurovaskuläre Kontakte finden sich bei 71 % der Patienten mit unilateraler Symptomatik und in bis zu 75 % auch bei Menschen ohne Trigeminusneuralgie (Anderson et al. 2006; Kress et al. 2006). Bedacht werden muss, dass eine Kompression durch kleinere Arterien oder Venen meist nur intraoperativ dargestellt werden kann (Chang et al. 2000).

Die *Multiple Sklerose (MS)* ist eine häufige Ursache einer symptomatischen Trigeminusneuralgie. 2–4 % der Patienten mit Trigeminusneuralgie leiden an einer MS, und 2–4 % der Patienten mit MS leiden an einer Trigeminusneuralgie; diese ist somit bei Patienten mit MS 300–400 × häufiger. Wegen der Häufigkeit beider Erkrankungen, der Trigeminusneuralgie und der Multiplen Sklerose, ist auch eine unabhängige Assoziation möglich.

*Raumforderungen* der hinteren und mittleren Schädelgrube sind nicht selten Ursache einer symptomatischen Trigeminusneuralgie. Tumoren als Ursache von Gesichtsschmerzen wurden bei 296/5 058 Patienten, eine Trigeminusneuralgie bei 58/2 972 Patienten identifiziert, entsprechend 2 % aller Patienten (Chen et al. 1993). Bei diesen Patienten bestand initial kein neurologisches Defizit; im Verlauf traten jedoch bei mehr als der Hälfte der Patienten sensible und motorische Defizite des N. V sowie zusätzliche Hirnnervenausfälle, Ataxie, Hemiparese oder andere neurologische Herdsymptome auf. Am häufigsten lagen Meningeome zugrunde, gefolgt von Schwannomen (zumeist des N. VIII). Andere Tumoren (Epidermoide, Lymphome, Metastasen) oder nicht-tumoröse raumfordernde Prozesse (Arachnoidalzysten, knöcherne Prozesse wie eine fibröse Dysplasie) stellen Raritäten dar. Die meisten Tumoren lagen in der hinteren Schädelgrube, einige in der mittleren Schädelgrube, z. T. mit Infiltration/Kompression des Cavum Meckeli, selten waren Tumoren der Sella, des Hirnstamms und der vorderen Schädelgrube. In einigen Fällen war die Lokalisation der Raumforderung kontralateral zur Symptomatik, sodass eine Kompression durch Verlagerung zur Gegenseite angenommen wird.

Auch infiltrative Prozesse (Meningeosis carcinomatosa, Amyloidome) mit Befall der Nervenwurzel des N. V, des Ganglion Gasseri oder peripheren Anteilen des Nervs sind beschrieben (Chong et al. 1996; Bornemann et al. 1993). Hirnstammischämien oder Angiome als Ursache einer Trigeminusneuralgie stellen Raritäten dar.

Anamnese und neurologische Untersuchung sind entscheidend für die Diagnosestellung. Zum Ausschluss eines raumfordernden oder demyelinisierenden Prozesses ist eine kraniale Bildgebung mittels MRT, bei Kontraindikationen mit CT mit Kontrastmittel, einschließlich Knochenfenster im Bereich der Schädelbasis, erforderlich. Konsiliarische Untersuchungen auf HNO- und zahnärztlichem Gebiet sind sinnvoll. Dentales Röntgen sollte bei Trigeminusneuralgien im 2. und 3. Ast erfolgen, um eine dentogene Ursache der Beschwerden nicht zu übersehen, auch weil viele Patienten eine

**Kasten A 5.2:** Diagnostische Kriterien der IHS für die klassische Trigeminusneuralgie (Headache Classification Committee of the IHS 2013)

A. Mindestens 3 Attacken eines einseitigen Gesichtsschmerzes, der die Kriterien B und C erfüllt
B. Auftreten in einem oder mehreren trigeminalen Ästen, ohne Ausstrahlung über das trigeminale Versorgungsgebiet.
C. Schmerz, der mindestens 3 der folgenden 4 Kriterien erfüllt:
   1. Wiederkehrende paroxysmale Schmerzattacken, die von Bruchteilen einer Sekunde bis zu 2 Minuten andauern
   2. Hohe Schmerzintensität
   3. Stromschlagartige, einschießende, stechende Schmerzqualität
   4. Auslösung durch harmlose Stimuli in der betroffenen Gesichtshälfte möglich
D. Kein klinisch-neurologisches Defizit
E. Nicht besser durch eine andere ICHD-3-Diagnose erklärt

*Unterschieden werden zwei Formen:*
**Klassische Trigeminusneuralgie, rein paroxysmal (ICHD-3 beta, 2013: 13.1.1.1)**
A. wiederkehrende einseitige Attacken eines Gesichtsschmerzes, der die Kriterien einer klassischen Trigeminusneuralgie erfüllt
B. kein persistierender Schmerz zwischen den Schmerzattacken
C. Nicht besser durch eine andere ICHD-3-Diagnose erklärt

**Klassische Trigeminusneuralgie mit Dauerschmerz (ICHD-3 beta, 2013: 13.1.1.2)**
A. wiederkehrende einseitige Attacken eines Gesichtsschmerzes, der die Kriterien einer klassischen Trigeminusneuralgie erfüllt
B. Moderater persistierender Gesichtsschmerz zwischen den Schmerzattacken im Areal der Neuralgie
C. Nicht besser durch eine andere ICHD-3-Diagnose erklärt

dentogene Pathogenese vermuten und auf letztlich nicht indizierte Zahnbehandlungen oder -extraktionen drängen. Neurophysiologische Verfahren (Trigeminus-SEP, Orbicularis-oculi-Reflex, Kornealreflex-Latenz) haben keine hohe Sensitivität oder Spezifität (Cruccu et al. 2008). Die Quantitativ Sensorische Testung (QST-Untersuchung) ist bislang in der klinischen Routine aufgrund des damit verbundenen Aufwands und der fehlenden therapeutischen Konsequenz nicht etabliert. Bei Hinweisen auf entzündliche Prozesse ist zusätzlich Liquordiagnostik erforderlich.

*Differentialdiagnostisch* muss die Glossopharyngeusneuralgie abgegrenzt werden (**Kap. A 5.3**). Beim Raeder-Syndrom, dem nach derzeitigem Verständnis in der Mehrzahl der Fälle eine Karotisdissektion zugrunde liegt, ist ein Horner-Syndrom obligatorisch (Solomon und Lustig 2001). Beim anhaltenden idiopathischen Gesichtsschmerz (früher: *atypischer Gesichtsschmerz*) ist der Schmerzcharakter mit in der Tiefe häufig unscharf lokalisiertem, brennendem, drückendem oder bohrendem Dauerschmerz wegweisend; kurze, elektrisierend einschießende Schmerzen werden dabei *typischerweise* nicht berichtet (**Kap. A 6**). Das seltene aurikulotemporale »Frey's Syndrom« mit gustatorischem Schwitzen kann mit präaurikulären neuralgieformen Schmerzen (zumeist durch Geschmacksreize getriggert) einhergehen (DeBenedettis 1990). Bei der *Nasoziliarisneuralgie* betreffen die Schmerzattacken den inneren Augenwinkel und die Nasenwurzel und sind begleitet von Nasensekretion und Schleimhautkongestion, konjunktivaler Rötung und Blepharospasmus; Triggerpunkte sind die Austrittsstellen des N. infratrochlearis und externer Nasennerven (Bruyn 1986a).

Beim sehr seltenen SUNCT-Syndrom werden Attacken kurzer Gesichtsneuralgien von konjunktivaler Injektion und Tränensekretion begleitet. Das SUNCT-Syndrom wird als Unterform der trigeminoautonomen Kopfschmerzen abgegrenzt und spricht meist auf Lamotrigin an (**Kap. A 2**). Die Abgrenzung gegenüber der Trigeminusneuralgie kann schwierig sein, wenn bei dieser kranial autonome Symptome auftreten (Lambru et al. 2014; Maarbjerg et al. 2015).

Die diagnostischen Kriterien der IHS für die klassische Trigeminusneuralgie sind in **Kasten A 5.2** dargestellt.

## A 5.2.2 Epidemiologie und Verlauf

Die klassische Trigeminusneuralgie ist eine Erkrankung des höheren Lebensalters, mit Erkrankungsgipfel in der 6. bis 8. Lebensdekade; es sind jedoch auch Fälle bei Kindern und jungen Erwachsenen beschrieben (Resnick et al. 1998; Childs et al. 2000). Die Inzidenz beträgt ~4,5/100 000 Einwohnern (Katusic et al. 1990; Yoshimasu et al. 1972). Das Verhältnis Frauen : Männern beträgt etwa 3 : 2. Neuere Studien berichten eine Inzidenz von 12,6–26,8/100 000 und den Erkrankungsgipfel zwischen dem 45. und 59. Lebensjahr (Hall et al. 2006; Koopman et al. 2009). Die Häufigkeit der betroffenen Äste ist $V_{2+3} > V_2 > V_{1+2} > V_3 > V_{1-3} > V_1$ (Barker et al. 1996). Die rechte Seite ist etwas häufiger betroffen (wahrscheinlich anatomische Gründe, wie Hochstand der rechten Pyramide). In der Rochester-Studie war ein erhöhtes Erkrankungsrisiko mit Bluthochdruck assoziiert (Katusic et al. 1990).

Die klassische Trigeminusneuralgie ist meist sporadisch. Etwa 15 % der Fälle sind symptomatisch (Cruccu et al. 2008, 2009). Eine familiäre Häufung mit zum Teil autosomal-dominantem Erbgang wurde berichtet (Fleetwood et al. 2001; Duff et al. 1999). Dabei lag zum Teil eine Charcot-Marie-Tooth-Erkrankung zugrunde (Coffee und Fromm 1991).

Der Spontanverlauf der klassischen Trigeminusneuralgie ist zu Beginn durch sporadische Schmerzen oder periodische Schmerzattacken mit be-

schwerdefreien Intervallen (selten Monate bis Jahre) gekennzeichnet, die Schmerzepisoden können Tage bis Jahre anhalten. Mit zunehmendem Alter werden die Schmerzpausen meist kürzer, es kann jedoch auch zu kompletten Spontanremissionen kommen. Gelegentlich berichten Patienten vor Ausbruch der Trigeminusneuralgie einen prodromalen Schmerz im Versorgungsbereich des Nerven, der wie Zahnschmerz oder Schmerz bei einer Sinusitis geschildert wird und auf Carbamazepin oder Baclofen anspricht (»Prä-Trigeminusneuralgie«; Fromm et al. 1990).
Durch eine medikamentöse Behandlung können ~70 % der Patienten im ersten Jahr befriedigend behandelt werden. Mit zunehmender Behandlungsdauer nimmt diese Zahl ab (Taylor et al. 1981). In der Rochester-Studie wurde im Verlauf bei etwa 50 % der Patienten ein operativer Eingriff erforderlich (Katusic et al. 1990).
Die Trigeminusneuralgie kann die Erstmanifestation einer MS darstellen oder im Rahmen einer schubförmigen Verschlechterung auftreten, im Verlauf zeigt sie spontane Remissionen wie andere paroxysmale Syndrome der MS mit einem der klassischen Trigeminusneuralgie vergleichbaren Therapieerfolg durch Pharmaka. Im Verlauf der symptomatischen Trigeminusneuralgie treten bei Raumforderungen häufig andere neurologische Herdsymptome auf.

## A 5.2.3 Therapeutische Prinzipien

### A 5.2.3.1 Pathophysiologie

Die Kompression durch pathologische Gefäß-Nerven-Kontakte bei der Trigeminusneuralgie ist im Bereich der Nerveneintrittszone des N. V am Hirnstamm lokalisiert. Der durch den Wechsel vom zentralen (Oligodendroglia) zum peripheren (Schwann-Zellen) Myelin definierte Übergang vom ZNS zum peripheren Nervensystem erfolgt einige Millimeter nach dem Austritt aus dem Hirnstamm; die Kompression betrifft zumeist den zentralen Anteil des Nervs (Love und Coakham 2002). An Material aus Rhizotomien des N. V wurde fokale Demyelinisierung mit enger Apposition demyelinisierter Axone nachgewiesen (Hilton et al. 1994; Love et al. 1998; Rappaport et al. 1997) die auf den ZNS-Teil beschränkt war. Es wird angenommen, dass ektope Impulse von demyelinisierten Axonen erzeugt werden; dies ist in experimentellen Modellen gut belegt (Rasminsky 1978; Smith und McDonald 1980, 1982).
Durch *ephaptische Übertragung* von sensiblen Afferenzen auf nozizeptive C-Fasern und Aδ-Fasern (Ramon und Moore 1978; Rasminsky 1978) werden sensible Triggermechanismen erklärlich. Die häufig sehr rasche Remission nach mikrovaskulärer Dekompression ist wahrscheinlich durch das Sistieren von ektopischen Impulsen nach Druckentlastung bedingt und nicht durch Remyelinisierung. Antikonvulsiva dürften über eine Reduktion der Hyperexzitation der geschädigten Nervenfasern wirken und somit die Reduktion der ephaptischen Übertragung bewirken.
Demyelinisierung im Bereich des proximalen Anteils der Wurzel des N. V wurde auch bei Patienten mit symptomatischer Trigeminusneuralgie bei MS nachgewiesen (Love et al. 2001; Lazar et al. 1994; Hilton et al. 1994).
Die Rolle von pathologischen Gefäß-Nerven-Kontakten bei Patienten mit Trigeminusneuralgie und MS ist umstritten, intraoperativ nachgewiesene Kompressionen der Wurzeleintrittszone sind berichtet (Resnick et al. 1996; Meaney et al. 1995); durch mikrovaskuläre Dekompression wurden lang anhaltende Remissionen bei 40–50 % der Patienten erzielt (Broggi et al. 2004). Hier scheinen sowohl das Auftreten demyelinsierender Plaques als auch die neurovaskuläre Kompression eine wichtige Rolle zu spielen, möglicherweise addieren sich die Effekte (»Double-crush«-Hypothese) (Cruccu et al. 2010). Bei einigen Patienten war die Operation jedoch wirkungslos oder es kam zu frühen Rezidiven.

### A 5.2.3.2 Pharmakologische Therapie

Antikonvulsiva sind die Pharmaka der Wahl bei der Behandlung der Trigeminusneuralgie (↑↑, A). Carbamazepin wurde als erste Substanz erfolgreich eingesetzt (Blom 1962). Initial sprechen etwa 80 % der Patienten gut an (Zakrzewska und Patsalos 1992), jedoch sind nur etwa 25 % der Patienten unter Carbamazepin dauerhaft schmerzfrei (Taylor et al. 1981; van Loweren et al. 1982). Zentrale Nebenwirkungen (Schwindel, Doppelbilder, Übelkeit, Ataxie, Benommenheit), Hepatotoxizität, allergische Hautreaktionen, Blutbildveränderungen, Hyponatriämie und pharmakologische Interaktionen (z. B. verminderte Wirkung oraler Antikoagulanzien) komplizieren die Therapie mit Carbamazepin. Es gibt keine lineare Dosis-Wirkungs-Beziehung in der Therapie der Trigeminusneuralgie, oberhalb einer Tagesdosis von 1 200 mg verbessern sich die Therapieeffekte nicht mehr (Cruccu et al. 2010). Besonders Patienten mit MS sind empfindlich gegenüber Nebenwirkungen von Carbamazepin; es kann zu einer Exazerbation der MS-Symptome (generalisierte Schwäche, Zunahme von Ataxie oder zerebellärer Okulomotorikstörung) kommen, die als Zusammenbruch der Leitungsfähigkeit in demyelinisierten Bahnen durch die $Na^+$-Kanalblockade gedeutet wurde (Hunter und Lim 1999).
Oxcarbazepin, ein Keto-Derivat des Carbamazepin mit dem aktiven Metabolit 10-OH-Carbamazepin, verursacht weniger Interaktionen als Carbamazepin wegen nur geringer Enzyminduktion (Zakrzewska und Patsalos 1989) und hat eine geringere hepatische und hämatologische Toxizität. Das Risiko allergischer Hautreaktionen ist geringer als unter Carbamazepin. Allerdings tritt häufiger als unter Carbamazepin eine Hyponatriämie auf. Diese ist meist asymptomatisch, jedoch sind Einzelfälle mit Abfällen des Serum-$Na^+$ bis auf 113 mmol/l sowie Somnolenz, Erbrechen und Doppelbildern berichtet worden (Homberg et al. 2001). Die Wirksamkeit von Oxcarbazepin bei der Trigeminusneuralgie ist durch mehrere kleine Studien belegt (Zakrzewska et al. 1989; Farago et al. 1987) (↑, B). Bei einigen Patienten wurde eine im Vergleich zu Carbamazepin bessere Wirksamkeit berichtet; dies lässt sich möglicherweise durch ein geringeres Ausmaß zentraler Nebenwirkungen erklären, die höhere Dosierungen erlaubt. Sowohl für Carbamazepin als auch für Ox-

carbazepin wurde eine 50 %ige Attackenreduktion bei 88 % der Patienten gezeigt (Beydoun 2002; Carrazna und Mikoshiba 2003).

Phenytoin hat eine deutlich geringere Wirksamkeit als Carbamazepin, mit initial guten Ergebnissen bei 50–70 % der Patienten (Bergouignan 1942). Phenytoin i. v. stellt jedoch eine gut wirksame Akutbehandlung bei Exazerbation der Trigeminusneuralgie dar (Cheshire 2001) (↑, C). Valproat und Clonazepam besitzen eine geringe Wirksamkeit bei der Trigeminusneuralgie.

Positive Studienergebnisse liegen auch für Lamotrigin vor (↑, B). In einer offenen Studie wurden 16 von 25 Patienten unter einer Monotherapie mit Lamotrigin schmerzfrei (nach 4 Wochen Wash-out von der Vormedikation), bei denen zuvor refraktäre Schmerzen unter ausdosierter Therapie mit Carbamazepin oder Phenytoin bestanden hatten, darunter 5 von 5 Patienten mit MS (Lunardi et al. 1997). In einer randomisierten Doppelblind-Crossover-Studie wurde Lamotrigin gegen Placebo als Add-on Medikation zusätzlich zu Carbamazepin oder Phenytoin eingesetzt. Es zeigte sich eine signifikant überlegene Wirkung im Vergleich zu Placebo (Zakrzewska et al. 1997) (↑, B). In einer offenen Studie zeigte sich eine überlegene Wirksamkeit und Verträglichkeit von Lamotrigin im Vergleich zu Carbamazepin bei 18 Patienten mit MS (Leandri et al. 2000). Da zum Teil schwere allergische Hautreaktionen vor allem bei rascher Ausdosierung auftreten, muss die Dosissteigerung langsam erfolgen. Bei Co-Medikation mit Carbamazepin muss die Dosis von Lamotrigin wegen Enzyminduktion erhöht werden. Gabapentin ist ebenfalls bei der Trigeminusneuralgie wirksam. Es liegen allerdings nur Ergebnisse von Fallberichten und offenen Studien bei Patienten mit klassischer (Sist et al. 1997; Cheshire et al. 2002) und symptomatischer Trigeminusneuralgie bei MS vor (Solaro et al. 1998; Khan 1998). Auch für Gabapentin wurde die Wirksamkeit bei Patienten mit refraktären Schmerzen unter ausdosierter Therapie mit Carbamazepin berichtet. Gabapentin kann rasch eindosiert werden und verursacht keine relevanten Arzneimittelinteraktionen. Zentrale Nebenwirkungen sind geringer ausgeprägt als unter Carbamazepin, können bei manchen Patienten aber limitierend sein, eine Gewichtszunahme ist häufig.

Eine Add-on-Therapie mit Gabapentin war bei Patienten mit Trigeminusneuralgie und MS mit Nebenwirkungen unter ausdosierter Therapie mit Carbamazepin oder Lamotrigin gut wirksam und erlaubte eine Dosisreduktion mit der Folge besserer Verträglichkeit. Weiterhin wurde die Wirksamkeit von Pregabalin in einer offenen Studie gezeigt (Obermann et al. 2008) (↑, B). Eine dem Carbamazepin überlegene Wirksamkeit wurde bei einer Studie für Topiramat bei Patienten mit Trigeminusneuralgie bei MS gezeigt (Zvartau-Hind et al. 2000). Eine Metaanalyse verglich die Wirksamkeit von Topiramat mit Carabamazepin, kritisierte allerdings die unzureichende Qualität der eingeschlossenen Studien (Wang et al. 2011). Levetiracetam zeigte eine Wirksamkeit in zwei offenen Studien (Mitsikostas et al. 2010; Jorns et al. 2009). Der Wirkmechanismus von Carbamazepin, Phenytoin und Lamotrigin beinhaltet eine Blockade spannungsabhängiger Natriumkanäle. Möglicherweise ist künftig ein neuartiger selektiver Nav1.7 Natriumkanalblocker verfügbar (Zakrzewska et al. 2017). Vor allem für Lamotrigin wird zusätzlich eine indirekte Hemmung von NMDA-Rezeptoren durch Hemmung der Freisetzung von Glutamat angenommen. Gabapentin und Pregabalin binden an die $\alpha 2\delta$-Untereinheit spannungsabhängiger Kalziumkanäle (Übersicht: Moshe 2000). Topiramat, Gabapentin und Lamotrigin erhöhen die Konzentration von GABA im ZNS (Kuzniecky et al. 2002).

Unter den Wirkstoffen aus anderen Klassen hat vor allem Baclofen, ein GABA-B-Agonist, eine durch Studien belegte Wirksamkeit in der Therapie der Trigeminusneuralgie (Fromm et al. 1984), die in der Monotherapie in der Praxis allerdings enttäuscht. Tagesdosen von mehr als 60 mg werden vor allem wegen zentraler Nebenwirkungen selten gut toleriert. Wahrscheinlich ist Baclofen in Kombination mit Carbamazepin oder Oxcarbazepin synergistisch wirksam (Baker et al. 1985). Studiendaten dazu liegen allerdings nicht vor. Nach der Erfahrung der Autoren ist Baclofen wenig wirksam (↔, C).

Pimozid, ein hochpotentes Neuroleptikum, war in einer kontrollierten Doppelblind-Crossover-Studie signifikant wirksamer als Carbamazepin (Lechin et al. 1989) (↑, C). Der Mechanismus der Schmerzreduktion bleibt unklar; neben kurzfristig auftretenden Nebenwirkungen (Tremor, Parkinsonoid, kognitive Einschränkungen, cholinerge Symptome) müssen mögliche Langzeitfolgen bedacht werden (vor allem Spätdyskinesien). Niedrigpotente Neuroleptika haben keine belegte Wirksamkeit. Trizyklische Antidepressiva haben abweichend von ihrer guten Wirkung bei vielen neuropathischen Schmerzsyndromen nur eine geringe Wirksamkeit bei der Trigeminusneuralgie. Nichtsteroidale Antirheumatika (NSAR) oder andere Nichtopioid-Analgetika wie Metamizol und Paracetamol haben eine geringe oder keine Wirkung bei der Trigeminusneuralgie (↔, C). Die Effizienz von Opioiden bei der Trigeminusneuralgie wird als gering eingeschätzt; es gibt jedoch Hinweise auf eine Rolle des endogenen Opioid-Systems: In einer PET-Studie mit [$^{11}$C] Diprenorphin wurde nach erfolgreicher mikrovaskulärer Dekompression eine verringerte Belegung von Opioidrezeptoren durch endogene Opioid-Peptide gezeigt (Jones et al. 1999); nach klinischer Erfahrung kann eine Therapie mit retardierten hochpotenten Opioiden in Einzelfällen eine gute Wirkung bei der Trigeminusneuralgie aufweisen und helfen, die Zeitspanne bis zum Wirkeintritt eines Antikonvulsivums zu überbrücken.

Die lokale Applikation von Capsaicin im Versorgungsbereich des betroffenen Trigeminusastes kann wirksam sein (Fusco und Alessandri 1992), während die Anwendung anästhetischer Augentropfen unwirksam ist (Kondziolka et al. 1994a) (↔, C). Zwei offene Studien berichteten eine gute Wirksamkeit von Misoprostol, einem Prostaglandin-$E^1$-Analogon, bei insgesamt 20 von 25 Patienten mit Trigeminusneuralgie und MS (Reder und Arnason 1995; DMKG study group 2000); als Mechanismus wurde eine antiinflammatorische Wirkung postuliert (↔, C). Allerdings ist der Zusam-

menhang zwischen entzündlicher Aktivität der MS nach der Erstmanifestation einer Trigeminusneuralgie und deren Verlauf nicht gesichert (Rushton und Olafson 1965; Huhn und Daniels 1973); es gibt keinen Anhalt für die Wirksamkeit einer Kortison-Pulstherapie oder von immunmodulatorischen Therapien auf die Symptome der Trigeminusneuralgie.
Eine gute Wirksamkeit bei der Trigeminusneuralgie im 2. Ast konnte in einer placebokontrollierten Studie für die Anwendung von intranasalem 8 %igem Lidocain gezeigt werden. 23 von 25 Patienten zeigten eine Schmerzreduktion innerhalb von 15 Minuten mit einem Effekt über im Mittel 4,3 Stunden (Kanai 2006). Wir haben gute Erfahrungen insbesondere zur Vermeidung von evozierten Attacken gemacht und empfehlen die Anwendung z. B. vor dem Essen, Rasieren und Zähneputzen (↑, B).
Anekdotisch wird eine Wirksamkeit der ganglionären lokalen Opioid-Therapie (GLOA) berichtet. Die Infiltration der Nervenaustrittspunkte mit Lokalanästhetika ist im Allgemeinen nur kurz wirksam; bei einer kleinen Serie von Patienten wurde jedoch eine reproduzierbar über Monate anhaltende Wirkung einer Injektion von 4 % Tetracain in 0,5 % Bupivacain gelöst berichtet (Goto et al. 1999). Die Kombination einer Lokalanästhesie mit Carbamazepin zeigte in einer neuen Studie synergistische Effekte (Lemos et al. 2010).

### A 5.2.3.3 Invasive, nichtoperative Therapie der Trigeminusneuralgie

Erste Studien legen eine Wirksamkeit von Botulinumtoxin A nahe, die Daten sind aber noch nicht ausreichend (↔, C). Die Injektionen erfolgen submukös oder intrakutan im Areal der Neuralgie sowie in den Triggerzonen (Wu et al. 2012; Zhang et al. 2014). Es handelt sich um eine Off-Label-Behandlung.
Zur raschen Schmerzreduktion bis eine prophylaktische Therapie wirksam ist oder bei Exazerbation der Trigeminusneuralgie bei bereits bestehender Dauermedikation kann eine N.-occipitalis-Blockade erfolgen. Dabei wird ein Steroid in Kombination mit einem Lokalanästhetikum um den Nervenaustrittspunkt occipital infiltriert, das prozedurale Risiko ist gering (Jürgens et al. 2012).

### A 5.2.3.4 Interventionelle Therapie

Bis zu 50 % der Patienten mit klassischer Trigeminusneuralgie benötigen im Erkrankungsverlauf eine operative Behandlung (Katusic et al. 1990). Der Grad der Invasivität und die Komplikationsraten der Verfahren müssen kritisch gegenüber den Rezidivraten abgewogen werden. Prinzipiell gilt, dass die Rezidivrate umso größer ist, je weiter peripher der Eingriff erfolgt, da praktisch alle wirkungsvollen destruktiven Verfahren Sensibilitätsstörungen hinterlassen und inkomplette Läsionen mit geringeren Nebenwirkungen entsprechend höhere Rezidivraten aufweisen.
Die Sensibilitätsstörungen sind klinisch bedeutsam, da sie bei einer An- oder Hypästhesie der Kornea einen reduzierten Lidschlag, eine Sicca-Symptomatik und/oder Keratitis verursachen können. Am problematischsten ist die Anaesthesia dolorosa, ein ausgeprägter neuropathischer Denervierungsschmerz, bei dem dann meist nur wenige therapeutische Möglichkeiten bestehen. Nur die mikrovaskuläre Dekompression kann als kausal und nicht-destruktiv betrachtet werden. Allerdings sind bei kernspintomographischen Nachuntersuchungen pontine Infarkte nach mikrovaskulärer Dekompression bei 24 % der Patienten nachgewiesen worden, klinisch bestanden bei diesen Patienten meist Sensibilitätsstörungen (Jawahar et al. 2000).

#### *Mikrovaskuläre Dekompression*

Dandy hat als Erster die Bedeutung eines pathologischen Gefäß-Nerven-Kontaktes erkannt, sein Schüler Gardner führte dann die erste erfolgreiche mikrovaskuläre Dekompression durch (Dandy 1934; Gardner und Miklos 1959). Nach Einführung des Operationsmikroskops wurde der Eingriff von Jannetta perfektioniert (Jannetta 1967, 1982; Barker et al. 1996). Über eine subokzipitale Trepanation zwischen Sinus transversus und sigmoideus wird nach Dura- und Arachnoideaeröffnung im Kleinhirnbrückenwinkel des N. trigeminus hirnstammnah von komprimierenden Gefäßen freipräpariert. Venen werden dabei koaguliert, zwischen Arterie und Nerv wird ein Kunststoffschwämmchen oder Tefloninterponat eingelegt. Bei 1185 Patienten mit einer mittleren Nachbeobachtungszeit von sechs Jahren (Barker et al. 1996) wurde bei 82 % unmittelbar postoperativ Schmerzfreiheit erreicht, und bei weiteren 16 % eine Schmerzreduktion. Nach einem Jahr und zehn Jahren waren noch 75 % und 64 % schmerzfrei, bei zusätzlichen 9 % und 4 % bestand teilweise Schmerzfreiheit. Die jährliche Rezidivrate betrug nach fünf Jahren < 2 %, nach zehn Jahren 0,7 %. Bei Einschluss von Patienten, die sich einer Rezidivoperation unterzogen (11 %), waren nach zehn Jahren 70 % schmerzfrei, bei weiteren 4 % bestand eine Schmerzreduktion (↑, B).
Die Mortalität in dieser Serie betrug 0,2 %. Die Komplikationsrate betrug insgesamt etwa 10 %. Am häufigsten traten Liquorleckagen auf, schwere sensible Defizite oder Ertaubung ipsilateral traten in etwa 1 % der Fälle auf. Meist transiente Fazialis- und Trochlearisparesen traten bei etwa 1 % der Patienten auf, seltener kam es zu Kleinhirnhämatomen oder -ödemen, Hydrozephalus oder eine meist aseptische Meningitis. Die Komplikationsrate bei Rezidivoperationen war etwas höher. Ungünstige prognostische Faktoren stellten Kompression durch Venen, langbestehende Schmerzen (> 8 Jahre), unmittelbar postoperative ausbleibende Schmerzfreiheit und weibliches Geschlecht dar. Im Gegensatz zu anderen Serien waren die Ergebnisse bei Patienten mit vorangegangener Thermokoagulation nicht signifikant schlechter.
Die mikrovaskuläre Dekompression (MVD) ist damit insgesamt ein sicherer Eingriff mit guter Langzeiteffizienz; jedoch ist in Zentren mit kleineren Fallzahlen eine höhere Komplikationsrate belegt (Kalaknis et al. 2003). Von den Patienten wird die komplikationslos durchgeführte MVD sehr günstig beurteilt und retrospektiv hätten sich die meisten eine frühere Durchführung des Eingriffs ge-

wünscht (Zakrzewska et al. 2005). Prinzipiell kann die MVD auch bei älteren Patienten mit gutem Ansprechen durchgeführt werden (Ansprechen ohne zusätzliche Medikation 78 % bei Patienten ≥ 70 Jahren vs. 83 % bei Patienten < 70 Jahren) (Amagasaki et al. 2016).

### Perkutane Thermokoagulation des Ganglion Gasseri

Bei der perkutanen Thermokoagulation wird unter Kurznarkose eine Kanüle perkutan rostral neben dem Mundwinkel durch das Foramen ovale bis in die retroganglionären Fasern vorgeschoben und am wachen Patienten die Sondenlage unter Bildwandlerkontrolle durch Elektrostimulation mit Auslösung typischer Schmerzattacken korrigiert (Sweet 1986). Unter erneuter Kurznarkose erfolgt die dosierte Hochfrequenz-Thermoläsion, bei 60–80°C, um selektiv Hypalgesie, nicht jedoch Anästhesie zu erreichen. Wegen der Auswirkung einer Hypästhesie auf das Auge ist das Verfahren bei einer Trigeminusneuralgie im 1. Ast nicht geeignet. Die postulierte Selektivität der Läsion für schmerzleitende Aδ- und C-Fasern konnte experimentell nicht belegt werden (Fröhling et al. 1998). Gute Kooperationsfähigkeit des Patienten und große Erfahrung des Chirurgen sind für den Erfolg des Eingriffs entscheidend. Der Eingriff kann mit steigendem Risiko einer epikritischen Sensibilitätsstörung wiederholt werden. Nach wiederholten Eingriffen und bei zu langer Koagulation steigt das Risiko einer Anaesthesia dolorosa; dann ist eine erneute Thermokoagulation wirkungslos. Bei 2 138 Eingriffen an 1 600 Patienten wurde initial Schmerzfreiheit bei 97,6 % erzielt (Kanpolat et al. 2001). Zehn Jahre nach einer einmaligen Thermokoagulation waren noch 52,3 % schmerzfrei, jedoch waren nach wiederholten Eingriffen bei Patienten mit Rezidiven nach zehn Jahren insgesamt 94,2 % aller Patienten schmerzfrei. Der Eingriff hatte keine Mortalität; als wesentlichste Nebenwirkung trat eine Anaesthesia dolorosa bei 0,8 % der Patienten auf. Weitere Folgen waren Ausfall des Kornealreflexes (5,7 %), Masseterparesen (3 %), Keratitis der Kornea (0,6 %), schmerzhafte Dysästhesien (1 %) und meist transiente Hirnnervenausfälle (0,8 %). Ein Fall einer Sinus Cavernosus-Carotis-Fistel nach Punktion der Karotis wurde berichtet.

Die Trigeminusneuralgie bei Multipler Sklerose zeigt einen der klassischen Trigeminusneuralgie vergleichbaren initialen Therapieerfolg durch perkutane Thermokoagulation, jedoch etwas höhere Rezidivraten.

### Perkutane Mikrokompression des Ganglion Gasseri

Bei dieser Technik wird mit einem Fogarty-Ballon-Katheter unter Kurznarkose eine Druckläsion des Ganglion Gasseri erzeugt (Lobato et al. 1990). Die Ergebnisse und Komplikationsraten entsprechen etwa denen der Thermokoagulation, nach 7,5 Jahren sind noch 60 % der Behandelten rezidivfrei (Brown et al. 1996); spezifische Probleme stellen intraoperative Blutdruck- und Herzfrequenzsteigerungen dar (Dominguez et al. 1994). Für Eingriffe bei einer Trigeminusneuralgie des III. Astes ist aus anatomischen Gründen (Schädigung der Motorik) die Thermokoagulation der Mikrokompression vorzuziehen (Frank und Fabrizi 1989; Fraioli et al. 1989).

### Perkutane retroganglionäre Glyzerol-Instillation

Bei der perkutanen retroganglionären Glyzerol-Instillation nach Hakanson (1981) wird mit einer Lumbalpunktionskanüle in Lokalanästhesie perkutan über das Foramen ovale das Cavum Meckeli punktiert und unter Bildwandlerkontrolle mit Kontrastmittel die Trigeminuszisterne dargestellt. Es erfolgt dann die Injektion von Glyzerol. Durch Lagerungsmanöver kann eine teilweise Selektivität des resultierenden sensiblen Defizits für einen Ast erzielt werden (am besten für den 1. Ast, schlechter für den 2. und 3. Ast; Bergenheim et al. 1991). Der neurotoxische Effekt ist jedoch nicht selektiv für Schmerzfasern (Laitinen et al. 1989). Die initiale Rate an Schmerzfreiheit beträgt > 90 %. Bei 75 % der 480 Patienten wurde nach einer mittleren Nachbeobachtungszeit von drei Jahren Schmerzfreiheit ohne oder mit begleitender medikamentöser Therapie beschrieben (Kondziolka et al. 1994b). Das sensible Defizit ist allgemein geringer als nach Thermokoagulation. Jedoch sind störende Dysästhesien bei einem erheblichen Prozentsatz der Patienten berichtet worden (Slettebo et al. 1993). Eruptionen von Herpes labialis sind Tage nach dem Eingriff bei 10–20 % der Patienten beschrieben (Kondziolka et al. 1994b). Zum Teil waren die Rezidivraten für Patienten mit MS höher (Linderoth und Hakanson 1989). Im Vergleich zur Thermokoagulation zeigt sich eine etwas höhere Rezidivrate bei geringerem Risiko der Deafferentierung. Eine Anaesthesia dolorosa wurde aber auch nach einer Glycerol-Injektion beschrieben (Häussermann und Tölle 2000). Ein Vorteil der Methode ist die einfache Durchführbarkeit bei geringen Anforderungen an die Patientenkooperation.

### Stereotaktische Radiochirurgie mit dem Gamma-Knife

Eine stereotaktische Einzeitbestrahlung der Trigeminuseintrittszone mit 70 Gy Maximaldosis führt mit einer Verzögerung von einigen Wochen bei etwa 75 % der Patienten zur Schmerzfreiheit. Nach fünf Jahren waren 55,8 % noch ganz oder teilweise schmerzfrei (Young et al. 1997; Maesawa et al. 2001). Die Rate neuer oder verstärkter sensibler Defizite oder Parästhesien lag unter 10 % nach zwei Jahren, jedoch trat bei einem Patienten eine Anaesthesia dolorosa auf (Maesawa et al. 2001). Höhere Dosen (90 Gy) scheinen effektiver zu sein (Nicol et al. 2000); die Rate an Sensibilitätsstörungen war etwas höher und es traten einzelne Fälle von Dysgeusie auf. Auch wiederholte Anwendung ist möglich. In einer Serie erreichten 8 von 10 Patienten nach wiederholter Radiochirurgie Schmerzfreiheit, jedoch traten bei allen sensible Defizite oder Parästhesien auf (Pollock et al. 2000). Der Wirkmechanismus ist unklar. Im Bereich der Nerveneintrittszone wird nach dem Eingriff mit zeitli-

cher Verzögerung eine kontrastmittelaufnehmende Läsion erkennbar; bei einem Primatenmodell war nach einer Dosis von 80 Gy eine fokale axonale Degeneration erkennbar, bei höheren Dosen entstanden Nekrosen (Kondziolka et al. 2000). Ähnliche Ergebnisse wie beim Gamma-Knife lassen sich auch mit Linearbeschleunigern erzielen, allerdings ist der Zeitaufwand größer. In einer prospektiven Studie mit 100 Patienten, darunter 7 mit MS, die über mindestens 12 Monate nachverfolgt wurden, waren 83 bis zum letzten Follow-up schmerzfrei, bei 58 der 83 konnte die Medikation abgesetzt werden, die Lebensqualität besserte sich signifikant. Bei 6 Patienten kam es zu einer milden Hypästhesie (Régis et al. 2006).
Eine Studie untersuchte Effektivität und Dauer des Wirkeintrittes einer einmaligen Gamma-Knife-Behandlung bei klassischer Trigeminusneuralgie (n = 497); die Patienten wurden im Mittel 44 Monate nachverfolgt. 91 % wurden schmerzfrei innerhalb eines Medians von 10 Tagen, die Streuung reichte jedoch von 1–459 Tagen. Immerhin wurden 37 % der Patienten innerhalb von 10 Tagen schmerzfrei. 14 % entwickelten postoperativ eine Sensibilitätsstörung. Nach im Median 2 Jahren hatten 34 % erneut Schmerzen. Methodisch problematisch ist, dass die Patienten in einem einzigen Behandlungszentrum über einen sehr langen Zeitraum (1992–2010) gesammelt wurden und dadurch unterschiedliche Geräte zum Einsatz kamen; die Nachuntersuchungen erfolgten nach 3, 6 und 12 Monaten und anschließend jährlich. Rund ein Drittel der Patienten waren ipsilateral mit unterschiedlichen invasiven Verfahren vorbehandelt. Dies beeinflusste den Therapieerfolg der Gamma-Knife-Behandlung nicht. Die Studie ist bedeutsam, zeigt sie doch, dass bei einem Teil der Patienten auch mit Gamma-Knife-Behandlung ein rascher Wirkungseintritt erfolgt und damit auch nach anderen invasiven Verfahren bei Therapieresistenz eine Behandlung erfolgen kann (Tuleasca et al. 2012).
Radiochirurgie stellt in der Gesamtwertung eine wenig invasive und nebenwirkungsarme Behandlungsalternative dar.

#### Andere operative Methoden

Eine *partielle Rhizotomie der sensiblen Trigeminuswurzel* am Pons wird zum Teil durchgeführt, wenn bei der Exploration des Kleinhirnbrückenwinkels keine vaskuläre Kompression gefunden wird, oder eine Dekompression technisch nicht möglich ist. In einer Studie an 83 Patienten (mittlere Beobachtungszeit 6 Jahre) wurden exzellente (48 %) bis gute (22 %) Ergebnisse bei 70 % und ein Versagen bei 30 % berichtet (Young und Wilkins 1993).
Auch eine interne Neurolyse stellt eine operative Therapieoption mit guter Wirksamkeit bei fehlendem Nachweis einer neurovaskulären Kompression dar (Ko et al. 2015).
Die *periphere Ausschaltung* (Durchschneidung, Exhairese bzw. lokale Alkohol- oder Phenolinjektion) der Nn. supra/infraorbitales, mandibulares oder mentales ist wegen hoher Rezidivraten, anhaltender Sensibilitätsstörungen mit möglicher Anaesthesia dolorosa und Hornhautschädigung obsolet. Im 2. und 3. Ast kann eine Alkoholinjektion bei ansonsten therapierefraktären Patienten erwogen werden (Sha et al. 2010). Bei »atypischer« Trigeminusneuralgie mit Anaesthesia dolorosa infolge destruktiver Eingriffe sind weitere Eingriffe offenbar wirkungslos, obwohl der ursprüngliche Auslöseort proximal liegt. Neurostimulative Verfahren wurden am Ganglion Gasseri, im zentralen Höhlengrau des Hirnstamms und mittels Motorkortex-Stimulation versucht (Taub et al. 1997; Levy et al. 1987; Nguyen et al. 1997). Berichtet sind läsionelle Verfahren an den dorsalen Wurzeleintrittszonen (DREZ) (Bullard und Nashold 1997) und der Pars caudalis des Nucleus spinalis nervi trigemini (Piedimonte und Schvarcz 1997).

## A 5.2.4 Pragmatische Therapie

### A 5.2.4.1 Klassische Trigeminusneuralgie

Zunächst sollte ein Therapieversuch mit Carbamazepin erfolgen, ein retardiertes Präparat ist dabei zu bevorzugen. Dabei ist es oft erforderlich, bis zur Grenze der individuellen Verträglichkeit aufzudosieren. Die Wirksamkeit korreliert nicht mit den bei der Epilepsiebehandlung üblichen Serumspiegeln, Dosierungen über 1 200 mg/d zeigen keine bessere Wirkung mehr, allerdings steigt die Nebenwirkungsgrate dann deutlich an (Cruccu et al. 2010). Wenn bei prinzipiell guter Wirksamkeit die erforderliche Dosis wegen zentraler Nebenwirkungen nicht toleriert wird, kann eine Umstellung auf Oxcarbazepin im Verhältnis Oxcarbazepin : Carbamazepin 1,5 : 1 erfolgen; bei sehr hohen Dosen von Carbamazepin ist es besser, zunächst im Verhältnis 1 : 1 umzustellen. Eine Umstellung auf Oxcarbazepin kann auch bei pharmakologischen Interaktionen (z. B. Phenprocoumon) oder allergischen Hautreaktionen notwendig sein, es besteht allerdings in 20 % der Fälle eine Kreuzreaktivität.
Bei therapierefraktären Schmerzen unter Monotherapie mit Carbamazepin oder Oxcarbazepin sollte der Versuch einer Add-on-Therapie mit Lamotrigin oder Gabapentin unternommen werden. Eine Kombinationstherapie mit Baclofen kann ebenfalls erfolgreich sein (synergistische Wirkung); allerdings sind additive zentrale Nebenwirkungen mit Carbamazepin zu erwarten. Die Kombination von Carbamazepin mit Phenytoin wird nicht empfohlen. Zum Teil werden gute Erfolge auch mit dem raschen Aufdosieren von Topiramat beobachtet, auch mit Eslicarbazepin liegen Einzelerfahrungen vor. Phenytoin ist wegen der parenteralen Verfügbarkeit eine gute Alternative bei Exazerbation der Schmerzen. Bei evozierten Attacken durch Kauen und Schlucken kann Lidocain 8 % intranasal versucht werden.
Die pragmatische medikamentöse Therapie der Trigeminusneuralgie ist in **Tab. A 5.1** zusammengefasst.

Bei langjährigem Verlauf mit zunehmend therapierefraktärer Symptomatik wird häufig ein operativer Eingriff erforderlich. Hauptargumente gegen eine operative Therapie in der Frühphase der Erkrankung sind der schlecht vorhersehbare Verlauf mit manchmal langen Remissionsphasen und das operative Risiko (z. B. einer Anaesthesia dolorosa). Bei Patienten in gutem Allgemeinzustand kann die

**Tab. A 5.1:** Pragmatische medikamentöse Therapie der Trigeminusneuralgie

| Therapie | Evidenz | Empfehlungsstärke | Substanzen und Dosis |
|---|---|---|---|
| Substanzen der 1. Wahl | ↑↑ | A | Carbamazepin 600–1 200 mg |
| | ↑ | A | Oxcarbazepin 900–1 800 mg |
| Substanzen der 2. Wahl | ↔ | B | Lamotrigin 100–400 mg |
| | ↔ | B | Gabapentin 2 400–3 600 mg |
| | ↔ | B | Pregabalin 300–600 mg |
| | ↔ | B | Baclofen 60–80 mg |
| Substanzen der 3. Wahl | ↔ | B | Phenytoin 300 mg |
| | ↔ | B | Topiramat 50–200 mg |
| | ↔ | B | Clonazepam 3–8 mg |
| | ‹ › | B | Trizyklika |
| | ↔ | B | Opioide (z. B. retardiertes Morphin) |
| | ↔ | B | Pimozid 4–12 mg |

mikrovaskuläre Dekompression als kausales, potenziell kuratives Therapieverfahren mit dem geringsten Risiko einer Deafferentierung erwogen werden, zumal bei steigender Lebenserwartung; eine absolute Altersgrenze für den Eingriff kann nicht angegeben werden. Bei Patienten mit reduziertem Allgemeinzustand, hohem Lebensalter oder limitierenden Erkrankungen sind Eingriffe am Ganglion Gasseri die Verfahren der Wahl. Die Glycerol-Injektion ist dabei das für den Patienten schonendere Verfahren, das kaum Kooperationsfähigkeit voraussetzt, während die Thermokoagulation bessere Langzeitergebnisse bietet. Die Entscheidung muss sich auch an den Präferenzen und Erfahrungen der beteiligten Neurochirurgen orientieren.

Die Radiochirurgie mit dem Gamma-Knife stellt bei diesen Patienten eine nicht-invasive Therapie mit geringen Nebenwirkungen dar. Bei Patienten mit Blutungsneigung kann sie der Eingriff der Wahl sein. Nachteile der Radiochirurgie sind der verzögerte Wirkungseintritt, der geringere Anteil an initialer Schmerzfreiheit verglichen mit Thermokoagulation und Glycerol-Injektion. Die Kosten für eine Behandlung werden aktuell von einigen Krankenkassen in speziellen Versorgungsmodellen, wie der integrierten Versorgung, übernommen, andere Krankenkassen erstatten die Kosten meist auf Antrag. Die Radiochirurgie stellt eine Option für Patienten auch dann noch dar, wenn zuvor andere invasive Eingriffe keine ausreichende oder anhaltende Wirkung gezeigt haben, wie in einer aktuellen Studie gezeigt werden konnte (Kano et al. 2010). **Tab. A 5.2** gibt eine Übersicht über invasive Therapieverfahren bei der Trigeminusneuralgie.

### A 5.2.5 Symptomatische Trigeminusneuralgie bei MS

Die pharmakologische Therapie erfolgt wie bei der klassischen Trigeminusneuralgie, jedoch sollte die erhöhte Empfindlichkeit dieser Patienten gegenüber zentralen Nebenwirkungen der Antikonvulsiva berücksichtigt werden. Gabapentin kann eine zusätzliche günstige Wirkung auf die Spastik haben.

Angesichts des noch variableren Verlaufs bei Patienten mit MS und dem häufig jüngeren Alter sollte die Operationsindikation prinzipiell nicht zu früh gestellt werden. Eine mikrovaskuläre Dekompression ist nur in Ausnahmefällen bei jüngeren Patienten zu erwägen, wenn kernspintomographisch eine eindeutige und erhebliche neurovaskuläre Kompression vorliegt, und keine wesentliche Demyelinisierung im Bereich der Wurzeleintrittszone oder des Hirnstammes vorliegt.

Ansonsten wird Thermokoagulation oder Glycerol-Injektion eingesetzt, auch die Wirksamkeit der Gamma-Knife-Therapie wurde berichtet. Schwierige Situationen ergeben sich vor allem nach wiederholten Eingriffen und bei bilateraler Trigeminusneuralgie.

## A 5.3 Glossopharyngeusneuralgie

### A 5.3.1 Klinik

#### A 5.3.1.1 Symptomatik und Epidemiologie

Bei der Glossopharyngeusneuralgie kommt es zu einer der Trigeminusneuralgie ähnlichen Schmerzsymptomatik im Bereich von durch den N. Glossopharyngeus oder N. vagus somatosensorisch versorgten Arealen (Gehörgang, Zungengrund, Tonsillenloge, Kieferwinkel). Wegen der klinisch nicht zu differenzierenden Beteiligung des N. X wurde auch die Bezeichnung Vago-Glossopharyngeusneuralgie vorgeschlagen (Rushton et al. 1981). Es treten blitzartig einschießende stechende Schmerzen auf, die meist Sekunden bis Minuten anhalten. Zum Teil werden länger anhaltende dumpfe Schmerzen, Druckgefühl oder Brennen berichtet. Die häufigsten Schmerzlokalisationen in absteigender Reihenfolge sind Ohr, Tonsille, Larynx und Zunge. Triggermechanismen sind Schlucken, Kauen, Husten, Sprechen, seltener Berührungen im äußeren Gehörgang, im Nacken, Präaurikulär oder am Mastoid. Bei einigen Patienten treten während der Paroxysmen Begleitsymptome wie Husten oder Heiserkeit, Hypersalivation oder Lakrimation auf. In etwa 10 % der Fälle kommt es durch die N. X Beteiligung bei der Glossopharyn-

**Tab. A 5.2:** Übersicht über invasive Therapieverfahren bei der Trigeminusneuralgie

| Eingriff | Erfolgs-rate | Rezidiv-rate | Komplika-tionen | Anästhesie | Evidenz | Empfehlungs-stärke |
|---|---|---|---|---|---|---|
| Mikrovaskuläre Dekompression[2] | 82 % | 2 %/Jahr | 10 %[1] | ITN | ↔* | A |
| Thermokoagulation[3] | 98 % | 5 %/Jahr | ca. 1 %[4] | Kurznarkose | ↔* | A |
| Glycerolinjektion | 90 % | 5 %/Jahr | Selten | Lokal | ↔* | B |
| Radiochirurgie[5] | ca. 75 % | 4 %/Jahr | Selten | Keine | ↔* | B |

1 V. a. einseitige Ertaubung, Liquorleck, ipsilaterales schweres sensibles Defizit des N. V., Paresen des N. IV und N. VII
2 Kontraindiziert bei Multimorbidität, nicht-destruktiver Eingriff
3 Kooperation erforderlich!
4 Anaesthesia dolorosa
5 Wirkungseintritt verzögert
* Randomisierte klinische Studien sind zu diesen Verfahren nicht verfügbar; in prospektiven Beobachtungsstudien war die Mikrovaskuläre Dekompression der Stereotaktischen Bestrahlung auch im Langzeitverlauf (5 Jahre) überlegen. Beobachtungsstudien legen nahe, dass die Thermokoagulation den anderen perkutanen Verfahren und der Radiochirurgie überlegen ist.
ITN Intubationsnarkose

geusneuralgie zu einer Bradykardie bis zur Asystolie und Blutdruckabfall und zu Synkopen (Bruyn 1986b; Ferrante et al. 1995), ebenso kann dies bei symptomatischen Fällen mit Halstumoren auftreten (Chalmers und Olson 1989; Papay et al. 1989). Die Glossopharyngeusneuralgie ist selten, Daten zur Inzidenz und Prävalenz liegen nicht vor. Im Verhältnis zur Trigeminusneuralgie beträgt die Inzidenz etwa 1 : 75 mit einem häufig früheren Erkrankungsbeginn (43 % vor dem fünfzigsten Lebensjahr; Rushton et al. 1981), ohne Geschlechtsdominanz und im Gegensatz zur Trigeminusneuralgie mit einer Seitendominanz links mehr als rechts. Bilaterales Auftreten wurde in bis zu einem Viertel der Fälle beschrieben (Katusic et al. 1991); in einer anderen Serie von 217 Patienten litten nur 4 an bilateralen Symptomen (Rushton et al. 1981).

### A 5.3.1.2 Diagnostik und Differentialdiagnose

Der klassischen Glossopharyngeusneuralgie liegt meist ein *neurovaskuläres Kompressionssyndrom* zugrunde, dabei lässt sich zumeist auch die Beteiligung des N. X nachweisen, selbst wenn diese überwiegend asymptomatisch ist (Gaul et al. 2008). Die Häufigkeit des ursächlichen Gefäßes war intraoperativ A. cerebelli posterior inferior > A. vertebralis > venöse Gefäße oder gemischte arterielle/venöse Kompression (Laha und Jannetta 1977; Resnick et al. 1995; Gaul et al. 2011).

Ursachen einer *symptomatischen Glossopharyngeusneuralgie* können Tumoren und andere Raumforderungen der hinteren Schädelgrube und des Halses (Chalmers und Olson 1989; Papay et al. 1989), des Nasopharynx und Epipharynx, der Zunge und der Parotis sowie der Tonsillen sein. Glossopharyngeus-Neurinome sind selten und meist symptomarm (Claesen et al. 1989). Seltene Ursachen sind pontine Läsionen (McCarron und Bone 1999), Chiari Typ I-Malformation, das Sjögren-Syndrom, eine arteriovenöse Malformation der hinteren Schädelgrube, Kompression durch Protrusion von Plexus choroideus durch das Foramen Luschkae sowie Traumata. Bemerkenswert ist ein Fall einer durch eine Vagus-Stimulation zur Epilepsiebehandlung ausgelösten Glossopharyngeusneuralgie (Duhaime et al. 2000). Beim Eagle-Syndrom komprimiert ein langer Processus styloideus den N. IX (Gaul et al. 2006). Eine symptomatische Glossopharyngeusneuralgie bei Multipler Sklerose ist selten im Vergleich zur Trigeminusneuralgie (Minagar und Sheremata 2000).

Diagnostisch hilfreich ist die Blockade der Schmerzattacken durch Anästhesie der Rachenwand. In 10 % der Fälle ist dieser Test jedoch negativ (Rushton et al. 1981). Zur Diagnostik gehören konsiliarische Untersuchungen auf HNO- und ZMK-ärztlichem Gebiet und eine kraniale Bildgebung mittels Kernspintomographie zum Ausschluss eines raumfordernden Prozesses.

*Differentialdiagnostisch* muss eine Trigeminusneuralgie des 3. Astes oder eine Kombination von Trigeminus- und Glossopharyngeusneuralgie abgegrenzt werden, wie sie bei 10 % der Fälle letzterer vorkommt (Rushton et al. 1981). Epileptische Anfälle müssen als Differentialdiagnose gegenüber Synkopen bei kardiovaskulärer Variante der Glossopharyngeusneuralgie in Betracht gezogen werden.

Die (seltene) *Intermediusneuralgie* mit Schmerzen im Bereich des äußeren Gehörganges kann klinisch praktisch nicht von der otalgischen Variante der Glossopharyngeusneuralgie differenziert werden, wenn der Versuch einer Anästhesie der Rachenwand nicht aussagekräftig ist (Rushton et al. 1981; Rupa et al. 1991). Zum Teil wurde bei der Exploration intraoperativ eine neurovaskuläre Kompression des N. intermedius gesehen und eine Dekompression durchgeführt (Lovely und Jannetta 1997).

Die Neuralgie des N. laryngeus superior mit starken Schmerzen in der Seitenwand des Rachens, in der Submandibularregion und unterhalb des Ohres, die durch Schlucken, Überanstrengung der Stimme oder Drehen des Kopfes getriggert werden, stellt ebenfalls eine seltene Differentialdiagnose dar. Die diagnostischen Kriterien der IHS für die klassische Glossopharyngeusneuralgie sind in **Kasten A 5.3** dargestellt.

**Kasten A 5.3:** Diagnostische Kriterien der IHS für die klassische Glossopharyngeusneuralgie

A. Mindestens 3 Attacken eines einseitigen Schmerzes, der die Kriterien B und C erfüllt
B. Lokalisation im hinteren Bereich der Zunge, in der Tonsillennische, im Pharynx oder unterhalb des Kieferwinkels und/oder im Ohr
C. Schmerz der mindestens 3 der 4 folgenden Kriterien erfüllt:
   1. Wiederkehrende paroxysmale Schmerzattacken von Bruchteilen einer Sekunde bis zu 2 Minuten andauernd
   2. Hohe Schmerzintensität
   3. Stromschlagartige, einschießende, stechende Schmerzqualität
   4. Auslösung durch Schlucken, Kauen, Sprechen, Husten und/oder Gähnen
D. Kein klinisch-neurologisches Defizit
E. Nicht besser durch eine andere ICHD-3-Diagnose erklärt

## A 5.3.2 Verlauf

Wie bei der Trigeminusneuralgie gehen gelegentlich unangenehme Missempfindungen dem Auftreten der Neuralgie voraus. Bei den meisten Patienten ist der Beginn jedoch abrupt mit heftigen Schmerzen. Häufiger als bei der Trigeminusneuralgie kommt es zu Spontanremissionsphasen (bei etwa 80 % der Patienten), die über Monate bis Jahre anhalten (Rushton et al. 1981). Das Ansprechen auf medikamentöse und operative Therapie ist ähnlich wie bei der Trigeminusneuralgie.

## A 5.3.3 Therapeutische Prinzipien

### A 5.3.3.1 Pharmakologische Therapie

Carbamazepin ist bei der Glossopharyngeusneuralgie wirksam (Ekbom und Westerberg 1996). Von 20 mit Carbamazepin behandelten Patienten sprachen 13 initial an, nur vier mit gutem Langzeitergebnis. Bei Phenytoin hatten nur 2 von 18 Patienten anhaltende Therapieerfolge (Rushton et al. 1981). Die Wirksamkeit von Oxcarbazepin und Baclofen ist nur kasuistisch belegt. Bei neun Patienten wurde eine gute Wirkung von Gabapentin als Monotherapie oder in Kombination mit Carbamazepin berichtet (Garcia-Callejo et al. 1999). Bei einem Patienten wurde eine Schmerzreduktion durch intravenöse und orale Therapie mit dem NMDA-Antagonisten Ketamin berichtet (Eide und Stubhaug 1997).

### A 5.3.3.2 Interventionelle Therapie

Die *mikrovaskuläre Dekompression* des N. IX und X hat eine hohe Erfolgsrate (Gaul et al. 2011). Bei der bislang größten Serie mit 217 Patienten (Patel et al. 2002) trat unmittelbar postoperativ Schmerzfreiheit bei 67 % und -linderung bei weiteren 25 % auf. Nach einer mittleren Nachbeobachtungszeit von vier Jahren betrugen die Raten schmerzfreier und gebesserter Patienten noch 58 % und 18 %. Die besten Ergebnisse wurden bei Patienten mit isoliertem Schmerz im Rachen erzielt. Zwei der zu Beginn der Serie operierten Patienten verstarben in Folge intraoperativer hämodynamischer Labilität mit der Folge intrazerebraler Blutung oder Kreislaufversagen.
In einer Serie von 20 Patienten trat ein Todesfall durch Sinusvenenthrombose auf. Sechs Patienten erlitten Funktionsstörungen des N. IX oder X mit Schluckstörungen, Heiserkeit und Husten. Bei allen 16 Patienten, bei denen Verlaufsinformationen erhältlich waren, bestand nach einer mittleren Nachbeobachtungszeit von 11,6 Jahren Schmerzfreiheit (Kondo 1998). Der Verlauf von 31 konsekutiven Patienten mit MVD wurde retrospektiv über 1–17 Jahre analysiert und zeigte eine Schmerzfreiheit bei 90 % der Patienten, nur drei Patienten benötigten noch eine Medikation (Ferroli et al. 2009).
Die *intrakranielle partielle Rhizotomie* des N. IX und der oberen Wurzelfasern des N. X ist wirksam und mit geringen Ausfallerscheinungen verbunden; sie wird hauptsächlich eingesetzt, wenn intraoperativ keine eindeutige neurovaskuläre Kompression nachweisbar ist (Taha und Tew 1995; Fraiola et al. 1989).
Die *perkutane Thermokoagulation* über einen lateralen zervikalen Zugang durch das Foramen jugulare ist ebenfalls wirksam (Salar et al. 1983). Zum Teil schwere Schluckstörungen und Dysphonie können als Folgen auftreten. Die CT-gesteuerte Durchführung erleichtert die Elektrodenplatzierung.
Eine Alternative zur Thermokoagulation stellt die stereotaktische Traktotomie-Nukleotomie der pars caudalis des Nucleus spinalis nervi trigemini mittels Radiofrequenzläsion dar (Kanpolat et al. 1998). Exzellente oder gute Ergebnisse wurden bei allen neun behandelten Patienten erzielt; allerdings musste der Eingriff wegen eines frühen Wiederauftretens der Schmerzen bei drei Patienten (erfolgreich) wiederholt werden. Als wesentliche Komplikation trat eine Ataxie bei zwei Patienten auf. Auch die Behandlung der Glossopharyngeusneuralgie mittels Gamma-Knife scheint möglich (Stieber et al. 2005).

## A 5.3.4 Pragmatische Therapie

Die medikamentöse Therapie sollte mit Carbamazepin oder Oxcarbazepin als Substanzen der ersten Wahl erfolgen. Bei Unverträglichkeit oder mangelnder Wirksamkeit ist ein Therapieversuch mit Gabapentin oder Lamotrigin analog zur Trigeminusneuralgie empfehlenswert.
Bei Verlauf ohne Spontanremission mit unbefriedigender Pharmakotherapie ist eine operative Therapie ratsam. Die Datenlage erlaubt keine eindeutigen Empfehlungen bezüglich der operativen Vorgehensweise. Prinzipiell ist die mikrovaskuläre Dekompression als nicht-destruktives Verfahren das Verfahren der Wahl; wegen der schwierigeren Präparation und der engen Nachbarschaft zu den neurovaskulären Zentren der lateralen Medulla scheint die mikrovaskuläre Dekompression bei der Glossopharyngeusneuralgie jedoch mit einem höheren operativen Risiko verknüpft zu sein als bei der Trigeminusneuralgie. Zusätzlich gibt es kaum Berichte über Deafferentierungsschmerz nach destruktiven Eingriffen am N. IX oder X. Daher ist

die perkutane Thermokoagulation oder die stereotaktische Traktotomie-Nukleotomie als Alternative mit geringerem operativen Risiko einzuschätzen, vor allem bei symptomatischen Formen und reduziertem Allgemeinzustand. Bei bilateraler Glossopharyngeusneuralgie sollten jedoch wegen der Gefahr schwerer Schluckstörungen keine destruktiven Eingriffe durchgeführt werden.

## Literatur


Alafaci C, Salpietro FM, Montemagno G, Grasso G, Tomasello F. Spasmodic torticollis due to neurovascular compression of the spinal acessory nerve by the anterorinferior cerebellar artery: case report. Neurosurgery 2000; 47: 768–771.

Amagasaki K, Watanabe S, Naemura K, Shono N, Nakaguchi H. Safety of microvascular decompression for elderly patients with trigeminal neuralgia. Clin Neurol Neurosurg 2016; 141: 77–81.

Anderson VC, Berryhill PC, Sandquist MA, Ciaverella DP, Nesbit GM, Burchiel KJ. High-resolution three-dimensional magnetic resonance angiography and three-dimensional spoiled gradient-recalled imaging in the evaluation of neurovascular compression in patients with trigeminal neuralgia: a double-blind pilot study. Neurosurgery 2006; 58: 666–673.

Baker KA, Taylor JW, Lilly GE. Treatment of trigeminal neuralgia: use of baclofen in combination with carbamazepine. Clinical pharmacy 1985; 4(1): 93–96.

Barker FG 2nd, Jannetta PJ, Bissonette DJ, Shields PT, Larkins MV, Jho HD. The long-term outcome of microvascular decompression for trigeminal neuralgia. New Engl J Med 1996; 334: 1077–1083.

Benoliel R, Sharav Y. Trigeminal Neuralgia with Lacrimation or SUNCT Syndrome? Cephalalgia 1998; 18: 85–90.

Bergenheim AT, Hariz MI, Laitinen LV. Selectivity of retrogasserian glycerol rhizotomy in the treatment of trigeminal neuralgia. Stereotact Funct Neurosurg 1991; 56: 159–165.

Bergouignan M. Cures Hereuses De Neuralgies Essentielles Par Le Diphenyl-Hydantoinate de Soude, Rev Laryngol Otol Rhinol 1942; 63: 34–41.

Beydoun A, Kutluay E. Oxcarbazepine. Expert Opin Pharmacother 2002; 3: 59–71.

Blom S. Trigeminal neuralgia: Its treatment with a new anticonvulsant drug. Lancet 1962; I: 839–840.

Bornemann A, Bohl J, Hey O, Storkel S, Gamm H, Muller-Forell W, et al. Amyloidoma of the gasserian ganglion as a cause of symptomatic neuralgia of the trigeminal nerve: report of three cases. J Neurol 1993; 241: 10–14.

Brandt T, Dieterich M. Vestibular paroxysmia: vascular compression of the eight nerve? Lancet 1994; I: 798–799.

Broggi G, Ferroli P, Franzini A, Nazzi V, Farina L, La Mantia L, Milanese C. Operative findings and outcomes of microvascular decompression for trigeminal neuralgia in 35 patients affected by multiple sclerosis. Neurosurgery 2004; 55: 830–838.

Brown JA, Chittum CJ, Sabol D, Gouda JJ. Percutaneous balloon compression of the trigeminal nerve for treatment of trigeminal neuralgia. Neurosurg Focus 1996; 1(2): e4.

Bruyn GW. Charlin's neuralgia. In: Vinken PJ, Bruyn GW, Klawans HL, eds. Handbook of Clinical Neurology Vol 4/48 Headache. Elsevier: Amsterdam; 1986a. 483–486.

Bruyn GW. Glossopharyngeal neuralgia. In: Vinken PJ, Bruyn GW, Klawans HL, eds. Handbook of Clinical Neurology Vol 4/48 Headache. Elsevier: Amsterdam; 1986b. 459–473.

Bullard DE, Nashold BS Jr. The caudalis DREZ for facial pain. Stereotact Funct Neurosurg 1997; 68: 168–174.

Carrazana E, Mikoshiba I. Rationale and evidence for the use of oxcarbazepine in neuropathic pain. J Pain Symptom Manage 2003; 25(5 suppl): 31–35.

Chalmers AC, Olson JL. Glossopharyngeal Neuralgia with Syncope and Cervical Mass. Otolaryngol Head Neck Surg 1989; 100: 252–255.

Chang JW, Chang JH, Park YG, Chung SS. Microvascular decompression in trigeminal neuralgia: a correlation of three-dimensional time-of-flight magnetic resonance angiography and surgical findings. Stereotact Funct Neurosurg 2000; 74: 167–174.

Chen TMW, Cascino TL, Onofrio BM. Comprehensive study of diagnosis and treatment of trigeminal neuralgia secondary to tumors. Neurology 1993; 43: 2298–2302.

Cheshire WP jr. Defining the role of gabapentin in the treatment of trigeminal neuralgia: a retrospective study. J Pain 2002; 3: 137–142.

Cheshire WP. Fosphenytoin: an intravenous option for the management of acute trigeminal neuralgia crisis. J Pain Symptom Manage 2001; 21: 506–510.

Childs AM, Meaney JF, Ferrie CD, Holland PC. Neurovascular compression of the trigeminal and glossopharyngeal nerve: three case reports. Arch Dis Child 2000; 82: 311–315.

Chong VF. Trigeminal neuralgia in nasopharyngeal carcinoma. J Laryngol Otol 1996; 110: 394–396.

Claesen P, Plets C, G off in J, Van den Bergh R, Baert A, Wilms G. The glossopharyngeal neurinoma. Gase reports and literature review. Clin Neurol Neurosurg 1989; 91: 65–69.

Coffey RJ, Fromm GH. Familial trigeminal neuralgia and Charcot-Marie-Tooth neuropathy. Report of two families and review. Surg Neurol 1991; 35: 49–53.

Cruccu G, Biasiotta A, Di Rezze S, Fiorelli M, Galeotti F, Innocenti P, Mameli S, Millefiorini E, Truini A. Trigeminal neuralgia and pain related to multiple sclerosis. Pain 2009; 143: 186–191.

Cruccu G, Bonamico LH, Zakrzewska JM. Cranial neuralgias. Handb Clin Neurol 2010; 97: 663–678.

Cruccu G, Gronseth G, Alksne J, Argoff C, Brainin M, Burchiel K, Nurmikko T, Zakrzewska JM. American Academy of Neurology Society; European Federation of Neurological Society. AAN-EFNS guidelines on trigeminal neuralgia management. Eur J Neurol 2008; 15: 1013–1028.

Dandy WE. Concerning the cause of trigeminal neuralgia. Am J Surg 1934; 24: 447–455.

De Benedittis G. Auriculotemporal syndrome (Frey's syndrome) presenting as tic douloureux. Report of two cases. J Neurosurg 1990; 72: 955–988.

DMKG study group 2000. Misoprostol in the treatment of trigeminal neuralgia associated with multiple sclerosis. J Neurol 2003; 250: 542–545.

Dominguez J, Lobato RD, Rivas JJ, Gargallo MC, Castells V, Gozalo A, Sarabia R. Changes in systemic blood pressure and cardiac rhythm induced by therapeutic compression of the trigeminal ganglion. Neurosurgery 1994; 34: 422–427.

Duff JM, Spinner RJ, Lindor NM, Dodick DW, Atkinson JL. Familial trigeminal neuralgia and contralateral hemifacial spasm. Neurology 1999; 53: 216–218.

Duhaime AC, Melamed S, Clancy RR. Tonsillar pain mimicking glossopharyngeal neuralgia as a complication of vagus nerve stimulation: case report. Epilepsia 2000; 41: 903–905.

Eide PK, Stubhaug A. Relief of glossopharyngeal neuralgia by ketamine-induced N-methyl-aspartate receptor blockade. Neurosurgery 1997; 41: 505–508.

Ekbom KA, Westerberg CE. Carbamazepine in glossopharyngeal neuralgia. Arch Neurol 1966; 14: 595–596.

Farago F. Trigeminal neuralgia: its treatment with two new carbamazepine analogues. Eur Neurol 1987; 26: 73–83.

Ferrante L, Artico M, Nardacci B, Fraioli B, Cosentino F, Fortuna A. Glossopharyngeal neuralgia with cardiac syncope. Neurosurgery 1995; 36: 58–63.

Ferroli P, Fioravanti A, Schiariti M, Tringali G, Franzini A, Calbucci F, Broggi G. Microvascular decompression for glossopharyngeal neuralgia: a long-term retrospectic review of the Milan-Bologna experience in 31 consecutive cases. Acta Neurochir (Wien) 2009; 151: 1245–1250.

Figueiredo PC, Brock M, De Oliveira AM Jr, Prill A. Arteriovenous malformation in the cerebellopontine angle presenting as trigeminal neuralgia. Arq Neuropsiquiatr 1989; 47: 61–71.

Fleetwood IG, Innes AM, Hansen SR, Steinberg GK. Familial trigeminal neuralgia. Case report and review of the literature. J Neurosurg 2001; 95: 513–517.

Fraioli B, Esposito V, Ferrante L, Trubiani L, Lunardi P. Microsurgical treatment of glossopharyngeal neuralgia: case reports. Neurosurgery 1989; 25: 630–632.

Frank F, Fabrizi AP. Percutaneous surgical treatment of trigeminal neuralgia. Acta Neurochir 1989; 97: 128–130.

Frank H, Heusser K, Geiger H, Fahlbusch R, Naraghi R, Schobel HP. Temporary reduction of blood pressure and sympathetic nerve activity in hypertensive patients after microvascular decompression. Stroke 2009; 40: 47–51.

Fröhling MA, Schlote W, Wolburg-Buchholz K: Nonselective nerve fibre damage in peripheral nerves after experimental thermocoagulation. Acta Neurochir 1998; 140: 1297–1302.

Fromm GH, Graff-Radford SB, Terrence CF, Weet WH. Pretrigeminal neuralgia. Neurology 1990; 40: 1493–1495.

Fromm GH, Terrence CF, Chatta AS, Glass JD. Baclofen in the Treatment of Trigeminal Neuralgia: Double-Blind Study and Long-Term Follow-Up. Ann Neurol 1984; 15: 240–244.

Fusco BM, Alessandri M. Analgesic effect of capsaicin in idiopathic trigeminal neuralgia. Anesth Analg 1992; 74: 375–377.

Garcia-Callejo FJ, Velert-Vila MM, Talamantes-Escriba F, Blay-Galaud L. Clinical response of gabapentin for glossopharyngeal neuralgia. Rev Neurol 1999; 28: 380–384.

Gardner WJ, Miklos MV. Response of trigeminal neuralgia to »decompression« of sensory root: discussion of cause of trigeminal neuralgia. JAMA 1959; 170: 1773–1776.

Gaul C, Hastreiter P, Duncker A, Naraghi R. [Improvement of diagnosis and treatment of glossopharyngeal neuralgia] Schmerz 2008; 22 (Suppl 1): 41–46.

Gaul C, Hastreiter P, Duncker A, Naraghi R. Diagnosis and neurosurgical treatment of glossopharyngeal neuralgia: clinical findings and 3-D visualization of neurovascular compression in 19 consecutive patients. J Headache Pain. 2011; 12: 527–534.

Gaul C, Kriwalsky MS, Maurer P, Schubert J, Amaya B, Komhuber ME. Eagle-Syndrom. Eine seltene Ursache für Gesichtsschmerzen und Schluckbeschwerden. Nervenarzt. 2006; 77: 478–480.

Goto F, Ishizaki K, Yoshikawa D, Obata H, Arii H, Terada M. The long lasting effects of peripheral nerve blocks for trigeminal neuralgia using a high concentration of tetracaine dissolved in bupivacaine. Pain 1999; 79: 101–103.

Hakanson S. Trigeminal neuralgia treated by injection of glycerol into the trigeminal cistern. Neurosurgery 1981; 9: 638–646.

Hall GC, Carroll D, Parry D, McQuay HJ. Epidemiology and treatment of neuropathic pain: the UK primary care perspective. Pain 2006; 122: 156–162.

Hardy DG, Rhoton AL. Microsurgical relationships of the superior cerebellar artery and the trigeminal nerve. J Neurosurg 1978; 49: 669–678.

Hashimoto M, Ohtsuka K, Hoyt WF. Vascular compression as a cause of superior oblique myokymia disclosed by thin-slice magnetic resonance imaging. Am J Ophtalmol 2001; 131: 676–677.

Häussermann P, Tölle TR. Stufenplan zur Behandlung der essentiellen Trigeminusneuralgie (Diskussion). Deutsches Ärzteblatt 1999; 97: B-854–855.

Haviv Y, Khan J, Zini A, Almoznino G, Sharav Y, Benoliel R. Trigeminal neuralgia (part I): Revisiting the clinical phenotype. Cephalalgia 2016; 36(8): 730–746.

Headache Classification Committee of the International Headache Society (IHS). The International Classification of Headache Disorders, 3rd edition (beta version). Cephalalgia 2013; 33(9): 629–808.

Headache Classification Subcommittee of the International Headache Society (IHS). The International Classification of Headache Disorders: 2nd edition. Cephalalgia 2004; 24 (Suppl 1): 9–160.

Hilton DA, Love S, Gradidge T, Coakham HB. Pathological findings associated with trigeminal neuralgia caused by vascular compression. Neurosurgery 1994; 35: 299–303.

Hohenbleicher H, Schmitz SA, Koennecke H-C, Offermann R, Offermann J, Zeytountchian H, Wolf KJ, Distler A, Sharma AM. Neurovascular contact of cranial nerve IX and X root-entry zone in hypertensive patients. Hypertension 2001; 37: 176–181.

Homberg V, Kowalik A, Schulze-Bonhage A. Ad hoc-Umstellung von Carbamazepin auf Oxcarbazepin – Effektivität und Tolerabilität. Eine retrospektive Analyse. Nervenarzt 2001; 72: 918–923.

Hunter SF, Lim N. Carbamazepin (CBZ) – induced exacerbation of weakness in severe Demylinating disease. Neurology 1999; 52 (Suppl. 2): P02.053.

Hutchins LG, Harnsberger HR, Jacobs JM, Apfelbaum RI. Trigeminal neuralgia (tic douloureux): MR imaging assessment. Radiology 1990; 175: 837–841.

Ildan F, Gocer AI, Bagdatoglu H, Uzuneyupoglu Z, Tuna M, Cetinalp E. Isolated trigeminal neuralgia secondary to distal anterior inferior cerebellar artery aneurysm. Neurosurg Rev 1996; 19: 43–46.

Jannetta PJ. Arterial compression of the trigeminal nerve at the pons in patients with trigeminal neuralgia. J Neurosurg 1967; 26 (Suppl): 159–162.

Jannetta PJ. Neurovascular compression in cranial nerve and systemic disease. Ann Surg 1980; 192: 518–525.

Jannetta PJ. Observations on the etiology of trigeminal neuralgia, hemifacial spasm, acoustic nerve dysfunction and glossopharyngeal neuralgia. Definitive microsurgical treatment and results in 117 patients. Neurochirurgia 1977; 20: 145–154.

Jannetta PJ. Treatment of trigeminal neuralgia by microoperative decompression. In: Youmans J, ed. Neurological Surgery Vol. 6. Philadelphia: Saunders; 1982. 3589–3603.

Jawahar A, Kondziolka D, Kanal E, Bissonette DJ, Lundsford LD. Imaging the trigeminal nerve and pons before and after surgical intervention for trigeminal neuralgia. Neurosurgery 2001; 48: 101–107.

Jho HD, Jannetta PJ. Microvascular decompression for spasmodic torticollis. Acta Neurochir 1995; 134: 21–26.

Jones AK, Kitchen ND, Watabe H, Cunningham VJ, Jones T, Luthra SK, Thomas DG. Measurement of changes in opioid receptor binding in vivo during trigeminal neuralgic pain using [11C] diprenorphine and positron emission tomography. J Cereb Blood Flow Metab 1999; 19: 803–808.

Jorns TP, Johnston A, Zakrzewska JM. Pilot study to evaluate the efficacy and tolerability of levetiracetam (Keppra) in treatment of patients with trigeminal neuralgia. Eur J Neurol 2009; 16(6): 740–744.

Jurgens TP, Muller P, Seedorf H, Regelsberger J, May A. Occipital nerve block is effective in craniofacial neuralgias but not in idiopathic persistent facial pain. J Headache Pain 2012; 13(3): 199–213.

Kalkanis SN, Eskandar EN, Carter BS, Barker FG. Microvascular decompression surgery in the United States, 1996 to 2000: Mortality rates, morbidity rates, and the effects of hospital and surgeon volumes. Neurosurgery 2003; 52: 1251–1262.

Kanai A, Suzuki A, Kobayashi M, Hoka S. Intranasal lidocaine 8 % spray for second-division trigeminal neuralgia. Br J Anaesth 2006; 97: 559–563.

Kano H, Kondziolka D, Yang HC, Zorro O, Lobato-Polo J, Flannery TJ, Flickinger JC, Lunsford LD. Outcome predictors after gamma knife radiosurgery for recurrent trigeminal neuralgia. Neurosurgery 2010; 67: 1637–1644.

Kanpolat V, Savas A, Batay F, Sinav A. Computer Tomography-Guided Trigeminal Tractotomy-Nucleotomy in the Management of Vagoglossopharyngeal and Geniculate Neuralgias. Neurosurgery 1998; 43: 484–490.

Kanpolat Y, Savas A, Bekar A, Berk C. Percutaneous controlled radiofrequency trigeminal rhizotomy for the treatment of idiopathic trigeminal neuralgia: 25-year experience with 1.600 patients. Neurosurgery 2001; 48: 524–532.

Kaplan NM. Microvascular Decompression: Hype or Hoax? Stroke 2001; 32: 2954–2955.

Katusic S, Beard CM, Bergstrahl, E, Kurland ET. Incidence and clinical features of trigeminal neuralgia, Rochester, Minnesota, 1945–1984. Ann Neurol 1990; 27: 89–95.

Katusic S, Williams DB, Beard CM, Bergstralh E, Kurland LT. Incidence and clinical features of glossopharyngeal neuralgia, Rochester, Minnesota, 1945–1984. Neuroepidemiology 1991; 10: 266–275.

Khan OA. Gabapentin Relieves Trigeminal Neuralgia in Multiple Sclerosis Patients. Neurology 1995; 51: 611–614.

Kirschner M. Elektrokoagulation des Ganglion Gasseri. Zbl Chir 1932; 59: 2841–2843.

Klun B, Prestor B. Microvascular relations of the trigeminal nerve: An anatomical study. Neurosurgery 1986; 19: 535–539.

Ko AL, Ozpinar A, Lee A, Raslan AM, McCartney S, Burchiel KJ. Long-term efficacy and safety of internal neurolysis for trigeminal neuralgia without neurovascular compression. Journal of Neurosurgery 2015; 122: 1048–1057.

Kondo A. Follow-up results of using microvascular decompression for treatment of glossopharyngeal neuralgia. J Neurosurg 1998; 88: 221–225.

Kondziolka D, Lacomis D, Niranjan A, Mori Y, Maesawa S, Fellows W, Lunsford LD. Histological effects of trigeminal nerve radiosurgery in a primate model: implications for trigeminal neuralgia radiosurgery. Neurosurgery 2000; 46: 971–976.

Kondziolka D, Lunsford LD, Bissonette DJ. Long-term results after glycerol rhizotomy for multiple sclerosis-related trigeminal neuralgia. Can J Neurol Sci 1994b; 21: 137–140.

Kondziolka D., Lemley T, Kestle JR, Lunsford LD, Fromm GH, Jannetta PJ. The effect of single application topical ophthalmic anesthesia in patients with trigeminal neuralgia. A randomized double-blind placebo-controlled trial. J Neurosurg 1994a; 80: 993–997.

Koopman JS, Dieleman JP, Huygen FJ, de Mos M, Martin CG, Sturkenboom MC. Incidence of facial pain in the general population. Pain 2009; 147: 122–127.

Kress B, Schindler M, Rasche D, Hähnel S, Tronnier V, Sartor K. Trigeminal neuralgia: how often are trigeminal nerve-vessel contacts found by MRI in normal volunteers. Rofo 2006; 178: 313–315.

Kuzniecky R, Ho S, Pan J, Martin R, Gilliam F, Faught E, Hetherington H. Modulation of cerebral GABA by topiramate, lamotrigine and gabapentin in healthy adults. Neurology 2002; 58: 368–372.

Laha RK, Jannetta PJ. Glossopharyngeal neuralgia. Neurosurgery 1977; 47: 316–320.

Laitinen LV, Brophy BP, Bergenheim AT. Sensory disturbance following percutaneous retrogasserian glycerol rhizotomy. Br J Neurosurg 1989; 3: 471–477.

Lambru G, Matharu MS SUNCT, SUNA and trigeminal neuralgia: different disorders or variants of the same disorder? Curr Opin Neurol 2014; 27(3): 325–331.

Lazar ML, Kirkpatrick JB. Trigeminal neuralgia and multiple sclerosis: demonstration of the plaque in an operative case. Neurosurgery 1979; 5: 711–717.

Leandri M, Lunardi G, Inglese M, Messmer-Ucelli M, Mancardi GL, Gottlieb A, Solaro C. Lamotrigine in trigeminal neuralgia secondary to multiple sklerosis. J Neurol 2000; 247: 556–558.

Lechin F, van der Dijs B, Lechin ME, Amat J, Lechin AE, Cabrera A, Gómez F, Acosta E, Arocha L, Villa S, Jiménez V. Pimozide therapy for trigeminal neuralgia. Arch Neurol 1989; 46: 960–963.

Lemos L, Fontes R, Flores S, Oliveira P, Almeida A. Effectiveness of the association between carbamazepine and peripheral analgesic block with ropivacaine for the treatment of trigeminal neuralgia. Journal of Pain Research 2010; 3: 201–212.

Levy RM, Lamb S, Adams JE. Treatment of chronic pain by deep brain stimulation: long term follow-up and review of the literature. Neurosurgery 1987; 21: 885–893.

Lewy EI, Clyde B, McLaughlin MR, Jannetta PJ. Microvascular decompression of the left lateral medulla oblongata for severe refractory neurogenic hypertension. Neurosurgery 1998; 43: 1–9.

Linderoth B, Hakanson S. Paroxysmal facial pain in disseminated sclerosis treated by retrogasserian glycerol injection. Acta Neurol Scand 1989; 80: 341–346.

Lobato, RD, Rwas JJ, Sarabia R, Lamas E. Percutaneous microcompression of the gasserian ganglion for trigeminal neuralgia. J Neurosurg 1990; 72: 546–553.

Lopez BC, Hamlyn PJ, Zakrzewska JR. Stereotactic radiosurgery for trigeminal neuralgia: state of the evidence and recommendations for future reports. J Neurol Neurosurg Psychiatry 2004; 75: 1019–1024.

Love S, Coakham HB. Trigeminal neuralgia. Pathology and pathogenesis. Brain 2002; 124: 2347–2360.

Love S, Gradidge T, Coakham HB. Trigeminal neuralgia due to multiple sclerosis:ultrastructural findings in trigeminal rhizotomy specimens. Neuropathol Appl Neurobiol 2001; 27: 1–8.

Love S, Hilton DA, Coakham HB. Central demyelination of the Vth nerve root in trigeminal neuralgia associated with vascular compression. Brain Pathol 1998; 8: 1–11.

Lovely TJ, Jannetta PJ. Surgical management of geniculate neuralgia. Am J Otol 1997; 18: 512–517.

Lunardi G, Leandri M, Albano C, Cultrera S, Fracassi M, Rubino V, Favale E. Clinical effectiveness of lamotrigine and plasma levels in essential and symptomatic trigeminal neuralgia. Neurology 1997; 48: 1714–1717.

Maarbjerg S, Wolfram F, Gozalov A, Olesen J, Bendtsen L. Association between neurovascular contact and clinical characteristics in classical trigeminal neuralgia: A prospective clinical study using 3.0 Tesla MRI. Cephalalgia 2015; 35(12): 1077–1084.

Maesawa S, Salame C, Flickinger JC, Pirris S, Kondziolka D, Lunsford LD. Clinical outcomes after stereotactic radiosurgery for idiopathic trigeminal neuralgia. J Neurosurg 2001; 94: 14–20.

McCarron MO, Bone I. Glossopharyngeal neuralgia referred from a pontine lesion. Cephalalgia 1999; 19: 115–117.

McLaughlin MR, Jannetta PJ, Clyde BL, Subach BR, Comey CH, Resnick DK. Microvascular decompression of cranial nerves:lessons learned after 4 400 operations. J Neurosurg 1999; 90: 1–8.

Minagar A, Shcrcmata WA. Glossopharyngcal ncuralgia and MS. Neurology 2000; 54: 1368–1370.

Mitsikostas DD, Pantes GV, Avramidis TG, Karageorgiou KE, Gatzonis SD, Stathis PG, Fili VA, Siatouni AD, Vikelis M. An observational trial to investigate the efficacy and tolerability of levetiracetam in trigeminal neuralgia. Headache 2010; 50(8): 1371–1377.

Moshe SL. Mechanisms of action of anticonvulsant drugs. Neurology 2000; 55: 32–40.

Naraghi R, Geiger H, Crnac J, Huk W, Fahlbusch R, Engels G, et al. Posterior fossa neurovascular anomalies in essential hypertension. Lancet 1994; 344: 1466–1470.

Naraghi R, Tanrikulu L, Troescher-Weber R, Bischoff B, Hecht M, Buchfelder M, Hastreiter P. Classification of neurovascular compression in typical hemifacial spasm: three-dimensional visualization of the facial and the vestibulocochlear nerves. Neurosurg 2007; 107: 1154–1163.

Nguyen JP, Keravel Y, Feve A, Uchiyama T, Cesaro P, Le Guerinel C, Pollin B. Treatment of deafferentation pain by chronic stimulation of the motor cortex: report of a series of 20 cases. Acta Neurochir Suppl 1997; 68: 54–60.

Nicol B, Regine WF, Courtney C, Meigooni A, Sanders M, Young B. Gamma knife radiosurgery using 90 Gy for trigeminal neuralgia. J Neurosurg 2000; 93 (Suppl 3): 152–154.

Obermann M, Yoon MS, Sensen K, Maschke M, Diener HC, Katsarava Z. Efficacy of pregabalin in the treatment of trigeminal neuralgia. Cephalalgia 2008; 28: 174–181.

Okamura T, Kurokawa Y, Ikeda N, Abiko S, Ideguchi M, Watanabe K, Kido, T. Microvascular decompression for cochlear symptoms. J Neurosurg 2000; 93: 421–426.

Papay FA, Roberts JK, Wegryn TL, Gordon T, Levine HL. Evaluation of Syncope from Head and Neck Cancer. Laryngoscope 1989; 99: 382–388.

Patel A, Kassam A, Horowitz M, Chang Y-F. Microvascular decompression in the management of glossopharyngeal neuralgia: analysis of 217 cases. Neurosurgery 2002; 50: 705–711.

Piedimonte F, Schvarcz JR. Stereotactic trigeminal nucleotomy for dysesthetic facial pain. Stereotact Funct Neurosurg 1997; 68: 175–181.

Pollock BE, Foote RL, Stafford SL, Link MJ, Gorman DA, Schomberg PJ. Results of repeated gamma knife radiosurgery for medically unresponsive trigeminal neuralgia. J Neurosurg 2000; 93 (Suppl 3): 162–164.

Ramon F, Moore JW. Ephaptic transmission in squid giantaxons. Am J Physiol 1978; 234: C162–169.

Rappaport ZH, Govrin-Lippmann R, Devor M. An electron-microscopic analysis of biopsy samples of the trigeminal root taken during microvascular decompressive surgery. Stereotact Funct Neurosurg 1997; 68: 182–186.

Rasminsky M. Ectopic generation of impulses and crosstalk in spinal nerve roots of ›dystrophic‹ mice. Ann Neurol 1978; 3: 351–357.

Reder AT, Arnason BGW. Trigeminal neuralgia in multiple sclerosis relieved by a prostaglandin E analogue. Neurology 1995; 45: 1097–1100.

Régis J, Metellus P, Hayashi M, Roussel P, Donnet A, Bille-Turc F. Prospective controlled trial of gamma knife surgery for essential trigeminal neuralgia. J Neurosurg 2006; 104: 913–924.

Resnick DK, Jannetta PJ, Lundsford LD, Bissonette DJ. Microvascular decompression for trigeminal neuralgia in patients with multiple sclerosis. Surg Neurol 1996; 46: 358–362.

Resnick DK, Jannetta PJ. Hyperactive rhizopathy of the vagus nerve and microvascular decompression. Case report. J Neurosurg 1999; 90: 580–582.

Resnick DK, Levy EI, Jannetta PJ. Microvascular decompression for pediatric onset trigeminal neuralgia. Neurosurgery 1998; 43: 804–807.

Rupa V, Saunders RL, Weider DJ. Geniculate neuralgia: the surgical management of primary otalgia. J Neurosurg 1991; 75: 505–511.

Rushton JG, Stevens JC, Miller RH. Glossopharyngeal (vagoglossopharyngeal) neuralgia. Arch Neurol 1981; 38: 201–205.

Salar G, Ori C, Baratto V, Lob I, Minbruno S. Selective Percutaneous Thermo Lesions of the Ninth Cranial Nerve by Lateral Cervical Approach: Report of Eight Cases. Surg Neurol 1983; 20: 276–279.

Samii M, Rosahl SK, Carvalho GA, Krzizok T. Microvascular decompression for superior oblique myokymia: first experience. J Neurosurg 1998; 89: 1020–1024.

Shah SA, Khan MN, Shah SF, Ghafoor A, Khattak A. Is peripheral alcohol injection of value in the treatment of trigeminal neuralgia? An analysis of 100 cases. Int J Oral Maxillofac Surg 2010 Dec 16.

Sist T, Filadora V, Miner M, Lema M. Gabapentin for Idiopathic Trigeminal Neuralgia: Report of Two Cases. Neurology 1997; 48: 1467–1468.

Slettebo H, Hirschberg H, Lindegaard KF. Long-term results after percutaneous retrogasserian glycerol rhizotomy in patients with trigeminal neuralgia. Acta Neurochir 1993; 122: 231–235.

Smith KJ, McDonald WI. Spontaneous and evoked electrical discharges from a central demyelinating lesion. J Neurol Sci 1982; 55: 39–47.

Smith KJ, McDonald WI. Spontaneous and mechanically evoked activity due to central demyelinating lesion. Nature 1980; 286: 154–155.

Solaro C, Lunardi GL, Capello E, Inglese M, Messmer Ucelli MM, Ucelli A, Mancardi GL. An open-label trial of gabapentin treatment of paroxysmal symptoms in multiple sclerosis patients. Neurology 1998; 51: 609–611.

Solaro C, Messmer-Ucelli M, Ucelli A, Leandri M, Mancardi GL. Low-dose Gabapentin with either lamotrigine or carbamazepine can be useful therapies for trigeminal neuralgia in multiple sklerosis. Eur Neurol 2000; 44: 45–48.

Solomon S, Lustig JP. Benign Raeder's syndrome is probably a manifestation of carotid artery disease. Cephalalgia 2001; 21: 1–11.

Stieber VW, Bourland JD, Ellis TL. Glossopharyngeal neuralgia treated with gamma knife surgery: treatment outcome and failure analysis. Case report. Neurosurgery 2005; 102: 155–157.

Sweet WH. The treatment of trigeminal neuralgia (tic douloureux). N Engl J Med 1986; 315: 174–177.

Taha JM, Tew JM Jr. Long-term Results of Treatment of Idiopathic Neuralgias of the Glossopharyngeal and Vagal Nerves. Neurosurgery 1995; 36: 926–931.

Taub E, Munz M, Tasker RR. Chronic electrical stimulation of the gasserian ganglion for the relief of pain in a series of 34 patients. J Neurosurg 1997; 86: 197–202.

Taylor JC, Brauer S, Espir ML. Long-term treatment of trigeminal neuralgia with carbamazepine. Postgrad J 1981; 57: 16–18.

Tuleasca C, Carron R, Resseguier N, Donnet A, Roussel P, Gaudart J, Levivier M, Régis J. Patterns of pain-free response in 497 cases of classic trigeminal neuralgia treated with Gamma Knife surgery and followed up for least 1 year. J Neurosurg 2012; 117 (Suppl): 181–188)

Wang QP, Bai M.Topiramate versus carbamazepine for the treatment of classical trigeminal neuralgia: a meta-analysis. CNS Drugs 2011; 25(10): 847–857.

Wu CJ, Lian YJ, Zheng YK et al. Botulinum toxin type A for the treatment of trigeminal neuralgia: results from a randomized, double-blind, placebo-controlled trial. Cephalalgia 2012; 32: 443–450.

Yoshimasu F, Kurland LT, Elveback LR. Tic douloureaux in Rochester, Minnesota, 1945–1969. Neurology 1972; 22: 952–956.

Young JN, Wilkins RH. Partial sensory trigeminal rhizotomy at the pons for trigeminal neuralgia. J Neurosurg 1993; 79: 680–687.

Young RF, Vermeulen SS, Grimm P, Blasko J, Posewitz A. Gamma Knife radiosurgery for treatment of trigeminal neuralgia: idiopathic and tumor related. Neurology 1997; 48: 608–614.

Younis S, Maarbjerg S, Reimer M, Wolfram F, Olesen J, Baron R, Bendtsen L. Quantitative sensory testing in classical trigeminal neuralgia – a blinded study in patients with and without concomitant persistent pain. Pain 2016; 157(7): 1407–1414.

Zakrzewska JM, Chaudhry Z, Nurmikko TJ, Patton DW, Mullens EL. Lamotrigine (lamictal) in refractory trigeminal neuralgia: results from a double-blind placebo controlled crossover trial. Pain 1997; 73: 223–230.

Zakrzewska JM, Lopez BC, Kim SE, Coakham HB. Patient reports of satisfaction after microvascular decompression and partial sensory rhizotomy for trigeminal neuralgia. Neurosurgery 2005; 56: 1304–1311.

Zakrzewska JM, Palmer J, Ettlin DA, Obermann M, Giblin GM, Morisset V, Tate S, Gunn K. Novel design for a phase IIa placebo-controlled, double-blind randomized withdrawal study to evaluate the safety and efficacy of CNV1014802 in patients with trigeminal neuralgia. Trials 2013; 14: 402.

Zakrzewska JM, Palmer J, Morisset V, Giblin GM, Obermann M, Ettlin DA, Cruccu G, Bendtsen L, Estacion M, Derjean D, Waxman SG, Layton G, Gunn K, Tate S, study investigators. Safety and efficacy of a Nav1.7 selective sodium channel blocker in patients with trigeminal neuralgia: a double-blind, placebo-controlled, randomised withdrawal phase 2a trial. Lancet Neurol 2017; 16(4): 291–300.

Zakrzewska JM, Patsalos PN. Drugs used in the Management of Trigeminal Neuralgia. Oral Surg Oral Med Oral Pathol 1992; 74: 439–450.

Zakrzewska JM. Patsalos PN. Oxcarbazepine: A New Drug in the Management of Intractable Trigeminal Neuralgia. J Neurol Neurosurg Psychiat 1989; 52: 472–476.

Zhang H, Lian Y, Ma Y et al. Two doses of botulinum toxin type A for the treatment of trigeminal neuralgia: observation of therapeutic effect from a randomized, double-blind, placebo-controlled trial. J Headache Pain 2014: 15: 65.

Zvartau-Hind M, Din MU, Gilani A, Lisak RP, Khan OA. Topiramat relieves refractory trigeminal neuralgia in MS patients. Neurology 2000; 55: 1587–1588.

# A 6 Anhaltender idiopathischer Gesichtsschmerz

*von C. Gaul, M. Dieterich und D. Ettlin*

## A 6.1 Klinik

Der frühere Begriff *atypischer Gesichtsschmerz* wurde eingeführt, um die Trigeminusneuralgie als typischen Gesichtsschmerz von anderen Gesichtsschmerzen abzugrenzen (Frazier 1924). In der Vergangenheit war er Sammelbegriff für anderweitig nicht klassifizierbare Gesichtsschmerzen (Weddington und Blazer 1979). Mittlerweile wurde der Bedarf für eine differenziertere Diagnostik und Klassifikation orofazialer Schmerzen erkannt und die Internationale Kopfschmerzgesellschaft (IHS) hat die Bezeichnung *anhaltender idiopathischer Gesichtsschmerz* eingeführt (IHS 2013). Dieser wird nicht mehr als Sammelbegriff, sondern als Ausschlussdiagnose verwendet.

Nach den aktuellen Kopfschmerz-Klassifikationskriterien (International Classification of Headache Disorders; ICHD) handelt es sich um einen Schmerz, der täglich seit mindestens drei Monaten über mindestens zwei Stunden auftritt, schwer lokalisierbar ist und nicht dem Versorgungsgebiet eines peripheren Nerven folgt. Der Schmerz wird dabei als dumpf, brennend oder quälend beschrieben (IHS 2013). Die Hirnnerven und der übrige klinisch-neurologische Befund sind unauffällig; eine zahnärztliche Ursache soll durch adäquate Untersuchungen ausgeschlossen sein. Die Symptomatik sollte nicht besser einer anderen Kopf- oder Gesichtsschmerzdiagnose der ICHD-3 zuzuordnen sein.

Die Internationale Kopfschmerzklassifikation ordnet die »atypische Odontalgie« als Unterform dem anhaltenden idiopathischen Gesichtsschmerz zu. Es wurden jedoch auch Diagnosekriterien für eine davon abgegrenzte anhaltende dento-alveoläre Schmerzstörung publiziert, die zunehmend Beachtung finden (Nixdorf et al. 2012). Es handelt es sich um einen kontinuierlichen Schmerz im Bereich von einem oder mehreren Zähnen bzw. nach Extraktion im Bereich des Alveolarkamms ohne Nachweis einer dentogenen Ursache.

Der Teufelskreis vom »Doctor-Shopping« lässt sich nur aufhalten, wenn möglichst früh eine psychologische Diagnostik und Therapie angeboten werden (de Zwaan und Müller 2006; Kröner-Herwig 2011). Invasive Therapien führen meist zur Symptom- und Schmerzverstärkung. Weil Verletzungen oder Operationen von Gesicht, Zähnen und Kiefer den persistierenden Schmerz auslösen bzw. verstärken können, ist eine Abgrenzung zu neuropathischen Schmerzen notwendig, zumal heute angenommen wird, dass Mechanismen des neuropathischen Schmerzes eine bedeutsame Rolle in der Pathogenese des anhaltenden idiopathischen Gesichtsschmerzes spielen. Der Stellenwert neurophysiologischer Zusatzuntersuchungen (z. B. Blinkreflex oder somatosensorisch evozierte Potenziale) zum Nachweis neuropathischer Schmerzanteile ist noch unklar (Forssell et al. 2007).

Die Schmerzintensität kann deutlich fluktuieren, wobei der Nachtschlaf beim anhaltenden idiopathischen Gesichtsschmerz kaum beeinträchtigt ist. Gelegentlich berichten Patienten, dass ihr Schmerz durch Stress, Wärme/Kälte oder Wetterwechsel verschlimmert wird. Weil sich zum Teil Patienten mit bilateralen Schmerzen, Dysästhesien oder episodischen Gesichtsschmerzen präsentieren, können im aktuellen ICHD-System nicht alle Gesichtsschmerzen diagnostisch klar zugeordnet werden. Eine Mischdiagnose zwischen klassischer Trigeminusneuralgie und anhaltendem idiopathischem Gesichtsschmerz wurde vorgeschlagen, hat sich aber nicht durchgesetzt (Burchiel 2003). Dies wohl auch, weil der zeitlichen Fluktuation der Schmerzen bisher zu wenig wissenschaftliche Beachtung geschenkt wurde (Foss et al. 2006).

Es ist empfehlenswert, zur Illustration des Schmerzbildes über mehrere Wochen ein Schmerztagebuch führen zu lassen, in dem auch die Begleitsymptome wie Dysästhesien und Parästhesien festgehalten werden. Diese den Schmerz begleitenden, aber oft organisch nicht ausreichend erklärbaren Beschwerden können bisweilen das klinische Bild im Sinne einer funktionellen oder somatoformen Störung dominieren. Das teilweise hartnäckige Festhalten an bizarren Vorstellungen als Schmerzursache kann zur großen Herausforderung werden. Mitunter wird von Entzündungsherden (periodische Schwellung, Sekretentleerung), Erregern (»wie Würmer im Kiefer«) oder nicht nachvollziehbaren Fehlstellungen der Zähne berichtet, oft verbunden mit dem zwanghaften Wunsch nach zahnärztlichen bzw. operativen Eingriffen (Baile und Myers 1986; Reeves und Merrill 2007; Hanihara et al. 2009). Eine *iatrogene* Fixierung des fehlerhaften Krankheitsmodells muss verhindert werden, ohne jedoch eine rein psychische Ursache zu postulieren, da dies oft erst recht zu einem verbissenen Bemühen der Patienten führt, immer wieder neue Ärzte aufzusuchen.

Ob die entwickelten Protokolle zur extra- und intraoralen quantitativen sensorischen Testung (QST) hilfreich sind, wird die Zukunft zeigen (Cruccu et al. 2010; Maier et al. 2010; Pigg et al. 2010). Es fehlen bislang im Mund- und Gesichtsbereich die nötigen Referenzdaten. Die Etablierung intraoraler QST-Protokolle lässt hoffen, dass auch für die atypische Odontalgie (anhaltende dento-alveoläre Schmerzstörung), die klinisch nicht immer vom anhaltenden idiopathischen Gesichtsschmerz abgegrenzt werden kann, eine differenziertere Klassifikation ermöglicht wird. Für Begutachtungszwecke ist hervorzuheben, dass nicht vorhersagbar ist, welche Personen einen anhaltenden idiopathischen Zahn- oder Gesichtsschmerz entwickeln, denn die-

ser kann auch nach lege artis durchgeführten Eingriffen auftreten. Bildgebende Verfahren umfassen heutzutage die digitale Volumentomographie und die Magnetresonanztomographie.
Von großer klinischer Bedeutung ist, dass *psychische Komorbiditäten* beim anhaltenden idiopathischen Zahn- und Gesichtsschmerz häufig sind und daher eine schmerzpsychologische Beurteilung angezeigt ist, auch wenn Hinweise auf eine somatoforme Störung fehlen (Raphael 2008). Als Screening-Instrument ist zur Erfassung der schmerzbedingten Beeinträchtigung die Skala zur Graduierung chronischer Schmerzen (Graded Chronic Pain Scale) geeignet (von Korff et al. 1990). Damit können in der Regel komplexe Fälle mit psychotherapeutischer Behandlungsbedürftigkeit triagiert werden. In diesem Zusammenhang ist die Erweiterung der ICD-10-GM um die Diagnose F45.41 »Chronische Schmerzstörung mit somatischen und psychischen Faktoren« im Jahr 2009 als ein wesentlicher Fortschritt zu werten (Nilges und Rief 2010). Diese Diagnose bezieht sich auf chronische Schmerzen, bei denen es als sehr wahrscheinlich gilt, dass somatische Krankheitsfaktoren eine auslösende bzw. aufrechterhaltende Rolle spielen, aber auch psychologische Faktoren für das Krankheitsverständnis und/oder die Behandlung von Relevanz sind. Die Beobachtung, dass Patienten mit anhaltendem idiopathischen Gesichtsschmerz im Vergleich zu Patienten mit Trigeminusneuralgie stärker in ihren Alltagsaktivitäten beeinträchtigt sind, unterstreicht den Stellenwert psychosozialer Aspekte bei Diagnostik und Therapie (Lee et al. 2010). Insgesamt besteht derzeit aufgrund der vagen operationalen Kriterien und ungenügenden differenzialdiagnostischen Abgrenzungen nur eine inhomogene Datenlage zum anhaltenden idiopathischen Gesichtsschmerz und zu verwandten orofazialen Schmerzbildern. Für die neurologische Beurteilung ergibt sich daraus, dass der Differenzialdiagnostik inklusive psychologischer Diagnostik hinsichtlich einer adäquaten Therapie viel Platz eingeräumt werden muss.
Die Problematik der Klassifikation wurde von der IHS, der Internationalen Gesellschaft zum Studium des Schmerzes (IASP; Interessengemeinschaft orofaziale Schmerzen) sowie vom Internationalen Konsortium für Myoarthropathien (International RDC/TMD Consortium Network) erkannt. In der aktuellen Internationalen Kopfschmerzklassifikation nähern sich die Diagnosekriterien einander an und die therapeutischen Optionen für unterschiedliche orofaziale Schmerzen unterscheiden sich nicht wesentlich.

Die internationale Kopfschmerzgesellschaft definiert den anhaltenden idiopathischen Gesichtsschmerz als Schmerz, der täglich seit mindestens drei Monaten über mindestens zwei Stunden auftritt, schwer lokalisierbar ist und nicht dem Versorgungsgebiet eines peripheren Nerven folgt. Der Schmerz wird dabei als dumpf, brennend oder quälend beschrieben. Es kann bei Exazerbation auch zu überlagerten stechenden Schmerzen kommen, die gegen die Trigeminusneuralgie abgegrenzt werden müssen. Der Schmerz kann oberflächlich oder in der Tiefe wahrgenommen werden, das Schmerzareal kann sich im Verlauf ausdehnen (IHS, 2013). Die Hirnnerven und der der übrige klinisch-neurologische Befund sind unauffällig; eine zahnärztliche Ursache soll durch adäquate Untersuchungen ausgeschlossen sein. Die Symptomatik sollte nicht besser einer anderen Kopf- oder Gesichtsschmerzdiagnose der ICHD-3 zuzuordnen sein. Im Kommentar wird explizit ergänzt, dass solche Schmerzen durch eine Operation oder durch Verletzung des Gesichts, der Zähne oder des Zahnfleisches ausgelöst werden können und auch ohne nachweisbare lokale Ursache persistieren. Analog dazu wird enoral die anhaltende dento-alveoläre Schmerzstörung (»atypische Odontalgie«) für einen kontinuierlichen Schmerz im Bereich der Zähne oder der Zahnhöhle nach Extraktion verwandt, wenn andere dentale Ursachen ausgeschlossen sind.

## A 6.2 Epidemiologie, Verlauf

Erst in den letzten Jahren wurde der anhaltende idiopathische Gesichtsschmerz vermehrt beachtet, obwohl ca. 10 % der westlichen Bevölkerung an chronischen orofazialen Schmerzen leiden (Shinal und Fillingim 2007). Die Inzidenz liegt bei 4,4/100 000 mit einem Frauenanteil von 75 % (Koopman et al. 2009). Die Lebenszeitprävalenz betrug in einer großen deutschen populations-basierten Studie 0,03 % (1 von 3336) (Mueller et al. 2011). Das Hauptmanifestationsalter liegt zwischen dem 30. bis 60. Lebensjahr. Die neurologische Diagnostik anhaltender orofazialer Schmerzen erschweren invasive Vorbehandlungen durch Zahn- und Hals-Nasen-Ohren-Ärzten, die weniger nach medizinischer Indikation als vielmehr aufgrund des Drängens der Patienten durchgeführt wurden (Pfaffenrath et al. 1993). Erschwerend sind die häufigen komorbiden Schmerzerkrankungen wie Rücken- oder Nackenschmerzen, Myoarthropathien des Kausystems, Migräne, Colon irritabile oder Dysmenorrhoen (Feinmann 1988). Für die Behandlung spielen psychische Belastungen eine wichtige Rolle, da orofaziale Schmerzpatienten im Vergleich zur Normalbevölkerung dreimal häufiger psychische Stressbelastungen erleben (Macfarlane et al. 2002). Ob diese Mitursache oder Folge der anhaltenden Schmerzen sind, bleibt unklar (Stohler 2001). Wegen der Schwierigkeiten der diagnostischen Klassifikation orofazialer Schmerzen fehlen gute Langzeitstudien zum Verlauf.

## A 6.3 Therapeutische Prinzipien

Die Pathophysiologie des Krankheitsbildes ist nicht geklärt. Es mehren sich Arbeiten, die den anhaltenden idiopathischen Gesichtsschmerz zumindest teilweise den neuropathischen Schmerzsyndromen zuordnen (Benoliel und Gaul 2017). Auch für die anhaltende dento-alveoläre Schmerzstörung konnte dies gezeigt werden (Baad-Hansen et al. 2013). So konnten mit Blinkreflex und QST bei 75 % der Patienten diskrete Auffälligkeiten als Hinweis auf peripher neuropathische Veränderungen nachgewiesen werden (Lang et al. 2005a; Forssell et al. 2007), wobei jedoch die große Zahl vorheriger operativer Eingriffe an den Zähnen und dem paranasalen Sinus kritisch berücksichtigt werden muss. Die Bedeutung vorausgegangener dentaler Eingriffe ist hoch, wenn man berücksichtigt, dass bei ca. 5 % der Patienten nach Zahnwurzelbehandlung ein Schmerz persistiert (Nixdorf et al. 2010). Es bleibt demnach offen, ob es sich bei den Fällen mit abnormen Befunden im QST um einen primär neuropathischen Schmerz handelt oder um eine Folge rezidivierender Traumatisierungen somatosensorischer Strukturen. Im Gegensatz zur Trigeminusneuralgie scheint ein neurovaskuläres Kompressionssyndrom keine Rolle zu spielen (Lang et al. 2005b). Inwieweit die mittels PET dokumentierten zentralnervösen Veränderungen am komplexen Beschwerdebild Anteil haben, bleibt zu klären (Hagelberg et al. 2003). Mittels Voxel-basierter Morphometrie konnten vergleichbare Veränderungen der zentralen Schmerzmatrix wie bei zahlreichen anderen Schmerzerkrankungen nachgewiesen werden. Es zeigte sich eine Abnahme des Volumens der grauen Substanz im linken anterioren Cingulum (ACC) und der linken Inselregion sowie im sensomotorischen Kortex im Bereich der zentralen Repräsentation des Gesichts rechts (Schmidt-Wilcke et al. 2010). Eine Differenzierung, welche zentralen Befunde mit somatisch-nociceptiven, psychologischen oder therapeutischen Faktoren assoziiert sind, gibt es noch nicht. Zusammenfassend kann bezüglich der Pathophysiologie ein im Einzelfall unterschiedliches Zusammenwirken verschiedener Faktoren diskutiert werden: a) Veränderung der zentralen Schmerzwahrnehmung, möglicherweise iatrogen getriggert durch periphere und zentrale Sensibilisierung, b) Symptomverstärkung und Aufrechterhaltung durch psychische Komorbidität sowie c) Überlappung des Schmerzbildes des »reinen« anhaltenden idiopathischen Gesichtsschmerzes mit neuropathischem Gesichtsschmerz (Mikrotraumatisierung) und/oder einer Myoarthropathie des Kausystems (**Kap. A 7**).

Die diagnostische Unsicherheit beim anhaltenden idiopathischen Gesichtsschmerz führt häufig zu einer Eskalation (zahn)medizinischer Interventionen unter der Vorstellung unterschiedlicher struktureller Erkrankungen (z. B. chronische Pulpitis oder chronische Sinusitis). Interventionell tätige Behandler fühlen sich oft verpflichtet, alles »Machbare« zu tun, während Gesichtsschmerzpatienten (wie die meisten chronischen Schmerzpatienten) dazu neigen, jede ihnen angebotene somatische Therapie anzunehmen. Je spezialisierter der Therapeut, desto eher besteht die Tendenz, dass die Idealisierung seiner Person durch den Patienten ihn dazu verleitet, nichts unversucht zu lassen. Die Abfolge frustraner Behandlungen führt leider oft dazu, dass Patienten im Verlauf ihrer »Krankenkarriere« ein Misstrauen gegen Ärzte entwickeln und so zunehmend in die Rolle des »schwierigen« Kranken hineinwachsen (Franz und Bautz 2011). Dieser Entwicklung sollte vorgebeugt werden, indem frühzeitig eine kontinuierliche Betreuung durch einen erfahrenen Neurologen oder Schmerztherapeuten in Zusammenarbeit mit einem Psychiater oder Psychologen einsetzt. Eines der wichtigsten Therapieziele muss daher sein, den Patienten vor unnötigen oder gar schädlichen Eingriffen zu bewahren.

## A 6.4 Pragmatische Therapie

### A 6.4.1 Das ärztliche Gespräch

Im Mittelpunkt der Therapie steht das empathische aufklärende Gespräch. Patienten sollten insbesondere darüber informiert werden, dass operative Eingriffe an Zähnen, Kiefer und Gesicht die persistierenden Schmerzen nicht lindern können, sondern diese mit hoher Wahrscheinlichkeit verstärken. Symptombezogene Befürchtungen müssen ausführlich besprochen werden, denn besonders bei Personen mit Tendenz zum Katastrophisieren kann damit der Leidensdruck erheblich reduziert werden (Richardson et al. 2009). Auch wenn keine psychischen Störungen mit Krankheitswert vorliegen, sollte der neurologische Facharzt von Anfang an die Bedeutung einer unterstützenden psychotherapeutischen Begleitung ansprechen. Analog zur multimodalen Behandlung von Kopfschmerzerkrankungen ist eine multimodale Behandlung für Gesichtsschmerzen wahrscheinlich wirksam, wird aber bislang kaum angeboten (Wirz et al. 2010).

### A 6.4.2 Medikamentöse Therapie

Die Pharmakotherapie des anhaltenden idiopathischen Gesichtsschmerzes orientiert sich an den Empfehlungen für andere chronische Schmerzen (Finnerup et al. 2010; Attal et al. 2010). Falls Schmerzfreiheit erreicht wird, kann eine Weiterführung über drei bis sechs Monate und danach ein langsames Ausschleichen versucht werden. Zu diesem Vorgehen liegen jedoch keine gesicherten Daten vor. Zusätzlich zu den medikamentösen Therapien ist bei intraoralen Schmerzen im dentoalveolaren Bereich auch eine lokale Therapie möglich; Fertigpräparate stehen hierfür jedoch nicht zur Verfügung (Mercadante 2015).

#### A 6.4.2.1 Trizyklische Antidepressiva

Bei Patienten mit einem Dauerschmerz werden trizyklische Antidepressive wie Amitriptylin, Nortriptylin oder Amitriptylinoxid mit Erfolg eingesetzt (**Tab. A 6.1**). In einer Verlaufsuntersuchung einer niedrig dosierten Amitriptylin-Therapie über ein Jahr zeigten 75 % der Patienten eine signifikante Schmerzlinderung nach einem Monat und 93 % nach einem Jahr (Güler et al. 2005). Erfreulich ist, dass diese Medikamentengruppe auch für komorbide Kopfschmerzen hilfreich ist (Jackson et al. 2010). Bei Schlafstörungen empfiehlt sich, das Medikament einige Stunden vor der Nachtruhe einzunehmen. Dosisabhängige Nebenwirkungen sind Müdigkeit, Mundtrockenheit, Akkommodationsstörungen, Obstipation, Harnverhalt, intensive Träume und vorwiegend bei älteren Patienten arterielle Hypotonie und Tachykardie. Bei ausgeprägter Müdigkeit stellt Nortriptylin eine gute Alternative dar.

#### A 6.4.2.2 Serotonin-Wiederaufnahmehemmer

Wenn Patienten trotz niedriger Dosierung die Nebenwirkungen der trizyklischen Antidepressiva nicht tolerieren, kann der Einsatz von Serotonin-Wiederaufnahmehemmern (SSRI) erwogen werden. Zu beachten ist, dass Präparate dieser Gruppe im Vergleich zu den Trizyklika häufiger Übelkeit verursachen können (Omori et al. 2010). Auch die Kombination eines SSRI mit einem Trizyklikum kann hilfreich sein (Rampello et al. 2004), wobei

**Tab. A 6.1:** Medikamente bei anhaltendem idiopathischem Gesichtsschmerz

| Substanz | Durchschnittliche Tagesdosis | Maximale Tagesdosis | Evidenz |
|---|---|---|---|
| *1. Wahl* | | | |
| – Amitriptylin<br>– Nortriptylin<br>– Amitriptylinoxid | 10–75 mg<br>10–100 mg<br>60–90 mg | 150 mg<br>150 mg<br>120 mg | ↑, B<br>↑, C |
| *2. Wahl* | | | |
| – Gabapentin<br>– Pregabalin<br>– Fluoxetin<br>– Paroxetin<br>– Venlafaxin<br>– Duloxetin | 300–1 200 mg<br>25–450 mg<br>20–60 mg<br>20–40 mg<br>75–225 mg<br>30–60 mg | 3 600 mg<br>600 mg<br>60–80 mg<br>50 mg<br>225 mg<br>120 mg | ↑, B<br>↑, C<br>↑, C<br>↑, C<br>↑, B<br>↑, C |
| *3. Wahl* | | | |
| – Carbamazepin<br>– Oxcarbazepin<br>– Topiramat | 300–1 200 mg<br>600–2 400 mg<br>50–150 mg | 2 400 mg<br>3 000 mg<br>400 mg | ↑, C |

zuvor unbedingt das Risiko von EKG-Veränderungen (insbesondere QT-Zeit Verlängerung) beachtet werden muss.

#### A 6.4.2.3 Dual wirkende Antidepressiva

Bei neuropathischen und anderen Schmerzen werden zunehmend dual (d. h. auf den Serotonin- und Noradrenalinstoffwechsel) wirkende Substanzen eingesetzt. Für den anhaltenden idiopathischen Gesichtsschmerz wurde bislang Venlafaxin geprüft, zeigte jedoch keine hohe Wirksamkeit. Dies könnte an der kurzen Therapiedauer und der niedrigen mittleren Dosierung von nur 75 mg gelegen haben (Forssell et al. 2004). Die für die analgetische Wirkung wichtige duale Wirkung wird erst ab einer Dosierung von mindestens 150 mg erwartet. Die Serotonin-Reuptake-Hemmung von Venlafaxin ist dabei der Noradrenalin-Reuptake-Hemmung deutlich überlegen.

#### A 6.4.2.4 Antikonvulsiva

Natriumkanalblocker wie Carbamazepin gelten als Mittel der ersten Wahl bei der Trigeminusneuralgie, sind aber beim anhaltenden idiopathischen Gesichtsschmerz meist weniger wirksam. Ihr Einsatz wird in **Kap. A 5** detailliert dargestellt. Unter der Annahme, dass neurale Sensibilisierungsprozesse auch beim anhaltenden idiopathischen Gesichtsschmerz eine pathophysiologische Rolle spielen, ist der Einsatz präsynaptischer Kalziumkanal Inhibitoren wie Gabapentin und Pregabalin begründbar. Allerdings liegen dazu keine ausreichenden Daten vor (Zakrzewska 2010). Kasuistisch wurde über den erfolgreichen Einsatz von Topiramat berichtet (Volcy et al. 2006).

### A 6.4.3 Psychotherapeutische Interventionen

Wenn eine behandlungsbedürftige psychische Komorbidität besteht, ist eine Psychotherapie indiziert. Aber auch psychopathologisch unauffällige chronische Schmerzpatienten können von einer unterstützenden Psychotherapie profitieren, da Schmerzen als multidimensionale Erfahrung durch den verbesserten Umgang auf den Ebenen der Gedanken (»was befürchte ich«) und des Verhaltens (»wie kann ich die Schmerzen beeinflussen, welche unterstützende Ressourcen habe ich«) moduliert werden können (Vlaeyen und Morley 2005; Raphael 2008). Für die kognitive Verhaltenstherapie sind sowohl Wirksamkeit als auch Kosteneffizienz nachgewiesen (Stowell et al. 2007; Aggarwal et al. 2010). In einer kontrollierten Studie konnte mittels Hypnose bei für diese Therapieform empfänglichen Patienten eine Reduktion der Schmerzen und der Analgetikaeinnahme gegenüber Entspannungstraining gezeigt werden (Abrahamsen et al. 2008). Schlafstörungen können das klinische Bild chronischer Schmerzen komplizieren und sollten mit behandelt werden. Auch hier kann kognitive Verhaltenstherapie Hilfe bieten, ist sie doch mindestens so wirksam wie medikamentöse Schlafregulation (Jacobs et al. 2004).

### A 6.4.4 Neurochirurgische und interventionelle Ansätze

Der Einsatz von Occipitalisblockaden ist im Gegensatz zur Trigeminusneuralgie beim anhaltenden idiopathischen Gesichtsschmerz nicht wirksam (Jürgens et al. 2012). Bei refraktären Gesichtsschmerzen wurde über folgende neuromodulatorische Ansätze berichtet: tiefe Hirnstimulation von Thalamus (Duncan et al. 1998; Davis et al. 2000), periaquäduktalem und präventrikulärem Grau (Nandi et al. 2002) und Motorkortex (Thomas et al. 2009; Esfahani et al. 2011). Von diesen Verfahren scheint die Motorkortexstimulation am vielversprechendsten.

## A 6.5 Unwirksam oder obsolet

Jede invasive Therapie (operative Eingriffe, Infiltrationen an Zähnen, Kiefer, Nasennebenhöhlen etc.) muss wegen Schädigungsmöglichkeiten und Unwirksamkeit unterlassen werden. Operative Eingriffe am N. trigeminus lindern den Schmerz nicht oder nur temporär und können u. a. zur Anaesthesia dolorosa führen. Eine Wirksamkeit von Infrarot-

und Neuraltherapie, Elektrotherapie, Hydrotherapie, Massagen und chiropraktische Behandlung ist nicht belegt.

## A 6.6 Verwandte Krankheitsbilder

Die Differentialdiagnose des anhaltenden idiopathischen Gesichtsschmerzes ist ausgesprochen breit. Sie umfasst sämtliche Schmerzen im Gesicht und bedarf einer sorgfältigen Anamnese und klinischen Untersuchung, um Erkrankungen der Zähne, Kiefer, Nase und Nasennebenhöhlen sowie Augen und Orbita auszuschließen (Siccoli et al. 2006).

### A 6.6.1 Trigeminusneuralgie und andere Neuralgien im Kopf-Hals-Bereich

Neuralgien sind durch kurz dauernde, elektrisierend einschießende Schmerzattacken gekennzeichnet (**Kap. A 5**). Typischerweise sind diese auf das Versorgungsgebiet eines Nerven bzw. -astes beschränkt. Am häufigsten ist der Nervus trigeminus betroffen. Typisch für Neuralgien ist neben spontanen Attacken die Provokation von Schmerzparoxysmen durch leichte Berührung (Windzug, Duschen, Rasieren, Schminken) sowie Sprechen und Kauen. Die Differenzialdiagnostische Überlappungen zum anhaltenden idiopathischen Zahn- und Gesichtsschmerz entsteht, wenn bei einer langjährigen Neuralgie zusätzlich ein nicht elektrisierender Dauerschmerz zwischen den Attacken besteht. Diese Erkrankungen werden jetzt – im Gegensatz zur internationalen Kopfschmerzklassifikation von 2004 – als Trigeminusneuropathie klassifiziert (IHS 2013).

### A 6.6.2 Schmerzen des Kausystems

Vom anhaltenden idiopathischen Gesichtsschmerz ist die Myoarthropathie der Kausystems (MAP) bzw. Craniomandibuläre Dysfunktion (CMD) abzugrenzen, die in **Kap. A 7** dargestellt werden. Besonders bei myopathischer Schmerzursache kann die Differenzierung klinisch schwierig sein und es ist zu beachten, dass beide Entitäten als komorbide Schmerzen auftreten können.

### A 6.6.3 Neuropathische Gesichtsschmerzen

Neuropathische Schmerzen zeichnen sich dadurch aus, dass der Schmerz als Folge einer Läsion im somatosensorischen System auftritt. Charakteristisch ist ein brennender Schmerz und Zeichen einer Nervenläsion im klinischen Befund (z. B. An- oder Dysästhesie, Hyperalgesie oder Allodynie) (Cruccu et al. 2010). Neuropathische Schmerzen im Gesicht können nach Trauma (z. B. nach Mittelgesichtsfrakturen mit Nervenläsion) oder iatrogen entstehen (z. B. operative Eingriffe an Zähnen, Nasennebenhöhlen oder Ganglion trigeminale). Wenn die Sensibilitätsstörungen nach trigeminalen Eingriffen dominieren, wird der Begriff »Anaesthesia dolorosa« verwendet. Nach Thalamus- oder Hirnstamminfarkten sind neuropathische Gesichtsschmerzen ebenfalls möglich; diese können erst nach längerer Latenz auftreten (Nasreddine und Saver 1997; Fitzek et al. 2001).
Unter neuropathischen Gesichtsschmerzen muss die postherpetische Neuralgie erwähnt werden, besonders, wenn Hauteffloreszenzen in der Akutphase übersehen wurden oder gering ausgeprägt waren. Das »Burning Mouth Syndrom« wird mittlerweile pathophysiologisch als lokalisierte Neuropathie verstanden (Lauria et al. 2005). Hier ist eine weitere seltene Differenzialdiagnose zu nennen, das »Neck-Tongue-Syndrom«, bei Kopfbewegungen kommt es hierbei zu Schmerzen in der Zunge. Das »Numb Chin Syndrom« ist charakterisiert durch Taubheit im Bereich des Kinns und kann ebenfalls von Schmerzen begleitet sein. Es handelt sich auch um eine lokalisierte Neuropathie. Trotz seiner Seltenheit ist dieses Syndrom von großer Bedeutung, da es ein Erstsymptom unterschiedlichster Malignome sein kann und eine ausgiebige Tumorsuche erfordert (Colella et al. 2009).
Die Liste von Tumoren im Schädelbereich inklusive der Knochen- und Weichteiltumore im Gesicht, die zu schmerzhaften trigeminalen Läsionen führen, umfasst u. a. Akustikusneurinome, Cholesteatome, Meningiome, Osteome, Parotistumore, Lymphome und Angiome (Bullitt et al. 1986; Kesse et al. 2003; Gomez et al. 2007; Graff-Radford 2009).

### A 6.6.4 Primäre Kopfschmerzen

Auch primäre Kopfschmerzen können ihre Hauptschmerzlokalisation im Gesicht haben (**Kap. A 1**, **Kap. A 2**, **Kap. A 3**, **Kap. A 10**). Als »orofaziale Migräne« wird eine Form der Migräne bezeichnet, die hinsichtlich ihrer Zeit- und Verlaufscharakteristika sowie der Begleitsymptome einer Migräne entspricht. Diese Schmerzen können auf Triptane und Migräneprophylaktika ansprechen (Gaul et al. 2007). Ebenso wurden eine orofaziale Lokalisation des Clusterkopfschmerzes beschrieben, der ohnehin aufgrund der maximalen periorbitalen Schmerzausprägung in die Differentialdiagnose von Gesichtsschmerzen einzubeziehen ist (Gaul et al. 2008). Weitere primäre Kopfschmerzen, die differenzialdiagnostisch bedacht werden müssen, sind andere trigeminoautonome Kopfschmerzen (paroxysmale Hemikranie, SUNCT-Syndrom) und die Hemicrania continua, der Kopfschmerz vom Spannungstyp und der zervikogene Kopfschmerz.

### A 6.6.5 Gesichtsschmerzen mit anderen Charakteristika

Ein Dauerschmerz variabler Intensität steht beim anhaltenden idiopathischen Gesichtsschmerz im Vordergrund. Dennoch sollte differenzialdiagnostisch an andere Entitäten gedacht werden. Ein Glaukom tritt typischerweise mit akuter Schmerzattacke im periorbitalen Bereich auf. Dabei kann es zur Beteiligung des autonomen Nervensystems (z. B. Augentränen) kommen (cave: trigeminoautonomer Kopfschmerz). Zusätzlich sind bei vorwiegend periorbitalem Schmerz weitere Erkrankungen von Auge oder Sehnerv zu bedenken (Optikusneuritis, Okuläre Myositis, Pseudotumor cerebri). Das Tolosa-Hunt-Syndrom beschreibt eine schmerzhafte okulomotorische Parese, die mit einer periorbitalen Sensibilitätsstörung sowie autonomen Begleitsymptomen einhergehen kann. Spontane Remissionen im Verlauf und gutes Ansprechen auf Kortikoide wurden berichtet (Kline und Hoyt 2001). Bei älteren Patienten stellt die Arteriitis temporalis eine wichtige Differenzialdiagnose dar, die durch die Erhöhung von CRP und beschleunigte Blutsenkung diagnostiziert werden kann. Eine Karotisdissektion (spontan oder traumatisch) kann mit akuten, seitlich vom Hals ins Gesicht ausstrahlenden Schmerzen imponieren und wird teilweise von einem Horner-Syndrom begleitet. Aufgeführt werden immer wieder Affektionen der Nasennebenhöhlen als Ursache von Gesichtsschmerzen – dieser Zusammenhang darf bezweifelt werden. Eine akute Sinusitis mit putridem Sekret und intrasinusidaler Druckerhöhung kann mit einem pulsierenden Schmerz einhergehen, nicht jedoch eine chronisch-allergische Rhinosinusitis (Jones 2009; Agius 2010; Ravindran und Baraniuk 2010).

## Literatur


Abrahamsen R, Baad-Hansen L, Svensson P. Hypnosis in the management of persistent idiopathic orofacial pain – clinical and psychosocial findings. Pain 2008; 136: 44–52.

Aggarwal VR, Tickle M, Javidi H, Peters S. Reviewing the evidence: can cognitive behavioral therapy improve outcomes for patients with chronic orofacial pain? J Orofac Pain 2010; 24: 163–171.

Agius AM. Long-term follow-up of patients with facial pain in chronic rhinosinusitis – correlation with nasal endoscopy and CT. Rhinology 2010; 48: 59–64.

Attal N, Cruccu G, Baron R, Haanpaa M, Hansson P, Jensen TS et al. EFNS guidelines on the pharmacological treatment of neuropathic pain: 2010 revision. Eur J Neurol 2010; 17: 1113–1123.

Baad-Hansen L, Pigg M, Ivanovic SE, Faris H, List T, Drangsholt M, Svensson P. Intraoral somatosensory abnormalities in patients with atypical odontalgia – a controlled multicenter quantitative sensory testing study. Pain 2013; 154: 1287–1294.

Baile WF Jr, Myers D. Psychological and behavioral dynamics in chronic atypical facial pain. Anesth Prog 1986; 33: 252–257.

Benoliel R, Gaul C. Persistent idiopathic facial pain. Cephalalgia 2017; 37: 680–691.

Bullitt E, Tew JM, Boyd J. Intracranial tumors in patients with facial pain. J Neurosurg 1986; 64: 865–871.

Burchiel KJ. A new classification for facial pain. Neurosurgery 2003; 53: 1164–1166.

Colella G, Giudice A, Siniscalchi G, Falcone U, Guastafierro S. Chin numbness: a symptom that should not be underestimated: a review of 12 cases. Am J Med Sci 2009; 337: 407–410.

Cruccu G, Sommer C, Anand P, Attal N, Baron R, Garcia-Larrea L et al. EFNS guidelines on neuropathic pain assessment: revised 2009. Eur J Neurol 2010; 17: 1010–1018.

Davis KD, Taub E, Duffner F, Lozano AM, Tasker RR, Houle S et al. Activation of the anterior cingulate cortex by thalamic stimulation in patients with chronic pain: a positron emission tomography study. J Neurosurg 2000; 92: 64–69.

de Zwaan M, Müller A. Doctor shopping: the difficult-to-manage patient. Wien Med Wochenschr 2006; 156: 431–434.

Duncan GH, Kupers RC, Marchand S, Villemure JG, Gybels JM, Bushnell MC. Stimulation of human thalamus for pain relief: possible modulatory circuits revealed by positron emission tomography. J Neurophysiol 1998; 80: 3326–3330.

Esfahani DR, Pisansky MT, Dafer RM, Anderson DE. Motor cortex stimulation: functional magnetic resonance imaging-localized treatment for three sources of intractable facial pain. J Neurosurg 2011; 114: 189–195.

Feinmann C. The contribution of psychiatric toward the unterstanding of facial pain and headache. In: Hopkins A ed. Headache – Problems in Diagnosis and Management. London: Sauders; 1988. 275–304.

Finnerup NB, Sindrup SH, Jensen TS. The evidence for pharmacological treatment of neuropathic pain. Pain 2010; 150: 573–581.

Fitzek S, Baumgartner U, Fitzek C, Magerl W, Urban P, Thömke F et al. Mechanisms and predictors of chronic facial pain in lateral medullary infarction. Ann Neurol 2001; 49: 493–500.

Forssell H, Jääskeläinen S, List T, Svensson P, Baad-Hansen L. An update on pathophysiological mechanisms related to idiopathic oro-facial pain conditions with implications for management. J Oral Rehabil. 2015; 42(4): 300–22. doi: 10.1111/joor.12256. Epub 2014 Dec 8.,

Forssell H, Tasmuth T, Tenovuo O, Hampf G, Kalso E. Venlafaxine in the treatment of atypical facial pain: a randomized controlled trial. J Orofac Pain 2004; 18: 131–137.

Forssell H, Tenovuo O, Silvoniemi P, Jaaskelainen SK. Differences and similarities between atypical facial pain and trigeminal neuropathic pain. Neurology 2007; 69: 1451–1459.

Foss JM, Apkarian AV, Chialvo DR. Dynamics of pain: fractal dimension of temporal variability of spontaneous pain differentiates between pain States. J Neurophysiol 2006; 95: 730–736.

Franz C, Bautz M. Interaktionsverhalten des Patienten mit »chronisch unbehandelbarem Schmerz«. In: Kröner-Herwig B, Frettlöh J, Klinger R, Nilges P (Hrsg.). Schmerzpsychotherapie. Berlin, Heidelberg: Springer; 2011. 673–684.

Frazier CHREC. Neuralgia of the face. An analysis of seven hundred and fifty-four cases with relation to pain and other sensory phenomena before and after operation. Arch Neurol Psychiatry 1924; 11: 557–563.

Gaul C, Gantenbein AR, Buettner UW, Ettlin DA, Sandor PS. Orofacial cluster headache. Cephalalgia 2008; 28: 903–905.

Gaul C, Sandor PS, Galli U, Palla S, EttlinDA. Orofacial migraine. Cephalalgia 2007; 27: 950–952.

Gomez J, Gupta J, Palacios E. Trigeminal ganglion dysfunction secondary to lymphoma. Ear Nose Throat J 2007; 86: 726–728.

Graff-Radford SB. Facial pain. Neurologist 2009; 15: 171–177.

Guler N, Durmus E, Tuncer S. Long-term follow-up of patients with atypical facial pain treated with amitriptyline. N Y State Dent J 2005; 71: 38–42.

Hagelberg N, Forssell H, Aalto S, Rinne JO, Scheinin H, Taiminen T et al. Altered dopamine D2 receptor binding in atypical facial pain. Pain 2003; 106: 43–48.

Hanihara T, Takahashi T, Washizuka S, Ogihara T, Kobayashi M. Delusion of oral parasitosis and thalamic pain syndrome. Psychosomatics 2009; 50: 534–537.

IHS- The Headache Classification Committee of the International Headache Society. The International Classification of Headache Disorders, 3rd Edition (Beta Version). Cephalalgia 2013; 33 (9): 629–808.

Jackson JL, Shimeall W, Sessums L, Dezee KJ, Becher D, Diemer M et al. Tricyclic antidepressants and headaches: systematic review and meta-analysis. BMJ 2010; 341: c5222.

Jacobs GD, Pace-Schott EF, Stickgold R, Otto MW. Cognitive behavior therapy and pharmacotherapy for insomnia: a randomized controlled trial and direct comparison. Arch Intern Med 2004; 164: 1888–1896.

Jones NS. Sinus headaches: avoiding over- and mis-diagnosis. Expert Rev Neurother 2009; 9.

Jürgens TP, Müller P, Seedorf H, Regelsberger J, May A. Occipital nerve block is effective in craniofacial neuralgias but not in idiopathic persistent facial pain. J Headache Pain 2012; 13(3): 199–213.

Kesse W, Violaris N, Howlett DC. An unusual cause of facial pain: malignant change in a calcified pleomorphic adenoma in the deep lobe of the parotid gland. Ear Nose Throat J 2003; 82: 623–625.

Kline LB, Hoyt WF. The Tolosa-Hunt syndrome. J Neurol Neurosurg Psychiatry 2001; 71: 577–582.

Koopman JS, Dieleman JP, Huygen FJ, de Mos M, Martin CG, Sturkenboom MC. Incidence of facial pain in the general population. Pain 2009; 147: 122–127.

Kröner-Herwig B. Schmerz als biopsychosoziales Phänomen – eine Einführung. In: Kröner-Herwig B, Frettlöh J, Klinger R, Nilges P, eds. Schmerzpsychotherapie. Berlin, Heidelberg: Springer; 2011. 3–14.

Lang E, Kaltenhauser M, Seidler S, Mattenklodt P, Neundörfer B. Persistent idiopathic facial pain exists independent of somatosensory input from the painful region: findings from quantitative sensory functions and somatotopy of the primary somatosensory cortex. Pain 2005a; 118: 80–91.

Lang E, Naraghi R, Tanrikulu L, Hastreiter P, Fahlbusch R, Neundörfer B et al. Neurovascular relationship at the trigeminal root entry zone in persistent idiopathic facial pain: findings from MRI 3D visualisation. J Neurol Neurosurg Psychiatry 2005b; 76: 1506–1509.

Lauria G, Majorana A, Borgna M, Lombardi R, Penza P, Padovani A et al. Trigeminal small-fiber sensory neuropathy causes burning mouth syndrome. Pain 2005; 115: 332–337.

Lee JY, Chen HI, Urban C, Hojat A, Church E, Xie SX et al. Development of and psychometric testing for the Brief Pain Inventory-Facial in patients with facial pain syndromes. J Neurosurg 2010; 113: 516–523.

Macfarlane TV, Kincey J, Worthington HV. The association between psychological factors and oro-facial pain: a community-based study. Eur J Pain 2002; 6: 427–434.

Maier C, Baron R, Tolle TR, Binder A, Birbaumer N, Birklein F et al. Quantitative sensory testing in the German Research Network on Neuropathic Pain (DFNS): somatosensory abnormalities in 1236 patients with different neuropathic pain syndromes. Pain 2010; 150: 439–450.

Mercadante S. Topical amitriptyline and ketamine for the treatment of neuropathic pain. In: Expert review of neurotherapeutics 2015; 15(11): 1249–1253.

Mueller D, Obermann M, Yoon M-S, Poitz F, Hansen N, Slomke MA et al. Prevalence of Trigeminal Neuralgia and Persistent Idiopathic Facial Pain: A Population-Based Study. Cephalalgia 2011; 31(15): 1542–1548.

Nandi D, Liu X, Joint C, Stein J, Aziz T. Thalamic field potentials during deep brain stimulation of periventricular gray in chronic pain. Pain 2002; 97: 47–51.

Nasreddine ZS, Saver JL. Pain after thalamic stroke: right diencephalic predominance and clinical features in 180 patients. Neurology 1997; 48: 1196–1199.

Nilges P, Rief W [F45.41: chronic pain disorder with somatic and psychological factors: a coding aid]. Schmerz 2010; 24: 209–212.

Nixdorf DR, Drangsholt MT, Ettlin DA, Gaul C, De Leeuw R, Svensson P et al. Classifying orofacial pains: a new proposal of taxonomy based on ontology. J Oral Rehab 2012; 39(3): 161–169.

Nixdorf DR, Moana-Filho EJ, Law AS, McGuire LA, Hodges JS, John MT. Frequency of persistent tooth pain after root canal therapy: a systematic review and meta-analysis. J Endod 2010; 36: 224–230.

Ohrbach R, List T, Goulet JP, Svensson P. Recommendations from the International Consensus Workshop: convergence on an orofacial pain taxonomy. J Oral Rehabil 2010; 37: 807–812.

Omori IM, Watanabe N, Nakagawa A, Cipriani A, Barbui C, McGuire H et al. Fluvoxamine versus other antidepressive agents for depression. Cochrane Database Syst Rev 2010; 3.

Pfaffenrath V, Rath M, Pöllmann W, Keeser W. Atypical facial pain – application of the IHS criteria in a clinical sample. Cephalalgia 1993; 13(Suppl 12): 84–88.

Pigg M, Baad-Hansen L, Svensson P, Drangsholt M, List T. Reliability of intraoral quantitative sensory testing (QST). Pain 2010; 148: 220–226.

Rampello L, Alvano A, Chiechio S, Malaguarnera M, Raffaele R Vecchio I et al. Evaluation of the prophylactic efficacy of amitriptyline and citalopram, alone or in combination, in patients with comorbidity of depression, migraine, and tension-type headache. Neuropsychobiology 2004; 50(4): 322–328.

Raphael KGCDS. Psychological aspects of chronic orofacial pain. Sharav YBR, editor. Edinburgh: Mosby Elsevier; 2008. 57–74.

Ravindran M, Baraniuk JN. The sinus headache explained. Curr Allergy Asthma Rep 2010; 10: 202–209.

Reeves JL, Merrill RL. Diagnostic and treatment challenges in occlusal dysesthesia. J Calif Dent Assoc 2007; 35: 198–207.

Richardson EJ, Ness TJ, Doleys DM, Banos JH, Cianfrini L, Richards JS. Depressive symptoms and pain evaluations among persons with chronic pain: catastrophizing, but not pain acceptance, shows significant effects. Pain 2009; 147: 147–152.

Schmidt-Wilcke T, Hierlmeier S, Leinisch E. Altered regional brain morphology in patients with chronic facial pain. Headache 2010; 50: 1278–1285.

Shinal RM, Fillingim RB. Overview of orofacial pain: epidemiology and gender differences in orofacial pain. Dent Clin North Am 2007; 51: 1–18.

Siccoli MM, Bassetti CL, Sandor PS. Facial pain: clinical differential diagnosis. Lancet Neurol 2006; 5: 257–267.

Stohler CS. Chronic orofacial pain: is the puzzle unraveling? J Dent Educ 2001; 65: 1383–1392.

Stowell AW, Gatchel RJ, Wildenstein L. Cost-effectiveness of treatments for temporomandibular disorders: biopsychosocial intervention versus treatment as usual. J Am Dent Assoc 2007; 138: 202–208.

Thomas L, Bledsoe JM, Stead M, Sandroni P, Gorman D, Lee KH. Motor cortex and deep brain stimulation for the treatment of intractable neuropathic face pain. Curr Neurol Neurosci Rep 2009; 9: 120–126.

Vlaeyen JW, Morley S. Cognitive-behavioral treatments for chronic pain: what works for whom? Clin J Pain 2005; 21: 1.

Volcy M, Rapoport AM, Tepper SJ, Sheftell FD, Bigal ME. Persistent idiopathic facial pain responsive to topiramate. Cephalalgia 2006; 26: 489–491.

von Korff M, Dworkin SF, Le Resche L. Graded chronic pain status: an epidemiologic evaluation. Pain 1990; 40: 279–291.

Weddington Jr., WW, Blazer D. Atypical facial pain and trigeminal neuralgia: a comparison study. Psychosomatics 1979; 20: 348–349.

Wirz D, Ellerkmann RK, Buecheler M, Putensen C, Nadstawek J et al. Management of chronic orofacial pain:

a survey of general dentists in german university hospitals. Pain Medicine (Malden, Mass.) 2010; 11(3), 416–424.

Zakrzewska JM. Medical management of trigeminal neuropathic pains. Expert Opin Pharmacother 2010; 11: 1239–1254.

# A 7 Myoarthropathie des Kausystems (Craniomandibuläre Dysfunktion)

*von D. Ettlin und C. Gaul*

## A 7.1 Klinik

*Die Myoarthropathie des Kausystems (MAP) oder Craniomandibuläre Dysfunktion (CMD)*, im angloamerikanischen Sprachraum Temporomandibular Disorder (TMD) genannt, bezeichnet als Sammelbegriff muskuloskeletale Beschwerden des Kauapparates, die durch überlappende Kiefer-, Gesichts- und Kopfschmerzen sowie Bewegungsstörungen des Unterkiefers charakterisiert sind. Der früher verwendete Begriff »Costen-Syndrom« ist obsolet, da sich die postulierte Kausalbeziehung von Zahnstellung mit Kiefergelenkpathologien nicht bestätigte. Operationalisierte diagnostische Kriterien wurden zunächst für die Forschung entwickelt (Research Diagnostic Criteria; RDC-TMD) und sind seit 2014 in überarbeiteter Form für Forschung und Klinik verfügbar (Diagnostic Criteria; DC-TMD) (Schiffman et al. 2014b; Dworkin und LeResche 1992). Für seltene Diagnosen werden evidenzbasierte DC-TMD Kriterien erarbeitet (Peck et al. 2014). Die breite Akzeptanz der RDC/TMD spiegelt sich in deren Übersetzung in über 20 Sprachen (Ohrbach und Dworkin 2016) wider. Um möglichst einheitliche diagnostische Klassifikationssysteme verfügbar zu machen, hat auch die internationale Kopfschmerzgesellschaft die DC-TMD bei der Kopfschmerzklassifikation ICHD-3-beta berücksichtigt (Headache Classification Committee of the International Headache Society). Im Rahmen eines biopsychosozialen Krankheitsmodels werden bei den DC-TMD zwei Achsen erfasst: Achse I umfasst somatische Funktionsstörungen und resultierende Beeinträchtigungen im Kausystem, Achse II fokussiert auf emotionale, kognitive, behaviorale und psychosoziale Dimensionen, welche häufig als prämorbide oder komorbide Faktoren mit der MAP zusammenhängen. Optimalerweise wird die psychologisch-psychiatrische Diagnostik in spezialisierten Zentren im interdisziplinären Team durchgeführt. Für den klinischen Alltag hat sich die Erfassung der schmerzbedingten Beeinträchtigung mit der Skala zur Graduierung chronischer Schmerzen (Graded Chronic Pain Scale) bewährt. Eine hohe Beeinträchtigung gibt Hinweise auf eine psychotherapeutische Behandlungsbedürftigkeit (Türp 2000; Türp et al. 2007). Bei chronischen Verläufen ist die Erweiterung der ICD-10-GM um die Diagnose F45.41 »Chronische Schmerzstörung mit somatischen und psychischen Faktoren« mittlerweile etabliert (Nilges und Rief 2010; ICD-Code). Diese Diagnose bildet somatisch ausgelöste chronische Schmerzen mit ab, bei denen es als sehr wahrscheinlich gilt, dass auch psychische Faktoren für das Krankheitsverständnis und/oder die Behandlung von Relevanz sind. Die Symptomvielfalt macht die Diagnostik und Behandlung der MAP zur interdisziplinären Aufgabe von Zahnärzten, Ärzten und Psychologen (Ettlin und Galli 2006). MAP Beschwerden sind oft von unspezifischen, ausstrahlenden Schmerzen begleitet, die mit Kopf-, Ohr- und Nackenschmerzen überlappen (Lim et al. 2010). In unterschiedlicher Ausprägung wird das Bild von Parästhesien, Schwindel, Tränen-/Nasenfluss und Schlafstörungen überlagert.

## A 7.2 Epidemiologie und Verlauf

Die MAP ist nach dentogenen Schmerzen die häufigste orofaziale Schmerzursache. Die Prävalenz liegt zwischen 16–59 %, wobei nur ca. 5 % behandlungsbedürftig sein sollen (Carlsson et al. 2004). Frauen sind deutlich häufiger betroffen als Männer. Sowohl bei Erwachsenen als auch Jugendlichen werden Kopfschmerzen von Menschen mit Zeichen einer MAP häufiger berichtet (Liljestrom et al. 2008; Goncalves et al. 2010). Es besteht eine individuell unterschiedliche Prädisposition für Beschwerden im Kausystem mit variabler alters- und funktionsabhängiger Adaption; die Intensität einer MAP fluktuiert im Zeitverlauf. Die Korrelation zwischen subjektivem Befinden und objektiven Befunden ist schwach. Studien zum natürlichen Verlauf belegen, dass Symptome einer MAP langfristig remittieren, auch wenn radiologisch nachweisbare Kiefergelenkveränderungen persistieren (Chantaracherd et al. 2015; Schiffmann et al. 2016). Es gibt eine erhebliche Komorbidität zwischen einer MAP und primären Kopfschmerzerkrankungen, insbesondere auch der chronischen Migräne. Am ehesten scheinen pathophysiologische Gemeinsamkeiten und ähnliche psychische Komorbiditäten für das gemeinsame Auftreten und die (häufig ungünstige) wechselseitige Beeinflussung verantwortlich zu sein (Speciali und Dach 2015).

## A 7.3 Therapeutische Prinzipien

Als Ursachen der MAP werden periphere (Farella et al. 2010) und zentralnervöse Mechanismen (Slade et al. 2016) diskutiert. Die Annahme eines Zusammenhangs zwischen Zahnstellung (okklusale Faktoren) und der MAP hielt einer wissenschaftlichen Prüfung nicht stand, weshalb Veränderungen der Zahnstellung zur Therapie einer MAP heute obsolet sind (**Kap. A 7.5**) (Greene 2010). Es ist im Gegenteil zu befürchten, dass sonst bei Menschen mit einer »okklusalen Hypervigilanz« eine iatrogene Symptomverstärkung induziert wird. Die in Deutschland noch von vielen

Zahnärzten eingesetzten diagnostischen Techniken wie Axiographie, Messung der Kondylenbahnneigung, Elektromyographie, Sonographie und Vibratographie erreichen keine ausreichende diagnostische Sensitivität und Spezifität, um Patienten von gesunden Kontrollen zu trennen oder diagnostische Subgruppen zu identifizieren und sind daher nicht zu empfehlen (Manfredini et al. 2011; Greene 2006, 2010). Es besteht eine hohe Assoziation zwischen der MAP und Bruxismus (Manfredini und Lobbezoo 2009; Cairns et al. 2010), wobei unklar ist, ob diese Assoziation kausal ist. Der unbewussten Anspannung der Kaumuskulatur mit Zähnepressen und -knirschen (Bruxismus) wird jedoch eine wichtige Rolle beigemessen. Hierbei wird zwischen Schlaf- und Wachbruxismus unterschieden. Es bestehen erhebliche Schwierigkeiten durch inkonsistente Befunderhebung mit Fragebögen, EMG-Monitoring, Diagnostik im Schlaflabor und quasi-experimentelle Untersuchungen (Guaita und Hogl 2016). Die objektive Langzeitmessung der Kaumuskelaktivität in natürlicher Umgebung ist noch in Entwicklung (Iwasaki et al. 2015). Besonders hervorzuheben ist, dass die Schmerzen im Kopf- und Kieferbereich im Rahmen eines biopsychosozialen Krankheitskonzepts gesehen werden müssen (Suvinen et al. 2005). Die Chronifizierung der MAP lässt sich wohl auf genetische Veranlagung, Gewebeüberlastungen, negative Krankheitsüberzeugungen und psychosoziale Stressfaktoren zurückführen (Leeuw et al. 2005; Raphael 2015; Galli et al. 2010; Smith et al. 2011).

## A 7.4 Pragmatische Therapie

### A 7.4.1 Grundsätzliches zur Therapie von MAP

Die Mehrzahl der Patienten mit MAP kann bei frühzeitiger Diagnosestellung gut behandelt werden. Bei komplexen Fällen empfiehlt sich die Behandlung im multidisziplinären Team. Hierbei erfolgt die Behandlung gemeinsam durch Zahnärzte, Psychologen, Physiotherapeuten und weitere Berufsgruppen (Türp et al. 2007; Ettlin et al. 2007). Die Datenlage zur Therapie von MAP-Schmerzen ist unzureichend, jedoch sind konservative Therapieansätze mindestens so effektiv wie invasive Maßnahmen (Greene 2010). Bestehen chronische primäre Kopfschmerzen sollten beide Erkrankungsbilder im Therapiekonzept berücksichtigt werden (Speciali und Dach 2015).

### A 7.4.2 Das ärztliche Gespräch

Von zentraler Bedeutung ist das empathische, aufklärende Gespräch (↑, A). Ziel ist es, über die günstige Prognose und darüber zu informieren, dass schmerzfreien Knack- oder Reibegeräuschen des Kiefergelenks kein Krankheitswert/Behandlungsbedarf beigemessen wird. Dadurch können symptombezogene Befürchtungen aufgelöst und der Leidensdruck erheblich reduziert werden (Richardson et al. 2009). Von zahnmedizinischer Seite steht die Entlastung des Kausystems im Zentrum. Dazu gehört das Erlernen einer korrekten, entspannten Unterkieferhaltung, bei der die oberen und unteren Zähne nicht in Kontakt sind.

### A 7.4.3 Medikamentöse Therapie

Bei symptomatischen, degenerativ-entzündlichen Affektionen des Kiefergelenks können systemisch oder topisch NSAR (z. B. Diclofenac Schmerzpflaster) eingesetzt werden (Massey et al. 2010) (↑). Diclofenac (3 × 50 mg) war gleich wirksam (50 % Schmerzreduktion) wie eine intraorale Schiene (↑) (Mejersjo und Wenneberg 2008). Naproxen (2 × 500 mg) und Celecoxib (2 × 100 mg) waren Placebo nach zwei Wochen überlegen, zwischen beiden Substanzen bestand jedoch kein Unterschied (↑) (Ta und Dionne 2004). Offene Studien zeigten die Wirksamkeit von intraartikulären Injektionen von Kortikoiden (10 mg/ml Triamcinolon) oder Hyaluronsäure (↔) (Manfredini et al. 2012; Guarda-Nardini et al. 2014). Am häufigsten eingesetzt – und von Experten als am Wirksamsten beurteilt – werden trizyklische Antidepressiva wie Amitriptylin, jedoch fehlen randomisierte Studien ↑, A) (Cairns et al. 2010). Konzeptionell naheliegend ist der Einsatz von Botulinumtoxin. Bislang liegt jedoch nur eine Pilotstudie vor, die zu klein war, um bei bilateraler Injektion in M. masseter (je 30 Einheiten) und M. temporalis (je 20 Einheiten) einen signifikanten Therapieeffekt nachzuweisen (↔) (Guarda-Nardini et al. 2008). Die Behandlung des Schlafbruxismus mit Botulinumtoxin-A-Injektionen in die Mm. Masseter und in die Mm. temporalis zeigte in einer Studie ($n = 20$), die neben subjektiven Parametern (Spannungsgefühl im Gesicht) auch die EMG-Aktivität im Schlaflabor vor und nach Behandlung untersuchte, positive Effekte (Shim et al. 2014).

### A 7.4.4 Dentale Aufbissschienen

Anspannungen der Kaumuskulatur während des Schlafes sind unwillkürlich und nicht per se pathologisch. Wenn sie zu Beschwerden im Kausystem führen, kann die Eingliederung einer Aufbissschiene zumindest kurzfristig zu einer Symptomlinderung führen (↑, B) (Ekberg et al. 1998). Das Einsetzen einer Aufbissschiene führt zu einer Veränderung der intraartikulären Abstände (Ettlin et al. 2008), ihre Wirkungsweise und auch ihre Wirksamkeit sind letztlich jedoch nicht abschließend geklärt. Bemängelt wird die Qualität klinischer Studien, jedoch waren Aufbissschienen in drei qualitativ guten Studien überlegen (↑, B) (Forssell und Kalso 2004). Vor Schienen mit nur partieller Abdeckung der Zähne muss gewarnt werden, da die Gefahr einer iatrogenen Zahnstellungsveränderung besteht (Magnusson et al. 2004; Al Quran und Kamal 2006).

### A 7.4.5 Physiotherapeutische und psychotherapeutische Ansätze

Wegen der unbewussten Anspannung der Kaumuskulatur sollten vom Arzt, Psychologen oder Physiotherapeuten verbesserte Körperwahrnehmung und Entspannungstechniken vermittelt werden (↔, B) (Michelotti et al. 2004). Zur Unterstützung der Entspannungsübungen kann Biofeedback eingesetzt werden (↑, A) (Kropp und Niederberger 2010). Äußerst ökonomisch und erstaunlich wirksam sind einfache Mundöffnungs-Dehnübungen, die Betroffene selbständig durchführen können (↑↑, A) (Haketa et al. 2010). Für andere physiotherapeutische Maßnahmen ist die Datenlage schwach (Armijo-Olivo et al. 2016). Für komplexere Fälle, insbesondere bei psychischer Komorbidität, ist die kognitive Verhaltenstherapie geeignet, für welche Wirksamkeit und Kosteneffizienz nachgewiesen wurden (↑, A) (Stowell et al. 2007; Vlaeyen und Morley 2005).

### A 7.4.6 Weitere Therapieansätze

Auf komplementäre und alternative Therapie setzen etwa zwei Drittel der Patienten, was typisch für Kopfschmerzerkrankungen ist (Gaul et al. 2009). Akupunktur hat eine vergleichbare Wirksamkeit wie Manualtherapie, physikalische Therapie und Aufbissschienen (Cho und Whang 2010; Ritenbaugh et al. 2012; Iunes et al. 2015). Falls konservative Ansätze (inkl. psychotherapeutischer Evaluation/Therapie) erfolglos bleiben, können in Ausnahmefällen, insbesondere bei mechanischer Behinderung der Mundöffnung, minimal-operative Eingriffe hilfreich sein (↔, B) (Schiffman et al. 2014a).

## A 7.5 Unwirksam oder obsolet

In Anbetracht der Tatsache, dass kein kausaler Zusammenhang zwischen einer MAP und der Zahnstellung nachgewiesen werden konnte, ist das Ab- oder Einschleifen von Zähnen mit dem Ziel einer MAP-Therapie obsolet (↓↓, A) (Dadabhoy und Clauw 2006; Greene 2010).

## A 7.6 Verwandte Krankheitsbilder

Die wichtigste neurologische Differentialdiagnose beim älteren Patienten ist die Arteriitis cranialis, die ebenfalls mit einer Schmerzzunahme beim Kauen einhergeht (Claudicatio masticatoria). Weiterhin müssen Erkrankungen des Ober- bzw. Unterkiefers, der Kieferhöhlen sowie der Zähne und Prozesse im Bereich der Orbita und des Auges ausgeschlossen werden. Der Kopfschmerz vom Spannungstyp ist klinisch nicht immer eindeutig von myopathischen Kieferschmerzen abgrenzbar. Bei einem komplexen Beschwerdebild findet sich eine Symptomüberlappung mit ursächlich ungeklärten Schmerzsyndromen wie Fibromyalgie, chronisches Erschöpfungssyndrom und Colon irritabile (Dadabhoy und Clauw 2006).

## Literatur

Al Quran FAM, Kamal S. Anterior midline point stop device (AMPS) in the treatment of myogenous TMDs: comparison with the stabilization splint and control group. Oral surgery, oral medicine, oral pathology, oral radiology, and endodontics 2006; 101(6): 741–747.

Armijo-Olivo S, Pitance L, Singh V, Neto F, Thie N, Michelotti A. Effectiveness of Manual Therapy and Therapeutic Exercise for Temporomandibular Disorders: Systematic Review and Meta-Analysis. Physical therapy 2016; 96(1): 9–25. DOI: 10.2522/ptj.20140548.

Cairns B, List T, Michelotti A, Ohrbach R, Svensson P. JOR-CORE recommendations on rehabilitation of temporomandibular disorders. Journal of oral rehabilitation 2010; 37(6): 481–489.

Carlsson GE, Magnusson T, Egermark I. Prediction of demand for treatment of temporomandibular disorders based on a 20-year follow-up study. Journal of oral rehabilitation 2004; 31(6): 511–517.

Chantaracherd P, John MT, Hodges JS, Schiffman EL. Temporomandibular joint disorders' impact on pain, function, and disability. Journal of dental research 2015; 94(3 Suppl), 79–86.

Chen CY, Palla S, Erni S, Sieber M, Gallo LM. Nonfunctional tooth contact in healthy controls and patients with myogenous facial pain. Journal of orofacial pain 2007; 21(3): 185–193.

Cho SH, Whang WW. Acupuncture for temporomandibular disorders: a systematic review. Journal of orofacial pain 2010; 24(2): 152–162.

Dadabhoy D, Clauw DJ. Therapy Insight: fibromyalgia – a different type of pain needing a different type of treatment. Nature clinical practice. Rheumatology 2006; 2(7): 364–372. DOI: 10.1038/ncprheum0221.

Dworkin SF, LeResche L. Research diagnostic criteria for temporomandibular disorders: review, criteria, examinations and specifications, critique. Journal of craniomandibular disorders: facial & oral pain 1992; 6(4): 301–355.

Ekberg EC, Vallon D, Nilner M. Occlusal appliance therapy in patients with temporomandibular disorders. A double-blind controlled study in a short-term perspective. Acta odontologica Scandinavica 1998; 56(2): 122–128.

Ettlin DA, Galli U. Kiefergelenksassoziierte Kopfschmerzen. Neurologie 2006; 1: 42–46.

Ettlin DA, Mang H, Colombo V, Palla S, Gallo LM. Stereometric assessment of TMJ space variation by occlusal splints. Journal of dental research 2008; 87(9): 877–881.

Ettlin DA, Galli U, Palla S. The Interdiscipilinary Orofacial Pain Consulting Service at the Center for Dental and Oral Medicine and Cranio-Maxillofacial Surgery, University of Zurich, Switzerland. Schweizer Monatsschrift fur Zahnmedizin = Revue mensuelle suisse d'odontostomatologie = Rivista mensile svizzera di odontologia e stomatologia/SSO 2007; 117(4): 393–408.

Farella M, Soneda K, Vilmann A, Thomsen CE, Bakke M. Jaw muscle soreness after tooth-clenching depends on force level. Journal of dental research 2010; 89(7): 717–721.

Forssell H, Kalso E. Application of principles of evidence-based medicine to occlusal treatment for temporomandibular disorders: are there lessons to be learned? Journal of orofacial pain 2004; 18(1): 9–22; discussion 23–32.

Galli U, Ettlin D A, Palla S, Ehlert U, Gaab J. Do illness perceptions predict pain-related disability and mood in chronic orofacial pain patients? A 6-month follow-up study. European journal of pain (London, England) 2010; 14(5): 550–558.

Gaul C, Eismann R, Schmidt T, May A, Leinisch E, Wieser T et al. Use of complementary and alternative medicine in patients suffering from primary headache disorders. Cephalalgia: an international journal of headache 2009; 29(10): 1069–1078.

Goncalves DAG, Bigal ME, Jales LCF, Camparis CM, Speciali JG. Headache and symptoms of temporomandibular disorder: an epidemiological study. Headache 2010; 50(2): 231–241.

Greene CS. The role of Technoloy in TMD Diagnosis. In: Laskin DM, Greene C, Hylander WL (eds.): TMs – an evidence-based approach to diagnosis and treatment. Hanover Park, IL: Quintessence Publishing, 2006.

Greene CS. Managing the care of patients with temporomandibular disorders: a new guideline for care. Journal of the American Dental Association 2010; 141(9): 1086–1088.

Guaita M, Hogl B. Current Treatments of Bruxism. Current treatment options in neurology 2016; 18(2): 10.

Guarda-Nardini L, Rossi A, Ramonda R, Punzi L, Ferronato G, Manfredini D. Effectiveness of treatment with viscosupplementation in temporomandibular joints with or without effusion. International journal of oral and maxillofacial surgery 2014; 43(10): 1218–1223.

Guarda-Nardini L, Manfredini D, Salamone M, Salmaso L, Tonello S, Ferronato G. Efficacy of botulinum toxin in treating myofascial pain in bruxers: a controlled placebo pilot study. Cranio: the journal of craniomandibular practice 2008; 26(2): 126–135.

Haketa T, Kino K, Sugisaki M, Takaoka M, Ohta T. Randomized clinical trial of treatment for TMJ disc displacement. Journal of dental research 2010; 89(11): 1259–1263.

Headache Classification Committee of the International Headache Society: The International Classification of Headache Disorders, 3rd edition (beta version). Online verfügbar unter http://www.ihs-classification.org/_downloads/mixed/International-Headache-Classification-III-ICHD-III-2013-Beta.pdf. (Zugriff am 09. 01. 2017)

ICD-Code. ICD-10-GM-2016. Online verfügbar unter http://www.icd-code.de/icd/code/F45.41.html. (Zugriff am 09. 01. 2017)

Iunes DH, Chaves E de Cassia Lopes, Moura C de Castro, Correa B, Carvalho LC, Silva AM, Carvalho E Campos de. Role of Auriculotherapy in the Treatment of Temporomandibular Disorders with Anxiety in University Students. Evidence-based complementary and alternative medicine: 2015; eCAM 2015: 430143.

Iwasaki LR, Gonzalez YM, Liu H, Marx DB, Gallo LM, Nickel JC. A pilot study of ambulatory masticatory muscle activities in temporomandibular joint disorders diagnostic groups. Orthodontics & craniofacial research 2015; 18 (Suppl 1): 146–155.

Kropp P, Niederberger U. Biofeedback for headaches. Schmerz (Berlin, Germany). 2010; 24(3): 279–288; quiz 89.

Leeuw R de, Boering G, Stegenga B, Bont LG de. Symptoms of temporomandibular joint osteoarthrosis and internal derangement 30 years after non-surgical treatment. Cranio: the journal of craniomandibular practice 1995; 13(2): 81–88.

Liljestrom M-R, Le Bell Y, Laimi K, Anttila P, Aromaa M, Jamsa T et al. Are signs of temporomandibular disorders stable and predictable in adolescents with headache? Cephalalgia: an international journal of headache 2008; 28(6): 619–625.

Lim PF, Smith S, Bhalang K, Slade GD, Maixner W. Development of temporomandibular disorders is associated with greater bodily pain experience. The Clinical journal of pain 2010; 26(2): 116–120.

Magnusson T, Adiels A-M, Nilsson HL, Helkimo M. Treatment effect on signs and symptoms of temporomandibular disorders – comparison between stabilisation splint and a new type of splint (NTI). A pilot study. Swedish dental journal 2004; 28(1): 11–20.

Manfredini D, Cocilovo F, Favero L, Ferronato G, Tonello S, Guarda-Nardini L. Surface electromyography of jaw muscles and kinesiographic recordings: diagnostic accuracy for myofascial pain. Journal of oral rehabilitation 2011; 38(11): 791–799.

Manfredini D, Rancitelli D, Ferronato G, Guarda-Nardini L. Arthrocentesis with or without additional drugs in temporomandibular joint inflammatory-degenerative disease: comparison of six treatment protocols*. Journal of oral rehabilitation 2012; 39(4): 245–251.

Manfredini D, Lobbezoo F. Role of psychosocial factors in the etiology of bruxism. Journal of orofacial pain 2009; 23(2): 153–166.

Massey T, Derry S, Moore RA, McQuay HJ. Topical NSAIDs for acute pain in adults. The Cochrane database of systematic reviews 2010; 6: CD007402.

Mejersjo C, Wenneberg B. Diclofenac sodium and occlusal splint therapy in TMJ osteoarthritis: a randomized controlled trial. Journal of oral rehabilitation 2008; 35(10): 729–738.

Michelotti A, Steenks MH, Farella M, Parisini F, Cimino R, Martina R. The additional value of a home physical therapy regimen versus patient education only for the treatment of myofascial pain of the jaw muscles: short-term results of a randomized clinical trial. Journal of orofacial pain 2004; 18(2): 114–125.

Nilges P, Rief W. Chronische Schmerzstörung mit somatischen und psychischen Faktoren: Eine Kodierhilfe. Schmerz (Berlin, Germany). 2010; 24(3): 209–212.

Ohrbach R, Dworkin SF. The Evolution of TMD Diagnosis: Past, Present, Future. Journal of dental research 2016.

Peck CC, Goulet J-P, Lobbezoo F, Schiffman EL, Alstergren P, Anderson GC et al. Expanding the taxonomy of the diagnostic criteria for temporomandibular disorders. Journal of oral rehabilitation 2014; 41(1): 2–23.

Raphael K, Ciccone DS. Psychologic aspects of chronic orofacial pain. In: Sharav Y, Benoliel R (eds.). Orofacial Pain and Headache. 2. Aufl. Hanover Park, IL: Quintessence Publishing, 2015. 97–122.

Richardson EJ, Ness TJ, Doleys DM, Banos JH, Cianfrini L, Richards JS. Depressive symptoms and pain evaluations among persons with chronic pain: catastrophizing, but not pain acceptance, shows significant effects. Pain 2009; 147(1–3): 147–152.

Ritenbaugh C, Hammerschlag R, Dworkin SF, Aickin MG, Mist SD, Elder CR, Harris RE. Comparative effectiveness of traditional Chinese medicine and psychosocial care in the treatment of temporomandibular disorders-associated chronic facial pain. The journal of pain: official journal of the American Pain Society 2012; 13(11): 1075–1089.

Schiffman EL, Velly AM, Look JO, Hodges JS, Swift JQ, Decker KL et al. Effects of four treatment strategies for temporomandibular joint closed lock. International journal of oral and maxillofacial surgery 2014a; 43(2): 217–226.

Schiffman EL, Ohrbach R, Truelove E, Look J, Anderson G, Goulet J-P et al. Diagnostic Criteria for Temporomandibular Disorders (DC/TMD) for Clinical and Research Applications: recommendations of the International RDC/TMD Consortium Network* and Orofacial Pain Special Interest Groupdagger. Journal of oral & facial pain and headache 2014b; 28(1): 6–27.

Schiffman EL, Ahmad M, Hollender L, Kartha K, Ohrbach R, Truelove EL, Zhang L, Hodges JS, Sommers E, Anderson GC, Gonzalez YM, Guo X, Look JO. Longitudinal Stability of Common TMJ Structural Disorders. Dent Res. 2016; Nov 16: pii: 0022034516679396. [Epub ahead of print]

Shim YJ, Lee MK, Kato T, Park HU, Heo K, Kim ST. Effects of botulinum toxin on jaw motor events during sleep in sleep bruxism patients: a polysomnographic evaluation. Journal of clinical sleep medicine: JCSM: official publication of the American Academy of Sleep Medicine 2014; 10(3): 291–298.

Slade GD, Ohrbach R, Greenspan JD, Fillingim RB, Bair E, Sanders AE et al. Painful Temporomandibular Disorder: Decade of Discovery from OPPERA Studies. Journal of dental research 2016.

Smith SB, Maixner DW, Greenspan JD, Dubner R, Fillingim RB, Ohrbach R et al. Potential genetic risk factors for chronic TMD: genetic associations from the OPPERA case control study. The journal of pain: official journal of the American Pain Society 2011; 12(11 Suppl): T92–101.

Speciali JG, Dach F. Temporomandibular dysfunction and headache disorder. Headache 2015; 55 (Suppl 1): 72–83.

Stowell AW, Gatchel RJ, Wildenstein L. Cost-effectiveness of treatments for temporomandibular disorders: biopsychosocial intervention versus treatment as usual. Journal of the American Dental Association 2007; 138(2): 202–208.

Suvinen TI, Reade PC, Hanes KR, Kononen M, Kemppainen P. Temporomandibular disorder subtypes according to self-reported physical and psychosocial variables in female patients: a re-evaluation. Journal of oral rehabilitation 2005; 32(3): 166–173.

Ta L E, Dionne R A. Treatment of painful temporomandibular joints with a cyclooxygenase-2 inhibitor: a randomized placebo-controlled comparison of celecoxib to naproxen. Pain 2004; 111(1–2): 13–21.

Türp JC, Jokstad A, Motschall E, Schindler HJ, Windecker-Getaz I, Ettlin DA. Is there a superiority of multimodal as opposed to simple therapy in patients with temporomandibular disorders? A qualitative systematic review of the literature. Clinical oral implants research 2007; 18 (Suppl 3): 138–150.

Türp J, Nilges P. Diagnostik von Patienten mit chronischen orofazialen Schmerzen. Die deutsche Version des »Graded Chronic Pain Status«. Quintessence 2000; 51: 721–727.

Vlaeyen JWS, Morley S. Cognitive-behavioral treatments for chronic pain: what works for whom? The Clinical journal of pain 2005; 21(1): 1–8.

# A 8 Postpunktionelles und spontanes Liquorunterdruck-Syndrom

*von M. Strupp und M. Dieterich**

## A 8.1 Klinik

Nach den ICHD-3-Kriterien von 2013 (ICHD-3 2013) ist der »Post-dural puncture headache« (ICHD-3 2013: 7.2.1) oder das »*Postpunktionelle Syndrom*« (PPS) wie folgt definiert: Kopfschmerz, der innerhalb von fünf Tagen nach einer Lumbalpunktion (LP) einsetzt und durch den Austritt von Liquor aufgrund einer LP verursacht wird. Dieser geht in der Regel mit Nackensteifigkeit und/oder subjektiven Hörstörungen einher. Er bessert sich spontan innerhalb von zwei Wochen oder nach einem lumbalen epiduralen Blutpatch. Die diagnostischen Kriterien sind:

A. Jede Kopfschmerzform, die das Kriterium C erfüllt
B. Eine durale Punktion ist erfolgt
C. Kopfschmerz entwickelt sich innerhalb von fünf Tagen nach der duralen Punktion
D. Nicht besser erklärt durch eine andere ICHD-3-Diagnose

Als unabhängige Risikofaktoren sind nachgewiesen: Weibliches Geschlecht, Alter zwischen 31 und 50 Jahren, vorangegangenes PPS und Orientierung des Kanülenschliffs senkrecht zur Längsachse des Rückenmarkes während der duralen Punktion (ICHD-3, 2013; Amorim et al. 2012; Bezov et al. 2010b).

Eine Differentialdiagnose ist der »*Kopfschmerz bei Liquorfistel*«. Der »CSF fistula headache« wird in den ICHD-3-Kriterien (ICHD-3 2013: 7.2.2) wie folgt beschrieben: Orthostatischer Kopfschmerz, der nach einem Eingriff oder Trauma zu einem persistierenden Liquorleck mit niedrigem Liquordruck führt. Die Symptome bilden sich nach erfolgreichem Verschluss des Liquorlecks zurück. Die diagnostischen Kriterien lauten:

A. Jede Kopfschmerzform, die das Kriterium C erfüllt
B. Beide der folgenden:
   1. Eingriff erfolgt oder Trauma stattgefunden, das zu einem persistierenden Liquorleck führen kann
   2. Erniedrigter Liquordruck (< 60 $mmH_2O$/ < 5 mmHg) und/oder bildgebende Hinweise für einen Liquoraustritt mittels MRT, Myelographie, CT-Myelographie oder Radionukleotid-Zisternographie
C. Kopfschmerz hat sich in zeitlichem Zusammenhang mit dem Eingriff oder Trauma entwickelt
D. Nicht besser erklärt durch eine andere ICHD-3-Diagnose

Eine weitere Differentialdiagnose des positionsabhängigen/orthostatischen Kopfschmerzes ist das »*spontane Liquorunterdruck-Syndrom*«. In den ICHD-3-Kriterien (ICHD-3 2013: 7.2.3) wird der »Headache attributed to spontaneous intracranial hypotension« folgendermaßen charakterisiert: Kopfschmerz, der durch einen spontanen intrakraniellen Unterdruck bedingt ist. Dieser geht in der Regel mit Nackensteifigkeit und/oder subjektiven Hörstörungen einher. Er bildet sich nach Normalisierung des intrakranialen Drucks zurück. Die diagnostischen Kriterien sind analog zu denen bei der Liquorfistel (s. o.). Diese Diagnose kann bei einem Patienten, der innerhalb des vorangegangenen Monats eine LP erhalten hatte, nicht gestellt werden. Der Kopfschmerz ähnelt dem PPS, tritt unmittelbar oder innerhalb von Sekunden nach dem Aufrichten auf und bildet sich in horizontaler Lage rasch (< 1 Min) zurück. Es gibt auch eine verzögerte Reaktion auf den Lagewechsel mit Verschlechterung nach Minuten oder Stunden in aufrechter Position und einer Besserung aber nicht notwendigerweise einer kompletten Rückbildung nach Minuten bis Stunden in horizontaler Lage. Obwohl eine klare Positionsabhängigkeit besteht, kann diese weniger ausgeprägt sein als beim PPS. Bei der Anamneseerhebung sollte explizit nach der orthostatischen Komponente zu Beginn der Symptomatik gefragt werden, da diese im Verlauf der Erkrankung abnehmen kann. In der Vorgeschichte finden sich auch manchmal Hinweise für eine intrakranielle Druckerhöhung wie z. B. heftiges Husten. Als Ursachen des spontanen Liquorunterdrucksyndroms werden spontane oder traumatische Duradefekte (Wurzeltaschenrupturen, v. a. thorakal) angenommen (Übersicht in Mokri 2015).

In einer aktuellen Publikation werden drei Formen des spontanen Liquorunterdrucksyndroms unterschieden: 1. nachweisbares ventrales (oder seltener posterolaterales) Duraleck (»dural tear«, 27 %), 2. meningeale Divertikel/durale Ektasien (42 %) und 3. direkte Fisteln zwischen Liquorraum und venösem System (3 %) (Schievink et al. 2014; Schievink et al. 2016a).

Finden sich positive bildgebende Zeichen (s. u.), ist eine Messung des Liquordruckes nicht mehr notwendig (Mea et al. 2009; Schievink 2008; Schievink et al. 2016a; Schievink et al. 2011). Bei Patienten mit einem typischen Liquorunterdrucksyndrom ohne offensichtliche Ursache und nach Ausschluss eines posturalen orthostatischen Tachykardiesyndroms (POTS) ist es sinnvoll, einen epiduralen Blutpatch zu applizieren. Obwohl dieser oft wirksam ist, kann der Effekt auch nur begrenzt oder

* Autoren dieses Kapitels in der 6. Auflage: M. Strupp, M. Dieterich und C. F. Schorn.

vorübergehend sein, sodass zwei oder mehr Behandlungen bis zur Symptomfreiheit notwendig sind. In wenigen Fällen lässt sich mit dieser Therapie keine bleibende Besserung erzielen, sodass eine Operation erforderlich ist. Es ist bislang nicht klar, ob trotz typischer Anamnese und/oder bildgebender Befunde tatsächlich alle diese Patienten einen anhaltenden Liquoraustritt oder -unterdruck haben (Kranz et al. 2015; Kranz et al. 2016b).

### A 8.1.1 Bildgebung

Es stehen verschiedene bildgebende Verfahren zur Verfügung, deren Wertigkeit in der umfangreichen aktuellen Literatur unterschiedlich bewertet wird. Das CCT, vor allem in der Notfallsituation, kann ein subdurales Hygrom/Hämatom und/oder eine Erweiterung zervikaler Venen als Zeichen des Liquorunterdrucks zeigen (Yaffe und Gordon, 2016). In der MRT finden sich, insbesondere bei langdauerndem intrakraniellem Liquorunterdruck, eine meningeale Verdickung mit Kontrastmittelaufnahme (**Abb. A 8.1**), subdurale Flüssigkeitssäume/subdurale Hygrome, eine kaudale Hirnverlagerung und/oder Dilatation zervikaler epiduraler Venen (Holbrook und Saindane 2016; Kranz et al. 2016b; Tian et al. 2016). Auch der lumbale Austritt von Liquor beim PPS lässt sich mittels spinalem MRT gut nachweisen (Wang et al. 2015).
Zur Lokalisation des Liquorlecks (und damit auch weiteren Sicherung der Diagnose) werden folgende Techniken eingesetzt: dünnschichtige CT- oder MR-Myelographie (bislang aber keine Zulassung für intratekale Injektion von Gadolinium), digitale Subtraktionsmyelographie (Limaye et al. 2016; Kranz et al. 2016a; Schievink et al. 2016b) und/oder Radioisotopen-Zisternographie (Suarez et al. 2016; Mokri 2014). Da beim spontanen Liquorunterdrucksyndrom nur eine geringe Übereinstimmung zwischen den verschiedenen o. g. Techniken besteht (39–55 %), sollten in vielen Fällen mehrere bildgebende Verfahren kombiniert werden (Kranz et al. 2016b), insbesondere um das Liquorleck zu lokalisieren. Ursache dieser unterschiedlichen Befunde sind wahrscheinlich die o. g. drei verschiedenen Formen spontaner Liquorlecks (Schievink et al. 2016a).

### A 8.1.2. Differentialdiagnostik

*Differentialdiagnostisch* abzugrenzen sind andere Kopfschmerzformen wie das Zervikal-Syndrom, der zervikogene Kopfschmerz, Arnold-Chiari-Malformation, Sinus-/Hirnvenenthrombose, Migräne, aber auch Meningitis, Subarachnoidalblutung, subdurales Hämatom, superfiziale Siderose oder intrazerebrale Blutung, vor allem bei ungewöhnlichem Verlauf oder bei länger als 14 Tage anhaltenden Beschwerden. Eine besondere diagnostische Herausforderung stellt in diesem Zusammenhang neuaufgetretener Kopfschmerz in der Schwangerschaft oder im Wochenbett dar, mit den Differentialdiagnosen Sinus-/Hirnvenenthrombose, subdurales Hämatom, Eklampsie und PPS nach Periduralanästhesie (Übersicht in Spierings und Sabin 2016).

## A 8.2 Verlauf

Der Spontanverlauf des PPS – der eng mit der Frage verknüpft ist, wann man eine Therapie, z. B. mittels Blutpatch beginnen sollte (Vilming et al. 2005) – zeigt eine Remission bei 50–80 % innerhalb von vier bis sieben Tagen (Lybecker et al. 1995; Duits et al. 2016). Über Wochen bis Monate anhaltende Beschwerden durch protrahierten epiduralen Liquorfluss sind selten. Prädisponierend für ein PPS sind jüngeres Alter (31–50 Jahre, bei Kindern wiederum geringer (Ebinger et al. 2004), weibliches Geschlecht (doppelt so häufig wie männliches), niedriger Body-Mass-Index, bereits vorher rezidivierender oder chronischer Kopfschmerz sowie vorhergehendes PPS (Übersicht in Bezov et al. 2010a; Bezov et al. 2010b).

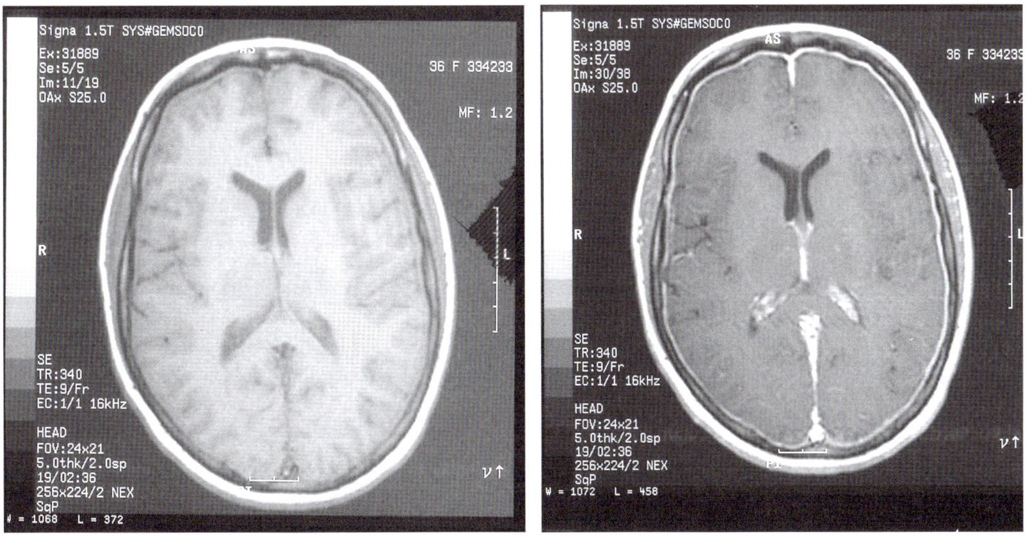


**Abb. A 8.1:** MRT des Schädels: T1-gewichtete Aufnahme vor (links) und nach (rechts) der Gabe von Kontrastmittel. Es zeigt sich eine deutliche meningeale KM-Aufnahme (rechts) als typischer Befund bei einem Liquorunterdruck-Syndrom.

Die relative Häufigkeit des PPS hängt ab von a) der Kanülenstärke, b) der Form ihrer Spitze, z. B. atraumatische Spinalkanülen nach Sprotte (mit konisch abgerundeter Spitze und seitlicher Öffnung) oder Whitacre sind gunstig (Strupp et al. 2001; Zhang et al. 2016; Castrillo et al. 2015), c) der Orientierung des Kanülenschliffs beim Einstich (Richman et al. 2006; Flaatten et al. 1998) (Auseinanderdrängen, nicht Durchtrennen der longitudinalen Durafasern) sowie dem Wiedereinführen des Mandrins nach der Punktion (Strupp und Brandt 1997).

## A 8.3 Therapeutische Prinzipien

Das Liquorunterdrucksyndrom beruht auf einem persistierenden Duradefekt mit prolongiertem Liquoraustritt, der sich auch bildgebend gut darstellen lässt (Wang et al. 2015). Der posturale/orthostatische Kopfschmerz entsteht durch die Dilatation intrazerebraler Venen und mechanische Irritation der Hirnhäute bei Kaudalverlagerung des Gehirns. Die Gefäße der Dura sind die wesentlichen schmerzsensiblen Strukturen. Infratentoriell führt die Irritation des N. glossopharyngeus, des N. vagus und der drei oberen Zervikalwurzeln zum Nacken-Hinterhauptkopfschmerz; supratentoriell bedingt der 1. und 2. Trigeminusast den Stirn-Schläfenkopfschmerz. Wegen ihrer dünnen Gefäßwände passen sich die Venen passiv an ihren Umgebungsdruck an und dilatieren, was eine Hirnvolumenzunahme bedingt. Solche Vasodilatationen können eine Diapedese von Zellen und Proteinen in den Subarachnoidalraum und das Liquor ermöglichen, wodurch die Liquorpleozytose (6–50 Zellen/µl) und Eiweißerhöhung (580–1800 mg/l) einiger Patienten mit intrakraniellem Liquorunterdruck erklärt werden kann. Somit beruht das Liquorunterdrucksyndrom auf der Kombination aus Venendilatation, Zunahme des Hirnvolumens und Zug an schmerzempfindlichen Strukturen. Für diese Annahme spricht die scheinbar paradoxe Beobachtung, dass der Kopfschmerz durch Kompression der Jugularvenen verstärkt werden kann.

Die Inzidenz des PPS lässt sich durch folgende Maßnahmen senken:

- Verwenden einer atraumatischen Sprotte-Nadel (Braune und Huffmann 1992; Muller et al. 1994; Strupp et al. 2001; Armon und Evans 2005; Bezov et al. 2010a; Castrillo et al. 2015) oder einer Whitacre-Nadel (Lavi et al. 2006; Zhang et al. 2016)
- möglichst geringer Durchmesser der Nadel (Evans et al. 2000; Bezov et al. 2010a; Seza et al. 2008; Engedal et al. 2015)
- Wiedereinführung des Mandrins vor Entfernen der Nadel (Strupp und Brandt 1997; Strupp et al. 1998a)
- bei Verwenden einer traumatischen Nadel sollte der Schliff parallel zu den Durafasern liegen (Richman et al. 2006; Flaatten et al. 1998)

Kommt es trotz der zuvor erwähnten Maßnahmen zu einem postpunktionellen Syndrom, so sind in Abhängigkeit von der Stärke und Dauer der Beschwerden zu empfehlen:

1. Flachlagerung zur Behandlung der lageabhängigen, in aufrechter Körperhaltung auftretenden Symptome
2. Einsatz von Koffein oder Theophyllin, die eine intrazerebrale Vasokonstriktion durch Blockade der Adenosinrezeptoren im Gehirn induzieren
3. Durchführen eines epiduralen Blutpatches zur gelatinösen Tamponade des Duralecks und zur Kompression des Duralsacks

## A 8.4 Pragmatische Therapie

### A 8.4.1 Prophylaxe

#### A 8.4.1.1 Kanülenstärke

Die beste Prophylaxe gegen ein persistierendes Duraleck liegt in der Wahl einer möglichst dünnen Kanüle mit atraumatischer Spitze (z. B. nach Sprotte oder Whitacre). Bei der diagnostischen Lumbalpunktion sind jedoch der Kanülenstärke durch die benötigte Liquormenge (ca. 10 ml) und einer eventuell notwendigen Liquordruckmessung Grenzen gesetzt. Zwischen Kanülenstärke und Inzidenz konnte ein direkter Zusammenhang in anästhesiologischen (↑↑) und neurologischen Studien (↑↑) nachgewiesen werden (Evans et al. 2000; Bezov et al. 2010a; Hammond et al. 2011). Die Beschwerden treten bei diagnostischer Lumbalpunktion häufiger auf (16–18 Gauge: 70 %; 20–22 Gauge: 24–40 %; 24–27 Gauge: 5–12 %) als bei Spinalanästhesie (z. B. 20–22 Gauge: 16–18 %) (Übersicht in Evans et al. 2000; Bezov et al. 2010a). Die Gründe hierfür liegen neben dem häufigeren Benutzen dünnerer Punktionskanülen bei der Spinalanästhesie darin, dass mehr Flüssigkeit injiziert als entnommen wird, die Patienten im Durchschnitt älter (mit damit geringerer Suszeptibilität) sind und häufig postoperativ eine verlängerte Bettruhe, teilweise mit Analgetika-Einnahme, eingehalten wird, sodass die Beschwerden im Liegen nicht bemerkt werden. Ferner spielt bei der Spinalanästhesie die Injektion eine Rolle, weil dadurch die Durafasern nicht in die Kanüle gelangen (Strupp und Brandt 1997; Strupp et al. 1998a).

#### A 8.4.1.2 Kanülenform

Nicht nur die Kanülenstärke ist von Bedeutung, sondern auch die Kanülenspitze, die eine atraumatische, abgerundete Form mit seitlicher Öffnung haben sollte (↑↑): atraumatische Sprotte-Nadel (Braune und Huffmann 1992; Muller et al. 1994; Strupp et al. 2001; Armon und Evans 2005; Bezov et al. 2010a; Castrillo et al. 2015) oder atraumatische Whitacre-Nadel (Lavi et al. 2006; Zhang et al. 2016). Durch die atraumatische Kanüle kann die Beschwerderate bei diagnostischen Lumbalpunktionen auf 2,5–6,5 % bei 22 Gauge-Kanülen (Engelhardt et al. 1992; Braune und Huffmann 1992) und auf 16 % bei 21 Gauge-Kanülen (Strupp et al. 1998b) gesenkt werden. Wegen der höheren Flexibilität der besonders dünnen Nadel und der abgerundeten Spitze ist jedoch eine stärkere, kurze, scharfe Führungskanüle erforderlich.
*Fazit:* Es sollte eine atraumatische Nadel mit einem möglichst geringen Durchmesser, d. h. 22–24 Gauge eingesetzt werden (Arendt et al. 2009; Lavi et al. 2010) (**Tab. A 8.1**); die Umstellung auf diesen Nadeltyp ist einfach zu erlernen (Tung 2013). Bei größerem Durchmesser ist die Inzidenz des PPS zu hoch, bei noch kleinerem Durchmesser die Fluss-

**Tab. A 8.1:** In Studien belegter Grad der Wirksamkeit bei verschiedenen Formen der Prävention und Therapie

| **Prävention** | | **Therapie** | |
|---|---|---|---|
| Dünne Nadel | ↑↑ | Koffein (3 × 200 bis 4 × 300 mg/d) | ↑↑ |
| Atraumatische Spitze | ↑↑ | Theophyllin (3 × 200 bis 3 × 350 g mg/d) | ↑ |
| Orientierung der Spitze parallel zu den Fasern | ↑ | Gabapentin (1–4 × 300 mg/d) | ↑ |
| Wiedereinführen des Mandrins (vor Kanülenentfernung) | ↑ | Hydrocortison (1–3 × 10 mg/d) | ↑ |
| | | Epidurale Eigenblutinjektion | ↑↑ |
| Dauer einer Körperflachlagerung | ↓ | Sumatriptan | ↓ |
| Vermehrte Flüssigkeit | ↓ | ACTH | ↓ |

rate zu niedrig und die Dauer der Liquordruckmessung zu lang. Die Verwendung solcher Punktionsnadeln resultiert auch in einer Kostensenkung im Gesundheitswesen (Tung et al. 2012). Im klinischen Alltag hat sich deren Einsatz aber leider in vielen Ländern immer noch nicht durchgesetzt (Davis et al. 2016; Engedal et al. 2015).

#### A 8.4.1.3 Orientierung der Kanülenspitze und Wiedereinführung des Mandrins

Wird eine nicht atraumatische Nadel verwendet, so sollte die Spitze so eingeführt werden, dass die longitudinal verlaufenen Durafasern nicht durch einen horizontal angesetzten Kanülenschliff zerschnitten, sondern durch eine vertikale Schliffführung auseinandergedrängt werden. Wie eine Metaanalyse gezeigt hat, lässt sich dadurch die Inzidenz des PPS von im Mittel 25,8 % auf 10,9 % reduzieren (Richman et al. 2006). Das Wiedereinführen des Mandrins nach Liquorentnahme, um dann beides – Mandrin und Kanüle – zusammen zu entfernen, scheint auch die Inzidenz zu reduzieren (5 vs. 16 %; Strupp und Brandt 1997; Strupp et al. 1998a)

#### A 8.4.1.4 Körperlage und zusätzliche Flüssigkeitszufuhr

Verschiedene Studien und ein Cochrane-Review zeigen (Dieterich und Brandt, 1985; Arevalo-Rodriguez et al. 2016), dass zur Prävention eingesetzte »postpunktionelle Lagerungen« (2–24-stündige Bettflachlagerung, 30-minütige bis 4-stündige Bauchflachlagerung, Kopftieflagerung 30° für 30 Minuten und Kombinationen) nicht wirksam sind (↓). Sie verlängern lediglich die Latenz bis zum Einsetzen der Beschwerden. Im Gegenteil: es gibt Hinweise dafür, dass Patienten mit einer aufrechter Position nach der LP seltener unter PPS leiden (Vles et al. 1989; Vles et al. 1988). Deshalb wird empfohlen, dass Patienten möglichst bald nach der Lumbalpunktion aufstehen. Auch ist eine vermehrte Flüssigkeitszufuhr nach der LP nicht wirksam (Dieterich und Brandt 1988; Arevalo-Rodriguez et al. 2016) (↓).

#### A 8.4.1.5 Medikamentöse Prophylaxe des PPS

Laut einem Cochrane-Review (1611 Patienten, 72 % Frauen, 913 mit LP zur Regionalanästhesie) haben epidurales Morphin, intravenöses Cosyntropin und Aminophyllin einen prophylaktischen Effekt auf das PPS (Basurto et al. 2013). Dexamethason erhöhte das Risiko. Für die Wirksamkeit von Fentanyl, Koffein und Indomethacin gibt es keine ausreichenden Hinweise.

### A 8.4.2 Symptomatische Behandlung

Das PPS sollte entsprechend seinem Schweregrad behandelt werden. Nach heutigem Kenntnisstand sind symptomatisch wirksam: die Flachlagerung und – laut einem Cochrane-Review (Basurto et al. 2011) – die Gabe von Koffein, Theophyllin, Gabapentin und Hydrokortison sowie die epidurale Eigenblutinjektion (s. u.) (**Tab. A 8.1**).

#### A 8.4.2.1 Körperlage

Zur symptomatischen Behandlung eines PPS ist eine über Tage verlängerte, den Beschwerden angepasste, vorwiegende Flachlagerung, in ausgeprägten Fällen auch Kopftieflagerung gut geeignet. Sie macht die Gabe von Analgetika, Antiemetika oder Sedativa häufig überflüssig. In der Regel sollten Patienten mit leichten Beschwerden, die erst 30 Minuten nach dem Aufstehen beginnen, die meiste Zeit des Tages mobilisiert werden. Treten die Symptome innerhalb der ersten 30 Minuten auf, sollten sie mehrfach täglich zum Kreislauftraining und zur Thromboseprophylaxe (z. B. zum Essen, ins Bad) aufstehen. Wenn die Beschwerden innerhalb von Sekunden bis Minuten einsetzen und die ganztägige Flachlagerung erfordern, sollten sie mehrfach täglich kurz aufsitzen und eine Thromboseprophylaxe erhalten.

#### A 8.4.2.2 Medikation

Kommt es trotz der zuvor erwähnten Maßnahmen zu persistierenden Beschwerden, so ist die orale Gabe von Koffein in einer Dosierung von 3 × 200 mg bis 4 × 300 mg pro Tag zu empfehlen. Die Wirksamkeit wurde in fünf randomisierten kontrollierten Studien (RCTs) untersucht. Die Erfolgsrate liegt nach vier Stunden bei 90 % und nach 72 Stunden bei 70 % (Übersicht in Basurto et al. 2011). Alternativ kann Theophyllin, ein anderes Methylxanthin, in einer Dosierung von 3 × 200 bis 3 × 350 mg oral pro Tag eingesetzt werden (drei RCTs; Basurto et al. 2011). Als Wirkmechanismus der Methylxanthine wird eine Hemmung von Adenosinrezeptoren im Gehirn angenommen, die zu einer Vasokonstriktion mit konsekutiver Abnahme des zerebralen Blutflusses und des Hirndrucks führt. Sollten Methylxantine keine ausreichende Wirkung zeigen, kann ein Behandlungsversuch mit Gabapentin (1–4 × 300 mg/d) oder Hydrocortison (10–30 mg/d) erfolgen. Wenn die medikamentöse

Therapie, insbesondere auch nach der Gabe von 1 g Koffein nicht wirksam ist, besteht die Indikation für einen epiduralen Blutpatch (s. u.) (**Tab. A 8.1**).

### A 8.4.3 Kausale Therapie

#### A 8.4.3.1 Epiduraler Blutpatch

Bei starken und länger dauernden Beschwerden, d. h. zwei Tage lang starker Kopfschmerz oder über vier Tage Kopfschmerz, ohne deutliche Tendenz zur Besserung, oder wenn die Mobilität des Patienten aus anderen Gründen erforderlich ist, ist ein epiduraler Blutpatch indiziert, der in 80–96 % zu einer deutlichen Besserung oder Beschwerdefreiheit führt (Cochrane-Metaanalyse; Boonmak und Boonmak, 2010) und auch beim älteren Patienten wirksam ist und gut toleriert wird (Sjovall et al. 2015). Dazu werden 20 ml Eigenblut meist in Höhe der vorherigen Lumbalpunktion epidural instilliert und der Patient danach für 60 Minuten auf dem Bauch flach gelagert, wenn möglich für 10 Minuten in 30°-Kopftieflage. Zur Identifikation des Epiduralraums kann die Loss-of-Resistance-Technik angewandt werden: Durch vorherige Injektion von NaCl-Lösung kann bei Nachlassen des Widerstands der Epiduralraum identifiziert werden. Das Blut verteilt sich epidural über im Mittel vier bis fünf spinale Segmente (Vakharia et al. 1997) Es kommt zu einer gelatinösen Tamponade des Duralecks mit anschließender Vernarbung.
Prinzipiell kann bei einem spontanen Liquorunterdruck-Syndrom nach Identifikation des meist thorakalen Lecks genauso vorgegangen werden, ggf. auch CT-gesteuert (Übersicht in Smith 2016). Sofern ein Blutpatch nicht infrage kommt, stellen die epidurale Applikation von NaCl (Abdulla et al. 2011) oder Dextran (Übersicht in Turnbull und Shepherd 2003) sowie die CT-gesteuerte Applikation von Fibrinkleber (Gladstone et al. 2005) Therapiealternativen dar.
Für einen Effekt eines prophylaktischen epiduralen Blutpatches gibt es bislang keine ausreichenden Evidenzen (Agerson und Scavone 2012).
*Nebenwirkungen* sind selten und leicht ausgeprägt, selbst wenn es zu einer subarachnoidalen Injektion kommt (Ferrante et al. 2016). Am häufigsten wurden leichte vorübergehende Rücken- oder Nackenschmerzen (35 %) berichtet, selten passagere Temperaturerhöhungen (5 %) sowie sehr selten Nervenwurzelreizungen mit Parästhesien und akute aseptische Meningitiden. Schwere Langzeitkomplikationen wurden bisher nicht mitgeteilt. Insbesondere wurden in der Literatur bislang keine adhäsive Arachnitis und kein epiduraler Abszess beschrieben. Patienten mit Infektionskrankheiten, Septikämie, Infektionen am Rücken, Blutgerinnungsstörungen oder Antikoagulanzien-Therapie sollten jedoch von der epiduralen Eigenblutinjektion ausgeschlossen werden.

#### A 8.4.3.2 Operative Behandlung

Sofern alle konservativen Maßnahmen erfolglos verlaufen, besteht die Möglichkeit eines neurochirurgischen Verschlusses des Lecks, das aber mit den o. g. Techniken vorher lokalisiert sein muss, durch eine Naht, einen Clip und/oder Fibrinkleber. Hierzu liegen nur Einzelfallbeschreibungen vor; die Erfolgsrate ist bei strenger Indikationsstellung aber hoch (Schievink et al. 1998; Hüfner et al. 2006).

## A 8.5 Keine ausreichenden Hinweise für Wirksamkeit

Es liegen keine ausreichenden Hinweise für die Wirksamkeit der folgenden Behandlungen vor:

- Prophylaktische Bettruhe (Dieterich und Brandt 1985; Arevalo-Rodriguez et al. 2016) (↓)
- Vermehrte Flüssigkeitszufuhr (Dieterich und Brandt 1988; Arevalo-Rodriguez et al. 2016) (↓)
- Bauchbinden zur Erhöhung des intraabdominellen Druckes
- prophylaktischer epiduraler Blutpatch (Agerson und Scavone 2012) (↓)
- prophylaktische Gabe von Dexamethason, Fentanyl, Koffein, Indomethacin (Basurto et al. 2013) (↓)

## Literatur


Abdulla S, Abdulla W, Eckhardt R. Caudal normal saline injections for the treatment of post-dural puncture headache. Pain Physician 2011; 14(3): 271–279.

Agerson AN, Scavone BM. Prophylactic epidural blood patch after unintentional dural puncture for the prevention of postdural puncture headache in parturients. Anesth Analg 2012; 115(1): 133–136.

Amorim JA, Gomes de Barros MV, Valenca MM. Post-dural (post-lumbar) puncture headache: risk factors and clinical features. Cephalalgia 2012; 32(12): 916–923.

Arendt K, Demaerschalk BM, Wingerchuk DM, Camann W. Atraumatic lumbar puncture needles: after all these years, are we still missing the point? Neurologist 2009; 15(1): 17–20.

Arevalo-Rodriguez I, Ciapponi A, Figuls M, Munoz L, Bonfill CX. Posture and fluids for preventing post-dural puncture headache. Cochrane Database Syst Rev 2016; 3: CD009199.

Armon C, Evans RW. Addendum to assessment: Prevention of post-lumbar puncture headaches: report of the Therapeutics and Technology Assessment Subcommittee of the American Academy of Neurology. Neurology 2005; 65(4): 510–512.

Basurto OX, Martinez GL, Sola I, Bonfill CX. Drug therapy for treating post-dural puncture headache. Cochrane Database Syst Rev 2011; (8): CD007887.

Basurto OX, Uriona Tuma SM, Martinez GL, Sola I, Bonfill CX. Drug therapy for preventing post-dural puncture headache. Cochrane Database Syst Rev 2013; (2): CD001792.

Bezov D, Ashina S, Lipton R. Post-dural puncture headache: part II – prevention, management, and prognosis. Headache 2010a; 50(9): 1482–1498.

Bezov D, Lipton RB, Ashina S. Post-dural puncture headache: part I diagnosis, epidemiology, etiology, and pathophysiology. Headache 2010b; 50(7): 1144–1152.

Boonmak P, Boonmak S. Epidural blood patching for preventing and treating post-dural puncture headache. Cochrane Database Syst Rev 2010; (1): CD001791.

Braune HJ, Huffmann GA. A prospective double-blind clinical trial, comparing the sharp Quincke needle (22G) with an »atraumatic« needle (22G) in the induction of post-lumbar puncture headache. Acta Neurol Scand 1992; 86(1): 50–54.

Castrillo A, Tabernero C, Garcia-Olmos LM, Gil C, Gutierrez R, Zamora MI, Mendoza A, Rodriguez MF, Guerrero P, Rodriguez-Vico JS, Ferrero M, Morollon N, Duarte J. Postdural puncture headache: impact of needle type, a randomized trial. Spine J 2015; 15(7): 1571–1576.

Davis A, Dobson R, Kaninia S, Giovannoni G, Schmierer K. Atraumatic needles for lumbar puncture: why haven't neurologists changed? Pract Neurol 2016; 16(1): 18–22.

Dieterich M, Brandt T. Is obligatory bed rest after lumbar puncture obsolete? Eur Arch Psychiatry Neurol Sci 1985; 235(2): 71–75.

Dieterich M, Brandt T. Incidence of post-lumbar puncture headache is independent of daily fluid intake. Eur Arch Psychiatry Neurol Sci 1988; 237(4): 194–196.

Duits FH, Martinez-Lage P, Paquet C. Performance and complications of lumbar puncture in memory clinics: Results of the multicenter lumbar puncture feasibility study. Alzheimers Dement 2016; 12(2): 154–163.

Ebinger F, Kosel C, Pietz J, Rating D. Headache and backache after lumbar puncture in children and adolescents: a prospective study. Pediatrics 2004; 113(6): 1588–1592.

Engedal TS, Ording H, Vilholm OJ. Changing the needle for lumbar punctures: results from a prospective study. Clin Neurol Neurosurg 2015; 130: 74–79.

Engelhardt A, Oheim S, Neundorfer B. Post-lumbar puncture headache: experiences with Sprotte's atraumatic needle. Cephalalgia 1992; 12(4): 259.

Evans RW, Armon C, Frohman EM, Goodin DS. Assessment: prevention of post-lumbar puncture headaches: report of the therapeutics and technology assessment subcommittee of the american academy of neurology. Neurology 2000; 55(7): 909–914.

Ferrante E, Rubino F, Mongelli M, Arpino I. Subarachnoideal blood spread following epidural blood patch given to treat spontaneous intracranial hypotension: Can it cause neurological complications? Clin Neurol Neurosurg 2016; 140: 43–46.

Flaatten H, Thorsen T, Askeland B, Finne M, Rosland J, Hansen T, Ronhovde K, Wisborg T. Puncture technique and postural postdural puncture headache. A randomised, double-blind study comparing transverse and parallel puncture. Acta Anaesthesiol Scand 1998; 42(10): 1209–1214.

Gladstone JP, Nelson K, Patel N, Dodick DW. Spontaneous CSF leak treated with percutaneous CT-guided fibrin glue. Neurology 2005; 64(10): 1818–1819.

Hammond ER, Wang Z, Bhulani N, McArthur JC, Levy M. Needle type and the risk of post-lumbar puncture headache in the outpatient neurology clinic. J Neurol Sci 2011; 306(1–2): 24–28.

Headache Classification Committee of the International Headache Society (IHS). The International Classification of Headache Disorders, 3rd edition (beta version). Cephalalgia 2013; 33(9): 629–808.

Holbrook J, Saindane AM. Imaging of Intracranial Pressure Disorders. Neurosurgery 2016.

Hüfner K, Koch W, Stander M, Tonn JC, Tatsch K, Meindl T, Brüning R, Brandt T, Strupp M. Three sites of high-flow CSF leakage in spontaneous intracranial hypotension. Neurology 2006; 66(5): 775–776.

Kranz PG, Luetmer PH, Diehn FE, Amrhein TJ, Tanpitukpongse TP, Gray L. Myelographic Techniques for the Detection of Spinal CSF Leaks in Spontaneous Intracranial Hypotension. AJR Am J Roentgenol 2016a; 206(1): 8–19.

Kranz PG, Tanpitukpongse TP, Choudhury KR, Amrhein TJ, Gray L. How common is normal cerebrospinal fluid pressure in spontaneous intracranial hypotension? Cephalalgia 2015.

Kranz PG, Tanpitukpongse TP, Choudhury KR, Amrhein TJ, Gray L. Imaging Signs in Spontaneous Intracranial Hypotension: Prevalence and Relationship to CSF Pressure. AJNR Am J Neuroradiol 2016b; 37(7): 1374–1378.

Lavi R, Rowe JM, Avivi I. Lumbar puncture: it is time to change the needle. Eur Neurol 2010; 64(2): 108–113.

Lavi R, Yarnitsky D, Rowe JM, Weissman A, Segal D, Avivi I. Standard vs atraumatic Whitacre needle for diagnostic lumbar puncture: a randomized trial. Neurology 2006; 67(8): 1492–1494.

Limaye K, Samant R, Lee RW. Spontaneous intracranial hypotension: diagnosis to management. Acta Neurol Belg 2016; 116(2): 119–125.

Lybecker H, Djernes M, Schmidt JF. Postdural puncture headache (PDPH): onset, duration, severity, and associated symptoms. An analysis of 75 consecutive patients with PDPH. Acta Anaesthesiol Scand 1995; 39(5): 605–612.

Mea E, Chiapparini L, Savoiardo M, Franzini A, Grimaldi D, Bussone G, Leone M. Application of IHS criteria to headache attributed to spontaneous intracranial hypotension in a large population. Cephalalgia 2009; 29(4): 418–422.

Mokri B. Radioisotope cisternography in spontaneous CSF leaks: interpretations and misinterpretations. Headache 2014; 54(8): 1358–1368.

Mokri B. Spontaneous Intracranial Hypotension. Continuum (Minneap Minn) 2015; 21(4 Headache): 1086–1108.

Muller B, Adelt K, Reichmann H, Toyka K. Atraumatic needle reduces the incidence of post-lumbar puncture syndrome. J Neurol 1994; 241(6): 376–380.

Richman JM, Joe EM, Cohen SR, Rowlingson AJ, Michaels RK, Jeffries MA, Wu CL. Bevel direction and postdural puncture headache: a meta-analysis. Neurologist 2006; 12(4): 224–228.

Schievink WI. Spontaneous spinal cerebrospinal fluid leaks. Cephalalgia 2008; 28(12): 1345–1356.

Schievink WI, Morreale VM, Atkinson JL, Meyer FB, Piepgras DG, Ebersold MJ. Surgical treatment of spontaneous spinal cerebrospinal fluid leaks. J Neurosurg 1998; 88(2): 243–246.

Schievink WI, Dodick DW, Mokri B, Silberstein S, Bousser MG, Goadsby PJ. Diagnostic criteria for headache due to spontaneous intracranial hypotension: a perspective. Headache 2011; 51(9): 1442–1444.

Schievink W I, Moser F G, Maya M M. CSF-venous fistula in spontaneous intracranial hypotension. Neurology 2014; 83(5): 472–473.

Schievink WI, Maya MM, Jean-Pierre S, Nuno M, Prasad RS, Moser FG. A classification system of spontaneous spinal CSF leaks. Neurology 2016a; 16; 87(7): 673–9.

Schievink WI, Moser FG, Maya MM, Prasad RS. Digital subtraction myelography for the identification of spontaneous spinal CSF-venous fistulas. J Neurosurg Spine 2016b; 24(6): 960–964.

Seza A, Ates D, Gok F. Needle diameter and design influence post dural puncture headache rate in children. Paediatr Anaesth 2008; 18(12): 1218.

Sjovall S, Kokki M, Turunen E, Laisalmi M, Alahuhta S, Kokki H. Postdural puncture headache and epidural blood patch use in elderly patients. J Clin Anesth 2015; 27(7): 574–578.

Smith KA. Spontaneous intracranial hypotension: Targeted or blind blood patch. J Clin Neurosci 2016; 25: 10–12.

Spierings EL, Sabin TD. De Novo Headache During Pregnancy and Puerperium. Neurologist 2016; 21(1): 1–7.

Strupp M, Brandt T. Should one reinsert the stylet during lumbar puncture? N Engl J Med 1997; 336(16): 1190.

Strupp M, Brandt T, Müller A. Incidence of post-lumbar puncture syndrome reduced by reinserting the stylet: a randomized prospective study of 600 patients. J Neurol 1998a; 245(9): 589–592.

Strupp M, Brandt T, Müller A. Incidence of post-lumbar puncture syndrome reduced by reinserting the stylet: a randomized prospective study of 600 patients. J Neurol 1998b; 245(9): 589–592.

Strupp M, Schueler O, Straube A, Stuckrad-Barre S, Brandt T. »Atraumatic« Sprotte needle reduces the incidence of post-lumbar puncture headaches. Neurology 2001; 57(12): 2310–2312.

Suarez JP, Dominguez ML, Gomez MA, Munoz JL. Spontaneous intracranial hypotension syndrome: contribution of radioisotope cisternography. Rev Esp Med Nucl Imagen Mol 2016.

Tian W, Zhang J, Chen J, Liu Y, Chen X, Wang N. A quantitative study of intracranial hypotensive syndrome by magnetic resonance. Clin Neurol Neurosurg 2016; 141: 71–76.

Tung CE. Education research: changing practice. Residents' adoption of the atraumatic lumbar puncture needle. Neurology 2013; 80(17): e180–e182.

Tung CE, So YT, Lansberg MG. Cost comparison between the atraumatic and cutting lumbar puncture needles. Neurology 2012; 78(2): 109–113.

Turnbull DK, Shepherd DB. Post-dural puncture headache: pathogenesis, prevention and treatment. Br J Anaesth 2003; 91(5): 718–729.

Vakharia SB, Thomas PS, Rosenbaum AE, Wasenko JJ, Fellows DG. Magnetic resonance imaging of cerebrospinal fluid leak and tamponade effect of blood patch in postdural puncture headache. Anesth Analg 1997; 84(3): 585–590.

Vilming ST, Kloster R, Sandvik L. When should an epidural blood patch be performed in postlumbar puncture headache? A theoretical approach based on a cohort of 79 patients. Cephalalgia 2005; 25(7): 523–527.

Vilming ST, Schrader H, Monstad I. Post-lumbar-puncture headache: the significance of body posture. A controlled study of 300 patients. Cephalgia 1988; 8(2): 75–78

Vles J, Kingma H, Swennen C, Daniels H, Casaer P. The influence of postmenstrual age estimation on the scatter of brainstem auditory evoked potential latencies. Brain Dev 1989; 11(1): 40–42.

Vles JS, van OR, Kingma H, Caberg H, Casaer P. Influence of head position and head position-change on body posture in pre-term infants (A.T.N.R.). Neuropediatrics 1988; 19(2): 96–100.

Wang YF, Fuh JL, Lirng JF, Chen SP, Hseu SS, Wu JC, Wang SJ. Cerebrospinal fluid leakage and headache after lumbar puncture: a prospective non-invasive imaging study. Brain 2015; 138(Pt 6): 1492–1498.

Yaffe D, Gordon CR. Noncontrast Brain Computed Tomography Findings of Spontaneous Intracranial Hypotension in the Emergency Department Setting. J Emerg Med 2016; 50(4): 588–593.

Zhang D, Chen L, Chen X, Wang X, Li Y, Ning G, Feng S. Lower incidence of postdural puncture headache using whitacre spinal needles after spinal anesthesia: A meta-analysis. Headache 2016; 56(3): 501–510.

# A 9 Idiopathische intrakranielle Hypertension (IIH)

*von C. Gerloff*

In der Differentialdiagnose chronischer Kopfschmerzen muss insbesondere bei übergewichtigen Frauen im gebärfähigen Alter an die idiopathische intrakranielle Hypertension (»*IIH*«; alte Nomenklatur: *Pseudotumor cerebri*) gedacht werden.

## A 9.1 Klinik

Die IIH ist ein pathogenetisch heterogenes Syndrom mit der Schlüsselkonstellation Liquordrucksteigerung und Stauungspapille ohne intrakranielle Raumforderung und ohne Hydrozephalus. Die Bezeichnung »idiopathisch« dient bei der IIH der Abgrenzung gegenüber symptomatischen Formen der Liquordrucksteigerung ohne Hydrozephalus bei Sinusvenenthrombose, arteriovenöser Malformation oder Durafistel. Fehldiagnosen sind häufig (Fisayo et al. 2016).

### A 9.1.1 Symptome

Kopfschmerzen, ein- oder beidseitig, häufig pulsierend und gelegentlich begleitet von Übelkeit und Erbrechen, sind das häufigste (80–100 %) und meist auch erste Symptom, gefolgt von Obskurationen (60–82 %), Gesichtsfeldausfällen (50–73 %), Visusminderung (20–75 %) bis zur vollständigen Erblindung (1–5 %), Doppelbildern (20–40 %; meist Abduzensparesen) und Tinnitus (60–65 %; z. T. pulsatil) (Giuseffi et al. 1991; Radhakrishnan et al. 1994; Rudnick und Sismanis 2005; Skau et al. 2011; Soler et al. 1998). Selten werden retinale Metamorphopsien (Warner und Katz 2005), Fazialisparesen (Tzoufi et al. 2010), Gesichtsschmerzen, Sensibilitätsstörungen (Round und Keane 1988) oder Trochlearisparesen (Speer et al. 1999) beobachtet. Bewusstseinsstörungen gehören nicht zum Bild der IIH. Beidseitige Stauungspapillen sind charakteristisch, der Papillenbefund kann aber variieren, sodass in Einzelfällen auch nur eine Papille betroffen ist (z. B. Saito et al. 1999). Eine Studie weist darauf hin, dass bei Patienten mit therapierefraktären chronischen täglichen Kopfschmerzen möglicherweise in bis zu 10 % eine IIH vorliegt (6 von 62 Patienten) und, dass der Liquordruck auch ohne Stauungspapillen erhöht sein kann (Vieira et al. 2008). Bei Kindern stehen weniger Kopfschmerzen oder Sehstörungen als vielmehr Abgeschlagenheit und Irritabilität im Vordergrund (Lessell 1992).

**Kasten A 9.1:** Diagnosekriterien der IIH (nach Friedman und Jacobson 2002; Wall 2010)

1. Wenn subjektive Symptome vorhanden sind, dürfen diese ausschließlich auf einen generalisiert erhöhten intrakraniellen Druck oder auf ein Papillenödem zurückzuführen sein
2. Wenn klinisch objektivierbare Defizite vorhanden sind, dürfen diese ausschließlich auf einen generalisiert erhöhten intrakraniellen Druck oder auf ein Papillenödem zurückzuführen sein
3. Nachweis eines erhöhten Liquordrucks anhand Druckmessung bei Lumbalpunktion in Seitenlage
4. Normale Zusammensetzung des Liquors
5. Kein Hinweis auf Hydrozephalus, intrakranielle Raumforderung, strukturelle oder vaskuläre Läsionen im cMRT oder kontrastmittelangehobenen cCT bei Patienten mit typischem klinischen Bild; bei allen anderen Patienten zusätzlich Ausschluss pathologischer Befunde in cMRT und MR-Phlebographie
6. Ausschluss anderer Ursachen eines gesteigerten intrakraniellen Drucks

### A 9.1.2 Diagnose und Differentialdiagnose

Neben der klinisch-neurologischen Untersuchung mit Visusprüfung, Fingerperimetrie und Fundoskopie sollten immer eine kraniale Bildgebung und eine *Lumbalpunktion* (LP) mit *Druckmessung* erfolgen. Die *kraniale Kernspintomographie* (cMRT) mit *MR-Phlebographie* und Darstellung der venösen Sinus bietet die umfassendsten Informationen; falls nicht verfügbar, kann alternativ ein sekundär kontrastmittelangehobenes *kraniales Computertomogramm* (cCT) durchgeführt werden. Eine ausführliche *neuroophthalmologische Untersuchung* (einschließlich Perimetrie) gehört zur Initialdiagnostik. Auch die *optische Kohärenztomographie* (OCT) kann für Verlaufsuntersuchungen herangezogen werden. Eine pathologisch erhöhte Dicke der Retina ist mit einem Liquordruck > 25 cm $H_2O$ assoziiert (Skau et al. 2013).
Die diagnostischen Kriterien sind in **Kasten A 9.1** gelistet. Sie entsprechen im Wesentlichen den modifizierten *Dandy-Kriterien*, wurden aber an die verbesserten Möglichkeiten der intrakraniellen Bildgebung angepasst. In der Internationalen Kopfschmerz-Klassifikation ICHD-2 (Headache Classification Subcommittee of the International Headache 2004) und der überarbeiteten Version ICHD-3 (beta) (https://www.ICHD-3.org/) wird der Kopfschmerz bei IIH als eigene Entität aufgeführt; als Merkmale für ihn werden genannt: tägliches Auftreten, diffuser, konstanter (nicht pulsierender) Schmerz, Zunahme bei Husten und Belastung.
Bei Stauungspapillen und Kopfschmerzen darf die *LP* erst nach Ausschluss einer intrakraniellen Raumforderung durch bildgebende Verfahren erfolgen. Der *Liquoreröffnungsdruck*, lumbal im Liegen gemessen, ist bei der IIH auf > 25 cm $H_2O$ ge-

steigert. Der Liquordruck variiert allerdings auch bei Gesunden und nimmt mit steigendem BMI zu; bei 242 Gesunden (45 % Männer, medianes Alter 45 Jahre, Gewicht 73 kg, BMI 26 $kg/m^2$) war der mediane Eröffnungsdruck 17 cm $H_2O$ (Streubreite 9–28 cm $H_2O$) (Whiteley et al. 2006), sodass bei normalgewichtigen Patienten auch ein Druck über 20 cm $H_2O$ bereits Hinweis auf eine IIH sein kann. Zytologischer und chemischer Liquorbefund sind normal.

Das Hirnparenchym ist im cMRT und cCT normal. Typische Befunde sind erweiterte Optikusscheiden (ca. 50 %) und das »empty sella«-Zeichen (ca. 50 %) (Fraser und Plant 2011; Hassan et al. 2010; Ranganathan et al. 2013; Weisberg und Nice 1977; Weisberg et al. 1975). Beides kann sich nach erfolgreicher Therapie zurückbilden (Ranganathan et al. 2013; Zagardo et al. 1996). Die Ventrikel sind eher schmal (bis hin zu sog. Schlitzventrikeln), niemals erweitert (Johnston und Morgan 1991). Mittels cMRT und MR-Phlebographie (Rohr et al. 2012) müssen frische Thrombosen der venösen Sinus oder inneren Hirnvenen und intrakranielle vaskuläre Malformationen mit konsekutiver venöser Druckerhöhung ausgeschlossen werden (**Kap. E 8**). Das cMRT ist dem cCT in mehrfacher Hinsicht überlegen: Papillenödem und Erweiterung der Optikusscheiden können präziser dargestellt werden (Brodsky 1997; Brodsky und Glasier 1995; Hutzelmann et al. 1998; Jinkins et al. 1996), die Darstellung der venösen Blutleiter gelingt besser (Rohr et al. 2011), das MRT ist sensitiver für die Detektion diffuser raumfordernder Prozesse im Marklager.

*Differentialdiagnostisch* müssen andere Ursachen einer Liquordrucksteigerung ausgeschlossen werden (**Kasten A 9.2**). Hierzu gehören neben Sinusvenenthrombosen Raumforderungen, chronische infektiöse oder tumoröse meningeale Reizzustände und Störungen der Liquorzirkulation durch erhöhten Liquoreiweißgehalt wie z. B. durch einen spinalen Tumor. Weiterhin kann eine Stauungspapille durch Anomalien bzw. Erkrankungen der Papille vorgetäuscht werden. Ein entzündliches oder ischämisches Papillenödem führt in der Regel zu sofortigem Visusverlust und ist wie die Zentralvenenthrombose (Retinopathie infolge venöser Stase) praktisch immer einseitig. Allerdings kann auch eine Sarkoidose bilaterale Stauungspapillen verursachen und eine IIH vortäuschen (Pelton et al. 1999). Drusen können ein differentialdiagnostisches Problem darstellen, insbesondere wenn der Patient über Kopfschmerzen klagt. In diesem Fall zeigt das cCT oder die Sonographie häufig Mikrokalzifikationen der Papille, und der Liquordruck ist nicht erhöht.

**Kasten A 9.2:** Differentialdiagnose der IIH bei Vorliegen von Stauungspapillen und Kopfschmerzen

- Intrakranielle Raumforderung
- Sinusvenenthrombose
- Dekompensierte Anlageanomalie des Ventrikelsystems
- Chronische infektiöse oder tumoröse meningeale Reizung
- Erhöhtes Liquoreiweiß
- Papillenanomalie (Drusen)
- Entzündliches Papillenödem
- Zentralvenenthrombose der Retina

## A 9.2 Verlauf

Die Inzidenz der IIH in der Allgemeinbevölkerung beträgt 1–2/100 000 (Ball und Clarke 2006; Portelli und Papageorgiou 2016; Raoof et al. 2011), ist bei übergewichtigen Frauen im Alter von 15 bis 44 Jahren jedoch um das 10–20fache gesteigert. In einem kleineren Kollektiv (n = 20, davon 19 Frauen) war der mittlere Body-Mass-Index (BMI) > 32 $kg/m^2$ (Soler et al. 1998), in einer anderen Untersuchung das Körpergewicht um 38 % über dem Idealgewicht (Durcan et al. 1988), in einer Serie von 159 Patientinnen (Alter 13–64 Jahre) war das mittlere Gewicht 92 kg, die Gewichtszunahme im Jahr vor Diagnosestellung 5 kg, der BMI 34,1 $kg/m^2$ (Baldwin et al. 2010). Das Verhältnis Frauen : Männer beträgt 8–19 : 1. Die Symptome sind bei Frauen und Männern ähnlich. Die extreme Adipositas ist bei Frauen mit IIH häufiger (Frauen 78 %; Männer 25 %) (Kesler und Gadoth 2001), bei Männern mit IIH liegt häufiger ein *obstruktives Schlafapnoe-Syndrom* vor (Wall und Purvin 2009) und sie sind bei Erstmanifestation älter (Frauen : Männer : 28 : 37 Jahre; Bruce et al. 2009).

Prospektive Studien zum *Spontanverlauf* existieren nicht, ohne Therapie ist aber von einer chronisch-progredienten Visusminderung bis hin zur Erblindung auszugehen. In der Regel gelingt es, den intrakraniellen Druck konservativ oder invasiv zu senken, sodass sich Stauungspapillen und Sehstörungen zurückbilden. Die Rückbildung des Papillenödems ist unter Therapie im Verlauf von 2–5 Monaten zu erwarten (Johnson et al. 1998; Soler et al. 1998), Besserungen von Abduzensparesen scheinen rascher einzutreten (Cinciripini et al. 1999). Bei 4–12 % der Patienten kommt es trotz Therapie zu einer irreversiblen Optikusschädigung (vollständiger Visusverlust in ca. 1–5 %); etwa 20 % der Betroffenen erleiden eine dauernde Visusminderung und etwa 70 % bleibende Gesichtsfelddefekte (Ahlskog und O'Neill 1982; Corbett und Thompson 1989; Wall und George 1987). Die individuelle Neigung zur intrakraniellen Hypertension muss als chronisch angesehen werden, spontane Remissionen oder andauernde Remission nach kurzfristiger medikamentöser Therapie kommen selten vor (Ahlskog und O'Neill 1982; Leu et al. 1982; Noggle und Rodning 1986; Shapiro 1978). Zuverlässige *Prädiktoren* für einen benignen Verlauf gibt es nicht (Arienta et al. 1990; Ball und Clarke 2006). Patienten mit konservativ therapierter IIH neigen zu *Rezidiven* (ca. 40–60 %; Kesler et al. 2004; Soler et al. 1998), z. B. nach Absetzen der Medikation oder bei erneuter Gewichtszunahme.

## A 9.3 Therapeutische Prinzipien

Die *Mechanismen*, die zur Entwicklung einer IIH führen, sind nicht geklärt. Es existieren die »*Sinusstenosen-Hypothese*«, die »*Adipositas-Hypothese*« und die »*endokrine Hypothese*«. Sehr wahrscheinlich ist, dass alle genannten Aspekte zusammenwirken und schließlich in das Bild der IIH münden. Ein erhöhter intrakranieller Druck kann an Prädilektionsstellen zur segmentalen Stenosierung der Sinus führen, vor allem im Bereich der Sinus transversi (Bussiere et al. 2010; De Simone et al. 2010; Donnet et al. 2008; Rohr et al. 2011). Dies wiederum kann eine Erhöhung des Liquordrucks bedingen oder zumindest einen »Circulus vitiosus« aufrechterhalten. Berichte, nach denen einzelne IIH-Patienten mit partieller uni- oder bilateraler Sinusobstruktion nach Stenteinlage in einen Sinus transversus eine Besserung zeigten (Higgins et al. 2002; Ogungbo et al. 2003; Rajpal et al. 2005), stehen Berichten gegenüber, die eher darauf hinweisen, dass die Einengung der Sinus Folge und nicht Ursache der intrakraniellen Hypertension ist (Higgins et al. 2002; Ogungbo et al. 2003; Rajpal et al. 2005; Rohr et al. 2011). In einer Serie von 17 Patienten hatten 15 (88 %) eine Einengung der Sinus im MRT (MR-Phlebographie), wovon sich 7 (47 %) nach Normalisierung des Liquordruckes zurückbildeten (Rohr et al. 2012). In dieser Studie wird auch ein reduziertes Volumen des gesamten Sinus-Systems bei erhöhtem Liquordruck berichtet; nach Normalisierung des Druckes nahm dieses wieder zu, und zwar unabhängig davon, ob eine bestehende Stenose des Sinus transversus reversibel war oder persistierte.

Die häufige Assoziation mit *Adipositas* könnte für eine systemisch-venöse Druckerhöhung als pathogenetischen Faktor bei der IIH sprechen, da es bei extremer Adipositas zu einer Zunahme des intraabdominellen und damit des zentralvenösen Drucks (ZVD) kommt. Dass die Theorie einer Erhöhung des venösen Drucks aber nur einen Teil der Befunde erklären kann, wird dadurch erhärtet, dass eine Liquorpunktion (Höhe C1–C2) mit dem Ablassen von 20–25 ml Liquor unmittelbar zur Normalisierung des manometrisch erfassten Drucks im Sinus transversus führte (King et al. 2002). Dieses Ergebnis spricht eher für einen erhöhten intrakraniellen Druck als primären Faktor. Die Hypothese einer systemisch-venösen Druckerhöhung kann weder die IIH bei normalgewichtigen Patienten noch die medikamentös induzierten IIH-Formen erklären.

Auch *endokrine und metabolische Faktoren* scheinen bei der IIH eine Rolle zu spielen. In retrospektiven Fallstudien wurden Assoziationen der IIH mit Hypo- und Hyperparathyreoidismus, M. Addison und M. Cushing beschrieben. Interessant ist auch die Beobachtung, dass bei Patientinnen mit IIH gehäuft polyzystische Ovarien gefunden werden (PCOS, »polycystic ovary syndrome«), sodass hier ein Zusammenhang mit der beim PCOS vorliegenden Hyperöstrogenämie vermutet wurde (Glueck et al. 2005). Andere Arbeiten weisen auf eine Dysregulation der Cortisol-Produktion durch die gesteigerte Aktivität der *11β-Hydroxysteroid-Dehydrogenase* (Sinclair et al. 2010b) oder eine hypothalamische *Leptin*-Resistenz (Ball et al. 2009) bei der IIH hin.

Weiterhin scheint eine Anzahl von *Medikamenten* das Auftreten einer IIH zu begünstigen (**Kasten A 9.3**).

*Primäres Ziel der Behandlung* ist es, einen Sehnerven- oder Netzhautschaden zu vermeiden.

Zur unmittelbaren Senkung des gesteigerten intrakraniellen Drucks eignet sich die LP; 20–30 % der Patienten profitieren bereits von der ersten LP (Ahlskog und O'Neill 1982; Colebatch und Lance 1983; Susman 1990) (↔, A). Ein bislang aufgrund fehlender prospektiver Untersuchungen nur grob abzuschätzender Anteil der Patienten (nach unserer Erfahrung die überwiegende Mehrheit) kann durch wiederholte LP mit zusätzlicher medikamentöser Therapie und Gewichtsreduktion erfolgreich behandelt werden.

*Gewichtsreduktion* ist eine sinnvolle Maßnahme in der Behandlung der IIH bei allen übergewichtigen Patienten (BMI > 25 kg/m$^2$), insbesondere bei ausgeprägter Obesitas (BMI > 30 kg/m$^2$). Die Effizienz einer diätetischen Gewichtsreduktion für die Rückbildung der Stauungspapillen ist in retrospektiven Untersuchungen (z. B. Johnson et al. 1998) und in einer prospektiven Kohortenstudie an 25 Frauen mit BMI > 25 kg/m$^2$ belegt (Sinclair et al. 2010a) (↔, A). Eine niedrigkalorische Diät (425 kcal/Tag) über 3 Monate führte dabei zu einer mittleren Gewichtsreduktion von 15,7 kg. *Chirurgische Interventionen* zur Gewichtsreduktion (Roux-en-Y-Bypass) sind ebenfalls effektiv (Sugerman et al. 1995), sollten aber nur bei therapieresistenter Symptomatik und Adipositas permagna in Betracht gezogen werden (↔, C).

Die *medikamentöse Therapie* stützt sich vor allem auf *Acetazolamid* (↑, A), das als Carboanhydrase-

**Kasten A 9.3:** Medikamentös-induzierte Idiopathische intrakranielle Hypertension (IIH)

Tetrazykline (Tetrazyklin, Minozyklin) (Weese-Mayer et al. 2001; Weller et al. 1994)
Vitamin A (Donahue 2000)
Retinoide (Isotretinoin, Acitretin) (Katz et al. 1999; Shalita et al. 1983)

**In Einzelfällen:**
Abruptes Absetzen von Kortikosteroiden (Cardinale et al. 1991)
Amiodaron (Ahmad 1996)
Amphotericin B (Heudier et al. 1992)
Budenosid (Levine et al. 2001)
Ciclosporin A (Cruz 1993)
Cytarabin (Fort und Smith 1999)
Danazol (Hamed et al. 1989)
Lithiumcarbonat (Levine und Puchalski 1990)
L-Thyroxin (Campos und Olitsky 1995)
Nalidixinsäure (Riyaz et al. 1998)
Ofloxacin, Ciprofloxacin (Getenet et al. 1993; Winrow und Supramaniam 1990)
Rekombinantes Wachstumshormon (rhGH) (Rogers et al. 1999)
Rofecoxib (Jacob und Rajabally 2005)
Sulfasalazin (Sevgi et al. 2008)
Oxaliplatin (Painhas et al. 2015)

Inhibitor die Liquorproduktion senkt und diuretisch wirkt. Im multizentrischen, doppelblinden, randomisierten »Idiopathic Intracranial Hypertension Treatment Trial« (IIHTT; Wall et al. 2014) wurde bei 165 Patienten mit IIH und Visusreduktion (161 Frauen, mittleres Alter 29 Jahre, Gewicht 107,7 kg, BMI 40 kg/m$^2$) Acetazolamid im Vergleich zu Placebo untersucht. Alle Probanden erhielten eine natriumarme Diät und zusätzlich entweder bis zu 4 000 mg Acetazolamid/Tag in einschleichender Dosierung oder Placebo über insgesamt 6 Monate. In einer mittleren Dosierung von 2 500 mg/Tag war Acetazolamid signifikant überlegen im Hinblick auf Sehvermögen, Papillenödem und Sehvermögen-bezogene Lebensqualität. Soweit bei einer Re-Punktionsrate von nur 50 % am Studienendpunkt beurteilbar, konnte durch Acetazolamid auch eine stärkere Reduktion des Liquoreröffnungsdruckes erreicht werden (11 vs. 5 cm $H_2O$, $p = 0{,}002$). Es fanden sich jedoch keine signifikanten Unterschiede im Hinblick auf Kopfschmerzintensität oder Nahvisus. Anzumerken ist, dass in der Acetazolamidgruppe eine signifikant stärkere Gewichtsreduktion erreicht wurde (7,5 kg vs. 3,5 kg in der Placebogruppe, $p < 0{,}001$). Übelkeit (30 % vs. 13 %), Erbrechen (14 % vs. 4 %), Dysgeusie (15 % vs. 0 %) und Diarrhoe (14 % vs. 4 %) waren häufiger in der Acetazolamid-Gruppe. Eine statistische Mediationsanalyse wies darauf hin, dass der Effekt von Acetazolamid nicht alleine durch die höhere Gewichtsreduktion erklärt werden konnte.

*Topiramat* ist von Interesse, da es zum einen häufig eine Gewichtsabnahme begünstigt, zum anderen auch über eine Reduktion der Liquorproduktion wirken könnte. In einer offenen, randomisierten Studie über 12 Monate wurden 40 Patienten (35 Frauen) mit Topiramat (100–150 mg/Tag) oder Acetazolamid (1 000–1 500 mg/Tag) behandelt. Beide Substanzen führten zu einer vergleichbaren Besserung der Kopfschmerzen und Sehstörungen (Celebisoy et al. 2007) (↔, B).

Prospektive randomisierte Studien zu operativen Verfahren existieren nicht. Die mikrochirurgische Dekompression durch *Fensterung der Optikusscheide* (ONSF) (↔, B) ist geeignet, einen rasch fortschreitenden Visusverlust bei der IIH zu behandeln. Hierbei wird durch longitudinale Inzisionen der Optikusscheide ein Liquorabfluss geschaffen, der insbesondere den Sehnervenkopf zu entlasten scheint (Hamed et al. 1992). Die mittlere Erfolgsquote beträgt ca. 85 % für eine Besserung oder Stabilisierung von Sehschärfe und perimetrischem Befund (**Tab. A 9.1**). Der intrakranielle Druck und der Kopfschmerz werden wenig beeinflusst. Eine retrospektive Analyse an 78 Patienten belegt, dass eine unilaterale ONSF im Verlauf von 12 Monaten zu einem anhaltenden Rückgang der Stauungspapillen beidseits führt (Alsuhaibani et al. 2011). Die Angaben zum Auftreten von leichteren Komplikationen der ONSF (transiente Diplopie oder Pupillenstörung) variieren von 0 % (Villain et al. 1999) bis > 40 % (Banta und Farris 2000) (**Tab. A 9.1**). Ernste Komplikationen sind sehr selten. In einer retrospektiven Serie aus Oklahoma hatten 7 % der 174 Patienten nach OSNF eine progrediente Visusminderung, und zwar deutlich häufiger bei initialem Liquoreröffnungsdruck > 50 cm $H_2O$ (15 % vs. 4,5 % in der Gruppe mit niedrigerem Druck) (Robinson et al. 2016).

*Ventrikuloperitoneale (VP-)Shuntsysteme* sind bei der IIH im kurz- und längerfristigen Verlauf effektiv (Bynke et al. 2004; Tulipan et al. 1998) (**Tab. A 9.2**) (↔, B). Sie sollten angewendet werden, wenn die konservative Therapie versagt. Die Komplikationsraten sind deutlich geringer als beim früher eingesetzten lumboperitonealen Shunt. So mussten in einer retrospektiven Analyse (McGirt et al. 2004) 2,5-mal häufiger lumboperitoneale Shunts revidiert werden als VP-Shuntsysteme, v. a. wegen Shunt-Obstruktion. Die Mortalität der Shunt-Prozedur bei der IIH wird mit 0,9 % für VP-Shunts und 0,2 % für lumboperitoneale Shunts angegeben (Curry et al. 2005; retrospektive Serie mit 2 779 Patienten, operiert zwischen 1988 und 2002), liegt aber in neueren (kleineren) Serien für VP-Shunts niedriger (Bynke et al. 2004; Huang et al. 2014; Hermann et al. 2017). Während Patienten mit frischer Sinusvenenthrombose wie in **Kap. E 8** dargestellt behandelt werden, ist es derzeit nicht klar, welchen Stellenwert eine *Stent-gestützte Angioplastie* des Sinus transversus bei der IIH haben könnte (**Tab. A 9.3**). In einer Fallserie mit 13 Patientinnen mit IIH wurden 10 identifiziert, die manometrisch eine Druckerhöhung im venösen Sinus hatten. Nach unilateraler *Stent-gestützter Angioplastie* eines Sinus transversus sistierten in allen 10 Fällen die Kopfschmerzen, die Stauungspapillen bildeten sich bei 8 Patientinnen vollständig oder nahezu vollständig zurück, bei 2 Patientinnen kam es zu einer partiellen Besserung (Bussiere et al. 2010). Auch neuere Fallserien weisen darauf hin, dass dieses Verfahren effektiv sein kann (Fields et al. 2013; Kumpe et al. 2012), allerdings scheint das Risiko für die Entwicklung neuer Sinus-Stenosen hoch zu sein (31 % bei Kumpe et al. 2016). Da es mehrfach Hinweise darauf gibt, dass die Druckerhöhung in den venösen Blutleitern sekundär ist (vgl. King et al. 2002), kann auch in Anbetracht der aktuellen Fortschritte bei Stent-gestützten interventionellen Verfahren in anderen Gefäßen keine generelle Empfehlung für die Anwendung bei der IIH gegeben werden. Mögliche ernste Komplikationen sind Stent- und Sinusthrombosen sowie subdurale und subarachnoidale Blutungen (Kumpe et al. 2016), außerdem wird nach der Angioplastie in aller Regel zunächst eine duale Plättchenhemmung (ASS und Clopidogrel), dann eine lebenslange Medikation mit ASS empfohlen (Bussiere et al. 2010; El Mekabaty et al. 2016).

## A 9.4 Pragmatische Therapie

Das übliche stufenweise Vorgehen ist in **Abb. A 9.1** vereinfacht dargestellt.

Die therapeutischen Maßnahmen orientieren sich vor allem an der Abnahme des Sehvermögens bzw. der Zunahme der Gesichtsfeldeinschränkung; das Gesichtsfeld wird initial regelmäßig (z. B. wöchentlich) perimetrisch kontrolliert. Die Mehrzahl der Patienten kann konservativ erfolgreich behandelt werden durch wiederholte LP (↔, A), Gewichtsreduktion (↔, A), Acetazolamid (↑, A; jedoch nicht für diese Indikation zugelassen und daher »off-label«) und ggf. Absetzen der die IIH auslösenden Medikamente (**Kasten A 9.3**) (↔, B). Übergewich-

**Tab. A 9.1:** Ausgewählte Studien zur Fensterung der Optikusscheide bei Patienten mit IIH

| Fensterung der Optikusscheide (↔, B) | | | | |
|---|---|---|---|---|
| **Quelle** | **Patientenzahl*** | **Therapieerfolg†** | **Follow-Up‡** | **Komplikationen** |
| Sergott et al. 1988 | 23 | 100 % | 25 Monate | 1 Auge perilimbales konjunktivales Bläschen<br>1 Auge Adduktionsdefizit für 6 Wochen |
| Kelman et al. 1992; Kelman et al. 1991 | 17 | 97 % | 17 Monate | 1 Auge Hämatom orbital |
| Spoor und McHenry 1993 | 54 | 68 % | 0,5–5 Jahre | n/a |
| Acheson et al. 1994 | 11 | 85 % | 2 Jahre | 1 Auge kontralateral Sehnerv-schwellung und Verschleierung |
| Goh et al. 1997 | 19 | 86 % | 16 Monate | n/a |
| Herzau und Baykal 1998 | 14 | 73 % | 62 Monate | vereinzelt reversible sektorielle Lähmung des Sphinkter pupillae |
| Villain et al. 1999 | 5 | 100 % | 16 Monate | 0 % |
| Banta und Farris 2000 | 86 | 94 % | 20 Monate | reversibel: 35 % Doppelbilder, 7 % Anisokorie, 1 % Orbitaspitzen-syndrom, 1 % Optikusneuropathie, traumatisch, irreversibel: 1 Auge kompletter Sehverlust |
| Moreau et al. 2014 | 331 | 96 % | 19 Monate | 7 %; meist Doppelbilder (20 Patienten = 6 %, davon 8 Patienten irreversibel), 1 Infektion, 1 Cornea-Schaden) |

n/a keine Angaben; * z. T. bilateral operiert; † Besserung oder Stabilisierung des Sehvermögens; ‡ Mittelwert

**Tab. A 9.2:** Daten zur Anlage eines ventrikuloperitonealen Shunts bei Patienten mit IIH

| Ventrikuloperitonealer Liquorshunt (↔, B) | | | | |
|---|---|---|---|---|
| **Quelle** | **Patientenzahl** | **Therapieerfolg** | **Follow-Up** | **Revisionen/Komplikationen** |
| Tulipan et al. 1998 | 7 | Besserung der Stauungspapillen in 100 %, Besserung der Kopfschmerzen in 86 % | 4–17 Monate | 0 % |
| Bynke et al. 2004 | 17 | Besserung der Stauungspapillen in 100 %, Besserung der Kopfschmerzen in 100 % | 1,8–12,8 Jahre (Mittelwert 6,5 Jahre) | 0 % perioperative Morbidität/Mortalität<br>41 % Revisionen im Verlauf (Ursachen: 9 % Dislokation, 9 % Infektionsverdacht [Kultur negativ], 18 % Abdominalwand-Zyste, 5 % Shunt-Obstruktion) |
| Huang et al. 2014 | 17 | Besserung oder Stabilisierung des Sehvermögens in 82 % | 21 Monate | Intakte Shunt-Funktion 80 % nach 12 Monaten, 65 % nach 24 und 48 % nach 36 Monaten; 7 Shunt-Revisionen |

tige Patienten sollten eine kontrollierte, ballaststoffreiche 1 200 kcal-Diät erhalten; eine radikalere Diät mit 425 kcal pro Tag wie in der Studie von Sinclair et al. (2010) ist vermutlich nur selten durchzuhalten; in der IIHTT-Studie wurde eine natriumarme Diät angewandt (Wall et al. 2014). Ziel ist eine nachhaltige Gewichtsreduktion auf Normalwerte (BMI ca. 25 kg/m$^2$). Bei massiver Obesitas (BMI > 40 kg/m$^2$) können abdominalchirurgische Maßnahmen (*Magen-Bypass-OP, »Gastric banding«*) erwogen werden (↔, C). Falls trotz konservativer Therapie der Visus ab- oder die Gesichtsfeldeinschränkung zunimmt, erfolgt die ONSF (↔, B). Alternativ kann bei progredientem Verlauf trotz konservativer Therapie oder, wenn Hirnnervenausfälle vorhanden sind, die Indikation zum VP-Shunt gestellt werden (↔, B); ein VP-Shunt sollte frühzeitig erwogen werden, wenn die initialen Liquoreröffnungsdrücke > 50 cm $H_2O$ waren (Robinson et al. 2016) und es trotz wiederholter LP und Medikation mit Acetazolamid zur progredienten Symptomverschlechterung kommt (↔, B).
Die Methoden wurden bislang nicht in prospektiven klinischen Studien direkt verglichen. Eine metaanalytische Gegenüberstellung vergleicht 728 chirurgisch oder interventionell behandelte Patienten,

**Tab. A 9.3:** Daten zur Stent-gestützten Angioplastie bei Patienten mit IIH

| Sinus-Stent (↔, C) | | | | |
|---|---|---|---|---|
| **Quelle** | **Patientenzahl** | **Therapieerfolg** | **Follow-Up** | **Revisionen/Komplikationen** |
| Bussiere et al. 2010 | 10 | Besserung der Stauungspapillen in 100 %, Besserung der Kopfschmerzen in 100 % | 1 Jahr | 1 Patient mit Kontrastmittel Extravasat |
| Ahmed et al. 2011 | 52 | Besserung der Stauungspapillen in 100 %, Besserung der Kopfschmerzen in 81 % | 2 Jahre | Relevante neurologische Defizite 4 % (1 Patient mit subduralem Hämatom nach Sinusperforation, 1 Patient mit kombinierten subduralem, subarachnoidalem und intraparenchymatösem Hämatom), 12 % Re-Stent notwendig, vorübergehender Hörverlust 4 %, Medikamentenreaktion auf ASS oder Clopidogrel 4 % |
| Kumpe et al. 2012 | 18 | Besserung der Stauungspapillen in 94 %, Besserung der Kopfschmerzen in 83 % | 30 Monate | 1 Patient mit subduralem und subarachnoidalem Hämatom bei AVM als Komorbidität, nach 6 Monaten kein sicher auf den Stent zurückzuführendes persistierendes Defizit |
| Fields et al. 2013 | 15 | Besserung der Stauungspapillen in 100 %, Besserung der Kopfschmerzen in 67 % | 9 Monate | 1 Pseudoaneurysma der A. femoralis |

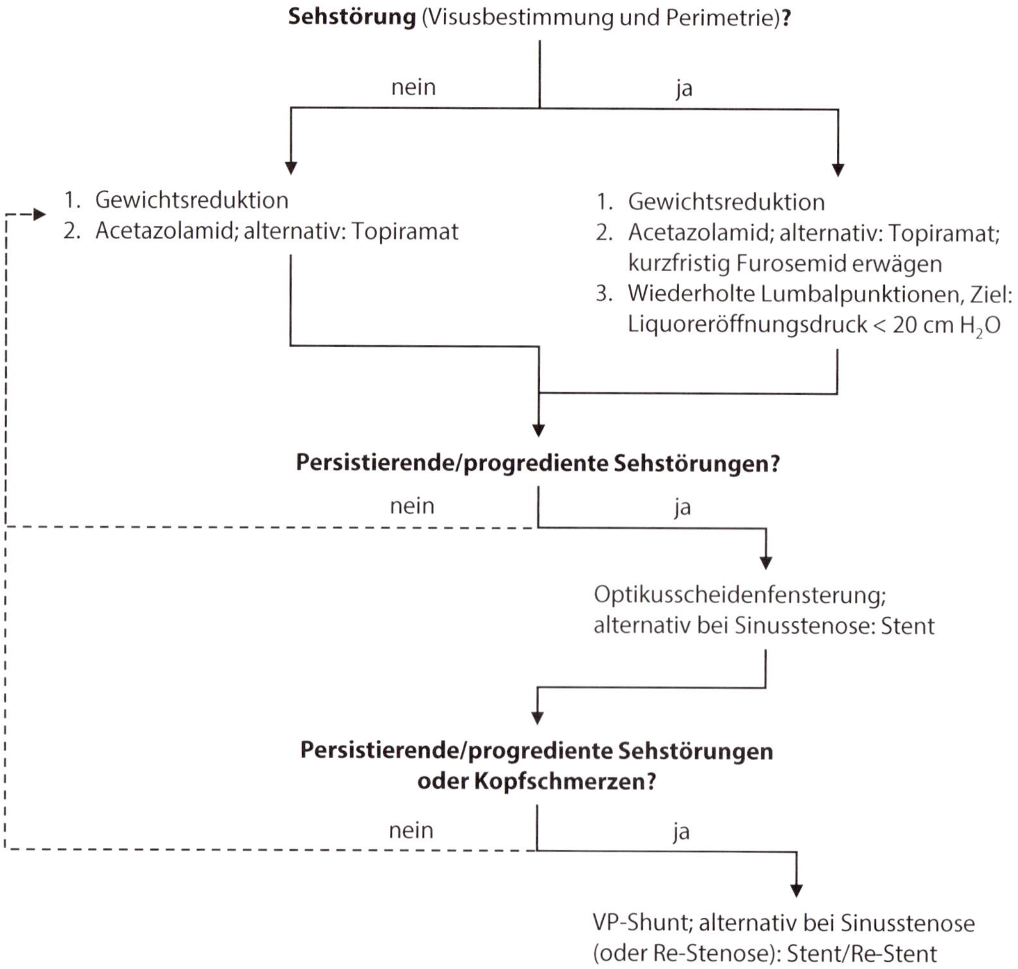


**Abb. A 9.1:** Pragmatische Therapie der Idiopathischen intrakraniellen Hypertension

die eine ONSF (n = 341), einen lumboperitonealen Shunt (n = 128), einen VP-Shunt (n = 72), eine Stent-gestützte Angioplastie (n = 155) oder einen bariatrisch-chirurgischen Eingriff (n = 32) erhalten hatten (Kalyvas et al. 2017). Dabei werden als häufigste Nebenwirkungen der ONSF Doppelbilder (35/341 Patienten), der Shunt-Prozeduren Shunt-Obstruktion (66/128 bei lumboperitonealen, 26/72 bei VP-Shunts), der Stents lokale Kopfschmerzen (8/155) und Hernien bei bariatrischen Operationen angegeben. Verbesserungen des Gesichtsfeldes konnten bei 64 % bis 75 % der Patienten verzeichnet werden, ohne dass sich daraus eine Überlegenheit eines Verfahrens ableiten ließe. Die **Tab. A 9.1**, **Tab. A 9.2** und **Tab. A 9.3** geben beispielhaft Details zu den verschiedenen chirurgischen Methoden. Pragmatisch werden zur Senkung des erhöhten intrakraniellen Drucks *wiederholte LP* durchgeführt und es wird eine *medikamentöse Behandlung* begonnen. Täglich werden 25 ml Liquor abgelassen, bis der Liquordruck unter 20 cm $H_2O$ sinkt; anschließend werden die Intervalle verlängert (2–3 × pro Woche, dann wöchentlich bis monatlich). Diese Maßnahme dürfte angesichts einer täglichen Liquorproduktion von ca. 250 ml nur erfolgreich sein, wenn durch die wiederholten Punktionen (hypothetisch) eine anhaltende Liquorleckage oder eine vermehrte Liquorresorption verursacht wird. Bei der IIH sollten daher scharfe 22 G-Nadeln verwendet werden. In Fällen mit drohender Erblindung und fehlendem Ansprechen auf einzelne Punktionen, kommt alternativ eine temporäre lumbale Liquordrainage infrage (Gates und McNeill 2016). Die begleitende medikamentöse Behandlung der ersten Wahl ist *Acetazolamid*, beginnend mit 2 × 250 mg/Tag, einschleichende Dosierung; in der U. S.-amerikanischen NORDIC-Studie war die mittlere Dosis 2 500 mg/Tag, in Deutschland wird in der Regel eine Maximaldosis von 2 000 mg/Tag eingehalten; entscheidend sind Nebenwirkungen und Laborparameter) (Robinson et al. 2016). *Furosemid* bis 40 mg/Tag kann bei persistierend hohem Liquordruck ergänzend angewendet werden (Wall 2000; Wall und George 1991). Dabei müssen die Serumkaliumwerte überwacht werden (Hypokaliämie!). Eine orale Kaliumsubstitution und entsprechende diätetische Maßnahmen sind sinnvoll. Regelmäßig tritt bei Acetazolamid eine metabolische Azidose auf, die u. U. die Einsatzmöglichkeit dieses Medikaments limitiert. Außerdem klagen viele Patienten über Übelkeit und Parästhesien. Bei Unverträglichkeit von Acetazolamid kommt alternativ *Topiramat* 100–150 mg/Tag) infrage (Celebisoy et al. 2007). Die Indikation zur ONSF oder Anlage eines VP-Shunts sollte erst nach Ausschöpfen der konservativen Möglichkeiten gestellt werden. Die *Stent-gestützte Angioplastie* des Sinus transversus kann bei Vorliegen einer Sinusstenose und Versagen der medikamentösen Therapie als Alternative zur ONSF oder zum VP-Shunt erwogen werden.

Bei einer IIH in der *Schwangerschaft* sollte bei Einnahme von Vitaminpräparaten darauf geachtet werden, dass kein Vitamin A enthalten ist. Bei Kopfschmerzen sind gelegentliche LP ausreichend. Bei Visusverschlechterung trotz LP muss eine Optikusscheidenfensterung durchgeführt werden. Nur falls dies aufgrund der lokalen Expertise nicht möglich ist, wird ein VP-Shunt nötig (Evans und Friedman 2000; Kim und Orbegozo 2000; Shapiro et al. 1995; Shekleton et al. 1980). Acetazolamid und Topiramat sind in der Schwangerschaft kontraindiziert, Furosemid kann bei strenger Indikationsstellung kurzfristig gegeben werden. In der Stillzeit sind Acetazolamid und Furosemid kontraindiziert und Topiramat sollte ebenfalls nicht gegeben werden, sodass ggf. abgestillt werden muss. Zur symptomatischen Therapie von Kopfschmerzen empfiehlt sich die intermittierende Gabe von Paracetamol.

## A 9.5 Unwirksam, obsolet

*Kortikosteroide* sind aufgrund ihres Nebenwirkungsprofils (Gewichtszunahme, erhöhtes Thromboserisiko, vermehrte Flüssigkeitsretention), insbesondere aber wegen des Rezidivrisikos nach Absetzen, zur Therapie der IIH nicht geeignet. Die subtemporale Dekompression wurde in kleinen Serien als erfolgreich beschrieben (Kessler et al. 1998), gilt jedoch heute allgemein als obsolet (Bandyopadhyay 2001). Ein induzierter Abort zur Therapie eines progredienten Visusverlustes bei IIH in der Schwangerschaft ist nicht angezeigt. Auch ein geplanter Kaiserschnitt ist wegen der Diagnose IIH nicht notwendig.

## Literatur

Acheson JF, Green WT, Sanders MD. Optic nerve sheath decompression for the treatment of visual failure in chronic raised intracranial pressure. J Neurol Neurosurg Psychiatry 1994; 57: 1426–1429.

Ahlskog JE, O'Neill BP. Pseudotumor cerebri. Ann Intern Med 1982; 97: 249–256.

Ahmad S. Amiodarone and reversible benign intracranial hypertension. Cardiology 1996; 87: 90.

Ahmed RM, Wilkinson M, Parker GD, Thurtell MJ, Macdonald J, McCluskey PJ, Allan R, Dunne V, Hanlon M, Owler BK, Halmagyi GM. Transverse sinus stenting for idiopathic intracranial hypertension: a review of 52 patients and of model predictions. AJNR Am J Neuroradiol 2011; 32: 1408–1414.

Alsuhaibani AH, Carter KD, Nerad JA, Lee AG. Effect of optic nerve sheath fenestration on papilledema of the operated and the contralateral nonoperated eyes in idiopathic intracranial hypertension. Ophthalmology 2011; 118: 412–414.

Arienta C, Caroli M, Balbi S, Parma A, Calappi E, Massei R. Clinical evaluation and long-term follow-up in 16 patients with pseudotumour cerebri. Acta Neurochir Suppl 1990; 51: 369–371.

Baldwin MK, Lobb B, Tanne E, Egan R. Weight and visual field deficits in women with idiopathic intracranial hypertension. J Womens Health (Larchmt) 2010; 19: 1893–1898.

Ball AK, Clarke CE. Idiopathic intracranial hypertension. Lancet Neurol 2006; 5: 433–442.

Ball AK, Sinclair AJ, Curnow SJ, Tomlinson JW, Burdon MA, Walker EA, Stewart PM, Nightingale PG, Clarke CE, Rauz S. Elevated cerebrospinal fluid (CSF) leptin in idiopathic intracranial hypertension (IIH): evidence for hypothalamic leptin resistance? Clin Endocrinol (Oxf) 2009; 70: 863–869.

Bandyopadhyay S. Pseudotumor cerebri. Arch Neurol 2001; 58: 1699–1701.

Banta JT, Farris BK. Pseudotumor cerebri and optic nerve sheath decompression. Ophthalmology 2000; 107: 1907–1912.

Brodsky MC. MR of papilledema. AJNR Am J Neuroradiol 1997; 18: 1592–1594.
Brodsky MC, Glasier CM. Magnetic resonance visualization of the swollen optic disc in papilledema. J Neuroophthalmol 1995; 15: 122–124.
Bruce BB, Kedar S, Van Stavern GP, Monaghan D, Acierno MD, Braswell RA, Preechawat P, Corbett JJ, Newman NJ, Biousse V. Idiopathic intracranial hypertension in men. Neurology 2009; 72: 304–309.
Bussiere M, Falero R, Nicolle D, Proulx A, Patel V, Pelz D. Unilateral transverse sinus stenting of patients with idiopathic intracranial hypertension. AJNR Am J Neuroradiol 2010; 31: 645–650.
Bynke G, Zemack G, Bynke H, Romner B. Ventriculoperitoneal shunting for idiopathic intracranial hypertension. Neurology 2004; 63: 1314–1316.
Campos SP, Olitsky S. Idiopathic intracranial hypertension after L-thyroxine therapy for acquired primary hypothyroidism. Clin Pediatr (Phila) 1995; 34: 334–337.
Cardinale A, Rosati C, Giani I, Pezzati M. [Pseudotumor cerebri due to the cessation of corticosteroids. A case report]. Minerva Pediatr 1991; 43: 457–460.
Celebisoy N, Gokcay F, Sirin H, Akyurekli O. Treatment of idiopathic intracranial hypertension: topiramate vs acetazolamide, an open-label study. Acta Neurol Scand 2007; 116: 322–327.
Cinciripini GS, Donahue S, Borchert MS. Idiopathic intracranial hypertension in prepubertal pediatric patients: characteristics, treatment, and outcome. Am J Ophthalmol 1999; 127: 178–182.
Colebatch JG, Lance JW. Benign intracranial hypertension. Aust J Ophthalmol 1983; 11: 235–239.
Corbett JJ, Thompson HS. The rational management of idiopathic intracranial hypertension. Arch Neurol 1989; 46: 1049–1051.
Cruz J. Combined continuous monitoring of systemic and cerebral oxygenation in acute brain injury: preliminary observations. Crit Care Med 1993; 21: 1225–1232.
Curry WT, Jr., Butler WE, Barker FG, 2nd. Rapidly rising incidence of cerebrospinal fluid shunting procedures for idiopathic intracranial hypertension in the United States, 1988–2002. Neurosurgery 2005; 57: 97–108; discussion 197–108.
De Simone R, Ranieri A, Bonavita V. Advancement in idiopathic intracranial hypertension pathogenesis: focus on sinus venous stenosis. Neurol Sci 2010; 31 (Suppl 1): 33–39.
Donahue SP. Recurrence of idiopathic intracranial hypertension after weight loss: the carrot craver. Am J Ophthalmol 2000; 130: 850–851.
Donnet A, Metellus P, Levrier O, Mekkaoui C, Fuentes S, Dufour H, Conrath J, Grisoli F. Endovascular treatment of idiopathic intracranial hypertension: clinical and radiologic outcome of 10 consecutive patients. Neurology 2008; 70: 641–647.
Durcan FJ, Corbett JJ, Wall M. The incidence of pseudotumor cerebri. Population studies in Iowa and Louisiana. Arch Neurol 1988; 45: 875–877.
El Mekabaty A, Obuchowski NA, Luciano MG, John S, Chung CY, Moghekar A, Jones S, Hui FK. Predictors for venous sinus stent retreatment in patients with idiopathic intracranial hypertension. J Neurointerv Surg 2016.
Evans RW, Friedman DI. Expert opinion: the management of pseudotumor cerebri during pregnancy. Headache 2000; 40: 495–497.
Fields JD, Javedani PP, Falardeau J, Nesbit GM, Dogan A, Helseth EK, Liu KC, Barnwell SL, Petersen BD. Dural venous sinus angioplasty and stenting for the treatment of idiopathic intracranial hypertension. J Neurointerv Surg 2013; 5: 62–68.
Fisayo A, Bruce BB, Newman NJ, Biousse V. Overdiagnosis of idiopathic intracranial hypertension. Neurology 2016; 86: 341–350.
Fort JA, Smith LD. Pseudotumor cerebri secondary to intermediate-dose cytarabine HCl. Ann Pharmacother 1999; 33: 576–578.
Fraser C, Plant GT. The syndrome of pseudotumour cerebri and idiopathic intracranial hypertension. Curr Opin Neurol 2011; 24: 12–17.
Friedman DI, Jacobson DM. Diagnostic criteria for idiopathic intracranial hypertension. Neurology 2002; 59: 1492–1495.
Gates P, McNeill P. A Possible Role for Temporary Lumbar Drainage in the Management of Idiopathic Intracranial Hypertension. Neuroophthalmology 2016; 40: 277–280.
Getenet JC, Croisile B, Vighetto A, Grochowicki M, Goudable B, Aimard G, Trillet M. Idiopathic intracranial hypertension after ofloxacin treatment. Acta Neurol Scand 1993; 87: 503–504.
Giuseffi V, Wall M, Siegel PZ, Rojas PB. Symptoms and disease associations in idiopathic intracranial hypertension (pseudotumor cerebri): a case-control study. Neurology 1991; 41: 239–244.
Glueck CJ, Aregawi D, Goldenberg N, Golnik KC, Sieve L, Wang P. Idiopathic intracranial hypertension, polycystic-ovary syndrome, and thrombophilia. J Lab Clin Med 2005; 145: 72–82.
Goh KY, Schatz NJ, Glaser JS. Optic nerve sheath fenestration for pseudotumor cerebri. J Neuroophthalmol 1997; 17: 86–91.
Hamed LM, Glaser JS, Schatz NJ, Perez TH. Pseudotumor cerebri induced by danazol. Am J Ophthalmol 1989; 107: 105–110.
Hamed LM, Tse DT, Glaser JS, Byrne SF, Schatz NJ. Neuroimaging of the optic nerve after fenestration for management of pseudotumor cerebri. Arch Ophthalmol 1992; 110: 636–639.
Hassan H, Das A, Baheti NN, Radhakrishnan A. Teaching NeuroImages: idiopathic intracranial hypertension: MRI features. Neurology 2010; 74: e24.
Headache Classification Subcommittee of the International Headache S. The International Classification of Headache Disorders: 2nd edition. Cephalalgia 2004; 24 (Suppl 1): 9–160.
Hermann EJ, Polemikos M, Heissler HE, Krauss JK. Shunt Surgery in Idiopathic Intracranial Hypertension Aided by Electromagnetic Navigation. Stereotact Funct Neurosurg 2017; 95: 26–33.
Herzau V, Baykal HE. [Long-term outcome of optic nerve sheath fenestration in pseudotumor cerebri]. Klin Monatsbl Augenheilkd 1998; 213: 154–160.
Heudier P, Chichmanian RM, Taillan B, Gratecos N, Fuzibet JG, Dujardin P. [Drug-induced benign intracranial hypertension. Apropos of a case with amphotericin B. Review of the literature]. Therapie 1992; 47: 403–407.
Higgins JN, Owler BK, Cousins C, Pickard JD. Venous sinus stenting for refractory benign intracranial hypertension. Lancet 2002; 359: 228–230.
Huang LC, Winter TW, Herro AM, Rosa PR, Schiffman JC, Pasol J, Trombly RS, Tawfik M, Lam BL. Ventriculoperitoneal shunt as a treatment of visual loss in idiopathic intracranial hypertension. J Neuroophthalmol 2014; 34: 223–228.
Hutzelmann A, Buhl R, Freund M. Pseudotumour cerebri and optic hydrops – magnetic resonance imaging diagnostic and therapeutical considerations in a paediatric case. Eur J Radiol 1998; 28: 126–128.
Jacob S, Rajabally YA. Intracranial hypertension induced by rofecoxib. Headache 2005; 45: 75–76.
Jinkins JR, Athale S, Xiong L, Yuh WT, Rothman MI, Nguyen PT. MR of optic papilla protrusion in patients with high intracranial pressure. AJNR Am J Neuroradiol 1996; 17: 665–668.
Johnson LN, Krohel GB, Madsen RW, March GA, Jr. The role of weight loss and acetazolamide in the treatment

of idiopathic intracranial hypertension (pseudotumor cerebri). Ophthalmology 1998; 105: 2313–2317.
Johnston I, Morgan MK. A familial coincidence of pseudotumor cerebri and communicating hydrocephalus. Neurosurgery 1991; 28: 727–729.
Kalyvas AV, Hughes M, Koutsarnakis C, Moris D, Liakos F, Sakas DE, Stranjalis G, Fouyas I. Efficacy, complications and cost of surgical interventions for idiopathic intracranial hypertension: a systematic review of the literature. Acta Neurochir (Wien) 2017; 159: 33–49.
Katz HI, Waalen J, Leach EE. Acitretin in psoriasis: an overview of adverse effects. J Am Acad Dermatol 1999; 41: 7–12.
Kelman SE, Heaps R, Wolf A, Elman MJ. Optic nerve decompression surgery improves visual function in patients with pseudotumor cerebri. Neurosurgery 1992; 30: 391–395.
Kelman SE, Sergott RC, Cioffi GA, Savino PJ, Bosley TM, Elman MJ. Modified optic nerve decompression in patients with functioning lumboperitoneal shunts and progressive visual loss. Ophthalmology 1991; 98: 1449–1453.
Kesler A, Gadoth N. Epidemiology of idiopathic intracranial hypertension in Israel. J Neuroophthalmol 2001; 21: 12–14.
Kesler A, Hadayer A, Goldhammer Y, Almog Y, Korczyn AD. Idiopathic intracranial hypertension: risk of recurrences. Neurology 2004; 63: 1737–1739.
Kessler LA, Novelli PM, Reigel DH. Surgical treatment of benign intracranial hypertension – subtemporal decompression revisited. Surg Neurol 1998; 50: 73–76.
Kim K, Orbegozo M. Epidural anesthesia for cesarean section in a parturient with pseudotumor cerebri and lumboperitoneal shunt. J Clin Anesth 2000; 12: 213–215.
King JO, Mitchell PJ, Thomson KR, Tress BM. Manometry combined with cervical puncture in idiopathic intracranial hypertension. Neurology 2002; 58: 26–30.
Kumpe DA, Bennett JL, Seinfeld J, Pelak VS, Chawla A, Tierney M. Dural sinus stent placement for idiopathic intracranial hypertension. J Neurosurg 2012; 116: 538–548.
Kumpe DA, Seinfeld J, Huang X, Mei Q, Case DE, Roark CD, Subramanian PS, Lind KE, Pelak VS, Bennett JL. Dural sinus stenting for idiopathic intracranial hypertension: factors associated with hemodynamic failure and management with extended stenting. J Neurointerv Surg 2017; 9: 867–874.
Lessell S. Pediatric pseudotumor cerebri (idiopathic intracranial hypertension). Surv Ophthalmol 1992; 37: 155–166.
Leu GE, Burlea M, Circo E, Pita PT. [Acute benign intracranial hypertension with spontaneous recovery (reference to 5 cases)]. Rev Pediatr Obstet Ginecol Pediatr 1982; 31: 253–257.
Levine A, Watemberg N, Hager H, Bujanover Y, Ballin A, Lerman-Sagie T. Benign intracranial hypertension associated with budesonide treatment in children with Crohn's disease. J Child Neurol 2001; 16: 458–461.
Levine SH, Puchalski C. Pseudotumor cerebri associated with lithium therapy in two patients. J Clin Psychiatry 1990; 51: 251–253.
McGirt MJ, Woodworth G, Thomas G, Miller N, Williams M, Rigamonti D. Cerebrospinal fluid shunt placement for pseudotumor cerebri-associated intractable headache: predictors of treatment response and an analysis of long-term outcomes. J Neurosurg 2004; 101: 627–632.
Moreau A, Lao KC, Farris BK. Optic nerve sheath decompression: a surgical technique with minimal operative complications. J Neuroophthalmol 2014; 34: 34–38.
Noggle JD, Rodning CB. Rapidly advancing pseudotumor cerebri associated with morbid obesity: an indication for gastric exclusion. South Med J 1986; 79: 761–763.
Ogungbo B, Roy D, Gholkar A, Mendelow AD. Endovascular stenting of the transverse sinus in a patient presenting with benign intracranial hypertension. Br J Neurosurg 2003; 17: 565–568.
Painhas T, Amorim M, Soares R, Duarte L, Salgado-Borges J. Idiopathic intracranial hypertension and oxaliplatin: a causal association? Cutan Ocul Toxicol 2015; 34: 237–241.
Pelton RW, Lee AG, Orengo-Nania SD, Patrinely JR. Bilateral optic disk edema caused by sarcoidosis mimicking pseudotumor cerebri. Am J Ophthalmol 1999; 127: 229–230.
Portelli M, Papageorgiou PN. An update on idiopathic intracranial hypertension. Acta Neurochir (Wien) 2016.
Radhakrishnan K, Ahlskog JE, Garrity JA, Kurland LT. Idiopathic intracranial hypertension. Mayo Clin Proc 1994; 69: 169–180.
Rajpal S, Niemann DB, Turk AS. Transverse venous sinus stent placement as treatment for benign intracranial hypertension in a young male: case report and review of the literature. J Neurosurg 2005; 102: 342–346.
Ranganathan S, Lee SH, Checkver A, Sklar E, Lam BL, Danton GH, Alperin N. Magnetic resonance imaging finding of empty sella in obesity related idiopathic intracranial hypertension is associated with enlarged sella turcica. Neuroradiology 2013; 55: 955–961.
Raoof N, Sharrack B, Pepper IM, Hickman SJ. The incidence and prevalence of idiopathic intracranial hypertension in Sheffield, UK. Eur J Neurol 2011; 18: 1266–1268.
Riyaz A, Aboobacker CM, Sreelatha PR. Nalidixic acid induced pseudotumour cerebri in children. J Indian Med Assoc 1998; 96: 308, 314.
Robinson ME, Moreau A, O'Meilia R, Pagteilan J, Ding K, Siatkowski RM, Farris BK. The Relationship Between Optic Nerve Sheath Decompression Failure and Intracranial Pressure in Idiopathic Intracranial Hypertension. J Neuroophthalmol 2016; 36: 246–251.
Rogers AH, Rogers GL, Bremer DL, McGregor ML. Pseudotumor cerebri in children receiving recombinant human growth hormone. Ophthalmology 1999; 106: 1186–1189; discussion 1189–1190.
Rohr A, Bindeballe J, Riedel C, van Baalen A, Bartsch T, Doerner L, Jansen O. The entire dural sinus tree is compressed in patients with idiopathic intracranial hypertension: a longitudinal, volumetric magnetic resonance imaging study. Neuroradiology 2012; 54: 25–33.
Rohr AC, Riedel C, Fruehauf MC, van Baalen A, Bartsch T, Hedderich J, Alfke K, Doerner L, Jansen O. MR imaging findings in patients with secondary intracranial hypertension. AJNR Am J Neuroradiol 2011; 32: 1021–1029.
Round R, Keane JR. The minor symptoms of increased intracranial pressure: 101 patients with benign intracranial hypertension. Neurology 1988; 38: 1461–1464.
Rudnick E, Sismanis A. Pulsatile tinnitus and spontaneous cerebrospinal fluid rhinorrhea: indicators of benign intracranial hypertension syndrome. Otol Neurotol 2005; 26: 166–168.
Saito J, Kami M, Taniguchi F, Kanda Y, Takeda N, Mitani K, Hirai H, Araie M, Fujino Y. Unilateral papilledema after bone marrow transplantation. Bone Marrow Transplant 1999; 23: 963–965.
Sergott RC, Savino PJ, Bosley TM. Modified optic nerve sheath decompression provides long-term visual improvement for pseudotumor cerebri. Arch Ophthalmol 1988; 106: 1384–1390.
Sevgi E, Yalcin G, Kansu T, Varli K. Drug induced intracranial hypertension associated with sulphasalazine treatment. Headache 2008; 48: 296–298.
Shalita AR, Cunningham WJ, Leyden JJ, Pochi PE, Strauss JS. Isotretinoin treatment of acne and related

disorders: an update. J Am Acad Dermatol 1983; 9: 629–638.

Shapiro JS. Benign intracranial hypertension. Am Fam Physician 1978; 17: 155–158.

Shapiro S, Yee R, Brown H. Surgical management of pseudotumor cerebri in pregnancy: case report. Neurosurgery 1995; 37: 829–831.

Shekleton P, Fidler J, Grimwade J. A case of benign intracranial hypertension in pregnancy. Br J Obstet Gynaecol 1980; 87: 345–347.

Sinclair AJ, Burdon MA, Nightingale PG, Ball AK, Good P, Matthews TD, Jacks A, Lawden M, Clarke CE, Stewart PM, Walker EA, Tomlinson JW, Rauz S. Low energy diet and intracranial pressure in women with idiopathic intracranial hypertension: prospective cohort study. BMJ 2010a; 341: c2701.

Sinclair AJ, Walker EA, Burdon MA, van Beek AP, Kema IP, Hughes BA, Murray PI, Nightingale PG, Stewart PM, Rauz S, Tomlinson JW. Cerebrospinal fluid corticosteroid levels and cortisol metabolism in patients with idiopathic intracranial hypertension: a link between 11beta-HSD1 and intracranial pressure regulation? J Clin Endocrinol Metab 2010b; 95: 5348–5356.

Skau M, Sander B, Milea D, Jensen R. Disease activity in idiopathic intracranial hypertension: a 3-month follow-up study. J Neurol 2011; 258: 277–283.

Skau M, Yri H, Sander B, Gerds TA, Milea D, Jensen R. Diagnostic value of optical coherence tomography for intracranial pressure in idiopathic intracranial hypertension. Graefes Arch Clin Exp Ophthalmol 2013; 251: 567–574.

Soler D, Cox T, Bullock P, Calver DM, Robinson RO. Diagnosis and management of benign intracranial hypertension. Arch Dis Child 1998; 78: 89–94.

Speer C, Pearlman J, Phillips PH, Cooney M, Repka MX. Fourth cranial nerve palsy in pediatric patients with pseudotumor cerebri. Am J Ophthalmol 1999; 127: 236–237.

Spoor TC, McHenry JG. Long-term effectiveness of optic nerve sheath decompression for pseudotumor cerebri. Arch Ophthalmol 1993; 111: 632–635.

Sugerman HJ, Felton WL, 3rd, Salvant JB, Jr., Sismanis A, Kellum JM. Effects of surgically induced weight loss on idiopathic intracranial hypertension in morbid obesity. Neurology 1995; 45: 1655–1659.

Susman JL. Benign intracranial hypertension. J Fam Pract 1990; 30: 290–292.

Tulipan N, Lavin PJ, Copeland M. Stereotactic ventriculoperitoneal shunt for idiopathic intracranial hypertension: technical note. Neurosurgery 1998; 43: 175–176; discussion 176–177.

Tzoufi M, Makis A, Grammeniatis V, Nakou I, Exarchakos G, Asproudis I, Zikou A, Argyropoulou M, Siamopoulou-Mavridou A. Idiopathic intracranial hypertension and facial palsy: case report and review of the literature. J Child Neurol 2010; 25: 1529–1534.

Vieira DS, Masruha MR, Goncalves AL, Zukerman E, Senne Soares CA, Naffah-Mazzacoratti Mda G, Peres MF. Idiopathic intracranial hypertension with and without papilloedema in a consecutive series of patients with chronic migraine. Cephalalgia 2008; 28: 609–613.

Villain M, Candon E, Adenis JP, Arnaud B, Frerebeau P. [Intra-orbital decompression of teh optic nerve by opening the peri-optic meninges in the treatment of severe optic neuropathies complicating benign intracranial hypertension]. Neurochirurgie 1999; 45: 118–123.

Wall M. Idiopathic intracranial hypertension: mechanisms of visual loss and disease management. Semin Neurol 2000; 20: 89–95.

Wall M. Idiopathic intracranial hypertension. Neurol Clin 2010; 28: 593–617.

Wall M, George D. Visual loss in pseudotumor cerebri. Incidence and defects related to visual field strategy. Arch Neurol 1987; 44: 170–175.

Wall M, George D. Idiopathic intracranial hypertension. A prospective study of 50 patients. Brain 1991; 114: 155–180.

Wall M, McDermott MP, Kieburtz KD, Corbett JJ, Feldon SE, Friedman DI, Katz DM, Keltner JL, Schron EB, Kupersmith MJ, Committee NIIHSGW. Effect of acetazolamide on visual function in patients with idiopathic intracranial hypertension and mild visual loss: the idiopathic intracranial hypertension treatment trial. JAMA 2014; 311: 1641–1651.

Wall M, Purvin V. Idiopathic intracranial hypertension in men and the relationship to sleep apnea. Neurology 2009; 72: 300–301.

Warner JE, Katz BJ. Metamorphopsia as an initial complaint of idiopathic intracranial hypertension. Arch Ophthalmol 2005; 123: 1003–1006.

Weese-Mayer DE, Yang RJ, Mayer JR, Zaparackas Z. Minocycline and Pseudotumor cerebri: The well-known but well-kept secret. Pediatrics 2001; 108: 519–520.

Weisberg L, Nice CN. Computed tomographic evaluation of increased intracranial pressure without localizing signs. Radiology 1977; 122: 133–136.

Weisberg LA, Housepian EM, Saur DP. Empty sella syndrome as complication of benign intracranial hypertension. J Neurosurg 1975; 43: 177–180.

Weller B, Sharf B, Sierpinski-Barth J, Schwartz M. [Idiopathic intracranial hypertension and tetracycline]. Harefuah 1994; 127: 9–11, 64.

Whiteley W, Al-Shahi R, Warlow CP, Zeidler M, Lueck CJ. CSF opening pressure: reference interval and the effect of body mass index. Neurology 2006; 67: 1690–1691.

Winrow AP, Supramaniam G. Benign intracranial hypertension after ciprofloxacin administration. Arch Dis Child 1990; 65: 1165–1166.

Zagardo MT, Cail WS, Kelman SE, Rothman MI. Reversible empty sella in idiopathic intracranial hypertension: an indicator of successful therapy? AJNR Am J Neuroradiol 1996; 17: 1953–1956.

# A 10 Zervikogener Kopfschmerz

*von C. Schankin und H.-C. Diener*

## A 10.1 Klinik

Der Begriff *zervikogener Kopfschmerz* bezeichnet keine eigene Entität, sondern vielmehr ein *Kopfschmerzsyndrom* im Sinne eines übertragenen Kopfschmerzes als Folge verschiedener Erkrankungen *okzipitaler* oder *zervikaler* Strukturen. Nur selten lässt sich die Ursache mittels diagnostischer Blockade zweifelsfrei identifizieren (*spezifischer* zervikogener Kopfschmerz), sodass sich die Erkrankung meist in die Gruppe *unspezifischer* Nacken- und Rückenschmerzen einordnen lässt.

Entscheidend zur Diagnosestellung sind die Einseitigkeit der Kopfschmerzen sowie der Hinweis auf eine Beteiligung zervikaler Strukturen. Die *Einseitigkeit* der Kopfschmerzen ist dabei überwiegend seitenkonstant und zeigt sich am deutlichsten zu Beginn einer Attacke. Während des Maximums der Schmerzattacken ist ein Übergreifen über die Mittellinie möglich. Die Schmerzcharakteristik ist gewöhnlich ein anhaltend ziehender, nicht pulsierender und nicht lanzinierender Schmerz nuchookzipitaler Betonung von mittlerer bis schwerer Intensität. Die einzelne Attacke beginnt typischerweise im Nacken und breitet sich nach okulofronto-temporal aus, wo sie während des Intensitätsmaximums genauso stark oder stärker als in der Okzipitalregion sein kann.

Einzelne Kopfschmerzattacken können *reproduzierbar* durch bestimmte aktive oder passive Halsbewegungen oder durch externen Druck auf lokal umschriebene Areale der betroffenen Halsseite (betroffene Facettengelenke, okzipitale Sehnenansätze und Austrittspunkt des N. occipitalis major) *hervorgerufen* werden. Die Patienten zeigen auch eine verminderte Beweglichkeit, insbesondere Rotationsfähigkeit (Hall et al. 2010), und eine veränderte Stellung der Halswirbelsäule. Häufig treten Schmerzen von Nacken und Schulter auf, die in den Arm ausstrahlen können, ohne dass klinische Zeichen einer Radikulopathie vorhanden sind.

In der *mechanischen Provokation* liegt auch der Grund für die stark variierende Attackenfrequenz, -dauer (wenige Stunden bis Wochen) und -intensität (mittel bis schwer). Weitere Symptome (Photo- und Phonophobie, Nausea und selten Erbrechen sowie Schwindel) treten nur in geringer Intensität auf. Zur Diagnosestellung wird die Kombination der Kriterien Iai und/oder Iaii oder Ib und Ic mit II nach Sjaastad et al. (1998) gefordert (**Kasten A 10.1**). Die Kriterien der International Headache Society (Headache Classification Committee of the International Headache Society 2013) sind, auch in der gegenwärtigen dritten Version, im klinischen Alltag weniger praktikabel.

Bei Zutreffen der klinischen Symptomatik kann zunächst auf die diagnostische Blockade (siehe Pragmatische Therapie) verzichtet werden. Bei fehlendem Ansprechen auf allgemeine therapeutische Maßnahmen und damit vor einer geplanten invasiven Therapie sollte die Diagnose zumindest durch eine Blockade gesichert werden (Bogduk und Govind 2009), wobei dies für wissenschaftliche Fragestellungen (Biondi 2001) placebokontrolliert erfolgen sollte.

**Kasten A 10.1:** Diagnostische Kriterien des zervikogenen Kopfschmerzes (nach Sjaastad 1998)

**Hauptkriterien**

I) Klinische Hals- und Nackensymptome
   a) Reproduzierbare Schmerzprovokation durch
      i) Halsbewegung und/oder anhaltende Kopfposition
      ii) externen Druck auf ipsilaterale obere Zervikal- oder Okzipitalregion
   b) Verminderte HWS-Beweglichkeit
   c) Ipsilateraler Hals/Nacken-, Schulter- oder nichtradikulärer (selten radikulärer) Armschmerz
II) Bestätigung durch diagnostische lokalanästhetische Blockaden
III) Einseitigkeit der Kopfschmerzen ohne Seitenwechsel
IV) Kopfschmerz-Charakteristik
   a) moderater bis schwerer, nicht pulsierender und nicht lanzinierender Schmerz, beginnend im Nacken
   b) variable Dauer der Episoden
   c) fluktuierender, kontinuierlicher Kopfschmerz

**Weitere wichtige Kriterien**

a) geringer oder kein Effekt von Indometacin
b) geringer oder kein Effekt von Ergotaminen oder Sumatriptan
c) weibliches Geschlecht
d) anamnestisch aufgetretenes Kopf- oder indirektes Hals-/Nackentrauma, meist von mindestens mittlerer Schwere

**Weniger wichtige Kriterien**

a) Übelkeit
b) Photo- und Phonophobie
c) Schwindel
d) Ipsilaterales Verschwommensehen
e) Schluckstörungen
f) Ipsilaterales periokuläres Ödem

Differentialdiagnostisch müssen andere einseitige oder seitenbetonte Kopfschmerzen insbesondere bei der attackenweise auftretenden Form in Betracht gezogen werden (**Kap. A 2**, **Kap. A 6**).

Klinisch schwierig ist die Unterscheidung von einer Nackenverspannung im Rahmen von Migräneattacken. Eine hohe Trennschärfe haben die mechanische Provokation von Attacken beim zerviko-

genen Kopfschmerz sowie die reproduzierbare Besserung auf diagnostische Blockaden (Bovim et al. 1992; Sjaastad et al. 1998), während bei der Migräne ohne Aura häufiger Begleitsymptome wie Übelkeit, Erbrechen, Photo- und Phonophobie auftreten (Sjaastad 2008). Auch Seitenwechsel innerhalb einer Attacke oder zwischen den Attacken, das Ansprechen auf Ergotamine oder Triptane und die belastungsabhängige Zunahme der Schmerzintensität sprechen für das Vorliegen einer Migräne (Bono et al. 2000).
Das Auftreten ipsilateraler autonomer Symptome, die deutlich stärkere Intensität, der zeitliche Verlauf sowie das Ansprechen auf Triptane und Sauerstoff-Inhalation unterscheiden den Cluster-Kopfschmerz vom zervikogenen Kopfschmerz (Bono et al. 2000).
Zur Unterscheidung der Hemicrania continua sowie der chronisch paroxysmalen Hemikranie eignet sich der Einsatz von Indometacin, das beim zervikogenen Kopfschmerz unwirksam ist (Bordini et al. 1991).
Die dumpf-drückende Schmerzcharakteristik und die holozephale Lokalisation differenzieren den Spannungskopfschmerz vom zervikogenen Kopfschmerz (Vincent und Luna 1999).
Die seltene Okzipitalisneuralgie wird charakterisiert durch *neuralgische* Schmerzen im Versorgungsbereich des N. occipitalis major oder minor. Der Schmerz imponiert als lanzinierende und stechende, kurz andauernde Attacken sowie, bei zusätzlich bestehender Okzipitalisneuropathie, als dumpfer oder brennender Dauerschmerz mit Parästhesien und Hypästhesien.
Eine Übersicht der wichtigsten Differentialdiagnosen zu primären Kopfschmerzformen findet sich in **Tab. A 10.1**. Differentialdiagnostisch kommen darüber hinaus die in **Tab. A 10.2** aufgeführten Erkrankungen für eine symptomatische Ursache in Frage (Delfini et al. 2000).
Bei Verdacht auf eine symptomatische Genese sollten je nach Klinik auch Computer- oder Kernspintomographien zur Beurteilung der Nervenwurzeln und zum Ausschluss kraniozervikaler Pathologien durchgeführt werden (Sjaastad et al. 1997). Konventionellen Röntgenaufnahmen der HWS (statisch, tomographisch, in Funktionsstellung mit Darstellung von Hyper-/Hypomobilität) sind sinnvoll, wenn bei Patienten die ätiologische Einordnung trotz eindeutiger klinischer Symptomatik im CT oder MRT nicht möglich ist. Laboruntersuchungen können hilfreich sein, systemische Erkrankungen auszuschließen (primäre Muskelerkrankungen, rheumatoide Arthritis, systemischer Lupus erythematodes, Schilddrüsen- oder Nebenschilddrüsenerkrankungen) (Biondi 2001).
Beim zervikogenen Kopfschmerz lassen sich Hypomobilitäten der oberen Zervikalsegmente mit kompensatorischer Hypermobilität der unteren Zervikalsegmente nachweisen (Pfaffenrath et al. 1988). Radiologische Befunde, die einen zervikogenen Kopfschmerz beweisen würden, sind in der Regel nicht zu finden. Meist sind Veränderungen der Halswirbelsäule wie Spondylosen etc. als Zufallsbefunde zu werten (Coskun et al. 2003). Im Einzelfall können zervikale Pathologien wie Bandscheibenvorfälle aber auch spezifische Ursachen eines zervikogenen Kopfschmerzes darstellen. Dies lässt sich in der Regel jedoch nur durch diagnostische Blockaden oder retrospektiv nach (operativer) Therapie beurteilen (Diener et al. 2007).

## A 10.2 Verlauf

Die geschätzte Prävalenz innerhalb der Gesamtpopulation beläuft sich auf 2,5–4,1 % (Nilsson 1995; Sjaastad 2008). Das durchschnittliche Alter des Kopfschmerzbeginns liegt um das 30. Lebensjahr. Damit tritt der zervikogene Kopfschmerz zwar in einem höheren Lebensalter auf als die Migräne, ist aber keine Erkrankung ausschließlich alter Menschen. Das Geschlechterverhältnis ist im Gegensatz zur Migräne ausgeglichen (Sjaastad 2008). Unter Patienten mit hoher Kopfschmerzlast (> 5 Tage/ Monat) fanden sich häufig (18 %) Patienten mit zervikogenem Kopfschmerz nach IHS-Kriterien, wodurch die Bedeutung dieser Kopfschmerzform in der täglichen Praxis unterstrichen wird (Nilsson 1995).

Der individuelle Verlauf der Attacken-Dauer bzw. Exazerbationen variiert stark von mehreren Stunden bis hin zu mehreren Wochen. Initial tritt der Kopfschmerz häufig in Episoden auf. Von einem chronischen Verlauf spricht man, wenn mehr als 15 Kopfschmerztage pro Monat über mindestens drei Monate bestehen bzw. wenn ein Dauerschmerz mit oder ohne Exazerbationen über mehr als drei Monate vorliegt. Die mittlere Anzahl von monatlichen Kopfschmerztagen liegt bei 17 (95 %-Konfidenzintervall 10 bis 30) mit einer mittleren Dauer der einzelnen Episode von 1,4 (0,4–2,5) Tagen (Nilsson 1995).

## A 10.3 Therapeutische Prinzipien

Durch noxische Stimulation zervikaler Strukturen konnten im humanen Kopfschmerzmodell sowohl ein lokal zervikaler Schmerz als auch übertragene Kopfschmerzen i. S. eines zervikogenen Kopfschmerzes ausgelöst werden (Bogduk und Govind 2009). Passend dazu ließen sich durch kontrollierte diagnostische Blockade entsprechender zervikaler Gelenke bestehende Schmerzen verringern (Cooper et al. 2007). Grundlage der übertragenen Schmerzen ist die *Konvergenz* primärer Afferenzen von zwei topografisch getrennten Regionen des Körpers auf gleiche Neurone zweiter Ordnung in Rückenmark oder Hirnstamm: Nozizeptive Aktivität der einen Afferenz kann somit als ein Schmerz im Versorgungsgebiet der anderen Afferenz wahrgenommen werden (Angus-Leppan et al. 1997). Eine solche Konvergenz primärer Afferenzen der Meningen (N. trigeminus) mit den primären Afferenzen des rostralen Halses (C1–3) auf sekundäre Neurone im kaudalen Trigeminuskern bzw. den Hinterhörnern im oberen Halsmark (sog. Trigeminozervikaler Komplex) wird durch mehrere Tierversuche gestützt (Bartsch und Goadsby 2002). In klinischen Studien konnten u. a. zervikale Gelenke (atlantookzipital, atlantoaxial, HWK2–3 zygapophyseal und Bandscheibe HWK2–3) und Muskeln als Kopfschmerzen auslösend identifiziert werden (Dreyfuss et al. 1994).

**Tab. A 10.1:** Differentialdiagnose des zervikogenen Kopfschmerzes

| **Kopfschmerzdiagnose Kopfschmerzkriterium** | **Zervikogener Kopfschmerz** | **Migräne ohne Aura** | **Spannungs-kopfschmerz** | **Okzipitalis-neuralgie** | **Hemicrania continua** |
|---|---|---|---|---|---|
| Einseitigkeit | + | +/– | – | + | + |
| Seitenkonstanz | + | – | – | + | + |
| Schmerz im Nacken | + | (+) | + | + | (+) |
| Ausstrahlung nach frontal | + | –/(+) | (+) | – | + |
| Schmerzmaximum | okulo-fronto-temporal | okulo-fronto-temporal | okzipital/ frontal | Nacken | – |
| Initialschmerz | okzipital | okulo-fronto-temporal | okzipital/ frontal | okzipital | – |
| Schmerzfrequenz | Attacken oder Dauerschmerz mit attacken-weisen Exa-zerbationen | Attacken von 4–72 h Dauer | episodisch oder chronisch | Attacken, z. T. Dauerschmerz | Dauerschmerz |
| Schmerzintensität und -qualität | mittel bis stark, nicht pulsierend | mittel bis stark, pochend-pulsierend | mittel, dumpf-drückend, Ringgefühl | mittel bis stark, stechend | mittel bis stark |
| Vegetative Symptome | (+) | ++ | –/(+) | k. A. | –/(+) |
| Eingeschränkte HWS-Mobilität | + | – | – | (+) | – |
| Nackenverspannung bei Palpation | + | (+) | (+) | – | – |
| Mechanische Schmerzauslösung | + | – | – | – | – |
| Vorangegangenes HWS-Trauma | + | selten | – | k. A. | – |
| Effekt von Blockaden C2 und N. occ. major | ++ | + | nicht regelhaft, lokal begrenzt | + | – |
| Geschlechtsverteilung | w = m | w > m | w > m | k. A. | w > m |

\+ vorhanden, (+) gelegentlich vorhanden, – nicht vorhanden,

**Tab. A 10.2:** Differentialdiagnose symptomatischer Ursachen zervikogenen Kopfschmerzes

| **Ursachen** | **Erkrankung** |
|---|---|
| Angeborene anatomische Anomalien des kraniozervikalen Übergangs | Arnold-Chiari-Malformation, Klippel-Feil-Syndrom, atlanto-axiale Dislokation, Atlasokzipitalisation, basilare Impression |
| Degeneration | Bandscheibenprotrusion, -prolaps, zervikale Spondylose |
| Traumafolgen | Fraktur, Dislokation, Instabilität |
| Vaskuläre Erkrankungen | Vertebralisdissektion |
| Entzündliche Erkrankungen | Spondylitis, rheumatoide Arthritis |
| *Neoplasien* | |
| • vertebral-extradural<br>• intradural-extramedullär<br>• intramedullär | • Metastasen, Lymphome<br>• Neurinom, Meningeom<br>• Astrozytom, Ependymom, malignes Gliom, Hämangioblastom |

Grundlage einer erfolgreichen Therapie zervikogener Kopfschmerzen ist immer zunächst die sichere Diagnosestellung (siehe oben). Die Behandlung umfasst ein *multimodales Konzept* mit pharmakologischen, nicht-pharmakologischen, manipulativen, krankengymnastischen, anästhesiologisch-interventionellen und, bei symptomatischer oder spezifischer Ursache, auch chirurgischen Maßnahmen.

## A 10.3.1 Pharmakotherapie

Da kontrollierte klinische Studien weitgehend fehlen, stellen die hier dargestellten Therapieoptionen klinische Erfahrungswerte dar. Sie orientieren sich an der Behandlung von Migräne, Spannungskopfschmerz und posttraumatischem Kopfschmerz und sind als Grundlage zur Schmerzreduktion für die notwendigen physikalischen Rehabilitationsansätze zu sehen.

Zumindest experimentell (Fromm et al. 1991; Kaube et al. 1993) bieten sich beim nicht chronischen Verlauf Ansatzpunkte für den Einsatz von nicht-steroidalen Antirheumatika (NSAIDs). Bei Patienten mit chronischem zervikogenem Kopfschmerz werden trizyklische Antidepressiva (TCA), Membranstabilisatoren und Muskelrelaxantien eingesetzt. Eine randomisierte und placebokontrollierte Studie an 41 Patienten konnte einen gewissen Effekt von Pregabalin zeigen (Boudreau und Marchand 2014).

### A 10.3.2 Physikalische Therapie

Die Übungstherapie ggf. in Kombination mit mobilisierender und allenfalls manipulativer Therapie ist aufgrund des nicht-invasiven Charakters eine wichtige Säule in der Therapie des unspezifischen zervikogenen Kopfschmerzes (Fernandez-de-Las-Penas et al. 2005). Eine kontrollierte Studie an 55 Patienten fand eine signifikante Reduktion von Schmerzintensität, täglicher Schmerzdauer und Schmerzmitteleinnahme in der Gruppe mit manipulativer Therapie (Nilsson et al. 1997). Eine 200 Patienten umfassende, randomisierte und kontrollierte Studie demonstrierte, dass durch eine sechswöchige kombinierte Übungs- und Manipulationstherapie die Kopfschmerzfrequenz anhaltend über 12 Monate verringert werden kann, wobei die Kombinationstherapie beiden Einzelmaßnahmen gegenüber nicht überlegen war (Jull et al. 2002). Eine randomisierte und kontrollierte Studie über sechs Monate konnte zeigen, dass manuelle Therapie einer leichten Massage überlegen ist (Haas et al. 2010). Insgesamt ist allerdings die Studienqualität bezüglich Einschlusskriterien und Interventionen heterogen, sodass keine abschließende Empfehlung zur anzuwendenden Technik gegeben werden kann (Garcia et al. 2016).

### A 10.3.3 Anästhesiologische/ lokal-infiltrative Verfahren

Anthony (2000) fand eine Schmerzreduktion durch therapeutische Injektion von Methylprednisolon und Lidocain im Bereich des N. occipitalis major, allerdings ohne Unterschied zu den Kontrollgruppen. In einer randomisierten, doppelblinden und placebokontrollierten Studie an 25 Patienten ergab sich eine ebenfalls zeitlich begrenzte signifikante Reduktion von Schmerzstärke und Analgetikakonsum nach Okzipitalisblockade (Naja et al. 2006). Entsprechende Studien für Gelenkinfiltrationen (z. B. atlanto-axiales Gelenk) und epidurale Steroid-Injektionen stehen noch aus bzw. erfüllen nicht die Kriterien evidenzbasierter Medizin (Narouze et al. 2007; Wang und Wang 2014).

### A 10.3.4 Elektrotherapeutische Verfahren

Transkutane Nervenstimulation (TENS) zeigte in einer kleinen placebokontrollierten Untersuchungsreihe an 20 Patienten eine signifikante Schmerzreduktion (Tarhan und Inan 1996), wobei TENS-Studien methodisch bedingt nicht ausreichend kontrolliert bzw. verblindet werden können.

### A 10.3.5 Chirurgische Verfahren

Zu den bisher untersuchten Prozeduren gehören u. a. vaskuläre Dekompression von C2 (Pikus und Phillips 1996), Neurolyse des N. occipitalis major (Bovim et al. 1992), Radiofrequenz-Neurotomie (Halim et al. 2010; Nagar et al. 2015) sowie anteriore zervikale Fusion (Jansen und Sjaastad 2006) und Diskektomie (Jansen 2008). Viele dieser Studien erfolgten beim *unspezifischen* zervikogenen Kopfschmerz und wurden meist retrospektiv, nicht randomisiert oder ohne Kontrollgruppe durchgeführt. Daher können sie keine abschließende Aussage zur Wirksamkeit machen. Eine Studie, die Sham-kontrolliert den Effekt einer Radiofrequenz-Neurotomie der Facettengelenke C2 bis C6 auf der Schmerzseite untersuchte, konnte nur vorübergehend in den ersten drei Monaten eine leichte Verbesserung der Schmerzsymptomatik nachweisen (Stovner et al. 2004).

Im Gegensatz dazu wurde nur in wenigen Studien vor einem chirurgischen Eingriff die *spezifische* Ursache des Nacken- bzw. zervikogenen Kopfschmerzes bestimmt. Lord et al. (1996) etablierten bei 24 Patienten nach Schleudertrauma die Ursache von *Nackenschmerzen* mittels placebokontrollierter Injektion eines Lokalanästhetikums im Bereich der zygapophysealen Gelenke von HWK3–7. Nach doppelblinder und placebokontrollierter Radiofrequenz-Neurotomie profitierten die Patienten in der behandelten Gruppe im Median 263 Tage (Kontrolle 8 Tage). Dass dieses Verfahren auch für zervikogenen Kopfschmerz vielversprechend ist, konnte an 49 Patienten gezeigt werden, die initial positiv auf Blockade des N. occipitalis tertius ansprachen (Govind et al. 2003). Diener et al. (2007) zeigten ebenfalls, dass sich der zervikogene Kopfschmerz bei nachgewiesener Ursache (hier: untere zervikale Bandscheibenvorfälle) in einem hohen Prozentsatz (ca. 80 %) durch eine adäquate Therapie (Diskektomie) bessern kann. Invasive Eingriffe sollten also nur nach sicherer Identifikation der ursächlichen zervikalen Struktur und im Rahmen von Studien in spezialisierten Zentren durchgeführt werden.

## A 10.4 Pragmatische Therapie

Zur sicheren Diagnosestellung sollte vor Therapiebeginn eine Abgrenzung von Migräne durch die probatorische Gabe von Triptanen erfolgen und durch einen Indometacin-Versuch über zwei Wochen (2 × 50 bis 2 × 100 mg Indometacin/Tag) die Abgrenzung von einer Hemicrania continua. Vor dem Einsatz manueller Therapien sollten die in **Tab. A 10.2** dargestellten Ursachen ausgeschlossen sein.

Auch wenn zum Einsatz medikamentöser Verfahren keine kontrollierten Studien vorliegen und nicht-medikamentöse Verfahren im Vordergrund stehen, sollte zunächst eine *symptomatische pharmakologische Schmerztherapie* (NSAIDs, TCAs, Membranstabilisatoren oder Muskelrelaxantien, einzeln oder in Kombination) versucht werden (↔, B). Eine Zulassung für die Behandlung des zervikogenen Kopfschmerzes besitzen diese Substanzen nicht. Die ausgewählte Pharmakotherapie sollte ausreichend lange sowie in ausreichender Dosierung erfolgen und mittels Kopfschmerztagebuch evaluiert werden.

Beim episodischen Verlauf kann ein erster Therapieansatz mit einem nicht-steroidalen Antirheumatikum erfolgen. Es bieten sich hierfür die in **Tab. A 10.3** aufgelisteten Substanzen an. Bei bekannten Magenbeschwerden oder Einnahme von Schmerzmitteln an über 10 Tagen pro Monat sollte auf eine Gastroprotektion mit einem Protonenpumpenhemmer geachtet werden. Alternativen sind die COX2-selektiven nicht-steroidalen Antiphlogistika (z. B. Celecoxib 200 mg/d oder Etoricoxib 30–60 mg/d).

Bei zusätzlich bestehender (schmerzreflektorischer) Muskeltonuserhöhung kann der Einsatz von Muskelrelaxantien hilfreich sein (z. B. Tizanidin 2–24 mg/d). Allen Einzelsubstanzen sind zentraldämpfende Wirkungen gemeinsam und bei der Kombination mit anderen zentralnervös wirkenden Pharmaka sind Wirkverstärkungen zu beachten, weshalb mit einschleichenden Dosierungen begonnen werden sollte.

Insgesamt sollte zur Vermeidung eines medikamenteninduzierten Kopfschmerzes und anderer Nebenwirkungen (arterielle Hypertonie, Nierenschädigung) die Akuttherapie nicht länger als vier, maximal sechs Wochen eingenommen werden und im weiteren Verlauf an weniger als zehn Tagen pro Monat (**Kap. A 4**).

In Fällen nicht ausreichender Wirksamkeit bzw. beginnender Chronifizierung ist im Weiteren ein Therapieversuch mit trizyklischen Antidepressiva oder Membranstabilisatoren angezeigt. Die beim Spannungskopfschmerz gut validierte Therapie mit Amitriptylin kann wöchentlich in Einzelschritten von 10–25 mg auf eine Tagesdosis von 50–100 mg in retardierter Einzelgabe eindosiert werden, wobei EKG-Kontrollen im Verlauf notwendig sind, bei kardialer Vorerkrankung bereits vor Beginn.

Bei Nebenwirkungen der TCAs (**Tab. A 10.3**) kann alternativ Mirtazapin versucht werden, das als abendliche Einzeldosis in einem Dosisbereich von 15–45 mg eingenommen wird.

Als Membranstabilisatoren (**Tab. A 10.3**) bieten sich Gabapentin oder Pregabalin an (Tagesdosis Gabapentin 900–3 600 mg, Pregabalin 150–600 mg) (↑, B).

Gleichzeitig sollte nach dem Ausschluss anderer Ursachen (**Tab. A 10.2**) unter Ausnutzung der analgetischen Schmerzreduktion mit den nicht-medikamentösen manual- und physiotherapeutischen Verfahren begonnen werden. In der klinischen Praxis haben sich die (nicht evidenzbasierten) *segmentalen Mobilisierungs- und Muskeldehnungstechniken* aus der manuellen Medizin (z. B. nach Kaltenborn-Evjenth) oder schmerzorientierte Gelenkmobilisationen (nach dem Maitland-Konzept) durchgesetzt (Westerhuis 2000) (↔, C). Ein additiver Effekt ist durch ein muskelaufbauendes physiotherapeutisches Übungsprogramm zu erwarten (Jull et al. 2002) (↔, C). Sogenannte »high velocity, low amplitude«-Manöver können die Kopfschmerzstärke erhöhen und sollten daher genauso vermieden werden wie die potenziell riskanten zervikalen Einrenkmanöver.

**Tab. A 10.3:** Medikamentöse Therapiestrategien (↔)

| Medikamentengruppe/Wirkstoff | Tagesdosis/Einzeldosis | Nebenwirkungen |
|---|---|---|
| *(Trizyklische) Antidepressiva* | | |
| Amitriptylin | 25–100 mg zur Nacht | Mundtrockenheit, arterielle Hypotonie, Gewichtszunahme, Obstipation, Akkommodationsstörungen, Tremor, Schwindel, Arrhythmien, Blutbildveränderungen |
| Clomipramin | 50–75 mg zur Nacht | |
| Doxepin | 25–100 mg zur Nacht | |
| Mirtazapin | 15–45 mg zur Nacht | |
| *Nicht-steroidale Antirheumatika* | | |
| Acetylsalicylsäure | 500–1 000 mg bis 2 × tgl. | Ulkus, Blutungsneigung, Asthma |
| Diclofenac | 50 mg bis 2 × tgl. | s. ASS |
| Ibuprofen | 400–600 mg bis 2 × tgl. | s. ASS |
| Naproxen | 500 mg bis 2 × tgl. | s. ASS |
| *Membranstabilisatoren* | | |
| Gabapentin | 300–1 200 mg 3 × tgl. | Müdigkeit, Kopfschmerz, Schwindel, Ataxie, Benommenheit, Diplopie, Tremor, gastrointestinale Störungen |
| Pregabalin | 150–600 mg 2 × tgl. | Schwindel, Benommenheit, Schläfrigkeit, Gewichtszunahme, periphere Ödeme |
| *Muskelrelaxantien* | | |
| Tizanidin | 2–8 mg 3 × tgl. | Müdigkeit, Appetitlosigkeit, gastrointestinale Störungen, Kopfschmerzen, Schwindel, Schlafstörungen, Blutdruckabfall, Bradykardie, Muskelschwäche, Hautausschlag |
| Baclofen | 5–10 mg 3 × tgl. | Tremor, Müdigkeit, Konzentrationsstörungen, Agitiertheit, Nausea, Überempfindlichkeitsreaktionen |

Analog zur Behandlung von Spannungskopfschmerz und Migräne sollte das im Kopfschmerzbereich am besten untersuchte Entspannungsverfahren, die Progressive Muskelrelaxation nach Jacobson (Bernstein und Borkovec 1975), erlernt und regelmäßig angewendet werden (↔, C).

Bei Versagen der Pharmakotherapie ist insbesondere beim chronischen zervikogenen Kopfschmerz zu versuchen, die *spezifische* Ursache mittels diagnostischer Blockade zu identifizieren. Zunächst sollte gerade bei druckschmerzhaftem N. occipitalis major ein Okzipitalisblock versucht werden (↑, B). Hierbei wird eine möglichst kleine Menge eines Lokalanästhetikums (z. B. 0,5–1,5 ml 0,5 % Bupivacain) während einer typischen, mindestens mittelschweren Schmerzattacke (30–50 % der maximalen Schmerzintensität), appliziert. In Zusammenarbeit mit einem interventionellen Schmerztherapeuten, Orthopäden oder Neurochirurgen kann auch eine therapeutische Lokalanästhesie im Bereich des lateralen atlanto-axiales Gelenkes, der zygapophysealen Gelenke (v. a. HWK2–3) oder der segmentalen Nervenwurzeln erfolgen (Bovim et al. 1992; Fredriksen und Sjaastad 2000) (↔, C). Die Blockade gilt als diagnostisch bestätigend, wenn zumindest zweimalig eine deutliche Schmerzreduktion, auch in nicht direkt anästhesierten Bereichen (z. B. frontotemporal) auftritt, die unter Placebokontrolle (0,9 % NaCl) ausbleibt (Lord et al. 1996; Sjaastad et al. 1998). Sollte sich dadurch die Ursache des zervikogenen Kopfschmerz zweifelsfrei feststellen lassen, wäre ein irreversibles operatives Verfahren (z. B. Radiofrequenz-Neurotomie, Diskektomie bei Bandscheibenvorfall in passendem Segment) im Rahmen von Studien zu diskutieren (↔, C). Ein invalidisierender Eingriff sollte aber unbedingt vermieden werden.

## A 10.5 Unwirksam oder obsolet

Die in der Therapie von Clusterkopfschmerzen eingesetzte Behandlung mit Sauerstoffinhalation oder Triptanen ist beim zervikogenen Kopfschmerz nicht wirksam (↓). Ebenso unwirksam sind Morphine (Bovim und Sjaastad 1993), systemische Steroide (Anthony 2000) oder »Trigger-punkt«-Injektionen (Ashkenazi et al. 2010) (↓). Hinsichtlich des Einsatzes von Botulinumtoxin kann aufgrund widersprüchlicher Resultate derzeit keine Empfehlung gegeben werden (↓) (Freund und Schwartz 2000; Linde et al. 2011; Schnider et al. 2002).

Auch die Durchführung chirurgischer Interventionen beim *unspezifischen* zervikogenen Kopfschmerz kann zum jetzigen Zeitpunkt bei fehlendem Wirksamkeitsnachweis sowie dem Risiko einer bleibenden Behinderung nicht empfohlen werden.

## Literatur


Angus-Leppan H, Lambert GA, Michalicek J. Convergence of occipital nerve and superior sagittal sinus input in the cervical spinal cord of the cat. Cephalalgia 1997; 17: 625–630.

Anthony M. Cervicogenic headache: prevalence and response to local steroid therapy. Clin Exp Rheumatol 2000; 18: 59–64.

Ashkenazi A, Blumenfeld A, Napchan U, Narouze S, Grosberg B et al. Peripheral nerve blocks and trigger point injections in headache management – a systematic review and suggestions for future research. Headache 2010; 50: 943–952.

Bartsch T, Goadsby PJ. Stimulation of the greater occipital nerve induces increased central excitability of dural afferent input. Brain 2002; 125: 1496–1509.

Bernstein DA, Borkovec TD. Entspannungstraining. Handbuch der Progressiven Muskelrelaxation. München: Pfeiffer; 1975.

Biondi DM. Cervicogenic headache: diagnostic evaluation and treatment strategies. Curr Pain Headache Rep 2001; 5: 361–368.

Bogduk N, Govind J. Cervicogenic headache: an assessment of the evidence on clinical diagnosis, invasive tests, and treatment. Lancet Neurol 2009; 8: 959–968.

Bono G, Antonaci F, Dario A, Clerici AM, Ghirmai S et al. Unilateral headaches and their relationship with cervicogenic headache. Clin Exp Rheumatol 2000; 18: 11–15.

Bordini C, Antonaci F, Stovner LJ, Schrader H, Sjaastad O. »Hemicrania continua«: a clinical review. Headache 1991; 31: 20–26.

Boudreau GP, Marchand L. Pregabalin for the management of cervicogenic headache: a double blind study. Can J Neurol Sci 2014; 41: 603–610.

Bovim G, Fredriksen TA, Stolt-Nielsen A, Sjaastad O. Neurolysis of the greater occipital nerve in cervicogenic headache. A follow up study. Headache 1992; 32: 175–179.

Bovim G, Sjaastad O. Cervicogenic headache: responses to nitroglycerin, oxygen, ergotamine and morphine. Headache 1993; 33: 249–252.

Cooper G, Bailey B, Bogduk N. Cervical zygapophysial joint pain maps. Pain Med 2007; 8: 344–353.

Coskun O, Ucler S, Karakurum B, Atasoy HT, Yildirim T et al. Magnetic resonance imaging of patients with cervicogenic headache. Cephalalgia 2003; 23: 842–845.

Delfini R, Salvati M, Passacantilli E, Pacciani E. Symptomatic cervicogenic headache. Clin Exp Rheumatol 2000; 18: 29–32.

Diener HC, Kaminski M, Stappert G, Stolke D, Schoch B. Lower cervical disc prolapse may cause cervicogenic headache: prospective study in patients undergoing surgery. Cephalalgia 2007; 27: 1050–1054.

Dreyfuss P, Michaelsen M, Fletcher D. Atlanto-occipital and lateral atlanto-axial joint pain patterns. Spine (Phila Pa 1976) 1994; 19: 1125–1131.

Fernandez-de-Las-Penas C, Alonso-Blanco C, Cuadrado ML, Pareja JA. Spinal manipulative therapy in the management of cervicogenic headache. Headache 2005; 45: 1260–1263.

Fredriksen TA, Sjaastad O. Cervicogenic headache (CEH): notes on some burning issues. Funct Neurol 2000; 15: 199–203.

Freund BJ, Schwartz M. Treatment of chronic cervical-associated headache with botulinum toxin A: a pilot study. Headache 2000; 40: 231–236.

Fromm GH, Nakata M, Kondo T. Differential action of amitriptyline on neurons in the trigeminal nucleus. Neurology 1991; 41: 1932–1936.

Garcia JD, Arnold S, Tetley K, Voight K, Frank RA. Mobilization and Manipulation of the Cervical Spine in Patients with Cervicogenic Headache: Any Scientific Evidence? Front Neurol 2016; 7: 40.

Govind J, King W, Bailey B, Bogduk N. Radiofrequency neurotomy for the treatment of third occipital headache. J Neurol Neurosurg Psychiatry 2003; 74: 88–93.

Haas M, Spegman A, Peterson D, Aickin M, Vavrek D. Dose response and efficacy of spinal manipulation for chronic cervicogenic headache: a pilot randomized controlled trial. Spine J 2010; 10: 117–128.

Halim W, Chua NH, Vissers KC. Long-term pain relief in patients with cervicogenic headaches after pulsed radiofrequency application into the lateral atlantoaxial (C1–2) joint using an anterolateral approach. Pain Pract 2010; 10: 267–271.

Hall TM, Briffa K, Hopper D, Robinson K. Comparative analysis and diagnostic accuracy of the cervical flexion-rotation test. J Headache Pain 2010; 391–397.

Headache Classification Committee of the International Headache Society (IHS). The International Classification of Headache Disorders: 3rd edition (beta version). Cephalalgia 2013; 33: 629–808.

Jansen J. Surgical treatment of cervicogenic headache. Cephalalgia 2008; 28 (Suppl 1): 41–44.

Jansen J, Sjaastad O. Cervicogenic headache. Smith/Robinson approach in bilateral cases. Funct Neurol 2006; 21: 205–210.

Jull G, Trott P, Potter H, Zito G, Niere K et al. A randomized controlled trial of exercise and manipulative therapy for cervicogenic headache. Spine (Phila Pa 1976) 2002; 27: 1835–1843.

Kaube H, Hoskin KL, Goadsby PJ. Intravenous acetylsalicylic acid inhibits central trigeminal neurons in the dorsal horn of the upper cervical spinal cord in the cat. Headache 1993; 33: 541–544.

Linde M, Hagen K, Salvesen O, Gravdahl GB, Helde G et al. Onabotulinum toxin A treatment of cervicogenic headache: a randomised, double-blind, placebo-controlled crossover study. Cephalalgia 2011; 31: 797–807.

Lord SM, Barnsley L, Wallis BJ, McDonald GJ, Bogduk N. Percutaneous radio-frequency neurotomy for chronic cervical zygapophyseal-joint pain. N Engl J Med 1996; 335: 1721–1726.

Nagar VR, Birthi P, Grider JS, Asopa A. Systematic review of radiofrequency ablation and pulsed radiofrequency for management of cervicogenic headache. Pain Physician 2015; 18: 109–130.

Naja ZM, El-Rajab M, Al-Tannir MA, Ziade FM, Tawfik OM. Occipital nerve blockade for cervicogenic headache: a double-blind randomized controlled clinical trial. Pain Pract 2006; 6: 89–95.

Narouze SN, Casanova J, Mekhail N. The longitudinal effectiveness of lateral atlantoaxial intra-articular steroid injection in the treatment of cervicogenic headache. Pain Med 2007; 8: 184–188.

Nilsson N. The prevalence of cervicogenic headache in a random population sample of 20–59 year olds. Spine (Phila Pa 1976) 1995; 20: 1884–1888.

Nilsson N, Christensen HW, Hartvigsen J. The effect of spinal manipulation in the treatment of cervicogenic headache. J Manipulative Physiol Ther 1997; 20: 326–330.

Pfaffenrath V, Dandekar R, Mayer ET, Hermann G, Pollmann W. Cervicogenic headache: results of computer-based measurements of cervical spine mobility in 15 patients. Cephalalgia 1988; 8: 45–48.

Pikus HJ, Phillips JM. Outcome of surgical decompression of the second cervical root for cervicogenic headache. Neurosurgery 1996; 39: 63–70.

Schnider P, Moraru E, Vigl M, Wober C, Foldy D et al. Physical therapy and adjunctive botulinum toxin type A in the treatment of cervical headache: A double-blind, randomised, placebocontrolled study. J Headache Pain 2002; 3: 95–101.

Sjaastad O. Cervicogenic headache: comparison with migraine without aura; Vaga study. Cephalalgia 2008; 28 (Suppl 1): 18–20.

Sjaastad O, Fredriksen TA, Pfaffenrath V. Cervicogenic headache: diagnostic criteria. The Cervicogenic Headache International Study Group. Headache 1998; 38: 442–445.

Sjaastad O, Fredriksen TA, Stolt-Nielsen A, Salvesen R, Jansen J et al. Cervicogenic headache: a clinical review with special emphasis on therapy. Funct Neurol 1997; 12: 305–317.

Stovner LJ, Kolstad F, Helde G. Radiofrequency denervation of facet joints C2–C6 in cervicogenic headache: a randomized, double-blind, sham-controlled study. Cephalalgia 2004; 24: 821–830.

Vincent MB, Luna RA. Cervicogenic headache: a comparison with migraine and tension-type headache. Cephalalgia 1999; 19 Suppl 25: 11–16.

Wang E, Wang D. Treatment of cervicogenic headache with cervical epidural steroid injection. Curr Pain Headache Rep 2014; 18: 442.

Westerhuis P. Zervikogener Kopfschmerz. Manuelle Therapie 2000; 127–132.

# A 11 Posttraumatischer Kopfschmerz

*von M. Obermann und H.-C. Diener*

## A 11.1 Klinik

Kopfschmerzen treten häufig im Rahmen von Verletzungen des Schädels, des Gehirns oder des Halses auf (Young et al. 2001). Es wird zum Teil sehr kontrovers diskutiert, ob es sich hierbei um eine eigenständige Krankheitsentität handelt oder ob es im Rahmen eines Traumas lediglich zu einer Exazerbation einer vorbestehenden primären Kopfschmerzerkrankung kommt. Interessanterweise korreliert die Schwere der Verletzung negativ mit der Häufigkeit von Kopfschmerzen. Das heißt, dass Patienten mit leichtem Schädel-Hirn-Trauma (SHT) oder Halswirbelsäulen-Beschleunigungsverletzung (HWS-BV; Schleudertrauma) häufiger Kopfschmerzen haben als Patienten mit schwerem Schädel-Hirn-Trauma. Die Klassifikation der Internationalen Kopfschmerzgesellschaft (IHS) der einzelnen Formen des posttraumatischen Kopfschmerzes (PK) finden sich in **Tab. A 11.1**, die Schweregradeinteilung der HWS-BV durch die Quebec Task Force (Spitzer et al. 1995) in **Tab. A 11.2**.

Klinisch kann sich der PK wie primäre Kopfschmerzformen präsentieren. In bis zu 86 % tritt er als ein dem Spannungskopfschmerz ähnlicher, beidseitiger, holozephaler, z. T. bifrontal-, z. T. biokzipital-betonter, dumpf-drückender, Kopfschmerz auf. Der Kopfschmerz kann dabei episodisch oder häufiger als Dauerform auftreten (Lew et al. 2006; Radanov et al. 2001; Drottning et al. 2002). In bis zu 41 % kommt es zu migräneähnliche Kopfschmerzen, die einseitig, z. T. seitwechselnd, oder beidseitig und pulsierend imponieren. Darüber hinaus werden in bis zu 26 % Mischformen und zwischen 4,2 % und 23,8 % nicht klassifizierbare Entitäten beschrieben. Hierunter fallen auch posttraumatische Clusterkopfschmerzen, deren Auftreten bislang nur durch Einzelfälle beschrieben wird (Reik 1987; Turkewitz et al. 1992). Zur Diagnose eines PK müssen strukturelle Traumafolgen ausgeschlossen werden (Spitzer et al. 1995). Hierzu ist neben der klinisch-neurologischen Untersuchung die Bildgebung primär zielführend. Das kraniale Computertomogramm mit Knochenfenster kann die meisten Traumafolgen

**Tab. A 11.2:** Klassifikation der HWS-BV durch die Quebec Task Force

| Grad | Klinische Symptomatik |
|---|---|
| 0 | Keine HWS-Beschwerden, keine objektivierbaren Ausfälle |
| 1 | Nur HWS-Beschwerden in Form von Schmerzen, Nackensteife, keine objektivierbaren Ausfälle |
| 2 | HWS-Beschwerden wie unter 1 und zusätzlich muskuloskelettale Befunde (Bewegungseinschränkung, palpatorische Überempfindlichkeit) |
| 3 | HWS-Beschwerden wie unter 1 und zusätzliche neurologische Befunde (abgeschwächte oder aufgehobene Muskeleigenreflexe, Paresen, sensible Defizite) |
| 4 | HWS-Beschwerden wie unter 1 und HWS-Fraktur oder -Dislokation |

**Tab. A 11.1:** IHS-Klassifikation des posttraumatischen Kopfschmerzes (PK) nach SHT und HWS-BV

| Kriterien | PK nach leichter Kopfverletzung | PK nach mittelschwerer bis schwerer Kopfverletzung | PK nach HWS-BV |
|---|---|---|---|
| A | Kopfschmerz, der die Kriterien B und C erfüllt | | |
| B | Kopftrauma mit allen der folgenden Punkte:<br>• kein Bewusstseinsverlust oder Bewusstseinsverlust < 30 Minuten<br>• Glasgow Coma Scale (GCS) ≥ 13<br>• Symptome einer Commotio | Kopftrauma mit mindestens einem der folgenden Punkte:<br>• Bewusstseinsverlust > 30 Minuten<br>• Glasgow Coma Scale (GCS) < 13<br>• posttraumatische Amnesie > 48 h<br>• Nachweis einer traumatischen Hirnläsion in der zerebralen Bildgebung (intrakranielle Blutung, Kontusion oder Schädelfraktur) | HWS-Beschleunigungstrauma (plötzliche und bedeutsame Akzelerations- oder Dezelerationsbewegung der HWS) in Verbindung mit Nackenschmerzen |
| C | Auftreten des Kopfschmerzes innerhalb von 7 Tagen nach dem Trauma oder nach Wiedererlangen des Bewusstseins | | |
| D | *Akut:* Sistieren des Kopfschmerzes innerhalb von 3 Monaten nach Trauma<br>*Chronisch:* Persistenz der Kopfschmerzen länger als 3 Monate nach Trauma | | |

(Fraktur, Kontusion, Hämatom oder Hydrozephalus) zuverlässig erfassen. Bei Vorliegen einer HWS-BV können strukturelle Nativ-Röntgen- und Funktionsaufnahmen Frakturen, Luxationen, Fehlstellungen oder Bandläsionen darstellen. Bei Verdacht auf atlantoaxiale Läsionen sind Dens-Zielaufnahmen indiziert. Eine Kernspintomographie (MRT) des Schädels ist nur in Ausnahmefällen sinnvoll. Weitere Untersuchungen können abhängig von der begleitenden neurologischen Symptomatik eingesetzt werden (Doppler, Neurophysiologie, ophthalmologische und HNO-ärztliche Untersuchungen). Erneute Untersuchungen werden auch dann notwendig, wenn Veränderungen von Kopfschmerzcharakter oder -intensität eintreten oder sich neue neurologische Symptome einstellen.

## A 11.2 Verlauf

Bis zu 30–90 % aller Patienten leiden nach einem SHT unter posttraumatischen Kopfschmerzen und bis zu 90 % nach einer HWS-BV (Evans 1992). Die Inzidenz von PK nach HWS-BV variieren zwischen 0,1 und 14,5 pro 1 000 Einwohner (Mills und Horne 1986; Schutt und Dohan 1968). Hierbei muss die an sich schon hohe Rate von Nackenbeschwerden in der Gesamtbevölkerung (Barnsley et al. 1994; Coté et al. 1998), aber auch der Einfluss unterschiedlicher Entschädigungssysteme (Cassidy et al. 2000) berücksichtigt werden. In aktuelleren Untersuchungen aus Kanada und Schweden werden Inzidenzraten von 0,7–1 pro 1 000 Einwohner genannt (Spitzer et al. 1995; Björnstig et al. 1990). Die Inzidenz des SHT liegt zwischen 1,8–3,1 pro 1 000 Einwohner (Frommelt 1995), wobei 80 % als leicht und je 10 % als mittelschwer oder schwer einzuordnen sind (Kurtzke und Kurland 1993).
Dabei treten mit abnehmender Schwere des SHTs häufiger PK (bei schwerem SHT in 33 % und leichtem SHT in 72 %) auf und es tritt auch häufiger eine Chronifizierung ein (Yamaguchi et al. 1992; Couch und Bearss 2001).
Nach einem Schleudertrauma bestehen die Beschwerden im Mittel über ca. einen Monat, und beinahe 90 % der Patienten sind nach sechs Monaten beschwerdefrei (Suissa et al. 2001).
Die Rate der Chronifizierung wird mit 5–15 % angegeben. Es existieren eine Vielzahl von Studien, die Risikofaktoren der Chronifizierung identifiziert haben, sich jedoch z. T. deutlich widersprechen (Obermann et al. 2009; Spitzer et al. 1995; Coté et al. 2001; Scholten-Peters et al. 2003). Eine Übersicht gibt **Tab. A 11.3** (vergleiche zervikogener Kopfschmerz **Kap. A 10**).

## A 11.3 Therapeutische Prinzipien

### A 11.3.1 Pathophysiologie

Bei schweren Schädel-Hirn-Traumen erklärt sich der Kopfschmerz durch den direkten Gewebeschaden. Die Bewegung bei HWS-BV kann durch eine Rotation bzw. Torsion um die Körperlängsachse zu komplizierten Verletzungsmustern führen. Die hierbei auftretenden beschleunigenden Kräfte belasten hauptsächlich den Halteapparat des Halses, insbesondere die Halsmuskulatur (z. B. Mm. sternocleidomastoidei, Mm. splenii), den Bandapparat (Lig. longitudinale anterius und posterius, Lig. flavum) und in schweren Fällen auch die Gelenke (Zygoapophysealgelenke, kleine Kopfgelenke einschließlich der Gelenkkapseln und Kapselbänder) und das Skelett (Halswirbelkörper, Bandscheiben). Knöcherne Wirbelsäulenverletzungen, wie Vorderkantenabsprengungen, Wirbelgleiten oder Spinalkanalverengungen sind äußerst selten. Auch direkte Verletzungen von Nerven sind eher die Ausnahme. Hierzu kann es durch Einengung der Foramina intervertebralia mit temporärer oder anhaltender Beeinträchtigung der austretenden Nervenwurzeln (C2 bis C8) durch Diskusprotrusion kommen. Ebenfalls möglich ist eine Schädigung der Aa. vertebrales und des umgebenden autonomen Nervengeflechtes bis hin zu einer Dissektion der halsversorgenden Gefäße (Chung et al. 2002). Durch HWS-Gefügeschaden (Fraktur, Luxation, Listhesis) kann es zu einer Kompression des Zervikalmarkes kommen. Auch die Zerrung peripherer Nerven am Plexus brachialis oder eine nervale Enge im Sinne eines transienten Thoracic-Outlet-Syndroms können in sehr seltenen Fällen ursächlich für Symptome im Rahmen einer HWS-BV sein. Derartige Verletzungsmuster treten allerdings meist erst bei sehr schweren Unfällen mit ausgeprägten begleitenden Verletzungen auf. 90–95 % aller Verletzungen sind als leicht bis mäßig einzustufen (Schweregrad 0 bis II, modifizierte Quebec Task Force Klassifikation) (Spitzer et al. 1995). Als mögliche Ursache der meist mit einer Latenz von mehreren Stunden auftretenden muskelkaterartigen Nackenschmerzen und häufig einhergehender muskulärer bzw. bindegewebiger »Nackensteife« wird eine petechiale Einblutung in die Muskulatur und Bänder angesehen. Objektivierbare Daten hierzu gibt es allerdings wenig, da mit herkömmlichen bildgebenden Verfahren (CT, MRT) diese Veränderungen bislang nicht nachgewiesen werden konnten. Neuere Studien zeigten, dass vermutete Verletzungen der Ligg. alaria in der Vergangenheit überbewertet wurden (Hartwig et al. 2004; Pfirrmann et al. 2000).
Verschiedene Mechanismen werden für die Entstehung des posttraumatischen Schmerzsyndroms nach leichtem Schädel-Hirn-Trauma oder HWS-BV (Schleudertrauma) diskutiert. Es wurde eine Fehlfunktion des deszendierenden, serotonergen Schmerz inhibierenden Systems im Hirnstamm, eine mögliche Dysregulation neurochemischer, neurohumoraler und/oder neuroelektrischer Systeme mit extra- und intrazellulärer Elektrolytverschiebung, sowie die Zunahme exzitatorischer Aminosäuren, endogener Opioide oder $NO_2$ diskutiert (Evans 1992; Alexander 2003; Chung und Han 2002; Ferrari 2002). Besonders für die Entstehung des posttraumatischen Kopfschmerzes von Bedeutung ist die vermutete Aktivierung des trigeminalen Systems durch C2- bis C5-Afferenzen (zervikogener Kopfschmerz) im Sinne einer Konvergenz trigeminaler (meningealer) und zervikaler Afferenzen im spinalen Hinterhorn sowie einer Sensibilisierung zentraler nozizeptiver Neurone (Busch et al. 2004). Eine unmittelbare, strukturelle Beteiligung des Gehirns im Sinne eines so genannten zerviko-zephalen Syndroms konnte bisher durch strenge methodische Untersuchungen aller-

**Tab. A 11.3:** Risikofaktoren der Chronifizierung posttraumatischer Kopfschmerzen

| SHT | HWS-BV |
|---|---|
| Höheres Alter (> 40 Jahre) | |
| Weibliches Geschlecht | |
| Früheres SHT | |
| Positive Kopfschmerzanamnese oder vorbestehende Schmerzerkrankung | |
| Entschädigungsanspruch/anhängige Rechtsstreitigkeiten | |
| Angst / Depression | |
| Zusätzliche unfallbedingte Verletzungen | Degenerative HWS-Erkrankungen |
| | Auffälliger Neurostatus<br>Deutliche Einschränkung der HWS-Mobilität<br>Hohe Schmerzintensität |
| Erhöhtes Stressniveau zum Unfallzeitpunkt | Unerwarteter Aufprall<br>Inklinierte oder rotierte Kopfposition |
| Geringer sozioökonomischer Status<br>Geringer Ausbildungsstand | Medikamentenübergebrauch |

dings nicht objektiv bestätigt werden (Alexander 2003; Ferrari 2002; Poeck 1999). Psychischen Mechanismen wurden im Rahmen des Schmerzerlebens, -verarbeitens und -verhaltens in vielen Untersuchungen eine tragende Rolle zugesprochen [15–17]. Eine unfallbedingte transiente Amnesie ist erst ab einem Schweregrad QTF III zu erwarten, strukturelle mit bildgebenden Verfahren objektivierbare Schäden des ZNS erst ab einem Schweregrad QTF IV [7].

### A 11.3.2 Chronifizierung

Im *biopsychosozialen Modell* der PK (Ferrari et al. 2001) werden somatische und psychologische Ursachen für die körperlichen Beschwerden identifiziert und ein chronisches Beschwerdeverhalten und nicht eine chronische Verletzung postuliert. Demnach glauben die Betroffenen, dass sie anhaltende Muskel-, Bänder-, Bandscheiben-, Wirbel- oder Nervenverletzungen haben. Objektivierbare Läsionen lassen sich nicht finden. Die »Symptomerwartungen« führen zu einer »Hypersensibilität«, in der normale Körperwahrnehmungen als abnormal empfunden werden. Die aufkommende Furcht vor einer Chronifizierung der Beschwerden, die durch mediale Informationen und iatrogen (Arzt, Gesundheitssystem) verstärkt wird, beschleunigt einen Prozess der Verstärkung und Fehlzuordnung von (Schmerz-)Symptomen. Darüber hinaus werden in einem solchen Stadium jegliche Aktivitäten vermieden, die die Beschwerden noch vergrößern könnten, insbesondere Aktivitäten, die den Nacken betreffen.

Im Rahmen dieser Angst-Vermeidungs-Empfindung sind viele Patienten davon überzeugt, dass Aktivität, Belastung und Bewegung die Schmerzen verstärken. Daraus entwickelt sich eine gelernte Assoziation zwischen Schmerz und Bewegung im Sinne einer respondenten Konditionierung. Dies führt zu einer ausgeprägten Immobilisierung mit der Folge muskulärer Dekonditionierung und Fehlhaltung (Wadell et al. 1993). Im Rahmen von chronischen PK nach HWS-BV kommt es zu strukturellen Hirnveränderungen, die nach Abklingen der Symptomatik voll reversibel sind (Obermann et al. 2009).

Der allgemeine Verlauf einer HWS-BV ist positiv. Nur 12 % der Patienten mit initialen Beschwerden haben nach ca. 6 Monaten ihren ursprünglichen Gesundheitszustand nicht wieder erreicht (Suissa et al. 2001). Hierbei gibt es allerdings eine große Streubreite. So lag die Rückbildungsdauer in einer großen kanadischen Studie zwischen 17 und 262 Tagen (Suissa et al. 2001). Beschwerdeverlängernde Faktoren werden in der Literatur stark diskutiert. Die Faktoren weibliches Geschlecht, hohes Lebensalter, starke initiale Schmerzhaftigkeit der Hals- und Nackenmuskulatur, ausstrahlende Schmerzen in die Arme mit begleitender Taubheit, Kopfschmerzen, Schädel-Hirn-Trauma in der Vorgeschichte und psychiatrische Vorerkrankungen wie z. B. Depression sowie soziodemographische und psychosoziale Faktoren des Krankheitserlebens und der Krankheitsverarbeitung sind von Bedeutung (Suissa et al. 2001; Kivioja et al. 2004; Peolsson und Gerdle 2004; Richter et al. 2004; Scholten-Peeters et al. 2003; Suissa 2003). Auch juristische Belange wie Kompensation von Schadensersatzansprüchen oder sozialgerichtliche Belange scheinen von nicht unerheblicher Bedeutung für die Beschwerdedauer zu sein (Scholten-Peeters et al. 2003; Suissa 2003; Michaleff et al. 2014).

## A 11.4 Pragmatische Therapie

Die Behandlung von Patienten mit PK kann insbesondere bei chronifizierten Verläufen schwierig und komplex sein. Das klinische Bild variiert in dem Maße, wie auch verschiedene Mechanismen (physikalische, neurohumorale und psychologische Faktoren) zugrunde liegen. Die Erwartungshaltung des Patienten spielt eine entscheidende Rolle die entsprechend berücksichtigt werden muss. Das Verständnis aller dieser Komponenten ist Grundlage für eine rationale Therapie. Eine populations-basierte Studie aus Kanada konnte zeigen, dass Patienten, die erwarteten, schnell wieder gesund zu werden, »eine mehr als 3 × bessere Prognose hatten, dies auch wirklich zu tun, im Vergleich zu Patienten die Initial angaben, wahrscheinlich niemals wieder gesund zu werden« (Carrol et al. 2009). Dieser Einfluss der Erwartungshaltung des einzelnen Patienten blieb, selbst wenn man für den soziodemographischen Hintergrund, Symptome und Schmerzausprägung, Vorerkrankungen und Komorbiditäten, sowie kollisionsbedingte Faktoren korrigierte, bestehen. Die größte Herausforderung für die Zukunft könnte es also sein, die soziale Erwartungshaltung der Menschen in Bezug auf posttraumatische Kopfschmerzen zu verändern, hierzu gehören auch juristische Erwartungen. Für die reine Medizin könnte das bedeuten, dass weniger oft mehr ist und man auf eine übergreifende, vielleicht auch überflüssige Diagnostik und Therapie in den allermeisten Fällen verzichten kann.

Es sollten allerdings unbedingt vorhandene Begleitsymptome (wie z. B. Depression, Erschöpfbarkeit, Schlafstörung, Angst etc.) in die Auswahl der Therapie einfließen, die je nach Akuität bzw. Chronifizierung die Bestandteile Edukation, psychologische Therapie, pharmakologische und nichtpharmakologische Interventionen umfasst und auch mögliche Chronifizierungsprozesse berücksichtigt (**Tab. A 11.4**).

Als Prophylaxe vor der Entwicklung eines posttraumatischen Kopfschmerzes wurde die Wirksamkeit von 100 mg Diclofenac als Einzeldosis vor Kraniotomie beschrieben. Die Patienten brauchten bis zu fünf Tage postoperativ deutlich weniger Schmerzmedikation als die Vergleichsgruppe mit Placebo (Molnàr et al. 2015) (↔, B).

Ein möglicherweise begleitender Medikamentenübergebrauchskopfschmerz (MÜKS) sollte entsprechend den dort beschriebenen Therapieprinzipien behandelt werden (**Kap. A 4**).

### A 11.4.1 Medikamentöse Therapie des akuten PK

Erste Wahl für Kopf- und Nackenschmerzen in der Akutphase sind Analgetika. Diese umfassen Paracetamol (bis 4 × 1 g/d), Metamizol (bis 3 g/d) sowie beim HWS-BV sofort und beim SHT ab dem dritten Tag (cave: verdeckte Blutung) ASS (bis 3 g/d), nichtsteroidale Analgetika wie Diclofenac (bis 150 mg/d), Ibuprofen (bis 1,2 g/d) oder Naproxen (bis 3 × 500 mg/d) (↔, B). Zur Vermeidung eines Medikamentenübergebrauchskopfschmerzes sollte die Einnahmedauer der Akutmedikation auf maximal 4–6 Wochen beschränkt und im weiteren Verlauf das Medikament an weniger als zehn Tagen pro Monat eingenommen werden. Bei migräne- oder clusterkopfschmerzähnlichen Kopfschmerzen werden diese wie die primären Kopfschmerzen behandelt (**Kap. A 1** und **Kap. A 2**). Aufgrund der schmerzreflektorischen Muskeltonuserhöhung kann der Einsatz von Muskelrelaxantien über einen kurzen Zeitraum hilfreich sein. Die Dosierung liegt dabei deutlich unter jener, die im Rahmen von Erkrankungen mit Spastik eingesetzt wird (z. B. Tetrazepam 50–150 mg/d; Tizanidin 2–12 mg/d; Baclofen 15–30 mg/d) (↔, B).

**Tab. A 11.4:** Bausteine der Behandlung posttraumatischer Kopfschmerzen

| Maßnahme | Besonders zu beachten |
|---|---|
| Klinische Untersuchung/Diagnostik | Ausschluss von Strukturläsionen mit anderer Behandlungskonsequenz |
| Medikation in Akutphase | Analgetika in ausreichender Dosierung, NSAR ab 3. Tag, ggfs. Gastroprotektion, nicht länger als 4–6 Wochen (↔, B) |
| Medikation bei Chronifizierung | Trizyklische Antidepressiva (Amitriptylin, Amitriptylin-N-Oxid, Doxepin), ggfs. Mirtazapin oder Duloxetin, keine SSRI (↔, C) |
| Mobilisation | Keine Immobilisation, kurze Blöcke aktiver und passiver HWS-Bewegungen mehrmals täglich (↑, A) |
| Physikalische Therapie | Anwendung von lokaler Wärme oder Kälte, wenn nötig mehrmals täglich (↔, C) |
| Sporttherapie | Aerober Ausdauersport (↔, B) |
| Physiotherapie | Frühzeitiger Beginn passiver und aktiver Bewegungsübungen, später isometrische Übungen und Übungen komplexer Bewegungsmuster (↔, B) |
| Schmerzpsychologische Therapie | Vermittlung des biopsychosozialen Modells der Chronifizierung kognitiv-behavioraler Elemente (u. a. Symptomerwartung, iatrogene Symptomverstärkung, Umstrukturierung von Nackenschmerzen begünstigendem Verhalten) (↔, B)<br>Schmerzbewältigung (Muskelentspannungstechniken, z. B. PMR; Aufmerksamkeitslenkung) (↔, B) |
| Soziotherapie/Umgang mit Patienten | Kontrollierte und engmaschige Führung (↔, B)<br>Vermittlung somatischer Vorgänge beim Unfall sowohl von »Haupt«-Symptomen (Nacken-/Kopfschmerz, Nackensteife, Bewegungseinschränkung) wie auch von Begleitsymptomen, dabei Aufklärung über gute Prognose zur Vermeidung iatrogener Symptomverstärkung (↔, B)<br>Empfehlung zum Leben des normalen Alltags; wenn möglich keine, wenn überhaupt nur kurze Krankschreibung (↑, B)<br>Empfehlung zum zügigen Abschluss forensischer Fragen (↑, B)<br>Frühzeitiger Beginn der übrigen, wenn nötig aller weiteren Therapiebausteine (↔, B) |

Für die Therapie der häufigsten vegetativen Beschwerden, wie Schwindel, Übelkeit und Erbrechen, können Antivertiginosa (Dimenhydrinat bis 4 × 100 mg/d) oder Antiemetika (MCP bis 3 × 10 mg/d oder Domperidon bis 3 × 10 mg/d) in den unterschiedlichen Applikationsformen verabreicht werden (↔, B). Zur Behandlung der orthostatischen Dysregulation stehen Antihypotonika (z. B. Etilefrin, bis 3 × 5–10 mg/d) (↔, C) zur Verfügung.

## A 11.4.2 Medikamentöse Therapie des chronischen PK

Analog zu den medikamentösen Behandlungsoptionen beim primären chronischen Spannungskopfschmerz werden hier trizyklische Antidepressiva eingesetzt. Kontrollierte Studien zum Einsatz bei PK gibt es nicht. Diese beeinflussen in erster Linie die zentrale Schmerzverarbeitung, z. T. durch Hemmung trigeminaler und spinaler Neurone (Fromm et al. 1991). Zur Auswahl stehen Amitriptylin (25–100 mg/d), Amitriptylin-N-Oxid (30–90 mg/d) oder Doxepin (25–100 mg/d). Wie auch bei den anderen Indikationen, sollten diese Substanzen nach dem Ausschluss von kardialen Überleitungsstörungen und eines Glaukoms nur langsam (über Wochen) in 10–25 mg Schritten eindosiert sowie in ausreichender Dosierung und über einen ausreichend langen Zeitraum (mind. zwei Monate) verabreicht werden, bevor die Wirksamkeit beurteilt werden kann. Therapielimitierend sind Sedierung, Obstipation, Gewichtszunahme und Akkommodationsstörungen. In diesen Fällen bieten sich als Alternative Mirtazapin (15–45 mg/d) oder Duloxetin (30–60 mg/d) an (Bendtsen und Jensen 2004; Smith 2006), die ein günstigeres Nebenwirkungsprofil zeigen. Auch die zervikale Applikation von 100 IU Botulinumtoxin A zeigte bei HWS-BV Wirksamkeit (Freund und Schwartz 2000) (↔, C).

## A 11.4.3 Nicht-medikamentöse Therapie

### A 11.4.3.1 Akutphase

Es wird im Allgemeinen empfohlen passiv mobilisierende Verfahren und immobilisierende Maßnahmen (z. B. Schanz-Kragen) zu unterlassen (Strebel et al. 2002) (↔, A). Da eine inaktivitätsbedingte Muskelhypotrophie die Chronifizierung der Beschwerden fördert, sollte die einzige Ausnahme die Instabilität der HWS sein (Seferiadis et al. 2004; Schnabel et al. 2004). Darüber hinaus wurde die überlegene Wirksamkeit von mobilisierenden Verfahren bis zu 12 Wochen bzw. sechs Monaten nachgewiesen (B) (Borchgrevink et al. 1998; von Bonk et al. 2000). Auch physikalische Therapie mit Anwendung lokaler Wärme (Rotlicht, Heißluft, Körnerkissen, Fango) oder Kälte (Cold-Pack) bis zu mehrmals täglich kann hilfreich sein (B, ↔). Die MINT-Studie (Managing Inquiries of the Neck Trial) zeigte keinen signifikanten Unterschied zwischen der einfachen ärztlichen Behandlung (Gespräch und körperliche Untersuchung) und der aktiven Aufklärung mit Hilfe speziellen Informationsmaterials. Auch eine weiterführende Physiotherapie mit 6 Sitzungen über 8 Wochen war einer einzelnen Physiotherapiesitzung und erneutem Gespräch nicht wesentlich überlegen (McClune et al. 2003).

### A 11.4.3.2 Postakutphase

Nach Abklingen der akuten Beschwerden wird mit »rehabilitativen« Maßnahmen begonnen. Hierzu gehören die Physiotherapie, die Sporttherapie, die schmerzpsychologische Therapie und die Soziotherapie im Sinne des richtigen Umgangs mit dem Patienten.
Die physiotherapeutische Behandlung hat die *Kräftigung* der paravertebralen Muskulatur und den *Haltungsaufbau* der HWS mit dem Schultergürtel zum Ziel. Im Rahmen der Sporttherapie sollten die Patienten angehalten werden, ihre normalen physischen Aktivitäten fortzuführen und auch – wenn möglich – ein aerobes Ausdauertraining (z. B. Joggen, Walking, Skilanglauf, Schwimmen oder Fahrradfahren) auszuüben (Koseoglu et al. 2003) (↔, B).
Neben der Mobilisierung sind auch Entspannungstraining und Verhaltenstherapie wirksam zur Behandlung und Prophylaxe einer Chronifizierung der PK (Borchgrevink et al. 1998). Selbst hochchronifizierte PK-Patienten mit Schmerzen von über sechs Monaten Dauer und völliger Arbeitsunfähigkeit konnten durch ein vierwöchiges kognitiv-behaviorales Re-Edukationsprogramm mit physiotherapeutischen Übungen zu 92 % an den Arbeitsplatz zurückgeführt werden (Vendrig et al. 2000). Die PROMISE Studie zeigte, dass auch bei chronischen Schleudertrauma-assoziierten Patienten kein zusätzlicher Nutzen der intensivierten Physiotherapie zu erwarten ist (Michaleff et al. 2014). Hierbei wurden 172 Patienten eingeschlossen und erhielten entweder ein umfangreiches physiotherapeutisches Trainingsprogramm (N = 86) oder lediglich Verhaltensratschläge (N = 86). Nach 12 Wochen zeige sich kein Behandlungseffekt auf einer Skala von 0–10 war der Gruppenunterschied 0,0 (95 % CI −0,7 bis 0,7). Auch nach 6 und 12 Monaten waren die Unterschiede nicht wesentlich größer geworden (Michaleff et al. 2014; Ferrari 2013).

Alle Interventionen sollten vor allem auf die Veränderung des »Beschwerdeverhaltens« im Sinne einer Um-Attribution der Körperwahrnehmungen zielen und auf die Aufgabe des mit dem Nacken assoziierten Vermeidungsverhaltens. Eine übermäßige Diagnostik sollte vermieden werden. Eine intensivierte Therapie ist bei den allermeisten Patienten nicht überlegen.

Im Umgang mit dem Patienten sollte die Möglichkeit gegeben werden, die posttraumatischen somatischen Vorgänge zu erlernen, um somit falsche Erwartungen und Fehlzuordnungen von Symptomen zu vermeiden bzw. zu verringern. Dazu gehört es auch, dem Patienten den Wert routinemäßiger und auch z. T. populistisch angepriesener diagnostischer Verfahren zu erläutern, die Ergebnisse möglichst auch außerhalb des Fokus des Traumas zu bewerten und ihn auf die insgesamt günstige Prognose hinzuweisen (↔, B). Die Rate der iatrogenen Symptomverstärkung kann auf diese Weise reduziert werden. Auch eine übermäßig intensivierte Physiotherapie ist bei den allermeisten Patienten nicht hilfreich und nicht notwendig (Nijs und Ickmans 2014). Hinsichtlich der forensischen Aspekte konnten Osti et al. (2005) nachweisen, dass laufende Verfahren einen Risikofaktor für eine verzögerte Genesung darstellen, sodass ein zügiger Abschluss empfohlen wird.

## Literatur

Alexander MP. The evidence for brain injury in whiplash injuries. Pain research & management: the journal of the Canadian Pain Society = journal de la societe canadienne pour le traitement de la douleur 2003; 8: 19–23.

Bendtsen, Jensen R. Mirtazapine is effective in the treatment of chronic tension-type headache. Neurology 2004; 72: 1706–1711.

Björnstig U, Hildingsson C, Toolanen G. Soft tissue injury of the neck in a hospital based material. Scand J Soc Med 1990; 18: 263–267.

Borchgrevink GE, Kaasa A, McDonagh D, Stiles TC, Haraldseth O, Lereim I. Acute treatment of whiplash neck sprain injuries. A randomized trial of treatment during the first 14 days after a car accident. Spine 1998; 23: 25–31.

Busch V, Frese A, Bartsch T. [The trigemino-cervical complex. Integration of peripheral and central pain mechanisms in primary headache syndromes]. Schmerz 2004; 18: 404–410.

Carroll LJ, Holm LW, Ferrari R et al. Recovery in whiplash-associated disorders: do you get what you expect? The Journal of rheumatology 2009; 36: 1063–1070.

Cassidy JL, Carrol LJ, Coté P. Effect of eliminatig compensation for pain and suffering on the outcome of insurance claims for whiplash injury. NEJM 2000; 342: 1179–1186.

Chung YS, Han DH. Vertebrobasilar dissection: a possible role of whiplash injury in its pathogenesis. Neurol Res 2002; 24: 129–138.

Coté P, Cassidy JL, Carroll J. The Sakatchewan health and back pain survey: The prevalence of neck pain and related disability in Saskatchewan adults. Spine 1998; 23: 1689–1698.

Coté P, Cassidy JL, Carroll J, Frank JW, Bombardier C. A systematic review of the prognosis of acute whiplash and a new conceptual framework to synthsize the literature. Spine 2001; 26: E445–E458.

Couch JR, Bearss C. Chronic daily headache in the posttrauma syndrome: relation to extend of head injury. Headache 2001; 41: 559–564.

Drottning M, Staff PH, Sjaastad O: Cervicogenic headache (CEH) after whiplash injury. Cephalalgia 2002; 22: 165–171.

Ferrari R. Neuropsychological testing for proper evaluation of the cognitive symptoms of whiplash patients. The Journal of trauma 2002; 53: 807.

Ferrari R. Rewriting the book on whiplash. Lancet 2013; 381: 514–515.

Ferrari R. The chronic whiplash syndrome – a case of attributional pathosis? Cephalalgia: an international journal of headache 2002; 22: 560–562.

Ferrari R, Schrader H. The late whiplash syndrome: a biopsychosocial approach. J Neurol Neurosurg Psychiatry 2001; 70: 722–726.

Fromm GH, Nakata M, Kondo T. Differential action of amitriptyline on neurons in the trigeminal nucleus. Neurology 1991; 41: 1932–1936.

Frommelt P. Neurologische Erkrankungen. In: VdR, Hrsg. Sozialmedizinische Begutachtung in der gesetzlichen Rentenversicherung. Stuttgart: Fischer; 1995. 409–451.

Evans RW. The post-concussion syndrome and the sequelae of mild head injury. Neruol Clin 1992; 10: 815–847.

Hartwig E, Kettler A, Schultheiss M, Kinzl L, Claes L, Wilke HJ: In vitro low-speed side collisions cause injury to the lower cervical spine but do not damage alar ligaments. Eur Spine J 2004; 13, 590–597.

Headache Classification Subcommittee of the International Headache Society: The international classification of headache disorders, 2nd Edition. Cephalalgia 2004; 24(Suppl 1): 1–160.

Keidel M, Rieschke P, Stude P, Eisentrau R, Diener H. Antinociceptive reflex alteration in acute posttraumatic headache following whiplash injury. Pain 2001; 92: 319–326.

Kivioja J, Sjalin M, Lindgren U. Psychiatric morbidity in patients with chronic whiplash-associated disorder. Spine 2004; 29: 1235–1239.

Koseoglu E, Akboyraz A, Soyuer A. Aerobic exercise and plasma beta endorphin levels in patients with migrainous headache without aura. Cephalalgia 2003; 23: 972–976.

Kurtzke JF, Kurland JT. The epidemiology of neurological disease. In: Joynt RJ, ed. Clinical neurological review. Philadelphia: Lippincott; 1993. 32–41.

Lew HL, Lin PH, Fuh JL, Wang SJ, Clark DJ, Walker WC. Characteristics and treatment of headache after traumatic brain injury: A focused review. Am J Phys Med Rehabil 2006; 85: 619–627.

McClune T, Burton AK, Waddell G. Evaluation of an evidence based patient educational booklet for management of whiplash associated disorders. Emergency medicine journal: EMJ 2003; 20: 514–517.

Michaleff ZA, Maher CG, Lin CW et al. Comprehensive physiotherapy exercise programme or advice for chronic whiplash (PROMISE): a pragmatic randomised controlled trial. Lancet 2014; 384: 133–141.

Mills H, Horne G. Whiplash – manmade disease? N Z Med J 1986; 99: 373–374.

Molnàr C, Sirnon E, Kazup A et al. A single preoperative dose of diclofenac reduces the intensity of acute postcraniotomy headache and decreases analgesic requirements over five postoperative days in adults: A single center, randomized, blinded trial. J Neural Sei 2015; 353(1–2): 70–73.

Nijs J, Ickmans K. Chronic whiplash-associated disorders: to exercise or not? Lancet 2014; 384: 109–111

Obermann M, Nebel K, Riegel A, Thiemann D, Yoon M-S, Keidel M, Stude P, Diener HC, Katsarava Z. Incidence and predictors of chronic posttraumatic headache attributed to whiplash injury. Cephalalgia 2010; 30: 528–534.

Obermann M, Nebel K, Schumann C, Holle D, Gizewski ER, Maschke M, Goadsby PJ, Diener HC, Katsarava Z. Gray matter changes related to chronic posttraumatic headache. Neurology 2009; 73: 978–983.

Osti OL, Gun RT, Abraham G, Pratt NL, Eckerwall G, Nakamura H. Potential risk factors for prolonged recovery following whiplash injury. Eur Spine J 2005; 14: 90–94.

Peolsson M, Gerdle B. Coping in patients with chronic whiplash-associated disorders: a descriptive study. Journal of rehabilitation medicine 2004; 36: 28–35

Pfirrmann CWA, Binkert CA, Zanetti M, Boos N, Hodler J: Functional MR imaging of the cranicocervical junction. Correlation with alar ligaments and occipito-atlantoaxial joint morphology: a study in 50 asymptomatic subjects. Schweiz Med Wochenschr 2000; 130: 645–651.

Poeck K. Kognitive Störungen nach traumatischer Distorsion der Halswirbelsäule? Dt Ärztebl 1999; 96: xxjyB-2103–2107.

Radanov BP, Di Stefano G, Augustiny KF: Symptomatic approach to posttraumatic headache and its possible implications for treatment. Eur Spine J 2001; 10: 403–407.

Richter M, Ferrari R, Otte D et al. Correlation of clinical findings, collision parameters, and psychological factors in the outcome of whiplash associated disorders. Journal of neurology, neurosurgery, and psychiatry 2004; 75: 758–764

Reik L, Jr. Cluster headache after head injury. Headache 1987; 27: 509–510.

Schnabel M, Ferrari R, Vassiliou T, Kaluza G. Randomised, controlled study of active mobilisation compared with collar therapy for whiplash injury. Emerg Med J 2004; 21: 306–310.

Scholten-Peeters GGM, Verhagen AP, Bekkering GE, van der Windt DAWM, Barnsley L, Oostendorp RAB, Hendriks EJM. Prognostic factors of whiplash-associated disorders: a systematic review of prospective cohort studies. Pain 2003; 104: 303–322.

Schutt CH, Dohan FC. Neck injury to woman in auto accidents. JAMA 1968; 206: 2689–2692.

Seferiadis A, Rosenfeld M, Gunnarsson R.A review of treatment interventions in whiplash-associated disorders. Eur Spine J 2004; 13: 387–397.

Smith TR. Duloxetin in diabetic neuropathy. Expert Opin Pharmacother 2006; 7: 215–223.

Spitzer WO, Skovron ML, Salmi LR. Scientific monograph of the Quebec task force on whiplash-associated disorders: Redefining »whiplash« and ist management. Spine 1995; 20: 2–73.

Strebel HM, Ettlin T, Annoni JM, Caravatti M, Jan S, Gianella C, Keidel M, Saner U, Schwarz H. Diagnostisches und therapeutisches Vorgehen in der Akutphase nach kranio-zervikalem Beschleunigungstrauma (sog. Schleudertrauma). Empfehlungen einer schweizerischen Arbeitsgruppe. Schweiz Med Forum 2002; 47: 1119–1125.

Suissa S. Risk factors of poor prognosis after whiplash injury. Pain research & management: the journal of the Canadian Pain Society = journal de la societe canadienne pour le traitement de la douleur 2003; 8: 69–75.

Suissa S, Harder S, Veilleux M. The relation between initial symptoms and signs and the prognosis of whiplash. Eur Spine J 2001; 10: 44–49.

Turkewitz LJ, Wirth O, Dawson GA, Casaly JS. Cluster headache following head injury: a case report and review of the literature. Headache 1992; 32: 504–506.

Yamaguchi M. Incidence of headache and severity of head injury. Headache 1992; 32: 427–431.

Young WB, Packard RC, Ramadan N. Headaches associated with head trauma. In: Silberstein SD, Lipton RB, Dalessio DJ, eds. Wolff's Headache. New York: Oxford University Press; 2001. 427–469.

# A 12 Akuter und chronischer Schmerz

*von U. Bingel und T. Hagenacker**

## A 12.1 Definition und Klassifikation von Schmerzen

### A 12.1.1 Einführung

Schmerzen sind neben Funktionseinschränkungen das häufigste Symptom neurologischer Erkrankungen. Akute, symptomatische Schmerzen stellen unter Berücksichtigung entsprechender Behandlungsalgorithmen in der Regel keine große therapeutische Herausforderung dar. Viel häufiger sind bei neurologischen Patienten allerdings chronische Schmerzen, wobei aufgrund der zugrundeliegenden neurologischen Erkrankungen häufig eine neuropathische Komponente vorliegt.

#### A 12.1.1.1 Akute und chronische Schmerzen

*Akute Schmerzen* haben eine Signal- bzw. Warnfunktion für eine potenzielle oder tatsächliche Schädigung des Organismus und sind meist durch ein akutes lokales Ereignis begründet (Operation, Trauma etc.). Typischerweise ist der Schmerz auf den Ort der Schädigung begrenzt, wobei der Schmerz in der Regel mit dem Ausmaß der Schädigung korreliert. Bei dem überwiegenden Teil der Patienten kommt es zu einer spontanen Besserung mit Nachlassen der auslösenden Gewebeschädigung.

Bestehen Schmerzen über 3–6 Monate (die Definitionen schwanken) bzw. über die normale Heilungszeit hinaus, spricht man vom *chronischen Schmerz*. Nun hat der Schmerz seine Leit- und Warnfunktion verloren und einen selbstständigen Krankheitswert erlangt. Mit wenigen Ausnahmen (z. B. Tumorschmerz) besteht häufig kein Zusammenhang zwischen dem Schmerz und dem Ausmaß einer Gewebeschädigung. Dafür gewinnen psychologische Faktoren bei der Unterhaltung des chronischen Schmerzes eine zunehmende Rolle.

#### A 12.1.1.2 Nozizeptive versus neuropathische Schmerzen

Im Sinne einer mechanismenbasierten Therapie ist es essenziell zu differenzieren, ob ein nozizeptives oder ein neuropathisches Schmerzsyndrom vorliegt. Beim *Nozizeptorschmerz* liegt der Ursprung der Schmerzentstehung im Gewebe, wobei es, z. B. durch Trauma oder Entzündungsreize, zu einer physiologischen Aktivierung von multimodalen Nozizeptoren (= Schmerzrezeptoren) sowie des nachgeschalteten aszendierenden nozizeptiven Systems kommt.

Beim *neuropathischen Schmerz* liegt eine Läsion oder Dysfunktion (IASP Task Force on Taxonomy 1994; Treede et al. 2008) des somatosensorischen Systems selbst vor, welche ursächlich für die Schmerzentstehung ist. Weiterhin wird hier je nach Ort der Läsion oder Dysfunktion der *periphere* (z. B. schmerzhafte PNP, Karpaltunnelsyndrom etc.) vom *zentralen neuropathischen Schmerz* (z. B. bei MS, Syrinx etc.) unterschieden. Sehr häufig liegt eine Kombination beider Mechanismen vor (sog. *»mixed-pain-concept«*). Klinisch präsentieren sich neuropathische Schmerzen typischerweise durch ein Nebeneinander einer verminderten Nervenfunktion (sog. Negativsymptome, wie z. B. Hypästhesie) und Überempfindlichkeitsphänomenen (sog. Positivsymptome wie Spontanschmerz, Allodynie, Dysästhesie etc.). Hierbei erlaubt die klinische Konstellation der Symptome Rückschlüsse auf den geschädigten Fasertyp (Aβ, Aδ, C).

### A 12.1.2 Pathogenetische Mechanismen der Schmerzentstehung und Schmerzchronifizierung

Beim akuten, physiologischen Schmerz kommt es zu einer Aktivierung der multimodalen Nozizeptoren und einer nachfolgenden Aktivierung des aszendierenden nozizeptiven Systems (Tractus spinothalamicus, zentrale schmerzverarbeitende Areale im Gehirn). Allgemein lässt sich die Funktionsweise des nozizeptiven Systems in drei Phasen gliedern (Baron und Strumpf 2006). Dabei beschreibt Phase 1 die physiologische Reaktion auf einen nozizeptiven Reiz. Bei Persistenz des Reizes bzw. durch eine direkte Schädigung des Nervensystems kann es in der 2. Phase durch unterschiedliche molekulare Prozesse (z. B. veränderte Expression von Rezeptoren/Ionenkanälen etc.) zu einer Sensibilisierung peripherer und zentraler nozizeptiver Elemente kommen. Zu diesem Zeitpunkt sind alle Prozesse noch reversibel und stellen eine physiologische Eigenschaft des nozizeptiven Systems dar (Cervero und Laird 1996). Persistieren die funktionellen Veränderungen der Nervenerregbarkeit und synaptischen Verschaltung, z. B. durch eine insuffiziente Akutschmerztherapie, kann es zu bleibenden auch strukturellen Veränderungen auf allen Ebenen des nozizeptiven Systems (peripherer Nerv, Rückenmark, Gehirn) kommen, der Schmerz

* Autoren dieses Kapitels in der 6. Auflage: U. Bingel, T. Hagenacker und M. Schäfers.

ist chronifiziert (Phase 3) (Azad und Zieglgansberger 2003).

häufig eine verbesserte Selbstständigkeit oder Verbesserungen bei Aktivitäten des täglichen Lebens bzw. im beruflichen Bereich.

## A 12.2 Therapeutische Prinzipien

### A 12.2.1 Allgemeine therapeutische Prinzipien

Hauptziele einer systematischen Schmerztherapie sind:

- Schmerzlinderung von akuten und chronischen Schmerzen
- Verhinderung der Schmerzchronifizierung
- Unterbrechung des Teufelskreises von Schmerz und Funktionseinschränkung
- Verbesserung der Lebensqualität unter Berücksichtigung von Komorbiditäten

#### A 12.2.1.1 Schmerzanamnese

**Kasten A 12.1:** Schmerzanalyse

**Bei der Schmerzanalyse müssen geklärt werden:**

1. Schmerzlokalisation und Ausbreitung (ggf. Anfertigung einer Schmerzzeichnung)
2. Schmerzintensität, -dauer und -verlauf
3. Schmerzcharakter (bohrend, stechend, brennend, neuralgiform etc.)
4. Vermutliche Pathogenese (nozizeptiv, neuropathisch, mixed pain) und auslösender Prozess (z. B. entzündlich, mechanische Kompression etc.)
5. Screening auf Depression und Angst
6. Erfassung der Lebensqualität, Krankheitsbewältigung und psychosozialer Faktoren

Insbesondere bei chronischen Schmerzerkrankungen kann zusätzlich zur individuellen Schmerzanamnese (**Kasten A 12.1**) durch den Behandler die Selbstauskunft des Patienten in strukturierten und validierten Fragebögen zur Erfassung der Schmerzanamnese sowie der körperlichen und seelischen Beeinträchtigung sinnvoll sein (B), z. B. der Fragebogen der DGSS (Bezug unter http://www.dgss.org/). Bei chronischen Schmerzen ist die Erfassung von Depression und Angst in jedem Fall erforderlich. Auch hier können etablierte Fragebögen die Anamnese ergänzen (z. B. allgemeine Depressionsskala). Zur Beurteilung der Schmerzpathogenese können Screeningfragebögen wie der PAINdetect-Fragebogen (Freynhagen et al. 2006) unterstützend hilfreich sein.

#### A 12.2.1.2 Aufklärung und Vorgabe realistischer Ziele

Nach der diagnostischen Einordnung des Schmerzsyndroms ist der erste wichtige Schritt vor Beginn der therapeutischen Maßnahmen die Aufklärung des Patienten und ggf. seiner Angehörigen über die Erkrankung und die geplanten Therapieverfahren. Hierbei ist es wichtig, auch die o. g. Therapieziele klar und realistisch zu besprechen (↑, A). Hierbei ist die Schmerzreduktion auf ein erträgliches Maß nur ein Baustein. Hauptziel ist

### A 12.2.2 Prinzipien der Akutschmerztherapie

Ziel der Behandlung akuter Schmerzen ist eine zügige und anhaltende Schmerzlinderung. Hierzu erfolgt kurzfristig (z. B. perioperativ, akutes Trauma etc.) eine bedarfsgerechte Titration mit kurzwirksamen Analgetika. Prinzipiell sollte das *WHO-Stufenschema* zur Orientierung dienen (↑↑, A): Das WHO-Stufenschema sieht in der Stufe 1 (leichter Schmerz) die Anwendung von Nichtopioidanalgetika vor (**Tab. A 12.1**). Bei mittelstarken und starken Schmerzen sollen Opioide (**Tab. A 12.2**) in Kombination mit Nichtopioidanalgetika verabreicht werden. Bei mittelstarkem Schmerz oder Schmerz, der mit Nichtopioidanalgetika nicht beherrschbar ist, wird auf der Stufe 2 eine Kombination aus Nichtopioidanalgetikum und schwachem Opioiden angewandt. Auf der 3. Stufe (starker Schmerz) wird das schwache Opioid der Stufe 2 durch ein starkes Opioid ersetzt. Die Kombination von schwachen und starken Opioidanalgetika ist unter keinen Umständen sinnvoll, da sich die erwünschten Wirkungen, im Gegensatz zu den Nebenwirkungen, nicht addieren. Im Gegensatz dazu sind von der Kombination von Opioidanalgetika (z. B. Tramadol) und Nichtopioidanalgetika (z. B. Ibuprofen oder Novalgin) durch die unterschiedlichen Wirkmechanismen synergistische Effekte zu erwarten (Puig 2006), sodass diese Kombination auch bei stärkeren Schmerzen dringend zu empfehlen ist. Häufig sind aber zur Behandlung starker Schmerzen bereits initial starke Schmerzmittel (WHO Stufe 3) notwendig, wobei dennoch die synergistischen Effekte der Kombination aus Opioid- und Nichtopioidanalgetika genutzt werden sollten. In der Notfallsituation (z. B. Polytrauma) ist in jedem Fall schnell wirksamen, intravenös zu verabreichenden Substanzen der Vorzug zu geben, um unsichere Resorptionsverhältnisse zu vermeiden. Zusätzlich können dem Rückenmark nahe Verfahren und lokale Blockaden sinnvoll sein, um eine suffiziente Schmerztherapie zu gewährleisten und Sensibilisierungsprozesse zu vermeiden. Die patientenkontrollierte Analgesie (PCA) und die präemptive Schmerztherapie stellen wichtige Besonderheiten der perioperativen Schmerztherapie dar. Diesbezüglich sei auf Lehrbücher der Anästhesie oder umfassendere Werke zur Schmerztherapie verwiesen (Baron und Strumpf 2006; Standl 2010).

### A 12.2.3 Prinzipien der Therapie chronischer Schmerzen

Bei der Behandlung von chronischen Schmerzsyndromen ist grundsätzlich ein interdisziplinärer, multimodal ausgerichteter Therapieansatz anzustreben, wozu die Abstimmung zwischen verschiedenen Fachdisziplinen (z. B. Anästhesie, Neurologie, Neurochirurgie, Orthopädie, Physiotherapie und Psychologie) erforderlich ist (**Kasten A 12.2**).

**Kasten A 12.2:** Mögliche Komponenten eines integrativen Behandlungsplans

Ein integrativer Behandlungsplan bei Patienten mit chronischen Schmerzsyndromen kann folgende Komponenten umfassen:
1. Reevaluation und Anpassung der Pharmakotherapie
2. Psychologische Strategien in Gruppen oder als Einzeltherapie
3. Ergebnisorientierte Physiotherapie mit dem Schwerpunkt der Erlernung selbstständig vom Patienten durchzuführender Techniken
4. Planung von Rehabilitationsprogrammen, Evaluation von ergonomischen Verbesserungen am Arbeitsplatz, Hilfsmittelausstattung
5. Psychiatrische/psychosomatische Therapie wo angemessen
6. Prüfen der Indikation zum Einsatz von Neuromodulationsverfahren wie z. B. TENS oder Akupunktur.
7. Nur in Einzelfällen kritisches Prüfen der Indikation für implantierbare Systeme (intrathekale Pumpen, Rückenmarkstimulation etc.).
8. In seltenen Fällen die Empfehlung zu einem (erneuten) operativen Vorgehen

Prinzipiell werden Medikamente in der Therapie chronischer Schmerzen zeitlich fest angesetzt, wobei bevorzugt Retardpräparate eingesetzt werden. Diese können je nach Indikation um eine kurzwirksame Bedarfsmedikation (z. B. beim Durchbruchschmerz) ergänzt werden. In der Behandlung von Tumorschmerzen wird diese üblicherweise mit 1/6 der Opioidtagesdosis als z. B. nichtretardiertes Morphinsulfat veranschlagt. Auch in der Behandlung chronischer Rückenschmerzen oder neuropathischer Schmerzen kann eine Bedarfsmedikation, z. B. vor einer physiotherapeutischen Behandlung, sinnvoll sein. Hier werden üblicherweise eher Nichtopioidanalgetika eingesetzt.
Die Daueranwendung von Opioiden beim Nicht-Tumorschmerz ist Gegenstand einer langjährigen und heftigen Diskussion (Schmidt et al. 2010; Sorgatz und Maier 2010; Tolle et al. 2009). Bis auf wenige Ausnahmen (wie z. B. die bei neurologischen Erkrankungen hoch-prävalenten neuropathischen Schmerzen) ist die Evidenz für die Wirksamkeit von Opioiden in der Langzeitanwendung (> 3 Monaten) als unzureichend zu bezeichnen (Reinecke und Sorgatz 2009), was allerdings nicht mit einer Evidenz gegen die Wirksamkeit verwechselt werden sollte.

***Co-Analgetika***

Substanzen wie Antidepressiva, Antiepileptika und Biphosphonate können als sog. »Co-Analgetika« bei der Behandlung chronischer Schmerzen auf allen Stufen zum Einsatz kommen. Die Bezeichnung als »Co-Analgetika« sollte nicht zu der Einschätzung verleiten, dass Antidepressiva (Trizyklika und SNRIs) und Antikonvulsiva in der Therapie chronischer Nicht-Tumorschmerzen eine untergeordnete Rolle spielen. Bei allen neuropathischen Schmerzen stellen diese beiden Substanzklassen die Therapieoptionen der 1. Wahl dar, deutlich vor den Opioiden. Auch beim chronischen Rückenschmerz sind trizyklische Antidepressiva neben NSAR die einzigen Substanzen mit einer starken Evidenz für eine Wirksamkeit (↑, A).

Die *Stufentherapie nach dem WHO-Schema* wurde zwar ursprünglich für die Therapie von Tumorschmerzen konzipiert, findet aber auch beim chronischen Nicht-Tumorschmerz Anwendung. Beim chronischen Nicht-Tumorschmerz kann das WHO-Stufenschema aber nicht schematisch angewendet werden. In Abhängigkeit von der Grunderkrankung, dem Schmerzcharakter und der Komorbidität muss hier individuell die Wirksamkeit von Nichtopioidanalgetika, Co-Analgetika, Opioiden und deren Kombination erprobt werden.

## A 12.3 Pharmakologische Therapie

### A 12.3.1 Nichtopioidanalgetika

Klassische nicht-steroidale Antirheumatika (NSAR) (z. B. Ibuprofen, Diclofenac, Naproxen und Acetylsalicylsäure) sowie die antipyretischen Analgetika Paracetamol und Metamizol erzielen ihre Wirkung durch Hemmung der Cyclooxygenase (COX) und dadurch bedingte Inhibition der Prostaglandinsynthese. Von diesem Enzym existieren zwei Isoformen: COX-1, die in den meisten Geweben exprimiert wird, und COX-2, die in entzündetem Gewebe induziert wird. Die klassischen NSAR sind präferenzielle COX-1-Inhibitoren oder nondiskriminative COX-1- und COX-2-Inhibitoren. Selektive COX-2-Inhibitoren (z. B. Celecoxib, Etoricoxib, Parecoxib etc.) bedürfen aufgrund ihrer kardiovaskulären Nebenwirkungen (u. a. erhöhtes Risiko für Myokardinfarkte und thromboembolische Ereignisse) einer sehr strengen Indikationsstellung. In diesem Zusammenhang sollte berücksichtigt werden, dass eine Kombination von NSAR mit Protonenpumpeninhibitoren die gastrointestinale Toxizität genauso stark reduzieren kann wie die Anwendung eines COX-2-Hemmers (Chan et al. 2002).

#### A 12.3.1.1 Unerwünschte Wirkungen der Nichtopioidanalgetika

Im Gegensatz zu den NSAR und COX-2-Inhibitoren haben das nichtsaure Anilinderivat Paracetamol und das nichtsaure Pyrazolonderivat Metamizol keine wesentliche antiinflammatorische Wirkung. Metamizol hat eine vergleichbare analgetische Wirksamkeit wie die anderen Nichtopioide. Die Wirkung von Paracetamol scheint im Vergleich etwas geringer zu sein. Die gastrointestinale Verträglichkeit ist den NSAR überlegen. Paracetamol wirkt jenseits der empfohlenen Höchstdosen hepatotoxisch, das Risiko ist bei Alkoholabusus oder Mangelernährung erhöht.
Metamizol kann insbesondere bei intravenöser Gabe zu einer ausgeprägten Hypotension führen, daher sollte eine Injektion langsam oder als Kurzinfusion gegeben werden. Das Risiko einer Metamizol-induzierten Agranulozytose ist sehr gering und um ein vielfaches niedriger als das Risiko von Ulkuskomplikationen unter NSAR. Metamizol hat zusätzlich eine spasmolytische Wirkung, die v. a. bei Koliken von Hohlorganen nützlich ist (z. B. Gallengangkoliken). Insgesamt ist die Anwendung

**Tab. A 12.1:** Nichtopioidanalgetika

| Wirkstoff | HWZ (h) | Einzel-dosis (mg) | Dosierungs-intervalle (h) | Max-Dosis/ Tag (mg) | Kommentare |
|---|---|---|---|---|---|
| Acetylsalicylsäure | 2,5–4 | 500–1 000 | 4–6 | 3 000 | Längere Thrombozytenaggregation (8–11 Tage) |
| Diclofenac | 1–2 | 25–50 | 8 | 150 | Parenterale Gabe obsolet, xxqlGefahr der Anaphylaxie |
| Ibuprofen | 2–3 | 200–800 | 8 | 2 400 | Im Vergleich geringeres GI-Risiko |
| Naproxen | 13–15 | 250–500 | 12 | 750 | Hohe GI-Toxizität |
| Indometacin | 4–11 | 50–75 | 8 | 200 | Hohe renale und GI-Toxizität |
| Paracetamol | 1,5–3,0 | 500–1 000 | 4–6 | 4 000 | Sehr gute Verträglichkeit; auch als i. v. Medikation möglich (z. B. Perfalgan 1 000 mg) |
| Metamizol | 3–11 | 500–1 000 | 4–6 | 6 000 | Selten Agranulozytosen; auch geringe Inhibition der Thrombozyten-aggregationshemmung |
| Etoricoxib | 22 | 60–120 | 24 | 120 | 120 mg nur kurzfristig bei Gichtanfall |
| Celecoxib | 8–12 | 100–200 | 12 | 400 | Sulfonamidallergie |
| Parecoxib | 8 | 40–80 | 12 | 80 | Einziger COX-2-Hemmer für Injektionsgebrauch |

Allgemeine Risiken unter NSAR-Therapie: Gastrointestinale Blutung (v. a. bei Risikogruppen), kumulative renale Toxizität, Blutdruckanstieg, Herzinsuffizienz

von Metamizol bei älteren oder multimorbiden Patienten sicherer als die von NSAR.

## A 12.3.2 Opioide

### A 12.3.2.1 Schwache Opioide

Als schwache Opioide (WHO Stufe 2) stehen im wesentlichen Tramadol und die Kombination Tilidin/Naloxon zur Verfügung.
*Tramadol* ist ein synthetischer μ-, δ- und κ–Opioid-Agonist mit großer Affinität an μ-Rezeptoren und hemmt außerdem die präsynaptische Wiederaufnahme von Monoaminen wie z. B. Serotonin und Noradrenalin. Daher wird dieser Substanz auch eine antidepressive Wirkung sowie ein positiver Einfluss auf das deszendierende schmerzhemmende System zugeschrieben. Als wichtigste Nebenwirkung können Benommenheit, Übelkeit und Erbrechen auftreten.
*Tilidin* ist ein μ-Agonist, der in der fixen Kombination mit Naloxon im Verhältnis 12,5 : 1 im Handel ist. Die Wirkung entspricht der von Tramadol, jedoch werden Übelkeit und Erbrechen seltener beobachtet. Sowohl Tramadol als auch Tilidin/Naloxon sollten bevorzugt in retardierter Form eingesetzt werden, da die Einnahme unretardierter Opioide mit einem erhöhten Suchtpotenzial verbunden sind.

*Cave:* Schwache Opioide weisen einen *Ceiling-Effekt* auf, d. h. jenseits der empfohlenen Dosierungen nimmt der analgetische Effekt nicht weiter zu, jedoch die Häufigkeit der Nebenwirkungen, die maximal empfohlenen Dosierungen (**Tab. A 12.2**) sollten daher keinesfalls überschritten werden.

### A 12.3.2.2 Starke Opioide

Unter den starken Opioiden (WHO Stufe 3) haben neben Morphinsulfat vor allem Oxycodon, Fentanyl, Hydromorphon und Buprenorphin Bedeutung bei der Therapie chronischer Schmerzen. Für die Akutschmerztherapie werden in Deutschland häufig Piritramid und Oxycodon eingesetzt, außerdem kommen Morphin, Fentanyl, Buprenorphin und Hydromorphon zum Einsatz.
Im Gegensatz zu den schwachen Opioiden weisen die starken Opioide in der Regel keinen Ceiling-Effekt auf, d. h. die analgetische Wirksamkeit nimmt linear mit steigender Dosis zu.
*Morphin* ist der Prototyp der reinen μ-Rezeptor-Agonisten. Die analgetische Wirksamkeit von Morphin gilt als Referenz für alle anderen Opioide (sog. analgetische Potenz), um die schmerzstillende Wirkung der einzelnen Medikamente im Vergleich untereinander beschreiben zu können. Die analgetische Potenz von Morphin ist somit definitionsgemäß 1. Morphin gibt es zur i. v., s. c., i. m., epiduralen und intrathekalen Injektion sowie zur oralen und rektalen Gabe. Für die Dosisumrechnung bei intravenöser/oraler Anwendung gilt der Faktor 1 : 3, bei der Umrechnung subkutan/oral der Faktor 1 : 2. Bei Niereninsuffizienz kann es zur Kumulation eines aktiven Metaboliten (Morphin-6-Gluconorid) kommen, sodass eine Dosisreduktion erforderlich ist (Faura et al. 1999). Retardiertes Morphinsulfat mit einer Wirkdauer von (8–)12 Stunden stellt die Standardtherapie dar. Es sind jedoch auch Präparate mit längerer Wirkdauer verfügbar.
*Oxycodon* ist ein wirksamer μ-Rezeptor-Agonist mit einer 1,5- bis 2-fachen analgetischen Wirksam-

**Tab. A 12.2:** Opioide

| Opioid | HWZ (h) | Parenterale Einzeldosis (mg) | Äquianalget. Dosis des TTS (µg/h) | Dosierungsintervall (h) intravenös/oral | Dosis bei Therapiebeginn (Tagesdosis, mg) | Höchstdosis (Ceiling-Effekt)/ Anpassung erforderlich bei Niereninsuffizienz | Äquivalenzfaktor zu Morphin (p. o.) | Andere Applikationsformen/ Kommentare |
|---|---|---|---|---|---|---|---|---|
| Morphin | 2–4 | 5 | N | 2–4/4–6 | 20–30 | N/Titration | 1 | s. c./i. t./peridural<br>Beachte längeres Dosierungsintervall bei ret. Präparaten |
| Buprenorphin | 2–5 | 0,3 | 5–70 | 6–8/72 | 0,6–1,2 (s. l.) | ab 4 mg/N | 35–70 | TTS-Wechselintervall herstellerabhängig |
| Fentanyl | 3–7 | 0,1 | 25 | Kontextsensitive HWZ | < 25 µg | N/Titration | 100 | TTS/nasal/Lutschtbl. |
| Hydromorphon | 2–4 | 1 | N | 4–6/12 | 4–8 | N/Titration | 7 | 24 h p. o. ret. Präparat verfügbar |
| Levomethadon | 6–55 | 2,5 | N | HWZ individuell | 10–20 | N/Titration | 3 | i. m./s. c. |
| Oxycodon | 2–6 | N | N | N/8–12 | 10–20 | N/Titration | 1,5–2 | In Kombination mit Naloxon geringere Obstipationsrate |
| Pethidin | 3–4 | 50 | N | 4–8/4–8 | 500 | N/Dosisintervall verlängern | 0,1 | i. m./rect. |
| Piritramid | 4–10 | 7,5 | N | 5–8/N | N | N/N | N | |
| Tapentadol ret. (Palexia ret®)<br><br>Tapentadol | 5–6<br><br>4 | N | N | N/12<br><br>N/4–6 h | 50 | 500 mg/Titration | 0,3 | p. o./kombinierter Opiat-Agonist und noradrenerger Reuptake-Hemmer<br>reduzierte gastrointestinale NW |
| Tilidin/Naloxon | 4–6 | N | 600 | N/4/12 | 100–200 | Ab 600/48 mg/Titration | 0,1 | *Cave:* nicht bei ausgeprägter Leberfunktionsstörung |
| Tramadol | 5–7 | 50 | N | 4/12 | 100–200 | Ab 400 mg/Titration | 0,1 | i. m./s. c. |

Eine Umstellung im Verhältnis 1 : 7 Levomethadon/Morphin kann empirisch als Ausgangsdosis beim Opioidwechsel dienen. Zu beachten ist die doppelt so starke Wirkung von Levomethadon im Vergleich zum Razemat D, L-Methadon (d. h. Umstellung im Verhältnis 1 : 3,5 Methadon/Morphin).
Das angegebene Dosierungsintervall entspricht im Allgemeinen dem bei Gabe unretardierter Präparate. Bei Morphin, Oxycodon und Hydromorphon entsprechen die Dosierungsintervalle den angegebenen retardierten Zubereitungsformen. Bei Morphin sind retardierte Präparate mit 12- und 24-stündlichem Dosierungsintervall verfügbar. Der Wert für Fentanyl entspricht dem üblichen Dosierungsintervall für den Wechsel des transdermalen Systems. Bei Buprenorphin entspricht der Wert links dem Dosierungsintervall bei parenteraler und sublingualer Anwendung, der Wert rechts dem Dosierungsintervall bei transdermaler Applikation. N = nicht verfügbar; s. l. = sublingual.

keit im Vergleich zu Morphin. Oxycodon gibt es zur parenteralen und oralen (retard und immediate release formula) Einnahme. Im Vergleich zu retardiertem Morphin ist die retardierte Form von Oxycodon schneller wirksam, was allerdings mit einem höheren Suchtpotenzial verbunden ist. Weiterhin besteht wegen des Fehlens aktiver Metabolite keine Kumulationsgefahr. Seit neuestem ist orales Oxycodon auch in einer Kombination mit Naloxon erhältlich (Targin®), welches der opioidbedingten Obstipation entgegenwirken soll.
*Hydromorphon* ist ein wirksamer µ-Rezeptor-Agonist ohne aktive Metabolite mit einer 7-fachen analgetischen Wirksamkeit im Vergleich zu Morphin. Es eignet sich aufgrund der geringen Plasmaeiweißbindung besonders für alte, multimorbide Patienten und kann auch bei Niereninsuffizienz eingesetzt werden. Hydromorphon steht als retardierte und unretardierte Form sowie zur Injektionsbehandlung zur Verfügung.

*Buprenorphin* ist ein gemischter Agonist/Antagonist und bindet an µ- und κ-Rezeptoren (partieller µ-Rezeptor-Agonist und κ-Rezeptor-Antagonist). Buprenorphin ist 35- bis 70-mal stärker analgetisch wirksam als Morphin und kann parenteral, sublingual oder transdermal verabreicht werden. Die Möglichkeit zur sublingualen oder transdermalen Applikation kann bei Schluckstörungen vorteilhaft sein.
Bei *Fentanyl* handelt es sich um einen stark wirksamen µ-Rezeptor-Agonisten (100-fache analgetische Potenz im Vergleich zu Morphin) mit kurzer Halbwertszeit, der häufig intraoperativ als gut steuerbares Analgetikum eingesetzt wird. In Form eines transdermalen Systems steht Fentanyl auch für die Langzeittherapie starker Schmerzen zur Verfügung. Im Vergleich zu Morphin besitzt Fentanyl eine geringere obstipierende Wirkung. Für die Behandlung von Durchbruchschmerzen stehen die nasale, sublinguale, transmukosale und die buccale Anwendungsform als schnell wirksame Applikationsformen zur Verfügung.
*Tapentadol* (Palexia®) ist ein seit Oktober 2010 auf dem deutschen Markt zugelassenes Schmerzmittel, welches über ein duales Wirksystem verfügt. Es wirkt sowohl als µ-Rezeptor-Agonist als auch als Noradrenalin-Wiederaufnahmehemmer. Durch dieses Wirkprinzip kann es sowohl beim Nozizeptorschmerz als auch beim neuropathischen Schmerz effektiv eingesetzt werden. Die analgetische Potenz liegt bei etwa 0,3–0,5 im Vergleich zu Morphin. Studienergebnisse weisen auf eine bessere Verträglichkeit im Vergleich zu anderen Opiaten hin, insbesondere gastrointestinal (Candiotti und Gitlin 2010). Seit 2014 stehen auch schnellfreisetzende Darreichungsformen mit Tabletten oder einer Lösung zur Verfügung.

### A 12.3.2.3 Unerwünschte Wirkungen der Opioide

Das Nebenwirkungsprofil der schwachen Opioide ist aufgrund verschiedener Metabolite unterschiedlich. Im Gegensatz dazu ist das Nebenwirkungsprofil der starken Opioide grundsätzlich vergleichbar. Ausgenommen hiervon ist die Akkumulation pharmakologisch aktiver Metabolite von Morphin sowie die z. T. unterschiedliche Eliminationskinetik der verschiedenen Substanzen, welche in Abhängigkeit von Grunderkrankungen (wie renaler oder hepatischer Insuffizienz) zu unerwünschten Nebenwirkungen oder Überdosierungen führen kann.
Die für die Opioide typischen unerwünschten Wirkungen entstehen ebenfalls durch deren Wirkung an den Opioidrezeptoren.
Die *Atemdepression* entsteht durch eine hemmende Wirkung der Opioide auf das Atemzentrum in der Medulla oblongata. Im Falle einer Intoxikation oder Überdosierung kann die atemdepressive Wirkung der Opioide durch den Opioidantagonisten Naloxon aufgehoben werden. Da die Wirkdauer des Antagonisten kürzer ist, kann es zu einem Reboundeffekt kommen. *Übelkeit und Erbrechen* sind weitere typische Nebenwirkungen der Opioide, die insbesondere während der Aufdosierungsphase entstehen. Weiterhin bewirken Opioide eine *Obstipation* durch eine Verminderung der Magen-Darm-Motilität. Durch den adäquaten Einsatz von Laxanzien (häufig verwendet wird z. B. Movixol®, ggf. + Laxoberal®) ist diese unerwünschte Wirkung in der Regel gut kompensierbar.

#### Toleranz, Sucht und Abhängigkeit

Eine *Toleranzentwicklung* (Gewöhnung) der Opioide beruht auf einem Wirkungsverlust des Opioids bei wiederholter Einnahme hinsichtlich der Wirkdauer und Wirkstärke, sodass in diesem Fall die gleiche analgetische Wirksamkeit nur durch eine Dosiserhöhung zu erreichen ist. Im klinischen Alltag kann es schwierig sein, eine »echte« Toleranzentwicklung von einer Progression der Erkrankung (z. B. Tumorwachstum) zu unterscheiden.
Im Allgemeinen stellt Sucht ein untergeordnetes Problem in der Schmerztherapie dar. Dies sollte den Behandler allerdings nicht davon entbinden, vor und während einer Opioidtherapie Risikofaktoren für süchtiges Verhalten zu identifizieren und auf mögliche typische Verhaltensweisen abhängigen Verhaltens zu achten.
Die pharmakokinetischen Eigenschaften ausgewählter Opioide und die pharmakologische Aktivität ihrer Metabolite sind in **Tab. A 12.2** dargestellt.

### A 12.3.2.4 Klinische Anwendung der Opioide

Im Einzelfall sollte sich die Auswahl des hochpotenten Opioids an der Schmerzsymptomatik (akut oder chronisch), der Komorbidität des Patienten (Niereninsuffizienz, Leberinsuffizienz, Resorptionsstörungen etc.) sowie der Verfügbarkeit der für den Patienten optimalen Applikationsform richten.
*Opioide beim Akutschmerz*: Opioide sind sehr effektiv beim Akutschmerz (z. B. postoperativ, Trauma, Schmerz bei internistischen Notfällen wie Herzinfarkt, Nieren- und Gallenkolik). Hierzu werden bevorzugt starke µ-Agonisten wie (unretardiertes) Morphin, Oxycodon, Fentanyl, Buprenorphin oder Piretramid mit den o. g. Einschränkungen eingesetzt. Es ist eine Titration nach Bedarf bis zur Symptomkontrolle durchzuführen, die nur in der Akutsituation und der sehr kurzfristigen Anwendung parenteral erfolgen sollte. Im postoperativen Bereich hat sich die patientenkontrollierte

Analgesie bewährt. Auch wenn in der Akutschmerztherapie starke Opioide eingesetzt werden, sollte versucht werden, synergistische Effekte durch die Kombination mit Nichtopioiden und ggf. Co-Analgetika zu erzielen (A; siehe auch Prinzipien der Akutschmerztherapie). Die Leitlinien der Deutschen Interdisziplinären Vereinigung für Schmerztherapie für die Therapie des perioperativen und postraumatischen Schmerzes sind im Internet abrufbar (über www.divs-ev.de).

*Opioide bei chronischem Schmerz*: Beim *Tumorschmerz* sind starke Opioide in retardierter Form zu bevorzugen. Zur Kupierung von Schmerzspitzen wird 1/6 der regulären Tagesdosis des Opioids in unretardierter Form als Extradosis verordnet. Für die Dosierung ist die Balance zwischen Analgesie und Nebenwirkungen die einzig gültige Entscheidungsgrundlage. Im Allgemeinen sind auch hohe und höchste Opioiddosen am besten durch die orale Gabe von Retardpräparaten zu applizieren. Nur in seltenen Fällen ist eine parenterale oder rückenmarknahe Therapie erforderlich. Indikationen für eine andere Applikationsart sind z. B. anhaltende oder rezidivierende Übelkeit und Erbrechen, Dysphagie und Schluckstörungen, große allgemeine Schwäche oder schlechte Resorption im Magen-Darm-Trakt. In diesen Fällen kann die transdermale Therapie mit Fentanyl- oder Buprenorphinpflaster, bei Schluckstörungen auch die Therapie über eine Sonde erfolgen. In der Palliativsituation hat sich vor allem die kontinuierliche subkutane Infusion mittels Spritzenpumpe bewährt. Auch hier ist die Kombination mit Co-Analgetika oder anderen Medikamenten zur Behandlung von Begleitsymptomen sinnvoll (zu den aktuellen Richtlinien der Deutschen Krebsgesellschaft zur Tumorschmerztherapie siehe auch http://www.krebsgesellschaft.de/).

## A 12.3.3 Antidepressiva

*Antidepressiva* besitzen eine spezifische analgetische Wirkung bei neuropathischen Schmerzen und anderen chronischen Schmerzsyndromen (z. B. chronische Rückenschmerzen). Diese beruht auf der Aktivierung deszendierender schmerzinhibitorischer Bahnen, die Noradrenalin und Serotonin als Neurotransmitter benutzen.
*Trizyklische Antidepressiva* (TCA) sind gemäß den aktuellen Leitlinien der European Federation of Neurological Societies (Attal et al. 2009) auch weiterhin Medikation der ersten Wahl beim neuropathischen Schmerz (↑↑, A). Die analgetische Potenz der TCA wurde in zahlreichen, zumeist jedoch kleinen Studien für neuropathischen Schmerz diverser Ätiologien nachgewiesen (zur Übersicht Finnerup et al. 2005). In einer neueren Studie konnte diese gute analgetische Wirksamkeit der TCA auch für den zentralen neuropathischen Schmerz, z. B. nach Rückenmarkverletzung, nachgewiesen werden (Rintala et al. 2007).
*Dosierung:* Bei den TCA ist eine individuelle Titration in Abhängigkeit von Wirkung und Nebenwirkung insbesondere bei älteren Patienten erforderlich. Es sollte eine geringe und einschleichende Dosierung gewählt werden, die alle vier Tage erhöht werden kann. Die wirksame und tolerierbare Dosierung liegt meist zwischen 25 und 75 mg/d, höhere Dosierungen sind nur erforderlich, wenn auch antidepressive Wirkungen gewünscht werden. Unerwünschte *Nebenwirkungen* sind bei TCA häufig (u. a. Müdigkeit, Schlafstörungen, Vergesslichkeit, Gewichtszunahme, Mundtrockenheit, Obstipation, Schwindel, orthostatische Dysregulation, Erektionsstörungen, Miktionsbeschwerden, Brechreiz, Tremor, kardiale Nebenwirkungen). Vor der Behandlung sollte bei allen Patienten mit einem kardialen Risiko und ab einem Alter von 65 Jahren ein EKG abgeleitet werden. Es gelten folgende relative *Kontraindikationen:* Glaukom, Prostatahypertrophie, Miktionsstörungen, gesteigertes Anfallsrisiko, Thrombose/Thrombophlebitis, kardiale Reizleitungsstörungen, Herzinsuffizienz und erhöhtes Sturzrisiko. Bei Dosierungen über 100 mg/d werden regelmäßige EKG-Ableitungen empfohlen, vor und während der Therapie zudem Laborkontrollen der Transaminasen und des Blutbildes.
Zu den Therapien der ersten Wahl für die Behandlung neuropathischer Schmerzen sind die *selektiven SNRIs* Duloxetin und Venlafaxin (↑, A) hinzugekommen, deren Effizienz für diese Indikation nachgewiesen ist (Attal et al. 2009). Dies spiegelt sich auch in der aktuellen europäischen Leitlinie zur Behandlung neuropathischer Schmerzen wider, in der die SNRIs in die 1. Wahl (mit starker Empfehlung) aufgestiegen sind (Finnerup et al. 2015). Einen Vorteil dieser Substanzen im Vergleich zu den TCA stellt die fehlende anticholinerge Wirkung dar (↑, B).
Die neueren *SSRIs* (Fluoxetin, Citalopram, Paroxetin) haben aufgrund ihrer besseren Verträglichkeit die TCA in der Behandlung der Depression ersetzt, leider ist aber ihre Wirksamkeit in der Behandlung des neuropathischen Schmerzes sehr begrenzt (↑, B).

## A 12.3.4 Antiepileptika

Antiepileptika besitzen eine gute Wirksamkeit bei neuropathischen Schmerzsyndromen, dem klinischen Eindruck nach besonders bei einschießenden oder getriggerten Schmerzen.
Gemäß den aktuellen Leitlinien (Attal et al. 2009) gelten *Gabapentin* und *Pregabalin* unverändert als Medikationen der ersten Wahl bei neuropathischen Krankheitsbildern (↑↑, A). Die Effizienz von Pregabalin ist in zahlreichen Studien bei diversen peripheren und zentralen neuropathischen Schmerzsyndrome nachgewiesen (zur Übersicht Finnerup et al. 2010). Für die HIV-induzierte PNP konnte jedoch keine Wirksamkeit von Pregabalin gezeigt werden (Simpson et al. 2010). Die analgetische Potenz von Gabapentin ist ebenfalls gut dokumentiert (zur Übersicht Finnerup et al. 2010). Im Vergleich von Pregabalin mit Gabapentin gibt es keine überzeugende Evidenz einer Überlegenheit von Pregabalin oder Gabapentin in der Behandlung des neuropathischen Schmerzes, allerdings sind die Therapiekosten bei Gabapentin deutlich geringer.
*Dosierung:* Für Gabapentin: Startdosis 300 mg, Steigerung tgl. um 300 mg bis auf 1 200–2 400 mg/d in drei Einzeldosen, Maximaldosis 3 600 mg/d. Für Pregabalin: Rasche Aufdosierung bei jüngeren Pa-

tienten möglich, bei älteren Patienten mit schrittweiser Steigerung alle drei Tage. Startdosis 75–150 mg, Steigerung individuell alle drei bis vier Tage, Zieldosis 300–600 mg/d. Kaum Medikamenteninteraktionen. Für beide Substanzen Dosisanpassung bei Niereninsuffizienz.
*Nebenwirkungen:* Anfänglich Müdigkeit und Schwindel, periphere Ödeme, Gangstörungen, Ataxien. Insbesondere in der Aufdosierungsphase ist eine Kontrolle der Pankreasenzyme (Amylase, Lipase) sinnvoll.

*Lamotrigin* hatte in zwei Studien über Schmerzen nach einem Schlaganfall und schmerzhafter diabetischer Neuropathie eine analgetische Wirksamkeit gezeigt. Neuere Studien verliefen jedoch negativ bei neuropathischen Schmerzen diverser Ätiologie, Schmerzen bei Multipler Sklerose und schmerzhafter Polyneuropathie (↔, B).
*Dosierung:* In Monotherapie Startdosis 2 × 25 mg pro Tag. Steigerung in 14-tägigen Abständen auf Zieldosis 200 mg/d. Bei Co-Medikation mit anderen enzyminduzierenden Substanzen tritt ggf. ein beschleunigter Abbau von Lamotrigin auf, daher ist dann eine höhere Startdosis von 1(–2) mg/kg KG/d sinnvoll. Es sind keine routinemäßigen Labor- und Spiegelkontrollen erforderlich.
*Nebenwirkungen:* Besonders bei schneller Aufdosierung kann es zu gefährlichen Haut- und Schleimhautreaktionen (Exanthem, exfoliative Dermatitis, Stevens-Johnson-Syndrom) kommen. Ein Nachteil von Lamotrigin ist daher, dass es nur sehr langsam aufdosiert werden darf (ca. 8–12 Wochen Dauer bis zum Erreichen der Erhaltungsdosis). Weitere unerwünschte dosisabhängige Nebenwirkungen sind Doppelbilder, Kopfschmerzen, Schwindel, Tremor oder Ataxie.

*Carbamazepin* ist Mittel der ersten Wahl bei der Trigeminusneuralgie (A). Bei der Behandlung der schmerzhaften diabetischen Polyneuropathie und bei zentralen Schmerzsyndromen konnten ältere Studien positive Effekte zeigen, die jedoch nicht reproduziert werden konnten (↔, C). *Oxcarbazepin* war in einer Studie an 146 Patienten mit schmerzhafter diabetischer PNP analgetisch wirksam. Zwei nachfolgende Studien verliefen jedoch negativ, wobei eine der Studien eine niedrige Dosis einsetzte (Grosskopf et al. 2006) und die andere eine Dosis-Wirkungsstudie war.
*Dosierung:* Für Carbamazepin beträgt die Startdosis 100–200 mg/d, die Zieldosis beträgt 600–1 200 mg/d. Steigerung alle 3–7 Tage um 200 mg bis auf Zieldosis oder bis zum Sistieren der Schmerzattacken. Die Aufdosierung sollte zu Verminderung initialer Nebenwirkungen langsam und einschleichend vorgenommen werden, idealerweise über vier Wochen. Die Substanz sollte dann möglichst in retardierter Form, verteilt auf zwei Einzeldosen, verordnet werden. Maximaldosis: 1400 mg/d. Für Oxcarbazepin beträgt die Startdosis 2 × 300 mg/d, die Zieldosis 1 200–2 400 mg/d. Steigerung alle sieben Tage in Schritten von höchstens 600 mg bis zur Zieldosis oder bis zum Sistieren der Schmerzen. Die Tagesgesamtdosis soll auf zwei Einzeldosen verteilt werden. Maximaldosis 2 400 mg/d. Eine retardierte Formulierung ist inzwischen verfügbar. Spiegelbestimmungen sind nicht erforderlich. Vor- und unter Therapie mit beiden Substanzen sind Routinelaborkontrollen inkl. der Serum-Natriumwerte empfehlenswert, sowie ein Ruhe-EKG, da es zu Erregungsausbreitungsstörungen (z. B. Linksschenkelblock) kommen kann. Oxcarbazepin stellt v. a. bei pharmakologischen Interaktionen (z. B. mit oralen Antikoagulanzien), Hepatotoxizität und allergischen Reaktionen eine Alternative zu Carbamazepin dar.

## A 12.3.5 Andere Substanzklassen

*Cannabinoide* haben einen moderaten analgetischen Effekt bei zentralen Schmerzen bei Multipler Sklerose gezeigt (Svendsen et al. 2004; Rog et al. 2005) und waren auch inklusive des Sprays Sativex® bei verschiedenen peripheren neuropathischen Schmerzsyndromen wirksam. Allerdings war der Effekt nur geringgradig und konnte in einer neuen kleinen Studie an Patienten mit schmerzhafter PNP nicht bestätigt werden. Gerauchtes Cannabis war bei HIV-induzierter Neuropathie und verschiedenen neuropathischen Schmerzsyndromen wirksam. Weitere Studien zur Beurteilung der Wirksamkeit sind notwendig (↔, C).

In fünf randomisierten kontrollierten Studien an Patienten mit diabetischer PNP (Ziegler et al. 1995; Ruhnau et al. 1999; Ziegler et al. 1999; Ametov et al. 2003; Ziegler et al. 2006) wurde die intravenöse und orale Gabe von *Alpha-Liponsäure* untersucht: In vier Studien führte Alpha-Liponsäure zu einer signifikanten Linderung von neuropathischem Schmerz, aufgrund des hohen Placeboeffekts war dies insbesondere bei oraler Gabe jedoch unterhalb der klinischen Signifikanzgrenze (Ziegler et al. 1995; Ruhnau et al. 1999; Ametov et al. 2003; Ziegler et al. 2006). Es wird geschlussfolgert, dass die intravenöse Gabe von Alpha-Liponsäure (600 mg) über drei Wochen zu einer signifikanten und klinisch relevanten Linderung von neuropathischem Schmerz führt (Mijnhout et al. 2010). Aufgrund des günstigen Nebenwirkungsprofils kann eine adjuvante Therapie der schmerzhaften diabetischen PNP mit Alpha-Liponsäure erwogen werden (↔, C).

## A 12.3.6 Topische Therapie

Als adjuvante Therapie insbesondere bei gut lokalisierten neuropathischen Schmerzen kommt eine topische dermale Applikation von Pharmaka in Betracht. Sie wirken überwiegend lokal und zeigen wegen ihrer geringen systemischen Resorption kaum zentralnervöse Nebenwirkungen. Als Hauptindikationen werden die PHN, die oft therapierefraktäre HIV-Neuropathie, seltener die diabetische PNP und der Postmastektomieschmerz betrachtet.

*Lidocain-Pflaster* gelten als Medikation der zweiten Wahl für Patienten mit PHN oder fokaler Neuropathie mit Allodynie (↑, B). Eine offene Studie zeigte eine mit Pregabalin vergleichbare Wirksamkeit von topischem Lidocain bei PHN und PPN (Baron et al. 2009).

Die Wirksamkeit von topischem *Capsaicin* (auf Salbenbasis in 0,025–0,1 % Lösung) ist für die PHN in zahlreichen Studien nachgewiesen (zur Übersicht Finnerup et al. 2010) (↔, B). Zwei neue Studien zeigen eine zumindest 12-wöchige Schmerzreduktion nach Applikation eines neuen hochkonzentrierten Capsainpflasters (8 %, NGX-4 010, Qutenza®) (↑, B) bei Patienten mit schmerzhafter PPN und HIV-Neuropathie. Lokale Nebenwirkungen wie Irritationen oder Rötung waren unter NGX-4 010 verstärkt, konnten jedoch mit Kühlung und kurzwirksamen Opioiden zufriedenstellend behandelt werden. In einer offenen Langzeitstudie konnte eine Schmerzlinderung auch nach wiederholter Applikation über 48 Wochen dokumentiert werden. Qutenza® ist in Europa zur Behandlung von peripheren neuropathischen Schmerz bei Erwachsenen zugelassen. Seit kurzem umfasst die Zulassung auch die Behandlung der diabetischen Polyneuropathie. Dosierung für 0,025–0,1 %-Lösung: 4-mal täglich für 4–6 Wochen auf das schmerzende Hautareal, für 8 % Pflaster: 1 × auf das schmerzende Hautareal.

Mehrere Studien dokumentieren eine signifikante Schmerzreduktion nach *intradermaler Injektion von Botulinumtoxin A* bei peripheren neuropathischen Schmerzen, die bis zu 14 Wochen anhält. Möglicherweise stellen das Vorhandensein einer Allodynie sowie ein erhaltenes Temperaturempfinden Prädiktoren für eine gute Wirksamkeit dar (Attal et al. 2016) (↔, C). Weitere Studien zur Beurteilung der Wirksamkeit und möglicher Prädiktoren sind notwendig.

### A 12.3.7 Kombinationstherapien

Im Fall einer nicht ausreichenden analgetischen Wirksamkeit einer Monotherapie neuropathischer Schmerzen besteht allgemeiner Konsens zur Empfehlung einer Kombinationstherapie vor allem mit Präparaten, die unterschiedliche analgetische Mechanismen nutzen können. Nichtsdestotrotz sind Kombinationstherapien in klinischen Studien bisher wenig untersucht (↔, C).
Die Leitlinien der Deutschen Gesellschaft für Neurologie zur Therapie neuropathischer Schmerzen sind im Internet verfügbar (http://www.dgn.org/).

## A 12.4 Nicht-pharmakologische Therapie

### A 12.4.1 Physikalische Therapie

*Kälte- und Wärmetherapien* werden häufig angewandt, um akute und chronische Schmerzen zu beeinflussen, insbesondere bei muskulo-skelettalen Beschwerden. Wärmeapplikation resultiert in verbesserter Durchblutung und verstärktem Metabolismus im exponierten Gewebe. Zusätzlich werden die elastischen Eigenschaften des Bindegewebes beeinflusst, so dass in Kombination mit anderen Techniken (Massage, Dehnung und Übungsbehandlung) der Schmerz-Muskeltonuserhöhung-Schmerz-Zyklus durchbrochen werden kann. Die Applikation von Kälte kann analgetische, antiinflammatorische und fiebersenkende Wirkungen durch Vasokonstriktion, hieraus resultierendem vermindertem Blutfluss, verminderte Stoffwechselaktivität sowie möglicherweise durch reflektorische Sekretion von Endorphinen zeigen. Insgesamt ist die Evidenz für eine anhaltende Wirkung physikalischer Therapien bei Patienten mit chronischen Schmerzsyndromen gering (↔, C).

### A 12.4.2 Physiotherapie und Ergotherapie

Chronische Schmerzen führen häufig zu einer Verminderung der körperlichen Aktivität mit oft weitreichenden psychosozialen Folgen. Die Physio- und ggf. Ergotherapie stellen einen elementaren Baustein in der multimodalen Therapie chronischer Schmerzen dar. Physiotherapeutische Übungsprogramme haben zum einen das Ziel Muskelkraft und Bewegungskontrolle zu verbessern, um insbesondere beim Rückenschmerz die Stütz- und Haltefunktion zu verbessern. Weiterhin sind die Wiederherstellung der Fähigkeit zur Selbstregulation und der selbstbestimmten Beweglichkeit sowie das Durchbrechen des Teufelskreises aus Schmerz → Schonung → körperliche Dekonditionierung → Belastungsintoleranz von großer Bedeutung. Hierbei ist ein selbstständiges Erlernen der Übungen durch den Patienten zur ambulanten Durchführung entscheidend für den Therapieerfolg, im Gegensatz zu häufigen Klink- oder Praxisbesuchen mit für den vom Patienten passiv erlebten Anwendungen (↑, B).

### A 12.4.3 Psychologische und psychiatrische Therapien

Psychologische Therapien sind integraler Bestandteil des Behandlungskonzepts chronisch schmerzkranker Patienten. Die Effizienz von v. a. kognitiv-behavioralen Therapien ist durch eine große Zahl von Studien gut belegt (Eccleston et al. 2009; Morley et al. 1999) (↑↑, A). Zusätzlich spielen Entspannungstechniken eine wichtige Rolle. Die progressive Muskelrelaxation nach Jacobson ist hier wegen guter Effizienz und leichter Erlernbarkeit die Methode der Wahl (Rehfisch und Basler 1999) (↑, B). Auch für Biofeedback (Kröner-Herwig 1999; Nestoriuc et al. 2008) liegen positive Studienergebnisse vor (↑, C). Eine psychiatrische Mitbetreuung von Schmerzpatienten zur Diagnostik und Therapie ist v. a. bei depressiven Störungen, anhaltender somatoformer Schmerzstörung und Suchterkrankungen sinnvoll.

### A 12.4.4 Konservative Neuromodulationsverfahren

#### A 12.4.4.1 Akupunktur

Die genaue Wirkweise der Akupunktur ist bisher nicht sicher geklärt, als potenzielle Wirkmechanismen werden u. a. das Prinzip der »Gate Control«-Theorie postuliert oder auch eine gesteigerte Produktion von Endorphinen, Serotonin und Acetylcholin. Die Datenlage zum Nachweis der klinischen Akupunkturwirkung wird kontrovers diskutiert. So konnte in den GERAC-Studien (»German acupuncture trials«) und ART-Studien (»acupuncture randomized trials«) kein signifikanter Unterschied zwischen der Behandlung von unspezifischen Hautpunkten (Sham-Akupunktur) und echten Akupunkturpunkten (Verum-Akupunktur) gezeigt werden. Allerdings zeigten sich beide Akupunkturformen (Sham und Verum) überlegen im Vergleich zur sog. standard medical therapy, also z. B. der Gabe von NSAR bei Gonarthrose. Dies hat dazu geführt, dass Akupunktur bei Gonarthrose und Lumbalgie vom gemeinsamen Bundesausschuss Ärzte und Krankenkassen als erstattungsfähig eingestuft wurde (↑, B).

#### A 12.4.4.2 Transkutane elektrische Nervenstimulation (TENS)

Bei der transkutanen elektrischen Nervenstimulation (TENS) werden elektrische Impulse appliziert, die durch die Haut auf nervale Strukturen einwirken, um Schmerzen zu lindern. Wirkprinzip ist eine Modulation auf Rückenmarkebene (Gate Control) sowie eine Aktivierung der deszendierenden Schmerzhemmung. TENS wird häufig bei chronischen Schmerzsyndromen angewandt. Insgesamt herrscht ein Mangel an randomisierten, kontrollierten Studien, da die Verblindung durch den für die Patienten offensichtlichen TENS-Effekt erschwert ist. Trotzdem ist die Methode als kassenübliche Leistung anerkannt und stellt eine gut verträgliche, nebenwirkungsarme Therapieoption dar (↔, C).

### A 12.4.5 Invasive Therapieverfahren

#### A 12.4.5.1 Nervenblockaden

Regionalanästhesiologische Blockaden stellen invasive Techniken zur passageren oder irreversiblen Blockade von peripheren oder rückenmarknahen Nerven dar. Hierbei werden diagnostische, prognostische, prophylaktische (perioperativ) und therapeutische Blockaden unterschieden. Periphere Nervenblockaden spielen in der Therapie chronischer Schmerzen eine eher untergeordnete Rolle. Auch die Evidenz für die häufig angewandte periradikuläre Therapie mit Lokalanästhetika (ggf. zusammen mit Steroiden) bei radikulären Rückenschmerzen ist als unzureichend zu bezeichnen (↔, C).

Bei Schmerzen, bei denen eine sympathisch unterhaltene Komponente vermutet wird, wie z. B. dem komplex regionalen Schmerzsyndrom (CRPS), können nach sorgfältiger Indikationsstellung regionale Blockaden sympathischer Ganglien durchgeführt werden. Diese stehen aber aufgrund der zu geringen Evidenz ihrer Wirksamkeit nicht mehr an erster Stelle in der Therapie des CRPS (siehe Leitlinie der Deutschen Gesellschaft für Neurologie) (↔, C).

#### A 12.4.5.2 Rückenmarknahe Therapie

Die *Epiduralanästhesie* hat ihren Schwerpunkt bei postoperativen und traumatisch bedingten Schmerzzuständen, ggf. kann sie auch bei Tumorschmerzen indiziert sein. In der Therapie chronischer Schmerzen, insbesondere solcher, die mit neurologischen Erkrankungen assoziiert sind, spielt sie keine Rolle. Die *intrathekale Applikation von Opioiden* oder anderen Medikamenten (Baclofen, Ziconotid), z. T. über implantierbare Pumpensysteme, stellt eine Ultima-Ratio-Option in der Behandlung von schweren, anders nicht zu behandelnden Schmerzzuständen insbesondere in der Tumorschmerztherapie dar. Aufgrund der nicht unerheblichen Nebenwirkungs- und Komplikationsrate spielt sie in der Behandlung von chronischen nicht-tumorbedingten Schmerzen eine untergeordnete Rolle (↔, C).

#### A 12.4.5.3 Invasive Stimulationsverfahren – Spinal Cord Stimulation

Bei der *Spinal Cord Stimulation* werden über epidural implantierte Stab- oder Flächenelektroden elektrische Impulse auf die Hinterstränge appliziert, welche im Sinne eines Gate-Control-Mechanismus zu einer Hemmung nozizeptiver Afferenzen führen sollen. Weiterhin werden eine Aktivierung von deszendierenden Hemmmechanismen sowie eine Hemmung der sympathischen Efferenz als Wirkmechanismen postuliert. Bleibt eine konservative, multimodale Schmerztherapie ohne Erfolg, kann nach aktuellen AWMF-Leitlinien eine Spinal Cord Stimulation bei folgenden Indikationen versucht werden: CRPS-I (B), beim »failed back surgery syndrom« mit radikulärer Symptomatik (↑, B), bei therapieresistenter Angina pectoris (↑, A) und bei pAVK (↑, A). Auch bei anderen neuropathischen Schmerzsyndromen kann im Sinne einer Ultima-Ratio-Lösung nach Versagen der konservativen Therapie ein individueller Behandlungsversuch erfolgen (↔, C).

#### A 12.4.5.4 Andere neurochirurgische Therapieverfahren

Durch verbesserte medikamentöse Therapieverfahren, die Anwendung multimodaler Behandlungskonzepte und nicht zuletzt ein besseres pathophysiologisches Verständnis von zentralen Chronifizierungsprozessen haben invasive neurodestruktive Verfahren in den vergangenen Jahren erheblich an Bedeutung verloren. Für die Behandlung von chronischen Schmerzen im Zusammenhang mit neurologischen Erkrankungen sind sie im Wesentlichen obsolet, eine Ausnahme bildet die Thermokoagulation des Ganglion Gasseri bei der Trigeminusneuralgie (**Kap. A 5**).

## A 12.5 Pragmatische Therapie

### A 12.5.1 Polyneuropathie

NSAR und andere Nichtopioidanalgetika haben allenfalls eine minimale Wirkung bei neuropathischen Schmerzen (**Tab. A 12.3**). Als Therapieoptionen stehen als Mittel der 1. Wahl trizyklische Antidepressiva, duale Noradrenalin-/Serotonin-Wiederaufnahmehemmer (Duloxetin, Venlafaxin) und Antikonvulsiva (Gabapentin, Pregabalin, Carba-

**Tab. A 12.3:** Evidenzklassen für die medikamentöse Therapie neuropathischer Schmerzen (adaptiert an die Leitlinien der DGN http://dgn.org/-leitlinien-online.html, Attal et al. 2009 und Finnerup et al. 2015)

| Neuropathischer Schmerz bei | ↑↑ | ↑ | ↔ | ↓ |
|---|---|---|---|---|
| Polyneuropathie | Amitriptylin<br>Nortriptylin<br>Venlafaxin<br>Duloxetin<br>Gabapentin<br>Pregabalin<br>Tramadol<br>Oxycodon | Desipramin<br>Maprotilin<br>Carbamazepin<br>Capsaicin-Salbe | Citalopram<br>Fluoxetin<br>Paroxetin<br>Oxcarbamazepin | Topiramat<br>Lamotrigin<br>NSAR |
| Postzosterische Neuropathie | Amitriptylin<br>Nortriptylin<br>Gabapentin<br>Pregabalin<br>Lidocain-Pflaster | Desipramin<br>Tramadol ret.<br>Morphin ret.<br>Oxycodon<br>Capsaicin-Salbe | | NSAR<br>Paracetamol<br>Metamizol |
| Schlaganfall | | Amitriptylin<br>Lamotrigin | | |
| Phantomschmerz | | Gabapentin<br>Tramadol<br>Morphin | | |
| CRPS | Bisphosphonate<br>Glukokortikoide | Antikonvulsiva<br>Antidepressiva | DMSO (50 % topisch) | |

mazepin oder Lamotrigin) zur Verfügung. Sollten diese Medikamente nicht zu einer suffizienten Linderung führen, können zusätzlich Opioide eingesetzt werden. Durch eine Kombination der verschiedenen Substanzen lässt sich die Dosis und damit Verträglichkeit reduzieren und es können synergistische analgetische Effekte erreicht werden (siehe auch Kombinationstherapie). Die Auswahl, Dosierung und ggf. Kombination der Substanzen muss individuell in Abhängigkeit von Wirkung und Nebenwirkung erfolgen. Die topische Therapie mit Capsaicin-Salbe oder -Pflaster sowie Lidocain 5 % sind ebenfalls Therapien der 1. Wahl und stellen bei lokal begrenzten neuropathischen Schmerzen eine gut verträgliche Therapieoption ohne den Nachteil von systemischen Nebenwirkungen dar.

## A 12.5.2 Postherpetische Neuralgie

Die postherpetische Neuralgie ist ein klassisches neuropathisches Schmerzsyndrom und wird entsprechend behandelt. Substanzen der 1. Wahl sind trizyklische Antidepressiva, sowie die Antikonvulsiva Gabapentin und Pregabalin. Bei therapierefraktären Beschwerden kann ein Therapieversuch mit Opioiden unternommen werden. Die topische Therapie mit Capsaicin-Salbe oder -Pflaster sowie Lidocain 5 % sind ebenfalls Therapien der 1. Wahl.

## A 12.5.3 Zentraler Schmerz nach Schlaganfall oder spinalen Läsionen

Zentrale, neuropathische Schmerzen sind keine Seltenheit in der Neurologie. So leiden ca. 8 % aller Schlaganfallpatienten an chronischen zentralen Schmerzen (Andersen et al. 1995). Nach thalamischen oder Hirnstammläsionen ist die Häufigkeit noch deutlich höher (MacGowan et al. 1997). Nach spinalen Traumata leiden bis zu 65 % der Patienten an zentralen Schmerzen (Rose et al. 1988). Die Therapie zentraler Schmerzen nach Schlaganfall oder spinalen Läsionen folgt den Prinzipien der Therapie anderer neuropathischer Schmerzen. Nach Studienlage zum zentralen neuropathischen Schmerz gibt es eine positive Evidenz (↑, B) für die Wirksamkeit von Amitriptylin und Lamotrigin für zentrale Schmerzen nach Schlaganfall, sowie für Gabapentin, Pregabalin und Lamotrigin für zentrale Schmerzen nach Rückenmarkläsionen.

## A 12.5.4 Phantomschmerz

Die pathophysiologisch gut motivierte präemptive Analgesie zur Vermeidung von Phantomschmerz ist tierexperimentell wirksam und wird weitverbreitet angewendet, auch wenn die Evidenz für dieses Vorgehen bislang unzureichend ist. Früh auftretender Phantomschmerz kann auf Calcitonin-Infusionen ansprechen (↔, C).

## A 12.5.5 Komplexes regionales Schmerzsyndrom (CRPS)

Ein CRPS kann nach Traumata jeder Art im Bereich der distalen Extremitätenabschnitte auftreten. Dabei hält sich die Symptomatik definitionsgemäß nicht an Innervationsterritorien peripherer Nerven oder Nervenwurzeln. Die Therapie sollte immer eine Kombinationstherapie sein, die sich in der Regel aus nicht-medikamentösen und medikamentösen Maßnahmen zusammensetzt. Nur in Ausnahmefällen sollten interventionelle Therapieformen zur Anwendung kommen. Die wesentlichen Bestandteile der CRPS-Therapie sind: Bisphosphonate bei CRPS nach Frakturen (↑, A), Glukokortikoide bei akut posttraumatisch-entzündlichem CRPS (↑, B), topische Therapie mit Dimethylsulfoxid (DMSO) 50 % (↔, C), Physio- und Ergotherapie (inkl. Spiegeltherapie, »motor learning«) zur Wiedererlangung der Funktion (↑, B), medikamentöse Therapie neuropathischer Schmerzen (s. o.) (↑, A), psychotherapeutische Verfahren (inkl. Entspannungsverfahren, (↑, B). Wiederholte Sympathikusblockaden stehen aufgrund der zu geringen Evidenz ihrer Wirksamkeit nicht mehr an erster Stelle in der Therapie des CRPS und sollten erst nach Versagen der konservativen Therapie in enger Indikationsstellung eingesetzt werden (↔, C).

## Literatur

Ametov AS, Barinov A, Dyck PJ, Hermann R, Kozlova N, Litchy WJ, Low PA, Nehrdich D, Novosadova M, O'Brien PC, Reljanovic M, Samigullin R, Schuette K, Strokov I, Tritschler HJ, Wessel K, Yakhno N, Ziegler D. The sensory symptoms of diabetic polyneuropathy are improved with alpha-lipoic acid: the SYDNEY trial. Diabetes Care 2003; 26: 770–776.

Andersen G, Vestergaard K, Ingeman-Nielsen M, Jensen TS. Incidence of central post-stroke pain. Pain 1995; 61: 187–193.

Attal N, Cruccu B, Baron R, Haanpää M, Hansson P, Jensen TS, Nurmikko T. EFNS guidelines on the pharmacological treatment of neuropathic pain: 2009 revision. Eur J Neurol 2009; 17: 1010–1018.

Attal N, de Andrade DC, Adam F, Ranoux D, Teixeira MJ, Galhardoni R, Raicher I, Uceyler N, Sommer C and Bouhassira D. Safety and efficacy of repeated injections of botulinum toxin A in peripheral neuropathic pain (BOTNEP): a randomised, double-blind, placebo-controlled trial. The Lancet Neurology 2016; 15: 555–565.

Azad SC, Zieglgansberger W. What do we know about the state of chronic pain?. Schmerz 2003; 17: 441–444.

Baron R, Mayoral V, Leijon G, Binder A, Steigerwald I, Serpell M. 5 % lidocaine medicated plaster versus pregabalin in post-herpetic neuralgia and diabetic polyneuropathy: an open-label, non-inferiority two-stage RCT study. Curr Med Res Opin 2009; 25: 1663–1676.

Baron R, Strumpf M. Praktische Schmerztherapie. Berlin: Springer; 2006.

Candiotti KA, Gitlin MC. Review of the effect of opioid-related side effects on the undertreatment of moderate to severe chronic non-cancer pain: tapentadol, a step toward a solution? Curr Med Res Opin 2010; 26: 1677–1684.

Cervero F, Laird JM. From acute to chronic pain: mechanisms and hypotheses. Prog Brain Res 1996; 110: 3–15.

Chan FK, Hung LC, Suen BY, Wu JC, Lee KC, Leung VK, Hui AJ, To KF, Leung WK, Wong VW, Chung SC, Sung JJ. Celecoxib versus diclofenac and omeprazole in reducing the risk of recurrent ulcer bleeding in patients with arthritis. N Engl J Med 2002; 347: 2104–2110.

Cheville AL, Sloan JA, Northfelt DW, Jillella AP, Wong GY, Bearden Iii JD, Liu H, Schaefer PL, Marchello BT, Christensen BJ, Loprinzi CL. Use of a lidocaine patch in the management of postsurgical neuropathic pain in patients with cancer: a phase III double-blind crossover study (N01CB). Support Care Cancer 2009; 17: 451–460.

Eccleston C, Williams AC, Morley S. Psychological therapies for the management of chronic pain (excluding headache) in adults. Cochrane Database Syst Rev 2009: CD007407.

Finnerup NB, Attal N, Haroutounian S, McNicol E, Baron R, Dworkin RH, Gilron I, Haanpaa M, Hansson P, Jensen TS, Kamerman PR, Lund K, Moore A, Raja SN, Rice AS, Rowbotham M, Sena E, Siddall P, Smith BH and Wallace M. Pharmacotherapy for neuropathic pain in adults: a systematic review and meta-analysis. The Lancet Neurology 2015;14: 162–173.

Finnerup NB, Otto M, McQuay HJ, Jensen TS, Sindrup SH. Algorithm for neuropathic pain treatment: an evidence based proposal. Pain 2005; 118: 289–305.

Finnerup NB, Sindrup SH, Jensen TS. The evidence for pharmacological treatment of neuropathic pain. Pain 2010; 150: 573–581.

Grosskopf J, Mazzola J, Wan Y, Hopwood M. A randomized, placebo-controlled study of oxcarbazepine in painful diabetic neuropathy. Acta Neurol Scand 2006; 114: 177–180.

Ho KY, Huh BK, White WD, Yeh CC, Miller EJ. Topical amitriptyline versus lidocaine in the treatment of neuropathic pain. Clin J Pain 2008; 24: 51–55.

Freynhagen R, Baron R, Gockel U, Tolle TR. painDETECT: a new screening questionnaire to identify neuropathic components in patients with back pain. Curr Med Res Opin 2006; 22: 1911–1920.

IASP Task Force on Taxonomy. Classification of Chronic Pain, Second Edition. Part III: Pain Terms, A Current List with Definitions and Notes on Usage. Seattle: IASP Press, 1994.

Kanai A, Kumaki C, Niki Y, Suzuki A, Tazawa T, Okamoto H. Efficacy of a metered-dose 8 % lidocaine pump spray for patients with post-herpetic neuralgia. Pain Med 2009a; 10: 902–909.

Kanai A, Segawa Y, Okamoto T, Koto M, Okamoto H. The analgesic effect of a metered-dose 8 % lidocaine pump spray in posttraumatic peripheral neuropathy: a pilot study. Anesth Analg 2009b; 108: 987–991.

MacGowan DJ, Janal MN, Clark WC, Wharton RN, Lazar RM, Sacco RL, Mohr JP. Central poststroke pain and Wallenberg's lateral medullary infarction: frequency, character, and determinants in 63 patients. Neurology 1997; 49: 120–125.

Mijnhout GS, Alkhalaf A, Kleefstra N, Bilo HJ. Alpha lipoic acid: a new treatment for neuropathic pain in patients with diabetes? Neth J Med 2010; 68: 158–162.

Morley S, Eccleston C, Williams A. Systematic review and meta-analysis of randomized controlled trials of cognitive behaviour therapy and behaviour therapy for chronic pain in adults, excluding headache. Pain 1999; 80: 1–13.

Nestoriuc Y, Martin A, Rief W, Andrasik F. Biofeedback treatment for headache disorders: a comprehensive efficacy review. Appl Psychophysiol Biofeedback 2008; 33: 125–140.

Puig M. Drug combinations in pain management. J Pain Palliat Care Pharmacother 2006; 20: 51–53.

Reinecke H, Sorgatz H. S3 guideline LONTS. Long-term administration of opioids for non-tumor pain. Schmerz 2009; 23: 440–447.

Rintala DH, Holmes SA, Courtade D, Fiess RN, Tastard LV, Loubser PG. Comparison of the effectiveness of amitriptyline and gabapentin on chronic neuropathic pain in persons with spinal cord injury. Arch Phys Med Rehabil 2007; 88: 1547–1560.

Rog DJ, Nurmikko TJ, Friede T, Young CA. Randomized, controlled trial of cannabis-based medicine in central pain in multiple sclerosis. Neurology 2005; 65: 812–819.

Rose M, Robinson JE, Ells P, Cole JD. Pain following spinal cord injury: results from a postal survey. Pain 1988; 34: 101–102.

Ruhnau KJ, Meissner HP, Finn JR, Reljanovic M, Lobisch M, Schutte K, Nehrdich D, Tritschler HJ, Mehnert H, Ziegler D. Effects of 3-week oral treatment with the antioxidant thioctic acid (alpha-lipoic acid) in symptomatic diabetic polyneuropathy. Diabet Med 1999; 16: 1040–1043.

Schmidt H, Lowenstein O, Hesselbarth S, Klinge V, Michels H. S3 guidelines LONTS (Long-term adminis-

tration of opioids for non-tumor pain). Schmerz 2010; 24: 71–72; author reply 72.
Simpson DM, Schifitto G, Clifford DB, Murphy TK, Durso-De Cruz E, Glue P, Whalen E, Emir B, Scott GN, Freeman R. Pregabalin for painful HIV neuropathy: a randomized, double-blind, placebo-controlled trial. Neurology 2010; 74: 413–420.
Sorgatz H, Maier C. Nothing is more damaging to a new truth than an old error: Conformity of new guidelines on opioid administration for chronic pain with the effect prognosis of the DGSS S3 guidelines LONTS (long-term administration of opioids for non-tumor pain). Schmerz 2010; 24: 309–312.
Standl Tea. Schmerztherapie – Akutschmerz, Chronischer Schmerz, Palliativmedizin. Stuttgart, New York: Thieme; 2010.
Svendsen KB, Jensen TS, Bach FW. Does the cannabinoid dronabinol reduce central pain in multiple sclerosis? Randomised double blind placebo controlled crossover trial. Bmj 2004; 329: 253.
Tolle TR, Treede RD, Zenz M. To give or not to give, that is not the question here! Longterm administration of opioids for non-tumor pain (LONTS). Schmerz 2009; 23: 437–439.
Treede RD, Jensen TS, Campbell JN, Cruccu G, Dostrovsky JO, Griffin JW, Hansson P, Hughes R, Nurmikko T, Serra J. Neuropathic pain: redefinition and a grading system for clinical and research purposes. Neurology 2008; 70: 1630–1635.
Ziegler D, Ametov A, Barinov A, Dyck PJ, Gurieva I, Low PA, Munzel U, Yakhno N, Raz I, Novosadova M, Maus J, Samigullin R. Oral treatment with alpha-lipoic acid improves symptomatic diabetic polyneuropathy: the SYDNEY 2 trial. Diabetes Care 2006; 29: 2365–2370.
Ziegler D, Hanefeld M, Ruhnau KJ, Hasche H, Lobisch M, Schutte K, Kerum G, Malessa R. Treatment of symptomatic diabetic polyneuropathy with the antioxidant alpha-lipoic acid: a 7-month multicenter randomized controlled trial (ALADIN III Study). ALADIN III Study Group. Alpha-Lipoic Acid in Diabetic Neuropathy. Diabetes Care 1999; 22: 1296–1301.
Ziegler D, Hanefeld M, Ruhnau KJ, Meissner HP, Lobisch M, Schutte K, Gries FA. Treatment of symptomatic diabetic peripheral neuropathy with the anti-oxidant alpha-lipoic acid. A 3-week multicentre randomized controlled trial (ALADIN Study). Diabetologia 1995; 38: 1425–1433.

# B Hirnnerven und Hirnstamm

B

# B 1 Riech- und Schmeckstörungen

*von A. Hähner und T. Hummel*



## B 1.1 Epidemiologie und Einteilung der Riech- und Schmeckstörungen

Etwa 3 bis 7 % der Bevölkerung sind von einer funktionellen Anosmie betroffen (Landis et al. 2004; Vennemann et al. 2008). Allgemein nimmt die Riechleistung etwa ab dem 60. Lebensjahr so ab, dass 50 % der 65- bis 80-Jährigen und 62–80 % der über 80-Jährigen als hyposmisch kategorisiert werden (Doty et al. 1997; Murphy et al. 2002). Parallel findet sich eine Abnahme des Volumens des Bulbus olfactorius etwa ab dem 40. Lebensjahr.
Frauen sind typischerweise riechempfindlicher als Männer (Doty und Cameron 2009) – die Ursache dafür ist unbekannt, liegt aber möglicherweise an einer vergleichsweise höheren sozialen Kompetenz von Frauen, die sich deswegen auch mehr für Düfte als soziale Signale interessieren (z. B. Körper- und Essensgerüche).
Daneben spielt die Nasenanatomie für das Riechvermögen eine große Rolle. Grundlage dafür ist, dass der Anteil der Einatmungsluft, der das Riechepithel erreicht, mit etwa 10–20 % relativ gering ist: Damit kommt der Naseneingangsregion eine besondere Funktion hinsichtlich der Verteilung des intranasalen Luftstroms zu (Damm et al. 2002; Zhao et al. 2004).

Der Geschmackssinn ist von altersbedingten Veränderungen geringer betroffen als der Geruchssinn (Schiffman 1997; Murphy et al. 1997). Unter den Patienten, die wegen Riech- oder Schmeckstörungen spezielle Zentren aufsuchen, liegt nur bei etwa 10 % eine messbare Schmeckstörung vor. In der Gesamtbevölkerung sind Schmeckstörungen selten (Welge-Lüssen et al. 2011). Im Vordergrund stehen bei Schmeckstörungen – anders als bei Riechstörungen – nicht die quantitativen Veränderungen der Schmeckfunktion (Hypogeusie, Ageusie), sondern die qualitativen Störungen (z. B. Salzig-Dysgeusie) (Fark et al. 2013).

Es können bei nicht ganz einheitlich verwendeter Nomenklatur verschiedene Riech- und Schmeckstörungen unterschieden werden (**Tab. B 1.1**; Leitlinien der ArGe Olfaktologie/Gustologie). Daneben werden – analog zu den Agnosien – Agnosmien und Agnogeusien definiert. Als Parosmie bzw. Parageusie wird eine veränderte Wahrnehmung von vorhandenen Gerüchen bzw. Schmeckreizen bezeichnet. Phantosmie bzw. Phantogeusie wird die Wahrnehmung von Gerüchen bzw. Schmeckeindrücken in Abwesenheit einer entsprechenden Reizquelle benannt.

## B 1.2 Riechstörungen (Klinik und Verlauf)

Nach Schätzungen des National Institute of Health konsultieren in den USA jährlich bis zu 200 000 Patienten wegen Riechstörungen einen Arzt (Hoffmann et al. 1998). In Deutschland werden, so eine Umfrage (Damm et al. 2004), pro Jahr ca. 79 000 Patienten mit Riechstörungen in HNO-Kliniken behandelt. Die Hyp- und Anosmien lassen sich acht Gruppen zuordnen (Damm et al. 2004; Deems et al. 1991):

- Die mit 72 % häufigsten Ursachen in der HNO-ärztlichen Klientel stellen die *sinunasalen Erkrankungen* dar (53 % Entzündungen der Nase und der Nasennebenhöhlen, 19 % nicht entzündliche respiratorische Störungen). Die übrigen Störungen verteilen sich wie folgt:
- *Postviral/postinfektiös* bei 11 % der Patienten
- *Idiopathisch* bei 6 %
- *Posttraumatisch* bei 5 %
- *Iatrogen* bei 3 %
- *Toxisch* (auch medikamentös) bei 2 %
- *Angeboren* bei 1 %

Etwa 200 weitere Ursachen von Riechstörungen sind dokumentiert (Schiffman 1983, 1997), unter denen noch die *neurodegenerativen* Erkrankungen hervorzuheben sind (s. u.).

### B 1.2.1 Hyp- und Anosmien bei chronischen Erkrankungen der Nasenhöhle und der Sinus

Sinunasal bedingte Hyp- und Anosmien zeigen oft eine langsam progrediente Symptomatik und ein auch diagnostisch verwertbares Ansprechen auf systemische Steroide (Cain et al. 1988) – die Antwort auf lokale Steroidtherapie ist weniger sicher (z. B. Heilmann et al. 2004). Zwei Drittel der Patienten sind Männer und in drei Viertel der Fälle sind sie zwischen 35 und 65 Jahre alt (Scott 1989). Oft wird eine verstopfte Nase, rezidivierende Sinusitiden oder nasale Sekretion berichtet. Dies ist jedoch nicht obligat, da bereits geringe Veränderungen der Anatomie im ostiomeatalen Bereich und der Riechspalte zu einer Verminderung des Luftzustroms zur Regio olfactoria führen können. Dies hat eine Hyposmie zur Folge, ohne die Nasenatmung zu beeinträchtigen. Viele Patienten berichten über ein fluktuierendes Riechvermögen i. S. vereinzelt auftretender klarer Riecheindrücke, die jedoch typischerweise nur wenige Augenblicke anhalten.

**Tab. B 1.1:** Nomenklatur der Riech- und Schmeckstörungen

| | |
|---|---|
| **Quantitative Riechstörungen** | |
| Hyperosmie | gesteigerte Geruchswahrnehmung |
| Hyposmie | verminderte Geruchswahrnehmung |
| Anosmie | Kompletter Ausfall der Geruchswahrnehmung (spezifische Anosmie = Anosmie für einen bestimmten Geruchsstoff, z. B. für Androstenon; funktionelle Anosmie = Riechminderung, die einem kompletten Riechverlust im Alltag gleichkommt, obwohl vereinzelte Düfte noch wahrgenommen werden) |
| **Qualitative Riechstörungen** | |
| Parosmie | veränderte Wahrnehmung eines vorhandenen Duftstoffes (typischerweise unangenehme Wahrnehmung; der früher gebrauchte Begriff »Kakosmie« ist obsolet) |
| Phantosmie | Wahrnehmung eines objektiv nicht vorhandenen Duftstoffes |
| **Quantitative Schmeckstörungen** | |
| Hypergeusie | gesteigerte Schmeckwahrnehmung |
| Hypogeusie | verminderte Schmeckwahrnehmung |
| Ageusie | Ausfall der Schmeckwahrnehmung |
| **Qualitative Schmeckstörungen** | |
| Parageusie/Phantogeusie | qualitativ veränderte Schmeckwahrnehmung (analog verwendet zu Parosmie/ Phantosmie), z. B. anhaltende Missempfindung sauer oder metallisch |

Als Ursache finden sich chronische, allergische oder atrophische Rhinitiden, chronische Sinusitiden und Polypen, selten Tonsillenhypertrophien, Nasenseptumdeviationen oder anlagebedingte Fehlbildungen des Nasenrachenraums. Qualitative Riechstörungen sind in dieser Gruppe eher selten. Auch nach einer Laryngektomie führt der veränderte Luftstrom zu einer Minderung der Riechfunktion, da die alltägliche Auseinandersetzung mit Düften wegen fehlender Belüftung der Riechspalte entfällt (Welge-Lüssen et al. 2000). Hier existieren Vorschläge, wie das Riechepithel belüftet werden kann (z. B. Göktas et al. 2008).

## B 1.2.2 Postvirale/postinfektiöse Hyp- und Anosmien

Man stellt die Diagnose einer postviralen Anosmie dann, wenn in passendem zeitlichen Zusammenhang mit *einem Infekt der oberen Atemwege akut* eine Geruchsminderung auftritt, die die Infektion längere Zeit überdauert und bei der kein Hinweis auf eine chronische sinunasale Erkrankung besteht. Im Gegensatz zur traumatischen Anosmie sind Frauen, meist über 50-jährige, häufiger betroffen. Begleitende Parosmien sind häufig. Unklar sind die spezifischen Erreger (Konstantinidis et al. 2006; Suzuki et al. 2007) wie auch die pathophysiologische Entstehung dieser Anosmien, wobei in den meisten Fällen Hinweise auf eine virale Genese des Infektes vorliegen. Im Verlauf tritt bei etwa zwei Drittel der Betroffenen eine Besserung ein, oft aber erst nach Jahren (Reden et al. 2006).

## B 1.2.3 Posttraumatische Hyp- und Anosmien

In verschiedenen älteren Studien mit z. T. nur groben Untersuchungsmethoden wird die Häufigkeit des Auftretens einer Anosmie nach Schädel-Hirn-Traumata mit 5–15 % angegeben. Betroffen sind mehrheitlich Männer jüngeren Alters. Die Gefahr einer Hyp- oder Anosmie wächst mit der Schwere des Traumas (Glasgow Coma Scale-Wert): so wird die Häufigkeit bei leichten Traumen auf maximal 16 %, bei schweren Traumen auf 24–30 % geschätzt (Costanzo et al. 1995b). Allerdings können auch leichtere Traumen, auch solche ohne Bewusstlosigkeit, bleibende Anosmien verursachen. Dabei liegen oft Contrecoup-Verletzungen bei okzipitalem Anprall vor, deutlich weniger häufig frontale und seitliche Traumata. Nasengerüstfrakturen führen dagegen selten zu Riechstörungen, abgesehen von intranasalen Obstruktionen. Als ursächlich ist wahrscheinlich eine *Scherverletzung der Fila olfactoria* im Bereich der Lamina cribrosa anzunehmen. Zusätzlich liegen jedoch oft – belegt mit PET- oder MRT-Untersuchungen – intrakraniell frontobasale und/oder temporale Kontusionsherde vor, die eine Dysfunktion zentraler Riechstrukturen bedingen. Mit einer Wahrscheinlichkeit von 80 % sind *Schädigungen des Bulbus olfactorius und des linken Temporalpols* mit einer Anosmie assoziiert (Lötsch et al. 2015). Übereinstimmend wird in den Studien über eine Verbesserung der Riechfunktion in einem Drittel der Fälle berichtet, meist im ersten Jahr, z. T. aber auch erst nach bis zu sieben Jahren. Die Mechanismen dieser späten Remissionen sind unklar. Selten wird eine vollständige Wiederherstellung der Funktion erreicht. Der Verlauf der begleitenden Parosmien (initial bei 40 %) ist günstiger (Doty et al. 1997; Reden et al. 2006). In dieselbe Gruppe gehören die postoperativ auftretenden Anosmien, so etwa bei 1 % nach intranasalen Operationen (Kimmelman 1993).

## B 1.2.4 Toxische Hyp- und Anosmien

Die Zahl der in diesem Zusammenhang genannten Medikamente und Arbeitsstoffe ist beträchtlich

(Henkin 1994; Schiffman 1997; Jones und Rog 1998; Upadhyay et al. 2004; Doty et al. 2004). Allerdings liegen in den Berichten für kaum einen Stoff Angaben über Dauer und Ausmaß der Exposition bzw. die toxische Schwelle vor, und nicht immer wurde tatsächlich auch eine Bestimmung der Riechfunktion durchgeführt. Ebenso liegen tierexperimentelle Daten nur für einen Teil der angeschuldigten Stoffe vor. Die Inzidenz für das Auftreten medikamentös bedingter reiner Hyp- oder Anosmien wird allerdings meist mit unter 1 % angegeben (Henkin 1994; Ackerman und Kasbekar 1997; Hastings und Miller 1997). Medikamentös bedingte Riechstörungen sind also eher selten. Die Wahrscheinlichkeit des Auftretens medikamentös bedingter Riechstörungen nimmt aber wohl mit der Anzahl der eingenommenen Medikamente zu (Landis et al. 2004). Langwährender Kokainmissbrauch kann selten eine Hyp- oder Anosmie verursachen. Die Verläufe toxisch induzierter Riechstörungen sind heterogen – bei dem durch die Chemotherapie induzierten Riechverlust bei einem Mammakarzinom kommt es z. B. altersabhängig innerhalb weniger Monate nach Behandlungsbeginn zu einer Normalisierung (Steinbach et al. 2009).
Für die Mehrzahl der Medikamente ist die Genese der Riechstörung nicht geklärt (Henkin 1994) (**Tab. B 1.2**). Bei Chemotherapeutika werden eine Störung der Epithelregeneration oder eine Funktionsstörung der Bowmanschen Drüsen angenommen.

### B 1.2.5 Hyp- und Anosmien bei neurologischen Erkrankungen

Eine Riechstörung findet sich bei über 90 % der Patienten mit *idiopathischem Parkinson-Syndrom* (IPS) (Haehner et al. 2009) und kann daher als Kardinalsymptom angesehen werden. Die Mehrzahl der Patienten weist zum Diagnosezeitpunkt bereits eine schwere Hyposmie bzw. Anosmie auf, welche in seltenen Fällen durch eine Parosmie oder Phantosmie begleitet sein kann. Gegenwärtig wird angenommen, dass die olfaktorischen Störungen den motorischen Symptomen ca. 4–6 Jahre vorausgehen. Daher muss zumindest bei einigen Patienten mit idiopathischem Riechverlust ein beginnendes IPS in Betracht gezogen und neurologisch geklärt werden; dieses ist umso wahrscheinlicher, wenn zugleich weitere nicht-motorische Symptome wie Schlafstörungen und eine depressive Symptomatik vorliegen (Ross et al. 2008; Stiasny-Kolster et al. 2005). Bei Verwandten ersten Grades mit einer Hyp- oder Anosmie besteht ein Risiko von etwa 10 %, ebenfalls ein Parkinson-Syndrom zu entwickeln (Ponsen et al. 2004).

Schwerwiegende Riechstörungen finden sich ebenfalls bei der *Lewy-Body-Demenz*. In geringerem Maße (häufig leicht- bis mittelgradige Hyposmie) treten diese bei der *Multisystematrophie* auf, während Patienten mit *progressiver supranukleärer Ophthalmoplegie, kortikobasaler Degeneration, Restless-Legs-Syndrom und essentiellem Tremor* ein fast uneingeschränktes Riechvermögen zeigen (Wenning et al. 1995; Müller et al. 2002; Adler et al. 1998; Shah et al. 2008). Zur olfaktorischen Funktion bei *familiären Parkinsonerkrankungen* liegen bisher nur einzelne Studien vor. Während die Ergebnisse bei PARK-1-Individuen eher inkonsistent sind, zeigen PARK-2- und PARK-6-Mutationsträger bei einer Mutation schwere Riechstörungen und bei zwei Mutationen eine nahezu normale olfaktorische Funktion (Kertelge et al. 2010). PARK-8-Individuen weisen eine etwas geringer als beim IPS ausgeprägte olfaktorische Dysfunktion auf; die wenigen untersuchten asymptomatischen Genträger waren jedoch normosmisch (Silveira-Moriyama et al. 2008).

Ähnlich schwere olfaktorische Defizite wie beim IPS werden bei der *Alzheimer-Demenz* (AD) beobachtet. Eine Metaanalyse bisheriger Studien zu olfaktorischen Störungen bei der AD und beim IPS (Mesholam et al. 1998) konnte keine diagnostisch verwertbaren Unterschiede bei den Testergebnissen aufzeigen; bei der AD zeichnete sich lediglich eine Tendenz zu einer niedrigeren Riechschwelle im Vergleich zur Identifikationsleistung ab. Die Riechstörung ist bei der AD ebenfalls ein Frühsymptom

**Tab. B 1.2:** Beispiele für medikamentöse Ursachen von Hyp- oder Anosmien (ohne reine Dysosmien)

| | |
|---|---|
| Antibiotika/Antiinfektiva | Aminoglykoside, Makrolide, Ethambutol, Amphotericin B, Metronidazol, Tetrazykline, Pentamidin, Chlorhexidin |
| Psychopharmaka | Amitriptylin, Buspiron, Promethazin |
| Antihistaminika | Cimetidin |
| Herz-Kreislauf-Medikamente | Amrinon, Kalziumantagonisten (Diltiazem, Nifedipin), Betablocker |
| Lipidsenker | Cholestyramin, Fibrate, Statine |
| Lokalanästhetika | Tetracain, Kokain |
| Opiate | Codein, Morphin |
| Thyreostatika | Thioharnstoffderivate |
| Sympathomimetika | Amphetamin, Oxymetazolin, Phenylephrin |
| Zytostatika | Methotrexat, Azathioprin u. a. |
| Antirheumatika und Mittel zur Gichttherapie | Gold, Levamisol, Sulfasalazin, Colchicin, Allopurinol, Kortikosteroide |
| andere | Buserelinacetat, Isotretinoin, L-Dopa, Interleukin-2, Scopolamin |

der Erkrankung und bereits bei Patienten mit *leichten kognitiven Störungen (MCI)* nachzuweisen (Eibenstein et al. 2005), wobei Einschränkungen in der Geruchsidentifikation einen aussagekräftigen Prädiktor für die Konversion zur Demenz darstellen (Conti et al. 2013). Letztere Autoren konnten mittel logistischer Regression nachweisen, dass eine Riechminderung bei MCI-Patienten unabhängig von Alter und MMSE mit einer Demenzentwicklung innerhalb von 2 Jahren assoziiert war (95 %, OR 5.1; IC 1.16–22.6; $p = 0.03$). Bereits bei Patienten mit subjektiven kognitiven Störungen wurde eine signifikante Riechminderung im Vergleich zu altersgleichen Älteren ohne kognitive Beschwerden beschrieben (Sohrabi et al. 2009).
Auch bei *anderen Demenzen* neurodegenerativer Genese, z. B. bei der bereits erwähnten Lewy-Body-Demenz und der frontotemporalen Demenz (Pardini et al. 2009) wurden ähnlich schwer ausgeprägte Riechstörungen beschrieben. Im Krankheitsverlauf zeitig auftretende schwere Hyposmien sind ebenfalls bei der *Creutzfeldt-Jakob-Erkrankung* bekannt. Die *Huntingtonsche Erkrankung* ist mit einer mittelgradigen Hyposmie assoziiert, die sich sowohl in der Riechschwelle als auch im Geruchsdiskriminations- und -identifikationsvermögen niederschlägt (Nordin et al. 1995). Patienten mit *spinozerebellärer Ataxie* (Moscovich et al. 2012) und mit *Friedreich-Ataxie* (Connelly et al. 2003) zeigen leichtgradige Riechstörungen. Eine milde Riechstörung wird ebenfalls bei *Motoneuronerkrankungen* beobachtet (Elian 1991; Hawkes et al. 1998). Bei Patienten mit *Myasthenia gravis* wird eine deutliche Riechminderung beschrieben (Tekeli et al. 2015).

Die Häufigkeit von Riechstörungen wird bei der *Multiplen Sklerose* mit 20–45 % angegeben (Lucassen et al. 2016). Die größte Sensitivität bei der Erfassung des Riechdefizits wurde für die Schwellentestung beschrieben; für die Geruchsidentifikation besteht eine Korrelation mit dem EDSS-Grad (Rolet et al. 2013). Das olfaktorische Defizit weist eine strenge Korrelation mit der Anzahl der Plaques im inferioren Frontal- und Temporallappenbereich auf, sodass sich Remission und Exazerbation der Plaques in diesem Hirnbereich im Riechvermögen widerspiegeln (Doty et al. 1998, 1999). Bei Patienten mit *Temporallappenepilepsie* weisen die Riechschwellen keinen Unterschied zu denen gesunder Kontrollpersonen auf (Kohler et al. 2001); es bestehen jedoch Einschränkungen bei eher zentral vermittelten Fähigkeiten wie Geruchsidentifikation und -diskrimination. Analog zur epileptischen Aura kann auch eine *Migräneaura* olfaktorische Halluzinationen beinhalten. Allgemein wird von einem normalen Riechvermögen der Migränepatienten ausgegangen (Marmura et al. 2014). Eine Besonderheit ist die interiktale olfaktorische Hypersensitivität (Snyder und Drummond 1997; Demarquay et al. 2006), welche häufiger mit geruchsinduzierten Migräneanfällen einhergeht. Dem häufig mit Migräneattacken assoziierten Symptom der Osmophobie kommt differentialdiagnostische Bedeutung bei der Abgrenzung der Migräne vom episodischen Spannungskopfschmerz zu (Zanchin et al. 2007). Bei Patienten mit einer akuten *depressiven Episode* ist eine deutliche Minderung der olfaktorischen Sensitivität bekannt (Pause et al. 2001; Negoias et al. 2010), wobei nach erfolgreicher medikamentöser Therapie keine signifikanten Unterschiede zu Gesunden bestehen. *Schizophrenie*-Patienten und deren Verwandte ersten Grades sowie jugendliche Risikopersonen zeigen Einschränkungen bei der Geruchsidentifikation, -sensitivität und -diskrimination (Moberg et al. 2014), sodass eine genetische Vulnerabilität für chemosensorische Defizite angenommen wird.

Es bleibt zu bedenken, dass mit zunehmendem Lebensalter der individualdiagnostische Wert einer Hyp- oder Anosmie bei der Differentialdiagnostik der genannten Erkrankungen sinkt. Bei 70-jährigen und älteren Menschen besteht bei etwa 50 % eine Riechminderung bis hin zur Anosmie (**Kap. B 1.1**). Als Ursachen hierfür sind die Abnahme der Anzahl der olfaktorischen Rezeptorneuronen (Conley et al. 2003) und deren verringerte Regenerationsrate anzusehen.

### B 1.2.6 Seltene Ursachen von Hyp- und Anosmien

*Angeborene* Anosmien treten v. a. isoliert (Abolmaali et al. 2002), aber auch im Rahmen eines hypogonadotropen Hypogonadismus bei M. Kallmann oder u. a. bei Choanalatresie auf.
Eine *Radiatio* im Schädelbereich kann neben Schmeckstörungen Hyp- oder Anosmien, meistens transienter Natur, verursachen (Ophir et al. 1988; Holscher et al. 2005), die häufig inkomplette Rückbildung kann Monate in Anspruch nehmen. Als Ursachen werden ödematöse Veränderungen, Myelinschäden und eine Regenerationsstörung des Riechepithels sowie der Bowmanschen Drüsen diskutiert. Bei M. Wegener, M. Paget oder Lepra können durch lokale Destruktion konduktive oder epitheliale Riechstörungen auftreten. Über die Inzidenz von Riechstörungen bei *Diabetes mellitus* liegen keine einschlägigen Daten vor. Ein direkter Zusammenhang zwischen Diabetes und Riechstörungen besteht wohl nicht.
*Tumoren* können sich extrakraniell in Form von Ästhesioneuroblastomen, invertierten Papillomen, Plattenepithelkarzinomen des Nasopharynx und der Sinus, nasalen Dermoiden und Epidermoiden sowie intrakraniell als Olfaktoriusmeningeome, Hypophysentumore oder frontotemporale Gliome mit einer Riechstörung manifestieren. Sie sind häufig Zufallsbefunde in MRT-Untersuchungen, die z. B. wegen Kopfschmerzen durchgeführt werden. Interessanterweise wird eine einseitige Anosmie vom Patienten kaum bemerkt (Welge-Luessen et al. 2001).
Bei der *HIV-Infektion* werden stadienunabhängig vermehrt Anosmien gesehen, denen am ehesten eine zentralnervöse Läsion zugrunde liegt (Hornung et al. 1998).

### B 1.2.7 Qualitative Riechstörungen: Parosmien und Phantosmien

Qualitative Riechstörungen können, wie oben erwähnt, als Begleiterscheinung der quantitativen Riechstörung (Hyp- und Anosmien) bei jeder der

**Tab. B 1.3:** Beispiele seltener Ursachen von Riech- und Schmeckstörungen

| | |
|---|---|
| angeborene bzw. genetisch bedingte Erkrankungen | Down-S., Turner-S.*, Klinefelter-S., Crouzon-S., Tay-Sachs-S., Kallmann-S., M. Refsum, Choanalatresie, familiäre Dysautonomie*, zystische Fibrose, Galaktosämie |
| ernährungsbedingte und metabolische Erkrankungen | Lebererkrankungen (Virushepatitis*, Leberzirrhose*), chronische Niereninsuffizienz*,Vitamin $B_{12}$-Mangel*, Vitamin A-Mangel, Zinkmangel*, Zöliakie |
| traumatisch/radiogen | s. Text |
| entzündliche und immunologische Erkrankungen | Arteriitis temporalis, M. Wegener, Sarkoidose*, Sjögren-S.*, systemischer Lupus erythematodes u. a. |
| endokrine Erkrankungen | M. Addison* (Hyperosmie), M. Cushing*, Hypothyreose*, primäre Amenorrhoe, Pseudohypoparathyreoidismus*, Hyperparathyreoidismus |
| infektiöse Erkrankungen | HIV-Infektion*, Meningoenzephalitis (Herpes simplex u. a.), Lepra* |
| Tumoren | Papillome, Osteome, Angiofibrome, Schwannome u. a. |
| andere | Amyloidose, ACA-Aneurysma, M. Paget u. a. |

Weitere Ursachen sind im Text genannt. Mit einem * sind Erkrankungen gekennzeichnet, bei denen auch eine Schmeckstörung beschrieben wurde.

Ursachengruppen in unterschiedlicher Häufigkeit auftreten. Zusätzlich kommen diese Symptome auch isoliert vor (Leopold 1995). Parosmien werden häufig verstanden als Zeichen von Re- oder auch Degeneration (Frasnelli et al. 2003), wohingegen Phantosmien eher im Sinne eines Deafferenzierungssyndroms auftreten. Differentialdiagnostisch zu unterscheiden sind olfaktorische Halluzinationen, wie sie bei Schizophrenien, Alkoholpsychosen, Depressionen und im Rahmen epileptischer Anfälle auftreten. *Epileptische* Geruchshalluzinationen (früher: Unzinatusanfälle), die bei 1 % aller Auren vorkommen (Acharya et al. 1998), dauern kürzer als eine Minute, diejenigen anderer Ursache länger. Außerdem sind in der Regel motorische oder autonome Anfallssymptome assoziiert. Als Generator der nicht immer als unangenehm empfundenen Auren wird die Amygdala angenommen (Acharya et al. 1998). Lang anhaltende Phantosmien unklarer Ursache vor allem bei Frauen sollen dagegen stets einseitig sein (Leopold 1995).
Eine einfache Einteilung der Par- bzw. Phantosmien erfolgt anhand dreier Kriterien:

- Täglich/nicht täglich (1 bzw. 0 Punkte);
- intensiv/nicht intensiv (1 bzw. 0 Punkte);
- soziale oder andere bemerkenswerte Konsequenzen (z. B. Gewichtszunahme/-verlust)/keine sozialen/andere Konsequenzen (1 bzw. 0 Punkte).

Aus der Summe der Punktzahl ergibt sich der Grad der Par- bzw. Phantosmie (0. bis 3. Grades). Objektive Eigengerüche (z. B. *Halitosis*) werden z. B. bei bestimmten Störungen des Fettsäure- oder Aminosäurestoffwechsels wahrnehmbar, am häufigsten als Fischgeruch bei der Trimethylaminurie. Ursache unangenehmer Geruchsempfindungen können jedoch auch lokale Infektionsherde sein. Abzugrenzen davon sind subjektive Eigengerüche (z. B. *Halitophobie*), die auf eine psychische Genese zurückzuführen sind.

## B 1.3 Schmeckstörungen

Qualitative Schmeckstörungen (Dysgeusien) machen die Mehrzahl der Schmeckstörungen aus, reine Hypogeusien oder Ageusien sind demgegenüber seltener (Deems et al. 1991). In vielen Fällen verbirgt sich hinter der Klage über Schmeckverlust eine Riechstörung, sodass zur Beurteilung einer Schmeckstörung stets eine psychophysische Untersuchung des Riech- und Schmeckvermögens erfolgen sollte. Reine Schmeckstörungen lassen sich in Abhängigkeit vom Schädigungsort einteilen in epitheliale, nervale und zentrale Ursachen, wobei die beiden Ersteren als periphere Schmeckstörungen zusammengefasst werden. Die altersbedingte Minderung des Schmeckvermögens kann hierbei nicht eindeutig zugeordnet werden (Fukunaga et al. 2005). Epitheliale Störungen sind meist durch Entzündungen, Chemotherapien, Bestrahlungen, Medikamentennebenwirkungen oder Stoffwechselerkrankungen bedingt, während bei nervalen Ursachen die Axone bzw. der gesamte afferente Nerv z. B. durch chirurgische Eingriffe geschädigt sind.

Die häufigsten Ursachen von Schmeckstörungen sind lokale Infektionen, zahnärztliche Eingriffe und Implantate, die idiopathische Fazialisparese, altersbedingte Veränderungen und Medikamente (Bromley 2000). Wie bei den Anosmien liegen zahlreiche Berichte über *medikamenten- oder gefahrstoffbedingte* Schmeckstörungen vor. Als verantwortlich für eine Hypo- oder Ageusie (mit variabler Dysgeusie) werden u. a. Antibiotika, Thyreostatika, Triptane, Carbamazepin, Phenytoin, Diuretika, Kalziumantagonisten, ACE-Hemmer, Nitrate, Benzodiazepine, nichtsteroidale Antiphlogistika, Antirheumatika, Opioide und Zytostatika genannt (Henkin 1994; Schiffman 1997; Doty et al. 2004). Häufiger scheinen jedoch isolierte Dysgeusien mit vorwiegend metallischem oder bitterem Geschmack zu sein (Rawal et al. 2016). Viele Medikamente mit anticholinerger Wirkung führen über eine Reduktion des Speichelflusses zu veränderter Schmeckwahrnehmung, wie sie auch beim Sjögren-Syndrom vorkommt. Im Allgemeinen wird für medikamentenbedingte Schmeckstörungen eine gute Prognose mit Rückbildung über Wochen bis Monate berichtet, wenn die Exposition rechtzeitig beendet wird (Della Frera 1995). Schmeckstörungen nach Radiochemotherapie lassen meist innerhalb eines Jahres wieder nach (Holscher et al.

2005; Sandow et al. 2006), sodass keine spezifische Therapie erforderlich ist.
Schädigung des N. facialis bzw. der Chorda tympani verursacht ebenso wie Schädigung des HN IX eine umschriebene Störung der Schmeckwahrnehmung, so z. B. in Kombination beim Guillain-Barré-Syndrom. Eine Dehnung der Chorda tympani, z. B. bei Mittelohroperationen, bedingt eine reversible Schmeckstörung. Der N. glossopharyngeus kann u. a. bei einer Tonsillektomie oder Intubation geschädigt werden. Dem N. lingualis n. trigemini anliegende Schmeckfasern aus der Chorda tympani können z. B. am Kieferwinkel verletzt werden. *Traumatisch* bedingte Hypogeusien bei Verletzung von Zunge, Hirnnerven (z. B. HN VII bei Felsenbeinfrakturen) oder zentralen Strukturen treten bei 0,5 % aller Schädel-Hirn-Traumen auf, angeblich zehnmal so häufig bei gleichzeitiger Anosmie (Costanzo et al. 1985a). Andere Ursachen für eine Schmeckstörung sind die Neuroborreliose, Herpes zoster, Neurinome oder Meningeome im Kleinhirnbrückenwinkel und Neoplasien der submandibulären Region oder der Schädelbasis. Bei der idiopathischen Fazialisparese ist eine Hypogeusie häufig das erste Symptom, das Fortbestehen einer Schmeckstörung über zwei Wochen hinaus ist prognostisch ungünstig (Schiffmann 1983; Roob et al. 1999).
Kombinierte Anosmien und Ageusien wurden nach frontalen Läsionen (Schellinger et al. 1983) oder im Bereich des dritten Ventrikels (Herberhold 1993) beschrieben. Selten ist über Schmeckstörungen nach zentralen nichttraumatischen, z. B. ischämischen, Läsionen in Pons, Mesenzephalon, Thalamus oder innerer Kapsel berichtet worden, die ab dem Mittelhirn aufwärts in der Regel eine kontralaterale Symptomatik verursachen (Lee et al. 1998; Onoda und Ikeda 1999). Abhängig von Ausdehnung und Art der Läsion ist auch hier eine Rückbildung möglich. Gustatorische Halluzinationen treten bei Epilepsien in bis zu 4 % auf, ausgehend vermutlich vom Operculum (Hausser-Hauw und Bancaud 1987).
Beim Burning Mouth-Syndrom beklagen mehr als zwei Drittel der Betroffenen eine Schmeckstörung, meist in Form einer Dysgeusie, und bei über drei Viertel dieser Patienten zeigen sich elektrogustometrische Schwellenerhöhungen. Auch scheint eine verminderte Speichelproduktion vorzuliegen (Imura et al. 2016). Letztlich ist die Entstehung der vor allem bei Frauen nach der Menopause auftretenden Störung ungeklärt; komplette Spontanremissionen sind selten. Weitere seltene Ursachen einer Schmeckstörung können **Tab. B 1.3** entnommen werden.

## B 1.4 Untersuchung von Riech- und Schmeckstörungen

*Anamnestisch* sind bei Angabe von Riech- und Schmeckstörungen Hinweise u. a. auf die Akuität des Auftretens, Traumata, Kopfschmerzen, Operation oder Bestrahlung im Kopf- und Halsbereich, Allergien, Infektionen der oberen Atemwege oder Otitiden, Epistaxis oder die Absonderung nasaler Sekrete, eingenommene Medikamente, Exposition gegenüber Toxinen oder assoziierte neurologische Symptome wichtig. Vorerkrankungen wie Leber- oder Niereninsuffizienz oder Hypothyreose sind differentialdiagnostisch zu berücksichtigen (Bromley 2000). *Prospektiv günstige Faktoren* sind das Restriechvermögen (je größer, desto besser die Prognose), jugendliches Alter, Nichtrauchen, weibliches Geschlecht sowie initiale Parosmie (London et al. 2008; Hummel und Lötsch 2010). Darüber hinaus scheinen das Fehlen von Seitendifferenzen (Gudziol et al. 2009) sowie eine große Amplitude der trigeminal evozierten Potenziale auf eine günstige Prognose hinzuweisen (Rombaux et al. 2010).
Bei unklarer Hyp- oder Anosmie ist neben einer fokussierten neurologischen Untersuchung die *HNO-ärztliche* Diagnostik unerlässlich, die neben der anterioren Rhinoskopie auch eine endoskopische Untersuchung einschließen muss, um lokale ostiomeatale Prozesse nicht zu übersehen.
Erst in den letzten Jahren wurde die Prüfung der Chemosensation standardisiert (Delank 1998). Ein idealer *Test der Riechleistung* umfasst sowohl eine Prüfung von Schwellenwerten für die Wahrnehmung bzw. Erkennung einzelner Riechstoffe (Phenylethylalkohol, Butanol) als auch eine Testbatterie überschwelliger Riechstoffe zur Identifikation. Der international am weitesten verbreitete Test ist der von Doty et al. (1984) für den nordamerikanischen Sprachraum entwickelte und zur Selbsttestung geeignete »University of Pennsylvania Smell Identification Test« (UPSIT), der auf 40 mikroverkapselten Riechstoffen basiert (Information: www.smell-test.com). In Europa sind mehrfach verwendbare Tests wie die sog. »Sniffin' Sticks« etabliert (Information: www.burghart-mt.de) (Hummel et al. 2007). Auch ein einfacher Screening-Test oder ein komplexer, auf 32 Düften beruhender Dufterkennungstest stehen zur Verfügung. Für gutachterliche oder wissenschaftliche Fragestellungen stehen als aufwendigere Verfahren das Elektroolfaktogramm und die olfaktorisch evozierten Potenziale in spezialisierten Zentren zur Verfügung.

Zur Prüfung der *Schmeck*leistung werden ansteigende Konzentrationen von Stoffen verwendet, die die Wahrnehmung einer der primären Schmeckqualitäten anregen, um jeweils die Erkennungsschwelle zu bestimmen (Hüttenbrink 1997). Als Screeningtest ohne Bestimmung der Schwelle eignet sich die orale Applikation von süßen, sauren, salzigen und bitteren Schmeckstoffen mit Testsubstanzen in flüssiger (Tropfen, Spray) oder fester (Streifen, Oblaten) Form. Bei Verdacht auf eine umschriebene Störung der Schmeckfunktion (z. B. bei Fazialisparese) muss zusätzlich eine überschwellige Testung auf den vier Quadranten der Zunge und dem weichen Gaumen erfolgen. Zur seitengetrennten Testung werden neben flüssigen Lösungen (Gudziol und Hummel 2007) sog. »Taste strips« verwendet (Mueller et al. 2003); zusätzlich bietet sich die Elektrogustometrie an. Zur objektivierenden Testung der Schmeckfunktion ist z. B. bei gutachterlichen Fragestellungen auch die Ableitung gustatorisch evozierter Potenziale möglich (Gudziol 1995; Hummel et al. 2010).

*Bildgebend* lassen sich pathologische Veränderungen intranasal oder intrakraniell als Ursache unklarer Riechstörungen mittels CCT oder MRT abbilden (Li et al. 1995; Abolmaali 2009). Die konventionelle Röntgenaufnahme der NNH liefert im Allgemeinen keine ausreichende, über den klinischen Befund hinausreichende Information. *Labordiagnostisch* können bei unklarer Hyp- oder Anosmie und entsprechendem klinischen Verdacht die Bestimmung von Retentionsparametern, TSH, Vitamin $B_{12}$, HbA1c, Leberwerten, Nebennierenwerte, Differenzialblutbild, BSG oder ein Allergietest weiterhelfen (Bromley 2000). Bei unklaren Schmeckstörungen werden die Kontrolle von Blutbild, Eisenstoffwechsel, Zink, Vitamin B12, Folsäure, TSH, Leber- und Nierenwerte empfohlen.

## B 1.5 Therapie von Störungen der spezifischen Chemosensorik

### B 1.5.1 Therapeutische Prinzipien

Leider gibt es für die Therapie der Riech- und Schmeckstörungen nur sehr wenige aussagekräftige randomisierte Doppelblindstudien, daher werden im Folgenden keine Angaben zu den Evidenzstärken gemacht.

Eine einseitige Riechstörung weist oft auf eine potenziell reversible Ursache hin (Bromley 2000). Eine spezifische medikamentöse Therapie für *postvirale* und *posttraumatische* Riechstörungen existiert nicht. Eine Untersuchung an 23 Patienten mit postviraler Riechstörung zeigte eine Besserung des Riechvermögens unter der Therapie mit alpha-Liponsäure (Hummel et al. 2002). Angesichts der hohen Spontanerholungsrate vor allem bei postviralen Riechstörungen muss zur Bewertung der Therapie mit alpha-Liponsäure jedoch erst das Ergebnis einer placebokontrollierten Doppelblindstudie abgewartet werden. Ähnliches gilt für eine nichtkontrollierte Untersuchung der Wirksamkeit von Vitamin B (Heilmann et al. 2004) oder der Akupunktur (Vent et al. 2010). In einer retrospektiven Analyse ergaben sich Hinweise auf die Wirksamkeit einer intranasalen Vitamin-A-Applikation bei Patienten mit postinfektiösen Riechstörungen (Hummel et al. 2016), für die ebenfalls ein Ansprechen auf intranasale Natriumcitrat-Gabe in einer placebokontrollierten Studie gezeigt werden konnte (Whitcroft et al. 2016). Bei *sinunasalen Erkrankungen* wie der Polyposis nasi ist die orale und/oder topische Gabe von Steroiden wahrscheinlich einer operativen Therapie in Bezug auf die Wiederherstellung der Riechleistung ebenbürtig (Blomqvist et al. 2001).

Eine operative Therapie birgt in 1–2 % der Fälle die Gefahr eines Riechverlusts, der Erfolg scheint abhängig vom gewählten Verfahren (reine Polypektomie, (Spheno-)Ethmoidektomie) zu sein (Vining et al. 1995). Bei mangelndem operativem Erfolg sind dann evtl. orale Steroide wirksam (Stevens 2001), diese verhindern auch das Wiederauftreten von Polypen (Mott und Leopold 1991). Steroide scheinen bei anderen Indikationen (von einer Substitution bei M. Addison bzw. der idiopathischen Riechstörung abgesehen) kaum effektiv. Eine Dauerbehandlung ist wegen einer oft zu beobachtenden Wirkabschwächung problematisch (Scott 1989), außer bei einer Niedrigdosistherapie im Bereich von weniger als 5 mg Prednisolon/d, was bei sehr wenigen Patienten zu dauerhaftem Erfolg führt. In der Regel überdauert die Wirkung die Anwendung nur wenige Wochen oder Monate.

Menthol und ähnliche Substanzen erleichtern subjektiv die Nasenatmung, ohne objektiv etwas an der Belüftung der Nase zu ändern (Frye 1995). Eine akute bakterielle Sinusitis kann eine Antibiotikagabe (Aminopenicilline) erforderlich machen. Patienten mit allergischer Rhinitis profitieren außerdem von Mastzellstabilisatoren (Cromoglicinsäure) und ggf. einer desensibilisierenden Therapie.

Die früher propagierte generelle Anwendung von Zinksulfat ist bei nachgewiesenem Zinkmangel möglich, wie er z. B. bei Dialysepatienten vorliegen kann, ansonsten ist ihr Erfolg bei Riechstörungen nicht belegt (Henkin et al. 1976; Deems et al. 1991). Eine intranasale Anwendung von Zinkgluconat erscheint obsolet, da ein toxischer Effekt auf das olfaktorische Epithel vermutet werden kann (Jafek et al. 2004). Die Bestimmung des Zinkspiegels im Serum ist starken Schwankungen unterworfen und stellt keinen guten Parameter für den Zinkgehalt im Körper dar (Scott 1989). Allerdings wurde in einer einzelnen, jedoch unverblindeten Studie eine Funktionsverbesserung durch orale Zinksulfatgabe nach traumatischer Anosmie berichtet (Aiba et al. 1998).

In einer kontrollierten Studie für sensorineurale Riechstörungen wurde die therapeutische Wirksamkeit von Caroverin, einem NMDA-Rezeptor-Antagonisten, nachgewiesen, der inzwischen als Therapieversuch gelegentlich Anwendung findet. Die Wirkung wird zum einen durch die antioxidativen Eigenschaften von Caroverin und zum anderen durch eine potenzielle Verbesserung der Reizleitung durch Modulation der NMDA-Rezeptoren im Bulbus olfactorius erklärt (Quint et al. 2002).

Neuere Untersuchungen belegen die Wirksamkeit eines Riechtrainings bei postviralen, posttraumatischen und idiopathischen Riechstörungen (Hummel et al. 2009; Damm et al. 2013); dabei wird morgens und abends für 6–9 Monate an vier Düften geschnüffelt. Die symptomatische Therapie neurodegenerativer Erkrankungen, wie des M. Parkinson führt, soweit bekannt, nicht zu einer Wiederherstellung des assoziierten Riechdefizits. Epileptische olfaktorische Auren werden antiepileptisch, ggf. operativ (z. B. Amygdalektomie) behandelt. Eine Östrogenersatztherapie scheint nach retrospektiv erhobenen Daten bei Frauen nach der Menopause den altersbedingten Riechverlust zu mindern (Deems et al. 1991). Untersuchungen von Hughes et al. widersprechen dieser Hypothese deutlich.

Bei Xerostomie kann neben Lutschtabletten, Anwendung von sauren oder Umami-haltigen Speisen und künstlichem Speichel die Anwendung von Pilocarpin Besserung verschaffen. Bei der familiären Dysautonomie sollen cholinerge Wirkstoffe die Schmeckstörung bessern (Schiffman 1983). Bei *Dysgeusie* sind kurzzeitig angewendete Lokalanästhetika manchmal auch längerfristig wirksam. In einzelnen Fällen wurde bei Parosmien und Phantosmien eine Ablation des olfaktorischen Epithels durchgeführt (Leopold 2002). Hier ist möglicherweise auch die wiederholte Lokalanästhesie des

Riechepithels von Nutzen (allerdings siehe auch Leopold et al. 2013).
Bei der Trimethylaminurie als Ursache einer objektiven Dysosmie wird eine spezielle Diät notwendig. Störungen der Chemosensorik beeinflussen Appetenz oder Aversion gegenüber Nahrungsmitteln im Einzelfall erheblich (Mattes 1995). Ein erheblicher Teil der Patienten mit Störungen der Chemosensorik zeigten depressive Charakteristika (Deems et al. 1991; Temmel et al. 2002), das Ansprechen von Riech- oder Schmeckstörungen auf antidepressive Therapie wurde außer beim Burning Mouth-Syndrom, wo trizyklische Antidepressiva wirksam zu sein scheinen (Grushka und Epstein 1997; Pinto et al. 2003), bisher nicht aussagekräftig untersucht.
In einer doppelblinden, placebokontrollierten Studie an 50 Patienten mit idiopathischer Schmeckstörung mit normalem Serumzinkspiegel wurde eine Verbesserung der Schmeckstörung durch die Therapie mit Zinkglukonat (140 mg pro Tag für 3 Monate) nachgewiesen (Heckmann et al. 2005), dies gilt inzwischen als Therapieempfehlung.

In der Begutachtungspraxis wird bei Anosmie eine Minderung der Erwerbsfähigkeit um 10 %, bei Ageusie um 5 % veranschlagt. In bestimmten Berufszweigen (Koch, Feuerwehrmann, Parfümeur) kann die berufliche Behinderung jedoch höher liegen.

### B 1.5.2 Pragmatische Therapie

1. Wenn eine sinunasale Ursache wahrscheinlich ist oder auch im Falle einer idiopathischen Riechstörung, kann ein Therapieversuch mit oralen *Kortikosteroiden* unternommen werden. Dazu wird u. a. Prednison 40 mg für 2 Tage mit nachfolgender Reduktion um 5 mg alle 2 Tage empfohlen (Gesamtdauer 16 Tage; ↑, A). Dies kann auch der Diagnosesicherung dienen. Bei mangelnder Wirksamkeit, aber nachgewiesener sinunasaler Obstruktion, kommt ggf. eine operative Behandlung in Betracht (↑, B), wobei operative Maßnahmen im Bereich der Nase und der Nasennebenhöhlen selbst mit dem Risiko einer Verschlechterung der Riechfunktion einhergehen.
   - Leitlinien Riechstörungen: www.uni-duesseldorf.de/WWW/AWMF/ll/017-050.htm;
   - Leitlinien Schmeckstörungen: www.uni-duesseldorf.de/WWW/AWMF/ll/017-052.htm.
2. Kommen *Medikamente* als Ursache einer Riech- oder Schmeckstörung infrage, sollte, sofern möglich, eine Umstellung auf ein anderes Präparat erfolgen (↑, A). Nikotinkonsum sollte beendet werden.
3. Bei Nachweis einer prädisponierenden *Grunderkrankung* (z. B. Hypothyreose) sollte diese adäquat behandelt werden.
4. Da anosmischen Patienten eine gefährliche Rauchentwicklung entgehen kann, sind Rauchmelder eine Standardempfehlung. Auf das rechtzeitige Entsorgen verdorbener Lebensmittel ist zu achten, da auch hier die olfaktorische Warnfunktion fehlt. Eine *Aufklärung* des Patienten über entsprechende Gefahren ist notwendig. Auf den Internetseiten der Arbeitsgemeinschaft Olfaktologie und Gustologie der deutschen HNO-Gesellschaft sind weitere praktische Hinweise abrufbar (https://goo.gl/BqLgiK).
5. Glutamat und andere Würzstoffe oder eventuell geruchsverstärkende Nahrungszusätze können dazu dienen, das *Aroma* der Nahrung zu verbessern; außerdem ist auf Abwechslungsreichtum bei den anderen sensorischen Komponenten der Nahrung zu achten: Temperatur, Aussehen und Konsistenz. Englisch sprechenden Patienten sei das Buch von Devere und Calvert empfohlen (»Navigating Smell and Taste Disorders«, ISBN-10: 1932603964).
6. Eine spezifische Therapie für postvirale, posttraumatische und idiopathische Riechstörungen existiert nicht. Allerdings scheint Riechtraining zumindest bei einem Teil der Patienten zu wirken (Hummel et al. 2009; Sorokowska et al. 2017): Die simple Anweisung ist, Düfte (Rose, Zitrone, Eukalyptus und Gewürznelke) zu besorgen, z. B. Duftöle aus dem Kaufhaus oder ätherische Öle aus der Apotheke. An jedem dieser Fläschchen soll am Morgen und am Abend gerochen werden, jeweils für ca. 5–10 Sekunden. Diese Riechübungen sollen kontinuierlich für 6–9 Monate durchgeführt werden (↑, A).
7. Sollte die Ursache der Riechstörung eine sekundäre Dysfunktion durch eine nasale Obstruktion sein, sollte eine operative Revision zur Wiederherstellung des Luftstroms zur Regio olfactoria im ostiomeatalen Bereich und in dem Bereich der Riechspalte diskutiert werden (↔, B).

#### Patienteninformation

Informationsblatt über Riech- und Schmeckstörungen unter https://goo.gl/BqLgiK (Zugriff am 08. 03. 2017).

## Literatur


Abolmaali ND, Hietschold V, Vogl TJ, Huttenbrink KB, Hummel T. MR evaluation in patients with isolated anosmia since birth or early childhood. AJNR Am J Neuroradiol 2002; 23: 157–164.

Abolmaali ND, Hummel T, Damm M. Moderne bildgebende Diagnostik bei Riechstörungen. Laryngorhinootologie 2009; 88: 10–16.

Acharya V, Acharya J, Lüders H. Olfactory epileptic auras. Neurology 1988; 51: 56–61.

Adler CH, Gwinn KA, Newman S. Olfactory function in restless legs syndrome Mov Disord 1998; 13(3): 563–565.

Aiba T, Sugiura M, Mori J, Matsumoto K, Tomiyama K, Okuda F, Nakai Y. Effect of zinc sulfate on sensorineural olfactory disorder. Acta Otolaryngol 1998; 538(Suppl): 202–204.

Blomqvist EH, Lundblad L, Anggaard A, Haraldsson PO, Stjarne P. A randomized controlled study evaluating medical treatment versus surgical treatment in addition to medical treatment of nasal polyposis. J Allergy Clin Immunol 2001; 107: 224–228.

Blomqvist EH, Lundblad L, Bergstedt H, Stjarne P. Placebo-controlled, randomized, double-blind study evaluating the efficacy of fluticasone propionate nasal spray for the treatment of patients with hyposmia/anosmia. Acta Otolaryngol 2003; 123: 862–868.

Bromley SM. Smell and taste disorders: a primary care approach. Am Family Phys 2000; 61: 427–436.

Conley DB, Robinson AM, Shinners MJ et al. Age-related olfactory dysfunction: cellular and molecular characterization in the rat. Am J Rhinol 2003; 17: 169–175.

Connelly T, Farmer JM, Lynch DR, Doty RL. Olfactory dysfunction in degenerative ataxias. J Neurol Neurosurg Psychiatry 2003; 74: 1435–1437.

Conti MZ1, Vicini-Chilovi B, Riva M, Zanetti M, Liberini P, Padovani A, Rozzini L. Odor identification deficit predicts clinical conversion from mild cognitive impairment to dementia due to Alzheimer's disease. Arch Clin Neuropsychol 2013; 28(5): 391–399.

Costanzo RM, DiNardo LJ, Zasler ND. Head injury and taste. In: Doty RL, ed. Handbook of olfaction and gustation. New York, Marcel Dekker; 1995a. 775–783.

Costanzo RM, DiNardo LJ, Zasler ND. Head injury and olfaction. In: Doty RL, ed. Handbook of olfaction and gustation. New York: Marcel Dekker; 1995b. 493–502.

Damm M, Temmel A, Welge-Lüssen A, Eckel HE, Kreft MP, Klussmann JP, Gudziol H, Hüttenbrink KB, Hummel T. Riechstörungen, Epidemiologie und Therapie in Deutschland, Österreich und der Schweiz. HNO 2004; 52: 112–120.

Damm M, Vent J, Schmidt M, Theissen P, Eckel HE, Lotsch J, Hummel T. Intranasal volume and olfactory function. Chem Senses 2002; 27: 831–839.

Damm M, Pikart LK, Reimann H, Burkert S, Göktas Ö, Haxel B, Frey S, Charalampakis I, Beule A, Renner B, Hummel T, Hüttenbrink KB. Olfactory training is helpful in postinfectious olfactory loss: a randomized, controlled, multicenter study. Laryngoscope 2014; 124(4): 826–831.

Delank K-W. Subjektive und objektive Methoden zur Beurteilung der Riechfunktion. HNO 1998; 46: 182–190.

Della Frera MA, Mott AE, Frank ME. Iatrogenic causes of taste disturbances. In: Doty RL, ed. Handbook of olfaction and gustation. New York: Marcel Dekker; 1995. 785–791.

Demarquay G, Royet JP, Giraud P, Chazot G, Valade D, Ryvlin P. Rating of olfactory judgements in migraine patients. Cephalalgia 2006; 26(9): 1123–1130.

Doty RL. Olfaction. Annu Rev Psychol 2001; 52: 423–452.

Doty RL. Practical approaches to clinical olfactory testing. In: Seiden AM, Ed. Taste and smell disorders. New York, Stuttgart: Thieme; 1997. 38–51.

Doty RL, Bromley SM. Effects of drugs on olfaction and taste. Otolaryngol Clin N Am 2004; 37: 1229–1254.

Doty RL, Cameron EL. Sex differences and reproductive hormone influences on human odor perception. Physiol Behav 2009; 97: 213–228.

Doty RL, Li C, Mannon LJ, Yousem DM. Olfactory dysfunction in multiple sclerosis: relation to plaque load in inferior frontal and temporal lobes. Ann NY Acad Sci 1998; 55: 781–786.

Doty RL, Li C, Mannon LJ, Yousem DM. Olfactory dysfunction in multiple sclerosis: relation to longitudinal changes in plaque numbers. N Engl J Med 1997; 336: 1918–1919.

Doty RL, Shaman P, Applebaum SL et al. Smell identification ability: Changes with age. Science 1984; 226: 14441–1443.

Doty RL, Shaman P, Kimmelman CP, Dann MS. University of Pennsylvania Smell Identification Test: a rapid quantitative olfactory function test for the clinic. Laryngoscope 1984; 94: 176–178.

Doty RL, Yousem DM, Pham LT, Kreshak AA, Geckle R, Lee WW. Olfactory dysfunction in patients with head trauma. Arch Neurol 1997; 54: 1131–1140.

Duncan HJ. Postviral olfactory loss. In: Seiden AM, ed. Taste and smell disorders. New York, Stuttgart: Thieme; 1997. 72–78.

Eccles R, Jones AS. The effect of menthol on nasal resistance to air flow. J Laryngol Otol 1983; 97: 705–709.

Eibenstein A, Fioretti AB, Simaskou MN, Sucapane P et al. Olfactory screening test in mild cognitive impairment. Neurol Sci 2005; 26(3): 156–160.

Elian M. Olfactory impairment in motor neuron disease: a pilot study. J Neurol Neurosurg Psychiatry 1991; 54(10): 927–928.

Eliav E et al. Evidence of chorda tympani dysfunction in patients with burning mouth syndrome. JADA 2007; 138(75): 628–633.

Fark T, Hummel C, Hähner A, Nin T, Hummel T. Characteristics of taste disorders. Eur Arch ORL 2013; 270: 1855–1860.

Femiano et al. Burning mouth syndrome: controlled open trial of the efficacy of alpha-lipoic acid on symptomatology. Oral Dis 2000; 6(5): 247–247.

Fikentscher R, Gudziol H, Roseburg B. Einteilung und Begriffsbestimmung der Riech- und Schmeckstörungen. Laryng Rhinol Otol 1987; 66: 355–357.

Frasnelli J, Landis BN, Heilmann S, Hauswald B, Huttenbrink KB, Lacroix JS, Leopold DA, Hummel T. Clinical presentation of qualitative olfactory dysfunction. Eur Arch Otorhinolaryngol 2003; 11: 11–13.

Frye RE. Nasal airway dynamics and olfactory function. In: Doty RL, ed. Handbook of olfaction and gustation. New York: Marcel Dekker; 1995. 471–491.

Fukunaga A, Uematsu H, Sugimoto K. Influence of aging on taste perception and oral somatic sensation. J Gerontol A Biol Sci Med Sci 2005; 60(1): 109–113.

Göktas O, Fleiner F, Paschen C, Lammert I, Schrom T. Rehabilitation of the olfactory sense after laryngectomy: long-term use of the larynx bypass. Ear Nose Throat J 2008; 87: 528–530.

Gudziol H, Hummel T. Normative values for the assessment of gustatory function using liquid tastants. Acta Otolaryngol 2007; 127: 658–661.

Gudziol H. Ableitung gustatorisch evozierter Potentiale: Symposium medical; 1995.

Grushka M, Epstein JB. Burning mouth syndrome. In: Seiden AM, ed. Taste and smell disorders. New York, Stuttgart: Thieme; 1997. 159–171.

Gudziol V, Paech I, Hummel T. Unilateral reduced sense of smell is an early indicator for global olfactory loss. J Neurol 2009; 257: 959–963.

Haehner A, Boesveldt S, Berendse HW, MackaySim A, Fleischmann J, Silburn PA, Johnston AN, Mellick GD, Reichmann H, Hummel T. Prevalence of smell loss in Parkinsońs disease – a multicenter study. Parkinsonism Relat Disord 2009; 15: 490–494.

Hastings L, Miller ML Olfactory loss secondary to toxic exposure. In: Seiden AM, ed. Taste and smell disorders. New York, Stuttgart: Thieme; 1997. 88–106.

Hausser-Hauw C, Bancaud J. Gustatory hallucinations in epileptic seizures. Brain 1987; 110: 339–359.

Hawkes CH. Olfaction in neurodegenerative disorder. Mov Disord 2003; 18: 364–372.

Hawkes CH, Shephard BC, Geddes JF, Body GD et al. Olfactory Disorder in Motor Neuron Disease. Experimental Neurology 1998; 50: 248–253.

Heckmann SM, Hujoel P, Habiger S, Friess W, Wichmann M, Heckmann JG, Hummel T. Z Zinc gluconate in the treatment of dysgeusia – a randomized clinical trial. J Dent Res 2005; 84(1): 35–38.

Heilmann S, Just T, Göktas Ö, Hauswald B, Hüttenbrink KB, Hummel T. Untersuchung der Wirksamkeit von systemischen bzw. topischen Corticoiden und Vitamin B bei Riechstörungen. Laryngo-Rhino-Otologie 2004; 86: 1–6.

Henkin RI, Schechter PJ, Friedewald WT et al. A double blind study of the effects of zinc sulfate on taste and smell dysfunction. Am J Med Sci 1976; 272: 285–299.

Henkin RI. Drug-induced taste and smell disorders. Drug Safety 1994; 11: 318–377.

Herberhold C. Geruchs- und Geschmacksstörungen. HNO Praxis heute 1993; 13: 35–90.

Hoffman, HJ, Ishii, EK, MacTurk, RH Age-related changes in the prevalence of smell/taste problems among the United States adult population. Results of the 1994 disability supplement to the National Health Interview Survey (NHIS). Ann N Y Acad Sci 1998; 855: 7716–7722.

Hornung DE, Kurtz DB, Bradshaw CB, Seipel DM, Kent PF, Blair DC, Emko P. The olfactory loss that accompanies an HIV infection. Physiol Behav 1998; 15: 549–556.

Hummel T, Genow A, Landis BN. Clinical assessment of human gustatory function using event related potentials. J Neurol Neurosurg Psychiatry 2010; 81: 459–464.

Hummel T, Heilmann S, Hüttenbriuk, KB. Lipoic acid in the treatment of smell dysfunction following viral infection of the upper respiratory tract. Laryngoscope 2002; 112: 2076–2080.

Hummel T, Kobal G, Gudziol H, Mackay-Sim A. Normative data for the »Sniffin' Sticks« including tests of odor identification, odor discrimination, and olfactory thresholds: an upgrade based on a group of more than 3,000 subjects. Eur Arch Otorhinolaryngol 2007; 264: 237–243.

Hummel T, Rissom K, Hähner A, Reden J, Weidenbecher M, Hüttenbrink KB. Effects of olfactory training in patients with olfactory loss. Laryngoscope 2009; 119: 496–499.

Hüttenbrink KB. Riech- und Schmeckstörungen. Bewährtes und Neues zu Diagnostik und Therapie. Laryngo-Rhino-Otol 1997; 76: 506–514.

Imura H, Shimada M, Yamazaki Y, Sugimoto K. Characteristic changes of saliva and taste in burning mouth syndrome patients. J Oral Pathol Med 2016; 45(3): 231–236.

Jafek BW, Linschoten MR, Murrow BW. Anosmia after intranasal zinc gluconate use. Am J Rhinol 2004; 18: 137–141.

Kertelge L, Brüggemann N, Schmidt A, Tadic V, Wisse C, Dankert S, Drude L, van der Vegt J, Siebner H, Pawlack H, Pramstaller PP, Behrens MI, Ramirez A, Reichel D, Buhmann C, Hagenah J, Klein C, Lohmann K, Kasten M. Impaired sense of smell and color discrimination in monogenic and idiopathic Parkinson's disease. Mov Disord. 2010; 25(15): 2665–2669.

Knecht M, Witt M, Abolmaali N, Hüttenbrink KB, Hummel T. Das Vomeronasalorgan des Menschen. Nervenarzt 2003; 74: 858–862.

Kobal G, Stefan H. Diagnostische Methoden zur Erfassung von Riechstörungen bei neurologischen Erkrankungen. Nervenarzt 1995; 66: 869–884.

Kohler CG, Moberg PJ, Gur RE, O'Connor MJ, Sperling MR, Doty RL. Olfactory dysfunction in schizophrenia and temporal lobe epilepsy. Neuropsychiatry Neuropsychol Behav Neurol 2001; 14(2): 83–88.

Konstantinidis I, Haehner A, Frasnelli J, Reden J, Quante G, Damm M, Hummel T. Post-infectious olfactory dysfunction exhibits a seasonal pattern. Rhinology 2006; 44: 135–139.

Landis BN, Konnerth CG, Hummel T. A study on the frequency of olfactory dysfunction. Laryngoscope 2004; 114: 1764–1769.

Lauria G, Majorana A, Borgna M, Lombardi R, Penza P, Padovani A, Sapelli P. Trigeminal small-fiber sensory neuropathy causes burning mouth syndrome. Pain 2005; 115: 332–337.

Leopold D. Distorted olfactory perception. In: Doty RL, ed. Handbook of olfaction and gustation. New York: Marcel Dekker; 1995. 441–454.

Leopold DA, Hornung DE. Olfactory cocainization is not an effective long-term treatment for phantosmia. Chem Senses 2013; 38(9): 803–806.

Li C, Yousem DM, Doty RL, Kennedy DW. Evaluation of olfactory deficits by medical imaging. In: Doty RL, ed. Handbook of olfaction and gustation. New York: Marcel Dekker; 1995. 395–419.

Leopold D. Distortion of olfactory perception: diagnosis and treatment. Chem Senses 2002; 27: 611–615.

Lötsch J, Reither N, Bogdanov V, Hähner A, Ultsch A, Hill K, Hummel T. A brain-lesion pattern based algorithm for the diagnosis of post-traumatic olfactory loss. Rhinology 2015; 53(4): 365–370.

Lucassen EB, Turel A, Knehans A, Huang X, Eslinger P. Olfactory dysfunction in Multiple Sclerosis: A scoping review of the literature. Mult Scler Relat Disord 2016; 6: 1–9.

Marmura MJ, Monteith TS, Anjum W, Doty RL, Hegarty SE, Keith SW. Olfactory function in migraine both during and between attacks. Cephalalgia 2014; 34(12): 977–985.

Mattes RD. Nutritional implications of taste and smell disorders. In: Doty RL (ed.). Handbook of olfaction and gustation. New York: Marcel Dekker; 1995. 731–744.

Mesholam RI, Moberg PJ, Mahr RN, Doty RL. Olfaction in neurodegenerative disease. A metaanalysis of olfactory functioning in Alzheimer's and Parkinson's disease. Arch Neurol 1998; 55: 84–90.

Moberg PJ, Kamath V, Marchetto DM, Calkins ME, Doty RL, Hahn CG, Borgmann-Winter KE, Kohler CG, Gur RE, Turetsky BI. Meta-analysis of olfactory function in schizophrenia, first-degree family members, and youths at-risk for psychosis. Schizophr Bull 2014; 40(1): 50–59.

Moscovich M1, Munhoz RP, Teive HA, Raskin S, Carvalho Mde J, Barbosa ER, Ranvaud R, Liu J, McFarland K, Ashizawa T, Lees AJ, Silveira-Moriyama L. Olfactory impairment in familial ataxias. J Neurol Neurosurg Psychiatry 2012; 83(10): 970–974.

Mott AE, Leopold DA. Disorders in taste and smell. Med Clin North Am 1991; 75: 1321–1353.

Mueller C, Kallert S, Renner B, Stiassny K, Temmel AF, Hummel T, Kobal G. Quantitative assessment of gustatory function in a clinical context using impregnated »taste strips«. Rhinology 2003; 41: 2–6.

Müller A, Mungersdorf M, Reichmann H, Strehle G et al. Olfactory function in Parkinsonian syndromes. J Clin Neurosci 2002; 9: 521–524.

Murphy C, Razani J, Davidson TM. Aging and the chemical senses. In: Seiden AM, ed. Taste and smell disorders. New York, Stuttgart: Thieme; 1997. 172–194.

Murphy C, Schubert CR, Cruickshanks KJ, Klein BE, Klein R, Nondahl MD. Prevalence of olfactory impairment in older adults. JAMA 2002; 288: 2307–2312.

Negoias S, Croy I, Gerber J, Puschmann S, Petrowski K, Joraschky P, Hummel T. Reduced olfactory bulb volume and olfactory sensitivity in patients with acute major depression. Neuroscience. 2010; 169(1): 415–421.

Nordin S, Paulsen JS, Murphy C. Sensory- and memory-mediated olfactory dysfunction in Huntington's disease. J Int Neuropsychol Soc 1995; 1: 281–290.

Onoda K, Ikeda M. Gustatory disturbance due to cerebrovascular disorder. Laryngoscope 1999; 109: 123–128.

Ophir D, Guterman A, Gross Isseroff R. Changes in smell acuity induced by radiation exposure of the olfactory mucosa. Arch Otolaryngol Head Neck Surg 1988; 114: 853–855.

Pardini M, Huey ED, Cavanagh AL, Grafman J. Olfactory function in corticobasal syndrome and frontotemporal dementia. Arch Neurol 2009; 66(1): 92–96.

Pause BM, Miranda A, Göder R, Aldenhoff JB, Ferstl R. Reduced olfactory performance in patients with major depression. J Psychiatr Res. 2001; 35(5): 271–277.

Pinto A, Sollecito TP, DeRossi SS. Burning mouth syndrome. A retrospective analysis of clinical characteristics and treatment outcomes. N Y State Dent J 2003; 69(3): 18–24.

Ponsen MM, Stoffers D, Booij J, van Eck-Smit BLF, Wolters EC, Berendse HW. Idiopathic hyposmia as a preclinical sign of parkinson's disease. Ann Neurol 2004; 56: 173–181.

Quint C, Temmel AF, Hummel T, Ehrenberger K. The quinoxaline derivative caroverine in the treatment of sensorineural smell disorders: a proof-of-concept study. Acta Otolaryngol 2002; 122: 877–881.

Rawal S, Hoffman HJ, Bainbridge KE, Huedo-Medina TB, Duffy VB. Prevalence and Risk Factors of Self-Reported Smell and Taste Alterations: Results from the 2011–2012 US National Health and Nutrition Examination Survey (NHANES). Chem Senses 2016; 41(1): 69–76.

Reden J, Mueller A, Mueller C, Konstantinidis I, Frasnelli J, Landis BN, Hummel T. Recovery of olfactory function following closed head injury or infections of the upper respiratory tract. Arch Otolaryngol Head Neck Surg 2006; 132: 265–269.

Reiß M, Reiß G. Zur Problematik von Riechstörungen. Z ärztl Qualitätssicherung 2000; 94: 149–153.

Rolet A, Magnin E, Millot JL, Berger E, Vidal C, Sileman G, Rumbach L. Olfactory dysfunction in multiple sclerosis: evidence of a decrease in different aspects of olfactory function. Eur Neurol 2013; 69(3): 166–170.

Rombaux P, Mouraux A, Hupin C, Huart C, Negoias S, Hummel T. Presence of olfactory event-related potentials predicts recovery in patients with olfactory loss following upper-respiratory tract infection. Laryngoscope 2010; 120: 2115–2118.

Roob G, Fazekas F, Hartung HP. Periferal facial palsy: etiology, diagnosis and treatment. Eur Neurol 1999; 41: 3–9.

Ross WG, Petrovitch H, Abbott R, Tanner CM et al. Association of olfactory dysfunction with risk for future Parkinsońs disease. Ann Neurol 2008; 63: 167–173.

Sandow PL, Hejrat-Yazdi M, Heft HW. Taste loss and recovery following radiation therapy. J Dent Res 2006; 85(7): 608–611.

Schiffman SS. Taste and smell in disease. New Engl J Med 1983; 308: 1275–1279 (part I), 1337–1343 (part II).

Schiffman SS. Taste and smell losses in normal aging and disease. JAMA 1997; 278: 1357–1362.

Scott AE. Clinical characteristics of taste and smell disorders. Ear Nose Throat J 1989; 68: 297–315.

Scott AE. Medical management of taste and smell disorders. Ear Nose Throat J 1989; 68: 386–392.

Shah M, Muhammed N, Findley LJ, Hawkes CH. Olfactory tests in the diagnosis of essential tremor. Parkinsonism Relat Disord. 2008 Nov; 14(7): 563–568.

Silveira-Moriyama L, Guedes LC, Kingsbury A, Ayling H, Shaw K, Barbosa ER, Bonifati V, Quinn NP, Abou-Sleiman P, Wood NW, Petrie A, Sampaio C, Ferreira JJ, Holton J, Revesz T, Lees AJ. Hyposmia in G2019S LRRK2-related parkinsonism: clinical and pathologic data. Neurology 2008; 71(13): 1021–1026.

Snyder RD, Drummond PD. Olfaction in migraine. 1998; 17(7): 729–732.

Sohrabi HR, Bates KA, Rodrigues M, Taddei K, Laws SM, Lautenschlager NT, Dhaliwal SS, Johnston AN, Mackay-Sim A, Gandy S, Foster JK, Martins RN. Olfactory dysfunction is associated with subjective memory complaints in community-dwelling elderly individuals. J Alzheimers Dis 2009; 17(1): 135–142.

Sorokowska A, Drechsler E, Karwowski M, Hummel T. Effects of olfactory training: a meta-analysis. Rhinology 2017 Jan 1. doi: 10.4193/Rhin16.195.

Spielman AI. Chemosensory function and dysfunction. Crit Rev Oral Biol Med 1998; 9: 267–291.

Stevens MH. Steroid-dependent anosmia. Laryngoscope 2001; 111: 200–203.

Stiasny-Kolster K, Doerr Y, Möller JC, Höffken H, Behr TM, Oertel WH, Mayer G. Combination of »idiopathic« REM sleep behavior disorder and olfactory dysfunction as possible indicator for a-synucleinopathy demonstrated by dopamine transporter FP-CIT-SPECT. Brain 2005; 128: 126–137.

Suzuki M, Saito K, Min WP, Vladau C, Toida K, Itoh H, Murakami S. Identification of viruses in patients with postviral olfactory dysfunction. Laryngoscope 2007; 117: 7272–7277.

Tekeli H, Senol MG, Altundag A, Yalcınkaya E, Kendirli MT, Yaşar H, Salihoglu M, Saglam O, Cayonu M, Cesmeci E, Hummel T. Olfactory and gustatory dysfunction in Myasthenia gravis: A study in Turkish patients. J Neurol Sci. 2015; 356(1–2): 188–192.

Temmel AF, Quint C, Schickinger-Fischer B, Klimek L, Stoller E, Hummel T. Characteristics of olfactory disorders in relation to major causes of olfactory loss. Arch Otolaryngol Head Neck Surg 2002; 128: 635–641.

Upadhyay UD, Holbrook EH. Olfactory loss as a result of toxic exposure. Otolaryngol Clin N Am 2004; 37: 1185–1207.

Vennemann MM, Hummel T, Berger K. The association between smoking and smell and taste impairment in the general population. J Neurol 2008; 255: 1121–1126.

Vent J, Wang DW, Damm M. Effects of traditional Chinese acupuncture in post-viral olfactory dysfunction. Otolaryngol Head Neck Surg 2010; 142: 505–509.

Welge-Luessen A, Kobal G, Wolfensberger M. Assessing olfactory function in laryngectomees using the Sniffin' Sticks test battery and chemosensory evoked potentials. Laryngoscope 2000; 110(2 Pt 1): 303–307.

Welge-Luessen A, Temmel A, Quint C, Moll B, Wolf S, Hummel T. Olfactory function in patients with olfactory groove meningioma. J Neurol Neurosurg Psych 2001; 70: 218–221.

Welge-Lüssen A, Dörig P, Wolfensberger M, Krone F, Hummel T. A study about the frequency of taste disorders. J Neurol 2011; 258(3): 386–392.

Wenning GK, Shepherd B, Hawkes C, Petruckevitch A, Lees A, Quinn N. Olfactory function in atypical parkinsonian syndromes. Acta Neurol Scand 1995; 91: 247–250.

Whitcroft K, Merkonidis C, Cuevas M, Haehner A, Philpott C, Hummel T. Citrate Solution Improves Olfaction in Post-Infectious Hyposmia. Rhinology 2016 Jun 18. [Epub ahead of print]

Zanchin G, Dainese F, Trucco M, Mainardi F, Mampreso E, Maggioni F. Osmophobia in migraine and tension-type headache and its clinical features in patients with migraine. Cephalalgia 2007; 27(9): 1061–1068.

Zou Z, Horowitz LF, Montmayeur J-P, Snapper S, Buck LB. Genetic tracing reveals a stereotyped sensory map in the olfactory cortex. Nature 2001; 414: 173–179.

Zhao K, Scherer PW, Hajiloo SA, Dalton P. Effect of anatomy on human nasal air flow and odorant transport patterns: implications for olfaction. Chem Senses 2004; 29: 365–379.

# B 2 Optikusläsionen

*von T. Haarmeier*

## B 2.1 Vaskuläre Läsionen

### B 2.1.1 Amaurosis fugax

#### B 2.1.1.1 Klinik

Unter einer Amaurosis fugax-Attacke wird eine transiente monokuläre Sehstörung verstanden, die durch eine Durchblutungsstörung der Retina hervorgerufen wird. Sie beginnt typischerweise im oberen Gesichtsfeld, gelegentlich in der Peripherie und dauert einige Sekunden bis wenige Minuten. Über 45 % der Attacken werden auf Thromboembolien aus der ipsilateralen A. carotis communis und ihren Ästen zurückgeführt (Hurwitz et al. 1985; DeSchryver et al. 2006). Einige Attacken sind durch kardiale Emboli ausgelöst, wenige finden im Rahmen einer hämodynamischen Insuffizienz statt. In einem beträchtlichen Anteil (11 % der Patienten unter 50 Jahren) bleibt die Attacke ätiologisch ungeklärt (Amaurosis Fugax Study Group 1990).

#### B 2.1.1.2 Verlauf

Die Prognose der Amaurosis fugax ist mit Ausnahme der Arteriitis temporalis (**Kap. E 4**) gut. Dennoch resultiert therapeutischer Handlungsbedarf aus dem erhöhten *Risiko für Hemisphäreninfarkte* gegenüber (Poole und Russell 1985). Eine aktuelle Studien beziffert das kombinierte Risiko für cerebrale und retinale Infarkte auf etwa 1,4 % pro Jahr (Volkers et al. 2016). Damit liegt das Risiko unter demjenigen bei hemisphärischen TIAs (relatives Infarktrisiko nach hemisphärischen TIAs vs. Amaurosis fugax: Faktor 2 bis 3; Benavente et al. 2001; Hurwitz et al. 1985; The Dutch TIA Trial Study Group 1993; Streifler et al. 1995).

#### B 2.1.1.3 Pragmatische Therapie

Amaurosis fugax-Attacken umfassten etwa 15–20 % aller TIAs in den vorliegenden Studien zur Schlaganfallprävention. Wie bei hemisphärischen TIAs oder ischämischen Infarkten ist eine unverzügliche Ursachenklärung geboten (**Kap. E 1**). Es gelten die im **Kap. E 2** genannten Therapieprinzipien der Primär- und Sekundärprävention in analoger Weise. Pragmatisch wird die Gabe von Acetylsalicylsäure (ASS) in einer mittleren Tagesdosis von 50–150 mg pro Tag empfohlen (**Tab. B 2.1**). Bei einem hohen Risiko für einen ischämischen Schlaganfall (≥ 4 % pro Jahr) kann alternativ die Kombination aus ASS (2 × 25 mg) plus Dipyridamol (2 × 200 mg) (Aggrenox®) oder Clopidogrel (75 mg) eingesetzt werden (Weber et al. 2010). Antikoagulation gilt als Therapie der ersten Wahl bei Vorhofflimmern. Bei Stenosen der ipsilateralen A. carotis interna über 70 % wird die *Karotisendarteriektomie* mit überbrückender ASS-Behandlung empfohlen, vorausgesetzt die Operation wird durch ein Team mit nachweislich niedriger operativer Komplikationsrate (< 6 %) durchgeführt. Benavente et al. (2001) führten die bis dato einzige Studie durch, in welcher der Stellenwert der Karotisendarteriektomie für Patienten mit Amaurosis fugax und solche mit hemisphärischer TIA getrennt voneinander untersucht wurde. Die Risikoreduktion durch Endarteriektomie nach Amaurosis fugax war trotz einer niedrigeren Komplikationsrate deutlich kleiner als nach hemisphärischer TIA. Der Benefit der Operation nach Amaurosis fugax war nur für Patienten mit zusätzlichen Risikofaktoren nachzuweisen (Alter über 75 Jahre, männliches Geschlecht, früherer Schlaganfall oder TIA, generalisierte Gefäßerkrankung, Stenose > 80 %, schlechte Kollateralisierung). Alternativ zur Endarteriektomie steht mit der endovaskulären *Karotisstentimplantation* eine weniger invasive Methode mit vergleichbarer Erfolgs- und Komplikationsrate zur Verfügung (Brott et al. 2016; Geraghty et al. 2014; **Kap. E 2**). Die Operation oder Stenting von Stenosen unter 70 % ist für die Amaurosis fugax nicht durch Studien gerechtfertigt (Benavente et al. 2001).

Gelegentlich treten Amaurosis fugax-Attacken bei Migränepatienten auf (Winterkorn et al. 1993). Patienten unter 40 Jahren bedürfen in der Regel keiner medikamentösen Therapie, sollten aber orale Antikonzeptiva und Nikotinabusus vermeiden. Ab einem Lebensalter von 40 Jahren und dem Vorliegen einer komplizierten Migräne oder anderer Gefäßrisikofaktoren werden neben der Therapie der Risikofaktoren 100–300 mg ASS/d empfohlen (Amaurosis Fugax Study Group 1990).
Für Patienten, bei denen Emboliequellen und hämodynamisch relevante Stenosen sicher ausgeschlossen sind, werden Spasmen der retinalen Gefäße als mögliche Ursache der Amaurosis fugax diskutiert. Wenn in diesen Fällen die Behandlung mit Thrombozytenfunktionshemmern erfolglos bleibt, kann die probatorische Gabe von Kalziumkanalblockern (z. B. Nifedipin 20–60 mg/d oder Verapamil 80–120 mg/d) versucht werden (Petzold et al. 2013; Pitkänen et al. 2014; Winterkorn et al. 1993).

### B 2.1.2 Anteriore ischämische Optikusneuropathie (AION)

Bei der anterioren ischämischen Optikusneuropathie (AION) handelt es sich um einen akuten, seltener über wenige Wochen progredienten Sehverlust

**Tab. B 2.1:** Pragmatische Therapie von Optikusläsionen

| | | | |
|---|---|---|---|
| 1. Amaurosis fugax | ASS 50–150 mg/d<br>Karotisendarteriektomie<br>Stentimplantation | ↑↑<br>↑↑<br>↑↑ | A<br>A<br>A |
| Anteriore ischämische Optikusneuropathie | ASS 100–300 mg/d<br>Optikusdekompression | ↔<br>↓ | C |
| 2. Endokrine Orbitopathie mit Optikusbeteiligung | Kortison<br>Radiatio<br>Dekompression | ↑↑<br>↔<br>↔ | A<br>B<br>C |
| Tolosa-Hunt-Syndrom<br>Pseudotumor orbitae<br>Lymphom | Kortison<br>Kortison<br>Individuelles, durch Histologie definiertes Schema; nur initial Kortison, Bestrahlung, Chemotherapie | ↑↑<br>↑ | A<br>A |
| Sarkoidose<br>Autoimmune Optikusneuropathie | Kortison, MTX, Infliximab<br>Höchstdosen Kortison | ↔<br>↔ | B, C<br>B |
| 3. Optikusgliome bei Progredienz und klinischer Symptomatik | Chemotherapie<br>Bestrahlung<br>Operation | ↑ (kurz-/mittelfristig)<br>↔ (langfristig)<br>↑ (kurz-/mittelfristig);<br>↔ (langfristig)<br>↔ | B<br>B<br>C |
| Optikusscheidenmeningeome bei Progredienz | Bestrahlung<br>Operation | ↑↑<br>↔ | A<br>C |
| Germinome | Bestrahlung | ↑ | A |
| 4. Traumatische Optikusläsionen | Kortison<br>Dekompression | ↔<br>↔ | C<br>C |
| 5. Lebersche Optikusatrophie | Idebenon<br>Vitamin B2, Vitamin C | ↑<br>↔ | B<br>C |
| 6. Vitaminmangelerkrankungen | Substitution | ↑ | A |

im höheren Lebensalter ischämischer Genese (Biousse und Newman, 2015). Ursächlich wird eine kritische Minderung der Blutversorgung der Papille über die Aa. ciliares posteriores angenommen (Hayreh und Zimmermann 2008). Passend zu dieser Hypothese weisen betroffene Patienten statistisch gehäuft vaskuläre Risikofaktoren wie arteriellen Hypertonus, Diabetes mellitus oder Fettstoffwechselstörungen auf (Wilhelm et al. 2015). Jüngere Studien zeigen eine besondere Assoziation zum obstruktiven Schlafapnoe Syndrom (Arda et al. 2013; Bilgin et al. 2013). Die klinische Diagnose basiert auf akutem Sehverlust ohne begleitende Schmerzen bei normaler Blutsenkung und Papillenödem. Bei ca. 40 % der betroffenen Patienten stellt sich innerhalb eines halben Jahres eine partielle Erholung des Visus ein. Dennoch persistiert bei etwa 2/3 der Patienten eine relevante Sehstörung (Visus $\leq 0{,}5$). Bei 10–20 % erkrankt innerhalb von 5 Jahren auch das Partnerauge, die Rezidivrate liegt unter 5 % (Luneau et al. 2008). Systemische Kortikosteroide hatten in einer kleinen prospektiven Studie keine Wirkung (Rebolleda et al. 2013), ebenso wenig die intravitreale Injektion des Angiogenesehemmers Bevacizumab (Rootman et al. 2013), Antikoagulation wurde kaum untersucht. Von einer Optikusscheidenspaltung, die sich in einer großen prospektiven Studie als unwirksam und sogar schädlich erwiesen hat (IONDT Research Group 1995), muss abgeraten werden. Somit bleibt die wichtigste ärztliche Aufgabe der *Ausschluss einer Arteriitis temporalis* (**Kap. E 4**), welche durchaus auch bei fehlenden Kopfschmerzen in Betracht zu ziehen ist (Ezeonyeji et al. 2011). Daneben steht die Behandlung kardiovaskulärer Risikofaktoren im Vordergrund. Die Vermutung, dass die Einnahme von ASS das Risiko für die Erkrankung des zweiten Auges senkt, hat sich nicht bestätigt (Newman et al. 2002).

### B 2.1.3 Sinus cavernosus-Fisteln

Therapie s. **Kap. E 9**.

## B 2.2 Entzündliche und lymphoproliferative Ursachen

### B 2.2.1 Endokrine Orbitopathie

#### B 2.2.1.1 Klinik

Die endokrine Orbitopathie (e. O.) tritt bei 25–50 % der Patienten mit einer Immunthyreopathie (häufigster Typ: Morbus Basedow) auf. In zwei Drittel der Fälle beginnt die e. O. während oder Monate bis Jahre nach der Schilddrüsenerkrankung; bei einem Drittel der Patienten geht sie ihr voraus oder findet ohne erkennbare Schilddrüsenbeteiligung statt. Es wird vermutet, dass der zugrundeliegende autoimmunologische Prozess in der Schilddrüse mit der Bildung autoreaktiver, gegen thyreoidale Antigene (TSH-Rezeptor) gerichteter T-Lymphozyten beginnt. Durch die Erkennung kreuzreagierender Fibroblastenantigene im retroorbitalen Gewebe setzen die dort infiltrierenden Lymphozyten einen komplexen Entzündungsprozess in Gang, an dessen Ende eine überschießende Fibroblastenproliferation mit Produktion von Glykosaminoglykanen steht (Cawood et al. 2004). Die resultierende Volumenzunahme des retrobulbären Binde- und Fettgewebes und die interstitielle Verdickung der Augenmuskeln bedingen die Vielzahl der klinischen Symptome mit Lidödemen, Oberlidretraktion, Exophthalmus mit oder ohne Hornhautkomplikationen, Wahrnehmung von Doppelbildern bis hin zur Optikusdruckschädigung. Die Diagnose wird klinisch gestellt und durch bildgebende Verfahren (CT, NMR, Ultraschall) gestützt. Eine Optikusbeteiligung mit Visusminderung und Gesichtsfeldausfällen findet sich bei etwa 5 % der Patienten mit e. O.

#### B 2.2.1.2 Verlauf

Die Optikuskompression bei e. O. zwingt nahezu immer zu therapeutischer Intervention, sodass keine Daten über den Spontanverlauf verfügbar sind. Für leichte und mittelschwere Verlaufsformen der endokrinen Ophthalmopathie liegen wenige placebokontrollierte Studien vor.

#### B 2.2.1.3 Therapeutische Prinzipien

Sofern eine Schilddrüsendysfunktion vorliegt, ist die präzise medikamentöse *Einstellung einer Euthyreose* erforderlich, langfristig die Thyreoidektomie oder eine Radiojodtherapie anzustreben (Bartalena et al. 2008). Ein bestehender Nikotinkonsum sollte eingestellt werden (Xing et al. 2015). Die anderen Therapieansätze zielen entweder auf eine Volumenreduktion des retroorbitalen Weichteilgewebes (Kortison, Bestrahlung) oder auf eine operative Erweiterung der knöchernen Orbita. Von einer Kortisontherapie und von einer Radiatio kann nur bei noch aktiver Entzündung eine Wirkung erwartet werden.

#### B 2.2.1.4 Pragmatische Therapie

*Lokaltherapie*: Tränenersatzflüssigkeiten sind häufig indiziert, um Hornhautkomplikationen zu verhindern. Ebenfalls unter die Lokaltherapie einzuordnen ist die Bestrahlung mit üblicherweise 20 Gy in etwa 10 Einzelfraktionen (Kazim et al. 1991). Sie kann bei Kortison-Kontraindikationen durchgeführt oder zur Effektverlängerung einer Kortisonbehandlung angeschlossen werden.
Die Ergebnisse durch Scheinbestrahlung kontrollierter Studien haben den Wert der Radiatio infrage gestellt, da sich entweder keine Wirksamkeit (Gorman et al. 2001) oder nur partielles Ansprechen auf die Therapie (Prummel et al. 2004; Bradley et al. 2008) fand. Diesem eher enttäuschenden Ergebnis stehen auf großen Fallzahlen basierende retrospektive Analysen gegenüber, die ein Ansprechen in etwa 60 % ergeben (spontane Remissionsrate etwa 30 %; Bartalena et al. 2002). Eine monozentrische Analyse von 351 behandelten Patienten ergab, dass die Kombination von Steroidtherapie mit Radiatio die Inzidenz relevanter Optikusschäden gegenüber der alleinigen medikamentösen Behandlung deutlich senken konnte (0 % vs. 17 %; Shams et al. 2014). Nach europäischen Richtlinien soll bei kompressiver Optikusneuropathie die Radiatio der Steroidtherapie angeschlossen werden, wenn sich unter Cortison eine Visusverbesserung abzeichnet (Ettl 2015). Patienten mit diabetischer Retinopathie und Raucher sollten nach Expertenmeinung nicht bestrahlt werden.

*Systemische Maßnahmen*: Eine entzündungshemmende, systemische Therapie sollte begonnen werden, wenn eine nicht länger als sechs Monate bestehende e. O. oder eine sichere Progredienz einer länger bestehenden e. O. vorliegt. Eine drohende Optikusschädigung erfordert sofortige Therapie (Bartalena et al. 2008). Kortison – einmalig in einer kleinen Kohorte placebokontrolliert geprüft (von Geest et al. 2008) – gilt als das Mittel der ersten Wahl und bewirkt in über 60 % eine klinische Verbesserung (Bartalena et al. 2000). Die Pulstherapie gilt nach zwei randomisierten Untersuchungen als wirksamer und weniger nebenwirkungsbehaftet als die orale Dauertherapie (Marcocci et al. 2001; Kahaly et al. 2005). Empfohlen werden wöchentliche Pulstherapien über 6 Wochen mit Pulsdosen von 500 mg Methylprednisolon, gefolgt von weiteren 6 Wochen mit halbierter Pulsdosis (250 mg) (Bartalena et al. 2008; Zhu et al. 2014). Kumulative Kortisondosen von über 8 g sollen aufgrund zum Teil schwerer Lebertoxizität nicht überschritten werden. Bei etwa 40 % der Patienten mit beginnenden Opikusschäden konnte durch alleinige Kortisontherapie die Sehfunktion vollständig wiederhergestellt werden (Currò et al. 2014). Die Wertigkeit von Substanzen, die helfen könnten, Kortison einzusparen (Immunglobuline, Methotrexat, Ciclosporin, Rituximab), wird durch Kasuistiken und kleinere Fallreihen nahegelegt, kann aktuell jedoch noch nicht ausreichend abgeschätzt werden. Die größten Hoffnungen liegen auf Rituximab, das gemäß einer Bewertung von 38 publizierten Fällen in ca. 90 % zu einer klinischen Besserung führte (Minakaran und Ezra 2013). In Anbetracht der potenziell erheblichen Nebenwirkungen und vor dem Hintergrund noch inkonsistenter Ergebnisse kleinerer kontrollierten Studien (pro: Salvi et al. 2015; contra: Stan et al. 2015) muss der Einsatz von Rituximab noch Einzelfällen vorbehalten bleiben.

*Operative Therapie*: Die Indikation für die Operation bei drohender Optikusschädigung wird frühzeitig gestellt, wenn sich unter der Kortisonbehandlung innerhalb von 1–2 Wochen keine Besserung einstellt (Bartalena et al. 2008). Primäre Operation noch vor einem Behandlungsversuch mit Steroiden wird nicht empfohlen (Wakelkamp et al. 2005). Der Eingriff erfolgt in der Regel durch Entfernung der medialen Orbitawand in Richtung Siebbeinzellen. Eine Stabilisierung oder Verbesserung der Sehfunktionen wird in bis zu 90 % erreicht, Komplikationen sind jedoch häufig (neu auftretende Diplopie (20–60 %), Sinusitis (5 %), Duraverletzungen (5 %), Entropium (8 %); Garrity et al. 1993).

### B 2.2.2 Orbitale Myositis

Die orbitale Myositis kann einzelne oder alle Augenmuskeln betreffen und zeichnet sich durch schmerzhafte Bewegungsstörung der Bulbi sowie computertomographisch und sonographisch nachweisbare Muskelverdickungen aus. *Erregerbedingte*

*orbitale Myositiden* sind bakteriell, viral, parasitär oder durch Pilze verursacht und müssen erregerspezifisch behandelt werden (**Kap. J 8**).
»*Idiopathische*« *orbitale Myositiden* sind ebenfalls heterogen. Sie manifestieren sich gelegentlich im Rahmen von Kollagenosen, Vaskulitiden oder bei rheumatoider Arthritis, in vielen Fällen jedoch ohne nachweisbare systemische Erkrankung. Klinische und pathogenetische Überschneidungen mit dem Tolosa-Hunt-Syndrom und dem Pseudotumor orbitae werden diskutiert. Kortison (z. B. Prednison 60 mg/d über Wochen ausschleichend) ist Mittel der Wahl, Diagnose und Therapieerfolg werden sonographisch und laborchemisch gesichert (Siatkowski et al. 1994). Rezidive, die in bis zu 80 % auftreten (Yan et al. 2014), sprechen in der Regel erneut auf Kortison an. Nicht selten ist eine Langzeittherapie erforderlich, in welcher dann zumeist Kortison mit anderen Wirkprinzipien (Methotrexat, Cyclophosphamid, Azathioprin, Mycophenolatmofetil, Immunglobuline) kombiniert wird (Yan et al. 2014). Radiotherapie (20 Gy) stellt bei Rezidiven weiterhin eine Alternative dar (Isobe et al. 2004).

## B 2.2.3 Tolosa-Hunt-Syndrom

### B 2.2.3.1 Klinik

Als Ursache des Tolosa-Hunt-Syndroms wird ein ätiologisch bisher ungeklärter entzündlicher Prozess postuliert, der den Sinus cavernosus und/oder die Fissura orbitalis superior involviert.
Zusätzlich zu den geforderten ipsilateralen Paresen der Hirnnerven III, IV oder VI können Ausfälle des ersten Trigeminusastes (ca. 30 %), der sympathischen Fasern und Optikusläsionen (ca. 15 %) resultieren (Bruyn und Hoes 1986; Übersicht über 312 Fälle). Attacken ophthalmoplegischer Migräne können gelegentlich das Tolosa-Hunt-Syndrom imitieren, lassen sich jedoch in der Regel anamnestisch und klinisch zuverlässig abgrenzen. Zu den auszuschließenden sonstigen Ursachen zählen Metastasen, Lymphom, Hypophysentumoren, A-V-Fisteln, Aneurysmen, Kollagenosen, Diabetes mellitus, Aspergillose oder Syphilis. Dieser Ausschluss erfordert nicht nur *Bildgebung*, sondern auch gezielte Blut- und Liquoruntersuchungen (Förderreuther und Straube 1999). Es finden sich kernspintomographisch bei den meisten Patienten im Bereich des Sinus cavernosus und/oder der Fissura orbitalis superior charakteristische Bezirke, die in den T1 gewichteten Aufnahmen zu Muskelgewebe, in den T2 gewichteten Aufnahmen zu Fett isointens sind und in der Regel kräftig Kontrastmittel aufnehmen (Yousem et al. 1990; Pascual et al. 1999; Sawhney et al. 2008). Diese MR-Veränderungen fanden 2004 erstmals Aufnahme in die Diagnosekriterien der IHS und wurden in der neuesten Fassung (ICHD-3 beta 2013) noch mehr hervorgehoben, indem sie als obligat gefordert werden. Anders dagegen findet das Ansprechen des Kopfschmerzes auf Kortison, bisher innerhalb von 72 Stunden nach Therapiebeginn gefordert, keine Berücksichtigung mehr in der Kopfschmerz-Klassifikation von 2013. Eine retrospektive Anwendung der neuen Kriterien auf 61 Fälle hat gezeigt, dass die Kernspintomographie die Diagnose mit einer Sensitivität von über 95 % begründet (Hung et al. 2015), eine ähnlich hohe Spezifität jedoch nur bei sicherer Detektion atypischer Befunde erzielt werden konnte. Neuroradiologische Expertise und Kontrolluntersuchungen (über mindestens zwei Jahre) sind notwendig.

Die diagnostischen Kriterien der International Headache Society (2013; ICHD-3 beta) für das Tolosa-Hunt-Syndrom sind:

- Eine oder mehrere Episoden eines einseitigen orbitalen Schmerzes mit Schwerpunkt im Bereich des Auges und/oder der Augenbraue
- Paresen eines oder mehrerer der Hirnnerven III, IV und VI innerhalb der ersten beiden Wochen nach Schmerzbeginn
- Nachweis einer granulomatösen Entzündung durch MRT oder Biopsie im Bereich des Sinus cavernosus und/oder der Orbitaspitze
- Keine bessere Erklärung der Symptome durch andere Ursachen (u. a. Tumor, Vaskulitis, Meningitis, Sarkoidose, ophthalmoplegische Migräne)

### B 2.2.3.2 Verlauf

Spontanremissionen wurden nach einer mittleren Attackendauer von acht Wochen in ungefähr 80 % der Patienten beobachtet (Bruyn und Hoes 1986). Durch Gabe von Kortison verkürzt sich die Attacke auf durchschnittlich fünf Wochen, insbesondere wird bei richtiger Diagnose bei fast allen Patienten innerhalb von drei Tagen Schmerzfreiheit erreicht (Zhang et al. 2014). Hirnnervenausfälle bilden sich langsamer zurück, diese können gelegentlich über Wochen oder Monate persistieren (Bruyn und Hoes 1986; Zhang et al. 2014). Parallel zur klinischen Besserung bilden sich die kernspintomographischen Veränderungen in der Regel vollständig zurück. Die Rezidivhäufigkeit wird auf 20–40 % geschätzt (Bruyn und Hoes 1986).

### B 2.2.3.3 Pragmatische Therapie

Falls die Schmerzen unter 60–80 mg Prednison/d sistieren, ist die Diagnose wahrscheinlich, jedoch keinesfalls bewiesen. Auch Lymphome, Riesenzelltumoren und gelegentlich Meningeome können initial auf Kortikoide ansprechen. Verlaufskontrollen sind deshalb obligat. Die Kortisongabe erfolgt in dieser Dosierung in der Regel über 14 Tage mit nachfolgendem Ausschleichen. Rezidive erfordern eine kernspintomographische Kontrolluntersuchung und werden erneut in der genannten Form behandelt, falls sich die Diagnose bestätigt. Fallberichten zufolge kann bei Kortisonnebenwirkung mit gutem Erfolg auf Azathioprin (Hannerz 1992) oder Methotrexat (Smith und Rosenbaum 2001) ausgewichen werden. Bei Patienten, die nicht oder nur gering auf Kortison ansprechen, sollte die Diagnose neu geprüft werden.

## B 2.2.4 Pseudotumor orbitae und maligne Lymphome

### B 2.2.4.1 Klinik

Der Begriff des Pseudotumor orbitae wurde ursprünglich für ein klinisches Syndrom mit akut

auftretendem Exophthalmus, Augenbewegungsstörungen, periorbitaler Schwellung und Schmerzen geprägt, das durch einen orbitalen Tumor entzündlicher Genese hervorgerufen wird. Im engeren Sinne wird heute unter dem idiopathischen Pseudotumor obitae eine *orbitale Entzündung ohne systemische Grunderkrankung oder lokale Ursache* verstanden (Sahlmüller und Schroeter 2012; Yuen et al. 2003). Wesentliche Gemeinsamkeiten bestehen mit dem Tolosa-Hunt-Syndrom: In beiden Fällen handelt es sich um unspezifische entzündliche Reaktionen mit identischem kernspintomographischen Signalverhalten sowie gutem Ansprechen auf Kortison. Optikusläsionen resultieren, wenn die Raumforderung die Orbitaspitze erreicht, und werden in ungefähr 15 % der Fälle beobachtet.
Wichtigste Differentialdiagnose des Pseudotumor orbitae ist das maligne Lymphom. Die bildgebende Differenzierung bleibt trotz Fortschritten im Einsatz der Kernspintomographie (Haradome et al. 2014) unsicher. Sogar die histologische Klassifizierung von Malignität der nachweisbaren lymphozytären Proliferationen gestaltet sich oft schwierig. Überschneidungen oder Transformationen erscheinen möglich (Yan et al. 2004) und erfordern gelegentlich wiederholte Biopsien, um die Diagnose zu sichern (Lutt et al. 2007).

#### B 2.2.4.2 Pragmatische Therapie

Bei typischen klinischen und computer-/kernspintomographischen Befunden wird eine Kortisontherapie wie beim Tolosa-Hunt-Syndrom empfohlen (60 mg Prednison/d über 14 Tage mit nachfolgendem Ausschleichen). Hierdurch wird in etwa 80 % ein guter Behandlungserfolg, in ungefähr 40 % die Ausheilung erzielt (Mombaerts et al. 1996). In etwa 60 % muss mit Rezidiven gerechnet werden (Lutt et al. 2007). Durch Bestrahlung mit 20 Gy in zehn fraktionierten Dosen ließen sich 66 % von 23 kortisonrefraktären Patienten mit der primären Diagnose eines Pseudotumor orbitae heilen, 11 % benötigten nach weiteren Rezidiven erneut vorübergehend Kortison, ein Patient entwickelte ein generalisiertes Lymphom (Lanciano et al. 1990). Kasuistisch ist die erfolgreiche Behandlung des therapierefraktären Pseudotumor orbitae mit Chemotherapie (Cyclophosphamid, Methotrexat; Übersicht bei Chiu und Rubin 2004) oder Mycophenolat Mofetil (Hatton et al. 2005) überliefert. Garrity et al. (2004) berichten, dass sieben Patienten, die nicht auf konventionelle Therapie ansprachen, erfolgreich mit monoklonalen TNF–Antikörpern (Infliximab) behandelt werden konnten. Die Behandlung mit Rituximab führte bei 7 von 10 therapierefraktären Patienten zu einer deutlichen Besserung (Suhler et al. 2014).

Das schmerzlose Auftreten eines Exophthalmus bei Patienten über 60 Jahren sowie der tomographische Nachweis einer umschriebenen, homogenen Raumforderung lassen primär an ein malignes Lymphom denken. In diesem Fall sollte vor jeder Therapie eine Biopsie, und gegebenenfalls eine internistische Stadiendiagnostik durchgeführt werden. In der Regel kann bei allen Patienten mit einem auf die Orbita beschränkten Non-Hodgkin-Lymphom im Stadium I durch Bestrahlung mit Dosen zwischen 20 und 43 Gy eine lokale Remission erreicht werden (Chao et al. 1994; Woolf et al. 2015; Zhou et al. 2005). Die rezidivfreie Überlebensrate beträgt nach fünf Jahren über 90 %. Selten entwickelt sich eine systemische Progression des Lymphoms. Non-Hogkin-Lymphome in höheren Stadien erfordern in der Regel individuell angepasste Kombinationsbehandlungen aus Radiatio und Chemotherapie.

### B 2.2.5 Granulomatöse Optikusinfiltrationen bei Sarkoidose

Granulomatöse Optikus- oder Chiasmainfiltrationen werden in bis zu 38 % der Patienten mit Neurosarkoidose beobachtet (Frohman et al. 2003; Zajicek et al. 1999). Ungefähr die Hälfte der Patienten reagiert vor allem nach kurzem Krankheitsverlauf gut auf Kortison (Beardsley et al. 1984; Zajicek et al. 1999), das bei bestehenden Sehstörungen üblicher Weise als Pulstherapie verabreicht wird (500–1000 mg Methylprednisolon i. v., 3–5 Tage; Hebel et al. 2015; Nozaki und Judson 2013). Es wird jedoch in der Regel eine niedrig dosierte Erhaltungstherapie benötigt (Koczman et al. 2008). Langfristig wird unter tolerablen Kortisondosen nur in 30 % der Patienten eine Stabilisierung erzielt. Deshalb empfehlen Zajicek et al. (1999; Übersicht über 68 Patienten mit Neurosarkoidose, hierunter 26 mit Optikusläsionen) die frühzeitige Kombination mit Chemotherapie (z. B. Methotrexat 10 mg/Woche). In einer Reihe publizierter Einzelfälle (Übersicht in Frohman 2015) gelang es, durch Gabe von Infliximab den Visus bei ansonsten therapierefraktärer Optikusinfiltration signifikant zu verbessern. Zur Therapie der Neurosarkoidose s. **Kap. F 4**.

### B 2.2.6 Optikusneuritis

Therapie s. **Kap. F 11**.

### B 2.2.7 Autoimmune Optikusneuropathie

Kollagenosen können selten eine progrediente, teilweise auch rezidivierende, ein- oder beidseitige Optikusneuropathie induzieren, die unbehandelt aufgrund vaskulitischer Gefäßverschlüsse eine schlechte Prognose hat. Konventionelle Dosen von Kortikosteroiden bewirken keine Besserung. Megadosen von Prednison (1000 mg/d über 5–7 Tage) sind erforderlich mit anschließender Chemotherapie mit Cyclophosphamid, Azathioprin oder Chlorambucil (Kupersmith et al. 1988). Nach Beobachtungen von Myers et al. (2003; 20 Patienten mit autoimmuner Optikusneuropathie, 17 davon mit systemischem Lupus erythematosus) kann durch Chemotherapie in etwa 75 % der Fälle eine klinische Besserung erreicht werden.

## B 2.2.8 Neuritis nervi optici bei Herpes zoster ophthalmicus

### B 2.2.8.1 Klinik

Eine Optikusneuritis tritt selten im Rahmen verschiedener viraler Infektionen auf (Toosy et al. 2014). Die meisten dieser Optikusneuritiden gelten als parainfektiös, d. h. als autoimmunologisch bedingt, da sie erst Wochen nach Ausbruch der zugrundeliegenden Infektionskrankheit beginnen und die klinische Sehverschlechterung mit Papillenödem in der Regel beide Augen betrifft. Aufgrund der sehr guten Prognose ist eine Therapie nicht angezeigt. Die Optikusbeteiligung bei Herpes zoster ophthalmicus ist dagegen auf eine direkte Entzündungsausdehnung durch Migration des Virus zurückzuführen. Diese kann unbehandelt bis zur nekrotisierenden Retinopathie fortschreiten und zur irreversiblen Erblindung führen (Nakamato et al. 2004). Ähnliche Verläufe können sich bei immunsupprimierten Patienten durch Infektion mit Cytomegalievirus entwickeln (Pershing et al. 2009).

### B 2.2.8.2 Pragmatische Therapie

Die Therapie der Optikusneuritis durch Herpes zoster besteht trotz einer Reihe publizierter Therapieversager in hochdosierter, intravenöser Aciclovirapplikation (z. B. 4 g/d; Litoff und Catalano 1990). Bei Infektion durch CMV wird Ganciclovir (5 mg/kg KG 2 × -täglich, Cymeven®) bevorzugt. Unklar ist, ob eine orale virostatische Therapie bei immunsupprimierten Patienten angeschlossen werden soll, um Rezidive zu verhindern.

# B 2.3 Primäre Optikustumoren

## B 2.3.1 Optikusgliome im Kindes- und Jugendalter

### B 2.3.1.1 Klinik

Optikusgliome, die histologisch als pilozytische Astrozytome klassifiziert werden, treten in 80–90 % innerhalb der ersten zwei Lebensdekaden auf, die meisten innerhalb der ersten sechs Lebensjahre (Avery et al. 2011; Mishra et al. 2012). Bis zu 70 % manifestieren sich im Rahmen einer Neurofibromatose Typ I (NF1), die auf einem Defekt der perizentromären Region des Chromosoms 17 beruht. Umgekehrt wird, basierend auf kernspintomographischen Studien, die Inzidenz für Optikusgliome bei Patienten mit NF1 auf etwa 15 % beziffert. Lediglich 20–30 % der betroffenen Patienten weisen zum Diagnosezeitpunkt Sehstörungen auf (Hoyt und Imes 1990).

### B 2.3.1.2 Verlauf

Optikusgliome im Kindes- und Jugendalter gelten als echte Neoplasien. Ausgehend vom N. opticus oder dem Chiasma opticum können sie sich über das Corpus geniculatum bis zum visuellen Kortex oder zum Hypothalamus und dritten Ventrikel ausdehnen. Allgemein verschlechtert sich die Prognose mit zunehmender Nähe zum Hypothalamus und dritten Ventrikel. Gemäß einer 1136 Fälle umfassenden Literaturübersicht von Dutton (1994) waren 21 % von 114 Gliomen, die primär auf den Sehnerven beschränkt waren, innerhalb von zehn Jahren größenprogredient. 91 % der Patienten mit isoliertem Optikusbefall zeigten nach initialer Visusminderung stabile oder sogar gebesserte Sehleistungen. Die gliombedingte Mortalität betrug hier 5 %, bei Beteiligung des Chiasma bereits 29 %, bei zusätzlicher Ausdehnung zum Hypothalamus und/oder dritten Ventrikel 51 %. Ein Tumorprogress bei Patienten mit NF1 ist selten (ungefähr 10 %; Listernick et al. 1994), wird gelegentlich jedoch auch im jungen Erwachsenenalter noch beobachtet (Listernick et al. 2003). Spontane Teilremissionen sind möglich (Astrup 2003). Bei Kindern ohne NF1 wird jedoch in den meisten Fällen ein klinischer oder radiologischer Progress beobachtet (Grill et al. 2000).

### B 2.3.1.3 Therapeutische Prinzipien

Trotz immenser Fortschritte im Verständnis der molekulargenetischen Mechanismen, die der Tumorgenese zugrunde liegen, hat sich die Therapie in den letzten 15 Jahren kaum verändert (Gutmann 2014). Da alle verfügbaren Therapien (Operation, Bestrahlung, Chemotherapie) im Kindesalter mit erhöhten Nebenwirkungsrisiken behaftet sind, wird die Behandlungsindikation zurückhaltend gestellt (Listernick et al. 1997; Miller 2004; Listernick et al. 2007). Operative Eingriffe sind darauf beschränkt, kosmetische Entstellungen durch Exophthalmus zu revidieren oder einen Hydrozephalus zu entlasten (Binning et al. 2007). Die Funktion des betroffenen Sehnerven kann operativ grundsätzlich nicht erhalten werden, sodass in der Regel nur bei fortgeschrittenem Sehverlust operiert wird. Sowohl durch Radiatio als auch Chemotherapie kann (zumindest für einige Jahre) ein Tumorprogress verhindert oder sogar eine Volumenreduktion erreicht werden. Für keine der Therapien wurde bisher jedoch ein positiver Einfluss auf die Überlebensrate oder den langfristigen Verlauf der Sehstörungen nachgewiesen (Listernick et al. 2007; Moreno et al. 2010).

### B 2.3.1.4 Pragmatische Therapie

Bei den meisten Patienten liegen zum Diagnosezeitpunkt keine oder nur leichte Sehstörungen vor (Listernick et al. 2007). Da eine nur langsame Progression erwartet werden kann, wird zunächst eine abwartende Haltung mit engmaschigen klinischen und kernspintomographischen Kontrollen empfohlen (Dutton 1994; Miller 2004; Listernick et al. 2007; Kelly und Weiss 2013). Die Indikation zur Therapie ergibt sich dann bei sicher nachgewiesenem Tumorwachstum oder zunehmender Sehverschlechterung (Avery et al. 2011).

Radiotherapie mit einer Dosis von 50 Gy scheint keinen Einfluss auf die langfristige Prognose zu haben, aber in etwa 80 % die Tumorprogression über einige Jahre aufzuhalten (Alvord und Lofton 1988). Strahlenspätfolgen in Form von Hypophyseninsuffizienz, Retardierung, Gefäßverschlüssen und Moya-Moya-Syndrom werden in ca. 20 % beobachtet und können v. a. bei Kindern unter vier Jahren den Therapieerfolg überwiegen (Grill et al. 1999). Nach Beobachtungen von Sharif et al. (2006) muss zudem ein um den Faktor 3 erhöhtes Risiko für Sekundärtumoren angenommen werden. Chemotherapie gilt deshalb bei symptomatischen und progredienten Optikusgliomen als Therapie der ersten Wahl (Listernick et al. 2007). In den meisten Protokollen kam Carboplatin zum Einsatz (Mahoney et al. 2000; Packer et al. 1997), häufig kombiniert mit Vincristin (Friedman et al. 1992; Astrup 2003). Etwa 70 % der so therapierten Kinder mit NF1 sind nach 5 Jahren ohne Progress (Avery et al. 2011). Progress trotz Chemotherapie macht nicht selten die Bestrahlung im Verlauf notwendig, die jedoch nicht vor dem zehnten Lebensjahr durchgeführt werden sollte. Es liegen erste kleine Fallserien mit gutem Ansprechen auf Bevacizumab als Alternative zur Radiatio vor (Avery et al. 2014).

## B 2.3.2 Optikusgliome im Erwachsenenalter

Maligne Optikusgliome im Erwachsenenalter sind selten. Sie entsprechen histologisch Glioblastomen mit entsprechend ungünstiger Prognose. Dutton (1994) berichtet über lediglich 41 publizierte Fälle, die bei Diagnose alle das Chiasma, in 23 % zusätzlich den intraorbitalen Anteil des Sehnerven, in über 50 % den Hypothalamus involvierten und sich vorzugsweise nach posterior ausdehnten. Trotz einer bei fast allen Patienten durchgeführten Bestrahlung – in einigen Fällen kombiniert mit Chemotherapie – starben 97 % (vermutlich 100 %) innerhalb von 2 Jahren (mittlere Überlebenszeit 9 Monate).

## B 2.3.3 Optikusscheidenmeningeome

### B 2.3.3.1 Klinik

Optikusscheidenmeningeome treten bevorzugt bei Frauen (Geschlechterverhältnis etwa 4 : 1) und im mittleren Lebensalter auf. Hormonersatztherapie erhöht das Risiko um den Faktor 2–3 (Blitshteyn et al. 2008). Sie zeichnen sich klinisch durch Visusminderung, Gesichtsfeldausfälle, Papillenödem oder -atrophie, Exophthalmus oder optoziliare Shuntgefäße aus. Ungefähr 90 % sind bei Diagnose auf den orbitalen Abschnitt des Sehnerven beschränkt, 10 % zeigen eine Ausdehnung in den Canalis opticus (Dutton 1992; Literaturübersicht über 477 Fälle). Die Diagnose kann in aller Regel bildgebend gestellt werden und erfordert nur in Ausnahmefällen eine Biopsie.

### B 2.3.3.2 Verlauf

Wenngleich gelegentlich eine spontane Besserung der Sehleistungen beobachtet wird (Egan und Lessell 2002), führt das Optikusscheidenmeningeom unbehandelt in der Mehrzahl der Fälle innerhalb von Jahren oder Dekaden zur Erblindung. Die wenigen Todesfälle bei Optikusscheidenmeningeomen werden auf operative Komplikationen zurückgeführt (Dutton 1992).

### B 2.3.3.3 Therapeutische Prinzipien

Durch eine Operation kann die Sehfunktion in der Regel weder erhalten noch gebessert werden, sondern birgt vielmehr das Risiko einer kompletten Optikusschädigung. Die Operation dient deshalb in erster Linie der Behebung kosmetischer Entstellungen und intraokulärer Komplikationen im Falle schon eingetretener Erblindung. Erst durch Fortentwicklung der Strahlentherapie hat sich die Behandlung des Optikusscheidenmeningeoms grundlegend verbessert. Turbin et al. konnten 2002 erstmalig die Wirksamkeit der Radiotherapie überzeugend belegen: Über eine mittlere Beobachtungszeit von über 12 Jahren zeigte allein das durch Strahlentherapie behandelte Patientenkollektiv stabile Sehleistungen, während alle Vergleichskollektive (keine Therapie, Operation, Operation kombiniert mit Bestrahlung) signifikante, z. T. erhebliche Einbußen des Sehens erlitten (insgesamt 59 Patienten). Metaanalysen (Turbin und Pokorny 2004; Carrasco und Penne 2004) und große monozentrische Kohorten (z. B. Paulsen et al. 2012) zufolge kann durch Bestrahlung in etwa 90 % das Sehen stabilisiert oder sogar verbessert werden. Diesem therapeutischen Gewinn steht jedoch aufgrund der notwendigen, hohen Dosen (55–60 Gy) das Risiko einer strahleninduzierten Retinopathie gegenüber, welche in bis zu 15 % beobachtet wird und derzeit nicht therapierbar ist (Danesh-Meyer 2008). Durch den Einsatz präziser stereotaktischer und radiochirurgischer Methoden kann dieses Risiko vermutlich reduziert werden, vergleichende Studien liegen jedoch bisher nicht vor (Übersicht bei Shapey et al. 2013).

### B 2.3.3.4 Pragmatische Therapie

Patienten mit guter Sehkraft und Beschränkung des Tumors auf die Orbita sollten regelmäßig klinisch (nach 3–6 Monaten) und computer-/kernspintomographisch (nach 6–12 Monaten) untersucht werden. Bei Zunahme der Sehstörungen oder radiologischem Progress und auch bei Patienten, die bereits zum Diagnosezeitpunkt funktionell relevante Sehstörungen aufweisen, wird die stereotaktische Bestrahlung empfohlen. Eine Tumorresektion sollte erst dann erwogen werden, wenn das betroffene Auge seine Funktion weitgehend eingebüßt hat. Unklar bleibt, wie Patienten zu behandeln sind, die nach Radiatio einen Progress entwickeln, da eine erneute Bestrahlung unzulässig ist und medikamentöse Regimes (z. B. Chemotherapie) bisher kaum geprüft wurden.

## B 2.3.4 Germinome

Germinome des N. opticus und des Chiasma opticum sind eine Rarität und können bei einem Teil der Patienten von anderen Tumoren durch im Liquor erhöhtes beta-HCG, alpha-Fetoprotein, Prolaktin oder CEA unterschieden werden (Chaudry et al. 2015). Sie sind ausgesprochen strahlensensibel. In der Regel wird eine Biopsie angestrebt (Chaudry et al. 2015), die Diagnose kann jedoch gelegentlich auch retrospektiv nach guten palliativen, häufig auch kurativen Behandlungserfolgen mit Dosen zwischen 20 und 59 Gy gestellt werden.

## B 2.4 Traumatische Läsionen

### B 2.4.1 Klinik

Traumatische Optikusläsionen finden sich in 0,5–5 % der Patienten nach Schädel-Hirn-Trauma (Steinsapir und Goldberg 1994). Nicht nur Frakturen im Orbita- und Mittelgesichtsbereich, sondern auch stumpfe Traumen ohne Frakturen können primär oder sekundär zu einer Optikusschädigung führen. Primäre Läsionen umfassen Blutungen und Risse in Nerv, Chiasma und Dura sowie direkte Kontusionsnekrosen. Sekundäre Läsionen schließen ödematöse Schwellung des Nerven, Nekrose durch Zirkulationsstörungen oder lokalen Druck sowie Infarkte durch Thrombose oder arteriellen Spasmus ein. Die 1982 eingeführte Therapie mit Kortison in Megadosen (Anderson et al. 1982) gründet sich auf ihre nachgewiesene Wirksamkeit bei spinalem Trauma (Bracken et al. 1990). Ihre Effizienz bei traumatischen Optikusläsionen ist jedoch nicht belegt, ebenso umstritten ist die operative Dekompression des geschädigten N. opticus. Der erste Versuch, die Wirksamkeit der Kortisontherapie in einer randomisierten Studie (The International Optic Nerve Trauma Study) zu prüfen, wurde nach zwei Jahren wegen unzureichender statistischer Aussagekraft (bei mangelnder Patientenrekrutierung) aufgegeben. Die ersatzweise und nicht randomisiert durchgeführte Verlaufsstudie (133 Patienten) zeigte weder für die operierten noch für die kortisonbehandelten Patienten einen günstigeren Verlauf als für die Gruppe der Unbehandelten: Klinisch relevante Visusverbesserungen wurden in allen drei Gruppen statistisch gleich häufig beobachtet (Levin et al. 1999). Eine randomisierte und plazebokontrollierte Studie mit insgesamt 31 Patienten ergab ebenfalls keinen signifikanten Vorteil unter Steroidtherapie (Entezari et al. 2007). Vor dem Hintergrund, dass der Einsatz von Cortison beim Schädel-Hirn-Trauma die Mortalität erhöhen kann (Edwards et al. 2005), wird von einigen Autoren vor der Therapie sogar gewarnt (Steinsapir und Goldberg 2011).

### B 2.4.2 Pragmatische Therapie

In der Behandlung traumatischer Optikusläsionen besteht kein Konsensus. Klinisches Zuwarten ist in Anbetracht der negativen bzw. fehlenden Studienergebnisse vertretbar (Yu-Wai-Man 2015). In der Praxis wird dennoch häufig, wie von vielen Autoren (z. B. Hathiram et al. 2010) empfohlen, Kortison in Megadosen verabreicht (3–4 mg Dexamethason/kg Körpergewicht, teilweise auch höher bis zu einer Gesamtdosis von 1–2 g/d über 1–3 Tage, danach 1–3 mg/kg alle 6 Stunden über 24 Stunden, danach Reduktion auf 1 mg/kg und Ausschleichen über eine Woche). Eine operative Dekompression wird vor allem bei orbitalen Verletzungen mit Frakturen (Yu-Wai-Man 2015) und auch 48 Stunden nach Beginn einer Steroidtherapie in Betracht gezogen, wenn das Auge blind zu bleiben droht (Hathiram et al. 2010). In einzelnen Fällen konnte durch die Ausräumung und Drainage von Blutungen innerhalb der Optikusscheide das Sehvermögen wiederhergestellt werden (Guy et al. 1989).

## B 2.5 Lebersche Optikusatrophie

### B 2.5.1 Klinik und Verlauf

Die Lebersche Optikusatrophie (LHON) wird mitochondrial und damit ausschließlich über Mütter vererbt und führt häufiger bei Männern als bei Frauen (Geschlechterverhältnis ca. 3 : 1) meist in der zweiten oder dritten Lebensdekade zu einem bilateralen, akuten bis subakuten Visusverlust. Bei 90–95 % der Patienten lässt sich eine Punktmutation der ringförmigen mitochondrialen DNA an einer von drei Positionen nachweisen, am häufigsten an Position 11 778 (69 %), seltener bei Position 3 460 oder 14 484 (je 13–14 %) (Yu-Wai-Man et al. 2014). Alle drei Mutationen betreffen Gene, die Untereinheiten der NADH-Coenzym-Q-Dehydrogenase kodieren, und führen zu einem intrazellulären Energiemangel mit vermehrter Radikalenbildung, die schließlich in der vorzeitigen Apoptose der retinalen Ganglienzellen endet. Unverstanden ist die geschlechtsspezifische und vergleichsweise niedrige Penetranz (männliche Mutationsträger: ca. 50 %, Frauen ca. 10 %). Weitere genetische Faktoren und äußere Einflüsse, z. B. Zyanidbelastung durch Nikotinabusus, werden diskutiert. Betroffene Patienten erleiden innerhalb weniger Monate fast immer eine beidseitige Sehkraftminderung auf unter 0,1. Trotz der praktisch immer eintretenden Optikusatrophie wird in etwa 25–30 % eine partielle Erholung beobachtet (Yu-Wai-Man et al. 2014).

### B 2.5.2 Therapeutische Prinzipien

Medikamentöse Strategien zielen auf Kompensation des Enzymdefektes (durch Gabe von Aktivatoren der Atmungskette), auf Reduktion des oxidativen Stresses (durch Radikalenfänger) oder direkte Inhibition der Apoptose. Mashima et al. (2000) berichten in einer 28 Patienten einschließenden retrospektiven Studie, dass eine Kombinationsbehandlung, bestehend aus Idebenon, einem dem Coenzym Q strukturverwandten Chinon, Vitamin $B_2$ und Vitamin C, keinen wesentlichen Einfluss auf den langfristigen Visus hatte, jedoch das Zeitintervall bis zum Eintreten einer (auch bei den unbehandelten Patienten beobachteten) Visusbesserung signifikant verkürzte. Eine randomisierte, doppelblinde, placebokontrollierte Studie (RHODOS; Klopstock et al. 2011) von 900 mg/d Idebenon vs. Placebo über 24 Wochen bei 85 Patienten mit LHON zeigte für den primären Endpunkt zwar keine Signifikanz, in der Subgruppe von Patienten, die sich im frühen Krankheitsstadium befanden, jedoch konsistente Trends und signifikante Verbesserungen des Visus sowie der Farbkontrastsensitivität. Dieser Vorteil gegenüber Plazebo blieb in einer Verlaufsuntersuchung nach über 2 Jahren erhalten (Klopstock et al. 2013). Die Möglichkeit, dass Idebenone vor allem im frühen Krankheitsverlauf wirksam ist, wird auch durch Ergebnisse einer großen retrospektiven Studie gestützt (Carelli et al. 2011). Idebenon (Raxone®) ist seit September 2015 in der EU für die Therapie der LHON zugelassen und in Deutschland erhältlich (auch **Kap. J 11**).

### B 2.5.3 Pragmatische Therapie

Die Behandlung mit Idebenon (Raxone®, 900 mg/d) wird empfohlen (↑, B). Auf Einstellung eines etwaigen Nikotinabusus sollte gedrängt werden (Parker et al. 1989). Hydroxycobalamin, in früheren Jahren unter der Vorstellung eingesetzt, die Ausscheidung von Zyanid zu beschleunigen, wird hochdosiert im Falle des nachgewiesenen B12-Mangels eingesetzt. Vitamin $B_2$ und/oder Vitamin C wird in der Praxis häufig mit Idebenon kombiniert (Selbsthilfegruppe Lebersche Optikusneuropathie Schweiz und Deutschland: http://www.lhon.ch).

## B 2.6 Metabolische Optikusläsionen

Bei einer toxischen Optikusläsion ist in erster Linie an Methylalkohol (Therapie mit Äthylalkohol; **Kap. G 5**) oder an eine Tabak-Alkohol-Amblyopie (**Kap. G 6**) zu denken. Weitere Substanzen, die eine Optikusatrophie bewirken können, sind:
Amantadinhydrochlorid, Amoproxan, Anilinfarbstoffe, organische Arsenide, Barbiturate, Blei, Carbondisulfid, Carbontetrachlorid, Carbromal, Cephalosporine, Chemotherapeutika, Chloramphenicol, Chlorpromazin, Chlorpropamid, Digitalis, DDT, Disulfiram, Emetine, Ergotamine, Ethambutol, Ethchlorvinol, Ethylenglykol, Hexachlorophen, Hydroquinoline, Jodoform, Iodopyracet, Isoniazid, Kobaltchlorid, Methylacetat, Methylbromid, Organophosphate, Quinine, Penicillamin, Natriumfluorid, Streptomycin, Sulfonamide, Thallium, Tolbutamid, Toluen, Trichloräthylen, Vincristin, Vitamin A-Intoxikation.
Optikusatrophien können durch Mangel folgender Substanzen oder Vitamine entstehen und durch entsprechende Substitution therapiert werden: Vitamin $B_{12}$, $B_6$ (als alleiniger Faktor nicht belegt), $B_1$, Nikotinsäure, $B_2$ (Riboflavin).

## Literatur


Alvord EC, Lofton S. Gliomas of the optic nerve or chiasm. J Neurosurg 1988; 68: 85–98.

Amaurosis Fugax Study Group. Current management of amaurosis fugax. Stroke 1990; 21: 101–117.

Anderson RL, Panje WR, Gross CE. Optic nerve blindness following blunt forehead trauma. Ophthalmology 1982; 89: 445–455.

Arda H, Birer S, Aksu M et al. Obstructive sleep apnoea prevalence in non-arteritic anterior ischaemic optic neuropathy. Br J Ophthalmol 2013; 97: 206–209.

Astrup J. Natural history and clinical management of optic pathway glioma. Br J Neurosurg 2003; 17: 327–335.

Avery RA, Fisher MJ, Liu GT. Optic pathway gliomas. J Neuroophthalmol. 2011; 31(3): 269–278.

Bartalena L, Pinchera A, Marcocci C. Management of Graves' ophthalmology: reality and perspectives. Endocrine Rev 2000; 21: 168–199.

Bartalena L, Marcocci C, Tanda ML, Rocchi R, Mazzi B, Barbesino G, Pinchera A. Orbital radiotherapy for Graves' ophthalmopathy. Thyroid 2002; 12(3): 245–250.

Bartalena L, Marcocci C, Pinchera A. Orbital radiotherapy for Graves' ophthalmopathy. J Clin Endocrinol Metab 2004; 89: 13–14.

Bartalena L, Baldeschi L, Dickinson A, Eckstein A, Kendall-Taylor P, Marcocci C et al. Consensus statement of the European Group on Graves' orbitopathy (EUGOGO) on management of GO. Eur J Endocrinol 2008; 158: 273–285.

Bartalena L, Lai A, Compri E, Marcocci C, Tanda ML. Novel immunomodulating agents for Graves orbitopathy. Ophthal Plast Reconstr Surg 2008; 24: 251–256.

Beardsley TL, Brown SVL, Sydnor CF, Grimson BS, Klintworth GK. Eleven cases of sarcoidosis of the optic nerve. Am J Ophthalmol 1984; 97: 62–77.

Benavente O, Eliasziw M, Streifler JY, Fox AJ, Barnett HJ, Meldrum H. North American Symptomatic Carotid Endarterectomy Trial Collaborators. Prognosis after transient onocular blindness associated with carotid-artery stenosis. N Engl J Med 2001; 345(15): 1084–1090.

Bilgin G, Koban Y, Arnold AC. Nonarteritic anterior ischemic optic neuropathy and obstructive sleep apnea. J Neuroophthalmol 2013; 33(3): 232–234.

Binning MJ, Liu JK, Kestle JR, Brockmeyer DL, Walker ML. Optic pathway gliomas: a review. Neurosurg Focus 2007; 23: E2.

Biousse V, Newman NJ. Ischemic Optic Neuropathies. N Engl J Med 2015; 372: 2428–2436.

Blitshteyn S, Crook JE, Jaeckle KA. Is there an association between meningioma and hormone replacement therapy? J Clin Oncol 2008; 26: 279–282.

Bracken MB, Shepard MJ, Collins WF, Holford TR, Young W, Baskin DS, Eisenberg HM, Flamm E, Leo-Summers L, Maroon J et al. A randomized, controlled trial of methylprednisolone or naloxone in the treatment of acute spinal-cord injury. Results of the Second National Acute Spinal Cord Injury Study. N Engl J Med 1990; 322: 1405–1411.

Bradley EA, Gower EW, Bradley DJ, Meyer DR, Cahill KV, Custer PL et al. Orbital radiation for graves ophthalmopathy: a report by the American Academy of Ophthalmology. Ophthalmology 2008; 115: 398–409.

Brott TG, Howard G, Roubin GS, Meschia JF, Mackey A, Brooks W, Moore WS, Hill MD, Mantese VA, Clark WM, Timaran CH, Heck D, Leimgruber PP, Sheffet AJ, Howard VJ, Chaturvedi S, Lal BK, Voeks JH, Hobson RW 2nd; CREST Investigators. Long-Term Results of Stenting versus Endarterectomy for Carotid-Artery Stenosis. N Engl J Med 2016; 374(11): 1021–1031.

Bruyn GW, Hoes MJAMJ. The Tolosa-Hunt syndrome. In: Vinken PJ, Bruyn GW, Klawans HL, eds. Handbook of clinical neurology. Vol 4(48): Headache. Amsterdam, New York: Elsevier Science Publishers; 1986. 291–307.

Carelli V, La Morgia C, Valentino ML et al. Idebenone treatment in Leber's hereditary optic neuropathy. Brain 2011; 134: e188.

Carrasco JR, Penne RB. Optic nerve sheath meningiomas and advanced treatment options. Curr Opin Ophthalmol 2004; 15(5): 406–410.

Cawood T, Moriarty P, O'Shea D. Recent developments in thyroid eye disease. BMJ 2004; 329: 385–390.
Chao CKS, Lin H-S, Devineni VR, Smith M. Radiation therapy for primary orbital lymphoma. Int J Radiat Oncol Biol Phys 1994; 31: 929–934.
Chaudhry NS1, Ahmad FU, Whittington E, Schatz N, Morcos JJ. Primary intrinsic chiasmal germinoma. J Neuroophthalmol. 2015; 35(2): 171–4.
Chirapapaisan N, Chuenkongkaew W, Pornpanich K, Vangveeravong S. Orbital pseudotumor: clinical features and outcomes. Asian Pac J Allergy Immunol 2007; 25: 215–218.
Chiu CS, Rubin PA. Pharmacotherapies and nonpharmacotherapies for orbital inflammatory diseases. Int Ophthalmol Clin 2004; 44(3): 165–185.
Currò N, Covelli D, Vannucchi G et al. Therapeutic outcomes of high-dose intravenous steroids in the treatment of dysthyroid optic neuropathy. Thyroid 2014; 24: 897–905.
Dach F, Speciali J. Tolosa-Hunt syndrome: critical literature review based on IHS 2004 criteria. Cephalalgia 2007; 27: 960; author reply 960–961.
Danesh-Meyer HV. Radiation-induced optic neuropathy. J Clin Neurosci 2008; 15: 95–100.
De Schryver EL, Algra A, Donders RC, van Gijn J, Kappelle LJ. Type of stroke after transient monocular blindness or retinal infarction of presumed arterial origin. J Neurol Neurosurg Psychiatry 2006; 77: 734–738.
Dutton JJ. Optic nerve sheath meningiomas. Surv Ophthalmol 1992; 37: 167–183.
Dutton JJ. Gliomas of the anterior visual pathway. Surv Ophthalmol 1994; 38: 427–452.
Edwards P, Arango M, Balica L et al. Final results of MRC CRASH, a randomised placebo-controlled trial of intravenous corticosteroid in adults with head injury d outcomes at 6 months. Lancet 2005; 365: 1957–1959.
Egan RA, Lessell S. A contribution to the natural history of optic nerve sheath meningiomas. Arch Ophthalmol 2002; 120(11): 1505–1508.
Entezari M, Rajavi Z, Sedighi N, Daftarian N, Sanagoo M. High-dose intravenous methylprednisolone in recent traumatic optic neuropathy; a randomized double-masked placebo-controlled clinical trial. Graefe's Archive for Clinical and Experimental Ophthalmology 2007; 245(9): 1267–1271.
Ettl A, Endokrine Orbitopathie, Spektrum Augenheilkd 2015; 29: 197–200.
Ezeonyeji AN, Borg FA, Dasgupta B. Delays in recognition and management of giant cell arteritis: results from a retrospective audit. Clin Rheumatol 2011; 30(2): 259–262.
Förderreuther S, Straube A. The criteria of the International Headache Society for Tolosa-Hunt syndrome need to be revised. J Neurol 1999; 246: 371–377.
Friedman HS, Krischer JP, Burger P et al. Treatment of children with progressive or recurrent brain tumors with carboplatin or iproplatin: a Pediatric Oncology Group randomized phase II study. J Clin Oncol 1992; 10: 249–256.
Frohman LP, Guirgis M, Turbin RE, Bielory L. Sarcoidosis of the anterior visual pathway: 24 new cases. J Neuroophthalmol 2003; 23(3): 190–197.
Frohman LP. Treatment of neuro-ophthalmic sarcoidosis. J Neuroophthalmol 2015; 35(1): 65–72.
Garrity JA, Fatourechi V, Bergstralh EJ, Bartley GB, Beatty CW, DeSanto LW, Gorman CA. Results of transantral orbital decompression in 428 patients with severe Graves' ophthalmopathy. Am J Ophthalmol 1993; 116: 533–547.
Garrity JA, Coleman AW, Matteson EL, Eggenberger ER, Waitzman DM. Treatment of recalcitrant idiopathic orbital inflammation (chronic orbital myositis) with infliximab. Am J Ophthalmol 2004; 138(6): 925–930.
Geraghty PJ, Brothers TE, Gillespie DL, Upchurch GR, Stoner MC, Siami FS, Kenwood CT, Goodney PP. Preoperative symptom type influences the 30-day perioperative outcomes of carotid endarterectomy and carotid stenting in the Society for Vascular Surgery Vascular Registry. J Vasc Surg 2014; 60(3): 639–644.
Gorman CA, Garrity JA, Fatourechi V, Bahn RS, Petersen IA, Stafford SL et al. A prospective, randomized, double-blind, placebo-controlled study of orbital radiotherapy for Graves' ophthalmopathy. Ophthalmology 2001; 108: 1523–1534.
Grill J, Coauner D, Cappelli C, Habrand JL, Rodriguez D, Sainte-Rose C Kalifa C. Radiation-induced cerebral vasculopathy in children with neurofribromatosis and optic pathway glioma. Ann Neurol 1999; 45: 393–396.
Grill J, Laithier V, Rodriguez D et al. When do children with optic pathway tumours need treatment? An oncological perspective in 106 patients treated in a single centre. Eur J Pediatr 2000; 159: 692–696.
Gutmann DH. Eliminating barriers to personalized medicine: learning from neurofibromatosis type 1. Neurology 2014; 83(5): 463–471.
Guy J, Sherwood M, Day AL. Surgical treatment of progressive visual loss in traumatic optic neuropathy. Report of two cases. J Neurosurg 1989; 70: 799–801.
Hannerz J. Recurrent Tolosa-Hunt syndrome. Cephalalgia 1992; 12: 45–51.
Haradome K, Haradome H, Usui Y, Ueda S, Kwee TC, Saito K, Tokuuye K, Matsubayashi J, Nagao T, Goto H. Orbital lymphoproliferative disorders (OLPDs): value of MR imaging for differentiating orbital lymphoma from benign OPLDs. Am J Neuroradiol 2014; 35(10): 1976–1982.
Hathiram BT, Khattar VS, Sonawane HP, Watve PJ. Traumatic optic neuropathy – our experience. Indian J Otolaryngol Head Neck Surg 2010; 62(3): 229–235.
Hatton MP, Rubin PA, Foster CS. Successful treatment of idiopathic orbital inflammation with mycophenolate mofetil. Am J Ophthalmol 2005; 140(5): 916–918.
Hayreh SS, Zimmerman MB. Nonarteritic anterior ischemic optic neuropathy: natural history of visual outcome. Ophthalmology 2008; 115: 298–305 e2.
Headache Classification Committee of the International Headache Society (IHS). The International Classification of Headache Disorders, 3rd edition (beta version). Cephalalgia 2013; 33: 629–808.
Hebel R, Dubaniewicz-Wybieralska M, Dubaniewicz A. Overview of neurosarcoidosis: recent advances. J Neurol. 2015; 262(2): 258–267.
Hoyt WF, Imes RK. Optic gliomas of neurofibromatosis–1 (NF–1): contemporary perspectives. In: Ishibashi Y, Hori Y (eds.). Tuberous sclerosis and neurofibromatosis: epidemiology, pathophysiology, biology and management. Amsterdam, New York: Excerpta Medica; 1990. 239–246.
Hung CH, Chang KH, Chen YL, Wu YM, Lai CL, Chang HS, Lyu RK, Wu YR, Chen CM, Huang CC, Chu CC, Chen CH, Ro LS. Clinical and radiological findings suggesting disorders other than tolosa-hunt syndrome among ophthalmoplegic patients: a retrospective analysis. Headache 2015; 55(2): 252–264.
Hurwitz BJ, Heyman A, Wilkinson EW, Haynes CS, Utley CM. Comparison of amaurosis fugax and transient cerebral ischemia: A prospective clinical and arteriographic study. Ann Neurol 1985; 18: 698–704.
International Headache Society. Classification Subcommittee. International classification of headache disorders, 2nd edition. Cephalalgia 2004; 24(Suppl 1): 1–160.
Ischemic Optic Neuropathy Decompression Trial Research Group (IONDT Research Group). Optic nerve decompression surgery for nonarteritic ischemic optic

neuropathy (NAION) is not effective and may be harmful. JAMA 1995; 273: 625–632.
Isobe K, Uno T, Kawakami H, Ueno N, Kawata T, Abe H, Minowa K, Yamamoto S, Ito H. Radiation therapy for idiopathic orbital myositis: two case reports and literature review. Radiat Med 2004; 22(6): 429–431.
Jain R, Sawhney S, Koul RL, Chand P. Tolosa-Hunt syndrome: MRI appearances. J Med Imaging Radiat Oncol 2008; 52: 447–451.
Kahaly GJ, Pitz S, Hommel G, Dittmar M. Randomized, single blind trial of intravenous versus oral steroid monotherapy in Graves' orbitopathy. J Clin Endocrinol Metab 2005; 90: 5234–5240.
Kelly JP, Weiss AH. Detection of tumor progression in optic pathway glioma with and without neurofibromatosis type 1. Neuro Oncol 2013; 15(11): 1560–1567.
Klopstock T, Yu-Wai-Man P, Dimitriadis K et al. A randomized placebocontrolled trial of idebenone in Leber's hereditary optic neuropathy. Brain 2011; 134: 2677–2686.
Klopstock T, Metz G, Yu-Wai-Man P et al. Persistence of the treatment effect of idebenone in Leber's hereditary optic neuropathy. Brain 2013; 136: e230.
Koczman JJ, Rouleau J, Gaunt M, Kardon RH, Wall M, Lee AG. Neuro-ophthalmic sarcoidosis: the University of Iowa experience. Semin Ophthalmol 2008; 23: 157–168.
Kupersmith MJ, Burde RM, Warren FA, Klingele TG, Frohmann LP, Mitnick H. Autoimmune optic neuropathy: Evaluation and treatment. J Neurol Neurosurg Psychiat 1988; 51: 1381–1386.
Kwan ESK, Wolpert SM, Hedges TR III, Laucella M. Tolosa-Hunt syndrome revisited: Not necessarily a diagnosis of exclusion. AJNR 1988; 150: 413–418.
Lanciano R, Fowble B, Sergott RC, Atlas S, Savino PJ, Bosley TM, Rubenstein J. The results of radiotherapy for orbital pseudotumor. Int J Radiat Oncol Biol Phys 1990; 18: 407–411.
Levin LA, Beck RW, Joseph MP, Seiff S, Kraker R, MSPH, the International Optic Nerve Trauma Study Group. The Treatment of traumatic optic neuropathy. The International Optic Nerve Trauma Study. Ophthalmol 1999; 106: 1268–1277.
Listernick R, Charrow J, Greenwald MJ, Mets M. Natural history of optic pathway tumors in children with neurofibromatosis type I: a longitudinal study. J Pediatr 1994; 125: 63–66.
Listernick R, Louis DN, Packer RJ, Gutmann DH. Optic pathway gliomas in children with neurofribromatosis 1:consensus statement from the NF1 optic pathway glioma task force. Ann Neurol 1997; 41: 143–149.
Listernick R, Ferner RE, Piersall L et al. Late-onset optic pathway tumors in children with neurofibromatosis-1. Neurology 2004; 63: 1944–1946.
Listernick R, Ferner RE, Liu GT, Gutmann DH. Optic pathway gliomas in neurofibromatosis-1: controversies and recommendations. Ann Neurol 2007; 61: 189–198.
Litoff D, Catalano RA. Herpes zoster optic neuritis in human deficiency virus infection. Arch Ophthalmol 1990; 108: 782–782.
Luneau K, Newman NJ, Biousse V. Ischemic optic neuropathies. Neurologist 2008; 14: 341–354.
Lutt JR, Lim LL, Phal PM, Rosenbaum JT. Orbital inflammatory disease. Semin Arthritis Rheum 2008; 37: 207–222.
Marcocci C, Bartalena L, Tanda ML, Manetti L, Dell'Unto E, Rocchi R et al. Comparison of the effectiveness and tolerability of intravenous or oral glucocorticoids associated with orbital radiotherapy in the management of severe Graves' ophthalmopathy: results of a prospective, single-blind, randomized study. J Clin Endocrinol Metab 2001; 86: 3562–3567.
Mashima Y, Hiida Y, Oguchi Y. Remission of Leber's hereditary optic neuropathy with idebenone. Lancet 1992; 340: 368–369.
Mashima Y, Kigasawa K, Wakakura M, Oguchi Y. Do idebenone and vitamin therapy shorten the time to achieve visual recovery in Lerber hereditary optic neuropathy? J Neuroophthalmol 2000; 20: 166–170.
Medeiros LJ, Harris NL. Lymphoid infiltrates of the orbit and conjunctiva. Am J Surg Pathol 1989; 13: 459–471.
Miller NR. Walsh and Hoyt's Clinical Neuro-Ophthalmology. 4. Aufl., Vol. 1. Baltimore: Williams & Wilkins; 1982.
Miller NR. Primary tumours of the optic nerve and its sheath. Eye 2004; 18(11): 1026–1037.
Mahoney DH, Cohen ME, Friedman HS, kepner JL, Gemer L, Langston JW, James HE, Duffner PK, Kun LE. Carboplatin is effective therapy for young children with progressive optic pathway tumors: a Pediatric Oncology Group phase II study. Neuro-oncol 2000; 2: 213–220.
Mishra MV, Andrews DW, Glass J, Evans JJ, Dicker AP, Shen X, Lawrence YR. Characterization and outcomes of optic nerve gliomas: a population-based analysis. J Neurooncol. 2012; 107(3): 591–597.
Mombaerts I, Koorneef L. Current status in the treatment of orbital myositis. Ophthalmol 1997; 104: 402–408.
Minakaran N, Ezra DG. Rituximab for thyroid-associated ophthalmopathy. Cochrane Database Syst Rev 2013: CD009226.
Moreno L, Bautista F, Ashley S, Duncan C, Zacharoulis S. Does chemotherapy affect the visual outcome in children with optic pathway glioma? A systematic review of the evidence. Eur J Cancer; 46: 2253–2259.
Myers TD, Smith JR, Wertheim MS, Egan RA, Shults WT, Rosenbaum JT. Use of corticosteroid sparing systemic immunosuppression for treatment of corticosteroid dependent optic neuritis not associated with demyelinating disease. Br J Ophthalmol 2004; 88(5): 673–680.
Nakamoto BK, Dorotheo EU, Biousse V, Tang RA, Schiffman JS, Newman NJ. Progressive outer retinal necrosis presenting with isolated optic neuropathy. Neurology 2004; 3(12): 2423–2425.
Newman NJ, Scherer R, Langenberg P, Kelman S, Feldon S, Kaufman D et al. The fellow eye in NAION: report from the ischemic optic neuropathy decompression trial follow-up study. Am J Ophthalmol 2002; 134: 317–328.
Nozaki K, Judson, MA. Neurosarcoidosis. Current Treatment Options in Neurology 2013; 15: 492–504.
Packer RJ, Ater J, Allen J, Phillips P, Geyer R, Nicholson HS, Jakacki R, Kurczynski E, Needle M, Finlay J, Reaman G, Boyett JM. Carboplatin and vincristine chemotherapy for children with newly diagnosed progressive low-grade gliomas. J Neurosurg 1997; 86: 747–754.
Parker WD, Oley CA, Parks J. A defect in mitochondrial electron-transport activity (NADH-Coenzyme Q Oxidoreductase) in Leber's hereditary optic neuropathy. N Engl J Med 1989; 320: 1331–1333.
Pascual J, Cerezal L, Canga A, Alvarez de Arcaya A, Polo JM, Berciano J. Tolosa-Hunt syndrome: focus on MRI diagnosis. Cephalalgia 1999; 19: 2536–2538.
Paulsen F, Doerr S, Wilhelm H, Becker G, Bamberg M, Classen J. Fractionated stereotactic radiotherapy in patients with optic nerve sheath meningioma. Int J Radiat Oncol Biol Phys 2012; 82(2): 773–778.
Pershing S, Dunn J, Khan A, Liao YJ. Cytomegalovirus infection with MRI signal abnormalities affecting the optic nerves, optic chiasm, and optic tracts. J Neuroophthalmol 2009; 29: 223–226.
Petzold A, Islam N, Plant GT. Patterns of non-embolic transient monocular visual field loss. J Neurol. 2013; 260(7): 1889–1900.

Pitkänen H, Saarela V. Vasospastic transient monocular visual loss: effect of treatment with different doses of nifedipine. J Neuroophthalmol 2014; 34(4): 386–388.

Poole CJM, Russell RW. Mortality and stroke after amaurosis fugax. J Neurol Neurosurg Psychiat 1985; 48: 902–905.

Prummel MF, Mourits MP, Berghout A, Krenning-EP, van der Gaag R, Koornneef L, Wiersinga WM. Prednisone and cyclosporine in the treatment of severe Graves' ophthalmopathy. N Engl J Med 1989; 321: 1353–1359.

Prummel MF, Wiersinga WM. Smoking and the risk of Graves' disease. JAMA 1993; 269: 479–482.

Prummel MF, Terwee CB, Gerding MN, Baldeschi L, Mourits MP, Blank L et al. A randomized controlled trial of orbital radiotherapy versus sham irradiation in patients with mild Graves' ophthalmopathy. J Clin Endocrinol Metab 2004; 89(1): 15–20.

Rebolleda G, Perez-Lopez M, Casas-Llera P et al. Visual and anatomical outcomes of non-arteritic anterior ischemic optic neuropathy with high-dose systemic corticosteroids. Graefes Arch Clin Exp Ophthalmol 2013; 251: 255–260.

Riordan-Eva P, Sanders MD, Govan GG, Sweeney MG, Da Costa J, Harding AE. The clinical features of Leber's hereditary optic neuropathy defined by presence of a pathogenic mitochondrial DNA mutation. Brain 1995; 118: 319–337.

Rootman DB, Gill HS, Margolin EA. Intravitreal bevacizumab for the treatment of nonarteritic anterior ischemic optic neuropathy: a prospective trial. Eye (Lond) 2013; 27: 538–544.

Sahlmüller M, Schroeter J. Idiopathische entzündliche Orbitopathie. Klin Monbl Augenheilkd 2011; 228(9): 827–840.

Salvi M, Vannucchi G, Curro N et al. Efficacy of B-cell targeted therapy with rituximab in patients with active moderate to severe Graves' orbitopathy: a randomized controlled study. J Clin Endocrinol Metab 2015; 100: 422–431.

Sergott RC, Cohen MS, Bosley TM, Savino PJ. Optic nerve decompression may improve the progressive form of nonarteritic ischemic optic neuropathy. Arch Ophthalm 1989; 107: 1743–1754.

Shams PN, Ma R, Pickles T, Rootman J et al. Reduced risk of compressive optic neuropathy using orbital radiotherapy in patients with active thyroid eye disease. Am J Ophthalmol 2014; 157: 1299–1305.

Sharif S, Ferner R, Birch JM, Gillespie JE, Gattamaneni HR, Baser ME et al. Second primary tumors in neurofibromatosis 1 patients treated for optic glioma: substantial risks after radiotherapy. J Clin Oncol 2006; 24: 2570–2575.

Shapey J, Sabin HI, Danesh-Meyer HV, Kaye AH. Diagnosis and management of optic nerve sheath meningiomas. J Clin Neurosci 2013; 20(8): 1045–1056.

Siatkowski RM, Capo H, Byrne SF, Gendron EK, Flynn JT, Munoz M, Feuer WJ. Clinical and echograhic findings in idiopathic orbital myositis. Am J Ophthalmol 1994; 118: 343–350.

Smith JR, Rosenbaum JT. A role for methotrexate in the management of non-infectious orbital inflammatory disease. Br J Ophthalmol 2001; 85(10): 1220–1224.

Stan MN, Garrity JA, Carranza Leon BG et al. Randomized controlled trial of rituximab in patients with Graves' orbitopathy. J Clin Endocrinol Metab 2015; 100: 432–441.

Steinsapir, KD, Goldberg RA. Traumatic optic neuropathy. Surv Ophthalmol 1994; 38: 487–517.

Steinsapir KD, Goldberg RA Traumatic Optic Neuropathy: An evolving understanding. Am J Ophthalmol 2011; 151: 928–933.

Steinsapir KD. Treatment of traumatic optic neuropathy with high-dose corticosteroid. J Neuroophthalmol 2006; 26(1): 65–67.

Streifler J, Eliasziw M, Benavente OR, Harbison JW, Hachinski VC, Barnett JM, Simard D. The risk of stroke in patients with first-ever retinal vs hemispheric transient ischemic attacks and high-grade carotid stenosis. Arch Neurol 1995; 52: 246–249.

Suhler EB, Lim LL, Beardsley RM, Giles TR, Pasadhika S, Lee ST, de Saint Sardos A, Butler NJ, Smith JR, Rosenbaum JT. Rituximab therapy for refractory orbital inflammation: results of a phase 1/2, dose-ranging, randomized clinical trial. JAMA Ophthalmol 2014; 132(5): 572–578.

The Dutch TIA Trial Study Group. Predictors of major vascular events in patients with a transient ischemic attack or non-disabling stroke. Stroke 1993; 24: 527–531.

Toosy AT, Mason DF, Miller DH. Optic neuritis. Lancet Neurol 2014; 13(1): 83–99.

Turbin RE, Thompson CR, Kennerdell JS, Cockerham KP, Kupersmith MJ. A long-term visual outcome comparison in patients with optic nerve sheath meningioma managed with observation, surgery, radiotherapy, or surgery and radiotherapy. Ophthalmology 2002; 109(5): 890–899.

Turbin RE, Pokorny K. Diagnosis and treatment of orbital optic nerve sheath meningioma. Cancer Control 2004; 11(5): 334–341.

Volkers EJ, Donders RC, Koudstaal PJ, van Gijn J, Algra A, Jaap Kappelle L. Transient monocular blindness and the risk of vascular complications according to subtype: a prospective cohort study. J Neurol 2016; 263(9): 1771–1777.

van Geest RJ, Sasim IV, Koppeschaar HP, Kalmann R, Stravers SN, Bijlsma WR et al. Methylprednisolone pulse therapy for patients with moderately severe Graves' orbitopathy: a prospective, randomized, placebo-controlled study. Eur J Endocrinol 2008; 158: 229–237.

Wakelkamp IM, Baldeschi L, Saeed P, Mourits MP, Prummel MF, Wiersinga WM. Surgical or medical decompression as a first-line treatment of optic neuropathy in Graves' ophthalmopathy? A randomized controlled trial. Clin Endocrinol (Oxf) 2005; 63: 323–328.

Wasmeier C, Pfadenhauer K, Rosler A. Idiopathic inflammatory pseudotumor of the orbit and Tolosa-Hunt syndrome-are they the same disease? J Neurol 2002; 249(9): 1237–1241.

Weber R, Frank B, Diener HC. [Antithrombotic and anticoagulation therapy after stroke and transient ischemic attacks]. Nervenarzt; 81: 1509–1517; quiz 1518–1519.

Wilhelm H, Beisse F, Rüther K. Non-Arteritic Ischemic Optic Neuropathy (NAION) Klin Monbl Augenheilkd 2015; 232(11): 1260–1269.

Winterkorn JMS, Kupersmith MJ, Wirtschafter JD, Forman S. Treatment of vasospastic amaurosis fugax with calcium-channel blockers. N Engl J Med 1993; 329: 396–398.

Woolf DK, Kuhan H, Shoffren O, Akinnawo EM, Sivagurunathan B, Boyce H, Plowman PN. Outcomes of primary lymphoma of the ocular adnexa (orbital lymphoma) treated with radiotherapy. Clin Oncol (R Coll Radiol) 2015; 27(3): 153–159.

Xing L, Ye L, Zhu W, Shen L, Huang F, Jiao Q, Zhou X, Wang S, Wang W, Ning G. Smoking was associated with poor response to intravenous steroids therapy in Graves' ophthalmopathy. Br J Ophthalmol 2015; 99(12): 1686–1691.

Yan J, Wu Z, Li Y. The differentiation of idiopathic inflammatory pseudotumor from lymphoid tumors of orbit: analysis of 319 cases. Orbit 2004; 23(4): 245–254.

Yan J, Wu, P. Idiopathic Orbital Myositis. J Craniofac Surg 2014; 25: 884–887.

Yuen SJ, Rubin PA. Idiopathic orbital inflammation: distribution, clinical features, and treatment outcome. Arch Ophthalmol 2003; 121(4): 491–499.

Yu-Wai-Man P, Votruba M, Moore AT, Chinnery PF. Treatment strategies for inherited optic neuropathies: past, present and future. Eye (Lond) 2014; 28(5): 521–537.

Yu-Wai-Man P. Traumatic optic neuropathy – Clinical features and management issues. Taiwan Journal of Ophthalmology 2015; 5: 3–8.

Yousem DM, Atlas SW, Grossman RI, Sergott RC, Savino PJ, Bosley TM. MR imaging of Tolosa-Hunt syndrome. AJNR 1990; 10: 167–170.

Zajicek JP, Scolding NJ, Foster O, Rovaris M, Evanson J, Moseley IF, Scadding JW, Thompson EJ, Chamoun V, Miller DH, McDonald WI, Mitchell D. Central nervous system sarcoidosis – diagnosis and management. Q J Med 1999; 92: 103–117.

Zhang X, Zhou Z, Steiner TJ et al. Validation of ICHD-3 beta diagnostic criteria for 13.7 Tolosa-Hunt syndrome: Analysis of 77 cases of painful ophthalmoplegia. Cephalalgia 2014; 34: 624–632.

Zhou P, Ng AK, Silver B, Li S, Hua L, Mauch PM. Radiation therapy for orbital lymphoma. Int J Radiat Oncol Biol Phys 2005; 63(3): 866–871.

Zhu W, Ye L, Shen L et al. A prospective, randomized trial of intravenous glucocorticoids therapy with different protocols for patients with graves' ophthalmopathy. J Clin Endocrinol Metab 2014; 99: 1999–2007.

# B 3 Augenbewegungsstörungen

*von A. Straube und D. Straumann*

B 3

## B 3.1 Einführung

Basierend auf tierexperimentellen, klinischen und bildgebenden Ergebnissen bestehen genaue Vorstellungen über die zentrale Repräsentation von Augenbewegungen. Diese erlauben dem erfahrenen Untersucher eine topographische Zuordnung von Störungsmustern zu Hirnstrukturen (**Tab. B 3.1**). Eine ätiologische Zuordnung ist dagegen häufig nicht möglich, da die okulomotorischen Störungen nicht spezifisch für die auslösenden Ursachen sind. Augenbewegungsstörungen sind daher meist nur eines von mehreren Symptomen einer Erkrankung, z. B. Blickdeviation bei frontalen Blutungen, und nur selten einziges Symptom einer Erkrankung, z. B. Doppelbilder bei mikrovaskulärer Läsion von Augenmuskelkernen.

Augenbewegungsstörungen können die Sehleistungen auf verschiedene Weise stören:

1. Unwillkürliche Oszillationen oder ein Nystagmus verhindern eine stabile Fixation und führen zu retinalen Bildverschiebungen, die als Bewegung der visuellen Umwelt (Oszillopsien) wahrgenommen werden;
2. diese retinalen Bildverschiebungen führen zusätzlich zu einer Visusminderung;
3. durch eine ausgeprägte Fixationsstörung, z. B. Opsoklonus (s. u.), ist die Fovealisierung von Objekten gestört;
4. durch kortikale Störungen der Raumrepräsentation (Neglect) kommt es zu einer Vernachlässigung eines visuellen Halbfeldes und auch zu einer halbseitigen Abnahme der spontanen visuellen Exploration;
5. durch kortikale Läsionen (präfrontaler Kortex) kann es zu einer Störung der willkürlichen Unterdrückung von Augenbewegungen kommen
6. eine Achsenfehlstellung der Augen kann zu Doppelbildern führen.

Trotz der genauen Kenntnisse der Physiologie sind die meisten pharmakologischen Therapieansätze bei Augenbewegungsstörungen empirisch gefunden worden. Nur ansatzweise kann aus der vermuteten physiologischen Ursache (z. B. Unterfunktion der Purkinje-Zellen) auf eine mögliche Therapie (z. B. Verstärkung inhibitorischer Mechanismen) zurückgeschlossen werden. In den letzten Jahren wurden die ersten kontrollierten Therapiestudien veröffentlicht. Die meisten Therapieempfehlungen entsprechen aber wegen fehlender multizentrischer Studien oder der nur offenen Beobachtungsserien lediglich der Klasse C, selten der Klasse B. Eine Zulassung dieser Therapie besteht nicht (»off-label«).

Wir können zwischen drei zugrundeliegenden Pathomechanismen unterscheiden:

1. Störungen des Fixationssystems, welches einerseits für die Unterdrückung ungewollter Augenbewegungen und andererseits für die Detektion von Bildverschiebungen und Programmierung von Korrektursakkaden zuständig ist. Wichtige Strukturen des Fixationssystems liegen im Bereich des Colliculus superior und seiner Verbindungen aus dem rostralen Anteil zum Sakkadengenerator im Hirnstamm. Dabei werden Sakkaden aktiv durch die anhaltende Aktivität der sogenannten Omnipause-Neurone unterdrückt und erst eine Unterbrechung dieser Daueraktivität führt zu einer Sakkade. Diese Strukturen stehen unter dem Einfluss des präfrontalen Kortex.
2. Störungen des vestibulo-okulären Reflexes (VOR), der über Beschleunigungsdetektoren im Innenohr und deren Verbindungen zu den Vestibularis-Kernen und dem Kleinhirn Kopfbewegungen reflektorisch kompensiert und so den Blick im Raum stabilisiert.
3. Störungen des Blickhaltesystems, welches es erlaubt, den Blick auch in exzentrischer Position zu halten und den elastischen Rückstellkräfte der Augen in der Orbita entgegen zu wirken. Anatomisch sind vorwiegend Strukturen des Kleinhirns, der Nucl. vestibularis sowie – für die vertikalen und torsionellen Bewegungen – der Nucl. prepositus hypoglossi und der Nucl. Cajal beteiligt.

Allgemeine Maßnahmen zur Unterdrückung des Nystagmus sind:

1. Einnahme einer Blickposition, in der der Nystagmus minimal ist, z. B. Vergenz oder Aufblick bei Downbeat-Nystagmus (s. u.), oder laterale Augenposition (sog. Nullposition beim kongenitalen Nystagmus);
2. optische oder elektronische Hilfen, die die Bildverschiebung durch den Nystagmus minimieren;
3. gezielte therapeutische Lähmung einzelner Augenmuskeln;
4. Ausnutzen von sensorischer Interferenz, z. B. sensorische Reizung der Kornea durch eine Kontaktlinse bei kongenitalem Nystagmus;
5. Medikamente, die den Nystagmus unterdrücken.

**Tab. B 3.1:** Topographische Zuordnung von Nystagmusformen

| Nystagmus | Augenposition | Schlagform | Besonderheit | Ort der Läsion |
|---|---|---|---|---|
| **horizontaler Spontannystagmus** | geradeaus | horizontal mit torsioneller Komponente; zur Gegenseite | Zunahme bei Blick in Richtung der schnellen Phase; Kopf-Impuls-Test pathologisch | Labyrinth, vestib. Ganglion, Nerv, VN |
| **vertikaler Spontannystagmus** | in allen Blickpositionen | down-beat oder up-beat, evtl. mit torsioneller Komponente | Zunahme bei Seitwärtsblick und bei Blick nach oben oder unten | Flokkulus, ponto-medullär, ponto-mesenzephal, VN |
| **Blickrichtungsnystagmus** | exzentrischer Blick (horizontal oder vertikal) | langsame Phase exponentiell | unerschöpflich (evtl. in Intensität abnehmend bei gehaltenem Blick) | Intoxikation, Störungen des Kleinhirns oder des medialen VN |
| **Lagerungsnystagmus** | geradeaus | crescendo-decrescendo, geotrop oder apogeotrop | erschöpflich | posteriorer Bogengang: vertikal-torsionell, seltener horizontaler Bogengang: horizontal; sehr selten anteriorer Bogengang: vorwiegend vertikal |
| **Lagenystagmus** | geradeaus | unerschöpflich, eher träger schlagend als beim Lagerungsnystagmus | Schlagrichtung und Form sind unterschiedlich | Uvula/Nodulus bzw. zerebelläre Verbindungen zum VN |
| **Erworbener Pendelnystagmus** | verschieden | unerschöpflich/ atypische Schlagform, dissoziiert | deutliche Visusstörung, häufig auch zusätzliche Symptome | Optikusläsionen, MS |
| **Infantiler (kongenitaler) Nystagmus** | abhängig von der Nullposition (= Blickrichtung, die mit einem minimalen Nystagmus einhergeht) | atypische Schlagform, unerschöpflich | keine Oszillopsien | keine Läsion im MRT |

VN vestibulärer Nucleus

## B 3.2 Zentrale Okulomotorikstörungen

### B 3.2.1 Zentrale Störungen des vestibulo-okulären Reflexes und der vestibulären Balance in den drei Raumebenen

#### B 3.2.1.1 Klinik

Der *vestibulo-okuläre Reflex* besteht aus einem kurzlatenten oligosynaptischen Reflex, der kompensatorische Augenbewegungen in der Ebene der gereizten und gehemmten Bogengänge, in Gegenrichtung zur Kopfbewegung, erzeugt und einem späteren, modifizierbaren Anteil, der über das Kleinhirn läuft. Periphere Läsionen führen zu einem Nystagmus, der bedingt durch die akut auftretende neuronale Tonus-Imbalance nach kontralateral schlägt. Eine Läsion aller drei Bogengänge einer Seite oder sowohl des oberen als auch unteren Astes des N. vestibularis führt zu einem horizontal-torsionellen Nystagmus, der durch Fixation partiell unterdrückt werden kann. Zentrale Läsionen in der Umgebung der VN bzw. des Vestibulo-Zerebellums (**Tab. 3.2**) führen auch zu einer Tonus-Imbalance, aber zu rein horizontalen, vertikalen bzw. torsionellen Nystagmen. Neben dem akuten Nystagmus kommt es sowohl bei peripheren als auch bei zentralen Läsionen zu einer Änderung des Verhältnisses der Kopfbewegung zur Augenbewegung (Gain oder Verstärkungsfaktor), wobei bei *peripheren Läsionen eine strikte Richtungsbeziehung zur Ebene der Bogengänge besteht.* Dabei führen schnelle Kopfbewegungen (sog. Kopf-Impulse) in Richtung der Läsion zu einer Korrektur-Sakkade (sog. Catch-up-Sakkade) nach (klinisch sichtbar) oder während (klinisch nicht sichtbar) der Kopfbewegung (Halmagyi und Curthoys 1988). Auch zentrale Läsionen können zu einem zu kleinen vestibulo-okulären Gain führen. Die Folge ist, dass die Patienten bei schnellen Kopfbewegungen wegen der fehlerhaften retinalen Bildstabilisierung über Oszillopsien klagen. Ein pathologisch vergrößerter Gain (> 1) kommt nur experimentell nach spezieller Adaptation oder selten bei Patienten mit Läsionen des Vestibulo-Zerebellums vor. Die Tonus-Imbalance bei zentralen Läsionen führt zu einem Spontannystagmus, wenn der für die *Blickhaltefunktion* essenzielle sogenannte Hirnstammintegrator (»Umwandlung des die Augengeschwindigkeit kodierenden Signals in ein Augenpositionssignal«) intakt ist. Der Integrator wird für die horizontalen Augenbewegungen durch Verbindungen zwischen dem Vestibulo-Zerebellum und dem medialen VN gebildet und für die vertikalen und torsionellen Augenbewegungen durch Verbindungen

**Tab. B 3.2:** Klinische Unterscheidung der Ursachen eines zentralen horizontalen Spontannystagmus (Gold und Zee, 2015)

| Zentrale Ursache Spontannystagmus | Kopf-Impuls-Test | Spontan-nystagmus | Blickrichtungs-nystagmus | OTR | Besonderheiten |
|---|---|---|---|---|---|
| VN | path. ipsilateral | kontraversiv | vorhanden | ipsiversiv | zentral/peripher |
| Flokkulus | meist kontralateral | ipsiversiv | vorhanden | kontraversiv | Kalorik normal |
| Kleinhirntonsillen | – | ipsiversiv | vorhanden | kontraversiv | Folgebewegungen auffällig |
| Nodulus | – | ipsiversiv | – | kontraversiv | PAN möglich |
| unterer Kleinhirnstil | – | ipsiversiv | – | kontraversiv | ipsiversive Folgebewegungen reduziert |
| Laterale Medulla Oblongata | – | kontraversiv (meistens) | meist vorhanden | ipsiversiv | kontraversive Folgebewegungen reduziert |

OTR ocular tilt reaction, PAN periodisch alternierender Nystagmus

zum Nucl. Cajal im Mittelhirn. Ist dagegen der Hirnstammintegrator mitbetroffen, kommt es zu einer tonischen Verschiebung der primären Augenposition (»Neutral-Zone«) (Straube et al. 1991).

#### B 3.2.1.2 Verlauf

Ein abnormal großer VOR-Gain, durch zerebelläre oder Multisystem-Degenerationen, ist meist ein permanentes Symptom, da die für die Adaptation notwendige Struktur, das Vestibulo-Zerebellum, mitbetroffen ist. Dagegen findet sich ein zu kleiner VOR-Gain nicht nur bei zentralen strukturellen Läsionen, sondern kann auch Folge einer hemmenden Wirkung von zentral sedierenden Medikamenten wie Benzodiazepinen, Barbituraten, Antikonvulsiva oder Hypnotika sein. Beim Weglassen dieser Medikation sind die Befunde reversibel.

#### B 3.2.1.3 Therapeutische Prinzipien und pragmatische Therapie

Es sind nur Kasuistiken über die Behandlung eines zu großen VOR-Gains berichtet worden. Thurston et al. (1987) beschreiben eine anhaltende Besserung bei einem Patienten mit nicht näher beschriebener zerebellärer Systemdegeneration unter der Therapie mit 1 mg Physostigmin oral tgl. Die visuelle Unterdrückung des VOR-Gains durch den Fixationsimpuls (was Oszillopsien reduzieren kann) scheint bei Patienten mit hereditären Ataxien ebenfalls durch Physostigmin (1 mg) verbessert zu werden (Tijssen et al. 1985). Im Gegensatz zu der Wirkung des cholinergen Physostigmins beschreiben Pyykkö et al. (1985) eine Reduktion des VOR- und OKN-Gains unter dem zentralen Muscarinantagonisten Scopolamin.

### B 3.2.2 Downbeat- und Upbeat-Nystagmus

#### B 3.2.2.1 Klinik

Störungen des vestibulären Reflexes können den drei Raumachsen zugeordnet werden. Störungen des vertikalen VOR-Gains sind Downbeat- und Upbeat-Nystagmus. Vermutlich bestehen nicht nur anatomische, sondern auch pharmakologische Unterschiede zwischen den zentralen Verbindungen der einzelnen Bogengänge. Der Flokkulus hemmt die vorderen vertikalen Bogengänge, aber nicht die hinteren. Läsionen des Vestibulo-Zerebellums (z. B. Arnold-Chiari-Malformation) oder des zerebellären Kortex (z. B. durch Degeneration der Purkinje-Zellen – paraneoplastisch, genetisch bei P/Q-Kalziumkanalerkrankungen oder toxisch) führen daher zu einer Enthemmung der vorderen vertikalen Bogengang-Signale mit der Folge, dass die Augen nach oben driften und es zu einer raschen Rückstellbewegung nach unten (»Downbeat«) kommt (Baloh und Spooner 1981). Daneben besteht bei einigen Patienten mit Downbeat-Nystagmus auch eine Störung des vertikal-torsionalen Blickhaltemechanismus, sodass die Augen eine Drift nach oben zeigen (Glasauer et al. 2003). Opiate können auch bei Gesunden zu einem passageren Downbeat-Nystagmus führen (Rottach et al. 2002), Nikotin dagegen bei einem Teil gesunder Probanden zu einem Upbeat-Nystagmus (Pereira et al. 2000).

Der *Downbeat-Nystagmus* ist ein zentraler Nystagmus, der möglicherweise durch eine zentrale vestibuläre Tonusimbalance in Zusammenhang mit einem Defekt der vertikalen Blickhaltung oder aber auch durch ein pathologisches Augenfolgesignal verursacht wird (Glasauer et al. 2003). Der Nystagmus schlägt in Primärposition unter Fixation nach unten und nimmt beim Blick nach unten oder lateral zu, ebenso in Kopfhängelage oder bei Kopfbeugung nach vorne (Marti et al. 2002). Bei einigen Patienten nimmt der Nystagmus unter Konvergenz ab, was therapeutisch genutzt werden kann. Patienten mit einem Downbeat-Nystagmus zeigen auch eine Falltendenz nach hinten und ein Vorbeizeigen nach oben (Büchele et al. 1983; Dieterich et al. 1998). Die zentralen Läsionen lassen sich beim Downbeat-Nystagmus im Vestibulo-Zerebellum und/oder der Medulla oblongata finden (Leigh und Zee 1999; Tusa 1999). Die beteiligten Bahnen scheinen GABAerg bzw. cholinerg zu sein. Die

häufigsten Ursachen sind zerebelläre Degenerationen, Arnold-Chiari-Malformation Typ 1, Medikamentenintoxikationen (z. B. Amiodaron, Antikonvulsiva, Lithium, Opiate etc.) bzw. in etwa 30 % idiopathisch, bei 50 % von diesen zeigen sich auch eine Vestibulopathie, Polyneuropathie und andere zerebelläre Zeichen (Wagner et al. 2008); eine seltene Ursache ist die Multiple Sklerose. Ebenfalls selten sind der kongenitale Downbeat-Nystagmus (Halmagyi et al. 1983) und der Downbeat-Nystagmus im attackenfreien Intervall bei der episodischen Ataxie Typ 2 sowie bei der spino-zerebellären Ataxie Typ 6 (Harada et al. 1998).
Der *Upbeat-Nystagmus* ist ein Rucknystagmus, der in Primärposition nach oben schlägt und beim Blick nach oben zunimmt. Häufig besteht eine deutliche Störung der vertikalen Folgebewegungen. Bei Konvergenz kann der Nystagmus bei einigen Patienten die Schlagrichtung umkehren und in einen Downbeat-Nystagmus übergehen. Die ursächlichen Läsionen finden sich in den aufsteigenden Bahnen vom vorderen vertikalen Bogengang/Otolithen im Bereich des ponto-mesenzephalen oder ponto-medullären Übergangs in der Nähe des Nucl. perihypoglossii (Tusa 1999) und aber auch bei Läsionen in der Nähe des ventralen Tegmentum pontis (Pierrot-Deseilligny et al. 2005). Häufigste Ursache sind medulläre Läsionen (Stahl et al. 2000) durch Entmarkungen bei MS, Tumoren, Wernicke-Enzephalopathie, zerebelläre Degenerationen und Intoxikationen.

### B 3.2.2.2 Verlauf

Epidemiologische Studien über den Verlauf und die Häufigkeit beider Störungen liegen nicht vor. Klinische Beobachtungen legen nahe, dass der Downbeat-Nystagmus im Gegensatz zum Upbeat-Nystagmus häufig persistiert (Wagner et al. 2009).

### B 3.2.2.3 Therapeutische Prinzipien und pragmatische Therapie

*Downbeat-Nystagmus*: Eine Placebo-kontrollierte Studie mit insgesamt 17 Patienten zeigte ein Ansprechen bei 10 der Patienten mit einer signifikanten Reduktion der Nystagmusgeschwindigkeit (>50 %) als auch eine Besserung in anderen Gleichgewichtsuntersuchungen. (Strupp et al. 2003) unter 20 mg 3,4-Diaminopyridin. Dabei waren die Effekte unter 4 × 5 mg 4-Aminopyridin p. o. am ausgeprägtesten und es fand sich eine positive Korrelation zwischen dem Alter und der Reduktion der okulären Drift-Geschwindigkeit. Es wurden keine Unterschiede in den Nebenwirkungen im Vergleich zu Placebo beschrieben; am häufigsten wurde über Übelkeit berichtet (Kalla et al. 2007; Strupp et al. 2003). 4-Aminopyridin ist ein nicht selektiver Blocker der spannungsabhängigen Kaliumkanäle. Nebenwirkungen sind Übelkeit, transiente Parästhesien und Kopfschmerzen; QT-Zeit Verlängerungen sind eine Kontraindikation. Bei der Behandlung des *Downbeat-Nystagmus* und der *episodischen Ataxie* ist die Retardform von 4-Aminopyridin (Fampyra®) ebenfalls wirksam (Claassen et al. 2012).
In einer Pilot-Studie wurde ebenfalls ein signifikanter, aber insgesamt geringer Effekt von Chlorzoxazon (einem nicht-selektiven Kaliumkanal-Öffner) auf die vertikale okuläre Drift-Geschwindigkeit bei 10 Patienten mit Downbeat-Nystagmus (7 idiopathisch, 3 sekundär) gemessen (Feil et al. 2013). Eine abschließende Bewertung dieser Medikation ist nicht möglich. Die Medikation ist von der FDA als OTC-Präparat zugelassen. Das Medikament muss aber aus den USA (500 mg Tabletten) oder Schweden (250 mg Tabletten) importiert werden.
Diese Medikamente führen möglicherweise zu einer verstärkten Aktivität der zerebellären Purkinje-Zellen. Tierexperimentell konnte aber keine entsprechende Verbesserung der Flokkulusfunktion in einem Modell für die episodische Ataxie Typ 2 durch 4-Aminopyridin gezeigt werden (Stahl und Thumser 2013). Eine Besserung des Downbeat-Nystagmus wurde auch unter dem GABA-A-Agonisten (Benzodiazepine wie Clonazepam 3 × 0,5 mg p. o. tgl.) beschrieben (Currie und Matsuo 1986; Tusa 1999; Young und Huang 2001). Die Wirkung von Clonazepam kann durch die einmalige Gabe von 1,0–2,0 mg abgeschätzt werden. Wir sahen bei einigen Patienten eine Besserung unter dem GABA-B-Agonisten Baclofen (3 × 10 mg p. o. tgl.) (Dieterich et al. 1991). Averbuch-Heller und Mitarbeiter (1997) berichteten von einer mäßigen Besserung des Downbeat-Nystagmus unter Gabapentin (3–4 × 300–600 mg p. o. tgl.). Zentral anticholinerg wirkende Substanzen wie Biperiden oder Scopolamin können selten zu einer Besserung führen (Barton et al. 1994). Einzelne Patienten mit nachgewiesener Arnold-Chiari-Malformation profitieren von einer Erweiterung des Foramen magnum mit Entlastung des kaudalen Kleinhirns (Pedersen et al. 1980; Spooner and Baloh 1981). Im Falle einer Besserung unter Konvergenz sollten Prismengläser, die eine artifizielle Konvergenz erzeugen, versucht werden.

*Upbeat-Nystagmus*: Baclofen (3 × 5–10 mg p. o. tgl.) bessert einige Patienten (Dieterich et al. 1991). Möglicherweise wirkt beim Upbeat-Nystagmus auch 2 × 5–10 mg 4-Aminopyridin (Glasauer et al. 2005).
Primär sollte bei Downbeat- oder Upbeat-Nystagmus mit störenden Oszillationen zuerst ein Therapieversuch mit 2 × 10 mg 4-Aminopyridin ret. (mögliche Nebenwirkungen flüchtige periorale und digitale Parästhesien, Übelkeit und Kopfschmerzen) durchgeführt werden, alternativ können Baclofen (3 × 5–10 mg p. o. tgl.) oder Gabapentin (3–4 × 300–600 mg p. o. tgl.) versucht werden (Thurtell et al. 2010). Bei Vorliegen einer Arnold-Chiari-Malformation und einem Downbeat-Nystagmus sollte eine operative Erweiterung des Foramen magnum diskutiert werden.

## B 3.2.3 Seesaw-Nystagmus

### B 3.2.3.1 Klinik

Der *Seesaw-Nystagmus* ist ein relativ seltener pendelförmiger bzw. ruckartiger Spontannystagmus. Abwechselnd kommt es dabei zu einer Hebung und Einwärtsdrehung des einen Auges bei gleichzeitiger Senkung sowie Auswärtsdrehung des anderen Auges und dann vice versa. Die Frequenz

**Tab. B 3.3:** Pragmatische Therapie okulomotorischer Syndrome

| Syndrom | Substanz | Dosierung | wichtige Nebenwirkungen | Evidenz | Empfehlungsstärke |
|---|---|---|---|---|---|
| **Downbeat-Nystagmus** | 4-Aminopyridin (Retardform) | 2 x 10 mg Fampyra® | Parästhesien, Anfälle | ↑↑ | A |
| | Clonazepam | 2 x 0,5–1,5 mg | Sedierung | ↔ | B |
| | Baclofen | 3 x 5–10 mg | Sedierung, Schwäche | ↔ | B |
| | Gabapentin | 3–4 x 300–600 mg | Sedierung, Schwindel, Ödeme | ↔ | B |
| | Chlorzoxazon | 3 x 500 mg (evtl. Beginn mit 3 x 250 mg in der ersten Woche) | Übelkeit, Abgeschlagenheit, Paraesthesien, Lebertoxizität | ↔ | B |
| **Upbeat-Nystagmus** | Baclofen | 3 x 5–10 mg | Sedierung, Schwäche | ↑ | B |
| | 4-Aminopyridin (Retardform) | 2 x10 mg Fampyra® | Parästhesien, Anfälle | ↔ | B |
| | Gabapentin | 3–4 x 300–600 mg | Sedierung, Schwindel, Ödeme | ↔ | B |
| | Chlorzoxazon | 3 x 500 mg (evtl. Beginn mit 3 x 250 mg in der ersten Woche) | Übelkeit, Abgeschlagenheit, Paraesthesien, Lebertoxizität | ↔ | B |
| **Periodisch alternierender Spontannystagmus** | Baclofen | 3 x 5–10 mg | Sedierung, Schwäche | ↑ | B |
| | 4-Aminopyridin (Retardform) | 2 x 10 mg Fampyra® | Parästhesien, Anfälle | ↔ | B |
| | Gabapentin | 3–4 x 300–600 mg | Sedierung, Schwindel, | ↔ | B |
| | Memantin | 3–4 x 10 mg | Ödeme | ↔ | B |
| **Erworbener Pendelnystagmus** | Memantin | 3–4 x 10 mg | Sedierung, Verwirrtheit, Schwäche | ↑↑ | A |
| | Gabapentin | 3–4 x 300–600 mg | Schwindel, Ödeme, Schwäche (MS) | ↑↑ | A |
| **Vestibuläre Paroxysmien** | Carbamazepin | 2 x 200–600 | Schwindel, Sedierung | ↔ | B |
| | Gabapentin | 3–4 x 300–600 mg | Schwindel, Ödeme | ↔ | B |
| **Obliquus-superior-Myokymie** | Carbamazepin | 2 x 200–600 | Schwindel, Sedierung | ↔ | B |
| | Gabapentin | 3–4 x 300–600 mg | Schwindel, Ödeme | ↔ | B |
| **Okuläre Neuromyotonie** | Carbamazepin | 2 x 200–600 | Schwindel, Sedierung | ↔ | B |

liegt bei 4–5 Hz, und die Störung wird bei Läsionen im Bereich des rostralen Mittelhirns bzw. kaudalen Zwischenhirns in der Nähe des Chiasma bzw. des Nucl. Cajal beobachtet (Leigh und Zee 1999). In einem Hundemodell für diesen Nystagmus besteht eine genetische Fehlanlage des Chiasmas mit dem Verlust kreuzender visueller Bahnen (Stahl et al. 2000). Ein Rucknystagmus scheint ursächlich auf eine einseitige Läsion des Nucl. Cajal unter Aussparung des benachbarten Kerns des rostralen medialen longitudinalen Faszikels zurückzuführen zu sein (Halmagyi et al. 1994), wobei experimentelle Läsionen des Nucl. Cajal bei nichtmenschlichen Primaten keinen Seesaw-Nystagmus hervorrufen (Helmchen et al. 1998).

#### B 3.2.3.2 Therapeutische Prinzipien und pragmatische Therapie

Es finden sich nur kasuistische Mitteilungen über einen positiven Effekt von Alkohol (1,2 g/kg Körpergewicht) (Frisèn und Wikkelso 1986; Lepore 1987) sowie von Clonazepam (Carlow 1986) bzw. Baclofen (Tusa 1999). Averbruch-Heller et al. (1997) beschrieben drei Patienten mit einer Seesaw-artigen Komponente ihres Pendelnystagmus, die sich unter Gabapentin besserte (siehe auch Thurtell et al. 2010).
Insgesamt scheinen also GABAerge Substanzen bzw. alpha2-Kalziumkanalblocker einen gewissen Effekt zu haben (**Tab. B 3.3**).

### B 3.2.4 Periodisch alternierender Nystagmus (PAN)

#### B 3.2.4.1 Klinik

Der *periodisch alternierende Spontannystagmus* ist ein seltener horizontaler Spontannystagmus, der periodisch seine Schlagrichtung ändert. Die Periodendauer kann Sekunden bis Minuten (typisch 2 Minuten) betragen; dabei kommt es zu einem crescendo-decrescendo-artigen Verlauf des Nystagmus. Am häufigsten finden sich bei den Patienten Läsionen des Vestibulo-Zerebellums, sodass sich bei diesen Patienten gleichzeitig auch Störungen der Fixation finden lassen. Tierexperimentell lässt sich ein periodisch alternierender Nystagmus durch Läsionen von Nodulus und Uvula und Ausschaltung der visuellen Fixation hervorrufen (Waespe et al. 1985). Insgesamt wird eine Enthemmung des GABAergen Geschwindigkeitsspeichers (der über ein Netzwerk und unter Einbeziehung der Vestibulariskerne physiologisch die Zeitkonstante der Bogengänge verlängert) als Pathomechanismus dieses Nystagmus angesehen (Waespe et al. 1985; Furman et al. 1990). Ursächliche Erkrankungen sind Arnold-Chiari-Malformationen, Multiple Sklerose, Hirnstammtumoren, Kleinhirnatrophien, Hirnstamminfarkte. Selten tritt der periodisch alternierende Nystagmus kongenital auf, wobei sich dann häufig ein irreguläres Muster findet.

#### B 3.2.4.2 Verlauf

In der Regel kommt es zu keiner spontanen Besserung.

#### B 3.2.4.3 Therapeutische Prinzipien und pragmatische Therapie

In einer Reihe von Kasuistiken oder Fallserien wird von einem positiven Effekt von Baclofen (3 × 5–10 mg p. o. tgl.) berichtet (Halmagyi et al. 1980; Larmande und Larmande 1983; Isago et al. 1985; Carlow 1986; Nuti et al. 1986). Baclofen scheint bei kongenitalen Formen weniger wirksam zu sein. Alternativ können 5-Hydroxytryptophan (500–1 000 mg p. o. tgl.) (Larmande und Pautrizel 1981), Phenothiazin oder Barbiturate (Isago et al. 1985) versucht werden. Auch kongenitale Formen können auf Baclofen reagieren (Solomon et al. 2002). Zuletzt wurde auch die zusätzliche Gabe von Memantin (20–40 mg) beschrieben (Kumar et al. 2009).

Mittel der ersten Wahl ist 3 × 5–10 mg Baclofen p. o. tgl.; der Effekt ist nach drei bis fünf Tagen zu beobachten und scheint im Langzeitverlauf langsam abzunehmen. Wenige Patienten sprechen auf keines der beschriebenen Pharmaka an.

### B 3.2.5 Erworbener Pendelnystagmus

#### B 3.2.5.1 Klinik

Der *erworbene Pendelnystagmus* führt fast immer zu ausgeprägten Oszillopsien und Sehstörungen durch einen häufig auch diskonjugierten periodischen Nystagmus mit atypischer Schlagform, der eine horizontale, vertikale, torsionelle oder auch kombinierte Schlagebene hat (Gresty et al. 1982; Traccis et al. 1990; Leigh et al. 1992; Leigh und Zee 1999). Die Frequenz liegt zwischen 2 und 7 Hz (Zee 1985). Häufig finden sich weitere Symptome wie ein Kopftremor, Rumpf- und Extremitäten-Ataxie und andere zerebelläre Okulomotorikstörungen. Die Pathophysiologie ist nicht geklärt. Einerseits wird (wegen der diskonjugierten Formen und der Störung auch anderer Augenbewegungen) eine Hirnstammläsion in der Nähe der okulomotorischen Kerne (Gresty et al. 1982) bzw. der Verbindungen zwischen Nucl. dentatus, Nucl. ruber und Olive (Tusa 1999) angenommen. Andererseits ist eine Störung in dem Netzwerk für die Blickhaltefunktion denkbar (Das et al. 2000; Stahl et al. 2000). Ursächlich dafür sind degenerative oder entzündliche Erkrankungen des Myelins, z. B. Multiple Sklerose, Toluen-Missbrauch, Pelizaeus-Merzbacher-Erkrankung oder Morbus Whipple (dann mit okulopalatinen Myoklonien) (Leigh und Zee 1999).

#### B 3.2.5.2 Verlauf

Der Nystagmus ist meist permanent.

#### B 3.2.5.3 Therapeutische Prinzipien und pragmatische Therapie

Ein diskutierter Ansatz geht von einem GABAergen Defizit aus (Bandini et al. 2001), wobei aber die zuletzt beschriebenen Therapieansätze eher eine Störung der glutaminergen Übertragung stützen. Einzelne Fallberichte beschreiben einen positiven Effekt von zentral anticholinergen Substanzen wie Trihexyphenidyl (20–40 mg p. o. tgl.) (Herishanu und Louzoun 1986; Jabbari et al. 1987). In einer kleinen Doppelblind-Studie reagierte aber nur einer von sechs getesteten Patienten positiv (Leigh et al. 1991). Scopolamin i. v. (0,4 mg), ein zentral wirksames Anticholinergikum, führte bei fünf in einer doppelblinden Studie untersuchten Patienten zu einer Besserung (Barton et al. 1994). In kleinen Serien wurde Lidocain (100 mg i. v.) untersucht, was ebenfalls bei einigen Patienten zu einer Besserung führte (Ell et al. 1982; Gresty et al. 1982). Starck und Mitarbeiter verglichen in einer offenen Studie mit zehn Patienten Clonazepam, Memantin und Scopolamin (Starck et al. 1997). Scopolamin (transdermale Applikation 0,5 mg tgl.) führte bei drei Patienten zu einer Besserung, Memantin (15–60 mg p. o. tgl.), ein NMDA-Antagonist, besserte den Nystagmus bei neun Patienten, zwei Patienten reagierten auf Clonazepam (3 × 0,5–1,0 mg p. o. tgl.). In einer weiteren Studie mit Cross-over-Design sahen wir bei elf Patienten unter 60 mg Memantin eine ausgeprägtere Visusbesserung als unter 1 200 mg Gabapentin (Starck et al. 2010). Diese Ergebnisse wurden auch in Untersuchungen von Thurtell et al. (2010) und Kumar et al. (2009) bestätigt. Ein positiver Effekt von GABAergen Substanzen wurde von Traccis et al. (1990) und Leigh et al. (1994) berichtet, die eine Besserung bei wenigen Patienten mit Pendelnystagmus bei Multipler Sklerose unter der Therapie mit Isoniazid (800–1 000 mg p. o. tgl.), z. T. in Kombination mit durch Prismen erzwungener Konvergenz, sahen. Andere GABAerge Substanzen, die in Einzelfällen eingesetzt wurden, sind Alkohol (Mossman et al. 1993) und Amobarbital (Nathanson et al. 1953). Dagegen berichteten Bandini et al. (2001) über keinen Effekt der ebenfalls GABAergen Substanz Vigabatrin (2 000 mg tgl.) bei vier von fünf untersuchten Patienten, während vier dieser fünf Patienten eine Besserung unter Gabapentin (3 × 300 mg tgl.) zeigten. Eine ähnliche Wirkung sah Averbuch-Heller et al. (1997) bei zehn von 15 behandelten Patienten.

Insgesamt spricht sowohl die Wirkung von Gabapentin als auch von Memantin eher für eine kalziumkanalabhängige Störung (Bandini et al. 2001). Bisher nur bei wenigen Patienten mit MS beobachtet, scheint bei Pendelnystagmus – auch Cannabis (geraucht) wirksam zu sein (Schon et al. 1999; Dell' Osso 2000).

Klinisch sollte zuerst eine Therapie mit dem in der Regel gut verträglichen Gabapentin (3–4 × 300–600 mg p. o. tgl.) versucht werden, alternativ kann Memantin (15–60 mg p. o. tgl.) gegeben werden, auch in Kombination mit Clonazepam (3 × 0,5–1,0 mg p. o. tgl) (Thurtell et al. 2010).

## B 3.2.6 Infantiler (kongenitaler) Nystagmus und manifest latenter Nystagmus

### B 3.2.6.1 Klinik

Der infantile/*kongenitale Nystagmus* beginnt mit der Geburt oder in der frühen Kindheit. Bei den meisten Patienten findet man einen Fixationsnystagmus, der eine variable horizontale Schlagform und in bestimmten Blickpositionen ein Maximum und Minimum hat. Wesentliche Merkmale sind neben der atypischen Form eine Zunahme unter Fixation, eine Suppression bei Konvergenz, eine Inversion der Nystagmusrichtung bei optokinetischer Reizung sowie die sogenannte Neutralzone, bei der der Nystagmus minimal ist. Bei hochauflösender Ableitung der Augenbewegungen finden sich typische Perioden, in denen die Fovea für eine kurze Zeit auf dem Zielpunkt verbleibt. Im Gegensatz zu erworbenen Nystagmusformen berichten die Patienten trotz der z. T. recht hohen Nystagmus-Geschwindigkeit typischerweise nicht über Oszillopsien. Ursächlich handelt es sich wahrscheinlich um eine primäre Störung des Fixationssystems (Tusa 1999). Bei familiären Formen mit meist x-chromosomaler Vererbung konnte zuletzt eine Assoziation mit den Genen FRMD7 bzw. CASK festgestellt werden (Tarpey et al. 2006; Thomas et al. 2008). Die Gene sind wahrscheinlich an der Steuerung des Auswachsens von Neuriten beteiligt.
Der sogenannte *latente und der manifest latente Nystagmus* ist eine weitere Form eines kongenitalen Nystagmus, der bei Patienten mit seit der Geburt gestörtem binokulärem Sehen zu beobachten ist. Ist der Nystagmus, der typischerweise immer zum dominierenden Auge schlägt, schon bei beidäugiger Fixation vorhanden, spricht man von einem manifest latenten Nystagmus. Durch Abdecken eines der beiden Augen kommt es zu einer Zunahme des horizontalen Nystagmus, der zum fixierenden Auge schlägt. Häufig besteht ein Strabismus. Patienten berichten manchmal über Oszillopsien. Die Diagnose wird durch die klinische Untersuchung gestellt.

### B 3.2.6.2 Verlauf

Es handelt sich um eine permanente Störung, manchmal kommt es mit dem Alter zu einer Reduktion. Häufig besteht keine subjektive Beeinträchtigung.

### B 3.2.6.3 Therapeutische Prinzipien und pragmatische Therapie

Infantiler/*kongenitaler Nystagmus*: Meistens ist eine Therapie nicht notwendig. Eine Therapieoption ist die operative Veränderung der Sehachsen, einerseits durch artifizielle Drehung der Augen in Richtung auf die relative Nullzone des Nystagmus (Anderson 1953, Graef et al. 2000) oder künstliche Konvergenz (Mühlendyck 1979). Auch wurde eine Verbesserung des Nystagmus und der visuellen Funktion nach beidseitiger Verkürzung der Mm. recti beschrieben (four-muscle tenotomy) (Atilla et al. 1999). Auf dem Boden tierexperimenteller Arbeiten wurde von Dell'Osso und Mitarbeitern (1999) eine Variante dieses Vorgehens beschrieben, bei der die Muskeln im Bereich ihrer Insertion am Augapfel abgetrennt und dort wieder angenäht wurden (Tenotomie). Hintergrund des Vorgehens ist, dass man so eine Änderung des propriozeptiven Eingangs aus den Augenmuskeln herbeiführt. Zu dem zuerst von Kestenbaum beschriebenen Verfahren liegen mittlerweile einige kleine Fallserien vor, die einen positiven Effekt sowohl auf die Weite der Nullzone als auch die visuelle Funktion beschreiben (Greven und Nelson 2014).
Nicht-operative Verfahren beinhalten eine Änderung der Blickachse durch Prismengläser (Konvergenz; Bagolini 1978), Biofeedback-Training (Mezawa et al. 1990) und Medikamente (5-Hydroxytryptophan: Larmande und Pautrizel 1981; Baclofen: Yee et al. 1982). Zuletzt wurde wiederholt die erfolgreiche Therapie mit Gabapentin oder Memantin beschrieben (Sarvananthan et al. 2006; Shery et al. 2006; McLean et al. 2007). Möglicherweise ist auch Cannabis (geraucht) wirksam (Pradeep et al. 2008). Auditorisches Feedback kann den Nystagmus um 40 % reduzieren und die Zeiten der Foveation um mehr als 190 % verlängern (Mezawa et al. 1990). Elektrische Stimulation oder Vibration an Stirn oder Nacken kann ebenfalls bei einigen Patienten den Nystagmus reduzieren (Sheth et al. 1995). In einer kleinen kontrollierten Studie zeigte die topische Anwendung eines Carboanhydrase-Hemmers (Brinzolamid) einen signifikanten Effekt. Nebenwirkungen wurden nicht beschrieben (Hertle et al. 2015). Pragmatisch wird man bei störenden Oszillopsien einen Therapieversuch mit 3–4 × 300–600 mg oder 1 × 20–40 mg Memantin oder alternativ 3x1 gtt Brinzolamid lokal beginnen (Sarvananthan et al. 2006; Shery et al. 2006).
*Manifest latenter Nystagmus*: Ausgleich der Schielstellung durch entsprechende Prismen oder operative Korrekturen vermindert bei einigen Patienten den Nystagmus (Zubcov et al. 1990; Graef et al. 2000).

## B 3.2.7 Opsoklonus und Ocular Flutter

### B 3.2.7.1 Klinik

Der *Opsoklonus* ist eine seltene *erworbene Fixationsstörung*, bei der es zu wiederholten raschen Salven von konjugierten sakkadischen Augenbewegungen mit horizontaler, vertikaler und torsioneller Komponente kommt. Zwischen den einzelnen Sakkaden kommt es zu keiner Fixation. Augenschluss, Konvergenz und auch akustische Reize können diese Salven triggern, die Amplituden dieser Oszillationen liegen im Mittel bei 2–15° (Leigh und Zee 1999). Der Ocular Flutter ist eine ganz ähnliche Störung, wobei die Augenbewegungen nur rein horizontale Komponenten haben. Klinisch kann sich ein Ocular Flutter im Verlauf der Besserung aus einem Opsoklonus entwickeln. Typischerweise werden diese okulomotorischen Symptome von zerebellären Zeichen wie Stand- und Gang-Ataxie sowie Extremitäten-Myoklonien begleitet. Ursächlich für die Störung wird eine funktionelle Störung der für die Fixation verantwortlichen Verbindungen zwischen dem rostralen Anteil des Colliculus superior und den im kaudalen Pons gelegenen Omnipausezellen angenommen. Histologische Auffälligkeiten finden sich nicht (Ridley et al. 1987), sodass vermutlich eine Störung der glutaminergen zerebellären Verbindungen zu diesen Arealen für die funktionelle Enthemmung der Omnipausezellen verantwortlich ist. Berichte über einen Ocular Flutter nach lokalisierter Läsion der paramedianen pontinen retikulären Formation (PPRF) sind damit vereinbar (Schon et al. 2001). Ein Opsoklonus kann bei einer Enzephalitis (postviral, z. B. Coxsackie B37; nach Impfungen) oder aber auch bei paraneoplastischen Syndromen im Rahmen von Neuroblastomen (Kinder), Lungenkarzinomen, Mammakarzinomen, Ovarialkarzinomen, Lymphomen beobachtet werden. Einzelfallberichte beschreiben als Ursache ein hyperosmolares Koma, Hirninfarkte, Tumoren des Hirnstamms, Blutungen, Traumen und Intoxikationen mit Antidepressiva, Morphin, Kokain, Lithium, Thallium, Haloperidol, DDT und anderen Pestiziden (Leopold 1985).

#### B 3.2.7.2 Verlauf

Als Symptom einer Virusinfektion oder postvakzinal ist die Prognose meist ausgezeichnet und es kommt zu einer kompletten Remission. Im Rahmen eines paraneoplastischen Syndroms können die Symptome allerdings sogar nach erfolgreicher Behandlung des Tumors persistieren, wobei Kinder eine bessere Rückbildungstendenz als Erwachsene zeigen (Leopold 1985).

#### B 3.2.7.3 Therapeutische Prinzipien und pragmatische Therapie

Neben der Therapie des Tumors können immunsuppressive Therapieansätze versucht werden, in erster Linie Immunglobuline i. v. (2 g/kg KG verteilt über fünf Tage i. v.) (Pless und Ronthal 1996). In älteren Berichten wird auch ACTH bzw. Prednisolon empfohlen (Leopold 1985; Carlow 1986).

Medikamentöse Ansätze, die Fixationsstörung zu beeinflussen, sind nur kasuistisch berichtet worden: So fand sich bei vier von fünf Patienten mit sogenannten Square-Wave-Oszillationen, einer vermutlich verwandten Fixationsstörung, eine Besserung unter Valproinsäure (Traccis et al. 1997); vereinzelt unter Propranolol (3 × 40–80 mg p. o. tgl.), Clonazepam (3 × 0,5–2 mg p. o. tgl.), Nitrazepam (15–30 mg p. o. tgl.), Thiamin (200 mg i. v.) (Leopold 1985; Carlow 1986; Nausieda et al. 1981). Memantin in einer Dosierung von 20 mg p. o. tgl. reduzierte die Frequenz von sakkadischen Oszillationen um mehr als 50 % in zwei Patienten mit einer spinozerebellären Ataxie mit sakkadischen Intrusionen (SCASI Chromosom 1p36) (Rosini et al. 2013). Der Effekt auf die sakkadischen Oszillationen führte auch zu einer relevanten Verbesserung der Lesefähigkeit. Als möglicher Mechanismus wird eine reduzierte Aktivierung der tiefen Kleinhirnkerne durch die Moosfasern diskutiert (Serra et al. 2008).

Pragmatisch sollte man mit der Tumortherapie beginnen, gegebenenfalls Immunglobuline i. v. bzw. Plasmapherese/Immunabsorption. Ohne Tumornachweis oder bei Versagen der Therapie des Tumors kann ein Versuch mit Valproinsäure (2 × 500–1000 mg p. o. tgl.) bzw. Clonazepam (3 × 0,5–2 mg p. o. tgl.) unternommen werden.

### B 3.2.8 Okulo-palatiner Tremor/ Myoklonus

#### B 3.2.8.1 Klinik

Es handelt sich um meist vertikale, z. T. diskonjugierte, *relativ langsame und großamplitudige, pendelförmige Oszillationen* mit atypischer Schlagform (meist um 3 Hz). Im Kontrast zu dem in der Regel eher kleinamplitudigen und höherfrequenten erworbenen Pendelnystagmus, kann man bei einigen Patienten auch synchrone Myoklonien des weichen Gaumens oder der Mm. stapedius/tympani beobachten. Ursächlich sind neben pontinen Blutungen, Ponsgliomen, seltener Traumen, Entzündungen oder Systemdegenerationen. Die pathologischen Veränderungen umfassen den Nucl. ruber, den Nucl. dentatus, den Tractus tegmentalis zentralis bzw. die untere Olive. Letztlich scheint der Verlust cholinerger Afferenzen der unteren Olive durch Läsion der Verbindungen mit dem Nucl. dentatus mit nachfolgender cholinerger Überempfindlichkeit und Hypertrophie der unteren Olive verantwortlich zu sein.

#### B 3.2.8.2 Verlauf

Die okulären Symptome bilden sich erst mit einer Latenz von im Mittel zehn Monaten nach der Läsion aus. Die okulären Symptome bilden sich spontan nicht zurück.

#### B 3.2.8.3 Therapeutische Prinzipien und pragmatische Therapie

Vor dem Hintergrund einer möglichen cholinergen Denervierungs-Überempfindlichkeit wurde der Einsatz von zentralwirksamen Anticholinergika vorgeschlagen. In zwei Untersuchungen wurde eine Besserung nach der Gabe höherer Dosen von Trihexyphenidyl (20–60 mg p. o. tgl.) bei insgesamt sechs Patienten beschrieben (Jabbari et al. 1987, Straube und Büttner 1991). Daneben finden sich mehrere Einzelfallberichte, die eine Besserung unter Valproinsäure (750–2000 mg tgl.), Carbamazepin (600–1200 mg p. o. tgl.), Phenytoin (250–400 mg p. o. tgl.) oder 5-Hydroxytryptophan in Kombination mit Carbidopa beschreiben (Übersicht in: Carlow 1986; Straube und Büttner 1991; Tusa 1999). Averbuch-Heller und Kollegen (1997) sahen eine Besserung unter Gabapentin (3–4 × 300–600 mg tgl.). In Einzelfällen kann es dabei sinnvoll sein, die medikamentösen Ansätze mit einer entsprechenden Prismenversorgung, die die Augen in die Blickrichtung mit der geringsten Nystagmusamplitude bringt, zu kombinieren. Behandlungsversuche sollten mit einer niedrigen Dosierung von Trihexyphenidyl (2 mg p. o. tgl.) beginnen, welches dann langsam (2 mg pro Tag) gesteigert werden kann. Bei ausbleibender Besserung kann auch Valproinsäure versucht werden.

## B 3.3 Nukleäre und infranukleäre Augenbewegungsstörungen

### B 3.3.1 Obliquus-superior-Myokymie

#### B 3.3.1.1 Klinik

Die *Obliquus-superior-Myokymie* ist durch paroxysmale Attacken von monokulären kleinamplitudigen Oszillationen über Sekunden bis maximal Minuten gekennzeichnet. In Primärstellung und beim Blick nach lateral sind diese Bewegungen fast rein torsionell, beim Blick nach medial kommt es auch zu einer vertikalen Komponente. Bei einigen Patienten können die Oszillationen durch willkürliche Blickbewegungen, z. B. Blick nach unten, ausgelöst werden: Die Pathophysiologie ist nicht vollständig geklärt, die meisten Autoren gehen in Analogie zur Trigeminusneuralgie als auch Vestibularisparoxysmie (s. dort) von einem *Nerv-Gefäß-Kontakt* aus, der den N. trochlearis betrifft (Lee 1984), welcher jetzt auch in Einzelfällen im NMR nachgewiesen wurde (Yousry et al. 2002). Alternativ werden hochfrequente Spontanentladungen im Trochleariskern (Hoyt und Keane 1962) oder im Muskel (Leigh et al. 1991) diskutiert.

#### B 3.3.1.2 Verlauf

Der Verlauf ist durch nicht vorhersehbare Spontanremissionen, die über Tage bis Jahre anhalten, charakterisiert.

#### B 3.3.1.3 Therapeutische Prinzipien und pragmatische Therapie

Fallberichte und kleinere offene Serien beschreiben einen positiven Effekt von Antikonvulsiva wie vor allem Carbamazepin (2–3 × 400–600 mg p. o. tgl.) und weniger häufig Phenytoin (250–400 mg p. o. tgl.) (Rosenberg und Glaser 1983; Susac et al. 1973) sowie auch Gabapentin (Deokule et al. 2004; Tomsak et al. 2002). Langzeitstudien wurden nicht berichtet, aber Rosenberg und Glaser (1983) beschreiben einige Patienten mit einer Abnahme der Wirkung nach wenigen Monaten. Bei fehlender Besserung kann eine operative Tenotomie des Musculus obliquus superior durchgeführt werden (Palmer und Shults 1984).

Praktischerweise sollte ein Therapieversuch mit Carbamazepin langsam einschleichend (2–3 × 400–600 mg p. o. tgl.) oder – wenn wegen Nebenwirkungen nicht möglich – mit Phenytoin (250–400 mg tgl.) oder dem in der Regel besser verträglichen Gabapentin (2 × 300 bis maximal 4 × 800 mg täglich) erfolgen.

### B 3.3.2 Okuläre Neuromyotonie

#### B 3.3.2.1 Klinik

Die *okuläre Neuromyotonie* ist eine seltene Erkrankung, bei der es zu paroxysmalen Attacken mit crescendo-decrescendo-artig verlaufenden Augenmuskelparesen kommen kann, die z. T. durch forcierte Blickwendung in Richtung des betroffenen Muskels ausgelöst werden können (Ricker und Mertens 1970; Helmchen et al. 1992; Frohmann und Zee 1995). Die Dauer dieser Attacken liegt bei einer Minute bis zu wenigen Minuten und sie sind in der Regel nur einseitig. Männer und Frauen sind etwa gleichhäufig betroffen. Bei der Mehrzahl der Patienten finden sich in der Anamnese eine Bestrahlung der Hypophyse und/oder angrenzender Regionen. Der Übergang einer Obliquus superior Myokymie in eine okuläre Neuromyotonie wurde beschrieben (Roper-Hall et al. 2013).

#### B 3.3.2.2 Verlauf

Es handelt sich um ein Symptom, welches häufig Jahre nach der Operation bzw. der Bestrahlung eines Hypophysentumors beginnt und in der Regel keine Spontanremission zeigt. Andere Ursachen können eine endokrine Orbitopathie oder pterygopalatine Läsionen sein.

#### B 3.3.2.3 Therapeutische Prinzipien und pragmatische Therapie

Die meisten der wenigen in der Literatur beschriebenen Patienten zeigten eine partielle bis vollständige Besserung der Symptomatik unter Carbamazepin (2 × 200–600 mg p. o. tgl. bzw. Phenytoin 250–400 mg p. o. tgl.) (Helmchen et al. 1992; Diaz et al. 1992; Frohmann and Zee 1995).

### B 3.3.3 Isolierte Augenmuskelparesen

#### B 3.3.3.1 Klinik

Eine *akute Augenmuskelparese* verursacht blickrichtungs-abhängige Doppelbilder, d. h. verstärkt beim Blick in Zugrichtung des paretischen Muskels (Leigh und Zee 1999). Der Abstand dieser Doppelbilder wird dabei subjektiv kleiner wahrgenommen als es die objektive Achsenabweichung vermuten lässt. Augenmuskelparesen können durch isolierte Läsionen des N. okulomotorius, N. trochlearis oder N. abduzens bzw. auch Störungen der neuromuskulären Übertragung (vorrangig die Myasthenia gravis, sehr selten das Lambert-Eaton-Syndrom) entstehen. Ursache der Nervenläsionen sind, neben Druckläsionen durch Aneurysmen, Entzündungen im Bereich des Sinus cavernosus oder Tumore, häufiger umschriebene Hirnstamminfarkte bzw. Nerveninfarkte bei arterieller Hypertonie und die oft schmerzhafte Monoparese bei Diabetes mellitus. Auch Traumen mit entsprechender Gewalteinwirkung auf den Hirnstamm können Ursache der Augenmuskelparesen sein. Eine Sonderform stellt die endokrine Orbitopathie bei Hyperthyreose dar, bei der es durch Antikörper zu einer Entzündung des Orbitagewebes mit Fibrose der Muskeln kommt. Alle diese Erkrankungen führen über die Augenfehlstellung zu Doppelbildern, die bei kongenitalen Fehlstellungen in der Regel fehlen.

### B 3.3.3.2 Verlauf

Augenmuskelparesen auf dem Boden einer arteriellen Hypertonie oder eines Diabetes mellitus zeigen normalerweise eine gute Rückbildung über 6–12 Monate. Auch in etwa 30 % der als idiopathisch klassifizierten Augenmuskelparesen ist die Prognose günstig. Bei den anderen Ursachen kommt es auf die Behandlung der zugrundeliegenden Störung an, wobei die Rückbildung aber ausbleiben kann. Die okuläre Myasthenie ist z. T. therapeutisch schwer einzustellen.

### B 3.3.3.3 Therapeutische Prinzipien und pragmatische Therapie

Initial bietet sich die abwechselnde Abdeckung eines Auges zur Vermeidung der Doppelbilder an. Darüber hinaus bedarf es einer Therapie der ursächlichen Erkrankung. Ob ein spezielles Training die Restitution beschleunigt, ist nicht untersucht. Bei fehlender Rückbildung nach 1,5–2 Jahren kann die Fehlstellung auch operativ verkleinert werden. Eine andere Option ist die zeitweilige Schwächung des Antagonisten durch Botulinumtoxin-Injektionen, wobei dieses nur selten bei bestehender Hypertropie durchgeführt wird und als Nebenwirkung häufig eine Ptose zu beobachten ist (Dawson et al. 2012; Scott 1980; Dunn et al. 1986). Geringgradige Fehlstellungen lassen sich durch Prismengläser ausgleichen, wobei Rotationsfehlstellungen weniger geeignet sind.

## Literatur


Abadi RV, Whittle J. Surgery and compensatory head postures in congenital nystagmus. A longitudinal study. Arch Ophthalmol 1992; 110: 632–635.

Anderson JR. Causes and treatment of congenital eccentric nystagmus. Br J Ophthalmol 1953; 37: 267–281.

Atilla H, Erkam N, Iikcelik Y. Surgical treatment in nystagmus. Eye 1999; 13: 11–15.

Averbuch-Heller L, Tusa R.J, Fuhry L, Rottach KG, Ganser GL, Heide W, Büttner U, Leigh RJ. A double-blind controlled study of gabapentin and baclofen as treatment for acquired nystagmus. Ann Neurol 1997; 41: 818–825.

Bagolini B. Orthoptic and prismatic treatment of congenital nystagmus. In: Reinecke RD,ed. Strabismus. New York: Grune & Stratton; 1978. 191–201.

Baloh RW, Spooner JW. Downbeat nystagmus. A type of central vestibular nystagmus. Neurology 1981; 31: 304–310.

Bandini F, Castello E, Mazella L, Mancardi GL, Solaro C. Gabapentin but not vigabatrin is effective in the treatment of acquired nystagmus in multiple sclerosis: how valid is the gabaergic hypothesis? J Neurol Neurosurg Psychiatry 2001; 71: 107–110.

Barton JJS, Huaman AG, Sharpe JA. Muscarinic antagonists in the treatment of acquired pendular and downbeat nystagmus: A double-blind, randomized trial of three intravenous drugs. Ann Neurol 1994; 35: 319–325.

Büchele W, Brandt T, Degner D. Ataxia and oscillopsia in downbeat-nystagmus vertigo syndrome. Adv Oto-RhinoLaryngol 1983; 30: 291–297.

Carlow TJ. Medical treatment of nystagmus and ocular motor disorders. Int Ophthalmol Clin 1986; 26: 251–264.

Claassen J, Spiegel R, Kalla R, Faldon M, Kennard C, Danchaivijitr C, Bardins S, Rettinger N, Schneider E, Brandt T, Jahn K, Teufel J, Strupp M, Bronstein A. A randomised double-blind, cross-over trial of 4-aminopyridine for downbeat nystagmus-effects on slow phase eye velocity, postural stability, locomotion and symptoms. J Neurol Neurosurg Psychiatry 2013; 84(12): 1392–1399.

Cüppers C. Probleme der operativen Therapie des okulären Nystagmus. Klin Monatsbl Augenheilkd 1971; 159: 145.

Currie J, Matsuo V. The use of clonazepam in the treatment of nystagmus induced oscillopsia. Ophthalmology 1986; 93: 924–932.

Das VE, Oruganti P, Kramer PD, Leigh R. J.Experimental tests of a neural-network model for ocular oscillations caused by disease of central myelin. Exp Brain Res 2000; 133: 189–197.

Dawson E, Ali N, Lee JP. Botulinum toxin injection into the superior rectus for treatment of strabismus. Strabismus 2012; 20: 24–25.

Dell'Osso LF, Hertle RW, Williams RW, Jacobs JB. A new surgery for congenital nystagmus: effects of tenotomy on an achiasmatic canine and the role of extraocular proprioception. J AAPOS 1999; 3: 166–182.

Dell'Osso LF. Suppression of pendular nystagmus by smoking cannabis in a patient with multiple sclerosis. Neurology 2000; 13: 2190–2191.

Deokule S, Burdon M, Matthews T. Superior oblique myokymia improved with gabapentin. J Neuro-ophthalmol 2004; 24(1): 95–96.

Diaz JM, Urban ES, Schiffman JS, Peterson AC. Post-irradiation neuromyotonia affecting trigeminal nerve distribution: An unusual presentation. Neurology 1992; 42: 1102–1104.

Dieterich M, Straube A, Brandt T, Paulus W., Büttner U. The effects of baclofen and cholinergic drugs on upbeat and downbeat nystagmus. J Neurol Neurosurg Psychiatry 1991; 54: 627–632.

Dieterich M, Grünbauer WM, Brandt T. Direction-specific impairment of motion perception and spatial orientation in downbeat and upbeat nystagmus in humans. Neuroscience Letters 1998; 245: 29–32.

Dunn WJ, Arnold AC, O'Connor PS. Botulinum toxin for the treatment of dysthyroid ocular myopathy. Ophthalmology 1986; 93: 470–475.

Ell J, Gresty M, Chambers BR, Frindley L. Acquired pendular nystagmus: Characteristics, pathophysiology and pharmacological modification. In: Roucoux A, Crommeilinck M, (eds.). Physiological and Pathological Aspects of Eye Movements. The Hague, Boston, London: Dr. W. Junk Publ.; 1982. 89–98.

Feil K, Claaßen J, Bardins S, Teufel J, Krafczyk S, Schneider E, Schniepp R, Jahn K, Kalla R, Strupp M. Effect of chlorzoxazone in patients with downbeat nystagmus: a pilot trial. Neurology 2013; 81(13): 1152–1158.

Frisèn L, Wikkelso C. Posttraumatic seesaw nystagmus abolished by ethanol ingestion. Neurology 1986; 36: 841–844.

Frohman, EM, Zee DS. Ocular Neuromyotonia: clinical features, physiological mechanisms, and response to therapy. Ann Neurol 1995; 37: 620–626.

Furman JMR, Wall C, Pang D. Vestibular function in periodic alternating nystagmus. Brain 1990; 113: 1425–1439.

Glasauer S, Hoshi M, Kempermann U, Eggert T, Büttner U. Three-dimensional eye position and slow phase velocity in humans with downbeat nystagmus. J Neurophysiol 2003; 89(1): 338–354.

Glasauer S, Strupp M, Kalla R, Buttner U, Brandt T. Effect of 4-Aminopyridine on Upbeat and Downbeat Nystagmus Elucidates the Mechanism of Downbeat Nystagmus. Ann N Y Acad Sci 2005; 1039: 528–531.

Glasauer S, Kalla R, Büttner U, Strupp M, Brandt T. 4-aminopyridine restores visual ocular motor function in upbeat nystagmus. J Neurol Neurosurg Psychiatry 2005; 76(3): 451–453.

Gold DR, Zee DS. Neuro-ophthalmology and neuro-otology update. J Neurol 2015; 262: 2786–2792.

Gräf M, Droutsas K, Kaufmann H. Kongenitaler Nystagmus: Indikation, Ergebnisse und Dosierung der Operation nach Kestenbaum bei 34 Patienten. Klin Monatsbl Augenheilkd 2000; 217: 334–339.

Gresty M, Ell J J, Findley LJ. Acquired pendular nystagmus: Its characteristics, localising value and pathophysiology. J Neurol Neurosurg Psychiatry 1982; 45: 431–439.

Greven MA, Nelson LB. Four-muscle tenotomy surgery for nystagmus. Curr Opin Ophthalmol 2014; 25: 400–405.

Halmagyi MG, Rudge P, Gresty MA. Treatment of periodic alternating nystagmus. Ann Neurol 1980; 8: 609–611.

Halmagyi MG, Rudge P, Gresty MA, Sanders MD. Downbeating nystagmus. A review of 62 cases. Arch Neurol 1983; 40: 777–784.

Halmagyi MG, Curthoys IS. A clinical sign of canal paresis. Arch Neurol 1988; 45: 737–739.

Halmagyi GM, Aw ST, Dehaene I, Curthoys IS, Todd MJ. Jerk-waveform see-saw nystagmus due to unilateral meso-diencephalic lesion. Brain 1994; 117: 789–803.

Harada H, Tamaoka A, Watanabe M, Ishikawa K, Shoji S. Downbeat nystagmus in two siblings with spinocerebellar ataxia type 6 (SCA 6). Neurol Sci 1998; 160(2): 161–163.

Helmchen C, Dieterich M, Straube A, Büttner U. Abduzensneuromyotonie mit partieller Okulomotoriusparese. Nervenarzt 1992; 63: 625–629.

Helmchen C, Rambold H, Fuhry L, Büttner U. Deficits in vertical and torsional eye movements after uni- and bilateral muscimol inactivation of the interstitial nucleus of Cajal of the alert monkey. Exp Brain Res 1998; 119: 436–452.

Herishanu Y, Louzoun, Z. Trihexyphenidyl treatment of vertical pendular nystagmus. Neurology 1986; 36: 82–84.

Hertle RW, Yang D, Adkinson T, Reed M. Topical brinzolamide (Azopt) versus placebo in the treatment of infantile nystagmus syndrome (INS). Br J Ophthalmol 2015; 99: 471–476.

Isago H, Tsuboya R, Kataura A. A case of periodic alternating nystagmus: With special reference to the efficacy of baclofen treatment. Auris Nasus Larynx 1985; 12: 15–21.

Jabbari B, Rosenberg M, Scherokman B, Gunderson CH, McBurney JW, McClintock W. Effectivness of trihexyphenidyl against pendular nystagmus and palatal myoclonus: Evidence of cholinergic dysfunction. Movement Disord 1987; 2: 93–98.

Kalla R, Glasauer S, Büttner U, Brandt T, Strupp M. 4-aminopyridine restores vertical and horizontal neural integrator function in downbeat nystagmus. Brain 2007; 130: 2441–2451.

Kumar A, Thomas S, McLean R, Proudlock FA, Roberts E, Boggild M, Gottlob I. Treatment of acquired periodic alternating nystagmus with memantine: a case report. Clin Neuropharmacol 2009; 32(2): 109–110.

Larmande P, Pautrizel B. Traitement du nystagmus congénital par 5-hydroxytryptophane. Presse Med 1981; 10: 31–66.

Larmande P, Larmande A. Action du baclofene sur le nystagmus alternant periodique. Bull Mem Soc Fr Ophtalmol 1983; 94: 390–393.

Lee JP. Superior oblique myokymia: A possible etiologic factor. Arch Ophthalmol 1984; 102: 1178–1179.

Leigh RJ, Burnstine, TH, Ruff RL, Kasmer RJ. The effect of anticholinergic agents upon acquired nystagmus: A double-blind study of trihexyphenidyl and tridihexethyl chloride. Neurology 1991; 41: 1737–1741.

Leigh RJ, Tomsak RL, Seidman SH, Dell'Osso LF. Superior oblique myokymia. Quantitative characteristics of the eye movements in three patients. Arch Ophthalmol 1991; 109: 1710–1713.

Leigh RJ, Tomsak RL, Grant MP, Remler BF, Yaniglos SS, Lystad L, Dell'Osso LF. Effectiveness of botulinum toxin administered to abolish acquired nystagmus. Ann Neurol 1992; 32: 633–642.

Leigh RJ, Averbuch-Heller L, Tomsak RL, Remler BF, Yaniglos SS, Dell'Osso LF. Treatment of abnormal eye movements that impair vision: Strategies based on current concepts of physiology and pharmacology. Ann Neurol 1994; 36: 129–141.

Leigh RJ, Zee DS. The Neurology of Eye Movements, 3rd ed. New York: Oxford University Press; 1999.

Leopold HC. Opsoklonus- und Myoklonie-Syndrom. Klinische und elektronystagmographische Befunde mit Verlaufsstudien. Fortschr Neurol Psychiat 1985; 53: 42–54.

Lepore FE. Ethanol-induced resolution of pathologic nystagmus. Neurology 1987; 37: 877.

Marti S, Palla A, Straumann D. Gravity dependence of ocular drift in patients with cerebellar downbeat nystagmus. Ann Neurol 2002; 52(6): 712–721.

McLean R, Proudlock F, Thomas S, Degg C, Gottlob I. Congenital nystagmus: randomized, controlled, double-masked trial of memantine/gabapentin. Ann Neurol 2007; 61(2): 130–138.

Mezawa M, Ishikawa S, Ukai K. Changes in waveform of congenital nystagmus associated with biofeedback treatment. Br J Ophthalmol 1990; 74: 472–476.

Mossman SS, Bronstein AM, Rudge P, Gresty MA. Acquired pendular nystagmus suppressed by alcohol. NeuroOphthalmology 1993; 13: 99–106.

Mühlendyck H. Therapeutische Möglichkeiten bei Nystagmuspatienten mit guter Binokularfunktion und Abnahme der Nystagmusintensität in der Nähe. Schielen 1979; 11: 133.

Nathanson M, Bergman PS, Bender MB. Visual disturbances as the result of nystagmus on direct forward gaze. Effect of Amobarbital Sodium. Arch Neurol Psychiatry 1953; 69: 427–435.

Nausieda PA, Tanner CM, Weiner WJ. Opsoclonic cerebellopathy. A paraneoplastic syndrome responsive to thiamine. Arch Neurol 1981; 38: 780–782.

Nuti D, Ciacci G, Giannini F, Rossi A, Frederico A. A periodic alternating nystagmus: Report of two cases and treatment by baclofen. Ital J Neurol Sci 1986; 7: 453–459.

Palmer EA, Shults WT. Superior oblique myokymia: Preliminary results of surgical treatment. J Pediatr Ophthalmol Strabismus 1984; 21: 91–101.

Pedersen RA, Troost BT, Abel LA, Zorub D. Intermittent down beat nystagmus and oscillopsia reversed by suboccipital craniectomy. Neurology 1980; 30: 1232–1242.

Pereira CB, Strupp M, Eggert T, Straube A, Brandt T. Nicotine-induced nystagmus: three-dimensional analysis and dependence on head position. Neurology 2000; 55: 1563–1565.

Pless M, Ronthal M. Treatment of opsoclonus-myoclonus with high-dose intravenous immunoglobulin. Neurology 1996; 46: 583–584.

Pradeep A, Thomas S, Roberts EO, Proudlock FA, Gottlob I. Reduction of congenital nystagmus in a patient after smoking cannabis. Strabismus 2008; 16(1): 29–32.

Pyykkö I, Schalén J, Matsuoka I. Transdermally administered scopolamine vs. dimenhydrinate. II. Effect on different types of nystagmus. Acta Oto-Laryngol 1985; 99: 597–604.

Ricker VK, Mertens HG. Okuläre Neuromyotonie. Klin Monatsbl Augenheilkd 1970; 156: 837–842.

Ridley A, Kennard C, Scholtz CL, Büttner-Ennever JA, Summers B, Turnbull A. Omnipause neurons in two cases of opsoclonus associated with oat cell carcinoma of the lung. Brain 1987; 110: 1699–1709.

Roper-Hall G, Chung SM, Cruz OA. Ocular neuromyotonia: differential diagnosis and treatment. Strabismus 2013; 21: 131–136.

Rosenberg MI, Glaser JS. Superior oblique myokymia. Ann Neurol 1983; 13: 667–669.

Rosini F, Federighi P, Pretegiani E, Piu P, Leigh RJ, Serra A, Federico A, Rufa A. Ocular-motor profile and effects of memantine in a familial form of adult cerebellar ataxia with slow saccades and square wave saccadic intrusions. PLoS One 2013; 8(7): e69522. doi: 10.1371/journal.pone.0069522.

Rottach KG, Wohlgemuth WA, Dzaja AE, Eggert T, Straube A. Effects of intravenous opioids on eye movements in humans: possible mechanisms. J Neurol 2002; 249(9): 1200–1205.

Sarvananthan N, Proudlock FA, Choudhuri I, Dua H, Gottlob I. Pharmacologic treatment of congenital nystagmus. Arch Ophthalmol 2006; 124(6): 916–918.

Schon F, Hart PE, Hodgson TL. Suppression of pendular nystagmus by smoking cannabis in a patient with multiple sclerosis. Neurology 1999; 53: 2209–2210.

Schon F, Hodgson TL, Mort D, Kennard C. Ocular flutter associated with a localized lesion in the paramedian pontine reticular formation. Ann Neurol 2001; 50(3): 413–416.

Scott AB. Botulinum toxin injection into extraocular muscles as an alternative to strabismus surgery. Ophthalmology 1980; 87: 1044–1049.

Serra A, Liao K, Martinez-Conde S, Optican LM, Leigh RJ. Suppression of saccadic intrusions in hereditary ataxia by memantine. Neurology 2008; 70(10): 810–812.

Shery T, Proudlock FA, Sarvananthan N, McLean RJ, Gottlob I. The effects of gabapentin and memantine in acquired and congenital nystagmus: a retrospective study. Br J Ophthalmol 2006; 90(7): 839–843.

Sheth NV, Dell'Osso LF, Leigh RJ, Van Doren CL, Peckham HP. The effects of afferent stimulation on congenital nystagmus foveation periods. Vision Res 1995; 35: 2371–2382.

Solomon D, Shepard N, Mishra A. Congenital periodic alternating nystagmus: response to baclofen. Ann N Y Acad Sci 2002; 956: 611–615.

Spooner JW, Baloh RW. Arnold-Chiari malformation. Improvement in eye movements after surgical treatment. Brain 1981; 104: 51–60.

Stahl JS, Averbuch-Heller L, Leigh RJ. Acquired Nystagmus. Arch Ophthalmol 2000; 118: 544–549.

Stahl JS, Lehmkuhle M, Wu K, Burke B, Saghafi D, Pesh-Imam S. Prospects for treating acquired pendular nystagmus with servo-controlled optics. Invest Ophthalmol Vis Sci 2000; 41: 1084–1090.

Stahl JS, Thumser ZC. 4-Aminopyridin does not enhance flocculus function in tottering mouse, a mouse model of vestibulocerebellar dysfunction and ataxia. PLoS One 8(2): e57895. Doi:10.1371/journal.phone.oo57895.

Starck M, Albrecht H, Pöllmann W, Straube A, Dieterich M. Drug therapy of acquired nystagmus in multiple sklerose. J Neurol 1997; 244: 9–16.

Starck M, Albrecht H, Pöllmann W, Dieterich M, Straube A. Acquired pendular nystagmus in multiple sclerosis: an examiner-blind cross-over treatment study of memantine and gabapentin. J Neurol 2010; 257(3): 322–327.

Straube A, Büttner U. Medikamentöse Therapie supranukleärer Augenbewegungsstörungen. Nervenarzt 1991; 62: 212–220.

Straube A, Kurzan R, Büttner U. Differential effects of bicuculline and muscimol microinjections into the vestibular nuclei on simian eye movements. Exp Brain Res 1991; 86: 347–358.

Strupp M, Schuler O, Krafczyk S, Jahn K, Schautzer F, Büttner U, Brandt T. Treatment of downbeat nystagmus with 3,4-diaminopyridine: a placebo-controlled study. Neurology 2003; 61(2): 165–170.

Susac JO, Smith JL, Schatz NJ. Superior oblique myokymia. Arch Neurol 1973; 29: 432–434.

Tarpey P, Thomas S, Sarvananthan N, Mallya U, Lisgo S, Talbot CJ, Roberts EO, Awan M, Surendran M, McLean RJ, Reinecke RD, Langmann A, Lindner S, Koch M, Jain S, Woodruff G, Gale RP, Degg C, Droutsas K, Asproudis I, Zubcov AA, Pieh C, Veal CD, Machado RD, Backhouse OC, Baumber L, Constantinescu CS, Brodsky MC, Hunter DG, Hertle RW, Read RJ, Edkins S, O'Meara S, Parker A, Stevens C, Teague J, Wooster R Futreal PA, Trembath RC, Stratton MR, Raymond FL, Gottlob I. Mutations in FRMD7, a newly identified member of the FERM family, cause X-linked idiopathic congenital nystagmus. Nat Genet 2006; 38(11): 1242–1244.

Thomas S, Proudlock FA, Sarvananthan N, Roberts EO, Awan M, McLean R, Surendran M, Kumar AS, Farooq SJ, Degg C, Gale RP, Reinecke RD, Woodruff G, Langmann A, Lindner S, Jain S, Tarpey P, Raymond FL, Gottlob I. Phenotypical characteristics of idiopathic infantile nystagmus with and without mutations in FRMD7. Brain 2008; 131(Pt 5): 1259–1267. Epub 2008 Mar 27.

Thurston SE, Leigh JR, Abel LA, Dell'Osso L. Hyperactive vestibulo-ocular reflex in cerebellar degeneration: Pathogenesis and treatment. Neurology 1987; 37: 53–57.

Thurtell MJ, Joshi AC, Leone AC, Tomsak RL, Kosmorsky GS, Stahl JS, Leigh RJ. Crossover trial of gabapentin and memantine as treatment for acquired nystagmus. Ann Neurol 2010; 67(5): 676–680.

Tijssen CC, Endtz LJ, Goor C. The influence of physostigmine on visual-vestibular interaction in hereditary ataxias. J Neurol Neurosurg Psychiatry 1985; 48: 977–981.

Tomsak RL, Kosmorsky GA, Leigh RJ. Gabapentin attenuates superior oblique myokymia. Am J Ophthalmol 2002; 133: 721–723.

Traccis S, Rosati G, Monaco MF, Aiello I, Agnetti V. Successful treatment of acquired pendular elliptical nystagmus in multiple sclerosis with isoniazid and base-out prisms. Neurology 1990; 40: 492–494.

Traccis S, Marras MA, Puliga MV, Ruiu MC, Masala PG, Carboni A, Aiello I, Pugliatti M, Rosati G. Square-wave jerks and square-wave oscillations: treatment with valproic acid. Neuro-ophthalmology 1997; 18: 51–58.

Tusa RJ. Nystagmus: diagnostic and therapeutic strategies. Seminars Ophthalmol 1999; 14: 65–73.

Waespe W, Cohen B, Raphan T. Dynamic modification of the vestibuloocular reflex by the nodulus and uvula. Science 1985; 228: 199–202.

Wagner JN, Glaser M, Brandt T, Strupp M. Downbeat nystagmus: aetiology and comorbidity in 117 patients. J Neurol Neurosurg Psychiatry 2008; 79(6): 672–667.

Wagner J, Lehnen N, Glasauer S, Strupp M, Brandt T. Prognosis of idiopathic downbeat nystagmus. Ann N Y Acad Sci 2009; 1164: 479–481.

Yee RD, Baloh RW, Honrubia V. Effect of baclofen on congenital nystagmus. In: Lennerstrand G, Zee DS, Keller E,eds. Functional Basis of Ocular Motility. Oxford: Pergamon; 1982. 151–158.

Young YH, Huang TW. Role of clonazepam in the treatment of idiopathic downbeat nystagmus. Laryngoscope 2001; 111: 1490–1493.

Yousry I, Dieterich M, Naidich TP, Schmid UD, Yousry TA. Superior oblique myokymia: Magnetic resonance imaging support for the neurovascular compression hypothesis. Ann Neurol 2002; 51: 361–368.

Zee DS. Mechanisms of nystagmus. Am J Otolaryngol 1985; (Suppl.): 30–34.

Zubcov AA, Reinecke RD, Gottlob I, Manley DR, Calhoun JH. Treatment of manifest latent nystagmus. Am J Ophthalmol 1990; 110: 160–167.

# B 4 Idiopathische Fazialisparese

*von O. Kastrup und K. Hüfner*

## B 4.1 Klinik

Die idiopathische Fazialisparese (IFP) ist die häufigste Hirnnervenneuropathie. Sie ist definiert als eine Fazialislähmung, bei der keine unmittelbare Ursache ersichtlich ist. Die idiopathische Fazialisparese macht etwa zwei Drittel der Fazialisparesen aus und ist definitionsgemäß eine Ausschlussdiagnose. Dem gegenüber stehen ein Drittel der akuten Paresen mit spezifischer Ursache (Gilden 2004) (**Kasten B 4.1**). Bei Patienten mit idiopathischer Fazialisparese tritt eine partielle oder komplette Schwäche der fazialisinnervierten mimischen Muskulatur innerhalb weniger Tage auf, ohne weiteren Hinweis auf ZNS-Beteiligung oder Symptome der hinteren Schädelgrube und des Ohrs.
Bei etwa 60 % der Patienten geht ein unspezifischer Virusinfekt voraus (Katusic et al. 1986), auch ein anatomisch enger Fazialiskanal könnte einen Risikofaktor darstellen (Murai et al. 2013). In der neurologischen Untersuchung imponiert die mimische Schwäche einschließlich der Beteiligung des Platysma. Speichel und Nahrungsmittel können sich im Mund auf der gelähmten Seite ansammeln, und bei Augenschluss dreht sich der

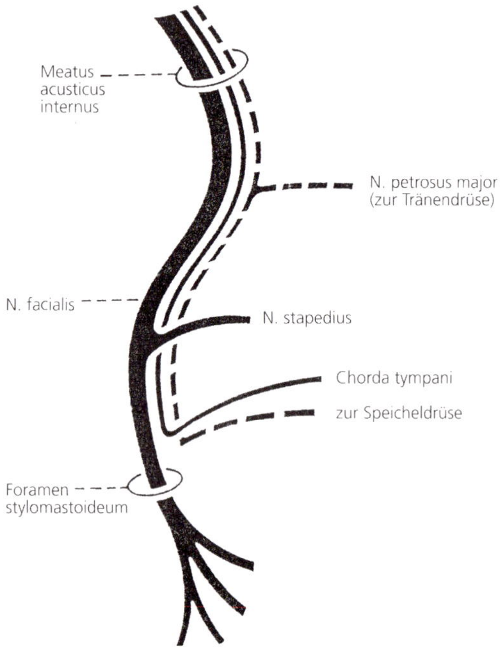


**Abb. B 4.1:** N. fazialis und N. intermedius in ihrem transtemporalen Verlauf

**Kasten B 4.1:** Ätiologie der Fazialisparese

Idiopathisch
Traumatisch, meist Felsenbeinfraktur

Demyelinisierende Erkrankungen
- Multiple Sklerose, Guillain-Barré-Syndrom

Tumoren
- Benigne: Schwannome, Neurofibrome, Glomus-jugulare-Tumoren, Hämangiome, Cholesteatom
- Maligne: Parotis-Tumore, Basalzellkarzinome, Temporale Knochentumoren, Plattenepithelkarzinome des Mittelohrs, Lymphome

Metastasen
- Brust-, Lungen-, Nierenzellkarzinomen, Meningeosis carcinomatosa

Granulome
- Sarkoidose, Melkersson-Rosenthal-Syndrom

Geburtstrauma (congenital/erworben)

Infektionen
- Borreliose, Tuberkulose, Syphilis, HIV, Lepra und unterschiedliche virale Erreger, Herpes zoster cephalicus (Ramsay-Hunt-Syndrom)

Endokrinologisch
- Diabetes mellitus
- Schwangerschaft

Bulbus nach oben und innen (Bellsches Phänomen). Von der zentralen Parese ist die IFP durch die Mitbeteiligung des motorischen Stirnastes sowie die folgenden Begleitsymptome zu unterscheiden: eine Verminderung der Tränensekretion auf der betroffenen Seite (N. petrosus major), eine Hyperakusis (N. stapedius) und eine Verminderung der Speichelsekretion mit Geschmacksstörung in den vorderen zwei Dritteln der Zunge (Chorda tympani). Viele Patienten berichten darüber hinaus über Taubheit oder Schmerzen vor oder hinter dem Ohr sowie ein Taubheitsgefühl im Gesicht auf der Seite der Schwäche, deren Ursache nach wie vor unbekannt ist (**Abb. B 4.1**). In der klinischen Untersuchung sollte insbesondere auf Schwellungen in der Hals- oder Nackenregion, Otalgie und Zeichen der Ohrinfektion mit Bläschenbildung geachtet werden. Speziell bei sich schleichend entwickelnden, beidseitigen und nicht remittierenden Fazialisparesen müssen *Differentialdiagnosen* (**Kasten B 4.1**) erwogen werden.

## B 4.2 Zusatzdiagnostik

Neben der klinischen Untersuchung, die die Basis der Diagnostik darstellt, sollte immer auch eine Otoskopie durchgeführt werden, um Bläschen im

Gehörgang zu erkennen. Die House-Brackmann-Skala (Grad I bis VI) kann verwendet werden, um den Schweregrad zu dokumentieren (House und Brackmann 1985). Elektrophysiologische Untersuchungen können dabei hilfreich sein, das Ausmaß der Fazialisnervschädigung in der Frühphase zu quantifizieren und im Zweifelsfall auch bei der Differenzierung zentrale/periphere Läsion helfen. Von den elektrophysiologischen Techniken, die zur Verfügung stehen (*Fazialisneurographie, Blinkreflex, Elektromyographie, supramaximaler Nervenerregungstest, Magnetstimulation*), scheint die Fazialisneurographie eine einfach durchzuführende und prognostisch verwertbare Untersuchungsform zu sein: Patienten mit einer nicht unter 30 % abgesunkenen CMAP-Amplitude im Seitenvergleich zeigen in ca. 90 % der Fälle eine zufriedenstellende Erholung, während bei einem Absinken der CMAP-Amplitude unter 10 % im Seitenvergleich eine schlechte Prognose angenommen werden kann (May et al. 1983; Dumitru et al. 1988). Die Untersuchung sollte standardisiert mehrfach (z. B. Tag 1–3, 5 und 14) innerhalb der ersten 14 Tage der Erkrankung durchgeführt werden. Die *Magnetstimulation* kann in der Frühphase der Erkrankung (bereits nach Stunden) eine kanalikuläre Untererregbarkeit (MEP-Amplitudenreduktion) der betroffenen Seite anzeigen, welche für die IFP typisch ist. Allerdings können die Potenziale auch bei klinischer Besserung pathologisch bleiben, sodass die Magnetstimulation zur Verlaufsuntersuchung ungeeignet ist (Nowak et al. 2005). In der Phase der Reinervation (nach 8–12 Tagen) ist auch die *Elektromyographie* zur Prognoseabschätzung geeignet. Andere Tests wie der Stapediusreflex für die Hyperakusis, die Sialometrie für die Salivation und die Elektrogustometrie für Geschmacksstörungen sind technisch anfällig und ihr Wert bezüglich der Lokalisation der Schädigung und der Prognose ist fraglich (Ekstran 1979). *Kernspintomographische Untersuchungen*, die routinemäßig bei IFP nicht notwendig sind, zeigen häufig eine Gadoliniumanreicherung des Nervus facialis, die über mehrere Monate anhalten kann und dementsprechend keine harte prognostische Aussage gestattet (Jonsson et al. 1995). Eine Lumbalpunktion wird vor allem zum Ausschluss erregerbedingter symptomatischer Ursachen durchgeführt (Borreliose, Zoster sine herpete). Weder die Leitlinien der DGN noch die der AAN beziehen eindeutig Stellung zur Frage der Lumbalpunktion bei initial vermuteter IFP. Es wird dazu geraten, eine Lumbalpunktion durchzuführen, wenn keine Kontraindikationen vorliegen. Ohne Lumbalpunktion werden ca. 10 % der Patienten fälschlicherweise als IFP klassifiziert (Birkmann et al. 2001). Sollte dies nicht möglich sein, so können zumindest Antikörper-Untersuchungen zum Ausschluss einer frischen Borrelien- oder VZV-Infektion durchgeführt werden.

## B 4.3 Verlauf

Die *Inzidenz* der Fazialisparese beträgt 20 bis 30 auf 100 000 Personen/Jahr (Katusik et al. 1986, Rowlands et al. 2002). Schwangerschaft, Diabetes mellitus und Bluthochdruck sind mit einer erhöhten Inzidenz assoziiert (Savadi-Oskouei et al. 2008). Männer und Frauen sind gleich betroffen, und die Erkrankung kann in jedem Lebensalter auftreten, mit einem Altersgipfel um die 40 Jahre (Katusik et al. 1986). Es besteht kein Unterschied in der Häufigkeit zwischen der linken und der rechten Seite und keine saisonale Prädilektion (Rowlands et al. 2002). Etwa 7 % der Patienten erleiden eine wiederkehrende Fazialisparese auf derselben oder der kontralateralen Seite (Pitts et al. 1988). Es handelt sich bei der IFP in den meisten Fällen um eine selbstlimitierende, benigne und zumeist spontan remittierende Erkrankung. Eine komplette Erholung kann ohne Behandlung bei 70–80 % der Patienten erwartet werden (Sullivan et al. 2007; Salinas et al. 2010). Als Indikatoren einer guten *Prognose* gelten eine inkomplette Parese und das Einsetzen der Besserung in den ersten drei Wochen nach Beginn der Parese (Jabor und Gianoli 1996). Hinweis auf eine eher schlechtere Prognose sind Alter über 60 Jahre, unbehandelter Bluthochdruck, Diabetes mellitus, Schwangerschaft und verminderte Speichelflussrate (Gillman et al. 2002; Gilden 2004; Kanazawa et al. 2007). Nach einem Jahr ist eine weitere Verbesserung der Fazialisfunktion nicht mehr realistisch. Als *Komplikation* können im Rahmen der Rückbildung der Axonotmesis bei 16 % der Patienten Synkinesien (pathologische Mitbewegungen, verursacht durch Fehlsprossung regenerierender Neurone) und bei 17 % Kontrakturen (fixierte Verkürzung voll entspannter Willkürmuskulatur unbekannter Ursache) sowie Krokodilstränen (Fehlsprossung regenerierender autonomer Neurone) auftreten (Peitersen 2002).

## B 4.4 Pathophysiologie

Die *Ursache* der idiopathischen peripheren Fazialisparese ist nicht abschließend geklärt. Es handelt sich wahrscheinlich um eine Mononeuritis cranialis viraler, para- oder postinfektiöser Genese. Herpes-simplex-Virus Typ 1 ist wahrscheinlich das häufigste auslösende Virus (Kennedy 2010). Es kann nach einer Primärinfektion im Kindesalter (Stomatitis aphtosa) im Ganglion geniculi lebenslang latent bleiben (Theil et al. 2001). Durch eine Reaktivierung im sensorischen Ganglion geniculi kommt es zu einer erneuten Virusproduktion und anterograden Wanderung des Virus entlang der Axone. HSV-1-DNA fand sich in einer PCR aus Endoneuralflüssigkeit in 77 % der Patienten mit Fazialisparese (Murkakami et al. 1996). Histologische Studien des Fazialisnervs in der Frühphase einer IFP zeigten ein Ödem, perivaskuläre und perineurale Leukozyten-Infiltrationen, eine Ausdünnung der Myelinscheiden (Demyelinisierung des Nerven) und eine Herabsetzung der Nervenfaserdichte (Podvinec 1984). Das Ödem des Nervus facialis im Fazialiskanal trägt zur Druckschädigung der Nervenfasern und der daraus resultierenden Verlangsamung der Nervenleitgeschwindigkeiten bei. Bei weiter anhaltender Druckschädigung kann es zum Leitungsblock (*Neurapraxie*) oder im Verlauf zur *Axonotmesis* kommen.

## B 4.5 Therapeutische Prinzipien

*Steroide* (*Prednison, Prednisolon*): Die Therapie mit Steroiden richtet sich gegen die Entzündungsreaktion, da es durch diese zu einer Störung der Blutnervenschranke mit daraus resultierender ödematöser Schwellung und Kompression des Nerven im engen Knochenkanal kommt. Auch eine direkte immunvermittelte Demyelisierung des Nerven ist denkbar. Der Nachweis der Effektivität der Steroidtherapie bei IFP fehlte lange Zeit, großteils bedingt durch die hohe und oft rasche Spontanremissionsrate. Die Behandlung mit Steroiden kann anhand von zwei randomisierten placebokontrollierten Studien (Sullivan et al. 2007; Engström et al. 2008) als wirksam betrachtet werden. Zu demselben Ergebnis kommen auch zwei Metaanalysen aus dem Jahr 2009 und 2010 (de Almeida et al. 2009; Salinas et al. 2010), in die neben den beschriebenen Studien noch weitere 16 bzw. vier Studien eingeschlossen worden waren (↑↑, A). Auch motorische Synkinesien und autonome Dysregulationen treten nach Behandlung mit Steroiden seltener auf (Salinas et al. 2010) (↑↑, A). Der Effekt von Steroiden bei der Behandlung von Kindern mit IFP wurde bisher noch nicht nachgewiesen (Pitaro 2012), dennoch sollte beim Fehlen von Kontraindikationen eine Therapie mit Kortison erfolgen, da die Studienlage aufgrund geringer Patientenzahlen noch inkonklusiv ist (↔, C).

*Virostatische Therapie*: Nachdem postuliert worden war, dass HSV-1 an der Pathogenese der IFP beteiligt ist, wurden eine Vielzahl von Studien zur Rolle der Virostatika in der Therapie der IFP durchgeführt. Wie sich jedoch in zwei großen, aktuellen randomisierten und placebokontrollierten Studien zeigte (Sullivan et al. 2007; Engström et al. 2008), führt eine alleinige virostatische Therapie verglichen mit Placebo nicht zu einer verbesserten Erholung der motorischen Funktion (↓, A). Ein Cochrane-Review (Gagyor 2015), in das neben den zwei erwähnten noch weitere acht Studien eingeschlossen wurden (Ardour et al. 1996; De Diego et al. 1998; Hato et al. 2007; Kawaguchi et al. 2007; Lee 2013; Li 1997; Sullivan et al. 2007; Engström et al. 2008; Vazquez 2008; Yeo et al. 2008), sowie weitere Metaanalysen (de Almeida et al. 2009; Quant et al. 2009) zeigten einen geringen, nicht immer signifikanten Vorteil der Kombinationsbehandlung aus Steroiden und Virostatika gegenüber einer Monotherapie mit Steroiden (↑, C) (NNT 15). Nach Beratung mit dem Patienten und Risiko-Nutzen-Abwägung kann deshalb im Einzelfall z. B. auch bei schwerer oder kompletter fazialer Parese neben Steroiden die Gabe von Virostatika durchgeführt werden. Auch der gering positive Effekt der Kombinationsbehandlung aus Steroiden und antiviraler Therapie auf das Auftreten von Synkinesien und Krokodilstränen sollte dabei berücksichtigt werden (Gaygor 2015) (↑, B). Es eigenen sich neben Aciclovir Valaciclovir (Valtrex®) 1 000 mg 3 × täglich für fünf Tage (Engström et al. 2008) (↔, B) oder Famciclovir (Famvir®) 3 × täglich 250 mg für sieben Tage (Minnerop et al. 2008) (↔, B). Besonders bei immunsupprimierten Patienten ist die antivirale Therapie aus theoretischen Gründen zu erwägen.

## B 4.6 Pragmatische Therapie

Nach der aktuellen Studienlage sollte der Behandlungsbeginn der Steroidtherapie möglichst rasch nach Symptombeginn erfolgen, spätestens aber innerhalb von 72 Stunden. Nach dem »neuen« Schema werden 2 × täglich 25 mg Prednisolon oral für 10 Tage verabreicht, aber auch das »frühere« Schema mit der Gabe von Prednison oder Prednisolon 1 mg/kg/d 1 × täglich oral und nachfolgendem Ausschleichen kann weiter angewandt werden (↑↑, A) (**Kasten B 4.2**). Bei klinischem Verdacht auf Borreliose oder Zoster-oticus kann eine kombinierte empirische Therapie mit Ceftriaxon/Aciclovir empfohlen werden.
Die Rationale bezüglich des Ausschleichens der Therapie besteht darin, eine mögliche Verschlechterung im Sinne eines Rebounds durch Ödemzunahme zu vermeiden. Solange Patienten mit schlecht kontrolliertem Diabetes mellitus (HbA1c > 8 %) und Magengeschwüren sowie Schwangere und Patienten mit unkontrollierbarem Bluthochdruck oder Glaukom ausgeschlossen werden, treten keine relevanten Nebenwirkungen auf (Sullivan et al. 2007; Engström et al. 2008). Bei den genannten Patientengruppen bleibt die Therapie aufgrund des Risikos von Nebenwirkungen eine Einzelfallentscheidung (↔).

Die Gabe von Virostatika zusätzlich zu der Steroidtherapie bei der IFP kann nach der aktuellen Studienlage nicht generell empfohlen werden. Da jedoch wahrscheinlich ein geringer Effekt auf Erholung der Fazialisfunktion (besonders bei schwerer oder kompletter Parese) und Vermeidung des Auftretens von Synkinesien oder Krokodilstränen besteht, empfehlen sowohl der Cochrane Review als auch die AAN Guidelines eine additive virostatische Therapie im Einzelfall zu erwägen (Gagyor 2015; Schwartz 2014). Eine aktuelle DGN-Leitlinie zu der Problematik existiert nicht. Auch bei durch Varizella-Zoster-Virus (VZV) hervorgerufenen Infektionen ist die virostatische Theapie weiterhin indiziert (s. u.). Bei Zoster-oticus-assoziierter Parese ist sofortige Aciclovir-Gabe über 10 Tage obligat.
Bei V. a. Borrelien-assoziierter Fazialisparese (DD beidseitig, radikulärer Schmerz, Pleozytose und Eiweißerhöhung) sollte mit Steroid in Kombination mit Ceftriaxon 2 g/d therapiert werden (**Kap. F 6.1** Lyme-Neuroborreliose).

**Kasten B 4.2:** Behandlungsschema der idiopathischen Fazialisparese

Prednisolon 2 × 25 mg/d für 10 Tage (↑↑, A)

oder

1 mg/kg Körpergewicht Prednison/Prednisolon über 5 Tage und nachfolgend Ausschleichen innerhalb von 5 Tagen (↑↑, A)

Virostatika als Einzelfallentscheidung nach Beratung mit dem Patienten, z. B. bei schwerer oder kompletter fazialer Parese (↑, C) oder großer Sorge vor Folgeerkrankungen wie Synkinesien und Krokodilstränen (↑, B)

## B 4.7 Begleittherapie

### B 4.7.1 Schutz der Cornea

Bei inkomplettem Lidschluss muss das Auge vor dem Austrocknen geschützt werden. Tagsüber sollten *künstliche Tränen* (z. B. Polyvinylalkohol, Liquifilm®) appliziert werden, nachts sollte das Auge mit einem *Uhrglasverband* und Augensalbe (z. B. Dexpanthenol, Bepanthen® Augensalbe) versorgt werden (↔, A). Sollte sich trotzdem eine lagophthalmische Hornhautschädigung einstellen, sind engmaschige augenärztliche Kontrollen indiziert. Zur Verbesserung des Lidschlusses ist eine Therapie mit Botulinumtoxin, das Aufkleben oder die Implantation von Goldgewichten als auch die Tarsorrhaphie als ophthalmochirurgischer Eingriff zu erwägen (Catalano et al. 1995) (↔, B) (**Tab. B 4.1**).

### B 4.7.2 Physikalische Therapie

Mehrmals täglich sollten *mimische Bewegungsübungen* vor dem Spiegel durchgeführt werden, um die Restfunktion des Nervus facialis zu erhalten und zu verbessern sowie über einen zentralen Aktivitätsanstoß der geschädigten Neurone eine verbesserte und beschleunigte Regeneration des Nerven zu erreichen. Auch bei kompletter Lähmung des Nervus facialis ist dieses aktive Übungsprogramm sinnvoll. Durch diese Übungen kommt es zu einer schnelleren Regeneration, es kann aber keine Verbesserung des funktionellen Outcomes erzielt werden (Teixera 2012), möglicherweise sind Fazialisübungen besonders bei chronischer Fazialisparese (länger als 9 Monate bestehend) wirksam (Pereira 2011) (↑, B). Das Auftreten von Synkinesien wird möglicherweise durch eine mimische Übungsbehandlung vermindert (Wen und Zhang 2004) (↔, B). Der Effekt weiterer physikalischer Therapiemaßnahmen wie der hyperbaren Sauerstofftherapie, manuellen Therapie, Thermotherapie, Lasertherapie, des Biofeedbacks und anderen kann anhand der vorliegenden Studienlage nicht ausreichend beurteilt werden, um eine Empfehlung abzugeben (Teixera 2012; Holland et al. 2008) (↔) (**Tab. B 4.1**).

### B 4.7.3 Operative Korrekturmöglichkeiten

Wenn ein Jahr nach Auftreten der Fazialisparese immer noch eine weitgehende oder komplette Lähmung besteht, können *rekonstruktive Operationstechniken* (meist durch plastische Chirurgen, seltener Neurochirurgen) zur Anwendung kommen. Vor operativen Maßnahmen muss eine genaue elektrophysiologische Untersuchung auf eventuelle Restfunktion des Nervus facialis sowie bezüglich möglicher Synkinesien erfolgen. Die fazio-faziale Anastomose (cross-face-plastic) wird heute häufig mit der Transplantation des Muskulus temporalis minor mit neurovaskulärer Anastomose kombiniert (Lee et al. 2008) (↔, B) Es stehen darüber hinaus weitere kaschierende Techniken zur Verfügung, wie die Verlagerung von Musculus temporalis oder masseter, Bildung einer künstlichen Nasolabialfalte, Durchtrennung kontrakter Muskulatur und die weitere operative Verengung der Lidspalte (↔, B) (**Tab. B 4.1**).

### B 4.7.4 Konservative Rehabilitation

In Analogie zum Hemispasmus facialis kann bei entstellenden Synkinesien die Injektionstherapie mit *Botulinumtoxin* befriedigende Ergebnisse erzielen (Roggenkamper et al. 1994). Botulinumtoxin ist auch hilfreich, um die faziale Symmetrie im Einzelfall zu verbessern, hierbei erfolgen Injektionen je nach Bedarf in die gesunde oder die paretische Seite (Bulstrode und Harrison 2005) (↔, B) (**Tab. B 4.1**).

## B 4.8 Unwirksam oder umstritten

Reizstrom-Therapien zeigen keinen atrophieverzögernden Effekt, sind aber in den meisten Stu-

**Tab. B 4.1:** Begleittherapien bei IFP und deren Evidenzgrade, Empfehlungsstärken

| Therapie | Evidenzgrad, Empfehlungsstärken |
|---|---|
| Schutz der Cornea mittels künstlicher Tränen, Augensalbe und Uhrglasverband | (↔, A) |
| Bei inkomplettem Lidschluss: Aufkleben von Goldgewichten, Ophthalmochirurgische Eingriffe (Implantation von Goldgewichten, Tarsorrhaphie), Botulinumtoxin | (↔, B) |
| Bewegungsübungen vor dem Spiegel, besonders bei chronischem Verlauf | (↑, B) |
| Hyperbare Sauerstofftherapie, manuelle Therapie, Thermotherapie, Lasertherapie, Biofeedback | (↔) **keine Empfehlung** |
| Operative Korrekturen (Nervenanastomose, Muskeltransplantation, kaschierende Techniken) | (↔, B) |
| Konservative Korrekturen mittels Botulinumtoxin | (↔, B) |
| Reizstrom, Akupunktur | (↔) **keine Empfehlung** |
| Operative Dekompression bei IFP | (↓) **wird abgeraten** |

dien auch nicht mit einem negativen Outcome assoziiert (Teixera 2011) (↔). Die Rolle der *Akupunktur* in der Behandlung der IFP ist weiter zweifelhaft. Eine Cochrane-Database-Recherche (Teixera 2011) konnte keine Studien identifizieren, die methodologisch verwertbar waren, während eine Metaanalyse (Li 2015) mit weniger strikten Einschlusskriterien einen positiven Effekt nachweisen konnte, bei großer Heterogenität der Studien (↔). Der Wert der Dekompression des Nervus facialis im Fazialiskanal ist in der Literatur umstritten. Vergleichsstudien zwischen konservativer und operativer Therapie fehlen und die Datenlage ist für eine Entscheidung über Nutzen oder Schaden einer chirurgischen Intervention nicht ausreichend (McAllister 2013; Grogan und Gronseth 2001) (↔). Aufgrund der zu berücksichtigenden Komplikationen der Operation (Schädigung des Hörvermögens 25 %, Tinnitus 12 %, iatrogene Verletzung des Nervus facialis) ist von einer Dekompression des Nervs bei idiopathischer Fazialisparese abzuraten (May und Klein 1983; Adour 2002) (**Tab. B 4.1**).

## B 4.9 Verwandte Krankheitsbilder

### B 4.9.1 Herpes zoster oticus

Eine häufige Komplikation des Herpes zoster oticus ist die Fazialislähmung. Klinisch sollte neben den Effloreszenzen besonders auch bei ungewöhnlich starken Schmerzen an einen Herpes zoster gedacht werden. Beim sogenannten Ramsay-Hunt-Syndrom (Zoster oticus mit Fazialisparese) wird eine kombinierte Behandlung mit *Aciclovir* (intravenöse Therapie 10 mg/kg 3 × täglich als erste Wahl, alternativ oral 800 mg 5 × täglich über 7 Tage) und Steroiden (Dosierung s. IFP) empfohlen (Gross 2005). Die Kombinations-Therapie soll zu einer Verkürzung des eruptiven Stadiums sowie einer Milderung des Akutschmerzes führen, während die Virustatika möglicherweise die Frequenz der post-herpetischen Neuralgie vermindern (Sampathkumar et al. 2009) (↔, A). Positive Effekte können allerdings nur bei sehr frühem Einsetzen der Behandlung innerhalb von 48 Stunden nach Auftreten der Bläschen erwartet werden. Weder für die Verwendung von Virustatika noch von Steroiden beim Ramsay-Hunt-Syndrom liegt ausreichende Evidenz bezüglich der Wirksamkeit auf die Erholung der Fazialisfunktion vor (Uscategui et al. 2008a; Uscategui et al. 2008b) (↔, A). Besonders bei immundefizienten Patienten sollte auf eine intravenöse Therapie Wert gelegt und hier ggf. auf Steroide verzichtet werden (↔, B). Beim Ramsay Hunt Syndrom wird prinzipiell eher eine intravenöse Therape mit Aciclovir empfohlen (10 mg/kg 3 × täglich für 7 Tage). Mögliche Alternativen stellen die Therapie mit Valaciclovir oder Famciclovir, die eine höhere Absorption und Serumspiegel als Aciclovir aufweisen. Der Vorteil liegt in der einfacheren Dosierung von 1 g 3 × täglich oral für Valaciclovir und 250–500 mg 3 × täglich für Famciclovir über 7 Tage. Auch eine orale Therapie mit Brivudin 125 mg 1 × täglich für 7 Tage ist möglich.

### B 4.9.2 Otitis media

Die akute Otitis media wird konservativ antibakteriell mit Antibiotika (z. B. Amoxicillin oder Aminopenicillin und Beta-Lactamase-Hemmer (alternativ Cephalosporine der 2. Generation, Makrolide oder Cotrimoxazol)) und symptomatisch mit Schmerzmitteln behandelt (Federspil 2009) (A). Abschwellende Nasentropfen werden meist verwandt, obwohl ihre Wirksamkeit bisher nicht nachgewiesen wurde (Griffin et al. 2006). Prednison 0,5 mg pro kg Körpergewicht über 5 Tage wird bei Fazialisparese meist gegeben, wobei die Evidenz bezüglich einer Wirksamkeit auf Fallberichten basiert (↔, B). Eine Parazentese ist bei vorliegender Fazialisparese zumeist indiziert und kann die Heilung beschleunigen.

### B 4.9.3 Felsenbeinfraktur

Bei Felsbeinfrakturen mit begleitender Fazialisparese kann eine operative Intervention sinnvoll sein (Chang und Cass 1999) (↔).

## Literatur

Adour KK, Ruboyianes JM, von Doersten PG, Byl FM, Trent CS, Quesenberry CP, Hitchcock T. Bell's palsy treatment with acyclovir and prednisone alone: a double blind, randomized, controlled trial. Ann Otol Rhinol Laryngol 1996; 105: 371–378.

Adour KK. Decompression for Bell's palsy: why I don't do it. Eur Arch Otorhinolaryngol 2002; 259: 40–47.

Almeida de JR, Al Khabori M, Guyatt GH, Witterick IJ, Lin VY, Nedzelski JM, Chen JM. Combined corticosteroid and antiviral treatment for Bell palsy: a systematic review and meta-analysis. JAMA 2009; 302: 985–993.

Bulstrode NW, Harrison DH. The phenomenon of the late recovered Bell's palsy: treatment options to improve facial symmetry. Plast Reconstr Surg 2005; 115: 1466–1471.

Birkmann C, Bamborschke S, Halber M, Haupt WF. Bell's palsy: electrodiagnostics are not indicative of cerebrospinal fluid abnormalities. Ann Otol Rhinol Laryngol 2001; 110: 581–584.

Catalano PJ Bergstein MJ, Biller HF. Comprehensive management of the eye in facial paralysis. Arch Otolaryngol Head Neck Surg 1995; 121: 81–86.

Chang CY, Cass SP. Management of facial nerve injury due to temporal bone trauma. Am J Otol 1999; 20: 96–114.

Chen N, Zhou M, He L, Zhou D, Li N. Acupuncture for Bell's palsy. Cochrane Database Syst Rev 2010; 8: CD002914.

Diego de JI, Prim MP, De Sarria MJ, Madero R, Gavilan J. Idiopathic fazial paralysis: A randomized, prospective, and controlled study using single-dose prednisone versus acyclovir three times daily. Laryngoscope 1998; 108: 573–575.

Dumitru D, Walsh NE, Porter LD. Electrophysiologic evaluation of the facial nerve in Bell's palsy. A review. Am J Phys Med Rehabil 1988; 67: 137–144.

Engström M, Berg T, Stjernquist-Desatnik A, Axelsson S, Pitkäranta A, Hultcrantz M, Kanerva M, Hanner P, Jonsson L. Prednisolone and valaciclovir in Bell's palsy: a randomised, double-blind, placebo-controlled, multicentre trial. Lancet Neurol 2008; 7: 993–1000.

Ekstran T. Bell's palsy: Prognostic accuracy of case history, sialometry and taste impairment. Clin Otolaryngol 1979; 4: 183–196.
Federspil P. Antibiotic treatment of the head and neck infections. Consensus Report on behalf of the Presidency of the German Society of Oto-Rhino-Laryngology, Head and Neck Surgery. Laryngorhinootologie 2009; 88: 329–338.
Gagyor I, Madhok VB, Daly F, Somasundara D, Sullivan M, Gammie F, Sullivan F. Antiviral treatment for Bell's palsy (idiopathic facial paralysis). Cochrane Database Syst Rev 2015; 9(11): CD001869.
Gilden DH. Clinical practice. Bell's Palsy. N Engl J Med 2004; 51: 1323–1331.
Gillman GS, Schaitkin BM, May M, Klein SR. Bell's palsy in pregnancy: a study of recovery outcomes. Otolaryngol Head Neck Surg 2002; 126: 26–30.
Griffin G, Flynn CA, Bailey RE, Schultz JK. Antihistamines and/or decongestants for otitis media with effusion (OME) in children. Cochrane Database of Systematic Reviews 2006; 4: CD003423.
Grogan PM, Gronseth GS. Practice parameter: steroids, acyclovir, and surgery for Bell's palsy (an evidence-based review): report of the Quality Standards Subcommittee of the American Academy of Neurology. Neurology 2001; 56: 830–836.
Gross G. Zoster und Zosterschmerzen, Leitlinien der Dermatologischen Gesellschaft, Arbeitsgemeinschaft Dermatologische Infektiologie. 2005; http://www.awmf-leitlinien.de
Hato N, Yamada H, Kohno H, Matsumoto S, Honda N, Gyo K, Fukuda S, Furuta Y, Ohtani F, Aizawa H, Aoyagi M, Inamura H, Nakashima T, Nakata S, Murakami S, iKiguchi J, Yamano K, Takeda T, Hamada M, Yamakawa K. Valaciclovir and prednisolone treatment for Bell's palsy: a multicenter, randomized, placebo-controlled study. Otol Neurotol 2007; 28: 408–413.
Holland NJ, Bernstein JM, Hamilton J. Hyperbaric oxygen therapy for Bell's palsy. Cochrane Database of Syst Rev 2008; 3: CD007288.
House JW, Brackmann DE. Facial nerve grading system ... Otolaryngol Head Neck Surg 1985; 93(2): 146 147.
Jabor MA, Gianoli G. Management of Bells palsy. J La State Med Soc 1996; 148: 279.
Jonsson L, Tien R, Engstrom M, Thuomas K. GD-DPTA enhanced MRI in Bell's palsy and herpes zoster oticus: an overview and implications for future studies. Acta Otolaryngol (Stockh) 1995; 115.
Kanazawa A, Haginomori S, Takamaki A, Nonaka R, Araki M, Takenaka H. Prognosis for Bell's palsy: a comparison of diabetic and nondiabetic patients. Acta Otolaryngol 2007; 127: 888–891.
Katusic SK, Beard CM, Wiederholt WC, Bergstrahl EJ, Kurlan LT. Incidence, clinical features, and prognosis in Bell's palsy. Ann Neurol 1986; 20: 622–627.
Kawaguchi K, Inamura H, Abe Y, Koshu H, Takashita E, Muraki Y, Matsuzaki Y, Nishimura H, Ishikawa H, Fukao A, Hongo S, Aoyagi M. Reactivation of Herpes Simplex Virus Type 1 and Varicella-Zoster Virus and Therapeutic Effects of Combination Therapy with Prednisolone and Valaciclovir in Patients with Bells Palsy. The Laryngoscope 2007; 117: 147–156.
Kennedy PG. Herpes simplex virus type 1 and Bell's palsy-a current assessment of the controversy. J Neurovirol 2010; 16: 1–5.
Lee EI, Hurvitz KA, Evans GR, Wirth GA. Cross-facial nerve graft: past and present. J Plast Reconstr Aesthet Surg 2008; 61: 250–256.
Lee HY, Byun JY, Park MS, Yeo SG. Steroid-antiviral treatment improves the recovery rate in patients with severe Bell's palsy. American Journal of Medicine 2013; 126(4): 336–341.
Li Y, Gao P, Mao X, Cao P. Randomized clinical trial of acyclovir plus prednisone versus prednisone alone in Bell's palsy. Ceylon Journal of Medical Science 1997; 40(2): 37–41.
Li P, Qiu T, Qin C. Efficacy of Acupuncture for Bell's Palsy: A Systematic Review and Meta-Analysis of Randomized Controlled Trials. PLoS One 2015; 10(5): e0121880.
Lockhart P, Daly F, Pitkethly M, Comerford N, Sullivan F. Antiviral treatment for Bell's palsy (idiopathic facial paralysis). Cochrane Database Syst Rev 2009; 7: CD001869.
May M, Blumenthal F, Klein SR. Acute Bell's palsy: prognostic value of evoked electromyography, maximal stimulation, and other electrical tests. Am J Otol 1983; 5: 1–7.
May M, Klein S. Facial nerve decompression complications. Laryngoscope 1983; 93: 299–305.
McAllister K, Walker D, Donnan PT, Swan I. Surgical interventions for the early management of Bell's palsy. Cochrane Database Syst Rev 2013; 10: CD007468.
Minnerop M, Herbst M, Fimmers R, Matz B, Klockgether T, Wullner U. Bell's palsy: Combined treatment of famciclovir and prednisone is superior to prednisone alone. J Neurol 2008; 255: 1726–1730.
Murai A, Kariya S, Tamura K, Doi A, Kozakura K, Okano M, Nishizaki K. The facial nerve canal in patients with Bell's palsy: an investigation by high-resolution computed tomography with multiplanar reconstruction. Eur Arch Otorhinolaryngol 2012; 270(7): 2035–2038.
Murkakami S, Mizobuchi M, Nakashiro Y, Takashi D, Hato N, Yanagihara N. Bell's palsy and herpes simplex virus: identification of viral DAN in endoneurial fluid and muscle. Ann Intern Med 1996; 124: 27–30.
Nowak DA, Linder S, Topka H. Diagnostic relevance of transcranial magnetic and electric stimulation of the facial nerve in the management of facial palsy. Clin Neurophysiol 2005; 116: 2051–2057.
Peitersen E. Bell's palsy: the spontaneous course of 2,500 peripheral facial nerve palsies of different etiologies. Acta Otolaryngol Suppl 2002: 4–30.
Pereira LM, Obara K, Dias JM et al. Facial exercise therapy for facial palsy: systematic review and meta-analysis. Clin Rehabil 2011; 25: 649–658.
Pitaro J, Waissbluth S, Daniel SJ. Do children with Bell's palsy benefit from steroid treatment? A systematic review. Int J Pediatr Otorhinolaryngol 2012; 76(7): 921–926.
Pitts DB, Adour KK, Hilsinger RL. Recurrent Bell's palsy: analysis of 140 patients. Jr Laryngoscope 1988; 98: 535–540.
Podvinec M. Facial nerve disorders: anatomical, histological and clinical aspects. Adv Otorhinolaryngol 1984; 32: 124–193.
Quant EC, Jeste SS, Muni RH, Cape AV, Bhussar MK, Peleg AY. The benefits of steroids versus steroids plus antivirals for treatment of Bell's palsy: a meta-analysis. BMJ 2009; 339: b3354. doi: 10.1136/bmj.b3354.
Roggenkamper P, Laskawi R, Damenz W, Baetz A. Orbicular synkinesis after facial paralysis: treatment with botulism toxin. Doc Ophthalmol 1994; 86: 395–402.
Rowlands S, Hooper R, Hughes R, Burney P The epidemiology and treatment of Bell's palsy in the UK. Eur J Neurol 2002; 9: 63–67.
Salinas RA, Alvarez G, Daly F, Ferreira J. Corticosteroids for Bell's palsy (idiopathic facial paralysis). Cochrane Database Syst Rev 2010; 3: CD001942.
Sampathkumar P, Drage LA, Martin DP. Herpes Zoster (Shingles) and Postherpetic Neuralgia. Mayo Clin Proc 2009; 84: 274–280.
Savadi-Oskouei D, Abedi A, Sadeghi-Bazargani H. Independent role of hypertension in Bell's palsy: a case-control study. Eur Neurol 2008; 60: 253–257.
Seehusen DA, Egitto EA. Antiviral Therapy for Bell Palsy. Am Fam Physician 2016; 93(9): 742–743.

Schwartz SR, Jones SL, Getchius TS, Gronseth GS. Reconciling the clinical practice guidelines on Bell's palsy from the AAO-HNSF and the AAN. Neurology 2014; 82(21): 1927–1929.

Sullivan FM, Swan IR, Donnan PT, Morrison JM, Smith BH, McKinstry B, Davenport RJ, Vale LD, Clarkson JE, Hammersley V, Hayavi S, McAteer A, Stewart K, Daly F. Early treatment with prednisolone or acyclovir in Bell's palsy. N Engl J Med 2007; 357: 1598–1607.

Swan I, Donnan P, McAllister K, Walker D. Surgical interventions for the early management of Bell's palsy. Cochrane Database of Syst Rev 2008; 4: CD007468.

Teixeira LJ, Soares BG, Vieira VP, Prado GF. Physical therapy for Bell's palsy (idiopathic facial paralysis). Cochrane Database Syst Rev 2008; 3: CD006283.

Teixeira LJ, Valbuza JS, Prado GF. Physical therapy for Bell's palsy (idiopathic facial paralysis). Cochrane Database Syst Rev 2011; 12: CD006283.

Theil D, Arbusow V, Defuss T, Strupp M, Pfeiffer M, Mascolo A, Brandt T. Prevelance of HSV-1 LAT in human trigeminal, geniculate and vestibular ganglia and its implication for cranial nerve syndromes.. Brain Pathology 2001; 11: 408–413.

Tsai HS, Chang LY, Lu CY, Lee PI, Chen JM, Lee CY, Huang LM. Epidemiology and treatment of Bell's palsy in children in northern Taiwan. J Microbiol Immunol Infect 2009; 42: 351–356.

Uscategui T, Doree C, Chamberlain IJ, Burton MJ. Corticosteroids as adjuvant to antiviral treatment in Ramsay Hunt syndrome (herpes zoster oticus with facial palsy) in adults. Cochrane Database Syst Rev 2008a; 16: CD006852.

Uscategui T, Doree C, Chamberlain IJ, Burton MJ. Antiviral therapy for Ramsay Hunt syndrome (herpes zoster oticus with facial palsy) in adults. Cochrane Database Syst Rev 2008b; 16: CD006852.

Vázquez MC, Sánchez N, Calvo J, Perna A. Efficacy of antiviral in treatment of Bell's palsy [Eficacia de los antivirales en la parálisis de Bell]. Revista Medica del Uruguay 2008; 24(3): 167–174.

Wen CM, Zhang BC. Effect of rehabilitation training at different degree in the treatment of idiopathic facial palsy: a randomized controlled comparison. Zhongguo Linchuang Kangfu 2004; 8: 2446.

Yeo SG, Lee YC, Park DC, Cha CI. Aciclovir and steroid versus steroid alone in the treatment of Bell's Palsy. Am J Otolaryngol – Head Neck Med Surg 2008; 29: 163–168.

# B 5 Schwindel

*von M. Strupp und T. Brandt*



## B 5.1 Schwindel: ein häufiges und gut diagnostizierbares Leitsymptom

Schwindel ist das Leitsymptom verschiedener Erkrankungen unterschiedlicher Ätiologie, die vom Innenohr, Hirnstamm oder Kleinhirn ausgehen, aber auch psychische Ursachen haben können (Brandt et al. 2012). Physiologischer Reizschwindel (z. B. Drehschwindel beim Karussellfahren, Bewegungskrankheit oder Höhenschwindel) und pathologischer Läsionsschwindel (z. B. bei akuter unilateraler peripherer Vestibulopathie (AUPVP) oder Vestibulariskernläsion) sind trotz der unterschiedlichen Pathomechanismen durch eine ähnliche Symptomkombination – bestehend aus Schwindel, Nystagmus, Fallneigung und Übelkeit – charakterisiert. Diese Störungen im Bereich der Wahrnehmung (Dreh- oder Schwankschwindel), der Blickstabilisation (Nystagmus), der Haltungsregulation (Fallneigung und Gangstörung) und des Vegetativums (Übelkeit und Erbrechen) entsprechen auch den Hauptfunktionen und entsprechenden Funktionsstörungen des vestibulären Systems und können unterschiedlichen Orten im Hirn zugeordnet werden.

Die Lebenszeitprävalenz von Dreh- und Schwankschwindel liegt bei etwa 30 % (Neuhauser 2007). Die jährliche Inzidenz beträgt etwa 11 % und ist damit höher als z. B. die kardiovaskulärer Erkrankungen. Auch haben Menschen, die unter Schwindel leiden, eine insgesamt 1,7-fach höhere Mortalität (Corrales und Bhattacharyya 2016). Trotz der hohen klinischen Relevanz des Leitsymptoms Schwindel, insbesondere im Alter (Mueller et al. 2014), besteht weiterhin eine Unter- und Fehlversorgung (Rieger et al. 2014; Grill et al. 2014; Grill et al. 2016). Dies gilt sowohl für die Diagnosestellung mit zu langer Latenz und mit zu vielen, meist unnötigen, apparativen Untersuchungen als auch für die Therapie mit Einsatz zu vieler, meist unwirksamer, oft rein symptomatischer Medikamente.

Die Diagnose vestibulärer Erkrankungen ist durch die Arbeit des Internationalen Klassifikationskomitees der Bárány Society verbessert und präzisiert worden. Es liegen neue Kriterien für die vestibulären Symptome (Bisdorff et al. 2009), die vestibuläre Migräne (Lempert et al. 2012), den Morbus Menière (Lopez-Escamez et al. 2015), den benignen peripheren paroxysmalen Lagerungsschwindel (BPPV) (von Brevern et al. 2015) sowie die Vestibularisparoxysmie vor (Strupp et al. 2016). In **Tab. B 5.1** sind relative Häufigkeiten der Diagnosen aus der Ambulanz des Deutsches Schwindel- und Gleichgewichtszentrums bei mehr als 23 000 Patienten zusammengefasst: Der benigne periphere paroxysmale Lagerungsschwindel (BPPV) ist mit 15,6 % die häufigste Ursache vor funktionellem Schwindel (15,0 %), gefolgt von der Gruppe zentraler vestibulärer Schwindelsyndrome, überwiegend bei vaskulären, entzündlichen (MS) und degenerativen Erkrankungen des Kleinhirns oder Hirnstamms (13,3 %). Die vestibuläre Migräne ist mit 11,8 % die häufigste Ursache spontan auftretender episodischer Schwindelattacken. Weitere häufige Diagnosen sind der Morbus Menière (10,0 %), die AUPVP (früher Neuritis vestibularis) (8,9 %) und die bilaterale Vestibulopathie (BVP, 6,7 %). Zusammen machen diese sechs Erkrankungen über 70 % aller Schwindelsyndrome aus. Nach unseren Erfahrungen bestehen keine grundsätzlichen Unterschiede zur Häufigkeitsverteilung in anderen Spezialambulanzen für Schwindel und in der Praxis.

### B 5.1.1 Allgemeine klinische Aspekte

#### *Anamnese und klinische Untersuchung*

Die meisten Schwindelsyndrome lassen sich nach sorgfältiger Anamnese und körperlicher Untersuchung auch ohne apparative Zusatzuntersuchung diagnostisch korrekt einordnen. Vier wichtige Unterscheidungskriterien der verschiedenen Schwindelsyndrome sind: 1. Dauer der Symptome, 2. Art des Schwindels, 3. Auslösbarkeit/Verstärkung/Abschwächung der Symptome und 4. mögliche Begleitsymptome. Hilfreich sind auch die »five keys« (Brandt et al. 2014a): 1. Lagerungsschwindel (BPPV vs. zentraler Lagerungsschwindel), 2. Rezidivierende spontane Schwindelattacken (vestibuläre Migräne vs. Morbus Menière), 3. Anhaltender Drehschwindel (AUVP vs. zentrale Hirnstammläsion), 4. Rezidivierende kurze Schwindelattacken (Vestibularisparoxysmie vs. Bogengangsdehiszenz), 5. Schwankschwindel ohne andere neurologische Symptome (funktioneller Schwindel vs. bilaterale Vestibulopathie).

Die körperliche Untersuchung des vestibulären Systems umfasst: 1. Den Kopfimpulstest nach Halmagyi-Curthoys mit der Frage nach einem ein- oder beidseitigen Funktionsdefizit des vestibulo-okulären Reflexes (VOR) oder, wenn möglich, Video-Kopfimpulstest (Video-HIT), der der klinischen Untersuchung überlegen ist (Yip et al. 2016); 2. Die Untersuchung auf einen peripheren vestibulären Spontannystagmus mittels Frenzelbrille oder M-Brille (Strupp et al. 2014a); 3. die Lagerungsmanöver mit der Frage nach einem BPPV oder einem zentralen Lagerungs-/Lagenystagmus; 4. Untersuchung auf das Vorliegen einer »Ocular-tilt-reaction« (seitliche Kopfneigung, vertikale Divergenz

**Tab. B 5.1:** Relative Häufigkeit der verschiedenen Schwindelsyndrome in einer Spezialambulanz für Schwindel (n = 23 915)

| Diagnose | | N | % |
|---|---|---|---|
| 1. | BPPV | 3 740 | 15,6 |
| 2. | Funktioneller Schwindel | 3 589 | 15,0 |
| 3. | Zentral-vestibulärer Schwindel | 3 182 | 13,3 |
| 4. | Vestibuläre Migräne | 2 829 | 11,8 |
| 5. | Morbus Menière | 2 397 | 10,0 |
| 6. | Unilaterale Vestibulopathie | 2 130 | 8,9 |
| 7. | Bilaterale Vestibulopathie | 1 604 | 6,7 |
| 8. | Vestibularisparoxysmie | 816 | 3,4 |
| 9. | Psychiatrischer Schwindel | 614 | 2,6 |
| 10. | Perilymphfistel/SCDS | 146 | 0,6 |
| Unklare Schwindelsyndrome | | 883 | 3,7 |
| Andere | | 1 985 | 8,3 |

»Andere« heißt z. B. nicht-vestibuläre Okulomotorikstörungen bei peripheren Augenmuskelparesen, Myasthenia gravis oder nicht-vestibulärer Schwindel bei neurodegenerativen Erkrankungen oder sensorischer Polyneuropathie. BPPV: Benigner peripherer paroxysmaler Lagerungsschwindel, SCDS: superior canal dehiscence syndrome, d. h. Bogengangsdehiszenz meist des anterioren Bogengangs.

der Augen (sog. »skew deviation«) (Brandt und Dieterich 1991), Auslenkung der Subjektiven Visuellen Vertikalen (SVV) mittels des »Vertikalentests mit Eimer« (Zwergal et al. 2009); 5. Untersuchung des Stand- (Romberg-Test) und Gehvermögens mit offenen und geschlossenen Augen. Obligat ist auch eine Untersuchung des okulomotorischen Systems mit Blickfolge, Blickhaltefunktion, Sakkaden, visuelle Fixationssuppression des VOR in horizontaler und vertikaler Richtung mit der Frage nach zentralen Okulomotorikstörungen, die häufig auch eine genaue topographisch-anatomische Diagnose erlauben (Strupp et al. 2011a; Strupp et al. 2014b). Schließlich muss bei diesen Patienten auch eine klinische Testung des Hörvermögens durch Reibegeräusche und mittels Stimmgabel im Seitenvergleich erfolgen. Bei Verdacht auf eine Störung ist insbesondere für die Diagnose eines M. Menière eine audiometrische Testung erforderlich; bei letzterem wird ein Hörminderung unter 2 000 Hz von mindestens 30 dB in zeitlichem Zusammenhang mit den Schwindelattacken für die Diagnosestellung gefordert (Lopez-Escamez et al. 2015).

## B 5.1.2 Allgemeine Therapieprinzipien

Die Therapie der verschiedenen Schwindelformen umfasst medikamentöse (**Tab. B 5.2** und **Tab. B 5.3**), physikalische, psychotherapeutische und selten operative Maßnahmen (**Tab. B 5.4**) (Übersicht in Strupp et al. 2015; Kalla et al. 2016). Die verschiedenen Pharmakagruppen zur Behandlung von Schwindel lassen sind mit den »Acht As« zusammenfassen: Antivertiginosa, -konvulsiva, -depressiva, -phlogistica, -menière, -migränosa, Aminopyridine als Kaliumkanalblocker sowie Acetyl-DL-Leucin. Antivertiginosa sollen nur zur rein symptomatischen Behandlung eingesetzt und nicht länger als drei Tage gegeben werden, da sie die sog. zentrale vestibuläre Kompensation verlangsamen und ein Suchtpotential besitzen. Zur kausalen Therapie der einzelner Schwindel- und Nystagmusformen werden folgende Medikamente eingesetzt: Glukokortikoide bei der akuten einseitigen Vestibulopathie (Strupp et al. 2004b), dies muss noch durch weitere Studien gestützt werden; Betablocker, Topiramat und Valproinsäure zur prophylaktischen Behandlung der vestibulären Migräne, hier gilt das gleiche; Aminopyridine (Übersicht in Strupp et al. 2017) bei Downbeat- (Strupp et al. 2003; Claassen et al. 2013a) und Upbeat-Nystagmus (Glasauer et al. 2005a), Episodischer Ataxie Typ 2 (Strupp et al. 2011b; Strupp et al. 2004a), zentralem Lageschwindel (Kremmyda et al. 2013) und zerebellären Gangstörungen (Schniepp et al. 2012); Carbamazepin/Oxcarbazepin bei der Vestibularisparoxysmie (bislang keine kontrollierten Studien) und als neues Therapieprinzip die modifizierte Aminosäure Acetyl-DL-Leucin bei zerebellären Ataxien (Strupp et al. 2013a; Schniepp et al. 2016; Bremova et al. 2015).

*Pharmakotherapie*: Für die Antivertiginosa (**Tab. B 5.3**), wie Antihistaminika (z. B. Dimenhydrinat, Betahistin (Murdin et al. 2016)) oder Anticholinergika (z. B. Scopolamin), ergeben sich nur vier Indikationen und zwar ausschließlich zur symptomatischen Behandlung von Schwindel, Nausea und Erbrechen:

- Akute periphere oder zentrale vestibuläre Störung (Dauer der Behandlung ein bis maximal drei Tage)
- Prävention von Nausea und Erbrechen bei Durchführung der Befreiungsmanöver bei BPPV
- Prävention der Bewegungskrankheit
- Zentraler Lage-/Lagerungsschwindel mit Nausea

Sedierende Medikamente sind ungeeignet zur Dauerbehandlung z. B. des chronischen zentralen oder peripheren vestibulären Schwindels, einer zerebellären Ataxie oder der Lageschwindelformen. Das heißt, wenn die Übelkeit abgeklungen ist, sollten keine Antivertiginosa mehr gegeben werden, weil diese nach tierexperimentellen Befunden die gewünschte zentrale Kompensation einer peripheren Funktionsstörung hemmen können (Beck et al. 2014). Der Wirkungsmechanismus der Antivertiginosa ist bisher nur unzureichend untersucht.

Neben der symptomatischen Behandlung mit Antivertiginosa werden andere Pharmaka zur kausalen Therapie einzelner Schwindelformen eingesetzt (**Tab. B 5.2**). Wichtige Beispiele sind Beta-Rezeptorenblocker und Topiramat zur prophylaktischen Behandlung der Vestibulären Migräne (**Kap. A 1**) (Cochrane-Analyse aber negativ; Maldonado et al. 2015), 4-Aminopyridin und 3,4-Diaminopyridin bei Downbeat- und Upbeat-Nystagmus sowie episodischer Ataxie Typ 2 (Strupp et al. 2003; Strupp et al. 2004a; Strupp et al. 2011b; Strupp et al. 2017; Kalla et al. 2007; Kalla et al. 2004; Glasauer et al. 2005b; Glasauer et al. 2005b; Claassen et al. 2013a) (**Kap. B 2**) und Carbamazepin oder Oxcarbazepin

**Tab. B 5.2:** Medikamentöse Therapie bei den verschiedenen Schwindelsyndromen und bei Nystagmus

| Medikamentöse Therapieverfahren | Indikation | Beispiel für Substanz und Dosierung | Studienlage |
|---|---|---|---|
| Antiepileptika | • Vestibularisparoxysmie (neurovaskuläre Kompression)<br>• paroxysmale Dysarthrophonie und Ataxie bei MS<br>• Obliquus superior Myokymie<br>• Vestibuläre Epilepsie | Carbamazepin (400–800 mg/d)<br>Oxcarbazepin (300–900 mg/d)<br>Carbamazepin (800–2 000 mg/d) oder andere Antikonvulsiva (**Kap. C 1**) | ↑, B<br>↑, C<br>↑, C<br>↑↑, A |
| Antivertiginosa | • symptomatisch gegen Übelkeit und Erbrechen bei akuter peripherer/zentraler vestibulärer Läsion<br>• zentrales Lageerbrechen<br>• Prophylaxe von Übelkeit und Erbrechen durch Befreiungsmanöver bei BPPV<br>• Prophylaxe bei Bewegungskrankheit | **Tab. B 5.3** | **Tab. B 5.3** |
| Beta-Rezeptoren-blocker | Vestibuläre Migräne | Zur Prophylaxe:<br>Metoprolol (50–100 mg/d) oder Topiramat (50–100 mg/d) | ↑, C |
| Betahistin | M. Menière | Kein nachgewiesener Effekt von Betahistin-dihydrochlorid in einer Dosierung von 3 × 16 bis 3 × 48 mg/d,<br>noch höhere Dosierung wahrscheinlich wirksam | ↑, B |
| Ototoxische Antibiotika | • M. Menière<br>• Tumarkinsche Otolithenkrisen, »vestibuläre drop attacks« | Gentamicin (10–40 mg transtympanal in Abständen von 8–12 Wochen) | ↑, B |
| Kortikosteroide | Akute einseitige Vestibulopathie/Neuritis vestibularis<br><br>M. Menière | Methylprednisolon (100 mg/d, Dosis jeden 4. Tag um 20 mg reduzieren)<br>Transtympanale Applikation | ↑, B<br><br>↑, C |
| Kaliumkanal-blocker<br>4-Aminopyridin | Downbeat-Nystagmus<br><br>Upbeat-Nystagmus | 4-Aminopyridin (2–3 × 5 mg/d)<br><br>4-Aminopyridin retard (1–2 × 10 mg/d (Fampyra®) | ↑, B<br><br>↑, C |
| Kaliumkanal-blocker:<br>4-Aminopyridin<br><br>Carboanhydrase-hemmer:<br>Acetazolamid | Episodische Ataxie Typ 2 | 4-Aminopyridin (2–3 × 5 mg/d)<br>4-Aminopyridin retard (1–2 × 10 mg) (Fampyra®)<br><br>Acetazolamid 125–1 000 mg/d | ↑, B<br><br>↑, C |
| SSRI | Funktioneller Schwindel | Citalopram (10–20 mg/d),<br>Escitalopram (5–10 mg/d) | ↔ |

**Tab. B 5.3:** Antivertiginosa und Antiemetika

| Pharmaka | Dosis | Angriff |
|---|---|---|
| Antihistaminika:<br>Dimenhydrinat | Drg. (50 mg) alle 4–6 Std.<br>Supp. (150 mg) 1–2/d | Histaminantagonist ($H_1$) |
| Betahistin-dihydrochlorid oder -mesilat | Tbl. 3 × 48 mg/d | $H_1$-Agonist und $H_3$-Antagonist |
| Benzodiazepine:<br>Diazepam<br>Clonazepam | <br>Tbl. (5 oder 10 mg) alle 4–6 Std. oder 10 mg i. m.<br>Tbl. (0,5 mg) alle 4–8 Std. | $GABA_A$-Agonist |
| Anticholinergika:<br>Scopolamin | Transdermal 1,0 mg/72 Std. | Muskarinantagonist |

**Tab. B 5.4:** Physikalisch-medizinische und operative Behandlungsverfahren bei Schwindel

| Physikalisch-medizinische Behandlungsverfahren | Indikation | Studien-lage |
|---|---|---|
| Befreiungs-/Lagerungsmanöver nach Sémont oder Epley | benigner peripherer paroxysmaler Lagerungsschwindel (BPPV): posteriorer Bogengang | ↑, A |
| Drehung um die Längsachse zur nicht betroffen Seite und dann 12 h auf dieser ruhen | BPPV: Canalolithiasis eines horizontalen Bogengangs | ↑, A |
| Kopfschütteln zur Umwandlung einer Cupulo- in eine Canalolithiasis, dann wie oben | BPPV: Cupulolithiasis eines horizontalen Bogengangs | ↑, B |
| Vestibularistraining, Gleichgewichts-training,<br>Gangschulung | • Verbesserung der zentralen vestibulären Kompensation einer vestibulären Tonusdifferenz (z. B. AUPVP)<br>• Substitution reduzierter vestibulärer Information und Verbesserung des Steh- und Gehvermögens bei bilateraler Vestibulopathie<br>• Habituation zur Prävention der Bewegungskrankheit | ↑, B<br>↑, C<br>↔ |
| **Operative Behandlungsverfahren** | **Indikation** | **Studien-lage** |
| Operative Entfernung/Gamma-Knife | Tumoren (insbesondere Vestibularisschwannom) | ↔ |
| Operative Deckung<br>»Canal plugging« | Äußere Perilymphfistel<br>Bogengangsdehiszenz (»superior canal dehiscence syndrome«) | ↑, C<br>↑, B |
| Labyrinthektomie oder Durchtrennung des Vestibularisnerven | M. Menière (ultima ratio) | ↔ |
| Neurovaskuläre Dekompression | Vestibularisparoxysmie (ultima ratio) | ↔ |

bei der Vestibularisparoxysmie (bislang noch keine kontrollierte Studie).

## B 5.2 Periphere vestibuläre Schwindelformen

Funktionell, anatomisch und pathophysiologisch lassen sich drei Formen peripherer vestibulärer Störungen mit typischen Symptomen und klinischen Zeichen differenzieren, die in **Tab. B 5.5** aufgeführt sind.

### B 5.2.1 Benigner peripherer paroxysmaler Lagerungsschwindel (BPPV)

#### B 5.2.1.1 Klinik

Leitsymptom des BPPV sind jeweils durch Kopf- oder Körperlagerungswechsel gegenüber der Schwerkraft ausgelöste, Sekunden dauernde Drehschwindelattacken (aktuelle diagnostische Kriterien in von Brevern et al. 2015). Typische Auslöser sind Hinlegen, Aufrichten und Herumdrehen im Bett, aber auch Bücken oder Kopfreklination beim Hochschauen oder Arbeiten über Kopf. Die Auslösbarkeit der Schwindelattacken ist teilweise sehr wechselhaft: häufig morgens bei ersten Lagerungswechseln am stärksten (»mein Jeden-Morgen-Schwindel«), dann wieder Beschwerdefreiheit für Stunden oder Tage; wiederholte Lagewechsel führen zu einer vorübergehenden Abschwächung der Symptome. Aufgrund der typischen Beschwerden kann oft nicht nur die Diagnose gestellt werden, sondern auch die betroffene Seite (»der Drehschwindel tritt auf, wenn ich mich auf das linke Ohr lege«) schon allein aufgrund der Anamnese identifiziert werden.

#### B 5.2.1.2 Epidemiologie und Verlauf

Der BPPV ist die häufigste Schwindelform, nicht nur des höheren Alters. Die Lebenszeitprävalenz liegt bei mindestens 3 % (von Brevern et al. 2007). Der BPPV kann von der Kindheit bis zum Senium auftreten, ist aber zumindest für die idiopathische Form eine typische Alterserkrankung mit einem Maximum in der 6. und 7. Lebensdekade. Über 95 % aller Fälle müssen als degenerativ oder idiopathisch (Frauen : Männer = 2 : 1) eingeordnet werden, während die symptomatischen Fälle (Frauen : Männer = 1 : 1) am häufigsten auf ein Schädeltrauma (17 %) oder eine AUPVP (15 %) zurückgeführt werden können (Karlberg et al. 2000). Ein BPPV tritt auch auffällig häufig bei verlängerter Bettruhe durch andere Erkrankungen oder nach Operationen auf. Etwa 5 % der spontanen Fälle und 10 % der traumatischen Fälle zeigen einen beidseitigen, meist asymmetrisch betonten BPPV. Inzwischen gibt es eine Reihe von Hinweisen, dass Vitamin-D-Mangel das Risiko eines BPPV erhöht (Talaat et al. 2015; Jeong et al. 2013). Der rechte posteriore Bogengang ist etwa doppelt so häufig betroffen wie der linke, was damit zusammenhängen kann, dass mehr Menschen auf der rechten

Tab. B 5.5: Die drei Formen peripherer vestibulärer Funktionsstörungen: chronischer beidseitiger Ausfall, akuter einseitiger Ausfall und inadäquate paroxysmale Reiz- oder Ausfallsphänomene

| Art der Störung | Leitsymptome | Beispiele |
|---|---|---|
| 1. Chronischer beidseitiger peripherer vestibulärer Funktionsausfall | • Gang- und Standunsicherheit, die sich im Dunkeln und auf unebenem Untergrund verstärken<br>• Oszillopsien bei Kopfbewegungen (Ausfall des VOR)<br>• Störungen des räumlichen Gedächtnisses und der Navigation | Bilaterale Vestibulopathie |
| 2. Akuter einseitiger vestibulärer Funktionsausfall (Labyrinth und/oder Nervus vestibularis) mit vestibulärer Tonusimbalance | • Drehschwindel (über Tage bis wenige Wochen)<br>• Oszillopsien durch den Spontannystagmus<br>• Gerichtete Fallneigung<br>• Übelkeit | Akute unilaterale periphere Vestibulopathie (AUPVP, Neuritis vestibularis) |
| 3. Inadäquate einseitige paroxysmale Reiz- oder Ausfallphänomene des peripheren vestibulären Systems | Attacken mit Dreh- oder Schwankschwindel | • BPPV<br>• Morbus Menière<br>• Vestibularisparoxysmie |

Seite schlafen (Lopez-Escamez et al. 2002). In der eigenen Patientenpopulation betrug die Anamnesedauer bis zur Diagnosestellung bei 50 % mehr als 4 Wochen und bei 10 % mehr als ein halbes Jahr. Benigne wird diese Erkrankung genannt, weil sie meist innerhalb von Wochen oder Monaten spontan abklingt; unbehandelt persistiert der BPPV bei etwa 30 % der Patienten (Imai et al. 2005).

### B 5.2.1.3 Pathophysiologie und Therapeutische Prinzipien

Die Canalolithiasishypothese (Brandt und Steddin 1993; Brandt et al. 1994; Obrist et al. 2010) kann alle Symptome des Lagerungsnystagmus erklären. Danach werden die Attacken durch frei im Bogengang bewegliche Otokonien ausgelöst. Die Bewegung des Konglomerates übt über die Endolymphe je nach Sedimentationsrichtung eine ampullofugale oder -petale Auslenkung aus und führt damit zu einer Erregung bzw. Hemmung der vestibulären Haarzellen. Dieses Modell zum Pathomechanismus des BPPV kann Richtung, Latenz, Dauer und Ermüdbarkeit des typischen Nystagmus erklären und die Veränderung dieser Parameter durch andere Kopflagerungsmanöver voraussagen.

1. *Latenz.* Drehschwindel und Nystagmus treten auf, sobald sich die Teilchen im Kanal durch die Schwerkraft bewegen und die dadurch verursachte Cupulaauslenkung nach 1 bis 5 Sekunden die Reizschwelle des Sinnesepithels überschreitet.
2. *Dauer.* Die Teilchen bewegen sich nach dem Lagewechsel auf den relativ zur Gravitation tiefsten Punkt innerhalb des Bogengangs zu und setzen sich dort ab. Abhängig von ihrer Größe und Beschaffenheit benötigen sie dazu etwa 10 Sekunden.
3. *Verlauf der Attacken.* Die Teilchen führen nach der Lagerung eine durch die Gravitation beschleunigte, von der gekrümmten Bogengangswand geführte Fallbewegung aus. Sie werden aus dem Stillstand beschleunigt, erreichen im Fall die maximale Geschwindigkeit und kommen am tiefsten Punkt des Bogengangs wieder zum Stillstand. Daher kommt der zeitliche crescendo-decrescendo-artige Verlauf der Attacken, wobei die Cupulazeitkonstante die Dauer verlängert.
4. *Nystagmusrichtung.* Durch die ampullofugale Reizung des betroffenen Bogengangs werden über den VOR kompensatorische Augenbewegungen um eine zur Bogengangsebene senkrechte Augendrehachse ausgelöst – entsprechend dem 1. Ewaldschen Gesetz. Dem Untersucher erscheint dies als eine Kombination von linearen (zur Stirn und zum unten liegenden Ohr) und rotatorischen Augenbewegungen.
5. *Nystagmusumkehr.* Wird die Richtung der Lagerungsbewegung beim Aufrichten umgekehrt, so bewegen sich die Teilchen ebenfalls in Gegenrichtung. Nun wird die Cupula in die entgegengesetzte (ampullopetale) Richtung ausgelenkt, woraus die Umkehr des Drehschwindels und der Nystagmusrichtung aufgrund einer Hemmung der vestibulären Haarzellen resultiert.
6. *Ermüdbarkeit.* Die ein Konglomerat bildenden Teilchen hängen lose zusammen und fallen bei den Kopflagewechseln zunehmend auseinander. Unabhängig voneinander bewegte kleine Teilchen können auf die Cupula nicht den Sog oder Druck ausüben, den ein einzelner, das Volumen des Bogengangs ausfüllender »Klumpen« erzeugt. Wenn der Patient seinen Kopf für mehrere Stunden ruhig hält (z. B. im Schlaf), so fügen sich die vorher auseinander gefallenen Teilchen an der tiefsten Stelle innerhalb des Bogengangs wieder zu einem Konglomerat zusammen und lösen beim Kopflagewechsel erneut Schwindel aus.
7. *Befreiungsmanöver.* Mit der Canalolithiasishypothese, d. h. beim frei beweglichen Konglomerat im Bogengang, kann man die wirkungsvolle Therapie durch Kopflagerungsmanöver erklären. Durch rasche Kopflagerung zur Gegenseite kann das Konglomerat aus dem Bogengang herausgespült werden und verursacht dann keinen Lagerungsschwindel mehr (Brandt et al. 1994; Brandt und Steddin 1993).

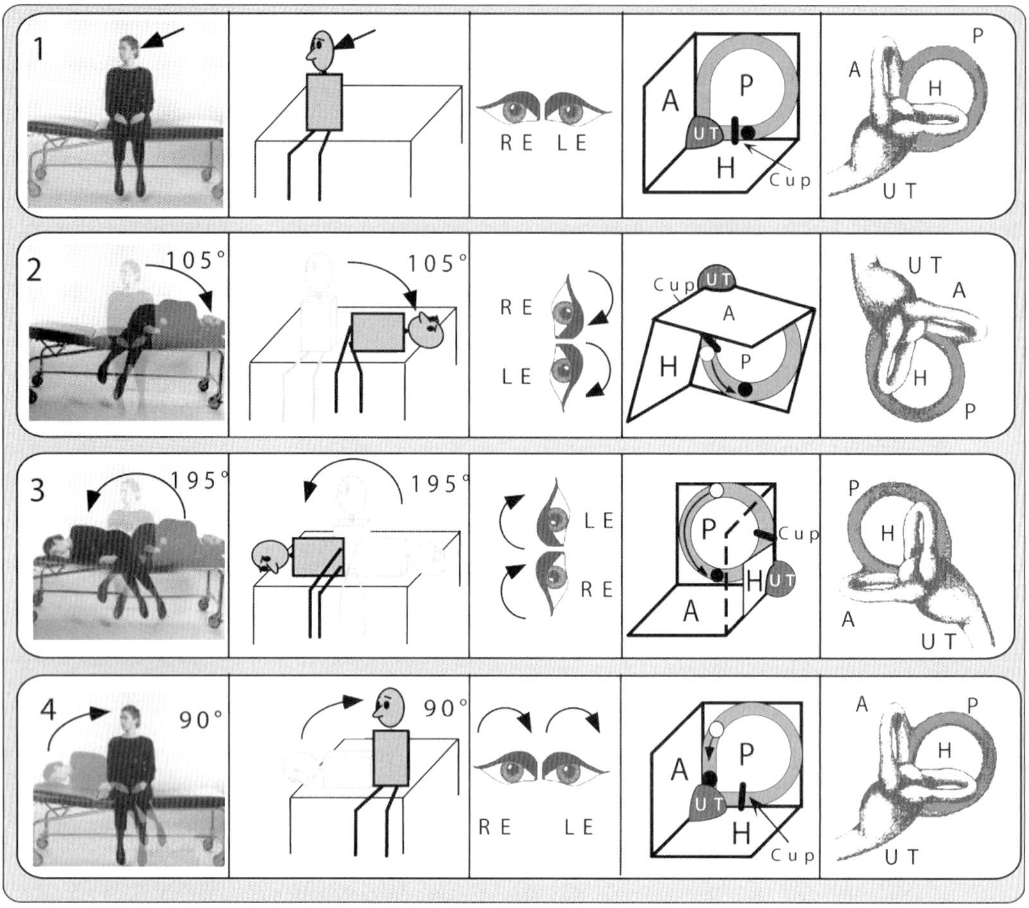


**Abb. B 5.1:** Schematische Darstellung des therapeutischen Lagerungsmanövers nach Semont (Semont et al. 1988) bei einem Patienten mit linksseitigem benignen paroxysmalen Lagerungsschwindel (BPPV) (modifiziert nach Brandt et al. 1994). In den Spalten sind von links nach rechts angegeben: Die Position des Kopfes und Körpers, die Position des Labyrinths im Raum, die Position und Bewegung der (gegenüber der Endolymphe) spezifisch schwereren Teilchen (Pfropf) im posterioren Bogengang (die zu einer Auslenkung der Cupula führen) sowie, ganz rechts, die Richtung des Nystagmus. Die spezifisch schwereren Teilchen sind dargestellt als ein offener Kreis (entspricht der Position innerhalb des posterioren Bogengangs vor der jeweiligen Lageänderung) und schwarz gefüllter Kreis (entspricht der Position am Ende der jeweiligen Lageänderung). 1 In sitzender Ausgangsposition wird der Kopf um 45° zum nicht betroffenen (»gesunden«) Ohr gedreht. Die Teilchen befinden sich am Boden des posterioren Bogengangs. 2 Lagerung des Patienten nach links, d. h. zum betroffenen Ohr unter Beibehaltung der Kopfposition: Dies löst eine Bewegung der Teilchen im Bogengang entsprechend der Schwerkraft aus und führt zu einem rotierenden, crescendo-decrescendo-artigen erschöpflichen Nystagmus der zur Stirn und zum unten liegenden Ohr schlägt. Diese Position sollte der Patient ca. 1 Minute einnehmen. 3 Im nächsten Schritt wird der Patient unter Beibehaltung der Kopfdrehung, im raschen Schwung zum nicht betroffenen Ohr gekippt, wobei nun die Nase möglichst weit nach unten zeigt (195°). Jetzt bewegen sich die Teilchen in Richtung des Ausgangs des posterioren Bogengangs, auch diese Position soll etwa 1 Minute beibehalten werden. 4 Der Patient richtet sich langsam auf und die Teilchen gelangen in den Utriculusraum, wo sie keinen Drehschwindel mehr auslösen können.
A, P, H anteriorer, posteriorer und horizontaler Bogengang, CUP Cupula, UT Utrikulus, RE rechtes Auge, LE linkes Auge

### B 5.2.1.4 Pragmatische Therapie

#### *Physikalische Befreiungsmanöver*

Bei richtiger Ausführung sind die physikalischen Befreiungsmanöver nach Semont (**Abb. B 5.1**) oder Epley (**Abb. B 5.2**) bei fast allen Patienten erfolgreich (Übersicht in McDonnell und Hillier 2015) (↑↑, A).

*Semont-Manöver:* Das Semont-Manöver (Semont et al. 1988) ist in **Abb. B 5.1** dargestellt. Es sollte jeweils dreimal morgens, mittags und abends bis zur Beschwerdefreiheit durchgeführt werden. Seine Wirksamkeit ist etwas weniger gut dokumentiert als die des Epley-Manövers (s. u.), da nur eine randomisierte Studie gegenüber Unbehandelten vorliegt. Nach ein- oder mehrmaliger Behandlung wurden damit 94 % der Patienten gegenüber nur 36 % der Kontrollen im gleichen Zeitraum beschwerdefrei (Salvinelli et al. 2003). Die Erfolgsraten des Semont-Manövers liegen bei 50–70 % nach einmaliger (dies entspricht allerdings nicht unserer Erfahrung) und über 90–98 % nach mehrmaliger Behandlung Übersicht in (McDonnell und Hillier 2015) (↑↑, A). Wichtig ist bei der Durchführung, dass die Patienten die jeweilige Position für 60 Sekunden einhalten; die Winkelgeschwindigkeit sollte bei den einzelnen Schritten zwischen 90–180°/Sekunde liegen (Obrist et al. 2016).

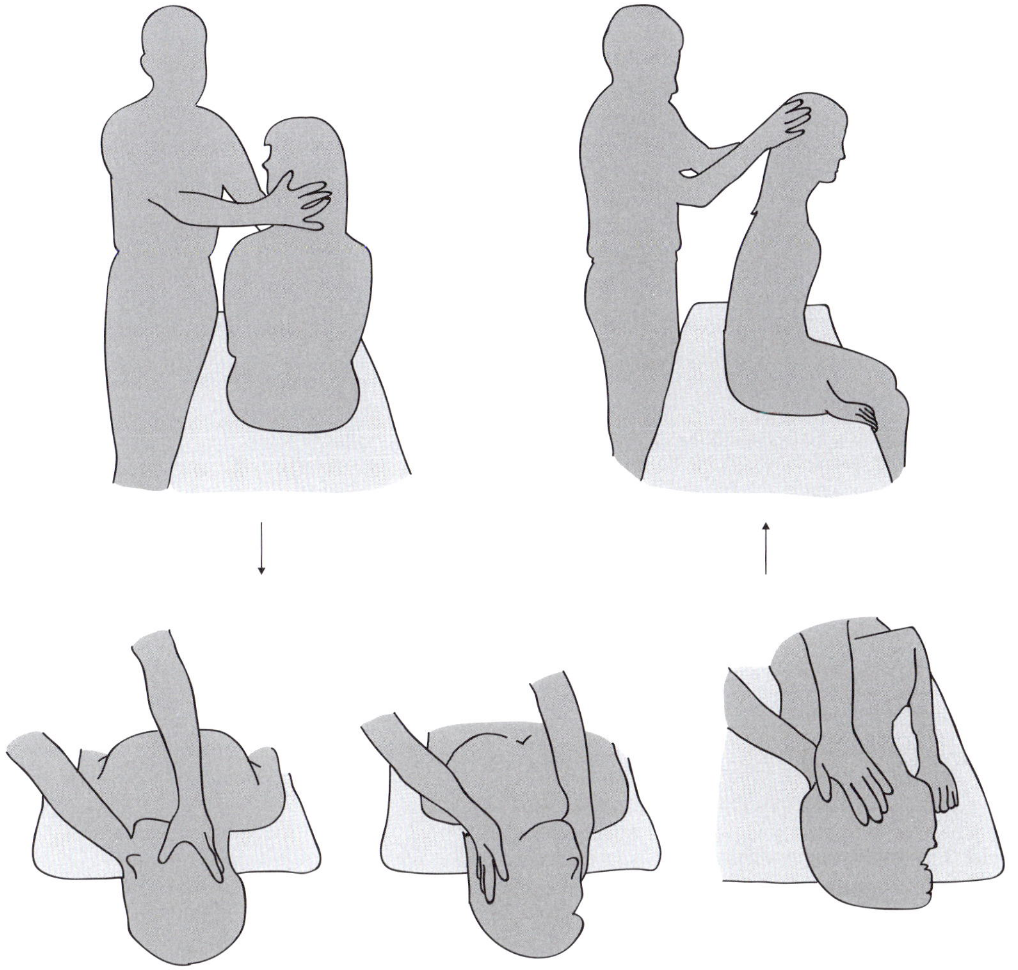

**Abb. B 5.2:** Therapeutisches Lagerungsmanöver nach Epley bei einem Patienten mit linksseitigem BPPV.

*Epley-Manöver:* Das Befreiungsmanöver nach Epley erfolgt durch Kopf- und Rumpfrotation des liegenden Patienten in leichter Kopfhängelage (Epley 1992) (**Abb. B 5.2**). Seine Wirksamkeit ist inzwischen durch mindestens fünf kontrollierte, randomisierte Studien und Metaanalysen belegt (Lynn et al. 1995; Froehling et al. 2000; Yimtae et al. 2003; Cohen und Kimball 2004; von Brevern et al. 2006; Strupp et al. 2007a). Eine weitere Metaanalyse zeigt, dass behandelte Patienten bei der ersten Verlaufskontrolle 4,6-mal häufiger beschwerdefrei waren als unbehandelte Patienten (Woodworth et al. 2004). Nach der ersten Lagerung werden etwa 40–60 % der Patienten beschwerdefrei, nach der dritten Lagerung etwa 94–98 % (Steenerson und Cronin 1996). Diese Effekte waren nicht bei Selbstbehandlung mit dem Epley- oder Semont-Manöver zu erzielen (Fife et al. 2008). Zur erfolgreichen Anwendung des Epley-Manövers sind folgende Details zu beachten: Der Übergang von einer Position in die nächste wird zügig, aber nicht abrupt durchgeführt. Patienten mit eingeschränkter Nackenbeweglichkeit werden entweder auf einer Liege mit abgesenktem Kopfteil oder alternativ mit dem Befreiungsmanöver nach Semont behandelt. Bei ausgeprägter Angst oder Übelkeit empfiehlt sich eine Prämedikation mit Dimenhydrinat oder anderen Antivertiginosa etwa 30 Minuten vor Beginn der Übungen. Zwei bis drei Durchgänge während einer Behandlungssitzung erhöhen die Erfolgsrate (Gordon und Gadoth 2004).

Zusätzliche Maßnahmen wie Vibration am Mastoid während des Manövers oder nach erfolgreicher Behandlung 48 Stunden aufrecht zu bleiben, haben keinen positiven Einfluss (Ruckenstein und Shepard 2007; Roberts et al. 2005; Hunt et al. 2012; Massoud und Ireland 1996). Das Auftreten eines orthotropen Nystagmus in der zweiten Position des Epley-/Semont-Manövers sagt einen Erfolg der Behandlung voraus (Oh et al. 2007; Brandt et al. 1993).

Im Direktvergleich der beiden Verfahren finden sich keine Unterschiede (Liu et al. 2016; McDonnell und Hillier 2015). Die Entscheidung, welches Manöver eingesetzt wird, sollte davon abhängen, mit welchem Verfahren der Therapeut besser vertraut ist und ob individuelle Kontraindikationen vorliegen: Sehr adipöse Patienten sind leichter nach Epley zu behandeln, während für Patienten mit Schulter-Nackenproblemen das Semont-Manöver geeigneter ist.

Als Begleiteffekt kann vorübergehend Übelkeit auftreten, vor allem bei wiederholter Lagerung während einer Sitzung (Vorbeugung mit z. B. 100 mg Dimenhydrinat oder einem anderem Antivertiginosum). Bei etwa 20–40 % der erfolgreich behandelten Patienten kommt es für ein bis zwei Wochen zu einem Benommenheitsschwindel mit Gangunsicherheit (»Postrepositions-Otolithen-

schwindel«) durch die partielle Reposition der Otokonien zum Utrikulus (Bremova et al. 2013), die zu einer Dysfunktion des Utrikulus führt. Selten wird ein pc-BPPV durch die diagnostischen oder therapeutischen Lagerungsmanöver in einen hc-BPPV überführt (Herdman und Tusa 1996).
*Selbstbehandlung*: Die Manöver nach Epley und Semont können auch erfolgreich in der Selbstbehandlung eingesetzt werden (Radtke et al. 2004). Die Behandlung wird mehrfach täglich bis zur Beschwerdefreiheit durchgeführt. Erforderlich ist eine gründliche Anleitung durch Demonstration und Bildmaterial. Die Erfolgsraten (50–90 % nach einer Woche = 21 Behandlungen) sind jedoch nicht so hoch wie bei ärztlich durchgeführter Manövern, sodass die Selbstbehandlung komplementär eingesetzt werden kann, z. B. für Restbeschwerden nach ärztlicher Behandlung oder bei häufigen Rezidiven.
*Rezidive nach erfolgreichem Befreiungsmanöver*: Nach Verlaufsbeobachtungen über im Mittel 10 Jahre liegt die Rezidivrate behandelter Patienten bei insgesamt ca. 50 %. Hiervon rezidivieren 80 % im ersten Jahr unabhängig von der Art des Befreiungsmanövers (Brandt et al. 2006). Relativ häufiger betroffen sind Frauen, ebenso sind Patienten mit anderen Innenohrerkrankungen und Schlafstörungen häufiger von Rezidiven betroffen (Brandt et al. 2006; Su et al. 2016).

### B 5.2.1.5 BPPV des horizontalen Bogengangs

Der horizontale Bogengang ist in etwa 5–10 % betroffen (De la Meilleure et al. 1996; Nakayama und Epley 2005; Lee et al. 2010). Zur Diagnosestellung dreht man den Kopf des Patienten in Rückenlage nach rechts und links. Die Schlagrichtung des Nystagmus ist entsprechend der Reizung des horizontalen Bogengangs linear horizontal. Bei der relativ häufigeren Canalolithias zum *unten* liegenden Ohr (geotrop) in beiden Kopfseitenlagen (McClure 1985). Bei der seltenen Cupulolithiasis (hier haften die Otokonien an der Cupula) findet sich ein jeweils zum *oben* liegenden Ohr schlagender Nystagmus (ageotrop).

- Der Nystagmus ist linear horizontal und setzt typischerweise mit sehr kurzer oder ohne Latenz ein (Rajguru et al. 2005).
- Bei der Canalolithiasis ist die Dauer der Attacke und des Nystagmus wegen des sog. zentralen Geschwindigkeitsspeichers des horizontalen Bogengangs länger und der Lagerungsnystagmus zeigt manchmal eine Richtungsumkehr während der Attacke entsprechend dem postrotatorischen Nystagmus I und II.
- Bei der Cupulolithiasis findet sich in Seitenlage ein viele Minuten anhaltender Nystagmus aufgrund der permanenten Auslenkung der Cupula.
- Die betroffene Seite bei einer Canalolithiasis des horizontalen Bogengangs ist die Seite mit dem stärkeren Nystagmus: wenn beispielsweise in Rechtslage der stärkere Nystagmus auftritt, ist der rechte horizontale Bogengang befallen (Baloh et al. 1993; Lee et al. 2007; Choung et al. 2006).
- Bei der Cupulolithiasis ist die Seite mit dem schwächeren Nystagmus die betroffene (Nuti et al. 2000; Bisdorff und Debatisse 2001).
- Die Identifikation der betroffenen Seite kann schwierig sein, wenn die Intensität des Lagerungsnystagmus in beiden Seitlagerungen vergleichbar ausgeprägt ist. Weitere Hinweise für die betroffene Seite können sein: Beim Hinlegen aus der sitzenden Position in die Rückenlage kann ein transienter horizontaler Nystagmus auftreten, der meist zur gesunden Seite schlägt. Beugen des Kopfes aus der sitzenden Position um 90° nach vorne kann einen transienten horizontalen Nystagmus auslösen, der meist zum betroffenen Ohr schlägt (Kim et al. 2016; Choung et al. 2006)
- Durch wiederholte Lagerungsmanöver kommt es kaum zur »Ermüdbarkeit« des Lagerungsnystagmus.

Finden sich diese Kriterien, so lässt sich die Diagnose sicherstellen, wenn keine zusätzlichen Hinweise für eine zentrale vestibuläre Störung vorliegen. Auch der typische hc-BPPV kann durch eine Canalolithiasis bzw. Cupulolithiasis erklärt werden (Strupp et al. 1995). Bei der selteneren Cupulolithiasis des horizontalen Bogengangs hat der Nystagmus eine geringere Intensität, ein langsames Crescendo und hält minutenlang an (Baloh et al. 1993). Durch die Lagerungsmanöver kann ein Übergang von Canalolithiasis zu Cupulolithiasis sowie von horizontalem zu posteriorem BPPV beobachtet werden (Steddin und Brandt 1996).

### B 5.2.1.6 Therapie des hc-BPPV

Bei der Therapie des hc-BPPV ist zu beachten, dass die Prognose ohne Behandlung bereits günstig ist: In einer Studie an 106 Patienten (43 mit geotropem Nystagmus und 63 mit ageotropem Nystagmus) dauerte es im Mittel bei geotropem Nystagmus 6,7 Tage bis zur Remission und bei ageotropem Nystagmus 3,7 Tage (Shim et al. 2015). Bei der *Canalolithiasis* wird der Patient aus der Rückenlage in drei Schritten von je 90° um die Körperlängsachse zum nicht-betroffenen Ohr gedreht und bleibt 30 Sekunden in jeder Position liegen (Lempert und Tiel-Wilck 1996). Eine wirkungsvolle Alternative stellt die Seitlagerung auf das nicht betroffene Ohr für 12 Stunden dar (Vannucchi et al. 1997). Eine Vergleichsstudie zeigte Erfolgsraten von 70 % für beide Verfahren nach einmaliger Anwendung, gegenüber 30 % bei unbehandelten Kontrollen (Nuti et al. 1998). Die Kombination aus beidem, dem modifizierten Epley-Manöver mit nachfolgender Seitlagerung, ist bei etwa 90 % der Patienten erfolgreich (Casani et al. 2002). Nach dreimaliger Rotation um die Körperlängsachse kann die Erfolgsrate 100 % erreichen (Steenerson et al. 2005). Die klinische Erfahrung zeigt jedoch, dass die Patienten zum Teil erst nach einigen Tagen beschwerdefrei werden.
Bei der *Cupulolithiasis* des horizontalen Bogengangs erscheint es aus pathophysiologischen Gründen erfolgversprechend, die Cupulolithiasis zunächst durch rasches Kopfschütteln in eine Canalolithiasis umzuwandeln und dann die oben genannten Manöver anzuwenden. Das Schütteln des im Sitzen um

30° nach unten gesenkten Kopfes mit 3 Hz hat sich als wirksam erwiesen (Kim et al. 2012).

#### B 5.2.1.7 Therapie des BPPV mit Vitamin D

Eine Reihe von Studien zeigen, dass offensichtlich ein Zusammenhang zwischen Vitamin-D-Mangel, Osteoporose und BPPV bestehen (Yamanaka et al. 2013; Talaat et al. 2015; Jeong et al. 2013). In einer Therapiestudie konnte nachgewiesen werden, dass sich das Risiko eines Rezidivs durch Vitamin-D-Substitution bei Patienten mit Vitamin-D-Mangel reduzieren lässt (Talaat et al. 2016). Deshalb erscheint die Bestimmung des Vitamin-D-Spiegels bei Patienten mit BPPV sinnvoll und bei Erniedrigung ist eine Substitution indiziert.

#### B 5.2.1.8 Unwirksam

Die medikamentöse Behandlung des BPPV mit Antivertiginosa ist aufgrund des Pathomechanismus der Erkrankung weder kausal möglich noch längerfristig symptomatisch ausreichend wirksam. Einzige Ausnahme sind empfindliche Patienten mit starker Übelkeit bereits nach einzelnen Lagemanövern. Hier kann zur Erleichterung der Therapie ca. 30 Minuten vor dem physikalischen Befreiungsmanöver z. B. Dimenhydrinat (100 mg) gegeben werden.

### B 5.2.2 Akute unilaterale periphere Vestibulopathie (Neuritis vestibularis)

#### B 5.2.2.1 Klinik

Charakteristische Symptome der akuten unilateralen peripheren Vestibulopathie (AUPVP) sind ein akut einsetzender, über Tage anhaltender heftiger Drehschwindel mit Oszillopsien und Übelkeit, ein horizontal rotierender Spontannystagmus zur nichtbetroffenen Seite sowie eine Gangabweichung und Fallneigung zur betroffenen Seite (Übersicht in Strupp und Magnusson 2015). Der Kopfimpulstest zeigt eine Funktionsstörung des VOR bei Drehung zum betroffenen Ohr; in unklaren Fällen ist die Untersuchung mit dem Video-Kopfimpulstest notwendig. Bei der kalorischen Prüfung findet sich eine Unter- oder Unerregbarkeit des horizontalen Bogengangs. Akute audiologische und andere neurologische Symptome, insbesondere die o. g. zentralen okulomotorischen und vestibuläre Zeichen fehlen. Pathophysiologisch ist meistens die Pars superior des Nervus vestibularis betroffen, aber oft nicht ausschließlich (Taylor et al. 2016).
Beim Leitsymptom akuter anhaltender Schwindel ist neben der AUPVP die wichtigste Differentialdiagnose ein Hirnstamm- oder Kleinhirninfarkt. Eine Differenzierung lässt sich mittels fünf klinischer Zeichen mit einer Sensitivität und Spezifität von über 90 % erreichen: 1. Vertikale Divergenz (»skew deviation«), 2. Zentraler Fixationsnystagmus, 3. Sakkadierte Blickfolge, 4. Blickrichtungsnystagmus – entgegen der Richtung des Spontannystagmus, 5. Normaler Kopfimpulstest bei akutem Schwindel und Nystagmus (Cnyrim et al. 2008; Kattah et al. 2009).

#### B 5.2.2.2 Epidemiologie und Verlauf

Bislang liegen keine validen Daten zur Prävalenz der AUPVP vor. Die jährliche Inzidenz wird zwischen 3,5 und 15,5 pro 100 000 Personen angegeben (Sekitani et al. 1993; Adamec et al. 2015). Wie in **Tab. B 5.1** dargestellt, ist die AUPVP die dritthäufigste periphere vestibuläre Erkrankung und insgesamt die sechsthäufigste Diagnose; diese gilt auch für Kinder (Gioacchini et al. 2014; Jahn et al. 2015). Das mittlere Manifestationsalter liegt zwischen 30 und 60 Jahren, wobei Frauen und Männer gleich häufig betroffen sind (Sekitani et al. 1993; Adamec et al. 2015).
Die akuten Beschwerden klingen langsam über ein bis zwei Wochen ab und zwar durch drei verschiedene Vorgänge: 1. Erholung der Labyrinthfunktion (häufig inkomplett), 2. Substitution des Funktionsausfalls durch somatosensorische und visuelle Afferenzen und 3. zentrale Kompensation des peripheren vestibulären Tonusungleichgewichts. Im Verlauf kommt es bei der AUVP nur etwa in 40–50 % zu einer vollständigen Erholung der peripheren vestibulären Funktion; in jeweils 20–30 % findet sich eine partiellen Erholung bzw. ein persistierendes einseitiges Defizit (Brandt et al. 2010). Auch bei anhaltendem Defizit bilden sich alle »statischen« (ohne Kopfbewegung) Symptome wie Spontannystagmus, Schwindel und Fallneigung zurück. Der Defekt zeigt sich lediglich noch in Form »dynamischer« Funktionsstörungen: Bei raschen (hochfrequenten) Kopfbewegungen treten durch Insuffizienz des VOR retinale Bildwanderungen und Oszillopsien auf. Etwa 15 % der Patienten mit AUPVP entwickeln innerhalb von Wochen bis wenigen Monaten auf dem betroffenen Ohr einen »postinfektiösen BPPV«, weil nicht nur der Nerv sondern auch das Labyrinth von der Entzündung betroffen sind (Arbusow et al. 2000). In einer Langzeit-Verlaufsstudie über 5–20 Jahre erlitten nur zwei von 103 Patienten ein Rezidiv, dann jeweils auf dem kontralateralen Ohr (Huppert et al. 2006); in einer anderen Studie lag die Rezidivrate bei etwa 10 % (Kim et al. 2011).

#### B 5.2.2.3 Therapeutische Prinzipien

Eine virale Genese der AUVP ist – in Analogie zur »idiopathischen Fazialisparese« – wahrscheinlich, aber nicht hinreichend bewiesen (Übersicht in Strupp und Magnusson 2015). Basierend auf dieser angenommenen Ätiologie erfolgten einige Pharmakotherapiestudien. Eine prospektive, randomisierte, placebo-kontrollierte Studie mit 141 Patienten zeigte, dass eine Monotherapie mit Methylprednisolon zu einer signifikanten Verbesserung der Erholung der peripheren vestibulären Funktion nach 12 Monaten führte, ohne dass Valaciclovir einen Effekt oder zusätzlichen Effekt hatte (Strupp et al. 2004b) (ob diese Verbesserung klinisch relevant ist, wurde jedoch nicht untersucht). Die beobachteten positiven Effekte beruhen am ehesten auf dem antiödematösen Effekt der Glukokortikoide. Die fehlende Wirkung von Valaciclovir lässt sich wahrscheinlich auf die schon weitgehende Replikation von HSV-1 zum Zeitpunkt des Therapiebeginns erklären. Diese Befunde werden durch und durch zwei weitere Studien (Karlberg und Magnusson 2011; Batuecas-Caletrio et al.

2015) und eine Metaanalyse gestützt (Goudakos et al. 2010). In einer Cochrane-Analyse fanden die Autoren jedoch keine ausreichende Zahl an methodisch einwandfreien Studien, um diese Behandlung allgemein zu empfehlen (Fishman 2011). Hier ist mindestens eine weitere kontrollierte Studie erforderlich, um den Therapieeffekt von Kortikosteroiden bei der AUPVP zu untersuchen.
*Antivertiginosa* (**Tab. B 5.3**) sollten nur innerhalb der ersten Tage und nur bei schwerer Übelkeit und Brechreiz gegeben werden, da einige dieser Substanzen die zentrale Kompensation der AUPVP möglicherweise verzögern. Tierexperimentelle Studien sprechen dafür, dass Alkohol, Phenobarbital, Chlorpromazin, Diazepam, ACTH-Antagonisten aber auch das symptomatisch gut wirksame 4-Aminopyridin (Beck et al. 2014) die zentrale Kompensation verlangsamen können (Übersicht in Dutia 2010). Es liegen bislang keine validen klinischen Studien vor, die zeigen, dass Medikamente die zentrale Kompensation verbessern können.
*Vestibuläre Rehabilitation:* Ein weiteres wichtiges Behandlungsprinzip ist die Förderung der zentralen Kompensation durch *physikalische Therapie*. Die sogenannte zentrale Kompensation ist kein einheitlicher Vorgang, sondern umfasst unterschiedliche neuronale und strukturelle Mechanismen, die an unterschiedlichen Orten mit unterschiedlichem Zeitgang und begrenzten Möglichkeiten stattfinden (Brandt et al. 1997). Die zentrale Kompensation einer einseitigen Labyrinthläsion wird durch Gleichgewichtstraining gefördert und beschleunigt (Strupp et al. 1998; Hillier und McDonnell 2016; McDonnell und Hillier 2015) (↑, B), insbesondere, wenn Bewegungsreize inadäquate und intersensorisch inkongruente afferente Signale auslösen. Vestibuläre Trainingsprogramme umfassen (Herdman 2013) willkürliche Augenbewegungen und Fixationen zur Verbesserung der gestörten Blickstabilisation, aktive Kopfbewegungen zur »Neueineichung« des VOR, Balance-, Zielbewegungen und Gehübungen zur Verbesserung der vestibulo-spinalen Haltungsregulation und Zielmotorik unilateral.

#### B 5.2.2.4 Pragmatische Therapie

*Symptomatische Therapie:* In der akuten Phase können während der ersten 1–3 Tage zur Unterdrückung von Nausea und Erbrechen z. B. 1–3 × 100 mg Dimenhydrinat/d oder andere Antivertiginosa, wie z. B. 3 × 48 mg pro Tag (Murdin et al. 2016) (**Tab. B 5.3**) gegeben werden. Hierzu gibt es bislang keine prospektiven, randomisierten Studien.
*»Kausale« Therapie* (↑, B): Eine kurzdauernde Behandlung mit Glukokortikoiden (Methylprednisolon, initial 100 mg oral pro Tag, Dosis jeden vierten Tag um 20 mg reduzieren) führt im Mittel zu einer signifikanten Verbesserung der Erholung der peripheren vestibulären Funktion (Strupp et al. 2004b; Karlberg und Magnusson 2011; Batuecas-Caletrio et al. 2015; Goudakos et al. 2010).
*Verbesserung der zentralen vestibulären Kompensation des peripheren Defizits* (↑, B): Es sollte ein stufenförmiges physikalisches Training unter krankengymnastischer Betreuung erfolgen. mit anfänglich statischen Stabilisationen, dann vor allem dynamischen Übungen zur Gleichgewichts- und Standregulation sowie Blickstabilisation während den Augen-Kopf-Körper-Bewegungen. Wichtig ist, dass die Gleichgewichts- und Balanceübungen sukzessiv gesteigert werden bis zu einem Schwierigkeitsgrad oberhalb der »Normalanforderung«, und zwar sowohl mit als auch ohne visuelle Stabilisation.

### B 5.2.3 Morbus Menière

#### B 5.2.3.1 Klinik

Die aktuellen diagnostischen Kriterien für den Morbus Menière sind wie folgt (Lopez-Escamez et al. 2015):
Morbus Menière (alle Kriterien zu erfüllen):

a. Zwei oder mehr Episoden mit spontan aufgetretenem Schwindel, jede von einer Dauer zwischen 20 Minuten und 12 Stunden.
b. Audiometrisch nachgewiesene sensorineurale Hörminderung im niedrigen bis mittleren Frequenzbereich in einem Ohr, das das betroffene Ohr definiert bei wenigsten einer Untersuchung vor, während oder nach einer Schwindelepisode (mindestens 30 dB unter 2000 Hz).
c. Fluktuierende Ohrsymptome (Hörminderung, Tinnitus, Druckgefühl) im betroffenen Ohr.
d. Nicht besser erklärt durch andere Erkrankung.

Wahrscheinlicher Morbus Menière (alle Kriterien zu erfüllen):

a. Zwei oder mehr Episoden mit Dreh- oder Schwankschwindel, Dauer 20 Minuten bis 24 Stunden.
b. Fluktuierende Ohrsymptome (Hören, Tinnitus oder Ohrdruck im betroffenen Ohr).
c. Nicht besser erklärt durch andere Erkrankung.

Ätiologie und Pathophysiologie des Morbus Menière sind trotz vieler Untersuchungen bislang nicht sicher geklärt (Übersicht in Harcourt et al. 2014). Der pathognomonische histopathologische Befund ist ein Endolymphhydrops, der sich jetzt auch bildgebend mittels hochauflösender MRT des Felsenbeins nach transtympanaler Injektion von Gadolinium gut darstellen lässt (Gurkov et al. 2011). Die Attacken entstehen durch eine Öffnung drucksensitiver Kationenkanäle und/oder die Ruptur der Endolymphmembran mit einer Erhöhung der Kaliumkonzentration im Perilymphraum, was zunächst zu einer Erregung, dann zu einem Leitungsblock führt.

#### B 5.2.3.2 Epidemiologie und Verlauf

Die Lebenszeitprävalenz des Morbus Menière liegt zwischen 34 und 190 pro 100 000; das Alter der Patienten zu Symptombeginn variiert typischerweise zwischen der dritten und siebten Lebensdekade, wobei Frauen etwas häufiger betroffen sind als Männer; für ältere Menschen ist die *Odds Ratio* eines Morbus Menière höher (pro fortschreitende Lebensdekade 1,5) (Übersicht in Lopez-Escamez et al. 2015). Der Morbus Menière ist gekennzeichnet durch einen variablen Verlauf und die Entwicklung von audiologischen und vestibulären Symptomen über Jahre. Der zeitliche Verlauf ist bei vielen Patienten benigne (Huppert et al. 2010; Adrion et al. 2016): Die Frequenz der Attacken nimmt innerhalb der ersten Jahre ab.

### B 5.2.3.3 Therapeutische Prinzipien

Das primäre Ziel der Therapie des Morbus Menière ist es, die Attacken zu verhindern, um so auch ein Fortschreiten der vestibulo-cochleären Defizite zu vermeiden (Sharon et al. 2015). Positive Effekte auf die Attackenfrequenz wurden für die transtympanale Instillation von Gentamicin und Steroiden publiziert.

*Gentamicin* (↑, B): Die Wirkung von Gentamicin beruht auf einer direkten Schädigung von vestibulären Typ-I-Haarzellen (Ishiyama et al. 2007). Zur Frage der prophylaktischen Wirksamkeit bei Morbus Menière sind eine Reihe von klinischen Studien und Meta-Analysen publiziert worden (Stokroos und Kingma 2004; Postema et al. 2008; Pullens und van Benthem 2011; Cohen-Kerem et al. 2004): daraus gibt sich, dass ca. 75 % der so behandelten Patienten attackenfrei und ca. 90 % deutlich gebessert waren. Wesentliches Problem der Behandlung mit Aminoglykosiden ist die Hörschädigung, die bei mindestens 20 % der Patienten auftritt (Colletti et al. 2007), sodass unserer Auffassung nach eigentlich nur Patienten mit vorbestehender deutlicher Hörschädigung behandelt werden sollten.

*Transtympanale Gabe von Glukokortikoiden* (↑, C): Eine kontrollierte, prospektive, doppelblinde Studie zeigte eine Besserung der Schwindelattacken in 82 % gegenüber 57 % in der Placebogruppe (Garduno-Anaya et al. 2005). Eine Metaanalyse kam zu gleichen Ergebnissen hinsichtlich der Wirksamkeit und Verträglichkeit (Alles et al. 2006) (↑, C). Die transtympanale Gabe von Dexamethason mit deutlich längerer Halbwertzeit (sog. OTO-104) führte nach drei Monaten ebenfalls zu einer Reduktion der Attackenfrequenz (Lambert et al. 2012) und wird derzeit in klinischen Studien weiter untersucht.

Bei schwer behandelbaren Attacken ist die Gabe von kleinen intratympanalen Dosen von Gentamicin in Bezug auf die Attackenfreiheit (93 %) besser als die intratympanale Dexamethasongabe (61 %) (Casani et al. 2012).

*Betahistin* (↑, C): Betahistin ist ein inverser $H_3$-Antagonist (Bertlich et al. 2015) und schwacher $H_1$-Agonist; diese Rezeptoren wurden auch im Innenohr des Menschen nachgewiesen (Moller et al. 2015). Als möglicher Wirkmechanismus wird auf der Basis tierexperimenteller Studien eine dosisabhängige Verbesserung der Durchblutung des Innenohrs angenommen und zwar sowohl durch Betahistin (Ihler et al. 2012) als auch durch deren Metaboliten (Bertlich et al. 2014).

Obwohl Metaanalysen zeigen, dass Betahistin möglicherweise einen prophylaktischen Effekt auf die Attacken bei Morbus Menière hat (Nauta 2014), fanden sich in einer aktuellen placebo-kontrollierten, doppelblinden Studie (BEMED) keine Hinweise für die Wirksamkeit – weder von 48 mg/d noch von 144 mg/d (Adrion et al. 2016). In einer nicht-kontrollierten Beobachtungsstudie wurde ein positiver Effekt einer höheren Dosierung bis 480 mg/d beschrieben (Lezius et al. 2011). Unsere klinische Erfahrung (niedrigstes Evidenzniveau) zeigt, dass die Mehrzahl der Patienten profitieren können, zum Teil von noch höheren Dosierungen. Dabei muss immer der gute Spontanverlauf berücksichtigt werden (siehe BEMED Studie; Adrion et al. 2016). Nachdem es Fälle gibt, die unter Betahistin beschwerdefrei waren und nach Absetzen erneute Attacken bekommen haben, ist über ein Beenden der Medikation im Einzelfall zu entscheiden.

*Diuretika und salzfreie Kost* (↓, B): Theoretisch könnten Diuretika einen positiven Effekt auf den Endolymphhydrops haben. Aber weder aktuelle tierexperimentelle Studien (Fiorino et al. 2016) noch eine Cochrane-Analyse zeigten einen positiven Effekt (Thirlwall und Kundu 2006) (↓), sodass davon abgeraten werden sollte, auch um dem Patienten nicht zu schaden (Pirodda et al. 2011). Das Gleiche gilt auch für die salzfreie Diät (Strupp et al. 2007a) (↓).

*Chirurgische Eingriffe und andere Therapien* (↓, B): Weder für die Wirksamkeit der Saccotomie (Pullens et al. 2010) noch für Behandlungsverfahren, die über Druckänderungen im Bereich des Mittelohres wirken sollen (van Sonsbeek et al. 2015) gibt es ausreichende Evidenz.

### B 5.2.3.4 Pragmatische Therapie

Wenn Patienten zwei oder mehr Attacken pro Monat haben, ist eine prophylaktische Therapie indiziert. Trotz der negativen BEMED-Studie (Adrion et al. 2016) sind die Autoren dieses Beitrags aufgrund eigener positiver Erfahrungen der Auffassung (niedrigstes Evidenzniveau), dass eine höher dosierte Behandlung mit Betahistin (> 144 mg/d) zumindest über mindestens sechs Monate versucht und bei gutem Ansprechen auch länger fortgeführt werden sollte. Bei therapieresistenten häufigen Menière-Attacken mit Innenohrschwerhörigkeit und Identifizierung der betroffenen Seite kann die Indikation für eine *transtympanale Instillation ototoxischer Antibiotika* (1–2 ml mit einer Konzentration von 20–40 mg/ml Gentamicin) diskutiert werden. Es werden Einzelinstillationen in mehrwöchigem Abstand empfohlen (Watson et al. 2015), wobei sich das Dosisintervall nach der Wirksamkeit richten sollte. Diese Behandlung ist auch bei Tumarkinschen Otolithenkrisen wirksam (Viana et al. 2014).

### B 5.2.3.5 Unwirksam

Weder Diuretika (Fiorino et al. 2016; Thirlwall und Kundu 2006) (↓) noch salzfreie Diät (Strupp et al. 2007a, Pirodda et al. 2011) (↓) sind wirksam. Dies gilt auch für die Saccotomie (Pullens et al. 2010) (↓) und für Behandlungsverfahren, die über Druckänderungen im Bereich des Mittelohres wirken sollen (van Sonsbeek et al. 2015) (↓).

## B 5.2.4 Vestibularisparoxysmie (VP)

### B 5.2.4.1 Klinik

Die aktuellen diagnostischen Kriterien sind wie folgt (Strupp et al. 2016):

Vestibularisparoxysmie (alle Kriterien zu erfüllen)

a. Mindestens zehn spontan auftretende Schwindelattacken

b Dauer < 1 Minute
c. Individuell jeweils gleichförmiger Ablauf
d. Ansprechen auf eine Therapie mit Carbamazepin/Oxcarbazepin
e. Nicht besser erklärt durch andere Erkrankung

Mögliche Vestibularisparoxysmie (alle Kriterien zu erfüllen):

a. Mindestens fünf Schwindelattacken
b Dauer < 5 Minuten
c. Spontan auftretend oder durch eine Kopfbewegung ausgelöst, die nicht typisch für einen BPPV ist
d. Individuell jeweils gleichförmiger Ablauf
e. Nicht besser erklärt durch andere Erkrankung

Die VP entsteht wahrscheinlich durch hirnstammnahe neurovaskuläre Kompression des VIII. Hirnnervs (Brandt und Dieterich 1994a; Strupp et al. 2013b) mit ephaptischen Fehlschlüssen teilweise demyelinisierter Axone. In über 95 % lässt sich ein Gefäß-Nerv-Kontakt im Austrittsbereich des VIII. Hirnnervs nachweisen (Strupp et al. 2013b; Hüfner et al. 2008), wobei es sich meist um die AICA (75 %), seltener um die A. vertebralis (10 %), eine Vene (10 %) oder die PICA (5 %) handelt (Best et al. 2013). Bei gesunden Kontrollen findet sich dieser aber auch in etwa 30–40 %, sodass die MRT-Untersuchung nicht spezifisch ist.

### B 5.2.4.2 Pragmatische Therapie

*Carbamazepin/Oxcarbazepin* (↑, C): Bei häufigen Attacken (> 2 pro Monat) ist ein Therapieversuch mit Carbamazepin (200–600 mg/d) oder Oxcarbazepin (300–900 mg/d) sinnvoll (Brandt und Dieterich 1994a; Strupp et al. 2013b; Brandt et al. 2016; Strupp et al. 2016), was bei einem Ansprechen die Diagnose stützt. In einer Verlaufsstudie zeigte sich unter Therapie mit Carbamazepin/Oxcarbazepin eine signifikante anhaltende Reduktion der Attackenfrequenz auf 10 % des Ausgangswerts (Hüfner et al. 2008). Bei Unverträglichkeit stehen alternativ andere Natriumkanalblocker zur Verfügung wie Lamotrigin, Phenytoin oder Valproinsäure. Es ist aber zu betonten, dass bislang für keine dieser Substanzen prospektive randomisierte kontrollierte Studien vorliegen (Übersicht in Strupp et al. 2016). Die Indikation zur operativen mikrovaskulären Dekompression sollte trotz beschriebener Therapieerfolge (Moller et al. 1993; Strupp et al. 2013b) zurückhaltend gestellt werden, da einerseits wegen eines intra- oder postoperativen Vasospasmus die Gefahr eines Hirnstamminfarkts besteht (ca. 3–5 %), andererseits die betroffene Seite häufig nicht ausreichend sicher bestimmt werden kann.

## B 5.2.5 Bilaterale Vestibulopathie

### B 5.2.5.1 Klinik

Leitsymptome der bilateralen Vestibulopathie (BVP) sind bewegungsabhängiger Schwankschwindel mit Gang- und Standunsicherheit – verstärkt in der Dunkelheit und auf unebenem Grund (vestibulospinale Funktionsstörungen) – sowie bei einem Teil der Patienten ein Wackeln der Umwelt (Oszillopsien) und unscharfes Sehen beim Gehen sowie bei Kopfbewegungen (Funktionsstörung des VOR). Die betroffenen Patienten sind im Sitzen und Liegen typischerweise beschwerdefrei. Wie im »virtual Morris water test« gezeigt werden konnte, kommt es außerdem zu Störungen des räumlichen Gedächtnisses und der Navigation sowie zu einer umschriebenen Hippocampusatrophie (Brandt et al. 2005; Kremmyda et al. 2016).

### B 5.2.5.2 Epidemiologie, Ätiologie und Verlauf

Die BVP stellt die häufigste Ursache für bewegungsabhängigen Schwankschwindel beim älteren Patienten dar. In 50–75 % bleibt die Ätiologie einer BVP unklar; die drei häufigsten nachweisbaren Ätiologien sind ototoxische Aminoglykoside, beidseitiger Morbus Menière und Meningitis (Zingler et al. 2007; Lucieer et al. 2016). Ein Zusammenhang mit degenerativen Kleinhirnerkrankungen ist inzwischen gut belegt (Kirchner et al. 2011; Wagner et al. 2008; Zingler et al. 2007): sog. Cerebellar Ataxia with Neuropathy and Vestibular Areflexia Syndrome (CANVAS), bestehend aus BVP in Kombination mit sensorischer axonaler Polyneuropathie und zerebellärer Ataxie/Okulomotorikstörungen. Bei den meisten Patienten kommt es im Verlauf der Erkrankung zu keiner messbaren Zunahme der Beschwerden oder Defizite und trotz eines Gleichgewichtstrainings auch zu keiner signifikanten Besserung (Zingler et al. 2008).

### B 5.2.5.3 Pragmatische Therapie

Allein die Aufklärung über Ursache und Mechanismus führt häufig zu einer deutlichen Erleichterung der subjektiven Beschwerden. Die Diagnose einer BVP wird aber trotz vieler Arztbesuche meist noch zu spät gestellt, was die Beschwerden der Patienten weiter verstärkt.
Da die häufigste nachweisbare Ursache einer BVP eine antibiotische Behandlung mit Aminoglykosiden ist, sollten diese sehr restriktiv mit Kontrolle der Plasmaspiegel eingesetzt werde. Patienten mit Nierenversagen, hohem Alter oder mit einer familiären ototoxischen Suszeptibilität sind besonders gefährdet. Ototoxische Antibiotika sollten nicht mit anderen ototoxischen Substanzen, wie z. B. Schleifendiuretika, kombiniert werden, da dies zu einer Potenzierung der Innenohrschädigung führen kann. Während der Behandlung sind sorgfältige Verlaufskontrollen der Hör- und Vestibularisfunktion notwendig. Dies kann den Arzt allerdings nicht in Sicherheit wiegen, da die ototoxischen Effekte meist über Tage oder Wochen verzögert auftreten.
Die Erholung der vestibulären Funktion ist bei den wahrscheinlich zu selten diagnostizierten autoimmunologisch bedingten Formen in Einzelfällen möglich, insbesondere dann, wenn Patienten über kurze Attacken mit Schwindel bei zunehmendem vestibulärem Funktionsverlust berichten. Auch ohne Vorliegen kontrollierter prospektiver Studien (Brant et al. 2015) macht theoretisch eine Immunbehandlung dann Sinn, wenn sich klinisch Zeichen einer systemischen Autoimmunerkrankung zeigen oder wenn Antikörper gegen

Innenohrstrukturen gefunden werden (Deutschlander et al. 2005). Es können Kortikosteroide (z. B. Prednisolon 80 mg/Tag, in absteigender Dosierung über ca. 3–4 Wochen) unter regelmäßiger Kontrolle der Gleichgewichtsfunktion versucht werden (↑, C).

Die Physikalische Therapie mit täglichem Gang- und Gleichgewichtstraining erleichtert die Anpassung an den Funktionsausfall durch Förderung der visuellen und somatosensorischen Substitution (Herdman 2013). Zumindest für einseitige vestibuläre Funktionsstörungen konnte die Wirksamkeit bestätigt werden (McDonnell und Hillier 2015; Hillier und McDonnell 2011).

## B 5.3 Zentrale vestibuläre Schwindelformen

Die zentralen vestibulären Syndrome entstehen überwiegend durch Läsionen (Infarkt, Blutung, Tumor oder bei MS) der vestibulären Bahnen, die von den Vestibulariskernen im kaudalen Hirnstamm sowohl zum Zerebellum als auch zum Thalamus und bis zum vestibulären Kortex (parietotemporal) (Baier et al. 2016; Kirsch et al. 2016) ziehen oder durch eine Schädigung des Zerebellums (Brandt und Dieterich 2017) (**Tab. B 5.6**). Am wichtigsten sind intraaxiale, paramediane und infratentorielle Läsionen nahe der Vestibulariskerngebiete sowie Schädigungen des Vestibulozerebellums, insbesondere des Flokkulus, Nodulus, Vermis und der Uvula. Die zentralen vestibulären Hirnstamm-Syndrome lassen sich entsprechend der drei Hauptarbeitsebenen des VOR klassifizieren (Brandt und Dieterich 1994b) (**Abb. B 5.3**).

Die traditionelle Unterscheidung peripherer von zentralen vestibulären Erkrankungen aufgrund der anatomischen Lokalisation der Läsion (Labyrinth und vestibulärer Nerv = peripher) ist nicht immer befriedigend, da es eine dritte Kategorie gibt: Erkrankungen »höherer vestibulärer Funktionen«. In Tierversuchen wurden kognitive Funktionsstörungen bei Läsionen sowohl des peripheren als auch des zentralen vestibulären Systems erkannt. Diese betreffen vor allem die Raumorientierung, das räumliche Gedächtnis und die Navigation, wobei gelegentlich der Schädigungsort im vestibulären Netzwerk liegt, die Symptome sich jedoch vorwiegend in Form visueller Wahrnehmungsstörungen äußern können. Dies gilt z. B. für Attacken von »Verkehrtsehen« (Room tilt illusion) oder dem visuellen Hemineglect. Das Konzept von Erkrankungen »höherer vestibulärer Funktion« betrifft auch die bilaterale Vestibulopathie, die zu signifikanten Störungen des Raumgedächtnisses und der Navigation führt (Brandt et al. 2014b). Hierzu passt auch,

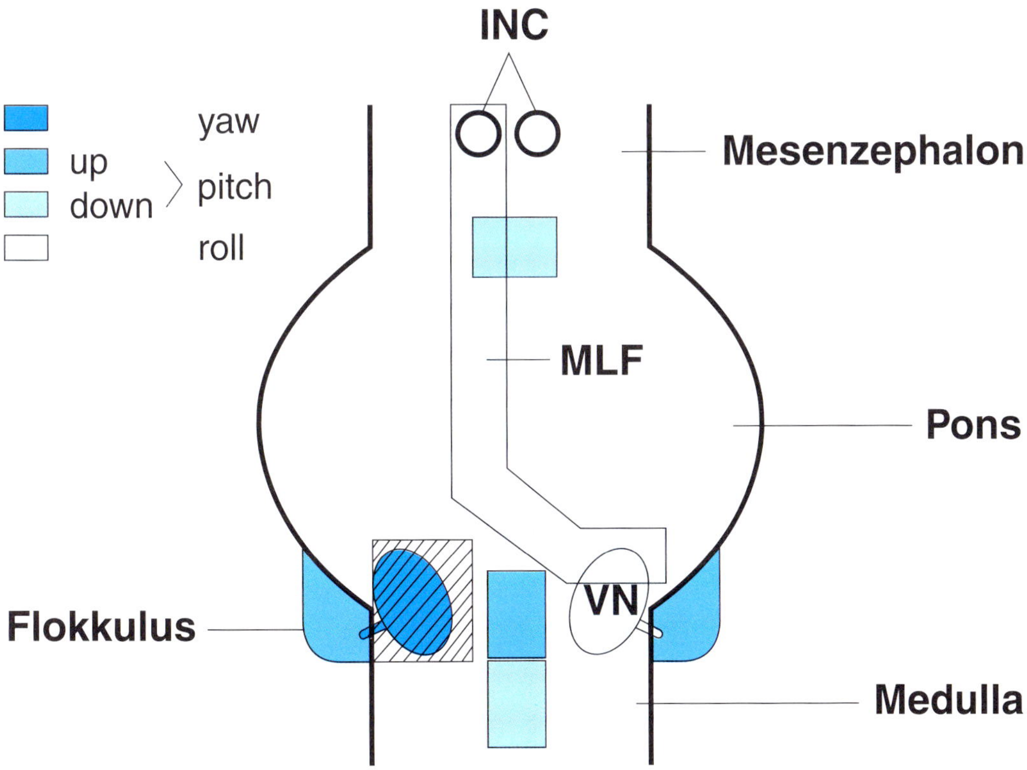


**Abb. B 5.3:** Schematische Darstellung der typischen Läsionsorte für vestibuläre Hirnstamm-Syndrome in den drei Hauptarbeitsebenen des VOR: horizontal (yaw), sagittal (pitch), frontal (roll). Eine vestibuläre Tonusimbalanz in der yaw-Ebene entsteht durch einseitige Läsionen im Bereich der Vestibulariskerne pontomedullär. Eine Tonusdifferenz in der pitch-Ebene wird durch bilaterale Läsionen ponto-mesenzephal oder pontomedullär (bzw. bilaterale Flokkulusläsionen) ausgelöst, wobei entweder ein Downbeat- oder ein Upbeat-Nystagmus entsteht. Eine Tonusdifferenz in der roll-Ebene entsteht durch Läsionen der kreuzenden gravizeptiven Bahnen von Otolithen und vertikalen Bogengängen: Ipsiversiv bei ponto-medullären Läsionen, kontraversiv bei ponto-mesenzephalen Läsionen entlang des medialen Längsbündels (MLF) bis zum Interstitiellen Nucleus Cajal (INC) (modifiziert nach Dieterich und Brandt 1995; Zwergal et al. 2008).

**Tab. B 5.6:** Zentrale vestibuläre Schwindelformen

| Ort | Syndrom | Mechanismus/Ursache |
|---|---|---|
| **Vestibulärer Kortex** | Vestibuläre Aura<br>Pusher-Syndrom<br>Neglect | Fokale Anfälle<br>Fehlwahrnehmung der Körpervertikalen<br>Kontralaterale Aufmerksamkeitsstörung |
| **Thalamus** | Thalamische Astasie | Gestörte Wahrnehmung der Vertikalen |
| **Hirnstamm** | | |
| Mesencephal | Ocular-tilt-reaction (kontraversiv) | Tonusdifferenz des Integrators der Rollebene |
| | Upbeat-Nystagmus | Tonusdifferenz der vertikalen Blickfolge (und des VOR) in der »Nickebene« |
| Pontomedullär | Paroxysmale Dysarthrie/Ataxie | Ephaptische axonale Erregungsübertragung (MS) |
| | Pseudo-»Neuritis vestibularis« | MS-Plaque oder lakunärer Infarkt der Eintrittszone des N. vestibularis und Vestibulariskerngebiets |
| | Ocular-tilt-reaction (ipsiversiv) | Tonusdifferenz des VOR in der Rollebene (Wallenberg-Syndrom) |
| Medullär | Upbeat-Nystagmus<br>Lateropulsion | Tonusdifferenz des vertikalen VOR in der Pitch-Ebene<br>Tonusdifferenz in gravizeptiver Bahnen der Roll-Ebene |
| **Hirnstamm und Kleinhirn** | »Pseudoneuritis vestibularis« | Infarkte der A. cerebelli inferior ant. und post. |
| | Lateropulsion (Wallenberg-Syndrom) | Zentrale Verstellung des subjektiven Gravitationsvektors? |
| | Ocular tilt reaction | Läsion von Uvula, Nodulus oder Dentatus |
| | Episodische Ataxien (EA 2) | Autosomal-dominante Ionenkanalerkrankungen |
| | Enzephalitis/Zerebellitis mit vorwiegendem Schwindel | Virusinfektion, autoimmunologisch/paraneoplastisch |

dass bei rechtshemisphärischen Infarkten Ausprägung und Verlauf des Pusher-Syndroms und des visuellen Hemineglects schwerer sind, da die rechte Hemisphäre gegenüber der linken eine vestibuläre kortikale Dominanz aufweist (Dieterich et al. 2003). Dies hat auch Konsequenzen für die Therapie, die bei Patienten mit rechtshemisphärischen Läsionen intensiver, langdauernder und oft weniger erfolgreich ist.

Analog zu den peripheren vestibulären Störungen lassen sich nach der Dauer der Symptomatik (**Tab. B 5.5**) die zentralen vestibulären Schwindelformen einteilen in:

- akut einsetzende über Stunden bis Tage anhaltende Syndrome (z. B. Hirnstamm-/Kleinhirninfarkt, -blutung oder Plaque bei MS)
- Dreh- oder Schwankschwindelattacken (z. B. transiente ischämische Attacke im vertebrobasilären Strombahngebiet, vestibuläre Migräne, episodische Ataxien, paroxysmale Ataxie bei MS oder vestibuläre Aura)
- Dauerschwankschwindel meist mit Gangunsicherheit (z. B. zerebelläre Störungen, insbesondere des Flokkulus mit Downbeat-Nystagmus; ponto-medulläre oder ponto-mesenzephale Läsionen mit Upbeat-Nystagmus oder Störungen im Bereich der Basalganglien)

Die statischen Defizite der meisten zentralen vestibulären Schwindelformen durch Tonusdifferenz des VOR in einer der drei Hauptarbeitsebenen (**Abb. B 5.3**) bilden sich innerhalb von Tagen bis Wochen weitgehend spontan zurück, so z. B. die Ocular-tilt-reaction (gekennzeichnet durch eine Auslenkung der subjektiven Vertikalen, Augenverrollung, vertikale Augenfehlstellung und Kopfverkippung) und Lateropulsion beim Wallenberg-Syndrom. Neben der gut untersuchten zentralen Kompensation peripherer vestibulärer Tonusdifferenzen gibt es auch eine Kompensation zentraler Tonusdifferenzen (Cnyrim et al. 2007). Die medikamentöse Therapie vestibulärer Syndrome mit vorwiegenden Okulomotorikstörungen (z. B. Downbeat- oder Upbeat-Nystagmus) sind in **Kap. B 3** beschrieben.

Bei akutem einsetzendem Schwindel ist eine rasche Differenzierung zwischen einer akuten unilateralen Vestibulopathie (»Neuritis vestibularis«) und einem Hirnstamm- oder Kleinhirninfarkt wichtig, da dies unmittelbare diagnostische und therapeutische Konsequenzen hat. Eine Unterscheidung ist meist mittels »fünf klinischer Zeichen« mit einer Sensitivität und Spezifität von über 90 % möglich: 1. Vertikale Divergenz (»skew deviation«), 2. Zentraler Fixationsnystagmus (versus peripherem vestibulärem Spontannystagmus), 3. Sakkadierte Blickfolge, 4. Blickrichtungsnystagmus entgegen der Richtung des Spontannystagmus, 5. Normaler Kopfimpulstest bei akutem Schwindel und Nystagmus (Cnyrim et al. 2008; Kattah et al. 2009).

Die wichtigsten zentralen episodischen Schwindelformen sind vestibuläre Migräne, Episodische Ataxien sowie die seltenen paroxysmalen Hirnstammattacken und die noch seltenere vestibuläre Aura.

Bei der *MS* kann es zu paroxysmalen Hirnstammattacken kommen: Es handelt sich um kurze Attacken mit Ataxie, Dysarthrophonie oder Schwankschwindel, die gelegentlich bis zu 100-mal pro Tag auftreten können und durch Hyperventilation oder körperliche Aktivität (z. B. rasches Aufstehen) ausgelöst werden (Matsui et al. 2004). Als Mechanismus werden ephaptischen Erregungen zwischen teilweise demyelinisierten benachbarten Axonen angenommen. Pharmaka der ersten Wahl sind deshalb Carbamazepin (200–600 mg/d) oder Oxcarbazepin (300–900 mg/d). Oft kommt es im Langzeitverlauf zu einer spontanen Remission.

Die vestibuläre epileptische Aura – eine sehr seltene Störung – ist durch kurze, Sekunden bis Minuten dauernde Dreh- oder Schwankschwindelattacken mit Übelkeit ohne Erbrechen gekennzeichnet (Tarnutzer et al. 2015). Häufig kommt es während des epileptischen Anfalls zu einer tonischen Adversion und ipsiversiver Körperrotation und/oder akustischen Sensationen. Die Attacken gehen vom temporo-parietalen Kortex aus, vor allem dem homologen Areal des tierexperimentell beschriebenen parieto-insulären vestibulären Kortex, deshalb auch die häufige Assoziation mit akustischen Sensationen (Gyrus transversus, Heschlsche Querwindungen). Die vestibuläre Aura weist zwei Besonderheiten auf: einerseits ist sie die eine Schwindelform mit Drehschwindel ohne nachweisbaren Nystagmus, andererseits gibt es vom Kortex ausgehende epileptische Anfälle, die mit Bewegungssehen und Nystagmus auch ohne Schwindel und Fallneigung einhergehen können. Letztere entsprechen eher einer visuellen als einer vestibulären Aura. Die Behandlung der vestibulären Aura entspricht der anderer fokaler Anfälle (**Kap. C 1**).

## B 5.3.1 Vestibuläre Migräne

Nach den derzeitigen diagnostischen Kriterien ist die vestibuläre Migräne (Dieterich und Brandt 1999) wie folgt definiert (Lempert et al. 2012):
Vestibuläre Migräne (alle Kriterien zu erfüllen)

a. Mindestens 5 Episoden mit vestibulären Symptomen mittlerer oder starker Intensität und einer Dauer von 5 Minuten bis 72 h
b. Aktive oder frühere Migräne mit oder ohne Aura nach den Kriterien der ICHD
c. Ein/mehrere Migränesymptome während mindestens 50 % der vestibulären Episoden: Kopfschmerzen mit mindestens 2 der folgenden Merkmale (einseitige Lokalisation, pulsierender Charakter, mittlere oder starke Schmerzintensität, Verstärkung durch körperliche Routineaktivitäten), Photophobie und Phonophobie, Visuelle Aura
d. Nicht auf eine andere vestibuläre oder ICHD-Diagnose zurückzuführen

Wahrscheinliche vestibuläre Migräne (alle Kriterien zu erfüllen)

a. Mindestens 5 Episoden mit vestibulären Symptomen mittlerer oder starker Intensität und einer Dauer von 5 Minuten bis 72 h
b. Nur eines der beiden Kriterien B und C der vestibulären Migräne trifft zu (Migräneanamnese oder Migränesymptome während der Attacke)
c. Nicht auf eine andere vestibuläre oder ICHD-Diagnose zurückzuführen

Wichtige Differentialdiagnosen sind der Morbus Menière, wobei beide Erkrankungen bei demselben Patienten auftreten können (Lopez-Escamez et al. 2014) und sich sogar bei einem Teil der Patienten mit sicherer vestibulärer Migräne ein Endolymphhydrops nachweisen lässt (Gürkov et al. 2014), und die episodische Ataxie Typ 2 (**Tab. B 5.7**). Bei etwa zwei Drittel aller Patienten mit vestibulärer Migräne finden sich leichte zentrale Okulomotorikstörungen wie eine sakkadierte Blickfolge oder ein Blickrichtungsnystagmus (Dieterich und Brandt 1999), die im Langzeitverlauf zunehmen (Neugebauer et al. 2013).

### Therapie

Bislang fehlen prospektive kontrollierte Studien zur vestibulären Migräne. Deshalb kommt ein aktuelles Cochrane-Review zu dem Schluss, dass kontrollierte Studien zu dieser Erkrankung dringend erforderlich sind (Maldonado et al. 2015). Trotzdem werden bislang in Analogie zur Behandlung der Migräne die gleichen Prinzipien empfohlen, die sich in der Behandlung der Attacken und für die Migräneprophylaxe bewährt haben (**Kap. A 1** zur Migräne).

## B 5.3.2 Episodische und andere Ataxien

Es sind bislang sieben autosomal-dominant vererbte Formen episodischer Ataxien bekannt (Übersicht in Teive und Ashizawa 2015). Die episodische Ataxie Typ 2 (EA2) stellt mit Abstand den häufigsten Subtyp dar. Andere hereditäre und nicht-hereditäre Ataxien sind sehr viel häufiger und deren Therapie bislang noch unzureichend (Ilg et al. 2014)

### B 5.3.2.1 Episodische Ataxie Typ 2

Episodische Ataxie Typ 2 (EA 2) ist eine autosomal-dominante Ionenkanal-Erkrankungen. Bei etwa 60 % der Patienten lassen sich Mutationen des CACNA1A-Gens nachweisen, das die Alpha-Untereinheit des P/Q-Typ-Calciumkanals kodiert (Ophoff et al. 1996). Leitsymptom sind rezidivierende Attacken von Schwindel mit ataktischen Symptomen, die meist durch Stress, Anstrengung oder Alkohol provoziert werden und dauerhaft für viele Stunden anhalten. Ein weiteres wichtiges Merkmal sind Kleinhirnstörungen im Intervall. Bei mehr als 90 % der Patienten finden sich deutliche zentrale zerebelläre Augenbewegungsstörungen, wie allseitige sakkadierte Blickfolge, Blickrichtungsnystagmus, Störung der Fixationssuppression des VOR und vor allem ein Downbeat-Nystagmus (Strupp et al. 2007b) (Zu Klinik, Epidemiologie und Verlauf siehe auch **Kap. I 6**).

### B 5.3.2.2 Pragmatische Therapie

Therapie der Wahl ist 4-Aminopyridin (Übersicht in Strupp et al. 2017). Die Wirksamkeit von 3 × 5 mg/d 4-Aminopyridin wurde zunächst in einer Fallserie (Strupp et al. 2004a) und in einer prospektiven randomisierten placebo-kontrollierten Studie nachgewiesen (Strupp et al. 2011b). Die niedrige

**Tab B 5.7:** Differentialdiagnose EA2 und vestibuläre Migräne

| | Episodische Ataxie Typ 2 | Vestibuläre Migräne |
|---|---|---|
| **Leitsymptome** | Paroxysmale Attacken von Dreh-/Schwankschwindel, Gang- und Standunsicherheit (Dauer: Minuten bis Stunden) | Rezidivierende Attacken von Dreh-/Schwankschwindel (Dauer: Minuten bis Stunden) |
| **Begleitende Symptome** | Kopfschmerzen (50 %) epileptische Anfälle, geistige Retardierung (selten) | Migränekopfschmerz (60–70 %) |
| **Familienanamnese** | Häufig positiv Erkrankungsalter: 2–20 Jahre | Mehrheitlich positiv Erkrankungsalter: > 20 Jahre |
| **Untersuchungsbefund während der Attacken** | Spontan- oder Lagenystagmus (70 %), Gang-/Standataxie (> 90 %) | Spontannystagmus (70 %) |
| **Untersuchungsbefund im Intervall** | Ausgeprägte zentrale Okulomotorikstörung (> 90 %) z. B. Störung der Blickhalte- und Blickfolgefunktion, Downbeat-Nystagmus (30 %) | Leichte zentrale Okulomotorikstörung (60 %), z. B. Störung der Blickhalte- und Blickfolgefunktion |
| **Genetik** | CACNA1A-Mutationen (60 %) | nicht bekannt |

Dosierung wird von den Patienten gut vertragen. Wichtigste Kontraindikation ist eine verlängerte QTc-Zeit im EKG. Als Wirkmechanismus wird eine Normalisierung der irregulären Entladung zerebellärer Purkinjezellen postuliert. Die Retardform des 4-Aminopyridin (1–2 × 10 mg/d) ist ebenfalls gut wirksam und verträglich (Claassen et al. 2013b).

In der Vergangenheit war die Therapie der Wahl eine Einnahme des Carboanhydraseeinhibitors Acetazolamid in einer Dosierung von 250–500, selten 1000 mg pro Tag. Über Veränderungen des pH-Wertes und damit des Transmembranpotentials führt dieses Medikation zu einer Veränderung der Erregbarkeit der Neurone. Bislang gibt es keine klinisch randomisierten Studien zur Wirksamkeit von Acetazolamid. Ferner ist das Medikament für zahlreiche dosisabhängige Nebenwirkungen bekannt (z. B. Nierensteine, Nephrokalzinose, vermehrtes Schwitzen, Parästhesien, Muskelversteifung mit leichter Ermüdbarkeit und gastrointestinale Störungen), diese führt dazu, dass die Verwendung in der klinischen Praxis eingeschränkt ist.

### B 5.3.3 Therapie anderer zerebellärer Ataxien

Zerebelläre Ataxien sind durch Störungen der Extremitätenmotorik, des Sprechens, der Okulomotorik sowie des Gehens und Stehens gekennzeichnet. In der Mehrzahl handelt es sich um chronisch progrediente neurodegenerative Erkrankungen entweder hereditär oder sporadisch. Zerebelläre Ataxien führen im Krankheitsverlauf meist zu erheblichen Beeinträchtigungen der Funktionsfähigkeit und Lebensqualität. Die Prävalenz liegt bei etwa 20/100 000 (Klockgether 2012). Nüchtern betrachtet, gab es bislang keine wirklich wirksame symptomatische oder gar kausale Pharmakotherapie zerebellärer Ataxien. Einzige Behandlungsmaßnahme war eine intensive Physiotherapie. Zur symptomatischen Behandlung gibt es aber zwei neue pharmakologische Ansätze: 1. Kaliumkanalblocker:4-Aminopyridin, 2. die modifizierte Aminosäure: Acetyl-DL-Leucin.

In einer offenen Anwendungsbeobachtung wurde 4-Aminopyridin bei zerebellären Gangstörungen unterschiedlicher Ätiologie mittels differenzierter Ganganalyse untersucht. Es fand sich ein signifikanten Abnahme der Gangvariabilität und der Sturzgefahr (Schniepp et al. 2012).

Seit 1957 wird die modifizierte Aminosäure Acetyl-DL-Leucin in Frankreich zur symptomatischen Behandlung von Schwindel eingesetzt. In einer Dosierung von 5 g/d führte Acetyl-DL-Leucin bei Patienten mit zerebellärer Ataxie unterschiedlicher Ätiologie nach einer Woche zu einer signifikanten Verbesserung in allen eingesetzten Ataxie-Scores (Strupp et al. 2013a) und bei einer Ganganalyse; gleichzeitig kam es zu einer Abnahme der Gangvariabilität (Schniepp et al. 2016). Schließlich konnte auch bei Patienten mit zerebellärer Ataxie aufgrund von Niemann-Pick Typ C in einer weiteren Anwendungsbeobachtung ein positiver Effekt nachgewiesen werden (Bremova et al. 2015). Das Medikament wurde jeweils gut vertragen.

## B 5.4 Funktioneller Schwindel

### B 5.4.1 Funktioneller Schwindel: Vom Phobischen Schwankschwindel zum »Persistent Postural-Perceptual Dizziness«

Funktioneller Schwindel werden in der neuen Nomenklatur der ICD-11 (WHO 2015) die Schwindelsyndrome genannt, die früher unter somatoformem oder psychogenem Schwindel geführt wurden. Man differenziert heute vestibuläre Funktionsstörungen in organische (strukturelle), funktionelle und psychiatrische. Sie können in Kombination vorkommen. Primärer und sekundärer funktioneller Schwindel sind die zweithäufigste Ursache für Schwindel. Im Krankheitsverlauf zeigen Patienten mit funktionellen Schwindelerkrankungen auch nach mehreren Jahren in etwa 70 % noch Schwindelsymptome und eine stärkere Beeinträchtigung ihrer beruflichen und Alltagsaktivitäten als Patienten mit organischen Schwindelerkrankungen (Best et al. 2006; Eckhardt-Henn et al. 2008). Die häufigsten zugrundeliegenden psychischen Störungsbilder sind Angststörungen sowie phobische, depressive,

dissoziative und somatoforme (ICD-10: F45) Störungen.
Derzeit erfolgt eine internationale Klassifizierung der funktionellen Schwindelsyndrome, die man bislang auch somatoformen Schwindel nannte. Dabei zeichnet sich ab, dass der Begriff »Persistent Postural-Perceptual Dizziness« international als neuer Überbegriff in die ICD-11 Klassifikation eingeht, nachdem er die gemeinsamen Schlüsselsymptome der vier bekannten Unterformen vereint, des Phobischen Schwankschwindels (Brandt 1996; Brandt und Dieterich 1986), des Chronischen Subjektiven Schwindels (Staab und Ruckenstein 2007), des visuell-induzierten Schwindels (Bronstein, 2004) und des »Space-motion discomfort«, die als Synonyme verstanden werden (WHO 2015). Gemeinsame Kriterien sind:

1. Fluktuierender Dauerschwank- oder Benommenheitsschwindel mit Gang- und Standunsicherheit bei normalem neurologischem Befund
2. Besserung durch leichten Alkoholgenuss, während sportlicher Aktivitäten und während der ersten Minuten des Tages (Feuerecker et al. 2015)
3. Persönlichkeitszüge: meist zwanghaft, im Verlauf oft reaktive Depression

Finden sich die folgenden Kriterien, so ist von einem Phobischen Schwankschwindel auszugehen: Auslösung/Verstärkung der Attacken in typischen Situationen: Kaufhäuser, Menschenansammlungen, weite Plätze sowie zunehmendes Vermeidungsverhalten.
Steht am Beginn oder findet sich im Verlauf der Erkrankung eine vestibuläre Störung, so handelt es sich um einen sekundären funktionellen Schwindel.

#### B 5.4.1.1. Therapie

Die Behandlung der Patienten beruht auf drei bzw. vier Maßnahmen: eingehende Diagnostik, »psychoedukative Aufklärung«, Desensibilisierung durch Eigenexposition und regelmäßigen Sport sowie bei Persistenz der Beschwerden Verhaltenstherapie, mit oder ohne begleitende Pharmakotherapie.
Der wichtigste erste »therapeutische Schritt« ist, den Patienten durch sorgfältige Untersuchung und Erklärung des psychogenen Mechanismus (»verstärkte Selbstbeobachtung« vor dem Hintergrund der entsprechenden Primärpersönlichkeit) von der Angst, an einer organischen Krankheit zu leiden, zu entlasten. Dann sollte eine Desensibilisierung durch Eigenexposition erfolgen, d. h. die Patienten sollten die für sie Schwindel auslösenden Situationen nicht meiden, sondern suchen. Gleichzeitig hat sich regelmäßiger leichter Sport als hilfreich erwiesen, um den Betroffenen wieder Vertrauen zum eigenen Gleichgewicht zu geben. Führen die Aufklärung und Eigendesensibilisierung nach Wochen bis Monaten zu keiner ausreichenden Besserung, so sollte eine Pharmakotherapie, insbesondere mit einem SSRI, z. B. Citalopram 10–20 mg/d oder Escitalopram 5–10 mg/d über 3–6 Monate mit oder ohne Verhaltens-/Psychotherapie eingeleitet werden. Bei seltenen, situationsgebundenen Attacken kann man bei einzelnen Patienten auch kurzzeitig Tranquilizer geben, wobei aber die Gefahr einer Abhängigkeit besteht.
Wie katamnestische Untersuchungen (ca. 5 und 9 Jahre nach Erstdiagnose) gezeigt haben, waren nach diesem einfachen therapeutischen Vorgehen im Verlauf 75 % der Patienten mit Phobischem Schwankschwindel beschwerdefrei oder deutlich gebessert (Huppert et al. 2005). Andererseits war der initial gute Effekt einer kognitiven Verhaltenstherapie (Holmberg et al. 2006) nach einem Jahr nicht mehr nachweisbar (Holmberg et al. 2007). Verlaufsuntersuchungen zur Psychoedukation mit kognitiver Verhaltenstherapie, vestibulärem Training und bei Bedarf medikamentöser Therapie (Tschan et al. 2012) ergaben bessere Langzeitergebnisse bei chronischem Schwankschwindel. Nach im Mittel 32 Monaten berichteten 78 % der so behandelten Patienten über eine anhaltende Reduktion der Schwindelsymptome (Schaaf und Hesse 2015). Dabei ist zu berücksichtigen, dass neben dem funktionellen Schwindel häufig (in bis zu 50–60 %) als Komorbidität eine psychische Störung vorliegt (Schmid et al. 2011; Lahmann et al. 2015), die bei der Therapieplanung berücksichtigt werden sollte. Bei Patienten mit einer Angststörung (Panikstörung, generalisierter Angststörung) ist eine Kombination aus einer psychotherapeutischen Behandlung (je nach Krankheitsbild Verhaltenstherapie oder tiefenpsychologisch fundierte Therapie) und einer psychopharmakologischen Therapie (z. B. SSRI) zu empfehlen. Bei Patienten mit zugrundeliegenden dissoziativen Störungen ist eine tiefenpsychologisch fundierte oder psychoanalytische Therapie die Methode der Wahl, bei Patienten mit somatoformen Störungen (ICD-10: F45) sollte eine spezifische psychotherapeutische Behandlung durchgeführt werden. Immer muss zuvor eine ausführliche Diagnostik, einschließlich einer psychiatrischen Beurteilung erfolgen, weil viele Patienten auch mehrere psychische Störungen haben, also eine hohe Komorbidität besteht.

## Literatur

Adamec I, Krbot SM, Handzic J, Habek M. Incidence, seasonality and comorbidity in vestibular neuritis. Neurol Sci 2015; 36(1): 91–95.
Adrion C, Fischer CS, Wagner J, Gurkov R, Mansmann U, Strupp M. Efficacy and safety of betahistine treatment in patients with Meniere's disease: primary results of a long term, multicentre, double blind, randomised, placebo controlled, dose defining trial (BEMED trial). BMJ 2016; 352: h6816.
Alles MJ, der Gaag MA, Stokroos RJ. Intratympanic steroid therapy for inner ear diseases, a review of the literature. Eur Arch Otorhinolaryngol 2006; 263(9): 791–797.
Arbusow V, Theil D, Strupp M, Mascolo A, Brandt T. HSV-1 not only in human vestibular ganglia but also in the vestibular labyrinth. Audiol Neurootol 2000; 6(5): 259–262.
Baier B, Conrad J, Stephan T, Kirsch V, Vogt T, Wilting J, Muller-Forell W, Dieterich M. Vestibular thalamus: Two distinct graviceptive pathways. Neurology 2016; 86(2): 134–140.
Baloh RW, Jacobsen K, Honrubia V. Horizontal semicircular canal variant of benign positional vertigo. Neurology 1993; 43: 2542–2549.

Batuecas-Caletrio A, Yanez-Gonzalez R, Sanchez-Blanco C, Perez PB, Gonzalez-Sanchez E, Sanchez LA, Kaski D. Glucocorticoids improve acute dizziness symptoms following acute unilateral vestibulopathy. J Neurol 2015; 262(11): 2578–2582.

Beck R, Gunther L, Xiong G, Potschka H, Boning G, Bartenstein P, Brandt T, Jahn K, Dieterich M, Strupp M, la FC, Zwergal A. The mixed blessing of treating symptoms in acute vestibular failure – evidence from a 4-aminopyridine experiment. Exp Neurol 2014; 261: 638–645.

Bertlich M, Ihler F, Freytag S, Weiss BG, Strupp M, Canis M. Histaminergic H-Heteroreceptors as a Potential Mediator of Betahistine-Induced Increase in Cochlear Blood Flow. Audiol Neurootol 2015; 20(5): 283–293.

Bertlich M, Ihler F, Sharaf K, Weiss BG, Strupp M, Canis M. Betahistine metabolites, Aminoethylpyridine, and Hydroxyethylpyridine increase cochlear blood flow in guinea pigs in vivo. Int J Audiol 2014; 53(10): 753–759.

Best C, Eckhardt-Henn A, Diener G, Bense S, Breuer P, Dieterich M. Interaction of somatoform and vestibular disorders. J Neurol Neurosurg Psychiatry 2006; 77(5): 658–664.

Best C, Gawehn J, Kramer HH, Thomke F, Ibis T, Muller-Forell W, Dieterich M. MRI and neurophysiology in vestibular paroxysmia: contradiction and correlation. J Neurol Neurosurg Psychiatry 2013; 84(12): 1349–1356.

Bisdorff A, von Brevern M, Lempert T, Newman-Toker DE. Classification of vestibular symptoms: towards an international classification of vestibular disorders. J Vestib Res 2009; 19(1–2): 1–13.

Bisdorff AR, Debatisse D. Localizing signs in positional vertigo due to lateral canal cupulolithiasis. Neurology 2001; 57(6): 1085–1088.

Brandt T, Dieterich M. The dizzy patient: don't forget disorders of the central vestibular system. Nature Rev Neurol 2017; 13(6): 352–362.

Brandt T, Dieterich M, Strupp M. Vertigo – Leitsymptom Schwindel. Heidelberg: Springer Medizin; 2012.

Brandt T, Dieterich M. Different types of skew deviation. J Neurol Neurosurg Psychiatry 1991; 54(6): 549–550.

Brandt T, Dieterich M. Phobischer Attacken-Schwankschwindel, ein neues Syndrom. Münch Med Wochenschr 1986; 128: 247–250.

Brandt T, Dieterich M. Vestibular paroxysmia: vascular compression of the eighth nerve? Lancet 1994a; 343(8900): 798–799.

Brandt T, Dieterich M. Vestibular syndromes in the roll plane: topographic diagnosis from brainstem to cortex. Ann Neurol 1994b; 36(3): 337–347.

Brandt T, Huppert D, Hecht J, Karch C, Strupp M. Benign paroxysmal positioning vertigo: a long-term follow-up (6–17 years) of 125 patients. Acta Otolaryngol 2006; 126(2): 160–163.

Brandt T, Huppert T, Hufner K, Zingler VC, Dieterich M, Strupp M. Long-term course and relapses of vestibular and balance disorders. Restor Neurol Neurosci 2010; 28(1): 69–82.

Brandt T, Schautzer F, Hamilton D, Brüning R, Markowitsch H J, Kalla R, Darlington CL, Smith PF, Strupp M. Vestibular loss causes hippocampal atrophy and impaired spatial memory in humans. Brain 2005; (128): 2732–2741.

Brandt T, Steddin S, Daroff RB. Therapy for benign paroxysmal positioning vertigo, revisited. Neurology 1994; 44: 796–800.

Brandt T, Steddin S. Current view of the mechanism of benign paroxysmal positioning vertigo: cupulolithiasis or canalolithiasis? J Vestib Res 1993; 3(4): 373–382.

Brandt T, Strupp M, Dieterich M. Five keys for diagnosing most vertigo, dizziness, and imbalance syndromes: an expert opinion. J Neurol 2014a; 261(1): 229–231.

Brandt T, Strupp M, Dieterich M. Towards a concept of disorders of »higher vestibular function«. Front Integr Neurosci 2014b; 8: 47.

Brandt T, Strupp M, Dieterich M. Vestibular paroxysmia: a treatable neurovascular cross-compression syndrome. J Neurol 2016; 263 (Suppl 1): 90–96.

Brandt T. Phobic postural vertigo. Neurology 1996; 46(6): 1515–1519.

Brant JA, Eliades SJ, Ruckenstein MJ. Systematic Review of Treatments for Autoimmune Inner Ear Disease. Otol Neurotol 2015; 36(10): 1585–1592.

Bremova T, Bayer O, Agrawal Y, Kremmyda O, Brandt T, Teufel J, Strupp M. Ocular VEMPs indicate repositioning of otoconia to the utricle after successful liberatory maneuvers in benign paroxysmal positioning vertigo. Acta Otolaryngol 2013; 133(12): 1297–1303.

Bremova T, Malinova V, Amraoui Y, Mengel E, Reinke J, Kolnikova M, Strupp M. Acetyl-dl-leucine in Niemann-Pick type C: A case series. Neurology 2015; 85(16): 1368–1375.

Bronstein AM. Vision and vertigo: some visual aspects of vestibular disorders. J Neurol 2004; 251(4): 381–387.

Casani AP, Piaggi P, Cerchiai N, Seccia V, Franceschini SS, Dallan I. Intratympanic treatment of intractable unilateral Meniere disease: gentamicin or dexamethasone? A randomized controlled trial. Otolaryngol Head Neck Surg 2012; 146(3): 430–437.

Casani AP, Vannucci G, Fattori B, Berrettini S. The treatment of horizontal canal positional vertigo: our experience in 66 cases. Laryngoscope 2002; 112(1): 172–178.

Choung YH, Shin YR, Kahng H, Park K, Choi SJ. Bow and lean test' to determine the affected ear of horizontal canal benign paroxysmal positional vertigo. Laryngoscope 2006; 116(10): 1776–1781.

Claassen J, Spiegel R, Kalla R, Faldon M, Kennard C, Danchaivijitr C, Bardins S, Rettinger N, Schneider E, Brandt T, Jahn K, Teufel J, Strupp M, Bronstein A. A randomised double-blind, cross-over trial of 4-aminopyridine for downbeat nystagmus-effects on slow-phase eye velocity, postural stability, locomotion and symptoms. J Neurol Neurosurg Psychiatry 2013a; 84(12): 1392–1399.

Claassen J, Teufel J, Kalla R, Spiegel R, Strupp M. Effects of dalfampridine on attacks in patients with episodic ataxia type 2: an observational study. J Neurol 2013b; 260(2): 668–669.

Cnyrim CD, Newman-Toker D, Karch C, Brandt T, Strupp M. Bedside differentiation of vestibular neuritis from central »vestibular pseudoneuritis«. J Neurol Neurosurg Psychiatry 2008; 79(4): 458–460.

Cnyrim CD, Rettinger N, Mansmann U, Brandt T, Strupp M. Central compensation of deviated subjective visual vertical in Wallenberg's syndrome. J Neurol Neurosurg Psychiatry 2007; 78(5): 527–528.

Cohen H S, Kimball K T. Treatment variations on the Epley maneuver for benign paroxysmal positional vertigo. Am J Otolaryngol 2004; 25(1): 33–37.

Cohen-Kerem R, Kisilevsky V, Einarson TR, Kozer E, Koren G, Rutka JA. Intratympanic gentamicin for Meniere's disease: a meta-analysis. Laryngoscope 2004; 114(12): 2085–2091.

Colletti V, Carner M, Colletti L. Auditory results after vestibular nerve section and intratympanic gentamicin for Meniere's disease. Otol Neurotol 2007; 28(2): 145–151.

Corrales CE, Bhattacharyya N. Dizziness and death: An imbalance in mortality. Laryngoscope 2016; 126(9): 2134–2136.

De la Meilleure G, Dehaene I, Depondt M, Damman W, Crevits L, Vanhooren G. Benign paroxysmal positional vertigo of the horizontal canal. J Neurol Neurosurg Psychiatry 1996; 60(1): 68–71.

Deutschlander A, Glaser M, Strupp M, Dieterich M, Brandt T. Immunosuppressive treatment in bilateral vestibulopathy with inner ear antibodies. Acta Otolaryngol 2005; 125(8): 848–851.

Dieterich M, Bense S, Lutz S, Drzezga A, Stephan T, Bartenstein P, Brandt T. Dominance for vestibular cortical function in the non-dominant hemisphere. Cereb Cortex 2003; 13(9): 994–1007.

Dieterich M, Brandt T. Episodic vertigo related to migraine (90 cases): vestibular migraine? J Neurol 1999; 246(10): 883–892.

Dieterich M, Brandt T. Vestibulo-ocular reflex. Curr Opin Neurol 1995; 8(1): 83–88.

Eckhardt-Henn A, Best C, Bense S, Breuer P, Diener G, Tschan R, Dieterich M. Psychiatric comorbidity in different organic vertigo syndromes. J Neurol 2008; 255(3): 420–428.

Epley J M. The canalith repositioning procedure: for treatment of benign paroxysmal positional vertigo. Otolaryngol Head Neck Surg 1992; 107(3): 399–404.

Feuerecker R, Habs M, Dieterich M, Strupp M. Chronic subjective dizziness: Fewer symptoms in the early morning – a comparison with bilateral vestibulopathy and downbeat nystagmus syndrome. J Vestib Res 2015; 25(2): 67–72.

Fife TD, Iverson DJ, Lempert T, Furman JM, Baloh RW, Tusa RJ, Hain TC, Herdman S, Morrow M J, Gronseth GS. Practice parameter: therapies for benign paroxysmal positional vertigo (an evidence-based review): report of the Quality Standards Subcommittee of the American Academy of Neurology. Neurology 2008; 70(22): 2067–2074.

Fiorino F, Mattellini B, Vento M, Mazzocchin L, Bianconi L, Pizzini FB. Does the intravenous administration of frusemide reduce endolymphatic hydrops? J Laryngol Otol 2016; 130(3): 242–247.

Fishman JM. Corticosteroids effective in idiopathic facial nerve palsy (Bell's palsy) but not necessarily in idiopathic acute vestibular dysfunction (vestibular neuritis). Laryngoscope 2011; 121(11): 2494–2495.

Froehling DA, Bowen JM, Mohr DN, Brey RH, Beatty CW, Wollan PC, Silverstein MD. The canalith repositioning procedure for the treatment of benign paroxysmal positional vertigo: a randomized controlled trial. Mayo Clin Proc 2000; 75(7): 695–700.

Garduno-Anaya MA, Couthino De TH, Hinojosa-Gonzalez R, Pane-Pianese C, Rios-Castaneda LC. Dexamethasone inner ear perfusion by intratympanic injection in unilateral Meniere's disease: a two-year prospective, placebo-controlled, double-blind, randomized trial. Otolaryngol Head Neck Surg 2005; 133(2): 285–294.

Gioacchini FM, Alicandri-Ciufelli M, Kaleci S, Magliulo G, Re M. Prevalence and diagnosis of vestibular disorders in children: a review. Int J Pediatr Otorhinolaryngol 2014; 78(5): 718–724.

Glasauer S, Kalla R, Buttner U, Strupp M, Brandt T. 4-aminopyridine restores visual ocular motor function in upbeat nystagmus. J Neurol Neurosurg Psychiatry 2005a; 76(3): 451–453.

Glasauer S, Strupp M, Kalla R, Buttner U, Brandt T. Effect of 4-Aminopyridine on Upbeat and Downbeat Nystagmus Elucidates the Mechanism of Downbeat Nystagmus. Ann N Y Acad Sci 2005b; 1039: 528–531.

Gordon CR, Gadoth N. Repeated vs single physical maneuver in benign paroxysmal positional vertigo. Acta Neurol Scand 2004; 110(3): 166–169.

Goudakos JK, Markou KD, Franco-Vidal V, Vital V, Tsaligopoulos M, Darrouzet V. Corticosteroids in the treatment of vestibular neuritis: a systematic review and meta-analysis. Otol Neurotol 2010; 31(2): 183–189.

Grill E, Penger M, Kentala E. Health care utilization, prognosis and outcomes of vestibular disease in primary care settings: systematic review. J Neurol 2016; 263 (Suppl 1): 36–44.

Grill E, Strupp M, Muller M, Jahn K. Health services utilization of patients with vertigo in primary care: a retrospective cohort study. J Neurol 2014; 261(8): 1492–1498.

Gurkov R, Flatz W, Louza J, Strupp M, Krause E. In vivo visualization of endolyphatic hydrops in patients with Meniere's disease: correlation with audiovestibular function. Eur Arch Otorhinolaryngol 2011; 268(12): 1743–1748.

Gurkov R, Kantner C, Strupp M, Flatz W, Krause E, Ertl-Wagner B. Endolymphatic hydrops in patients with vestibular migraine and auditory symptoms. Eur Arch Otorhinolaryngol 2014; 271(10): 2661–2667.

Harcourt J, Barraclough K, Bronstein A M. Meniere's disease. BMJ 2014; 349: g6544.

Herdman SJ, Tusa RJ. Complications of the canalith repositioning procedure. Arch Otolaryngol Head Neck Surg 1996; 122(3): 281–286.

Herdman SJ. Vestibular rehabilitation. Curr Opin Neurol 2013; 26(1): 96–101.

Hillier S, McDonnell M. Is vestibular rehabilitation effective in improving dizziness and function after unilateral peripheral vestibular hypofunction? An abridged version of a Cochrane review. Eur J Phys Rehabil Med 2016.

Hillier SL, McDonnell M. Vestibular rehabilitation for unilateral peripheral vestibular dysfunction. Cochrane Database Syst Rev 2011; 2: CD005397.

Holmberg J, Karlberg M, Harlacher U, Magnusson M. One-year follow-up of cognitive behavioral therapy for phobic postural vertigo. J Neurol 2007; 254: 1189–1192.

Holmberg J, Karlberg M, Harlacher U, Rivano-Fischer M, Magnusson M. Treatment of phobic postural vertigo. A controlled study of cognitive-behavioral therapy and self-controlled desensitization. J Neurol 2006; 253(4): 500–506.

Hufner K, Barresi D, Glaser M, Linn J, Adrion C, Mansmann U, Brandt T, Strupp M. Vestibular paroxysmia: diagnostic features and medical treatment. Neurology 2008; 71(13): 1006–1014.

Hunt WT, Zimmermann EF, Hilton MP. Modifications of the Epley (canalith repositioning) manoeuvre for posterior canal benign paroxysmal positional vertigo (BPPV). Cochrane Database Syst Rev 2012; 4: CD008675.

Huppert D, Strupp M, Brandt T. Long-term course of Meniere's disease revisited. Acta Otolaryngol 2010; 130(6): 644–651.

Huppert D, Strupp M, Rettinger N, Hecht J, Brandt T. Phobic postural vertigo – a long-term follow-up (5 to 15 years) of 106 patients. J Neurol 2005; 252(5): 564–569.

Huppert D, Strupp M, Theil D, Glaser M, Brandt T. Low recurrence rate of vestibular neuritis: a long-term follow-up. Neurology 2006; 67(10): 1870–1871.

Ihler F, Bertlich M, Sharaf K, Strieth S, Strupp M, Canis M. Betahistine exerts a dose-dependent effect on cochlear stria vascularis blood flow in Guinea pigs in vivo. PLoS One 2012; 7(6): e39086.

Ilg W, Bastian A J, Boesch S, Burciu R G, Celnik P, Claassen J, Feil K, Kalla R, Miyai I, Nachbauer W, Schols L, Strupp M, Synofzik M, Teufel J, Timmann D. Consensus paper: management of degenerative cerebellar disorders. Cerebellum 2014; 13(2): 248–268.

Imai T, Ito M, Takeda N, Uno A, Matsunaga T, Sekine K, Kubo T. Natural course of the remission of vertigo in patients with benign paroxysmal positional vertigo. Neurology 2005; 64(5): 920–921.

Ishiyama G, Lopez I, Baloh R W, Ishiyama A. Histopathology of the vestibular end organs after intratympanic gentamicin failure for Meniere's disease. Acta Otolaryngol 2007; 127(1): 34–40.

Obrist D, Hegemann S, Kronenberg D et al. In vitro model of a semicircular canal: Design and validation of the model and ist use for the study of canalithiasis. J Biomech 2010; 43(6): 1208–1214.

Jahn K, Langhagen T, Heinen F. Vertigo and dizziness in children. Curr Opin Neurol 2015; 28(1): 78–82.

Jeong SH, Kim JS, Shin JW, Kim S, Lee H, Lee AY, Kim JM, Jo H, Song J, Ghim Y. Decreased serum vitamin D in idiopathic benign paroxysmal positional vertigo. J Neurol 2013; 260(3): 832–838.

Kalla R, Glasauer S, Buttner U, Brandt T, Strupp M. 4-aminopyridine restores vertical and horizontal neural integrator function in downbeat nystagmus. Brain 2007; 130(Pt 9): 2441–2451.

Kalla R, Glasauer S, Schautzer F, Lehnen N, Buttner U, Strupp M, Brandt T. 4-aminopyridine improves downbeat nystagmus, smooth pursuit, and VOR gain. Neurology 2004; 62(7): 1228–1229.

Kalla R, Teufel J, Feil K, Muth C, Strupp M. Update on the pharmacotherapy of cerebellar and central vestibular disorders. J Neurol 2016; 263 (Suppl 1): 24–29.

Karlberg M, Hall K, Quickert N, Hinson J, Halmagyi GM. What inner ear diseases cause benign paroxysmal positional vertigo? Acta Otolaryngol 2000; 120(3): 380–385.

Karlberg ML, Magnusson M. Treatment of acute vestibular neuronitis with glucocorticoids. Otol Neurotol 2011; 32(7): 1140–1143.

Kattah JC, Talkad AV, Wang DZ, Hsieh YH, Newman-Toker DE. HINTS to diagnose stroke in the acute vestibular syndrome: three-step bedside oculomotor examination more sensitive than early MRI diffusion-weighted imaging. Stroke 2009; 40(11): 3504–3510.

Kim CH, Kim YG, Shin JE, Yang YS, Im D. Lateralization of horizontal semicircular canal canalolithiasis and cupulopathy using bow and lean test and head-roll test. Eur Arch Otorhinolaryngol 2016.

Kim JS, Oh SY, Lee SH, Kang JH, Kim DU, Jeong SH, Choi KD, Moon IS, Kim BK, Oh HJ, Kim HJ. Randomized clinical trial for apogeotropic horizontal canal benign paroxysmal positional vertigo. Neurology 2012; 78(3): 159–166.

Kim YH, Kim KS, Kim KJ, Choi H, Choi JS, Hwang IK. Recurrence of vertigo in patients with vestibular neuritis. Acta Otolaryngol 2011; 131(11): 1172–1177.

Kirchner H, Kremmyda O, Hufner K, Stephan T, Zingler V, Brandt T, Jahn K, Strupp M. Clinical, electrophysiological, and MRI findings in patients with cerebellar ataxia and a bilaterally pathological head-impulse test. Ann N Y Acad Sci 2011; 1233(1): 127–138.

Kirsch V, Keeser D, Hergenroeder T, Erat O, Ertl-Wagner B, Brandt T, Dieterich M. Structural and functional connectivity mapping of the vestibular circuitry from human brainstem to cortex. Brain Struct Funct 2016; 221(3): 1291–1308.

Klockgether T. Sporadic adult-onset ataxia of unknown etiology. Handb Clin Neurol 2012; 103: 253–262.

Kremmyda O, Hufner K, Flanagin VL, Hamilton DA, Linn J, Strupp M, Jahn K, Brandt T. Beyond Dizziness: Virtual Navigation, Spatial Anxiety and Hippocampal Volume in Bilateral Vestibulopathy. Front Hum Neurosci 2016; 10: 139.

Kremmyda O, Zwergal A, la FC, Brandt T, Jahn K, Strupp M. 4-Aminopyridine suppresses positional nystagmus caused by cerebellar vermis lesion. J Neurol 2013; 260(1): 321–323.

Lambert PR, Nguyen S, Maxwell KS, Tucci DL, Lustig LR, Fletcher M, Bear M, Lebel C. A randomized, double-blind, placebo-controlled clinical study to assess safety and clinical activity of OTO-104 given as a single intratympanic injection in patients with unilateral Meniere's disease. Otol Neurotol 2012; 33(7): 1257–1265.

Lee NH, Ban JH, Lee KC, Kim SM. Benign paroxysmal positional vertigo secondary to inner ear disease. Otolaryngol Head Neck Surg 2010; 143(3): 413–417.

Lee SH, Choi KD, Jeong SH, Oh YM, Koo JW, Kim JS. Nystagmus during neck flexion in the pitch plane in benign paroxysmal positional vertigo involving the horizontal canal. J Neurol Sci 2007; 256(1–2): 75–80.

Lempert T, Olesen J, Furman J, Waterston J, Seemungal B, Carey J, Bisdorff A, Versino M, Evers S, Newman-Toker D. Vestibular migraine: diagnostic criteria. J Vestib Res 2012; 22(4): 167–172.

Lempert T, Tiel-Wilck K. A positional maneuver for treatment of horizontal-canal benign positional vertigo. Laryngoscope 1996; 106(4): 476–478.

Lezius F, Adrion C, Mansmann U, Jahn K, Strupp M. High-dosage betahistine dihydrochloride between 288 and 480 mg/day in patients with severe Meniere's disease: a case series. Eur Arch Otorhinolaryngol 2011; 268(8): 1237–1240.

Liu Y, Wang W, Zhang AB, Bai X, Zhang S. Epley and Semont maneuvers for posterior canal benign paroxysmal positional vertigo: A network meta-analysis. Laryngoscope 2016; 126(4): 951–955.

Lopez-Escamez JA, Gamiz M J, Finana MG, Perez AF, Canet IS. Position in bed is associated with left or right location in benign paroxysmal positional vertigo of the posterior semicircular canal. Am J Otolaryngol 2002; 23(5): 263–266.

Lopez-Escamez JA, Carey J, Chung WH, Goebel JA, Magnusson M, Mandala M, Newman-Toker DE, Strupp M, Suzuki M, Trabalzini F, Bisdorff A. Diagnostic criteria for Meniere's disease. J Vestib Res 2015; 25(1): 1–7.

Lopez-Escamez JA, Dlugaiczyk J, Jacobs J, Lempert T, Teggi R, von BM, Bisdorff A. Accompanying Symptoms Overlap during Attacks in Meniere's Disease and Vestibular Migraine. Front Neurol 2014; 5: 265.

Lucieer F, Vonk P, Guinand N, Stokroos R, Kingma H, van de Berg R. Bilateral Vestibular Hypofunction: Insights in Etiologies, Clinical Subtypes, and Diagnostics. Front Neurol 2016; 7: 26.

Lynn S, Pool A, Rose D, Brey R, Suman V. Randomized trial of the canalith repositioning procedure. Otolaryngol Head Neck Surg 1995; 113(6): 712–720.

Maldonado FM, Birdi JS, Irving GJ, Murdin L, Kivekas I, Strupp M. Pharmacological agents for the prevention of vestibular migraine. Cochrane Database Syst Rev 2015; 6: CD010600.

Massoud EA, Ireland DJ. Post-treatment instructions in the nonsurgical management of benign paroxysmal positional vertigo. J Otolaryngol 1996; 25(2): 121–125.

Matsui M, Tomimoto H, Sano K, Hashikawa K, Fukuyama H, Shibasaki H. Paroxysmal dysarthria and ataxia after midbrain infarction. Neurology 2004; 63(2): 345–347.

McClure JA. Horizontal canal BPV. J Otolaryngol 1985; 14: 30–35.

McDonnell MN, Hillier SL. Vestibular rehabilitation for unilateral peripheral vestibular dysfunction. Cochrane Database Syst Rev 2015; 1: CD005397.

Moller MB, Moller AR, Jannetta PJ, Jho HD, Sekhar LN. Microvascular decompression of the eighth nerve in patients with disabling positional vertigo: selection criteria and operative results in 207 patients. Acta Neurochir (Wien) 1993; 125(1–4): 75–82.

Moller MN, Kirkeby S, Vikesa J, Nielsen FC, Caye-Thomasen P. Expression of histamine receptors in the human endolymphatic sac: the molecular rationale for betahistine use in Menieres disease. Eur Arch Otorhinolaryngol 2015.

Mueller M, Strobl R, Jahn K, Linkohr B, Peters A, Grill E. Burden of disability attributable to vertigo and dizziness in the aged: results from the KORA-Age study. Eur J Public Health 2014; 24(5): 802–807.

Murdin L, Hussain K, Schilder AG. Betahistine for symptoms of vertigo. Cochrane Database Syst Rev 2016; 6: CD010696.

Nakayama M, Epley JM. BPPV and variants: improved treatment results with automated, nystagmus-based repositioning. Otolaryngol Head Neck Surg 2005; 133(1): 107–112.

Nauta JJ. Meta-analysis of clinical studies with betahistine in Meniere's disease and vestibular vertigo. Eur Arch Otorhinolaryngol 2014; 271(5): 887–897.

Neugebauer H, Adrion C, Glaser M, Strupp M. Long-term changes of central ocular motor signs in patients with vestibular migraine. Eur Neurol 2013; 69(2): 102–107.

Neuhauser HK. Epidemiology of vertigo. Curr Opin Neurol 2007; 20(1): 40–46.

Nuti D, Agus G, Barbieri MT, Passali D. The management of horizontal-canal paroxysmal positional vertigo. Acta Otolaryngol 1998; 118(4): 455–460.

Nuti D, Vannucchi P, Pagnini P. Benign paroxysmal positional vertigo of the horizontal canal: A form of canalolithiasis with variable clinical features. J Vestibular Res Equilib Orientat 2000; 6(3): 173–184.

Obrist D, Hegemann S, Kronenberg D, Hauselmann O, Rosgen T. In vitro model of a semicircular canal: design and validation of the model and its use for the study of canalithiasis. J Biomech 2010; 43(6): 1208–1214.

Obrist D, Nienhaus A, Zamaro E, Kalla R, Mantokoudis G, Strupp M. Determinants for a Successful Semont Maneuver: An In vitro Study with a Semicircular Canal Model. Front Neurol 2016; 7: 150.

Oh HJ, Kim J S, Han B I, Lim J G. Predicting a successful treatment in posterior canal benign paroxysmal positional vertigo. Neurology 2007; 68(15): 1219–1222.

Ophoff RA, Terwindt GM, Vergouwe MN, van-Eijk R, Oefner PJ, Hoffman SM, Lamerdin JE, Mohrenweiser HW, Bulman DE, Ferrari M, Haan J, Lindhout D, van-Ommen G J, Hofker MH, Ferrari MD, Frants RR. Familial hemiplegic migraine and episodic ataxia type-2 are caused by mutations in the Ca2+ channel gene CACNL1A4. Cell 1996; 87(3): 543–552.

Pirodda A, Ferri GG, Raimondi MC, Borghi C. Diuretics in Meniere disease: a therapy or a potential cause of harm? Med Hypotheses 2011; 77(5): 869–871.

Postema RJ, Kingma CM, Wit HP, Albers FW, Van Der Laan BF. Intratympanic gentamicin therapy for control of vertigo in unilateral Menire's disease: a prospective, double-blind, randomized, placebo-controlled trial. Acta Otolaryngol 2008; 128(8): 876–880.

Pullens B, Giard JL, Verschuur HP, van Benthem PP. Surgery for Meniere's disease. Cochrane Database Syst Rev 2010; 1: CD005395.

Pullens B, van Benthem PP. Intratympanic gentamicin for Meniere's disease or syndrome. Cochrane Database Syst Rev 2011; 3: CD008234.

Radtke A, von BM, Tiel-Wilck K, Mainz-Perchalla A, Neuhauser H, Lempert T. Self-treatment of benign paroxysmal positional vertigo: Semont maneuver vs Epley procedure. Neurology 2004; 63(1): 150–152.

Rajguru SM, Ifediba MA, Rabbitt RD. Biomechanics of horizontal canal benign paroxysmal positional vertigo. J Vestib Res 2005; 15(4): 203–214.

Rieger A, Mansmann U, Maier W, Seitz L, Brandt T, Strupp M, Bayer O. Management of patients with the cardinal symptom dizziness or vertigo. Gesundheitswesen 2014; 76(6): e32–e38.

Roberts RA, Gans RE, DeBoodt JL, Lister JJ. Treatment of benign paroxysmal positional vertigo: necessity of post-maneuver patient restrictions. J Am Acad Audiol 2005; 16(6): 357–366.

Ruckenstein MJ, Shepard NT. The canalith repositioning procedure with and without mastoid oscillation for the treatment of benign paroxysmal positional vertigo. ORL J Otorhinolaryngol Relat Spec 2007; 69(5): 295–298.

Schaaf H, Hesse G. Patients with long-lasting dizziness: a follow-up after neurotological and psychotherapeutic inpatient treatment after a period of at least 1 year. Eur Arch Otorhinolaryngol 2015; 272(6): 1529–1535.

Schmid G, Henningsen P, Dieterich M, Sattel H, Lahmann C. Psychotherapy in dizziness: a systematic review. J Neurol Neurosurg Psychiatry 2011; 82(6): 601–606.

Schniepp R, Strupp M, Wuehr M, Jahn K, Dieterich M, Brandt T, Feil K. Acetyl-DL-leucine improves gait variability in patients with cerebellar ataxia-a case series. Cerebellum Ataxias 2016; 3: 8.

Schniepp R, Wuehr M, Neuhaeusser M, Benecke AK, Adrion C, Brandt T, Strupp M, Jahn K. 4-aminopyridine and cerebellar gait: a retrospective case series. J Neurol 2012; 259(11): 2491–2493.

Sekitani T, Imate Y, Noguchi T, Inokuma T. Vestibular neuronitis: epidemiological survey by questionnaire in Japan. Acta Otolaryngol (Stockh) Suppl 1993; 503: 9–12.

Semont A, Freyss G, Vitte E. Curing the BPPV with a liberatory maneuver. Adv Otorhinolaryngol 1988; 42: 290–293.

Sharon JD, Trevino C, Schubert MC, Carey JP. Treatment of Meniere's Disease. Curr Treat Options Neurol 2015; 17(4): 341.

Shim DB, Ko KM, Lee JH, Park HJ, Song MH. Natural history of horizontal canal benign paroxysmal positional vertigo is truly short. J Neurol 2015; 262(1): 74–80.

Staab JP, Ruckenstein MJ. Expanding the differential diagnosis of chronic dizziness. Arch Otolaryngol Head Neck Surg 2007; 133(2): 170–176.

Steddin S, Brandt T. Horizontal canal benign paroxysmal positioning vertigo (h-BPPV): transition of canalolithiasis to cupulolithiasis. Ann Neurol 1996; 40(6): 918–922.

Steenerson RL, Cronin GW, Marbach PM. Effectiveness of treatment techniques in 923 cases of benign paroxysmal positional vertigo. Laryngoscope 2005; 115(2): 226–231.

Steenerson RL, Cronin GW. Comparison of the canalith repositioning procedure and vestibular habituation training in forty patients with benign paroxysmal positional vertigo. Otolaryngol Head Neck Surg 1996; 114(1): 61–64.

Stokroos R, Kingma H. Selective vestibular ablation by intratympanic gentamicin in patients with unilateral active Meniere's disease: a prospective, double-blind, placebo-controlled, randomized clinical trial. Acta Otolaryngol 2004; 124(2): 172–175.

Strupp M, Arbusow V, Maag KP, Gall C, Brandt T. Vestibular exercises improve central vestibulospinal compensation after vestibular neuritis. Neurology 1998; 51(3): 838–844.

Strupp M, Brandt T, Steddin S. Horizontal canal benign paroxysmal positioning vertigo: reversible ipsilateral caloric hypoexcitability caused by canalolithiasis? Neurology 1995; 45(11): 2072–2076.

Strupp M, Cnyrim C, Brandt T. Vertigo and dizziness: Treatment of benign paroxysmal positioning vertigo, vestibular neuritis and Menère's disease. In: Evidence-based Neurology – Management of neurological disorders. (Ed. Candelise L). Oxford: Blackwell Publishing; 2007a. 59–69.

Strupp M, Dieterich M, Brandt T, Feil K. Therapy of Vestibular Paroxysmia, Superior Oblique Myokymia, and Ocular Neuromyotonia. Curr Treat Options Neurol 2016; 18(7): 34.

Strupp M, Fischer C, Hanss L, Bayer O. The takeaway Frenzel goggles: a Fresnel-based device. Neurology 2014a; 83(14): 1241–1245.

Strupp M, Hufner K, Sandmann R, Zwergal A, Dieterich M, Jahn K, Brandt T. Central oculomotor disturbances and nystagmus: a window into the brainstem and cerebellum. Dtsch Arztebl Int 2011a; 108(12): 197–204.

Strupp M, Kalla R, Claassen J, Adrion C, Mansmann U, Klopstock T, Freilinger T, Neugebauer H, Spiegel R, Dichgans M, Lehmann-Horn F, Jurkat-Rott K, Brandt T, Jen JC, Jahn K. A randomized trial of 4-aminopyridine in EA2 and related familial episodic ataxias. Neurology 2011b; 77(3): 269–275.

Strupp M, Kalla R, Dichgans M, Freilinger T, Glasauer S, Brandt T. Treatment of episodic ataxia type 2 with the potassium channel blocker 4-aminopyridine. Neurology 2004a; 62(9): 1623–1625.

Strupp M, Kremmyda O, Adamczyk C, Bottcher N, Muth C, Yip C W, Bremova T. Central ocular motor disorders, including gaze palsy and nystagmus. J Neurol 2014b; 261 (Suppl 2): 542–558.

Strupp M, Lopez-Escamez JA, Kim JS, Straumann D, Jen JC, Carey J, Bisdorff A, Brandt T. Vestibular paroxysmia: diagnostic criteria. J Vestib Res 2016; 26: 409–415

Strupp M, Magnusson M. Acute Unilateral Vestibulopathy. Neurol Clin 2015; 33(3): 669–685.

Strupp M, Schuler O, Krafczyk S, Jahn K, Schautzer F, Buttner U, Brandt T. Treatment of downbeat nystagmus with 3,4-diaminopyridine: a placebo-controlled study. Neurology 2003; 61(2): 165–170.

Strupp M, Teufel J, Habs M, Feuerecker R, Muth C, van de Warrenburg B P, Klopstock T, Feil K. Effects of acetyl-DL-leucine in patients with cerebellar ataxia: a case series. J Neurol 2013a; 260(10): 2556–2561.

Strupp M, Teufel J, Zwergal A, Schniepp R, Khodakhah K, Feil K. Aminopyridines for the treatment of neurological disorders. Neurology Clinical Practice 2017; 7: 65–78.

Strupp M, von Stuckrad-Barre S, Brandt T, Tonn J C. Teaching NeuroImages: Compression of the eighth cranial nerve causes vestibular paroxysmia. Neurology 2013b; 80(7): e77.

Strupp M, Zingler VC, Arbusow V, Niklas D, Maag KP, Dieterich M, Bense S, Theil D, Jahn K, Brandt T. Methylprednisolone, valacyclovir, or the combination for vestibular neuritis. N Engl J Med 2004b; 351(4): 354–361.

Strupp M, Zwergal A, Brandt T. Episodic ataxia type 2. Neurotherapeutics 2007b; 4(2): 267–273.

Strupp M, Zwergal A, Feil K, Bremova T, Brandt T. Pharmacotherapy of vestibular and cerebellar disorders and downbeat nystagmus: translational and back-translational research. Ann N Y Acad Sci 2015; 1343(1): 27–36.

Su P, Liu YC, Lin HC. Risk factors for the recurrence of post-semicircular canal benign paroxysmal positional vertigo after canalith repositioning. J Neurol 2016; 263(1): 45–51.

Talaat HS, Abuhadied G, Talaat AS, Abdelaal MS. Low bone mineral density and vitamin D deficiency in patients with benign positional paroxysmal vertigo. Eur Arch Otorhinolaryngol 2015; 272(9): 2249–2253.

Talaat HS, Kabel AM, Khaliel LH, Abuhadied G, El-Naga HA, Talaat AS. Reduction of recurrence rate of benign paroxysmal positional vertigo by treatment of severe vitamin D deficiency. Auris Nasus Larynx 2016; 43(3): 237–241.

Tarnutzer AA, Lee SH, Robinson KA, Kaplan PW, Newman-Toker DE. Clinical and electrographic findings in epileptic vertigo and dizziness: a systematic review. Neurology 2015; 84(15): 1595–1604.

Taylor RL, McGarvie LA, Reid N, Young AS, Halmagyi GM, Welgampola MS. Vestibular neuritis affects both superior and inferior vestibular nerves. Neurology 2016; 87(16): 1704–1712.

Teive HA, Ashizawa T. Primary and secondary ataxias. Curr Opin Neurol 2015; 28(4): 413–422.

Thirlwall AS, Kundu S. Diuretics for Meniere's disease or syndrome. Cochrane Database Syst Rev 2006; 3: CD003599.

Tschan R, Eckhardt-Henn A, Scheurich V, Best C, Dieterich M, Beutel M. Steadfast – effectiveness of a cognitive-behavioral self-management program for patients with somatoform vertigo and dizziness. Psychother Psychosom Med Psychol 2012; 62(3–4): 111–119.

van Sonsbeek S, Pullens B, van Benthem PP. Positive pressure therapy for Meniere's disease or syndrome. Cochrane Database Syst Rev 2015; 3: CD008419.

Vannucchi P, Giannoni B, Pagnini P. Treatment of horizontal semicircular canal benign paroxysmal positional vertigo. J Vestib Res 1997; 7(1): 1–6.

Viana LM, Bahmad F, Jr., Rauch SD. Intratympanic gentamicin as a treatment for drop attacks in patients with Meniere's disease. Laryngoscope 2014; 124(9): 2151–2154.

von Brevern M, Bertholon P, Brandt T, Fife T, Imai T, Nuti D, Newman-Toker D. Benign paroxysmal positional vertigo: Diagnostic criteria. J Vestib Res 2015; 25(3–4): 105–117.

von Brevern M, Radtke A, Lezius F, Feldmann M, Ziese T, Lempert T, Neuhauser H. Epidemiology of benign paroxysmal positional vertigo: a population based study. J Neurol Neurosurg Psychiatry 2007; 78(7): 710–715.

von Brevern M, Seelig T, Radtke A, Tiel-Wilck K, Neuhauser H, Lempert T. Short-term efficacy of Epley's manoeuvre: a double-blind randomised trial. J Neurol Neurosurg Psychiatry 2006; 77(8): 980–982.

Wagner JN, Glaser M, Brandt T, Strupp M. Downbeat nystagmus: aetiology and comorbidity in 117 patients. J Neurol Neurosurg Psychiatry 2008; 79(6): 672–677.

Watson GJ, Nelson C, Irving RM. Is low-dose intratympanic gentamicin an effective treatment for Meniere's disease: the Birmingham experience. J Laryngol Otol 2015; 129(10): 970–973.

WHO. International classification of diseases. Persistent postural-perceptual dizziness. WHO 2015; 11th edition.

Woodworth BA, Gillespie M B, Lambert P R. The canalith repositioning procedure for benign positional vertigo: a meta-analysis. Laryngoscope 2004; 114(7): 1143–1146.

Yamanaka T, Shirota S, Sawai Y, Murai T, Fujita N, Hosoi H. Osteoporosis as a risk factor for the recurrence of benign paroxysmal positional vertigo. Laryngoscope 2013; 123(11): 2813–2816.

Yimtae K, Srirompotong S, Srirompotong S, Sae-Seaw P. A randomized trial of the canalith repositioning procedure. Laryngoscope 2003; 113(5): 828–832.

Yip C W, Glaser M, Frenzel C, Bayer O, Strupp M. Comparison of the Bedside Head-Impulse Test with the Video Head-Impulse Test in a Clinical Practice Setting: A Prospective Study of 500 Outpatients. Front Neurol 2016; 7: 58.

Zingler VC, Cnyrim C, Jahn K, Weintz E, Fernbacher J, Frenzel C, Brandt T, Strupp M. Causative factors and epidemiology of bilateral vestibulopathy in 255 patients. Ann Neurol 2007; 61(6): 524–532.

Zingler VC, Weintz E, Jahn K, Mike A, Huppert D, Rettinger N, Brandt T, Strupp M. Follow-up of vestibular function in bilateral vestibulopathy. J Neurol Neurosurg Psychiatry 2008; 79: 284–288.

Zwergal A, Buttner-Ennever J, Brandt T, Strupp M. An ipsilateral vestibulothalamic tract adjacent to the medial lemniscus in humans. Brain 2008; 131: 2928–2935.

Zwergal A, Rettinger N, Frenzel C, Frisen L, Brandt T, Strupp M. A bucket of static vestibular function. Neurology 2009; 72: 1689–1692.

# B 6 Tinnitus

*von D. Huppert, H.-C. Diener und J. Schipper**



## B 6.1 Klinik

Tinnitus ist die Wahrnehmung eines Ohrgeräusches ohne externe auditive Quelle (»subjektiver Tinnitus«). Bei der akuten Form sind die Ohrgeräusche innerhalb von 3 Monaten reversibel, bei der chronischen Form bestehen sie mindestens 3 Monate. Ein akutes Ohrgeräusch geht meist mit Hörverlust einher, der auch ohne subjektive Beschwerden audiometrisch erfassbar ist (DGHNO 2014). Deshalb gilt Tinnitus als Hörsturzäquivalent (Hesse 2015). Der chronische Tinnitus beruht häufig auf einem primär pathophysiologischen Prozess im Ohr (DGHNO 2015). Neuroplastische Prozesse, deren Nachweis mittels funktionalem MRT erfolgte (Raghavan et al. 2016), führen zu einer Hyperexzitabilität des zentralen auditorischen Systems und einer kognitiven Sensibilisierung, die die Chronifizierung und einen »circulus vitiosus« mit eskalierendem Leidensdruck anstoßen können (Hesse 2015). Dann finden sich gehäuft psychiatrische Begleitsymptome wie Angststörungen und depressive Störungen. Psychiatrische Komorbidität, mit wesentlich beeinträchtigter Lebensqualität und hohem Leidensdruck klassifiziert den Tinnitus als dekompensiert, und unterscheidet sich darin von der kompensierten Form (DGHNO 2015). Ätiologisch sind otogene Störungen (z. B. Presbyakusis, Autoimmunkrankheiten, M. Menière), neurologische Erkrankungen (z. B. Vestibularisschwannom, Meningeom, neurovaskuläre Kompression des VIII. Hirnnervs), Infektionen (z. B. Virusinfektionen, Otitis media), Medikamente (z. B. Aminoglykoside, Chemotherapeutika) oder, ohne dass sich hierfür eine pathophysiologische Erklärung aufdrängt, Kiefergelenkstörungen bekannt (Baguley et al. 2013; Langguth et al. 2013).

Die Diagnostik umfasst die eingehende Anamnese, eine HNO-ärztliche und neurologische Untersuchung, Tonaudiometrie, Bestimmung von Tinnituslautheit und Frequenzcharakteristik mittels Schmalbandrauschen und Sinustönen, Bestimmung des minimalen Maskierungspegels sowie Tympanometrie, bei Begleitsymptomen ggf. Vestibularisprüfung oder Bildgebung (cMRT ohne/mit Kontrastmittel (KM), Innenohr-MRT). Sollten klickende bzw. pulssynchrone Geräusche gehört werden, somit eine körpereigene Schallquelle im oder in der Nähe des Ohres vorliegen, spricht man von »objektivem Tinnitus«, der weiterer Diagnostik bedarf. In diesem Falle empfehlen wir, die in **Tab. B 6.1** genannten diagnostischen Maßnahmen durchzuführen, um Gefäßveränderungen oder eine neurovaskuläre Kompression auszuschließen (Levine und Oron 2015; Raghavan et al. 2016).

## B 6.2 Epidemiologie und Verlauf

Die Prävalenz wird zwischen 10 und 15 % unter Erwachsenen ohne Geschlechtspräferenz angegeben, sie steigt mit zunehmendem Alter bis 70 Jahre an. Bei 1,5 % der Bevölkerung ist die Lebensqualität deutlich beeinträchtigt. Risikofaktoren der Erkrankung sind insbesondere Hörverlust, daneben Adipositas, Rauchen, Alkoholkonsum und arterielle Hypertonie. Möglicherweise besteht eine genetische Prädisposition. Medikamente können Tinnitus triggern (Baguley et al. 2013). Die Wahrscheinlichkeit psychiatrischer komorbider Störungen korreliert mit der psychosozialen Belastetheit.

## B 6.3 Therapeutische Prinzipien

Die Behandlung orientiert sich bei der akuten und chronischen Form an Dauer, Leidensdruck und Auswirkungen auf die Lebensqualität. Bei Erstma-

**Tab. B 6.1:** Diagnostische Maßnahmen bei pulssynchronem/klickendem Tinnitus

| Klinik | Mögliche Ursachen | Diagnostische Maßnahmen |
|---|---|---|
| Pulssynchroner Tinnitus | Intrakranielle Stenosen<br>Hochstehender Bulbus venae jugularis<br>Durale arteriovenöse Fisteln<br>Arteriovenöse Malformationen | • Dopplersonographie extra- und intrakraniell (inkl. A. occipitalis)<br>• cCT- oder cMR-Angiographie (bei V. a. Gefäßanomalien auch mittels neuer Techniken wie 4-dimensionaler Darstellung oder SWI-MR-Darstellung) |
| + Auskultierbares Geräusch an der Schädelkalotte | | Selektive Katheterangiographie in digitaler Subtraktionstechnik |
| Klickender/ rhythmischerTinnitus | Neurovaskuläre Kompression des VIII. Hirnnervs | cMRT inkl. CISS- bzw. FIESTA-Sequenzen, ggf. Innenohr-MRT mit KM |

* Autor dieses Kapitels in der 6. Auflage: J. Schipper.

nifestation ist die Remissionsrate hoch, spontan oder mit medikamentöser Unterstützung (Hesse 2015). Bei der akuten Form mit ausgeprägtem Hörverlust wird leitliniengemäß (DGHNO 2014) eine höher dosierte Glukokortikosteroidtherapie (oral, alternativ intratympanal) (↑, B) trotz kaum überzeugender Studienlage empfohlen (Wei et al. 2013). Vasodilatatoren oder Rheologika werden nicht mehr empfohlen.
Ziel der Therapie der chronischen Form ist eine Milderung der subjektiven Fokussierung auf das Symptom »Tinnitus«. Begleitsymptome wie Angst oder depressive Syndrome und assoziierte Erkrankungen sollten entsprechend den Therapieempfehlungen behandelt, Medikamente mit der Nebenwirkung Tinnitus umgesetzt werden. Das Spektrum therapeutischer Maßnahmen ist breit, obwohl ein Effizienznachweis nur bei wenigen geführt werden konnte, wie Metaanalysen der letzten Jahre zeigten.

### B 6.3.1 Störungsedukative Beratung, kognitive Verhaltenstherapie, Selbsthilfe

Aufklärung über die zugrundeliegende Ätiopathogenese und tinnitusverstärkende Faktoren sowie Beratung hinsichtlich Prognose, persönlicher Einfluss- und Bewertungsmomente und individueller Bewältigungsmechanismen sollten stets erste Intervention sein, auch wenn ihre störungsmitigierende Wirksamkeit nur in Verbindung mit anderen psychotherapeutischen Verfahren untersucht wurde (↔, A) (Zenner et al. 2013). Die kognitive Verhaltenstherapie ist das psychotherapeutische Verfahren, das sich am effektivsten hinsichtlich Wirksamkeit auf Belastung durch Tinnitus und Lebensqualität erwiesen hat. Sie zielt darauf ab, die Aufmerksamkeit des Patienten auf die Beschwerden zu reduzieren und Fehlattribuierungen zu modifizieren, indem dysfunktionale Gedankenmuster identifiziert, auf eine realistische Einschätzung (Dekatastrophisierung) überprüft und störungsbezogen neu bewertet werden (Cima et al. 2014). Das strukturierte und manualisierte Vorgehen in Gruppen- oder Einzeltherapie erfüllt nach systematischen Reviews auf der Basis kontrollierter, randomisierter Studien die höchste Evidenzstärke (↑↑, A) (DGHNO 2015). Ob ein Selbsttraining auf Basis der kognitiven Verhaltenstherapie mittels schriftlicher oder Internetbasierter Lernmaterialien ohne persönlichen Therapeutenkontakt wirkt, ist noch offen (Nyenhuis et al. 2013).
Selbsthilfeorganisationen (Deutsche Tinnitus-Liga e.V., http://www.tinnitus-liga.de/index.php) haben durch Informationsaustausch zwischen den Betroffenen und durch ihre Beratungsfunktion vermutlich einen positiven Effekt auf die subjektive Belastung.

### B 6.3.2 Hörtherapeutische Maßnahmen

Eine übungsorientierte Audiotherapie mit dem Ziel, die Fähigkeiten der zentralen Hörverarbeitung wie Richtungshören und die Differenzierung bei Umgebungsgeräuschen zu verbessern und v. a. ein Überhören des Tinnitus zu erreichen, zeigte in einer Metaanalyse eine Verbesserung bezüglich der Tinnitusbelastung. Wegen des niedrigen methodischen Niveaus der Studien wurde diese Therapieform nur mit schwacher Evidenz bewertet, eine Empfehlung bleibt offen. Zur Wirksamkeit von konventionellen Hörgeräten liegen Studien vor, die eine schwache bis mäßige Evidenz zeigen, eine Empfehlung für die Verwendung von Hörgeräten wird hieraus nicht abgeleitet (DGHNO 2015). Eine Übersicht zum Effekt von Cochlea-Implantaten ergab, dass keine Studien mit hohem Evidenzgrad existieren (Ramakers et al. 2015). Dennoch besserte sich ein Tinnitus bei Patienten, die auf Grund einer ein- oder beidseitigen Hörminderung ein Cochlea-Implantat bekamen (Ramakers et al. 2015), sodass dieses Verfahren bei gleichzeitig vorhandener deutlicher Hörminderung bzw. Ertaubung empfohlen wird (↑, B) (DGHNO 2015). Ein bis dahin nicht wahrgenommener Tinnitus kann allerdings durch Einsetzen eines Cochlea-Implantates erst induziert werden. Ein positiver Effekt durch Rausch-CDs bzw. Rauschgeneratoren, die Ohrgeräusche maskieren, wurde in verschiedenen Studien beschrieben. Eine Cochrane-Metaanalyse konnte jedoch keine messbare Veränderung feststellen, sodass eine Empfehlung ebenfalls nicht ausgesprochen werden kann (DGHNO 2015).

### B 6.3.3 Medikamentöse Therapie

Zur Behandlung des chronischen Tinnitus wurden in den letzten Jahren viele pharmakotherapeutische Studien durchgeführt, ohne in kontrollierten, randomisierten Studien mit ausreichender Patientenzahl oder in Metaanalysen reproduzierbare positive Ergebnisse nachweisen zu können. Untersucht wurden Glukokortikosteroide (Lavigne et al. 2015), Antikonvulsiva (Hoekstra et al. 2011), Glutamatantagonisten, Zink, Melatonin, Nikotinamid, Ginkgo biloba (DGHNO 2015) und Antidepressiva (Baldo et al. 2012). Letztere haben Bedeutung vor allem bei komorbiden Angststörungen, depressiven Syndromen und Schlafstörungen. Ihr Einsatz erfolgt entsprechend den Leitlinien dieser Erkrankungen und könnte sich durch Beeinflussung der psychiatrischen Symptome positiv auf den Tinnitus auswirken.

### B 6.3.4 Elektromagnetische Verfahren

Die transkranielle elektromagnetische Stimulation temporaler und temporoparietaler Hirnregionen soll über Neuromodulation Tinnitus bessern. Einschlägige Studien zeigten zwar eine kurzfristige Besserung, eine Langzeitwirkung ist in prospektiven kontrollierten Studien mit großen Patientenzahlen noch nicht hinreichend untersucht (Peng et al. 2012). Das gleiche gilt für die transkranielle Gleichstromstimulation, für die eine Metaanalyse einen positiven Einfluss auf die Tinnitusintensität nahelegte (Song et al. 2012). Bei mäßiger Evidenz müssen Empfehlungen zum jetzigen Zeitpunkt offen bleiben. Keine Empfehlung, da bislang nur in einzelnen Pilotstudien untersucht, kann derzeit für andere elektrische Stimulationsverfahren wie transkutane Elektrostimulation im Bereich des Ohres oder der HWS sowie Vagusnervstimulation ausgesprochen werden (DGHNO 2015).

### B 6.3.5 Weitere Therapieverfahren

*Musiktherapie:* Hier soll nach individueller Beratung und Analyse von Tinnitus und Hörverhalten die Verarbeitung auditiver Reize mit dem Ziel der Tinnitusreduktion verändert werden. Nach mehreren Anwendungsbeobachtungen wird derzeit eine randomisierte, kontrollierte, doppelblinde klinische Studie an einer größeren Patientenzahl durchgeführt (Pantev et al. 2014). Eine evidenzbasierte Empfehlung für diese Therapieform kann derzeit nicht ausgesprochen werden (DGHNO 2015). Inzwischen wird auch eine sog. Tinnitus-Track-App angeboten. Die Nutzungskosten werden trotz fehlender Evidenz überraschenderweise von einigen Krankenkassen übernommen.
*Akupunktur:* Eine systematische Metaanalyse vorliegender Studien konnte keine signifikante Wirksamkeit nachweisen (Kim et al. 2012), sodass dieses Therapieverfahren nicht empfohlen wird (DGHNO 2015). Allerdings konnte eine weitere kürzlich erschienene Metaanalyse dies dahingehend einschränken, dass Akupunktur für wenige Patienten mit therapieresistentem Tinnitus eine Therapieoption darstellen könnte.
*Akustische Neuromodulation:* Sie soll »falsch« synchronisierte zentrale Erregungskreise beseitigen und wurde bislang nur an kleinen Patientengruppen getestet. Eine erste randomisierte, Placebo-kontrollierte Studie zeigte statistisch signifikante Verbesserungen (Tass et al. 2012). Große Phase-III-Studien sind wegen der Insolvenz des Herstellers des Verfahrens nicht zu erwarten.
*Transkutane niederfrequente Neuromodulation:* Sie soll bestimmte zentralnervöse Erregungscluster modulieren, u. a. beim Tinnitus, z. B. mittels eines Stimulators der Fa. Thync®. Hier fehlt bisher jegliche klinische Evidenz.
*Hypnose:* Das Suggestionsverfahren versucht bei ätiologischer Annahme einer zentralen Verarbeitungsstörung, die auf dysfunktionale Attribuierungen affektiv hoch aufgeladener Erlebnisse zurückzuführen ist, hierdurch induzierte somatisierte Wahrnehmungsschleifen aufzulösen. Die kognitive Verhaltenstherapie greift hier erfahrungsgemäß nicht. Evidenz-basierte Studien liegen bislang nicht vor.

### B 6.3.6 Ausblick

Ein neuer experimenteller Ansatz basiert auf auditiver und visueller räumlicher virtueller Realität. In einer ersten Studie wurde dieses Verfahren mit der kognitiven Verhaltenstherapie verglichen, wobei sich in beiden Gruppen eine ähnliche Effektivität fand (Malinvaud et al. 2016). Ein neues Verfahren mit Prüfungsbedarf ist die tiefe Hirnstimulation vor dem Hintergrund einer Hyperexzitabilität im zentralen auditorischen System. In subkortikalen auditorischen und nicht-auditorischen Regionen fanden sich erhöhte Spontanaktivität und neuronale Synchronisierung, die mit Erreichen des auditorischen Kortex als »Phantomgeräusch« wahrgenommen werden. Die tiefe Hirnstimulation soll dieser pathologischen Zellaktivität entgegenwirken, wobei der optimale Stimulationsort offen ist. Zwei Studien berichten über positive Effekte bei Stimulation im Nucleus ventralis intermedius des Thalamus bei sieben Patienten, im Nucleus caudatus bei sechs Patienten (Smit et al. 2015).

## B 6.4 Pragmatische Therapie

### B 6.4.1 Akuter Tinnitus

Flankiert von einem beratenden Gespräch kann mit Glukokortikosteroiden in höherer Dosierung (3 Tage à 250 mg Prednisolon bzw. ein anderes Glokokortikosteroid von äquivalenter Dosis) behandelt werden (↑, B). Ausschleichen ist nicht erforderlich. Alternativ können Glukokortikoide intratympanal angewendet werden (4-malige Gabe von 40 mg/ml Methylprednisolon über 14 Tage) (DGHNO 2014).

### B 6.4.2 Chronischer Tinnitus

Eine störungsedukative Beratung ist die Basisintervention (↔, A). Sie soll dem Patienten ein Krankheitsmodell vermitteln, individuelle Vorstellungen über die Erkrankung eruieren, ggf. korrigieren und auf diese Weise zum Abbau von Ängsten, z. B. an einer gefährlichen Krankheit zu leiden, beitragen. Zum anderen sollen Lebenssituationen exploriert und mit der jeweiligen subjektiven Belastung durch den Tinnitus abgeglichen werden. Inhalte der Beratung sind die Vermittlung einer positiven Grundhaltung gegenüber der Störung, deren Therapierbarkeit, sowie die Option selbstwirksamer Interventionen wie Modifikationen der Lebensführung, Vermeidung von Stille und akustische Umgebungsgestaltung (angenehme Eindrücke, z. B. Naturklänge).
Die manualisiert-strukurierte, tinnitusspezifische kognitive Verhaltenstherapie ist die Therapieform, die sich am effektivsten hinsichtlich Tinnitusbelastung und Lebensqualität erwiesen hat (↑↑, A). Ein validiertes Therapiemanual steht zur Verfügung. Die Therapie kann als Einzel- oder Gruppentherapie durchgeführt werden. In der Regel wird sie ambulant erfolgen, ein stationärer Aufenthalt muss bei Patienten mit schwerem dekompensiertem Tinnitus mit ausgeprägter psychiatrischer Begleitsymptomatik erwogen werden. Ziel ist eine allmähliche Habituation an den Tinnitus. Die Notwendigkeit für den Patienten, aktiv an der Therapieform mitzuwirken, ist zu unterstreichen. Auf Tinnitus spezialisierte Verhaltenstherapeuten können über die Deutsche Tinnitus-Liga e. V. (s. o.) erfragt werden.
Eine begleitende hochgradige Schwerhörigkeit oder Taubheit, ein- oder beidseitig, kann mittels Hörgerät oder Cochleaimplantat behandelt werden (↑, B). Ob eine manualisierte Hörtherapie im Ein-

**Tab. B 6.2:** Evidenzklassen und Empfehlungsstärken in der Tinnitustherapie

| | Verfahren/Therapie | Evidenzklasse | Empfehlungsstärke |
|---|---|---|---|
| **Akuter Tinnitus** | Glukokortikosteroidtherapie bei ausgeprägtem Hörverlust | ↑ | B |
| **Chronischer Tinnitus** | Störungsedukative Beratung | ↔ | A |
| | Kognitive Verhaltenstherapie | ↑↑ | A |
| | Hörgeräteversorgung bzw. Cochleaimplantat bei begleitender hochgradiger Schwerhörigkeit oder Taubheit | ↑ | B |

zelfall helfen und somit empfohlen werden kann, muss bei der derzeitigen Studienlage offen bleiben. Psychiatrische Komorbiditäten wie depressive Syndrome und Angststörungen sollen entsprechend den Leitlinien behandelt werden. Gleiches gilt für Erkrankungen wie M. Menière, Vestibularisschwannom und neurovaskuläre Kompression des VIII. Hirnnervs (eine mikrovaskuläre Dekompressionsoperation bringt hier nur sehr protrahierte Besserungen; De Ridder et al. 2012). Bei pathologischen Befunden an Kauapparat und Kiefer, z. B. kraniomandibuläre Dysfunktionen, die zu einer feststellbaren Tinnitusmodulation über einen Zeitraum von bis zu 6 Monaten führen, sind in Einzelfällen zahnärztliche Maßnahmen sinnvoll (DGHNO 2015). Eine Übersicht zur Therapie des akuten und chronischen Tinnitus gibt **Tab. B 6.2**.

## B 6.5 Unwirksam, obsolet

Eine tinnitusspezifische Arzneimitteltherapie einschließlich pflanzlicher Präparate wie Ginkgo biloba wurde in keiner Studie als wirksam belegt. Transkranielle Magnetstimulation, transkranielle Gleichstrombehandlung, transkutane niederfrequente Neuromodulation, Anwendung hyperbaren Sauerstoffs, Akupunktur, Hypnose und Musiktherapie konnten ihre Wirksamkeit ebenfalls nicht nachweisen. Die sog. Retraining-Therapie, eine Kombination aus Beratung und frequenzmoduliertem Rauschen, die im anglo-amerikanischen Raum entwickelt wurde, erwies sich in einer Cochrane-Analyse ebenfalls als nicht effizient, sie wird deshalb nicht mehr empfohlen (DGHNO 2015).

## Literatur


Baguley D, McFerran D, Hall D. Tinnitus. Lancet 2013; 382: 1600–1607.

Baldo P, Doree C, Molin P, McFerran D, Cecco S. Antidepressants for patients with tinnitus. Cochrane Database Syst Rev 2012; 9: CD003853.

Cima RF, Andersson G, Schmidt CJ, Henry JA. Cognitive-behavioral treatments for tinnitus: a review of the literature. J Am Acad Audiol 2014; 25: 29–61.

De Ridder D, Vanneste S, Adrianensens I, Lee APK, van de Heyning P, Möller A. Vascular compression of the cochlear nerve and tinnitus: a pathophysiological investigation. Acta Neurochir 2012; 154: 807–813.

Deutsche Gesellschaft für Hals-Nasen-Ohren-Heilkunde (DGHNO), Kopf- und Halschirurgie. AWMF online. AWMF-Leitlinien-Reg-Nr. 017/010, Klasse: S1. Hörsturz. 2014 (http://www.awmf.org/leitlinien/detail/II/017-010.html. Zuletzt aufgerufen 30. 08. 2017).

Deutsche Gesellschaft für Hals-Nasen-Ohren-Heilkunde (DGHNO), Kopf- und Halschirurgie. AWMF online. AWMF-Leitlinien-Reg-Nr. 017/064, Klasse: S3. Chronischer Tinnitus. 2015 (http://www.awmf.org/leitlinien/detail/II/017-064.html. Zuletzt aufgerufen 30. 08. 2017).

Hesse G. Neueste Behandlungsansätze bei chronischem Tinnitus. HNO 2015; 63: 283–290.

Hoekstra CE, Rynja SP, van Zanten GA, Rovers MM. Anticonvulsants for Tinnitus. Cochrane Database Syst Rev 2011; 6: CD007960.

Kim JI, Choi JY, Lee DH, Choi TY, Lee MS, Ernst E. Acupuncture for the treatment of tinnitus: a systematic review of randomized clinical trials. BMC Complement Altern Med 2012; 12: 97. doi: 10.1186/1472-6882-12-97.

Langguth B, Kreuzer PM, Kleinjung T, De Ridder D. Tinnitus: causes and clinical management. Lancet Neurol 2013; 12: 920–930.

Lavigne P, Lavigne F, Saliba I. Intratympanic corticosteroids injections: a systematic review of literature. Eur Arch Otorhinolaryngol 2015. Epub ahead of print. Eur Arch Otorhinolaryngol 2016; 273: 2271–2278.

Levine RA, Oron Y. Tinnitus. Handb Clin Neurol 2015; 129: 409–431.

Malinvaud D, Londero A, Niarra R, Peignard P, Warusfel O, Viaud-Delmon I, Chatellier G, Bonfils P. Auditory and visual 3D virtual reality therapy as a new treatment for chonic subjective tinnitus: results of a randomized controlled trial. Hear Res 2016; 333: 127–135.

Nyenhuis N, Golm D, Kröner-Herwig B. A sytematic review and meta-analysis on the efficacy of selp-help interventions in tinnitus. Cogn Behav Ther 2013a; 42: 159–169.

Pantev C, Rudack C, Stein A, Wunderlich R, Engell A, Lau P, Wollbrink A, Shaykevich A. Study protocol: Münster tinnitus randomized controlled clinical trial – 2013 based on tailor-made notched music training (TMNMT). BMC Neurol 2014; 14: 40.

Peng Z, Chen XQ, Gong SS. Effectiveness of repetitive transcranial magnetic stimulation for chronic tinnitus: a systematic review. Otolaryngol Head Neck Surg 2012; 147: 817–825.

Raghavan P, Steven A, Rath T, Gandhi D. Advanced Neuroimaging of Tinnitus. Neuroimaging Clin N Am. 2016 May; 26(2): 301–312. Clin N Am 2016; 26: 301–312. Epub 2016 Mar 5. Review. PubMed PMID: 27154611.

Ramakers GGJ, van Zon A, Stegeman I, Grolman W. The effect of cochlear implantation on tinnitus in patients with bilateral hearing loss. A systematic review. Laryngoscope 2015; 125: 2584–2592.

Smit JV, Janssen MLF, Schulze H, Jahanshahi A, Van Overbeck JJ, Temel Y, Stokroos RJ. Deep brain stimulation in tinnitus: Current and future perspectives. Brain Res 2015; 1608: 51–65.

Song JJ, Vanneste S, Van de Heyning P, De Ridder D. Transcranial direct current stimulation in tinnitus pa-

tients: a systemic review and meta-analysis. Sientific-WorldJournal 2012; 2012: 427941.
Tass PA, Adamchic I, Freund HJ, von Stackelbreg T, Hauptmann C. Rebuttal to reply by G. Rücker and G. Antes on Tass et al. »Counteracting tinnitus by acoustic coordinated reset neuromodulation«, Restorative neurology and neuroscience Vol. 30(2), 2012. Restor Neurol Neurosci 2013; 31: 235–237.
Wei BP, Stathopoulos D, O'Leary S. Steroids for idiopathic sudden sensorineural hearing loss. Cochrane Database Syst Rev 2013; 7: CD003998.
Zenner HP, Vontheim R, Zenner B, Leuchtweis R, Plontke SK, Torka W, Pogge S, Birbaumer N. Standardized tinnitus-specific individual cognitive-behavioral therapy: a controlled outcome study with 286 tinnitus patients. Hear Res 2013; 298: 117–125.

# B 7 Singultus/Schluckauf

*von M. Fetter und M. Gerwig*

## B 7.1 Klinik

Singultus (»Schluckauf«) ist ein meist harmloses, in der Regel spontan und ohne Therapie vorübergehendes motorisches Phänomen. Der prolongierte Singultus über Wochen und Monate ist sehr selten, stellt dann aber ein quälendes Symptom dar, das zu Erschöpfung, Handlungsunfähigkeit, Depression, Gewichtsverlust und Schlafentzug führen kann. Es handelt sich um eine heftige, unwillkürliche Inspiration durch Kontraktion der respiratorischen Muskulatur, die bei Feten und Neugeborenen sehr häufig, bei Kindern und Erwachsenen jedoch nur noch selten auftritt. Er findet sich bei sonst gesunden Personen attackenhaft für Minuten bis Stunden bei Aufregung, nach reichlichen Mahlzeiten oder dem Genuss kalter Getränke, scharfer Speisen und insbesondere von Alkohol. Verschiedene Ursachen können den Singultus auslösen (**Kasten B 7.1**). Die häufigsten sind im Gastrointestinaltrakt lokalisiert, hier wiederum spielt der ösophageale Reflux die wichtigste Rolle. Singultus kann auch als unerwünschte Nebenwirkung von Pharmaka auftreten, wie Chemotherapeutika (Marinella et al. 2009) und Kortikosteroiden (Gilbar und McPherson 2009). Generell findet sich eine Häufung bei fortgeschrittenen Tumorerkrankungen (Porzio et al. 2010). Singultus findet sich bei bis zu 20 % der Patienten mit M. Parkinson (Miwa und Kondo 2010). Detaillierte Anamnese und körperliche Untersuchung sollten die weiterführenden diagnostischen Maßnahmen steuern (z. B. Abdomensonographie, Thorax- oder kraniales CT bzw. MRI, Endoskopie inklusive pH-Messung und Manometrie) (Marsot-Dupuch et al. 1995, Chang et al. 2012).

Eine aussagekräftige Sammlung von Patienten mit Singultus, der länger als 48 Stunden dauerte, wurde schon von Souadjian und Cain publiziert (1968). Diese Studie umfasste 181 Männer, aber nur 39 Frauen. Überraschenderweise konnte bei 93 % der Männer, aber nur bei 8 % der Frauen eine organische Ursache gefunden werden.

## B 7.2 Pathophysiologie

Singultus beruht auf einer periodischen oder länger anhaltenden, synchronen, myoklonischen Kontraktion des Zwerchfells und häufig gleichzeitig der auxilliären Atemmuskulatur. Der Glottisschluss erfolgt schon nach 35 ms, wodurch der Lufteinstrom abrupt gestoppt wird und der typische »hicksende« Laut entsteht (Newsom Davis 1970). Verglichen mit der normalen Atemexkursion ist die Inspiration beschleunigt und verkürzt und die Exspiration blockiert. Ein wesentlicher respiratorischer Effekt ergibt sich nicht. Singultus tritt meist während einer Phase maximaler Inspiration auf, da die Lungenblähung vagale mukosale und larnygotracheale Afferenzen inhibiert, von denen wiederum bekannt ist, dass sie Singultus inhibieren (Salem et al. 1967). Die hypothetischen Pathomechanismen sind heterogen.

Im Gegensatz zu Erbrechen oder Husten hat der Singultus im Erwachsenenleben keine physiologische Relevanz. Singultus scheint allerdings ein wichtiger *Primitivreflex* zu sein, der dem Feten maximale Inspirationsbewegungen erlaubt, ohne – durch den Glottisschluss – die Inhalation von Fruchtwasser (Fuller 1990). Er wird durch eine sich postnatal langsam entwickelnde übergeordnete Hemmung unterdrückt. Durch periphere Reize oder eine Läsion der zentralen Hemmung könnte anhaltender Singultus wieder auftreten.

Tierexperimentell konnte nachgewiesen werden, dass die inhibitorischen Mechanismen über *GABA (B)-Rezeptoren* vermittelt werden. Bei Katzen kann ein dem Singultus ähnliches Phänomen durch elektrische Stimulation eines kleinen Gebietes in der medullären retikulären Formation, der sogenannten »*hiccup-evoking site*« (HES), ausgelöst werden. Dieser Effekt kann mit Baclofen unterdrückt werden, was dafür spricht, dass die HES GABA (B)-Rezeptoren trägt. Die retrograde Anfärbung hat den Ncl. raphe magnus als mögliche Quelle für einen GABAergen Einstrom in den Singultus-Reflexbogen identifiziert (Oshima et al. 1998).

Der Singultus kann auch auf einem *gastrointestinalen Fremdreflex* beruhen, der durch vorwiegend abdominale Eingangsreize ausgelöst wird. Die afferenten Verbindungen dieses Fremdreflexes werden über den N. phrenicus, N. vagus, Plexus cervicalis ($C_{2-4}$) und über sympathische Fasern der unteren thorakalen Segmente ($Th_{6-12}$) vermittelt, während sich die efferenten Verbindungen aus motorischen Anteilen des N. phrenicus (Zwerchfell), N. vagus (Kehlkopfmuskulatur, Ösophagus) und den zervikalen ($C_{5-7}$) bzw. thorakalen Fasern ($Th_{1-11}$) des Sympathikus, welche die Atemhilfsmuskulatur innervieren, zusammensetzen (Newsom Davis 1970; Marsot-Dupuch et al. 1995). Da es trotz vielfältig beteiligter Neurone zu einem koordinierten Kontraktionsablauf kommt, ist eine supraspinale, polysynaptische, inhibitorische Kontrolle anzunehmen. Das Koordinationszentrum ist bislang beim Menschen unbekannt, aufgrund klinischer Beobachtung wird es jedoch in der Medulla oblongata vermutet. Sieben von 51 Patienten mit Medulla-oblongata-Infarkten entwickelten einen Singultus, bei allen fand sich eine dorsolaterale medulläre Läsion (Park et al. 2005).

Schließlich kann Singultus auch einer *subkortikalen Myoklonieform* ponto-medullären Ursprungs entsprechen mit Störungen im sogenannten »*Myo-*

**Kasten B 7.1:** Ursachen des Singultus

**Zentral-nervöses System**

Fokale Störungen

- Strukturelle Läsionen des Hirnstamms (z. B. Arnold-Chiari-Malformation, Syringomyelie, -bulbie)
- Hirnstammischämie/-Blutung (z. B. Wallenberg-Syndrom)
- Tumoren des Hirnstamms und der Medulla oblongata (z. B. Tuberkulom, Riesen-Aneurysma der Aa. vertebrales, basilaris, cerebelli posterior inferior)
- Multiple Sklerose, Lupus erythematodes, Hirnstammenzephalitis
- Schädel-Hirn-Trauma mit Hirnstammkontusion
- Fokale Epilepsie (Myoklonie)

Diffuse Störungen

- Hirndruck
- Meningoenzephalitis
- Sarkoidose
- Stoffwechselstörungen (z. B. Coma diabeticum, hepaticum, urämicum, M. Addison, Hyponatriämie)
- Drogen und Medikamente (z. B. Alkohol, Kortikosteroide, Narkotika, Barbiturate, Benzodiazepine, Muskelrelaxanzien, nicht-steroidale Antiphlogistika, Antidepressiva, dopaminerge Antiparkinsonmedikamente, Betalactame, Macrolide, Fluoroquinolone, Digitalis-Präparate, Methohexital, Chlordiazepoxid, Nicethamid, Midazolam, Lorazepam, Cyclophosphamid, Cefotetan, Perphenazin, Clozapin)

**Periphere Läsionen**

Zervikal

- Wurzelkompression $C_4$
- Halstumoren (z. B. Hyperplasie oder Neoplasie der Schilddrüse, Lymphome)

Thorakal

- Mediastinaltumoren (z. B. Lymphome, Tuberkulome)
- Lymphogranulomatose oder Sarkoidose
- Ösophagus- oder Bronchialkarzinom
- Zwerchfellhernien, Ösophagusdivertikel, -obstruktion, Refluxösophagitis, Ösophagitis (z. B. Herpes simplex)
- Laryngo-Bronchitis, Pneumonie, Pleuritis, Perikarditis, Mediastinitis
- Koronarinsuffizienz, Herzinfarkt

Abdominell

- Magenüberblähung, Meteorismus, Gastritis, Ulkus des Magens oder Duodenums
- Ileus, Peritonitis, subphrenischer Abszess
- Pankreatitis
- Gallenwegserkrankung
- Tumoren der Abdominalorgane (z. B. Magen-, Pankreaskarzinom, Lebertumoren)

**Andere Ursachen**

- Glaukom

**Psychogen**

*kloniedreieck«* (Guillain-Mollaret): Oliva inferior, Ncl. dentatus, Ncl. ruber. Allerdings findet sich keine Korrelation von Singultus mit respiratorischem Myoklonus, Gaumensegel-Nystagmus oder Hirnnervenmyorhythmie.

## B 7.3 Verlauf

In den meisten Fällen bleibt die Ursache des vorübergehenden Singultus ungeklärt. Häufige Ursachen sind eine Überdehnung des Magens nach großen Mahlzeiten, der Konsum von Alkohol oder scharfen Speisen. Üblicherweise sistiert der Singultus innerhalb von Minuten bis wenigen Stunden oder ist mit einfachen Hausmitteln zu beenden. Es sind jedoch therapieresistente Verläufe über Jahre bekannt, dies insbesondere bei symptomatischen Formen. Daher bedürfen die Betroffenen einer ausführlichen Diagnostik. Diesen Patienten kommt auch eine besondere Bedeutung in der Anästhesiologie und Intensivmedizin zu, da es bei Intubation oder Tracheotomie wegen des nicht möglichen Glottisschlusses zur Hyperventilation kommen kann und da Singultus bei maschineller Beatmung erhebliche Probleme bereitet.

## B 7.4 Therapeutische Prinzipien

Durch kontrollierte Studien ausreichender Größe abgesicherte, evidenzbasierte Daten liegen nicht vor. Daher entfallen eine Kodierung der wissenschaftlichen Evidenz und Angaben zur Evidenzstärke. Es finden sich lediglich zwei kleinere, randomisierte, placebokontrollierte Studien für Metoclopramid (Wang et al. 2014) und Baclofen (Zhang et al. 2014), zudem teils prospektive Fallserien für verschiedene Substanzen, insbesondere für Gabapentin. Falls eine der in **Kasten B 7.1** aufgezählten Ursachen gefunden wird, kann die Behandlung des Grundleidens auch das Sistieren des Singultus fördern. Dennoch sind zumeist symptomatische Maßnahmen notwendig.

Das Wirkprinzip der sogenannten »Hausmittel« beim akuten Singultus besteht möglicherweise in einer Alteration von Afferenzen im N. vagus durch Reizung der von ihm innervierten Rachenhinterwand (z. B. durch Schlucken von trockenem Kristallzucker), ein Effekt, der auch für mechanische Rachenstimulation mit einem Katheter beschrieben ist (Salem et al. 1967). Auch die gelegentlich beobachtete Wirkung von Lokalanästhesie der Rachenhinterwand beruht auf einer Modifikation des relevanten Eingangsreizes.

Die Anwendung von gastrointestinal wirkenden Pharmaka (Metoclopramid, Spasmolytika) beim persistierenden Singultus beruht auf der Annahme eines ursächlichen gastrointestinalen Fremdreflexes. Antiepileptika (Gabapentin, Pregabalin, Valproat, Carbamazepin, Phenytoin), Baclofen und den Serotoninstoffwechsel beeinflussende Substanzen (5-Hydroxytryptophan, 5-HT 1A-Rezeptoragonisten, Serotonin-Reuptake-Hemmer) führen wahrscheinlich zu einer Inhibition des Reflexbogens über den N. phrenicus, wirken jedoch unspezifisch. Der Großteil der empfohlenen Medikamente wird allein aufgrund empirischer Erfolge gegeben.

## B 7.5 Pragmatische Therapie

### B 7.5.1 Hausmittel

Als bewährte »Hausmittel« gegen akut aufgetretenen Singultus werden gemeinhin empfohlen: Schlucken von granuliertem Zucker (Engleman et al. 1971), Trinken von Zitronensaft oder Essig, Luftanhalten in tiefer Inspiration oder mit Bauchpresse, Luftanhalten in maximaler Kopfreklination, Valsalva-Manöver, mehrfaches trockenes Schlucken, Druck auf beide Bulbi bei geschlossenen Augen, Stimulation der Nn. phrenici durch Fingerdruck am Hinterrand des M. sternocleidomastoideus, Zug an der herausgestreckten Zunge, Erzeugung eines Niesreizes (Pfeffer etc.) oder Umstellung von Kosto-Klavikularatmung auf Kosto-Abdominalatmung. Bei anästhesierten Patienten kann Singultus nach kurzfristiger oder kontinuierlicher Erhöhung des Beatmungsdruckes sistieren (Morris et al. 2004).

### B 7.5.2 Pharmakotherapie

Es stehen mehrere Substanzklassen zur Auswahl (**Tab. B 7.1**), eine Übersicht findet sich bei Steger et al. (2015). Als Mittel der ersten Wahl gelten Metoclopramid (Wang et al. 2014), Domperidon und Baclofen (Lance und Bassil 1989; Ramirez und Graham 1992; Zhang et al. 2014) sowie Gabapentin (Porzio et al. 2003; Moretti et al. 2004). Metoclopramid und Domperidon wirken zentral antiemetisch und peripher prokinetisch. Als Nebenwirkung können extrapyramidal-motorische Symptome auftreten, die gut auf Biperiden (5 mg i. v.) ansprechen. Beide Substanzen werden aus den oben genannten Gründen nicht mehr zur Dauertherapie empfohlen. Spasmolytika, Parasympatholytika (Atropin, Biperiden) und Antazida haben einen gastrointestinalen Angriffspunkt. Baclofen hat als GABA (B)-Agonist zentrale wie periphere Effekte auf vagale Efferenzen. Auch eine Kombination bestehend aus Omeprazol und Baclofen wurde vorgeschlagen oder aber die Zugabe von Gabapentin (Petroianu et al. 2000). In weiteren Arbeiten wurden gute Langzeiteffekte von Gabapentin berichtet (Tegeler und Baumrucker 2008; Marinella 2009), in einzelnen Fällen auch von Pregabalin (Jatzko et al. 2007). Als Mittel der zweiten Wahl kommen andere Antikonvulsiva in Frage (Carbamazepin, Valproinsäure, Phenytoin) oder Psychopharmaka mit anticholinerger Komponente wie das Antidepressivum Amitriptylin oder zahlreiche Neuroleptika (Chlorpromazin, Promethazin, Triflupromazin, Promazin, Droperidol, Haloperidol) (Jacobson et al. 1981; Stalnikowicz et al. 1986). Mögliche anticholinerge unerwünschte Wirkungen schränken die Gabe zur Dauertherapie ein. Der Serotoninpräkursor 5-Hydroxytryptophan und der 5-HT 1A-Rezeptoragonist Tandospiron wurden ebenfalls als wirksam beschrieben. Einzelerfolge wurden für Amantadin (Wilcox et al. 2009), Methylphenidat (Marechal et al. 2003) und Pramipexol (Martinez-Ruiz et al. 2004) angegeben.

Ähnlich existieren frühere Berichte über die Wirksamkeit von Nifedipin oder auch von Nefopam in Fällen, bei denen andere Maßnahmen versagten (Lipps et al. 1990). Bei drei Patienten mit bereits tagelangem Singultus sistierte der Schluckauf nach intravenöser Gabe von Nefopam (Bilotta und Rosa 2000).

Singultus, der trotz aller vorgenannten Maßnahmen für mehr als eine Woche persistiert oder erneut auftritt, ist in aller Regel symptomatisch bedingt, am häufigsten durch Erkrankungen des Ösophagus (Bizec et al. 1995) und erfordert eine entsprechende Diagnostik.

**Tab. B 7.1:** Medikamentöse Behandlung des Singultus

| Substanz | i. v. | i. m. | oral |
|---|---|---|---|
| **Gastrointestinal wirksame Substanzen** | | | |
| **Metoclopramid** | 10–20 mg | 10–20 mg | 3 × 10 mg |
| **Domperidon** | – | – | 3 × 20 mg |
| Atropin | 0,5–1 mg | – | – |
| Biperiden | 5 mg | – | – |
| Ranitidin | – | – | 2 × 150 mg |
| Omeprazol | – | – | 10–20 mg |
| Antazida | | | |
| **Antikonvulsiva** | | | |
| **Gabapentin** | – | – | 900–1600 mg |
| Carbamazepin | – | – | 2 × 400 mg |
| Valproinsäure | – | – | 3 × 600 mg |
| Diphenylhydantoin | 750 mg p. inf. | – | 3 × 100 mg |
| Pregabalin | – | – | 150–300 mg |
| **Psychopharmaka** | | | |
| Promethazin | 50 mg | 50 mg | – |
| Triflupromazin | 10 mg | 20 mg | 70 mg supp. |
| Promazin | 50–100 mg | 50–100 mg | 50–100 mg |
| Haloperidol | 2,5–5 mg | 2,5–5 mg | 3 × 5 mg |
| Amitriptylin | 50 mg | 50 mg | 75–150 mg |
| **Verschiedene Substanzen** | | | |
| **Baclofen** | – | – | bis 3 × 25 mg |
| Nifedipin | – | – | 3 × 20 mg |
| Sulfonamide | – | – | 3 × 1 g |
| 5-Hydroxytryptophan | – | – | bis 2 000 mg |
| Amantadin | 1–3 × 200 mg | – | 2–3 × 100 mg |
| Tandospiron | – | – | 15–30 mg/d |
| Nefopam | 4 × 10 mg | – | – |

(fett: Medikamente der ersten Wahl)

### B 7.5.3 Nicht-medikamentöse Verfahren

Falls die vorgenannten Maßnahmen nicht zum Erfolg führen, kommen zunächst wenig invasive, nicht-medikamentöse Maßnahmen zur Anwendung, wie Aufsprühen eines Lokalanästhetikums auf die Nasen-Rachen-Schleimhaut, mechanische Reizung der Rachenhinterwand zum Beispiel mit einer Magensonde (funktioniert auch bei anästhesierten Patienten) (Salem et al. 1967) oder einem Endoskop (Beda et al. 1993), Stimulation des N. phrenicus (Aravot et al. 1989) bis hin zu digitaler rektaler Massage (Odeh et al. 1990) und Akupunktur (Schiff et al. 2002). Ebenso scheint die Inhalation von 10–15 % $CO_2$ für drei bis fünf Minuten bzw. Rückatmung der Exspirationsluft über eine vorgehaltene Plastiktüte wirksam. Der Einsatz einer Larynxmaske wird kontrovers beurteilt.

### B 7.5.4 Invasive Therapie

Bei trotz medikamentöser Behandlung persistierendem Singultus und zunehmender Erschöpfung sind invasive Maßnahmen erforderlich, wie ein zervikaler, epiduraler Block (Sato et al. 1993), temporäre bzw. permanente Blockade des N. phrenicus durch Injektion eines Lokalanästhetikums oder chirurgische Intervention im Bereich seines Verlaufes auf dem M. scalenus anterior (Lanz und Dick 1983) (oft führt schon die Blockade der linken Seite zum Erfolg). Diese Methoden sind jedoch nicht unwidersprochen (Petroianu 1998). Gute Erfolge ergaben sich für die Benutzung eines Zwerchfellschrittmachers mit implantierter Elektrode, der über Stimulation des N. phrenicus das Zwerchfell kontrolliert (Okuda et al. 1998; Dobelle 1999). Es wurde auch über den erfolgreichen Einsatz eines Vagusnerv-Stimulators berichtet (Payne et al. 2005).
Als potenziell Erfolg versprechende Maßnahme wurde 1993 von Johnson ein Fall publiziert, bei dem die mikrovaskuläre Dekompression des N. vagus durch Tefloninterponat zwischen Nerv und A. cerebelli inferior posterior den Singultus stoppte.

## Literatur


Aravot DJ, Wright G, Rees A, Maiwand OM, Garland MH. Non-invasive phrenic nerve stimulation for intractable hiccups. Lancet 1989; 2(8670).

Beda BY, Niamkey EK, Ouattara D, Diallo AD, Adom AH, Djakoure S,et al. Stopping persistent hiccups in the adult by endoscopic maneuver. Ann Gastroenterol Hepatol 1993; 29: 11–13.

Bilotta F, Rosa G. Nefopam for severe hiccups. N Engl J Med 2000; 334: 1973–1974.

Bizec JL, Launois S, Bolgert F, Lamas G, Chollet R, Derenne JP. Hiccups in adults. Rev Mal Respir 1995; 12: 219–229.

Chang FY, Lu CL.Hiccup: mystery, nature and treatment. J Neurogastroenterol Motil 2012; 18: 123–130.

Dobelle WH. Use of breathing pacemakers to suppress intractable hiccups of a to thirteen years duration. ASAIO J 1999; 45: 524–525.

Engleman EG, Lankton J, Lankton B. Granulated sugar as a treatment for hiccups in conscious patients. N Engl J Med 1971; 285: 1489.

Fuller GN. Hiccups and human purpose. Nature 1990; 343: 420.

Gilbar P, McPherson I. Severe hiccups during chemotherapy: corticosteroids the likely culprit. J Oncol Pharm Pract 2009; 15: 233–236.

Jacobson PL, Messenheimer T, Farmer W. Treatment of intractable hiccups with valproic acid. Neurology 1981; 31: 1458.

Jatzko A, Stegmeier-Petroianu A, Petroianu GA. Alpha-2-delta ligands for singultus (hiccup) treatment: three case reports. J Pain Symptom Manage 2007; 33: 756–760.

Johnson DL. Intractable hiccups: Treatment by microvascular decompression of the vagus nerve. J Neurosurg 1993; 78: 813–816.

Lance JW, Bassil GT. Familial intractable hiccup relieved by baclofen. Lancet 1989; 8657: 276–277.

Lanz E, Dick W. Phrenicus-Blockade bei therapieresistentem Schluckauf. Dtsch Med Wochenschr 1983; 108: 1854–1855.

Lipps DC, Jabbari B, Mitchell MH, Daigh JDJ. Nifedipine for intractable hiccups. Neurology 1990; 40: 531–532.

Marinella MA. Diagnosis and management of hiccups in the patient with advanced cancer. J Support Oncol 2009; 7: 122–127, 130.

Marsot-Dupuch K, Bousson V, Cabane J, Tubiana JM. Intractable hiccups: the role of cerebral MR in cases without systemic cause. Am J Neuroradiol 1995; 16: 2093–2100.

Martinez-Ruiz M, Fernandez Riestra Fde A, Quesada Rubio R. Pramipexole for intractable hiccups. Med Clin 2004; 123: 679.

Marechal R, Berghmans T, Sculier P. Successful treatment of intractable hiccup with methylphenidate in a lung cancer patient. Support Care Cancer 2003; 11: 126–128.

Miwa H, Kondo T. Hiccups in Parkinson's disease: an overlooked non-motor symptom? Parkinsonism Relat Disord 2010; 16: 249–251.

Moretti R, Torre P, Antonello RM, Ukmar M, Cazzato G, Bava A. Gabapentin as a drug therapy of intractable hiccup because of vascular lesion: a three-year follow up. Neurologist 2004; 10: 102–106.

Morris LG, Marti JL, Ziff DJ. Termination of idiopathic persistent singultus (hiccup) with supra-supramaximal inspiration. Anesth Analg 2004; 99: 305–306.

Newsom Davis J. An experimental study of hiccup. Brain 1970; 93: 851–872.

Odeh M, Bassan H, Oliven A. Termination of intractable hiccups with rectal massage. J Intern Med 1990; 272: 145–146.

Okuda Y, Kitajima T, Asai T. Use of a nerve stimulator for phrenic nerve block in treatment of hiccups. Anesthesiology 1998; 88: 525–527.

Oshima T, Sakamoto M, Tatsuta H, Arita H. GABAergic inhibition of hiccup-like reflex induced by electrical stimulation in medulla of cats. Neurosci Res 1998; 30: 287–293.

Park MH, Kim BJ, Koh SB, Park MK, Park KW, Lee DH. Lesional location of lateral medullary infarction presenting hiccups (singultus). J Neurol Neurosurg Psychiatry 2005; 76: 95–98.

Payne BR, Tiel RL, Payne MS, Fisch B. Vagus nerve stimulation for chronic intractable hiccups. Case report. J Neurosurg 2005; 102: 935–937.

Petroianu G. Idiopathic chronic hiccup ICH: phrenic nerve block is not the way to go. Anesthesiology 1998; 89: 1284–1285.

Petroianu G, Hein G, Stegmeier-Petroianu A, Bergler W, Rufer R. Gabapentin »add-on therapy« for idiopathic chronic hiccup ICH. J Clin Gastroenterol 2000; 30: 321–324.

Porzio G, Aielli F, Narducci F, Varrassi G, Ricevuto E, Ficorella C, Marchetti P. Hiccup in patients with advanced cancer successfully treated with gabapentin: report of three cases. N Z Med J 2003; 116: U605.

Porzio G, Aielli F, Verna L, Aloisi P, Galletti B, Ficorella C. Gabapentin in the treatment of hiccups in patients with advanced cancer: a 5-year experience. Clin Neuropharmacol 2010; 33: 179–180.

Ramirez FC, Graham DY. Treatment of intractable hiccup with baclofen: Results of a double-blind randomized, controlled cross-over study. Am J Gastroenterol 1992; 87: 1789–1791.

Salem MR, Baraka A, Rattenborg CC, Holady DA. Treatment of hiccups by pharyngeal stimulation in anaesthetized and conscious subjects. J Am Med Assoc 1967; 202: 126–130.

Sato S, Asakura N, Endo T, Naito H. Cervical epidural block can relieve postoperative intractable hiccups. Anesthesiology 1993; 78: 1184–1186.

Schiff E, River Y, Oliven A, Odeh M. Acupuncture therapy for persistent hiccups. Am J Med Sci 2002; 323(3): 166–168.

Stalnikowicz R, Fich A, Troudart T. Amitriptyline for intractable hiccups. N Engl J Med 1986; 315: 64–65.

Steger M, Schneemann M, Fox M. Systemic review: the pathogenesis and pharmacological treatment of hiccups. Aliment Pharmacol Ther 2015; 42: 1037–1050.

Tegeler ML, Baumrucker SJ. Gabapentin for intractable hiccups in palliative care. J Hosp Palliat Care 2008; 25: 52–54.

Wang T, Wang D. Metoclopramide for patients with intractable hiccups: a multicentre, randomised, controlled pilot study. Intern Med J 2014; 44: 1205–1209.

Wilcox SK, Garry A, Johnson MJ. Novel use of amantadine: to treat hiccups. J Pain Symptom Manage 2009; 38: 460–465.

Zhang C, Zhang R, Zhang S, Xu M, Zhang S. Baclofen for stroke patients with persistent hiccups: a randomized, double-blind, placebo-controlled trial. Trials 2014; 15: 295.

# C Epilepsien und Synkopen

C

# C 1 Epilepsien und ihre medikamentöse Behandlung

*von J. Rémi und S. Noachtar**

C
1

## C 1.1 Klinik

### C 1.1.1 Definitionen

Von Epilepsie spricht man, wenn unprovozierte epileptische Anfälle wiederholt auftreten oder nach einem einzelnen Anfall, wenn das Rückfallrisiko über 60 % liegt (Fisher et al. 2014). Klinisch äußern sich die Anfälle zwar sehr unterschiedlich, alle sind jedoch durch die plötzliche, zeitlich begrenzte, rhythmische und synchrone Entladung eines neuronalen Zellverbandes, maximal des gesamten Gehirns charakterisiert. Die Phänomenologie des epileptischen Anfalls (Semiologie) spiegelt die Funktion der betroffenen Hirnareale wider. Die Funktion eines Hirnareals wird dabei typischerweise aktiviert (Halluzinationen, motorische Entäußerungen) oder seltener gehemmt (Skotome, Paresen). Die Zahl der Anfälle kann sehr stark variieren. Von der Anfallsphase (iktale Phase) können die unmittelbar folgende Phase (postiktale Phase) und die Phase zwischen zwei Anfällen (interiktale Phase) abgegrenzt werden. Die Anfallsdauer beträgt wenige Sekunden bis Minuten. Während der postiktalen Phase, mit einer Dauer von wenigen Minuten bis Stunden (selten mehreren Tagen), kommt es zu einer Restitution der physiologischen Funktionen. Bis zum Beginn des nächsten Anfalls schließt sich die interiktale Phase mit einer Dauer von wenigen Minuten bis mehreren Jahren an.

Einzelne isolierte Anfälle ohne zugrundeliegendes strukturelles (CT, MRT) oder neurophysiologisches (EEG) Korrelat werden nicht als Epilepsie bezeichnet, da ohne Rezidive keine spezielle Behandlung erforderlich ist. Die pathophysiologischen Mechanismen des ersten Anfalls und weiterer Anfälle sind jedoch zumeist identisch. Bei etwa 40–52 % der Patienten kommt es nach einem ersten unprovozierten Anfall zu Rezidiven (Berg et al.1991). Allerdings werden etwa drei Viertel derer, die einen zweiten Anfall erleiden, innerhalb der nächsten vier Jahre weitere Anfälle bekommen (Hauser et al. 1998). Da epilepsietypische Potenziale in der Elektroenzephalographie (EEG) das Risiko weiterer Anfälle um das 1,5- bis 3-fache und strukturelle Veränderung in der Magnetresonanztomographie (MRT) das Risiko um das 2-fache erhöhen (Berg et al. 1991; Stephen et al. 2008), besteht folgende Vorgehensweise: 1. von Epilepsie spricht man, wenn mindestens zwei unprovozierte Anfälle aufgetreten sind oder wenn 2. nach einem einzelnen Anfall Risikofaktoren für Rezidive bestehen (epilepsietypische Potenziale im EEG, Läsion im MRT) (Fisher et al. 2014).

Treten epileptische Anfälle nur im Rahmen von akuten Gehirnerkrankungen oder Auslösesituationen auf, so sprechen manche Autoren von akuten epileptischen Reaktionen oder Gelegenheitsanfällen. Dies kann verwirren, da die Übergänge zu nachfolgenden »chronischen« Epilepsien fließend sind und die Anfallsphänomenologie zumeist gleich ist. Besser ist es, von akuten symptomatischen epileptischen Anfällen zu sprechen. Dieser Terminus beinhaltet, dass es bei der Mehrzahl der Patienten (zumeist ca. 80–90 %) nach dem Abklingen der akuten Gehirnerkrankung zu einem Sistieren der Anfälle kommt. Diese auch als »Frühanfälle« bezeichneten Anfälle sind typischerweise auf die 1–2 Wochen nach einer akuten Hirnläsion begrenzt.

### C 1.1.2 Klassifikation

In Ermangelung umfassender ätiologischer und pathophysiologischer Konzepte beschränken sich bisherige Klassifikationssysteme der Epilepsien auf Teilbereiche. Generell muss man zwischen der Klassifikation von epileptischen Anfällen und Epilepsiesyndromen unterscheiden. Epileptische Anfälle werden anhand klinischer Charakteristika unterteilt. In die Diagnose des Epilepsiesyndroms gehen alle Informationen, wie Anfallsformen, Anamnese, EEG-Befund, bildgebende Befunde und die Ätiologie ein. Die meisten Epilepsiesyndrome sind allerdings unabhängig von der Ätiologie, d. h. eine Temporallappen-Epilepsie z. B. äußert sich klinisch identisch trotz unterschiedlicher Ätiologie (mesiale temporale Sklerose, Gangliogliom, kortikale Dysplasie).

#### C 1.1.2.1 Epileptische Anfälle

Die Klassifikation epileptischer Anfälle befindet sich seit einigen Jahren im Umbruch. Die noch gültige, aber kritisierte Empfehlung der Internationalen Liga gegen Epilepsie (ILAE) hat den Vorteil der Übersichtlichkeit (Commission on Classification 1981). Sie unterscheidet zwischen Anfällen fokalen Ursprungs und »primär« generalisierten Anfällen, wobei die fokalen Anfälle weiter in einfach-fokale und komplex-fokale Anfälle unterteilt werden, je nachdem, ob das Bewusstsein im Anfall erhalten oder gestört ist (Commission on Classification 1981; Lüders et al. 1993). Früh wurde bemerkt, dass das Bewusstsein als Hauptkriterium zur Unterscheidung fokaler Anfälle problematisch ist (Gloor 1986). Darüber hinaus wurden noch sekundär generalisierte Anfälle unterschieden. Neuere Klassifikationsvorschläge umfassen rein semio-

* Autoren dieses Kapitels in der 6. Auflage: B. Feddersen und S. Noachtar.

logische Anfallsklassifikationen bzw. »Glossare« (Lüders et al. 1998; Noachtar et al. 1998; Blume et al. 2001) oder Vorschläge, die semiologische, pathophysiologische und hirnlokalisatorische Aspekte vermischen (Engel 2006). In der kürzlich vorgestellten Klassifikation von epileptischen Anfällen und Epilepsien (Berg et al. 2010) wird weiterhin zwischen fokalen und generalisierten Anfällen unterschieden, da diese Unterscheidung für die Medikamentenwahl als wichtig empfunden wurde. Fokale Anfälle sollen anhand ihres klinischen Erscheinungsbildes (Semiologie) beschrieben werden (Berg et al. 2010). Epileptische Spasmen wurden neu in die Klassifikation generalisierter Epilepsien aufgenommen, da deren Zuordnung zu fokalen und generalisierten Anfällen als unklar angesehen wurde.
Wir bevorzugen eine rein semiologische Anfallsklassifikation, die altbewährte Begriffe (Aura, klonischer Anfall etc.) aufgreift, ohne über möglicherweise zugrundeliegende Syndrome zu spekulieren. In die Klassifikation des Epilepsiesyndroms gehen neben der Anfallsklassifikation alle weiteren Informationen bzw. Befunde (neurologischer Befund, Alter zu Epilepsiebeginn, Bildgebung, EEG etc.) ein (Lüders et al. 1998; Noachtar et al. 1998). Diese Vorgehensweise entspricht der neurologischen Systematik, das Symptom unabhängig vom Syndrom zu klassifizieren (Noachtar 2001).
Bei den fokalen Anfällen nimmt die Anfallsentstehung ihren Ausgangspunkt in einem umschriebenen Hirnareal und breitet sich unter zunehmender Rekrutierung der umliegenden Zellverbände sukzessive auf Nachbarregionen oder durch synaptische Verbindungen auf entferntere Hirnregionen aus. Breitet sich der Anfall schließlich auf das gesamte Gehirn und insbesondere auf motorische Areale aus, entsteht ein generalisierter tonisch-klonischer Anfall. Ursprünglich ging man davon aus, dass bei generalisierten Epilepsien die Anfälle unabhängig in beiden Hemisphären beginnen und sich rasch ausbreiten. Neuere bildgebende Arbeiten hierzu zeigen jedoch, dass Patienten mit generalisierten Epilepsien fokale frontale Störungen aufweisen. Gestörte thalamo-kortikale Regelkreise spielen zusätzlich eine große Rolle (Vollmar et al. 2012).

#### C 1.1.2.2 Epileptische Syndrome

Ein Epilepsiesyndrom umfasst in charakteristischer Weise zumeist verschiedene Anfallsformen, ähnliche pathophysiologische und phänomenologische Merkmale sowie teilweise eine Altersabhängigkeit des Auftretens und ätiologische bzw. genetische Aspekte. In die Klassifikation der ILAE von 1989 fließen folgende Kriterien ein: fokale versus generalisierte Epilepsie, Ätiologie idiopathisch (genetisch) versus symptomatisch versus kryptogen (Ursache nicht bekannt) und das Alter zu Beginn der Erkrankung.
In der neuen Klassifikation von 2010 (Berg et al. 2010) wird nicht mehr zwischen fokalen und generalisierten Epilepsien unterschieden. Bei der Ätiologie findet eine Zuordnung zu genetischen, strukturellen/metabolischen und unbekannten Ursachen statt. Folgende Kriterien sind für die Evaluation der Patienten relevant: Alter zu Beginn der Erkrankung, Anfallsformen, Störung der Kognition und Entwicklung, Ergebnisse der neurologischen Untersuchung, EEG-Befunde, MRT-Befunde, eventuelle Auslösefaktoren und u. U. Auftreten der Anfälle in Relation zum Schlaf-Wach-Zyklus.
In der klinischen Praxis ist die Syndromdiagnose, z. B. bei generalisierten Epilepsien, zur Prognoseabschätzung wichtig: Bei z. B. einer juvenilen myoklonischen Epilepsie besteht eine hohe Rezidivgefahr nach Absetzen der antiepileptischen Medikation (100 %), wohingegen bei der kindlichen Absence-Epilepsie das Rezidivrisiko nur ca. 20 % beträgt (Shinnar et al. 1994).
Fokale Epilepsien werden zumeist nach ihrem Ursprungsort zu Syndromen zusammengefasst, z. B. Temporallappen-Epilepsie oder Frontallappen-Epilepsie. Verlaufsformen und Ätiologie spielen z. B. beim Rasmussen-Syndrom eine Rolle. Die Lokalisation der epileptogenen Zone hat insbesondere in der chirurgischen Behandlung der Epilepsien Bedeutung, ist aber für eine Differenzierung der medikamentösen Behandlung unerheblich, da sich diese nicht nach dem Ursprungsort der Anfälle richtet.

### C 1.1.3 Pathophysiologie

Bei fokalen Epilepsiesyndromen entsteht der Anfall in einer epileptogenen Zone, zumeist assoziiert mit einer epileptogenen Läsion. Von dort breitet sich der Anfall über synaptisch verbundene benachbarte oder fern gelegene kortikale Strukturen aus. Die Änderung der Anfallssemiologie reflektiert die Ausbreitung der epileptischen Aktivität (Noachtar und Peters 2009). Im EEG zeigen sich epilepsietypische Veränderungen bei generalisierten und fokalen Epilepsien auch im Anfallsintervall. Bei den generalisierten Epilepsien entstehen epilepsietypische Entladungen über beiden Hemisphären mit geringer (10–20 ms) interhemisphärischer Latenz. Für die Entstehung spielen abnorme kortiko-thalamische Interaktionen eine Rolle, wobei gezeigt werden konnte, dass hierbei der Kortex der initiale Impulsgeber ist (David et al. 2008).

### C 1.1.4 Genetik

Die genetischen Grundlagen der Entwicklung der verschiedenen Epilepsien sind komplex und nur teilweise geklärt. Die Zuordnung des genetischen Defekts gelang bisher nur bei seltenen Syndromen mit vergleichsweise einfachem Erbgang (Steinlein et al. 1995). Insgesamt beträgt das Risiko an einer Epilepsie zu erkranken für das Kind 4–5 %, wenn die Mutter betroffen ist, und 2 %, wenn der Vater an einer Epilepsie erkrankt ist. 90 % aller Epilepsiepatienten haben keine Betroffenen in der Familie.
Bei einem Teil der genetisch vermittelten Epilepsien handelt es sich um Ionenkanal-Erkrankungen verschiedener Subtypen von Kalium-, Natrium- und Kalziumkanälen. Bisher konnte überwiegend die genetische Grundlage von seltenen familiären Syndromen analysiert werden (Steinlein 2004). Es wurde gezeigt, dass die Schwere einer Temporallappen-Epilepsie durch genetische Polymorphismen moduliert werden kann (Stogmann et al.

2002), was allerdings nicht unbestritten blieb. Bei der Gruppe der kortikalen Dysplasien kommt es offenbar zur Fehlentwicklung von Steuerproteinen der neuronalen Migration, wie z. B. des Filamins (Fox et al. 1998).

## C 1.1.5 Diagnostik

Jeder erste Anfall muss zu einer diagnostischen Klärung führen. Ziel ist die Klassifikation des Anfalls bzw. des Epilepsiesyndroms sowie die Klärung der Ursache bzw. die differentialdiagnostische Abgrenzung zu anderen Erkrankungen (Synkopen, Narkolepsie-Kataplexie-Syndrom, transitorisch-ischämische Attacken, Migräne, Hypoglykämie, psychogene Anfälle bei dissoziativen Störungen) (Mathias et al. 2001).

### C 1.1.5.1 Anamnese

Die Diagnose einer Epilepsie wird zumeist auf der Basis von Anfallsbeobachtungen oder -beschreibungen gestellt. Die Erhebung einer Fremdanamnese ist bei allen Anfällen mit Bewusstseinsstörung erforderlich. Die Beschreibung einer Aura kann wichtige lokalisatorische Hinweise geben, so sprechen z. B. epigastrische Auren für eine Temporallappen-Epilepsie (Henkel et al. 2002) und eine visuelle Aura eher für einen Anfallsursprung im Okzipitallappen. Orale und manuelle Automatismen bei erhaltenem Bewusstsein weisen auf einen rechts-temporalen Anfallsursprung hin (Noachtar et al. 1992; Ebner et al. 1995). Einseitig motorische Phänomene (z. B. Kloni) deuten auf einen kontralateralen parazentralen Ursprung hin. Zungenbiss, offene Augen bei Bewusstseinsverlust und bilaterale konvulsive Entäußerungen sprechen für eine Epilepsie, umgekehrt sind die Augen bei psychogenen nicht-epileptischen Anfällen und Synkopen meist geschlossen. Die Auslösefaktoren sollten erfragt werden (Schlafmangel, Fieber, Alkoholentzug, Drogen, Medikamente, Stoffwechselstörungen). Die Frage nach dem Zeitpunkt der Anfälle im Schlaf-Wach-Rhythmus spielt für die Zuordnung zu einigen Epilepsiesyndromen eine Rolle. Frontallappen-Epilepsien neigen zu Anfällen aus dem Schlaf, während z. B. Patienten mit juveniler myoklonischer Epilepsie Anfälle gehäuft morgens nach dem Aufwachen (insbesondere nach Schlafentzug) erleiden.

### C 1.1.5.2 Körperliche Untersuchung

In der akuten Situation gilt es zu klären, ob der Anfall bereits beendet ist, ein Status epilepticus besteht oder postiktale Phänomene, wie einseitige Parese oder Aphasie, lokalisatorische Hinweise liefern. Diagnostisch wichtig sind weitere Hinweise, wie z. B. Fieber oder Meningismus.

### C 1.1.5.3 Laborchemische Untersuchung

Eine Laboruntersuchung nach dem ersten Anfall und vor Einleitung einer antiepileptischen Therapie sollte Blutbild, Blutzucker, Elektrolyte, Leber- und Nierenparameter, Entzündungsparameter und die CK beinhalten. Die CK kann 24–48 Stunden nach einem generalisiert tonisch-klonischen Anfall auf > 1 000 U/l ansteigen und somit helfen, nicht-epileptische, insbesondere psychogene, von epileptischen Anfällen zu unterscheiden. Allerdings kann die CK auch nach Synkopen mit Sturz und anderen Muskelverletzungen erhöht sein. Bei Verdacht auf eine Sinusvenenthrombose sollte das D-Dimer bestimmt werden und eine Bildgebung erfolgen. Eventuell sind toxikologische Untersuchungen, ein Drogenscreening und die Ethanolbestimmung im Serum sinnvoll. Bei Verdacht auf Meningo-/Enzephalitis, Neoplasien mit paraneoplastischen Antikörpern, limbische Enzephalitis oder Meningeosis carcinomatosa ist eine Liquorpunktion indiziert.

### C 1.1.5.4 Elektroenzephalographie

An diagnostischen Hilfsmitteln ist zunächst das EEG wichtig (Lüders und Noachtar 2000; Noachtar und Remi 2009). Der Nachweis epilepsietypischer Potenziale im interiktalen EEG hat eine sehr hohe Spezifität und stützt die Diagnose einer Epilepsie, da nur bei 0,5 % der Gesunden epilepsietypische Potenziale aufgezeichnet werden konnten und hierbei wiederum nur bei der Hälfte ohne Fotostimulation (Gregory et al. 1993). Das EEG sollte möglichst früh nach einem epileptischen Anfall abgeleitet werden, da die Sensitivität in den ersten Stunden am höchsten ist. Epilepsietypische Potenziale lassen sich bei einer einmaligen Routine-EEG-Untersuchung über 30 Minuten nur bei etwa der Hälfte der Patienten mit einer Epilepsie nachweisen. Wiederholte EEGs, Schlaf-EEG nach Schlafentzug, EEG-Langzeitaufzeichnungen und Aufzeichnungen mit Spezialelektroden im Rahmen der prächirurgischen Evaluation (z. B. Sphenoidalelektroden) können die Nachweisrate epilepsietypischer Potenziale deutlich erhöhen. So kann die Sensitivität durch serielle Ableitungen über die ersten vier EEGs auf 90 % erhöht werden. Generalisierte 3–4/s Spike-Wave-Komplexe sind kennzeichnend für idiopathisch-generalisierte Epilepsien. Ihre Häufigkeit kann bei Wiederholungsuntersuchungen als geeigneter Parameter für die Wirksamkeit der antikonvulsiven Therapie herangezogen werden. Die Korrelation fokaler epileptiformer Aktivität zum Therapieerfolg ist dagegen gering. Differentialdiagnostische Unklarheiten lassen sich durch Anfallsaufzeichnungen im Video-EEG-Monitoring klären, sofern die Ereignisse oft genug auftreten (> 1/Woche) (Noachtar und Borggräfe 2009; Noachtar und Peters 2009).

### C 1.1.5.5 Strukturell bildgebende Verfahren

Die Magnetresonanztomographie (MRT) des Kopfes ist obligat und der zerebralen Computertomographie (CCT) deutlich überlegen. Das CCT hat seinen Stellenwert in der Akutdiagnostik, um nach bedrohlichen Konstellationen wie Blutungen, Ischämien oder Raumforderungen zu fahnden. Bei Verdacht auf eine Sinusvenenthrombose sollte eine venöse CT-Angiographie durchgeführt werden. Empfohlene Minimalanforderungen für die Durchführung eines MRTs nach dem ersten epileptischen Anfall sind: sagittale und koronare T1, axiale T2, axiale und koronare FLAIR und eine temporal angulierte koronare T2 (Woermann et al.

2009). Bei Pharmakoresistenz müssen Epilepsie-MRTs durchgeführt werden, die dünnere Schichten und spezielle Sequenzen beinhalten (Woermann et al. 2009). Mit zunehmender Verbesserung der MRTs werden bei fokalen Epilepsien häufiger (> 90 %) morphologische Veränderungen nachweisbar. Aus diesem Grund sollte bei therapieresistenten chronischen Epilepsien das MRT durchaus wiederholt werden, wenn möglich an einem 3-Tesla-Scanner, da der Nachweis von Läsionen eventuell epilepsiechirurgische Therapieoptionen eröffnet.

#### C 1.1.5.6 Nuklearmedizinische bildgebende Verfahren

Im Rahmen der prächirurgischen Epilepsiediagnostik kann die Positronen-Emmissions-Tomographie (PET) regionale Störungen, z. B. des Hirnglukosemetabolismus anzeigen (Hammers et al. 2001). Die Single-Photon-Emissions-Computer-Tomographie (SPECT) zeigt im Anfall eine Hyperperfusion, die wertvolle lokalisatorische Hinweise liefert und der interiktalen SPECT deutlich überlegen ist (Weil et al. 2001).

## C 1.2 Epidemiologie und Verlauf

### C 1.2.1 Inzidenz, Prävalenz, Ätiologie

Während epileptische Anfälle bei manchen Epilepsien das einzige oder prädominante Krankheitsmerkmal sind, kommen sie bei vielen Gehirnerkrankungen und Gehirnaffektionen als ein mögliches Symptom vor. In diesem Kapitel wird überwiegend auf die erste Gruppe eingegangen.
Mit einer Prävalenz von 0,5–1 % in der Bevölkerung stellen Epilepsien nach den neurovaskulären Erkrankungen die zweithäufigste Gruppe neurologischer Erkrankungen dar. Die Inzidenz beträgt ca. fünf bis sieben Neuerkrankungen auf 10 000 Personen/Jahr und ist altersabhängig (Forsgren et al. 2005). Deutlich mehr Personen erleiden jedoch einzelne oder sehr wenige epileptische Anfälle, ohne dass diese chronisch rezidivieren und damit die Notwendigkeit einer medikamentösen Therapie besteht. Die Erstmanifestationsrate ist während der ersten beiden Lebensjahre hoch und fällt bis zum Ende der zweiten Lebensdekade kontinuierlich ab. Nach dem 60. Lebensjahr steigt sie wieder deutlich an. Idiopathische generalisierte Epilepsien zeigen charakteristische Manifestationsphasen während der Kindheit und des Jugendalters. Erstmanifestationen nach dem 20. Lebensjahr sind in dieser Gruppe selten. Fokale Epilepsien können sich in jedem Lebensalter neu manifestieren, spielen im Alter jedoch eine besonders große Rolle. Im Kleinkindesalter sind Missbildungssyndrome, neurometabolische Erkrankungen, perinatal erworbene Hirnschädigungen aber auch idiopathische benigne fokale Epilepsien des Kindesalters häufig. Temporallappen-Epilepsien manifestieren sich häufig zwischen dem fünften und 15. Lebensjahr. In der zweiten Lebenshälfte sind Traumen, Alkoholentzug, infektiöse Ursachen und Neoplasmen/Metastasen die häufigsten Ursachen epileptischer Anfälle. In der sechsten und höheren Lebensdekade sind Schlaganfälle für etwa 50–60 % der neu entstehenden Epilepsien verantwortlich. Darüber hinaus stellen degenerative und metabolische Erkrankungen häufige Ursachen dar.

### C 1.2.2 Prognose

Nach einem ersten unprovozierten Anfall bekommt etwa die Hälfte der Patienten weitere Anfälle (Berg et al. 1991). Nach zwei Anfällen steigt das Rezidivrisiko innerhalb der nächsten vier Jahre auf etwa 70 % (Hauser et al. 1998). Die Prognose hängt entscheidend von der Ätiologie und dem Epilepsiesyndrom ab. Weitere Faktoren sind die familiäre Prädisposition, die initiale Anfallsfrequenz sowie Ätiologie, Ausmaß und Multifokalität einer kortikalen Hirnschädigung (MacDonald et al. 2000). Idiopathische generalisierte Epilepsien zählen zu den gut behandelbaren Epilepsien. Eine antiepileptische Behandlung führt bei ihnen in mehr als 70 % der Fälle zur Anfallsfreiheit. Idiopathische benigne fokale Epilepsien des Kindesalters sistieren mit der Adoleszenz. Eine dauerhafte Anfallsfreiheit lässt sich mit antiepileptischer Behandlung bei 65 % der Patienten mit fokalen Epilepsien er-

**Tab. C 1.1:** Faktoren für eine eher günstige oder ungünstige Prognose

| Faktor | Günstige Prognose | Ungünstige Prognose |
|---|---|---|
| Syndrom | Rolando-Epilepsie, Absence-Epilepsie | West-Syndrom, Lennox-Gastaut-Syndrom |
| Ätiologie | idiopathisch | symptomatisch |
| Strukturelle Läsion | andere strukturelle Läsion | Hippocampussklerose, kortikale Dysplasie, insbesondere große/multifokale Dysplasien |
| Anfallsart | fokale Anfälle, insbesondere Epilepsia partialis continua | sekundär generalisiert tonisch-klonischer Anfall |
| Manifestationsalter | > 1 Jahr | < 1 Jahr |
| Zahl der Anfälle vor Therapiebeginn | < 10 Anfälle | > 10 Anfälle |
| Kognitive Beeinträchtigungen | wenn nicht vorhanden | wenn vorhanden |
| Psychiatrische Komorbidität | keine Komorbidität | Depression |

reichen (Kwan et al. 2000; 2010). Faktoren, die eher für eine günstige oder ungünstige Prognose sprechen, sind in **Tab. C 1.1** zusammengefasst.

### C 1.2.3 Morbidität

Zusätzliche Morbidität geht bei den symptomatischen Epilepsien mit den unterlagernden Grunderkrankungen einher. Epilepsiepatienten haben eine erhöhte Rate an (anfallsbedingten) Traumen, Depressionen und Psychosen, die ein erhöhtes Risiko für Suizid in sich bergen. Traumafolgen sind anfallsbedingte Hirnkontusionen, Frakturen (Noachtar 2005), Zahnverletzungen, Wirbelkörperfrakturen oder die Folgen anfallsbedingter Bewusstseinsstörungen, wie Verkehrsunfälle oder Verbrennungen. Besonders hervorzuheben ist das Unfallrisiko durch Ertrinken. Auch im häuslichen Bereich sollte, z. B. das Baden in der Badewanne nur unter Aufsicht durchgeführt werden. Die Verbrennungsgefahr durch einen Herd kann man mit Zeitschaltuhr verringern oder wenn man nur auf den hinteren Herdplatten kocht. Besonders spitzes oder scharfkantiges Mobiliar sollte aus dem Aufenthaltsbereich des Patienten entfernt werden. Befürchtungen, eine antiepileptische Medikation führe bei Epilepsiepatienten zu einer höheren Suizidrate, ließen sich nicht bestätigen (Arana et al. 2010). Depression ist ein Risikofaktor für Epilepsie (Kanner 2009).

### C 1.2.4 Mortalität

Die Mortalität von Epilepsiepatienten ist ca. zwei- bis dreimal höher als die der übrigen Bevölkerung und bei einem Teil der Patienten durch die Grunderkrankung bedingt (Lhatoo et al. 2001). Weitere häufige Todesursachen sind:

- Tod im Anfall durch Verletzung (z. B. Hirnkontusion, epidurales Hämatom)
- Tod im Anfall durch Ertrinken
- Plötzlicher unerwarteter Tod (Sudden Unexpected Death in Epilepsy Patients = SUDEP; Inzidenz von 1 : 200 bis 1 : 1 000) mit folgendem Risikoprofil:
  - junge männliche Erwachsene
  - niedriger oder fehlender antikonvulsiver Schutz
  - medikamentöse Polytherapie bei Therapieresistenz
  - häufiger Therapiewechsel
  - hohe Anfallsfrequenz
  - generalisiert konvulsive Anfälle
  - Manifestationsalter und Dauer der Erkrankung

Die eigentliche Todesursache beim plötzlichen unerwarteten Tod ist bislang unklar. Diskutiert werden zentrale Apnoen und kardiale Arrhythmien (Tezer et al. 2009). Wahrscheinlich handelt es sich um eine multifaktorielle Ursache (So et al. 2008). Mittels Autopsie ließen sich keine Hinweise auf anfallsbedingte Verletzungen oder eine andersgeartete Genese eruieren (Nilsson et al. 1999).

## C 1.3 Therapeutische Prinzipien

**Erste Hilfe**

Die folgenden Erste Hilfe-Maßnahmen sollten durchgeführt werden:

1. Schutz des Patienten vor Verletzungen während des Anfalls (z. B. Polsterung, Umlagerung)
2. Nach generalisiertem konvulsivem Anfall stabile Seitenlagerung während der postkonvulsiven komatösen oder soporösen Phase
3. Postkonvulsive Ausräumung der Mundhöhle von Schleim, Blut oder Erbrochenem (selten)
4. Schutz des Patienten vor Selbstverletzung während der postkonvulsiven Umdämmerung bis zur Wiederkehr der Orientierung
5. Erstversorgung von aufgetretenen Verletzungen, ggf. Organisation weiterer ärztlicher Versorgung

Entbehrlich sind:

1. Einbringung eines Gummikeils zwischen die Kiefer (kann zu Zahn- und Kiefergelenksverletzungen führen, nützt nichts)
2. Intubation und Beatmung des Patienten beim einzelnen Anfall
3. Fixierung der Extremitäten während der klonischen Phase (kann zu Gelenksluxationen führen)

### C 1.3.1 Behandlungsziele

Die medikamentöse Epilepsiebehandlung unterscheidet primäre und sekundäre Behandlungsziele.

Primäre Behandlungsziele sind:

- Anfallsfreiheit
- die bestmögliche Reduktion der Anfallsfrequenz und/oder Intensität bei Vermeidung nicht tolerabler unerwünschter Wirkungen, falls eine Anfallsfreiheit nicht erzielt werden kann. In der Praxis ist dies bei medikamentös-therapieresistenten Patienten oft eine Gratwanderung zwischen Anfällen und Nebenwirkungen.

Sekundäre Behandlungsziele sind:

- Verbesserung der psychosozialen Situation, wie z. B.:
  - Normalisierung der schulischen und beruflichen Ausbildung bzw. Integration, Erhalt oder Wiedererlangung der Fahrtauglichkeit
- Verhinderung von Sekundärfolgen, wie z. B.:
  - direkte Verletzungen durch Anfälle (z. B. Hirnkontusionen, Frakturen)
  - Krankheitsprogression (z. B. zunehmende mesiale temporale Sklerose)
  - Tod durch direkte Anfallseinwirkung oder plötzlicher unerwarteter Tod (SUDEP)
- Behandlung von assoziierten Störungen, wie z. B.:
  - psychiatrische Störungen (z. B. Psychosen oder Depressionen)
  - Hyposexualität

Kein Behandlungsziel ist:

- Sanierung des EEGs in Bezug auf epilepsietypische Potenziale

## C 1.3.2 Behandlungsindikation

Ob eine medikamentöse Epilepsiebehandlung begonnen wird, hängt von vielen krankheitsbedingten aber auch individuellen und soziokulturellen Faktoren ab. Eine antikonvulsive Behandlung sollte begonnen werden, wenn bei einem Anfall eine zugrundeliegende Hirnerkrankung oder Hinweise im EEG oder MRT für ein hohes Rezidivrisiko sprechen und wenn es bereits zu zwei epileptischen Anfällen gekommen ist. Es muss berücksichtigt werden, dass ein erster epileptischer Anfall oft nicht als epileptisch eingestuft wird, wenn eine ausreichende Schilderung fehlt und erst im Nachhinein die epileptische Genese wahrscheinlich wird, wenn neue Schilderungen oder Informationen von Zusatzuntersuchungen vorliegen.

Eine antikonvulsive Therapie sollte unter den folgenden Umständen eingeleitet werden:

- Akute symptomatische Epilepsie bei florider Hirnerkrankung
- Diagnose eines Epilepsiesyndroms mit hoher Rezidivwahrscheinlichkeit
- Initialer Status epilepticus
- Häufige epilepsietypische Entladungen im EEG
- Alter über 60 Jahre
- Hohes Sicherheitsbedürfnis des Patienten (z. B. Beruf, Fahrtauglichkeit)
- Erkennbar gravierende psychosoziale Konsequenzen beim Auftreten weiterer Anfälle

Keine Behandlungsindikation besteht bei:

- akuten Gehirnerkrankungen ohne epileptische Anfälle
- perioperativer Prophylaxe neurochirurgischer Eingriffe
- posttraumatischer Prophylaxe

## C 1.3.3 Behandlung symptomatischer Ursachen

Bei neu aufgetretenen epileptischen Anfällen muss zunächst geklärt werden, ob es sich um

1. eine akute symptomatische Epilepsie aufgrund einer floriden Gehirnerkrankung oder um
2. die Manifestation einer Epilepsie bei chronischer stabiler oder residueller Gehirnläsion oder um
3. die Manifestation von Anfällen im Rahmen idiopathischer Epilepsiesyndrome handelt.

Ursächlich kommen für die Gruppe der akuten oder chronischen symptomatischen Epilepsien alle Gehirnerkrankungen mit Beteiligung des Kortex infrage. Eine Übersicht gibt **Tab. C 1.2**. Die Behandlung der Ätiologie, z. B. bei autoimmunassoziierten Epilepsien, spielt eine immer größere Rolle, nachdem in den letzten Jahren zunehmend autoimmunassoziierte Antikörper identifiziert wurden, die eine immunsuppressive Therapie indizieren (Leypoldt et al. 2015).

**Tab. C 1.2:** Die häufigsten Ursachen akuter und chronischer symptomatischer Epilepsien

| Ätiologie | Beispiel |
|---|---|
| Tumoren | Hirneigene Tumoren (z. B. Gliome)<br>Meningeom<br>Metastasen<br>Meningeosis carcinomatosa |
| Vaskulär/ hypoxämisch | Hirninfarkt<br>Hirnblutung<br>Sinusvenenthrombose<br>Z. n. schwerer Hypoxämie (z. B. perinatal oder nach Spätreanimation) |
| Hirntrauma | Contusio cerebri,<br>Postoperativ |
| Entzündliche Gehirnerkrankungen | Meningoenzephalitis<br>Hirnabszess<br>Enzephalitis nach Impfung<br>Autoimmune/paraneoplastische (limbische) Enzephalitis |

Auch Erkrankungen, die zunächst zu einer Schädigung des Marklagers führen, wie z. B. die subkortikale arteriosklerotische Enzephalopathie oder die multiple Sklerose, können durch retrograde Degeneration zum Untergang zugehöriger Neurone und somit zu epileptischen Anfällen führen (Bladin et al. 2000). Darüber hinaus können symptomatische Epilepsien im Rahmen allgemeiner metabolischer Erkrankungen oder toxischer Belastungen auftreten. Der Begriff akute symptomatische Epilepsie beinhaltet, dass mehrere Anfälle bei einer akuten Gehirnerkrankung aufgetreten sind. Bei 80–90 % der Patienten führt die Ausheilung der Grunderkrankung bzw. Gehirnaffektion zum Sistieren der Anfälle. Anfälle in dieser Situation werden auch als »epileptische Reaktion« oder »Gelegenheitsanfälle« bezeichnet. Der Begriff »Gelegenheit« wird manchmal missverstanden: Es ist damit eine klare Auslöseursache gemeint und nicht, dass »gelegentlich« Anfälle auftreten. Epileptische Anfälle durch extrazerebrale Erkrankungen (z. B. Niereninsuffizienz) sistieren in aller Regel bei ausreichender Behandlung der extrazerebralen Erkrankung.

## C 1.3.4 Vermeidung provozierender Faktoren

Viele Epilepsiepatienten können Bedingungen nennen, die das Auftreten von Anfällen begünstigen. Zumeist werden seelische Belastungssituationen geschildert. Schlafentzug spielt bei der juvenilen myoklonischen Epilepsie insbesondere in Kombination mit vermehrtem Alkoholkonsum (»Party«) eine große präzipitatorische Rolle. Für Temporallappen-Epilepsien ließ sich durch Schlafentzug keine anfallspräzipitatorische Rolle nachweisen (Malow et al. 2002). Bei eindeutigem Zusammenhang zwischen Provokationsfaktor und Anfallsform spricht man von Reflexepilepsien (z. B. fotosensitive Epilepsie oder Lese-Epilepsie; Feddersen et al. 2015).

## C 1.3.5 Wirksamkeitsprofile und Nebenwirkungsspektren einzelner Antiepileptika (alphabetisch geordnet)

*Benzodiazepine:* Aus dieser großen Gruppe von Einzelsubstanzen werden Diazepam, Clonazepam und Lorazepam am häufigsten zur antikonvulsiven Behandlung eingesetzt. Die Substanzen sind hoch wirksam (↑↑, A) und entfalten ihre Wirkung durch Anlagerung an spezifische Benzodiazepin-Rezeptor-Chloridionenkanal-Komplexe (Ko et al. 1997). Clonazepam und Lorazepam ist wegen der längeren antiepileptischen Wirkdauer der Vorzug zu geben gegenüber Diazepam, das aufgrund seiner hohen Fettlöslichkeit nach i. v.-Gabe rasch (ca. 30 min.) aus dem Gehirn in den Körper zurückverteilt wird.
Die therapeutische Breite ist groß; fokale und generalisierte Epilepsien lassen sich mit Benzodiazepinen behandeln. Sie stehen als i. v.-Präparation mit raschem Wirkungseintritt und als intramuskuläre und intranasale Präparationen bei fehlendem Venenzugang zur Verfügung und werden daher initial zur Behandlung des Status epilepticus eingesetzt (↑↑, A). Eine orale Gabe bei eingeschränkter Schluckfunktion wird mit Lorazepam in expidet-Form erreicht (Tavor expidet®) oder Diazepam in Rektiolenform zur Therapie von Fieberkrämpfen bei Kleinkindern. Zusätzlich empfiehlt sich die Applikation von Benzodiazepinen in Phasen einer massiven Exazerbation der Anfallssituation, im Intervall, z. B. bei eng menstruationsgebundenen Anfällen, oder vorübergehend, höchstens für die Dauer weniger Wochen, als zusätzlicher Schutz bei einer medikamentösen Umstellung. Ihr Einsatz ist jedoch oft wegen Toleranzentwicklung und sedierender Nebenwirkung auf die Notfallsituation oder eine intermittierende Behandlung über Tage bis Monate begrenzt. Die wichtigsten ernsthaften Nebenwirkungen sind Atemdepression und Hypotension bei rascher Applikation hoher Dosen. Daneben werden Sedierung, Muskelschwäche, Ataxie und gelegentliche Sehstörungen bei der Behandlung mit niedriger Dosierung beobachtet. Beim zu raschen Absetzen kann es zu Entzugssymptomatik (Nervosität, Schlafstörung, Angst, Psychosen) und verstärktem Auftreten von Anfällen kommen.

*Brivaracetam*: Brivaracetam ist ein neuer SV2A-Ligand mit dem Wirkmechanismus von Levetiracetam. Im Gegensatz zu Levetiracetam besteht eine wesentliche höhere Affinität zum SV2A und keine Wirkung auf die Kalziumkanäle oder den AMPA-Rezeptor. Es ist zugelassen für die Behandlung fokaler Epilepsien ab dem 16. Lebensjahr (↑↑, A). In den Zulassungsstudien als add-on war die Responderrate (> 50 % Anfallsreduktion) bei 34,2 % (50 mg/d), 39,5 % (100 mg/d) und 37,8 % (200 mg/d) höher als in der Placebogruppe mit 20,3 % (Ben-Menachem et al. 2016). Die häufigsten berichteten Nebenwirkungen waren Müdigkeit, Schwindel und Kopfschmerzen. Brivaracetam liegt in mehreren Galeniken vor: Es kann als Tablette, als Saft und als i. v.-Medikament verabreicht werden. Intravenös ist auch die unverdünnte Gabe möglich. Als Substrat der Leberenzyme CYP2C19 und CYP3A4 kann die Brivaracetamkonzentration durch starke 3A4-Induktoren gesenkt werden. Es erhöht durch 2C19-Hemmung die Wirkung von Ethanol. Daher sollte auch bei Anwendung von aktiven 2C19-Substraten (Fluconazol, Fluvoxamin) erhöhte Wachsamkeit gelten. Orale Kontrazeptiva werden in ihrem Wirkspiegel verringert, jedoch bisher ohne beobachteten Einfluss auf die Ovulationshemmung (Stockis und Rolan 2013). Verlaufsbeobachtungsdaten über eine mögliche Teratogenität liegen noch nicht vor.

*Carbamazepin:* Carbamazepin (CBZ) ist im Serum zu 75 % an Protein gebunden und zeigt eine Halbwertzeit von 8–24 Tagen. Es entfaltet einen membranstabilisierenden antikonvulsiven Effekt, u. a. durch Hemmung des passiven Natrium- und Kalziumeinstroms durch spannungsabhängige Kanäle, welche weitgehend selektiv nur bei exzessiv hochfrequenten neuronalen Entladungen aktiviert werden. Carbamazepin zählt zu den Antiepileptika, die weltweit am häufigsten verwendet werden und ist eines der Mittel der ersten Wahl bei allen Epilepsien fokalen Ursprungs (Mattson 1997) (↑↑, A). CBZ führt als Monotherapeutikum bei 40–60 % der Patienten dieser Gruppe zur dauerhaften Anfallsfreiheit. Die Wirkung auf sekundär generalisierte tonisch-klonische Anfälle ist mit 50–60 % Anfallsfreiheit besser als bei milderen Anfallsformen (35–50 %) (Mattson et al. 1985) (A) oder primär generalisierten tonisch-klonischen Anfällen. Absencen und generalisierte myoklonische Anfälle können sogar verstärkt werden (Genton et al. 2000). Retard-Präparate sollten wegen der Möglichkeit der täglich zweimaligen Einnahme und geringer ausgeprägten Peak-of-dose-Phänomene (zumindest im obersten therapeutischen Bereich) bevorzugt werden. Das Risiko allergischer Exantheme ist durch langsames Eindosieren des Medikaments zu vermindern. Eine Leukozytopenie von unter 2 500 Zellen/mm$^3$ ist relativ häufig. Das Mittel sollte jedoch erst bei einer neutrophilen Granulozytopenie von unter 1 000 Zellen/mm$^3$ abgesetzt werden.
Carbamazepin induziert Leberenzyme und beschleunigt den Abbau anderer Antiepileptika wie Phenytoin, Topiramat Ethosuximid, Valproinsäure, Clobazam, Clonazepam, Lamotrigin, Felbamat und Gabapentin. Auch der Abbau anderer wichtiger Medikamente wie Diltiazem, Erythromycin, Haloperidol, Isoniazid, Phenprocoumon, Steroide, Theophyllin, Cimetidin, Verapamil sowie oraler Kontrazeptiva wird induziert und damit deren Wirksamkeit reduziert. Dies führt dazu, dass z. T. kein wirksamer antikoagulatorischer bzw. Konzeptionsschutz mehr besteht. Bei Patienten mit Bradykardie oder AV-Block kann Carbamazepin zur Verstärkung der Symptomatik führen.

*Eslicarbazepin:* Eslicarbazepin ist zur Behandlung fokaler Epilepsien in der Kombinationstherapie ab dem 18. Lebensjahr zugelassen, eine Zulassung zur Monotherapie wird bei Drucklegung dieses Buchs geprüft. Eslicarbazepinacetat wird im Körper zum wirksamen Metaboliten Eslicarbazepin verstoffwechselt, der die spannungsabhängigen Na-Kanäle hemmt. Die initiale Eindosierung erfolgt mit 400 mg, es kann eine wöchentliche Steigerung um 400 mg bis zu 1 200 mg/Tag erfolgen, als nächtliche Einmalgabe. In drei randomisierten doppelblinden placebokontrollierten Studien zur Zusatzbehandlung bei fokalen Epilepsien konnten 800 mg und 1 200 mg Eslicarbazepinacetat zu einer signifikanten Reduktion der Anfallsfrequenz um 38–42 % führen (Ben Menachem et al. 2008; Elger et al. 2009; Gil-Nagel et al. 2009) (↑↑, A). Die Ergebnisse der offenen 1-Jahres-Follow-up-Studie für die Zusatzbehandlung mit 800 mg Eslicarbazepinacetat/d als Einmalgabe zeigten eine Reduktion der Anfallsfrequenz zwischen 48 und 56 %, ca. 50 % der Patienten hatten eine Reduktion der Anfälle um 50 % (Halasz et al. 2010) (↑, A). Nebenwirkungen traten bei 51 % der Patienten auf und wurden als mild bis moderat eingestuft. Hauptsächlich wurden Kopfschmerzen, Schwindel, Doppelbilder und Nasopharyngitis berichtet. Allergische Nebenwirkungen traten selten auf, ebenso wenig Hyponatriämien. Bei bekannter allergischer Reaktion auf Carbamazepin oder Oxcarbazepin sollte Eslicarbazepinacetat nicht eingenommen werden. Kontraindikationen liegen bei bekanntem AV-Block 2. und 3. Grades vor. Es kann zu Interaktionen mit oralen Kontrazeptiva kommen. Eslicarbazepin wird nahezu vollständig über die Nieren ausgeschieden, weshalb bei Niereninsuffizienz eine Dosisanpassung erfolgt.

*Ethosuximid:* Ethosuximid verbessert die GABAerge inhibitorische synaptische Transmission durch Hemmung des intraiktalen Kalziumeinstroms nach intrazellulär an spezifischen Ionenkanälen.
Es wird zur Behandlung von Absence-Anfällen bei generalisierten Epilepsien eingesetzt und ist nicht wirksam bei anderen Anfallsformen. Die Erhaltungsdosis beträgt 750–2 000 mg/Tag bei Erwachsenen und 15–30 mg/kg/Tag bei Kindern. In einer Studie bei Patienten mit kindlicher Absence-Epilepsie mit isolierten Absencen war Ethosuximid wirksamer als Lamotrigin, zudem traten unter Ethosuximid signifikant weniger Aufmerksamkeitsstörungen als unter Valproinsäure auf (Glauser et al. 2010) (↑, A). Auf lange Sicht liegt die Rate generalisierter konvulsiver Anfälle bei Ethosuximidbehandlung niedriger als bei anderen Substanzen (Shinnar et al. 2015). Wesentliche medikamentöse Interaktionen sind nicht zu beachten. An Nebenwirkungen sind Übelkeit, Erbrechen, Abdominalschmerz und Singultus relativ häufig. Selten beobachtet werden Zephalgien, Schwindel, Dyssomnien, kognitive Beeinträchtigungen, Psychosen, Exantheme, Stevens-Johnson-Syndrom und Lupus erythematodes. Ethosuximid sollte als Zusatzmedikation eingesetzt werden, wenn unter Monotherapie mit Valproinsäure Absencen persistieren.

*Felbamat:* In Deutschland ist Felbamat nur zur Behandlung des medikamentös therapieresistenten Lennox-Gastaut-Syndroms ab dem 4. Lebensjahr zugelassen. Eine Wirksamkeit bei der Behandlung fokaler Epilepsien wurde beschrieben (↔, C). Es erhöht die Serumkonzentrationen von Phenytoin, Carbamazepin oder Valproinsäure um 20–33 %, sodass diese Antiepileptika entsprechend reduziert werden müssen, wenn Felbamat gleichzeitig appliziert wird. Die Eingangsdosis beträgt 600 mg/Tag (7,5 mg/kg). 14-tägig soll um jeweils 600 mg (7,5 mg/kg KG) bis zu einer Enddosierung von 3 600 mg/Tag (45 mg/kg KG) erhöht werden. Nach Zulassung in den USA zur Behandlung fokaler Epilepsien und zur Dauerbehandlung von etwa 100 000 Patienten wurden 32 Fälle von aplastischer Anämie registriert – zehn dieser Patienten verstarben, und bei 19 Fällen kam es zu schwerwiegenden hepatotoxischen Nebenwirkungen – fünf dieser Patienten verstarben. Des Weiteren wurden häufig gastrointestinale Nebenwirkungen und Schlafstörungen beschrieben.

*Gabapentin:* Gabapentin ist zur Monotherapie bei fokalen Epilepsien ab dem 12. Lebensjahr zugelassen. In dieser Patientengruppe kann eine Halbierung der Anfallsfrequenz fokaler Anfälle bei 20–30 % der Patienten erwartet werden und eine Halbierung der sekundär-generalisierten Anfälle bei ca. 50 % (Chadwick 1994) (↑, B). Im direkten Vergleich mit anderen Antiepileptika für fokale Epilepsien (Carbamazepin, Lamotrigin, Oxcarbazepin, und Topiramat) war nur Gabapentin signifikant weniger wirksam (Marson et al. 2007). Anfallsfreiheit wird bei bisher medikamentös therapieresistenten Patienten nur in Einzelfällen erzielt. Der Wirkmechanismus ist unbekannt. Blockierung des spannungsabhängigen Natriumkanals und Verstärkung der GABAergen Inhibition wurden beschrieben. Die Aufdosierung, wie auch die Beendigung der Therapie, kann vergleichsweise rasch erfolgen (Erhöhung/Absetzen um 300–400 mg 1–2 täglich). Es sollte bis zu einer Dosis von zumindest 2,4 g/Tag aufdosiert werden. Bei einer Halbwertzeit von lediglich sechs Stunden sind täglich drei bis vier Einnahmen notwendig. Gabapentin ist nicht an Plasmaproteine gebunden und interagiert nicht mit anderen Antiepileptika. Es wird über die Niere ausgeschieden, was eine Dosisreduktion bei eingeschränkter Nierenfunktion erfordert. Dosisabhängige Nebenwirkungen wie Somnolenz, Müdigkeit, Schwindel, Ataxie und gastrointestinale Störungen, Gewichtszunahme, Irritabilität sowie aggressive Verhaltensstörungen wurden beschrieben (Wong und Lhatoo 2000). Irreversible Nebenwirkungen sind bisher nicht bekannt.

*Lacosamid:* Lacosamid ist zur Mono- und Kombinationstherapie von fokalen Epilepsien bei Patienten ab dem 16. Lebensjahr zugelassen. Lacosamid verstärkt die langsame Inaktivierung der spannungsabhängigen Na-Kanäle und bindet an das CRMP-2-Protein, welches einen Teil des NMDA-Rezeptors moduliert. Lacosamid zeichnet sich durch eine gute Wirksamkeit bei nur seltenem Auftreten von Nebenwirkungen aus (↑, A). Es hat eine nur geringe Proteinbindung, Interaktionen mit anderen Antiepileptika treten nicht auf. Lacosamid steht auch als intravenöse Darreichungsform zur Verfügung. Die Eindosierung erfolgt mit 2 × 50 mg, die weitere Aufdosierung erfolgt mit 2 × 50 mg/Woche bis zu einer Maximaldosis von 400 mg/Tag. In einer multizentrischen doppelblinden, placebokontrollierten Studie an Patienten mit fokalen Anfällen zeigte sich eine Reduktion der Anfallsfrequenz um 35 % (Lacosamid 200 mg/Tag) und 45 % (Lacosamid 400 mg/Tag). Eine Anfallsreduktion um > 50 % trat unter der Dosis von 400 mg/Tag bei 41 % der Patienten auf (Halasz et al. 2010) (↑, A). Zu Interaktionen mit anderen An-

tiepileptika kam es nicht. Dies bestätigt die Ergebnisse einer zuvor durchgeführten Studie mit Dosen von 200 mg, 400 mg und 600 mg Lacosamid pro Tag (Ben-Menachem et al. 2007).
Dosisabhängige Nebenwirkungen sind – vor allem in der Eindosierungsphase – Schwindel, Übelkeit und Erbrechen. Im EKG wurde eine dosisabhängige Verlängerung des PR-Intervalls beobachtet. Dies kann zu einem AV-Block 1. Grades, Bradykardie und Synkopen führen. Kontraindikationen sind Allergien auf Soja und Erdnüsse und ein AV-Block 2. und 3. Grades. Da die Ausscheidung über die Nieren erfolgt sollte bei einer glomerulären Filtrationsrate < 30 ml/min die Maximaldosis von 250 mg/d nicht überschritten werden.

*Lamotrigin:* Lamotrigin ist zur Monotherapie von fokalen *und generalisierten* Epilepsien ab dem 2. Lebensjahr und zur Kombinationstherapie zugelassen. Lamotrigin blockiert den spannungsabhängigen Natriumkanal und wirkt antiglutamaterg. Den Metabolismus herkömmlicher Antiepileptika beeinflusst Lamotrigin nicht. Demgegenüber reduzieren Carbamazepin, Phenytoin und Phenobarbital die Halbwertzeit von Lamotrigin um 50 % auf ca. 15 Tagen; Valproinsäure verlängert sie auf das Doppelte (etwa 60 Tage). Eine sehr langsame Eindosierung wird empfohlen, da hierdurch die Rate allergischer Exantheme von 10–15 % (bei rascher Aufdosierung) auf etwa 1 % gesenkt werden kann. Insgesamt ist die Substanz im Vergleich mit Carbamazepin gleich gut wirksam, zeigt aber weniger kognitive Nebenwirkungen (Meador et al. 2001) (↑↑, A).
Lamotrigin ist in der Schwangerschaft als einziges Antiepileptikum nicht kontraindiziert, wobei dennoch die Patientin auf ein prinzipielles Risiko von Fehlbildungen hingewiesen werden muss. Es kann zu einem Absinken des Serum-Lamotriginspiegels unter Östradiol-, aber nicht unter Progesteronen kommen (Reimers et al. 2005).

*Levetiracetam:* Levetiracetam ist ein Pyrrolidon-Derivat, dessen Wirkung über die Bindung an das SV2A-Synaptovesikel, über Bindung an die spannungsabhängigen Kalzium-Kanäle und teilweise an AMPA-Rezeptoren vermittelt wird (Kaminski et al. 2008; Shorvon 2000). Es ist zur Monotherapie und Kombinationstherapie bei fokalen Epilepsien und generalisierten Epilepsien ab dem 12. Lebensjahr zugelassen und wird in der Regel gut toleriert (↑, A). Bei wenigen Patienten kommt es zu Benommenheit, sedierenden Effekten, Schwindel oder Veränderung der Stimmung mit aggressivem Verhalten. In placebokontrollierten Studien bei medikamentös therapieresistenten Epilepsiepatienten konnte eine 50 %ige Anfallsreduktion bei 33–40 % der Patienten versus 11 % in der Placebogruppe beobachtet werden (Krakow et al. 2001). Levetiracetam zeigt keine wesentlichen Interaktionen mit anderen Antiepileptika oder anderen wichtigen Medikamenten. Es hat eine gute Langzeitretention, was für eine gute Wirksamkeit bei gleichzeitig guter Verträglichkeit spricht. Eine gute Wirksamkeit zeigte es bei einer kontrollierten Studie an Patienten mit juveniler myoklonischer Epilepsie, die auf Valproat und Lamotrigin therapieresistent waren (Noachtar et al. 2008) (↑, A).

*Oxcarbazepin:* Oxcarbazepin ist zur Monotherapie bei fokalen Epilepsien zugelassen. Das 10-Ketoanalog von Carbamazepin wird in der Leber schnell in den aktiven Metaboliten 10,11-Dihydro-10-Hydroxicarbamazepin umgewandelt und zeigt annähernd gleiche Wirksamkeit wie Carbamazepin (Shorvon et al. 2000) (↑, A). Auch die Nebenwirkungen von Oxcarbazepin entsprechen dem Spektrum von Carbamazepin, sind jedoch zumeist etwas milder (Wong und Lathoo 2000). Die Allergierate ist geringer, die Interaktion mit anderen Antiepileptika weniger deutlich, wahrscheinlich weil der enzyminduzierende Effekt von Oxcarbazepin auf das P450 3a Isoenzym des Cytochrom P450-Komplexes beschränkt ist. Eine Autoinduktion des Abbaus in der Leber, wie bei Carbamazepin bekannt, wurde bei Oxcarbazepin nicht beobachtet. Häufiger als unter Carbamazepintherapie tritt bei etwa jedem vierten Patienten eine zumeist klinisch nicht relevante Hyponatriämie auf.

*Pregabalin:* Pregabalin ist seit 2004 für die Zusatztherapie bei Erwachsenen mit fokalen Epilepsien zugelassen (Arroyo et al. 2004). Zusätzlich besteht eine Zulassung zur Behandlung peripherer neuropathischer Schmerzen bei Erwachsenen. Die empfohlene Dosierung beträgt 150–600 mg täglich, verteilt auf zwei oder drei Gaben. In den Zulassungsstudien lag die Zahl der Responder (50 %ige Anfallsreduktion) bei 15 % (150 mg/Tag), 40 % (300 mg/Tag) und 43–51 % (600 mg/Tag) (↑, B). Langzeitbeobachtungen ergaben eine 100 %ige Anfallsfreiheit bei bis zu 9 % der Patienten über sechs Monate und bei 6 % der Patienten über 12 Monate (bei zuvor therapieresistenten Patienten). Pregabalin bindet an die Alpha-2-Delta-Untereinheit der spannungsabhängigen Kalziumkanäle, es vermindert den Zustrom von Kalzium in die übererregten Neurone und senkt die Freisetzung von exzitatorischen Neurotransmittern. Pregabalin wird renal eliminiert und zeigt keine Metabolisierung, keine Proteinbindung, keine Verringerung der Bioverfügbarkeit bei höheren Dosierungen und keine pharmakokinetischen Wechselwirkungen mit anderen Arzneimitteln. Die häufigsten Nebenwirkungen waren (in absteigender Häufigkeit): Schwindel, Somnolenz, Ataxie, Asthenie, Gewichtszunahme, Kopfschmerz, Verschwommensehen oder Doppelbilder, Tremor, abnormales Denken und Ödeme. Nahezu alle ZNS-assoziierten Nebenwirkungen waren dosisabhängig und vermehrt unter der höchsten Dosis (Pregabalin 600 mg/Tag) zu beobachten.

*Phenobarbital, Primidon:* Primidon wird zum aktiven Metaboliten Phenobarbital verstoffwechselt (Bourgeois 1997). Eine spezifische antiepileptische Wirkung von Primidon im Vergleich mit Phenobarbital ist nicht sicher belegt. Phenobarbital interagiert mit dem GABA-Rezeptor-Chlorid-Ionophoren-Komplex und verstärkt dort die inhibitorische Wirkung von GABA. Es ist ein starker Induktor mikrosomaler Leberenzymsysteme und reduziert hierdurch die Serumkonzentrationen von Carbamazepin, Clonazepam und Phenytoin. Phenobarbital entfaltet eine gute Wirksamkeit bei generalisierten und fokalen Epilepsien (↑, A).

C 1

Eine weitere wesentliche Indikation besteht in der Behandlung des Status epilepticus, falls Benzodiazepine, Valproinsäure und Phenytoin nicht ausreichend wirksam sind (↑, A). Die Anwendung von Phenobarbital wird durch seine sedierende Wirkung und andere negativ psychotrope Nebenwirkungen limitiert. Wird Phenobarbital in höheren Dosen eingesetzt, sind neben Müdigkeit häufig Reizbarkeit und Aggressivität sowie Libidoverlust und Depression erkennbar. Im Kindesalter besteht zudem die Gefahr einer Retardierung kognitiver Leistungen.

*Phenytoin/Fosphenytoin:* Phenytoin zeigt den gleichen Wirkmechanismus wie Carbamazepin. Es ist Mittel der zweiten Wahl bei der Behandlung von fokalen Epilepsien (↑↑, B), da das Nebenwirkungsprofil bei Langzeiteinnahme ungünstig ist (Mattson et al. 1985). Der Vorteil von Phenytoin gegenüber Carbamazepin ist die Verfügbarkeit einer löslichen Form zur i. v.-Applikation. Wegen seiner hohen Wirksamkeit kommt Phenytoin bei der Notwendigkeit rascher Intervention, wie z. B. im Status epilepticus, zum Einsatz (↑↑, A). Bei Paravasaten im Rahmen einer i. v.-Applikation besteht das Risiko von Gewebeschäden, daher ist hier auf einen sicheren i. v.-Zugang zu achten. Im Nebenwirkungsprofil werden Hirsutismus und Bartwuchs insbesondere von Frauen als störend empfunden. Daneben tritt nicht selten eine Gingivahyperplasie auf, die durch konsequente Zahnhygiene zu bessern ist. Wenn klinisch-neurologische Zeichen einer Kleinhirnatrophie nach mehreren Monaten bis Jahren Behandlung auftreten oder kernspintomographisch nachgewiesen werden, muss das Mittel abgesetzt werden. Wegen der langen Halbwertszeit kann Phenytoin in einer ein- oder zweimal täglichen Gabe appliziert werden. Zu beachten ist der nicht-lineare Metabolismus mit unabsehbarem Anstieg der Serumkonzentration in den oberen Dosisbereichen. Hier können selbst kleine Steigerungen der Dosis wie z. B. 25–50 mg zu einem deutlichen Anstieg der Serumkonzentration bis hin in den toxischen Bereich führen, weshalb oberhalb einer Serumkonzentration von 15 µg/ml die Erhaltungsdosis nur in 25 mg-Schritten erhöht werden sollte. Phenytoin ist wie Carbamazepin ein Induktor hepatischer Enzyme, es gelten daher die gleichen Regeln wie bei Carbamazepin. Der Abbau von Phenytoin kann durch Medikamente, wie z. B. Phenothiazine, Isoniazid, Metronidazol und Allopurinol beschleunigt werden. Die Sorge vor kardialen Komplikationen ist unberechtigt, wenn jüngere (< 60 J.) und herzgesunde Patienten mit den üblichen Dosen behandelt werden (Güldiken et al. 2015).

*Fosphenytoin*, eine Vorstufe von Phenytoin, wird im Plasma durch Phosphataseenzyme zu Phenytoin umgewandelt. Die Substanz ist wasserlöslich und sowohl i. v. als auch i. m. applizierbar. Im Status epilepticus kann sie beispielsweise mit 150 mg/min. infundiert werden. Die Rate von Hypotensionen, Arrhythmien und Atemdepressionen ist gleich wie bei Phenytoin. Fosphenytoin zeigt eine bessere Gewebeverträglichkeit und ist bei versehentlicher paravaskulärer Injektion ungefährlicher. Nachteilig sind die deutlich höheren Kosten.

*Perampanel:* Perampanel ist ein nicht-kompetitiver selektiver Antagonist am AMPA-Rezeptor, der zunächst für die Behandlung des M. Parkinson entwickelt wurde. In den Epilepsie-Zulassungsstudien zeigte er einen guten Nutzen. Die wichtigsten Nebenwirkungen sind Schwindel und eine Leberenzyminduktion (Krauss et al. 2012). Nach Bewertung durch den gemeinsamen Bundesausschuss ist Perampanel derzeit in Deutschland nicht verfügbar (↑↑, C).

*Rufinamid:* Rufinamid ist zur Kombinationstherapie beim Lennox-Gastaut-Syndrom ab dem 4. Lebensjahr und zur Kombinationstherapie bei Patienten mit fokalen Epilepsien zugelassen (↑, A). Rufinamid führt zu einer Modulation der Na-Kanäle. In einer doppelblinden placebokontrollierten Studie zur Kombinationstherapie bei fokalen Epilepsien konnte mit Rufinamid 3 200 mg/d eine signifikante Reduktion der Anfallsfrequenz ebenso erreicht werden wie beim Lennox-Gastaut-Syndrom (Biton et al. 2010; Glauser et al. 2008) (↑, B). An Nebenwirkungen wurden Müdigkeit, Kopfschmerzen, Schwindel, Übelkeit, Pneumonien und Infektionen der oberen Atemwege beschrieben. Zusätzlich traten bei einigen Patienten Gewichtsabnahme und Status epilepticus auf. Vorteilhaft ist die fehlende Beeinflussung kognitiver Funktionen. Interaktionen mit anderen Antiepileptika können auftreten. So kann sich die Rufinamiddosis bei gleichzeitiger Therapie mit Carbamazepin, Phenobarbital, Phenytoin, Vigabatrin oder Primidon verringern. Bei Einleitung einer Valproat-Gabe unter bestehender Rufinamid-Therapie kann es zu einer signifikanten Erhöhung der Plasmakonzentration von Rufinamid vor allem bei Patienten mit einem Körpergewicht < 30 kg kommen. Kontraindikationen sind Überempfindlichkeit gegenüber Triazolderivaten, Schwangerschaft und Stillzeit. Eine Anpassung an die Nierenfunktion ist nicht erforderlich, bei schwerer Leberinsuffizienz ist die Anwendung nicht empfohlen.

*Topiramat:* Topiramat ist zur Monotherapie von fokalen und generalisierten Epilepsien ab dem 2. Lebensjahr zugelassen (↑, A). Es hat mehrere Wirkungsmechanismen. Neben einer Blockade des spannungsabhängigen Natriumkanals beeinflusst es auch die GABAerge und glutamaterge Transmission und ist ein Carboanhydrasehemmer. Die Wirksamkeit ist gleich gut wie diejenige von Carbamazepin und Valproinsäure. Anfallsfreiheit wird bei 40–50 % der Patienten mit neu aufgetretenen Epilepsien erzielt, eine Reduktion der Anfallsfrequenz um 50 % bei 40–60 % der therapieresistenten Patienten (↑, A). In dieser Gruppe kann jedoch, anders als bei anderen Antiepileptika, durch Hinzufügen von Topiramat noch Anfallsfreiheit bei ca. 10 % erreicht werden (Kramer und Reife 1997). Ein langsames Aufdosieren (25 mg/Woche Monotherapie und 50 mg/Woche Kombinationstherapie mit Enzyminduktoren) wird empfohlen. An Nebenwirkungen wurden Parästhesien, Tremor, Kopfschmerzen, Müdigkeit, kognitive Störungen (insbesondere Sprachschwierigkeiten), paranoide Ideen und Schwindel beobachtet (Lhatoo et al. 1999). Aufgrund des Carboanhydrasehemmmechanismus können vermehrt Nierensteine auftreten.

*Valproinsäure:* Valproinsäure-Präparate verstärken die synaptische GABAerge Inhibition. Valproinsäure ist Mittel der ersten Wahl zur Behandlung von generalisierten Epilepsien (↑↑, A). Es zeigt jedoch auch bei fokalen Epilepsien gute Wirksamkeit (Mattson et al. 1985; Rowan 1997) (↑↑, A), wird nach oraler Einnahme rasch resorbiert und erreicht Spitzenkonzentrationen im Blut nach ein bis vier Stunden. Zu 90 % ist Valproinsäure an Plasmaeiweiße gebunden. Die Substanz ist nicht enzyminduzierend und verursacht von daher keine Wirkungsabnahme oraler Kontrazeptiva. Die Plasmakonzentration niedriger Dosen von Phenobarbital wird erhöht. Valproinsäure ist weniger sedierend als Phenobarbital, Carbamazepin oder Phenytoin. Es ist ein deutlicher Inhibitor des Abbaus von Lamotrigin und verdoppelt etwa den Serumspiegel von Lamotrigin im Blut. Bei etwa jedem sechsten Patienten werden gastrointestinale Nebenwirkungen registriert. Haarausfall, Gewichtszunahme und Tremor sind häufiger als bei anderen Antiepileptika. Ob es unter Valproat-Therapie zur verstärkten Entwicklung von polyzystischen Ovarien (PO) kommt, ist umstritten (Herzog und Schachter 2001). PO können auch von der Gewichtszunahme herrühren, die Valproat verursacht. Die Valproinsäure ist in löslicher i. v.-applikabler Form auf dem Markt und wird wegen der sehr guten Verträglichkeit von Bolusgaben zunehmend in der Notfallsituation angewendet (Krämer et al. 2005). Für die Anwendung beim Status epilepticus ist es allerdings nicht zugelassen.

Valproinsäure kann einen tödlich verlaufenden Leberzerfall verursachen. Das Risiko beträgt: 1 : 600 bei Kindern < 2 Jahre, 1 : 8 000 bei Kindern im Alter von drei bis zehn Jahren, 1 : 10 000 bei Jugendlichen und ca. 1 : 50 000 bei Erwachsenen. Zusätzliche Risiken entstehen bei Vorliegen einer hepatischen Vorschädigung oder metabolischen Erkrankung, bei Entwicklungsretardierung oder einer antikonvulsiven Polytherapie (König et al. 1999). Klinische Frühzeichen, welche zumeist 2–4 Monate nach Behandlungsbeginn auftreten, sind Appetitlosigkeit, Apathie, Übelkeit, Erbrechen und Müdigkeit gefolgt von Ikterus, Hämorrhagien, Ödemen und Ascites. Der Leberzerfallsprozess ist reversibel, wenn Valproat rasch abgesetzt wird. Prädiktive Laborparameter stehen nicht zur Verfügung. Die unmittelbare Gabe von Levocarnitin wird empfohlen. Eine engmaschige Überwachung innerhalb der ersten sechs Monate ist notwendig. Nebenwirkungen und Hinweise bei Schwangerschaft sind wie für die anderen Medikamente unter **Kap. C 1.4.4.1** zusammengefasst.

*Zonisamid*: Die Substanz wurde im Mai 2005 in Deutschland zur add-on-Therapie bei fokalen Epilepsien zugelassen (↑, A). Da das Mittel bereits seit 1989 in Japan und bereits seit 2000 in den USA verwendet wird, existieren Erfahrungen an über einer Million Patienten. Es handelt sich um ein Benzisoxazol mit Sulfonamidgruppe (Sackellares et al. 2004). Als Wirkmechanismus wird eine Natriumkanal-Blockade ähnlich wie bei Phenytoin, aber zusätzlich auch eine Carboanhydrase-Hemmung postuliert (Schmidt et al. 1993). Wesentliche Interaktionen von Zonisamid mit anderen Medikamenten sind nicht bekannt oder nicht relevant. Bisherige Erfahrungen deuten an, dass etwa 7 % der bisher medikamentös-therapieresistenten Patienten anfallsfrei werden können, bei ca. 40 % kommt es zu einer Anfallsreduktion um mehr als die Hälfte (Faught et al. 2001) (↑, A). Die Erhaltungsdosis liegt bei 300–500 mg/Tag bei normalgewichtigen Erwachsenen. Die Aufdosierung sollte in wöchentlichen Schritten erfolgen. Die Tagesdosen sollten dabei zunächst 50 mg/Tag und in der zweiten Woche 100 mg/Tag betragen. Danach kann in 100 mg-Schritten/Woche weiter erhöht werden. An Nebenwirkungen sind Anorexie und Gewichtsabnahme, Agitiertheit, Schwindel, Ataxie, Schläfrigkeit, Diplopie, kognitive Störungen in höheren Dosierungen und gelegentlich Nierensteine beschrieben worden.

**C 1**

### Reserve-Antiepileptika

*Acetazolamid:* Das Medikament ist ein Carboanhydrasehemmer und wird bei der Behandlung von fokalen Epilepsien oder als Zusatzpräparat in der Behandlung des therapieresistenten Status epilepticus angewendet. Täglich werden 3–4 × 250 mg Tabletten appliziert (Kinder 10 mg/kg). An Nebenwirkungen treten Dyspnoe, Tachypnoe, Parästhesien, Hypokaliämie, Hyperglykämie und Nierensteinbildung auf (↔, C).

*Brom:* Der Wirkmechanismus von Brom ist unbekannt. Dieses älteste Antiepileptikum wurde schon im neunzehnten Jahrhundert eingesetzt. Es gilt als Reservepräparat bei der Behandlung generalisierter motorischer Anfälle. Wegen seiner sehr langen Halbwertszeit (4–7 Tage) kann das Erreichen eines Steady-States erst nach sechs- bis achtwöchiger Applikation angenommen werden, was die Steuerung der Dosis erschwert. Täglich werden 2–4 × 850 mg Tbl. Kaliumbromid (z. B. DIBRO-BE®) appliziert (Kinder 40–60 mg/kg; Kleinkinder 50–70 mg/kg). Häufige Nebenwirkungen sind: Sedierung, Konzentrationsstörungen, Bromakne, Appetitlosigkeit, gastroenterale Störungen bis hin zum Ulcus ventriculi. Selten muss mit der Induktion einer exogenen Psychose gerechnet werden (↔, C).

*Sultiam:* Sultiam wird von Kinderärzten häufig bei der Behandlung der benignen fokalen Epilepsie des Kindesalters eingesetzt. Die typischen regionalen epilepsietypischen Potenziale im EEG dieser Patienten werden unter der Therapie mit Sultiam oft deutlich reduziert. Täglich werden 2–4 × 200 mg Tabletten (Kinder: 5–6 mg/kg) appliziert (↑, B). Häufige Nebenwirkungen sind eine zentral ausgelöste Tachypnoe und Parästhesien. Als Enzyminhibitor kann es zu einer Erhöhung der Serumkonzentration anderer Antiepileptika (z. B. Phenytoin) führen.

*Vigabatrin:* Beim West-Syndrom wurde Anfallsfreiheit bei 10–40 % der Patienten beschrieben. Vigabatrin führt bei bis zu 30–40 % der Patienten im Erwachsenen- und Kindesalter zu irreversiblen Gesichtsfelddefekten und wird daher nur noch für die Anwendung beim West-Syndrom empfohlen (↔, B).

## C 1.4 Pragmatische Therapie

### C 1.4.1 Initiale Monotherapie

Bei Indikation zu einer antiepileptischen Behandlung wird im ersten Schritt ein Antiepileptikum der ersten Wahl empfohlen (↑↑, A) (**Tab. C 1.3**). Etwa 60 % der Patienten mit neu aufgetretenen Epilepsien bleiben unter Monotherapie anfallsfrei (Brodie et al. 2012). Für die Wahl des Antiepileptikums reicht es aus, zwischen fokalen und generalisierten Epilepsien zu unterscheiden. Leitlinien der Deutschen Gesellschaft für Neurologie liegen vor (www.dgn.org). Das Nebenwirkungsprofil der einzelnen Substanzen spielt für die Wahl eine große Rolle. Die Patienten, die durch Medikamente anfallsfrei werden, erreichen die Anfallsfreiheit häufig bereits schon in mittleren Dosisbereichen. Daher sollte in der Dosisfindung zunächst ein mittlerer Dosisbereich angestrebt und erst bei fehlender Anfallsfreiheit weiter aufdosiert werden (Brodie et al. 2013). So können unnötige Nebenwirkungen bei höheren Dosierungen vermieden werden.

#### C 1.4.1.1 Fokale Epilepsien

Für die initiale Monotherapie fokaler Epilepsien stehen folgende Substanzen zur Verfügung (alphabetische Reihenfolge):

- Carbamazepin
- Gabapentin
- Lamotrigin
- Levetiracetam
- Oxcarbazepin
- Topiramat
- Valproinsäure

Vergleichsstudien konnten – mit einer Ausnahme (Gabapentin, hier geringere Wirksamkeit) – keinen signifikanten Unterschied der Wirksamkeit neuer Antiepileptika gegenüber der Referenzsubstanz Carbamazepin zeigen (Marson et al. 2007). Die Nebenwirkungsrate war bei den neuen Antiepileptika jedoch geringer. Patienten, die mit neuen Antiepileptika behandelt wurden, brachen seltener die Studien aufgrund mangelnder Wirksamkeit oder dem Auftreten von Nebenwirkungen ab (Glauser et al. 2006). In einer großen offenen, randomisierten, kontrollierten Studie (SANAD-Studie) wurden die Wirksamkeit und Verträglichkeit von Carbamazepin, Gabapentin, Lamotrigin, Oxcarbazepin und Topiramat in der Behandlung fokaler Epilepsien verglichen (Marson et al. 2007). Für eine primäre Zielvariable – Zeit bis zum Behandlungsabbruch – war Lamotrigin signifikant besser als Carbamazepin, Gabapentin, und Topiramat (↑↑, A). Bei der anderen Zielvariable: Zeit bis zu einer 12-monatigen Remission, war Carbamazepin signifikant wirksamer als Gabapentin (↑, A). Limitierend waren der fehlende Vergleich zu Levetiracetam und das offene Studiendesign (Marson et al. 2007). Entsprechend den DGN-Leitlinien werden Lamotrigin und Levetiracetam für die initiale Monotherapie bei fokalen Epilepsien empfohlen. Dies gründet auf der guten Wirksamkeit, dem breiten Wirkspektrum, dem günstigen Nebenwirkungsprofil, der positiven Beeinflussung von Komorbiditäten (Depression bei Lamotrigin) und dem geringen Interaktionspotenzial (↑↑, A).

#### C 1.4.1.2 Generalisierte Epilepsien

Die Behandlung der idiopathischen generalisierten Epilepsien (kindliche Absence-Epilepsie, juvenile Absence-Epilepsie, juvenile myoklonische Epilepsie und Grand-Mal-Epilepsie) erfolgt zunächst mit Lamotrigin, Topiramat und Valproinsäure. Ethosuximid wirkt nur auf Absence-Anfälle. Valproinsäure ist wegen der hohen Wirksamkeit nach wie vor Mittel der ersten Wahl (↑↑, A). Dem stehen jedoch Nebenwirkungen wie Gewichtszunahme, polyzystisches Ovarsyndrom, teratogenes Potenzial und eine negative kognitive Entwicklung von Kindern, deren Mütter während der Schwangerschaft Valproinsäure einnahmen, gegenüber. Lamotrigin ist daher gerade für Frauen mit Kinderwunsch eine Alternative (Wheless et al. 2007). In einer doppelblinden Studie bei Patienten mit kindlichen Absence-Epilepsien mit isolierten Absencen waren Valproinsäure und Ethosuximid wirksamer als Lamotrigin (Glauser et al. 2010) (↑, A). Bei der juvenilen myoklonischen Epilepsie ist Levetiracetam als Zugabe effektiv, wenn Valproat und Lamotrigin nicht zu Anfallsfreiheit geführt haben (Noachtar et al. 2008) (↑, A). Lamotrigin kann myoklonische Anfälle allerdings (wie Carbamazepin auch) verschlimmern (Glauser et al. 2006).

#### C 1.4.1.3 Lennox-Gastaut-Syndrom

Zur Behandlung des Lennox-Gastaut-Syndroms stehen Valproinsäure, Lamotrigin, Topiramat, Levetiracetam, Zonisamid, Felbamat und Rufinamid zur Verfügung. Die medikamentöse Behandlung führt selten zu Anfallsfreiheit, d. h. in 80–95 % der Fälle besteht Therapieresistenz (French et al. 2004) (↔, B). Die Implantation eines Vagusnerv-Stimu-

**Tab. C 1.3:** Mittel der ersten Wahl zur Behandlung von Epilepsien (alphabetische Reihenfolge)

| Behandlung fokaler Epilepsien | | Behandlung generalisierter Epilepsien | |
|---|---|---|---|
| Carbamazepin | 400–1 200 mg/d | Lamotrigin | 100–300 mg/d |
| Gabapentin | 900–2 400 mg/d | Levetiracetam | 1 000–3 000 mg/d |
| Lamotrigin | 100–300 mg/d | Topiramat | 50–200 mg/d |
| Levetiracetam | 1 000–3 000 mg/d | Valproinsäure | 900–2 400 mg/d |
| Oxcarbazepin | 600–2 400 mg/d | | |
| Topiramat | 50–200 mg/d | | |
| Valproinsäure | 900–2 400 mg/d | | |
| Phenytoin (200–350 mg/d) bei Unverträglichkeit oder Kontraindikation o. g. Substanzen | | Phenobarbital (50–300 mg/d) bei Unverträglichkeit oder Kontraindikation o. g. Substanzen | |

lators kann helfen, vor allem tonische und atonische Anfälle zu reduzieren (↑, A). Zusätzlich zeigte sich in einer Langzeitstudie bei Patienten mit Lennox-Gastaut-Syndrom ein positiver Effekt auf die Aufmerksamkeit und die antiepileptische Medikation konnte reduziert werden (Kostov et al. 2009).

### C 1.4.2 Zweite Monotherapie oder Kombinationstherapie

Der konzeptionelle Vorteil einer Kombinationstherapie wären verschiedene, sich ergänzende Wirkmechanismen, was sich bislang in klinischen Studien nicht hat belegen lassen. Kombinationen führen oft zu mehr Nebenwirkungen. Interaktionen zwischen den verschiedenen Medikamenten müssen beachtet werden. Wirkungen und Nebenwirkungen sind bei Kombinationen nicht eindeutig einem Medikament zuzuordnen. Zunächst wird das zweite Antiepileptikum unter Weiterführung des ersten Mittels schrittweise aufdosiert. Dadurch ergibt sich zwangsläufig intermittierend eine Phase der Kombinationstherapie. Falls in der Kombinationstherapie Anfallsfreiheit auftritt, wird man durchaus erwägen können die Kombination fortzusetzen, sofern keine Nebenwirkungen bestehen. Man kann auch das erste Mittel ausschleichen, um eine Monotherapie mit dem zweiten Mittel zu erreichen, was bei ca. 10–15 % der zuvor therapieresistenten Patienten zu Anfallsfreiheit führt (Kwan und Brodie 2001). Bei Versagen der Kombinationstherapie sollte das erste Antiepileptikum abdosiert werden, um Raum für weitere Kombinationen zu schaffen. Bei der Auswahl der zu kombinierenden Substanzen sind pharmakokinetische Interaktionen zu beachten.
Carbamazepin, Phenytoin und Barbiturate sind starke (Oxcarbazepin weniger stark) hepatische Enzyminduktoren, sie beschleunigen den Abbau und senken damit den Serumspiegel von Valproinsäure, Eslicarbazepinacetat, Lamotrigin, Levetiracetam, Rufinamid, Topiramat und Tiagabin. Valproinsäure ist ein Enzyminhibitor und kann den Serumspiegel von Lamotrigin, Rufinamid und Phenobarbital deutlich erhöhen. Die Benzodiazepine, Gabapentin, Ethosuximid, Lacosamid, Levetiracetam, Piracetam und Sultiam zeigen keine oder nur geringfügige, klinisch nicht relevante Interaktionen mit anderen Antiepileptika. Besondere Vorsicht ist bei Patienten geboten, die in Kombination mit Arzneimitteln behandelt werden, die mit Verlängerung des PR-Intervalls assoziiert sind (z. B. Phenytoin, Carbamazepin, Lamotrigin, Pregabalin und Lacosamid) und bei Patienten, die mit Klasse I-Antiarrhythmika behandelt werden.

Eine Übersicht über die wichtigsten Antiepileptika zur Behandlung fokaler und generalisierter Epilepsien gibt **Tab. C 1.4**, deren Nebenwirkungen sind in **Tab. C 1.5** aufgeführt.

### C 1.4.3 Notfalltherapie

Zunächst gilt es zu prüfen, ob es sich um den ersten epileptischen Anfall (Erstmanifestation) oder um ein Anfallsrezidiv bei chronischer Epilepsie handelt. Die Erstmanifestation eines epileptischen Anfalls muss als Notfall behandelt werden, da dies Ausdruck einer akuten Gehirnerkrankung sein kann und die Gefahr des Auftretens weiterer epileptischer Anfälle bzw. des Übergangs in einen Status epilepticus besteht. Ein erster Anfall erfordert die rasche Vorstellung beim Neurologen/Nervenarzt mit der Möglichkeit der Notfalldiagnostik (Serumlabor, CT oder MRT, Liquordiagnostik). Häufig wird der Patient ärztlicherseits postiktal umdämmert angetroffen. Die Fremdanamnese ist bestmöglich zu erheben und zu dokumentieren. Bei der neurologischen Untersuchung ist besondere Aufmerksamkeit auf postiktale Phänomene (Todd'sche Parese, Dysphasie) und mögliche Verletzungen (Frakturen, Schädelkontusionen) zu legen. Nach einem einzelnen Anfallsrezidiv bei chronischer Epilepsie muss nicht unbedingt akut medikamentös interveniert werden. Tritt jedoch ein zweiter Anfall in kurzer Folge auf, sollte bei Erwachsenen ein Benzodiazepin i. v. oder buccal, bei jüngeren Kindern auch rektal appliziert werden (z. B.: Lorazepam 2,5 mg sublingual, Diazepam 5–10 mg rektal). Gleiches gilt für den Transport zur Klinik, insbesondere dann, wenn dieser ärztlicherseits nicht begleitet werden kann (↑, A).
Ein einzelnes Anfallsrezidiv bei chronischer Epilepsie stellt zunächst keinen Notfall dar. Klart der Patient rasch wieder auf, ergeben sich keine Hinweise auf eine zusätzliche Hirnerkrankung und liegen keine Verletzungen vor, sollte sich der Betroffene mit seinem behandelnden Neurologen zur Therapieoptimierung in Verbindung setzen. Eine stationäre Therapie ist meist nicht erforderlich.

### C 1.4.4 Besondere Behandlungssituationen

#### C 1.4.4.1 Kontrazeption, Kinderwunsch, Schwangerschaft und fetales Missbildungsrisiko

Einige Besonderheiten bei der Behandlung von Frauen mit Epilepsie sollten berücksichtigt werden (Weil et al. 2010).

***Kontrazeption***

Bei enzyminduzierenden Antiepileptika ist die Schwangerschaftsverhütung mit hormonellen Antikonzeptiva wegen pharmakokinetischer Interaktion beeinträchtigt. Hier sollte eine zusätzliche Verhütungsmethode praktiziert werden. Andere Substanzen gelten als unkritisch. Eine Übersicht gibt **Tab. C 1.6**. Bei Zwischenblutungen sollte auf ein Präparat mit einem die Ovulation sicher unterdrückenden Gestagenanteil umgestiegen werden. Beispiele hierfür sind: Levonorgestrol (Duofem®), Desogestrel (Cerazette®), Dienogest (Valette®), Gestoden (Femovan®), Norgestimat (Cilest®), Norethisteron (Sovel®) oder Cyproteronacetat (Androcur®).

***Geburt***

Frauen, die an einer Epilepsie erkrankt sind und für mindestens 9 Monate vor der Schwangerschaft

**Tab. C 1.4:** Übersicht – Therapie mit den wichtigsten Antikonvulsiva (Stand 07/2017)

| Substanz/Wertigkeit | Tagesdosis Erwachsene mg, Kinder mg/kg | | Mittlere Plasma-konzentrationen µg/ml | Verteilung auf Tagesdosen | Aufdosierung (Erwachsene), Start/Erhöhung | Halbwertszeit in Stunden |
|---|---|---|---|---|---|---|
| | Erw. mg/d | Kinder mg/kg/d | | | | |
| Brivaracetam (↑↑, A) | 50–200 | Keine Zulassung | Keine Relevanz | 2 | Beginn mit 50–100 mg/d | 9 |
| Carbamazepin (↑↑, A) | 400–1 200 | 20–25 | 3–12 | 2 retard<br>3–4 unretardiert | alle 2–3 Tage um 200 mg erhöhen | 20–40 |
| Eslicarbazepinacetat (↑↑, A) | 800–1 200 | keine Zulassung | nicht relevant | 1 | initial 400 mg, wöchentlich um 400 mg bis 1 200 mg erhöhen | 8–17 nach Einmalgabe<br>20–24 nach regelmäßiger Einnahme |
| Ethosuximid (↑, A) | 750–2 000 | 15–30 | 40–100 | 3 | alle 2–3 Tage um 250 mg erhöhen | 30–40 |
| Gabapentin (↑↑, A) | 900–2 400 | 30–50 | nicht relevant | 3 | initial 900 mg, alle 1–3 Tage um 300 mg erhöhen | 6 |
| Lacosamid (↑↑, A) | 200–400 | keine Zulassung | nicht relevant | 2 | initial 2 × 50 mg,<br>um 2 × 50 mg pro Woche erhöhen | 13 |
| Lamotrigin (↑↑, A) | mono: 100–300 | mono: 0,5–5 | 2–15 | 2 | mono: Start 25 mg,<br>alle 2 Wochen um 25–50 mg, | mono: 25 |
| | add-on E. I: 200–700<br><br>mit VPA: 100–300 | add-on E. I.: 5–10<br><br>mit VPA: 1–5 | keine enge Korrelation zur Wirksamkeit | | mit E. I.: Start 50 mg, alle 2 Wochen um 50 mg<br>mit VPA: 1. u. 2. Woche 12,5 mg, 3. u. 4. Woche 25 mg,<br>dann alle 2 Wochen um 25 mg erhöhen | mit E. I.: 10–15<br><br>mit VPA: 60 |
| Levetiracetam (↑↑, A) | 1 000–3 000 | mono: ab 12 Lj. | Keine Relevanz | 2 | Start: 2 × 500 mg<br>3. Woche 2 × 1 000<br>5. Woche 2 × 1 500 | 6–8 |
| Oxcarbazepin (↑↑, A) | 600–2 400 | 8–40 | 10–20<br>Hydroxymetabolit | 3–4 | alle 3–4 Tage um 300 mg | 2–5 |
| Phenobarbital (↑↑, A) | 50–300 | 1–4 | 10–40 | 1–2 | Start 50 mg,<br>alle 3–5 Tage um 25–50 mg | 50–120 |

| | | | | | | |
|---|---|---|---|---|---|---|
| Phenytoin (↑↑, A) | 200–350 | 5–7 | 5–25 | 1–2 | Start 300 mg, oberhalb 15 µg/ml Serumspiegel um 25–50 mg alle 3 Tage erhöhen | 10–40 |
| Pregabalin (↑↑, A) | 150–600 | keine Zulassung | nicht relevant | 2–3 | 1. Woche 2 × 75 mg, 2. Woche 2 × 150 mg, danach Steigerung bis 600 mg möglich | 6 |
| Primidon (↑↑, A) | 500–1 500 | 20 | 5–15 Primidon<br>10–40 Pb. | 3–4 | alle 3–5 Tage um 125–250 mg, im obersten Dosisbereich um 125 mg erhöhen | 10–12 |
| Rufinamid (↑, B) | 400–1 800 (30–50 kg)<br>2 400 (51–70 kg)<br>3 200 mg (> 70 kg) | ab 4 Jahre < 30 kg 200–1 000 mg | | 2 | alle 2 Tage um 400 mg;<br>bei zusätzlicher Valproattherapie Beginn 200 mg/d;<br>je nach klein. Anspr. u. Verträglichk. nach frühestens 2 Tagen Dos.-steig. um 200 mg/d bis Maximaldos. 600 mg/d. | 6–10 |
| Topiramat (↑↑, A) | mono: 50–100, add-on E. I.: 50–200 | 3–7 | nicht relevant | 2 | Start 2 × 25 mg, wöchentlich um 25 mg bis 100 mg Mono oder 200 mg/d bei add-on E. I. | 20–30 |
| Valproinsäure (↑↑, A) | 900–2 400 | 20–30 | 30–120 | 1–2 retard<br>3–4 unretardiert | rasch i. v. auftitrierbar, sonst alle 3–5 Tage um 300 mg erhöhen | 10–15 |
| Zonisamid (↑↑, A) | 300–500 | keine Zulassung | | 2 | 1. Woche 2 × 25, 2. Woche 2 × 50, danach wöchentlich um 100 mg erhöhen | bis 60 |

E. I. Enzyminduktion

**Tab. C 1.5:** Wichtige spezifische Nebenwirkungen der gebräuchlichen Antikonvulsiva (Stand 07/2016)

| Substanz | Nebenwirkungen |
|---|---|
| Brivaracetam | Häufig: Müdigkeit, Schwindel, Kopfschmerzen |
| Carbamazepin | Häufig: allergisches Exanthem, Hyponatriämie, Leukopenie, Thrombozytopenie, depressive Verstimmung, Akne, Sehstörungen, bei längerer Anwendung: gastrointestinale Unverträglichkeit<br>Selten: Kopfschmerzen, Obstipation, Haarausfall, Lymphadenopathie, Osteopathie, Immunglobulinmangel, Lyell-Syndrom, Lupus erythematodes, Reizleitungs- und Herzrhythmusstörungen, Teratogenität |
| Eslicarbazepinacetat | Häufig: Müdigkeit, Kopfschmerzen, Schwindel, selten: Doppelbilder, Nasopharyngitis. Seltener Hyponatriämien (unter 1) im Vergleich zu Oxcarbazepin. |
| Ethosuximid | Häufig: gastrointestinale Beschwerden<br>Selten: Aktivierung bekannter Psychosen, kognitive Beeinträchtigung, Depression |
| Gabapentin | Häufig: Müdigkeit, Benommenheit, Schwindel<br>Selten: Ataxie, gastrointestinale Störungen, Diplopie |
| Lacosamid | Häufig: Schwindelgefühl, Kopfschmerzen, Diplopie, Übelkeit<br>Selten: Depressionen, Gleichgewichts-, Koordinations-, Geh- und Gedächtnisstörungen, kognitive Störungen, Sehbeschwerden, Müdigkeit.<br>Lacosamid wird mit einer dosisabhängigen Verlängerung des PR-Intervalls in Verbindung gebracht. Mögliche Nebenwirkungen, die mit Verlängerung des PR-Intervalls assoziiert sind: z. B. AV-Block, Synkope, Bradykardie. |
| Lamotrigin | Bei langsamer Eindosierung selten, sonst häufig: allergisches Exanthem<br>Selten: Insomnie, Übelkeit, Erbrechen, Tremor, Ataxie, Kopfschmerzen, Lyell-Syndrom oder Stevens-Johnson-Syndrom (< 1 %) |
| Levetiracetam | Selten: Schwindel, Benommenheit, Irritabilität |
| Oxcarbazepin | Ähnliche Nebenwirkungen wie Carbamazepin, aber seltener Allergien, extrapyramidale Bewegungsstörungen, Appetitlosigkeit, Schwindel, Übelkeit, Erbrechen, Ataxie, Dysarthrie, mildere kognitive Beeinträchtigung im subtoxischen Bereich<br>Häufiger: Hyponatriämie (zumeist klinisch symptomlos) |
| Phenobarbital | Häufig: Müdigkeit, Sedierung, Depression, Wesensänderung mit Agitiertheit, psychomotorische Verlangsamung oder Irritabilität oder aggressive Wesensänderung, Obstipation, Allergie<br>Selten: nach langjähriger Anwendung: Fibromatose mit Palmar- und Plantarfibrosen oder schmerzhafter Schultersteife, megaloblastäre Anämie, Akne, Osteopathie |
| Phenytoin | Häufig: allergisches Exanthem, Gingivahyperplasie, Virilisierung mit Hirsutismus, Vergröberung der Gesichtszüge, Akne<br>Selten: Osteopathie, Kleinhirnatrophie, Lymphadenopathie, extrapyramidale Hyperkinesen, Reizleitungs- und Herzrhythmusstörungen |
| Pregabalin | Häufig: Schwindel, Somnolenz, Ataxie, Asthenie, Gewichtszunahme<br>Selten: Kopfschmerz, Sehstörungen, Tremor, abnormales Denken |
| Primidon | wie Phenobarbital |
| Rufinamid | Häufig: Schläfrigkeit, Kopfschmerzen, Schwindel, Übelkeit, Erbrechen, Müdigkeit<br>Selten: Pneumonie, Influenza, HNO-Infekte, Anorexie, Essstörungen, Appetitminderung, Angst, Schlaflosigkeit, Status epilepticus, Koordinationsstörungen |
| Topiramat | Häufig: Müdigkeit, Parästhesien, Gewichtsabnahme, Schwindel<br>Selten: kognitive Beeinträchtigungen, Nierensteinbildung (< 1,5 %) |
| Valproinsäure | Häufig: gastrointestinale Unverträglichkeit, reversibler Haarausfall, Gewichtszunahme, Gerinnungsstörungen, Ödeme, Tremor<br>Selten: Pankreatitis, im Kindesalter: Leberzerfallkoma mit letalem Ausgang, Teratogenität |
| Zonisamid | Häufig: Anorexie, Gewichtsabnahme, Reizbarkeit, Schwindel, Ataxie<br>Selten: Aufmerksamkeitsstörungen, Exanthem, Nephrolithiasis, Infektionen, Hypokaliämie, psychotische Störungen |

häufig > ca. 10 %, selten < ca. 10 %

anfallsfrei waren, haben eine Chance von ca. 90 %, auch während der Schwangerschaft anfallsfrei zu bleiben (↑, B). Für Frauen, die Antiepileptika einnehmen ist das Risiko einer Sectio, von Blutungen in der späten Schwangerschaft, von vorzeitigen Wehen oder einer vorzeitigen Geburt (↔, B) wahrscheinlich nicht substanziell erhöht. Für Frauen, die Antiepileptika einnehmen und Rauchen ist jedoch das Risiko vorzeitiger Wehen und Geburt wahrscheinlich erhöht (↑, C) (Harden et al. 2009).

### *Fetales Fehlbildungsrisiko*

Wegen des erhöhten Fehlbildungsrisikos und der doppelt so hohen Neugeborenensterblichkeit ist die Schwangerschaft einer Epilepsiepatientin als

**Tab. C 1.6:** Kontrazeptiver Schutz bei antikonvulsiver Behandlung

| Unzureichende Kontrazeption | Keine relevanten Interaktionen mit oralen Kontrazeptiva |
|---|---|
| Carbamazepin | Brivaracetam |
| Eslicarbazepinacetat | Benzodiazepine |
| Lamotrigin (> 200 mg/d) | Gabapentin |
| Oxcarbazepin | Lacosamid |
| Phenytoin | Levetiracetam |
| Phenobarbital | Valproinsäure |
| Primidon | Zonisamid |
| Topiramat (> 200 mg/d) | Topiramat (< 200 mg/d) |

Risikoschwangerschaft anzusehen (Holmes et al. 2001). Darüber hinaus bestehen jedoch keinerlei weitere Risiken, sodass Schwangerschaft, Entbindung, Wochenbett und Neugeborenenphase bei über 90 % normal verlaufen. Bei Kinderwunsch sollte geprüft werden, ob auf eine Monotherapie umgestellt werden kann, da das Missbildungsrisiko bei gleichzeitiger Einnahme von zwei Antiepileptika auf etwa 8–15 % und bei Einnahme von drei Antiepileptika auf bis zu 30 % ansteigt. Neben großen Fehlbildungen wie z. B. Herzfehlern, Skelettanomalien oder Lippen-Kiefer-Gaumenspalten wurden kleinere Fehlbildungen wie Hypoplasien der Fingernägel und Endphalangen, Ohrmuschelanomalien oder ein Epikantus beschrieben. Bei ausschließlicher Einnahme von Valproinsäure und Carbamazepin ist das Risiko auf Entstehung eines Neuralrohrdefektes auf 1–2 % erhöht, weshalb diese Medikamente möglichst vermieden werden sollten (Lindhout und Schmidt 1986). Bezüglich Carbamazepin ist die Studienlage nicht eindeutig, da in einer neueren Studie unter Carbamazepin keine erhöhte Rate an Malformationen beschrieben wurde (Morrow et al. 2006) (↔, B). Bezüglich des teratogenen Potenzials bei den einzelnen Antiepileptika ist die derzeitige Datenlage vor allem für die neueren Substanzen noch dürftig. Das absolute Risiko für fetale Fehlbildungen liegt für Carbamazepin (n = 900) bei 2,2 %, für Valproinsäure (n = 715) bei 6,2 %, für Lamotrigin (n = 647) bei 3,2 % und für Phenytoin (n = 82) bei 3,7 % (Morrow et al. 2006) (↑, A). Topiramat hat sich im Tierexperiment als teratogen erwiesen, sodass es in der Schwangerschaft nicht verwendet werden sollte.

Zur Vermeidung von Serumspitzenkonzentrationen sollten während der Schwangerschaft Retardpräparate bevorzugt werden. Unter Therapie mit Valproinsäure und Lamotrigin wurde ein erhöhtes Fehlbildungsrisiko mit ansteigender Dosis beschrieben, sodass eine Reduktion der Dosis dieser beiden Antiepileptika im ersten Trimenon erwogen werden sollte (Harden et al. 2009).

### *Kognitive Entwicklungsstörungen*

Kinder von an Epilepsie erkrankten Frauen, die keine Antiepileptika nehmen, haben im Vergleich zu Kindern von Gesunden kein erhöhtes Risiko kognitive Entwicklungsstörungen mit einem niedrigeren IQ zu entwickeln (Gaily et al. 2004). Carbamazepin erhöht das Risiko von kognitiven Entwicklungsstörungen nicht im Vergleich zu Kindern, deren Mütter während der Schwangerschaft kein Antiepileptikum eingenommen haben (Gaily et al. 2004). Valproinsäure, Phenytoin und Phenobarbital hingegen waren mit einem erhöhten Risiko kognitiver Entwicklungsstörungen verbunden und sollten aus diesem Grund in der Schwangerschaft vermieden werden (Harden et al. 2009) (↑, C). Für Valproat ist eine Reduktion des kindlichen IQs nachgewiesen (Meador et al. 2013) (↑, A). Diese Studie führte zu einem Rote-Hand-Brief, welcher eine deutliche Änderung des Verschreibungsverhaltens für Schwangere auslöste. Dies muss dem Risiko erneuter Anfälle gegenübergestellt werden und so mit den Betroffenen diskutiert werden. Das Risiko wurde durch die ILAE relativiert (Tomson et al. 2015).

### *Substitution von Folsäure und Vitamin K*

Da ein Teil der Missbildungen möglicherweise im Zusammenhang mit einem relativen Folsäuremangel steht, sollte schon bei Kinderwunsch prophylaktisch 2,5–5 mg Folsäure/d verordnet werden (↑, A) (Harden et al. 2009). Für das Vorliegen eines erhöhten intrazerebralen Blutungsrisikos Neugeborener, insbesondere bei pränataler Gabe von enzyminduzierenden Antiepileptika wie Carbamazepin, Phenytoin oder Phenobarbital, gibt es keine eindeutige Evidenz (Harden et al. 2009), ebenso wenig wie für die pränatale Gabe von Vitamin K zur Reduktion intrazerebraler Blutungen (Harden et al. 2009) (↔, C).

### *Stillen*

Antiepileptika werden in unterschiedlichem Ausmaß in die Muttermilch sezerniert. Gegenüber der Serumkonzentration wurden unter Behandlung mit Levetiracetam und Primidon erhöhte Spiegel in der Muttermilch beobachtet. Möglicherweise kommt es auch bei der Einnahme von Gabapentin, Lamotrigin und Topiramat zu einer Sezernierung in die Muttermilch (Harden et al. 2009). Medikamente, die nicht in die Muttermilch übergehen, sind wahrscheinlich Valproinsäure, Phenobarbital, Phenytoin und Carbamazepin (Harden et al. 2009). Trotzdem wird Stillen grundsätzlich empfohlen, da die psychosozialen und ernährungsphysiologischen Vorteile für das Neugeborene überwiegen (↔, C), ein negativer Einfluss des Stillens bei Antiepileptikaeinnahme der Mutter auf die kindliche Entwicklung konnte nicht nachgewiesen werden (Veiby et al. 2013). Bei sedierenden Substanzen (Phenobarbital, Benzodiazepine) kann es zu Trinkschwäche bzw. Sedierung des Neugeborenen kommen, sodass eventuell abgestillt werden muss.

***Blutspiegelbestimmungen in der Schwangerschaft***

Es sollte bei benignen Epilepsiesyndromen geprüft werden, ob bei mehr als zweijähriger vorbestehender Anfallsfreiheit die Medikation nicht vor der Schwangerschaft abgesetzt werden kann. Während der Schwangerschaft soll die Dosis der Medikamente konstant gehalten werden bzw. kann erhöht werden solange keine Nebenwirkungen auftreten und kein Rezidiv riskiert werden soll. Ein Abfall der Serumkonzentration von Lamotrigin, Phenytoin, Oxcarbazepin und Levetiracetam um bis zu 50 % wurde während der Schwangerschaft beobachtet, sodass die Dosis zur Vermeidung erneuter Anfälle angepasst werden sollte. Bei der Serumkonzentration von Carbamazepin betrug der Abfall während der Schwangerschaft nur 9–12 %. Für Valproinsäure, Phenobarbital, Primidon und Ethosuximid liegen keine evidenzbasierten Studien vor (Harden et al. 2009) (↔, C).

### C 1.4.4.2 Ältere Patienten

Die Häufigkeit von Epilepsien nimmt ab dem 65. Lebensjahr deutlich zu. Durch die demografische Entwicklung in den Industrieländern sind zunehmend ältere Menschen von Epilepsie betroffen. Im Alter kommt es durch die Reduktion der Absorption, Einschränkungen der Nieren- und Leberfunktion und Verminderung des Albumins zu einer veränderten Pharmakokinetik der Antiepileptika. Durch eine veränderte Pharmakodynamik können Nebenwirkungen bereits bei relativ niedrigen Serumspiegeln auftreten. Aus diesem Grund sind Antiepileptika bei älteren Patienten niedriger zu dosieren. Bei verminderter Kreatininclearance sollte insbesondere die Dosis von Gabapentin, Levetiracetam und Pregabalin angepasst, d. h. reduziert werden. Aufgrund der Interaktionen und kognitiven Nebenwirkungen sollten Phenobarbital, Primidon, Phenytoin und Carbamazepin zurückhaltend eingesetzt werden (↑, A). Bei Carbamazepin, Phenytoin und Lacosamid sollte auf eine vorbestehende AV-Blockierung geachtet werden. Enzyminduzierende Antiepileptika sollten bei Osteoporose nicht eingesetzt werden.

Eine prophylaktische Gabe von Vitamin $D_3$ und Kalzium zur Vorbeugung einer Osteoporose wird empfohlen, wenn auf enzyminduzierende Antiepileptika nicht verzichtet werden kann. Da Valproattherapie ebenfalls Osteoporose fördern kann, sollten Vorsorgeuntersuchungen erfolgen, um ggf. eine entsprechende Therapie einzuleiten. Nicht zuletzt diese Aspekte spielen eine Rolle, weshalb Gabapentin, Lamotrigin und Levetiracetam die Mittel der Wahl bei der Altersepilepsie darstellen (Kwan et al. 2009) (↑↑, A).

### C 1.4.4.3 Depression, Psychosen und Angststörungen

Psychiatrische Erkrankungen treten bei Epilepsiepatienten gehäuft auf.

***Depression***

Depressionen erhöhen das Risiko, an Epilepsie zu erkranken. Sie zählen zur häufigsten psychiatrischen Begleiterkrankung bei Epilepsie und korrelieren mit der Anfallskontrolle. Bei guter Anfallskontrolle liegt die Häufigkeit von Depressionen zwischen 3–9 %, bei schlechter Anfallskontrolle bei 20–55 % (Kanner 2009). Zwischen Epilepsie und Depression besteht eine bidirektionelle Beziehung. Einerseits haben Epilepsiepatienten ein erhöhtes Risiko eine Depression zu entwickeln (Tellez-Zenato et al. 2007), andererseits konnte gezeigt werden, dass eine Depression in der Vorgeschichte das Risiko an einer Epilepsie zu erkranken, erhöht (Hesdorffer et al. 2000, 2006). Dies kann durch gemeinsame Pathomechanismen beider Erkrankungen erklärt werden (Toczek et al. 2003). Depressionen sind bei Epilepsiepatienten unterdiagnostiziert und unterbehandelt. Das epileptogene Risiko von Antidepressiva (mit Ausnahme von Buproprion, Maprotilin und Clomipramin), insbesondere von SSRI ist zu vernachlässigen. Eine bestehende Begleitdepression sollte behandelt werden, da eine antidepressive Therapie eine zusätzliche Reduktion der Anfälle bewirkt (Alper et al. 2007) (↑, B).

***Psychosen***

Es wird unterschieden zwischen Psychosen, die in zeitlichem Zusammenhang zum Anfall (iktal, postiktal) auftreten und solchen, die zwischen zwei Anfällen auftreten können (interiktal). Die Prävalenz beträgt 2–8 % (Kanner 2000). Neuroleptika mit einem erhöhten Risiko für epileptische Anfälle sind Chlorpromazin und Clozapin, ein vermindertes Anfallsrisiko weisen dagegen Fluphenazin, Haloperidol, Pimozid, Perazin, Trifluoperazin und Risperidon auf (Krauss et al. 2010) (↑, B).

***Angststörungen***

Die Prävalenz von Angststörungen bei Epilepsiepatienten liegt zwischen 15 und 25 % (Mensah et al. 2007). Unterschieden wird hierbei zwischen präiktaler, iktaler, postiktaler und interiktaler Angst. Medikamente, die sowohl bei der generalisierten Angststörung als auch bei Panikattacken wirksam sind und zu keiner erhöhten Anfallsfrequenz führen, sind: Paroxetin, Escitalopram und Venlaflaxin (Kanner 2009). Das Antiepileptikum Pregabalin ist ebenfalls zur Behandlung von generalisierten Angststörungen zugelassen und wirkt bei der sozialen Phobie. Lamotrigin ist wirksam bei der posttraumatischen Belastungsstörung und Gabapentin bei sozialen Ängsten (Mula et al. 2007) (↑, B).

## C 1.4.5 Generika

Generell kann es bei Mehrfachmessungen und wechselnden Einnahmezeitpunkten zu einer unkritischen Schwankungsbreite von 10–20 % kommen. Zulässige Unterschiede in der Bioverfügbarkeit von Generika gegenüber dem Originalpräparat liegen bei 25 % nach oben und 20 % nach unten. Da der optimale Wirkspiegel individuell festgelegt wird, spricht grundsätzlich nichts gegen die Ersteinstellung auf generische Präparate. Die Schwankungsbreite nach Umstellung auf Generika ist gering (Johnson et al. 2016), was für Lamotrigin auch dezidiert gezeigt wurde (Privitera et al. 2016). Eine Einnahme von Generika führt nach neueren Studien nicht zu einer erhöhten Hospitalisierung (↑, B) (Polard et al. 2015). Diese statistischen Aussagen über das gesamte Patientenkollektiv relativieren jedoch nicht die schwerwiegenden Folgen eines erneuten Anfalls bei längerer Anfallsfreiheit beim einzelnen Patienten. Daher sollte ein Präparatwechsel bei anfallsfreien Patienten vermieden werden (↔, A). Aus Kostengründen dürfen die Anfallsfreiheit und der damit wiedergewonnene soziale Handlungsspielraum (z. B. Fahrtauglichkeit) nicht riskiert werden. Dies könnte u. U. auch Haftungsansprüche gegenüber dem behandelnden Arzt oder Apotheker zur Folge haben. Die Generikatherapie an sich ist ebenso effektiv wie die Therapie mit Originalpräparaten (Gagne et al. 2015).

### C 1.4.6 Therapiemonitoring

Die Therapieüberwachung erfolgt mittels ambulanter klinischer Untersuchungen. Die Intervalle werden dem Bedarf angepasst und betragen während der Ersteinstellung oder medikamentösen Umstellung ca. vier Wochen, danach bei intensivem Beratungsbedarf oder hoher Anfallsfrequenz ca. 1–3 Monate, nach Erreichen einer stabilen, zufriedenstellenden Behandlungssituation ca. 3–6 Monate. Im Vordergrund steht die jeweilige Beurteilung der Anfallssituation. Das Führen eines Anfallskalenders ist Voraussetzung für eine angemessene Abschätzung von Anfallsfrequenz und -schwere. Das Vergessen der Medikation ist ein häufiger Grund für Anfallsrezidive. Eine Tagesdosette unterstützt die regelmäßige Einnahme.
An apparativen Untersuchungen werden EEG und Serumspiegelbestimmungen der Antiepileptika durchgeführt. Beide Methoden werden jedoch in ihrer Bedeutung häufig überschätzt (Glauser und Pippenger 2000). So korreliert der Nachweis epilepsietypischer Potenziale im EEG nur bei den idiopathisch-generalisierten Epilepsien gut mit der Anfallssituation. Bei fokalen Epilepsien ist die Korrelation sehr viel geringer. Laborchemische Untersuchungen des Blutbildes, der Leberenzyme, der harnpflichtigen Substanzen und der Serumelektrolyte sollten anfänglich bei jeder klinischen Kontrolle durchgeführt werden. Ist eine stabile Behandlungssituation erreicht und wurden bisher keine Auffälligkeiten festgestellt, können laborchemische Kontrollen in größeren Abständen (z. B. sechs Monate) durchgeführt werden. Die Plasmakonzentrationen der Antiepileptika spielen für die Dosisfindung eine untergeordnete Rolle (Hermanns et al. 1996). Der Nachweis, dass eine Substanz mit Plasmakonzentrationen im »therapeutischen Bereich« gegeben worden ist, reicht für den Nachweis von Pharmakoresistenz nicht aus, da ein Teil der Patienten erst bei Plasmakonzentrationen oberhalb dieses sogenannten »therapeutischen Bereichs« anfallsfrei oder zumindest deutlich gebessert wird, ohne toxische Nebenwirkungen zu erleiden (Lesser et al. 1984; Hermanns et al. 1996). Wichtige Indikationen zur Serumspiegelbestimmung antiepileptischer Medikamente können sein: Compliance-Kontrolle (insbesondere bei Neueinstellungen), Änderung der antiepileptischen Begleitmedikation, Bestimmung der Dosierungsreserve nach oben, Nachweis oder Zuordnung von Nebenwirkungen oder Intoxikationszeichen, Abschätzungen von Interaktionen bei Polytherapie, Anpassung der Dosis während der Schwangerschaft oder nach der Entbindung, Anfallsrezidiv nach Anfallsfreiheit, Anpassung der Dosis nach stattgehabter Autoenzyminduktion (z. B. bei Carbamazepin), eine schwere, anders geartete Erkrankung oder metabolische Sondersituationen, wie z. B. Malabsorption.

C
1

### C 1.4.7 Dosisabhängige Nebenwirkungen

Bei allen Antiepileptika kann es im subtoxischen Bereich oder bei rascher Aufdosierung zu dosisabhängigen Nebenwirkungen kommen, welche sich zumeist schon durch eine geringfügige Dosisreduktion wieder beheben lassen. Hierbei handelt es sich im Wesentlichen um das Gefühl der Benommenheit, Müdigkeit, Beeinträchtigung der kognitiven Leistungsfähigkeit, psychomotorische Verlangsamung, Nervosität, Schwindelsensationen, Visusbeeinträchtigungen, Doppelbilder, Gangunsicherheit, Übelkeit bis hin zum Erbrechen, Tremor, Nystagmus, leichte ataktische Störungen sowie depressive Verstimmtheit. Beim Aufdosieren eines Medikaments soll so lange schrittweise erhöht werden, bis entweder die Anfälle sistieren oder die ersten der eben genannten Symptome in diskreter Form erscheinen, um dann den letzten Erhöhungsschritt wieder rückgängig zu machen, bis auf das höchste nebenwirkungsfrei vertragene Medikamentenniveau.
Ähnliche Nebenwirkungen können bei den meisten Antiepileptika bei einer zu raschen Aufdosierung auftreten, weshalb insbesondere bei der Ersteinstellung die Faustregel »go low and slow« gilt, sofern keine rasche Aufdosierung geboten scheint, letztlich auch, um das Vertrauen des Patienten in die verabreichte Medikation nicht zu gefährden.

### C 1.4.8 Kontraindikationen

Kontraindikationen ergeben sich aus den o. g. spezifischen Nebenwirkungen. Bei Vorliegen einer Überempfindlichkeitsreaktion muss das entsprechende Medikament abgesetzt werden. Bei Kleinhirnatrophien ist Phenytoin kontraindiziert.
Kommt es zur Induktion einer Psychose, z. B. bei Vigabatrin, Ethosuximid oder Phenobarbital, sind diese Mittel kontraindiziert – nicht hingegen bei vorbestehender Psychose. Phenytoin, Lacosamid und Carbamazepin sind bei hochgradigem AV-Block kontraindiziert. Bei vorbekannter Leberschädigung sind Valproinsäure und Felbamat kontraindiziert. Bei Vorliegen einer höhergradigen Leukopenie sollten Carbamazepin, Oxcarbazepin, Phenytoin und Felbamat gemieden werden. Bei Faktor-VIII-Mangel oder Gerinnungsstörungen darf Valproinsäure nicht angewendet werden. Topiramat, Acetazolamid und Zonisamid sind bei bekannter Nephrolithiasis kontraindiziert. Wegen ihrer Teratogenität sollten Valproinsäure, Carbamazepin und Topiramat in der frühen Schwanger-

schaft vermieden werden. Eine absolute Kontraindikation besteht hierfür jedoch nicht. Bei Porphyrie sind Phenobarbital/Primidon, Phenytoin, Clonazepam und vermutlich auch Carbamazepin kontraindiziert.

## C 1.4.9 Behandlungsende

Die Entscheidung zur Beendigung der antikonvulsiven Behandlung muss individuell in Abhängigkeit vom Epilepsiesyndrom, dem Rezidivrisiko, der spezifischen Betroffenheit des Patienten und seiner psychosozialen Situation getroffen werden. Ein erster Reduktionsversuch könnte bei akuten symptomatischen Epilepsien drei bis 12 Monate nach Ausheilung der Grunderkrankung, z. B. einer Meningitis erfolgen. Bei Absence-Epilepsien kann nach 2–3 Jahren Anfallsfreiheit ein Absetzversuch unternommen werden, sofern das Syndrom auf einen günstigen Verlauf hinweist (z. B. Anfallsbeginn vor dem 12. Lebensjahr). Bei den idiopathischen generalisierten Epilepsien ist eine Verschlechterung des EEGs mit Wiederauftreten generalisierter Spike-Wave-Potenziale prognostisch ungünstig und sollte zum Abbruch des Reduktionsversuchs auf dem erreichten Niveau, gegebenenfalls zur Wiederaufdosierung führen. Bei fokalen Epilepsien besteht keine enge Korrelation zwischen dem Auftreten epilepsietypischer Potenziale im interiktalen EEG und der Wahrscheinlichkeit von Anfallsrezidiven. Jedoch weisen auch hier hochfrequente, polytope oder zur Generalisation neigende, epilepsietypische Potenziale auf eine hohe Wahrscheinlichkeit eines Anfallsrezidivs hin. Bei der juvenilen myoklonischen Epilepsie führt das Absetzen der Medikation fast regelhaft zu Anfallsrezidiven (Shinnar et al. 1994). Bei Absence-Epilepsien ist das Rezidivrisiko nach Absetzen der Medikation deutlich niedriger (19–35 %) (Shinnar et al. 1994; Wirrell et al. 1996). Folgende Faktoren sind mit einem erhöhten Rezidivrisiko assoziiert: pathologischer neurologischer Untersuchungsbefund, IQ < 70, längere Epilepsiedauer, früher Beginn der Erkrankung, höhere Anfallsfrequenz, multiple Anfallsformen, generalisiert tonisch-klonische Anfälle in der Vorgeschichte, Zunahme der epilepsietypischen Veränderungen nach Absetzen der Antiepileptika und Einnahme von mehreren Antiepileptika (Hixson 2010).

## C 1.4.10 Therapie des Status epilepticus

Ein Status epilepticus kann prinzipiell bei jedem Epilepsiesyndrom und jeder Anfallsform auftreten (Rona et al. 2005). Unter klinischen pragmatischen Aspekten wird zwischen einem konvulsiven und nicht-konvulsiven Status unterschieden. Der generalisierte tonisch-klonische Status epilepticus ist ein lebensbedrohlicher Notfall und bedarf rascher intensiver Therapie (↔, A). Der Handlungsbedarf bei einem Status epilepticus ohne Bewusstseinsstörung (Epilepsia partialis continua) ist im Sinne der Mortalität deutlich weniger dringlich, für die erfolgreiche Beendigung des Status ist jedoch ein rasches Handeln wahrscheinlich zuträglich (↔, A) (Shorvon et al. 2008; Novy et al. 2010; Sutter et al. 2016). In Deutschland liegt die Inzidenz des Status epilepticus bei etwa 16/100 000/Jahr. Die Mortalität ist abhängig von der unterlagernden Grunderkrankung und beträgt ca. 10 % (Knake et al. 2001).

### C 1.4.10.1 Therapie des generalisierten tonisch-klonischen Status epilepticus (Grand-Mal-Status)

Der Status generalisierter tonisch-klonischer Anfälle (früherer Grand-mal-Status) stellt eine vitale Bedrohung des Patienten dar und erfordert sofortige ärztliche Intervention. Häufig ist er die Erstmanifestation der Epilepsie und hat eine symptomatische Ursache. Die gestuften therapeutischen Ziele lauten somit:
1. sofortige Unterbrechung des Status epilepticus
2. sofortige Diagnostik zur Erkennung symptomatischer Ursachen
3. sofortige Therapie kausaler Faktoren soweit möglich
4. Optimierung der antikonvulsiven Dauertherapie in der Postakutphase

Zur Statusbeendigung wird das Schema von **Kasten C 1.1** empfohlen. Die Dosierungen gelten für normalgewichtige Erwachsene.
Der erste Schritt besteht in der i. v.-Applikation eines der genannten Benzodiazepine, dabei sollte initial wegen seiner geringeren Lipidlöslichkeit Lorazepam und als zweite Wahl Diazepam eingesetzt werden (↑↑, A). Benzodiazepine werden als erster Schritt wegen ihrer großen therapeutischen Breite und der vergleichsweise sicheren i. v.-Applizierbarkeit bevorzugt. Folgende Dosierungen werden empfohlen:

- Lorazepam 0,1 mg/kg i. v. (2 mg/min, ggfs. wiederholen, max. 10 mg) oder
- Diazepam 0,25 mg/kg i. v. (5 mg/min, ggfs. wiederholen, max. 30 mg)

Lorazepam muss bis zur Verwendung gekühlt aufbewahrt und zur Injektion verdünnt werden, s. Produktinformation.
Die gleichzeitige Anwendung verschiedener Benzodiazepine ist nicht sinnvoll. Wenn initial kein i. v.-Zugang besteht: Lorazepam buccal 2,5 mg (off label), Midazolam nasal, intramuskuläre Gabe von Midazolam oder Clonazepam oder Diazepam 10–20 mg rektal, auch durch erstbehandelnde Laien (Arya et al. 2015), wiederholen bei Fortdauer des Status. Bei Therapieresistenz besteht der zweite Schritt in der i. v.-Applikation von Phenytoin oder Valproinsäure. Phenytoin Infusionskonzentrat 10–20 mg/kg i. v. (50 mg/min über ca. 5 min, Rest über 20–30 min, maximal ca. 20 mg/kg) (Cave: bei paravenöser Injektion führt Phenytoin zu schweren Gewebsnekrosen). Akute hochdosierte i. v.-Gabe von Phenytoin immer unter Monitoring von RR und EKG, da Arrhythmien und Asystolien auftreten können. Bei AV-Block 2. und 3. Grades ist Phenytoin kontraindiziert. Keine Phenytoingabe über Magensonde (mangelnde Resorption) (↑, A). Valproinsäure hat sich durch langjährige klinische Erfahrung für die Behandlung des Grand-Mal-Status als wirksam erwiesen. Kontrollierte Studien liegen nicht vor (Krämer et al. 2005). Initial werden ca. 15–25 mg/kg rasch i. v. appliziert. Danach werden 3–6 mg/kg/h über Perfusor appliziert. Zu be-

**Kasten C 1.1:** Initiale Therapie des generalisierten Status epilepticus

| | | |
|---|---|---|
| 1. Schritt | Benzodiazepine | Lorazepam 2–10 mg i. v.<br>Diazepam 10–30 mg i. v. |
| 2. Schritt | Phenytoin | 750–1 500 mg i. v. oder |
| | Valproinsäure | 1 200–1 800 mg i. v. (ist nicht zugelassen) |
| 3. Schritt | Phenobarbital | 400–2 000 mg i. v. |
| 4. Schritt | Narkose mit | Midazolam oder Propofol (nicht zugelassen) oder Thiopental |



achten ist die rasche Umverteilung der Substanz, sodass nach 8–12 Tagen ein niedriger Serumspiegel zu Anfallsrezidiv führen kann (↔, A).

Bei Fortbestehen des Status wird als dritter Schritt Phenobarbital mit einer Initialdosis von 200–400 mg i. v. appliziert. Es folgen fraktionierte i. v.-Gaben von 200–400 mg bis zu einer Höchstdosis von 2 000 mg (ab 1 000 mg sollte jedoch eine Intubations- und Beatmungsbereitschaft vorliegen) (↑, A).

Ist der Status mit den ersten drei therapeutischen Schritten nicht zu durchbrechen, wird eine Narkose eingeleitet mit:

- Midazolam: initial 10–15 mg i. v. (0,15–0,2 mg/kg), dann Erhaltungsdosis über einen Perfusor: 3,5–15 mg/h (0,05–0,2 mg/kg/h) oder
- Propofol/Disoprivan® initial: 1–2 mg/kg i. v., Erhaltungsdosis: ca. 3–6 mg/kg/h oder
- Thiopental: initial 4–7 mg/kg als Bolus, dann 500 mg/h

EEG-gesteuert bis zum Burst-Suppression-Muster für 24 Tagen (↔, A).

Es gibt keine studienbelegte Evidenz, welche Narkose am effektivsten ist. In einer frühzeitig abgebrochenen randomisierten Studie zur Therapie des refraktären Status epilepticus wurden Barbiturate mit Propofol als Mittel zur Einleitung der Burst-Suppression im EEG verglichen. Durch die zu geringe Anzahl eingeschlossener Fälle zeigten sich keine Unterschiede in der Wirksamkeit, jedoch waren Barbiturate mit einer längeren Intubationszeit assoziiert (Rosetti et al. 2010).

Die Narkose wird zur Optimierung der antikonvulsiven Basismedikation bzw. Behandlung der unterlagernden Grunderkrankung genutzt. Sie kann EEG-gesteuert werden. Hierbei ist eine Suppression der hirnelektrischen Aktivität bis zum Burst-Suppressions-Muster anzustreben. Eine Beendigung der Narkose kann zunächst nach 24 Tagen und danach in 24-stündigen Intervallen versucht werden. Parallel sollte eine Aufdosierung mit einem Antiepileptikum zur weiteren Langzeittherapie erfolgen (Meierkord et al. 2010).

Bei Verdacht auf eine Hypoglykämie als Ursache des Status müssen schon initial 50 ml 50 %ige Glukoselösung im Bolus i. v. injiziert werden. Bei durch Alkoholentzug induziertem Status werden initial 100–200 mg Vitamin $B_1$ (Thiamin) i. v. oder i. m. appliziert.

### C 1.4.10.2 Therapie des nicht-konvulsiven Status epilepticus

Der nicht-konvulsive Status epilepticus ist in der Regel nicht lebensbedrohlich. Charakteristischerweise sind die Patienten fluktuierend bewusstseinsgestört, psychomotorisch verlangsamt und desorientiert. Motorische Entäußerungen sind gering oder es bestehen allenfalls Automatismen. Die differentialdiagnostische Abgrenzung gegenüber Bewusstseinsstörungen anderer Genese ist klinisch schwierig und erfolgt letztlich nur über das EEG. Das EEG zeigt generalisierte oder regionale EEG-Anfallsmuster.

Es sollte wie beim konvulsiven Status epilepticus eine Unterbrechung des Status durch fraktionierte i. v.-Applikation eines der Benzodiazepine eingeleitet werden. Dabei ist zu berücksichtigen, dass der non-konvulsive Status epilepticus nicht akut lebensbedrohlich ist und somit bei der Behandlung Nebenwirkungen wie Sedierung, Atemdepression, evtl. Herzrhythmusstörungen etc. stärker berücksichtigt werden müssen. Ist der Status durch Benzodiazepine nicht zu durchbrechen, kann Phenytoin oder Valproinsäure eingesetzt werden. Phenytoin wird über 2–3 Tage 750–1 000 mg/d i. v. gegeben und dann auf 300 mg/d orale Erhaltungsdosis umgesetzt (↑, A). Über 3–4 Tage werden 2 400–3 000 mg/d Valproinsäure i. v. appliziert. Hiernach wird auf eine orale Applikation von 900–1 500 mg/d umgesetzt. Bei Therapieresistenz kann bei non-konvulsivem Status fokaler Genese auch Levetiracetam (off label) mit gutem Erfolg eingesetzt werden (Knake et al. 2008) (↔, A). Dabei werden 1 000–3 000 mg über mindestens 15 Minuten als Kurzinfusion appliziert, die Dosis kann innerhalb von 3–4 Tagen auf bis zu 2 × 2 000 mg/d gesteigert werden. Lacosamid steht ebenfalls als i. v.-Präparat zur Verfügung (für die Statusbehandlung ebenfalls nicht zugelassen), seine Wirkung konnte an kleinen Gruppen bei unterschiedlichen Formen des Status epilepticus gezeigt werden (Kellinghaus et al. 2010). Die Bolusgabe erfolgt mit 200–400 mg und einer Infusionsgeschwindigkeit von 40–80 mg/min (↔, C). Beim reinen Absence-Status kann zusätzlich zu Valproinsäure Ethosuximid (4 × 250 mg/d) angewendet werden (↔, C).

Nach Sistieren der Anfälle erfolgt die Eindosierung eines Antiepileptikums (zum Beispiel Oxcarbazepin, Valproinsäure, Levetiracetam, Topiramat oder Phenytoin). Phenytoin und Valproinsäure können zunächst wie im zweiten Schritt der Grand-Mal-Status-Therapie i. v. appliziert werden, um rasch einen therapeutischen Dosisbereich zu gewährleisten (↔, A). Nach 3–5 Tagen kann dann die Umsetzung auf die orale Erhaltungsdosis erfolgen. Eigene klinische Erfahrungen mit Levetiracetam (off label) haben ebenfalls eine gute Wirksamkeit in der Behandlung des Status epilepticus gezeigt. Levetiracetam kann ebenfalls schnell i. v. 1 000 mg als Kurzinfusion über mindestens 15 Minuten aufdosiert werden. Lamotrigin erfordert eine Aufdosierung über Wo-

**Tab. C 1.7:** Fahreignungsregeln bei Epilepsie/epileptischen Anfällen (modifiziert nach Bauer und Neumann 2009)

| Symptomatik/Erkrankung | Anfallsfreie Zeit bis zum Wiedererlangen der Fahrtauglichkeit |
|---|---|
| **Gruppe 1** | |
| Situativ ausgelöster (Gelegenheits-)Anfall, dessen weitere Auslösung vermieden werden kann | 3 Monate |
| Einmaliger Anfall ohne Hinweis auf Epilepsiedisposition | 6 Monate |
| Epilepsie (inkl. 1. Anfall mit Hinweis auf Epilepsiedisposition) | 12 Monate |
| Ausschließlich epileptische Anfälle (z. B. Auren) ohne Fahrbeeinträchtigung | Nach 12-monatiger Symptomstabilität (Fremdanamnese) |
| Epilepsie mit ausschließlich an den Schlaf gebundenen Anfällen | Nach 36-monatiger Symptomstabilität |
| Nach erfolgreicher epilepsiechirurgischer Behandlung | 12 Monate |
| Rezidivanfall bei vormals gegebener Fahreignung | 6 Monate, 3 Monate bei vermeidbarer Provokation |
| Frühanfälle (= 1. Woche) nach Schädel-Hirn-Trauma | 3 Monate |
| Kontrolluntersuchungen | Jährlich, im Verlauf ggf. seltener |
| Beenden der Antiepileptika | 3 Monate vor und 3 Monate nach Absetzen des (letzten) Antiepileptikums<br>Ausnahme: postoperative Anfallsfreiheit, lange Anfallsfreiheit, geringes Rezidivrisiko oder insgesamt zuvor wenige Anfälle |
| **Gruppe 2** | |
| Situativ ausgelöster (Gelegenheits-) Anfall, dessen weitere Auslösung vermieden werden kann | 6 Monate |
| Erster unprovozierter Anfall, ohne Hinweis auf Epilepsiedisposition | 2 Jahre |
| Epilepsie (inkl. 1. Anfall mit Hinweis auf Epilepsiedisposition) | 5 Jahre ohne antiepileptische Therapie |
| Kontrolluntersuchungen | jährlich, im Verlauf ggf. seltener |

chen, sodass es in dieser Situation kaum zum Einsatz kommt.

## C 1.4.11 Fahrtauglichkeit

Im Hinblick auf die Fahrtauglichkeit von Epilepsiepatienten muss entsprechend den aktuell gültigen EU-Richtlinien zwischen zwei Führerscheinklassen unterschieden werden (Bauer und Neumann 2009):
*Gruppe 1:* Erlaubnis zum Führen von Krafträdern und Kraftfahrzeugen bis 3,5 t.
*Gruppe 2:* Erlaubnis zum Führen von Kraftfahrzeugen über 3,5 t, Omnibussen oder zur Personenbeförderung.

Beim Auftreten von epileptischen Anfällen mit Bewusstseinsstörung besteht grundsätzlich Fahruntauglichkeit. Zunächst sollte geprüft werden, ob es sich um einen stimulationsinduzierten Anfall unter Provokationsbedingungen (»Gelegenheitsanfall«) gehandelt hat. Ist eine klare Auslösesituation erruierbar und lässt sich diese vermeiden, so besteht Fahruntauglichkeit für drei Monate. Ansonsten gibt **Tab. C 1.7** eine Übersicht über die Dauer der Fahruntauglichkeit. Ausnahmen bilden ausschließlich Auren ohne Bewusstseinstrübung und rein schlafgebundene Anfälle (mind. 3 Jahre Beobachtungsdauer). Nach einem Jahr Anfallsfreiheit kann wieder Fahrtauglichkeit bestehen, wenn mit hoher Wahrscheinlichkeit mit dem Ausbleiben von Anfallsrezidiven gerechnet werden kann.
In der Gruppe 2 besteht nach einem ersten Anfall Fahruntauglichkeit für 2 Jahre. Nach wiederholten epileptischen Anfällen besteht Fahrtauglichkeit erst wieder nach fünf Jahren ohne antiepileptische Behandlung. Zusätzlich sind Kontrolluntersuchungen in jährlichen Abständen erforderlich.

## C 1.4.12 Unwirksam und obsolet

Wegen der Gefahr irreversibler Gesichtsfelddefekte sollte Vigabatrin nur beim West-Syndrom des Kindesalters angewendet werden (Maguire et al. 2010) (↔, B), ferner nur beim Nachweis besonderer Wirksamkeit und unter regelmäßiger Gesichtsfeldkontrolle.
Das Einbringen eines Gummikeils zwischen die Kiefer während oder nach einem Anfall wird nicht mehr empfohlen, da dieses Vorgehen mehr Scha-

den (ausgebrochene und aspirierte Zähne) als Nutzen (Vermeidung des Zungenbisses) mit sich bringt.

## Literatur


Alper K, Schwartz KA, Kolts RL, Khan A. Seizure incidence in psychopharmcological clinical trials: an analysis of Food and Drug Administration (FDA)summary bassis of approval reports. Biol Psychiatry 2007; 62: 345–354.

Arroyo S, Anhut H, Kugler AR, Lee CM, Knapp LE, Garofalo EA, Messmer S and the Pregabalin 1008–011 International Study Group. Epilepsia 2004; 45: 20–27.

Arana A, Wentworth MS, Ayuso-Matteos JL, Arellano FM. Suicide-related events in patients treated with antiepileptic drugs. N Engl J Med 2010; 363: 42–51.

Arya R, Kothari H, Zhang Z, Han B, Horn PS, Glauser TA. Efficacy of nonvenous medications for acute convulsive seizures: A network meta-analysis. Neurology 2015; 85: 1859–1868.

Bauer J, Neumann M. Fahreignung und Fahrsicherheit bei Epilepsie: Grundlagen, neue Leitlinien und Kommentar. Nervenarzt 2009; 80: 1480–1488.

Baulac S, Huberfeld G, Gourfinkel-An I, Mitropoulou G, Beranger A, Pru'homme J, Baulac M, Brice A, Bruzzone R, LeGuern E. First genetic evidence of GABAA receptor dysfunction in epilepsy: a mutation in the 2-subunit gene. Nat Genet 2001; 28: 46–48.

Ben-Menachem E, Biton V, Jatuzis D, Abou-Khalil B, Doty P, Rudd GD. Efficacy and safety of oral lacosamide as adjunctive therapy in adults with partial-onset seizures. Epilepsia 2007; 48: 1308–1317.

Ben-Menachem E, Gabbai A, Hufnagel A, Maia J, Almeida L, Soares-da-Silva P. Efficacy and safety of eslicarbazepine acetate (ESL) as add-on treatment in adults with refractory partial-onset seizures: BIA-2093-302 study. Epilepsia 2008; 49(Suppl 7): 424–425.

Ben-Menachem E, Mameniškienė R, Quarato PP, Klein P, Gamage J, Schiemann J, Johnson ME, Whitesides J, McDonough B, Eckhardt K. Efficacy and safety of brivaracetam for partial-onset seizures in 3 pooled clinical studies. Neurology 2016; 87: 314–323.

Berg AT, Shinnar S. The risk of seizure recurrence following a first unprovoked seizure: a quantitative review. Neurology 1991; 41: 965–972.

Berg AT, Berkovic SF, Brodie MJ, Buchhalter J, Cross JH, van Emde Boas W, Engel J, French J, Glauser TA, Mathern GW, Moshé SL, Nordli D, Plouin P, Scheffer IE. Revised terminology and concepts for organization of seizures and epilepsies: report of the ILAE Commission on Classification and Terminology, 2005–2009. Epilepsia. 2010; 51: 676–685.

Berkovic SF, Howell RA, Hay DA. Epilepsy in twins: genetics of the major epilepsy syndromes. Ann Neurol 1998; 43: 435–445.

Berkovic SF, Scheffer IE. Genetics of the epilepsies. Curr Opin Neurol 1999; 12: 177–182.

Bladin CF, Alexandrov AV, Bellavance A, Bornstein N, Chambers B, Cote R, Lebrun L, Pirisi A, Norris JW for the Seizures after Stroke Study Group. Seizures after stroke: a. prospective multicenter study. Arch Neurol 2000; 57: 1617–1622.

Bourgeois BF. Primidone. In: Engel J, Jr., Pedley TA, eds. Epilepsy; a comprehensive textbook. Philadelphia: Lippincott-Raven; 1997; 1581–1590.

Brodie MJ, Elder AT, Kwan P. Epilepsy in later life. Lancet Neurol 2009; 8: 1019–1030.

Brodie MJ, Barry SJ, Bamagous GA, Norrie JD, Kwan P. Patterns of treatment response in newly diagnosed epilepsy. Neurology 2012; 78: 1548–1554.

Brodie MJ, Barry SJ, Bamagous GA, Kwan P. Effect of dosage failed of first antiepileptic drug on subsequent outcome. Epilepsia 2013; 54: 194–198.

Bromfield EB. Ethosuximide and other succinimides. In: Engel J, Jr., Pedley TA, eds. Epilepsy; a comprehensive textbook. Philadelphia: Lippincott-Raven; 1997. 1503–1508.

Browne TR. Phenytoin and other hydantoins. In: Engel J, Jr., Pedley TA, eds. Epilepsy; a comprehensive textbook. Philadelphia: Lippincott-Raven; 1997. 1557–1580.

Chadwick DW. Gabapentin. Lancet 1994; 343: 89–91.

Charlier C, Singh NA, Ryan SG, Lewis TB, Reus BE, Leach RJ, Leppert M. A pore mutation in a novel KQT-like potassium channel gene in an idiopathic epilepsy family. Nature Genetics 1998; 18: 3–5.

Commission on Classification and Terminology of the International League against Epilepsy. Proposal for revised clinical and electroencephalographic classification of epileptic seizures. Epilepsia 1981; 22: 489–501.

Commission on Classification and Terminology of the International League against Epilepsy. Proposal for revised classification of epilepsies and epileptic syndromes. Epilepsia 1989; 30: 389–399.

David O, Guillemain I, Saillet S, Reyt S, Deransart C, Segebarth C, Depaulis A. Identifying neural drivers with functional MRI: an electrophysiological validation. PloS Biol 2008; 6: 2683–2697.

De Fusco M, Becchetti A, Patrignani A, Annesi G, Gambardella A, Quattrone A, Ballabio A, Wanke E, Casari G. The nicotinic receptor beta2 subunit is mutant in nocturnal frontal lobe epilepsy. Nature Genetics 2000; 26: 275–276.

Elger C, Halasz P, Maia J, Almeida L, Soares-da-Silva P. Efficacy and safety of eslicarbazepine acetate as adjunctive treatment in adults with refractory partial-onset seizures: a randomized, double-blind, placebo-controlled, parallel-group phase III study. Epilepsia 2009; 50: 454–463.

Engel J. A proposed diagnostic scheme for people with epileptic seizures and with epilepsy: Report of the ILAE Task Force on Classification and Terminology (ILAE Commission Report). Epilepsia 2001; 42: 796–803.

Escayg A, MacDonald BT, Meisler MH, Baulac S, Huberfeld, An, Brice A, Leguern E, Moulard B, Chaigne D, andothers. Mutations of SCN1A, encoding a neuronal sodium channel, in two families with GEFS+ t. Nature Genetics 2000; 24: 343–345.

Faught E, Ayala R, Montouris GG, Leppik IE, MD und die Zonisamid 922 Trial Group. Randomized controlled trial of zonisamide for the treatment of refractory partial-onset seizures. Neurology 2001: 57: 1774–1779.

Feddersen B, Vollmar C, Rémi J, Stephan T, Flanagin VL, Noachtar S. Seizures From Solving Sudoku Puzzles. JAMA Neurol 2015; 72: 1524–1526.

Fisher RS, van Emde Boas W, Blume W, Elger C, Genton P, Lee P, Engel J Jr. Epileptic seizures and epilepsy: definitions proposed by the International League Against Epilepsy (ILAE) and the International Bureau for Epilepsy (IBE). Epilepsia 2005; 45: 470–472.

Fisher RS, Acevedo C, Arzimanoglou A, Bogacz A, Cross JH, Elger CE, Engel J Jr, Forsgren L, French JA, Glynn M et al. ILAE official report: a practical clinical definition of epilepsy. Epilepsia 2014; 55: 475–482.

Forsgren L, Beghi E, Oun A, Sillanpaa M. The epidemiology of epilepsy in Europe – a systematic review. Eur J Neurol 2005; 12: 245–253.

Fox JW, Lamperti ED, Eksioglu Y, Hong SE, Feng Y, Graham DA, Scheffer IE et al. Mutations in filamin 1 prevent migration of cerebral cortical neurons in human periventricular heterotopia. Neuron 1998; 21: 1315–1325.


C 1

French JA, Kanner AM, Bautista J, Abou-Khalil B, Browne T, Harden CL et al. Efficacy and tolerability of the new antiepileptic drugs II: treatment of refractory epilepsy: report of the Therapeutics and Technology Assessement Subcommittee and Quality Standards Subcommittee of the American Academy of Neurology and the American Epilepsy Society. Neurology 2004; 62: 1261–1273.

Gagne JJ, Kesselheim AS, Choudhry NK, Polinski JM, Hutchins D, Matlin OS, Brennan TA, Avorn J, Shrank WH. Comparative effectiveness of generic versus brand-name antiepileptic medications. Epilepsy Behav 2015; 52: 14–18.

Gaily E, Kantola-Sorsa E, Hiilesmaa V, Isoaho M, Matila R, Kotila M et al. Normal intelligence in children with prenatal exposure to carbamazepine. Neurology 2004; 62: 28–32.

Genton P, Gelisse P, Thomas P, Dravet C. Do carbamazepine and phenytoin aggravate juvenile myoclonic epilepsy? Neurology 2000; 55: 1106–1109.

Gil-Nagel A, Lopes-Lima J, Almeida L, Maia J, Soares-da-Silva P. Efficacy and safety of 800 and 1200 mg eslicarbazepine acetate as adjunctive treatment in adults with refractory partial-onset seizures. Acta Neurol Scand 2009; 120: 281–287.

Glauser TA, Pippenger CE. Controversies in blood-level monitoring: Reexamining its role in the treatment of epilepsy. Epilepsia 2000; 41(Suppl. 8): 6–15.

Glauser T, Ben-Menachem E, Bourgeois B, Cnaan A, Chadwick D, Guerreiro C et al. ILAE treatment guidelines: evidence-based analysis of antiepileptic drug efficacy and effectiveness as initial monotherapy for epileptic seizures and syndromes. Epilepsia 2006; 47: 1094–1120.

Glauser T, Kluger G, Sachdeo R, Krauss G, Perdomo C, Arroyo S. Rufinamide for generalized seizures associated with Lennox-Gastaut syndrome. Neurology. 2008; 70: 1950–1958.

Glauser TA, Cnaan A, Shinnar S et al. Ethosuximide, valproic acid, and lamotrigine in childhood absence epilepsy. N. Engl J Med 2010; 362: 790–799.

Gloor P. Consciousness as a neurological concept. Epilepsia 1986; 27: 14–26.

Gregory RP, Oates T, Merry RT. Electroencephalogram epileptiform abnormalities in candidates for aircrew training. Electroencephalogr Clin Neurophysiol 1993; 86: 75–77.

Guldiken B, Rémi J, Noachtar S. Cardiovascular adverse effects of phenytoin. J Neurol. 2016; 263: 861–870.

Halasz P, Cramer JA, Hodoba D, Czonkowska A, Guekht A, Maia J, Elger C, Almeida L, Soares-da-Silva P on behalf of the BIA 2093-301 study group. Epilepsia 2010; Epilepsia 2010; 51: 1963–1969.

Halasz P, Kälviäinen R, Maria Mazurkiewicz-Beldzinska M, Rosenow F, Doty P, Hebert D, and Sullivan T on behalf of the SP755 Study Group. Adjunctive lacosamide for partial-onset seizures: Efficacy and safety results from a randomized controlled trial. Epilepsia 2009; 50: 443–453.

Hammers A, Koepp MJ, Labbe C, Brooks DJ, Tom M, Cunningham VJ, Duncan JS. Neocortical abnormalities of [11C]-flumazenil PET in mesial temporal lobe epilepsy. Neurology 2001; 56: 897–906.

Harden CL, Hopp J, Ting TY, Pennell PB, French JA, AllenHauser W et al. Management issues for women with epilepsy-Focus on pregnancy (an evidence-based review): I. Obstetrical complications and change in seizure frequency: Report of the Quality Standards Subcommittee and Therapeutics and Technology Assessment Subcommittee of the American Academy of Neurology and the American Epilepsy Society. Epilepsia 2009; 50: 1229–1236.

Harden CL, Meador KJ, Pennell PB, Hauser WA, Gronseth GS, French JA et al. Management issues for women with epilepsy-Focus on pregnancy (an evidence-based review): II. Teratogenesis and perinatal outcomes: Report of the Quality Standards Subcommittee and Therapeutics and Technology Subcommittee of the American Academy of Neurology and the American Epilepsy Society. Epilepsia 2009; 50: 1237–1246.

Harden CL, Pennell PB, Koppel BS, Hovinga CA, Gidal B, Meador KJ et al. Management issues for women with epilepsy – focus on pregnancy (an evidence-based review): III. Vitamin K, folic acid, blood levels, and breast-feeding: Report of the Quality Standards Subcommittee and Therapeutics and Technology Assessment Subcommittee of the American Academy of Neurology and the American Epilepsy Society. Epilepsia 2009; 50: 1247–1255.

Hauser WA, Rich SS, Lee JR, Annegers JF, Anderson VE. Risk of recurrent seizures after two unprovoked seizures. N Engl J Med 1998; 338: 429–434.

Henkel A, Noachtar S, Pfänder M, Lüders HO. The localizing value of the abdominal aura and its evolution: a study in focal epilepsies. Neurology 2002; 58: 271–276.

Hermanns G, Noachtar S, Tuxhorn I, Holthausen H, Ebner A, Wolf P. Systematic testing of medical intractability for carbamazepine, phenytoin, and phenobarbital or primidone in monotherapy for patients considered for epilepsy surgery. Epilepsia 1996; 37: 675–679.

Hernandez-Diaz S, Werler M, Walker AM, Mitchell AA. Folic acid antagonists during pregnancy and the risk of birth defects. N Eng J Med 2000; 343: 1608–1614.

Herzog AG, Schachter SC. Valproate and the polycystic ovarian syndrome: final thoughts. Epilepsia 2001; 42: 311–315.

Hesdorffer DC, Hauser WA, Annegers JF et al. Major depression is a risk factor for seizures in older adults. Ann Neurol 2000; 47: 246–249.

Hesdorffer DC, Hauser WA, Olafsson E, Ludvigsson P, Kjartansson O. Depression and suicidal attempts as risk factor for incidental unprovoked seizures. Ann Neurol 2006; 59: 35–41.

Hitiris N, Mohanraj R, Norrie J, Sills GJ, Brodie MJ. Predictors of pharmcoresistant epilepsy. Epilepsy Res 2007; 75: 192–196.

Hixson JD. Stopping Antiepileptic Drugs: When and Why? Current Treatment Options in Neurology 2010; 12: 434–442.

Holmes LB, Harvey EA, Coull BA, Huntington KB, Khoshbin S, Hayes AM, Ryan LM. The teratogenicity of anticonvulsant drugs. N Engl J Med 2001; 344: 1132–1138.

Johnson EL, Chang YT, Davit B, Gidal BE, Krauss GL. Assessing bioequivalence of generic modified-release antiepileptic drugs. Neurology 2016; 86: 1597–1604.

Kaminski RM, Matagne A, Leclercq K, Gillard M, Michel P, Kenda B, Talaga P, Klitgaard H. SV2A protein is a broad-spectrum anticonvulsant target: functional correlation between protein binding and seizure protection in models of both partial and generalized epilepsy. Neuropharmacology 2008; 54: 715–20.

Kanner AM. Psychosis of Epilepsy: A neurologist's Perspective. Epilepsy Behav 2000; 1: 219–227.

Kanner AM. Psychiatric issues in epilepsy: The complex relation of mood, anxiety disorders, and epilepsy. Epilepsy Behav 2009: 15; 83–87.

Kellinghaus C, Berning S, Imisch I, Larch J, Rosenow F, Rosetti AO, Tilz C, Trinka E. Intravenous lacosamide for treatment of status epilepticus. Acta Neurol Scand 2011; 123; 137–141.

Knake S, Rosenow F, Vescovi M, Oertel WH, Mueller HH, Wirbatz A, Katsarou N, Hamer HM. Incidence of status epilepticus in adults in Germany. A prospective, population-based-study. Epilepsia 2001; 42: 714–718.

Knake S, Gruener J, Hattemer K, Klein KM, Bauer S, Oertel WH et al. Intravenous levetiracetam in the treatment of benzodiazepine refractory status epilepticus. J Neurol Neurosurg Psychiatry 2008; 79: 588–589.

Kostov K, Kostov H, Taubøll E. Long-term vagus nerve stimulation in the treatment of Lennox-Gastaut syndrome. Epilepsy Behav 2009; 16: 321–324.

Kwan P, Brodie MJ. Early identification of refractory epilepsy. N Engl J Med 2000; 342: 314–319.

Kwan P, Arzimanoglou A, Berg AT, Brodie MJ, Hauser AW, Mathern G, Moshe SL, Perucca E, Wiebe S, French J. Definition of drug resistant epilepsy: consensus proposal by the ad hoc Task Force of ILAE Commission on Therapeutic Strategies. Epilpsia 2010; 51: 1069–1077.

Ko Dy, Rho JM, DeGiorgio CM, Sato S. Benzodiazepines. In: Engel J Jr., Pedley TA (eds.). Epilepsy; a comprehensive textbook. Philadelphia: Lippincott-Raven; 1997. 475–490.

König SA, Schenk M, Sick C, Holm E, Heubner C, Weiss A, König I, Hehlmann R. Fatal liver failure associated with valproate therapy in a patient with Friedreich's disease: Review of valproate hepatotoxicity in adults. Epilepsia 1999; 40(7): 1036–1040.

Krakow K, Walker MC, Otoul C, Sander JWAS. Long-term continuation of levetiracetam in patients with refractory epilepsy. Neurology 2001; 56: 1772–1774.

Kramer LD, Reife RA. Topiramate. In: Engel J Jr, Pedley TA (eds.). Epilepsy; a comprehensive textbook. Philadelphia: Lippincott-Raven; 1997; 1593–1598.

Krämer G, Bergmann A, Despland PA, König S, Kurlemann G, Kurth C, Löscher W, Luef G, Meierkord H, Noachtar S, Pohlmann-Eden B, Rosenow F, Rüegg S, Runge U, Schmidt D, Schmitt B, Siegel A, Stefan H, Stodieck S, Tauboll E, Trinka E, Überall M Derzeitiger Stellenwert intravenöser Valproinsäure in der Therapie des generalisierten tonisch-klonischen Status epilepticus. Akt Neurol 2005; 32: 263–274.

Krauss G, Theodore WH. Treatment strategies in the postictal state. Epilepsy Behav 2010; 19: 188–190.

Krauss GL, Serratosa JM, Villanueva V, Endziniene M, Hong Z, French J, Yang H, Squillacote D, Edwards HB, Zhu J, Laurenza A Randomized phase III study 306: adjunctive perampanel for refractory partial-onset seizures. Neurology 2012; 78: 1408–1415.

Kwan P, Brodie MJ. Effectiveness of first antiepileptic drug. Epilepsia 2001; 42: 1255–1260.

Lesser RP, Pippenger CE, Lüders H, Dinner DS. High-dose monotherapy in treatment of intractable seizures. Neurology 1984; 34: 707–711.

Leypoldt F, Armangue T, Dalmau J. Autoimmune encephalopathies. Ann N Y Acad Sci 2015; 1338: 94–114.

Lhatoo SD, Walker MC. The safety and adverse event profile of topiramate. Reviews in Contemporary Pharmacotherapy 1999; 10(3): 185–191.

Lhatoo SD, Johnson AL, Goodridge DM, MacDonald BK, Sander JWAS, Shorvon SD. Mortality in epilepsy in the first 11 to 14 years after diagnosis: multivariate analysis of a long-term, prospective, population-based cohort. Ann Neurol 2001; 49: 336–344.

Lindhout D, Schmidt D. In-utero exposure to valproate and neural tube defects. Lancet 1986; 1(8494): 1392–1393.

Lüders HO, Burgess R, Noachtar S. Expanding the international classification of seizures to provide localization information. Neurology 1993; 43: 1650–1655.

Lüders H, Acharya J, Baumgartner C, Benbadis S, Bleasel A, Burgess R, Dinner DS, Ebner A, Foldvary N, Geller E, Hamer H, Holthausen H, Kotagal P, Morrsi H, Meencke HJ, Noachtar S, Rosenow F, Sakamoto A, Steinhoff BJ, Tuxhorn I, Wyllie E. Semiological seizure classification. Epilepsia 1998; 39: 1006–1013.

Lüders HO, Noachtar S. Atlas of epileptic seizures and syndromes. Philadelphia: WB Saunders; 2000.

Maguire MJ, Hemming K, Wild JM, Hutton JL, Marson AG. Prevalence of visual field loss following exposure to vigabatrin therapy: a systematic review. Epilepsia 51: 2423–2431.

Malow BA, Passaro E, Milling C, Minecan DN, Levy K. Sleep deprivation does not affect seizure frequency during inpatient video-EEG monitoring. Neurology 2002; 59: 1371–1374.

Marson AG, Al-Kharusi AM, Alwaidh M, Appleton R, Baker GA, Chadwick DW, Cramp C, Cockerell OC, Cooper PN, Doughty J, Eaton B, Gamble C, Goulding PJ, Howell SJ, Hughes A, Jackson M, Jacoby A, Kellett M, Lawson GR, Leach JP, Nicolaides P, Roberts R, Shackley P, Shen J, Smith DF, Smith PE, Smith CT, Vanoli A, Williamson PR, SANAD Study group. The SANAD study of effectiveness of carbamazepine, gabapentin, lamotrigine, oxcarbazepine, or topiramate for treatment of partial epilepsy: an unblinded randomised controlled trial. Lancet 2007; 369: 1000–1015.

MacDonald BK, Johnson AL, Goodridge DM, Cockerell OC, Sander JWAS, Shorvon SD. Factors prediciting prognosis of epilepsy after presentation with seizures. Ann Neurol 2000; 48: 833–841.

Mathias CJ, Deguchi K, Schatz I. Observations on recurrent syncope and presyncope in 641 patients. Lancet 2001; 357: 348–353.

Mattson RH, Cramer JA, Collins JF et al. Comparison of carbamezepine, phenobarbital, phenytoin and primidone in partial and secondary generalised tonic clonic seizures. N Engl J Med 1985; 313: 145–151.

Mattson RH, Cramer JA, Collins JF. Prognosis for total control of complex partial and secondarily generalized tonic clonic seizures. Department of Veterans Affairs Epilepsy Cooperative Studies No. 118 and No. 264 Group. Neurology 1996; 47: 68–76.

Mattson RH. Carbamazepine. In: Engel J, Jr., Pedley TA, eds. Epilepsy; a comprehensive textbook. Philadelphia: Lippincott-Raven; 1997; 1491–502.

Meador KJ, Loring DW, Ray PG, Murro Am, King DW, Perrine KR, Vazquez BR, Kiolbasa T. Differential cognitive and behavioral effects of carbamazepine and lamotrigine. Neurology 2001; 56: 1177–1182.

Meador KJ, Baker GA, Browning N, Cohen MJ, Bromley RL, Clayton-Smith J, Kalayjian LA, Kanner A, Liporace JD, Pennell PB, Privitera M, Loring DW; NEAD Study Group. Fetal antiepileptic drug exposure and cognitive outcomes at age 6 years (NEAD study): a prospective observational study. Lancet Neurol 2013; 12: 244–252.

Meierkord H, Boon P, Engelsen B, Göcke K, Shorvon S, Tinuper P, Holtkamp M. EFNS guideline on the management of status epilepticus in adults. European Journal of Neurology 2010; 17: 348–355.

Mensah SA, Beavis JM, Thapar AK et al., A community study of the presence of anxiety disorder in people with epilepsy. Epilepsy Behav 2007; 11: 118–124.

Morrow J, Russell A, Guthrie E, Parsons L, Robertson I, Waddell R, Irwin B, McGivern RC, Morrison PJ, Craig J. Malformations risks of antiepileptic drugs in pregnancy: a prospective study from the UK Epilepsy and Pregnancy Register. J Neurol Neurosurg Psychiatry 2006; 77: 193–198.

Mula M, Pini S, Cassano GB. The role of anticonvulsant drugs in anxiety disorders: a critical review of the evidence. J Clin Psychopharmacol 2007; 27: 263–272.

Nilsson L, Farahmand BY, Persson PG, Tomson T. Risk factors for sudden unexpected death in epilepsy: a case control study. Lancet 1999; 353: 888–893.

Noachtar S, Rosenow F, Arnold S, Baumgartner C, Ebner A, Hamer H, Holthausen H, Meencke HJ, Muller A, Sakamoto AC, Steinhoff BJ, Tuxhorn I, Werhahn KJ, Winkler PA, Luders HO. Semiologische Anfallsklassifikation. Nervenarzt 1998; 69: 117–126.

Noachtar S. Die Klassifikation epileptischer Anfälle und Syndrome im Rahmen neurologischer Systematik. Z Epileptol 2001; 14: 69–72.

Noachtar S. Häufigkeit von Frakturen bei Menschen mit Epilepsie. Z Epileptologie 2005; 18: 162–166.

Noachtar S, Andermann E, Meyvisch P, Andermann F, Gough WB, Schiemann-Delgado J. Levetiracetam for the treatment of idiopathic generalized epilepsy with myoclonic seizures. Neurology 2008; 70: 607–616.

Noachtar S, Borggraefe I. Epilepsy Surgery: a Critical Review. Epilepsy Behav 2009; 15: 66–72.

Noachtar S, Peters AS. Semiology of Epileptic Seizures: a Critical Review. Epilepsy Behav 2009; 15: 2–9.

Noachtar S, Rémi J. The role of EEG in epilepsy: a critical review. Epilepsy Behav 2009; 15: 22–33.

Novy J, Logroscino G, Rossetti AO. Refractory status epilepticus: A prospective observational study. Epilepsia 2010; 51: 251–256.

Ohman I, Vitols A, Tomson T. Lamotrigine in pregnancy. Pharmacokinetics during delivery, in the neonate, and during lactation. Epilepsia 2000; 41(6): 709–713.

Polard E, Nowak E, Happe A, Biraben A, Oger E, GENEPI Study Group. Brand name to generic substitution of antiepileptic drugs does not lead to seizure-related hospitalization: a population-based case-crossover study. Pharmacoepidemiol Drug Saf 2015; 24: 1161–1169.

Privitera MD, Welty TE, Gidal BE, Diaz FJ, Krebill R, Szaflarski JP, Dworetzky BA, Pollard JR, Elder EJ Jr, Jiang W et al. Generic-to-generic lamotrigine switches in people with epilepsy: the randomised controlled EQUIGEN trial. Lancet Neurol 2016; 15: 365–372.

Reimers A, Helde G, Brodtkorb E. Ethinyl estradiol, not progestogens, reduces Lamotrigin serum concentrations. Epilepsia. 2005; 46: 1414–1417.

Rona S, Rosenow F, Arnold S, Carreno M, Diehl B, Ebner A, Fritsch B, Hamer HM, Holthausen H, Knake S, Kruse B, Noachtar S, Pieper T, Tuxhorn I, Luders HO. A semiological classification of status epilepticus. Epileptic Disord 2005; 7: 5–12.

Rosetti AO, Miligan TA, Vulliemoz S. Michaelides C, Bertschi M, Lee JW. A randomized trial for the treatment of refractory status epilepticus. Neurocrit Care 2011; 14: 4–10.

Rowan AJ. Valproate. In: Engel J, Jr., Pedley TA, eds. Epilepsy; a comprehensive textbook. Philadelphia: Lippincott-Raven; 1997. 1599–608.

Sackellares C, Ramsay RE, Wilder BJ, Browne III TR, Shellenberger MK. Randomized, controlled clinical trial of zonisamide as adjunctive treatment for refractory partial seizures. Epilepsia 2004; 45(6): 610–617.

Schmidt D, Jacob R, Loiseau P, Deisenhammer E, Klinger A, Despland A, Egli M, Bauer G, Stenzel E, Blankenhorn V. Zonisamid in der Zusatzbehandlung der therapieresistenten fokalen Epilepsie: eine europäische Doppelblindstudie. Epilepsy Research 1993; 15: 67–73.

Shinnar S, Berg AT, Moshe SL, Kang H, O'Dell C, Alemany M, Goldensohn ES, Hauser WA. Discontinuing antiepileptic drugs in children with epilepsy: a prospective study. Ann Neurol 1994; 35: 534–545.

Shinnar S, Cnaan A, Hu F, Clark P, Dlugos D, Hirtz DG, Masur D, Mizrahi EM, Moshé SL, Glauser TA; Childhood Absence Epilepsy Study Group Long-term outcomes of generalized tonic-clonic seizures in a childhood absence epilepsy trial. Neurology 2015; 85: 1108–1114.

Shorvon SD. Oxcarbazepine: a review. Seizure 2000; 9: 75–79.

Shorvon S, Baulac M, Cross H, Trinka E, Walker M, TaskForce on Status Epilepticus of the ILAE Commission for European Affairs. The drug treatment of status epilepticus in Europe: consensus document from a workshop at the first London Colloquium on Status Epilepticus. Epilepsia 2008; 49: 1277–1285.

Silanpaa M, Schmidt D. Early seizure frequency and aetiology predict long-term medical outcome in childhood-onset epilepsy. Brain 2009; 132: 989–998.

Singh NA, Charlier C, Stauffer D, DuPont, BR, Leach RJ, Melis R, Ronen GM, Bjerre I, Quattlebaum T, and others. A novel potassium channel gene, KCNQ2, is mutated in an inherited epilepsy of newborns. Nature Genetics 1998; 18(1): 25–29.

So EL. What is known about the mechanisms underlying SUDEP? Epilepsia 2008; 49: 93–98.

Steinlein OK, Mulley JC, Propping P, Wallace RH, Phillips HA, Sutherland GR, Scheffer IE, Berkovic SF. A missense mutation in the neuronal nicotinic acetylcholine receptor alpha4 subunit is associated with autosomal dominant nocturnal frontal lobe epilepsy. Nature Genetics 1995; 11: 201–203.

Steinlein O. Genetik der Epilepsien. In: Fröscher W, Vassella F, Hufnagel A, Hrsg. Die Epilepsien. Stuttgart: Schattauer; 2004. 29–34.

Stephen LJ, Brodie MJ. Management of a first seizure. Special problems: adults and elderly. Epilepsia 2008; 49(Suppl. 1): 45–49.

Stockis A, Rolan P. Effect of brivaracetam (400 mg/day) on the pharmacokinetics and pharmacodynamics of a combination oral contraceptive in healthy women. J Clin Pharmacol 2013; 53: 1313–1321.

Stogmann E, Zimprich A, Baumgartner C, Aull-Watschinger S, Hollt V, Zimprich F. A functional polymorphism is associated with temporal lobe epilepsy. Ann Neurol 2002; 51: 260–263.

Sutter R, Semmlack S, Kaplan PW. Nonconvulsive status epilepticus in adults – insights into the invisible. Nat Rev Neurol 2016; 12: 281–293.

Tellez- Zenteno JF, Matijevic S, Wiebe S. Somatic comorbidity of epilepsy in the general population in Canada. Epilepsia 2007; 48: 2336–2344.

Tezer FI, Remi J, Noachtar S. Ictal apnea of epileptic origin. Neurology 2009; 72: 855–857.

Toczek et al., 2003 MT, Carson RE, Lang L et al. PET imaging of 5-HT1A receptor binding in patients with temporal lobe epilepsy. Neurology 2003; 60: 749–756.

Tomson T, Marson A, Boon P, Canevini MP, Covanis A, Gaily E, Kälviäinen R, Trinka E. Valproate in the treatment of epilepsy in girls and women of childbearing potential. Epilepsia 2015; 56: 1006–1019.

Veiby G, Engelsen BA, Gilhus NE. Early child development and exposure to antiepileptic drugs prenatally and through breastfeeding: a prospective cohort study on children of women with epilepsy. JAMA Neurol 2013; 70: 1367–1374.

Vollmar C, O'Muircheartaigh J, Symms MR, Barker GJ, Thompson P, Kumari V, Stretton J, Duncan JS, Richardson MP, Koepp MJ. Altered microstructural connectivity in juvenile myoclonic epilepsy: the missing link. Neurology 2012; 78: 1555–1559.

Wallace RH, Marini C, Petrou S, Harkin LA, Bowser DN, Panchal RG, Williams DA, Sutherland GR, Mulley JC, Scheffer IE et al. Mutant GABAA receptor γ2-subunit in childhood absence epilepsy and febrile seizures. Nat Genet 2001; 28: 49–52.

Weil S, Noachtar S, Arnold S, Yousry T, Winkler PA, Tatsch K. Ictal single photon emission computed tomography (SPECT) differentiates between temporal and extratemporal epilepsy. Nucl Med Commun 2001; 22: 233–237.

Weil S, Deppe C, Noachtar S. The treatment of women with epilepsy. Dtsch Arztebl Int 2010; 107: 787–793.

Wheless JW, Clarke DF, Arzimanoglou A. Treatment of pediatric epilepsy: European expert opinion, 2007. Epileptic Disord 2007; 9: 353–412.

Wiebe S, Blume WT, Girvin JP, Eliasziw M. A randomized, controlled trial of surgery for temporal-lobe epilepsy. N Engl J Med 2001; 345: 311–318.

Wirrell EC, Camfield CS, Camfield PR, Gordon KE, Dooley JM. Long-term prognosis of typical childhood absence epilepsy: remission or progression to juvenile myoclonic epilepsy. Neurology 1996; 47: 912–918.

Woermann FG, Vollmar C. Clinical MRI in children and adults with focal epilepsy: a critical review. Epilepsy Behav 2009; 15: 40–49.

Wong ICK, Lhatoo SD. Adverse reactions to new anticonvulsant drugs. Drug Saf 2000; 23: 35–56.

C 1

# C 2 Chirurgische Behandlung der Epilepsien

*von S. Noachtar, F. Rosenow und A. Peraud*

## C 2.1 Klinik

Die chirurgische Behandlung von Epilepsien zielt auf eine Verbesserung der Lebensqualität von Patienten, die auf eine medikamentöse Behandlung nur unzureichend ansprechen (**Kasten C 2.1**). Das primäre Ziel hierbei ist, Anfallsfreiheit oder wenigstens eine deutliche Reduktion der Anfallsfrequenz ohne neurologische Defizite zu erreichen.

**Kasten C 2.1:** Definition von Pharmakoresistenz (Mindestanforderung)

| |
|---|
| Keine akzeptable Anfallskontrolle trotz aufeinanderfolgender Gabe von zwei bis drei Antiepileptika der ersten Wahl in Monotherapie oder Kombinationstherapie bei maximal tolerabler Dosis |

Grundvoraussetzung für die chirurgische Behandlung ist die exakte Diagnose der Epilepsie, die Abgrenzung zu nicht-epileptischen Anfällen und der mangelnde Erfolg medikamentöser Behandlung (Pharmakoresistenz) (**Kasten C 2.1** und **Kap. C 1**). Die Einnahme des ersten Medikaments führt bei etwa der Hälfte der Patienten zu Anfallsfreiheit (Kwan und Brodie 2000) (↑↑). Bei Erfolglosigkeit führt ein zweites Medikament nur noch deutlich seltener (13 %) und ein drittes Medikament oder die Kombination zweier Medikamente lediglich bei einem kleinen Teil (3–4 %) der Patienten zu Anfallsfreiheit (Kwan und Brodie 2000). Es sollte daher frühzeitig geprüft werden, ob eine epilepsiechirurgische Behandlung helfen kann (A). Die Beantwortung der Frage, ob ein Patient für eine epilepsiechirurgische Behandlung geeignet ist, darf nicht durch wiederholte Versuche mit erfolglosen Medikamentenkombinationen verzögert werden, da eine lange Erkrankungsdauer prognostisch ungünstig ist (Janszky et al. 2005) (↑↑) und insbesondere bei Temporallappenepilepsien die chirurgische der rein medikamentösen Behandlung deutlich überlegen ist (Wiebe et al. 2001). Eine erfolgreiche Operation kann weitere negative neuropsychologische und psychosoziale Folgen der Erkrankung verhindern und die Mortalität senken (Jokeit und Ebner 1999; Jokeit et al. 2001; Sperling et al. 2016) (↑). Es sollte deshalb möglichst rasch die Überweisung in ein spezialisiertes Zentrum zur epilepsiechirurgischen Diagnostik erfolgen (**Kasten C 2.2**) (Adressen entsprechender Zentren unter www.ligaepilepsie.de oder www.ag-epilepsiechirurgie.de).

**Kasten C 2.2:** Voraussetzungen für eine epilepsiechirurgische Behandlung

- Gesicherte Epilepsiediagnose
- Pharmakoresistenz
- Behinderung durch die Anfälle
- Resezierbarer Fokus (Ausnahme: Patienten, die für eine Callosotomie infrage kommen)
- Motivation des Patienten
- Keine progressive Ätiologie (Ausnahme Rasmussen-Enzephalitis)
- Hohe Wahrscheinlichkeit, dass eine Anfallsreduktion die Lebensqualität des Patienten verbessern wird

## C 2.2 Epidemiologie und Verlauf

Die Prävalenz wird für Epilepsie mit 0,4–0,8 % angegeben, mit Häufung bis zum 5. und nach dem 65. Lebensjahr (Forsgren et al. 2005). Während bei 70–80 % der Patienten eine 5-Jahres-Remission erzielbar ist (Annegers et al. 1979), entwickeln ca. 30 % der Patienten eine medikamentös nur unzureichend beeinflussbare Epilepsie (Kwan und Brodie 2000) (↑↑). Es gibt Hinweise dafür, dass die Prognose günstiger ist, wenn Anfallsfreiheit rasch erzielt wird. Eine hohe Anfallsfrequenz, lange Erkrankungsdauer, fokale Anfälle, neurologische, psychiatrische und psychosoziale Defizite stellen prognostisch ungünstige Faktoren für eine medikamentöse Therapie dar. Patienten, die auf eine antiepileptische Medikation unzureichend ansprechen, sind verstärkt in Gefahr, kognitive und sedierende Beeinträchtigungen durch die Medikamenteneinnahme und entsprechende psychosoziale Probleme zu erleiden. Für die USA wurde geschätzt, dass derzeit ca. 70 000 Kranke für eine chirurgische Behandlung infrage kämen (Hauser 1992). Auch wenn Schätzungen für die BRD 1987 bei 1 000 Kandidaten bzw. 1,7/100 000 Patienten pro Jahr allein für die Temporallappenresektionen lagen (Janz 1987), werden heute vermutlich immer noch zu wenige Patienten entsprechend behandelt (Haneef et al. 2010) (A).

Die Sorge, dass häufig wiederkehrende Anfälle durch Kindling oder sekundäre Epileptogenese negative Folgen für das Gehirn haben könnten (Morrell 1985), hat zur Folge, dass man eine frühzeitige chirurgische Behandlung empfiehlt, wo sie infrage kommt (Moshe und Shinnar 1993). Neuere Arbeiten zeigen, dass bereits einzelne Anfälle zu Einbußen der Gedächtnisleistung bei Patienten mit linksseitiger Temporallappenepilepsie führen (Jokeit et al. 2001) und langfristig eine therapieresistente Temporallappenepilepsie zwar langsam über Jahrzehnte (> 30 Jahre), aber schließlich doch mit erheblichen kognitiven Defiziten einhergeht (Jokeit und Ebner 1999).

## C 2.3 Therapeutische Prinzipien

Der Erfolg einer epilepsiechirurgischen Behandlung hängt davon ab, wie gut die Kortexregion, von der die Anfälle ihren Ursprung nehmen (epileptogene Zone), identifiziert und ob sie möglichst vollständig entfernt werden kann, ohne funktionell wichtigen Kortex zu verletzen (Awad et al. 1991, Rosenow und Lüders 2001) (↑). Ziel der Diagnostik ist die für die Anfallsentstehung verantwortliche epileptogene Zone exakt zu lokalisieren. Ein kuratives Vorgehen ist nur bei fokalen Epilepsien möglich. Wenn eine komplette Resektion unmöglich ist, kann eine teilweise Reduktion des epileptogenen Areals als palliative Maßnahme in ausgewählten Fällen eine Verbesserung der Anfallssituation bewirken (Wyllie et al. 1987) (↑).

Unter der Vorstellung der Unterbrechung von Ausbreitungswegen epileptischer Aktivität wurden bei vereinzelten Patienten mit posterior-temporalem oder extratemporalem Anfallsursprung Resektionen im vorderen mesialen Temporalbereich durchgeführt. Die Ergebnisse hierbei waren jedoch deutlich schlechter als bei vollständiger Resektion der epileptogenen Zone selbst (Fish et al. 1991) (↑↑). Die Durchtrennung des Corpus callosum ist ein palliatives Verfahren, die Ausbreitung epileptischer Anfälle zu verhindern. Für diesen Eingriff kommen im Wesentlichen Patienten mit multifokalem oder diffus epileptogenem Kortex infrage, die heftige Sturzanfälle haben und z. B. an einem Lennox-Gastaut-Syndrom leiden. Auch mithilfe der multiplen subpialen Transsektion wird versucht, die kortikale Anfallsausbreitung zu unterbinden oder zumindest zu hemmen (Morrell et al. 1989).

Die Übereinstimmung der im Folgenden dargestellten Befunde, die durch strukturelle bildgebende (MRT) und funktionelle Methoden (EEG, EEG-Video-Monitoring, SPECT, PET und Neuropsychologie) erhoben werden, ist vor allem bei temporalen Epilepsien entscheidend für das epilepsiechirurgische Vorgehen (Noachtar und Borggräfe 2009). Bei extratemporalen Epilepsien sind typische Diskrepanzen zwischen Läsionsort im MRT und den interiktalen und iktalen Befunden zu finden, deren Kenntnis wiederum wesentlich für die Interpretation ist (Rémi et al. 2011) (↑↑). Wenn die nicht-invasiven EEG-Untersuchungen und die Analyse von MRT, Anfallssemiologie, EEG und Neuropsychologie übereinstimmende lokalisatorische Befunde erbringen, kann bei den allermeisten Patienten mit Temporallappenepilepsien heutzutage ein epilepsiechirurgischer Eingriff ohne invasive EEG-Diagnostik durchgeführt werden (Winkler et al. 1999). Bei Diskrepanzen dieser Untersuchungsbefunde können invasive EEG-Untersuchungen und elektrische Stimulation des Kortex befriedigende Indikationsgrundlagen bringen. Es besteht keine operative Behandlungsmöglichkeit, wenn entweder die epileptogene Zone nicht ausreichend bestimmt werden kann oder die Resektion dieser Zone unakzeptable neurologische und neuropsychologische Defizite zur Folge hätte.
**Abb. C 2.2** zeigt die verschiedenen epilepsiechirurgischen Verfahren. Die Operationsergebnisse und ihre Einstufung werden in den **Tab. C 2.2** und **Tab. C 2.3** gezeigt. Morbidität und Letalität chirurgischer Behandlung sind in **Tab. C 2.4** aufgeführt.

### C 2.3.1 Prächirurgische Diagnostik

#### C 2.3.1.1 Anfallssemiologie

Vor Einführung der Elektroenzephalographie (EEG) war die Analyse der Anfallssemiologie die einzige Methode zur Unterscheidung verschiedener Epilepsie-Syndrome. Seit Langem ist bekannt, dass z. B. unilaterale klonische Anfälle oder visuelle Auren in einem Gesichtshalbfeld für einen Anfallsursprung in der Nähe des kontralateralen primär motorischen Kortex bzw. des kontralateralen visuellen Kortex sprechen. Eine Reihe von lateralisierenden Anfallsphänomenen wurde auf der Grundlage sorgfältiger EEG-Video-Analysen beschrieben. (**Tab. C 2.1**) (Rosenow et al. 2001).
Wertvolle Hinweise gewinnt man auch aus der sorgfältigen Analyse der zuerst auftretenden Anfallssymptome und ihrer Entwicklung im Anfallsverlauf (Noachtar et al. 1998a; Noachtar und Borggräfe 2009; Noachtar und Peters 2009). Es konnte z. B. gezeigt werden, dass die Abfolge von epigastrischen Auren, die in automotorische Anfälle (orale und manuelle Automatismen) (Noachtar et al. 1998a) übergehen, mit 98 % Wahrscheinlichkeit für das Vorliegen einer Temporallappenepilepsie spricht und extrem selten bei Frontallappenepilepsien auftritt (1,7 %) (Henkel et al. 2002) (↑). Umgekehrt treten tonische, klonische oder versive Anfälle fast nie als initiale Anfallsform bei Temporallappenepilepsie auf, aber z. B. tonische Anfälle bei zwei Drittel der Frontallappenepilepsien (Werhahn et al. 2000). Ein epileptischer Anfall kann von einer »stummen« Kortexregion seinen Ursprung nehmen und asymptomatisch bleiben, solange er sich nicht in den eloquenten Kortex, wie primär-motorische, primär-sensorische oder supplementär-sensomotorische Regionen ausbreitet (Rosenow und Lüders 2001a; Lüders und Noachtar 2000). Dieser Umstand erklärt die mehr oder weniger starke Überlappung der Anfallssemiologie bei verschiedenen Epilepsiesyndromen (Noachtar und Peters 2009).

#### C 2.3.1.2 Elektroenzephalographie (EEG)

Die Elektroenzephalographie (EEG) ist die spezifische Methode, epileptogenen Kortex zu identifizieren. Interiktale epilepsietypische Entladungen bieten einen wertvollen lokalisatorischen Hinweis (Noachtar und Remi 2009). EEG-Oberflächenableitungen sind weniger sensitiv als invasive Untersuchungen, bieten jedoch den besten Überblick zur Abschätzung der epileptogenen Zone. Invasive Elektroden leiten nur von der unmittelbaren Umgebung der Elektrodenplatzierung ab und fokussieren somit bereits auf eine sehr umschriebene Region, weshalb eine epileptogene Zone in benachbarten oder entfernteren Regionen unerkannt bleiben kann. Invasive Elektroden sollten daher erst nach ausführlichen nicht-invasiven EEG-Untersuchungen durchgeführt werden, die die epileptogene Zone zwar nicht ausreichend lokalisierten, auf deren Grundlage jedoch eine überprüfbare Hypothese über den Anfallsursprung entwickelt wer-

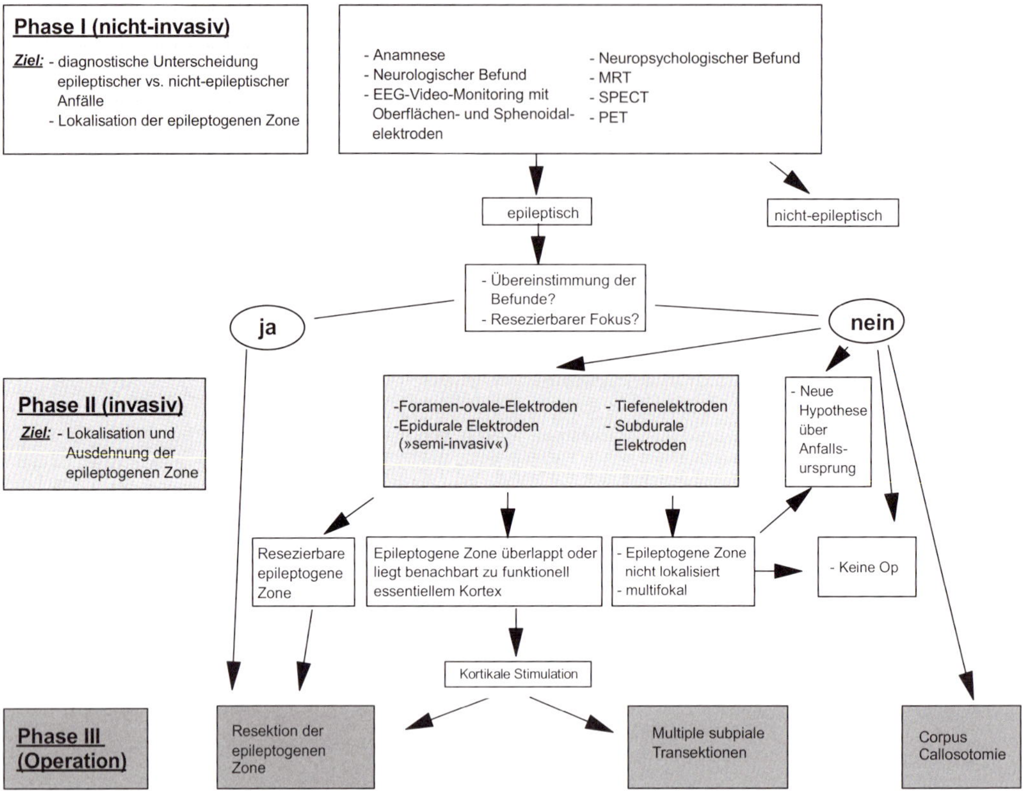


**Abb. C 2.1:** Prächirurgische Epilepsiediagnostik

**Tab. C 2.1:** Lateralisierende Anfallsphänomene

| Lateralisierendes Anfallsphänomen | Hemisphäre | Studien |
|---|---|---|
| Kopf und Augenversion | Kontralateral | Wyllie et al. 1986; O'Dwyer et al. 2007 |
| Dystone Handhaltung | Kontralateral | Kotagal et al. 1989, Bleasel et al. 1997 |
| Zeichen der 4 | Kontralateral (zum gestreckten Arm) | Kotagal et al. 2000 |
| Automatismen bei erhaltenem Bewusstsein | Nicht-dominant | Noachtar et al. 1992; Ebner et al. 1995 |
| Iktale Sprache | Nicht-dominant | Gabr et al. 1989 |
| Postiktale Aphasie | Dominant | Gabr et al. 1989 |
| Iktales Erbrechen | Nicht-dominant | Kramer et al. 1988 |
| Iktales Spucken | Nicht-dominant | Voss et al. 2000 |
| Iktaler Harndrang | Nicht-dominant | Baumgartner et al. 2000 |
| Postiktales Nasereiben | Ipsilateral | Leutmezer et al. 1998 |
| Postiktales Husten | Nicht-dominant | Wennberg 2001 |
| Unilateraler tonischer Anfall | Kontralateral | Werhahn et al. 2000 |
| Unilateraler Lidschlag | Ipsilateral | Benbadis et al. 1996; Henkel et al. 1999 |

**Tab. C 2.2:** Ergebnisse der Epilepsiechirurgie (modifiziert nach Tellez-Zenteno et al. 2005)

| | Temporallappen-teilresektion (n = 3 895) | Extratemporale Resektionen (n = 2 334) | Hemisphärektomie (n = 169) | Callosotomie (n = 99) |
|---|---|---|---|---|
| Anfallsfrei (%) | 66 | 59 | 61 | 35 |

den konnte (Noachtar und Borggräfe 2009). Invasive EEG-Untersuchungen führen bei 1–4 % der Patienten zu zumeist passageren Komplikationen (Blutung, Infektion mit konsekutiver Hemiparese, Hemianopsie und Aphasie) (Van Buren 1987; Hamer et al. 2002), die nur in Kauf zu nehmen sind, wenn durch die Untersuchung ein deutlicher Informationszuwachs zu erwarten ist. Dabei ist die Komplikationsrate stereotaktisch implantierter Tiefenelektroden geringer als die von subduralen Gitter- und Streifenelektroden (Mullin et al. 2016). Während epilepsietypischer Potenziale kommt es im funktionellen MRT zu einer messbaren lokalen Perfusionssteigerung. Die Verbindung beider Methoden könnte zu einer verbesserten Lokalisationsdiagnostik führen (Hoffmann et al. 2000). Invasive EEG-Methoden, wie stereotaktisch implantierte Multikontakt-Tiefenelektroden oder subdurale

**Tab. C 2.3:** Vorschlag für eine Klassifikation operativer Ergebnisse im Hinblick auf die Anfallssituation nach Epilepsiechirurgie (nach Wieser et al. 2001)

| Klasse | Definition |
|---|---|
| 1 | Vollständig anfallsfrei; keine Auren |
| 2 | Nur Auren; keine anderen Anfallsformen |
| 3 | Ein bis drei Anfallstage pro Jahr; ± Auren |
| 4 | Vier Anfallstage pro Jahr; bis zu 50 % Reduktion der Anfallstage im Vergleich zur präoperativen Baseline (Anzahl Anfallstage); ± Auren |
| 5 | Unter 50 % Reduktion bis zu 100 % Anstieg der Anfallstage im Vergleich zur präoperativen Baseline; ± Auren |
| 6 | Über 100 % Anstieg der Anfallstage im Bezug zur präoperativen Baseline; ± Auren |

Streifen- und Gitterelektroden können die epileptogene Zone in vereinzelten Fällen weiter eingrenzen (**Abb. C 2.1**) (Phase II).

### C 2.3.1.3 EEG-Video-Monitoring

Das Herzstück der epilepsiechirurgischen Diagnostik ist die Aufzeichnung habitueller Anfälle im EEG-Video-Monitoring mit an der Schädeloberfläche angebrachten Elektroden (»nicht-invasiv«). Die Aufzeichnung von Anfällen mittels EEG und Video bietet eine hohe Verlässlichkeit in der Bestimmung der Lokalisation der epileptogenen Zone (Noachtar et al. 1998a; Noachtar und Lüders 1999b; Noachtar und Peters 2009) (**Tab. C 2.1**).

### C 2.3.1.4 Elektrische Stimulation des Kortex

Die elektrische Stimulation des Kortex wird durchgeführt, um eloquente Kortexareale (Sprache, Motorik etc.) zu identifizieren und schonen zu können. Damit können die Grenzen der Resektion besser ermittelt werden, wenn die epileptogene Zone nahe an eloquentem Kortex liegt oder mit diesem womöglich überlappt (Noachtar und Borggräfe 2009). Sie kann sowohl intraoperativ am wachen Patienten durchgeführt werden als auch extraoperativ mittels subduraler oder stereotaktisch implantierter Elektroden, die über mehrere Tage bis wenige Wochen implantiert sind.

### C 2.3.1.5 Magnetresonanztomographie (MRT)

Die Magnetresonanztomographie (MRT) bietet wesentliche Lokalisationshinweise (Koepp und Woermann 2009). Wenn eine strukturelle Läsion nachgewiesen werden kann und die Lokalisation mit den klinischen und EEG-Befunden übereinstimmt, wird die Resektion der Läsion (Läsionektomie) mit hoher Wahrscheinlichkeit zur Anfallskontrolle führen (Jones und Cascino 2016) (↑↑). In manchen Fällen wird jedoch die Entfernung zusätzlicher Kortexregionen, die durch intra- oder extraoperative invasive Ableitungen bestimmt werden, nötig sein. Die exakte anatomische Beziehung von epileptogenem Kortex im Verhältnis zu einer Läsion ist eine der entscheidenden Fragen in der prächirurgischen Evaluation (Rémi et al. 2011). Die bildgebenden Methoden unterschätzen typischerweise die Ausdehnung der epileptogenen Zone bei kortikalen Dysplasien (Woermann und Vollmar 2009). Quantitative volumetrische Bestimmungen der mesialen Temporallappensklerose im MRT ermöglichen eine objektivere Beurteilung als die rein visuelle Auswertung und können hilfreich sein, wenn die Befunde visuell nicht ausreichend deutlich sind (Jack et al. 1988).
Raumfordernde progressive Hirnläsionen, die per se eine Operationsindikation darstellen, werden in den **Kap. G 2** bis **Kap. G 4** behandelt. Ihre Entfernung ist nicht als epilepsiechirurgischer Eingriff im engeren Sinn aufzufassen.

### C 2.3.1.6 Positronen-Emissions-Tomographie (PET)

Die interiktale Messung des Hirnmetabolismus zeigt insbesondere bei Patienten mit Temporallappenepilepsien häufig eine unspezifische Reduktion des lokalen Metabolismus. Sie erfolgt durch eine Positronen-Emissions-Tomographie (PET) mittels 18-Fluor-desoxy-Glucose oder inzwischen auch andere Tracer (Duncan 2009). Auch bei extratemporalen Epilepsien kommt der PET eine hohe lokalisatorische bzw. lateralisierende Bedeutung zu (Duncan 2009).

### C 2.3.1.7 Single-Positron-Emission-Computed-Tomographie (SPECT)

Die interiktale Single-Positron-Emission-Computed-Tomographie (SPECT) ist weniger sensitiv als die PET (Koepp und Woermann 2009). Iktale

**Tab. C 2.4:** Morbidität und Letalität in der Epilepsiechirurgie (nach Van Buren 1987)

| | Anteriore Temporallappenteilresektion | Extratemporale Resektion | Hemisphärektomie | Callosotomie |
|---|---|---|---|---|
| Gesamtzahl | 1 911 | 432 | 84 | 130 |
| Morbidität[a] | 5,1 % | 5,8 % | 16,7 %[b] | 9,2 % |
| Letalität | 0,5 % | 0,0 % | 3,6 %[b] | 1,5 % |

a Komplikationen wie Infektion, Blutung, Hemiparese, Hemianopsie, Aphasie, akuter Hydrozephalus, Gedächtnisdefizite, Split-Brain-Syndrom und psychische Störungen

b Bei den meisten dieser Patienten wurde eine anatomische Hemisphärektomie durchgeführt, die ein höheres Risiko birgt als die Technik der funktionellen Hemisphärektomie

SPECT-Untersuchungen, d.h. der Tracer wird während des Anfalls injiziert, haben eine deutlich höhere lokalisatorische Sensitivität (80–90 %) bei temporalen und extratemporalen Epilepsien, wenn der Tracer zu Anfallbeginn injiziert wird. Die Ergebnisse bei Patienten mit extratemporalen, insbesondere parieto-okzipitalen Epilepsien sind deutlich schlechter (Noachtar et al. 1998b) (↑↑), wobei allerdings eine gute Unterscheidung zwischen temporalen und extratemporalen Epilepsien ermöglicht wird (Weil et al. 2001) (↑↑).

#### C 2.3.1.8 Neuropsychologie

Neuropsychologische Untersuchungen können umschriebene neuropsychologische Defizite aufdecken, die Lokalisationshinweise bieten und helfen, die präoperative kognitive Leistungsfähigkeit des Patienten einzuschätzen (Jones-Gotman 1992). Diese Information ist hilfreich für die Beratung über Risiken und Komplikationen der Operation und die postoperative Rehabilitationsplanung (Helmstädter et al. 1996) (↑). Ein IQ unter 70 bei Erwachsenen gilt als prognostisch ungünstiges Zeichen für die resektive Epilepsiechirurgie, da ein so niedriger Wert Hinweise auf eine diffuse Hirnstörung und damit diffuse Epileptogenizität bietet. Dennoch kann eine epilepsiechirurgisch angehbare epileptogene Zone auch bei diesen Patienten identifiziert werden und die operative Behandlung einen günstigen Effekt auf die Lebensqualität haben. Entwicklungsverzögerungen können die Folge von epileptischen Anfällen sein und daher eine Indikation darstellen, bei Kindern mit schweren symptomatischen generalisierten oder fokalen Epilepsien die Möglichkeit einer chirurgischen Behandlung schon früh zu überprüfen (Chugani et al. 1990) (↑↑).

#### C 2.3.1.9 Intracarotidaler Amobarbitaltest (Wada-Test)

Der intracarotidale Amobarbitaltest (Wada-Test) wird heutzutage nur noch selten präoperativ zur Bestimmung von Sprach- und Gedächtnislateralisation durchgeführt, da erhebliche Kontroversen über die zu gewinnende Information und deren Konsequenz bestehen (Haag et al. 2008). Zumindest die Sprachlateralisation lässt sich heute auch mittels funktionellem MRT (fMRT) (Binder et al. 1996) und funktioneller transkranieller Dopplersonographie (fTCD) (Knake et al. 2003) ermitteln, während dies für die Lateralisation sprachlicher Gedächtnisleistung noch nicht sicher gelingt.

## C 2.4 Pragmatische Therapie

Die prächirurgische Diagnostik soll Patienten identifizieren, denen ein epilepsiechirurgischer Eingriff helfen kann und gleichzeitig jene erkennen, denen ein solcher Eingriff nichts nützen oder sogar schaden würde. Dieses Unterfangen setzt ein hochspezialisiertes multidisziplinäres Team voraus. **Kasten C 2.2** nennt die Voraussetzungen für eine epilepsiechirurgische Diagnostik und Therapie.
Bei der prächirurgischen Evaluation können drei aufeinanderfolgende Phasen unterschieden werden, wobei die erste ausschließlich nicht-invasive Untersuchungsschritte beinhaltet und der Syndromdiagnose sowie Bestimmung der epileptogenen Zone dient (**Abb. C 2.1**, Phase I) (Noachtar und Borggräfe 2009; Winkler et al. 1999) (↑↑). Ist die Epilepsiesyndrombestimmung durchgeführt und wurde Pharmakoresistenz nachgewiesen (**Kasten C 2.1** und **Kasten C 2.2**), muss der Einfluss der Anfälle auf die Lebensqualität des Patienten bestimmt werden, der individuell erheblich schwanken kann. Das Vorgehen in der chirurgischen Behandlung der Epilepsien hängt ganz entscheidend von der Lokalisation und Ausdehnung der epileptogenen Zone ab. Etwa 60–70 % der Patienten, die zur epilepsiechirurgischen Abklärung zugewiesen werden, leiden an Temporallappenepilepsien. Bei mesialen Temporallappenepilepsien sind die Resektionsgrenzen für die chirurgische Behandlung durch anatomische Strukturen weitgehend definiert. Sie beinhalten Hippocampus, Amygdala und den Gyrus parahippocampalis (**Abb. C 2.2**). Liegt der Anfallsursprung außerhalb der mesialen Temporallappenregion, ist die Lokalisation der epileptogenen Zone variabler und auch schwieriger zu bestimmen (Rosenow und Lüders 2001). Frontallappenepilepsien stellen die zweitgrößte epilepsiechirurgische Gruppe dar (Noachtar 1999a).
Wenn die nicht-invasiven Untersuchungsbefunde übereinstimmend auf eine Lokalisation hinweisen und dieser Fokus außerhalb eloquenter Kortexregionen liegt, kann die Indikation zur chirurgischen Behandlung (**Abb. C 2.1**, Phase III) auf der Grundlage der nicht-invasiven Befunde allein gestellt werden (Noachtar und Borggräfe 2009, Winkler et al. 1999) (A). Im anderen Fall werden invasive Untersuchungsschritte nötig sein (**Abb. C 2.1**, Phase II). Invasive Untersuchungsmethoden sind indiziert, aber auch nur dann gerechtfertigt, wenn die nicht-invasiven Methoden nicht aufschlussreich genug waren oder diskrepante Untersuchungsbefunde erbracht haben und wenn eine überprüfbare Hypothese für den potenziell resezierbaren Anfallsursprung entwickelt werden konnte. Auf dieser Grundlage richtig platzierte invasive Elektroden können wertvolle Informationen über die Lokalisation und das Ausmaß der epileptogenen Zone erbringen (Noachtar 2001b; Noachtar und Remi 2009; So et al. 1989) (A). Wenn die epileptogene Zone in der Nähe von funktionell essenziellem Kortex, wie z. B. primär-motorischen Arealen oder Sprachregionen liegt, sind invasive Ableitmethoden und die elektrische Stimulation des Kortex zur Operationsplanung unentbehrlich.
Ein resektives epilepsiechirurgisches Verfahren kommt nicht infrage, wenn mittels nicht-invasiver Untersuchungsmethoden Hinweise auf Multifokalität oder eine diffuse Epileptogenizität gefunden werden (**Abb. C 2.1**, Phase I). Die Durchtrennung des Corpus callosum kann manchen dieser Patienten helfen (**Abb. C 2.1**, Phase III, s. u.).

### C 2.4.1 Kurative Therapie

#### C 2.4.1.1 Mesiale Temporallappenepilepsie

Bei ca. 75 % der Patienten mit medikamentös therapieresistenten, einseitigen mesialen Temporal-

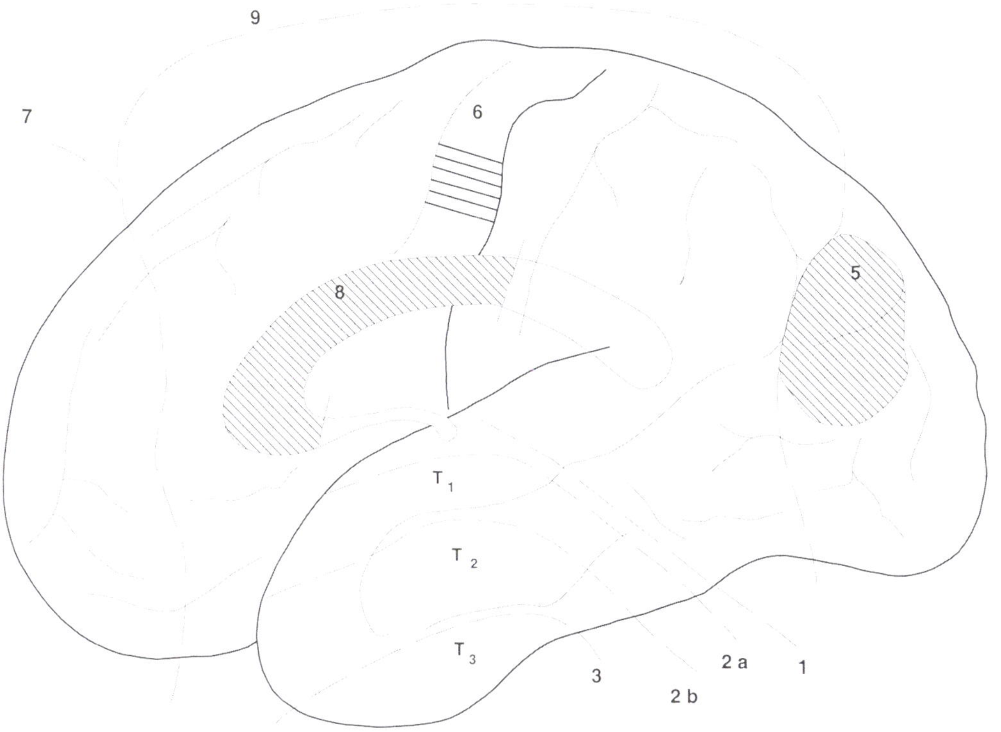


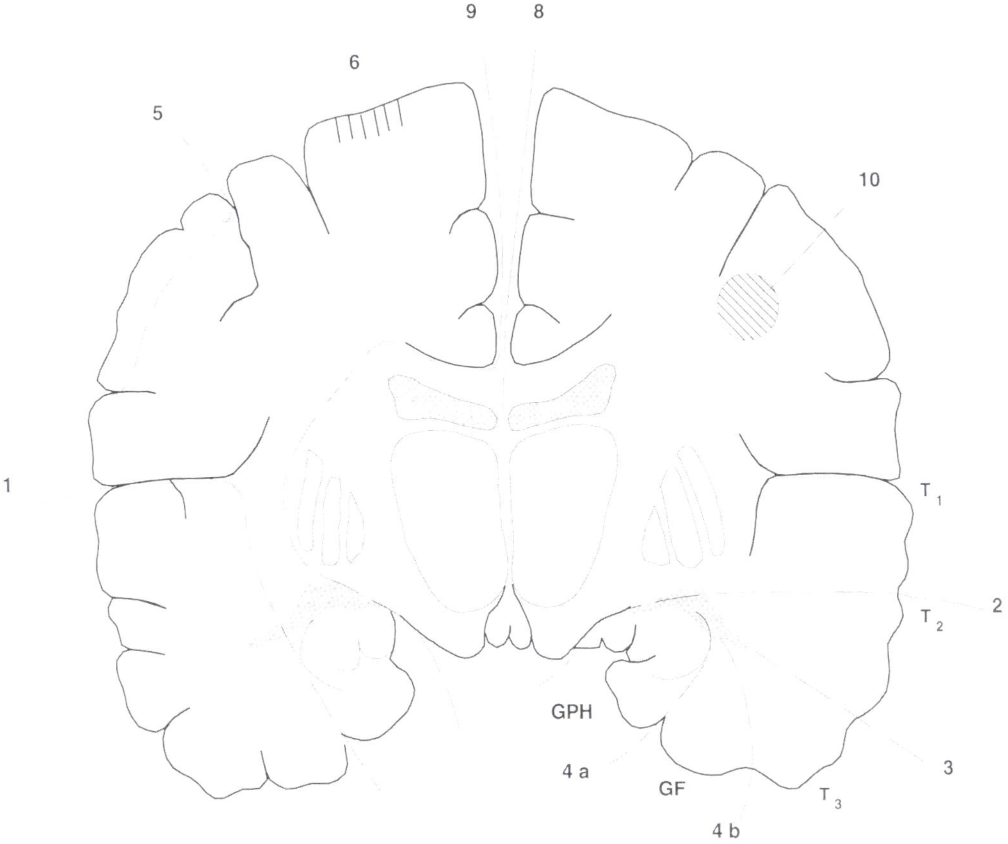


**Abb. C 2.2:** Epilepsiechirurgische Verfahren (modifiziert nach Stodieck 1993) (**Kasten C 2.3**)

**Kasten C 2.3:** Epilepsiechirurgische Verfahren – Erläuterungen

| | |
|---|---|
| **Temporal** | |
| 1. Laterale temporale Resektion | (Bailey und Gibbs 1951) |
| 2. »En-bloc«-Resektion | (Falconer 1971) |
| 3. Basale temporale Resektion | (Shimizu et al. 1990) |
| 4. Selektive Amygdalohippocampektomie<br>a) »superselektiv«<br>b) unter Einschluss von G. parahippocampalis und G. fusiformis | (Niemeyer 1958; Yasargil et al.1985) |
| **Extratemporal** | |
| 5. Kortikale Resektion | (Olivier 1991) |
| 6. Multiple subpiale Transektion | (Morrell et al. 1989) |
| 7. Lobektomie, multilobare Resektion | (Rasmussen 1963, 1987) |
| 8. Vordere 2/3 Callosotomie | (Wilson et al. 1982) |
| 9. Funktionelle Hemisphärektomie | (Rasmussen 1983) |
| 10. Stereotaktische Läsionektomie | (Kelly 1986) |

T1 Gyrus temporalis superior, T2 Gyrus temporalis medius, T3 Gyrus temporalis inferior, GF Gyrus fusiformis, GPH Gyrus parahippocampalis

lappenepilepsien kann die vordere Temporallappenteilresektion auf der Grundlage ausschließlich nicht-invasiver Untersuchungsmethoden durchgeführt werden, wenn klinische Befunde, EEG und MRT auf eine übereinstimmende Lokalisation hinweisen (**Abb. C 2.2**) (Noachtar und Borggräfe 2009; Winkler et al. 1999) (A). Nicht-invasive EEG-Untersuchungen beinhalten auch Sphenoidalelektroden, die besonders sensitiv für mesiale temporale Foci sind. MRT-Untersuchungen dieser Patienten zeigen häufig eine Hippocampussklerose oder andere statische Läsionen. Die Behandlungsergebnisse bei Temporallappenteilresektionen sind besonders günstig im Hinblick auf Anfallsfreiheit (**Tab. C 2.2**). Die Klassifikation epilepsiechirurgischer Ergebnisse sollte die Besonderheiten epilepsiechirurgischer Nachbeobachtung berücksichtigen (Wieser et al. 2001) (**Tab. C 2.3**). Das Operationsergebnis hängt wesentlich von der vollständigen Resektion der mesialen Temporallappenstrukturen ab (Nayel et al. 1991; Remi et al. 2011) (A). Die sog. Amygdalahippocampektomie ist eine weitere chirurgische Behandlungsmöglichkeit bei diesen Patienten (Wieser und Yasargil 1982) (**Abb. C 2.2**), wobei im Grunde zusätzlich zu Hippocampus und Amygdala auch der Gyrus parahippocampalis mitreseziert wird. Patienten mit Temporallappenepilepsien in der sprachdominanten Hemisphäre haben ein Risiko, postoperativ Einbußen im verbalen Gedächtnis zu erleiden, insbesondere wenn ihre präoperative Gedächtnisleistung überdurchschnittlich war (Chelune et al. 1991) (A). Die Ergebnisse im Hinblick auf Anfallsfreiheit nach Temporallappenresektion sind schlechter, wenn eine langjährige Epilepsie besteht (Janszky et al. 2005) (A). Diese Beobachtung unterstützt die frühe Klärung operativer Behandlungsmöglichkeiten.

Manche Patienten mit medikamentös therapieresistenten Temporallappenepilepsien (20–50 %) zeigen interiktal epilepsietypische Potenziale in beiden Schläfenregionen und im Anfall nicht lateralisierte Anfallsmuster (nicht-invasive EEG-Ableitungen). Bei dem größeren Teil dieser Patienten (77 %) kann jedoch mit invasiven EEG-Ableitmethoden der Anfallsursprung in einem Schläfenlappen lokalisiert und eine erfolgreiche Epilepsiechirurgie durchgeführt werden (So et al. 1989) (↑↑). Allerdings ist die Prognose bei Vorliegen einer unabhängigen Anfallsgenese in beiden Schläfenlappen deutlich schlechter (Hufnagel et al. 1994) (A). Die Chance auf Anfallsfreiheit ist am besten, wenn in EEG-Oberflächenableitungen alle interiktalen und iktalen epilepsietypischen Veränderungen in einem Schläfenlappen auftreten, und sie sinkt etwas, wenn auch kontralateral interiktal epilepsietypische Potenziale abzuleiten sind bzw. die EEG-Anfallsmuster nicht regional unitemporal auftreten (Schulz et al. 2000) (A). Stereotaktisch implantierte Tiefenelektroden in beiden Schläfenlappen gelten als die sensitivste, gleichwohl nicht immer zuverlässigste Methode zur diagnostischen Klärung. Zwar bietet die Technik der Foramen-ovale-Elektroden eine weniger invasive Alternative, die auch weniger Komplikationen birgt (Wieser et al. 1985), die Verbesserung der bildgebenden Diagnostik aber hat den Einsatz solcher semi-invasiver Elektroden eingeschränkt (Beleza et al. 2010).

### C 2.4.1.2 Extramesiotemporale Epilepsien

Bei neokortikalen Epilepsien, die ihren Ursprung außerhalb der mesialen Temporallappenstrukturen nehmen, ist die epileptogene Zone variabler, und die Resektionsgrenzen für eine epilepsiechirurgische Behandlung sind wesentlich schwieriger zu bestimmen (Rosenow und Lüders 2001, Noachtar und Borggräfe 2009). Neokortikale Epilepsien werden unterteilt in läsionelle und nicht-läsionelle. Häufig liegt die epileptogene Zone in unmittelbarer Nachbarschaft einer strukturellen Läsion. Wenn Oberflächen-EEG und bildgebende Untersuchungen den Anfallsursprung nicht ausreichend bestimmen lassen, um auf dieser Grundlage invasive Methoden einzusetzen, können sogenannte semi-invasive EEG-Ableitungen mit epiduralen und Foramen-ovale-Elektroden Information bieten, um entweder die invasiven Elektroden optimal zu platzieren oder um von einem weiteren epilepsiechirurgischen Vorgehen abzusehen, ohne die Patienten dem Risiko invasiver Untersuchungen auszusetzen (**Abb. C 2.1**) (Noachtar 2001) (B). Die Verbesserung neuer bildgebender Methoden (hochauflösende MRT, iktales SPECT und interiktales PET) haben die Frequenz semi-invasiver und invasiver Untersuchungen in den letzten Jahren deutlich reduziert (Beleza et al. 2010) (B). Wenn die anzunehmende epileptogene Zone in der Nähe von eloquentem Kortex (Sprachregion, primär motorischer Kortex) liegt, muss mithilfe intra- oder extraoperativer Stimulations- und Ableittechniken die Beziehung zwischen epileptogener Zone und funktionellem Kortex bestimmt werden (**Abb. C 2.1**) (Lüders et al. 1987). Auf der Grundlage invasiver Anfallsaufzeichnung und den Ergebnissen der elektrischen Stimulation des Kortex kann die epilepsiechirurgische Resektion individuell angepasst werden. Ziel ist es, die epileptogene Zone möglichst vollständig zu resezieren und funktionellen Kortex zu schonen. Dies wird u. a. durch den intraoperativen Einsatz des elektrophysiologischen Monitorings erreicht. Die präoperative dreidimensionale Darstellung der exakten Elektrodenposition auf dem Kortexrelief bzw. im Parenchym mittels Neuronavigation auf der Basis MRT und CT Datensätzen ist für die Resektionsplanung sehr hilfreich (Winkler et al. 2000) (↑↑).

Die Ergebnisse der Epilepsiechirurgie sind bei nachgewiesener struktureller Läsion im MRT zumeist besser als bei ausschließlich lokalisatorischen Befunden funktioneller Methoden wie EEG, SPECT und PET (Van Ness 1992) (↑↑). Die Weiterentwicklung der bildgebenden und invasiven Diagnostik hat die diagnostische und damit auch die chirurgische Treffsicherheit erheblich verbessert (Siegel et al. 2001; Vollmar und la Fuguére 2012) (↑↑). Ein Teil epileptogener Läsionen entzieht sich jedoch dem makroskopischen Nachweis durch das MRT (z. B. Dyslamination oder ektope Neuronenpopulationen) und kann erst histologisch erkannt werden. Die weiterentwickelte Technik hat die Sensitivität der MRT insbesondere im Hinblick auf die Identifizierung kortikaler Dysplasien sehr verbessert (Knake et al. 2005; Huppertz et al. 2008).

Die operativen Methoden bei extratemporaler Resektion sind in **Abb. C 2.2** dargestellt. Stereotaktisch geführte Läsionektomien können den Vorteil bieten, auch tiefliegende Läsionen innerhalb funktionellem Kortex schonend zu resezieren. Sie haben eine relativ niedrige Komplikationsrate und ähnlich gute Ergebnisse (**Tab. C 2.2**) (Cascino et al. 1992) (↑↑).

Bei pharmakoresistenten Patienten mit schweren diffusen Läsionen einer Hemisphäre ist eine Hemisphärektomie bzw. Hemisphärotomie zu erwägen. Mit seltenen Ausnahmen kommen für diesen Eingriff Kinder mit schwerer Hemiparese infrage. Die prächirurgische Evaluation dieser Kinder stützt sich auf die klinischen Befunde sowie bildgebende und nicht-invasive EEG-Untersuchungen. Eine Hemisphärektomie bzw. Hemisphärotomie darf nur durchgeführt werden, wenn eine umschriebene Resektion nicht ausreichen würde. Von der anatomisch vollständigen Hemisphärektomie mit Entfernung des Kortex und der subkortikalen Strukturen einschließlich der mesialen Temporallappenstrukturen ist man wegen der Langzeitkomplikationen (superfiziale zerebrale Hämosiderose) abgekommen. Die »funktionelle« Hemisphärektomie besteht aus einer vollständigen Diskonnektion der kranken Hemisphäre, jedoch nur begrenzter Resektion von Hirngewebe (Rasmussen 1983) (**Abb. C 2.2**). Der Schläfenlappen wird dabei vollständig entfernt, Frontal- und Okzipitallappen werden belassen, vom Balken jedoch abgetrennt. Eine modifizierte Technik der hemisphärischen Deafferenzierung, bei der noch weniger Kortex reseziert wird (Schramm et al. 1995) (↑), birgt die Gefahr, dass die Diskonnektion der Hemisphäre unvollständig bleiben kann (Bilgin et al. 2008).

Die Ergebnisse bezüglich der Anfallsfreiheit sind ähnlich gut wie bei epilepsiechirurgischen Eingriffen am Schläfenlappen (**Tab. C 2.1**) (↑). Bei progressiven Hemisphärensyndromen wie der Rasmussen-Enzephalitis sollte die Hemisphärektomie frühzeitig erwogen werden, noch bevor die Defizite voll ausgebildet sind, um eine Verschlechterung der Intelligenz zu verhindern (Villemure et al. 1991) (↑). Die Resektion lediglich der hauptsächlich betroffenen Kortexareale hat sich bei diesem Syndrom nicht bewährt und sie bietet keine Gewähr für anhaltende Anfallsfreiheit.

Die Technik der multiplen subpialen Transsektion wurde als eine chirurgische Option für jene Fälle entwickelt, bei denen die epileptogene Zone in eloquentem Kortex liegt und nicht reseziert werden kann (Morrell et al. 1989). Das Konzept basiert auf der Vorstellung, dass die horizontalen kortikalen Verbindungen, welche die Anfallsausbreitung vermitteln, durchbrochen und die vertikal angeordneten Faserverläufe der absteigenden Axone geschont werden, so dass funktionelle Defizite minimal gehalten werden (Kaufmann et al. 1996) (↑). Diese Technik gilt als ein palliatives Verfahren, das inzwischen selten eingesetzt wird (Schramm et al. 2002) (↑).

## C 2.4.2 Palliative Therapien

### C 2.4.2.1 Callosotomie

Eine Durchtrennung des Corpus callosum (Callosotomie) kommt für pharmakoresistente Patienten infrage, die an multifokalen Epilepsien beider Hemisphären oder symptomatischen generalisierten Epilepsien mit multiplen Anfallsformen (Lennox-Gastaut-Syndrom) leiden und bei denen ein resektives Verfahren nicht möglich ist (Wyler 1993) (↑↑). Das Konzept basiert auf der Unterbrechung der Anfallsausbreitung von einer Hemisphäre auf die andere. Vollständige Anfallsfreiheit wird selten erreicht, sondern eine Milderung schwerer Anfallsformen. Nicht-invasive EEG-Video-Ableitungen und bildgebende Untersuchungen reichen in aller Regel für die präoperative Evaluation aus.

Da eine vollständige Callosotomie zu einem sog. Diskonnektionssyndrom führen kann, erfolgt zunächst die Durchtrennung der vorderen zwei Drittel des Corpus callosum. Die vollständige Callosotomie wird durchgeführt, sofern keine deutliche Besserung der Anfallssituation eintritt (↑) (**Abb. C 2.2**). Die Ergebnisse verschiedener Gruppen im Hinblick auf die Anfallsunterdrückung bei verschiedenen Anfallsformen, wie Absence- und generalisierte tonisch-klonische Anfälle, werden unterschiedlich beurteilt (Obeid und Wyllie 2009). Die typischen postoperativen neurologischen Komplikationen, wie Beinschwäche, Sprachstörungen, aggressives Verhalten und Apathien bessern sich innerhalb weniger Tage bis Wochen und beeinträchtigen diese zumeist schwer mental retardierten Patienten in ihrem Alltagsleben nicht.

#### C 2.4.2.2 Vagus-Nerv-Stimulation

Eine mäßige anfallsreduzierende Wirkung der elektrische Stimulation des Nervus vagus wurde in kontrollierten Studien belegt, wobei nach mehreren Monaten bis zu einem Jahr noch Besserungen zu verzeichnen sind (Panebianco et al. 2015) (A). Bei nur 10 % der Patienten ist eine über 80 %ige Anfallsreduktion zu erzielen (Ramsay et al. 1991) (↑↑). Das Verfahren ist sinnvoll, wenn eine resektive epilepsiechirurgische Behandlung nicht infrage kommt und sollte spezialisierten, epilepsiechirurgisch tätigen Zentren vorbehalten bleiben. Komplikationen (Heiserkeit, lokale Parästhesie, Dyspnoe und Husten während der intermittierenden Stimulationsphase) sind milde und zumeist transiente Nebenwirkungen. Angesichts der mäßigen Erfolge und der relativ hohen Komplikationsrate der Callosotomie wird man heutzutage vor einer Callosotomie zunächst eine Vagus-Nerv-Stimulation erwägen. Manche Patienten zeigen dabei eine allgemeine Aktivierung und Stimmungsverbesserung.

#### C 2.4.2.3 Minimal invasive Techniken

Minimal invasive Techniken in der epilepsiechirurgischen Behandlung umfassen die Gamma-Knife-Technik (Cyber-knife), die Radiofrequenz-Thermokoagulation, die stereotaktische Lasertherapie und die MRT gesteuerte Ultraschall-Ablation (Quigg und Harden 2014). Sie werden derzeit nur in ausgewählten Fällen eingesetzt. Am weitesten und längsten ist die Gamma-Knife-Technik im Einsatz. Über die Behandlung mit Gamma Knife wurden zunächst gute Erfolge bei Patienten mit mesialen temporalen Epilepsien durch Hippocampussklerosen berichtet. Es dauert aber ungefähr zehn Monate bis sich Anfallsfreiheit bzw. -reduktion einstellt (Regis et al. 1999) (↑). Die Methode ist auch zur Behandlung von fokalen Epilepsien auf dem Boden von Kavernomen in der Zentralregion eingesetzt worden (Bartolomei et al. 1999), wobei die Patienten mit temporal lokalisierten Kavernomen zwar deutlich, aber weniger gut ansprachen (Bartolomei et al. 1999) (↑). Kleinere Serien zeigten keine guten Ergebnisse für die Gamma-Knife-Therapie bei mesialen Temporallappenepilepsien (Srikijvilaikul et al. 2004). Insbesondere für hypothalamische Hamartome und andere tiefsitzende Läsionen aber auch zur Therapie der mesialen Temporallappenepilepsie werden in jüngster Zeit zunehmend stereotaktische Ablationstechniken eingesetzt. Diesbezüglich sind der erfolgreiche und komplikationsarme Einsatz der stereotaktischen Laserthermoablation (Rolston und Chang 2016) und der Radiofrequenzkoagulation (Kameyama et al. 2015) zu nennen.

#### C 2.4.2.4 Elektrische Hirnstimulation

Es gibt eine Renaissance der Hirnstimulation zur Behandlung der Epilepsie. Die elektrische Stimulation des zentromedialen Nucleus thalami führte bei medikamentös refraktären Patienten, von denen viele auch auf epilepsiechirurgische Eingriffe und Vagus-Nerv-Stimulation nicht ausreichend gut ansprachen, zu einer deutlichen Anfallsreduktion bzw. in ca. 8 % auch Anfallsfreiheit (Fisher et al. 2010) (A). Auch erste Pilotstudien zur uni- oder bilateralen Stimulation von Amygdalon und Hippocampus bei Patienten mit mesialer Temporallappenepilepsie waren vielversprechend (Boon et al. 2007). Die Langzeitergebnisse an kleinen Patientenzahlen zeigen > 90 % Anfallsreduktion bei 6 von 11 Patienten (Vonck et al. 2013) (C).
Die elektrische Stimulation des N. subthalamicus ist sehr erfolgreich bei der Behandlung des M. Parkinson. Nachdem tierexperimentelle Befunde für eine Kontrolle epileptischer Aktivität durch Basalganglienstrukturen sprachen (Depaulis et al. 1994; Feddersen et al. 2007) wurde die elektrische Stimulation dieser Struktur bei einigen ausgewählten Epilepsiepatienten geprüft (Benabid et al. 2001) (↔). Trotz theoretischer Vorteile und erster positiver Ergebnisse stellt dies derzeit kein etabliertes Verfahren dar und scheint derzeit nicht für den breiten klinischen Einsatz geeignet.
Kürzlich wurde ein invasives responsives Neurostimulationsverfahren (RNS) in den USA zugelassen, das bis zu zwei inkranielle epileptogene Zonen mittels stereotaktisch implantierter Tiefenelektroden oder subduraler Elektrodenstreifen stimulieren kann (Morell et al. 2011). Die Langzeitergebnisse zeigen Responderraten (> 50 % Anfallsreduktion) um 60 %. Die EEG Daten werden hierbei über Radiofrequenzen an einen Zentralserver übermittelt, was in der EU erhebliche Datenschutzprobleme aufwürfe (Bergey et al. 2015).

## C 2.5 Nicht empfohlene Behandlungsmethoden

Stereotaktische Läsionen im Forel-Feld (Jinnai und Mukawa 1970) (↔) und stereotaktische Amygdalatomien, die initial als eine chirurgische Behandlungsmethode bei Verhaltensstörungen entwickelt wurden, gelten als nicht wirksame epilepsiechirurgische Verfahren (Vaernet 1972) (↓). Die elektrische Stimulation des Kleinhirns stellt keine etablierte Methode dar (↔). Eine kontrollierte Studie konnte keine Anfallsreduktion nachweisen (Wright et al. 1985) (↓↓).

## Literatur

Annegers JF, Hauser WA, Elveback LR. Remission of seizures and relaps in patients with epilepsy. Epilepsia 1979; 20: 729–737.

Awad IA, Rosenfeld J, Ahl H, Hahn JF, Lüders H. Intractable epilepsy and structural lesions of the brain: mapping, resection strategies and seizure outcome. Epilepsia 1991; 32: 179–186.

Bailey P, Gibbs FA. The surgical treatment of psychomotor epilepsy. JAMA 1951; 145: 365–370.

Bartolomei F, Regis J, Kida Y, Kobayashi T, Vladyka V, Liscak R, Forster DM, Kemeny A, Shrotner O, Pendl G. Gamma Knife radiosurgery for epilepsy associated with cavernous hemangiomas: a retrospective study of 49 cases. Stereotact Funct Neurosurg 1999; 72(Suppl 1): 22–28.

Baumgartner C, Groppel G, Leutmezer F, Aull-Watschinger S, Pataraia E, Feucht M, Trinka E, Unterberger I, Bauer G. Ictal urinary urge indicates seizure onset in the nondominant temporal lobe. Neurology 2000; 55: 432–434.

Beleza P, Remi J, Feddersen B, Peraud A, Noachtar S. Epidural and foramen-ovale electrodes in the diagnostic evaluation of patients considered for epilepsy surgery. Epileptic Disord 2010; 12: 48–53.

Benabid AL, Bressand K, Vercuiel L, Dematteis M, Depaulis A, Deransart A et al. High frequency stimulation of the subthalamic nucleus in epilepsy. In: Lüders HO, Comair Y (eds.). Epilepsy Surgery. Philadelphia: Lippincott, Williams & Wilkins 2001. 821–828.

Benbadis SR, Kotagal P, Klem G. Unilateral blinking: a lateralizing sign in partial seizures. Neurology 1996; 46: 45–48

Bergey GK. Long-term treatment with responsive brain stimulation in adults with refractory partial seizures. Neurology 2015; 84: 810–817.

Bilgin Ö, Vollmar C, Perraud A, la Fougere C, Beleza P, Noachtar S. Ictal SPECT in Sturge-Weber Syndrome. Epilepsy Res 2008; 78: 240–243.

Binder JR, Swanson SJ, Hammeke TA, Morris GL, Mueller WM, Fischer M, Benbadis S, Frost JA, Rao SM, Haughton VM. Determination of language dominance using functional MRI: a comparison with the Wada test. Neurology 1996; 46: 978–984.

Bleasel A, Kotagal P, Kankirawatana P, Rybicki L. Lateralizing value and semiology of ictal limb posturing and version in temporal lobe and extratemporal epilepsy. Epilepsia 1998; 38: 168–174.

Boon P, Vonck K, De HV, Van Dycke A, Goethals M, Goossens L, Van Zandijcke M, De Smedt T, Dewaele I, Achten R, Wadman W, Dewaele F, Caemaert J, Van Roost D. Deep brain stimulation in patients with refractory temporal lobe epilepsy. Epilepsia 2007; 48: 1551–1560.

Cascino GD, Kelly PJ, Sharbrough RW, Hulihan JF, Hirschorn KA, Trenerry MR. Long-term follow-up of stereotactic lesionectomy in partial epilepsy: predictive factors and electroencephalographic results. Epilepsia 1992; 33: 639–644.

Chelune GJ, Naugle RI, Lüders H, Awad IA. Prediction of cognitive change as a function of preoperative ability level among temporal lobectomy patients at six months follow-up. Neurology 1991; 41: 399–404.

Chugani HT, Shields WD, Shewmon DA, Olson DM, Phelps ME, Peacock WJ. Infantile spasms: I. PET identifies focal cortical dysgenesis in cryptogenic cases for surgical treatment. Ann Neurol 1990; 27: 406–413.

Depaulis A, Vergnes M, Marescaux C. Endogenous control of epilepsy: the nigral inhibitory system. Prog. Neurobiol 1994; 42: 33–52.

Duncan J. The current status of neuroimaging for epilepsy. Curr Opin Neurol 2009; 22: 179–184.

Ebner A, Dinner DS, Noachtar S, Lüders HO. Automatisms with preserved responsiveness (APR): a new lateralizing sign in psychomotor seizures. Neurology 1995; 45: 61–64.

Falconer MA. Anterior temporal lobectomy for epilepsy. In: Logue V, ed. Operative Surgery, Vol. 14. Neurosurgery London: Butterworths; 1971. 142–149.

Fish DR, Andermann F, Olivier A. Complex partial seizures and small temporal or extratemporal structural lesions: surgical management. Neurology 1991; 41: 1781–1784.

Fisher R, Salanova V, Witt T, Worth R, Henry T, Gross R, Oommen K, Osorio I, Nazzaro J, Labar D, Kaplitt M, Sperling M, Sandok E, Neal J, Handforth A, Stern J, DeSalles A, Chung S, Shetter A, Bergen D, Bakay R, Henderson J, French J, Baltuch G, Rosenfeld W, Youkilis A, Marks W, Garcia P, Barbaro N, Fountain N, Bazil C, Goodman R, McKhann G, Babu Krishnamurthy K, Papavassiliou S, Epstein C, Pollard J, Tonder L, Grebın J, Coffey R, Graves N. Electrical stimulation of the anterior nucleus of thalamus for treatment of refractory epilepsy. Epilepsia 2010; 51: 899–908.

Forsgren L, Beghi E, Oun A, Sillanpää M. The epidemiology of epilepsy in Europe – a systematic review. Eur J Neurol 2005; 12: 245–253.

Gabr M, Luders H, Dinner D, Morris H, Wyllie E. Speech manifestations in lateralization of temporal lobe seizures. Ann Neurol 1989; 25: 82–87.

Gastaut J, Roger J, Soulayrol R, Tassinari CA, Regis H, Dravet C, Bernard R, Pinsard N, Saint-Jean M. Childhood epileptic encephalopathy with diffuse slow spike-waves (otherwise known as »petit mal variant«) or Lennnox syndrome. Epilepsia 1966; 7: 139–179.

Goldensohn ES. The relevance of secondary epileptogenesis to the treatment of epilepsy: kindling and the mirror focus. Epilepsia 1984; 25: 156–173.

Haag A, Knake S, Hamer HM, Boesebeck F, Freitag H, Schulz R, Baum P, Helmstaedter C, Wellmer J, Urbach H, Hopp P, Mayer T, Hufnagel A, Jokeit H, Lerche H, Uttner I, Meencke HJ, Meierkord H, Pauli E, Runge U, Saar J, Trinka E, Benke T, Vulliemoz S, Wiegand G, Stephani U, Wieser HG, Rating D, Werhahn K, Noachtar S, Schulze-Bonhage A, Wagner K, Alpherts WC, Boas WE, Rosenow F. Arbeitsgemeinschaft für Prächirurgische Epilepsiediagnostik und Operative Epilepsietherapie e. V. The Wada test in Austrian, Dutch, German, and Swiss epilepsy centers from 2000 to 2005: a review of 1421 procedures. Epilepsy Behav 2008; 13: 83–89.

Hamer HM, Morris HH, Mascha EJ, Karafa MT, Bingaman WE, Bej MD, Burgess RC, Dinner DS, Foldvary NR, Hahn JF, Kotagal P, Najm I, Wyllie E, Lüders HO. Neurology 2002; 58: 97–103.

Handforth A, DeGiorgio CM, Schachter SC, Uthman BM, Naritoku DK, Tecoma ES et al. Vagus nerve stimulation therapy for partial-onset seizures: a randomized active-control trial. Neurology 1998; 51: 48–55.

Haneef Z, Stern J, Dewar S, Engel J Jr. Referrall pattern for epilepsy surgery after evidence-based recommendations. Neurology 2010; 75: 699–704.

Hauser WA. The natural history of drug resistant epilepsy: epidemiologic considerations. In. Theodore WH, ed. Surgical Treatment of Epilepsy. (Epilepsy Res. Suppl. 5). Amsterdam: Elsevier; 1992. 25–28.

Helmstädter C, Elger CE, Hufnagel A, Zentner J, Schramm J. Different effects of left anterior temporal lobectomy, selective amygdalohippocampectomy, and temporal cortical lesionectomy on verbal learning, memory and recognition. J Epilepsy 1996; 9: 39–45.

Henkel A, Winkler PA, Noachtar S. Ipsilateral blinking: a rare lateralizing seizure phenomenon in temporal lobe epilepsy. Epileptic Disord 1999; 1: 195–197.

Henkel A, Noachtar S, Pfänder M, Lüders HO. The localizing value of the abdominal aura and its evolution: a MRI and EEG-video study in temporal and extratemporal epilepsies, Neurology 2002; 58: 271–276.

Hermanns G, Noachtar S, Tuxhorn I, Holthausen H, Ebner A, Wolf P. Systematic testing of medical intractability for carbamazepine, phenytoin, and phenobarbital or primidone in monotherapy for patients considered for epilepsy surgery. Epilepsia 1996; 37: 675–679.

Hoffmann A, Jäger L, Werhahn KJ, Noachtar S, Reiser M. Electroencephalography during fuctional echo-planar-imaging. Magn Reson Med 2000; 44: 791–798.

Huppertz HJ, Wellmer J, Staack AM, Altenmüller DM, Urbach H, Kröll J. Voxel-based 3D MRI analysis helps to detect subtle forms of subcortical band heterotopia. Epilepsia 2008; 49: 772–785.

Janszky J, Janszky I, Schulz R, Hoppe M, Behne F, Pannek HW, Ebner A. Temporal lobe epilepsy with hippocampal sclerosis: predictors for long-term surgical outcome. Brain 2005; 128: 395–404.

Janz D. Consequences for the present practice of epilepsy therapy in Europe. In: Wieser HG, Elger CE, eds. Presurgical Evaluation of Epileptics. Berlin: Springer; 1987. 373–375.

Jinnai D, Mukawa J. Forel-H-tomy for the treatment of epilepsy. Confin Neurol 1970; 32: 307–315.

Jokeit H, Ebner A. Long term effects of refractory temporal lobe epilepsy on cognitive abilities: a cross sectional study. J Neurol Neurosurg Psychiatry 1999; 67: 44–50.

Jokeit H, Daamen M, Zang H, Janszky J, Ebner A. Seizures accelerate forgetting in patients with left-sided temporal lobe epilepsy. Neurology 2001; 57: 125–126.

Jones AL und Cascino GD. Evidence on use of neuroimaging for surgical treatment of temporal lobe epilepsy. JAMA Neurology 2016; 73: 464–470.

Jones-Gotman M. Presurgical neuropsychological evaluation for localization and lateralization of seizure focus. In: Lüders HO, ed. Epilepsy Surgery. New York: Raven Press; 1992. 469–476.

Kameyama S, Shirozu H, Masuda H, Ito Y, Sonoda M, Akazawa K. MRI-guided stereotactic radiofrequency thermocoagulation for 100 hypothalamic hamartomas. J Neurosurg 2016; 124: 1503–1512.

Kaufmann WE, Krauss GL, Uematsu S, Lesser RP. Treatment of epilepsy with multiple subpial transections: an acute histological analysis in human subjects. Epilepsia 1996; 37: 342–352.

Kelly PJ. Computer-assisted stereotaxis: new approaches for the management of intracranial intra-axial tumors. Neurology 1986; 36: 535–541.

Knake S, Haag A, Hamer HM, Dittmer C, Bien S, Oertel WH, Rosenow F. Language lateralization in patients with temporal lobe epilepsy: a comparison of functional transcranial Doppler sonography and the Wada test. Neuroimage 2003; 19: 1228–1232.

Knake S, Triantafyllou C, Wald LL, Wiggins G, Kirk GP, Larsson PG, Stufflebeam SM, Foley MT, Shiraishi H, Dale AM, Halgren E, Grant PE. 3T phased array MRI improves the presurgical evaluation in focal epilepsies: a prospective study. Neurology 2005; 65: 1026–1031.

Koepp MJ und Woermann FG. Imaging structure and function in refractory focal epilepsy. Lancet Neurol 2005; 4: 42–53.

Kotagal P, Lüders HO, Morris HH, Dinner DS, Wyllie E, Godoy J, Rothner AD. Dystonic posturing in complex partial seizures of temporal lobe onset: a new lateralizing sign. Neurology 1989; 39: 196–201.

Kotagal P, Bleasel A, Geller E, Kankirawatana P, Moorjani BI, Rybicki L. Lateralizing value of asymmetric tonic limb posturing observed in secondarily generalized tonic-clonic seizures. Epilepsia 2000; 41: 457–462.

Kramer RE, Luders H, Goldstick LP, Dinner DS, Morris HH, Lesser RP, Wyllie E. Ictus emeticus: an electroclinical analysis. Neurology 1988; 38: 1048–1052.

Kwan P, Brodie MJ. Early identification of refractory epilepsy. N Engl J Med 2000; 342: 314–319.

Lennox WG, Davis JP. Clinical correlates of the fast and slow spike wave electroencephalogram. Pediatrics 1950; 5: 626–644.

Lesser RP, Pippenger CE, Lüders H, Dinner DS. High-dose monotherapy in treatment of intractable seizures. Neurology 1984; 34: 707–711.

Leutmezer F, Serles W, Lehrner J, Pataraia E, Zeiler K, Baumgartner C. Postictal nose wiping: a lateralizing sign in temporal lobe complex partial seizures. Neurology 1998; 51: 1175–1177.

Lüders HO, Noachtar S. Atlas of Epileptic Seizures and Syndromes. Philadelphia: W. B. Saunders; 2000.

Morrell F, Whisler WW, Bleck TP. Multiple subpial transections: a new approach to the surgical treatment of focal epilepsy. J Neurosurg 1989; 70: 231–239.

Morrell F. Secondary epileptogenesis in man. Arch Neurol 1985; 42: 318–335.

Morrell MJ; RNS System in Epilepsy Study Group. Responsive cortical stimulation for the treatment of medically intractable partial epilepsy. Neurology 2011; 77: 1295–1304.

Morris HH III, Kanner A, Lüders H, Murphy D, Dinner DS, Wyllie E, Kotagal P. Can sharp waves localized at the sphenoidal electrode accurately identify a mesial-temporal epileptogenic focus? Epilepsia 1989; 30: 532–539.

Moshe SL, Shinnar S. Early intervention. In: Engel J Jr, ed. Surgical Treatment of the Epilepsies, 2nd edition. New York: Raven Press; 1993. 123–132.

Mullin JP, Shriver M, Alomar S, Najm I, Bulacio J, Chauvel P, Gonzalez-Martinez J. Is SEEG safe? A systematic review and meta-analysis of stereo-electroencephalography-related complications. Epilepsia 2016; 57: 386–401.

Nayel MH, Awad IA, Lüders H. Extent of mesiobasal resection determines outcome after temporal lobectomy for unilateral temporal lobe seizure focus. Neurosurgery 1991; 29: 55–61.

Niemeyer P. The transventricular amygdalohippocampectomy in temporal lobe epilepsy. In: Baldwin M, Bailey P (eds.), Temporal Lobe Epilepsy. Springfield: Charles C. Thomas; 1958. 461–482.

Noachtar S, Ebner A, Dinner DS. Das Auftreten von Automatismen bei erhaltenem Bewusstsein. Zur Frage der Bewusstseinsstörung bei komplex-fokalen Anfällen. In: Scheffner D, ed. Epilepsie 91. Reinbek: Einhorn-Presse Verlag; 1992. 82–87.

Noachtar S, Rosenow F, Arnold S, Ebner A, Hamer H, Holthausen H, Meencke HJ, Müller A, Sakamoto A, Steinhoff B, Tuxhorn I, Werhahn KJ, Winkler PA, Lüders H. Die semiologische Klassifikation epileptischer Anfälle. Nervenarzt 1998a; 69: 117–126.

Noachtar S, Arnold S, Yousry TA, Bartenstein P, Werhahn KJ, Tatsch K. Ictal technetium-99 m ethyl cysteinate dimer single-photon emission computed tomography findings and propagation of epileptic seizure activity in patients with extratemporal epilepsies. Eur J Nucl Med 1998b; 25: 166–172.

Noachtar S, Holthausen H, Lüders HO. Epileptic negative myoclonus: subdural EEG-video recordings indicate a postcentral generator. Neurology 1998c; 49: 1534–1537.

Noachtar S. Klinik und Therapie der Frontallappenepilepsien. Dtsch med Wschr 1999a; 124: 529–533.

Noachtar S, Lüders HO. Focal akinetic seizures as documented by EEG-Video recordings. Neurology 1999b; 53: 427–429.

Noachtar S. Epidural electrodes. In: Lüders HO, Comair Y, eds. Epilepsy surgery. 2nd ed. Philadelphia: Lippincott Williams & Wilkins; 2001b. 585–591.

Noachtar S und Borggraefe I. Epilepsy surgery: a critical review. Epilepsy Behav 2009; 15: 66–72.

Noachtar S und Peters AS. Semiology of epileptic seizures: a critical review. Epilepsy Behav 2009: 15: 2–9.

Noachtar S und Remi J. The role of EEG in epilepsy: a critical review. Epilepsy Behav 2009; 15: 22–33.

Obeid M, Wyllie E, Rahi AC, Mikati MA. Approach to pediatric epilepsy surgery: State of the art, Part II: Approach to specific epilepsy syndromes and etiologies. Eur J Paediatr Neurol 2009; 13: 115–127.

O'Dwyer R, Cunha J, Vollmar C, Mauerer C, Burgess R, Ebner A, Noachtar S. Lateralizing significance of quantitative analysis of versive head movements during secondarily generalized seizures of patients with temporal lobe epilepsy. Epilepsia 2007; 48: 524–530.

Olivier A. Extratemporal cortical resections: principles and methods. In: Lüders HO, ed. Epilepsy Surgery. New York: Raven Press; 1992. 559–568.

Panebianco M, Rigby A, Weston J Marson AG. Vagus nerve stimulation for partial seizures. Cochrane Database Syst Rev. 2015 Apr 3; 4: CD002896
Quigg M und Harden C. Minimally invasive techniques for epilepsy surgery: stereotactic radiosurgery and other technologies. J Neurosurg 2014; 121(Suppl.): 232–240.
Ramsay RE, Uthmann B, Ben-Menachem E, Slater J, Augustinssen LF, Landy H, Reid S, Hammond E, Andersen O, Gallo BV, McJilton JS, Wilder BJ. Efficacy of vagal nerve stimulation in partial seizures: double blind comparison of two stimulus paradigms. Epilepsia 1991; 32(Suppl 3): 90–91.
Rasmussen T. Surgical therapy of frontal lobe epilepsy. Epilepsia 1963; 4: 181–198.
Rasmussen T. Hemispherectomy for seizures revisited. Can J Neurol Sci 1983; 10: 71–78.
Rasmussen T. Cortical resection for multilobe epileptogenic lesions. In: Wieser HG, Elger CE, eds. Presurgical Evaluation of Epileptics. Berlin: Springer; 1987. 344–351.
Rémi J, Vollmar C, de Marinis A, Heinlin J, Peraud A, Noachtar S. Congruence and discrepancy of interictal and ictal EEG with MRI in focal epilepsies. Neurology 2011; 77: 1383–1390.
Regis J, Bartolomei F, Rey M, Genton P, Dravet C, Semah F, Gastaut JL, Chauvel P, Peragut JC. Gamma knife surgery for mesial temporal lobe epilepsy. Epilepsia 1999; 40: 1551–1556.
Rolston JD, Chang EF. Stereotactic laser ablation for hypothalamic hamartoma. Neurosurg Clin N Am 2016; 27: 59–67.
Rosenow F, Lüders HO. Presurgical evaluation of epilepsy. Brain 2001a; 124: 1683–1700.
Rosenow F, Hamer HM, Knake S, Katsarou N, Fritsch B, Oertel WH, Shiratori K, Lüders HO. Lateralisierende und lokalisierende Anfallssymptome: Bedeutung und Anwendung in der klinischen Praxis. Nervenarzt 2001b; 72: 743–749.
Schramm J, Behrens E, Entzian W. Hemispherical deafferentation: an alternative to functional hemispherectomy. Neurosurgery 1995; 36: 509–516.
Schramm J, Aliashkevich AF, Grunwald T. Multiple subpial transections: outcome and complications in 20 patients who did not undergo resection. J Neurosurg 2002; 97: 39–47.
Schulz R, Luders HO, Hoppe M, Tuxhorn I, May T, Ebner A. Interictal EEG and ictal scalp EEG propagation are highly predictive of surgical outcome in mesial temporal lobe epilepsy. Epilepsia 2000; 41: 564–570.
Shimizu H, Suzuki I, Ishijima B. Zygomatic approach for resection of mesial temporal epileptic focus. Neurosurgery 1990; 25: 798–801.
Siegel AM, Jobst BC, Thadani VM, Rhodes CH, Lewis PJ, Roberts DW, Williamson PD. Medically intractable, localization-related epilepsy with normal MRI: presurgical evaluation and surgical outcome in 43 patients. Epilepsia 2001; 42: 883–888.
So N, Gloor P, Quesney LF, Jones-Gotman M, Olivier A, Andermann F. Depth electrode investigations in patients with bitemporal epileptiform abnormalities. Ann Neurol 1989; 25: 423–431.
Spencer SS, Spencer DD, Williamson PD, Sass K, Novelly, RA, Mattson RH. Corpus callosotomy for epilepsy. I. seizure effects. Neurology 1988; 38: 19–24.
Sperling MR, Barshow S, Nei M, Asadi-Pooya AA. A reappraisal of mortality after epilepsy surgery. Neurology 2016; 24: 1938–1944.
Srikijvilaikul T, Najm I, Foldvary-Schaefer N, Lineweaver T, Suh J, Bingaman WE. Failure of gamma knife radiosurgery for mesial temporal lobe epilepsy: report of five cases. Neurosurgery 2004; 54: 1395–1404.
Stodieck SRG. Pharmakoresistente Epilepsien. In: Brandt T, Dichgans J, Diener HC (Hrsg.). Therapie und Verlauf neurologischer Erkrankungen, 2. Auflage. Stuttgart: Kohlhammer; 1993. 219–231.
Tellez-Zenteno JF, Dhar R, Wiebe S. Long-term seizure outcomes following epilepsy surgery: a systematic review and meta-analysis. Brain 2005; 128: 1188–1198.
Van Buren JM. Complications of surgical procedures in the diagnosis and treatment of epilepsy. In: Engel J Jr (ed.). Surgical Treatment of the Epilepsies. New York: Raven Press; 1987. 465–475.
Van Ness PC. Surgical outcome for neocortical (extrahippocampal) focal epilepsy. In: Lüders HO, ed. Epilepsy Surgery. New York: Raven Press; 1992. 613–624.
Vaernet K. Stereotaxic amygdalotomy in temporal lobe epilepsy. Confin Neurol 1972; 34: 176–183.
Vasquez B, Devinsky O, Perrine K, Luciano DJ, Dogali M. Multiple subpial transections of language areas: postoperative function and seizure control. (Abstract). Neurology 1993; 43: 997.
Villemure JG, Andermann F, Rasmussen TB. Hemispherectomy for the treament of epilepsy due to chronic encephalitis. In: Andermann F (ed.). Chronic Encephalitis and Epilepsy: Rasmussen's Syndrome. Boston: Butterworth-Heinemann; 1991. 235–224.
Vollmar C, la Fougère C. Bildgebende Diagnostik der Epilepsien. Nervenarzt 2012; 83:167–171.
Vonck K1, Sprengers M, Carrette E, Dauwe I, Miatton M, Meurs A, Goossens L, DE Herdt V, Achten R, Thiery E, Raedt R, VAN Roost D, Boon P. A decade of experience with deep brain stimulation for patients with refractory medial temporal lobe epilepsy. Int J Neural Syst 2013; 23(1): 1250034. doi: 10.1142/S0129065712500347. Epub 2012 Dec 16. http://www.ncbi.nlm.nih.gov/pubmed?term=Chronic Encephalitis and Epilepsy: Rasmussen's Syndrome
Voss NF, Davies KG, Boop FA, Montouris GD, Hermann BP. Spitting automatism in complex partial seizures: a nondominant temporal localizing sign? Epilepsia 1999; 40: 114–116.
Weil S, Noachtar S, Arnold S, Yousry TA, Winkler PA, Tatsch K. Ictal ECD-SPECT differentiates between temporal and extratemporal epilepsy: confirmation by excellent postoperative seizure control. Nucl Med Commun 2001; 22: 233–237.
Wennberg R. Postictal coughing and noserubbing coexist in temporal lobe epilepsy. Neurology 2001; 56: 133–134.
Werhahn KJ, Noachtar S, Arnold S, Pfänder M, Henkel A, Winkler PA, Lüders HO. Tonic seizures: Their significance for lateralization and frequency in different focal epileptic syndromes. Epilepsia 2000; 41: 1153–1161.
Wiebe S, Blume WT, Girvin JP, Eliasziw M. Effectiveness and efficacy of surgery for temporal-lobe epilepsy study group. A randomized, controlled study for temporal-lobe epilepsy. N Engl J Med 2001; 345: 365–367.
Wieser HG, Yasargil MG. Selective amygdalohippocampectomy as a surgical treatment of mesiobasal limbic epilepsy. Surg Neurol 1982; 17: 445–457.
Wieser HG, Blume W, Fish D, Hufnagel A, King D, Sperling MR, Lüders HO. Proposal for a new classification outcome with respect to epileptic seizures following epilepsy surgery. In: Lüders HO, Comair Y, eds. Epilepsy surgery, 2nd edition. Philadelphia: Lippincott Williams & Wilkins; 2001. 987–990.
Winkler P, Herzog Ch., Henkel A, Arnold S, Werhahn KJ, Yousry TA, Uttner I, Ilmberger J, Tatsch K, Weis S, Bartenstein P, Noachtar S. Nicht-invasives Protokoll für die epilepsiechirurgische Behandlung fokaler Epilepsien. Nervenarzt 1999; 70: 1088–1093.
Winkler PA, Vollmar C, Krishnan KG, Pfluger T, Bruckmann H, Noachtar S. Usefulness of 3-D reconstructed images of the human cerebral cortex for localization of subdural electrodes in epilepsy surgery. Epilepsy Res 2000; 41: 169–178.

Woermann FG, Vollmar C. Clinical MRI in children and adults with focal epilepsy: a critical review. Epilepsy Behav 2009; 15: 40–49.
Wright GD, McLellan DL, Brice JG. A double-blind trial of chronic cerebellar stimulation in twelve patients with severe epilepsy. J Neurol Neurosurg Psychiatry 1985; 47: 769–774.
Wyler AR. Corpus callosotomy. In: Wyllie E (ed.). Treatment of Epilepsy: Principles and Practice. Philadelphia: Lea & Febiger; 1993. 1120–1125.
Wyllie E, Lüders H, Morris HH, Lesser RP, Dinner DS. The lateralizing significance of versive head and eye movements during epileptic seizures. Neurology 1986; 36: 60–611.
Wyllie E, Lüders H, Morris HH III, Lesser RP, Dinner DS, Hahn J, Estes ML, Rothner AD, Erenberg G, Cruse R, Friedman D. Clinical outcome after complete or partial cortical resection for intractable epilepsy. Neurology 1987; 37: 1634–1641.
Wyllie E. Candidacy for epilepsy surgery: special considerations in children. In: Lüders HO (ed.). Epilepsy Surgery. New York: Raven Press; 1991. 127–130.
Yasargil MG, Teddy PG, Roth P. Selective amygdalo-hippocampectomy. Operative anatomy and surgical technique. In: Symon L (ed.). Advances and Technical Standards in Neurosurgery, Vol. 12. Wien: Springer; 1985. 93–123.

# C 3 Synkopen und orthostatische Intoleranz

*von M. Rosenkranz und S. Koeppen*



## C 3.1 Klinik

### C 3.1.1 Definitionen

Die *Synkope* ist definiert als vorübergehender Bewusstseinsverlust infolge einer globalen zerebralen Minderperfusion und ist charakterisiert durch einen plötzlichen Beginn, eine nur kurze Dauer und eine spontane, komplette Rückbildung (Moya et al. 2009). Der Begriff *orthostatische Intoleranz* beschreibt eine Kombination von Symptomen, die im Stehen durch eine gestörte Kreislaufregulation auftreten, u. a. Schwindel, Benommenheit, Palpitationen, Schweißausbruch, Ohrgeräusche, okzipitaler Kopfdruck, unspezifische Sehstörungen und Übelkeit (Mathias et al. 1999; Naschitz und Rosner 2007).

### C 3.1.2 Klinische Symptomatik

Die Semiologie von Synkopen ist je nach Pathomechanismus unterschiedlich. Leitsymptom ist der plötzlich einsetzende transiente Bewusstseinsverlust von kurzer Dauer. Gelegentlich gehen einer Synkope Symptome der orthostatischen Intoleranz voraus. Die Synkope selber geht mit einem Tonusverlust der Haltemuskulatur mit Verlust der posturalen Kontrolle einher. Gelegentlich werden motorische Entäußerungen beobachtet (konvulsive Synkope). Fokalneurologische Zeichen fehlen. Die Synkope dauert wenige Sekunden, selten mehrere Minuten. Die Patienten sind nach der Synkope rasch reorientiert. Für die Dauer der Synkope besteht eine Amnesie. Eine retrograde Amnesie ist nicht typisch, kann aber besonders bei älteren Patienten gelegentlich beobachtet werden. Einige Patienten berichten über eine ausgeprägte Müdigkeit nach Wiedererlangen des Bewusstseins.

### C 3.1.3 Klassifikation und Pathophysiologie

Synkopen lassen sich pathophysiologisch in drei große Gruppen klassifizieren (**Kasten C 3.1**). Bei einigen Synkopen liegen mehrere Pathomechanismen zugrunde, sodass hier keine eindeutige Klassifizierung möglich ist.

#### C 3.1.3.1 Reflexsynkopen

Unter dem Begriff Reflexsynkopen wird eine heterogene Gruppe von Synkopen zusammengefasst, bei denen es nach einem Reiz reflektorisch zu Blutdruckabfall mit Synkope kommt (van Dijk und Sheldon 2008). Reflexsynkopen werden anhand

**Kasten C 3.1:** Pathophysiologische Klassifikation der Synkopen

**Reflexsynkopen**

Vasovagal
- orthostatisch getriggert
- emotional getriggert (Angst, Schreck, Schmerz)

Situationsbedingt
- postprandial
- post-exercise
- pressorisch (Husten, Defäkation, Lachen)
- viszerale Reizung (Miktion, Schlucken)

Karotissinus-Syndrom

Atypische Formen

**Kardiogene Synkopen**

Arrhythmie

strukturelle Herzerkrankungen
- koronare Herzkrankheit
- Herzklappenfehler
- Pulmonalarterienstenose
- Endokarditis/Myokarditis
- Kardiomyopathie
- Herztumor
- Herzbeuteltamponade

andere strukturelle Erkrankungen
- Lungenembolie
- pulmonale Hypertonie
- Aortenstenose, -dissektion

**Orthostatische Hypotension**

Autonome Dysregulation
- pure autonomic failure
- Systemdegeneration (MSA, M. Parkinson, Lewy-Körper-Erkrankung)
- akute autonome Polyneuropathie (Pandysautonomie)
- chronische autonome Polyneuropathie (HSAN Typ I-V, Dopamin-β-Hydroxylase-Mangel)
- Amyloidose
- Diabetes mellitus
- nach Myelonschädigung

Intravasaler Volumenmangel
- Hämorrhagie
- Exsikkose
- Diarrhoe
- M. Addison

Medikamenteninduzierte orthostatische Hypotension
- Antihypertensiva
- Psychopharmaka
- andere

HSAN hereditäre sensible und autonome Neuropathie
MSA Multisystematrophie

ihres Auslösemechanismus in Subtypen unterteilt. Die Reflexantwort (Efferenz) von Reflexsynkopen ist gekennzeichnet durch eine zentrale Vagusaktivierung und Inhibition des Sympathikotonus mit der Folge einer reflektorischen Bradykardie (kardioinhibitorische Komponente) und/oder peripheren Vasodilatation (vasodepressorische Komponente). Klinisch werden Reflexsynkopen anhand der spezifischen Trigger, des Bewusstseinsverlusts aus meist vertikaler Körperposition heraus und der raschen Rückkehr des Bewusstseins in Horizontallage diagnostiziert. Häufig gehen Reflexsynkopen unspezifische Prodromi voraus, die den Symptomen der orthostatischen Intoleranz ähneln.

Die *vasovagale Synkope* (Synonyme: neurokardiogene Synkope, vasovagale Reaktion) ist die häufigste Form unter den Reflexsynkopen und die häufigste Ursache von Synkopen überhaupt. Sie tritt erstmalig bevorzugt im Alter von ca. 12–15 Jahren auf, bei ersten Synkopen vor dem 45. Lebensjahr handelt es sich in 86 % der Fälle um vasovagale Synkopen (Sheldon et al. 2006). Bei älteren Patienten liegt häufig eine autonome Dysregulation zugrunde (Alboni et al. 2008). Vasovagale Synkopen werden durch emotionale Reize (z. B. Schmerz, Schreck, Anblick einer Verletzung oder Blut) und/oder eine anhaltende orthostatische Belastung (z. B. längeres Stehen oder Sitzen) getriggert. Die genauen Reflexmechanismen sind nicht bekannt. Die zur Aufrechterhaltung des Blutdrucks beim Aufstehen benötigten kardiovaskulären Reflexe sind prinzipiell intakt. Möglicherweise spielen kardiale und pulmonale Drucksensoren eine Rolle, die bei Abfall des thorakalen Blutvolumens infolge eines venösen Poolings nach längerem Stehen/Sitzen aktiviert werden und die vasovagale Antwort auslösen.

*Situationsbedingte Synkopen* sind Reflexsynkopen, die man im Gegensatz zu den vasovagalen Synkopen einem eindeutigen situativen Auslöser zuordnen kann, z. B. Synkopen in Verbindung mit vorangegangener körperlicher Belastung oder nach dem Essen, pressorischen Triggern oder viszeraler Reizung. Abhängig vom auslösenden Trigger wird der afferente Reflexbogen über unterschiedliche periphere Nerven vermittelt, die Reflexantwort mit Inhibition des Sympathikotonus ist aber bei allen Formen die gleiche. Miktionssynkopen treten gehäuft bei älteren Männern auf und werden vermutlich ähnlich den Defäkationssynkopen u. a. durch einen durch Pressen erhöhten intraabdominellen Druck und dadurch bedingt verminderten venösen Rückfluss ausgelöst. Die post-exercise Synkope tritt bevorzugt bei jungen athletischen Menschen auf. Bei Patienten mittleren und höheren Alters können sie auf eine frühe Manifestation einer sich entwickelnden autonomen Störung hinweisen und der Entwicklung einer orthostatischen Hypotension vorausgehen. Postprandiale Hypotension/Synkopen werden gehäuft bei älteren Patienten beobachtet und können in kausalem Zusammenhang mit einer Anämie, Dehydratation, orthostatischen Hypotension, Medikamenten oder Nebennierenrindeninsuffizienz stehen. Als pathophysiologischer Mechanismus wird ein Anstieg des Blutvolumens im Splanchnikusgebiet diskutiert in Verbindung mit einer fehlenden Zunahme des peripheren Gefäßwiderstandes.

Beim *Karotissinus-Syndrom werden* durch mechanische Reizung des Karotissinus (z. B. Kopfrotation, Manipulation am Hals) Barorezeptoren im Karotissinus aktiviert. Die Reflexefferenz ist die gleiche wie bei der vasovagalen Synkope. Man unterscheidet den kardioinhibitorischen Typ vom selteneren vasodepressorischen Typ. Häufig liegen Mischtypen vor.

### C 3.1.3.2 Orthostatische Hypotension

Beim schnellen Aufstehen versacken etwa 500 ml Blut in der unteren Körperhälfte. Hierdurch wird der venöse Rückstrom zum Herzen und damit die kardiale Vorlast reduziert und sekundär die kardiale Auswurfleistung vermindert. Autonome reflektorische Kompensationsmechanismen (Vasokonstriktion, Zunahme der Herzfrequenz) verhindern normalerweise einen relevanten Blutdruckabfall.

Bei der *orthostatischen Hypotension* (OH) kommt es nach variabler Latenz nach dem Hinstellen zu einem anhaltenden Blutdruckabfall. Klinisch kann der Blutdruckabfall asymptomatisch bleiben oder mit Symptomen der orthostatischen Intoleranz einhergehen, bis hin zur Synkope. Meist liegt eine autonome Störung zugrunde. Im Gegensatz zu Reflexsynkopen ist also die Reflexefferenz gestört. Prädisponierende Faktoren sind u. a. rasches Aufrichten, vorausgegangene Nahrungsaufnahme, Bettlägerigkeit, Dehydratation, Einnahme von Antihypertensiva, Diuretika oder Psychopharmaka, Alkoholkonsum und hohes Lebensalter. Die orthostatische Kreislaufregulation unterliegt tagesperiodischen Schwankungen, am labilsten ist sie in den frühen Morgenstunden und um die Mittagszeit. Im Liegen normalisieren sich Blutdruck und evtl. Symptome rasch.

Je nach zugrundeliegender Erkrankung treten Symptome innerhalb von Sekunden bis zu mehr als einer halben Stunde nach dem Hinstellen auf.

Die *klassische OH ist definiert* als anhaltender Abfall des systolischen Blutdrucks um ≥ 20 mm Hg und/oder des diastolischen Blutdrucks um ≥ 10 mm Hg innerhalb von drei Minuten nach dem Hinstellen (The Consensus Committee of the American Autonomic Society and the American Academy of Neurology 1996). Pathophysiologisch liegt ein unzureichender Anstieg des peripheren Widerstands beim Aufrichten durch eine autonome Störung zugrunde. Meist betrifft dies ältere Patienten.

Bei der *initialen OH* kommt es infolge einer Dysbalance zwischen kardialer Auswurfleistung und peripherem Widerstand binnen Sekunden nach dem Hinstellen zu einem systolischen Blutdruckabfall um > 40 mm Hg, der sich meist binnen 30 Sekunden normalisiert. Sie tritt sowohl bei jüngeren athletischen als auch bei älteren Menschen auf.

Die *progrediente OH* ist gekennzeichnet durch einen langsamen Abfall des systolischen Blutdrucks im Stehen. Betroffen sind meist ältere Menschen mit verminderter kardialer Auswurfleistung und autonomer Störung. Dem Blutdruckabfall kann eine reflektorische Bradykardie folgen, was die Abgrenzung gegenüber Reflexsynkopen erschwert.

Eine Sonderstellung nimmt das überwiegend bei jüngeren Frauen auftretende *posturale orthostatische Tachykardiesyndrom (POTS)* ein. Beim POTS kommt es innerhalb 10 Minuten nach dem Hinstellen zu einem Anstieg der Herzfrequenz um > 30/Minute oder auf eine Frequenz > 120/Minute (Grubb et al. 1997; Jacob et al. 2000), meist ohne relevanten Blutdruckabfall (Low 1998), aber mit den klinischen Zeichen der orthostatischen Intoleranz. Die Latenz vom Hinstellen bis zum POTS ist variabel. Typischerweise findet sich ein Anstieg der Plasma-Noradrenalin-Konzentration auf über 600 pg/ml im Stehen (Shannon et al. 2000), vermutlich verursacht durch eine verminderte synaptische Noradrenalin-Inaktivierung infolge einer genetisch bedingten oder medikamenten- (trizyklische Antidepressiva) oder drogeninduzierten (Kokain, Amphetamine) Hemmung des Noradrenalin-Transportmechanismus.

#### C 3.1.3.3 Kardiogene Synkopen

Ursachen *rhythmogener Synkopen* sind Störungen der kardialen Erregungsbildung und/oder -leitung. Bei Ausfall der physiologischen Erregungsbildung wird der Herzrhythmus meist von langsameren und mit Verzögerung einsetzenden Schrittmachern bestimmt. Die Folge sind kardiale Pausen/Bradykardie mit Abfall der kardialen Auswurfleistung. Komplizierend können bei bradykarden Rhythmusstörungen polymorphe ventrikuläre Tachykardien auftreten. Auch paroxysmale Tachykardien gehen mit einer verminderten kardialen Auswurfleistung einher und können Synkopen verursachen. Medikamenteninduzierte rhythmogene Synkopen können durch bradykarde oder tachykarde Rhythmusstörungen verursacht werden. Meist handelt es sich um negativ chrono- oder dromotrope Substanzen (Antiarrhythmika) oder um Substanzen, die das QT-Intervall verlängern (Antiarrhythmika, Antibiotika, Neuroleptika u. a.) mit der Gefahr von Torsades de pointes. Hinweise auf rhythmogene Synkopen sind Palpitationen und Synkopen im Liegen. Rhythmogene Synkopen treten meist ohne jedwede Prodromi auf.
Den *strukturellen kardiogenen Synkopen* liegen meist Erkrankungen der Klappen, des Myokards oder des Perikards zugrunde. Pathophysiologische Grundlage ist die mechanisch eingeschränkte kardiale Auswurfleistung, häufig in Verbindung mit Rhythmusstörungen. Synkopen unter körperlicher Belastung müssen an strukturelle Herzerkrankungen denken lassen.

## C 3.2 Epidemiologie und Verlauf

Synkopen sind sehr häufig. Mehr als die Hälfte der Bevölkerung erleidet im Laufe des Lebens mindestens einen transienten Bewusstseinsverlust, der mutmaßlich auf eine Synkope zurückzuführen ist (Moya et al. 2009). Nur eine Minderheit der Betroffenen sucht nach einem transienten Bewusstseinsverlust einen Arzt auf. Etwa 30–50 % aller Patienten mit einer mutmaßlichen Synkope werden nach der initialen ärztlichen Konsultation stationär eingewiesen (Puppala et al. 2014.)
Die Prävalenz von ersten Synkopen ist besonders hoch im Alter zwischen 10–30 Jahren (Serletis et al. 2006). Etwa 30 – 40 % der jungen Erwachsenen erleidet mindestens eine Synkope, aber nur 5 % der über 40-Jährigen (Colman et al. 2004). Jenseits des 60. Lebensjahres steigt die Inzidenz von ersten Synkopen wieder an. In der Framingham-Studie betrug die Synkopenrate pro 1 000 Patientenjahre bei Männern im Alter von 60–69 Jahren 5,7 und im Alter von 70–79 Jahren 11,1 Ereignisse (Soteriades et al. 2002).
Die Beurteilung der *Prognose* betrifft sowohl das Risiko für lebensbedrohliche Ereignisse (vor allem kardial) als auch für erneute Synkopen. Die Prognose kardiogener Synkopen ist mit einer Einjahresmortalität von 18–33 % schlechter als bei nichtkardialen Synkopen (0–12 %) und bei ätiologisch unklaren Synkopen (0–6 %) (Kapoor 1990). Das Vorliegen einer strukturellen Herzerkrankung ist der wichtigste Risikofaktor für einen plötzlichen Herztod und für die Gesamtmortalität bei Patienten mit Synkopen. Patienten mit vasovagalen Synkopen weisen keine erhöhte Mortalität gegenüber Patienten ohne Synkopen auf (Soteriades et al. 2002). Vor allem junge Patienten mit Reflexsynkopen, bei denen eine strukturelle kardiale Erkrankung und Rhythmusstörungen ausgeschlossen wurden, haben eine sehr gute Prognose.
Das *Wiederholungsrisiko* für erneute Synkopen hängt u. a. vom Alter der Patienten und der Ursache der Synkope ab. Die stärksten Prädiktoren für erneute Synkopen sind die Anzahl der bereits erlittenen Synkopen sowie deren Frequenz (Brignole et al. 2009). Das kalkulierte 2-Jahres-Risiko, nach ein oder zwei erlittenen Synkopen erneute Synkopen zu erleiden, liegt je nach Altersgruppe bei 20–29 %. Dagegen haben Alter, Geschlecht, Kipptisch-Reaktion, Schwere der Synkope und das Vorhandensein einer strukturellen Herzerkrankung offenbar allenfalls einen minimalen Vorhersagewert für weitere Synkopen.

## C 3.3 Diagnostik

### C 3.3.1 Basisdiagnostik

Die Basisdiagnostik umfasst eine Eigen- und Fremdanamnese, eine körperliche Untersuchung sowie ein 12-Kanal-EKG. Dieses Vorgehen erlaubt die korrekte Diagnose der Synkopenursache bei bis zu 50 % der Patienten und ist unter bestimmten Umständen ausreichend, eine Synkope zu diagnostizieren und deren Ursache festzulegen (**Tab. C 3.1**). Bei diagnostischer Unsicherheit sind ggf. weiterführende diagnostische Maßnahmen indiziert (s. u.).

Neben der Klärung relevanter Vorerkrankungen (Herzerkrankung, neurologische oder metabolische Erkrankungen) und der Medikamenten-/Drogeneinnahme fokussiert die *Anamnese* auf:

- die Umstände, unter denen die Synkope aufgetreten ist (Trigger, Körperposition beim Bewusstseinsverlust, Aktivität bei Synkope, prädisponierende Faktoren),
- Synkopenhäufigkeit,
- Alter bei erster Synkope,
- den klinischen Beginn (Prodromi, thorakale Beschwerden, Palpitationen, vegetative Zeichen),

**Tab. C 3.1:** Sichere Diagnose der Synkopenursache bei folgenden Ergebnissen der Basisdiagnostik

| Diagnose | Befunde aus Basisdiagnostik |
|---|---|
| Vasovagale Synkope | • eindeutiger emotionaler Trigger<br>• Orthostatische Belastung ***und*** präsynkopale Symptome (OH) oder orthostatische Intoleranz im Vorfeld |
| Situationsbedingte Synkope | • klarer Zusammenhang mit Trigger wie Husten, Niesen, Miktion, Essenseinnahme, Defäkation etc. |
| Orthostatische Synkope | • orthostatische Intoleranz oder Synkopenneigung im Vorfeld ***und*** Nachweis OH im Schellong-Test |
| POTS | • progrediente orthostatische Intoleranz im Schellong-Test mit Anstieg der Herzfrequenz um ≥30/min oder auf ≥120/min innerhalb 10 Minuten ***und*** keine OH |
| Strukturelle kardiale Synkope | • bei EKG-Nachweis einer akuten Myopkardischämie mit oder ohne Myokardinfarkt in zeitlichem Zusammenhang mit der Synkope<br>• Synkope bei Patienten mit prolabiertem Vorhofohrmyxom, hochgradiger Aortenklappenstenose, pulmonaler Hypertonie, Lungenembolie oder akuter Aortendissektion |
| Rhythmogene kardiale Synkope | • in Verbindung mit spezifischen EKG-Veränderungen<br>– Sinusbradykardie <40/min bei wachen Patienten<br>– SA-Block oder Sinus-Arrest >3 sec<br>– AV-Block 2. Grades (Typ Mobitz II) oder 3. Grades<br>– Alternierender Links- und Rechtsschenkelblock<br>– schnelle paroxysmale supraventrikuläre oder ventrikuläre Tachykardien<br>– nicht-anhaltende Episoden polylorpher ventrikulärer Tachykardien und pathologisch verlängerte- oder verkürzte QT-Zeit<br>– Schrittmacher- oder ICD-Dysfunktion mit Pausen |

**Tab. C 3.2:** Hinweise aus Basisdiagnostik auf nicht-synkopale Ursachen eines transienten Bewusstseinsverlusts und weiterführende Diagnostik

| Hinweise aus Basisdiagnostik | Verdachtsdiagnose | Weiterführende Diagnostik |
|---|---|---|
| • bekannte Epilepsie<br>• Auren vor Ereignis<br>• motorische Entäußerungen und/oder Automatismen<br>• tonische Kopfwendung während Ereignis<br>• Zungenbiss (meist lateral), Enuresis<br>• längere Aufwach-/Reorientierungsphase<br>• Kopfschmerzen nach Ereignis | epileptischer Anfall | • EEG<br>• EEG-Video-Monitoring, ggf. unter Provokation<br>• zerebrale Bildgebung<br>• Labordiagnostik (CK, Prolaktin)<br>• ggf. Liquordiagnostik |
| • kein kompletter Bewusstseinsverlust<br>• kein kompletter Sturz (ggf. nur auf Knie)<br>• höheres Lebensalter | nicht-synkopale Stürze | |
| • kein kompletter Bewusstseinsverlust<br>• fokalneurologische Defizite<br>• Auftreten unter muskulärer Armbelastung | Hirnstamm-TIA | • vaskuläre Diagnostik<br>• zerebrale Bildgebung |
| • kein plötzlicher Beginn<br>• längere Dauer<br>• bekannte metabolische Erkrankung (z. B. Diabetes)<br>• klinische Zeichen (z. B. Miosis, Foetor)<br>• Medikamenten-/Drogenanamnese | metabolische, toxische oder medikamenteninduzierte Bewusstseinsstörung | • Labordiagnostik<br>• toxikologisches Screening |
| • hohe Anfallsfrequenz mit häufigen Konsultationen<br>• weitere somatische Beschwerden<br>• selten/keine Verletzungen<br>• Zungenbiss möglich, dann häufig an Zungenspitze<br>• Bewussteinsverlust bei orthostatischer Provokation bei gleichzeitig normalem Blutdruck/Herzfrequenz<br>• positive anamnestische Hinweise | psychogene Bewusstseinsstörung | • psychiatrische Exploration |

- fremdanamnestische Schilderung (Dauer, motorische Entäußerungen, Hautkolorit, Art des Sturzes),
- Phase unmittelbar nach Synkope (Reorientierung, Verletzungen/Zungenbiss, Enuresis, Übelkeit).

Die *klinische Untersuchung* beinhaltet neben der körperlichen Untersuchung mit Blutdruckmessung ggf. einen Schellong-Test, insbesondere bei Synkopen unter Orthostase-Bedingungen. Beim *Schellong-Test* wird der Blutdruck im Liegen und dann nach dem Aufstehen wiederholt über mindestens drei Minuten gemessen. Der Test ist positiv bei Blutdruckabfall um ≥ 20 mm Hg systolisch oder ≥ 10 mm Hg diastolisch, oder auf < 90 mm Hg systolisch. Ein positiver Schellong-Test erlaubt die Diagnose einer OH, einer orthostatischen Reflexsynkope oder eines POTS. Einige spezifische EKG-Veränderungen können eine kardiale Synkopenursache mit ausreichender Sicherheit klären (**Tab. C 3.1**). Besteht nach der Basisdiagnostik weiterhin Unsicherheit darüber, ob es sich bei einem transienten Bewusstseinsverlust um eine Synkope handelt und/oder bleibt die Synkopenursache unklar, ist eine weiterführende Diagnostik notwendig. Hinweise aus der Basisdiagnostik auf wichtige nicht-synkopale Ursachen sind in **Tab. C 3.2** zusammengefasst. Auch wenn die Synkopenursache klar ist, sind ggf. weitere Untersuchungen indiziert, um gefährliche Grunderkrankungen zu diagnostizieren. Lässt sich eine kardiogene Synkope nicht ausschließen, sollte je nach vaskulärem Risikoprofil eine unverzügliche kardiale Diagnostik erfolgen. Bei Verdacht auf eine arrhythmogene Ursache ist ein sofortiges EKG-Monitoring angezeigt. In **Kasten C 3.2** sind Kriterien zusammengefasst, die wegen eines anzunehmenden kurzfristig hohen Risikos eine sofortige stationäre Abklärung erforderlich machen.

**Kasten C 3.2:** Kriterien, die wegen eines anzunehmenden kurzfristig hohen Risikos eine sofortige stationäre Abklärung erforderlich machen

| |
|---|
| **Strukturelle Herzerkrankung**<br>• Herzinsuffizienz, niedrige Ejektionsfraktion<br>• Früherer Myokardinfarkt |
| **Klinische Merkmale, die an eine arrhytmogene Ursache denken lassen**<br>• Synkopen unter körperlicher Belastung<br>• Synkopen im Liegen<br>• Palpitationen unmittelbar vor Synkope<br>• Positive Familienanamnese für plötzlichen Herztod |
| **EKG-Merkmale, die an eine arrhythmogene Ursache denken lassen**<br>• Nicht-anhaltende ventrikuläre Tachykardie<br>• Bifaszikulärer Block (Links- oder Rechtsschenkelblock mit linksanteriorem oder -posteriorem Hemiblock) oder andere intraventrikuläre Leitungsstörung mit QRS-Dauer ≥ 120 ms<br>• Sinusbradykardie < 50/min oder SA-Block, die nicht durch negativ chronotrope Medikation oder Sport erklärt sind<br>• QRS-Komplex mit Präexzitation<br>• verlängerte- oder verkürzte QT-Zeit<br>• Rechtsschenkelblock Muster mit ST-Hebung in V1-V3<br>• T-Negativierung in rechtspräkordialen Ableitungen, Epsilon-Wellen und ventrikuläre Spätpotentiale, die an eine arryhthmogene rechtsventrikuläre Kardiomyopathie (ARVC) denken lassen |
| **Laborveränderungen**<br>• klinisch relevante Anämie<br>• klinisch relevante Elektrolytstörungen<br>• klinisch relevante Glucoseerniedrigung/-erhöhung |

## C 3.3.2 Weiterführende Diagnostik

### C 3.3.2.1 Abgrenzung Synkope versus nicht-synkopaler transienter Bewusstseinsverlust

Synkopen mit motorischen Entäußerungen (konvulsive Synkopen) sind klinisch gelegentlich schwer von epileptischen Anfällen abzugrenzen. Der Anteil *konvulsiver Synkopen* wird mit 12 % angegeben. Unspezifische Hinweise auf einen epileptischen Anfall sind Zyanose, Zungenbiss und eine verzögerte Reorientierung (Lempert 1997; Hess 2001). Enuresis/Enkopresis kommen gelegentlich auch bei Reflexsynkopen vor, zu schwereren Verletzungen und Bewusstseinsverlust im Liegen kann es bei kardiogenen Synkopen kommen. Kopf- und Muskelschmerzen sind postiktal häufiger als postsynkopal. Während einer Synkope und im epileptischen Anfall sind die Augen meist geöffnet. Protrahierte vasovagale Synkopen erhöhen die Anfallsbereitschaft, sodass es sekundär zu einem epileptischen Anfall kommen kann. Aufgrund einer möglichen Koinzidenz von epileptischen Anfällen und Synkopen, potenziell iktogener Arrhythmien und einer anfallssuspekten Manifestation von Synkopen, ist in Einzelfällen ein Video-EEG-/EKG-Monitoring erforderlich (Britton und Benarroch 2006). Während des Monitorings sollten möglichst Trigger eingesetzt werden, die Ereignisse begünstigen (z. B. orthostatische Provokation, Karotissinusmassage). Implantierbare Schleifenrekorder mit programmierbarem Frequenzfilter können generalisierte tonisch-klonische epileptische Anfälle als Ursache rezidivierender Bewusstseinsverluste durch Detektion des spezifischen Muskelpotenzialmusters identifizieren (Ho et al. 2006). Ein Bewusstseinsverlust im Rahmen einer *transienten Hirnstammischämie* ist meist mit neurologischen Fokalzeichen assoziiert. Weitere diagnostische Hinweise geben die kraniale Bildgebung, die neurovaskuläre Diagnostik sowie die Suche nach einer kardialen Emboliequelle. Klinische Hinweise auf *psychogene Bewusstseinsstörungen* sind u. a. Situationsabhängigkeit, demonstrativer Charakter, wiederholt fehlende Fremdbeobachtung, vage/widersprüchliche Anfallsschilderung, aktiver Lidschluss, Abstützreaktionen beim Hinstürzen, bizarre Bewegungsabläufe, regulärer Schluckvorgang oder unauffällige Kreislauf-Parameter (Petersen et al. 1995). Pseudosynkopen dauern meist deutlich länger als echte Synkopen und treten häufig mit hoher Frequenz auf. Verletzungen schließen psychogene Bewusstseinsstörungen nicht aus. In der Zusatzdiagnostik findet man in der Regel kein der klinischen Präsentation entsprechendes somatisches Korrelat (z. B. Bewusstseinsverlust auf Kipptisch ohne Abfall von Blutdruck/Herzfrequenz).

Labordiagnostik ist sinnvoll, wenn ein Volumenmangel oder eine metabolische Ursache der Bewusstseinsstörung vermutet wird. Blutzucker, Elektrolyte, Säure-Basen-Haushalt sowie Leber- und Nierenfunktion können Hinweise geben auf eine mögliche *metabolisch bedingte Bewusstseinsstörung.* Allerdings sind bei metabolischen Störungen ebenso wie bei Intoxikationen eher protrahierte Bewusstseinsstörungen typisch. Elektrolytstörungen können kardiale Arrhythmien begünstigen und auf eine mögliche rhythmogene Ursache hinweisen.

### C 3.3.2.2 Differentialdiagnostik von Synkopen

Bei unsicherer Synkopenursache verfolgt die weiterführende Diagnostik das Ziel, durch Einsatz des mutmaßlich auslösenden Triggers eine Synkope zu provozieren und dadurch den Synkopenmechanismus zu beweisen.

#### Verdacht auf orthostatische Hypotension

Der *Kipptischtest* erlaubt eine standardisierte orthostatische Provokation und kann diagnostische Befunde liefern bei Verdacht auf eine verzögerte OH oder eine orthostatische Reflexsynkope, Sick-Sinus-Syndrom oder POTS. Empfohlen wird er nach singulärer Synkope unklarer Genese, die mit Komplikationen (Verletzungen) bzw. einem hohen Risiko für solche Komplikationen einhergegangen ist, sowie nach wiederholten Synkopen bei Patienten ohne Hinweis auf eine kardiale Erkrankung oder bei Patienten mit kardialer Erkrankung nach Ausschluss einer kardialen Synkopenursache (↑, A). Eine Kipptischuntersuchung kann auch indiziert sein, um dem Patienten seine Empfänglichkeit für Reflexsynkopen zu demonstrieren (↔, A). Zur Erlangung einer ausreichend hohen Sensitivität und Spezifität ist nach mindestens fünfminütiger Horizontallage ein Kippwinkel von 60–70 Grad über 20–45 Minuten erforderlich. Während des Tests werden Herzrhythmus und -frequenz sowie Blutdruck registriert. Ziel des Kipptischtests ist der Nachweis einer reflektorischen Hypotension mit oder ohne Bradykardie bzw. einer verzögerten OH in Verbindung mit einer Synkope. Je nach Synkopenursache werden beim Kipptischtest unterschiedliche pathologische Reaktionsmuster beobachtet: Ein verzögerter Blutdruckabfall mit allenfalls geringem Anstieg der Herzfrequenz weist auf eine verzögerte OH hin und erlaubt in Verbindung mit einer Präsynkope oder Synkope die Diagnose.
Ein Blutdruckabfall mit Bradykardie weist in Verbindung mit einer Synkope auf orthostatische Reflexsynkopen hin. Ein Anstieg der Herzfrequenz um mehr als 30/min ohne relevanten Blutdruckabfall erlaubt in Verbindung mit hyperadrenergen Symptomen über mehr als sechs Monate die Diagnose eines POTS.
Der klinische Wert sowie die Sensitivität und Spezifität des Kipptischtests hängen vom untersuchten Patientenkollektiv und der Art der Testdurchführung ab. Mit falsch positiven Kipptischbefunden ist in 13 % zu rechnen (Sutton 1999). Mit steigendem Kippwinkel, zunehmender Testdauer und Anzahl der Testwiederholungen sowie durch medikamentöse Provokation mit Isoproterenol steigt die Sensitivität des Verfahrens, die Spezifität jedoch lässt nach (Bräuninger et al. 1996; Kochiadakis et al. 1995).
Eine *autonome Testung* mit *Spektralanalyse der Blutdruck- und Herzfrequenzvariabilität* im Liegen, im Orthostasetest, beim Valsalva-Manöver und bei tiefer Respiration erlaubt eine Beurteilung des sympathischen und parasympathischen Einflusses auf die Kreislaufregulation und dient dem Nachweis/Ausschluss einer autonomen Störung. Während höherfrequente Schwankungen der Herzfrequenz (0,15–0,4 Hz) der parasympathisch vermittelten respiratorischen Sinusarrhythmie zugeschrieben werden, lassen sich Oszillationen im unteren Frequenzbereich (< 0,15 Hz) auf kardiovaskuläre Vagus- und Sympathikuseinflüsse zurückführen (Freeman 2006).

#### Verdacht auf Reflexsynkopen

Bei Verdacht auf rezidivierende orthostatische Reflexsynkopen wird analog zur OH ein Kipptischtest eingesetzt. Ein positiver Test weist auf orthostatische Reflexsynkopen hin. Man unterscheidet drei *pathologische Orthostase-Reaktionen* (**Kasten C 3.3**). Bei Patienten mit Synkopen in Verbindung mit Stimulation am Hals sowie bei Patienten > 40 Jahre mit Synkopen unklarer Ätiologie, bei denen die Basisuntersuchungen keine diagnostisch wegweisenden Befunde ergeben haben, ist eine diagnostische *Karotissinusmassage* angezeigt (↑, A) (Moya et al. 2009). Anamnestisch wegweisend sind Synkopen im Zusammenhang mit der Wendung oder Reklination des Kopfes. Zur Testdurchführung wird die A. carotis unter EKG- und Blutdruckmonitoring beim liegenden Patienten für 5–10 Sekunden mit konstantem sanftem Druck massiert. Der Test wird erst auf der einen Seite und bei fehlender Reaktion auch auf der anderen Seite durchgeführt. Den Patienten sollte vor der Massage eine Venenverweilkanüle zur intravenösen Applikation von Atropin gelegt werden, und es ist stets Atropin für den Fall einer relevanten Bradykardie oder Asystolie bereitzuhalten. Bei negativem Ergebnis in Horizontallage empfiehlt sich eine Wiederholung in aufrechter Körperposition (60–70) (Healey et al. 2004). Der Test gilt als diagnostisch beweisend, wenn es während bzw. unmittel-

**Kasten C 3.3:** Pathologische Reaktionsmuster beim Kipptischtest bei orthostatischen Reflexsynkopen

| | |
|---|---|
| Typ 1 (gemischter Typ) | initial Blutdruckabfall gefolgt von Bradykardie (für < 10 sec auf < 40/min) und ggf. Asystolie < 3 sec |
| Typ 2 (kardioinhibitorischer Typ) | 2A: initial Blutdruckabfall gefolgt von Bradykardie (für ≥ 10 sec auf < 40/min), ggf. Asystolie < 3 sec<br>2B: initial Bradykardie mit Asystolie > 3 sec und simultan/danach Blutdruckabfall |
| Typ 3 (vasodepressorischer Typ) | initial Blutdruckabfall, Abfall der Herzfrequenz um max. 10 % |

bar nach der Massage zu einer Synkope mit Asystolie > 3 Sekunden und/oder einem systolischen Blutdruckabfall um ≥ 50 mm Hg kommt (↑, A) (Moya et al. 2009).

### Verdacht auf kardiogene Synkopen

Die kardiale Diagnostik dient dem Nachweis/Ausschluss einer kardiogenen Synkopenursache sowie einer kardialen Grunderkrankung und ist auch bei Synkopen unklarer Ätiologie angezeigt. Prädiktoren für eine kardiogene Synkopenursache sind motorische Entäußerungen bei Synkopenbeginn und Synkopen unter körperlicher Belastung oder im Liegen (Del Rosso et al. 2005). Weitere Hinweise sind höheres Lebensalter, kardiale Vorerkrankung, der Synkope vorausgehende Palpitationen und/oder pektanginöse Beschwerden, fehlende Prodromi, sturzbedingte Verletzungen, Einnahme von Medikamenten mit potenziellen kardialen Nebenwirkungen, positive Familienanamnese für plötzlichen Herztod sowie EKG-Veränderungen (z. B. bifaszikulärer Block, QRS-Dauer ≥ 0,12 Sekunden, AV-Block 2. Grades Typ Mobitz I, Sinusbradykardie, Ischämiezeichen). Liegen keine spezifischen Befunde vor, die eine kardiogene Synkopenursache mit ausreichender Sicherheit diagnostizieren lassen (**Tab. C 3.1**), sind Untersuchungen zum Nachweis struktureller Herzerkrankungen und Erregungsbildungs-/Erregungsleitungsstörungen notwendig. Auswahl und Reihenfolge der Verfahren richten sich nach dem klinischen Verdacht.

Eine transthorakale *Echokardiographie* ist bei Verdacht auf strukturelle kardiale Grunderkrankungen und zur Risikostratifizierung indiziert (↑, A) (Moya et al. 2009). Die alleinige Echokardiographie erlaubt die Diagnose der Synkopenursache nur bei sehr wenigen Patienten (hochgradige Aortenklappenstenose, obstruierende kardiale Tumore oder Thromben, Perikardtamponade/-erguss, Aortendissektion und kongenitale Koronaranomalien) (↑, A) (Moya et al. 2009).
Zur Erfassung *bradykarder und tachykarder Arrhythmien* und deren Assoziation mit Synkopen ist ein *EKG-Monitoring* angezeigt. Der Aufwand ist gerechtfertigt, wenn bei der bisherigen Synkopenhäufigkeit mit erneuten Synkopen unter EKG-Monitoring gerechnet werden kann. Patienten mit struktureller Herzerkrankung und hohem Risiko für bedrohliche Rhythmusstörungen sollten nach einer Synkope ungeklärter Ursache einem EKG-Monitoring unter stationären Bedingungen unterzogen werden. Ein 24-Stunden-EKG stellt neben der Basisdiagnostik die wichtigste Zusatzuntersuchung dar und ist bei häufigen (≥ 1) Synkopen oder Präsynkopen mutmaßlich rhythmogener Ursache indiziert (↑, A) (Moya et al. 2009). Bei Patienten mit weniger häufigen Synkopen ist ein längeres Monitoring mit einem externen (bis 30 Tage) oder implantierbaren (bis 36 Monate) Schleifenrekorder sinnvoll. Ein implantierbarer Schleifenrekorder gilt gemäß ESC-Empfehlungen als indiziert bei Patienten mit wiederholten Synkopen ungeklärter Ursache, bei denen keine Hochrisiko-Kriterien für eine unmittelbare stationäre Evaluation vorliegen und die eine hohe Wahrscheinlichkeit für erneute Synkopen während der erwarteten Lebensdauer der Device Batterie haben (↑↑, A) sowie bei Hochrisiko-Patienten, bei denen eine ausführliche stationäre Diagnostik keine spezifische Synkopenursache aufgedeckt hat (↑, A) (Brignole et al. 2009; Moya et al. 2009). Bei Patienten mit wiederholten Synkopen mutmaßlich rhythmogener Ursache und Inter-Synkopenintervallen von bis zu 4 Wochen, bei denen keine Hochrisiko-Kriterien für eine unmittelbare stationäre Evaluation vorliegen, kann alternativ die Verwendung eines externen Schleifenrekorders indiziert werden (↑, C) (Brignole et al. 2009; Moya et al. 2009). Nach einem transienten Bewusstseinsverlust, der nicht sicher einer Synkope zugeordnet werden kann, kann ein implantierbarer Schleifenrekorder indiziert werden, um einen arrhythmogenen Mechanismus definitiv auszuschließen (↑, C) (Brignole et al. 2009). Eine rhythmogene Synkopenursache gilt als gesichert bei Synkopen unter relevanten brady- oder tachykarden Rhythmusstörungen (↔, B) und, wenn bei klinischem Verdacht während des EKG-Monitorings zwar keine Synkope auftritt, aber eine Asystolie > 3 Sekunden, ein intermittierender AV-Block 2. (Mobitz II) oder 3. Grades oder eine paroxysmale atriale oder ventrikuläre Tachykardie dokumentiert wird (↔, B) (Brignole et al. 2009). Die Dokumentation eines normofrequenten Sinusrhythmus während einer Synkope schließt eine rhythmogene Synkopenursache aus (↑, A). In der REVISE-Studie wurden bei 103 Patienten, bei denen der ursprüngliche V. a. epileptische Anfälle nach neurologischer Konsultation infrage gestellt wurde, durch einen implantierten Schleifenrekorder in 21 % der Fälle relevante Bradyarrhythmien oder Asystolien gefunden (Petkar et al. 2012). Nach konsekutiver Implantation eines Herzschrittmachers und Absetzen der Antikonvulsiva blieben 60 % dieser Patienten asymptomatisch. Arterielle Hypotonie und Synkopen unter körperlicher Belastung sind meist Ausdruck einer schweren strukturellen Herzerkrankung. Traten Synkopen unter körperlicher Belastung auf, sollte eine Echokardiographie erfolgen, bei unauffälligem Befund ein *Belastungs-EKG*. Eine belastungsabhängige rhythmogene Ursache gilt als gesichert, wenn unter Belastung ein AV-Block 2. (Mobitz II) oder 3. Grades und/oder eine Verlängerung der QT-Zeit dokumentiert wird, auch wenn hierbei keine Synkope oder Präsynkope ausgelöst wird (↔, B) (Moya et al. 2009).

Besteht nach Basisdiagnostik und EKG-Monitoring weiterhin der Verdacht auf arrhythmogene Synkopen und besteht nicht bereits eine Indikation zur ICD-Implantation, ist bei Patienten mit ischämischer Herzerkrankung eine *elektrophysiologische kardiale Untersuchung* (EPU) indiziert (↑, A) und sollte bei Patienten mit Schenkelblock erwogen werden (↑, B) (Moya et al. 2009). Nach Synkopen mit vorausgehenden Palpitationen kann bei nicht wegweisenden nicht-invasiven Untersuchungen eine EPU erwogen werden (↑, C). Bei Patienten mit normalem EKG, ohne festgestellte Herzerkrankung und ohne Palpitationen ist eine EPU nicht indiziert. Bei bekannten rhythmogenen Synkopen kann die EPU dazu beitragen, den genauen Pathomechanismus zu klären. Auffällige Befunde in der elektrophysiologischen Diagnostik sind aber nicht

C 3

zwingend beweisend für eine arrhythmogene Synkopenursache. Die diagnostische Ausbeute erreichte bei 256 Patienten mit mindestens einem synkopalen Ereignis (35 Patienten mit belastungsinduzierter Synkope, 105 mit Herzerkrankung) 40 % (Brembilla-Perrot et al. 2006). Bei Patienten mit permanentem Herzschrittmacher ist nach einer Synkope eine Schrittmacherfunktionsprüfung angezeigt (Jäger 2001).

## C 3.4 Therapeutische Prinzipien

Ziel der Behandlung ist die Vermeidung lebensbedrohlicher Komplikationen, sturzbedingter Verletzungen und weiterer Synkopen sowie die Verbesserung der Lebensqualität. Die Priorisierung der Therapieziele hängt von der Synkopenursache ab. Bei rhythmogenen kardialen Synkopen steht das Risiko lebensbedrohlicher Rhythmusstörungen im Vordergrund, bei der Therapie orthostatischer oder Reflexsynkopen die Vermeidung sturzbedingter Verletzungen und erneuter Synkopen. Neben der Synkopenursache ist die Kenntnis des Pathomechanismus wichtig, um eine effektive Therapie planen zu können.

## C 3.5 Pragmatische Therapie

### C 3.5.1 Behandlung von Reflexsynkopen

#### C 3.5.1.1 Verhaltensmaßnahmen

Patienten mit Reflexsynkopen sollten über die gute Prognose aufgeklärt werden. Bei der Behandlung von Reflexsynkopen steht die Vermeidung auslösender Trigger an erster Stelle (↔, A). Nach einer erstmalig aufgetretenen Reflexsynkope ist meist keine spezifische Behandlung notwendig, es kann der Spontanverlauf beobachtet werden (↔, A). Bei ausreichender Trinkmenge und Salzzufuhr ist häufig keine weitere Therapie erforderlich (Fenton et al. 2000) (↑, A). Regelmäßiger Ausdauersport wirkt sich positiv auf die Rezidivwahrscheinlichkeit von orthostatischen Reflexsynkopen aus (↔, B). Daneben sollte der Patient lernen, eine drohende Reflexsynkope im Prodromalstadium zu erkennen und unverzüglich den Trigger auszuschalten (z. B. hinsetzen/hinlegen, Verlassen beengter überhitzter Räume) (↔, A). Isometrische *physical counterpressure maneuvers* (PCM) wie z. B. Übereinanderschlagen der Beine oder Verschränken und Anspannen der Arme können in der Prodromalphase den Blutdruck signifikant anheben und dadurch den Bewusstseinsverlust verzögern oder verhindern (Krediet et al. 2002; Brignole et al. 2002; van Dijk et al. 2005). Das Erlernen solcher Manöver reduziert das relative Risiko für erneute Reflexsynkopen um 39 % (van Dijk et al. 2006) (↑, A). In einer offenen Studie an Patienten mit vasovagalen Synkopen wurde durch nicht-pharmakologische Maßnahmen (Flüssigkeits-/Salzzufuhr, Ausdauersport, PCM's) die Synkopenfrequenz signifikant reduziert (Romme et al. 2010) (↑, A). In einer Beobachtungsstudie an 316 Patienten im durchschnittlichen Alter von 50 Jahren, die eine vasovagale Synkope erlitten hatten, trat unter Anwendung des standardisierten Hamburger Synkopenpräventionsprotokolls bestehend aus einer Aufklärung über Risiken und Prognose der Erkrankung, Empfehlungen zur Trinkmenge und Vermeidung von Triggerfaktoren sowie Durchführung eines moderaten Trainingsprogramms und isometrischer PCMs im Beobachtungszeitraum von ca. 2 Jahren bei 78 Patienten (27,5 %) eine erneute Synkope auf; sowohl die Synkopen-Inzidenz als auch die Frequenz der Synkopen mit Traumafolgen gingen signifikant zurück (Aydin et al. 2012). Bei 166 Patienten im Alter von 7 bis 17 Jahren mit mindestens zwei vasovagalen Synkopen in den vergangenen sechs Monaten und positivem Kipptischtest erwiesen sich oral rehydration salts (Manufacturer: Chinese Fuzhou Haiwang Pharmaceutical Co., Ltd) (1 Packung aufgelöst in 500 ml Wasser) zusätzlich zur konventionellen Therapie bestehend aus Patienteninformation und Orthostase-Training in einer kontrollierten Studie über sechs Monate gegenüber der alleinigen konventionellen Therapie als effektiv hinsichtlich Vermeidung einer erneuten Synkope, wobei der Benefit in der Altersgruppe < 12 Jahre signifikant größer war (Chu et al. 2015). Bei postprandialen Synkopen ist eine Fraktionierung der Nahrungszufuhr zu empfehlen (↔, A).

#### C 3.5.1.2 Orthostasetraining

Bei rezidivierenden orthostatischen Reflexsynkopen kann ein konsequent durchgeführtes Orthostasetraining (Tilt-Training) die Synkopenfrequenz reduzieren (di Girolamo et al. 1999; Reybrouck et al. 2002; Ector et al. 2005; Zeng et al. 2008; Reybrouck und Ector 2006), obgleich mehrere randomisierte klinische Studien einen signifikanten Effekt des Trainings nicht belegen konnten (Foglia-Manzillo et al. 2004; Kinay et al. 2004; On et al. 2007; Duygu et al. 2008) (↔, B). In der Studie von Duygu et al. ließ sich nur bei Patienten mit vasodepressorischen Reflexantworten im Kipptischtest die Frequenz weiterer spontaner Synkopen senken, nicht dagegen bei Patienten vom kardioinhibitorischen oder gemischten Reaktionstyp. Das Training erfordert eine hohe Disziplin und ist daher nur für sehr motivierte Patienten geeignet.

#### C 3.5.1.3 Pharmakotherapie

α1-Rezeptor-Agonisten führen zu einer Konstriktion peripherer Gefäße und wirken der eingeschränkten Vasokonstriktion bei Reflexsynkopen entgegen. Der selektive periphere α1-Agonist Midodrin reduziert bei Patienten mit rezidivierenden vasovagalen Synkopen die Synkopenrate auf dem Kipptisch, ohne dabei eine Hypertension im Liegen oder eine Veränderung der Herzfrequenz zu induzieren (Kaufmann et al. 2002) (↑↑, A). Allerdings zeigte sich in einer randomisierten doppelblinden Cross over Studie an 23 Patienten im Altersdurchschnitt von 32 Jahren mit mindesten drei vasovagalen Synkopen in den vergangenen zwei Jahren und mindestens drei weiteren Synkopen oder schweren Präsynkopen unter einer dreimonatigen Therapie mit Midodrin 2 × 5 mg/d ergänzend zur nicht-pharmakologischen Behandlung, bestehend aus adäquater Flüssigkeits- und Salzzufuhr, regelmäßigem Training und PCMs, kein signifikanter Unterschied hinsichtlich rezidivierender Synkopen und Präsynkopen im Vergleich zur alleinigen nicht-pharmakologischen Behandlung (Romme et al. 2011). Eine multizentrische, internationale, randomisierte, placebokontrollierte Studie (Prevention of Syncope Trial, POST4) untersucht derzeit den Einfluss einer oralen Behandlung mit Midodrin auf die Zeitspanne bis zu einer erneuten Synkope während einer follow up Phase von einem Jahr (Raj et al. 2012). Etilefrin, ein zentraler und peripherer α-Rezeptor-Agonist, hat sich in einer doppelblinden placebokontrollierten Studie bei Patienten mit rezidivierenden vasovagalen Synkopen als wirkungslos erwiesen (Raviele et al. 1999) (↓, A). Eine Metaanalyse aus sechs randomisierten klinischen Studien ergab, dass α1-Agonisten zur Prävention vasovagaler Synkopen effektiver sind als Placebo, und dass Midodrin signifikant wirksamer ist als Etilefrin (Liao et al. 2009). Unter α1-Rezeptor-Agonisten können kardiale Nebenwirkungen, Komplikationen bei peripherer arterieller Verschlusskrankheit oder ein Harnverhalt auftreten. Insgesamt liegt eine ausreichende studienbasierte Evidenz für Midodrin (3 × 2,5–10 mg/d) vor (↑↑, A).

Die therapeutische Rationale von Beta-Rezeptorenblockern bei Reflexsynkopen beruht auf der Annahme, dass durch die negativ inotrope Wirkung die Aktivierung ventrikulärer Mechanorezeptoren reduziert wird. Die Analyse von Daten einer Beobachtungsstudie an 153 Patienten mit vasovagaler Synkope und positivem Kipptischtest sowie von 208 Teilnehmern der randomisierten POST1 Studie zeigte in der Altersgruppe der über 42-Jährigen einen signifikant stärkeren präventiven Effekt einer Betablocker-Therapie auf die Prävention vasovagaler Synkopen als bei jüngeren Patienten (Sheldon et al. 2012). In der multizentrischen, internationalen, randomisierten, placebokontrollierten POST5 Studie wird die Wirksamkeit von Metoprolol hinsichtlich Prävention vasovagaler Synkopen bei > 40-jährigen Patienten derzeit untersucht (Raj et al. 2016).
Der Wirkmechanismus von 9-α-Fludrocortison beruht auf einer Verringerung des Wasser- und Salzverlustes, Vergrößerung des intravasalen Volumens und möglicherweise einer Sensibilisierung der Alpha-Rezeptoren (Mathias und Kimber 1998). Bei Kindern ließ sich keine Wirksamkeit von Fludrocortison auf die Rezidivhäufigkeit von Synkopen nachweisen (Salim und Sessa 2005) (↓, A). Bei Erwachsenen wird Fludrocortison zur Prävention von Reflexsynkopen häufig eingesetzt, obwohl es nur wenig Evidenz aus klinischen Studien für dieses Vorgehen gibt (↔, C). In einer multizentrischen, placebokontrollierten Studie (POST 2) an 210 Patienten mit > 2 Synkopen in der Vorgeschichte und einem Calgary Syncope Symptom Score > –3 wurde der Effekt von Fludrocortison auf die Zeitspanne bis zu einer erneuten vasovagalen Synkope während einer 12-monatigen Behandlung evaluiert (Sheldon et al. 2016). Das primäre Ziel einer relativen Risikoreduktion von 40 % wurde nicht erreicht, allerdings die Wahrscheinlichkeit einer erneuten Synkope unter einer stabilen Fludrocortison-Dosis signifikant verringert.

Der Serotonin Reuptake-Inhibitor Paroxetin erwies sich in einer placebokontrollierten Single-Center-Studie bei therapierefraktären vasovagalen Synkopen als wirksam (Di Girolamo et al. 1999). Die Ergebnisse wurden bislang nicht von anderen Autoren reproduziert. Für Fluoxetin konnte während einer sechsmonatigen Beobachtungsphase im Vergleich zu Propranolol und Placebo zwar kein Rückgang synkopaler Ereignisse gezeigt werden, jedoch eine verlängerte Zeitspanne bis zum nächsten Ereignis und eine Verbesserung der Lebensqualität (Theodorakis et al. 2006). Serotonin-Reuptake-Inhibitoren sind nicht zur Behandlung von Reflexsynkopen zugelassen, können aber besonders bei Patienten mit gleichzeitiger Depression oder Angststörung erfolgreich eingesetzt werden (↑, C).

Ergotaminpräparate gehören wegen ihrer niedrigen Bioverfügbarkeit bei oraler Applikation und möglichen Langzeitnebenwirkungen nicht zu den Therapeutika der ersten Wahl. Der Einsatz von Methylphenidat bei vasovagalen Synkopen wird zwar durch eine ältere kontrollierte Studie untermauert, insgesamt ist die klinische Erfahrung jedoch zu gering, um die Substanz für diese Indikation zu empfehlen (Benditt et al. 1999). Zu Theophyllin, welches neben der Adenosin-Rezeptor-Blockade und Phosphodiesterase-Inhibition eine sympathomimetische Wirkungskomponente aufweist, reicht die Datenlage für eine Therapieempfehlung ebenfalls nicht aus (↔, C). Prostaglandinsynthesehemmer wie Indometacin können über eine Abnahme der Vasodilatation den Blutdruck erhöhen, sind allerdings aufgrund ihres Nebenwirkungsprofils für eine langfristige Anwendung ungeeignet.

In schwerwiegenden Fällen von postprandialen Synkopen ist neben der Fraktionierung der Nahrungszufuhr eine probatorische Therapie mit dem Somatostatin-Analogon Octreotid, welches den Gefäßtonus im Splanchnikusareal anhebt, gerechtfertigt (↔, C). Allerdings ist diese Behandlung mit häufigen subkutanen Injektionen (25–50 µg 30 Minuten vor den Mahlzeiten) verbunden, wegen des niedrigen pH-Wertes der Lösung schmerzhaft, kann Diarrhöen verursachen und ist kostenintensiv.

### C 3.5.1.4 Herzschrittmacher

Da bis zu 50 % der aufgezeichneten Synkopen mit einer Bradykardie assoziiert sind, erscheint die Implantation eines Herzschrittmachers für Patienten mit sog. malignen (ohne Vorboten, hohe Verletzungsgefahr) vasovagalen kardioinhibitorischen Synkopen plausibel, wenn eine Anpassung der Lebensweise, Optimierung der Flüssigkeits- und Salzzufuhr sowie medikamentöse Behandlungsversuche erfolglos bleiben. Die Wirksamkeit einer Schrittmacherbehandlung bei im Kipptischtest nachgewiesenen kardioinhibitorischen Reflexsynkopen wurde in fünf großen randomisierten Multicenterstudien untersucht. In drei Studien wurde eine Schrittmacherimplantation offen verglichen mit Kontrollpatienten ohne Schrittmacher. Alle drei Studien ergaben eine deutliche Risikoreduktion für Rezidivsynkopen in den Schrittmachergruppen (Connolly et al. 1999; Sutton et al. 2000; Ammirati et al. 2001). Dagegen waren die beiden doppelblinden Studien (alle Patienten mit Schrittmacher versorgt, danach randomisiert Schrittmacher aktiviert versus nicht aktiviert) negativ bezüglich der Prävention erneuter Synkopen, insbesondere weil die Ereignisrate in der jeweiligen Kontrollgruppe deutlich niedriger war als in den offenen, vorzeitig beendeten Studien (Connolly et al. 2003; Raviele et al. 2004). Bei Patienten mit nachgewiesener Asystolie im Rahmen spontaner Synkopen wurde durch eine Schrittmacherbehandlung die Häufigkeit erneuter Synkopen von 2,7 pro Jahr auf 0,45 pro Jahr reduziert ($P = 0{,}02$) (Sud et al. 2007). Die offene International Study on Syncope of Uncertain Etiology (ISSUE-2) konnte zeigen, dass durch eine sorgfältige Patientenselektion (Patienten nach rezidivierenden Synkopen und Nachweis einer relevanten Bradykardie im EKG-Monitoring) die Effektivität einer spezifischen Therapie (Schrittmacher- bzw. Anti-Tachyarrhythmie-Therapie) deutlich gesteigert werden kann (Brignole et al. 2006). Bei in dieser Form ausgewählten Patienten lag die 1-Jahres-Rezidivrate bei Schrittmacherpatienten bei 5 % (0,05 +/- 0,15 Synkopen pro Patient/Jahr). Diese Ergebnisse wurden im Rahmen der multizentrischen, randomisierten, doppelblinden, placebokontrollierten ISSUE-3 Studie überprüft, in die 511 $\geq$ 40-jährige Patienten mit mindestens drei vasovagalen Synkopen in den vergangenen 2 Jahren eingeschlossen und mit einem implantierbaren Loop-Recorder (ILR) versorgt wurden; bei 89 Patienten, welche die Kriterien der Schrittmacher-Implantation erfüllten, ließ sich in der On-Funktion eine 32 %-ige absolute und 57 %-ige relative Reduktion der Synkopenrate im Vergleich zur Off-Funktion des Schrittmachers feststellen (Brignole et al. 2012). In einer prospektiven multizentrischen Beobachtungsstudie an 253 > 40-jährigen Patienten (Durchschnittsalter 70 ± 12 Jahre) mit rezidivierenden Reflexsynkopen ohne Vorboten bzw. einer Prodromalphase von weniger als zehn Sekunden und Nachweis einer Asystolie bei Carotis-Sinus-Massage, im Kipptischtest oder mit Hilfe eines ILR war die Rezidivrate mit 9 % nach einem Jahr und 15 % nach zwei Jahren bei den Schrittmacher-Patienten signifikant niedriger als bei den ILR-Patienten mit negativen Testergebnissen im diagnostischen Algorithmus, bei denen die Rezidivrate 22 % bzw. 37 % betrug (Brignole et al. 2015). Die Langzeitdaten der Syncope Unit Project 2 (SUP 2) Studie zeigen bei 137 Patienten mit schweren, nicht voraussagbaren Reflexsynkopen auch drei Jahre nach Herzschrittmacher-Implantation eine signifikant niedrigere Synkopen-Rezidivrate als bei 142 mittels ILR analysierten Patienten (20 % versus 43 %); am meisten profitierten Schrittmacher-Patienten mit negativem Kipptisch-Test (Brignole et al. 2015).

Bei klinischem Verdacht auf ein *Karotissinus-Syndrom* ist zunächst der Reaktionstyp zu klären und eine primär kardiale Ursache der Synkopen auszuschließen (Krahn et al. 1995). Basierend auf zwei randomisierten kontrollierten Studien werden der kardioinhibitorische und der gemischte Typ des Karotissinus-Syndroms als mögliche Herzschrittmacher-Indikation angesehen (Brignole 2003). Bei Patienten mit schwerem Karotissinus-Syndrom trat nach der Implantation eines Schrittmachers während der ca. dreijährigen Verlaufsbeobachtung in 9 % eine erneute Synkope auf im Vergleich zu 57 % bei Patienten ohne Schrittmacher (Brignole et al. 1992). In der randomisierten Syncope and Falls in the Elderly – Pacing and Carotid Sinus Evaluation (SAFE PACE) Studie an Patienten mit kardioinhibitorischer Karotissinus-Hypersensibilität wurde die Häufigkeit nicht unfallbedingter Stürze durch eine Schrittmacherbehandlung im Vergleich zu einer Kontrollgruppe um 70 % gesenkt (Kenny et al. 2001). Die Indikation für eine Schrittmacherbehandlung sollte erst nach Versagen der medikamentösen Therapie und nur bei nachgewiesenen kardioinhibitorischen Reflexsynkopen oder beim gemischten Karotissinus-Syndrom erwogen werden (↔, A). Ein Cochrane Review zur medikamentösen und Schrittmacher-Therapie von vasovagalen, Carotis sinus- und Situationssynkopen kommt auf der Grundlage von 46 randomisierten Studien, von denen sich 40 auf vasovagale und sechs auf Carotis sinus Synkopen beziehen, zu dem Ergebnis, dass die Wahrscheinlichkeit einer vasovagalen Synkope im Kipptischtest unter der Behandlung mit Betablockern, ACE-Hemmern und Anticholinergika geringer ist als unter nicht-pharmakologischer Standardtherapie, und dass Midodrin im Vergleich zu Placebo das Synkopen-Risiko bei Carotis sinus Massage verringert; zur Situationssynkope liegen keine adäquaten klinischen Studien vor. Zusammenfassend sehen die Autoren keine ausreichende Evidenz für die Empfehlung einer pharmakologischen oder Schrittmacherbehandlung bei Patienten mit vasovagalen oder Carotis sinus Synkopen, sie fordern breiter angelegte Studien mit Patienten-relevanten Outcome-Parametern (Romme et al. 2011).

## C 3.5.2 Behandlung der orthostatischen Hypotension (OH) und orthostatischen Intoleranz

Die OH erfordert ein individuelles, abgestuftes Behandlungskonzept unter Vermeidung einer supinen Hypertension. Entscheidend ist die Verbesserung des Funktionszustands des Patienten, nicht das Erreichen eines bestimmten Blutdruckniveaus.

### C 3.5.2.1 Verhaltensmaßnahmen

Zunächst ist eine diagnostische Zuordnung und Behandlung der zugrundeliegenden Erkrankung anzustreben. Bei medikamentös induzierter OH sollte die auslösende Substanz abgesetzt werden. Hierunter kann die orthostatische Symptomatik oft beseitigt werden (↑, A). Häufig führen Verhaltensmaßnahmen analog zu der Behandlung von Reflexsynkopen zu einer deutlichen Besserung orthostatischer Symptome. Durch eine gezielte Patientenaufklärung und das Vermeiden von Risikosituationen lassen sich die Beschwerden häufig lindern (↑, A). Das Ziel symptomatischer Therapieansätze ist die Kreislaufstabilisierung unter Orthostasebedingungen durch eine Erhöhung des intravasalen Volumens bzw. Verringerung der Volumenverschiebung in abhängige Körperpartien. In der Regel erreicht man durch eine nur leichte Anhebung des Blutdrucks über die autoregulatorische Schwelle bereits deutliche funktionelle Ergebnisse. Wenn kein behandlungsbedürftiger arterieller Hypertonus vorliegt, kann durch ausreichende Flüssigkeits- (↑, A) und Salzzufuhr (↑, A) das intravasale Volumen angehoben werden (Claydon und Hainsworth 2004). Durch das Trinken von 500 ml Wasser lässt sich die orthostatische Toleranz im Kipptischtest bei Patienten mit orthostatischen Synkopen verbessern (Claydon et al. 2006), dieser Effekt wird durch die zusätzliche Einnahme von Kochsalz paradoxerweise vermindert (Raj et al. 2006). Analog zum Prozedere bei orthostatischen Reflexsynkopen können auch bei OH PCM's (↑, B) helfen, orthostatische Symptome zu lindern oder eine orthostatische Synkope zu verhindern (van Lieshout et al. 1992). Dem venösen Pooling bei älteren Patienten mit autonomer Dysfunktion kann durch Bauchcorsagen entgegengewirkt werden (Smit et al. 2004; Podoleanu et al. 2006). Bei der hypoadrenergen OH kann das Tragen von Kompressionsstrümpfen (↔, C), das Mitführen eines Klappstuhles (fishing chair) und das Schlafen mit um 20–30 Grad erhöhtem Oberkörper (↔, C) über eine Aktivierung des Renin-Angiotensin-Aldosteron-Systems die orthostatischen Symptome verbessern (Wasner und Baron 2000). Beim POTS werden eine ausreichende Flüssigkeits- und Salzzufuhr, regelmäßiger Ausdauersport und ggf. PCM's sowie Kompressionsstrümpfe empfohlen (↔, C).

#### C 3.5.2.2 Pharmakotherapie

Rationale der Pharmakotherapie ist eine Verbesserung der Vasokonstriktion und/oder die Anhebung des intravasalen Volumens. **Tab. C 3.3** zeigt einen Überblick über die Pharmakotherapie der neurogenen orthostatischen Hypotension. Die Wirksamkeit des Alpha-Agonisten Midodrin wurde durch drei randomisierte klinische Studien

**Tab. C 3.3:** Pharmakotherapie der neurogenen orthostatischen Hypotension

| Wirkstoff (Handelsname) | Tagesdosis | Indikation (Empfehlungsstärke, Evidenzlevel) | Nebenwirkungen |
|---|---|---|---|
| Fludrocortison | 0,05–0,2 mg p. o. | orthostatische Hypotonie, NKS (↑, A) | Hypokaliämie, Ödeme |
| Midodrin | 3 × 2,5–10 mg p. o. | NOH, NKS (↑↑, A) | Unruhe, Parästhesien, Palpitationen, VRS, Pruritus, Harnverhalt |
| Etilefrin | 3 x 5–10 mg p. o. | orthostatische Hypotonie (↔, C) | Unruhe, Tremor, supine Hypertension, Schwitzen, VRS, AP, Tachykardie |
| Yohimbin | 2–3 × 5–10 mg p. o. | therapierefraktäre NOH (↔, C) | Erregungszustände, Tremor, supine Hypertension, Tachykardie, Palpitationen, Schwindel, Schwitzen, Hautrötung, Kopfschmerzen, GIT-Symptome |
| Clonidin | 0,25 mg p. o. | therapierefraktäre NOH (↔, C) | Sedierung, Mundtrockenheit, Kopfschmerzen, Schwindel, Nausea, Bradykardie, Raynaud-Syndrom, Haarausfall |
| Dihydroergotaminmesilat | 2 × 2,5 mg p. o. | orthostatische Dysregulation (↔, C) | Nausea, Parästhesien, Muskelschmerzen, Schwindel, AP, Bradykardie |
| Desmopressin | 10–40 µg nasal bzw. 0,2–0,4 mg p. o. | Polyurie (↔, C) | Wasserretention, Hyponatriämie, Nausea, Hirnödem |
| Octreotid | 1–3 × 25–50 µg s. c. | postprandiale Hypotension (↔, C) | lokale Schmerzen, GIT-Beschwerden, postprandiale Hyperglykämie |
| Pyridostigminbromid | 10–60 mg p. o. | NOH bei MSA, PAF, POTS oder autonomer Neuropathie (↑, C) | Akkommodationsstörung, Tränenfluss, Schwitzen, Hypersalivation, GIT-Beschwerden, erhöhte Bronchialsekretion, Bronchospasmen, Faszikulationen |
| L-threo-Dihydroxyphenylserin | 200–600 mg p. o. | NOH bei MSA und PFA (↑↑, A) | Angst, Tremor, supine Hypertension, Hautblässe, VRS, AP, Hyperglykämie |
| Domperidon | 3 × 10 mg p. o. | Dopaminagonisten-induzierte orthostatische Hypotension (↔, B) | EPM-Symptome, Mundtrockenheit, Angst, VRS |

AP Angina pectoris, EPM extrapyramidalmotorisch, GIT Gastrointestinaltrakt, MSA Multisystematrophie, NKS neurokardiogene Synkope, NOH neurogene orthostatische Hypotension, PAF pure autonomic failure, p. o. per os, POTS posturales Tachykardie-Syndrom, s. c. subcutan, VRS ventrikuläre Rhythmusstörungen

belegt (Jankovic et al. 1993; Low et al. 1997; Wright et al. 1998) (↑↑, A). Die Gabe von Fludrocortison verringert durch Flüssigkeitsretention den Wasser- und Salzverlust und vergrößert somit das intravasale Volumen. Bei hypoadrenerger OH erhöht Fludrocortison in Kombination mit Schlaf bei erhöhtem Kopf und Oberkörper den orthostatischen Blutdruck und führt zu einer Reduktion orthostatischer Symptome (ten Harkel et al. 1992; van Lieshout et al. 2000) (↑, A). Midodrin und Fludrocortison können auch kombiniert werden. Auf die Entwicklung eines Liegendhypertonus' sollte geachtet werden. Bei Patienten mit *Multisystematrophie* und pure autonomic failure führt L-threo-3-(3,4-dihydroxyphenyl)-L-serin (Droxidopa, L-DOPS) (eine synthetische Aminosäure, die zu Noradrenalin decarboxyliert wird) zu einer Abnahme des orthostatischen systolischen Blutdruckabfalls (Mathias et al. 2001), einem Anstieg des mittleren Blutdrucks im Liegen und im Stehen für mehrere Stunden und verbessert die orthostatische Toleranz (Kaufmann et al. 2003). Das Präparat wird in Japan hergestellt und kann über die internationale Apotheke bezogen werden. Es ist Therapie der ersten Wahl beim kongenitalen Dopamin-β-Hydroxylase-Mangel, der sich als rein adrenerge Neuropathie manifestiert (↑↑, A). Im fortgeschrittenen Stadium einer Multisystematrophie kommt bei Versagen der konventionellen Therapie eine langfristige Behandlung mit Noradrenalin über ein implantierbares Port-System in Betracht (Kribben et al. 1998).

Für spezielle Situationen stehen Präparate zur Verfügung, deren Wirksamkeit aber nicht durch adäquate klinische Studien belegt ist. Bei OH unter der Behandlung mit Dopamin-Agonisten kann der periphere Dopamin-D2-Rezeptor-Antagonist Domperidon zur Verbesserung der Kreislaufsituation eingesetzt werden (↔, C) (Lang 2001). Ferner kommen zur Anwendung der zentrale α2-Agonist Clonidin, Etilefrin (3× tgl. 5–10 mg) (↔, C), der Vasopressin-2-Rezeptor-Agonist Desmopressin (zur Reduktion der Nykturie: 100–400 µg) (C, ↔) und der α2-Antagonist Yohimbin (6 mg/d) (↔, C). Der Acetylcholinesterase-Inhibitor Pyridostigmin führt zu einer Orthostase-spezifischen Blutdruckerhöhung, vermittelt über cholinerge präganglionäre Sympathikus-Neurone, deren Aktivität im Liegen gering ist und im Stehen zunimmt (Singer et al. 2003) (↑, C). In einer randomisierten Crossover-Studie an Patienten mit neurogener OH wurde der diastolische Blutdruckabfall im Stehen durch Pyridostigmin allein wie auch in Kombination mit Midodrin im Vergleich zu Placebo signifikant verringert (Singer et al. 2006).

Zur Pharmakotherapie des POTS liegen keine ausreichenden klinischen Studien vor. Propranolol (20 mg/d p. o.) reduzierte in einer randomisierten Crossover-Studie gegenüber Placebo sowohl die Tachykardie als auch die mittels Vanderbilt POTS Symptom Score erfassten Beschwerden signifikant, wobei mit einer höheren Propranolol-Dosierung (80 mg/d) keine weitere Verbesserung erreicht wurde (Raj et al. 2009). In der klinischen Routine kommen Dosierungen von 10–40 mg zum Einsatz (↔, C). Analog zur OH bzw. zu Reflexsynkopen kann ein Behandlungsversuch mit Midodrin (3 × tgl. 2,5–10 mg) und/oder Fludrocortison (0,1–0,2 mg/d) (↔, C) oder mit einem SSRI (z. B. Paroxetin 20 mg/d) erfolgen (↔, C). In einer klinischen Studie war der body mass index (BMI) bei 54 Kindern mit POTS signifikant niedriger als in der Kontrollgruppe und mit dem therapeutischen Ansprechen auf eine orale Rehydratationslösung (250 ml/d) assoziiert (Li et al. 2016).

### C 3.5.3 Behandlung kardiogener Synkopen

Zur Behandlung angeborener oder erworbener kardialer Rhythmusstörungen sowie mechanischer Ursachen kardiogener Synkopen wird auf die kardiologische Literatur verwiesen.

## Literatur


Alboni P, Alboni M, Bertorelle G. The origin of vasovagal syncope: to protect the heart or to escape predation? Clin Auton Res 2008; 18(4): 170–178.

Ammirati F, Colivicchi F, Santini M. Permanent cardiac pacing versus medical treatment for the prevention of recurrent vasovagal syncope: a multicenter, randomized, controlled trial. Circulation 2001; 104(1): 52–57.

Aydin, M. A., K. Mortensen, T. V.Salukhe, I. Wilke, M. Ortak, I. Drewitz, B. Hoffmann, K. Mullerleile, A. Sultan, H. Servatius, D. Steven, Y. von Kodolitsch, T. Meinertz, R. Ventura and S. Willems »A standardized education protocol significantly reduces traumatic injuries and syncope recurrence: an observational study in 316 patients with vasovagal syncope.« Europace 2012; 14(3): 410–415.

Benditt DG, Fahy GJ, Lurie KG, Sakaguchi S, Fabian W, Samniah N. Pharmacotherapy of neurally mediated syncope. Circulation 1999; 100(11): 1242–1248.

Bräuninger S, Maas A, Nanke C, Stellwaag M, Uebis S, Lambertz H. [Tilt-table study in vasovagal syncope. The diagnostic gain from isoprenaline administration]. Dtsch Med Wochenschr 1996; 121(31–32): 971–977.

Brembilla-Perrot B, Muhanna I, Marcon O, Popovic B, Terrier de la Chaise A, Louis P et al. Increased sensitivity of electrophysiological study by isoproterenol infusion in unexplained syncope. Int J Cardiol 2006; 106(1): 82–87.

Brignole M, Menozzi C, Lolli G, Bottoni N, Gaggioli G. Long-term outcome of paced and nonpaced patients with severe carotid sinus syndrome. Am J Cardiol 1992; 69(12): 1039–1043.

Brignole M, Alboni P, Benditt D, Bergfeldt L, Blanc JJ, Bloch Thomsen PE et al. Task force on syncope, European Society of Cardiology. Part 1. The initial evaluation of patients with syncope. Europace 2001; 3(4): 253–260.

Brignole M, Alboni P, Benditt D, Bergfeldt L, Blanc JJ, Bloch Thomsen PE et al. Guidelines on management (diagnosis and treatment) of syncope. Eur Heart J 2001; 22(15): 1256–1306.

Brignole M, Vardas P, Hoffman E, Huikuri H, Moya A, Ricci R, Sulke N, Wieling W. Indications for the use of diagnostic implantable and external ECG loop recorders. Europace 2009; 11: 671–687.

Brignole M, Croci F, Menozzi C, Solano A, Donateo P, Oddone D, Puggioni E, Lolli G. Isometric arm counter-pressure maneuvers to abort impending vasovagal syncope. J Am Coll Cardiol 2002; 40(11): 2053–2059.

Brignole M, Donateo P, Menozzi C. The diagnostic value of ATP testing in patients with unexplained syncope. Europace 2003; 5(4): 425–428.

Brignole M. Randomized clinical trials of neurally mediated syncope. J Cardiovasc Electrophysiol 2003; 14(9 Suppl): 64–69.

Brignole M, Menozzi C, Bartoletti A, Giada F, Lagi A, Ungar A et al. A new management of syncope: prospective systematic guideline-based evaluation of patients referred urgently to general hospitals. Eur Heart J 2006; 27(1): 76–82.

Brignole M, Sutton R, Menozzi C, Garcia-Civera R, Moya A, Wieling W et al. Early application of an implantable loop recorder allows effective specific therapy in patients with recurrent suspected neurally mediated syncope. Eur Heart J 2006; 27(9): 1085–1092.

Brignole M, Sutton R, Menozzi C, Garcia-Civera R, Moya A, Wieling W et al. Lack of correlation between the responses to tilt testing and adenosine triphosphate test and the mechanism of spontaneous neurally mediated syncope. Eur Heart J 2006; 27(18): 2232–2239.

Brignole M, Menozzi C, Moya A, Andresen D, Blanc JJ, Krahn AD, Wieling W, Beiras X, Deharo JC, Russo V, TomainoM, Sutton R. »Pacemaker therapy in patients with neurally mediated syncope and documented asystole: Third International Study on Syncope of Uncertain Etiology (ISSUE-3): a randomized trial.« Circulation 2012; 125(21): 2566–2571.

Brignole M, Ammirati F, Arabia F, Quartieri F, Tomaino A, Ungar A, Lunati M, Russo V, Del Rosso A, Gaggioli G. »Assessment of a standardized algorithm for cardiac pacing in older patients affected by severe unpredictable reflex syncopes.« Eur Heart J 2015; 36(24): 1529–1535.

Brignole M, Arabia F, Ammirati F, Tomaino M, Quartieri F, Rafanelli M, Del Rosso A, Rita Vecchi M, Russo V, Gaggioli G. »Standardized algorithm for cardiac pacing in older patients affected by severe unpredictable reflex syncope: 3-year insights from the Syncope Unit Project 2 (SUP 2) study.« Europace 2015.

Britton JW, Benarroch E. Seizures and syncope: anatomic basis and diagnostic considerations. Clin Auton Res 2006; 16(1): 18–228.

Chu, W., C. Wang, L. Wu, P. Lin, F. Li and R. Zou »Oral rehydration salts: an effective choice for the treatment of children with vasovagal syncope.« Pediatr Cardiol 2015; 36(4): 867–872.

Claydon VE, Hainsworth R. Salt supplementation improves orthostatic cerebral and peripheral vascular control in patients with syncope. Hypertension 2004; 43(4): 809–813.

Claydon VE, Schroeder C, Norcliffe LJ, Jordan J, Hainsworth R. Water drinking improves orthostatic tolerance in patients with posturally related syncope. Clin Sci (Lond) 2006; 110(3): 343–352.

Colman N, Nahm K, Ganzeboom KS, Shen WK, Reitsma J, Linzer M, Wieling W, Kaufmann H. Epidemiology of reflex syncope. Clin Auton Res 2004; 14(Suppl 1): 9–17.

Connolly SJ, Sheldon R, Roberts RS, Gent M. The North American Vasovagal Pacemaker Study (VPS). A randomized trial of permanent cardiac pacing for the prevention of vasovagal syncope. J Am Coll Cardiol 1999; 33(1): 16–20.

Connolly SJ, Sheldon R, Thorpe KE, Roberts RS, Ellenbogen KA, Wilkoff BL et al. Pacemaker therapy for prevention of syncope in patients with recurrent severe vasovagal syncope: Second Vasovagal Pacemaker Study (VPS II): a randomized trial. Jama 2003; 289(17): 2224–2229.

Del Rosso A, Alboni P, Brignole M, Menozzi C, Raviele A. Relation of clinical presentation of syncope to the age of patients. Am J Cardiol 2005; 96(10): 1431–1435.

Di Girolamo E, Di Iorio C, Leonzio L, Sabatini P, Ranalli G, Barsotti A. [Effectiveness of paroxetine in the treatment of refractory vasovagal syncope in young patients]. G Ital Cardiol 1999; 29(12): 1472–1477.

Di Girolamo E, Di Iorio C, Leonzio L, Sabatini P, Barsotti A. Usefulness of a tilt training program for the prevention of refractory neurocardiogenic syncope in adolescents: A controlled study. Circulation 1999; 100(17): 1798–1801.

Duygu H, Zoghi M, Turk U, Akyuz S, Ozerkan F, Akilli A, Erturk U, Onder R, Akin M. The role of tilt training in preventing recurrent syncope in patients with vasovagal syncope: a prospective and randomized study. Pacing Clin Electrophysiol 2008; 31(5): 592–596.

Ector H, Willems R, Heidbuchel H, Reybrouck T. Repeated tilt testing in patients with tilt-positive neurally mediated syncope. Europace 2005; 7(6): 628–633.

Foglia-Manzillo G, Giada F, Gaggioli G, Bartoletti A, Lolli G, Dinelli M et al. Efficacy of tilt training in the treatment of neurally mediated syncope. A randomized study. Europace 2004; 6(3): 199–204.

Freeman R. Assessment of cardiovascular autonomic function. Clin Neurophysiol 2006; 117(4): 716–730.

Grubb BP, Kosinski DJ, Boehm K, Kip K. The postural orthostatic tachycardia syndrome: a neurocardiogenic variant identified during head-up tilt table testing. Pacing Clin Electrophysiol 1997; 20(9 Pt 1): 2205–2212.

Healey J, Connolly SJ, Morillo CA. The management of patients with carotid sinus syndrome: is pacing the answer? Clin Auton Res 2004; 14(Suppl 1): 80–86.

Hess CW. Nichtepileptische Anfälle – Einführung und Überblick. Akt Neurol 2001; 28: 2–6.

Hilz MJ, Stemper B, Neundörfer B. [Physiology and methods for studying the baroreceptor reflex]. Fortschr Neurol Psychiatr 2000; 68(1): 37–47.

Ho RT, Wicks T, Wyeth D, Nei M. Generalized tonic-clonic seizures detected by implantable loop recorder devices: diagnosing more than cardiac arrhythmias. Heart Rhythm 2006; 3(7): 857–861.

Jacob G, Costa F, Shannon JR, Robertson RM, Wathen M, Stein M et al. The neuropathic postural tachycardia syndrome. N Engl J Med 2000; 343(14): 1008–1014.

Jäger D. Kardial bedingte Synkopen. Akt Neurol 2001; 28: 10–14.

Jankovic J, Gilden JL, Hiner BC, Kaufmann H, Brown DC, Coghlan CH, Rubin M, Fouad-Tarazi M. Neurogenic orthostatic hypotension: a double-blind, placebo-controlled study with midodrine. Am J Med 1993; 95(1): 38–48.

Kapoor WN. Evaluation and outcome of patients with syncope. Medicine (Baltimore) 1990; 69(3): 160–175.

Kaufmann H, Saadia D, Voustianiouk A. Midodrine in neurally mediated syncope: a double-blind, randomized, crossover study. Ann Neurol 2002; 52(3): 342–345.

Kaufmann H, Saadia D, Voustianiouk A, Goldstein DS, Holmes C, Yahr MD et al. Norepinephrine precursor therapy in neurogenic orthostatic hypotension. Circulation 2003; 108(6): 724–728.

Kenny RA, Richardson DA, Steen N, Bexton RS, Shaw FE, Bond J. Carotid sinus syndrome: a modifiable risk factor for nonaccidental falls in older adults (SAFE PACE). J Am Coll Cardiol 2001; 38(5): 1491–1496.

Kinay O, Yazici M, Nazli C, Acar G, Gedikli O, Altinbas A, Kahraman H, Dogan A, Ozaydin M, Tuzun N, Ergene O. Tilt training for recurrent neurocardiogenic syncope: effectiveness, patient compliance, and scheduling the frequency of training sessions. Jpn Heart J 2004; 45(5): 833–843.

Kochiadakis GE, Orfanakis AE, Chrysostomakis SI, Skalidis EI, Simandirakis EN, Vardas PE. The contribution of isoproterenol to the prolonged tilt test. Int J Cardiol 1995; 52(2): 157–162.

Krahn AD, Klein GJ, Norris C, Yee R. The etiology of syncope in patients with negative tilt table and electrophysiological testing. Circulation 1995; 92(7): 1819–1824.

Krediet CT, van Dijk N, Linzer M, van Lieshout JJ, Wieling W. Management of vasovagal syncope: controlling or aborting faints by leg crossing and muscle tensing. Circulation 2002; 106(13): 1684–1689.

Kribben A, Bremer C, Fritschka E, Koeppen S, Ahrens O, Philipp T. Ambulatory infusion of noradrenaline for long-term treatment of Shy-Drager syndrome. Kidney Blood Press Res 1998; 21(1): 70–73.

Lempert T. [Syncope. Phenomenology and differentiation from epileptic seizures]. Nervenarzt 1997; 68(8): 620–624.

Li H, Wang Y, Liu P, Chen Y, Feng X, Tang C, Du J, Jin H. »Body Mass Index (BMI) is Associated with the Therapeutic Response to Oral Rehydration Solution in Children with Postural Tachycardia Syndrome.« Pediatr Cardiol 2016.

Liao Y, Li X, Zhang Y, Chen S, Tang C, Du J. alpha-Adrenoceptor agonists for the treatment of vasovagal syncope: a meta-analysis of worldwide published data. Acta Paediatr 2009; 98(7): 1194–200.

Low PA, Gilden JL, Freeman R, Sheng KN, McElligott MA. Efficacy of midodrine vs placebo in neurogenic orthostatic hypotension. A randomized, double-blind multicenter study. Midodrine Study Group. Jama 1997; 277(13): 1046–1051.

Low PA. Autonomic neuropathies. Curr Opin Neurol 1998; 11(5): 531–537.

Madrid AH, Ortega J, Rebollo JG, Manzano JG, Segovia JG, Sanchez A et al. Lack of efficacy of atenolol for the prevention of neurally mediated syncope in a highly symptomatic population: a prospective, double-blind, randomized and placebo-controlled study. J Am Coll Cardiol 2001; 37(2): 554–559.

Mathias CJ, Kimber JR. Treatment of postural hypotension. J Neurol Neurosurg Psychiatry 1998; 65(3): 285–289.

Mathias CJ, Mallipeddi R, Bleasdale-Barr K. Symptoms associated with orthostatic hypotension in pure autonomic failure and multiple system atrophy. J Neurol 1999; 246(10): 893–898.

Mathias CJ, Senard JM, Braune S, Watson L, Aragishi A, Keeling JE et al. L-threo-dihydroxyphenylserine (L-threo-DOPS; droxidopa) in the management of neurogenic orthostatic hypotension: a multi-national, multi-center, dose-ranging study in multiple system atrophy and pure autonomic failure. Clin Auton Res 2001; 11(4): 235–242.

Moya A, Sutton R, Ammirati F, Blanc JJ, Brignole M et al. Guidelines for the diagnosis and management of syncope (version 2009): the Task Force for the Diagnosis and Management of Syncope of the European Society of Cardiology (ESC). Eur Heart J 2009; 30(21): 2631–2671.

Naschitz JE, Rosner I. Orthostatic hypotension: framework of the syndrome. Postgrad Med J 2007: 83(983): 568–574.

On YK, Park J, Huh J, Kim JS. Is home orthostatic self-training effective in preventing neurally mediated syncope? Pacing Clin Electrophysiol 2007; 30(5): 638–643.

Petersen ME, Williams TR, Sutton R. Psychogenic syncope diagnosed by prolonged head-up tilt testing. QJM 1995; 88(3): 209–213.

Petkar S, Hamid T, Iddon P, Clifford A, Rice N, Claire R, et al. Prolonged implantable electrocardiographic monitoring indicates a high rate of misdiagnosis of epilepsy – REVISE study. Europace. 2012; 14(11): 1653–1660.

Podoleanu C, Maggi R, Brignole M, Croci F, Incze A, olano A, Puggioni E, Carasca E. Lower limb and abdominal compression bandages prevent progressive orthostatic hypotension in elderly persons: a randomized single-blind controlled study. J Am Coll Cardiol 2006; 48(7): 1425–1432.

Puppala VK, Dickinson O, Benditt DG. Syncope: Classification and risk stratification. Journal of Cardiology 2014; 63: 171–177.

Raj SR, Rose S, Ritchie D, Sheldon RS. The Second Prevention of Syncope Trial (POST II) – a randomized clinical trial of fludrocortisone for the prevention of neurally mediated syncope: rationale and study design. Am Heart J 2006; 151(6): 1186 e11–17.

Raj SR, Biaggioni I, Black BK, Rali A, Jordan J, Taneja I et al. Sodium paradoxically reduces the gastropressor response in patients with orthostatic hypotension. Hypertension 2006; 48(2): 329–334.

Raj SR, Black BK, Biaggioni I, Paranjape SY, Ramirez M, Dupont WD et al. Propranolol decreases tachycardia and improves symptoms in the postural tachycardia syndrome: less is more. Circulation 2009; 120(9): 725–734.

Raj SR, Faris PD, McRae M, Sheldon RS. »Rationale for the prevention of syncope trial IV: assessment of midodrine.« Clin Auton Res 2012; 22(6): 275–280.

Raj SR, Faris PD, Semeniuk L, Manns B, Krahn AD, Morillo CA, Benditt DG, Sheldon RS. »Rationale for the Assessment of Metoprolol in the Prevention of Vasovagal Syncope in Aging Subjects Trial (POST5).« Am Heart J 2016; 174: 89–94.

Raviele A, Brignole M, Sutton R, Alboni P, Giani P, Menozzi C et al. Effect of etilefrine in preventing syncopal recurrence in patients with vasovagal syncope: a double-blind, randomized, placebo-controlled trial. The Vasovagal Syncope International Study. Circulation 1999; 99(11): 1452–1457.

Raviele A, Giada F, Menozzi C, Speca G, Orazi S, Gasparini G et al. A randomized, double-blind, placebo-controlled study of permanent cardiac pacing for the treatment of recurrent tilt-induced vasovagal syncope. The vasovagal syncope and pacing trial (SYNPACE). Eur Heart J 2004; 25(19): 1741–1748.

Reybrouck T, Heidbuchel H, Van De Werf F, Ector H. Long-term follow-up results of tilt training therapy in patients with recurrent neurocardiogenic syncope. Pacing Clin Electrophysiol 2002; 25(10): 1441–1446.

Reybrouck T, Ector H. Tilt training: a new challenge in the treatment of neurally mediated syncope. Acta Cardiol 2006; 61(2): 183–189.

Romme JJ, Reitsma JB, Go-Schon IK, Harms MP, Ruiter JH, Luitse JS, Lenders JW, Wieling W, van Dijk N. Prospective evaluation of non-pharmacological treatment in vasovagal syncope. Europace 2010; 12(4): 567–573.

Romme JJ, Reitsma JB, Black CN, Colman N, Scholten RJ., Wieling W, van Dijk N. »Drugs and pacemakers for vasovagal, carotid sinus and situational syncope.« Cochrane Database Syst Rev 2011(10): CD004194.

Romme JJ, van Dijk N, Go-Schon IK, Reitsma JB, Wieling W. »Effectiveness of midodrine treatment in patients with recurrent vasovagal syncope not responding to non-pharmacological treatment (STAND-trial).« Europace 2011; 13(11): 1639–1647.

Salim MA, Di Sessa TG. Effectiveness of fludrocortisone and salt in preventing syncope recurrence in children: a double-blind, placebo-controlled, randomized trial. J Am Coll Cardiol 2005; 45(4): 484–488.

Shannon JR, Flattem NL, Jordan J, Jacob G, Black BK, Biaggioni I et al. Orthostatic intolerance and tachycardia associated with norepinephrine-transporter deficiency. N Engl J Med 2000; 342(8): 541–549.

Sheldon RS, Sheldon AG, Connolly SJ, Morillo CA, Klingenheben T, Krahn AD et al. Age of first faint in patients with vasovagal syncope. J Cardiovasc Electrophysiol 2006; 17(1): 49–54.

Sheldon R, Connolly S, Rose S, Klingenheben T, Krahn A, Morillo C et al. Prevention of Syncope Trial (POST): a randomized, placebo-controlled study of metoprolol in the prevention of vasovagal syncope. Circulation 2006; 113(9): 1164–1170.

Sheldon RS, Amuah JE, Connolly SJ, Rose S, Morillo CA, Talajic M et al. Effect of metoprolol on quality of life in the Prevention of Syncope Trial. J Cardiovasc Electrophysiol 2009; 20(10): 1083–1088.

Sheldon RS, Morillo CA, Klingenheben T, Krahn AD, Sheldon A, Rose MS. »Age-dependent effect of beta-blockers in preventing vasovagal syncope.« Circ Arrhythm Electrophysiol 2012; 5(5): 920–926.

Sheldon R, Raj SR, Rose MS, Morillo CA, Krahn AD, Medina E, Talajic M, Kus T, Seifer CM, Lelonek M, Klingenheben T, Parkash R, Ritchie D, McRae M. »Fludrocortisone for the Prevention of Vasovagal Syncope: A Randomized, Placebo-Controlled Trial.« J Am Coll Cardiol 2016; 68(1): 1–9.

Singer W, Opfer-Gehrking TL, McPhee BR, Hilz MJ, Bharucha AE, Low PA. Acetylcholinesterase inhibition: a novel approach in the treatment of neurogenic orthostatic hypotension. J Neurol Neurosurg Psychiatry 2003; 74(9): 1294–1298.

Singer W, Sandroni P, Opfer-Gehrking TL, Suarez GA, Klein CM, Hines S et al. Pyridostigmine treatment trial in neurogenic orthostatic hypotension. Arch Neurol 2006; 63(4): 513–518.

Smit AA, Wieling W, Fujimura J, Denq JC, Opfer-Gehrking TL, Akarriou M et al. Use of lower abdominal compression to combat orthostatic hypotension in patients with autonomic dysfunction. Clin Auton Res 2004; 14(3): 167–175.

Soteriades ES, Evans JC, Larson MG, Chen MH, Chen L, Benjamin EJ, Levy D. Incidence and prognosis of syncope. N Engl J Med 2002; 347(12): 878–885.

Sud S, Massel D, Klein GJ, Leong-Sit P, Yee R, Skanes AC, Gula LJ, Krahn AD. The expectation effect and cardiac pacing for refractory vasovagal syncope. Am J Med 2007; 120(1): 54–62.

Sud S, Klein GJ, Skanes AC, Gula LJ, Yee R, Krahn AD. Implications of mechanism of bradycardia on response to pacing in patients with unexplained syncope. Europace 2007; 9(5): 312–318.

Sutton R. Vasovagal syncope: prevalence and presentation. An algorithm of management in the aviation environment. Eur Heart J 1999; 1(Suppl D): 109–113.

Sutton R, Brignole M, Menozzi C, Raviele A, Alboni P, Giani P, Moya A. Dual-chamber pacing in the treatment of neurally mediated tilt-positive cardioinhibitory syncope: pacemaker versus no therapy: a multicenter randomized study. The Vasovagal Syncope International Study (VASIS) Investigators. Circulation 2000; 102(3): 294–299.

Ten Harkel AD, Van Lieshout JJ, Wieling W. Treatment of orthostatic hypotension with sleeping in the head-up tilt position, alone and in combination with fludrocortisone. J Intern Med 1992; 232(2): 139–145.

The Consensus Committee of the American Autonomic Society and the American Academy of Neurology. Consensus statement on the definition of orthostatic hypotension, pure autonomic failure, and multiple system atrophy. Neurology 1996; 46(5): 1470.

Theodorakis GN, Leftheriotis D, Livanis EG, Flevari P, Karabela G, Aggelopoulou N et al. Fluoxetine vs. propranolol in the treatment of vasovagal syncope: a prospective, randomized, placebo-controlled study. Europace 2006; 8(3): 193–198.

van Dijk JG, Sheldon R. Is there any point to vasovagal syncope? Clin Auton Res 2008; 18(4): 167–169.

van Dijk N, de Bruin IG, Gisolf J, de Bruin-Bon HA, Linzer M, van Lieshout JJ et al. Hemodynamic effects of leg crossing and skeletal muscle tensing during free standing in patients with vasovagal syncope. J Appl Physiol 2005; 98(2): 584–590.

van Dijk N, Quartieri F, Blanc JJ, Garcia-Civera R, Brignole M, Moya A, Wieling W. Effectiveness of physical counterpressure maneuvers in preventing vasovagal syncope: the Physical Counterpressure Manoeuvres Trial (PC-Trial). J Am Coll Cardiol 2006; 48(8): 1652–1657.

van Lieshout JJ, ten Harkel AD, Wieling W. Physical manoeuvres for combating orthostatic dizziness in autonomic failure. Lancet 1992; 339(8798): 897–898.

van Lieshout JJ, ten Harkel AD, Wieling W. Fludrocortisone and sleeping in the head-up position limit the postural decrease in cardiac output in autonomic failure. Clin Auton Res 2000; 10(1): 35–42.

Wasner G, Baron R. Orthostatische Kreislaufdysregulation – Klinik, Pathophysiologie und Therapie. Akt Neurol 2000; 27: 157–169.

Wright RA, Kaufmann HC, Perera R, Opfer-Gehrking TL, McElligott MA, Sheng KN et al. A double-blind, dose-response study of midodrine in neurogenic orthostatic hypotension. Neurology 1998; 51(1): 120–124.

Zeng H, Ge K, Zhang W, Wang G, Guo L. The effect of orthostatic training in the prevention of vasovagal syncope and its influencing factors. Int Heart J 2008; 49(6): 707–712.

# D Kognitive und Verhaltensstörungen

# D 1 Aphasie

*von A. Flöel und H. Ackermann**

## D 1.1 Klinik

### D 1.1.1 Definitionen

Als »Aphasie« werden Kommunikationsstörungen bezeichnet, die durch eine erworbene Hirnschädigung oder -erkrankung bedingt sind und sich sowohl auf laut- als auch schriftsprachliche Äußerungen erstrecken. In der Regel sind dabei Sprachproduktion und Sprachverständnis betroffen. Allerdings können die einzelnen Domänen des Sprachsystems (Laut-/Schriftsprache, Sprachproduktion/-verständnis) in unterschiedlichem Ausmaß beeinträchtigt sein. Abhängig von Lokalisation und Ausdehnung der zugrundeliegenden Läsion werden aphasische Syndrome von sensomotorischen, affektiven oder zusätzlichen kognitiven Beeinträchtigungen begleitet, die unter Umständen die Kommunikationsstörung verstärken und Rehabilitationsmaßnahmen erschweren.

### D 1.1.2 Aphasische und nicht-aphasische Kommunikationsstörungen

Die Linguistik unterscheidet drei grundlegende Beschreibungsebenen bzw. Verarbeitungsstufen des menschlichen Sprachsystems: Phonologie (Lautstruktur lexikalischer Einheiten), Syntax (Wortstellung und -beugung in Sätzen) und Semantik (Bedeutung sprachlicher Äußerungen). In der Regel weisen die Äußerungen von Aphasikern in allen genannten Dimensionen charakteristische Beeinträchtigungen auf (Weniger 2014; **Kasten D 1.1**). Meist werden die expressiven und perzeptiven lautsprachlichen Funktionseinschränkungen von in ihrer Form und Ausprägung vergleichbaren Lesestörungen begleitet. Abzugrenzen sind die durch distinkte sprachsystematische Defizite gekennzeichneten Aphasien von Kommunikationsstörungen, die durch Beeinträchtigungen vorgeschalteter bzw. nachgeordneter perzeptueller und motorischer Leistungen bedingt sind, einen herabgesetzten oder erhöhten Sprechantrieb widerspiegeln oder Begleiterscheinungen eines intellektuellen Abbaus darstellen (Ackermann und Wildgruber 2006; Ackermann et al. 2010; **Kasten D 1.2**). Häufig ist in Verbindung mit aphasischen Konstellationen eine bukkofaziale Apraxie zu beobachten, ein Syndrom, das durch eine kompromittierte Kontrolle willkürlicher nichtsprachlicher orofazialer Bewegungsabläufe charakterisiert ist (Bizzozero et al. 2000).[1]

### D 1.1.3 Aphasische Syndrome: Klassifikation und Lokalisation

Sprachstörungen bei erworbener Hirnschädigung oder -erkrankung treten häufig – insbesondere nach ischämischen Infarkten – in charakteristischen Symptomkonstellationen auf (**Tab. D 1.1**). Als häufigste Syndrome in diesem Zusammenhang gelten die *Globale Aphasie*, die *Broca-Aphasie*, die *Wernicke-Aphasie* und die *Amnestische Aphasie* (Weniger 2014). Die detaillierte Charakterisierung dieser Störungsbilder erfordert eine psychometrisch fundierte Testung, eine orientierende Zuordnung zu den genannten vier häufigsten Syndromen lässt sich jedoch meist schon auf der Grundlage einer Beurteilung von Spontansprache und Sprachverständnis im Rahmen eines kurzen Gesprächs vornehmen. Oft kommt es zu raschen Veränderungen der Symptomatik innerhalb der ersten Tage und Wochen nach Eintritt einer Hirnschädigung, die eine Re-Klassifizierung im Verlauf erforderlich machen können. Insbesondere im Gefolge von Hirntumoren, Enzephalitiden oder auch intrazerebralen Blutungen treten »atypische« Symptomkonstellationen in Erscheinung, die sich nicht den vor allem auf der Grundlage von ischämischen Infarkten definierten Standardsyndromen zuordnen lassen. Dieselben Schwierigkeiten ergeben sich bei aphasischen Störungsbildern im Gefolge neurodegenerativer Erkrankungen (»primary progressive aphasia«; siehe unten). Obwohl systematische klinisch-neuropathologische Korrelationsstudien an größeren Patientengruppen gezeigt haben, dass die verschiedenen Formen einer Aphasie nur in gewissen Grenzen mit jeweils einem begrenzten Schädigungsort assoziiert werden können (Kreisler et al. 2000), lassen sich doch einige »Faustregeln« einer topografischen Zuordnung distinkter Sprachstörungen formulieren (**Tab. D 1.1**).

Bei Rechtshändern tritt nur sehr selten (etwa 1–3 % der Fälle) eine Aphasie nach rechtshemisphärischer zerebraler Läsion auf (gekreuzte Aphasie). Demgegenüber sind immerhin 10–25 % der Aphasien von Linkshändern durch eine derartige Konstellation bedingt (Marien et al. 2004). In beiden Patienten-

1 Eine Darstellung der funktionell-neuroanatomischen Grundlagen der Sprachverarbeitung ist im Rahmen dieses Kapitels nicht möglich, eine konzise Einführung findet sich z. B. in Friederici (2012), die einschlägigen Kapitel (Section D: Large-scale models) in Hickok und Small (2016) bieten einen breiten Überblick zu den aktuellen Modellvorstellungen.

* Autoren dieses Kapitels in der 6. Auflage: H. Ackermann und G. Liuzzi.

**Kasten D 1.1:** Symptome aphasischer Störungen

1. **Symptome gestörter *phonologischer* Verarbeitung**

**Phonematische Paraphasien**
Fehlerhafte lautliche Realisation von Wörtern: Ersetzung, Auslassung, Vertauschung oder Hinzufügung von Sprachlauten (Phonemen), z. B. »Afpel« statt »Apfel«.

**Phonematischer Jargon**
Aneinanderreihung phonematisch entstellter und deshalb unverständlicher Lautäußerungen.

**Wortfindungsstörung**
Unterbrechung des Redeflusses aufgrund eines fehlenden »Zugriffs« auf eine passende lexikalische Einheit, oft in Verbindung mit Umgehungsstrategien wie Ausweichen auf ähnliche Begriffe, Umschreibungen des Zielworts oder Gebrauch von Lückenfüllern, z. B. »Ding«, »Dingsda«.

**Benennstörung/Anomie**
Fehlender »Zugriff« auf die Bezeichnung eines visuell präsentierten oder lautsprachlich beschriebenen Objekts oder einer Tätigkeit.

2. **Symptome gestörter *syntaktischer* Verarbeitung**

**Agrammatismus**
Verminderte grammatikalische Komplexität von Sätzen bis hin zu einem völligen Verlust an Flexionsformen und Funktionswörtern.

**Telegrammstil**
Ausgeprägte Form des Agrammatismus, gekennzeichnet durch die Produktion von kurzen Phrasen, die nur aus unflektierten Nomen und Verben bestehen.

**Paragrammatismus**
Bildung grammatikalisch komplexer, aber fehlerhafter Sätze, charakterisiert durch unangemessene Vielfalt von Satzverschränkungen, Funktionswörtern und Flexionen.

3. **Symptome gestörter *semantischer* Verarbeitung**

**Semantische Paraphasien**
Verwendung eines bedeutungsmäßig vom intendierten Begriff abweichenden Wortes, häufig besteht jedoch ein inhaltlicher Zusammenhang, z. B. »Gemüse« statt »Obst«, »Möbelstück« statt »Stuhl«.

**Neologismen**
Verwendung von Wortneuschöpfungen, meist mit inhaltlichem Bezug zum intendierten Begriff, z. B. »Beißfrucht« statt »Apfel«.

**Semantischer Jargon**
Aneinanderreihung von phonologisch korrekten Wörtern und Redewendungen (Floskeln), die aber keine Information vermitteln.

**Wortfindungs- und Benennstörungen**
Diese Symptome können nicht nur durch eine Beeinträchtigung der phonologischen Verarbeitung (siehe oben), sondern auch durch kompromittierte semantische Repräsentationen bedingt sein.

4. **Symptome *schwerer* Aphasien**

**Sprachautomatismen**
Repetitionen weitgehend identischer Lautäußerungen (sinnlose Silbenfolgen, einzelne Wörter, kurze Phrasen oder Floskeln) ohne Situationsbezug.

**Echolalie**
Stereotypisierte Wiederholung von Äußerungen des Gesprächspartners.

**Kasten D 1.2:** Nicht-aphasische Störungen der Lautkommunikation

**Dysarthrie**
Beeinträchtigung der Lautbildung (Artikulation/Phonation) im Gefolge von Erkrankungen/Läsionen des zentralmotorischen Systems, der Hirnnerven und/oder der Vokaltraktmuskulatur (einschließlich neuromuskulärer Übertragung).

**Anarthrie**
(Weitgehend) kompletter Verlust der Fähigkeit, Sprachlaute zu bilden, z. B. bei ausgeprägter Parese der Muskulatur des Vokaltrakts.

**Mutismus**
Fehlen willkürlicher Lautäußerungen (spontan oder auf Fragen) bei erhaltener Innervation der Sprechmuskulatur, meist durch eine Antriebsstörung hervorgerufen (akinetischer Mutismus).

**Dysphonie**
Weitgehend isolierte Beeinträchtigung der Stimmbildung (Phonation), z. B. bei Laryngitiden oder fokaler Dystonie der Kehlkopfmuskulatur (spasmodische Dysphonie).

**Aphonie**
Verlust der Stimmgebung (Phonation) im sprachlichen (verbale Kommunikation erfolgt flüsternd) und nicht-sprachlichen Bereich (Husten oder Räuspern nicht möglich).

**Sprechapraxie**
Gestörte Sprachlautbildung (unflüssige und angestrengte Sprechweise, artikulatorische Suchbewegungen, Lautenstellungen etc.) bei im Gegensatz zu Dysarthie und Dysphonie unbeeinträchtigten elementaren sensomotorischen Leistungen der Vokaltraktmuskulatur (keine Paresen!), oft in Verbindung mit einer motorischen Aphasie.

**Dysprosodie**
Beeinträchtigung der Kontrolle der »Sprachmelodie« (Intonation, Sprechrhythmus und Lautstärkemodulation) verbaler Äußerungen, die beim Sprechen unter anderem linguistische Funktionen erfüllt wie die Spezifikation des Satzmodus (z. B. Frage: »Heute ist Montag?« versus Aussage: »Heute ist Montag!«) als auch zum »Ausdruck« des aktuellen Gefühlszustandes beiträgt.

**Worttaubheit**
Beeinträchtigung des auditiven Sprachverständnisses bei (weitgehend) ungestörter Sprachproduktion, erhaltenen Lese- und Schreibfähigkeiten und diskrepant besserer Rekognition nichtsprachlicher akustischer Signale.

**Logorrhoe**
Vermehrter Redefluss (»Redseligkeit«)

gruppen können sich jedoch nach Schädigung rechtshemisphärischer Strukturen charakteristische nicht-aphasische Kommunikationsstörungen einstellen, wie die Beeinträchtigung von Produktion und/oder Perzeption der Sprachmelodie (Prosodie) verbaler Äußerungen (z. B. Paulmann 2016) oder des Verstehens von Metaphern bzw. ironischer Bemerkungen (Gainotti 2015).

Das zerebrale »Netzwerk« der Sprachverarbeitung scheint auch subkortikale Strukturen, insbesondere Thalamus und *Nucleus caudatus* der linken Hemisphäre, mit einzubeziehen (Graff-Radford und Damasio 1984). Beispielsweise können Dysfunktionen

**Tab. D 1.1:** Aphasie-Syndrome

| **Merkmal** | **Befunde** |
|---|---|
| *Globalaphasie* | |
| *Produktion* | unflüssig, oft nur Automatismen und Stereotypien |
| *Verständnis* | schwerste Verständnisstörungen auf Einzelwort- und Satzebene |
| *Lokalisation* | meist umfangreiche Läsionen im Bereich von Frontal- und Temporallappen (Beteiligung von Gyrus frontalis inferior und Gyrus temporalis superior in ca. 70–90 % der Fälle) |
| *Broca-Aphasie* | |
| *Produktion* | unflüssige Sprechweise, kurze Phrasen, vorwiegend phonematische Paraphasien, Agrammatismus, häufig assoziiert mit Sprechapraxie |
| *Verständnis* | relativ gut erhalten, Probleme vorwiegend bei komplexeren bedeutungsrelevanten grammatikalischen Konstruktionen |
| *Lokalisation* | Frontallappen (kortikal und subkortikal), eventuell unter Einbezug der vorderen Insel und der Basalganglien (Beteiligung des Gyrus frontalis inferior in ca. 50–70 % der Fälle) |
| *Wernicke-Aphasie* | |
| *Produktion* | flüssige Sprachproduktion, häufige phonematische und semantische Paraphasien, Paragrammatismus, Neologismen, Benennstörungen |
| *Verständnis* | ausgeprägte Verständnisstörung auf Einzelwort- und Satzebene |
| *Lokalisation* | Temporallappen (und Parietallappen) (Beteiligung des Gyrus temporalis superior in ca. 70–90 %) |
| *Amnestische Aphasie* | |
| *Produktion* | Wortfindungsstörungen, Einsatz von Umgehungsstrategien, Satzabbrüche, ansonsten flüssige Produktion, Grammatik intakt, wenige semantische Paraphasien, Benennstörung |
| *Verständnis* | weitgehend intakt |
| *Lokalisation* | als Ursache kommen Läsionen Im Bereich der gesamten linken Hemisphäre infrage (Beteiligung des vorderen Anteils des Gyrus temporalis superior in ca. 40 % der Fälle) |
| *Leitungsaphasie* | |
| *Produktion* | flüssig, Wortfindungsstörungen, phonematische Paraphasien, Nachsprechen (und Diktat) stärker gestört als Spontansprache |
| *Verständnis* | weitgehend intakt |
| *Lokalisation* | meist temporo-parietaler Übergang (Gyrus supramarginalis) |
| *Transkortikal-motorische Aphasie* | |
| *Produktion* | verminderter Sprechantrieb, unflüssig, Wortfindungsstörungen, Nachsprechen in Diskrepanz zur Spontansprache kaum gestört |
| *Verständnis* | kaum beeinträchtigt |
| *Lokalisation* | frontale Strukturen dorsal/rostral des Broca-Areals oder supplementär-motorische Area 6 |
| *Transkortikal-sensorische Aphasie* | |
| *Produktion* | flüssige Sprechweise, Wortfindungsstörungen, semantische und phonematische Paraphasien, Benennstörungen, Nachsprechen in Diskrepanz zur Spontansprache kaum gestört |
| *Verständnis* | stark beeinträchtigt |
| *Lokalisation* | vorwiegend temporo-parietale Areale (Gyrus angularis) oder Thalamus |

der ventrolateralen und anterioren thalamischen Kerne zu Beeinträchtigungen des Sprachverständnisses, Benennstörungen und Dyslexien führen – in Verbindung mit meist flüssiger Sprachproduktion. Schließlich sind in der Literatur vereinzelt auch bei Erkrankungen des Kleinhirns Defizite der semantischen bzw. syntaktischen Sprachverarbeitung dokumentiert worden (Ackermann und Brendel 2016).

### D 1.1.4 Aphasie-Diagnostik

Die orientierende Evaluation des sprachlichen Leistungsprofils am Patientenbett sollte zumindest folgende Bereiche beinhalten: Flüssigkeit spontaner Äußerungen, auditives Sprachverständnis, Nachsprechen, Benennen, Lesen und Schreiben. Auf der Grundlage der beobachteten sprachsystematischen Defizite kann dann häufig bereits eines der klassischen Aphasie-Syndrome nach Maßgabe der oben beschriebenen Kriterien diagnostiziert werden. Als standardisiertes und validiertes Testinstrument hat sich im deutschen Sprachraum der *Aachener-Aphasie-Test* (AAT) (Huber et al. 1983) etabliert. Allerdings erfordert die vollständige Durchführung des AAT einen Zeitbedarf von ca. zwei Stunden. Eine raschere standardisierte Evaluation in der Akutphase wird durch den *Aachener-Aphasie-Bedside-Test* (AABT) ermöglicht (Biniek 1997). Neben diesen psychometrischen Verfahren, die typische Symptome von Sprachstörungen semiquantitativ erfassen und eine Zuordnung zu den Standardsyndromen erlauben, haben in den letzten Jahren Tests an Bedeutung gewonnen, die sich an psycholinguistischen Modellen der Sprachverarbeitung orientieren (**Kap. D 1.3.2**).

# D 1.2 Epidemiologie und Verlauf

## D 1.2.1 Epidemiologie und Ätiologie

Aphasien treten mit einer Inzidenz von ca. 25–50 pro 100 000 Einwohner pro Jahr auf (Lang 1996). Die Prävalenz dieser Syndrome wird in Deutschland auf 50–100 pro 100 000 Einwohner geschätzt, d. h. bundesweit dürften zurzeit etwa 40 000–80 000 Patienten betroffen sein. Ischämische Infarkte im Versorgungsgebiet der linken A. cerebri media stellen die weitaus häufigste Ursache der Standard-Konstellationen dar. Seltener werden Aphasien nach intrakraniellen Blutungen, Schädel-Hirn-Traumata, Hirntumoren oder Enzephalitiden beobachtet. Die Inzidenz der einzelnen Varianten einer primär-progressiven Aphasie (siehe unten) beläuft sich auf unter 1 pro 100 000 (Gorno-Tempini und Pressman 2016).

## D 1.2.2 Verlauf

Nach *zerebrovaskulären Ereignissen* kommt es bei 21–38 % der Patienten zu aphasischen Störungsbildern (Berthier 2005). Innerhalb der ersten Wochen ist in diesen Fällen meist eine deutliche Besserung der Symptomatik feststellbar. Im Verlauf kann es nicht nur zu einer graduellen Rückbildung einzelner sprachsystematischer Defizite, sondern auch zu einem Syndromwechsel kommen, beispielsweise zum Übergang von einer Global- in eine Broca-Aphasie (Pedersen et al. 1995; Laska et al. 2001). Rund 20–50 % der nach einem vaskulären Ereignis aufgetretenen Aphasien bilden sich innerhalb von 3–18 Monaten vollständig zurück. Nach etwa 12 Monaten ist ein weitgehend stabiler Zustand erreicht. Durch gezielte therapeutische Interventionen lassen sich aber durchaus noch zusätzliche Verbesserungen erreichen (siehe unten). Der Verlauf einer Aphasie hängt von mehreren Faktoren ab, insbesondere Umfang und Lokalisation der zugrundeliegenden Läsion und Alter des Patienten. Initial weniger schwer ausgeprägte Aphasien weisen eine erheblich bessere Prognose und schnellere Rückbildungstendenz auf.
Funktionelle Bildgebungsstudien weisen darauf hin, dass sich bei Patienten mit Aphasie nach ischämischem Insult im Bereich des perisylvischen Kortex dynamische neuroplastische Vorgänge entfalten. Eine jüngere Studie konnte beispielsweise drei Etappen der zerebralen Reorganisation herausarbeiten:

- eine frühe Stufe (0–4 Tage nach Infarkt) mit deutlich reduzierter hämodynamischer Aktivierung der unbeeinträchtigten Komponenten der linkshemisphärischen Sprachareale,
- eine postakute Phase (ca. 2 Wochen nach dem zerebrovaskulären Ereignis), die mit einer der klinischen Befundbesserung parallelen Rekrutierung perisylvischer, vor allem inferior-frontaler Strukturen der rechten Hemisphäre einhergeht, und
- eine späte Phase (4–12 Monate nach Infarkt), die – wieder parallel zur weiteren Verbesserung der Aphasie – durch einen Rückgang rechtshemisphärischer und eine Zunahme linkshemisphärischer hämodynamischer Antworten im Bereich intakter Anteile der perisylvischen »Sprachzonen« gekennzeichnet ist (Saur et al. 2006).

*Aphasien nach geschlossenen Schädel-Hirn-Verletzungen* haben insgesamt eine bessere Prognose als Sprachstörungen zerebrovaskulärer Genese (Levin 1991). Allerdings könnte dieser Unterschied auch durch das im Mittel jüngere Alter der Patienten mit Schädel-Hirn-Trauma bedingt sein. Bei Aphasien im Gefolge von neoplastischen oder entzündlichen Hirnerkrankungen ist – dem Verlauf der Grunderkrankung entsprechend – mit einer Progredienz der Sprachstörungen und dem Auftreten weiterer Symptome wie Hirndruck- oder Infektzeichen zu rechnen. *Auch transiente ischämische Attacken* oder *fokale Krampfanfälle* können mit aphasischen Störungen einhergehen (Riecker et al. 2004). In sehr seltenen Fällen stellt eine Sprachstörung sogar die einzige klinische Manifestation eines fokalen epileptischen Status dar.
Im Rahmen demenzieller Entwicklungen unterschiedlicher Ätiologie (**Kap. D 8**) sind ebenfalls häufig sprachsystematische Beeinträchtigungen zu beobachten. Definitionsgemäß (**Kap. D 1.1.1**) wird bei Vorliegen eines generalisierten kognitiven »Abbaus« jedoch nicht von einer Aphasie gesprochen. Allerdings kann seltener auch bei neurodegenerativen Erkrankungen – zumindest initial – eine langsam-progrediente aphasische Konstellation im Vordergrund stehen. Wenn über einen Zeitraum von mindestens zwei Jahren hinweg keine Symptome einer Demenz hinzutreten, darf die Diagnose einer *primär-progressiven Aphasie* gestellt werden (Mesulam 2001). Eine Konsensus-Klassifikation aus dem Jahre 2011 unterscheidet drei Varianten dieses Syndroms: die nichtflüssige, die semantische und die logopenische primär-progressive Aphasie (Gorno-Tempini und Pressman 2016). Die beiden erstgenannten Konstellationen werden dem Formenkreis der frontotemporalen Demenzen zugerechnet; der logopenische Subtyp weist hingegen eine Assoziation mit Alzheimer-typtischen histopathologischen Veränderungen auf.

# D 1.3 Therapeutische Prinzipien

## D 1.3.1 Stimulations- und Deblockierungstechniken

Stimulations- und Deblockierungsverfahren basieren auf der Annahme, dass nach einer Hirnschädigung gewisse Sprachfunktionen (vorübergehend) nicht verfügbar sind, durch bestimmte Stimulationstechniken aber wieder reaktiviert werden können, ohne dass in diesem Zusammenhang spezifische linguistische Regeln oder Operationen explizit neu erlernt werden müssten. Die während der Übungsbehandlung auftretenden Fehler werden nicht korrigiert, sondern veranlassen den Therapeuten, auf einfachere Sprachmaterialien zurückzugreifen (Weigl 1961).
Eine Methode, die darauf abzielt, die sprachliche Leistungsfähigkeit durch kompensatorische Rekru-

tierung der rechten Hemisphäre zu verbessern, stellt die *Melodic Intonation Therapy* (MIT) dar. Der Patient lernt zunächst, Worte oder kurze Phrasen zu singen, d. h. sprachliche Ausdrücke werden mit spezifischen melodischen Sequenzen assoziiert. Im weiteren Verlauf der Therapie wird das Ausmaß der Intonation dann schrittweise auf die Ebene melodisch unauffälliger Sprachproduktion abgesenkt (Albert et al. 1973).

### D 1.3.2 Sprachstrukturelle Übungstherapie

Diese Techniken setzen auf der Grundlage psycholinguistischer Modellvorstellungen eine möglichst exakte Identifikation der bei einem Patienten beeinträchtigten Komponenten des Sprachsystems voraus. Therapeutische Maßnahmen haben dann das Ziel, unter Verwendung einer Vielzahl didaktischer Ansätze (Erklärungen, Beispiele, Illustrationen) Kenntnis bzw. Gebrauch der entsprechenden Regeln und Operationen explizit zu vermitteln bzw. wieder einzuüben (Schlenck et al. 1995; Kotten 1997; **Abb. D 1.1**).
Zur Erfassung und Behandlung defizitärer Sprachverarbeitungsprozesse stehen inzwischen auch computergestützte Verfahren zur Verfügung (Wallesch und Johannsen-Horbach 2004). Da sich die Reaktionen des Probanden unmittelbar analysieren lassen, können gezielt in Abhängigkeit von diesen Daten vorprogrammierte neurolinguistische Parameter wie die Aufgabenschwierigkeit variiert werden.

### D 1.3.3 Kommunikativ-pragmatische Methoden

Unter dieser Bezeichnung werden Therapiekonzepte zusammengefasst, die auf eine Verbesserung des alltagsrelevanten Kommunikationsvermögens abzielen. Dabei wird nicht in erster Linie die formal-linguistische Korrektheit verbaler Äußerungen angestrebt, sondern versucht, die Informationsübermittlung in einer Gesprächssituation zu optimieren. Neben den verbliebenen sprachlichen Fähigkeiten wird auch der Einsatz nonverbaler Ausdrucksmittel, z. B. Gestik, Mimik, Pantomime, Zeichnen, berücksichtigt. Aus dem Bereich kommunikativ-pragmatischer Therapieansätze hat im deutschen Sprachraum das PACE-Verfahren die weiteste Verbreitung gefunden (Davis und Wilcox 1985).

### D 1.3.4 Kommunikationshilfen

Bei schweren Formen einer Aphasie wird auch der Einsatz von Hilfsmitteln in Erwägung gezogen, die die Sprache ersetzen, wenn trotz aller therapeuti-



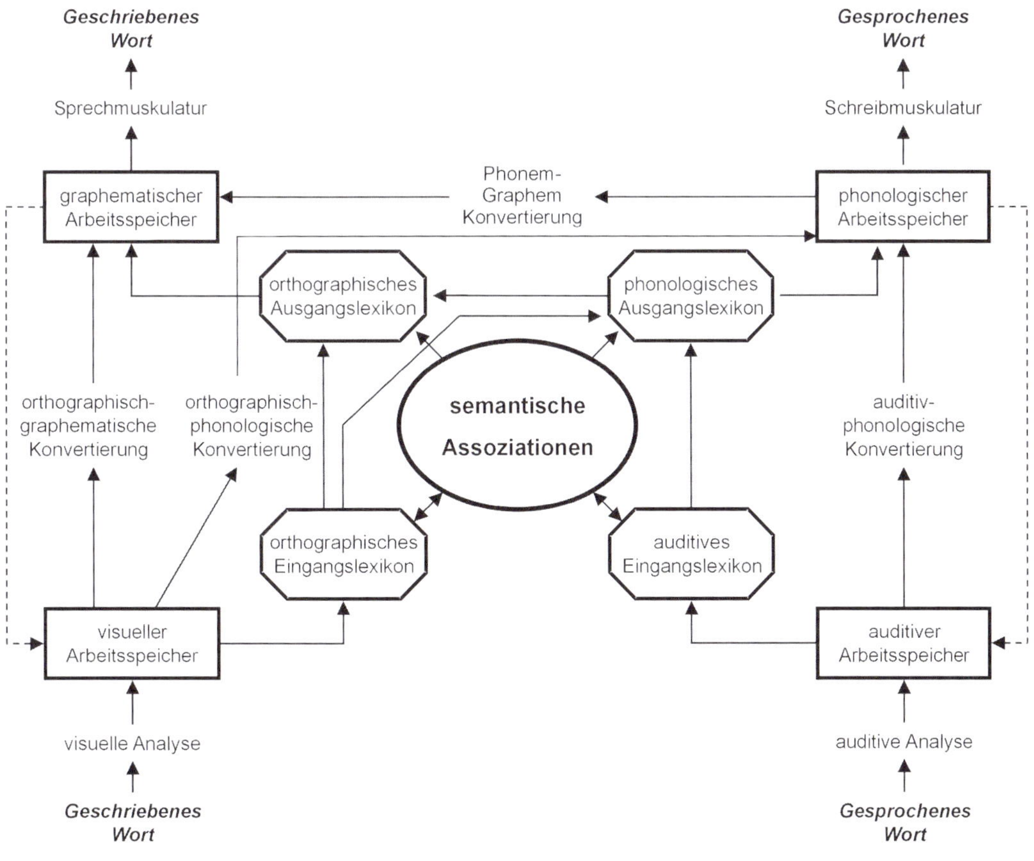


**Abb. D 1.1:** Modell der multimodalen Einzelwortverarbeitung (modifiziert nach Kotten 1997). Durch detaillierte Testung schrift- und lautsprachlicher Leistungen werden Störungen des Informationsflusses bei der Sprachverarbeitung lokalisiert, um dann mithilfe sprachstruktureller Übungstherapie gezielt die entsprechenden Verarbeitungsschritte einüben zu können.

schen Bemühungen eine Rehabilitation der verbalen Leistungen in einem für die Belange der alltäglichen Kommunikation relevanten Umfang nicht zu erwarten ist. Der Patient wählt z. B. mithilfe eines symbolischen Kodes Wörter oder Phrasen aus, die dann einem Konversationspartner in akustischer (computergestützte Systeme) oder schriftsprachlicher Form (Kommunikationsbuch) zugänglich gemacht werden. Auch aufgrund der hohen Präsenz von modernen Kommunikationsgeräten im Alltag ist der Aphasiker heute weniger stigmatisiert, wenn er ein solches mit einer Kommunikationssoftware versehenes Gerät verwendet, als das noch vor wenigen Jahren der Fall war. Der erfolgreiche Einsatz von »Kommunikationsprothesen« setzt jedoch ein noch erhebliches kognitives und perzeptuelles Leistungsvermögen voraus, auch residuale linguistische Fähigkeiten, über die Patienten mit schweren Aphasien in der Regel nicht verfügen. Damit steht gerade schwer betroffenen Aphasikern mit bildbasierten Verfahren eine Alternative zur beeinträchtigen Sprache zur Verfügung. Mittlerweile sind Computer-Programme auf dem Markt, die intuitiv(er) bedienbar sind und der Anbahnung einer solchen Nutzung dienen können (Nonn 2011) Insgesamt bedarf dieser Bereich jedoch dringend weiterer methodischen Untersuchungen, evidenzbasierte Empfehlungen können noch nicht abgegeben werden (↔). Im Einzelfall sollte der Therapeut aber immer einen möglichen Einsatz dieser Methode in Erwägung ziehen und ggfs. ausprobieren (C).

### D 1.3.5 Computer-unterstütztes Sprachtraining

Eine Möglichkeit, die Anzahl an Therapiestunden im ambulanten Kontext zu erhöhen, liegt im selbstständigen aber supervidierten Durchführen von computerisierten Sprachübungen, die auch in der häuslichen Therapie eingesetzt werden können. In einer randomisierten kontrollierten Studie konnte nachgewiesen werden, dass sich durch Verwendung einer elektronischen Lernhilfe im supervidierten häuslichen Training linguistische und kommunikative Fähigkeiten signifikant verbessern lassen (↑, B) (Nobis Bosch 2011). Aktuell vergleicht eine randomisierte kontrollierte Studie auf Evidenzstufe 1b an der Universität Sheffield die klassische Therapie mit einem computerbasiertem supervidierten Eigentrainig (Palmer et al. 2015). Mit *aphasiaware* (Vertrieb durch NCSys UG & Co. KG; www.ncsys.de) steht ein modelltheoretisch fundiertes, linguistisch kontrolliertes und in Teilen evaluiertes Therapie-Programm zur Verfügung. Das Modul des konfrontativen Benennens zeigte in einer ersten Überprüfung an Einzelfällen eine Fazilitierung der Benennfähigkeit ohne weitere therapeutische Unterstützung (Darkow et al. 2015). Mit Verbreitung von intuitiv bedienbaren *tablets* hat die Nachfrage nach Computer-basierten Lernverfahren zugenommen. Die Vereinigung aller erforderlichen *hardware*-Komponenten in einem Gerät als auch die stark vereinfachte Installations- und Handhabungsroutinen bauen Zugangsbarrieren ab. Allerdings sind diese Programme noch nicht evaluiert (↔, C).

### D 1.3.6 Wirksamkeit verhaltensbasierter Sprachtherapie (Logopädie)

Eine Metaanalyse über 41 randomisierte und kontrollierte Gruppenstudien (insgesamt 1 840 Schlaganfallpatienten) konnte keine eindeutigen Belege der Wirksamkeit verhaltensbasierter Aphasiebehandlung im Vergleich zu der Bedingung »Nichttherapie« herausarbeiten (Kelly et al. 2010) (↔). Jedoch zeigte sich ein signifikanter Vorteil hochfrequenter Logopädie (4–10 Stunden pro Woche) gegenüber weniger intensiven Übungen (80 Minuten bis vier Stunden pro Woche) (↑↑, A). Längerfristige Sprachtherapie mit niedriger Therapieintensität (etwa zwei Stunden pro Woche über durchschnittlich 23 Wochen) stellte sich als unwirksam heraus (Bhogal et al. 2003) (↓↑, A). Eine kürzlich abgeschlossene randomisiert-kontrollierte multizentrische Studie der Gesellschaft für Aphasieforschung und -behandlung (GAB) (Studienprotokoll unter Baumgaertner et al. Trials 2013) konnte den Nutzen hochfrequenter Interventionen in der chronischen Phase an einer Gruppe von 156 Patienten eindrucksvoll bestätigen (↑↑, A). Diese Untersuchung dokumentierte nicht nur die prinzipielle Wirksamkeit von Sprachtherapie auch bei chronischen Aphasikern, sondern zeigte darüber hinaus alltagsrelevante Generalisierungseffekte, die die Teilhabemöglichkeiten der Patienten, wie vom Gesetzgeber (SGB IV) gefordert, erhöhen dürften.

Neben der Therapiedichte bestimmt vermutlich auch der Zeitpunkt des Beginns der Intervention den Behandlungserfolg mit: Eine Metaanalyse aus den 1990er Jahren (55 klinische Studien) weist beispielsweise darauf hin, dass eine in der Akutphase beginnende, intensive logopädische Behandlung die durch Spontanremission zu erwartenden Effekte verdoppeln kann (Robey et al. 1998) (↑↑).

### D 1.3.7 Pharmakologische Neuromodulation und nichtinvasive Hirnstimulation

Die jüngste Cochrane-Metaanalyse kommt zu der Schlussfolgerung, dass sich bislang lediglich Piracetam – im Vergleich zur Applikation von Placebo – als wirksam herausgestellt habe (Greener et al. 2010). Die berücksichtigten fünf randomisierten und kontrollierten Studien (661 Patienten) weisen jedoch lediglich schwache Therapieeffekte auf (↑). Allerdings ist Piracetam in Deutschland nur für die Behandlung demenzieller Syndrome zugelassen, sodass bei Patienten mit Aphasie ohne begleitenden intellektuellen Abbau nur eine off-label-Behandlung in Betracht kommt. Demgegenüber konnte keine Überlegenheit der Dopaminagonisten Bromocriptin und Piribedil, des Antioxidans Idebenone und des Plasmaexpanders Dextran 40 gegenüber Placebo belegt werden (↓). Im Rahmen einer randomisiert und doppelblind angelegten Studie zeigten zwölf Aphasiker unter Dextroamphetamin signifikante Verbesserungen der verbalen und nicht-verbalen kommunikativen Fähigkeiten (»Porch Index of Communicative Abilities«) im Vergleich zu einer Placebo-Kontrollgruppe von neun Patienten (Walker-Batson et al. 2001). Diese Effekte waren jedoch im weiteren Verlauf – 6 Monate nach Pharmakotherapie – nicht mehr nachweisbar (↔). Die vorliegenden Patientenstudien zur adjuvanten dopaminergen Medikation, die sich bislang jedoch nur auf kleinere Fallzahlen stützen, bieten ein uneinheitliches Bild. Beispielsweise führte eine dreiwöchige Levodopa-Behandlung (Einzeldosis = 100 mg) in Kombination mit konventioneller Logopädie gegenüber Placebo zu verbesserter Wortflüssigkeit und zu höheren Repetitionsleistungen (Seniow et al. 2009). Demgegenüber konnten neuere Studien keine Vorteile adjuvanter Dopaminapplikation im Vergleich zu Placebogabe belegen (Breitenstein et al. 2015); insgesamt kann daher keine Empfehlung für eine dopaminerge adjuvante Therapie gegeben werden (↔, C). Als eine zukünftig möglicherweise relevante pharmakologische Option scheint die Gabe eines zentral wirksamen Acetylcholinesterasehemmers (Donepezil) einen günstigen Einfluss auf die Rückbildung aphasischer Syndrome zu haben (Berthier et al. 2006) (↑). Auch der *N*-Methyl-D-Aspartat-Rezeptor-Antagonist Memantin (20 mg täglich) führte in Verbindung mit intensivem Sprachtraining über einen Zeitraum von 16 Wochen zu einem signifikanten und anhaltenden Leistungszuwachs gegenüber Placebo (Berthier et al. 2009) (↑). Allerdings konnten beide Studienergebnisse noch nicht von einer unabhängigen Gruppe repliziert werden.

Im Gegensatz zur Pharmakotherapie erlauben nicht-invasive neurophysiologische Verfahren wie die transkranielle Gleichstromstimulation (tDCS) oder die transkranielle Magnetstimulation (TMS) eine gezielte Beeinflussung der Aktivität umschriebener Hirnareale (Flöel 2014). Bei den meisten Untersuchungen in diesem Bereich handelt es sich um randomisierte Placebo-kontrollierte Crossover-Studien, allerdings mit kurzer Behandlungsdauer und kleiner Fallzahl. Eine erste Studie applizierte in einem gekreuzten Design anodale tDCS (1 mA, 20 min) vs Placebo-Stimulation bei zehn Patienten mit leichter bis moderater chronischer Aphasie während der Durchführung eines Computer-gestützen Anomie-Trainings an fünf aufeinander folgenden Tagen (Baker et al. 2010). Die Patienten zeigten nach anodaler tDCS sowohl akut als auch noch eine Woche später eine signifikante Verbesserung im Benennen von trainierten Bildern im Vergleich zu einer Placebo-Stimulation. Weiteren Studien konnten diese positiven unmittelbaren und langanhaltenden, in einer Arbeit auch alltagsrelevanten (Meinzer et al. 2016) tDCS-Effekte auf Aphasiesyndrome nach Schlaganfall bestätigen (↑, B) (Übersicht bei Antonenko und Flöel 2016). Bei Patienten mit moderater bis schwerer Aphasie nach Schlaganfall im chronischen Stadium könnte die Aktivierung von rechts-hemisphärischen homologen Hirnarealen eine Möglichkeit eröffnen, Sprachfunktionen zumindest teilweise wiederherzustellen (Flöel et al. 2011) (↑, B).

## D 1.4 Pragmatische Therapie

Logopädische Behandlung hat sich zu jedem Zeitpunkt am Profil der sprachsystematischen Defizite, aber auch der residualen Fähigkeiten des betroffenen Patienten zu orientieren (Leitlinien zur Rehabilitation aphasischer Störungen nach Schlaganfall der Deutschen Gesellschaft für Neurologie; http://www.awmf.org/uploads/tx_szleitlinien/030-090l_S1_Schlaganfall_Rehabilitation_aphasischer_Störungen_2013_verlaengert.pdf). Schon in der Akutphase, d. h. während der ersten vier Wochen nach einer Hirnschädigung sollte eine Sprachtherapie, sofern es der physische und psychische Zustand des Patienten erlauben, in hoher Frequenz (1–2 mal täglich Behandlung über 30–60 Minuten) erfolgen (B). Auch Angehörige sollten in einem adäquaten Kommunikationsverhalten geschult werden.

In der *subakuten Phase* bis zu ca. sechs Monate nach der Hirnschädigung ist eine hochfrequente sprachtherapeutische Behandlung anzustreben (1–2 Stunden täglich) (B). Auch im chronischen Stadium nach Schlaganfall kann eine hochfrequente logopädische Behandlung mit 4–10 Stunden pro Woche noch zu einer Verbesserung der Aphasie führen (A). Auf der Grundlage der vorliegenden Studienergebnisse lässt sich keine vergleichende Wertung der verschiedenen logopädischen Behandlungsansätze durchführen. Da die Wirksamkeit aller Therapiemaßnahmen entscheidend vom Sprachverständnis des Patienten abhängen dürfte, sollten in der Regel zunächst perzeptive Defizite behandelt werden. Computergestützte Methoden der Übungsbehandlung leisten einen wirksamen Beitrag zur Erhöhung der Übungsfrequenz; systematische vergleichende Therapiestudien zu den Vorteilen solcher Anwendungen liegen allerdings nicht vor bisher. Erste randomisierte kontrollierte Studien sprechen aber für eine Verbesserung sowohl der linguistischen Struktur sprachlicher Äußerungen als auch der kommunikativen Fähigkeiten durch den Einsatz supervidierter elektronischer Lernhilfen (B). Während der subakuten Phase kann eine adjuvante pharmakologische Behandlung mit Piracetam über einen Zeitraum von etwa sechs Wochen vertreten werden (B). Tendenziell positive Studienergebnisse liegen für einige weitere Substanzen in der chronischen Phase vor, insbesondere Donepezil und Memantine (B) vor, als auch für nicht-invasive neurophysiologische Techniken, insbesondere tDCS (B). Auf der Grundlage der aktuell vorhandenen Daten kann jedoch keine generelle Empfehlung für eine adjuvante Pharmakotherapie oder nicht-invasive Hirnstimulation ausgesprochen werden.

Bei Patienten, die unter Sprachtherapie keine Fortschritte machen, somit eine ungünstige Prognose hinsichtlich einer zufriedenstellenden Restitution der sprachlichen Fähigkeiten aufweisen, sollten frühzeitig kommunikativ-pragmatische Therapiemethoden und ggf. Kommunikationshilfen eingesetzt werden (C). Wünschenswert ist auch die Einbindung der Angehörigen in das Therapiekonzept, die unter anderem im erforderlichen Umfang mit adäquaten Kompensationstechniken vertraut gemacht werden sollten (C). Psychosoziale Faktoren haben einen erheblichen Einfluss auf den Verlauf, insbesondere führen depressive Verstimmungen zu einer Verzögerung des Rehabilitationsprozesses und müssen daher frühzeitig behandelt werden (C). Darüber hinaus sollte den Patienten und ihren Angehörigen psychosoziale Unterstützung angeboten werden (C). In diesem Zusammenhang können Selbsthilfegruppen sehr hilfreich sein.

### Selbsthilfegruppen

Bundesverband für die Rehabilitation
der Aphasiker e. V.
Geschäftsstelle
Wenzelstr. 19
D-97084 Würzburg
Tel. 0931/250130-0
FAX: 0931/250130-39
E-Mail: info@aphasiker.de
Homepage: www.aphasiker.de

Schweizerische Arbeitsgemeinschaft für
Aphasie
Zähringerstr. 19
CH-6003 Luzern
Tel. 041/2400583
FAX: 041/2400754
E-Mail: info@aphasie.org
Homepage: www.aphasie.org

## Literatur


Ackermann H, Wildgruber D. Rehabilitation von Aphasien und anderen Kommunikationsstörungen zerebraler Ursache. In: Deuschl G, Reichmann H, Hrsg. Gerontoneurologie. Stuttgart: Thieme; 2006, 306–319.

Ackermann H, Wildgruber D, Riecker A. Singing in the (b)rain: cerebral correlates of vocal music performance in humans. In: Altenmüller E, Kesselring J, Wiesendanger M, eds. Music, Motor Control, and the Brain. Oxford: Oxford University Press; 2006, 205–222.

Ackermann H, Brendel B. Cerebellar contributions to speech and language. In: Hickok G, Small SL, eds. Neurobiology of Language. London: Elsevier; 2016. 73–84.

Ackermann H, Hertrich I, Ziegler W. Dysarthria. In: Damico JS, Müller N, Ball MJ, eds. The Handbook of Language and Speech Disorders. Malden/MA: Wiley-Blackwell; 2010. 362–390.

Albert ML, Sparks RW, Helm NA. Melodic intonation therapy. Archives of Neurology 1973; 29: 130–131.

Antonenko D, Flöel A. Non-invasive brain stimulation in neurology: Transcranial direct current stimulation to enhance cognitive functioning. Nervenarzt 2016 May 11. [Epub ahead of print] German.

Avert Trial Collaboration group. Efficacy and safety of very early mobilization within 24 h of stroke onset (AVERT): a randomized controlled trail. The Lancet 2015; 386: 46–55.

Baker JM, Rorden C, Fridriksson J. Using transcranial direct-current stimulation to treat stroke patients with aphasia. Stroke 2010; 41(6): 1229–1236.

Baumgaertner A, Grewe T, Ziegler W, Floel A, Springer L, Martus P, Breitenstein C. FCET2EC (From controlled experimental trial to = 2 everyday communication): How effective is intensive integrative therapy for stroke-induced chronic aphasia under routine clinical conditions? A study protocol for a randomized controlled trial. Trails 2013; 14: 308.

Berthier ML. Poststroke aphasia: epidemiology, pathophysiology and treatment. Drugs and Aging 2005; 22: 163–182.

Berthier ML, Green C, Hiqueras C, Fernandez I, Hinojosa J, Martin MC. A randomized, placebo-controlled study of donepezil in poststroke aphasia. Neurology. 2006; 67: 1687–1689.

Berthier ML, Green C, Lara JP, Higueras C, Barbancho MA, Davila G, et al. Memantine and constraint-induced aphasia therapy in chronic poststroke aphasia. Ann Neurol. 2009; 65(5): 577–585.

Bhatia KP, Marsden CD. The behavioural and motor consequences of focal lesions of the basal ganglia in man. Brain 1994; 117: 859–876.

Bhogal SK, Teasell R, Speechley M. Intensity of Aphasia Therapy, Impact on Recovery. Stroke 2003; 34: 987–993.

Biniek R. Akute Aphasien: Aachener Aphasie-Bedside-Test. Stuttgart: Thieme; 1997.

Breitenstein C, Korsukewitz C, Floel A, Kretzschmar T, Diederich K, Knecht S. Tonic dopaminergic stimulation impairs associative learning in healthy subjects. Neuropsychopharmacology 2006; 31(11): 2552–2564.

Breitenstein C, Korsukewitz C, Baumgärtner A, Flöel A, Zwitserlood P, Dobel C, Knecht S. L-dopa does not add to the success of high-intensity language training in aphasia. Restorative Neurology and Neuroscience 2015; 33, 115–120.

Bizzozero I, Costato D, Della Sala S, Papagno C, Spinnler H, Venneri A. Upper and lower face apraxia: role of the right hemisphere. Brain 2000; 123: 2213–2230.

Cherney LR. Aphasia, alexia, and oral reading. Top Stroke Rehabil 2004; 11: 22–36.

Darkow R, Martin S, Meinzer M, Burchert F, Floel A. Effekte von Benenntraining und Diskurstraining auf Spontansprache bei Aphasie. Sprache Stimme Gehör 2015; 39: 140–145.

Davis GA, Wilcox MJ. Adult Aphasia Rehabilitation. San Diego, CA: College Hill; 1985.

Doesborgh S, van de Sandt-Koenderman MWE, Dippel D, van Harskamp F, Koudstaal PJ, Visch-Brink EG. Effects of Semantic Treatment on Verbal Communication and Linguistic Processing in Aphasia After Stroke: A Randomized Controlled Trial. Stroke 2004; 35: 141–146.

Elman RJ, Bernstein-Ellis E. The efficacy of group communication treatment in adults with chronic aphasia. J Speech Lang Hear Res 1999; 42: 411–419.

Flöel A, Meinzer M, Kirstein R, Nijhof S, Deppe M, Knecht S, Breitenstein C. Short-term anomia training and electrical brain stimulation. Stroke 2011; 42(7): 2065–2067.

Flöel A. TDCS-enhanced motor and cognitive function in neurologicl diseases. Neuroimage 2014; 85: 934–947.

Friederici AD. Neurobiologische Grundlagen der Sprache. In: Karnath HO, Thier P, Hrsg. Kognitive Neurowissenschaften, 3. Aufl. Berlin: Springer; 2012. 429–438.

Fromkin VA. Linguistics: An Introduction to Linguistic Theory. Malden, MA: Blackwell; 2000.

Gainotti G. Lower- and higher-level models of right hemisphere language: A selective survey. Funct Neurol 2015; 12: 1–7.

Goldenberg G, Pössl J, Ziegler W. Neuropsychologie im Alltag. Stuttgart: Thieme; 2002.

Gorno-Tempini ML, Pressman P. Introduction to primary progressive aphasia. In: Hickok G, Small SL, eds. Neurobiology of Language. London: Elsevier; 2016. 935–952.

Graff-Radford N, Damasio AR. Disturbances of speech and language associated with thalamic dysfunction. Seminars in Neurology 1984; 4: 162–168.

Greener J, Enderby P, Whurr R. Speech and language therapy for aphasia following stroke. Cochrane Database of

Systematic Reviews 2010, Issue 5. Art. No.: CD000424. DOI. 10.1002/14651858.CD000424.
Hesse S, Werner C, Schonhardt EM, Bardeleben A, Jenrich W, Kirker SG. Combined transcranial direct current stimulation and robot-assisted arm training in subacute stroke patients: A pilot study. Restor Neurol Neurosci 2007; 25(1): 9–15.
Hickok G, Small SL, eds. Neurobiology of Language. London: Elsevier; 2016.
Huber W, Poeck K, Weniger D, Willmes K. Aachener Aphasie Test (AAT). Göttingen: Hogrefe; 1983.
Hummel FC, Cohen LG. Non-invasive brain stimulation: a new strategy to improve neurorehabilitation after stroke? Lancet Neurol 2006; 5(8): 708–712.
Kelly H, Brady MC, Enderby P. Speech and language therapy for aphasia following stroke. Cochrane Database of Systematic Reviews 2010, (5): CD000425.
Knecht S, Breitenstein C, Bushuven S, Wailke S, Kamping S, Floel A, et al. Levodopa: faster and better word learning in normal humans. Ann Neurol 2004; 56: 20–26.
Kotten A. Lexikalische Störungen bei Aphasie. Stuttgart: Thieme; 1997.
Kreisler A, Godefroy O, Delmaire C, Debachy B, Leclercq M, Pruvo JP, Leys D. The anatomy of aphasia revisited. Neurology 2000; 54: 1117–1123.
Lang CJG. Rehabilitation bei Aphasikern. Nervenheilkunde 1996; 15: 202–208.
Laska AC, Hellblom A, Murray V, Kahan T, Von Arbin M. Aphasia in acute stroke and relation to outcome. J Intern Med 2001; 249: 413–422.
Leemann B, Laganaro M, Chetelat-Mabillard D, Schnider A. Crossover Trial of Subacute Computerized Aphasia Therapy for Anomia With the Addition of Either Levodopa or Placebo. Neurorehabil Neural Repair. Sep 12.
Levin HS. Aphasia after head injury. In: Sarno MT (ed.). Acquired Aphasia. 2nd Edition. San Diego, CA: Academic Press; 1991.
Liuzzi G, Ellger T, Floel A, Breitenstein C, Jansen A, Knecht S. Walking the talk – speech activates the leg motor cortex. Neuropsychologia 2008; 46(11): 2824–2830.
Liuzzi G, Freundlieb N, Ridder V, Hoppe J, Heise K, Zimerman M, Dobel C, Enriquez-Geppert S, Gerloff C, Zwitserlood P, Hummel FC. The involvement of the left motor cortex in learning of a novel action word lexicon. Curr Biol 2010; 20: 1745–1751.
Marien P, Paghera B, De Deyn PP, Vignolo LA. Adult crossed aphasia in dextrals revisited. Cortex 2004; 40: 41–74.
Mega M, Alexander MP. Subcortical aphasia: The core profile of lenticulostriate infarction. Neurology 1994; 44: 1824–1829.
Meinzer M, Elbert T, Wienbruch C, Djundja D, Barthel G, Rockstroh B. Intensive language training enhances brain plasticity in chronic aphasia. BMC Biol 2004; 2: 20.
Meinzer M, Darkow R, Lindenberg R, Flöel A. Electrical stimulation of the motor cortex enhances treatment outcome in post-stroke aphasia. Brain 2016; 139(Pt 4):1152–63.
Mesulam MM. Primary progressive aphasia. Annals of Neurology 2001; 49: 425–432.
Naeser MA, Martin PI, Nicholas M, Baker EH, Seekins H, Kobayashi M. Improved picture naming in chronic aphasia after TMS to part of right Broca's area: An open protocol study. Brain Lang 2005; 93: 95–105.
Nobis-Bosch R, Springer L, Radermacher I, Huber W. Supervised home training of dialogue skills in chronic aphasia: a randomized parallel group study. J speech Lang Hear Res 2011; 54: 1118–1136.
Nonn K, Päßler-van Rey D. Unterstützte Kommunikation in der Logopädie. Stuttgart: Thieme; 2011.
Palmer R, Cooper C, Enderby P, Brady M, Julious S, Bowen A, Latimer N (2015) Clinical and cost effectiveness of computer treatment for aphasia post stroke (Big CACTUS): study protocol for a randomized controlled trail. Trails 16: 18.
Paulmann S. The neurocognition of prosody. In: Hickok G, Small SL, eds. Neurobiology of Language. London: Elsevier; 2016. 1109–1120.
Pedersen PM, Jorgensen HS, Nakayama H, Raaschou HO, Olsen TS. Aphasia in acute stroke: incidence, determinants, and recovery. Ann Neurol 1995; 38: 659–666.
Pulvermuller F, Neininger B, Elbert T, Mohr B, Rockstroh B, Koebbel P, Taub E. Constraint-induced therapy of chronic aphasia after stroke. Stroke 2001; 32: 1621–1626.
Pulvermuller F. Brain mechanisms linking language and action. Nat Rev Neurosci. 2005; 6(7): 576–582. https://www.ncbi.nlm.nih.gov/pubmed/15959465.
Riecker A, Gerloff C, Wildgruber D, Nägele T, Grodd W, Dichgans J, Ackermann H. Transient crossed aphasia during focal right hemisphere seizure. Neurology 2004; 63: 1932.
Robey R. A meta-analysis of clinical outcomes in the treatment of aphasia. Journal of Speech, Language, and Hearing Research 1998; 41: 172–187.
Saur D, Lange R, Baumgaertner A, Schraknepper V, Willmes K, Rijntjes M & Weiller C. Dynamics of language reorganization after stroke. Brain 2006; 129: 1371–1384.
Schlenck C, Schlenck KJ, Springer L. Die Behandlung des schweren Agrammatismus. Reduzierte-Syntax-Therapie (REST). Stuttgart: Thieme; 1995.
Seniow J, Litwin M, Litwin T, Lesniak M, Czlonkowska A. New approach to the rehabilitation of post-stroke focal cognitive syndrome: effect of levodopa combined with speech and language therapy on functional recovery from aphasia. J Neurol Sci 2009; 283(1–2): 214–218.
Springer L, Huber W, Schlenck KJ, Schlenck C. Agrammatism: deficit or compensation? Consequences for aphasia therapy. Neuropsych Rehab 2000; 10: 279–309.
de Vries MH, Barth AC, Maiworm S, Knecht S, Zwitserlood P, Flöel A. Electrical stimulation of Broca's area enhances implicit learning of an artificial grammar. J Cogn Neurosci. 2010; 22(11): 2427–2436.
Walker-Batson D, Curtis S, Natarajan R, Ford J, Dronkers N, Salmeron E, Lai J, Unwin H. A double-blind, placebo-controlled study of the use of amphetamine in the treatment of aphasia. Stroke 2001; 32: 2093–2098.
Wallesch CW, Johannsen-Horbach H. Computers in aphasia therapy: Effects and side-effects. Aphasiology 2004; 18: 223–228.
Weigl E. The phenomenon of temporary deblocking in aphasia. Z Phonet Sprachwiss Komm 1961; 14: 337–364.
Weniger D. Aphasie. In: Karnath HO, Goldenberg G, Ziegler W (Hrsg.) Klinische Neuropsychologie – Kognitive Neurologie. Stuttgart: Thieme; 2014. 87–108.

# D 2 Sprech- und Stimmstörungen (Dysarthrophonien)

*von H. Ackermann*

## D 2.1 Klinik

### D 2.1.1 Terminologie

Die Bildung der verschiedenen Laute einer Sprache erfordert ein zeitlich präzis abgestimmtes Zusammenspiel von etwa 100 Muskeln, die an der Kontrolle der Atmungstätigkeit beteiligt sind, die Einstellung/Spannung der Stimmlippen (Phonation) anpassen und schließlich die Bewegung der Artikulatoren (Lippen, Zunge etc.) steuern (Ackermann und Ziegler 2010, Ackermann et al. 2014). Eine Beeinträchtigung der Sprechmotorik im Gefolge von Läsionen bzw. Erkrankungen des zentralen oder peripheren Nervensystems, aber auch der Vokaltraktmuskulatur (Myasthenia gravis, Muskeldystrophie etc.), wird als Dysarthrie oder Dysarthrophonie bezeichnet. Der geläufigere Begriff der Dysarthrie bezieht sich streng genommen nur auf den Bereich der Artikulation, meist werden jedoch die beiden Termini Dysarthrie und Dysarthrophonie als Synonyme verwendet. In der Regel beeinträchtigen die entsprechenden Funktionsstörungen alle drei genannten Komponenten des Sprechens. Neben der Bildung von Sprachlauten (Konsonanten, Vokale) sind auch die sogenannten prosodischen Merkmale verbaler Äußerungen wie Sprachmelodie und -rhythmus betroffen. Abzugrenzen von den Dysarthrien ist das Syndrom der Sprechapraxie, das meist in Verbindung mit einer Aphasie nach linkshemisphärischen Läsionen des anterioren perisylvischen Kortex bzw. der vorderen Inselrinde auftritt und als eine Beeinträchtigung kognitiver Aspekte der Sprechmotorik wie der Planung artikulatorischer Bewegungsabläufe eingestuft wird (**Kap. D 1**). Unter Umständen wirken sich zentralnervöse Erkrankungen, zum Beispiel fokale Dystonien oder neuromuskuläre Überleitungsstörungen, wie die Myasthenia gravis, ausschließlich auf die Stimmgebung aus. In diesen Fällen wird von einer neurogenen bzw. neuromuskulären Dysphonie gesprochen. Neben im Erwachsenenalter erworbenen Läsionen/Erkrankungen des Nervensystems und der Muskulatur vermögen auch angeborene Missbildungen, zum Beispiel Gaumenspalten, Traumata im Bereich des Mund-Rachenraumes oder einzelne Formen von Sprachentwicklungsstörungen, die Artikulation und/oder Phonation zu beeinträchtigen. Diese Störungsbilder werden – definitionsgemäß – nicht den Dysarthrien zugerechnet.

### D 2.1.2 Dysarthrophonie-Syndrome

Das Klassifikationssystem der Dysarthrien, auf das sich die sprachtherapeutische Diagnostik stützt, orientiert sich an pathophysiologischen bzw. funktionell-neuroanatomischen Prinzipien. **Tab. D 2.1** fasst die wichtigsten klinischen Merkmale einzelner Störungsbilder zusammen. Grundsätzlich sind alltagsrelevante und persistierende dysarthrische Störungsbilder an bilaterale Dysfunktionen des ersten bzw. zweiten Motoneurons, der Basalganglien oder des Kleinhirns geknüpft. Beispielsweise verursacht die einseitige Schädigung kortikobulbärer Bahnen in der Regel allenfalls leichte, vorübergehende Sprech- und Stimmstörungen (Ackermann et al. 2010). Im Falle (weitgehend) fehlender Willkürinnervation der Vokaltraktmuskulatur, zum Beispiel nach schweren Schädel-Hirn-Traumata oder im Verlauf von Motoneuronerkrankungen, kann schließlich die Lautbildung völlig aufgehoben sein (Anarthrie bzw. Aphonie). Insbesondere bei Kindern kann auch nach operativen Eingriffen am Kleinhirn eine Anarthrie bzw. ein Mutismus beobachtet werden (Ackermann und Brendel 2016). Bemerkenswerterweise geht das idiopathische Parkinson-Syndrom – im Gegensatz zu allen anderen Formen einer Dysarthrie – meist mit einem unauffälligen oder sogar beschleunigten Sprechtempo einher (Hertrich und Ackermann 2016). Neben einer Dysarthrophonie weisen Parkinson-Patienten oft auch Kommunikationsstörungen auf, die über »reine« sprechmotorische Defizite hinausgehen, z. B. Beeinträchtigungen der Wortfindung, der Selbstkorrektur oder des »turn-taking«.

### D 2.1.3 Neurogene Dysphonien

Die spasmodische Dysphonie – eine fokal-dystone Funktionsstörung der Kehlkopfmuskulatur – ist unter anderem durch raue und gepresste Stimmqualität, eine herabgesetzte Tonlage, irregulär auftretende Unterbrechungen der Phonation und Stimmtremor charakterisiert. Ein »Stimmzittern« kann darüber hinaus bei Patienten mit Parkinson-Syndrom, zerebellären Funktionsstörungen oder amyotrophischer Lateralsklerose beobachtet werden, auch im Rahmen des essentiellen Tremors auftreten und sogar dessen einziges Symptom darstellen (essenzieller Stimmtremor).

## D 2.2 Therapeutische Prinzipien

### D 2.2.1 Überblick

Die Dysarthrietherapie stützt sich auf drei Säulen: logopädische Übungsbehandlungen, einschließlich Versorgung mit Kommunikationshilfen, medikamentöse Maßnahmen und chirurgische Eingriffe.

**Tab. D 2.1:** Perzeptuell-auditive Merkmale der wichtigsten Dysarthrie-Syndrome (modifiziert nach Ziegler und Vogel 2010; differentialdiagnostisch bedeutsame Kriterien hervorgehoben)

| Merkmal | Befunde |
|---|---|
| *Schlaffe Dysarthrie (Läsion des zweiten Motoneurons oder des neuromuskulären Übergangs)* | |
| Sprechatmung | verkürzte Exspirationsdauer |
| Stimme | behauchte/raue Stimmqualität, verminderte Lautstärke, *erniedrigte Stimmlage* |
| Artikulation | reduzierte Artikulationsschärfe bei *Vorverlagerung der Zunge* und Hypernasalität (»offenes Näseln«) |
| Prosodie | Verlangsamte und monotone Sprechweise |
| *Spastische Dysarthrie (Läsion des ersten Motoneurons)* | |
| Sprechatmung | verkürzte Exspirationsdauer |
| Stimme | *gepresste*/raue *Stimmqualität,* verminderte Lautstärke |
| Artikulation | reduzierte Artikulationsschärfe bei *Rückverlagerung der Zunge* und Hypernasalität |
| Prosodie | Verlangsamte und monotone Sprechweise |
| *Rigid-hypokinetische Dysarthrie (Parkinson-Syndrom)* | |
| Sprechatmung | verkürzte Exspirationsdauer |
| Stimme | behauchte/raue Stimmqualität, verminderte Lautstärke, *erhöhte Stimmlage* |
| Artikulation | reduzierte Artikulationsschärfe |
| Prosodie | *normales oder beschleunigtes Tempo,* monotone Sprechweise |
| *Ataktische Dysarthrie (v. a. Kleinhirnfunktionsstörungen)* | |
| Sprechatmung | *inadäquate Atmungsmuster,* z. B. hörbares Einatmen oder inspiratorisches Sprechen |
| Stimme | Wechselnd gepresst-behaucht-raue Stimmqualität, *Fluktuationen von Tonhöhe und Lautstärke* |
| Artikulation | vorwiegend reduzierte Artikulationsschärfe, teilweise aber auch »explosive«, d. h. »überdeutliche« Lautbildung |
| Prosodie | Verlangsamte und *»skandierende« Sprechweise* (»silbisches Sprechen«) |

Da die Behandlung von Sprech- und Stimmstörungen üblicherweise nicht in das Aufgabengebiet des Neurologen fällt, soll auf Symptomatik und Therapie nur insoweit eingegangen werden, als zur Planung rehabilitativer Maßnahmen erforderlich.

### D 2.2.2 Übungsbehandlung einschließlich Kommunikationshilfen

Im Vordergrund der Therapie von Dysarthrien stehen logopädische Übungsbehandlungen, ergänzt unter Umständen durch Biofeedback-Techniken (Ziegler und Vogel 2010). Im Wesentlichen lassen sich zwei Strategien formulieren:

1. Verbesserung von Sprech- und Stimmstörungen bzw. Unterstützung der Rückbildung sprechmotorischer Defizite durch intensives motorisches Üben (»motor drill«),
2. Vermittlung von Kompensationsstrategien zur Verbesserung der Verständlichkeit oder der Sprechökonomie wie beispielsweise die Verringerung des Sprechtempos oder die bewusstere Kontrolle der Artikulation bei Patienten mit chronischen oder progredienten Defiziten.

Bei neurogenen Sprech- und Stimmstörungen wurden – bislang allerdings nur im Rahmen von Einzelfallstudien – auch mehrere Kommunikationshilfen erprobt:

- Tastbrett (»pacing board«) oder Sprachverzögerer (»delayed auditory feedback«) zur Verlangsamung des Sprechtempos,
- Applikation von »weißem Rauschen« über Kopfhörer (Lombard-Effekt) oder Einsatz elektronischer Verstärker mit dem Ziel einer Erhöhung der Sprechlautstärke,
- Gaumensegelprothesen (»palatal lift«) bei Einschränkung der Gaumensegelmotilität (Veluminsuffizienz, »offenes Näseln«),
- alternative Kommunikationssysteme, beispielsweise portable elektronische Schreibmaschinen oder »Kommunikationstafeln«, die es dem Patienten erlauben, aus vorgegebenen Buchstaben- oder Wortlisten eine Äußerung zusammenzustellen, in Fällen aufgehobener Artikulationsfähigkeit oder unzureichender Verständlichkeit verbaler Äußerungen.

Sowohl logopädische Maßnahmen als auch der Umgang mit Kommunikationshilfen setzen ein gewisses Maß an kognitiven Fähigkeiten und Kooperationsbereitschaft voraus. Eine verhaltensbasierte Behandlung ist deshalb bei Patienten mit demenzieller Entwicklung in der Regel nicht sinnvoll.

### D 2.2.3 Medikamentöse Therapie

Einige der mit Sprech- und Stimmstörungen einhergehenden neurologischen Erkrankungen wie Morbus Parkinson, Myasthenia gravis oder essentieller Tremor sind einer medikamentösen Behandlung zugänglich. Die Wirksamkeit dopaminerger Substanzen bei Parkinson-Dysarthrie ist allerdings nicht unumstritten (Pinto et al. 2004). Und das essenzielle »Stimmzittern« scheint auf pharmakologische Maßnahmen weniger gut anzusprechen als andere Formen des essenziellen Tremors. Medikamentöse Interventionen führten bislang bei Patienten mit Friedreich'scher Erkrankung oder anderen hereditären Ataxien zu keinen überzeugenden Verbesserungen der Sprech- und Stimmstörungen (Vogel et al. 2014). Die Behandlung einer fokalen Dystonie der Kehlkopfmuskulatur (spasmodische Dysphonie) mit Botulinumtoxin ist insbesondere dann sinnvoll, wenn eine Hyperadduktion der Stimmbänder vorliegt: Das Toxin wird über eine Nadelelektrode unter gleichzeitiger elektromyographischer Kontrolle in den M. thyroarytaenoideus injiziert. Der therapeutische Effekt setzt innerhalb von Stunden bis Tagen ein und kann Wochen bis Monate anhalten. Als häufigste Nebenwirkungen sind Schluckstörungen, Heiserkeit und eine »Stimmschwäche« (behauchte Stimmqualität) zu beachten.

### D 2.2.4 Chirurgische Maßnahmen

#### D 2.2.4.1 Resezierende und rekonstruktive Eingriffe

Vor Einführung der Botox-Therapie wurde zur Behandlung der spasmodischen Dysphonie häufiger eine unilaterale Resektion des Nervus recurrens vorgenommen, ein Verfahren, das allerdings eine hohe komplette bzw. partielle »Rückfallquote« aufweist (bis zu ca. 80 % nach vier Jahren). Gelegentlich sind bei Patienten mit Veluminsuffizienz rekonstruktive Eingriffe oder andere invasive Maßnahmen zu erwägen, z. B. die Injektion von Teflon im Bereich der Rachenhinterwand mit dem Ziel eines verbesserten Abschlusses der Mundhöhle.

#### D 2.2.4.2 Tiefenhirnstimulation bei Morbus Parkinson

Durch gezielte elektrische Reizung von Nucleus subthalamicus (STN) oder Globus pallidus internus (Gpi) lassen sich bei Patienten mit Morbus Parkinson Mobilitätseinbußen verbessern und Off-Phasen als auch Dyskinesien gegensteuern. Lediglich bei ausgewählten Probandenkollektiven und parasprachlichen Aufgaben wie »maximales Tonhalten« scheinen positive Effekte im Bereich der Vokaltraktmuskulatur nachweisbar zu sein. Mit einer signifikanten Zunahme der Verständlichkeit sprachlicher Äußerungen im Alltag (»freier Rede«) kann nicht gerechnet werden (Nebel et al. 2010). Im Allgemeinen wird zumindest eine ausgeprägtere Parkinson-Dysarthrie als Kontraindikation der Tiefenhirnstimulation eingestuft. Die im Gefolge einer Intervention immer wieder beobachtete Verschlechterung dysarthrischer Defizite dürfte auf eine Funktionsstörung benachbarter Bahnsysteme, z. B. kortikobulbärer Projektionen, zurückzuführen sein, meist bedingt durch unausgewogene Stimulationsparameter (Nebel 2017).

### D 2.2.5 Klinische Wirksamkeitsstudien

Eine im Rahmen der *Academy of Neurologic Communication Disorders and Sciences* durchgeführte Metaanalyse von 58 Studien zur Botox-Therapie der spasmodischen Dysphonie, darunter drei prospektive und kontrollierte Untersuchungen, kommt zu dem Schluss, dass diese Intervention bei einem »erheblichen« Teil der Patienten mit Hyperadduktion der Stimmlippen eine »erhebliche« Verbesserung der Symptomatik bewirke (www.ancds.org/evidence-based-clinical-research (Dysarthria – Technical Reports: Medical Interventions for Spasmodic Dysphonia and Some Related Conditions)) (↑↑). Die vorliegenden Cochrane-Reviews zur Wirksamkeit systematischer Übungsbehandlungen bei Parkinson-Dysarthrie konnten drei randomisierte, placebokontrollierte Studien und zwei Untersuchungen, die unterschiedliche Therapieverfahren einander gegenüberstellen, ausfindig machen (Deane et al. 2001a, 2001b). Unter diesen Maßnahmen kam es zu einer signifikanten Verbesserung der Lautstärke, der Tonhöhenkontrolle und auch globaler Dysarthrie-Maße (↑↑). Allerdings scheinen anhaltende Effekte eine tägliche Einzeltherapie über mehrere Wochen hinweg vorauszusetzen. Das »Lee Silverman Voice Treatment« (LSVT), ein intensives Behandlungsprogramm (vier Therapiesitzungen pro Woche über vier Wochen hinweg, zusätzliche Übungen Zuhause) zur Kräftigung der Phonation hat inzwischen die breiteste Akzeptanz in der Behandlung der Parkinson-Dysarthrie gefunden (Ramig et al. 2004). Zur Wirksamkeit von logopädischen Übungsbehandlungen bei degenerativen, zerebrovaskulären oder traumatischen Erkrankungen/Läsionen des Zentralnervensystems wurden noch keine randomisierten bzw. kontrollierten Untersuchungen durchgeführt (Sellars et al. 2002; Vogel et al. 2014). Allerdings liegen symptomorientierte Metaanalysen der Literatur zu den logopädischen Interventionsmöglichkeiten bei Veluminsuffizienz (»offenes Näseln«) (↑) und respiratorisch/phonatorischen Problemen vor (↑↑) (Yorkston et al. 2003, 2007; www.ancds.org/evidence-based-clinical-research (Dysarthria – Technical Reports: Evidence for the Behavioral Management of the Respiratory/Phonatory System)).

## D 2.3 Pragmatische Therapie

Die therapeutischen Maßnahmen müssen dem individuellen Profil der Sprech- und Stimmstörungen eines Patienten angepasst werden. Deshalb setzt die Behandlung eine detaillierte auditiv-perzeptuelle Evaluation der dysarthrischen Defizite voraus, unter Umständen ergänzt durch apparative Untersuchungsverfahren wie zum Beispiel akustische Analysen oder Elektroglottographie (Duffy 2013). Neben Art/Schweregrad einer Dysarthrophonie und dem zu erwartenden Verlauf der zugrundeliegenden Erkrankung muss die Therapieplanung auch begleitende kognitive und emotionale Beeinträchtigungen der Patienten in Betracht ziehen. Zur Behandlung der Parkinson-Dysarthrie stehen inzwischen verhaltensbasierte Therapieverfahren wie das LSVT zur Verfügung, deren Wirksamkeit durch kontrollierte Studien belegt wurde (↑↑, A). Bei Patienten mit spasmodischer Dysphonie ist, insbesondere im Falle einer Hyperadduktion der Stimmlippen, die lokale Injektion von Botulinumtoxin zu empfehlen (↑↑, B). Kontrollierte Studien zur Wirksamkeit logopädischer Übungsbehandlungen bei Dysarthrie nach Schädel-Hirn-Trauma oder zerebrovaskulärer Erkrankung liegen bislang nicht vor. Im Falle respiratorisch/phonatorischer Probleme kann aber der Einsatz von Biofeedback-Verfahren und bei Veluminsuffizienz (»offenes Näseln«) mit konsekutiver Einschränkung der Verständlichkeit die Anpassung einer Gaumensegelprothese (↑, C) in Erwägung gezogen werden.

## Literatur


Ackermann H, Brendel B. Cerebellar contributions to speech and language. In: Hickok G, Small SL (eds.). Neurobiology of Language. Amsterdam: Elsevier – Academic Press; 2016. 73–84.

Ackermann H, Ziegler W. Brain mechanisms underlying speech motor control. In: Hardcastle WJ, Laver J, Gibbon FE (eds.). The Handbook of Phonetic Sciences. 2nd Edition. Malden, MA: Wiley-Blackwell; 2010. 202–250.

Ackermann H, Hage SR, Ziegler W. Brain mechanisms of acoustic communication in humans and nonhuman primates: An evolutionary perspective. Behav Brain Sci 2014; 37: 529–604.

Deane KHO, Whurr R, Playford ED, Ben-Shlomo Y, Clarke CE. Speech and language therapy versus placebo or no intervention for dysarthria in Parkinson's disease. In: The Cochrane Library. Oxford: Update Software; 2001.

Deane KHO, Whurr R, Playford ED, Ben-Shlomo Y, Clarke CE. Speech and language therapy for dysarthria in Parkinson's disease: a comparison of techniques. In: The Cochrane Library. Oxford: Update Software; 2001.

Duffy JR. Motor Speech Disorders: Substrates, Differential Diagnosis, and Management. 3rd Edition. St. Louis, MO: Elsevier – Mosby; 2013.

Hertrich I, Ackermann H. Dysarthrie des Parkinson-Syndroms: Klinische Befunde, instrumentelle Daten. In: Nebel A, Deuschl G, Hrsg. Dysarthrie und Dysphagie bei Morbus Parkinson. 2. Auflage. Stuttgart: Thieme; 2017. 56–75.

Nebel A. Auswirkungen von Medikamenten und Tiefer Hirnstimulation (THS) auf die Dysarthrie. In: Nebel A, Deuschl G (Hrsg.). Dysarthrie und Dysphagie bei Morbus Parkinson. 2. Auflage. Stuttgart: Thieme; 2017. 92–100.

Nebel A, Volkmann J, Deuschl G. Dysarthrie und tiefe Hirnstimulation bei Morbus Parkinson: Datenlage und therapeutische Konsequenzen. Online-Bulletin »Aphasie und verwandte Gebiete« 2010; www.aphasie.org/index.php?id=442.

Pinto S, Ozsancak C, Tripoliti E, Thobois S, Limousin-Dowsey P, Auzou P. Treatments for dysarthria in Parkinson's disease. Lancet Neurol 2004; 3: 547–556.

Ramig LO, Fox C, Sapir S. Parkinson's disease: Speech and voice disorders and their treatment with the Lee Silverman Voice Treatment. Semin Speech Lang 2004; 25: 169–180.

Sellars C, Hughes T, Langhorne P. Speech and language therapy for dysarthria due to non-progressive brain damage. In: The Cochrane Library. Oxford: Update Software; 2005.

Vogel AP, Folker J, Poole ML. Treatment for speech disorder in Friedreich ataxia and other hereditary ataxia syndromes. In: The Cochrane Library. Oxford: Update Software; 2014.

Yorkston KM, Spencer KA, Duffy JR. Behavioral management of respiratory/phonatory dysfunction from dysarthria: A systematic review of the evidence. J Med Speech-Lang Pathol 2003; 11: xviii–xxxviii.

Yorkston KM, Hakel M, Beukelman DR, Fager S. Evidence for effectiveness of treatment of loudness, rate, or prosody in dysarthria: a systematic review. J Med Speech-Lang Pathol 2007; 15: XI–XXXVI.

Ziegler W, Vogel M. Dysarthrie: Verstehen – Untersuchen – Behandeln. Stuttgart: Thieme; 2010.

# D 3 Schluckstörungen (Dysphagien)

*von R. Dziewas und T. Warnecke**

## D 3.1 Klinik

### D 3.1.1 Anatomie und Physiologie

Der Schluckakt ist ein hochkomplexer neuromuskulärer Vorgang, welcher die präzise bilaterale Koordination von mehr als 25 Muskelpaaren erfordert. Zahlreiche neurowissenschaftliche Studien konnten mithilfe von bildgebenden Verfahren neben der schon länger bekannten Rolle des Hirnstamms übereinstimmend auch die signifikante Bedeutung des Großhirns für die Physiologie des Schluckaktes belegen und haben bei Dysphagiepatienten therapeutisch potenziell beeinflussbare Reorganisationsmechanismen aufgedeckt.

Der Schluckakt lässt sich in »orale Vorbereitungsphase«, »orale Phase«, »pharyngeale Phase« und »ösophageale Phase« einteilen. Diese zeigen in ihren dynamischen Abläufen fließende Übergänge. Nach dem Zerkleinern der Nahrung in der oralen Vorbereitungsphase wird der Bolus in der oralen Phase mittels sequentieller Wellenbewegungen am harten Gaumen entlang in den Oropharynx transportiert. Die nachfolgende pharyngeale Phase ist nicht mehr willentlich steuerbar und beginnt mit Auslösung des Schluckreflexes. Durch eine kolbenartige Rückwärtsbewegung der Zungenbasis und gleichzeitige Elevation von Hyoid und Larynx nach superior-anterior gleitet der Bolus unter Schutz der Atemwege über die Epiglottis und die Sinus piriformes, wobei er durch sequentielle Kontraktionen der Pharynxmuskulatur schlundabwärts transportiert wird. Wenn die Kontraktionswelle den oberen Ösophagussphinkter erreicht, beginnt die ösophageale Phase. Durch eine peristaltische Welle wird der Speisebrei in den Magen befördert. An der Ausführung dieses stereotyp erscheinenden, jedoch hoch komplexen Bewegungsablaufs sind vonseiten des peripheren Nervensystems (PNS) die Hirnnerven V, VII, IX, X und XII beteiligt (Dodds et al. 1990; Donner et al. 1985).

Auf der Ebene des Hirnstamms wird der Schluckakt durch den »Central Pattern Generator« (CPG) gesteuert. Er gliedert sich in eine »Dorsal Swallowing Group« im Nucleus tractus solitarii und in eine »Ventral Swallowing Group« oberhalb des Nucleus ambiguus in der ventrolateralen Medulla oblongata. In jeder Hälfte des Hirnstamms liegt jeweils ein CPG, beide arbeiten streng synchron. Nach einseitiger sensibler Reizung wird der Schluckakt zunächst im ipsilateralen Zentrum programmiert und anschließend an den kontralateralen CPG übermittelt (Jean 2001).

Das grundlegende Reflexmuster des Schluckens kann zwar ohne den Einfluss supramedullärer Strukturen erzeugt werden, unter physiologischen Bedingungen erhält das Netzwerk jedoch vielfältige Signale von höheren Zentren des zentralen Nervensystems (ZNS), welche neben den sensiblen Afferenzen in der DSG verarbeitet werden (Jean 2001) (**Abb. D 3.1**). In verschiedenen Studien wurden unabhängig vom technischen Ansatz während des Schluckaktes nahezu übereinstimmend Aktivierungen des primären sensomotorischen Kortex, der supplementär-motorischen Areale, des Gyrus cinguli, des frontalen Operkulums, der Insel, sekundärer sensibler Areale und des parietalen Assoziationskortex beschrieben (z. B. Hamdy et al. 1996; Hamby et al. 1999; Teismann et al. 2009). Boluscharakteristika wie Temperatur, Geschmack, Viskosität und Textur werden hier prozessiert und beeinflussen im Sinne einer Feedforward-Steuerung den weiteren Schluckablauf (Leopold und Daniels 2010). Dabei scheint die Aktivität des supramedullären Schlucknetzwerks positiv mit dem Ausmaß der oropharyngealen Stimulation zu korrelieren (Martin et al. 2007).

### D 3.1.2 Pathophysiologie

Schluckstörungen können durch Erkrankungen des ZNS, PNS, der neuromuskulären Übertragung und der Muskulatur versursacht werden (**Abb. D 3.2**). Im Gegensatz zu dem Einheitlichkeit suggerierenden Begriff der neurogenen Dysphagie unterscheiden sich die durch die einzelnen Krankheitsbilder hervorgerufenen Schluckstörungen hinsichtlich ihrer klinischen Präsentation, der jeweiligen therapeutischen Optionen und der Prognose erheblich (s. u.).

## D 3.2 Epidemiologie und Verlauf

Neurogene Dysphagien gehören zu den häufigsten und zugleich bedrohlichsten Symptomen neurologischer Erkrankungen. Eine Schluckstörung findet sich initial bei mindestens 50 % aller Patienten mit ischämischem oder hämorrhagischem Schlaganfall (Martino et al. 2005; Suntrup et al. 2012). Betroffene Patienten haben ein um mehr als das 3-Fache erhöhte Risiko für die frühzeitige Entwicklung einer Aspirationspneumonie und weisen zudem eine sig-

* Autor des Kapitels in der 6. Auflage: M. Prosiegel.

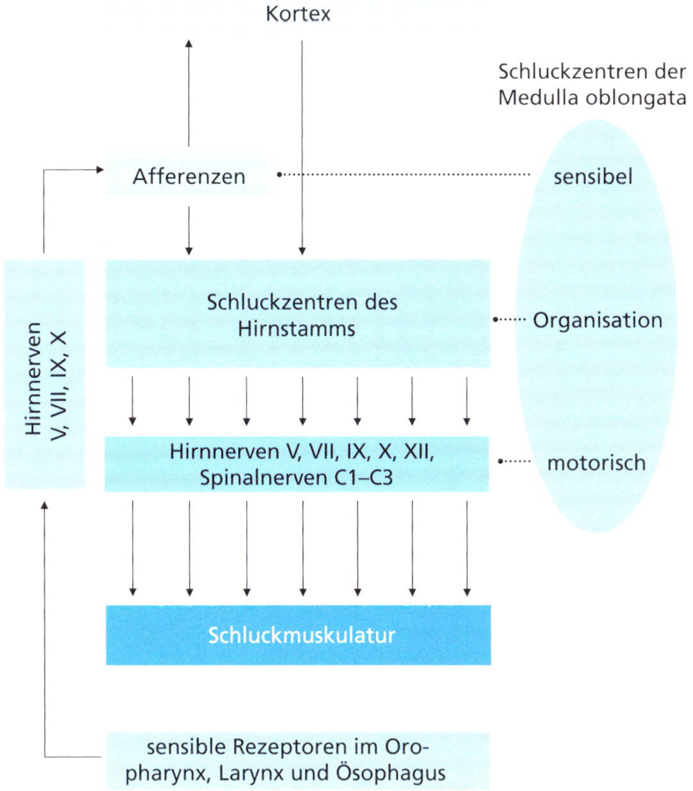


**Abb. D 3.1:** Schematische Organisation des Schlucknetzwerkes



nifikant erhöhte Mortalität auf (Martino et al. 2005). Vergleichbare Zahlen sind für das schwere Schädel-Hirn-Trauma publiziert. Hier wird die Inzidenz der klinisch relevanten Dysphagie mit etwa 60 % angegeben (Morgan und Mackay 1999). In diesem Patientenkollektiv ist das Vorliegen einer Dysphagie mit einer erheblich verlängerten Beatmungszeit und einer länger dauernden künstlichen Ernährung verknüpft. Bei allen Parkinson-Syndromen ist die neurogene Dysphagie ebenfalls ein wesentlicher Risikofaktor für die Entwicklung einer Pneumonie, die in dieser Patientengruppe auch die häufigste Todesursache darstellt (Muller et al. 2001). Darüber hinaus können Schluckstörungen bei diesen Patienten zu einer erheblichen und langfristigen Beeinträchtigung der Lebensqualität, unzureichender Medikamentenwirkung und Mangelernährung führen (Miller et al. 2006). Bei 20–30 % der an Demenzen leidenden Patienten sind zudem schwerste, von den Betroffenen selbst nicht wahrgenommene Dysphagien mit stillen Aspirationen anzutreffen (Langmore et al. 2007; Suh et al. 2009). Auch bei verschiedenen neuromuskulären Erkrankungen ist die Dysphagie ein dominantes klinisches Merkmal. Bei bis zu 30 % der Patienten mit amyotropher Lateralsklerose finden sich bereits zum Zeitpunkt der Diagnosestellung Beeinträchtigungen des Schluckakts (Kühnlein et al. 2008), während im weiteren Krankheitsverlauf nahezu alle Patienten eine Dysphagie entwickeln. Die Myasthenia gravis manifestiert sich in 15 % der Fälle mit einer Schluckstörung; im Krankheitsverlauf sind mehr als 50 % der Patienten betroffen, und eine myasthene Krise kündigt sich in mehr als der Hälfte der Fälle durch eine Dysphagie an (Grob et al. 1987). Bei der Multiplen Sklerose tritt eine Dysphagie im Krankheitsverlauf bei mehr als einem Drittel der Patienten auf und geht mit einer erhöhten Morbidität und Mortalität einher (Guan et al. 2015; Calcagno et al. 2002). Auch Patienten mit entzündlichen Muskelerkrankungen leiden häufig unter Schluckstörungen. Für die Dermatomyositis betragen die Häufigkeitsangaben ca. 20 %, für die Polymyositis 30–60 % und für die Einschlusskörperchenmyositis zwischen 65 und 86 % (Mulcahy et al. 2012). Schließlich stellt die Dysphagie auch auf der Intensivstation eine große diagnostische und therapeutische Herausforderung dar. Unabhängig von der jeweiligen Grunderkrankung weisen 70–80 % der Patienten mit prolongierter Beatmung nach der Entwöhnung vom Respirator vermutlich auf dem Boden einer »Critical-illness«-Polyneuropathie/-Myopathie zumindest passager schwere Schluckstörungen mit Aspirationen auf (Tolep et al. 1996). Diese machen nicht nur eine längere künstliche Ernährung erforderlich, sondern sind mit gravierenden Komplikationen wie Pneumonien und Reintubation korreliert und zudem ein unabhängiger Prädiktor für eine erhöhte Mortalität (Macht et al. 2011).

## D 3.3 Diagnostische Maßnahmen

### D 3.3.1 Anamnese

In einem strukturierten Anamnesegespräch beim Erstkontakt werden die folgenden übergeordneten Aspekte systematisch abgefragt bzw. aus den Behandlungsunterlagen rekonstruiert: ursächliche Grunderkrankung (sofern bereits bekannt) und

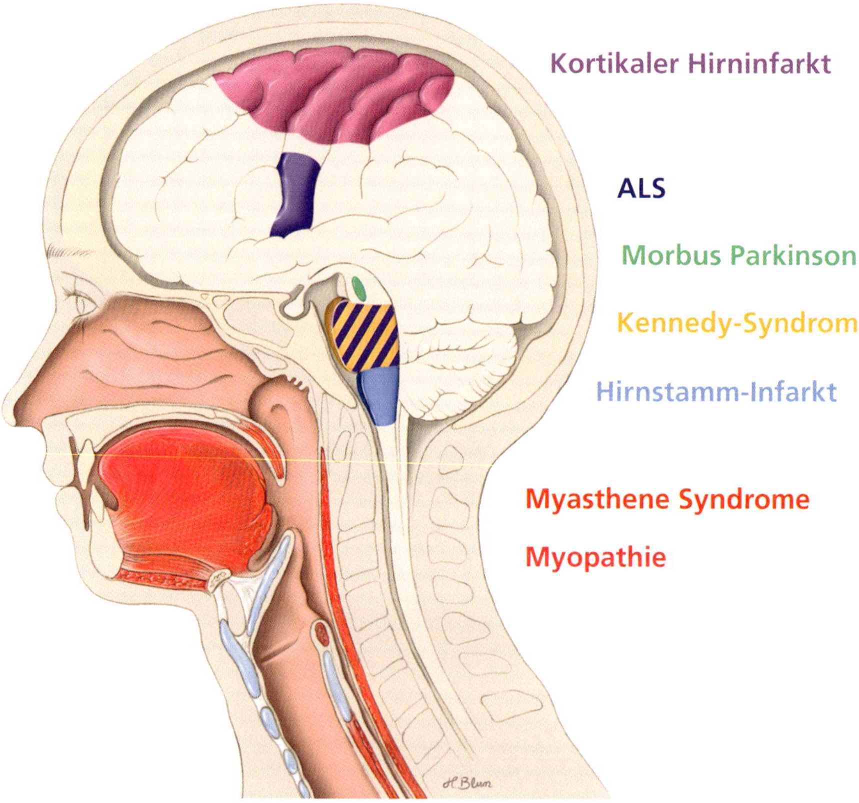


**Abb. D 3.2:** Mit neurogenen Dysphagien unterschiedlicher Ätiologie assoziierte Läsionsorte im ZNS, PNS und Muskel-Band-Apparat (© Heike Blum, Universitätsklinikum Münster)

Komorbiditäten, Arzneimittelanamnese, Krankheitsbeginn und -verlauf, aktuelle Ernährungsform, soziale Situation, bisherige Diagnostik und Therapieversuche. Anschließend werden dysphagiespezifische Punkte geklärt, wie insbesondere Änderungen des Ess- und Trinkverhaltens, Vermeiden bestimmter Nahrungsmittel und -konsistenzen, Zeit, die für das Essen benötigt wird, Körperhaltung während des Essens, Schwierigkeiten beim Kauen, Verbleiben von Nahrungsresten nach dem Schlucken im Mundraum oder Rachen, einem Globusgefühl, veränderter Stimmklang, Räuspern, Husten oder Atemnot während des Essens, Austreten von Speise oder Flüssigkeiten aus der Nase, etc. Zudem ist gezielt nach möglichen Komplikationen einer Dysphagie zu fragen, also insbesondere dem Auftreten von Pneumonien, Dehydratationen und Gewichtsverlust. Für die systematische Anamnese können Fragebögen wie der »Anamnesebogen zur klinischen Erfassung von Schluckstörungen nach Hirnverletzung« (Schröter-Morasch 1994) als Leitfaden dienen.

## D 3.3.2 Screeningverfahren

In der klinischen Dysphagiediagnostik lassen sich grundsätzlich zwei Ansätze unterscheiden, die meist zeitlich aufeinander folgen: der Aspirationsschnelltest als Bedside-Screening und die ausführliche klinische Schluckuntersuchung. Das Ziel eines Screeningtests besteht zunächst darin, mit einfachen Mitteln schnell und möglichst zuverlässig aspirationsgefährdete Patienten zu identifizieren, um prophylaktische Maßnahmen und eine weiterführende Diagnostik einzuleiten. Screeningverfahren sollen zudem so konzipiert sein, dass sie nach einer entsprechenden Schulung von verschiedenen Berufsgruppen auch ohne dysphagiespezifische Vorbildung durchgeführt werden können. Die meisten der publizierten Testprotokolle wurden an Schlaganfallpatienten, zum Teil aber auch an gemischten Patientenkollektiven, evaluiert und zeichnen sich durch eine verhältnismäßig hohe Sensitivität (> 80 %, teilweise > 90 %) und eine bestenfalls moderate Spezifität (in der Regel < 60 %) aus (Etges et al. 2014; Kertscher et al. 2014). Methodisch lassen sich die Screeningverfahren in folgende drei Kategorien differenzieren, (i) Wasser-Schlucktests (z. B. 50 ml Wasser-Test, 70 ml Wassertest nach Daniels, 90 ml Wassertest, timed water swallow test, TOR-BSST), (ii) Tests mit mehreren Nahrungskonsistenzen (Gugging Swallowing Screen; Volume-Viscosity Test, Semisolid Bolus Swallow Test), (iii) Schluckprovokationstest. Im Unterschied zu den reinen Wassertests lassen sich aus den Schlucktests mit mehreren Nahrungskonsistenzen bei Patienten mit neurogener Dysphagie differenziertere Empfehlungen für die Kostform sowie das weitere diagnostische und therapeutische Vorgehen ableiten. Der Schluckprovokationstest ist eine Alternative bei nicht-kooperationsfähigen Patienten, bei denen eine orale Bolusgabe nicht möglich ist (Warnecke und Dziewas 2013).

### D 3.3.3 Klinische Schluckuntersuchung

Die ausführliche klinische Schluckuntersuchung fällt in den Aufgabenbereich der entsprechend geschulten Logopäden/Sprachtherapeuten. Sie umfasst neben der Einschätzung des Aspirationsrisikos auch die möglichst genaue Erfassung des Störungsmusters und des Schweregrades einer neurogenen Dysphagie als Basis für die weitere Diagnostik, Kostanpassung und Therapieplanung. Die Befunderhebung beginnt mit einer neurologischen Untersuchung der oropharyngealen Strukturen und endet mit Schluckversuchen, bei denen verschiedene Konsistenzen, meist in der Reihenfolge breiig, flüssig, fest, getestet werden. Zur Befunddokumentation stehen verschiedene Protokolle zur Verfügung, z. B. der Bogenhausener Dysphagiescore (BODS) (Bartolome und Schröter-Morasch 2010).

### D 3.3.4 Instrumentelle Verfahren

#### D 3.3.4.1 Flexible Endoskopische Evaluation des Schluckaktes (FEES)

Die endoskopische Untersuchung des Schluckakts stellt heute in Deutschland die wahrscheinlich am häufigsten eingesetzte Methode zur objektiven Beurteilung des Schluckakts dar und wird beispielsweise bereits auf mehr als 50 % der zertifizierten Stroke Units (Suntrup et al. 2012) ebenso wie in einer Vielzahl von neurologischen Akut- und Rehabilitationskliniken angewendet. Die über die letzten Jahre gewachsene Bedeutung der FEES kommt auch darin zum Ausdruck, dass von inzwischen drei großen Fachgesellschaften (DGN, DSG und DGG) ein gemeinsames Fortbildungsprogramm zur Vermittlung dieser Untersuchungstechnik betrieben wird (Dziewas et al. 2014). Bei der FEES wird zur direkten Visualisierung des Schluckakts ein flexibles Nasopharyngolaryngoskop transnasal über den unteren oder mittleren Nasengang in den Pharynx eingeführt. Mithilfe der FEES sollen ein umfassendes Bild von der pharyngealen Phase des Schluckakts gewonnen sowie indirekte Zeichen für eine Störung der oralen und ösophagealen Phase ermittelt werden. Im Einzelnen sollen pathologische Bewegungsmuster identifiziert, die Effektivität und Sicherheit des Schluckvorgangs beurteilt, für den betreffenden Patienten geeignete Nahrungskonsistenzen bzw. Ernährungsformen festgelegt und der Einsatz von therapeutischen Manövern evaluiert werden. Das Standard-FEES-Protokoll besteht aus den Schritten (1) anatomisch-physiologische Untersuchung (ohne Schluckboli), (2) Schluckuntersuchung, (3) Überprüfung der Effektivität therapeutischer Maßnahmen (Langmore). Neben diesem Standardprotokoll wurden für verschiedene klinische Fragestellungen spezifische Untersuchungsprotokolle entwickelt und validiert (FEES-Tensilon-Test und Fatigable Swallowing Test zur Detektion und Verlaufsbeurteilung einer myasthenen Dysphagie; FEES-L-Dopa-Test zur Erfassung einer L-Dopa-sensitiven Dysphagie bei Patienten mit Parkinson-Syndromen; FEDSS zur Graduierung und zum Management der schlaganfallbedingten Dysphagie; Dekanülierungsalgorithmus zur Beurteilung der Dekanülierbarkeit beim tracheotomierten Patienten) (Warnecke et al. 2013).

#### D 3.3.4.2 Videofluoroskopische Evaluation des Schluckaktes

Die Videofluoroskopie (engl.: Videofluoroscopic Swallowing Study, VFSS) ist eine kontrastmittelgestützte radiologische Untersuchungsmethode des Schluckens, die eine filmische Aufzeichnung des gesamten Schluckvorganges ermöglicht (Wuttge-Hannig und Hannig 2010). Die VFSS wird heute üblicherweise nach dem sogenannten Logemann-Standard durchgeführt (Logemann 1993). Hierbei wird der Patient zunächst im lateralen Strahlengang mit wasserflüssigen Kontrastmittelboli mit zunehmendem Volumen bis hin zu konsekutiven Schlucken aus einem Glas untersucht. Anschließend erhält der Patient puddingartige und schließlich feste Testboli. Zum Abschluss folgt eine Einstellung im anterior-posterioren Strahlengang, die insbesondere geeignet ist, Seitenasymmetrien (z. B. unilaterale Residuen bei einseitiger Pharynxparese) zu erfassen. Im Rahmen der Befundung werden die Bildsequenzen sowohl qualitativ als auch quantitativ ausgewertet. Zudem wird zwischen Dysphagiesymptomen (also z. B. Aspiration, Residuen) und den zugrundeliegenden physiologischen Dysfunktionen unterschieden (Stanschus 2002).

#### D 3.3.4.3 Manometrie

Mit der Manometrie, insbesondere der modernen, hochauflösenden Manometrie (HRM = high resolution manometry) lassen sich die endoluminalen Druckverhältnisse im Pharynx und Ösophagus während des Schluckaktes messen. Die Methode ist insbesondere geeignet Relaxationsstörungen des oberen Ösophagussphinkters sowie Motilitätsstörungen der Speiseröhre (Achalasie, diffuser Ösophagospasmus) nachzuweisen.

#### D 3.3.4.4 Weitere Untersuchungsmodalitäten

Sowohl die Elektromyographie (Oberflächen- oder Nadelelektroden), als auch die Sonographie und die dynamische Magnetresonanztomographie stellen für die Evaluation des Schluckaktes vorwiegend experimentell genutzte Verfahren dar, die bisher noch keinen Eingang in die klinische Routine gefunden haben.

### D 3.3.5 Pragmatische Diagnostik

Um adäquate protektive und rehabilitative Maßnahmen bei Patienten mit neurogener Dysphagie einzuleiten, ist es essenziell, die verursachende neurologische Erkrankung zu diagnostizieren. Zudem können erst dann für Patienten und Angehörige relevante Aussagen zur Prognose getroffen werden, wenn die Ätiologie einer neurogenen Dysphagie geklärt ist (Warnecke und Dziewas 2013).

Tritt eine neurogene Dysphagie zusammen mit weiteren neurologischen Symptomen auf, lässt sich die Ätiologie oft anhand dieser Symptomkombination eruieren.

Wenn eine Dysphagie jedoch das alleinige oder vorherrschende Symptom einer neurologischen Erkrankung darstellt, gestaltet sich die Differenzialdiagnostik oft schwieriger. Als häufige Fehldiagnosen werden in solchen Fällen strukturelle Ösophaguserkrankungen oder psychogene Dysphagien vermutet. Auf diesen Umstand hat bereits David W. Buchholz 1994 in seiner Übersichtsarbeit »Neurogenic Dysphagia: What Is the Cause When the Cause Is Not Obvious?« hingewiesen (Buchholz 1994). In einer Notaufnahme haben heute immerhin etwa 5 % aller neurologischen Patienten ein Leitysmptom aus der Gruppe der Sprach-/Sprech- und Schluckstörungen (Royl et al. 2010).

Im Folgenden wird für die schwierigen, nicht offensichtlichen Fälle, bei denen eine Dysphagie das Leitsymptom ist, ein schrittweises diagnostisches Vorgehen dargestellt (**Abb. D 3.3**). Ziel der ersten drei Schritte dieses strukturierten Algorithmus ist es, die neurogene Dysphagie einem neurologischen Syndrom zuzuordnen, sodass im vierten Schritt durch die gezielte Auswahl der Zusatzdiagnostik eine definitive Diagnose gestellt werden kann. Gelingt es während eines initialen diagnostischen »Work ups« nicht, eine definitive Diagnose zu stellen, sollten in regelmäßigen Abständen und spätestens bei Symptomprogredienz oder dem Auftreten neurologischer Zusatzsymptome Reevaluationen erfolgen, da – analog zu anderen neurologischen Symptomen – manchmal erst durch eine Verlaufsbeobachtung die Diagnosestellung ermöglicht wird (Warnecke und Dziewas 2013).

***1. Schritt: Anamnese***

Die sorgfältige Anamneseerhebung ist bei neurogenen Dysphagien ebenso bedeutsam wie bei allen anderen neurologischen Symptomen. Anamnestische Daten (aktuelle Anamnese, Vorerkrankungen, Familien-, Sozial-, Medikamentenanamnese) können bereits ausschlaggebend für die Diagnosefindung sein. Wesentlich ist es, auch dysphagiespezifische Fragen zu stellen (s. o.). Es sollte darüber hinaus versucht werden, die Dysphagie anhand bestimmter Kriterien zu charakterisieren:

- zeitliche Dynamik des Auftretens: akut – subakut – chronisch-progredient – chronisch-rezidivierend
- subjektiv wahrgenommene Lokalisation der Schluckstörung: oral – pharyngeal – ösophageal (Patient soll auf die »problematische« Stelle zeigen!)
- Abhängigkeit von bestimmten Bedingungen: körperliche Belastung, psychische Belastung, Tageszeit
- familiär gehäuftes Auftreten von Schluckstörungen.

***2. Schritt: Klinisch-neurologische Untersuchung***

In der klinisch-neurologischen Untersuchung muss insbesondere nach (subtilen) Zusatzsymptomen gefahndet werden, die auf eine bestimmte neurologische Erkrankung hindeuten können. Im Hinblick auf die neurogene Dysphagie selbst ist eine besonders detaillierte Untersuchung der schluckrelevanten Hirnnerven V3, VII, IX, X und XII von großem Nutzen. Zusätzlich gehört auch das Aspirationsscreening zur klinisch-neurologischen Untersuchung.

***3. Schritt: Apparative Dysphagiediagnostik***

Die apparative Dysphagiediagnostik dient der Objektivierung einer neurogenen Dysphagie sowie der Identifizierung des Störungsmusters, das wiederum häufig weitere ätiologische Hinweise liefert. In der Regel wird auf Grund der schnelleren Verfügbarkeit und der hohen diagnostischen Aussagekraft zunächst eine FEES durchgeführt und abhängig von dem entsprechenden Befund die weitere apparative Dysphagiediagnostik festgelegt (VFSS, Ösophagusmanometrie etc.). Aufgabe der apparativen Dysphagiediagnostik ist es auch, nichtneurogene Dysphagieursachen zu erkennen. Spätestens nach Abschluss der apparativen Dysphagiediagnostik sollte die neurogene Dysphagie einem neurologischen Syndrom zugeordnet und eine Verdachtsdiagnose gestellt werden können.

***4. Schritt: Zusatzdiagnostik***

Abhängig von den Ergebnissen der vorausgegangenen drei Schritte sollten gezielt ausgewählte Zusatzuntersuchungen zur definitiven Diagnosestellung führen. Folgende Zusatzuntersuchungen können einzeln oder in Kombination sinnvoll sein: laborchemische Untersuchungen, MRT des Kopfes, Lumbalpunktion, Elektromyografie, Elektroneurografie, evozierte Potenziale, MRT der HWS. In manchen Fällen, in denen die ersten drei Schritte keine gezielten Informationen liefern oder aber aufgrund der Akuität der Dysphagie ein schnelles Vorgehen nötig ist, sollten die folgenden diagnostischen Maßnahmen rasch durchgeführt werden, weil dadurch relevante, akut behandlungspflichtige neurologische Erkrankungen festgestellt werden können: MRT des Kopfes (inkl. DWI-Sequenz und Dünnschichtung des Hirnstammes) mit der Frage nach einem akuten Schlaganfall, Lumbalpunktion mit der Frage nach einer Hirnstammenzephalitis, einer Sonderform eines Guillain-Barré-Syndroms oder einer Menigeosis neoplastica sowie FEES-Tensilon®-Test mit der Frage nach einem myasthenen Syndrom (**Abb. D 3.3**).

Grundsätzlich unterscheidet sich das diagnostische Vorgehen in Abhängigkeit davon, ob bereits eine neurologische Erkrankung bekannt ist oder nicht.

(1) Wenn bereits eine neurologische Erkrankung diagnostiziert worden ist, werden zunächst krankheitsspezifische Risikofaktoren (Prädiktoren) für eine Dysphagie erfasst. Zum Beispiel sind beim akuten Schlaganfall eine Läsion der dorsolateralen Medulla oblongata oder ein hoher initialer Punktwert auf der NIHSS (> 10) oft mit einer schweren Dysphagie assoziiert. Außerdem können krankheitsspezifische Tests oder Fragebögen eingesetzt werden, z. B. ein Wassertest zum Aspirationsscreening beim akuten Schlaganfall oder spezifische Schluckstörungsfragebögen beim idiopathischen Parkinson-Syndrom. Sollte sich anhand dieser diagnostischen Schritte der Anhalt für das Vorliegen einer Dysphagie ergeben, dann wird eine FEES zur detaillierten Störungsmusteranalyse durchgeführt und das weitere Vorgehen von dem jeweiligen Befund abgeleitet.

(2) Wenn bislang keine neurologische Erkrankung vorbekannt ist, hängt das weitere Vorgehen vom Vorhandensein anamnestischer oder klinisch-neurologischer Zusatzsymptome ab, die eine spezifische Diagnostik ermöglichen. Wenn der Patient beispielsweise eine belastungsabhängige Ermüdung der Schluckmuskulatur angibt, sollte eine Diagnostik hinsichtlich einer Myasthenia gravis erfolgen. Finden sich in der klinisch-neurologischen

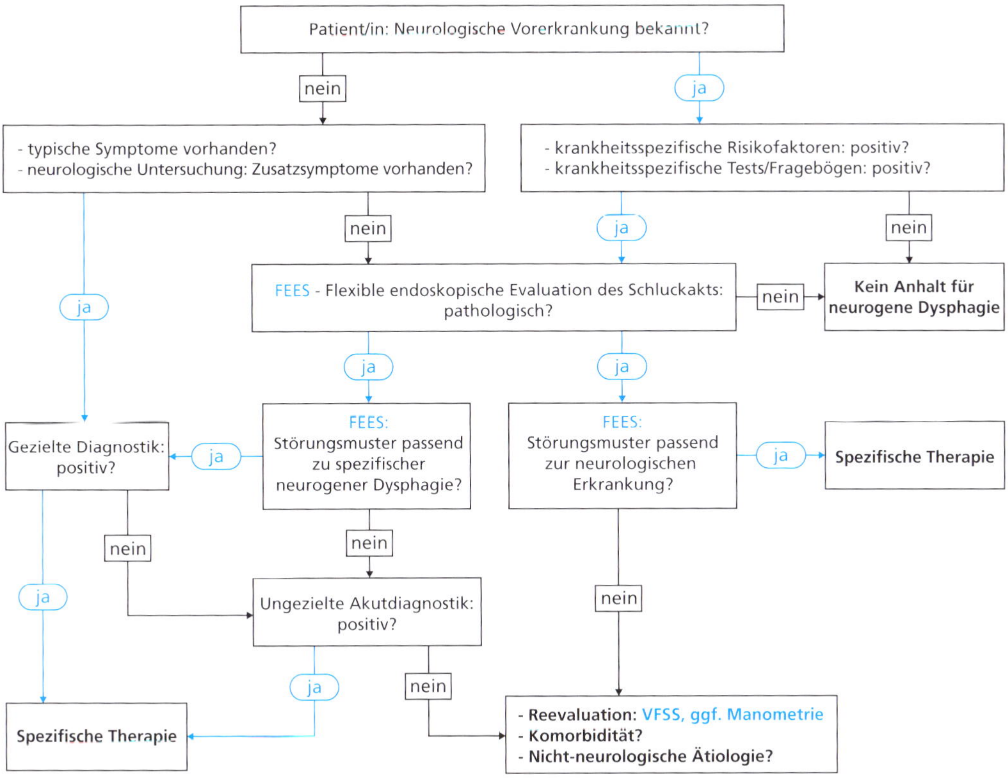


**Abb. D 3.3:** Algorithmus zur Diagnostik neurogener Dysphagien: Grundsätzlich unterscheidet sich das diagnostische Vorgehen in Abhängigkeit davon, ob bereits eine neurologische Erkrankung bekannt ist oder nicht.

Untersuchung Hirnnervenparesen, dann kommen z. B. eine Polyneuritis cranialis oder basale Meningitiden in Betracht. Nach Bestätigung der Diagnose kann auch in diesen Fällen eine FEES erforderlich sein, um gezielte logopädische und/oder medikamentöse Therapien zu initiieren. Finden sich keine spezifischen Zusatzsymptome, dann sollte mithilfe der FEES das Störungsmuster analysiert werden und bei spezifischen Dysphagiebefunden die entsprechenden diagnostischen Schritte vollzogen werden. Beispielsweise sind beidseitige schlaffe Pharynxparesen mit Öffnungsstörung des oberen Ösophagussphinkters hinweisend auf Myositiden. Bei einem unspezifischen Störungsmuster muss mit einer ungezielten Diagnostik begonnen werden, die immer ein KM-MRT des Kopfes mit Dünnschichtung des Hirnstammes, eine Lumbalpunktion und einen FEES-Tensilon-Test umfassen sollte. Die weitere apparative Zusatzdiagnostik sollte dann elektromyographische/elektroneurographische Untersuchungen und ggf. ein Ganz-Körper-Muskel-MRT beinhalten.

## D 3.4 Therapeutische Prinzipien

Zur Behandlung von neurogenen Dysphagien, deren primäres Ziel immer eine aspirationsfreie Ernährung ist, können Logopäden heute auf zahlreiche unterschiedliche Methoden zurückgreifen (als Oberbegriff wird im Folgenden die Bezeichnung »logopädische Schlucktherapie« verwendet). Die für die logopädische Schlucktherapie im Einzelfall am besten geeigneten Therapiebausteine können abhängig von dem für die Dysphagie ursächlichen neurologischen Krankheitsbild stark variieren. Zudem stehen für bestimmte Formen neurogener Dysphagien spezielle medikamentöse und/oder operative Behandlungsoptionen zur Verfügung. Es ist deshalb von immenser klinischer Bedeutung, bei einer ätiologisch ungeklärten Dysphagie, so wie bei allen anderen neurologischen Symptomen auch, eine umfassende Differenzialdiagnostik durchzuführen, bevor die endgültige Therapiestrategie gemeinsam von Schlucktherapeut und behandelndem Arzt festgelegt wird. Auch wenn es zunächst nicht gelingt, die Ursache der Dysphagie zu eruieren, sollte im weiteren Verlauf immer wieder kritisch eine ätiologische Reevaluation erwogen werden (s. o.). Für eine optimale Therapie neurogener Dysphagien ist außerdem sowohl im stationären als auch ambulanten Setting eine enge interdisziplinäre Zusammenarbeit von Neurologen, Logopäden, Ernährungsmedizinern, Pflegepersonal, Physiotherapie, Ergotherapie und Sozialdienst eine wesentliche Voraussetzung (Prosiegel und Weber 2010). Neben logopädischen Therapieansätzen konnten inzwischen auch einige medikamentöse und chirurgische Therapieverfahren etabliert werden. Einen Überblick über die verschiedenen therapeutischen Ansätze und ihre Indikationen bietet die beigefügte Übersicht. Große randomisierte, Placebo-kontrollierte oder vergleichende Studien zu unterschiedlichen Therapieansätzen fehlen, so dass grundsätzlich ein Evidenzlevel ↔ besteht. Die pragmatischen Empfehlungsstärken (A–C) werden im Folgenden genannt.

## D 3.5 Pragmatische Therapie

I. Logopädische Therapieverfahren
- Zur Behandlung von Öffnungsstörungen des oberen Ösophagussphinkters sollten Kopfhebeübungen im Liegen (= Shaker-Manöver) angewandt werden (A).
- Zur Behandlung einer verzögerten Schluckreflexauslösung kann die taktil-thermale Stimulation der Gaumenbögen eingesetzt werden (B).
- Die Kopfneigung nach vorne (Chin-tuck-Manöver) kann zur Vermeidung von prädeglutitiven Aspirationen zum Einsatz kommen (B).
- Bei einer einseitigen Pharynxparese kann eine Kopfdrehung zur paretischen Seite hilfreich sein (B).
- Kräftiges Schlucken kann zur Reduktion von pharyngealen Residuen empfohlen werden (B).
- Supraglottisches Schlucken kann zum Schutz vor prä- und intradeglutitiven Aspirationen eingesetzt werden (C).
- Bei Aspiration von Flüssigkeiten können breiige Konsistenzen sowie angedickte Flüssigkeiten verwendet werden, um ein aspirationsfreies Schlucken zu ermöglichen (B).
- Expiratory Muscle Strength Training (EMST) kann zur Behandlung der Dysphagie bei Patienten mit M. Parkinson (B) und möglicherweise auf bei Patienten mit Amyotropher Lateralsklerose empfohlen werden (B).
- Die funktionelle Dysphagietherapie (FDT) kann allgemein zur Behandlung neurogener Dysphagien empfohlen werden (B).
- Die fazio-orale Trakt-Therapie (F. O.T.T.) kann allgemein zur Behandlung neurogener Dysphagien empfohlen werden (C).

II. Medikamentöse Therapieverfahren
- Amantadin, Levodopa, ACE-Hemmer und Capsaicin haben möglicherweise das Potenzial, bei Patienten mit neurogenen Dysphagien die Häufigkeit von Aspirationspneumonien zu reduzieren. Eine allgemeine Empfehlung zum Einsatz dieser Wirkstoffe in der Behandlung neurogener Dysphagien kann derzeit allerdings nicht gegeben werden. Einzig bei akuten Schlaganfallpatienten mit Dysphagie und Gefahr der Entwicklung einer Aspirationspneumonie kann Amantadin empfohlen werden (B).
- Bei Schlaganfallpatienten mit Dysphagie führt die prophylaktische antibiotische Therapie nicht zu einer Reduktion des Pneumonierisikos und ist daher nicht indiziert (A) (Kalra 2015).
- Jede medikamentöse Therapie neurogener Dysphagien muss ausreichend lange von einer logopädischen Schlucktherapie begleitet werden, um einen optimalen Therapieeffekt zu erzielen (A).

III. Chirurgische Therapieverfahren
- Zur Behandlung einer krikopharyngealen Dysfunktion mit klinisch relevanter Öffnungsstörung des oberen Ösophagussphinkters kommen eine Botulinumtoxin-Injektion, eine Bougierung oder eine Myotomie in Betracht. Grundsätzlich sollten diese Behandlungen als Ultima Ratio eingesetzt werden, wenn eine ausreichend lange und intensive logopädische Schlucktherapie erfolglos war, eine suffiziente Hyoid- und Larynx-Elevation besteht und kein therapierefraktärer Reflux vorliegt (C).
- Botulinumtoxin-Injektionen in den oberen Ösophagussphinkter können möglicherweise zur Indikationsprüfung vor einer irreversiblen krikopharyngealen Myotomie eingesetzt werden (C).
- Bei vorbestehender einseitiger N.-laryngeus-recurrens-Parese sollte die krikopharyngeale Myotomie immer auf der paretischen Seite durchgeführt werden, um eine beidseitige Rekurrensparese zu vermeiden (B).

## Literatur


Bartolome G, Schröter-Morasch H. Schluckstörungen. Diagnostik und Rehabilitation. München: Elsevier, Urban & Fischer; 2010.

Buchholz DW. Neurogenic dysphagia: what is the cause when the cause is not obvious? Dysphagia 1994; 9(4): 245–255.

Calcagno P et al. Dysphagia in multiple sclerosis – prevalence and prognostic factors. Acta Neurol Scand 2002; 105(1): 40–43.

Dodds WJ, Stewart JT, Logemann JA. Physiology and radiology of the normal oral and pharyngeal phases of swallowing. Am J Roentgenol 1990; 154: 953–963.

Donner MW, Bosma JF, Robertson DL. Anatomy and physiology of the pharynx. Gastrointest Radiol 1985; 10: 196–212.

Dziewas R et al. Neuroimaging evidence for cortical involvement in the preparation and in the act of swallowing. NeuroImage 2003; 20: 135–144.

Dziewas R et al. [FEES for neurogenic dysphagia: training curriculum of the German Society of Neurology and the German Stroke Society]. Nervenarzt 2014; 85(8): 1006–1015.

Etges CL et al. Screening tools for dysphagia: a systematic review. Codas 2014; 26(5): 343–349.

Furlong PL et al. Dissociating the spatio-temporal characteristics of cortical neuronal activity associated with human volitional swallowing in the healthy adult brain. Neuroimage 2004; 22: 1447–1455.

Grob D et al. The course of myasthenia gravis and therapies affecting outcome. Ann N Y Acad Sci 1987; 505: 472–499.

Guan XL et al. Prevalence of dysphagia in multiple sclerosis: a systematic review and meta-analysis. Neurol Sci 2015; 36(5): 671–681.

Hamdy S et al. The cortical topography of human swallowing in health and disease. Nat Med 1996; 2: 1217–1224.

Hamdy S et al. Cortical activation during human volitional swallowing: an event-related fMRI study. Am J Physiol Gastrointest Liver Physiol 1999; 277: G219–G225.

Jean A. Brain stem control of swallowing: neuronal network and cellular mechanisms. Physiol Rev 2001; 81: 929–969.

Kalra L et al. Prophylactic antibiotics after acute stroke for reducing pneumonia in patients with dysphagia (STROKE-INF): a prospective, cluster-randomised, open-label, masked endpoint, controlled clinical trial. Lancet 2015; 386(10006): 1835–1844.

Kertscher B et al. Bedside screening to detect oropharyngeal dysphagia in patients with neurological disorders: an updated systematic review. Dysphagia 2014; 29(2): 204–212.

Kühnlein P et al. Diagnosis and treatment of bulbar symptoms in amyotrophic lateral sclerosis. Nat Clin Pract Neurol 2008; 4: 366–374.

Langmore SE et al. Dysphagia in patients with frontotemporal lobar dementia. Arch Neurol 2007; 64: 58–62.

Leopold NA, Daniels SK. Supranuclear control of swallowing. Dysphagia 2010; 25(3): 250–257.
Logemann JA. Manual for the videofluorographic study of swallowing. Austin, Texas: Pro-Ed; 1993.
Macht M et al. Postextubation dysphagia is persistent and associated with poor outcomes in survivors of critical illness. Crit Care 2011; 15(5): R231.
Martin RE et al. Cerebral cortical representation of automatic and volitional swallowing in humans. J Neurophysiol 2001; 85: 938–950.
Martin RE et al. Cerebral cortical processing of swallowing in older adults. Exp Brain Res 2007; 176: 12–22.
Martino R et al. Dysphagia after stroke – incidence, diagnosis, and pulmonary complications. Stroke 2005. 36: 2756–2763.
Miller N et al. Hard to swallow: dysphagia in Parkinson's disease. Age Ageing 2006; 35: 614–618.
Morgan AS, Mackay LE. Causes and complications associated with swallowing disorders in traumatic brain injury. J Head Trauma Rehabil 1999; 14: 454–461.
Mulcahy KP, Langdon PC, Mastaglia F. Dysphagia in inflammatory myopathy: self-report, incidence, and prevalence. Dysphagia 2012; 27: 64–69.
Muller J et al. Progression of dysarthria and dysphagia in postmortem-confirmed parkinsonian disorder. Arch Neurol 2001 58: 259–264.
Prosiegel M, Weber S. Dysphagie. Diagnostik und Therapie. Berlin, Heidelberg: Springer Verlag; 2010.
Royl G et al. [Neurological chief complaints in an emergency room]. Nervenarzt 2010; 81(10): 1226–1230.
Schröter-Morasch H. Anamnesebogen zur klinischen Erfassung von Schluckstörungen nach Hirnverletzungen. Dortmund: Bergmann-Publishing; 1994.
Stanschus S. Methoden der klinischen Dysphagiologie. Idstein: Schulz-Kirchner; 2002.
Suh MK, Kim H, Na DL. Dysphagia in patients with dementia: Alzheimer versus vascular. Alzheimer Dis Assoc Disord 2009; 23: 178–184.
Suntrup S et al. Dysphagia in patients with acute striatocapsular hemorrhage. J Neurol 2012; 259(1): 93–99.
Suntrup S et al. Dysphagiediagnostik und -therapie des akuten Schlaganfalls – eine bundesweite Erhebung auf zertifizierten Stroke Units. Nervenarzt 2012. DOI 10.1007/s00115-012-3611-9.
Teismann IK et al. Time-dependent hemispheric shift of the cortical control of volitional swallowing. Hum Brain Mapp 2009; 30: 92–100.
Tolep K, Getch CL, Criner GJ. Swallowing dysfunction in patients receiving prolonged mechanical ventilation. Chest 1996; 109: 167–172.
Warnecke T, Dziewas R. Neurogene Dysphagien. Diagnostik und Therapie. Stuttgart: Kohlhammer; 2013.
Warnecke T et al. Standardized endoscopic swallowing evaluation for tracheostomy decannulation in critically ill neurologic patients. Crit Care Med 2013; 41: 1728–1732.
Wuttge-Hannig, A. und C. Hannig, Radiologische Funktionsdiagnostik von Schluckstörungen bei neurologischen Krankheitsbildern und bei therapierten onkologischen Kopf-Hals-Erkrankungen, in Schluckstörungen. Diagnostik und Rehabilitation, G.

# D 4 Neglect und andere räumliche Orientierungsstörungen

*von H.-O. Karnath, J. Zihl und T. Schenk**

## D 4.1 Neglect

### D 4.1.1 Klinik

Patienten, die nach einem Schlaganfall einen »*Neglect*« aufweisen, verhalten sich so, als würde eine Seite des Außenraumes für sie nicht mehr existieren. Die gestörte Funktion ist beim Menschen ebenso dominant rechtsseitig lateralisiert wie es die Sprachfunktionen in der linken Hemisphäre sind. Dementsprechend rufen typischerweise Schädigungen der rechten, nicht-sprachdominanten Hemisphäre die Störung hervor (Becker und Karnath 2007); der Neglect betrifft dann die linke Seite. Die kontralaterale Vernachlässigung lässt sich nicht durch möglicherweise gleichzeitig bestehende Lähmungen, Gefühls- oder Gesichtsfeldstörungen erklären.

Im akuten Stadium der Symptomatik sind die Augen und der Kopf der Patienten deutlich zur Seite der Hirnläsion, d. h. zumeist zur rechten Seite, orientiert (Fruhmann-Berger et al. 2006). Diese spontane Deviation zur ipsiläsionalen Seite lässt sich bereits auf dem initial angefertigten CT oder MRT feststellen; die Augenstellung in der Orbita weicht bei Neglectpatienten charakteristischerweise zur Seite der Hirnschädigung ab (Becker und Karnath 2010). Spricht man einen Neglectpatienten von seiner linken, vernachlässigten Seite an, so ignoriert er den Sprecher entweder ganz oder wendet sich zur rechten Seite, um ihn dort zu suchen. Beim Suchen von Gegenständen ist die Aktivität der Kranken, die visuelle und taktile Exploration, deutlich zur rechten Seite verschoben. Entsprechend werden Gegenstände, die sich auf der linken Seite befinden, nicht beachtet und beim Suchen nicht gefunden. Patienten mit Neglect können zudem eine Vernachlässigung ihrer kontralateralen Extremitäten aufweisen, was zunächst als Hemiparese fehlgedeutet werden kann.

Neben der Beobachtung des spontanen Verhaltens eignen sich vor allem Such- und Durchstreichaufgaben zur klinischen Diagnose eines Neglects. Patienten mit Neglect lassen, je nach Schweregrad und Stadium der Erkrankung, einen mehr oder weniger großen Teil der Zeichen auf der kontralateralen Seite solcher Suchfelder unberücksichtigt. Die Bestimmung des Schwerpunktes der in dem Suchfeld markierten Reize (Center of Cancellation [CoC]) stellt ein sehr sensibles Maß für die Schwere des Neglects dar (Rorden und Karnath 2010).

Zur Abgrenzung eines Neglects von einer Hemianopsie kann neben den genannten Verfahren eine wesentliche Eigenschaft der Neglect-Symptomatik genutzt werden: durch das Darbieten von Hinweisreizen (cueing) lässt diese sich nämlich für kurze Zeit ganz oder zumindest teilweise aufheben. Im Gegensatz zur Hemianopsie ist es dem Patienten so z. B. möglich, sich mittels eindringlicher und anhaltender verbaler Instruktion durch den Untersucher auf die vernachlässigte Seite zu konzentrieren und das Nicht-Reagieren auf im linken Gesichtshalbfeld dargebotene Reize kurzzeitig zu überwinden.

Innerhalb der rechten Hemisphäre wird ein Neglect typischerweise durch Läsionen verursacht, die den oberen und mittleren temporalen Kortex und die Inselregion betreffen. Weniger häufig sind der inferiore parietale Lobulus sowie der inferiore präfrontale Kortex geschädigt (Überblick bei Karnath und Rorden 2012). Diese drei kortikalen Regionen sind durch Faserbündel der weißen Substanz zu einem dichten perisylvischen Netzwerk verbunden (Karnath 2009). Im subkortikalen Bereich können Schädigungen der Basalganglien (Putamen, Nucleus caudatus) oder des Thalamus (Pulvinar) der rechten Hemisphäre einen Neglect hervorrufen (Karnath et al. 2002a). Perfusionsstudien haben gezeigt, dass nicht die Schädigung der Neurone in diesen subkortikalen Strukturen selbst die Ursache für das Auftreten des Neglects ist, sondern die hierdurch induzierte Minderperfusion (und vermutlich Minderung neuronaler Aktivität) in genau jenen kortikalen Arealen, die an dem perisylvischen Netzwerk beteiligt sind.

### D 4.1.2 Verlauf

Die ausgeprägte Neglect-Symptomatik der Akutphase bildet sich bei 67 % der Patienten spontan zurück (Karnath et al. 2011). Die Störung scheint bei Patienten, deren Läsionen nicht den oberen und/oder mittleren temporalen Kortex sowie die Basalganglien betreffen, einen eher günstigen Verlauf zu nehmen (Karnath et al. 2011). Bei 33 % der Neglectpatienten persistiert die Symptomatik jedoch und führt zu einer erheblichen Behinderung im Alltag (Fullerton et al. 1986; Stone et al. 1993). Neglect ist mit schlechteren motorischen und kognitiven Fertigkeiten, deutlich schlechterer Bewältigung von Alltagsaktivitäten, längerer Rehabilitationsdauer und einer geringeren Rate von Selbstständigkeit im Alltag assoziiert (Kalra et al. 1997; Katz et al. 1999). Tritt die Neglect-Symptomatik in Kombination mit einer Parese auf der vernachlässigten Seite auf, so ist bei deren Behandlung mit erheblichen Schwierigkeiten zu rechnen.

* Autoren dieses Kapitels in der 6. Auflage: H.-O. Karnath und J. Zihl.

### D 4.1.3 Therapie

#### D 4.1.3.1 Aktives Explorieren und Orientieren zur kontralateralen Seite

Im Vordergrund der Neglect-Symptomatik steht die gestörte Fähigkeit zur Exploration der kontralateralen Raumseite. Viele therapeutische Ansätze zielen daher darauf ab, mit den Patienten Übungen durchzuführen, die ein vermehrtes und aktives Hinwenden zur kontraläsionalen Seite verlangen. Dabei werden visuelles und taktiles Explorieren verbessert und kompensatorische Suchstrategien eingeübt. Trainingsprozeduren, die eine solche Behandlungsstrategie benutzen, wurden von mehreren Autoren erfolgreich entwickelt und angewandt (Pizzamiglio et al. 1992; Kerkhoff et al. 1992; Antonucci et al. 1995) (↑↑). Das Übungsmaterial wird durch Beamer etc. auf große Flächen projiziert. Die Kranken werden angehalten, kontralateral lokalisierte Ziele durch systematisches Absuchen der Szene aufzufinden.
Kerkhoff et al. (1998) wiesen nach, dass eine solche Behandlung zu einer signifikanten Vergrößerung des visuellen Suchfeldes, zu einer Reduktion der Suchzeit sowie zu einer Verbesserung des Lesens führte. Ungefähr zwei Jahre nach Beendigung der Therapie wurde das visuelle Suchfeld erneut vermessen. Die erzielte Vergrößerung fand sich unverändert. Auch das Trainingsprogramm von Pizzamiglio et al. (1992), das neben dem Training des systematischen Suchens auf einer großen Projektionsfläche Lese- und Kopieraufgaben sowie Bildbeschreibungen verwendete, führte zu einer Verbesserung der Neglect-Symptomatik und des Verhaltens in wichtigen Alltagssituationen. Auch hier war der Effekt über mehrere Monate stabil. Van Kessel et al. (2013) kombinierten das Trainingsprogramm von Pizzamiglio et al. mit einem Fahrsimulationstraining; sie fanden jedoch keine Überlegenheit der Kombinationstherapie gegenüber der alleinigen Anwendung des Explorationstrainings.
Wiart et al. (1997) kombinierten eine visuelle Explorationsaufgabe, die aktive Augen- und Kopfbewegungen zur kontralateralen Seite verlangte, mit der aktiven Rotation des Rumpfes in diese Richtung. Im Vergleich mit einer Gruppe von Neglectpatienten, die unspezifische Physio- und Ergotherapie erhielten, fanden die Autoren eine signifikante Verbesserung sowohl bei Patienten mit akutem als auch mit chronischem Neglect. Dieser Behandlungserfolg zeigte sich bei der Nachuntersuchung einen Monat nach Beendigung der Therapie unverändert. Dagegen hatte die Rotation des Rumpfes allein oder in Kombination mit einem hemianopischen Abdecken der Augen (**Kap. D 4.1.3.4**) keinen Erfolg (Fong et al. 2007) (↓).
Eine interessante Erweiterung erfährt das Prinzip des aktiven Explorationstrainings derzeit durch den Einsatz Virtueller Realität (VR). So wurden Neglectpatienten z. B. über 3 Wochen täglich für 30 Minuten auf einem Monitor Szenarien gezeigt, bei denen ein Avatar bestimmte Gegenstände fangen oder bewegen musste. Dabei erfasste eine Videokamera die Bewegungen und die Position der Patienten und übertrug sie auf den Avatar im virtuellen Raum (Kim et al. 2011). Eine andere Studie führte über 5 Wochen (3 × 1 h/Woche) ein visuelles Explorationstraining mit multisensorischer Stimulation in virtuellen VR-Umgebungen durch, bei denen Objekte mit einem Stift gefangen und bewegt werden mussten (Fordrell et al. 2016). Die Autoren benutzten eine 3D-Brille und eine Kraftrückkopplungsschnittstelle (Robotic Pen), die eine sensomotorische Aktivierung für den kontralateralen Arm ermöglichte und umgekehrt die Bewegungen des Patienten erfasste und auf den Stift im virtuellen Raum übertrug. Die VR-Studien beobachteten eine Verbesserung der kontralateralen Vernachlässigung wie auch der Alltagsaktivitäten nach Durchführung des Trainings. Ein Nachweis der Nachhaltigkeit eines solchen VR-basierten Explorationstrainings steht jedoch noch aus.



#### D 4.1.3.2 Langsame Augenfolgebewegungen zur kontralateralen Seite

Eine vermehrte Hinwendung zur kontraläsionalen Seite wird auch durch Darbietung visueller Muster erzielt, die sich langsam (5–10°/s) zur vernachlässigten Seite bewegen. Mehrere Studien beobachteten, dass die regelmäßige Anwendung einer solchen visuellen Stimulation mit aktiven Augenfolgebewegungen der Neglectpatienten über eine Woche (Kerkhoff et al. 2006, 2013) bzw. über drei oder vier Wochen mit (Keller et al. 2003; Schröder et al. 2008) oder ohne (Thimm et al. 2009; Kerkhoff et al. 2012, 2014) ein begleitendes Explorationstraining zu einer signifikanten Leistungsverbesserung bei der visuellen und taktilen Suche, beim Linienhalbieren, der Längenschätzung, dem Kopieren und/oder dem Lesen führt (↑↑). Auch 1, 2, 4 bzw. 8 Wochen nach Abschluss der Behandlung fand sich ein Teil der erzielten Erfolge stabil (Kerkhoff et al. 2006, 2012, 2013, 2014; Schröder et al. 2008; Thimm et al. 2009) (↑↑). Hopfner et al. (2015) kombinierten die Durchführung langsamer Augenfolgebewegungen bei 12 Neglectpatienten mit der Applikation von Theta Burst-Stimulation (cTBS; **Kap. D 4.1.3.4**) über dem parietalen Kortex der nicht geschädigten linken Hemisphäre. Die sequenzielle Anwendung der beiden Stimulationsarten bewirkte eine deutlichere Minderung der kontralateralen Vernachlässigung als die Anwendung langsamer Augenfolgebewegungen allein; längerfristige Effekte dieser Kombinationstherapie wurden nicht untersucht. Demgegenüber konnten andere Autoren keinen therapeutischen Nutzen durch die Anwendung langsamer Augenfolgebewegungen in der Neglect-Behandlung nachweisen (Pizzamiglio et al. 2004; Volkening et al. 2016) (↓). Dies scheint insbesondere auch für die ersten Tage nach Aufnahme auf die Stroke-Unit zu gelten. Machner et al. (2014) (↓) beobachteten, dass die 1-wöchige Anwendung langsamer Augenfolgebewegungen *für täglich jeweils 15 Minuten* keinen zusätzlichen Effekt gegenüber der Spontanremission kontralateraler Vernachlässigung *in dieser Phase* hatte.

#### D 4.1.3.3 Nackenmuskelvibration

Es spricht einiges dafür, dass die Neglect-Symptomatik Ausdruck einer basalen Störung der Raumwahrnehmung ist. Es scheint als seien jene neuronalen Koordinatensysteme beeinträchtigt, die für die Bestimmung unserer Körperposition in Bezug zu Objekten im Außenraum genutzt werden (Karnath und Dieterich 2006; Karnath 2015). Für diese Annahme spricht u. a. die Beobachtung, dass die Manipulation der an der Erstellung solcher Raumkoordinatensysteme beteiligten afferenten sensorischen Inputkanäle die Neglect-Symptomatik beeinflusst. Verbesserungen der kontralateralen Vernachlässigung wurden z. B. mittels geeigneter vestibulärer Stimulation und propriozeptiver Stimulation der Nackenmuskulatur durch Vibration erzielt.

Dass die regelmäßige, systematische Therapie mittels solcher Stimulationsmethoden tatsächlich auch zu einer langfristigen, d. h. über die Dauer der Stimulation hinaus anhaltenden Reduktion der Neglect-Symptomatik führt, wurde für die Nackenmuskelvibration nachgewiesen (Schindler et al. 2002; Johannsen et al. 2003) (↑). Schindler und Mitarbeiter (2002) zeigten in einer randomisierten Studie, dass mit einem Explorationstraining, bei dem zusätzlich die hintere, linksseitige Nackenmuskulatur vibriert wurde, bis zu 25 % bessere Leistungen erzielt werden konnten, als mit dem alleinigen Explorationstraining. Die Verbesserungen zeigten sich bei der Nachuntersuchung zwei Monate nach Beendigung der Therapie unverändert. Auch durch die alleinige Anwendung der Nackenmuskelvibration ohne begleitendes Explorationstraining kann die kontralaterale Vernachlässigung der Patienten signifikant und anhaltend verbessert werden (Johannsen et al. 2003; Darwish et al. 2003). Saevarsson et al. (2010) untersuchten den Effekt einer Kombinationsbehandlung mittels Nackenmuskelvibration und Prismenadaptation (**Kap. D 4.1.3.4**) im Vergleich zur alleinigen Anwendung der Nackenmuskelvibration. Während in beiden Therapiearmen eine Verbesserung der kontralateralen Vernachlässigung bewirkt wurde, zeigte sich die Kombinationsbehandlung der alleinigen Anwendung von Nackenmuskelvibration überlegen. Leider haben die Autoren nicht geprüft, ob die erzielten Effekte auch über die unmittelbare Anwendung hinaus anhaltenden Charakter hatten.

### D 4.1.3.4 In der Erprobung

Auch fast 20 Jahre nach den ersten vielversprechenden Berichten ist der Wert der *Prismenadaptation* als Methode zur Behandlung von Neglectpatienten noch immer nicht sicher einzuschätzen. Zum Teil liegt dies sicherlich auch an den kleinen Stichproben, die in den zu diesem Thema unternommenen Studien noch immer üblich sind (Überblick bei Newport und Schenk 2012; De Wit et al. Im Druck). Rossetti et al. (1998) ließen Neglectpatienten 2–5 Minuten lang Zeigebewegungen auf visuelle Ziele im linken oder rechten Außenraum ausführen, während sie Prismengläser trugen, die eine optische Abweichung von 10° zur rechten Seite bewirkten. Danach beobachteten die Autoren eine zweistündige Verbesserung der linksseitigen Vernachlässigung in verschiedenen Neglectaufgaben. Eine Reihe von nachfolgenden Studien bestätigte, dass die Prismenadaptation unterschiedliche Aspekte des Neglects kurzfristig positiv beeinflussen kann (Überblick bei Newport und Schenk 2012). Therapeutisch interessant ist jedoch die Frage, ob sich mit dieser Technik bei den Patienten auch längerfristige Verbesserungen erzielen lassen. Hierzu wurden widersprüchliche Ergebnisse berichtet. Frassinetti et al. (2002), Serino et al. (2006), Fortis et al. (2010) und Chen et al. (2014) beobachteten, dass die Verbesserungen, die durch regelmäßige Anwendung der Prismenadaptation über 1 bzw. 2 Wochen erzielt werden konnten, auch 4 und 5 Wochen bzw. 3 Monate nach Beendigung der Behandlung noch nachzuweisen waren. Ebenso berichteten Dimova et al. (2009) positive Effekte auf die Neglectsymptomatik. Sie führten die Therapie über 4 Wochen mit je drei Sitzungen pro Woche durch. Demgegenüber berichteten jedoch Morris et al. (2004), Rousseaux et al. (2006) wie auch Nys et al. (2008), dass Neglectsymptome wie die gestörte Fähigkeit zur Exploration der kontraläsionalen Raumseite, die sich v. a. bei Suchaufgaben auswirkt, oder die kontralateralen Vernachlässigungen beim Kopieren und Lesen durch das Tragen von Prismengläsern nicht bzw. nicht anhaltend beeinflusst werden konnte. Während diese Studien die Prismenadaptation nur kurzzeitig anwendeten, führten Hauer und Quirbach (2007) sowie Turton et al. (2010) eine 2-wöchige Therapie und Rode et al. (2015) eine 4-wöchige Therapie mittels Prismenadaptation durch. Der Vergleich der so behandelten Neglectpatienten mit Kontrollpatienten, die keine oder eine Pseudo-Behandlung mit Augengläsern ohne optische Abweichung erhielten, ergab keine Unterschiede weder bei typischen Neglectaufgaben (Durchstreichaufgaben, Kopieren, Zeichnen von Objekten, Behavioural Inattention Test) noch bei Alltagsaktivitäten der Patienten in Bezug auf den Neglect.

Als hilfreich wurde über das Tragen von Augengläsern berichtet, die auf beiden Augen das jeweils rechte, ipsiläsionale visuelle Halbfeld abdecken (sog. *»hemianopisches Abdecken der Augen«*). Beis et al. (1999) untersuchten die Augenbewegungen von Neglectpatienten, nachdem die Kranken solche Gläser über drei Monate täglich getragen hatten. Sie fanden eine das Training überdauernde Verbesserung beim Lesen und bei der Bewältigung von Alltagsaktivitäten. Tsang et al. (2009) (↑) verglichen ein 4-wöchiges ergotherapeutisches Training mit und ohne gleichzeitiges Tragen von Augengläsern an insgesamt 34 Patienten mit Neglect und beobachteten eine signifikante Überlegenheit des kombinierten Vorgehens. Aparicio-López et al. (2015) verglichen ein PC-basiertes kognitives Training mit und ohne gleichzeitiges Tragen solcher Augengläser. Bei allerdings deutlich kleineren Gruppengrößen fanden sie lediglich einen geringfügigen Vorteil des kombinierten Vorgehens gegenüber dem kognitiven Training allein. Das Tragen solcher Augengläser über 1 Woche bereits in den ersten Tagen nach Aufnahme auf die Stroke-Unit scheint dagegen keinen zusätzlichen Effekt im Vergleich zur Spontanremission zu diesem Zeitpunkt zu haben (Machner et al. 2014) (↓). Ebenfalls erprobt aber verworfen wurde die therapeutische Wirksamkeit des ganzflächigen Abdeckens allein des rechten Auges.

Verschiedene Gruppen applizierten in 1 bis 10 Sitzungen niederfrequente *repetitive transkranielle Magnetstimulation* (1 Hz rTMS) (Brighina et al. 2003; Shindo et al. 2006; Kim et al. 2015) bzw.

*Theta Burst-Stimulation* (TBS) (Cazzoli et al. 2012, 2015; Koch et al. 2012; Hopfner et al. 2015) über dem parietalen Kortex der nicht geschädigten, linken Hemisphäre von Neglectpatienten. Sie beobachteten positive Effekte in verschiedenen Neglectaufgaben sowie bei Alltagsaktivitäten, die sich auch bei Nachuntersuchungen (Cazzoli et al. 2012; Koch et al. 2012) 3 bzw. 4 Wochen nach Beendigung der Anwendung noch nachweisen ließen.
Ko et al. (2008) beobachteten bei einmaliger anodaler *transkranieller Gleichstromapplikation* (transcranial direct current stimulation, tDCS) über dem parietalen Kortex der geschädigten rechten Hemisphäre positive Effekte für eine Linienhalbierungsaufgabe wie auch eine Such- und Durchstreichaufgabe. Sparing et al. (2009) wie auch Sunwoo et al. (2013) konnten die Befunde nur teilweise bestätigen; tDCS (anodal rechts oder kathodal links) beeinflusste lediglich die Leistung einer Linienhalbierungsaufgabe, nicht jedoch das Verhalten der Patienten bei Detektions- bzw. Such- und Durchstreichaufgaben. Zwei Studien (Yi et al. 2016; Turgut et al. Im Druck) verwendeten mehrere Stimulationsserien hintereinander, beide im Kontext einer umfassenderen Rehabilitationsbehandlung der Neglectpatienten, sodass faktisch eine Kombinationsbehandlung vorgenommen wurde. Beide Studien berichteten positive Effekte auf den Neglect, die auch 1 Woche nach Beendigung der Behandlung noch beobachtet wurden. Der alleinige Anteil von tDCS an diesem Behandlungserfolg konnte nicht beurteilt werden.
Wirkungsvoll scheint die *galvanische vestibuläre Stimulation (GVS)*, d. h. die elektrische Stimulation des vestibulären Systems mit je einer Elektrode über dem linken bzw. rechten Mastoid, zu sein. Positive Effekte auf die Neglectsymptomatik während der Anwendung von links-anodaler/rechts-kathodaler(LA/RK)-Stimulation (Rorsman et al. 1999; Wilkenson et al. 2014; Oppenländer et al. 2015) bzw. rechts-anodaler/links-kathodaler(RA/LK)-Stimulation (Nakamura et al. 2015) wurden von mehreren Autoren berichtet. Entscheidend ist aber auch hier die Frage, ob sich mit dieser Technik bei den Patienten auch längerfristige Verbesserungen erzielen lassen. Hierzu wurden bislang zwei Studien mit unterschiedlichen Ergebnissen berichtet. Unter Verwendung von LA/RK-Stimulation fanden Wilkenson et al. (2014) (↑) positive Effekte einer GVS nicht nur in verschiedenen Neglectaufgaben, sondern auch bei der Bewältigung von Alltagsaktivitäten. Die Autoren verglichen die Effekte einer einzelnen mit einer über 1 bzw. 2 Wochen täglich für jeweils 25 Minuten wiederholten Anwendung von GVS an 48 Neglectpatienten. Die Zuordnung der Patienten zu den drei Therapiearmen erfolgte randomisiert, die Applikation vs. Nicht-Applikation von GVS doppelblind. Überraschenderweise fanden sich die Besserungen in den drei Therapiearmen gleich stark ausgeprägt; eine einmalige Anwendung zeigte dieselbe Wirkung wie die tägliche Applikation über 1 bzw. 2 Wochen. Die Reduktion der kontralateralen Vernachlässigung wie auch die verbesserte Bewältigung von Alltagsaktivitäten in den drei Therapiearmen war auch bei einer Nachuntersuchung einen Monat nach Beendigung der GVS-Behandlung unverändert. Volkening et al. (2016) (↓) führten bei insgesamt 24 Neglectpatienten über 2 Wochen täglich eine 20-minütige Behandlung bestehend aus der Anwendung langsamer Augenfolgebewegungen (**Kap. D 4.1.3.2**) sowie Übungen aus dem Cogpack®-Therapieprogramm durch. Zusätzlich erfolgte entweder die gleichzeitige Anwendung von LA/RK, von RA/LK oder von Sham-Stimulation. Weder die Anwendung der Standardtherapie bestehend aus langsamen Augenfolgebewegungen und Übungen aus dem Cogpack®-Therapieprogramm noch die Kombination dieser Therapie mit GVS hatten einen signifikanten Effekt.
Ungeklärt ist bislang auch, ob eine *medikamentöse Behandlung* zur Besserung der Neglectsymptomatik beitragen kann. Die positiven Erfahrungen mit der Gabe von Dopaminagonisten, noradrenergischen Agonisten, dem N-cholinergen Agonisten Nikotin oder Cholinesteraseinhibitoren beruhen bislang auf Einzelfallberichten bzw. kleinen Einzelfallserien (Fleet et al. 1987; Hurford et al. 1998; Mukand et al. 2001; Malhotra et al. 2006; Paolucci et al. 2010; Gorgoraptis et al. 2012; Lucas et al. 2013), die z. T. methodische Unzulänglichkeiten aufweisen (Rennig und Karnath 2012). Auch wurden bei Gabe von Dopaminagonisten Verschlechterungen der Neglectsymptomatik beobachtet (Grujic et al. 1998). Ein Cochrane-Review über die bislang unternommenen pharmakologischen Interventionen bei Neglect konnte keine überzeugende Studie identifizieren und gelangte dementsprechend zu keiner Therapieempfehlung (Luvizutto et al. 2015).

## D 4.2 Störungen der visuellen Raumwahrnehmung

### D 4.2.1 Klinik

Störungen der *visuellen Lokalisation* können nach einseitiger Hirnschädigung im kontralateralen Halbfeld auftreten; sie manifestieren sich typischerweise in Form ungenauer okulomotorischer (Sakkaden, Fixationen) und manueller Operationen (Zeige- bzw. Greifbewegungen). Nach bilateraler posteriorer Hirnschädigung sind diese visuomotorischen Funktionen im gesamten Raum betroffen. Die Folge sind Schwierigkeiten bei praktisch allen visuell gesteuerten Aktivitäten, weil die genaue Lokalisation und damit Fixation, das Greifen nach Objekten, aber auch Lesen, Schreiben und visuokonstruktive Tätigkeiten beeinträchtigt sind (Zihl 2011).
Systematische Verschiebungen der *visuellen vertikalen und horizontalen Raumachsen* zur Gegenseite wurden besonders nach rechtsseitiger posteriorer Hirnschädigung beschrieben (Kerkhoff 2012). Abweichungen der visuellen Vertikalen können vermutlich infolge einer Unterbrechung von afferenten visuellen, vestibulären und somatosensorischen Informationen auch nach Thalamusinfarkt (VPL, VPL, Pulvinar), bei M. Parkinson und bei Multipler Sklerose auftreten.
Verschiebungen der subjektiven Mitte (*subjektive Geradeausrichtung*), wie sie sich typischerweise in Linienhalbierungsaufgaben zeigen, sind bei Patienten mit okzipitaler und okzipito-parietaler bzw.

temporo-parietaler Hirnschädigung beschrieben worden und treten meist gemeinsam mit einer Hemianopsie oder einem visuellen Neglect auf. Patienten mit Hemianopsie verschieben die subjektive Mitte in der Regel in Richtung der Hemianopsie (z. B. nach links bei linksseitiger Hemianopsie); diese Verschiebung ist auch mit einer gleichsinnigen Verlagerung der okulomotorischen Geradeausrichtung verbunden (Barton et al. 1998). Im Gegensatz dazu verschieben Patienten mit visuellem Neglect die subjektive Mitte von der vernachlässigten Seite weg, d. h. bei linksseitigem Neglect nach rechts. Interessanterweise zeigen Patienten mit einer linksseitigen Hemianopsie und zugleich einem linksseitigen visuellen Neglect keine signifikante Verschiebung der subjektiven Mitte (Ferber und Karnath 1999), was auf die Beteiligung vor allem rechtsseitiger okzipitaler und parietaler Strukturen für die Kontrolle der Geradeausrichtung hinweist (Bonan et al. 2006). Die Verschiebung der subjektiven Mitte in Richtung des Gesichtsfeldausfalles stellt keine Anpassung an die Hemianopsie dar (Zihl et al. 2009; Baier et al. 2010), sondern ist eine eigenständige visuell-räumliche Störung, auch wenn sie sehr häufig mit einem homonymen Gesichtsfeldausfall assoziiert ist; sie eignet sich somit nicht als valides Symptom für die Annahme eines homonymen Gesichtsfeldausfalls (Sperber und Karnath 2016). Die Verschiebung der subjektiven Hauptraumachsen kann sich auf das Schreiben, auf visuokonstruktive Tätigkeiten und auf die Einhaltung der Geradeausrichtung beim Gehen oder bei der Steuerung des Rollstuhls, des Fahrrads oder des Autos auswirken.

Die (monokuläre und binokuläre) *Tiefenwahrnehmung* kann ebenfalls nach ein- und beidseitiger posteriorer Hirnschädigung beeinträchtigt sein, wobei unilaterale Läsionen in der Regel geringere Defizite verursachen (Miller et al. 1999). Typische Folgen sind Unsicherheiten beim Greifen und beim Treppensteigen. Störungen der binokulären Tiefenwahrnehmung (Stereopsis) scheinen häufiger aufzutreten, wobei zu berücksichtigen ist, dass auch die Herabsetzung der Sehschärfe bzw. der räumlichen Kontrastauflösung und okulomotorische Störungen (Vergenz, Fusion, Akkommodation) die Stereopsis beeinträchtigen können. Patienten mit einer gestörten Tiefenwahrnehmung haben Schwierigkeiten, Entfernungen und Abstände zuverlässig einzuschätzen; manchmal führt dies zu einer Über- bzw. Unterschätzung der Größe von Objekten (Makropsie, Mikropsie).

Patienten mit einer gestörten *visuellen Orientierung* verlieren sich sehr häufig auf einer komplexen Reizvorlage (z. B. Szene) oder auf einer Textseite. Das okulomotorische Abtasten solcher Reizvorlagen ist durch die fehlende Übereinstimmung des Blickbewegungsmusters mit der räumlichen Struktur der Vorlage und zahlreiche Fixationswiederholungen gekennzeichnet (Shimozaki et al. 2003). Die Beeinträchtigung der visuellen Orientierung in bekannter Umgebung oder auf Landkarten wird auf den Verlust räumlichen bzw. geographischen Wissens zurückgeführt und als Topographagnosie bzw. Umweltagnosie bezeichnet. Patienten mit dieser räumlich-kognitiven Störung haben Schwierigkeiten, sich in (früher) vertrauter Umgebung zurecht zu finden, neue Wege zu lernen, oder sich auf Landkarten zu orientieren (Skelton et al. 2006). Ursache für diese Störungen sind temporoparietale und temporo-okzipitale Läsionen vor allem der rechten Hemisphäre, die häufig auch den hinteren Gyrus hippocampalis betreffen (Takahashi und Kawamura 2002). Patienten mit einer Demenz vom Alzheimer-Typ oder mit einer posterioren kortikalen Atrophie können Schwierigkeiten auch mit der räumlichen bzw. geographischen Orientierung aufweisen (Mendez 2001).

### D 4.2.2 Verlauf

Nach Meerwaldt (1983) und Hier et al. (1983) können sich visuell-räumliche Störungen spontan zurückbilden; der angegebene Zeitraum schwankt zwischen 15 Wochen und sechs Monaten. Allerdings fehlen in beiden Studien Angaben zur Verhaltensrelevanz der Rückbildung.

### D 4.2.3 Therapie

Programme zur Behandlung von Störungen visueller Raumwahrnehmungsleistungen beinhalten typischerweise Übungen zur visuellen Lokalisation von Reizen, zur Distanzschätzung, zur Einstellung der visuellen vertikalen und horizontalen Raumachsen, zur Linienorientierung, zur Halbierung von Linien und zur Konstruktion von Mustern aus Einzelteilen (z. B. Würfel beim Mosaiktest) (Kerkhoff 2000) (↑). Nach solchen Übungen finden sich zum Teil zwar aufgabenspezifische Verbesserungen; eindeutige Auswirkungen auf Alltagsleistungen sind kaum berichtet (Langdon und Thompson 2000).

## D 4.3 Visuokonstruktive Störungen

### D 4.3.1 Klinik

Unter dem Begriff »*visuokonstruktive Störungen*« werden Beeinträchtigungen der Fähigkeiten zusammengefasst, zwei- oder dreidimensionale Formen und Gegenstände nach Vorlage (Kopie) oder aus dem Gedächtnis zu konstruieren, d. h. zu zeichnen oder zu bauen. (Häufig werden diese Störungen auch als »konstruktive Apraxie« bezeichnet; da jedoch kein Bezug zu einer apraktischen Störung besteht, sollte dieser Begriff nicht weiterverwendet werden). Typischerweise haben die Patienten Schwierigkeiten bei der manuellen Konstruktion von Länge, Größe und Orientierung von Formen oder Formelementen, bei räumlichen Beziehungen von Formelementen innerhalb einer Figur oder eines räumlichen Bezugssystems und bei der Dreidimensionalität von Formen und Objekten (Grossi und Trojano 1999). Da viele Patienten auch elementare visuell-räumliche Störungen aufweisen (Trojano und Grossi 1998), ist ungeklärt, ob es sich in jedem Fall um eigenständige visuomotorische Defizite handelt. Visuokonstruktive Störungen finden sich häufiger nach rechts- als nach linksparietaler Schädigung; assoziierte neuropsychologische Störungen sind der visuelle Neglect (**Kap. D 4.1**) und das sog. Balint-Syndrom (**Kap. D 4.4**). Eine Beeinträchtigung visuokonstruktiver Fähigkeiten ist auch nach Infarkten im Bereich der rechten Basalganglien, nach callosalen Infarkten, bei M. Huntington, im Rahmen posteriorer kortikaler Atrophie (PCA), in frühen Stadien der Demenz vom Alzheimer-Typ sowie bei der Lewy-body-Demenz beschrieben worden.

### D 4.3.2 Verlauf und Therapie

Studien zum Verlauf und zur Therapie liegen nicht vor. Systematische Übungen mit dem Mosaiktest sollen sich positiv auf visuokonstruktive Fähigkeiten auswirken und auch eine gewisse alltagspraktische Relevanz haben (Kerkoff 2000).

## D 4.4 Balint-Syndrom

### D 4.4.1 Klinik

Patienten mit »*Balint-Syndrom*« weisen eine Einschränkung des Aufmerksamkeitsfeldes (und damit auch des Wahrnehmungsfeldes) auf; sie können Objekte nur ungenau lokalisieren und diese nur einzeln oder nur teilweise erfassen. Sie haben Schwierigkeiten, ihre Augen intentional (zu einem Objekt) zu bewegen (sog. okuläre/okulomotorische Apraxie oder »psychische Blicklähmung«). Außerdem können sie auch ihre Extremitäten (z. B. Hände) nicht unter visueller Kontrolle intentional steuern (sog. optische oder visuomotorische Ataxie). Aufgrund der beschriebenen Symptome sind praktisch alle visuell gesteuerten okulomotorischen und handmotorischen Aktivitäten, einschließlich der visuokonstruktiven Fähigkeiten beeinträchtigt. Aufgrund des eingeschränkten Überblicks gelingt auch die visuelle Orientierung nicht mehr; Lesen und Schreiben sind meist schwer beeinträchtigt (Karnath 2012). Zusätzlich zur visuellen kann auch die auditorische Lokalisation gestört sein. In Abhängigkeit vom Schweregrad können Patienten auffallende Reize entdecken und sakkadische Zuwendebewegungen zu diesen ausführen (Ptak und Fellrath 2014). Patienten mit Balint-Syndrom zeigen unabhängig vom Schweregrad zusätzlich eine deutliche Beeinträchtigung des visuell-räumlichen Arbeitsgedächtnisses, was den Schweregrad der Behinderung zusätzlich erhöhen kann (Funayama et al. 2015). Das Balint-Syndrom tritt typischerweise nach einer bilateralen parieto-okzipitalen Schädigung auf, wobei zumeist das okzipito-frontale und das parieto-frontale Marklager mitbetroffen sind (Karnath 2012). Es wurde aber auch nach bilateraler posteriorer kortikaler Atrophie (PCA) und im Rahmen der Demenz vom Alzheimer-Typ sowie bei kortikobasaler Degeneration beschrieben. Die Auftretenshäufigkeit des Balint-Syndroms nach Hirninfarkt liegt bei etwa 2 %; bei progressiven degenerativen Erkrankungen kann diese Rate bis auf 30 % ansteigen (Rizzo 1993). Differentialdiagnostisch ist anzumerken, dass eine Migräne-Aura ein Balint-ähnliches Syndrom vortäuschen kann.

Die beim Balint-Syndrom deutlich ausgeprägte Beeinträchtigung der Simultanwahrnehmung kann auch ohne die übrigen Symptome vorhanden sein; sie betrifft dann die gleichzeitige Wahrnehmung mehrerer Objekte im Raum oder mehrerer Einzelteile (Merkmale) desselben Objekts. Die räumliche Form der gestörten Simultanwahrnehmung tritt typischerweise nach einer Schädigung der dorsalen (okzipito-parietalen) visuellen Verarbeitungsroute auf und wird deshalb als »dorsale« *Simultanagnosie* bezeichnet, während die objektbasierte Form nach einer Schädigung der »ventralen« (okzipito-temporalen) Verarbeitungsroute auftreten kann und als »ventrale« Simultanagnosie bezeichnet wird.

### D 4.4.2 Verlauf und Therapie

Allison et al. (1969) berichteten über einen Patienten mit einem mittelschweren Balint-Syndrom, der im Verlauf von etwa vier Jahren eine spontane Verbesserung der Blickbewegungen (z. B. beim Abtasten von Bildern) und der visuellen Orientierung zeigte; die Beeinträchtigung der Lesefähigkeit und die »Simultanagnosie« persistierten hingegen. Trivelli et al. (1996) fanden eine Verbesserung der Simultanwahrnehmung in einem Fall von »ventraler Simultanagnosie« nach dem Erwerb kompensatorischer Strategien des visuellen Erkennens. Intensive verbale Hilfen und die systematische Vermittlung geeigneter Verarbeitungsstrategien können ebenfalls zur Milderung des Balint-Syndroms führen (Perez et al. 1996) (↑). Für die Rückbildung des Balint-Syndroms scheinen visuell gesteuerte okulomotorische und handmotorische Aktivitäten wichtig zu sein, da sie über implizite Prozesse dazu beitragen, das Aufmerksamkeits- und damit das Wahrnehmungsfeld zu vergrößern und dadurch die (globale und lokale) Verteilung der Aufmerksamkeit im Raum zu verbessern. Bei Patienten mit ausgeprägtem Balint-Syndrom ist in der Regel ein sehr intensives Training der genannten Aktivitäten über einen Zeitraum von mehreren Monaten erforderlich, um alltagsrelevante Verbesserungen zu erreichen. Eine völlige Wiederherstellung der betroffenen Funktionen scheint allerdings die große Ausnahme zu sein; die Verbesserungen wirken sich vor allem in vertrauten Alltagsbedingungen und in gewohnter Umgebung aus. Im Gegensatz dazu scheinen sich komplexe visuell-kognitive Leistungen, wie z. B. das Lesen und die Orientierung in einer neuen oder sehr komplexen Umgebung, nicht oder nur geringfügig zu bessern (Zihl 2011) (↓).

## D 4.5 Pusher-Syndrom

### D 4.5.1 Klinik

Die meisten Patienten, die nach einem Schlaganfall eine Halbseitenlähmung erlitten haben, sind trotz einer gewissen Unsicherheit ihrer Körperbalance wenige Tage nach dem Insult in der Lage, ihre Haltung so zu kontrollieren, dass sie stabil sitzen und (ggf. mit Hilfe) stehen können. Einige Kranke zeigen dagegen bereits beim Aufrichten vom Liegen in den Sitz am Bettrand Angst, zur nichtgelähmten

Seite zu fallen. Mit den nichtparetischen Extremitäten drücken sie sich mit aller Kraft zur gelähmten Seite. Dieses aktive Drücken der Kranken führte zur Bezeichnung des Störungsbildes als sog. »*Pusher-Syndrom*« (Davies 1985). Ohne Unterstützung durch den Untersucher drücken sich diese Kranken in eine so ausgeprägt laterale Neigung, dass sie zur hemiparetischen Seite fallen. Dem Versuch, die schräge Körperhaltung passiv durch Aufrichten des Körpers zu korrigieren, wird massiver Widerstand entgegengesetzt, weil die Kranken das Gefühl haben, zur nichtgelähmten Seite zu fallen. Demgegenüber zeigen sie keine Furcht, wenn ihr eigenes Drücken zu einer instabilen, zur Parese geneigten Körperposition führt. Die Pusher-Symptomatik stellt ein eigenständiges Krankheitsbild dar und ist nicht durch eine andere neuropsychologische Störung wie Neglect oder Anosognosie verursacht. In großen Stichproben akuter Schlaganfallpatienten mit Hemiparese wurde die Pusher-Symptomatik bei 10–14 % der Kranken gefunden (Pedersen et al. 1996; Abe et al. 2012). Die Störung wird auch nach anderen, z. B. durch Trauma oder Tumor bedingte Hirnschädigungen beobachtet (Santos-Pontelli et al. 2004).
Die Diagnose des Pusher-Syndroms beruht auf folgenden Befunden (Karnath et al. 2001; Johannsen et al. 2006a):

a) die zur gelähmten Seite hin geneigte Körperlängsachse,
b) die Vergrößerung der Schubkraft durch Abduktion und Extension der nicht-gelähmten Extremitäten,
c) dem Auftreten von heftigem Widerstand bei passiver Korrektur der schrägen Körperposition,
d) beim Sitz an der Bettkante ohne Bodenkontakt: Eine gegenüber der Rumpfachse ipsiversive Verkippung des Unterschenkels des nicht gelähmten Beines.

Ein brauchbares Hilfsmittel zur Diagnostik und Quantifizierung der Pusher-Symptomatik stellt die »Klinische Skala für Contraversive Pusher-Symptomatik (SCP)« dar (Karnath et al. 2001; Lagerqvist und Skargren 2006; Baccini et al. 2008).
Die Pusher-Symptomatik beruht auf einer fehlerhaften Wahrnehmung der eigenen Körperorientierung im Raum (der sog. »posturalen Vertikalen«) und wird typischerweise durch eine Blutung oder einen Infarkt im linken oder im rechten posterioren Thalamus hervorgerufen (Karnath et al. 2005). Mit geschlossenen Augen empfinden Pusher-Patienten ihren Körper als »aufrecht« orientiert, obgleich er objektiv zur Läsionsseite gekippt ist (Karnath et al. 2000; Bergmann et al. 2016). Demgegenüber verarbeiten die Kranken visuelle und vestibuläre Informationen zur Orientierungswahrnehmung der visuellen Welt (die sog. »Visuelle Vertikale«) nahezu normal (Karnath et al. 2000; Johannsen et al. 2006b). Diese Befunde zeigen, dass die verkippte Empfindung der eigenen Körperorientierung im Raum bei diesen Kranken offensichtlich *nicht* durch eine Schädigung der bekannten visuell-vestibulären Integrationsleistungen zur Wahrnehmung der Orientierung der visuellen Welt bedingt ist. Vielmehr scheint unser Gehirn zur Kontrolle der Körperorientierung im Raum neben dem bekannten visuell-vestibulären System ein weiteres gravizeptives System zu benutzen (Mittelstaedt et al. 1998; Karnath 2007).

## D 4.5.2 Verlauf

Im akuten Stadium der Symptomatik bieten hemiparetische Patienten mit Pusher-Syndrom einen deutlich schlechteren neurologischen Aufnahmebefund als solche ohne diese Symptomatik (Pedersen et al. 1996). Verlaufsuntersuchungen ergaben, dass sich das mit dem Infarkt aufgetretene pathologische Drücken bereits einige Wochen nach dem Schlaganfall vollständig bzw. weitgehend zurückbildet (Karnath et al. 2002b; Abe et al. 2012); die Pusher-Symptomatik hat demnach eine gute Prognose. Allerdings fanden Pedersen et al. (1996), dass hemiparetische Patienten mit Pusher-Symptomatik 3,6 Wochen (= 63 %) länger als Patienten mit Hemiparese ohne Pusher-Symptomatik benötigten, um dasselbe funktionelle Niveau zu erreichen. Ziel der Physiotherapie ist es, diesen Zeitraum zu verkürzen.

## D 4.5.3 Therapie

Obgleich Patienten mit Pusher-Syndrom eine deutlich fehlerhafte Wahrnehmung der eigenen Körperorientierung im Raum aufweisen, ist die Verarbeitung visueller und vestibulärer Informationen zum Erkennen der Orientierung der umgebenden *visuellen* Welt weitgehend ungestört (Karnath et al. 2000; Johannsen et al. 2006b). Sie können daher durch das Betrachten der strukturierten Umwelt und ihres eigenen Körpers bemerken, dass sie nicht aufrecht orientiert sind. Dennoch sind sie spontan nicht in der Lage, diese Fähigkeit kontinuierlich zur Kontrolle ihrer Körperposition zu nutzen. Die Aufgabe der Physiotherapie ist es, die Kranken anzuleiten, dies zu tun, d. h. ihnen diese Diskrepanz bewusst zu machen und zu zeigen, dass die Informationen, die sie visuell aufnehmen der Wirklichkeit entsprechen, während das Gefühl für die aufrechte Körperposition gestört ist.
Das *Visuelle-Feedback-Training (VFT)* (Broetz et al. 2002; Broetz und Karnath 2005) basiert auf diesem Prinzip (↑). Der Behandlungsplan sieht vor, dass der Kranke nacheinander lernt, das gestörte Gefühl für die aufrechte Körperposition zu erkennen, den Raum und den eigenen Körper visuell zu explorieren, sich mithilfe eigener Bewegungen vertikal auszurichten und diese Position beizubehalten, wenn er gleichzeitig andere Aktivitäten ausführt. Die Patienten werden aufgefordert, ihre eigene Körperposition entlang sichtbarer, aufrechter Strukturen zu orientieren. Dazu ist es nützlich, in einem Raum zu behandeln, der viele vertikale Strukturen wie Türrahmen, Fenster, Pfosten oder Bilder bietet. Auch kann man andere visuelle Hilfsmittel verwenden, die dem Kranken die eigene Körperorientierung rückmelden.
Systematische Beobachtungen zeigten, dass das VFT tatsächlich eine rasche Verbesserung der Symptomatik bewirkt (Broetz et al. 2004). Bei acht Patienten mit Pusher-Syndrom haben die Autoren

über einen Zeitraum von dreieinhalb Wochen beobachtet, dass sich die Symptomatik bei täglicher Therapie erheblich verbesserte. Bereits nach ca. drei Wochen waren 75 % der Patienten wieder in der Lage, ohne Hilfe am Bettrand zu sitzen. Auch ein PC-basiertes VFT-Programm, bei dem unter Verwendung eines Nintendo® Wii Balance Boards den Patienten über drei Wochen in täglichen Sitzungen die eigene Körperorientierung auf einem Monitor visuell rückgemeldet wurde, hat zu signifikanten Besserungen des pathologischen Drückens geführt (Yang et al. 2015).
Anders als die VFT, bei der sich die Patienten mithilfe eigener Bewegungen entlang sichtbarer, aufrechter Strukturen vertikal auszurichten lernen, wurde auch versucht, sie passiv mit Hilfe einer Hängegurtvorrichtung aufzurichten und mit ihnen in dieser aufrechten Position motorisch zu üben. Unter Verwendung einer solchen Vorrichtung sowie eines zusätzlichen Exoskeletts mit bilateralen Antrieben für Hüft- und Kniegelenke wurde über eine Woche ein Gehtraining auf einem Laufband durchgeführt (Krewer et al. 2013). Die tägliche 20-minütige Anwendung hatte diskrete positive Effekte auf die Körperorientierung der Patienten mit Pusher-Syndrom.

## Literatur


Abe H, Kondo T, Oouchida Y, Suzukamo Y, Fujiwara S, Izumi S. Prevalence and length of recovery of pusher syndrome based on cerebral hemispheric lesion side in patients with acute stroke. Stroke 2012; 43: 1654–1656.

Allison RS, Hurwitz LJ, White GJ, Wilmot TJ. A follow-up study of a patient with Balint's syndrome. Neuropsychologia 1969; 7: 319–333.

Antonucci G, Guariglia C, Judica A, Magnotti L, Poalucci S, Pizzamiglio L, Zoccolotti P. Effectiveness of neglect rehabilitation in a randomized group study. Journal of Clinical and Experimental Neuropsychology 1995; 17: 383–389.

Aparicio-López C, García-Molina A, García-Fernández J, Lopez-Blazquez R, Enseñat-Cantallops A, Sánchez-Carrión R, Muriel V, Tormos JM, Roig-Rovira T. Cognitive rehabilitation with right hemifield eye-patching for patients with sub-acute stroke and visuo-spatial neglect: a randomized controlled trial. Brain Inj 2015; 29: 501–507.

Baccini M, Paci M, Nannetti L, Biricolti C, Rinaldi LA. Scale for contraversive pushing: cutoff scores for diagnosing »pusher behavior« and construct validity. Physical Therapy 2008; 88: 947–955.

Baier B, Mueller N, Fechir M, Dieterich M (2010). Line bisection error and its anatomical correlate. Stroke 2010; 41: 1561–1563.

Barton JJS, Behrmann M, Black S. Ocular search during line bisection – the effects of hemi-neglect and hemianopia. Brain 1998; 121: 1117–1131.

Becker E, Karnath H-O. Incidence of visual extinction after left versus right hemispheric stroke. Stroke 2007; 38: 3172–3174.

Becker E, Karnath H-O. Neuroimaging of eye position reveals spatial neglect. Brain 2010; 133: 909–914.

Beis J-M, André J-M, Baumgarten A, Challier B. Eye patching in unilateral spatial neglect: efficacy of two methods. Arch Phys Med Rehabil 1999; 80: 71–76.

Bergmann J, Krewer C, Selge C, Müller F, Jahn K. The subjective postural vertical determined in patients with pusher behavior during standing. Top Stroke Rehabil 2016; 23: 184–190.

Bonan IV, Leman MC, Legargasson JF, Guichard JP, Yelnik AP. Evolution of subjective visual vertical perturbation after stroke. Neurorehabilitation & Neural Repair 2006; 20: 484–491.

Brighina F, Bisiach E, Oliveri M, Piazza A, La Bua V, Daniele O, Fierro B. 1 Hz repetitive transcranial magnetic stimulation of the unaffected hemisphere ameliorates contralesional visuospatial neglect in humans. Neurosci Letters 2003; 336: 131–133.

Broetz D, Karnath H-O. New aspects for the physiotherapy of pushing behaviour. NeuroRehabilitation 2005; 20: 133–138.

Broetz D, Götz A, Müller H, Karnath H-O. Physiotherapeutische Diagnostik und Therapie der Pusher-Symptomatik. Zeitschrift für Physiotherapeuten 2002; 54: 365–376.

Broetz D, Johannsen L, Karnath H-O. Time course of ›pusher syndrome‹ under visual feedback treatment. Physiotherapy Research International 2004; 9: 138–143.

Cazzoli D, Müri RM, Schumacher R, von Arx S, Chaves S, Gutbrod K, Bohlhalter S, Bauer D, Vanbellingen T, Bertschi M, Kipfer S, Rosenthal CR, Kennard C, Bassetti CL, Nyffeler T. Theta burst stimulation reduces disability during the activities of daily living in spatial neglect. Brain 2012; 135: 3426–3439.

Cazzoli D, Rosenthal CR, Kennard C, Zito GA, Hopfner S, Müri RM, Nyffeler T. Theta burst stimulation improves overt visual search in spatial neglect independently of attentional load. Cortex 2015; 73: 317–329.

Chen P, Goedert KM, Shah P, Foundas AL, Barrett AM. Integrity of medial temporal structures may predict better improvement of spatial neglect with prism adaptation treatment. Brain Imaging Behav 2014; 8: 346–358.

Darwish A, Melzig C, Treig T. Nackenmuskelvibration zeigt Effekte bei schwerem visuellen Neglekt. Akt Neurol 2003; 30(Suppl. 1): 101.

Davies PM. Steps to follow. A guide to the treatment of adult hemiplegia. New York: Springer; 1985.

De Wit L, Ten Brink AF, Visser-Meily JMA, Nijboer TCW. Does prism adaptation affect visual search in spatial neglect patients: a systematic review. J Neuropsychol 2016; Im Druck.

Dimova V, Förtsch J, Klos T, Schupp W, Reinhard F, Lautenbacher S. Eine Therapiestudie zur Behandlung des visuellen Neglekts mittels Prismenadaptation. Zeitschrift für Neuropsychologie 2009; 20: 271–284.

Ferber S, Karnath H-O. Parietal and occipital lobe contribution to perception of straight ahead orientation. J Neurol Neurosurg Psychiatry 1999; 67: 572–578.

Fleet WS, Valenstein E, Watson RT, Heilman KM. Dopamine agonist therapy for neglect in humans. Neurology 1987; 37: 1765–1770.

Fong KN, Chan MK, Ng PP, Tsang MH, Chow KK, Lau CW, Chan FS, Wong IP, Chan DY, Chan CCh. The effect of voluntary trunk rotation and half-field eye-patching for patients with unilateral neglect in stroke: a randomized controlled trial. Clin Rehabil 2007; 21: 729–741.

Fordell H, Bodin K, Eklund A, Malm J. RehAtt – scanning training for neglect enhanced by multi-sensory stimulation in Virtual Reality. Top Stroke Rehabil 2016; 23: 191–199.

Fortis P, Maravita A, Gallucci M, Ronchi R, Grassi E, Senna I, Olgiati E, Perucca L, Banco E, Posteraro L, Tesio L, Vallar G. Rehabilitating patients with left spatial neglect by prism exposure during avisuomotor activity. Neuropsychology 2010; 24: 681–697.

Frassinetti F, Angeli V, Meneghello F, Avanzi S, Ladavas E. Long-lasting amelioration of visuospatial neglect by prism adaptation. Brain 2002; 125: 608–623.

Fruhmann Berger M, Proß RD, Ilg UJ, Karnath H-O. Deviation of eyes and head in acute cerebral stroke. BMC Neurology 2006; 6: 23, Corrigendum 6: 49.

Fullerton J, McSherry D, Stout M. Albert's test: A neglected test of perceptual neglect. Lancet 1986; I: 430–432.

Funayama M, Nakagawa Y, Sunagawa K. Visuospatial working memory is severely impaired in Balint syndrome patients. Cortex 2015; 69: 225–264.

Gorgoraptis N, Mah Y-H, Machner B, Singh-Curry V, Malhotra P, Hadji-Michael M, Cohen D, Simister R, Nair A, Kulinskaya E, Ward N, Greenwood R, Husain M. The effects of the dopamine agonist rotigotine on hemispatial neglect following stroke. Brain 2012; 135: 2478–2491.

Grossi D, Trojano L. Constructional apraxia. In: Denes G, Pizzamiglio L (eds.). Handbook of clinical and experimental neuropsychology. Hove (UK): Psychology Press; 1999. 441–450.

Grujic Z, Mapstone M, Gitelman DR, Johnson N, Weintraub S, Hays A, Kwasnica C, Harvey R, Mesulam M-M. Dopamine agonists reorient visual exploration away from the neglected hemispace. Neurology 1998; 51: 1395–1398.

Hauer B, Quirbach A. Unilateraler Neglect – Prismenadaptation als ökonomische und effektive Therapie? Zeitschrift für Neuropsychologie 2007; 18: 171–181.

Hier DB, Mondlock J, Caplan LR. Recovery of behavioural abnormalities after right hemisphere stroke. Neurology 1983; 33: 345–350.

Hopfner S, Cazzoli D, Müri RM, Nef T, Mosimann UP, Bohlhalter S, Vanbellingen T, Nyffeler T. Enhancing treatment effects by combining continuous theta burst stimulation with smooth pursuit training. Neuropsychologia 2015; 74: 145–151.

Hurford P, Stringer AY, Jann B. Neuropharmacologic treatment of hemineglect: a case report comparing bromocriptine and methylphenidate. Arch Phys Med Rehabil 1998; 79: 346–349.

Johannsen L, Ackermann H, Karnath H-O. Lasting amelioration of spatial neglect by treatment with neck muscle vibration even without concurrent training. Journal of Rehabilitation Medicine 2003; 35: 249–253.

Johannsen L, Broetz D, Karnath H-O. Leg orientation as a clinical sign for pusher syndrome. BMC Neurology 2006a; 6: 30.

Johannsen L, Fruhmann Berger M, Karnath H-O. Subjective visual vertical (SVV) determined in a representative sample of 15 patients with pusher syndrome. Journal of Neurology 2006b; 253: 1367–1369.

Kalra L, Perez I, Gupta S, Wittink M. The influence of visual neglect on stroke rehabilitation. Stroke 1997; 28: 1386–1391.

Karnath H-O. Pusher syndrome – a frequent but little-known disturbance of body orientation perception. Journal of Neurology 2007; 254: 415–424.

Karnath H-O. A right perisylvian neural network for human spatial orienting. In: Gazzaniga MS (Hrsg.). The Cognitive Neurosciences IV. Cambridge, Mass.: MIT Press; 2009. 259–268.

Karnath H-O. Bálint-Holmes-Syndrom. In: Karnath H-O, Thier P (Hrsg.). Kognitive Neurowissenschaften. Berlin: Springer; 2012. 293–304.

Karnath H-O. Spatial attention systems in spatial neglect. Neuropsychologia 2015; 75: 61–73.

Karnath H-O, Dieterich M. Spatial neglect – a vestibular disorder? Brain 2006; 129: 293–305.

Karnath H-O, Rorden C. The anatomy of spatial neglect. Neuropsychologia 2012; 50: 1010–1017.

Karnath H-O, Ferber S, Dichgans J. The origin of contraversive pushing: evidence for a second graviceptive system in humans. Neurology 2000; 55: 1298–1304.

Karnath H-O, Brötz D, Götz A. Klinik, Ursache und Therapie der Pusher-Symptomatik. Nervenarzt 2001; 72: 86–92.

Karnath H-O, Himmelbach M, Rorden C. The subcortical anatomy of human spatial neglect: putamen, caudate nucleus, and pulvinar. Brain 2002a; 125: 350–360.

Karnath H-O, Johannsen L, Broetz D, Ferber S, Dichgans J. Prognosis of contraversive pushing. J Neurol 2002b; 249: 1250–1253.

Karnath H-O, Johannsen L, Broetz D, Küker W. Posterior thalamic hemorrhage induces »pusher syndrome«. Neurology 2005; 64: 1014–1019.

Karnath H-O, Rennig J, Johannsen L, Rorden C. The anatomy underlying acute versus chronic spatial neglect: a longitudinal study. Brain 2011; 134: 903–912.

Katz N, Hartman-Maeir A, Ring H, Soroker N. Functional disability and rehabilitation outcome in right hemisphere damaged patients with and without unilateral spatial neglect. Arch Phys Med Rehabil 1999; 80: 379–384.

Keller I, Beer AL, Kerkhoff G. Optokinetische Stimulation bei visuellem Neglect. Neurol Rehabil 2003; 9: 272–279.

Kerkhoff G. Rehabilitation of visuospatial cognition and visual exploration in neglect: a cross-over study. Restorative Neurology and Neuroscience 1998; 12: 27–40.

Kerkhoff G. Neurovisual rehabilitation: recent developments and future directions. J Neurol Neurosurg Psychiatry 2000; 68: 691–706.

Kerkhoff G. Störungen der visuellen Raumorientierung. In: Karnath H-O, Thier P (Hrsg.). Kognitive Neurowissenschaften. Berlin: Springer; 2012. 241–249.

Kerkhoff G, Münssinger U, Haaf E, Eberle-Strauss G, Stögerer E. Rehabilitation of homonymous scotomata in patients with postgeniculate damage of the visual system: saccadic compensation training. Restorative Neurology and Neuroscience 1992; 4: 245–254.

Kerkhoff G, Keller I, Ritter V, Marquardt C. Repetitive optokinetic stimulation induces lasting recovery from visual neglect. Restorative Neurology and Neuroscience 2006; 24: 357–369.

Kerkhoff G, Keller I, Artinger F,Hildebrandt H, Marquardt C, Reinhart S, Ziegler W. Recovery from auditory and visual neglect after optokinetic stimulation with persuit eye movements – Transient modulation and enduring treatment effects. Neuropsychologia 2012; 50: 1164–1177.

Kerkhoff G, Reinhart S, Ziegler W, Artinger F, Marquardt C, Keller, I. Smooth pursuit eye movement training promotes recovery from auditory and visual neglect: a randomized controlled study. Neurorehabil Neural Repair 2013; 27: 789–798.

Kerkhoff G, Bucher L, Brasse M, Leonhar E, Holzgraefe M, Völzke V, Keller I, Reinhart S. Smooth pursuit »bedside« training reduces disability and unawareness during the activities of daily living in neglect: a randomized controlled trial. Neurorehabil Neural Repair 2014; 28: 554–563.

Kim YK, Jung JH, Shin SH. A comparison of the effects of repetitive transcranial magnetic stimulation (rTMS) by number of stimulation sessions on hemispatial neglect in chronic stroke patients. Exp Brain Res 2015; 233: 283–289.

Kim YM, Chun MH, Yun GJ, Song YJ, Young HE. The effect of virtual reality training on unilateral spatial neglect in stroke patients. Ann Rehabil Med 2011; 35: 309–315.

Ko MH, Han SH, Park SH, Seo JH, Kim YH. Improvement of visual scanning after DC brain polarization of parietal cortex in stroke patients with spatial neglect. Neurosci Lett 2008; 448: 171–174.

Koch G, Bonnì S, Giacobbe V, Bucchi G, Basile B, Lupo F, Versace V, Bozzali M, Caltagirone C. Theta-burst stimulation of the left hemisphere accelerates recovery of hemispatial neglect. Neurology 2012; 78: 24–30.

Krewer C, Rieß K, Bergmann J, Müller F, Jahn K, Koenig E. Immediate effectiveness of single-session therapeutic interventions in pusher behaviour. Gait & Posture 2013; 37: 246–250.

Lagerqvist J, Skargren E. Pusher syndrome: Reliability, validity and sensitivity to change of a classification instrument. Adv Physiotherapy 2006; 8: 154–160.

Langdon DW, Thompson AJ. Relation of impairment to everyday competence in visual disorientation syndrome: evidence from a single case study. Arch Phys Med Rehab 2000; 81: 686–691.

Lucas N, Saj A, Schwartz S, Ptak R, Schnider A, Thomas C, Conne P, Leroy R, Pavin S, Diserens K, Vuilleumier P. Effects of pro-cholinergic treatment in patients suffering from spatial neglect. Front Hum Neurosci 2013; 12: 574.

Luvizutto GJ, Bazan R, Braga GP, Resende LA, Bazan SG, El Dib R. Pharmacological interventions for unilateral spatial neglect after stroke. Cochrane Database Syst Rev 2015; 11: CD010882.

Machner B, Könemund I, Sprenger A, von der Gablentz J, Helmchen C. Randomized controlled trial on hemifield eye patching and optokinetic stimulation in acute spatial neglect. Stroke 2014; 45: 2465–2468.

Malhotra A, Parton AD, Greenwood R, Husain M. Noradrenergic modulation of space exploration in visual neglect. Ann Neurol 2006; 59: 186–190.

Meerwaldt JD. Spatial disorientation in right-hemisphere infarction: A study of the speed of recovery. J Neurol Neurosurg Psychiatry 1983; 46: 426–429.

Mendez MF. Visuospatial deficits with preserved reading ability in a patient with posterior cortical atrophy. Cortex 2001; 37: 535–543.

Miller LJ, Mittenberg S, Carey VM, McMorrow MA, Kushner TE, Weinstein JM. Astereopsis caused by traumatic brain injury. Arch Clin Neuropsychology 1999; 14: 537–543.

Mittelstaedt H. Origin and processing of postural information. Neurosci Biobehav Rev 1998; 22: 473–478.

Morris AP, Kritikos A, Berberovic N, Pisella L, Chambers CD, Mattingley JB. Prism adaptation and spatial attention: a study of visual search in normals and patients with unilateral neglect. Cortex 2004; 40: 703–721.

Mukand JA, Guilmette TJ, Allen DG, Brown LK, Brown SL, Tober KL, Vandyck WR. Dopaminergic therapy with carbidopa L-dopa for left neglect after stroke: a case series. Arch Phys Med Rehabil 2001; 82: 1279–1282.

Nakamura J, Kita Y, Ikuno K, Kojima K, Okada Y, Shomoto K. Influence of the stimulus parameters of galvanic vestibular stimulation on unilateral spatial neglect. NeuroReport 2015; 26: 462–466.

Newport R, Schenk T. Prisms and neglect: What have we learned? Neuropsychologia 2012; 50: 1080–1091.

Nys GM, de Haan EH, Kunneman A, de Kort PL, Dijkerman HC. Acute neglect rehabilitation using repetitive prism adaptation: A randomized placebo-controlled trial. Restor Neurol Neurosci 2008; 26: 1–12.

Oppenländer K, Keller I, Karbach J, Schindler I, Kerkhoff G, Reinhart S. Subliminal galvanic-vestibular stimulation influences ego-and object-centred components of visual neglect. Neuropsychologia 2015; 74: 170–177.

Paolucci S, Bureca I, Multari M, Nocentini U, Matano A. An open-label pilot study of the use of rivastigmine to promote functional recovery in patients with unilateral spatial neglect due to first ischemic stroke. Funct Neurol 2010; 25: 195–200.

Pedersen PM, Wandel A, Jorgensen HS, Nakayama H, Raaschou HO, Olsen TS. Ipsilateral pushing in stroke: incidence, relation to neuropsychological symptoms, and impact on rehabilitation. The Copenhagen stroke study. Arch Phys Med Rehabil 1996; 77: 25–28.

Perez FM, Tunkel RS, Lachmann EA, Nagler W. Balint's syndrome arising from bilateral posterior cortical atrophy or infarction – rehabilitation strategies and their limitation. Disability & Rehabilitation 1996; 18: 300–304.

Pizzamiglio L, Antonucci G, Judica A, Montenero P, Razzano C, Zoccolotti P. Cognitive Rehabilitation of the hemineglect disorder in chronic patients with unilateral right brain damage. Journal of Clinical and Experimental Neuropsychology 1992; 14: 901–923.

Pizzamiglio L, Fasotti L, Jehkonen M, Antonucci G, Magnotti L, Boelen D, Asa S. The use of optokinetic stimulation in rehabilitation of the hemineglect disorder. Cortex 2004; 40: 441–450.

Ptak R, Fellrath J. Exploring the world with Balint syndrome: biased bottom-up guidance of gaze by local saliency differences. Exp Brain Res 2014; 232: 1233–1240.

Rennig J, Karnath H-O. Rechtshemisphärischer Schlaganfall: Verbessert ein Dopaminagonist die Neglect-Symptomatik? InFo Neurologie & Psychiatrie 2012; 14: 42–44.

Rizzo A. Balint's syndrome and associated visuospatial disorders. Baillieres Clin Neurol 1993; 2: 415–437.

Rode G, Lacour S, Jacquin-Courtois S, Pisella L, Michel C, Revol P, Alahyane N, Luauté J, Gallagher S, Halligan P, Pélisson D, Rossetti Y. Long-term sensorimotor and therapeutical effects of a mild regime of prism adaptation in spatial neglect. A double-blind RCT essay. Ann Phys Rehabil Med 2015; 58: 40–53.

Rorden C, Karnath H-O. A simple measure of neglect severity. Neuropsychologia 2010; 48: 2758–2763.

Rorsman I, Magnusson M, Johansson BB. Reduction of visuo-spatial neglect with vestibular galvanic stimulation. Scand J Rehabil Med 1999; 31: 117–124.

Rossetti Y, Rode G, Pisella L, Farné A, Ling L, Boisson D, Perenin M-T. Prism adaptation to a rightward optical deviation rehabilitates left hemispatial neglect. Nature 1998; 395: 166–169.

Rousseaux M, Bernati T, Saj A, Kozlowski O. Ineffectiveness of prism adaptation on spatial neglect signs. Stroke 2006; 37: 542–543.

Saevarsson S, Kristjansson A, Halsband U. Strength in numbers: combining neck vibration and prism adaptation produces additive therapeutic effects in unilateral neglect. Neuropsychol Rehabil 2010; 20: 704–724.

Santos-Pontelli TEG, Pontes-Neto OM, Colafemina JF, de Araujo DB, Santos AC, Leite JP. Contraversive pushing in non-stroke patients. J Neurol 2004; 251: 1324–1328.

Schindler I, Kerkhoff G, Karnath H-O, Keller I, Goldenberg G. Neck muscle vibration induces lasting recovery in spatial neglect. J Neurol Neurosurg Psychiatry 2002; 73: 412–419.

Schröder A, Wist ER, Hömberg V. TENS and optokinetic stimulation in neglect therapy after cerebrovascular accident: a randomized controlled study. Eur J Neurol 2008; 15: 922–927.

Serino A, Angeli V, Frassinetti F, Làdavas E. Mechanisms underlying neglect recovery after prism adaptation. Neuropsychologia 2006; 44: 1068–1078.

Shimozaki SS, Hayhoe MM, Zelinsky GJ, Weinstein A, Merigan WH, Ballard DH. Effect of parietal lesions on saccade targeting and spatial memory in a naturalistic visual search task. Neuropsychologia 2003; 41: 1365–1386.

Shindo K, Sugiyama K, Huabao L, Nishijima K, Kondo T, Izumi S. Long-term effect of low-frequency repetitive transcranial magnetic stimulation over the unaffected posterior parietal cortex in patients with unilateral spatial neglect. J Rehabil Med 2006; 38: 65–67.

Skelton RW, Ross, SP, Nerad L, Livingstone, SA. Human spatial navigation deficits after traumatic brain injury shown in the arena maze, a virtual Morris water maze. Brain Injury 2006; 20: 189–203.

Sparing R, Thimm M, Hesse MD, Küst J, Karbe H, Fink GR. Bidirectional alterations of interhemispheric pa-

D 4

rietal balance by non-invasive cortical stimulation. Brain 2009; 132: 3011–3020.
Sperber C, Karnath H-O. Diagnostic validity of line bisection in the acute phase of stroke. Neuropsychologia 2016; 82: 200–204.
Stone SP, Patel P, Greenwood RJ. Selection of acute stroke patients for treatment of visual neglect. J Neurol Neurosurg Psychiatry 1993; 56: 463–466.
Sunwoo H, Kim Y-H, Chang WH, Noh S, Kim E-J, Ko M-H. Effects of dual transcranial direct current stimulation on post-stroke unilateral visuospatial neglect. Neurosci Lett 2013; 554: 94–98.
Takahashi N, Kawamura M. Pure topographical disorientation – The anatomical basis of landmark agnosia. Cortex 2002; 38: 717–725.
Thimm M, Fink GR, Küst J, Karbe H, Willmes K, Sturm W. Recovery from hemineglect: differential neurobiological effects of optokinetic stimulation and alertness training. Cortex 2009; 45: 850–862.
Trivelli C, Turnbull O, della Sala S. Recovery of object recognition in a case of simultanagnosia. Applied Neuropsychology 1996; 3: 166–173.
Trojano L, Grossi D. »Pure« constructional apraxia: a cognitive analysis of a single case. Behavioral Neurology 1998; 11: 43–49.
Tsang MH, Sze KH, Fong KN. Occupational therapy treatment with right half-field eye-patching for patients with subacute stroke and unilateral neglect: a randomised controlled trial. Disabil Rehabil 2009; 31: 630–637.
Turgut N, Miranda M, Kastrup A, Eling P, Hildebrandt H. tDCS combined with optokinetic drift reduces egocentric neglect in severely impaired post-acute patients. Neuropsychol Rehabil; Im Druck.
Turton AJ, O'Leary K, Gabb J, Woodward R, Gilchrist ID. A single blinded randomised controlled pilot trial of prism adaptation for improving self-care in stroke patients with neglect. Neuropsychol Rehabil 2010; 20: 180–196.
van Kessel ME, Geurts ACH, Brouwer WH, Fasotti L. Visual scanning training for neglect after stroke with and without a computerized lane tracking dual task. Front Hum Neurosci 2013; 7: 358.
Volkening K, Kerkhoff G, Keller I. Effects of repetitive galvanic vestibular stimulation on spatial neglect and verticality perception-a randomised sham-controlled trial. Neuropsychol Rehabil 2016; 7: 1–18.
Wiart L, Bon Saint Çme A, Debelleix X, Petit H, Joseph PA, Mazaux JM, Barat M. Unilateral neglect snydrome rehabilitation by trunk rotation and scanning training. Arch Phys Med Rehabil 1997; 78: 424–429.
Wilkinson D, Zubko O, Sakel M, Coulton S, Higgins T, Pullicino P. Galvanic vestibular stimulation in hemispatial neglect. Front Integr Neurosci 2014; 8: 4.
Yang Y-R, Chen Y-H, Chang H-C, Chan R-C, Wei S-H, Wang R-Y. Effects of interactive visual feedback training on poststroke pusher syndrome: a pilot randomized controlled study. Clin Rehabil 2015; 29: 987–993.
Yi YG, Chun MH, Do KH, Sung EJ, Kwon YG, Kim DY. The effect of transcranial direct current stimulation on neglect syndrome in stroke patients. Ann Rehabil Med 2016; 40: 223–229.
Zihl J. Rehabilitation of Visual Disorders after Brain Injury. 2nd Ed. Hove (UK): Psychology Press; 2011.
Zihl J, Sämann Ph, Schenk T, Schuett S, Dauner R. On the origin of line bisection error in hemianopia. Neuropsychologia 2009; 47: 2417–2426.

# D 5 Apraxie

*von G. Goldenberg*



Das Leitsymptom der Apraxie sind motorische Fehlhandlungen, die weder auf Unverständnis der Instruktion noch auf elementare motorische Behinderungen zurückgeführt werden können (Geschwind und Damasio 1985; Goldenberg 2008). Die einfachste und klarste Abgrenzung gegen elementare motorische Störungen ist, dass von der Apraxie auch die zur zerebralen Läsion ipsilaterale Seite des Körpers betroffen ist. Wenn die gegenseitigen Extremitäten gelähmt sind, kann man die Apraxie überhaupt nur an den nicht gelähmten ipsilateralen Extremitäten nachweisen.

Fehlhandlungen, die dieser Definition entsprechen, können drei Domänen menschlichen Handelns betreffen: das Imitieren von Gesten, die Ausführung kommunikativer Gesten sowie den Gebrauch von Werkzeugen und Objekten.

Der Apraxie liegen im Allgemeinen Läsionen der sprachdominanten linken Hemisphäre zugrunde. Sie ist daher häufig mit einer Aphasie verbunden. Statistisch korreliert die Schwere der Aphasie mit der Schwere der Apraxie, es gibt jedoch aphasische Patienten, die keine Apraxie haben und, wenngleich auch seltener, apraktische Patienten, die keine Aphasie haben. Ähnliches gilt für die von der Apraxie betroffenen Domänen des Handelns. Diese sind häufig, aber keineswegs immer, gleichzeitig gestört. Die anatomische Grundlage dieses lockeren Zusammenhangs ist, dass die verantwortlichen Läsionen verschiedene Lokalisationen innerhalb der linken Hemisphäre haben (Goldenberg und Karnath 2006; Goldenberg et al. 2007; Goldenberg und Spatt 2009).

Auf der Grundlage eines vor gut 100 Jahren vom deutschen Psychiater Liepmann (Liepmann 1908; Goldenberg 2003) entworfenen Modells wurden die Manifestationen der Apraxie als »ideatorisch« oder »ideomotorisch« klassifiziert. Bei der ideatorischen Apraxie soll die Bewegungsvorstellung fehlerhaft sein, bei der ideomotorischen Apraxie hingegen die Umsetzung der an sich richtigen Vorstellung in die Bewegung. Die Realität des zugrundeliegenden theoretischen Modells ist zweifelhaft und die daraus abgeleitete Einteilung hat verschiedene und teils einander widersprechende Interpretationen erfahren. Dieses Kapitel verzichtet auf sie und ordnet die Apraxien nach der betroffenen Domäne des Handelns (**Tab. D 5.1**).

Eine weitere, klinisch evidentere Klassifikation unterscheidet die Apraxie der Gliedmaßen von der Apraxie der Mund- und Gesichtsmuskulatur (bukkofaziale Apraxie; Bizzozero et al. 2000). Ebenso wie die »Sprechapraxie«, mit der sie häufig gemeinsam auftritt, hat auch die Mund- und Gesichtsapraxie klinische Bedeutung vor allem im Zusammenhang der Aphasie und ihrer Therapie (**Kap. D 2.3**). Dieses Kapitel beschränkt sich auf die Gliedmaßenapraxie.

## D 5.1 Imitieren von Gesten

### D 5.1.1 Klinik

Störungen des Imitierens fallen den Patienten selbst oder ihren Angehörigen selten auf, sind aber in der Untersuchung leicht nachzuweisen. Selbst Patienten mit schweren Aphasien verstehen meist die Instruktion, Bewegungen des Untersuchers nachzumachen. Das Verständnis der Instruktion zeigt sich darin, dass die Patienten im Anschluss an die Demonstration der Geste durch den Untersucher selbst eine Handbewegung machen, deren Ziel im gleichen Bereich des Körpers liegt wie das der demonstrierten Geste, die räumlichen Beziehungen zwischen Hand und Körper jedoch falsch sind (Petreska et al. 2010). Oft sind auch die Bewegungen zögerlich und suchend. Es gibt jedoch Pa-

**Tab. D 5.1:** Überblick über Lokalisation, Relevanz und Therapieindikation der Apraxie

| Betroffene Domäne | Lokalisation | Alltagsrelevanz | Therapieindikation |
|---|---|---|---|
| Imitieren von Gesten | Handstellungen: links parietal;<br><br>Finger- und Fußstellungen: rechts oder links | eventuell als Erschwernis der Physiotherapie | eher Berücksichtigung in Physiotherapie als isolierte Therapie des Imitierens |
| kommunikative Gesten, Pantomime des Objektgebrauchs | linkshirnig | Behinderung der gestischen Kompensation bei Aphasie | für Patienten mit schweren Aphasien (B) |
| Werkzeug- und Objektgebrauch | einzelne vertraute Werkzeuge: linkshirnig mit parietaler Beteiligung;<br>Handlungsfolgen mit mehreren Objekten: links, rechts oder diffus | Minderung der Selbstständigkeit in ADL | Einüben von Tätigkeiten, die für Patienten alltagsrelevant sind (A) |

tienten, die mit zielsicherer und rascher Bewegung auf ein falsches Ziel zusteuern (Hermsdörfer et al. 1996).
Die Prüfung des Imitierens soll zeigen, ob die Patienten die Form einer Geste nachahmen können, und sollte daher mit bedeutungslosen Gesten durchgeführt werden. Korrektes Imitieren bedeutungsvoller Gesten kann erreicht werden, indem die Bedeutung der Geste erkannt und reproduziert wird. Dies kann daher auch bei Patienten erhalten sein, die unfähig sind, die äußere Form der Gesten nachzumachen (Goldenberg und Hagmann 1997).
Die Lokalisation der Läsionen, die mit dem Imitieren interferieren, hängt von der Art der Gesten ab. Während das Imitieren von Handstellungen ziemlich strikt an links parietale Läsionen gebunden ist, kann das Imitieren von Finger- und Fußstellungen sowie von Bewegungssequenzen auch bei rechtshirnigen Läsionen beeinträchtigt sein (Goldenberg und Strauss 2002). Untersuchungsbögen mit Normwerten für Hand-, Finger-, und Fußstellungen finden sich in Goldenberg (2011).

### D 5.1.2 Epidemiologie und Verlauf

Etwa die Hälfte der Patienten mit rezenten linkshirnigen Insulten machen mehr Fehler als Kontrollen beim Imitieren von Hand-, Finger- oder Fußstellungen. Bei Beschränkung auf Patienten mit Aphasien erhöht sich der Anteil auf gut 2/3 (De Renzi et al. 1980; Goldenberg et al. 2006). Bei Patienten mit rechtshirnigen Läsionen betrifft das gestörte Imitieren vor allem Fingerstellungen und korreliert eng mit der Schwere eines halbseitigen Neglekts.
Verlaufsuntersuchungen an Schlaganfallpatienten zeigten eine beträchtliche Spontanbesserung des Imitierens von Hand- und Fingerstellungen. Nur die Hälfte der Patienten, die im ersten Monat nach dem Insult apraktisch waren, sind es auch noch nach drei Monaten (Basso et al. 2000).

### D 5.1.3 Alltagsrelevanz und Therapie

Die Alltagsrelevanz gestörten Imitierens ist fraglich. Am ehesten tritt sie zutage, wenn Patienten in der Physio- oder Ergotherapie neue Bewegungsmuster zur Kompensation primär motorischer Defizite erlernen sollen. Manche Patienten stellen sich dabei besonders ungeschickt an und sind nicht fähig, vorgezeigte Bewegungen und Körperstellungen nachzumachen. Es wäre plausibel, dass dies vor allem Patienten sind, die auch in der Prüfung des Imitierens versagen, doch dazu liegt keine Studie vor.
Apraktische Patienten können lernen, einzelne Gesten richtig zu replizieren (Coelho und Duffy 1990; Barbarulo et al. 2008), die Generalisierung des Erfolgs auf ungeübte Gesten ist aber fraglich (↔). Ein von der eigentlichen motorischen Therapie getrenntes Training des Imitierens hat daher möglicher Weise keine Auswirkungen auf die Leichtigkeit und Genauigkeit des Imitierens therapeutisch relevanter Körperstellungen und Bewegungen. Die Konsequenz des Nachweises einer Imitationsstörung ist daher nicht die Einleitung einer speziellen Therapie des Imitierens, sondern die Berücksichtigung der Störung in der motorischen Therapie (B).

## D 5.2 Kommunikative Gesten, Pantomime des Objektgebrauchs

Die klinische Untersuchung und auch die Forschung zur Apraxie schneiden aus der Vielfalt kommunikativer Gesten zwei Typen aus, denen gemeinsam ist, dass sie sprachersetzend eigene Inhalte übermitteln können. Embleme (auch bezeichnet als »intransitive Gesten«) haben eine konventionell festgelegte Bedeutung wie zum Beispiel das Zeichen für »okay« oder das militärische Salutieren. Pantomimen des Objektgebrauchs (»transitive Gesten«) stellen ein Objekt und seinen Gebrauch durch Handbewegungen dar, die auch beim realen Gebrauch vorkommen. Sowohl Normalpersonen als auch Patienten machen bei der Darstellung von Emblemen weniger Fehler als bei den Pantomimen (Goodglass und Kaplan 1963; Hanna-Pladdy et al. 2001).

### D 5.2.1 Klinik

Mit wenigen Ausnahmen, z. B. Linkshänder, sind Patienten mit Störungen der kommunikativen Gesten aphasisch, wobei die Aphasie oft schwer ist. Störungen des Sprachverständnisses können die Prüfung erschweren oder auch gänzlich unmöglich machen. Bei Pantomimen kann die Instruktion leichter durch nonverbale Hilfsmittel verdeutlicht werden (Demonstration richtiger Pantomimen, Zeigen eines Bildes des Objekts, dessen Gebrauch dargestellt werden soll). Sie sind daher für die klinische Diagnostik vorzuziehen. Bei der Beurteilung muss man berücksichtigen, dass auch die Pantomimen von Normalpersonen Fehler und Ungenauigkeiten zeigen. Manche Fehler, wie etwa Suchbewegungen der Hand oder Zeigen auf den involvierten Körperteil (z. B. Mund für »Zähneputzen« oder Auge für »Fernglas benutzen«) sind aber pathognomonisch. Ein Untersuchungsbogen mit Normwerten findet sich in Goldenberg (2011).

### D 5.2.2 Epidemiologie und Verlauf

Die Pantomime des Objektgebrauchs ist in mehr als der Hälfte der aphasischen Patienten beeinträchtigt (Barbieri und De Renzi 1988; Goldenberg et al. 2007). Patienten mit linkshirnigen Läsionen ohne Aphasie und Patienten mit rechtshirnigen Läsionen haben im Allgemeinen keine Schwierigkeiten, kommunikative Gesten auf Aufforderung zu produzieren.
Eine Studie, die einen Summenscore aus Imitation und kommunikativen Gesten auf Aufforderung auswertete, fand wenig Spontanbesserung. 88 % der Patienten, die vier Wochen nach dem ursächlichen zerebrovaskulären Insult als apraktisch klassifiziert wurden, waren es auch noch ein halbes Jahr später (Donkervoort et al. 2006). Auch eine eigene Studie

fand bei wöchentlicher Testung der kommunikativen Gesten von aphasischen Patienten, deren Schlaganfall mindestens sechs Wochen zurücklag, nur minimale Besserungen (Daumüller und Goldenberg 2010). Die klinische Erfahrung spricht aber für mehr Spontanbesserung in den ersten Wochen nach dem Insult. Sie ist vermutlich zum Teil der Verbesserung des Sprachverständnisses von Patienten mit schweren Aphasien geschuldet. Diese Besserung befähigt die Patienten überhaupt erst, die Instruktion soweit zu verstehen, dass sie sich bemühen, die verlangte Geste darzustellen.

### D 5.2.3 Alltagsrelevanz und Therapie

Die Fähigkeit, auf Aufforderung eine bestimmte kommunikative Geste zu zeigen, wird außerhalb der Apraxietestung kaum je verlangt. Die Produktion kommunikativer Gesten zur Übermittlung von Inhalten, die dem Gesprächspartner noch unbekannt sind, kann aber für aphasische Patienten ein Weg sein, um den Mangel an verbalen Ausdruck zu kompensieren. Eine rezente Studie mit schwer aphasischen Patienten (Hogrefe et al. 2012) zeigte in der Tat eine hochsignifikante Korrelation zwischen den Scores der Testung von Pantomimen des Objektgebrauchs und der Verständlichkeit gestischer Wiedergaben der Inhalte von kurzen Videosequenzen. Daraus kann man vorsichtig schließen, dass für aphasische Patienten die Apraxieprüfung alltagsrelevant ist, weil sie eine Vorhersage ihrer Fähigkeit erlaubt, Gesten zur Kompensation mangelnden verbalen Ausdrucks zu verwenden.

Eine Reihe von Studien belegen, dass Patienten mit Aphasie und Apraxie lernen können, auf Aufforderung verständliche Gesten zu produzieren (Guilford et al. 1982; Code und Gaunt 1986; Cubelli et al. 1991; Maher und Ochipa 1997; Smania et al. 2000; Daumüller et al. 2010). Auch wenn manche Studien mit wenigen oder gar nur einem Patienten durchgeführt wurden und die Kontrolle des therapeutischen Effekts manchmal zu wünschen lässt, sind die positiven Ergebnisse doch so konsistent, dass die prinzipielle Erlernbarkeit von kommunikativen Gesten als sicher gelten kann (↑↑). Diese Erlernbarkeit betrifft aber zunächst nur die Ausführung der in der Therapie erlernten Gesten auf Aufforderung. Die Generalisierung des Erfolgs auf nicht geübte Gesten und auf die Anwendung der Gesten zur Kommunikation außerhalb der Therapie ist hingegen unsicher.

Bei der Generalisierung auf ungeübte Gesten geht die Spannweite der Ergebnisse vom Fehlen jeglicher Besserung ungeübter Gesten (Code et al. 1986; Coelho und Duffy 1987; Maher et al. 1997 case 2) bis zu Verbesserungen, die ebenso groß sind wie die der geübten Gesten (Schlanger und Freimann 1979; Cubelli et al. 1991; Maher et al. 1997 case 1; Raymer et al. 2012). Eine eigene Studie zeigte eine Verbesserung auch ungeübter Gesten, die jedoch weitaus geringer war als die der geübten Gesten (Daumüller und Goldenberg 2009). Wir leiteten daraus die Empfehlung ab, in der Therapie Gesten einzuüben, die als solche für die Kommunikation im Alltag nützlich sind, wie zum Beispiel »Ich suche meine Brille« oder »Ich muss aufs Klo« (B).

Zur Generalisierung auf die Kommunikation außerhalb des therapeutischen Settings sind uns keine systematischen Studien bekannt. Die klinische Erfahrung rät hier zur Skepsis. Der beste Weg, um die Anwendung der Gesten außerhalb der Therapiesituation zu fördern, besteht wahrscheinlich darin, die Angehörigen von der Nützlichkeit gestischer Mitteilungen zu überzeugen und sie eventuell auch in die Therapie einzuladen, in der Hoffnung, dass sie dann bei Kommunikationsblockaden im Alltag klärende Gesten des Patienten einfordern (B). Dabei ist es wichtig, darauf hinzuweisen, dass das Einüben kommunikativer Gesten nicht mit einer Vernachlässigung der eigentlichen Sprachtherapie verbunden ist. Im Gegenteil gibt es Hinweise, dass durch das Erlernen und die Ausführung kommunikativer Gesten die Wortfindung fazilitiert wird (Raymer et al. 2012; Rose und Douglas 2001) (↑). Dies ist auch ein Grund, die Gestentherapie trotz der zweifelhaften Generalisierung als therapeutische Option bei schweren Aphasien zu empfehlen (B).



## D 5.3 Werkzeug und Objektgebrauch

### D 5.3.1 Klinik

Während Störungen des Imitierens von Gesten und der Ausführung kommunikativer Gesten auf Aufforderung oft erst in der gezielten Prüfung auffallen, behindern Störungen des Werkzeug- und Objektgebrauchs die Selbstständigkeit der Patienten im Alltag. Beobachtungen krasser Fehlhandlungen, wie etwa des Versuchs, mit der Gabel Brot zu schneiden oder sich mit einem trockenen Waschlappen zu waschen, sind eindrucksvoll und es bedarf keiner fein graduierten Messinstrumente, um die Abweichung von der Normalität zu erkennen. Probleme im Umgang mit Werkzeug und Objekten können aber auch subtiler sein und den Flüchtigkeitsfehlern ähneln, die Normalpersonen machen, wenn sie abgelenkt oder zerstreut sind.

Fehler im Gebrauch einzelner vertrauter Werkzeuge und Objekte wie dem Essbesteck oder den Waschutensilien treten bei Patienten mit linkshirnigen Läsionen, die den Parietallappen miterfassen, auf. Meist sind die Läsionen groß und gehen mit einer Aphasie einher (De Renzi et al. 1968; Goldenberg und Hagmann 1998b; Goldenberg et al. 2009). Auslassungen oder Verdrehung der Reihenfolge von Einzelschritten, Verlust des handlungsleitenden Konzepts und Unfähigkeit, unerwartete Hindernisse zu meistern und die richtige Bedienung unbekannter technischer Geräte herauszufinden, sieht man aber auch bei Patienten mit rechtshirnigen, frontalen, und diffusen Hirnschädigungen (Schwartz et al. 1999; Hartmann et al. 2005).

### D 5.3.2 Epidemiologie und Verlauf

30 bis 50 % der Patienten mit Aphasie machen Fehler bei einfachen Aufgaben des Werkzeuggebrauchs wie Hämmern oder Schrauben (De Renzi

et al. 1982; Goldenberg et al. 2009). 60 % der Aphasiker und 50 % von rechtshirnig geschädigten Patienten brauchen Hilfestellungen für mehrschrittige Handlungen mit wenig vertrauten Geräten wie zum Beispiel das Bedienen eines Kassettenrekorders (Hartmann et al. 2005). In einer Untersuchung, in der drei häufig gebrauchte Aktivitäten des täglichen Lebens (ADL; Brot streichen, Pullover anziehen, Zähneputzen) bei Patienten mit Aphasie und rechtsseitiger Hemiplegie geprüft wurden, konnte nur ein Viertel der Patienten alle drei Handlungen ohne Hilfe vollenden (Goldenberg und Hagmann 1998a).

Die klinische Erfahrung spricht dafür, dass sich Fehler beim Gebrauch einzelner, vertrauter Werkzeuge und Objekte in den Wochen nach dem Akutereignis zurückbilden, doch ist dies nicht durch systematische Studien belegt (↔). Aus dem Mangel an Verbesserungen in den Kontrollbedingungen von Therapiestudien (siehe unten) lässt sich ableiten, dass für mehrschrittige Handlungen und ADL keine nennenswerte Spontanbesserung zu erwarten ist. In Übereinstimmung mit dieser Schlussfolgerung fand eine Verlaufsstudie, die 180 als apraktisch diagnostizierte Aphasiker mindestens vier Wochen nach Insult einschloss und sie über 20 Wochen beobachtete, nur geringfügige Besserungen der Apraxietestung und der Selbstständigkeit in ADL (Donkervoort et al. 2006).

### D 5.3.3 Alltagsrelevanz und Therapie

Die Alltagsrelevanz des gestörten Umgangs mit Werkzeugen und Objekten liegt auf der Hand, aber die Resultate der klinischen Prüfung stimmen nicht immer mit dem Ausmaß der Schwierigkeiten im häuslichen Milieu überein. Schwierigkeiten können überschätzt werden, wenn in der Untersuchung Tätigkeiten überprüft werden, die die Patienten im häuslichen Alltag ohnehin nicht übernehmen, oder wenn Patienten mit ungewohnten Anordnungen und Geräten in der Untersuchung konfrontiert werden, daheim aber auf Routinen mit langjährig vertrauten Anordnungen und Geräten zurückgreifen können. Umgekehrt kann das Ausmaß der häuslichen Schwierigkeiten unterschätzt werden, weil Patienten in der ruhigen Untersuchungssituation die Tätigkeiten konzentriert zu Ende führen, im häuslichen Milieu jedoch durch äußere Reize oder einschießende Ideen vom Handlungspfad abgelenkt werden.

Therapiestudien des Werkzeug- und Objektgebrauchs haben durchwegs die Ausführung mehrschrittiger Handlungen, meist aus dem Bereich der ADL, zum Gegenstand. Sie stimmen überein, dass durch ergotherapeutische Intervention die Selbstständigkeit in ADL signifikant gebessert werden kann (van Heugten et al. 1998; Goldenberg et al. 1998a; 2001; Donkervoort et al. 2001; Legg et al. 2006; Lindsten-McQueen et al. 2014) (↑↑).

Hingegen fehlen verlässliche Belege für eine Generalisierung der Therapieerfolge von geübten auf ungeübte Tätigkeiten. Die wenigen Studien, die diese wichtige Frage aufgriffen, kamen zu widersprüchlichen Resultaten (Lindsten-McQueen et al. 2014). Von der prinzipiellen Möglichkeit einer Generalisierung hängt auch ab, ob sich die Therapie auf das Einüben von Routinen für die Ausführung einzelner alltagsrelevanter Handlungsketten beschränken soll, oder es gelingen kann, den Patienten allgemeine Prinzipien des Werkzeug- und Objektgebrauchs zu vermitteln. Eigene Studien sprechen für die bescheideneren Ansprüche: Wir fanden in zwei Studien mit Cross-over-Design keinerlei Generalisierung von geübten auf ungeübte ADL (Goldenberg et al. 1998a; 2001). In der späteren Studie wurde ein »direktes Training«, in dem Patienten durch die Handlung geführt und die Unterstützung sukzessive reduziert wurde, mit einem »Explorationstraining« verglichen, in dem versucht wurde, das Verständnis für funktionell wichtige Merkmale der verwendeten Werkzeuge und Objekte und für daraus abgeleitete Prinzipien ihrer Benutzung zu wecken. Nur das direkte Training führte zu signifikanten Verbesserungen.

In Kontrast zu diesem Ergebnis berichtet eine holländische Gruppe über große Erfolge mit einem »Strategietraining«, in dem den Patienten allgemeine Prinzipien des Werkzeug- und Objektgebrauchs beigebracht werden (van Heugten et al. 1998; Donkervoort et al. 2001). Eine Review aus derselben Gruppe behauptet auch einen Transfer der Erfolge von geübten zu ungeübten Tätigkeiten, wobei allerdings eingeräumt wird, dass die methodische Qualität der ausgewerteten Studien nicht über jeden Zweifel erhaben ist (Geusgens et al. 2006).

Angesichts der Unsicherheit einer Generalisierung von Therapieerfolgen sollten für die Therapie des Werkzeug- und Objektgebrauchs auf jeden Fall Tätigkeiten ausgewählt werden, die die betroffenen Patienten im häuslichen Alltag dauerhaft durchführen wollen. Da selbst die Generalisierung auf die Ausführung der geübten Handlung mit anderen Exemplaren der Werkzeuge und Objekte fraglich sein kann (Goldenberg et al. 2001), besteht der sicherste Weg zu nachhaltigen Erfolgen darin, direkt im permanenten Umfeld und mit den eigenen Geräten Tätigkeiten einzuüben, die die Patienten in ihre dauerhafte Routine aufnehmen wollen (A).

## Literatur

Barbarulo AM, Pappatà S, Puoti G, Prinster A, Grossi D, Cotrufo R et al. Rehabilitation of gesture imitation: A case study with fMRI. Neurocase 2008; 14: 293–306.

Barbieri C, De Renzi E. The executive and ideational components of apraxia. Cortex 1988; 24: 535–544.

Basso A, Burgio F, Paulin M, Prandoni P. Long-term follow-up of ideomotor apraxia. Neuropsychological Rehabilitation 2000; 10: 1–13.

Bizzozero I, Costato D, Della Sala S, Papagno C, Spinnler H, Venneri A. Upper and lower face apraxia: role of the right hemisphere. Brain 2000; 123: 2213–2230.

Code C, Gaunt C. Treating severe speech and limb apraxia in a case of aphasia. British Journal of Disorders of Communication 1986; 21: 11–20.

Coelho CA, Duffy RJ. The relationship of the acquisition of manual signs to severity of aphasia: a training study. Brain and Language 1987; 31: 328–345.

Coelho CA, Duffy RJ. Sign acquisition in two aphasic subjects with limb apraxia. Aphasiology 1990; 4: 1–8.

Cubelli R, Trentini P, Montagna CG. Re-education of gestural communication in a case of chronic global aphasia and limb apraxia. Cognitive Neuropsychology 1991; 8: 369–380.

Daumüller M, Goldenberg G. Therapy to improve gestural expression in aphasia: a controlled clinical trial. Clinical Rehabilitation 2010; 24: 55–65.

De Renzi E, Faglioni P, Sorgato P. Modality-specific and supramodal mechanisms of apraxia. Brain 1982; 105: 301–312.

De Renzi E, Motti F, Nichelli P. Imitating gestures – A quantitative approach to ideomotor apraxia. Archives of Neurology 1980; 37: 6–10.

De Renzi E, Pieczuro A, Vignolo LA. Ideational apraxia: a quantitative study. Neuropsychologia 1968; 6: 41–55.

Donkervoort M, Dekker J, Deelman BG. The course of apraxia and ADL functioning in left hemisphere stroke patients treated in rehabilitation centres and nursing homes. Clinical Rehabilitation 2006; 20: 1085–1093.

Donkervoort M, Dekker J, Stehmann-Saris JC, Deelman BG. Efficacy of strategy training in left hemisphere stroke with apraxia: A randomised clinical trial. Neuropsychological Rehabilitation 2001; 11: 549–566.

Geschwind N, Damasio A R. Apraxia. In:. Frederiks JAM (ed.). Handbook of clinical neurology Vol 1(49): Clinical Neuropsychology. Amsterdam New York: Elsevier; 1985. 423–432.

Geusgens C, van Heugten C M, Donkervoort M, van den Ende E, Jolles J, van den Heuvel W. Transfer of training effects in stroke patients with apraxia: An exploratory study. Neuropsychological Rehabilitation 2006; 16: 213–229.

Glindemann R, Springer L. PACE-Therapie und sprachsystematische Übungen: Ein integrativer Vorschlag zur Aphasietherapie. Sprache. Stimme. Gehör. 1989; 13: 188–192.

Goldenberg G. Apraxia and beyond – life and works of Hugo Karl Liepmann. Cortex 2003; 39: 509–525.

Goldenberg G. Apraxia. In: Goldenberg G, Miller B (ed.). Handbook of Clinical Neurology, 3rd Series, Volume 88: Neuropsychology and Behavioral Neurology. Edinburgh: Elsevier; 2008. 323–338.

Goldenberg G. Apraxie. In: Flor H, Gauggel S, Lautenbacher S, Niemann H, Thöne-Otto A (ed.). Fortschritte der Neuropsychologie Göttingen: Hogrefe; 2011.

Goldenberg G, Daumüller M, Hagmann S. Assessment and therapy of complex ADL in apraxia. Neuropsychological Rehabilitation, 2001; 11: 147–168.

Goldenberg G, Hagmann S. The meaning of meaningless gestures: A study of visuo-imitative apraxia. Neuropsychologia 1997; 35: 333–341.

Goldenberg G, Hagmann S. Therapy of activities of daily living in patients with apraxia. Neuropsychological Rehabilitation 1998a; 8: 123–142.

Goldenberg G, Hagmanny S. Tool use and mechanical problem solving in apraxia. Neuropsychologia 1998b; 36: 581–589.

Goldenberg G, Hermsdörfer J, Glindemann R, Rorden C, Karnath HO. Pantomime of tool use depends on integrity of left inferior frontal cortex. Cerebral Cortex 2007; 17: 2769–2776.

Goldenberg G, Karnath HO. The neural basis of imitation is body-part specific. Journal of Neuroscience 2006; 26: 6282–6287.

Goldenberg G, Spatt J. The neural basis of tool use. Brain 2009; 132: 1645–1655.

Goldenberg G, Strauss S. Hemisphere asymmetries for imitation of novel gestures. Neurology 2002; 59: 893–897.

Goodglass H, Kaplan E. Disturbance of gesture and pantomime in aphasia. Brain 1963; 86: 703–720.

Guilford AM, Scheuerle J, Shirek PG. Manual communication skills in aphasia. Archives of Physical Medicine and Rehabilitation 1982; 63: 601–604.

Hanna-Pladdy B, Daniels SK, Fieselman MA, Thompson K, Vasterling JJ, Heilman KM et al. Praxis lateralization: errors in right and left hemisphere stroke. Cortex 2001; 37: 219–230.

Hartmann K, Goldenberg G, Daumüller M, Hermsdörfer J. It takes the whole brain to make a cup of coffee: The neuropsychology of naturalistic actions involving technical devices. Neuropsychologia 2005; 43: 625–637.

Hermsdörfer J, Mai N, Spatt J, Marquardt C, Veltkamp R, Goldenberg G. Kinematic analysis of movement imitation in apraxia. Brain 1996; 119: 1575–1586.

Hogrefe K, Ziegler W, Weidinger N, Goldenberg G. Non-verbal communication in severe aphasia: Influence of aphasia, apraxia, or semantic processing? Cortex 2012; 48: 952–962.

Legg LA, Drummond AE, Langhorne P. Occupational therapy for patients with problems in activities of daily living after stroke (Review). Cochrane Database of Systematic Reviews 2006; 18: 1–35.

Liepmann H. Drei Aufsätze aus dem Apraxiegebiet. Berlin: Karger; 1908.

Lindsten-McQueen K, Weiner NW, Wan HY, Josman N, Conner LT. Systematic review of apraxia treatments to improve occupational performance outcomes. OTJR: Occupation, Participation and Health 2014; 34: 183–192.

Maher LM, Ochipa C. Management and treatment of limb apraxia. In: Rothi LJG, Heilman KM (ed.). Apraxia–the Neuropsychology of Action. Hove: Psychology Press; 1997. 75–92.

Petreska B, Billard AG, Hermsdörfer J, Goldenberg G. Revisiting a study of callosal apraxia: The right hemisphere can imitate the orientation but not the position of the hand. Neuropsychologia 2010; 48: 2509–2516.

Raymer AM, McHose B, Smith,KC, Iman L, Ambrose A. Casselton Contrasting effects of errorless naming treatment and gestural facilitation for word retrieval in aphasia. Neuropsychological Rehabilitation 2012; 22: 236–236. .

Rose M, Douglas J. The differential facilitatory effects of gesture and visualisation processes on object naming in aphasia. Aphasiology 2001; 15: 977–990.

Schlanger P, Freimann R. Pantomime therapy with aphasics. Aphasia – Apraxia – Agnosia 1979; 1: 34–39.

Schwartz MF, Buxbaum LJ, Montgomery MW, Fitzpatrick-DeSalme EJ, Hart T, Ferraro M et al. Naturalistic action production following right hemisphere stroke. Neuropsychologia 1999; 37: 51–66.

Smania N, Girardi F, Domenicali C, Aglioti S. The rehabilitation of limb apraxia: A study in left-brain-damaged patients. Archives of Physical Medicine and Rehabilitation 2000; 81: 379–388.

van Heugten CM, Dekker J, Deelman BG, van Dijk AJ, Stehmann-Saris JC, Kinebanian A. Outcome of strategy training in stroke patients with apraxia: a phase-II study. Clinical Rehabilitation 1998; 12: 294–303.

# D 6 Rehabilitation zerebraler Sehstörungen

*von H.-P. Thier und J. K. Pomper*

## D 6.1 Klinik

Der Begriff »zerebrale Sehstörungen« (cerebral visual impairments) fasst Wahrnehmungsstörungen, die ihre Ursache in einer Beeinträchtigung der postchiasmalen visuellen Informationsverarbeitung haben, wobei die vorgelagerten Elemente der visuelle Informationsverarbeitung, vom Auge bis zum Chiasma, intakt sind. Auch Schäden subkortikaler Strukturen wie die des superioren Colliculus, der wichtige Beiträge zur kortikalen Verarbeitung leistet, oder Läsionen der weißen Substanz tragen zu postchiasmalen Störungen bei. Verschiedenste selektive visuelle Funktionsstörungen wie beispielsweise Einschränkungen der Farbwahrnehmung, der Tiefenwahrnehmung oder Schwierigkeiten, Objekte oder Gesichter zu erkennen (Agnosien), können daraus resultieren. Die häufigste, meist persistierende und klinisch einheitlichste Störung stellen jedoch Gesichtsfelddefekte (Skotome) dar. Sie sind Folge von Schädigungen des postchiasmalen Tractus opticus, des thalamischen Corpus geniculatum laterale, der Sehstrahlung oder der primär visuellen Sehrinde (Area 17). Von zerebralen Sehstörungen im engeren Sinne sind Sehstörungen infolge von zerebral bedingten Augenbewegungsstörungen abzugrenzen (**Kap. B 3**). Angesichts ihrer klinischen Bedeutung und der therapeutischen Möglichkeiten beschränken wir uns in diesem Kapitel auf Skotome.

Zur Erfassung fingerperimetrisch schwierig zu erkennender Skotome oder einer Quadrantenanopsie wird die automatische Perimetrie als Screeningmethode empfohlen (Kraft et al. 2014). Die aufgrund der anatomischen Nachbarschaftsbeziehungen der verantwortlichen kortikalen Strukturen häufig vergesellschafteten komplexeren Wahrnehmungsstörungen können durch den Einsatz neuropsychologischer Screening-Tests erfasst werden (Kraft et al. 2014). Unabhängig von der Ursache eines zerebralen Gesichtsfelddefekts entsteht der Leidensdruck für den Patienten vor allem aufgrund der resultierenden *räumlichen Orientierungsstörung* und einer *Lesestörung*. Beide sind Folge der Blindheit in einem umschriebenen Teilbereich des Gesichtsfeldes, die zwangsläufig ein Explorationsdefizit nach sich zieht: den betroffenen Gesichtsfeldanteilen wird keine oder weniger Aufmerksamkeit geschenkt und deshalb sind fovealisierende Augenbewegungen in das betroffene Gesichtsfeld seltener und meist unzulänglicher Amplitude (Kerkhoff et al. 1994). Der Patient hat Schwierigkeiten, sich im Raum zu orientieren, kann an Hindernisse stoßen und sich verletzen. Eine Mobilitätseinschränkung bis hin zur Fahruntauglichkeit sind die Folge (Papageorgiou et al. 2007), was die Teilhabe am gesellschaftlichen Leben erheblich einschränkt. Die Lebensqualität insgesamt wird ferner durch die Lesestörung vermindert, deren Charakter von der Seite des Ausfalls abhängt. Bei linksseitigen Gesichtsfelddefekten kommt es zu Schwierigkeiten beim Finden des Zeilenanfangs. Typische Lesefehler sind das Übersehen von Vorsilben und kurzen Wörtern, meist am Zeilenanfang. Bei rechtsseitigen Gesichtsfelddefekten kommt es zu Problemen, die späteren Anteile längerer Wörter, die im blinden Gesichtsfeldanteil liegen, zu erfassen (siehe hierzu z. B. Schuett et al. 2008a). Diese Störungen führen dazu, dass letztlich das Textverständnis und die Lesegeschwindigkeit beeinträchtigt sind. Die Lesestörungen bei Gesichtsfelddefekten sind dabei Folge der Sehstörung (hemianopische Dyslexie) und nicht etwa Folge eines primären Aufmerksamkeitsdefizits (Neglect-Dyslexie) oder einer eingeschränkten Fähigkeit, Buchstaben zu Wörtern zu verknüpfen (reine Alexie).

Mehrere Studien deuten darauf hin, dass auch im intakten Gesichtsfeld visuelle Defizite auftreten können (genannt »Sightblindness«), wobei die klinische Relevanz dieser Störungen gegenwärtig als unsicher einzuschätzen ist (Bola et al. 2013). Nach Schädigung beider Okzipitallappen kann es zu einem vollständigen Verlust des Sehens und damit zur zerebralen Blindheit kommen.

## D 6.2 Spontanverlauf

Eine vollständige, spontane Rückbildung von Gesichtsfelddefekten, die Folge einer Durchblutungsstörung oder einer Blutung sind, stellt eine Rarität dar. Demgegenüber finden sich inkomplette Rückbildungen im Sinne einer Schrumpfung des Defekts je nach Autor in etwa 10–80 % der Patienten. Die Erholung beginnt typischerweise im Zentrum des Gesichtsfeldes, in dem als Erste die Lichtwahrnehmung und die Bewegungswahrnehmung zurückkehren. Die Wahrnehmung von Konturen, Farben und Formen folgt später (Poppelreuter 1917). Nach sechs Monaten gilt die spontane Rückbildung von einseitigen homonymen Gesichtsfelddefekten als abgeschlossen (Zhang et al. 2006).

Gesichtsfelddefekte bei Migräneanfällen oder epileptischen Anfällen sind transient. Ansonsten hat die Ätiologie eines einseitigen Gesichtsfelddefektes meist keinen prognostischen Wert. Beidseitige Gesichtsfelddefekte einiger Ätiologien sind dagegen oft reversibel, wohl deswegen, weil ihnen in aller Regel keine wesentlichen strukturellen Veränderungen zugrunde liegen.

Zur Frage, inwieweit die Lokalisation und die Größe eines einseitigen Gesichtsfelddefekts den Spontanverlauf und die Funktionseinschränkung im Alltag wirklich bestimmen, liegen uneinheitliche Studienergebnisse vor (siehe hierzu die Übersichtsarbeit von de Haan et al. 2014). Wahrscheinlich ist grundsätzlich für den Spontanverlauf der Rückbildung zerebraler Sehstörungen das Ausmaß des *sakkadischen Explorationsverhaltens* entscheidender als die Größe des Gesichtsfelddefektes (Bahnemann et al. 2015).

## D 6.3 Therapeutische Prinzipien

Nachdem die dem Skotom zugrundeliegende Grunderkrankung erkannt und, soweit möglich, behandelt wurde, orientiert sich die Rehabilitation unabhängig von der Ätiologie an zwei grundlegenden Überlegungen. Zum einen würde man gerne die verlorene visuelle Funktion wiederherstellen. Dabei zielt man primär auf die Verringerung der Größe des Gesichtsfelddefekts ab (visuelle Restitutionstherapie). Dieser Ansatz wird von dem Gedanken geleitet, dass am ehesten im Randbereich der kortikalen Repräsentation des Defektes schlummernde Restfunktionen zu erwarten sind. Als Restitutionstherapie sind aber auch Behandlungen einzuordnen, die darauf abzielen, bestimmte visuelle Teilfunktionen innerhalb des Skotoms, wie z. B. die Bewegungswahrnehmung, zu verbessern. Zum anderen versucht man, Wege zu finden, die verlorene visuelle Funktion auszugleichen. Therapien dieser Art werden Kompensationstherapien genannt. Für konkrete Therapieanwendungen, die sich aus diesen Prinzipien ableiten, müssen letztlich Wirksamkeitsnachweise nicht nur bezüglich der betrachteten elementaren visuellen Funktion, sondern auch hinsichtlich einer Verbesserung alltagsrelevanter Funktionseinschränkungen, hier also vor allem der räumlichen Orientierungsstörung und der Lesestörung, bis hin zur Fähigkeit, am gesellschaftlichen Leben teilzuhaben, erbracht werden (de Haan et al. 2014).

Die klassische *Restitutionstherapie* ist das Gesichtsfeldtraining. Die eingesetzten Übungen zielen typischerweise darauf ab, Lichtpunkte im Randbezirk eines Gesichtsfelddefektes zu detektieren. Es wird angenommen, dass der Randbezirk eines Skotoms mit einer kompromittierten, neuronalen Übergangszone korreliert, die plastisch ist und somit durch die visuelle Stimulation so umgebaut werden kann, dass das Sehen in diesem Bereich wieder möglich wird (Sabel et al. 2011). Eine teilweise komplementäre Erklärung der möglichen Wirksamkeit verweist darauf, dass die visuelle Wahrnehmung keine passive Reflexion der einfallenden visuellen Reize ist, sondern vielmehr ein aktiver Prozess. Ein und derselbe Sehreiz kann in Abhängigkeit von der *Aufmerksamkeit,* die er erfährt, unterschiedlich gut wahrgenommen werden. Aufmerksamkeit ist im engeren Sinne ein Begriff, der die kognitiven Prozesse umfasst, die nach Art eines Filters dafür sorgen, dass nur der Teil der (visuellen) Information Zugang zu Bewusstsein und Gedächtnis erhält, der verhaltensrelevant ist (Thier et al. 2002; Atabaki et al. 2009). Diesem Konzept folgend würde das Gesichtsfeldtraining die Aufmerksamkeit verstärkt auf das Skotom lenken, die Wahrnehmung im Grenzbereich des Skotoms verbessern und dadurch das Gesichtsfeld erweitern. Das Gesichtsfeldtraining stellt insofern eine Form des *perzeptuellen Lernens* dar, das sich auf die Verbesserung umschriebener visueller Funktionen durch kontinuierliches Training bezieht (Gilbert et al. 2001). Andere Formen des perzeptuellen Lernens sind an einzelnen Patienten mit Gesichtsfelddefekten untersucht wurden. Diese Studien stützen sich vor allem auf das Phänomen der »*Blindsight*« (Weiskrantz et al. 1974, 1996): Einige Patienten mit Gesichtsfelddefekt sind – ohne sich dessen bewusst zu sein – noch in der Lage, bestimmte Augen- oder Greifbewegungen auf einen Stimulus hin durchzuführen, der eigentlich im Bereich des Gesichtsfelddefektes liegt und deshalb an sich nicht gesehen werden dürfte. Auch Form, Farbe oder Bewegung, selbst komplexere Kategorien oder Emotionen können messbar unterschieden werden, ohne dass diese Eigenschaften vom Patienten wahrgenommen werden. Dieses Phänomen wird darauf zurückgeführt, dass es alternative Wege der visuellen zerebralen Informationsverarbeitung gibt, die nicht auf die geschädigte primär visuelle Sehrinde angewiesen sind. Ein spezifisches Training kann sich zum Ziel setzen, diese Alternativen zu stärken und in gewisser Weise zu automatisieren. Es erscheint nicht unplausibel, dass gerade letzteres für den Alltag relevant sein könnte, da der Alltag durch viele automatisierte Abläufe bestimmt ist. Bildgebende und elektroenzephalographische Studien einzelner Patienten deuten darauf hin, dass durch Training messbare Verbesserungen bestimmter visueller Teilfunktionen mit Änderungen neuraler Aktivität einhergehen, die als Plastizität alternativer Verarbeitungswege interpretiert werden können (siehe hierzu die Übersichtsarbeit von Urbanski et al. 2014).

Obwohl diese Ansätze sicherlich vielversprechend klingen, ist die aktuelle Datenlage zur Wirksamkeit von Restitutionstherapien ernüchternd. Bereits in den 1970er- und 1980er-Jahren waren die Ergebnisse, Gesichtsfelddefekte durch Training zu reduzieren, widersprüchlich und gaben Anlass zu konzeptionellen und methodischen Kontroversen (Zihl und von Cramon 1979; Balliet et al. 1985). Die klinisch-wissenschaftliche Auseinandersetzung ist bis heute nicht abgeschlossen (Kasten et al. 1998; Sabel et al. 2004; Reinhard et al. 2005; Schreiber et al. 2006; Kasten et al. 2006; Müller et al. 2007; Marshall et al. 2008; Mödden et al. 2012). Studien, die für sich den Nachweis eines Nutzens des Gesichtsfeldtrainings beanspruchen, werden in aller Regel wegen ungenügender Fixationskontrollen kritisiert. Es wird auch immer wieder die Frage gestellt, ob der vermeintliche Nutzen für die Patienten nicht lediglich eine unspezifische, im Wesentlichen rein subjektive Folge des Trainings im Sinne eines Placeboeffektes ist (Glisson et al. 2006). Hinzu kommt, dass die berichteten Effektgrößen zumeist vergleichsweise gering sind, d. h. die Zunahme des Gesichtsfeldes nur wenige Grad beträgt, was an der klinischen Relevanz zweifeln lässt. Diese Bedenken werden bestärkt durch die fragliche Alltagsrelevanz der genauen Größe eines Skotoms (Papageorgiou et al. 2007; Bahnemann et al. 2015). Ein Cochrane Review des Jahres 2011 kommt zu dem Schluss, dass die Studienlage nicht ausreiche, die Wirksamkeit von Restitutionstherapien, die auf eine Vergrößerung des Gesichtsfeldes abzielen, zu beurteilen (Pollock et al. 2011). Fazit kann somit nur sein, dass derzeit keine generelle Empfehlung zum Gesichtsfeldtraining ausgesprochen werden kann. Es sind vielmehr weitere, methodisch sauberer konzipierte und die Relevanz für den Alltag und für die Teilhabe am gesellschaftlichen Leben berücksichtigende Studien vonnöten, um die Tragfähigkeit des Gesichtsfeldtrainings abschließend zu bewerten (Bouwmeester et al. 2007; de Haan et al. 2014). Das gilt in gleicher Weise für die als potentiell wirksam erachtete Kombination des Gesichtsfeldtrainings mit einer nicht-invasiven okzipitalen Stromapplikation (z. B. mit transkranieller Gleichstromstimulation, tDCS, Plow et al. 2012). Hier bleibt insbesondere das Ergebnis einer gegenwärtig durchgeführten, multizentrischen, europäischen Studie abzuwarten, die untersucht, ob durch den Einsatz nicht-invasiver Stromapplikation das Gesichtsfelddefizit nach einseitigem okzipitalen Hirninfarkt verbessert werden kann (Gall et al. 2015). Auch hinsichtlich der Wirksamkeit des Trainings bestimmter visueller Teilfunktionen, worüber bislang nur in Einzelfällen berichtet wurde, ist ein allgemein gültiger Wirksamkeitsnachweis noch zu erbringen.

Weniger kontrovers diskutiert als die Restitutionstherapien sind *okulomotorische Kompensationstherapien,* die darauf abzielen, den bestehenden Gesichtsfelddefekt durch vermehrte, präzisere und schnellere Sakkaden, die die Bilder relevanter Objekt in gesunde Teile des Gesichtsfeldes führen, auszugleichen. Dieser Ansatz erscheint in zweierlei Hinsicht überzeugend. Erstens führt die retinotope Repräsentation des Gesichtsfeldes in der primären Sehrinde zwangsläufig dazu, dass der Bereich im Raum, der wegen des Skotoms nicht gesehen werden kann, von der Augenposition abhängt. Folglich kann der Patient durch Augen- und Kopfbewegungen willentlich steuern, welchen Bereich des Raumes das Skotom betrifft. Auf diese Weise ist der gesamte Raum trotz Defiziten prinzipiell solange visuell erfassbar wie nicht betroffene Teile des Gesichtsfeldes verfügbar bleiben. Zweitens erscheint es denkbar, dass die Existenz eines Skotoms im Gesunden nicht verfügbare Freiheitsgrade der Aufmerksamkeitskontrolle auf der Grundlage von Sakkaden eröffnet. Diese motorische Form der Aufmerksamkeitszuwendung ist bei Gesunden in der Regel nicht willkürlich kontrolliert, sondern meist von visuellen Reizen ausgelöst. Liegen diese visuellen Reize im Skotom, können sie nicht adäquat verarbeitet werden, weshalb weniger Aufmerksamkeit, sowohl ohne als auch mit Augenbewegungen, in den Bereich des Skotoms verschoben wird. Es erscheint also notwendig, eine strategische Aufmerksamkeitsverschiebung anzutrainieren, um den Mangel an unwillkürlicher Aufmerksamkeitsverschiebung auszugleichen. Ein daraus resultierendes zweckmäßig verändertes okulomotorisches Explorationsverhalten ist nicht nur als spontane Kompensation bei einigen Patienten beobachtbar (Hamel et al. 2012; Bahnemann et al. 2015), sondern tatsächlich trainierbar, wie mehrere Studien nachweisen konnten (Kerckhoff et al. 1994; Nelles et al. 2001; Pambakian et al. 2004; Bolognini et al. 2005; Roth et al. 2009; Schuett et al. 2012). Hinsichtlich des zugrundeliegenden Wirkprinzips konnte für explorative Augenbewegungen im Suchraum gezeigt werden, dass für das Erlernen dieses Suchverhaltens Augenbewegungen nicht notwendig sind, sondern das Training auf dem Erlernen augenbewegungsunabhängiger Aufmerksamkeitsverschiebungen beruht (Roth et al. 2009; Lane et al. 2010).

Ob das intensive Training der in aller Regel sehr einfachen und wenig natürlichen visuellen Leistungen jedoch tatsächlich alltagsrelevante Funktionen fördert, bleibt hingegen nicht ausreichend belegt (de Haan et al. 2014). Subjektive Einschätzungen des Patienten, die mittels Fragebögen erhoben werden, zeigen zwar meist eine positive Beurteilung der Trainingsergebnisse für das Alltagsleben. Allerdings besteht weiterhin ein Bedarf an validierten, objektiven Messinstrumenten (Bouwmeester et al. 2007). Ein Cochrane Review von 2011 beurteilt die okulomotorische Kompensationstherapie als im begrenzten Umfang wirksam hinsichtlich des visuellen Suchverhaltens, schränkt allerdings ein, dass aktuell nicht zu beurteilen sei, ob eine verbesserte Mobilität und Funktionstüchtigkeit im Alltag erreicht werde (Pollock et al. 2011).

Die vermutlich nur eingeschränkte Übertragbarkeit einer Leistungsverbesserung in einfachen Sehaufgaben auf Alltagsfunktionen dokumentiert der Blick auf die *Lesestörung* infolge von Gesichtsfelddefekten. Zwei Studien, die eine Wirksamkeit des Explorationstrainings nachwiesen, konnten nämlich keine Verbesserung des Lesevermögens feststellen (Roth et al. 2009; Lane et al. 2010). Lane et al. begründen diesen fehlenden Transfer damit, dass sich die okulomotorischen Notwendigkeiten beim Lesen von denen bei der Exploration der Trainingsparadigmen unterscheiden. In Übereinstimmung mit dieser Interpretation konnten Schuett et al. (2008b) auch umgekehrt keinen Transfer eines Gewinns aus dem Lesetraining auf das Explorationsverhalten feststellen. Schließlich zeigte eine Folgestudie von Schuett et al. (2012), dass sowohl das Explorationstraining als auch das Lesetraining jeweils erfolgreich waren, allerdings nur für den Bereich, der trainiert wurde. Dabei spielte die Reihenfolge der Trainings keine Rolle, ein Transfer blieb in jedem Fall aus. Letztlich bleibt bezüglich des Wirkprinzips offen, ob die Spezifität dieser Trainingseffekte in einem spezifischen Lernen von Aufmerksamkeitsverschiebungen oder in der spezifischen Optimierung der motorischen Ausführung begründet liegt.

Ein spezifisches Lesetraining, das in seinen Prinzipien erstmals von Poppelreuter (1917) skizziert wurde, wurde 1984 von Zihl et al. weiterentwickelt und seine Wirksamkeit in mehreren nicht-kontrollierten Studien (Zihl 1995; Schuett et al. 2008b) und einer randomisiert-kontrollierten Studie (Spitzyna et al. 2007) belegt. Im Cochrane Review von 2011 wird das Lesetraining als im begrenzten Umfang wirksam eingeschätzt (Pollock et al. 2011). Das Trainingsziel besteht darin, das intakte Gesichtsfeld durch bewusst intendierte Augenbewegungen so zu platzieren, dass ein möglichst großer Abschnitt eines Wortes wahrgenommen werden kann. Bei rechtsseitigem Gesichtsfelddefekt wird empfohlen, das Ende eines Wortes, bei linksseitigem Defekt den Beginn eines

Wortes zu fixieren (Schuett et al. 2008a). Interessanterweise lässt sich eine solche exzentrische Fixation bereits ohne Training, wenngleich im deutlich geringerem Maße, als Ausdruck einer spontanen Kompensation bei Betroffenen beobachten (Trauzettel-Klosinski et al. 1997). In den Studien zum Lesetraining wurden neben statischen Wort- oder Textpräsentationen (Schuett et al. 2008b) auch dynamische Reize (Zihl 1995; Spitzyna et al. 2007) im Sinne von rechts nach links gleitenden Textzeilen erprobt. Relevante Unterschiede in der Wirksamkeit scheinen nicht zu bestehen. Dass es beim Lesetraining darauf ankommt, die richtige okulomotorische Strategie zu erlernen und die Verbesserung nicht auf dem Training lexikalisch-semantischer Prozesse beruht, konnten Schuett et al. (2008b) belegen, indem sie statt Wörtern Zifferabfolgen verwendeten, um Augenbewegungen zu trainieren. Die Ergebnisse mit Ziffern und Wörtern waren vergleichbar. Dass die durch spezifische Trainingsstrategien erreichten Verbesserungen tatsächlich diejenigen übertreffen, die durch konsequentes, quasi natürliches Lesen, ohne Berücksichtigung spezifischer Übungen und Strategien erreicht worden sind, ist bislang allerdings nicht wirklich überzeugend belegt.

## D 6.4 Pragmatische Therapie

Unabhängig von der Wahl spezifischer Rehabilitationsmaßnahmen sollten alle Möglichkeiten genutzt werden, die *Aufmerksamkeit* des Patienten zur hemianopen Seite zu lenken (↔, C). Das kann beispielsweise dadurch gefördert werden, dass sich Personen dem Patienten überwiegend von der blinden Seite nähern und Gebrauchsgegenstände in das blinde Gesichtsfeld gelegt werden. Es sollten auch Strategien geübt werden, die es erlauben, beim Gehen Gefahren zu vermeiden.
Bei den spezifischen Maßnahmen unterscheidet sich die Rehabilitation der Lesestörung von der Rehabilitation der räumlichen Orientierungsstörung. Die *Lesestörung* erfordert das Erlernen einer für das Lesen spezifischen okulomotorischen Strategie (↑, B). Diese zielt darauf ab, bei rechtsseitigen Gesichtsfelddefekten das Ende eines Wortes und bei linksseitigen Gesichtsfelddefekten den Anfang eines Wortes zu fixieren. Diese okulomotorische Strategie kann unter Rückgriff auf gedruckte Texte erlernt werden, wobei Buchstabengröße, Buchstabenabstände, Zeilenlänge und Zeilenabstände auf die individuellen Bedürfnisse des Patienten angepasst werden sollten.
Wesentliches Standbein der Rehabilitation der räumlichen Orientierungsstörung ist gegenwärtig die gezielte Förderung von okulomotorischen Strategien zur Verbesserung der sakkadischen Exploration des Raumes (↑, B). Das *Explorationstraining* zielt auf eine Vergrößerung der sakkadischen Augenbewegungen in das blinde Halbfeld. Hierzu werden beispielsweise Lichtpunkte in randomisierten Positionen eines großflächigen Bildschirmes (oder eines Perimeters), zunächst relativ nahe am Fixationspunkt, später auch in größerer Entfernung, präsentiert. Neuere Studien legen die Wirksamkeit auch eines ambulanten Trainings nahe (Aimola et al. 2014). Ein Lese- und Explorationstraining wird in kognitiv-neurologisch und orthoptisch orientierten, meist universitären Spezialambulanzen angeboten und ist Bestandteil der neurologischen und ophthalmologischen stationären Rehabilitation.
Trainingsmaßnahmen, die auf eine Reduktion der Größe von Gesichtsfelddefekten nach zerebralen Läsionen abzielen, können zum gegenwärtigen Zeitpunkt nicht generell empfohlen werden, da sie bestenfalls bei einem kleinen Teil der Patienten wirksam zu sein scheinen, ihr Effekt selbst bei ausgesuchten Patienten gering bleibt und ihr Nutzen für das Alltagsleben bislang nicht überzeugend belegt ist (↔, C). In gleicher Weise wird die Wirksamkeit von Versuchen, die im Skotom abgebildeten Teile des Raumes durch Spiegel- oder Prismenbrillen in die intakten Gesichtsfeldanteile zu transponieren, als derzeit nicht abschließend beurteilbar eingeschätzt (↔, C). Da die veränderten räumlichen Bezüge der Seheindrücke und optischen Überlappungen eher irritieren, empfehlen wir diesen Therapieansatz nicht (Weiss 1972; Rossi et al. 1990). Elektrische oder magnetische transkranielle Stimulationen sollten bis zur Klärung der Wirksamkeit ausschließlich klinischen Studien vorbehalten bleiben.
Zur Beurteilung der Fahrtauglichkeit bedarf es einer augenärztlich durchzuführenden Perimetrie. Die Europäische Union hat Richtlinien überarbeitet, die ab einem bestimmten Ausmaß des Gesichtsfeldausfalls in Abhängigkeit von der Fahrzeugklasse eine Fahruntauglichkeit empfehlen. Rechtlich bindend ist in Deutschland die Fahrerlaubnis-Verordnung. Die Deutsche Ophthalmologische Gesellschaft und der Berufsverband der Augenärzte Deutschlands haben hierzu Empfehlungen erarbeitet (http://www.dog.org/).

## D 6.5 Unwirksam oder obsolet

Der Versuch, den Gesichtsfelddefekt durch Kopfwendung zur betroffenen Seite zu kompensieren, sollte unterbleiben, weil er erfahrungsgemäß eine Verkleinerung des durch Sakkaden explorierten Raumes mit sich bringt (Zangemeister et al. 1982; Kerkhoff et al. 1994). Darüber hinaus dürfte die ständig gedrehte Kopfhaltung bei den betroffenen Patienten häufig zusätzlich zu schmerzhaften Verspannungen führen.

## Literatur

Aimola L, Lane AR, Smith DT, Kerkhoff G, Ford GA, Schenk T. Efficacy and feasibility of home-based training for individuals with homonymous visual field defects. Neurorehabil Neural Repair 2014; 28(3): 207–218.
Atabaki A, Ignashchenkova A, Kamphuis S, Thier P. Towards the Neural Basis of Spatial Attention: Studies in Monkey and Man. Neuro-Ophthal 2009; 33(3): 132–141.
Bahnemann M, Hamel J, De Beukelaer S, Ohl S, Kehrer S, Audebert H, Kraft A, Brandt SA. Compensatory eye and head movements of patients with homonymous hemianopia in the naturalistic setting of a driving simulation. J Neurol 2015; 262: 316–325.

Balliet R, Blood KM, Bach-y-Rita P. Visual field rehabilitation in the cortically blind? J Neurol Neurosurg Psychiatry 1985; 48: 1113–1124.

Bola M, Gall C, Sabel BA. »Sightblind«: perceptual deficits in the »intact« visual field. Front Neurol 2013; 4: 80.

Bolognini N, Rasi F, Coccia M, Ladavas E. Visual search improvement in hemianopic patients after audio-visual stimulation. Brain 2005; 128: 2830–2842.

Bouwmeester L, Heutink J, Lucas C. The effect of visual training for patients with visual field defects due to brain damage: a systematic review. J Neurol Neurosurg Psychiatry 2007; 78: 555–564.

De Haan GA, Heutink J, Melis-Dankers BJ, Tucha O, Brouwer WH. Spontaneous recovery and treatment effects in patients with homonymous visual field defects: a meta-analysis of existing literature in terms of the ICF framework. Surv Ophthalmol 2014; 59: 77–96.

Gall C, Silvennoinen K, Granata G, de Rossi F, Vecchio F, Brösel D, Bola M, Sailer M, Waleszczyk WJ, Rossini PM, Tatlisumak T, Sabel BA. Non-invasive electric current stimulation for restoration of vision after unilateral occipital stroke. Contemporary Clinical Trials 2015; 43: 231–236.

Gilbert CD, Sigman M, Crist RE. The Neural Basis of perceptual learning. Neuron 2001; 31: 681–697.

Glisson CC. Capturing the benefit of vision restoration therapy. Curr Opin Ophthalmol 2006; 17(6): 504–508.

Hamel J, Kraft A, Ohl S, De Beukelaer S, Audebert HJ, Brandt SA. Driving simulation in the clinic: testing visual exploratory behavior in daily life activities in patients with visual field defects. J Vis Exp 2012; 67.

Kasten E, Wuest S, Sabel BA. Computer-based training for the treatment of partila blindness. Nature Medicine 1998; 4: 1083–1087.

Kasten E, Bunzenthal U, Sabel BA. Visual field recovery after vision restoration therapy (VRT) is independent of eye movements: an eye tracker study. Behav Brain Res 2006; 175: 18–26.

Kerkhoff G, Münßinger U, Meier EK. Neurovisual rehabilitation in cerebral blindness Arch Neurol 1994; 51: 474–481.

Kraft A, Grimsen C, Kehrer S, Bahnemann M, Spang K, Prass M, Irlbacher K, Köhnlein M, Lipfert A, Brunner F, Kastrup A, Fahle M, Brandt SA. Neurological and neuropsychological characteristics of occipital, occipito-temporal and occipito-parietal infarction. Cortex 2014; 56: 38–50.

Lane AR, Smith DT, Ellison A, Schenk T. Visual exploration training is no better than attention training for treating hemianopia. Brain 2010: 133; 1717–1728.

Marshall RS, Ferrera JJ, Barnes A, Zhang X, O'Brien KA, Chmayssani M, Hirsch J, Lazar RM. Brain activity associated with stimulation therapy of the visual borderzone in hemianopic stroke patients. Neurorehabil Neural Repair 2008; 22: 136–144.

Mödden C, Behrens M, Damke I, Eilers N, Kastrup A, Hildebrandt H. A randomized controlled trial comparing 2 interventions for visual field loss with standard occupational therapy during inpatient stroke rehabilitation. Neurorehabil Neural Repair 2012; 26(5): 463–469.

Mueller I, Mast H, Sabel BA. Recovery of visual field defects: a large clinical observational study using vision restoration therapy. Restor Neurol Neurosci 2007; 25(5–6): 563–572.

Nelles G, Esser J, Eckstein A, Tiede A, Gerhard H, Diener HC. Compensatory visual field training for patients with hemianopia after stroke. Neurosci Lett 2001; 306(3): 189–192.

Pambakian ALM, Mannan SK, Hodgson TL, Kennard C. Saccadic visual search training: a treatment for patients with homonymous hemianopia. J Neurol Neurosurg Psychiatry 2004; 75: 1443–1448.

Papageorgiou E, Hardiess G, Schaeffel F, Wiethoelter H, Karnath HO, Mallot H, Schoenfisch B, Schiefer U. Assessment of vision-related quality of life in patients with homonymous visual field defects. Graefes Arch Clin Exp Ophthalmol 2007; 245(12): 1749–1758. Epub 2007 Jul 25.

Plow EB, Obretenova SN, Fregni F, Pascual-Leone A, Merabet LB. Comparison of visual field training for hemianopia with active versus sham transcranial direct cortical stimulation. Neurorehabil Neural Repair 2012; 26(6): 616–626.

Pollock A, Hazelton C, Henderson CA, Angilley J, Dhillon B, Langhorne P, Livingstone K, Munro FA, Orr H, Rowe FJ, Shahani U. Interventions for visual field defects in patients with stroke. Cochrane Database Syst Rev 2011; 5(10).

Poppelreuter W. Die psychischen Schädigungen durch Kopfschuß im Kriege 1914/16. Bd. I: Die Störungen der niederen und höheren Sehleistungen durch Verletzungen des Okzipitalhirns. Leipzig: Leopold Voss; 1917. 25–72.

Reinhard J, Schreiber A, Schiefer U, Kasten E, Sabel BA, Kenkel S, Vonthein R, Trauzettel K. Does visual restitution training change absolute homonymous visual field defects? A fundus controlled study. Br J Ophthalmol 2005; 89: 30–35.

Rossi PW, Kheyfets S, Reding MA. Fresnal prisms improve visual perception in stroke patients with homonymous hemianopia or unilateral visual neglect. Neurology 1990; 40: 1597–1599.

Roth T, Sokolov AN, Messias A, Roth P, Weller M, Trauzettel-Klosinski S. Comparing explorative saccade and flicker training in hemianopia: a randomized controlled study. Neurology 2009; 72(4): 324–331.

Sabel BA, Kenkel S, Kasten E. Vision restoration therapy (VRT) efficacy as assessed by comparative perimetric analysis and subjective questionnaires. Restor Neurol Neurosci 2004; 22(6): 399–420.

Sabel BA, Henrich-Noack P, Fedorov A, Gall C. Vision restoration after brain and retina damage: the »residual vision activation theory«. Prog Brain Res. 2011; 192: 199–262.

Sacher P, Kloti J. Transient post-traumatic cerebral blindness. Schweiz Med Wochenschr 1987; 117: 656–659.

Schreiber A, Vonthein R, Reinhard J, Trauzettel-Klosinski S, Connert C, Schiefer U. Effect of visual restitution training on absolute homonymous scotomas. Neurology 2006; 67(1): 143–145.

Schuett S, Heywood CA, Kentridge RW, Zihl J. The significance of visual information processing in reading: Insights from hemianopic dyslexia. Neuropsychologia 2008a; 46(10): 2445–2462. Epub 2008 May 2.

Schuett S, Heywood CA, Kentridge RW, Zihl J. Rehabilitation of hemianopic dyslexia: are words necessary for re-learning oculomotor control? Brain 2008b; 131(Pt12): 3156–3168.

Schuett S, Heywood CA, Kentridge RW, Dauner R, Zihl J. Rehabilitation of reading and visual exploration in visual field disorders: transfer or specificity? Brain 2012; 135: 912–921.

Spitzyna GA, Wise RJ, McDonald SA, Plant GT, Kidd D, Crewes H, Leff AP. Optokinetic therapy improves text reading in patients with hemianopic alexia: a controlled trial. Neurology 2007; 68(22): 1922–1930.

Thier P, Haarmeier T, Ignashchenkova A. The functional architecture of attention. Current Biology 2002; 12: 158–162.

Trauzettel-Klosinski S. Eccentric fixation with hemianopic field defects. Neuroophthalmolgy 1997; 18: 117–131.

Urbanski M, Coubard OA, Bourlon C. Visualizing the blind brain: brain imaging of visual field defects from early recovery to rehabilitation techniques. Front Integr Neurosci 2014; 8: 74.

Weiskrantz L, Warrington EK, Sanders MD, Marshall J. Visual capacity in the hemianopic field following a restricted occipital ablation. Brain 1974; 97: 709–728.
Weiskrantz L. Blindsight revisited. Curr Opin Neurobiol 1996; 6(2): 215–220.
Weiss N. An application of cemented prism with severe field loss. Am J Optom Arch Acad Optom 1972; 49: 261–264.
Zangemeister WH, Meienberg O, Stark L, Hoyt WF. Eye-head coordination in homonymous hemianopia. J Neurol 1982; 226: 243–54.
Zhang X, Kedar S, Lynn MJ, Newman NJ, Biousse V, Natural history of homonymous hemianopia. Neurology 2006; 66: 901–905.
Zihl J, Krischer C, Meißen R. Die hemianopische Lesestörung und ihre Behandlung. Nervenarzt 1984; 55: 317–323.
Zihl J, von Cramon D. Visual field recovery from skotoma in patients with postgeniculate damage. A review of 55 cases. Brain 1985; 108: 335–365.

# D 7 Transiente globale Amnesie

*von D. M. Hermann und M. Rosenkranz*

## D 7.1 Klinik

Die transiente globale Amnesie (TGA) ist durch einen abrupt einsetzenden, nahezu vollständigen Verlust der Merkfähigkeit gekennzeichnet, während andere kognitive Fähigkeiten typischerweise unbeeinträchtigt sind. Die Gedächtnisstörung betrifft in besonderem Maße das episodische Gedächtnis. Zusätzlich zu der im Vordergrund stehenden anterograden Amnesie besteht eine variable retrograde Amnesie. Auf der Verhaltensebene sind die Patienten meist beunruhigt und wirken ratlos. Viele weisen eine ausgeprägte Perseverationstendenz auf und stellen wiederholt Fragen nach situativen Umständen ihres Zustandsbilds.

Die TGA geht gelegentlich mit unspezifischen Begleitsymptomen wie Schwindel, Übelkeit oder Kopfschmerzen einher. Störungen der Vigilanz, Orientierungsstörungen zur eigenen Person oder fokal-neurologische Defizite bestehen dagegen nicht. Eine typische TGA dauert mehrere Stunden an (im Mittel 4–5 Stunden; Agosti et al. 2008) und bildet sich über einen Zeitraum von 24 Stunden zurück.

Etwa der Hälfte aller TGA gehen besondere Auslösesituationen voraus, welche körperlicher (z. B. Joggen, schweres Heben, Geschlechtsverkehr, kaltes oder heißes Duschen) oder emotionaler (z. B. Stress, Angst) Natur sein können (Quinette et al. 2006). Während körperliche Anstrengung vor allem bei Männern als Auslöser zu fungieren scheint, sollen emotionale Auslöser präferenziell bei Frauen anzutreffen sein (Quinette et al. 2006). Bei jüngeren Patienten (< 56 Jahre) ist die TGA häufig mit einer Migräneanamnese assoziiert (Quinette et al. 2006).

Nach Abklingen der Amnesie bleibt eine Gedächtnislücke von mehreren Stunden zurück, die Ausdruck der während der Attacke bestehenden Merkfähigkeitsstörung ist. Diese Gedächtnislücke betrifft einzelne Gedächtnisinhalte meist in etwas unterschiedlichem Ausmaß, weshalb sich dem Untersucher dann das Bild eines lückenhaften Fleckenteppichs bietet. Obwohl das Ereignis regelhaft weniger als 24 Stunden andauert (Agosti et al. 2008), können subklinische neuropsychologische Defizite noch Tage bis Wochen nach dem Ereignis persistieren (Hodges und Ward 1989; Hodges und Oxbury 1990; Guillery-Girard et al. 2006). Die langfristige kognitive Leistungsfähigkeit von TGA-Patienten und gesunden Kontrollpersonen unterscheidet sich gemäß einer neueren Metaanalyse nicht (Jäger et al. 2009).

## D 7.2 Epidemiologie und Verlauf

Die Inzidenz der TGA liegt zwischen 3 und 8 Ereignissen auf 100 000 Personen pro Jahr (Miller et al. 1987; Hodges und Warlow 1990; Zorzon et al. 1995). Etwa drei Viertel aller TGA ereignen sich zwischen dem 50. und 70. Lebensjahr. Eine TGA vor dem 40. Lebensjahr ist selten. Bis zu 18 % der TGA-Patienten erleiden mindestens ein TGA-Rezidiv (Sander und Sander 2005). Die Inzidenz derartiger Rezidive wird mit Zahlen zwischen 2 und 5 % pro Jahr angegeben (Hinge et al. 1986; Gandolfo et al. 1992).

## D 7.3 Pathophysiologie

### D 7.3.1 Hypothese: Hippocampale Spreading Depressions

Die Assoziation der TGA mit der Migräne vor allem bei jüngeren Patienten legt gemeinsame Mechanismen beider Erkrankungen nahe. Dies führte zu der Annahme hippocampaler Spreading Depressions als Ursache der TGA (Olesen et al. 1986; Strupp et al. 1998). Für diese Hypothese spricht, dass bei der TGA häufig in den ersten Tagen nach dem Ereignis magnetresonanztomographisch Diffusionsstörungen in der CA1-Region des Hippocampus nachweisbar sind (Strupp et al. 1998; Sedlaczek et al. 2004; Winbeck et al. 2005). Diese Diffusionsstörungen erreichen innerhalb von 48–72 Stunden nach Beginn der Symptome ihr maximales Ausmaß (Sedlaczek et al. 2004; Bartsch et al. 2007) und bilden sich über einen Zeitraum von 7–10 Tagen nach der TGA vollständig zurück (Bartsch et al. 2007).

Bei TGA-Patienten mit fokalen Diffusionsläsionen in der CA1-Region konnte eine Störung des räumlichen Gedächtnisses nachgewiesen werden (Bartsch et al. 2010). Hierbei korrelierten Größe der Läsion und Dauer der TGA mit dem Ausmaß der räumlichen Gedächtnisstörung. Untersuchungen mit selektiver hippocampaler MR-Spektroskopie bei TGA-Patienten zeigten gehäuft einen fokalen Laktatanstieg in der DWI-Läsion als Marker einer fokalen Aktivierung anaerober Glykolyse (Bartsch et al. 2008). Diese Beobachtungen weisen darauf hin, dass der akute fokal metabolische Stress hippocampaler CA1-Neurone Ursache der kognitiven Störungen ist.

### D 7.3.2 Hypothese: Arterielle Ischämien

Der magnetresonanztomographische Nachweis von Diffusionsstörungen nach TGA führte zur Hypothese einer ischämischen Genese der TGA. Gegen eine ischämische Genese spricht, dass sich die Diffusionsstörungen ausnahmslos folgenlos zurückbilden (Bartsch et al. 2007; Toledo et al. 2008; Bartsch und Deuschl 2010). In Verlaufs-MRT-Untersuchungen findet man definitionsgemäß keine neu entstandenen T2-Signalauffälligkeiten. Zudem zeigen sich bei Patienten mit Diffusionsstörungen nach TGA keine Blutflussstörungen in der perfusionsgewichteten MRT, wie man dies bei einer Ischämie erwarten müsste (Toledo et al. 2008). Allerdings weisen TGA-Patienten mit DWI-Läsionen häufiger eine Atherosklerose der A. carotis auf als TGA-Patienten ohne DWI-Läsionen (Winbeck et al. 2005).
Gegen eine ischämische Pathogenese spricht auch, dass TGA-Patienten verglichen mit Kontrollpersonen keinerlei Häufung ischämischer Schlaganfälle, transitorisch-ischämischer Attacken oder mikroangiopathischer Läsionen der weißen Substanz aufweisen (Miller et al. 1987; Hodges und Warlow 1990; Zorzon et al. 1995; Pantoni et al. 2005; Enzinger et al. 2008). Hinweise auf eine passagere Vasokonstriktion intrakranieller Gefäße während der TGA bestehen nicht (Baracchini et al. 2015). Bezüglich des Vorhandenseins zerebrovaskulärer Risikofaktoren unterscheiden sich TGA-Patienten und bevölkerungsbasierte Kontrollkollektive nicht (Enzinger et al. 2008).
Interessanterweise findet man bei TGA-Patienten im 3T-MRT verglichen mit Kontrollpersonen gehäuft kleine, verstreute, in T2-Wichtung hyperintense Läsionen im Hippocampus (Nakada et al. 2005). Dies lässt vermuten, dass solche zerebralen Läsionen zwar wahrscheinlich nicht Folge, aber möglicherweise Trigger der TGA sein könnten. Tatsächlich wurden TGA wiederholt als Folge zerebraler Infarkte des Thalamus und des Temporallappens beschrieben (Bogousslavsky et al. 1988; Ott und Saver 1993).

### D 7.3.3 Stresshypothese

Die TGA tritt häufig im Zusammenhang mit physischen oder emotionalen Belastungssituationen auf (Döhring 2014). Vermutet wird, dass infolge der stressbedingten Freisetzung von Corticotropin-Releasing-Hormon und Cortisol in der hippocampalen CA1-Region verstärkt Glutamat und intrazelluläres Kalzium freigesetzt wird (Bartsch und Deuschl 2010), wodurch eine propagierte Nervenzelldepolarisation induziert wird (Olesen et al. 1986). Die Nervenzelldepolarisation wiederum könnte Ursache der kognitiven Störungen sein. In einigen Fällen wurde ein Aufeinandertreffen der TGA mit dem emotional getriggerten »Broken Heart Syndrome« (sog. Takotsubo-Kardiomyopathie) beschrieben (Grautoff et al. 2012; Bobinger et al. 2013; Quick et al. 2015; Jain et al. 2015). Letztere Beobachtung legt einen gemeinsamen emotionalen Trigger nahe.

### D 7.3.4 Venöse Rückfluss-Hypothese

Von einigen Autoren wurde bemerkt, dass die TGA häufig infolge Valsalva-artigen Atemmanövern auftritt. In einer Metaanalyse von 12 TGA-Studien mit 837 Patienten konnten Sander und Sander (2005) derartige Atemmanöver bei 44 % der Patienten identifizieren. Die Autoren schlussfolgern, dass es durch erhöhten intrathorakalen Druck zur kurzzeitigen Verzögerung des Rückstroms des venösen Blutes zum Herzen kommt, was in einem kurz andauernden intrakraniellen Druckanstieg resultiert mit der Folge einer passageren venös-kongestiven Ischämie. Eine paradoxe Embolisierung unter Valsalva-Manövern als Ursache einer TGA ist unwahrscheinlich, da die Prävalenz eines kardialen Rechts-Links-Shunts bei TGA-Patienten nicht höher ist als in der Durchschnittsbevölkerung (de Francisco et al. 2010).
Neurosonographische Untersuchungen konnten zeigen, dass TGA-Patienten gehäuft inkompetente Venenklappen der Vena jugularis interna besitzen (Sander et al. 2000; Schreiber et al. 2005; Nedelmann et al. 2005), welche bei Valsalva-Manövern den Blutrückstrom vom Herzen über die Jugularvenen in das Gehirn ermöglichen. Bei physiologischer Atmung kommt es zudem bei einem Teil der TGA-Patienten zur Kompression der linksseitigen V. brachiocephalica mit der Folge einer venösen Abflussstörung, wie Chung et al. (2006) mittels venöser MR-Angiographie gezeigt haben. In einer MR-basierten Studie wurden bei TGA-Patienten verglichen mit alters- und geschlechtgematchten Kontrollen gehäuft Kompressionen oder Stenosen der V. jugularis interna beidseits sowie der linken V. brachiocephalica gefunden (Han et al. 2015). Neurosonographische Untersuchungen konnten allerdings keinen Unterschied in der intrakraniellen venösen Zirkulation zwischen TGA-Patienten und Kontrollen sowie zwischen Patienten mit und ohne inkompetente Jugularvenen nachweisen (Lochner et al. 2014).
Gegen die Hypothese einer durch venöse Rückflussstörungen hervorgerufenen Ischämie als Ursache der TGA spricht, dass es durch Valsalva-Manöver lediglich zu kurz andauernden intrakraniellen Drucksteigerungen kommt, die das Auftreten einer über Stunden andauernden Amnesie nicht ohne Weiteres erklären. Allerdings ist es denkbar, dass durch das Valsalva-Manöver bedingt Stressreaktionen in limbischen Hirnstrukturen induziert werden, die ihrerseits hippocampale Spreading Depressions auslösen.

## D 7.4 Diagnostik

### D 7.4.1 Klinische Differenzialdiagnostik

Die TGA ist eine klinische Diagnose, die durch das Vorhandensein typischer Merkfähigkeitsstörungen bei Abwesenheit einer Bewusstseinsstörung oder fokal-neurologischer Auffälligkeiten gestellt wird. Die Gedächtnisstörung betrifft diverse Domänen. Neben dem verbalen Gedächtnis sind das räumlich-figurale Gedächtnis und das Zahlengedächtnis betroffen. Die Personen sind zur eigenen Person ori-

**Tab. D 7.1:** Differentialdiagnosen der TGA

| Diagnose | Klinische und weitere diagnostische Merkmale |
|---|---|
| Transiente epileptische Amnesie | • häufig rezidivierende Ereignisse<br>• ggf. mit anderen Anfallssymptomen assoziiert<br>• epileptiforme Aktivität im EEG<br>• Ansprechen auf antikonvulsive Medikamente |
| Enzephalitis (Herpes-Enzephalitis, limbische Enzephalitis) | • zusätzliche kognitive Störungen: Bewusstseinsstörungen, Orientierungsstörungen zur eigenen Person, Verwirrtheit, inkohärentes Denken<br>• zusätzliche Verhaltensauffälligkeiten: oftmals Impulsivität und Aggressivität<br>• fokal-neurologische Symptome: oftmals Sprachstörung<br>• epileptische Anfälle<br>• auffällige Liquordiagnostik<br>• auffällige Bildgebung |
| Vertebrobasiläre Ischämie oder Hirnblutung | • Bewusstseinsstörungen<br>• fokal-neurologische Symptome: sensomotorische Ausfälle (oft beidseits), Dysarthrie, Schluckstörungen, Atmungsstörungen<br>• ggf. pathologische Befunde in angiologischer Diagnostik und Bildgebung |
| Metabolische Störungen (z. B. Hypoglykämie) | • internistische Begleitsymptome<br>• positive Anamnese bezüglich Diabetes, andere metabolische Erkrankungen<br>• auffällige Labordiagnostik |
| Intoxikationen | • positive Drogenanamnese bzw. toxikologische Labordiagnostik |
| Medikamenteninduziert | • positive Medikamentenanamnese bzw. toxikologische Labordiagnostik<br>• andere Nebenwirkungen |
| Dissoziative Störungen | • situativ inkonsistente neuropsychologische Befunde<br>• formale oder inhaltliche Denkstörungen<br>• Auffälligkeiten des Affekts<br>• appellatives Verhalten<br>• psychiatrische Vorgeschichte |

entiert, der Gedankengang der Betroffenen ist kohärent. Sensomotorische Funktionen sind unbeeinträchtigt. Unkontrollierte, aggressive oder gar kriminelle Verhaltensauffälligkeiten bestehen nicht.

Die TGA ist klinisch von wichtigen Differentialdiagnosen abzugrenzen (**Tab. D 7.1**). Eine wichtige Differentialdiagnose der TGA ist die transiente epileptische Amnesie, die sich oft rezidivierend ereignet, mit anderen Symptomen einer Epilepsie einhergehen kann (z. B. orofaziales Schmatzen, olfaktorische Halluzinationen), im EEG nicht selten epileptiforme Aktivität aufweist und auf antikonvulsive Medikamente anspricht (Bartsch und Deuschl 2010).

Bei Vorhandensein zusätzlicher kognitiver Störungen (insbesondere Bewusstseinsstörungen, Verwirrtheit, inkohärentes Denken) und bei Persistenz der Symptome > 24 Stunden sollte stets eine Herpes-Enzephalitis oder limbische Enzephalitis in Betracht gezogen werden.

Weitere Differentialdiagnosen eines akuten amnestischen Syndroms sind Durchblutungsstörungen oder Blutungen im hinteren Kreislauf, metabolische Störungen, Intoxikationen, medikamentöse Nebenwirkungen und dissoziative Störungen (Bartsch und Deuschl 2010).

### D 7.4.2 Zusatzuntersuchungen

Sofern am Bestehen einer TGA keine Zweifel bestehen, also typische Befunde vorliegen, sind keine weiterführenden Untersuchungen notwendig. Auch die Durchführung einer MRT-Untersuchung zum Nachweis etwaiger Diffusionsstörungen ist nicht erforderlich.

Ist die Diagnose jedoch nicht eindeutig, zum Beispiel wenn kognitive Störungen über einen Zeitraum von mehr als 24 Stunden bestehen oder jenseits der typischer Merkfähigkeitsstörungen weitere kognitive Störungen wie eine Orientierungsstörung zur eigenen Person, inkohärentes Denken oder Bewusstseinsstörungen vorliegen, müssen weitere Untersuchungen veranlasst werden. Diese beinhalten die Durchführung eines Schädel-MRT (bei Kontraindikationen Schädel-CT), eine EEG-Untersuchung und zum Ausschluss einer Enzephalitis ggf. eine Liquorpunktion.

Bei fehlenden Hinweisen auf einen Schlaganfall als Ursache des amnestischen Syndroms ist die Durchführung einer angiologischen Diagnostik (extra- und transkranielle Doppler- bzw. Duplexsonographie, CT- oder MR-Angiographie) entbehrlich. Bei Unklarheiten bezüglich des Krankheitsbilds, etwa bei lückenhaften anamnestischen Angaben, sollten eine geeignete angiologische Untersuchung und zerebrale Bildgebung (MRT) erfolgen.

Mehrere neuropsychologische Untersuchungen zeigen bei einigen Patienten nach einer TGA über Tage bis zu 67 Monate anhaltende signifikante Einschränkungen des nonverbalen Gedächtnisses bzw. anterograder Gedächtnisleistungen (Kessler et al. 2001; Guillery-Girard et al. 2006). Dagegen konnten andere Autoren bei einer medianen Nachbeobachtung von drei Jahren nach TGA keine langfristigen Beeinträchtigungen des Gedächtnisses finden (Uttner et al. 2007). SPECT- und PET-Untersuchungen besitzen in der Abklärung der TGA keine gesicherte Wertigkeit.

## D 7.5 Therapie

Die TGA ist selbstlimitierend. Eine spezifische Therapie ist nicht erforderlich. Rezidivereignisse sind derart selten, dass prophylaktische Behand-

lungen kaum untersucht und klinisch in fast allen Fällen nicht sinnvoll sind. Nach rezidivierenden TGA wurde für Metoprolol in einer Einzelfallbeobachtung ein positiver Effekt beschrieben (Berlit 2000) (↔, C).
Ist die Diagnose einer TGA sicher und die Versorgung des Patienten in der häuslichen Umgebung gewährleistet, so sind Entlassung und ambulante Führung ohne spezifische Therapie möglich. Bei diagnostischer Unsicherheit oder nicht gewährleisteter Versorgung in der häuslichen Umgebung sollte eine stationäre Überwachung bis zur Rückbildung der Symptome erfolgen (↔, C).
Ob TGA-Patienten mit DWI-Läsionen ein erhöhtes vaskuläres Risiko aufweisen, ist letztlich nicht geklärt. Für die Wirksamkeit einer Primärprävention ischämischer Ereignisse bei diesen Patienten liegen keine Daten vor. Eine Indikation für Thrombozytenaggregationshemmer oder Statine besteht somit nicht.

## Literatur

Agosti C, Borroni B, Akkawi NM, De Maria G, Padovani A. Transient global amnesia and brain lesions: new hints into clinical criteria. Eur J Neurol 2008; 15: 981–984.

Baracchini C1, Farina F, Ballotta E, Meneghetti G, Manara R. No signs of intracranial arterial vasoconstriction in transient global amnesia. J Neuroimaging 2015; 25: 92–96.

Bartsch T, Alfke K, Deuschl G, Jansen O. Evolution of hippocampal CA-1 diffusion lesions in transient global amnesia. Ann Neurol 2007; 62: 475–480.

Bartsch T, Alfke K, Wolff S, Rohr A, Jansen O, Deuschl G. Focal MR spectroscopy of hippocampal CA-1 lesions in transient global amnesia. Neurology 2008; 70: 1030–1035.

Bartsch T, Deuschl G. Transient global amnesia: functional anatomy and clinical implications. Lancet Neurol 2010; 9: 205–214.

Bartsch T, Schonfeld R, Muller FJ, Alfke K, Leplow B, Aldenhoff J, Deuschl G, Koch JM. Focal lesions of human hippocampal CA1 neurons in transient global amnesia impair place memory. Science 2010; 328: 1412–1415.

Berlit P. Successful prophylaxis of recurrent transient global amnesia with metoprolol. Neurology 2000; 55: 1937–1938.

Bobinger T, Köhrmann M, Raaz-Schrauder D, Schwab S, Kallmünzer B. Lost memories can break your heart: a case report of transient global amnesia followed by takotsubo cardiomyopathy. Clin Res Cardiol 2013; 102: 693–696.

Bogousslavsky J, Regli F. Transient global amnesia and stroke. Eur Neurol 1988; 28: 106–110.

Chung CP, Hsu HY, Chao AC, Chang FC, Sheng WY, Hu HH. Detection of intracranial venous reflux in patients of transient global amnesia. Neurology 2006; 66: 1873–1877.

de Francisco J, Pujadas F, Toledo M, Santamarina E, Quintana M, Edo MC, Centeno M, Alvarez Sabin J. A study of right-left shunt in transient global amnesia. Neurologia 2010; 25: 83–89.

Döhring J, Schmuck A, Bartsch T. Stress-related factors in the emergence of transient global amnesia with hippocampal lesions. Front Behav Neurosci 2014; 8: 287.

Enzinger C, Thimary F, Kapeller P, Ropele S, Schmidt R, Ebner F, Fazekas F. Transient global amnesia: diffusion-weighted imaging lesions and cerebrovascular disease. Stroke 2008; 39: 2219–2225.

Gandolfo C, Caponnetto C, Conti M, Dagnino N, Del Sette M, Primavera A. Prognosis of transient global amnesia: a long-term follow-up study. Eur Neurol 1992; 32: 52–57.

Grautoff S, Sitzer M, Weitkamp P, Kähler J. Transient global amnesia and Tako-Tsubo cardiomyopathy – coincidence or corollary? Dtsch Med Wochenschr 2012; 137: 2256–2259.

Guillery-Girard B, Quinette P, Desgranges B, Piolino P, Viader F, de la Sayette V, Eustache F. Long-term memory following transient global amnesia: an investigation of episodic and semantic memory. Acta Neurol Scand 2006; 114: 329–333..

Han K, Chao AC, Chang FC, Chung CP, Hsu HY, Sheng WY, Wu J, Hu HH. Obstruction of venous drainage linked to transient global amnesia. PLoS One 2015; 10: e0132893.

Hinge HH, Jensen TS, Kjaer M, Marquardsen J, de Fine Olivarius B. The prognosis of transient global amnesia. Results of a multicenter study. Arch Neurol 1986; 43: 673–676.

Hodges JR, Oxbury SM. Persistent memory impairment following transient global amnesia. J Clin Exp Neuropsychol 1990; 12: 904–920.

Hodges JR, Ward CD. Observations during transient global amnesia. A behavioural and neuropsychological study of five cases. Brain 1989; 112: 595–620.

Hodges JR, Warlow CP. The aetiology of transient global amnesia. A case-control study of 114 cases with prospective follow-up. Brain 1990; 113: 639–657.

Jain P, Michel J, McCrohon J. Of hearts and minds: A case of simultaneous transient global amnesia and regional left ventricular dysfunction. Int J Cardiol 2015; 198: 49–50.

Kessler J, Markowitsch HJ, Rudolf J, Heiss WD. Continuing cognitive impairment after isolated transient global amnesia. Int J Neurosci 2001; 106: 159–168.

Lochner P1, Nedelmann M, Kaps M, Stolz E. Jugular valve incompetence in transient global amnesia. A problem revisited. J Neuroimaging 2014; 24: 479–483.

Miller JW, Petersen RC, Metter EJ, Millikan CH, Yanagihara T. Transient global amnesia: clinical characteristics and prognosis. Neurology 1987; 37: 733–737.

Nakada T, Kwee IL, Fujii Y, Knight RT. High-field, T2 reversed MRI of the hippocampus in transient global amnesia. Neurology 2005; 64: 1170–1174.

Nedelmann M, Eicke BM, Dieterich M. Increased incidence of jugular valve insufficiency in patients with transient global amnesia. J Neurol 2005; 252: 1482–1486.

Olesen J, Jørgensen MB. Leao's spreading depression in the hippocampus explains transient global amnesia. A hypothesis. Acta Neurol Scand 1986; 73: 219–220.

Ott BR, Saver JL. Unilateral amnesic stroke. Six new cases and a review of the literature. Stroke 1993; 24: 1033–1042.

Pantoni L, Bertini E, Lamassa M, Pracucci G, Inzitari D. Clinical features, risk factors, and prognosis in transient global amnesia: a follow-up study. Eur J Neurol 2005; 12: 350–356.

Quick S, Speiser U, Richter N, Youssef A, Waessnig N, Strasser RH, Ibrahim K. Transient global amnesia and broken heart syndrome: two faces of one pathology. Clin Auton Res 2015; 25: 189–191.

Quinette P, Guillery-Girard B, Dayan J, de la Sayette V, Marquis S, Viader F, Desgranges B, Eustache F. What does transient global amnesia really mean? Review of the literature and thorough study of 142 cases. Brain 2006; 129: 1640–1658.

Sander D, Winbeck K, Etgen T, Knapp R, Klingelhöfer J, Conrad B. Disturbance of venous flow patterns in patients with transient global amnesia. Lancet 2000; 356: 1982–1984.

Sander K, Sander D. New insights into transient global amnesia: recent imaging and clinical findings. Lancet Neurol 2005; 4: 437–444.
Schreiber SJ, Doepp F, Klingebiel R, Valdueza JM. Internal jugular vein valve incompetence and intracranial venous anatomy in transient global amnesia. J Neurol Neurosurg Psychiatry 2005; 76: 509–513.
Sedlaczek O, Hirsch JG, Grips E, Peters CN, Gass A, Wöhrle J, Hennerici M. Detection of delayed focal MR changes in the lateral hippocampus in transient global amnesia. Neurology 2004; 62: 2165–2170.
Strupp M, Brüning R, Wu RH, Deimling M, Reiser M, Brandt T. Diffusion-weighted MRI in transient global amnesia: elevated signal intensity in the left mesial temporal lobe in 7 of 10 patients. Ann Neurol 1998; 43: 164–170.
Toledo M, Pujadas F, Grive E, Alvarez-Sabin J, Quintana M, Rovira A. Lack of evidence for arterial ischemia in transient global amnesia. Stroke 2008; 39: 476–479.
Uttner I, Weber S, Freund W, Schmitz B, Ramspott M, Huber R. Transient global amnesia – full recovery without persistent cognitive impairment. Eur Neurol 2007; 58: 146–151.
Winbeck K, Etgen T, von Einsiedel HG, Röttinger M, Sander D. DWI in transient global amnesia and TIA: proposal for an ischaemic origin of TGA. J Neurol Neurosurg Psychiatry 2005; 76: 438–441.
Zorzon M, Antonutti L, Masè G, Biasutti E, Vitrani B, Cazzato G. Transient global amnesia and transient ischemic attack. Natural history, vascular risk factors, and associated conditions. Stroke 1995; 26: 1536–1542.

# D 8 Demenz

*von M. Heneka, D. Berg und C. Weimar**



## D 8.1 Klinik

Als Demenz wird *eine erworbene Beeinträchtigung des Gedächtnisses* in Kombination mit dem *Abbau weiterer höherer Hirnleistungen* und mit *Beeinträchtigung im Alltag* bezeichnet. Zwischen diesem klinischen Syndrom und den zugrundeliegenden Demenz-Erkrankungen zu unterscheiden, ist zweckmäßig, wird aber nicht immer beachtet, wenn allgemein von Demenz gesprochen wird. Das Demenz-Syndrom kann bei einer Vielzahl von Krankheiten auftreten. Sorgfältige Diagnostik ist geboten, um reversible Formen nicht zu übersehen.

Die Existenz von *Vorstufen neurodegenerativer Demenzen* ergibt sich aus der Annahme eines stetigen Fortschreitens der Krankheitsprozesse. Im Bereich zwischen altersgemäßer Leistungsminderung und Demenz wurden viele Bezeichnungen verwendet, noch unscharf definiert, jedoch Bestandteil aktueller Untersuchungen ist die Vorphase des »subjective cognitive impairment« (SCI), welches möglicherweise dem bereits fest etablierten »mild cognitive impairment« (MCI) für objektive Beeinträchtigungen vorangeht, die Demenz-Kriterien aber nicht erfüllt, insbesondere aufgrund fehlender Alltagsbeeinträchtigung. Die *Früherkennung demenzieller Prozesse* ist von besonderer Bedeutung, wenn man vor dem Demenz-Stadium kausal oder zumindest verlaufsmodifizierend eingreifen will. Mit den Begriffen »mild/minor bzw. major neurocognitive disorder« sollen diese Überlegungen in die Neuauflage des »Diagnostic and Statistical Manual« (DSM) eingehen, wobei auch der Bezug auf Gedächtnisstörungen gelockert würde.

### D 8.1.1 Diagnostische Kriterien

Die aktuellen Kriterien der »International Classification of Diseases« (ICD) und des DSM grenzen das Demenz-Syndrom von anderen Formen kognitiver Einbußen ab (**Kasten D 8.1**).

Diagnostisch entscheidend ist die Untersuchung höherer Hirnleistungen mit klinischen und, sofern verfügbar, psychometrischen Verfahren. Ferner sind eingehende Anamnese (mit besonderer Berücksichtigung der *Fremdanamnese* durch Bezugspersonen), allgemein-medizinische und neurologische Untersuchung und psychopathologischer Befund wesentlich.

Eine *Gedächtnisstörung* gilt als obligat. Im Rahmen verschiedener Demenz-Syndrome können jedoch zu Beginn andere Symptome im Vordergrund stehen und die Gedächtnisstörung erst im weiteren

**Kasten D 8.1:** Kriterien für ein Demenz-Syndrom (nach ICD-10 2006 und DSM-IV-TR 2000)

Multiple erworbene kognitive Einbußen
- Abnahme des Gedächtnisses und
- Abnahme mindestens einer weiteren kognitiven Fähigkeit (z. B. Denkvermögen, Planen, Exekutivfunktionen bzw. Aphasie, Apraxie, Agnosie)

Störung von Affektkontrolle, Antrieb oder Sozialverhalten

Beeinträchtigung im Alltagsleben

Kein Hinweis auf vorübergehenden Verwirrtheitszustand

Dauer der Störungen mindestens sechs Monate

Verlauf hinzutreten. Das Lernvermögen lässt sich mit Wortlisten testen, die man nach einigen Minuten abfragt. Das Altgedächtnis prüft man mit Fragen nach der Lebensgeschichte und dem Wissen aus Schule, Politik oder Sport.

*Störungen des Urteils- und Denkvermögens und der Exekutivfunktionen* (»Frontalhirn-Syndrom«) werden klinisch unter anderem durch Fragen nach Gemeinsamkeiten oder Unterschieden bei Begriffspaaren und nach der Bedeutung von Sprichwörtern beurteilt. Man lässt ferner Zahlenreihen oder das Alphabet aufsagen (insbesondere in umgekehrter Reihenfolge), stellt eine Aufgabe mit fortlaufender Subtraktion (»100 minus 7« usw.) und prüft den Worteinfall (z. B. »so viele Tiernamen wie möglich in einer Minute«).

*Störungen von Affektkontrolle, Antrieb und Sozialverhalten (Wesensänderung)* werden ebenfalls auf den Frontallappen bezogen. Takt und Umgangsformen können beeinträchtigt sein. Enthemmtes Verhalten und unpassende Scherze, auch verbale und tätliche Aggression sind charakteristisch.

Die Feststellung des Demenz-Syndroms ist eine klinische Diagnose. Die Diagnostik der zugrundeliegenden Prozesse (»Demenz-Krankheiten«) geht über klinische Verfahren hinaus.

*Psychometrische Tests* werden eingesetzt, um individuelles Muster und Ausmaß der Beeinträchtigungen zu dokumentieren, die Differentialdiagnose zu erleichtern und den Verlauf zu verfolgen (Ivemeyer et al. 2005). Ein Konsens über deren Art und Zahl fehlt, ebenso über das Gewicht von Such-

* Autoren dieses Kapitels in der 6. Auflage: A. Danek, D. Berg, M. Heneka und C. Weimar.

verfahren wie dem »Mini-Mental-Status-Test« (MMST). Trotz Schwächen dieses Screenings wird der MMST weiter als Quasi-Standard verwendet. Zunehmend verbreitet sich das ebenfalls kurze Montreal Cognitive Assessment (Hachinski et al. 2006). »MoCA« prüft mehr kognitive Domänen als der MMST, schließt den Uhrentest ein und liegt in einer Vielzahl von Sprachen vor (www.moca-test.org). Als Instrument zur Detektion von Patienten mit leichten Demenzformen (z. B. MCI) eignet sich auch der DEM-TECT-A/B besonders gut, bei dem ein besonderes Augenmerk auf den verzögerten Abruf und damit eine hippokampale Eigenschaft gelegt wird (Kalbe et al. 2004). Einen breiten neuropsychologischen Befund erhebt die ebenfalls kostenfreie CERAD-Testbatterie (www.memoryclinic.ch).

*Syndromal-differentialdiagnostisch* sind abzugrenzen:

- Das *amnestische Syndrom*, bei dem isoliert das Gedächtnis beeinträchtigt ist
- Das *Delir*, mit gestörter Bewusstseinslage und Beeinträchtigung von Vigilanz, Aufmerksamkeit und Konzentration sowie mit Leistungsschwankungen und vegetativen Symptomen
- *Mentale Retardierung, Oligophrenie* als angeborene Störungen
- Kognitive Störungen bei *Schizophrenie* und anderen Psychosen
- *Depression mit »Pseudo-Demenz«*, gekennzeichnet durch rascheren Beginn, fehlende Progression und das in der Regel gute Ansprechen auf antidepressive Therapie
- *Einschränkung der Kommunikationsfähigkeit* durch Schwerhörigkeit, Visusminderung, Fremdsprachigkeit
- Effekte von *Medikamenten und Drogen*
- *Demenz-Vorstufen* wie »mild cognitive impairment«

## D 8.1.2 Schweregrade

Zur Verlaufsbeurteilung ist eine Einteilung des Demenz-Syndroms in Schweregrade zweckmäßig (**Tab. D 8.1**), wobei Schweregrad und MMST-Punkte nicht einheitlich aufeinander bezogen werden. Pragmatisch spricht man bei 26 bis 20 MMST-Punkten von leichter, bei 19 bis 10 Punkten von mittelschwerer und bei 9 Punkten und darunter von schwerer Demenz (DGPPN und DGN 2010).

## D 8.1.3 Ursachen eines Demenz-Syndroms

Symptomatische Demenzen, zu denen es infolge unterschiedlicher Erkrankungen des Nervensystems kommt, müssen von Syndromen bei primärer Neurodegeneration unterschieden werden (**Kasten D 8.2**).
Für primär-degenerative Demenzen ist der neuropathologische Befund nach wie vor diagnostischer Standard (Neumann et al. 2008). Hier wurden im letzten Jahrzehnt erhebliche Fortschritte erzielt (**Kasten D 8.3**). Nach Möglichkeit sollte man versuchen, die klinische Demenz-Diagnose histologisch abgleichen zu lassen und auch Hirnbiopsien vermehrt in Betracht zu ziehen (Schott et al. 2010). Als zentrales Prinzip der Neurodegeneration gilt die abnorme Ablagerung von Protein-Aggregaten. Ob der Zelluntergang so oder durch vorgeschaltete Prozesse zustande kommt, wird noch untersucht.

### D 8.1.3.1 Alzheimer Demenz

Entscheidend für die Diagnose ist der *neuropathologische Nachweis von Amyloid-haltigen Plaques und von Neurofibrillenbündeln aus Tau-Protein*. Früher handelte es sich klinisch um eine *Ausschlussdiagnose* (**Kasten D 8.4**), aber Biomarker ermöglichen zunehmend eine *Positivdiagnostik*. Diese Kriterien (**Kasten D 8.5**) erlauben eine Unterteilung in Alzheimer-Krankheit mit und ohne Demenz.
Die Entdeckung geeigneter Biomarker im *Blut* wird immer wieder verkündet, überzeugende Verfahren stehen derzeit aber noch aus (Blennow et al. 2010). Die Bestimmung des Alzheimer-Risikogens *ApoE–ε4* hat eine prognostische Bedeutung für den Verlauf und den Schweregrad der Erkrankung.
*Mutationen* der autosomal dominant vererbten familiären Alzheimer Demenz (FAD) sind in drei Genen beschrieben: im Gen für das »Amyloid Precursor Protein« (APP) und für die Präseniline 1 und 2 (PS-1, PS-2). Auch wenn relativ wenige Genträger bekannt sind (Übersicht der publizierten Familien: www.molgen.ua.ac.be/admutations), verspricht deren Verlaufsbeobachtung grundlegende Einblicke in die Pathophysiologie, z. B. in einer großen kolumbianischen Familie mit PS-1-Mutation (Acosta-Baena et al. 2011). Während die Mehrzahl der beschriebenen FAD Mutationen zu einer Erhöhung des Aß1–42 Spiegel im Verhältnis zu Aß1–40 führt, wurde mit A673T eine Mutation im Amyloid Precursor Protein (APP) beschrieben, die zu einer um 25–50 % geringeren Amyloid-β-Produktion führt und die in der isländischen deCODE-Studie auch homozygote Träger von APOE ε4 vor der Entwicklung einer Alzheimer Demenz schützte, ohne dass andere nachteilige Gesundheitseffekte nachweisbar waren (Johnsson et al. 2012). Bei FAD Mutationsträgern könnten Veränderungen im Aß Stoffwechsel und zerebrale Ablagerungen bereits 15–20 Jahre vor dem Auftreten erster kognitiver Funktionseinbußen beschrieben werden (Bateman 2012).
Darüber hinaus konnten im Rahmen größerer Genom weitere Assoziationstudien (GWAS) verschiedene sogenannte »common variants« identifiziert werden, welche neben dem ApoE-Status das Risiko beeinflussen, eine sporadische Alzheimer Krankheit zu entwickeln (Lambert et al. 2013; Karch et al. 2014).
Im *Liquor* unterstützt die Bestimmung von β-Amyloid 1–42 (Aβ42) und Tau-Protein (gesamtes sowie phosphoryliertes Tau: hier meist das 181-phosphorylierte p-Tau181) die Diagnose. Aβ42 ist bei Alzheimer-Patienten im Liquor erniedrigt (Sensitivität und Spezifität gegenüber gesunden Kontrollen um 85 %, gegenüber anderen Demenzen um 65 %), ebenso das Verhältnis von Aβ42 zu kürzeren Aβ-Varianten (Bibl et al. 2008). Der Quotient Aβ42/Aβ40 scheint von Vorteil gegenüber der

**Tab. D 8.1:** Schweregrade beim Demenz-Syndrom: »Clinical Dementia Rating« (CDR; Jicha und Carr 2010) und MMST-Punkte (Perneczky et al. 2006)

| Schweregrad | Gedächtnis, Orientierung, Problemlösen | Beziehung zur Umwelt | Haushalt, Hobbys, Selbstversorgung | MMST |
|---|---|---|---|---|
| Präklinisch (CDR 0) | Leichte Probleme beim verzögerten Abruf, nur durch gezielte Tests | Ungestört | Unbeeinträchtigt | 30–26* |
| Fraglich/MCI (CDR 0.5) | Erste klinisch detektierbare Defizite | Ungestört bis erste Beeinträchtigungen der Visuokonstruktion, Sprache und Aufmerksamkeit | Selbstversorgung erhalten, beginnender Rückzug von Freizeitaktivitäten | 30–26* |
| Milde Demenz (CDR 1) | Im Alltag merkliche Gedächtnisstörung (v. a. jüngste Vergangenheit); Unsicherheit mit zeitlichen Abfolgen und der örtlichen Orientierung; komplexe Probleme fallen schwer | Selbstständigkeit in Beruf, Geschäften, Finanzen und sozial nicht mehr gegeben, auch wenn auf den ersten Blick ungestört erscheinend | Leichte, aber eindeutige Einschränkung, komplexere Aufgaben und Interessen werden nicht mehr verfolgt | 25–21 |
| Moderate Demenz (CDR 2) | Gedächtnis nur für Wohlvertrautes, Neues haftet nicht; meist keine Orientierung zur Zeit, oft zum Ort; ausgeprägte Störung von Problemlösen und Abstraktion, meist auch Urteilsvermögen | Keine Funktionstüchtigkeit außerhalb des eigenen Haushalts | Nur sehr einfache Routinen, eingeengte Interessen, keine Ausdauer; hilfsbedürftig bei Anziehen, Körperpflege, Verwahren des Besitzes | 20–11 |
| Schwere Demenz (CDR 3) | Nur Gedächtnisfragmente; orientiert nur zur Person; Unfähigkeit, Probleme zu lösen oder Urteile abzugeben | Keine Funktionstüchtigkeit außerhalb des eigenen Haushalts | Keine Funktionstüchtigkeit außerhalb des eigenen Zimmers; ausgeprägt pflegebedürftig, oft inkontinent | 10–0 |

* keine zuverlässige Differenzierung möglich



**Kasten D 8.2:** Mögliche Ursachen eines Demenz-Syndroms (Auswahl)

**Intrakraniell raumfordernd**
- Chronisch subdurales Hämatom
- Hirnabszess
- Hirntumoren (wie frontobasales Meningeom und Balkengliom)

**Paraneoplastisch**
- Limbische Enzephalitis

**Infektiös/Entzündlich/Immunogen**
- Neurosyphilis
- HIV-Infektion
- Tuberkulöse Meningitis
- Herpes-Enzephalitis
- Lyme-Borreliose
- Morbus Whipple
- Progressive multifokale Leukenzephalopathie
- Sarkoidose
- Multiple Sklerose

**Endokrin/Metabolisch/Toxisch**
- Hypothyreose
- Enzephalopathie bei Hashimoto-Thyreoiditis
- Hyperthyreose
- Urämische Enzephalopathie
- Dialyse-Enzephalopathie
- Hepatische Enzephalopathie
- Hypo- und Hyperparathyreoidismus
- Zerebrale Hypoxie
- Kohlenmonoxid-Intoxikation
- Avitaminosen
- Medikamente, z. B. Benzodiazepine
- Chemikalien, z. B. Quecksilber
- Alkohol und andere Suchtmittel

**Zerebrovaskulär**
- Multiple Infarkte
- »Strategische« Infarkte (z. B. Thalamus)
- Binswanger (SAE)
- CADASIL
- Vaskulitiden
- Amyloidangiopathien
- Defekte nach Blutung

**Verschiedenes**
- Folgen von Schädel-Hirn-Traumen
- Dementia pugilistica
- Normaldruckhydrozephalus
- Prion-Krankheiten
- Leukodystrophien
- Mitochondriale Erkrankungen
- Dystrophia myotonica

**Primär-Neurodegenerativ**
- Alzheimer-Krankheit
- Demenz mit Lewykörpern (DLB)
- Parkinson-Erkrankung mit Demenz (PDD)
- Frontotemporale Lobärdegenerationen (FTLD)
- Progressive supranukleäre Blicklähmung
- Demenz mit Neuroserpin-Einschlüssen
- SCA, MSA
- Huntington, DRPLA, weitere Chorea-Syndrome
- Adulte Zeroidlipofuszinose
- Neurodegeneration mit zerebraler Eisenablagerung (NBIA, »Hallervorden-Spatz«, PKAN u. a.)
- Polyglukosankörper-Krankheit
- Nasu-Hakola-Krankheit (PLOSL)
- Niemann-Pick-Krankheit Typ C
- Fragiles-X-Syndrom

**Kasten D 8.3:** Aktuelle pathologische Klassifikation neurodegenerativer Prozesse (nach Neumann et al. 2008; Mackenzie et al. 2010; Lashley et al. 2015)

**Alzheimer-Krankheit**
Ablagerung von β-Amyloid (extrazellulär) und Tau-Protein (intrazelluläre Einschlüsse)

**Prion-Erkrankungen**
Ablagerung von Prion-Protein (extrazellulär)

**Erkrankungen durch Ablagerung von a-Synuklein**
Parkinson-Krankheit, Demenz mit Lewy-Körpern, Multiple System Atrophie (MSA)

**Frontotemporale Lobärdegenerationen (FTLD)**
**FTLD-tau: Einschlüsse von Tau-Protein, mehrere Untertypen**
- klassische Pick-Krankheit (PiD) mit Pick-Zellen
- kortikobasale Degeneration (CBD), progressive supranukleäre Parese (PSP), Silberkörnchenkrankheit von Braak (AGD, »argyrophilic grain disease«), globuläre gliale Tauopathie (GGT)
- Demenz mit neurofibrillären Bündeln (Neurofibrillary tangle, NFT-dementia)

**FTLD-TDP: Einschlüsse von TDP-43 (»transactive response DNA binding protein«)**
- Vier Untertypen, unterscheidbar nach Verteilung und Muster der TDP-Einschlüsse und mit Bezug zu Mutationen von C9orf72, Progranulin und VCP

**FTLD-UPS: Ubiquitin-Einschlüsse (»Ubiquitin-Proteasom-System«)**
- Ein Untertyp (FTD3; bei CHMP2B-Mutationen)

**FTLD-FUS: Einschlüsse, die das Protein FUS (»fused in sarcoma«) enthalten**
- Untertyp NIFID (»neuronal intermediate filament inclusion disease«)
- Untertyp BIBD (»basophilic inclusion body disease«)

**FTLD-ni (»no inclusions«), keine Einschlüsse nachweisbar**

**Kasten D 8.4:** Klinische Kriterien für Alzheimer Demenz (nach ICD-10, DSMIV-TR und NINCDS-ADRDA/ McKhann et al. 1984)

**Obligat**
- Demenz-Syndrom
- Erfolgreicher Ausschluss von: sekundären Demenz-Syndromen, delirantem Syndrom, Bewusstseinsstörung, psychiatrischen Erkrankungen (wie Depression, Schizophrenie)

**Unterstützend**
- Beginn zwischen dem 40. und 90. Lebensjahr (meist nach 65)
- Schleichender Beginn und kontinuierliche Progression (auch passagerer Stillstand)
- Kein plötzlicher Beginn
- Keine frühen fokalen Symptome (wie Hemiparese, Sensibilitätsstörung, Gesichtsfelddefekt, Koordinationsstörung, Gangstörung, Epilepsie)
- Assoziierte Symptome wie Depression, Schlafstörung, Inkontinenz, Wahn, Halluzinationen, Gewichtsabnahme, Erregungszustände, sexuelle Störungen, Muskeltonuserhöhung, Myoklonus, Gangstörung (auch Epilepsie im Verlauf)
- Positive Familienanamnese
- Progrediente Hirnatrophie in der Bildgebung
- Unauffällige EEG- und konventionelle Liquor-Befunde

alleinigen Aβ42-Bestimmung (Spies et al. 2010). Die β-Amyloid-Reduktion korreliert mit zunehmender Ablagerung im Hirnparenchym (Grimmer et al. 2009). Das Tau-Protein ist bei der Alzheimer-Krankheit im Liquor erhöht (Sensitivität bzw. Spezifität gegenüber gesunden Kontrollen um 80 % bzw. 90 %), als Hinweis auf einen Untergang von Neuronen, der in der Abgrenzung anderer Ursachen aber unspezifisch ist (Bibl et al. 2008). Phosphoryliertes Tau ist bei Alzheimer erhöht (Sensitivität bzw. Spezifität gegenüber anderen Demenzen

**Kasten D 8.5:** Biomarker der Alzheimer-Krankheit (nach Dubois et al. 2010; McKhann et al. 2011; Sperling et al. 2011; Albert et al. 2011; Lambert et al. 2013)

**Liquorparameter**
β-Amyloid 1–42 (Aβ42) ▼
Gesamt-Tau und phosphoryliertes Tau (p-Tau) ▲

**Positronenemissionstomographie (PET)**
Nachweis von Amyloid (z. B. PIB-PET)
Glukose-Hypometabolismus (FDG-PET)
Nachweis von Neurofibrillen (tau-PET) (Villemagne und Okamura 2016)

**Strukturelle MR-Bildgebung**
Atrophie des medialen Temporallappens

**Genetik-Familiäre Alzheimer Demenz**
Pathogene Mutationen in APP, PS-1 oder PS-2
Genetik-Sporadische Alzheimer Demenz
ApoE-Status, sog. common variants (Trem2, CD33, ABCA7 u. a.)

um 80 % bzw. 90 %; Bibl et al. 2008), bei FTLD aber normal (van Harten et al. 2011). Insgesamt korrelieren Marker der Tau-Pathologie besser mit kognitiven Einschränkungen als Biomarker des Aß-Stoffwechsels (Nelson et al. 2012). Nach weiteren Liquorparametern, z. B. löslichen APP-Formen, wird weltweit gesucht.
Die *EEG*-Befunde sind unspezifisch.
Eine temporomediale Atrophie im *cCT* oder *cMRT* und ein biparietaler und bitemporaler Hypometabolismus in *PET* und *SPECT* stützen die Diagnose einer Alzheimer-Krankheit. Dieses charakteristische PET-Muster kann selten auch ein anderes Korrelat haben (Tonn et al. 2005: Lithium-Intoxikation). Hypometabolismus im hinteren Gyrus cinguli ist ein Alzheimer-Frühzeichen (Fouquet et al. 2009). Die Verwendung von radioaktiv mar-

kierten Substanzen wie »Pittsburgh Compound B« (PIB) zum Nachweis von Aβ-Ablagerungen durch »Plaque-Imaging« erhärtet bereits zu Lebzeiten die Diagnose (Grimmer et al. 2010). Leichter herstellbare Tracer sind Florbetapir und Florbetaben (Clark et al. 2011; Barthel et al. 2011). Zunehmende klinische Bedeutung erhalten PET Untersuchungen, die pathologische Tau-Ablagerungen bei Alzheimer Patienten und anderen neurodegenerativen Erkrankungen nachweisen. Im Falle der Alzheimer Demenz korrelieren diese Tau-PET Befunde vergleichsweise besser mit kognitiven Einbußen als der PET-Nachweise mit PIB oder anderen Aß-Liganden (Fluorbetapir, Fluorbetaben) (Ossenkoppele et al. 2016).

Statt Gedächtnisproblemen stehen bei der Alzheimer-Pathologie gelegentlich andere Symptome im Vordergrund (McKhann et al. 2011). Eine dieser Varianten ist die »posteriore kortikale Atrophie« mit Neglekt, Lese- und Sehstörungen (Karner et al. 2006), insbesondere auch als Balint-Syndrom (**Kap. D 4**). Neben der frontalen Form kann die »logopenische Aphasie« (**Kasten D 8.9**) eine weitere seltene Alzheimer-Manifestation sein. Allerdings sollte bei initialen Sprachstörungen zunächst an eine frontotemporale Lobärdegeneration gedacht werden.

Zusammenfassend existiert keine überzeugende Evidenz zur Behandlung kognitiver Symptome oder Verhaltenssymptome bei Patienten mit frontotemporaler Demenz und es kann laut den aktuellen Leitlinien der DGN keine Behandlungsempfehlung gegeben werden (Deuschl et al. 2016) (↔).

### D 8.1.3.2 Lewy-Körper-assoziierte Demenzen (DLB, PDD)

Die als Lewy-Körper bezeichneten Nervenzelleinschlüsse (primär α-Synuklein) finden sich bei der Parkinson-Erkrankung betont in der Substantia nigra. Bei der Parkinson-Erkrankung mit Demenz (»Parkinson disease with dementia«, PDD) finden sich die Einschlüsse zusätzlich vermehrt in kortikalen Regionen. Bei der Demenz mit Lewy-Körpern (»dementia with Lewy bodies«, DLB) findet man sie mit Lewy-Neuriten auch in limbischen Strukturen und der Hirnrinde. Diskutiert wird, ob DLB und PDD eigenständige Krankheiten sind, und aktuelle Kriterien schlagen den übergeordneten Begriff »Lewy-Körper-assoziierte Demenz« vor. Ferner gilt zu beachten, dass der Zeitpunkt des Auftretens einer Demenz bei Parkinsonsyndromen stark von der Begleitpathologie abhängt. Ein durch Alzheimer- und/oder vaskuläre Pathologie stark vorgeschädigtes Gehirn entwickelt eine Demenz früher im Rahmen des Parkinsonsyndroms als Gehirne ohne diese Begleitpathologien, so dass vorgeschlagen wird, eine Demenz, die im Rahmen eines Parkinsonsyndroms auftritt, unabhängig vom Zeitpunkt ihres Auftretens als PDD zu bezeichnen (Berg et al. 2014). Wichtig ist, dass eine DLB auch ohne Parkinsonsyndrom auftreten kann – dann ist sie insbesondere von der Alzheimer-Krankheit abzugrenzen.

Die frühe Wahrnehmung von Lewy-Körper-assoziierten Demenzen hat praktische Relevanz, da PDD-Patienten auf Amantadin und dopaminerge Substanzen (insbesondere Dopaminagonisten) früher und stärker Halluzinationen und Psychosen entwickeln als Parkinsonpatienten ohne Demenz, was die Umstellung der Therapie auf eine L-Dopa Monotherapie und den Einsatz atypischer Neuroleptika erfordert. *Bei DLB-Patienten besteht ein spezielles Risiko durch besondere Sensitivität gegenüber Neuroleptika*, mit erhöhter Mortalität durch Sedierung und/oder autonome Störungen: Diese Risiken kommen selbst bei eher atypischen Substanzen (Risperidon, Olanzapin) vor (McKeith 2002). Zur Differenzierung von der Alzheimer-Krankheit können eine schlechte Wortflüssigkeit, visuokonstruktive und frontal-exekutive Störungen, ein relativ gut erhaltenes Gedächtnis und ein okzipital verminderter Glukose-Metabolismus herangezogen werden (Gilman et al. 2005). Aussagekräftig ist

**Kasten D 8.6:** Diagnostische Kriterien für Parkinson-Erkrankung mit Demenz (PDD) bzw. Parkinson-Erkrankung mit später Lewy-Körper-assoziierter Demenz (nach Goetz et al. 2008; Walker et al. 2015)

I. **Obligate Symptome**
- Diagnose eines Parkinson-Syndroms nach Queen-Square-Brain-Bank-Kriterien (Hughes et al. 1993)
- Demenz mit schleichendem Beginn und a) Einschränkung in ≥ 1 Domäne (siehe unten), b) Verschlechterung von einer prämorbiden Ausgangssituation aus, c) Auswirkung im Alltag

II. **Assoziierte Symptome**
- Kognition: Einschränkung von Aufmerksamkeit, Exekutivfunktionen, Raumorientierung, Gedächtnis, welches von Cueing-Strategien profitiert, Sprache
- Verhalten: Apathie, Depression, Angststörung, Halluzinationen, Wahn, exzessive Tagesmüdigkeit

III. **PDD gilt als unsicher, wenn Folgendes vorliegt:**
- Vorliegen anderer möglicher Ursachen für eine Demenz z. B. vaskuläre Läsionen in der zerebralen Bildgebung

IV. **Die Diagnose PDD kann nicht gestellt werden, wenn Folgendes vorliegt:**
- Auftreten der Symptome nur im Rahmen anderer systemischer Erkrankungen/Intoxikationen (insbesondere Medikamente)
- schwere Depression nach DSM-IV
- vaskuläre Demenz nach NINDS/AIREN

**Diagnosestufen der PDD**
- Möglich: I (beide Symptome), II (kognitives Profil untypisch, < 2 der kognitiven Domänen betroffen), III vorhanden und IV (keine relevante DD) erfüllt
- Wahrscheinlich: I (beide Symptome), II (≥ 2 der kognitiven Domänen betroffen), III nicht vorhanden und IV (keine relevante DD) erfüllt

**Kasten D 8.7:** Diagnostische Kriterien für Lewy-Körper-Demenz (DLB) bzw. Parkinson-Erkrankung mit früher Lewy-Körper-assoziierter Demenz (nach McKeith et al. 2005)

**Obligates Symptom**
- Demenz, deutliche Einschränkungen von Aufmerksamkeit, exekutiven und visuell-räumlichen Leistungen, mit Auswirkung auf den Alltag, anfangs eher geringe Gedächtnisstörung,

**Kernsymptome**
- Fluktuationen (variable Aufmerksamkeit und Wachheit)
- Visuelle Halluzinationen (typischerweise wohlgeformt und detailliert)
- Parkinson-Symptome

**Zusatzsymptome**
- REM-Schlaf-Verhaltensstörung
- Ausgeprägte Empfindlichkeit auf Neuroleptika
- Verminderte Dopamintransporter-Aktivität (SPECT oder PET)

**Unterstützend (häufig vorhanden und daher richtungsweisend, fließen formal aber nicht in die Diagnose ein)**
- Rezidivierende Stürze, Synkopen
- Unerklärte Episoden von Bewusstlosigkeit
- Schwere autonome Störungen (orthostatische Hypotonie, Harninkontinenz)
- nicht-visuelle Halluzinationen, Verkennungen,
- Wahn
- Depression
- cCT/cMRT: relativer Erhalt des medialen Temporallappens
- SPECT/PET: generalisierte Hypoperfusion, insbesondere okzipital
- MIBG-Szintigramm des Herzens: abnorm niedrige Aktivität
- EEG: deutliche Verlangsamung mit transienten temporalen scharfen Wellen

**Diagnose weniger wahrscheinlich**
- Bei zerebrovaskulären Veränderungen
- Bei anderen erklärenden Befunden
- Wenn ein Parkinson-Syndrom erst bei schwerer Demenz auftritt

**Diagnosestufen der DLB**

| | |
|---|---|
| Möglich: | Demenz plus 1 Kernsymptom oder<br>Demenz plus > 1 Zusatzsymptom |
| Wahrscheinlich: | Demenz plus > 2 Kernsymptome<br>Demenz plus > 1 Kernsymptom und > 1 Zusatzsymptom |
| Sicher: | Neuropathologische Diagnose |

die nuklearmedizinische Darstellung des Dopamintransporters, die eine – bei Alzheimer fehlende – nigrostriatale Schädigung dokumentiert, z. B. mit FP-CIT-SPECT (Walker et al. 2007). Ferner ist die für die Alzheimerdemenz typische hippokampale Atrophie bei einer Lewy-Körper-assoziierten Demenz nicht oder zumindest deutlich weniger ausgeprägt.

### D 8.1.3.3 Frontotemporale Lobärdegeneration

Neurodegenerationen mit temporal und/oder frontal betonter, typischerweise asymmetrischer Atrophie bilden eine eigenständige Gruppe von Krankheiten mit charakteristischen klinischen Bildern, bei denen Zelleinschlüsse wie Tau, TDP-43 und FUS nachweisbar sind (**Kasten D 8.3**). »Morbus Pick« bezeichnet nur die seltenen Fälle mit den typischen, Tau-positiven Pick-Körpern.

Bereits die bisherigen FTLD-Kriterien (Neary et al. 1998) hatten drei *klinische Prägnanztypen*, mit Störungen des Verhaltens (»frontotemporale Demenz«), der Sprachflüssigkeit (»progrediente nichtflüssige Aphasie«) und des Weltwissens (»semantische Demenz«), herausgearbeitet. Mit zunehmendem Verständnis für die Neuropathologie und den Verlauf wurden die Begrifflichkeit und Symptomlisten verfeinert (**Kasten D 8.8** und **Kasten D 8.9**). Unter den progredienten Aphasien hat man neu die »logopenische Variante« abgegrenzt, die histologisch und mit PIB-PET (Leyton et al. 2011) als Alzheimer-Sonderform einzuordnen ist. Obwohl existent, stehen *Störungen des Gedächtnisses bei FTLD* im Hintergrund.

*Familiäres Vorkommen ist häufig*, wird aber oft von der klinischen Variabilität verdeckt (Mutationen: www.molgen.ua.ac.be/admutations). Anamnestisch muss man nach einer Neurodegeneration allgemein fragen: Bei C9orf72-Mutationen reicht das Spektrum beispielsweise von der reinen Motoneuronerkrankung bis zur isolierten Wesensänderung. Relevant sind neben Tau die Gene für VCP (»valosin containing protein«) und CHMP2B (»charged multivesicular body protein 2B«). Progranulin-Mutationen machen derzeit den größten Anteil der genetischen FTLD-Fälle aus. Klinisch sind sie nicht voraussagbar, man kann sie aber durch niedrige *Blutspiegel von Progranulin* belegen (Schofield et al. 2010). Für das auf VCP-Mutationen beruhende Syndrom »frontotemporale Demenz mit Einschlusskörper-Myopathie und Morbus Paget« (Stojkovic et al. 2009), können *alkalische Phosphatase und CK im Serum* Hinweise liefern.

**Kasten D 8.8:** Kriterien für die Verhaltensvariante der frontotemporalen Lobärdegeneration (bvFTD) (nach Rascovsky et al. 2011)

I. **Vorliegen einer neurodegenerativen Erkrankung**
Obligat: Progrediente Verschlechterung von Verhalten und/oder Kognition, belegt durch eigene Verlaufsbeobachtung oder Fremdanamnese seitens gut unterrichteter Informanten

II. **Mögliche bvFTD**
Drei der Symptome A-F sind erforderlich. Sie müssen dauerhaft oder rezidivierend und nicht nur einmalig oder gelegentlich auftreten. (»Frühzeitig« im Folgenden heißt: Auftreten innerhalb der ersten drei Krankheitsjahre)

A. **Frühzeitig Enthemmung (obligat ist mindestens eines der Symptome A.1–A.3)**
A.1. Sozial unangemessenes Verhalten
A.2. Verlust von Umgangsformen oder Anstand
A.3. Impulsive, unüberlegte oder achtlose Handlungen

B. **Frühzeitig Apathie oder Passivität (mindestens eines von B.1–B.2)**
B.1. Apathie (fehlender Antrieb)
B.2. Passivität (Trägheit, Schwerbeweglichkeit)

C. **Frühzeitig Verlust von Mitgefühl oder Einfühlungsvermögen (mindestens eines von C.1–C.2)**
C.1. Vermindertes Eingehen auf Bedürfnisse und Gefühle anderer
C.2. Vermindertes Interesse an sozialen Kontakten und Beziehungen, Abnahme persönlicher Wärme

D. **Frühzeitig perseveratives, stereotypes oder zwanghaftes/ritualisiertes Verhalten (mindestens eines von D.1–D.3)**
D.1. Einfache repetitive Bewegungen
D.2. Zwanghaftes oder ritualisiertes komplexes Verhalten
D.3. Sprachliche Stereotypien

E. **Hyperoralität und Veränderungen der Ernährung (mindestens eines von E.1–E.3)**
E.1. Veränderte Vorlieben für Speisen
E.2. Essattacken, vermehrter Konsum von Alkohol oder Zigaretten
E.3. In den Mund Nehmen oder Verzehren von nicht essbarem Material

F. **Neuropsychologisches Profil**
Defizit von Exekutive/Produktion bei relativ unveränderten Gedächtnis- und visuell-räumlichen Leistungen (obligat sind alle Symptome F.1–F.3)
F.1. Defizit bei Aufgaben mit exekutiver Komponente
F.2. Relativ erhaltenes episodisches Gedächtnis
F.3. Relativ erhaltene visuell-räumliche Leistungen

III. **Wahrscheinliche bvFTD**
Alle folgenden Symptome (A–C) sind obligat.
A. Patient erfüllt Kriterien für mögliche bvFTD
B. Patient zeigt deutlich reduzierte Alltagstüchtigkeit (nach Angabe von Bezugspersonen oder anhand entsprechender Werte in Clinical Dementia Rating oder Functional Activities Questionnaire)
C. Mit bvFTD vereinbare Bildgebung (mindestens einer der Befunde C.1–C.2)
C.1. Atrophie in cMRT oder cCT: frontal und/oder anterior temporal
C.2. Hypoperfusion/Hypometabolismus in PET/SPECT: frontal und/oder anterior temporal

IV. **bvFTD mit definitiver FTLD-Pathologie**
Obligat sind Kriterium A sowie Kriterium B oder Kriterium C.
A. Patient erfüllt Kriterien für mögliche oder wahrscheinliche bvFTD
B. Histopathologischer Nachweis einer FTLD (Biopsie oder Autopsie)
C. Vorliegen einer als pathogen bekannten Mutation

V. **Ausschlusskriterien**
Kriterien A und B schließen bvFTD aus. C ist zulässig bei möglicher bvFTD, aber unvereinbar mit wahrscheinlicher bvFTD.
A. Muster der Defizite besser durch andere nicht-degenerative Erkrankung von Nervensystem oder Organismus erklärt
B. Verhaltensauffälligkeiten besser durch eine psychiatrische Diagnose erklärt
C. Biomarker mit deutlichen Hinweisen auf Alzheimer-Krankheit oder anderen neurodegenerativen Prozess

Im *Liquor* ist lediglich das Gesamt-Tau bei FTLD verändert (mäßig erhöht; van Harten et al. 2011). In der *cMRT* empfiehlt sich die koronare Schichtung zur Beurteilung der Temporallappen mit charakteristischer »Messerrücken-Atrophie«, deren Ausmaß mit einer einfachen Skala (Kipps et al. 2007) dokumentierbar ist.
*SPECT und PET* zeigen einen frontotemporalen Hypometabolismus, oft asymmetrisch. Es besteht die funktionell-anatomisch zu erwartende Korrelation mit den klinischen Syndromen (Weintraub et al. 2009): Bei bvFTD ist der Hypometabolismus frontomedial betont, bei semantischer Demenz links temporopolar und bei nfvPPA links frontolateral. Atypische Alzheimer-Formen muss man erwägen, wenn die Amyloid-Bildgebung pathologisch ausfällt: Normalerweise zeigt sie bei FTLD keine Anreicherung (Grimmer et al. 2010).
Eine *Elektromyographie* sollte zusätzlich zur klinischen Suche nach Paresen, Faszikulationen und Fi-

**Kasten D 8.9:** Kriterien für die Syndrome der primär progredienten Aphasie (PPA) (nach Gorno-Tempini et al. 2011)

**Nichtflüssige/agrammatische Variante der primär progredienten Aphasie (nfvPPA)**

Obligat ist mindestens eines der beiden Hauptkriterien:
1. Agrammatismus in der expressiven Sprache
2. Angestrengtes stockendes Sprechen mit inkonsistenten Lautfehlern und Lautentstellungen (Sprechapraxie)

Obligat sind mindestens zwei dieser drei weiteren Kriterien:
1. Beeinträchtigtes Verständnis syntaktisch komplexer Sätze
2. Intaktes Einzelwortverständnis
3. Intaktes Objektwissen

**Semantische Variante der primär progredienten Aphasie (svPPA)**

Obligat sind beide Hauptkriterien:
1. Beeinträchtigtes Benennen
2. Beeinträchtigtes Einzelwortverständnis

Obligat sind mindestens drei der vier weiteren Kriterien:
1. Beeinträchtigtes Objektwissen, vor allem für seltenes oder wenig vertrautes Material
2. Oberflächendyslexie oder Oberflächendysgraphie
3. Intaktes Nachsprechen
4. Intakte Sprachproduktion (Grammatik und Sprechmotorik)

**Logopenische Variante der primär progredienten Aphasie (lvPPA)**

Obligat sind beide Hauptkriterien:
1. Wortfindungsstörungen für Einzelworte in Spontansprache und Benennen
2. Beeinträchtigtes Nachsprechen auf Satz- und Phrasenebene

Obligat sind mindestens drei dieser vier weiteren Kriterien:
1. Phonematische Paraphasien in Spontansprache und Benennen
2. Intaktes Einzelwortverständnis und Objektwissen
3. Intakte Sprechmotorik
4. Kein offenkundiger Agrammatismus

**Allgemeine Kriterien**

- **Einschlusskriterien (obligat sind alle drei Kriterien)**
  1. Sprachprobleme stellen die am meisten herausragende klinische Auffälligkeit dar
  2. Diese sind die Hauptursache von Beeinträchtigungen im Alltag
  3. In den ersten Phasen der Erkrankung sollte die Sprachstörung ganz im Vordergrund stehen
- **Ausschlusskriterien (keines der vier Kriterien darf vorliegen)**
  1. Muster der Defizite besser durch andere nicht-degenerative Erkrankung von Nervensystem oder Organismus erklärt
  2. Störung der Kognition besser durch eine psychiatrische Diagnose erklärt
  3. Zu Beginn Beeinträchtigungen des episodischen und visuellen Gedächtnisses und der visuellen Wahrnehmung im Vordergrund
  4. Zu Beginn Störungen des Verhaltens im Vordergrund

**PPA-Diagnose mit Unterstützung durch Bildgebung**

Die jeweilige klinische Diagnose sowie mindestens eines der zwei Bildgebungskriterien müssen zutreffen:
1. Klinische Diagnose nfvPPA oder svPPA oder lvPPA
2. Die Bildgebung zeigt eine Atrophie im cMRT bzw.
3. Hypoperfusion/Hypometabolismus in PET/SPECT überwiegend
   - links posterior frontoinsulär (nfvPPA)
   - im anterioren Temporallappen (svPPA)
   - links posterior perisylvisch oder parietal (lvPPA)

**PPA-Diagnose mit pathologischer Sicherung**

Die jeweilige klinische Diagnose sowie mindestens eines der zwei weiteren Kriterien müssen zutreffen:
1. Klinische Diagnose nfvPPA oder svPPA oder lvPPA
2. Histopathologischer Nachweis einer spezifischen neurodegenerativen Pathologie (wie FTLD-Tau, FTLD-TDP, Alzheimer-Krankheit oder andere)
3. Vorliegen einer als pathogen bekannten Mutation

brillationen erwogen werden, da eine überlappende Motoneuronerkrankung nicht ungewöhnlich ist – sie lenkt den Verdacht auf C9orf72-Mutationen. *EEG-Befunde* helfen nicht zur Abgrenzung von der Alzheimer-Krankheit.

### D 8.1.3.4 Vaskuläre Demenzen

Vaskuläre Demenz (VaD) bezeichnet eine durch Hirnschäden bei zerebrovaskulären Erkrankungen ausgelöste Demenz und wird für eine heterogene Gruppe von klinischen Syndromen verwendet (**Kasten D 8.10**).

Für die Diagnose ist die *Verbindung* von kognitiven Symptomen und zerebrovaskulärer Störung (klinischer Schlaganfall oder subklinische vaskuläre Hirnschädigung) entscheidend. Die Sicherung des Kausalzusammenhangs kann Schwierigkeiten bereiten, gelegentlich auch die Abgrenzung zur Alzheimer Demenz. Als »gemischte« Demenz können beide zusammen auftreten, und es existieren synergistische Effekte zwischen zerebrovaskulären Läsionen und Alzheimer-Pathologie (Petrovitch et al. 2005). Neben VaD wurde die Bezeichnung vaskulär bedingte kognitive Einschränkung (»vascular cognitive impairment«, VCI) eingeführt, um das klinische Spektrum von Prodromalformen (Einschränkung in mindestens einer kognitiven Domäne) bis zur ausgeprägten Demenz abzudecken (Hachinski et al. 2006).

**Kasten D 8.10:** Formen der vaskulären Demenz (VaD)

**Multiinfarktdemenz**
Summe der Effekte mehrerer Territorialinfarkte; typisch: kortikale Symptome wie Aphasie, Apraxie, Agnosie

**Strategische Infarkte**
vor allem in Thalamus, Basalganglien, frontalem Marklager oder Gyrus angularis; typisch: Gedächtnisstörungen, konstruktive Apraxie und Störungen von Urteilsvermögen und Benennung

**Multiple lakunäre Infarkte (Status lacunaris)**
Subkortikale Infarkte mit Durchmesser < 1,5 cm; typisch: Apathie, Denkverlangsamung, psychomotorische Verlangsamung, Bradykinese, Orientierungs-, Aufmerksamkeits- und Gedächtnisstörungen, Perseverationen

**Binswanger-Erkrankung (synonym: subkortikale arteriosklerotische Enzephalopathie, SAE)**
diffuse Marklagerveränderungen, typischerweise kombiniert mit lakunären Infarkten; klinisch: Abulie, Inkontinenz, akinetisch-rigides Syndrom

**CADASIL (zerebrale autosomal-dominante Arteriopathie mit subkortikalen Infarkten und Leukenzephalopathie)**
hereditäre Erkrankung der kleinen Gefäße, klinisch wie Status lacunaris oder SAE

**Mischbilder der ersten drei Formen**
z. B. Territorialinfarkte und lakunäre Infarkte wie bei zerebraler Vaskulitis

**Singuläre oder multiple intrazerebrale Hämatome**
durch Hypertonie bedingte Gefäßveränderungen (kleine Gefäße), Amyloidangiopathie, oder seltener: hämorrhagische Diathese, rupturierte Aneurysmen, Vasospasmen, arteriovenöse Malformationen

**»Mixed dementia« = Kombination mit Alzheimer Demenz**

In der *Anamnese* finden sich neben vaskulären Risikofaktoren und den Anzeichen einer generalisierten Gefäßerkrankung oft Hinweise auf vorangegangene Schlaganfälle oder TIAs. Bei der *Untersuchung* sollten gezielt beachtet werden: fokal-neurologische Defizite, gestörte Exekutivfunktionen, beeinträchtigte Wortflüssigkeit, Gangstörung, extrapyramidale Symptome, Herzgeräusch, Vorhofflimmern, Fußpulse, Blutdruck.

**Kasten D 8.11:** Diagnosekriterien der vaskulären Demenz (nach American Heart Association/American Stroke Association; Gorelick et al. 2011)

**Feststellung eines Demenz-Syndroms**

**Vaskuläre Demenz wahrscheinlich:**
1. Kognitive Einschränkung mit Bildgebungsnachweis einer zerebrovaskulären Erkrankung sowie
   a) klarer zeitlicher Zusammenhang zwischen vaskulärem Ereignis und Beginn der kognitiven Störung, oder
   b) klarer Zusammenhang zwischen Schweregrad und Muster der kognitiven Störung und einer diffusen, subkortikalen zerebrovaskulären Pathologie (z. B. wie bei CADASIL)
2. Anamnestisch kein Anhalt für langsam fortschreitende kognitive Störungen vor oder nach dem Schlaganfall, die auf eine nicht-vaskuläre, neurodegenerative Erkrankung hinweisen.

**Vaskuläre Demenz möglich:**
Kognitive Einschränkung mit Bildgebungsnachweis einer zerebrovaskulären Erkrankung, jedoch
1. kein klarer Zusammenhang (zeitlich, Schweregrad oder Schädigungsmuster) zwischen vaskulärer Schädigung und kognitiver Störung (z. B. stumme Infarkte, subkortikale Mikroangiopathie),
2. nur unvollständige Informationen (z. B. Hinweise aus der klinischen Symptomatik, aber keine Bildgebung),
3. ausreichende kognitive Testung durch schwere Aphasie unmöglich,
4. zusätzlich zur zerebrovaskulären Erkrankung Hinweise auf eine Erkrankung mit Einfluss auf die Kognition, z. B.
   a) neurodegenerative Störung wie Parkinson-Erkrankung, PSP, DLB,
   b) Nachweis einer Alzheimer-Erkrankung mit Biomarkern (z. B. PET, Liquor-Amyloid, Genetik) oder
   c) aktives Tumorleiden oder psychiatrische oder metabolische Störungen mit Einfluss auf die Kognition.

In der Regel wird man eine *cMRT* anfordern, um andere Ursachen auszuschließen bzw. folgende Befunde nachzuweisen: akute und ältere Infarkte (Lokalisation, Ausdehnung, Klassifikation), Mikroblutungen als Hinweis auf Mikroangiopathie (Amyloidangiopathie, Hypertonie-assoziierte Veränderungen, CADASIL), Leukoaraiose (rarefizierte weiße Substanz), Gefäßstenosen und -malformationen.

*Internistische Zusatzuntersuchungen* dienen der Detektion von Emboliequellen (Vorhofflimmern!) und extrazerebralen Gefäßveränderungen. Zur Erfassung des wichtigsten Risikofaktors Hypertonie sind *Blutdruckmessungen* (inklusive Tagesprofil oder 24-Stunden-Messung) notwendig. Die extra- und transkranielle *Doppler- und Farbduplexsonographie* dient der Graduierung von Gefäßstenosen und -verschlüssen.

### D 8.1.4 Mild cognitive impairment (MCI)

Die *leichte kognitive Störung* nach ICD-10 (F06.7) ist durch organisch bedingte Gedächtnis-, Lern- und Konzentrationsstörungen gekennzeichnet, ohne dass eine Demenz oder ein Delir vorliegt. Das Syndrom *mild cognitive impairment* (MCI) wird strenger definiert: durch fremdanamnestische Bestätigung und Leistungsverschlechterung im Zeitverlauf bei fehlender relevanter Alltagsbeeinträchtigung (Winblad et al. 2004) sowie durch ein psychometrisches Kriterium (Leistung < 1,5 Standardabweichungen unter Mittelwert der Kontrollgruppe) – und ist also eine neuropsychologische Labordiagnose.

Je nachdem, ob eine Gedächtnisstörung objektivierbar ist, können *zwei Haupttypen des MCI (»amnestic MCI« und »non-amnestic MCI«)* unterschieden werden. Wenn man sich zudem an der Zahl betroffener kognitiver Domänen orientiert (»single domain MCI« und »multiple domain MCI«), ergeben sich vier Kombinationsmöglichkeiten (»amnestic MCI single domain« usw.). Man spekuliert hier über unterschiedliche Krankheitsprozesse: MCI mit Gedächtnisstörung z. B. als Ausdruck der Alzheimer-Pathologie, während erhaltenes Gedächtnis eher für beginnende FTLD oder DLB sprechen könnte. Neuerdings wurden in der kolumbianischen PS-1-Familie zwei auch neuropsychologisch erfassbare MCI-Vorstufen (asymptomatic bzw. symptomatic preMCI) definiert (Acosta-Baena et al. 2011; Parra et al. 2010). *Auch rein subjektive Beeinträchtigungen*, ohne fassbare Korrelate, können Prodrom einer Demenz sein und sollten Verlaufskontrollen erwägen lassen (Jessen et al. 2010). In Abgrenzung anderer MCI Formen hat sich daher der Begriff des MCI »due to AD« herausgebildet. Diese MCI-Form sollte nur dann diagnostiziert werden, wenn für die Alzheimer Erkrankung typische Biomarker Veränderungen (z. B. Liquor Aß, tau und p-tau Spiegel) gefunden werden (Okamura et al. 2014; McKhann et al. 2011).

Für die Praxis ergibt sich ein zunehmendes Interesse für *verlaufsmodifizierende Studien* (Aisen et al. 2011) sowie für Prävention und Protektion (**Kap. D 8.3.3**). Zulassungen für eine medikamentöse MCI-Therapie gibt es bislang nicht. Für diese Patienten mit Nachweis einer Amyloidpathologie im Liquor oder PET als auch für asymptomatische Träger pathogener Alzheimer-Mutationen laufen inzwischen zahlreiche Interventionsstudien, unter anderem durch das Konsortium DIAN (»Dominantly inherited Alzheimer Disease«: www.dian-info.org/de).

## D 8.2 Epidemiologie und Verlauf

In Deutschland wird die Zahl der Demenzkranken auf etwa eine Million geschätzt, mit deutlicher Abhängigkeit vom Alter (DGPPN und DGN 2010). Bei den 65- bis 69-Jährigen betragen Prävalenz 1 % und Inzidenz 0,4 % und beide steigen rasch an – auf 23 % bzw. 6 % bei den 85- bis 89-Jährigen (Bickel 2000). Am häufigsten ist dabei eine Alzheimer Demenz anzunehmen, wobei deren Anteil unterschiedlich zwischen drei Vierteln und einem Drittel angegeben wird.

Für die Altersgruppe zwischen 45 und 65 Jahren ergab sich für das Demenz-Syndrom in einer englischen Studie eine niedrige Prävalenz von < 0,1 % (81 : 100 000), wobei ein Zehntel der Patienten sekundäre Demenzen zeigte (oft alkoholbedingt). Eine Alzheimer-Krankheit wurde bei diesen jüngeren Patienten in knapp 22 %, frontotemporale Lobärdegenerationen und vaskuläre Demenzen in jeweils etwa 16 % diagnostiziert, bei etwa 10 % schließlich Demenzen mit Parkinson-Symptomen, einschließlich DLB (Ratnavalli et al. 2002). Diese populationsbasierten Zahlen müssen mit Vorsicht interpretiert werden, da Studien mit genauer neurologischen Untersuchung eine deutlich höhere Prävalenz der Lewy-Körper assoziierten Demenzen zeigen (16–24 %) (Vann Jones und O'Brien 2014).

Für Geschlechtsunterschiede gibt es keine sicheren Hinweise. Dennoch stellen Frauen 70 % der Demenz-Kranken, da sie in der Altersbevölkerung überrepräsentiert sind (Bickel 2000).

### D 8.2.1 Alzheimer Demenz

Bei erheblichen individuellen Unterschieden wird die Dauer der Erkrankung um 5 bis 10 Jahre angegeben, bei sehr variablem Tempo der Progression (Doody et al. 2010). Alter, positive Familienanamnese und individueller ApoE-Genotyp sind nicht modifizierbare *Risikofaktoren*. Während das Erkrankungsrisiko in der allgemeinen Bevölkerung mit 5 % veranschlagt wird, liegt das Lebenszeitrisiko für Geschwister und Kinder eines an Alzheimer Erkrankten bei 19 %, mit einem ApoE–ε4-Allel bei 25–30 % (Lautenschlager et al. 1999). Als weitere Risikofaktoren gelten ein niedriges Bildungsniveau, Schädel-Hirn-Traumen, geringe körperliche Aktivität, systemisch entzündliche Ereignisse und Fettleibigkeit. Letztere sind allerdings beeinflussbar, ebenso wie arterielle Hypertonie, Hypercholesterinämie und Glukoseintoleranz, die im mittleren Lebensabschnitt stark ansteigen – mit einem deutlich erhöhten Risiko nicht nur für vaskuläre Demenz, sondern auch für Alzheimer (Luchsinger et al. 2005; Kivipelto et al. 2005; Heneka et al. 2015; Widmann und Heneka 2014).

### D 8.2.2 Lewy-Körper-assoziierte Demenzen (DLB, PDD)

Kognitive Störungen treten bereits früh im Verlauf der Parkinsonerkrankung auf, ohne dass es sich hier bereits um eine Demenz handelt. Ähnlich wie bei dem Frühstadium der Alzheimer Demenz spricht man auch bei Parkinson von MCI, in diesem Fall PD-MCI (Litvan et al. 2012). 15–20 % der Parkinsonpatienten haben bereits bei Diagnose ein PD-MCI, welches mit einem höheren Risiko für eine PDD verbunden ist. Bei Parkinson-Patienten nimmt die Prävalenz einer Demenz mit der Dauer der Erkrankung zu – nach 20 Jahren sind etwa 80 % dement (Hely et al. 2008). Lewy-Körper-assoziierte Demenzen treten meist sporadisch auf, aber können auch bei seltenen autosomal dominant vererbten Parkinsonsyndromen mit Mutationen im *SCA* und *LRRK2* Gen vorkommen. Ferner sind Mutationen im GBA-Gen ein Risikofaktor für eine Lewy-Körper assoziierte Demenz (Nalls et al. 2013). Ferner ist auch das APOE ε4 Allel, welches das Risiko für die Alzheimer Demenz erhöht, bei Lewy-Körper Demenzen vermehrt zu finden, während das APOE ε2 Allel das Risiko für diese Form der Demenz zu reduzieren scheint (Berge et al. 2014).

### D 8.2.3 Frontotemporale Lobärdegeneration

Typischerweise beginnt die Erkrankung in der sechsten Dekade (mit einer Spanne zwischen unter 30 und über 80 Jahren) und entwickelt sich langsam aus einem der fokalen Syndrome zur schweren generalisierten Erkrankung. Ihre Dauer liegt um sechs bis elf Jahre und die Prävalenz in der Gesamtbevölkerung wird mit um 3 : 100 000 angegeben (Rabinovici et al. 2010), im Alter von 45 bis 65 Jahren um 20 : 100 000 (Knopman et al. 2011).

### D 8.2.4 Vaskuläre Demenzen

Die Prävalenz in Europa wird mit 1 600 : 100 000 nach dem 65. Lebensjahr angegeben und steigt exponentiell mit dem Alter an, ohne Hinweise auf Geschlechtsunterschiede (Gorelick et al. 2011). Als 6-Jahres-Überlebensrate werden 12 % genannt, als mittleres Sterbealter 82 Jahre (Hebert et al. 1995).

### D 8.2.5 MCI

Eine aktuelle Studie zeigte in Deutschland bei Probanden von 50 bis 80 Jahren je nach Diagnosekriterium eine Prävalenz von 7 800–12 100 : 100 000 (Dlugaj et al. 2010). MCI geht mit einem erhöhten Risiko für die Entwicklung einer Alzheimer Demenz einher: Eine Metaanalyse ergab jährliche Raten zwischen 5 und 10 %, gleichzeitig zeigte sich aber auch, dass viele Menschen mit MCI im Langzeitverlauf keine Demenz entwickeln (Mitchell et al. 2009). Als Prädiktoren der sogenannten »Konversion« gelten unter anderem die Alzheimer-Biomarker (**Kasten D 8.5**). Laut z. B. PIB-PET werden MCI-Patienten mit Amyloid-Nachweis wesentlich wahrscheinlicher an Alzheimer erkranken als PIB-negative Patienten (Okello et al. 2009). Die Konversion vom MCI Stadium zur Alzheimer Demenz ist möglicherweise modifizierbar durch Einhalten einer sogenannten Mediterranen Diät und regelmäßiger körperlicher Bewegung (Scarmeas et al. 2009; Devanand et al. 2013). Positive Effekte körperlicher Aktivität bleiben jedoch nicht auf das MCI Stadium begrenzt, sondern wurden auch bei Alzheimer Patienten beobachtet (Winchester et al. 2013), bei denen ein zweistündiges Gehen pro Woche einen stabilisierenden Effekt auf den MMST zeigte.

## D 8.3 Therapeutische Prinzipien

Bei degenerativen Demenzen sind die in Tiermodellen beobachtete Reversibilität eingetretener Schäden und eine an der Pathophysiologie ansetzende Neuroprotektion noch unerfüllte Hoffnungen. Bei vaskulären Demenzen dagegen ist Protektion bereits heute wirksam. Hauptziel ist derzeit die *Verlangsamung des Krankheitsprozesses*, weiteres Ziel die *Gesunderhaltung der pflegenden Angehörigen*, u. a. durch Verringerung der bei über 90 % der Patienten vorhandenen Verhaltensstörungen. Aktuelle Leitlinien stammen von den deutschen Fachgesellschaften für Psychiatrie und für Neurologie (S3 Leitlinie »Demenzen« 2015).

### D 8.3.1 Neurodegenerative Demenzen

#### D 8.3.1.1 Alzheimer Demenz

Amyloid-Plaques enthalten als Hauptkomponente Amyloid-β (Aβ) aus 40 bis 42 Aminosäuren. Diese Peptide entstehen durch sequenzielle Prozessierung des Membranproteins APP (amyloid precursor protein), beginnend mit seiner extrazellulären Spaltung durch β-Sekretase (BACE). γ-Sekretase (vier Proteine, mit PS-1 als aktiver Komponente) spaltet den zurückbleibenden membrangebundenen Teil, wobei Aβ freigesetzt wird (Mattson 2004). Durch seine Tendenz zur Aggregation gilt vor allem Aβ42 als pathogenetisch bedeutsam. Die Aggregation zu Plaques geht mit einem langsam fortschreitenden Untergang von Nervenzellen und einer chronischen Neuroinflammation einher, welche durch aktivierte Mikroglia und reaktive Astroyzten charakterisiert ist (Heneka et al. 2015). Die Amyloid-Hypothese wurde durch die Entdeckung einer protektiven Mutation kürzlich nachhaltig gestützt: A673T, eine Mutation im Amyloid Precursor Protein (APP), führt zu einer um 25–50 % geringeren Amyloid-β-Produktion, welche in der isländischen deCODE-Studie auch homozygote Träger von APOE ε4 vor der Entwicklung einer Alzheimer Demenz schützte, ohne dass andere nachteilige Gesundheitseffekte nachweisbar waren (Johnsson et al. 2012). Veränderungen im Amyloid-Stoffwechsel lassen sich bei Patienten mit autosomal-dominanter Alzheimer-Erkrankung bereits 15–25 Jahre vor Symptombeginn nachweisen (Bateman et al. 2012). Ein ähnlicher Krankheitsverlauf wird auch für Patienten mit sporadischer Form der Alzheimer Krankheit angenommen. Eine frühzeitige medikamentöse Reduktion von Amyloid-β in dieser Größenordnung erscheint daher auch therapeutisch sinnvoll.

Die *Amyloid-Hypothese der Alzheimer-Entstehung* legt als therapeutischen Ansatz nahe, die Bildung von Aβ und seine Aggregation zu verhindern oder rückgängig zu machen.
Derzeitig befinden sich verschiedene Hemmer von BACE in der klinischen Testung. Eine andere Strategie nutzt Immunmechanismen: Im Tiermodell transgener Mäuse, die gegen Aβ »geimpft« werden, ist eine Abräumung von Aβ-Ablagerungen zu erzielen (Mattson 2004). Die erste Patienten-Studie mit aktiver Impfung gegen synthetisches Aβ (AN1792) wurde wegen Meningoenzephalitiden (etwa 5 % der Patienten) abgebrochen. Bei der Weiterentwicklung wird jetzt darauf geachtet, die Antigene so zu wählen, dass die Gefahr einer T-Zellaktivierung gemindert ist. Allerdings muss der Immunisierungsansatz noch besser verstanden werden: Wenngleich neun postmortal untersuchte Patienten keine relevanten Nebenwirkungen auf AN1792 gezeigt hatten und eine deutliche bis komplette Aβ-Reduktion erzielt wurde, so fand sich doch kein signifikanter Einfluss auf die kognitive Leistung oder Neurofibrillen-Pathologie (Holmes et al. 2008). Auch verschiedene Antikörper zur passiven Immunisierung befinden sich in Entwicklung (Mangialasche et al. 2010). Studien mit Bapineuzumab laufen noch, waren aber bisher nicht überzeugend (Salloway et al. 2009) (↔). Die bislang positivsten Daten wurde kürzlich mit dem Antikörper Aducanumab vorgestellt (Sevigny et al. 2016). Die Ergebnisse aktuell laufender Zulassungsstudien bleiben jedoch abzuwarten.
Zur Beeinflussung der Aβ-Entstehung verspricht die β-Sekretase/BACE als Angriffspunkt eher Erfolg (Klaver et al. 2010), während sich bei der γ-Sekretase-Hemmung aufgrund ihrer für die Signaltransduktion wichtigen Rolle die erwarteten Nebenwirkungen bestätigten: klinische Studien des Inhibitors Semagacestat wurden abgebrochen (http://clinicaltrials.gov/ct2/show/NCT00594568).
Substanzen zur Hemmung der Aggregation von Aβ und auch von Tau befinden sich weiter in der klinischen Testung, konnten bislang jedoch keine positiven Ergebnisse erbringen (Bulic et al. 2009; Mangialasche et al. 2010; Lovestone et al. 2015).

Die derzeit etablierte Therapie greift weit »distal« an, am Verlust von cholinergen Neuronen im Nucleus basalis Meynert und folgt der damit verbundenen *Hypothese des zentralen cholinergen Defizits*. Zur Verbesserung der Neurotransmission wurden Hemmstoffe der Cholinesterase entwickelt. Nach dem heute obsoleten Tacrin werden als zweite Generation mit geringeren cholinergen Nebenwirkungen Donepezil, Galantamin und Rivastigmin eingesetzt (↑↑). Auch bei schwerer Alzheimer Demenz bestehen günstige Effekte (Winblad 2009) (↑). Beim ebenfalls zugelassenen *Glutamat-Antagonisten* Memantin (↑↑), der NMDA-Rezeptoren beeinflusst, gilt als Wirkprinzip, dass die Glutamatrezeptoren tonisch überaktiviert sind und diese diskrete aber chronische Überaktivierung zu funktioneller Schädigung und letztlich Tod der Nervenzellen beiträgt (Parsons et al. 2007). Das therapeutische Konzept einer Beeinflussung der Neurotransmission gilt auch für verschiedene, noch in der Entwicklung befindlichen Präparate (Mangialasche et al. 2010).

*Bei fehlendem Wirkungsnachweis bzw. Hinweisen auf vermehrte Risiken werden nicht empfohlen* (↓): nicht-steroidale Antiphlogistika, Hormonersatztherapie bei postmenopausalen Frauen sowie Piracetam, Nicergolin, Hydergin, Lecithin, Nimodipin und Cerebrolysin. Antioxidantien: Früher vermutete Effekte von Selegilin blieben unbestätigt, von Vitamin E wird mittlerweile abgeraten (↓). Für Ginkgo und andere Pflanzenextrakte wurde ein Wirksamkeitsnachweis bislang nicht erbracht (DGPPN und DGN 2010). Insbesondere konnte kein Nachweis einer verlaufsmodifizierenden Wirkung von Ginkgo erbracht werden (↓) (Vellas et al. 2012).
Trotz hoher Erwartungen zeigte sich auch Simvastatin nicht wirksam (Sano et al. 2011) (↓).

### D 8.3.1.2 Lewy-Körper-assoziierte Demenzen (DLB, PDD)

Bei der DLB besteht ein cholinerges Defizit, das noch deutlicher als bei Alzheimer Demenz ausgeprägt ist. Eine randomisierte Therapiestudie fand bei DLB einen günstigen Effekt von Rivastigmin auf Kognition und Verhalten (McKeith 2002) (↑). Studien mit Memantin zeigten positive Effekte in der globalen klinischen Einschätzung und der Aufmerksamkeit (Aarsland et al. 2009) sowie auf psychiatrische Symptome (Emre et al. 2010) (↑), für Donepezil bestehen Hinweise für eine Wirksamkeit auf Kognition, den klinischen Gesamteindruck und Verhaltenssymptome (Mori et al. 2012). Für die antidementive Behandlung der Lewy-Körperchen-Demenz existiert derzeit allerdings keine zugelassene oder ausreichend belegte Medikation.
Auf die bei der DLB häufig auftretenden REM-Schlaf-Verhaltensstörungen wirkt sich möglicherweise nicht nur Clonazepam (erste Wahl, dabei aber Problem der Sedierung und gesteigerte Tagesmüdigkeit) günstig aus, sondern auch Cholinesterase-Inhibitoren und Memantin (Ringman et al. 2000; Aarsland et al. 2009) (↑).
Depression und Angst lassen sich aufgrund klinischer Erfahrung und offener Studien oft erfolgreich und nebenwirkungsarm mit selektiven Serotonin- oder Serotonin-Noradrenalin-Wiederaufnahmehemmern (SSRIs bzw. SNRIs) behandeln (↔). Kürzlich wurde allerdings dieser Eindruck, wenigstens für Alzheimer-Kranke, in einer systematischen Untersuchung in Frage gestellt (Banerjee et al. 2011) (vgl. **Kap. D 8.4.3**).
Bei motorischen Symptomen (wie Rigor, Tremor, Bradykinese) kann ein Versuch mit Levodopa unternommen werden, wobei das Ansprechen meist deutlich schlechter ist als bei der idiopathischen Parkinson-Erkrankung und die Aufdosierung aufgrund des Nebenwirkungsrisikos (z. B. Psychose) vorsichtig erfolgen soll (↔). Dopaminagonisten sollten aufgrund möglicher kognitiver Verschlechterung nicht verabreicht werden (↓).
Bei der *PDD* findet sich ein der DLB vergleichbares cholinerges Defizit. Eine mäßige Besserung der kognitiven Leistung und der klinischen Einschätzung zeigte sich unter Rivastigmin (Emre et al. 2004) (↑), welches als Kapsel bei dieser Form der Demenz zugelassen ist (S3-LL Demenzen). Ferner gibt es Hinweise von Donepezil auf Kognition und

klinischen Gesamteindruck (Rolinski et al. 2012), während Memantin keinen Effekt zu haben scheint (Emre et al. 2010) (↓).

### D 8.3.1.3 Frontotemporale Lobärdegeneration

Es existiert keine zugelassene krankheitsmodifizierende Therapie für FTDL. Zur Behandlung von Wesensveränderungen werden aufgrund der *Reduktion der kortikalen Serotonin-Bindung* (Franceschi et al. 2005) SSRIs und SNRIs verwendet (Kaye et al. 2010; Rabinovici et al. 2010). Dabei bestehen unter Trazodon günstige Verhaltenseffekte, mit Paroxetin kommt es eher zu ungünstigen Ergebnissen (↔). Da ein zentrales cholinerges Defizit bei FTLD nicht eindeutig ausgeschlossen und die sichere Alzheimer-Abgrenzung bisher kaum möglich ist, können Cholinesterase-Hemmer probatorisch eingesetzt werden (↔). Für Rivastigmin gibt es Hinweise für eine günstige Wirkung auf das Patientenverhalten und die Belastung der Angehörigen (Moretti et al. 2004) (↔). Galantamin ergab zwar bei progredienten Aphasien einen positiven Trend, war aber bei bvFTD unwirksam (Kertesz et al. 2008) (↔). Unter Donepezil kam es in einer kleinen Studie zu einer Verschlechterung der Verhaltensstörungen (Mendez, Shapira et al. 2007) (↔). Eine kleine randomisierte Therapiestudie mit Memantine bei 81 Patienten mit frontotemporaler Demenz zeigte gegenüber Placebo keine Wirkung (Boxer, Knopman et al. 2013) (↔). Oxytocin, intranasal an 20 Patienten, mit bvFTD, ergab laut Angehörigen-Eindruck einen kurz dauernden positiven Verhaltenseffekt (Jesso et al. 2011) (↔).
Die Heterogenität der Krankheitsgruppe bedingt, dass man für den jeweiligen molekularen Mechanismus nach eigenen Therapiekonzepten suchen muss. Am weitesten fortgeschritten ist dies momentan dort, wo Progranulin pathogenetisch eine Rolle spielt (Le Ber et al. 2008): Experimentell kann der Progranulingehalt kultivierter Zellen durch gebräuchliche Pharmaka, u. a. Chloroquin, normalisiert werden (Capell et al. 2011; Cenik et al. 2011).

## D 8.3.2 Vaskuläre Demenzen

*Drei hauptsächliche Hypothesen* versuchen, die Entstehung der Demenz bei ischämischen Läsionen zu erklären (Loeb et al. 1996). Nach der *Summationstheorie* führen mehrere große Schlaganfälle zum Untergang einer kritischen Masse von Gewebe. Beim *strategischen Infarkt* führen kleine Läsionen zu schweren Ausfällen, wenn sie kritische Leitungsbahnen oder bilateral homologe Strukturen (z. B. paramedianer Thalamus) schädigen. Nach der *Theorie der diffusen Schädigung* zerstören viele kleine, disseminierte Läsionen in ihrer Gesamtheit eine kritische Gewebemasse. Grundsätzlich gilt, dass eine Reduktion ischämischer Schäden in der Akutphase die Gefahr der Entwicklung einer vaskulären Demenz mindert. Als beste präventive Strategien sind daher die suffiziente Hirninfarkttherapie und die Sekundärprophylaxe anzusehen.

Eine Reihe von Studien verweist auf *Defizite an Neurotransmittern*, am konsistentesten von Acetylcholin. Cholinerge CA1-Neurone im Hippocampus und die kortikalen Projektionen des Nucleus basalis gelten als besonders vulnerabel. Es gibt Hinweise für eine Wirksamkeit von Cholinesterasehemmern und Memantin (Gorelick et al. 2011) (↑).

## D 8.3.3 Demenz-Prävention, Behandlung bei MCI

*Körperliche/sportliche Aktivität*, insbesondere im mittleren Lebensalter, mindert das Demenz-Risiko (Lautenschlager et al. 2012; Etgen et al. 2010) (↔). In der Studie »ACTIVE«, mit Interventionen im Sinne der *Erwachsenenbildung*, fanden sich Hinweise auf eine über fünf Jahre nach dem Training fortbestehende kognitive Leistungsverbesserung, auch bei MCI (Unverzagt et al. 2009) (↔). Im Vergleich zu unbehandelten MCI-Probanden (Warteliste) verbesserte ein spezifisches *Gedächtnistraining* die Leistungen für mindestens 4 Monate (Kinsella et al. 2009). Untersuchungen an einer Risikopopulation zeigte in der kürzlich publizierten »FINGER-Studie«, dass eine multimodale Intervention mit Bewegung, Diät, kognitivem Training und einer Kontrolle der Gefäßrisikofaktoren vor kognitivem Leistungsabfall schützt (Ngandu 2015).
Es gibt nachhaltige Hinweise, dass ein bestimmtes *Ernährungsverhalten* (u. a. Konsum von Fisch, mediterrane Diät) vor Demenz schützt (Féart et al. 2009; Morris et al. 2010; Devanand et al. 2013) (↔). Selbst wenn sich keine direkte Empfehlung ableiten lässt, sollte man eine allgemein ausgewogene Diät bevorzugen und gesättigte Fettsäuren meiden sowie Übergewicht und andere Gefäßrisikofaktoren reduzieren (de Toledo Ferraz Alves et al. 2010). Eine Fettstoffwechselstörung als Risikofaktor und Risikominderung durch Lipidsenker sind weiter in der Diskussion (Fonseca et al. 2010) (↔). Nach den Syst-Eur- und PROGRESS-Studien lässt sich durch *konsequente antihypertensive Behandlung* das Demenz-Risiko deutlich senken (Gorelick et al. 2011) (↑).
Bei MCI zeigten weder Donepezil noch Galantamin allein kognitive Effekte (Winblad et al. 2008; Doody et al. 2009) (↓). Patienten mit amnestischem MCI zeigten jedoch eine einen kognitiven Nutzen in einer Kombinationsstudie von Galantamin und Memantin (Peters et al. 2012). Hinweise, dass eine duale Behandlung mit einem Acetylcholinesterase-Hemmer und Memantin der Einzelbehandlung hinsichtlich kognitiver und behaviouraler Störungen überlegen ist, kommt im Wesentlichen von Studien an Alzheimer Patienten (Schmidt et al. 2015; Yoon et al. 2015, ). Diese positiven Effekte zeigen sich bis hin zu einer Kosten-Nutzen Analyse (Saint-Laurent Thibeault 2015). Eine wirksame Pharmakotherapie des Konversionsrisikos bei MCI ist aktuell nicht bekannt. Vitamin E zeigte keinen Nutzen bei »amnestic MCI« (Petersen et al. 2005) (↓) und auch $B_6$, $B_{12}$ sowie Folsäure bewirken keine kognitive Verbesserung (Balk et al. 2007) (↓).

# D 8.4 Pragmatisches Vorgehen

## D 8.4.1 Suche nach behandelbaren Ursachen

Nach Feststellung des Demenz-Syndroms steht die Suche nach behandelbaren Ursachen im Vordergrund (**Kasten D 8.12**).

Ausführliche Eigen- und Fremdanamnese und eine detaillierte neurologische und internistische Untersuchung sind unverzichtbar. Für die gewissenhafte Medikamentenanamnese spricht, dass in einer Studie etwa ein Drittel der Patienten mit den die Demenz verschlechternden Anticholinergika behandelt worden war (Carnahan et al. 2004). An Zusatzuntersuchungen sind *Blut- und Liquordiagnostik* (mit Lipidprofil als vaskulärem Risikofaktor und den Liquormarkern Gesamt-Tau, p-Tau und Aβ42) notwendig. Ferner ist bei jedem Patienten eine *Bildgebung des Gehirns* (cMRT mit T1, T2, Diffusionswichtung und T2* als Standarduntersuchung; cCT als Minimalanforderung) zu fordern. Wünschenswert ist ebenfalls eine Darstellung der Glucoseutilisation mit Hilfe des FDG-PET und die Visualisierung der zerebralen Amyloid Ablagerung mit einem Aß-Liganden (z. B. Fluorbetapir, Fluorbetaben).
Nach therapierbaren Grundkrankheiten muss mit Nachdruck gesucht werden (**Kasten D 8.12**). Hierzu gehören insbesondere: Avitaminosen, Hyperkalzämie und Schilddrüsenstörungen, weiterhin entzündliche Erkrankungen wie Lyme-Borreliose, Neurosyphilis und limbische Enzephalitis. Zur Abgrenzung der infausten Creutzfeldt-Jakob-Krankheit sind EEG, cMRT sowie Protein 14–3–3 und Tau (exzessiv erhöht, dabei nur mäßig hohes pTau; Riemenschneider et al. 2003) im Liquor hilfreich.
Die Bestimmung der CK und der alkalischen Phosphatase sowie von Progranulin gibt Hinweise auf die FTLD-Unterformen bei VCP- und Progranulin-Mutationen, wo gezielte Interventionen entwickelt werden.

Wenn eine sekundäre Demenz weitgehend ausgeschlossen ist, sollte man aus klinischem und psychometrischem Befund, Verlauf, Bildgebung und Liquordiagnostik die Form der anzunehmenden primären Neurodegeneration genauer eingrenzen.

**Kasten D 8.12:** Paraklinische Untersuchungen beim Demenz-Syndrom, insbesondere zur Erkennung der Ursachen sekundärer Demenzformen

**Blutchemie**
- Na, K, Kalzium, Blutzucker, Kreatinin, Harnstoff, Transaminasen
- Vitamine $B_1$, $B_6$, $B_{12}$, Folsäure, Homocystein
- Cholesterin, Triglyzeride
- Lipoprotein-Analyse
- TSH, T3, T4
- BKS, CRP
- Lyme- und Lues-Serologie
- evtl. Rheuma-Serologie, Vaskulitis-Serologie
- evtl. Antikörper paraneoplastischer Syndrome (Anti-Hu u. a.)
- evtl. Spiegel von Medikamenten und toxischen Substanzen

**Liquor**
- Zellzahl
- Reiber-Schema und oligoklonale Banden

**Bildgebung**
- cCT, besser cMRT (inklusive T2*-Sequenzen: Mikroblutungen?)
- evtl. Thorax-Röntgen
- evtl. Tumorsuche (v. a. Lunge, Hoden, Mamma)

**Funktionsuntersuchungen**
- Dopplersonographie
- EKG
- EEG

**Verfahren zum Versuch der Differenzierung zwischen primär neurodegenerativen Demenzen**
- detaillierte Neuropsychologie
- koronare Schnittführung im cMRT
- Blutspiegel von CK, alkalischer Phosphatase, Progranulin
- Amyloid- und Tau-Protein im Liquor
- Bildgebung des zerebralen Stoffwechsels (z. B. FDG-PET)
- Amyloid-Bildgebung (z. B. PIB-PET)
- Bildgebung des dopaminergen Systems (z. B. FP-CIT-SPECT)
- DNS-Asservierung (Diagnostik derzeit möglich z. B. für APP, Präseniline, Progranulin, ApoE, Tau, C9orf72, Neuroserpin, Notch3, VCP, CHMP2B, Huntington)

## D 8.4.2 Pharmakotherapie kognitiver Störungen

Die Behandlung sollte auf den Schweregrad bezogen und *Teil eines Gesamtkonzepts* sein, das auch die nicht-kognitiven Symptome und die psychosoziale Situation sowohl der Patienten als auch der Angehörigen berücksichtigt.
*Hemmstoffe der zentralen Cholinesterase*: Diese Substanzklasse wird zur Therapie der leichten bis mittelschweren Alzheimer Demenz empfohlen (Deuschl et al. 2016) (B). Donepezil ist von der amerikanischen Food and Drug Administration auch für die schwere Alzheimer Demenz zugelassen (B). Günstige Effekte der Cholinesterase-Hemmer scheinen in allen Alzheimer-Stadien und auch deutlich jenseits des anfänglich untersuchten Halbjahres-Zeitraums zu bestehen. Für die vaskuläre Demenz ist in Europa und den USA derzeit keine der Substanzen zugelassen, sehr wohl jedoch für die nicht seltene gemischte Demenz (Alzheimer- und vaskuläre Veränderungen: Vorgehen wie bei Alzheimer; Deuschl et al. 2016).
Pragmatisch sollte eine Behandlung über sechs Monate erfolgen. Als Faustregel ist eine Verbesserung bei etwa 40 % der Patienten zu erwarten, weitere 40 % bleiben stabil und bei etwa 20 % kommt es unter der Behandlung zu einer Verschlechterung (van Puyvelde und Mets 2011). Danach ist das weitere Vorgehen individuell festzulegen. Bei guter Verträglichkeit sind medizinische Gründe zum Absetzen der Medikation schwer vorzubringen. Auch bei einer Langzeitbehandlung und klinischer

Progredienz ins mittlere und schwere Krankheitsstadium ist ein Absetzen von Acetylcholinesterase-Hemmern mit dem Risiko einer klinischen Verschlechterung assoziiert. Ein Absetzversuch sollte daher nur unternommen werden, wenn begründete Zweifel an einem günstigen Verhältnis aus Nutzen und Nebenwirkungen bestehen (C). Im Falle solcher Zweifel kann das Umsetzen auf einen anderen Acetycholinesterase-Hemmer erwogen werden (B).

Gemeinsam ist Donepezil, Galantamin und Rivastigmin das dosisabhängige Profil der cholinergen Nebenwirkungen, die eine langsame Aufdosierung erfordern und die als therapeutisch angesehene Dosis nicht immer erreichen lassen. Gegebenenfalls ist die Aufdosierung zu verlangsamen, eventuell auch das Präparat zu wechseln. Grundsätzlich gilt, dass die höchste verträgliche Dosis angestrebt werden sollte (A). Eine eindeutige Empfehlung zum Vorzug eines der Präparate oder zum Wechsel untereinander bei Therapieversagen ist derzeit nicht möglich (Lockhart et al. 2009). Die Auswahl eines Acetylcholinesterase-Hemmers sollte sich daher primär am Neben- und Wechselwirkungsspektrum orienterien (B). Vorteilhaft kann aber die transdermale Applikation sein: Im direkten Vergleich zu oralem Rivastigmin (12 mg/Tag) traten unter Pflaster bei 10–20 % lokale Hautirritationen auf, dabei waren Übelkeit und Erbrechen um zwei Drittel vermindert (Winblad et al. 2007). Das Auftreten von Übelkeit und Erbrechen wird bei oralem Rivastigmin und Galantamin in den aktuellen Fachinformationen (www.fachinfo.de) in mehr als 10 % angegeben, bei Rivastigmin-Pflaster ebenso wie bei oralem Donepezil in 1–10 %. Ebenfalls mit 1–10 % wird eine Vielzahl weiterer Nebenwirkungen, einschließlich Appetitminderung und Durchfall, genannt, sowie bei Donepezil Urininkontinenz (kasuistisch bei allen Substanzen). Selten ist das Pisa-Syndrom, eine nach Absetzen reversible Rumpf-Dystonie (Huvent-Grelle et al. 2007). Schwerwiegende Medikamenten-Interaktionen scheinen selten, eine cholinerge Überdosierung, besonders mit zentralnervösen oder kardialen Nebenwirkungen, muss aber bei gleichzeitiger Gabe von Psychopharmaka oder Antiarrhythmika (einschließlich Digoxin) bedacht werden (Bentué-Ferrer et al. 2003). Urologische Präparate: s. u.

Die Präparate unterscheiden sich nach Einmal- oder Zweimalgabe, Verfügbarkeit auch als Tropfen und Pflaster sowie dem Zeitplan der Aufdosierung (**Tab. D 8.2**).

*Donepezil* wird anfangs mindestens einen Monat lang abends vor dem Schlafengehen (5 mg) gegeben, bevor man auf die Höchstdosis verdoppelt. Zu lebhafte Träume kann man durch Verlagerung der Einnahme auf den Morgen vermeiden. Bei Galantamin erfolgt die Dosissteigerung in drei Schritten (8 mg, 16 mg, 24 mg). Rivastigmin soll 2 × täglich zu den Mahlzeiten eingenommen werden und kann, beginnend bei 1,5 mg, in Einzelschritten individuell bis zur Maximaldosis (2 × 6 mg) titriert werden, eventuell auch langsamer als vorgeschlagen. Klinisch wesentlich nebenwirkungsärmer ist die Behandlung mit dem Pflaster: beginnend mit 4,6 mg/Tag wird nach 4 Wochen oder später auf die empfohlene wirksame Dosis (9,5 mg/Tag) erhöht. Bei guter Verträglichkeit dieser Behandlung über einen Zeitraum von 6 Monaten kann danach auf eine Dosis von 13,3 mg/Tag erhöht werden. Diese weitere Aufdosierung hat sich in klinischen Studien als wirksam erwiesen und sollte beim Ausbleiben von Nebenwirkungen angestrebt werden (Cummings et al. 2012; Molinuevo et al. 2015). Rivastigmin ist auch zugelassen für PDD (B), nicht aber für LBD, wiewohl dort Hinweise auf Wirksamkeit auf das Verhalten bestehen (DGPPN und DGN 2010) (C).

*Memantin* (z. B. Axura®, Ebixa®) ist für mittelschwere und schwere Alzheimer Demenz zugelassen und zeigt eine Wirksamkeit auf Kognition, Alltagsfunktion und den klinischen Gesamteindruck bei Patienten mit moderater bis schwerer Alzheimer Demenz (B), scheint aber auch bei vaskulärer Demenz (DGPPN und DGN 2010) (C) und bei DLB wirksam (Aarsland et al. 2009; Emre et al. 2010). Bei leichtgradiger Alzheimer Demenz ist eine Wirksamkeit von Memantin nicht belegt. Eine Behandlung von Patienten in diesem Stadium kann daher nicht empfohlen werden (A). Die Behandlung wird mit einer Tagesdosis von 5 mg morgens begonnen (10 Tropfen oder eine halbe Tablette zum Essen oder nüchtern) und wochenweise um 5 mg bis zur Höchstdosis (2 × 10 mg pro Tag) gesteigert (praktisch als »Starterpackung«). Auf eine ausreichende Nierenfunktion ist zu achten. Die maximale Tagesdosis ist an der Kreatininclearance auszurichten (**Tab D 8.2**). Nebenwirkungen im 1–10 %-Bereich sind: Kopfschmerzen, erhöhter Blutdruck, Schläfrigkeit, Verstopfung und Schwindel (www.fachinfo.de). Bei Niereninsuffizienz ist die Dosis anzupassen. Kombinationen mit anderen Glutamat-Antagonisten wie Amantadin, Ketamin oder Dextromethorphan (meist Hustensäfte) sollte man vermeiden, bei Phenytoin und Warfarin sorgfältig entscheiden.

Die Daten zu einer Kombinationstherapie mit Memantin bei Patienten im Stadium der schweren Alzheimer Demenz, die bereits Doenpezil erhalten, ist widersprüchlich. Eine Kombinationstherapie kann erwogen werden (C). Im Falle einer solchen Kombinationstherapie mit einem der oben genannten Acetylcholinesterase-Hemmern und Memantin wird letzteres in der Regel als zweites Medikament eingesetzt und mit der Starterpackung (s. o.) eindosiert. Auch wenn im Alltag keine wesentlichen Nebenwirkungen dieser dualen antidementiven Therapie beobachtet werden, ist eine sorgsame klinische Überwachung und ggf. Rücksprache mit dem Patienten zu empfehlen.

*Gingko.* Das Gingko biloba Extrakt 761 ist zur symptomatischen Behandlung von »hirnorganisch bedingten geistigen Leistungseinbußen bei demenziellen Syndromen« zugelassen. Die Ergebnislage ist jedoch inkonsistent und nicht überzeugend hinsichtlich einer klinisch-relevanten Wirksamkeit. Gingko biloba reduzierte in einer großen randomisierten Therapiestudie mit über 3 000 Teilnehmern nicht das Risiko einer Progression subjektiver Gedächtnisstörungen zur Alzheimer Demenz (Vellas et al. 2012) (↓). Aufgrund von Hinweisen auf eine erhöhte Blutungsneigung, z. B. in Kombination mit einem von Willebrand-Jürgens-Syndrom oder der gleichzeitigen Einnahme von Acetlysalicylsäure (Aspirin) wird eine eingehende Gerinnungsanamnese empfohlen (Deuschl et al. 2016).

**Tab. D 8.2:** Pharmakotherapie kognitiver Störungen bei Alzheimer Demenz (alle Empfehlungsgrad B: DGPPN und DGN 2010)

| Substanzklasse | Wirkstoff | Initialdosis (pro Tag) | Steigerung | Maximaldosis (pro Tag) | Anmerkung |
|---|---|---|---|---|---|
| Cholinesterase-Hemmer (auch bei PDD und DLB wirksam) | Donepezil | 5 mg Tablette abends | nach 4 Wochen um 5 mg | 10 mg abends | auch als Schmelztablette erhältlich |
| | Galantamin | 8 mg Kapsel morgens | nach je 4 Wochen um 8 mg | 24 mg morgens | auch als Tropfen (2 × tgl.) möglich |
| | Rivastigmin | 2 × 1,5 mg Kapseln | nach je 2 Wochen um 2 × 1,5 mg | 2 × 6 mg | auch als Pflaster (4,6 mg/d, nach 4 Wochen 9,5 mg/d) oder Tropfen (2 × tgl.) möglich<br>nach 6 Monaten Therapie mit 9,5 mg/d Aufdosierung auf 13,3 mg/d |
| Glutamat-Antagonist (auch bei DLB und VaD wirksam) | Memantin | 5 mg Tablette morgens | nach je einer Woche um 5 mg | 20 mg bei Kreatininclearance > 50 ml/min<br>10 mg, nach 7 Tagen 20 mg bei Kreatininclearance 30–49 ml/min<br>10 mg bei Kreatininclearance 5–29 ml/min | auch als Tropfen (2 × tgl.) möglich |

*Andere Therapeutika.* Eine Therapie der Alzheimer Demenz mit Vitamin E wird wegen mangelnder Evidenz für eine Wirksamkeit und aufgrund von des Nebenwirkungsrisikos nicht empfohlen (A). Es gilt jedoch der generelle Grundsatz, dass Mangelzustände behandelt werden müssen. Es gibt weiterhin keine überzeugenden Hinweise auf die Wirksamkeit von nicht-steroidalen Antirheumatika (NSAR, Rofecoxib, Naproxen, Diclofenac, Indomethacin), eine Behandlung wird daher nicht empfohlen (A). Aufgrund mangelnder Evidenz für eine Wirksamkeit von Piracetam, Nicergolin Hydergin, Phosphatidylcholin (Lecithin), Nimodipin, Cerebrolysin und Selegilin bei Patienten mit Alzheimer Demenz wird eine Behandlung mit diesen Medikamenten nicht empfohlen (A) (Deuschl et al. 2016). Einige Fragen zur medikamentösen Therapie bei Alzheimer Demenz sind bislang unzureichend geklärt, dies betrifft u. a. die Therapiekontrolle, exakte Definitionen des individuellen Therapieerfolgs sowie die Dauer der Behandlung. In Analogie zu anderen chronischen Erkrankungen kann man halbjährliche Kontrollen empfehlen. Gründe für ein Absetzen können sich aus der negativen Bewertung des Verhältnisses von Nutzen zu Nebenwirkungen sowie aufgrund des mutmaßlichen Patientenwillens ergeben.

## D 8.4.3 Pharmakotherapie nicht-kognitiver Störungen

Für Demenz-assoziierte Verhaltensstörungen (BPSD: »behavioural and psychological symptoms of dementia«) gelten Antidementiva als Pharmaka der ersten Wahl: Global werden Verhaltenssymptome durch die Therapie mit Galantamin und Donepezil bei leichter bis mittelschwerer Alzheimer Demenz positiv beeinflusst. Bei mittelschwerer bis schwerer Demenz gibt es bislang keine überzeugenden Hinweise für eine Wirksamkeit von Acetylcholinesterase-Hemmern. Memantin beeinflusst die Verhaltenssymptome bei moderater bis schwerer Alzheimer Demenz. Trotz unzureichender Evidenz und erheblichem Nebenwirkungspotenzial werden leider noch oft klassische Neuroleptika eingesetzt. Die beste Evidenz existiert für Olanzapin und Risperidon, die aber mit einem erhöhten Schlaganfallrisiko (Sink et al. 2005) und, wie auch die anderen atypischen Neuroleptika, mit einer erhöhten Todesrate assoziiert sind (Schneider et al. 2005). Bei Risperidon wurde die Indikation auf Aggressivität mit Gefährdungspotenzial eingeschränkt. Bei psychotischen Symptomen oder Aggressivität dementer Patienten sollten Neuroleptika grundsätzlich niedrig dosiert und zeitlich begrenzt eingesetzt werden. Es besteht wahrscheinlich das Risiko einer beschleunigten kognitiven Verschlechterung durch die Behandlung von Demenzpatienten mit Antipsychotika, über welches Patienten und rechtliche Vertreter aufzuklären sind. Grundsätzlich sollte die Behandlung mit der geringmöglichen Dosis über einen möglichst kurzen Zeitraum erfolgen. Insbesondere bei DLB wird vor ihnen gewarnt (McKeith et al. 2005), hier sind Clozapin oder Quetiapin einsetzbar (Deuschl et al. 2016).

*Benzodiazepine* können bei ängstlicher und intermittierender Agitiertheit kurzzeitig niedrig dosiert werden (C). Mögliche Sedierung, Ataxie und paradoxe Enthemmung sind zu beachten. Benzodiazepine kommen insbesondere bei DLB in Betracht, da hier selbst für atypische Neuroleptika erhebliche Nebenwirkungen berichtet wurden. Vorzuziehen sind Präparate mit kurzer Halbwertzeit wie Lorazepam (1–2 mg), auch in der rasch wirksamen Form (Tavor expidet®). Zopiclon (7,5 mg) oder Zolpidem (10 mg) eignen sich bei Schlafstörungen (C). Schließlich kann Clomethiazol bei Agitiertheit in einer Dosierung von ein bis zwei Kapseln (192–384 mg) verwendet werden (C). Verstärkte Bronchialsekretion und kurze Halbwertszeit (zwei bis drei

Stunden) müssen beachtet werden. Generell sollten jedoch bei Lewy-Körper assoziierten Demenzen bei nächtlicher Unruhe und insbesondere bei Anzeichen für Halluzinationen und Psychosen atypische Neuroleptika gegeben werden. Hier wird in der klinischen Praxis häufig zunächst Quetiapin dem wirksameren Clozapin vorgezogen, da bei letzterem die regelmäßigen Blutbildkontrollen im Alltag häufig schwierig umzusetzen sind. Insgesamt reagieren viele Patienten mit Lewy-Körper assoziierten Demenz häufig mit starker Sedierung, so dass die atypischen Neuroleptika sehr vorsichtig eindosiert werden müssen (z. B. 6,25 mg Clozapin bei DLB).
Auch zur *Pharmakotherapie depressiver Störungen* bei Demenz gibt es wenige Studien. Trizyklische Antidepressiva führen zu unerwünschten anticholinergen Effekten (orthostatische Hypotonie, Reizleitungsstörungen, Verstärkung kognitiver Defizite) und dürfen insbesondere bei DLB und PDD nicht verabreicht werden. Selektive Serotonin-Wiederaufnahmehemmer (SSRI) sind eher geeignet (C). Citalopram sollte initial niedrig mit 10 mg dosiert und im Verlauf vorsichtig erhöht werden (Sink et al. 2005). Eine Überlegenheit von Mirtazapin oder Citalopram zur antidepressiven Therapie gegenüber Placebo konnte allerdings in einer systematischen Studie nicht nachgewiesen werden (Banerjee et al. 2011).

## D 8.4.4 Weitere therapeutische Aspekte

*Anticholinergika* verschlechtern die kognitiven Leistungen und sollen vermieden werden (Campbell et al. 2009), hierzu gehören die bei *Urininkontinenz* verordneten Präparate Oxybutynin (z. B. Dridase®) und Tolterodin (Detrusitol®) (Sink et al. 2008). Darifenacin (z. B. Emselex®), Solifenacin (Vesikur®) und Trospiumchlorid (z. B. Spasmo-Urgenin®) scheinen günstiger (Kay et al. 2008; Pagoria et al. 2011).
Unter den beeinflussbaren *Begleiterkrankungen bei vaskulärer Demenz* sei besonders an Depression und Herzinsuffizienz erinnert. Viele Patienten erkranken nach einem Schlaganfall nicht nur an einer Demenz, sondern auch an einer Depression (umgekehrt beginnt die Demenz häufig mit depressiven Symptomen). Bei entsprechendem Verdacht wird daher eine *antidepressive Therapie* empfohlen (A). Durch die *Behandlung einer begleitenden Herzinsuffizienz* (A) kann es zu einer Besserung des Allgemeinbefindens und der Symptome einer vaskulären Demenz kommen. Die diuretische Therapie sollte vorsichtig erfolgen, um eine Exsikkose mit sekundärer Verschlechterung der Hirnleistung zu vermeiden.
Daneben muss der Arzt auf potenziell riskante Tätigkeiten aufmerksam machen. Dies gilt insbesondere für das *Autofahren,* das immer wieder nachgefragt und zu dessen Einstellung (z. B. Abgabe von Fahrzeug und/oder Führerschein) bei erkennbarer Gefährdung geraten werden sollte (A). Selbsteinschätzungen sind nicht aussagekräftig, wohingegen Demenz-Schweregrad, Einschätzung des Fahrverhaltens durch Bezugspersonen, Auftreten von Fahrfehlern oder Unfällen, reduzierte Fahrleistung und aggressives oder impulsives Verhalten sinnvolle Indikatoren sind (Iverson et al. 2010). Aufgrund der erheblichen Gefährdung sind frontotemporale Demenzen strikter als die Alzheimer Demenz zu beurteilen und ggf. ist auch auf Führerscheinentzug zu drängen (Ernst et al. 2010). Technische Überwachungsvereine bieten psychologische Eignungstests an und können als Instanz außerhalb der Arzt-Patienten-Beziehung empfohlen werden. Im Beratungsgespräch sollten die Themen Beantragung einer Pflegestufe, Ordnung von Rechtsgeschäften, einschließlich Einrichtung einer Betreuung, und auch das *Thema der postmortalen Hirnspende* nicht vernachlässigt werden.
Leider sind die Möglichkeiten einer gleichmäßigen Versorgung der Kranken in den sehr unterschiedlichen Lebensumwelten (Leben in der Familie, Tagkliniken, Altenheime) limitiert, ebenso die Verfügbarkeit *nicht-medikamentöser Verfahren* wie Kunst- und Verhaltenstherapie, die die Leistungs- und Erlebnisfähigkeit der Patienten stützen können. Diese Therapieformen sind bisher kaum angemessen untersucht, können aber empfohlen werden (DGPPN und DGN 2010). Speziell hinsichtlich der *Kunsttherapie* ist zu erwähnen, dass Demenz-Kranke auch anspruchsvolle Fertigkeiten und Kenntnisse über lange Zeit bewahren und sogar neue Talente entwickeln können (Fornazzari 2005).
*Kognitive Trainingsverfahren* sind bisher unzureichend untersucht (Kurz et al. 2011). Auf jeden Fall zweckmäßig sind *psychoedukative Programme,* die auf das Leben mit Demenz vorbereiten (z. B. »Selbst-Erhaltungs-Therapie«; Romero 2004). Die *Mitbetreuung von Angehörigen und von Pflegenden* ist wesentlich und verbessert die Situation der Patienten (Mantovan et al. 2010). Eine Studie mit intensivierter Angehörigenbetreuung ergab – wohl aufgrund der Tatsache, dass diese ihre Belastung realistischer einzuschätzen lernten – frühere Heimeinweisungen als erwartet (Kurz et al. 2010).

### Selbsthilfeorganisationen und Patientenratgeber

Deutsche Alzheimer Gesellschaft e. V.
Friedrichstraße 236
10969 Berlin
Tel.: 030/25 93 79 50
http://deutsche-alzheimer.de
(mit Verknüpfungen zu den zahlreichen Regionalgruppen und zu Partnerorganisationen in der Schweiz und Österreich)

Bundesministerium für Familie, Senioren, Frauen und Jugend
Glinkastraße 24
10117 Berlin
http://www.wegweiser-demenz.de

Kuratorium Deutsche Altershilfe
An der Pauluskirche 3
50677 Köln
Tel.: 0221/93 18 47 0
http://www.kda.de

Kompetenznetze Demenzen
http://www.kompetenznetz-demenzen.de
http://www.knd-demenzen.de

Alzheimer's Disease Education and Referral Center,
unterhalten von der amerikanischen Bundesbehörde National Institute of Aging
http://www.nia.nih.gov/alzheimers

Brain-Net, Deutsche Hirngewebebank
(Referenzzentrum für Erkrankungen des ZNS)
Zentrum für Neuropathologie und Prionforschung
Feodor-Lynen-Straße 23
81377 München
www.brain-net.net
24-Stunden-Autopsie-Dienst: Tel.: 089 2180-78345

## Literatur

Aarsland D, Ballard C, Walker Z, Bostrom F, Alves G, Kossakowski K et al. Memantine in patients with Parkinson's disease dementia or dementia with Lewy bodies: a double-blind, placebo-controlled, multicentre trial. Lancet Neurol 2009; 8: 613–618.

Aarsland D, Rongve A, Piepenstock Nore S, Skogseth R, Skulstad S, Ehrt U et al. Frequency and case identification of dementia with Lewy bodies using the revised consensus criteria. Dement Geriatr Cogn Disord 2008; 26: 445–452.

Acosta-Baena N, Sepulveda-Falla D, Lopera-Gómez CM, Jaramillo-Elorza MC, Moreno S, Aguirre-Acevedo DC et al. Pre-dementia clinical stages in presenilin 1 E280A familial early-onset Alzheimer's disease: a retrospective cohort study. Lancet Neurol 2011; 10: 213–220.

Aisen PS, Andrieu S, Sampaio C, Carrillo M, Khachaturian ZS, Dubois B et al. Report of the task force on designing clinical trials in early (predementia) AD. Neurology 2011; 76: 280–286.

Albert MS, DeKosky ST, Dickson D, Dubois B, Feldman HH, Fox NC et al. The diagnosis of mild cognitive impairment due to Alzheimer's disease: Recommendations from the National Institute on Aging-Alzheimer's Association workgroups on diagnostic guidelines for Alzheimer's disease. Alzheimers Dement 2011; 7: 270–279.

Atri et al. Alzheimers Res Ther. 2015; 18: 7(1): 28.

Balk EM, Raman G, Tatsioni A, Chung M, Lau J, Rosenberg IH. Vitamin B6, B12, and folic acid supplementation and cognitive function: A systematic review of randomized trials. Arch Intern Med 2007; 167: 21–30.

Banerjee S, Hellier J, Dewey M, Romeo R, Ballard C, Baldwin R et al. Sertraline or mirtazapine for depression in dementia (HTA-SADD): a randomised, multicentre, double-blind, placebo-controlled trial. Lancet 2011; 378: 403–411.

Barthel H, Gertz HJ, Dresel S, Peters O, Bartenstein P, Buerger K et al. Cerebral amyloid-β PET with florbetaben (18F) in patients with Alzheimer's disease and healthy controls: a multicentre phase 2 diagnostic study. Lancet Neurol 2011; 10: 424–435.

Bateman RJ, Xiong C, Benzinger TL, Fagan AM, Goate A, Fox NC et al. Clinical and biomarker changes in dominantly inherited Alzheimer's disease. N Engl J Med 2012; 367: 795–804.

Berg D, Postuma RB, Bloem B, Chan P, Dubois B, Gasser T, Goetz CG, Halliday GM, Hardy J, Lang AE, Litvan I, Marek K, Obeso J, Oertel W, Olanow CW, Poewe W, Stern M, Deuschl G. Mov Time to redefine PD? Introductory statement of the MDS Task Force on the definition of Parkinson's disease. Disord 2014; 29(4): 454–462. doi: 10.1002/mds.25844. Epub 2014 Mar 11.

Berge G, Sando SB, Rongve A, Aarsland D, White LR. Apolipoprotein E ε2 genotype delays onset of dementia with Lewy bodies in a Norwegian cohort. J Neurol Neurosurg Psychiatry 2014; 85(11): 1227–1231. doi: 10.1136/jnnp-2013-307228.

Bibl M, Wiltfang J. Neue Perspektiven in der laborchemischen Diagnostik bei Demenzen. Nervenarzt 2008; 79: 139–148.

Bickel H. Demenzsyndrom und Alzheimer Krankheit: Eine Schätzung des Krankenbestandes und der jährlichen Neuerkrankungen in Deutschland. Gesundheitswesen 2000; 62: 211–218.

Blennow K, Hampel H, Weiner M, Zetterberg H. Cerebrospinal fluid and plasma biomarkers in Alzheimer disease. Nat Rev Neurol 2010; 6: 131–144.

Boxer AL, Knopman DS, Kaufer DI, Grossman M, Onyike C, Graf-Radford N, Mendez M, Kerwin D, Lerner A, Wu CK, Koestler M, Shapira J, Sullivan K, Klepac K, Lipowski K, Ullah J, Fields S, Kramer JH, Merrilees J, Neuhaus J, Mesulam MM, Miller BL. »Memantine in patients with frontotemporal lobar degeneration: a multicentre, randomised, double-blind, placebo-controlled trial.« Lancet Neurol 2013; 12(2): 149–156.

Bulic B, Pickhardt M, Schmidt B, Mandelkow E-M, Waldmann H, Mandelkow E. Development of tau aggregation inhibitors for Alzheimer's disease. Angew Chem Int Ed Engl 2009; 48: 1740–1752.

Campbell N, Boustani M, Limbil T, Ott C, Fox C, Maidment I et al. The cognitive impact of anticholinergics: a clinical review. Clin Interv Aging 2009; 4: 225–233.

Capell A, Liebscher S, Fellerer K, Brouwers N, Willem M, Lammich S et al. Rescue of progranulin deficiency associated with frontotemporal lobar degeneration by alkalizing reagents and inhibition of vacuolar ATPase. J Neurosci 2011; 31: 1885–1894.

Carnahan RM, Lund BC, Perry PJ, Chrischilles EA. The concurrent use of anticholinergics and cholinesterase inhibitors: rare event or common practice? J Am Geriatr Soc 2004; 52: 2082–2087.

Cenik B, Sephton CF, Dewey CM, Xian X, Wei S, Yu K et al. Suberoylanilide hydroxamic acid (vorinostat) upregulates progranulin transcription. J Biol Chem 2011; 286: 16101–16108.

Clark CM, Schneider JA, Bedell BJ, Beach TG, Bilker WB, Mintun MA et al. Use of florbetapir-PET for imaging beta-amyloid pathology. JAMA 2011; 305: 275–283.

Cummings et al. Dement Geriatr Cogn Disord. 2012; 33(5): 341–353.

de Toledo Ferraz Alves TC, Ferreira LK, Wajngarten M, Busatto GF. Cardiac disorders as risk factors for Alzheimer's disease. J Alzheimers Dis 2010; 20: 749–763.

Deuschl G, Maier W et al. S3-Leitlinie Demenzen. 2016. In: Deutsche Gesellschaft für Neurologie (Hrsg.). Leitlinien für Diagnostik und Therapie in der Neurologie. Online: www.dgn.org/leitlinien (abgerufen am 04. 06. 2017).

Devanand et al. J Alzheimers Dis 2013; 33 (Suppl 1): 447–455.

DGPPN und DGN. Diagnose- und Behandlungsleitlinie Demenz. Berlin: Springer; 2010.

Diehl-Schmid J, Förstl H, Perneczky R, Pohl C, Kurz A. A 6-month, open-label study of memantine in patients with frontotemporal dementia. Int J Geriatr Psychiatry 2008; 23: 754–759.

Dlugaj M, Weimar C, Wege N, Verde PE, Gerwig M, Dragano N et al. Prevalence of mild cognitive impairment and its subtypes in the Heinz Nixdorf Recall Study cohort. Dement Geriatr Cogn Disord 2010; 30: 362–373.

Doody RS, Ferris SH, Salloway S, Sun Y, Goldman R, Watkins WE et al. Donepezil treatment of patients with MCI. Neurology 2009; 72: 1555–1561.

Doody RS, Pavlik V, Massman P, Rountree S, Darby E, Chan W. Predicting progression of Alzheimer's disease. Alzheimers Res Ther 2010; 2: 2–10.

DSM-IV-TR. Diagnostic and Statistical Manual of Mental Disorders, Fourth Edition, Text Revision. Washington DC: American Psychiatric Association; 2000.

Dubois B, Feldman HH, Jacova C, Cummings JL, DeKosky ST, Barberger-Gateau P et al. Revising the definition of Alzheimer's disease: a new lexicon. Lancet Neurol 2010; 9: 1118–1127.

Emre M, Aarsland D, Albanese A, Byrne EJ, Deuschl G, De Deyn PP et al. Rivastigmine for dementia associated with Parkinson's disease. N Engl J Med 2004; 351: 2509–2518.

Emre M, Tsolaki M, Bonuccelli U, Destée A, Tolosa E, Kutzelnigg A et al. Memantine for patients with Parkinson's disease dementia or dementia with Lewy bodies: a randomised, double-blind, placebo-controlled trial. Lancet Neurol 2010; 9: 969–977.

Ernst J, Krapp S, Schuster T, Förstl H, Kurz A, Diehl-Schmid J. Fahrtauglichkeit bei Patienten mit frontotemporaler und Alzheimer-Demenz. Nervenarzt 2010; 81: 79–85.

Etgen T, Sander D, Huntgeburth U, Poppert H, Förstl H, Bickel H. Physical activity and incident cognitive impairment in elderly persons: the INVADE study. Arch Intern Med 2010; 170: 186.

Féart C, Samieri C, Rondeau V, Amieva H, Portet F, Dartigues JF et al. Adherence to a Mediterranean diet, cognitive decline, and risk of dementia. JAMA 2009; 302: 638–648.

Fonseca AC, Resende R, Oliveira CR, Pereira CMF. Cholesterol and statins in Alzheimer's disease: Current controversies. Exp Neurol 2010; 223: 282–293.

Fornazzari LR. Preserved painting creativity in an artist with Alzheimer's disease. Eur J Neurol 2005; 12: 419–424.

Fouquet M, Desgranges B, Landeau B, Duchesnay E, Mezenge F, de la Sayette V et al. Longitudinal brain metabolic changes from amnestic mild cognitive impairment to Alzheimer's disease. Brain 2009; 132: 2058–2067.

Franceschi M, Anchisi D, Pelati O, Zuffi M, Matarrese M, Moresco RM et al. Glucose metabolism and serotonin receptors in the frontotemporal lobe degeneration. Ann Neurol 2005; 57: 216–225.

Gilman S, Koeppe RA, Little R, An H, Junck L, Giordani B et al. Differentiation of Alzheimer's disease from dementia with Lewy bodies utilizing positron emission tomography with [18F]fluorodeoxyglucose and neuropsychological testing. Exp Neurol 2005; 191(Suppl 1): 95–103.

Goetz CG, Emre M, Dubois B. Parkinson's disease dementia: Definitions, guidelines, and research perspectives in diagnosis. Ann Neurol 2008; 64: 81–92.

Gorelick PB, Scuteri A, Black SE, DeCarli C, Greenberg SM, Iadecola C et al. Vascular contributions to cognitive impairment and dementia. Stroke 2011; 42: 2672–2713.

Gorno-Tempini ML, Hillis AE, Weintraub S, Kertesz A, Mendez M, Cappa SF et al. Classification of primary progressive aphasia and its variants. Neurology 2011; 76: 1006–1014.

Grimmer T, Drzezga A, Kurz A. Amyloiddarstellung mittels Positronenemissionstomographie. Nervenarzt 2010; 81: 602–606.

Grimmer T, Riemenschneider M, Förstl H, Henriksen G, Klunk WE, Mathis CA et al. Beta amyloid in Alzheimer's disease: Increased deposition in brain is reflected in reduced concentration in cerebrospinal fluid. Biol Psychiatr 2009; 65: 927–934.

Hachinski V, Iadecola C, Petersen RC, Breteler MM, Nyenhuis DL, Black SE et al. National Institute of Neurological Disorders and Stroke-Canadian Stroke Network vascular cognitive impairment harmonization standards. Stroke 2006; 37: 2220–2241.

Hebert R, Brayne C. Epidemiology of vascular dementia. Neuroepidemiology 1995; 14: 240–257.

Hely MA, Reid WGJ, Adena MA, Halliday GM, Morris JGL. The Sydney multicenter study of Parkinson's disease: The inevitability of dementia at 20 years. Mov Disord 2008; 23: 837–844.

Heneka MT et al. Lancet Neurol 2015; 14(4): 388–405.

Heneka MT, Golenbock DT, Latz E et al. Innate immunity in Alzheimer's disease. Nat Immunol 2015; 16: 229–236.

Holmes C, Boche D, Wilkinson D, Yadegarfar G, Hopkins V, Bayer A et al. Long-term effects of Aβ42 immunisation in Alzheimer's disease: follow-up of a randomised, placebo-controlled phase I trial. Lancet 2008; 372: 216–223.

Hughes AJ, Daniel SE, Blankson S, Lees AJ. A clinicopathologic study of 100 cases of Parkinson's disease. Arch Neurol 1993; 50: 140–148.

Huvent-Grelle D, Roche J, Camus FE, Dewailly P, Puisieux F. Relationship between cholinesterase inhibitors and Pisa syndrome in a cohort of five French patients with Alzheimer's disease. J Am Geriatr Soc 2007; 55: 1472–1475.

ICD-10. Internationale statistische Klassifikation der Krankheiten und verwandter Gesundheitsprobleme, 10. Revision. Köln: Deutsches Institut für Medizinische Dokumentation und Information; 2006.

Ivemeyer D, Zerfaß R. Demenztests in der Praxis: Ein Wegweiser. München: Urban & Fischer; 2005.

Iverson DJ, Gronseth GS, Reger MA, Classen S, Dubinsky RM, Rizzo M. Practice parameter update: evaluation and management of driving risk in dementia: report of the Quality Standards Subcommittee of the American Academy of Neurology. Neurology 2010; 74: 1316–1324.

Jellinger KA, Wenning GK, Seppi K. Predictors of survival in dementia with Lewy bodies and Parkinson dementia. Neurodegener Dis 2007; 4: 428–430.

Jessen F, Wiese B, Bachmann C, Eifflaender-Gorfer S, Haller F, Kolsch H et al. Prediction of dementia by subjective memory impairment: Effects of severity and temporal association with cognitive impairment. Arch Gen Psychiatry 2010; 67: 414–422.

Jesso S, Morlog D, Ross S, Pell MD, Pasternak SH, Mitchell DGV et al. The effects of oxytocin on social cognition and behaviour in frontotemporal dementia. Brain 2011; 134: 2493–2501.

Jicha GA, Carr SA. J Alzheimers Dis 2010; 19(1): 253–272.

Johnsson T, Atwal JK, Steinberg S, Snaedal J, Jonsson PV, Bjornsson S et al. A mutation in APP protects against Alzheimer's disease and age-related cognitive decline. Nature 2012; 488: 96–99..

Kalbe et al. Int J Geriatr Psychiatry 2004; 19(2): 136–143.

Karch CM, Cruchaga C, Goate AM. Neuron, 2015.

Karner E, Jenner C, Donnemiller E, Delazer M, Benke T. Das klinische Syndrom der posterioren kortikalen Atrophie. Nervenarzt 2006; 77: 208–214.

Kay GG, Ebinger U. Preserving cognitive function for patients with overactive bladder: evidence for a differential effect with darifenacin. Int J Clin Pract 2008; 62: 1792–1800.

Kaye ED, Petrovic-Poljak A, Verhoeff NPLG, Freedman M. Frontotemporal dementia and pharmacologic interventions. J Neuropsychiatry Clin Neurosci 2010; 22: 19–29.

Kerchner GA, Tartaglia MC, Boxer A. Abhorring the vacuum: Use of Alzheimer's disease medications in frontotemporal dementia. Expert Rev Neurother 2011; 11: 709–717.

Kertesz A, Morlog D, Light M, Blair M, Davidson W, Jesso S et al. Galantamine in frontotemporal dementia and primary progressive aphasia. Dement Geriatr Cogn Disord 2008; 25: 178–185.

Kinsella GJ, Mullaly E, Rand E, Ong B, Burton C, Price S et al. Early intervention for mild cognitive impairment: a randomised controlled trial. J Neurol Neurosurg Psychiatry 2009; 80: 730–736.

Kipps CM, Davies RR, Mitchell J, Kril JJ, Halliday GM, Hodges JR. Clinical significance of lobar atrophy in frontotemporal dementia: Application of an MRI visual rating scale. Dement Geriatr Cogn Disord 2007; 23: 334–342.

Kivipelto M, Ngandu T, Fratiglioni L, Viitanen M, Kåreholt I, Winblad B et al. Obesity and vascular risk factors at midlife and the risk of dementia and Alzheimer disease. Arch Neurol 2005; 62: 1556–1560.

Klaver DW, Wilce MCJ, Cui H, Hung AC, Gasperini R, Foa L et al. Is BACE1 a suitable therapeutic target for the treatment of Alzheimer's disease? Current strategies and future directions. Biol Chem 2010; 391: 849–859.

Knopman DS, Roberts RO. Estimating the number of persons with frontotemporal lobar degeneration in the US population. J Mol Neurosci 2011; 45: 330–335.

Kurz AF, Leucht S, Lautenschlager NT. The clinical significance of cognition-focused interventions for cognitively impaired older adults: a systematic review of randomized controlled trials. Int Psychogeriatr 2011; 23: 1364–1375.

Kurz A, Wagenpfeil S, Hallauer J, Schneider-Schelte H, Jansen S. Evaluation of a brief educational program for dementia carers: The AENEAS Study. Int J Geriatr Psychiatry 2010; 25: 861–869.

Lambert et al. Nature Genetics 2013.

Lashley T, Rohrer JD, Mead S, Revesz T. »Review: an update on clinical, genetic and pathological aspects of frontotemporal lobar degenerations.« Neuropathol Appl Neurobiol 2015; 41(7): 858–881.

Lautenschlager N, Kurz A, Müller U. Erbliche Ursachen und Risikofaktoren der Alzheimer-Krankheit. Nervenarzt 1999; 70: 195–205.

Lautenschlager NT, Cox K, Cyarto EV. The influence of exercise on brain ageing and dementia. Biochim Biophys Acta 2012; 1822: 474–481.

Le Ber I, Camuzat A, Hannequin D, Pasquier F, Guedj E, Rovelet-Lecrux A et al. Phenotype variability in progranulin mutation carriers: a clinical, neuropsychological, imaging and genetic study. Brain 2008; 131: 732–746.

Leyton CE, Villemagne VL, Savage S, Pike KE, Ballard KJ, Piguet O et al. Subtypes of progressive aphasia: application of the international consensus criteria and validation using β-amyloid imaging. Brain 2011; 134: 3030–3043.

Litvan I et al. Diagnostic criteria for mild cognitive impairment in Parkinson's disease: Movement Disorder Society Task Force guidelines. Mov Disord. 2012; 27(3): 349–356. doi: 10.1002/mds.24893.

Lockhart IA, Mitchell SA, Kelly S. Safety and tolerability of donepezil, rivastigmine and galantamine for patients with Alzheimer's disease: systematic review of the ›real-world‹ evidence. Dement Geriatr Cogn Disord 2009; 28: 389–403.

Loeb C, Meyer JS. Vascular dementia: still a debatable entity? J Neurol Sci 1996; 143: 31–40.

Lovestone et al. J Alzheimers Dis 2015; 45(1): 75–88.

Luchsinger JA, Reitz C, Honig LS, Tang MX, Shea S, Mayeux R. Aggregation of vascular risk factors and risk of incident Alzheimer disease. Neurology 2005; 65: 545–551.

Mackenzie IRA, Neumann M, Bigio EH, Cairns NJ, Alafuzoff I, Kril J et al. Nomenclature and nosology for neuropathologic subtypes of frontotemporal lobar degeneration: an update. Acta Neuropathol 2010; 119: 1–4.

Mangialasche F, Solomon A, Winblad B, Mecocci P, Kivipelto M. Alzheimer's disease: clinical trials and drug development. Lancet Neurol 2010; 9: 702–716.

Mantovan F, Ausserhofer D, Huber M, Schulc E, Them C. Interventionen und deren Effekte auf pflegende Angehörige von Menschen mit Demenz – Eine systematische Literaturübersicht. Pflege 2010; 23: 223–239.

Mattson MP. Pathways towards and away from Alzheimer's disease. Nature 2004; 430: 631–639.

McKhann et al. Alzheimer's & Dementia 2011; 1–7.

McKeith IG. Dementia with Lewy bodies. Br J Psychiatry 2002; 180: 144–147.

McKeith IG, Dickson DW, Lowe J, Emre M, O'Brien JT, Feldman H et al. Diagnosis and management of dementia with Lewy bodies: Third report of the DLB Consortium. Neurology 2005; 65: 1863–1872.

McKhann G, Drachman D, Folstein M, Katzman R, Price D, Stadlan EM. Clinical diagnosis of Alzheimer's disease: report of the NINCDS-ADRDA Work Group under the auspices of Department of Health and Human Services Task Force on Alzheimer's Disease. Neurology 1984; 34: 939–944.

McKhann GM, Knopman DS, Chertkow H, Hyman BT, Jack J, Kawas CH et al. The diagnosis of dementia due to Alzheimer's disease: Recommendations from the National Institute on Aging-Alzheimer's Association workgroups on diagnostic guidelines for Alzheimer's disease. Alzheimers Dement 2011; 7: 263–269.

Mendez MF, Shapira JS, McMurtray A, Licht E. »Preliminary findings: behavioral worsening on donepezil in patients with frontotemporal dementia.« Am J Geriatr Psychiatry 2007; 15(1): 84–87.

Mitchell AJ, Shiri-Feshki M. Rate of progression of mild cognitive impairment to dementia: Meta-analysis of 41 robust inception cohort studies. Acta Psychiatr Scand 2009; 119: 252–265.

Molinuevo et al. Alzheimers Res Ther 2015; 7(1): 9.

Moretti R, Torre P, Antonello RM, Cattaruzza T, Cazzato G, Bava A. Rivastigmine in frontotemporal dementia: an open-label study. Drugs Aging 2004; 21: 931–937.

Mori E, Ikeda M, Kosaka K et al. Donepezil for de mentia with Lewy bodies: a randomized, placebo-controlled trial. Ann Neurol 2012; 72: 41–52.

Morris JC. The Clinical Dementia Rating (CDR): current version and scoring rules. Neurology 1993; 43: 2412–2414.

Morris MC, Tangney CC. Diet and prevention of Alzheimer disease. JAMA 2010; 303: 2519–2520.

Nalls MA et al. A multicenter study of glucocerebrosidase mutations in dementia with Lewy bodies. JAMA Neurol 2013 Jun; 70(6): 727–735. doi: 10.1001/jamaneurol.2013.1925.

Neary D, Snowden JS, Gustafson L, Passant U, Stuss D, Black S et al. Frontotemporal lobar degeneration: A consensus on clinical diagnostic criteria. Neurology 1998; 51: 1546–1554.

Nelson et al. J Neuropathol Exp Neurol 2012; 71(5): 362–381.

Neumann M, Kretzschmar HA. Molekulare Neuropathologie der Nicht-Alzheimer-Demenzen. Pathologe 2008; 29: 434–441.

Ngandu et al. Lancet. 2015; 385(9984): 2255–2263.

Okamura et al. Brain 2014; 137: 1762–1771.

Okello A, Koivunen J, Edison P, Archer HA, Turkheimer FE, Någren K et al. Conversion of amyloid positive and negative MCI to AD over 3 years: an 11C-PIB PET study. Neurology 2009; 73: 754–760.

Ossenkoppele et al. Brain 2016 May; 139(Pt 5): 1551–1567.

Pagoria D, O'Connor RC, Guralnick ML. Antimuscarinic drugs: review of the cognitive impact when used to treat overactive bladder in elderly patients. Curr Urol Rep 2011; 12: 351–357.

Parra MA, Abrahams S, Logie RH, Méndez LG, Lopera F, Della Sala S. Visual short-term memory binding deficits in familial Alzheimer's disease. Brain 2010; 133: 2702–2713.

Parsons CG, Stöffler A, Danysz W. Memantine: a NMDA receptor antagonist that improves memory by restoration of homeostasis in the glutamatergic system – too little activation is bad, too much is even worse. Neuropharmacology 2007; 53: 699–723.

Perneczky R, Wagenpfeil S, Komossa K, Grimmer T, Diehl J, Kurz A. Mapping scores onto stages: mini-mental state examination and clinical dementia rating. Am J Geriatr Psychiatry 2016; 14(2): 139–144.

Peters O, Lorenz D, Fesche A, Schmidtke K, Hüll M, Perneczky R, al. A combination of galantamine and memantine modifies cognitive function in subjects with amnestic MCI. J Nutr Health Aging 2012; 16(6): 544–548.

Petersen RC, Thomas RG, Grundman M, Bennett D, Doody R, Ferris S et al. Vitamin E and donepezil for the treatment of mild cognitive impairment. N Engl J Med 2005; 352: 2379–2388.

Petrovitch H, Ross GW, Steinhorn SC, Abbott RD, Markesbery W, Davis D et al. AD lesions and infarcts in demented and non-demented Japanese-American men. Ann Neurol 2005; 57: 98–103.

Pinto E, Peters R. Literature review of the Clock Drawing Test as a tool for cognitive screening. Dement Geriatr Cogn Disord 2009; 27: 201–213.

Rabinovici GD, Miller BL. Frontotemporal lobar degeneration: Epidemiology, pathophysiology, diagnosis and management. CNS Drugs 2010; 24: 375–398.

Rascovsky K, Hodges JR, Knopman D, Mendez MF, Kramer JH, Neuhaus J et al. Sensitivity of revised diagnostic criteria for the behavioural variant of frontotemporal dementia. Brain 2011; 134: 2456–2477.

Ratnavalli E, Brayne C, Dawson K, Hodges JR. The prevalence of frontotemporal dementia. Neurology 2002; 58: 1615–1621.

Relkin NR, Szabo P, Adamiak B, Burgut T, Monthe C, Lent RW et al. 18-Month study of intravenous immunoglobulin for treatment of mild Alzheimer disease. Neurobiol Aging 2009; 30: 1728–1736.

Riemenschneider M, Wagenpfeil S, Vanderstichele H, Otto M, Wiltfang J, Kretzschmar H et al. Phospho-tau/total tau ratio in cerebrospinal fluid discriminates Creutzfeldt-Jakob disease from other dementias. Mol Psychiatry 2003; 8: 343–347.

Ringman JM, Simmons JH. Treatment of REM sleep behavior disorder with donepezil: a report of three cases. Neurology 2000; 55: 870–871.

Rolinski M, Fox C, Maidment I, McShane R.: Cholinesterase inhibitors for dementia with Lewy bodies, Parkinson's disease dementia and cognitive impairment in Parkinson's disease. Cochrane Database Syst Rev 2012; 3: CD006504.

Romero B. Selbsterhaltungstherapie: Konzept, klinische Praxis und bisherige Ergebnisse. ZfGP 2004; 17: 119–134.

Saint-Laurent Thibeault J Med Econ 2015; 18(11): 930–943.

Salloway S, Sperling R, Gilman S, Fox NC, Blennow K, Raskind M et al. A phase 2 multiple ascending dose trial of bapineuzumab in mild to moderate Alzheimer disease. Neurology 2009; 73: 2061–2070.

Sano M, Bell KL, Galasko D, Galvin JE, Thomas RG, van Dyck CH et al. A randomized, double-blind, placebo-controlled trial of simvastatin to treat Alzheimer disease. Neurology 2011; 77: 556–563.

Scarmeas et al. Arch Neurol 2009.

Schmidt et al. Eur J Neurol 2015; 22(6): 889–898.

Schneider LS, Dagerman KS, Insel P. Risk of death with atypical antipsychotic drug treatment for dementia: Meta-analysis of randomized placebo-controlled trials. JAMA 2005; 294: 1934–1943.

Schofield EC, Halliday GM, Kwok J, Loy C, Double KL, Hodges JR. Low serum progranulin predicts the presence of mutations: a prospective study. J Alzheimers Dis 2010; 22: 981–984.

Schott JM, Reiniger L, Thom M, Holton JL, Grieve J, Brandner S et al. Brain biopsy in dementia: clinical indications and diagnostic approach. Acta Neuropathol 2010; 120: 327–341.

Sevigny J, Chiao P, Bussiere T, Weinreb PH, Williams L et al. The antibody aducanumab redudes Abeta plaques in Alzheimer's disease. Nature 2016; 537: 50–56.

Sink KM, Holden KF, Yaffe K. Pharmacological treatment of neuropsychiatric symptoms of dementia: a review of the evidence. JAMA 2005; 293: 596–608.

Sink KM, Thomas J, III, Xu H, Craig B, Kritchevsky S, Sands LP. Dual use of bladder anticholinergics and cholinesterase inhibitors: long-term functional and cognitive outcomes. J Am Geriatr Soc 2008; 56: 847–853.

Sperling RA, Aisen PS, Beckett LA, Bennett DA, Craft S, Fagan AM et al. Toward defining the preclinical stages of Alzheimer's disease: Recommendations from the National Institute on Aging-Alzheimer's Association workgroups on diagnostic guidelines for Alzheimer's disease. Alzheimers Dement 2011; 7: 280–292.

Spies PE, Slats D, Sjögren JMC, Kremer BPH, Verhey FRJ, Rikkert MGMO et al. The cerebrospinal fluid amyloid β42/40 ratio in the differentiation of Alzheimer's disease from non-Alzheimer's dementia. Curr Alzheimer Res 2010; 7: 470–476.

Stojkovic T, El Hammouda H, Richard P, López de Munain A, Ruiz-Martinez J, Camano P et al. Clinical outcome in 19 French and Spanish patients with valosin-containing protein myopathy associated with Paget's disease of bone and frontotemporal dementia. Neuromuscul Disord 2009; 19: 316–323.

Tonn P, Bartenstein P, Dahmen N. Lithiumintoxikation imitiert Alzheimer-Demenz in PET und klinischem Befund. Nervenarzt 2005; 76: 613–616.

Unverzagt FW, Smith DM, Rebok GW, Marsiske M, Morris JN, Jones R et al. The Indiana Alzheimer Disease Center's Symposium on Mild Cognitive Impairment. Cognitive training in older adults: lessons from the ACTIVE Study. Curr Alzheimer Res 2009; 6: 375–383.

van Harten AC, Kester MI, Visser PJ, Blankenstein MA, Pijnenburg YAL, van der Flier WM et al. Tau and p-tau as CSF biomarkers in dementia: a meta-analysis. Clin Chem Lab Med 2011; 49: 353–366.

Vann Jones SA, O'Brien JT. The prevalence and incidence of dementia with Lewy bodies: a systematic review of population and clinical studies. Psychol Med. 2014 Mar; 44(4): 673–683. doi: 10.1017/S0033291713000494.

Vellas B, Coley N, Ousset PJ, Berrut G, Dartigues JF, Dubois B et al. Long-term use of standardised Ginkgo biloba extract for the prevention of Alzheimer's disease (GuidAge): a randomised placebo-controlled trial. Lancet Neurol 2012; 11: 851–859.

Vellas B, Coley N, Ousset PJ, Berrut G, Dartigues JF, Dubois B et al. Long-term use of standardised Ginkgo biloba extract for the prevention of Alzheimer's disease (GuidAge): a randomised placebo-controlled trial. Lancet Neurol 2012; 11: 851–859.

Villemagne VL, Okamura N. Curr Opin Neurobiol 2016; 36: 43–51.

Walker Z, Jaros E, Walker RWH, Lee L, Costa DC, Livingston G et al. Dementia with Lewy bodies: A comparison of clinical diagnosis, FP-CIT SPECT imaging and autopsy. J Neurol Neurosurg Psychiatry 2007; 78: 1176–1181.

Walker Z, Possin KL, Boeve BF, Aarsland D. Lewy body dementias. Lancet 2015 24; 386(10004): 1683–1697. doi: 10.1016/S0140-6736(15)00462-6.

Weintraub S, Mesulam M. With or without FUS, it is the anatomy that dictates the dementia phenotype. Brain 2009; 132: 2906–2908.

Widmann CN, Heneka MT. Lancet Neurol 2014; 13(6): 630–636.

Winblad B, Gauthier S, Scinto L, Feldman H, Wilcock GK, Truyen L et al. Safety and efficacy of galantamine in subjects with mild cognitive impairment. Neurology 2008; 70: 2024–2035.

Winblad B, Grossberg G, Frölich L, Farlow M, Zechner S, Nagel J et al. IDEAL: a 6-month, double-blind, placebo-controlled study of the first skin patch for Alzheimer disease. Neurology 2007; 69: 14–22.

Winblad B, Palmer K, Kivipelto M, Jelic V, Fratiglioni L, Wahlund LO et al. Mild cognitive impairment – beyond controversies, towards a consensus: Report of the International Working Group on Mild Cognitive Impairment. J Intern Med 2004; 256: 240–246.

Winblad B. Donepezil in severe Alzheimer's disease. Am J Alzheimers Dis Other Demen 2009; 24: 185–192.

Winchester et al. Arch Gerontol Geriatr 2013; 56: 96–103.

Yoon SJ, Choi SH, Na HR, Park KW, Kim EJ, Han HJ, Lee JH, Shim YS, Na DL. Effects on agitation with rivastigmine patch monotherapy and combination therapy with memantine in mild to moderate Alzheimer's disease: a multicenter 24-week prospektive randomized open-label study (the Korean Exelon Patch and combination with memantine Comparative Trial study). Geriatr Gerontol Int 2017; 17(3): 494–499.

# D 9 Metabolische und toxische Enzephalopathien

*von M. Dafotakis und J. B. Schulz**

Metabolische Enzephalopathien sind Folge einer Beeinträchtigung des zerebralen Stoffwechsels und nicht auf strukturelle Läsionen zurückzuführen. Einzelne metabolische Enzephalopathien können jedoch sekundär zu strukturellen Läsionen führen. Klinisches Leitsymptom der metabolischen Enzephalopathie ist das *akute oder chronische hirnorganische Psychosyndrom* mit Störungen des Bewusstseins, der Persönlichkeit und der Hirnleistung. Begleitend können neurologische Symptome, z. B. Myoklonien, Asterixis, Schwäche oder zerebral-organische Anfälle, auftreten. Die metabolischen Enzephalopathien umfassen im Wesentlichen alle Erkrankungen mit Beeinträchtigung des Bewusstseins, die nicht mit einer psychiatrischen, infektiösen oder einer makroskopisch strukturellen Ursache erklärbar sind. Die Liste metabolischer Enzephalopathien ist dementsprechend umfangreich (**Kasten D 9.1**).

**Kasten D 9.1:** Mechanismen der metabolischen Enzephalopathien

**Gestörte Substratzufuhr**
- Hypoxie/Ischämie
- Hypoglykämie

**Organversagen**
- Hepatische Enzephalopathie
- Nierenversagen
- Pankreatische Enzephalopathie
- Kohlendioxid-Narkose

**Zirkulierende Zytokine (hypothetisch)**
- Sepsis
- Multiorganversagen

**Elektrolytstörungen**
- Hyponatriämie
- Hypernatriämie
- Hyperkalzämie
- Hypophosphatämie

**Autoantikörper**
- Paraneoplastische Syndrome (**Kap. H 5**)
- Vaskuläre Kollagenerkrankungen (**Kap. E 3**)

**Exogen toxische Substanzen**
- Alkohol (**Kap. G 6**)
- Akute Medikamentenintoxikation (**Kap. G 5**)
- Blei
- Quecksilber
- Thallium
- Mangan

Die metabolischen Enzephalopathien lassen sich drei wesentlichen Ätiologien zuordnen: 1. einem verminderten Substrattransport (Glukose oder Sauerstoff) ins Gehirn, 2. der durch systemische Erkrankung bedingten Freisetzung zirkulierender Substanzen, die die Blut-Hirn-Schranke überwinden und zu neuronaler und zellulärer Dysfunktion führen, und 3. exogenen Intoxikationen. Beispiele für einen verminderten Substrattransport sind die hypoxische/ischämische Enzephalopathie und Hypoglykämie, die zu einer irreversiblen Hirnschädigung führen können. Beispiele für die Freisetzung zirkulierender Substanzen sind metabolische Enzephalopathien, die mit einer Schädigung von Organsystemen oder einer systemischen Infektion einhergehen. Die so bedingten Symptome sind bei adäquater Behandlung der Grunderkrankung größtenteils rückbildungsfähig.

In diesem Kapitel werden die metabolischen Enzephalopathien infolge von Leber- und Nierenerkrankungen, Hyperkalzämie und mitochondrialen Energiestoffwechselstörungen, die pontine Myelinolyse sowie toxische Enzephalopathien nach chronischer Schwermetallexposition besprochen. Weitere Ursachen metabolischer und toxischer Enzephalopathien werden an anderer Stelle abgehandelt: Alkoholfolgekrankheiten (**Kap. G 6**), akute Intoxikationen (**Kap. G 5**) und Vitaminstoffwechselstörungen (**Kap. D 10**).

## D 9.1 Hepatische Enzephalopathie

### D 9.1.1 Klinik

Klinisch ist die hepatische Enzephalopathie (HE) nur schwer von anderen metabolischen Enzephalopathien zu unterscheiden. Die *Anamnese* und *Laboruntersuchungen*, die auf eine Lebererkrankung hindeuten, wie erhöhte Ammoniakspiegel, sind Grundlage der Diagnose. Pathophysiologisch kommt es zu Ammoniak-induzierten Astrozytenschwellungen, die daraus resultieren, dass Astrozyten als einzige Zellen im Gehirn in der Lage sind, Ammoniak und Glutamat mittels des Enzyms Glutamin-Synthetase zu Glutamin zu metabolisieren. Glutamin führt aufgrund seiner hohen osmotischen Potenz zu Wassereinlagerungen und somit zur Schwellung der Astroglia und konsekutiv zu einem Hirnödem (Prakash und Mullen 2010). Die HE wird in 3 Typen (A-C) unterteilt, je nachdem ob ein akutes Leberversagen (A), ein porto-systemischer Bypass (B) oder eine Leberzirrhose (C) zugrunde liegen (Prakash und Mullen 2010). Die weitere Klassifikation nach der Typeneinteilung beschreibt die Schwere der klinischen Manifestation, den zeitlichen Verlauf und die Auslösefaktoren (**Abb. D 9.1**).

* Autor dieses Kapitels in der 6. Auflage: J. B. Schulz.

**Faktor 1: Bestimmung des HE-Typs**

| Typ | zugrundeliegende Ursache |
|---|---|
| A | akutes Leberversagen |
| B | Porto-systemischer Bypass |
| C | Leberzirrhose |

**Faktor 2: Bestimmung der Manifestationsschwere**

| Klinische Manifestation | | Beschreibung |
|---|---|---|
| nicht betroffen | nicht vorhanden | • keine HE in der Vorgeschichte oder in der klinischen Untersuchung |
| latent | minimal | • keine klinischen Auffälligkeiten<br>• Auffälligkeiten jedoch in psychometrischen/ psychologischen Tests |
| | Grad I | • Leichte Bewusstseinsstörung (Somnolenz)<br>• Euphorie oder Angst<br>• Reduzierte Aufmerksamkeitsspanne<br>• Subtraktions- und Additionsaufgaben fehleranfällig<br>• Gestörter Wach-Schlaf-Rhythmus |
| manifest | Grad II | • Lethargie oder Apathie<br>• zeitliche Orientierungsstörung<br>• Persönlichkeitsveränderung<br>• Inadäquates Verhalten<br>• Dyspraxie<br>• Asterixes |
| | Grad III | • Somnolenz-Sopor<br>• Konfuses, teils bizarres Verhalten<br>• Schwere Desorientierung |
| | Grad IV | • Koma |

**Faktor 3: zeitlicher Verlauf**

| Klassifikation | Definition |
|---|---|
| rekurrierend | Zeitspanne zwischen den einzelnen HE-Phasen > 6 Monate |
| persistierend | Persönlichkeitsveränderungen ständig vorhanden mit aufgepfropften HE-Phasen |

**Faktor 4: prädisponierende Faktoren**

| akutes Ereignis |
|---|
| Infektion |
| gastro-intestinale Blutung |
| Diuretika-Überdosierung |
| Elektrolytstörung |
| Verstopfung |

**Abb. D 9.1:** Flussdiagramm zur Klassifikation der Hepatischen Enzephalopathie (HE) (modifiziert nach Jawaro et al. 2016)

Die *klinische Manifestation* einer hepatischen Enzephalopathie ist variabel. Die hepatische Enzephalopathie wird als latent oder aber als minimale HE (Enzephalopathie-Index 0) bezeichnet, wenn noch keine klinischen Symptome bestehen, psychomotorische Tests jedoch bereits pathologisch ausfallen. Die manifeste hepatische Enzephalopathie wird schließlich nach ihrem Schweregrad in die Stadien 1 bis 4 eingeteilt (Conn 1994). Die psychischen Störungen reichen von Konzentrationsstörungen, Verstimmtheit, Ruhelosigkeit in Stadium 1 über Persönlichkeitsveränderungen, zunehmende Lethargie und zeitliche Desorientiertheit bis zur Somnolenz oder Koma in den Stadien 3 und 4. Parallel entwickeln sich neurologische Symptome in Form eines zunehmenden »flapping tremor« (Asterixis, negativer Myoklonus), bei dem es sich im Gegensatz zu den Myoklonien um ein intermittierendes Zusammenbrechen des Haltetonus handelt, welches am besten durch einen Armvorhalte-Test in Pronationsstellung mit Hyperextension im Handgelenk nachgewiesen werden kann. Im Stadium 2 kommen Ataxie, im Stadium 3 schließlich Rigor und Hyperreflexie hinzu (**Tab. D 9.1**; Conn 1994). Epileptische Anfälle werden nur selten beobachtet.

## D 9.1.2 Verlauf

Die *chronische hepatische Enzephalopathie* ist durch chronische Leberinsuffizienz (meist HE vom Typ C) bedingt, deren Hauptursache in Westeuropa und Nordamerika der Alkoholismus mit Zirrhose ist. Verlauf und Prognose der chronischen hepatischen Enzephalopathie hängen von der zugrundeliegenden Lebererkrankung ab. Die latente hepatische Enzephalopathie kann durch gastrointestinale Blutungen, übermäßige Proteinzufuhr, Obstipation, Infektion, Alkohol, Sedativa, Analgetika, Diuretika und Narkose dekompensieren. Bei der chronischen hepatischen Enzephalopathie kann es auch ohne fassbare Auslöser zu rezidivierenden Verschlechterungen kommen. Die Prognose der komatösen Patienten (Stadium 4) ist unabhängig von der zugrundeliegenden Lebererkrankung schlecht: Nur 35 % der Erkrankten erholen sich innerhalb eines Jahres und erlangen wieder die Fähigkeit zu einem

**Tab. D 9.1:** Enzephalopathie-Index (modifiziert nach Conn 1994)

| Symptom | Gewichtungsfaktor | Grad 0 | 1 | 2 | 3 | 4 |
|---|---|---|---|---|---|---|
| Psychischer Befund | 3 | Normal (bzw. nur durch psychometrische Tests zu erfassen) | Störungen von Aufmerksamkeit und Konzentration, Euphorie, Angst | Lethargie, Desorientiertheit, inadäquates Verhalten, Persönlichkeitsänderungen | Somnolenz, Stupor, völlige Desorientiertheit | Koma |
| Zahlen-Verbindungs-Test | 1 | < 30 sec | 30–50 sec | 51–80 sec | 81–120 sec | > 120 sec |
| Asterixis | 1 | 0 | selten (1–2/30 sec) | gelegentlich irregulär (3–4/30 sec) | häufig (5–30/30 sec) | ständig |
| EEG* | 1 | normal | 7–8/sec | 5–7/sec | 3–5/sec | < 3/sec |
| Ammoniakspiegel (nüchtern) | 1 | < 150 µg/dl | 151–200 µg/dl | 201–250 µg/dl | 251–300 µg/dl | > 300 µg/dl |

Maximaler Index: 28 Punkte
* Grundrhythmus

unabhängigen Leben, während alle übrigen keine Besserung zeigen und ggf. schwere Behinderungen behalten (Levy et al. 1981).

Die *akute hepatische Enzephalopathie* entwickelt sich im Verlauf eines akuten Leberversagens (HE vom Typ A), bedingt durch eine virale Hepatitis oder eine Intoxikation mit z. B. Pilztoxinen, Paracetamol, Acetaminophen oder Ethylen-Glykol (Worthley 1994). In den Stadien 3 und 4 tritt bei 50–85 % der Patienten mit akuter hepatischer Enzephalopathie als Komplikation ein zerebrales Ödem auf. Die Prognose ist schlecht. Ohne Lebertransplantation sterben 80 % dieser Patienten (Smith und Ciferni 1993). Besser scheint die Prognose bei Patienten mit akutem Leberversagen infolge von Hepatitis A und Acetaminophen-Toxizität zu sein (Conn und Lieberthal 1978).

In seltenen Fällen kann die Behandlung mit Valproinsäure zu einem akuten, fulminanten Leberversagen führen. Dies wurde besonders, aber nicht ausschließlich, bei Kindern mit angeborenen Stoffwechseldefekten berichtet (Koenig et al. 1994). Häufiger wird auch eine Hyperammonämie als Ursache einer *Valproinsäure-assoziierten Enzephalopathie* gefunden, ohne dass ein fulminantes Leberversagen nachweisbar ist. Sie beruht dann auf einem angeborenen Enzymdefekt der Ornithintranscarbamylase, die sich bei heterozygoten Merkmalsträgerinnen in vielen Fällen das erste Mal unter der Valproinsäure-Therapie manifestiert (Honeycutt et al. 1992; Legras et al. 2002). Diese X-chromosomale Ornithintranscarbamylase-Defizienz ist die häufigste erbliche Störung des Harnstoffzyklus. Die Valproinsäure-assoziierte hyperammonämische Enzephalopathie tritt bei normalen Valproinsäurespiegeln und ohne Veränderung anderer Laborparameter der Leberfunktion auf. Die klinische Verdachtsdiagnose wird durch Bestimmung des Ammoniaks und durch den EEG-Befund (generalisierte Verlangsamung im Theta-Delta-Bereich) erhärtet. Wichtig ist die Tatsache, dass die Blutprobe zur Ammoniak-Bestimmung unmittelbar auf Eis ins Labor verbracht wird. Die Therapie besteht aus dem Absetzen der Valproinsäure. Bei einer rasch progredienten Demenz unter Valproat sollte auch ohne Nachweis eines erhöhten Ammoniakspiegels ein Auslassversuch des Valproats erfolgen.

Eine Vielzahl weiterer Medikamente können ein akutes Leberversagen auslösen, u. a. Isoniazid, Phenytoin, Nitrofurantoin, Ketoconazol, Disulfiram, Halothan und Statine (Bernal et al. 2010). Eine nahezu vollständige Liste potenziell lebertoxischer Medikamente findet sich unter http://livertox.nih.gov/.

### D 9.1.3 Therapeutische Prinzipien

Als Folge des portosystemischen Shunts und der ausgefallenen Leberzellfunktion kommt die Leber ihren metabolischen Funktionen nicht nach. Dadurch steigen die Konzentrationen bestimmter im Darm gebildeter neurotoxischer Substanzen (Ammoniak, Merkaptane, Phenole, kurzkettige Fettsäuren) im Serum und sekundär im Gehirn an (Hazell und Butterworth 1999). Diese Toxine werden gastrointestinal durch die bakterielle Zersetzung von Proteinen und Lipiden gebildet. Erhöhte Ammoniakkonzentrationen führen im Gehirn zu einer Reduktion der Energiesubstrate Phosphokreatin und ATP, zu einer Verminderung der lokalen Glukoseutilisation und des lokalen Blutflusses sowie zur vermehrten Produktion von Glutamin (Pulsinelli und Cooper 1994). Die Konzentration von Mangan, das normalerweise hepatobiliär eliminiert wird, steigt im Plasma und im Gehirn (Butterworth et al. 1995; Krieger et al. 1995). Bei chronischem Leberversagen kommt es zur Manganablagerung im Globus pallidus, die als Hyperintensität auf T1-gewichteten Kernspintomographien sichtbar wird und möglicherweise für die extrapyramidalen Symptome verantwortlich ist (Hazell und Butterworth 1999). Ferner tragen Veränderungen der GABAergen und monoaminergen Neurotransmission im Gehirn zur klinischen Manifestation der hepatischen Enzephalopathie bei. Dabei sollen 1. als Folge einer Störung der Blut-Hirn-Schranke GABA und Benzodiazepinrezeptor-Liganden vermehrt in das Gehirn übertreten (Mullen et al. 1990) und 2. durch verminderte Oxidation aromatischer Aminosäuren das Gleichgewicht zwischen aromatischen und verzweigtkettigen Aminosäuren zugunsten der aromatischen Aminosäuren verschoben werden. Durch erhöhte Konzentration aromatischer Aminosäuren im Gehirn kommt es zur Hemmung der Synthese von Noradrenalin und Dopamin und zur Bildung »falscher« Transmitter, z. B. Oktopamin, mit verminderter Aktivität (Fraser und Arieff 1985).

Der Astrozyt ist die empfindlichste Zelle im Nervensystem beim Leberversagen. Beim *akuten Leberversagen* kommt es zu einem Anschwellen der Astrozyten mit daraus resultierendem erhöhtem intrakraniellen Druck. Die reduzierte Expression des astrozytären Glutamattransporters (GLT-1) führt zu erhöhten extrazellulären Glutamatkonzentrationen. Auch beim *chronischen Leberversagen* werden typische Veränderungen der Astrozyten beobachtet, die als Alzheimer-Typ-II-Astrozytose bezeichnet werden. Bei der portalen Enzephalopathie zeigen die Astrozyten eine veränderte Expression verschiedener Schlüsselproteine und -enzyme, einschließlich der Monoaminoxidase A und der neuronalen Stickoxidsynthase.

## D 9.1.4 Pragmatische Therapie

Die einzige gesicherte therapeutische Maßnahme bei der *akuten hepatischen Enzephalopathie* ist die *Notfall-Lebertransplantation.* Durch sie wird die Mortalität von über 80 % auf weniger als 20 % gesenkt (↑, A) (Bernal et al. 2010). Zur Zeit erhalten jedoch nur etwa 10 % aller Patienten mit akutem Leberversagen eine Spenderleber. *Hochvolumige Plasmapherese* mit frischem Spenderplasma verbessert vorübergehend den klinischen Zustand von Patienten mit akutem Leberversagen, ist jedoch nicht kurativ. Der Plasmaaustausch kann helfen, den Kranken bis zur Durchführung einer Notfall-Lebertransplantation zu stabilisieren (Riviello et al. 1990).

Um die Zeit zwischen akutem Leberversagen und Lebertransplantation zu überbrücken, werden zunehmend unterstützende Verfahren eingesetzt:

Der *transjuguläre intrahepatische portosystemische Shunt (TIPS)* dient der Senkung des Pfortaderhochdrucks (Ganger et al. 1999; Perello et al. 2002). Unter radiologischer Kontrolle wird mit einem Stent eine Verbindung zwischen einer Lebervene und einem Pfortaderast geschaffen. TIPS wurde auch in zwei Studien zum hepatorenalen Syndrom erfolgreich verwendet (Brensing et al. 2000; Guevara et al. 1998).

Extrakorporale Nierenersatzverfahren werden bei Patienten mit akutem Leberversagen zur Behandlung von metabolischer Azidose, Hyperkaliämie, Urämie, Volumenmanagement sowie zur Therapie der hepatischen Enzephalopathie (Entfernung des wasserlöslichen Ammoniumions) eingesetzt und dienen der Überbrückung bis zur Organregeneration oder Transplantation (Fuhrmann et al. 2014). Die in den späten 1990er-Jahren entwickelte »Leberdialyse« mittels des *molekular adsorbierenden rezirkulierenden Systems (MARS)* zur Entfernung Albumin-gebundener Substanzen konnte sich nicht als Dauertherapie durchsetzen und kommt lediglich als Überbrückung zur Lebertransplantation in Betracht. Bioartifizielle Verfahren wie das HepatAssist™ (Schweineleber) sind derzeit noch in der Erprobung und außerhalb von Studien nicht verfügbar (Maiwall et al. 2014).

Das bei vielen Patienten im Stadium 3 und 4 der Enzephalopathie auftretende *Hirnödem* bedarf – bei begrenzten Therapiemöglichkeiten – einer intensivmedizinischen Behandlung (Davies et al. 1994). Die Therapie besteht – wie auch bei anderen Ursachen einer akuten Hirndruckerhöhung – aus der raschen intravenösen Infusion (15 Minuten) von 100–250 ml einer 20 %-igen Mannitol-Lösung (cave: Serum-Osmolarität sollte bei wiederholter Gabe unter 320 mmol/l liegen) und der Induktion einer milden Hyperkapnie durch Hyperventilation ($CO_2$-Zielwert: 30 mmHg) und schließlich einer Thiopental-Narkose (Davies et al. 1994; Strauss et al. 1999). Dexamethason zeigt wenig Effekt. Der Oberkörper sollte 20° hochgelagert werden. Eine stärkere Hochlagerung ist jedoch zu vermeiden, da sie bei hepatischer Enzephalopathie die zerebrale Perfusion kritisch reduzieren kann (Davenport et al. 1990). Eine Behandlung mit milder Hypothermie (32–33 °C) hat derzeit noch immer experimentellen Charakter und sollte außerhalb von Studien keine Anwendung finden. Es gibt jedoch tierexperimentelle Daten, die über eine Vielzahl von Mechanismen (u. a. reduzierter Übertritt des Ammoniaks über die Blut-Hirn-Schranke; reduzierte Laktat-Produktion; entzündungshemmende Eigenschaften) eine Reduktion der ZNS-Vulnerabilität herbeiführen konnten (Butterworth 2015).

Zur Behandlung des akuten Leberversagens bei *Paracetamolintoxikation* ist die Therapie mit N-Acetylcystein etabliert (Harrison et al. 1991; Keays et al. 1991) (↑↑, A). Bei Einnahme größerer Paracetamol-Dosen (> 6 g) kommt es zu einer raschen Erschöpfung der hepatischen Glutathion-Speicher und anschließenden Paracetamol-induzierten Leberzellnekrosen. N-Acetylcystein fördert die Synthese des antioxidativ wirkenden Glutathions. Dabei werden zunächst 150 mg/kg KG gelöst in 200 ml einer 5 %-Glukoselösung über einen Zeitraum von 15 Minuten intravenös verabreicht, dann 50 mg/kg KG gelöst in 500 ml einer 5 %-Glukoselösung über einen Zeitraum von vier Stunden und dann nochmals 100 mg/kg KG gelöst in 1000 ml einer 5 %-Glukoselösung über einen Zeitraum von 16 Stunden (Wallace et al. 2002). Diese Therapie ist nur effektiv, wenn sie innerhalb der ersten 24 Stunden nach der Ingestion von Paracetamol angewendet wird und ist besonders effektiv, wenn sie innerhalb der ersten acht Stunden begonnen wird. Für die Gabe von N-Acetylcystein bei der Therapie des akuten Leberversagens anderer Ätiologie gibt es wenige große Studien, die keinen Vorteil durch den Einsatz von N-Acetylcystein zeigen konnten (Chughlay et al. 2016)

Die Behandlung der *chronischen hepatischen Enzephalopathie* ist konservativ. Eine Reihe klar definierter Ursachen (gastrointestinale Blutungen, übermäßige Proteinzufuhr, Obstipation, Infektion und Elektrolytstörungen) kann bei gefährdeten Patienten zur akuten Exazerbation der chronischen Enzephalopathie führen. Somit sollten diese Ursachen rasch erkannt und entsprechend vorrangig behandelt werden (**Abb. D 9.1**: Flussdiagramm Hepatische Enzephalopathie Faktor 4).

Die weiteren Empfehlungen basieren auf Studienergebnissen mit kleinen Fallzahlen und Expertenmeinungen und nicht auf den Ergebnissen doppelblinder, placebokontrollierter Studien. Das wesentliche Therapieprinzip besteht in der Erniedrigung der Ammoniakkonzentration, verbunden mit der Hypothese, dass das Kolon das primäre Organ der Ammoniakproduktion ist. Die Ammoniakproduktion soll durch die Verwendung nicht absorbierbarer Antibiotika, durch Disaccharide, Verwendung verzweigtkettiger Aminosäuren und kontrollierte Proteinzufuhr eingeschränkt werden. **Tab. D 9.2** gibt einen Überblick über das von vielen Hepatologen, Fachgesellschaften und in internistischen Therapiebüchern und Leitlinien (Plauth et al. 1997) empfohlene pragmatische Vorgehen bei dekompensierter chronischer hepatischer Enzephalopathie. Die Wirksamkeit dieser Vorgehensweise ist durch kürzlich publizierte Metaanalysen jedoch infrage gestellt und wird somit nicht durch die derzeitige Studienlage gestützt (Als-Nielsen et al. 2003, 2004a, 2004b) (↔, C).

Bei akuter Exazerbation einer chronischen hepatischen Enzephalopathie wird die orale Proteinzufuhr für maximal zwei bis drei Tage 20–30 g/d reduziert, danach täglich um 10 g gesteigert, bis wieder eine Proteinzufuhr von 1 g/kg KG/d erreicht ist. Während der Proteinrestriktion muss die ausreichende Kalorienzufuhr (mindestens 1 600 kcal) durch Infusion hochprozentiger Glukoselösungen gewährleistet sein. In einer neuen randomisierten Studie wurde allerdings gezeigt, dass eine Proteindiät keine Auswirkung auf den Verlauf und das Endergebnis der hepatischen Enzephalopathie nach Exazerbation hatte und Diäten mit einem normalen Proteingehalt ohne unerwünschte Wirkungen verabreicht werden konnten (Cordoba et al. 2004). Da Proteinrestriktion einen katabolen Zustand herbeiführen kann, sollte aufgrund dieser Studienergebnisse die Proteinrestriktion kritisch abgewogen werden.

Lactulose (z. B. Bifiteral®) und Laktitol (z. B. Zyma®) führen im Darm zu einer pH-Verschiebung in den sauren Bereich, wodurch die vermehrte Fixierung und Ausscheidung von Stickstoff möglich wird. Lactulose und Laktitol haben außerdem einen osmotisch laxierenden Effekt. Bei akuter Verschlechterung einer hepatischen Enzephalopathie werden Lactulose oder Laktitol daher in einer Dosis von 20–30 g/h gegeben, bis die Darmreinigung erzielt ist. Zur längerdauernden Behandlung ist die Dosis (zwischen 3 × 10 g/d und 4 × 50 g/d) individuell so zu wählen, dass zwei bis drei weiche, geformte Stuhlgänge abgesetzt werden. In einer kürzlich publizierten Metaanalyse wurden 30 Studien mit nicht resorbierbaren Disacchariden (Lactulose und Laktitol) zur Behandlung der hepatischen Enzephalopathie ausgewertet. Dabei zeigte die Behandlung mit Disacchariden in methodisch guten Studien keinen Einfluss auf den Verlauf und die Mortalität der Erkrankung (Als-Nielsen et al. 2004c). Neuere Studien konnten jedoch zumindest für die minimale HE eine Verbesserung der Kognition unter einer Disaccharid-Therapie nachweisen (↑, B) (Prasad et al. 2007).

»Nicht resorbierbare« Antibiotika vermindern durch Reduktion der intestinalen Bakterienflora die Produktion toxischer Abbauprodukte. Neomyzin (Bykomycin®) oder Paromomyzin (Humantin®) sollten heute wegen Oto- bzw. Nephrotoxizität nicht mehr verwendet werden. Demgegenüber ist Rifaximin (Xifasan®) gut verträglich und zeigt bisher keine Interaktionen mit anderen Medikamenten. Eine randomisierte, placebokontrollierte Studie mit 2 × 550 mg/d zeigte bei Patienten mit chronischer hepatischer Enzephalopathie eine deutliche Reduktion für das Risiko einer erneuten Episode der Enzephalopathie und für einen erneuten stationären Aufenthalt (↑, B) (Bass et al. 2010). Ein Dauereinsatz wird jedoch trotz des guten NW-Profils aufgrund der Gefahr der Bildung von multiresistenten Erregern nicht empfohlen und bleibt somit den akuten Verschlechterungen vorbehalten (Gerbes und Gülberg 2012). Als Reserveantibiotikum kommt Metronidazol (2–3 × 200–400 mg/d) infrage.

Kommt es in schweren Fällen unter konventioneller Therapie mit Restriktion der Proteinzufuhr, Gabe von Disacchariden und Antibiotika zu keiner ausreichenden Besserung, kann ein Behandlungsversuch mit parenteral verabreichten verzweigtkettigen Aminosäuren (500–1 000 ml Comafusin Hepar®/d) durchgeführt werden (Alexander et al. 1989). Bei chronischer hepatischer Enzephalopathie kann zusätzlich eine orale Langzeittherapie mit verzweigtkettigen Aminosäuren (Falkamin®, 0,3 g/kg Körpergewicht/d) erfolgen (Marchesini et al. 1990). Die Empfehlung einer Behandlung mit verzweigtkettigen Aminosäuren wird jedoch nicht durch Metaanalysen gestützt (Als-Nielsen et al. 2003).

Eine Reihe von Studien weist auf eine Wirksamkeit des Benzodiazepin-Antagonisten Flumazenil (Anexate®) bei akuter oder dekompensierter hepatischer Enzephalopathie hin. In einer Metaanalyse von 13 randomisierten Studien mit insgesamt 805 Patienten erbrachte die Therapie mit Flumazenil während des Behandlungszeitraums selbst nur einen geringen Vorteil, jedoch ohne Effekt auf die Mortalität und die Rate der Erholung von der hepatischen Enzephalopathie (Als-Nielsen et al. 2004a). Eine generelle Behandlungsempfehlung für Flumazenil kann daher nicht ausgesprochen werden. Lediglich bei Verdacht auf eine Benzodiazepin-induzierte Intoxikation sollte Flumazenil eingesetzt werden (↔, C). Dabei ist zu beachten, dass die Halbwertszeit recht kurz ist (ca. 1 h) und wiederholte Gaben notwendig sein können.

## D 9.2 Zentrale pontine Myelinolyse/Osmotisches Demyelinisierungssyndrom

Die zentrale pontine Myelinolyse ist eine im Zentrum des Pons gelegene akute Entmarkungszone. Sie wurde erstmals von Adams und Mitarbeitern als »(...) eine einzelne, scharf begrenzte Läsion mit Myelindestruktion ohne Bevorzugung eines bestimmten Fasersystems« beschrieben (Adams et al.

**Tab. D 9.2:** Pragmatische medikamentöse Therapie der dekompensierten chronischen hepatischen Enzephalopathie (Expertenmeinung, aber überwiegend negative Metaanalysen)

| | Substanz | Dosierung (Akutphase) | Dosierung (chronische Behandlung) | Studie |
|---|---|---|---|---|
| Proteinzufuhr | | 20–30 g/d | 0,5–1 g/kg KG/d | |
| nicht resorbierbare Disaccharide | Lactulose | 20–30 g/h oral | individuelle Dosis oral | Conn et al. 1977 (C) |
| | Laktitol | 20–30 g/h oral | individuelle Dosis oral | Morgan und Hawley 1987 (C) |
| nicht resorbierbare Antibiotika | Rifaximin (Rifaxan®, Xifaxan®) | 2 × 550 mg/d | Oral (dauerhafte Behandlung nicht empfohlen) | Bass et al. 2010 (B) |
| | Metronidazol | 0,4–1,2 g/die | Oral (dauerhafte Behandlung nicht empfohlen) | Morgan et al. 1982 (C) |
| verzweigtkettige Aminosäuren | (Comafusin Hepar®) | 1 g/kg KG/d i. v. | 0,3 g/kg KG/die oral | Marchesini et al. 1990 (C) |

1959). Perikaryen und Axone sind jedoch zunächst nicht betroffen. Einige Patienten weisen auch demyelinisierende Läsionen außerhalb des Pons auf, diese sind dann aber ebenfalls symmetrisch. Zu den klassischen klinischen Symptomen zählen eine pseudobulbäre Paralyse und eine spastische Tetraparese. An zusätzlichen Symptomen können bestehen: *Locked-in*-Syndrom, Dysarthrie, Hirnnervenparesen (insbesondere Abduzens- und Fazialisparesen) oder andere leichtgradige neurologische Schädigungen (z. B. milde Okulomotorikstörung). Werden zur Diagnose strikte klinische und radiologische Kriterien herangezogen, zeigen nahezu alle Patienten assoziierte medizinische Probleme, z. B. Alkoholismus, fortgeschrittene Lebererkrankung, umfangreiche Verbrennungen, Hodgkin-Lymphome oder andere maligne Erkrankungen (McKee et al. 1988; Messert et al. 1979; Sullivan und Pfefferbaum 2001). Neuropathologisch und bildgebend lassen sich häufig klinisch asymptomatische zentrale pontine Myelinolysen in Form kleiner Läsionen nachweisen (Chason et al. 1964; Sullivan und Pfefferbaum 2001).

## D 9.2.1 Verlauf

*Eine Hyponatriämie* ist bei Patienten mit einer Lebererkrankung häufig. Sie ist der wesentliche Risikofaktor für das Entstehen einer zentralen pontinen Myelinolyse. Bei hepatischer Insuffizienz ist unklar, ob die Hyponatriämie die Mortalität erhöht oder ob sie nur Ausdruck der Schwere der hepatischen Insuffizienz ist. Die Hyponatriämie alleine führt nicht zur Entwicklung einer zentralen pontinen Myelinolyse.

Zentrale pontine Myelinolysen, aber auch extrapontine demyelinisierende Läsionen sind häufige Komplikationen bei Lebertransplantationen (Estol et al. 1989). Die Tatsache, dass von elf Patienten, die eine zentrale pontine Myelinolyse oder extrapontine demyelinisierende Läsionen nach Lebertransplantation entwickelten, keiner eine Hyponatriämie, jedoch alle einen langsamen aber deutlichen Anstieg des Serum-Natriums zeigten (die meisten entwickelten eine manifeste Hypernatriämie – Serum-Natrium > 160 mmol/l), illustriert die Unsicherheit der pathogenetischen Vorstellungen zum Krankheitsbild.

Bei Patienten mit Lebererkrankung und Hyponatriämie können mindestens sechs Faktoren das Auftreten einer permanenten Gehirnschädigung beeinflussen:

- Auftreten einer hypoxischen Episode infolge der Hyponatriämie, meist in Form eines Atemstillstands,
- Korrektur des Serum-Natriums auf über 128–132 mmol/l innerhalb der ersten 48 Stunden,
- Korrektur des Natriums um mehr als 12 mmol/l innerhalb von 24 Stunden,
- eine Hypernatriämie (Serum-Natrium über 145 mmol/l) bei Patienten mit Lebererkrankung, die Lactulose erhalten,
- Erkrankungen, die die Permeabilität der Blut-Hirn-Schranke beeinflussen, z. B. Leberzirrhose und metastatische Tumoren und ein
- verzögerter Therapiebeginn bei symptomatischer Hyponatriämie.

Die Mortalität von Patienten mit Lebererkrankung, begleitender Hyponatriämie und zentralnervösen Symptomen liegt bei über 40 %.

Zurzeit wird die Diagnose einer zentralen pontinen Myelinolyse im Wesentlichen durch radiologische CT- oder MRT-Kriterien gestellt. Häufig wird sie vermutet, ohne dass eine Bildgebung durchgeführt wird. Da es sich bei der zentralen pontinen Myelinolyse um eine distinkte pathologische Entität und nicht um ein klinisches Syndrom handelt, sollte die Diagnose jedoch nicht ohne den Nachweis der morphologischen Charakteristika gestellt werden. Erwähnenswert ist noch die Tatsache, dass sich das klinische Bild meist im Mittel erst nach ca. 6–7 Tagen (3–11 Tage) nach dem zu rasch erfolgten Natrium-Ausgleich ausbildet (Menger und Paehge 2009).

## D 9.2.2 Therapeutische Prinzipien und pragmatische Therapie

Die Therapie ergibt sich aus den pathophysiologischen Überlegungen. Zur Vermeidung von zentralen pontinen und extrapontinen Myelinolysen müssen Patienten mit Elektrolytstörungen rasch identifiziert und bestehende Hypo- oder Hypernatriämien langsam und kontrolliert ausgeglichen

**Kasten D 9.2:** Formeln zur Behandlung der Hypo- und Hypernatriämie und Informationen über die Natriumkonzentration von Infusionsflüssigkeiten (nach Adrogué und Madias 2000)

| **Formeln** | | **Klinischer Gebrauch** |
|---|---|---|
| 1. Veränderung der Serum-Natriumkonzentration = | $\frac{\text{Infundiertes Na}^+ - \text{Serum-Na}^+}{(\text{gesamtes Körperwasser} + 1)}$ | berechnet den Effekt von 1 l jeder Infusionsflüssigkeit auf das Serum-Natrium |
| 2. Veränderung der Serum-Natriumkonzentration = | $\frac{[\text{infundiertes Na}^+ + \text{infundiertes K+}] - \text{Serum-Na}^+}{(\text{gesamtes Körperwasser} + 1)}$ | berechnet den Effekt von 1 l jeder Infusionsflüssigkeit, die Natrium und Kalium enthält, auf das Serum-Natrium |

| **Infusionsflüssigkeit** | Infundiertes $Na^+$ [mmol/l] | Extrazelluläre Flüssigkeitsverteilung [%] |
|---|---|---|
| 5 % Glukose in Wasser | 0 | 40 |
| 0,2 % NaCl in 5 % Glukose in Wasser | 34 | 55 |
| 0,45 % NaCl in Wasser | 77 | 73 |
| Ringer-Laktat | 130 | 97 |
| 0,9 % NaCl in Wasser | 154 | 100 |

Das geschätzte gesamte Körperwasser wird berechnet als Fraktion des Körpergewichts. Der Anteil ist 0,6 bei Kindern, 0,6 bei nicht alten Männern, 0,5 bei nicht alten Frauen, 0,5 bei alten Männern und 0,45 bei alten Frauen. Normalerweise machen extrazelluläre 40 % und intrazelluläre Flüssigkeiten 60 % des gesamten Körperwassers aus.

werden. Es gibt keine vergleichenden oder randomisierten Studien zur Therapie symptomatischer Elektrolytstörungen. Die folgende empfohlene Vorgehensweise beruht auf Erfahrungen, nicht auf Studien (Adrogué und Madias 2000a; 2000b):

*Bei akuter symptomatischer Hyponatriämie*: Es sollte zunächst eine Serum-Natriumkonzentration von 125–130 mmol/l angestrebt werden. Die Korrekturrate sollte während der gesamten Therapie nicht mehr als 8–10 mmol/l/die betragen. Solange diese Grenzen berücksichtigt werden, kann bei ernsthaften Symptomen zu Beginn eine Korrektur von bis zu 1–2 mmol/l/h durchgeführt werden. Die Berechnung der notwendigen Natriuminfusionsrate erfolgt durch Anwendung der Formel 1 in **Kasten D 9.2**. Sie bestimmt die Natriumkonzentrationsänderung, die durch die Infusion von einem Liter der entsprechenden Infusionsflüssigkeit hervorgerufen wird. Wird die angestrebte Änderung der Natriumkonzentration für eine bestimmte Behandlungszeit durch das Ergebnis der Formel 1 dividiert, erhält man das benötigte Infusionsvolumen und somit die benötigte Infusionsrate. Zu Beginn des Ausgleichs sollte die Serum-Natriumkonzentration alle zwei bis drei Stunden überprüft werden. **Kasten D 9.2** enthält auch die Natriumkonzentrationen von häufig verwendeten Infusionsflüssigkeiten, ihre Verteilung in der extrazellulären Flüssigkeit und die klinische Abschätzung des gesamten Körperwassers.

Zur medikamentösen Behandlung der euvolämischen und hypervolämischen Hyponatriämie steht Tolvaptan (Samsca®), ein oraler Vasopressin ($V_2$)-Rezeptor-Antagonist, in Dosierungen von 15–60 mg pro Tag zur Verfügung (Schrier et al. 2006) (↑, B). In Europa ist es im Gegensatz zu den USA ausschließlich zur Behandlung des Syndroms der inadäquaten Sekretion des antidiuretischen Hormons (SIADH) zugelassen.

*Bei akuter symptomatischer Hypernatriämie*: Eine Hypernatriämie liegt bei einer Natriumkonzentration im Serum von über 145 mmol/l vor. Die Behandlung besteht in der Beseitigung der Ursache und in der Korrektur der Hypertonizität. Zur Behandlung der zugrundeliegenden Ursache zählen ggf. das Verhindern eines weiteren gastrointestinalen Flüssigkeitsverlusts, die Senkung des Fiebers, die Behandlung einer Hyperglykämie, Glukosurie, Hyperkalzämie oder Hypokaliämie, der Entzug von Lactulose oder Diuretika, der Wechsel der Sondennahrung oder die Korrektur einer Lithium-induzierten Polyurie. Hat sich die Hypernatriämie innerhalb weniger Stunden entwickelt (z. B. durch akzidentelle Natriumbelastung), kann diese ohne die Gefahr eines zerebralen Ödems rasch ausgeglichen werden – mit einer Rate von 1 mmol/l/h. Ist die Hypernatriämie über einen längeren Zeitraum entstanden, muss langsamer ausgeglichen werden. Eine Reduktion mit maximaler Rate von 0,5 mmol/l/h verhindert die Entwicklung eines zerebralen Ödems und zerebralorganischer Anfälle. Es wird daher zu einer Reduktion von 10 mmol/l/die geraten. Die bevorzugte Therapie besteht in der oralen Gabe von Flüssigkeiten. Ist dies – auch über eine Sonde – nicht möglich, muss die Flüssigkeit intravenös gegeben werden. Dazu sind nur hypotonische Flüssigkeiten einschließlich reinem Wasser, 5 %iger Glukose, 0,2 % Natrium-Chlorid oder 0,45 % Natrium-Chlorid geeignet. Je hypotonischer die Lösung, desto geringer sollte die Infusionsgeschwindigkeit sein. Da die Gefahr eines zerebralen Ödems mit dem Infusionsvolumen steigt, sollte das Volumen auf das Notwendigste zum Ausgleich der Hypernatriämie beschränkt bleiben. Nach Auswahl der geeigneten Infusionsflüssigkeit kann die Menge wiederum mit der Formel 1 in **Kasten D 9.2** berechnet werden. Bei der Berechnung des Infusionsvolumens muss zusätzlich der natürliche Flüssigkeitsverlust (1,5 l in 24 h) berücksichtigt werden. Wird 5 % Glukose als Infusionsflüssigkeit gewählt, muss die Serum-Glukose kontrolliert und eine Hyperglykämie gegebenenfalls mit Insulin behandelt werden, dabei ist auf den Kaliumspiegel zu achten.

Auch nach Auftreten der klinischen und radiologischen Zeichen einer zentralen pontinen Myelinolyse ist eine erfolgreiche Behandlung und Senkung der Morbidität möglich. Unter der Annahme, dass ähnlich einer immunvermittelten Demyelinisierung nicht näher definierte »myelinotoxische« Substanzen zum demyelinisierenden Prozess beitragen, wurden mehrere Patienten mit *Plasmapherese* behandelt, was zu dramatischen Verbesserungen geführt haben soll (Ansell et al. 1997; Bibl et al. 1999) (↔, C). Auch ein positiver Fall unter einer Plasmaaustauschtherapie wurde berichtet (Chang et al. 2014). Ebenfalls wurden positive Effekte unter einer Behandlung mit *Immunglobulinen* beobachtet (Finsterer et al. 2000). Andere Autoren berichten über therapeutische Erfolge mit hoch dosierten Steroiden bei Patienten (Menakaya et al. 2001; Nakano et al. 1996) bzw. in Tierexperimenten (Rojiani et al. 1987). Da es sich jeweils nur um unkontrollierte Einzelfallberichte handelt, kann die Effizienz dieser Therapien nicht abschließend beurteilt werden.

## D 9.3 Urämische Enzephalopathie

### D 9.3.1 Klinik

Der urämischen Enzephalopathie liegt als Grunderkrankung ein akutes Nierenversagen oder eine dekompensierte chronische Niereninsuffizienz zugrunde. Frühsymptome der urämischen Enzephalopathie sind Aufmerksamkeits- und Konzentrationsstörungen. Im weiteren Verlauf kann eine delirante Symptomatik auftreten mit Erregung, Fehlwahrnehmungen, Illusionen und visuellen Halluzinationen, die im fortgeschrittenen Stadium zum Koma führt (Fraser und Arieff 2001). Neurologische Begleitsymptome sind Myoklonien, auch in Form eines »flapping tremor« (Asterixis), in der Anfangsphase Ataxie und mit Fortschreiten der Urämie Hyperreflexie und Tonussteigerung. Auch Pyramidenbahn-Zeichen und Halbseiten-Syndrome können auftreten und Schwierigkeiten in der Abgrenzung von z. B. zerebralen Ischämien bereiten. Früher wurden generalisierte tonisch-klonische Anfälle bei etwa der Hälfte der Patienten mit akutem Nierenversagen beobachtet. Heute treten sie infolge der Dialyse nur noch selten auf. Die Dialyse verbessert rasch die klinische Situation. Der langfristige Verlauf hängt im Wesentlichen von der Grunderkrankung ab, obwohl ein Mortalitätsrisiko auch für Dialyse und Nierentransplantation besteht.

### D 9.3.2 Verlauf

Die Behandlung der chronischen Niereninsuffizienz durch Dialyse und Nierentransplantation hat in den letzten Jahrzehnten zur Lebensverlängerung und Verbesserung der Lebensqualität geführt. Trotz adäquater Dialysetherapie leidet jedoch eine Reihe von Patienten mit Einschränkung der Nierenfunktion weiterhin unter neurologischen Symptomen, wie der Beeinträchtigung mentaler Funktionen, generalisierter Schwäche, Polyneuropathie und einem Restless-Legs-Syndrom (Fraser und Arieff 2001). Die Dialysebehandlung der terminalen Niereninsuffizienz ist ihrerseits mit dem Auftreten von zwei eigenständigen Erkrankungen des Zentralnervensystems verbunden: dem akut auftretenden Dialyse-Dysäquilibrium-Syndrom (**Kap. D 9.4**) und der chronischen Dialyse-Demenz (**Kap. D 9.5**) (Fraser und Arieff 2001). Das Dialyse-Dysäquilibrium-Syndrom tritt bei einer Minderheit der Patienten mit terminaler Niereninsuffizienz nach Beginn der Dialyse auf. Die Dialyse-Demenz ist eine progressive Enzephalopathie, die nach chronischer Dialyse oder bei Kindern mit chronischer Niereninsuffizienz auch ohne Dialyse auftreten kann (Andreoli et al. 1984).
Seit Einführung der chronischen Dialysebehandlung wurden bei Patienten mit terminaler Niereninsuffizienz zudem eine Reihe neurologischer Erkrankungen in zunehmender Frequenz beobachtet. Dazu zählen subdurale Hämatome, Elektrolytstörungen, Vitamin-Mangelsyndrome, Medikamentenintoxikationen, hypertensive Enzephalopathien und akute Intoxikationen mit Spurenelementen. Diese Differentialdiagnosen sollten bei Patienten mit chronischer Niereninsuffizienz und Veränderungen der Persönlichkeit oder der Gedächtnisfunktionen erwogen werden (Fraser und Arieff 2001).

### D 9.3.3 Therapeutische Prinzipien

Aufgrund der unzureichenden Ausscheidungsfunktion der Niere kommt es zum Konzentrationsanstieg einer Anzahl kleiner, wasserlöslicher Moleküle mit neurotoxischer Wirkung (Fraser und Arieff 2001). Die Schwere der urämischen Enzephalopathie korreliert nur schlecht mit einzelnen Laborparametern, scheint jedoch von der Geschwindigkeit der Entwicklung des Nierenversagens abzuhängen. Hämodialyse, Hämofiltration und peritoneale Dialyse sind die einzigen therapeutisch effektiven Maßnahmen, die neurotoxischen Substanzen aus dem Serum zu entfernen. Eine definitive Behandlung kann durch Nierentransplantation erreicht werden.
Anfälle, die durch renales Versagen hervorgerufen werden: Epileptische Anfälle treten in bis zu 1/3 aller Fälle mit urämischer Enzephalopathie bei akutem oder schwerem chronischen Nierenversagen auf. Auch unter der Dialyse kann es infolge der Elektrolytverschiebung zu Anfällen kommen. Geeignetes Medikament zur Anfallsunterbrechung ist *Diazepam*. Bei Patienten mit einem Status epilepticus sind Benzodiazepine in Kombination mit Phenytoin oder Valproat geeignet, da sie eine Proteinbindung von 90 % aufweisen und somit auch kaum dialysiert werden (Hintz und Schulze-Bonhage 2015).
Behandlung einer Epilepsie bei renalem Versagen: Die Pharmakokinetik von antikonvulsiven Medikamenten ist bei urämischen Patienten und unter Dialyse verändert, sodass bei vielen Antikonvulsiva Dosisanpassungen notwendig sind. Albuminurie und Azidose reduzieren die Plasma-Albumin-Spiegel und Bindungsaffinitäten, sodass mehr freie, nicht proteingebundene Medikamentenfraktionen vorliegen. Eine verminderte glomeruläre Filtrationsrate und tubuläre Sekretion erhöhen die Eliminations-Halbwertzeit. Therapeutische Spiegel werden daher durch die Gabe einer initialen *loading dose* und nachfolgende kleinere Erhaltungsdosen oder verlängerte Dosierungsintervalle erzielt.
Die Nieren scheiden wasserlösliche Moleküle mit niedriger Proteinbindung und kleinem Vertei-

lungsvolumen rasch aus. Dazu zählen Gabapentin, Vigabatrin, Levetiracetam und Topiramat. Eine renale Dysfunktion führt zur Akkumulation dieser Substanzen und verlangt eine Dosisreduktion.
Bei der Dialyse werden wasserlösliche Substanzen mit niedriger Proteinbindung und kleinem Verteilungsvolumen rasch entfernt. Daher benötigen Gabapentin, Vigabatrin, Topiramat, Phenobarbital und Levetiracetam eine zusätzliche Dosis nach der Hämodialyse (Lacerda et al. 2006). Bei Antikonvulsiva mit hoher Proteinbindung, z. B. Carbamazepin und Valproinsäure, kann auf eine zusätzliche Gabe verzichtet werden. Im Gegensatz zur Hämodialyse sind die Effekte der Peritonealdialyse nicht vorhersagbar. In diesen Fällen ist die Bestimmung freier Medikamentenspiegel von großer Bedeutung.
Gabapentin, Levetiracetam, Topiramat, Vigabatrin und *Phenobarbital* können bei Nierenversagen akkumulieren, da sie zum erheblichen Teil unverändert über die Niere ausgeschieden werden. Unter Dialyse kommt es zu einem erheblichen Abfall der Plasmakonzentration mit entsprechender Anfallsprovokation. Die gleichen Überlegungen gelten für *Primidon*. Daher sind diese Substanzen zur antikonvulsiven Therapie bei chronischer Niereninsuffizienz ungeeignet bzw. müssen die Dosierungen angepasst werden.
Die Halbwertzeit von *Diphenylhydantoin* ist bei chronischer Niereninsuffizienz verkürzt. Daher muss das Medikament in drei Tagesdosen gegeben werden. Wegen der verminderten Eiweißbindung sind die gemessenen Gesamt-Plasmakonzentrationen von Diphenylhydantoin niedriger, der Anteil des freien Diphenylhydantoins dagegen relativ erhöht. Die Tagesdosis sollte daher beim Nierenkranken gleich hoch sein wie beim Gesunden, auch wenn darunter niedrigere Gesamt-Plasmakonzentrationen gemessen werden. Die gleichen Überlegungen gelten für *Valproinsäure*, das zur Behandlung von epileptischen Anfällen und Myoklonien bei Urämie sehr wirksam ist. Die Gefahr der Lebertoxizität ist jedoch erhöht. *Carbamazepin* wird in üblicher Weise verabreicht (**Kap. C 1**).

### D 9.3.4 Pragmatische Therapie

Die Indikation zur Dialyse ist bei Kreatininwerten zwischen 10 und 12 mg/dl bzw. einer Kreatinin-Clearance zwischen 9 und 14 ml/min/1,73 m² Körperoberfläche (National Kidney Foundation 2000) gegeben (**Kasten D 9.3**). Bei Auftreten neurologischer Komplikationen (Enzephalopathie, Krampfanfälle oder klinisch bedeutungsvolle Polyneuropathie), die auf eine urämische Stoffwechselsituation zurückgeführt werden können, oder Malnutrition sollte früher dialysiert werden. Hämodialyse, Hämofiltration, Peritonealdialyse bzw. kontinuierliche ambulante peritoneale Dialyse sind die einzigen therapeutisch effektiven Maßnahmen, die neurotoxischen Substanzen aus dem Serum zu entfernen. Eine definitive Behandlung kann durch Nierentransplantation erreicht werden.
Antikonvulsiva sollten nach stattgehabtem ersten Anfall eingesetzt werden. Aufgrund der zuvor genannten Überlegungen bevorzugen wir Valproinsäure und Carbamazepin als Medikamente der 1. Wahl. Bei dialysepflichtigen Patienten wird eine normale Dosierung dieser beiden Medikamente verwendet.

D 9

## D 9.4 Dialyse-Dysäquilibrium-Syndrom

### D 9.4.1 Klinik und Verlauf

Das Dialyse-Dysäquilibrium-Syndrom tritt bei Dialyse-Patienten auf, auch ohne dass zuvor eine urämische Enzephalopathie besteht. Klinische Symptome dieses Syndroms sind Kopfschmerzen, Übelkeit, Erbrechen, verschwommenes Sehen, Muskelzuckungen, Desorientiertheit, arterielle Hypertonie, Tremor und tonisch-klonische Anfälle. Zum Dialyse-Dysäquilibrium-Syndrom werden heute auch mildere Symptome (Muskelkrämpfe, Anorexie, Unruhe und Schwindel) gezählt (Fraser und Arieff 2001; Raskin 2001). Obwohl das Dialyse-Dysäquilibrium-Syndrom generell in allen Altersgruppen beobachtet wird, tritt es gehäuft bei jungen und besonders bei pädiatrischen Patienten auf. Meistens wird das Syndrom durch zu aggressive Dialyse bei akutem Nierenversagen hervorgerufen. Allerdings kann es auch während wiederholter Dialysen bei Patienten mit chronischer Niereninsuffizienz auftreten. Die Inzidenz ist besonders hoch bei Patienten mit vorbestehenden neurologischen Erkrankungen, z. B. Schädel-Hirn-Trauma, Insult oder maligner Hyperthermie. Die Pathogenese des Dialyse-Dys-

**Kasten D 9.3:** Pragmatische Therapie bei urämischer Enzephalopathie

| | |
|---|---|
| **Indikation zur Dialyse:** | • urämische Enzephalopathie<br>• Krampfanfälle<br>• klinisch bedeutungsvolle urämische Polyneuropathie<br>• Kreatinin > 10–12 mg/100 ml<br>• Kreatininclearance > 9–14 ml/min/1,73 m² Körperoberfläche |
| **Therapie von Krampfanfällen:** | |
| 1. Akuttherapie: | • Diazepam, Clonazepam, Diphenylhydantoin i. v. |
| 2. Anfallsprophylaxe: | • Carbamazepin: 2 × 200–400 mg/die (nach klinischer Wirkung und Plasmakonzentration)<br>• Valproinsäure: 3 × 300–900 mg/die*<br>• Diphenylhydantoin: 3 × 100 mg* |

* Wegen der verminderten Eiweißbindung werden zu niedrige Gesamt-Plasmakonzentrationen gemessen. Der Anteil der freien Antikonvulsiva ist relativ erhöht.

äquilibrium-Syndroms wurde intensiv aber letztlich ohne klares Ergebnis untersucht (Fraser und Arieff 2001; Raskin 2001).
Die Diagnose des Dialyse-Dysäquilibrium-Syndroms ist zum »Sammeltopf« für eine Reihe von Erkrankungen geworden, die bei Patienten mit Niereninsuffizienz auftreten und das Zentralnervensystem betreffen können. Das Dialyse-Dysäquilibrium-Syndrom ist eine Ausschlussdiagnose und kommt heutzutage nur noch sehr selten vor, sodass andere behandlungspflichtige neurologische Erkrankungen nicht übersehen werden sollten (Fraser und Arieff 2001; Raskin 2001).

### D 9.4.2 Therapie

Die Symptome des Dialyse-Dysäquilibrium-Syndroms limitieren sich unter normalen Umständen selbst; die Erholung kann jedoch einige Tage dauern. Die heutigen Methoden der Dialyse haben das Bild des Dialyse-Dysäquilibrium-Syndroms verändert. Die meisten Berichte über Krampfanfälle, Koma und Tod erschienen vor 1970. Die nachfolgend (1980 bis 1990) publizierten Symptome des Dialyse-Dysäquilibrium-Syndroms waren milder. Sie bestanden in Übelkeit, Schwäche, Kopfschmerzen, Erschöpfung und Muskelkrämpfen. Es ist nicht sicher, dass jemals ein Patient wirklich an den Folgen eines Dialyse-Dysäquilibrium-Syndroms und nicht an anderen neurologischen Komplikationen (akuter Insult, subdurales Hämatom, Subarachnoidalblutung oder Hyponatriämie) gestorben ist, was noch einmal unterstreicht, dass es sich beim Dialyse-Dysäquilibrium-Syndrom um eine Ausschlussdiagnose handelt.

## D 9.5 Dialyse-Demenz

### D 9.5.1 Klinik und Verlauf

Die Dialyse-Demenz (synonym: Dialyse-Enzephalopathie) ist eine progressive, häufig zum Tode führende neurologische Erkrankung (Siddiqui et al. 1970). In den frühen 1970er-Jahren wurde die Existenz dieses Syndroms von mehreren unabhängigen Gruppen bestätigt (Mahurkar et al. 1973). Bei Erwachsenen ist diese Form der Demenz nahezu ausschließlich bei langjährig mit Hämodialyse Behandelten zu beobachten. Sie kann isoliert auftreten oder Symptom einer Multisystemerkrankung mit Enzephalopathie, Osteomalazie, proximaler Myopathie und Anämie sein (Fraser und Arieff 2001; Raskin 2001).
Die meisten Patienten erkranken an der endemischen Form der Dialyse-Demenz, deren Auftreten von den örtlichen Dialyse-Bedingungen abhängig ist. Sie tritt nach chronischer Hämodialyse von mindestens einem bis zwei Jahren Dauer auf. Frühsymptom ist eine Sprech- und Sprachstörung mit Dysarthrie, Aphasie und Apraxie. Es folgen Persönlichkeitsveränderungen, eine demenzielle Entwicklung, Myoklonien und tonisch-klonische Anfälle. In den meisten Fällen führt die Erkrankung in sechs bis neun Monaten zum Tod. Sprechstörungen wurden bei 90 %, eine demenzielle Entwicklung bei 80 %, motorische Symptome bei 75 % und Krampfanfälle bei 60–90 % der Patienten beobachtet.
Die Dialyse-Demenz muss differentialdiagnostisch von anderen metabolischen Enzephalopathien abgegrenzt werden, die durch Hyperkalzämie, Hypophosphatämie, Hyperparathyreoidismus, akute Schwermetallintoxikation, Medikamentenintoxikation oder strukturelle neurologische Läsionen verursacht sein können (Fraser und Arieff 2001; Raskin 2001). Neurologische Untersuchungen mit besonderer Berücksichtigung von Sprechstörungen und EEG-Untersuchungen können bei der Frühdiagnose einer Enzephalopathie hilfreich sein.

### D 9.5.2 Therapeutische Prinzipien

Die genaue Ätiologie der Dialyse-Demenz ist bis heute ungeklärt. In einigen, aber nicht allen Gehirnen von Patienten mit Dialyse-Demenz, wurden eindeutig bis zu 11fach erhöhte Aluminiumkonzentrationen gefunden, während die Aluminiumkonzentrationen bei Dialyse-Patienten ohne klinische Zeichen der Dialyse-Demenz nur 3fach erhöht waren (Alfrey et al. 1972). Die Aluminiumkonzentrationen waren auch in den Knochen und im Bindegewebe erhöht. Ursprünglich wurden aluminiumhaltige orale Phosphatbinder [$Al(OH)_3$ und $Al(OH)CO_3$] als Ursache angesehen. Es konnte jedoch inzwischen gezeigt werden, dass das Aluminium aus der freien Dialysatflüssigkeit stammt. Durch die hohe Eiweißbindung von Aluminium im Plasma besteht ein dauerhafter Gradient vom Dialysat zum Plasma, der zu einem vermehrten Übertritt von Aluminium zum Plasma führt und die Entfernung aus dem Plasma verhindert. Die Häufigkeit der progressiven Dialyse-Demenz ist mit Einführung aluminiumfreier Dialysatflüssigkeiten wesentlich zurückgegangen.
Aufgrund der niedrigen Inzidenz, der unsicheren Ätiologie und der schlechten Korrelation von Plasma- mit Gewebe-Aluminiumkonzentrationen, sind Routinebestimmungen von Aluminium allerdings nicht sinnvoll. Vermutlich führt eine Mehrzahl ätiologischer Faktoren zum Symptomkomplex der Dialyse-Demenz. Entsprechend wird die Dialyse-Demenz in drei Kategorien unterteilt: In 1. eine endemische Form, die vermutlich auf eine Aluminiumkontamination des Dialysats zurückzuführen ist, 2. sporadische Fälle, bei denen die Aluminiumtoxizität vermutlich keine Rolle spielt und 3. eine Demenz, die mit einer kongenitalen oder frühkindlichen Nierenerkrankung assoziiert ist. Letztere Form wurde bei mehreren Kindern beschrieben, die weder eine Dialyse noch oral oder parenteral Aluminiumverbindungen erhalten hatten. Diese frühkindlichen Erkrankungen könnten auf Veränderungen des sich entwickelnden Gehirns infolge der Urämie zurückzuführen sein.

### D 9.5.3 Pragmatische Therapie

Ziel aller Bemühungen sollte – trotz der verbleibenden ätiologischen Unsicherheiten – die Vermeidung der Aluminiumzufuhr sein. Seitdem das zur Herstellung des Dialysats verwendete Wasser deionisiert wird, ist die Inzidenz der Dialyse-Demenz deutlich zurückgegangen. Bei dieser Prozedur wird jedoch nicht nur Aluminium entfernt, sondern auch andere Spurenelemente, die zur Toxizität im Zentralnervensystem führen können. Dazu gehören Kadmium, Quecksilber, Blei, Mangan, Kupfer, Nickel, Thallium, Bor und Zinn. Auf das Antazidum Aluminiumhydroxid sollte trotz der bei nierenkranken Patienten erwünschten phosphatbindenden Eigenschaften verzichtet werden (↑). Die publizierten Ergebnisse zu einer Desferrioxamin-Therapie bei Patienten mit manifester Symptomatik sind widersprüchlich, so dass keine einheitliche Therapieempfehlung abgegeben werden kann (↔).

## D 9.6 Posteriores Leukenzephalopathie-Syndrom

Das potenziell reversible posteriore Leukenzephalopathie-Syndrom (PRES) wurde zunächst bei einer heterogenen Gruppe von Patienten nach Nieren-, Leber- und Knochenmarktransplantation unter immunsuppressiver Therapie mit Tacrolimus (FK506) oder Ciclosporin sowie bei akuter hypertensiver Enzephalopathie und bei Eklampsie (im Puerperium) beschrieben (Hinchey et al. 1996). Weitere Fälle bei verschiedenen Chemotherapeutika (Tam et al. 2004), dem VEGF-Antikörper Bevacizumab (Glusker et al. 2006), Hyperkalzämie und auch bei postpartalen Patientinnen ohne Eklampsie (Uwatoko et al. 2003) haben verdeutlicht, dass ein *plötzlicher Anstieg des Blutdrucks* zwar häufig ein entscheidender pathogenetischer Faktor, aber keine notwendige Voraussetzung ist. Auch der Begriff »posterior« ist zum Teil irreführend, da die Gehirnveränderungen zwar oftmals in den posterioren Arealen zu finden sind, jedoch auch in allen anderen Gehirnbereichen auftreten können (Fugate und Rabinstein 2015).

Es handelt sich beim PRES um ein *Capillary-Leak*-Syndrom des Gehirns, das meist – jedoch keineswegs immer – durch Hypertonie, Flüssigkeitsretention und zytotoxische Effekte von Immunsuppressiva, Chemotherapeutika oder andere Medikamente auf das Gefäßendothel ausgelöst werden kann und in letzter Konsequenz zu einer Durchlässigkeit der Blut-Hirn-Schranke mit einem konsekutiven Hirnödem führt. Klinische Symptome des Syndroms sind: Kopfschmerzen, Erbrechen, Verwirrtheit, oft Krampfanfälle, kortikale Blindheit und andere visuelle Symptome. Die Kernspintomographie des Gehirns zeigt extensive bilaterale Auffälligkeiten vor allem der posterioren weißen Substanz, die im Wesentlichen auf ein Ödem zurückgeführt werden, aber nach unserer eigenen Erfahrung auch Insulte umfassen können.

Die Prognose ist gut, wenn das Syndrom rechtzeitig erkannt, eine adäquate antihypertensive Therapie durchgeführt und die immunsuppressive Therapie reduziert oder abgesetzt wird. Einige Autoren haben den Begriff »reversibles posteriores Leukenzephalopathie-Syndrom« kritisiert, da die Veränderungen keineswegs immer vollständig reversibel und ähnliche klinische und radiologische Symptome auch bereits bei der hypertensiven Enzephalopathie und der Ciclosporin-induzierten Neurotoxizität bekannt sind (Schwartz 1996). In den letzten Jahren konnte eine Vielzahl von weiteren Medikamenten sowie andere auslösende Faktoren identifiziert werden, die ein PRES begünstigen (Fugate und Rabinstein 2015; How et al. 2016). Eine Übersicht zu den möglichen auslösenden Faktoren und Medikamenten gibt **Kasten D 9.4**.

**Kasten D 9.4:** Eine (unvollständige) Übersicht möglicher PRES-auslösender Faktoren und Medikamente (nach Staykov und Schwab 2012 und How et al. 2016)

**Arterieller Hypertonus**

**Autoimmunerkrankungen** (z. B. systemischer Lupus erythematodes, M. Wegener, Panarteriitis nodosa, Sklerodermie, Psoriasis, M. Bechterew)

**Eklampsie/Praeeklampsie**

**Akute intermittierende Porphyrie**

**Chemotherapeutika (absteigend nach Häufigkeit)**
- Cisplatin, Carboplatin, Oxaliplatin
- CHOP/R-CHOP
- Daunorubicin
- Vincristin, Vinorelbin, Vinflunin, Vinblastin, Vindesin
- Cyclophosphamid
- Gemcitabin
- Capecitabin, 5-Fluorouracil
- Cytarabin (auch intrathekal)
- Etoposid
- Methotrexat (auch intrathekal)
- Taxane
- Ifosfamid
- Bleomycin
- Lomustin
- Dacarbazin
- Irinotecan

**Blut/Eisen-Transfusionen**

**Immuntherapeutika**
- Infliximab
- Ciclosporin A
- Tacrolimus
- Rituximab

**Weitere Medikamente/auslösende Faktoren**
- Linezolid
- Intravenöse Immunglobuline
- Kontrastmittelapplikation

Das posteriore Leukenzephalopathie-Syndrom muss rasch behandelt werden, um eine permanente Schädigung des Gehirns zu vermeiden. Die therapeutischen Prinzipien zielen auf eine Kontrolle des Blutdrucks, die Beendigung oder Reduktion von auslösenden medikamentösen Therapien und die Verwendung von Antikonvulsiva zur Behandlung der epileptischen Anfälle. Die wichtigste zu treffende Differentialdiagnose ist die Abgrenzung gegenüber einem ischämischen Schlaganfall, da bei diesem eine mäßige und mittelschwere Hypertonie in der Regel nicht behandelt wird, während der Blutdruck bei der posterioren Leukenzephalopathie rasch normalisiert werden sollte, um das Fortschreiten und eine mögliche ischämische Schädigung zu verhindern. Der mittlere arterielle Druck sollte innerhalb der ersten beiden Stunden um 20–25 % oder der diastolische Druck auf 100 mmHg gesenkt werden.

Zur gut steuerbaren intravenösen Behandlung stehen Urapidil, Dihydralazin, Metoprolol und Kalziumkanalblocker zur Verfügung. Eine antikonvulsive Therapie ist bei epileptischen Anfällen notwendig. Diese sistieren in der Regel, sobald sich die neuroradiologischen Auffälligkeiten zurückgebildet haben. Eine dauerhafte antikonvulsive Therapie ist daher in der Regel nicht notwendig.

## D 9.7 Hyperkalzämische Enzephalopathie

### D 9.7.1 Klinik und Verlauf

Die hyperkalzämische Enzephalopathie ist eine seltene, aber wegen ihrer therapeutischen Konsequenzen wichtige Differentialdiagnose bei hirnorganischem Psychosyndrom. Ursachen sind maligne Tumoren mit und ohne Knochenmetastasen, Multiples Myelom, Sarkoidose, primärer Hyperparathyreoidismus (Hyperplasie, Adenom), Vitamin-D-Intoxikationen oder Dihydrotachysterol (A.T. 10®)-Überdosierungen und auch eine primäre Hyperthyreose, die durch den gesteigerten Knochenmetabolismus zu einer Freisetzung von Kalzium führen kann. Die hyperkalzämische Enzephalopathie kann bei langsamer Entwicklung isoliert, d.h. ohne internistische Begleitsymptome bestehen. Die hyperkalzämische Krise ist Folge des sehr raschen Kalziumanstiegs. Sie ist gekennzeichnet durch die Kombination renaler (Polyurie, Exsikkose, Nephrolithiasis, Nephrokalzinose), gastrointestinaler (Übelkeit, Erbrechen, Obstipation, selten akute Pankreatitis), kardiovaskulärer (verkürzte QT-Dauer im EKG, erhöhte Digitalis-Sensitivität) und neuropsychologischer (Desorientiertheit, Halluzinationen, Bewusstseinsstörungen, affektive Störungen, Muskelhypotonie) Symptome (Altmann 1995).

### D 9.7.2 Therapeutische Prinzipien

Die Entscheidung zur Behandlung hängt im Wesentlichen vom Ausmaß der Hyperkalzämie ab. Eine Serum-Kalziumkonzentration über 3,5 mmol/l (14 mg/100 ml) verlangt eine sofortige aggressive Therapie, während bei Konzentrationen unter 3,5 mmol/l weniger aggressiv behandelt werden muss. Für das Entstehen einer hyperkalzämischen Krise ist jedoch nicht nur der Kalziumspiegel im Serum, sondern auch die Geschwindigkeit des Anstiegs entscheidend. Darüber hinaus hängt die klinische Symptomatik nur vom ionisierten Anteil des (normalerweise gemessenen) Gesamtkalziums ab. Der Anteil des ionisierten Kalziums schwankt abhängig vom Säure-Basen-Status und der Serumproteinkonzentration (hier insbesondere Albumin).
Die Therapie der Hyperkalzämie zielt auf eine vermehrte renale Ausscheidung des Kalziums und die verminderte Mobilisation von Kalzium aus den Knochen. Die wichtigste Maßnahme ist eine vermehrte Flüssigkeitszufuhr zur Korrektur der fast immer bestehenden Exsikkose. Die Flüssigkeitszufuhr führt über Verdünnung zur Abnahme des Serum-Kalziumspiegels und zum Anstieg der glomerulären Filtrationsrate. Die Zunahme der glomerulären Filtration und die vermehrte Natriumausscheidung steigern die renale Ausscheidung von Kalzium. Die renale Ausscheidung von Kalzium wird zusätzlich durch Schleifendiuretika und Calcitonin gefördert (Stevenson 1988). Thiazide sollten nicht eingesetzt werden, da sie die Rückresorption von Kalzium fördern. Die Mobilisation von Kalzium aus dem Knochen wird durch Bisphosphonate und Calcitonin gehemmt (Bilezikian 1992). **Abb. D 9.2** gibt Entscheidungshilfen zur pragmatischen Therapie. In **Tab. D 9.3** sind die Dosierungen für Medikamente zur Behandlung der Hyperkalzämie zusammengefasst.

### D 9.7.3 Pragmatische Therapie

Die *Rehydratation* durch Infusion isotoner NaCl-Lösung ist der erste Schritt bei der Behandlung eines hyperkalzämischen Patienten. Es werden 3 000–5 000 ml/Tag isotonische NaCl-Lösung infundiert. Sollten Symptome einer Überwässerung auftreten, wird Furosemid in einer Dosis von 20–60 mg alle zwei Stunden gegeben. Bei älteren Patienten oder Patienten mit reduzierter Flüssigkeitstoleranz gibt man bereits zu Beginn der Infusionstherapie Furosemid in niedrigeren Dosierungen von 10–20 mg alle sechs bis 12 Stunden. Diese Therapie mit Volumenbelastung und Diuretika erfordert die sorgfältige Kontrolle der Flüssigkeits- und Elektrolytbilanz sowie der Kreislaufsituation.
Solange die Hyperkalzämie mäßig ausgeprägt ist (< 3,5 mmol/l) und nicht zu Symptomen führt, ist die Rehydratation alleine ausreichend. Ferner soll eine kalziumarme Diät mit Ausschluss von Milch, Milchprodukten und kalziumreichen Mineralwässern durchgeführt werden. Bei Kalziumkonzentrationen über 3,5 mmol/l sollen zusätzlich *Diphosphonate* verabreicht werden. Zur Verfügung stehen Clodronsäure, Etidronsäure, Pamidronsäure und Zoledronsäure. Die empfohlenen Dosierungen der einzelnen Präparate und die maximale Therapiedauer sind **Tab. D 9.3** zu entnehmen. Pamidronsäure und Zoledronsäure sind die wirksamsten Substanzen. Die Therapie mit Diphosphonaten sollte unterbrochen werden sobald die Serum-Kalziumspiegel im oberen Normbereich liegen oder falls sie um mehr als 0,5–0,75 mmol/l in den ersten zwei oder drei Behandlungstagen abfallen. Eine längere Therapie kann zur Hypokalzämie führen. Eine Langzeitbehandlung mit Zoledronsäure (4 mg i.v. 2–12 ×/Jahr) kann das Wachstum von Knochenmetastasen blockieren und eine wiederholte Hyperkalzämie verhindern und ist diesbezüglich der Pamidronsäure überlegen (Gnant et al. 2008; Rosen et al. 2004; Rosen et al. 2003) (↑↑, A).
Bei höhergradiger, lebensgefährdender Hyperkalzämie (> 4 mmol/l) oder falls die klinischen Symptome eine rasche Senkung der Serum-Kalziumkonzentration erfordern, müssen zusätzliche Maßnahmen ergriffen werden (Bilezikian 1992). Zusätzlich zur Rehydratation wird dann mit Calcitonin behandelt. Calcitonin ist der schnellste und effektivste Inhibitor der Kalziummobilisierung aus dem Knochen und hat zusätzlich eine kalziurische Wirkung. Calcitonin wird in einer Dosis von 4 I.E./kg Körpergewicht alle 12 Stunden subkutan injiziert. Da die Wirkung von Calcitonin schwach und kurz ist

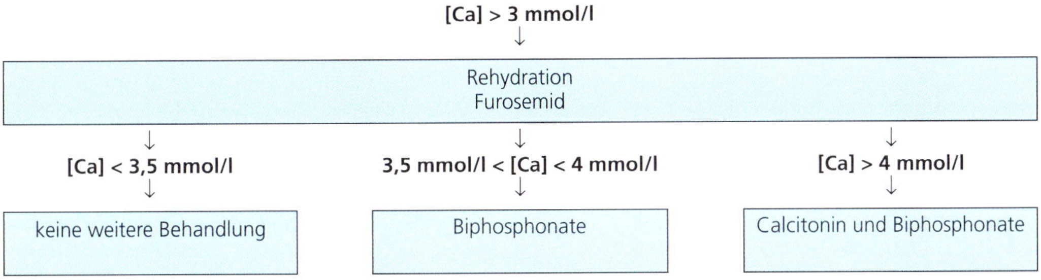


**Abb. D 9.2:** Pragmatische Therapie der hyperkalzämischen Enzephalopathie (erstellt auf der Grundlage der Arbeit von Bilezekian 1992) (↔)



**Tab. D 9.3:** Substanzen zur Behandlung der dekompensierten Hyperkalzämie

| Substanz | Dosierung (pro Tag) | Dauer der Behandlung |
|---|---|---|
| Diphosphonate<br>• Clodronsäure<br>• Etidronsäure<br>• Pamidronsäure<br><br><br>• Zoledronsäure | <br>4–6 mg/kg i. v. über 2–5 h<br>7,5 mg/kg über 4 h<br>15–45 mg i. v. über 4 h oder<br>90 mg i. v. über 24 h oder<br>1200 mg oral<br>4 mg i. v. über 15 min | <br>5 Tage<br>7 Tage<br>6 Tage<br>1 Tag<br>5 Tage<br>1 Tag |
| Calcitonin | 2 × 4 U/kg s. c. oder i. m. | 3 Tage |
| Mithramyzin | 25 mg/kg i. v. über 6 h | 10 Tage (nur jeden 2. Tag applizieren) |

(nach 48 h werden die Rezeptoren runterreguliert), muss es in Kombination mit Diphosphonaten oder Mithramyzin gegeben werden. Mithramyzin wird mit einer Dosis von 25 µg/kg Körpergewicht über sechs Stunden intravenös appliziert. Bei einer Niereninsuffizienz mit einer glomerulären Filtrationsrate < 30 ml/min/1,73 m$^2$ sollte kein Bisphosphonat verabreicht werden (Tanvetyanon und Stiff 2006). Diese Dosis kann mehrmals in Intervallen von mindestens 48 Stunden gegeben werden. Nieren- oder Leberversagen, Thrombozytopenie oder eine Koagulopathie sind relative Kontraindikationen für die Anwendung von Mithramyzin. Bei ausgeprägter Niereninsuffizienz sowie schwerer Hyperkalzämie kann eine Hämodialyse mit kalziumfreiem oder -armem Dialysat notwendig werden (Koo et al. 1996). Nach Stabilisierung des Serum-Kalziums unter 3 mmol/l muss die zugrundeliegende Grunderkrankung (Malignom, Nebenschilddrüsenadenom, Sarkoidose) so weit wie möglich ursächlich behandelt werden.

## D 9.8 Septische Enzephalopathie

### D 9.8.1 Klinik und Verlauf

Eine Enzephalopathie ist eine häufige Komplikation der Sepsis. Sie tritt in 8–70 % aller septischen Patienten auf und ist die häufigste Form einer Enzephalopathie bei Patienten einer Intensivstation. Die hohe Variabilität der Inzidenzangaben basiert vermutlich auf unterschiedlichen Definitionen für Enzephalopathie und Sepsis (Papadopoulos et al. 2000). Die Enzephalopathie ist häufig die erste Manifestation einer Sepsis. Septische Patienten mit Enzephalopathie haben eine höhere Mortalität als solche ohne. Vermutlich wird die septische Enzephalopathie zu selten diagnostiziert, da kritisch kranke Patienten häufig sediert, mechanisch beatmet oder mit Medikamenten zur neuromuskulären Blockade behandelt werden. Diese Behandlungen können das Bild einer septischen Enzephalopathie maskieren. Septische Patienten können ferner unter einem Nieren- oder Leberversagen, akutem Lungenversagen (ARDS), Störungen des Elektrolyt- und Säure-Basen-Haushalts, Hypo- oder Hyperthermie und endokrinen Störungen leiden. Diese assoziierten Erkrankungen verschleiern eine isolierte Betrachtung der Sepsiseffekte auf das Gehirn. Die Elektroenzephalographie ist ein hilfreiches Instrument zur Diagnose einer septischen Enzephalopathie.

Die Pathophysiologie der septischen Enzephalopathie ist wahrscheinlich multifaktoriell. Zur Ätiologie tragen reduzierter zerebraler Blutfluss, verminderte Sauerstoffextraktion des Gehirns, ein zerebrales Ödem und eine Störung der Blut-Hirn-Schranke bei. Diese Störungen sind Folge der Ausschüttung inflammatorischer Mediatoren und ihrer Wirkung auf das zerebrovaskuläre Endothel, einer abnormen Konzentration der Neurotransmitter im aktivierenden retikulären System, einer gestörten Astrozytenfunktion und neuronaler Degeneration. Der fehlende Nachweis disseminierter zerebraler Mikroabszesse *post mortem,* eine ähnliche Häufigkeit der verschiedensten Erreger (gram-negative und gram-positive Bakterien, Pilze und nicht identifizierbare Organismen) und die Tatsache, dass eine Enzephalopathie auch bei nicht infektiösen Erkrankungen, z. B. einer Pankreatitis, auftritt, weisen darauf hin, dass die spezifischen infektiösen Organismen und ihre Toxine selbst vermutlich nicht zur Enzephalopathie führen. Bis zum Auftreten von Sekundärkomplikation (z. B. Hirndruck, Herniation) gelten Symptome einer septischen Enzephalopathie als reversibel. Gute Arbeiten zu neuropsychologischen Spätfolgen einer septischen Enzephalopathie liegen nicht vor. Infolge einer bakteriellen oder viralen Meningitis können isolierte neuropsychologische Defizite auftreten (Schmidt et al. 2006). In welchem Umfang dies auch für die septischen Enzephalopathien gilt, ist unklar.

### D 9.8.2 Pragmatische Therapie

Zurzeit steht über die Behandlung der Grunderkrankung hinaus keine effektive oder gar spezifische Therapie zur Verfügung. Es wird an Konzepten gearbeitet, die Durchlässigkeit der Blut-Hirn-Schranke zu reduzieren. Dieses kann tierexperimentell beispielsweise durch Magnesiumsubstitution erzielt werden (Esen et al. 2005).

## D 9.9 Mitochondriale Enzephalomyopathien

### D 9.9.1 Klinik

Die mitochondrialen Zytopathien umfassen Erkrankungen mit spezifischer struktureller, biochemischer und genetischer Dysfunktion der Mitochondrien. Klinisch können zahlreiche Organsysteme betroffen sein: Zentralnervensystem inklusive des N. opticus, peripheres Nervensystem, autonomes Nervensystem, Innenohr, Skelettmuskulatur, Herzmuskulatur und Inselzellen des Pankreas. Die Diagnose wird gesichert durch eine Muskelbiopsie mit dem Nachweis ultrastruktureller Mitochondrienveränderungen in der Elektronenmikroskopie, *ragged red fibers* in der Gomori-Trichrom-Färbung oder einer verminderten Enzymaktivität der mitochondrialen Atmungskette. Da die Funktion von Muskulatur und Gehirn auf einen oxidativen Metabolismus angewiesen ist, dominieren Symptome der muskulären und zerebralen Dysfunktion das klinische Bild vieler mitochondrialer Erkrankungen. Diese werden daher als mitochondriale Enzephalomyopathien bezeichnet und umfassen vier distinkte Syndrome (DiMauro und Moraes 1993): Das *Kearns-Sayre-Syndrom (KSS)* ist durch eine in der Kindheit beginnende progressive externe Ophthalmoplegie und Pigmentdegeneration der Retina charakterisiert. Ferner können Reizleitungsstörungen des Herzens, zerebelläre Syndrome und erhöhtes Liquorprotein auftreten. Nahezu alle Erkrankungsfälle sind sporadisch. Die *Myoklonusepilepsie mit ragged red fibers (MERRF)* ist charakterisiert durch Myoklonus, Ataxie, Muskelschwäche und generalisierte Anfälle. An der *Mitochondrialen Myopathie, Enzephalopathie, Laktatazidose und stroke-like episodes (MELAS)* erkranken Jugendliche oder junge Erwachsene, die vermindertes Wachstum, episodisches Erbrechen, Kopfschmerzen, und rezidivierende zerebrale Infarkte mit Hemiparese, Hemianopsie oder kortikaler Blindheit zeigen. Das Syndrom mit *Neuropathie, Ataxie und Retinitis pigmentosa (NARP)* ist charakterisiert durch eine verzögerte kindliche Entwicklung, Retinitis pigmentosa, Demenz, Anfälle, Ataxie, proximale Muskelschwäche und Neuropathie. Im Gegensatz zum KSS treten das MERRF-, MELAS- und NARP-Syndrom familiär mit maternalem Erbgang auf. Dem KSS liegen genetisch häufig Deletionen und den anderen drei Syndromen Punktmutationen der mitochondrialen DNA zugrunde (DiMauro und Moraes 1993). Die Chronisch progressive externe Ophthalmoplegie (CPEO) wird durch Mutationen oder Deletionen der mitochondrialen DNA, durch Mutationen der nukleären Polymerase-γ 1 (POLG1), Twinkle oder Adenin-Nukleotid-Translokator 1 (ANT1) Gene hervorgerufen. Die mitochondriale neurogastrointestinale Enzephalomyopathie (MNGIE) ist eine autosomal-rezessive Erkrankung, die durch Mutationen im nukleären Gens ECGF1 hervorgerufen wird, das für die Thymidin-Phosphorylase codiert. Mutationen führen zum Verlust der Enzymaktivität.

### D 9.9.2 Verlauf

Da es zahlreiche Kopien der mitochondrialen DNA in jeder Zelle gibt, hängen das Erkrankungsalter, die klinische (phänotypische) Manifestation, die Progression der Erkrankung und die Lebenserwartung von dem Verhältnis von mutierter mitochondrialer DNA zur Wildtyp-DNA in den einzelnen Zellen und Organen ab (Dosiseffekt). Bei der Zellteilung kann sich dieses Verhältnis ändern (mitotische Segregation) und zu einer Änderung des Phänotyps, z. B. zwischen verschiedenen Familienmitgliedern führen. Bei jüngerem Erkrankungsalter scheint die Progression rascher.

### D 9.9.3 Therapeutische Prinzipien

In den überwiegenden Fällen mitochondrialer Enzephalomyopathien werden biochemisch Reduktionen der Enzymaktivität eines oder mehrerer Komplexe der mitochondrialen Atmungskette in der Muskelbiopsie, in Leukozyten oder Thrombozyten gefunden (DiMauro und Moraes 1993). Eine Therapie mit Substanzen, die den mitochondrialen Metabolismus fördern, scheint sinnvoll. Experimentell sind a) Vitamine, die als Coenzyme respiratorischer Enzyme dienen (z. B. Thiamin, Biotin oder Riboflavin) oder b) Substanzen, die einen Defekt der mitochondrialen Elektronentransportkette überbrücken oder als Elektronenakzeptor oder -donator dienen (z. B. Vitamin C, Vitamin K3 oder Coenzym Q10), eingesetzt worden. Die Erfolge von Coenzym Q10 sind vielversprechend. Coenzym Q10 ist eine essenzielle Komponente der mitochondrialen Atmungskette, ein Akzeptor von Elektronen aus den Komplexen I und II und ein Antioxidans.

### D 9.9.4 Pragmatische Therapie

Bei Patienten mit reduzierter Enzymaktivität des Komplexes I oder II ist aufgrund tierexperimenteller Ergebnisse, klinischer Fallbeschreibungen und fehlender anderer therapeutischer Optionen zu einer Therapie mit 360 mg Coenzym Q10/Tag zu raten (↔). Coenzym Q10 verbessert die muskuläre Kraft und Ermüdungserscheinungen (Chen et al. 1997) (↔). Eine randomisierte, placebokontrol-

lierte, doppelblinde Studie zur Effektivität von Coenzym Q10 bei Patienten mit mitochondrialen Erkrankungen wird derzeit durchgeführt, ebenso laufen Studien zur Effektivität von Idebenone, eine synthetische Form des Coenzym Q10 mit besserer Liquorgängigkeit bei MELAS und Leberscher Optikusatrophie. Die Behandlung von 16 Patienten mit mitochondrialer Myopathie mit Kreatin zeigte keine Verbesserung der Alltagsaktivitäten, der Augenbewegungsstörung und der muskulären Kraft (Klopstock et al. 2000) (↓).
Ein hoffnungsvoller Ansatz zur Therapie des MNGIE besteht in der allogenen Stammzelltransplantation. Die Mutationen im Thymidin-Phosphorylase-Gen führen zum Verlust der Enzymaktivität und zu erhöhten Thymidin-Spiegeln. Diese konnten mit einer allogenen Stammzelltransplantation reduziert werden, allerdings bleibt die Auswirkung auf die neurologische Symptomatik bis heute unklar (Hirano et al. 2006) (↔).

Zur Behandlung von generalisierten Anfällen und Myoklonien beim MERRF-Syndrom sei auf die **Kap. C 1** und **Kap. I 11** und zur Behandlung der Leberschen Optikusatrophie, einer weiteren mitochondrialen Zytopathie, auf **Kap. B 2** verwiesen.

## D 9.10 Schwermetall-Enzephalopathien

### D 9.10.1 Klinik

#### D 9.10.1.1 Akute Enzephalopathie

Das häufigste klinische neurologische Syndrom einer Schwermetallintoxikation ist eine akute, aber unspezifische Enzephalopathie. In ihrer mildesten Form treten Kopfschmerzen verbunden mit Benommenheitsgefühl auf. Die neurologische Untersuchung ist normalerweise auch während der Periode maximaler Symptome regelrecht. In einer schwereren Verlaufsform treten Verwirrtheit, Einschränkungen der Urteilsfähigkeit, Bewusstseinsstörungen, Tinnitus, Gefühllosigkeit und Parästhesien, Ataxie, Schwächegefühl, Übelkeit und Erbrechen auf. Die Symptome bilden sich in der Regel innerhalb von 24 Stunden, ggf. auch über einen längeren Zeitraum vollständig zurück. Wenn die Exposition fortgesetzt wird, entwickelt sich aus der Bewusstseinsstörung ein Koma. Zerebralorganische Anfälle können auftreten. In diesem Stadium sind Morbidität und Mortalität deutlich erhöht.

#### D 9.10.1.2 Chronische Enzephalopathie

Die aus einer chronischen Intoxikation mit Neurotoxinen resultierende Enzephalopathie ist schlecht charakterisiert. Tatsächlich gibt es für die Existenz einer sich chronisch langsam entwickelnden neurotoxischen Enzephalopathie keine unumstößliche Evidenz. Häufig wird eine Schwermetallexposition am Arbeitsplatz für chronische Intoxikationen verantwortlich gemacht. Sie gelten z.T. als Berufserkrankungen, wenn bestimmte Grenzwerte in Serum-, Urin- oder Haarwurzelanalysen überschritten werden. Die Symptome sind gewöhnlich mild und unspezifisch. Sie bestehen aus Kopfschmerzen, Benommenheit, Konzentrations- und Gedächtnisstörungen, Schlafstörungen (sowohl Insomnie als auch Hypersomnie), Verlust der Libido, Depression, Parästhesien und allgemeiner Schwäche. Die gleichen Symptome können aber auch Ausdruck zahlreicher anderer Erkrankungen sein, die nicht mit der Toxinexposition in Zusammenhang stehen oder durch Toxine hervorgerufen werden, die nicht am Arbeitsplatz einwirken (z.B. Alkohol). Die gleichen Symptome können bei primär psychiatrischen Erkrankungen auftreten und werden auch als Simulationssymptome angegeben. Neurologische Untersuchung, Elektroenzephalographie und evozierte Potenziale sind in aller Regel unauffällig.

#### D 9.10.1.3 Bleivergiftung

Die chronische Bleivergiftung ist überwiegend Folge industrieller Exposition, meist durch Inhalation von Bleioxiden. Häusliche Vergiftungen (Trinkwasser aus Bleirohren, Farben, Glasuren) sind selten geworden. Steckschüsse können angeblich auch nach Jahren noch Ursache einer chronischen Bleivergiftung sein. Organische Bleiverbindungen (Tetraethylblei, Tetramethylbei) haben in großem Umfang als Antiklopfmittel im Benzin Verwendung gefunden.
Blei wird zu 90 % im Knochen gespeichert mit einer Halbwertszeit von ca. 20 Jahren. Blei in Blut und Weichteilgeweben hat eine Halbwertszeit von 30–40 Tagen. Blei entfaltet seine toxische Wirkung bei der Porphyrinsynthese durch Blockade der δ-Aminolävulinsäure-Dehydrase. Typisch ist der Nachweis eines Bleisaums im Zahnfleisch.
Die Bleienzephalopathie wird bei Kindern häufiger beschrieben als bei Erwachsenen. Sie ist gekennzeichnet durch eine bis zur Somnolenz führende Lethargie, Wesensänderung und Ataxie. Die chronische Bleivergiftung führt weiterhin zu chronisch motorischer Neuropathie, Bleikoliken und Anämie (Marsh 1985). In den letzten Jahrzehnten wurden die Grenzwerte für eine Bleiintoxikation mehrfach gesenkt. Der Grenzwert im Blut liegt heute bei 100 µg/l. Kognitive Beeinträchtigungen bei Kindern wurden aber auch unterhalb dieses Grenzwerts gemessen (Canfield et al. 2003).
Zur diagnostischen Sicherung sind bei akuter Exposition der Bleigehalt im Blut, die Bleiausscheidung im Urin und die Ausscheidung von δ-Aminolävulinsäure im Urin hilfreich. Bei chronischer Exposition ist die Bestimmung des freien Erythrozyten-Protoporphyrins aussagekräftiger, da es auch nach Beendigung der akuten Exposition erhöht bleibt.

#### D 9.10.1.4 Quecksilbervergiftung

Metallisches Quecksilber wird durch Inhalation aufgenommen; zur Inhalation kann es durch den Bruch technischer Geräte (Thermometer, Barometer usw.) kommen. Endemische Vergiftungen sind nach Aufnahme organischer Quecksilberverbindungen durch den Genuss von mit Dimethylquecksilber (Fungizid) gebeiztem Korn und von Fischen, in denen Quecksilber über die Nahrungskette angereichert wurde (Minimata-Erkrankung, Japan), aufgetreten. Die toxische Wirkung von Quecksilber ist auf eine Reaktion des

Quecksilbers mit freien SH-Gruppen und nachfolgender Hemmung SH-Gruppen-haltiger Enzyme zurückzuführen.
Während bei akuter Aufnahme metallischen Quecksilbers gastrointestinale und renale Symptome im Vordergrund stehen, führen organische Quecksilberverbindungen zu sensiblen und visuellen Störungen (Parästhesien, Einschränkung des Gesichtsfeldes). Chronische Vergiftungen mit organischen Quecksilberverbindungen führen zu einer Enzephalopathie mit Tremor, Ataxie, Dysarthrie, Irritabilität, demenzieller Entwicklung und Bewegungsstörungen (Klaassen 1991). Die diagnostische Sicherung erfolgt durch Bestimmung des Quecksilbergehaltes im Blut, Urin und in den Haaren.

#### D 9.10.1.5 Thalliumvergiftung

Thallium(I)-sulfat hat weite Verbreitung als Mäuse- und Rattengift gefunden, wodurch es zu zahlreichen Vergiftungsfällen gekommen ist. Nach akuter Aufnahme beginnt die klinische Symptomatik erst mit einer Latenz von einigen Tagen. Auffälligstes Symptom ist der Haarausfall. Ferner verursacht Thallium wie bei der Arsenvergiftung eine vorwiegend sensible, schmerzhafte Polyneuropathie, die einer akuten Polyradikulitis ähnelt. Die Thallium-Enzephalopathie ist durch Unruhe, Desorientiertheit, Krampfanfälle und Ataxie gekennzeichnet (Klaassen 1991).
Akute Vergiftungen lassen sich diagnostisch durch Bestimmung des mit dem Urin ausgeschiedenen Thalliums sichern. Bei chronischer Vergiftung ist die Bestimmung des Thalliumgehaltes im Haar hilfreich.

#### D 9.10.1.6 Manganvergiftung

Vergiftungen kommen in der gewerblichen Wirtschaft durch Aufnahme von Mangan(IV)-oxid vor. Bei längerer Exposition – bisweilen jedoch schon nach Wochen – kann sich eine Enzephalopathie mit einem Parkinson-ähnlichen Bild entwickeln (Huang et al. 1993), wobei als spezifisches klinisches Zeichen ein sogenannter »cock-walk« auftreten kann, bei dem der Patient auf den Zehenspitzen mit angewinkelten Ellenbogen läuft (Bouabid et al. 2015). Über die Rolle des Mangans bei der hepatischen Enzephalopathie wurde bereits weiter oben berichtet. Ursache ist die Ablagerung von Mangan in den Basalganglien. Da die Mangantoxizität primär zu pathologischen Veränderungen im *Globus pallidus* und der *Pars reticulata* (und nicht der *Pars compacta*) der *Substantia nigra* führt, handelt es sich um ein atypisches Parkinson-Syndrom, das in der Regel schlecht auf L-Dopa anspricht (Huang et al. 1993). Die diagnostische Sicherung einer chronischen Exposition erfolgt durch Bestimmung der Urinausscheidung von Mangan nach Mobilisierung mit EDTA.

### D 9.10.2 Therapeutische Prinzipien

Die wesentlichen Therapieprinzipien einer Schwermetall-induzierten Enzephalopathie sind 1. die Vermeidung einer weiteren Exposition, 2. die Verhinderung der gastrointestinalen Absorption oder Reabsorption (Cholestyramin bei der Quecksilber-Intoxikation, Eisen-Hexazyanoferrat(II) bei der Thallium-Intoxikation) und 3. die Entfernung von Schwermetallionen aus dem Körper durch Komplexbildung mit Chelatbildnern.
**Tab. D 9.4** gibt einen Überblick über spezifische Antidota, ihre Applikation und Dosierungen. Die Therapiedauer richtet sich individuell nach klinischer Symptomatik und Metallausscheidung im Urin. Der Einsatz von Chelatbildnern ist mit einem erheblichen Risiko an Nebenwirkungen verbunden (Knochenmarkdepression, Nierenschäden, Allergie), die zur Therapieunterbrechung nötigen können. Wichtig ist die engmaschige Überwachung der Granulo- und Thrombopoese sowie der tubulären Nierenfunktion. Unter der Therapie kann es durch Metallmobilisation aus den Geweben zu einer vorübergehenden Verschlechterung der Symptomatik kommen. In diesen Fällen ist zusätzlich eine forcierte Diurese oder Hämodialyse notwendig. Es werden auch essenzielle Mineralien gebunden, z. B. Kupfer, Zink, Magnesium und Eisen. Da dem Körper diese lebenswichtigen Metalle entzogen werden, müssen diese bei längerfristiger Therapie kontrolliert und gegebenenfalls substituiert werden. Vor einer unkritischen Anwendung von Chelatbildnern bei vermeintlichen chronischen Metallvergiftungen, wie sie z. T. in der Umweltmedizin propagiert und praktiziert wird, sei ausdrücklich gewarnt (Risher und Amler 2005).
Bis Anfang der 1990er-Jahre waren Dimercaprol (BAL) und Kalzium-Dinatrium-Ethylendiamintetraacetat (EDTA) die etablierten Chelatbildner bei der Behandlung von Metallvergiftungen. Ein großer Nachteil dieser beiden Substanzen ist deren relativ hohe Toxizität sowie die Notwendigkeit einer parenteralen Applikation. Diese Substanzen befinden sich daher in Deutschland nicht mehr im Handel, können aber noch über die internationale Apotheke bezogen werden. Mit Dimercapto-Propan-1-Sulfonat und Dimercaptosuccinat wurden zwei neue Substanzen entwickelt, von denen DMPS in Deutschland derzeit zugelassen ist. Das Umweltbundesamt hat zum Umgang mit den Chelatbildern DMPS und DMSA folgende inhaltlichen *Empfehlungen und Richtlinien* veröffentlicht (Kommission »Human-Biomonitoring« des Umweltbundesamtes 1999):

1. Die zur Verfügung stehenden Ergebnisse einer Chelattherapie mit klinischer Verbesserung beziehen sich nahezu ausschließlich auf die Behandlung akuter Metallvergiftungen. Die Ergebnisse sind nicht ohne weiteres auf chronische Metallvergiftungen zu übertragen.
2. Exakte Richtwerte, ab welcher Konzentration eine Behandlung indiziert ist, existieren nicht. Lediglich für die Bleiintoxikation im Kindesalter gilt derzeit eine Bleikonzentration im Vollblut von 450 µg/l als unstrittiger Richtwert für eine Therapie mit Chelatbildnern (s. u.).
3. Dosierung, Applikationsform und Dauer sowie Effektivität und Sicherheit einer Chelattherapie bei chronischen Metallvergiftungen sind nicht ausreichend untersucht.
4. Die Sicherheit einer Langzeittherapie mit Chelatbildnern ist weitgehend unbekannt.

**Tab. D 9.4:** Spezifische Antidota bei Schwermetallintoxikationen

| | Substanz | Metalle | Applikation | Dosis (pro Tag) |
|---|---|---|---|---|
| **1. Wahl** | 2,3-Dimercapto-Propan-1-Sulfonat (DMPS) | Hg, Pb | oral i. v.-Injektion | Chronisch: 3 × 100–200 mg<br>Akut: 1. Tag: 6 × 250 mg<br>2. Tag: 4 × 250 mg<br>3. Tag: 3 × 250 mg |
| | Cholestyramin | org. Hg | oral | 16–24 g in mehreren Dosen |
| | 2,3-Dimercaptosuccinat (DMSA) | Pb | oral | bei Kindern mit chronischer Intoxikation und Pb-Werten von > 440 µg/l: 700 mg/m$^2$ Körperoberfläche für 4 Wochen.<br>Zwischen zwei Behandlungszyklen sollten mindestens 2 Wochen Pause liegen. |
| | Eisen-III-Hexazyano-Ferrat (II) (Berliner Blau) | Th | oral | initial 3 g, dann 3–20 g pro die kontinuierlich |
| **2. Wahl** | Kalzium-Dinatrium-Ethylendiamintetraacetat (EDTA) | anorg. Pb, Mn | Infusion | 20 mg/kg KG kontinuierlich oder in drei Dosen |
| | Kalzium-Trinatrium-Pentetat (DTPA) | Mn, anorg. Pb | Infusion | initial 1 g, dann 2 × 1 g |
| | Dimercaprol (BAL) | anorg. Hg, Pb | i. m.-Injektion | 1.–2. Tag: 6 × 2,5 mg/kg KG<br>3.–4. Tag: 4 × 2,5 mg/kg KG<br>5.–6. Tag: 2 × 2,5 mg/kg KG |
| | D-Penicillamin | Hg, Pb | oral | 600 mg, max 1 g in mehreren Einzeldosen |

5. Die durch Chelatbildner induzierte Umverteilung der Metalle im Organismus kann u. U. zu einer Anreicherung des toxischen Metalls in kritischen Organen (z. B. dem Gehirn) und zu einer Zunahme der Vergiftungssymptomatik führen.
6. Es existieren keine zuverlässigen Studien zur Frage, ob der klinische Verlauf einer chronischen Metallvergiftung durch Therapie mit Chelatbildnern überhaupt günstig beeinflusst werden kann.
7. Der Mobilisationstest mit DMPS zur Beurteilung einer *amalgambedingten Quecksilberbelastung* bringt keinen wesentlichen Erkenntnisgewinn gegenüber der Bestimmung der spontanen Quecksilberausscheidung im 24-Stunden-Urin. Die Validität eines solchen Mobilisationstests ist nicht gegeben (Drasch et al. 1997; Kleber et al. 1995). Zudem gibt es für die stimulierte Quecksilberausscheidung im Urin weder Referenzwerte noch wissenschaftlich abgesicherte Werte, ab denen eine gesundheitliche Bedenklichkeit besteht. Daher lässt sich aus den Ergebnissen des DMPS-Mobilisationstests auch keine therapeutische Konsequenz ableiten (Eis et al. 1997).

## D 9.10.3 Pragmatische Therapie

*Blei*: Der klassische Chelatbildner bei Bleivergiftungen, EDTA, steht in Deutschland nicht mehr zur Verfügung. Die Behandlung besteht daher bei akuten Intoxikationen in der langsamen i. v.-Injektion von 2,3-Dimercaptopropan-1-sulfonsäure ((RS)-2,3-Bis(sulfanyl)propan-1-sulfonsäure) in einer initialen Dosierung von 6 × 250 mg am ersten Tag, 4 × 250 mg am zweiten und 3 × 250 mg am dritten Tag. Von da ab erfolgt die Dosierung entsprechend dem klinischen Status weiter parenteral (1–3 × 250 mg) oder (überwiegend) oral mit DMPS (3 × 100–200 mg).

Eine Bleiintoxikation ist bei Kindern häufiger als bei Erwachsenen. Kinder, die in ärmlichen Verhältnissen und unter schlechten Wohnungsbedingungen aufwachsen, sind gefährdet, Blei in Konzentrationen aufzunehmen, die zu kognitiver Beeinträchtigung führen. In den USA ist Dimercaptosuccinat, ein oral verfügbarer Blei-Chelator, zur Behandlung von Kindern mit Bleikonzentrationen von über 450 µg/l (2,2 µmol/l) im Blut zugelassen (Nightingale 1991) (↑). Eine randomisierte, placebokontrollierte und doppelblinde Studie zeigte jedoch, dass die Behandlung mit Dimercaptosuccinat bei Kindern mit einer Bleikonzentration von 200–440 µg/l (1,1–2,1 µmol/l) im Blut nicht zu einer Verbesserung von Kognition, Verhalten und anderen neuropsychologischen Funktionen führt (Rogan et al. 2001) (↓). Daher wird von einer Therapie der Kinder bei einer Bleikonzentration von unter 450 µg/l abgeraten.

*Quecksilber*: Bei akuten Vergiftungen mit anorganischem Quecksilber sind unverzüglich Maßnahmen einzuleiten, um eine weitere Aufnahme aus dem Gastrointestinaltrakt zu verhindern (Magenspülung, Spülung mit eiweißreichen Lösungen). Bei schweren Vergiftungen ist die sofortige zusätzliche Durchführung einer Dialyse und/oder forcierten Dialyse erforderlich. Die klassische Behandlung erfolgt mit Dimercaprol (BAL), das in Deutschland jedoch nicht mehr zur Verfügung steht. Jetzt wird sowohl bei Vergiftungen mit organischem als auch mit anorganischem Quecksilber eine Behandlung mit DMPS parenteral oder oral empfohlen. Die Dosierung entspricht der bei einer Bleivergiftung (Clarkson et al. 1981; Nadig et al. 1985). Um die Ausscheidung von organischem Quecksilber mit den Fäzes zu fördern, wird Cholestyramin in einer Dosis von 16–24 g/die in mehreren Einzeldosen oral gegeben.

*Thallium*: Die primäre Entgiftung erfolgt mit Magenspülung und der Gabe von Eisen-III-hexazyanoferrat(II) (Berliner Blau) (Antidotum Thallii) in einer Dosis von initial 3 g über eine liegende Magensonde und kontinuierlicher Weiterführung in einer Dosis von 3–20 g/die (Stevens et al. 1974). Die Dauer der Behandlung richtet sich nach dem Thalliumnachweis im Stuhl. Gleichzeitig werden Abführmittel gegeben. Um die renale Ausscheidung zu fördern, wird eine forcierte Diurese durchgeführt. Bei schwerer Intoxikation ist eine Hämodialyse erforderlich (De Groot und van Heijst 1988).

*Mangan*: Im Frühstadium der Vergiftung kann eine Behandlung mit Kalzium-Trinatrium-Pentetat (DTPA) versucht werden. Von DTPA wird innerhalb der ersten sechs Stunden 1 g in 250 ml 0,9 % NaCl als i. v.-Infusion gegeben. Die weitere Behandlung erfolgt in gleicher Form in einer Dosis von 1 g/die über sechs Tage. Danach sollte eine dreitägige Pause eingehalten werden. Ein bestehendes Mangan-induziertes Parkinson-Syndrom spricht nicht auf die Behandlung mit Chelatbildnern an. Eine symptomatische Therapie mit dopaminergen Pharmaka sollte versucht werden.

## Literatur


Adams RD, Victor M, Mancall EL. Central pontine myelinolysis: a hitherto undescribed disease occuring in alcoholic and malnourished patients. Arch Neurol Psychiat 1959; 81: 154–172.

Adrogué HJ, Madias NE. Hypernatremia. N Engl J Med 2000a; 342: 1493–1499.

Adrogué HJ, Madias NE. Hyponatremia. N Engl J Med 2000b; 342: 1581–1589.

Alexander WF, Spindel E, Harty RF, Cerda JJ. The usefulness of branched chain amino acids in patients with acute or chronic hepatic encephalopathy. Am J Gastroenterol 1989; 84: 91–96.

Alfrey AC, Mishell JM, Burks J, Contiguglia SR, Rudolph H, Lewin E, Holmes JH. Syndrome of dyspraxia and multifocal seizures associated with chronic hemodialysis. Trans Am Soc Artif Intern Organs 1972; 18: 257–261, 266–257.

Als-Nielsen B, Gluud LL, Gluud C. Benzodiazepine receptor antagonists for hepatic encephalopathy. Cochrane Database Syst Rev 2004a; CD002798.

Als-Nielsen B, Gluud LL, Gluud C. Non-absorbable disaccharides for hepatic encephalopathy: systematic review of randomised trials. Brit Med J 2004b; 328: 1046.

Als-Nielsen B, Gluud LL, Gluud C. Nonabsorbable disaccharides for hepatic encephalopathy. Cochrane Database Syst Rev 2004c: CD003044.

Als-Nielsen B, Koretz RL, Kjaergard LL, Gluud C. Branched-chain amino acids for hepatic encephalopathy. Cochrane Database Syst Rev 2003: CD001939.

Altmann P. Clinical manifestations of electrolyte disorders. In: Arieff AI, DeFronzo RA (ed.). Fluid, Electrolyte and Acid-Base Disorders. New York, London: Churchill Livingstone; 1995.

Andreoli SP, Beegstein JM, Sherrard DJ. Aluminium intoxication from aluminium-containing phosphate binders in children with azotemia not undergoing dialysis. N Engl J Med 1984; 310: 1079.

Ansell J, Kirby S, Benstead T. A case of Isaacs' syndrome with associated central nervous system findings. Muscle Nerve 1997; 20: 1324–1327.

Bass NM, Mullen KD, Sanyal A, Poordad F, Neff G, Leevy CB, Sigal S, Sheikh MY, Beavers K, Frederick T, Teperman L, Hillebrand D, Huang S, Merchant K, Shaw A, Bortey E, Forbes WP. Rifaximin Treatment in Hepatic Encephalopathy. N Engl J Med 2010; 362: 1071–1081.

Bernal W, Auzinger G, Dhawan A, Wendon J. Acute liver failure. The Lancet 2010; 376: 190–201.

Bibl D, Lampl C, Gabriel C, Jungling G, Brock H, Kostler G. Treatment of central pontine myelinolysis with therapeutic plasmapheresis. Lancet 1999; 353: 1155.

Bilezikian JP. Mangement of acute hypercalcemia. N Engl J Med 1992; 30: 1196–1203.

Bouabid S, Tinakoua A, Lakhdar-Ghazal N, Benazzouz A. Manganese Neurotoxicity: behavioral disorders associated with dysfunctions in the basal ganglia and neurochemical transmission. J Neurochem 2016; 136: 677–691.

Brensing KA, Textor J, Perz J, Schiedermaier P, Raab P, Strunk H, Klehr HU, Kramer HJ, Spengler U, Schild H, Sauerbruch T. Long term outcome after transjugular intrahepatic portosystemic stent-shunt in non-transplant cirrhotics with hepatorenal syndrome: a phase II study. Gut 2000; 47: 288–295.

Butterworth RF. Pathogenesis of hepatic encephalopathy and brain edema in acute liver failure. J Clin Exp Hepatol 2015; 5(Suppl 1): 96–103.

Butterworth RF, Spahr L, Fontaine S, Layrargues GP. Manganese toxicity, dopaminergic dysfunction, and hepatic encephalopathy. Metab Brain Res 1995; 10: 259–267.

Campese VM, Liu CL. Sexual dysfunction in uremia. Endocrine and neurological alterations. Contrib Nephrol 1990; 77: 1–14.

Canfield RL, Henderson CR, Jr., Cory-Slechta DA, Cox C, Jusko TA, Lanphear BP. Intellectual impairment in children with blood lead concentrations below 10 microg per deciliter. N Engl J Med 2003; 348: 1517–1526.

Chang KY, Lee IH, Kim GJ, Cho K, Park HS, Kim HW. Plasma exchange successfully treats central pontine myelinolysis after acute hypernatremia from intravenous sodium bicarbonate therapy. BMC Nephrol 2014; 15: 56.

Chason JL, Lander JW, Gonzales JE. Central pontine myelinolysis. J Neurol Neurosurg Psychiatry 1964; 27: 317.

Chen RS, Huang CC, Chu NS. Coenzyme Q10 treatment in mitochondrial encephalomyopathies. Short-term double-blind, crossover study. Eur Neurol 1997; 37: 212–218.

Chughlay MF, Kramer N, Spearman CW, Werfalli M, Cohen K. N-acetylcysteine for non-paracetamol drug-induced liver injury: a systematic review. Br J Clin Pharmacol 2016; 81: 1021–1029.

Conn HO. Quantifying the severity of hepatic encephalopathy. In: Conn HO, Bircher J, eds. Hepatic encephalopathy: Syndromes and Therapies. Bloomington: Medi-Ed Press; 1994. 13–26.

Conn HO, Lieberthal. The hepatic coma syndromes and lactulose. Baltimore: Williams & Wilkins; 1978.

Cordoba J, Lopez-Hellin J, Planas M, Sabin P, Sanpedro F, Castro F, Esteban R, Guardia J. Normal protein diet for episodic hepatic encephalopathy: results of a randomized study. J Hepatol 2004; 41: 38–43.

Davenport A, Will EJ, Davison AM. Effect of posture on intracranial pressure in patients with fulminant hepatic failure after acetaminophen self-poisoning. Crit Care Med 1990; 18: 286–289.

Davies MH, Mutimer D, Lowes J, Elias E, Neuberger J. Recovery despite impaired cerebral perfusion in fulminant hepatic failure. Lancet 1994; 343: 1329–1330.

DiMauro S, Moraes CT. Mitochondrial encephalomyopathies. Arch Neurol 1993; 50: 1197–1208.

Drasch G, Scharl K, Roider G, Schiwara HW, Zilker T, Steiner M, Schürmann M. Aussagekraft des DMPS-Test auf Quecksilber. Umweltmed Forsch Prax 1997; 2: 2–10.

Droller MJ, Anderson JR. NIH Consensus Conference. Impotence. NIH Consensus Development Panel on Impotence. JAMA 1993; 270: 83–90.

Eis D, Ewers U, Schweinsberg F, Wilhelm M. Pro und Contra DMPS-Mobilisationstest. Umweltmed Forsch Prax 1997; 2: 161–164.

Esen F, Erdem T, Aktan D, Orhan M, Kaya M, Eraksoy H, Cakar N, Telci L. Effect of magnesium sulfate administration on blood-brain barrier in a rat model of intraperitoneal sepsis: a randomized controlled experimental study. Crit Care 2005; 9: R18–23.

Estol CJ, Faris AA, Martinez AJ, Ahdab-Barmada M. Central pontine myelinolysis after liver transplantation. Neurology 1989; 39: 493–498.

Ferenci P, Lockwood A, Mullen K, Tarter R, Weissenborn K, Blei AT. Hepatic encephalopathy – definition, nomenclature, diagnosis, and quantification: final report of the working party at the 11th World Congresses of Gastroenterology, Vienna, 1998. Hepatology. 2002 35: 716–721. https://www.ncbi.nlm.nih.gov/pubmed/11870389.

Finsterer J, Engelmayer E, Trnka E, Stiskal M. Immunglobulins are effective in pontine myelinolysis. Clin Neuropharmacol 2000; 23: 110–113.

Fraser CL, Arieff AI. Hepatic encephalopathy. N Engl J Med 1985; 313: 865–873.

Fraser CL, Arieff AI. Nervous system manifestations of renal failure. In: Schrier RW, Gottschalk CW (ed.). Diseases of the kidney. Philadelphia: Lippincott Williams & Wilkins; 2001. 2769–2794.

Fugate JE, Rabinstein AA. Posterior reversible encephalopathy syndrome: clinical and radiological manifestations, pathophysiology, and outstanding questions. Lancet Neurol 2015; 14: 914–925.

Fuhrmann V, Horvatits T, Drolz A, Rutter K. Extracorporeal therapy of patients with liver disease in the intensive care unit. Med Klin Intensivmed Notfmed 2014; 109: 246–251.

Ganger DR, Klapman JB, McDonald V, Matalon TA, Kaur S, Rosenblate H, Kane R, Saker M, Jensen DM. Transjugular intrahepatic portosystemic shunt (TIPS) for Budd-Chiari syndrome or portal vein thrombosis: review of indications and problems. Am J Gastroenterol 1999; 94: 603–608.

Gerbes A, L, Gülberg V, Aszites, Pfortaderthrombose und hepatische Enzephalopathie bei Leberzirrhose: Aktuelle Therapieempfehlungen. Visc Med 2012; 28: 297–303.

Glusker P, Recht L, Lane B. Reversible posterior leukoencephalopathy syndrome and bevacizumab. N Engl J Med 2006; 354: 980–982; discussion 980–982.

Gnant M, Mlineritsch B, Luschin-Ebengreuth G, Kainberger F, Kässmann H, Piswanger-Sölkner JC, Seifert M, Ploner F, Menzel C, Dubsky P, Fitzal F, Bjelic-Radisic V, Steger Gn, Greil R, Marth C, Kubista E, Samonigg H, Wohlmuth P, Mittlböck M, Jakesz R. Adjuvant endocrine therapy plus zoledronic acid in premenopausal women with early-stage breast cancer: 5-year follow-up of the ABCSG-12 bone-mineral density substudy. The Lancet Oncology 2008; 9: 840–849.

Guevara M, Gines P, Bandi JC, Gilabert R, Sort P, Jimenez W, Garcia-Pagan JC, Bosch J, Arroyo V, Rodes J. Transjugular intrahepatic portosystemic shunt in hepatorenal syndrome: effects on renal function and vasoactive systems. Hepatology 1998; 28: 416–422.

Harrison PM, Wendon JA, Gimson AE, Alexander GJ, Williams R. Improvement by acetylcysteine of hemodynamics and oxygen transport in fulminant hepatic failure. N Engl J Med 1991; 324: 1852–1857.

Hazell AS, Butterworth RF. Hepatic encephalopathy: An update of pathophysiologic mechanisms. Proc Soc Exp Biol Med 1999; 222: 99–112.

Hinchey J, Chaves C, Appignani B, Breen J, Pao L, Wang A, Pessin MS, Lamy C, Mas JL, Caplan LR. A reversible posterior leukoencephalopathy syndrome. N Engl J Med 1996; 334: 494–500.

Hintz M, Schulze-Bonhage A. Antiepileptika-Therapie bei Einschränkung der Nierenfunktion. Akt Neurol 2015; 42: 86–92.

Hirano M, Marti R, Casali C, Tadesse S, Uldrick T, Fine B, Escolar DM, Valentino ML, Nishino I, Hesdorffer C, Schwartz J, Hawks RG, Martone DL, Cairo MS, DiMauro S, Stanzani M, Garvin JH, Savage DG. Allogeneic stem cell transplantation corrects biochemical derangements in MNGIE. Neurology 2006; 67: 1458–1460. .

Honeycutt D, Callahan K, Rutledge L, Evans B. Heterozygote ornithine transcarbamylase deficiency presenting as symptomatic hyperammonemia during initiation of valproate therapy. Neurology 1992; 42: 666–668.

How J, Blattner M, Fowler S, Wang-Gillam A, Schindler SE. Chemotherapy-associated Posterior Reversible Encephalopathy Syndrome: A Case Report and Review of the Literature. Neurologist 2016; 21: 112–117.

Huang CC, Lu CS, Chu NS, Hochberg F, Lilienfeld D, Olanow W, Calne DB. Progression after chronic manganese exposure. Neurology 1993; 43: 1479–1483.

Jawaro T, Yang A, Dixit D, Bridgeman MB. Management of Hepatic Encephalopathy: A Primer. Ann Pharmacother 2016; 50: 569–577.

Keays R, Harrison PM, Wendon JA, Forbes A, Gove C, Alexander GJ, Williams R. Intravenous acetylcysteine in paracetamol induced fulminant hepatic failure: a prospective controlled trial. BMJ 1991; 303: 1026–1029.

Kjaergard LL, Liu J, Als-Nielsen B, Gluud C. Artificial and bioartificial support systems for acute and acute-on-chronic liver failure: a systematic review. JAMA 2003; 289: 217–222.

Klaassen CD. Heavy metals and heavy-metal antagonists. In: Goodman Gilman A, Rall TW, Nies AS, Taylor P, eds. Goodman and Gilman's The Pharmacological Basis of Therapeutics. 8 ed. New York: Pergamon Press; 1991. 1592–1614.

Kleber JJ, Ganzert M, Zilker T. Quecksilberkonzentration im Urin nach DMPS-Gabe: Korrelation zur Anzahl der Amalgamfüllungen. In: Friberg LT, Schrauzer GN (ed.). Status quo and perspectives of amalgam and other dental materials. Stuttgart, New York: Thieme; 1995. 61–69.

Klopstock T, Querner V, Schmidt F, Gekeler F, Walter M, Hartard M, Henning M, Gasser T, Pongratz D, Straube A, Dieterich M, Muller-Felber W. A placebo-controlled crossover trial of creatine in mitochondrial diseases. Neurology 2000; 55: 1748–1751.

Koenig SA, Siemes H, Blaker F, Boenigk E, Gross-Selbeck G, Hanefeld F, Haas N, Kohler B, Koelfen W, Korinthenberg R et al. Severe hepatotoxicity during valproate therapy: an update and report of eight new fatalities. Epilepsia 1994; 35: 1005–1015.

Kommission »Human-Biomonitoring« des Umweltbundesamtes. Einsatz von Chelatbildnern in der Umweltmedizin. Bundesgesundheitsbl Gesundheitsforsch Gesundheitsschutz 1999; 42: 823–824.

Koo WS, Jeon DS, Ahn SJ, Kim YS, Yoon YS, Bang BK. Calcium-free hemodialysis for the management of hypercalcemia. Nephron 1996; 72: 424–428.

Krieger D, Krieger S, Jansen O, Gass P, Theilmann L, Lichtnecker H. Manganese and chronic hepatic encephalopathy. Lancet 1995; 346: 270–274.

Legras A, Labarthe F, Maillot F, Garrigue M-A, Kouatchet A, Ogier de Baulny H. Late diagnosis of ornithine transcarbamylase defect in three related female patients: polymorphic presentations. Crit Care Med 2002; 30: 241–244.

Levy DE, Bates D, Caronna JJ, Cartlidge NEF, Knill-Jones RP, Lapinski RH, Singer BH, Shaw DA, Plum F. Prognosis in nontraumatic coma. Ann Intern Med 1981; 94: 293–301.

Mahurkar SD, Dkar SK, Salta R, Myers L, Smith LC, Dunea G. Dialysis dementia. Lancet 1973; 1: 1412–1415.

Maiwall R, Maras JS, Nayak SL, Sarin SK. Liver dialysis in acute-on chronic liver failure: current and future perspectives. Hepatol Int 2014; 8 (Suppl 2): 505–513.

Marchesini G, Dioguardi FS, Bianchi GP, Zoli M, Martines D, Abbiati R. Long-term oral branched-chain amino acid treatment in chronic hepatic encephalopathy. A randomized double-blind casein-controlled trial. The Italian Multicenter Study Group. J Hepatol 1990; 11: 92–101.

McKee AC, Winkelman MD, Banker BQ. Central pontine myelinolysis in severely burned patients: relationship to serum hyperosmolality. Neurology 1988; 38: 1211–1217.

Menakaya JO, Wassmer E, Bradshaw K, Seri S, Whitehouse WP. Idiopathic central pontine myelinolysis in childhood. Dev Med Child Neurol 2001; 43: 697–700.

Menger H, Paehge T. Zentrale pontine Myelinolyse Fortschr Neurol Psychiat 2009; 77; 44–54.

Messert B, Orrison WW, Hawkins MJ, Quaglieri CE. Central pontine myelinolysis. Considerations on etiology, diagnosis, and treatment. Neurology 1979; 29: 147–160.

Mullen KD, Szauter KM, Kaminsky-Russ K. »Endogenous« benzodiazepine activity in body fluids of patients with hepatic encephalopathy. Lancet 1990; 336: 81–83.

Nakano H, Ohara Y, Bandoh K, Miyaoka M. A case of central pontine myelinolysis after surgical removal of a pituitary tumor. Surg Neurol 1996; 46: 32–36.

National Kidney Foundation. DOQI Clinical practice guidelines. http://wwwkidneyorg/professionals/doqi/guidelines/doqi_uptochtml 2000.

Nightingale SL. From the Food and Drug Administration. JAMA 1991; 265: 1802.

Papadopoulos MC, Davies DC, Moss RF, Tighe D, Bennett ED. Pathophysiology of septic encephalopathy: a review. Crit Care Med 2000; 28: 3019–3024.

Perello A, Garcia-Pagan JC, Gilabert R, Suarez Y, Moitinho E, Cervantes F, Reverter JC, Escorsell A, Bosch J, Rodes J. TIPS is a useful long-term derivative therapy for patients with Budd-Chiari syndrome uncontrolled by medical therapy. Hepatology 2002; 35: 132–139.

Plauth M, Merli M, Kondrup J, Weimann A, Ferenci P, Müller MJ. ESPEN guidelines for nutrition in liver disease and transplantation. Clinical Nutrition 1997; 16: 43–55.

Prakash R, Mullen KD. Mechanisms, diagnosis and management of hepatic encephalopathy. Nat Rev Gastroenterol Hepatol 2010; 7: 515–525. https://www.ncbi.nlm.nih.gov/pubmed/20703237.

Prasad S, Dhiman RK, Duseja A, Chawla YK, Sharma A, Agarwal R. Lactulose improves cognitive functions and health-related quality of life in patients with cirrhosis who have minimal hepatic encephalopathy. Hepatology 2007 Mar; 45(3): 549–559.

Pulsinelli WA, Cooper AJL. Metabolic encephalopathies and coma. In: Siegel GJ, Agranoff BW, Albers RW, Milinoff PB, eds. Basic Neurochemistry. 5th ed. New York: Raven Press; 1994. 841–857.

Raskin NH. Neurological complications of renal failure. In: Aminoff MJ, ed. Neurology and General Medicine. 3 ed. New York: Churchill Livingstone; 2001. 293–306.

Risher JF, Amler SN. Mercury exposure: evaluation and intervention the inappropriate use of chelating agents in the diagnosis and treatment of putative mercury poisoning. Neurotoxicology 2005; 26: 691–699.

Riviello JJ, Haligan GE, Dunn SP, Widzer SJ, Foley CM, Breningstall GN, Grover WD. Value of plasmapheresis in hepatic encephalopathy. Pediatr Neurol 1990; 6: 388–390.

Rogan WJ, Dietrich KN, Ware JH, Dockery DW, Salganik M, Radcliffe J, Jones RL, Ragan NB, Chisolm JJ Jr, Rhoads GG. The effect of chelation therapy with succimer on neuropsychological development in children exposed to lead. N Engl J Med 2001; 344: 1421–1426.

Rojiani AM, Prineas JW, Cho ES. Protective effect of steroids in electrolyte-induced demyelination. J Neuropathol Exp Neurol 1987; 46: 495–504.

Rosen LS, Gordon D, Tchekmedyian NS, Yanagihara R, Hirsh V, Krzakowski M, Pawlicki M, de Souza P, Zheng M, Urbanowitz G, Reitsma D, Seaman J, Group ObotZALCaOSTS. Long-term efficacy and safety of zoledronic acid in the treatment of skeletal metastases in patients with nonsmall cell lung carcinoma and other solid tumors. Cancer 2004; 100: 2613–2621.

Rosen LS, Gordon DH, Dugan W, Major P, Eisenberg PD, Provencher L, Kaminski M, Simeone J, Seaman J, Chen B-L, Coleman RE. Zoledronic acid is superior to pamidronate for the treatment of bone metastases in breast carcinoma patients with at least one osteolytic lesion. Cancer 2003; 100: 36–43.

Schrier RW, Gross P, Gheorghiade M, Berl T, Verbalis JG, Czerwiec FS, Orlandi C, Investigators S. Tolvaptan, a selective oral vasopressin V2-receptor antagonist, for hyponatremia. N Engl J Med 2006; 355: 2099–2112.

Schwartz RB. A reversible posterior leukoencephalopathy syndrome. N Engl J Med 1996; 334: 1743; discussion 1746.

Staykov D, Schwab S. Posterior reversible encephalopathy syndrome. Nervenarzt 2012; 83: 1013–1020.

Stevenson JC. Current management of malignant hypercalcaemia. Drugs 1988; 36: 229–238.

Strauss GI, Hogh P, Moller K, Knudsen GM, Hansen BA, Larsen FS. Regional cerebral blood flow during mechanical hyperventilation in patients with fulminant hepatic failure. Hepatology 1999; 30: 1368–1373.

Sullivan EV, Pfefferbaum A. Magnetic resonance relaxometry reveals central pontine abnormalities in clinically asymptomatic alcoholic men. Alcohol Clin Exp Res 2001; 25: 1206–1212.

Tam CS, Galanos J, Seymour JF, Pitman AG, Stark RJ, Prince HM. Reversible posterior leukoencephalopathy syndrome complicating cytotoxic chemotherapy for hematologic malignancies. Am J Hematol 2004; 77: 72–76.

Tanvetyanon T, Stiff PJ. Management of the adverse effects associated with intravenous bisphosphonates. Ann Oncol 2006; 17: 897–907.

Uwatoko T, Toyoda K, Hirai Y, Shimada T, Yasumori K, Ibayashi S, Okada Y. Reversible posterior leukoencephalopathy syndrome in a postpartum woman without eclampsia. Intern Med 2003; 42: 1139–1143.

Wallace CI, Dargan PI, Jones AL. Paracetamol overdose: an evidence based flowchart to guide management. Emerg Med J 2002; 19: 202–205.

# D 10 Vitaminstoffwechselstörungen

*von M. Dieterich und S. Lorenzl*

Mangelernährung als primäre Ursache einer Hypovitaminose wird in Westeuropa und Nordamerika immer seltener. Hypovitaminosen entstehen hier durch den chronischen Abusus vorwiegend von Alkohol (**Kap. G 6**) – zusammen mit seinen Folgeschäden an Leber und Darm –, seltener von Drogen und anderen Arzneimitteln sowie Fehlernährungen durch Diäten, extrem vegetarische Kost und besonders bei älteren Menschen durch verminderte Nahrungsaufnahme sowie Medikamenteneinnahme mit konsekutiv erhöhter Magensäurekonzentration und reduzierter Vitaminabsorption. Der Vitaminbedarf ist zudem während der Schwangerschaft bzw. in der Schwangerschaftsplanung (Folsäure) und Laktation sowie z. B. unter Einnahme oraler Kontrazeption erhöht. Zu Mangelerscheinungen mit neurologischen Syndromen kommt es bei den Vitaminen A, E, $B_1$, Niacin, $B_6$, Biotin, Folsäure, und $B_{12}$, selten bei Vitamin D und Pantothensäure. Hypervitaminosen sind in der Neurologie nur bei den Vitaminen A, seltener $B_6$ sowie D von Bedeutung. Gute randomisierte, prospektive Therapiestudien zur Behandlung der Hypovitaminosen gibt es bislang nicht.

## D 10.1 Vitamin A

### D 10.1.1 Vit A-Hypovitaminose

#### D 10.1.1.1 Klinik

Der Mangel an Vit A führt zu Veränderungen an der Haut, den Schleimhäuten und der Retina. Frühsymptome beim Erwachsenen sind die Verlangsamung der Dunkeladaptation und Nachtblindheit infolge eines Mangels des für das Dunkelsehen wichtigen Rhodopsins. Später folgen Veränderungen am äußeren Auge mit Xerosis conjunctivae (sog. Bitotsche Flecke), Korneatrübung (Xerophthalmie), Korneaatrophie (Keratomalazie) mit Narbenbildung, Korneaperforation, Iriskollaps und eventueller Erblindung. Pathologisch-anatomisch handelt es sich hier um den gleichen Vorgang epithelialer Metaplasie wie bei den Hautveränderungen (Follikulosis, follikuläre Hyperkeratose und Phrynodermie). Selten wurden Optikusatrophien oder eine Hemmung der Spermatogenese bei Atrophie des germinalen Epithels der Testes beschrieben.
Bei fortgeschrittenem Mangel kommt es zu Liquorresorptionsstörungen mit Hirndrucksymptomatik (**Kap. A 9**) und selten epileptischen Anfällen.

*Diagnostische Kriterien* sind die Bestimmung des Vit A- und Karotin-Spiegels im Blut. Normaler Spiegel von Retinol im Serum: 20–60 µg/dl, von Karotin im Serum: 50–250 µg/dl. Bei Retinol-Plasmaspiegeln unter 10–20 µg/dl entwickelt sich eine Hypovitaminose (Bestimmung der Dunkeladaptation, Nachweis von Verhornungsprozessen im Abstrichpräparat von epithelialen Oberflächen).

Ursachen für eine Vit A-Hypovitaminose sind:

- mangelhafte intestinale Resorption bei Malabsorption mit Steatorrhö (Zöliakie, Sprue, Pankreasfibrose, andere Pankreaserkrankungen, Lebererkrankungen, Obstruktionsileus), M. Crohn, Darminfektionen (bei Wurminfektionen zu 70 %) und bei Anorexia nervosa
- mangelhafte Konversion von Karotin in Vit A (Diabetes mellitus, Hypothyreoidismus)
- Störung der Abgabe aus Leberreserven (Lebererkrankungen bes. bei Alkoholismus, Nephrosen)

seltener:

- Abetalipoproteinämie (**Kap. I 6**)
- erhöhter Verbrauch bei Maserninfektion und Windpocken (Hussey und Klein 1990) sowie bei fieberhaften Erkrankungen wie Scharlach, Pneumonie

#### D 10.1.1.2 Verlauf

Eine Vit A-Hypovitaminose durch Malnutrition repräsentiert eine häufige Ursache von Erblindung in Südostasien, Teilen Afrikas sowie Zentral-/Südamerika vor allem in Gebieten mit Reisanbau. In diesen Ländern entsteht die Hypovitaminose durch Malnutrition bei Säuglingen und Kleinkindern, häufig kombiniert mit Kwashiorkor. Der Verlauf ist chronisch progredient bis zum Ausgleich der Hypovitaminose. In nicht zu weit fortgeschrittenen Fällen sind alle Symptome unter hochdosierter Vit A-Gabe voll reversibel.

#### D 10.1.1.3 Pragmatische Therapie

*Prophylaxe:* Der tägliche Vit A-Bedarf gesunder Erwachsener beträgt 0,8–1,0 mg Retinol-Äquivalente (= 800–1 000 µg Retinol; 1 IE = 0,344 µg) und wird durch Normalkost gedeckt. Während der Schwangerschaft und Laktation steigt der Bedarf um ca. 50 % ( +0,3–1,0 RÄ).
Die Leberreserven (ca. 100 mg/g Leber) sinken bei fehlender Vit A-Zufuhr mit einer Halbwertszeit von ca. 50 Tagen, sodass eine Reservekapazität für ein bis zwei Jahre besteht.
Vit A selbst kommt in fettlöslicher Form in tierischen Lebensmitteln (Lebertran, Säugetierleber, Milch, Butter, Eigelb) und in wasserlöslicher Form in pflanzlichen Lebensmitteln (Karotin in Karotten, Spargel, Blattgemüse und getrockneten Aprikosen) vor. Für eine besonders günstige Ausnut-

**Tab. D 10.1:** Wirkung, Bedarf und Vorkommen von Vitaminen

| Vitamin | Biochemische Wirkung | Tagesbedarf | Vorkommen |
|---|---|---|---|
| A-Retinol | • Synthese und Resynthese des Sehpurpurs in der Retina<br>• Zelldifferenzierung über den Zellkern und die Messenger-RNA<br>• Stabilisierung von Zelloberflächen und Zellmembranen<br>• Kofaktor bei: Mukopolysaccharidsynthese, Aktivierung von Hydroxysteroiden, Cholesterolsynthese, Demethylierung und Hydroxylierung von Medikamenten in Lebermikrosomen | 800–1 000 µg (+ 50 % bei SS, Laktation) | Retinol: Lebertran, Säugetierleber, Butter, Milch, Eigelb<br>Karotin: Karotten, Spargel, Blattgemüse, getrocknete Aprikosen |
| $B_1$-Thiamin | • Coenzym bei dehydrierender Decarboxylierung von α-Ketosäuren<br>• Coenzym der Transketolase<br>• Beteiligung am aktiven Ionentransport an Nervenendigungen, Regeneration und Aufrechterhaltung von Membranpotenzialen im ZNS und peripheren Nervensystem | ca. 0,5 mg/1 000 kcal (+ 50 % bei SS, Laktation) | In allen pflanzlichen und tierischen Nährstoffen: bes. Hefe, ungemahlenes Getreide, Schweinefleisch, Herz, Leber, Nieren |
| Niacin | • Bestandteil der Coenzyme NAD und NADP, die als prothetische Gruppe von Dehydrogenasen an Redoxreaktionen und Wasserstoffübertragungen beteiligt sind | ≥ 13 mg (6,6 mg/1 000 kcal) | Hefe, Leber, Nieren, Fleisch, Fisch, Geflügel, gerösteter Kaffee, Milch, Eier |
| $B_6$-Pyridoxin | • Coenzym des Aminosäurestoffwechsels<br>• Kofaktor bei der Konversion von Tryptophan zu 5-Hydroxytryptamin und von Methionin zu Cystein<br>• Bestandteil der Glykogenphosphorylase | 2,0–2,2 mg (1,5–2,0 mg/100 g Protein), (2,5–3,6 mg in SS) | Hefe, Mais, Weizen, Leber, Nieren, grünes Gemüse, Milch, Eier |
| Pantothensäure | • Coenzym A als Kofaktor für eine Vielzahl von Reaktionen des Transfers von Acetyl-CoA<br>• in proteingebundener Form Bestandteil der Fettsäurebiosynthese | Geschätzt: 4–7 mg | Normale Nahrung |
| Biotin | • Coenzym für verschiedene enzymkatalysierte Carboxylierungen | 100–300 µg | Hefe, Erdnüsse, Eigelb, Leber, Nieren, Fleisch |
| Folsäure | • Konversion von Homocystein zu Methionin (mit Vitamin $B_{12}$ als Kofaktor)<br>• Konversion von Serin zu Glycin (mit Pyridoxalphosphat als Kofaktor)<br>• Synthese von Thymidylat<br>• Histidinmetabolismus: Umwandlung von Formiminoglutamat zu Glutamat<br>• Biosynthese von Purinen und Pyrimidinen | 50 mg (> 100–200 mg bei SS, Laktation, hoher Zellneubildung) | Hefe, Leber, Nieren, Fleisch, Blattgemüse |
| $B_{12}$-Cobalamin | • Katalytische Funktion in der intramolekularen Umlagerung von Alkylresten (z. B. Isomerisierung von Methylmalonyl-CoA zu Succinyl-CoA, Remethylisierung von Homocystein zu Methionin, Methylierung von Uridin zu Thymidin, Ribonukleotidreduktase) | 2–5 mg | In allen tierischen, nicht jedoch vegetarischen Lebensmitteln, bes. Leber, Fisch, Eier, Milch, Käse |
| C-Ascorbinsäure | • Redoxsystem des Stoffwechsels (z. B. Hydroxylierung von Lysin und Prolin bei der Kollagenbiosynthese, von Steroiden in der NNR, Serotoninbiosynthese, Bildung von Tetrahydrofolat) | 60–80 mg | Frisches Obst und Gemüse |
| D-Calciferol | • Regulation des Kalzium – und Phosphatstoffwechsels mit Parathormon und Thyreocalcitonin. Direkter Effekt auf die Nieren: vermehrte Retention von Kalzium und Phosphat durch Förderung der Reabsorption im proximalen Tubulus | 2,5 mg (10 mg bei SS, Laktation, Kindern) | Fisch, Lebertran, Milchprodukte, Eier |
| E-Tocopherol | • Antioxidative Fähigkeit<br>• Beteiligung am Protein- und Nukleinsäurestoffwechsel<br>• Spezifische Effekte: Kontrolle von Membranpermeabilität | 25–30 mg (abhängig von Zufuhr hochwertiger Fettsäuren) | Ausschließlich Pflanzen, bes. in Weizenkeimöl, Sonnenblumenöl |

zung ist die gleichzeitige Zufuhr von Milch oder Fett wichtig.
*Substitution*: Milde Fälle von Nachtblindheit zeigen rasche Besserung nach einer einzelnen Dosis von 1 000 mg Retinol.
Bei Keratomalazie, Xerophthalmie und Hautveränderungen sollten hohe Dosen von 100 mg/d für mehrere Monate oral gegeben werden. Zusätzlich kann lokal mit einer Augensalbe (z. B. Vitamin A-POS®) behandelt werden.
Bei Kwashiorkor und anderen schweren Vit A-Defiziten bei Kindern wird eine initiale intramuskuläre Injektion von 30 mg Retinol in wasserlöslicher Form (z. B. Adek-Falk® Injektionslösung, enthält zusätzlich Vitamin D, K und E) und danach die intermittierende, orale Gabe von 60–120 mg alle drei bis sechs Monate in fettlöslicher Form (z. B. Vitamin A 30 000 I. E. Kapseln) bevorzugt (Bauernfeind et al. 1974).

### D 10.1.2 Vit A-Hypervitaminose

#### D 10.1.2.1 Klinik und Verlauf

Die Symptome der Vit A-Hypervitaminose gleichen denen der Hypovitaminose, da beiden eine Instabilität biologischer Membranen zugrundeliegt. Sowohl bei akuter wie auch chronischer Intoxikation kann sich eine Symptomatik erhöhten Hirndrucks mit dem Bild einer idiopathischen intrakraniellen Hypertension (IIH, Pseudotumor cerebri) (**Kap. A 9**) entwickeln.
Bei der seltenen *akuten Vit A-Intoxikation* beginnen Kopfschmerzen, Nausea und Erbrechen ca. vier bis acht Stunden nach der Vit A-Aufnahme (500 mg, toxischer Gehalt in Leber großer Meeres- und Polartiere, z. B. Eisbärleber). Nach 24 Stunden kommt es zu Schläfrigkeit und einer in den Mundwinkeln beginnenden Desquamation der Haut. Tödliche Komplikationen sind selten.

Eine *chronische Vit A-Intoxikation* (50 mg Retinol/die) manifestiert sich nicht vor dem zwölften Lebensmonat. Beim Erwachsenen ist sie selten, wird aber gelegentlich verursacht durch die Einnahme von Karotin-Bräunungskapseln oder Vit A-Behandlung bestimmter Dermatosen (Akne vulgaris, Keratosis follicularis, Pityriasis rubra pilaris, Ichthyosis, Ekzem: meist 10 000–40 000 µg/die). In der Behandlung von Dermatosen werden auch Vit A-Analoga verwendet (z. B. Isotretionin), die ähnliche Krankheitsbilder auslösen können (O'Donnell 2004). Es kommt zunächst zu Haarausfall, Hautveränderungen (Desquamation), Pruritus, Lymphknotenvergrößerung, Knochen- und Gelenkschmerzen ohne Hyperostose, Anorexie, Gewichtsverlust, Nachtschweiß sowie später zur Symptomatik der IIH, eventuell Nystagmus und mildem Exophthalmus neben seltener Hepatomegalie und Leberzirrhosen. Eine Dosierung von 800–1 000 µg/die ist ohne toxische Nebenwirkung für Erwachsene (Säuglinge/Kleinkinder: 400–500 µg/die). Während der Schwangerschaft sollte keine zusätzliche Vit A-Gabe erfolgen (Teratogenität im Tierversuch, bei Schwangeren: Missbildungen).
*Diagnostisch* finden sich erhöhte Retinolwerte im Serum: 300–2 000 µg/dl.

#### D 10.1.2.2 Pragmatische Therapie

Nach sofortigem Absetzen der übermäßigen Vit A-Zufuhr verschwinden die subjektiven Beschwerden (Knochenschmerzen, Nervosität, Anorexie) innerhalb von acht Tagen, auch wenn die Blutspiegel sich erst nach mehreren Wochen normalisieren. Das Papillenödem kann längere Zeit persistieren. Ein Antidot ist nicht bekannt.

## D 10.2 Vitamin B-Komplex

Zum Vitamin B-Komplex gehören elf chemisch sehr unterschiedliche, wasserlösliche Substanzen, Thiamin ($B_1$), Riboflavin ($B_2$), Nikotinsäure, Pyridoxin ($B_6$), Pantothensäure, Biotin, Folsäure, Cyanocobalamin ($B_{12}$) sowie Choline, Inositol und Paraaminobenzoesäure, von denen nur die ersten acht in der Neurologie eine Bedeutung haben.
Die Gruppe der B-Vitamine hat bedeutende Stoffwechselfunktionen. Vitamin $B_1$ ist Kofaktor der thiaminabhängigen Transketolase sowie der mitochondrialen Pyruvatdehydrogenase, Vitamin $B_6$ ist Kofaktor z. B. der δ-Aminolävulinsäure-Synthase (Porphyrinbiosynthese) oder der Glutamatdecarboxylase (GABA-Biosynthese) und Vitamin $B_{12}$ ist Coenzym der Methymalonyl-CoA-Mutase und der Methioninsynthase. Biotin bildet die prosthetische Gruppe von Enzymen wie der Pyruvatcarboxylase oder der Acetyl-CoA-Carboxylase. Folsäure fungiert in Form der Tetrahydrofolsäure als Überträger von Hydroxymethylgruppen und spielt somit eine wichtige Rolle in der Proteinbiosynthese sowie der Synthese von RNA und DNA. Niacin ist die Vorläufersubstanz des in der Leber synthetisierten NAD(P) und wird in dieser Form von den NAD-abhängigen Dehydrogenasen der Mitochondrien zur Oxidation und Energiegewinnung in der Atmungskette benötigt.

## D 10.3 Vitamin $B_1$ (Thiamin, Aneurin)

### D 10.3.1 Klinik der Thiamin-Hypovitaminose

Der Mangel an Thiamin führt zu drei neurologischen Krankheitsbildern, der Beriberi mit verschiedenen Verlaufsformen, der Wernicke-Enzephalopathie und seltener zum Strachan-Syndrom. Welches Krankheitsbild auftritt, scheint vom Ausmaß des Thiaminmangels abhängig zu sein (Mc Laren 1978): Bei leichterem, chronischen Mangel dominiert die Beriberi-Polyneuropathie, bei stärkerem die Beriberi-Herzerkrankung und bei akutem, schwerem die Wernicke-Enzephalopathie mit Ataxie, Augenmuskelparesen, Nystagmus, Pupillen- und mentalen Störungen wie z. B. dem Korsakow-Syndrom (**Kap. G 6**). Die Wernicke-Enzephalopathie ist auch heute noch weit verbreitet (Harper 2006). Ophtalmoplegie, horizontaler Nystagmus und geminderte Vestibularisfunktion können bereits früh in einem Pre-Enzephalopathie-Stadium auftreten (Kattah 2017). Sie ist neuroanatomisch charakterisiert durch symmetrische hämorrhagische spongiforme Läsionen im Thalamus und Hypothalamus periventrikulär sowie im rostralen Mittelhirn am Boden des 4. Ventrikels und periaquäduktal (Zuccoli et al. 2007). Weiterhin fanden sich in Post-mortem-Untersuchungen bei Alkoholikern mit Thiaminmangel deutliche neurofibrilläre Degenerationen der Neurone des cholinergen Nucleus basalis im Frontalhirn, verursacht durch abnorme Einschlüsse Taupositiver Granula und Fibrillen (Cullen und Halliday 1995). Diese pathologische Anhäufung von Tau im Nucleus basalis, die zum Zelltod führt, scheint ein von Thiamin abhängiger Vorgang zu sein.

## D 10.3.1.1 Beriberi

Beriberi kommt auch heute noch endemisch in Asien vor. In westlichen Ländern ist Alkoholismus die häufigste Ursache eines Thiaminmangels (**Kap. G 6**), wobei jedoch in beiden Fällen der Thiaminmangel nicht der einzige kausale Faktor sein dürfte (Cohen 1975; Bischoff et al. 1975). Einem zusätzlichen Proteinmangel kommt große Bedeutung zu. Dies gilt auch für die Risikogruppen der alten, alleinstehenden und abhängigen Menschen sowie Patienten mit gastrointestinalen Erkrankungen und Neoplasien. Auch die Gabe von Diuretika und Chemotherapie (Kuo et al. 2009) sowie parenterale Ernährung mit Kohlehydraten können Risikofaktoren darstellen.

Bei Beriberi werden zwei Verlaufsformen unterschieden. Eine *trockene, chronische Form* ist durch eine akrodistal betonte, symmetrische, sensomotorische, an den unteren Extremitäten beginnende *Polyneuropathie* vom aszendierenden Typ charakterisiert (Schretzenmayr 1941; Kril 1996). In schweren Fällen wurden Heiserkeit oder Aphonie, Schwerhörigkeit, Optikusneuritis sowie selten Hirnnervenläsionen (N. facialis ein- oder beidseitig, N. vagus), Miktionsbeschwerden, Stuhl- und Harninkontinenz beobachtet (Kril 1996). Erste Symptome manifestieren sich bei der orientalischen Beriberi im Alter von 20–30 Jahren, bei der Beriberi durch chronischen Alkoholismus im Alter von 30–60 Jahren. Zur Polyneuropathie bei chronischem Alkoholismus siehe **Kap. G 6**. Neurophysiologisch und morphologisch findet sich an den betroffenen Nerven beim Menschen und im Tiermodell eine primär axonale Degeneration mit geringer sekundärer segmentaler Demyelinisierung (Singleton und Martin 2001).

Ursachen für einen Thiaminmangel sind:

- ungenügende Thiaminzufuhr (Hauptnahrungsmittel: polierter Reis; Mangelernährung bei chronischem Alkoholabusus, Anorexia nervosa, Diät bei Übergewicht, ungenügende einseitige oder lange parenterale Ernährung)
- mangelhafte intestinale Resorption und Speicherung (chronische Darmerkrankung mit Durchfällen und/oder Steatorrhö: Sprue/Zöliakie, Cholera; Magenkarzinom, Pylorusobstruktion, Gastroplastie bei Fettsucht, Diabetes mellitus, Leberparenchymstörungen, Thyreotoxikosen, chronische Infektionen, Einnahme von Chemotherapeutika und Diuretika)

seltener:

- erhöhter Verbrauch (Schwangerschaft bei einseitiger Ernährung oder Hyperemesis gravidarum, Laktation, rasches Wachstum, Hyperthyreoidismus, gastrointestinale Erkrankungen, bakterielle und parasitäre Erkrankungen, Tuberkulose). Hierbei besteht meist auch ein Mangel an Riboflavin und Niacin
- Zufuhr von Thiamin-Antagonisten (Genuss großer Mengen von Tee) oder Thiaminase (Konsum großer Mengen rohen Fisches)

*Diagnostisches Kriterium*: Die quantitative Bestimmung des Thiaminspiegels im Blut (Blut enthält nur 0,8 % des Ganzkörper-Thiamin): normal 6–12 mg/100 ml ist keine verlässliche Methode, da die Konzentration tageszeitlichen Schwankungen unterworfen ist. Eine verlässliche Methode ist die Messung der Aktivität der Erythrozyten-Transketolase (frühzeitige Verminderung auf 30–50 % der normalen Aktivität) verbunden mit deren Stimulierung in vitro durch Thiamindiphosphat oder Thiaminpyrophosphat (TPP-Effekt: normal 0–14 % Aktivitätsanstieg der Transketolase; höherer Anstieg mit zunehmendem Defizit). Bei akuten Polyneuropathien ist der Pyruvat- und Laktatspiegel im Serum erhöht, bei der Wernicke-Enzephalopathie auch im Liquor.

*Differentialdiagnostisch* müssen andere Ursachen einer Polyneuropathie ausgeschlossen werden (**Kap. K 1**, **Kap. J 2**).

### Verlauf der Beriberi

Bei stärkerem Thiamindefizit in der Nahrung kommt es nach ca. drei Monaten (nach ~ 110 Tagen beim Menschen unter »Thiaminmangeldiät«) zu Symptomen der trockenen Form der Beriberi mit Polyneuropathie. Dysenterische Erkrankungen beschleunigen den Beginn auf zwei Monate. Thiaminzufuhr führt oft zu akuter Besserung des subjektiven Befindens; in milden Fällen bilden sich die Symptome innerhalb von Wochen vollständig zurück, in schweren Fällen und bei Polyneuropathie innerhalb von Monaten bis zu einem Jahr. Bei lange bestehenden, ausgedehnten Paresen ist nur eine graduelle Besserung zu erwarten. Bei Alkoholikern führt bereits die Gabe von 100–300 mg Thiamin/die zur Normalisierung des TPP-Effekts (s. o.) innerhalb von zehn Tagen (zur Hochdosis-Therapie in der Akutphase siehe **Tab. D 10.2**; vgl. **Kap. G 6.2.2.3**) (Day et al. 2004; Galvin et al. 2010).
Die unbehandelte kardiovaskuläre Beriberi kann innerhalb eines Jahres zum Tod führen. Übersteht der Patient die akute kardiovaskuläre Form, so erfolgt in einem hohen Prozentsatz durch Thiamingabe völlige Heilung innerhalb kurzer Zeit.

### Pragmatische Therapie

*Prophylaxe*: Es ist schwierig, den täglichen Bedarf gesunder Erwachsener anzugeben, da die benötigte Vitaminmenge von der Zusammensetzung der Nahrung (Kohlenhydrate vermehren, Proteine/Fette vermindern den Bedarf) und der Stoffwechsellage (Fieber, Schwangerschaft, Laktation, Muskelarbeit erhöhen den Bedarf) abhängig ist. Der tägliche Mindestbedarf liegt im allgemeinen bei ca. 0,5 mg/1 000 kcal, d. h. bei 1,0–1,5 mg. Er beträgt bei Schwangerschaft etc. 1,1 mg/1 000 kcal. Thiamin kommt in allen pflanzlichen und tierischen Nahrungsstoffen vor, in höheren Konzentrationen in Hefe, ungemahlenen Getreidesorten,

Schweinefleisch, Leber, Herz, Nieren, Hülsenfrüchten und Kartoffeln. Die Reservekapazität reicht für vier bis zehn Tage.

*Substitution*: Polyneuropathie: rasche, tägliche Gabe von initial 2 × 50 mg Thiamin oral für drei Monate oder bei Malabsorption 100 mg/die Thiamin parenteral (cave: anaphylaktische Reaktion, daher s. c. Injektion von 1 mg Thiamin vor der parenteralen Gabe empfohlen); später 40 mg/die oral, bei Leberschädigung: 2 × 100 mg/die; bei chronischem Alkoholismus 40 mg/die auf Dauer. Benfotiamin (milgamma®) ist eine neue Galenik des Vitamin $B_1$ mit rascherer intestinaler Resorption.

#### D 10.3.1.2 Wernicke-Enzephalopathie

(Pseudoenzephalitis haemorrhagica superior) (**Kap. G 6**)

#### D 10.3.1.3 Strachan-Syndrom

Das Strachan-Syndrom ist eine seltene, 1897 erstmals beschriebene Erkrankung in einigen Gebieten Asiens und Afrikas, die hauptsächlich periphere Nerven und den N. opticus betrifft. Die Symptomtrias aus Optikusatrophie (auch gelegentlich Hypakusis und Schwindel), sensorischer spinaler Ataxie und sensomotorischer Polyneuropathie steht im Vordergrund (Fisher 1955). Daneben kommt es häufig zu einer urogenitalen Dermatitis. Die genaue Ursache dieser Mangelerkrankung ist noch unklar. Bei deren Entstehung spielt das Thiamindefizit eine führende Rolle; möglicherweise kommt einem zusätzlichen Vit $B_{12}$-Mangel, toxischen Bestandteilen der Maniokfrucht oder Aminosäurenmangel eine Bedeutung zu (Osuntokun et al. 1969).

Eine *$B_1$-Hypervitaminose* ist nicht bekannt, doch sind Fälle berichtet, bei denen es meist nach wiederholter Injektion durch Sensibilisierung zu einer anaphylaktischen Reaktion (Thiaminschock) mit Kollaps, selten mit letalem Ausgang, kam. Kontaktekzeme sind beschrieben.

## D 10.4 Niacin und Niacinamid (Nikotinsäure, -amid)

### D 10.4.1 Klinik der Niacin-Hypovitaminose

Unter exogenem Niacinmangel kommt es zum klassischen Bild der *Pellagra* (Pelle agra = rauhe Haut), bei endogenem Mangel im Rahmen einer autosomal rezessiven Erbkrankheit zum Hartnup-Syndrom.
Bei der Pellagra sind drei Symptomgruppen zu unterscheiden: Hautveränderungen (Dermatitis), Schleimhautveränderungen des Gastrointestinaltraktes (Diarrhö) und zentralnervöse Symptome, die isoliert oder kombiniert auftreten können. *Prodromalsymptome* sind Appetitlosigkeit, Gewichtsabnahme, Durchfälle, wunde Zunge, Schlaflosigkeit, Nervosität, rasche Ermüdbarkeit, Vergesslichkeit, Ideenflucht, brennende Reizerscheinungen und neuralgiforme Schmerzen an den Extremitäten sowie Amenorrhö.

*Hauptsymptome des zentralnervösen Niacinmangels* sind psychische Veränderungen (Enzephalopathie), Kopfschmerzen, Vergesslichkeit, Apathie bis hin zum Koma, exogene Psychose, Depression, Verwirrtheit zum Teil mit Halluzinationen, in schweren Fällen auch Demenz. Daneben extrapyramidale Symptome (Tremor, Rigor), Zeichen einer Myelopathie (spastische Paresen), abgeschwächte oder gesteigerte Muskeleigenreflexe, zerebelläre Ataxie, generalisierte epileptische Anfälle, Saug- und Greifreflexe. Das Vorkommen einer Pellagra-Neuropathie wird kontrovers diskutiert.

Ursachen sind (Herbert 1973; Sauberlich 1984):

- ungenügende Niacinzufuhr (Mais als Hauptnahrungsmittel: Fehlen von Tryptophan; Alkoholismus, Mangeldiäten, Anorexia nervosa)
- mangelhafte Resorption (bei intestinalen Erkrankungen wie chronischen Diarrhöen: Sprue, Zöliakie, M. Whipple; Zollinger-Ellison-Syndrom, Pankreasinsuffizienz, Divertikulosis, intestinalem Parasitismus)

selten:

- mangelhafte Niacinsynthese aus Tryptophan beim Karzinoidsyndrom durch fast ausschließliche Synthese von Serotonin
- angeborene Störung des Niacinstoffwechsels: Hartnup-Syndrom
- Therapie mit Isoniazid (Pyridoxinmangel und dadurch bedingte verminderte Niacinsynthese aus Tryptophan) und L-Dopa

Zu den Hautveränderungen zählt ein symmetrisches Erythem lichtexponierter Gebiete. Die gastrointestinalen Schleimhautveränderungen beinhalten eine Stomatitis (Himbeerzunge), Pharyngitis und Ösophagitis mit Erbrechen und wässrig-schleimigen, eventuell blutigen Durchfällen, Achylie (50 %), Wandverdickungen des Kolons, Proktitis sowie Vaginitis. Darüber hinaus zeigt sich eine makrozytäre Anämie.

*Diagnostisches Kriterium*: Es gibt keinen biochemischen Test. Die Diagnose muss aufgrund der Klinik und der Reaktion auf die Substitution erfolgen. Hilfreich ist die verminderte Ausscheidung von Niacin-Metaboliten (Methylnikotinamid) im Urin (normal 3 mg/24 Stunden). Falls eine Photodermatose vorliegt, ist diese wegweisend.

*Differentialdiagnostisch* muss bei den zentralnervösen Störungen der Pellagra an eine Enzephalitis oder Enzephalopathie anderer Ursache gedacht werden; bei den Hauterscheinungen an das Erythema multiforme, Ergotismus, systemischen Lupus erythematodes sowie Hautmanifestationen der Porphyrie.

### D 10.4.2 Verlauf der Pellagra

In Nordamerika und Westeuropa kommt die Pellagra nur noch bei chronischem Alkoholabusus vor. Unter niacinarmer bis -freier Diät können nach sechs bis acht Wochen erste Symptome ent-

stehen. Die Prodromalphase oder Präerythemphase dauert je nach Niacinzufuhr wenige Wochen bis in seltenen Fällen Jahre; die nachfolgende Phase mit symmetrischem Erythem, das sich unter Sonnenbestrahlung innerhalb von 24–36 Stunden entwickelt, dauert 3–4 Monate.
Das Stadium der Kachexie endet nach wenigen Monaten mit dem Tod, nachdem es durch ausgedehnte enzephalo-myelopathische Ausfälle, schwere Diarrhoen, kardiale Dekompensation und allgemeine Abwehrschwäche gekennzeichnet war. Bei frühzeitigem Behandlungsbeginn ist vollständige Heilung möglich: es kommt zu einer raschen Besserung der zentralnervösen Störungen innerhalb von 24–48 Stunden und der gastrointestinalen Schleimhautveränderungen innerhalb von 3–10 Tagen.

### D 10.4.3 Pragmatische Therapie

*Prophylaxe*: Der tägliche Bedarf an Niacin ist von der Energiezufuhr sowie insbesondere vom Proteingehalt der Nahrung abhängig, da die Aminosäure Tryptophan einen großen Teil des Niacinbedarfs deckt. Bei gesunden Kindern und Erwachsenen sollte die tägliche Zufuhr 6,6 mg Niacin/ 1 000 kcal und damit ca. 10–20 mg betragen, jedoch insgesamt nicht unter 13 mg liegen. Die Reservekapazität reicht für zwei bis sechs Wochen.
Niacin kommt vorwiegend als Niacinamid in Hefe, Leber, Nieren, Fleisch, Fisch, Geflügel und geröstetem Kaffee vor, Tryptophan in Milch und Eiern.

*Substitution*: Orale Gabe: initial 3 × 200 mg/die Niacin, später 1–3 × 100 mg/die. Intravenös: 2–4 × 25 mg/die Niacin.

### D 10.4.4 Hartnup-Syndrom

Das seltene Hartnup-Syndrom beruht auf einem endogenen Niacinmangel durch einen autosomal-rezessiv vererbten Defekt bei der Tryptophanabsorption (Darby et al. 1976) sowie möglicherweise einem zusätzlichen renalen Tryptophanverlust. Neben einer Störung des intestinalen und renalen Transports von Tryptophan bestehen auch Beeinträchtigungen des Transports anderer Monoaminomonocarbonsäuren, was zu einer der Pellagra ähnlichen Symptomatik führt.
Das klinische Bild beginnt in der frühen Kindheit und ist charakterisiert durch intermittierende Photodermatosen, ein polyneuropathisches Syndrom sowie ca. zwei Wochen dauernde Episoden von zerebellärer Ataxie und organischem Psychosyndrom bis zur exogenen Psychose (Neundörfer 1980). Gelegentlich können in den Attacken auch Spastik, Doppelbilder, Ptose, Nystagmus und Schwindel auftreten. Die Episoden werden durch Sonnenlichtexposition, emotionalen Stress und die Einnahme von Sulfonamiden ausgelöst. Die Attackenfrequenz nimmt mit dem Alter ab.
Die *pragmatische Therapie* besteht in der oralen oder parenteralen Niacinsubstitution (200 mg/die).

## D 10.5 Vitamin $B_6$ (Pyridoxin)

### D 10.5.1 Vitamin $B_6$-Hypovitaminose

#### D 10.5.1.1 Klinik

Pyridoxinmangelsymptome konnten tierexperimentell erzeugt werden und gleichen denen beim Menschen, wo sie insgesamt nur selten, am häufigsten bei Alkoholikern (zu 20–30 %) auftreten. Gefährdet sind daneben Schwangere und Säuglinge. Die wichtigsten Störungen betreffen das ZNS und die peripheren Nerven, die Haut und selten die Erythropoese. An der Haut zeigen sich eine floride Dermatitis, Hyperkeratose, Glossitis, Stomatitis und Kornealäsionen, neben einer seltenen mikrozytären, hypochromen Anämie.
Die *Störungen des ZNS* beinhalten zunächst Nervosität, später epileptische Anfälle insbesondere bei Säuglingen und Kleinkindern (von Gelegenheitsanfällen bis zum Status epilepticus, häufig 6–10 Anfälle/die), bei denen bereits ein latenter Pyridoxinmangel durch die Mütter weitergegeben wurde und eventuell $B_6$-arme, künstliche Milchernährung erfolgte (Coursin 1954). Vit $B_6$-Mangel findet sich aber auch bei Erwachsenen unter INH-Therapie. Die epileptischen Anfälle beruhen biochemisch möglicherweise auf einer Vit $B_6$-Mangel-induzierten Verminderung der GABA-Konzentration im ZNS. Eine INH-Behandlung ohne Zusatz von Vitamin $B_6$ führt daneben dosisabhängig häufig (Inzidenz bis 40 %) zu einer durch Pyridoxinmangel verursachten Polyneuropathie mit initialen Parästhesien an Zehen und Füßen (burning feet), Krampi, Verminderung der Beineigenreflexe und späteren symmetrischen, distalbetonten sensomotorischen und vasomotorisch-neurotrophischen Ausfällen, aber nur selten Hirnnervenläsionen (Spinnecker et al. 2007; **Kap. K 1** und **Kap. J 2**). Auch bei der alkoholischen und diabetischen Polyneuropathie wird ein Pyridoxindefizit als Teilursache diskutiert.

Ursachen sind:
- ungenügende Pyridoxinzufuhr (bei Säuglingen am häufigsten durch langes Stillen mangelernährter Mutter, seltener durch einseitige Säuglingsnahrung besonders in Entwicklungsländern, bei Erwachsenen durch Alkoholabusus und Mangel-/Fehlernährung junger Frauen mit Schlankheitsidealen)
- Aufnahme von Pyridoxinantagonisten (z. B. INH, Hydralazin, Cycloserin) oder den Pyridoxinstoffwechsel beeinflussenden Präparaten (Penicillamin, östrogenhaltige orale Kontrazeptiva, Tranquilizer, diverse Kopfschmerzmittel, Drogen)
- mangelhafte intestinale Resorption (chronische Darmerkrankungen mit Malabsorption, Leberzirrhose)

*Diagnostische Kriterien* sind die Pyridoxalphosphatkonzentration im Plasma (n: 30–80 mg/l) und die verminderte Pyridoxinsäure-Exkretion im Urin (bei Hypovitaminose: < 1,0 mg Pyridoxinsäure). Darüber hinaus findet man eine vermehrte Ausscheidung der Tryptophanmetaboliten (Xanthurensäure, Hydroxykynurenin und Kynurensäure) im Urin nach oraler Belastung mit Tryptophan (Funktionstest) und eine verminderte Aktivität von Transaminasen in den Erythrozyten und im Plasma.

#### D 10.5.1.2 Verlauf

Pyridoxinmangel ist in den zivilisierten Ländern selten und tritt in der Regel mit anderen Vit B-Defiziten auf, meist bei Alkoholikern. Unter pyridoxinarmer Mangelernährung – vorwiegend in den Entwicklungsländern – kommt es bei Erwachsenen nach drei Wochen zu EEG-Veränderungen und gelegentlich zu Grand-mal-Anfällen, bei Säuglingen nach fünf bis 16 Wochen zu abrupt auftretenden epileptischen Anfällen, die unter Pyridoxinsubstitution mit 10–150 mg/die sofort sistieren. Bei Polyneuropathie kommt es unter einer täglichen Dosis von 300 mg Pyridoxin zu einer oft nur langsamen und unvollständigen Rückbildung der Ausfälle.

#### D 10.5.1.3 Pragmatische Therapie

*Prophylaxe*: Der tägliche Pyridoxinbedarf ist wegen der Bedeutung für den Aminosäurestoffwechsel weitgehend von der zugeführten Proteinmenge abhängig: 1,5–2,0 mg (9–12 mmol) pro 100 g Protein. Bei Erwachsenen sollte die tägliche Zufuhr 2,0–2,2 mg betragen, bei Schwangeren und Stillenden 2,5–3,6 mg. Die Reservekapazität reicht für zwei bis sechs Wochen. Pyridoxin kommt in hoher Konzentration in Hefe, Mais, Weizen, Sojabohnen, Fleisch, Fisch, Leber, Nieren und niedrigerer Konzentration in grünen Gemüsen, Milch und Eiern vor. Prophylaxe einer Polyneuropathie: bei INH-Medikation orale Gabe von 40–100 mg Pyridoxin/die (10 mg Pyridoxin pro 100 mg INH), bei Penicillamin 100–200 mg/die.
*Substitution*: Epileptische Anfälle bei Säuglingen/Kindern: 10–150 mg/die Pyridoxinhydrochlorid oral; z. B. initial 100–150 mg als Einzeldosis, danach 10 mg/die auf Dauer.
Polyneuropathie bei Erwachsenen: 150–200 mg/die Pyridoxinhydrochlorid oral oder intravenös, kurzfristig bis maximal 300 mg/die.
Bei Erwachsenen zeigte sich im Rahmen der Substitutionstherapie der Homocysteinurie, dass B6-Tagesdosen < 600 mg ohne Nebenwirkungen vertragen wurden, bei bis zu 900 mg Parästhesien auftreten konnten und Dosen > 900 mg zu einer klinisch und elektrophysiologisch nachweisbaren sensorischen Polyneuropathie führten (Helgren et al. 1997).

### D 10.5.2 Vitamin $B_6$-Hypervitaminose

Unter hochdosierter Vit $B_6$-Zufuhr (> 600 mg bis 3 g/die) – meist im Rahmen einer Megavitamintherapie – kommt es zu peripheren, sensorischen Polyneuropathien und Ataxie bis hin zur Tetraplegie (Scott et al. 2008). Toxische Reaktionen sollen noch bei einer täglichen Dosis von 300–500 mg auftreten können. Schon durch niedrige Dosen (25 mg/die) wird der therapeutische Effekt von L-Dopa und Phenytoin vermindert.

## D 10.6 Biotin

### D 10.6.1 Klinik der Biotin-Hypovitaminose

Es ist zweifelhaft, ob ein allein ernährungsbedingter Biotinmangel entstehen kann, da Biotin in großen Mengen von Darmbakterien synthetisiert wird. Neben einer biotinarmen Ernährung müsste demnach eine Elimination der Darmflora stattgefunden haben, damit folgende Mangelsymptome entstehen: Glossitis, Dermatitis, Haarverlust, Anorexie, Müdigkeit, EKG-Veränderungen und seltene Anämie und Hypercholesterinämie (Zempleni et al. 2008). Als *neurologische Symptome* wurden Somnolenz, Depression, Halluzinationen, Kopf- und Muskelschmerzen, fluktuierende Hemiparese, Hemianopsie und Hyperästhesien beobachtet (Zempleni et al. 2008). Bei Kindern und Jugendlichen kann es im Rahmen angeborener Störungen biotinabhängiger Enzyme (Mangel an multipler Carboxylase) zu einer Enzephalopathie mit epileptischen Anfällen und Myoklonien (Myoklonusepilepsie), Ataxie, Hypotonie der Muskulatur, Hypakusis und Optikusatrophie kommen (Bressman et al. 1986).

Ursachen sind:

- eine ungenügende Biotinzufuhr (Mangelernährung) bei gleichzeitiger Störung der Synthese durch die Darmbakterien (Antibiotikagabe, chronische Darmerkrankungen wie Diarrhöen etc.)

selten:

- Zufuhr großer Mengen rohen Hühnereiweißes über mehrere Monate z. B. bei Diäten (Hühnereiweiß enthält das Biotin-bindende Glykoprotein Avidin)
- mehrere angeborene Defekte biotinabhängiger Enzyme (z. B. Multiple-Carboxylase-Mangel)
- chronische Dialyse bei Urämie-Patienten (zirkulierender Inhibitor der Carboxylase?)

*Diagnostische Kriterien* sind die Plasma-Biotinkonzentration (normal: 160–810 ng/l), die Biotinexkretion im Urin (normal: 6,26–32,7 mg/l), eine Aktivitätsminderung der Leukozyten-Pyruvat-Carboxylase und der Biotinidase im Serum.

### D 10.6.2 Verlauf

Alle Symptome bilden sich nach hochdosierter oraler oder parenteraler Biotingabe innerhalb von 2–5 Tagen zurück.

### D 10.6.3 Pragmatische Therapie

*Prophylaxe*: Der tägliche Biotinbedarf Erwachsener liegt bei 0,1–0,3 mg (Committee on Dietary Allowances). Biotin kommt in höherer Konzentration in Hefe, Erdnüssen, Eigelb, Leber, Niere und Fleisch vor.

*Substitution*: Angeborene Störungen biotinabhängiger Enzyme: massive orale Biotindosis (5–20 mg/

die) (kein offizielles Präparat, enthalten in z. B. Multibionta forte®, Wirkstoff kann über Firma direkt angefordert werden).
Ungenügende Zufuhr: 1,0 mg/die Biotin (z. B. in Multibionta forte®) oral.

*Toxische Erscheinungen* sind nicht bekannt.

## D 10.7 Folsäure

### D 10.7.1 Klinik der Folsäure-Hypovitaminose

Der Folsäuremangel – eine der häufigsten Hypovitaminosen – ist charakterisiert durch eine Störung des hämatopoetischen Systems in Form einer makrozytären, hyperchromen Anämie sowie eine Glossitis/Cheilosis. Symptome einer funikulären Myelose (Lever et al. 1986; Ravakhah und West 1995), einer Depression, neuro-psychologische und mentale Symptome bei Hirnatrophie sowie ein Restless-legs-Syndrom wurden beschrieben (Reynolds 2006; Botez et al. 1977).
Ein günstiger Effekt von niedrig dosierten Folsäuregaben (200 mg/die) bei Depression konnte in mehreren Studien gezeigt werden (Lazarou und Kapsou 2010). Der Folsäuremangel führt möglicherweise zu einer Synthesestörung von Tetrahydrobiopterin (BH4), das bei Patienten mit Depressionen signifikant vermindert ist, weshalb Folsäure eine antidepressive Wirkung haben könnte (Taylor et al. 2004).
In der Frühschwangerschaft vermindern Folsäuregaben über einen Abfall des Homocystein- und einen Anstieg des Methioninspiegels im Blut die Bildung von Neuralrohrdefekten (De Regil et al. 2010). Dies konnte insbesondere durch die seit 1998 veranlasste Anreicherung von Mehl mit Folsäure in den USA gezeigt werden. In Deutschland sind keine Nahrungsmittel mit Folsäure angereichert.

Ursachen eines Folsäuremangels sind (Donelli 2001):

- unzureichende Folsäurezufuhr (akuter und chronischer Alkoholismus, Drogen, Mangeldiäten, Anorexia nervosa, Alter)
- verminderte intestinale Absorption oder Reabsorption über den enterohepatischen Kreislauf (Malabsorption bei chronischen Darmerkrankungen, Sprue etc., Leberzellschaden durch Alkoholismus o. Ä.)
- erhöhter Verbrauch (Schwangerschaft, Laktation) oder Erkrankungen mit hoher Zellneubildungsrate (hämolytische Anämie, maligne Erkrankungen)
- gestörte Utilisation (Alkoholismus, Alter, kongenitale und erworbene Enzymdefekte, Vit $B_{12}$-Mangel)
- Einnahme von Folsäureantagonisten (Aminopterin, Amethopterin), Inhibitoren (Methotrexat, Trimetrexat, Trimethoprim) oder Substanzen, die mit der Absorption von Folsäure interferieren (Antikonvulsiva wie Primidon, Barbiturate, Phenytoin, Carbamazepin, Valproinsäure; orale Kontrazeptiva, Äthanol, Aspirin)

*Diagnostische Kriterien* sind der Nachweis einer megaloblastischen Anämie im peripheren Blut und Knochenmark sowie erhöhte Homocystein- und Methylmalonylspiegel im Blut. Bei Mangel an Folsäure und/oder Vit $B_{12}$ ist die Ausscheidung von N-Formiminoglutamat im Urin nach Belastung mit Histidin vermehrt (Histidinbelastungstest = Figlu-Test) und die der DNA-Synthese im Deoxyuridin-Suppressionstest (dU-Test) supprimiert. Beide Testverfahren werden in der Regelversorgung heute nicht mehr angewendet. Der Folsäurespiegel im Serum (normal: 4–20 ng/ml) dient zur Orientierung; er ist leider unzuverlässig (Gimsing et al. 1989).

### D 10.7.2 Verlauf

Der Folsäuremangel ist in Nordamerika und Westeuropa der häufigste Vitaminmangel, meist in Kombination mit Defiziten anderer Vitamine. In Nordamerika werden allerdings seit 1998 Nahrungsmittel mit Folsäure angereichert. Folsäuremangel betrifft vor allem chronische Alkoholiker (28–50 %) sowie Schwangere (30–60 % der Schwangeren haben einen verminderten Folsäurespiegel) und alte Menschen (ca. 50 %). Unter folsäurearmer Diät kommt es nach drei Wochen zu verminderten Folsäurespiegeln im Serum, nach 18 Wochen in den Erythrozyten, nach 19 Wochen zu megaloblastischem Knochenmark und nach 20 Wochen zur Anämie. Bei Alkoholikern kann diese je nach Zufuhr und Füllungszustand der Speicher schon nach 1–4 Wochen auftreten. Unter hochdosierter Substitution setzt nach ca. 48 Stunden eine effiziente Erythropoese ein, die neurologischen Symptome bilden sich über Wochen zurück: Bei der funikulären Myelose besserten sich die spastischen Paresen innerhalb der ersten zwei Wochen und klangen über zehn Wochen langsam ab; psychometrische Tests zeigten nach zehn Wochen eine signifikante Verbesserung (Lever et al. 1986).

### D 10.7.3 Pragmatische Therapie

*Prophylaxe*: Der minimale tägliche Folsäurebedarf gesunder Erwachsener liegt bei 50 mg, während schwangere und stillende Frauen oder Patienten mit hoher Zellneubildungsrate *über* 100–200 mg aufnehmen sollten. Dieser Bedarf wird durch eine normale Ernährung (Gehalt der Nahrung 500–700 mg, 50 % werden resorbiert) meist, bei erhöhtem Bedarf aber nur knapp gedeckt. Die Reservekapazität liegt bei zwei bis vier Monaten. Folsäure kommt in höherer Konzentration in Leber, Niere, Fleisch, Blattgemüse und Hefe vor. Beim Kochen wird bis zu 90 % des Folsäuregehaltes zerstört.
Eine prophylaktische Gabe von 400–500 µg Folsäure/die ist in der Zeit der Konzeption, während der Schwangerschaft und Laktation (täglicher Verlust von etwa 50 mg Folsäure durch die Muttermilch) sowie bei Alkoholismus sinnvoll, besonders bei Epilepsiepatienten (z. B. Lafol® 0,4 mg/die); bei erhöhtem Verbrauch anderer Ursache oder Einnahme von Folsäureantagonisten: 1–3 × 5 mg Folsäure/die.

*Substitution*: Im akuten Stadium einer megaloblastischen Anämie: Beginn mit 15 mg/die Folsäure i. m. (z. B. Folsan® Amp.) und sicherheitshalber gleichzeitig 1000 µg Vit $B_{12}$ i. m. vor Klärung der Ätiologie innerhalb der ersten Tage. Später: 2–

3 × 5 mg/die Folsäure oral/i. m. für die nächsten ein bis zwei Wochen.
Bei chronischen Erkrankungen: Erwachsene 2–4 × 5 mg Folsäure/die oral, Kinder bis 1 mg/die oral. Da die Gabe von Folsäure eine durch Vit $B_{12}$-Mangel verursachte hämolytische Anämie bessern, so den Nachweis einer Vit $B_{12}$-Hypovitaminose verzögern und damit das Fortschreiten der Polyneuropathie begünstigen kann (»Folatfalle«), sollte Folsäure in Kombination mit Cobalamin verordnet werden. Bei erhöhten Homocysteinwerten sollte daher immer auch Methylmalonsäure mitbestimmt werden. Die alleinige Substitution von Folsäure bei erhöhtem Homocystein ist obsolet.

*Toxische Erscheinungen* sind selbst bei einer täglichen Folsäuredosis über 15 mg über fünf Jahre nicht sicher nachgewiesen; in diesem Bereich kann es jedoch zu einer Wirkungsverminderung verschiedener Antiepileptika kommen (Butterworth und Tamura 1989).

## D 10.8 Vitamin $B_{12}$ (Cobalamin)

Zur Resorption wird das Cobalamin aus der Nahrung in Gegenwart von Magensäure an den von den Belegzellen des Magens gebildeten Intrinsic-Factor, ein Glykoprotein, gebunden. Das gebundene Cobolamin erreicht das Ileum, wo es zur Resorption mit einem spezifischen Rezeptor der Mukosazellen interagiert und in die Blutbahn gelangt. Hier ist es an drei Transportproteine (Transcobalamin I, II, III) gebunden, mit denen es zu den Geweben und in die Leber, die 90 % des gespeicherten Vit $B_{12}$ enthält (1–10 mg), transportiert wird. Über den enterohepatischen Kreislauf gelangt es mit der Galle (3–8 mg/die) zur Reabsorption in den Darm. Cobalamin wird von verschiedenen Bakterien im Darm gebildet (10–50 mg/die), kann jedoch nicht verwertet werden.
Es wird im Körper für Methylierungsreaktionen benötigt, weshalb heute aufgrund neuerer tierexperimenteller Untersuchungen angenommen wird, dass eine Hemmung dieser Methylierungen im Zentralnervensystem – z. B. über eine Blockade des Vit $B_{12}$-abhängigen Enzyms Methionin-Synthase – die Schäden verursacht (Weir und Scott 1995). Weitere wichtige Vitamin $B_{12}$-abhängige Enzyme sind das Methyl-malonyl-CoA sowie die Homocysteinreduktase. So könnten auch angeborene Störungen im Metabolismus der beteiligten Enzyme mit der Cobalamin-Hypovitaminose vergleichbare Symptome einer Enzephalomyeloneuropathie hervorrufen. Durch Hemmung der Homocysteinreduktase akkumuliert Homocystein, welches als vaskulärer Risikofaktor eingestuft wird (Hankey und Eikelboom 1999), im Serum und Gewebe.

### D 10.8.1 Klinik der Vit $B_{12}$-Hypovitaminose

Der Vit $B_{12}$-Mangel betrifft bevorzugt Patienten mittleren und höheren Alters mit einem Gipfel bei den 50-Jährigen und den 65- bis 70-Jährigen. Er ist charakterisiert durch Störungen an drei verschiedenen Organsystemen mit makrozytärer, hyperchromer, hämolytischer Anämie (perniziöse A.), Schleimhautatrophie des oberen Intestinaltraktes (Hunter-Glossitis) sowie Veränderungen am ZNS, Rückenmark und peripheren Nerven (Enzephalomyeloneuropathie). Zu den *zentral- und periphernervösen Störungen*, die bei 40 % der Patienten – auch isoliert – auftreten, zählen Enzephalopathie, Myelopathie und sensomotorische Polyneuropathie. Erste Störung ist meist eine sensorische, symmetrische, distal- und beinbetonte *Polyneuropathie* (**Kap. J 2**), gefolgt von einer Schädigung des kortikospinalen Trakts mit spinaler Ataxie (funikuläre Myelose) (Savage und Lindenbaum 1995). Die sich später entwickelnde *Enzephalopathie* beinhaltet psychopathologische Störungen vom leichten hirnorganischen Psychosyndrom mit Hirnleistungsminderung und depressiven Symptomatik bis zur produktiven organischen Psychose, sog. Perniciosa-Psychose (Reynolds 2006). Auch Bewegungsstörungen wie Tremor, Myoklonus, Dystonie und Hypokinese können einzeln oder in Kombination auftreten (de Souza und Moloi 2014). Kognitive und neuropsychiatrische Störungen sind ebenso wie die des autonomen Nervensystems selten und manifestieren sich meist in Kombination mit neurologischen Defiziten (Savage und Lindenbaum 1995). Sie gehen mit einer Leukoenzephalopathie im MRI in Form ausgedehnter, konfluierender Läsionen der weißen Substanz (bioptisch gesichert) einher, die unter

Ursachen des Vit $B_{12}$-Mangels sind:

- unzureichende Zufuhr (chronischer Alkoholismus, einseitige vegane Ernährung, Mangelernährung, Anorexia nervosa)
- Achlorhydrie
- relativer oder absoluter Intrinsic-Factor-Mangel: klassische perniziöse Anämie bei Störungen der Magenmukosa (Atrophie der Parietalzellen meist kombiniert mit Antikörpern gegen Parietalzellen), Magenkarzinom, partieller oder totaler Magenresektion
- Antikörperbildung gegen Vit $B_{12}$, Intrinsic-Factor und Belegzellen des Magens
- gestörte Resorption (Erkrankungen des Ileums: Ileitis terminalis, intestinale Tuberkulose, Colitis ulcerosa, Sprue; Resektion des Ileums; Pankreasinsuffizienz; Amyloidose, Kollagenosen; angeboren beim Imerslund-Gräsbeck-Syndrom)
- Malabsorption von proteingebundenem Cobalamin bei normaler Absorption von freiem Cobalamin (Carmel et al. 1988)

selten:

- angeborener Mangel des Transportproteins Transcobalamin II
- Störung der Vit $B_{12}$-Absorption durch Antagonisten und andere Medikamente (Antikonvulsiva, Paraaminosalicylsäure, Biguanide, Zytostatika, Malariamittel, NO)
- Störung des Metabolismus (Barbiturate und evt. orale Kontrazeptiva) und Hypokalzämie
- erhöhter Vit $B_{12}$-Verbrauch (Schwangerschaft, Laktation, bakterielle Überwucherung des Darmes, Parasiten z. B. Fischbandwurm)
- angeborener Defekt des intrazellulären Vit $B_{12}$-Metabolismus: Methylmalonurie und Homocysteinurie bei Säuglingen
- Cobalamin-Inaktivierung durch $N_2O$ während Narkosen (insbesondere bei latentem, präoperativem Mangel) und bei Lachgas-Abusus (Schnüffeln)

Substitution parallel zur klinischen Besserung teilreversibel sind (Chatterjee et al. 1996). Diese Leukoenzephalopathie kann in Einzelfällen isoliert, ohne Anämie und Myelopathie auftreten.

Bei der *funikulären Myelose* kommt es zu Entmarkungsherden besonders an den Hintersträngen (70–90 %) und Pyramidenbahnen (40–50 %) des Zervikal- und Thorakalmarks, selten im Hirnstamm, die sich in der kernspintomographischen Untersuchung (T2w) als langstreckige, hyperintense, intraspinale Läsion darstellen. Nach Vitamin $B_{12}$-Substitutionen sind diese Entmarkungen nach variabler Zeit reversibel. Klinisch treten Parästhesien (80–85 %), Paresen (55–80 %), Minderungen des Lagesinns (70–90 %) und des Vibrationsempfindens auf. Die Paresen können sowohl zentral als auch peripher (distal betont) sein mit diversen Kombinationen aus verminderten/fehlenden und gesteigerten Muskeleigenreflexen sowie Pyramidenbahnzeichen. Blasenstörungen finden sich bei 20–35 %. Selten sind Hirnnervenausfälle (< 10 %), Okulomotorikstörungen (wie Downbeat Nystagmus-Syndrom), Optikusatrophien (< 5 %) und extrapyramidale Hyperkinesen (< 5 %). An die Möglichkeit einer Vit $B_{12}$-Hypovitaminose sollte gedacht werden bei klinischen Syndromen mit der Kombination von Hinterstrangsymptomen, Pyramidenbahnzeichen und Paresen mit verminderten/fehlenden Reflexen.

*Diagnostische Kriterien* sind die Minderung des Cobalaminspiegels im Serum (normal: 200–900 pg/ml), der Schilling-Test (oder Ganzkörper-Retentionstest) sowie die megaloblastische hyperchrome Hämopoese. Leider können Cobalaminspiegel und Schilling-Test auch bei symptomatischen Patienten normal sein, weshalb heute die Bestimmung der Metaboliten, des *Methylmalonylsäurespiegels* im Serum sowie des *Homocysteins* im Plasma, diagnostisch wegweisend sind. Ähnlich dem Folsäuremangel sind diese beiden Parameter bei Vitamin B $_{12}$-Mangel erhöht. Allerdings können beide Parameter bei Niereninsuffizienz falschpositiv erhöht sein, sodass es dann hilfreich sein kann, die aktive Form Holotranscobalamin im Serum zu bestimmen. Diese macht allerdings nur 10–30 % des Gesamt-$B_{12}$ aus. Die Metaboliten Methylmalonylsäure und Homocystein können auch als serologische Verlaufsparameter bei Therapie angewendet werden, da sich erhöhte Werte unter adäquater Therapie mit Vitamin $B_{12}$ und Folsäure innerhalb von drei bis vier Wochen normalisieren.

Die Gabe von Folsäure kann bei Vit $B_{12}$-Mangel die Diagnostik verschleiern, da es die Anämie heilt (»Folatfalle«); eine Verschlechterung der Cobalaminmangel-Polyneuropathie konnte dabei nicht nachgewiesen werden (Savage und Lindenbaum 1995).
Wegen der Schwierigkeiten in der Auswertung des semiquantitativen Schilling-Tests (die Ausscheidung umfasst höchstens 30 % der applizierten Radioaktivität), die sich durch unvollständiges Harnsammeln über 24 Stunden und Nierenerkrankungen ergeben, wird er nur noch selten eingesetzt. Der Test ohne Intrinsic-Factor (IF) muss bei niedrigen Messwerten frühestens nach 24 Stunden mit IF wiederholt werden, um Auskunft darüber zu erhalten, ob die Resorptionsstörung auf einem IF-Mangel beruht. Die genaueste Methode ist der Ganzkörper-Retentionstest, bei dem die Aufnahme von oral verabreichtem radioaktiven Cobalamin direkt im Gesamtkörper gemessen wird. Um Messfehler bei diesem Test zu verhindern, darf mindestens vier Wochen zuvor kein Vit $B_{12}$ gegeben werden.

## D 10.8.2 Verlauf

Wegen der guten Vit $B_{12}$-Speicherung im Organismus treten Mangelsymptome erst zwei bis sieben Jahre nach Gastrektomie auf. Mentale Symptome bessern sich unter Substitutionstherapie häufig innerhalb von wenigen Tagen, vollständige Rückbildung benötigt meist Monate. Die anderen neurologischen Symptome erholen sich langsamer innerhalb von einigen Monaten, abhängig von Ausmaß und Dauer der Störung. Der Schweregrad der neurologischen Defizite vor Therapiebeginn korreliert mit der Symptomdauer und dem Hämoglobinabfall; alle drei Parameter korrelieren wiederum mit den Residuen nach Therapie (Savage und Lindenbaum 1995). Trotz ausreichender Substitution kann es bei der funikulären Myelose, besonders bei leichten Formen, zunächst noch zu weiterer Progredienz kommen. Stärker ausgeprägte Formen reagieren eher mit Besserung oder Stillstand (Neundörfer 1980). Die Polyneuropathie bildet sich offenbar am raschesten zurück.

## D 10.8.3 Pragmatische Therapie

*Prophylaxe*: Der tägliche Vit $B_{12}$-Bedarf gesunder Erwachsener beträgt 2–5 mg. Er wird durch normale Kost voll gedeckt. Die Reservekapazität reicht für zwei bis sieben Jahre. Cobalamin kommt in allen tierischen Lebensmitteln vor, besonders in Leber, geringer in Fisch, Eiern, Milch und Käse, nicht jedoch in vegetarischen Produkten.

*Substitution*: Bei allen zentral- und peripher-nervösen Störungen:
Da für eine Substitutionstherapie keine evidenzbasierten Daten vorliegen, empfiehlt sich für das

- akute Stadium: 1 000 µg/die Hydroxycobalamin i. m. (z. B. Aquo-Cytobion®) für eine Woche, danach einmal pro Woche, später einmal pro Monat, und zusätzlich 1–5 mg Folsäure/die i. m., nach Besserung wie beim
- chronischen Stadium: 1 000 µg Hydroxycobalamin i. m. zweimal wöchentlich für einen Monat, später einmal monatlich.

Möglicherweise ist die orale Substitution gleichwertig, da etwa 1 % der oralen Einnahme unabhängig von der IF-Menge resorbiert wird (Andres et al. 2004). Hierzu sollen 1000 µg pro Tag eingenommen werden und die Wirksamkeit nach 8 Wochen mit Hilfe des Methylmalonsäurespiegels überprüft werden. Auch hier ist gleichzeitige Gabe von Folsäure (mindestens 10 mg/die) nicht zu vergessen (Wellmer et al. 2006).

Über den Einsatz von Cobalamin-Nasenspray insbesondere bei älteren Patienten mit gastrointestinalen Resorptionsstörungen liegen derzeit nur experimentelle Berichte vor.

## D 10.9 Vitamin D (Calciferol)

### D 10.9.1 Klinik der Vit D-Hypovitaminose

Vitamin D regelt den Kalzium- und Phosphatstoffwechsel und übernimmt damit eine wichtige Rolle im Knochenbau und bei der Zahnentwicklung. Voraussetzung für die Herstellung von Vitamin D im Blut ist, dass genügend UV-Strahlen die Haut erreichen. Dort wandelt sich 7-Dehydrocholesterol in Vitamin $D_3$, auch Cholecalciferol, um. Die Leber verarbeitet es zu 25-Hydroxycholecalciferol, woraus die Nieren das als aktives Vitamin D geltende Calcitriol herstellen. Neben Störungen im Knochenaufbau bedingt ein Vitamin D-Mangel auch eine Muskelschwäche. Es gibt Hinweise darauf, dass das Risiko für Funktionseinbußen des Bewegungsapparates durch eine ausreichende Vitamin D-Zufuhr vermindert wird und bei älteren Personen geht ein guter Vitamin-D-Status mit einem verringerten Risiko für Stürze und Frakturen einher (Halfon et al. 2015). Ein Zusammenhang zwischen Vitamin-D-Mangel und Osteoporose könnte auch die Grundlage für Rezidive beim benignen paroxysmalen Lagerungsschwindel sein (**Kap. B 5**). Hier wurde beim idiopathischen Lagerungsschwindel relativ häufiger eine Osteopenie/Osteoporose in Kombination mit einer erniedrigten Vitamin-D-Serumkonzentration beschrieben (Jeong et al. 2013). Einem hohen Vitamin-D-Spiegel wird zugeschrieben, dass er das Risiko, an einer Multiplen Sklerose zu erkranken, reduziert und das Auftreten einer Alzheimer-Demenz verzögert (Landel et al. 2016).
Ein Mangel an Vitamin D ist in der europäischen Bevölkerung selten. Bei Mangel werden eine »rachitische Myopathie«, eine proximal betonte Myopathie und möglicherweise eine Tetanie gesehen. Vitamin D wird nur in geringen Mengen mit der Nahrung aufgenommen (Wildpilze, Avocados, Eier, fettreiche Fischarten wie z. B. Aal).

Ursachen sind:

- physiologische Reduktion der Vitamin-D-Synthese im Alter
- Hauterkrankungen (z. B. Psoriasis)
- Medikamente (z. B. Antikonvulsiva)
- Erkrankungen von Leber, Galle und Nieren
- Fettleibigkeit

selten:

- genetische Störungen (z. B. Mutation der 1-a-Colecalciferol-Hydroxylase)

*Diagnostische Kriterien*: bei einem milden Vitamin D-Mangel ist lediglich die Konzentration von 25-Hydroxycholecalciferol i. S. erniedrigt (normal: 45–200 nmol/l). Wird ein schwerer Mangel vermutet, sollte auch Calcitriol (1.25 Hydroxy Vitamin D 3) bestimmt werden (normal: 20–70 ng/l), das dann ebenfalls vermindert ist.

### D 10.9.2 Verlauf

Bei einem genetischen Mangel (Mutation der 1-α-Colecalciferol-Hydroxylase) zeigen sich die Neugeborenen zunächst mit einer normalen Entwicklung. Erst nach etwa zwei Jahren zeigen sich die Mangelerscheinungen in einer Wachstumsretardierung und einer allgemeinen Muskelschwäche. Das Serumkalzium ist erniedrigt und konsekutiv das Parathormon erhöht. Das 1,25-Dihydroxycholecalciferol ist praktisch nicht im Serum nachweisbar. Das Ansprechen auf die Substitutionstherapie mit Calcitriol erfolgt prompt.
Ein genetischer Defekt des Vitamin D-Rezeptors ist mit dem Risiko, an Multipler Sklerose wie auch anderen Autoimmunerkrankungen zu erkranken, verbunden (Correale und Gaitán 2015).

### D 10.9.3 Pragmatische Therapie

*Prophylaxe:* Der tägliche Bedarf gesunder Erwachsener liegt bei 2,5 mg (10 mg bei Schwangerschaft, Laktation, Kindern). Die Reservekapazität liegt bei bis zu einem Jahr. Vitamin D wird in der Haut synthetisiert und physiologisch nur in geringen Mengen mit der Nahrung aufgenommen.
*Substitution*: bis zu 100 µg/Tag Vitamin D 3 oral oder i. m. werden für Kinder und Erwachsene bei Mangelerscheinungen zumindest über einen Zeitraum von sechs Monaten empfohlen. Es handelt sich hierbei um einen Schätzwert unter der Annahme, dass kein körpereigenes Vitamin D gebildet wird.
Für ältere Frauen und Männer über 65 Jahren zeigen Studien, dass erwünschte Effekte zur Prävention von Stürzen und Frakturen mit einer Vitamin-D-Supplementierung von bis zu 20 µg/Tag ausreichen (Halfon et al. 2015).
Ebenfalls sollte bei einer länger dauernden Therapie mit Kortikoiden eine Substitution von Vitamin D 3 in einer Dosis von bis zu 20 µg/Tag erfolgen.
Die adjuvante Therapie mit Vitamin D ist bei der Multiplen Sklerose, der Alzheimerdemenz oder weiteren neurodegenerativen Erkrankungen aktuell noch nicht abschließend diskutiert. Bei der Multiplen Sklerose gibt es allerdings gute Studien, die dafürsprechen (Correale und Gaitán 2015).

*Hypervitaminose:* Absetzen von Vitamin D-Präparaten und Infusion von NaCl. Bei sehr schwerwiegenden Fällen kann eine Gabe von 0,5 mg/kg KG Prednisolon/die für 2–3 Monate erforderlich sein.
*Toxische Erscheinungen* sind bei Vitamin D selten und treten dann in Form von Übelkeit, Kopfschmerzen, Gelenkschmerzen (z. B. Kiefergelenk) und selten epileptischen Anfällen auf.

## D 10.10 Vitamin E (Tocopherol)

### D 10.10.1 Klinik der Vit E-Hypovitaminose

Vit E-Mangel führt zu einer progressiven spinozerebellären Degeneration mit Dysarthrie, zerebellärer Ataxie, Störung des Lagesinns und des Vibrationsempfindens, proximal betonten Paresen mit Minde-

Ursachen sind:
- die Abetalipoproteinämie = Bassen-Kornzweig-Syndrom (mit angeborenem Defekt der Resorption und des Transports von Vit E)
- ein genetischer Defekt auf Chromosom 8q13 durch verschiedene Mutationen, der zu Schädigungen des Alpha-Tocopherol-Transportproteins führt
- die verminderte Resorption (Malabsorption mit Steatorrhö bei kongenitaler biliärer Atresie, Sprue, Mukoviszidose, chronischer Pankreatitis sowie chronischen Leber- und Gallenerkrankungen mit Cholestase)

selten:
- Zeroidlipofuszinose
- Thalassaemia major
- gastrointestinale Resektion mit Anlage einer blinden Schlinge und bakterieller Überwucherung der Darmflora

Möglicherweise spielt der Vit E-Mangel eine indirekte Rolle in der Pathogenese der infantilen spinalen Muskelatrophie.

rung oder Verlust der Muskeleigenreflexe und Pyramidenbahnzeichen. Seltener sind Blickparesen, Ophthalmoplegien, Nystagmus, Ptosis, bulbäre Paresen, Visusverlust, VEP-Latenzverlängerungen, Störungen psychomotorischer Funktionen sowie Retinitis pigmentosa, Herzmuskelveränderungen, Akanthozytose (Muller 2010). Bei der Neuropathie handelt es sich um eine »dying-back« Neuropathie, an den zentralen Fasern stärker als an den peripheren (Nelson et al. 1981).

Die klinische Symptomatik ähnelt sehr der häufigeren autosomal rezessiven Ataxie – Friedreichsche Ataxie – mit dem erkrankten Gen auf Chromosom 9. Im Unterschied zu dieser neurodegenerativen Krankheit liegt das erkrankte Gen bei der spinozerebellären Degeneration *mit* Vit E-Mangel (sog. Ataxie mit isoliertem Vit E-Mangel, AVED) auf Chromosom 8q13 (Belal et al. 1995). Die hier vorkommenden Mutationen vermindern die Bindung von Vit E an Lipoproteine, z. B. an das Alpha-Tocopherol-Transportprotein (Ouahchi et al. 1995).

*Diagnostische Kriterien*: Verhältnis von Vit E-Konzentration im Serum (in mg) zu Lipid-Konzentration im Serum (in g): normal > 0,8. Der Vit E-Serumspiegel ist abhängig vom Lipidspiegel (nur ca. 1 % des Gesamtbestandes an Vit E zirkuliert, der Rest befindet sich im Fettgewebe). Normaler Vit E-Serumspiegel: < 12 Jahre: 3,9–15,5 mg/ml; > 12 Jahre: 4,7–20,3 mg/ml. (Oraler Vit E-Belastungstest mit 2 g alpha-Tocopherolacetat).

*Differentialdiagnostisch* abzugrenzen sind die Friedreichsche Ataxie und andere Hypovitaminosen bei Malabsorption, z. B. Vit $B_{12}$-Hypovitaminose mit Polyneuropathie.

## D 10.10.2 Verlauf

Bei angeborenen Störungen können im Kindesalter die beschriebenen Symptome nach zwei bis drei Jahren auftreten, bei erworbenen Störungen im Erwachsenenalter nach ca. zehn Jahren und später. Unter Vit E-Substitution zeigt sich eine langsame Besserung nach ca. sechs Monaten, eine eventuelle Normalisierung nach 18 bis 48 Monaten. Bei frühzeitiger Substitution angeborener Störungen bleiben die Kinder asymptomatisch.

## D 10.10.3 Pragmatische Therapie

*Prophylaxe:* Der tägliche Bedarf gesunder Erwachsener, der von der Zufuhr hochungesättigter Fettsäuren abhängt, liegt bei ca. 25–30 mg. Die Reservekapazität liegt bei sechs bis zwölf Monaten. Tocopherole kommen ausschließlich in Pflanzen vor, in besonders hoher Konzentration in keimendem Weizen. Prophylaxe bei Abetalipoproteinämie: hohe Dosen von 100 mg/kg KG/die oral. Je nach Präparat entsprechen 270 mg alpha-Tocopherol etwa 400 I.E. Vit E.

*Substitution*: 2 g/die alpha-Tocopherol (entspr. ~ 3 000 I.E.; z. B. Optovit) oral für 14 Tage, danach 800 mg/die (entspr. ~ 1 100 I.E.), nach einem Jahr reduziert auf 270 mg/die (entspr. 400 I.E.). Bei zu geringem oder fehlendem Gallefluss: intramuskuläre Injektionen von zuerst 200–300 mg/die (400 I.E.), später 134 mg/die (200 I.E.).

*Toxische Erscheinungen* sind bei Vit E nicht bekannt; in hohen Dosen verstärkt es den antikoagulativen Effekt von Warfarin.

Die wichtigste Funktion von Vit E als fettlösliches Antioxidans ist der Schutz von mehrfach ungesättigten Fettsäuren in Membranen und Lipoproteinen vor einer Schädigung durch Sauerstoffradikale. In zahlreichen Studien am Menschen konnte gezeigt werden, dass unter Vit E-Gabe bei Ausdauer-Muskeltraining oder unter hypoxischen Bedingungen beim Höhenbergsteigen weniger Lipidperoxidationsprodukte gebildet werden als ohne Supplementierung (Sumida et al. 1989). Der Einsatz von Vit E bei neurodegenerativen Erkrankungen wie dem M. Parkinson, der amyotrophen Lateralsklerose oder dem M. Alzheimer zeigte keinen eindeutigen positiven Effekt auf die Krankheitsprogression – allerdings häufig mit zu hohen Konzentrationen von Vitamin E sowie synthetischen Präparaten durchgeführt, die im Gegensatz zu biologischen Präparaten möglicherweise einen geringeren Effekt zeigen (Blatt et al. 2004).

## D 10.11 Zusammenfassung

**Tab. D 10.2:** Vitaminstoffwechselstörungen

| Vitamin | Hypovitaminose | Hypervitaminose | Diag. Kriterien | Therapie |
|---|---|---|---|---|
| A-Retinol | Nachtblindheit, Xerosis conjunctivae, Xerophthalmie, Keratomalazie, Korneaperforation, selten: Optikusatrophie, Hemmung der Spermatogenese; Hirndrucksymptomatik | Pseudotumor cerebri; **Kinder:** Kortikalis-hyperostosen, Hepatomegalie **Erwachsene:** Hautveränderungen, unspezifische Symptome selten: Nystagmus, Exophthalmus, Hepatomegalie, Leberzirrhose | **Hypovitaminose:** Retinol i. S. erniedrigt (normal: 20–60 µg/dl), Karotin i. S. erniedrigt (normal: 50–250 µg/dl); **Hypervitaminose:** Retinol i. S.: 300–2 000 µg/dl | **Hypovitaminose:** 100 µg/die Retinol oral f. Monate) (↑), Vitamin A Augensalbe lokal, Präparate zur i. m. und i. v.-Gabe stehen zur Verfügung (↔) **Hypervitaminose:** sofortiges Absetzen |
| $B_1$-Thiamin | Wernicke-Enzephalopathie z. T. mit Korsakoff-S., Beriberi mit PNP; Strachan-Syndrom | nicht bekannt (evtl. anaphylaktische Reaktion nach wiederholter Injektion von Thiamin) | Thiamin i. S. erniedrigt (normal: 6–12 mg/100 ml), Verminderung der Aktivität der Erythrozyten-Transketolase auf 30–50 %, Pyruvat- und Laktatspiegel i. S. erhöht | 2 × 50–100 mg/die Thiamin oral bei Beriberi, 3 × 500 mg i. v. für 3 Tage, dann 1 × 250 mg i. v. für 5 Tage, dann 3 × 100 mg oral bei Wernicke-E. (↑) |
| Niacin | Pellagra (Haut-, Schleimhautveränderungen); Hartnup-S.; ZNS-Symptome: Enzephalopathie, extrapyramidale Symptome, Myelopathie | nicht bekannt | Verminderte Ausscheidung von Niacinmetaboliten (Methylnikotinamid) i. U. (normal: 3 mg/24 h), Photodermatose | Akut 3 × 200 mg/die Niacin oral; später 1–3 × 100 mg/die Niacin oral (↔) |
| $B_6$-Pyridoxin | Epilepsie, PNP | Sensorische PNP, Ataxie | Pyridoxalphosphat i. P. (normal: 30–80 mg/l) u. Pyridoxin i. U. vermindert (< 1,0 mg), vermehrte Ausscheidung des Tryptophan-metaboliten Xanthurensäure i. U. nach oraler Belastung mit Tryptophan | 50–150 mg/die Pyridoxinhydrochlorid; bei PNP: 150–300 mg/die (↑) |
| Pantothensäure | Parästhesien, burning feet, Krampi, Ataxie | nicht bekannt | Panthothensäure i. S. erniedrigt (normal: 220–1 900 mg/l) | Multivitamine 20–40 mg/die (↔) |
| Biotin | Hautveränderungen, Kopf-/Muskel-schmerzen, Hemiparese, Hemianopsie; Hyperästhesien, Depression | nicht bekannt | Biotin i. S. erniedrigt (normal: 160–810 ng/l) | 1 mg/die oral (↔) |
| Folsäure | Depression, sensible PNP, funikuläre Myelose, Hirnleistungsminderung, Restless-legs-Syndrom; makrozytäre hyperchrome Anämie | nicht bekannt | Folsäure i. S. erniedrigt (normal 4–20 ng/ml), Histidinbelastungstest, dU-Test, Homocystein und Methylmalonyl i. S. erhöht | Akut: 15 mg/die i. m., später: 2–3 × 5 mg/die oral für 1–2 Wochen; chron.: 2–4 × 5 mg/die oral (↑) |
| $B_{12}$-Cobalamin | Enzephalopathie mit Psychose und Bewegungsstörungen, funikuläre Myelose, sensomotorische PNP | nicht bekannt | Cobalamin i. S. erniedrigt (normal: 200–900 pg/ml), Schilling-Test, Homocystein i. P. und Methylmalonyl i. S. erhöht | Akut: 1 000 µg/die i. m. für 1 Woche, dann 1 × Woche; chron.: 1 000 µg i. m. 2 × Woche; später 1 × Monat (↑) |

**Tab. D 10.2** Vitaminstoffwechselstörungen (Fortsetzung)

| Vitamin | Hypovitaminose | Hypervitaminose | Diag. Kriterien | Therapie |
|---|---|---|---|---|
| C-Ascorbinsäure | Hämorrhagische Diathese mit Blutungen intrakraniell oder in Nervenscheiden | nicht bekannt | Ascorbinsäure i. S. erniedrigt (normal: 2–14 mg/l) | 150–2 000 mg/die oral, i. m., i. v. (↔) |
| D-Calciferol | »rachitische Myopathie«, Tetanie | Kopfschmerzen, Schmerzen im Kiefergelenk und in Muskeln, MER abgeschwächt, epileptische Anfälle | **Hypovitaminose:** 25-Hydroxycholecalciferol i. S. erniedrigt (normal: 45–200 nmol/l) **Hypervitaminose:** röntgenologisch: Verdichtung, Hyperkalziurie, evtl. Hyperkalzämie | **Hypovitaminose:** 5–10 mg/die oral od. 15 mg/die i. m. (↔) **Hypervitaminose:** Absetzen, NaCl-Infusion, 0,5 mg/kg KG Prednisolon/die für 2–3 Monate (↔) |
| E-Tocopherol | Spinozerebelläre Degeneration, »dying-back«-Neuropathie, selten: Retinitis pigmentosa | nicht bekannt (verstärkt die Wirkung von Warfarin) | Tocopherol i. S. erniedrigt in Abhängigkeit zu Lipiden (Erwachsene normal: 4,7–20,3 mg/ml) | Akut 2 g/die oral für 14 Tage, danach 800 mg/die; nach 1 Jahr: 270 mg/die Abetalipoproteinämie: 100 mg/kg KG/die oral (↔) |

## Literatur


Andres E, Loukili N, Noel E et al. Vitamin B12 (cobalamin) deficiency in elderly patients. CMAJ 2004; 171: 251–259.

Bauernfeind JC, Newmark H, Brin M. Vitamin A and E nutrition via intramuscular or oral route. Am J Clin Nutr 1974; 27: 234–253.

Belal S, Hentati F, Ben-Hamida C, Ben-Hamida M. Friedreich's ataxia – vitamin E responsive type. The chromosome 8 locus. Clin Neurosci 1995; 3: 39–42.

Berger A, Schaumberger HH. More on neuropathy from pyridoxine abuse. N Engl J Med 1984; 311: 986–987.

Bischoff A. Die alkoholische Polyneuropathie. Klinische, ultrastrukturelle und pathogenetische Aspekte. Dtsch Med Wschr 1971; 96: 317–322.

Blatt DH, Pryor WA, Mata JE, Rodriguez-Proteau R. Reevaluation of the relative potency of synthetic and natural alpha-tocopherol: experimental and clinical observations. J Nutr Biochem 2004; 15: 380–395.

Botez MI, Fontaine F, Botez T, Bachevalier J. Folate-responsive neurological and mental disorders: report of 16 cases. Eur Neurol 1977; 16: 239–246.

Bressman S, Fahn S, Eisenberg M, Brin M, Maltese W. Biotin-responsive encephalopathy with myoclonus, ataxia, and seizures. In: Fahn S et al., eds. Advances in Neurology, Vol. 43: Myoclonus. New York: Raven Press; 1986. 119–125.

Butterworth CE, Tamura T. Folic acid safety and toxicity: a brief review. Am J Clin Nutr 1989; 50: 353–358.

Carmel R, Sinow RM, Siegel ME, Samloff M. Food cobalamin malabsorption occurs fequently in patients with unexplained low serum cobalamin levels. Arch Intern Med 1988; 148: 1715–1719.

Chatterjee A, Yapundich R, Palmer CA, Marson DC, Mitchell GW. Leukoencephalopathy associated with cobalamin deficiency. Neurology 1996; 46: 832–834.

Cohen MM. Nutritional disorders involving the nervous system. Biochemistry of Neural Disease. Hagerstown: Harper and Row; 1975. 141–159.

Correale J, Gaitán MI. Multiple sclerosis and environmental factors: the role of vitamin D, parasites, and Epstein-Barr virus infection. Acta Neurol Scand 2015; 132: 46–55.

Coursin DB. Convulsive seizures in infants with pyridoxine-deficient diet. JAMA 1954; 154: 406–408.

Cullen KM, Halliday GM. Mechanisms of cell death in cholonergic basal forebrain neurons in chronic alcoholics. Metab Brain Dis 1995; 10: 81–91.

Darby WJ, Mc Nutt KW, Todhunter EN. Niacin. In: Hegsted DM, Chlichester CO, Darby WJ, Mc Nutt KW, Stalvey RM, Stolz EH, eds. Present Knowledge in Nutrition. The Nutrition Foundation, Washington D.C.; 1976. 162–174.

Day E, Bentham P, Callaghan R, Kurvilla T, George S. Thiamnie for Wernicke-Korsakoff Syndrome in people at risk from alcohol abuse. Cochrane Database Syst Rev 2004; CD004033.

De Regil LM, Fernandez-Gaxiola FC, Dowswell T, Pena-Rosas JP. Effects and safety of periconceptional folate supplementation for preventing birth defects. Cochrane Database Syst Re 2010; (10): CD007950.

De Souza A, Moloi MW. Involuntary movements due to vitamin B12 defiency. Neurol Res 2014; 36(12): 1121–1128.

Donelly JG. Folic acid. Crit Rev Clin Lab Sci 2001; 38: 183–223.

Doscherholmen A, Silvis S, McMahon J. Dual isotope Schilling test for measuring absorption of food-bound and free vitamin B12 simultaneously. Am J Clin Pathol 1983; 80: 490–495.

Farmer TW. Neurological complications of vitamin and mineral disorders. In: Baker AB, ed. Clinical Neurology, Vol. 3. Hagerstown: Harper and Row; 1971. 1–25.

Fisher CM. Residual neuropathological changes in Canadians held prisoners of war by the Japanese (Strachan's Disease). Canad Serv Med J 1995; 11: 157.

Galvin R, Brathan G, Ivashynka A, Hillborn M, Tanasescu R, Leone M. EFNS guidelines for diagnosis, therapy and prevention of Wernicke Encephalopathy. Eur J Neurol 2010; 17: 1408–1418.

Gimsing P, Melgaard B, Andersen K, Vilstrup H, Hippe E. Vitamin B12 and folate function in chronic alcoholic men with peripheral neuropathy and encephalopathy. J Nutr 1989: 119: 416–424.

Goodman Gilmann A, Goodman LS, Gilman A. The pharmacological basis of therapeutics. The vitamins,

6. Aufl., New York: Macmillan Publishing; 1980. 1551–1601.

Halfon M, Phan O, Teta D. Vitamin D: a review on its effects on muscle strength, the risk of fall, and frailty. Biomed Res Int. 2015; 2015: 953241. doi: 10.1155/2015/953241.

Hankey GJ Eikelboom JW. Homocysteine and vascular disease. Lancet 1999; 354: 407–412.

Harding AE, Muller PD, Thomas PK, Willison HJ. Spinocerebellar degeneration secondary to chronic interstinal malabsorption: a vitamin E deficiency syndrome. Ann Neurol 1982; 12: 419–424.

Harper C. Thiamine (vitamin B1) deficiency and associated brain damage is still common throughout the world and prevention is simple and safe. Eur J Neurol 2006; 13: 1078–82.

Helgren M, Cliffer K, Torrento K et al. Neurotropin-3 administration attenuates deficits of pyridoxine-induced large fiber sensory neuropathy. J Neurosci 1997; 17: 372–382.

Hillman RS. Vitamin B12, folic acid, and the treatment of megaloblastic anemias. In: Goodman Gilman A, Goodman LS, Gilman A (ed.). The pharmacological basis of therapeutics, 6. Aufl. New York: Macmillan Publishing; 1980. 1331–1346.

Hussey GD, Klein M. A randomized, controlled trial of vitamin A in children with servere meales. N Engl J Med 1990; 323: 160–164. .

Jeong SH, Kim JS, Shin JW et al. Decreased serum vitamin D in idiopathic benign paroxysmal positional vertigo. J Neurol 2013; 260(3): 832–838.

Kattah JC. The spectrum of vestibular and ocular motor abnormalities in thiamine defiency. Curr Neurol Neurosci Rep 2017; 17(5): 40.

Kril JJ. Neuropathology of thiamine deficiency disorders. Metab Brain Dis 1996; 11(1): 9–17.

Kuo S-H, Debnam M, Fuller G, de Groot J. Wernicke's encephalopathy: an underrecognized and reversible cause of confusional state in cancer patients. Oncology 2009; 76: 10–18.

Landel V, Annweiler C, Millet P, Morello M, Féron F. Vitamin D, Cognition and Alzheimer's Disease: The Therapeutic Benefit is in the D-Tails. J Alzheimers Dis 2016; 53: 419–444.

Lazarou C, Kapsou M. The role of folic acid in prevention and treatment of depression: an overview of existing evidence and implications for practice. Complement Ther Clin Pract 2010; 16(3): 161–166.

Lever EG, Elwas RDC, Williams A, Reynolds EH. Subacute combined degeneration of the cord due to folate deficiency: response to methylfolate treatment. J Neurol Neurosurg Psychiat 1986; 49: 1203–1209.

Mc Laren D. Metabolic disorders. In. Conn HF, ed. Current therapy. Philadelphia: W. B. Saunders Co; 1978. 409–410.

Mills JL, Scott JM, Kirke PN, McPartlin JM, Conley MR, Weir DG, Molloy AM, Lee YJ. Homocysteine and neural tube defects. J Nutr 1996; 126: 756–760.

Muller DP. Vitamin E and neurological function. Mol Nutr Food Res 2010; 54(5): 710–718.

Nelson JS, Fitch CD, Fischer VW, Broun GO, Chou AC. Progressive neuropathologic lesions in vitamin E-deficient rhesus monkeys. J Neuropathol Exp Neurol 1981; 40: 166–186.

Neundörfer B. Neurologische Störungen bei Hyper- und Hypovitaminosen. Nervenarzt 1980; 51: 207–216.

Neville HE, Ringel SP, Guggenheim MA, Wehling CA, Starcevich JM. Ultrastructural and histochemical abnormalities of skeletal muscle in patients with chronic vitamin E deficiency. Neurology 1993; 33: 483–487.

O'Donnell J. Polar hysteria: an expression of hypervitaminosis A. Am J Ther 2004; 11(6): 507–516.

Osuntokun BO, Monekosso GL, Wilson J. Relationship of a generative tropical neuropathy to diet: report of a field study. Brit Med J 1969; 1: 547–550.

Ouahchi K, Arita M, Kayden H, Hentati F, Ben-Hamida M, Sokol R, Arai H, Inoue K, Mandel JL, Koenig M. Ataxia with isolated vitamin E deficiency is caused by mutations in the alpha-tocopherol transfer protein. Nat Genet 1995; 9: 141–145.

Ravakhah K, West BC. Case report: subacute combined degeneration of the spinal cord from folate deficiency. Am J Med Sci 1995; 310: 214–216.

Reynolds E. Vitamin B12, folic acid, and the nervous system. Lancet Neurol 2006; 5: 949–60.

Sauberlich HE. Newer laboratory methods for assessing nutriture of selected B-complex vitamines. Annu Rev Nutr 1984; 4: 377–407.

Savage DG, Lindenbaum J. Neurological complications of acquired cobalamin deficiency: clinical aspects. Baillieres Clin Haematol 1995; 8: 657–678.

Schretzenmayr A. Die Beri-Beri des Menschen. Ergeb Inn Med Kinderheilkd 1941; 60: 314–366.

Scott K, Zeris S, Kothari MJ. Elevated B6 levels and peripheral neuropathies. Electromyogr Clin Neurophysiol 2008; 48(5): 219–223.

Singleton CK, Martin PR. Molecular mechanisms of thiamine utilization. Curr Mol Med 2001; 1(2): 197–207.

Spinneker A, Sola R, Lemmen V, Castillo MJ, Pietrzik K, Gonzalez-Gross M. Vitamin B6 status, deficiency and its consequences – an overview. Nutr Hosp 2007; 22(1): 7–24.

Steinberg S, Campell C, Hillmann RS. Kinetics of the normal folate enterohepatic cycle. J Clin Invest 1979; 64: 83–89.

Sturman JA. Vitamin B6 and the metabolism of sulfur amino acids. In: National Academy of Science. Washington D. C.: Human Vitamin B6 Requirements; 1978. 37–60.

Sumida S, Tanaka K, Kitao H, Nakademo F. Exerciseinduced lipid peroxidation and leakage of enzymes before and after Vitamin E Supplementation. Int J Biochem 1989; 21: 835–838.

Taylor MJ, Carney SM, Goodwin GM, Geddes JR. Folate for depressive disorders: systematic review and meta-analysis of randomized controlled trials. J Psychopharmacol 2004; 18: 251–256.

Ulmer HV. Ernährung. In: Schmidt RF, Thews G, Hrsg. Physiologie des Menschen. Berlin, Heidelberg, New York: Springer; 1985. 628–641.

Victor M, Adams RD, Collins GH. The Wernicke-Korsakoff-Syndrome. Philadelphia: Davis; 1971.

Weir DG, Scott JM. The biochemical basis of the neuropathy in cobalamin deficiency. Baillieres Clin Haematol 1995; 8: 479–497.

Wellmer J, Sturm KU, Hermann W, Hoever J, Klockgether T, Linnebank M. Oral treatment of vitamin B12 deficiency in subacute combined degeneration. Nervenarzt 2006; 77: 1228–1231.

Wolf G. Multiple functions of vitamin A. Physiol Rev 1984; 64: 873–937.

Wolf B, Heard GS, Weissbecker KA, Secor McVoy JR, Grier RE, Leshner RT. Biotinidase deficiency: initial clinical features and rapid diagnosis. Ann Neurol 1985; 18: 614–617.

Yatzidis H, Koutsicos D, Agroyannis B, Papastephanidis C, Francos-Plemenos M, Delatola Z. Biotin in the management of uremic neurologic disorders. Nephron 1984; 36: 183–186.

Zempleni J, Hassan YI, Wijeratne SS. Biotin and biotinidase deficiency. Expert Rev Endocrinol Metab 2008; 3(6): 715–724.

Zuccoli G, Gallucci M, Capellades J, Regnicolo L, Tumiati B, Giadas TC, Bottari W, Mandrioli J, Bertolini M. Wernicke encephalopathy: MR findings at clinical presentation in twenty-six alcoholic and nonalcoholic patients. Am J Neuroradiol 2007; 28(7): 1328–1331.

# D 11 Schlafstörungen

von J. Rémi, D. M. Hermann, F. C. Hummel und S. Noachtar

Störungen des Schlafs äußern sich als Ein- und Durchschlafstörungen, in exzessiver Tagesschläfrigkeit oder als Verhaltensstörungen im Schlaf. Die typische Hauptbeschwerde der Patienten ist ein nicht erholsamer Schlaf, zusammengefasst in der S3-Leitlinie »nicht erholsamer Schlaf« der Deutschen Gesellschaft für Schlafmedizin (DGSM 2009). Sofern sich eine Diagnose aus Anamnese und klinischer Untersuchung nicht ausreichend sicherstellen lässt, können durch polygraphische Schlafuntersuchungen (sog. Polysomnographie, PSG), Aktigraphien oder Laboruntersuchungen Differentialdiagnosen überprüft und spezifische Behandlungen eingeleitet werden. Der undifferenzierte Einsatz von Hypnotika oder Stimulanzien sollte vermieden werden, da Schlafstörungen dadurch langfristig verstärkt werden können.

## D 11.1 Gesunder Schlaf

Gesunder Schlaf besteht aus regelmäßig wiederkehrenden Schlafzyklen, die nach neurophysiologischen Kriterien in Non-Rapid Eye Movement (NREM)- und Rapid Eye Movement (REM)-Schlaf eingeteilt werden (Rechtschaffen und Kales 1968; Silber et al. 2007) (**Kap. D 11.2.1.2**). Beim schlafbereiten Patienten kommt es nach wenigen Minuten zunächst zum NREM-Schlaf Stadium N1, das etwa 1–7 Minuten andauert. Das folgende Stadium N2 dauert etwa 10–25 Minuten. Beide Stadien werden zum Leichtschlaf zusammengefasst. Danach folgen 20–40 Minuten Tiefschlaf, (Stadium N3), welcher durch mehr als 20 % Deltaschlafanteil im EEG definiert ist. Ein kurzer Wechsel zu Stadium N2 kann dem ersten REM-Schlaf vorausgehen. Die dann folgende erste REM-Periode dauert ca. 4–8 Minuten und tritt etwa 80 Minuten nach Schlafbeginn auf. Das EEG im REM-Schlaf ist niedrigamplitudig und hochfrequent. Es treten sakkadische, meist horizontale Augenbewegungen auf. Der Tonus der Skelettmuskulatur ist im REM-Schlaf niedrig und wird nur gelegentlich von kurzen Muskelzuckungen unterbrochen. NREM- und REM-Schlaf alternieren (sog. Schlafzyklen) vier- bis sechsmal über die gesamte Nacht, wobei in der ersten Nachthälfte mehr Tiefschlaf und in der zweiten Nachthälfte mehr REM-Schlaf auftritt (Carskadon and Dement 2011). Der Prozentanteil des REM-Schlafs von Erwachsenen beträgt 20–25 % (Roffwarg et al. 1966). Tiefschlaf ist während der Kindheit am stärksten ausgeprägt und verringert sich mit zunehmendem Lebensalter bis zum 50.–55. Lebensjahr (Arnardóttir et al. 2010). Im Alter fragmentiert der Schlaf (häufigere Schlafstadienwechsel und Aufwachen), die Gesamtschlafdauer nimmt kontinuierlich bis auf Werte von ca. 5–6 Stunden täglich im Senium ab.

## D 11.2 Diagnostik

Die Analyse des Schlafs und seiner Pathologie basiert auf Eigenanamnese, Fremdanamnese, klinischer Untersuchung, schlafspezifischen Fragebögen, neurophysiologischen Untersuchungen und Laboruntersuchungen.
Die Anamnese sollte Schlafzeiten, Schlafqualität, störende Faktoren, schlafassoziierte Symptome (u. a. Schnarchen, Atempausen, unwillkürliche Bewegungen) und Medikamente erfragen. Die neurophysiologischen Untersuchungen sind zum einen die Polysomnographie (PSG) zur Bewertung des Nachtschlafs, zum anderen werden zwei weitere polygraphische Tests zur Evaluation der Tagesschläfrigkeit benutzt: der Multiple-Schlaflatenz-Test (MSLT) und der Maintenance-of-Wakefulness-Test (MWT). Diese Tests beinhalten ähnliche polygraphische Aufzeichnungen von Schlaf- und Wachzustand am Tag wie die nächtliche PSG und erfolgen jeweils nach einer nächtlichen PSG.

### D 11.2.1 Polysomnographie

#### D 11.2.1.1 Technik

Die Polysomnographie (PSG) erfasst eine Reihe physiologischer Parameter, die zur Einschätzung der Schlafqualität und charakteristischer Schlafstörungen erforderlich sind. Die Schlafpolygraphie kann je nach Fragestellung erweitert werden, sollte aber folgende Parameter erfassen:

1. EEG
2. Augenbewegungen (Elektro-Okulographie; EOG)
3. EKG
4. Atmung (Luftstrom an Nase und Mund, Thorax- und Bauchbewegungen)
5. Muskeltonus (Kinn, Extremitäten z. B. M. tibialis ant.)
6. Sauerstoffsättigung (perkutan)
7. Extremitätenbewegungen (EMG, Aktimeter)
8. Schnarchen (Mikrophon)
9. Körperlage

Zu den technischen Voraussetzungen zur Durchführung einer PSG sei auf das Kompendium Schlafmedizin der Deutschen Gesellschaft für Schlafforschung und Schlafmedizin (Schulz et al. 2015), die Empfehlungen der Deutschen Gesellschaft für Neurophysiologie (www.dgkn.de) und die Empfehlungen der Amerikanischen Schlafgesellschaft (Silber et al. 2007) verwiesen. Die Schlafaufzeichnung einer Nacht reicht, insbesondere bei neurologischen Patienten, häufig nicht zur verlässlichen Schlafanalyse, da in der ersten Nacht Störungen auftreten können (verzögerte Einschlaflatenz, gehäuftes Aufwachen), die als sog. First-Night-Effect zusammengefasst werden (Ferri et al. 2013; Newell et al. 2012).

#### D 11.2.1.2 Auswertung der Polysomnographie

Die Auswertung der Polysomnographie (PSG) stützt sich gemäß Klassifikation nach Rechtschaffen und Kales (1968) auf die Bewertung von sogenannten Epochen mit je 30 Sekunden Dauer. Die Klassifikationskriterien wurden in den Empfehlungen der Amerikanischen Gesellschaft für Schlafstörungen (AASM) überarbeitet (Silber et al. 2007). Die zugrundeliegende makrostrukturelle Einteilung des Schlafs in vier NREM-Schlafstadien und REM-Schlaf wurde durch die AASM aktualisiert, die Stadien wurden umbenannt und teilweise zusammengefasst (REM-Schlaf = Stadium R; NREM-Schlafstadien: N1, N2, N3). Die Auswerteempfehlungen beschreiben auch die Bewertung von Atmung, Arousals und Bewegungen im Schlaf. Ergänzungen zur Beurteilung einzelner Erkrankungen werden regelmäßig durch die AASM vorgenommen (http://www.aasmnet.org/practiceguidelines.aspx) und durch die DGSM adaptiert.

### D 11.2.2 Multipler Schlaflatenz-Test

Der MSLT misst die Zeit bis zum Einschlafen (Sangal et al. 1999). Er wurde entwickelt, um subjektiv erhöhte Tagesschläfrigkeit zu objektivieren (Carskadon et al. 1986; Kushida et al. 2005; Mitler et al. 1982). Die in einer dunklen, ruhigen, wohltemperierten Umgebung im Bett liegenden Patienten werden für jeweils fünf 20-Minuten-Perioden instruiert, sich zu entspannen und sich nicht gegen den Schlaf zu wehren. Eine Beurteilung pathologischer Befunde erfordert ausreichend Schlaf in der vorausgehenden Nacht. Alkohol, Koffein oder stimulierende Medikamente dürfen vor diesem Test nicht eingenommen werden. Andere den Schlaf beeinflussende Medikamente sollten, je nach Halbwertszeit, 10–15 Tage vor der Schlafaufzeichnung abgesetzt werden. Der erste Test sollte 90–150 Minuten nach der Nachtschlafperiode durchgeführt werden, die übrigen Tests in zweistündigen Intervallen. Durchschnittliche Einschlaflatenzen von fünf Minuten oder weniger werden als pathologisch gewertet, während Einschlaflatenzen über zehn Minuten als normal eingestuft werden (Roehrs und Roth 1992). Tritt während eines 20-Minuten-Tests Schlaf auf, darf der Patient für maximal weitere 15 Minuten schlafen. Tritt während einer 15-minütigen Schlafperiode REM-Schlaf auf, so wird dies als Schlafbeginn-REM (Sleep Onset REM, SOREM) bezeichnet. Dieser Befund ist typisch für Narkolepsie, sofern schwerer Schlafentzug, der Entzug von MAO-Hemmern oder Alkohol ausgeschlossen sind. Zwischen den Einzel-MSLT muss sichergestellt sein, dass der Patient wach bleibt. Trotz des breiten Einsatzes des MSLT sind dessen Sensitivität und Spezifität statistisch nicht ausreichend gut an gesunden Probanden belegt. Die geringe Sensitivität bei Narkolepsie zeigt sich darin, dass manche Patienten mit Narkolepsie an vier aufeinanderfolgenden Tagen untersucht werden mussten, um mindestens zweimal Schlafbeginn-REM aufzuzeichnen (Coelho et al. 2011).

### D 11.2.3 Maintenance-of-Wakefulness-Test

Beim MWT werden die Patienten analog zum MSLT instruiert, in jeweils fünf aufeinanderfolgenden Perioden über 20 Minuten in sitzender Position wach zu bleiben, im Gegensatz zur Aufforderung sich nicht gegen den Schlaf zu wehren wie beim MSLT. Die Schlaflatenz wird untersucht.



### D 11.2.4 Aktigraphie

Die Aktigraphie hilft bei der Einschätzung des Schweregrads und der Häufigkeit einer Schlaf-Wach-Störung. Die typischerweise am Handgelenk getragenen Geräte zeichnen den Wach- und Schlafzustand der Patienten relativ verlässlich auf (Auger et al. 2013; Marino et al. 2013). Gerade bei Insomnien ist jedoch die Aufzeichnung über mehrere Tage zur Objektivierung der Schlafstörung hilfreich. Bei der Abklärung der Tagesschläfrigkeit oder -müdigkeit gibt die Aktigraphie Hinweise auf das Bestehen eines Schlafdefizits als Ursache der Schläfrigkeit und Müdigkeit (Van Someren 2007).

### D 11.2.5 Fragebögen

Subjektive Selbsteinschätzungsskalen zur Tagesmüdigkeit, Tagesschläfrigkeit und Schlafqualität wurden vielfach kritisiert, dass sie weniger reliabel als MSLT oder MWT seien (Sangal et al. 1999). Sie vermitteln aber einen wertvollen Eindruck der subjektiven Wachheitseinschätzung und sollten daher parallel zu neurophysiologischen Untersuchungen eingesetzt werden. Häufig benutzte Fragebögen sind die Epworth-Schläfrigkeitsskala (hohe Reliabilität und interne Konsistenz (Johns 1991; Johns 1992; Smith et al. 2008)) und die Stanford-Schläfrigkeitsskala (geringere Reliabilität (Hoddes et al. 1973)). Für das Restless-Legs-Syndrom wird die RLS-Severity-Scale verwendet. Bei Verdacht auf Parasomnie bietet sich der ausführliche Munich Parasomnia Screening Test (MUPS) an (Fulda et al. 2008), bei V. a. REM-Schlaf-Verhaltensstörung mit hoher Sensitivität ein RBD-Fragebogen (Stiasny-Kolster et al. 2007). Da das zirkadiane System großen Einfluss auf den Schlaf hat, sollte der zirkadiane Rhythmus bei der Untersuchung des Patienten mit beachtet werden. Der Morningness-Eveningness-Questionnaire (MEQ) (Horne und Ostberg 1976) und der Münchner Chronotyp Fragebogen (MCTQ) (Roenneberg et al. 2003) geben Auskunft über den Chronotyp des Patienten, d. h. die zeitliche Orientierung der inneren Uhr im Vergleich zum äußeren Tag, also die Frage nach Spät- oder Frühschläfern.

# D 11.3 Schlafstörungen: Klinik, Epidemiologie und Verlauf, therapeutische Prinzipien

**Tab. D 11.1** gibt einen Überblick über Symptome oder therapeutische Prinzipien von Schlafstörungen.

## D 11.3.1 Ein- und Durchschlafstörungen (Insomnie)

Ein- und Durchschlafstörungen sind sehr häufig. Fast jeder Mensch erlebt im Verlauf seines Lebens Schlafstörungen, sei es vor Prüfungen oder nach großen psychosozialen Belastungen. Chronische Ein- und Durchschlafstörungen (Insomnie) haben eine Prävalenz von bis zu 35 % (Ohayon 2002). Die Betroffenen klagen nach Definition von ICSD-3 (International Classification of Sleep Disorders) und DSM-5 über Schwierigkeiten einzuschlafen, gehäuftes Aufwachen während der Nacht und frühzeitiges Erwachen am Morgen. Ein- und Durchschlafstörungen müssen nicht notwendigerweise Krankheitswert haben, wenn die Patienten keinen Leidensdruck haben (Ohayon et al. 1997). Allerdings haben Insomnien Folgeerkrankungen wie arterielle Hypertonie (Bathgate et al. 2016), kardiovaskuläre Erkrankungen (Chien et al. 2010) und Diabetes mellitus (Mallon et al. 2005). Anhaltende Ein- und Durchschlafstörungen führen häufig zu erhöhter Tagesmüdigkeit mit reduzierter Leistungsfähigkeit. Prinzipiell unterscheidet man primäre und sekundäre Insomnien, d. h. solche ohne bzw. mit erkennbaren organischen oder psychiatrischen Ursachen.

### D 11.3.1.1 Primäre Insomnien

#### Psychophysiologische Insomnie

***Klinik***

Psychophysiologische Insomnien sind häufige Ein- und Durchschlafstörungen. Sie treten akut (posttraumatisch, situationsabhängig) auf und können chronifizieren, wenn es auf dem Boden verstärkender Faktoren zu einer negativen Konditionierung in Bezug auf den Schlaf kommt. Die Patienten schätzen ihren Schlaf oft als sehr leicht und zu kurz ein, was meist in Diskrepanz zur neurophysiologischen Qualität ihres Schlafs steht. Häufig klagen sie zusätzlich über körperliche Beschwerden (Spannungskopfschmerzen, Herzrasen, Rückenschmerzen).

***Epidemiologie und Verlauf***

Die Prävalenz einer Insomnie nach strikten Kriterien des DSM-IV liegt bei bis zu 12 % (Ohayon 2002), die Inzidenz ist unbekannt. Wahrscheinlich suchen viele Patienten mit milderer Ausprägung dieser Erkrankung keine Hilfe. Der Großteil kann mit adäquater Behandlung wieder normal schlafen.

***Therapeutische Prinzipien***

Die Behandlung der Insomnie bedarf typischerweise einer multimodalen Herangehensweise (Qaseem et al. 2016). Grundsätzlich sollten die Patienten über schlafhygienische Maßnahmen aufgeklärt werden: angenehme Schlafzimmereinrichtung, kein Fernsehen im Bett und Einschlafrituale. Bei leichten Insomnien können diese allgemeinen Maßnahmen schon ausreichend sein (↑↑, A). Patienten mit nur vorübergehender psychophysiologischer Insomnie können mit Hypnotika therapiert werden (**Tab. D 11.2**). Patienten, die wissen, dass sie zu stressbedingten Schlafstörungen neigen (z. B. in der Nacht vor einer wichtigen Prüfung), kann ein kurz wirkendes Hypnotikum verschrieben werden (**Tab. D 11.2**). Häufiger versucht der an Insomnie leidende Patient jedoch zuerst ohne Hypnotikum einzuschlafen und gibt dann bisweilen auf, nachdem er ein bis zwei Stunden wach gelegen hat. In diesen Fällen ist ein schnell wirkendes Hypnotikum mit kurzer Wirkdauer angebracht, um eine Sedierung am folgenden Morgen zu vermeiden (**Tab. D 11.2**). Patienten mit einer chronischen psychophysiologischen Insomnie können von verschiedenen, nicht medikamentösen Interventionen profitieren, die bei fehlendem oder mangelndem Effekt mit einer medikamentösen Therapie kombiniert werden sollten (Vallieres et al. 2004). Zu den erfolgreichen nicht medikamentösen Interventionen zählen Schlafhygieneempfehlungen (**Kasten D 11.1**), die Verhaltenstherapie unter Stimuluskontrolle (Talbot et al. 2014), moderater Sport (Hartescu et al. 2015), Schlafbeschränkung und eine morgendliche Lichttherapie (z. B. 2 500 Lux für 2 Std. oder 10 000 Lux für 30 Min.) (Guilleminault et al. 1995). Eine Schlafbeschränkung auf bis zu wenigen Stunden pro Nacht wird eingesetzt, damit die Patienten wieder lernen, die Zeit im Bett für das Schlafen zu verwenden (Morgenthaler et al. 2006). Bei der Stimuluskontrolltherapie werden Patienten mit Insomnie aufgefordert aufzustehen, wann immer sie nicht schlafen können. Bei gedämpftem Licht sollten sie sich ruhigen, den Schlaf fördernden Aktivitäten, wie z. B. einem entspannenden Buch oder ruhiger Musik widmen. Fernsehen, Arbeiten am Computer oder Beschäftigung mit dem Smartphone sind unbedingt zu vermeiden. Diese Maßnahmen führen dazu, die gelernte Assoziation zwischen Schlafzimmer und Nicht-Schlafen-Können zu durchbrechen. Eine

**Kasten D 11.1:** Instruktionen zur Schlafhygiene

1. Vermeiden Sie Schlafphasen während der ersten acht Stunden nach dem Aufstehen (Ausnahme: Schlafstörungen, bei welchen sich kurze Schlafphasen tagsüber günstig auswirken).
2. Die Nachtschlafphase sollte nicht länger dauern, als sie in der letzten Woche durchschnittlich gedauert hat.
3. Bleiben Sie während längerer nächtlicher Wachphasen nicht im Bett.
4. Bleiben Sie eine regelmäßige Zeit auf.
5. Gehen Sie nicht hungrig zu Bett.
6. Denken Sie an regelmäßige körperliche Aktivitäten tagsüber.
7. Rauchen Sie nicht nach 19:00 Uhr abends, trinken Sie keinen Kaffee nach 10:00 Uhr morgens und vermeiden Sie den übermäßigen Genuss alkoholischer Getränke.
8. Achten Sie auf ausreichende Abdunkelung, Ruhe, gute Belüftung und eine angenehme Temperatur in Ihrem Schlafzimmer.

**Tab. D 11.1:** Therapie der Insomnien und psychiatrisch bedingten Schlafstörungen

| **Diagnose** | **Symptome** | **Typische PSG-Kriterien** | **Pragmatische Therapie** |
|---|---|---|---|
| Psychophysiologische Insomnie | Ein- und Durchschlafstörung | Lange Einschlaflatenz, häufige Schlafstadienwechsel, Schlaffragmentierung | Akut: Hypnotika (**Tab. D 11.2**) < 3–6 Wochen (↑↑, A). Chronisch: Stimuluskontrolle, kognitive Techniken, schlafhygienische Maßnahmen (↑↑, A) (**Tab. D 11.2**), intermittierende Zolpidemeinnahme 10 mg (↑↑, A), Antidepressiva: Mirtazapin 7,5–15 mg, Trimipramin 25–100 mg (↑), Doxepin 50 mg (↑↑, B) |
| Idiopathische Insomnie | Einschlafstörung, häufiges Aufwachen, frühmorgendliches Erwachen | Lange Einschlaflatenz, fragmentiertes Schlafprofil | siehe psychophysiolog. Insomnie Einzelfall Opioide: Propoxyphen/Acetaminophen 100/650 mg 3 Tbl, Oxycodon/Acetaminophen 5/325 mg 2 Tbl. zur Nacht) (↔, C); |
| Psychiatrisch bedingte Insomnie | Einschlafstörung, Verkürzung der Gesamtschlafzeit, frühmorgendliches Erwachen | Verkürzte REM-Latenz, lange Einschlaflatenz | Behandlung der zugrundeliegenden psychiatrischen Störung (Depression, Manie etc.). Bei trotz adäquater Therapie der Grunderkrankung fortbestehender Insomnie, siehe psychophysiolog. Insomnie |
| Neurologisch/ internistisch bedingte Insomnie | Ein- und Durchschlafstörung | Lange Einschlaflatenz, fragmentiertes Schlafprofil | Therapie der zugrundeliegenden Ursache. Bei trotz adäquater Therapie der Grunderkrankung fortbestehender Insomnie, siehe psychophysiolog. Insomnie |
| Medikamenten-, Nikotin- und Alkoholmissbrauch | Rebound-Schlaflosigkeit nach Absetzen, Angstträume | REM-Rebound nach Absetzen, kurze Gesamtschlafzeit | graduelles Absetzen, Karenz, supportive Psychotherapie (↑, B) |
| Schlafentzug, kurze Gesamtschlafzeit | Einschränkung kognitiver Leistungen, Verstimmung, physische und mentale Müdigkeit | Kurze Gesamtschlafzeit | Schlafhygienische Empfehlungen (**Kasten D 11.1**) |

ZNS zentrales Nervensystem, MSLT Multipler-Schlaflatenz-Test, NW Nebenwirkungen, REM Rapid Eye Movement, SSRI Selektiver Serotonin Reuptake-Inhibitor

**Tab. D 11.2.:** Hypnotika

| **Klassifizierung** | **Beispiel** | **Einfluss auf den Schlaf** |
|---|---|---|
| Lang wirksam (Halbwertszeit > 5 Std.) | Flunitrazepam 1–2 mg, Oxazepam 10–30 mg | *Wi:* Reduktion der Einschlaflatenz, Erhöhung der Gesamtschlafzeit (↑↑, B); *NW:* Reduktion des REM-Schlafs, erhöhte Tagesmüdigkeit am Tag nach der Einnahme. Nach Absetzen: Ein- und Durchschlafstörungen, REM-Rebound, Alpträume |
| Mittellang wirksam (Halbwertszeit: 3–5 Std.) | Zopiclon 7,5 mg, Lormetazepam 1–2 mg | *Wi:* erste Nachthälfte: verkürzte Einschlaflatenz (↑↑, A) *NW:* letztes Nachtdrittel: fragmentierter Schlaf, REM-Rebound |
| Kurz wirksam (< 3 Std.) | Zolpidem 10 mg | *Wi:* Verkürzte Einschlaflatenz (↑↑, A) *NW:* bisweilen Rebound-Insomnie und Schlaffragmentierung am Ende der Nacht, Risiko einer Dosissteigerung mit Einnahme einer zweiten Dosis |

Wi Wirkung, NW Nebenwirkung

Gruppentherapie für Insomnie kann die oben genannten Behandlungen unterstützen (Backhaus et al. 2001). Entspannungs- und Muskel-Biofeedback-Techniken sowie Umkehrkonditionierung stellen weitere Behandlungsstrategien dar. Kognitive Techniken zum Erwerb der Einsicht, dass der Schlaf nicht erzwungen werden kann und die Patienten ihrem eigenen Schlafsystem vertrauen sollten, sind nützlich (Kaltenthaler et al. 2008). Die Intervention der Schlafhygiene, Schlafgewohnheiten und Schlafbewertung werden als kognitive Verhaltenstherapie bei Insomnie (Cognitive behavioral therapy in insomnia, CBT-I) zusammengefasst, bedürfen eines engen Therapeutenkontakts und sind teilweise als Video-Kurs für eine Behandlung ohne direkten Therapeutenkontakt (Savard et al. 2014) oder als Onlinetraining (van der Zweerde et al. 2016) erfolgreich.

Zur medikamentösen Therapie der chronischen Insomnie können sedierende Antidepressiva wie Trimipramin 25 mg–100 mg, Doxepin 25–50 mg oder Mirtazapin 7,5–30 mg eingesetzt werden (↑↑, B).

Die Evidenzlage für niederpotente Neuroleptika, z. B. Melperon 25–75 mg ist geringer (↔, C). Von einer Hypnotikatherapie über mehr als 3 Wochen wird zumeist aus Sorge vor Toleranzentwicklung und der Gefahr einer Rebound-Insomnie nach Absetzen der Medikation abgeraten. Es konnte jedoch gezeigt werden, dass eine chronische intermittierende Verwendung von Zolpidem 10 mg nicht zur Toleranzentwicklung bzw. zum Rebound führt (Krystal et al. 2008) (↑↑, A). Eszopiclon 3 mg zeigte in Studien mit bis zu 12 Monaten Dauer keine Toleranzentwicklung bzw. Rebound-Insomnie (Roth et al. 2005), war jedoch nicht signifikant besser als Zolpidem in seiner Wirksamkeit. Eszopiclon wird derzeit in Europa nicht vermarktet. Ein neues Wirkprinzip sind Hypokretinantagonisten, die wachheitsfördernde Mechanismen antagonisieren. Die Substanz Suvorexant ist in den USA zugelassen, in Europa noch nicht (Michelson et al. 2014).

#### Idiopathische Insomnie

Die idiopathische Insomnie beginnt in der Kindheit und besteht lebenslang, wobei im Vordergrund das Unvermögen steht, ausreichend zu schlafen. Die Erkrankung ist mit einem Anteil von weniger als 5 % der Insomnien selten. Es fehlen dezidierte Studien zur Pathophysiologie und Therapie (**Kap. D 11.3.1.1**, Psychophysiologische Insomnie). Wahrscheinlich sind Akzeptanz-orientierte kognitive Techniken wirksamer als Pharmakotherapie (Espie et al. 2012) (↑, B). In Einzelfällen kann eine Opioidtherapie wirksam sein (Schenck und Mahowald 2001) (↑, C).

#### Fehlbeurteilung des Schlafzustandes

Die Klage über eine oftmals ausgeprägte Insomnie mit übermäßiger Tagesschläfrigkeit ohne objektiv nachweisbare Schlafstörung ist Ausdruck einer Fehlbeurteilung des eigenen Schlafzustandes und wird auch als paradoxe Insomnie bezeichnet. Mit einer Polysomnographie oder Aktigraphie kann das normale Schlafprofil demonstriert werden.

### D 11.3.1.2 Sekundäre Insomnie

#### Neurologisch oder internistisch bedingte Insomnie

***Klinik***

Eine Insomnie kann Symptom vieler neurologischer Erkrankungen (insbesondere vaskuläre, entzündliche oder degenerative zerebraler Erkrankungen oder Epilepsien) und internistischer Erkrankungen mit potenziell erweckenden Symptomen, wie z. B. nächtliche kardiale Ischämie oder eine chronisch-obstruktive Lungenerkrankung sein.

Das Auftreten der Insomnie wird durch die Lokalisation der Hirnschädigung mitbestimmt. Strategische Läsionen, zum Beispiel des Thalamus, der Basalganglien oder des Hirnstamms, können zu ausgeprägten Insomnien führen. Daneben sind Schlafstörungen oftmals die Folge körperlicher Einschränkungen im Rahmen von Erkrankungen (z. B. Hemiparese nach Schlaganfall, nächtliche Atemstörungen bei ALS oder Bewegungseinschränkung bei Parkinson), krankheitsassoziierten Parasomnien (z. B. Restless-Legs-Syndrom) oder schlafassoziierten Atmungsstörungen (obstruktive Schlafapnoe). Eine Sonderform stellt die fatale familiäre Insomnie (FFI) dar, eine Prionerkrankung mit Störung des Schlafs (hyperfragmentiertes Schlafprofil, fortschreitende Insomnie und Verlust eines konsolidierten zirkadianen Schlaf-Wach-Zyklus). Anfangs werden oft nur motorische Symptome (Paresen) und Verwirrung beklagt. Als typisch für die FFI werden neben den Veränderungen des Schlafs auch autonome Dysregulationen (Tachykardie, arterielle Hypertonie, Hyperhidrose) und Hormonstörungen (Veränderungen von Kortisol, Prolaktin, STH) angesehen (Lugaresi et al. 1986).

***Epidemiologie und Verlauf***

Rund 75 % aller Parkinson-Patienten klagen über Schlafstörungen, etwa ein Drittel leidet hauptsächlich an Insomnie (Menza et al. 2010; Schrempf et al. 2014). Bei 56 % der Schlaganfallpatienten wurden Hinweise auf eine Insomnie gefunden, allerdings litt rund die Hälfte der Patienten vor dem Ereignis an Schlafstörungen (Leppavuori et al. 2002). Patienten mit verschiedenen Demenzformen leiden zumeist an einer Störung des Schlaf-Wach-Zyklus mit Wachphasen während der Nacht und erhöhter Schläfrigkeit tagsüber. Bei der FFI erkranken Patienten in der 4. und 5. Dekade. Der Verlauf ist kurz, die Patienten versterben im Mittel 13 Monate nach Diagnosestellung.

***Therapie***

Die Therapie sollte sich zunächst auf die zugrundeliegende neurologische oder internistische Erkrankung konzentrieren. Wenn trotz adäquater Therapie der Grunderkrankung die Insomnie fortbesteht, gelten die Behandlungsprinzipien der psychophysiologischen Insomnie.

#### Psychiatrisch bedingte Insomnie

***Klinik***

Viele psychiatrische Erkrankungen gehen mit Ein- und Durchschlafstörungen einher, die ein subjektives Leitsymptom darstellen. Ungefähr 50 % der Patienten mit chronischer (mehr als drei Wochen bestehender) Insomnie haben psychiatrische Erkrankungen, meist bestehen Depressionen (Alvaro et al. 2014). Schwere affektive Störungen sind entweder mit frühmorgendlichem Erwachen und verkürzter REM-Latenz, wie z. B. bei der Depression, oder mit Einschlafstörungen und verkürzter Schlafdauer, wie z. B. bei der Manie, vergesellschaftet. Eine nach Schlafbeginn verkürzte REM-Latenz (45 Minuten statt 90 Minuten) gilt als typisches neurophysiologisches Korrelat einer Depression.

***Epidemiologie und Verlauf***

Etwa ein Fünftel der Patienten mit schwerer Insomnie berichtet über psychiatrische Symptome, die den DSM-III-Kriterien einer Depression nahekommen und fast 50 % zeigen hohe Scores auf einer Angstskala (Smith et al. 2008). Ungefähr ein Viertel der Patienten mit chronischer Insomnie hat eine Persönlichkeitsstörung (Tan et al. 1984). Der Verlauf der psychiatrisch bedingten Insomnie hängt im Wesentlichen von der Grunderkrankung ab. Eine psychiatrisch bedingte chronische Insomnie kann nach Behandlung der Grunderkrankung als psychophysiologische Insomnie (s. o.) weiterbestehen.

***Therapeutische Prinzipien***

Die Therapie konzentriert sich auf die zugrundeliegende psychiatrische Erkrankung. Im Falle einer Depression sollte die antidepressive Behandlung im Vordergrund stehen, wobei präferenziell schlaffördernde Antidepressiva genutzt werden (**Kap. D 11.3.1.1**, Psychophysiologische Insomnie). Chronobiologische Erwägungen und Empfehlungen zur Schlafhygiene (**Kasten D 11.1**) können helfen: Regelmäßige Zubettgehzeiten, Reduktion der Schlafphasen tagsüber, Erhöhung der Aktivitäten tagsüber und erhöhte Exposition gegenüber Sonnenlicht oder hellem Licht tagsüber (↑, B).

### Medikamenten-, Nikotin- und Alkoholmissbrauch

***Klinik***

Alkohol-, Nikotin- und Medikamentenmissbrauch sind häufige Ursache von Schlafstörungen. Alkohol fördert das Auftreten von schlafbezogenen Atmungsstörungen (Hla et al. 2008; Stradling und Crosby, 1991). Darüber hinaus hat Alkohol eine REM-unterdrückende Wirkung. Wegen der kurzen Alkoholwirkung kann es in der zweiten Nacht-Schlafhälfte zu REM-Rebound mit unruhigen Träumen und vermehrtem Erwachen kommen. Koffein verlängert die Einschlaflatenz, erhöht den REM-Schlafanteil und verkürzt sowohl die REM- als auch die Slow-wave-sleep (SWS)-Latenz (Beaumont et al. 2005). Bei ausreichendem Schlafdruck und später Einnahme von Koffein wird die aktivierende Wirkung verschlafen und nur der schlafverbessernde Effekt kommt insbesondere bei älteren Patienten zu Tragen (Clark and Landolt 2017). Ein Gewöhnungseffekt gegenüber Koffein entwickelt sich frühestens am vierten Tag der Einnahme (Zwyghuizen-Doorenbos et al. 1988). Nikotin wirkt in hohen Dosen wachmachend, in niedrigen Dosen sedierend – die Einschlaflatenz wird verlängert. Dieser Effekt bildet sich nach Einstellen des Nikotinkonsums rasch zurück (Soldatos CR et al. 1980). Stimulanzien verlängern initial die Einschlaf- und REM-Latenz und verkürzen die Gesamtschlafzeit. Bei modernen, adäquat eingenommenen Stimulanzien treten aber kaum Veränderungen des Nachtschlafs auf (Roth et al. 2007). In der ersten Woche nach dem Absetzen von Stimulanzien kommt es häufig zu einer kurzen Einschlaf- und REM-Latenz mit einer erhöhten Gesamtschlafzeit. Hierauf folgt eine über einige Wochen anhaltende Insomnie mit reduziertem Tiefschlaf (Watson et al. 1972). Patienten mit chronischem Schlafmittelgebrauch haben häufig eine dadurch bedingte Insomnie. Setzt man die Schlafmittel langsam ab, so verlieren sie diese nahezu regelhaft. Bei raschem Absetzen besteht die Gefahr von Entzugssymptomen. Alle Hypnotika stören bei langfristigem Gebrauch (länger als drei Wochen) die Schlafarchitektur. Sie haben oft beim Nachlassen der Wirkung einen Rebound-Effekt mit vermehrten Ein- und Durchschlafstörungen, was auch für die Benzodiazepin-Rezeptoragonisten gilt (Voderholzer et al. 2001). Insbesondere nach raschem Absetzen von langfristig eingenommenen Benzodiazepinen, die den REM-Schlaf supprimieren, tritt bisweilen ein überschießender REM-Schlaf (REM-Rebound) mit Angstträumen auf.

***Epidemiologie und Verlauf***

Heranwachsende, die Zigaretten-, Alkohol- oder Drogenmissbrauch betreiben, leiden 1,5- bis 3,8-mal so häufig an Schlafstörungen wie ihre abstinenten Altersgenossen (Johnson und Breslau 2001). Alkoholkranke höheren Alters leiden häufiger unter schwereren Schlafstörungen als jüngere Alkoholkranke (Brower 2003). Das Risiko einer Rebound-Insomnie ist bei Benzodiazepinen mit kurzer Halbwertszeit größer als bei solchen mit langer Halbwertszeit (Gillin et al. 1989).

***Therapie***

Um die oben genannten Probleme zu vermeiden, sollte das Absetzen von schlafinduzierenden Medikamenten schrittweise und, wenn erforderlich, unter begleitender Psychotherapie erfolgen. Nichtmedikamentöse Therapien (Psychotherapie, Lichttherapie), die während oder kurz vor dem Absetzen der Medikamente oder des Alkohols eingesetzt werden, haben sich als hilfreich erwiesen (↑, B). Bei trotz adäquater Therapie der Grunderkrankung fortbestehender Insomnie siehe **Kap. D 11.3.1.1**, Psychophysiologische Insomnie.

## D 11.3.2 Parasomnien

Bei Parasomnien handelt es sich um paroxysmale Phänomene während des Schlafs, wie Schlafreden, Schlafwandeln, Pavor nocturnus, Alpträume, REM-Schlaf-Verhaltensstörung und Bruxismus. Einige dieser Phänomene treten während des NREM-Schlafs (z. B. Schlafwandeln), andere während des REM-Schlafs (Angstträume, REM-Schlaf-Verhaltensstörung) und wieder andere sowohl im REM- als auch im NREM-Schlaf (Bruxismus) auf. Selten kommen epileptische Anfälle als Differentialdiagnose infrage, wenn keine oder nur eine mangelhafte Schilderung der nächtlichen Ereignisse zur Verfügung steht. Das häufigste diagnostische Problem ist die Unterscheidung zwischen einer NREM-Parasomnie und der REM-Schlaf-Verhaltensstörung.

### D 11.3.2.1 NREM-Schlaf-Parasomnien

***Klinik***

Schlafwandeln und Pavor nocturnus, d. h. nächtliches Aufschrecken aus dem Schlaf, treten gehäuft während des ersten Nachtdrittels aus dem Tiefschlaf heraus auf. Es kommt zu komplexen Verhaltensweisen, die im EEG mit Deltaaktivität des NREM-Schlafs einhergehen (Ohayon et al. 1999). Kurz vor dem Parasomnie-Ereignis ist der Schlaf häufig durch kurze Arousals geprägt. Während des Ereignisses sind die Betroffenen verwirrt und desorientiert, zeigen Tachykardie, Tachypnoe und Schwitzen. Die Umgebung wird als bedrohlich und bizarr wahrgenommen. Das Eingreifen eines Helfers kann zu Fluchtverhalten oder Verteidigungsverhalten mit Handgreiflichkeiten gegen die ver-

**Tab. D 11.3:** Therapie der Parasomnien

| Diagnose | Symptome | Typische PSG-Kriterien | Pragmatische Therapie |
|---|---|---|---|
| Schlafwandeln | Schlafwandeln, mit dem Aufwachen assoziierte Desorientiertheit | Komplexe Verhaltensweisen aus dem Tiefschlaf mit vorangehender synchroner Deltaaktivität im EEG | Schlafhygiene (**Kasten D 11.1**), Matratze auf dem Boden, Schlafzimmer im Erdgeschoss platzieren, Fenster verriegeln, gefährliche Gegenstände aus dem Schlafzimmer entfernen, Nebenwirkungen von verordneten Medikamenten (z. B. Benzodiazepine oder Betablocker) bedenken (↑, A) |
| Schlaftrunkenheit | Desorientiertheit, Verwirrtheit, Angst, Tachykardie, Tachypnoe, Schwitzen, aufwachassoziiertes, gefährliches Verhalten | Verwirrte komplexe Verhaltensweisen aus dem NREM-Schlaf, Schlafwandeln | siehe Schlafwandeln |
| REM-Schlaf Verhaltensstörung | Ausagieren gewaltbesetzter Träume, Eigen- und Fremdverletzungen | Verlust der REM-Schlaf-Atonie | Clonazepam 0,5–1,5 mg 30 Min. vor dem Zubettgehen (↑↑, A), Carbamazepin 200–400 mg vor dem Zubettgehen (↑, C), Pramipexol (↔, C). Nächtliche Therapie einer evtl. assoziierten Parkinson-Erkrankung – Dopaminagonist mit langer Halbwertszeit wie Cabergolin 1 mg |
| Bruxismus | Zahnschäden, morgendlich betonter Schmerz der temporomandibulären Muskulatur | Rhythmische Aktivität der temporomandibulären Muskeln | Bissschiene (↑, B), Clonazepam 0,5–1 mg zur Nacht<br>Cave: Arthrose des Temporomandibulargelenks |

meintliche Bedrohung führen. Herz-Kreislauf-Medikamente (z. B. Betablocker) sind häufige Auslöser. In geringerer Häufigkeit können trizyklische Antidepressiva und Benzodiazepine auch Schlafwandeln auslösen (Zadra et al. 2013). Erkrankungen, die mit Fieber einhergehen, können NREM-Schlaf-Alpträume, Pavor nocturnus und Schlafwandeln verstärken (Zadra et al. 2013).

#### *Epidemiologie und Verlauf*

Bisweilen findet sich eine familiäre Häufung und meist sind Kinder und Jugendliche betroffen. Bis zur Pubertät verlieren sich die Symptome in 70–80 % der Fälle (Oudiette et al. 2009; Petit et al. 2015).

#### *Therapeutische Prinzipien*

Die Behandlung aller Parasomnien (**Tab. D 11.3**) kann präventiv durch Schlafhygiene (**Kasten D 11.1**) erfolgen. Sie muss aber auch dabei helfen, selbst verursachte Verletzungen zu vermeiden (↑, A). Die Betroffenen sollten bodennah schlafen, das Schlafzimmer sollte sich möglichst im Erdgeschoss befinden, die Fenster sollten – wenn nötig – verschlossen und Gegenstände mit Verletzungspotenzial (z. B. Herd) gesichert sein. Die Behandlung von zusätzlichen Schlafstörungen, die mit der Parasomnie assoziiert sind, z. B. obstruktives Schlafapnoe-Syndrom, Upper Airway Resistance Syndrom und Restless-Legs-Syndrom, führt häufig zu einer Beseitigung der Parasomnie. Falls eine Angststörung besteht, sollten angstlösende Medikamente (z. B. Lorazepam, Amitriptylin; Cave: mögliche Verstärkung der NREM-Schlaf-Parasomnie) und eine Psychotherapie verordnet werden (↔, B). Anekdotisch wurde eine erfolgreiche Therapie mit Paroxetin berichtet (Wilson et al. 1997) (↔, C).

### D 11.3.2.2 REM-Schlaf-Parasomnien

#### *Klinik*

Angstträume treten im REM-Schlaf auf und können zum Schreien, Aufwachen aus erschreckenden Alpträumen und der konsekutiven Schwierigkeit wieder einzuschlafen führen. Die REM-Schlaf-Verhaltensstörung ist charakterisiert durch das Fehlen der physiologischen REM-Schlaf-Muskelatonie, die zum motorischen Ausagieren von Träumen (z. B. Umherlaufen, Treten, Schreien etc.) führt. Dabei kann es zur Selbstgefährdung und/oder Gefährdung des Bettpartners kommen (Iranzo et al. 2013). In der Literatur werden die idiopathische (ca. 60 %) und die symptomatische REM-Schlaf-Verhaltensstörung beschrieben. Durch sensitivere Tests wurden auch für die idiopathische Form neuropsychologische und neurophysiologische Defizite nachgewiesen (Iranzo et al. 2006). Die symptomatische Form ist assoziiert mit der Parkinson-Erkrankung, Multisystematrophie, Lewy-Body-Erkrankung, M. Alzheimer, Hirnstammläsionen, kortikobasaler Degeneration, progressiver supranukleärer Blickparese oder Narkolepsie und mit dem HLA-Haplotyp DQw1. Medikamentös können Serotonin-Reuptake-Hemmer, Selegilin, Alkohol und Stimulanzien eine REM-Schlaf-Verhaltensstörung auslösen (Hoque und Chesson, 2010). Die idiopathische REM-Schlaf-Verhaltensstörung geht mit reduzierten striatalen präsynaptischen Dopamintransportern einher (Eisensehr et al. 2000). In der Schlafpolygraphie zeigt sich eine erhöhte Muskelaktivität während großen Teilen des REM-Schlafs, wobei jedoch die für den REM-Schlaf typischen EEG- und EOG-Befunde weiterbestehen.

***Epidemiologie und Verlauf***
Die REM-Schlaf-Verhaltensstörung kann dem Beginn einer neurodegenerativen Erkrankung (typischerweise Synukleinopathien) bis zu mehreren Jahrzehnten vorausgehen (Iranzo et al. 2013; Postuma et al. 2009; Schenck et al. 1996). Eine REM-Schlaf-Verhaltensstörung begleitet sehr häufig eine Multisystematrophie (90 %) und geht bei 44 % der Patienten den anderen Symptomen der Multisystematrophie um mehr als ein Jahr voraus (Plazzi et al. 1997).

***Therapeutische Prinzipien***
Schlafhygiene, Entfernung der gefährdenden Gegenstände aus dem Schlafzimmer (**Kap. D 11.3.2.1**) – und mögliche Auslöser für die REM-Schlaf-Verhaltensstörung sollten eliminiert werden (Alkoholmissbrauch, Serotonin-Reuptake-Hemmer, Selegilin, Stimulanzien) (**Tab. D 11.3**). Die REM-Schlaf-Verhaltensstörung spricht sehr gut auf Clonazepam (0,5–1 mg vor dem Schlafen) an (Schenck et al. 1987) (↑↑, A). Clonazepam ist bei einer begleitenden schlafbezogenen Atemstörung u. U. aufgrund seines atemdepressiven Effekts kontraindiziert. Weniger gut untersuchte therapeutische Alternativen stellen Carbamazepin (200–400 mg), Melatonin (3 mg) oder Pramipexol (0,5–1 mg) jeweils zur Nacht dar (Ferri et al. 2013; McGrane et al. 2015) (↔, C).

#### D 11.3.2.3 Nicht schlafphasenabhängige Parasomnie

***Klinik***
Der Bruxismus (Zähneknirschen) ist die häufigste nicht schlafphasenabhängige Parasomnie und wird definiert als rhythmische Aktivität der temporomandibulären Muskeln, die zum Zähneknirschen während des Schlafs führt. Meist tritt der Bruxismus zusammen mit schlafbezogenen Atmungsstörungen auf, am zweithäufigsten findet man eine Angststörung oder eine andere Parasomnie mit dem Bruxismus assoziiert (Lobbezoo et al. 2013).

***Epidemiologie und Verlauf***
Bruxismus tritt mit einer Häufigkeit von 5–20 % auf. Er soll mit Stresssituationen einhergehen und zeigt einen Erkrankungsgipfel im Jugendalter mit fluktuierendem Verlauf und bisweilen schrittweiser Besserung nach dem 40. Lebensjahr (Lobbezoo et al. 2013).

***Therapeutische Prinzipien***
Verhaltenstherapeutische Ansätze sowie Entspannungsübungen können zu subjektiven Verbesserungen führen. Die Zahnabrasion lässt sich damit aber kaum aufhalten (Guaita und Högl, 2016) (↑, B). Die Therapie besteht in der Regel im Tragen einer Bissschiene während der Nacht, die zwar den Bruxismus nicht verhindert, jedoch Zahnschäden vermeiden hilft (↑↑, A). Die Therapie mit Clonazepam 0,5–1 mg eine Stunde vor dem Zubettgehen scheint zu einer Verbesserung des Bruxismus zu führen (Saletu et al. 2010), allerdings muss der Nutzen gegen die potenziellen Nebenwirkungen der Clonazepamtherapie abgewogen werden (↔, C).

### D 11.3.3 Syndrome mit erhöhter Tagesschläfrigkeit oder -müdigkeit

Die Prävalenz erhöhter Tagesschläfrigkeit nimmt in höherem Lebensalter zu. Sie wird auf 3–20 % geschätzt (Breslau et al. 1996; Whitney et al. 1998). Die Tagesmüdigkeit ist ebenfalls hoch prävalent.

#### D 11.3.3.1 Schlafmangel

***Klinik***
Die häufigste Ursache erhöhter Tagesmüdigkeit und Tagesschläfrigkeit ist Schlafmangel, oft infolge mangelnder Schlafhygiene (**Kasten D 11.1**), die selbst oder gesellschaftlich auferlegt ist. Geschäftige Menschen neigen dazu, den Schlaf für ein Reservelager zu halten, aus dem man unbegrenzt Zeit entnehmen kann, um in einer verlängerten Wachphase mehr Leistung erbringen zu können. Auf diese Weise sammelt sich mit der Zeit ein Schlafdefizit an. Wird das Schlafdefizit nicht ausgeglichen, entwickeln sich typischerweise Konzentrationsstörungen, Stimmungsschwankungen, Erschöpfung und Übermüdung.

***Therapeutische Prinzipien***
Die adäquate Behandlung besteht in der Empfehlung ausreichender Schlafzeiten und schlafhygienischer Maßnahmen (**Kasten D 11.1**).

#### D 11.3.3.2 Narkolepsie

***Klinik***
Hauptsymptome der Narkolepsie sind exzessive Tagesschläfrigkeit und Monotonieintoleranz mit ungewollten Schlafphasen. Typisch sind noch andere Symptome wie Kataplexie (plötzlicher, transienter, oft affektiv ausgelöster Muskeltonusverlust), Schlafparalyse, hypnagoge/ hypnopompe Halluzinationen oder fragmentierter Nachtschlaf. Diese zusätzlichen Symptome kommen auch ohne Schlafattacken vor, reichen jedoch alleine nicht für die klinische Diagnose einer Narkolepsie (Billiard et al. 2006). Die Tagesschläfrigkeit wird oft so unwiderstehlich, dass in ganz unpassenden Situationen Schlaf auftritt, weshalb auch von Schlafattacken gesprochen wird. Dieser Begriff wird oft missverstanden in dem Sinne, dass der Schlaf wie ein »Blitz aus heiterem Himmel« auftrete. Dies ist nicht der Fall. Vielmehr geht dem Einschlafen regelhaft eine mehr oder weniger lange Phase der subjektiven Müdigkeit voraus, die aber unterschiedlich wahrgenommen wird. Automatisierte Verhaltensweisen können kurze Schlafphasen (Mikroschlaf) innerhalb des Müdigkeitszustands überbrücken; so wird z. B. das Auto auf einer geraden Strecke trotz kurzer Einschlafphasen weiter gesteuert und das Gaspedal getreten.
Die klinische Ausprägung der Erkrankung hängt wahrscheinlich von einem Wechselspiel zwischen einem oder mehreren genetischen Faktoren und Umweltfaktoren ab. Die Assoziationen mit HLA-Markern wurde in mehreren verschiedenen ethnischen Gruppen beschrieben (Mignot et al. 1994). Typische assoziierte Allele sind das HLA

DQB1*0602; DRB1*1501, 1502 oder 1101 (HLA DQA1*0102 ist ebenfalls mit Narkolepsie assoziiert, bei allen Patienten mit DQB1*0602 aber positiv). Sie finden sich häufiger bei Narkolepsiepatienten mit Kataplexie (76 %) als solchen ohne (41 %) (Mignot et al. 1994), also in der Gruppe, die ohnehin keine diagnostischen Schwierigkeiten bereitet. Die starke HLA-Assoziation legt nahe, dass bei der Entstehung der Krankheit autoimmune Prozesse beteiligt sind (Fontana et al. 2010). Der typische HLA-Befund findet sich selten auch bei gesunden Menschen und ist damit weder notwendig noch hinreichend für die Diagnose Narkolepsie (Hong et al. 2006). Ein negativer HLA-Befund sollte jedoch dazu Anlass geben, die Diagnose einer Narkolepsie zu überdenken.

Pathophysiologisch besteht bei den meisten Narkolepsiepatienten ein Verlust der hypothalamischen Proteine Hypokretin 1 und 2 (auch: Orexin 1 und 2) (Nishino et al. 2000). Die valide Beurteilung ist durch Analyse des Liquor-Hypokretins möglich, allerdings sind die Hypokretinwerte zum Teil auch bei anderen neurologischen Erkrankungen, zum Beispiel nach Hirntrauma, erniedrigt. Beim Vollbild der Narkolepsie mit Kataplexie sind die Hypokretinwerte regelhaft stark erniedrigt, sodass die Bestimmung des Liquor-Hypokretins ähnlich der HLA-Typisierung als Baustein mit zur Diagnosestellung hinzugezogen werden kann (Baumann und Bassetti, 2005; Mignot et al. 2002).

Bei vollem klinischem Bild kann die Diagnose einer Narkolepsie anamnestisch gestellt werden. Die PSG wird zur Diagnosestellung herangezogen, wenn diagnostische Unklarheiten bestehen. Nachtschlafpolygraphien zeigen eine verkürzte REM-Latenz (< 15 Minuten, = Schlafbeginn REM) und einen fragmentierten Schlaf mit kurzen Wachphasen. Im MSLT kommt es zu einer verkürzten Einschlaflatenz, die in der Regel unter fünf Minuten liegt, und u. U. auch zur Schlafbeginn-REM (Coelho et al. 2011). Die Erstdiagnostik bei V. a. Narkolepsie umfasst eine gezielte Anamnese der Kernsymptome Tagesschläfrigkeit und Kataplexie, eine Familienanamnese, eine Dokumentation der Symptome durch Schlaffragebögen und Schlaftagebücher, eine Schlafpolygraphie mit anschließendem MSLT sowie eine zerebrale Bildgebung.

### *Epidemiologie und Verlauf*

Die Prävalenz der Narkolepsie wird auf 0,002–0,07 % geschätzt und variiert stark je nach ethnischem Hintergrund. Es gibt einen ersten Erkrankungsgipfel im jungen Erwachsenenalter und einen zweiten in der vierten Lebensdekade. Aufgrund der Assoziation mit spezifischen HLA-Allelen und der erhöhten Prävalenz unter Blutsverwandten ersten Grades (40-mal höher als in der Allgemeinbevölkerung) liegt eine genetische Grundlage der Erkrankung nahe (Overeem et al. 2012). Weitere Ursachen sind wahrscheinlich, da nur wenige familiäre Fälle existieren und eineiige Zwillinge eine niedrige Konkordanzrate von 25–30 % aufweisen (Partinen et al. 1994). In wenigen Fällen finden sich Hirnstammläsionen im MRT. Erfahrungsgemäß werden die Narkolepsiesymptome mit zunehmender Erkrankungsdauer schwerer und bedürfen bisweilen einer Anpassung der medikamentösen Therapie. Spontanremissionen treten nicht auf.

### *Therapeutische Prinzipien*

Die Therapie der Narkolepsie richtet sich nach der Ausprägung von Tagesschläfrigkeit und Kataplexie (**Tab. D 11.4**). Bei leichter Tagesschläfrigkeit, und sofern sozial möglich, können Patienten mit Narkolepsie mit regelmäßigen kurzen Schlafpausen (z. B. 3-mal pro Tag 20–30 Minuten) tagsüber eine Ver-

**Tab. D 11.4:** Therapie der Hypersomnien

| Diagnose | Symptome | Typische PSG-Kriterien | Pragmatische Therapie |
|---|---|---|---|
| Narkolepsie | Einschlafattacken, Kataplexie, automatische Verhaltensweisen, hypnagoge und hypnopompe Halluzinationen, Schlafparalyse, nächtliche Schlafstörung | Schlafbeginn-REM in zwei von fünf MSL-Tests, verkürzte REM-Latenz in der PSG (< 15 Min.) | Regelmäßige kurze Schlafphasen tagsüber, Modafinil 100–400 mg (↑↑, A), Methylphenidat 10–60 mg (↑, B), Gamma-Hydroxybutyrat(6–9 g, wöchentliche Aufdosierung, auch gegen Kataplexie (↑, B), Pitolisant 4,5–36 mg (↑, B)<br>Gegen Kataplexie: SSRIs (↑, B), tri-/tetrazyklische Antidepressiva (z. B. Clomipramin 10–150 mg) (↑, B), MAO-Hemmer (↑, C) |
| Idiopathische ZNS-Hypersomnie | Exzessive Tagesmüdigkeit, kurze und nicht erholsame Schlafphasen, verkürzte Einschlaflatenz | Einschlaflatenz < 10 Min. im MSLT | Modafinil 100–400 mg (↑, B), Methylphenidat 20–60 mg (↑, C) |
| Psychiatrische Störungen mit exzessiver Tagesmüdigkeit oder Tagesschläfrigkeit | Atypische Depression | Niedrige Schlafeffizienz mit langer Zeit im Bett | MAO-Hemmer, Lichttherapie (2 500 Lux für 2 Std. morgens, oder 10 000 Lux für ½ Std. morgens, bei Letzterem mehr NW in Form von Kopfschmerzen, Augenirritation) (↑, B) |
| ZNS-Störungen mit exzessiver Tagesmüdigkeit oder Tagesschläfrigkeit | Tagesmüdigkeit oder Tagesschläfrigkeit | Einschlaflatenz < 5 Min. im MSLT (Grauzone: 5–10 Min.) | Stimulanzien (s. idiopathische ZNS-Hypersomnie) |

ringerung ihrer Schläfrigkeit und eine Steigerung der Leistungsfähigkeit erreichen (Morgenthaler et al. 2007). Darüber hinaus werden stimulierende Medikamente zur Behandlung der exzessiven Tagesmüdigkeit eingesetzt (Morgenthaler et al. 2007). Gemäß der Leitlinie der Deutschen Gesellschaft für Neurologie wird initial eine Therapie mit Modafinil 200–400 mg pro Tag (Einnahmezeitpunkte der Einzeldosen von 100–200 mg je nach Tagesmüdigkeit) begonnen (↑↑, A). Bei weiter bestehender Tagesmüdigkeit kann Modafinil auf eine Tageshöchstdosis von bis zu 600 mg erhöht werden oder auch kombiniert werden mit Methylphenidat-Einzeldosen bis zu einer Tageshöchstdosis von 40 mg (Billiard et al. 2006). Methylphenidat kann auch als Monotherapie in einer Dosis von 10–60 mg/d gegeben werden (↑, B). Ein neues Therapieprinzip ist die Histaminrezeptor H3-Blockade mit Pitolisant 4,5–36 mg/d (↑, B) (Dauvilliers et al. 2013). Weitere Therapiealternativen als Mittel der zweiten Wahl sind: Pemolin 20–100 mg/d, Ephedrin 25–250 mg/d, Dextroamphetamine 40–60 mg/d oder bei refraktärer Therapie MAO-Hemmer ab einer Dosis von 30 mg/d (↑, C). Als anderes Therapieprinzip wird Gamma-Hydroxybutyrat in einer Dosierung von 6–9 g/d erfolgreich bei der Behandlung der exzessiven Tagesmüdigkeit wie auch der Kataplexie von Narkolepsiepatienten eingesetzt (Xyrem International Study Group, 2005). Die Einnahme von täglich 9 g Gamma-Hydroxybutyrat über einen Monat (verteilt auf zwei Einnahmezeitpunkte nachts: 4,5 g beim Zubettgehen und 2,5–4 Stunden nach dem Zubettgehen 4,5 g) zeigte die besten Ergebnisse im MSLT im Vergleich zu Modafinil und Methylphenidat.
Die medikamentöse Therapie der Kataplexie kann mit tri-/tetrazyklischen Antidepressiva (z. B. Clomipramin 10–150 mg/d), MAO-Hemmern (150 mg), selektiven Serotonin-Wiederaufnahmehemmern (20–60 mg/d), Gamma-Hydroxybutyrat 6–9 g/d (abendlich/nächtliche Einnahme in 2 Dosen) (↑, B) oder Pitolisant 4,5–36 mg/d.

### D 11.3.3.3 Idiopathische ZNS-Hypersomnie

#### *Klinik*

Diese Erkrankung zeichnet sich durch erhöhte Tagesschläfrigkeit ohne Einschlaf-Attacken, Kataplexien oder Unterbrechungen des Nachtschlafs aus (Bassetti und Aldrich 1997; Billiard und Sonka 2016). Die Ätiologie ist unbekannt. Bei einem Teil der Patienten gehen virale Infektionen dem Beginn der Schläfrigkeit voraus. Familiäre Häufungen sind beschrieben und gehen z. T. mit HLA-Cw2, DQ1, DR5 und DQ3 einher. Patienten mit idiopathischer ZNS-Hypersomnie beklagen eine verlängerte Gesamtschlafzeit. Verlängerte Nachtschlafphasen oder Schlafphasen tagsüber können die erhöhte Tagesmüdigkeit nicht bessern. Der Tagesschlaf wird im Gegensatz zur Narkolepsie als nicht erholsam eingestuft. Häufiger als bei der Narkolepsie liegen begleitende affektive Störungen vor. Die PSG zeigt in der Regel eine verkürzte Einschlaflatenz und verlängerte Gesamtschlafzeit bei normaler Schlafarchitektur. Die mittlere Einschlaflatenz im MSLT ist meist auf grenzwertig pathologische Werte zwischen 6 und 10 Minuten verkürzt, REM zu Schlafbeginn tritt jedoch nicht auf. Differentialdiagnostisch muss sie gegen die Narkolepsie (hier Kataplexien), ein Fatigue-Syndrom, schlafbezogene Atemstörungen und periodische Hypersomnien (Klein-Levine-Syndrom) abgegrenzt werden.

#### *Epidemiologie und Verlauf*

Die idiopathische ZNS-Hypersomnie ist wahrscheinlich seltener als die Narkolepsie. Die Prävalenz wird möglicherweise unterschätzt, da die Diagnosekriterien weniger klar sind als die der Narkolepsie und kein spezifischer diagnostischer Marker existiert. Die Symptome manifestieren sich im Erwachsenenalter. Verlässliche Daten über den Erkrankungsverlauf liegen nicht vor. Spontanremissionen sind nicht beschrieben.

#### *Therapeutische Prinzipien*

Die Behandlung besteht wie bei der Narkolepsie in der Einnahme von Stimulanzien (siehe Therapie der Narkolepsie, **Tab. D 11.4**) und Änderungen in der Lebensführung (schlafhygienische Maßnahmen). Modafinil ist möglicherweise eine wirksame Therapieoption (Billiard und Sonka 2016) (↑, C). Die Therapieresponse ist typischerweise nicht so robust wie bei der Narkolepsie.

### D 11.3.3.4 Neurologische Erkrankungen mit erhöhter Tagesschläfrigkeit oder -müdigkeit

#### *Klinik*

Exzessive Tagesschläfrigkeit oder -müdigkeit ist neben anderen Merkmalen ein Symptom vieler, besonders chronisch verlaufender, neurologischer Erkrankungen. Strukturelle Hirnläsionen wie Schlaganfälle, Tumoren, Zysten, Abszesse, Hämatome, Gefäßmissbildungen und Multiple Sklerose können mit erhöhter Tagesschläfrigkeit oder -müdigkeit einhergehen. Die Schläfrigkeit resultiert dann entweder direkt aus der Schädigung bestimmter Hirnareale (insbesondere der Formatio reticularis im Hirnstamm oder mittelliniennaher dienzephaler Strukturen), aus einer durch die Schädigung hervorgerufenen Behinderung (z. B. Hemiparese) oder aus andersartigen Krankheitsfolgen mit Störung der Schlafkontinuität (z. B. nächtliche epileptische Anfälle oder sekundäre schlafbezogene Atmungsstörungen) (Hermann und Bassetti 2009). Hypersomnien infolge paramedianer thalamischer Schädigungen sind besonders ausgeprägt (Hermann et al. 2008). Sie sind Folge einer verstärkten Schlaffragmentierung und sowohl auf die Zerstörung von Schlafspindelgeneratoren als auch auf die Schädigung aszendierender retikulärer Aktivierungssysteme zurückzuführen. Patienten mit neuromuskulären Störungen können eine erhöhte Tagesmüdigkeit auf dem Boden schlafbezogener Atmungsstörungen entwickeln (Aboussouan 2015) oder bei periodischen Extremitätenbewegungen im Schlaf (Salminen et al. 2013). Der Verlauf hängt vom Behandlungserfolg der zugrundeliegenden neurologischen Erkrankung ab. In der Regel ist eine suffiziente symptomatische Therapie möglich.

#### *Therapeutische Prinzipien*

Falls keine adäquate Therapieoption der zugrundeliegenden neurologischen Erkrankung existiert, können Stimulanzien (siehe Therapie der Narkolepsie, **Tab. D 11.4**) zur Therapie der exzessiven Tagesmüdigkeit eingesetzt werden (↔, C).

#### D 11.3.3.5 Psychiatrische Erkrankungen mit erhöhter Tagesschläfrigkeit oder -müdigkeit

***Klinik***

Psychiatrische Erkrankungen sind oft mit Schlafstörungen vergesellschaftet (**Kap. D 11.3.1.2**). Dies trifft in besonderem Maße für die Depression zu. Die meisten depressiven Patienten leiden an Insomnie, manche klagen aber zusätzlich über erhöhte Tagesschläfrigkeit oder -müdigkeit. Letztere erhalten häufig die Diagnose einer atypischen Depression oder einer Depression mit atypischen Eigenschaften nach DSM-IV. Diese Patienten sprechen wahrscheinlich eher auf MAO-Hemmer und möglicherweise auf NSRI an, als auf andere Antidepressiva. Bei manchen Patienten wird auch eine psychogene Hypersomnie diagnostiziert (Vgontzas et al. 2000). Es besteht eine erhöhte Tagesmüdigkeit und im MSLT kommt es – nicht unbedingt – zu grenzwertig pathologischen Einschlaflatenzen von 7–10 Minuten. Nächtliche PSG zeigen, dass die Patienten lange Zeit im Bett verbringen und eine niedrige Schlafeffizienz aufweisen.

***Epidemiologie und Verlauf***

Häufig handelt es sich bei den Erkrankten um junge Erwachsene. Der Verlauf der Erkrankung hängt vor allem vom Behandlungserfolg der zugrundeliegenden psychiatrischen Erkrankung ab.

***Therapeutische Prinzipien***

Zusätzlich zur adäquaten Therapie der psychiatrischen Erkrankung sprechen manche Patienten auf die Anwendung von Stressbewältigungsmechanismen an sowie auf schlafhygienische Maßnahmen (**Kasten D 11.1**) mit einer Reduktion der im Bett verbrachten Zeit und reduzierter Schlafdauer. Eine Lichttherapie direkt nach dem Aufstehen (z. B. 2 500 Lux für 2 h, handelsübliche Lichttherapiegeräte) ist nützlich (↑, B).

#### D 11.3.3.6 Schlafbezogene Atmungsstörungen

***Klinik***

Schlafbezogene Atmungsstörungen (SBAS) sind sehr häufig Ursache einer Fragmentierung des Nachtschlafes mit konsekutiver Tagesmüdigkeit. Die obstruktive Schlafapnoe (OSA) wurde als erste schlafbezogene Atmungsstörung beschrieben. Sie tritt vor allem, aber nicht ausschließlich, bei schnarchenden, übergewichtigen Personen auf. Im Schlaf, der mit einer physiologischen Herabsetzung des Muskeltonus einhergeht, können sich die (zu engen) Atemwege durch einen Kollaps verlegen. Während des Wachzustands ist der Muskeltonus typischerweise hoch genug, um einen Kollaps zu vermeiden (Schwab et al. 1993). Ein kompletter Kollaps der Luftwege während des Schlafs führt zu Atempausen (Apnoe) und konsekutiv zu Sauerstoffentsättigungen (**Abb. D 11.1**). Schwere Schnarcher zeigen zu Schlafbeginn einen höheren supraglottischen Atemwegswiderstand als Gesunde (Schwab et al. 2003). Die Apnoen und Sauerstoffentsättigungen führen jeweils zu Arousalreaktionen und damit zu einer Fragmentierung der Schlafstruktur. Aufgrund der Aufwachreaktion erreicht der Muskeltonus wieder Werte des Wachzustandes. Die Atemwegsmuskulatur wird tonisiert, der Atemweg weiter und die Atmung wieder freigegeben. Schläft der Betroffene wieder ein und wird damit der Muskeltonus wieder geringer, wiederholt sich dieser Mechanismus. Falls die OSA mit erhöhter Tagesmüdigkeit einhergeht, wird die Störung als obstruktives Schlafapnoe-Syndrom (OSAS) bezeichnet. Weitere mit einer OSA assoziierte Beschwerden, die zur Durchführung einer Respirographie oder PSG veranlassen können, sind nächtlicher Harndrang, Impotenz und morgendlich betonte holozephale oder frontal betonte Kopfschmerzen. Mehr als fünf obstruktive Apnoen pro Stunde Gesamtschlafzeit (Apnoe-Index) wurden mehrheitlich als pathologischer Wert akzeptiert, obwohl die klinische Relevanz von Werten knapp über fünf pro Stunde diskutiert wird. Es zeigte sich jedoch, dass ein Apnoe-Index von über fünf pro Stunde mit einem deutlich erhöhten Risiko für eine Exazerbation der schlafbezogenen Atmungsstörung unter milden Stresssituationen, wie z. B. Schlafentzug oder geringe Mengen Alkohol zur Bettgehzeit, einhergeht (Guilleminault et al. 1984).

Das OSAS hat negative Auswirkungen auf die körperliche und kognitive Leistungsfähigkeit, verursacht leichte Ablenkbarkeit und erhöhte Tagesmüdigkeit (Guglielmi et al. 2014).

Neben der Obstruktion der Atemwege gibt es aber auch weniger dramatisch verlaufende schlafbezogene Atmungsstörungen: Hierbei kommt es zu einem inkompletten Atemwegskollaps während des Schlafs, der nur zu einem reduzierten Luftstrom, genannt Hypopnoe, führt. Eine noch mildere Form der schlafbezogenen Atmungsstörung stellt das obere Atemwegswiderstands-Syndrom (Upper Airway Resistance Syndrom, UARS) dar (de Godoy et al. 2016). Es ist durch Phasen mit erhöhtem Atemwegswiderstand definiert, die auf ähnlichen Mechanismen wie bei der OSA beruhen. Die normale Atmung bleibt nur aufgrund einer vermehrten Atemanstrengung erhalten.

Aus pathophysiologische Studien, Fall-Kontroll-Studien und populationsbasierten Studien ist inzwischen klar, dass die OSA durch massive Blutdruckanstiege während der Apnoen zu sekundärer arterieller Hypertonie, Atherosklerose und kardialer Arrhythmie führt (Hermann und Bassetti 2009; Hung et al. 1990; Yaggi et al. 2005; Young et al. 2014) und einen unabhängigen Risikofaktor für Myokardinfarkt und Hirninfarkt darstellt (Hermann und Bassetti 2016).

Schlafapnoen, die ohne Kollaps der oberen Luftwege oder vermehrte Atmungsanstrengungen auftreten, werden als zentrale Schlafapnoen (ZSA) bezeichnet (**Abb. D 11.1**). Die ZSA kann mit einer Herzinsuffizienz und Vorhofflimmern (Matassini et al. 2015) oder mit neurologischen Erkrankungen (z. B. Myasthenia gravis, amyotrophe Lateralsklerose, Muskeldystrophien) einhergehen, bei einem Teil der Patienten aber auch Folge einer zentralnervösen Schädigung sein (Hermann et al. 2007). Die ZSA ist weniger häufig als die OSA mit erhöhter Tagesmüdigkeit assoziiert (Grimm et al. 2014).

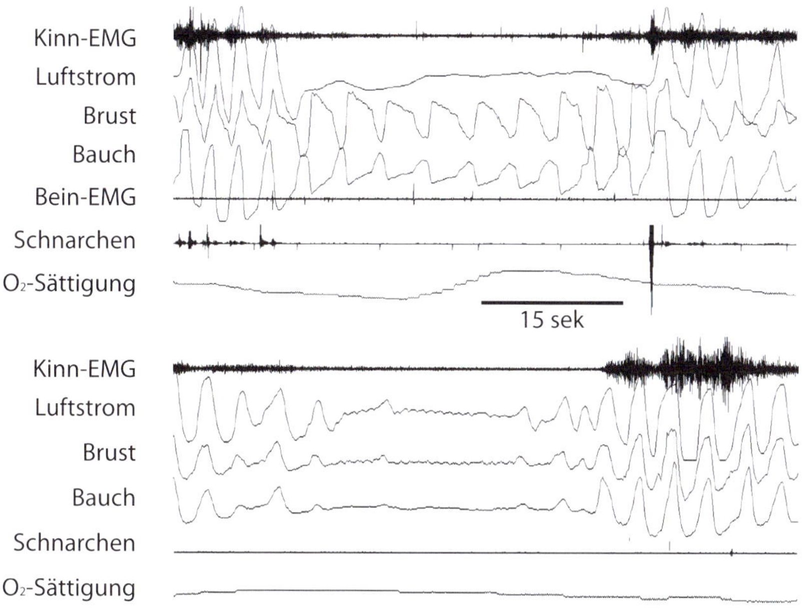


**Abb. D 11.1:** Obstruktive (oben) und zentrale (unten) Apnoe. Aufgetragen über die Zeit sieht man im Fall der obstruktiven Apnoe die fortbestehende Atemanstrengung ohne Atemfluss. Bei der zentralen Apnoe fehlt jegliche Atemarbeit.

***Epidemiologie und Verlauf***

In den USA leiden etwa 4 % aller Frauen und etwa 8 % aller Männer mittleren Alters an einem OSAS (Guglielmi et al. 2014). Daten zu Prävalenz und Geschlechterverteilung der ZSA sind rar und uneinheitlich. Bei übergewichtigen Patienten verringert sich die Schwere des Schlafapnoe-Syndroms mit Gewichtsabnahme. Spontanremissionen sind nicht beschrieben.

***Therapeutische Prinzipien***

Die häufigste Behandlung für Patienten mit einer OSA ist die nasale kontinuierliche nächtliche Überdruckbeatmung (nasal continuous positive airway pressure, nCPAP) (↑↑, A). Sie hilft auch in manchen Fällen einer ZSA (**Tab. D 11.5**). Die Erfahrung zeigt, dass eine gute Compliance des Patienten hinsichtlich der täglichen Benutzung eines Überdruckbeatmungsgeräts nur bei entsprechendem Leidensdruck (Schnarchen, Tagesmüdigkeit etc.) zu erwarten ist, und wenn durch die Therapie eine Verbesserung dieser Beschwerden zu erzielen ist. Eine Reduktion des erhöhten Risikos für Folgeerkrankungen durch nächtliche Überdruckbeatmung wurde unter anderem für die arterielle Hypertonie (Janney et al. 2016; Peppard et al. 2000) und für die Verbesserung der linksventrikulären Funktion (Gottlieb et al. 2014) nachgewiesen (↑↑, A). Es gibt zudem Hinweise auf eine verringerte kardiovaskuläre Morbidität und Mortalität sowie eine verbesserte Erholung nach Schlaganfällen (Gottlieb et al. 2013; Hermann und Bassetti 2016), weshalb die American Heart Association in ihren neuesten Stellungnahmen empfehlt, dass bei Patienten mit Schlaganfall eine PSG durchgeführt wird und bei vorliegendem OSA eine nCPAP-Behand-

**Tab. D 11.5:** Therapie der schlafbezogenen Atemstörungen

| Diagnose | Symptome | Typische PSG-Kriterien | Pragmatische Therapie |
|---|---|---|---|
| Obstruktives Schlafapnoe-Syndrom (OSAS) | Exzessive Tagesmüdigkeit, morgendliche Kopfschmerzen, arterielle Hypertonie, nächtlicher Harndrang, Impotenz, gastroösophagealer Reflux, Depression | > 5 obstruktive Apnoen/Hypopnoen pro Stunde Gesamtschlafzeit | Nasale kontinuierliche Überdruckbeatmung (↑↑, A), HNO-Chirurgie (↔, B), Zahnschiene (↑↑, A), Gewichtabnahme (↑↑, A). Bei milden Formen: Acetazolamid 250–1000 mg vor dem Zubettgehen (↔, B); Theophyllin |
| Oberes Atemwegswiderstands-Syndrom (UARS) | Schlaffragmentierung, Tagesmüdigkeit | Aufwachreaktionen, repetitive Erhöhung des Ösophagusdrucks | Siehe obstruktives Schlafapnoe-Syndrom |
| Zentrales Schlafapnoe-Syndrom (ZSAS) | Schlaffragmentierung, Tagesmüdigkeit | Zentrale Apnoen im Schlaf mit Aufwachreaktionen | Siehe obstruktives Schlafapnoe-Syndrom. Alternativ Sauerstoff (2–3 l/Minute) (↑↑), nasale Bi-Level-Überdruckbeatmung (↑, A) |

lung erfolgen kann (Kernan et al. 2014; Hermann und Bassetti 2016) (↑, B). Allerdings wurden die Ergebnisse zur Risikoreduktion in einer großen randomisierten Studie nicht bestätigt (McEvoy et al. 2016). Diese Studie ist kritisch zu diskutieren. Sie wurde zwar methodisch sehr sauber angelegt, jedoch wurden durch die scharfen Kriterien Patienten mit schwerem OSAS nicht eingeschlossen. Zudem lag die Nutzungsdauer der CPAP-Therapie im Mittel nur bei 3,3 Stunden.
Für obstruktive Schlafapnoen ist in aller Regel die nCPAP-Behandlung (individuell angepasster Druck: 4–14 mbar, in Einzelfällen auch mehr) erfolgreich (↑↑, A). Manchmal führt jedoch die Behandlung des OSAS mit nCPAP zum Auftreten von vermehrten zentralen Schlafapnoen. Hier kann eine zusätzliche Therapie mit Sauerstoff über Nasenbrille (1,5–3 l/Minute) hilfreich sein (↔, B). In speziellen Fällen, z. B. bei manchen zentral betonten Schlafapnoen, bei einigen neurologischen Erkrankungen wie ALS, Myasthenia gravis oder bei Myopathien, ist eine nächtliche nasale Überdruckbeatmung (BiPAP) notwendig, da die muskuläre Atemleistung eingeschränkt und unter nCPAP-Therapie die Gefahr einer verminderten Abatmung von $CO_2$ mit dem Risiko einer $CO_2$-Narkose besteht (↑↑, A). In Einzelfällen, insbesondere häufig bei fortgeschrittener ALS, muss sogar die Atemfrequenz vorgegeben und eine kontrollierte Überdruckbeatmung durchgeführt werden. Bei Fortschreiten der zugrundeliegenden neurologischen Erkrankung ist z. T. die Umstellung einer initialen CPAP-Therapie zunächst auf BiPAP-Therapie, dann weiter auf kontrollierte Überdruckbeatmung (vorgegebene Atemfrequenz) notwendig. Daher sind regelmäßige schlafpolygraphische Kontrolluntersuchungen durchzuführen.
Zu Beginn der nCPAP-Therapie kommt es bei Patienten mit schwerer Schlafapnoe als Rebound-Phänomen zu einer deutlichen Zunahme von Schlafstadium N3 und R (Issa und Sullivan 1986). Die Länge und Intensität dieses REM- und Tiefschlaf-Rebounds reduziert sich typischerweise innerhalb einer Woche auf normale Werte. Auch die erhöhte Tagesschläfrigkeit bildet sich zurück.
Übergewicht verschlimmert eine OSA. Eine Gewichtsabnahme ist therapeutisch sehr effektiv und sollte daher dringend empfohlen werden (Janney et al. 2016; Peppard et al. 2000) (↑↑, A).
Zahnschienen, die durch ventrale Verlagerung des Unterkiefers den Durchmesser der oberen Atemwege vergrößern, können bei milden Formen des OSA angewendet werden (Ramar et al. 2015). Ihr therapeutischer Erfolg zur Behebung der Atemstörung ist nicht sehr hoch, die Compliance der Patienten jedoch deutlich besser als für CPAP-Beatmung (↑↑, A). Ein HNO-chirurgischer Eingriff (z. B. Uvulo-Palato-Pharyngoplastik) hat zum Ziel, eine im Wachen festgestellte anatomische Enge des oberen Atemwegslumens zu erweitern. Ohne den Nachweis einer deutlichen Enge sind diese Eingriffe wenig hilfreich. Patienten mit mildem bis mittelschwerem Schlafapnoe-Syndrom (Apnoe-Index < 30/Stunde, BMI < 30 kg/$m^2$ nach den Richtlinien der Deutschen Gesellschaft für HNO), milder klinischer Symptomatik und dem Nachweis einer deutlichen Enge des Atemwegslumens sollten über die Möglichkeit einer chirurgischen Behandlung aufgeklärt werden (↔, B).

## D 11.3.4 Zirkadiane Störungen

Die Verteilung von Wach- und Schlafphasen über die 24-Stunden-Tag-Nacht-Periode wird ebenso wie fast alle anderen Körperfunktionen (Hormone, Muskelkraft, Magen-Darm-Tätigkeit) durch das zirkadiane System gesteuert. Den endogenen Rhythmus synchronisieren externe Zeitgeber (Licht, Schlafen, Essensaufnahme, physische Aktivität). Zirkadiane Störungen können als Synchronisationsstörungen von externem und internem Rhythmus verstanden werden. Vorübergehende Situationen dieser Art bereiten keine diagnostischen Schwierigkeiten, z. B. nach Reisen über mehrere Zeitzonen: Der interne Rhythmus läuft noch synchron zur alten Zeitzone, während der Patient schon versucht, sich äußerlich der Zeitstruktur der neuen Zeitzone anzupassen. Im Gegensatz dazu können chronische Zustände dieser Art ohne ausführliche Aktivitäts- und Schlafanamnese leicht übersehen werden. Ursache sind oft soziale, zum Beispiel berufliche Bedingungen (Wittmann et al. 2006). Zur Bestimmung des Chronotyps sind Fragebögen gut geeignet (Zavada et al. 2005).

### D 11.3.4.1 Syndrom der späten Schlafphase (delayed sleep phase syndrome, DSPS)

***Klinik***
Die Patienten zeigen die zirkadiane Tendenz, die Hauptschlafphase später zu beginnen und zu beenden, sie haben eine normale Schlafarchitektur und -qualität, jedoch wird die Hauptschlafphase zu Zeiten abgehalten, in denen sie eine Störung der alltäglichen Aktivitäten verursacht und das Sozialleben stört. Die Schlafphasenverschiebung kann fälschlicherweise für eine Insomnie gehalten werden, da die Patienten oft nur über Einschlafprobleme klagen. Häufig kommen psychiatrische Auffälligkeiten hinzu (auch Persönlichkeitsstörungen). Diese müssen bei einer Behandlung berücksichtigt werden.

***Epidemiologie und Verlauf***
Das Syndrom der späten Schlafphase tritt häufig während der Pubertät auf und beruht dann auf einer entwicklungsbedingten Änderung des Chronotyps (Roenneberg et al. 2004).

***Therapeutische Prinzipien***
Behandlungsstrategien beinhalten schlafhygienische Maßnahmen (**Kasten D 11.1**), Lichttherapie morgens unmittelbar nach dem Aufstehen und Melatonin (2–6 mg) am Abend (ca. 20:00 Uhr des physiologischen Rhythmus) (Zisapel 2001) (↑, C).

### D 11.3.4.2 Syndrom der frühen Schlafphase (advance sleep phase syndrome, ASPS)

***Klinik***
Eine weitere chronische zirkadiane Störung stellt das Syndrom der frühen Schlafphase dar (Wagner 1996); sie ist gekennzeichnet durch eine Vorverlegung der Hauptschlafphase bei normaler Schlafarchitektur und -qualität. Wie beim Syndrom der

späten Schlafphase ist auch hier die Diskrepanz zwischen biologischem Takt und Zeitstruktur der (sozialen) Umgebung für den Patienten belastend. Leicht werden diese Patienten als depressiv fehldiagnostiziert, insbesondere da sie über frühmorgendliches Erwachen klagen. Eine umfassende Anamnese, u. U. unter Zuhilfenahme von Schlaftagebüchern oder einer Aktigraphie über einige Tage, führt zur richtigen Diagnose.

#### *Epidemiologie und Verlauf*

Das Syndrom der frühen Schlafphase tritt v. a. bei alten, insbesondere im Heim wohnenden Menschen auf, bei denen die abendlichen sozialen Aktivitäten versiegen.

#### *Therapeutische Prinzipien*

Die Behandlung basiert auf schlafhygienischen Maßnahmen (**Kasten D 11.1**), Lichttherapie unmittelbar vor dem Zubettgehen und ggf. Melatonin direkt nach dem Aufwachen (Sharkey und Eastman 2002) (↑, B).

### D 11.3.4.3 Schichtarbeitersyndrom

#### *Klinik*

Erhöhte Tagesschläfrigkeit findet sich bei Schichtarbeitern, die zu einer reduzierten Gesamtschlafzeit innerhalb der 24-Stunden-Periode und einer Störung ihrer zirkadianen Rhythmik tendieren (Akerstedt 2005). Die gesundheitliche Beeinträchtigung durch Schichtarbeit ist mittlerweile gut bekannt, von der WHO wird Schichtarbeit mittlerweile sogar als mögliches Karzinogen definiert (Pan et al. 2011; Schernhammer et al. 2013). Zur Evaluation bieten sich Fragebögen und Aktigraphie an (Morgenthaler et al. 2007).

#### *Epidemiologie und Verlauf*

Bis zu 20 % der Arbeitskräfte in den industrialisierten Ländern arbeiten regelmäßig im Wechselschichtbetrieb, von diesen haben bis zu 30 % klinische relevante Störungen des zirkadianen Systems (Wright et al. 2015).

#### *Therapeutische Prinzipien*

Prinzipiell könnte die Einführung von Schlafpausen, Anpassung des zirkadianen Systems oder die Verwendung von Stimulanzien oder Hypnotika helfen (Sack et al. 2007). Vor Letzterem muss angesichts der zu erwartenden jahrelangen Einnahme hinsichtlich eines unkritischen Gebrauchs gewarnt werden. Die Einnahme von Melatonin zur besseren Anpassung der inneren Uhr zeigte in bisherigen Studien gemischte Ergebnisse (Czeisler et al. 2005). Zwar konnten die biologischen Parameter der inneren Uhr (z. B. Körpertemperatur) gut umgestellt werden, dies schlug sich aber nicht konsistent in subjektiven Verbesserungen des Schlafs oder der Müdigkeit nieder (Crowley und Eastman 2015) (↔, C). Der Einsatz von hellem Licht zur zirkadianen Synchronisation hat gute Ergebnisse gezeigt (Crowley et al. 2003) (↔, C), die Kombination der beiden Prinzipien verbessert die Anpassung weiter (Crowley und Eastman 2015). Allerdings ist bisher nicht untersucht, wie sich diese Interventionen auf mögliche karzinogene Effekte der Schichtarbeit auswirken.

### D 11.3.4.4 Andere Störungen des circadianen Rhythmus

#### *Klinik*

Patienten mit einem Nicht-24-Stunden-Schlaf-Wach-Syndrom sind selten (Hayakawa et al. 2005). Viele dieser Patienten sind leitungsblind, d. h. sie können Lichtinformation nicht oder nicht ausreichend an den Nucleus suprachiasmaticus weiterleiten. Aus diesem Grund passt sich ihre innere Uhr nicht an den externen 24-Stunden-Rhythmus an. Die innere Uhr läuft frei, was in der Regel zu einer schrittweisen Verschiebung aller Rhythmen, und damit auch des Schlafs führt. Mit der Zeit wird sich die Hauptschlafphase über die 24-Stunden-Tageszeit bewegen. Die Symptome, die der Patient beklagt, variieren deshalb je nach Phasenbeziehung der inneren Uhr zum externen 24-Stunden-Tag.



#### *Epidemiologie und Verlauf*

Mehrheitlich tritt das Nicht-24-Stunden-Schlaf-Wach-Syndrom bei (Leitungs-)Blinden auf und remittiert nicht spontan. Selten kann diese Störung auch bei Patienten mit struktureller Pathologie des Nucleus suprachiasmaticus auftreten.

#### *Therapeutische Prinzipien*

Bei nicht-leitungsblinden Patienten kann Lichttherapie direkt nach der physiologischen Schlafphase eine Vorverschiebung der zirkadianen Phase, Lichttherapie unmittelbar vor der physiologischen Schlafphase eine Nachverschiebung bewirken. Der abendliche Einsatz von Melatonin war bei blinden Patienten wirksam (Sack et al. 2000) (↑↑, A). Neu zugelassen für blinde Patienten mit einem Nicht-24-Stunden-Schlaf-Wach-Syndrom (Non-24) ist Tasimelteon, ein Melatoninrezeptoragonist, welcher durch eine höhere Bindung an den MT2-Rezeptoren des suprachiasmatischen Nucleus eine bessere Synchronisation herstellen kann (Lockley et al. 2015) (↑↑, A).

## Literatur


Aboussouan LS. Sleep-disordered breathing in neuromuscular disease. Am J Respir Crit Care Med 2015; 191: 979–989.

Akerstedt T. Shift work and sleep disorders. Sleep 2005; 28: 9–11.

Alvaro PK, Roberts RM, Harris JK. The independent relationships between insomnia, depression, subtypes of anxiety, and chronotype during adolescence. Sleep Med 2014; 15: 934–941.

Arnardóttir H, Þorsteinsson H, Karlsson KA. Dynamics of sleep-wake cyclicity at night across the human lifespan. Front Neurol 2010; 1: 156.

Auger RR, Varghese R, Silber MH, Slocumb NL. Total sleep time obtained from actigraphy versus sleep logs in an academic sleep center and impact on further sleep testing. Nat Sci Sleep 2013; 5: 125–131.

Backhaus J, Hohagen F, Voderholzer U, Riemann D. Long-term effectiveness of a short-term cognitive-behavioral group treatment for primary insomnia. Eur Arch Psychiatry Clin Neurosci 2001; 251: 35–41.

Bassetti C, Aldrich M. Idiopathic hypersomnia. A series of 42 patients. Brain 1997; 120: 1423–1435.

Bassetti CL, Hermann D. Sleep and stroke. In: Montagna P, Chokroverty S, eds. Handbook of clinical Neurology. Amsterdam: Elsevier; 2011. 1051–1072.

Bathgate CJ, Edinger JD, Wyatt JK, Krystal AD. Objective but Not Subjective Short Sleep Duration Associated with Increased Risk for Hypertension in Individuals with Insomnia. Sleep 2016; 39: 1037–1045.

Baumann CR, Bassetti CL. Hypocretins (orexins) and sleep-wake disorders. Lancet Neurol 2005; 4: 673–682.

Beaumont M, Batéjat D, Coste O, Doireau P, Chauffard F, Enslen M et al. Recovery after prolonged sleep deprivation: Residual effects of slow-release caffeine on recovery sleep, sleepiness and cognitive functions. Neuropsychobiology 2005; 51: 16–27.

Billiard M, Bassetti C, Dauvilliers Y, Dolenc-Groselj L, Lammers GJ, Mayer G et al. EFNS guidelines on management of narcolepsy. Eur J Neurol 2006; 13: 1035–1048.

Billiard M, Sonka K. Idiopathic hypersomnia. Sleep Med Rev 2016; 29: 23–33.

Breslau N, Roth T, Rosenthal L, Andreski P. Sleep disturbance and psychiatric disorders: a longitudinal epidemiological study of young adults. Biol Psychiatry 1996; 39: 411–418.

Brower KJ. Insomnia, alcoholism and relapse. Sleep Med Rev 2003, 7. 523–539.

Carskadon MA, Dement WC, Mitler MM, Roth T, Westbrook PR, Keenan S. Guidelines for the multiple sleep latency test (MSLT): a standard measure of sleepiness. Sleep 1986; 9: 519–524.

Carskadon MA, Dement WC. Normal Human Sleep: An Overview. In: Kryger MH, Roth T, Dement WC, eds. Principles and practice of sleep medicine. Philadelphia: Saunders; 2011. 16–26.

Chien KL, Chen PC, Hsu HC, Su TC, Sung FC, Chen MF et al. Habitual sleep duration and insomnia and the risk of cardiovascular events and all-cause death: report from a community-based cohort. Sleep 2010; 33: 177–184.

Clark I, Landolt HP. Coffee, caffeine, and sleep: A systematic review of epidemiological studies and randomized controlled trials. Sleep Med Rev 2017; 31: 70–78.

Coelho FMS, Georgsson H, Murray BJ. Benefit of Repeat Multiple Sleep Latency Testing in Confirming a Possible Narcolepsy Diagnosis. J Clin Neurophysiol 2011; 28: 412.

Crowley SJ and Eastman CI. Phase advancing human circadian rhythms with morning bright light, afternoon melatonin, and gradually shifted sleep: Can we reduce morning bright-light duration? Sleep Med 2015; 16: 288–297.

Crowley SJ, Lee C, Tseng CY, Fogg LF, Eastman CI. Combinations of Bright Light, Scheduled Dark, Sunglasses, and Melatonin to Facilitate Circadian Entrainment to Night Shift Work. J Biol Rhythms 2003; 18: 513–523.

Czeisler CA, Walsh JK, Roth T, Hughes RJ, Wright KP, Kingsbury L et al. Modafinil for excessive sleepiness associated with shift-work sleep disorder. N Engl J Med 2005; 353: 476–486.

Dauvilliers Y, Bassetti C, Lammers GJ, Arnulf I, Mayer G, Rodenbeck A, Lehert P, Ding CL, Lecomte JM, Schwartz JC; HARMONY I study group. Pitolisant versus placebo or modafinil in patients with narcolepsy: a double-blind, randomised trial. Lancet Neurol 2013; 12: 1068–1075.

DGSM. S3-Leitlinie – Nicht erholsamer Schlaf. Somnologie 2009; 13: 1–160.

Eisensehr I, Linke R, Noachtar S, Schwarz J, Gildehaus FJ, Tatsch K. Reduced striatal dopamine transporters in idiopathic rapid eye movement sleep behaviour disorder. Comparison with Parkinson's disease and controls. Brain 2000; 123: 1155–1160.

Espie CA, Barrie LM, Forgan GS. Comparative investigation of the psychophysiologic and idiopathic insomnia disorder phenotypes: psychologic characteristics, patients' perspectives, and implications for clinical management. Sleep 2012; 35: 385–393.

Ferri R, Fulda S, Manconi M, Högl B, Ehrmann L, Ferini-Strambi L et al. Night-to-night variability of periodic leg movements during sleep in restless legs syndrome and periodic limb movement disorder: Comparison between the periodicity index and the PLMS index. Sleep Med 2013; 14: 293–296.

Ferri R, Marelli S, Ferini-Strambi L, Oldani A, Colli F, Schenck CH et al. An observational clinical and video-polysomnographic study of the effects of clonazepam in REM sleep behavior disorder. Sleep Med 2013; 14: 24–29.

Fontana A, Gast H, Reith W, Recher M, Birchler T, Bassetti CL. Narcolepsy: Autoimmunity, effector T cell activation due to infection, or T cell independent, major histocompatibility complex class II induced neuronal loss. Brain 2010; 133: 1300–1311.

Fulda S, Hornyak M, Müller K, Cerny L. Development and validation of the Munich Parasomnia Screening (MUPS). Somnologie 2008; 12: 56.

Gillin J, Spinweber CL, Johnson LC. Rebound insomnia: A critical review. J Clin Psychopharmacol 1989; 9: 161–172.

de Godoy LBM, Luz GP, Palombini LO, E Silva LO, Hoshino W, Guimarães TM et al. Upper Airway Resistance Syndrome Patients Have Worse Sleep Quality Compared to Mild Obstructive Sleep Apnea. PLoS One 2016; 11: e0156244.

Gottlieb DJ, Craig SE, Lorenzi-Filho G, Heeley E, Redline S, McEvoy RD et al. Sleep Apnea Cardiovascular Clinical Trials-Current Status and Steps Forward: The International Collaboration of Sleep Apnea Cardiovascular Trialists. Sleep 2013; 36: 975–980.

Gottlieb DJ, Punjabi NM, Mehra R, Patel SR, Quan SF, Babineau DC et al. CPAP versus oxygen in obstructive sleep apnea. N Engl J Med 2014; 370: 2276–2285.

Grimm W, Hildebrandt O, Nell C, Koehler U. Excessive daytime sleepiness and central sleep apnea in patients with stable heart failure. Int J Cardiol 2014; 176: 1447–1448.

Guaita M, Högl B. Current Treatments of Bruxism. Curr Treat Options Neurol 2016; 18: 1–15.

Guglielmi O, Jurado-Gámez B, Gude F, Buela-Casal G. Job stress, burnout, and job satisfaction in sleep apnea patients. Sleep Med 2014; 15: 1025–1030.

Guilleminault C, Clerk A, Black J, Labanowski M, Pelayo R, Claman D. Nondrug treatment trials in psychophysiologic insomnia. Arch Intern Med 1995; 155: 838–844.

Guilleminault C, Silvestri R, Mondini S, Coburn S. Aging and sleep apnea: action of benzodiazepine, acetazolamide, alcohol, and sleep deprivation in a healthy elderly group. J Gerontol 1984; 39: 655–661.

Hartescu I, Morgan K, Stevinson CD. Increased physical activity improves sleep and mood outcomes in inactive people with insomnia: a randomized controlled trial. J Sleep Res 2015; 24: 526–534.

Hayakawa T, Uchiyama M, Kamei Y, Shibui K, Tagaya H, Asada T et al. Clinical analyses of sighted patients with non-24-hour sleep-wake syndrome: a study of 57 consecutively diagnosed cases. Sleep 2005; 28: 945–952.

Hermann DM, Bassetti CL. Sleep-related breathing and sleep-wake disturbances in ischemic stroke. Neurology 2009; 73: 1313–1322.

Hermann DM, Siccoli M, Brugger P, Wachter K, Mathis J, Achermann P et al. Evolution of neurological, neuropsychological and sleep-wake disturbances after paramedian thalamic stroke. Stroke 2008; 39: 62–68.

Hermann DM, Siccoli M, Kirov P, Gugger M, Bassetti CL. Central periodic breathing during sleep in acute ischemic stroke. Stroke 2007; 38: 1082–1084.

Hermann DM, Bassetti CL. Role of sleep-disordered breathing and sleep-wake disturbances for stroke and stroke recovery. Neurology 2016 epub Sep 27 2016.

Hla KM, Young T, Finn L, Peppard PE, Szklo-Coxe M, Stubbs M. Longitudinal association of sleep-disordered breathing and nondipping of nocturnal blood pressure in the Wisconsin Sleep Cohort Study. Sleep 2008; 31: 795–800.

Hoddes E, Zarcone V, Smythe H, Phillips R, Dement WC. Quantification of sleepiness: A new approach. Psychophysiology 1973; 10: 431–436.

Hong SC, Lin L, Jeong JH, Shin YK, Han JH, Lee JH et al. A study of the diagnostic utility of HLA typing, CSF hypocretin-1 measurements, and MSLT testing for the diagnosis of narcolepsy in 163 Korean patients with unexplained excessive daytime sleepiness. Sleep 2006; 29: 1429–1438.

Hoque R, Chesson AL. Pharmacologically induced/exacerbated restless legs syndrome, periodic limb movements of sleep, and REM behavior disorder/REM sleep without atonia: literature review, qualitative scoring, and comparative analysis. J Clin Sleep Med 2010; 6: 79–83.

Horne JA, Ostberg O. A self-assessment questionnaire to determine morningness-eveningness in human circadian rhythms. Int J Chronobiol 1976; 4: 97–110.

Hung J, Whitford EG, Parsons RW, Hillman DR. Association of sleep apnoea with myocardial infarction in men. Lancet 1990; 336: 261–264.

Iranzo A, Molinuevo JL, Santamaría J, Serradell M, Martí MJ, Valldeoriola F et al. Rapid-eye-movement sleep behaviour disorder as an early marker for a neurodegenerative disorder: a descriptive study. Lancet Neurol 2006; 5: 572–577.

Iranzo A, Tolosa E, Gelpi E, Molinuevo JL, Valldeoriola F, Serradell M et al. Neurodegenerative disease status and post-mortem pathology in idiopathic rapid-eye-movement sleep behaviour disorder: An observational cohort study. Lancet Neurol 2013; 12: 443–453.

Issa FG, Sullivan CE. The immediate effects of nasal continuous positive airway pressure treatment on sleep pattern in patients with obstructive sleep apnea syndrome. Electroencephalogr Clin Neurophysiol 1986; 63: 10–17.

Janney CA, Kilbourne AM, Germain A, Lai Z, Hoerster KD, Goodrich DE et al. The Influence of Sleep Disordered Breathing on Weight Loss in a National Weight Management Program. Sleep 2016; 39: 59–65.

Johns MW. A new method for measuring daytime sleepiness: the Epworth sleepiness scale. Sleep 1991; 14: 540–545.

Johns MW. Reliability and factor analysis of the Epworth Sleepiness Scale. Sleep 1992; 15: 376–381.

Johnson EO, Breslau N. Sleep problems and substance use in adolescence. Drug Alcohol Depend 2001; 64: 1–7.

Kaltenthaler E, Parry G, Beverley C, Ferriter M. Computerised cognitive-behavioural therapy for depression: Systematic review. Br J Psychiatry 2008; 193: 181–184.

Kernan WN, Ovbiagele B, Black HR et al. Guidelines for the prevention of stroke in patients with stroke and transient ischemic attack: a guideline for healthcare professionals from the American Heart Association/American Stroke Association. Stroke 2014; 45: 2160–2236.

Krystal AD, Erman M, Zammit GK, Soubrane C, Roth T, ZOLONG Study Group. Long-term efficacy and safety of zolpidem extended-release 12.5 mg, administered 3 to 7 nights per week for 24 weeks, in patients with chronic primary insomnia: a 6-month, randomized, double-blind, placebo-controlled, parallel-group, multicenter study. Sleep 2008; 31: 79–90.

Kushida C, Littner MR, Morgenthaler T, Alessi C, Bailey D, Coleman J et al. Practice parameters for the indications for polysomnography and related procedures: an update for 2005. Sleep 2005; 28: 499–521.

Leppavuori A, Pohjasvaara T, Vataja R, Kaste M, Erkinjuntti T. Insomnia in ischemic stroke patients. Cerebrovasc Dis 2002; 14: 90–97.

Lobbezoo F, Ahlberg J, Glaros AG, Kato T, Koyano K, Lavigne GJ et al. Bruxism defined and graded: An international consensus. J Oral Rehabil 2013; 40: 2–4.

Lockley SW, Dressman MA, Licamele L, Xiao C, Fisher DM, Flynn-Evans EE, Hull JT, Torres R, Lavedan C, Polymeropoulos MH. Tasimelteon for non-24-hour sleep-wake disorder in totally blind people (SET and RESET): two multicentre, randomised, double-masked, placebo-controlled phase 3 trials. Lancet. 2015; 386: 1754–64.

Lugaresi E, Medori R, Montagna P, Baruzzi A, Cortelli P, Lugaresi A et al. Fatal familial insomnia and dysautonomia with selective degeneration of thalamic nuclei. N Engl J Med 1986; 315: 997–1003.

Mallon L, Broman JE, Hetta J. High incidence of diabetes in men with sleep complaints or short sleep duration: a 12-year follow-up study of a middle-aged population. Diabetes Care 2005; 28: 2762–2767.

Marino M, Li Y, Rueschman MN, Winkelman JW, Ellenbogen JM, Solet JM et al. Measuring sleep: accuracy, sensitivity, and specificity of wrist actigraphy compared to polysomnography. Sleep 2013; 36: 1747–1755.

Matassini MV, Brambatti M, Guerra F, Scappini L, Capucci A. Sleep-disordered breathing and atrial fibrillation: review of the evidence. Cardiol Rev 2015; 23: 79–86.

McEvoy RD, Antic NA, Heeley E, Luo Y, Ou Q, Zhang X, Mediano O, Chen R, Drager LF, Liu Z, Chen G, Du B, McArdle N, Mukherjee S, Tripathi M, Billot L, Li Q, Lorenzi-Filho G, Barbe F, Redline S, Wang J, Arima H, Neal B, White DP, Grunstein RR, Zhong N, Anderson CS; SAVE Investigators and Coordinators. CPAP for Prevention of Cardiovascular Events in Obstructive Sleep Apnea. N Engl J Med 2016; 375: 919–931.

McGrane IR, Leung JG, St Louis EK, Boeve BF. Melatonin therapy for REM sleep behavior disorder: a critical review of evidence. Sleep Med 2015; 16: 19–26.

Menza M, Dobkin RD, Marin H, Bienfait K. Sleep disturbances in Parkinson's disease. Mov Disord 2010; 25 Suppl 1: 117–122.

Michelson D, Snyder E, Paradis E, Chengan-Liu M, Snavely DB, Hutzelmann J et al. Safety and efficacy of suvorexant during 1-year treatment of insomnia with subsequent abrupt treatment discontinuation: a phase 3 randomised, double-blind, placebo-controlled trial. Lancet Neurol 2014; 13: 461–471.

Mignot E, Lammers GJ, Ripley B, Okun M, Nevsimalova S, Overeem S et al. The role of cerebrospinal fluid hypocretin measurement in the diagnosis of narcolepsy and other hypersomnias. Arch Neurol 2002; 59: 1553–1562.

Mignot E, Lin X, Arrigoni J, Macaubas C, Olive F, Hallmayer J et al. DQB1*0602 and DQA1*0102 (DQ1) are better markers than DR2 for narcolepsy in Caucasian and black Americans. Sleep 1994; 17: 60–67.

Mitler MM, Gujavarty KS, Sampson MG, Browman CP. Multiple daytime nap approaches to evaluating the sleepy patient. Sleep 1982; 5 Suppl 2: 119–127.

Morgenthaler T, Kramer M, Alessi C, Friedman L, Boehlecke B, Brown T et al. Practice parameters for the psychological and behavioral treatment of insomnia: an update. An american academy of sleep medicine report. Sleep 2006; 29: 1415–1419.

Morgenthaler TI, Kapur VK, Brown T, Swick TJ, Alessi C, Aurora RN et al. Practice parameters for the treatment of narcolepsy and other hypersomnias of central origin. Sleep 2007; 30: 1705–1711.

Morgenthaler TI, Lee-Chiong T, Alessi C, Friedman L, Aurora RN, Boehlecke B et al. Practice parameters for the clinical evaluation and treatment of circadian rhythm sleep disorders. An American Academy of Sleep Medicine report. Sleep 2007; 30: 1445–1459.

Newell J, Mairesse O, Verbanck P, Neu D. Is a one-night stay in the lab really enough to conclude? First-night effect and night-to-night variability in polysomnographic recordings among different clinical population samples. Psychiatry Res 2012; 200: 795–801.

Nishino S, Ripley B, Overeem S, Lammers GJ, Mignot E. Hypocretin (orexin) deficiency in human narcolepsy. Lancet 2000; 355: 39–40.

Ohayon MM, Caulet M, Guilleminault C. How a general population perceives its sleep and how this relates to the complaint of insomnia. Sleep 1997; 20: 715–723.

Ohayon MM, Guilleminault C, Priest RG. Night terrors, sleepwalking, and confusional arousals in the general population: their frequency and relationship to other sleep and mental disorders. J Clin Psychiatry 1999; 60: 268–276.

Ohayon MM. Epidemiology of insomnia: what we know and what we still need to learn. Sleep Med Rev 2002; 6: 97–111.

Oudiette D, Leu S, Pottier M, Buzare M, Brion A, Arnulf I. Dreamlike mentations during sleepwalking and sleep terrors in adults. Sleep 2009; 32: 1621–1627.

Overeem S, Reading P, Bassetti CL. Narcolepsy. Sleep Med Clin 2012; 7: 263–281.

Pan A, Schernhammer ES, Sun Q, Hu FB. Rotating night shift work and risk of type 2 diabetes: Two prospective cohort studies in women. PLoS Med 2011; 8: e1001141.

Partinen M, Hublin C, Kaprio J, Koskenvuo M, Guilleminault C. Twin studies in narcolepsy. Sleep 1994; 17: 13–16.

Peppard PE, Young T, Palta M, Dempsey J, Skatrud J. Longitudinal study of moderate weight change and sleep-disordered breathing. JAMA 2000; 284: 3015–3021.

Petit D, Pennestri M-H, Paquet J, Desautels A, Zadra A, Vitaro F et al. Childhood Sleepwalking and Sleep Terrors. JAMA Pediatr 2015; 169: 653.

Plazzi G, Corsini R, Provini F, Pierangeli G, Martinelli P, Montagna P et al. REM sleep behavior disorders in multiple system atrophy. Neurology 1997; 48: 1094–1097.

Postuma RB, Gagnon JF, Vendette M, Fantini ML, Massicotte-Marquez J, Montplaisir J. Quantifying the risk of neurodegenerative disease in idiopathic REM sleep behavior disorder. Neurology 2009; 72: 1296–1300.

Qaseem A, Kansagara D, Forciea MA, Cooke M, Denberg TD, Clinical Guidelines Committee of the American College of Physicians. Management of Chronic Insomnia Disorder in Adults: A Clinical Practice Guideline From the American College of Physicians. Ann Intern Med 2016; 165: 125–133.

Ramar K, Dort LC, Katz SG, Lettieri CJ, Harrod CG, Thomas SM et al. Clinical Practice Guideline for the Treatment of Obstructive Sleep Apnea and Snoring with Oral Appliance Therapy: An Update for 2015. J Clin Sleep Med 2015; 11: 773–827.

Rechtschaffen A and Kales A. A manual of standardized terminology, techniques and scoring system for sleep stages of human subjects. Los Angeles: Brain Inf Serv Res Inst; 1968.

Roehrs T, Roth T. Multiple Sleep Latency Test: technical aspects and normal values. J Clin Neurophysiol 1992; 9: 63–67.

Roenneberg T, Daan S, Merrow M. The art of entrainment. J Biol Rhythms 2003; 18: 183–194.

Roenneberg T, Kuehnle T, Pramstaller PP, Ricken J, Havel M, Guth A et al. A marker for the end of adolescence. Curr Biol 2004; 14: R1038–1039.

Roffwarg HP, Muzio JN, Dement WC. Ontogenetic development of the human sleep-dream cycle. Science 1966; 152: 604–619.

Roth T, Schwartz JRL, Hirshkowitz M, Erman MK, Dayno JM, Arora S. Evaluation of the safety of modafinil for treatment of excessive sleepiness. J Clin Sleep Med 2007; 3: 595–602.

Roth T, Walsh JK, Krystal A, Wessel T, Roehrs TA. An evaluation of the efficacy and safety of eszopiclone over 12 months in patients with chronic primary insomnia. Sleep Med 2005; 6: 487–495.

Sack RL, Auckley D, Auger RR, Carskadon MA, Wright KP, Vitiello M V et al. Circadian rhythm sleep disorders: part I, basic principles, shift work and jet lag disorders. An American Academy of Sleep Medicine review. Sleep 2007; 30: 1460–1483.

Sack RL, Brandes RW, Kendall AR, Lewy AJ. Entrainment of free-running circadian rhythms by melatonin in blind people. N Engl J Med 2000; 343: 1070–1077.

Saletu A, Parapatics S, Anderer P, Matejka M, Saletu B. Controlled clinical, polysomnographic and psychometric studies on differences between sleep bruxers and controls and acute effects of clonazepam as compared with placebo. Eur Arch Psychiatry Clin Neurosci 2010; 260: 163–174.

Salminen AV, Manconi M, Rimpilä V, Luoto TM, Koskinen E, Ferri R et al. Disconnection between periodic leg movements and cortical arousals in spinal cord injury. J Clin Sleep Med 2013; 9: 1207–1209.

Sangal RB, Thomas L, Mitler MM. Maintenance of wakefulness test and multiple sleep latency test. Measurement of different abilities in patients with sleep disorders. Chest 1999; 101: 898–902.

Savard J, Ivers H, Savard MH, Morin CM. Is a video-based cognitive behavioral therapy for insomnia as efficacious as a professionally administered treatment in breast cancer? Results of a randomized controlled trial. Sleep 2014; 37: 1305–1314.

Schenck CH, Bundlie SR, Mahowald MW. Delayed emergence of a parkinsonian disorder in 38 % of 29 older men initially diagnosed with idiopathic rapid eye movement sleep behaviour disorder. Neurology 1996; 46: 388–393.

Schenck CH, Bundlie SR, Patterson AL, Mahowald MW. Rapid eye movement sleep behavior disorder. A treatable parasomnia affecting older adults. JAMA 1987; 257: 1786–1789.

Schenck CH, Mahowald MW. Severe, childhood-onset, idiopathic, life-long insomnia responding selectively to opiate therapy: case report with 19 year follow-up. Sleep Med 2001; 2: 531–536.

Schernhammer ES, Feskanich D, Liang G, Han J. Rotating night-shift work and lung cancer risk among female nurses in the United States. Am J Epidemiol 2013; 178: 1434–1441.

Schrempf W, Brandt MD, Storch A, Reichmann H. Sleep disorders in Parkinson's disease. J Parkinsons Dis 2014; 4: 211–221.

Schulz H, Geisler P, Rodenbeck A. Kompendium Schlafmedizin für Ausbildung, Klinik und Praxis. Landsberg: ecomed Medizin Verlag; 2015.

Schwab RJ, Gefter WB, Pack I, Hoffman E. Dynamic imaging of the upper airway during respiration in normal subjects. J Appl Physiol 1993; 74: 1504–1514.

Schwab RJ, Pasirstein M, Pierson R, Mackley A, Hachadoorian R, Arens R et al. Identification of upper airway anatomic risk factors for obstructive sleep apnea with volumetric magnetic resonance imaging. Am J Respir Crit Care Med 2003; 168: 522–530.

Sharkey KM, Eastman CI. Melatonin phase shifts human circadian rhythms in a placebo-controlled simulated night-work study. Am J Physiol Regul Integr Comp Physiol 2002; 282: R454–463.

Silber MH, Ancoli-Israel S, Bonnet MH, Chokroverty S, Grigg-Damberger MM, Hirshkowitz M et al. The visual scoring of sleep in adults. J Clin Sleep Med 2007; 3: 121–131.

Smith SS, Oei TPS, Douglas JA, Brown I, Jorgensen G, Andrews J. Confirmatory factor analysis of the Epworth Sleepiness Scale (ESS) in patients with obstructive sleep apnoea. Sleep Med 2008; 9: 739–744.

Soldatos CR, Kales JD, Scharf MB, Bixler EO KA. Cigarette smoking associated with sleep difficulty. Science. 1980; 207: 551–553.

Stiasny-Kolster K, Mayer G, Schäfer S, Möller JC, Heinzel-Gutenbrunner M, Oertel WH. The REM sleep behavior disorder screening questionnaire – a new diagnostic instrument. Mov Disord 2007; 22: 2386–2393.

Stradling JR, Crosby JH. Predictors and prevalence of obstructive sleep apnoea and snoring in 1001 middle aged men. Thorax 1991; 46: 85–90.

Talbot LS, Maguen S, Metzler TJ, Schmitz M, McCaslin SE, Richards A et al. Cognitive behavioral therapy for insomnia in posttraumatic stress disorder: a randomized controlled trial. Sleep 2014; 37: 327–341.

Tan TL, Kales JD, Kales A, Soldatos CR, Bixler EO. Biopsychobehavioral correlates of insomnia, IV: Diagnosis based on DSM-III. Am J Psychiatry 1984; 141: 357–362.

Vallieres A, Morin CM, Guay B, Bastien CH, LeBlanc M. Sequential treatment for chronic insomnia: a pilot study. Behav Sleep Med 2004; 2: 94–112.

Van Someren EJW. Improving actigraphic sleep estimates in insomnia and dementia: how many nights? J Sleep Res 2007; 16: 269–275.

Vgontzas N, Bixler EO, Kales A, Criley C, Vela-Bueno A. Differences in nocturnal and daytime sleep between primary and psychiatric hypersomnia: diagnostic and treatment implications. Psychosom Med 2000; 62: 220–226.

Voderholzer U, Riemann D, Hornyak M, Backhaus J, Feige B, Berger M et al. A double-blind, randomized and placebo-controlled study on the polysomnographic withdrawal effects of zopiclone, zolpidem and triazolam in healthy subjects. Eur Arch Psychiatry Clin Neurosci 2001; 251: 117–123.

Wagner DR. Disorders of the circadian sleep-wake cycle. Neurol Clin 1996; 14: 651–670.

Watson R, Hartmann E, Schildkraut JJ. Amphetamine withdrawal: affective state, sleep patterns, and MHPG excretion. Am J Psychiatry 1972; 129: 263–269.

Whitney CW, Enright PL, Newman AB, Bonekat W, Foley D, Quan SF. Correlates of daytime sleepiness in 4578 elderly persons: the Cardiovascular Health Study. Sleep 1998; 21: 27–36.

Wilson SJ, Lillywhite AR, Potokar JP, Bell CJ, Nutt DJ. Adult night terrors and paroxetine. Lancet 1997; 350: 185.

Wittmann M, Dinich J, Merrow M, Roenneberg T. Social jetlag: misalignment of biological and social time. Chronobiol Int 2006; 23: 497–509.

Wright KP, Drake AL, Frey DJ, Fleshner M, Desouza CA, Gronfier C et al. Influence of sleep deprivation and circadian misalignment on cortisol, inflammatory markers, and cytokine balance. Brain Behav Immun. 2015; 47: 24–34.

Xyrem International Study Group. Further evidence supporting the use of sodium oxybate for the treatment of cataplexy: a double-blind, placebo-controlled study in 228 patients. Sleep Med 2005; 6: 415–421.

Yaggi HK, Concato J, Kernan WN, Lichtman JH, Brass LM, Mohsenin V. Obstructive sleep apnea as a risk factor for stroke and death. N Engl J Med 2005; 353: 2034–2041.

Young T, Peppard P, Palta M, Hla KM, Finn L, Morgan B et al. Population-based study of sleep-disordered breathing as a risk factor for hypertension. Arch Intern Med 2014; 157: 1746–1752.

Zadra A, Desautels A, Petit D, Montplaisir J. Somnambulism: Clinical aspects and pathophysiological hypotheses. Lancet Neurol 2013; 12: 285–294.

Zavada A, Gordijn MCM, Beersma DGM, Daan S, Roenneberg T. Comparison of the Munich Chronotype Questionnaire with the Horne-Ostberg's Morningness-Eveningness Score. Chronobiol Int 2005; 22: 267–278.

Zisapel N. Circadian rhythm sleep disorders: pathophysiology and potential approaches to management. CNS Drugs 2001; 15: 311–328.

van der Zweerde T, Lancee J, Slottje P, Bosmans J, Van Someren E, Reynolds C et al. Cost-effectiveness of i-Sleep, a guided online CBT intervention, for patients with insomnia in general practice: protocol of a pragmatic randomized controlled trial. BMC Psychiatry 2016; 16: 85.

Zwyghuizen-Doorenbos A, Roehrs T, Lamphere J, Zorick F, Roth T. Increased daytime sleepiness enhances ethanol's sedative effects. Neuropsychopharmacology 1988; 1: 279–286.

# E Zerebrovaskuläre Erkrankungen und Leukodystrophien

# E 1 Zerebrale Ischämie

*von C. Gerloff, H.-C. Diener, G. Thomalla und C. Weimar**

## E 1.1 Klinik

Zerebrale Ischämien umfassen ischämische Hirninfarkte mit klinischen Symptomen von ≥ 24 h Dauer und die (klinisch definierten) *transitorisch ischämischen Attacken (TIA)* mit Symptomdauer unter 24 h. Das Konzept »TIA« ist nur noch bedingt sinnvoll, da a) die TIA ein vergleichbar hohes Schlaganfall(rezidiv)risiko hat wie die ischämischen Hirninfarkte, b) das Akutmanagement der TIA, abgesehen von einer Thrombolyse, analog zum Akutmanagement des Hirninfarkts sein muss und c) sich kernspintomographisch bei 30–35 % der TIA strukturelle ischämische Läsionen, also Infarkte, zeigen (Brazzelli et al. 2014; Giles et al. 2011; Mlynash et al. 2009; Oppenheim et al. 2006).

Das charakteristische klinische Zeichen der zerebralen Ischämie ist das akute, binnen Sekunden auftretende fokale neurologische Defizit. Ab diesem Zeitpunkt kommt es auf jede Minute an. Ziel der prähospitalen Akutversorgung ist es daher, die Rettungskette bis zur Einweisung auf eine Stroke Unit maximal zu beschleunigen. Generell gilt, dass jeder Patient mit zerebraler Ischämie auf einer *Stroke Unit* zu behandeln ist (Stroke Unit Trialists 2013). Derzeit wird dieses Ziel bei etwa 80 % der Patienten mit Schlaganfall deutschlandweit erreicht.

Zwar ist die initiale Symptomatik meist eindeutig, dennoch bleiben 10–14 % sog. »stroke mimics« (z. B. komplizierte Migräne, Anfälle mit Todd'scher Parese, Entzündungen, Konversionssymptome) (Chernyshev et al. 2010; Natteru et al. 2016; Winkler et al. 2009). Dies macht deutlich, dass auch bei atypischen oder milden, akut auftretenden neurologischen Defiziten eine differenzierte *Schlaganfalldiagnostik* durchzuführen ist.

Die wichtigste Diagnostik bei V. a. zerebrale Ischämie ist die kraniale Bildgebung, in aller Regel in Form des cCT, das unverzüglich durchgeführt werden sollte. Das cMRT kann zusätzliche Informationen liefern und ist insbesondere bei infratentoriellen Ischämien sensitiver als das cCT. Das cMRT kann statt dem cCT als primäre Bildgebung eingesetzt werden, wenn eine geeignete Gradienten-Echo-Sequenz zum Blutungsausschluss durchgeführt wird und wenn dadurch kein nennenswerter Zeitverlust entsteht. Dass dies möglich ist und kosteneffektiv sein kann, wurde in mehreren Studien gezeigt (Parody et al. 2015; Sakamoto et al. 2016; Shah et al. 2015; Simonsen et al. 2014). Insbesondere durch die diffusionsgewichtete Bildgebung (diffusion weighted imaging, DWI) mit ihrem sensitiven Nachweis akuter ischämischer Läsionen hat die MRT den Vorteil, auch kleine oder infratentorielle ischämische Läsionen nachzuweisen und von Stroke mimics sicher abgzugrenzen, bzw. sehr große ischämische Läsionen sicher zu identifizieren, welche wahrscheinlich nicht von einer Reperfusionsbehandlung profitieren. Es ist grundsätzlich die Kombination der Nativ-Bildgebung (zum Blutungsausschluss) mit einer Darstellung der intrakraniellen Arterien anzustreben, um unverzüglich Gefäßverschlüsse zu identifizieren, die zusätzlich zur i. v.-*Thrombolyse* (IVT) eine *mechanische Thrombektomie* (MT) erfordern. Zusätzlich kann die Perfusionsdarstellung mittels Perfusions-CT oder Perfusions-MRT sinnvoll sein, um z. B. kleine Astverschlüsse zu identifizieren oder in klinisch unklaren Fällen ohne Nachweis einer ischämischen Läsion im Nativ-CT die ischämische Ätiologie der Symptome nachzuweisen. Darüber hinaus erlaubt das Perfusions-CT über die Darstellung einer schweren Minderung von zerebralem Blutfluss (CBF) oder zerebralem Blutvolumen (CBV) ähnlich wie die DWI die pragmatische Abschätzung des wahrscheinlich bereits irreversibel geschädigten Hirngewebes. Routinelaborparameter, EKG und Pulsoxymetrie gehören bei jedem Patienten zur Basisdiagnostik. Der Blutzucker sollte bereits vom Erstversorger per Stix bestimmt werden. Bei Lyseindikation kann auch die INR-Bestimmung in der Notaufnahmesituation per Stix erfolgen, um Zeit zu sparen, wobei die direkten Antikoagulanzien mittels INR-Testung nicht erfasst werden. Binnen 24 h sollte eine Ultraschalluntersuchung der hirnversorgenden Arterien erfolgen. In den ersten 24 h sollen alle Schlaganfallpatienten ein 12-Kanal-EKG erhalten, gefolgt von EKG-Monitoring auf der Stroke Unit. Die Echokardiographie ist geeignet, kardiale Emboliequellen zu detektieren. Dabei ist die TTE (transthorakale Echokardiografie) ausreichend zur Beurteilung des linken Ventrikels, also im Nachweis linksventrikulärer Thromben, linksventrikulärer Hypertrophyie oder Hypokinesien. Demgegenüber ist die TEE überlegen in der Beurteilung des linken Vorhofes und des Vorhofohres, z. B. zum Nachweis intra-atrialer Thromben, eines persistierenden Foramen ovale (PFO) oder von Vegetationen auf den Herzklappen bei bakterieller Endokarditis.

### E 1.1.1 Häufige Symptomkonstellationen bei zerebralen Ischämien

Die klinische Symptomatik hängt vom betroffenen Gefäßterritorium ab. Die Grundzüge der funktionellen Anatomie werden an dieser Stelle vorausge-

* Autoren dieses Kapitels in der 6. Auflage: C. Gerloff, H. C. Diener, C. Weimar und W. Hacke.

**Tab. E 1.1:** Verteilung ischämischer Infarkte: Häufigkeit des Vorkommens nach Stromgebieten (eigene Metaanalyse der Daten von Bogousslavsky et al. 1988; Grau et al. 2010; Michel et al. 2010; Ng et al. 2007)

| Stromgebiet | Häufigkeit |
|---|---|
| A. cerebri media | 54,9 % |
| A. cerebri anterior | 4,5 % |
| A. cerebri posterior | 7,8 % |
| Lakunen | 13,7 % |
| Hirnstamminfarkte | 11,8 % |
| Zerebelläre Infarkte | 3,3 % |
| Infarkte in > 1 Territorium | 7,2 % |

setzt. Im Folgenden wird die Darstellung auf spezielle Aspekte des klinischen Bildes fokussiert. Eine Häufigkeitsverteilung von ischämischen Infarkten nach Stromgebieten gibt **Tab. E 1.1**.

### E 1.1.2 Besondere Symptomkonstellationen

#### *Gefäßverschlüsse im vertebrobasilären Stromkreislauf (einschließlich Basilaristhrombose)*

Die Symptomatik hängt vom verschlossenen Segment ab und kann in ihrem Ausprägungsgrad zwischen völligem Fehlen von neurologischen Defiziten (z. B. proximaler Vertebralisverschluß bei guter Kollateralisierung) über schwere Ausfälle von Hirnstammfunktionen und Funktionen der langen motorischen und sensiblen Bahnen bis hin zu Sopor und Koma führen (z. B. Basilaristhrombose). Typisch ist das Fluktuieren von klinischen Symptomen mit einer Art »Crescendo«-Verlauf, also letztlich einer progredienten, erst »stotternden«, dann anhaltenden Verschlechterung. Ischämische Infarkte im hinteren Stromkreislauf können nuchal oder okzipital betonte Kopfschmerzen verursachen. Typische Zeichen, die auf eine Hirnstammdysfunktion hinweisen, sind Drehschwindel, Doppelbilder (immer auch nach »skew deviation« suchen), bilaterale Sensibilitätsstörungen oder Paresen, gekreuzte motorische oder sensible Ausfälle (ipsilaterale Hirnnervenausfälle, kontralateral im Bereich der Extremität). Weniger spezifisch sind Stand- und Gangataxie, Extremitätenataxie und Kopfschmerzen. Die Kombination mit einer Hemianopsie oder gar kortikaler Blindheit (vgl. *Anton-Syndrom* = kortikale Blindheit bei bilateralen Posteriorinfarkten verbunden mit Anosognosie) spricht dafür, dass Teile eines Thrombus via A. basilaris nach distal in die Aa. cerebri posteriores vorgedrungen sind. Der Verschluss der A. vertebralis mit Affektion der A. cerebelli inferior posterior (*PICA*) führt zum *Wallenberg-Syndrom*: Ipsilateral brennende Missempfindungen im Gesicht, Horner-Syndrom, horizontaler Spontannystagmus, Extremitätenataxie, Gaumensegelparese, Stimmbandlähmung und Fallneigung nach ipsilateral. Der Patient bemerkt dazu Drehschwindel, Heiserkeit und eine Schluckstörung. Kontralateral im Bereich des Rumpfes und der Extremitäten bestehen eine Hypalgesie und Störungen der Temperaturempfindung.

#### *»Top-of-the-basilar syndrome« Basilarisspitzenverschluss*

Hier kommt es neben einer quantitativen Bewusstseinsstörung, die aufgrund einer Perfusionsstörung im Versorgungsgebiet des Stamms der A. basilaris entsteht und beim typischen *Basilarisspitzensyndrom* temporär ist, zu einer komplexen Okulomotorikstörung mit peripheren und zentralen Anteilen (bilaterale Okulomotoriusdysfunktion, vertikale Blickparese), Gedächtnisstörungen (uni- oder bilaterale Thalamusläsionen), Hemianopsie oder kortikaler Blindheit.

#### *Verschluss der A. cerebelli inferior anterior (AICA)*

Zum einen treten Symptome ähnlich wie beim PICA-Infarkt auf (Hemiataxie, zerebelläre Okulomotorikstörung), zusätzlich kann es zu einer nukleären ipsilateralen Fazialisparese, zu Hörverlust und einem vestibulär (peripher) anmutenden Drehschwindel kommen.

#### *Verschluss der Heubner'schen Arterie (Ast der A. cerebri anterior, auch A. striata anterior)*

Mutismus oder Verwirrtheit, Amnesie, Konfabulation, Perseveration, Antriebsstörung: reduzierte Sprache und kognitive Verlangsamung, exekutive Dysfunktion, kontralaterale Hemiparese bei Beteiligung der inneren Kapsel.

#### *Verschluss der A. choroidea anterior*

Kontralaterale Hemiparese, Hemihypästhesie und Hemianopsie, meist ohne kognitive Einbußen oder Störungen des Verhaltens.

#### *Verschluss der »Perforatoren« der A. cerebri media zur Capsula interna oder der A. basilaris zum Pons*

Die genannten Gefäßverschlüsse verursachen lakunäre Ischämien und sind zwei typische Ursachen für den sog. »*pure motor stroke*«, eine Entität, die sich in reiner Hemiparese ohne sensible, visuelle oder kognitive Störungen äußert und prognostisch günstiger zu sein scheint als Hemiparesen aufgrund anderer Läsionsverteilungen.

#### *Verschluss von »Perforatoren« (inferolaterales Territorium, A. thalamogeniculata) der A. cerebri posterior (P1-Segment)*

Hierbei entsteht ein lakunärer Thalamusinfarkt mit reiner Hemihypästhesie, ohne motorische oder kognitive Ausfälle, ein sog. »*pure sensory stroke*«.

## E 1.2 Epidemiologie und Verlauf

Die Inzidenz eines erstmaligen Schlaganfalls liegt zwischen 200 und 300 pro 100 000 pro Jahr (Heuschmann et al. 2010; Kulesh et al. 2010; Palm et al. 2010), sodass in Deutschland von über 200 000 neuen Schlaganfällen jährlich auszugehen ist. In Deutschland leben über 1 Mio. Menschen mit den Folgen eines Schlaganfalls. Die Wahrscheinlichkeit, nach einem ersten Schlaganfall einen weiteren zu erleiden, beträgt 12 % im ersten Jahr und danach 5 % pro Jahr (Hankey 2003). Die altersadjustierten Schlaganfall-Mortalitätsraten in der deutschen Bevölkerung zeigen in den letzten Jahren einen deutlichen Rückgang und liegen derzeit bei rund 100/100 000 für Frauen und 90/100 000 für Männer (offizielle Todesursachenstatistik Deutschland 2008, http://www.destatis.de). Ein Teil stirbt an den unmittelbaren Folgen des Hirninfarkts mit Raumforderungswirkung, ein anderer Teil durch sekundäre Komplikationen wie Pneumonie, Lungenembolien, Blutung in das Infarktareal oder einen zweiten Schlaganfall. Weitere Faktoren, die über die Prognose entscheiden, sind neben dem Alter und der Schwere des Schlaganfalls das Geschlecht, der ethnische Hintergrund und der sozioökonomische Status des Patienten, Alkohol- und Nikotinkonsum, Risikofaktoren wie Hypertonus und Diabetes sowie Begleiterkrankungen wie Vorhofflimmern und koronare Herzkrankheit (Weimar et al. 2004; Wolfe et al. 2005). Es ist davon auszugehen, dass mehr als 90 % aller Schlaganfälle auf modifizierbare Risikofaktoren zurückzuführen sind, was die große Bedeutung präventiver Maßnahmen unterstreicht (Feigin et al. 2016).

Etwa 20–25 % der Schlaganfälle treten im Schlaf auf und werden erst beim Aufwachen bemerkt (sog. »*Wake-Up-Stroke*«; vgl. Thomalla et al. 2017). In diesen Fällen lässt sich das Zeitfenster seit Symptombeginn nicht erfragen, sodass nach derzeitiger Evidenzlage keine sichere Indikation zur Thrombolyse gestellt werden kann. Mit multimodaler MRT-Bildgebung ist es möglich, das Zeitfenster durch Kombination verschiedener MR-Sequenzen (DWI, FLAIR) abzuschätzen (Thomalla et al. 2011; Thomalla und Gerloff 2015). Hier sind die Ergebnisse prospektiver Studien abzuwarten (Thomalla et al. 2014).

Eine sofortige diagnostische Klärung und gezielte Behandlung ist bei der TIA effektiv (Lavallee et al. 2007; Rothwell et al. 2007). Ohne strukturiertes Management liegen die Rezidivraten bei bis zu 10 % (90-Tage-Verlauf), mit sofortiger Versorgung bei 2–5 %. Dass TIA-Patienten als vaskuläre Hochrisikopatienten gesehen werden müssen, zeigen auch Daten aus dem österreichischen Schlaganfall-Register, nach denen trotz Stroke-Unit-Behandlung 4,5 % der Patienten mit TIA oder Minor Stroke eine Verschlechterung innerhalb der ersten 3 Tage zeigen (Median der Verschlechterung 2 Tage, Streubreite 1–4 Tage) (Ferrari et al. 2010). Bei optimaler Diagnostik und Therapie lässt sich das Risiko eines Rezidivs grundsätzlich senken, wie neuere Registerdaten nahelegen (Amarenco et al. 2016). In dieser Analyse wurden 78,4 % der untersuchten 4 789 Patienten binnen 24 h von einem Schlaganfall-Spezialisten gesehen; das Risiko, im weiteren Verlauf einen Schlaganfall zu erleiden war 1,5 %, 2,1 %, 2,8 %, 3,7 % und 5,1 % nach 2, 7, 30, 90 und 365 Tagen. Unabhängige Risikofaktoren für ein Rezidiv waren unter anderem multiple ischämische Läsionen in der initialen Bildgebung und eine atherosklerotische Makroangiopathie. Diese Daten zeigen insgesamt, dass eine pauschale, wenige Stunden anhaltende Überwachung der Patienten mit TIA zu kurz gegriffen ist.

## E 1.3 Therapeutische Prinzipien

### E 1.3.1 Pathophysiologie des ischämischen Gewebeschadens

Schlaganfällen liegt zu etwa 85 % ein ischämischer Hirninfarkt und zu 15 % eine intrazerebrale Blutung zugrunde. Klinisch lassen sich diese beiden Differenzialdiagnosen nicht unterscheiden, auch stehen keine Biomarker zur prähospitalen Differenzierung zur Verfügung. Die sichere Diagnose kann nur mittels zerebraler Bildgebung erfolgen.

Die ischämischen Hirninfarkte entstehen durch Stenose oder Verschluss eines zerebralen Gefäßes. Der Verschluss kann lokal durch Wandveränderungen kleiner Gefäße (Mikroangiopathie), durch atherosklerotische Plaques mit lokaler Thrombosierung intrakranieller Gefäße, aber auch durch Embolisation aus weiter herznah gelegenen atherosklerotischen Plaques (z. B. Makroangiopathie der A. carotis oder des Aortenbogens) oder kardioembolisch durch Embolisation von intrakardialen Thromben wie z. B. bei Vorhofflimmern entstehen. Andere Ursachen sind selten. Bezüglich der Häufigkeit halten sich *Mikroangiopathie, Makroangiopathie* und *Kardioembolie* etwa die Waage (je 20–25 % der zerebralen Ischämien; vgl. Grau et al. 2010). In allen Fällen kommt es sekundär zu einem Abfall des Perfusionsdrucks distal der Gefäßpathologie, zu einer Minderversorgung des entsprechenden Hirnareals mit Sauerstoff und Glukose und dadurch letztlich zur (Kolliquations-)Nekrose. Der Infarktkern geht binnen Minuten zugrunde, ist jedoch häufig aufgrund der vorhandenen Kollateralisierung sehr umschrieben. Er ist umgeben von der sogenannten *Penumbra* (Erstbeschreibung bei Astrup et al. 1981). Dabei handelt es sich um Hirngewebe, das zwar minderperfundiert ist, in dem aber die Mechanismen des Zelltodes noch nicht unaufhaltsam in Gang gekommen sind; es handelt sich also um das potenziell »rettbare« Gewebe, auch als »*Risikogewebe*« (»*tissue at risk*«) bezeichnet. Jede Akuttherapie zielt derzeit darauf ab, genau dieses Gewebe zu retten. Zwar spielt die Apoptose eine tragende Rolle, jedoch gehen vermutlich die Mechanismen der neuronalen Schädigung in Infarktkern und Penumbra deutlich darüber hinaus. So kommt es zu einer massiven Einwanderung von Entzündungszellen in die Ischämiezone und es ist anzunehmen, dass partiell geschädigtes Gewebe auch dadurch weiteren Schaden nimmt (Gelderblom et al. 2009).

Ein kurzfristiger Gefäßverschluss mit spontaner Rekanalisation führt klinisch zur TIA. Nimmt man alle in entsprechenden Registerstudien dokumentierten Patienten mit Defiziten $< 24$ h und $\geq 24$ h zusammen, dann machen TIAs etwa 25–35 % der Fälle aus, also verhält sich die Inzidenz von TIA zu ischämischem Hirninfarkt etwa wie 1 : 2,5 (vgl. Grau et al. 2010; Rothwell et al. 2007).

In der klinischen Praxis kann auf den Pathomechanismus häufig nur aufgrund anamnestischer, laborchemischer und bildgebender Hinweise geschlossen werden; häufig bieten sich Mischbilder aus Makro- und Mikroangiopathie der hirnversorgenden Arterien und vorbestehender Herzerkrankungen. Seltene Ursachen von Schlaganfällen (zusammen ca. 3,5 %) umfassen unter anderem spontane (1,3 %) oder traumatische (0,2 %) *Dissektionen* der hirnversorgenden Arterien, *Vaskulitiden* (0,3 %), *Gerinnungsstörungen* (0,7 %) und hämatologische Erkrankungen (0,2 %). In etwa 25–30 % der Fälle lässt sich nicht auf eine Ursache schließen (Grau et al. 2001; Ionita et al. 2005; Markus et al. 2007), was dann zur Diagnose des »*kryptogenen Schlaganfalls*« führt. Statt kryptogenem Schlaganfall setzt sich zunehmend die präzisere Bezeichnung »*ESUS*« für »*Embolic Stroke of Unknown Source*« durch (Hart et al. 2014). Der Unterschied liegt darin, dass beim ESUS eindeutigere Kriterien definiert sind, die für diese Diagnose erfüllt sein müssen, einschließlich bestimmter diagnostischer Maßnahmen. So darf es gemäß Bildgebung kein lakunärer Infarkt sein, es darf keine höhergradige Stenose der hirnversorgenden Arterien vorliegen, es darf keine offensichtliche kardiale Emboliequelle bekannt sein, es dürfen keine Vaskulitis, Dissektion, komplizierte Migräne oder andere für die Pathogenese des Schlaganfalls bekanntermaßen relevante Komorbiditäten vorliegen. An Diagnostik muss neben der zerebralen Bildgebung mittels CT oder MRT eine (mindestens transthorakale) Echokardiographie durchgeführt werden, ein EKG-Monitoring von mindestens 24 h und eine Darstellung der hirnversorgenden Arterien. Es ist davon auszugehen, dass ein relevanter Teil (ca. 20 %) der ESUS durch intermittierendes Vorhofflimmern verursacht wird (Elijovich et al. 2009). Dies wird erhärtet durch die CRYSTAL AF-Studie, die die Effektivität eines implantierbaren kardialen Event-Recorders im Vgl. zu routinemäßiger EKG-Abklärung untersuchte. Zwölf Monate nach einem Schlaganfall wurde mittels Event-Recorder bei 12,4 % der Patienten gegenüber 2,0 % in der Kontrollgruppe Vorhofflimmern entdeckt (HR 7,3; 2,6–20,8; $P < 0{,}001$). Meistens unklar bleibt die pathogenetische Relevanz eines persistierenden offenen Foramen ovale (*PFO*). Ein PFO als Schlaganfallursache muss aber bei typischer Anamnese erwogen werden (z. B. zerebrale Ischämie im zeitlichen Zusammenhang mit Valsalva-Manöver oder bei nachgewiesener venöser Thrombose und PFO).

## E 1.3.1.1 Infarktursachen

### *Makroangiopathie mit lokaler Thrombose und Territorialinfarkt*

Der Verschluss einer hirnversorgenden extra- oder intrakraniellen Arterie kann durch eine lokale Thrombose auf dem Boden einer vorbestehenden Stenose oder eines atherosklerotischen Plaques, besonders nach Plaqueruptur, entstehen. Nach Thrombozytenaktivierung und -adhäsion bilden sich zunächst weiße Abscheidungsthromben mit hoher Wandadhärenz. Wird die Stenose sehr eng, so kommt es poststenotisch zu einer Verlangsamung des Blutflusses und zu zusätzlichen Gerinnungsthromben. Es resultiert ein gemischter Thrombus mit einem weißen Anteil an der Spitze und einem roten Endstück. Seltene Ursachen lokaler Thrombosen sind entzündliche Gefäßerkrankungen oder Gerinnungsstörungen (Caplan 1993). Die Häufigkeit liegt bei 21–32 % aller ischämischen Hirninfarkte (Grau et al. 2010; Grau et al. 2001). 90 % der makroangiopathisch entstandenen Hirninfarkte folgen dem Muster von Territorialinfarkten, nur 10 % haben ein hämodynamisches Muster mit *Grenzzoneninfarkten.*

### *Mikroangiopathie und lakunärer Hirninfarkt*

Mikroangiopathische Infarkte äußern sich meist als »lakunäre« Hirninfarkte. Diese sind definitionsgemäß kleiner als 15 mm im Durchmesser. Es zeigen sich Mikroatherome kleiner perforierender Marklagerarterien, seltener Lipohyalinosen und, bei schwerer arterieller Hypertonie, fibrinoide Nekrosen oder Charcot-Bouchard Aneurysmata. Das »*lakunäre Syndrom*« beschreibt gemeinhin folgende Symptomkomplexe: »*pure motor stroke*« (ausschließlich motorisches Defizit), »*pure sensory stroke*« (ausschließlich somatosensorisches Defizit), sensomotorische Hemisymptomatik ohne zusätzliche kortikale Werkzeugstörungen (wie z. B. Aphasie oder Neglekt), »*dysarthria-clumsy-hand-Syndrom*« ([leichtere]) Sprechstörung in Kombination mit Ungeschicklichkeit einer Hand) (Arboix et al. 2001) und die sogenannte *ataktische Hemiparese* (unilaterale Ataxie und Parese von Arm und/oder Bein; De Reuck et al. 2008). Allerdings liegen auch diesen als »lakunäre Syndrome« beschriebenen Symptomkonstellationen in knapp 17 % nichtlakunäre Ursachen zugrunde (Arboix et al. 2010). Am zuverlässigsten weist noch der »pure motor stroke« auf eine lakunäre Läsion in der Capsula interna hin (De Reuck et al. 2008), obwohl auch dieser in 10 % der Fälle durch atherosklerotische Plaques oder kardioembolisch, in 4,5 % sogar hämorrhagisch durch kleine intrazerebrale Blutungen verursacht sein kann (Arboix et al. 2001). Die Häufigkeit mikroangiopathischer Hirninfarkte liegt bei 27–44 % der ischämischen Hirninfarkte (Grau et al. 2001).

### *Embolische Hirninfarkte*

Embolien führen in der Regel zu Verschlüssen größerer intrakranieller Arterien oder distaler Endarterien und damit meist zu Territorialinfarkten. Die am häufigsten betroffene Arterie ist die A. cerebri media, da sie ca. 80 % des zerebralen Blutflusses erhält. Zu unterscheiden sind arterio-arterielle Embolien bei Makroangiopathie der hirnversorgenden Arterien von kardioembolischen Ereignissen wie bei Vorhofflimmern. Ausgangspunkte *arterio-arterieller Embolien* sind häufig die Aorta ascendens, der Abgang der A. carotis interna aus dem Bulbus, die Abgänge der Aa. vertebralis und subclavia aus dem Truncus brachiocephalicus und seltener der intrakranielle Abschnitt der A. carotis interna und die intraduralen Vertebralissegmente. Da es während der Diastole gerade in der atherosklerotisch veränderten Aorta zu einem erheblichen Reflux kommt (Harloff et al. 2007), können auch Embolien aus Atherombeeten distal des Abgangs der A. carotis communis bzw. des Truncus brachiocephalicus im Aortenbogen entstehen. Das embolische Material besteht aus Plättchen-Fibrinaggregaten, die sich auf dem geschädigten Endothel einer Plaque anlagern (sog. Abscheidungsthromben, weiße Thromben). Zusätzlich können Cholesterinkristalle oder andere Bestandteile atherosklerotischer Plaques vom Blutstrom mitgerissen werden und embolisieren (Caplan 1993). *Kardiale Embolien* werden für 20–25 % aller ischämischen Hirninfarkte verantwortlich gemacht (Ferro 2003;

Grau et al. 2010; Grau et al. 2001); wenn man annimmt, dass ein Fünftel der ESUS ebenfalls durch Vorhofflimmern verursacht sind, dann dürften nochmals etwa 5 % dazu kommen. Kardiale Thromben entstehen durch Aktivierung der Gerinnungskaskade nach Stase oder Verlangsamung des Blutflusses durch pathologische Hämodynamik im Herzen. Die Thromben bestehen deshalb aus Fibrin mit eingelagerten Erythrozyten (sog. rote Thromben). Da Gerinnungsthromben wegen des geringeren Thrombozytengehalts weniger an der Gefäßwand haften, embolisieren sie leichter als Abscheidungsthromben. Thrombusbildung tritt in abnehmender Häufigkeit bei absoluter Arrhythmie bei Vorhofflimmern (45 %), Myokardinfarkten (15 %), Aneurysmen des linken Ventrikels (10 %), rheumatischen Klappenerkrankungen (10 %), künstlichen Herzklappen (10 %) und bei Kardiomyopathie, Myokarditis oder, vermutlich sehr selten, einem persistierenden Foramen ovale mit Atriumseptum-Aneurysma (ASA) auf (Bogousslavsky et al. 1991; Cerebral Embolism Task Force 1989; Kittner et al. 1992).

***Hämodynamische Hirninfarkte***

Eine hochgradige Stenose oder ein Verschluss extra- oder intrakranieller Arterien kann bei Blutdruckabfall oder Hypovolämie und unzureichender Kollateralisierung zu einer zerebralen Ischämie führen. Der Hirninfarkt liegt dann typischerweise im Bereich der »letzten Wiese« – in den distalen Endästen der A. cerebri media (*Endstrominfarkt*) oder in den Grenzgebieten der Anastomosen zwischen A. cerebri posterior und A. cerebri media oder zwischen A. cerebri media und A. cerebri anterior (*Grenzzoneninfarkte*).

### E 1.3.1.2 Spezielle pathophysiologische Aspekte der zerebralen Ischämie bei jungen Menschen

Nur 3 % der Schlaganfälle treten bei Patienten < 45 Jahre auf und nur 12 % bei Patienten vor dem 55. Lebensjahr (Palm et al. 2010). Die Ursachen Mikroangiopathie und Makroangiopathie sind bei jungen Menschen seltener (16–17 %) (Cerrato et al. 2004). In Relation dazu sind häufiger kardiogene Embolien festzustellen (24 % in der Kohorte von Cerrato). Die exakte Ursache für die Thrombembolie reicht von Myokardinfarkt über Vorhofflimmern und Vorhofmyxom bis hin zu einem *persistierenden Foramen ovale (PFO)*. Im Unterschied zu älteren Patienten lagen bei 13 % der jungen Patienten (< 49 Jahre) Dissektionen der hirnversorgenden Arterien (insbesondere der A. carotis interna) vor. *Vaskulitiden* und *Antiphospholipid-AK-Syndrome* waren für je 2 % der zerebralen Ischämien verantwortlich. Hinzu kamen sehr seltene Ursachen wie mitochondriale Enzephalopathien *(MELAS)* oder die *zerebrale autosomal-dominante Arteriopathie mit subkortikalen Infarkten und Leukenzephalopathie (CADASIL)*.
Ischämische Infarkte bei Kindern sind extrem selten. Etwa ein Drittel von ihnen tritt in der Neonatalphase auf und äußert sich meist in muskulärer Hypotonie einer Extremität oder Körperhälfte oder in Lethargie mit oder ohne fokal-neurologisches Defizit (Kirkham et al. 2004).

### E 1.3.1.3 Spezielle pathophysiologische Aspekte der zerebralen Ischämie bei Frauen

Nach neueren Registerdaten erleiden Frauen etwa ebenso häufig Schlaganfälle wie Männer. In einer U. S.-amerikanischen Studie an 17 061 Patienten zwischen 35 und 64 Jahren (Zeitraum 1999–2004) zeigte sich sogar eine höhere Inzidenz bei Frauen als bei Männern im Alter zwischen 45 und 54 Jahren, assoziiert mit einer Zunahme von koronarer Herzerkrankung und Übergewicht (Towfighi et al. 2007). Besonderheiten des ischämischen Infarktes bei Frauen beziehen sich zum einen auf die relative Verteilung von Symptomen, zum anderen auf geschlechtsspezifische Nutzen-Risiko-Konstellationen bei Maßnahmen der frühen Sekundärprävention. So weisen Frauen häufiger als Männer atypische Symptome auf (28 % vs. 19 %, OR 1,62) (Labiche et al. 2002). Hierzu gehören vor allem Schmerzen (vgl. auch Arboix et al. 2005) und Bewusstseinsstörungen. Dies hat zwar keine direkten therapeutischen Konsequenzen, sollte aber zu einer erhöhten Aufmerksamkeit bezüglich atypischer Symptome bei Frauen in der Notfallsituation und im Zweifelsfall zu einer niederschwelligen Indikationsstellung zur Schlaganfalldiagnostik führen.
Weibliches Geschlecht ist darüber hinaus ein Prädiktor für ein schlechteres Erholungsergebnis nach ischämischem Infarkt (Gray et al. 2007b; Weimar et al. 2004). In der WASID-Studie hatten Frauen z. B. ein 1,9-fach erhöhtes Risiko, aufgrund einer intrakraniellen Stenose eine zerebrale Ischämie zu erleiden (Williams et al. 2007). Aus der GAIN-Studie (333 Thrombolysen bei 1 367 Patienten) gibt es Hinweise, dass Frauen nach einer Thrombolyse dreimal seltener als Männer ein gutes klinisches Ergebnis erreichen (Elkind et al. 2007) – auch in den Subgruppenanalysen der ECASS-3-Studie zeichnet sich dies ab (Bluhmki et al. 2009). Bei der mechanischen Thrombektomie hingegen (**Kap. E 1.3.2.3**) wurden in einer Metaanalyse (601 Frauen, 676 Männer) keine geschlechterspezifischen Unterschiede des therapeutischen Nutzens beobachtet ($p = 0{,}34$) (Goyal et al. 2016).
Während der *Schwangerschaft* ist das Schlaganfallrisiko erhöht, Angaben zur Häufigkeit variieren aber stark (Cheng et al. 2017; Miller et al. 2016; Yoshida et al. 2016). Physiologische Faktoren, die eine Thromboseneigung in der Schwangerschaft begünstigen, sind Hyperkoagulabilität durch Erhöhung des *von Willebrand-Faktors, Faktor VIII*, Fibrinogen, *Protein-C*-Resistenz, reduzierte *Protein-S*-Konzentration, Hyperprolaktinämie mit proaggregatorischem Effekt auf die Thrombozyten, venöse Stase, Kompression intrapelviner Gefäße, reduzierte Mobilität und schließlich Geburtstraumata.

### E 1.3.1.4 Seltene Ursachen zerebraler Ischämien

Seltene Ursachen zerebraler Ischämien (bezogen auf alle Altersgruppen) sind *Dissektionen* oder traumatische Gefäßverschlüsse, Vaskulitiden wie die *primäre ZNS-Vaskulitis* (*engl. Primary Angiitis of the CNS, »PACNS«*; **Kap. E 3**) oder begleitende zerebrale Vaskulitiden im Rahmen von Kollagenosen

E 1

(Lupus erythematodes), einer nekrotisierenden oder granulomatösen Angiitis, bakteriellen Infektionen (inkl. Neuroborreliose) oder Infektionen mit Parasiten. Jede bakterielle Meningitis kann über eine vaskulitische Reaktion zu disseminierten, meist kortikalen Infarkten führen. Auch Gefäßspasmen als Folge einer Subarachnoidalblutung können Ursache für Ischämien sein. Noch seltener sind *intravasale Lymphome,* Gerinnungsstörungen mit Hyperkoagulabilität, Hyperviskositäts-Syndrome, Medikamente und Drogen (Ergotamin, *Kokain, Heroin*), Strahlenschäden, iatrogene Ursachen (Angiographie, Karotisoperation, Herzoperation, Angioplastie), *fibromuskuläre Dysplasie, Antiphospholipid-Antikörper-Syndrom,* Luft- oder Fettembolien, Amyloidose. Ischämische Schlaganfälle können auch als paraneoplastische Syndrome auftreten; die dafür verantwortlichen Mechanismen sind nicht einheitlich und reichen von prokoagulatorischen Mediatoren über autoimmunvermittelte Gefäßwandveränderungen bis zu Störungen der Viskosität. Das »*Trousseau-Syndrom*« ist charakterisiert durch Kombination von *Thrombophlebitis migrans* und Schlaganfall; es kommt vor allem bei Adenokarzinomen von Lunge, Pankreas oder Magen vor (Varki 2007). Ein weiteres tumor-assoziiertes Krankheitsbild ist die *nicht bakterielle thrombotische Endokarditis* (»*NBTE*«), bei der es im Rahmen von Adenokarzinomen und Lymphomen zu sekundären zerebralen Embolien kommt (Rogers 2003). Hyperviskositätssyndrome mit Schlaganfällen kommen bei Paraproteinämien, multiplem Myelom, Lymphomen und Morbus Waldenström vor. Auch bestimmte Chemotherapeutika scheinen mit einem erhöhten Schlaganfallrisiko (vor allem in den ersten 10–14 Tagen nach Therapiebeginn) verbunden zu sein, so z. B. Platinderivate, die Kombination von Cisplatin und Gemicitabin oder Cisplatin und 5-Fluorouracil sowie L-Asparaginase (Feinberg und Swenson 1988; Numico et al. 2005; Serrano-Castro et al. 2000); auch liegen Berichte zu Schlaganfällen unter Bevacizumab (monoklonaler Antikörper gegen »vascular endothelial factor«, VEGF) in Kombination mit Carboplatin und Paclitaxel vor (Cohen et al. 2007). Auch eine intraventrikuläre Thrombusbildung mit zerebralen Ischämien bei *Takotsubo-Syndrom* (»*TTS*«), einer Stress-induzierten Kardiomyopathie, wurde als Erstmanifestation eines Adenokarzinom des Magens beschrieben (Finsterer et al. 2015).

In zwei prospektiven Untersuchungen wurde gezeigt, dass bei Patientinnen, die unter *Migräne* mit Aura leiden, das Schlaganfallrisiko um den Faktor 1,5–2 erhöht ist (Kurth et al. 2005; Daten aus der Womens Health Studie). In absoluten Zahlen bedeutet dies allerdings nur 3,8 zusätzliche Fälle pro Jahr pro 10 000 Frauen. Das Risiko steigt überproportional, wenn bei Frauen mit Migräne und Aura zusätzliche Risikofaktoren wie Nikotingebrauch oder orale Kontrazeption hinzukommen (bis 10-fach erhöhtes Risiko für Nikotin plus Pille). Daten aus der Atherosclerosis Risk in Communities-Studie belegen, dass auch bei Männern, die unter Migräne mit Aura leiden, das Schlaganfallrisiko erhöht ist (2,9-fach) (Stang et al. 2005). Aus den neueren prospektiven Studien und Registerdaten ist kein signifikant erhöhtes Schlaganfallrisiko für Patienten (Frauen wie Männer) mit Migräne ohne Aura abzuleiten.

## E 1.3.2 Therapieansätze bei zerebraler Ischämie

Die Behandlung der akuten Ischämie beeinflusst den Krankheitsprozess zu verschiedenen Zeitpunkten; in diesen sind je unterschiedliche Mechanismen für die Gewebsschädigung verantwortlich. Die Perfusionsstörung bedingt einen Mangel an Sauerstoff und Glukose, der zu einem Verlust des Membranpotenzials und zur Depolarisierung führt (Funktionsverlust). Durch die Depolarisierung kommt es zur Ausschüttung von Neurotransmittern (v. a. von Glutamat), die den postsynaptischen Einstrom von Kalzium, Natrium und Chlorid fördern. Dieser Prozess wird durch eine Störung der Wiederaufnahme und damit der Inaktivierung von Glutamat unterstützt. Aus Gründen des osmotischen Gleichgewichts folgt Wasser dem einströmenden Natrium nach und führt zur Schwellung der Zellen (Ödem). Diese Schwellung verhindert die freie extrazelluläre Diffusion von Protonen – der Effekt ist in der diffusionsgewichteten Kernspintomographie (DWI) direkt darstellbar. Kalzium als intrazelluläres Signalmolekül induziert eine Reihe von zellschädigenden Mechanismen: Bildung freier Radikale durch Aktivierung der Phospholipase A2 und der Cyclooxygenase, Aktivierung proteolytischer Enzyme. Freie Radikale induzieren Apoptose, Inflammation und schädigen die proteolytischen Enzyme, die Zellmembran und das Zytoskelett. Zelltod ist die Folge. Vollständigkeit und Dauer der Ischämie bestimmen das Ausmaß dieser Vorgänge und damit die Geschwindigkeit des Zelltods. Die Ischämie ist im Hirninfarktkern am stärksten und in den Randbereichen immer weniger ausgeprägt (*Penumbra, Risikogewebe,* »*tissue at risk*«). Je früher man in den Prozess eingreift, desto mehr Zellen kann man retten und umso besser das klinische Ergebnis (Lees et al. 2010). Eine Begleiterscheinung dieser Vorgänge, vor allem in unvollständig geschädigten Zellen, ist eine Expression bestimmter Gene. Eine Rolle dieser Gene für endogen neuroprotektive und reparatorische Leistungen wird vermutet (Carmichael 2003). Auch immunologische Prozesse in der Ischämiezone tragen möglicherweise dazu bei, den gesetzten Schaden unmittelbar nach den ersten Stunden aktiv zu vergrößern (Gelderblom et al. 2009; Gelderblom et al. 2014; Ludewig et al. 2013).

Prinzipiell gibt es mehrere Möglichkeiten einer Schadensbegrenzung. Ganz im Vordergrund steht die frühe Rekanalisation. Bis 2015 war die einzige, durch eine hohe Evidenz (↑↑, A) abgesicherte spezifische Maßnahme die *i. v.-Thrombolyse* (»*IVT*«) mit dem rekombinanten Gewebeplasminogenaktivator (*rt-PA*), die eine Rekanalisation hirnversorgender Arterien aller Durchmesser zum Ziel hat. Anfang 2015 gelang der Nachweis, dass die intraarterielle *Katheterintervention,* die *mechanische Thrombektomie (»MT«)* mittels Stentriever, bei Verschlüssen größerer Arterien im vorderen Stromkreislauf (Carotis-T, M1/M2-Segment der A. cerebri media) hocheffektiv ist (↑↑, A). In den entscheidenden Studien wurden die Patienten zu 85 % mit i. v.-rt-PA vorbehandelt. Da bei beiden Ansätzen die Rekanalisation nur im Frühstadium Gewebe retten kann, ist schnelles Handeln und die Beachtung des Zeitfensters entscheidend.

Empfehlungen für die Akutbehandlung und Sekundärprävention existieren für Europa (European Stroke Organization, ESO; http://eso-stroke.org/eso-guideline-directory), Nordamerika (Demaerschalk et al. 2016; Jauch et al. 2013; Powers et al. 2015) und Deutschland (Leitlinien der DGN, http://www.dgn.org/leitlinien).

Die Basisbehandlung will zusätzlichen Stress für das Hirngewebe durch die Homöostase bzw. Korrektur systemischer Parameter verhindern. Dazu gehört die Fiebersenkung, das Aufrechterhalten eines hochnormalen Blutdrucks, die Behandlung einer Hyperglykämie, die Sicherung der Atemwege und die unterstützende Gabe von Sauerstoff sowie pflegerische und therapeutische Maßnahmen zur Vermeidung von Komplikationen wie Infektionen und Aspiration.

### E 1.3.2.1 Stroke Unit

Zahlreiche Studien und eine Metaanalyse belegen, dass die Versorgung von Patienten mit Schlaganfall auf einer *Stroke Unit* hinsichtlich Mortalität und funktionellem Ergebnis signifikant besser ist als die Versorgung auf einer Normalstation (↑↑, A; Candelise et al. 2007; Seenan et al. 2007; Stroke Unit Trialists 2013). In der Studie von Candelise und Mitarbeitern war allein durch die Akutversorgung auf Stroke Units das Risiko für ein schlechtes funktionelles Ergebnis oder Tod um 19 % reduziert. Die Wirksamkeit der Stroke Units gilt für Patienten jeden Alters und Geschlechts und sowohl für leichte als auch für schwere Schlaganfälle (Evans et al. 2001). Diese Effekte bleiben auch für Patienten erhalten, die erst nach Ablauf von 6 h seit Eintreten der Symptome auf eine Stroke Unit eingewiesen werden (Candelise et al. 2007). Die Wirksamkeit der Stroke Unit beruht auf einem besseren Monitoring mit früher und effektiver Reaktion auf Schwankungen von Blutdruck, Glukose und Körpertemperatur, aber auch auf einer konsequent durchgeführten Schluckdiagnostik zur effektiven Verhinderung von Aspirationspneumonien sowie einem frühen Einsatz von Logo-, Ergo- und Physiotherapie und früher strukturierter Sekundärprophylaxe. Auch Patienten mit einer klinischen TIA gehören auf die Stroke Unit, um somit eine möglichst frühe strukturierte Sekundärprophylaxe nach entsprechender Diagnostik einzuleiten (vgl. Ferrari et al. 2010; Lavallee et al. 2007; Rothwell et al. 2007).

Die jeweils aktuellen Zertifizierungskriterien für Stroke Units in Deutschland können bei der Deutschen Schlaganfallgesellschaft (DSG) in Erfahrung gebracht werden (http://www.dsg-info.de/stroke-units/stroke-units-uebersicht.html). Unterschieden werden regionale und überregionale Stroke Units, wobei letztere sowohl eine höhere Zahl von Patienten pro Jahr behandeln als auch infrastrukturell eine umfassendere Ausstattung inkl. Neuroradiologie und Neurochirurgie vor Ort gewährleisten müssen. Um die Vernetzung zwischen regionalen und überregionalen Stroke Units zu optimieren und zugleich Expertise zu konzentrieren und eine flächendeckende Versorgung zu ermöglichen, wurden im Jahr 2013 16 Neurovaskuläre Netzwerke von der DSG zertifiziert. Ein weiterer Ausbau dieses Konzeptes ist geplant.

### E 1.3.2.2 Systemische Thrombolyse

Der *rekombinante Gewebeplasminogenaktivator (rt-PA)* ist in einer Dosis von 0,9 mg/kg KG i. v. für die Therapie des akuten ischämischen Hirninfarkts im 4,5-h-Zeitfenster zugelassen. Grundlage für die Zulassung sind die positiven Ergebnisse kontrollierter Multicenter-Studien (NINDS trial, NINDS rt-PA Stroke Study Group 1995; ECASS-3-Studie; Hacke et al. 2008) und die Sicherheitsdaten aus den großen Registern SITS-MOST (Wahlgren et al. 2007) und SITS-ISTR (Ahmed et al. 2010b; Wahlgren et al. 2008). An bildgebender Diagnostik ist lediglich der vorherige Blutungsausschluss obligatorisch, sodass nach Studienlage eine cCT für die IVT bis 4,5 h nach Symptombeginn prinzipiell ausreicht. Die NINDS-Studie zeigte an 624 Patienten eine 16 %ige absolute Verbesserung der 3-Monats-Prognose – gemessen anhand des Barthel-Index, der modifizierten Rankin-Skala (mRS), der Glasgow Outcome Scale und der NIH Stroke Scale (NIHSS). In der ECASS-3-Studie (821 Patienten) wurde belegt, dass rt-PA auch im Zeitintervall zwischen 3 und 4,5 h nach Symptombeginn noch eine 10 %ige absolute Verbesserung des funktionellen 3-Monats-Ergebnisses (mRS 0–1) bewirkt (Hacke et al. 2008). Der Nutzen bestand in beiden Studien trotz der erwartungsgemäß vermehrten Blutungen nach rt-PA-Gabe im Vergleich zu Placebo. Die Mortalität war zwischen Placebo- und Verum-Gruppe nicht signifikant unterschiedlich. Der Nutzen der späteren Behandlung war sowohl für unterschiedliche Schlaganfall-Schweregrade als auch für unterschiedliche Altersgruppen (unter und über 65 Jahre) vorhanden. SITS-ISTR bestätigte die Effektivität und Sicherheit der IVT auch im späteren Zeitfenster von 3 bis 4,5 h nach Symptombeginn. Auch unter klinischen Alltagsbedingungen war der Anteil der Patienten, die ein gutes klinisches 3-Monats-Ergebnis (mRS 0–1) nach Lyse hatten, mit etwa 40 % im 3-h- und 41 % im 4,5-h-Zeitfenster vergleichbar. Eine Metaanalyse von 12 Studien (7 012 Patienten; Wardlaw et al. 2012) bestätigte erneut den Nutzen von rt-PA. Der Anteil der Patienten mit gutem funktionellen Ergebnis (modifizierte Rankin-Skala 0–2) lag bei 46,3 % unter rt-PA und 42,1 % bei den Kontrollen (Odds Ratio [OR] 1,17; $p = 0{,}001$). Patienten, die innerhalb von 3 h behandelt wurden, profitierten mehr als Patienten, die im Zeitraum zwischen 3 und 6 h behandelt wurden. Symptomatische intrakranielle Blutungen traten bei 72/896 Patienten unter rt-PA auf und bei 11/883 Kontroll-Patienten (OR 4,55). Das Risiko einer intrakraniellen Blutung war hierbei nicht abhängig vom Zeitfenster zwischen Symptombeginn und Lyse. Der Behandlungserfolg der IVT nimmt nahezu linear mit dem Behandlungsintervall ab. Im Intervall < 90 Minuten nach Symptombeginn ist die Wahrscheinlichkeit eines günstigen 3-Monats-Ergebnisses (mRS 0–1) nach IVT verglichen mit Placebo um den Faktor 2,55 erhöht (Lees et al. 2010; **Tab. E 1.2**). Der Therapieeffekt ist im Zeitfenster zwischen 4,5 und 6 h für die IVT nach Standardvorgehen (Blutungsausschluss im cCT) nicht mehr signifikant. Ob in diesem späten Zeitraum verlässlich Erfolge mit der IVT erzielt werden können, ist nicht endgültig geklärt (s. unten und **Tab. E 1.3**).

**Tab. E 1.2:** Ergebnisse der i. v.-Thrombolyse mit rt-PA, gestuft nach Zeitintervall zwischen Symptom- und Lysebeginn (Metaanalyse der ECASS, ATLANTIS, NINDS und EPITHET-Studien, Lees et al. 2010)

| Zeitintervall | n Patienten | | % mRS 0–1 | | OR für | NNT | Mortalität | | sympt. ICB | |
|---|---|---|---|---|---|---|---|---|---|---|
| | rt-PA | Placebo | rt-PA | Placebo | mRS 0–1 | | rt-PA | Placebo | rt-PA | Placebo |
| 0–90 min | 161 | 151 | 41,6 % | 29,1 % | 2,55 (p = 0,0013) | 4,5 | 18,6 % | 20,5 % | 3,1 | 0,0 % |
| 91–180 min | 303 | 315 | 41,9 % | 28,9 % | 1,64 (p = 0,0116) | 9,0 | 16,8 % | 15,6 % | 5,6 % | 1,0 % |
| 181–270 min | 809 | 811 | 44,6 % | 37,7 % | 1,34 (p = 0,0135) | 14,1 | 11,0 % | 10,1 % | 4,3 % | 1,2 % |
| 271–360 min | 575 | 542 | 37,4 % | 35,6 % | 1,22 (p = 0,1628) | 21,4 | 15,0 % | 10,2 % | 6,8 % | 0,9 % |

OR Odds ratio
NNT Number needed to treat
ICB Intrakranielle Blutung

**Tab. E 1.3:** Ergebnisse der i. v.-Thrombolyse mit rt-PA in Abhängigkeit vom Zeitfenster und in Abhängigkeit von der Anwendung des Mismatch-Konzepts nach multimodaler MRT-Bildgebung in der Akutphase (prospektive Studie gegen historische Kontrolle aus den gepoolten Daten von ECASS-, ATLANTIS- und NINDS-Studie, Thomalla et al. 2006). Signifikante Unterschiede zu Placebo sind mit * gekennzeichnet. ICB = intrakranielle Blutung (definiert nach den Kriterien der ECASS-Studien).

| Zeitintervall | n Patienten | | | % mRS 0–1 | | | symptomatische ICB | | |
|---|---|---|---|---|---|---|---|---|---|
| | rt-PA (MR-basiert) | rt-PA (Standard) | Placebo | rt-PA (MR-basiert) | rt-PA (Standard) | Placebo | rt-PA (MR-basiert) | rt-PA (Standard) | Placebo |
| 0–180 min | 108 | 416 | 427 | 46,3 %* | 42,8 %* | 29,5 % | 2,8 % | 7,9 % | 1,6 % |
| 181–360 min | 66 | 669 | 654 | 50,0 %* | 37,7 % | 35,9 % | 3,0 % | 8,4 % | 2,1 % |

Positiv-prädiktive Variablen für den Behandlungserfolg der IVT bis 4,5 h sind niedrigeres Alter, leichtere neurologische Symptomatik, niedrigere Blutglukosekonzentration und tieferer diastolischer Blutdruck bei Aufnahme. Eine initiale Hyperglykämie > 120 mg/dl ist ein Prädiktor für ein schlechtes klinisches Ergebnis nach Lyse (Ahmed et al. 2010a). Symptomatische intrazerebrale Blutungen traten in der ECASS-3-Studie bei 2,4 % der mit rt-PA und bei 0,2 % der mit Placebo behandelten Patienten auf (p = 0,008). Hämorrhagische Transformationen des Infarktes ohne klinische Verschlechterung waren deutlich häufiger (rt-PA 27 %, Placebo 18 %; p = 0,001). Alle symptomatischen Blutungen traten zwischen 22 und 36 h nach Behandlungsbeginn auf (ECASS-3). Prädiktoren für Blutungen sind höheres Alter (bei > 65-Jährigen Risiko × 5,79; Bluhmki et al. 2009), Symptomschwere bei Aufnahme, Hyperglykämie (Glukose > 180 mg/dl) und das Vorhandensein hypodenser Areale im cCT (Lansberg et al. 2007). Die 3-Monats-Mortalität betrug in den neuesten Arbeiten (ECASS-3, SITS-ISTR) 8–13 %, ohne signifikante Unterschiede zwischen rt-PA- und Placebo-Gruppen, und lag damit niedriger als in den älteren Arbeiten, wie ATLANTIS- oder NINDS-Studie, was sich auch in der Metaanalyse von Lees und Mitarbeitern (2010) widerspiegelt. Eine Metaanalyse auf Basis der individuellen Patientendaten (6 756 Patienten aus 9 randomisierten, Placebo-kontrollierten Studien) zeigte für den primären Endpunkt (mRS 0–1) einen größeren therapeutischen Nutzen innerhalb von 3 h (33 % vs. 23 %, OR 1,75) gegenüber dem Zeitfenster 3–4,5 h (35 % vs. 30 %, OR 1,26) und dem Zeitfenster > 4,5 h (33 % vs. 31 %, OR 1,15). Nach 5 h ließ sich auch hier kein statistisch signifikanter Nutzen mehr nachweisen. Der therapeutische Nutzen war unabhängig von Alter oder Schweregrad der neurologischen Defizite. Trotz eines 6-fach erhöhten Risikos für eine symptomatische intrazerebrale Blutung zeigte sich nach 90 Tagen keine signifikant erhöhte Mortalität (17,9 % vs. 16,5 %, HR 1,11) (Emberson et al. 2014).

Bei Patienten, die erst nach Ende des 4,5-h-Zeitfensters in die Klinik kommen, ist also wenig Benefit zu erwarten. Eine differenziertere Patientenselektion könnte zu diesem späten Zeitpunkt aber die Effektivität der IVT steigern, da letztlich die Zeit (4,5 h) nur ein sehr grober Surrogatparameter für die Existenz von noch rettbarem Gewebe darstellt. Von Bedeutung ist hier das sogenannte *»Mismatch«-Konzept*. Hierbei wird die Differenz zwischen (größerer) Perfusionsstörung und (kleinerer) Diffusionsläsion im *multimodalen MRT* als Surrogatparameter für das potenziell rettbare *»Risikogewebe«* der Penumbra angewandt. In einer prospektiven Multicenter-Studie zeigten Thomalla et al. (2006), dass die IVT bei Patienten mit Mismatch (~20 % größere Perfusions- als Diffusionsstörung im CMRT) bis 6 h nach Symptombeginn effektiv und sicher ist (**Tab. E 1.3**). Einschränkend muss gesagt werden, dass hier die Vergleichsgruppe aus den gepoolten Daten von ECASS-, ATLANTIS- und NINDS-Studie bestand, also keine Randomisierung erfolgte. Auch die Daten von Kohrmann et al. (2006) und Schellinger et al. (2007) stützen das Mismatch-Konzept. Die IVT bis 6 h kann daher bei spät eintreffenden Patienten zumindest im Rahmen einer individuellen Nutzen-

Risikoabschätzung erwogen werden (↔, C). Sie bleibt aber in jedem Fall ein individueller Heilversuch mit Off-label-Gebrauch von rt-PA. Außerdem (**Kap. E 1.3.2.3**) muss bedacht werden, dass die jetzt zugelassene mechanische Thrombektomie in diesem späteren Zeitfenster (4,5–6 h) bei Verschluss einer größeren hirnversorgenden Arterie noch effektiv ist und damit als primäre Therapie in dieser Situation indiziert ist, auch ohne vorherige Therapie mit i. v.-rt-PA (Wahlgren et al. 2016).

Ist keine multimodale MRT-Bildgebung verfügbar, kann alternativ ein Mismatch aus *Perfusions-cCT* und Nativ-cCT zu Hilfe genommen werden. Auch ein intrakranieller Gefäßverschluss kann zuverlässig mit der *CT-Angiographie (CTA)* dargestellt werden. Bisher gibt es allerdings im Gegensatz zum cMRT keine Daten bzgl. CT-basierter Mismatch-Identifikation und klinischen Outcome-Parametern. In einer Vergleichsuntersuchung zu multimodaler CT- und MRT-Bildgebung bei 45 Patienten stimmten die Methoden hinsichtlich der Identifikation eines ≥ 20 %igen Mismatches in 91 % der Fälle überein (Schaefer et al. 2008). Aufgrund der Indikation zur mechanischen Thrombektomie bei Verschlüssen größerer hirnversorgender Arterien ist heute generell eine sofortige Darstellung der Gefäße anzustreben (CT-Angiographie oder MR-Angiographie).

Eine weitere Ausdehnung des Zeitfensters bis 9 h gelang bisher nicht, auch nicht unter Anwendung von MRT-basierter Patientenselektion oder der Applikation von *Desmoteplase*, einem Thrombolytikum mit höherer Fibrinspezifität und langer terminaler Halbwertszeit (DIAS-2-Studie; Hacke et al. 2009). In einer kleinen australischen Phase-IIB-Studie (75 Patienten) wurden nach Gabe der thrombolytischen Substanz *Tenecteplase* bessere Reperfusionsraten und ein günstigeres klinisches Outcome als nach rt-PA beobachtet (Parsons et al. 2012). Die NOR-TEST-Studie (1 107 Patienten) zeigte aber keine Überlegenheit von Tenecteplase gegenüber rt-PA (Logallo et al. 2017). Die Thrombolyseindikation wurde auf Basis einer CT-Perfusionsbildgebung binnen 6 h nach Symptombeginn gestellt (Mittelwert 2,9 h). Die Relevanz dieser Befunde für die klinische Praxis ist noch unklar. In zwei der Studien zur mechanischen Thrombektomie war eine Therapie jenseit von 6 h erlaubt (REVASCAT 8 h, ESCAPE 12 h), allerdings wurden in diesen späten Zeitabschnitten so wenige Patienten behandelt, dass keine generelle Empfehlung dafür gegeben werden kann (Übersicht bei Fiehler und Gerloff 2015).

Die entscheidende Voraussetzung für einen Therapieeffekt ist die *Rekanalisation*. Für die IVT gibt es aus den großen randomisierten Studien nur unvollständige Daten zur *Rekanalisationsrate*, weil diese nicht systematisch erfasst wurde. Sie dürfte bezogen auf alle Patienten mit Indikation zur IVT zwischen 40 % und 66 % liegen (Alexandrov et al. 2001; Christou et al. 2000; Kim et al. 2005; Molina et al. 2004). Die Rekanalisation beginnt im Mittel nach 23 Minuten und ist abgeschlossen nach etwa 42 Minuten (Alexandrov et al. 2001), wobei zu berücksichtigen ist, dass ein erheblicher Teil der Patienten (25 % nach Christou et al. 2000) erst nach 1,5–2 h rekanalisiert. Für schwerer betroffene Patienten mit proximalen Gefäßverschlüssen im vorderen Stromkreislauf (NIHSS im Mittel um 16–17) liegen Daten aus den Studien zur mechanischen Thrombektomie vor. Die Rekanalisationraten lagen dabei für die nur mit IVT behandelten Patienten bei 33 % bis 43 % nach 24 h (Berkhemer et al. 2015; Campbell et al. 2015; Saver et al. 2015). Deutlich höhere Rekanalisationsraten werden durch die mechanische Thrombektomie erreicht (**E 1.3.2.3**).

Eine IVT beim »*Wake-Up Stroke*« (ca. 20 % aller Schlaganfallpatienten) kann derzeit noch nicht generell empfohlen werden. Allerdings gibt es vielversprechende erste Ergebnisse, die darauf hinweisen, dass bei unbekanntem Zeitfenster und Vorliegen eines »*FLAIR-DWI-Mismatch*« (DWI-Läsion vorhanden, aber noch keine Sichtbarkeit in der FLAIR-Sequenz) mit einer Spezifität von etwa 90 % vorausgesagt werden kann, dass der Symptombeginn nicht länger als 3 bis 4,5 h zurückliegt und somit prinzipiell rt-PA mit einer NNT zwischen 9 bis 14 (**Tab. E 1.4**) gegeben werden könnte (Thomalla et al. 2011; Thomalla und Gerloff 2015; Thomalla et al. 2009).

Aus historischen Gründen werden in Asien als *Dosis* statt 0,9 mg/kg KG nur 0,6 mg/kg KG verwendet. Die ENCHANTED-Studie (Anderson et al. 2016) griff dies auf und untersuchte vergleichend die Effektivität dieser beiden Dosierungen an einer Kohorte mit 3 310 Patienten (medianer NIHSS 8; 63 % Asiaten). Dabei ergab sich keine therapeutische Unterlegenheit der niedrigeren Dosis, jedoch war diese mit einem geringeren Blutungsrisiko vergesellschaftet (1,0 % vs. 2,1 %; p = 0,01). Da in ENCHANTED auch 27 % Patienten aus Europa und Australien sowie 10 % aus Südamerika teilnahmen, wird diskutiert, ob nicht auch außerhalb Asiens mit 0,6 mg/kg KG rt-PA ähnliche Erfolge bei niedrigerem Blutungsrisiko zu erreichen wären. Die Datenlage rechtfertigt aber bislang kein Abweichen vom etablierten Vorgehen (0,9 mg/kg KG).

Die derzeitige deutsche Zulassung von rt-PA begrenzt den Einsatz auf Patienten mit einem *Alter* zwischen 18 und 80 Jahren. In der Schweiz hingegen besteht diese Altersbeschränkung nicht, sondern es wird darauf hingewiesen, dass die Gabe von rt-PA bei hochbetagten Patienten in jedem Einzelfall kritisch abzuwägen ist. Letzteres entspricht auch der gängigen Praxis in Deutschland. Der Grund dafür ist, dass mehrere Studien und Metaanalysen keinerlei Daten lieferten, die es ethisch rechtfertigen, Patienten > 80 Jahre die IVT generell vorzuenthalten (Mishra et al. 2010; Wardlaw et al. 2012). In der Metaanalyse von Wardlaw zum Beispiel (Wardlaw et al. 2012) profitierten Patienten im Alter > 80 Jahre ebenso wie jüngere Patienten. Der in dieser Metaanalyse bereits berücksichtigte dritte International Stroke Trial (IST-3) hatte den Nutzen von intravenösem rt-PA binnen 6 h nach Symptombeginn placebokontrolliert bei 3 035 Patienten untersucht, die zum großen Teil außerhalb der aktuellen Zulassungskriterien lagen (53 % waren > 80 Jahre). Die Rate intrakranieller Blutungen war vergleichbar mit dem SITS-Register (rt-PA 7 %, Placebo 1 % nach 7 Tagen). Die Mortalität nach 7 Tagen war höher für rt-PA (11 % vs. 7 % für Placebo), dieser Unterschied war aber nach 6 Monaten nicht mehr vorhanden (beide Gruppen 27 %). Der Unterschied im dichotomen primären Endpunkt (aktiv und nicht behindert) nach 6 Monaten war nicht signifikant (37 % versus 35 %),

mittels Ordinal-Shift-Analyse zeigte sich aber eine Überlegenheit für rt-PA (Sandercock et al. 2012). Die Patienten oder deren Angehörige sind darüber aufzuklären, dass es sich um eine Off-label-Anwendung handelt.
Eine Metaanalyse der SITS-ISTR-Daten zeigte, dass die Anwendung von rt-PA auch bei Patienten sicher ist, die eine Vormedikation mit *ASS* haben (Diedler et al. 2010). Die randomisierte ARTIS-Studie untersuchte eine kombinierte Gabe von ASS zusammen mit IVT in bislang ASS-naiven Patienten. Trotz der insgesamt relativ niedrigen Blutungsrate zeigte sich im primären Endpunkt ein Trend für ein schlechteres Behandlungsergebnis nach Gabe von ASS. Dies sollte jedoch kein Grund sein, mit ASS vorbehandelte Patienten von einer IVT auszuschließen (Zinkstok et al. 2012). Erwähnenswert ist, dass es in ENCHANTED (Anderson et al. 2016) eine Untergruppe gab, die signifikant von der niedrigeren Dosis (s. oben) profitierte, nämlich Patienten, die mit Thrombozytenfunktionshemmern vorbehandelt waren (362 Patienten im 0,6 mg/kg KG, 314 im 0,9 mg/kg KG Arm; Abb. S10 im Supplement zum Originalpaper; Post-Hoc-Analyse). Für Patienten, bei denen von einem erhöhten Blutungsrisiko auszugehen ist, ohne dass dies eine absolute Kontraindikation für rt-PA darstellt (z. B. hohes Alter mit schwerer subkortikaler atherosklerotischer Enzephalopathie, großer Infarkt und ASS-Einnahme), kann eine IVT mit reduzierter Dosis im Sinne einer individuellen Nutzen-Risiko-Abwägung und Einzelfallentscheidung in Betracht gezogen werden. Patienten, die mit *ASS plus Clopidogrel* behandelt werden, haben ein deutlich erhöhtes Blutungsrisiko. Bei Ihnen sollte eine systemische Thrombolyse nur nach sorgfältiger Nutzen-Risiko-Abwägung erfolgen.
Bei Patienten, die oral mit *Vitamin-K-Antagonisten (VKA)* antikoaguliert sind, besteht prinzipiell eine Kontraindikation gegen die i. v.-Gabe von rt-PA, wenn eine effektive Antikoagulation besteht. Laut Fachinformation für Actilyse® kann bei einer INR $\leq$ 1,3 eine IVT in Betracht gezogen werden, oder wenn die Dosierung oder die Zeit seit der letzten Einnahme einer Antikoagulanzientherapie eine restliche Wirksamkeit unwahrscheinlich erscheinen lassen. Die amerikanischen Leitlinien erachten eine IVT bei einer INR $\leq$ 1,7 für möglich (Leitlinien der American Stroke Association; Demaerschalk et al. 2016; Jauch et al. 2013). In einem U. S.-amerikanischen Thrombolyseregister waren 1 802 Patienten erfasst mit einer Vorbehandlung mit Warfarin und 21 635 Patienten ohne vorherige Antikoagulation. Die mediane INR bei den antikoagulierten Patienten betrug 1,20 und das mittlere Alter lag mit 74 Jahren über dem der nicht antikoagulierten Patienten (70 Jahre). Symptomatische intrakranielle Blutungen traten unter Antikoagulation bei 5,7 % und ohne vorherige Antikoagulation bei 4,6 % auf. Wurde für die unterschiedlichen Risikofaktoren korrigiert, war dieser Unterschied statistisch nicht signifikant. Es ergaben sich auch keine Unterschiede bezüglich schwerwiegender systemischer Blutungskomplikationen oder der Sterblichkeit. Bei den Patienten, die eine INR von unter 1,7 hatten, ergab sich kein statistischer Zusammenhang zwischen der INR und dem Risiko symptomatischer Blutungen (Xian et al. 2012). Dies konnte auch im Safe Implementation of Thrombolysis in Stroke (SITS) – International Stroke Thrombolysis Register (ISTR) bestätigt werden (Mazya et al. 2013). Zu einem etwas anderen Ergebnis kam dagegen eine Metaanalyse aus sieben Studien mit 3 631 Patienten. Hiervon waren 240 Patienten mit Vitamin-K-Antagonisten vorbehandelt, wobei die mittlere INR zwischen 1,15 und 1,5 schwankte. Es zeigte sich unter Antikoagulation ein um den Faktor 2,6 erhöhtes Blutungsrisiko, bezüglich des funktionellen Ergebnisses und der Mortalität ergaben sich allerdings keine signifikanten Unterschiede (Miedema et al. 2012).
Die IVT ist ebenfalls kontraindiziert bei Patienten, die mit *Faktor-IIa- oder Faktor-Xa-Antagonisten* (z. B. Dabigatran, Apixaban, Rivaroxaban, Edoxaban) behandelt werden. Für Dabigatran belegen Normalwerte von Ecarin-Clotting-Zeit (ECT), Thrombin-Zeit (TT) oder Hämoclot-Test, dass keine gerinnungsaktiven Dabigatranplasmaspiegel vorliegen. Die partielle Thromboplastin-Zeit (PTT) ist hierfür nicht geeignet (Steiner et al. 2013). Seit 2016 zugelassen ist *Idarucizumab*, das die Wirkung von Dabigatran binnen weniger Minuten zu > 99 % antagonisiert. Idarucizumab ist ein humanisiertes monoklonales Antikörperfragment (Fab), das mit sehr hoher Affinität irreversibel an Dabigatran bindet (etwa 300fach höher als die Bindungsaffinität von Dabigatran zu Thrombin) (Glund et al. 2015). Verabreicht wird eine Standarddosis von 5 g i. v., aufgeteilt in 2 × 2,5 g innerhalb von 15 Minuten. Die Zulassung von Idarucizumab erlaubt die Anwendung bei mit Dabigatran behandelten erwachsenen Patienten, wenn eine rasche Aufhebung der antikoagulatorischen Wirkung erforderlich ist; insofern spricht formal nichts gegen den Einsatz des Antidots bei Patienten, die aufgrund eines ischämischen Schlaganfalls eine IVT mit rt-PA benötigen. Nach anfänglich großer Zurückhaltung wird die rasch aufeinanderfolgende Gabe von Idarucizumab und rt-PA zunehmend häufiger praktiziert (Berrouschot et al. 2016; Diener et al. 2017). Auf dem Weg zur Zulassung ist das »Antidot« *Andexanet alpha* gegen die Faktor-Xa-Hemmung (Connolly et al. 2016). Andexanet ist ein rekombinantes, enzymatisch inaktives Faktor-Xa-»Köderprotein« (Xaban), das die Xa-Antagonisten bindet und damit ihre Wirkung auf den physiologischen Faktor Xa kompetitiv verhindert. In einer Studie an 67 Patienten, die unter Medikation mit einem Faktor-Xa-Antagonisten eine schwere Blutung erlitten hatten, wurde Andexanet i. v. (Bolus plus nachfolgende Infusion über 2 h) gegeben, währenddessen sich die Gerinnung zu ca. 90 % normalisierte, 4 h nach Infusionsende war allerdings wieder eine substanzielle Faktor-Xa-Hemmung nachweisbar.
Aus den genannten Gründen wird bei Patienten mit Verschluss einer proximalen hirnversorgenden Arterie im vorderen Kreislauf (Carotis-T, M1/M2-Segment A. cerebri media) und bestehender Antikoagulation durch VKA, Faktor-IIa- oder Faktor-Xa-Antagonisten oder dualer Plättchenhemmung in zunehmendem Maße die direkte mechanische Thrombektomie ohne vorherige i. v.-Gabe von rt-PA eingesetzt (Powers et al. 2015; Wahlgren et al. 2016). Einschränkend muss allerdings auch hier

**Tab. E 1.4:** Ergebnisse der fünf Meilenstein-Studien zur mechanischen Thrombektomie aus dem Jahr 2015

| Name der Studie (Erstautor) | Patienten-zahl | Rate IV tPA | NIHSS-Median MT/ Kontrolle | Gefäßverschluss | Rekanalisationsrate im MT-Arm | mRS 0–2 MT | mRS 0–2 Kontrolle | Symptombeginn bis Leistenpunktion/ bis Reperfusion (min) | NNT (mRS 0–2) |
|---|---|---|---|---|---|---|---|---|---|
| MR Clean (Berkhemer) | 500 | 89 % | 17/18 | Distale ACI, M1, M2, A1, A2 | 59 % | 33 % | 19 % | 260/– | 7 |
| ESCAPE (Goyal) | 315 | 76 % | 16/17 | ACI+M1, M1, M2 | 72 % | 53 % | 29 % | –/241 | 4 |
| EXTEND IA (Campbell) | 70 | 100 % | 13/17 | ACI, M1, M2 | 86 % | 71 % | 40 % | –/210 | 3 |
| SWIFT-PRIME (Saver) | 196 | 98 % | 17/17 | ACI, M1 | 88 % | 60 % | 35 % | 224/252 | 4 |
| REVASCAT (Jovin) | 206 | 73 % | 17/17 | ACI + M1, Intracran. ACI, M1 | 66 % | 44 % | 28 % | 269/355 | 6 |



gesagt werden, dass die Vorbehandlung mit Antikoagulanzien in den prospektiven, randomisierten Thrombektomie-Studien nicht systematisch untersucht ist, sondern in aller Regel ein Ausschlusskriterium war. Aus einzelnen Kohortenstudien liegen ermutigende Daten vor, die nahelegen, dass die mechanische Thrombektomie für Patienten mit effektiver oraler Antikoagulation eine sichere Alternative darstellt (Rozeman et al. 2016).

### E 1.3.2.3 Mechanische Thrombektomie

Nachdem im Jahr 2013 zunächst drei negative Studien zur Thrombektomie beim akuten ischämischen Infarkt veröffentlicht wurden (IMS III, SYNTHESIS Expansion, MR RESCUE), hat sich die Evidenzlage zur mechanischen Thrombektomie (MT) Anfang 2015 grundlegend geändert. In den negativen Studien waren neuere Stentriever-Systeme nur bei 4 % von 669 Patienten zum Einsatz gekommen; in den fünf neueren (und positiven) Studien wurden ganz überwiegend Stentriever verwendet. Die Namen und wichtigsten Ergebnisse dieser randomisierten Studien sind in **Tab. E 1.4** zusammengefasst (Berkhemer et al. 2015; Campbell et al. 2015; Goyal et al. 2015; Jovin et al. 2015; Saver et al. 2015). Die ASTER-Studie (381 Patienten) zeigte, dass mit vergleichbarer Effektivität statt Stentrievern auch moderne Katheter-Aspirationssysteme eingesetzt werden können (Lapergue et al. 2017).

Entscheidend ist, dass in allen fünf Studien die MT der alleinigen Standardtherapie (inkl. IVT) überlegen war (vgl. auch HERMES-Metaanalyse; Goyal et al. 2016). Damit ist die MT eine evidenzbasierte Therapie, die unter bestimmten Voraussetzungen beim akuten ischämischen Schlaganfall indiziert ist (↑↑, A). Zu diesen Voraussetzungen gehört grundsätzlich der proximale Verschluss einer hirnversorgenden Arterie im vorderen Stromgebiet: Verschluss der distalen A. carotis interna (inkl. Carotis-T-Verschlüsse), Verschluss der proximalen A. cerebri media (M1 oder M2, wobei M2-Verschlüsse in den Studien die Ausnahme waren). Die untersuchten Patienten waren schwer betroffen (medianer NIHSS 17 bei der Mehrzahl der Kohorten). Ebenfalls wichtig zu erwähnen ist, dass 85 % aller Patienten zunächst eine IVT erhielten. Die MT wurde also nicht primär als Alternative sondern als eine Ergänzung zur sofortigen IVT untersucht.

Ein gutes klinisches Ergebnis wurde in den fünf Studien einheitlich als modified Rankin Scale (mRS) 0–2 definiert; diesen Endpunkt erreichten zwischen 14 % und 31 % mehr Patienten im MT-Arm der Studien als ohne Katheterintervention (OR 2,42, 95 % CI 1,91–3,08; $P < 0{,}001$), was sich in einer Number-needed-to-treat (NNT) von 5 (3–7) äußerte (Sardar et al. 2015). Der Einsatz der Kathetersysteme war nicht mit einer erhöhten Blutungsrate oder Mortalität verbunden.

In drei der fünf Studien (MR CLEAN, EXTEND IA, SWIFT-PRIME) musste die MT binnen 6 h begonnen werden und der Start der IVT erfolgte den internationalen Standards entsprechend binnen 4,5 h nach Symptombeginn. In REVASCAT wurden mehrheitlich Patienten eingeschlossen, die auf IVT keine Besserung zeigten. Die MT konnte dann gemäß Protokoll bis zu 8 h nach Symptombeginn begonnen werden, ein Beginn nach 6 h ist aber nur bei 13 Patienten dokumentiert (8 in der Kontrollgruppe). In ESCAPE durfte die MT bis zu 12 h nach Symptombeginn begonnen werden; auch hier erfolgte der Einschluss in den MT-Arm aber nur bei 29 Patienten ≥ 6 h nach Symptombeginn (20 in der Kontrollgruppe). Im Mittel wurden die Patienten in den Interventionsarmen der fünf Studien 1 h 43 min nach Symptombeginn mit IVT und 4,5 h nach Symptombeginn (Zeitpunkt der Leistenpunktion) mit MT behandelt.

Für die klinische Praxis resultiert aus diesen Daten, dass bei Patienten mit schwerem neurologischen Defizit und nachgewiesenem Verschluss einer großen hirnversorgenden Arterie in den ersten 4,5 h nach Symptombeginn nach sofortigem Beginn der IVT eine MT indiziert ist (↑↑, A). Dieses Vorgehen ist in großen Zentren mit neuroradiologischen Interventionsmöglichkeiten gut durchführbar, stellt aber in der flächendeckenden Versorgung eine Herausforderung dar, da in vielen Fällen die Verlegung in ein Zentrum zur MT notwendig wird. Neurovaskuläre Netzwerke mit überregionaler Vernetzung und gut definierten Versorgungsstrukturen sind eine sinnvolle Möglichkeit, dies zu gewährleisten. Die Leistenpunktion für die MT sollte innerhalb von 6 h nach Symptombeginn erfolgen. Für Patienten mit Kontraindikationen gegen die IVT gelten prinzipiell dieselben Zeitfenster, allerdings ist diese Patientengruppe in den vorliegenden Studien nur unzureichend abgebildet (108 von 634 mit MT behandelten Patienten, entsprechend 17 %). Die Indikationsstellung zur MT darf in dieser Patientengruppe also kein Automatismus sein. Alles, was über 6 h (Zeitpunkt der Leistenpunktion) hinausgeht, basiert auf dem Nachweis von Gefäßverschluss und Risikogewebe mittels multimodaler Bildgebung. In der DAWN-Studie (206 Patienten; bei Abfassung des Kapitels nur als Kongressbeitrag vorgestellt) wurde gezeigt, dass die MT nach bis zu 24 Stunden wirksam und sicher ist, wenn zusätzlich zum proximalen Gefäßverschluss eine erhaltene Penumbra mittels multimodaler Bildgebung gezeigt werden konnte. Dieser Nachweis ist essenziell für die Indikationsstellung.

Für die Bildgebung beim akuten Schlaganfall haben die Studien die Konsequenz, dass routinemäßig eine Gefäßdarstellung (CT-Angiographie oder MR-Angiographie) erfolgen sollte, insbesondere bei Patienten mit schwererem neurologischem Defizit (↑↑, A). Die genaue Operationalisierung des »schwereren Defizits« ist nicht abschließend geklärt. Erste Vorschläge gehen dahin, dass Patienten mit einem NIHSS von $\geq 9$ im 3 h-Fenster und $\geq 7$ im Zeitraum von $> 3$–6 h nach Symptombeginn hochwahrscheinlich einen Verschluss einer großen Arterie im vorderen Stromkreislauf haben und daher in ein Zentrum zur MT verlegt werden sollten (Wahlgren et al. 2016). In einer Analyse von verschiedenen klinischen Skalen an einer Stichprobe von 1 085 Patienten mit akutem Schlaganfall zeigte sich für keine Skala und keinen Cut-off-Wert eine wirklich überzeugende Identifikation von Patienten mit großem intrakraniellem Gefäßverschluss. Der beste positive prädiktive Wert lag bei 84 % für einen NIHSS Wert von $\geq 7$ (Heldner et al. 2016).

Etwas später als die in **Tab. E 1.4** gelisteten Studien wurden die Ergebnisse der französischen THRACE- und britischen PISTE-Studie veröffentlicht. In die THRACE-Studie (Bracard et al. 2016) wurden 414 Patienten eingeschlossen und in einen IVT oder IVT+MT-Arm randomisiert. Letzterer war überlegen mit 53 % vs. 42 % gutem Ergebnis (mRS 0–2) nach 3 Monaten (OR 1,55, $p = 0{,}028$). In THRACE wurden nach MT 6 % Embolien in neuen arteriellen Territorien und 23 % MT-bedingte Vasospasmen berichtet. PISTE (65 Patienten) (Muir et al. 2017) zeigte numerisch einen ähnlichen Trend (51 % vs. 40 % für IVT+MT vs. nur IVT), erreichte aber in der Intention-to-Treat-Analyse keine Signifikanz für den primären Endpunkt. Per-Protokoll-Analyse (57 % vs. 35 % für mRS 0–2, OR 4,92, $p = 0{,}021$) und sekundärer Endpunkt mRS 0–1 nach 3 Monaten (OR 7,63, $p = 0{,}010$) zeigten allerdings erneut einen signifikanten Vorteil der kombinierten Behandlung mit MT.

Eine praktische Frage ist, ob die Patienten für die *Katheterintervention* intubiert werden müssen. Die *Intubationsnarkose* ermöglicht den Interventionalisten prinzipiell bessere technische Bedingungen, da Bewegungen des Patienten ausgeschlossen sind; allerdings gab es aus retrospektiven Analysen Hinweise, dass Patienten, die ohne Intubationsnarkose lokal lysiert werden, klinisch ein besseres Ergebnis zeigen (Abou-Chebl et al. 2010; Jumaa et al. 2010). Das befürchtete erhöhte Risiko intrakranieller Blutungskomplikationen bei nicht intubierten Patienten bestätigte sich in einer Studie von Abou-Chebl und Mitarbeitern (2010) an 980 Patienten in Nashville nicht. Sie lag in beiden Gruppen bei etwa 9 %, die Rekanalisationsrate bei 68 % (TIMI 2/3). In den positiven MT-Studien wurden weniger als 40 % der Patienten in Intubationsnarkose behandelt. Eine Post-Hoc-Analyse der MR CLEAN-Studie lieferte Hinweise darauf, dass der Vorteil der MT durch die Anwendung der Intubationsnarkose verloren gehen könnte (Berkhemer et al. 2016). Prospektiv wurde diese Frage an 150 Patienten in der SIESTA-Studie (randomisiert, ein Studienzentrum) untersucht, wobei sich dieser Nachteil der Intubationsnarkose gegenüber Analgosedierung nicht bestätigte (Schonenberger et al. 2016). Zusammenfassend kann keine generelle Empfehlung gegeben werden; das Vorgehen muss sich nach dem individuellen Zustand des Patienten (Agitiertheit, Lokalisation des Gefäßverschlusses) und dem eingeübten Procedere vor Ort richten (Fiehler et al. 2016).

### E 1.3.2.4 Glykoprotein (GP)-Antagonisten

Der monoklonale Antikörper *Abciximab*, der mit hoher Affinität an den *GP IIb-/IIIa-Rezeptor* auf Thrombozyten bindet, wurde in der AbESTT- und AbESTT-II-Studie getestet (Abciximab Emergent Stroke Treatment Trial, AbESTT; Investigators 2005). Die symptomatische Blutungsrate betrug in AbESTT 3,6 % für Abciximab und 1 % für Placebo ($p = 0{,}09$). Die Prognose nach 3 Monaten war nicht signifikant besser in der Abciximab-Gruppe. Die Folgestudie (AbESTT II) wurde wegen erhöhter Blutungsrate und fehlender Effektivität abgebrochen. Eine Studie an 35 Patienten mit »progressive Stroke« (NIHSS-Verschlechterung $\geq 2$ Punkte in 96 h nach Symptombeginn) lieferte erste Hinweise, dass der GP IIb-/IIIa-Inhibitor *Tirofiban* in einer solchen Situation zur Besserung der Symptomatik führen könnte, zumindest bei Patienten mit Mikroangiopathie (Philipps et al. 2009). Die Datenlage ist insgesamt nicht schlüssig, sodass der Einsatz der GP-IIb/IIIa-Antagonisten als experimentelles Therapieverfahren einzustufen ist, das im Rahmen von individuellen Heilversuchen, z. B. bei Verschlüssen der A. basilaris, oder als Begleitmaßnahme bei interventionellen Therapien (z. B. Thrombusbildung an einem Stent) angewendet wird (Eckert et al. 2005; Pfefferkorn et al. 2010). Noch in der präklinischen Phase und ersten Phase-II-Studien befinden sich *GP VI-Antagonisten* (Goebel et al. 2013; Kraft et al. 2015). Sie sollen die Thrombusbildung hemmen, ohne dabei das Risiko von Blutungskomplikationen zu erhöhen.

### E 1.3.2.5 Modifikation des Blutdrucks

Bis zu 70 % aller Patienten mit einem frischen ischämischen Hirninfarkt weisen bei der Krankenhausaufnahme einen erhöhten *Blutdruck* auf. Exzessiv erhöhte Blutdruckwerte verschlechtern die Prognose (vgl. Wahlgren et al. 2008). In einer Serie von

1 489 Patienten ließ sich dieser Effekt aber nicht auf eine erhöhte Zahl intrakranieller Blutungen zurückführen (Sare et al. 2009). In der Akutphase nach IVT sind sowohl hypertensive als auch sehr niedrige Blutdruckwerte mit einem schlechteren klinischen Ergebnis assoziiert (Ahmed et al. 2009), die Daten sind diesbezüglich aber nicht einheitlich.

Eine zu schnelle Blutdrucksenkung kann die Perfusion im ischämischen Areal und in der Penumbra reduzieren. Liegen hämodynamisch relevante Stenosen oder Verschlüsse vor, kann eine Blutdrucksenkung ebenfalls die Prognose verschlechtern. Die CHHIPS-Studie verglich Lisinopril, Labetalol und Placebo innerhalb der ersten 36 h nach Schlaganfall bei 179 Patienten mit Blutdruckwerten > 160 mmHg systolisch; hierbei zeigten sich keine negativen Effekte der Antihypertensiva (Potter et al. 2009). Im Gegensatz dazu zeigte aber die SCAST-Studie, dass die Gabe von Candesartan innerhalb der ersten 30 h nach Schlaganfall bei Patienten mit systolischem Blutdruck ≥ 140 mmHg die Prognose verschlechtert (Sandset et al. 2011). Weitere Hinweise auf den schädigenden Einfluss früher Blutdrucksenkung ergeben sich aus einer i. v. Nimodipin-Studie, die wegen vermehrter Todesfälle und schwerwiegenden neurologischen Ausfällen in der Verum-Gruppe abgebrochen werden musste (Ahmed et al. 2000). Eine Post-hoc-Analyse der Daten der IST-Studie zeigte, dass sowohl hoher als auch niedriger Blutdruck unabhängige Prädiktoren für eine schlechte Prognose sind (Leonardi-Bee et al. 2002). Das Mortalitätsrisiko innerhalb von 14 Tagen nach dem Hirninfarkt stieg um 17,9 % je 10 mmHg unter 150 mmHg systolisch und um 3,8 % je 10 mmHg über 150 mmHg systolisch. Diese Daten unterstreichen insgesamt die Notwendigkeit eines ausreichend hohen Blutdrucks in den ersten 2 Wochen nach einem Hirninfarkt. Nach den Ergebnissen der COSSACS-Studie gibt es aber keine zwingende Notwendigkeit, eine vorbestehende antihypertensive Medikation während der ersten 2 Wochen nach einem Schlaganfall grundsätzlich zu pausieren (Robinson et al. 2010).

Auch in einer großen chinesischen Studie war eine Blutdrucksenkung innerhalb der ersten 7 Tage nach ischämischem Schlaganfall auf unter 140 mmHg bzgl. Sterblichkeit und schwerer Behinderung nicht besser wirksam als eine weniger aggressive Strategie mit späterem Einsetzen der antihypertensiven Behandlung (He et al. 2014).

Eine mögliche Vorgehensweise ist es, die orale antihypertensive Medikation in der Akutphase zunächst nicht zu verabreichen, zwischen dem zweiten und dritten Tag nach dem ischämischen Hirninfarkt dann die präexistente antihypertensive Medikation stufenweise wieder einzuführen, sofern sie bzgl. der Blutdruckregulation effektiv war und ihrer Zusammensetzung dem aktuellen Kenntnisstand entspricht, also in der Regel einen ACE-Hemmer plus Thiazid-Diuretikum oder einen AT1-Blocker beinhaltet.

### E 1.3.2.6 Stabilisierung metabolischer Parameter

Initiales *Fieber* oder erhöhte Temperatur in den ersten Tagen nach einem ischämischen Infarkt verschlechtern die Prognose (Wang et al. 2000). Die beiden bisher durchgeführten randomisierten Studien mit *Paracetamol* haben allerdings jenseits der Reduktion der Körpertemperatur keine günstigen Effekte auf die Prognose belegen können (den Hertog et al. 2009).

Eine *Hyperglykämie* von 155 mg/dl oder mehr zu irgendeinem Zeitpunkt in den ersten 48 h nach Schlaganfall war in der GLIAS-Studie mit einem schlechteren klinischen Outcome assoziiert (Fuentes et al. 2009). Auch eine erfolgreiche Rekanalisation durch IVT ist bei hyperglykämischen Patienten unwahrscheinlicher (Ribo et al. 2005). Der Versuch einer aggressiven Glukose-Kontrolle durch Gabe von Insulin/Glukose/Kalium als Infusion in der Akutphase zeigte allerdings in dieser Form keinen Vorteil gegenüber der Standardtherapie (McCormick et al. 2010; GIST-UK-Studie: Gray et al. 2007a). Eine individualisierte Therapie mit *Insulin-Nachspritzplan* ab Werten von > 150 mg/dl kann daher empfohlen werden. Nach den Guidelines der European Stroke Organization (ESO) ist es auch vertretbar, erst ab 180 mg/dl zu intervenieren.

Bei *Dysphagie* muss zunächst auf orale Ernährung verzichtet werden, um das Risiko einer *Aspirationspneumonie* zu senken. Indiziert ist die frühe Platzierung einer *nasogastralen Sonde* (Dennis et al. 2005). Die frühe nasogastrale Ernährung führte in einer randomisierten Studie an 859 Schlaganfallpatienten mit Dysphagie zu einer 5,8 %igen absoluten Reduktion der Mortalität (statistischer Trend, p = 0,09). Die frühe PEG-Anlage war hingegen mit einer erhöhten Mortalität und schlechterer Erholung assoziiert. Frühe nasogastrale Sondenanlage und enterale Ernährung scheinen daher sinnvoll, eine frühe PEG-Anlage nicht.

Untersucht wurde auch die prophylaktische Antibiotika-Gabe in der Akutphase eines Hirninfarkts. Eine Studie mit *Levofloxacin* wurde frühzeitig wegen Wirkungslosigkeit abgebrochen (Chamorro et al. 2005). Es gibt keine Hinweise, dass eine prophylaktische Antibiotika-Gabe das funktionelle Erholungsergebnis oder die Mortalität nach Schlaganfall verbessert (Westendorp et al. 2012). Auch in der Preventive Antibiotics in Stroke Study (PASS) führte die preventive Behandlung von Schlaganfallpatienten mit *Ceftriaxon* nicht zu einer Verbesserung des klinischen Ergebnisses (Westendorp et al. 2015).

### E 1.3.2.7 Behandlung des Hirnödems

Das zytotoxische und vasogene *Hirnödem* nach einem ischämischen Hirninfarkt verschlechtert zusätzlich die Mikrozirkulation im Infarktbereich. Große Hirninfarkte führen zu einem massiven Ödem, das nach 2–5 Tagen zu einem Raumforderungseffekt mit Einklemmungszeichen führt. Typische klinische Zeichen sind zunehmende Bewusstseinstrübung, bilaterale Erweiterung der Pupillen und kontralaterale Pyramidenbahnzeichen.

Hyperosmolares *Mannit* und *Glycerol* wirken antiödematös. Einige kleinere Studien fanden einen positiven Effekt einer antiödematösen Therapie mit Glycerin. Andere, neuere Studien konnten diesen Effekt nicht reproduzieren. Glycerin akkumuliert bei häufiger Gabe im Hirngewebe und kann zu Rebound-Effekten führen, weshalb es nicht generell empfohlen wird (Berger et al. 2002). Zur Hirndrucksenkung wird auch *hypertone Kochsalz-*

*lösung* eingesetzt (z. B. 75 ml 10 % NaCl). Diese kann auch beim Versagen von Mannit den Hirndruck effektiv senken. Der Effekt hält ca. für 4 h an (Schwarz et al. 2002).

Bei großen Hirninfarkten im Versorgungsgebiet der A. cerebri media mit rascher Zunahme des Hirndrucks (sog. »*maligner Mediainfarkt*«) kann die *operative Dekompression* mit Entfernung eines großen Knochendeckels parietal und temporal die Einklemmung verhindern. Die gepoolte Analyse der drei randomisierten Studien DECIMAL, DESTINY und HAMLET (93 Patienten zwischen 18 und 60 Jahren) zeigte, dass der günstige Effekt auf die Überlebensrate (78 % mit *Hemikraniektomie* vs. 24 % in der Kontrollgruppe) nicht auf Kosten schwerster Behinderungen bei den Überlebenden geht. In der operierten Gruppe erreichten 43 % der Patienten einen mRS von ≤ 3, in der Kontrollgruppe nur 21 %. Schwerst behindert (mRS 5) waren 4 % der Patienten in der operierten Gruppe und 5 % in der konservativ behandelten (12-Monats-Daten; Vahedi et al. 2007). Der initiale NIHSS lag bei allen Gruppen zwischen 21 und 27. Der Eingriff sollte 12–36 h nach dem Infarkt erfolgen, da ansonsten mit irreversiblen Sekundärschäden durch den Hirndruck zu rechnen ist. Diese Daten bestätigten sich klinisch in einer Registerstudie mit 1 301 Patienten, von denen 726 (55,8 %) binnen 48 h operiert wurden, die anderen später. Je später die Operation durchgeführt wird, desto höher der Anteil an Patienten mit schlechtem funktionellen Ergebnis (Dasenbrock et al. 2017). Auch bei Patienten über 60 Jahren verbesserte eine frühe Hemikraniektomie nach malignem Mediainfarkt (DESTINY II-Studie) die Überlebensrate ohne vollständige Abhängigkeit (mRS < 5) von 18 % auf 38 % durch eine Reduktion der Mortalität in der operierten Gruppe von 70 % auf 33 %. Allerdings erreichten nur 7 % in der operierten versus 3 % in der konservativen Gruppe einen mRS von 3 und kein Patient einen mRS von < 3 (Juttler et al. 2014). *Maligne Mediainfarkte* können bereits im akut (binnen 6 h nach Symptombeginn) durchgeführten cMRT mit einer Spezifität von 0,96–0,98 vorhergesagt werden (prospektive multizentrische Kohorten-Studie an 140 Patienten) (Kruetzelmann et al. 2014; Thomalla et al. 2010). Der beste Schwellenwert für die DWI-Läsionsgröße war ≥ 78 ml. Die Sensitivität der Voraussage kann von 0,59 auf 0,79 gesteigert werden, indem der NIHSS nach 24 h miteinbezogen wird (Schwellenwert ≥ 22). Ein weiterer Prädiktor für ein kritisches Hirnödem ist der kombinierte Verschluss von A. cerebri media und A. carotis interna.

Die *Hypothermietherapie* reduziert die metabolische Aktivität des Gehirns, damit den Energieverbrauch und könnte so ischämisches Gewebe vor dem Absterben bewahren. Hypothermie mit einer Zieltemperatur von 33 °C über 72 h ist wirksam bei massiv raumforderndem Hirnödem (Schwab et al. 1998), jedoch offensichtlich nicht ganz so effektiv wie die Dekompressionstherapie (Georgiadis et al. 2002). Komplikationen der Hypothermie sind Bradykardie, Hypotonie, Melaena, Infektionen und Fieber, vor allem während des Wiedererwärmens (Krieger et al. 2001). In Einzelfällen mag sie bei Patienten, die nicht operationsfähig sind, als Alternative zur Dekompressionoperation in Frage kommen. Mangels Daten aus prospektiven randomisierten Studien kann aber zur Hypothermie-Behandlung bei ischämischem Schlaganfall bislang keine Empfehlung gegeben werden. Hinzu kommt, dass in der vorzeitig abgebrochenen ICTuS-2-Studie (120 Patienten; Lyden et al. 2016) 33 % der i. v. lysierten Schlaganfallpatienten mit Hypothermietherapie und 38 % der lysierten Patienten mit Normothermie ein gutes Erholungsergebnis nach 3 Monaten (mRS 0–1) hatten. Die Mortalität betrug in der Gruppe mit Hypothermie 15,9 %, in der Kontrollgruppe 8,8 %, eine Pneumonie entwickelten in der Hypothermiegruppe 19 % gegenüber 10,5 % in der Kontrollgruppe. Keines dieser Ergebnisse war statistisch signifikant; die Studie war ursprünglich auf 1 600 Patienten ausgelegt, wurde dann wegen der positiven Ergebnisse zur MT beendet.

### E 1.3.2.8 Neuroprotektiva

Sehr viele chemische Substanzen sind in der Lage, im Tiermodell die Auswirkung der Ischämie auf den Untergang von Hirngewebe effektiv zu mildern und das Läsionsvolumen zum Teil massiv zu reduzieren. Nur wenige dieser Substanzen sind in der Lage, den neuronalen Untergang auch dann noch zu verhindern, wenn sie zwei oder drei Stunden nach Beginn des Schlaganfalls verwendet werden. Entsprechend sind viele klinische Studien mit dem Ziel, die Wirksamkeit einer neuroprotektiven Therapie zu belegen, gescheitert. Die einzige positive randomisierte kontrollierte Studie existiert zu *NXY-059*, einer Substanz, die freie Radikale neutralisiert. Die größere Anschlussstudie (SAINT II) war allerdings negativ. Auch die Daten zu *Minocyclin* als Neuroprotektivum sind bislang nicht überzeugend (Kohler et al. 2013). Interessant ist der Ansatz, durch Immunmodulation in der Akutphase den ischämisch bedingten Gewebeschaden (Gelderblom et al. 2009; Gelderblom et al. 2014; Ludewig et al. 2013) zu begrenzen. Eine klinische Phase-IIa-Studie (ACTION) wurde hierzu mit dem Integrin α4-Inhibitor *Natalizumab* durchgeführt und lieferte Hinweise auf mögliche positive klinische Effekte bei allerdings fehlendem Effekt auf das Infarktwachstum, eine Phase-IIb-Folgestudie dazu lief Mitte 2016 an (Übersicht bei Veltkamp und Gill 2016).

### E 1.3.2.9 Andere experimentelle Therapieansätze

Weder *Erythropoetin* (Cramer et al. 2010) noch *G-CSF* (granulocyte colony-stimulating factor; AXIS-2-Studie) (Ringelstein et al. 2013; Schabitz et al. 2010) waren bislang effektiv.

Das Nahrungsergänzungsmittel *CDP-Cholin* (cytidine-5′-diphosphocholine) soll plastizitätsfördernde und membranstabilisierende Effekte haben und zeigte positive Effekte im Tierversuch und in kleineren Studien mit Schlaganfallpatienten. Eine Metaanalyse an 1 652 randomisierten Patienten aus vier Studien zeigte eine Besserung des klinischen 3-Monats-Ergebnisses unter 2 000 mg CDP-Cholin im Vergleich mit Placebo (OR 1,33; 95 % CI 1,10–1,62; p = 0,0043; Davalos et al. 2002). Eine prospektive multizentrische Studie mit 2 298 Patienten (ICTUS) konnte diese Effekte nicht bestätigen (Davalos et al. 2012).

### E 1.3.2.10 Thrombozytenaggregationshemmung in der frühen Sekundärprävention

Die frühe Sekundärprävention mit *ASS* beim ischämischen Hirninfarkt wird durch zwei große Studien gestützt (CAST [Chinese Acute Stroke Trial] Collaborative Group 1997; International Stroke Trial Collaborative Group 1997). Die Autoren der CAST- und IST-Studien führten eine Metaanalyse durch (Chen et al. 2000). Auf diese Weise wurden 20 207 Patienten erfasst, die mit ASS behandelt wurden, und 20 190, die entweder Placebo oder kein ASS erhielten. Zusammengefasst zeigte sich, dass die frühe Gabe von ASS in mittlerer Dosis (160–300 mg) einen signifikanten aber in absoluten Zahlen geringen therapeutischen Nutzen bezüglich früher Reinfarkte und Todesfälle ergibt. Unterstellt man in Deutschland 200 000 ischämische Hirninfarkte pro Jahr, läge der absolute Gewinn für die Vermeidung früher Reinfarkte bei 1 400 Fällen. Eine Metaanalyse von Rothwell und Kollegen belegt den besonders hohen Nutzen von ASS zur Verhinderung früher Rezidive. ASS reduzierte das 6-Wochen-Risiko eines Schlaganfallrezidivs um 58 % und eines behindernden oder tödlichen Schlaganfalls um 71 %, wobei diese Effektstärke bereits 2–3 Tage nach dem Initialereignis festzustellen war. Den größten Nutzen hatten Patienten, die initial eine TIA oder einen leichten Schlaganfall erlitten hatten (81 %–93 % relative Risikoreduktion). Der Nutzen von ASS nahm im längeren Beobachtungsverlauf deutlich ab (Rothwell et al. 2016).

Die offene, randomisierte Studie CLAIR, zeigte bei 100 Patienten eine Abnahme mikroembolischer Signale (MES) um 42,4 % unter früher *dualer Thrombozytenhemmung* mit ASS (75–160 mg tgl.) und Clopidogrel (am ersten Tag 300 mg, dann 75 mg tgl.). MES werden als Surrogatparameter für das Risiko erneuter Ischämien diskutiert (Wong et al. 2010). Die FASTER-Studie (Kennedy et al. 2007) untersuchte an 392 Patienten die klinischen Endpunkte nach Gabe der Kombination ASS und Clopidogrel binnen 24 h nach Schlaganfall. Nach 90 Tagen ergab sich eine absolute Risikoreduktion für Schlaganfall-Rezidive von 3,8 %, allerdings nahmen Blutungen (extra- und intrakraniell kombiniert) unter dualer Thrombozytenaggregationshemmung um 3,0 % zu. Die chinesische CHANCE-Studie zeigte, dass eine kurzzeitige duale Plättchenhemmung mit ASS und Clopidogrel das Rezidivrisiko in der Frühphase nach einer TIA und einem leichten ischämischen Schlaganfall reduziert. Im kombinierten Arm erhielten die Patienten 300 mg Clopidogrel an Tag 1, gefolgt von 75 mg Clopidogrel täglich über 90 Tage, zusätzlich 75 mg ASS täglich für die ersten 21 Tage. Im ASS-Arm erhielten die Patienten 75 mg/Tag für 90 Tage. Sowohl nach 90 Tagen als auch nach einem Jahr hatten signifikant weniger Patienten in der ASS-Clopidogrel-Gruppe einen (Rezidiv-)Schlaganfall als in der ASS-Gruppe (90 Tage: 8,2 % vs. 11,7 % der Patienten; 1 Jahr: 10,6 % vs. 14,0 %), ohne dass die Blutungsraten unterschiedlich gewesen wären (Wang et al. 2015; Wang et al. 2013). Der Hauptunterschied in der Wirksamkeit wurde in den ersten 7 Tagen beobachtet. Bevor diese Daten auf europäische Patienten übertragen werden, sollte jedoch das Ergebnis der in Europa und den USA rekrutierenden POINT-Studie abgewartet werden.

Die EARLY-Studie (543 Patienten) zeigte, dass der frühe Einsatz der Kombinationsbehandlung aus *ASS und Dipyridamol* verglichen mit der frühen Anwendung einer ASS-Monotherapie (100 mg tgl.), sicher ist, aber keinen klinischen Vorteil bringt (Dengler et al. 2010). Nach negativer Nutzen-Risiko-Bewertung durch das deutsche IQWiG wurde die Kombination ASS plus Dipyridamol vom gemeinsamen Bundesausschuss von der Verordnung zulasten der Gesetzlichen Krankenversicherung ausgeschlossen.

*Ticagrelor*, das reversibel an den ADP-Rezeptor P2Y12 auf Thrombozyten bindet, wurde in einer randomisierten Phase-III-Studie an 13 199 Patienten mit TIA (26 % – 27 %) oder mildem Schlaganfall (73 % – 74 % der Patienten; NIHSS in zwei Drittel der Kohorte ≤ 3) getestet (Johnston et al. 2016). Die Patienten erhielten entweder 2 × 90 mg Ticagrelor/Tag (nach 180 mg Loading Dose) oder 100 mg ASS/Tag (nach 300 mg Loading Dose). Blutungskomplikationen waren unter beiden Medikationen vergleichbar, in Bezug auf den primären kombinierten Endpunkt (Zeit bis zum Auftreten eines Schlaganfallrezidivs, eines Herzinfarkts oder Tod binnen 90 Tagen) war Ticragelor nicht signifikant überlegen. In der Ticagrelorgruppe erreichten 6,7 %, in der ASS-Gruppe 7,5 % den Endpunkt ($p = 0,07$).

Zusammenfassend ist der frühe Beginn einer Thrombozytenaggregationshemmung binnen 48 h nach zerebraler Ischämie sicher und effektiv (↑↑, A) (vgl. auch Rothwell et al. 2016). Standardmedikation ist ASS.

### E 1.3.2.11 Antikoagulation in der Akut- und Subakutphase

Die Antikoagulation mit *Heparin* in der Frühphase des ischämischen Hirninfarkts wurde in mehreren klinischen Studien überprüft, ohne dass ein positiver Effekt auf funktionelle Erholung oder andere klinisch relevante Parameter festgestellt werden konnte (Berge et al. 2000; Chimowitz et al. 2005; International Stroke Trial Collaborative Group 1997; Mohr et al. 2001). Eine routinemäßige Antikoagulation in der Akutphase ist daher nicht indiziert (↓). Zu weiteren Details der Antikoagulation in der Sekundärprophylaxe nach Schlaganfall sei auf **Kap. E 2** verwiesen (**Kap. E 2.2.5**).

Als erwiesen gilt, dass es durch niedermolekulares Heparin zu einer Reduktion tiefer *Beinvenenthrombosen* und *Lungenembolien* bei Patienten mit ischämischen Schlaganfällen kommt (vgl. Bath et al. 2001). Eine Prävention von tiefen Venenthrombosen wird nach der CLOTS 3-Studie durch intermittierende Kompression der Beine zusätzlich zur Standardbehandlung erreicht (↑, B). Zum Zeitpunkt der Rekrutierung nahmen 2/3 der Patienten einen Thrombozytenfunktionshemmer ein und 24 % der Patienten wurden entweder mit Heparin oder Warfarin behandelt bzw. erhielten eine IVT. Der primäre Endpunkt ereignete sich bei 122 von 1 438 Patienten (8,5 %) in der Gruppe, die eine intermittierende pneumatische Kompression erhielt. In der Kontroll-Gruppe trat der Endpunkt bei 174 von 1 438 Patienten auf (12,1 %). Damit ergibt sich eine absolute Risikoreduktion von 3,6 %, die statistisch signifikant war. Die pneumatische Kompression der Beine wurde gut vertragen und es kam nur sehr selten zu Hautulzerationen (Dennis et al. 2013).

## E 1.4 Pragmatische Therapie

Im Folgenden werden die konkreten Behandlungsmaßnahmen bei akuter zerebraler Ischämie zusammengefasst. Bzgl. früher Sekundärprävention wird auf **Kap. E 2** verwiesen, bzgl. Vorgehen bei zerebraler Vaskulitis auf **Kap. E 3**.

Patienten mit zerebraler Ischämie sind auf einer Stroke Unit durch ein multidisziplinäres, auf die Schlaganfallbehandlung spezialisiertes Team zu behandeln (↑↑, A), das neurologisch-fachärztlich geleitet wird. Dies gilt gleichermaßen für Patienten mit einer TIA, da auch für die TIA belegt ist, dass eine frühzeitige Diagnostik und Therapieeinleitung effektiv ist und Rezidive verhindert (↑↑, A). »*Time is Brain*«, d. h. der Effekt der spezifischen akuttherapeutischen Maßnahmen (IVT, MT) verliert mit zunehmendem Abstand zum Symptombeginn an Effektivität (↑↑, A). Daher müssen im Einzugsbereich der betreffenden Stroke Unit geeignete Maßnahmen ergriffen werden, um die *prähospitale Versorgung* und Zuweisung der Schlaganfallpatienten zu optimieren. Ferner müssen kontinuierlich die *intrahospitalen Abläufe* optimiert werden, um bei der IVT und MT möglichst schnelle »*door-to-needle times*« (»*DNT*«), also Zeiten von der Aufnahme bis zum Beginn der Thrombolyse, zu erreichen. Eine zertifizierte Stroke Unit muss eine door-to-needle Zeit unter 60 min erreichen, anzustreben sind 30 min im Mittel. Die *Verweildauer* auf einer Stroke Unit muss sich nach der ärztlichen fachneurologischen Einschätzung richten. Prospektive Daten aus randomisierten Studien zur Effizienz unterschiedlich langer Überwachungszeiten existieren nicht. Faktoren, die für die Beurteilung einer angemessenen Verweildauer auf Stroke Units eine Rolle spielen und in jedem Fall mehrtägiges Monitoring rechtfertigen, sind unter anderem eine fluktuierende Symptomatik, hochgradige Stenosen der hirnversorgenden Arterien und instabile Herz-Kreislaufparameter sowohl im Hinblick auf Arrhythmien als auch auf stark schwankende Blutdruck- oder Sauerstoffsättigungswerte. Dass die Schwere des neurologischen Syndroms, insbesondere auch der Grad der Dysphagie, in die Entscheidung über die Monitoring-Dauer einzubeziehen sind, versteht sich von selbst. Der Umkehrschluss allerdings, dass leicht betroffene Patienten grundsätzlich nicht länger als wenige Stunden oder einen Tag überwacht werden müssen, ist pathophysiologisch und klinisch-empirisch nicht zu rechtfertigen.

### E 1.4.1 Basistherapie

*Neurologischer Status* und *Vitalfunktionen* (Blutdruck, Herzfrequenz, EKG, Atmung, Sauerstoffsättigung, Temperatur) sollten kontinuierlich überwacht und 6-stündlich (nachts 8-stündlich) dokumentiert werden (↑, A). Das Monitoring darf nur zur Durchführung spezieller Untersuchungen oder Behandlungen unterbrochen werden. An die Erfüllung dieser Maßgaben ist auch die Vergütung als Schlaganfall-Komplexbehandlung (OPS 8–981.x) gekoppelt. Die *Körpertemperatur* sollte initial stündlich gemessen und ab Werten > 37,5 °C nach Möglichkeit gesenkt werden (↑, B).

***Pragmatisches Vorgehen zur Senkung der Körpertemperatur nach Schlaganfall***

1. Physikalisch: leichtere Decke oder Abdecken, evtl. Wadenwickel
2. Medikamentös: *Paracetamol* 3 × 1 000 mg als Tabl. oder Supp.
3. Infektsuche und -behandlung, Indikation zur Antibiose früh stellen, keine »prophylaktische« Antibiotikagabe

Der *Blutzucker* sollte alle 8 h, bei Diabetikern ggf. häufiger, kontrolliert und ausgeglichen werden (↑, A). Werte zwischen 80 mg/dl und 120 mg/dl sind anzustreben, bei Diabetikern zwischen 80 mg/dl und 160 mg/dl. Bei hyperglykämischer Stoffwechsellage nach Schlaganfall ist frühzeitig die Indikation zur Senkung des Blutzuckers durch das in der betreffenden Klinik etablierte »*Nachspritzschema*« oder mittels Insulinperfusor zu stellen. Hypoglykämien müssen vermieden werden.

Der *Elektrolytstatus* sollte regelmäßig kontrolliert und ausgeglichen werden (↑, A). Bei Patienten mit schweren Schlaganfällen sind die Atemwege freizuhalten, insbesondere auf das Auftreten von obstruktiven und zentralen Apnoen ist zu achten (ggf. CPAP- oder BiPAP-Therapie) und eine zusätzliche Oxygenierung ist anzustreben (↑, A). *Herzrhythmusstörungen* sollten möglichst frühzeitig in Kooperation mit Kardiologen diagnostiziert und bei entsprechender Indikation behandelt werden (↑, B), z. B. frühzeitige Antikoagulation bei Vorhofflimmern oder Rhythmus- und Frequenzkontrolle bei symptomatischer, hämodynamisch wirksamer Tachyarrhythmia absoluta. Bei klinischer Notwendigkeit kommt regelmäßiges Monitoring des *intrakraniellen Drucks* hinzu.

Der *Blutdruck* sollte kontinuierlich gemessen werden (↑, B). Bei der ersten Messung sollte eine vergleichende Messung an beiden Armen erfolgen. Arterieller Hypertonus bei Patienten mit Schlaganfall sollte in der Akutphase nicht behandelt werden, solange keine kritischen Blutdruckgrenzen (220 mmHg systolisch, 120 mmHg diastolisch) überschritten werden. Der *Zielblutdruck* bei Patienten mit bekannter Hypertonie ist 180/100 mmHg, bei anderen 160–180/90–100 mmHg (Hacke et al. 2005). *Ausnahmesituationen*, die blutdrucksenkende Maßnahmen in der Akutphase notwendig machen sind (a) Blutdruckwerte systolisch ≥ 220 mmHg oder diastolisch ≥ 120 mmHg, (b) geplante i. v. Thrombolyse (IVT), wofür die Blutdruckwerte auf ≤ 160/100 mmHg zu senken sind, (c) koronare Herzerkrankung und Angina pectoris oder ausgeprägte Linksherzinsuffizienz, sodass eine kardiale Dekompensation droht, (d) hypertensive Enzephalopathie. Langfristig muss der erhöhte Blutdruck auf Werte < 140/90 mmHg gesenkt werden (↑↑, A).

***Pragmatisches Vorgehen zur Behandlung hypertoner Blutdruckwerte***

1. *Urapidil* 15–25(50) mg i. v., kann nach 15–30 Minuten wiederholt werden, evtl. als Perfusor
2. *Urapidil* 30–60 mg oral
3. *Clonidin* Perfusor 0,030 mg/ml, 1–5 ml/h
4. Vermeiden von Vasodilatatatoren wie z. B. *Nifedipin*

## E 1.4.2 Rekanalisierende Therapie

Die Basis der Akuttherapie beim ischämischen Schlaganfall ist die unverzügliche Rekanalisation, entweder mittels intravenöse Thrombolyse (IVT) oder mittels IVT in Kombination mit der mechanischer Thrombektomie (MT) (↑↑, A). Bei Vorliegen von Kontraindikationen gegen die IVT (z. B. effektive OAK, deren Effekt nicht antagonisiert werden kann, oder frische Operation an nicht komprimierbarer Stelle) ist eine primäre MT ohne vorheriges Bridging mittels IVT zu erwägen (↑, B). Die wichtigsten Fakten zur Rekanalisation sind in **Kasten E 1.1** zusammengefasst. Bei der Basilaristhrombose ist grundsätzlich die primäre Katheterintervention anzustreben (↑, A), sofern nicht bereits ausgedehnte Nekrosen des Hirnstamms mit Koma vorliegen. Die Indikationsstellung zur interventionellen *Basilaristhrombolyse* ist generell weiter gefasst und häufig die Ultima Ratio bei ansonsten infauster Prognose. Die Angabe eines bestimmten Zeitfensters ist daher nicht sinnvoll.

***Pragmatische Darstellung der Einschlusskriterien für die IVT***

- Klinische Diagnose ischämischer Schlaganfall mit funktionell relevantem neurologischen Defizit (übliche Richtlinie: NIHSS >4). *Hinweis:* auch eine isolierte Aphasie (NIHSS möglicherweise

E 1

**Kasten E 1.1:** Zusammenfassung der wichtigsten Empfehlungen zur rekanalisierenden Therapie

- Die IVT mit rt-PA wird innerhalb eines 4,5-h-Fensters nach Ausschluss einer Hirnblutung mittels cCT oder speziellen cMRT-Sequenzen an Zentren mit Stroke Unit empfohlen (Dosierung: 0,9 mg/kg KG, Maximum von 90 mg, 10 % der Gesamtdosis als Bolus, die restlichen 90 % im Anschluss als Infusion über 60 Minuten) (↑↑, A). *Hinweis:* Bei IVT nach cMRT sollte der Bolus bereits im Scanner nach Durchführung von DWI und blutungssensitivier Sequenz (T2*) gegeben werden.
- Eine IVT mit rt-PA kommt möglicherweise als individueller Heilversuch (off-label) in erfahrenen Zentren auch in Betracht, wenn die Symptome bereits >4,5–6 h bestehen, sofern im cMRT ein eindeutiges PWI-DWI-Mismatch und ein Gefäßverschluss nachgewiesen werden (↔, C).
- Beim »Wake-up«-Stroke kann derzeit keine generelle Empfehlung zur IVT mit rt-PA gegeben werden, da prospektive Studien zur Effektivität und Sicherheit einer cMRT-basierten IVT nach dem DWI-FLAIR-Mismatch-Konzept noch nicht abgeschlossen sind (WAKE-UP, THAWS). Eine MT kann beim Wake-Up-Stroke erfolgen, wenn ein proximaler Gefäßverschluss sowie ein Mismatch zwischen (schwerem) klinischen Defizit und (kleiner) ischämischer Läsion besteht (DAWN-Studie) (↑↑, A).
- Bei Patienten mit relevantem neurologischen Defizit und nachgewiesenem Verschluss einer großen hirnversorgenden Arterie in der vorderen Strombahn besteht in den ersten 4,5 h nach Symptombeginn die Indikation zur kombinierten Therapie mittels IVT und Stentriever-basierter MT (↑↑, A). Die Leistenpunktion für die MT sollte dabei innerhalb von 6 h nach Symptombeginn erfolgen.
- Bei Patienten mit Kontraindikationen gegen die IVT bietet die MT oft die einzige Chance auf eine rasche Rekanalisation, allerdings ist diese Patientengruppe in den vorliegenden Studien nur in geringerem Maße abgebildet (↑, A) (vgl. auch DAWN-Studie und nächster Absatz).
- Bei Patienten, die bereits länger als 6 h aber weniger als 24 h Symptome eines Schlaganfalls haben, ist die Möglichkeit einer MT (ohne vorherige IVT) zu erwägen. Dieses Vorgehen setzt neben einem relevanten neurologischen Defizit und dem Nachweis eines Gefäßverschlusses auch den Nachweis einer rettbaren Penumbra mittels multimodaler Bildgebung voraus (↑, A).
- Um möglichst wenig Zeit vom Symptombeginn bis zur Rekanalisation verstreichen zu lassen, sollten Patienten mit schwerem neurologischen Defizit vorzugsweise in Zentren eingewiesen werden, die eine MT durchführen können. Die prähospitale Stratifizierung und Operationalisierung des »schwereren Defizits« ist noch nicht geklärt. Erste Vorschläge gehen dahin, dass Patienten mit einem NIHSS von ≥9 im 3-h-Fenster und ≥7 im Zeitraum von >3–6 h nach Symptombeginn in ein Zentrum zur MT verlegt werden sollten (↔, C). Dies ist auch bei Patienten mit schwerem neurologischen Defizit und Symptombeginn jenseits von 6 h zu erwägen (DAWN-Studie). Da aber nur 4–10 % aller Schlaganfallpatienten von der MT profitieren dürften, ist eine systematische Einbindung regionaler Stroke Units zwingend notwendig, um eine flächendeckende Versorgung aller Schlaganfallpatienten zu garantieren. Bei primärer Aufnahme in einer nicht-interventionell ausgestatteten Klinik und Feststellung des Verschlusses einer großen hirnversorgenden Arterie der vorderen Strombahn, sollte ein »Drip-and-Ship-Konzept« verfolgt, also sofort mit der IVT begonnen und der Patient dann in ein Zentrum zur MT verlegt werden (↔, A). Alternativ kommt ein »Driving-Doctors-Konzept« in Frage, bei dem die Interventionalisten notfallmäßig in das periphere Krankenhaus kommen.
- Ob die MT in Analgosedierung oder Intubationsnarkose durchgeführt wird, richtet sich nach dem klinischen Bild des Patienten (z. B. Agitation) und nach der Expertise des behandelnden Teams. Eine generelle Empfehlung für oder gegen die Intubationsnarkose kann nicht gegeben werden (↔, C).
- Akute Basilarisverschlüsse sollten in Zentren eingewiesen werden, die eine MT durchführen können (↔, A); auch im Falle der Basilaris-Rekanalisation kommt bei primärer Aufnahme in ein nicht-interventionell ausgestattetes Krankenhaus das »Drip-and-Ship-Konzept« infrage, sodass ein Bridging mit IVT durchgeführt und der Patient dann in ein Zentrum zur MT verlegt werden sollte (↔, A).
- Steht bei einem Basilarisverschluss kein interventioneller Neuroradiologe zur Verfügung und ist eine Verlegung in ein interventionelles Zentrum nicht möglich, so erfolgt der Versuch einer IVT in üblicher Dosierung (↔, B).

< 4), eine komplette Hemianopsie (NIHSS 2) oder kortikale Blindheit (NIHSS 3) stellen schwere neurologische Defizite dar, sodass auch hier eine IVT gerechtfertigt ist (↔, A). »NIHSS > 4« ist ein Anhaltspunkt, aber keine absolute Grenze.
- Intrakranielle Blutung durch cCT oder cMRT ausgeschlossen.
- Alter > 18 Jahre. *Hinweis:* gemäß deutscher Zulassung ist die IVT »nicht angezeigt zur Therapie des akuten Schlaganfalls bei Erwachsenen, die älter als 80 Jahre sind«, die Datenlage rechtfertigt jedoch keine obere Altersgrenze für die IVT. Für Patienten > 80 Jahre wurde die Effektivität und Sicherheit der IVT in einer Metaanalyse gezeigt (Mishra et al. 2010), sodass auch gemäß der Empfehlung nationaler und internationaler Leitlinien die IVT auch bei über 80-jährigen Patienten erfolgen sollte (↑, B). Patienten oder deren Angehörige sind darüber aufzuklären, dass es sich um eine Off-label-Therapie handelt.
- Therapiebeginn innerhalb 4,5 h nach Symptombeginn. *Hinweis:* Für das Zeitfenster zwischen 4,5 und 6 h nach Symptombeginn kann keine generelle Empfehlung für i. v.-rt-PA gegeben werden. Es kann im Rahmen eines individuellen Heilversuchs sinnvoll sein, mittels multimodaler Schlaganfallbildgebung das Mismatch-Konzept anzuwenden (**Kap. E 1.3.2.2**) und einen Gefäßverschluss nachzuweisen, um dann rt-PA intravenös zu applizieren (↔, C). Liegt bei diesen Patienten der Verschluss einer großen hirnversorgenden Arterie der vorderen Strombahn vor, kann eine MT erwogen werden (↔, C).

Das Nutzen-Risiko-Verhältnis kann für die IVT zum Beispiel gemindert sein bei

- sehr schwerem Schlaganfall (NIHSS > 25)
- ausgedehnten *Frühzeichen* eines raumfordernden Hirninfarkts (z. B. Hypodensität im cCT > 1/3 des Gefäßterritoriums der A. cerebri media oder DWI-Läsion im cMRT > 1/2 dieses Gefäßterritoriums)

*Kontraindikationen für die i. v. Thrombolyse (IVT)* sind alle Zustände mit erhöhter Blutungsgefahr (siehe auch Fachinformation zu rt-PA), insbesondere:

- Blutung oder hämorrhagische Transformation eines Infarkts
- unbekannter Zeitpunkt des Schlaganfallereignisses
- medikamentös nicht beherrschbarer arterieller Hypertonus > 180 mmHg systolisch
- Operation/Biopsie parenchymatöser Organe in den letzten 14 Tagen
- Trauma mit inneren Verletzungen oder Blutungen in den letzten 4 Wochen
- Gravidität bzw. Entbindung
- Gerinnungsstörung (Thrombozyten < 100 000/ml, INR > 1,7; bei Einnahme von Faktor IIa-Antagonisten oder Faktor Xa-Antagonisten erhöhte Ecarin Clotting Zeit (ECT), Thrombin-Zeit (TT) oder auffälliger Hämoclot-Test)

Bei Kontraindikation muss das Risiko der IVT gegen die Schwere des Schlaganfallsyndroms abgewogen werden. Generell bietet sich bei Kontraindikationen gegen die IVT und Verschluss einer großen hirnversorgenden Arterie der vorderen Strombahn als Alternative die primäre MT ohne vorherige Applikation von rt-PA an (↔, B).
Ein *epileptischer Anfall* zu Beginn der Schlaganfallsymptomatik sollte nicht als Kontraindikation gewertet werden. Wenn in der Bildgebung ein Gefäßverschluss nachgewiesen ist, ggf. noch mit entsprechender Diffusionsstörung im cMRT, ist die Diagnose »ischämischer Infarkt« hinreichend gesichert und die IVT oder Kombination aus IVT und MT ist – unter Berücksichtigung der o. g. Einschlusskriterien – gerechtfertigt. Frühanfälle kommen beim ischämischen Infarkt mit einer Häufigkeit von etwa 2 % vor (Krakow et al. 2010), allerdings nur selten als Initialsymptom.

## E 1.4.3 Spezielle Therapie großer raumfordernder Hirninfarkte

Die *dekompressive Hemikraniektomie* wird empfohlen bei großen raumfordernden Hemisphäreninfarkten (drohender »maligner Mediainfarkt«) und ist nicht nur als lebensverlängernde Maßnahme anzusehen, sondern kann den Überlebenden trotz residualer neurologischer Symptome oft ein weitgehend unabhängiges Leben ermöglichen. Die Dekompression soll frühzeitig durchgeführt werden (12–36 h nach Symptombeginn) (↑↑, A). Aus der Studienlage ergibt sich keine klare Rechtfertigung für eine strikte Altersgrenze für die Hemikraniektomie. Bei Patienten > 60 Jahren sollte jedoch eine sorgfältige Abwägung des zu erwartenden klinischen Ergebnisses vor dem Hintergrund des Patientenwillens erfolgen. Die *Osmotherapie* ist indiziert bei Patienten, die klinische Symptome oder neuroradiologische Zeichen erhöhten intrakraniellen Drucks entwickeln (↔, B). Die moderate *Hypothermie* kann nicht generell empfohlen werden. Daten aus ausreichend großen randomisierten Studien fehlen, eine neuere Studie war negativ (↔, C). Die *subokzipitale Dekompression* wird bei raumfordernden zerebellären Infarkten mit drohender Hirnstammkompression empfohlen (↑, B). Die Frage, ob unmittelbar davor – oder in Einzelfällen alternativ – eine externe Ventrikeldrainage (»*EVD*«) gelegt werden sollte, wird kontrovers diskutiert und ist unbeantwortet. Meist wird empfohlen, die Anlage der EVD mit einer subokzipitalen Dekompression zu kombinieren (Wijdicks et al. 2014). Eine Einklemmung »nach oben« bei liegender EVD ist allerdings empirisch ein seltener Befund. Auch zur Effektivität einer Drucksonde in der hinteren Schädelgrube gibt es keine Daten aus kontrollierten prospektiven Studien (↔, C).

***Indikationsstellung zur dekompressiven Hemikraniektomie***
- Klinische Zeichen des Hirndrucks bestehend oder zu erwarten
- In der Bildgebung Hinweise für Entwicklung eines großen, evtl. malignen Mediainfarkts oder einer Hirnstammkompression bei infratentorieller Ischämie

- Gerinnungsstatus normal
- Keine Krankheiten, welche die Lebenserwartung wesentlich einschränken
- Indikationsstellung frühzeitig, bevor Hirnstammkompressionszeichen auftreten
- Bei Infarzierung der dominanten Seite und ausgeprägter Aphasie ist eine ethische Abwägung erforderlich
- Die Indikationsstellung sollte mit nicht aphasischen Patienten frühzeitig besprochen werden, bevor Hirndruckzeichen oder eine Bewusstseinstrübung auftreten

### E 1.4.4 Frühe Sekundärprophylaxe

Zur Sekundärprophylaxe des Schlaganfalls wird auf **Kap. E 2** verwiesen. Die Standardmedikation in der Frühphase (binnen 48 h) nach einen Schlaganfall ist ASS (100 mg/Tag) (↑↑, A), sofern keine kardiologische (z. B. Vorhofflimmern) oder gefäßmedizinische (z. B. Beinvenenthrombose, Lungenembolie) Indikation zur Antikoagulation vorliegt. Die Heparinisierung in PTT-relevanter Dosierung oder die entsprechende Gabe niedermolekularer Heparine ist nicht wirksam (↓). Eine Vollheparinisierung kann bei bestimmten Fällen, in denen eine Emboliequelle mit erhöhtem Rezidivrisiko vorliegt, durchgeführt werden z. B. Nachweis von intrakardialen Thromben (↔, C).
Die Indikation zur OAK bei Vorhofflimmern ist evidenzbasiert (↑↑, A), die Medikation mit ASS 100 mg tgl. stellt keinen effektiven Ersatz dar. Es gibt keine Daten zum idealen Zeitpunkt, wann mit der OAK in der Akutphase begonnen werden sollte. Auch Patienten in höherem Lebensalter sollten antikoaguliert werden (↑↑, B). Die neuen Antikoagulantien (d. h. Dabigatran, Rivaroxaban, Apixaban, Edoxaban) stellen eine Alternative zu den Vitamin-K-Antagonisten dar und sollten aufgrund des günstigeren Nutzen-/Risiko-Profils zur Anwendung kommen (↑↑, B).
Entscheidungshilfen zum Beginn der oralen Antikoagulation nach ischämischem Schlaganfall auch mit neuen Antikoagulantien sind im **Kap. E 2** zu finden (**Kap. E 2.2.10** Pragmatische Therapie – Patienten mit kardialer Emboliequelle), des Weiteren liefert das Konsensus-Statement der European Society of Cardiology (in Zusammenarbeit mit der European Stroke Organisation und anderen) sachdienliche Hinweise zum praktischen Vorgehen (Kirchhof et al. 2016).

### E 1.4.5 Prävention und Behandlung von Komplikationen

Die *Thromboseprophylaxe* soll bei immobilisierten Patienten mit niedermolekularem Heparin einmal täglich durchgeführt werden (↑↑, A). Die paretischen Extremitäten müssen außerdem so früh wie möglich aktiv oder passiv durchbewegt werden (3 × tgl). Das Tragen von Thrombosestrümpfen ist für die Thromboseprophylaxe nach Schlaganfall nicht geeignet (↓) (CLOTS-Studie; Dennis et al. 2009). Hingegen konnte für eine intermittierende Kompression der Beine zusätzlich zur Standardbehandlung ein präventiver Effekt zur Vermeidung tiefer Beinvenenthrombosen gezeigt werden (↑, B) (CLOTS 3-Studie; Dennis et al. 2013). Diese Therapie stellt mindestens eine Zusatzoption bei Patienten mit besonders hohem Thromboserisiko dar, auch eine Alternative bei Patienten, bei denen es Kontraindikationen für die Anwendung von niedermolekularem Heparin gibt.
Infektionen nach Schlaganfällen sollten adäquat antibiotisch behandelt werden. Aspirationspneumonien sollte durch Versorgung über eine nasogastrale Sonde vorgebeugt werden (↑, B), eine prophylaktische Antibiotikagabe bringt keinen Vorteil (↓). Eine frühe *PEG-Anlage* ist nicht sinnvoll (↓) (FOOD Trial; Dennis et al. 2005).
Eine *Frühmobilisation* von Schlaganfallpatienten ist zur Vorbeugung von Aspirationspneumonien, tiefen Beinvenenthrombosen und Dekubitalgeschwüren anzustreben (↑, B).
*Epileptische Anfälle* bei Schlaganfallpatienten sollen antikonvulsiv behandelt werden (↑, A), eine Prophylaxe mit *Antikonvulsiva* bei Schlaganfallpatienten, die bislang keine Anfälle hatten, wird nicht empfohlen (↓).

### E 1.4.6 Frühe Rehabilitationsbehandlung

Mit *Physiotherapie, Logopädie inklusive Schluckdiagnostik (Endoskopie des Schluckaktes), Ergotherapie* und *neuropsychologischer Diagnostik und Therapie* sollte nach Möglichkeit schon am Tag nach der Aufnahme begonnen werden (↔, B). Eine »ultrafrühe«, binnen 24 h beginnende, intensive Frührehabilitationsbehandlung war in der prospektiven randomisierten multizentrischen AVERT-Studie (2 104 Patienten) nicht effektiv; in der ultra-früh behandelten Gruppe war das Ergebnis (mRS 0–2 nach 3 Monten) sogar schlechter. Ob daraus ein »schädlicher Effekt« von rehabilitativen Maßnahmen abgeleitet werden kann, die in den ersten 24 h begonnen werden, ist sehr umstritten. Sicherlich müssen physio- und ergotherapeutische sowie logopädische Maßnahmen in der Akutphase an die individuelle Belastbarkeit der Patienten angepasst werden. In der Akutphase ist die Diagnostik und Therapie von Schluckstörungen vorrangig (Carnaby et al. 2006); häufig liefert die Evaluation von Schluckstörungen mit dem flexiblen Endoskop (FEES) eindeutigere Befunde (Dziewas et al. 2013). Die strukturellen Anforderungen an eine Frührehabilitationsbehandlung im Akutkrankenhaus sind in der OPS 8–550.x geregelt.

### E 1.4.7 Frühe Depressionsbehandlung

*Depressive Phasen* treten häufig im Verlauf eines Schlaganfalls auf und erfordern neben positiver Zuwendung und Ermunterung zur Eigeninitiative (Krankengymnastik, Logopädie, Reduzierung der Risikofaktoren etc.) gelegentlich auch eine antidepressive Medikation: Die Wirksamkeit von SSRI in der »*Post-stroke Depression*« ist belegt (↑↑, A): *Paroxetin* 20 mg oder *Citalopram* 20–40 mg morgens. Selektive Serotonin-Wiederaufnahmehemmer (SSRI) sind nach ischämischem Schlaganfall, ähnlich wie nach Myokardinfarkt, auch sekundärprophylaktisch wirksam (Mortensen et al. 2013). Als Grund hierfür wird eine die Plättchenaggregation hemmende Wirkung durch Senkung der Serotoninkonzentration in den Thrombozyten diskutiert, welche im Gegenzug jedoch auch zu einer erhöhten Blutungsneigung führt. Bei Patienten mit hohem Blutungsrisiko (insbesondere unter Kombinationstherapie) ist daher eine strengere Indikationsstellung angezeigt.

## E 1.5 Unwirksame oder obsolete Therapien

Eine *Hämodilutions-Behandlung* nach Schlaganfällen kann nicht empfohlen werden (↓). Die orale Antikoagulation mit Dicumarolderivaten in der Akutphase des ischämischen Infarktes hat keinen Vorteil (↓). Die Behandlung des Schlaganfalls oder eines Ischämie-bedingten Hirnödems mit Kortikoiden wie *Dexamethason* ist unwirksam (↓). Die systemische Gabe von *Urokinase* oder *Streptokinase* kann nicht empfohlen werden (↓). Die Behandlung der zerebralen Ischämie mit *Vasodilatatoren* oder mit Medikamenten, denen unterstellt wird, sie würden die Hirndurchblutung verbessern, ist unwirksam (z. B. Piracetam; Ricci et al. 2006) (↓). Eine routinemäßige Blutdrucksenkung im Akutstadium kann zu einer Größenzunahme des Infarktes führen, vor allem wenn schlecht steuerbare antihypertensive Pharmaka verwendet werden (↓). Die *Endarteriektomie* als Sofortmaßnahme beim akuten Schlaganfall wird nicht empfohlen. Gleichwohl sollte bei symptomatischer Karotisstenose die Intervention binnen 14 Tagen nach dem ischämischen Ereignis erfolgen (↑, B). Der *extra-/intrakranielle Bypass* ist als Sofortmaßnahme beim akuten Schlaganfall nicht geeignet (↓). Eine Hochdosis-*Paracetamol*-Behandlung (6 g/d) als Standardmedikation auch ohne Fieber bietet keine Vorteile (↓) (den Hertog et al. 2009). Alle bisher getesteten *Neuroprotectiva* sind unwirksam (↓). Eine klinische Studie testete *MLC601 (NeuroAiD)*, ein Kombinationsextrakt aus neun pflanzlichen und fünf tierischen Komponenten der traditionellen chinesischen Medizin bei Patienten mit einem moderaten Schlaganfall. Der doppelblinde, randomisierte Vergleich ergab keinen Effekt auf die modifizierte Rankin-Skala (Chen et al. 2013) (↓). Ebenso wenig neuroprotektiv wirksam in klinischen Akutstudien sind *Magnesium* (Kidwell et al. 2009) oder *Harnsäure* (Chamorro et al. 2014) (↓). *Levofloxacin* als antibiotische Prophylaxe in der Akutphase nach Schlaganfall hat mehr Nachteile als Vorteile (↓). Eine Sonothrombolyse zur Rekanalisierung bei intrakraniellen Gefäßverschlüssen wird nicht empfohlen (↓). Die Applikation von *Glykoprotein-IIb/IIIa-Antagonisten* in der Akutphase ist als Alternative zu rt-PA nicht geeignet und mit einem deutlich erhöhten Blutungsrisiko behaftet (↓). In einer randomisierten, Placebo-kontrollierten Studie war eine Behandlung mit *hochdosiertem Albumin* bei der Behandlung des akuten ischämischen Insults nicht wirksam (Ginsberg et al. 2013) (↓). Eine randomisierte, doppelblinde Phase-III-Studie zur *Transkraniellen Laserstimulation* in der Akutphase (< 24 h) nach kortikalem ischämischen Schlaganfall (NEST-3) wurde wegen fehlender Wirksamkeit nach der Interimanalyse vorzeitig beendet (Hacke et al. 2014).

## Literatur


Abou-Chebl A, Lin R, Hussain MS, Jovin TG, Levy EI, Liebeskind DS, Yoo AJ, Hsu DP, Rymer MM, Tayal AH, Zaidat OO, Natarajan SK, Nogueira RG, Nanda A, Tian M, Hao Q, Kalia JS, Nguyen TN, Chen M, Gupta R. Conscious sedation versus general anesthesia during endovascular therapy for acute anterior circulation stroke: preliminary results from a retrospective, multicenter study. Stroke 2010; 41: 1175–1179.

Ahmed N, Davalos A, Eriksson N, Ford GA, Glahn J, Hennerici M, Mikulik R, Kaste M, Lees KR, Lindsberg PJ, Toni D. Association of admission blood glucose and outcome in patients treated with intravenous thrombolysis: results from the Safe Implementation of Treatments in Stroke International Stroke Thrombolysis Register (SITS-ISTR). Arch Neurol 2010a; 67: 1123–1130.

Ahmed N, Nasman P, Wahlgren NG. Effect of intravenous nimodipine on blood pressure and outcome after acute stroke. Stroke 2000; 31: 1250–1255.

Ahmed N, Wahlgren N, Brainin M, Castillo J, Ford GA, Kaste M, Lees KR, Toni D. Relationship of blood pressure, antihypertensive therapy, and outcome in ischemic stroke treated with intravenous thrombolysis: retrospective analysis from Safe Implementation of Thrombolysis in Stroke-International Stroke Thrombolysis Register (SITS-ISTR). Stroke 2009; 40: 2442–2449.

Ahmed N, Wahlgren N, Grond M, Hennerici M, Lees KR, Mikulik R, Parsons M, Roine RO, Toni D, Ringleb P. Implementation and outcome of thrombolysis with alteplase 3–4.5 h after an acute stroke: an updated analysis from SITS-ISTR. Lancet Neurol 2010b; 9: 866–874.

Alexandrov AV, Burgin WS, Demchuk AM, El-Mitwalli A, Grotta JC. Speed of intracranial clot lysis with intravenous tissue plasminogen activator therapy: sonographic classification and short-term improvement. Circulation 2001; 103: 2897–2902.

Amarenco P, Lavallee PC, Labreuche J, Albers GW, Bornstein NM, Canhao P, Caplan LR, Donnan GA, Ferro JM, Hennerici MG, Molina C, Rothwell PM, Sissani L, Skoloudik D, Steg PG, Touboul PJ, Uchiyama S, Vicaut E, Wong LK, Investigators TIo. One-Year Risk of Stroke after Transient Ischemic Attack or Minor Stroke. N Engl J Med 2016; 374: 1533–1542.

Anderson CS, Robinson T, Lindley RI, Arima H, Lavados PM, Lee TH, Broderick JP, Chen X, Chen G, Sharma VK, Kim JS, Thang NH, Cao Y, Parsons MW, Levi C, Huang Y, Olavarria VV, Demchuk AM, Bath PM, Donnan GA, Martins S, Pontes-Neto OM, Silva F, Ricci S, Roffe C, Pandian J, Billot L, Woodward M, Li Q, Wang X, Wang J, Chalmers J, Investigators E, Coordinators. Low-Dose versus Standard-Dose Intravenous Alteplase in Acute Ischemic Stroke. N Engl J Med 2016; 374: 2313–2323.

Arboix A, Garcia-Trallero O, Garcia-Eroles L, Massons J, Comes E, Targa C. Stroke-related headache: a clinical study in lacunar infarction. Headache 2005; 45: 1345–1352.

Arboix A, Massons J, Garcia-Eroles L, Targa C, Comes E, Parra O. Clinical predictors of lacunar syndrome not due to lacunar infarction. BMC Neurol 2010; 10: 31.

Arboix A, Padilla I, Massons J, Garcia-Eroles L, Comes E, Targa C. Clinical study of 222 patients with pure motor stroke. J Neurol Neurosurg Psychiatry 2001; 71: 239–242.

Astrup J, Siesjo BK, Symon L. Thresholds in cerebral ischemia – the ischemic penumbra. Stroke 1981; 12: 723–725.

Bath PM, Lindenstrom E, Boysen G, De Deyn P, Friis P, Leys D, Marttila R, Olsson J, O'Neill D, Orgogozo J, Ringelstein B, van der Sande J, Turpie AG. Tinzaparin in acute ischaemic stroke (TAIST): a randomised aspirin-controlled trial. Lancet 2001; 358: 702–710.

Berge E, Abdelnoor M, Nakstad PH, Sandset PM. Low molecular-weight heparin versus aspirin in patients with acute ischaemic stroke and atrial fibrillation: a double-blind randomised study. HAEST Study Group. Heparin in Acute Embolic Stroke Trial. Lancet 2000; 355: 1205–1210.

Berger C, Schabitz WR, Georgiadis D, Steiner T, Aschoff A, Schwab S. Effects of hypothermia on excitatory amino acids and metabolism in stroke patients: a microdialysis study. Stroke 2002; 33: 519–524.

Berkhemer OA, Fransen PS, Beumer D, van den Berg LA, Lingsma HF, Yoo AJ, Schonewille WJ, Vos JA, Nederkoorn PJ, Wermer MJ, van Walderveen MA, Staals J, Hofmeijer J, van Oostayen JA, Lycklama a Nijeholt GJ, Boiten J, Brouwer PA, Emmer BJ, de Bruijn SF, van Dijk LC, Kappelle LJ, Lo RH, van Dijk EJ, de Vries J, de Kort PL, van Rooij WJ, van den Berg JS, van Hasselt BA, Aerden LA, Dallinga RJ, Visser MC, Bot JC, Vroomen PC, Eshghi O, Schreuder TH, Heijboer RJ, Keizer K, Tielbeek AV, den Hertog HM, Gerrits DG, van den Berg-Vos RM, Karas GB, Steyerberg EW, Flach HZ, Marquering HA, Sprengers ME, Jenniskens SF, Beenen LF, van den Berg R, Koudstaal PJ, van Zwam WH, Roos YB, van der Lugt A, van Oostenbrugge RJ, Majoie CB, Dippel DW, Investigators MC. A randomized trial of intraarterial treatment for acute ischemic stroke. N Engl J Med 2015; 372: 11–20.

Berkhemer OA, van den Berg LA, Fransen PS, Beumer D, Yoo AJ, Lingsma HF, Schonewille WJ, van den Berg R, Wermer MJ, Boiten J, Lycklama ANGJ, Nederkoorn PJ, Hollmann MW, van Zwam WH, van der Lugt A, van Oostenbrugge RJ, Majoie CB, Dippel DW, Roos YB, investigators MC. The effect of anesthetic management during intra-arterial therapy for acute stroke in MR CLEAN. Neurology 2016; 87: 656–664.

Berrouschot J, Stoll A, Hogh T, Eschenfelder CC. Intravenous Thrombolysis With Recombinant Tissue-Type Plasminogen Activator in a Stroke Patient Receiving Dabigatran Anticoagulant After Antagonization With Idarucizumab. Stroke 2016; 47: 1936–1938.

Bluhmki E, Chamorro A, Davalos A, Machnig T, Sauce C, Wahlgren N, Wardlaw J, Hacke W. Stroke treatment with alteplase given 3.0–4.5 h after onset of acute ischaemic stroke (ECASS III): additional outcomes and subgroup analysis of a randomised controlled trial. Lancet Neurol 2009; 8: 1095–1102.

Bogousslavsky J, Cachin C, Regli F, Despland PA, Van Melle G, Kappenberger L. Cardiac sources of embolism and cerebral infarction – clinical consequences and vascular concomitants: the Lausanne Stroke Registry. Neurology 1991; 41: 855–859.

Bogousslavsky J, Van Melle G, Regli F. The Lausanne Stroke Registry: analysis of 1,000 consecutive patients with first stroke. Stroke 1988; 19: 1083–1092.

Bracard S, Ducrocq X, Mas JL, Soudant M, Oppenheim C, Moulin T, Guillemin F, investigators T. Mechanical thrombectomy after intravenous alteplase versus alteplase alone after stroke (THRACE): a randomised controlled trial. Lancet Neurol 2016; 15: 1138–1147.

Brazzelli M, Chappell FM, Miranda H, Shuler K, Dennis M, Sandercock PA, Muir K, Wardlaw JM. Diffusion-weighted imaging and diagnosis of transient ischemic attack. Ann Neurol 2014; 75: 67–76.

Campbell BC, Mitchell PJ, Kleinig TJ, Dewey HM, Churilov L, Yassi N, Yan B, Dowling RJ, Parsons MW, Oxley TJ, Wu TY, Brooks M, Simpson MA, Miteff F, Levi CR, Krause M, Harrington TJ, Faulder KC, Steinfort BS, Priglinger M, Ang T, Scroop R, Barber PA, McGuinness B, Wijeratne T, Phan TG, Chong W, Chandra RV, Bladin CF, Badve M, Rice H, de Villiers L, Ma H, Desmond PM, Donnan GA, Davis SM, Investigators E-I. Endovascular therapy for ischemic stroke with perfusion-imaging selection. N Engl J Med 2015; 372: 1009–1018.

Candelise L, Gattinoni M, Bersano A, Micieli G, Sterzi R, Morabito A. Stroke-unit care for acute stroke patients: an observational follow-up study. Lancet 2007; 369: 299–305.

Caplan LR. Brain embolism, revisited. Neurology 1993; 43: 1281–1287.

Carmichael ST. Gene expression changes after focal stroke, traumatic brain and spinal cord injuries. Curr Opin Neurol 2003; 16: 699–704.

Carnaby G, Hankey GJ, Pizzi J. Behavioural intervention for dysphagia in acute stroke: a randomised controlled trial. Lancet Neurol 2006; 5: 31–37.

CAST (Chinese Acute Stroke Trial) Collaborative Group. CAST: randomised placebo-controlled trial of early aspirin use in 20,000 patients with acute ischaemic stroke. Lancet 1997; 349: 1641–1649.

Cerebral Embolism Task Force. Cardiogenic brain embolism. The second report of the Cerebral Embolism Task Force. Arch Neurol 1989; 46: 727–743.

Cerrato P, Grasso M, Imperiale D, Priano L, Baima C, Giraudo M, Rizzuto A, Azzaro C, Lentini A, Bergamasco B. Stroke in young patients: etiopathogenesis and risk factors in different age classes. Cerebrovasc Dis 2004; 18: 154–159.

Chamorro A, Amaro S, Castellanos M, Segura T, Arenillas J, Marti-Fabregas J, Gallego J, Krupinski J, Gomis M, Canovas D, Carne X, Deulofeu R, Roman LS, Oleaga L, Torres F, Planas AM, Investigators U-I. Safety and efficacy of uric acid in patients with acute stroke (URICO-ICTUS): a randomised, double-blind phase 2b/3 trial. Lancet Neurol 2014; 13: 453–460.

Chamorro A, Horcajada JP, Obach V, Vargas M, Revilla M, Torres F, Cervera A, Planas AM, Mensa J. The Early Systemic Prophylaxis of Infection After Stroke study: a randomized clinical trial. Stroke 2005; 36: 1495–1500.

Chen CL, Young SH, Gan HH, Singh R, Lao AY, Baroque AC, 2nd, Chang HM, Hiyadan JH, Chua CL, Advincula JM, Muengtaweepongsa S, Chan BP, de Silva HA, Towanabut S, Suwanwela NC, Poungvarin N, Chankrachang S, Wong KS, Eow GB, Navarro JC, Venketasubramanian N, Lee CF, Bousser MG, Investigators CS. Chinese medicine neuroaid efficacy on stroke recovery: a double-blind, placebo-controlled, randomized study. Stroke 2013; 44: 2093–2100.

Chen ZM, Sandercock P, Pan HC, Counsell C, Collins R, Liu LS, Xie JX, Warlow C, Peto R. Indications for early aspirin use in acute ischemic stroke: A combined analysis of 40 000 randomized patients from the chinese acute stroke trial and the international stroke trial. On behalf of the CAST and IST collaborative groups. Stroke 2000; 31: 1240–1249.

Cheng CA, Lee JT, Lin HC, Lin HC, Chung CH, Lin FH, Tsao CH, Wu YF, Chien WC, Chiu HW. Pregnancy Increases Stroke Risk up to One Year Postpartum and Reduces Long-term Risk. QJM 2017.

Chernyshev OY, Martin-Schild S, Albright KC, Barreto A, Misra V, Acosta I, Grotta JC, Savitz SI. Safety of tPA in stroke mimics and neuroimaging-negative cerebral ischemia. Neurology 2010; 74: 1340–1345.

Chimowitz MI, Lynn MJ, Howlett-Smith H, Stern BJ, Hertzberg VS, Frankel MR, Levine SR, Chaturvedi S, Kasner SE, Benesch CG, Sila CA, Jovin TG, Romano JG. Comparison of warfarin and aspirin for symptomatic intracranial arterial stenosis. N Engl J Med 2005; 352: 1305–1316.

Christou I, Alexandrov AV, Burgin WS, Wojner AW, Felberg RA, Malkoff M, Grotta JC. Timing of recanalization after tissue plasminogen activator therapy determined by transcranial doppler correlates with clinical recovery from ischemic stroke. Stroke 2000; 31: 1812–1816.

Cohen MH, Gootenberg J, Keegan P, Pazdur R. FDA drug approval summary: bevacizumab (Avastin) plus Carboplatin and Paclitaxel as first-line treatment of advanced/metastatic recurrent nonsquamous non-small cell lung cancer. Oncologist 2007; 12: 713–718.

Connolly SJ, Milling TJ, Jr., Eikelboom JW, Gibson CM, Curnutte JT, Gold A, Bronson MD, Lu G, Conley PB, Verhamme P, Schmidt J, Middeldorp S, Cohen AT, Beyer-Westendorf J, Albaladejo P, Lopez-Sendon J, Goodman S, Leeds J, Wiens BL, Siegal DM, Zotova E, Meeks B, Nakamya J, Lim WT, Crowther M, Investigators A. Andexanet Alfa for Acute Major Bleeding Associated with Factor Xa Inhibitors. N Engl J Med 2016; 375: 1131–1141.

Cramer SC, Fitzpatrick C, Warren M, Hill MD, Brown D, Whitaker L, Ryckborst KJ, Plon L. The beta-hCG+erythropoietin in acute stroke (BETAS) study: a 3-center, single-dose, open-label, noncontrolled, phase IIa safety trial. Stroke 2010; 41: 927–931.

Dasenbrock HH, Robertson FC, Vaitkevicius H, Aziz-Sultan MA, Guttieres D, Dunn IF, Du R, Gormley WB. Timing of Decompressive Hemicraniectomy for Stroke: A Nationwide Inpatient Sample Analysis. Stroke 2017.

Davalos A, Alvarez-Sabin J, Castillo J, Diez-Tejedor E, Ferro J, Martinez-Vila E, Serena J, Segura T, Cruz VT, Masjuan J, Cobo E, Secades JJ, International Citicoline Trial on acUte Stroke trial i. Citicoline in the treatment of acute ischaemic stroke: an international, randomised, multicentre, placebo-controlled study (ICTUS trial). Lancet 2012; 380: 349–357.

Davalos A, Castillo J, Alvarez-Sabin J, Secades JJ, Mercadal J, Lopez S, Cobo E, Warach S, Sherman D, Clark WM, Lozano R. Oral citicoline in acute ischemic stroke: an individual patient data pooling analysis of clinical trials. Stroke 2002; 33: 2850–2857.

De Reuck J, De Groote L, Van Maele G. The classic lacunar syndromes: clinical and neuroimaging correlates. Eur J Neurol 2008; 15: 681–684.

Demaerschalk BM, Kleindorfer DO, Adeoye OM, Demchuk AM, Fugate JE, Grotta JC, Khalessi AA, Levy EI, Palesch YY, Prabhakaran S, Saposnik G, Saver JL, Smith EE, American Heart Association Stroke C, Council on E, Prevention. Scientific Rationale for the Inclusion and Exclusion Criteria for Intravenous Alteplase in Acute Ischemic Stroke: A Statement for Healthcare Professionals From the American Heart Association/American Stroke Association. Stroke 2016; 47: 581–641.

den Hertog HM, van der Worp HB, van Gemert HM, Algra A, Kappelle LJ, van Gijn J, Koudstaal PJ, Dippel DW. The Paracetamol (Acetaminophen) In Stroke (PAIS) trial: a multicentre, randomised, placebo-controlled, phase III trial. Lancet Neurol 2009; 8: 434–440.

Dengler R, Diener HC, Schwartz A, Grond M, Schumacher H, Machnig T, Eschenfelder CC, Leonard J, Weissenborn K, Kastrup A, Haberl R. Early treatment with aspirin plus extended-release dipyridamole for transient ischaemic attack or ischaemic stroke within 24 h of symptom onset (EARLY trial): a randomised, open-label, blinded-endpoint trial. Lancet Neurol 2010; 9: 159–166.

Dennis M, Sandercock P, Reid J, Graham C, Forbes J, Murray G, Collaboration CT. Effectiveness of intermittent pneumatic compression in reduction of risk of deep vein thrombosis in patients who have had a stroke (CLOTS 3): a multicentre randomised controlled trial. Lancet 2013; 382: 516–524.

Dennis M, Sandercock PA, Reid J, Graham C, Murray G, Venables G, Rudd A, Bowler G. Effectiveness of thigh-length graduated compression stockings to reduce the risk of deep vein thrombosis after stroke (CLOTS trial 1): a multicentre, randomised controlled trial. Lancet 2009; 373: 1958–1965.

Dennis MS, Lewis SC, Warlow C. Effect of timing and method of enteral tube feeding for dysphagic stroke patients (FOOD): a multicentre randomised controlled trial. Lancet 2005; 365: 764–772.

Diedler J, Ahmed N, Sykora M, Uyttenboogaart M, Overgaard K, Luijckx GJ, Soinne L, Ford GA, Lees KR, Wahlgren N, Ringleb P. Safety of intravenous thrombolysis for acute ischemic stroke in patients receiving antiplatelet therapy at stroke onset. Stroke 2010; 41: 288–294.

Diener HC, Bernstein R, Butcher K, Campbell B, Cloud G, Davalos A, Davis S, Ferro JM, Grond M, Krieger D, Ntaios G, Slowik A, Touze E. Thrombolysis and thrombectomy in patients treated with dabigatran with acute ischemic stroke: Expert opinion. Int J Stroke 2017; 12: 9–12.

Dziewas R, Busse O, Glahn J, Grond M, Hamann GF, Ickenstein GW, Nabavi DG, Prosiegel M, Schabitz WR, Schellinger PD, Stanschus S. [FEES in the stroke unit: recommendations for implementation in the clinical routine]. Nervenarzt 2013; 84: 705–708.

Eckert B, Koch C, Thomalla G, Kucinski T, Grzyska U, Roether J, Alfke K, Jansen O, Zeumer H. Aggressive therapy with intravenous abciximab and intra-arterial rtPA and additional PTA/stenting improves clinical outcome in acute vertebrobasilar occlusion: combined local fibrinolysis and intravenous abciximab in acute vertebrobasilar stroke treatment (FAST): results of a multicenter study. Stroke 2005; 36: 1160–1165.

Elijovich L, Josephson SA, Fung GL, Smith WS. Intermittent atrial fibrillation may account for a large proportion of otherwise cryptogenic stroke: a study of 30-day cardiac event monitors. J Stroke Cerebrovasc Dis 2009; 18: 185–189.

Elkind MS, Prabhakaran S, Pittman J, Koroshetz W, Jacoby M, Johnston KC. Sex as a predictor of outcomes in patients treated with thrombolysis for acute stroke. Neurology 2007; 68: 842–848.

Emberson J, Lees KR, Lyden P, Blackwell L, Albers G, Bluhmki E, Brott T, Cohen G, Davis S, Donnan G, Grotta J, Howard G, Kaste M, Koga M, von Kummer R, Lansberg M, Lindley RI, Murray G, Olivot JM, Parsons M, Tilley B, Toni D, Toyoda K, Wahlgren N, Wardlaw J, Whiteley W, del Zoppo GJ, Baigent C, Sandercock P, Hacke W, Stroke Thrombolysis Trialists' Collaborative G. Effect of treatment delay, age, and stroke severity on the effects of intravenous thrombolysis with alteplase for acute ischaemic stroke: a meta-analysis of individual patient data from randomised trials. Lancet 2014; 384: 1929–1935.

Evans A, Perez I, Harraf F, Melbourn A, Steadman J, Donaldson N, Kalra L. Can differences in management processes explain different outcomes between stroke unit and stroke-team care? Lancet 2001; 358: 1586–1592.

Feigin VL, Roth GA, Naghavi M, Parmar P, Krishnamurthi R, Chugh S, Mensah GA, Norrving B, Shiue I, Ng M, Estep K, Cercy K, Murray CJ, Forouzanfar MH, Global Burden of Diseases I, Risk Factors S, Stroke Experts Writing G. Global burden of stroke and risk factors in 188 countries, during 1990–2013: a systematic analysis for the Global Burden of Disease Study 2013. Lancet Neurol 2016; 15: 913–924.

Feinberg WM, Swenson MR. Cerebrovascular complications of L-asparaginase therapy. Neurology 1988; 38: 127–133.

Ferrari J, Knoflach M, Kiechl S, Willeit J, Schnabl S, Seyfang L, Lang W. Early clinical worsening in patients with TIA or minor stroke: the Austrian Stroke Unit Registry. Neurology 2010; 74: 136–141.

Ferro JM. Cardioembolic stroke: an update. Lancet Neurol 2003; 2: 177–188.

Fiehler J, Cognard C, Gallitelli M, Jansen O, Kobayashi A, Mattle HP, Muir KW, Mazighi M, Schaller K, Schellinger PD. European Recommendations on Organisation of Interventional Care in Acute Stroke (EROICAS). Int J Stroke 2016; 11: 701–716.

Fiehler J, Gerloff C. Mechanical thrombectomy in stroke. Dtsch Arztebl Int 2015; 112: 830–836.

Finsterer J, Stollberger C, Pulgram T. Paraneoplastic takotsubo syndrome with ventricular thrombus and stroke. Herz 2015; 40: 632–634.

Fuentes B, Castillo J, San Jose B, Leira R, Serena J, Vivancos J, Davalos A, Nunez AG, Egido J, Diez-Tejedor E. The prognostic value of capillary glucose levels in acute stroke: the GLycemia in Acute Stroke (GLIAS) study. Stroke 2009; 40: 562–568.

Gelderblom M, Leypoldt F, Steinbach K, Behrens D, Choe CU, Siler DA, Arumugam TV, Orthey E, Gerloff C, Tolosa E, Magnus T. Temporal and spatial dynamics of cerebral immune cell accumulation in stroke. Stroke 2009; 40: 1849–1857.

Gelderblom M, Melzer N, Schattling B, Gob E, Hicking G, Arunachalam P, Bittner S, Ufer F, Herrmann AM, Bernreuther C, Glatzel M, Gerloff C, Kleinschnitz C, Meuth SG, Friese MA, Magnus T. Transient receptor potential melastatin subfamily member 2 cation channel regulates detrimental immune cell invasion in ischemic stroke. Stroke 2014; 45: 3395–3402.

Georgiadis D, Schwarz S, Aschoff A, Schwab S. Hemicraniectomy and moderate hypothermia in patients with severe ischemic stroke. Stroke 2002; 33: 1584–1588.

Giles MF, Albers GW, Amarenco P, Arsava EM, Asimos AW, Ay H, Calvet D, Coutts SB, Cucchiara BL, Demchuk AM, Johnston SC, Kelly PJ, Kim AS, Labreuche J, Lavallee PC, Mas JL, Merwick A, Olivot JM, Purroy F, Rosamond WD, Sciolla R, Rothwell PM. Early stroke risk and ABCD2 score performance in tissue- vs time-defined TIA: a multicenter study. Neurology 2011; 77: 1222–1228.

Ginsberg MD, Palesch YY, Hill MD, Martin RH, Moy CS, Barsan WG, Waldman BD, Tamariz D, Ryckborst KJ, Alias, Neurological Emergencies Treatment Trials I. High-dose albumin treatment for acute ischaemic stroke (ALIAS) Part 2: a randomised, double-blind, phase 3, placebo-controlled trial. Lancet Neurol 2013; 12: 1049–1058.

Glund S, Stangier J, Schmohl M, Gansser D, Norris S, van Ryn J, Lang B, Ramael S, Moschetti V, Gruenenfelder F, Reilly P, Kreuzer J. Safety, tolerability, and efficacy of idarucizumab for the reversal of the anticoagulant effect of dabigatran in healthy male volunteers: a randomised, placebo-controlled, double-blind phase 1 trial. Lancet 2015; 386: 680–690.

Goebel S, Li Z, Vogelmann J, Holthoff HP, Degen H, Hermann DM, Gawaz M, Ungerer M, Munch G. The GPVI-Fc fusion protein Revacept improves cerebral infarct volume and functional outcome in stroke. PLoS One 2013; 8: e66960.

Goyal M, Demchuk AM, Menon BK, Eesa M, Rempel JL, Thornton J, Roy D, Jovin TG, Willinsky RA, Sapkota BL, Dowlatshahi D, Frei DF, Kamal NR, Montanera WJ, Poppe AY, Ryckborst KJ, Silver FL, Shuaib A, Tampieri D, Williams D, Bang OY, Baxter BW, Burns PA, Choe H, Heo JH, Holmstedt CA, Jankowitz B, Kelly M, Linares G, Mandzia JL, Shankar J, Sohn SI, Swartz RH, Barber PA, Coutts SB, Smith EE, Morrish WF, Weill A, Subramaniam S, Mitha AP, Wong JH, Lowerison MW, Sajobi TT, Hill MD, Investigators ET. Randomized assessment of rapid endovascular treatment of ischemic stroke. N Engl J Med 2015; 372: 1019–1030.

Goyal M, Menon BK, van Zwam WH, Dippel DW, Mitchell PJ, Demchuk AM, Davalos A, Majoie CB, van der Lugt A, de Miquel MA, Donnan GA, Roos YB, Bonafe A, Jahan R, Diener HC, van den Berg LA, Levy EI, Berkhemer OA, Pereira VM, Rempel J, Millan M, Davis SM, Roy D, Thornton J, Roman LS, Ribo M, Beumer D, Stouch B, Brown S, Campbell BC, van Oostenbrugge RJ, Saver JL, Hill MD, Jovin TG, collaborators H. Endovascular thrombectomy after large-vessel ischaemic stroke: a meta-analysis of individual patient data from five randomised trials. Lancet 2016; 387: 1723–1731.

Grau AJ, Eicke M, Biegler MK, Faldum A, Bamberg C, Haass A, Hardt R, Hufschmidt A, Lowitzsch K, Marx J, Schmitt E, Schoenemann H, von Arnim W, Weiss H, Dienlin S. Quality monitoring of acute stroke care in Rhineland-Palatinate, Germany, 2001–2006. Stroke 2010; 41: 1495–1500.

Grau AJ, Weimar C, Buggle F, Heinrich A, Goertler M, Neumaier S, Glahn J, Brandt T, Hacke W, Diener HC. Risk factors, outcome, and treatment in subtypes of ischemic stroke: the German stroke data bank. Stroke 2001; 32: 2559–2566.

Gray CS, Hildreth AJ, Sandercock PA, O'Connell JE, Johnston DE, Cartlidge NE, Bamford JM, James OF, Alberti KG. Glucose-potassium-insulin infusions in the management of post-stroke hyperglycaemia: the UK Glucose Insulin in Stroke Trial (GIST-UK). Lancet Neurol 2007a; 6: 397–406.

Gray LJ, Sprigg N, Bath PM, Boysen G, De Deyn PP, Leys D, O'Neill D, Ringelstein EB. Sex differences in quality of life in stroke survivors: data from the Tinzaparin in Acute Ischaemic Stroke Trial (TAIST). Stroke 2007b; 38: 2960–2964.

Hacke W, Albers G, Al-Rawi Y, Bogousslavsky J, Davalos A, Eliasziw M, Fischer M, Furlan A, Kaste M, Lees KR, Soehngen M, Warach S. The Desmoteplase in Acute Ischemic Stroke Trial (DIAS): a phase II MRI-based 9-hour window acute stroke thrombolysis trial with intravenous desmoteplase. Stroke 2005; 36: 66–73.

Hacke W, Furlan AJ, Al-Rawi Y, Davalos A, Fiebach JB, Gruber F, Kaste M, Lipka LJ, Pedraza S, Ringleb PA, Rowley HA, Schneider D, Schwamm LH, Leal JS, Sohngen M, Teal PA, Wilhelm-Ogunbiyi K, Wintermark M, Warach S. Intravenous desmoteplase in patients with acute ischaemic stroke selected by MRI perfusion-diffusion weighted imaging or perfusion CT (DIAS-2): a prospective, randomised, double-blind, placebo-controlled study. Lancet Neurol 2009; 8: 141–150.

Hacke W, Kaste M, Bluhmki E, Brozman M, Davalos A, Guidetti D, Larrue V, Lees KR, Medeghri Z, Machnig T, Schneider D, von Kummer R, Wahlgren N, Toni D. Thrombolysis with alteplase 3 to 4.5 hours after acute ischemic stroke. N Engl J Med 2008; 359: 1317–1329.

Hacke W, Schellinger PD, Albers GW, Bornstein NM, Dahlof BL, Fulton R, Kasner SE, Shuaib A, Richieri SP, Dilly SG, Zivin J, Lees KR, Committees N, Investigators. Transcranial laser therapy in acute stroke treatment: results of neurothera effectiveness and safety trial 3, a phase III clinical end point device trial. Stroke 2014; 45: 3187–3193.

Hankey GJ. Long-term outcome after ischaemic stroke/transient ischaemic attack. Cerebrovasc Dis 2003; 16 Suppl 1: 14–19.

Harloff A, Strecker C, Frydrychowicz AP, Dudler P, Hetzel A, Geibel A, Kollum M, Weiller C, Hennig J, Markl M. Plaques in the descending aorta: a new risk factor for stroke? Visualization of potential embolization pathways by 4D MRI. J Magn Reson Imaging 2007; 26: 1651–1655.

Hart RG, Diener HC, Coutts SB, Easton JD, Granger CB, O'Donnell MJ, Sacco RL, Connolly SJ, Cryptogenic

Stroke EIWG. Embolic strokes of undetermined source: the case for a new clinical construct. Lancet Neurol 2014; 13: 429–438.

He J, Zhang Y, Xu T, Zhao Q, Wang D, Chen CS, Tong W, Liu C, Xu T, Ju Z, Peng Y, Peng H, Li Q, Geng D, Zhang J, Li D, Zhang F, Guo L, Sun Y, Wang X, Cui Y, Li Y, Ma D, Yang G, Gao Y, Yuan X, Bazzano LA, Chen J, Investigators C. Effects of immediate blood pressure reduction on death and major disability in patients with acute ischemic stroke: the CATIS randomized clinical trial. JAMA 2014; 311: 479–489.

Heldner MR, Hsieh K, Broeg-Morvay A, Mordasini P, Bühlmann M, Jung S, Arnold M, Mattle HP, Gralla J, Fischer U. Clinical prediction of large vessel occlusion in anterior circulation stroke: mission impossible? J Neurol 2016; 263: 1633–1640.

Heuschmann PU, Busse O, Wagner M, Endres M, Villringer A, Röther J, Kolominsky-Rabas PL, Berger K. Frequency and Care of Stroke in Germany. Akt Neurol 2010; 37: 333–340.

International Stroke Trial Collaborative Group. The International Stroke Trial (IST): a randomised trial of aspirin, subcutaneous heparin, both, or neither among 19435 patients with acute ischaemic stroke. Lancet 1997; 349: 1569–1581.

Jauch EC, Saver JL, Adams HP, Jr., Bruno A, Connors JJ, Demaerschalk BM, Khatri P, McMullan PW, Jr., Qureshi AI, Rosenfield K, Scott PA, Summers DR, Wang DZ, Wintermark M, Yonas H, American Heart Association Stroke C, Council on Cardiovascular N, Council on Peripheral Vascular D, Council on Clinical C. Guidelines for the early management of patients with acute ischemic stroke: a guideline for healthcare professionals from the American Heart Association/American Stroke Association. Stroke 2013; 44: 870–947.

Johnston SC, Amarenco P, Albers GW, Denison H, Easton JD, Evans SR, Held P, Jonasson J, Minematsu K, Molina CA, Wang Y, Wong KS, Committee SS, Investigators. Ticagrelor versus Aspirin in Acute Stroke or Transient Ischemic Attack. N Engl J Med 2016; 375: 35–43.

Jovin TG, Chamorro A, Cobo E, de Miquel MA, Molina CA, Rovira A, San Roman L, Serena J, Abilleira S, Ribo M, Millan M, Urra X, Cardona P, Lopez-Cancio E, Tomasello A, Castano C, Blasco J, Aja L, Dorado L, Quesada H, Rubiera M, Hernandez-Perez M, Goyal M, Demchuk AM, von Kummer R, Gallofre M, Davalos A, Investigators RT. Thrombectomy within 8 hours after symptom onset in ischemic stroke. N Engl J Med 2015; 372: 2296–2306.

Jumaa MA, Zhang F, Ruiz-Ares G, Gelzinis T, Malik AM, Aleu A, Oakley JI, Jankowitz B, Lin R, Reddy V, Zaidi SF, Hammer MD, Wechsler LR, Horowitz M, Jovin TG. Comparison of safety and clinical and radiographic outcomes in endovascular acute stroke therapy for proximal middle cerebral artery occlusion with intubation and general anesthesia versus the nonintubated state. Stroke 2010; 41: 1180–1184.

Juttler E, Unterberg A, Woitzik J, Bosel J, Amiri H, Sakowitz OW, Gondan M, Schiller P, Limprecht R, Luntz S, Schneider H, Pinzer T, Hobohm C, Meixensberger J, Hacke W, Investigators DI. Hemicraniectomy in older patients with extensive middle-cerebral-artery stroke. N Engl J Med 2014; 370: 1091–1100.

Kennedy J, Hill MD, Ryckborst KJ, Eliasziw M, Demchuk AM, Buchan AM. Fast assessment of stroke and transient ischaemic attack to prevent early recurrence (FASTER): a randomised controlled pilot trial. Lancet Neurol 2007; 6: 961–969.

Kidwell CS, Lees KR, Muir KW, Chen C, Davis SM, De Silva DA, Weir CJ, Starkman S, Alger JR, Saver JL. Results of the MRI substudy of the intravenous magnesium efficacy in stroke trial. Stroke 2009; 40: 1704–1709.

Kim YS, Garami Z, Mikulik R, Molina CA, Alexandrov AV. Early recanalization rates and clinical outcomes in patients with tandem internal carotid artery/middle cerebral artery occlusion and isolated middle cerebral artery occlusion. Stroke 2005; 36: 869–871.

Kirchhof P, Benussi S, Kotecha D, Ahlsson A, Atar D, Casadei B, Castella M, Diener HC, Heidbuchel H, Hendriks J, Hindricks G, Manolis AS, Oldgren J, Popescu BA, Schotten U, Van Putte B, Vardas P, Agewall S, Camm J, Baron Esquivias G, Budts W, Carerj S, Casselman F, Coca A, De Caterina R, Deftereos S, Dobrev D, Ferro JM, Filippatos G, Fitzsimons D, Gorenek B, Guenoun M, Hohnloser SH, Kolh P, Lip GY, Manolis A, McMurray J, Ponikowski P, Rosenhek R, Ruschitzka F, Savelieva I, Sharma S, Suwalski P, Tamargo JL, Taylor CJ, Van Gelder IC, Voors AA, Windecker S, Zamorano JL, Zeppenfeld K. 2016 ESC Guidelines for the management of atrial fibrillation developed in collaboration with EACTS. Eur Heart J 2016; 37: 2893–2962.

Kirkham F, Sebire G, Steinlin M, Strater R. Arterial ischaemic stroke in children. Review of the literature and strategies for future stroke studies. Thromb Haemost 2004; 92: 697–706.

Kittner SJ, Sharkness CM, Sloan MA, Price TR, Dambrosia JM, Tuhrim S, Wolf PA, Mohr JP, Hier DB, Caplan LR. Infarcts with a cardiac source of embolism in the NINDS Stroke Data Bank: neurologic examination. Neurology 1992; 42: 299–302.

Kohler E, Prentice DA, Bates TR, Hankey GJ, Claxton A, van Heerden J, Blacker D. Intravenous minocycline in acute stroke: a randomized, controlled pilot study and meta-analysis. Stroke 2013; 44: 2493–2499.

Kohrmann M, Juttler E, Fiebach JB, Huttner HB, Siebert S, Schwark C, Ringleb PA, Schellinger PD, Hacke W. MRI versus CT-based thrombolysis treatment within and beyond the 3 h time window after stroke onset: a cohort study. Lancet Neurol 2006; 5: 661–667.

Kraft P, Schuhmann MK, Fluri F, Lorenz K, Zernecke A, Stoll G, Nieswandt B, Kleinschnitz C. Efficacy and Safety of Platelet Glycoprotein Receptor Blockade in Aged and Comorbid Mice With Acute Experimental Stroke. Stroke 2015; 46: 3502–3506.

Krakow K, Sitzer M, Rosenow F, Steinmetz H, Foerch C. Predictors of acute poststroke seizures. Cerebrovasc Dis 2010; 30: 584–589.

Krieger DW, De Georgia MA, Abou-Chebl A, Andrefsky JC, Sila CA, Katzan IL, Mayberg MR, Furlan AJ. Cooling for acute ischemic brain damage (cool aid): an open pilot study of induced hypothermia in acute ischemic stroke. Stroke 2001; 32: 1847–1854.

Kruetzelmann A, Hartmann F, Beck C, Juettler E, Singer OC, Kohrmann M, Kersten JF, Sobesky J, Gerloff C, Villringer A, Fiehler J, Neumann-Haefelin T, Schellinger PD, Rother J, Thomalla G, Clinical Trial Net of the German Competence Network S. Combining magnetic resonance imaging within six-hours of symptom onset with clinical follow-up at 24 h improves prediction of ›malignant‹ middle cerebral artery infarction. Int J Stroke 2014; 9: 210–214.

Kulesh SD, Filina NA, Frantava NM, Zhytko NL, Kastsinevich TM, Kliatskova LA, Shumskas MS, Hilz MJ, Schwab S, Kolominsky-Rabas PL. Incidence and case-fatality of stroke on the East border of the European union: The Grodno Stroke Study. Stroke 2010; 41: 2726–2730.

Kurth T, Slomke MA, Kase CS, Cook NR, Lee IM, Gaziano JM, Diener HC, Buring JE. Migraine, headache, and the risk of stroke in women: a prospective study. Neurology 2005; 64: 1020–1026.

Labiche LA, Chan W, Saldin KR, Morgenstern LB. Sex and acute stroke presentation. Ann Emerg Med 2002; 40: 453–460.

Lansberg MG, Thijs VN, Bammer R, Kemp S, Wijman CA, Marks MP, Albers GW. Risk factors of symptomatic intracerebral hemorrhage after tPA therapy for acute stroke. Stroke 2007; 38: 2275–2278.

Lapergue B, Blanc R, Gory B, Labreuche J, Duhamel A, Marnat G et al. Effect of Endovascular Contact Aspiration vs Stent Retriever on Revascularization in Patients with Acute Ischemic Stroke and Large Vessel Occlusion: The ASTER Randomized Clinical Trial. JAMA 2017; 318(5): 443–452.

Lavallee PC, Labreuche J, Spieler JF, Jougla E, Amarenco P. Stroke and vascular mortality trends in France: 1979–2001. Neuroepidemiology 2007; 29: 78–82.

Lees KR, Bluhmki E, von Kummer R, Brott TG, Toni D, Grotta JC, Albers GW, Kaste M, Marler JR, Hamilton SA, Tilley BC, Davis SM, Donnan GA, Hacke W, Allen K, Mau J, Meier D, del Zoppo G, De Silva DA, Butcher KS, Parsons MW, Barber PA, Levi C, Bladin C, Byrnes G. Time to treatment with intravenous alteplase and outcome in stroke: an updated pooled analysis of ECASS, ATLANTIS, NINDS, and EPITHET trials. Lancet 2010; 375: 1695–1703.

Leonardi-Bee J, Bath PM, Phillips SJ, Sandercock PA. Blood pressure and clinical outcomes in the International Stroke Trial. Stroke 2002; 33: 1315–1320.

Logallo N, Novotny V, Assmus J, Kvistad CE, Alteheld L, Rønning OM, Thommessen B, Amthor KF, Ihle-Hansen H, Kurz M, Tobro H, Kaur K, Stankiewicz M, Carlsson M, Morsund Å, Idicula T, Aamodt AH, Lund C, Næss H, Waje-Andreassen U, Thomassen L. Tenecteplase versus alteplase for management of acute ischaemic stroke (NOR-TEST): a phase 3, randomised, open-label, blinded endpoint trial. Lancet Neurol 2017; 16(10) 781–788.

Ludewig P, Sedlacik J, Gelderblom M, Bernreuther C, Korkusuz Y, Wagener C, Gerloff C, Fiehler J, Magnus T, Horst AK. Carcinoembryonic antigen-related cell adhesion molecule 1 inhibits MMP-9-mediated blood-brain-barrier breakdown in a mouse model for ischemic stroke. Circ Res 2013; 113: 1013–1022.

Lyden P, Hemmen T, Grotta J, Rapp K, Ernstrom K, Rzesiewicz T, Parker S, Concha M, Hussain S, Agarwal S, Meyer B, Jurf J, Altafullah I, Raman R, Collaborators. Results of the ICTuS 2 Trial (Intravascular Cooling in the Treatment of Stroke 2). Stroke 2016; 47: 2888–2895.

Mazya MV, Lees KR, Markus R, Roine RO, Seet RC, Wahlgren N, Ahmed N, Safe Implementation of Thrombolysis in Stroke I. Safety of intravenous thrombolysis for ischemic stroke in patients treated with warfarin. Ann Neurol 2013; 74: 266–274.

McCormick K, Langhorne P, Graham FE, McFarlane C. Scottish Stroke Research Network: the first three years. Scott Med J 2010; 55: 15–17.

Michel P, Odier C, Rutgers M, Reichhart M, Maeder P, Meuli R, Wintermark M, Maghraoui A, Faouzi M, Croquelois A, Ntaios G. The Acute STroke Registry and Analysis of Lausanne (ASTRAL): design and baseline analysis of an ischemic stroke registry including acute multimodal imaging. Stroke 2010; 41: 2491–2498.

Miedema I, Luijckx GJ, De Keyser J, Koch M, Uyttenboogaart M. Thrombolytic therapy for ischaemic stroke in patients using warfarin: a systematic review and meta-analysis. J Neurol Neurosurg Psychiatry 2012; 83: 537–540.

Miller EC, Gatollari HJ, Too G, Boehme AK, Leffert L, Elkind MS, Willey JZ. Risk of Pregnancy-Associated Stroke Across Age Groups in New York State. JAMA Neurol 2016; 73: 1461–1467.

Mishra NK, Diener HC, Lyden PD, Bluhmki E, Lees KR. Influence of age on outcome from thrombolysis in acute stroke: a controlled comparison in patients from the Virtual International Stroke Trials Archive (VISTA). Stroke 2010; 41: 2840–2848.

Mlynash M, Olivot JM, Tong DC, Lansberg MG, Eyngorn I, Kemp S, Moseley ME, Albers GW. Yield of combined perfusion and diffusion MR imaging in hemispheric TIA. Neurology 2009; 72: 1127–1133.

Mohr JP, Thompson JL, Lazar RM, Levin B, Sacco RL, Furie KL, Kistler JP, Albers GW, Pettigrew LC, Adams HP, Jr., Jackson CM, Pullicino P. A comparison of warfarin and aspirin for the prevention of recurrent ischemic stroke. N Engl J Med 2001; 345: 1444–1451.

Molina CA, Montaner J, Arenillas JF, Ribo M, Rubiera M, Alvarez-Sabin J. Differential pattern of tissue plasminogen activator-induced proximal middle cerebral artery recanalization among stroke subtypes. Stroke 2004; 35: 486–490.

Mortensen JK, Larsson H, Johnsen SP, Andersen G. Post stroke use of selective serotonin reuptake inhibitors and clinical outcome among patients with ischemic stroke: a nationwide propensity score-matched follow-up study. Stroke 2013; 44: 420–426.

Muir KW, Ford GA, Messow CM, Ford I, Murray A, Clifton A, Brown MM, Madigan J, Lenthall R, Robertson F, Dixit A, Cloud GC, Wardlaw J, Freeman J, White P, Investigators P. Endovascular therapy for acute ischaemic stroke: the Pragmatic Ischaemic Stroke Thrombectomy Evaluation (PISTE) randomised, controlled trial. J Neurol Neurosurg Psychiatry 2017; 88: 38–44.

Natteru P, Mohebbi MR, George P, Wisco D, Gebel J, Newey CR. Variables That Best Differentiate In-Patient Acute Stroke from Stroke-Mimics with Acute Neurological Deficits. Stroke Res Treat 2016; 2016: 4393127.

Ng YS, Stein J, Ning M, Black-Schaffer RM. Comparison of clinical characteristics and functional outcomes of ischemic stroke in different vascular territories. Stroke 2007; 38: 2309–2314.

NINDS rt-PA Stroke Study Group. Tissue plasminogen activator for acute ischemic stroke. The National Institute of Neurological Disorders and Stroke rt-PA Stroke Study Group. N Engl J Med 1995; 333: 1581–1587.

Numico G, Garrone O, Dongiovanni V, Silvestris N, Colantonio I, Di Costanzo G, Granetto C, Occelli M, Fea E, Heouaine A, Gasco M, Merlano M. Prospective evaluation of major vascular events in patients with nonsmall cell lung carcinoma treated with cisplatin and gemcitabine. Cancer 2005; 103: 994–999.

Oppenheim C, Lamy C, Touze E, Calvet D, Hamon M, Mas JL, Meder JF. Do transient ischemic attacks with diffusion-weighted imaging abnormalities correspond to brain infarctions? AJNR Am J Neuroradiol 2006; 27: 1782–1787.

Palm F, Urbanek C, Rose S, Buggle F, Bode B, Hennerici MG, Schmieder K, Inselmann G, Reiter R, Fleischer R, Piplack KO, Safer A, Becher H, Grau AJ. Stroke Incidence and Survival in Ludwigshafen am Rhein, Germany: the Ludwigshafen Stroke Study (LuSSt). Stroke 2010; 41: 1865–1870.

Parody E, Pedraza S, Garcia-Gil MM, Crespo C, Serena J, Davalos A. Cost-Utility Analysis of Magnetic Resonance Imaging Management of Patients with Acute Ischemic Stroke in a Spanish Hospital. Neurol Ther 2015; 4: 25–37.

Parsons M, Spratt N, Bivard A, Campbell B, Chung K, Miteff F, O'Brien B, Bladin C, McElduff P, Allen C, Bateman G, Donnan G, Davis S, Levi C. A randomized trial of tenecteplase versus alteplase for acute ischemic stroke. N Engl J Med 2012; 366: 1099–1107.

Pfefferkorn T, Holtmannspotter M, Schmidt C, Bender A, Pfister HW, Straube A, Mayer TE, Bruckmann H, Dichgans M, Fesl G. Drip, ship, and retrieve: cooperative recanalization therapy in acute basilar artery occlusion. Stroke 2010; 41: 722–726.

Philipps J, Thomalla G, Glahn J, Schwarze M, Rother J. Treatment of progressive stroke with tirofiban – experience in 35 patients. Cerebrovasc Dis 2009; 28: 435–438.

Potter JF, Robinson TG, Ford GA, Mistri A, James M, Chernova J, Jagger C. Controlling hypertension and hypotension immediately post-stroke (CHHIPS): a randomised, placebo-controlled, double-blind pilot trial. Lancet Neurol 2009; 8: 48–56.

Powers WJ, Derdeyn CP, Biller J, Coffey CS, Hoh BL, Jauch EC, Johnston KC, Johnston SC, Khalessi AA, Kidwell CS, Meschia JF, Ovbiagele B, Yavagal DR, American Heart Association Stroke C. 2015 American Heart Association/American Stroke Association Focused Update of the 2013 Guidelines for the Early Management of Patients With Acute Ischemic Stroke Regarding Endovascular Treatment: A Guideline for Healthcare Professionals From the American Heart Association/American Stroke Association. Stroke 2015; 46: 3020–3035.

Ribo M, Molina C, Montaner J, Rubiera M, Delgado-Mederos R, Arenillas JF, Quintana M, Alvarez-Sabin J. Acute hyperglycemia state is associated with lower tPA-induced recanalization rates in stroke patients. Stroke 2005; 36: 1705–1709.

Ricci S, Celani MG, Cantisani AT, Righetti E. Piracetam for acute ischaemic stroke. Cochrane Database Syst Rev 2006: CD000419.

Ringelstein EB, Thijs V, Norrving B, Chamorro A, Aichner F, Grond M, Saver J, Laage R, Schneider A, Rathgeb F, Vogt G, Charisse G, Fiebach JB, Schwab S, Schabitz WR, Kollmar R, Fisher M, Brozman M, Skoloudik D, Gruber F, Serena Leal J, Veltkamp R, Kohrmann M, Berrouschot J, Investigators A. Granulocyte colony-stimulating factor in patients with acute ischemic stroke: results of the AX200 for Ischemic Stroke trial. Stroke 2013; 44: 2681–2687.

Robinson TG, Potter JF, Ford GA, Bulpitt CJ, Chernova J, Jagger C, James MA, Knight J, Markus HS, Mistri AK, Poulter NR. Effects of antihypertensive treatment after acute stroke in the Continue or Stop Post-Stroke Antihypertensives Collaborative Study (COSSACS): a prospective, randomised, open, blinded-endpoint trial. Lancet Neurol 2010; 9: 767–775.

Rogers LR. Cerebrovascular complications in cancer patients. Neurol Clin 2003; 21: 167–192.

Rothwell PM, Algra A, Chen Z, Diener HC, Norrving B, Mehta Z. Effects of aspirin on risk and severity of early recurrent stroke after transient ischaemic attack and ischaemic stroke: time-course analysis of randomised trials. Lancet 2016; 388: 365–375.

Rothwell PM, Giles MF, Chandratheva A, Marquardt L, Geraghty O, Redgrave JN, Lovelock CE, Binney LE, Bull LM, Cuthbertson FC, Welch SJ, Bosch S, Alexander FC, Silver LE, Gutnikov SA, Mehta Z. Effect of urgent treatment of transient ischaemic attack and minor stroke on early recurrent stroke (EXPRESS study): a prospective population-based sequential comparison. Lancet 2007; 370: 1432–1442.

Rozeman AD, Wermer MJ, Lycklama a Nijeholt GJ, Dippel DW, Schonewille WJ, Boiten J, Algra A, group MCp-ts. Safety of intra-arterial treatment in acute ischaemic stroke patients on oral anticoagulants. A cohort study and systematic review. Eur J Neurol 2016; 23: 290–296.

Sakamoto Y, Tanabe M, Masuda K, Ozaki H, Okubo S, Suda S, Abe A, Aoki J, Muraga K, Kanamaru T, Suzuki K, Katano T, Kimura K. Feasibility of using magnetic resonance imaging as a screening tool for acute stroke thrombolysis. J Neurol Sci 2016; 368: 168–172.

Sandercock P, Wardlaw JM, Lindley RI, Dennis M, Cohen G, Murray G, Innes K, Venables G, Czlonkowska A, Kobayashi A, Ricci S, Murray V, Berge E, Slot KB, Hankey GJ, Correia M, Peeters A, Matz K, Lyrer P, Gubitz G, Phillips SJ, Arauz A, group ISTc. The benefits and harms of intravenous thrombolysis with recombinant tissue plasminogen activator within 6 h of acute ischaemic stroke (the third international stroke trial [IST-3]): a randomised controlled trial. Lancet 2012; 379: 2352–2363.

Sandset EC, Bath PM, Boysen G, Jatuzis D, Korv J, Luders S, Murray GD, Richter PS, Roine RO, Terent A, Thijs V, Berge E. The angiotensin-receptor blocker candesartan for treatment of acute stroke (SCAST): a randomised, placebo-controlled, double-blind trial. Lancet 2011; 377: 741–750.

Sardar P, Chatterjee S, Giri J, Kundu A, Tandar A, Sen P, Nairooz R, Huston J, Ryan JJ, Bashir R, Parikh SA, White CJ, Meyers PM, Mukherjee D, Majersik JJ, Gray WA. Endovascular therapy for acute ischaemic stroke: a systematic review and meta-analysis of randomized trials. Eur Heart J 2015; 36: 2373–2380.

Sare GM, Bath PM, Gray LJ, Moulin T, Woimant F, England T, Geeganage C, Christensen H, De Deyn PP, Leys D, O'Neill D, Ringelstein EB. The relationship between baseline blood pressure and computed tomography findings in acute stroke: data from the tinzaparin in acute ischaemic stroke trial (TAIST). Stroke 2009; 40: 41–46.

Saver JL, Goyal M, Bonafe A, Diener HC, Levy EI, Pereira VM, Albers GW, Cognard C, Cohen DJ, Hacke W, Jansen O, Jovin TG, Mattle HP, Nogueira RG, Siddiqui AH, Yavagal DR, Baxter BW, Devlin TG, Lopes DK, Reddy VK, du Mesnil de Rochemont R, Singer OC, Jahan R, Investigators SP. Stent-retriever thrombectomy after intravenous t-PA vs. t-PA alone in stroke. N Engl J Med 2015; 372: 2285–2295.

Schabitz WR, Laage R, Vogt G, Koch W, Kollmar R, Schwab S, Schneider D, Hamann GF, Rosenkranz M, Veltkamp R, Fiebach JB, Hacke W, Grotta JC, Fisher M, Schneider A. AXIS: a trial of intravenous granulocyte colony-stimulating factor in acute ischemic stroke. Stroke 2010; 41: 2545–2551.

Schaefer PW, Barak ER, Kamalian S, Gharai LR, Schwamm L, Gonzalez RG, Lev MH. Quantitative assessment of core/penumbra mismatch in acute stroke: CT and MR perfusion imaging are strongly correlated when sufficient brain volume is imaged. Stroke 2008; 39: 2986–2992.

Schellinger PD, Thomalla G, Fiehler J, Kohrmann M, Molina CA, Neumann-Haefelin T, Ribo M, Singer OC, Zaro-Weber O, Sobesky J. MRI-based and CT-based thrombolytic therapy in acute stroke within and beyond established time windows: an analysis of 1210 patients. Stroke 2007; 38: 2640–2645.

Schonenberger S, Uhlmann L, Hacke W, Schieber S, Mundiyanapurath S, Purrucker JC, Nagel S, Klose C, Pfaff J, Bendszus M, Ringleb PA, Kieser M, Mohlenbruch MA, Bosel J. Effect of Conscious Sedation vs General Anesthesia on Early Neurological Improvement Among Patients With Ischemic Stroke Undergoing Endovascular Thrombectomy: A Randomized Clinical Trial. JAMA 2016; 316: 1986–1996.

Schwab S, Schwarz S, Spranger M, Keller E, Bertram M, Hacke W. Moderate hypothermia in the treatment of patients with severe middle cerebral artery infarction. Stroke 1998; 29: 2461–2466.

Schwarz S, Georgiadis D, Aschoff A, Schwab S. Effects of hypertonic (10 %) saline in patients with raised intracranial pressure after stroke. Stroke 2002; 33: 136–140.

Seenan P, Long M, Langhorne P. Stroke units in their natural habitat: systematic review of observational studies. Stroke 2007; 38: 1886–1892.

Serrano-Castro PJ, Guardado-Santervas P, Olivares-Romero J. Ischemic stroke following cisplatin and 5-fluorouracil therapy: a transcranial Doppler study. Eur Neurol 2000; 44: 63–64.

Shah S, Luby M, Poole K, Morella T, Keller E, Benson RT, Lynch JK, Nadareishvili Z, Hsia AW. Screening with MRI for Accurate and Rapid Stroke Treatment: SMART. Neurology 2015; 84: 2438–2444.

Simonsen CZ, Sorensen LH, Karabegovic S, Mikkelsen IK, Schmitz ML, Juul N, Yoo AJ, Andersen G. MRI before intraarterial therapy in ischemic stroke: feasibility, impact, and safety. J Cereb Blood Flow Metab 2014; 34: 1076–1081.

Stang PE, Carson AP, Rose KM, Mo J, Ephross SA, Shahar E, Szklo M. Headache, cerebrovascular symptoms, and stroke: the Atherosclerosis Risk in Communities Study. Neurology 2005; 64: 1573–1577.

Steiner T, Bohm M, Dichgans M, Diener HC, Ell C, Endres M, Epple C, Grond M, Laufs U, Nickenig G, Riess H, Rother J, Schellinger PD, Spannagl M, Veltkamp R. Recommendations for the emergency management of complications associated with the new direct oral anticoagulants (DOACs), apixaban, dabigatran and rivaroxaban. Clin Res Cardiol 2013; 102: 399–412.

Stroke Unit Trialists C. Organised inpatient (stroke unit) care for stroke. Cochrane Database Syst Rev 2013: CD000197.

Thomalla G, Boutitie F, Fiebach JB, Simonsen CZ, Pedraza S, Lemmens R, Nighoghossian N, Roy P, Muir KW, Ebinger M, Ford I, Cheng B, Galinovic I, Cho TH, Puig J, Thijs V, Endres M, Fiehler J, Gerloff C. Stroke with unknown time of symptom onset – baseline clinical and MRI data of the first thousand patients in WAKE-UP. Stroke 2017; in press.

Thomalla G, Cheng B, Ebinger M, Hao Q, Tourdias T, Wu O, Kim JS, Breuer L, Singer OC, Warach S, Christensen S, Treszl A, Forkert ND, Galinovic I, Rosenkranz M, Engelhorn T, Kohrmann M, Endres M, Kang DW, Dousset V, Sorensen AG, Liebeskind DS, Fiebach JB, Fiehler J, Gerloff C, Stir, Investigators VI. DWI-FLAIR mismatch for the identification of patients with acute ischaemic stroke within 4.5 h of symptom onset (PRE-FLAIR): a multicentre observational study. Lancet Neurol 2011; 10: 978–986.

Thomalla G, Fiebach JB, Ostergaard L, Pedraza S, Thijs V, Nighoghossian N, Roy P, Muir KW, Ebinger M, Cheng B, Galinovic I, Cho TH, Puig J, Boutitie F, Simonsen CZ, Endres M, Fiehler J, Gerloff C, investigators W-U. A multicenter, randomized, double-blind, placebo-controlled trial to test efficacy and safety of magnetic resonance imaging-based thrombolysis in wake-up stroke (WAKE-UP). Int J Stroke 2014; 9: 829–836.

Thomalla G, Gerloff C. Treatment Concepts for Wake-Up Stroke and Stroke With Unknown Time of Symptom Onset. Stroke 2015; 46: 2707–2713.

Thomalla G, Hartmann F, Juettler E, Singer OC, Lehnhardt FG, Kohrmann M, Kersten JF, Krutzelmann A, Humpich MC, Sobesky J, Gerloff C, Villringer A, Fiehler J, Neumann-Haefelin T, Schellinger PD, Rother J. Prediction of malignant middle cerebral artery infarction by magnetic resonance imaging within 6 hours of symptom onset: A prospective multicenter observational study. Ann Neurol 2010; 68: 435–445.

Thomalla G, Rossbach P, Rosenkranz M, Siemonsen S, Krutzelmann A, Fiehler J, Gerloff C. Negative fluid-attenuated inversion recovery imaging identifies acute ischemic stroke at 3 hours or less. Ann Neurol 2009; 65: 724–732.

Thomalla G, Schwark C, Sobesky J, Bluhmki E, Fiebach JB, Fiehler J, Zaro Weber O, Kucinski T, Juettler E, Ringleb PA, Zeumer H, Weiller C, Hacke W, Schellinger PD, Rother J. Outcome and symptomatic bleeding complications of intravenous thrombolysis within 6 hours in MRI-selected stroke patients: comparison of a German multicenter study with the pooled data of ATLANTIS, ECASS, and NINDS tPA trials. Stroke 2006; 37: 852–858.

Towfighi A, Saver JL, Engelhardt R, Ovbiagele B. A midlife stroke surge among women in the United States. Neurology 2007; 69: 1898–1904.

Vahedi K, Hofmeijer J, Juettler E, Vicaut E, George B, Algra A, Amelink GJ, Schmiedeck P, Schwab S, Rothwell PM, Bousser MG, van der Worp HB, Hacke W. Early decompressive surgery in malignant infarction of the middle cerebral artery: a pooled analysis of three randomised controlled trials. Lancet Neurol 2007; 6: 215–222.

Varki A. Trousseau's syndrome: multiple definitions and multiple mechanisms. Blood 2007; 110: 1723–1729.

Veltkamp R, Gill D. Clinical Trials of Immunomodulation in Ischemic Stroke. Neurotherapeutics 2016; 13: 791–800.

Wahlgren N, Ahmed N, Davalos A, Ford GA, Grond M, Hacke W, Hennerici MG, Kaste M, Kuelkens S, Larrue V, Lees KR, Roine RO, Soinne L, Toni D, Vanhooren G. Thrombolysis with alteplase for acute ischaemic stroke in the Safe Implementation of Thrombolysis in Stroke-Monitoring Study (SITS-MOST): an observational study. Lancet 2007; 369: 275–282.

Wahlgren N, Ahmed N, Davalos A, Hacke W, Millan M, Muir K, Roine RO, Toni D, Lees KR. Thrombolysis with alteplase 3–4.5 h after acute ischaemic stroke (SITS-ISTR): an observational study. Lancet 2008; 372: 1303–1309.

Wahlgren N, Moreira T, Michel P, Steiner T, Jansen O, Cognard C, Mattle HP, van Zwam W, Holmin S, Tatlisumak T, Petersson J, Caso V, Hacke W, Mazighi M, Arnold M, Fischer U, Szikora I, Pierot L, Fiehler J, Gralla J, Fazekas F, Lees KR, Eso-Ksu EEE, Ean. Mechanical thrombectomy in acute ischemic stroke: Consensus statement by ESO-Karolinska Stroke Update 2014/2015; supported by ESO, ESMINT, ESNR and EAN. Int J Stroke 2016; 11: 134–147.

Wang Y, Lim LL, Levi C, Heller RF, Fisher J. Influence of admission body temperature on stroke mortality. Stroke 2000; 31: 404–409.

Wang Y, Pan Y, Zhao X, Li H, Wang D, Johnston SC, Liu L, Meng X, Wang A, Wang C, Wang Y, Investigators C. Clopidogrel With Aspirin in Acute Minor Stroke or Transient Ischemic Attack (CHANCE) Trial: One-Year Outcomes. Circulation 2015; 132: 40–46.

Wang Y, Wang Y, Zhao X, Liu L, Wang D, Wang C, Wang C, Li H, Meng X, Cui L, Jia J, Dong Q, Xu A, Zeng J, Li Y, Wang Z, Xia H, Johnston SC, Investigators C. Clopidogrel with aspirin in acute minor stroke or transient ischemic attack. N Engl J Med 2013; 369: 11–19.

Wardlaw JM, Murray V, Berge E, del Zoppo G, Sandercock P, Lindley RL, Cohen G. Recombinant tissue plasminogen activator for acute ischaemic stroke: an updated systematic review and meta-analysis. Lancet 2012; 379: 2364–2372.

Weimar C, Konig IR, Kraywinkel K, Ziegler A, Diener HC. Age and National Institutes of Health Stroke Scale Score within 6 hours after onset are accurate predictors of outcome after cerebral ischemia: development and external validation of prognostic models. Stroke 2004; 35: 158–162.

Westendorp WF, Vermeij JD, Vermeij F, Den Hertog HM, Dippel DW, van de Beek D, Nederkoorn PJ. Antibiotic therapy for preventing infections in patients with acute stroke. Cochrane Database Syst Rev 2012; (1): CD008530.

Westendorp WF, Vermeij JD, Zock E, Hooijenga IJ, Kruyt ND, Bosboom HJ, Kwa VI, Weisfelt M, Remmers MJ, ten Houten R, Schreuder AH, Vermeer SE, van Dijk EJ, Dippel DW, Dijkgraaf MG, Spanjaard L, Vermeulen M, van der Poll T, Prins JM, Vermeij FH, Roos YB, Kleyweg RP, Kerkhoff H, Brouwer MC, Zwinderman AH, van de Beek D, Nederkoorn PJ, investigators P. The Preventive Antibiotics in Stroke Study (PASS): a pragmatic randomised open-label masked endpoint clinical trial. Lancet 2015; 385: 1519–1526.

Wijdicks EF, Sheth KN, Carter BS, Greer DM, Kasner SE, Kimberly WT, Schwab S, Smith EE, Tamargo RJ, Wintermark M, American Heart Association Stroke C. Recommendations for the management of cerebral and cerebellar infarction with swelling: a statement for healthcare professionals from the American Heart Association/American Stroke Association. Stroke 2014; 45: 1222–1238.

Williams JE, Chimowitz MI, Cotsonis GA, Lynn MJ, Waddy SP. Gender differences in outcomes among patients with symptomatic intracranial arterial stenosis. Stroke 2007; 38: 2055–2062.

Winkler DT, Fluri F, Fuhr P, Wetzel SG, Lyrer PA, Ruegg S, Engelter ST. Thrombolysis in stroke mimics: frequency, clinical characteristics, and outcome. Stroke 2009; 40: 1522–1525.

Wolfe CD, Smeeton NC, Coshall C, Tilling K, Rudd AG. Survival differences after stroke in a multiethnic population: follow-up study with the South London stroke register. BMJ 2005; 331: 431.

Wong KS, Chen C, Fu J, Chang HM, Suwanwela NC, Huang YN, Han Z, Tan KS, Ratanakorn D, Chollate P, Zhao Y, Koh A, Hao Q, Markus HS. Clopidogrel plus aspirin versus aspirin alone for reducing embolisation in patients with acute symptomatic cerebral or carotid artery stenosis (CLAIR study): a randomised, open-label, blinded-endpoint trial. Lancet Neurol 2010; 9: 489–497.

Xian Y, Liang L, Smith EE, Schwamm LH, Reeves MJ, Olson DM, Hernandez AF, Fonarow GC, Peterson ED. Risks of intracranial hemorrhage among patients with acute ischemic stroke receiving warfarin and treated with intravenous tissue plasminogen activator. JAMA 2012; 307: 2600–2608.

Yoshida K, Takahashi JC, Takenobu Y, Suzuki N, Ogawa A, Miyamoto S. Strokes Associated With Pregnancy and Puerperium: A Nationwide Study by the Japan Stroke Society. Stroke 2016.

Zinkstok SM, Roos YB, investigators A. Early administration of aspirin in patients treated with alteplase for acute ischaemic stroke: a randomised controlled trial. Lancet 2012; 380: 731–737.

# E 2 Primäre und sekundäre Prävention der zerebralen Ischämie

*von H.-C. Diener, B. Frank und M. Dichgans**



## E 2.1 Primäre Prävention

Das Ziel der primären Prävention ist die Vermeidung von Schlaganfällen oder transitorischen ischämischen Attacken (TIAs) bei Patienten ohne bisherige zerebrovaskuläre ischämische Ereignisse. Hierbei können vier Untergruppen von Patienten unterschieden werden:

- Gesunde Personen ohne vaskuläre Risikofaktoren
- Personen ohne wesentliche Vorerkrankungen, aber mit vaskulären Risikofaktoren
- Personen mit asymptomatischen Stenosen oder Verschlüssen der hirnversorgenden Arterien
- Patienten mit kardialen und vaskulären Erkrankungen in anderen Gefäßgebieten (Vorhofflimmern, Herzinfarkte, koronare Herzkrankheit/KHK oder periphere arterielle Verschlusskrankheit/pAVK)

Grundsätzlich kann eine aufsteigende Risikogefährdung in den vier Gruppen (s. o.) angenommen werden, was sich wiederum auf die Prävention auswirken sollte. Leider bestehen keine vergleichenden Untersuchungen zu dem Effekt der primären Schlaganfallprävention zwischen den unterschiedlichen Patientenkollektiven. Je nach geographischer Lokalisation rechnet man mit 100 bis 400 erstmaligen Schlaganfällen pro 100 000 Personen und Jahr. Die Inzidenzraten in Ländern mit hohem Einkommen liegen mittlerweile unter denen von Ländern mit niedrigem Einkommen.

### E 2.1.1 Identifikation und Behandlung vaskulärer Risikofaktoren

Es gibt viele Möglichkeiten, Einfluss auf das Schlaganfallrisiko zu nehmen. So hat eine internationale Fall-Kontroll Studie (INTERSTROKE) mit über 6000 Probanden gezeigt, dass 10 behandelbare Faktoren 90 % des Schlaganfall-Risikos erklären. Auf diese 10 behandelbare Faktoren wird im Weiteren eingegangen. Der bedeutendste behandelbare Risikofaktor für zerebrovaskuläre Erkrankungen ist die *arterielle Hypertonie*. Der Zusammenhang zwischen Blutdruck und Schlaganfallrisiko ist linear, kontinuierlich und unabhängig. Selbst im normalen Blutdruckbereich bedeutet ein höherer Blutdruck ein höheres Schlaganfallrisiko. Allein in den USA könnte man 250 000 Schlaganfälle (d. h. ca. ein Drittel aller Neuerkrankungen) durch eine konsequente und umfassende Blutdruckbehandlung primärpräventiv verhindern (Wolf 2001).

Bereits eine geringe und leicht erreichbare Senkung des systolischen Blutdrucks um 5–6 mmHg bzw. des diastolischen Blutdrucks um 2–3 mmHg führt zu einer etwa 40 %igen relativen Risikoreduktion (Collins et al. 1990). Die absolute Risikoreduktion beträgt etwa 0,5 % jährlich, sodass 200 Patienten mit Hypertonie behandelt werden müssen, um ein Schlaganfallereignis pro Jahr zu verhindern. Dieser Effekt wird für sämtliche Altersklassen und Hypertonieformen beobachtet, auch für > 80-Jährige und solche mit isolierter systolischer Hypertonie (Staessen et al. 2000, 2001). Ab wann eine antihypertensive Behandlung erfolgen sollte, ist abhängig von den begleitenden Risikofaktoren, die das globale Risiko von Endorganschäden und Folge-/Begleitkrankheiten bestimmen, gemäß einer Empfehlung der WHO und der Deutschen Hochdruckliga. **Tab. E 2.1** gibt einen Überblick über die vaskulären Risikofaktoren, die Grundlage der Therapieempfehlungen sind. Jedoch zeigte eine Metaanalyse von 16 Studien mit über 70 000 Patienten, dass selbst prä-hypertensive Patienten von einer antihypertensiven Therapie im Vergleich zu Placebo profitieren. Die statistisch hochsignifikante Risikoreduktion lag bei 22 %. Auch der Zielbereich, bis zu dem der Blutdruck gesenkt werden sollte, ist abhängig vom Risikoprofil und liegt bei Diabetikern grundsätzlich niedriger. Als Minimalziele gelten Obergrenzen von systolisch 140 mmHg und diastolisch 90 mmHg. Grundsätzlich nimmt die präventive Wirkung linear mit dem Ausmaß der Blutdrucksenkung zu, sodass bei guter Toleranz eine Senkung bis in den optimalen Blutdruckbereich (< 120/80 mmHg) zu empfehlen ist.

Auf jeden Fall sollte jedem Patienten vor Beginn einer medikamentösen Therapie die Bedeutung nichtmedikamentöser Maßnahmen veranschaulicht werden. Letztere sollten immer in die Therapie einbezogen werden und sind vor allem bei jüngeren Menschen sehr wirksam. Hinsichtlich der medikamentösen antihypertensiven Therapie bestimmt primär das Ausmaß der Blutdrucksenkung den Nutzen der Therapie. Generell gibt es keine Evidenz, dass ein spezifisches Antihypertensivum in der Schlaganfallprävention bei allen Patienten überlegen ist. In einer Cochrane-Analyse zeigten verschiedene Substanzklassen in der First-Line-Therapie hypertensiver Patienten eine Reduktion des Schlaganfallrisikos

* Autoren dieses Kapitels in der 6. Auflage: H. C. Diener, R. Weber und M. Dichgans.

**Tab. E 2.1:** Faktoren, die das Risikoprofil von Patienten mit arterieller Hypertonie beeinflussen. Zur Risikostratifizierung gemäß WHO werden die Kategorien I, II, und III herangezogen.

| Kategorie | Beschreibung |
|---|---|
| I. Vaskuläre Risikofaktoren zur Stratifizierung | • Positive Familienanamnese für vaskuläre Krankheiten (nur Verwandte 1. Grades)<br>• Männer >55 J., Frauen >65 J.<br>• Rauchen<br>• Hyperlipidämie<br>• Diabetes mellitus |
| II. Endorganschäden | • Linksherzhypertrophie<br>• Nephropathie: Mikroalbuminurie, Proteinurie oder leichte Kreatininerhöhung<br>• Hypertensive Retinopathie<br>• Nachweis arteriosklerotischer Plaques in den großen Arterien (z. B. Karotisarterien) |
| III. Folge-, Begleitkrankheiten | • Ischämischer Hirninsult<br>• KHK, Myokardinfarkt, ACVB-OP<br>• pAVK |

KHK Koronare Herzkrankheit, pAVK periphere arterielle Verschlusskrankheit, ACVB-OP Aortokoronare venöse Bypass-Operation

im Vergleich zu Placebo: Thiazid-Diuretika (RR 0,63; 95 % CI 0,57–0,71), β-Blocker (RR 0,83; 95 % CI 0,72- 0,97), ACE-Hemmer (RR 0,65; 95 % CI 0,52–0,82) und Kalziumkanalblocker (RR 0,58; 95 % CI 0,41–0,84). Ein etwas größerer Effekt in der Schlaganfallreduktion wurde bei den Kalziumkanalblockern gesehen, der sich jedoch nicht bei den anderen kardiovaskulären Outcome-Parametern zeigte. Auch in einer Metaanalyse von 147 randomisierten Studien zeigte sich ein Trend hinsichtlich einer geringfügigen Überlegenheit in der Prävention von Schlaganfällen für Kalziumantagonisten gegenüber den anderen Substanzklassen (Law et al. 2009). Die angedeutete Überlegenheit von Kalziumkanalblockern in der Schlaganfallprävention, insbesondere gegenüber ß-Blockern, beruht möglicherweise auf benefitären Effekten von Kalziumkanalblockern auf die Blutdruckvariabilität. Letztere ist ein unabhängiger Risikofaktor für Schlaganfall. Die präventive Wirksamkeit von Alphablockern ist eindeutig schlechter, sodass diese Substanzklasse nicht als Therapieoption der ersten Wahl anzusehen ist (ALLHAT Collaborative Research Group 2000). Mehr als zwei Drittel der Patienten benötigen zur Erreichung des Therapieziels anithypertensive Kombinationstherapien. Eine antihypertensive Kombinationstherapie ist auch hinsichtlich der Verträglichkeit einer ausdosierten antihypertensiven Monotherapie vorzuziehen (Law et al. 2009).

*Diätetische Maßnahmen* (kochsalzarme Kost, DASH-Diät mit vielen Früchten, Gemüse, fettarmer Milch, Geflügel, Fisch und Getreide) können effizient den Blutdruck senken. Ein höherer Salzkonsum geht nach einer Metaanalyse prospektiver Studien mit einem signifikant erhöhten Schlaganfallrisiko einher (gepooltes relatives Risiko 1,23) (Strazzullo et al. 2009) und eine diätetische Salzreduktion um 3 g täglich könnte zu einer errechneten Reduktion der jährlichen neu auftretenden Schlaganfälle um 32 000 bis 66 000 allein in den USA führen (Bibbins-Domingo et al. 2010). In der DASH-Studie kam es zu einer mittleren RR-Senkung von rund 11 mmHg (Sacks et al. 2001). Eine entsprechende primärpräventive Auswirkung auf kardiovaskuläre und zerebrovaskuläre Ereignisse wurde bei geringer Fallzahl in dieser Studie nicht nachgewiesen. Unterstützend zeigte eine Meta-Analyse von Kohortenstudien einen starken inversen Zusammenhang zwischen dem Verzehr von Früchten sowie Obst und dem Schlaganfall-Risiko. Bei einem Verzehr von drei bis fünf Portionen Früchten oder Obst pro Tag lag das Relative Risiko (0,88; 95 % CI 0,79–0,98) niedriger als beim Verzehr von weniger als drei Portionen. Weiter gesenkt war es bei einem Verzehr von mehr als fünf Portionen Früchten oder Obst pro Tag (RR 0,72; 95 % CI 0,66–0,79). In einer randomisierten kontrollierten Studie mit 7 447 Patienten mit hohem kardiovaskulärem Risiko war das Schlaganfallrisiko bei einer nussreichen Mediterranen Diät ohne Kalorieneinschränkung niedriger als bei einer Vergleichsdiät mit reiner Fettreduktion (3,1 gegenüber 5,9 Schlaganfälle pro 1 000 Personenjahre; P = 0,003), ebenso bei einer Mediterranen Diät mit extra Olivenöl (4,1 Schlaganfälle pro 1 000 Personenjahre; P = 0,03).

*Rauchen* verdoppelt das Schlaganfallrisiko (Goldstein et al. 2011). Dies gilt auch für das Passivrauchen. Randomisierte Studien zum Effekt des Einstellens des Rauchens fehlen. Beobachtungsstudien haben gezeigt, dass Ex-Raucher innerhalb von fünf Jahren das Schlaganfallrisiko von Nichtrauchern erreichen (Bonita et al. 1986; Dobson et al. 1991). Das Schlaganfallrisiko sinkt um 50 % im ersten Jahr nach Beendigung des Rauchens (Goldstein et al. 2011). Diese Daten sollten jeden Raucher zum Aufhören ermutigen. Aus alleiniger Willensanstrengung heraus gelingt aber nur etwa 3 % der Raucher eine dauerhafte Abstinenz. Neben begleitenden Verhaltensmaßnahmen führt eine Nikotinersatztherapie in Form von Pflastern, Nasenspray oder Kaugummi jeweils zu einer weiteren Verdopplung dieser Erfolgsrate und sollte bei suffizienter Motivation und bereits gescheiterten Abstinenzversuchen erwogen werden. In randomisierten Studien waren darüber hinaus auch Bupropion und Vareniclin (partieller Agonist an Nikotinrezeptoren) wirksam (Diener et al. 2008). England's Department of Health veröffentlichte im August 2015 einen wegweisenden Bericht in dem konstatiert wurde, dass die neu auf dem Markt verfügbaren E-Zigaretten 95 % weniger gesundheitsschädigend seien als herkömmliche Zigaretten. Zudem würden sie eine günstige und leicht verfügbare Möglichkeit der Raucherentwöhnung, insbesondere in den sozial benachteiligten Gesellschaftsschichten, darstellen. Das Risiko der E-Zigarette und ihre Bedeutung bei der Raucherentwöhnung bleibt bei ausstehender Evidenz jedoch abzuwarten.

*Fettstoffwechselstörungen*: Das Risiko für ischämische Schlaganfälle steigt mit höheren Gesamtcholesterinspiegeln (insbesondere > 240 mg/dl). Unklar ist hingegen der Zusammenhang zwischen Schlaganfallrisiko und LDL-Cholesterin (LDL-C) (Shahar et al. 2003). Niedriges HDL-Cholesterin ist bei Männern, jedoch nicht eindeutig bei Frauen, mit einem erhöhten Risiko für ischämische Schlaganfälle assoziiert (Wannamethee et al. 2000). HMG-CoA-Reduktasehemmer (Statine) sind aufgrund mehrerer randomisierter Studien zur Prävention – auch des ischämischen Schlaganfalls – bei Patienten mit manifester KHK bzw. nach einem Herzinfarkt zugelassen (u. a. CARE, 4S, LIPID, HPS). Die relative Risikoreduktion (RRR) durch eine Statintherapie liegt für Mortalität sowie Herzinfarkt bei 30–40 %, für Schlaganfälle bei 18 % (Amarenco et al. 2009). Metaanalysen randomisierter Statin-Studien in Hochrisikogruppen zeigen, dass eine Senkung des LDL-C um 1 mmol/l mit einer Senkung der Gesamtmortalität (RRR = 12 %), der Rate an Myokardinfarkten und koronarem Tod (RRR = 23 %) und der Rate an Schlaganfällen (RRR = 21 %) einhergeht (Cholesterol Treatment Trialist's (CTT) Collaboration 2005; Amarenco et al. 2009). Neuere Studien haben sich nun damit beschäftigt, ob bei Hochrisikopatienten eine aggressive Statintherapie wirksamer ist als eine moderate Therapie. Wie eine Metaanalyse an Daten von 170 000 hochrisikopatienten zeigt, führt eine intensivierte Statintherapie verglichen mit einer weniger intensiven Therapie zu einer weiteren Senkung der Ereignisraten (signifikant für schwere koronare Ereignisse, koronare Revaskularisationen und ischämische Schlaganfälle) (Cholesterol Treatment Trialist's (CTT) Collaboration 2010). Gemäß aktueller Leitlinien richtet sich die Behandlung nach dem Risikoprofil und der Höhe des LDL-C (**Kap. E 2.1.6** Pragmatische Therapie). Die bisher durchgeführten Studien zum Einsatz von PCSK9-inhibitoren bei Patienten mit familiärer Hypercholesterinämie zeigen eine deutliche Abnahme der LDL-Cholesterinkonzentrationen im Plasma. Bisher zeigte sich keine signifikante Reduktion der Rate an ischämischen Insulten (Milionis et al. 2016).

*Diabetes mellitus* bedeutet für viele vaskuläre Erkrankungen eine erhebliche Risikoerhöhung. Eine Behandlung mit strikter Glukosekontrolle bewirkt eine 25 %ige Risikoreduktion für mikrovaskuläre Folgekrankheiten, insbesondere der Retino-, Nephro- und Polyneuropathie (UK Prospective Diabetes Study Group 1998; Stratton et al. 2000). Jedoch wird das Risiko für Schlaganfälle dadurch nicht wesentlich reduziert. Eine Metaanalyse, die insgesamt 33 040 Patienten aus fünf randomisierten Studien einschloss, fand zwar eine signifikante Reduktion von Myokardinfarkten, aber keinen Effekt hinsichtlich einer Schlaganfallreduktion oder der Mortalität, obwohl der mittlere HbA1c-Wert in der intensivierten Therapiegruppe um 0,9 % niedriger lag (Ray et al. 2009). Die ACCORD-Studie wurde aufgrund erhöhter Mortalität in der Behandlungsgruppe mit aggressiver Blutzuckersenkung vorzeitig beendet (ACCORD Study Group 2008). Wichtig ist bei Diabetikern die konsequente Behandlung einer arteriellen Hypertonie. In der Heart Outcomes Prevention Evaluation (HOPE)-Studie zeigte sich unter der antihypertensiven Behandlung eine Reduktion kardiovaskulärer und zerebrovaskulärer Ereignisse um ca. 30 % (Heart Outcomes Prevention Evaluation Study Study Investigators 2000). In der ACCORD-Studie fand sich unter der intensivierten blutdrucksenkenden Therapie (Ziel: systolisch < 120 mmHg gegenüber systolisch < 140 mmHg) für den Endpunkt Schlaganfall eine relative Risikoreduktion von 41 % (ACCORD Study Group 2010). Allgemein wird eine Blutdruckeinstellung auf Werte < 130/85 mmHg empfohlen. Bei Diabetikern sollte eine Beeinflussung des Renin-Angiotensin-Aldosteron-Systems erfolgen, weshalb ACE-Hemmer und AT-Blocker zu bevorzugen sind. Eine Metaanalyse der Cholesterol Trialists' Collaboration kommt zu dem Schluss, dass eine Statintherapie bei Diabetikern pro mmol/l LDL-C-Senkung zu einer 21 %igen relativen Risikoreduktion bezüglich des Endpunktes Schlaganfall führt (Cholesterol Treatment Trialists Collaborators 2008). In der STENO-2-Studie führte eine intensivierte multifaktorielle Intervention gegenüber der konventionellen Therapie zu einer 50 %igen Reduktion kardiovaskulärer Komplikationen (Gaede et al. 2003).

*Übergewicht* ist definiert als ein »Body Mass Index« (BMI = Gewicht/Körpergröße$^2$) zwischen 25 und 30 kg/m$^2$ (Definition von Adipositas: > 30 kg/m$^2$). Abdominale Adipositas kann durch das Verhältnis von Hüfte zu Taille oder durch den Taillenumfang bestimmt werden (> 102 cm bei Männern und > 88 cm bei Frauen). Eine Meta-Analyse mit mehr als 2 Millionen Personen und über 30 000 Ereignissen zeigte ein Relatives Risiko für einen ischämischen Schlaganfall von 1,22 (95 % CI 1,05–1,41) für übergewichtige Personen und 1,64 (95 % CI 1,36–1,99) für adipöse Personen. Übergewicht ist zudem mit einer erhöhten Schlaganfallmortalität assoziiert (Prospective Studies Collaboration 2009). Der Effekt einer Gewichtsreduktion auf das Schlaganfallrisiko wurde bislang nur wenig untersucht. Eine Schwedische Studie, die 2010 Patienten mit einem adipositaschirurgischen Eingriff, mit gematchten adipösen Kontrollprobanden mit konservativen Therapie verglich, fand eine signifikante Reduktion von Diabetes Mellitus, Myokardinfarkt und Schlaganfall (Sjostrom et al. 2013).

*Bewegungsmangel erhöht* gering das Schlaganfallrisiko (Goldstein 2011). Sportliche Betätigung hat, ähnlich wie die Beseitigung der Adipositas, vor allem indirekte Effekte auf das Schlaganfallrisiko durch Modifikation anderer Risikofaktoren. Zusätzlich wurden günstige Wirkungen auf die Blutrheologie und die Thrombozytenreaktivität beschrieben. In mehreren Studien fand sich geschlechtsunabhängig eine relative Risikoreduktion um etwa 40–60 % durch regelmäßige körperliche Aktivität (Kiely et al. 1994; Lee et al. 2003). Voraussetzung dieser Aktivität war, dass sie entweder zu einer Herzschlagbeschleunigung oder zu vermehrter Schweißproduktion führte. Es wurde sowohl das Risiko für ischämische Insulte als auch für Hirnblutungen reduziert, was v. a. der damit verbundenen Blutdruckreduktion zuzuschreiben ist. Bemerkenswert ist, dass offensichtlich keine lineare Dosis-Wirkungs-Beziehung, sondern eher ein konstanter Klasseneffekt vorliegt. So war die Risikoreduktion in der Physicians Health Study (Lee et al. 2003) und der Framingham Study (Kiely et al. 1994) für einmal wöchentliche bzw. geringe sportliche Betätigung ähnlich effektiv wie mehrmals wöchentliche oder starke Aktivitäten.

Zusätzlich applizierte *weibliche Geschlechtshormone*, sei es zur Kontrazeption oder zur postmenopausalen Hormonersatztherapie (HRT), erhöhen das Risiko vaskulärer Ereignisse inklusive Schlaganfall (Gabriel et al. 2005; Wassertheil-Smoller et al. 2003). Dies gilt auch für eine Östrogensubstitution bei hysterektomierten Frauen, für selektive Östrogenrezeptormodulatoren (Mosca et al. 2009) und für Tibolon (Cummings et al. 2008). Eine französische Studie fand bei postmenopausalen Frauen, dass nur die orale aber nicht die transdermale Östrogensubstitution zu einem erhöhten Schlaganfallrisiko führte (Canonico et al. 2016). Progesterone erhöhten das Schlaganfallrisko nicht.

*Chronischer Alkoholismus* führt zu einer Zunahme des Schlaganfallrisikos, während kleinere Alkoholmengen eher protektiv wirken (sog. J-Kurve der Beziehung zwischen Alkoholkonsum und Schlaganfallrisiko: Abstinenz bedeutet hierbei gegenüber geringerem Alkoholkonsum ein leicht erhöhtes Risiko, hoher Alkoholkonsum ist mit einem deutlich erhöhten Risiko verbunden) (Berger et al. 1999). Nach einer finnischen Arbeit scheinen vor allem Alkoholexzesse mit dem Auftreten von Schlaganfällen zu korrelieren, wobei als Ursachen vermehrte kardiale Arrhythmien oder eine reaktive Polyglobulie bei alkoholinduzierter Polyurie angenommen werden (Hillbom et al. 1999).

*Hyperhomocysteinämie* ist ein unabhängiger Schlaganfallrisikofaktor. Die Gabe von B-Vitaminen und Folsäure zur Senkung des Homocysteinspiegels führt aber zu keiner signifikanten Senkung des Schlaganfallrisikos (VITATOPS 2010; Clarke et al. 2010). Eine Behandlung erhöhter Homocysteinwerte mit B-Vitaminen und Folsäure wird daher nicht empfohlen. In einer Chinesischen Studie an 10 348 Hypertonikern ohne vorangehendes zerebrovaskuläres Ereignis zeigte sich allerdings eine Überlegenheit einer Kombinationstherapie aus Enalapril und Folsäure in der Reduktion von Schlaganfallereignissen gegenüber der Monotherapie mit Enalapril (Huo et al. 2015). *Vitamin E* ist zwar in der Lage ischämische Schlaganfälle zu verhindern, erhöht aber das Risiko für hämorrhagische Schlaganfälle, sodass auch ein Einsatz von Vitamin E nicht in der Schlaganfallprophylaxe empfohlen wird (Schürks et al. 2010).

*Chronische Infektionen und Entzündungen* scheinen ein Risiko für die Entwicklung arteriosklerotischer Läsionen darzustellen (Libby und Ridker 2006). Neben kleineren Studien konnte eine sehr große englische Fall-Kontroll-Studie einen Zusammenhang zwischen akuten Infekten und Schlaganfall nachweisen (Smeeth et al. 2004). Damit kann auch die Markerrolle eines erhöhten C-reaktiven Proteins für Schlaganfälle sowie andere vaskuläre Erkrankungen erklärt werden. Inwieweit die Behandlung chronischer Infektionen primärprophylaktisch wirksam sein kann, ist derzeit unbekannt. In der JUPITER-Studie wurden 17 802 scheinbar gesunde Personen mit einem LDL-Cholesterin < 130 mg/dl und einem high-sensitivity CRP ≥ 0,2 mg/dl mit Rosuvastatin (20 mg) oder mit Placebo behandelt (Ridker et al. 2008). Primärer Endpunkt war ein kombinierter vaskulärer Endpunkt unter Einschluss von Schlaganfall. Die Studie wurde aufgrund signifikant reduzierter Ereignisraten in der Verumgruppe vorzeitig abgebrochen. Schlaganfälle waren in der Verumgruppe ebenfalls signifikant seltener. Eine antibiotische Behandlung chronischer Infektionen zur Schlaganfallprävention wird nicht empfohlen.

Eine *Migräne mit Aura* stellt einen Risikofaktor für einen ischämischen Schlaganfall dar (Schürks et al. 2009). Gefährdet sind insbesondere Frauen mit einer Migräne mit Aura, die gleichzeitig orale Kontrazeptiva einnehmen und rauchen. Prospektive Prophylaxestudien gibt es nicht. Risikopatientinnen sollten aber ihre Risikofaktoren behandeln, den Nikotinkonsum beenden und über alternative Verhütungsmethoden aufgeklärt werden.

Für folgende Risikofaktoren liegen keine Daten zur Primärprävention vor: Metabolisches Syndrom, schlafassoziierte Atemstörungen, Drogenkonsum, erhöhtes Lipoprotein(a) und Hyperkoagulabilität (Goldstein et al. 2011).

### E 2.1.2 Nicht-rheumatisches Vorhofflimmern

Patienten, die an Vorhofflimmern ohne begleitenden Klappenfehler leiden, haben ein jährliches Schlaganfallrisiko von ca. 4,5 % (Benavente et al. 2000). Dieses an sich schon hohe Risiko wird durch zusätzliche Risikofaktoren weiter erhöht. Zusätzliche Risikofaktoren sind insbesondere die arterielle Hypertonie, verminderte linksventrikuläre Funktion und erhöhtes Alter. Patienten mit Klappendefekt oder -ersatz haben darüber hinaus ein wesentlich erhöhtes Risiko. Durch diese Risikofaktoren wird das Risiko bis zu einer Odds-Ratio von 5–20 gegenüber Patienten ohne diese Risikofaktoren gesteigert. Mehrere große randomisierte Untersuchungen haben den primärprophylaktischen Effekt der oralen Antikoagulation mit Vitamin-K-Antagonisten untersucht. Eine Metaanalyse dieser Studien ergab, dass durch eine Antikoagulation mit einem Ziel-INR von 2,0–3,0 eine relative Risikoreduktion von etwa 60–70 % erreicht werden kann, was die höchste bisher erreichbare Risikoreduktion in der Primärprävention darstellt (Hart et al. 2007). Die absolute Risikoreduktion durch eine effektive Antikoagulation beträgt etwa 3 %/Jahr, was einer NNT von 33 entspricht. Eine wesentlich stärkere Antikoagulation mit INR Werten > 4,0 war mit vermehrten Blutungskomplikationen und einer wesentlich schwächeren Antikoagulation mit geringerer Wirkung vergesellschaftet. Acetylsalicylsäure (ASS) wurde in vier der sechs Studien bei Patienten mit Kontraindikationen für eine Antikoagulation untersucht und war in einer Dosis von 300 mg mit einer durchschnittlichen relativen Risikoreduktion von 20 % bzw. einer NNT von 100 der Antikoagulation deutlich unterlegen. Nach Empfehlung der European Society of Cardiology (ESC-

**Tab. E 2.2:** Risikostratifizierung von Patienten mit Vorhofflimmern anhand des CHA2DS2-VASc. Bei einem Wert größer oder gleich 1 Punkt besteht die Indikation zur oralen Antikoagulation. Dies gilt nicht, wenn dieser Punkt durch das Geschlecht entsteht.

| Risikofaktor | Definition und Beispiel | Punkte |
|---|---|---|
| **C** *(congestive heart failure)* | Strukturelle Herzerkrankung, die eine Herzinsuffizienz verursacht | 1 |
| **H** *(hypertension)* | Arterielle Hypertonie (auch behandelt) | 1 |
| **$A_2$** *(age)* | Alter > 75 Jahre | 2 |
| **D** *(diabetes)* | Diabetes mellitus | 1 |
| **$S_2$** *(stroke)* | Durchgemachter Schlaganfall oder TIA | 2 |
| **V** *(vascular disease)* | z. B. durchgemachter Herzinfarkt, pAVK | 1 |
| **A** *(age)* | Alter 65 bis 74 | 1 |
| **Sc** *(sex category)* | weibliches Geschlecht | 1 |

Guideline) ist aufgrund des geringen Schlaganfallrisikos bei Patienten < 65 Jahre ohne weiteren Risikofaktor keine antithrombotische Therapie indiziert. Ab einem zusätzlichen Risikofaktor, abgesehen vom Geschlecht des Patienten, ist jedoch bereits eine orale Antikoagulation mit einem Vitamin-K Antagonisten oder einem der neuen Nicht-Vitamin-K-abhängigen Oralen Antikoagulantien (NOAK) empfohlen. Das Schlaganfallrisiko steigt mit jedem weiteren Risikofaktor kontinuierlich an und kann anhand des CHA2DS2-VASc-Scores erhoben werden (**Tab. E 2.2**). Eine Therapie mit einem Thrombozytenfunktionshemmer hat in der Schlaganfallprophylaxe bei Patienten mit Vorhofflimmern keinen Stellenwert mehr und sollte nur noch bei Patienten mit Indikation für eine Therapie eingesetzt werden, die eine orale Antikoagulation explizit ablehnen. Die BAFTA-Studie zeigte, dass Patienten mit Vorhofflimmern im Alter von > 80 Jahre auch von einer oralen Antikoagulation gegenüber ASS profitieren (Mant et al. 2007). Das jährliche Risiko des kombinierten Endpunktes betrug unter oraler Antikoagulation 1,8 % gegenüber 3,8 % unter ASS (RRR 52 %, $p = 0.003$). Die ACTIVE-W-Studie zeigte, dass bei identischer Blutungsrate eine orale Antikoagulation mit Warfarin der Kombination von ASS plus Clopidogrel überlegen ist (ACTIVE Writing Group 2006). Dies gilt sowohl für die Primär- als auch für die Sekundärprävention des Schlaganfalls bei Vorhofflimmern. Die ACTIVE-A-Studie zeigte eine Überlegenheit der Kombination von ASS und Clopidogrel gegenüber einer Monotherapie mit ASS – allerdings war auch das Risiko schwerwiegender Blutungskomplikationen bei der Kombinationstherapie signifikant höher (ACTIVE Investigators 2009). Die seit neuerem zur oralen Antikoagulation beim nicht-valvulären Vorhofflimmern zugelassenen NOAKs umfassen zwei Gruppen von Präparaten: Den direkten Thrombininhibitor Dabigatran und die direkten Faktor-Xa-Inhibitoren Apixaban, Edoxaban und Rivaroxaban. Alle Präparate wurden in großen randomisierten klinischen Studien gegen den Vitamin-K-Antagonisten Warfarin an insgesamt über 72 000 Patienten untersucht: Die einmal täglich einzunehmenden Präparate Edoxaban und Rivaroxaban in ENGAGE-AF und ROCKET-AF (Patel et al. 2011), sowie die zweimal täglich einzunehmenden Präparate Apixaban und Dabigatran in ARISTOTLE und RE-LY. Die NOAKs sind mindestens so effektiv in der Prävention des Schlaganfalls wie Warfarin (Apixaban und die hohe Dosis von Dabigatran sogar signifikant besser) und zeigen hierbei signifikant weniger lebensbedrohliche Blutungsereignisse. Apixaban wurde zudem gegen Aspirin untersucht und zeigte bei identischer Blutungsrate eine deutlich höhere Wirksamkeit (Connolly et al. 2011). Für Dabigatran steht mittlerweile mit Idarucizumab (2 × 2,5 g) ein spezifisches Gegenmittel zur Verfügung, welches durch eine Antikörperbindung die Dabigatran-Wirkung innerhalb von 5 Minuten komplett und spezifisch aufhebt. Für die Faktor-Xa-Inhibitoren wird Andexanet-alfa als Gegenmittel entwickelt, jedoch ist eine Marktreife noch nicht abzusehen. Auch wenn bei den NOAKs kein Monitoring der Gerinnung erfolgen muss, ist insbesondere die renale Funktion regelmäßig zu prüfen, da es bei eingeschränkter Clearance zu einer Akkumulation des Wirkstoffes kommen kann.

Die Rhythmuskontrolle zeigt gegenüber der Frequenzkontrolle bei älteren Patienten mit Vorhofflimmern keine Überlegenheit bezüglich klinischer Endpunkte wie Mortalität oder Schlaganfall, bei einer insgesamt niedrigeren Nebenwirkungsrate der Medikamente zur Frequenzkontrolle (Betablocker, Kalziumantagonisten, Digoxin) (Wyse et al. 2002). Dronedaron zeigte eine Erhöhung der Rate von Herzinsuffizienz, Schlaganfall und kardiovaskulären Todesfällen bei Patienten mit permanentem Vorhofflimmern und hohem Risiko für vaskuläre Ereignisse, sodass es im klinischen Alltag keine Bedeutung in der Behandlung von Patienten mit Vorhofflimmern gewonnen hat.

### E 2.1.3 Primärprävention bei anderen kardialen Erkrankungen

Patienten mit *angeborenem oder erworbenem Klappenfehler* oder mit mechanischen Kunstklappen profitieren klar von einer oralen Antikoagulation (Salem et al. 1998; Cannegieter et al. 1995). Das jährliche Schlaganfallrisiko beträgt 1–4 % bei mechanischen und 0,2–2,9 % bei Bioprothesen. Empfohlen wird eine orale Antikoagulation mit einem Vitamin-K-Antagonisten mit einer INR von 2,5 bis 3,5, da hierunter bei effektiver Thromboembolieprophylaxe weniger Blutungskomplikationen zu registrieren sind. NOAKs sind bei dieser Indikation nicht empfohlen. Die RE-ALIGN Studie, die Dabigatran gegen Warfarin untersuchte, wurde vorzeitig abgebrochen, da unter Dabigatran deutlich mehr Schlaganfälle und Herzinfarkte auftraten. Patienten mit Bioklappen in Mitralposition werden für drei Monate antikoaguliert und danach mit ASS behandelt.

Schlaganfälle werden in ca. 2,5 % aller Patienten mit *Herzinfarkt* in den ersten sechs Wochen registriert. Eine dauerhafte Antikoagulation sollte bei Herzinfarktpatienten mit schlechter Ventrikelfunktion und begleitendem Vorhofflimmern durchgeführt werden (Hardman und Cowie 1999).

Die Bedeutung eines *persistierenden offenen Foramen ovale* (PFO), das bei 20–25 % aller Menschen vorhanden ist, ist als Risikofaktor für einen erstmaligen Schlaganfall lediglich bei jüngeren Patienten nachweisbar (Kraywinkel et al. 2005). Aufgrund des sehr geringen absoluten Risikos sowie des fraglichen Nutzens ist eine routinemäßige Antikoagulation oder Thrombozytenfunktionshemmung in der Primärprävention genauso abzulehnen wie jegliche operative oder interventionelle (Schirmverschluss) Therapie. Einzige Ausnahmen sind große Defekte mit hämodynamischer Problematik. Hier erfolgt eine Korrektur – aber aus kardiologischer und nicht aus zerebrovaskulär präventiver Indikation.

## E 2.1.4 Thrombozytenaggregationshemmer

ASS wurde bisher in insgesamt sechs randomisierten Studien in der Primärprävention vaskulärer Ereignisse untersucht. In den Metaanalysen zeigte sich eine signifikante relative Reduktion schwerwiegender vaskulärer Ereignisse (Myokardinfarkt, Schlaganfall, vaskulärer Tod) um 12 % unter ASS gegenüber Placebo (0,51 %/Jahr vs. 0,57 %/Jahr) (Antithrombotic Trialists' Collaboration 2009). Diese Reduktion kam aber in der Gesamtpopulation von 95 000 Patienten hauptsächlich durch die Reduktion von Myokardinfarkten zustande (0,18 %/Jahr unter ASS vs. 0,23 %/Jahr unter Placebo), während die Reduktion von Schlaganfällen insgesamt (0,20 %/Jahr unter ASS vs. 0,21 %/Jahr unter Placebo) durch eine Zunahme der hämorrhagischen Schlaganfälle nicht signifikant war. Betrachtet man Frauen und Männer getrennt, so wird die Rate an schwerwiegenden vaskulären Ereignissen insgesamt bei beiden Geschlechtern signifikant um 12 % bzw. 14 % gegenüber Placebo reduziert (Berger et al. 2006). Bei Frauen findet sich eine signifikante 17 %ige relative Reduktion der Schlaganfälle, die durch eine Reduktion der ischämischen Schlaganfälle zustande kommt, aber keine signifikante Reduktion der Myokardinfarkte. Im Gegensatz dazu findet sich bei Männern eine signifikante 32 %ige relative Reduktion der Myokardinfarkte, aber keine signifikante Reduktion der Schlaganfälle, was mit einer deutlichen Zunahme der hämorrhagischen Schlaganfälle zusammenhängt. Daher sollte sich der primärprophylaktische Einsatz von ASS zur Verhinderung von Schlaganfällen an den vorhanden kardiovaskulären Risikofaktoren orientieren. So konnte bei niedrigem kardiovaskulären Risiko kein Vorteil für ASS gefunden werden (relatives Risiko 1,03), bei hohem Risiko dagegen sehr wohl (relatives Risiko 0,71) (Patrono et al. 2004). Bei Patienten unter 65 Jahren ohne vaskuläres Risikoprofil sollte ASS nicht primärpräventiv eingesetzt werden.

Auch bei Patienten mit einem Diabetes als Risikofaktor ist der Nutzen eines primärprophylaktischen Einsatzes von ASS umstritten. In einer Metaanalyse mit 10 000 eingeschlossen Patienten fand sich eine statistisch nicht signifikante Reduktion schwerwiegender vaskulärer Ereignisse von 10 % gegenüber Placebo (relatives Risiko 0,90, 95 % Konfidenzintervall 0,81–1,00) (De Berardis et al. 2009). Auch die kardiovaskuläre Mortalität und die Gesamtmortalität unterschieden sich nicht zwischen den mit ASS und Placebo behandelten Patienten. Hinsichtlich der Schlaganfallprävention fand sich ebenfalls keine signifikante Reduktion unter ASS bei einer signifikanten Heterogenität zwischen den Studien.

Die Kombination von Clopidogrel und ASS ist in der Primärprävention von Schlaganfällen zwar einer Monotherapie mit ASS überlegen, führt allerdings insbesondere nach 30 Tagen zu einer höheren Rate an schwerwiegenden Blutungen.

## E 2.1.5 Karotisoperation bei asymptomatischen Karotisstenosen

Patienten mit einer asymptomatischen Karotisstenose > 50 % haben ein erhöhtes Risiko für einen ipsilateralen Schlaganfall. Die beiden bislang größten randomisierten Studien zur Operation einer asymptomatischen Karotisstenose, ACAS (Asymptomatic Carotid Atherosclerosis Study) aus Nordamerika mit 1 600 Patienten (Executive Committee for the Asymptomatic Carotid Atherosclerosis Study 1995) und ACST (Asymptomatic Carotid Surgery Trial) aus Europa mit 3 100 Patienten (Halliday et al. 2004) wurden zwischen 1987 und 2003 durchgeführt und konnten übereinstimmend einen primärprophylaktischen Effekt nachweisen. Die absolute Risikoreduktion beträgt – auf einen 5-Jahres-Zeitraum extrapoliert – etwa 5 %, was einer jährlichen Risikoreduktion von 1 % entspricht. Es muss aber beachtet werden, dass die Operateure in beiden Studien anhand strikter Kriterien ausgewählt wurden. Dieser Selektionsprozess führte zu sehr geringen perioperativen Komplikationsraten von 2,7 % (ACAS) und 3,1 % (ACST). Bei unselektierten Operateuren können die Komplikationsraten um den Faktor 2–3 höher liegen (Bond et al. 2003, 2004). Dies bedeutet, dass die Karotisoperation dann entweder keinen Nutzen (ab > 4 % Komplikationen) besitzt oder sogar schädlich ist (ab > 6 % Komplikationen).

Folgende Patienten-Subgruppen profitierten in der größeren ACST-Studie besonders von der Operation:

- Männer (absolute Risikoreduktion über fünf Jahre 8,2 %)
- jüngere Patienten < 65 Jahre (absolute Risikoreduktion über fünf Jahre 7,8 %)

- Patienten mit nur mäßigen Stenosen von 60–80 % (absolute Risikoreduktion über fünf Jahre 7,4 %)
- Patienten mit stark erhöhtem Serum-Cholesterin > 250 mg/dl (absolute Risikoreduktion über fünf Jahre 11,4 %)

Die 10-Jahresdaten der ACST-Studie zeigten auch einen signifikanten Nettonutzen der Operation: das perioperative Schlaganfall- und Todesrisiko kombiniert mit dem Risiko in den nächsten 10 Jahren einen Schlaganfall zu erleiden, lag in der Gruppe der operierten Patienten bei 13,4 % gegenüber 17,9 % bei den zunächst konservativ und ggf. später operierten Patienten. Es profitierten aber nur Patienten < 75 Jahren (Halliday et al. 2010).
In einer Studie mit 1 453 Patienten unter 79 Jahren und hochgradiger asymptomatischer Karotisstenose konnte kürzlich gezeigt werden, dass ein Stenting mit Embolieprotektion keine Unterlegenheit gegenüber einer Karotisoperation für den kombinierten Endpunkt Tod, Schlaganfall oder Herzinfarkt innerhalb von 30 Tagen nach Prozedur oder ipsilateralem Schlaganfall innerhalb von 1 Jahr hatte. Studien, die eine Behandlung gegen eine optimale medikamentöse Therapie untersuchen, gibt es allerdings nicht.
Durch die Verbesserung der medikamentösen Therapie ist in der Zwischenzeit das Risiko für einen ipsilateralen ischämischen Schlaganfall deutlich gefallen. Daher sollte eine Karotisoperation, bzw. ein -Stenting bei asymptomatischen Stenosen nur in Ausnahmefällen erfolgen (Abbott 2009). So fand sich in einer prospektiven bevölkerungsbasierten Studie bei 101 Patienten mit einer asymptomatischen Karotisstenose > 50 %, die zwischen 2002 und 2009 eingeschlossen wurden, nur noch eine jährliche ipsilaterale Schlaganfallrate von 0,34 % unter einer medikamentösen Therapie mit Thrombozytenfunktionshemmern, einem Statin und antihypertensiven Medikation bei Blutdruckwerten < 130/80 mmHg (Marquardt et al. 2010). Leider wurde die SPACE-2 Studie, die randomisiert Karotis-Stenting-Operation und optimale medikamentöse Therapie miteinander vergleichen sollte, vom Sponsor vorzeitig gestoppt, da nicht ausreichend Patienten rekrutiert wurden. Somit muss auf die Ergebnisse des US-Amerikanischen Pendants, der CREST-2 Studie, gewartet werden.

### E 2.1.6 Pragmatische Therapie

Eine Übersicht zur wissenschaftlichen Evidenz bietet **Tab. E 2.3**.

- Generell kann ein »gesunder Lebensstil« mit mindestens 30 Minuten Sport 3- bis 4-mal pro Woche und einer obst- und gemüsereichen bzw. mediterranen Kost empfohlen werden (↑, A). Kardiovaskuläre Risikofaktoren (Blutdruck, Blutzucker, Fettstoffwechselstörungen) sollten regelmäßig (> 55 Lebensjahr 1 × pro Jahr) kontrolliert und ggf. entsprechend behandelt werden (↔, B).
- Patienten mit hohem Blutdruck (RR systol. > 140 mmHg, diastol. > 90 mmHg; Diabetiker: RR systol. > 130 mmHg, diastol. > 85 mmHg) sollten mit Diät (DASH-Diät s. o., kochsalzarme Kost), Ausdauersport und/oder Antihypertensiva behandelt werden (↑↑, A). Hierbei ist der präventive Effekt der Antihypertensiva umso ausgeprägter, je stärker der Blutdruck reduziert wird (↑↑, A). Alphablocker sind weniger wirksam als andere Antihypertensiva (↓, B). Die anderen Antihypertensiva (ACE-Hemmer, AT-1-Blocker, Kalziumantagonisten, Diuretika, Betablocker) unterscheiden sich nur geringfügig in ihrer schlaganfallpräventiven Wirkung (A), allerdings sollten Betablocker, außer bei Patienten mit einer KHK, nicht als antihypertensive Medikamente der 1. Wahl zur Schlaganfallprävention eingesetzt werden (↓↓, B). Eine antihypertensive Kombinationstherapie ist einer hoch dosierten Monotherapie aufgrund einer besseren Verträglichkeit vorzuziehen (↑, B).
- Raucher sollten den Nikotinkonsum einstellen. Unterstützend können pharmakologische (Nikotinpflaster, Nikotinkaugummi, eine Anticraving-Therapie mit Trizyklika, Bupropion oder Vareniclin) oder nicht-pharmakologische Hilfen (Verhaltenstherapie, Gruppenarbeit) angeboten werden (↑, B).
- Patienten mit einer KHK oder Zustand nach Herzinfarkt und einem LDL-Cholesterin > 100 mg/dl sollten mit einem Statin behandelt werden (↑, A). Personen ohne KHK sollten bei höchstens einem vaskulären Risikofaktor und LDL-C-Werten < 190 mg/dl mit einem Statin behandelt werden sowie bei ≥ 2 Risikofaktoren und LDL-C-Werten < 160 mg/dl und bei mehreren vaskulären Risikofaktoren und LDL-C-Werten < 100 mg/dl. Die Datenlage ist am besten für Pravastatin, Simvastatin und Atorvastatin.
- Diabetiker sollten mit Diät, Antidiabetika, regelmäßiger Bewegung und bei unzureichender oraler Einstellung mit Insulin behandelt werden (↑, B). Normoglykämische Werte sind anzustreben, eine aggressive Senkung der Blutzuckerwerte ist aber zu vermeiden (↓↓, A). Bei Diabetikern ist die Bedeutung der antihypertensiven Behandlung mit ACE-Hemmern oder AT-1-Blockern und der Gabe von Statinen bezüglich der Schlaganfallprävention von besonderer Bedeutung (↑, B).
- Patienten mit persistierendem oder paroxysmalem Vorhofflimmern und begleitenden Risikofaktoren entsprechend des CHA2DS2-VASc sollten mit einem NOAK wie Apixaban, Dabigatran, Edoxaban oder Rivaroxaban behandelt werden (↑↑, A). Patienten, die bisher stabil mit einem Vitamin-K-Antagonisten behandelt wurden, können diese Prophylaxe fortführen (Ziel-INR 2,0–3,0) (↑, A). Bei dem seltenen, sog. lone atrial fibrillation, d. h. Vorhofflimmern, Alter unter 65 Jahre und fehlenden vaskulären Risikofaktoren, ist keine Antikoagulation oder Thrombozytenfunktionshemmung notwendig.
- Eine Rhythmuskontrolle bringt gegenüber einer Frequenzkontrolle (und gleichzeitigen Antikoagulation) bei Patienten > 65 Jahre mit Vorhofflimmern keine Vorteile bezüglich der Verhinderung von Schlaganfällen (↑↑, A).
- Bei Patienten unter 65 Jahren ohne vaskuläres Risikoprofil und Diabetikern ohne weitere vaskuläre Risikofaktoren sollte ASS nicht primärpräventiv eingesetzt werden (↑↑, A). Durch ASS

**Tab. E 2.3:** Übersicht über Evidenzlage und Wirksamkeit von empfohlenen Maßnahmen in der Primärprävention des Schlaganfalls (RR Risikoreduktion, NNT number needed to treat)

| Art der Intervention | Prävalenz in der Bevölkerung | Relative RR | Absolute RR/Jahr | NNT | Bemerkungen |
|---|---|---|---|---|---|
| Antihypertensive Therapie | 20–40 % | 30–40 % | 0,5 % | 200 | Wichtigste präventive Maßnahme |
| Vorhofflimmern | 1–2 % | | | | |
| • Antikoagulation | | 70 % | 3 % | 33 | Gesichert bei hohem Risiko |
| • NOAK vs. Warfarin | | 8 % | | | Deutlich höherer Effekt in der Verhinderung hämorrhagischer Schlaganfälle |
| Statintherapie bei Hypercholesterinämie | 5–10 % | 20 % | 1 % | 100 | Nur für Hochrisikopatienten |
| Operation asymptomatischer Karotisstenosen (> 60 %) | 5 % | 30–40 % | 0,5–1 % | 40/ 5 Jahre | Nur bei sehr geringem OP-Risiko (< 2–3 %) wirksam; nur bei hohem vaskulärem Risikoprofil zu empfehlen |
| Nikotinabstinenz | 20 % | ? | ? | ? | Nach 10 Jahren fast Normalisierung des nikotinabhängigen vaskulären Risikos |
| Gewichtsnormalisierung | 20 % | ? | ? | ? | Mehrdimensionaler Effekt |
| Sportliche Aktivität | – | – | – | – | Mindestens 3 × pro Woche 30 Minuten |
| Antidiabetische Therapie | 3–5 % | 1 %? | ? | ? | Reduktion von Schlaganfällen nicht belegt; Prävention von mikrovaskulären Komplikationen belegt |
| Antikoagulation bei anderen Herzerkrankungen | < 0,1 % | ? | ? | ? | Empfohlen bei: künstlichen Herzklappen, schwerer linksventrikulärer Dysfunktion, Klappenvegetation |

werden bei Frauen mit vaskulären Risikofaktoren im Alter > 45 Jahre Schlaganfälle, aber nicht Myokardinfarkte verhindert (↑, A). Acetylsalicylsäure ist in der Primärprävention des Schlaganfalls bei Männern nicht wirksam, schwerwiegende vaskuläre Ereignisse insgesamt werden aber reduziert (↑, A). Andere Thrombozytenfunktionshemmer als ASS oder Kombinationen von Thrombozytenfunktionshemmern sollten nicht primärprophylaktisch eingesetzt werden.

- Es ist weiterhin unklar, ob unter der verbesserten medikamentösen Primärprophylaxe Patienten mit asymptomatischen Karotisstenosen > 50 % noch von der Endarteriektomie oder einem Stenting profitieren. Aktuell sollte ein Eingriff nur bei einem erfahrenen Behandler (Komplikationsrate < 3 %) und nur bei Männern mit einem hohen Schlaganfallrisiko und längerer Lebenserwartung nach eingehender Beratung in Betracht gezogen werden (↑, A). Vor, während und nach der Karotisoperation sollte die Prophylaxe mit ASS fortgeführt werden (C). Ein Screening bezüglich asymptomatischer Karotisstenosen kann nicht empfohlen werden.

## E 2.1.7 Nicht empfohlene Behandlung

- Alkohol sollte nicht zur Primärprophylaxe getrunken werden, auch das Trinken des »berühmten« Glases Rotwein kann außer zu Genusszwecken nicht medizinisch empfohlen werden (C).
- Vitamin E führt zu einer Reduktion von ischämischen, aber einer Zunahme von hämorrhagischen Schlaganfällen und kann daher nicht empfohlen werden (↓↓, A). Eine prophylaktische Wirksamkeit von Knoblauchpräparaten oder Nootropika wurde bisher nicht nachgewiesen (↓↓, B).
- Eine Behandlung erhöhter Homocysteinwerte mit B-Vitaminen und Folsäure reduziert das Schlaganfallrisiko nicht (↓↓, A).
- Eine orale Hormonsubstitution mit Östrogenen nach der Menopause erhöht das Schlaganfallrisiko (↓↓, A).
- Eine polypragmatische Therapie mit dem Einsatz einer Kombipille (Antihypertensiva, Statine, Acetylsalicylsäure) beruht auf plausiblen epidemiologischen Überlegungen, kann aber in Ermangelung von Effektivitätsnachweisen bisher nicht empfohlen werden (↓, B).
- ASS und orale Antikoagulation sollten bei Patienten mit Vorhofflimmern und stabiler KHK aufgrund eines erhöhten Blutungsrisikos nicht kombiniert eingesetzt werden (↑, B).
- Eine Therapie mit einem Thrombozytenfunktionshemmer hat in der Schlaganfallprophylaxe bei Patienten mit Vorhofflimmern keinen Stellenwert mehr und sollte nur noch bei Patienten mit Indikation für eine Therapie eingesetzt werden, die eine orale Antikoagulation explizit ablehnen.

- Die Antikoagulation bei Patienten mit Mitralklappenprolapssyndrom ist nicht indiziert (↓↓, A).
- Die Behandlung eines offenen Foramen ovale bei asymptomatischen Patienten ist aus primärprophylaktischen Gründen nicht indiziert (↓↓, B).

## E 2.2 Sekundäre Prävention

Das Ziel einer sekundären Prävention ist die Vermeidung einer erneuten zerebralen Ischämie (TIA oder Schlaganfall) nach einem ersten solchen Ereignis. Daten zur Vermeidung weiterer Ereignisse (sog. tertiäre Prävention) werden meist aus Ergebnissen zur Sekundärprävention rückgeschlossen, eigene Studien liegen hierzu nicht vor.

### E 2.2.1 Epidemiologie

Einen ersten Schlaganfall überleben ca. 80–85 % der Patienten in der Akutphase. Von diesen Patienten erleiden zwischen 6–7 % im ersten Jahr ein vaskuläres Zweitereignis. Hierbei ist das Risiko unmittelbar nach Ereignis am höchsten und fällt mit zunehmendem Abstand zum Indexereignis ab. In einer Studie an 4 789 Patienten mit TIA oder minor stroke lag das Risiko für ein Schlaganfallrezidiv innerhalb der ersten beiden Tage bei 1,5 % (7 Tage: 2,1 %; 30 Tage: 2,8 %; 1 Jahr: 5,1 %). Das Risiko für den kombinierten Endpunkt Schlaganfall, Myokardinfarkt oder vaskulärer Tod innerhalb des 1. Jahres lag bei 6,2 % (Amarenco et al. 2016). Wichtigste Risikofakatoren für ein Rezidivereignis waren multiple Infarkte in der Bildgebung, eine Atherosklerose und ein ABCD2 Score von 6 oder 7 (Alter ≥ 60 Jahre; Blutdruck systolisch > 140 mmHg oder diastolisch > 90 mmHg; Sprachstörung bzw. Hemiparese; Symptomdauer > 10 bzw. > 60 min.; Diabetes mellitus). Durch eine sofortige Diagnose und frühe Einleitung einer Sekundärprävention innerhalb von drei Tagen konnte in der prospektiven englischen EXPRESS-Studie das 90-Tage-Risiko eines nachfolgenden Schlaganfalles von 10,3 % auf 2,1 % gesenkt werden (Rothwell et al. 2007).

### E 2.2.2 Behandlungsprinzipien

Jede Behandlung zur Vermeidung weiterer vaskulärer Ereignisse muss die Natur, Lokalisation und zugrundeliegende Ursache des Indexereignisses berücksichtigen. Neben Plaques, Stenosen oder Verschlüssen der großen extra- und intrakraniellen hirnversorgenden Arterien (Makroangiopathie), Wandveränderungen an zerebralen Mikrogefäßen (Mikroangiopathie) und kardialen Erkrankungen (mit kardialer Emboliequelle oder allgemeiner Minderperfusion) müssen arterielle Dissektionen, Vaskulitiden (**Kap. E 3**), Störungen der Blutzellen und der Gerinnung, und eine große Reihe seltener Ursachen bedacht werden. Vor einer abgewogenen Entscheidung für die beste Sekundärprophylaxe muss daher eine genaue Aufarbeitung der Ursachen und Mechanismen erfolgen.
Je höher das individuelle Risiko eines Patienten, desto stärker sind die Effekte einer Sekundärprävention. Deshalb sollte stets versucht werden, eine individuelle Risikoermittlung und danach die Abschätzung der geeigneten Therapiemaßnahmen zu erstellen.

Die drei grundsätzlichen Behandlungsebenen der Sekundärprophylaxe sind:

- Behandlung kardiovaskulärer Risikofaktoren
- Modifikation der Gerinnungs- oder Thrombozytenfunktionen
- Revaskularisation

### E 2.2.3 Behandlung der Risikofaktoren

***Hypertonie***

Die arterielle Hypertonie ist einer der wichtigsten behandelbaren Risikofaktoren in der Schlaganfallsekundärprophylaxe. Eine Metaanalyse aus dem Jahr 2007 mit 16 085 Patienten errechnete eine 24 %ige relative Risikoreduktion einer antihypertensiven Therapie gegenüber einer Placebobehandlung bei Patienten mit einem bereits erlittenen zerebrovaskulären Ereignis, unabhängig vom Ausgangsblutdruckwert (Law et al. 2009). Hinsichtlich der Schlaganfallprophylaxe waren in dieser Metaanalyse Kalziumantagonisten am wirksamsten. In der PROGRESS-Studie mit 6 105 randomisierten Patienten nach einer TIA/Schlaganfall fand sich nach einer vierjährigen Beobachtungszeit unter der blutdrucksenkenden Behandlung mit dem ACE-Hemmer Perindopril (4 mg/Tag) +/- dem Diuretikum Indapamid eine Reduktion des Blutdrucks um 9/4 mmHg und eine signifikante absolute Schlaganfallrisikoreduktion von 4 % gegenüber einer Placebobehandlung (10 vs. 14 %, RRR 28 %) (Progress Collaborative Group 2001). Interessanterweise profitierten hypertensive und nicht-hypertensive Patienten gleichermaßen von der Behandlung, wobei kritisch anzumerken ist, dass die Grenze zwischen den beiden Gruppen auf ungewöhnlich hohe 160/90 mmHg gesetzt wurde. Die Kombination von ACE-Hemmer und Diuretikum reduzierte den Blutdruck um 12/5 mmHg und die Schlaganfallrate um 43 %. Perindopril allein war allerdings nicht wirksam. In einer Metaanalyse der Studien zur Sekundärprävention bei Patienten mit arterieller Hypertonie führte eine Reduktion des systolischen Blutdrucks um 5,1 mmHg und des diastolischen Blutdrucks um 2,5 mmHg zu einer relativen Risikoreduktion von 22 % für einen erneuten ischämischen Insult.

***Hypercholesterinämie***

In der Heart Protection Study zeigte sich in einer Gruppe von 20 536 hochrisikopatienten eine signifikante 25 %ige Risikoreduktion für Schlaganfälle unter einer Behandlung mit 40 mg Simvastatin im Vergleich zu Placebo (MRC/BHF Heart Protection Study Collaborative Group 2002). Der präventive Effekt war unabhängig vom initialen Cholesterinwert und vom Ausmaß der Senkung des Cholesterinspiegels. In einer Untergruppe von Patienten mit vorbestehenden zerebrovaskulären Erkrankungen (n = 3 280) fand sich allerdings keine Risikoreduktion für Schlaganfälle. Die SPARCL-Studie un-

tersuchte, ob 80 mg Atorvastatin im Vergleich zu Placebo zu einer Schlaganfallrisikoreduktion bei 4 731 Patienten mit einem LDL-C-Wert zwischen 100 und 190 mg/dl ohne KHK führt, bei denen innerhalb der letzten 6 Monate eine TIA/Schlaganfall aufgetreten war (The Stroke Prevention by Aggressive Reduction in Cholesterol Levels Investigators 2006). Über einen medianen Zeitraum von 4,9 Jahren kam es zu einer signifikanten Reduktion des primären Endpunktes, tödlicher oder nicht tödlicher Schlaganfall, bei den mit Atorvastatin behandelten Patienten (11,2 % vs. 13,1 %). Myopathien wurden nicht häufiger unter der Statintherapie beobachtet. Eine Metaanalyse (n = 165 792) aller Studien zur Statintherapie in der Prävention des Schlaganfalls ergab, dass eine durchschnittliche Reduktion des LDL-Cholesterins um 39 mg/dl zu einer 21 % Risikoreduktion führt. Für die Sekundärprävention betrug die Risikoreduktion 16 %.
Eine Metaanalyse zeigte keinen Wirksamkeitsnachweis von Fibraten in der Schlaganfallprävention (Jun et al. 2010). Ergebnisse zu den PCSK9-Inhibitoren für die Sekundärprävention des Schlaganfalls liegen bisher nicht vor.

#### Diabetes mellitus und Insulinresistenz

Eine intensive Therapie des Diabetes mellitus führt, verglichen mit einer Standardtherapie, nicht zu einer Reduktion des Schlaganfallrisikos. Dies gilt auch für die Sekundärprävention. Bei 3 876 Patienten nach TIA oder leichtem Schlaganfall mit Insulinresistenz – aber ohne Diabetes mellitus – führte Pioglitazone im Vergleich zu Placebo zu einer 24 %igen Risikoreduktion für einen Schlaganfall oder Myokardinfarkt. Angesichts des hohen Risikos für knöcherne Frakturen und das Risiko für Blasenkarzinome kann diese Therapie jedoch nicht empfohlen werden.

#### Andere Therapien

Die randomisierten Studien zum sekundärprophylaktischen Einsatz von B-Vitaminen ($B_6$, $B_{12}$ und Folsäure) bei Schlaganfallpatienten zeigten keinen therapeutischen Effekt (The VITATOPS Trial Study Group 2010; Toole et al. 2004). Aufgrund positiver Studienergebnisse in Subgruppen und neuerer Metaanalysen wird eine Behandlung erhöhter Homocysteinspiegel von einigen Autoren nach wie vor propagiert. Die postmenopausale Hormonersatztherapie mit oralen Östrogenen führt zu einer Zunahme von tödlichen Schlaganfällen und geht mit einer schlechteren Prognose bzgl. Behinderung nach einem nicht tödlichen Schlaganfall einher (Viscoli et al. 2001).

### E 2.2.4 Thrombozytenaggregationshemmer

Thrombozytenaggregationshemmer sind die antithrombotische Therapie der Wahl in der Sekundärprophylaxe bei Patienten mit einem nicht-kardioembolischen Schlaganfall.
Metaanalysen zeigen, dass bei Patienten nach einer TIA oder einem Schlaganfall durch Thrombozytenfunktionshemmer das Risiko eines nicht tödlichen Schlaganfalls um 25 % reduziert wird (Antiplatelet Trialists' Collaboration 2002). Bei einer Untergruppe mit hohem Risiko (begleitende KHK, pAVK) war die Risikoreduktion mit 31 % noch höher. Der kombinierte vaskuläre Endpunkt (Schlaganfall, Myokardinfarkt, vaskulärer Tod) wird um 17 % reduziert (von 21,4 % auf 17,8 % über 29 Monate). Der höchste Nutzen besteht in den ersten sechs Wochen. In einer Metaanalyse mit 15 778 Patienten betrug die relative Risikominderung für den Endpunkt »erneuter ischämischer Schlaganfall« 60 %.

#### Acetylsaliclysäure

Zu ASS wurden insgesamt elf placebokontrollierte Sekundärpräventionsstudien durchgeführt. ASS ist am besten wirksam in der Akutphase nach einem Schlaganfall und geringer in der langfristigen Sekundärprophylaxe. Eine Metaanalyse ergab eine 13 % relative und 1,5 % absolute Risikoreduktion/Jahr für einen kombinierten vaskulären Endpunkt (vaskulärer Tod, Schlaganfall, Herzinfarkt) (Algra 1999). Metaanalysen fanden keinen Unterschied in der Wirksamkeit verschiedener Dosisbereiche zwischen 30 und 600 mg (Algra und van Gijn 1999; Antithrombotic Trialists Collaboration 2002). Die Standarddosis ist 100 mg ASS pro Tag (Diener et al. 2008).
Sowohl die subjektiven gastrointestinalen Nebenwirkungen (wie Übelkeit, Dyspepsie etc.) als auch die Blutungskomplikationen von ASS (Topol et al. 2003; Yusuf et al. 2001; Campbell et al. 2007) sind dosisabhängig (**Tab. E 2.4**). Bei ASS-Dosierungen von > 150 mg/Tag steigt das Risiko von Blutungskomplikationen signifikant an. Bei Patienten, die unter ASS Nebenwirkungen entwickeln, sollte Clopidogrel gegeben werden (s. u.). Kommt es unter ASS zu einem Magen- oder Duodenalulkus, führt eine nach einer Karenzzeit fortgeführte Prophylaxe mit ASS in Kombination mit einem Protonenpumpenhemmer zu weniger Blutungskomplikationen als eine Prophylaxe mit Clopidogrel (Chan et al. 2005).

#### Clopidogrel

*Clopidogrel* wurde im Rahmen der CAPRIE-Studie untersucht. Die Patienten (n = 19 185) erhielten entweder 75 mg Clopidogrel oder 325 mg ASS (CAPRIE Steering Committee 1996). Clopidogrel senkte den kombinierten vaskulären Endpunkt (Myokardinfarkt, Schlaganfall oder vaskulärer Tod) signifikant um 8,7 % relativ gegenüber ASS ($p < 0{,}043$). Die absolute jährliche Risikoreduktion betrug 0,51 %. Die drei Patientenuntergruppen der Studie (Herzinfarkt, Schlaganfall und periphere Verschlusskrankheit) profitierten unterschiedlich. So hatten mit Clopidogrel behandelte Patienten mit pAVK (23,8 %) bzw. mit pAVK plus Schlaganfall plus stattgehabtem Myokardinfarkt (22,7 %) eine stärkere Risikoreduktion. Die Sicherheit von Clopidogrel ist gut, es finden sich nur 0,1 % schwere Neutropenien, eine thrombotisch-thrombozytopenische Purpura tritt nicht häufiger als in der Normalbevölkerung auf (Bennet et al. 2000). Die Rate gastrointestinaler Blutungen und gastrointestinaler Nebenwirkungen war in der Clopidogrel-Gruppe signifikant niedriger als in der ASS-Gruppe.
In der MATCH-Studie wurde die prophylaktische Wirksamkeit einer Clopidogrel-Monotherapie gegenüber der Kombination von 75 mg Clopidogrel

**Tab. E 2.4:** Aufstellung verschiedener Maßnahmen zur sekundären Schlaganfallprävention (nach Hankey 2017)

| Art der Intervention | Relative RR | Absolute RR/Jahr | Bemerkungen |
|---|---|---|---|
| Pioglitazone bei Insulinresistenz | 18 % | ? | Absolute RR nicht publiziert |
| ASS bei TIA oder ischämischem Insult | 17 % | 0,8 % | ASS Dosierungen > 150 mg = erhöhtes Blutungsrisiko |
| ASS 50 mg + Dipyridamol 400 mg bei hohem Rezidivrisiko versus Placebo | 37 % | 3 % | Kombination auch signifikant wirksamer als Monotherapie mit ASS |
| Clopidogrel bei Patienten nach Insult versus ASS | 10 % | 1,5 % | Basierend auf Subgruppenanalysen der CAPRIE-Studie |
| Operation einer hochgradigen Karotisstenose (70–99 %) | 47 % | 13,9 % | Maßnahme nur wirksam wenn Eingriff innerhalb von 4 Wochen nach dem Ereignis |
| Orale Antikoagulation bei kardialer Emboliequelle (AF) INR 2,0–3.0 | 64 % | 8 % | |
| Antikoagulation bei AFib mit NOAKs versus Warfarin | 14 % | 0,8 % | |
| ASS bei kardialer Emboliequelle | 19 % | 2,5 % | Bei Kontraindikationen für orale Antikoagulation |
| Antihypertensive Therapie versus Placebo | 22 % | 1,3 % | Perindopril plus Indapamid |
| Statine nach TIA und Insult | 22 % | 1,4 | Bisher belegt für Atorvastatin (unabhängig vom Cholesterinwert) |

plus 75 mg ASS bei Patienten mit vorangegangener TIA/ischämischem Schlaganfall verglichen. Primärer Endpunkt war das Auftreten eines Myokardinfarkts, Schlaganfalls oder eines vaskulären Todes bzw. eine Krankenhausaufnahme aufgrund eines erneuten vaskulären Ereignisses. Während der 18-monatigen Beobachtungszeit ergab sich kein statistisch signifikanter Unterschied bezüglich dieses Endpunkts. Signifikant unterschiedlich war jedoch die Blutungskomplikationsrate, lebensbedrohliche Blutungskomplikationen waren unter der Kombination Clopidogrel/ASS signifikant häufiger (2,6 vs. 1,3 %) (Diener et al. 2004). In CHARISMA zeigte sich in der Untergruppe der 9 478 eingeschlossen Patienten mit einem vorherigen Myokardinfarkt, Schlaganfall oder symptomatischer pAVK, eine signifikante Reduktion des kombinierten vaskulären Endpunkts ohne einen signifikanten Anstieg der schwerwiegenden Blutungsereignisse (Bhatt et al. 2007). Allerdings handelte es sich dabei um eine Post-hoc-Analyse. Die SPS3-Studie untersuchte 3 020 Patienten mit einem subakuten lakunären Infarkt mit Nachweis in der Kernspintomographie und randomisierte diese Patienten entweder zu einer Monotherapie mit 75 mg/d Clopidogrel oder einer Kombination von Clopidogrel und 325 mg Acetylsalicylsäure. Die primären Endpunkte waren rekurrente Schlaganfälle und intrakranielle Blutungen. Nach einer mittleren Beobachtungszeit von 3,4 Jahren wurde die Studie vom Sicherheitskomitee abgebrochen, da sich bezüglich des primären Endpunktes kein Unterschied zwischen dualer Thrombozytenfunktionshemmung und Monotherapie fand. Das Risiko schwerwiegender Blutungskomplikationen war in der Kombinationstherapie-Gruppe um den Faktor 1,97 erhöht. Therapeutische Schlussfolgerung ist, dass nach den Ergebnissen der MATCH-Studie, der CHARISMA-Studie und der SPS3-Studie Patienten mit ischämischem Insult in der Sekundärprävention nicht mit der Kombination von Acetylsalicylsäure und Clopidogrel behandelt werden sollen. Dies gilt nach derzeitigen Erkenntnissen allerdings nur für die Langzeitprophylaxe.

Die CHANCE-Studie randomisierte 5 170 chinesische Patienten mit TIA oder leichtem Schlaganfall innerhalb von 24 Stunden in einen Therapiearm mit einer Monotherapie mit Acetylsalicylsäure (75 mg) oder eine Kombinationstherapie mit Clopidogrel (75 mg) über 90 Tage. Für die Kombinationstherapie ergab sich eine 22 %ige Risikoreduktion für einen erneuten Schlaganfall. Die Rate schwerwiegender Blutungen war nicht unterschiedlich. Ob diese Ergebnisse auch für Kaukasier gelten, wird derzeit in der POINT-Studie (ClinicalTrials.gov Identifier: NCT00991029) untersucht.

In einer Metaanalyse von 5 Studien mit 24 084 Patienten reduzierte die duale Plättchenhemmung mit Clopidogrel plus ASS das Schlaganfallrisiko um 31 % gegenüber einer Monotherapie mit ASS. Allerdings erhöhte sich das Risiko schwerwiegender Blutungen um 51 % (Ge et al. 2016).

### Dipyridamol

*Dipyridamol* wurde in der ESPS-2-Studie untersucht (Diener et al. 1996, 1997). Die Studie wurde mit 6 602 Patienten und vier Behandlungsarmen durchgeführt: ASS (2 × 25 mg/Tag), retardiertes Dipyridamol (2 × 200 mg/Tag), ASS plus retardiertes Dipyridamol (2 × 25 mg + 2 × 200 mg) und Placebo. Die Kombinationsbehandlung ergab bezüglich des Endpunkts eines erneuten Schlaganfalls gegenüber ASS eine relative Risikoreduktion von 23 % (3 % absolut über zwei Jahre) und gegenüber Placebo eine 37 %ige relative Risikoreduktion (5,8 % absolut), während ASS alleine zu einer Schlaganfallrisikoreduktion von 18 % (2,9 % absolut) und Dipyridamol alleine zu einer Risikoreduktion von 16 % (2,6 % absolut) führte. Blutungskomplikationen jeglicher Art traten in 8,7 % bei der Kombination auf bzw. in 8,2 % bei ASS alleine, hingegen bei Dipyridamol in 4,7 % und bei Placebo in 4,5 %. Die Ergebnisse der ESPS-2-Studie wurden durch die ESPRIT-Studie repliziert (The ESPRIT Study Group 2006). In dieser offenen, randomisierten Studie war die Kombination von ASS plus Dipyridamol einer Monotherapie mit ASS bei 2 739 Patienten mit TIA und leichten bis mittelschweren Schlaganfällen hinsichtlich eines kombinierten Endpunkts (vaskulärer Tod, Myokardinfarkt, Schlaganfall, schwerwiegende Blutung) überlegen. Die absolute Risikoreduktion unter der Kombinationstherapie betrug 1 % pro Jahr. Ein direkter Vergleich zwischen 75 mg Clopidogrel und der Kombination aus ASS (2 × 25 mg) plus retardiertem Dipyridamol (2 × 20 mg) erfolgte im Rahmen der PRoFESS-Studie. Bei über 20 000 Schlaganfallpatienten zeigte sich nach einer mittleren Beobachtungszeit von 2,5 Jahren kein signifikanter Unterschied in der Rate erneuerter Schlaganfälle (9,0 % unter ASS/retardiertem Dipyridamol vs. 8,8 % unter Clopidogrel) (Sacco et al. 2008). Die mit ASS/retardiertem Dipyridamol behandelten Patienten hatten aber eine signifikant erhöhte intrakranielle Blutungsrate (1,4 % gegenüber 1,0 % unter Clopidogrel). Dipyridamol und die Kombination von ASS und Dipyridamol können in Deutschland nicht zu Lasten der gesetzlichen Krankenkassen verordnet werden.

***GP IIb/IIIa-Antagonisten***

Glykoprotein IIb/IIIa-Rezeptoren gehören zur Familie der Plasmamembranrezeptoren (Integrine) und befinden sich lediglich auf Thrombozyten und deren Vorläuferzellen. Eine Hemmung dieser Rezeptoren verhindert die Bildung von Fibrinogenbrücken und die Plättchenaggregation. In der Schlaganfallbehandlung führte sowohl intravenös verabreichtes Abciximab in der Akutphase (Adams et al. 2008) als auch die orale Therapie mit Lotrafiban (Topol et al. 2003) zu signifikant erhöhten Blutungskomplikationen, sodass ein Einsatz dieser Substanzklasse in der Sekundärprävention von Schlaganfallpatienten nicht empfohlen wird.

## E 2.2.5 Antikoagulation

### E 2.2.5.1 Frühe Sekundärprophylaxe mittels Antikoagulation

Eine Metaanalyse zeigte, dass eine frühe Antikoagulation mit unfraktioniertem Heparin, niedermolekularem Heparin, Heparinoiden, Vitamin-K-Antagonisten und Thrombininhibitoren innerhalb der ersten 14 Tage nach einem ischämischen Insult nicht zu einer Senkung der Mortalität oder der Behinderungsrate führen. Erneute ischämische Reinfarkte traten zwar signifikant seltener unter der Antikoagulation auf (Odds-Ratio 0,76), aber dieser Nutzen wird durch eine signifikant erhöhte Rate an symptomatischen intrakraniellen Blutungen »erkauft« (Odds-Ratio 2,55) (Sandercock et al. 2008). Auch in einer Metaanalyse bei 4 624 Patienten mit einem akuten kardioembolischen Infarkt (die Mehrzahl hatte Vorhofflimmern) führte eine frühe Antikoagulation in den ersten 48 Stunden nach dem Schlaganfall zu einer signifikant erhöhten Blutungsrate (2,5 % vs. 0,7 %, Odds-Ratio 2,89) (Paciaroni et al. 2007). Die akute PPT-gesteuerte Vollheparinisierung kann erwogen werden bei:

- kardialem Thrombusnachweis (z. B. durch TEE)
- flottierendem Thrombus im Aortenbogen oder in den hirnversorgenden Gefäßen
- Dissektion der A. carotis interna oder A. vertebralis (siehe dort)
- mechanischer Herzklappe

### E 2.2.5.2 Prophylaxe der Lungenembolie (LE)/tiefen Venenthrombose (TVT)

TVT und LE sind bekannte Komplikationen beim Schlaganfall, mit einer Mortalität bis zu 5 %. Die Wirkung einer antithrombotischen Prophylaxe ist aber weniger gut als bei anderen Erkrankungen untersucht. Sandercock et al. (2008a) haben in einer Metaanalyse die Studien zur akuten Antikoagulation hinsichtlich der Prophylaxe von TVT und LE untersucht. Dabei fand sich in zehn randomisierten Studien mit 916 Patienten unter einer Antikoagulation eine relative Risikoreduktion für TVTs um 79 %. Allerdings war die Mehrzahl der beobachteten TVTs asymptomatisch. Hinsichtlich der Reduktion von symptomatischen LE zeigte sich in 14 Studien mit 22 544 Patienten eine relative Risikoreduktion von 40 % unter der Antikoagulation. Allerdings wird dieser präventive Effekt durch eine signifikant erhöhte Rate an extrakraniellen Blutungen fast vollständig aufgehoben. Eine weitere Cochrane-Analyse fand eine signifikante Risikoreduktion mit niedermolekularen Heparinen gegenüber unfraktioniertem Heparin (RR 45 %) in Bezug auf tiefe Beinvenenthrombosen (Sandercock et al. 2008b). Allerdings war die Zahl an schwerwiegenden Komplikationen (LE, Tod, extra- und intrakranielle Blutungen) trotz der hohen Patientenzahl so gering, dass bezüglich dieser Ereignisse keine Aussage getroffen werden kann.

In die randomisierte, für den primären Endpunkt (Ultraschallnachweis einer symptomatischen oder asymptomatischen Thrombose der Popliteal- oder Femoralvenen) verblindete CLOTS-1-Studie, wurden insgesamt 2 518 Patienten mit einem akutem Schlaganfall, die immobil waren, eingeschlossen (CLOTS Trials Collaboration 2009). Die Hälfte der Patienten erhielt zusätzlich zur Standardtherapie bis zum Oberschenkel reichende Kompressionsstrümpfe, die bis zum Erreichen der selbstständigen Mobilität getragen werden sollten. Tiefe Beinvenenthrombosen traten bei 10 % der Patienten auf, die Kompressionsstrümpfe erhielten und bei 10,5 %, die nur die Standardtherapie erhielten. Dieser Unterschied war nicht signifikant. Dagegen traten Komplikationen wie Dekubitalulcera und Hautnekrosen signifikant häufiger bei Patienten mit Kompressionsstrümpfen auf. In der CLOTS-3-Studie wurde an 2 876 immobilen Patienten mit Schlaganfall eine intermittierende pneumatische Kompression der Beine mit einer Kontrollgruppe ohne pneumatische Kompression verglichen. Es zeigte sich eine 3,6 %ige Reduktion von TVTs. Ein Vergleich mit der Gabe von niedermolekularem Heparin wurde leider nicht durchgeführt.

### E 2.2.5.3 Orale Antikoagulation bei nicht kardioembolischer zerebraler Ischämie

Mehrere randomisierte Studien belegen die fehlende Überlegenheit einer oralen Antikoagulation gegenüber ASS in der Prävention von Sekundärereignissen bei nicht kardioembolischem Schlaganfall. Die SPIRIT-Studie untersuchte eine hoch dosierte Antikoagulation mit einer INR von 3–4,5 mit 30 mg ASS pro Tag (The Stroke Prevention in Reversible Ischemia Trial [SPIRIT] Study Group 1997) bei Patienten ohne kardioembolische Schlaganfallursache. Die Studie wurde wegen einer erhöhten Blutungsrate unter oraler Antikoagulation gestoppt. In der ESPRIT-Studie war die orale Antikoagulation mit einem INR-Zielwert von 2–3 bei 1 071 Patienten mit einem nicht kardioembolischen Schlaganfall/TIA einer ASS-Monotherapie (30–325 mg täglich) nicht überlegen (ESPRIT Study Group 2007). Der primäre Endpunkt vaskulärer Tod, Schlaganfall, Myokardinfarkt, schwerwiegende Blutung trat in beiden Behandlungsgruppen bei ca. 18 % auf. Der Nutzen einer Reduktion der ischämischen Ereignisse unter der oralen Antikoagulation wurde durch eine erhöhte Blutungsrate komplett aufgehoben. In der 3. großen randomisierten WARSS-Studie fand sich unter einer oralen Antikoagulation »light« (INR 1,4–2,8) bei Patienten nach ischämischem Insult und Ausschluss einer kardialen Emboliequelle die gleiche Rate von ischämischen Ereignissen und Blutungen wie unter ASS (Mohr et al. 2001).

### E 2.2.5.4 Orale Antikoagulation bei kardiogenen thromboembolischen Ereignissen

Die Datenlage zur oralen Antikoagulation in der Sekundärprophylaxe nach kardioembolischem Schlaganfall zeigt eine eindeutige Überlegenheit der oralen Antikoagulation gegenüber Thrombozytenaggregationshemmern, allerdings gibt es weniger randomisierte Studiendaten als in der Primärprävention. Der European Atrial Fibrillation Trial (European Atrial Fibrillation Trial [EAFT] Study Group 1993) untersuchte in einer kleinen randomisierten Studie mit insgesamt 1 007 Patienten die Wirksamkeit der oralen Antikoagulation (INR 2,5–4,5) bei Schlaganfallpatienten und nachgewiesenem Vorhofflimmern. Durch orale Antikoagulation konnte eine 68 %ige relative Risikoreduktion gegenüber 19 % unter ASS für einen erneuten Schlaganfall erzielt werden, allerdings erfolgte der Einschluss der meisten Patienten erst Wochen (bis zu drei Monate) nach dem qualifizierenden Ereignis.
Der orale Thrombininhibitor Dabigatran war in beiden Dosierungen (110 mg und 150 mg, jeweils zweimal täglich) in der Subgruppe der Patienten mit einer vorausgegangenen TIA/Schlaganfall in der RE-LY Studie genauso wirksam wie die Antikoagulation mit Warfarin – unter der niedrigeren Dosierung von 110 mg zweimal täglich traten aber signifikant weniger schwerwiegende Blutungen auf (Diener et al. 2010). Die Subgruppenanalysen von Patienten nach TIA und Schlaganfall aus der ARISTOTLE-Studie verglich 2 × 5 mg Apixaban mit Warfarin und in der ROCKET-AF-Studie wurden 20 mg/d Rivaroxaban mit Warfarin verglichen. In der ARISTOTLE-Studie ergab sich eine 24 %ige Reduktion von Schlaganfällen und systemischen Embolien zugunsten von Apixaban. Außerdem zeigte sich unter Apixaban eine deutliche Reduktion schwerwiegender Blutungskomplikationen und der Mortalität. In der ROCKET-AF-Studie waren die Ergebnisse in der Primär- und Sekundärpräventionsgruppe vergleichbar.
Die AVERROES-Studie verglich an 5 599 Patienten mit Vorhofflimmern, die nicht für eine Therapie mit einem Vitamin-K-Antagonisten geeignet waren, die Gabe von Acetylsalicylsäure in Dosierungen zwischen 81 und 324 mg/d mit 2 × 5 mg Apixaban. In der Sekundärpräventionsgruppe kam es zu einer 70 %igen Reduktion von Schlaganfällen und systemischen Embolien zugunsten von Apixaban und zu einer nicht signifikanten Zunahme von zerebralen Blutungen unter Apixaban. In einer Metaanalyse zeigte sich zugunsten der neuen Antikoagulantien, verglichen mit Warfarin, eine Risikoreduktion für Schlaganfälle und systemische Embolien von 15 %, eine Risikoreduktion bezüglich schwerwiegender Blutungskomplikationen von 14 % und eine Risikoreduktion für hämorrhagische Schlaganfälle von 58 %. Zwischen den einzelnen oralen Antikoagulantien ergaben sich keine relevanten Unterschiede.
Therapeutische Konsequenz ist, dass Patienten, die eine TIA oder einen ischämischen Insult bei Vorhofflimmern erlitten haben, bevorzugt mit den neuen Antikoagulantien behandelt werden sollten, da hier der relative und absolute therapeutische Nutzen am höchsten ist. Acetylsalicylsäure sollte zur Sekundärprävention bei Patienten mit Vorhofflimmern nicht mehr verwendet werden.

## E 2.2.6 Karotis-TEA und Stenting

Zwei große randomisierte Studien haben Klarheit in der Indikation für die Operation von symptomatischen Karotisstenosen gebracht (North American Symptomatic Carotid Endarterectomy Trial Collaborators/NASCET 1991; European Carotid Surgery Trialists Collaborative Group/ECST 1991). Nimmt man beide Studien zusammen, kam es zu einer 50–60 %igen relativen Risikoreduktion durch die Operation verglichen mit alleiniger medizinischer Therapie für Patienten mit über 70 %igen symptomatischen Karotisstenosen. Patienten mit unter 50 %igen Karotisstenosen profitieren nicht von einer Operation. Bei 50–69 %igen Stenosen ist der Vorteil der Operation sehr klein und betrifft nur Männer. Die perioperativen Komplikationen sollten unter 5,8–7 % liegen (30-Tage-Komplikationsrate). Niedrigere ASS-Dosen (81 oder 325 mg) sind postoperativ den in Nordamerika üblichen höheren Dosen (650 oder 1 300 mg) vorzuziehen (Taylor et al. 1999). Perioperativ sollte die Prophylaxe mit ASS fortgesetzt werden. Je früher die Karotis-TEA nach dem ischämischen Ereignis durchgeführt wird, desto größer ist der protektive Effekt. Der Nutzen der Operation wird deutlich reduziert, wenn der Eingriff später als vier Wochen nach dem initialen Ereignis durchgeführt wird (Rothwell et al. 2004). Die CARESS-Studie fand eine signifikante Reduktion asymptomatischer Mikroembolien bei hochgradigen symptomatischen Karotisstenosen durch die Kombination von

Clopidogrel plus ASS im Intervall bis zur Operation (Markus et al. 2005).
Inzwischen gibt es vier große randomisierte Studien, die die Karotis-TEA mit dem Karotis-Stenting verglichen haben (Mas et al. 2006; SPACE Collaborative Group 2006; Eckstein et al. 2008; International Carotid Stenting Study Investigators 2010; Brott et al. 2010). Nach den Ergebnissen dieser Studien ist die Karotis-TEA weiterhin als Therapie der 1. Wahl, v. a. bei Patienten > 70 Jahren mit symptomatischen Karotisstenosen anzusehen. Eine Metaanalyse, die drei dieser Studien (SPACE, EVA-3S, ICSS) mit 3 433 Patienten umfasste, zeigte, dass es in der Gruppe der Patienten mit Stent in den ersten 120 Tagen nach der Randomisierung signifikant häufiger zu einem Schlaganfall oder Todesfällen kam (8,9 % vs. 5,8 %, p = 0,0006) (Carotid Stenting Trialists Collaboration 2010). Dabei gab es bei Patienten < 70 Jahren kein Unterschied zwischen beiden Behandlungen, während Patienten > 70 Jahren ein zweifach erhöhtes Risiko »unter Stenting« für einen Schlaganfall/Tod hatten (12 % vs. 5,9 %). Die 10-Jahresergebnisse der CREST-Studie mit 2 502 Patienten zeigten keinen Unterschied zwischen Operation und Stenting bzgl. Schlaganfall, Herzinfarkt oder Tod in den ersten 30 Tagen nach dem Eingriff und ipsilateralen Schlaganfällen im Follow-up. Eine Metaanalyse der Daten der EVA-3S, SPACE, ICSS und der symptomatischen Patienten der CREST-Studie zeigte keine erhöhte Komplikationsrate der Operation in Abhängigkeit vom Alter. Bei Patienten die gestentet wurden nahm die Komplikationsrate jenseits des 70. Lebensjahres zu. Keine der bisher durchgeführten Studien hat eine optimale konservative Therapie mit einer interventionellen Behandlung verglichen.
Patienten, bei denen wegen Vorhofflimmern eine orale Antikoagulation notwendig ist und die eine symptomatische Karotisstenose entwickeln, sollten grundsätzlich operiert und nicht gestentet werden, da nach dem Stenting eine längere Dreifach-Therapie mit Acetylsalicylsäure, Clopidogrel und Antikoagulantien notwendig wird, die das Risiko von schwerwiegenden Blutungskomplikationen deutlich erhöht.
Entscheidend ist nach wie vor, dass die Komplikationsraten sowohl der Operateure als auch der interventionell tätigen Neuroradiologen bei der Auswahl eines Therapieverfahrens bekannt sind und die Entscheidung hinsichtlich einer Behandlung im Einzelfall durch die Zusammenarbeit zwischen Neurologen, Operateuren und Neuroradiologen gefällt wird.
Ein Stenting kommt daher in Betracht bei Patienten mit Rezidivstenosen nach Operation, hochgradigen Stenosen nach Strahlentherapie, bei hochsitzenden und einer chirurgischen Intervention schwer zugänglichen Stenosen und bei Patienten mit sehr hohem Narkoserisiko.

## E 2.2.7 Intrakranielle Stenosen

Symptomatische Stenosen der intrakraniellen Arterien sind bei kaukasischen Patienten für lediglich 2–7 % der ischämischen Schlaganfälle verantwortlich, haben aber ein sehr hohes Re-Infarktrisiko von über 20 % innerhalb von 3 Jahren (Weber et al. 2010). In die WASID-II-Studie wurden 569 Patienten mit symptomatischen intrakraniellen Stenosen und einem Stenosegrad zwischen 50 und 99 % eingeschlossen und entweder mit 1 300 mg ASS oder mit oraler Antikoagulation (INR 2–3) behandelt (Chimowitz et al. 2005). Die Studie wurde wegen einer erhöhten Blutungsrate in der Warfarin-Gruppe vorzeitig abgebrochen. Daher sollte die Sekundärprophylaxe mit ASS erfolgen. Angesichts der hohen Rate an Unverträglichkeiten mit einer Dosis von 1 300 mg ASS empfehlen wir eine niedrigere Dosis von 100 mg täglich. Drei randomisierte Studien untersuchten bei Patienten mit symptomatischen hochgradigen intrakraniellen Stenosen das Stenting mit einer optimalen und aggressiven medikamentösen Therapie. In allen Studien war die interventionelle Therapie der konservativen Therapie eindeutig unterlegen. Ungeklärt ist, ob Patienten die trotz einer dualen Plättchenhemmung weitere ischämische Ereignisse erleiden, von einem Stenting profitieren würden.

## E 2.2.8 Offenes Foramen ovale (PFO)

Ein PFO findet sich ungefähr bei 25 % der Allgemeinbevölkerung und ist sowohl bei jüngeren als auch älteren Patienten mit einem kryptogenen Schlaganfall signifikant häufiger als bei Patienten mit einer bekannten Schlaganfallätiologie (Handke et al. 2007). Eine große europäische Multicenterstudie bei 581 Patienten mit zerebralem Insult unter 55 Jahren und isoliertem PFO ergab unter ASS (325 mg) ein sehr geringes Rezidivrisiko von 2,3 % über vier Jahre, was einen operativen Eingriff oder die Platzierung eines Schirmchens nicht rechtfertigt (Mas et al. 2001). In der PICSS-Studie (203 Schlaganfallpatienten mit PFO) ergab sich kein signifikanter Unterschied bzgl. Rezidivschlaganfällen zwischen einer Antikoagulation mit Warfarin (INR 1,4–2,8) und der Gabe von 325 mg ASS (Homma et al. 2002).
Es liegen fünf randomisierte Studien zum interventionellen Verschluss eines offenen Foramen ovale bei Patienten mit kryptogenem Schlaganfall vor. In der CLOSURE-I-Studie wurden 909 Patienten mit kryptogenem Schlaganfall im Alter zwischen 18 und 60 Jahren bezüglich Intervention oder konservativer Therapie mit Thrombozytenfunktionshemmern oder Antikoagulantien randomisiert. Der primäre Endpunkt war Schlaganfall oder TIA in zwei Jahren, Mortalität innerhalb von 30 Tagen und Tod durch neurologische Ursache zwischen Tag 31 und zwei Jahren. Es ergab sich eine nicht signifikante 12 %ige Risikoreduktion zugunsten des PFO-Verschlusses und es traten vermehrt Nebenwirkungen beim PFO-Verschluss auf. Die RESPECT-Studie randomisierte 980 Patienten mit kryptogenem Schlaganfall im Alter von unter 68 Jahren. In der konservativen Behandlungsgruppe erhielten 75 % Thrombozytenfunktionshemmer und 25 % orale Antikoagulantien. In der Intention-to-treat-Analyse ergab sich eine nicht signifikante relative Risikoreduktion zugunsten des PFO-Verschlusses von 51 %, in der per Protokoll-Analyse ein signifikanter Unterschied. In der PC-Trial-Studie wurden 414 Pati-

enten randomisiert und über 4,1 Jahre nachverfolgt. Der primäre Endpunkt war die Kombination von Tod, nicht tödlichem Schlaganfall, TIA oder peripherer Embolie. Es kam zu einer nicht signifikanten 37 %igen Risikoreduktion zugunsten des PFO-Verschlusses.

Die CLOSE-Studie wurde in Frankreich und in Deutschland durchgeführt und rekrutierte zwischen 2008 und 2014 663 Patienten mit kryptogenem Schlaganfall mit einem offenen Foramen ovale mit Vorhofseptumaneurysma oder einem großen Shunt-Volumen. Die Patienten wurden im Verhältnis 1 : 1 : 1 zu einem interventionellen PFO-Verschluss, einer Behandlung mit Thrombozytenfunktionshemmern oder einer Antikoagulation randomisiert. Die mittlere Beobachtungszeit betrug 5,3 Jahre. Der primäre Endpunkt waren erneute Schlaganfälle. Das mittlere Alter betrug 43 Jahre. 77 % der Patienten hatten einen PFO mit Vorhofseptumaneurysma. Die Odds-Ratio zu Gunsten des PFO-Verschlusses betrug 0,03 und war mit einem $p > 0{,}0001$ signifikant. In absoluten Zahlen traten 8 Schlaganfälle in der Verschlussgruppe auf und 21 in der Gruppe, die mit Antithrombotika behandelt worden war. Der Vergleich zwischen Thrombozytenfunktionshemmern und Antikoagulantien ergab eine Odds-Ratio von 0,43 zu Gunsten der Antikoagulantien, die statistisch nicht signifikant war.

Die REDUCE-Studie wurde in den Vereinigten Staaten durchgeführt. Sie randomisierte 664 Patienten mit offenem Foramen ovale und kryptogenen Schlaganfall im Verhältnis 2 : 1 zu einem PFO-Verschluss oder Thrombozytenfunktionshemmern. Der primäre Endpunkt bestand aus der Kombination eines erneuten ischämischen Insultes mit dem Nachweis klinisch nachweisbarer bzw. klinisch stummer Hirninfarkte im MR. Das mittlere Alter des Patienten betrug 55 Jahre und die mittlere Beobachtungszeit 2,3 Jahre. Als Komplikation des Eingriffes entwickelten 6,6 % der Patienten Vorhofflimmern. Die Odds-Ratio zu Gunsten des PFO-Verschlusses betrug 0,23. Es traten 6 Schlaganfälle in der Verschlussgruppe und 12 in der Gruppe auf, die mit Thrombozytenfunktionshemmern behandelt wurden. Dies entspricht einer relativen Risikoreduktion von 77 %. Die Risikoreduktion für neue ischämische Infarkte in der Bildgebung betrug 0,51. In absoluten Zahlen waren es 5,7 % in der Verschlussgruppe versus 11,3 % in der Gruppe, die mit Thrombozytenfunktionshemmern behandelt wurden. Die Studie berechnete einen NNT von 28 in zwei Jahren.

Die Ergebnisse dieser beiden Studien haben ganz klare Konsequenzen für die Sekundärprävention des Schlaganfalls vor allem bei jüngeren Patienten mit kryptogenen Schlaganfall und offenem Foramen ovale. Beide Studien beantworten allerdings nicht die Frage, ob es eine obere Altersgrenze gibt, ab der ein PFO-Verschluss einer antithrombotischen Therapie nicht mehr überlegen ist. Aus den letzten beiden Studien ergibt sich die Indikation für einen interventionellen PFO-Verschluss bei Patienten < 60 Jahre mit einem großen PFO und einem Vorhofseptumaneurysma.

### E 2.2.9 Dissektionen der hirnversorgenden Arterien

Bei Patienten mit Dissektionen v. a. der extrakraniellen hirnversorgenden Arterien wird bisher meistens in der Akutphase eine PTT-wirksame Vollheparinisierung mit einer nachfolgenden oralen Antikoagulation über 6 Monate durchgeführt. Die CADISS-Studie randomisierte 250 Patienten mit Karotis- oder Vertebralisdissektionen in eine Behandlung mit Thrombozytenfunktionshemmern oder Antikoagulantien. In einem Zeitraum von drei Monaten zeigte sich kein signifikanter Unterschied zwischen den beiden Behandlungsgruppen. Die Ereignisrate für Rezidivschlaganfall war mit 2 % sehr gering. Diese Studie sollte zumindest Anlass sein, die derzeitige Empfehlung zu überprüfen, dass bei Patienten mit Karotis- und Vertebralisdissektionen grundsätzlich eine orale Antikoagulation durchgeführt werden sollte.

E
2

### E 2.2.10 Pragmatische Therapie

***Behandlung der Risikofaktoren***

- Die konsequente Behandlung einer arteriellen Hypertonie reduziert das Schlaganfallrisiko (↑↑, A). Die Kombination von Perindopril plus Indapamid ist in der Schlaganfallsekundärprophylaxe signifikant wirksamer als Placebo, und Eprosartan ist signifikant wirksamer als der Kalziumantagonist Nitrendipin (↑, A).
- Eine aggressive antidiabetische Therapie bei Patienten mit Diabetes mellitus reduziert das Schlaganfallrisiko weder in der Primär- noch in der Sekundärprävention (↓, A).
- Bei Patienten mit einem zerebralen ischämischen Ereignis sollten unabhängig vom Ausgangswert des LDL-Cholesterins Statine eingesetzt werden (↑, A). Studiendaten zur Schlaganfallsekundärprophylaxe liegen für Simvastatin und Atorvastatin vor.
- Die Behandlung der Hyperhomocysteinämie mit Vitamin $B_6$, $B_{12}$ und Folsäure ist in der Sekundärprävention des Schlaganfalls nicht wirksam (↓, A).
- Eine Hormonsubstitution nach der Menopause ist in der Sekundärprävention des Schlaganfalls nicht wirksam (↓, A).

***Prophylaxe der Lungenembolie/ tiefen Venenthrombose***

- Heparin in niedriger Dosis und niedermolekulare Heparine reduzieren das Risiko von tiefen Beinvenenthrombosen bei Schlaganfallpatienten mit Beinparese und bei Bettlägerigkeit, erhöhen aber auch das Risiko für extra- und intrakranielle Blutungen (↑↑, A). Belegt ist dies für Fraxiparin, Tinzaparin, Certoparin (↑) und Enoxaparin (↑).
- Bei Patienten, bei denen eine Heparinisierung kontraindiziert ist, wird eine pneumatische Kompression der Beine empfohlen (↑↑, A)

### Patienten mit TIA oder ischämischem Insult ohne kardiale Emboliequelle

- Bei Patienten mit fokaler Ischämie sind Thrombozytenfunktionshemmer in der Sekundärprävention wirksam (↑↑, A). Dies gilt für ASS, ASS plus Dipyridamol und Clopidogrel.
- Bei Patienten mit Kontraindikation gegen oder Unverträglichkeit von ASS wird Clopidogrel empfohlen.
- Bei Patienten, die unter ASS ein Magen- oder Duodenalulkus entwickeln, wird nach einer Karenzzeit die Fortsetzung der ASS-Gabe in Kombination mit einem Protonenpumpenhemmer empfohlen (↑, B).
- ASS in Dosierungen > 150 mg führt zu einem erhöhten Risiko von Blutungskomplikationen (↑, A).
- Die Kombination von 75 mg ASS und 75 mg Clopidogrel ist in der Kurzzeitprophylaxe in den ersten 3 Monaten nach TIA oder leichtem Schlaganfall möglicherweise wirksamer als eine Monotherapie (↑,C)
- Die Kombination von 75 mg ASS und 75 mg Clopidogrel ist in der langfristigen Schlaganfallsekundärprophylaxe nicht wirksamer als die Monotherapie mit Clopidogrel, führt aber zu vermehrten Blutungskomplikationen (↓, B).
- Die Dauer einer Behandlung mit Thrombozytenfunktionshemmern wurde bisher jenseits des vierten Jahres nach dem initialen Ereignis nicht untersucht. Theoretisch sollte die Prophylaxe, wenn toleriert, lebenslang erfolgen (C).
- Kommt es unter ASS zu einem erneuten ischämischen Ereignis, sollten Pathophysiologie und Rezidivrisiko erneut evaluiert werden. Ergibt sich eine kardiale Emboliequelle, erfolgt eine orale Antikoagulation. Wenn sich das Rezidivrisiko nicht verändert hat (4 %/Jahr), wird die Prophylaxe mit ASS fortgesetzt (C). Ansonsten siehe oben.
- Patienten mit einer TIA oder einem Schlaganfall und akutem Koronarsyndrom sollten mit der Kombination von 75 mg Clopidogrel und 75 mg ASS über einen Zeitraum von drei bis sechs Monaten behandelt werden (C).
- Orale GP-IIb/IIIa-Antagonisten sollten nicht zur Sekundärprävention des Schlaganfalls eingesetzt werden (↓, A). Ihr Einsatz geht mit einem signifikant erhöhten Blutungsrisiko einher.
- Die PTT-wirksame Heparinisierung ist in der Schlaganfallakutphase (Ausnahme unter Abwägung von Risiko und Nutzen: Dissektion einer extrakraniellen hirnversorgenden Arterie, nachgewiesener kardialer oder in den hirnversorgenden Gefäßen flottierender Thrombus) zur Behandlung des Schlaganfalls nicht indiziert (↓, A). Dies gilt auch für Patienten mit nichtrheumatischem Vorhofflimmern (A).
- Eine langfristige orale Antikoagulation nach einem ischämischen Schlaganfall bei nicht-kardioembolischer Genese ist nicht besser wirksam als die Gabe von ASS (A).

### Patienten mit kardialer Emboliequelle

- Patienten mit ischämischem Insult oder transienter ischämischer Attacke mit permanentem, persistierendem oder paroxysmalem Vorhofflimmern sollen eine orale Antikoagulation erhalten (↑↑, A).
- Die Initiierung einer oralen Antikoagulation nach TIA oder einem ischämischen Insult erfolgt unter Berücksichtigung der Schwere des Schlaganfalls und der Größe des ischämischen Defekts in der Bildgebung zwischen Tag 1 und Tag 12 (C).
- Thrombozytenfunktionshemmer sollten in der Sekundärprävention nach akutem ischämischem Insult mit Vorhofflimmern nicht mehr verwendet werden, sofern keine kardiologische Indikation für die Gabe von Thrombozytenfunktionshemmern vorliegt (C).
- Auch Patienten in höherem Lebensalter sollten antikoaguliert werden (↑, B). Die Nicht-Vitamin-K-abhängige orale Antikoagulantien (Apixaban, Dabigatran, Edoxaban und Rivaroxaban) stellen eine Alternative zu den Vitamin-K-Antagonisten dar und sollten aufgrund des günstigeren Nutzen/Risiko-Profils zur Anwendung kommen (↑, B).
- Zu Beginn der Behandlung mit einem nicht-Vitamin-K oralen Antikoagulans muss die Nierenfunktion mittels Creatinin-Clearance (CrCl) überprüft werden. Eine CrCl < 30 ml/min stellt eine Kontraindikation für eine Behandlung mit Dabigatran dar. Apixaban und Rivaroxaban sind bei einer CrCl < 15 ml/min kontraindiziert. Patienten mit einem Alter > 75 Jahre, die mit Dabigatran behandelt werden, sollten die niedrigere Dosis (2 × 110 mg) erhalten. Bei diesen Patienten oder bei Patienten mit eingeschränkter Nierenfunktion sollte mindestens einmal jährlich die Nierenfunktion überprüft werden.
- Patienten nach akutem ischämischem Insult mit Vorhofflimmern, die für Vitamin-K-Antagonisten ungeeignet sind, die bisher dauerhaft mit einem Thrombozytenfunktionshemmer behandelt wurden und bei denen keine Kontraindikation für die Gabe von Apixaban vorliegt, sollten mit Apixaban behandelt werden (↑, B). Alternativ zu Apixaban können in dieser Konstellation auch Dabigatran oder Rivaroxaban eingesetzt werden (C).

### Patienten mit hochgradigen Stenosen extrakranieller Arterien

- Bei hochgradigen symptomatischen Karotisstenosen ist die Endarteriektomie Methode der 1. Wahl, insbesondere bei Patienten > 70 Jahren (↑↑, A). Der Nutzen der Operation nimmt mit dem Stenosegrad zwischen 70 und 99 % zu. Der Nutzen der Operation ist geringer zwischen 50 und 70 % Stenosegrad, reduziert bei subtotalen (über 99 %igen) Stenosen, bei Frauen und, wenn die Operation jenseits der vierten Woche nach dem Indexereignis durchgeführt wird (B).
- Ein Stenting kommt primär als Methode der Wahl bei hochgradigen Stenosen nach Strahlentherapie oder hochsitzenden und einer chirurgischen Intervention schwer zugänglichen Stenosen in Betracht (C).
- Der Nutzen der Operation geht bei symptomatischen Stenosen bei einer Komplikationsrate von < 6 % verloren.
- Der Zeitraum zwischen Ereignis und Operation sollte mit Thrombozytenfunktionshemmern

überbrückt werden. ASS soll vor, während und nach der Operation weiter gegeben werden (B). Clopidogrel sollte spätestens fünf Tage vor der Operation durch ASS ersetzt werden (↔, C).

- Zur Diagnosesicherung der Karotisstenose sind neurosonologische Verfahren, MR- oder CT-Angiographie ausreichend. Eine DSA ist in der Regel nicht erforderlich (B).
- Nach Einlage eines Stents wird die Gabe von Clopidogrel (75 mg) plus ASS (100 mg) für ein bis drei Monate empfohlen (C).
- Bei Patienten mit Vorhofflimmern und einer symptomatischen Karotisstenose sollte die Operation erfolgen um eine längerfristige Triple-Therapie und das damit verbundenen Blutungsrisiko zu vermeiden (C).

***Patienten mit symptomatischen intrakraniellen Stenosen***

- Bei Patienten mit hochgradigen intrakraniellen Stenosen oder Verschlüssen ist eine Antikoagulation mit einer INR von 3,0 nicht wirksamer als die Gabe von 1 300 mg ASS (A), führt aber zu vermehrten Blutungskomplikationen und kann daher nicht empfohlen werden. Angesichts der schlechten Verträglichkeit von 1 300 mg ASS empfehlen wir eine Prophylaxe mit 100–300 mg ASS (↔, C).
- Bei Rezidivereignissen unter medikamentöser Behandlung kann eine interventionelle Therapie mit Stent ± Angioplastie erwogen werden (C). Letzteres erfordert die Gabe von 75 mg Clopidogrel und 100 mg ASS über einen Zeitraum von mindestens drei Monaten (C).

***Patienten mit PFO mit oder ohne Vorhofseptumaneurysma (ASA) ohne Nachweis eines intrakardialen Thrombus***

- Bei Patienten < 65 Jahre mit kryptogenem Schlaganfall und großem PFO und Vorhofseptumaneurysma sollte ein interventioneller Verschluss des PFO erfolgen (↑↑, A).
- Bei den übrigen Patienten mit kleinem PFO erfolgt eine Prophylaxe mit ASS (100–300 mg/Tag) (B).

***Patienten mit Dissektionen der hirnversorgenden Arterien***

Thrombozytenaggregationshemmer werden eher bei folgenden Patientengruppen empfohlen (C):

- Schwerer Schlaganfall (NIHSS ≥ 15)
- Gleichzeitiges Vorliegen einer intrakraniellen Dissektion
- Lokales Kompressionssyndrom ohne Schlaganfall/TIA
- Begleiterkrankung, die mit einem erhöhten Blutungsrisiko einhergeht

Eine Antikoagulation wird bei folgenden Patienten empfohlen:

- Verschluss oder Pseudookklusion der disseziierten Arterie
- Nachweis von Mikroembolien in der transkraniellen Dopplersonographie trotz (dualer) Thrombozytenfunktionshemmung
- Multiple TIAs/Schlaganfälle im gleichen Stromgebiet
- Nachweis eines flottierenden Thrombus

## E 2.2.11 Obsolete Therapie

- Extra-intrakranieller Bypass (↓, A) (außer in seltenen Spezialindikationen, wie beidseitiger Karotisverschluss mit insuffizienter Kollateralisierung oder bei Moya-Moya-Syndrom) (Powers et al. 2011),
- Karotischirurgie oder Stent bei unter 50 %igen Stenosen.

# Literatur


Abbott AL. Medical (nonsurgical) intervention alone is now best for prevention of stroke associated with asymptomatic severe carotid stenosis: results of a systematic review and analysis. Stroke 2009; 40: e573–583.

ACCORD Study Group, Cushman WC, Evans GW, Byington RP, Goff DC Jr, Grimm RH Jr, Cutler JA, Simons-Morton DG, Basile JN, Corson MA, Probstfield JL, Katz L, Peterson KA, Friedewald WT, Buse JB, Bigger JT, Gerstein HC, Ismail-Beigi F. Effects of intensive blood-pressure control in type 2 diabetes mellitus. N Engl J Med 2010; 362: 1575–1585.

Action to Control Cardiovascular Risk in Diabetes Study Group, Gerstein HC, Miller ME, Byington RP, Goff DC Jr, Bigger JT, Buse JB, Cushman WC, Genuth S, Ismail-Beigi F, Grimm RH Jr, Probstfield JL, Simons-Morton DG, Friedewald WT. Effects of intensive glucose lowering in type 2 diabetes. N Engl J Med 2008; 358: 2545–2559.

ACTIVE Investigators, Connolly SJ, Pogue J, Hart RG, Hohnloser SH, Pfeffer M, Chrolavicius S, Yusuf S. Effect of clopidogrel added to aspirin in patients with atrial fibrillation. N Engl J Med 2009; 360: 2066–2078.

ACTIVE Writing Group on behalf of the ACTIVE Investigators, Connolly S, Pogue J, Hart R, Pfeffer M, Hohnloser S, Chrolavicius S, Pfeffer M, Hohnloser S, Yusuf S. Clopidogrel plus aspirin versus oral anticoagulation for atrial fibrillation in the Atrial fibrillation Clopidogrel Trial with Irbesartan for prevention of Vascular Events (ACTIVE W): a randomised controlled trial. Lancet 2006; 367: 1903–1912.

Adams HP Jr, Effron MB, Torner J, Dávalos A, Frayne J, Teal P, Leclerc J, Oemar B, Padgett L, Barnathan ES, Hacke W, AbESTT-II Investigators. Emergency administration of abciximab for treatment of patients with acute ischemic stroke: results of an international phase III trial: Abciximab in Emergency Treatment of Stroke Trial (AbESTT-II). Stroke 2008; 39: 87–99.

Algra A, De Schryver EL, vanGijn J et al. Oral anticoagulants versus antiplatelet therapy for preventing further vascular events after transient ischemic attack or minor stroke of presumed arterial origin. Stroke 2003; 34(1): 234–235.

Algra A, vanGijn J. Cumulative meta-analysis of aspirin efficacy after cerebral ischaemia of arterial origin. J Neurol Neurosurg Psychiatry 1999; 66: 255.

ALLHAT Collaborative Research Group. Major cardiovascular events in hypertensive patients randomized to doxazosin vs chlorthalidone the antihypertensive and lipid-lowering treatment to prevent heart attack trial (ALLHAT). JAMA 2000; 283: 1967–1975.

Amarenco P, Labreuche J. Lipid management in the prevention of stroke: review and updated meta-analysis of statins for stroke prevention. Lancet Neurol 2009; 8: 4534–4563.

Amarenco P, Lavallee PC, Labreuche J, Albers GW, Bornstein NM et al. One-Year Risk of Stroke after Transient Ischemic Attack or Minor Stroke. N Engl J Med 2016; 374: 1533–1542.

Amarenco PLabreuche J Lipid management in the prevention of stroke: review and updated meta-analysis of statins for stroke prevention. Lancet Neurol 2009; 8: 453–463.

Antithrombotic Trialists' Collaboration. Collaborative meta-analysis of randomised trials of antiplatelet therapy for prevention of death, myocardial infarction, and stroke in high risk patients. BMJ 2002; 524: 71–86.

Baigent C, Keech A, Kearney PM, Blackwell L, Buck G, Pollicino C, Kirby A, Sourjina T, Peto R, Collins R, Simes R; Cholesterol Treatment Trialists' (CTT) Collaborators. Efficacy and safety of cholesterol-lowering treatment: prospective meta-analysis of data from 90,056 participants in 14 randomised trials of statins. Lancet 2005; 366: 1267–1278.

Benavente OR, Hart RG, McClure LA, Szychowski JM, Coffey CS et al. Effects of clopidogrel added to aspirin in patients with recent lacunar stroke. N Engl J Med 2012; 367: 817–825.

Bennett CL, Connors JM, Carwile JM, Moake JL, Bell WR, Tarantolo SR, McCarthy LJ, Sarode R, Hatfield AJ, Feldman MD, Davidson CJ, Tsai HM. Thrombotic thrombocytopenic purpura associated with clopidogrel. N Engl J Med 2000; 342: 1773–1777.

Berger K, Ajani UA, Kase CS, Gaziano JM, Buring JE, Glynn RJ, Hennekens CH. Light-to-moderate alcohol consumption and risk of stroke among U.S. male physicians. N Engl J Med 1999; 341: 1557–1564.

Bhatt DL, Flather MD, Hacke W, Berger PB, Black HR, Boden WE, Cacoub P, Cohen EA, Creager MA, Easton JD, Hamm CW, Hankey GJ, Johnston SC, Mak KH, Mas JL, Montalescot G, Pearson TA, Steg PG, Steinhubl SR, Weber MA, Fabry-Ribaudo L, Hu T, Topol EJ, Fox KA; CHARISMA Investigators. Patients with prior myocardial infarction, stroke, or symptomatic peripheral arterial disease in the CHARISMA trial. J Am Coll Cardiol 2007; 49: 1982–1988.

Bhatt DL, Fox KA, Hacke W, Berger PB, Black HR, Boden WE, Cacoub P, Cohen EA, Creager MA, Easton JD, Flather MD, Haffner SM, Hamm CW, Hankey GJ, Johnston SC, Mak KH, Mas JL, Montalescot G, Pearson TA, Steg PG, Steinhubl SR, Weber MA, Brennan DM, Fabry-Ribaudo L, Booth J, Topol EJ. Clopidogrel and aspirin versus aspirin alone for the prevention of atherothrombotic events. N Engl J Med 2006; 354(16): 1706–1717.

Bibbins-Domingo K, Chertow GM, Coxson PG, Moran A, Lightwood JM, Pletcher MJ, Goldman L. Projected effect of dietary salt reductions on future cardiovascular disease. N Engl J Med 2010; 362: 590–599.

Bond R, Rerkasem K, Rothwell PM. Systematic review of the risks of carotid endarterectomy in relation to the clinical indication for and timing of surgery. Stroke 2003; 34: 2290–2303.

Bond R, Rerkasem K, Shearman CP, Rothwell PM. Time trends in the published risks of stroke and death due to endarterectomy for symptomatic carotid stenosis. Cerebrovasc Dis 2004; 18: 37–46.

Bonita R, Scragg R, Stewart A, Jackson R, Beaglehole R. Cigarette smoking and risk of premature stroke in men and women. BMJ 1986; 293: 6–8.

Brott TG, Hobson RW 2nd, Howard G, Roubin GS, Clark WM, Brooks W, Mackey A, Hill MD, Leimgruber PP, Sheffet AJ, Howard VJ, Moore WS, Voeks JH, Hopkins LN, Cutlip DE, Cohen DJ, Popma JJ, Ferguson RD, Cohen SN, Blackshear JL, Silver FL, Mohr JP, Lal BK, Meschia JF, CREST Investigators. Stenting versus endarterectomy for treatment of carotid-artery stenosis. N Engl J Med 2010; 363: 11–23.

Brott TG, Howard G, Roubin GS, Meschia JF, Mackey A et al. Long-Term Results of Stenting versus Endarterectomy for Carotid-Artery Stenosis. N Engl J Med 2016; 374: 1021–1031.

Camm AJ, Lip GY, De Caterina R, Savelieva I, Atar D et al. 2012 focused update of the ESC Guidelines for the management of atrial fibrillation: an update of the 2010 ESC Guidelines for the management of atrial fibrillation. Developed with the special contribution of the European Heart Rhythm Association. Eur Heart J 2012; 33: 2719–2747.

Campbell CL, Smyth S, Montalescot G, Steinhubl SR Aspirin dose for the prevention of cardiovascular disease: a systematic review. JAMA 2007; 297: 2018–2024.

Cannegieter SC, Rosendaal FR, Wintzen AR, van der Meer FJ, Vandenbroucke JP, Briet E. Optimal oral anticoagulant therapy in patients with mechanical heart valves. N Engl J Med 1995; 333: 11–17.

Canonico M, Carcaillon L, Plu-Bureau G, Oger E, Singh-Manoux A, Tubert-Bitter P et al. Postmenopausal hormone therapy and risk of stroke: Impact of the route of estrogen administration and type of progestogen. Stroke 2016; 47(7): 1734–1741.

CAPRIE Steering Committee. A randomised, blinded, trial of clopidogrel versus aspirin in patients at risk of ischaemic events (CAPRIE). Lancet 1996; 348: 1329–1339.

Carotid Stenting Trialists' Collaboration, Bonati LH, Dobson J, Algra A, Branchereau A, Chatellier G, Fraedrich G, Mali WP, Zeumer H, Brown MM, Mas JL, Ringleb PA. Short-term outcome after stenting versus endarterectomy for symptomatic carotid stenosis: a preplanned meta-analysis of individual patient data. Lancet 2010; 376: 1062–1073.

Carroll JD, Saver JL, Thaler DE, Smalling RW, Berry S et al. Closure of patent foramen ovale versus medical therapy after cryptogenic stroke. N Engl J Med 2013; 368: 1092–1100.

Chan F, Ching J, Hung L et al. Clopidogrel versus aspirin and esomeprazole to prevent recurrent ulcer bleeding. N Engl J Med 2005; 352(3): 238–244.

Chaturvedi S, Turan TN, Lynn MJ, Kasner SE, Romano J, Cotsonis G, Frankel M, Chimowitz MI; WASID Study Group. Risk factor status and vascular events in patients with symptomatic intracranial stenosis. Neurology 2007; 69: 2063–2068.

Chimowitz MI, Lynn MJ, Derdeyn CP, Turan TN, Fiorella D, Lane BF et al. Stenting versus aggressive medical therapy for intracranial arterial stenosis. N Engl J Med 2011; 365(11): 993–1003.

Chimowitz MI, Lynn MJ, Howlett-Smith H et al. Comparison of warfarin and aspirin for symptomatic intracranial arterial stenosis. N Engl J Med 2005; 352(13): 1305–1316.

Cholesterol Treatment Trialists' (CTT) Collaboration. Efficacy and safety of more intensive lowering of LDL cholesterol: a meta-analysis of data from 170 000 participants in 26 randomised trials. Lancet 2010; 376: 1670–1681.

Cholesterol Treatment Trialists' (CTT) Collaborators, Kearney PM, Blackwell L, Collins R, Keech A, Simes J, Peto R, Armitage J, Baigent C. Efficacy of cholesterol-lowering therapy in 18 686 people with diabetes in 14 randomised trials of statins: a meta-analysis. Lancet 2008; 371: 117–125.

CLOTS Trials Collaboration. Effectiveness of intermittent pneumatic compression in reduction of risk of deep vein thrombosis in patients who have had a stroke (CLOTS 3): a multicentre randomised controlled trial. Lancet 2013; 382: 516–524.

CLOTS Trials Collaboration, Dennis M, Sandercock PA, Reid J, Graham C, Murray G, Venables G, Rudd A, Bowler G. Effectiveness of thigh-length graduated compression stockings to reduce the risk of deep vein thrombosis after stroke (CLOTS trial 1): a multicentre, randomised controlled trial. Lancet 2009; 373: 1958–1965.

Collins R, Peto R, MacMahon S, Hebert P, Fiebach NH, Eberlein KA, Godwin J, Qizilbash N, Taylor JO, Hennekens CH. Blood pressure, stroke, and coronary heart disease. Part 2, Short-term reductions in blood pressure: overview of randomised drug trials in their epidemiological context. Lancet 1990; 335: 827–838.

Compter A, van der Worp HB, Schonewille WJ, Vos JA, Boiten J et al. Stenting versus medical treatment in patients with symptomatic vertebral artery stenosis: a randomised open-label phase 2 trial. Lancet Neurol 2015; 14: 606–614.

Connolly SJ, Camm AJ, Halperin JL, Joyner C, Alings M et al. Dronedarone in high-risk permanent atrial fibrillation. N Engl J Med 2011; 365: 2268–2276.

Connolly SJ, Crijns HJ, Torp-Pedersen C, van Eickels M, Gaudin C, Page RL, Hohnloser SH; ATHENA Investigators. Analysis of stroke in ATHENA: a Plazebo-controlled, double-blind, parallel-arm trial to assess the efficacy of dronedarone 400 al BID for the prevention of cardiovascular hospitalization or death from any cause in patients with atrial fibrillation/atrial flutter. Circulation 2009; 120: 1174–1180.

Connolly SJ, Eikelboom J, Joyner C, Diener HC, Hart R, Golitsyn S et al. Apixaban in patients with atrial fibrillation. N Engl J Med 2011; 364(9): 806–817.

Connolly SJ, Ezekowitz MD, Yusuf S, Eikelboom J, Oldgren J et al. Dabigatran versus warfarin in patients with atrial fibrillation. N Engl J Med 2009; 361: 1139–1151.

Connolly SJ, Ezekowitz MD, Yusuf S, Eikelboom J, Oldgren J, Parekh A, Pogue J, Reilly PA, Themeles E, Varrone J, Wang S, Alings M, Xavier D, Zhu J, Diaz R, Lewis BS, Darius H, Diener HC, Joyner CD, Wallentin L; RE-LY Steering Committee and Investigators. Dabigatran versus warfarin in patients with atrial fibrillation. N Engl J Med 2009; 361: 1139–1151.

Cummings SR, Ettinger B, Delmas PD, Kenemans P, Stathopoulos V, Verweij P, Mol-Arts M, Kloosterboer L, Mosca L, Christiansen C, Bilezikian J, Kerzberg EM, Johnson S, Zanchetta J, Grobbee DE, Seifert W, Eastell R; LIFT Trial Investigators. The effects of tibolone in older postmenopausal women. N Engl J Med 2008; 359: 697–708.

Curioni C, Andre C, Veras R. Weight reduction for primary prevention of stroke in adults with overweight or obesity. Cochrane Database Syst Rev 2006; (4): CD006062.

Derdeyn CP, Chimowitz MI, Lynn MJ, Fiorella D, Turan TN et al. Aggressive medical treatment with or without stenting in high-risk patients with intracranial artery stenosis (SAMMPRIS): the final results of a randomised trial. Lancet 2013; DOI: 10.1016/S0140-6736(13)62038-3.

Diener H, Bogousslavsky J, Brass L, Cimminiello C, Csiba L, Kaste M, Leys D, Matias-Guiu J, Rupprecht H-J, on behalf of the MATCH Investigators. Acetylsalicylic acid on a background of clopidogrel in high-risk patients randomised after recent ischaemic stroke or transient ischaemic attack: The MATCH trial results. Lancet 2004; 364: 331–334.

Diener HC, Connolly SJ, Ezekowitz MD, Wallentin L, Reilly PA, Yang S, Xavier D, Di Pasquale G, Yusuf S, RE-LY study group. Dabigatran compared with warfarin in patients with atrial fibrillation and previous transient ischaemic attack or stroke: a subgroup analysis of the RE-LY trial. Lancet Neurol 2010; 9: 1157–1163.

Diener HC, Cunha L, Forbes C, Sivenius J, Smets P, Lowenthal A. European Stroke Prevention Study. 2. Dipyridamole and acetylsalicylic acid in the secondary prevention of stroke. J Neurol Sci 1996; 143: 1–1b3.

Diener HC, Darius H, Bertrand-Hardy JM et al. Cardiac safety in the European stroke prevention study 2 (ESPS2). Int J Clin Pract 2001; 55: 162–163.

Diener HC, Eikelboom J, Connolly SJ, Joyner CD, Hart RG et al. Apixaban versus aspirin in patients with atrial fibrillation and previous stroke or transient ischaemic attack: a predefined subgroup analysis from AVERROES, a randomised trial. Lancet Neurol 2012; 11: 225–231.

Diener HC, Eikelboom J, Connolly SJ, Joyner CD, Hart RG, Lip GY et al. Apixaban versus aspirin in patients with atrial fibrillation and previous stroke or transient ischaemic attack: a predefined subgroup analysis from AVERROES, a randomised trial. Lancet Neurol 2012; 11(3): 225–231.

Diener HC, Forbes C, Riekkinen P, Sivenius J, Smets P, Lowenthal A, and the ESPS group. European Stroke Prevention Study 2: Efficacy and safety data. J Neurol Sci 1997; 151: 1–77.

Dobson AJ, Alexander HM, Heller RF, Lloyd DM. How soon after smoking does risk of heart attack decline? J Clin Epidemiol 1991; 44: 1247–1253.

EAFT (European Atrial Fibrillation Trial) Study Group. Secondary prevention in non-rheumatic atrial fibrillation after transient ischaemic attack or minor stroke. Lancet 1993; 342: 1255–1262.

Easton JD, Lopes RD, Bahit MC, Wojdyla DM, Granger CB et al. Apixaban compared with warfarin in patients with atrial fibrillation and previous stroke or transient ischaemic attack: a subgroup analysis of the ARISTOTLE trial. Lancet Neurol 2012; 11: 503–511.

Eckstein HH, Ringleb P, Allenberg JR, Berger J, Fraedrich G, Hacke W, Hennerici M, Stingele R, Fiehler J, Zeumer H, Jansen O. Results of the Stent-Protected Angioplasty versus Carotid Endarterectomy (SPACE) study to treat symptomatic stenoses at 2 years: a multinational, prospective, randomised trial. Lancet Neurol 2008; 7: 893–902.

Eikelboom JW, Connolly SJ, Brueckmann M, Granger CB, Kappetein AP et al. Dabigatran versus warfarin in patients with mechanical heart valves. N Engl J Med 2013; 369: 1206–1214.

Eikelboom JW, Quinlan DJ, van Ryn JWeitz JI Idarucizumab: The Antidote for Reversal of Dabigatran. Circulation 2015; 132: 2412–2422.

ESPRIT Study Group, Halkes PH, van Gijn J, Kappelle LJ, Koudstaal PJ, Algra A. Medium intensity oral anticoagulants versus aspirin after cerebral ischaemia of arterial origin (ESPRIT): a randomised controlled trial. Lancet Neurol 2007; 6: 115–124.

Estruch R, Ros E, Martinez-Gonzalez MA. Mediterranean diet for primary prevention of cardiovascular disease. N Engl J Med 2013; 369: 676–677.

European Carotid Surgery Trialists' Collaborative Group. MRC European Carotid Surgery Trial: interim results for symptomatic patients with severe (70–99 %) or with mild (0–29 %) carotid stenosis. Lancet 1991; 337: 1235–1243.

Executive Committee for the Asymptomatic Carotid Atherosclerosis Study. Endarterectomy for asymptomatic carotid artery stenosis. JAMA 1995; 273: 1421–1428.

Fung TT, Stampfer MJ, Manson JE, Rexrode KM, Willett WC, Hu FB. Prospective study of major dietary patterns and stroke risk in women. Stroke 2004; 35: 2014–2019.

Furlan AJ, Reisman M, Massaro J, Mauri L, Adams H, Albers GW et al. Closure or medical therapy for cryptogenic stroke with patent foramen ovale. N Engl J Med 2012 Mar 15; 366(11): 991–999.

Furlan AJ, Reisman M, Massaro J, Mauri L, Adams H et al. Closure or medical therapy for cryptogenic stroke with patent foramen ovale. N Engl J Med 2012; 366: 991–999.

Gaede P, Vedel P, Larsen N, Jensen GV, Parving HH, Pedersen O. Multifactorial intervention and cardiovascular disease in patients with type 2 diabetes. N Engl J Med 2003; 348: 383–393.

Ge F, Lin H, Liu Y, Li M, Guo R, Ruan Z et al. Dual antiplatelet therapy after stroke or transient ischaemic attack – how long to treat? The duration of aspirin plus clopidogrel in stroke or transient ischaemic attack: a systematic review and meta-analysis. Eur J Neurol 2016; 23(6): 1051–1057.

Giles MF, Rothwell PM. Risk of stroke early after transient ischaemic attack: a systematic review and meta-analysis. Lancet Neurol 2007; 6: 1063–1072.

Giugliano RP, Ruff CT, Braunwald E, Murphy SA, Wiviott SD et al. Edoxaban versus warfarin in patients with atrial fibrillation. N Engl J Med 2013; 369: 2093–2104.

Goldstein LB, Bushnell CD, Adams RJ, Appel LJ, Braun LT, Chaturvedi S, Creager MA, Culebras A, Eckel RH, Hart RG, Hinchey JA, Howard VJ, Jauch EC, Levine SR, Meschia JF, Moore WS, Nixon JV, Pearson TA; Guidelines for the Primary Prevention of Stroke. A Guideline for Healthcare Professionals From the American Heart Association/American Stroke Association. Stroke 2011; 42.

Granger CB, Alexander JH, McMurray JJ, Lopes RD, Hylek EM et al. Apixaban versus warfarin in patients with atrial fibrillation. N Engl J Med 2011; 365: 981–992.

Granger CB, Alexander JH, McMurray JJ, Lopes RD, Hylek EM, Hanna M et al. Apixaban versus warfarin in patients with atrial fibrillation. N Engl J Med 2011; 365(11): 981–992.

Hacke W, Ringleb P, Jansen O, Eckstein HH. Asymptomatische Karotisstenosen: Eine verpasste Chance. Dtsch Arztebl 2015; 112: A-272.

Halliday A, Harrison M, Hayter E, Kong X, Mansfield A, Marro J, Pan H, Peto R, Potter J, Rahimi K, Rau A, Robertson S, Streifler J, Thomas D; Asymptomatic Carotid Surgery Trial (ACST) Collaborative Group. 10-year stroke prevention after successful carotid endarterectomy for asymptomatic stenosis (ACST-1): a multicentre randomised trial. Lancet 2010; 376: 1074–1084.

Halliday A, Mansfield A, Marro J, Peto C, Peto R, Potter J, Thomas D, MRC Asymptomatic Carotid Surgery Trial (ACST) Collaborative Group. Prevention of disabling and fatal strokes by successful carotid endarterectomy in patients without recent neurological symptoms: randomised controlled trial. Lancet 2004; 363: 1491–1502.

Handke M, Harloff A, Olschewski M, Hetzel A, Geibel A. Patent foramen ovale and cryptogenic stroke in older patients. N Engl J Med 2007; 357: 2262–2268.

Hankey GJ, Patel MR, Stevens SR, Becker RC, Breithardt G, Carolei A et al. Rivaroxaban compared with warfarin in patients with atrial fibrillation and previous stroke or transient ischaemic attack: a subgroup analysis of ROCKET AF. Lancet Neurol 2012; 11: 315–322.

Hankey GJ. Stroke. Lancet 2017; 389: 641–654.

Hardman SMC, Cowie MR. Anticoagulation in heart disease. BMJ 1999; 318: 238–244.

Hart RG, Pearce LA, Aguilar MI. Meta-analysis: antithrombotic therapy to prevent stroke in patients who have nonvalvular atrial fibrillation. Ann Intern Med 2007; 146: 857–867.

He FJ, Nowson CAMacGregor GA Fruit and vegetable consumption and stroke: meta-analysis of cohort studies. Lancet 2006; 367: 320–326.

Heart Outcomes Prevention Evaluation Study Investigators. Effects of ramipril on cardiovascular and microvascular outcomes in people with diabetes mellitus: results of the HOPE study and MICRO-HOPE substudy. Lancet 2000; 355: 253–259.

Hillbom M, Numminen H, Juvela S. Recent heavy drinking of alcohol and embolic stroke. Stroke 1999; 30: 2307–2312.

Homma S, Sacco RL, Di Tullio MR et al. Effect of medical treatment in stroke patients with patent foramen ovale: patent foramen ovale in Cryptogenic Stroke Study. Circulation 2002; 105(22): 2625–2631.

Howard G, Roubin GS, Jansen O, Hendrikse J, Halliday A et al. Association between age and risk of stroke or death from carotid endarterectomy and carotid stenting: a meta-analysis of pooled patient data from four randomised trials. Lancet 2016; 387: 1305–1311.

Huo Y, Li J, Qin X, Huang Y, Wang X et al. Efficacy of Folic Acid Therapy in Primary Prevention of Stroke Among Adults With Hypertension in China: The CSPPT Randomized Clinical Trial. JAMA 2015; 313: 1325–1335.

International Carotid Stenting Study investigators, Ederle J, Dobson J, Featherstone RL, Bonati LH, van der Worp HB, de Borst GJ, Lo TH, Gaines P, Dorman PJ, Macdonald S, Lyrer PA, Hendriks JM, McCollum C, Nederkoorn PJ, Brown MM. Carotid artery stenting compared with endarterectomy in patients with symptomatic carotid stenosis (International Carotid Stenting Study): an interim analysis of a randomised controlled trial. Lancet 2010; 375: 985–997.

Jun M, Foote C, Lv J, Neal B, Patel A, Nicholls SJ, Grobbee DE, Cass A, Chalmers J, Perkovic V. Effects of fibrates on cardiovascular outcomes: a systematic review and meta-analysis. Lancet 2010; 375: 1875–1884.

Katsanos AH, Spence JD, Bogiatzi C, Parissis J, Giannopoulos S et al. Recurrent stroke and patent foramen ovale: a systematic review and meta-analysis. Stroke 2014; 45: 3352–3359.

Kernan WN, Viscoli CM, Furie KL, Young LH, Inzucchi SE et al. Pioglitazone after Ischemic Stroke or Transient Ischemic Attack. N Engl J Med 2016; 374: 1321–1331.

Kiely DK, Wolf PA, Cupples LA, Beiser AS, Kannel WB. Physical activity and stroke risk: the Framingham Study. Am J Epidemiol 1994; 140(7): 608–620.

Kraywinkel K, Jauss M, Diener H, Weimar C. Offenes Foramen ovale, Vorhofseptumaneurysma und Hirninfarkt – Übersicht über die bisherige Evidenzlage. Nervenarzt 2005; 76: 935–942.

Kurth T, Gaziano JM, Berger K, Kase CS, Rexrode KM, Cook NR, Buring JE, Manson JE. Body mass index and the risk of stroke in men. Arch Intern Med 2002; 162: 2557–2562.

Law MR, Morris JK, Wald NJ. Use of blood pressure lowering drugs in the prevention of cardiovascular disease: meta-analysis of 147 randomised trials in the context of expectations from prospective epidemiological studies. BMJ 2009; 338: b1665.

Lee C, Folsom A, Blair S. Physical activity and stroke risk: A meta-analysis. Stroke 2003; 34: 2475–2481.

Lewington S, Clarke R, Qizilbash N, Peto R, Collins R et al. Age-specific relevance of usual blood pressure to vascular mortality: a meta-analysis of individual data for one million adults in 61 prospective studies. Lancet 2002; 360: 1903–1913.

Libby P, Ridker PM. Inflammation and atherothrombosis: from population biology and bench research to clinical practice. J Am Coll Cardiol 2006; 48: A33–A46.

Lindholm LH, Carlberg B, Samuelsson O. Should beta blockers remain first choice in the treatment of primary hypertension? A meta-analysis. Lancet 2005; 366(9496): 1545–1553.

Lip GY, Nieuwlaat R, Pisters R, Lane DACrijns HJ Refining clinical risk stratification for predicting stroke and thromboembolism in atrial fibrillation using a novel risk factor-based approach: the euro heart survey on atrial fibrillation. Chest 2010; 137: 263–272.

Liu L, Wang Z, Gong L, Zhang Y, Thijs L et al. Blood pressure reduction for the secondary prevention of stroke: a Chinese trial and a systematic review of the literature. Hypertens Res 2009; 32: 1032–1040.

Lu G, DeGuzman FR, Hollenbach SJ, Karbarz MJ, Abe K et al. A specific antidote for reversal of anticoagulation by direct and indirect inhibitors of coagulation factor Xa. Nat Med 2013; 19: 446–451.

MacMahon S, Peto R, Cutler J, Collins R, Sorlie P, Neaton J, Abbott R, Godwin J, Dyer A, Stamler J. Blood pressure, stroke, and coronary heart disease. Part 1, Prolonged differences in blood pressure: prospective observational studies corrected for the regression dilution bias. Lancet 1990; 335: 765–774.

Mangiafico S, Cellerini M, Nencini P, Gensini G, Inzitari D. Intravenous tirofiban with intra-arterial urokinase and mechanical thrombolysis in stroke: preliminary experience in 11 cases. Stroke 2005; 36: 2154–2158.

Mant J, Hobbs FD, Fletcher K, Roalfe A, Fitzmaurice D, Lip GY, Murray E, BAFTA Investigators. Warfarin versus aspirin for stroke prevention in an elderly community population with atrial fibrillation (the Birmingham Atrial Fibrillation Treatment of the Aged Study, BAFTA): a randomised controlled trial. Lancet 2007; 370: 493–503.

Markus H, Hayter E, Levi C, Feldman A, Venables G et al. Antiplatelet treatment compared with anticoagulation treatment for cervical artery dissection (CADISS): a randomised trial. Lancet Neurol 2015; 14: 361–367.

Markus HS, Droste DW, Kaps M, Larrue V, Lees KR, Siebler M, Ringelstein EB. Dual antiplatelet therapy with clopidogrel and aspirin in symptomatic carotid stenosis evaluated using doppler embolic signal detection: the Clopidogrel and Aspirin for Reduction of Emboli in Symptomatic Carotid Stenosis (CARESS) trial. Circulation 2005; 111(17): 2233–2240.

Mas JL, Arquizan C, Lamy C, Zuber M, Cabanes L, Derumeaux G, Coste J, Patent Foramen Ovale and Atrial Septal Aneurysm Study Group. Recurrent cerebrovascular events associated with patent foramen ovale, atrial septal aneurysm, or both. N Engl J Med 2001; 345: 1740–1746.

Mas JL, Chatellier G, Beyssen B, Branchereau A, Moulin T, Becquemin JP, Larrue V, Lievre M, Leys D, Bonneville JF, Watelet J, Pruvo JP, Albucher JF, Viguier A, Piquet P, Garnier P, Viader F, Touze E, Giroud M, Hosseini H, Pillet JC, Favrole P, Neau JP, Ducrocq X. Endarterectomy versus stenting in patients with symptomatic severe carotid stenosis. N Engl J Med 2006; 355(16): 1660–1671.

McNeill A, Brose LS, Calder RHitchman SC E-cigarettes: an evidence update. Public Health England 2015;.

Meier B, Kalesan B, Mattle HP, Khattab AA, Hildick-Smith D et al. Percutaneous closure of patent foramen ovale in cryptogenic embolism. N Engl J Med 2013; 368: 1083–1091.

Milionis H, Barkas F, Ntaios G, Papavasileiou V, Vemmos K, Michel P et al. Proprotein convertase subtilisin kexin 9 (PCSK9) inhibitors to treat hypercholesterolemia: Effect on stroke risk. Eur J Intern Med 2016; 34: 54–57.

Mohr JP, Thompson JLP, Lazar RM, Levin B, Sacco RL, Furie KL, Kistler JP, Albers GW, Pettigrew LC, Adams HP, Jr., for the Warfarin-Aspirin Recurrent Stroke Study Group. A comparison of warfarin and aspirin for the prevention of recurrent ischemic stroke. N Engl J Med 2001; 345: 1444–1451.

Mosca L, Grady D, Barrett-Connor E, Collins P, Wenger N, Abramson BL, Paganini-Hill A, Geiger MJ, Dowsett SA, Amewou-Atisso M, Kornitzer M. Effect of raloxifene on stroke and venous thromboembolism according to subgroups in postmenopausal women at increased risk of coronary heart disease. Stroke 2009; 40: 147–155.

MRC/BHF Heart Protection Study Collaborative Group. Heart Protection Study of cholesterol lowering with simvastatin in 20 536 high-risk individuals: a randomised Plazebo-controlled trial. Lancet 2002; 360: 7–22.

North American Symptomatic Carotid Endarterectomy Trial Collaborators. Beneficial effect of carotid endarterectomy in symptomatic patients with high-grade carotid stenosis. N Engl J Med 1991; 325: 445–453.

Ntaios G, Papavasileiou V, Diener HC, Makaritsis KMichel P Nonvitamin-K-antagonist oral anticoagulants in patients with atrial fibrillation and previous stroke or transient ischemic attack: a systematic review and meta-analysis of randomized controlled trials. Stroke 2012; 43: 3298–3304.

O'Donnell MJ, Chin SL, Rangarajan S, Xavier D, Liu L et al. Global and regional effects of potentially modifiable risk factors associated with acute stroke in 32 countries (INTERSTROKE): a case-control study. Lancet 2016; 388: 761–775.

Paciaroni M, Agnelli G, Micheli S, Caso V. Efficacy and safety of anticoagulant treatment in acute cardioembolic stroke: a meta-analysis of randomized controlled trials. Stroke 2007; 38: 423–430.

Palacio S, Hart RG, Pearce LA, Anderson DC, Sharma M et al. Effect of addition of clopidogrel to aspirin on stroke incidence: Meta-analysis of randomized trials. Int J Stroke 2015; 10: 686–691.

Patel MR, Mahaffey KW, Garg J, Pan G, Singer DE, Hacke W et al. Rivaroxaban versus warfarin in nonvalvular atrial fibrillation. N Engl J Med 2011; 365(10): 883–891.

Patrono C, Coller B, FitzGerald GA, Hirsh J, Roth G. Platelet-active drugs: the relationships among dose, effectiveness, and side effects: the Seventh ACCP Conference on Antithrombotic and Thrombolytic Therapy. Chest 2004; 126: 234–264.

Powers WJ, Clarke WR, Grubb RL, Jr., Videen TO, Adams HP, Jr., Derdeyn CP. Extracranial-intracranial bypass surgery for stroke prevention in hemodynamic cerebral ischemia: the Carotid Occlusion Surgery Study randomized trial. Jama 2011; 306(18): 1983–1992.

Progress Collaborative Group Randomised trial of a perindopril-based blood-pressure-lowering regimen among 6 105 individuals with previous stroke or transient ischaemic attack. Lancet 2001; 358: 1033–1041.

Prospective Studies Collaboration, Whitlock G, Lewington S, Sherliker P, Clarke R, Emberson J, Halsey J, Qizilbash N, Collins R, Peto R. Body-mass index and cause-specific mortality in 900 000 adults: collaborative analyses of 57 prospective studies. Lancet 2009; 373: 1083–1096.

Ray KK, Seshasai SR, Wijesuriya S, Sivakumaran R, Nethercott S, Preiss D, Erqou S, Sattar N. Effect of intensive control of glucose on cardiovascular outcomes and death in patients with diabetes mellitus: a meta-analysis of randomised controlled trials. Lancet 2009; 373: 1765–1772.

Ridker PM, Danielson E, Fonseca FA, Genest J, Gotto AM Jr, Kastelein JJ, Koenig W, Libby P, Lorenzatti AJ, MacFadyen JG, Nordestgaard BG, Shepherd J, Willerson JT, Glynn RJ, JUPITER Study Group. Rosuvastatin to prevent vascular events in men and women with elevated C-reactive protein. N Engl J Med 2008; 359: 2195–2207.

Ringleb P, Kunze A, Allenberg J, Hennerici M, Jansen O, Maurer P, Zeumer H, Hacke W, Steering Committee of the SPACE Study. The stent-supported percutaneous angioplasty of the carotid artery vs. endarterectomy trial (SPACE). Cerebrovasc Dis 2004; 18: 66–68.

Rosenfield K, Matsumura JS, Chaturvedi S, Riles T, Ansel GM et al. Randomized Trial of Stent versus Surgery for Asymptomatic Carotid Stenosis. N Engl J Med 2016; 374: 1011–1020.

Rothwell P, Eliasziw M, Gutnikov S, Warlow C, Barnett H, Carotid Endarterectomy Trialists Collaboration. Endarterectomy for symptomatic carotid stenosis in relation to clinical subgroups and timing of surgery. Lancet 2004; 363: 915–924.

Rothwell PM, Algra A, Chen Z, Diener HC, Norrving B et al. Effects of aspirin on risk and severity of early recurrent stroke after transient ischaemic attack and ischaemic stroke: time-course analysis of randomised trials. Lancet 2016; 388: 365–375.

Rothwell PM, Giles MF, Chandratheva A, Marquardt L, Geraghty O, Redgrave JN, Lovelock CE, Binney LE, Bull LM, Cuthbertson FC, Welch SJ, Bosch S, Alexander FC, Silver LE, Gutnikov SA, Mehta Z; Early use of Existing Preventive Strategies for Stroke (EXPRESS) study. Effect of urgent treatment of transient ischaemic attack and minor stroke on early recurrent stroke (EXPRESS study): a prospective population-based sequential comparison. Lancet 2007; 370: 1432–1442.

Rothwell PM, Howard SC, Dolan E, O'Brien E, Dobson JE, Dahlöf B, Sever PS, Poulter NR. Prognostic significance of visit-to-visit variability, maximum systolic blood pressure, and episodic hypertension. Lancet 2010; 375: 895–905.

Rothwell PM, Howard SC, Dolan E, O'Brien E, Dobson JE, Dahlöf B, Poulter NR, Sever PS; ASCOT-BPLA and MRC Trial Investigators. Effects of beta blockers and calcium-channel blockers on within-individual variability in blood pressure and risk of stroke. Lancet Neurol 2010; 9: 469–480.

Ruff CT, Giugliano RP, Braunwald E, Murphy SA, Brown K, Jarolim P, Mercuri M, Antman EM, Morrow DA. Cardiovascular biomarker score and clinical outcomes in patients with atrial fibrillation: A subanalysis of the ENGAGE AF-TIMI 48 randomized clinical trial. JAMA Cardiol 2016; 1(9): 999–1006.

Sacco RL, Diener HC, Yusuf S, Cotton D, Ounpuu S, Lawton WA, Palesch Y, Martin RH, Albers GW, Bath P, Bornstein N, Chan BP, Chen ST, Cunha L, Dahlöf B, De Keyser J, Donnan GA, Estol C, Gorelick P, Gu V, Hermansson K, Hilbrich L, Kaste M, Lu C, Machnig T, Pais P, Roberts R, Skvortsova V, Teal P, Toni D, Vandermaelen C, Voigt T, Weber M, Yoon BW, PRoFESS Study Group. Aspirin and extended-release dipyridamole versus clopidogrel for recurrent stroke. N Engl J Med 2008; 359: 1238–1251.

Sacks FM, Svetkey LP, Vollmer WM, Appel LJ, Bray GA, Harsha D, Obarzanek E, Conlin PR, Miller ER, III, Simons-Morton DG, Karanja N, Lin PH. Effects on blood pressure of reduced dietary sodium and the Dietary Approaches to Stop Hypertension (DASH) diet. DASH-Sodium Collaborative Research Group. N Engl J Med 2001; 344: 3–10.

Salem DN, Levine HJ, Pauker SG, Eckman MH, Daudelin DH. Antithrombotic therapy in valvular heart disease. Chest 1998; 114(Suppl. 5): 590–601.

Sandercock PA, Counsell C, Kamal AK. Anticoagulants for acute ischaemic stroke. Cochrane Database Syst Rev 2008; (4): CD000024.

Sandercock PA, Counsell C, Tseng MC. Low-molecular-weight heparins or heparinoids versus standard unfractionated heparin for acute ischaemic stroke. Cochrane Database Syst Rev 2008; (3): CD000119.

Schürks M, Glynn RJ, Rist PM, Tzourio C, Kurth T. Effects of vitamin E on stroke subtypes: meta-analysis of randomised controlled trials. BMJ 2010; 341: c5702.

Schürks M, Rist PM, Bigal ME, Buring JE, Lipton RB, Kurth T. Migraine and cardiovascular disease: systematic review and meta-analysis. BMJ 2009; 339: b3914.

Seidu S, Achana FA, Gray LJ, Davies MJKhunti K Effects of glucose-lowering and multifactorial interventions on cardiovascular and mortality outcomes: a meta-analysis of randomized control trials. Diabet Med 2016; 33: 280–289.

Shahar E, Chambless LE, Rosamond WD, Boland LL, Ballantyne CM, McGovern PG, Sharrett AR, Atherosclerosis Risk in Communities Study. Plasma lipid profile and incident ischemic stroke: the Atherosclerosis Risk in Communities (ARIC) study. Stroke 2003; 34: 623–631.

Sipahi I, Swaminathan A, Natesan V, Debanne SM, Simon DI et al. Effect of antihypertensive therapy on incident stroke in cohorts with prehypertensive blood pressure levels: a meta-analysis of randomized controlled trials. Stroke 2012; 43: 432–440.

Sjostrom L. Review of the key results from the Swedish Obese Subjects (SOS) trial – a prospective controlled intervention study of bariatric surgery. J Intern Med 2013; 273: 219–234.

Smeeth L, Thomas S, Hall A, Hubbard R, Farrington P, Vallance P. Risk of myocardial infarction and stroke after acute infection or vaccination. N Engl J Med 2004; 351: 2611–2618.

SPACE Collaborative Group, Ringleb PA, Allenberg J, Brückmann H, Eckstein HH, Fraedrich G, Hartmann M, Hennerici M, Jansen O, Klein G, Kunze A, Marx P, Niederkorn K, Schmiedt W, Solymosi L, Stingele R, Zeumer H, Hacke W. 30 day results from the SPACE trial of stent-protected angioplasty versus carotid endarterectomy in symptomatic patients: a randomised non-inferiority trial. Lancet 2006; 368: 1239–1247.

Spence JD. Homocysteine lowering for stroke prevention: Unravelling the complexity of the evidence. Int J Stroke 2016; 11: 744–747.

Spencer FA, Lopes LC, Kennedy SAGuyatt G Systematic review of percutaneous closure versus medical therapy in patients with cryptogenic stroke and patent foramen ovale. BMJ Open 2014; 4: e004282.

Staessen JA, Gasowski J, Wang JG, Thijs L, Hond ED, Boissel JP, Coope J, Ekbom T, Gueyffier F, Liu L, Kerlikowske K, Pocock S, Fagard RH. Risks of untreated and treated isolated systolic hypertension in the elderly: meta-analysis of outcome trials. Lancet 2000; 355: 865–872.

Staessen JA, Wang JG, Thijs L. Cardiovascular protection and blood pressure reduction: a meta-analysis. The Lancet 2001; 358: 1305–1315.

Stratton IM, Adler AI, Neil HA, Matthews DR, Manley SE, Cull CA, Hadden D, Turner RC, Holman RR. Association of glycaemia with macrovascular and microvascular complications of type 2 diabetes (UKPDS 35): prospective observational study. BMJ 2000; 321: 405–412.

Strazzullo P, D'Elia L, Kandala NB, Cappuccio FP. Salt intake, stroke, and cardiovascular disease: meta-analysis of prospective studies. BMJ 2009; 339: b4567.

Strazzullo P, D'Elia L, Cairella G, Garbagnati F, Cappuccio FP et al. Excess body weight and incidence of stroke: meta-analysis of prospective studies with 2 million participants. Stroke 2010; 41: e418–426.

Tan S, Xiao X, Ma H, Zhang Z, Chen J, Ding L et al. Clopidogrel and Aspirin versus Aspirin Alone for Stroke Prevention: A Meta-Analysis. PLoS One 2015; 10(8): e0135372.

Taylor DW, Barnett HJ, Haynes RB, Ferguson GG, Sackett DL, Thorpe KE, Simard D, Silver FL, Hachinski V, Clagett GP, Barnes R, Spence JD. Low-dose and high-dose acetylsalicylic acid for patients undergoing carotid endarterectomy: a randomised controlled trial. ASA and Carotid Endarterectomy (ACE) Trial Collaborators. Lancet 1999; 353: 2179–2184.

The ALLHAT Officers and Coordinators for the ALLHAT Collaborative Research Group Major outcomes in high-risk hypertensive patients randomized to angiotensin-converting enzyme inhibitor or calcium channel blocker vs diuretic. The antihypertensive and lipid-lowering treatment to prevent heart attack trial (ALLHAT). JAMA 2002a; 288: 2981–2997.

The ALLHAT Officers and Coordinators for the ALLHAT Collaborative Research Group. Major outcomes in moderately hypercholesterolemic, hypertensive patients randomized to pravastatin vs usual care: The Antihypertensive and Lipid-Lowering Treatment to Prevent Heart Attack Trial (ALLHAT-LLT). JAMA 2002b; 288: 2998–3007.

The ESPRIT Study Group. Aspirin plus dipyridamole versus aspirin alone after cerebral ischaemia of arterial origin (ESPRIT): randomised controlled trial. Lancet 2006; 367: 1665–1673.

The Space Collaborative Group. 30 day results from the SPACE trial of stent-protected angioplasty versus carotid endarterectomy in symptomatic patients: a randomised non-inferiority trial. Lancet 2006; 368(9543): 1239–1247.

The Stroke Prevention by Aggressive Reduction in Cholesterol Levels (SPARCL) Investigators. High-dose atorvastatin after stroke or transient ischemic attack. N Engl J Med 2006; 355: 549–559.

The Stroke Prevention in Reversible Ischemia Trial (SPIRIT) Study Group. A randomized trial of anticoagulants versus aspirin after cerebral ischemia of presumed arterial origin. Ann Neurol 1997; 42: 857–865.

Toole JF, Malinow MR, Chambless LE, Spence JD, Pettigrew LC, Howard VJ, Sides EG, Wang CH, Stampfer M. Lowering homocysteine in patients with ischemic stroke to prevent recurrent stroke, myocardial infarction, and death: the Vitamin Intervention for Stroke Prevention (VISP) randomized controlled trial. JAMA 2004; 291: 565–575.

Topol EJ, Bousser MG, Fox KA, Creager MA, Despres JP, Easton JD, Hamm CW, Montalescot G, Steg PG, Pearson TA, Cohen E, Gaudin C, Job B, Murphy JH, Bhatt DL, CRESCENDO Investigators. Rimonabant for prevention of cardiovascular events (CRESCENDO): a randomised, multicentre, Plazebo-controlled trial. Lancet 2010; 376: 517–523.

Topol EJ, Easton D, Harrington RA, Amarenco P, Califf RM, Graffagnino C, Davis S, Diener HC, Ferguson J, Fitzgerald D, Granett J, Shuaib A, Koudstaal PJ, Theroux P, Van de Werf F, Sigmon K, Pieper K, Vallee M, Willerson JT, Blockade of the Glycoprotein IIb/IIIa Receptor to Avoid Vascular Occlusion Trial Investigators. Randomized, double-blind, Plazebo-controlled, international trial of the oral IIb/IIIa antagonist lotrafiban in coronary and cerebrovascular disease. Circulation 2003; 108: 399–406.

Udell JA, Opotowsky AR, Khairy P, Silversides CK, Gladstone DJ et al. Patent foramen ovale closure vs medical therapy for stroke prevention: meta-analysis of randomized trials and review of heterogeneity in meta-analyses. Can J Cardiol 2014; 30: 1216–1224.

UK Prospective Diabetes Study Group. Tight blood pressure control and risk of macrovascular and microvascular complications in type 2 diabetes: UKPDS 38. BMJ 1998; 317: 703–713.

Viscoli CM, Brass LM, Kernan WN, Sarrel PM, Suissa S, Horwitz RI. A clinical trial of estrogen-replacement therapy after ischemic stroke. N Engl J Med 2001; 345: 1243–1249.

VITATOPS Trial Study Group. B vitamins in patients with recent transient ischaemic attack or stroke in the VITAmins TO Prevent Stroke (VITATOPS) trial: a randomised, double-blind, parallel, Plazebo-controlled trial. Lancet Neurol 2010; 9: 855–865.

Wang Y, Pan Y, Zhao X, Li H, Wang D et al. Clopidogrel with Aspirin in Acute Minor Stroke or Transient Ischemic Attack (CHANCE): 1-Year Outcomes. Circulation 2015; 132: 40–46.

Wannamethee SG, Shaper AG, Ebrahim S. HDL-Cholesterol, total cholesterol, and the risk of stroke in middle-aged British men. Stroke 2000; 31: 1882–1888.

Wassertheil-Smoller S, Hendrix S, Limacher M, Heiss G, Kooperberg C, Baird A, Kotchen T, Curb J, Black H, Rossouw J, Aragaki A, Safford M, Stein E, Laowattana S, Mysiw W, for the WHI Investigators. Effect of estrogen plus progestin on stroke in postmenopausal women: the Women's Health Initiative: a randomized trial. JAMA 2003; 289: 2673–2684.

Webb AJ, Fischer U, Mehta Z, Rothwell PM. Effects of antihypertensive-drug class on interindividual variation in blood pressure and risk of stroke: a systematic review and meta-analysis. Lancet 2010; 375: 906–915.

Webb AJ, Fischer U, Mehta ZRothwell PM Effects of antihypertensive-drug class on interindividual variation in blood pressure and risk of stroke: a systematic review and meta-analysis. Lancet 2010; 375: 906–915.

Weber R, Kraywinkel K, Diener HC, Weimar C, German Stroke Study Collaboration. Symptomatic intracranial atherosclerotic stenoses: prevalence and prognosis in patients with acute cerebral ischemia. Cerebrovasc Dis 2010; 30: 188–193.

Wolf PA. Hypertension. In: Norris JW, Hachinski V, editors: Stroke Prevention. Oxford, New York: Oxford University Press; 2001. 93–106.

Wolfrum M, Froehlich GM, Knapp G, Casaubon LK, DiNicolantonio JJ et al. Stroke prevention by percutaneous closure of patent foramen ovale: a systematic review and meta-analysis. Heart 2014; 100: 389–395.

Wright JMMusini VM First-line drugs for hypertension. Cochrane Database Syst Rev 2009; CD001841.

Wyse DG, Waldo AL, DiMarco JP, Domanski MJ, Rosenberg Y, Schron EB, Kellen JC, Greene HL, Mickel MC, Dalquist JE, Corley SD; Atrial Fibrillation Follow-up Investigation of Rhythm Management (AFFIRM) Investigators. A comparison of rate control and rhythm control in patients with atrial fibrillation. N Engl J Med 2002; 347: 1825–1833.

Yusuf S, Zhao F, Mehta SR et al. Effects of clopidogrel in addition to aspirin in patients with acute coronary syndromes without ST-segment elevation. N Engl J Med 2001; 345: 494–502.

Zaidat OO, Fitzsimmons BF, Woodward BK, Wang Z, Killer-Oberpfalzer M et al. Effect of a balloon-expandable intracranial stent vs medical therapy on risk of stroke in patients with symptomatic intracranial stenosis: the VISSIT randomized clinical trial. JAMA 2015; 313: 1240–1248.

# E 3 Vaskulitiden des ZNS

*von M. Dichgans, C. Gerloff und T. Magnus**

**Abkürzungen**

| | |
|---|---|
| ANCA | Autoantikörper gegen zytoplasmatische Antigene neutrophiler Granulozyten |
| CSS | Churg-Strauss-Syndrom |
| MPA | mikroskopische Polyangiitis |
| PACNS | primäre ZNS-Angiitis |
| PAN | Polyarteriitis nodosa |
| RZA | Riesenzellarteriitis |
| WG | Wegenersche Granulomatose |

## E 3.1 Klinik und Verlauf

### E 3.1.1 Allgemeine klinische Gesichtspunkte

Vaskulitiden sind eine heterogene Gruppe entzündlicher Gefäßerkrankungen, die mit einer Beteiligung des ZNS und der Meningen einhergehen können (Übersicht: Moore und Richardson 1998; Chin und Latov 2005; **Kasten E 3.1** und **Kasten E 3.2**). Zerebrale Manifestationen sind selten. Das Spektrum zerebraler Vaskulitiden umfasst selbstlimitierende, als *benigne* bezeichnete Varianten neben gravierenden, schubförmig oder chronisch progredienten Verlaufsformen mit hoher Mortalität. Das klinische Bild unterscheidet sich von anderen mit ZNS-Läsionen einhergehenden Gefäßerkrankungen (z. B. Atherosklerose, zerebrale Mikroangiopathie) vor allem durch Kopfschmerzen in Kombination mit enzephalopathischen und fokal-neurologischen Symptomen und einem häufig früheren Manifestationsalter. Kopfschmerzen werden lokalisiert, holokraniell oder als meningeales Reizsymptom beschrieben. Als Ausdruck einer Enzephalopathie entwickeln sich häufig Störungen von Gedächtnis, Konzentration und Verhalten. Bei kompliziertem Verlauf kann eine progrediente Vigilanzstörung bis hin zum Koma auftreten. Fokal-neurologische Symptome äußern sich z. B. als Folgen eines vaskulitischen ischämischen Hirninfarktes oder einer TIA, als epileptische Anfälle oder aber auch als Hirnnervenfunktionsstörungen. Selten liegt eine spinale Manifestation mit Zeichen einer progredienten Myelopathie oder Radikulopathie vor. Die Verdachtsdiagnose einer zerebralen Vaskulitis gründet sich neben dem genannten klinischen Symptomenkomplex ganz entscheidend auf neuroradiologische Befunde (s. u.).
Eine zerebrale Vaskulitis kann als isolierte, rein auf das ZNS beschränkte Angiitis (engl. primary Angiitis of the CNS, PACNS) auftreten oder als Mitbeteiligung zerebraler Gefäße bei systemischer Vaskulitis. Letztere wird häufig von allgemeinen Krankheitszeichen und einer Beteiligung innerer Organe begleitet (z. B. Niere, Lunge). Zu Beginn stehen nicht selten myalgiforme oder mono- oder oligoarthritische Beschwerden im Vordergrund. In der Regel geht eine Beteiligung des peripheren Nervensystems der zerebralen Manifestation vo-

**Kasten E 3.1:** Klassifikation nicht-infektiöser Vaskulitiden (nach Jennette und Falk 1997)

**Vaskulitis großer Gefäße****
- Riesenzellarteriitis[a]
- Takayasu-Arteriitis[a]

**Vaskulitis mittelgroßer Gefäße**
- Polyarteriitis nodosa (»klassische« PAN)[b]
- M. Kawasaki (nur bei Kindern)
- Primäre, granulomatöse Vaskulitis des ZNS (nicht in der CHC-Klassifikation)

**Vaskulitis kleiner Gefäße**
ANCA[c]-assoziierte Vaskulitiden kleiner Gefäße
- Granulomatöse Polyangitis (GPA)
- Mikroskopische Polyangiitis (MPA)
- Eosinophile Granulomatose mit Polyangiitis (EGPA)
- medikamenteninduzierte ANCA-pos. Vaskulitis

Immunkomplex-assoz. Vaskulitiden kleiner Gefäße[b]
- Schönlein-Henoch-Purpura (SHP)
- kryoglobulinämische Vaskulitis (KV, EKV)
- Kutane leukozytoklastische Vaskulitis (KLV)
- Vaskulitis bei SLE
- Vaskulitis bei rheumatoider Arthritis
- Vaskulitis bei Sjögren-Syndrom
- Morbus Behçet
- Goodpasture-Syndrom
- Vaskulitis bei Serumkrankheit
- medikamenteninduzierte Immunkomplexvaskulitis
- Infektionsassoziierte Immunkomplexvaskulitis

Paraneoplastische Vaskulitiden kleiner Gefäße
- Vaskulitis bei entzündlichen Darmerkrankungen (M. Crohn, Colitis ulcerosa)

** Als große Gefäße sind definiert die Aorta und ihre großen Äste, die zu den Hauptkörperregionen (Extremitäten und Kopf) führen. Als mittelgroße Arterien gelten die hauptviszeralen Arterien, z. B. der Niere, der Leber, des Herzens oder des Mesenterialbereichs. Kleine Gefäße lassen eine Verbindung zu Arteriolen erkennen. Die betroffenen Gefäßabschnitte können sehr variabel sein.
a Granulome mit T-Lymphozyten in der Biopsie
b häufig mit Komplementverbrauch
c ANCA Autoantikörper gegen zytoplasmatische Antigene neutrophiler Granulozyten

* Autoren dieses Kapitels in der 6. Auflage: M. Dichgans und T. Magnus.

**Kasten E 3.2:** Sekundäre Vaskulitiden (nach Gross 1999)

**Bei entzündlichen Erkrankungen unklarer Ätiologie**
- Systemische Autoimmunerkrankungen (Vaskulitis bei systemischem Lupus erythematodes, bei rheumatoider Arthritis, Sjögren-Syndrom)
- Organbezogene chronisch-entzündliche Erkrankungen (Colitis ulcerosa)
- Chronische granulomatöse Erkrankungen (M. Boeck, M. Crohn)

**Bei Infektionen bzw. Infektionserkrankungen**
- Viren (HIV, VZV, CMV)
- Bakterien (Treponema, Borrelia, Mykobakterien, Streptokokken, Tropheryma Whippelii, Mykoplasmen, Rickettsien)
- Parasiten (Ascaris, Zystizerkose)
- Pilze (Aspergillose, Mucormykose)

**Bei Neoplasien**
- M. Hodgkin, Non-Hodgkin-Lymphom, myeloproliferative Syndrome, Kryoglobulinämie, Vorhofmyxom

**Bei Medikamenten**
- Antihypertensiva (Hydralazin),
- Thyreostatika (Propylthiouracil)

raus. In Einzelfällen kann eine primäre Vaskulitis wie die Granulomatöse Polyangiitis (GPA) als Erstmanifestation mit zerebralen Symptomen beginnen. Zerebrale Vaskulitiden können auch als sekundäre Vaskulitiden im Rahmen von systemischen Kollagenosen, anderen systemischen Autoimmunerkrankungen, Infektionen oder Tumorerkrankungen auftreten (**Kasten E 3.2**).
Die *Differentialdiagnosen einer zerebralen Vaskulitis* umfassen ein breites Spektrum von Erkrankungen, die eine Vaskulitis imitieren können, u. a. nichtentzündliche Vaskulopathien, Mikroangiopathien und Leukoenzephalopathien (**Kasten E 3.3**).

**Kasten E 3.3:** Differentialdiagnosen zerebraler Vaskulitiden

- Rezidivierende Embolien bei Endokarditis
- Reversibles Zerebrales Vasokonstriktionssyndrom (RCVS)
- Intravaskuläres Lymphom
- Koagulopathien:
  - Antiphospholipid-Antikörper-Syndrom (primär/sekundär)
  - Thrombotisch-thrombozytopenische Purpura (M. Moschkowitz)
- Sneddon-Syndrom
- Fibromuskuläre Dysplasie
- Rezidivierende Embolien bei Vorhofmyxom
- Rasmussen-Enzephalitis
- CADASIL (zerebrale autosomal dominante Arteriopathie mit subkortikalen Infarkten und Leukoenzephalopathie)
- Zerebrale Amyloid-Angiopathie
- Aß-assoziierte Angiitis
- Reversibles posteriores Leukoenzephalopathie-Syndrom (PRES)
- Moya-Moya-Syndrom
- Rendu-Osler-Weber-Syndrom (hereditäre hämorrhagische Teleangiektasien)
- M. Fabry (alpha-Galaktosidasemangel)
- Susac-Syndrom (Mikroangiopathie von Gehirn, Retina und Cochlea)
- Toxische Vaskulopathien (nach Einnahme von Drogen oder vasoaktiven Substanzen)
- Ergotismus
- Sichelzellanämie
- Autosomal dominante retinale Vasculopathie mit zerebraler Leukodystrophie und TREX1 Mutationen
- MELAS (Mitochondriale Enzephalopathie mit Leukenzephalopathie und Schlaganfällen)

## E 3.1.2 Diagnostik

### E 3.1.2.1 Laboruntersuchungen bei zerebralen Vaskulitiden

Die umfangreiche Vaskulitisdiagnostik (**Kasten E 3.4**) sollte nur bei begründetem Verdacht (Zeichen einer systemischen Vaskulitis und/oder zerebralen Ischämien bei jüngeren Patienten ohne andere Ursache) und dann gezielt erfolgen. Bei den Laboruntersuchungen unterscheidet man *Diagnose-assoziierte, Aktivitäts-assoziierte* und *Organ-assoziierte* Parameter (Gross 1999). *Organ-assoziierte Parameter* umfassen ein Screening auf Beteiligung von Leber, Niere und endokrinen Organen.
*Aktivitäts-assoziierte Parameter:* Im *floriden Stadium* zeigen die meisten Vaskulitiden als systemische Entzündungskrankheiten mit Ausnahme der primären zerebralen Vaskulitis (PACNS) eine ausgeprägte Akute-Phase-Reaktion mit erhöhten Werten für BSG, CRP und Fibrinogen. Außer beim SLE besteht bei systemischen Vaskulitiden ferner meist eine Leuko- und Thrombozytose. Bei der PACNS sind immunologische Laborparameter unauffällig, eine BSG/CRP-Erhöhung ist allerdings möglich.

*Diagnose-assoziierte Parameter: Immunkomplexe* und *Komplementverbrauch* sind wegweisende Parameter für eine Hypersensitivitätsvaskulitis und den SLE. *Auto-Antikörper* gegen Kerne (ANA) finden sich häufig bei Kollagenosen und speziell hochtitrige Auto-Antikörper gegen Doppelstrang-DNA beim SLE. Isolierte niedrigtitrige ANA bei älteren Patienten (Prävalenz bis 5 % im Alter > 65) sollten nicht überbewertet werden. Antikörper gegen zytoplasmatische Antigene neutrophiler Granulozyten (ANCA) sind typisch für nekrotisierende Vaskulitiden (Granulomatöse Polyangitis [GPA], Eosinophile Granulomatose mit Polyangiitis [EGPA], Mikroskopische Polyangiitis [MPA], Panarteriitis nodose [PAN]). Als zusätzlicher Marker für die EGPA (früher Churg-Strauss-Syndrom) wurde der vaskuläre endotheliale Wachstumsfaktor beschrieben (Mitsuyama et al. 2006). Die Differenzierung von Subspezifitäten erlaubt die Abgrenzung z. B. einer GPA (cANCA/Proteinase-3) von einer MPA (pANCA/Myeloperoxidase) und hat Eingang in die Klassifikation dieser Vaskulitiden gefunden (**Kasten E 3.1**). Bei der GPA und der MPA besteht eine gute Korrelation zwischen Titer und Krankheitsaktivität (Spezifität ca. 9 %, Sensitivität in der floriden Generalisationsphase 84–100 %). In der Frühphase einer GPA können ANCAs negativ sein wie auch bei bis zu 10 % im gesamten Verlauf (Jennette und Falk 1997).

**Kasten E 3.4:** Stufendiagnostik bei Verdacht auf ZNS-Vaskulitis, modifiziert nach den Leitlinien der Deutschen Gesellschaft für Neurologie (Berlit et al. 2008)

**1. Allgemein**
Anamnese: Allgemeinsymptome? Organbefall? Vorerkrankungen? Immunsuppression? Medikamente? Drogeneinnahme? Auslandsaufenthalt? Familienanamnese?
Neurologischer Befund
Internistisch/rheumatologische Untersuchung, bei Verdacht gezielt HNO-, Dermatologie-, Ophthalmologie-Konsiliaruntersuchung

**2. Zusatzuntersuchungen – Basisprogramm**
Kraniales MRT mit Diffusionswichtung und eisensensitiven Sequenzen, KM-Gabe und MRA (intra- und extrakraniell)
Farbduplexsonographie intra- und extrakraniell, auch A. temporalis Ist sinnvoll bei klinischer Beteiligung des PNS, entsprechend eher unter 3. (Auswahl gezielt) einordnen
EKG, transthorakale und transösophageale Echokardiographie
Rö-Thorax, ggf. Thorax-CT, Oberbauchsonographie
Labor: BSG, CRP, Differentialblutbild, CK, Transaminasen, Kreatinin und Harnstoff, PTT, Quick, TSH, Serumelektrophorese, Rheumafaktoren, ANA, Ro/SSA, La/SSB, c- und p-ANCA, Antiphospholipid-Antikörper, Lupus Antikoagulans, Immunelektrophorese, Urinstatus, Drogenscreening
Serologie (bei Auffälligkeiten im Serum auch im Liquor untersuchen): Lues, Borrelien, Hepatitis B und C, HIV, HSV, VZV
Liquor: Zellzahl, Eiweiß, IgG, IgG-Index, Oligoklonale Banden, Zytologie, Kulturen (Bakterien, Pilze).
Liquor/Serum-Paar (je 5 ml) in Kühlschrank (Untersuchungen s. u.)

**3. Bei fortbestehendem Verdacht auf ZNS-Vaskulitis: Auswahl gezielt nach Verdachtsdiagnose**
Labor: LDH, Haptoglobulin, Ferritin, ACE, Immunglobuline quantitativ, Kryoglobuline, Schilddrüsen-Auto-AK, Ak gegen ds-DNA, Histone, ENA, Sm, und RNP Antigene, Komplementfaktor C3 und C4, CH50, Kälteagglutinine, Coombs-Test, Urinelektrophorese, Thrombophiliediagnostik, CADASIL-Diagnostik (nur bei klinisch/bildgebendem Verdacht)
Serologie (bei Auffälligkeiten im Serum auch im Liquor untersuchen): Mykoplasmen, Chlamydien, Toxoplasmose, Zystizerkose
Liquor: PCR Herpesgruppe, Konsensus-PCR für Pilze/Bakterien/Mykobakterien
Tbc-Diagnostik aus Sputum, Urin
Katheterangiographie der Hirngefäße
Fluoreszenzangiographie des Fundus
Nagelfalzmikroskopie
Ganzkörper-FDG-PET oder PET-CT (Suche nach systemischem Tumor/Entzündung)

**4. Obligate Biopsie zur Sicherung der Diagnose (mit Ausnahme von Takayasu-, Behçet-Syndrom, nach ACR-Kriterien gesicherter systemischer Autoimmunerkrankung und (MR)-angiographisch isoliertem Befall basaler, großer Hirngefäße ohne Hinweis auf Mikroangiopathie)**
bei V.a. systemische Mitbeteiligung gezielte Biopsie aus Temporalarterie, Nasenschleimhaut (mehrfach!), Konjunktiven, Lymphknoten, Haut, Muskel, Nerv, Niere, Lunge, Leber oder Knochenmark
*oder*
bei V.a. PACNS Biopsie von Meningen und ZNS-Parenchym (Histologie, zusätzlich Kultur auf Bakterien/Pilze/säurefeste Stäbchen, PCR auf Mykobakterien, Bakterien und Pilze, bei entsprechendem Verdacht auch Virus-PCR)

### E 3.1.2.2 Liquorbefund

Der Liquorbefund ist bei der Mehrzahl der Patienten pathologisch. Die Liquorveränderungen (Eiweißvermehrung und Pleozytose) sind unspezifisch und geben keine Rückschlüsse auf eine bestimmte Vaskulitisform. In einer Serie autoptisch gesicherter PACNS hatten rund 70 % eine Eiweißvermehrung und 60 % eine erhöhte Zellzahl (10–100 Zellen/ul) mit überwiegend lymphozytären oder lymphomonozytoiden Zellen (Younger et al. 1988). Eine andere Serie (Schmidley 2000) histologisch gesicherter PACNS berichtet von initial unauffälligen Liquores bei 5/56 Patienten; im weiteren Verlauf wiesen alle Patienten einen auffälligen Liquor auf (s. auch Calabrese et al. 2013). Ein normaler Liquorbefund schliesst eine PACNS nicht aus. Interessant ist eine neue Studie, die intrazelluläres IL-17 als möglichen Biomarker der PACNS im Liquor identifiziert hat (Thom et al. 2016). Beim M. Behçet und der Sarkoidose kann gelegentlich eine granulozytäre Komponente vorliegen (Akman-Demir et al. 1999). Oligoklonale Banden im Liquor sind bei infektionsassoziierten Vaskulitiden, Neuroborreliose, tuberkulöser Meningitis, Lues cerebrospinalis und chronischen Pilzinfektionen sowie beim Neurolupus nachweisbar, seltener bei der Sarkoidose und vereinzelt auch bei der PACNS (McLean et al. 1995). Bei Infekt-assoziierten Vaskulitiden wie z. B. der VZV-Vaskulitis können erregerspezifische Antikörper zur Diagnose beitragen (Nagel et al. 2007).

### E 3.1.2.3 Bildgebende Diagnostik

Bei Verdacht auf Vaskulitis muss eine zerebrale (MRT mit Kontrastmittel und MR-Angiographie durchgeführt werden. Die MRT sollte diffusionsgewichtete Aufnahmen zur Detektion frischer Ischämien und Gradientenecho-Sequenzen zur Detektion früherer Blutungen umfassen. MRT und MRA sind auch die bevorzugte Methode zur Therapiekontrolle. Bei einer Sensitivität von annähernd 100 % (Pomper et al. 1999) schließt ein normales MRT eine zerebrale Vaskulitis praktisch aus. Verschiedene Läsionsmuster werden mit einer zerebralen Vaskulitis in Zusammenhang gebracht: multiple subkortikale Läsionen, kortikale Läsionen und Läsionen im Bereich der Basalganglien. Gelegentlich lässt der MRT-Befund zunächst ein Gliom vermu-

ten. Einzelne floride Parenchymläsionen und die Meningen können eine Kontrastmittelaufnahme zeigen. Bei Beteiligung größerer Gefäße kann als Korrelat der entzündlichen Gefäßwandverdickung gelegentlich eine Kontrastmittelaufnahme in der Gefäßwand nachgewiesen werden. Die Spezifität und Sensitivität dieses Befunds ist jedoch noch unklar (Pfefferkorn et al. 2010). Bei der Arteriitis cranialis können die farbkodierte Duplexsonographie und die hochauflösende KM-gestützte MRT mit Gefäßwanddarstellung (Moss-Basha et al. 2015) die Diagnose unterstützen. Bei Vaskulitiden mit Beteiligung kleiner Gefäßkaliber sind gehäuft auch zerebrale Blutungen zu finden (Nishino et al. 1993). Meist handelt es sich um kleine intrazerebrale Blutungen, selten um eine SAB oder eine intrakranielle Massenblutung (Moore und Richardson 1998).
Die Digitale Subtraktionsangiographie (DSA) stellt Gefäße bis zu 0,1 mm Durchmesser dar und ist der MRA in der Darstellung von Kaliberunregelmäßigkeiten überlegen. Hat die MRA jedoch bereits zwei Stenosen gezeigt, liefert die DSA keine zusätzlichen diagnostischen Hinweise (Demaerel et al. 2004). Gefäßunregelmäßigkeiten, Kalibersprünge, Stenosen, Gefäßabbrüche oder aneurysmatische Erweiterungen sind nicht spezifisch für eine Vaskulitis, sondern kommen auch bei *nicht-entzündlichen* Gefäßprozessen (z. B. beim reversiblen Vasokonstriktionssyndrom) vor. Die Spezifität der DSA ist daher niedrig (14–60 %) (Calabrese und Duna 1995; Chu et al. 1998; Kadkhodayan et al. 2004). Fehlen extrakranielle, atherosklerotische Läsionen, sprechen intrazerebrale Veränderungen für eine *wahrscheinliche* Vaskulitis. Die Sensitivität der Angiographie variiert mit Angaben zwischen 0 und 100 % (Calabrese und Duna 1995; Kadkhodayan et al. 2004). Mit der FDG-PET können Entzündungsprozesse im Bereich des Aortenbogens und der Aortennahen Gefäße z. B. bei der Takayasu Arteriitis erfasst werden (Kobayashi et al. 2005).

#### E 3.1.2.4 Biopsie

Die Therapie zerebraler Vaskulitiden mit Steroiden und Cyclophosphamid erfordert größtmögliche diagnostische Sicherheit. Bei Patienten ohne bioptischen Nachweis bringt eine immunsuppressive Behandlung keinen prognostischen Vorteil (Alreshaid und Powers 2003). Entsprechend den Leitlinien der DGN (Berlit et al. 2008) sollte immer eine histologische Diagnosesicherung durchgeführt werden. Bei systemischen Vaskulitiden und Autoimmunopathien kann dies durch Biopsie aus einem klinisch betroffenen Organ erfolgen. Blinde Biopsien (z. B. aus Haut, Muskulatur, N. suralis) sind wenig ergiebig. Ausnahmen von der Pflicht zur Biopsie sind die Takayasu-Arteriitis (Befall großer Arterien) und der M. Behçet. Abweichend von der Leitlinie der DGN halten die Autoren eine ZNS-Biopsie auch dann für verzichtbar, wenn bei nach ACR-Kriterien gesicherter Kollagenose (SLE, Sjögren-Syndrom, rheumatoide Arthritis) klinisch und bildgebend ein ZNS-Befall vorliegt.

Bei einer *PACNS* ist lediglich eine vor Therapiebeginn entnommene Biopsie von Gehirn und Meningen diagnostisch beweisend. Hierzu ist eine *offene* oder *stereotaktische Biopsie* einer gut erreichbaren Läsion (T2-Hyperintensität) notwendig. Diese wird vorzugsweise frontal aus der *nicht-dominanten* Hemisphäre oder dem vorderen unteren Temporalpol unter Mitnahme von Dura, Leptomeningen, Kortex und weißer Substanz entnommen.

Differentialdiagnostisch können mit der ZNS-Biopsie auch andere *behandelbare* Ursachen wie chronische, indolente Entzündungen der basalen Meningen (TBC, Pilze, Sarkoidose – Kultur anlegen!), Neoplasien oder andere nicht-entzündliche Angiopathien (z. B. Amyloidangiopathie) ausgeschlossen werden. Die Hirnbiopsie hat eine Sensitivität von ca. 75 % und eine Spezifität von 80 % (Calabrese und Duna 1995). Laut einer weiteren Studie an 831 Patienten, die aufgrund unterschiedlicher Verdachtsdiagnosen biopsiert wurden, lag die diagnostische Ausbeute bei V. a. eine PACNS bei nahezu 75 % (Bai et al. 2015). Das Komplikationsrisiko wird auf 1–5 % geschätzt, so dass man die Indikation zur Biopsie auf Patienten mit persistierendem Vaskulitisverdacht nach Durchlaufen der Stufendiagnostik beschränken sollte. Das Komplikationsrisiko ist sicher geringer ist als das Morbiditätsrisiko einer längerfristigen Cyclophosphamidtherapie.



## E 3.2 Klinik und Verlauf definierter Krankheitsbilder

### E 3.2.1 Zur Klassifikation von Vaskulitiden

Vaskulitiden lassen sich nach verschiedenen Kriterien klassifizieren: Man unterscheidet primäre (*idiopathische*) und sekundäre Vaskulitiden. Sekundäre Vaskulitiden sind häufiger und treten im Zusammenhang mit verschiedenen Erkrankungen auf (**Kasten E 3.2**). Weitere Unterscheidungsmerkmale sind die betroffenen Gefäßabschnitte, die Zusammensetzung des entzündlichen Infiltrats und immunologische Begleitphänomene. Die Einteilung *primärer Vaskulitiden* nach der Chapel Hill Consensus Konferenz (Jenette et al. 1994) folgt dem betroffenen Gefäßkaliber und ist in **Kasten E 3.1** dargestellt.
Die *relative Häufigkeit* primärer Vaskulitiden kann anhand der in **Tab. E 3.1** zusammengestellten Daten abgeschätzt werden. *Zerebrale Manifestationen* und ihre Häufigkeit bei den wichtigsten *primären Vaskulitiden* sind in **Tab. E 3.2** zusammengefasst.
Grundsätzlich kann eine ZNS-Beteiligung bei allen Vaskulitiden vorkommen. Bei einigen Formen wie z. B. der Hypersensitivitätsangiitis, der Vaskulitis bei Kryoglobulinämie oder chronisch entzündlichen Darmerkrankungen ist dies jedoch selten.

### E 3.2.2 Vaskulitis großer Gefäße

#### E 3.2.2.1 Riesenzellarteriitiden (RZA)

Die Riesenzellarteriitis wird gesondert in **Kap. E 4** besprochen.

**Tab. E 3.1:** Relative Häufigkeit primärer Vaskulitiden in einem großen Vaskulitisregister (N = 1 000) (Lie et al. 1990)

| Hauptkategorie | % | mittleres Erkrankungsalter (Jahre) | Frauenanteil (%) |
|---|---|---|---|
| nicht klassifizierbare Vaskulitiden bzw. assoziiert mit Kollagenosen | 27,0 | 44,1 ± 1,8 | 54,7 |
| Riesenzellarteriitis | 21,4 | 69,3 ± 0,5 | 74,8 |
| Polyarteriitis nodosa | 11,8 | 48,4 ± 1,7 | 38,1 |
| Hypersensitivitätsangiitis | 9,3 | 47,3 ± 2,0 | 53,8 |
| Granulomatose mit Polyangiitis | 8,5 | 45,2 ± 1,8 | 36,5 |
| Schönlein-Henoch-Purpura | 8,5 | 17,3 ± 2,0 | 46,4 |
| Takayasu-Arteriitis | 6,3 | 26,4 ± 1,2 | 85,7 |
| Kawasaki-Syndrom | 5,0 | (Kinder) | |
| Eosinophile Granulomatose mit Polyangiitis | 2,0 | 49,6 ± 3,0 | 37,0 |

**Tab. E 3.2:** Neurologische Beteiligung bei primären Vaskulitiden (nach Moore und Cupps 1983)

| Häufigkeit neurologischer Symptome* | Polyarteriitis nodosa-Gruppe | Wegenersche Granulomatose | Arteriitis temporalis | Takaysu-Arteriitis | Primäre ZNS Angiitis | Hypersensitivitätsvaskulitis | Morbus Behçet |
|---|---|---|---|---|---|---|---|
| peripheres Nervensystem (%) | 50–75** | 15 | 5–15 | 0 | 0 | 10 | 5 |
| zentrales Nervensystem (%) | 24–40 | 23–50 | 10 | 10–36 | 100 | 10 | 10–40 |
| diffuse kortikale Störungen | | | | | | | |
| akute Enzephalopathie | + | (+) | (+) | (+) | + | (+) | + |
| Gedächtnisstörungen | + | + | + | (+) | + | 0 | (+) |
| Verhaltensauffälligkeiten | (+) | 0 | (+) | (+) | + | 0 | + |
| Krampfanfälle | + | + | 0 | + | (+) | (+) | (+) |
| andere fokale Störungen | + | + | (+) | + | + | (+) | + |
| Hirnnerven-Beteiligung | (+) | + | + | + | + | 0 | + |
| spinale Symptome | (+) | (+) | 0 | (+) | + | 0 | (+) |
| meningeale Symptome | (+) | + | 0 | 0 | (+) | (+) | + |
| Blutungen | (+) | (+) | 0 | (+) | (+) | (+) | (+) |

\+ häufiger, (+) weniger häufiger Befund, **0** selten oder nicht berichtet

* Die Häufigkeitsangaben verschiedener Quellen weisen erhebliche Schwankungen auf.

** Die Häufigkeit variiert innerhalb der PAN-Gruppe. Die PNS-Manifestation ist typischerweise eine Mononeuropathie, oft vom Multiplex-Typ, aber auch eine distal symmetrische PNP. Bei älteren Patienten, bei Diabetes und Alkoholabusus ist eine vaskulitische Ursache einer symmetrischen PNP klinisch nicht zu differenzieren.

## E 3.2.3 Vaskulitis mittelgroßer Gefäße

### E 3.2.3.1 Polyarteriitis nodosa (PAN)

Die Polyarteriitis nodosa (PAN) ist eine schwer verlaufende, systemische, nekrotisierende Entzündung der mittelgroßen und kleinen Arterien (**Tab. E 3.1**, **Tab. E 3.2**). Die Inzidenz der PAN wird auf 0,7 bis 1,8 pro 100 000/Jahr, die Prävalenz auf 5 pro 100 000 geschätzt. Mehr als 50 % haben einen HBsAg-Carrier-Status, so dass man eine infektionsassoziierte und durch Immunkomplexe vermittelte Pathogenese vermutet. Frühsymptome der PAN sind unspezifische Entzündungszeichen (Fieber, Gewichtsverlust, Abgeschlagenheit und ein rheumatischer Beschwerdekomplex). Am häufigsten betroffen sind die Nieren (85 %, mit renaler Hypertonie durch ischämische Nierenveränderungen, keine Glomerulonephritis), das Herz (76 %), die Leber (62 %), der Gastrointestinaltrakt (51 %, Mesenterialarterien), die Haut (51 %; Livedo reticularis oder ischämische Hautulzerationen) und die Muskulatur (39 %) (Cupps und Fauci 1981). Die Lunge und die Milz bleiben im Gegensatz zur GPA ausgespart.

Entzündungsparameter sind erhöht, die Komplementfaktoren C3 und C4 sind erniedrigt; zirkulierende Immunkomplexe können nachgewiesen werden. Nach den EULAR-Kriterien sind die PAN mit und ohne Hepatitisnachweis zwei unterschiedliche Entitäten (Özen et al. 2006); der Nachweis von Hepatitis-B-Viren (HBV) erhöht die Wahrscheinlichkeit einer Mononeuritis multiplex und verschlechtert die Prognose.

*Neurologische Manifestationen* (**Tab. E 3.2**) betreffen bevorzugt das PNS (50–75 %), meist als Mononeuritis multiplex. Daneben kommen auch eine symmetrische sensomotorische PNP oder Plexusaffektionen vor. Eine ZNS-Beteiligung tritt meist erst im späteren Krankheitsverlauf auf und manifestiert sich mit ischämischen kortikalen und subkortikalen Infarkten, sehr selten mit einer intrazerebralen oder subarachnoidalen Blutung. Zerebrale Anfälle werden bei 20 % beobachtet. In der Angiographie finden sich multiple Gefäßstenosen mittelgroßer Hirngefäße (Provenzale und Allen 1996) und im MRT bereits frühzeitig Korrelate der Ischämien. Eine höhere Mortalität wird bei gastrointestinaler Manifestation, Niereninsuffizienz, Proteinurie (> 1 g/d), Kardiomyopathie und ZNS-Beteiligung beobachtet. Diese negativen Prognosefaktoren (Gayraud et al. 2001) begründen eine aggressive Therapie mit Cyclophosphamid. Die 5-Jahres-überlebenszeit der PAN betrug früher ohne Immunsuppression 13 %; Glukokortikoide verlängerten die 2-Jahres-Überlebenszeit auf 50 %. Die Kombination mit Cyclophosphamid erhöhte die 5-Jahres-Überlebenszeit deutlich auf 75–85 %.

## E 3.2.4 Vaskulitis kleiner Gefäße

Die Vaskulitiden der *kleinen* Gefäßabschnitte sind eine ausgesprochen heterogene Gruppe. Die Krankheitsbilder EGPA lassen sich nach den klinischen Befunden allein häufig nicht differenzieren. Hierzu sind immunologische Parameter, vor allem die ANCA geeignet, um einzelne Formen wie die Granulomatose mit Polyangiitis (GPA) und Mitglieder der PAN-Gruppe (PAN, EGPA, MPA) voneinander abzugrenzen (Jennette und Falk 1997; **Kasten E 3.1**). Für die Diagnostik und Therapie von Kleingefäßvaskulitiden liegen seit kurzem Empfehlungen der EULAR (European League Against Rhematism) vor (Mukhtyar et al. 2009).

### E 3.2.4.1 Granulomatose mit Polyangiitis (GPA)

Die GPA ist eine systemische, nekrotisierende Vaskulitis mit Granulomen, die in der Initialphase bevorzugt den oberen und unteren Respirationstrakt befällt. Die Inzidenz beträgt 0,6 pro 100 000. Die erste Biopsie aus dem Nasopharynx ist nur in 30 % diagnostisch. Die größte Ausbeute hat die offene Lungenbiopsie (> 90 %). In der Generalisationsphase sind neben dem Respirationstrakt (100 %), die Niere (83 %), die Augen (41 %), Gelenke (39 %), Haut und Muskulatur (46 %) betroffen (Nishino et al. 1993). Unbehandelt kann die GPA (und die MPA s. u.) unter dem Bild eines pulmo-renalen Syndroms mit schweren Blutungskomplikationen exazerbieren. Ein wichtiger diagnostischer Laborparameter ist der Nachweis von cANCA (Proteinase-3). Bis zu 50 % der Patienten können in der Initialphase cANCA-negativ sein (10 % in der Generalisationsphase) (Jennette und Falk 1997; de Groot 2009).

Das *Nervensystem* ist bei einem schwereren Verlauf der GPA und insbesondere bei Männern häufig mitbetroffen, auch wenn die Zahlenangaben großen Schwankungen unterliegen (**Tab. E 3.2**). Bereits in der Frühphase kann eine axonale, peroneal-betonte Polyneuropathie vorliegen (de Groot et al. 2001). Im Rahmen der Initialphase der GPA mit destruierenden Granulomen im HNO-Bereich kann es durch Druck oder aufgrund einer chronischen basalen Meningitis zu Hirnnervenausfällen und Diabetes insipidus kommen. Bei 50 % der Patienten im generalisierten Stadium der GPA liegt eine neurologische Beteiligung vor, wobei nur eine Minderheit (9 %) eine ZNS-Beteiligung, mit teilweise schwerer Symptomatik aufweist (Nishino et al. 1993; de Groot et al. 2001). Multiple Hirnnervenstörungen treten bei entzündlich destruierendem Befall der Schädelbasis und der Nebenhöhlen auf. Typisch hierfür sind eine Protrusio bulbi, Ophthalmoplegie, Trigeminusneuropathie, Fazialisparese oder Hörverlust. Die konventionelle Angiographie ist bei einer Beteiligung der *kleinen* Gefäße unauffällig (Nishino et al. 1993). In der MRT können dagegen T2-intense Parenchymläsionen, Hämorrhagien und stark verdickte und Kontrastmittel aufnehmende Meningen (i.S. einer Pachymeningitis) nachweisbar sein (Murphy et al. 1999).

Unbehandelt betrug die mittlere Überlebenszeit der GPA früher fünf Monate. Die kombinierte Immunsuppression mit Glukokortikoiden und Cyclophosphamid hat die Prognose erheblich verbessert (Ansprechrate über 90 %, 5-Jahres-Überlebenszeit 85 %) (Fauci et al. 1983).

### E 3.2.4.2 Mikroskopische Polyangiitis (MPA)

Eine schwer verlaufende Polyarteriitis der kleinen Gefäßabschnitte wird nach der Chapel Hill Classification als mikroskopische Polyangiitis (MPA) von der klassischen PAN abgegrenzt (**Kasten E 3.1**, **Tab. E 3.1**; Jennette et al. 1994). Klinisch besteht ein Bild wie bei einer GPA, ohne Granulome, typischerweise mit einer *rapid progredienten Glomerulonephritis* mit nephrotischem Syndrom, die wie eine GPA in der Generalisationsphase mit dem Bild eines pulmo-renalen Syndroms exazerbieren kann. Diese schwere Nierenbeteiligung grenzt die MPA von der klassischen PAN ab. Autoantikörper reagieren typischerweise mit der Myeloperoxidase (pANCA; 60–100 %) und nur selten mit Proteinase-3 (cANCA; bis 10 %). Das HBsAg ist negativ. Immunkomplexe und erniedrigte Komplementspiegel fehlen und schließen damit eine Hypersensitivitätsvaskulitis vom Typ einer Schönlein-Henoch-Purpura oder essentiellen kryoglobulinämischen Vaskulitis aus. Die ZNS-Beteiligung bei MPA ist sehr selten.

### E 3.2.4.3 Eosinophile Granulomatose mit Polyangiitis (Syn. Churg-Strauss Syndrom)

Das eosinophile Granulomatose mit Polyangiitis (EGPA) ist durch die Trias einer systemischen und pulmonalen leukozytoklastischen Vaskulitis mit Eosinophilie (> 10 % im Differentialblutbild oder > 1000/ul bei > 80 % der Patienten) und extravaskulären Granulomen gekennzeichnet. Charakteristisch ist eine *allergische* Erkrankung des Respirationstrakts (allergische Rhinitis, Asthma bronchiale, oft

besteht keine familiäre Atopie), die dem Vollbild um Jahre vorausgehen kann und welche das CSS von der GPA, der PAN und der MPA abgrenzt. Eine mit diesen drei Entitäten kompatible Befundkonstellation wird mit dem Begriff des *»Angiitis-Overlap-Syndroms«* bezeichnet. Eine Mononeuritis multiplex tritt bevorzugt bei ANCA-positiven Varianten des EGPA auf, bei den ANCAnegativen Varianten zeigt sich häufiger eine symmetrische Polyneuropathie, die durch eine Gewebsinfiltration mit Eosinophilen hervorgerufen wird.
Eine *Beteiligung des Nervensystems* (**Tab. E 3.2**) ist beim EGPA recht häufig (bis zu 80 %) und betrifft überwiegend das periphere Nervensystem in Form einer Mononeuritis multiplex oder einer symmetrischen sensomotorischen PNP (25 von 47 Patienten) (Seghal et al. 1995). Seltener wurden eine ischämische Optikusneuropathie oder ischämische Insulte beobachtet (3 von 47 Patienten) (Seghal et al. 1995). Der Verlauf ist milder als bei der GPA und PAN (1-Jahres-Überlebenszeit unabhängig von der Therapie 90 %, 5-Jahres-Überlebenszeit > 60 %) (Gayraud et al. 1997). Negative prognostische Faktoren sind eine Herzbeteiligung, gefolgt von einer Beteiligung an Nieren und ZNS (Gayraud et al. 2001). Als Verlaufsparameter ist die Eosinophilenzahl geeignet.

#### E 3.2.4.4 Hypersensitivitätsvaskulitiden

Unter dem Begriff der *Hypersensitivitätsvaskulitis* wird eine Gruppe von Vaskulitiden zusammengefasst, die sich an den kleinen Gefäßen manifestiert (»small vessel vaskulitis«) und gelegentlich eine zerebrale Beteiligung aufweist (**Tab. E 3.2**). Am häufigsten – und z. T. ausschließlich – ist die Haut mit einer *palpablen Purpura* oder *Urtikaria* betroffen. Der Prototyp dieser Vaskulitis ist die Serumkrankheit. Weitere Mitglieder dieser Vaskulitisgruppe sind die Hypersensitivitätsangiitis Zeek (eine medikamenteninduzierte Vaskulitis mit systemischer Beteiligung), die Schönlein-Henoch-Purpura (SHP), die essenzielle kryoglobulinämische Vaskulitis (EKV) und die kutane leukozytoklastische Vaskulitis. Der Gesamtkomplementspiegel (CH50) und die Komplement-Komponenten C3 und C4 sind erniedrigt. Die Biopsie zeigt das Bild einer *leukozytoklastischen Vaskulitis* mit fragmentierten Kernen neutrophiler Granulozyten und Diapedese von Erythrozyten. Eine kutane leukozytoklastische Vaskulitis kann auch in der Frühphase einer systemischen Vaskulitis (GPA, MPA, PAN, SHP, EKV) oder dem M. Behçet vorliegen.
*Kryoglobulinämische Vaskulitis*: Die häufigste Ursache ist eine Virusinfektion, insbesondere mit dem Hepatitis-C-Virus. Die häufigste neurologische Manifestation ist eine sensomotorische Neuropathie oder Plexusneuritis. Eine ZNS-Beteiligung mit leukoenzephalopathischen und kognitiven Veränderungen scheint häufiger zu sein als früher angenommen (Casato et al. 2005).
Die *Schönlein-Henoch-Purpura* (SHP) tritt bevorzugt bei Kindern und jungen Erwachsenen auf. Neben der klinischen Trias aus Purpura, Arthritis/Arthralgie und abdominellen Koliken liegt oft eine meist milde und selbst-limitierende Glomerulonephritis vom Typ einer IgA-Nephritis vor. Die SHP kann durch ungewöhnliche Blutungsmanifestationen in verschiedenen Organen (Lunge, Hoden, Blase) kompliziert werden. Auch einzelne intrakranielle Blutungen wurden berichtet (Szer 1994). Neurologische Symptome beschränken sich sonst auf Kopfschmerzen, eine vermehrte Reizbarkeit und andere Verhaltensauffälligkeiten.
Die *kutane leukozytoklastische Angiitis* (KLA) tritt im Anschluss an virale Infekte para- oder postinfektiös nach Infektionen mit Hepatitis C- oder B-Virus, Epstein-Barr-Virus, Zytomegalie-Virus oder HIV auf. Im Rahmen lokaler Entzündungsvorgänge kann eine Mononeuritis aber auch ein ZNS-Befall vorkommen. In der Regel fehlt eine weitere Organbeteiligung.

### E 3.2.5 Besondere Formen einer Vaskulitis mit zerebraler Manifestation

#### E 3.2.5.1 Primäre zerebrale Angiitis (PACNS)

Die primäre oder isolierte zerebrale Angiitis (engl. primary angiitis of the CNS, PACNS) ist eine seltene, ausschließlich auf das Gehirn, das Rückenmark und die Leptomeningen beschränkte Vaskulitis. Es kann auch eine rein spinale Manifestation vorliegen (**Tab. E 3.2**). Die PACNS zeigt keine Altersprädilektion: Es wurden Patienten im Alter von weniger als fünf und mehr als 70 Jahren berichtet (Lanthier et al. 2001; Moore 1995), wobei die meisten im Alter zwischen 30 und 60 Jahren erkranken. Die PACNS tritt vermehrt bei Männern auf. Die Differentialdiagnose einer PACNS umfasst neben primären und sekundären Vaskulitiden, infektionsassoziierte und neoplastische Erkrankungen sowie nicht-entzündliche Angiopathien wie eine posteriore Leukoenzephalopathie oder das reversible zerebrale Vasokonstriktionssyndrom (engl. reversible cerebral vasoconstriction syndrome, RVCS; Birnbaum et al. 2009) (**Kasten E 3.3**). Die PACNS kann sowohl kleinere kortikale und leptomeningeale Arterien, Arteriolen und Venen befallen als auch größere Gefäße wie die distale A. carotis, den Circulus Willisii und dessen Hauptäste betreffen (MacLaren et al. 2005). Die größeren Gefäße zeigen meist ein granulomatöses und die kleineren ein lymphozytäres Infiltrat. In den meisten früheren Arbeiten wird nicht zwischen PACNS kleinerer und größerer Gefäße unterschieden. In neueren Arbeiten deutet sich an, dass sich die PACNS-Formen mit Befall kleiner Arterien deutlich in der klinischen Präsentation und in der langfristigen Prognose von den PACNS größerer Arterien unterscheiden (MacLaren et al. 2005).
Patienten mit Befall kleiner Gefäße werden oft mit einer subakuten oder akuten Enzephalopathie, fokalen Defiziten und mit Kopfschmerzen symptomatisch. Beim Befall kleiner Gefäße zeigt das MRT multiple ischämische Läsionen in der grauen und weißen Substanz, z. T. mit hämorrhagischer Komponente oder eine meningeale Beteiligung mit verdickten, Kontrastmittel aufnehmenden Meningen (Moore und Richardson 1998; MacLaren et al. 2005; s. a. *neuroradiologische Diagnostik*). Gelegentlich haben die MRT-Läsionen den Aspekt eines Hirntumors mit (multiplen) Kontrastmittel aufnehmenden Läsionen (Scolding et al. 2005). Es finden sich auch

Patienten, die bevorzugt oder ausschließlich sich mit progredienten, konfluierenden periventrikulären T2-Hyperintensitäten im Sinne einer Leukoenzephalopathie präsentieren. Im aktiven Krankheitsstadium treten neue MRT-Läsionen hinzu, ältere bilden sich nicht zurück. Die Angiographie zeigt üblicherweise keine Auffälligkeiten (MacLaren et al. 2005), wobei sich dies durch die hochauflösenden neuen Angiographieanlagen ändern könnte. Der Liquorbefund ist bei den meisten Patienten pathologisch. Abgesehen von der Biopsie, die gerade bei Befall kleinerer Gefäße immer angestrebt werden sollte, hat die Kombination pathologischer Liquor und MRT-Befunde die höchste diagnostische Trefferquote (Stone et al. 1994). Im Akutstadium können Akutphase-Parameter wie BSG und CRP erhöht sein (MacLaren et al. 2005). Ein normaler Liquorstatus und eine unauffällige zerebrale Bildgebung schließen eine PACNS aus. Kürzlich wurde eine Untergruppe der PACNS kleiner Gefäße beschrieben, die mit zerebraler Amyloid-Angiopathie assoziiert ist, sich mit einer Leukoenzephalopathie manifestiert und eher im höheren Lebensalter (im Median 67 Jahre) auftritt (Eng et al. 2004; Scolding et al. 2005). Typische Symptome sind ein dementieller Abbau, Vigilanzschwankungen und epileptische Anfälle.

Neben der PACNS gibt es als wichtige Differentialdiagnose v. a. bei jungen Patientinnen, die sich bei fehlenden Hinweisen auf eine systemische Vaskulopathie mit multiplen, z. T. bilateralen Stenosen der basalen Hirngefäße mit oder ohne Territorial-Ischämien und epileptische Anfälle vorstellen, das reversible zerebrale Vasokonstriktionssyndrom (RCVS) (Ducros et al. 2007; Hajj-Ali et al. 2010; Miller et al. 2015). Häufig wird dieses Syndrom durch ein akutes Kopfschmerzereignis eingeleitet, jedoch ohne dass Hinweise auf eine SAB gefunden werden können. Ein Teil der Erkrankungen tritt spontan auf, während ca. 50 % auf die Einnahme von vasoaktiven Substanzen wie Cannabis, SSRIs, katecholamin- bzw. serotoninhaltige Nasensprays oder auch übermäßigen Alkoholkonsum (binge drinking) zurückgeführt wird. Der Liquorbefund ist meist unauffällig (MacLaren et al. 2005). Histologisch finden sich keine entzündlichen Infiltrate. Die Gefäßbefunde sollten innerhalb von 3 Monaten rückläufig sein (Diagnosekriterien in Calabrese et al. 2007). Möglicherweise sind bei der Behandlung Calciumantagonisten hilfreich (Ducros et al. 2007). Unklar ist gegenwärtig, ob Magnesium oder Steroide hilfreich sind.

Unbehandelt hat die PACNS eine schlechte Prognose mit hoher Mortalität. Die Mehrzahl der Patienten mit PACNS spricht auf eine Behandlung an (Salvarani et al. 2015). Unter einer Prednisolon-Monotherapie kommt es bei > 90 % nach transienter Besserung zu einem Rezidiv. Günstiger ist die Prognose unter einer Kombination mit Cyclophosphamid: Nach sechsmonatiger Kombinationstherapie wurden bei 30 %, bei einer Therapie über 12 Monate bei 10 % Rezidive beobachtet (Moore und Richardson 1998). Unter frühzeitiger Behandlung mit Prednisolon und Cyclophosphamid kann es partiell zur Rückbildung angiographischer Veränderungen kommen (Alhalabi und Moore 1994, Woolfenden et al. 1998). Gelegentilich wurde auch über ein Ansprechen auf Rituximab berichtet (Salvarani et al. 2014; De Boysson 2013). Es deutet sich an (MacLaren et al. 2005), dass die Prognose bei PACNS mit Befall mittlerer Gefäße mit einem sehr geringen Rezidivrisiko besser ist als bei PACNS mit Befall kleiner Gefäße, bei der häufiger Rezidive auftreten (MacLaren et al. 2005).

### E 3.2.5.2 Morbus Behçet

Der M. Behçet ist eine entzündliche Systemerkrankung mit vaskulitischer Komponente. Die Ätiologie ist unbekannt. Die klassische krankheitsdefinierende Trias umfasst rezidivierende orale (97 % der Patienten) und genitale Ulzera (80 %) sowie eine Uveitis (50 %; Siva et al. 2004). Die Erkrankung tritt weltweit auf, besonders häufig in den östlichen Mittelmeerländern und in Asien (Prävalenz in Japan 1 : 10 000, in Europa und den USA 1 : 500 000). Meist sind Erwachsene zwischen 30 und 40 Jahren und davon Männer schwerer als Frauen betroffen (in der Türkei 11 : 1). Bei den Patienten besteht eine Assoziation mit HLA-B51/B5 (de Menthon et al. 2009). Die Augenbeteiligung kann als Keratokonjunktivitis, Iritis, Uveitis posterior, selten auch als Optikusneuritis in Erscheinung treten und führt unbehandelt bei 25–50 % innerhalb von fünf Jahren zur Erblindung. Etwa die Hälfte der Patienten hat eine *nicht-erosive* Arthritis. Die Entstehung einer sterilen Pustel am Ort eines subkutanen Nadelstichs innerhalb von 48 Stunden ist pathognomonisch und wird als positiver Pathergie-Test bezeichnet. Die Biopsie von Hautläsionen zeigt eine *leukozytoklastische* Vaskulitis, wobei Gefäße jeder Größe, auch Venen, betroffen sein können. Oberflächliche und tiefe Thrombosen werden bei ca. 25 % der Patienten beobachtet. Eine Beteiligung des peripheren Nervensystems und Hirnnervenläsionen sind selten. Gelegentlich treten im Verlauf aseptische Meningitiden auf. Die Diagnose eines Behçet-Syndroms kann klinisch anhand von Konsensuskriterien (Siva et al. 2004) mit hoher Sicherheit (Spezifität 96 %) gestellt werden.

Bei der *ZNS-Beteiligung* (*»Neuro-Behçet«*) (**Tab. E 3.2**), die in etwa 5–10 % der Patienten auftritt (Siva et al. 2004) wird ein parenchymatöses und ein vaskuläres Befallsmuster unterschieden. Der parenchymatöse Neuro-Behçet betrifft am häufigsten den Hirnstamm, der isoliert oder gemeinsam mit den Hemisphären betroffen ist. Neben bilateralen Pyramidenbahnzeichen, Hemiparesen, enzephalopathischen Symptomen und Kopfschmerzen bestehen häufig Sphinkterstörungen und Impotenz. Seltener treten epileptische Anfälle, zerebelläre Symptome, sensible Störungen, eine Optikusatrophie oder intrazerebrale Blutungen auf (Siva et al. 2004). Die Klinik korreliert mit der Topik der MRT-Läsionen, die bei rund 70 % als multiple, zum Teil großflächige, T2-angehobene Läsionen im Hirnstamm (Akman-Demir et al. 2003) und Mittelhirn mit Ausdehnung in die Basalganglienabschnitte und innere Kapsel bis ins Marklager reichen. Dort kann eine periventrikuläre Verteilung ähnlich einer MS vorliegen. Das Verteilungsmuster spricht für eine vaskulitische Beteiligung kleiner Gefäße. Die akuten Läsionen weisen eine Schrankenstörung mit Ödem auf und sind im Verlauf regredient, wobei eine Atrophie, z. B. des Hirnstamms, zurückbleiben kann (Kidd et al. 1999). Der Liquorbefund ergibt bei

> 80 % eine gemischte Pleozytose, gelegentlich mit Granulozyten, und eine Eiweißerhöhung. Eine intrathekale IgG-Produktion und oligoklonale Banden werden im Gegensatz zu MS praktisch nicht beobachtet (McLean et al. 1995). Das VEP zeigt im Gegensatz zur MS meist keine Latenzverzögerung. Der vaskuläre Neuro-Behçet manifestiert sich mit (Sinus)Venenthrombosen mit assoziierter intrakranieller Hypertension. Das Auftreten eines vaskulären Neuro-Behçet ist hoch assoziiert mit anderen vaskulären Komplikationen, v. a. venösen Thrombosen, und tritt früher im Verlauf der Erkrankung auf als der parenchymatöse Neuro-Behçet. Seltener greift die Entzündung auch auf Arterien über.
Der M. Behçet verläuft über viele Jahre schubförmig mit Remissionen. Prognostisch ungünstige Faktoren des Neuro-Behçet sind häufige Attacken mit unvollständiger Erholung, ein progredienter Verlauf, zerebelläre Symptome und ein pathologischer Liquorstatus mit hoher Zellzahl. Neurologische Komplikationen treten häufiger bei Männern auf. Die Prognose des vaskulären Neuro-Behçet ist deutlich besser als die des parenchymatösen Neuro-Behçet, bei dem nach zehn Jahren 45 % der Patienten einen EDSS-Score von 6 oder höher erreicht haben (Siva et al. 2001, 2004). Die Mortalität wird auf 20 % innerhalb von sieben Jahren geschätzt (Akman-Demir et al. 1999; Kidd et al. 1999).

## E 3.2.6 Seltene Vaskulitiden mit ZNS-Beteiligung

### E 3.2.6.1 Cogan-Syndrom

Das gemeinsame Auftreten einer interstitiellen Keratitis (rotes Auge) zusammen mit vestibulocochleären Symptomen in Form eines sequenziellen bilateralen Hörverlusts und einer bilateralen Vestibulopathie (Schwindel, Oszillopsien und Gangunsicherheit) wird als *Cogan-Syndrom* bezeichnet. Als Ursache wird eine autoimmune Vaskulitis angenommen, die vor allem bei *jungen Erwachsenen* (mittleres Erkrankungsalter 25 Jahre) auftritt und innerhalb kurzer Zeit zur Ertaubung (50 %, selten bilateral) führen kann. Selten sind auch andere Augenabschnitte mit einer Konjunktivitis, Uveitis, Episkleritis, Retinitis betroffen, wobei 10 % einen Visusverlust erleiden. Bei 10–15 % liegt eine systemische nekrotisierende Vaskulitis vor, die ähnlich wie bei einer Takayasu-Arteriitis oder PAN auch große Gefäße wie die Aorta oder den Truncus brachiocephalicus einbeziehen kann und in ca. 10 % zu Todesfällen führt Beteiligungen des Zentralnervensystems sind selten, wie auch systemische Begleiterkrankungen mit Organkomplikationen (Grasland et al. 2004). Etwa ein Drittel der Patienten klagt über Allgemeinsymptome, Arthralgien und Myalgien. Die Laboruntersuchungen zeigen systemische Entzündungszeichen und im Liquor eine Pleozytose. Ferner können Rheumafaktoren, Antikörper gegen Kerne (ANA) und Kryoglobuline vorliegen. Zu den *Differentialdiagnosen der klinischen Symptome* zählen der M. Menière, eine Sarkoidose, der M. Behçet, das Vogt-Koyanagi-Harada-Syndrom (Uveo-Meningoenzephalitis), Spirochäteninfektionen (Syphilis, Borreliose), eine Polyarteriitis nodosa, Wegenersche Granulomatose und eine Vaskulitis bei rheumatoider Arthritis (Zierhut et al. 2000).
Eine Steroidbehandlung (Prednisolon initial 1 mg/kg KG/d) innerhalb der ersten 14 Tage kann eine Ertaubung verhindern (Symptombesserung bei 60–100 %). Bei einem protrahierten Verlauf wird eine Kombination von Steroiden mit Azathioprin (2 mg/kg KG), Cyclophosphamid (1,5–2 mg/kg), Methotrexat (10–15 mg/Woche) oder Ciclosporin A (3–5 mg/kg) empfohlen (Allen et al. 1990; Pouchot et al. 1994; Zierhut et al. 2000).

## E 3.2.7 Sekundäre Vaskulitiden

Sekundäre Vaskulitiden können bei vielen ZNS-Infektionen, bei Erkrankungen des rheumatischen Formenkreises (Rheumatoide Arthritis und SLE) und anderen Autoimmunopathien und – selten – als Nebenwirkung von Medikamenten (Thyreostatika, Hydralazin, Phenytoin, Penicillin) auftreten und primäre, idiopathische Formen imitieren (**Kasten E 3.2**).

### E 3.2.7.1 Infektionsassoziierte Vaskulitiden mit ZNS-Beteiligung

Infektionen können über verschiedene Mechanismen zu Vaskulitiden führen:

1. Das Varicella-Zoster-Virus, HIV, Mykoplasmen, Spirochaeten, Rickettsien, Parasiten (Ascaris, Zystizerken) und Pilze (Candida, Aspergillose und Mucormykose) können zerebrale Gefäße direkt befallen und müssen kausal antibiotisch, antiviral oder antimykotisch behandelt werden. Vaskuläre/vaskulitische Komplikationen sind häufiger bei chronischen Meningitiden, v. a. der Neurolues (*meningovaskuläre Lues*) (**Kap. F 5**). Bei der Neuroborreliose wurde dies nur vereinzelt bei kleineren Endstromarterien beobachtet (May und Jabbary 1990). Bei HIV-Infektion kann sowohl das Virus selbst auch opportunistische Infektionen Gefäßstrukturen befallen. Im Mittel sieben Wochen nach einem Zoster ophthalmicus oder Zoster oticus, selten auch ohne vorherige Hauteffloreszenzen, kann es bei einzelnen Patienten zu einer schwer verlaufenden *Post-Zoster-Vaskulitis* kommen. Betroffen sind meist Patienten über 60 Jahre. Bei immunkompetenten Patienten sind Abschnitte der größeren Gefäße (A. carotis interna oder A. basilaris) betroffen. Die Mortalität beträgt bis zu 25 %. Die Symptomatik reicht von transienten ischämischen Attacken, kognitiven Störungen bis zu ischämischen, selten auch hämorrhagischen Infarkten. Im Liquor ist die PCR auf Varicella-Zoster-Virus meist positiv, es besteht typischerweise eine Pleozytose, eine Proteinerhöhung mit positiven Antikörpern gegen Varicella-Zoster-Virus. Therapeutisch wird Aciclovir empfohlen (10–15 mg/kg KG 3 × täglich i. v. über 7 bis 10 Tage) sowie Prednisolon zur Hemmung der Entzündungsreaktion (60–80 mg über 3 bis 5 Tage; Gilden et al. 2002). Bei immunsupprimierten Patienten wird eine Vaskulitis kleiner Parenchymgefäße beobachtet mit dem klinischen Bild einer progredienten Enzephalomye-

litis mit hoher Mortalität. Die Therapie ist empirisch mit Aciclovir über mindestens zehn Tage (15–30 mg/kg pro Tag) (Gilden et al. 2000).
2. Im Rahmen einer bakteriellen oder mykobakteriellen Meningitis kann es durch Entzündungsmediatoren vermittelt zu Entzündung und thrombotischem Verschluss hirnversorgender Gefäße kommen. Dies ist z. B. eine gefürchtete Komplikation bei einer schwer verlaufenden Pneumokokkenmeningitis, die man durch Dexamethason (4 × 10 mg über vier Tage) zu verhindern sucht. Jeder klinische Verdacht auf eine arterielle oder venöse Durchblutungsstörung im Rahmen einer Meningoenzephalitis sollte rasch durch eine konventionelle oder MR-Angiographie geklärt werden.
3. Bei Hepatitis-C-Infektion kann es zu einer kryoglobulinämischen Vaskulitis mit Immunkomplexablagerungen kommen, die mit einer kausalen Therapie der Hepatitis C mit Interferon und Ribavirin behandelt wird (Gause et al. 2001). Darüber hinaus können auch bei anderen Infektionen, z. B. mit Borrelien, Autoimmunphänomene auftreten, die zu einer parainfektiösen zerebralen Vaskulitis führen, ohne dass es hierbei zu einer direkten Besiedlung zerebraler Gefäßstrukturen mit den Erregern kommt.

### E 3.2.7.2 Zerebrale Beteiligung bei Erkrankungen des rheumatischen Formenkreises und bei systemischen Autoimmunerkrankungen

#### Systemischer Lupus erythematodes

Der systemische Lupus erythematodes (SLE) ist mit einer Inzidenz von rund 5 pro 100 000 eine relativ häufige Autoimmunerkrankung (**Kasten E 3.5**). Alle Altersgruppen können betroffen sein mit einer Häufung um das 30. Lebensjahr. Frauen erkranken im Verhältnis 9 : 1 wesentlich häufiger als Männer. Schwerwiegende Organmanifestationen betreffen vor allem die Nieren, das Herz, die Lunge, die Muskulatur und das ZNS (Hiepe und Burmester 1996; Gause et al. 2001). Eine der schwersten Komplikationen ist die Lupusnephritis, die bis zur Einführung der Dialyse die häufigste Todesursache war. Mehr als 70 % der SLE-Patienten haben neben erhöhten ANA-Titern (95 % der Patienten) und den pathognomonischen Autoantikörpern gegen Doppelstrang-DNS (bei 80 % der Patienten) weitere Autoantikörper gegen Phospholipide (Anticardiolipin-Ak; Lupus Antikoagulans), die im Rahmen eines Anti-Phospholipid-Antikörper-Syndroms arterielle und venöse Thrombosen und Thromboembolien verursachen können (Übersicht bei Levine et al. 2002). Insbesondere der Nachweis von Lupus anticoagulans ist ein deutlicher Risikofaktor für das Entstehen von Thrombosen.

Eine Beteiligung des Nervensystems (*Neurolupus*) wird bei 46–80 % beobachtet (Brey et al. 2002). Nicht selten können neurologische Symptome Erstsymptome des SLE sein (Joseph et al. 2007). Zu beachten ist, dass verschiedene Mechanismen der ZNS-Beteiligung zugrundeliegen. Neuropsychiatrische Störungen sind u. a. durch direkte Antikörperbindung an Neurone (z. B. NMDA-Rezeptor Typ

**Kasten E 3.5:** ARA-Kriterien des systemischen Lupus erythematodes (ARA American Rheumatology Association; Tan et al. 1982, revidiert 1997)

1. Schmetterlingserythem
2. diskoide Hautveränderungen
3. Photosensibilität
4. orale oder nasopharyngeale Ulzera
5. nicht-erosive Arthritis an zwei oder mehr Gelenken
6. Serositis (Pleuritis oder Perikarditis)
7. Nierenbeteiligung (Proteinurie)
8. ZNS-Beteiligung (neuro-psychiatrische Symptome; meist Krampfanfälle und Psychose)
9. Blutbildveränderungen (*hämolytische* Anämie, Leuko-, Lympho-, Thrombopenie)
10. Immunologische Befunde (Anti-dsDNA-AK, positives LE-Zellphänomen, falsch positiver VDRL)
11. Anti-nukleäre Antikörper (ANA)

Die SLE-Diagnose gilt als gesichert, wenn *mindestens* vier von elf Kriterien erfüllt sind.

NR-2; DiGiorgio et al. 2001; Omdal et al. 2005) bedingt; vaskulitische Ursachen sind hingegen seltener. Weitere Ursachen zentralnervöser Funktionsstörungen sind nicht-vaskulitische, thrombotische und thrombembolische Ereignisse, z. B. auf dem Boden eines Antiphospholipid-Syndroms oder einer Libman-Sacks-Endokarditis. Zur Differenzierung kann eine Emboliedetektion im transcraniellen Doppler benutzt werden. Enzephalopathische Syndrome können auch durch metabolische Störungen bei renaler oder hepatischer Organbeteiligung auftreten. Das periphere Nervensystem kann ebenfalls befallen sein (10–15 %), am ehesten in Form einer Mononeuritis multiplex. Die vielgestaltigen neurologischen Symptome umfassen Kopfschmerzen (39–61 %), oft mit einer migräneartigen Symptomatik und Sehstörungen (33 %), epileptische Anfälle (30 %), transiente ischämische Attacken und Insulte (7–13 %) und Hirnnervenparesen (18 %). Selten werden Bewegungsstörungen (2 %), Chorea, aber auch parkinsonoide Bewegungsstörungen (Joseph et al. 2007), ein Pseudotumor cerebri und eine Sinusthrombose, eine Ataxie, Myelopathie und Radikulopathie beobachtet. Kopfschmerzen allein sind kein ausreichender Hinweis auf eine ZNS-Beteiligung (Mitsikostas et al. 2004). SLE-Patienten zeigen häufig signifikante kognitive Einschränkungen insbesondere der Gedächtnisleistung, auch wenn andere psychopathologische Befunde fehlen (Petri et al. 2008). Andere psychopathologische Symptome haben typischerweise einen episodenhaften Charakter und sind meist innerhalb von sechs Wochen selbstlimitierend. Am häufigsten wird ein akutes hirnorganisches Psychosyndrom, seltener werden depressive Störungen beobachtet. Eine chronische Psychose ist nicht typisch. Unter einer Steroidmedikation kann eine Kortisonpsychose auftreten. Eine Exazerbation eines Neurolupus kann ohne floride systemische Symptome auftreten. Die SLE-assoziierte Vaskulitis zeigt keine Veränderungen in der DSA, so dass bei vorbekanntem SLE die Durchführung einer MRT, MRA und einer Liquorpunktion ausreicht. Im Gegensatz zur ZNS-Beteiligung bei anderen Autoimmunerkrankungen kann bei Neurolupus gerade bei den häufigen nicht-vaskulitischen Ursachen einer ZNS-Beteiligung die

MRT oft trotz bestehender neurologischer Symptomatik unauffällig sein, wobei in diesen Fällen gelegentlich MR-Spektroskopie (Filley et al. 2009) und Fluorodeoxyglucose (FDG)-Positron Emission Tomography (PET) Veränderungen des Stoffwechsels demonstrieren. Darüber hinaus kann aber auch ein vielgestaltiges Bild aus T2-Marklagerhyperintensitäten, Ischämien und Blutungen im MRT auftreten (Graham und Jan 2003).

### Rheumatoide Arthritis (RA)

Die rheumatoide Arthritis weist in rund 10 % eine extraartikuläre Manifestation auf. Es findet sich selten eine angiographisch oder autoptisch gesicherte zerebrale Beteiligung. Aufgrund der Häufigkeit der RA vermuten manche Autoren, dass ein großer Anteil der nicht klassifizierbaren Immunvaskulitiden mit zerebraler Beteiligung letztlich der rheumatoiden Arthritis zuzuschreiben sei (**Kap. E 3.2.5.1**). Diese Vaskulitiden sind oft steroid-refraktär (Singleton et al. 1995), so dass Cyclophosphamid oder Methotrexat (Ohno et al. 1994) empfohlen wird. Die zerebrale Beteiligung bei Vaskulitiden aus dem rheumatischen Formenkreis wird in Anlehnung an die Therapie des Neurolupus und der GPA behandelt (**Kap. E 3.4**).

### Sjögren-Syndrom

Eine Mitbeteiligung des Nervensystems tritt bei 20–25 % der Patienten mit Sjögren-Syndrom auf (Alexander et al. 1989). Eine Beteiligung des zentralen Nervensystems mit Myelitis, multifokalen zerebralen Läsionen und/oder Optikusneuritis tritt etwa gleich häufig auf wie eine Beteiligung des peripheren Nervensystems mit Hirnnervenbefall (v. a. Trigeminusneuropathie und Cochlearisneuropathie) oder Neuropathie (Delalande et al. 2004). Typische kernspintomographische Veränderungen sind T2-Hyperintensitäten, z. T. periventrikulär betont, und myelopathische Läsionen. Im Unterschied zu Patienten mit MS sind die Patienten mit Sjögren-assoziierten zentralnervösen Veränderungen älter (im Median 55 Jahre), haben seltener VEP-Veränderungen (40 %) und oligoklonale Banden im Liquor (30 %), die typischerweise als Dreiklassenreaktion (IgG, IgA und IgM) auftreten. Sie weisen häufig Sjögren-typische Befunde wie Sicca-Symptomatik mit Xerostomie (95 %) und Xerophthalmie (85 %) und Nachweis von anti-Ro-(SSA-)Antikörpern (48 %) auf (Delalande et al. 2004). Bei 22–37 % der Fälle lassen sich auch Kryoglobuline nachweisen (Alexander et al. 1989; Delalande et al. 2004). Patienten mit Kryoglobulinen aber auch Speicheldrüsenvergrößerungen, Lymphadenopathie, Raynaud Phänomenon, anti-Ro-SSA- und/oder anti-La-SSB-Autoantikörpern, Rheumafaktor, monoklonaler Gammopathie, und C4-Komplementverbrauch haben eine höhere Prävalenz von Non-Hodgkin-Lymphomen (Fragkioudaki et al. 2016). Die neurologische Symptomatik geht der Sicca-Symptomatik in etwa der Hälfte der Fälle voran. Die Diagnose erfolgt anhand von Konsensus-Kriterien (Vitali et al. 2002) nach Durchführung des die Sicca-Symptomatik beweisenden Schirmer-Tests, einer Feinnadelbiopsie der Speicheldrüsen und der Bestimmung von ANA (70 %) und Anti-Ro-Autoantikörper (SSA, 97 %) bzw. Anti-La-Autoantikörper (SSB, 78 %). Bei einer gravierenden neurologischen Symptomatik (Meningoenzephalitis mit Mikroinfarkten und Mikrohämorrhagien; Myelitis; Mononeuritis multiplex) wird eine monatliche Cyclophosphamid-Pulsbehandlung empfohlen (Delalande et al. 2004). Bei leichterer Verlaufsform dürfte auch eine Behandlung mit Prednisolon und Azathioprin ausreichend sein.

### Sarkoidose-Angiitis

Bei etwa 5 % tritt die Sarkoidose primär und rein zerebral, in Einzelfällen auch rein spinal auf. Die *Neurosarkoidose* kann sich als leptomeningeale, parenchymatöse oder *vaskuläre Form* manifestieren. Gefäße sind im Rahmen einer granulomatösen Entzündung oder einer disseminiert entzündlichen Variante, bei der Granulome fehlen können, betroffen. Die differentialdiagnostische Abgrenzung gegenüber der GPA oder der granulomatösen Form einer PACNS ist schwierig. Kernspintomographisch finden sich multiple noduläre Läsionen vor allem basal im Parenchym, nahe den Liquorräumen und den Meningen. Oft besteht ein Hydrozephalus. Der Liquor kann eine erhöhte Zellzahl (aseptische Meningitis), Eiweißvermehrung und vereinzelt oligoklonale Banden zeigen (McLean et al. 1995). Die Neurosarkoidose wird ausführlich in **Kap. E 4** besprochen.

### Autoimmunerkrankungen mit seltener ZNS-Beteiligung

Bei Affektionen des Nervensystems im Rahmen einer progressiven Sklerodermie oder Mischkollagenose (Sharp-Syndrom) ist meist das PNS betroffen (Polyneuropathie oder Mononeuritis multiplex). Selten kommt es zu aseptischen Meningitiden, Hirnnervenstörungen und Enzephalopathien. Bei entzündlichen Darmerkrankungen (M. Crohn, Colitis ulcerosa) kann es in seltenen Fällen zu vaskulitischem ZNS-Befall kommen (Töpper et al. 2002), der auf eine Steroidtherapie oder eine kombinierte Steroid-/Cyclophosphamid-Therapie anspricht.

## E 3.2.7.3 Vaskulitiden bei Neoplasien

Vaskulitische Manifestationen im ZNS werden bei intravasalem Wachstum von Lymphomen (intravaskuläre Lymphomatose; Glass et al. 1993; Ferreri et al. 2004) beobachtet. Die Diagnose muss durch eine Hirnbiopsie gesichert werden, da oft keine systemischen Lymphome vorliegen. Die Gefäßläsionen betreffen kleinere Gefäßabschnitte (kleine Arterien, Kapillaren und kleine Venen) und führen zu multiplen, auch konfluierenden Nekrosen und Blutungen, die MR-tomographisch nachweisbar sind. Eine spinale Beteiligung ist möglich. Im Rahmen von tumorassoziierten Autoimmunphänomenen, z. B. bei Kryoglobulinämie, können Vaskulitiden auch bei vielen anderen, v. a. hämatologischen Tumoren auftreten, ohne dass ein direkter Gefäßbefall vorliegt. Meist liegt ein hochmalignes Non-Hodgkin-Lymphom der B-Zell-Reihe, seltener ein M. Hodgkin (Sheehy et al. 2003) oder T-Zell-Lymphom vor. Eine

Steroidtherapie führt nur zu einer vorübergehenden Besserung mit nachfolgendem Rezidiv.

### E 3.2.8 Nicht-entzündliche Vaskulopathien

Vaskulopathien können eine zerebrale Vaskulitis imitieren (**Kasten E 3.3**). Eine ausführlichere differentialdiagnostische Darstellung der Vaskulopathien mit ZNS-Beteiligung findet sich bei Berlit (1994). Eine Auswahl wird kurz vorgestellt.

Das *Sneddon-Syndrom* (Livedo racemosa generalisata; Sneddon 1961) ist die Kombination einer Livedo reticularis generalisata und rezidivierenden transienten ischämischen Attacken oder Infarkten. Die Erkrankung tritt vorzugsweise bei jüngeren Frauen auf. Es handelt sich um eine idiopathische, nicht-entzündliche, progrediente okklusive Arteriopathie kleiner und mittlerer Gefäße. Es bestehen Überlappungen mit dem Antiphospholipid-Antikörper-Syndrom und dem SLE. Angiographisch wurden intrazerebrale Gefäßläsionen und Verschlüsse einschließlich eines Moya-Moya-Syndroms berichtet (Rebollo et al. 1983).

Die *Fibromuskuläre Dysplasie* (FMD) ist eine idiopathische Erkrankung größerer Arterien, die zu einer segmentalen Hyperplasie der Arterienwand, meist von der Media ausgehend, führt. Am häufigsten sind die Nierenarterien betroffen (renaler Hochdruck). Weitere typische Manifestationen finden sich an der A. carotis interna und der A. vertebralis. Die zerebrale Form der FMD ist neben der Atherosklerose die zweithäufigste Ursache einer extrazerebralen Stenosierung der A. carotis interna (Sandok 1989). Die Stenosen sind meist asymptomatisch und werden als Zufallsbefund bei der Angiographie (etwa 1 % aller Karotisangiogramme) entdeckt und zeigen perlschnurartig verengte und dilatierte Segmente. An Komplikationen kann es zu einer Dissektion oder einem Aneurysma kommen. Asymptomatische Patienten benötigen keine Therapie. Therapeutische Optionen sind die Desobliteration maximaler Stenosen oder die Dilatation gegebenenfalls mit Stenteinlage.

Das *Moya-Moya-Syndrom* ist charakterisiert durch einen bilateralen, distalen Verschluss der A. carotis interna am Duradurchtritt mit Ausbildung eines kollateralen Gefäßnetzes der basalen intrazerebralen Gefäße (Moya Moya, jap. »nebelartige Rauchwolken eines Vulkans«). Die Diagnose wird durch eine Angiographie oder MR-Angiographie gestellt. Die Versorgung erfolgt über Kollateralen aus dem vertebrobasilären Stromgebiet und über leptomeningeale Anastomosen aus der A. carotis externa. Zerebrovaskuläre Symptome treten auf bei einer Insuffizienz der Kollateralen oder bei einer Hämorrhagie der stark erweiterten Gefäße des Netzwerkes und der Kollateralen. Das Moya-Moya-Syndrom ist eine der wenigen noch bestehenden Indikationen für einen extra-intra-kraniellen Bypass (Khan et al. 2003; Horn et al. 2003). Zur Entscheidungsfindung sind Messungen des zerebralen Blutflusses mittels transkranieller Dopplersonographie hilfreich. Neben der idiopathischen u. a. genetisch bedingten Moya-Moya-Erkrankung kann ein Moya-Moya-Syndrom auch durch symptomatische Ursachen z. B. nach bilateralem Karotisverschluss entstehen. Die symptomatische Therapie beschränkt sich auf die Gabe von Thrombozytenaggregationshemmern.

Das *Susac-Syndrom* ist eine okklusive zerebrale Mikroangiopathie mit Beteiligung von Retina und Cochlea, wobei von einigen Autoren auch eine immun vermittelte Ursache vermutet wird. Diese Annahme wird durch das teilweise Ansprechen auf Immunsuppression gestützt. Das zerebrale MRT zeigt multifokale Mikroinfarkte, die Funduskopie oder Fluoreszenzangiographie des Auges distale retinale Arterienverschlüsse und das Audiogramm eine bilaterale Innenohrschwerhörigkeit für tiefe Frequenzen. Betroffen sind meist junge Frauen, wobei das Vollbild der Symptome nicht immer vorhanden ist. Der Verlauf ist monophasisch mit Fluktuationen und meist selbstlimitierend. Spätkomplikationen sind Erblindung, Ertaubung und eine demenzielle Entwicklung. Therapeutische Maßnahmen sind nicht validiert und beschränken sich empirisch auf die Gabe von Thrombozytenaggregationshemmern, teilweise kombiniert mit Prednisolon, Azathioprin, ivIg, Cyclophosphamid, MMF oder Rituximab.

*Toxische Vaskulopathien*: Gefäßläsionen treten beim Abusus verschiedener Substanzen auf, insbesondere bei Amphetamin, Heroin, Kokain und Appetitzüglern wie Phenylpropanolamin. Diese Substanzen sind vasoaktiv, steigern den Blutdruck und können toxische Endothelläsionen hervorrufen, die in der Angiographie oder im MRT eine Vaskulitis imitieren können. Die Symptome beginnen typischerweise innerhalb von wenigen Stunden oder Tagen nach der Einnahme. Beim i. v. Drogenabusus können Talkumpartikel aus Verunreinigungen eine abakterielle intravasale Entzündung hervorrufen. Bei immunkompromittierten, HIV-positiven Drogenabhängigen kann die Zuordnung der Symptome bei gleichzeitigem Vorliegen einer systemischen Entzündung (z. B. Endokarditis; opportunistische Infektion) zu Beginn schwierig sein. Bisher sind nur wenige Fälle berichtet, in denen eine Vaskulitis nach Drogeneinnahme histologisch gesichert wurde; hier fand sich dann das Bild nekrotisierender Arteriitiden ähnlich einer Polyarteriitis nodosa (Nolte et al. 1996).

## E 3.3 Therapeutische Prinzipien

### E 3.3.1 Pathomechanismen von Vaskulitiden

Vaskulitiden sind heterogene Krankheitsbilder mit ganz unterschiedlichen immunologischen Pathomechanismen (Moore und Richardson 1998). Nach *Gell und Coombs* unterscheidet man vier Typen einer Immunreaktion: Die *Allergie-assoziierten Vaskulitiden* wie die *Urtikariavaskulitis* und das *EGPA* weisen Aspekte von überaktive T-Zellen vom TH2-Typ die Interleukine IL-4, IL-5 und IL-13 produzieren und induzieren eine Akkumulation von Mastzellen, basophilen und eosinophilen Granulozyten. Antikörper-vermittelte Immunreaktion spielen bei den *ANCA-positiven Vaskulitiden* eine bedeutende Rolle. Zirkulierende ANCA reagieren mit proteolytischen Enzymen (z. B. Proteinase 3 und Myeloperoxidase), wenn diese nach Stimulation mit proin-

E 3

flammatorischen Zytokinen wie TNF-alpha und IL-1 auf der Zellmembran neutrophiler Granulozyten, aber auch auf Endothelzellen exprimiert werden. Möglicherweise binden MPO und PR3-ANCAs primär an die durch Granulozyten sezernierten Chromatinfibrillen (neutrophil extracellular traps, Kessenbrock et al. 2009), die normalerweise zur Abwehr von Pilzen und Bakterien benutzt werden. Genetische Unterschiede scheinen zwischen den verschiedenen Antikörper-Serotypen zu bestehen, was möglicherweise zukünftig auch für die Therapieentscheidung relevant sein könnte (Rahmatulla et al. 2015).

Eine Immunkomplex-vermittelte Immunreaktion liegt bei der *Hypersensitivitätsvaskulitis vor.* Immunkomplexe sind auch an der Pathogenese weiterer Formen wie der HBsAg-positiven PAN, dem SLE, der rheumatoiden Vaskulitis, der kryoglobulinämischen Vaskulitis und weiteren sekundären Vaskulitiden nach viralen und bakteriellen Infektionen beteiligt.

Zellulär-vermittelte Immunreaktionen finden sich bei *Riesenzellarteriitiden.*

Eine zentrale Rolle spielt das Gefäßendothel als Grenzfläche zwischen dem endovaskulären Kompartiment und der Gefäßwand. Eine Vielzahl von Stimuli (z. B. proinflammatorische Zytokine IL-1, IL-6 und TNF-α, zahlreiche Chemokine und deren Induktoren) moduliert die Expression von Adhäsionsmolekülen und anderen Oberflächenrezeptoren auf Endothelzellen, die u. a. zu einer Veränderung der Gefäßwandpermeabilität, Attraktion von Granulozyten und mononukleären Zellen führen (Mantovani et al. 1997). In der Folge kommt es zu einer Gefäßwandentzündung mit Nekrose, thrombotischem Verschluss oder Hämorrhagie. Petechien sind häufiger bei den Vaskulitiden der kleinen Gefäßabschnitte zu beobachten.

## E 3.3.2 Therapeutische Grundlagen

Wichtig ist die Berücksichtigung von gerade bei älteren Patienten unter Immunsuppression häufig auftretenden Infektionskrankheiten (Singh et al. 2015). Empfohlen wird bei zu erwartender längerfristiger Immunsuppression eine Auffrischung bzw Neuimpfung insbesondere gegen VZV, Pneumokokken und Influenza, wobei der Start einer Therapie dadurch nicht verzögert werden sollte.

*Glukokortikoide* sind die am häufigsten eingesetzten Medikamente. Glukokortikoide hemmen die Transkription proinflammatorischer Zytokine und haben in suprapharmakologischen Dosen (Mega-Dosis/Pulstherapie) zusätzliche Wirkungen auf Membranen und die Apoptose von Lymphozyten. In der Regel wird Prednison oder Prednisolon initial mit 40–60 mg pro Tag oral dosiert. Bei therapierefraktären Verläufen oder lebensbedrohlichen Exazerbationen wird eine parenterale Pulstherapie mit 250–1 000 mg (*Methyl-*) Prednisolon über drei bis fünf Tage empfohlen. Eine Prednisolon-Pulsbehandlung über eine längere Zeit hat keine Vorteile und ist mit einer erhöhten Komplikationsrate belastet. Nach Erreichen einer stabilen Remission, meist nach 4–8 Wochen, sollten Glukokortikoide für die Langzeitbehandlung schrittweise an die Cushing-Schwelle (7,5 mg Prednisolon/d) reduziert werden. In Kombination mit Cyclophosphamid kann Prednisolon rascher als unter Monotherapie reduziert werden. Neben dem klinischen Ansprechen dient die BSG und CRP als Verlaufsparameter. Es ist zu beachten, dass Glukokortikoide die Vasokonstriktion und Thrombozytenaggregation fördern und eine arterielle Hypertonie verstärken können. Die Rate der Steroid-Nebenwirkungen (**Kap. M 1**) steigt mit der kumulativen Dosis und Dauer der Behandlung und ist neben der Schwere der Erkrankung, der Häufigkeit von Rückfällen und dm Alter der Grund für einen schlechten Verlauf (Robson et al. 2015). Deswegen sollte gerade bei älteren Patienten Kortison möglichst sparsam eingesetzt werden, da sonst überproportional Infektionserkrankungen auftreten Pagnoux et al. 2015). Fluorierte Steroide (Dexamethason) sollten wegen der höheren Rate einer Steroidmyopathie nicht in der Langzeitbehandlung eingesetzt werden. Von Beginn an sollte eine Osteoporose-Prophylaxe mit Kalzium (1 000–1 500 mg oral/d) und Vitamin $D_3$ (400–800 IE/d) betrieben werden. Bei einer bereits manifesten Osteoporose sid Bisphosphonate (Risedronat oder Etidronat) bei postmenopausalen Frauen und Kalzium + Vit. $D_3$ in der zuvor angegebenen Dosierung bei Männern und prämenopausalen Frauen indiziert (DVO-Leitlinie Glukokortikoid-induzierte Osteoporose 2003).

*Cyclophosphamid* ist eine alkylierende Substanz und hat die Prognose insbesondere der GPA und der PAN grundlegend verbessert (Ansprechrate über 90 %, 5-Jahres-Überlebenszeit 85 %) (Fauci et al. 1983). Die Substanz wird erst durch das hepatische Cytochrom-P450-Oxygenase-System aktiviert. 70 % wird in Form *inaktiver* Metaboliten renal ausgeschieden. Bei schwerer Nierenfunktionsstörung muss eine Dosisanpassung vorgenommen werden (**Kasten E 3.6**). Ein Metabolit (Acrolein) wird für die Blasentoxizität (hämorrhagische Zystitis, Urothelkarzinom) verantwortlich gemacht. Bei der Pulstherapie wird eine Urothelprotektion (Mesna) und eine Hyperhydratation durchgeführt. Angesichts einer hohen Rate an Fertilitätsstörungen sollte bei noch nicht abgeschlossener Familienplanung männlichen Patienten vor Therapiebeginn die Möglichkeit einer Kryokonservierung von Spermien angeboten werden. Weibliche Patienten (Ovarialinsuffizienz bei 57 % unter oraler, 15 % unter intravenöser Cyclophosphamidtherapie) können eine ovarienprotektive Therapie mit einem GnRH-Agonisten (z. B. Leuproreline, 1 im.-Fertigspritze monatlich; Wirkungseintritt nach zwei Wochen) oder einem GnRH-Antagonisten (z. B. Cetrotide, 1 sc.-Fertigspritze täglich; Wirkungseintritt innerhalb eines Tages) durchführen. Die Wirkung einer ovarienprotektiven Therapie ist allerdings nicht durch randomisierte Studien abgesichert.

Bei schweren vaskulitischen Verlaufsformen (insbesondere bei ANCA-assoziierten Vaskulitiden) kann sowohl eine parenterale Cyclophosphamid-Pulstherapie (15 mg/kg alle 2–3 Wochen, Austin-Schema) erwogen werden oder eine orale Cyclophosphamidgabe (2 mg/kg KG/d oral in Kombination mit Prednisolon, initial 1 mg/kg KG). In einer Vergleichsstudie (CYCLOPS) mit 149 Patienten zeigte sich dabei eine vergleichbare Remissionsrate (88,1 % gegenüber 87,7 %) (de Groot et al. 2009) (↑, A). Patienten in der oralen Behandlungsgruppe hatten jedoch signifikant mehr Leukopenien und eine erhöhte, aber

**Kasten E 3.6:** Intravenöse Cyclophosphamid-Pulstherapie (modifiziert nach Gourley et al. 1996)

| | |
|---|---|
| Cyclophosphamid | 750 mg/m² als Infusion über 60 Min. |
| Dosisanpassung | |
| • bei Leukozyten-Nadir > 3 000/µl: | Erhöhung im nächsten Zyklus auf zuerst 900 mg/m², bei weiterhin fehlendem Nadir auf 1 000 mg/m² |
| • bei Leukozyten-Nadir < 2 000/µl: | Reduktion auf die nächst kleinere Dosisstufe, bei Dosisstufe 750 mg/m² Reduktion auf 600 mg/m² |
| • bei Kreatinin-Clearance < 30 ml/min: | 500 mg/m² |
| Hydratation mit physiologischer Kochsalzlösung 200 ml/h über 10 Std.<br>Mesna 400 mg: erste Gabe 10 min. vor Cyclophosphamid und nach 4 und 8 h | |
| Antiemetische Therapie | z. B. Tropisetron 5 mg vor Beginn der Cyclophosphamidinfusion |

nicht signifikant vermehrte Anzahl an Infektionen. Bedenkt man, dass schon eine frühere retrospektive Analyse für das orale Protokoll einen hohen Anteil therapieassoziierter Komplikationen (Hoffman et al. 1992) ergab, z. B. Infektionen (46 %, dabei 3 % mit Todesfolge), Cyclophosphamid-Zystitis (43 %), Steroidkatarakte (21 %), Frakturen sowie aseptische Knochennekrosen unter Steroiden (14 %) und dass andere prospektive, randomisierte Multicenter-Studien bei ANCA-positiven Vaskulitiden mit Nierenbeteiligung vergleichbare Ergebnisse erzielt haben (Guillevin et al. 1997; Rihova et al. 2004), so ist die parenterale Cyclophosphamid-Pulstherapie sicherlich eine gute Alternative zur oralen Therapie bzw. dieser vorzuziehen.

Insgesamt kann die kumulative Dosis mit einer parenteralen Cyclophosphamid-Pulstherapie erheblich reduziert werden. Die Wirksamkeit der Pulstherapie wurde ebenfalls schon bei der Lupusnephritis gezeigt (Austin et al. 1986; Gourley et al. 1996; s. a. **Kasten E 3.6**) (↑, A). Die Pulstherapie erweist sich auch gegenüber einer alleinigen Steroidtherapie bei Lupusnephritis als überlegen (Gourley et al. 1996; Illei et al. 2001). Bei schwer verlaufendem Lupus ist ebenfalls die Cyclophosphamid-Pulstherapie als Therapie der Wahl akzeptiert. Dies gilt auch für den schweren Neurolupus (inkl. Querschnittsmyelitiden), bei dem eine Cyclophosphamid-Pulstherapie empfohlen wird (Sanna et al. 2003). Bei älteren Patienten > 65 Jahre sollte bei der Vaskulitis ein fixiertes, niedrig dosiertes Schema von 500 mg/m² Körperoberfläche eingesetzt werden (Pagnoux et al. 2015) (↑, A).

Eine Erhöhung des Malignomrisikos auf das 2,4-fache, 11-fache für Lymphome und 33-fache für Blasenkarzinome nach mehr als zwei Jahren Behandlungszeit und einer Kumulativdosis von Cyclophosphamid > 70 g wurde insbesondere bei der oralen Einnahme beobachtet. Eine regelmäßige urologische Nachkontrolle ist zu empfehlen.

*Rituximab*, ein chimärer, gegen das B-Zell-Antigen CD20 gerichteter Antikörper, der für die Behandlung von B-Zell-Lymphomen zugelassen ist, wurde bei über 100 Patienten mit schwerem therapierefraktärem SLE mit guter Wirkung eingesetzt (Übersicht bei Sfikakis et al. 2005). Hierunter befanden sich auch einige erfolgreich behandelte Patienten mit therapierefraktärem Neurolupus. Rituximab wird intravenös in einer Dosis von 375 mg/m² einmal wöchentlich über vier Wochen gegeben und führt zu einer B-Zell-Depletion für 3–8 Monate. Allergische Reaktionen unter Infusion werden bei 10 % der Patienten beobachtet; die Infektionsrate unter Therapie liegt bei etwa 5 %.

Rituximab stellt eine Alternative zum Cyclophosphamid dar (Gottenberg et al. 2005). Die Substanz war effektiv bei 10/10 PR3-ANCA-positiven Patienten, die gegenüber Cyclophosphamid resistent oder intolerant waren (Keogh et al. 2006). In neuesten Untersuchungen zeigt sich, dass Rituximab (Dosierung s. o.) bei Patienten mit ANCA-assoziierten Vaskulitiden gegenüber Cyclophosphamid (2 mg/kg/d) eine vergleichbare Remissionsinduktion zeigt (Stone et al. 2010) (↑, A). Insgesamt wurden 197 Patienten eingeschlossen, wovon 63 in der Rituximab und 52 in der Cyclophosphamid-Gruppe nach 6 Monaten den primären Endpunkt in Form einer Krankheitsremission ohne Kortisoneinnahme erreichten. Bei zuvor schon unter anderen Behandlungen rückfällig gewordenen Patienten war Rituximab sogar dem Cyclophosphamid bei der Remissionsinduktion signifikant überlegen. Vergleichbare Ergebnisse ergab auch eine parallel durchgeführte Studie an 44 Patienten mit ANCA-positiver renaler Vaskulitis (Jones et al. 2010). Dieses Protokoll beinhaltete in der Rituximab-Gruppe die zusätzliche Gabe von zweimaligen Cyclophosphamidinfusionen (15 mg/kg). Insgesamt waren die Remissionsinduktion wie auch die Nebenwirkungen ähnlich. Auch in der weiteren Verlaufsbeobachtung konnte Rituximab diese Ergebnisse bestätigen, da es den Rituximab behandelten Patienten ähnliche Verläufe gab (Jones et al. 2015). Dabei war das Wiederauftreten von B-Zellen mit Rückfällen assoziiert. Insbesondere Patienten mit einem PR3-Antikörper profitieren vom Rituximab besonders (Unizony et al. 2016). Als Erhaltungstherapie scheint Rituximab ebenfalls gut geeignet. Studien des französischen Vaskulitis Studiengruppe zeigen eine Überlegenheit gegenüber Azathioprin nach 28 Monaten (Guillevin et al. 2014) (↑, A).

*Methotrexat* (MTX) supprimiert humorale und zell-vermittelte Immunreaktionen durch kompetitive Hemmung der Dihydrofolatreduktase, so dass es durch einen Mangel an Tetrahydrofolsäure zu einer Hemmung der Nukleotidsynthese kommt. Analog zum Einsatz von Methotrexat bei rheumatologischen Erkrankungen wird mit 7,5–10 mg als Einzeldosis einmal pro Woche per os oder i. m. (bessere Compliance) begonnen. Ein Therapieeffekt sollte sich nach 4–8 Wochen einstellen, gegebenenfalls kann die Dosis in 2,5-mg-Schritten vorübergehend auf maximal 20–25 mg/Woche erhöht werden. Die Einnahme von 5 mg Folat am Folgetag wird empfohlen. Das Risiko gravierender Nebenwirkungen steigt mit dem Alter und der Behandlungsdauer. Relevante Nebenwirkungen sind die Hepatotoxizität (Leberfibrose/-zirrhose), Knochenmarksdepression, gastrointestinale Nebenwirkungen (Stomatitis, Ulzera), Lungeninfiltrate (Pneumonitis, ca. 3 %; Lungenfibrose). Vor Therapiebeginn wird eine Lungenfunktionsdiagnostik empfohlen. Eine gleichzeitige Behandlung mit zusätzlichen Folsäureantagonisten (z. B. Trimethoprim) und Alkoholkonsum muss hier vermieden werden. Bei eingeschränkter Nierenfunktion sollte MTX wegen der nahezu ausschließlich renalen Elimination nicht eingesetzt werden. Wegen der fetotoxischen Wirkung muss eine sichere Kontrazeption bis drei Monate nach Beendigung der Therapie betrieben werden. Unter MTX sollte nicht gestillt werden. Die Entwicklung von Spättumoren ist bei MTX nicht bekannt. Aus der Behandlung von Vaskulitiden liegen für MTX mehrere positive Studien als remissionserhaltende Therapie bei der GPA/MPA (de Groot et al. 1996) (↑, A) und bei Riesenzellarteriitiden vor (Hoffman et al. 1994; Jover et al. 2001). Die Erfolgsraten von MTX sind mit denen von Azathioprin vergleichbar (Pagnoux et al. 2008). Auch in der Remissionsinduktion bei GPA und MPA in einer frühen Phase systemischer Beteiligung ohne oder mit geringer Nierenbeteiligung ist MTX einer Cyclophosphamidtherapie nicht unterlegen (de Groot et al. 2005).

*Azathioprin* hemmt die Purinbiosynthese und ist seit Jahrzehnten als ein in der Langzeitbehandlung gut verträgliches Immunsuppressivum eingeführt mit dem Ziel, Glukokortikoide einzusparen (De Silva und Hazleman 1986) (↑, A). Die initiale Dosierung beträgt 1,5–2 mg/kg KG/d. Der Wirkungseintritt ist protrahiert und oft nicht vor sechs Monaten zu beurteilen. Bei gleichzeitiger Einnahme von Allopurinol muss wegen der Hemmung der Xanthinoxidase die Azathioprin-Dosis auf 25 % reduziert werden. Azathioprin wird als Langzeittherapeutikum bei M. Behçet und als remissionserhaltende Therapie bei SLE eingesetzt (Chan et al. 1995). Es hat auch in der Erhaltungstherapie ANCA-positiver Vaskulitiden die gleiche Wirksamkeit wie das toxischere Cyclophosphamid (Jayne et al. 2003), mit aber möglicherweise höheren Rückfallraten, wenn weiterhin ANCAs (PR3) nachzuweisen waren (Slot et al. 2004).

*Mycophenolat Mofetil* (MMF) hemmt die Inosin-Monophosphatase-Dehydrogenase, das Schlüsselenzym für die *de-novo Synthese* von Purinen, auf die besonders T- und B-Lymphozyten angewiesen sind. MMF ist stärker immunsuppressiv als Azathioprin und hat geringere Nebenwirkungen als Cyclophosphamid. Die Standarddosis beträgt 2 × 1 000 mg/d. Bei Autoimmunerkrankungen liegen positive Ergebnisse randomisierter, prospektiver Studien bei der Lupusnephritis (Chan et al. 2000; Contreras et al. 2004) (↑, A) vor. Auch bei der Remissionsinduktion bei Patienten mit ANCA assoziierter Vaskulitis und moderater Nierenbeteiligung zeigte sich in einer kleinen randomisierten Studie mit 35 Patienten eine komplette Remission in 77,8 % im Vergleich zu 47 % in mit Cyclophosphamid behandelten Patienten (Hu et al. 2008) (↑, B). Auffällig ist dabei aber sicherlich die geringe Ansprechrate auf Cyclophosphamid und die insgesamt nicht allzu schweren Symptome der Patienten.

In der remissionserhaltenden Therapie nach Cyclophosphamid bei Lupusnephritis ist MMF, AZA oder einer Weiterführung der Cyclophosphamidtherapie in der Wirksamkeit überlegen (Contreras et al. 2004) (↑, B). Auch in der Erhaltungstherapie der GPA scheint MMF wirksam zu sein (Nowack et al. 1999). In einer offenen Studie mit verschiedenen therapierefraktären neuroimmunologischen Erkrankungen zeigte MMF ebenfalls günstige Ergebnisse (↔, C). Der Einsatz von MMF bei ZNSVaskulitiden und Neurolupus wurde bisher nur kasuistisch berichtet. Hauptnebenwirkung von MMF ist Diarrhö und Übelkeit/Erbrechen, das zu Dosisreduktion oder ggf. Absetzen zwingt.

*Leflunomid* führt zur Hemmung der Dihydroorotat-Dehydrogenase, einem wichtigen Enzym des Pyrimidin-Synthese-Stoffwechsels, das aufgrund der Wichtigkeit dieses Stoffwechsels in den T-Zellen insbesondere die Teilung jener Zellreihe hemmt. Zusätzlich gibt es Hinweise darauf, dass die Leukozytenmigration gestört wird. Leflunomid wird nach oraler Aufnahme zu großen Anteilen im Darm aufgenommen. Die Umwandlung in seinen aktiven Metaboliten A771726 erfolgt primär in der Leber. Dieser hat im Körper eine Halbwertszeit von 1–4 Wochen.

Als Basistherapeutikum wird es bei der rheumatoiden Arthritis und der Psoriasis eingesetzt. Bei der GPA kam es unter Leflunomid (30 mg/Tag) im Vergleich mit MTX (20 mg/1 × Woche) zu signifikant weniger Rückfällen (23 % vs. 46 %) bei 64 Patienten (Metzler et al. 2007) (↑, B), so dass Leflunomid zur Remissionserhaltung eine Alternative zu Azathioprin und MTX darstellt. Leflunomid wird in einer Dosierung von 20 mg/Tag eingesetzt und ist normalerweise gut verträglich. Häufiger auftretende Nebenwirkungen sind neben Durchfall und Verstopfung auch Haarausfall und Blutdruckanstieg.

*Ciclosporin A* (CSA) bindet an Immunophiline, unterdrückt die IL-2-Produktion und hemmt vorzugsweise die T-Zellaktivierung. Systematische Studien zum Einsatz bei Vaskulitiden und Autoimmunopathien liegen, abgesehen von einzelnen Anwendungen bei M. Behçet (Uveitis) und GPA (↔, C), nicht vor. CSA wird meist in Kombination zur Einsparung von Steroiden eingesetzt. Die Dosierung beträgt 2–5 mg/kg und kann nach Spiegelbestimmung adjustiert werden. Die therapeutische Breite ist größer als bei FK506 (s. u.). Vorteilhaft ist der gegenüber Azathioprin sehr viel raschere Wirkungseintritt innerhalb von 2–4 Wochen. Die Behandlung sollte nach sechs Monaten abgebrochen werden, wenn der klinische Effekt ausbleibt. Zahlreiche Wechselwirkungen mit anderen Medikamenten sind zu beachten (s. Fachinformation). Unter CSA können eine erhöhte Anfallsneigung (EEG-Veränderungen), Tremor und die reversible, bilaterale, posteriore Leukenzephalopathie auftreten und zum Therapieabbruch zwingen.

Die *Plasmapherese* entfernt unselektiv alle Plasmabestandteile inklusive der Immunglobuline, Immunkomplexe und andere zirkulierende Mediatoren (**Kap. J 7**). Die Wirkung ist bei Autoantikörper-vermittelten neuroimmunologischen Krankheitsbildern (Myasthenia gravis, Lambert-Eaton-

Syndrom, akute Polyradikulitis) belegt (siehe dort). Randomisierte, prospektive Studien bei der PAN und EGPA (Guillevin et al. 1992) und bei der *Lupusnephritis* (Lewis et al. 1992) zeigten letztlich keinen signifikanten Vorteil einer synchronisierten Plasmapherese kombiniert mit einer Pulstherapie gegenüber der Standardbehandlung mit Cyclophosphamid und Glukokortikoiden (↔, C). Bei einem foudroyanten Verlauf eines SLE oder einer GPA/MPA kann man den Einsatz einer Plasmapherese als Ergänzungsoption einer intensivierten pharmakologischen Therapie erwägen, Jayne et al. 2007; de Luna et al. 2015) (↔, A).

*Immunglobuline*: Mehrere offene Studien zeigten bei therapierefraktärer GPA und SLE einen Behandlungserfolg der Immunglobuline (400 mg/kg KG an fünf Tagen) mit einer Ansprechrate von > 60 % (Jayne 2000; Toubi et al. 2005). Eine positive Beeinflussung bei zerebralen Vaskulitiden ist nur kasuistisch dokumentiert (↔, C). Sorbit kann als Bestandteil verschiedener Immunglobulin-Präparate eine eingeschränkte Nierenfunktion vorübergehend verschlechtern. Ferner kann vereinzelt eine abakterielle Meningitis auftreten.

*Experimentelle Therapieansätze*: Auf der Suche nach einer effektiveren und nebenwirkungsärmeren Therapie werden verschiedene Strategien verfolgt, um Entzündungsprozesse gezielt zu beeinflussen und die Nebenwirkungen einer chronischen Immunsuppression zu vermeiden. Die Hemmung proinflammatorischer Zytokine (z. B. TNF-α durch lösliche TNF-α-Rezeptoren oder neutralisierende monoklonale Antikörper (Etanercept, Infliximab) erscheint nach positiven Ergebnissen bei rheumatoider Arthritis, M. Behçet und Sjögren-Syndrom ohne ZNS-Beteiligung als ein erster Ansatzpunkt (Übersicht bei Atzeni et al. 2005). Infliximab war kasuistisch bei schwerer Sjögren-assoziierter Neuropathie oder bei refraktärer GPA/MPA wirksam (Caroyer et al. 2002; Booth et al. 2004). Etanercept als »Add-on«-Therapie bei 180 Patienten mit GPA erbrachte keinen zusätzlichen Nutzen (WGET Research Group 2005), wobei dies aber nicht mit einer Ineffektivität dieser Substanzen bei der Induktions- oder Erhaltungstherapie gleich zu setzten ist. Bei therapierefraktären (kutanen) Vaskulitiden und M. Behçet konnte eine zum Teil anhaltende Remission mit Lymphozytendepletierenden Antikörpern (Campath-1H, CDw52) erreicht werden. Weitere Ansatzpunkte liegen in Substanzen, die mit Anti-Thymozyten Globulin oder Deoxyspergualin arbeiten. Diese Ansätze führten bei systemischen Vaskulitiden aber zu einem hohen Anteil an unerwünschten Nebenwirkungen oder Rückfallraten. Erfahrungen bei zerebralen Vaskulitiden liegen nicht vor. Es gibt darüber hinaus einen positiven Fallbericht über eine IFN-α-Behandlung bei Neuro-Behçet (Nichols et al. 2001). Bei der EGPA werden in letzter Zeit zunehmend häufiger und mit gutem Erfolg Omalizumab (ein Antikörper gegen IgE) oder Interleukin-5/Interleukin-5Rα Antagonisten eingesetzt (Detoraki et al. 2016; Varricchi et al. 2016) (↑, B).

Diverse weitere Medikamente werden gelegentlich bei systemischen, meist kutanen Manifestationen von Vaskulitiden und Autoimmunerkrankungen verwendet, bei ZNS-Manifestation (z. B. wegen Neurotoxizität) aber nicht eingesetzt: Dapson (M. Behçet), Thalidomid (kutaner Lupus), Chloroquin (Remissionserhaltung bei SLE ohne ZNS-Beteiligung).

## E 3.4 Pragmatische Therapie

### E 3.4.1 Allgemeine Bemerkungen

Es liegen keine *kontrollierten* Therapiestudien zur Behandlung *zerebraler* Vaskulitiden vor. Die Empfehlungen orientieren sich an der Behandlung *systemischer Vaskulitiden*, wobei eine ZNS-Beteiligung als schwerwiegende Organbeteiligung betrachtet wird und eine aggressive Therapie begründet. Somit sind diese Therapieansätze im Bezug auf die zerebralen Vaskulitiden als off-label-Behandlungen anzusehen. Vaskulitiden mit ZNS-Beteiligung erfordern allerdings bereits primär und unverzüglich eine Kombinationstherapie mit Prednisolon und Cyclophosphamid. Ausnahmen hiervon sind die Riesenzellarteriitis, der M. Behçet, sehr blande Verläufe eines Neurolupus und einer Hepatitis-assoziierten PAN. Hier wird mit einer Prednisolon-Monotherapie begonnen. Generell sollte ein Ansprechen auf die Therapie klinisch innerhalb von drei bis sechs Wochen erkennbar sein. Ziel muss es sein, die Immunsuppression so einzustellen, dass nach Erstmanifestation der zerebralen Vaskulitis weitere neuronale Schäden vermieden werden. Beim Versagen der Standardtherapie wird die Therapie, gegebenenfalls unter Hinzunahme weiterer Substanzen, intensiviert. Die Behandlungsziele müssen definiert werden unter Berücksichtigung von Lebensalter, internistischen Begleiterkrankungen und eventuell *irreversibler* Störungen, wie einer Demenz. Eine Evaluation der Erhaltungstherapie sollte klinisch alle drei Monate und mit zerebralem MRT alle 6–12 Monate erfolgen. Die pragmatische Therapie der wichtigsten zerebralen Vaskulitiden ist in **Tab. E 3.3** zusammengestellt und soll hier zusätzlich kommentiert werden. Typische Nebenwirkungen der Glukokortikoide und der Immunsuppressiva sind in **Kap. M 1** zusammengefasst. Während einer immunsuppressiven Therapie muss eine sichere Kontrazeption betrieben werden.

### E 3.4.2 Praktische Empfehlungen

*Riesenzellarteriitiden*: siehe **Kap. E 4**.

Granulomatose mit Polyangiitis *und mikroskopische Polyangiitis*: Eine zerebrale Beteiligung wird analog einer schweren Organmanifestation behandelt (s. European League Against Rheumatism (EULAR) Kriterien zur Charakterisierung von Vaskulitiden): Zur Induktion ist die parenterale Cyclophosphamid-Pulstherapie geeignet (Austin et al. 1986; Gourley et al. 1996; de Groot et al. 2009) (↑, A). Dabei muss Mesna zur Urothel-Protektion gegeben werden. Gelegentlich kann es durch Mesna zum Auftreten von anaphylaktischen und anderen hyperergischen Reaktionen kommen. Dieses Risiko ist bei Patienten mit Autoimmunerkrankungen etwa 3,5-fach höher als bei Tumorpatienten. Die Dosierung der folgenden Cyclophosphamid-Pulse richtet sich nach dem Leukozyten-

**Tab. E 3.3:** Übersicht zur pragmatischen Therapie zerebraler Vaskulitiden (abgeglichen mit den EULAR-Kriterien 2008)

| | Initialtherapie | Remissionserhaltende Therapie | Entscheidende Studie/Übersicht Empfehlungsgrad |
|---|---|---|---|
| **Riesenzellarteriitis (RZA)**<br>**Takayasu-Arteriitis** | Prednisolon (PRED), initial 60–80 mg/die (1 mg/kg KG) für mind. 4 Wochen<br>ASS 100 mg p. o.,<br>bei drohender Erblindung: Pulstherapie: 1000 mg PRED i. v. über 1–3 Tage<br><br>*Takayasu-Arteriitis:*<br>Wie RZA, evtl. Kombination mit Cyclophosphamid (CYC), MTX, MMF oder CSA | Nach Rückgang der Entzündungsparameter: Reduktion von PRED an die Cushing-Schwelle;<br>5–10 mg/d PRED für 1–2 Jahre als Erhaltungstherapie<br><br>ggf. Kombination mit AZA (1,5–2 mg/kg) oder MTX (7,5–15 mg 1 × pro Woche) zur Einsparung von Steroiden | **Kap. E 4** |
| **Eosinophile Granulomatose mit Polyangiitis (EGPA)** | PRED 60 mg/d in Kombination mit CYC 1–2 mg/kg KG/d | PRED 20–40 mg/d und CYC; niedrigste effektive PRED-Dosis ansteuern<br><br>Bei EGPA kann eine niedrigere PRED-Dosis ausreichend sein | (↔, A) |
| Alternative | | Omalizumab 300–600 mg s. c. alle 2–4 Wochen | Detoraki et al. 2016 (↑, B) |
| **Granulomatose mit Polyangiitis**<br><br>**Mikroskopische Polyangiitis** | *Pulstherapie*<br>CYC 15 mg/kg KG/d, entspricht 500–1000 mg/m², minimal alle 3 Wochen v. i. (**Kasten E 3.6**)<br>PRED wie beim Fauci-Schema<br><br>CYC-Dosis orientiert sich am Leukozytennadir (8.–12. Tag nach Puls: > 3 000/ul)<br><br>Urothelprotektion mit Mesna nach 0, 3, 6, 9 Stunden!<br>Allergische Reaktionen möglich! | Nach 12–24 Wochen kann bei einer stabilen Remission eine Umstellung auf eine weniger toxische Immunsuppression mit AZA (1,5–2 mg/kg), MTX (0,2–0,3 mg/kg pro Woche) oder Lev (20 mg/Tag) erfolgen, die für mindestens 18 Monate weitergeführt werden sollte | de Groot et al. 2009 (↑, A) |
| Alternative | Rituximab 375 mg/m² KO 1 × pro Woche für insgesamt 4 Wochen<br><br>Monitorüberwachung bei Infusion | siehe Text | Stone et al. 2010 (↑, A) |
| Alternative für schwere Fälle | *»modifiziertes Fauci-Schema« NIH-Protokoll* CYC 2 mg/kg/d oral;<br>PRED 1 mg/kg über 1 Monat, dann schrittweise Umstellung auf alternierende Gabe, Reduktion an die Cushing-Schwelle nach 3 Monaten anstreben | Orale CYC-Dauertherapie adaptiert an Leukozytenzahl > 3 000/ul<br>*Umstellung* bei stabiler Remission nach 3–6 Monaten auf die Erhaltungstherapie (s. o.)<br>Bei hämorrhagischer Zystitis (UAW ca. 10 %): Abbruch der oralen Dauertherapie!<br>Evtl. Umstellung auf CYC–Puls oder MTX 0,2–0,3 mg/kg pro Woche | Fauci et al. 1983 (↑, A) |
| Therapierefraktärer oder foudroyanter Verlauf | *»intensiviertes Fauci-Schema«:*<br>CYC 3–4 mg/kg KG/d für *wenige* (!) Tage, danach Reduktion auf 1–2 mg/kg KG/d (Kontrolle; Leuko > 3 000).<br>Urothelprotektion mit Mesna!<br>PRED-Puls 1 000 mg/d × 3d, anschließend 8–10 Tage 1 mg/kg PRED/d<br><br>*Optional additiv:*<br>Immunglobuline (0,4 g/kg KG × 5d) | siehe oben | |

**Tab. E 3.3** Übersicht zur pragmatischen Therapie zerebraler Vaskulitiden (abgeglichen mit den EULAR-Kriterien 2008) (Fortsetzung)

| | Initialtherapie | Remissionserhaltende Therapie | Entscheidende Studie/Übersicht Empfehlungsgrad |
|---|---|---|---|
| **Primäre Angiitis des ZNS** | PRED 1 mg/kg KG/d und CYC-Pulstherapie | Nach 6 Wochen PRED auf 20 mg/d reduzieren;<br><br>Therapie alle 3–6 Monate evaluieren und ggfs auf eine Erhaltungstherapie umstellen (s. o.) sowie PRED an die Cushing-Schwelle reduzieren | Keine (↔, A) |
| **M. Behçet** | Methyl-PRED-Puls (1000 mg/d über 3 Tage), dann PRED 1 mg/kg KG/d, Ausschleichen über 2–3 Monate<br><br>alternativ bei Erblindungsgefahr CSA (2–5 mg/kg KG/d) | Langzeittherapie mit AZA anstreben<br><br>Nach Ansprechen der Symptome CSA-Dosisreduktion auf 3–5 mg/kg KG/d PRED<br><br>keine Dauertherapie mit CSA | Hatemi et al. 2009 (↑, A) |
| **Lupus erythematodes** | PRED (1 mg/kg KG/d)<br><br>Antikonvulsiva bei Krampfanfällen Neuroleptika bei psychotischer Dekompensation<br><br>(*cave: Senkung der Krampfschwelle)*<br><br>ASS nach zerebraler Ischämie<br><br>(Anti-Phospholipid-Antikörper-Syndrom) | Reduktion an die Cushing-Schwelle innerhalb von 2–3 Monaten anstreben | |
| Alternative | Intermittierend PRED-Puls v. i. über 45 Min.:<br>3 Tage 750–1 000 mg/d<br>2 Tage 500–750 mg/d | Bei gutem Ansprechen: AZA 1–2,5 mg/kg<br><br>Alternative: MTX oder CSA | |
| Schwere neurologische Symptomatik | PRED-Puls 3 Tage kombiniert mit CYC-Puls 500–1 000 mg/m² alle 3–4 Wochen über 3–6 Monate<br><br>analog *Austin-Schema* (**Kasten E 3.6**)<br><br>Bei Therapieresistenz additiv Immunglobuline (0,4 g/kg KG × 5 Tage) | CYC-Puls alle 3 Monate über 2 Jahre wiederholen<br><br>Bei gutem Ansprechen: AZA 1–2,5 mg/kg<br><br>Alternative: MTX oder CSA | Barile-Fabris et al. 2005 (↑, A) |

**Laborkontrollen bei Behandlung mit:**

| | |
|---|---|
| Prednisolon (PRED) | Blutbild, Elektrolyte, Glucose wöchentliche Blutbild-Kontrollen, Urinstatus 1 × pro Monat |
| Cyclophosphamid (CYC) | Pulstherapie nur bei Leukozyten >4000/ul, Nadir zwischen Tag 8 bis 12 erfassen |
| Methotrexat (MTX) | Blutbild, Leberenzyme und Kreatinin alle 2–4 Wochen; regelmäßige Lungenfunktionsprüfung |
| Azathioprin (AZA) | Blutbild und Leberenzyme initial wöchentlich, später alle 4–8 Wochen |
| Ciclosporin A (CSA) | *vor* der Therapie Blutdruckmessung und Kreatinin-Clearance; Blutbild, Leberenzyme, Kreatinin, Kalium |
| Mycophenolat Mofetil (MMF) | wie bei Azathioprin |
| Bei Langzeittherapie mit PRED: | Osteoporose-*Prophylaxe* mit Kalzium 1000 mg/d und Vitamin D 500–1000 IE/d<br>Osteoporose-*Therapie* mit Biphosphonaten (z. B. Alendronat)<br>morgendliche Gabe und ausreichende Flüssigkeitszufuhr (2–3 L/d)<br>ggf. Blasenkatheter zur Bilanzierung, Infektionszeichen beachten |

Nadir, der zwischen dem 8. und 12. Tag erreicht wird. Dieses Schema wird zunächst alle 2–3 Wochen über 3 bis max. 6 Monate (6–9 Stoßbehandlungen) durchgeführt (**Kasten E 3.6** und **Tab. E 3.3**). Eine Alternative stellt die Behandlung mit Rituximab (375 mg/m$^2$ 1 ×/Woche für 4 Wochen) dar (Stone et al. 2010) (↑, A), die zu einer B-Zell-Depletion von 3–8 Monaten führt. Bei Erholung des B-Zell-Repertoires ist eine erneute Gabe in Abhängigkeit von der Krankheitsaktivität zu erwägen. Daten mit welchen Medikamenten die Erhaltungstherapie nach erfolgter Rituximab induzierter Remission weiterzuführen ist, liegen zurzeit nicht vor. Zur Vorbereitung einer Rituximab-Infusion ist das Absetzen von antihypertensiven Medikamenten ca. 12 Stunden vor Infusionsbeginn sinnvoll (insb. Betablocker), da es unter Infusion zu einem Blutdruckabfall kommen kann. Infusionen sollten unbedingt am Monitor mit regelmäßigen RR-Kontrollen überwacht werden. Die Infusion sollte unter Überwachung eines erfahrenen Arztes erfolgen und es muss eine Möglichkeit zur Reanimation vorhanden sein. Als Vormedikation werden 30–60 min vor Infusionsbeginn 1000 mg Paracetamol i. v., 2 mg Clemastin i. v., 50 mg Ranitidin i. v., 100 mg Prednisolon i. v. gegeben. Wichtig ist ein langsamer Infusionsbeginn mit 50 mg/h, um auf eventuelle Nebenwirkungen wie Exantheme, Verschlechterung vorbestehender Herzbeschwerden und Bronchospasmus sofort reagieren zu können. Bei guter Verträglichkeit kann eine Steigerung nach 30 min und dann stufenweise alle 30 min um 50 mg/h auf einen Höchstwert von 400 mg/h erfolgen. Weitere Nebenwirkungen sind Fieber (50 %), Schüttelfrost, Rigor, Übelkeit, Kopfschmerz, Halsirritationen und Blutdruckabfall (10 %).

Letztlich bleibt die orale Cyclophosphamidbehandlung mit 1–2 mg/kg bis max. 4 mg/kg KG/d (initial mit 1 mg/kg/d) besonders schweren Verläufen vorbehalten (Fauci et al. 1983) (↔, C). Die orale Therapie mit Cyclophosphamid bedarf einer engmaschigen Überwachung, insbesondere der Leukozytenwerte (Zielwert > 3 000/ul) und gegebenenfalls einer Dosisadaptation. Prednisolon kann nach etwa vier Wochen langsam reduziert und nach etwa sechs Monaten ausgesetzt werden. Cyclophosphamid wird nach Erreichen der Remission erst nach zwölf Monaten schrittweise um 25 mg pro Monat reduziert und schließlich ausgesetzt. Hohe ANCA-Titer können längere Zeit persistieren und nicht zur Therapiekontrolle herangezogen werden. Die Medikamenteneinnahme sollte morgens mit ausreichender Flüssigkeitszufuhr (2–3 L/d) erfolgen. Blaseninfekte müssen vorher saniert werden. Die *orale* Dauertherapie muss bei einer hämorrhagischen Zystitis (Inzidenz ca. 10 %) abgebrochen werden. Der Urinstatus sollte auch nach Abschluss der Therapie im Abstand von sechs Monaten kontrolliert werden, um die Spätmanifestation eines Blasenkarzinoms zu erfassen.

Bei einem therapierefraktären Verlauf kann für kurze Zeit ein »*intensiviertes Fauci-Schema*« (3–4 mg/kg KG/d Cyclophosphamid oral unter engmaschiger Blutbild-Kontrolle) zusammen mit Prednisolon (1 000 mg/d über drei Tage) eingesetzt werden. Diese höhere orale Cyclophosphamid-Dosis wird meist nur wenige Tage toleriert und muss durch engmaschige, tägliche Blutbild-Kontrollen überwacht werden. Bei einer fulminanten systemischen Exazerbation kann man mit einer zusätzlichen Gabe hochdosierter Immunglobuline, Rituximab oder Plasmapherese (↑, A) eine (Teil-)Remission erreichen (Keogh et al. 2006; Jayne et al. 2007). Zur remissionserhaltenden Therapie kann längerfristig auf Azathioprin (↑, A), Methotrexat (↔, B), Mycophenolat Mofetil (↔, C) oder Leflunomid (↑, B) umgestellt werden (de Groot et al. 1996; Metzler et al. 1997; Gause et al. 2001; Jayne et al. 2003).

*Polyarteriitis nodosa, Eosinophile* Granulomatose mit Polyangiitis und *Hypersensitivitätsvaskulitis*: Zerebrale Manifestationen werden in Anlehnung an die Therapie der GPA mit einer Cyclophosphamid-Pulstherapie (z. B. 750 mg/m$^2$ i. v. alle 4 Wochen über 3–6 Monate) in Kombination mit Prednisolon behandelt (↔, A). Bei dem EGPA gilt dies insbesondere dann, wenn ein five factor score von ≥ 2 vorliegt (**Kasten E 3.7**; Gayraud et al. 2001). In nicht lebensbedrohlichen Fällen kann eine Remission auch durch AZA (Ribi et al. 2008) oder MTX erreicht werden (↑, B), wobei unter MTX eine hohe Zahl an Rückfällen beobachtet wurden (Metzler et al. 2004). In der Remission wird eine Erhaltungstherapie mit niedrig dosiertem Prednisolon und/oder Azathioprin oder Ciclosporin A über weitere sechs bis zwölf Monate empfohlen (Guillevain et al. 1991; Gross 1999). Bei Hepatitis-assoziierter PAN kann in langsam progredienten Fällen eine niedrigdosierte Steroidtherapie (< 10 mg Prednisolon) in Kombination mit Virustatika (IFN-alpha; evtl. auch Vidarabin, Lamivudin, Famciclovir) durchgeführt werden (↑, B). In sehr aggressiven Fällen kann eine Plasmapherese sinnvoll sein (↔, B).

*Primäre Angiitis des ZNS*: Eine Monotherapie mit Steroiden wird bei gesicherter PACNS als nicht ausreichend betrachtet (Moore und Richardson 1998).

Es sollte schon primär kombiniert mit Prednisolon und Cyclophosphamid behandelt werden (Moore und Richardson 1998) (↔, A). Als Alternative kann Rituximab überlegt werden, für das es bei ANCA positiven Vaskulitiden mittlerweile sehr gute Daten zur Induktionstherapie und auch zur Remissionserhaltungstherapie gibt (s. o.) (↔, A). Prednisolon (initial 40–60 mg/d) kann nach vier bis acht Wochen schrittweise auf eine Erhaltungsdosis (zunächst 20 mg/d Prednisolon) und nach drei bis sechs Monaten an die Cushing-Schwelle zurückgenommen werden. Die Therapie ist analog der Behandlung der GPA als Cyclophosphamid-Pulstherapie (beginnend mit 750 mg/m$^2$; **Kasten E 3.6**) durchführbar. Bei Versagen dieser Therapien wird auf eine orale Therapie umgestellt. Innerhalb von 3–6 Wochen sollte eine Stabilisierung und Remission erkennbar sein.

**Kasten E 3.7:** Five-Factor Score (FFS) (Guillevin et al. 2011) zur Graduierung des Schweregrades bei EGPA, GPA und PAN

- Niereninsuffizienz
- Alter > 65
- Gastrointestinale Beteiligung
- Kardiomyopathie
- fehlende HNO Beteiligung (EPGA und GPA)

Die Induktionstherapie wird zunächst auf sechs Monate mit anschließender Erhaltungstherapie für 18 Monate angelegt, wobei in dreimonatigen Abständen eine MRT-Kontrolle sinnvoll ist. Eine nur kurzzeitige Cyclophosphamid-Therapie für drei Monate mit anschließender Azathioprin-Therapie scheint zumindest bei PACNS der kleinen Gefäße nicht ausreichend zu sein, um zu einer dauerhaften Remission zu führen (MacLaren et al. 2005). Es wird bei Ischämien wird eine zusätzliche Therapie mit einem Thrombozytenaggregationshemmer (ASS 100 mg/d) empfohlen, ohne dass dies systematisch bei dieser Indikation evaluiert worden wäre.

Bei hochgradigem Verdacht auf PACNS und negativem Biopsieergebnis bleibt bei schwerem Krankheitsbild und deutlicher Dynamik der Versuch einer immunsuppressiven Therapie mit Cyclophosphamid und Prednisolon gerechtfertigt, auch wenn eine Prognoseverbesserung durch eine solche Therapie nicht gesichert ist (Alreshaid et al. 2003).

*Morbus Behçet*: Die Behandlung des M. Behçet erfolgt nach Empfehlungen der EULAR (Hatemi et al. 2009). Die Behandlung des parenchymatösen Neuro-Behçet erfolgt analog zu der Behandlung einer M. Behçet assozierten posterioren Uveitis. Dabei werden akute Exazerbationen einer ZNS-Beteiligung mit einer hochdosierten oralen (initial mindestens 1 mg/kg pro Tag) oder intravenösen (1 000 mg/pro Tag) Prednisolon-Pulstherapie behandelt (↔, A). Ein orales Ausschleichen, abhängig vom klinischen Ansprechen über 2–3 Monate, soll frühen Rezidiven vorbeugen. Zur Erhaltungstherapie werden neben dem am häufigsten eingesetzten Azathioprin (1,5–3 mg/kg/Tag) (↔, B) auch Cyclophosphamid (↔, C), Methotrexat (↔, C) oder aufgrund der Myelotoxizität eher seltener Chlorambucil empfohlen. Ciclosporin A ist bei der Uveitis wirksam, wird bei einer zerebralen Manifestation aber wegen der Möglichkeit einer Leukenzephalopathie nicht empfohlen (Kidd et al. 1999) und sollte nicht als Langzeittherapie eingesetzt werden. Ob die TNF-α-Antikörper Infiximab und Etanercept oder das bei mukokutaner Beteiligung wirksame Thalidomid bei Neuro-Behçet allein oder in Kombination wirksam sind, ist offen (Siva et al. 2004). Wenn auch beim M. Behçet die Antikoagulation von Thrombosen nicht generell empfohlen wird, so sollten doch Sinusvenenthrombosen mit Heparin (Vollheparinisierung oder PTT-wirksame Gabe niedermolekularer Heparine) und nachfolgender oraler Antikoagulation behandelt werden (Wechsler et al. 1992; Siva et al. 2004) (↔, B). Bei Therapieversagern kann auch der Einsatz von IL-1 Antagonisten bzw. Antikörpern überlegt werden (Cantarini et al. 2015) (↔, B).

*Erkrankungen des rheumatischen Formenkreises*: Beim SLE besteht aufgrund einer Zytopenie häufig eine Immundefizienz. Vor dem Beginn einer eingreifenden Immunsuppression muss eine ZNS-Infektion, insbesondere eine indolente Pilzinfektion ausgeschlossen sein. Eine ZNS-Beteiligung wird zunächst mit Prednisolon (1–2 mg/kg KG/d) behandelt. Bei einer gravierenden neurologischen Symptomatik (schwere Enzephalopathie, akute Querschnittsmyelitis) wird eine parenterale Prednisolon-Pulsbehandlung mit 750–1 000 mg/d über 3–5 Tage verabreicht und mit einer Cyclophosphamid-Pulsbehandlung (500–1 000 mg/m² alle 4 Wochen über 6 Monate) kombiniert. Diese Therapie ist einer alleinigen Behandlung mit Methylprednisolon deutlich überlegen (Barile-Fabris et al. 2005) (↑, A). Diese kann dann anschließend in dreimonatlichem Abstand fortgesetzt werden (Gourley et al. 1996; Gause et al. 2001; Sanna et al. 2003). Die Gesamtbehandlungsdauer sollte mindestens ein Jahr betragen. Bei Erreichen einer Remission nach sechs Zyklen kann auf eine remissionserhaltende Therapie mit Azathioprin 1–2 mg/kg KG (Alternativen MMF, Ciclosporin A, Methotrexat) umgesetzt werden. In der remissionserhaltenden Langzeittherapie muss auch versucht werden, Steroide auf die minimal effektive Dosis zurückzunehmen. Bei einer therapierefraktären Entwicklung kann das Intervall der Cyclophosphamidpulstherapie auf 3 Wochen verkürzt werden, bei weiterhin fehlendem Ansprechen kann der anti-CD20-Antikörper Rituximab (375 mg/m², i. v.-Gabe in Woche 1, 2, 4, 6) oder Immunglobuline gegeben werden. Eine Plasmaseparation hat nach derzeitiger Studienlage keine zusätzlichen therapeutischen Vorteile. In der remissionserhaltenden Therapie wird versucht, Steroide auf eine minimale effektive Dosis zurücknehmen und Cyclophosphamid gegen andere, weniger toxische Substanzen wie Azathioprin auszutauschen. Für das Sjögren Syndrom sind die Daten bzgl. Rituximab uneinheitlich. Bei Versagen der initialen Therapie kann aber ein Einsatz erwogen werden (↔, B).

Eine weitere Möglichkeit der Therapie in besonders schwierigen Fällen stellt die hämatopoetische Stammzelltransplantation dar (Burt et al. 2006). Dieses kann aber nur in ausgewählten Zentren durchgeführt werden.

*Sekundäres Anti-Phospholipid-Antikörper-Syndrom bei SLE:* Das Vorkommen von Anti-Phospholipid-Antikörpern (APL-AK) ohne klinische Symptome bedarf keiner differenzierten Therapie. Bei hohem Titer und asymptomatischem Verlauf werden 100 mg/d Acetylsalicylsäure empfohlen. Bei einer *venösen* Thrombose ist nach der Heparinisierung eine dauerhafte Antikoagulation indiziert (INR 2–3; Crowther et al. 2003). Ebenso wird bei rezidivierenden arteriellen Thrombosen eine orale Antikoagulation empfohlen. Wenn die neurologischen Manifestationen allein durch ein thrombotisches Geschehen im Rahmen eines Antiphospholipidsyndroms erklärt sind, genügt eine Antikoagulation als Therapie; erst bei therapierefraktären Verläufen ist eine zusätzliche immunsuppressive Therapie notwendig (Sanna et al. 2003). Das Risiko einer erneuten Thrombose bei Patienten mit Anti-Phospholipid-Antikörper- Syndrom und einem positiven *Lupus-Antikoagulans-Test* ist hoch, insbesondere in den ersten sechs Monaten nach Beendigung einer Antikoagulation (Hiepe und Burmester 1996).

Bei der Behandlung zerebraler Krampfanfälle sollte beachtet werden, dass in Einzelfällen unter Phenhydan, Carbamazepin und Valproinsäure ein medikamenteninduzierter Lupus erythematodes beobachtet wurde. Bei einer Exazerbation von Hauteffloreszenzen sollte die antikonvulsive Medikation umgesetzt werden. Eine psychotische Symptomatik wird mit Neuroleptika behandelt. Dabei ist auf die Erniedrigung der Anfallsschwelle zu achten.

Bei Sjögren-Syndrom mit Hirnnervenbefall oder Befall des peripheren Nervensystems sollte eine Steroidtherapie erfolgen. Bei schweren Verlaufsformen, z. B. bei einer Sjögren-Syndrom-assoziierten Querschnittsmyelitis, sollte eine zusätzliche Cyclophosphamid-Pulstherapie analog dem Schema bei schwerem Neurolupus erfolgen (Rogers et al. 2004) (↔, A).

Patienten mit Vaskulitiden sind in der Deutschen Rheuma-Liga organisiert:

Deutsche Rheuma-Liga Bundesverband e. V.
Maximilianstr. 14, 53111 Bonn
Tel: 0228 766 06 0, Fax: 0228 766 06 20
www.rheuma-liga.de
bv.neumann@rheuma-liga.de.

## Literatur


Alhalabi M, Moore PM. Serial angiography in isolated angiitis of the central nervous system. Neurology 1994; 44: 1221–1226.

Allen NB, Cox CC, Cobo M, Kisslo J, Jacobs R, McCallum RM, Haynes BF. Use of immunosuppressive agents in the treatment of severe ocular and vascular manifestations of Cogan syndrome. Am J Med 1990; 88: 296–301.

Alreshaid AA, Powers WJ. Prognosis of patients with suspected primary CNS angiitis and negative brain biopsy. Neurology 2003; 61: 831–833.

Atzeni F, Turiel M, Capsoni F, Doria A, Meroni P, Sarzi-Puttini P. Autoimmunity and Anti-TNF-{alpha} Agents. Ann N Y Acad Sci 2005; 1051: 559–569.

Austin HA, Klippel JH, Balow JE, le Riche NG, Steinberg ED, Plotz PH, Decker JL. Therapy of lupus nephritis. Controlled trial of prednisone and cytotoxic drugs. NEJM 1986; 314: 614–619.

Barile-Fabris L, Ariza-Andraca R, Olguín-Ortega L, Jara LJ, Fraga-Mouret A, Miranda-Limón JM, Fuentes de la Mata J, Clark P, Vargas F, Alocer-Varela J. Controlled clinical trial of IV cyclophosphamide versus IV methylprednisolone in severe neurological manifestations in systemic lupus erythematosus. Ann Rheum Dis 2005; 64: 620–625.

Berlit P. The spectrum of vasculopathies in the differential diagnosis of vasculitis. Sem Neurol 1994; 14: 370–379.

Berlit P, Melms A, Seidel G, Steinbrecher A. Leitlinie Zerebrale Vaskulitis der Deutschen Gesellschaft für Neurologie. 2005.

Brey RL, Holliday SL, Saklad AR, Navarrete MG, Hermosillo-Romo D, Stallworth CL, Valdez CR, Escalante A, del Rincon I, Gronseth G, Rhine CB, Padilla P, McGlasson D. Neuropsychiatric syndromes in lupus: prevalence using standardized definitions. Neurology 2002; 58: 1214–1220.

Burt RK, Traynor A, Statkute L, Barr WG, Rosa R, Schroeder J, Verda L, Krosnjar N, Quigley K, Yaung K, Villa Bs M, Takahashi M, Jovanovic B, Oyama Y. Nonmyeloablative hematopoietic stem cell transplantation for systemic lupus erythematosus. JAMA 2006; 295: 527–535.

Calabrese LH, Dodick DW, Schwedt TJ, Singhal AB. Narrative review: reversible cerebral vasoconstriction syndromes. Ann Intern Med 2007; 146: 34–44.

Cantarini L, Lopalco G, Caso F, Costa L, Iannone F, Lapadula G, Anelli MG, Franceschini R, Menicacci C, Galeazzi M, Selmi C, Rigante D. Effectiveness and tuberculosis-related safety profile of interleukin-1 blocking agents in the management of Behçet's disease. Autoimmun Rev 2015; 14: 1–19.

Caroyer JM, Manto MU, Steinfeld SD. Severe sensory neuronopathy responsive to infliximab in primary Sjogren's syndrome. Neurology 2002; 59: 1113–1114.

Casato M, Saadoun D, Marchetti A, Limal N, Picq C, Pantano P, Galanaud D, Cianci R, Duhaut P, Piette JC, Fiorilli M, Cacoub P. Central nervous system involvement in hepatitis C virus cryoglobulinemia vasculitis: a multicenter case-control study using magnetic resonance imaging and neuropsychological tests. J Rheumatol 2005; 32: 484–488.

Chan TM, Li FK, Tang CSO, Wong RWS, Fang GX, Ji YL, Lau CS, Wong AKM, Tong MKL, Chan KC, Lai KN. Efficacy of mycophenolate mofetil in patients with diffuse proliferative lupus nephritis. N Engl J Med 2000; 343: 1156–1162.

Chaudry V, Cornblath DR, Griffin JW, O'Brien R, Drachman DB. Mycophenolate mofetil: a safe and promising immunosuppressant in neuromuscular diseases. Neurology 2001; 56: 94–96.

Chu CT, Gray L, Goldstein LB, Hulette CM. Diagnosis of intracranial vasculitis: a multi-disciplinary approach. J Neuropathol Exp Neurol 1998; 57: 30–38.

Contreras G, Pardo V, Leclercq B, Lenz O, Tozman E, O'Nan P, Roth D. Sequential therapies for proliferative lupus nephritis. N Engl J Med 2004; 350: 971–980.

Crowther MA, Ginsberg JS, Julian J, Denburg J, Hirsh J, Douketis J, Laskin C, Fortin P, Anderson D, Kearon C, Clarke A, Geerts W, Forgie M, Green D, Costantini L, Yacura W, Wilson S, Gent M, Kovacs MJ. A comparison of two intensities of warfarin for the prevention of recurrent thrombosis in patients with the antiphospholipid antibody syndrome. N Engl J Med 2003; 349: 1133–1138.

Cupps TR, Fauci AS. The Vaskulitides. Philadelphia: Saunders; 1981.

de Groot K, Reinhold-Keller E, Tatsi E, Paulsen J, Heller M, Nölle B, Gross WL. Therapy for the maintenance of remission in sixty-five patients with generalized Wegener's granulomatosis. Arthritis Rheum 1996; 39: 2052–2061.

de Groot K, Schmidt DK, Arlt AC, Gross WL, Reinhold-Keller E. Standardized neurologic evaluations in 128 patients with Wegener granulomatosis. Arch Neurol 2001; 58: 1215–1221.

de Groot K, Rasmussen N, Bacon PA, Tervaert JW, Feighery C, Gregorini G, Gross WL, Luqmani R, Jayne DR. Randomized trial of cyclophosphamide versus methotrexate for induction of remission in early systemic antineutrophil cytoplasmic antibody-associated vasculitis. Arthritis Rheum 2005; 52: 2461–2439.

de Groot K, Harper L, Jayne DR, Flores Suarez LF, Gregorini G, Gross WL, Luqmani R, Pusey CD, Rasmussen N, Sinico RA, Tesar V, Vanhille P, Westman K, Savage CO. EUVAS (European Vasculitis Study Group). Pulse versus daily oral cyclophosphamide for induction of remission in antineutrophil cytoplasmic antibody-associated vasculitis: a randomized trial. Ann Intern Med 2009; 150: 670–680.

Delalande S, de Seze J, Fauchais AL, Hachulla E, Stojkovic T, Ferriby D, Dubucquoi S, Pruvo JP, Vermersch P, Hatron PY. Neurologic manifestations in primary Sjogren syndrome: a study of 82 patients. Medicine 2004; 83: 280–291.

de Luna G, Chauveau D, Aniort J, Carron PL, Gobert P, Karras A, Marchand-Adam S, Maurier F, Hatron PY, Mania A, le Guenno G, Bally S, Bienvenu B, Cardineau E, Goulenok T, Jourde-Chiche N, Samson M, Huart A, Pourrat J, Tiple A, Aumaitre O, Puéchal X, Heshmati F, le Jeunne C, Mouthon L, Guillevin L, Terrier B. French Vasculitis Study Group (FVSG). Plasma exchanges for the treatment of severe systemic necrotizing vasculitides in clinical daily practice: Data from the French Vasculitis Study Group. J Autoimmun 2015; 65: 49–55.

Demaerel P, De Ruyter N, Maes F, Velghe B, Wilms G. Magnetic resonance angiography in suspected cerebral vasculitis. Eur Radiol 2004; 14: 1005–1012.

de Menthon M, Lavalley MP, Maldini C, Guillevin L, Mahr A. HLA-B51/B5 and the risk of Behçet's disease: a systematic review and meta-analysis of case-control genetic association studies. Arthritis Rheum 2009; 15: 1287–1296.

De Silva M, Hazleman BL. Azathioprine in giant cell arteritis/polymyalgia rheumatica: a double blind study. Ann Rheum Dis 1986; 45: 136–138.

Detoraki A, Di Capua L, Varricchi G, Genovese A, Marone G, Spadaro G. Omalizumab in patients with eosinophilic granulomatosis with polyangiitis: a 36-month follow-up study. J Asthma 2016; 53: 201–206.

DiGiorgio LA, Konstantinov KN, Lee SC, Hardin JA, Volpe BT, Diamond B. A subset of lupus anti-DNA antibodies cross-reacts with the NR2 glutamate receptor in systemic lupus erythematodes. Nat Med 2001; 7: 1189–1193.

Ducros A, Boukobza M, Porcher R, Sarov M, Valade D, Bousser MG. The clinical and radiological spectrum of reversible cerebral vasoconstriction syndrome. A prospective series of 67 patients. Brain 2007; 3091–101.

DVO-Leitlinie Glukokortikoid-induzierte Osteoporose. www.lutherhaus.de/osteo/leitlinien-dvo.

Eng JA, Frosch MP, Choi K, Rebeck GW, Greenberg SM. Clinical manifestations of cerebral amyloid angiopathy-related inflammation. Ann Neurol 2004; 55: 250–256.

Fragkioudaki S, Mavragani CP, Moutsopoulos HM. Predicting the risk for lymphoma development in Sjogren syndrome: An easy tool for clinical use. Medicine (Baltimore) 2016; 95: e3766.

Fauci AS, Haynes BF, Katz P, Wolff SM. Wegener's granulomatosis: prospective clinical and therapeutic experience with 85 patients for 21 years. Ann Intern Med 1983; 98: 76–85.

Ferreri AJ, Campo E, Seymour JF, Willemze R, Ilariucci F, Ambrosetti A, Zucca E, Rossi G, Lopez-Guillermo A, Pavlovsky MA, Geerts ML, Candoni A, Lestani M, Asioli S, Milani M, Piris MA, Pileri S, Facchetti F, Cavalli F, Ponzoni M; International Extranodal Lymphoma Study Group (IELSG). Intravascular lymphoma: clinical presentation, natural history, management and prognostic factors in a series of 38 cases, with special emphasis on the ›cutaneous variant‹. Br J Haematol 2004; 127: 173–183.

Filley CM, Kozora E, Brown MS, Miller DE, West SG, Arciniegas DB, Grimm A, Zhang L. White matter microstructure and cognition in non-neuropsychiatric systemic lupus erythematosus. Cogn Behav Neurol 2009; 22: 38–44.

Gause A, Manger B, Kalden JR, Burmester GR. Therapie entzündlich-rheumatischer Erkrankungen: Vom Standard in die Zukunft. Internist 2001; 42: 223–236.

Gayraud M, Guillevin L, Cohen P, Lhote F, Cacoub P, Deblois P, Godeu B, Ruel M, Vidal E, Pointud M, Ducroix JP, Lassoued S, Christoforov B, Babinet P for the French cooperative study group for vasculitides. Treatment of good-prognosis polyarteritis nodosa and Churg-Strauss syndrome: comparison of steroids and oral or pulse cyclophosphamide in 25 patients. Br J Rheumatol 1997; 36: 1290–1297.

Gayraud M, Guillevin L, Le Toumelin P, Cohen P, Lhote F, Casassus P, Jarrousse B, French Vasculitis Study Group. Long-term followup of polyarteritis nodosa, microscopic polyangiitis, and Churg-Strauss-Syndrome. analysis of four prospective trials including 278 patients. Arthr Rheum 2001; 44: 666–675.

Gilden DH, Kleinschmidt-DeMasters BK, LaGuardia JJ, Mahalingam R, Cohrs RJ. No abstract Neurologic complications of the reactivation of varicella-zoster virus. N Engl J Med 2000; 342: 635–645.

Gilden DH, Lipton HL, Wolf JS, Akenbrandt W, Smith JE, Mahalingam R, Forghani B. Two patients with unusual forms of varicella-zoster virus vasculopathy. N Engl J Med 2002; 347: 1500–1503.

Glass J, Hochberg FH, Miller DC. Intravascular lymphomatosis. A systemic disease with neurologic manifestations. Cancer 1993; 71: 3156–3164.

Gourley MF, Austin HA, Scott D, Yarboro CH, Vaughan EM, Muir J, Boumpas DT, Klippel JH, Balow JE, Steinberg AD. Methylprednisolone and cyclophosphamid, alone or in combination in patients with lupus nephritis. A randomised controlled trial. Ann Intern Med 1996; 125: 549–557.

Graham JW, Jan W. MRI and the brain in systemic lupus erythematosus. Lupus 2003; 12: 891–896.

Gross JW, Primär systemische Vaskulitiden. Teil III: Pathogenese und Therapie. Internist 1999; 40: 1194–1215.

Grasland A, Pouchot J, Hachulla E, Blétry O, Papo T, Vinceneux P, Study Group for Cogan's Syndrome. Typical and atypical Cogan's syndrome: 32 cases and review of the literature. Rheumatology 2004; 43: 1007–1015.

Guillevin L, Jarrousse B, Lok C, Lhote F, Jais JPH, Le Thi Huong D, Bussel A. Long-term follow-up after treatment of PAN and Churg-Strauss angiitis with comparison of steroides, plasma exchange and cyclophosphamide to steroids and plasma exchange: a prospective randomized trial of 71 patients. J Rheumatol 1991; 18: 567–574.

Guillevin L, Fain O, Lhote F, Jarrousse B, Le Thi Huong D, Bussel A, Leon A. Lack of superiority of steroids plus plasma exchange to steroids alone in the treatment of polyarteriitis nodosa and Churg-Strauss syndrome. Arthritis Rheum 1992; 35: 208–215.

Guillevin L, Cordier JF, Lhote F, Cohen P, Jarrousse B, Royer I, Lesavre P, Jacquot C, Bindi P, Bielefeld P, Desson JF, Detree F, Dubois A, Hachulla E, Hoen B, Jacomy D, Seigneuric C, Lauque D, Stern M, Longy-Boursier M. A prospective, multicenter, randomized trial comparing steroids and pulse cyclophosphamide versus steroids and oral cyclophosphamide in the treatment of generalized Wegener's granulomatosis. Arthritis Rheum 1997; 40: 2187–2198.

Guillevin L, Pagnoux C, Seror R, Mahr A, Mouthon L, Le Toumelin P; French Vasculitis Study Group (FVSG). The Five-Factor Score revisited: assessment of prognoses of systemic necrotizing vasculitides based on the French Vasculitis Study Group (FVSG) cohort. Medicine (Baltimore) 2011; 90: 19–27.

Guillevin L, Pagnoux C, Karras A, Khouatra C, Aumaître O, Cohen P, Maurier F, Decaux O, Ninet J, Gobert P, Quémeneur T, Blanchard-Delaunay C, Godmer P, Puéchal X, Carron PL, Hatron PY, Limal N, Hamidou M, Ducret M, Daugas E, Papo T, Bonnotte B, Mahr A, Ravaud P, Mouthon L, French Vasculitis Study Group.Rituximab versus azathioprine for maintenance in ANCA-associated vasculitis. N Engl J Med 2014; 371: 1771–1780.

Hajj-Ali RA. Primary angiitis of the central nervous system: differential diagnosis and treatment. Best Pract Res Clin Rheumatol 2010; 413–426.

Hatemi G, Silman A, Bang D, Bodaghi B, Chamberlain AM, Gul A, Houman MH, Kötter I, Olivieri I, Salvarani C, Sfikakis PP, Siva A, Stanford MR, Stübiger N, Yurdakul S, Yazici H. Management of Behçet disease: a systematic literature review for the European League Against Rheumatism evidence-based recommendations for the management of Behçet disease. Ann Rheum Dis 2009; 68: 1528–1534.

Hiepe F, Burmester GR. Therapie des systemischen Lupus erythematodes. Dtsch Med Wschr 1996; 121: 1129–1133.

Horn P, Vajkoczy P, Schmiedek P. Die spontane Okklusion des Circulus arteriosus Willisii (Moyamoya-Erkrankung). Nervenarzt 2001; 72: 406–415.

Hu W, Liu C, Xie H, Chen H, Liu Z, Li L. Mycophenolate mofetil versus cyclophosphamide for inducing remission of ANCA vasculitis with moderate renal involvement. Nephrol Dial Transplant 2008; 23: 1307–1312.

Illei GG, Austin HA, Crane M, Collins L, Gourley MF, Yarboro CH, Vaughan EM, Kuroiwa T, Danning CL, Steinberg AD, Klippel JH, Balow JE, Boumpas DT. Combination therapy with pulse cyclophosphamide plus pulse methylprednisolone improves long-term renal outcome without adding toxicity in patients with lupus nephritis. Ann Intern Med 2001; 135: 248–257.

Jayne D, Rasmussen N, Andrassy K, Bacon P, Tervaert JW, Dadoniene J, Ekstrand A, Gaskin G, Gregorini G, de Groot K, Gross W, Hagen EC, Mirapeix E, Pettersson E, Siegert C, Sinico A, Tesar V, Westman K, Pusey C; European Vasculitis Study Group. A randomized trial of maintenance therapy for vasculitis associated with antineutrophil cytoplasmic autoantibodies. N Engl J Med 2003; 349: 36–44.

Jennette JC, Falk RJ, Andrassy K, Bacon PA, Churg J, Gross WL, Hagen CH, Hoffma GS, Hunder GG, Kallenber CG, McKluskey RT, Sinito RA, Rees AJ, van Es LA, Waldherr R, Wiik A. Nomenclature of systemic vasculitis. Arthritis Rheum 1994; 37: 187–192.

Jennette JC, Falk RJ. Small vessel vasculitis. N Engl J Med 1997; 337: 1512–1523.

Jones RB, Cohen Tervaert JW, Hauser T, Luqmani R, Morgan MD, Peh CA, Savage CO, Segelmark M, Tesar V, van Paassen P, Walsh D, Walsh M, Westman K, Jayne DR; European Vasculitis Study Group. Rituximab versus cyclophosphamide in ANCA-associated renal vasculitis. N Engl J Med 2010; 363: 211–220.

Jones RB, Furuta S, Tervaert JW, Hauser T, Luqmani R, Morgan MD, Peh CA, Savage CO, Segelmark M, Tesar V, van Paassen P, Walsh M, Westman K, Jayne DR; European Vasculitis Society (EUVAS). Rituximab versus cyclophosphamide in ANCA-associated renal vasculitis: 2-year results of a randomised trial. Ann Rheum Dis 2015; 74: 1178–1182.

Joseph FG, Lammie GA, Scolding NJ. CNS lupus: a study of 41 patients. Neurology 2007; 14: 644–654.

Kadkhodayan Y, Alreshaid A, Moran CJ, Cross DT 3rd, Powers WJ, Derdeyn CP. Primary angiitis of the central nervous system at conventional angiography. Radiology 2004; 233: 878–882.

Karni A, Sadeh M, Blatt I, Goldhammer Y. Cogan's syndrome complicated by lacunar brain infarcts. J Neurol Neurosurg Psychiatr 1991; 54: 169–171.

Kessenbrock K, Krumbholz M, Schönermarck U, Back W, Gross WL, Werb Z, Gröne HJ, Brinkmann V, Jenne DE. Netting neutrophils in autoimmune small-vessel vasculitis. Nat Med 2009; 15: 623–35.

Khan N, Schuknecht B, Boltshauser E, Capone A, Buck A, Imhof HG, Yonekawa Y. Moyamoya disease and Moyamoya syndrome: experience in Europe; choice of revascularisation procedures. Acta Neurochir 2003; 145: 1061–1071.

Kidd D, Steuer A, Denman AM, Rudge P. Neurological complications in Behçet's syndrome. Brain 1999; 122: 2183–2194.

Kobayashi Y, Ishii K, Oda K, Nariai T, Tanaka Y, Ishiwata K, Numano F. Aortic wall inflammation due to Takayasu arteritis imaged with 18F-FDG PET coregistered with enhanced CT. J Nucl Med 2005; 46: 917–922.

Lanthier S, Lortie A, Michaud J, Laxer R, Jay V, deVeber G. Isolated angiitis of the CNS in children. Neurology 2001; 56: 837–842.

Levine JS, Branch DW, Rauch J. Medical Progress: The antiphospholipid syndrome. N Engl J Med 2002; 346: 752–763.

Lewis EJ, Hunsicker LG, Lan SP, Rohde RD, Lachin JM. A controlled trial of plasmapheresis therapy in severe lupus nephritis. New Engl J Med 1982; 326: 1373–1379.

Lie JT. llustrated histopathologic classification criteria for selected vasculitis syndromes. American College of Rheumatology Subcommittee on Classification of Vasculitis. Arthritis Rheum 1990; 33: 1074–1087.

Mantovani A, Bussolino F, Introna M. Cytokine regulation of endothelial cell function: from molecular level to the bedside. Immunol Today 1997; 18: 231–240.

May EF, Jabbary B. Stroke in neuroborreliosis. Stroke 1990; 21: 1232–1235.

MacLaren K, Gillespie J, Shrestha S, Neary D, Ballardie FW. Primary angiitis of the central nervous system: emerging variants. QJM 2005; 98: 643–654.

McLean BN, Miller D, Thompson EJ. Oligoclonal banding of IgG in CSF, blood-brain barrier function, and MRI findings in patients with sarcoidosis, systemic lupus erythematodes, and Behçet's disease involving the nervous system. J Neurol Neurosurg Psychiatry 1995; 58: 548–554.

Metzler C, Reinhold-Keller E, Schmitt W, Gross WL. Maintainance of remission with leflunomide in 11 patients with Wegener's granulomatosis. Arthr Rheum 1997; 40: 808.

Metzler C, Hellmich B, Gause A, Gross WL, de Groot K. Churg Strauss syndrome – successful induction of remission with methotrexate and unexpected high cardiac and pulmonary relapse ratio during maintenance treatment. Clin Exp Rheumatol 2004; 22(6 Suppl 36): 52–61.

Metzler C, Miehle N, Manger K, Iking-Konert C, de Groot K, Hellmich B, Gross WL, Reinhold-Keller E; German Network of Rheumatic Diseases. Elevated relapse rate under oral methotrexate versus leflunomide for maintenance of remission in Wegener's granulomatosis. Rheumatology (Oxford) 2007; 46: 1087–1091.

Mitsikostas DD, Sfikakis PP, Goadsby PJ. A meta-analysis for headache in systemic lupus erythematosus: the evidence and the myth. Brain 2004; 127: 1200–1209.

Moore PM. Neurological manifestation of vasculitis: update on immunopathogenic mechanisms and clinical features. Ann Neurol 1995; 37(Suppl 1): 131–141.

Murphy JM, Gomez-Anson B, Gilliard JH et al. Wegener granulomatosis: MR imaging findings in brain and meninges. Radiology 1999; 213: 794–799.

Nichols JC, Ince A, Akduman L, Mann ES. Interferon-alpha 2a treatment of neuro-Behcet disease. J Neuroophthalmol 2001; 21: 109–111.

Nishino H, Rubino FA, DeRemee RA, Swanson JW, Parisi JE. Neurological involvement in Wegener's granulomatosis: an analysis of 324 consecutive patients at the Mayo Clinic. Ann Neurol 1993; 33: 4–9.

Nolte KB, Brass LM, Fletterick CF. Intracranial hemorrhage associated with cocaine abuse: a prospective autopsy study. Neurology 1996; 46: 1291–1296.

Nowack R, Gobel U, Klooker P, Hergesell O, Andrassy K, van der Woude FJ. Mycophenolate mofetil for maintenance therapy of Wegener's granulomatosis and microscopic polyangiitis: a pilot study in 11 patients with renal involvement. J Am Soc Nephrol 1999; 10: 1965–1971.

Ohno T, Matsuda I, Furukawa H, Kanoh T. Recovery from rheumatoid cerebral vasculitis by low dose methotrexate. Intern Med 1994; 33: 615–620.

Omdal R, Brokstad K, Waterloo K, Koldingsnes W, Jonsson R, Mellgren SI. Neuropsychiatric disturbances in SLE are associated with antibodies against NMDA receptors. Eur J Neurol 2005; 12: 392–398.

Özen S, Ruperto N, Dillon MJ, Bagga A, Barron K, Davin JC et al. EULAR/PReS endorsed consensus criteria for the classification of childhood vasculitides. Ann Rheum Dis 2006; 65: 936–941.

Pagnoux C, Mahr A, Hamidou MA, Boffa JJ, Ruivard M, Ducroix JP, Kyndt X, Lifermann F, Papo T, Lambert M, Le Noach J, Khellaf M, Merrien D, Puéchal X, Vinzio S, Cohen P, Mouthon L, Cordier JF, Guillevin L, French Vasculitis Study Group. Azathioprine or

methotrexate maintenance for ANCA-associated vasculitis. N Engl J Med 2008; 359: 2790–803.
Pagnoux C, Quéméneur T, Ninet J, Diot E, Kyndt X, de Wazières B, Reny JL, Puéchal X, le Berruyer PY, Lidove O, Vanhille P, Godmer P, Fain O, Blockmans D, Bienvenu B, Rollot F, Aït el Ghaz-Poignant S, Mahr A, Cohen P, Mouthon L, Perrodeau E, Ravaud P, Guillevin L, French Vasculitis Study Group. Treatment of systemic necrotizing vasculitides in patients aged sixty-five years or older: results of a multicenter, open-label, randomized controlled trial of corticosteroid and cyclophosphamide-based induction therapy. Arthritis Rheumatol 2015; 67: 1117–1127.
Petri M, Naqibuddin M, Carson KA, Sampedro M, Wallace DJ, Weisman MH, Holliday SL, Padilla PA, Brey RL. Cognitive function in a systemic lupus erythematosus inception cohort. J Rheumatol 2008; 35: 1776–1781.
Pizzolato GP, Sztajzel R, Burkhardt K, Megret M, Borisch B. Cerebral vasculitis during FK506 treatment in a liver transplant patient. Neurology 1998; 50: 1154–1157.
Pomper MG, Miller TJ, Stone JH, Tidmore WC, Hellman DB. CNS vasculitis in autoimmune disease: MR imaging findings and correlation with angiography. AJNR 1999; 20: 75–85.
Pouchot J, Vinceneux P, Bouccara D, Sterkers O, Bodelet B. Methotrexate as a steroid-sparing agent in Cogan's syndrome. Arthr Rheum 1994; 38: 1348–1349.
Provenzale JM, Allen NB. Wegener Granulomatosis: CT and MR findings. AJNR Am J Neuroradiol 1996a; 17: 785–792.
Rahmattulla C, Mooyaart AL, van Hooven D, Schoones JW, Bruijn JA, Dekkers OM, European Vasculitis Genetics Consortium, Bajema IM. Genetic variants in ANCA-associated vasculitis: a meta-analysis. Ann Rheum Dis 2015; DOI: 10.1136/annrheumdis-2015-207601.
Rebollo M, Val JF, Garijo F, Quintana F, Berciano J. Livedo reticularis and cerebrovascular lesions (Sneddon's syndrome). Clinical, radiological and pathological features in eight cases. Brain 1983; 106: 965–979.
Ribi C, Cohen P, Pagnoux C, Mahr A, Aréne JP, Lauque D, Puéchal X, Letellier P, Delaval P, Cordier JF, Guillevin L, French Vasculitis Study Group. Treatment of Churg-Strauss syndrome without poor-prognosis factors: a multicenter, prospective, randomized, open-label study of seventy-two patients. Arthritis Rheum 2008; 58: 586–594.
Robson J, Doll H, Suppiah R, Flossmann O, Harper L, Höglund P, Jayne D, Mahr A, Westman K, Luqmani R. Glucocorticoid treatment and damage in the antineutrophil cytoplasm antibody-associated vasculitides: long-term data from the European Vasculitis Study Group trials. Rheumatology (Oxford) 2015; 54: 471–481.
Rogers SJ, Williams CS, Roman GC. Myelopathy in Sjogren's syndrome: role of nonsteroidal immunosuppressants. Drugs 2004; 64: 123–132.
Sandok BA. Fibromuscular dysplasia of the internal carotid artery. Neurol Clin 1983; 1: 17–26.
Sanna G, Bertolaccini ML, Mathieu A. Central nervous system lupus: a clinical approach to therapy. Lupus 2003; 12: 935–942.
Schmidley JW. Central nervous system angiitis. Boston: Butterworth-Heinemann; 2000.
Scolding NJ, Joseph F, Kirby PA, Mazanti I, Gray F, Mikol J, Ellison D, Hilton DA, Williams TL, MacKenzie JM, Xuereb JH, Love S. Related Articles, Links Abstract Abeta-related angiitis: primary angiitis of the central nervous system associated with cerebral amyloid angiopathy. Brain 2005; 128: 500–515.
Seghal M, Swanson JW, DeRemee RA, Colby TV. Neurologic manifestations of Churg-Strauss syndrome. Mayo Clin Proc 1995; 70: 337–341.
Sfikakis PP, Boletis JN, Tsokos GC. Rituximab anti-B-cell therapy in systemic lupus erythematosus: pointing to the future. Curr Opin Rheumatol 2005; 17: 550–557.
Sheehy N, Sheehan K, Brett F, Kay E, Grogan L, Delanty N. Hodgkins disease presenting with granulomatous angiitis of the central nervous system. J Neurol 2003; 250: 112–113.
Singh JA, Cameron C, Noorbaloochi S, Cullis T, Tucker M, Christensen R, Ghogomu ET, Coyle D, Clifford T, Tugwell P, Wells GA. Risk of serious infection in biological treatment of patients with rheumatoid arthritis: a systematic review and meta-analysis. Lancet 2015; 386: 258–265.
Singleton JD, West SG, Reddy VV, Rak KM. Cerebral vasculitis complicating rheumatoid arthritis. South Med J 1995; 88: 470–474.
Siva A. Vasculitis of the nervous system. J Neurol 2001; 248: 451–468.
Siva A, Altintas A, Saip S. Behcet's syndrome and the nervous system. Curr Opin Neurol 2004; 17: 347–357.
Slot MC, Tervaert JW, Boomsma MM, Stegeman CA. Positive classic antineutrophil cytoplasmic antibody (C-ANCA) titer at switch to azathioprine therapy associated with relapse in proteinase 3-related vasculitis. Arthritis Rheum 2004; 51: 269–273.
Sneller MC. Rituximab and Wegener's granulomatosis: are B cells a target in vasculitis treatment? Arthritis Rheum 2005; 52: 1–5.
Specks U. Methotrexate for Wegener's granulomatosis: what is the evidence? Arthritis Rheum 2005; 52: 2237–2242.
Stone JH, Merkel PA, Spiera R, Seo P, Langford CA, Hoffman GS, Kallenberg CG, St Clair EW, Turkiewicz A, Tchao NK, Webber L, Ding L, Sejismundo LP, Mieras K, Weitzenkamp D, Ikle D, Seyfert-Margolis V, Mueller M, Brunetta P, Allen NB, Fervenza FC, Geetha D, Keogh KA, Kissin EY, Monach PA, Peikert T, Stegeman C, Ytterberg SR, Specks U, RAVE-ITN Research Group. Rituximab versus cyclophosphamide for ANCA-associated vasculitis. N Engl J Med 2010; 363: 221–232.
Stone JH, Pomper MG, Roubenoff R et al. Sensitivities of nonivasive tests for central nervous system vasculitis: a comparison of lumbar puncture, computed tomography and magnetic resonance imaging. J Rheumatol 1994; 21: 1277–1282.
Szer IS. Henoch-Schonlein purpura. Curr Opin Rheumatol 1994; 6: 25–31.
Tan EM, Cohen ASFries JF et al. The 1982 revised criteria for the classsification of systemic lupus erythematodes. Arthritis Rheum 1982; 25: 1271–1272.
Thom V, Schmid S, Gelderblom M, Hackbusch R, Kolster M, Schuster S, Thomalla G, Keminer O, Pleß O, Bernreuther C, Glatzel M, Wegscheider K, Gerloff C, Magnus T, Tolosa E. IL-17 production by CSF lymphocytes as a biomarker for cerebral vasculitis. Neurol Neuroimmunol Neuroinflamm. 2016; 3: e214.
Töpper R, Gartung C, Block F. Neurologic complications in inflammatory bowel diseases. Nervenarzt 2002; 73: 489–499.
Toubi E, Kessel A, Shoenfeld Y. High-dose intravenous immunoglobulins: an option in the treatment of systemic lupus erythematosus. Hum Immunol 2005; 66: 395–402.
Unizony S, Villarreal M, Miloslavsky EM, Lu N, Merkel PA, Spiera R, Seo P, Langford CA, Hoffman GS, Kallenberg CM, St Clair EW, Ikle D, Tchao NK, Ding L, Brunetta P, Choi HK, Monach PA, Fervenza F, Stone JH, Specks U, RAVE-ITN Research Group. Clinical outcomes of treatment of anti-neutrophil cytoplasmic antibody (ANCA)-associated vasculitis based on ANCA type. Ann Rheum Dis 2016; 75: 1166–1169.
Varricchi G, Bagnasco D, Borriello F, Heffler E, Canonica GW. Interleukin-5 pathway inhibition in the treatment of eosinophilic respiratory disorders: evidence

and unmet needs. Curr Opin Allergy Clin Immunol 2016; 16: 186–200.

Vitali C, Bombardieri S, Jonsson R, Moutsopoulos HM, Alexander EL, Carsons SE, Daniels TE, Fox PC, Fox RI, Kassan SS, Pillemer SR, Talal N, Weisman MH, European Study Group on Classification Criteria for Sjogren's Syndrome. Classification criteria for Sjogren's syndrome: a revised version of the European criteria proposed by the American-European Consensus Group. Ann Rheum Dis 2002; 61: 554–558.

Wechsler B, Vidailhet M, Piette JC, Bousser MG, Dellv-Isola B, Bletry O, Godeau P. Cerebral venous thrombosis in Behçet's disease: Clinical study and longterm follow up of 25 cases. Neurology 1992; 42: 614–618.

Wegener's Granulomatosis Etanercept Trial (WGET) Research Group. Etanercept plus standard therapy for Wegener's granulomatosis. N Engl J Med 2005; 352: 351–61.

Younger DS, Hays AP, Brust JCM, Rowland LP. Granulomatous angiitis of the brain. An inflammatory reaction of diverse etiology. Arch Neurol 1988; 45: 514–518.

Zierhut M, Schlote T, Stübiger N, Daikeler T, KötterI, Bless D, Koitschev A. Cogan-I-Syndrom: Klinik, Therapie und Prognose. Ophthalmologe 2000; 97: 197–202.

# E 4 Riesenzellarteriitis und Polymyalgia rheumatica

*von T. Magnus und C. Kleinschnitz**

## E 4.1 Klinik

Die *Riesenzellarteriitis* (RZA, *Arteriitis temporalis, Arteriitis cranialis, M. Horton*) und die *Polymyalgia rheumatica* (PMR) stellen Extreme des klinischen Spektrums der *häufigsten* systemischen Vaskulitiden großer und mittelgroßer Gefäße des älteren Menschen dar. Überlappungen sind häufig: Die Hälfte der Patienten mit einer RZA hat gleichzeitig Symptome einer PMR und 15–30 % der Patienten mit PMR haben eine koinzidente RZA. Bei Verdacht auf eine der beiden Erkrankungen müssen die Symptome hinweisend auf die andere Manifestation exploriert werden.

### E 4.1.1 Riesenzellarteriitis (RZA)

Eine RZA sollte erwogen werden bei allen Patienten über 50 Jahre mit:

- neuartigen Kopfschmerzen
- plötzlichen Sehstörungen
- Symptomen einer PMR
- Claudicatio bei Kaubewegungen (C. masticatoria)
- Fieber oder Anämie ungeklärter Ursache
- hohe BSG (> 50 mm in der ersten Stunde) und/oder hohes CRP

Die 1990 vom American College of Rheumatology formulierten Diagnosekriterien (**Kasten E 4.1a**) sind nur für die Abgrenzung der RZA von anderen Vaskulitiden evaluiert, nicht jedoch für die klinische Diagnose (Hunder et al. 1990). Kopfschmerzen (72 %) sind immer *neuartig*, meist temporal lokalisiert und stechend, teils jedoch atypisch gelegen. Häufig sind auch schmerzhafte Berührungsempfindlichkeiten der Kopfhaut oder Haarwurzeln (Kämmen). Die Sehstörungen treten plötzlich und transient (Amaurosis fugax) auf, gefolgt von persistierenden Sehstörungen durch vaskulitische Affektion der Gefäßversorgung der Retina oder des N. opticus. Am häufigsten sind *anteriore ischämische Optikusneuropathien* (90 %, *AION*), seltener Zentralarterienverschlüsse (A. centralis retinae, 8–10 %), Posteriorinfarkte oder posteriore ischämische Optikusneuropathien sind selten (< 5 %). Auf Nachfrage werden typischerweise Müdigkeit, Abgeschlagenheit, Gewichtsverlust, Nachtschweiß, subfebrile Temperaturen und Fieberspitzen sowie Appetitlosigkeit in den letzten Wochen und Monaten berichtet. In 10 % sind diese Symptome die einzige Manifestation einer RZA. Häufig liegen koinzident Symptome einer PMR vor (50 %). Eine meist nicht spontan berichtete *Claudicatio masticatoria* (50 %, schmerzhafte Ermüdung der Kaubewegung/Trismus) hat eine hohe Spezifität für das Vorliegen einer RZA (Hall et al. 1983). Diagnostisch wertvoll ist auch noch das rasche Ansprechen der Allgemeinsymptome und der Kopfschmerzen sowie ein rascher Abfall des CRPs oder der BSG auf Kortison. Die klinische Beobachtung zeigt typischerweise ein Ansprechen innerhalb der ersten 48 h. Eine Liste der Symptome mit relativen Häufigkeiten zeigt **Tab. E 4.1**.
Visuelle oder palpatorische Auffälligkeiten der A. temporalis superficialis sind diagnostisch relevant (**Tab. E 4.2**). Ein Drittel der Patienten hat jedoch keine Auffälligkeiten der A. temporalis. Fundoskopisch können Cotton-wool-Herde bei *Amaurosis fugax*, Arterienverschlüsse bei retinalen Ischämien, oder blasse, geschwollene Papillen bei der AION

**Kasten E 4.1a:** Kriterien zur Abgrenzung der Riesenzellarteriitis von anderen systemischen Vaskulitiden

- Alter bei Krankheitsbeginn: 50 Jahre oder älter
- Neu aufgetretene oder neuartige umschriebene Kopfschmerzen
- Schmerzhaftigkeit oder Pulsabschwächung der Arteria temporalis
- Beschleunigte BSG ≥ 50 mm in der ersten Stunde
- Biopsie der Temporalarterie mit Zeichen einer nekrotisierenden Arteriitis (mononukleäres Zellinfiltrat oder granulomatöse Entzündung mit mehrkernigen Riesenzellen)

Bei 3/5 positiven Kriterien Sensitivität 94 %, Spezifität 91 % für RZA (American College of Rheumatology 1990; Hunder et al. 1990)

**Kasten E 4.1b:** Kriterien zur Klassifikation der Polymyalgia rheumatica

- Morgendliche Steifigkeit > 45 Minuten (2 Punkte)
- Rheumafaktor und anti-CCP-Antikörper negativ (2 Punkte)
- Hüftgürtelschmerzen oder reduzierte Hüftbeweglichkeit (1 Punkt)
- Keine weiteren Gelenkschmerzen (1 Punkt)
- Ultraschall: entzündliche Veränderungen in beiden Schultern (einschließlich subdeltoider Bursitis) (1 Punkt)
- Ultraschall: entzündliche Veränderungen in mindestens einem Schulter- oder Hüftgelenk (1 Punkt)

4 Punkte für Diagnose einer Polymyalgia rheumatica (Dasgupta et al. 2012)

* Autoren dieses Kapitels in der 6. Auflage: T. Magnus und F. Leypoldt.

**Tab. E 4.1:** Symptomspektrum bei 166 Patienten mit einer Riesenzellarteriitis (nach Caselli et al. 1988)

| Symptom | Gesamt % | Initial % |
|---|---|---|
| Kopfschmerz | 72 | 33 |
| Polymyalgia rheumatica | 58 | 25 |
| allg. Krankheitsgefühl | 56 | 20 |
| Claudicatio masticatorius | 40 | 4 |
| Fieber | 35 | 11 |
| Husten | 17 | 8 |
| Neuropathie | 14 | 0 |
| Heiserkeit | 11 | 2 |
| Amaurosis fugax | 10 | 2 |
| permanenter Visusverlust | 8 | 3 |
| Claudicatio der Beine | 8 | 0 |
| TIA/Schlaganfall | 7 | 0 |
| sensorische Schwerhörigkeit | 7 | 0 |
| Flimmerskotom | 5 | 0 |
| Zungenschmerzen | 4 | 0 |
| Depression | 3 | 0,6 |
| Doppelbilder | 2 | 0 |
| Taubheit der Zunge | 2 | 0 |
| Myelopathie | 0,6 | 0 |

**Tab. E 4.2:** Wahrscheinlichkeit (OR) einer positiven Biopsie (nach Smetana et al. 2002)

| Diagnostisch relevante Faktoren | OR |
|---|---|
| **Anamnese** | |
| Claudiactio masticatorius | 4,2 × |
| Diplopie | 3,4 × |
| **A. temporalis superf. Auffälligkeit** | |
| keine | 0,5 × |
| Prominente oder vergrößerte Arterie | 4,3 × |
| Fehlender Puls der Arterie | 2,7 × |
| Druckschmerzhaftigkeit der Arterie | 2,6 × |
| **Labor** | |
| Normale BSG | 0,2 × |

auffallen. Auskultatorisch sollte speziell auf Aorteninsuffizienzen geachtet werden (Aortenaneurysma), ebenso auf Pulsdifferenz oder -verlust an Armen und Beinen.

**Kasten E 4.2** stellt die paraklinische Diagnostik dar. Das Routinelabor zeigt eine chronische, systemische Entzündung mit normo- oder hypochromer Anämie und Thrombozytose. Das C-reaktives Protein (CRP) und die Blutsenkungsgeschwindigkeit nach Westergren nach der ersten Stunde (BSG) sind stark erhöht (meist Sturzsenkung > 100 mm nach der ersten Stunde). Eine initial unauffällige BSG wird bei 4 % der RZA nachgewiesen (Smetana et al. 2002), jedoch ist sie bei 11 % nur gering erhöht (Salvarani et al. 2001). Das CRP verhält sich gleichsinnig wie die BSG, das CRP ist jedoch seltener falsch-negativ (1,1 %, Salvarani et al. 2005). Autoantikörper einschließlich der Vaskulitis-assoziierten Autoantikörper (**Kap. E 3**) sind negativ.

Bildgebende Untersuchungen haben in den letzten Jahren einen zunehmenden Stellenwert erhalten. Im Farbduplex der A. temporalis lassen sich ein

**Kasten E 4.2:** Sinnvolle Diagnostik bei RZA und PMR

**Auffällig bei RZA und PMR**

- BSG, CRP, IL-6, BB
- Farbduplex-Sonographie der A. temporalis sup.
- MRT + KM der Äste der A. carotis externa (RZA)
- MRT + KM des Aortenbogens (RZA)
- ggfs. FDG-PET des Aortenbogens
- Biopsie der A. temporalis superficialis (RZA)
- Schultergelenksono./MRT: Bursitis (PMR)

**Zur Differentialdiagnose im Zweifel hilfreich:**

- CK, Myoglobin (*unauffällig*)
- ANA, dsDNA, c- und p-ANCA, C3, C4 negativ
- normales EMG
- normale Muskelbiopsie

hypoechogenes Gefäßwandödem (*Halo-Zeichen* im Gefäßquerschnitt) sowie eine Stenose bzw. ein Verschluss darstellen (Spezifität 82 %). Dies gilt bei erfahrenen Untersuchern auch für die A. vertebralis oder A. carotis. Während das Halo-Zeichen eine niedrige Sensitivität hat (69 %), steigert die Kombination aller Befunde (Halo, Stenose, Verschluss) die Sensitivität auf 88 %. Das kranielle Magnetresonanztomogramm (MRT) ist zur Diagnosesicherung und Wahl des Biopsieortes der A. temporalis sinnvoll. Hierbei wird eine wandständige Kontrastmittelaufnahme der kraniellen und zervikalen Gefäße, insbesondere der Äste der A. temporalis untersucht. Die Spezifität auch innerhalb der ersten zehn Tage nach Steroidbehandlung ist exzellent bei hoher Sensitivität (Spezifität 98 %, Sensitivität 86 %) (Bley et al. 2007). Eine thorakale MRT mit MR-Angiographie hilft bei einer RZA ohne *Arteriitis cranialis.* Eine Fluordesoxyglukose-Positronen-Emissions-Tomographie (FDG-PET) wird durch die fehlende Darstellbarkeit der kraniellen Arterien (Durchmesser, hirneigene FDG-Speicherung) limitiert. Bei 82 % der RZA finden sich Anreicherungen der proximalen, aortennahen Gefäße. Die Bedeutung des FDG-PET liegt vor allem in der Diagnosesicherung bei atypischen Präsentationen ohne kranielle Arteriitis (Blockmans et al. 2007).

Die Biopsie der A. temporalis superficialis sollte bei allen Patienten mit dem Verdacht auf eine RZA durchgeführt werden, sie bleibt der Goldstandard. Von ausreichender Länge sollte sie sein (3 cm) und präferenziell klinisch bildmorphologisch oder intraoperativ auffällige Gefäßabschnitte beinhalten. Die Biopsie ist in 85 % der RZA positiv (Gonzalez-Gay et al. 2001), diese Rate kann um 7–13 % gesteigert werden, wenn gleichzeitig oder sequenziell die Gegenseite biopsiert wird (Breuer et al. 2009). Eine Biopsie sollte schnellstmöglich durchgeführt werden, eine Steroidtherapie jedoch nicht verzögern. Unter einer 14-tägigen Steroidbehandlung ändert sich die Rate an positiven Biopsien nicht (Achkar et al. 1994).

Die Differentialdiagnosen (**Tab. E 4.3**) einer RZA sind andere vaskulitische Syndrome und nicht vaskulitische Syndrome. Bei ersterer Gruppe ist an eine in Europa seltene *Takayasu-Arteriitis* (**E 4.1.3**) bei unter 40-Jährigen sowie an systemische, ANCA-positive und ANCA-negative Vaskulitiden der kleinen und mittelgroßen Arterien (**Kap. E 3**) mit ihren jeweiligen Manifestationen zu denken.

**Tab. E 4.3:** Differentialdiagnose der Polymyalgia rheumatica (modifiziert nach Hellmich und Gross 2005)

| Diagnose | Unterscheidungsmerkmale |
|---|---|
| Seropositive Rheumatische Arthritis (RA) | • Polyarthritis PIP und DIP mit Erosionen<br>• schlechtes Ansprechen auf Steroide<br>• Anti-CCP u/o Rheumafaktor positiv<br><br>(Cave: seronegative RA) |
| RS3PE-Syndrom (*remitting seronegative symmetric synovitis and pitting edema)* | • Bilaterale Polysynovitis<br>• Tenosynovitis der Beugesehnen<br>• Ödem Hand-/Fußrücken<br>• CCP/Rheumafaktor negativ |
| Spondylarthritiden | • asymmetrische Oligo-/Sacroileitis<br>• Uveitis<br>• Enthesiopathien<br>• HLA-B27 häufig positiv |
| Polymyositis (PM)<br>Dermatomyositis (DM) | • Paresen/Muskelatrophie<br>• erhöhte CK<br>• Myopathie im EMG<br>• Muskelödem im MRT<br>• Hautbeteiligung (DM)<br>• ggfs. Muskelbiopsie |
| Systemischer Lupus erythematodes | • Hautbeteiligung/Fotosensibilität<br>• Polyserositiden<br>• ANA, ds-DNA-AK, ENA positiv<br>• C3/C4 (↓), Leukozyten u/o Thrombozyten (↓)<br>• Anti-Phospholipid-AK-Syndrom |
| Primäre Vaskulitiden | • Multiorganbeteiligung (Purpura, Glomerulonephr., Hämoptyse etc.)<br>• geringes Ansprechen auf Steroide<br>• vaskulitische Neuropathie<br>• teils ANCA positiv, C3/C4 (↓)<br>• ggfs. Muskelbiopsie |
| Periarthropathia humeroscapularis | • painful arc/Verkalkungen der Supraspinatussehne<br>• BSG/CRP normal |
| Primäres Fibromyalgie-Syndrom | • positive Druckpunkte (> 11/18)<br>• BSG/CRP normal<br>• Begleitanamnese |
| Paraneoplastische Myalgien | • Symptome des Primärtumors<br>• starker Gewichtsverlust<br>• diffuse Myalgien<br>• ggfs. Tumorsuche (FDG) |
| Plasmozytom | • Immunelektrophorese<br>• Knochenmarkzytologie<br>• Röntgen/CT/FDG |
| Bakterielle Endokarditis | • Echokardiographie<br>• Blutkulturen |
| Para-/postinfektiöse Myalgien | • kein chronischer Verlauf<br>• Symptome des Infektfokus<br>• kein überzeugendes Ansprechen auf Steroide |
| Myofaziales Schmerzsyndrom | • asymmetrisch<br>• akuter Beginn<br>• häufig periartikuläre Betonung<br>• BSG/CRP normal |
| Statinmyopathie | • Myalgie +/- CK-Erhöhung<br>• oft reversibel/weniger Schmerzen |

Bei den nicht vaskulitischen Syndromen sind atherosklerotische Stenosen meist durch das Fehlen einer chronischen systemischen Entzündung auszuschließen. Das Gleiche gilt für Zentralarterienverschlüsse oder anteriore ischämische Optikusneuropathien (AION) nicht vaskulitischer Genese. Hier finden sich auch entsprechende Risikofaktoren. Selten kann eine Amyloidose Stenosen der aortenbogennahen Gefäße verursachen und so eine RZA simulieren (**Tab. E 4.3**).

### E 4.1.2 Polymyalgia rheumatica

Die PMR ist dreifach häufiger als die RZA und seit 2012 existieren neue, aber nicht validierte Diagnosekriterien (Dasgupta et al. 2012; **Kasten E 4.1b**). Schmerzen und Morgensteifigkeit sind die prägnantesten Merkmale, insbesondere fällt die Diskrepanz zwischen beklagten Beschwerden und fehlenden Untersuchungsbefunden auf. Paresen bestehen über eine schmerzbedingte Minderinnervation hinaus

nicht. Nur selten sind die Muskeln ausgeprägt druckschmerzhaft. Die Schmerzen sind initial häufig am Schultergürtel (70–95 %) lokalisiert, seltener am Hüftgürtel (50–70 %), ihnen liegen Bursitiden und Tenosynovitiden zugrunde. Auch an distalen Gelenken (50 %) können sich Synovitiden teils mit Ödemen (12 %) an den Streckseiten finden. Systemische Entzündungszeichen (40 %) sind weniger ausgeprägt als bei der RZA, die BSG ist erhöht (> 30 mm 93 %, > 40 mm 90 %) ebenso das CRP (> 5 mg/dl 99 %, > 22 mg/dl 90 %). Das CRP ist nur bei 1 % der PMR unauffällig (Cantini et al. 2000). Anderseits lässt sich eine CK-Erhöhung in Abgrenzung zu den Myositiden nicht nachweisen. Mittels Sonographie oder MRT lassen sich bei mehr als 70 % der Patienten bilaterale subakromiale Bursitiden der Schultergelenke nachweisen. Bei Patienten ohne anamnestische Hinweise auf eine RZA muss keine Temporalisbiopsie durchgeführt werden.
Die wichtigsten Differentialdiagnosen der PMR sind in **Tab. E 4.3** aufgeführt.

### E 4.1.3 Takayasu-Arteriitis

Diese in Deutschland sehr seltene Variante der RZA tritt bei Frauen unter 40 Jahren vorzugsweise asiatischer Herkunft als entzündliches Aortenbogensyndrom auf (*Takayasu-Syndrom*). Zerebrale Ischämien werden durch entzündliche Stenosen und Verschlüsse der Karotiden und Vertebralarterien hervorgerufen. Es kommt nur selten zu Sehstörungen durch ischämische Optikusneuritiden. Auch hier gehören systemische Entzündungszeichen zu den Kardinalsymptomen, können aber geringer ausgeprägt sein als bei der RZA.

## E 4.2 Epidemiologie und Verlauf

Die RZA/PMR ist die häufigste Vaskulitis jenseits des 70. Lebensjahres in Nordamerika und Europa. Bei den unter 50-Jährigen ist die Erkrankung extrem selten, danach steigt die Inzidenz kontinuierlich an, (Maximum 70–79 Jahre, Median 75. Lebensjahr). In Nordeuropa sind Frauen häufiger betroffen (3 : 1). Die Inzidenz in Deutschland liegt bei schätzungsweise 20/100 000/Jahr. Die RZA betrifft primär Weiße skandinavischer Abstammung, Asiaten und Schwarze erkranken selten. Die PMR ist dreifach häufiger als die RZA. Genetisch sind Individuen mit bestimmten HLA-Haplotypen (HLA-DRB1*0401; OR 7,47) und Polymorphismen (TNF-alpha, ICAM1, VEGF) bevorzugt betroffen. Interessant ist die neuerliche Diskussion über eine VZV-Assoziation. In einer neuen Arbeit zeigte sich bei 61 von 82 (74 %) Patienten mit RZA der Nachweis des VZV-Antigens, im Gegensatz dazu nur bei 1 von 13 (8 %) Patienten in der Kontrollpopulation (Gilden et al. 2015). Ob sich daraus eine direkte Behandlungskonsequenz ableitet, ist bisher noch unklar.
Der Verlauf der RZA/PMR ist selbstlimitierend und erstreckt sich über mehrere Jahre, eine Steroidbehandlung geht mit einer raschen Symptombesserung einher (Proven et al. 2003). Visuelle Symptome treten bei 26 % der RZA-Patienten auf, bei 14 % entwickelt sich ein bleibender ein- oder beidseitiger Sehverlust. Oft geht dem permanenten Visusverlust eine *Amaurosis fugax* (OR 12,6) voraus, ein hohes Risiko haben Patienten mit anderen ischämischen Manifestationen (OR 26,5) (Gonzalez-Gay et al. 2000). Ein bestehender, nicht-transienter Sehverlust bessert sich nach Therapie nur vereinzelt. Neu auftretende, erstmalige visuelle Störungen nach Beginn einer Steroidbehandlung sind selten (1 %). Bei einer isolierten PMR kommt es nicht zu visuellen Symptomen. Allerdings muss – auch unter niedrig dosierten Steroiden – im Verlauf an die Entwicklung einer zusätzlichen RZA (15–30 %) gedacht und die Symptome wiederholt erfragt werden (Kyle und Hazleman 1993).
Intrakranielle Arterien sind bei einer RZA ausgesprochen selten betroffen (0,4 %). Ischämische Hirninfarkte sind daher selten, sie manifestieren sich initial oder innerhalb der ersten vier Wochen nach Steroidbehandlung und sind durch eine extrakranielle Vaskulitis der hirnversorgenden Gefäße, meist der A. vertebralis, oder eine *Aortendissektion* bedingt (Salvarani et al. 2006). Neben einer Visusminderung kommt es selten auch zu anderen neurologischen Symptomen (**Tab. E 4.1**): Bei 10 % bestehen Doppelbilder, diese können durch ischämische Affektion der Augenmuskeln, der Hirnnerven III, IV und VI oder des Hirnstamms bedingt sein. Dysarthrie entsteht durch Ischämie der Zunge, der kaudalen Hirnnerven oder ebenfalls des Hirnstamms. Bis zu 10 % der RZA geht mit Polyneuropathien und Mononeuritis-multiplex-Syndromen durch die Arteriitis einher (Caselli et al. 1988).
Unter adäquater Therapieführung können 50 % der Patienten innerhalb von zwei Jahren die Steroide absetzen, die mittlere Dauer der Steroidbehandlung beträgt 22 Monate (Proven et al. 2003). Rezidive sind vor allem bei der PMR unterhalb von 15 mg/d Prednisolon häufig (> 50 %). Eine späte Komplikation im Verlauf (im Mittel sechs Jahre nach Diagnose) einer RZA ist ein Aneurysma (11 %) der Aorta ascendens, seltener der Aorta descendens. Ein Aortenaneurysma ist 17-mal häufiger bei RZA als in der allgemeinen Bevölkerung. Bei 5 % tritt eine *Aortendissektion* auf (Evans et al. 1995).
Die Mortalität ist bei Patienten mit einer PMR/RZA im Vergleich mit der Normalbevölkerung nicht erhöht. Eine erhöhte Rate an Karzinomen nach der Diagnose einer RZA/PMR konnte nicht gezeigt werden (Gran et al. 2001).

## E 4.3 Therapeutische Prinzipien

Das aktuelle Konzept zur Autoimmunpathogenese der RZA postuliert eine Aktivierung gefäßwandständiger, dendritischer Zellen durch Toll-like-Rezeptoren des angeborenen Immunsystems im Rahmen eines Infekts mit ungeklärtem Erreger (z. B. VZV). Eine Häufung bestimmter HLA-Merkmale spricht für eine immungenetische Prädisposition. Autoreaktive T-Lymphozyten unterhalten durch proinflammatorische Zytokine eine chronische Entzündung, die zu Gefäßwandnekrosen und Gefäßverschlüssen führt. Die Histologie zeigt ein gemischtes, lympho-monozytäres Zellinfiltrat, das alle Wandschichten durchsetzt (Panarteriitis) oder

fibrinoide Nekrosen, als Folge der abgelaufenen Entzündung. Verantwortlich für die systemischen Krankheitssymptome ist die hohe IL-6-Produktion, welche nach Steroidbehandlung rasch abfällt. Die gefäßständige Entzündung persistiert erheblich länger unter der Steroidbehandlung (Übersichtsarbeit in Ly et al. 2010).
Es existieren keine randomisierten, doppelblinden Studien zur Wirksamkeit der Steroide bei RZA/PMR. Aufgrund großer Kohortenstudien aus den 1980er- und 1990er-Jahren (z. B. Proven et al. 2003), der langjährigen klinischen Erfahrung und gravierenden Konsequenzen einer fehlenden Behandlung, wird von einer Wirksamkeit der Steroide bei der RZA ausgegangen (↑, A). Die Behandlung mit Steroiden sollte bei Verdacht auf RZA unmittelbar initiiert werden. Eine Überlegenheit einer Steroidstoßtherapie (1 000 mg Methylprednisolon über fünf Tage) gegenüber der oralen Therapie ist nicht erwiesen (Mazlumzadeh et al. 2006). Biopsie-negative Patienten, die die Diagnosekriterien erfüllen (inklusive schneller Steroidresponsivität), sollten wie biopsie-positive Patienten behandelt werden (↔, B). In der Behandlung der PMR sind geringere Dosen Steroide (10–20 mg Prednisolonäquivalent) häufig ausreichend, höhere Dosen führen zu vermehrten Nebenwirkungen (Hernandez-Rodriguez et al. 2009) (↑, A). Tägliche Prednisolongabe ist effektiver als äquivalent dosierte, wechselnde Schemata (z. B. alternate-day regimen) (Hunder et al. 1975) (↑, B). Steroidsparendes Agens ist insbesondere *MTX*, es reduziert die Rate an Rezidiven (↑, B) (Mahr et al. 2007). *TNF-α Antagonisten* sind in ihrer Wirksamkeit bei der RZA oder PMR zur Remissionserhaltung derzeit noch nicht erwiesen (Hoffman et al. 2007). BSG und CRP sind die wichtigsten Laborparameter für die Diagnostik und Therapiekontrolle (↑, A). Die Bestimmung von *Interleukin-6* scheint ein sensitiverer Parameter zu sein, ist für die Routinediagnostik aber noch nicht standardisiert (↔, B) (Salvarani et al. 2005). MRT- und PET-Bildgebung sind in der Diagnose von Rezidiven nicht sinnvoll (Blockmans et al. 2007).
Alle Patienten mit RZA sollten zusätzlich mit ASS 100 behandelt werden (Nesher et al. 2004) (↔, B). Additive NSAR sind bei der PMR mit vermehrten Komplikationen (Osteoporotische Frakturen, Diabetes mellitus) assoziiert (Gabriel et al. 1997).

## E 4.4 Pragmatische Therapie

Bei unauffälliger Biopsie beider Aa. temporales gibt es drei mögliche Erklärungen: 1. Der Patient hat keine RZA. 2. Es liegt eine Manifestation einer RZA ohne Beteiligung der Temporalarterien (3–15 %) vor. Bei diesen Varianten beträgt die Sensitivität nur 58 % (Brack et al. 1999) und es sind präferenziell die aortenbogennahen Gefäße betroffen, Kopfschmerzen sind hier seltener. Diagnostisch kann eine MR-Angiographie oder ein FDG-PET helfen. 3. Die Temporalarterien sind nur abschnittsweise betroffen und es wurde »daneben biopsiert«. Hier kann eine ungezielte kontralaterale Biopsie oder eine gezielte Biopsie MRT-morphologisch auffälliger anderer extrakranieller Gefäßabschnitte (A. occitpitalis etc.) sinnvoll sein.

**Tab. E 4.4:** Pragmatische Therapie der RZA

| Zeitpunkt | Dosis Prednisolonäquivalent in mg/d |
|---|---|
| **Bei Verdacht** | 60–80 mg (A) (+ ASS 100 mg) (B) |
| **Initial visuelle Symptome** | An 3–5 Tagen jeweils 1 000 mg i. v. (B) (+ ASS 100 mg) (B) |
| Wochen 2–4 | 60–80 mg |
| Monat 1–3 | 10 mg/Woche |
| Monat 3 | 20 mg |
| Monat 3–6 | 2,5 mg/2 Wochen |
| Monat 6 | 10 mg |
| Monat 6–9 | 1 mg/2 Wochen |
| **Rezidiv** | 20 mg (zurück zu Monat 1–3) |
| **Steroid-Nebenwirkung oder -Kontraindikation** | MTX 10–15 mg/Woche (B) |
| **Ab Tag 1** | 1 000 mg Kalzium, 500–1 000 IE Vitamin D, ggf. PPI, z. B. Pantoprazol 20–40 mg/d |
| **Osteoporose oder -risiko** | Bisphosphonat z. B. Alendronat (10 mg/d od. 70 mg/Woche) |
| **Über Jahre** | Jährliches Thorax-Röntgen: Frage Aortenaneurysma |

Bei Patienten mit einem klinisch hochgradigen Verdacht auf eine RZA sollte unverzüglich eine Steroidbehandlung mit einer initialen Tagesdosis 1 mg/kg KG Prednisolonäquivalent begonnen werden (↑, A) (**Tab. E 4.3**). Bei visuellen Symptomen ist die Initiierung mittels Steroidstoßbehandlung mit 1 g Methylprednisolon über 3–5 Tage i. v. üblich (↔, B). Jeder Patient mit einer RZA sollte mit ASS 100 mg behandelt werden (↔, B). Eine Begleitmedikation mit Kalzium/Vitamin D und Pantozol 40 mg (cave ASS und Kortison) ist von Anfang an notwendig (↑, A). Bei fehlender Besserung der systemischen Beschwerden innerhalb von 1–2 Tagen oder der BSG-/CRP-Erhöhung innerhalb von fünf Tagen sollte die Diagnose reevaluiert werden.
Reduktion der Steroide gemäß **Tab. E 4.4** unter Kontrolle von BSG (normalisiert auf < 30 mm/h) und CRP. Die Cushingschwelle wird im Mittel nach 6–7 Monaten erreicht (Proven et al. 2003). Rezidive treten nicht selten unterhalb von 15 mg Tagesdosis auf. Zeigen sich erneut klinische Symptome und ein BSG- bzw. CRP-Anstieg, muss die Tagesdosis umgehend um mindestens 20 mg erhöht werden, bis die Symptome remittieren. Als Verlaufsparameter dient intraindividuell unterschiedlich BSG und/oder CRP, eine parallele Bestimmung von IL-6 kann zusätzlich hilfreich sein. Frühestens nach neun Monaten sollte ein Auslassversuch unternommen werden. Nach einer erfolgreich abgeschlossenen Behandlung sollten die Patienten über weitere 12 Monate regelmäßig über Symptome befragt und die BSG/CRP kontrolliert werden. Viele Patienten (40–60 %) benötigen aber auch nach zwei Jahren noch Kortison (Kyle und Hazleman 1993). Bei Patienten, die nur mit höheren Prednisolondosen symptomfrei bleiben, sowie bei Patienten mit Kontraindikationen oder ausgeprägten Steroidnebenwirkungen sollte eine stero-

**Tab. E 4.5:** Pragmatische Therapie der PMR

| Zeitpunkt | Dosis Prednisolonäquivalent in mg/d |
|---|---|
| **Bei Verdacht** | 20 mg (A) |
| **Fehlende Besserung nach Woche 1** | 5 mg/Woche (auf 30 mg) |
| Wochen 2–4 | 20 mg |
| Monat 1–2 | 5 mg/2 Wochen |
| Monat 2 | 15 mg |
| Monat 2–3 | 2,5 mg/2 Wochen |
| Monat 3 | 10 mg |
| Monat 3–12 | 1 mg/2 Wochen |
| **Rezidiv** | letzte wirksame Dosis |
| **Steroid-Nebenwirkung oder -Kontraindikation** | MTX 10–20 mg/Woche (B) |
| **Ab Tag 1** | 1 000 mg Kalzium, 500–1 000 IE Vitamin D, ggf. PPI, z. B. Pantoprazol 20–40 mg/d |
| **Osteoporose oder -risiko** | Bisphosphonat z. B. Alendronat (10 mg/d od. 70 mg/Woche) |
| **Bei jedem Kontakt** | Exploration von Symptomen verdächtig auf RZA |

idsparende Medikation mit Methotrexat (↑, B) (10–15 mg einmal pro Woche, Folsat 5 mg am Folgetag) erfolgen. Alternativ kommt Azathioprin (↔, C) (2 mg/kg KG) (De Silva et al. 1986) infrage. Eine neue Option scheint Tocilizumab – ein Antikörper gegen IL-6 – zu sein (↑, B). In einer kleineren prospektiven Studie mit 30 Patienten erhielten 20 Patienten den Antikörper und Kortison sowie 10 Patienten Kortison und Plazebo. Eine verbesserte Induktion der Remission und Rezidivfreiheit bei gleichzeitig niedrigerer Kortisondosis fanden sich in der Tocilizumabgruppe (Villiger et al. 2016). Auch eine retrospektive Analyse von 34 Patienten erbrachte ähnliche Ergebnisse (Regent et al. 2015). Nebenwirkungen sind aber zu berücksichtigen, insbesondere Infekte. Über 6–10 Jahre sollte auf ein *Aortenaneurysma* der A. ascendens untersucht werden.

Bei einer PMR *ohne* Kopfschmerzen oder ophthalmologische Symptome sind 10–20 mg Prednisolon oral ausreichend, die über 6–9 Monate langsam ausgeschlichen werden (↑, A) (**Tab. E 4.5**; Hernandez-Rodriguez et al. 2009). Bei Rezidiven reicht meist eine Steigerung der Medikation auf die zuletzt wirksame Dosis, gefolgt von erneuter, langsamer Reduktion (**Tab. E 4.5**). Steroidsparende Medikation wird analog zur RZA eingesetzt.

Patienten mit Polymyalgia rheumatica und Riesenzellarteriitis sind in der Deutschen Rheuma-Liga organisiert:

Deutsche Rheuma-Liga Bundesverband e. V.
Maximilianstr. 14, 53111 Bonn
Tel: 0228 766 06 0, Fax: 0228 766 06 20
www.rheuma-liga.de
bv.neumann@rheuma-liga.de.

## Literatur


Achkar AA, Lie JT, Hunder GG, O'Fallon WM, Gabriel SE. How does previous corticosteroid treatment affect the biopsy findings in giant cell (temporal) arteritis? Ann Intern Med 1994; 120(12): 987–992.

Bley TA, Uhl M, Carew J, Markl M, Schmidt D, Peter HH, Langer M, Wieben O. Diagnostic value of high-resolution MR imaging in giant cell arteritis. AJNR 2007; 28(9): 1722–1727.

Blockmans D, De Ceuninck L, Vanderschueren S, Knockaert D, Mortelmans L, Bobbaers H. Repetitive 18-fluorodeoxyglucose positron emission tomography in isolated polymyalgia rheumatica: a prospective study in 35 patients. Rheumatology (Oxford) 2007; 46(4): 672–677.

Breuer GS, Nesher G, Nesher R. Rate of discordant findings in bilateral temporal artery biopsy to diagnose giant cell arteritis. J Rheumatol 2009; 36; 794–796.

Cantini F, Salvarani C, Olivieri I, Macchioni L, Ranzi A, Niccoli L, Padula A, Boiardi L. Erythrocyte sedimentation rate and C-reactive protein in the evaluation of disease activity and severity in polymyalgia rheumatica: a prospective follow-up study. Semin Arthritis Rheum 2000; 30: 17–24.

Caselli RJ, Hunder GG, Whisnant JP. Neurologic disease in biopsy-proven giant cell (temporal) arteritis. Neurology 1988; 38: 352–359.

Chuang TY, Hunder GG, Ilstrup DM, Kurland LT. Polymyalgia rheumatica: A ten year epidemiologic and clinical study. Ann Int Med 1982; 97: 672–680.

Dasgupta B, Cimmino MA, Maradit-Kremers H et al. 2012 provisional classification criteria for polymyalgia rheumatica: a European League Against Rheumatism/American College of Rheumatology collaborative initiative. Ann Rheum Dis 2012; 71: 484–492.

De Silva M, Hazleman BL. Azathioprine in giant cell arteritis/polymyalgia rheumatica: a double blind study. Ann Rheum Dis 1986; 45: 136–138.

Evans JM, O'Fallon WM, Hunder GG. Increased incidence of aortic aneurysm and dissection in giant cell (temporal) arteritis. A population-based study. Ann Intern Med 1995; 122: 502–507.

Gabriel SE, Sunku J, Salvarani C, O'Fallon WM, Hunder GG. Adverse outcomes of antiinflammatory therapy among patients with polymyalgia rheumatica. Arthritis Rheum 1997; 40: 1873–1878.

Gilden D, White T, Khmeleva N, Heintzman A, Choe A, Boyer PJ, Grose C, Carpenter JE, Rempel A, Bos N, Kandasamy B, Lear-Kaul K, Holmes DB, Bennett JL, Cohrs RJ, Mahalingam R, Mandava N, Eberhart CG, Bockelman B, Poppiti RJ, Tamhankar MA, Fogt F, Amato M, Wood E, Durairaj V, Rasmussen S, Petursdottir V, Pollak L, Mendlovic S, Chatelain D, Keyvani K, Brueck W, Nagel MA. Prevalence and distribution of VZV in temporal arteries of patients with giant cell arteritis. Neurology 2015; 84: 1948–1955.

Gonzalez-Gay MA, Garcia-Porrua C, Llorca J, Gonzalez-Louzao C, Rodriguez-Ledo P. Biopsy-negative giant cell arteritis: clinical spectrum and predictive factors for positive temporal artery biopsy. Semin Arthritis Rheum 2001; 30: 249–256.

Gran JT, Myklebust G, Wilsgaard, Jacobsen BK. Survival in polymyalgia rheumatica and temporal arteritis: a study of 398 cases and matched population controls. Rheumatology 2001; 40: 1238–1242.

Hall S, Persellin S, Lie JT, O'Brien PC, Kurland LT, Hunder GG. The therapeutic impact of temporal artery biopsy. Lancet 1983; 2: 1217–1220.

Hayreh SS, Zimmerman B, Kardon RH. Visual improvement with corticosteroid therapy in giant cell arteritis. Report of a large study and review of literature. Acta Ophthalmol Scand 2002; 80(4): 355–367.

Hernández-Rodríguez J, Cid MC, López-Soto A, Espigol-Frigolé G, Bosch X. Treatment of polymyalgia rheumatica: a systematic review. Arch Intern Med 2009; 169: 1839–1850.

Hoffman GS, Cid MC, Rendt-Zagar KE, Stone JH, Salvarani C, Xu W, Visvanathan S, Rahman MU, Infliximab-GCA Study Group. Infliximab for maintenance of glucocorticosteroid-induced remission of giant cell arteritis: a randomized trial. Ann Intern Med 2007; 146: 621–630.

Hunder GG, Bloch DA, Michel BA, Stevens MB, Arend WP, Calabrese LH, Edworthy SM, Fauci AS, Leavitt RY, Lie JT, Lightfoot RW, Masi AT, McShane DJ, Mills JA, Wallace SL, Zvaifler NJ. The American College of Rheumatology 1990 criteria for the classification of giant cell arteritis. Arthritis Rheum 1990; 33: 1122–1128.

Hunder GG, Sheps SG, Allen GL, Joyce JW. Daily and alternate-day corticosteroid regimens in treatment of giant cell arteritis: comparison in a prospective study. Ann Intern Med 1975; 82: 613–618.

Kyle V, Hazleman BL. The clinical and laboratory course of polymyalgia rheumatica/giant cell arteritis after the first two months of treatment. Ann Rheum Dis 1993; 52: 847–850.

Ly KH, Régent A, Tamby MC, Mouthon L. Pathogenesis of giant cell arteritis: More than just an inflammatory condition? Autoimmunity reviews 2010; 9: 635–645.

Mahr AD, Jover JA, Spiera RF, Hernández-García C, Fernández-Gutiérrez B, Lavalley MP, Merkel PA. Adjunctive methotrexate for treatment of giant cell arteritis: an individual patient data meta-analysis. Arthritis Rheum 2007 56: 2789–2797.

Mazlumzadeh M, Hunder GG, Easley KA, Younge BR, Weyand CM, Goronzy JJ. Treatment of giant cell arteritis using induction therapy with high-dose glucocorticoids: a double-blind, placebo-controlled, randomized prospective clinical trial. Arthritis Rheum 2006; 54: 3310–3318.

Nesher G, Berkun Y, Mates M, Baras M, Rubinow A, Sonnenblick M. Low-dose aspirin and prevention of cranial ischemic complications in giant cell arteritis. Arthritis Rheum 2004; 50: 1332–1337.

Proven A, Gabriel SE, Orces C, O'Fallon WM, Hunder GG. Glucocorticoid therapy in giant cell arteritis: duration and adverse outcomes. Arthritis Rheum 2003; 49: 703–708.

Régent A, Redeker S, Deroux A, Kieffer P, Ly KH, Dougados M, Liozon E, Larroche C, Guillevin L, Bouillet L, Espitia O, Costedoat-Chalumeau N, Soubrier M, Brihaye B, Lifermann F, Lefevre G, Puéchal X, Mouthon L, Toussirot E; French Vasculitis Group; Groupe Francais pour l'Etude de l'Artérite à Cellules Géantes; Club Rhumatismes et Inflammation. Tocilizumab in Giant Cell Arteritis: A Multicentre Retrospective Study of 34 Patients. J Rheumatol 2016; 43: 1547–1552.

Salvarani C, Hunder GG. Giant cell arteritis with low erythrocyte sedimentation rate: frequency of occurence in a population-based study. Arthritis Rheum 2001; 45: 140–145.

Salvarani C, Cantini F, Niccoli L, Macchioni P, Pulsatelli L, Meliconi R, Boiardi L. Acute-phase reactants and the risk of relapse/recurrence in polymyalgia rheumatica: a prospective followup study. Arthritis Rheum 2005; 53: 33–38.

Salvarani C, Giannini C, Miller DV, Hunder G. Giant cell arteritis: Involvement of intracranial arteries. Arthritis Rheum 2006; 55: 985–989.

Smetana GH and Shmerling RW. Does this patient have temporal arteritis? JAMA 2002; 287: 92–101.

Villiger PM, Adler S, Kuchen S, Wermelinger F, Dan D, Fiege V, Bütikofer L, Seitz M, Reichenbach S. Tocilizumab for induction and maintenance of remission in giant cell arteritis: a phase 2, randomised, double-blind, placebo-controlled trial. Lancet 2016; 387: 1921–1927.

# E 5 Spinale Durchblutungsstörungen und Blutungen

*von A. R. Luft und G. F. Hamann*

## E 5.1 Spinale Ischämie

### E 5.1.1 Anatomie und Physiologie der spinalen Durchblutung

*Arterien*: Die arterielle Versorgung des Rückenmarks erfolgt über die Aa. vertebrales und die Aorta descendens. Aus den Aa. vertebrales beider Seiten zweigen kurz vor ihrem Zusammenfluss in die A. basilaris zwei Aa. spinales anteriores ab, die sich etwa auf Höhe der Decussatio pyramidum zu einer einzelnen A. spinalis anterior verbinden. Nach kaudal setzt sich die A. spinalis anterior in einen Truncus arteriosus fort, eine Kette aus Anastomosen mit variierendem Kaliber. An der Dorsalfläche des Rückenmarks verlaufen die Aa. spinales posteriores, die als erste Äste aus dem intrakraniellen Verlauf der Aa. vertebrales oder seltener aus den Aa. cerebelli posteriores inferiores abzweigen. Die Aa. spinales posteriores münden ebenfalls in zwei Trunci.
Entlang ihres Verlaufs nach kaudal erhalten die ventralen und dorsalen Trunci Zuflüsse aus den segmentalen Rami spinales (ab dem Duradurchtritt werden diese Gefäße Rami radiculares genannt). Diese Äste sind Abgänge der Aa. vertebrales, cervicales, subclaviae und der Aorta. In Höhe der lumbalen Intumeszenz ist meist ein Ramus besonders stark ausgeprägt (A. radicularis magna Adamkiewicz). Diese Arterie ist immer einseitig angelegt, kommt meist von links (77 %) und begleitet in 75 % einen der unteren vier Thorakalnerven, in 10 % die Wurzeln L1/L2 und in 15 % Th5–Th8. Die intrinsische Versorgung des Rückenmarks umfasst mehrere Anastomosen zwischen den vorderen und den hinteren Spinalarterien (**Abb. E 5.1**).
*Venen*: Die intramedullären Venen haben das gleiche Verteilungsmuster wie die Arterien. Tiefe Venen begleiten die A. sulcocommissuralis (**Abb. E 5.1**) und münden in eine vordere und zwei hintere Longitudinalvenen. Oberflächliche Venen gehen in piale Gefäße über. In Höhe der Intumeszenzen ersetzt ein komplexes Venensystem die Longitudinalvenen. Über Wurzelvenen gelangt das Blut in den epiduralen Plexus.
*Physiologie:* Wie die zerebralen Arterien besitzen die spinalen Gefäße eine Autoregulation. Im Vergleich zum Gehirn ist der Blutfluss zum Rückenmark um den Faktor 2,5 bis 5 niedriger (10–20 ml/min/100 g). Der Fluss ist direkt proportional zur Querschnittsfläche der grauen Substanz, welche im thorakolumbalen Abschnitt am größten ist. Deshalb ist das Rückenmark hier besonders ischämieanfällig. Die Flussrichtung des vorderen Longitudinalgefäßes (A. spinalis anterior, truncus ventralis) verläuft von kranial nach kaudal. Die hinteren Longitudinalgefäße werden in den zervikalen und thorakalen Abschnitten in kraniokaudaler Richtung durchströmt. In der Lumbosakralregion verläuft ihre Flussrichtung umgekehrt.

### E 5.1.2 Klinik

#### E 5.1.2.1 Spinalis-anterior-Syndrom

Das vordere Longitudinalgefäß (A. spinalis anterior, Truncus ventralis) versorgt die vorderen zwei Drittel des Rückenmarks. Eine Durchblutungsstörung betrifft demnach die Vorderhörner, die kortikospinalen Bahnen (ventrale und laterale Bahn) und den Tractus spinothalamicus (Vorderseitenstränge). Ein Spinalis-anterior-Infarkt ist deshalb klinisch charakterisiert durch plötzlichen *Schmerz*, gefolgt von einer *schlaffen Tetra- oder Paraparese, Blasen- und Mastdarmlähmungen und einer gestörten Schmerz- und Temperaturempfindung* der Dermatome unterhalb der Läsion. Der Schmerz kann im Verlauf plötzlich sistieren, aber auch dauerhaft anhalten. Vibrations- und Lagesinn sind in der Regel erhalten. Diese dissoziierte Sensibilitätsstörung ist ein charakteristisches Unterscheidungsmerkmal zu anderen spinalen Prozessen. Allerdings können bei hochzervikalen Läsionen durch eine Schädigung des Lemniscus medialis auch Propriozeption und Vibrationsempfindung gestört sein (Sandson und Friedman 1989).
Initial manifestieren sich viele Spinalis-anterior-Infarkte als spinaler Schock mit Reflexverlust. Nach Stunden bis zu wenigen Tagen weicht diese Symptomatik einer Hyperreflexie mit positiven Pyramidenbahnzeichen.
Am häufigsten treten spinale Ischämien in Höhe der thorakalen Segemente auf (56 % in einer Fallserie mit 36 Patienten, Salvador de la Barrera et al. 2001; 58 % in den Höhen Th9–L1 in einer Fallserie mit 24 Patienten, Masson et al. 2004), gefolgt von den lumbalen Segmenten (42 %). Das thorakale Rückenmark ist besonders anfällig, weil es vergleichsweise viel graue Substanz enthält und im Grenzgebiet (letzte Wiese) zwischen den Territorien von Vertebralarterien und Adamkiewicz-Arterie liegt. Der typische thorakale Infarkt beginnt mit Schmerzen zwischen den Schulterblättern (cave: Verwechselungsgefahr mit Myokardinfarkt; Cheshire 2000), gefolgt von Paraparese, Sphinkter- und Sensibilitätsstörung. Lumbale Segmente können bei arteriosklerotischen Veränderungen der Adamkiewicz-Arterie betroffen sein. Lumbale Infarkte führen zu akuten radikulären Schmerzen mit Ausstrahlung in das Abdomen (cave: Verwechselungsgefahr mit Nephrolithiasis)

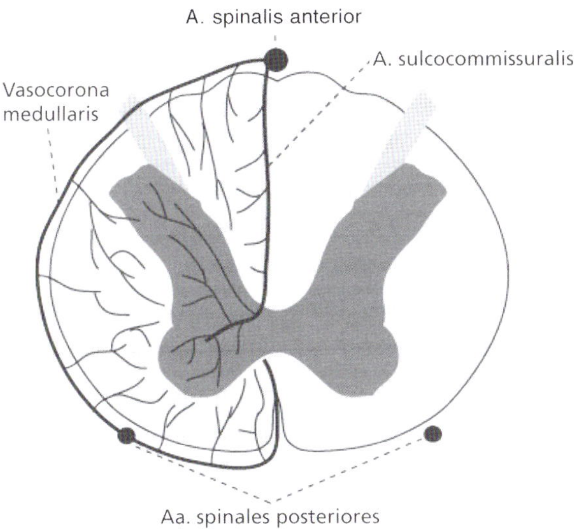


**Abb. E 5.1:** Intrinsische arterielle Versorgung des Rückenmarks



oder bei tieferen Segmenten in die Glutealregion und den lateralen Oberschenkel. Bald kommen Funktionsausfälle im Sinne eines Cauda-equina-Syndroms mit Paraparese, Blasen- und Mastdarmstörungen hinzu. Das zervikale Rückenmark ist wegen guter Kollateralversorgung selten betroffen. Der initiale Schmerz findet sich vorwiegend in der Nackenregion. Nicht selten folgt ein spinaler Schock.
Eine Sonderform des Spinalis-anterior-Syndroms ist eine Infarzierung im Versorgungsgebiet einer A. sulcocommissuralis. Dieser Infarkt führt zu einem inkompletten Brown-Séquard-Syndrom (ipsilaterale Ausfälle von Motorik und Tastsinn, kontralaterales Defizit der Schmerz- und Temperaturempfindung). Zu ähnlichen Infarkten kommt es bei paariger Anlage der vorderen Longitudinalarterie (Lapresle und Decroit 1984).
Chronische, vorwiegend arteriosklerotisch bedingte Durchblutungsstörungen im Versorgungsgebiet der Spinalis anterior können zu einem schleichenden myelopathischen Bild führen, das klinisch wie eine Poliomyelitis oder eine amyotrophe Lateralsklerose imponiert (Garcin et al. 1969; Stapf et al. 2000).

### E 5.1.2.2 Spinalis-posterior-Syndrom

Ischämien im Versorgungsgebiet der hinteren Longitudinalgefäße (A. spinalis posterior, Truncus dorsalis) sind seltener und klinisch schwieriger zu erkennen. Wegen der Unterbrechung der Hinterstränge kommt es zu einer Beeinträchtigung von Vibrations-, Berührungsempfindung und Lagesinn unterhalb der Läsion. Unmittelbar oberhalb der anästhetischen Dermatome geben die Patienten häufig eine (relative) Hyperästhesie an. Die Muskeleigenreflexe sind auf Höhe des infarzierten Segmentes wegen der Hinterhornläsion ausgefallen. Lähmungen durch Beeinträchtigung des Tractus corticospinalis lateralis sind selten und meist nur vorübergehend, ebenso Störungen der Sphinkterfunktion (Hughes 1970). Typischerweise treten auch keine Schmerzen auf, da die Vorderseitenstränge nicht betroffen sind (Suzuki et al. 2003; Cheng et al. 2008).

### E 5.1.2.3 Ischämischer Querschnittsinfarkt

Der Querschnittsinfarkt verbindet die Spinalis-anterior- und Spinalis-posterior-Syndrome. Bei vollständig ausgebildetem Infarkt entsprechen die Funktionsverluste denen des traumatischen Querschnittssyndroms. In der Akutphase häufig sind autonome Funktionsstörungen und spinaler Schock. Der Querschnittsinfarkt hat eine schlechte Prognose. Nach der AWMF-Leitlinie »Querschnittslähmung« (AWMF 2012) geht man davon aus, dass 14 % aller nicht-traumatischen Querschnitte durch eine spinale Ischämie bedingt sind.

### E 5.1.2.4 Zentrospinaler Infarkt

Zentrospinal gelegene Infarkte sind häufig und vorwiegend Folge von hämodynamisch bedingten Perfusionsstörungen (Azzarelli und Roessmann 1977). Morphologisch finden sich unilaterale, aber auch bilateral symmetrische Läsionen meist im ventralen Teil der grauen Substanz, die im axialen MRT-Bild typischerweise als »Eulenaugen« (»owl's eye«-Läsion oder auch »snake bite«) beschrieben werden. Entlang der Longitudinalachse verlaufen die Läsionen an beiden Enden konisch zu. In einer Fallserie mit 24 Patienten fanden sich solche typische Läsionen bei 29 % (Masson et al. 2004). In einer Serie mit 16 Patienten mit zentrospinalen Infarkten nach globaler Anoxie waren alle Läsionen symmetrisch und betrafen vorwiegend die Lumbosakralregion (Azzarelli und Roessmann 1977).
Klinisch führen diese Infarkte zu sehr unterschiedlichen Funktionsausfällen, bestehend aus Paresen, dissoziierten Sensibilitäts-, Blasen- und Mastdarmstörungen.

### E 5.1.2.5 Venöser Infarkt

Unterschieden werden hämorrhagische und nicht-hämorrhagische Infarkte (Benavente und Barnett 1998). Erstere führen in den meisten Fällen zu akut beginnenden Rückenschmerzen mit Ausstrahlung in Abdomen und Beine, gefolgt von einer schlaffen Lähmung, Sensibilitäts-, Blasen- und Mastdarmstörungen. Hämorrhagische Infarkte sind häufig

Folge einer systemischen Sepsis (Hughes 1971). Auch nach Tuberkulose und akuter myeloischer Leukämie wurden solche Infarkte beobachtet (Kim et al. 1984).
Nicht-hämorrhagische venöse Infarkte verlaufen chronisch progredient, oft über den Verlauf eines Jahres. Ursachen sind meist arteriovenöse Malformationen (**Kap. E 5.2**) (Hughes 1971), aber auch Polyzythämie, Thrombophlebitis, chronische Meningitiden, Dekompressionskrankheit, Thrombosen der tiefen Beinvenen und Verödung von Ösophagusvarizen (Heller et al. 1996; Kim et al. 1984). Venöse Infarkte werden als Pathomechanismus für Kompressionsmyelopathien durch Spondylosen oder Ossifikationen diskutiert. Bildmorphologisch können sie zu bilateral symmetrischen Läsionen (»Snake bite«-Läsion) führen (Mizuno et al. 2003). Nicht-hämorrhagische Infarkte haben im Vergleich zu hämorrhagischen Infarkten meist eine geringere Symptomatik und eine bessere Prognose.

## E 5.1.3 Pathogenese

Während Anfang des 20. Jahrhunderts die syphilitische Arteriitis die häufigste Ursache für spinale Ischämien war, wird heute eine arteriosklerotische Genese angenommen, auch wenn diese in den meisten Fällen nicht nachgewiesen werden kann. Allerdings wurden bei einem Drittel aller Patienten einer Fallserie (n = 36) weder die Ätiologie der spinalen Ischämie geklärt noch vaskuläre Risikofaktoren gefunden (»idiopathische Ischämie«). In dieser Serie waren chirurgische Eingriffe an der Aorta die zweithäufigste Ursache für die Ischämie (25 %) gefolgt von arteriosklerotischen Veränderungen oder Kardioembolie (19 %) und Hypoperfusion durch Herzstillstand (11 %) (Salvador de la Barrera et al. 2001). In einer anderen Serie mit 28 Patienten blieben 60 % ungeklärt, 21 % waren die Folge von Erkrankungen der Aorta, 7 % traten nach Operationen an der Aorta auf und 10 % hatten unterschiedliche Ursachen (thorakaler Messerstich, Verschlüsse der A. vertebralis und des Tr. thyrocervicalis) (Masson et al. 2004). Die besondere Häufigkeit spinaler Ischämien bei der operativen oder endovaskulären Reparatur thorakoabdomineller Aneurysmen ist zu betonen. So finden sich akute und verzögert auftretende spinale Ischämien mit einer Rate von 2–22 % bei operierten oder mit einer Stent-Graft-Prothese interventionell versorgten Patienten (Shinha und Cheung 2010). In einer Metaanalyse rein chirurgisch versorgter Aneurysmata wird die mittlere Rate spinaler Ischämien mit 3,88 % angegeben (Wong et al. 2012). Die gefäßchirurgische Literatur hat in den letzten Jahren viele verschiedene Arbeiten zu den Risikofaktoren für eine spinale Ischämie bei Operation oder Stentung hervorgebracht und zu deren Vermeidung. Die Ergebnisse sind sehr uneinheitlich. Bei der Stent-Graft-Versorgung scheint sich aber herauszuschälen, dass die Länge des intravaskulären Interponats einen entscheidenden Einfluss auf die Rate spinaler Ischämien hat (Amibile et al. 2008). So stieg deren Rate massiv ab einer Stentlänge von 20,5 cm an. Verschiedene Methoden wurden entwickelt, um die Rate spinaler Ischämien zu reduzieren. So wird versucht, die aortale Verschlusszeit zu reduzieren, es werden interkostale Revaskularisationsmethoden und die retrograde Perfusion eingesetzt. Die Dauerdrainage des Liquors mit Reduktion des Liquordrucks scheint eine besonders häufige und Erfolg versprechende Therapie zu sein. Hintergrund dieser Therapie ist das Vorliegen eines »spinalen Kompartmentsyndroms«, d. h. die spinale Ischämie führt zu einer lokalen Schwellung mit Liquorabflussbehinderung und sekundärer venöser Kongestion, die die Folgen der Ischämie verstärkt und mikrozirkulatorische Zusatzschäden setzt (Lioupis et al. 2010). Verbesserungen der anästhesiologischen Techniken werden zur Erreichung einer größeren Stabilität des arteriellen Blutdrucks über 80 mmHg genutzt (Bicknell et al. 2009). Dies scheint umso wichtiger, da schon leichte postoperative Schwankungen von ZVD, Liquordruck oder Blutdruck zu spinalen Ischämien führen können (Etz et al. 2008). Im Umkehrschluss kann davon ausgegangen werden, dass alle diese Aspekte einen pathophysiologischen Zusammenhang mit der Entwicklung spinaler Ischämien nach Aortenaneurysmaintervention haben können. Neben dem direkten Verschluss spinal nutritiver Arterien, der Embolisation arteriosklerotischen Materials oder einer globalen spinalen Hypoperfusion bei Blutdrucksenkung spielen offensichtlich auch langfristige Flussveränderungen eine Rolle, nur so sind spinale Infarkte auch noch 21 Tage nach einer Aneurysmaausschaltung zu verstehen (Goldstein et al. 2010).
Verschiedene operative Techniken werden versucht, um die Rate perioperativer spinaler Ischämien zu reduzieren. Hierzu zählen die frühe Revaskularisation der linken A. subclavia (Kotelis et al. 2009), spezielle operative Revaskularisationstechniken zur Reperfusion der A. Adamkiewicz (Malikov et al. 2009), spezielle Stent-Grafts zur Offenhaltung der A. Adamkiewicz (Shinamoto et al. 2010) oder die Schaffung eines zur Aorta parallelen Blindrohrs aus Dacron, mit Anschluss an die Aorta, in das alle radikulären Arterien ohne Zeitdruck eingenäht werden und das damit eine komplette Erhaltung der wesentlichen spinalen Zuflüsse ermöglicht (Her et al. 2009). Eine Fallserie mit 94 Patienten berichtet eine vergleichbar niedrige Rate spinaler Ischämien von 1,1 % im Vergleich zu den oben genannten 3,88 % (bei allerdings einem einzigen Ereignis) unter einem multimodalen Konzept zur Risikoreduktion bestehend aus mittlerem arteriellem Druck > 85 mmHg, Hypothermie mit einer Zieltemperatur von 35° C (> 32° C) sowie der Gabe von Methylprednisolon, Naloxon und Mannitol (Bobadilla et al. 2013). Diskutiert werden auch die protektiven Effekte von Inhalationsnarkotika und inhaliertem NO (Kakinohana 2014) und intrathekaler Papaverin-Injektion (Lima et al. 2012). Wichtig ist ein intraoperatives Neuromonitoring, mit dem man spinale Ischämien frühzeitig erkennen und die protektiven Maßnahmen verbessern kann (Augoustides et al. 2014).
Die Leitlinie der Deutschen Gesellschaft für Gefäßchirurgie (Deutschen Gesellschaft für Gefäßchirurgie 2011) gibt eine spinale Ischämie bei Aortendissektion bei 2–10 % aller Patienten mit Typ-B-Dissektion an.
Eine seltene Ursache spinaler Infarkte nach Wirbelsäulentrauma sind Embolien fibrokartilaginö-

**Tab. E 5.1:** Klinische Manifestationen spinaler Infarkte

| Versorgungsgebiet | Symptome |
|---|---|
| A. spinalis anterior/ Truncus ventralis | • Plötzliche Nacken-, Rücken- oder abdominelle Schmerzen<br>• Rasch progrediente Para- oder Tetraparese<br>• Schlaffe Lähmung mit Areflexie, später Hyperreflexie und Spastik<br>• Schmerz- und Temperaturempfindungsstörungen<br>• Vibration und Lagesinn erhalten<br>• Blasen- und Mastdarmstörungen<br>• In der chronischen Phase: brennende Dysästhesien |
| Aa. spinales posteriores/ Trunci dorsales | • Störungen von Berührungs-, Vibrations- und Lagesinn<br>• Erhaltene Temperatur und Schmerzempfindung mit Ausnahme der Höhe des betroffenen Segments<br>• Meist erhaltene motorische Funktion<br>• Fehlen der Muskeleigenreflexe in Höhe des betroffenen Segments |

sen Materials aus einer Bandscheibenverletzung (Han et al. 2004). In der Literatur werden 33 pathologisch bestätigte Fälle berichtet. Die Infarkte treten vor allem in der Adoleszenz und im mittleren Lebensalter auf. Die zweigipfelige Altersverteilung bedingt die Entwicklung der Gefäßanatomie: In der Kindheit haben Nucleus pulposus und Rückenmark eine gemeinsame arterielle Versorgung, die sich in der Adoleszenz zurückbildet (Naiman et al. 1961); bei degenerierten Bandscheiben kann sich das kindliche Versorgungsmuster wieder ausbilden (Bots et al. 1981). Weitere Ursachen spinaler Ischämien sind in **Kasten E 5.1** aufgeführt.

Neben der Gefährdung vaskulärer Patienten bei Aorteneingriffen besteht auch eine erhöhte Gefährdung orthopädisch-neurochirurgischer Patienten bei Wirbelsäulenoperationen, wie Bandscheibeneingriffen und Skolioseoperationen. Die operative mechanische Irritation bei präoperativer Einschränkung der Durchblutung durch Kompressionssyndrome, zervikale Myelopathie (Yagi et al. 2010), venöse Kongestionen oder durch epidurale Anästhesien (Hobai et al. 2008) kann dann eine spinale Ischämie auslösen (Dapunt et al. 2009).

## E 5.1.4 Diagnose

Bei einem plötzlich auftretenden spinalen Syndrom muss immer an eine spinale Ischämie gedacht werden. Das diagnostische Verfahren der Wahl ist die Magnetresonanztomographie (MRT). Schon in der Akutphase können spinale Ischämien mittels diffusionsgewichteter Bildgebung (DWI) erkannt werden (Küker et al. 2004; Loher et al. 2003; Zhang et al. 2005). In einem Fall war eine DWI-Läsion bereits drei Stunden nach Symptombeginn nachweisbar (Fujikawa et al. 2004). DWI-Hyperintensitäten bleiben für eine Woche (Küker et al. 2004) und länger bestehen (Zhang et al. 2005). Es muss allerdings betont werden, dass das Fehlen einer DWI-positiven spinalen Läsion keinesfalls eine akute spinale Ischämie ausschließt. Die methodische Verbesserung der DWI-Technik zum Erkennen spinaler Ischämien kann durch eine höhere Auflösung und Veränderung der Sequenzparameter erreicht werden (Seeger et al. 2014).

Die T1- und T2-gewichtete MRT zeigt die Läsion im Verlauf von mehreren Stunden bis Tagen. Allerdings ließen sich bei einer Serie mit 28 Patienten in 14 % der Fälle keine Läsionen nachweisen, obwohl klinisch eine spinale Ischämie sehr wahrscheinlich war (Masson et al. 2004). In einer anderen Studie betrug diese Zahl 27 % (Salvador de la Barrera et al. 2001). Merkmale spinaler Ischämien in der T2-gewichteten MRT sind Hyperintensitäten, Schwellung des Rückenmarks, bilateral symmetrische Läsionen (»owl's eye«- oder »snake bite«-Läsion) (Zhang et al. 2005) sowie begleitende Ischämien der Wirbelkörper (T2-Hyperintensität) desselben Segments (Bornke et al. 2002; Suzuki et al. 2003). Nach einem Monat sind T2-Hyperintesitäten bei der Hälfte der Patienten nicht mehr nachweisbar (Salvador de la Barrera et al. 2001). Ischämische Läsionen im Rückenmark können Kontrastmittel aufnehmen, sodass eine kontrastverstärkte Untersuchung keine differentialdiagnostischen Vorteile bietet.

Die neuen verbesserten CT-Geräte erlauben eine Darstellung der spinalen Zirkulation mittels hochauflösendem Mehrzeiler-CT (Melissano et al. 2009). Vorteile sind die robuste Darstellung und rasche zeitliche Auflösung, was gerade bei schwerkranken und unruhigen Patienten deutliche Vorteile bietet.

Wird eine lumbale Dauerdrainage bei spinaler Ischämie angelegt, geben die Laktat- und S-100-Spiegel im Liquor bei deutlicher Erhöhung klare negativ prädiktiv wertvolle prognostische Hinweise (Khalahji et al. 2008).

In Einzelfällen scheint es mit der transösophagealen Echokardiographie möglich zu sein, Dopplersignale in der A. spin. ant. zu bestimmen und Durchblutungsunterbrechungen durch das Fehlen der pulssynchronen Wurzelbewegungen zu erkennen (Lohser 2009). Dies setzt eine große echokardiographische Erfahrung und beste Beschallungsbedingungen voraus (**Tab. E 5.1**).

Die spinale Angiographie kann eine Ischämie selten nachweisen, wohl aber deren Ursachen aufdecken. Insbesondere Veränderungen an der Aorta, der Adamkiewicz-Arterie oder den Vertebralarterien können diagnostisch wegweisend sein. Die Angiographie ist die Methode der Wahl zum Nachweis spinaler Gefäßmalformationen (**Kap. E 5.2**).

Die Computertomographie und die Myelographie haben eine Bedeutung zum Ausschluss spinaler Kompressionssyndrome, wenn dies mit der Kernspintomographie nicht möglich ist. In der Elektrophysiologie zeigen sich im Akutstadium ausgefallene F-Wellen und H-Reflexe (Amoiridis et al. 1991; Horowitz und Patel 2003). Die wesentlichen Differentialdiagnosen sind in **Kasten E 5.2** dargelegt.

**Kasten E 5.1:** Ursachen spinaler Ischämien

**Idiopathisch** (Ursache nicht eruierbar)

**Erkrankungen an der Aorta**
- Aortenaneurysma
- Arteriosklerose der Aorta
- Thromboembolien mit Ursprung in der Aorta
- Aortendissektion
- Aortenisthmusstenose
- Aortenruptur

**Erkrankungen anderer Teile des Herz-Kreislauf-Systems**
- A. vertebralis
- Vorhofmyxome
- Veränderungen an der Mitralklappe
- Offenes Foramen ovale
- Hämodynamische Ursachen
- Herz-Kreislaufstillstand, Kammerflimmern
- Schwere Blutdruckabfälle (auch iatrogen bedingt; Huang et al. 2005)
- Polyzythämie

**Iatrogene Ursachen**
- Thorakolumbale Sympathektomie (Hughes und Macintyre 1963)
- Korrektur einer Skoliose
- Angiographie
- Zentralvenenkatheter (Hämothorax) (Williams et al. 2003)
- Operationen an der Aorta und am Herzen (Geyer et al. 2002; Peppelenbosch et al. 2010)
- Neurochirurgische Interventionen im Sitzen (Morandi et al. 2004)
- Anästhetische Interventionen am Spinalkanal (Pashkovskoya und Smith 2004)
- Wurzelbehandlungen (Houten und Errico 2002; Martin und Huntoon 2005; Somayaji et al. 2005)
- Verödung von Ösophagusvarizen (venöser Infarkt)

**Spinale Kompressionssyndrome**
- Tumoren (Lawson-Smith et al. 2004)
- Zervikale Subluxation
- Ossifikationen und Spondylosen

**Andere Ursachen**
- Meningitiden (Van Egeraat et al. 2003)
- Embolien von Knorpelgewebe der Bandscheiben (Han et al. 2004)
- Sichelzellanämie
- Vaskulitiden (Ropper et al. 2003) und Arteritiden (v. a. syphilitische Arteriitis)
- Trauma
- M. Crohn (Slot et al. 1995)
- Thrombophlebitis, Sepsis (venöser Infarkt)
- Dekompressionskrankheit (venöser Infarkt)
- Gerinnungsanomalien
- Dissektionen (z. B. bei der kongenitalen Afibrinogenämie; Bas et al. 2009)

## E 5.1.5 Epidemiologie und Verlauf

Spinale Ischämien sind selten. In einer Fallserie waren nur 1,2 % aller stationären Aufnahmen mit der Enddiagnose einer zentralnervösen Durchblutungsstörung spinale Infarkte (Sandson und Friedman 1989). In konsekutiven Autopsien finden sich 0,1–3 % spinale Ischämien (Blackwood 1958; Slager und Webb 1973).

Plötzlicher Beginn einer spinalen Symptomatik kennzeichnet den Akutverlauf. Bei guter Kollateralversorgung kann allerdings auch eine protrahierte oder eine intermittierende Symptomatik im Sinne einer transitorisch ischämischen Attacke (TIA) auftreten. Eine spinale TIA ist jedoch selten und findet sich vor allem bei Gefäßmalformationen (Taylor und Van Allen 1969).

**Kasten E 5.2:** Differentialdiagnose spinaler Ischämien (modifiziert nach Benavente und Barnett 1998)

- Spinale Kompression (Tumor, Hämatom, Abszess etc.), kann über Kompression des venösen Ausflusses zu Infarkten führen (**Kap. E 5.1.3** Pathogenese)
- Bandscheibenvorfall
- Akute transversale Myelitis (ATM), viral, autoimmun (systemischer Lupus erythematodes, Devic-Syndrom), auch akute nekrotisierende Myelitis (Herpesviren)
- Akute Polyneuropathie
- Guillain-Barré-Syndrom
- Porphyrie
- HIV-assoziierte Polyneuropathien (inflammatorisch demyelinisierende PNP)
- Thallium

Nur wenige Studien bieten Daten zur funktionellen Erholung nach spinaler Ischämie. Von 36 Patienten mit ätiologisch unterschiedlichen Durchblutungsstörungen waren bei Entlassung 57 % auf den Rollstuhl und weitere 25 % auf andere Hilfsmittel angewiesen (Salvador de la Barrera et al. 2001). Höheres Alter war ein Risikofaktor für den Verlust der Gehfähigkeit (OR 1,14); Patienten mit idiopathischen Ischämien ohne vaskuläre Risikofaktoren hatten eine tendenziell ($p = 0,1$) bessere Prognose – diesen Zusammenhang stützen auch frühere Fallserien (Monteiro et al. 1992). 61 % der Patienten benötigten einen Blasenkatheter (32 % intermittierend, 29 % dauerhaft; Salvador de la Barrera et al. 2001). Chronische Schmerzen sind ein häufiges Langzeitproblem (Pelser und van Gijn 1993). In einer Studie mit 22 Patienten in China konnten nach im Mittel 18 Monaten 46 % wieder gehen. Die Urininkontinenz erholte sich schlechter als das Gehen (Cheng et al. 2008).

Die hämorrhagische Transformation eines spinalen Insultes ist häufig klinisch stumm. In einer Serie ($n = 16$) wird die Häufigkeit von punktförmigen Hämorrhagien mit 18 % angegeben (Weidauer et al. 2002), in einer anderen Serie traten Einblutungen bei einem von sechs Patienten auf (Zhang et al. 2005).

## E 5.1.6 Therapeutische Prinzipien

Wegen der geringen Inzidenz spinaler Infarkte sind klinische Studien schwierig durchzuführen. Spezifische evidenzbasierte Therapieregime liegen nicht vor. Aus der Behandlung des zerebralen Insultes lassen sich wichtige Ansätze zur Akutbehandlung und Sekundärprävention übertragen (**Kap. E 1**). Der Einsatz einer systemischen Thrombolysetherapie mit r-tPA (Actilyse®) wurde bisher nicht systematisch untersucht, sie ist wegen der Schwere der Funktionsausfälle, der geringen Erholungschancen und der inzwischen möglichen Akutdiagnostik mittels diffusionsgewichteter Bildgebung grundsätzlich überlegenswert. Es gibt den Fallbericht eines Patienten mit konsekutiver Eskalation der Therapie: Es wurde mit systemischer i. v. Thrombolyse begonnen, hierunter kam es zu einer leichten Besserung der Tetraparese. Anschließend wurde der Patient mit intraarterieller lokaler Thrombolyse, hyperbarer Sauerstofftherapie und Hypothermie behandelt. Jede Therapie ergab eine graduelle Verbesserung (Lee et al. 2010). Kritisch muss hier angemerkt werden, dass der Patient letztendlich eine Behinderung zurückbehielt und die beschriebenen graduellen Verbesserungen auch unabhängig von jeglicher Therapie Ausdruck des Spontanverlaufs gewesen sein können. In einem weiteren Fall wurde zweimal innerhalb von 3 Tagen systemisch lysiert, beim ersten Mal mit vollständiger Rückbildung, beim zweiten Mal mit teilweiser Restitution der Symptome (Etgen and Höcherl 2016).

Die Leitlinie »Querschittslähmung« der AWMF (AWMF 2012) führt hierzu aus, dass bei spinaler Ischämie die Diagnosestellung in der Regel außerhalb eines möglichen Lysefensters erfolge und derzeit keine Evidenz für eine endovaskuläre/gefäßchirurgische/thrombolytische Therapie bei spinaler Ischämie bestehe. Rekanalisierende Therapien als Einzelfallentscheidung bleiben dem jeweiligen Behandler vorbehalten.

Zur Behandlung des verzögert auftretenden ischämiebedingten Ödems gibt es ebenfalls keine Studien. Diese muss im Einzelfall unter Berücksichtigung der individuellen Anatomie entschieden werden. Da bei vielen spinalen Infarkten hämodynamische Faktoren eine Rolle spielen, muss auf einen ausreichenden Perfusionsdruck geachtet werden.

Wichtigstes Prinzip ist das Erkennen und Behandeln einer ursächlichen Grunderkrankung, z. B. einer spinalen Gefäßmalformation. Das Risiko iatrogener spinaler Ischämien, vor allem bei Operationen am Herz-Kreislauf-System, kann durch intraoperative elektrophysiologische Überwachung (motorisch besser als somatosensorisch evozierte Potenziale) und das Vermeiden von Blutdruckabfällen reduziert werden (Weigang et al. 2005). Die Wirksamkeit intraoperativer Hypothermie zur Prävention spinaler Ischämien wurde tierexperimentell belegt (Wang et al. 2005) und scheint auch beim Menschen ein gangbarer Ansatz zu sein (Shiiya et al. 2005). Interessanterweise gibt es eine erste Humanstudie zum Einsatz von ischämischer Präkonditionierung bei Wirbelsäulen-OP zur Vermeidung einer spinalen Ischämie. In der chinesischen Studie wurde untersucht, inwieweit eine ischämische Präkonditionierung spinale Läsionsmarker reduzieren kann. 40 Patienten wurden in die Prästudie aufgenommen. 20 davon wurden dreimal 5 Minuten mit dreimal 5 Minuten Reperfusion einer Ischämie des rechten Armes unterzogen. Die anderen Patienten erhielten keine Präkonditionierung. Die Haupt-OP war eine spinale Wirbelsäulenfusions-OP. Die präkonditionierte Gruppe hatte dauerhaft niedrigere neuronale Läsionsmarker (S100 und NSE). Auch die klinische Erholung war besser in der präkonditionierten Gruppe (Hu et al. 2010).

Aufgrund des Einsatzes bei der Therapie spinaler Ischämien bei Aortenaneurysma-Reparaturen ergeben sich folgende Möglichkeiten, deren Einsatz im Einzelfall erwogen werden kann:

- lumbale Liquordrainage (Bicknell et al. 2009): hier scheint durch eine Druckentlastung des spinalen Kompartiments eine Verbesserung der Durchblutung zu entstehen;
- Blutdruckanhebung zur Vermeidung von Hypoperfusionen (Izumi et al. 2009).

Eine aktuelle Übersicht (Von Aspern et al. 2015) fasst die Problematik zusammen und stellt keine befriedigenden Standardlösungen vor. Neue Techniken sind selektive Radikulararterienembolisation, temporäre Aneurysmasackperfusionen bei der Ablösung von Stent-grafts und als diagnostische Methode die Near-infrared-Spektroskopie des Rückenmarks zur frühzeitigen Ischämie Erkennung.

Eine weitere Neuheit sind die Bestimmung der individuellen Rückenmarksvaskularisation mittels hochauflösenden CT-Angiographien auch zur Identifizierung der A. Adamkiewicz (Melissano et al. 2015). Diese individuelle Darstellung erlaubt den Schutz der A. Adamkieweicz durch entsprechende Revaskularisationstechniken operativ oder durch Stents ohne Covering in dem Bereich des Abgangs bei interventioneller Versorgung.

Zu venösen Infarkten gibt es ebenfalls keine wissenschaftlich begründeten Therapieempfehlungen. Im Vordergrund steht die Behandlung der Grunderkrankung und, in Analogie zu anderen thrombotischen Syndromen, die Antikoagulation (Kim et al. 1984).

Die Gabe von Steroiden bei spinalen Durchblutungsstörungen wurde nicht systematisch untersucht. Bei zwei publizierten Fällen zeigten Steroide keinen positiven Effekt (Niino et al. 1999).

### E 5.1.7 Pragmatische Therapie

Bei Hinweisen für einen generalisierten arteriosklerotischen Gefäßprozess und Vorliegen vaskulärer Risikofaktoren sollte ein Thrombozytenaggregationshemmer (z. B. Acetylsalicylsäure, 100 mg/Tag) gegeben und die Risikofaktoren behandelt werden (↔). Bei nachgewiesener kardioembolischer Genese (Vorhofflimmern) oder bei Rechts-Links-Shunt kann in Analogie zur Behandlung der zerebralen Ischämie die Antikoagulation erwogen werden (↔). Der Einsatz der intravenösen Thrombolysebehandlung, das Anheben des Blutdrucks oder eine lumbale Dauerdrainage bleibt einem individuellen Heilversuch nach sorgfältiger Abwägung der Vor- und Nachteile vorbehalten (↔, C). Ansonsten bleibt die Therapie auf symptomatische Maßnahmen (Schmerzbehandlung, Hilfsmittelversorgung) beschränkt.

## E 5.2 Spinale Gefäßmalformationen

### E 5.2.1 Klinik

#### E 5.2.1.1 Durale Gefäßmalformationen (Durafisteln)

Gefäßmalformation der Dura werden aus Ästen der radikulären Gefäße außerhalb der Dura mater gespeist. Nicht selten bezeichnet man diese arteriovenösen Malformationen daher als Durafisteln. Eine Prädilektionsstelle sind die Taschen der Spinalwurzelabgänge (Caplan 1993; Kim et al. 1984). Aus dieser Lokalisation lässt sich das klinische Bild

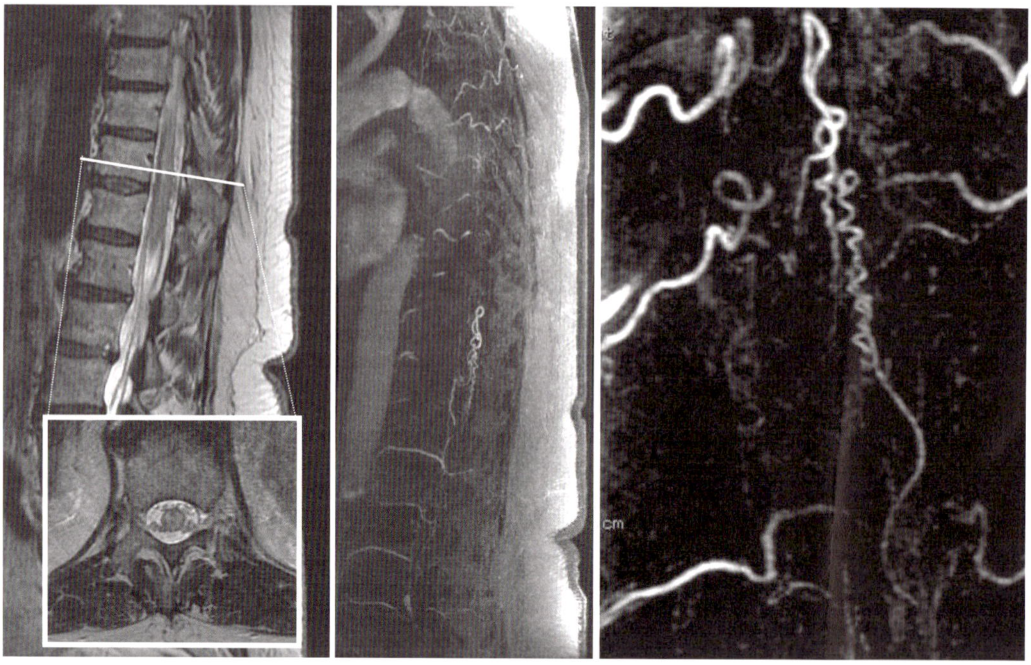


**Abb. E 5.2:** (Links) Spinale Ischamie und venöse Kongestion auf Höhe Th10 bei einer 68-jährigen Frau; (Mitte und rechts) in der MR-Angiographie nachgewiesenes Venenkonvolut, das angiographisch trotz zweimaliger selektiver Injektionsversuche nicht darstellbar war.

gut ableiten: Ein langsam progredientes Querschnittssyndrom und/oder radikuläre Schmerzen lenken den Verdacht auf eine durale AV-Malformation (Caplan 1993). Die Schmerzen nehmen bei Bewegung und körperlicher Belastung häufig zu (Rosenblum et al. 1987). Auch radikuläre Paresen und Sensibilitätsstörungen sowie Sphinkterstörungen treten auf. Differentialdiagnostisch müssen vor allem Bandscheibenvorfälle und intramedulläre Raumforderungen berücksichtigt werden (**Kasten E 5.3**).

Die spinale Läsion entsteht wahrscheinlich aufgrund des niedrigen Perfusionsdrucks in den Spinalarterien und des vergleichsweise hohen venösen Drucks, der zu nicht-hämorrhagischen venösen Infarkten führen kann (**Kap. E 5.1** und **Kap. E 5.1.2.5**). Die Drucksteigerung im venösen Gefäßsystem wurde früher in der Myelographie meist mit dilatierten, geschlängelt verlaufenden Gefäßen dargestellt. Heute ist die MRT das Verfahren der Wahl (**Abb. E 5.2**; Krings et al. 2005).

**Kasten E 5.3:** Klinische Leitsymptome der duralen AV-Malformationen

- Progredientes Querschnittssyndrom
- Radikuläre Schmerzen
- Zunahme der Schmerzen durch Aufrichten und bei körperlicher Anstrengung
- Radikuläre Paresen und Sensibilitätsstörungen
- Sphinkterstörungen

#### E 5.2.1.2 Intradurale Gefäßmalformationen

Die intraduralen Gefäßmalformationen liegen meist intramedullär. Klinisch können sich intramedulläre AV-Malformationen als Kavernome mit einem akut einsetzenden spinalen Syndrom manifestieren, deren Ursache dann meist eine Einblutung ist. Aber auch die Entwicklung eines progredienten spinalen Syndroms durch Mikroblutungen und Sklerose mit nachfolgender Myelopathie ist möglich (Deutsch et al. 2000). Intramedulläre Kavernome entsprechen pathoanatomisch den kavernösen AV-Malformationen (AVM) des Gehirns. Sie können ebenfalls gut mit der MRT dargestellt werden, sind aber angiographisch häufig nicht erkennbar.

### E 5.2.2 Epidemiologie und Verlauf

Extradurale spinale Durafisteln betreffen meist das thorakale oder lumbosakrale Rückenmark. Männer sind deutlich häufiger als Frauen betroffen (5:1). Der Erkrankungsgipfel liegt zwischen 40 und 70 Jahren. Die Symptomatik beginnt mit radikulären Schmerzen und Paresen. Der Verlauf ist häufig rasch fortschreitend und endet in einem Querschnittssyndrom. Unbehandelt werden die meisten Patienten innerhalb von fünf Jahren gehunfähig (Caplan 1993). Bei Patienten mit epiduraler AV-Malformation können spinale TIAs einer Infarzierung vorausgehen (Teal und Pessin 1992). Nach Ansicht einiger Autoren haben Patienten mit gesicherten spinalen TIAs regelmäßig epidurale AV-Malformationen (Caplan 1993).

Intradurale AV-Malformationen sind sehr viel seltener. Die Patienten sind meist jünger als jene mit duralen oder epiduralen Gefäßmalformationen. In einer Serie waren 60 % der Patienten jünger als 25 Jahre (Rosenblum et al. 1987), wobei wieder, wie bei den Durafisteln, das männliche Geschlecht überwiegt. Über das Blutungsrisiko von intramedullären Kavernomen gibt es keine genauen Angaben. Bei Einblutung kommt es jedoch zu einem akuten spinalen Syndrom, dessen Prognose ungünstig ist. Das Rezidivblutungsrisiko ist ebenfalls nicht genau bekannt.

### E 5.2.3 Therapeutische Prinzipien

Eine konservative Behandlung der spinalen AVM ist nicht möglich. Neben der operativen Behandlung hat sich heute die Embolisation der Fehlverbindung als Therapie durchgesetzt. Zur endovaskulären Therapie der Durafistel und der spinalen AVM (**Kap. E 10**). Allerdings muss angemerkt werden, dass die Embolisation von spinalen Durafisteln auch mit einem geringen Risiko der Entwicklung arterieller spinaler Ischämien behaftet ist durch Verschleppung von Embolisationsmaterial oder den Verschluss von nutritiven Gefäßen (Dublin et al. 2010).

## E 5.3 Spinale Blutungen

### E 5.3.1 Klinik

Spinale Blutungen sind insgesamt noch seltener als spinale Ischämien. Man unterscheidet intramedulläre Blutungen von spinalen Subarachnoidalblutungen, Epidural- und Subduralblutungen.
Spontane intramedulläre Blutungen können auf jedem spinalen Niveau entstehen und sind häufig mit spinalen SABs kombiniert. Die Ursachen sind vielfältig (**Kasten E 5.4**).
Die Patienten mit spontanen intramedullären Blutungen haben häufig ein plötzliches heftiges Schmerzereignis, ein der Syringomyelie ähnliches klinisches Bild und bei motorischen Ausfällen ein Bild, das ähnlich einer spinalen Schocksymptomatik beim Querschnittssyndrom oder der spinalen Ischämie ist. Es ist klinisch fast unmöglich, eine spinale Ischämie von einer Blutung zu differenzieren. Bei rein intramedullären Blutungen kann der Schmerz auch völlig fehlen. Hinweis auf eine Blutung kann eine begleitende subarachnoidale Blutung mit radikulären Symptomen, radikulären Schmerzen und Nackensteifigkeit sein. Selten können auch die vermeintlich harmlosen Hämangiome (Hämangiomwirbel) zu intramedullären oder anderen spinalen Blutungen führen (Castel et al. 1999). Spinale Kavernome sind deutlich seltener als zerebrale. In einer Serie mit 376 konsekutiven Patienten mit Kavernomen waren 4 % spinal lokalisiert (Kivelev et al. 2010). Zu den spinalen Malformationen und Gefäßanomalien als Ursache einer spinalen Blutung siehe zuvor und **Kap. E 10**.
Die spinale Subarachnoidalblutung (SAB) hat klassisch einen heftigen, sich nach oben und/oder unten ausbreitenden Schmerz. Bei zervikaler spinaler SAB kommt es auch rasch zu Kopfschmerzen und Nackensteife. Zusätzlich können die klassischen Symptome einer SAB (**Kap. E 7**) auftreten. Die häufigste Ursache sind spinale AVMs und Fisteln.
Spinale epidurale Blutungen treten meist im dorsalen (zum Rückenmark gesehen) Bereich auf und finden sich in der Regel im thorakolumbalen Übergang. Sie sind meist durch Traumen, spinale Operationen oder iatrogene Gerinnungsveränderungen (Antikoagulantientherapie) verursacht. Die Häufigkeit epiduraler Blutungen in der Wirbelsäulenchirurgie wird mit bis zu 1 % angegeben (Glotzbecker et al. 2010). Klinisch findet sich meist ein heftiger Schmerz, der durch mechanische Alterationen (aufrichten oder Vornüberbeugen) deutlich verstärkt wird. Mit einer zeitlichen Latenz zum Schmerz treten dann in der Regel Zeichen der spinalen Kompression auf. Daher muss differentialdiagnostisch an Tumoren, Metastasen oder sekundäre neoplastische Frakturen mit Masseneffekt gedacht werden.
Spinale subdurale Blutungen sind seltener als epidurale Blutungen, sie treten auch eher dorsal zum Rückenmark gelegen auf und haben neben Schmerzen auch die Entwicklung von spinalen Kompressionssymptomen zur Folge. Damit sind die subduralen Blutungen klinisch nicht von den epiduralen Blutungen zu unterscheiden, lediglich der zeitliche Verlauf ist etwas protrahierter. Als Besonderheit sei das Auftreten einer spinalen Subduralblutung nach einer Lumbalpunktion genannt. Die Symptome entwickeln sich meist innerhalb der ersten 24 Stunden nach der LP. Andere Ursachen sind ähnlich wie bei der spinalen Epiduralblutung. Auch nach heftiger körperlicher Anstrengung werden subdurale Blutungen beschrieben (Mattle et al. 1987).
Generell ist die MRT heute die diagnostische Methode der Wahl zum Nachweis und zur Differenzierung von spinalen Blutungen. Besonders geeignet ist auch hier die sog. Häm-Sequenz (T2*) (Siebner et al. 1999).

**Kasten E 5.4:** Ursachen spinaler Blutungen (nach Rüfenacht et al. 1998)

**Idiopathisch** (Ursache nicht eruierbar)

**Gefäßmissbildungen**
- Intramedulläre spinale AVM
- Teleangiektasie
- Venöse Malformationen
- Spinale Kavernome

**Trauma**

**Seltene Ursachen**
- Spinale Amyloidangiopathie

**Blutungsleiden**
- Antikoagulantientherapie
- Hämophilien
- Fibrinolytikatherapie

**Tumoren**
- Ependymome
- Hämangioblastome
- Neurofibrome
- Meningeome
- Meningosarkome

**Entzündliche Erkrankungen**
- Polyarteriitis nodosa
- Sjögren-Syndrom
- Systemischer Lupus erythematodes
- Entzündliche Myelitiden (z. B. bei Typhus)

**Iatrogen**
- Nach Lumbalpunktion
- Nach Lumbalanästhesie

### E 5.3.2 Epidemiologie und Verlauf

Es gibt wenig gesicherte Daten zu Häufigkeit, Verlauf und Prognose bei spinalen Blutungen. Generell gibt es auch keine größeren therapeutischen Untersuchungen. Unbehandelt sind die Symptome meist progredient und es resultieren erhebliche funktionelle Behinderungen bis hin zur Querschnittslähmung. Lediglich bei spinaler SAB kann es zu nur wenigen neurologischen Ausfällen und guter Rückbildung kommen. Dafür sind bei spinaler SAB Reblutungen bis hin zu Entwicklung einer Siderose möglich, wenn die Blutungsursache nicht entdeckt wird. Die oberflächliche Siderose des Nervensystems kann auch als Spätfolge einer einmaligen spinalen SAB auftreten und noch Jahre später ein früheres Schmerzereignis differentialdiagnostisch einordnen helfen (Stevens et al. 1991).

### E 5.3.3 Therapeutische Prinzipien

Sobald eine Kompression des Rückenmarks vorliegt, gilt der alte neurochirurgisch-neurologische Lehrsatz: »Über einer Querschnittssymptomatik sollte die Sonne weder auf- noch untergehen«. Was meint, dass hier eine Intervention möglichst frühzeitig die einzige erfolgversprechende Therapie darstellt. Aufgrund der Vielzahl der möglichen Ursachen, die man in der Regel nicht oder nur unvollständig in der Akutphase übersieht, ist die Operation oft ein Eingriff mit ungewissen Aussichten und Folgen. Zumindest sollte eine bestehende Gerinnungsstörung vor einer Operation oder besser begleitend zur Operationseinleitung antagonisiert werden (analog dem Vorgehen bei intrazerebralen Blutungen; **Kap. E 6**). In den letzten Jahren gewinnen neuroradiologisch-interventionelle Therapien zunehmend an Bedeutung zur Behandlung der spinalen Gefäßmalformationen. Man sollte sich aber im Klaren sein, dass diese Eingriffe meist nicht den raumfordernden Effekt auf das Rückenmark verringern können.

### E 5.3.4 Pragmatische Therapie

Wie zuvor erwähnt, sollte eine neurochirurgische Therapie so früh und schnell wie möglich erfolgen. Bei Gerinnungswerten ab ca. 50 % Quick/INR < 2 ist die Operation vertretbar. Eine Anhebung des Quickwertes/Absenkung der INR sollte im Akutfall nicht mit Vitamin-K-Gaben durchgeführt werden. Es sollte Prothrombinkomplex oder PPSB-Konzentrat gegeben werden. Hierbei gilt als Faustregel, dass 1 Einheit PPSB/kg Körpergewicht den Quickwert um 1–2 % erhöht. Das heißt, bei einem 70 kg schweren Mann mit einer epiduralen spinalen Blutung und einem Quick von 20 % müssen ca. 2 000 Einheiten PPSB-Konzentrat gegeben werden. Die Gabe kann einmalig und mit Gerinnungskontrollen nach einer Stunde und nach zwei Stunden erfolgen. Protrahierte Gaben sind zu vermeiden. Gleichzeitige oder konkurrierende Gerinnungsdefekte sind entsprechend zu behandeln (z. B. AT-III-Mangel). Aufgrund einer zwischenzeitlichen Übergerinnbarkeit sollte eine niedrigdosierte Heparingabe (z. B. 300 IE/h) erfolgen. Bei Patienten mit Antikoagulation unter Dabigatran ist der direkte Inhibitor auf Antikörperbasis Idarucizumab zugelassen und sollte bei einer spinalen Blutung unter Dabigatran zur Antagonisierung analog des Einsatzes bei intrazerebralen Blutungen verwendet werden. Man gibt 2,5 g des Antikörpers zweimal als Bolus oder Kurzinfusion über 5–10 Minuten i. v. (B) (Pollack et al. 2015).

## Literatur


Amabile P, Grisoli D, Giorgi R, Bartoli J-M, Piquet P. Incidence and determinants of spinal cord ischemia in stent-graft repair of the thoracic aorta. Eur J Vasc Endovasc Surg 2008; 35: 455–461.

Amoiridis G, Poehlau D, Przuntek H. Neurophysiological findings and MRI in anterior spinal artery syndrome of the lower cervical cord: the value of F-waves. J Neurol Neurosurg Psychiatry 1991; 54: 738–740.

Augoustides JG, Stone ME, Drenger B. Novel approaches to spinal cord protection during thoracoabdominal aortic interventions. Curr Opin Anaesthesiol 2014; 27: 98–105.

AWMF-Leitlinie »Querschnittslähmung« Registernummer 030/070 aus 2012 http://www.awmf.org/leitlinien/detail/ll/030-070.html).

Azzarelli B, Roessmann U. Diffuse »anoxic« myelopathy. Neurology 1977; 27: 1049–1052.

Bas DF, Oguz KK, Yavuz K, Topcuoglu MA. Spinal cord infarction in congenital afibrinogenemia. J Stroke Cerebrovasc Dis 2009; 18: 298–303.

Benavente O, Barnett HJM. Spinal Cord Ischemia. In: Barnett HJM, Mohr JP, Stein BM, Yatsu FM (eds.). Stroke 3rd ed. Philadelphia: Churchill Livingstone; 1998. 751–765.

Bicknell CD, Riga CV, Wolfe JHN. Prevention of paraplegia during thoracoabdominal aortic aneurysm repair. Eur J Vasc Endovasc Surg 2009; 37: 654–660.

Blackwood W. Discussion on vascular disease of the spinal cord. Proc R Soc Med 1958; 51: 543.

Bobadilla JL, Wynn M, Tefera G, Acher CW. Low incidence of paraplegia after thoracic endovascular aneurysm repair with proactive spinal cord protective protocols. J Vasc Surg 2013; 57: 1537–1542.

Bornke C, Schmid G, Szymanski S, Schols L. Vertebral body infarction indicating midthoracic spinal stroke. Spinal Cord 2002; 40: 244–247.

Bots GT, Wattendorff AR, Buruma OJ, Roos RA, Endtz LJ. Acute myelopathy caused by fibrocartilaginous emboli. Neurology 1981; 31: 1250–1256.

Caplan LR. Stroke: A clinical approach. London: Butterworth; 1993.

Castel E, Lazennec JY, Chiras J, Enkaoua E, Saillant G. Acute spinal compression due to intraspinal bleeding from a vertebral hemangioma: two case-reports. Eur Spine J 1999; 8: 244–248.

Cheng M-Y, Lyu R-K, Chang Y-J, Chen R-S, Huang C-C, Wu T, Lee T-H, Lu C-S, Ro L-S. Spinal cord infarction in Chinese patients. Clinical features, risk factors, imaging and prognosis. Cerebrovasc Dis 2008; 26(5): 502–508.

Cheshire WP, Jr. Spinal cord infarction mimicking angina pectoris. Mayo Clin Proc 2000; 75: 1197–1199.

Dapunt UA, Mok JM, Sharkey MS, Davis AA, Forster-Barber A, Diab M. Delayed presentation of tetraparesis following posterior thoracolumbar spinal fusion and instrumentation for adolescent idiopathic scoliosis. Spine 2009; 34: 1936–1941.

Deutsch H, Jallo GI, Faktorovich A, Epstein F. Spinal intramedullary cavernoma: clinical presentation and surgical outcome. J Neurosurg 2000; 93: 65–70.

Deutsche Gesellschaft für Gefäßchirurgie: Leitlinie Aortale Dissektion, http://www.gefaesschirurgie.de/fileadmin/websites/dgg/download/LL_Aortendissektion_2011.pdf, 2008.

Dublin AB, Latchaw RE, Herrera DA, Dahlin BC. Delayed complication after embolotherapy of a vertebral arteriovenous fistula: spinal cord ischemia. J Vasc Interv Radiol 2010; 21: 392–393.

Etgen T, Höcherl C. Repeated early thrombolysis in cervical spinal cord ischemia. J Thromb Thrombolysis. 2016; 42: 142–145.

Etz CD, Luehr M, Kari FA, Badian CA, Smego D, Plestis KA, Griepp RB. Paraplegia after extensive thoracic and thoracoabdominal aortic aneurysm repair: Does critical spinal cord ischemia accur postoperatively? J Thorac Cardiovasc Surg 2008; 135: 324–330.

Fujikawa A, Tsuchiya K, Takeuchi S, Hachiya J. Diffusion-weighted MR imaging in acute spinal cord ischemia. Eur Radiol 2004; 14: 2076–2078.

Garcin R, Godlewski S, Lapresle J. Acute pseudopoliomyelitic myelomalacia. (Massive necrotic lesions of the anterior horns in the lumbosacral spinal cord.) Rev Neurol (Paris) 1969; 121: 487–491.

Geyer TE, Naik MJ, Pillai R. Anterior spinal artery syndrome after elective coronary artery bypass grafting. Ann Thorac Surg 2002; 73: 1971–1973.

Glotzbecker MP, Bono CM, Wood KB, Harris MB. Postoperative spinal epidural hematoma: a systematic review. Spine 2010; 35: E413–420.

Goldstein LJ, Rezayat C, Shrikhande GV, Bush HL. Delayed permanent paraplegia after endovascular repair of abdominal aortic aneurysm. J Vasc Surg 2010; 51: 725–728.

Han JJ, Massagli TL, Jaffe KM. Fibrocartilaginous embolism – an uncommon cause of spinal cord infarction: a case report and review of the literature. Arch Phys Med Rehabil 2004; 85: 153–157.

Heller SL, Meyer JR, Russell EJ. Spinal cord venous infarction following endoscopic sclerotherapy for esophageal varices. Neurology 1996; 47: 1081–1085.

Her K, Choi CW, Lee JW, Shin HK, Won YS. A modified technique for preventing spinal cord ischemia during type II thoracoabdominal aneurysm repair. Ann Thorac Surg 2009; 88: 265–267.

Hobai IA, Bittner EA, Grecu L. Perioperative spinal cord infarction in nonaortic surgery: report of three cases and review of the literature. J Clin Anesthesia 2008; 20: 307–312.

Horowitz SH, Patel N. Peripheral neurophysiology of acute distal spinal cord infarction. Pediatr Neurol 2003; 28: 64–65.

Houten JK, Errico TJ. Paraplegia after lumbosacral nerve root block: report of three cases. Spine J 2002; 2: 70–75.

Hu S, Dong HL, Li YZ, Luo ZJ, Sun L, Yang QY, Yang LF, Xiong L. Effects of remote ischemic preconditioning on biochemical markers and neurologic outcomes in patients undergoing elective cervical decompression surgery. J Neurosurg Anesthesiol 2010; 22: 46–52.

Huang TC, Hwang JJ, Yip PK, Liu HM. Hypotensive spinal cord infarction associated with vertebral body infarction after treatment with short-acting antihypertensive agent. J Formos Med Assoc 2005; 104: 607–610.

Hughes JT, Macintyre AG. Spinal Cord Infarction Occurring During Thoraco-Lumbar Sympathectomy. J Neurol Neurosurg Psychiatry 1963; 26: 418–421.

Hughes JT. Thrombosis of the posterior spinal arteries. A complication of an intrathecal injection of phenol. Neurology 1970; 20: 659–664.

Hughes JT. Venous infarction of the spinal cord. Neurology 1971; 21: 794–800.

Izumi S, Okada K, Hasegawa T, Omura A, Munakata H, Matsumori M, Okita Y. Augmentation of systemic blood pressure during spinal cord ischemia to prevent postoperative paraplegia after aortic surgery in a rabbit model. J Thorac Cardiovasc Surg 2010; 139: 1261–1268.

Kakinohana M. Protective effects of anesthetics on the spinal cord. Curr Pharm Des. 2014; 20: 5744–5750.

Khaladi N, Teebken OE, Hagl C, Wilhelmi MH, Tschan C, Weissenborn K, Lichtinghagen R, Hoy L, Haverich A, Pichlmaier M. The role of cerebrospinal fluid S 100 and lactate to predict clinically evident spinal cord ischemia in thoraco-abdominal aortic surgery. Eur J Vasc Endovasc Surg 2008; 36: 11–19.

Kim RC, Smith HR, Henbest ML, Choi BH. Nonhemorrhagic venous infarction of the spinal cord. Ann Neurol 1984; 15: 379–385.

Kivelev J, Niemelä M, Hernesniemi J. Outcome after microsurgery in 14 patients with spinal cavernomas and review of the literature. J Neurosurg Spine 2010; 13(4): 524–34.

Kotelis D, Geisbüsch P, Hinz U, Hyhlik-Dürr A, von Tengg-Kobligk H, Allenberg JR, Böckler D. Short and midterm results after left subclavian artery coverage during endovascular repair of the thoracic aorta. J Vasc Surg 2009; 50: 1285–1292.

Krings T, Mull M, Gilsbach JM, Thron A. Spinal vascular malformations. Eur Radiol 2005; 15: 267–278.

Küker W, Weller M, Klose U, Krapf H, Dichgans J, Nägele T. Diffusion-weighted MRI of spinal cord infarction-high resolution imaging and time course of diffusion abnormality. J Neurol 2004; 251: 818–824.

Lapresle J, Decroit JP. Pathologie vasculaire de la moelle (á l'exception de la pathologie malformative). Encyclopédie Médico-Chirurgicale, Neurologie 1984; 17067: A10,4.

Lawson-Smith M, Samandouras G, Hinks T, Tan PL, Quaghebeur G, Mathews P et al. Spinal cord infarction caused by malignant intramedullary glioma: the traps of epidemiology and travel history. Br J Neurosurg 2004; 18: 199–200.

Lee K, Strozyk D, Rahman C, Lee LK, Fernandes EM, Claassen J, Badjatia N, Mayer SA, Pile-Spellman J. Acute spinal cord ischemia: treatment with intravenous and intra-arterial thrombolysis, hyperbaric oxygen and hypothermia. Cerebrovasc Dis 2010; 29: 95–98.

Lima B, Nowicki ER, Blackstone EH, Williams SJ, Roselli EE, Sabik JF 3rd, Lytle BW, Svensson LG. Spinal cord protective strategies during descending and thoracoabdominal aortic aneurysm repair in the modern era: the role of intrathecal papaverine. J Thorac Cardiovasc Surg 2012; 143: 945–952.

Lioupis C, Tyrrell M, Valenti D. A report of spinal cord ischemia following endovascular aneurysm repair of an aneurysm with a large thrombus burden and complex iliac anatomy. Vasc Endovasc Surg 2010 44: 56–60.

Loher TJ, Bassetti CL, Lovblad KO, Stepper FP, Sturzenegger M, Kiefer C et al. Diffusion-weighted MRI in acute spinal cord ischaemia. Neuroradiology 2003; 45: 557–561.

Lohser J. Spinal cord imaging by transesophageal echocardiography. J Cardiothorac Vasc Anesth 2009; 23: 442–443.

Malikov S, Magnan PE, Branchereau A, Bartoli JM, Champsaur P. Extra-anatomical revascularisation of the Adamkiewicz artery: preliminary anatomical study. Ann Vasc Surg 2009; 23: 758–763.

Martin DP, Huntoon MA. Spinal cord infarction following therapeutic computed tomography-guided left L2 nerve root injection. Spine 2005; 30: 1558.

Masson C, Pruvo JP, Meder JF, Cordonnier C, Touze E, De La Sayette V et al. Spinal cord infarction: clinical and magnetic resonance imaging findings and short term outcome. J Neurol Neurosurg Psychiatry 2004; 75: 1431–1435.

Mattle H, Sieb JP, Rohner M, Mumenthaler M. Nontraumatic spinal epidural and subdural hematomas. Neurology 1987; 37: 1351–1356.

Melissano G, Bertoglio L, Rinaldi E, Leopardi M, Chiesa R. An anatomical review of spinal cord blood supply. J Cardiovasc Surg (Torino) 2015; 56: 699–706.

Messalina G, Civilini E, Bertoglio L, Calliari F, Campos Moraes Amato A, Chiesa R. Angio-CT imaging of the spinal cord vascularisation: a pictorial essay. Eur J Vasc Endovasc Surg 2010; 39: 436–440.

Mizuno J, Nakagawa H, Inoue T, Hashizume Y. Clinicopathological study of »snake-eye appearance« in compressive myelopathy of the cervical spinal cord. J Neurosurg 2003; 99(Suppl 2): 162–168.

Monteiro L, Leite I, Pinto JA, Stocker A. Spontaneous thoracolumbar spinal cord infarction: report of six cases. Acta Neurol Scand 1992; 86: 563–566.

Morandi X, Riffaud L, Amlashi SF, Brassier G. Extensive spinal cord infarction after posterior fossa surgery in the sitting position: case report. Neurosurgery 2004; 54: 1512–1515.

Naiman JL, Donohue WL, Prichard JS. Fatal nucleus pulposus embolism of spinal cord after trauma. Neurology 1961; 11: 83–87.

Niino M, Isu T, Tashiro K. Nonhemorrhagic venous infarction of the spinal cord without spinal vascular malformation. J Neurol 1999; 246: 852–854.

Pashkovskoya I, Smith CE. Spinal cord infarction and paraplegia after peripheral vascular surgery with spinal anesthesia. J Clin Anesth 2004; 16: 440–444.

Pelser H, van Gijn J. Spinal infarction. A follow-up study. Stroke 1993; 24: 896–898.

Peppelenbosch AG, Vermeulen Windsant, IC, Jacobs MJ, Tordoir JHM, Schurink GWH. Open Repair for Ruptured Abdominal Aortic Aneurysm and the Risk of Spinal Cord Ischemia: Review of the Literature and Risk-factor Analysis. European journal of vascular and endovascular surgery: the official journal of the European Society for Vascular Surgery (2010) 10.1016/j.ejvs.2010.07.024.

Pollack Jr CV, Reilly PA, Eikelboom J et al. Idarucizumab for Dabigatran reversal. NEJ 2015; 373: 511- 510.

Ropper AH, Ayata C, Adelman L. Vasculitis of the spinal cord. Arch Neurol 2003; 60: 1791–1794.

Rosenblum B, Oldfield EH, Doppman JL, Di Chiro G. Spinal arteriovenous malformations: a comparison of dural arteriovenous fistulas and intradural AVM's in 81 patients. J Neurosurg 1987; 67: 795–802.

Rüfenacht DA, Pruva JP, Weerts JGE, Leys D. Vascular malformations and hemorrhagic lesions of the spinal cord. In: Ginsberg M, Bogousslavsky J (eds.). Cerebrovascular disease Malden, Oxford, London, Edinburgh, Carlton: Blackwell Sciences; 1998. 1569–1584.

Salvador de la Barrera S, Barca-Buyo A, Montoto-Marques A, Ferreiro-Velasco ME, Cidoncha-Dans M, Rodriguez-Sotillo A. Spinal cord infarction: prognosis and recovery in a series of 36 patients. Spinal Cord 2001; 39: 520–525.

Sandson TA, Friedman JH. Spinal cord infarction. Report of 8 cases and review of the literature. Medicine (Baltimore) 1989; 68: 282–292.

Seeger A, Klose U, Bischof F, Strobel J, Ernemann U, Hauser TK. Zoomed EPI DWI of Acute Spinal Ischemia Using a Parallel Transmission System. Clin Neuroradiol 2016; 26: 177–82.

Shiiya N, Kunihara T, Matsuzaki K, Yasuda K. Evolving strategy and results of spinal cord protection in type I and II thoracoabdominal aortic aneurysm repair. Ann Thorac Cardiovasc Surg 2005; 11: 178–185.

Shinamoto T, Marui A, Nagata Y, Sato M, Saito N, Takeda T, Ueda M, Ikeda T, Sakata R, Inoue K. A novel approach to prevent spinal cord ischemia: Inoue stent graft with a side branch of small calibre for the reconstruction of the artery of Adamkiewicz. J Thorac Cardiovasc Surg 2010; 139: 655–659.

Shinha N, Wakasa S, Matsui K, Sugiki T, Shingu Y, Yamakawa T, Matsui Y. Anatomical pattern of feeding artery and mechanism of intraoperative spinal cord ischemia. Ann Thorac Surg 2009; 88: 768–772.

Siebner HR, Gräfin von Einsiedel H, Wilhelm T, Auer C, Conrad B. The heme-sequence. Value in differential sponataneous intracerebral hemorrhage diagnosis Nervenarzt 1999; 70: 714–722.

Slager UT, Webb AT. Pathologic findings in the spinal cord. Arch Pathol 1973; 96: 388–394.

Slot WB, van Kasteel V, Coerkamp EG, Seelen PJ, van der Werf SD. Severe thrombotic complications in a postpartum patient with active Crohn's disease resulting in ischemic spinal cord injury. Dig Dis Sci 1995; 40: 1395–1399.

Somayaji HS, Saifuddin A, Casey AT, Briggs TW. Spinal cord infarction following therapeutic computed tomography-guided left L2 nerve root injection. Spine 2005; 30: E106–108.

Stapf C, Mohr JP, Straschill M, Mast H, Marx P. Acute bilateral arm paresis. Cerebrovasc Dis 2000; 10: 239–243.

Stevens I, Petersen D, Grodd W. Superficial siderosis of the central nervous system. A 37-year follow-up of a case and review of the literature. Euro Arch Psychiat Clin Neurosci 1991; 241: 57–60.

Suzuki T, Kawaguchi S, Takebayashi T, Yokogushi K, Takada J, Yamashita T. Vertebral body ischemia in the posterior spinal artery syndrome: case report and review of the literature. Spine 2003; 28: E260–264.

Taylor JR, Van Allen MW. Vascular malformation of the cord with transient ischemic attacks. Case Report. J Neurosurg 1969; 31: 576–578.

Teal PA, Pessin MS. Hemorrhagic transformation. The spectrum of ischemia-related brain hemorrhage. Neurosurg Clin N Am 1992; 3: 601–610.

Van Egeraat SC, Van Munster ET, Bodewes HW, Van Der Hoeven JG. Spinal cord infarction as a severe complication of meningococcal meningitis. Eur J Intern Med 2003; 14: 383–385.

Von Aspern K, Luehr M, Mohr FW, Etz CD. Spinal cord protection in open- and endovascular thoracoabdominal aortic aneurysm repair: critical review of current concepts and future perspectives. J Cardiovasc Surg (Torino) 2015; 56: 745–749.

Wang LM, Yan Y, Zou LJ, Jing NH, Xu ZY. Moderate hypothermia prevents neural cell apoptosis following spinal cord ischemia in rabbits. Cell Res 2005; 15: 387–393.

Weidauer S, Nichtweiss M, Lanfermann H, Zanella FE. Spinal cord infarction: MR imaging and clinical features in 16 cases. Neuroradiology 2002; 44: 851–857.

Weigang E, Hartert M, von Samson P, Sircar R, Pitzer K, Genstorfer J et al. Thoracoabdominal aortic aneurysm repair: Interplay of spinal cord protecting modalities. Eur J Vasc Endovasc Surg 2005; 30: 624–631.

Williams A, Little M, Gibbs J, Warwicker P, Farrington K. Spinal cord infarction following central-line insertion. Ren Fail 2003; 25: 327–329.

Wong CS, Healy D, Canning C, Coffey JC, Boyle JR, Walsh SR. A systematic review of spinal cord injury and cerebrospinal fluid drainage after thoracic aortic endografting. J Vasc Surg 2012; 56: 1438–1447.

Yagi M, Ninomiya K, Kihara M, Horiuchi Y. Long-term surgical outcome and risk factors in patients with cervical myelopathy and a change in signal intensity of intramedullary spinal cord on magnetic resonance imaging. J Neurosurg Spine 2010; 12: 59–65.

Zhang J, Huan Y, Qian Y, Sun L, Ge Y. Multishot diffusion-weighted imaging features in spinal cord infarction. J Spinal Disord Tech 2005; 18: 277–282.

# E 6 Intrazerebrale Blutungen

von C. Weimar, U. Sure und G. Thomalla

## E 6.1 Klinik

*Spontane Intrazerebrale Blutungen* (ICB) werden überwiegend durch die Ruptur kleiner Arterien im Gehirnparenchym verursacht. Hauptursachen hierfür sind die vorwiegend durch chronischen Bluthochdruck induzierte zerebrale Mikroangiopathie, zerebrale Amyloidangiopathie, Aneurysmaruptur sowie Gefäßmissbildungen (**Tab. E 6.1**). Seltene Ursachen umfassen: Zerebrale Venen-/Sinusthrombosen, Hirntumoren, septische Herdenzephalitiden, ZNS-Infektionen, Gerinnungsstörungen, antikoagulatorische und fibrinolytische Substanzen, sympathomimetische Medikamente, Drogen (Kokain), Vaskulitis (**Kap. E 3**), Leukämie, Eklampsie und das Moya-Moya-Syndrom.
*Hypertensive Blutungen* treten bevorzugt in den tieferen Hirnstrukturen wie den Basalganglien und dem Thalamus auf. Weitere typisch hypertone Blutungen liegen im Kleinhirn und im Hirnstamm. Die meisten der nicht hypertensiven Ursachen intrazerebraler Blutungen führen dagegen zu Einblutungen in die Gehirnlappen. Die betroffenen Gefäße im Bereich der Basalganglien sind kleine perforierende Äste mit 50–200 µm Durchmesser (Garcia et al. 1992). Bei den mehr oberflächlich gelegenen lobären Blutungen sind größere kortikale oder leptomeningeale Arterien betroffen. Manche intrazerebralen Blutungen treten während Anstrengung oder bei starken Emotionen auf. Für die meisten Fälle ist jedoch kein Auslöser eruierbar. Eine sichere Unterscheidung zwischen Blutung und ischämischem Infarkt ist nur durch eine kraniale Computertomographie (CCT) oder Kernspintomographie (MRT) möglich.

### E 6.1.1 Manifestation aufgrund der Blutungslokalisation mit lokaler Raumforderung

Blutungen in den *Basalganglien* (Putamen, Globus pallidus) präsentieren sich mit einer kontralateralen Hemiparese, halbseitigen Gefühlsstörung, supratentoriellen horizontalen Blickparese und homonymen Hemianopsie, zusammen mit einer Aphasie bei Läsionen der dominanten Hemisphäre oder Hemineglekt, insbesondere bei Einblutung in die nicht dominante Hemisphäre. *Thalamische Blutungen* präsentieren sich ebenfalls mit einer kontralateralen Hemiparese, halbseitigen Gefühlsstörung und gelegentlich einer homonymen Hemianopsie, dabei sind allerdings die okulomotorischen Defizite verstärkt (vertikale Blickparese, kleine und nichtreaktive Pupillen, fehlende Konvergenzreaktion), welche durch den Druckeffekt der thalamischen Blutungen auf das Tectum des Mittelhirns verursacht werden. Auch eine Aphasie bzw. Neglekt bei Lokalisation in der dominanten/nicht dominanten Hemisphäre werden beschrieben. *Lobäre Blutungen* sind durch die spezifischen Funktionen des betroffenen Hirnareals charakterisiert. Hier treten in der Folge auch vermehrt Anfälle auf.
*Zerebelläre Blutungen* gehen meist vom N. dentatus aus und präsentieren sich mit plötzlicher Unfähigkeit zu stehen und zu gehen, mit ipsilateraler Ataxie, Übelkeit/Erbrechen, Kopfschmerzen, Nackensteifigkeit und, abhängig von der Ausdehnung der Blutung, mit Läsionen der ipsilateralen pontinen Hirnnerven (infratentorielle horizontale Blickparese, periphere Fazialisparese, Taubheit im Trigeminusgebiet). Bei großen bilateralen *Ponsblutungen* wird das klinische Bild geprägt durch Koma, Tetraparese, Dezerebration, Miosis, beidseitiger infratentorieller horizontaler Blickparese, Abnormalitäten des Atemrhythmus und Hyperthermie. Kleinere, hauptsächlich einseitig gelegene *Hirnstamm-Blutungen* verursachen weniger schwere Symptome mit ipsilateralen okulomotorischen Problemen (z. B. Eineinhalb-Syndrom), Hemiataxie und Beteiligung der Nn. facialis und trigeminus, begleitet von einer kontralateralen Hemiparese und Hemihypästhesie.

### E 6.1.2 Manifestation aufgrund eines erhöhten intrakraniellen Drucks

Durch große Einblutungen kommt es zu einem *intrakraniellen Druckanstieg*, der für eine Reihe typischer Symptome verantwortlich ist, welche unabhängig von der Lokalisation der Blutung auftreten. Kopfschmerzen, Erbrechen und eine progrediente Verschlechterung der Bewusstseinslage bei etwa der Hälfte aller Patienten reflektieren allgemeine Auswirkungen des erhöhten intrakraniellen Drucks in Kombination mit lokalen mechanischen Faktoren, wie Dehnung von Blutgefäßen und Hirnhäuten oder Blutanteilen im Liquor. Die Bewusstseinsstörung entwickelt sich unter Umständen nur langsam oder erst sekundär, was durch die allmähliche Zunahme der Blutung, ein zunehmendes Ödem oder eine sekundäre Liquorabflussstörung erklärbar ist.
Bei weiterer Zunahme der supratentoriellen Raumforderung durch die Blutung oder einen Liquoraufstau bei Verschluss-Hydrozephalus kann es zu einer Herniation von Gehirnanteilen in den Tentoriumschlitz kommen, was über eine Einklemmung des Hirnstamms zum Tode führt.

## E 6.2 Epidemiologie und natürlicher Verlauf

### E 6.2.1 Epidemiologie

Intrazerebrale Blutungen verursachen ca. 11–14 % aller Schlaganfälle in Deutschland und 9–27 % aller Schlaganfälle weltweit (Feigin et al. 2009; Kolominsky-Rabas et al. 1998; Weimar et al. 2003). In Japan und China liegt die Inzidenz rund zweimal höher als in anderen Regionen (van Asch et al. 2010). Männer in Japan weisen auch eine höhere Inzidenz als Frauen auf, während in anderen Regionen lediglich geringe Geschlechtsunterschiede bestehen, welche meist durch den Lebensstil (insbesondere Alkoholkonsum) erklärbar sind. Die höhere Inzidenz bei älteren Menschen wird auf die im Alter steigende Prävalenz einer zerebralen Amyloidangiopathie, arteriellen Hypertonus sowie die Einnahme von Antikoagulanzien zurückgeführt. Ein familiäres Auftreten von rezidivierenden Lobärhämatomen findet sich bei genetisch bedingten Amyloid-Angiopathien und Mikroangiopathien, wie der zerebral autosomal dominanten Arteriopathie mit subkortikalen Infarkten und Leukenzephalopathie (CADASIL) oder der COL4A1-assoziierten zerebrovaskulären Erkrankung (Rost et al. 2008). In Oxfordshire, England, wurde zwischen 1981 und 2006 ein Rückgang der Inzidenz von hypertensiven intrazerebralen Blutungen bei Patienten unter 75 Jahren konstatiert, während bei älteren Patienten die Inzidenz zunahm aufgrund von nicht hypertensiven Blutungen (Lovelock et al. 2007). Auch in den Niederlanden ließ sich zwischen 1998 und 2010 bei Patienten unter 75 Jahren eine abnehmende Inzidenz sowie auch eine Abnahme der Mortalität nachweisen, während die Raten bei älteren Patienten konstant blieben (Jolink et al. 2015). Als Trend zeichnet sich daher eine Abnahme der Inzidenz bei jüngeren Patienten aufgrund besserer antihypertensiver Behandlung ab und eine Zunahme bei älteren Patienten aufgrund einer zerebralen Amyloidangiopathie und des zunehmenden Einsatzes von Antikoagulanzien. Die Häufigkeit verschiedener Ursachen von intrazerebralen Blutungen ist in (**Tab. E 6.1**) dargestellt.

Die wesentlichen *Risikofaktoren* für intrazerebrale Blutungen sind höheres Lebensalter, asiatische Abstammung, männliches Geschlecht, arterieller Bluthochdruck und niedrige Serumcholesterinwerte (Ariesen et al. 2003). Weitere modifizierbare Risikofaktoren sind Alkoholmissbrauch sowie die Einnahme von Kokain, Sympathomimetika (Amphetamine), Antikoagulanzien, Fibrinolytika und Thrombozytenaggregationshemmer. Die *arterielle Hypertonie* scheint vor allem bei jüngeren Patienten die weitaus wichtigste Rolle zu spielen und kann am ehesten präventiv behandelt werden (O'Donnell et al. 2010). So reduzierte eine medika-

**Tab. E 6.1:** Klassifikation von intrazerebralen Blutungen (Amarenco et al. 2009)

| Ursache | Lokalisation | CCT-/MRT-Befund |
|---|---|---|
| Hypertensiv bedingte zerebrale Mikroangiopathie, ca. 50–70 % aller Blutungen | Stammganglien 58 %, Marklager 27 %, Thalamus 9 %, Pons 3 %, Kleinhirn 3 % (Weimar, nicht publiziert) | homogen hyperdens, scharf begrenzt, raumfordernd, oft mit Ventrikeleinbruch |
| Zerebrale Amyloidangiopathie<br>• sporadisch<br>• hereditär<br><br>bis zu 30 % (Lovelock et al. 2007) | kortikal, multipel | homogen hyperdens, scharf begrenzt, wenig raumfordernd |
| Hämorrhagische Diathesen<br>• Gerinnungs- oder Bluterkrankungen<br>• bei Antikoagulation | | |
| Vaskuläre Malformationen<br>• Arteriovenöse Malformation<br>• Durale Fisteln<br>• Rupturierte Aneurysmen<br>• Kavernome: sporadisch, familiär | lobär, in >90 % supratentoriell<br><br>intraparenchymal, ubiquitär | homogen hyperdens, KM-Aufnahme, Kalkablagerung<br><br>lobuliert, im MRT gemischte Dichte, im Zentrum mit hypodensem Randsaum (T2) |
| Andere Ursachen<br>• tumorassoziiert<br>• toxisch: Sympathomimetika, Amphetamine, Kokain<br>• traumatisch<br>• Vaskulitis, Kollagenose, Endokarditis, Infektionen<br>• seltene Ursachen (z. B. Dissektion) | | inhomogen hyperdens, unscharf begrenzt, evtl. raumfordernd |
| Koexistente Ursachen (z. B. ischämischer Infarkt) | Gefäßterritorien | |
| Unbekannte Ursachen | | |

mentöse Blutdrucksenkung das Risiko für eine intrazerebrale Blutung um etwa 50 % sowohl in der Primärprophylaxe als auch in der Sekundärprophylaxe nach einem Schlaganfall oder TIA (Perry et al. 2000; Progress Collaborative Group 2001).

### E 6.2.2 Natürlicher Verlauf

Die *Mortalität* in der Akutphase nach intrazerebraler Blutung ist in den letzten Jahrzehnten deutlich gesunken. Sie liegt in populationsbasierten Studien nach einem Monat bei etwa 40 % und steigt auf 54 % nach einem Jahr (Poon et al. 2014; van Asch et al. 2010). Infratentorielle Blutungen haben eine höhere Mortalität als supratentorielle Blutungen. Die Mortalität korreliert außerdem eng mit dem Lebensalter, dem Grad der Bewusstseinsstörung und dem Blutungsvolumen. Aus dieser Beobachtung entstanden mehrere Prognoseskalen, welche eine orientierende Abschätzung der Mortalität sowie zum Teil auch des funktionellen Outcomes ermöglichen.
Der am weitesten verbreitete sogenannte ICH Score berücksichtigt den Wert auf der Glasgow Coma Scale (GSC), Alter > 80 Jahre, infratentorielle Blutungslokalisation, Blutvolumen > 30 ml und Ventrikeleinblutung (Hemphill et al. 2001). Die Vorhersagegenauigkeit für Tod liegt bei etwa 80 %. Mit dem Essen ICH Score steht eine weitere einfache Skala zur Verfügung, welche sowohl für eine Abschätzung der Mortalität als auch der funktionellen Unabhängigkeit mehrfach validiert wurde (Weimar et al. 2006a; Weimar et al. 2006b). Hier werden als Variablen lediglich Alter, Bewusstseinslage bei Aufnahme sowie neurologische Defizite auf der NIH Stroke Skala einbezogen.
Es gibt nur wenige Daten zur *Langzeitprognose* nach ICB. Diese weisen auf eine je nach Alter mäßige bis gute funktionelle Prognose bei Überlebenden hin (Poon et al. 2014; van Asch et al. 2010). Das Risiko einer Re-Blutung unterscheidet sich dabei je nach Lokalisation der Indexblutung und Alter der untersuchten Population und liegt in 9 verschiedenen Studien zwischen 1,3–7,4 % pro Jahr mit höheren Rezidivraten nach lobären versus nicht-lobären Blutungen (Poon et al. 2014).

## E 6.3 Therapeutische Prinzipien

Zur Behandlung von ICBs liegen aktuelle Leitlinien der American Heart Association (Hemphill et al. 2015), sowie der European Stroke Organisation (Steiner et al. 2014) vor.

### E 6.3.1 Diagnostik: Blutungsnachweis und Identifikation spezifischer Blutungsursachen

Die zerebrale Computertomographie (CT) hat für die Diagnose einer ICB eine Sensitivität von nahezu 100 % und ist in der Mehrzahl der Fälle ausreichend. Vorteile der CT sind die nahezu ubiquitäre Verbreitung in Krankenhäusern mit Notfallversorgung, die rasche Verfügbarkeit und die Möglichkeit, relativ unproblematisch auch schwer betroffene und überwachungspflichtige Patienten zu untersuchen. In den vergangenen Jahren haben einige Studien zeigen können, dass ICB auch mittels multiparametrischer MRT-Bildgebung – insbesondere unter Verwendung von Susceptibility Weighted Imaging (SWI)- und Gradientenecho-Sequenzen – mit mindestens vergleichbarer Sensitivität wie in der CT nachgewiesen werden können (Fiebach et al. 2004; Kidwell et al. 2004).
Die Ausprägung und Lokalisation der Blutung bilden gemeinsam mit klinischen Angaben wie Alter und Anamnese die Basis für die ätiologische Einordnung. Entscheidend ist hierbei die Unterscheidung zwischen primären hypertensiven ICB und sekundären oder atypischen ICB. Während ICB an typischer Stelle (Stammganglien, Thalamus, infratentoriell) bei älteren Patienten sowie die Anamnese einer arteriellen Hypertonie mit hoher Wahrscheinlichkeit als primäre hypertensive Blutungen anzusehen sind und keiner weiteren spezifischen Diagnostik bedürfen, muss bei atypischer (lobärer) Lage oder Konfiguration der Blutung, bei fehlenden Hinweisen auf eine arterielle Hypertonie oder jungen Patienten eine ergänzende Diagnostik zum Ausschluss einer Blutungsquelle erfolgen. Hierbei sollte eine digitale Subtraktionsangiografie (DSA) durchgeführt werden, wenn der Verdacht auf ein rupturiertes Aneurysma, eine Durafistel oder eine arteriovenöse Malformation besteht. Alternativ kann primär auch eine nichtinvasive Diagnostik mittels CT- oder MR-Angiografie erfolgen (Roth 2011). Bei Verdacht auf ein Hämangiom sollte eine MRT durchgeführt werden. Wird eine zerebrale Venen- oder Sinusthrombose vermutet, sollte eine Darstellung der venösen Blutleiter mittels CT- oder MR-Angiografie erfolgen. Die MR-Angiographie kann bei negativem Befund in der CT-Angiographie auch isolierte kortikale Venenthrombosen darstellen. Aus der MRT ergeben sich Hinweise auf eine zerebrale Amyloidangiopathie in Form von multiplen älteren kortikalen und subkortikalen Blutungen, als mögliche Ursache lobärer Blutungen bei älteren Patienten. Da die ICB durch lokale Raumforderung eine eventuelle Blutungsquelle in der Akutphase maskieren kann, ist bei Verdacht auf eine sekundäre Blutung ohne Nachweis einer Ätiologie eine Wiederholung der Bildgebung nach Resorption der Blutung (in der Regel nach ca. vier Wochen) indiziert.

### E 6.3.2 Grundversorgung

#### E 6.3.2.1 Notfallversorgung und Monitoring

In der Akutversorgung steht zunächst die Sicherung der Vitalparameter im Vordergrund. Bei eingeschränkter Bewusstseinslage oder eingeschränkten Schutzreflexen kann eine frühe Intubation und Beatmung notwendig sein. Patienten mit Bewusstseinstrübung sollten primär auf einer Intensivstation aufgenommen werden, wache Patienten sollen auf einer Stroke Unit behandelt werden (Kurtz et al. 2011). Patienten, bei denen eine Einklemmung droht und eine OP-Indikation vorliegt, sollen rasch neurochirurgisch versorgt werden.

Insbesondere in den ersten 48–72 Stunden soll ein engmaschiges klinisches Monitoring erfolgen, um eine mögliche klinische Verschlechterung z. B. infolge einer Nachblutung, einer zunehmenden Raumforderung oder einer Liquorabflussstörung sofort zu bemerken und notwendige diagnostische oder therapeutische Maßnahmen einleiten zu können. Hierzu hat sich die Verwendung standardisierter und validierter Skalen zur neurologischen Beurteilung bewährt, wie der National Institutes of Health Stroke Scale und der Glasgow Coma Scale.
In Analogie zur Behandlung ischämischer Schlaganfälle wird initial das regelmäßige Monitoring physiologischer Parameter (Herzfrequenz, Blutdruck, Sauerstoffsättigung, Blutzucker, Körpertemperatur) empfohlen (Hemphill et al. 2015; Steiner et al. 2014). Für Oxygenierung, Blutzucker, Körpertemperatur, Flüssigkeits- und Elektrolytbilanz gelten hierbei die Empfehlungen wie bei ischämischen Schlaganfällen.

### E 6.3.2.2 Blutdruckmanagement

Die Behandlung eines *erhöhten Blutdrucks* bei ICB wurde in den vergangenen Jahren kontrovers diskutiert. Auf der einen Seite verstärkt ein erhöhter Blutdruck das Risiko von Nachblutungen oder eines Hämatomwachstums. Auf der anderen Seite kann die Senkung eines erhöhten Blutdrucks bei erhöhtem Hirndruck (intracranial pressure, ICP) zu einem verminderten zerebralen Perfusionsdruck führen.
In der INTERACT-2-Studie wurde bei Patienten mit spontaner ICB < 6 Stunden nach Symptombeginn der Effekt einer schnellen intensivierten Blutdrucksenkung (auf systolische Blutdruckwerte < 140 mmHg innerhalb 1 Stunde) im Vergleich zur konventionellen Blutdrucksenkung (< 180 mmHg) untersucht (Anderson et al. 2013). Der primäre Endpunkt wurde dabei knapp verfehlt (OR für schwere Einschränkung oder Tod in logistischer Regressionsanalyse 0,87, 95 % CI 0,75–1,01; p = 0,06). In der Shift-Analyse der modifizierten Rankin-Skala (MRS) zeigte sich ein marginal signifikant besseres Ergebnis für die intensivierte Blutdrucksenkung (OR für schwere Einschränkung oder Tod 0,87, 95 % CI 0,77–1,00, p = 0,04). Mortalität, neurologische Verschlechterung und schwere unerwünschte Ereignisse waren in beiden Gruppen vergleichbar. Dabei bestand der Nutzen einer Blutdrucksenkung unabhängig vom Ausgangswert. Mit ansteigenden Blutdruckwerten über 130 mmHg sowohl in den ersten 24 Stunden als auch der ersten Woche zeigte sich eine Zunahme der körperlichen Einschränkungen (Arima et al. 2015). In einer Metaanalyse der Daten von 3 315 Patienten aus vier randomisierten Studien zeigte sich zwischen Patienten mit intensivierter und konventioneller, moderater Blutdrucksenkung lediglich ein Trend zu einem besseren Outcome mit geringerem Anteil von Tod und Behinderung nach 90 Tagen für die Gruppe mit intensivierter Blutdrucksenkung (MRS 3–6: OR 0,874, 95 % CI: 0,758–1,007, p = 0,062). Es zeigte sich auch ein signifikant geringeres Hämatomwachstum nach 24 Stunden bei intensivierter Blutdrucksenkung. Die ATTACH-2 Studie konnte allerdings keinen Vorteil einer raschen Blutdrucksenkung unter 140 mmHg in Patienten mit ICB nachweisen (Adnan et al. 2016). Damit bleibt festzustellen, dass die frühe intensivierte Blutdrucksenkung auf systolische Blutdruckwerte zwischen 130–139 mmHg nach ICB sicher ist und möglicherweise einen geringen klinischen Nutzen bringt. Die früher vorgeschlagene Differenzierung von Blutdruckzielwerten abhängig von einer vorbestehenden arteriellen Hypertonie ist obsolet.
Zur Senkung des Blutdrucks in der Akutphase sollten aufgrund der besseren Steuerbarkeit bevorzugt intravenös zu applizierende kurzwirksame Substanzen verwendet werden. Vorsicht ist geboten bei der Blutdruckbehandlung mit Vasodilatatoren, da diese den ICP erhöhen können. Als sicher und leicht zu titrieren hat sich die initiale Behandlung mit Urapidil oder Clonidin erwiesen.

### E 6.3.2.3 Behandlung epileptischer Anfälle

Epileptische Anfälle nach ICB wurden in 3–17 % aller Patienten beschrieben, davon 14 % innerhalb der ersten Woche (De Herdt et al. 2011; Passero et al. 2002). Subklinische Anfälle wurden sogar bei 42 % aller Patienten berichtet (Garrett et al. 2009). Anfälle können zu einer vorübergehenden Erhöhung des intrakraniellen Drucks führen, sodass die rasche Unterbrechung des Anfalls, insbesondere aber eines Status epilepticus anzustreben ist (nach den üblichen Kriterien; siehe auch **Kap. C 1**). Eine prophylaktische antiepileptische Therapie geht möglicherweise mit einem schlechteren Outcome einher und sollte nicht durchgeführt werden (Messe et al. 2009; Naidech et al. 2009).

### E 6.3.2.4 Thromboseprophylaxe und Umgang mit gerinnungswirksamer Medikation nach ICB

Zur Prophylaxe tiefer Beinvenenthrombosen und Lungenembolien sollte nach 24 Stunden eine Behandlung mit niedrig dosiertem Heparin oder niedermolekularen Heparinen erfolgen. Eine intermittierende pneumatische Kompression der Beine reduzierte in der CLOTS-3 Studie bei immobilen Patienten mit Schlaganfall signifikant das Risiko für eine tiefe Venenthrombose, wobei die meisten Patienten keine zusätzliche medikamentöse Thromboseprophylaxe erhielten (Clots Trials Collaboration et al. 2013). Eine intermittierende pneumatische Kompression der Beine wird daher bei immobilen Patienten zur Thromboseprophylaxe nach ICB, insbesondere bei Kontraindikation einer medikamentösen Thromboseprophylaxe empfohlen.
Bei Patienten mit primärer ICB und prinzipieller Indikation zu einer Thrombozytenfunktionshemmung oder oralen Antikoagulation stellt sich die Frage, ob und zu welchem Zeitpunkt nach ICB diese erneut begonnen werden kann. Hierzu muss das erhöhte Risiko einer erneuten ICB unter Antikoagulation und das Risiko einer Thromboembolie gegeneinander abgewogen werden.
Eine nationale Registerstudie untersuchte die Prognose von 307 640 Patienten mit Vorhofflimmern und einem $CHA_2DS_2$-VASC score ≥ 2 (Chao et al. 2016). 12 917 Patienten hatten eine ICB in der Vorgeschichte und wurden stratifiziert in 3 Gruppen: keine antithrombotische Behandlung, Warfarin, und Thrombozytenfunktionshemmer. Die

Rate an erneuter ICB und ischämischem Schlaganfall in der unbehandelten Gruppe lag bei 4.2 und 5.8 pro 100 Personenjahre, unter Warfarin bei 5.9 % und 3.4 %, und unter Thrombozytenfunktionshemmern bei 5.3 % und 5.2 %. Unter Warfarin und einem $CHA_2DS_2$-VASC score ≥ 6 war die number needed to treat (NNT) um einen ischämischen Schlaganfall zu verhindern geringer als die number needed to harm (NNH) um eine erneute ICB zu verursachen (37 versus 56). Unter Warfarin und einem $CHA_2DS_2$-VASC score < 6 war die NNT jedoch höher als die NNH (63 versus 53). Bei Patienten mit niedrigem Risiko einer Thromboembolie (z. B. Primärprophylaxe bei absoluter Arrhythmie ohne weitere Risikofaktoren) und hohem Risiko einer erneuten ICB (z. B. lobäre ICB, Amyloidangiopathie, hohes Lebensalter) kann daher von einer erneuten Antikoagulation Abstand genommen werden. Besteht demgegenüber ein hohes Risiko für thromboembolische Ereignisse, wie z. B. bei mechanischen Herzklappen oder absolute Arrhythmie mit embolischen Hirninfarkten in der Anamnese, und liegen keine spezifischen Faktoren vor, die für ein erhöhtes Risiko einer erneuten Blutung sprechen, wird empfohlen, die orale Antikoagulation nach Resorption der Blutung wiederaufzunehmen. Hierbei sollte die INR strikt kontrolliert werden, um eine überschießende Antikoagulation zu vermeiden. Die europäische Leitlinie zu Vorhofflimmern empfiehlt eine orale Antikoagulation 4–8 Wochen nach intrazerebraler Blutung wiederaufzunehmen, vorausgesetzt die Blutungsursache bzw. relevante Risikofaktor ist behandelt bzw. kontrolliert (Kirchhof et a. 2016) (↑, B). Alternativ kann bei Vorhofflimmern auch ein Vorhofohrverschluss erwogen werden.

Es gibt keine ausreichenden Daten, die eine eindeutige Aussage über das Risiko einer erneuten ICB unter einer Behandlung mit Thrombozytenaggregationshemmern erlauben. Daher gilt auch hier, dass bei einer Indikation für eine Behandlung mit einem Thrombozytenaggregationshemmer z. B. in der Sekundärprophylaxe des ischämischen Schlaganfalls oder nach Myokardinfarkt, das Risiko eines ischämischen Ereignisses gegen das mögliche Risiko einer erneuten ICB abzuwägen ist. In mehreren kleinen Studien zeigte sich unter Wiederbeginn mit Thrombozytenaggregationshemmern kein relevant erhöhtes Re-Blutungsrisiko (Biffi et al. 2010; Chong et al. 2012; Flynn et al. 2010; Viswanathan et al. 2006).

## E 6.3.3 Intensivmedizinische Therapie

### E 6.3.3.1 Allgemeine intensivmedizinische Maßnahmen und Monitoring

Ca. 15–30 % aller Patienten mit ICB müssen maschinell beatmet werden (Gujjar et al. 1998; Weimar et al. 2003). Gründe hierfür sind nicht ausreichende Schutzreflexe bei Bewusstseinsstörung und die Behandlung eines erhöhten ICP. Es hat sich gezeigt, dass die Behandlung auf einer speziellen neurologischen Intensivstation mit einer geringeren Mortalität einherging (Diringer 1993). Da bei analgosedierten Patienten ein klinisches Monitoring nicht oder nur sehr begrenzt möglich ist, muss ein entsprechendes Neuromonitoring durchgeführt werden, um mögliche Komplikationen wie eine zunehmende Raumforderung oder eine Nachblutung zu entdecken. Zum Basismonitoring gehört dabei die Überwachung des ICP, entweder über eine Sonde im Hirnparenchym, oder über eine externe Ventrikeldrainage. Bei Patienten mit raumfordernder Blutung oder Einbruch der Blutung in das Ventrikelsystem, die aufgrund einer Analgosedierung nicht ausreichend klinisch beurteilt werden können, oder bei Patienten, die eine klinische Verschlechterung als Hinweis auf einen erhöhten Hirndruck aufweisen, kann eine Messung des ICP sinnvoll sein. Ein kontinuierliches EEG-Monitoring ermöglicht die Beurteilung der Tiefe der Sedierung und den Nachweis non-konvulsiver Krampfanfälle.

### E 6.3.3.2 Behandlung des erhöhten intrakraniellen Drucks

Der erhöhte intrakranielle Druck ist eine wesentliche Ursache für Morbidität und Mortalität nach einer intrakraniellen Blutung. Persistierende Druckwerte über 20 mmHg sind assoziiert mit einer schlechten Prognose (Diringer 1993). Daher ist eine frühzeitige Hirndruckbehandlung bei intrakraniellen Blutungen möglicherweise entscheidend. Die Behandlung des erhöhten ICP erfolgt – analog zu Patienten mit Schädel-Hirn-Trauma – mit einer Eskalationstherapie (**Tab. E 6.2**, **Kap. G 2**). Die Gabe von Dexamethason oder anderen Steroiden wird aufgrund eines fehlenden therapeutischen Effekts in randomisierten Studien sowie einer Cochrane Metaanalyse nicht empfohlen (Feigin et al. 2005b).

### E 6.3.3.3 Behandlung von Liquorabflussstörungen

Die *Liquordrainage* über einen intraventrikulären Katheter ist eine effektive und häufig lebensrettende Maßnahme bei Blutungen mit konsekutivem Hydrocephalus occlusus. Ohne das Vorliegen eines Hydrocephalus occlusus birgt das Einführen einer Ventrikeldrainage allerdings das Risiko einer Massenverschiebung. Zuerst ist die Anlage einer externen *Liquordrainage* (externe Ventrikeldrainage, EVD) indiziert, da eine Liquorableitung häufig nur temporär erforderlich ist und ein permanentes Shunt-System durch Blutkoagel häufig okkludiert wird. Später ist die Indikation für die Implantation eines permanenten Ventils zu prüfen. Die Ventrikulitis ist eine häufige Komplikation einer externen Ventrikeldrainage, der Liquor sollte daher regelmäßig auf eine Pleozytose untersucht werden, um Shunt-Infektionen bei externen Ableitungen frühzeitig zu erkennen.

## E 6.3.4 Behandlung spezifischer Blutungsursachen

Blutung unter *Antikoagulation*: Unter Therapie mit Vitamin K-Antagonisten liegt das Risiko einer ICB zwischen 0,3 und 0,6 %/Jahr (Hart et al. 2005; Schols et al. 2014). In einer anderen Studie war das Risiko für eine ICB bei Patienten unter Phenproco-

**Tab. E 6.2:** Stufenschema zur Behandlung des erhöhten ICP bei ICB

| Maßnahme | Kommentar |
|---|---|
| ruhige Umgebung, Vermeidung unnötiger Manipulationen am Patienten | |
| ausreichende Behandlung von Schmerzen und Übelkeit, ggf. Anxiolyse | |
| Temperatursenkung bei erhöhter Körpertemperatur | |
| 30°-Oberkörperhochlagerung | |
| Analgosedierung | |
| Beatmung (Ziel: niedrig-normale $pCO_2$-Werte: 35–40 mmHg) | bei Hirndruckkrisen vorübergehend moderate Hyperventilation möglich ($pCO_2$ 30–35 mmHg); keine längerfristige oder prophylaktische Hyperventilation |
| Osmotherapie: Mannitol (10 %), hypertone Kochsalzlösung (NaCl 10 %), oder Kombination aus hypertoner Kochsalzlösung (7,5 %) und Stärke (HAES) | Möglichkeit zur kurzfristigen Behandlung bei erhöhtem ICP; keine sinnvolle Dauertherapie. Gabe als Bolus (z. B. 100 ml Mannitol; 150 ml HAES), bei Bedarf Wiederholung. Cave: Serumosmolarität < 320 mmol/l, Serum-Na > 155 mmol/l. Bei längerer Therapiedauer Rebound-Effekte möglich |
| THAM (Trishydroxymethylaminomethan)-Puffer (nur über ZVK), 1 mmol/kg als Bolus, 0,25 mmol/kg als Infusion | ICP-Reduktion durch Alkalose-vermittelte Vasokonstriktion; Ziel: pH 7,50–7,55 |
| Barbituratnarkose: Thiopental, Pentobarbital, Methohexital | Steuerung der Narkosetiefe über kontinuierliches EEG-Monitoring (Ziel: Burst-Suppressions-Muster). Cave: häufig ausgeprägte Nebenwirkungen (Kreislaufdepression, Immunsuppression) |

umon etwa dreimal höher als ohne orale Antikoagulation (Behr et al. 2010). Bei Antikoagulanzien-assoziierter ICB ist dabei das Outcome generell schlechter als bei primärer ICB (Rosand et al. 2004). Sowohl das Risiko einer ICB unter Antikoagulation als auch die Mortalität bei einer ICB unter Antikoagulation steigen mit zunehmender INR an (Rosand et al. 2004; SPIRIT Study Group 1997). Auf der Basis dieser Daten und theoretischer Überlegungen wird empfohlen, bei Patienten mit einer ICB unter Antikoagulation die Gerinnung umgehend zu normalisieren. Für Patienten mit ICB unter effektiver Antikoagulation mit intravenösem Heparin soll die Antagonisierung mit Protamin durchgeführt werden. Die Normalisierung einer erhöhten INR bei Patienten mit oraler Antikoagulation soll durch die Gabe Prothrombinkomplex-Konzentrat (PCC) erfolgen. PCC enthält die Gerinnungsfaktoren VII, IX, X und Prothrombin (II), Protein C, S und Z in einer konzentrierten Form und ermöglicht die rasche Normalisierung der INR bei Patienten unter oraler Antikoagulation (Lankiewicz et al. 2006). Eine randomisierte Studie in Patienten mit ICB konnte nach Normalisierung der Gerinnung mit PCC ein geringeres Blutungsvolumen als mit Frischplasma (fresh frozen plasma, FFP) nachweisen (Steiner et al. 2016).

Der Effekt von Vitamin K, tritt erst nach Stunden bis Tagen ein, so dass eine Monotherapie mit Vitamin K zur Antagonisierung einer Antikoagulation und Normalisierung der INR nicht ausreicht. Es wird daher die Kombination mit der Gabe von Gerinnungsfaktoren empfohlen. Da die Halbwertszeit der oralen Antikoagulanzien aber deutlich über der Halbwertszeit von PCC liegt, ist die zusätzliche Gabe von Vitamin K notwendig, um eine anhaltende Normalisierung der Gerinnung zu gewährleisten.

Mit dem Faktor IIa-Inhibitor Dabigatran und den Faktor Xa-Inhibitoren Apixapan, Edoxaban und Rivaroxaban und sind inzwischen vier nicht-Vitamin K-abhängige orale Antikoagulanzien (NOAK) zur Prophylaxe von Schlaganfällen bei Patienten mit Vorhofflimmern zugelassen. Auch diese Substanzen sind mit einem erhöhten Risiko für intrazerebrale Blutungen assoziiert, wenngleich die Raten intrazerebraler Blutungen in den entsprechenden klinischen Studien für alle Substanzen signifikant geringer waren als für Vitamin-K-Antagonisten (RR 0,44; 95 % CI 0,36–0,54; NNT: 137 über 2 Jahre) (Caldeira et al. 2015).

Ein Problem für das Notfallmanagement intrazerebraler Blutungen unter NOAK liegt darin, dass sich mit den üblichen Gerinnungstests der antikoagulatorische Effekt und damit auch ein eventuelles erhöhtes Blutungsrisiko nicht sicher abschätzen lassen. Es gibt zwar spezifische Gerinnungstests für die neuen Substanzen, jedoch sind diese derzeit in den meisten Kliniken nicht ausreichend schnell für die Notfalldiagnostik verfügbar. Für den Faktor IIa-Inhibitor Dabigatran existiert mit dem Hemoclot® ein substanzspezifisches Testsystem, außerdem lassen sich mittels Thrombinzeit (TZ) oder der Ecarin Clotting Time (ECT) auch geringe Konzentrationen von Dabigatran sehr sensitiv nachweisen. Auch die aktivierte Prothrombinzeit (aPTT) ist bei Vorliegen relevanter Dabigatranspiegel verlängert. Eine Thrombinzeit unterhalb des doppelten oberen Referenzwertes oder eine normale aPTT schließen eine klinisch relevante Erhöhung des Blutungsrisikos weitgehend aus. Die antikoagulatorische Aktivität der Faktor Xa-Inhibitoren lässt sich mittels Anti-Faktor Xa-Aktivitätstest zuverlässig nachweisen. Darüber hinaus führen höhere Plasmaspiegel dieser Substanzen in der Regel zu einer Verlängerung der aPTT und der Pro-

thrombinzeit (bzw. der INR). Eine normale aPTT und INR schließen eine klinisch relevante Erhöhung des Blutungsrisikos weitgehend aus (Steiner et al. 2013).
Für den Faktor IIa-Inhibitor Dabigatran ist seit 2016 mit Idarucizumab ein spezifischer Antikörper erhältlich, welcher die Gerinnung innerhalb kurzer Zeit normalisiert (Pollack et al. 2015).
Für die Faktor Xa-Inhibitoren befinden sich spezifische Antidots in der klinischen Entwicklung und werden in Kürze zugelassen werden. Bis dahin hat eine Expertengruppe in Anlehnung an das etablierte Vorgehen bei Blutungen unter Vitamin-K-Antagonisten folgende Empfehlungen formuliert (Steiner et al. 2013):

- Absetzen/Pausieren des NOAK
- Einmalige Gabe von PCC 30–50 U/kg KG

Blutung unter Medikation mit Thrombozytenfunktionshemmern: Die Gabe von Thrombozyten in Patienten mit ICB unter Medikation mit Thrombozytenfunktionshemmern soll nicht funktionelle Thrombozyten ersetzen und so die Hämostase verbessern. Die Gabe eines Thrombozytenkonzentrates in der randomisierten PATCH Studie innerhalb von 6 h nach Symptombeginn führte jedoch zu einer signifikant erhöhten Rate von Tod oder Abhängigkeit und wird daher nicht empfohlen (Baharoglu et al. 2016).
*Aneurysmablutung*: Ist ein rupturiertes Aneurysma die Ursache einer ICB, so muss dieses unverzüglich ausgeschaltet werden, um das Risiko einer Nachblutung zu verhindern (**Kap. E 7**). Prinzipiell besteht die Möglichkeit einer neurochirurgischen (Clipping) oder neuroradiologischen Ausschaltung (Coiling). Die Entscheidung darüber, welche Behandlungsform gewählt wird, sollte interdisziplinär in Abhängigkeit von Lokalisation und Konfiguration des Aneurysmas getroffen werden.
Blutung bei *arteriovenöser Malformation* (AVM) oder *Kavernom*: Bei Nachweis einer AVM als Blutungsursache sollte eine Evaluation und Behandlung in einem neurovaskulären Zentrum erfolgen. Die Blutung aus einer AVM ist der wichtigste Risikofaktor für eine weitere Blutung, weshalb rasch die Möglichkeit einer Ausschaltung der AVM geklärt werden sollte, welche mittels Resektion, Embolisation oder einer Kombination aus beiden Verfahren erfolgen kann. Gegebenenfalls kann auch eine Teilembolisation sinnvoll sein. In jedem Fall muss diese Entscheidung individuell und unter Berücksichtigung der Ausdehnung, Lokalisation und Anatomie der AVM erfolgen (**Kap. E 9**). Auch bei Kavernomblutungen muss die Entscheidung über eine mögliche operative Behandlung unter Berücksichtigung des Risikos einer erneuten Blutung, der Ausdehnung und der Lage des Kavernoms sowie dem Vorhandensein weiterer Kavernome erfolgen (Dammann et al. 2016).
Blutungen nach *Thrombolyse des ischämischen Schlaganfalls*: Relevante intrazerebrale Blutungen treten je nach verwendeter Definition und Stichprobe bei ca. 2–6 % der Patienten nach systemischer Thrombolyse mit rt-PA (recombinant tissue-type plasminogen activator) auf (Emberson et al. 2014; Hacke et al. 2004). Bei Verdacht auf eine intrazerebrale Blutung muss die Gabe des Thrombolytikums sofort gestoppt werden. Die Halbwertzeit von rt-PA beträgt nur ca. acht Minuten, allerdings verursachen Fibrinspaltprodukte eine länger dauernde antikoagulatorische Aktivität, sodass die Gerinnungswerte engmaschig kontrolliert werden müssen. Eine Indikation zu einer spezifischen antifibrinolytischen Therapie besteht in der Regel nicht. Es gelten die therapeutischen Empfehlungen wie bei primärer ICB, wobei das Risiko rezidivierender embolischer Ereignisse berücksichtigt werden muss.

## E 6.3.5 Intraventrikuläre Blutungen

Während primäre intraventrikuläre Blutungen eine eher gute Prognose haben, ist eine Einblutung in das Ventrikelsystem bei gleichzeitiger ICB mit einer erhöhten Mortalität verbunden. Die Menge des intraventrikulären Blutes ist dabei ein Prädiktor für ein schlechtes Outcome. Eine Einblutung ins Ventrikelsystem führt in aller Regel zu Liquorabflussstörungen und macht die Anlage einer externen Ventrikeldrainage notwendig. Unter Umständen (z. B. bei Blockade des Foramen Monroi) kann auch eine bilaterale Anlage notwendig sein. Allerdings kommt es häufig zu Problemen durch Verstopfung oder Blockade der Ventrikeldrainage mit Blutgerinnseln. In diesen Fällen kann versucht werden, über eine intraventrikuläre Lyse mit rt-PA die Auflösung der Blutgerinnsel zu unterstützen Die Clot Lysis Evaluation of Accelerated Resolution of Intraventricular Hemorrhage (CLEAR)-3-Studie verglich bei Patienten mit intraventrikulären Blutungen die Wirksamkeit von intraventrikulär applizierter rt-PA über 4 Tage alle 8 Stunden versus Placebo hinsichtlich einer Verbesserung des Outcomes (15). Der primäre Endpunkt, ein Wert $\leq 3$ auf der modifizierten Rankin-Skala, war in der rt-PA-Gruppe um 3,3 % höher als in der Placebogruppe (nicht signifikant). Dagegen konnte die Mortalität unter rt-PA signifikant um 10 % reduziert werden. Mit steigender Elimination von Blut aus dem Ventrikel verbesserte sich auch die Prognose (Hanley et al. 2017).

## E 6.3.6 Hämostaseologische Therapie

Frühere kleinere Studien konnten keinen Benefit einer Behandlung mit verschiedenen antifibrinolytischen Substanzen wie Epsilon-Aminocapronsäure, Tranexamsäure oder Aprotinin bei Patienten mit ICB oder SAB zeigen.
Die Tatsache, dass bei einem großen Anteil der Patienten in den ersten Stunden nach einer ICB ein Wachstum des Hämatoms nachweisbar ist und ein Hämatomwachstum ein Prädiktor erhöhter Mortalität und eines schlechteren Outcomes ist (Davis et al. 2006), war die Grundlage für die Untersuchung einer frühen Behandlung von Patienten mit ICB mit rekombinantem Faktor VIIa (rFVIIa). In zwei Dosisfindungsstudien war die Behandlung mit rFVIIa innerhalb von vier Stunden nach ICB sicher und resultierte in einem signifikant geringeren Hämatomwachstum. In der daraufhin durchgeführten Phase-III-Studie (Fac-

tor Seven for Acute Hemorrhagic Stroke, FAST) war wie in den vorangegangenen Studien eine signifikante Reduktion des Hämatomwachstums bei den mit rFVIIa behandelten Patienten zu sehen, jedoch kein Unterschied im klinischen Outcome (Mayer et al. 2008). Eine Subgruppenanalyse zeigte, dass Patienten bis zu einem Alter von 70 Jahren mit ICB-Volumen < 60 ml, geringem Anteil intraventrikulärer Blutung (< 5 ml) und frühem Behandlungsbeginn (bis 2,5 Stunden) möglicherweise auch klinisch von einer Behandlung mit rFVIIa profitieren. Insgesamt kann auf der Basis dieser Daten eine Behandlung mit hämostaseologischen Substanzen bei Patienten mit ICB jedoch nicht empfohlen werden.

## E 6.3.7 Experimentelle Therapieansätze

Aus verschiedenen retrospektiven Fallserien und einem prospektiven Register gibt es Hinweise auf ein besseres Outcome nach ICB bei Patienten, die Statine eingenommen haben (Eichel et al. 2010; Leker et al. 2009). Auf der anderen Seite erhöhte eine Cholesterin-senkende Therapie in der SPARCL-Studie geringfügig das Risiko für eine intrazerebrale Blutung (Amarenco et al. 2006). Für einen neuroprotektiven Effekt einer vorübergehenden Hypothermie, ähnlich wie beim ischämischen Schlaganfall, gibt es bei ICB keine vergleichbaren Daten.
Aktuell wird untersucht, ob ggfs. eine reine Kraniektomie ohne Hämatomentlastung zu einer klinischen Verbesserung der Ergebnisse beitragen könnte. Hierzu wird die sogenannte SWITCH Studie durchgeführt (Fung et al. 2012).

## E 6.3.8 Indikation zur operativen Intervention

Die operative Therapie intrazerebraler Blutungen wird kontrovers diskutiert. Bisher kann kein eindeutiger Vorteil einer Operation gegenüber dem konservativen Vorgehen abgeleitet werden. In der STICH-Studie wurden 1 033 Patienten mit ICB innerhalb von 72 Stunden randomisiert und spätestens innerhalb weiterer 24 Stunden chirurgisch behandelt (Mendelow et al. 2005). Beim Vergleich der frühen operativen Behandlung mit einem initial konservativen Vorgehen fand sich kein Unterschied in der Mortalität nach 90 Tagen (OR 0,89; 95 % CI 0,66–1,19), lediglich kleine lobäre Blutungen zeigten ein besseres Ergebnis. Bei der Bewertung der Studie muss berücksichtigt werden, dass Patienten nur dann eingeschlossen wurden, wenn die Behandler sich unsicher waren über das beste Vorgehen (uncertainty-principle). Kritik an der Studie entzündete sich außerdem am teilweise frühen Zeitpunkt der Operation und an der mangelnden Standardisierung des minimalinvasiven chirurgischen Vorgehens. In der STICH II Studie wurden 601 Patienten mit spontanen lobären Blutungen ohne schwere Bewusstseinsstörung und einem Blutungsvolumen zwischen 10 und 100 ml innerhalb 48 Stunden nach Symptombeginn auf eine initial konservative versus frühe operative Behandlung randomisiert. In dem Prognose-basierten primären Endpunkt zeigte sich kein signifikanter Unterschied zwischen beiden Behandlungsarmen und eine ebenfalls nicht signifikante Reduktion der Mortalität nach 6 Monaten in dem operativen Therapiearm (18 % versus 24 %). Die Interpretation wird allerdings wie auch die Vorgänger-Studie (STICH) erschwert durch das uncertainty-principle als Einschlusskriterium (Mendelow et al. 2013).

### E 6.3.8.1 Operatives Vorgehen bei bestimmten Lokalisationen

Auch wenn sichere Daten zur operativen Therapie intrazerebraler Blutungen fehlen, können zum Vorgehen bei spezifischen Lokalisationen die Leitlinien der European Stroke Organization (Steiner et al. 2014) herangezogen werden:

- Die Kraniotomie und Hämatomausräumung wird bei supratentoriellen ICBs nicht generell empfohlen (↓, C).
- Eine frühe Kraniotomie und Hämatomevakuation können in Erwägung gezogen werden bei Patienten mit supratentorieller ICB und einem GCS von 9–12 (↔, C).
- Kleinhirnblutungen können bei klinischer Verschlechterung in Abwägung der klinischen Gesamtsituation (Alter, Nebenerkrankungen) und nach Ausschluss anderer Ursachen (AVM, Aneurysma) umgehend operativ evakuiert werden (↔, C).
- Ein Hydrozephalus kann mittels externer ventrikulärer oder lumbaler Drainage therapiert werden (↔, C). Eine lumbale Drainage ist kontraindiziert bei allen Formen des nicht kommunizierenden Hydrozephalus (↓).
- Bei intraventrikulären Blutungen kann eine thrombolytische Therapie in Erwägung gezogen werden, wenn die Applikation einer EVD notwendig wird (↔, C).

Der Zeitpunkt einer operativen Intervention bestimmt die Methode. Initial ist das Hämatom solide. Dies erfordert entweder eine Kraniotomie, ein eher unkontrolliertes Ansaugen bei der Applikation von Kathetern, oder eine Lyse (**E 6.3.9**) des Clots. Nach 7–10 Tagen kommt es zur Verflüssigung und die Entfernung ist wieder durch Absaugen möglich.

## E 6.3.9 Minimalinvasive Operationstechniken

Im Rahmen der randomisierten MISTIE-II Studie wurde eine intrazerebrale Blutung bei 79 Patienten über einen minimal-invasiv platzierten Katheter mit rt-PA lysiert (1 ml alle 8 Stunden) und abgesaugt bis entweder die Blutung auf 20 % ihrer ursprünglichen Größe geschrumpft war oder das Volumen unter 10 $cm^3$ betrug. 39 Patienten mit ICB wurden konservativ behandelt (Mould et al. 2013).

Mehr als die Hälfte der Blutungen lag im Putamen, etwa 1/3 waren lobäre Blutungen, die restlichen Blutungen fanden sich im Thalamus und im Globus pallidus. Bei 12 % der Patienten in der Operationsgruppe und 53 % in der konservativen Behandlungsgruppe musste zusätzlich eine Osmotherapie zur Senkung des Hirndrucks durchgeführt werden. Das Volumen des Hämatoms betrug am Ende der Behandlung in der chirurgischen Kohorte 19 $cm^3$ und in der konservativ behandelnden Gruppe 40 $cm^3$. Das Volumen des Hirnödems betrug in der chirurgischen Gruppe am Ende der Behandlung 27 $cm^3$ und in der konservativen Behandlungsgruppe 41 $cm^3$. Seit September 2013 rekrutiert die vom NIH gesponserte, randomisierte Nachfolgestudie MISTIE-III mit einem Ziel, 500 Patienten weltweit in die neue Studie einzuschließen.

*Stereotaktische Drainage intrazerebraler Hämatome*: Diese Maßnahme erfolgt entweder durch einfaches Absaugen oder Ausspülen des Hämatoms mittels stereotaktischen Instrumentariums oder durch Aspiration, nachdem das Hämatom unter CT-Kontrolle durch lokale Instillation von Fibrinolytika (Urokinase oder rt-PA) verflüssigt wurde. Wenn ein Katheter in der Hämatomkavität belassen wird, kann diese Prozedur alle 6–12 Stunden wiederholt werden. Durch den Einsatz von Fibrinolytika können ca. 60–70 % der ICB entfernt werden (Montes et al. 2000), während ohne Fibrinolytika nur bis zu 30 % aspiriert werden können.

Der beste Zeitpunkt für die stereotaktische bzw. neuronavigierte, durch Thrombolyse unterstützte Drainage ist unklar. Für eine sehr frühe Drainage spricht die leichtere technische Durchführbarkeit vor Stabilisierung des Gerinnsels und die frühe Entfernung von möglicherweise toxischen Blutbestandteilen. Es existieren allerdings keine validen Zahlen zum Risiko einer Nachblutung bei der frühen intracavitären Thrombolyse. In jedem Fall sind iatrogene Blutungen mit dieser Technik (Anlage der Drainage, Infusion von rt-PA) nicht auszuschließen und können bei Auftreten nicht unmittelbar behandelt werden, sondern erfordern ein offenes neurochirurgisches Vorgehen (Malinova et al. 2014).

*Endoskopische Drainage intrazerebraler Hämatome*: Mittels stereotaktischer Technik wird ein Neuroendoskop in das Hämatom eingeführt und unter visueller Kontrolle das Hämatom entfernt. Diese Technik wurde in Fällen mit putaminalen, lobären und thalamischen Hämatomen angewendet. Sie weist dieselben Nachteile auf, die eine stereotaktische Drainage mit sich bringt (s. oben).

## E 6.4 Pragmatische Therapie

### E 6.4.1 Ätiologische Abklärung

Bestehen anamnestisch keine Hinweise für eine arterielle Hypertonie, so ist auch eine typisch (d. h. in den Stammganglien, Kleinhirn oder Hirnstamm) gelegene Blutung immer verdächtig auf eine nicht hypertensive Ursache. In diesem Fall sowie bei atypisch gelegenen Blutungen sollte eine zerebrale Magnetresonanztomographie (ggf. auch nach Resorption der Blutung) die Computertomographie ergänzen, da hier Kavernome und arteriovenöse Malformationen besser zu diagnostizieren sind als mit CT. Besonders sensitiv zum Nachweis von Mikroblutungen sind T2*-gewichtete Gradienten-Echo-Sequenzen. Bei älteren Patienten mit lobärer Blutungslokalisation wird hierdurch die Diagnose einer Amyloidangiopathie sehr wahrscheinlich. Eine Biopsie ist dann wegen fehlender therapeutischer Konsequenzen sowie deutlich erhöhtem Biopsierisiko nicht mehr sinnvoll. Die Katheterangiographie kann in Einzelfällen erfolgen, wenn auch nach MRT-Bildgebung keine Blutungsursache plausibel ist.

Therapeutische Maßnahmen bei intrazerebralen Blutungen sind in **Tab. E 6.3** dargestellt.

### E 6.4.2 Antagonisierung einer oralen Antikoagulation

Bei einer Vorbehandlung mit Vitamin-K-Antagonisten und verlängerter INR > 1,4 soll die Antikoagulation durch Gabe von Vitamin K 10 mg p. o./Tag, i. m. oder langsam als Kurzinfusion i. v., cave: anaphylaktischer Schock) korrigiert werden und eine umgehende Antagonisierung der Antikoagulation durch Gabe von Prothrombinkomplex-Konzentraten (PCC) erfolgen (↑, A). Bei der Berechnung der benötigten Dosis sollten die Herstellerangaben herangezogen werden. Ziel ist eine Normalisierung der International Normalized Ratio (INR) auf ≤ 1,2. Bei Blutungen unter Heparin-Therapie soll Protamin eingesetzt werden, dabei neutralisieren 1–1,5 mg Protamin je 100 U Heparin. Die in den letzten vier Stunden verabreichte Menge an nicht fraktioniertem Heparin sollte dabei antagonisiert werden, zur Antagonisierung von niedermolekularen Heparinen s. Herstellerangaben. Bei intrazerebralen Blutungen unter Einnahme des Faktor IIa-Inhibitors Dabigatran soll ein Ausgleich der Antikoagulation mit Idarucizumab erfolgen (Dosis 2 × 2,5 g als Infusion oder Bolusgabe) (↑, A). Bei intrazerebralen Blutungen unter Antikoagulation mit den Faktor Xa-Inhibitoren Apixaban, Edoxaban und Rivaroxaban wird bis zur Verfügbarkeit spezifischer Antidots die Gabe von PCC empfohlen (↔, B). Da die antikoagulatorische Wirkung der Faktor-Xa-Antagonisten nicht zuverlässig über die INR berechnet werden kann, wird eine fixe Dosierung von PCC empfohlen (z. B. einmalige Gabe von PCC 30–50 U/kg KG). In der Fachinformation für Edoxaban wird die einmalige Gabe von PCC in der Dosierung von 50 U/kg KG empfohlen.

### E 6.4.3 Arterielle Hypertension

Bis zur Diagnosesicherung mittels bildgebender Untersuchung sollten nur Blutdruckwerte über 220/120 mmHg behandelt werden, um kritische Hypoxien bei möglicher zerebraler Ischämie zu vermeiden. Nach Diagnosesicherung sollte der Blutdruck auf Werte unter 140/90 mmHg (bzw. MAP 110 mmHg) gesenkt werden (↔, B). Diese Zielwerte können entsprechend angepasst werden, wenn eine invasive Hirndrucküberwachung eine Steuerung des Blutdrucks anhand des zerebralen

**Tab. E 6.3:** Therapeutische Maßnahmen bei intrazerebralen Blutungen

| Therapeutische Maßnahme | Indikation | Dosierung und Durchführung |
|---|---|---|
| Operative Hämatom-Entfernung | supratentoriell: bei GCS von 9–12 (↔, C)<br>Ultima Ratio bei primärem Koma mit drohender Einklemmung<br>infratentoriell: raumforderndes zerebelläres Hämatom (auch bei wachen Patienten oder primärem Koma) (↔, C) | osteoklastisch erweitertes Bohrloch oder Trepanation<br>osteoklastische Trepanation |
| Externe Ventrikel Drainage (↔, C) | Hydrozephalus, Ventrikeltamponade | Einstellung des Drucks auf ca. 10–15 mmHg, max. 7–14 Tage, dann ggf. Drainagewechsel oder permanenter VP-Shunt |
| Thrombolytische Therapie (↔, C) | Bei stabiler Einblutung in den III. und IV. Ventrikel mit Blutvolumen < 30 ml | 1 mg rtPA alle 8 h |
| Eskalation der Therapie bei erhöhtem intrakraniellen Druck (ICP) (↔, B) | Verdacht auf erhöhten ICP, deutliche Vigilanzstörung, drohende Einklemmung | **Tab. E 6.2** |
| Blutdrucksenkung (↔, B) | unter 140/90 mmHg senken | Urapidil 25 mg i. v., dann 10–30 mg/h als Perfusor, alternativ Clonidin |
| Thromboseprophylaxe (↑, A) | Beinparese, Immobilisation | Intermittierende pneumatische Kompression der Beine<br>3 × 5 000 IE Heparin oder LMWH (low molecular weight heparin) s. c., Beginn nach 1 Tag möglich |
| Häufige Fehler | routinemäßige Behandlung mit Osmodiuretika ohne ICP-Steigerung | |

Perfusionsdrucks (CPP = MAP – ICP) erlaubt. Der CPP sollte in diesen Fällen mindestens 70 mmHg betragen, eine Senkung um mehr als 20 % oder Werte unter 85 mmHg sollte jedoch vermieden werden (↔, C). Bewährt hat sich dabei die kontinuierliche i. v.-Infusion von Urapidil oder Clonidin. Alternativen sind i. v.-Gaben von Enalapril oder Nifedipin.

### E 6.4.4 Erhöhter intrakranieller Druck

Eine prophylaktische Behandlung ist nicht wirksam. Bei klinischem Verdacht oder Nachweis eines erhöhten ICP sollte eine Stufentherapie wie in **Tab. E 6.2** erfolgen (↔, B).

### E 6.4.5 Operation

Nach gegenwärtiger Datenlage kann eine operative Behandlung bei intrazerebraler Blutung nicht generell empfohlen werden. Möglicherweise profitieren Patienten mit supratentorieller ICB und leicht reduzierter GCS (9–12) von einer frühen Operation (innerhalb von 8 Stunden) (↔, C). Bei Vorliegen eines Hydrozephalus kann je nach klinischem Zustand und Raumverhältnissen die Anlage einer externen Ventrikeldrainage oder einer lumbalen Drainage erfolgen (↔, C). Eine lumbale Drainage ist kontraindiziert bei allen Formen des nicht kommunizierenden Hydrozephalus (↓). Bei intraventrikulären Blutungen kann eine thrombolytische Therapie in Erwägung gezogen werden, wenn die Anlage einer EVD notwendig wird (↔, C).
Eine Sonderrolle nehmen Blutungen der hinteren Schädelgrube ein. Kleine Blutungen haben eine sehr gute Prognose. Da größere Blutungen (> 3 cm Durchmesser) jedoch sehr schnell zur Entwicklung eines Hydrocephalus occlusus und zur irreversiblen Hirnstammkompression führen können, kann insbesondere bei klinischer Verschlechterung in Abwägung der klinischen Gesamtsituation die Indikation zu operativen Maßnahmen hier großzügiger gestellt werden (↔, C).

## E 6.5 Unwirksam, obsolet

Der Einsatz von Kortikosteroiden bei ICB wurde lange Zeit kontrovers diskutiert. Derzeit kann die Gabe von Steroiden bei ICB nicht empfohlen werden (↔). Auch wenn die bisherigen Studien für eine definitive Bewertung aufgrund zu geringer Fallzahlen nicht ausreichen, gibt es bisher keinen Hinweis für einen positiven Effekt einer Behandlung mit Steroiden bei ICB auf Mortalität oder klinisches Outcome (Feigin et al. 2005a). Auch Hämodilution (Italian Acute Stroke Study Group 1988) und die Behandlung mit Glycerol (Yu et al. 1992) hatten keinen Effekt auf Mortalität oder klinisches Outcome nach ICB und können nicht empfohlen werden (↓).
Der Einsatz von Faktor VIIa zur Vermeidung weiteren ICB-Wachstums ist innerhalb von vier Stunden möglich, jedoch sehr teuer, und bisher ohne Nachweis eines klinischen Nutzens (↔, C). Die Gabe eines Thrombozytenkonzentrates in der randomisierten PATCH Studie innerhalb von 6 h nach Symptombeginn (Baharoglu et al. 2016) führte zu einer signifikant erhöhten Rate von Tod oder Abhängigkeit und wird daher nicht empfohlen (↓).

## Literatur


Adnan I, Palesch YY, Barsan WG, Hanley DF, Hsu CY et al. Intensive Blood-Pressure Lowering in Patients with Acute Cerebral Hemorrhage. N Engl J Med 2016; 375: 1033–1043.

Amarenco P, Bogousslavsky J, Callahan A, 3rd, Goldstein LB, Hennerici M et al. High-dose atorvastatin after stroke or transient ischemic attack. N Engl J Med 2006; 355: 549–559.

Amarenco P, Bogousslavsky J, Caplan LR, Donnan GA-Hennerici MG Classification of stroke subtypes. Cerebrovasc Dis 2009; 27: 493–501.

Anderson CS, Heeley E, Huang Y, Wang J, Stapf C et al. Rapid blood-pressure lowering in patients with acute intracerebral hemorrhage. N Engl J Med 2013; 368: 2355–2365.

Ariesen MJ, Claus SP, Rinkel GJAlgra A Risk factors for intracerebral hemorrhage in the general population: a systematic review. Stroke 2003; 34: 2060–2065.

Arima H, Heeley E, Delcourt C, Hirakawa Y, Wang X et al. Optimal achieved blood pressure in acute intracerebral hemorrhage: INTERACT2. Neurology 2015; 84: 464–471.

Baharoglu MI, Cordonnier C, Salman RA, de Gans K, Koopman MM et al. Platelet transfusion versus standard care after acute stroke due to spontaneous cerebral haemorrhage associated with antiplatelet therapy (PATCH): a randomised, open-label, phase 3 trial. Lancet 2016; 387: 2605–2613.

Behr S, Andersohn FGarbe E Risk of intracerebral hemorrhage associated with phenprocoumon exposure: a nested case-control study in a large population-based German database. Pharmacoepidemiol Drug Saf 2010; 19: 722–730.

Biffi A, Halpin A, Towfighi A, Gilson A, Busl K et al. Aspirin and recurrent intracerebral hemorrhage in cerebral amyloid angiopathy. Neurology 2010; 75: 693–698.

Caldeira D, Barra M, Pinto FJ, Ferreira JJCosta J Intracranial hemorrhage risk with the new oral anticoagulants: a systematic review and meta-analysis. J Neurol 2015; 262: 516–522.

Chao TF, Liu CJ, Liao JN, Wang KL, Lin YJ et al. Use of Oral Anticoagulants for Stroke Prevention in Patients With Atrial Fibrillation Who Have a History of Intracranial Hemorrhage. Circulation 2016; 133: 1540–1547.

Chong BH, Chan KH, Pong V, Lau KK, Chan YH et al. Use of aspirin in Chinese after recovery from primary intracranial haemorrhage. Thromb Haemost 2012; 107: 241–247.

Clots Trials Collaboration, Dennis M, Sandercock P, Reid J, Graham C et al. Effectiveness of intermittent pneumatic compression in reduction of risk of deep vein thrombosis in patients who have had a stroke (CLOTS 3): a multicentre randomised controlled trial. Lancet 2013; 382: 516–524.

Dammann P, Jabbarli R, Wittek P, Darkwah Oppong M, Kneist A et al. Solitary sporadic cerebral cavernous malformations: Risk factors of first or recurrent symptomatic hemorrhage and associated functional impairment. World Neurosurg 2016; 91: 73–80.

Davis SM, Broderick J, Hennerici M, Brun NC, Diringer MN et al. Hematoma growth is a determinant of mortality and poor outcome after intracerebral hemorrhage. Neurology 2006; 66: 1175–1181.

De Herdt V, Dumont F, Henon H, Derambure P, Vonck K et al. Early seizures in intracerebral hemorrhage: incidence, associated factors, and outcome. Neurology 2011; 77: 1794–1800.

Diringer MN Intracerebral hemorrhage: pathophysiology and management. Crit Care Med 1993; 21: 1591–1603.

Eichel R, Khoury ST, Ben-Hur T, Keidar M, Paniri R et al. Prior use of statins and outcome in patients with intracerebral haemorrhage. Eur J Neurol 2010; 17: 78–83.

Emberson J, Lees KR, Lyden P, Blackwell L, Albers G et al. Effect of treatment delay, age, and stroke severity on the effects of intravenous thrombolysis with alteplase for acute ischaemic stroke: a meta-analysis of individual patient data from randomised trials. Lancet 2014; 384: 1929–1935.

Feigin VL, Anderson N, Rinkel GJ, Algra A, van Gijn J et al. Corticosteroids for aneurysmal subarachnoid haemorrhage and primary intracerebral haemorrhage. Cochrane Database Syst Rev 2005a; CD004583.

Feigin VL, Lawes CM, Bennett DA, Barker-Collo SLParag V Worldwide stroke incidence and early case fatality reported in 56 population-based studies: a systematic review. Lancet Neurol 2009; 8: 355–369.

Feigin VL, Rinkel GJ, Lawes CM, Algra A, Bennett DA et al. Risk factors for subarachnoid hemorrhage: an updated systematic review of epidemiological studies. Stroke 2005b; 36: 2773–2780.

Fiebach JB, Schellinger PD, Gass A, Kucinski T, Siebler M et al. Stroke magnetic resonance imaging is accurate in hyperacute intracerebral hemorrhage: a multicenter study on the validity of stroke imaging. Stroke 2004; 35: 502–506.

Flynn RW, MacDonald TM, Murray GD, MacWalter RSDoney AS Prescribing antiplatelet medicine and subsequent events after intracerebral hemorrhage. Stroke 2010; 41: 2606–2611.

Fung C, Murek M, Z'Graggen WJ, Krahenbuhl AK, Gautschi OP et al. Decompressive hemicraniectomy in patients with supratentorial intracerebral hemorrhage. Stroke 2012; 43: 3207–3211.

Garcia JHHo KL Pathology of hypertensive arteriopathy. Neurosurg Clin N Am 1992; 3: 497–507.

Garrett MC, Komotar RJ, Starke RM, Merkow MB, Otten ML et al. Predictors of seizure onset after intracerebral hemorrhage and the role of long-term antiepileptic therapy. J Crit Care 2009; 24: 335–339.

Gujjar AR, Deibert E, Manno EM, Duff SDiringer MN Mechanical ventilation for ischemic stroke and intracerebral hemorrhage: indications, timing, and outcome. Neurology 1998; 51: 447–451.

Hacke W, Donnan G, Fieschi C, Kaste M, von Kummer R et al. Association of outcome with early stroke treatment: pooled analysis of ATLANTIS, ECASS, and NINDS rt-PA stroke trials. Lancet 2004; 363: 768–774.

Hanley DF, Lane K, McBee N, Ziai W, Tuhrim S et al. Thrombolytic removal of intraventricular haemorrhage in treatment of severe stroke: results of the randomised, multicentre, multiregion, placebo-controlled CLEAR III trial. Lancet 2017; 389: 603–611.

Hart RG, Tonarelli SBPearce LA Avoiding central nervous system bleeding during antithrombotic therapy: recent data and ideas. Stroke 2005; 36: 1588–1593.

Hemphill JC, 3rd, Greenberg SM, Anderson CS, Becker K, Bendok BR et al. Guidelines for the Management of Spontaneous Intracerebral Hemorrhage: A Guideline for Healthcare Professionals From the American Heart Association/American Stroke Association. Stroke 2015; 46: 2032–2060.

Hemphill JC, Bonovich DC, Besmertis L, Manley GT, Johnston SC et al. The ICH Score: A simple, reliable grading scale for intracerebral hemorrhage. Stroke 2001; 32: 891–897.

Italian Acute Stroke Study Group Haemodilution in acute stroke: results of the Italian haemodilution trial. Lancet 1988; 1: 318–321.

Jolink WM, Klijn CJ, Brouwers PJ, Kappelle LJ, Vaartjes I. Time trends in incidence, case fatality, and mortality of intracerebral hemorrhage. Neurology 2015; 85: 1318–1324.

Kidwell CS, Chalela JA, Saver JL, Starkman S, Hill MD et al. Comparison of MRI and CT for detection of acute intracerebral hemorrhage. JAMA 2004; 292: 1823–1830.

Kolominsky-Rabas PL, Sarti C, Heuschmann PU, Graf C, Siemonsen S et al. A prospective community-based study of stroke in Germany – The Erlangen Stroke Project (ESPro) – Incidence and case fatality at 1, 3, and 12 months. Stroke 1998; 29: 2501–2506.

Kurtz P, Fitts V, Sumer Z, Jalon H, Cooke J et al. How does care differ for neurological patients admitted to a neurocritical care unit versus a general ICU? Neurocrit Care 2011; 15: 477–480.

Lankiewicz MW, Hays J, Friedman KD, Tinkoff GBlatt PM Urgent reversal of warfarin with prothrombin complex concentrate. J Thromb Haemost 2006; 4: 967–970.

Leker RR, Khoury ST, Rafaeli G, Shwartz R, Eichel R et al. Prior use of statins improves outcome in patients with intracerebral hemorrhage: prospective data from the National Acute Stroke Israeli Surveys (NASIS). Stroke 2009; 40: 2581–2584.

Lovelock CE, Molyneux AJRothwell PM Change in incidence and aetiology of intracerebral haemorrhage in Oxfordshire, UK, between 1981 and 2006: a population-based study. Lancet Neurol 2007; 6: 487–493.

Malinova V, Stockhammer F, Atangana EN, Mielke DRohde V Catheter placement for lysis of spontaneous intracerebral hematomas: is a navigated stylet better than pointer-guided frameless stereotaxy for intrahematomal catheter positioning? Transl Stroke Res 2014; 5: 407–414.

Mayer SA, Brun NC, Begtrup K, Broderick J, Davis S et al. Efficacy and safety of recombinant activated factor VII for acute intracerebral hemorrhage. N Engl J Med 2008; 358: 2127–2137.

Mendelow A, Gregson B, Fernandes H, Murray G, Teasdale G et al. Early surgery versus initial conservative treatment in patients with spontaneous supratentorial intracerebral haematomas in the International Surgical Trial in Intracerebral Haemorrhage (STICH): a randomised trial. Lancet 2005; 365: 387–397.

Mendelow AD, Gregson BA, Rowan EN, Murray GD, Gholkar A et al. Early surgery versus initial conservative treatment in patients with spontaneous supratentorial lobar intracerebral haematomas (STICH II): a randomised trial. Lancet 2013; 382: 397–408.

Messe SR, Sansing LH, Cucchiara BL, Herman ST, Lyden PD et al. Prophylactic antiepileptic drug use is associated with poor outcome following ICH. Neurocrit Care 2009; 11: 38–44.

Montes JM, Wong JH, Fayad PB, Awad IA. Stereotactic computed tomographic-guided aspiration and thrombolysis of intracerebral hematoma: protocol and preliminary experience. Stroke 2000; 31: 834–840.

Mould WA, Carhuapoma JR, Muschelli J, Lane K, Morgan TC et al. Minimally invasive surgery plus recombinant tissue-type plasminogen activator for intracerebral hemorrhage evacuation decreases perihematomal edema. Stroke 2013; 44: 627–634.

Nagel MA, Forghani B, Mahalingam R, Wellish MC, Cohrs RJ, Russman AN, Katzan I, Lin R, Gardner CJ, Gilden DH. The value of detecting anti-VZV IgG antibody in CSF to diagnose VZV vasculopathy. Neurology 2007; 68(13): 1069–1073.

Naidech AM, Garg RK, Liebling S, Levasseur K, Macken MP et al. Anticonvulsant use and outcomes after intracerebral hemorrhage. Stroke 2009; 40: 3810–3815.

O'Donnell MJ, Xavier D, Liu L, Zhang H, Chin SL et al. Risk factors for ischaemic and intracerebral haemorrhagic stroke in 22 countries (the INTERSTROKE study): a case-control study. Lancet 2010; 376: 112–123.

Passero S, Rocchi R, Rossi S, Ulivelli MVatti G Seizures after spontaneous supratentorial intracerebral hemorrhage. Epilepsia 2002; 43: 1175–1180.

Perry HM Jr, Davis BR, Price TR, Applegate WB, Fields WS et al. Effect of treating isolated systolic hypertension on the risk of developing various types and subtypes of stroke: the Systolic Hypertension in the Elderly Program (SHEP). JAMA 2000; 284: 465–471.

Pollack CV, Jr., Reilly PA, Eikelboom J, Glund S, Verhamme P et al. Idarucizumab for Dabigatran Reversal. N Engl J Med 2015; 373: 511–520.

Poon MT, Fonville AFAl-Shahi Salman R Long-term prognosis after intracerebral haemorrhage: systematic review and meta-analysis. J Neurol Neurosurg Psychiatry 2014; 85: 660–667.

Progress Collaborative Group Randomised trial of a perindopril-based blood-pressure-lowering regimen among 6,105 individuals with previous stroke or transient ischaemic attack. Lancet 2001; 358: 1033–1041.

Rosand J, Eckman MH, Knudsen KA, Singer DEGreenberg SM The effect of warfarin and intensity of anticoagulation on outcome of intracerebral hemorrhage. Arch Intern Med 2004; 164: 880–884.

Rost NS, Greenberg SM, Rosand J. The genetic architecture of intracerebral hemorrhage. Stroke 2008; 39: 2166–2173.

Roth C. [Value of CT and MR angiography for diagnostics of intracranial aneurysms]. Radiologe 2011; 51: 106–112.

Schols AM, Schreuder FH, van Raak EP, Schreuder TH, Rooyer FA et al. Incidence of oral anticoagulant-associated intracerebral hemorrhage in the Netherlands. Stroke 2014; 45: 268–270.

SPIRIT Study Group. A randomized trial of anticoagulants versus aspirin after cerebral ischemia of presumed arterial origin. The Stroke Prevention in Reversible Ischemia Trial (SPIRIT) Study Group. Ann Neurol 1997; 42: 857–865.

Steiner T, Al-Shahi Salman R, Beer R, Christensen H, Cordonnier C et al. European Stroke Organisation (ESO) guidelines for the management of spontaneous intracerebral hemorrhage. Int J Stroke 2014; 9: 840–855.

Steiner T, Bohm M, Dichgans M, Diener HC, Ell C et al. Recommendations for the emergency management of complications associated with the new direct oral anticoagulants (DOACs), apixaban, dabigatran and rivaroxaban. Clin Res Cardiol 2013; 102: 399–412.

Steiner T, Poli S, Griebe M, Husing J, Hajda J et al. Fresh frozen plasma versus prothrombin complex concentrate in patients with intracranial haemorrhage related to vitamin K antagonists (INCH): a randomised trial. Lancet Neurol 2016; 15: 566–573.

van Asch CJ, Luitse MJ, Rinkel GJ, van der Tweel I, Algra A et al. Incidence, case fatality, and functional outcome of intracerebral haemorrhage over time, according to age, sex, and ethnic origin: a systematic review and meta-analysis. Lancet Neurol 2010; 9: 167–176.

Viswanathan A, Rakich SM, Engel C, Snider R, Rosand J et al. Antiplatelet use after intracerebral hemorrhage. Neurology 2006; 66: 206–209.

Weimar C, Benemann J, Diener HC. Development and validation of the Essen Intracerebral Haemorrhage Score. J Neurol Neurosurg Psychiatry 2006a; 77: 601–605.

Weimar C, Roth M, Willig V, Kostopoulos P, Benemann J et al. Development and Validation of a Prognostic Model to Predict Recovery Following Intracerebral Hemorrhage. J Neurol 2006b; in press.

Weimar C, Weber C, Wagner M, Busse O, Haberl RL et al. Management patterns and health care use after intracerebral Hemorrhage – A cost-of-illness study from a societal perspective in Germany. Cerebrovascular Diseases 2003; 15: 29–36.

Yu YL, Kumana CR, Lauder IJ, Cheung YK, Chan FL et al. Treatment of acute cerebral hemorrhage with intravenous glycerol. A double-blind, placebo-controlled, randomized trial. Stroke 1992; 23: 967–971.

# E 7 Subarachnoidalblutung (SAB)

*von M. Forsting, T. Pfefferkorn und U. Sure**

## E 7.1 Klinik

### E 7.1.1 Symptome

Leitsymptom ist der heftige, bisher nicht gekannte Kopfschmerz und/oder ein meist etwas verzögert einsetzender Nackenschmerz, begleitet von Übelkeit, Erbrechen und Bewusstseinsstörungen (50 %). Krampfanfälle oder fokale Ausfälle können auf eine intrazerebrale Einblutung hinweisen. Bei der Untersuchung werden Lichtscheu und Nackensteifigkeit gefunden.

### E 7.1.2 Einteilungen

Die klinische Einteilung nach *Hunt und Hess* (1968) orientiert sich an den Symptomen zum Zeitpunkt der Erstuntersuchung. Alternativ zur Klassifikation nach Hunt und Hess wird vielfach deren Modifikation durch die World Federation of Neurological Surgeons (WFNS) verwendet (Teasdale et al. 1988). Neben dem motorischen Defizit berücksichtigt diese Einteilung die Bewusstseinsstörung nach der Glasgow Coma Scale (**Tab. E 7.1**).
Die 1980 von Fisher vorgestellte Einteilung nach der Menge des Bluts im CT (I kein Blut; II diffuses subarachnoidales Blut; III subarachnoidale Gerinnsel dicker als 1 mm; IV intraventrikuläres oder parenchymatöses Blut) hat sich klinisch vielerorts zwar nicht durchgesetzt, besitzt aber möglicherweise eine prognostische Relevanz für das Auftreten von Vasospasmen.

### E 7.1.3 Ursachen

Bei etwa 80 % der Patienten liegt ein Aneurysma der basalen Hirnarterien (Circulus Willisii) vor. Die Lokalisation an der A. cerebri anterior und am Ramus communicans anterior ist am häufigsten (40 %). Seltener kommen Aneurysmen an der A. carotis interna (30 %), A. cerebri media (20 %) und vertebro-basilär (10 %) vor. Noch seltener (5 %) ist eine arteriovenöse Malformation Ursache der SAB. Auch intradurale Dissektionen hirnversorgender Arterien, Sinus- und Venenthrombosen, Vaskulitiden oder Gerinnungsstörungen führen nur in Ausnahmefällen zu typischen Subarachnoidalblutungen. Bei 15–20 % der SAB-Patienten lässt sich trotz intensiver Suche keine Blutungsquelle oder -ursache feststellen. Zu Risikofaktoren siehe **Kap. E 7.2.1**. Zu den Auslösern einer SAB können verschiedene, letztlich auch meteorologische Veränderungen (niedriger Luftdruck, niedrige Temperaturen) gehören. Tageszeitlich finden sich SABs gehäuft in den Morgenstunden und nachmittags (Nyquist et al. 2001).

### E 7.1.4 Diagnostik

Beim klinischen Verdacht auf eine akute SAB ist eine kraniale CT-Untersuchung zwingend erforderlich und sichert fast immer die Diagnose (Cortnum et al. 2010; Mc Cormack et al. 2010; Dubosh et al. 2016). Die Sensitivität der CT sinkt jedoch innerhalb der ersten Woche nach einer SAB auf 50 % ab. Die Kernspintomographie ist mit FLAIR-Sequenzen der CT in der Akutphase der SAB gleichwertig. Die MRT hat sogar Vorteile, wenn der Blutungszeitpunkt länger zurückliegt, denn dann sind die Blutabbauprodukte im MRT besser erkennbar als in der CT (Mule et al. 2016). Die Verteilung des Bluts im Subarachnoidalraum gibt einen Hinweis auf die Lokalisation des Aneurysmas. Dies ist besonders bedeutsam, wenn sich angiographisch mehrere Aneurysmen zeigen und die Frage nach dem mutmaßlich rupturierten Aneurysma gestellt werden muss (van Gijn 1980).
Ist das CT bei entsprechendem klinischen Verdacht negativ, sollte man eine CT-Angiographie anschließen (McCormack et al. 2010; Meurer at al. 2016). Die CT, kombiniert mit der CT-Angiographie, kann eine aneurysmatische Subarachnoidalblutung mit über 99 %iger Wahrscheinlichkeit ausschließen. In ganz wenigen Fällen wird man daher heute zur Sicherung einer SAB noch eine Lumbalpunktion durchführen. Liegt das klinische Ereignis beispielsweise zwei Wochen zurück und weder CT und CTA noch MR und MRA sind in der Lage, den Verdacht auf eine Subarachnoidalblutung hinreichend genau auszuräumen, wird man vielleicht im Liquor nach einer xantochromen Verfärbung suchen. Die xanthochrome Verfärbung des Liquors kann bis zu 2 Wochen nach der SAB sichtbar sein, Ferritin und Siderophagen sind bis zu 4 Wochen lang nachweisbar.
Bei einigen Patienten ist die Anamnese jedoch nicht eindeutig. Geben die Patienten ausschließlich einen explosionsartigen Kopfschmerz an, wird sich nur bei 10 % in dieser Gruppe eine SAB bestätigen. Eine wichtige Differentialdiagnose in dieser Konstellation ist das *reversible zerebrale Vasokonstriktionssyndrom (RCVS)*, das einen selbstlimitierenden und meist benignen Verlauf nimmt (Ducros et al. 2009; Singhal et al. 2016). Andererseits charakterisiert nur die Hälfte der SAB-Patienten den Kopf-

* Autoren dieses Kapitels in der 6. Auflage: M. Forsting, J. C. Tonn und T. Pfefferkorn.

schmerz als explosionsartig; die anderen beschreiben eine zunehmende Kopfschmerzintensität über Minuten (Linn 1994). Besonders bei diesen Patienten sind die Erhebung der Anamnese und die klinische Erfahrung entscheidend (familiäre Belastung, warning-leak Ereignisse, Bindegewebserkrankungen usw.). Auch wenn es in vielen Lehrbüchern anders steht: Die SAB hat zwar eine typische Anamnese, aber leider weist diese nicht jeder Patient mit einer SAB auf.

Ist die SAB gesichert und der Patient in einem therapiefähigen klinischen Zustand, muss im nächsten Schritt die Blutungsquelle identifiziert werden. Die höchste Nachweisgenauigkeit für ein intrakranielles Aneurysma hat nach wie vor die Katheterangiographie in DSA-Technik. Da multiple Aneurysmen je nach Kollektiv in 5–33 % (Kassell et al. 1990) auftreten, werden alle vier hirnversorgenden Gefäße dargestellt. Wird kein Aneurysma gefunden, sollten auch alle duralen Gefäße (A. carotis externa beidseits) und die das Halsmark versorgenden Gefäße angiographisch mit dargestellt werden. In 15–20 % der Fälle ist die initiale Angiographie negativ. In diesen Fällen ist eine Reangiographie etwa 14 Tage nach dem Akutereignis gerechtfertigt, da sich bei typischer aneurysmatischer Blutverteilung und schwerem Verlauf in 15 % der Fälle ein vorher unentdecktes Aneurysma zeigt (Brown und Wiebers 1998). Die Rotationsangiographie kann möglicherweise die Anzahl falsch-negativer Katheterangiographien reduzieren, auch wenn die Studienlage hierzu noch nicht ganz klar ist (Ringelstein et al. 2014). In den letzten Jahren haben sich außerdem die CTA und die MRA technisch so weit entwickelt, dass besonders die CTA in der Akutsituation ein gutes diagnostisches Instrument ist (Agid 2010; Meurer 2016). Bei einer spontanen SAB hat eine negative CT-Angiographie einen hohen prädiktiven Wert. Je nach Muster der SAB im CT werden in der CTA extrem wenige Aneurysmen übersehen, sodass nur bei einer diffusen Aneurysma-typischen SAB bei einer negativen CT-Angiographie unbedingt noch eine DSA durchgeführt werden sollte (Agid 2010). Die Rolle der MR-Angiographie ist in diesem Patientenkollektiv nicht so klar, hier gilt immer noch die Regel, dass Aneurysmen kleiner als 3 mm aufgrund der geringeren räumlichen Auflösung übersehen werden können.

## E 7.2 Verlauf

### E 7.2.1 Inzidenz

Etwa 3 % aller Schlaganfälle werden durch Subarachnoidalblutungen verursacht (Sudlow und Warlow 1997). Die jährliche Inzidenz einer SAB liegt durchschnittlich bei 10,5/100 000 Einwohner, wobei in einzelnen Ländern (Japan, Finnland) die Inzidenz bis zu 23/100 000 betragen kann (Linn et al. 1996). Vor dem 40. Lebensjahr ist die SAB bei Männern häufiger, jenseits des 50. Lebensjahres bei Frauen (1 : 1,6 = m : w). Haupterkrankungsalter ist die 5. und 6. Lebensdekade. Zu den Risikofaktoren der SAB zählen familiäre Belastung, Hypertonie, Rauchen und Alkoholmissbrauch (Teunnissen et al. 1996). Immerhin haben 5–20 % der SAB-Patienten eine positive Familienanamnese (Schievink et al. 1995). Diese Risikofaktoren können bei unklarer Anamnese (s. o.) bei der Indikationsstellung zur apparativen oder gar invasiven Diagnostik hilfreich sein.

### E 7.2.2 Prognose

Die wesentlichen prognostischen Faktoren sind Alter, der Grad der initialen Bewusstseinsstörung, die Menge des subarachnoidalen Bluts und die Lokalisation des Aneurysmas. Aneurysmen im hinteren Anteil des Circulus Willisii und viel subarachnoidales Blut in den Zisternen und Ventrikeln haben eine schlechtere Prognose (Schievink et al. 1995; Broderick et al. 1994; Hütter et al. 2001).

Die *Letalität der SAB* steigt von 13 % bei wachen Patienten auf 75 % bei initial komatösen Patienten (Kassell et al. 1990). Insgesamt liegt die Letalität innerhalb des ersten Monats mit über 32–67 % immer noch sehr hoch, wobei wahrscheinlich 15–20 % der Patienten bereits vor Erreichen des Krankenhauses versterben. Die höchste Letalität und Morbidität hat die initiale Blutung, nachfolgende Komplikationen wie der Vasospasmus und die Nachblutung verursachen jeweils etwa 5 % Morbidität und Letalität. Etwa ein Drittel der überlebenden Patienten behält ein bleibendes neurologisches Defizit (Hop et al. 1998). Bleibende neuropsychologische Defizite sind vor allem bei Patienten mit linksseitigem Mediaaneurysma beschrieben. Weitere Effekte, die das neuropsychologische Outcome beeinflussen können, ist die Menge an intraventrikulärem Blut sowie eine gestörte Liquorresorption. Vasospasmen scheinen hingegen keinen wesentlichen Effekt auf neuropsychologische Defizite auszuüben (Hütter et al. 2001).

Annähernd 25 % der Patienten mit schwerer SAB haben in ihrer Anamnese eine Warnblutung, die nicht erkannt wurde. Die Patienten berichten über plötzliche starke Kopfschmerzen und eine geringe Nackensteifigkeit. Bis zum Beweis des Gegenteils sollte eine solche Symptomatik immer als leichte SAB aufgefasst werden. Tückisch ist, dass diese »minor leaks« oft nicht zu einer im CT sichtbaren SAB führen. Hier ist dann eine Lumbalpunktion angezeigt.

### E 7.2.3 Komplikationen

Der Patient mit SAB ist vor allem durch drei Komplikationen gefährdet:

1. Rezidivblutung
2. Gefäßspasmen
3. Hydrocephalus communicans malresorptivus

*Rezidivblutung:* Bei bis zu 15 % der Patienten kommt es zu einer frühen Rezidivblutung. Bei nicht behandelten Patienten beträgt die Gefahr einer Nachblutung innerhalb der ersten sechs Monate 50 %. Nach früheren Blutungen ist ein basales Aneurysma oft durch meningeale Verwachsungen gegen den Subarachnoidalraum abgedeckt, sodass die Rezidivblutung sich oft primär als intrazerebrale Blutung manifestiert. Die Mortalität ist bei der

**Tab. E 7.1:** Klinische Klassifikation der Subarachnoidalblutung

| Grad | Hunt und Hess<br>Klinische Befunde | WFNS<br>Glasgow Coma Scale | Motorisches Defizit |
|---|---|---|---|
| I | Leichte Kopfschmerzen und Meningismus | 15 | Keines |
| II | Mäßige bis starke Kopfschmerzen, allenfalls Hirnnervenausfälle | 13–14 | Keines |
| III | Somnolenz, Verwirrtheit, leichte neurologische Ausfälle | 13–14 | Vorhanden |
| IV | Sopor, schwere neurologische Ausfälle, vegetative Symptome | 7–12 | Keines oder vorhanden |
| V | Koma, Dezerebrationszeichen | 3–6 | Keines oder vorhanden |

Rezidiv-SAB mit 70 % deutlich höher als bei der primären Blutung.

*Vasospasmus/verzögertes ischämisches neurologisches Defizit (delayed ischemic neurological deficit: DIND):* Bei einem Teil der Patienten kommt es unmittelbar nach der Aneurysmaruptur zu Sofortspasmen (Grote und Hassler 1988). Möglicherweise haben Ausmaß und Dauer dieser Sofortspasmen erhebliche prognostische Bedeutung und sind verantwortlich für globale zerebrale Hypoxien.

Auch nach früher Ausschaltung eines Aneurysmas kommt es im Mittel zwischen 4 und 14 Tagen nach der SAB bei 30–70 % der Patienten zu Vasospasmen und/oder verzögerten ischämischen neurologischen Defiziten (DIND). Die Engstellung der arteriellen Gefäße bleibt dabei nicht auf das aneurysmatragende Gefäß beschränkt, sondern ist häufig generalisiert erkennbar. Persistierende neurologische Ausfälle durch einen Hirninfarkt ereignen sich bei etwa 20 % aller SAB-Patienten.

Neben dem Schweregrad der Blutung können Hypovolämie, Hyponatriämie oder zu niedriger Blutdruck Vasospasmen und DIND begünstigen. Trotz intensiver Forschung ist die eigentliche Ursache für die Vasospasmen bisher nicht vollständig geklärt. Auch das Auftreten von DIND und Infarkten ist wahrscheinlich ein komplexes Geschehen. Neben der direkten Vasospasmus-bedingten Hypoperfusion könnten elektrische Phänomene wie »spreading depolarization« eine wichtige Rolle spielen (Dreier et al. 2006; Bosche et al. 2010). Erste Studien lassen auch Zweifel aufkommen, ob die Menge des subarachnoidalen Bluts einen prädiktiven Wert hat: Endovaskulär behandelte Patienten haben weniger Vasospasmen als geclippte Patienten, bei denen das subarachnoidale Blut ausgespült wurde (Yalamanchili 1998; Molyneux 2002). Die transkranielle Dopplersonographie ist als Diagnostikum der Wahl anzusehen, wobei nicht die absoluten Messwerte der Blutgeschwindigkeit, sondern der intraindividuelle Vergleich im Längsschnitt entscheidend ist. Mittlere Blutflussgeschwindigkeiten < 120 cm/s oder > 200 cm/s sind aber einigermaßen zuverlässig zum Ausschluss bzw. Nachweis von Vasospasmen. Da Spasmen das neurochirurgische Operationsrisiko deutlich erhöhen, wird eine operative Clippung des Aneurysmas oder auch eine endovaskuläre Therapie innerhalb der ersten drei Tage nach der Blutung angestrebt. Kommt der Patient jedoch erst während der Vasospasmusphase in die Klinik (z. B. mit einer Rezidivblutung) ist heute die simultane endovaskuläre Therapie des Aneurysmas und des Vasospasmus durch intraarterielle Papaverin- oder Nimodipin-Gabe oder Angioplastie bei gleichzeitiger endovaskulärer Versorgung des Aneurysmas möglich (Wanke 2001).

*Hydrozephalus communicans malresorptivus:* Durch eine Liquorresorptionsstörung kann entweder sofort im Anschluss an die Blutung oder auch innerhalb weniger Tage ein Hydrocephalus communicans malresorptivus entstehen. Die Diagnose ist nur mithilfe der CT oder MRT möglich, ein klinischer Verdacht ergibt sich bei Befundverschlechterung des Patienten.

Selten kann der Hydrozephalus spontan reversibel sein, häufig ist jedoch für einige Tage eine externe Ventrikeldrainage nötig. Die Wahrscheinlichkeit für einen Hydrozephalus steigt bei intraventrikulären Blutungen und bei einer Tamponade der Cisterna ambiens mit Blut.

*Andere Komplikationen:* Etwa 30 % der Patienten entwickeln im Verlauf eine Hyponatriämie (Syndrom der inadäquaten ADH-Ausschüttung). 25 % der Patienten haben im Verlauf der Erkrankung epileptische Anfälle. Häufigste kardiale Komplikation sind Arrhythmien, bei 5 % der Patienten sogar lebensbedrohliche ventrikuläre Arrhythmien. Auch die häufig eintretenden Lungenödeme sind meist kardial und selten neurogen bedingt.

## E 7.3 Therapeutische Prinzipien

Die therapeutischen Prinzipien sind einfach: Das Aneurysma muss verschlossen, Vasospasmen müssen verhindert und die oben aufgeführten Komplikationen behandelt werden.

### E 7.3.1 Verschluss des Aneurysmas

Für den Verschluss des Aneurysmas stehen heute zwei prinzipiell gleichwertige Methoden zur Verfügung:

1. der operative und
2. der endovaskuläre Verschluss des Aneurysmas.

*Aneurysma-Operation:* Die Operation mit Platzieren eines Clips auf den Hals des Aneurysmas ist nach wie vor die sicherste Behandlung, um eine Nachblutung zu verhindern (↑↑). Für die Operation sprechen der etwas dauerhaftere Verschluss des Aneurysmas und die Möglichkeit, bei prozeduraler Ruptur direkt einzugreifen. Allerdings birgt jede Operation das Risiko einer zusätzlichen traumatischen Schädigung. Unabhängig von solchen Erwägungen ist die unbedingte Indikation zur

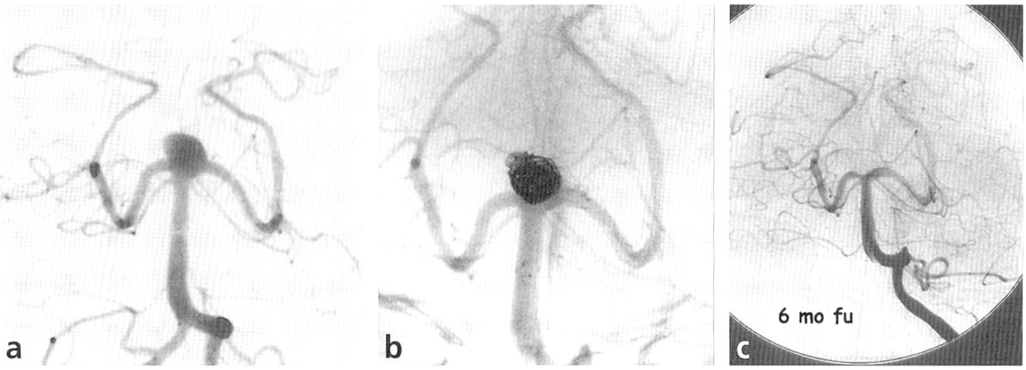


**Abb. E 7.1:** Großes und breitbasiges Aneurysma der Basilarisspitze, das endovaskulär mit einem Stent und mit Coils versorgt wurde (Bild a). Der Stent reicht von der mittleren A. basilaris bis ins P1-Segement nach links (Bild b). Die Kontrollangiographie nach sechs Monaten zeigt einen dauerhaften Verschluss des Aneurysmas mit hervorragender Remodellierung der Gefäßwand (Bild c).

Operation bei begleitendem großem intrazerebralem Hämatom gegeben (**Abb. E 7.1**).

*Endovaskulärer Verschluss:* Seit Anfang der 1990er-Jahre wurden endovaskuläre Verfahren etabliert, mit denen ein Verschluss des Aneurysmas durch Platinspiralen (Coils) erreicht wird, die durch arterielle Mikrokatheter platziert werden. Bei breitbasigen Aneurysmen können die Coils nach der Platzierung selbstexpandierender Stents durch die Stentmaschen eingeführt und so stabil im Aneurysma verankert werden (↑↑). Alternativ kommen Flow-Diverter zum Einsatz. Allerdings muss bei Stentimplantationen intra- und postinterventionell eine duale Plättchenhemmung mit ASS und Clopdiogrel durchgeführt werden. Um das Einblutungsrisiko bei einer eventuell erforderlichen Ventrikeldrainage möglichst gering zu halten, sollte diese möglichst vor der Intervention gelegt werden.

Die prozedurale Morbidität und Mortalität ist bei den endovaskulären Verfahren mit etwa 3,7 % bzw. 1 % deutlich geringer als beim operativen Clipping (Brilstra et al. 1999). Auch die neuropsychologischen Defizite können durch die endovaskuläre Behandlung deutlich reduziert werden (↑) (Koivisto et al. 2000). Die ISAT-Studie zeigt in einer selektionierten Gruppe randomisiert eine signifikante Überlegenheit der endovaskulären Behandlung (Molyneux et al. 2002; Molyneux 2015), die sich allerdings im Langzeitverlauf nach 18 Jahren den Ergebnissen des Clippings immer mehr annähert. Der Nachteil der endovaskulären Therapieverfahren ist eine mit 10–15 % relativ hohe Rekanalisierungsrate der Aneurysmen. Bisher erscheint das Risiko einer Rezidivblutung aber nicht relevant erhöht (Willinsky et al. 2009; Spetzler et al. 2015). Endovaskulär behandelte Patienten müssen jedoch mindestens einmal nach Abschluss der Behandlung (nach 6–12 Monaten) kontrollangiographiert werden (Byrne 2001). Wahrscheinlich ist jedoch eine MRA der DSA in der Nachweisgenauigkeit für Rezidivaneurysmen gleichwertig. In vielen Kliniken wird die Nachsorge schon per MRA durchgeführt, größere Studien liegen zu diesem Themenkomplex allerdings noch nicht vor. Aneurysmen, die 6 Monate nach dem Coiling komplett verschlossen sind, brauchen wahrscheinlich keine Langzeit-follow-up-Untersuchung mehr (Van Rooij und Sluzewski 2009). Davon ausgenommen sind jedoch Patienten mit Riesenaneurysmen, initial partiell thrombosierten Aneurysmen oder Patienten mit einer positiven Familienanamnese.

Der entscheidende Prädiktor für das Outcome der SAB-Patienten ist aber die Schwere der initialen SAB und die Qualität der intensivmedizinischen Behandlung der Komplikationen (↑↑).

An den Tagen 4–10 nach der SAB wird wegen der Gefahr der Verschlechterung durch einen Vasospasmus nur bei besonderen Befundkonstellationen operiert, beispielsweise bei einer Rezidivblutung, die erst in der Vasospasmusphase zur Klinikeinweisung führte. Auch hier bietet sich die endovaskuläre Therapie zunehmend als Option der ersten Wahl an (↑) (Wanke et al. 2000).

Bis zum Zeitpunkt der Behandlung muss der Patient strenge Bettruhe einhalten, der Blutdruck wird auf normotone Werte (zwischen 120 und 150 mmHg systolisch) gesenkt, und es erfolgt eine konsequente Schmerzbehandlung. Stress und körperliche Belastung jeder Art sollten vermieden werden. Zur Stuhlregulation werden Laxanzien verabreicht, um Pressen beim Stuhlgang zu vermeiden. Die Behandlung erfolgt auf einer Intensivstation.

### E 7.3.2 Behandlung des Hydrozephalus

Ein akuter Hydrozephalus mit Bewusstseinsstörung oder bei intraventrikulärer Blutung ist eine absolute Indikation zur Anlage einer ventrikulären Liquordrainage (↑). Erweiterte Liquorräume ohne ventrikuläre Einblutungen können sich in den ersten 24 Stunden spontan zurückbilden, sodass bei Fehlen einer Bewusstseinsstörung eine abwartende Haltung unter engmaschiger neurologischer Kontrolle gerechtfertigt ist. Steht eine endovaskuläre Behandlung an, die den Einsatz einer Antikoagulation erfordert, so ist die Indikation zur externen Ventrikeldrainage früh (möglichst vor Einsatz einer Antikoagulation) zu stellen. Der Hydrozephalus persistiert in etwa 30 % und erfordert dann eine dauerhafte Ventrikeldrainage durch einen Shunt. Einige Zentren favorisieren die zusätzliche lumbale Liquor-Drainage (Hoekema et al. 2007). Möglicherweise lassen sich damit die Dauer der Drainagepflichtigkeit und die Notwendigkeit einer dauerhaften Ableitung reduzieren.

### E 7.3.3 Prävention von Vasospasmus und DIND

Die Eckpfeiler der Prophylaxe von Vasospasmus und DIND sind die orale Gabe von Nimodipin, das Anstreben einer Normovolämie und die absolute Vermeidung hypotensiver Blutdruckwerte. Von der früher empfohlenen Triple-H-Therapie (Hypervolämie, Hypertonie, Hämodilution) als *präventive* Maßnahme wird heute meistens abgesehen. Auch die früher durchgeführte Behandlung mit Antifibrinolytika zur Verhinderung einer Rezidivblutung wurde aufgegeben, da unter diesen Maßnahmen zum Teil tödliche, vasospasmusbedingte Komplikationen, aber auch thromboembolische Ereignisse auftraten (↓) (Roos et al. 2000b).

### E 7.3.4 Behandlung von Vasospasmus und DIND

Die Therapie mit dem Kalziumantagonisten Nimodipin stellt derzeit die Basisbehandlung von Vasospasmus und DIND dar. Grundlage sind zahlreiche kontrollierte Studien, die auch mit anderen Kalziumantagonisten wie Nicardipin und AT877 durchgeführt wurden. Werden alle Studien zusammengenommen, zeigt sich eine signifikante Reduktion der Patienten mit schlechtem Outcome. Dies ist wahrscheinlich durch eine Reduktion von sekundären zerebralen ischämischen Ereignissen bedingt (Feigin et al. 2000). Werden die verschiedenen Kalziumantagonisten einzeln betrachtet, so ergibt sich lediglich für Nimodipin ein signifikanter Effekt in der Reduzierung der Patienten mit schlechtem Outcome. Hingegen konnte nur bei den Substanzen Nicardipin und AT877 eine signifikante Reduzierung des Vasospasmus nachgewiesen werden. Diese Studien zeigen, dass der Zusammenhang zwischen Vasospasmus und Outcome letztlich nicht vollständig geklärt ist, und legen die Vermutung nahe, dass die Wirkung von Nimodipin möglicherweise auch über zusätzliche Mechanismen wie Neuroprotektion vermittelt wird. Hieraus ergibt sich, dass Nimodipin bei allen Patienten mit SAB ab dem Zeitpunkt der Aufnahme für 14 Tage verabreicht werden sollte.
Aus dem Bereich der Neuroprotektiva wurde intensiv das 21-amino-Steroid Tirilazad untersucht. In vier kontrollierten Studien hat sich aber lediglich in einer Studie ein positiver Effekt bei Verwendung vom 6 mg/kg/die Tirilazad gezeigt (Kassel et al. 1996). Eine Vergleichsstudie mit der gleichen Dosierung konnte diesen Effekt nicht bestätigen (Haley et al. 1997), ebenso waren zwei weitere Studien mit einer höheren Dosierung von 15 mg/kg/die zur Dosisfindung bei Frauen negativ (Lanzino et al. 1999a, 1999b). Der Einsatz von Tirilazad kann daher nicht empfohlen werden.
Vasodilatatorische Substanzen haben in der Behandlung des Vasospasmus bislang keinen überzeugenden Erfolg gezeigt (↔). Insbesondere konnte durch Einsatz des Endothelin-Rezeptor-Antagonisten Clazosentan keine Verbesserung des funktionellen Outcomes erreicht werden (Macdonald et al. 2012).
Zwei kleinere Studien mit 80 bzw. 29 Patienten lassen einen möglichen prophylaktischen Effekt von Statinen vermuten (Tseng et al. 2007; Chou et al. 2008), eine generelle Empfehlung kann daraus aber nicht abgeleitet werden. Dasselbe gilt für den Einsatz von Magnesium (van den Bergh et al. 2005).
Bei akut aufgetretenem DIND kann die Induktion von Hypertension und Hypervolämie ischämische Symptome gelegentlich dauerhaft zurückbilden, wobei pathophysiologisch unklar ist, welchen Anteil die Perfusionsdrucksteigerung am Therapieerfolg hat (↑). Es wird sogar bezweifelt, ob überhaupt eine Erhöhung des zerebralen Blutflusses erreicht werden kann (Lennihan et al. 2000). Es werden hohe Mengen isoosmolarer, isotoner Flüssigkeiten infundiert, zusätzlich sind meist inotrope Substanzen (Katecholamine) zur Blutdrucksteigerung notwendig. Die Verstärkung einer möglicherweise schon vorbestehenden Hyponatriämie muss vermieden werden. Da zum Teil systemische Blutdrucksteigerungen von über 200–240 mmHg systolisch angestrebt werden, hat die Behandlung beträchtliche kardiale und pulmonale Risiken und erfordert eine invasive Überwachung auf einer Intensivstation, bei gefährdeten Patienten ein hämodynamisches Monitoring mit Swan-Ganz-Katheter oder PiCCO-System.
Ist das Aneurysma zu diesem Zeitpunkt noch nicht behandelt, besteht eindeutig eine erhöhte Gefahr für eine erneute Aneurysmaruptur. Präoperativ sollten daher systolische Blutdruckwerte von 150 mmHg nicht überschritten werden (↑).
In spezialisierten Zentren können zwei endovaskuläre Verfahren zur Behandlung von Vasospasmen/DIND angeboten werden. Das CT sollte dabei möglichst noch keinen Infarkt im betroffenen Gefäßareal zeigen. Bei 70 % der berichteten Einzelfälle wurde bei Behandlungsbeginn innerhalb von weniger als 12 Stunden eine Funktionsverbesserung erreicht (Newell et al. 1999).
Die transluminale *Angioplastie* eignet sich besonders für Spasmen der distalen Arteria carotis und allenfalls noch der proximalen A1- und M1-Segmente. Im hinteren Kreislauf kann die Angioplastie zur Dilatation der Arteria vertebralis und der Arteria basilaris eingesetzt werden (Mc Guiness et al. 2010).
Zeigt der Patient angiographisch generalisierte Vasospasmen unter Einbeziehung auch der distalen Gefäßsegmente, ist wahrscheinlich die intraarterielle Gabe von Papaverin, Nimodipin oder Milrinon als Mittel der Wahl anzusehen (↑) (Polin et al. 1998; Biondi et al. 2004; Weyer et al. 2006). Für beide Medikamente gibt es keine Zulassung für diese Indikation und keine sehr validen Daten. Die klinische Erfahrung zeigt aber, dass es eine deutliche Wirkung gibt. Durch die Papaverin-Infusion kann es zu einer passageren Mydriasis kommen; dies sollte während der Papaverin-Gabe nicht zu der Annahme einer klinischen Verschlechterung, ggfs. gar durch eine Nachblutung verursacht, verleiten. Auch die Kombination beider endovaskulärer Verfahren ist möglich (Kerz et al. 2016; Pandey 2013). Der Nachteil der medikamentösen Therapie ist zweifellos die nur kurze Wirksamkeit, sodass bei einzelnen Patienten diese invasive Therapie mehrfach durchgeführt werden muss. Insgesamt ist die Datenlage zur endovaskulären Vasospasmusthera-

pie schwach. Möglicher Nachteil, v. a. bei beatmeten Patienten, ist auch die Gefährdung durch den Transport und die lange Therapiedauer mit Flachlagerung, Unregelmäßigkeiten in der Beatmung, Blutdruckschwankungen etc.

## E 7.4 Pragmatische Therapie

Eine sofortige Einweisung in ein spezialisiertes Zentrum mit sowohl neurochirurgischer als auch neuroradiologischer Versorgung ist zwingend notwendig, wenn die Anamnese, der CT-Befund oder die Liquorpunktion den Verdacht auf eine SAB begründet.
**Tab. E 7.2** fasst die therapeutischen Empfehlungen mit dem Qualitätsgrad der Empfehlung zusammen.

### E 7.4.1 Operationszeitpunkt

Alle Patienten, die

1. in gutem klinischen Zustand (Hunt und Hess bzw. WFNS Grad I–III),
2. frühzeitig (am 1. und 2. Tag nach den Erstsymptomen der SAB),
3. ohne Hinweis auf einen schon beginnenden Vasospasmus

die Klinik erreichen, werden nach dem CT so bald wie möglich angiographiert und bei Aneurysmanachweis einer frühen Therapie zugeführt. Die Therapie eines Aneurysmas sollte immer interdisziplinär (Interventionen, neurochirurgisch) im Behandlungsteam abgestimmt sein (↑, A).
Auch Patienten mit SAB der Grade IV und V können früh operiert werden, wenn das Operationsrisiko als vertretbar eingeschätzt wird (Gizewski et al. 2008). Häufig ist der Grund für den schlechten klinischen Zustand der Patienten ein blutungsbedingter Hydrozephalus. Clipping eines Aneurysmas und ventrikuläre Liquordrainage sollten in derselben Operation durchgeführt werden. Wird der Patient endovaskulär versorgt, ist eine vorherige Liquordrainage ebenfalls sinnvoll.
Wenn die Operation nicht innerhalb der ersten drei Tage nach Symptombeginn erfolgen kann, ein Vasospasmus vorliegt oder das Operationsrisiko als hoch eingestuft wird, muss der OP-Zeitpunkt individuell nach der Situation des Patienten festgelegt werden.

### E 7.4.2 Allgemeine Behandlungsmaßnahmen

Die meisten der allgemeinen Behandlungsmaßnahmen sind empirisch und nicht durch kontrollierte Studien gesichert.
Der Patient sollte Bettruhe einhalten und bis zur Operation nur zur Toilette aufstehen. Pressen beim Stuhlgang sollte vermieden werden (↔). Milde Laxanzien werden verwendet. Der Oberkörper wird zur Hirndruckprophylaxe 30° hochgelagert. Zur Prophylaxe von Vasospasmus und Hyponatriämie wird eine Einfuhr von 3 l pro Tag isotoner Flüssigkeit angestrebt (↑↑, B). Zur Vermeidung von Stressulzera sind Protonenpumpenhemmer indiziert (Omeprazol, Pantoprazol). Einer Beinvenenthrombose wird mit intermittierenden pneumatischen Kompressionstrümpfen vorgebeugt. Eine subkutane Low-dose-Heparinisierung (3 × 5 000 IE Heparin s. c., niedermolekulare Heparine) sollte den postoperativ länger bettlägerigen Patienten vorbehalten werden, obwohl eine Erhöhung des Nachblutungsrisikos bei nicht versorgtem Aneurysma durch Low-dose-Heparin oder niedermolekulares Heparin bislang nicht beobachtet – aber auch nicht ausreichend untersucht – wurde (↔, C).
Komatöse Patienten werden u. U. sediert und beatmet. Liquorzirkulationsstörungen werden großzügig mit einer externen Liquordrainage versorgt.
War für die Platzierung der Coils bei endovaskulär behandelten Patienten eine Stentimplantation notwendig, so erfolgt wegen der Gefahr der Stentthrombose eine drei bis sechsmonatige duale Plättchenhemmung (100 mg ASS und 75 mg Clopdigrel).
Nach Ausschaltung des Aneurysmas sollte der Blutdruck systolische Werte von 130–150 mmHg (MAP > 100) nicht unterschreiten. Er muss bei arterieller Hypotonie durch Volumengabe gestützt werden (↑, A). Bei immer noch zu niedrigen Blutdruckwerten kann die Nimodipin-Dosis (s. u.) zunächst halbiert werden. Priorität in der Prophylaxe von Vasospasmus und DIND hat die Vermeidung hypotensiver Blutdruckwerte, auf Nimodipin muss nötigenfalls verzichtet werden (↑↑). Hypertensive Blutdruckwerte über 200/110 mmHg sollten zunächst durch eine stufenweise Dosissteigerung von Nimodipin auf 3–4 mg pro Stunde i. v. (bei Applikation über Perfusor) gesenkt werden. Bei oraler Nimodipin-Therapie kann der Blutdruck mit Urapidil, zunächst 25 mg langsam i. v., dann maximal 2 mg pro Minute über den Perfusor (Erhaltungs-

**Tab. E 7.2:** Therapieempfehlungen nach SAB

| Therapie | | Evidenzgrad | Empfehlungsstärke |
|---|---|---|---|
| Aneurysmaclipping | Frühoperation, SAB I–III | ↑↑ | A |
| | Frühoperation, SAB IV–V | ↑ | B |
| Aneurysmacoiling | Frühintervention, SAB I–III | ↑↑ | A |
| | Frühintervention, SAB IV–V | ↑ | B |
| Prophylaxe von Vasospasmus und DIND | Normovolämie | ↔ | A |
| | Nimodipin | ↑↑ | A |
| Therapie von Vasospasmus und DIND | Induzierte Hypertension und Hypervolämie | ↔ | A |
| | Endovaskuläre Vasospasmustherapie | ↔ | A |

dosis 9 mg pro Stunde) vorsichtig gesenkt werden. Diese Therapie sollte längstens für sieben Tage fortgeführt werden.
Analgesie wird durch Paracetamol (500–1 000 mg Supp.) ggf. Metimazol (2 × 20 Tropfen) und Opioide (Morphinsulfat, 3 × 10 mg, zusätzlich Antiemetikum) erreicht. Eine fest angesetzte Medikation ist einer Bedarfsgabe vorzuziehen. Zur Verminderung von Übelkeit und Erbrechen dürfen keine Phenothiazine eingesetzt werden, da diese die Vigilanz und damit die neurologische Beurteilbarkeit herabsetzen. Thrombozytenaggregationshemmer werden nur bei endovaskulär versorgten Patienten gegeben, um das Risiko thrombembolischer Ereignisse zu reduzieren.
Dexamethason spielt nur eine Rolle, wenn Riesenaneurysmen durch Verschluss des Aneurysma-tragenden Gefäßes verschlossen werden. Die Thrombosierung des Aneurysmas geht unter Umständen mit einer Schwellung einher und je nach Größe des Aneurysmas können bereits geringe Volumenzunahmen zu Verschlechterungen des neurologischen Befundes führen. Ansonsten sind Steroide unwirksam (↔).

### E 7.4.3 Prophylaxe und Therapie von Vasospasmus und DIND

Nimodipin wird bei allen Patienten mit SAB ab dem Zeitpunkt der Aufnahme für 14 Tage verabreicht (↑↑, A). Die in Deutschland weit verbreitete Therapie mit intravenösem Nimodipin ist oralem Nimodipin nicht überlegen (Feigin et al. 2000). Bei wachen Patienten kann somit die Medikation oral (4 × 2 Tbl. à 30 mg oder 60 mg alle 6 h) gegeben werden. Bei Vigilanzminderung oder intestinaler Resorptionsstörung muss die Medikation intravenös, am besten über einen zentralen Zugang, erfolgen. Wegen der Gefahr einer arteriellen Hypotonie sollte mit einer Dosierung von 1 mg/h (entsprechend 5 ml/h) über einen Perfusor begonnen werden. Wird diese Dosis gut vertragen, sollte die Dosis auf 10 mg/h nach sechs Stunden verdoppelt werden. Auch bei Patienten mit traumatischer SAB (Fisher-Grad II, sollte eine Therapie mit Nimodipin in der gleichen Dosierung wie oben angegeben erfolgen.
Als Nebenwirkungen können neben der arteriellen Hypotonie, Kopfschmerzen, akuter Ileus, pulmonale Rechts-Links-Shunts und Leberenzymerhöhungen (23,7 Vol.-% Alkohol als Lösungsmittel) auftreten. Wegen der Gefahr einer Thrombophlebitis bei peripher-venöser Gabe sollte einem zentralen Zugang der Vorzug gegeben werden, oder aber, falls möglich, gleich mit der oralen Gabe begonnen werden. Intravenös muss Nimodipin in lichtundurchlässigen Infusionssystemen verabreicht werden.
Die transkranielle Doppler- oder Duplexsonographie der basalen Hirnarterien wird täglich durchgeführt, um Vasospasmen zu erkennen, bevor klinische Symptome auftreten. Ein Anstieg der Flussgeschwindigkeit in der A. cerebri media um mehr als 50 cm/s/Tag spricht für einen manifesten Vasospasmus. Mean-Flow-Werte zwischen 80 und 120 cm/s sprechen für einen grenzwertigen Befund, Werte zwischen 120 und 160 cm/s für einen mittelschweren Vasospasmus und Mean-Flow-Werte größer 160 cm/s sind mit einem schweren Vasospasmus vereinbar. Bei klinischer Verschlechterung (DIND) und bei Zeichen eines Vasospasmus sollte eine Hypertension und Hypervolämie induziert werden, nachdem andere Ursachen für die neurologische Verschlechterung (Hydrozephalus, Reblutung, Hyponatriämie) ausgeschlossen worden sind. Blutdruck und Blutvolumen werden gesteigert, bis es zu einer Besserung der fokalneurologischen Symptome kommt (↑, A) (**Tab. E 7.3**). Falls durch radiologische Methoden neue Hirninfarkte erkennbar sind, muss die Therapie wegen der Gefahr einer Infarkteinblutung reduziert werden. Der obere systolische Blutdruck sollte in diesen Fällen 200 mmHg nicht überschreiten. Weitere Gefahren sind Lungenödem, dekompensierte Herzinsuffizienz, Herzinfarkt, Hirnödem, erneute Aneurysmablutung, schwere Elektrolytentgleisung und Niereninsuffizienz, vor allem unter hoch dosierter Katecholamintherapie.

### E 7.4.4 Hyponatriämie-Therapie

Die übliche SIADH-Therapie mit Flüssigkeitsrestriktion ist bei Patienten mit SAB kontraindiziert, da Volumenmangel und Hypotonie Risikofaktoren für die Ausbildung eines symptomatischen Vasospasmus sind (↓). Die Korrektur der Hyponatriämie erfolgt durch die ausreichende Zufuhr von 0,9 %-NaCl-Infusionen. Gegebenenfalls kann 10 % NaCl über einen Perfusor (beginnend mit 1 ml/h, Steigerung bis zu 5 ml/h) hinzugefügt werden. Wegen der Gefahr einer zentralen pontinen Myelinolyse darf die Aufsättigung nicht zu rasch erfolgen. Es wird empfohlen, nicht mehr als 1 mmol Serumnatriumanstieg pro Stunde bzw. nicht mehr als 12 mmol Anstieg in 24 h zu erreichen. Erleichtert werden kann die Therapie durch die Gabe von Hydrokortison (100–200 mg/d). Obwohl die mineralokortikoide Wirkung nur gering ist, normalisieren sich die Natrium-Werte deutlich schneller (↔, B). Alternativ kann auch das Mineralokortikoid Astonin® H angewandt werden (↑).

## E 7.5 Spezielle Probleme

### E 7.5.1 Nicht-rupturierte Aneurysmen

Wiebers et al. legten 1998 eine Studie zum Spontanverlauf von zufällig entdeckten, nicht rupturierten intrakraniellen Aneurysmen vor. Diese Studie entsprach nicht der bis dahin gängigen Lehrmeinung, dass alle intrakraniellen Aneurysmen gefährlich sind. Durch viele Anschluss-Studien hat sich nach anfänglicher Unsicherheit jedoch für viele Aneurysmen ein klares Bild zur Behandlungsindikation entwickelt (Wiebers et al. 2003). Wichtige Faktoren für oder gegen eine Therapie sind Größe, Lage und Form des Aneurysmas, Varianten des Circulus Willisii, aber auch Begleiterkrankungen und Lebenserwartung des Patienten. Eindeutig für eine Behandlung intraduraler Aneurysmen sprechen eine stattgehabte Blutung aus einem anderen Aneurysma sowie Aneurysmen, die durch ihre direkte raumfordernde Wirkung symptomatisch geworden sind. Ist die Oberfläche des

**Tab. E 7.3:** Therapie (verzögerter ischämischer neurologischer Defizite/DIND)

| | **Symptom und Therapie** |
|---|---|
| **Indikation** | Zunehmende Bewusstseinsverschlechterung |
| | Neuauftreten fokal-neurologischer Defizite am Tag 3–14 nach SAB |
| | Im TCD Mean-Flow größer 160 cm/s oder Anstieg von 50 cm/s/Tag |
| | Ausschluss anderer Ursachen durch CT, Labor |
| **Durchführung** | Gabe von Elektrolytlösung mindestens 3 000 (bis zu 10 000) ml/Tag |
| | Positiv inotrope Substanzen: Dopamin (3–30 mg/kg/Min), Norepinephrin (0,1–1 mg/h) über Perfusor |
| **Zielparameter** | Steigerung des RR bis zur Besserung fokal-neurologischer Defizite |
| | Grenzwerte: 240 mmHg systolisch bei behandelten Aneurysmen |
| | 150 mmHg (s. o.) systolisch bei unbehandelten Aneurysmen |
| | Zentraler Venendruck zwischen 8 und 12 mmHg |
| | Hämodynamisches Monitoring mit Swan-Ganz-Katheter oder PiCCO-System |
| **Überwachung** | Intensivstation! |
| | Kontinuierlich: arterieller Blutdruck, $O_2$-Sättigung, EKG |
| | Stündlich: ZVD, Bilanz |
| | 3 x tgl.: Auskultation, Elektrolyte, Wedge-Druck, Osmolarität, Blutgase bei beatmeten Patienten |
| | 1 x tgl.: Röntgen-Thorax, Blutbild, Kreatinin, Harnstoff, Herzenzyme, CRP |
| **Risiken** | Herz: dekompensierende Herzinsuffizienz, Herzinfarkt |
| | Lunge: Lungenödem, Lungenstauung, Pneumothorax |
| | Hirn: Hirnödem, Aneurysmaruptur, hämorrhagische Infarzierung |
| | Blut: Elektrolytentgleisung |
| | Niere: Niereninsuffizienz, akutes Nierenversagen |

Aneurysmas nicht glatt (sog. Babyaneurysmen) oder reichert die Aneurysmawand in der MR-Untersuchung Kontrastmittel an, dann sind diese Aneurysmen eher instabil (Hu et al. 2016; Jiang et al. 2016). Liegt keine Blutung aus einem anderen Aneurysma vor, sollte bei asymptomatischen singulärenAneurysmen ab einem Maximaldurchmesser von 7 mm eine Therapie unter sorgfältiger Berücksichtigung von Alter, Begleiterkrankungen und Lebenserwartung diskutiert werden. Bei Aneurysmen des hinteren Kreislaufs inklusive Aneurymen der Karotishinterwand sollte auch eine Therapie kleinerer Aneurysmen erwogen werden. Bei der Beurteilung aller nicht rupturierten Aneurysmen spielen auch behandlungsabhängige Faktoren, wie die zentreneigenen Komplikationsraten, eine wichtige Rolle. Das Messen der Aneurysma-Größe als alleiniger Parameter wird dem individuellen Blutungsrisiko nicht gerecht. Daher sollte der Patient zur individuellen Entscheidungsfindung in jedem Fall in einem Zentrum mit ausgewiesener neuroradiologischer und neurochirurgischer Expertise vorgestellt werden.

Da die endovaskuläre Therapie mit einer sehr niedrigen prozeduralen Morbidität und Letalität behaftet ist, wird an vielen Zentren bei asymptomatischen Aneurysmen der primäre endovaskuläre Therapieweg (wenn anatomisch möglich) offeriert (Bederson et al. 2000; Johnston et al. 2000). Sowohl beim Clipping als auch beim Coiling ist die Mortalität nichtrupturierter Aneurysmen beinahe bei 0 %, wenn Patienten in einem ausgewiesenen Zentrum mit interdisziplinärer Behandlungsmöglichkeit behandelt werden (Johnston et al. 2001; Jabbarli et al. 2016). Wegen der geringeren Invasivität des Coilings wird bei identisch eingeschätzter Behandlungsqualität beider Methoden die interventionelle Behandlung vor einem Clipping favorisiert. An fast allen Zentren werden die Patienten nach 6–12 Monaten nachangiographiert, an einigen Institutionen erfolgt die Nachsorge nach Coiling per MRA.

Ein Screening von Patienten mit positiver Familienanamnese für Aneurysmen kann unter bestimmten Voraussetzungen sinnvoll sein (Raaymakers et al. 1998; Rinkel 2005). Vor Durchführung einer entsprechenden Untersuchung, in der Regel eine MRA, sollten allerdings die Konsequenzen, auch die Möglichkeit anderer Zufallsbefunde, mit dem Patienten ausführlich diskutiert werden. Kriterien, die für eine Screening-Untersuchung sprechen, sind zwei oder mehr betroffene Angehörige ersten Grades, fehlende Komorbidität und jüngeres Alter. Auch bei Vorliegen von familiären Nierenzysten sollte eine Screening-Untersuchung erwogen werden (Rinkel 2005).

### E 7.5.2 SAB ohne Nachweis einer Blutungsquelle

In 15–20 % findet sich bei einer SAB in der initialen Angiographie kein Aneurysma. Bei zwei Drittel dieser Patienten liegt im CT eine sogenannte *perimesenzephale SAB* vor (Vermeer 1997). Diese ist definiert nach der perimesenzephal betonten Blutverteilung (kein Blut in der Sylvischen Fissur und rostral der Commissura anterior), dem negativen Angiogramm und dem sehr benignen Verlauf. Bei nur 20 % dieser Patienten entwickelt sich ein Hydrozephalus, Vasospasmen werden praktisch nicht beobachtet. Eine Re-Angiographie ist bei dieser Konstellation nicht nötig, der Krankenhausaufenthalt kann sich auf wenige Tage beschränken. Nur bei 2,5–5 % der Patienten mit einer solchen Blutverteilung im CT findet sich angiographisch ein Aneurysma. Nach neueren Daten ist wahrscheinlich eine alleinige CTA bei diesen Patienten ausreichend (Willinsky et al. 2009).

Bei einer nicht-perimesenzephalen Blutung ohne Aneurysma-Nachweis ist die Situation komplexer: In diesen Fällen muss auch nach arteriovenösen Malformationen und besonders auch nach Durafisteln gesucht werden. Letzteres erfordert, dass auch Injektionen in die Arteria carotis externa bds. durchgeführt werden und zusätzlich, zumindest das obere Halsmark, angiographisch mit dargestellt wird. Ist die Angiographie technisch unzureichend oder inkomplett, sollte eine erneute Angiographie baldmöglichst durchgeführt werden. Zur Frage der erneuten Angiographie nach technisch guter Erstangiographie gibt es immer noch keine wirklich einheitliche Datenlage (Potter et al. 2016; Sahin et al. 2016; Ringelstein et al. 2015). Klar ist nur, dass die CT-Angiographie bei diesen Patienten als alleinige Diagnostik nicht ausreicht (Heit et al. 2016).

Eigenständige Krankheitsbilder, bei denen es relativ häufig zu nicht-aneurysmatischen fokalen sulcalen Subarachnoidalblutungen kommt, sind das reversible zerebrale Vasokonstriktionssyndrom (RCVS) und die zerebrale Amyloidangiopathie (CAA).

### E 7.5.3 Traumatische SAB

Patienten mit schwerem Schädel-Hirn-Trauma zeigen in 30 % subarachnoidales Blut im initialen CT. Meistens ist das Blut parietal lokalisiert, bei einigen Patienten kann die Abgrenzung zu einer Aneurysma-bedingten SAB aber durchaus schwierig sein. Wenn dann auch der Trauma-Mechanismus nicht klar ist (Autounfall wegen SAB oder SAB wegen Autounfall) sollte der Patient im Zweifel angiographiert werden. Patienten mit einer traumatischen SAB haben eine schlechtere Prognose als Patienten mit gleichem klinischen Zustand ohne SAB. Die Gabe des Kalziumantagonisten Nimodipin konnte die Prognose von Patienten mit traumatischer SAB der Fisher-Grade II–IV verbessern (Letalität 25 % i. v. zu 46 %) (Harders et al. 1996). Allerdings ist dies die einzige Studie.

### E 7.5.4 Riesenaneurysmen

Aneurysmen über 2,5 cm Durchmesser werden »gigantisch« genannt und kommen bei 2,5 % der Patienten vor. Sie werden allerdings oft nicht durch eine SAB symptomatisch, sondern durch Kompressionssyndrome. Liegen neurologische Ausfälle vor, wird heute entweder eine eine endovaskuläre oder eine mikrochirurgische Therapie möglichst mit Erhaltung des Aneurysma-tragenden Gefäßes angestrebt. Neuere Entwicklungen mit intrakraniell applizierbaren Stents lassen heute häufig eine Aneurysmaausschaltung unter Schonung des Trägergefäßes zu (Wanke 2003). In seltenen Fällen können gigantische Aneurysmen auch nach Anlage eines Gefäßbypasses ausgeschaltet werden.

Bei 5–35 % der Patienten mit einer SAB werden *multiple Aneurysmen* gefunden. Da bei nicht geclippten Aneurysmen ein Blutungsrisiko von 1–3 % pro Jahr besteht, sollten alle sinnvoll behandelbaren Aneurysmen behandelt werden.

## Literatur

Agid R, Andersson T, Almqvist H, Willinsky RA, Lee SK, terBrugge KG, Farb RI, Söderman M. Negative CT angiography findings in patients with spontaneous subarachnoid hemorrhage: When is digital subtraction angiography still needed? AJNR Am J Neuroradiol 2010; 31(4): 696–705.

Bederson JB, Awad IA, Wibers DO et al. Recommendations for the management of patients with unruptured intracranial aneurysms: A statement for healthcare professionals from the Stroke Concil of the American Heart Association. Circulation 2000; 102: 2300–2308.

Biondi A, Ricciardi GK, Puybasset L, Abdennour L, Longo M, Chiras J, Van Effenterre R. Intra-arterial nimodipine for the treatment of symptomatic cerebral vasospasm after aneurysmal subarachnoid hemorrhage: preliminary results. AJNR Am J Neuroradiol 2004; 25: 1067–1076.

Brown RD, Wiebers DO. Subarachnoidal hemorrhage and unruptured intracranial aneurysms. In: Cerebrovascular disease – pathophysiology, diagnosis and mangment. Oxford, London, Edinburgh, Carlton: Blackwell Science; 1998. 1502–1531.

Brilstra E, Rinkel G, van der Graaf Y, van Rooij W, Algra A. Treatment of intracranial aneurysms by embolization with coils: a systematic review. Stroke 1999; 30: 470–476.

Byrne JV. Acute endovascular treatment by coil embolisation of ruptured intracranial aneurysms. Ann R Coll Surg Engl 2001; 83: 253–256.

Canhao P, Ferro J, Pinto A, Melo T, Campos J. Perimesencephalic and nonperimesencephalic subarachnoid haemorrhages with negative angiograms. Acta Neurochir 1995; 132: 14–19.

Cloft H, Joseph G, Dion J. Risk of cerebral angiography in patients with subarachnoid hemorrhage, cerebral aneurysm, and arteriovenous malformation: a meta-analysis. Stroke 1999; 30: 317–320.

Cortnum S, Sørensen P, Jørgensen J. Determining the sensitivity of computed tomography scanning in early detection of subarachnoid hemorrhage. Neurosurgery 2010; 66(5): 900–902; discussion 903.

Dubosh NM, Bellolio MF, Rabinstein AA, Edlow JA. Dubosh NM, Bellolio MF, Rabinstein AA, Edlow JA. Sensitivity of Early Brain Computed Tomography to Exclude Aneurysmal Subarachnoid Hemorrhage: A Systematic Review and Meta-Analysis. Stroke 2016; 47(3): 750–755.

Edjlali M, Rodriguez-Régent C, Hodel J, Aboukais R, Trystram D, Pruvo JP, Meder JF, Oppenheim C, Lejeune JP, Leclerc X, Naggara O. Subarachnoid hemorrhage in ten questions. Diagn Interv Imaging 2015; 96(7–8): 657–666.

Elliott J, Newell D, Lam D, Eskridge J, Douville C, Le Roux P et al. Comparison of balloon angioplasty and papaverine infusion for the treatment of vasospasm following aneurysmal subarachnoid hemorrhage. J Neurosurg 1998; 88: 277–284.

Eskridge J, McAuliffe W, Song J, Deliganis A, Newell D, Lewis D et al. Balloon angioplasty for the treatment

E 7

of vasospasms: Results of first 50 cases. Neurosurgery 1998; 42: 510–516.

Feigin V, Rinkel G, Algra A, Vermeulen M, van Gijn J. Calcium antagonists for aneurysmal subarachnoid haemorrhage. Cochrane Database of Systematic Reviews 2000; issue 2. Oxford: Update Software.

Fujii Y, Takeuchi S, Sasaki O, Minakawa T, Koike T, Tanaka R. Ultra-early rebleeding in spontaneous subarachnoid hemmorrhage. J Neurosurg 1996; 84: 35–42.

Gizewski ER, Göricke S, Wolf A, Schoch B, Stolke D, Forsting M, Wanke I. Endovascular treatment of intracranial aneurysms in patients 65 years or older: clinical outcomes. AJNR Am J Neuroradiol 2008; 29(8): 1575–1580.

Grote E, Hassler W. The critical first minutes after subarachnoid hemmorhage. Neurosurgery 1988; 22: 654–661.

Haley EC, Kassell NF, Apperson-Hansen C, Maile MH, Alves WM. A randomised, double-blind, vehicle-controlled trial of tirilazad mesylate in patients with aneurismal subarachnoid hemorrhage: a cooperative study in North America. J Neurosurg 1997; 86: 467–474.

Heit JJ, Pastena GT, Nogueira RG, Yoo AJ, Leslie-Mazwi TM, Hirsch JA, Rabinov JD. Cerebral Angiography for Evaluation of Patients with CT Angiogram-Negative Subarachnoid Hemorrhage: An 11-Year Experience. AJNR Am J Neuroradiol 2016; 37(2): 297–304.

Hop J, Rinkel G, Algra A, van Gijn J. Quality of life in patients and partners after aneurysmal subarachnoid hemorrhage. Stroke 1998; 29: 798–804.

Hu P, Yang Q, Wang DD, Guan SC, Zhang HQ. Hu P, Yang Q, Wang DD, Guan SC, Zhang HQ. Wall enhancement on high-resolution magnetic resonance imaging may predict an unsteady state of an intracranial saccular aneurysm. Neuroradiology 2016. [Epub ahead of print].

Jabbarli R, Wrede KH, Pierscianek D, Dammann P, El Hindy N, Özkan N, Müller O, Stolke D, Forsting M, Sure U. Outcome After Clipping of Unruptured Intracranial Aneurysms Depends on Caseload. World Neurosurg 2016; 89: 666–671.

Jiang H, Weng YX, Zhu Y, Shen J, Pan JW, Zhan RY. Patient and aneurysm characteristics associated with rupture risk of multiple intracranial aneurysms in the anterior circulation system. Acta Neurochir (Wien) 2016; 158(7): 1367–1375.

Johnston SC, Zhao S, Dudley RA, Berman MF, Gress DR. Treatment of unruptured cerebral aneurysms in California. Stroke 2001; 32: 597–695.

Johnston S, Selvin S, Gress D. The burden, trends, and demographics of mortality from subarachnoid hemorrhage. Neurology 1998; 50: 1413–1418.

Kangasniemi M, Makela T, Koskinen S, Porras M, Poussa K, Hernesniemi J. Detection of intracranial aneurysms with two-dimensional and three-dimensional multislice helical computed tomographic angiography. Neurosurgery 2004; 54: 336–340; discussion 340–341.

Kassell NF, Peerless S, Durward Q, Beck D, Drake C, Adams H. Treatment of ischemic deficits from vasospasm with intravascular volume expansion and induced arterial hypertension. Neurosurgery 1982; 11: 337–343.

Kassell NF, Torner J, Jane J, Haley EC, Adams H. The International Cooperative Study on the Timing of Aneurysm Surgery. Part 2: surgical results. J Neurosurg 1990; 72: 37–47.

Kassell NF, Haley EC, Apperson-Hansen C, Alves WM. Randomized, double-blind, vehicle-controlled trial of tirilazad mesylate in pateints with aneurysmal subarachnoid hemorrhage: a cooperative study in Europe, Australia, and New Zealand. J Neurosurg 1996; 84: 221–228.

Kerz T, Boor S, Ulrich A, Beyer C, Hechtner M, Mueller-Forell W. Endovascular therapy for vasospasm after aneurysmatic subarachnoid hemorrhage. Br J Neurosurg 2016; Apr 15: 1–5. [Epub ahead of print].

Koivisto T, Vanninen R, Hurskainen H, Saari T, Hernesniemi J, Vapalahti M. Outcomes of early endovascular versus surgical treatment of ruptured cerebral aneurysms. A prospective randomized study. Stroke 2000; 31: 2369–2377.

Lanzino G, Kassell N. Double-blind, randomized, vehicle-controlled study of high-dose tirilazad mesylate in women with aneurysmal subarachnoid hemorrhage. Part II. A cooperative study in North America. J Neurosurg 1999a; 90: 1018–1024.

Lanzino G, Kassell N, Dorsch N, Pasqualin A, Brandt L, Schmiedek P et al. Double-blind, randomized, vehicle-controlled study of high-dose tirilazad mesylate in women with aneurysmal subarachnoid hemorrhage. Part I. A cooperative study in Europe, Australia, New Zealand, and South Africa. J Neurosurg 1999b; 90: 1011–1017.

Lennihan L, Mayer SA, Fink ME et al. Effect of hypervolemic therapy on cerebral blood flow after subarachnoid hemorrhage: a randomized controlled trial. Stroke 2000; 31: 383–391.

Linn F, Wijdicks E, van der Graaf Y, Weerdesteyns-van Vliet F, Bartelds A, van Gijn J. Prospective study of sentinel headache in aneurysmal subarachnoid haemorrhage. Lancet 1994; 344: 590–593.

Linn F, Rinkel G, Algra A, van Gijn J. Incidence of subarachnoid hemorrhage: role of region, year, and rate of computed tomography; a meta-analysis. Stroke 1996; 27: 625–629.

Macdonald RL, Higashida RT, Keller E, Mayer SA, Molyneux A, Raabe A et al. Randomized trial of clazosentan in patients with aneurysmal subarachnoid hemorrhage undergoing endovascular coiling. Stroke 2012; 43(6): 1463–1469.

McCormack RF, Hutson A. Can computed tomography angiography of the brain replace lumbar puncture in the evaluation of acute-onset headache after a negative noncontrast cranial computed tomography scan? Acad Emerg Med 2010; 17(4): 444–451.

McGuinness B, Gandhi D. Endovascular management of cerebral vasospasm. Neurosurg Clin N Am 2010; 21(2): 281–290.

Meurer WJ, Walsh B, Vilke GM, Coyne CJ.Meurer WJ, Walsh B, Vilke GM, Coyne CJ. Clinical Guidelines for the Emergency Department Evaluation of Subarachnoid Hemorrhage. J Emerg Med 2016; 50(4): 696–701.

Molyneux A, Kerr R, Stratton I, Sandercock P, Clarke M, Shrimpton J, Holman R. International Subarachnoid Aneurysm Trial (ISAT) of neurosurgical versus endovascular coiluig in 2143 patients with ruptured intracranial aneurysms: a randomised trial. Lancet 2002; 360: 1267–1274.

Molyneux AJ, Birks J, Clarke A, Sneade M, Kerr RS. The durability of endovascular coiling versus neurosurgical clipping of ruptured cerebral aneurysms: 18 year follow-up of the UK cohort of the International Subarachnoid Aneurysm Trial (ISAT). Lancet 2015; 385(9969): 691–697.

Mulé S, Soize S, Benaissa A, Portefaix C, Pierot L. Detection of aneurysmal subarachnoid hemorrhage 3months after initial bleeding: evaluation of T2* and FLAIR MR sequences at 3T in comparison with initial non-enhanced CT as a gold standard. J Neurointerv Surg 2016; 8(8): 813–818.

Newell DW, Elliott JP, Eskridge JM, Winn HR. Endovascular therapy for aneurysmal vasospasm. Crit Care Clin 1999; 15: 685–699.

Noguchi K, Ogawa T, Seto H, Inugami A, Hadeishi H, Fujita H et al. Subacute and chronic subarachnoid hemorrhage: diagnosis with fluid-attenuated inversion-recovery MR imaging. Radiology 1997; 203: 257–262.

Nyquist PA, Brown RD, Wiebers DO, Crowson CS, O'Fallon WM. Circadian and seasonal occurrence of subarachnoid and intracerebral hemmorrhage. Neurology 2001; 56: 190–193.

Öhman J, Heiskanen O. Timing of operation for ruptured supratentorial aneurysms: a prospectiva randomized study. J Neurosurg 1989; 70: 55–60.

Pandey AS, Elias AE, Chaudhary N, Thompson BG, Gemmete JJ. Endovascular treatment of cerebral vasospasm: vasodilators and angioplasty. Neuroimaging Clin N Am 2013; 23(4): 593–604.

Polin RS, Hansen CA, German P, Chadduck JB, Kassell NF. Intra-arterially administered papaverine for the treatment of symptomatic cerebral vasospasm. Neurosurgery 1998; 42: 1256–1264.

Potter CA, Fink KR, Ginn AL, Haynor DR. Perimesencephalic Hemorrhage: Yield of Single versus Multiple DSA Examinations – A Single-Center Study and Meta-Analysis. Radiology 2016: 152402. [Epub ahead of print].

Raaymakers TW, Rinkel GJ, Ramos LM. Initial and follow-up screening for aneurysms in families with familial subarachnoid hemorrhage. Neurology 1998; 51: 1125–1130.

Ringelstein A, Mueller O, Mönninghoff C, Hahnemann ML, Sure U, Forsting M, Schlamann M. 3D Rotational Angiography After Non-Traumatic SAH. Rofo 2014; 186(7): 675–679.

Ringelstein A, Mueller O, Goericke SL, Moenninghoff C, Sure U, Wanke I, Forsting M, Schlamann M. Benefit of second catheter angiography in patients with non-traumatic subarachnoidal hemorrhage. Clin Neuroradiol 2015; 25(1): 13–17.

Rinkel GJ. Intracranial aneurysm screening: indications and advice for practice. Lancet Neurol 2005; 4: 122–128.

Roos Y. Antifibrinolytic treatment in subarachnoid hemorrhage: a randomized placebo-controlled trial. STAR Study Group. Neurology 2000; 54: 77–82.

Roos YB, Rinkel GJ, Vermeulen M, Algra A, van Gijn J. Antifibrinolytic therapy for aneurysmal subarachnoid haemorrhage. Cochrane Database Syst Rev 2000; CD00124–CD00125.

Şahin S, Delen E, Korfali E. Perimesencephalic subarachnoid hemorrhage: Etiologies, risk factors, and necessity of the second angiogram. Asian J Neurosurg 2016; 11(1): 50–53.

Saitoh H, Hayakawa K, Nishimura K, Okuno Y, Teraura T, Yumitori K et al. Rerupture of cerebral aneurysms during angiography. AJNR 1995; 16: 539–542.

Saskas K, Dias L, Beale D. Subarachnoid haemorrhage presenting as head injury. BMJ 1995; 310: 1186–1187.

Schievink W, Schaoid D, Michels V, Piepgras D. Familial aneurysmal subarachnoid hemorrhage: a community-based study. J Neurosurg 1995; 83: 426–429.

Singhal AB, Topcuoglu MA, Fok JW, Kursun O, Nogueira RG, Frosch MP, Caviness VS Jr. Reversible cerebral vasoconstriction syndromes and primary angiitis of the central nervous system: clinical, imaging, and angiographic comparison. Ann Neurol 2016; 79(6): 882–894.

Spetzler RF, McDougall CG, Zabramski JM, Albuquerque FC, Hills NK, Russin JJ, Partovi S, Nakaji P, Wallace RC. The Barrow Ruptured Aneurysm Trial: 6-year results. J Neurosurg 2015; 123(3): 609–617.

Sudlow C, Warlow C. Comparable studies of the incidence of stroke and its pathological types: results from an international collaboration. Stroke 1997; 28: 491–499.

Teasdale GM, Drake CG, Hunt W, Kassell N, Sano K, Pertuiset B, De Villiers JC. A universal subarachnoid hemorrhage scale: report of a committee of the World Federation of Neurosurgical Societies. J Neurol Neurosurg Psychiatry 1988; 51: 1457.

Teunissen L, Rinkel G, Algra A, van Gijn J. Risk factors for subarachnoid hemorrhage – a systematic review. Stroke 1996; 27: 544–549.

Van Calenbergh F, Plets C, Goffin J, Velghe L. Nonaneurysmal subarachnoid hemorrhage: prevalence of perimesencephalic hemorrhage in a consecutive series. Surg Neurol 1993; 39: 320–323.

Van der Wee N, Rinkel G, Hasan D, van Gijn J. Detection of subarachnoid haemorrhage on early CT: is lumbar puncture still needed after a negative scan? J Neurosurg Psychiatry 1995; 58: 357–539.

van Gijn J, van Dongen K. Computed tomography in the diagnosis of subarachnoid haemorrhage and ruptured aneurysm. Clin Neurol Neurosurg 1980; 82: 11–24.

van Rooij WJ, Sluzewski M. Opinion: Imaging Follow-Up after Coiling of Intracranial Aneurysms. AJNR Am. J. Neuroradiol 2009; 30: 1646–1648.

Vermeer S, Rinkel G, Algra A. Circadian fluctuations in onset of subarachnoid hemorrhage. New data on aneurysmal and perimesencephalic hemorrhage and a systematic review. Stroke 1997; 28: 805–808.

Vermeulen M, Lindsay K, Murray G, Cheah F, Hijdra A, Muizelaar J, et a. Antifibrinolytic treatment in subarachnoid hemorrhage. N Engl J Med 1984; 311: 432–437.

Wanke I, Dörfler A, Dietrich U, Aalders T, Forsting M. Combined endovascular therapy of ruptured aneurysms and cerebral vasospasm. Neuroradiology 2000; 42: 926–929.

Wanke I, Doerfler A, Schoch B, Stolke D, Forsting M. Treatment of wide-necked intracranial aneurysms with a self-expanding stent system: initial clinical experience. AJNR Am J Neuroradiol 2003; 24: 1192–1199.

Weyer GW, Nolan CP, Macdonald RL. Evidence-based cerebral vasospasm management. Neurosurg Focus 2006; 15; 21(3): E8.

Wiebers D for the International Study of Unruptured Intracranial Aneurysms Investigators. Unruptured intracranial aneurysms – risk of rupture and risks of surgical intervention. N Engl J Med 1998; 339: 1725–1733.

Wiebers DO, Whisnant JP, Huston J et al. Unruptured intracranial aneurysms: natural history, clinical outcome, and risks of surgical endovascular treatment. Lancet 2003; 362: 103–10.

Wijdicks E, Vermeulen M, Murray G, Hijdra A, van Gijn J. The effects of treating hypertension following aneurysmal subarachnoid hemorrhage. Clin Neurol Neurosurg 1990; 92: 111–117.

Willinsky RA, Peltz J, da Costa L, Agid R, Farb RI, terBrugge KG. Clinical and angiographic follow-up of ruptured intracranial aneurysms treated with endovascular embolization. AJNR 2009; 30(5): 1035–1040.

Yalamanchili K, Rosenwasser RH, Thomas JE, Liebman K, McMorrow C, Gannon P. Frequency of cerebral vasospasm in patients treated with endovascular occlusion of intracranial aneurysms. Am J Neuroradiol 1998; 19: 553–558.

# E 8 Sinus- und Hirnvenenthrombose

*von T. Pfefferkorn und J. Fiehler*

Die Sinus- und Hirnvenenthrombose (SVT) ist eine insgesamt eher seltene, bei prädestinierten Patienten aber relativ häufige Erkrankung mit variabler klinischer Präsentation, gelegentlich schwieriger neuroradiologischer Diagnosesicherung, guten Möglichkeiten der Behandlung und einer unter Therapie vergleichsweise günstigen Prognose. Aus pathophysiologischen und therapeutischen Gesichtspunkten ist zwischen *blander* und wesentlich seltener auftretender *septischer* SVT (**Kap. E 8.5.2**) zu unterscheiden. In Abhängigkeit von den betroffenen venösen Strukturen ist weiter zwischen einer Thrombose der großen *Sinus*- und einer Thrombose der *zerebralen Venen* zu differenzieren. Häufig sind beide Strukturen gleichzeitig betroffen. Eine Beteiligung der *inneren Hirnvenen* ist selten, hat aber prognostische Konsequenzen. Im vorliegenden Beitrag wird nur die SVT im Erwachsenenalter behandelt, obwohl die Erkrankung auch bei Kindern auftritt, möglicherweise sogar mit einer etwas höheren Inzidenz.

## E 8.1 Klinik

### E 8.1.1 Klinische Symptomatik und prädisponierende Faktoren

Häufigstes Symptom der SVT sind Kopfschmerzen. Sie sind bei fast 90 % der betroffenen Patienten vorhanden (Ferro et al. 2004) und bei etwa 20 % der Patienten alleiniges Symptom. Bleibt die Thrombose auf die Sinus beschränkt, so kommt es bei ausreichender Drainage über kollaterale Venen in der Regel zu keiner lokalen Hirnschädigung. Fokale neurologische Defizite treten in dieser Konstellation dementsprechend selten auf. Allerdings entwickelt sich durch die gestörte Liquorresorption und venöse Liquordrainage eine intrakranielle Hypertension (Stam 2005), die zu einem Papillenödem und Sehstörungen führen kann (Biousse et al. 1999). Eine Ausbreitung der Thrombose auf die zerebralen Venen kann im Rahmen der dann auftretenden lokalen venösen Kongestion zu fokalem Ödem, Infarkt und/oder Blutung mit entsprechenden fokal-neurologischen Ausfällen führen. Auch epileptische Anfälle sind dann sehr häufig. Sind kortikale Venen isoliert betroffen, so kommt es bei fast 60 % der Patienten zu epileptischen Anfällen (Coutinho et al. 2014). Bei Beteiligung der inneren Hirnvenen treten regelhaft Bewusstseinsstörungen auf (Pfefferkorn et al. 2009). Trotz Therapie kommt es bei einem Teil der Patienten aufgrund einer zunehmenden fokalen und/oder generalisierten Hirnschwellung zu einer vital bedrohlichen klinischen Verschlechterung, sodass eine intensivmedizinische Behandlung notwendig wird. **Tab. E 8.1** zeigt die Häufigkeit einzelner Symptome und klinischer Zeichen bei unselektierten Patienten mit SVT. **Tab. E 8.2** zeigt typische klinische Befundkonstellationen in Abhängigkeit der betroffenen venösen Strukturen. Dabei ist aber zu berücksichtigen, dass in der Mehrzahl der Fälle mehrere Venen/Sinus betroffen sind (z. B. kombinierte Thrombose von Sinus sagittalis superior, Sinus transversus und kortikalen Venen).

Neben der reinen Symptomkonstellation ist auch der klinische Zeitverlauf sehr variabel. So können die Symptome schlagartig auftreten (De Bruijn et al. 1996), sich aber auch über Tage bis Wochen langsam entwickeln oder als chronische Kopfschmerzen manifestieren (Ferro et al. 2004a, 2004b). Variabler Beginn und variable Symptome führen oft zu erheblichen Verzögerungen bis zur Diagnosestellung. In einer großen Beobachtungsstudie (International Study on Cerebral Vein and Dural Sinus Thrombosis; ISCVT) mit 624 einge-

**Tab. E 8.1:** Symptome und klinische Zeichen bei SVT (Ferro et al. 2004)

| Symptome/Zeichen | Häufigkeit (%) |
|---|---|
| Kopfschmerzen | 89 |
| Epileptische Anfälle | 39 |
| Paresen | 37 |
| Stauungspapille | 28 |
| Bewusstseinsstörung, qualitativ (z. B. Orientierungsstörung, psychotische Symptomatik) | 22 |
| Aphasie | 19 |
| Bewusstseinsstörung, quantitativ (Koma/Sopor) | 14 |
| Doppelbilder | 14 |
| Visusminderung | 13 |
| Sensible Ausfälle | 5 |

**Tab. E 8.2:** Typische Befundkonstellationen bei SVT

| Betroffener Sinus, betroffene Venen | Häufigkeit (%) | Symptome/ Klinische Zeichen | Radiologische Besonderheiten | Klinische Besonderheiten |
|---|---|---|---|---|
| Sinus transversus | 70–80 | Kopfschmerzen, teilweise lateralisiert; Ohren- und Nackenschmerzen; fokale Ausfälle | Hypoplasien häufig, daher schwierige Abgrenzung in der alleinigen MRA | Evtl. schlechtere Prognose bei rechtsseitiger Thrombose; septische Genese bei Otitis oder Mastoiditis |
| Sinus sagittalis superior | 62 | Kopfschmerzen, Stauungspapille, Bewusstseinsstörung, erhöhter Liquoreröffnungsdruck | Gelegentlich Zeichen der generalisierten Hirnschwellung | Gelegentlich blander Verlauf mit isolierter intrakranieller Hypertension |
| Sinus rectus | 18 | Kopfschmerzen, Bewusstseinsstörungen bis zum Koma | Bereits im Nativ-CT meist hyperdense Darstellung des Sinus rectus | Innere Hirnvenen häufig mitbetroffen |
| Sinus cavernosus | 1 | Kopfschmerzen, Chemosis, Protrusio bulbi | Schwieriger radiologischer Nachweis (MRT: T2*) | Häufig septische Genese (Sinusitis, Infektionen im Gesichtsbereich) |
| Kortikale Venen | 17 | Kopfschmerzen, fokale Ausfälle, Aphasie, epileptische Anfälle | Stauungsblutung, Stauungsinfarkt; direkter Nachweis schwierig, am ehesten mit MRT (T2*) | Bei ausgedehntem Befund vitale Bedrohung durch Raumforderung und Mittellinienverlagerung |
| Innere Hirnvenen | 11 | Kopfschmerzen, Bewusstseinsstörungen bis zum Koma | Thalamus- und Basalganglienödem; Hirnvenen im Nativ-CT regelhaft hyperdens | Ungünstiger Verlauf (Tod oder schwere Behinderung) bei etwa 20 % der Patienten |
| Zerebelläre Venen | < 1 | Hirnstamm- und Kleinhirnzeichen | Schwieriger radiologischer Nachweis (MRT: T2*) | Sehr selten |

schlossenen Patienten, lag das diagnostische Intervall im Median bei sieben Tagen (Ferro et al. 2009), bei Patienten mit isolierter intrakranieller Hypertension noch höher.

In der überwiegenden Mehrzahl der Patienten mit SVT lassen sich prädisponierende Faktoren nachweisen. In oben genannter Studie (ISCVT) traf dies auf über 85 % der Patienten zu. In abnehmender Häufigkeit sind vor allem hormonelle Veränderungen (Schwangerschaft, Wochenbett, orale Kontrazeption), genetisch bedingte oder erworbene Gerinnungsstörungen, Infektionen, hämatologische Erkrankungen und Malignome zu nennen (Ferro et al. 2004). Eine detaillierte Auflistung auch seltener Ursachen bzw. begünstigender Faktoren zeigt **Tab. E 8.3**. Allerdings ist dabei ein kausaler Zusammenhang nicht immer eindeutig belegt.

## E 8.1.2 Diagnostik

Bei Verdacht auf eine SVT erfolgt die Diagnosesicherung über neuroradiologische Schnittbildverfahren. Die Diagnose mit bildgebenden Verfahren ist nicht trivial und stellt in Einzelfällen auch heute noch hohe Anforderungen an die Erfahrung des Untersuchers und die Untersuchungstechnik. Prinzipiell geeignet sind sowohl die Computertomographie (CT) als auch die Magnetresonanztomographie (MRT). Als praktisches Vorgehen bei V. a. SVT wird oft wegen der breiteren Verfügbarkeit die CCT mit venöser CTA bevorzugt. Bei negativem Ergebnis sollte eine MRT erfolgen, um auch isolierte Venenthrombosen nachzuweisen (Linn et al. 2010). Bei prompter Verfügbarkeit der MRT oder Kontraindikationen für CCT und CTA (z. B. Schwangerschaft, Niereninsuffizienz) muss die Diagnostik primär mittels MRT erfolgen. Die Angiographie spielt in der Diagnostik der Sinusthrombose inzwischen nur noch bei der Vorbereitung eines interventionellen Eingriffs eine Rolle, nicht jedoch als eigentliches diagnostisches Verfahren. Typische neuroradiologische Befunde zeigen **Abb. E 8.1** und **Abb. E 8.2**.

Die Schnittbildverfahren können die pathomorphologischen Komponenten der SVT und ihre Folgen darstellen: Abhängig von den gewählten Methoden gelingt der direkte Thrombusnachweis, der Nachweis einer Flussunterbrechung im Sinus bzw. der Hirnvene und der Nachweis einer lokalen Hyperämie sowie der des kongestiven Ödems (ggf. mit Einblutung). Allen Methoden gemeinsam ist das Problem der Variabilität der Anatomie des venösen Systems einschließlich der Sinus, sodass bei fehlendem Nachweis desselben zwischen dessen Aplasie und einem thrombotischen Verschluss unterschieden werden muss. Zudem ergeben sich Interpretationsschwierigkeiten durch anatomische Eigenheiten des venösen Systems (z. B. Pacchioni-Granulationen, unilaterale Agenesie des Sinus transversus, Anreicherung des Tentorium cerebelli) und durch methodenabhängige Artefakte. Wichtige Zusatzinformationen ergeben sich aus dem Nachweis weiterer Pathologien, z. B. einer Mastoiditis mit konsekutiver Thrombophlebitis oder eines Hirnabszesses. Computertomographie (CT): Im nativen CT können hyperdense Thromben in den größeren Sinus und gelegentlich auch in den epizerebralen Venen und im inneren Venensystem nachgewiesen werden (»cord sign«). Sensitivität und Spezifität der nativen CT sind jedoch gering. Am zuverlässigsten scheinen sich

**Tab. E 8.3:** Ursachen und begünstigende Faktoren bei SVT (Ferro et al. 2004)

| Ursache/begünstigender Faktor | Häufigkeit (%) |
|---|---|
| **Hormonelle Ursachen**<br>• Orale Kontrazeption<br>• Wochenbett<br>• Schwangerschaft<br>• Hormonsubstitution in der Menopause<br>• Steroide | 50–60 |
| **Genetische Gerinnungsstörungen**<br>• Faktor-V-Leiden-Mutation (APC-Resistenz)<br>• Antithrombin-III-Mangel<br>• Prothrombin-Mutation<br>• Protein-S- oder Protein-C-Mangel<br>• Hyperhomocysteinämie | 22 |
| **Erworbene Gerinnungsstörungen**<br>• Anti-Phospholipid-AK-Syndrom<br>• Nephrotisches Syndrom<br>• Disseminierte intravasale Gerinnung<br>• Heparin induzierte Thrombopenie Typ II | 16 |
| **Infektionen**<br>• Lokale Infektion (z. B. Meningitis, Sinusitis, Otitis, Mastoiditis, Zahnabszess, Gesichtsinfektion, Tonsillitis)<br>• Systemische Infektion (Sepsis, bakterieller/viraler Infekt) | 12 |
| **Hämatologische Erkrankung**<br>• Polyzythämie, Polyglobulie<br>• Thrombozytose<br>• Anämie | 12 |
| **Malignome**<br>• Paraneoplastische Gerinnungsstörung<br>• Direkte venöse Kompression durch Tumor<br>• Radiogene Thrombose nach Tumorbestrahlung<br>• Leukozytose bei Leukämie<br>• Nebenwirkung zytotoxischer Therapie | 8 |
| **Mechanische Ursachen**<br>• Venöse Kompression durch Tumor (z. B. Meningeom)<br>• Schädel-Hirn-Trauma<br>• Liquorunterdruck<br>• Intraoperative Manipulation<br>• Abflussstörung durch Jugularis-Katheter<br>• Abflussstörung nach endovaskulärer Therapie (Embolisation) | 5 |
| **Vaskulitiden/Autoimmunerkrankungen**<br>• M. Crohn, Colitis ulcerosa<br>• Systemischer Lupus erythematodes<br>• M. Behçet<br>• Rheumatoide Arthritis<br>• Thrombangiitis obliterans<br>• Sarkoidose | 5 |
| **Intrakranielle Gefäßanomalien**<br>• Durale arterio-venöse Fistel<br>• Arterio-venöse Malformation | 2 |
| **Dehydration** | 2 |

noch die thrombosierten inneren Hirnvenen als primär hyperdense Strukturen nachweisen zu lassen (Linn et al. 2009). Wegweisend in der nativen CT-Diagnostik sind eher die kongestiven Folgen der SVT mit Hypodensität in einem venösen Territorium und/oder typischer Einblutung. Allerdings schließt im Nativ-CT das Fehlen eines hyperdensen Thrombussignals im Sinus eine SVT nicht aus. Moderne Multidetektor-CTs erlauben mittels venöser CTA eine zuverlässige, räumlich hochauflösende Darstellung der Sinus und eine zuverlässige Detektion einer Kontrastmittelaussparung (Leach et al. 2006). Eine Kontrastmittelaussparung im Sinus (»empty triangle«) ist allerdings nicht spezifisch für einen Thrombus. Magnetresonanztomographie (MRT): Die MRT in Kombination mit der MR-Angiographie ist bei V. a. SVT die Methode der Wahl (Agid et al. 2008). Die Interpretation der MRT ist komplex, erlaubt aber weitergehende Schlussfolgerungen als die CT. Mittels verschiedener Methoden der MR-Angiographie lässt sich eine Flussunterbrechung im Sinus sicher nachweisen (Leach et al. 2006). Die MR-Angiographie besitzt nach einer jüngeren Meta-Analyse bisheriger Fallserien eine Sensitivität von 93 % und eine Spezifität von 96 % (Abdalla et al. 2015). Wichtig ist hierbei, die jeweils verwendete Technik genau zu kennen, da selbst kleine Abweichungen (z. B. die Anregungsrichtung) den Befund entscheidend beeinflussen können.

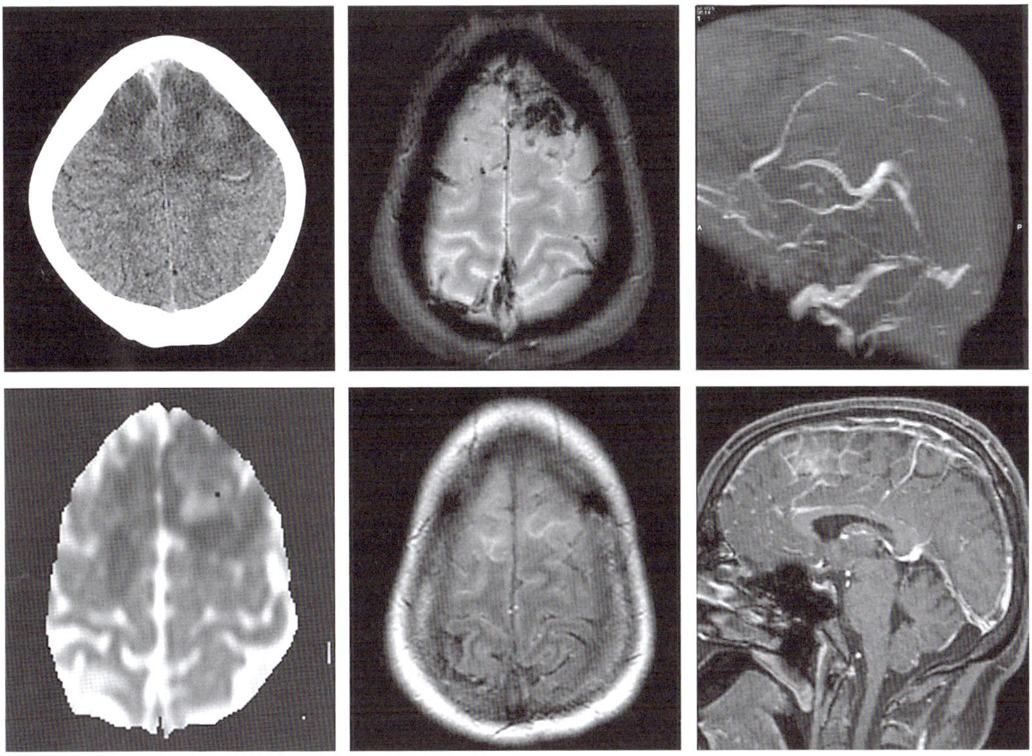

**Abb. E 8.1:** Thrombose des Sinus sagittalis superior (SSS) und der entsprechenden kortikalen Venen. Im CT (oben links) sind der hyperdense Sinus, eine links frontale Einblutung sowie eine hyperdense kortikale Vene zu sehen. Ausgedehnter lässt sich dieser Befund in der T2*-gewichteten Aufnahme abgrenzen (oben Mitte). In der MR-Angiographie ist kein Flusssignal im SSS abgrenzbar (oben rechts). In der »apparent diffusion coefficient«-Karte zeigen sich bifrontal hypointense Diffusionseinschränkungen als Ausdruck eines sekundären ischämischen Ödems. In der Fluid-Attenuated-Inversion-Recovery (unten Mitte) zeigen sich Sulci und kortikale Venen hyperintens. In der T2-gewichteten 3D-Darstellung ist der Thrombus als KM-Aussparung im SSS nachweisbar.

Der direkte Thrombusnachweis gelingt mit T1- oder T2*-gewichteten bzw. SWI-Aufnahmen in Abhängigkeit von Thrombuslokalisation und -alter zumeist sehr sensitiv. Neben den verschlossenen Sinus lassen sich hiermit auch einzelne thrombosierte Venen als hypointense Strukturen darstellen (Linn et al. 2009). Diese müssen allerdings gegenüber lokalen subpialen oder subarachnoidalen Blutungen abgegrenzt werden, die ähnlich zur Darstellung kommen und z. B. beim reversiblen Vasokonstriktions-Syndrom (**Kap. E 3**) oder bei der Amyloid-Angiopathie (**Kap. E 6**) auftreten können. Die Darstellung des kongestiven bzw. später auch ischämischen Ödems, ggf. mit Einblutung, ist mit der diffusionsgewichteten Bildgebung gut möglich (Yoshikawa et al. 2002).

Erhöhte D-Dimer-Werte (> 500 ng/ml) finden sich bei den meisten Patienten mit SVT (Kosinski et al. 2004). Allerdings schließen normale Werte eine SVT im Einzelfall nicht sicher aus (Crassard et al. 2005). Darüber hinaus sind D-Dimer-Werte häufig aus anderen Gründen, z. B. im Rahmen einer akuten Infektion, erhöht. In einer Metanalyse retrospektiver Studien wurden insgesamt 926 Patienten mit vermuteter SVT eingeschlossen. Von diesen 926 Patienten hatten 155 Patienten eine SVT, bei 771 Patienten wurde selbige ausgeschlossen. Erhöhte D-Dimer-Werte fanden sich bei 145 der 155 Patienten mit gesicherter SVT (Sensitivität 93,3 %). Gleichzeitig fanden sich normale D-Dimer-Werte bei 692 der 771 Patienten mit ausgeschlossener SVT (Spezifität 89,7 %) (Dentali et al. 2012). Prospektive Studien stehen zu diesem Thema stehen allerdings noch aus.

## E 8.2 Epidemiologie und Verlauf

Die jährliche Inzidenz der SVT beim Erwachsenen ist nicht bekannt, wird aber auf unter 1 zu 100 000 geschätzt (Stam 2005). Bei Risikopopulationen liegt die Inzidenz wesentlich höher. So beträgt die Wahrscheinlichkeit für das Auftreten einer SVT während Schwangerschaft und Wochenbett etwa 12 zu 100 000 (Lanska und Kryscio 2000). Frauen sind insgesamt etwa dreimal häufiger betroffen als Männer, das mediane Alter bei Erkrankung von Erwachsenen liegt bei 37 Jahren (Ferro et al. 2004).

Im Vergleich zu anderen zerebrovaskulären Erkrankungen ist die Prognose relativ günstig. Allerdings liegen keine zuverlässigen Daten zum Spontanverlauf vor. Unter Therapie (Antikoagulation zumindest in der Akutphase) zeigen über 80 % der Patienten einen günstigen Verlauf. In einer retrospektiven Analyse an 706 eingeschlossenen Patienten zeigten 89 % eine sehr gute Erholung (mRS 0–1) nach im Median 40 Monaten. Das Risiko einer erneuten venösen Thrombose (intra- oder extrakraniell) betrug unter Antikoagulation 23,6 pro 1000 Patientenjahre, nach Beendigung der Antikoagulation

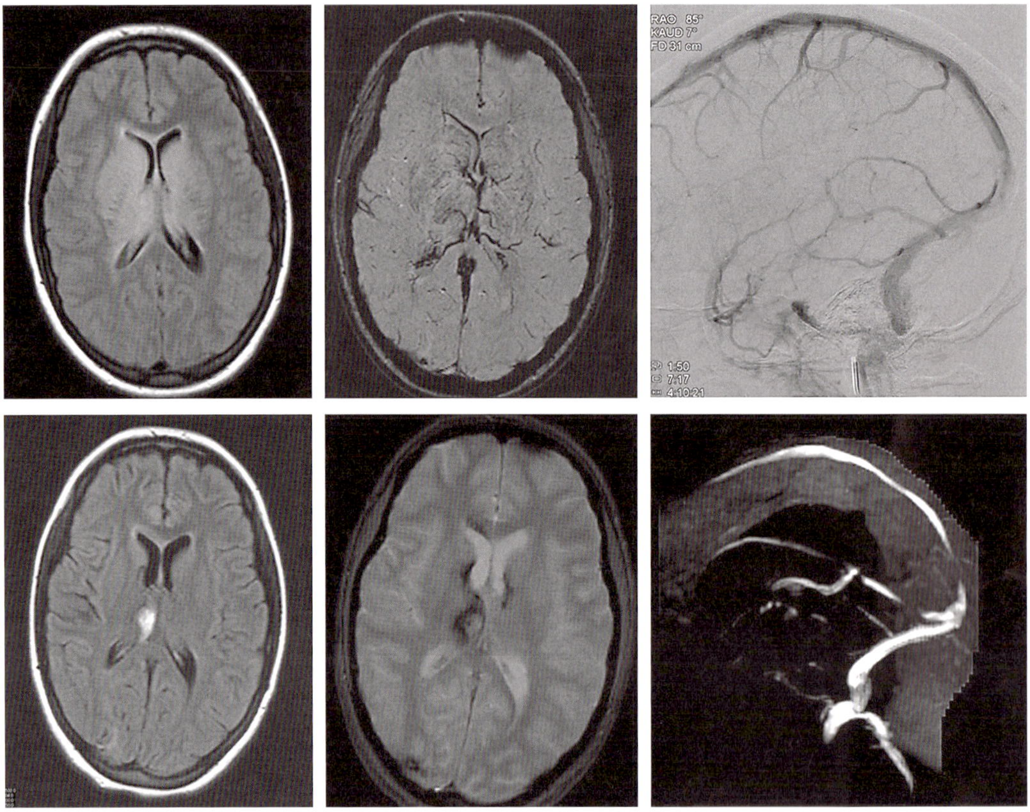


**Abb. E 8.2:** Ausgedehnte Thrombose der inneren Hirnvenen, der V. basalis, bis in den Sinus rectus reichend, mit typischem kongestivem Ödem in der FLAIR (oben links) und thrombosierten, korkenzieherartig veränderten Venen in der SWI (oben Mitte). Die konventionelle Angiographie wurde bei der 18-jährigen Patientin vor der intraarteriellen Fibrinolysebehandlung angefertigt und zeigt das Fehlen der inneren Venendrainage. Drei Wochen später sind hämorrhagische Residuen insbesondere im rechten Thalamus zu sehen (unten links und unten Mitte); die MR-Angiographie zeigt eine Rekanalisation des tiefen Venensystems mit einer residuellen Stenose des Sinus rectus (unten rechts).

35,1 pro 1000 Patientenjahre (Dentali et al. 2012). Im ISCVT-Kollektiv (624 Patienten, Antikoagulation bei 83 %) waren nach im Median 16 Monaten Beobachtungszeit 87 % der Patienten funktionell unabhängig, der Großteil davon beschwerdefrei. Die Letalität betrug 8 %, der Anteil abhängiger Patienten 5 % (Ferro 2004). Negative prognostische Prädiktoren in dieser Studie waren vor allem ZNS-Infektionen (Hazard Ratio/HR = 3,3), Malignome (HR = 2,9), Beteiligung der inneren Hirnvenen (HR = 2,9), Koma (HR = 2,7) und Nachweis einer intrazerebralen Blutung bei Aufnahme (HR = 1,9) (Ferro et al. 2004). Interessanterweise scheint es einen klaren Trend zu einer abnehmenden Letalität über die letzten Jahrzehnte zu geben (Coutinho et al. 2014). Neben therapeutischen Fortschritten spielen hier sicherlich auch die verbesserten diagnostischen Möglichkeiten mit vermehrter Identifizierung milder Verläufe eine wichtige Rolle.
In der Bildgebung lässt sich unter Antikoagulation im Langzeitverlauf meist eine Besserung des Gefäßbefundes nachweisen. So kommt es innerhalb von vier Monaten bei der Mehrzahl der Patienten zumindest zur teilweisen Rekanalisierung der verschlossenen venösen Strukturen (Strupp et al. 2002; Baumgartner et al. 2003).
Die Rezidivrate nach SVT scheint gering (Martinelli et al. 2010), allerdings bietet auch die Antikoagulation keinen absoluten Schutz. Im ISCVT-Kollektiv betrug die Rezidivrate nach einem Median von 16 Monaten 2,2 % für eine erneute SVT und 4,3 % für ein anderweitiges thrombotisches Ereignis. Über 40 % der von einem Rezidiv betroffenen Patienten waren zu diesem Zeitpunkt antikoaguliert (Ferro et al. 2004).

## E 8.3 Therapeutische Prinzipien

Wichtigstes Therapieziel in der Akutphase der SVT ist die Verhinderung einer fortschreitenden Thrombosierung. Ist diese gestoppt, so kommt es bei den meisten Patienten durch die körpereigene Fibrinolyse innerhalb von vier Monaten zu einer Rekanalisierung der betroffenen Sinus und Venen (Baumgartner et al. 2003). Aber auch bei persistierenden Verschlüssen führt die Ausbildung von venösen Kollateralen in der Regel zu einer klinischen Stabilisierung.

### E 8.3.1 Kontrolle beeinflussbarer Risikofaktoren

Zeitgleich mit der Einleitung aktiver therapeutischer Maßnahmen sollten beeinflussbare prothrombotische Faktoren ausgeschaltet werden. Dies betrifft vor allem Patientinnen, die orale Kontrazeptiva einnehmen (De Bruijn et al. 1998).

Aber auch das Rauchen fördert wahrscheinlich venöse Thrombosen (Holst et al. 2010) und sollte daher beendet werden. Zum Erreichen dieses Ziels sind strukturierte Entwöhnungsprogramme eine sinnvolle Maßnahme. Systemische und lokale Infektionen können ebenfalls Thrombosen fördern und müssen entsprechend behandelt werden. Besondere Bedeutung hat dies bei der septischen SVT (**Kap. E 8.5.2**). Bei einigen weiteren seltenen Ursachen einer SVT ergeben sich kausale therapeutische Möglichkeiten, so z. B. bei der Polyzythämie (Aderlass) und beim postpunktionellen Liquorunterdrucksyndrom (epidurale Eigenblutinjektion; **Kap. A 8**).

### E 8.3.2 Antikoagulation

Obwohl als Standardtherapie weit verbreitet ist die Antikoagulation in der Behandlung der SVT studientechnisch weniger gut abgesichert als allgemein angenommen. Zwar ist die Antikoagulation in der Behandlung der tiefen Beinvenenthrombose und der Lungenembolie unzweifelhaft wirksam (Buller et al. 2004; Quinlan et al. 2004), dies erlaubt aber noch nicht die unkritische Übertragung dieses Behandlungskonzepts auf Patienten mit SVT, insbesondere deshalb, weil etwa 40 % der Patienten mit SVT Stauungsblutungen aufweisen, häufig bereits vor Beginn der Antikoagulation (Ferro et al. 2004). Nach theoretischen Überlegungen soll die Antikoagulation ein Fortschreiten der Thrombose verhindern. Durch die körpereigene Fibrinolyse und die Ausbildung von Umgebungskreisläufen ist dann mit einem verbesserten venösen Abfluss und einem Rückgang der lokalen Kongestion zu rechnen, die ihrerseits für die Entwicklung venöser Infarkte und Stauungsblutungen verantwortlich ist. Dementsprechend sollte das Risiko einer Stauungsblutung oder einer Blutungszunahme durch die Antikoagulation reduziert werden.
Tatsächlich liegen drei kleine randomisierte kontrollierte Studien zur Antikoagulation bei SVT vor. In der ersten Studie wurde intravenöses Heparin mit Placebo verglichen. Bereits nach Einschluss von nur 10 Patienten pro Studienarm wurde diese vorzeitig beendet, da eine Zwischenanalyse einen Vorteil für Heparin ergeben hatte (Einhaupl et al. 1991). In einer weiteren Studie wurden 57 Frauen mit intravenösem Heparin oder Placebo behandelt. Hier ergab sich ein Trend für eine bessere Erholung in der Verum-Gruppe (Nagaraja et al. 1995). In einer dritten Studie wurde bei 60 Patienten subkutan appliziertes Nadroparin mit Placebo verglichen. Es ergab sich kein signifikanter Unterschied im Outcome (De Bruijn und Stam 1999). Eine Metaanalyse dieser drei Studien zeigte bei antikoagulierten Patienten eine nicht-signifikante Reduktion des Risikos funktionell abhängig zu verbleiben oder zu versterben von 23 % auf 10 % (Stam et al. 2002). Basierend auf dieser Datenlage wird die Antikoagulation von den meisten Zentren und Neurologen favorisiert. So wurden im ISCVT-Kollektiv von 624 Patienten über 80 % antikoaguliert, häufig lagen gleichzeitig Stauungsblutungen vor. Nachdem nur 13 % der Patienten dieses Kollektivs eine schlechte Erholung (Tod oder Abhängigkeit) aufwiesen, scheint die Antikoagulation bei SVT zumindest relativ sicher zu sein (Ferro et al. 2004). Dies bestätigt auch eine Subgruppenanalyse aus dem genannten Kollektiv, die nur die Patienten mit intrazerebraler Blutung einschloss. Hier zeigte sich bei Patienten mit früh nachgewiesener Stauungsblutung kein erhöhtes Risiko einer Blutungszunahme oder einer weiteren Blutung (Girot et al. 2007) unter Antikoagulation.
Nach klinischer Stabilisierung unter Heparintherapie sollte eine überlappende Umstellung auf orale Antikoagulanzien erfolgen. In Deutschland kommt in der Regel Phenprocoumon zur Anwendung. Bei der Rezidivprophylaxe extrakranieller Thrombosen hat sich eine Ziel-INR von 2.0–3.0 als effektiver erwiesen als eine INR von 1.5–1.9 (Kearon et al. 2006). In Anlehnung daran erscheint eine INR von 2.0–3.0 auch bei der SVT als sinnvollster Zielbereich. Die Dauer der Marcumar-Behandlung richtet sich nach dem Thromboserisiko. In der Regel erfolgt sie über 3–12 Monate. Bei Vorliegen von hereditären Koagulopathien mit hohem Thromboserisiko (z. B. Faktor-V-Leiden-Mutation, Prothrombinkomplex-Mutation) aber auch bei Thromboserezidiv sollte eine dauerhafte Antikoagulation erwogen werden. Der Einsatz direkter oraler Antikoagulantien könnte zukünftig eine sinnvolle Alternative zur Marcumarisierung darstellen. Belastbare Studienergebnisse liegen hierzu aber bisher noch nicht vor.

### E 8.3.3 Therapie epileptischer Anfälle

Epileptische Anfälle sind eine häufige Komplikation, etwa 40 % der Patienten mit SVT sind davon betroffen (Ferro et al. 2004). Besonders gefährdet scheinen Patienten mit fokalen supratentoriellen Läsionen und kortikalen Venenthrombosen (Ferro et al. 2008). Mögliche Risikofaktoren für das Auftreten epileptischer Anfälle sind außerdem Thrombosen des Sinus sagittalis superior, Auftreten der SVT im Wochenbett (ebd.) und das Vorliegen fokaler neurologischer Defizite (Masuhr et al. 2006). Das Risiko erneuter epileptischer Anfälle scheint nach frühem erstem Anfall und ohne nachfolgende antikonvulsive Behandlung bei über 50 % zu liegen (Ferro et al. 2008). Mit antikonvulsiver Therapie vermag man dieses Rezidivrisiko drastisch zu senken, sodass hier eine eindeutige Behandlungsindikation besteht. Langfristig erscheint das Anfallsrisiko nach SVT gering, sodass eine dauerhafte Therapie meist nicht notwendig ist. Daten zur prophylaktischen antikonvulsiven Therapie (also vor einem ersten Anfall) liegen nicht vor.

### E 8.3.4 Eskalative Therapie

Während die SVT unter Antikoagulation in den meisten Fällen einen relativ gutartigen Verlauf nimmt, so kommt es dennoch bei etwa 10–15 % der Patienten zu bleibenden mäßigen oder schweren Behinderungen bzw. zum Tod (Ferro et al. 2004). Diese Patienten zeigen häufig einen therapierefraktären progredienten Verlauf mit zunehmenden fokal-neurologischen Defiziten und/oder zunehmender Vigilanzstörung. Ursache ist meist eine progrediente lokale Raumforderung bei Stauungsödem, -infarkt oder -blutung, teilweise auch eine progrediente generalisierte Hirnschwellung. Derart betroffene Patienten können möglicherweise von einer Therapieeskalation profitieren, die auf einer forcierten Rekanalisierung der verschlossenen Sinus und Venen bzw. einer operativen Druckentlastung basiert. Kontrollierte Studien zu diesen Verfahren liegen allerdings nicht vor. In einer retrospektiven Analyse erreichten von 114 auf deutschen Intensivstationen behandelten, schwer betroffenen Patienten knapp die Hälfte die funktionelle Unabhängigkeit wieder. Bei vielen dieser Patienten wurden eine forcierte Rekanalisierung und/oder eine operative Entlastung durchgeführt (Kowoll et al. 2016).

#### E 8.3.4.1 Forcierte Rekanalisierung

Systemische oder lokale Thrombolyse sowie mechanische Rekanalisierung kommen als individueller Heilversuch bei ausgedehnten Befunden und progredienten Symptomen in Kombination mit dem Versagen der konventionellen Therapie in Betracht. Die Erfahrungen beschränken sich auf kleinere Fallserien, die sich erheblich hinsichtlich der verwendeten Technik und der erzielten Ergebnisse unterscheiden. In einer systematischen Analyse publizierter Fallserien zur *systemischen Thrombolyse* erreichten immerhin 88 % von allerdings nur 26 derart behandelten Patienten die funktionelle Unabhängigkeit wieder (Viegas et al. 2014). In einer ähnlichen Analyse zur *mechanischen Rekanalisierung*, meist in Verbindung mit *lokaler Thrombolyse,* erreichten 62 % von 64 Patienten die funktionelle Unabhängigkeit wieder (Borhani Haghighi et al. 2014). Hierbei ist zu beachten, dass immer auch die zusätzlich thrombosierten kortikalen Venen und Brückenvenen rekanalisiert sein müssen, um die Kongestion aufzuheben. Aufgrund der anatomischen Heterogenität der Befunde und klinischen Verläufe hat sich ein Standardvorgehen in der thrombolytischen und interventionellen Therapie der SVT bislang nicht entwickelt. Aktuell läuft eine randomisierte prospektive Studie, die die lokale Therapie (lokale Thrombolyse und/oder mechanische Rekanalisierung) mit der Standardtherapie vergleicht, Ergebnisse sind in den nächsten Jahren zu erwarten (Thrombolysis Or Anticoagulation in Cerebral Venous Thrombosis: TO-ACT) (Coutinho et al. 2013).

#### E 8.3.4.2 Operative Entlastung

Die transtentorielle Herniation ist die häufigste Todesursache bei Patienten mit SVT (Canhao et al. 2005). Kommt es trotz konsequenter Heparinisierung zu einer vital bedrohlichen Raumforderung, so ist eine medikamentöse Hirndrucktherapie mit Osmotherapeutika allenfalls über einen kurzen Zeitraum wirksam. Mehrere kleine Fallserien mit bis zu 12 eingeschlossenen Patienten belegen die zunehmende Durchführung der dekompressiven Operation bei drohender oder bereits klinisch eingetretener Einklemmung (Pupillenerweiterung) (Bender et al. 2007; Coutinho et al. 2009; Lanterna et al. 2009; Theaudin et al. 2010; Rajan Vivakaran et al. 2012). In all den genannten Fallserien erreichte ein substanzieller Teil der Patienten langfristig die funktionelle Unabhängigkeit wieder. Dies spricht dafür, die operative Entlastung bei vital bedrohlicher Raumforderung in Einzelfällen zu erwägen. Die Durchführung randomisierter Studien zu diesem Therapieaspekt erscheint bei der niedrigen Fallzahl derart schwer betroffener Patienten unrealistisch.

## E 8.4 Pragmatische Therapie

Die wichtigsten therapeutischen Empfehlungen sind nach Evidenzgraden und Empfehlungsstärken in **Tab. E 8.4** dargestellt.

### E 8.4.1 Überwachung

Der klinische Verlauf bei SVT ist extrem variabel. Bei einem Teil der Patienten kommt es trotz adäquater Therapie zur klinischen Verschlechterung. Dies kann im ungünstigsten Fall zu einer schweren bleibenden Behinderung oder gar zu Koma und Tod führen. Deshalb sollten Patienten mit SVT zumindest initial auf einer Stroke Unit überwacht werden. Bei Vigilanzstörung, Anzeichen von Hirndruck, Grand-Mal-Status oder anderen schweren Komplikationen muss die Verlegung auf eine Intensivstation mit neurologischer Kompetenz erfolgen.

### E 8.4.2 Antikoagulation

#### E 8.4.2.1 Unfraktioniertes Heparin

Bei Nachweis der SVT erfolgt, unabhängig vom Vorliegen einer Stauungsblutung, die Antikoagulation mit unfraktioniertem Heparin. Das PTT-Ziel liegt zwischen 60 und 80 Sekunden. Auf eine Bolusgabe kann in der Regel verzichtet werden, sie sollte allenfalls bei perakuten Verläufen mit einer Dosis von 5 000 Einheiten erwogen werden. Je nach Gewicht sollte die Anfangsdosis zwischen 800 und 1 200 Einheiten pro Stunde liegen, die erste PTT-Kontrolle macht erst nach sechs Stunden Sinn. Bei progredientem klinischem Verlauf unter Heparinisierung erhöhen wir den PTT-Zielbereich auf 80–100 Sekunden. Lässt sich auch dadurch keine Stabilisierung erreichen, kann eine forcierte Rekanalisierung (**E 8.4.5**) erwogen werden.

Eine wichtige und nicht seltene Komplikation der Heparintherapie ist die immunvermittelte Heparin-induzierte Thrombozytopenie (HIT II). Sie tritt bei bis zu 3 % der über mehrere Tage behandelten Patienten auf. Pathophysiologisch kommt es dabei zur Interaktion zwischen Heparin und dem, aus aktivierten Thrombozyten freigesetzten, Plättchenfaktor 4. IgG-vermittelt bindet der entstandene Komplex an Thrombozyten. Dies führt zu einer Aggregation derselben und einer weiteren Ausschüttung von Plättchenfaktor 4 mit einem dann einsetzenden Circulus vitiosus (Brieger et al. 1998). Laborchemisch manifestiert sich die HIT II etwa 5–10 Tage nach Beginn der Heparintherapie durch einen Thrombozytenverbrauch (Abfall auf unter 50 % des Ausgangswerts), klinisch kommt es zu vorwiegend venösen Thrombosen bis hin zur

**Tab. E 8.4:** Wichtigste therapeutische Empfehlungen nach Evidenzgraden und Empfehlungsstärken

| Therapie | Evidenzgrad | Empfehlungsstärke |
|---|---|---|
| Antikoagulation in der Akutphase: unfraktioniertes Heparin (PTT 60–80 s) oder gewichtsadaptiert niedermolekulares Heparin | ↑ | A |
| Antikoagulation trotz nachgewiesener Stauungsblutung | ↑ | A |
| Orale Antikoagulation (INR 2.0–3.0) in der Post-Akutphase für 3–12 Monate | ↔ | A |
| Dauerhafte Antikoagulation bei nachgewiesener Gerinnungsstörung oder Thromboserezidiv | ↔ | A |
| Prophylaktische antikonvulsive Therapie | ↔ | C |
| Antikonvulsive Therapie nach erstem Anfall | ↔ | A |
| Endovaskuläre Rekanalisierung (lokal thrombolytisch, mechanisch) bei progredientem Verlauf trotz adäquater Heparinisierung | ↔ | C |
| Operative Entlastung bei progredienter kritischer Raumforderung | ↔ | B |
| Antikoagulation bei septischer SVT | ↔ | B |
| Frühzeitige Fokussanierung bei septischer SVT | ↔ | A |
| Prophylaktische Antikoagulation bei Schwangerschaft nach früher durchgemachter SVT | ↔ | C |
| Prophylaktische Antikoagulation im Wochenbett nach früher durchgemachter SVT | ↔ | B |

fulminanten Lungenembolie (Shantsila et al. 2009). Dementsprechend sind regelmäßige (am besten tägliche) Kontrollen der Thrombozytenzahlen unter Behandlung mit Heparin zwingend notwendig, entscheidend ist dabei weniger der Absolutwert als das Erkennen eines relevanten Abfalls. Die Diagnosesicherung erfolgt über den Antikörpernachweis. Allerdings hat dieser keine hundertprozentige Sensitivität, sodass bei klinischem und laborchemischem (Thrombozyten!) Verdacht unabhängig vom Testergebnis die Heparintherapie sofort pausiert werden muss. Als alternative Antikoagulantien werden Thrombininhibitoren (z. B. Argatroban: Argatra®) oder Faktor-Xa-Inhibitoren (z. B. Danaparoid: Orgaran®) eingesetzt. Bei stattgehabter HIT II muss eine erneute Heparinexposition vermieden werden, entsprechend muss eine Dokumentation in Arztbericht und Patientenausweis erfolgen.

### E 8.4.2.2 Niedermolekulares Heparin

Als wahrscheinlich gleichwertige Alternative zu unfraktioniertem Heparin können auch für die Behandlung tiefer Beinvenenthrombosen zugelassene niedermolekulare Heparine subkutan appliziert werden, z. B. gewichtsadaptiert Enoxaparin (2 × tgl. 100 Einheiten der Anti-Faktor-Xa-Aktivität pro kg Körpergewicht) oder Nadroparin (2 × tgl. 90 Einheiten der Anti-Faktor-Xa-Aktivität pro kg Körpergewicht). Mögliche Nachteile gegenüber unfraktioniertem Heparin sind die schlechtere Steuerbarkeit der gerinnungshemmenden Aktivität und die längere Halbwertszeit, die bei Blutungskomplikationen oder notfallmäßigen operativen Eingriffen relevant werden kann. Andererseits zeigte eine retrospektive Analyse aus dem ISCVT-Kollektiv (n = 421), dass Patienten, die mit niedermolekularem Heparin behandelt wurden, eine höhere Wahrscheinlichkeit hatten, nach sechs Monaten funktionell unabhängig zu sein als Patienten, die unfraktioniertes Heparin erhielten (Coutinho et al. 2010). Auch eine kleinere prospektive randomisierte Studie an insgesamt 66 Patienten spricht für den Einsatz von niedermolekularem Heparin. Zumindest zeigte sich bei den mit niedermolekularem Heparin behandelten Patienten eine niedrigere Krankenhausletalität (0/34 Patienten vs. 6/32 Patienten mit unfraktionierter Heparintherapie) (Misra et al. 2012). Auch unter Therapie mit niedermolekularem Heparin kann es zur HIT II kommen (Pohl et al. 2005). Diese tritt zwar seltener auf als unter Therapie mit unfraktioniertem Heparin, erfordert aber dennoch die o. g. engmaschige Kontrolle der Thrombozytenzahlen.

### E 8.4.2.3 Substitution von gerinnungshemmenden Faktoren

Selten liegt eine Heparinresistenz vor. Diese macht sich durch hohe Heparindosen ohne adäquaten PTT-Anstieg bemerkbar. In dieser Situation muss ein Mangel an gerinnungshemmenden Faktoren ausgeschlossen werden. Insbesondere bei erworbenem (z. B. Lebersynthesestörung, Sepsis) oder seltener hereditärem Antithrombin-III-Mangel wirkt Heparin nur unzureichend. Hier ist eine gleichzeitige Substitution von Antithrombin III indiziert.

### E 8.4.2.4 Orale Antikoagulation

Bei den meisten Patienten mit SVT kommt es innerhalb von Tagen bis wenigen Wochen zu einer klinischen Stabilisierung und einer Rückbildung der neuroradiologischen Befunde (generalisiertes oder lokales Hirnödem, Stauungsblutung). Um das Risiko eines Rezidivs zu minimieren, erfolgt dann die überlappende Umstellung auf orale Antikoagulanzien. In Deutschland wird überwiegend Phenprocoumon verwendet. Die Dosierung richtet sich nach der INR, der Zielbereich liegt zwischen 2.0 und 3.0. Neben der Ausstellung eines Patientenausweises hat eine ausführliche Patientenaufklärung zu erfolgen. Schwerpunkte der Aufklärung sind

Nebenwirkungen (Blutungen, Haarausfall) und weitere Einflussgrößen auf den INR-Effekt (Diät, Medikamenteninteraktionen). Die orale Antikoagulation sollte über 3–12 Monate erfolgen. Bei Hochrisikopatienten (rezidivierende Thrombosen, hereditäre Gerinnungsstörungen, Phospholipid-AK-Syndrom) muss die orale Antikoagulation dauerhaft fortgesetzt werden. Bei paraneoplastischer Gerinnungsstörung ist eine orale Antikoagulation möglicherweise weniger wirksam als Heparin (Wahrenbrock et al. 2003). Hier kann, vor allem bei Rezidiv unter Phenprocoumon, eine Dauertherapie mit niedermolekularem Heparin erwogen werden. Für den Einsatz der direkten oralen Antikoagulanzien liegt derzeit noch keine ausreichende Evidenz vor. Die aktuell rekrutierende RE-SPECT-CVT-Studie vergleicht Dabigatran mit Warfarin, sodass auch zu diesem Aspekt in Zukunft Daten zu erwarten sind.

### E 8.4.3 Schmerztherapie

Die kausale Behandlung der bei SVT fast immer vorliegenden Kopfschmerzen basiert auf der Antikoagulation. Damit kommt es bei der Mehrzahl der Patienten innerhalb weniger Tage zu einer Besserung oder Rückbildung der Kopfschmerzen. Neben der Antikoagulation sollte aber eine frühzeitige symptomatische Kopfschmerztherapie mit nicht-steroidalen Analgetika, z. B. Ibuprofen (2–3 × 400 mg tgl. p. o.) oder Paracetamol (2 × 1 g tgl. p. o.) erfolgen. Auf ASS sollte verzichtet werden, da die Thrombozyten-Aggregationshemmung das Auftreten von Stauungsblutungen möglicherweise begünstigt und operative Eingriffe (z. B. Hemikraniektomie) erschwert. Lassen sich die Kopfschmerzen durch nicht-steroidale Analgetika nicht beherrschen, so können Opioide verwendet werden, z. B. Tramadol (2 × tgl. 50–200 mg p. o.) oder Piritramid (3–4 × tgl. 3,75–7,5 mg s. c.). Wegen möglicher Nebenwirkungen (Atemdepression, Vigilanzstörung, Blutdruckabfall) muss bei Gabe von Opioiden eine kontinuierliche Überwachung gewährleistet sein.

### E 8.4.4 Therapie epileptischer Anfälle

Eine prophylaktische antikonvulsive Therapie führen wir bei Patienten mit SVT nicht durch. Kommt es zu einem Anfall, so besteht eine klare Behandlungsindikation. Um das Risiko weiterer Anfälle oder eines Status epilepticus zu reduzieren, sollte bereits unmittelbar nach dem ersten Anfall behandelt werden. Wegen weitgehend fehlender Medikamenteninteraktionen (z. B. mit Phenprocoumon) bietet sich zunächst Levetiracetam (2 × tgl. 1–1,5 g p. o. oder i. v.) an. Gelingt darunter keine Anfallskontrolle, sollte eine intravenöse Schnellaufsättigung mit Phenytoin (Phenhydan®; 15–20 mg/kg Körpergewicht, davon 250 mg über 30 Minuten, den Rest über 6 Stunden) oder Valproat (20–30 mg/kg Körpergewicht über 30 Minuten) erfolgen. Nach Erreichen therapeutischer Spiegel kann auf Tabletten umgestellt werden. Bei anhaltender Anfallsfreiheit kann die antikonvulsive Therapie nach 3–6 Monaten ausgeschlichen werden.

### E 8.4.5 Systemische oder lokale Thrombolyse und mechanische Rekanalisierung

Nur in den relativ seltenen Fällen einer progredienten klinischen und bildgebenden Verschlechterung unter Ausreizung der konventionellen Therapie (Heparin i. v. mit maximalem PTT-Zielbereich von 80–100 s), erwägen wir eine rekanalisierende Therapieeskalation nach interdisziplinärer Diskussion mit unseren Kollegen der Neuroradiologie. Diese Therapie besteht in der intravenösen oder transarteriellen Thrombolyse mit rt-PA und/ oder der mechanischen transvenösen Thrombektomie mittels Stent-Retrievern oder Absaugkathetern. Keinesfalls handelt es sich hier um ein standardisiertes Vorgehen, sondern immer um einen individuellen Heilversuch.

### E 8.4.6 Konservative und operative Hirndrucktherapie

Bei einem Teil der SVT-Patienten kommt es aufgrund einer ausgeprägten generalisierten Hirnschwellung und/oder einem relevanten lokalen Ödem bei Stauung, Infarkt oder Blutung zu einer kritischen Hirndruckerhöhung. Eine generalisierte Hirnschwellung kann sich neben Kopfschmerzen und Vigilanzstörung auch in teilweise rasch progredienten Sehstörungen bis hin zum kompletten Visusverlust äußern. Ist eine zusätzliche lokale Raumforderung ausgeschlossen, so ist hier ein Liquorablassversuch gerechtfertigt (Kesler et al. 2004). Bei nicht beherrschbarer lokaler Raumforderung durch Infarkt, Blutung oder Ödem (häufig kombiniert) drohen Mittellinienverlagerung, Einklemmung und Tod (Canhao et al. 2005). In mehreren Fallserien konnte gezeigt werden, dass durch die lebensrettende operative Entlastung nicht nur ein Überleben, sondern in vielen Fällen auch eine gute funktionelle Erholung erreicht werden kann (Bender et al. 2007; Coutinho et al. 2009; Lanterna et al. 2009; Theaudin et al. 2010; Rajan Vivakaran et al. 2012). Auch wenn keine Daten aus randomisierten Vergleichsstudien vorliegen (und auch in Zukunft nicht vorliegen werden), sollte die Indikation zur Entlastungskraniektomie unseres Erachtens bei vitaler Bedrohung großzügig gestellt werden. Der Nutzen der konservativen Hirndrucktherapie (Osmotherapie, kontrollierte Beatmung etc.; **Kap. G 2**) liegt in dieser Situation in einer kurzzeitigen Stabilisierung und Überbrückung bis zur Operation.

### E 8.4.7 Unwirksam oder obsolet

Im ISCVT-Kollektiv (n = 624) wurden 24 % der Patienten mit Steroiden behandelt. Dies hatte weder für das Gesamtkollektiv noch für einzelne Subgruppen einen positiven Effekt. Bei Patienten mit Parenchymläsionen waren Steroide sogar mit einer ungünstigeren Prognose assoziiert (Canhao et al. 2008). Insofern sollten Steroide bei Patienten mit SVT vermieden werden.

## E 8.5 Besondere Aspekte

### E 8.5.1 SVT und Schwangerschaft

Schwangerschaft und Wochenbett begünstigen die Entstehung von Sinus- und Venenthrombosen. Im ISCVT-Kollektiv waren 6,3 % der 381 an einer SVT erkrankten Frauen im gebärfähigen Alter schwanger, 13,8 % befanden sich im Wochenbett. Die Mehrheit dieser Patientinnen wurde aufgrund der SVT mit Heparin behandelt. In dieser Konstellation scheint die Langzeitprognose keinesfalls schlechter zu sein als bei anderen SVT-Patienten (Coutinho et al. 2009).

Patientinnen mit einer stattgehabten SVT scheinen während einer nachfolgenden Schwangerschaft insgesamt ein niedriges Rezidivrisiko zu haben. Allerdings liegen hierzu nur Studien mit begrenzten Fallzahlen vor (Preter et al. 1996; Lamy et al. 2000; Mehraein et al. 2003; Ferro et al. 2004). In diesen Studien wurden insgesamt 84 Schwangerschaften nach stattgehabter SVT ausgewertet. Dabei kam es in einem Fall zu einer erneuten SVT während der Schwangerschaft und in einem weiteren Fall zu einer erneuten SVT während des Wochenbetts. Extrazerebrale venöse Thrombosen traten in zwei Fällen auf. Diese niedrigen Rezidivraten rechtfertigen bei vorliegendem Kinderwunsch kein Abraten von einer Schwangerschaft. Bei fehlenden Hinweisen auf eine zusätzlich bestehende Thrombophilie ist auch eine prophylaktische Antikoagulation mit Heparin während der Schwangerschaft nicht zwingend indiziert. Eine vaginale Entbindung ist in der Regel möglich. Wegen des besonderen Risikos im Wochenbett sollte für diese Phase eine prophylaktische Heparintherapie (in der Regel niedermolekulares Heparin) vorgesehen werden.

### E 8.5.2 Septische SVT

Die septische SVT entsteht in der Regel auf dem Boden einer fortgeleiteten bakteriellen Infektion im Gesichts- und Kopfbereich. Besonders häufig sind aufgrund von anatomischen Lagebeziehungen und Drainagewegen der Sinus cavernosus bei Gesichts-, Zahn- und Nasennebenhöhlen-Infektionen und der Sinus transversus bzw. sigmoideus bei Otitis und Mastoiditis betroffen. Auch bei bakterieller Meningitis kann es zu einem Befall der Sinus und Hirnvenen kommen. Das Erregerspektrum umfasst entsprechend der ursächlichen Streuherde v. a. Staphylokokken und Streptokokken (Pneumokokken), aber auch gramnegative Keime (z. B. Hämophilus influenzae, E. coli). Die septische SVT tritt wesentlich seltener als die blande SVT auf. Genaue Zahlen zur Inzidenz liegen nicht vor. Im ISCVT-Kollektiv bestand bei 12,3 % der Patienten mit SVT eine Infektion. In 2,1 % war dabei das zentrale Nervensystem betroffen, bei 8,2 % der Patienten handelte es sich um eine HNO-Infektion (Ferro et al. 2004). Die Letalität liegt bei der septischen SVT je nach Ausdehnung der Thrombosierung mit bis zu 50 % wesentlich höher als bei der blanden SVT (DiNubile et al. 1990; Southwick 1995).

Wichtigste therapeutische Maßnahme ist die umgehende chirurgische bzw. HNO-ärztliche Sanierung des entzündlichen Fokus und die antibiotische Therapie. Häufig liegt v. a. zu Beginn der Erkrankung kein Erregernachweis vor. Dementsprechend erfolgt zunächst die empirische intravenöse Therapie, z. B. mit Ceftriaxon (1 × 4 g) und Ampicillin (6 × 2 g). Bei V. a. nosokomiale Infektion sollte wegen des erweiterten Erregerspektrums mit Meropenem (3 × 2 g) und Vancomycin (1–2 × 1 g, Dosisanpassung nach Spiegel) behandelt werden. Bei Erregernachweis wird die antibiotische Therapie unter Berücksichtigung des Antibiogramms und der Liquorgängigkeit der verschiedenen Antibiotika angepasst. Die Datenlage zur Antikoagulation bei septischer SVT ist sehr begrenzt (Zuurbier et al. 2016). In einer retrospektiven Analyse von 104 Fällen schien die Kombination der antibiotischen Therapie mit der Antikoagulation das Auftreten von weiteren Komplikationen (z. B. Erblindung, Hirninfarkt, Ophthalmoplegie, epileptische Anfälle) zu reduzieren. Komplikationen der Antikoagulation waren in dieser Serie selten, ein eindeutiger Effekt auf die Letalität ließ sich allerdings auch nicht nachweisen (Levine et al. 1988). Mit dem Ziel, eine weitere Ausbreitung der Thrombose zu verhindern, halten wir eine PTT-wirksame Heparinisierung auch bei der septischen SVT für gerechtfertigt und sinnvoll. Diese sollte in Absprache mit den Operateuren möglichst bald nach der Fokussanierung begonnen bzw. vor einem chirurgischen Eingriff nur möglichst kurz unterbrochen werden.

## Literatur


Abdalla G, Fawzi Matuk R, Venugopal V, Verde F, Magnuson TH, Schweitzer MA, Steele KE. The diagnostic accuracy of magnetic resonance venography in the detection of deep venous thrombosis: a systematic review and meta-analysis. Clin Radiol 2015; 70(8): 858–871.

Agid R, Shelef I, Scott JN, Farb RI. Imaging of the intracranial venous system. Neurologist 2008; 14(1): 12–22.

Baumgartner RW, Studer A, Arnold M, Georgiadis D. Recanalisation of cerebral venous thrombosis. J Neurol Neurosurg Psychiatry 2003; 74(4): 459–461.

Bender A, Schulte-Altedorneburg G, Mayer TE, Pfefferkorn T, Birnbaum T, Feddersen B, Brückmann H, Pfister HW, Straube A. Functional outcome after severe cerebral venous thrombosis. J Neurol 2007; 254(4): 465–470.

Biousse V, Ameri A, Bousser MG. Isolated intracranial hypertension as the only sign of cerebral venous thrombosis. Neurology 1999; 53(7): 1537–1542.

Borhani Haghighi A, Mahmoodi M, Edgell RC, Cruz-Flores S, Ghanaati H, Jamshidi M, Zaidat OO. Mechanical thrombectomy for cerebral venous sinus thrombosis: a comprehensive literature review. Clin Appl Thromb Hemost 2014; 20(5): 507–515.

Brieger DB, Mak KH, Kottke-Marchant K, Topol EJ. Heparin-induced thrombocytopenia. J Am Coll. Cardiol 1998; 31(7): 1449–1459.

Buller HR, Agnelli G, Hull RD, Hyers TM, Prins MH, Raskob GE. Antithrombotic therapy for venous thromboembolic disease: the Seventh ACCP Conference on Antithrombotic and Thrombolytic Therapy. Chest 2004; 126(3 Suppl): 401–428.

Canhao P, Cortesao A, Cabral M, Ferro JM, Stam J, Bousser MG, Barinagarrementeria F. Are steroids useful to treat cerebral venous thrombosis? Stroke 2008; 39(1): 105–110.

Canhao P, Ferro JM, Lindgren AG, Bousser MG, Stam J, Barinagarrementeria F. Causes and predictors of


E 8

death in cerebral venous thrombosis. Stroke 2005; 36(8): 1720–1725.

Coutinho JM, Ferro JM, Canhao P, Barinagarrementeria F, Bousser MG, Stam J. Unfractionated or low-molecular weight heparin for the treatment of cerebral venous thrombosis. Stroke 2010; 41(11): 2575–2580.

Coutinho JM, Ferro JM, Canhao P, Barinagarrementeria F, Cantu C, Bousser MG, Stam J. Cerebral venous and sinus thrombosis in women. Stroke 2009; 40(7): 2356–2361.

Coutinho JM, Ferro JM, Zuurbier SM, Mink MS, Canhao P, Crassard I, Majoie CB, Reekers JA, Houdart E, de Haan RJ, Bousser MG, Stam J. Thrombolysis or anticoagulation for cerebral venous thrombosis: rationale and design of the TO-ACT trial. Int J Stroke 2013; 8(2): 135–140.

Coutinho JM, Gerritsma JJ, Zuurbier SM, Stam J. Isolated cortical vein thrombosis: systematic review of case reports and case series. Stroke 2014; 45(6): 1836–1838.

Coutinho JM, Majoie CB, Coert BA, Stam J. Decompressive hemicraniectomy in cerebral sinus thrombosis: consecutive case series and review of the literature. Stroke 2009; 40(6): 2233–2235.

Coutinho JM, Zuurbier SM, Stam J. Declining mortality in cerebral venous thrombosis: a systematic review. Stroke 2014; 45(5): 1338–1341.

Crassard I, Soria C, Tzourio C, Woimant F, Drouet L, Ducros A, Bousser MG. A negative D-dimer assay does not rule out cerebral venous thrombosis: a series of seventy-three patients. Stroke 2005; 36(8): 1716–1719.

De Bruijn SF, Stam J. Randomized, placebo-controlled trial of anticoagulant treatment with low-molecular-weight heparin for cerebral sinus thrombosis. Stroke 1999; 30(3): 484–488.

De Bruijn SF, Stam J, Kappelle LJ. Thunderclap headache as first symptom of cerebral venous sinus thrombosis. CVST Study Group. Lancet 1996; 348(9042): 1623–1625.

De Bruijn SF, Stam J, Vandenbroucke JP. Increased risk of cerebral venous sinus thrombosis with third-generation oral contraceptives. Cerebral Venous Sinus Thrombosis Study Group. Lancet 1998; 351(9113): 1404.

Dentali F, Squizzato A, Marchesi C, Bonzini M, Ferro JM, Ageno W. D-dimer testing in the diagnosis of cerebral vein thrombosis: a systematic review and a meta-analysis of the literature. J Thromb Haemost 2012; 10(4): 582–589.

Dentali F, Poli D, Scoditti U et al. Long-term outcomes of patients with cerebral vein thrombosis: A multicenter study. J Thromb Haemost 2012; 10: 1297–302.

DiNubile MJ, Boom WH, Southwick FS. Septic cortical thrombophlebitis. J Infect Dis 1990; 161(6): 1216–1220.

Einhäupl KM, Villringer A, Meister W, Mehraein S, Garner C, Pellkofer M, Haberl RL, Pfister HW, Schmiedek P. Heparin treatment in sinus venous thrombosis. Lancet 1991; 338(8767): 597–600.

Ferro JM, Canhao P, Bousser MG, Stam J, Barinagarrementeria F. Early seizures in cerebral vein and dural sinus thrombosis: risk factors and role of antiepileptics. Stroke 2008; 39(4): 1152–1158.

Ferro JM, Canhao P, Stam J, Bousser MG, Barinagarrementeria F. Prognosis of cerebral vein and dural sinus thrombosis: results of the International Study on Cerebral Vein and Dural Sinus Thrombosis (ISCVT). Stroke 2004; 35(3): 664–670.

Ferro JM, Canhao P, Stam J, Bousser MG, Barinagarrementeria F, Massaro A, Ducrocq X, Kasner SE. Delay in the diagnosis of cerebral vein and dural sinus thrombosis: influence on outcome. Stroke 2009; 40(9): 3133–3138.

Girot M, Ferro JM, Canhao P, Stam J, Bousser MG, Barinagarrementeria F, Leys D. Predictors of outcome in patients with cerebral venous thrombosis and intracerebral hemorrhage. Stroke 2007; 38(2): 337–342.

Holst AG, Jensen G, Prescott E. Risk factors for venous thromboembolism: results from the Copenhagen City Heart Study. Circulation 2010; 121(17): 1896–1903.

Kearon C, Ginsberg JS, Julian JA, Douketis J, Solymoss S, Ockelford P, Jackson S, Turpie AG, Mackinnon B, Hirsh J, Gent M. »Comparison of fixed-dose weight-adjusted unfractionated heparin and low-molecular-weight heparin for acute treatment of venous thromboembolism.« JAMA 2006; 296(8): 935–942.

Kesler A, Hadayer A, Goldhammer Y, Almog Y, Korczyn AD. Idiopathic intracranial hypertension: risk of recurrences. Neurology 2004; 63(9): 1737–1739.

Kosinski CM, Mull M, Schwarz M, Koch B, Biniek R, Schlafer J, Milkereit E, Willmes K, Schiefer J. Do normal D-dimer levels reliably exclude cerebral sinus thrombosis? Stroke 2004; 35(12): 2820–2825.

Kowoll CM, Kaminski J, Weiss V, Bosel J, Dietrich W, Juttler E, Flechsenhar J, Guenther A, Huttner HB, Niesen WD, Pfefferkorn T, Schirotzek I, Schneider H, Liebig T, Dohmen C. Severe Cerebral Venous and Sinus Thrombosis: Clinical Course, Imaging Correlates, and Prognosis. Neurocrit Care 2016; 25: 392–399.

Lamy C, Hamon JB, Coste J, Mas JL. Ischemic stroke in young women: risk of recurrence during subsequent pregnancies. French Study Group on Stroke in Pregnancy. Neurology 2000; 55(2): 269–274.

Lanska DJ, Kryscio RJ. Risk factors for peripartum and postpartum stroke and intracranial venous thrombosis. Stroke 2000; 31(6): 1274–1282.

Lanterna LA, Gritti P, Manara O, Grimod G, Bortolotti G, Biroli F. Decompressive surgery in malignant dural sinus thrombosis: report of 3 cases and review of the literature. Neurosurg Focus 2009; 26(6): E5.

Leach JL, Fortuna RB, Jones BV, Gaskill-Shipley MF. Imaging of cerebral venous thrombosis: current techniques, spectrum of findings, and diagnostic pitfalls. Radiographics 2006; 26 (Suppl 1): 19–41.

Levine SR, Twyman RE, Gilman S. The role of anticoagulation in cavernous sinus thrombosis. Neurology 1988; 38(4): 517–522.

Linn J, Michl S, Katja B, Pfefferkorn T, Wiesmann M, Hartz S, Dichgans M, Brückmann H. Cortical vein thrombosis: the diagnostic value of different imaging modalities. Neuroradiology 2010; 52(10): 899–911.

Linn J, Pfefferkorn T, Ivanicova K, Müller-Schunk S, Hartz S, Wiesmann M, Dichgans M, Brückmann H. Noncontrast CT in deep cerebral venous thrombosis and sinus thrombosis: comparison of its diagnostic value for both entities. AJNR 2009; 30(4): 728–735.

Martinelli I, Bucciarelli P, Passamonti SM, Battaglioli T, Previtali E, Mannucci PM. Long-term evaluation of the risk of recurrence after cerebral sinus-venous thrombosis. Circulation 2010; 121(25): 2740–2746.

Masuhr F, Busch M, Amberger N, Ortwein H, Weih M, Neumann K, Einhaupl K, Mehraein S. Risk and predictors of early epileptic seizures in acute cerebral venous and sinus thrombosis. Eur J Neurol 2006; 13(8): 852–856.

Mehraein S, Ortwein H, Busch M, Weih M, Einhaupl K, Masuhr F. Risk of recurrence of cerebral venous and sinus thrombosis during subsequent pregnancy and puerperium. J Neurol Neurosurg Psychiatry 2003; 74(6): 814–816.

Nagaraja D, Rao B, Taly A, Subhash M. Randomized controlled trial of heparin in puerperal cerebral venous/sinus thrombosis. Nimhans J 1995; 13: 111–115.

Pfefferkorn T, Crassard I, Linn J, Dichgans M, Boukobza M, Bousser MG. Clinical features, course and outcome in deep cerebral venous system thrombosis: an analysis of 32 cases. J Neurol 2009; 256(11): 1839–1845.

Pohl C, Kredteck A, Bastians B, Hanfland P, Klockgether T, Harbrecht U. Heparin-induced thrombocytopenia in neurologic patients treated with low-molecular-weight heparin. Neurology 2005; 64(7): 1285–1287.

Preter M, Tzourio C, Ameri A, Bousser MG. Long-term prognosis in cerebral venous thrombosis. Follow-up of 77 patients. Stroke 1996; 27(2): 243–246.

Quinlan DJ, McQuillan A, Eikelboom JW. Low-molecular-weight heparin compared with intravenous unfractionated heparin for treatment of pulmonary embolism: a meta-analysis of randomized, controlled trials. Ann Intern Med 2004; 140(3): 175–183.

Rajan Vivakaran TT, Srinivas D, Kulkarni GB, Somanna S. The role of decompressive craniectomy in cerebral venous sinus thrombosis. J Neurosurg 2012; 117(4): 738–744.

Shantsila E, Lip GY, Chong BH. Heparin-induced thrombocytopenia. A contemporary clinical approach to diagnosis and management. Chest 2009; 135(6): 1651–1664.

Southwick FS. Septic thrombophlebitis of major dural venous sinuses. Curr Clin Top Infect Dis 1995; 15: 179–203.

Stam J. Thrombosis of the cerebral veins and sinuses. N Engl J Med 2005; 352(17): 1791–1798.

Stam J, De Bruijn SF, DeVeber G. Anticoagulation for cerebral sinus thrombosis. Cochrane. Database. Syst Rev 2002; (4:) CD002005.

Strupp M, Covi M, Seelos K, Dichgans M, Brandt T. »Cerebral venous thrombosis: correlation between recanalization and clinical outcome – a long-term follow-up of 40 patients.« J Neurol 2002; 249(8): 1123–1124.

Theaudin M, Crassard I, Bresson D, Saliou G, Favrole P, Vahedi K, Denier C, Bousser MG. Should decompressive surgery be performed in malignant cerebral venous thrombosis? a series of 12 patients. Stroke 2010; 41(4): 727–731.

Viegas LD, Stolz E, Canhao P, Ferro JM. »Systemic thrombolysis for cerebral venous and dural sinus thrombosis: a systematic review.« Cerebrovasc Dis 2014; 37(1): 43–50.

Wahrenbrock M, Borsig L, Le D, Varki N, Varki A. Selectin-mucin interactions as a probable molecular explanation for the association of Trousseau syndrome with mucinous adenocarcinomas. J Clin Invest 2003; 112(6): 853–862.

Yoshikawa T, Abe O, Tsuchiya K, Okubo T, Tobe K, Masumoto T, Hayashi N, Mori H, Yamada H, Aoki S, Ohtomo K. Diffusion-weighted magnetic resonance imaging of dural sinus thrombosis. Neuroradiology 2002; 44(6): 481–488.

Zuurbier SM, Coutinho JM, Stam J, Canhao P, Barinagarrementeria F, Bousser MG, Ferro JM, ISCVT Investigators. Clinical Outcome of Anticoagulant Treatment in Head or Neck Infection-Associated Cerebral Venous Thrombosis. Stroke 2016; 47(5): 1271–1277.

# E 9 Therapie zerebraler vaskulärer Malformationen

*von U. Sure, M. Forsting, I. Wanke und H.-C. Diener**

## E 9.1 Klinik

### E 9.1.1 Vorbemerkungen

Zu den zerebralen vaskulären Malformationen gehören arteriovenöse Fehlbildungen, Kavernome (die zusätzlich häufig von venösen Atypien begleitet sind) und kapilläre Teleangiektasien. Bei den arteriovenösen Fehlbildungen muss unterschieden werden zwischen den pialen arteriovenösen Malformationen (AVM) des Gehirns und den duralen arteriovenösen Fisteln (DAVF). Bei Letzteren liegen durale arterielle zuführende Arterien vor, und der AV-Überhang liegt innerhalb der Dura Mater bzw. zwischen den Durablättern. Kapilläre Teleangiektasien sind meist Zufallsbefunde und klinisch asymptomatisch.

**Tab. E 9.1:** Spetzler-Martin-Skala der pialen arteriovenösen Malformationen

| Größe des Nidus | Punkte |
|---|---|
| < 3 cm | 1 |
| 3–6 cm | 2 |
| > 6 cm | 3 |
| **Venöse Drainage** | |
| Äußere Venen | 0 |
| Innere Venen | 1 |
| **Lage des Angioms** | |
| Nicht-eloquente Hirnregion | 0 |
| Eloquente Hirnregion (Sprache, Sehen, Motorik …) | 1 |

### E 9.1.2 Symptome

Etwa die Hälfte der AVM manifestiert sich durch intrakranielle Blutungen (ICB, SAB), die nicht selten von flussabhängigen Aneurysmen verursacht werden (Stein 2015). Die häufigsten, nicht blutungsbedingten Symptome sind epileptische Anfälle (30 %) und Kopfschmerzen (15 %) oder fokale neurologische Defizite (5 %) (van Beijnum et al. 2011). Viele Patienten mit DAVF sind asymptomatisch oder leiden an einem pulssynchronen Ohrgeräusch. Blutungen bei duralen AV-Malformationen kommen überwiegend dann vor, wenn kortikale Venen in die Drainage der DAVF einbezogen sind. Seltener ist die Ausbildung eines vasogenen Hirnödems mit progressiven aber reversiblen kognitiven, neuropsychologischen und mnestischen Störungen oder ein Hydrozephalus durch Volumenüberlastung des venösen Systems (Cognard et al. 1995).
Kavernome werden klinisch durch epileptische Anfälle, symptomatische Thrombosen/Blutungen oder lokalisationsabhängige fokale neurologische Defizite auffällig; die Mehrheit kommt jedoch als asymptomatischer Zufallsbefund zur Darstellung. (Bertalanffy et al. 2002; Dammann et al. 2016c).

### E 9.1.3 Einteilungen

Piale AVM werden nach der von Spetzler und Martin 1989 vorgeschlagenen Skala in fünf Grade eingeteilt, die das operative Risiko, welches mit steigendem Summenscore zunimmt, widerspiegeln. Die Einteilung erlaubt hingegen keine Aussagen über das spontane Blutungsrisiko oder die behandlungsassoziierte Morbidität nach endovaskulärer Behandlung oder Radiotherapie (**Tab. E 9.1**). Um das spontane Blutungsrisiko abschätzen und eine mögliche interventionelle Behandlung diskutieren zu können, sollte eine Katheterangiographie durchgeführt und die Angioarchitektur der AVM entsprechend derzeitiger terminologischer Standards analysiert werden (Joint Writing Group 2001). Als Prädiktoren für ein erhöhtes Blutungsrisiko gelten eine tiefe Lage des AVM-Nidus, ausschließliche Drainage in tiefe Hirnvenen und rupturierte fluss-abhängige und nidale Aneurysmen (Abla et al. 2014; Stefani et al. 2002; Stapf et al. 2006; Stein et al. 2014, 2015). Das spontane Blutungsrisiko unrupturierter AVM ist mit ca.1 %/Jahr relativ niedrig. Patienten mit bereits stattgehabter Blutung haben allerdings ein bis zu fünfmal erhöhtes Rezidivblutungsrisiko (Halim et al. 2004). Dieses Blutungsrisiko ist während des ersten Jahres nach initialer Blutung mit bis zu 18 % am höchsten (Mast et al. 1995). Patienten mit AVM, die nicht komplett verschlossen wurden, haben nach der ARUBA-Studie eine etwa 3-fach erhöhte Blutungswahrscheinlichkeit (Mohr 2014).
Bei DAVF orientiert sich die Einteilung von Cognard et al. (1995) an der venösen Drainage. Erfolgt die Drainage nicht primär in einen großen venösen Sinus, sondern entweder direkt in eine Brückenvene oder aber über den Sinus retrograd in kortikale Venen, ist das Blutungsrisiko erhöht und damit eine Therapieindikation gegeben (**Tab. E 9.2**).
Patienten mit einer Typ-I-Fistel haben einen gutartigen Krankheitsverlauf ohne Blutungskomplikationen. Patienten mit einer Fistel vom Typ IIa leiden

* Autoren dieses Kapitels in der 6. Auflage: I. Wanke, M. Forsting und C. Stapf.

**Tab. E 9.2:** Einteilung der duralen AV-Fisteln (nach Cognard et al. 1995)

| | |
|---|---|
| Grad I | AV-Kurzschluss mit venöser Drainage in einen großen duralen Sinus mit antegradem Fluss |
| Grad IIa | Reflux im Sinus |
| Grad IIb | Reflux über den Sinus in kortikale Venen |
| Grad IIa + b | Reflux im Sinus und in kortikale Venen |
| Grad III | Direkte Drainage in eine kortikale Vene ohne venöse Ektasie |
| Grad IV | Direkte Drainage in eine kortikale Vene mit venöser Ektasie |
| Grad V | Drainage in eine spinale Vene |

in bis zu 20 % unter den Zeichen einer intrakraniellen Druckerhöhung. Patienten mit einer Fistel vom Typ IIb werden in etwa 10 % durch intrakranielle Blutungen auffällig. Die Häufigkeit von Blutungen bei Erstdiagnose beträgt 40 % bei Fisteln vom Typ III und 65 % bei Fisteln vom Typ IV. Der Typ V ist häufig mit einer progressiven Myelopathie assoziiert.

Kavernome bestehen in der Regel aus an Hämosiderin-reichen intraparenchymatösen Läsionen mit sinusoidalen Dilatationen sehr dünnwandiger, kavernenartig organisierter Gefäße. Sie können selten auch im Rückenmark, an proximalen Hirnnervenstämmen, in der Retina oder sehr selten als kutane Manifestationen auftreten (Bertalanffy et al. 2002). Es gibt eine hereditäre Form, in der betroffene Angehörige von Familien mit zunehmenden Lebensalter immer neue, meist asymptomatische Kavernome entwickeln. Derzeit sind 3 auslösende Gene (CCM1–3) bekannt. Nicht hereditäre Kavernome haben in der Regel benachbarte kleine venöse Gefäße (Atypien). In 30 % der Fälle finden sich sogenannte entwicklungsbedingte venöse Anomalien (DVA) in der topographischen Nachbarschaft (Dammann et al. 2013 und 2016b). Eine DVA ohne begleitendes Kavernom ist als normvariante Gefäßanatomie, die normales Hirngewebe drainiert, einzustufen. Kavernome können strahleninduziert sein und kommen sehr häufig bei in der Kindheit hirnbestrahlten Patienten (z. B. nach Behandlung einer Leukämie) vor. Die derzeitigen terminologischen Standards zur Einteilung und strukturierten Befundung sporadischer oder multipler Kavernome wurden von der Angioma Alliance vorgeschlagen (Al-Shahi Salman et al. 2008) (**Tab. E 9.3**).

## E 9.1.4 Diagnostik

Bei rupturierter AVM zeigt die CT parenchymale, eventuell subarachnoidale oder intraventrikuläre Blutkomponenten. Bei nicht rupturierten AVM ist diese im CT ohne Kontrastmittel unter Umständen nicht diagnostizierbar. In 20 % lassen sich jedoch Verkalkungen innerhalb der AVM erkennen. Mittlerweile stellt die CT-Angiographie eine AVM mit hoher Genauigkeit dar. MR-tomographisch lassen sich neben der Darstellung der zu- und abführenden Gefäße zusätzlich genauere Information des umgebenden Hirngewebes gewinnen. Im MRT können auch alte und kleinere Blutungen durch die Hämosiderinablagerung oder fokale Ödeme erkannt werden. Auch die anatomische Zuordnung des AVM-Nidus ist präziser.

Die zeitliche und örtliche Auflösung der MR-Angiographie (TOF-MR-Angiograpie vor und nach Kontrastmittelgabe sowie die dynamische MR-Angiographie) hat sich in den letzten Jahren stark verbessert und lässt potenzielle Risikofaktoren abschätzen und in die Behandlungsstrategie einfließen (Takano et al. 1999; Giffith et al. 2000; Warren et al. 2001; Wrede et al. 2016). Der Goldstandard in der Diagnostik, insbesondere in der prätherapeutischen Planung, ist nach wie vor die selektive Katheterangiographie. Den genauesten anatomischen Überblick über den Nidus erhält man jedoch nur durch superselektive Injektionen in einzelne zuführende Gefäße (Turjman et al. 1995).

**Tab E 9.3:** Einteilung und Charakterisierung der Kavernome (nach Al-Shahi Salman et al. 2008)

| | | |
|---|---|---|
| **Klinisch** | Symptomatisch<br>• Epilepsie<br>• Blutung<br>• Kopfschmerzen | Asymptomatisch |
| **Familiäre Anamnese** | Positiv<br>• Stammbaum<br>• Vererbungsmuster | Negativ |
| **Genetischer Test** | Positiv<br>• CCM 1 (KRIT 1)<br>• CCM 2 (MGC4607)<br>• CCM 3 (PDCD10) | Negativ |
| **Bildgebung** | MRT (T1 +/- Kontrast, T2 und/oder FLAIR, T2* oder SWI) | |
| **Anzahl** | Multiple Kavernome<br>Beschreibung: Lokalisationen | Einzelnes Kavernom<br>Beschreibung: Lokalisation |
| **Größe** | Maximaler Kavernom-Durchmesser | |
| **Blutung** | Akute Blutung<br>• Extraläsionell<br>• Intraläsionell | Chronisches Hämosiderin-Depot |
| **DVA** | Vorhanden (20–30 %) | Nicht vorhanden |

Eine DAVF kann mittels MR-Angiographie anhand der arterialisierten Venen diagnostiziert werden. Die Sonderform der Carotis-Cavernosus-Fistel (CCF) kann im CT oder MRT an der dilatierten Vena ophthalmica superior vermutet werden. Die Katheterangiographie in digitaler Subtraktionstechnik ist beim klinischen Verdacht auf das Vorliegen einer duralen AV-Fistel (z. B. pulssynchrones Ohrgeräusch) oder einer atypisch gelegenen intrazerebralen Blutung trotz negativer Schnittbildgebung hinsichtlich einer Blutungsquelle empfohlen. Hierbei ist zu fordern, dass die Angiographie eine selektive Injektion in die A. carotis interna und externa beidseits und die Arteria vertebralis beidseits umfasst. Nur so können alle duralen Äste mit ausreichender Sicherheit dargestellt werden und eine potenziell gefährliche Fistel (s. Cognard Klassifikation) ausgeschlossen werden. Eine Globalinjektion in die A. carotis communis ist diagnostisch nicht ausreichend.

Zur Diagnosestellung eines Kavernoms oder einer zerebralen Kavernomatose gilt die kraniale MRT mit T2* (Gradientenecho) oder SWI-Sequenz zum Nachweis assoziierter Hämosiderinablagerungen (Dammann, 2013; Schlammann et al. 2010). Eine Kavernomblutung sollte in der Regel entsprechend gültiger Standards im Rahmen eines klinisch-symptomatischen Ereignisses mit Nachweis einer zeitlich assoziierten akuten Blutung bildgebend diagnostiziert werden (Al-Shahi Salman et al. 2008).

## E 9.2 Verlauf

Der bedeutendste Risikofaktor für zukünftige AVM-Rupturen ist eine bereits früher aufgetretene AVM-Blutung: Bei unbehandelt gebliebenen Malformationen wurden bis zu 18 % Blutungsrezidive im ersten Jahr beobachtet. In der Folge besteht ein mittleres jährliches Blutungsrisiko von bis zu 5 %. Als weitere Risikofaktoren gelten zunehmendes Alter, eine tiefe AVM-Lokalisation, eine exklusive tiefe venöse Drainage sowie der angiographische Nachweis assoziierter fluss-abhängiger Aneurysmata (Stein et al. 2014, 2015). Die AVM-Größe erwies sich als weniger bedeutsam für die Prognose des langfristigen Rupturrisikos (Stefani et al. 2002; Stapf et al. 2006). Patienten mit unrupturierter AVM ohne die o.g. morphologischen Risikofaktoren scheinen ein eher geringes Blutungsrisiko um etwa 1 % pro Jahr zu haben (Halim et al. 2004; Hernesniemi et al. 2008; Mohr et al. 2014). Durch die fehlende kapillare Resistenz stellen zerebrale AVM ein arterielles Niederdrucksystem dar. Für AVM-Patienten bestehen daher eher keine Kontraindikationen gegen körperliche bzw. sportliche Aktivitäten. Auch Schwangerschaften scheinen die Wahrscheinlichkeit einer AVM-Ruptur nicht zu erhöhen (Finnerty et al. 1999; Liu et al. 2014), die Datenlage hierzu ist jedoch sehr spärlich.

Die Mehrzahl der DAVF tritt bei Frauen jenseits des 55. Lebensjahres auf. Eine Ausnahme bilden die DAVF der vorderen Schädelgrube, die aus unbekannten Gründen häufiger bei Männern auftreten und eine höhere Blutungswahrscheinlichkeit haben. Diese Fisteln sollten daher rasch und radikal behandelt werden (Ghobrial et al. 2013).

Kavernome haben ein niedriges Blutungsrisiko pro Jahr (Labauge et al. 2001; Bertalanffy et al. 2002). Nach symptomatischer Kavernomblutung liegt dieses Risiko im Verlauf höher (Dammann et al. 2016c). Es gibt keinen Hinweis auf ein erhöhtes Risiko im Zusammenhang mit körperlichen oder sportlichen Aktivitäten. Hinsichtlich des Blutungsrisikos im Zusammenhang mit der Einnahme von Thrombozytenaggregationshemmern oder von Antikoagulanzien ist die Datenlage ebenfalls unklar. Da sich eine Blutung häufig als Folge einer intraläsionalen Thrombose entwickeln könnte, wird aktuell bisher ohne Evidenz sogar eine blutverdünnende Therapie zum Schutz vor einer Blutung diskutiert.

### E 9.2.1 Prävalenz und Inzidenz

Die Prävalenz zerebraler AVM wird derzeit auf zwischen 10–18/100 000 geschätzt (Al-Shahi et al. 2001; Berman et al. 2000) Mehrere prospektive bevölkerungsbasierte Studien suggerieren jährliche Detektionsraten von 1.0–1.4/100 000, mit jährlichen inzidenten AVM-Rupturen von 0,5–0,7/100 000 (Al-Shahi et al. 2003; Stapf et al. 2003; Gabriel et al. 2010, Al-Shahi Salman et al. 2014). Familiäre AVM sind mit Ausnahme familiärer hämorrhagischer Telangiektasien (Rendu-Osler-Weber Syndrom) sehr selten (Van Beijnum et al. 2007).

Die Prävalenz der DAVF ist unbekannt, die Dunkelziffer nicht diagnostizierter Durafisteln ist aufgrund der häufig fehlenden oder nicht wahrgenommenen Symptome (Grad I und II) vermutlich sehr hoch. DAVF treten als Folge einer Thrombose eines venösen Sinus oder Thrombose einer Vene auf.

Sowohl frühere Autopsieserien als auch moderne MRT-Studien suggerieren eine Prävalenz zerebraler Kavernome zwischen 0,1 und 0,5 %. Je nach Referenzpopulation finden sich in 10–40 % der Fälle familiäre Häufungen genetisch determinierter, zerebraler Kavernomatosen (Bertalanffy et al. 2002; Labauge et al. 2007).

## E 9.3 Therapeutische Prinzipien

### 9.3.1 AVM

Die Behandlung ungebluteter zerebraler AV-Malformationen wurde zwischenzeitlich durch die ARUBA-Studie prospektiv multizentrisch randomisiert untersucht und danach kommentiert (Mohr et al. 2014; Stapf 2014; Sure und Forsting 2015). Die ARUBA-Studie (Mohr et al. 2014) untersucht, ob die Behandlung zerebraler AVM, die noch nicht geblutet haben, sinnvoll ist. In die Studie wurden Patienten mit AVM eingeschlossen, die noch nicht geblutet hatten. Als kombinierter Studienendpunkt wurde Tod bzw. Schlaganfall gewählt. In die Studie konnten sämtliche Patienten mit AVM eingeschlossen werden, bei denen eine Therapie nach Einschätzung der jeweiligen behandelnden Zentren möglich wäre. Die Ergebnisse einer Zwischenanalyse zeigten ein deutlich erhöhtes Risiko für den Studienendpunkt für invasiv behandelte Patienten im Vergleich zu konservativ behandelten (nicht behandelten) Patienten. Aufgrund der sehr deutlichen Unterschiede zwischen beiden Gruppen wurde die Patientenrekrutierung nach der Interimsanalyse abgebrochen. Die Autoren der ARUBA-Studie ziehen den Schluss, dass Patienten mit nicht rupturierten AVM keinen Nutzen durch eine präventive Behandlung (Operation und/oder neuroradiologische Intervention und/oder Radiotherapie) haben.

Als wesentliche Kritik an der Studie ist zu anzumerken, dass von den initial 104 Zentren, die teilnehmen wollten, nur etwa ein Drittel tatsächlich Patienten eingeschlossen haben. Von 39 Zentren, die letztlich Patienten eingeschlossen haben, haben 10 Zentren jeweils nur einen Patienten eingeschlossen (Meling et al. 2014; Sure und Forsting 2015).

Nur 226 von 1 740 (13 %) Patienten wurden in die Studie eingeschlossen. Da eines der Einschlusskriterien eine Anzahl von mindestens 10 Patienten mit arterio-venösen Malformationen pro Zentrum und Jahr war, stellt sich die Frage, warum die meisten dieser Zentren nur sehr wenige Patienten eingeschlossen haben (Meling et al. 2014). Ähnlich wie in der ISUIA-Studie zu den nicht-rupturierten Aneurysmen könnte bei ARUBA daher auch ein Einschluss-Bias vorgelegen haben (Sure und Forsting 2015).

Bei der genauen Analyse der ARUBA-Daten findet sich, dass die Rate von Schlaganfällen bzw. Tod in der Therapiegruppe beinahe 50 % beträgt. Dies erscheint im Vergleich zur Literatur sogar für höhergradige AVM unrealistisch hoch (Bradac et al. 2013; Davis et al. 2012; Laakso et al. 2011; Potts et al. 2014; Theofanis et al. 2014). Denn demgegenüber wurden in dem Artikel von van Beijnum et al. (2011) (18) die Komplikationsraten auf der Grundlage der bisher in der Literatur publizierten Studien für die Mikrochirurgie (41 Studien), für die Radiotherapie (76 Studien) und die endovaskuläre Therapie (14 Studien) sowie für kombinierte therapeutische Studien (11 Studien) dargestellt. In diesem Review werden die kumulativen Risiken nach einer Behandlung mit 7,4 % nach Mikrochirurgie, 5,1 % nach Radiotherapie und 6,6 % nach Embolisation von ungebluteten zerebralen arteriovenösen Malformationen angegeben. Im selben Artikel von Beijnum et al. (2011) werden die Nachblutungsraten nach Behandlung pro 100 Patientenjahren mit insgesamt 1,4 kumuliert für alle Behandlungsoptionen angegeben. Für die Mikrochirurgie liegen diese Zahlen bei 0,18, für die stereotaktische Bestrahlung bei 1,7 und für die Embolisation ebenfalls bei 1,7 (Beijnum et al. 2011; Rutledge et al. 2014). Die Obliterationsrate in dieser Metaanalyse wird bei operativen Eingriffen mit 96 %, bei der stereotaktischen Bestrahlung mit 38 % und bei der Embolisation mit 13 % angegeben. Schaut man genauer in die ARUBA-Studie, so ist festzustellen, dass 53 Patienten, die für eine Therapie randomisiert wurden, noch während der Auswertung der Studie in laufender Therapie waren und sogar 20 Patienten noch überhaupt keiner Therapie zugeführt worden waren. Bei der geringen Gesamtzahl therapierter Patienten in der ARUBA-Studie von 116 Patienten im Vergleich zu 110 Patienten, die der konservativen Therapie zugeführt wurden, erscheinen diese Gesamt-Zahlen »un- bzw. an-therapierter« Patienten sehr hoch, um eine konklusive und verlässliche Schlussfolgerung aus den Ergebnissen zu ziehen (Sure und Forsting 2015).

In diesem Zusammenhang ist es wichtig zu erwähnen, dass 68 % der in der ARUBA-Studie randomisierten Patienten eine AVM vom Spetzler-Martin-Grad I oder II hatten. Diese niedriggradigen AVM können in der Regel mit sehr geringem Risiko (kombiniert interventionell) chirurgisch komplett aus dem Kreislauf ausgeschlossen werden. In der vorliegenden Studie sind allerdings nur 5 % aller Patienten entsprechend diesem Konzept behandelt worden. Dies wirft ein weiteres kritisches Licht auf die Einschlusskriterien der ARUBA-Studie. Hier zeigt sich das wesentliche Problem der ARUBA-Studie: Obwohl die Behandlungsstrategie nicht entsprechend der Behandlung nach dem Goldstandard erfolgte, wurden zahlreiche Patienten trotzdem in die Behandlungsgruppe randomisiert. Dies führt zu einer Verschiebung der eigentlich zu erreichenden Ergebnisse in der Behandlung, insbesondere bei niedriggradigen (Spetzler-Martin Grad I–III) AVM (Sure und Forsting 2015).

Nach ARUBA wurden 3 Arbeiten publiziert (Al-Shahi Salman et al. 2014; Bervini et al. 2014; Rutledge et al. 2014), die sich diesem Problem stellen. In diesen Arbeiten werden korrekte entsprechende Kohorten, bei denen die Goldstandards angewandt wurden, miteinander verglichen. Erwartungsgemäß findet sich in diesen Arbeiten kein statistisch signifikanter Unterschied zwischen den Gruppen von nicht behandelten und behandelten arterio-venösen Malformationen (bei relativ kurzer Nachbearbeitungszeit). Andererseits legen aktuelle Daten aus Schottland nahe, dass die Therapie einiger ungebluteter AVM tatsächlich risikoreicher sein könnte als deren konservative Therapie (Al Shahi Salman et al. 2014).

Die ARUBA-Studie ist trotzdem eine sehr wichtige Studie, die Behandlern von zerebralen AVM wesentliche Informationen bietet. Offensichtlich nicht komplett aus dem Kreislauf ausgeschlossene arterio-venöse Malformationen, die teilbehandelt worden sind, haben ein höheres Risiko für ein klinisch beeinträchtigendes Ereignis als solche, die nicht behandelt worden sind. Die hieraus resultierende Schlussfolgerung ist allerdings, dass eine Behandlung von zerebralen arterio-venösen Malformationen nach Behandlungsbeginn möglichst rasch *mit deren kompletten Okklusion* abgeschlossen werden sollte. Ein Abwarten nach Behandlungsbeginn steigert das Risiko für einen Schlaganfall offensichtlich erheblich. Nicht sinnvoll komplett zu verschließende, nicht geblutete AVM sollten daher auf der Grundlage der Daten aus der ARUBA-Studie in der Regel nicht behandelt werden Auf der Grundlage dieser Überlegungen ist anzumerken, dass die generelle Nichtbehandlung nicht rupturierter AVM unter Umständen einige Patienten-Kohorten gefährdet (Sure und Forsting 2015).

Bei der Diagnose einer AVM sollte berücksichtigt werden, ob es fluss-abhängige Aneurysmen gibt, da die Literatur zahlreiche Hinweise auf die Gefährlichkeit dieser Läsionen zeigt (Abla et al. 2014; Flores et al. 2012; Kouznetsov et al. 2014), die ggf. auch bei höhergradigen AVM (Spetzler-Martin Grad IV und V) im Gegensatz zur eigentlichen AVM behan-

delt werden sollten, um das Risiko für eine (subarachnoidale) Blutung zu minimieren. Die Behandlungsindikation von gebluteten AVM ist weiterhin vollumfänglich gegeben, wenn eine sinnvolle Behandlung möglich ist. In Fällen, in denen ein kompletter Verschluss der AVM nicht ohne gravierende neurologische Defizite möglich ist, erscheint es auch quoad vitam günstiger, die Patienten nicht oder nur teilweise zu behandeln. Allerdings gibt es in der Zwischenzeit auch große Serien von erfolgreich behandelten sehr ausgedehnten AVM (Laakso et al. 2011; Seymour et al. 2016).
*Die Indikation zur Behandlung von AVM sollte grundsätzlich von einem erfahrenen interdisziplinären Team (Neuroradiologie, Neurochirurgie, Strahlentherapie, Neurologie) getroffen werden,* um für jede individuelle Malformation die beste Strategie auszuwählen (A). Die Wahl der Therapie für einen bestimmten Patienten hängt zum einen von der Größe, Komplexität und Lokalisation der Malformation ab, zum anderen sicher auch von den vor Ort verfügbaren Behandlungsmodalitäten. Allgemein besteht eine Behandlungsindikation für Malformationen, die durch ein Blutungsereignis symptomatisch geworden sind.

### E 9.3.2 DAVF

Niedriggradige DAVF (vom Typ I-IIa) können behandelt werden, wenn sie eine sehr störende klinische Symptomatik wie z. B. erhebliche Ohrgeräusche auslösen (B). Höhergradige DAVF sollten auch, wenn sie klinisch asymptomatisch sind, behandelt werden (kortikaler Typ IIb bis IV oder spinaler Typ V), da sie eine erhebliche Morbiditätsgefahr bedeuten. DAVF können sowohl chirurgisch als auch endovaskulär therapiert bzw. kombiniert behandelt werden. In der Regel ist aber eine primäre interventionelle Therapie ausreichend.
Die Carotis-Cavernosus-Fistel (CCF) stellt eine Sonderform der DAVF dar und wird aufgrund angiographischer Kriterien nach Barrow in vier Gruppen eingeteilt (Barrow et al. 1985; **Tab. E 9.4**).
Die meisten spontanen CCF gehören zum Typ D, eine superselektive Angiographie mit gezielter Darstellung aller hirnversorgender als auch duraler Arterien ist erforderlich. Diese Fisteln führen häufig zu einer Protrusio bulbi mit Visusminderung und einer Ophthalmoplegie, seltener manifestieren sie sich als Blutung, insbesondere dann, wenn intrakranielle Venen zur Drainage beitragen. Es können die üblichen transarteriellen oder transvenösen Zugänge gewählt werden, um mithilfe von Flüssigembolisat und/oder Coils einen definitiven Verschluss zu erreichen. Bei einigen Patienten führt nur eine kombinierte transarterielle und transvenöse Behandlung zum Erfolg. (Theaudin et al. 2007). Die Behandlungsstrategie der traumatischen CCF richtet sich bei diesem Typ nach dem Ausmaß der Verletzung der Arteria carotis interna. Bei langstreckigen Verletzungen wird es selten möglich sein, die ACI zu erhalten. Bei akutem Auftreten neurologischer Ausfälle sollte in jedem Fall die Therapie schnellstmöglich durchgeführt werden.

**Tab. E 9.4:** Einteilung der Carotis-Cavernosus-Fisteln

| | |
|---|---|
| Typ A | Direkte Verbindung zwischen der transkavernösen ACI und dem Sinus cavernosus |
| Typ B | Meningealer Zufluss nur aus den Ästen der ACI |
| Typ C | Meningealer Zufluss nur aus den Ästen der ACE |
| Typ D | Gemischte Zuflüsse aus Ästen der ACI und ACE |

### E 9.3.3 Kavernome

Für Kavernome ohne symptomatische Blutung kann eine mikrochirurgische Entfernung bei symptomatischer Größenzunahme oder therapieresistenter Epilepsie erwogen werden (B). Die operative Therapie der Kavernome ist bei bestehender Epilepsie der konservativen Therapie deutlich überlegen (Dammann et al. 2016a). Kavernompatienten, die durch eine Blutung klinisch auffällig werden, kann in der Regel eine Operation angeboten werden (B). Hierbei gilt es, das individuelle Operationsrisiko gegen das aktuelle neurologische Defizit und die (Nach-)Blutungswahrscheinlichkeit abzuwägen (Bertalanffy et al. 2002; Dammann et al. 2016a). Grundsätzlich gilt, dass bereits einmal geblutete Kavernome ein höheres Risiko für eine erneute Blutung aufweisen als solche, die noch nicht geblutet haben (Dammann et al. 2016c). Kavernome, die im Hirnstamm, dem Thalamus und den Basalganglien lokalisiert sind, haben ein deutlich höheres Blutungsrisiko als »oberflächlicher« gelegene Kavernome (Dammann et al. 2016c; Horne et al. 2015). Besonders schwierig ist die Entscheidung für oder gegen eine operative Behandlung eines symptomatischen Kavernoms bei Patienten mit multiplen Läsionen, da zumindest bei familiären und strahleninduzierten Kavernomen nie ausgeschlossen werden kann, dass diese nach (erfolgreicher) Behandlung einer einzelnen Läsion innerhalb kurzer Zeit neue Symptome, die durch ein weiteres Kavernom ausgelöst werden, erleiden können. Diesen Patienten kann daher, anders als Patienten mit nur einem Kavernom, keine Heilung der Erkrankung in Aussicht gestellt werden (Dammann et al. 2016b). Die Literaturlage zur stereotaktischen Bestrahlung ist uneinheitlich, sodass eine Bestrahlung von Kavernomen nicht empfohlen werden kann, wenn eine chirurgische Behandlungsoption von einem möglichst spezialisierten Operateur gestellt wird (Lindquist et al. 1993; Lunsford et al. 2010).

## E 9.4 Pragmatische Therapie

Die neurologische Behandlung der im Zusammenhang mit vaskulären Malformationen auftretenden epileptischen Anfälle oder chronischen Kopfschmerzsyndrome ist symptomatisch und folgt den allgemeinen Therapiestandards (**Kap. A 3** und **Kap. C 1**). Synergistische Effekte moderner Antiepileptika zur gleichzeitigen Migräneprophylaxe bei Epilepsiepatienten sollten zur Medikamentenökonomie genutzt werden.

### E 9.4.1 Anästhesie

Die endovaskuläre Therapie arteriovenöser Malformationen wird meist ebenso wie die operative Therapie in Intubationsnarkose durchgeführt. Einige Gruppen arbeiten bei AVM unter Lokal- oder intermittierender Allgemeinanästhesie, wenn ein neurovaskulärer Funktionstest (superselektiver Wada-Test mittels Amytal-Injektionen) notwendig wird. Bei diesem Test wird eine geringe Menge eines Barbiturates in einen AVM-Feeder gespritzt, um einen eventuell nachteiligen Embolisationseffekt in Gefäßen funktionell wichtiger Hirnareale zu simulieren (Lazar et al. 1997). Die stereotaktische Strahlentherapie wird in der Regel unter Lokalanästhesie zur Anbringung des Stereotaxierahmens durchgeführt.

### E 9.4.2 Behandlung

Jeder Patient mit zerebraler AVM sollte individuell beraten und eine individuelle Empfehlung zum Vorgehen erhalten (A). Ein solches Vorgehen ist mit der Seltenheit und der sehr unterschiedlichen Ausprägung der einzelnen Malformation zu erklären. Zu berücksichtigen sind unterschiedliche wichtige Parameter:

1. Patientenbestimmte Parameter: Alter, Zustand, Komorbidität, Einstellung zur Erkrankung
2. Blutungs-Parameter: Blutung ja/nein (wenn klinisch nein: auch bildgebend kein Hinweis im MRT?)
3. Malformationsbedingte Parameter: Größe des Nidus, Kontakt des Nidus zum Ventrikel, genaue anatomische und topische Lokalisation, Drainage, (dysplastische?) Feeder, fluss-abhängige Aneurysmen
4. Behandler-abhängige Parameter: Alle Patienten sollten an einem Zentrum behandelt werden, an dem eine sehr gute Erfahrung und ein entsprechendes jährliches Behandlungsvolumen dokumentiert sind. Eine qualifizierte Beurteilung aller 3 möglichen aktiven Behandlungsmodalitäten (Interventionelle Behandlung, Strahlentherapie und Neurochirurgie) sollte gegeben sein.

Eine tatsächliche Behandlungsempfehlung (auch zu einer konservativen Behandlung) sollte nach Einzelfallprüfung in einem spezialisierten Zentrum erfolgen und kann aufgrund der oben genannten Parameter für einzelne AVM sehr unterschiedlich ausfallen.
Eine Entscheidung für oder gegen eine Behandlung sollte ausschließlich in einem solchen Zentrum erfolgen, das auf die multimodale (unter Beteiligung von Neurologen, Neuroradiologen, Strahlentherapeuten und Neurochirurgen) Behandlung vom AVM spezialisiert ist. Bei einer gegebenen Behandlungsindikation sollte eine Entscheidung für eine bestimme Therapiesequenz unterschiedlicher Modalitäten, wie z. B. zunächst Embolisation gefolgt von einer Operation, erwogen werden, wenn dies das Gesamt-Interventions-Risiko eines Patienten vermindert. Die klinischen Daten der letzten Jahre haben gezeigt, dass eine AVM, wenn sie behandelt wird, auf diejenige Weise behandelt werden sollte, die das geringste Morbiditätsrisiko und eine *möglichst komplette Okklusion* der Malformation ohne unnötige Verzögerung nach Behandlungsbeginn verspricht, damit auf diese Weise Spätkomplikationen nach Teil-Behandlung der AVM, wie in der ARUBA-Studie, nicht mehr auftreten können.

Zusammenfassend sollten Patienten mit zerebralen oder spinalen AVM, dAVF und Kavernomen in einer neurovaskulären interdisziplinären Sprechstunde an einem ausgewiesenen Zentrum bzgl. einer Behandlungsindikation beraten und ggfs. auch behandelt werden.

### E 9.4.3 Komplikationen der Behandlung

Das wesentliche Risiko einer AVM oder einer AVF ist die behandlungs-assoziierte Blutung. Die wichtigste Erkenntnis aus der ARUBA-Studie ist, dass offenbar nur teilbehandelte, nicht komplett verschlossene AVM eine dreifach erhöhte Blutungswahrscheinlichkeit haben im Vergleich zu unbehandelten AVM (Mohr et al. 2014). In diesem Zusammenhang wäre eine detaillierte Analyse und Kenntnis über die Behandlungsintervalle in der ARUBA-Studie von Bedeutung, denn offenbar wurde ein Großteil der beobachteten Komplikationen in der Gruppe von Patienten gesehen, die noch keine komplette Ausschaltung der AVM erfahren hatten.
Ischämische Komplikationen aufgrund einer inadäquaten Embolisation von gesunden Arterien oder von sog. »en passant«-Gefäßen sind selten. Bei chirurgischer AVM-Behandlung wurde das Konzept des Overload-Phänomens (normal perfusion pressure breakthrough) von Spetzler et al. (1978) als die schlagartige Flussverminderung nach Resektion einer AVM bei fehlender Autoregulation und nachfolgendem Hirnödem oder Blutung beschrieben.
Auch bei der DAVF sollte ein kompletter Verschluss angestrebt werden, da es bei inkomplettem Verschluss zu einer Rekanalisation der Fistel kommen kann.
Das Risiko einer dauerhaften neurologischen Verschlechterung nach chirurgischer Kavernombehandlung ist bei oberflächlich gelegenen Läsionen eher gering, steigt aber bei tiefliegenden Läsionen (Hirnstamm, Thalamus, Insel, Basalganglien, Rückenmark) deutlich an (Tanaris et al. 2008; Dammann et al. 2016c).

## Literatur

Abla AA, Lawton MT. Editorial: Prenidal aneurysm rupture with posterior fossa AVMs. Neurosurg Focus 2014; 37: E5.
Al-Shahi R, Warlow C. A systematic review of the frequency and prognosis of arteriovenous malformations of the brain in adults. Brain 2001; 124: 1900–1926.
Al-Shahi R, Bhattacharya JJ, Currie DG et al. Stroke 2003; 34: 1163–1169.
Al-Shahi Salman R, Berg MJ, Morrison L, Awad IA, on behalf of the Angioma Alliance Scientific Advisory Board. Hemorrhage from cavernous malformations of

the brain. Definition and reporting standards. Stroke 2008; 39: 3222.

Al-Shahi Salman R, White PM, Counsell CE, du Plessis J, van Beijnum J, Josephson CB, Wilkinson T, Wedderburn CJ, Chandy Z, St George EJ, Sellar RJ, Warlow CP. Outcome after conservative management or intervention for unruptured brain arteriovenous malformations. JAMA 2014; 311: 1661–1669.

Barrow D, Spector R, Braun I, Landmann J, Tindall S, Tindall G. Classification and treatment of spontaneous carotid sinus fistula. J Neurosurg 1985; 62: 248–256.

Bervini D, Morgan MK, Ritson EA, Heller G. Surgery for unruptured arteriovenous malformations of the brain is better than conservative management for selected cases: a prospective cohort study. J Neurosurg 2014; 121: 878–890.

Bertalanffy H, Benes L, Miyazawa T, Alberti O, Siegel AM, Sure U. Cerebral cavernomas in the adult. Review of the literature and analysis of 72 surgically treated patients. Neurosurg Rev 2002; 25(1–2): 1–53.

Bradac O, Charvat F, Benes V. Treatment for brain arteriovenous malformation in the 1998–2011 period and review of the literature. Acta Neurochir. 2013; 155: 199–209.

Berman M, Sciaca R, Pile-Spellman J et al. The epidemiology of brain arteriovenous malformations. Neurosurgery 2000; 47: 389–396.

Brown, R, Wiebers, D, Torner J, O'Fallon W. Frequency of intracranial hemorrhage as presenting and subtype analyses: a population based study of intracranial vascular malformations in Olmsted Country, Minnesota. J Neurosurg 1997; 85: 29–32.

Cognard C, Gobin YP, Pierot L et al. Cerebral dural arteriovenous fistulas: clinical and angiographic correlation with a revised classification of venous drainage. Radiology 1995; 194: 671–680.

Dammann P, Wrede KH, Maderwald S, El Hindy N, Mueller O, Chen B, Zhu Y, Hütter BO, Ladd ME, Schlamann M, Sandalcioglu IE, Sure U. The venous angioarchitecture of sporadic cerebral cavernous malformations: a susceptibility weighted imaging study at 7 T MRI. J Neurol Neurosurg Psychiatry 2013; 84(2): 194–200.

Dammann P, Breyer T, Wrede KH, Stein KP, Wanke I, Grams AE, Gizewski ER, Schlamann M, Forsting M, Sandalcioglu IE, Sure U. Treatment of complex neurovascular lesions: an interdisciplinary angio suite approach. Ther Adv Neurol Disord 2014; 7(1): 60–70.

Dammann P, Wrede K, Jabbarli R, Neuschulte S, Menzler K, Zhu Y, Özkan N, Müller O, Forsting M, Rosenow F, Sure U. Outcome after conservative management or surgical treatment for new-onset epilepsy in cerebral cavernous malformation. J Neurosurg 2016a; 1: 1–9.

Dammann P, Wrede K, Zhu Y, Matsushige T, Maderwald S, Umutlu L, Quick HH, Hehr U, Rath M, Ladd ME, Felbor U, Sure U. Correlation of the venous angioarchitecture of multiple cerebral cavernous malformations with familial or sporadic disease: a susceptibility-weighted imaging study with 7-Tesla MRI. J Neurosurg 2016b; 6: 1–9.

Dammann P, Jabbarli R, Wittek P, Oppong MD, Kneist A, Zhu Y, Wrede K, Müller O, Forsting M, Sure U. Solitary Sporadic Cerebral Cavernous Malformations: Risk Factors of First or Recurrent Symptomatic Hemorrhage and Associated Functional Impairment. World Neurosurg 2016c; 91: 73–80.

Davies JM, Yanamadala V, Lawton MT. Comparative effectiveness of treatments for cerebral arteriovenous malformations: trends in nationwide outcomes from 2000 to 2009. Neurosurg Focus 2012; 33: E11.

Finnerty J, Chisholm C, Chapple H et al. Cerebral arteriovenous malformation in pregnancy: Presentation and neurologic, obstetric and ethical significance. Am J Obstet Gynecol 1999; 181: 296–303.

Flores BC, Klinger DR, Rickert KL, Barnett SL, Welch BG, White JA, Batjer HH, Samson DS. Management of intracranial aneurysms associated with arteriovenous malformations. Neurosurg Focus 2014; 37: E11.

Gabriel RA, Kim H, Sidney S et al. Ten-year detection rate of brain arteriovenous malformations in a large, multiethnic, defined population. Stroke 2010; 41; 21–26.

Ghobrial GM1, Marchan E, Nair AK, Dumont AS, Tjoumakaris SI, Gonzalez LF, Rosenwasser RH, Jabbour P. Dural arteriovenous fistulas: a review of the literature and a presentation of a single institution's experience. World Neurosurg. 2013; 80(1–2): 94–102.

Griffiths P, Hoggard N, Warren D et al. Brain arteriovenous malformations: Assessment with dynamic MR digital subtraction angiography. AJNR 2000; 21: 1892–1899.

Halim A, Johnston C, Singh V et al. Longitudinal risk of intracranial hemorrhage in patients with arteriovenous malformation of the brain within a defined population. Stroke 2004; 35: 1697–1702.

Hartmann A, Mast H, Mohr JP et al. Determinants of staged endovascular and surgical treatment outcome of brain arteriovenous malformations. Stroke 2005; 36: 2431–2435.

Hernesniemi JA, Dasht R, Juvela S et al. Natural history of brain arteriovenous malformations. A long-term follow-up study of risk of hemorrhage in 238 patients. Neurosurgery 2008; 63: 823–831.

Horton J, Chambers W, Lyons S et al. Pregnancy and the risk of hemorrhage from cerebral arteriovenous malformations. Neurosurgery 1990; 27: 867–872.

Horne MA, Flemming KD, Su IC, Stapf C, Jeon JP, Li D, Maxwell SS, White P, Christianson TJ, Agid R, Cho WS, Oh CW, Wu Z, Zhang JT, Kim JE, terBrugge K, Willinsky R, Brown RD Jr, Murray GD, Salman RA. Clinical course of untreated cerebral cavernous malformations: a meta-analysis of individual patient data. Cerebral Cavernous Malformations Individual Patient Data Meta-analysis Collaborators. Lancet Neurol 2015; Dec 1: pii: 1474–4422.

Jellinger K. Vascular malformations of the central nervous system: a morphological overview. Neurosurg Rev 1986; 9: 177–216.

Joint Writing Group of the Technology Assessment Committee American Society of Interventional and Therapeutic Neuroradiology, Joint Section on Cerebrovascular Neurosurgery a Section of the American Association of Neurological Surgeons and Congress of Neurological Surgeons, Section of Stroke and the Section of Interventional Neurology of the American Academy of Neurology. Reporting Terminology for Brain Arteriovenous Malformation Clinical and Radiographic Features for Use in Clinical Trials. Stroke 2001; 32: 1430–1442.

Kim H, Al-Shahi Salman R, McCulloch CE, Stapf C, Young WL, Coinvestigators M. Untreated brain arteriovenous malformation: Patient-level meta-analysis of hemorrhage predictors. Neurology 2014; 83: 590–597.

Kouznetsov E, Weill A, Ghostine JS, Gentric JC, Raymond J, Roy D. Association between posterior fossa arteriovenous malformations and prenidal aneurysm rupture: potential impact on management. Neurosurg Focus 2014; 37: E4.

Laakso A, Dashti R, Juvela S, Isarakul P, Niemelä M, Hernesniemi J. Risk of Hemorrhage in Patients With Untreated Spetzler-Martin Grade IV and V Arteriovenous Malformations: A Long-term Follow-up Study in 63 Patients. Neurosurgery 2011; 68: 372–378.

Labauge P, Brunereau L, Laberge S and Houtteville JP. Prospective follow-up of 33 asymptomatic patients with familial cerebral cavernous malformations. Neurology 2001; 57; 1825–1828.

Labauge P, Denier C, Bergametti F, Tournier-Lasserve E. Lancet Neurology 2007; 6: 237–244.

Lazar RM, Marshall RS, Pile-Spellman J, Hacein-Bey L, Young WL, Mohr JP, Stein BM. Anterior translocation of language in patients with left cerebral arteriovenous malformation. Neurology 1997; 49: 802–808.

Lindquist C1, Guo WY, Karlsson B, Steiner L. Radiosurgery for venous angiomas. J Neurosurg 1993; 78(4): 531–536.

Liu XJ, Wang S, Zhao YL, Teo M, Guo P, Zhang D, Wang R, Cao Y, Ye X, Kang S, Zhao JZ. Risk of cerebral arteriovenous malformation rupture during pregnancy and puerperium. Neurology 2014; 82(20): 1798–803.

Lunsford LD, Khan AA, Niranjan A, Kano H, Flickinger JC, Kondziolka D. Stereotactic radiosurgery for symptomatic solitary cerebral cavernous malformations considered high risk for resection. J Neurosurg 2010; 113(1): 23–29.

Mast H, Young WL, Koennecke HC et al. Risk of spontaneous haemorrhage after diagnosis of cerebral arteriovenous malformation. Lancet 1997; 350: 1065–1068.

Mathiesen T, Edner G, Kihlström L. Deep and brainstem cavernomas. J Neurosurg 2003; 99: 31–37.

Meling TR1, Proust F, Gruber A, Niemela M, Regli L, Roche PH, Vajkoczy P. On apples, oranges, and ARUBA. Acta Neurochir (Wien) 2014; 156(9): 1775–1779.

Minakawa T, Tanaka R, Koike T et al. Angiographic follow-up study of cerebral arteriovenous malformations with reference to their enlargement and regression. Neurosurgery 1989; 24: 68–74.

Mohr JP, Parides MK, Stapf C, Moquete E, Moy CS, Overbey JR, Al-Shahi Salman R, Vicaut E, Young WL, Houdart E, Cordonnier C, Stefani MA, Hartmann A, von Kummer R, Biondi A, Berkefeld J, Klijn CJ, Harkness K, Libman R, Barreau X, Moskowitz AJ; international ARUBA investigators. Medical management with or without interventional therapy for unruptured brain arteriovenous malformations (ARUBA): a multicentre, non-blinded, randomised trial. Lancet 2014; 383(9917): 614–21.

Picard L, Bracard S, Anxionnat R, Lebedinsky A, Finitsis S. Brain AVM embolization. Retrospective study concerning 728 patients followed between 1984 and 2004. Intervent Neuroradiol 2005; 11: 45–50.

Pollock BE, Garces YI, Stafford SL, Foote RL, Schomberg PJ, Link MJ. Stereotactic radiosurgery for cavernous malformations. J Neurosurg 2000; 93: 987–991.

Potts MB, Zumofen DW, Raz E, Nelson PK, Riina HA. Curing arteriovenous malformations using embolization. Neurosurg Focus 2014; 37: E19.

Rutledge WC, Abla AA, Nelson J, Halbach VV, Kim H, Lawton MT. Treatment and outcomes of ARUBA-eligible patients with unruptured brain arteriovenous malformations at a single institution. Neurosurg Focus 2014; 37: E10.

Sandalcioglu IE, Wanke I, Zappala V, Forsting M, Sure U. The management of arteriovenous malformations. J Neurosurg Sci 2011; 55: 57–69.

Sandalcioglu IE, Asgari S, Wende D, van de Nes JA, Dumitru CA, Zhu Y, Gizewski ER, Stolke D, Sure U. Proliferation activity is significantly elevated in partially embolized cerebral arteriovenous malformations. Cerebrovasc Dis 2010; 30(4): 396–401.

Seymour ZA, Sneed PK, Gupta N, Lawton MT, Molinaro AM, Young W, Dowd CF, Halbach VV, Higashida RT, McDermott MW. Volume-staged radiosurgery for large arteriovenous malformations: an evolving paradigm. J Neurosurg 2016; 124(1): 163–174.

Schlamann M, Maderwald S, Becker W, Kraff O, Theysohn JM, Mueller O, Sure U, Wanke I, Ladd ME, Forsting M, Schaefer L, Gizewski ER. Cerebral cavernous hemangiomas at 7 Tesla: initial experience. Acad Radiol 2010; 17(1): 3–6.

Spetzler R, Hargraves R, McCormick P et al. Relationship of perfusion pressure and size to risk of hemorrhage from arteriovenous malformations. J Neurosurg 1992; 76: 918–923.

Stapf C, Mast H, Sciacca RR et al. The New York Islands AVM Study: Design, study progress and initial results. Stroke 2003; 34: E29–33.

Stapf C, Mast H, Sciacca RR et al. Predictors of hemorrhage in patients with untreated brain arteriovenous malformation. Neurology 2006; 66: 1350–1355.

Stapf C, Parides MK, Moskowitz AJ, Mohr JP. Management of brain arteriovenous malformations – authors' reply. Lancet 2014; 383: 1635–1636.

Stefani M, Porter P, terBrugge K, Montanera W, Willinksy R, Wallace M. Large and deep brain arteriovenous malformations are associated with risk of future hemorrhage. Stroke 2002a; 33: 1220–1224.

Stein KP, Wanke I, Forsting M, Oezkan N, Huetter BO, Sandalcioglu IE, Sure U. Associated Aneurysms in Infratentorial Arteriovenous Malformations: Role of Aneurysm Size and Comparison with Supratentorial Lesions. Cerebrovasc Dis 2016; 41(5–6): 219–225.

Stein KP, Wanke I, Forsting M, Zhu Y, Moldovan AS, Dammann P, Sandalcioglu IE, Sure U. Associated aneurysms in supratentorial arteriovenous malformations: impact of aneurysm size on haemorrhage. Cerebrovasc Dis 2015; 39(2): 122–129.

Stein KP, Wanke I, Schlamann M, Dammann P, Moldovan AS, Zhu Y, Sure U, Sandalcioglu IE.Posterior fossa arterio-venous malformations: current multimodal treatment strategies and results. Neurosurg Rev 2014; 37(4): 619–628.

Sure U, Forsting M. Therapie zerebraler arteriovenöser Malformationen nach ARUBA. Akt Neurologie 2015; 42: 611–613.

Takano K, Utsunomiya H, Ono H et al. Dynamic contrast-enhanced subtraction MR angiography in intracranial vascular abnormalities. Eur Radiol 1999; 9: 1909–1912.

Tarnaris A, Fernandes RP, Kitchen ND. Does conservative management for brain stem cavernomas have better long-term outcome? Brit J Neurosurg 2008; 22: 748–757.

Theaudin M, Saint-Maurice JP, Chapot R et al. Diagnosis and treatment of dural carotid-cavernous fistulas: a consecutive series of 27 patients. J Neurol Neurosurg Psychiatry 2007; 78: 174–179.

Theofanis T, Chalouhi N, Dalyai R, Starke RM, Jabbour P, Rosenwasser RH, Tjoumakaris S. Microsurgery for cerebral arteriovenous malformations: postoperative outcomes and predictors of complications in 264 cases. Neurosurg Focus 2014; 37: E10.

Turjman F, Massoud T, Vinuela F, Sayre J, Guigliemi G, Duckwiler G. Correlation of the angioarchitectural features of cerebral arteriovenous malformations with clinical presentation of hemorrhage. Neurosurgery 1995; 37: 856–862.

Van Beijnum J, van der Worp HB, Schippers HM et al. Familial occurrence of brain arteriovenous malformations: a systematic review. J Neurol Neurosurg Psychiatry 2007; 78: 1213–1217.

Van Beijnum J, van der Worp HB, Buis DR, Al-Shahi Salman R, Kappelle LJ, Rinkel GJ, van der Sprenkel JW, Vandertop WP, Algra A, Klijn CJ. Treatment of Brain Arteriovenous Malformations. A Systematic Review and Meta-analysis. JAMA 2011; 306: 2011–2019.

Warren D, Hoggard N, Radatz M et al. Cerebral arteriovenous malformations: comparison of novel magnetic resonance angiographic techniques and conventional catheter angiography. Neurosurgery 2001; 48: 973–983.

Wrede KH, Dammann P, Johst S, Mönninghoff C, Schlamann M, Maderwald S, Sandalcioglu IE, Ladd ME, Forsting M, Sure U, Umutlu L. Non-Enhanced MR Imaging of Cerebral Arteriovenous Malformations at 7 Tesla. Eur Radiol 2016; 26(3): 829–839.

# E 10 Bildgebende Diagnostik und Therapie spinaler vaskulärer Malformationen

*von D. Meila, F. Brassel, M. Westphal und W. Nacimiento**

Gefäßfehlbildungen im Spinalkanal sind ausgesprochen seltene Erkrankungen. Wenn sie nicht frühzeitig erkannt und die unten aufgeführten Therapieoptionen nicht genutzt werden, führen sie zu irreversiblen Myelon- und Wurzelschädigungen mit entsprechenden klinischen Residuen. Im Anfangsstadium sind die Symptome spinaler Gefäßmalformationen unspezifisch, bisweilen fluktuierend und schwierig zuzuordnen, zumal die zugrundeliegenden pathophysiologischen Vorgänge nicht immer linear progredient, sondern teilweise intermittierend oder schubförmig ablaufen (Krings et al. 2005). Daraus resultieren neurologische Ausfall- und Reizerscheinungen, die bei rezidivierender Manifestation als Folge degenerativer Wirbelsäulenveränderungen fehlgedeutet werden können. Berücksichtigt man das gesamte Spektrum spinaler Gefäßmalformationen, sind akute intraparenchymatöse, subdurale oder epidurale Blutungen mit entsprechender raumfordernder Wirkung eher die Ausnahme. Der weitaus häufigere Pathomechanismus ist die venöse Kongestion – das heißt die venöse Hypertension mit konsekutiver Ödembildung im Rückenmark – im Bereich einzelner oder multipler Wurzeln oder der Cauda equina. Venöse Abflussbehinderungen aus dem intrathekalen Kompartiment manifestieren sich insbesondere bei spinalen duralen AV-Fisteln; die venöse Zirkulation wird im Verlauf zunehmend arterialisiert, aber nur durch ein kleines AV-Shuntvolumen gespeist, was vorwiegend zu einer Druck- und weniger zu einer Blutflusszunahme führt. Das Fehlen von Venenklappen, die Länge und die Feinheit des medullären Venensystems sind mögliche disponierende morphologische Faktoren, die bei den umschriebenen AV-Fisteln schrittweise zur Entstehung einer zunehmend gestörten venösen Drainage, zur venösen Hypertension und damit zur Ödembildung im Rückenmark führen.

Der bisweilen schleichende oder schubförmige Verlauf klinischer Symptome und die Kombination aus Myelon-, Wurzel- bzw. Cauda-Syndromen erschweren die klinische Beurteilung und topographisch-anatomische Zuordnung. Diese Komplexität offenbart sich zum Beispiel, wenn klinische Merkmale zentraler und peripherer Lähmungen gleichzeitig auftreten oder im Krankheitsverlauf initiale Symptome der Spastik (Hyperreflexie, Pyramidenbahnzeichen, Muskeltonuserhöhung) durch nachfolgende klinische Merkmale der Cauda-Affektionen (Arreflexie, schlaffe Lähmungen) ausgelöscht werden.

Andererseits können vor allem intramedullär lokalisierte spinale Gefäßmalformationen Liquorzirkulationsstörungen und Arachnopathien hervorrufen, die letztlich im Verlauf von Jahren oder Monaten zu langstreckigen Hydromyelien oder Syringomyelien führen. Daraus entwickeln sich centromedulläre Syndrome mit multisegmentalen neuropathischen Schmerzen und dissoziierten Sensibilitätsstörungen an den Extremitäten und am Rumpf. Die folgende Klassifikation spinaler vaskulärer Malformationen orientiert sich an der Anatomie, Angioarchitektur, Hämodynamik und Pathogenese der Läsion (**Abb. E 10.1**, **Kasten E 10.1**).

**Kasten E 10.1:** Klassifikation spinaler vaskulärer Malformationen nach Angioarchitektur, Hämodynamik und Pathogenese

- Durale arteriovenöse Fistel
- Arteriovenöse Malformation (AVM)
  - AVM vom Typ der perimedullären Fistel
  - AVM vom glomerulären Typ
  - AVM vom juvenilen Typ
- Kavernome

## E 10.1 Klinik

Die Kombination aus blanden Querschnittsyndromen, radikulären motorischen und/oder sensiblen Wurzelsyndromen, Cauda-Syndromen mit entsprechenden Blasen-/Mastdarmstörungen sollten insbesondere dann als Hinweise auf eine spinale Gefäßmalformation gewertet werden, wenn sie sich schubförmig mit partieller Remission manifestieren. Wird in solchen Konstellationen die Differentialdiagnose einer spinalen Gefäßmalformation frühzeitig erwogen und eine kernspintomographische Abklärung veranlasst, gelingt es relativ problemlos, eine der nachfolgend erläuterten Gefäßmalformationen ausfindig zu machen und in vielen Fällen durch rechtzeitige interventionelle und/oder operative Behandlung die Prognose maßgeblich zu verbessern oder sogar eine vollständige Heilung zu erzielen (Aminoff und Logue 1974). Die spinale MR-Tomographie sollte dabei regelhaft die gesamte spinale Ache erfassen, zumal die klinische Symptommanifestation nicht zwangsläufig exakt die Lokalisation der spinalen Läsion widerspiegelt, weil die komplexen Zirkulationsstörungen im Rückenmark multisegmentale, bisweilen langstreckige funktionelle Auswirkungen zur Folge haben. Die Auflösung der aktuell verfügbaren kernspintomographischen Techniken ermöglicht die Diagnosestellung auf relativ einfache und nicht-invasive Weise; myelographische und angiographische Verfahren sind heute zur Feststellung einer spinalen Gefäßmalformation nicht mehr erforderlich. Spinale Katheterangiographien

* Autoren dieses Kapitels in der 6. Auflage: I. Wanke, M. Westphal und D. A. Rüfenacht.

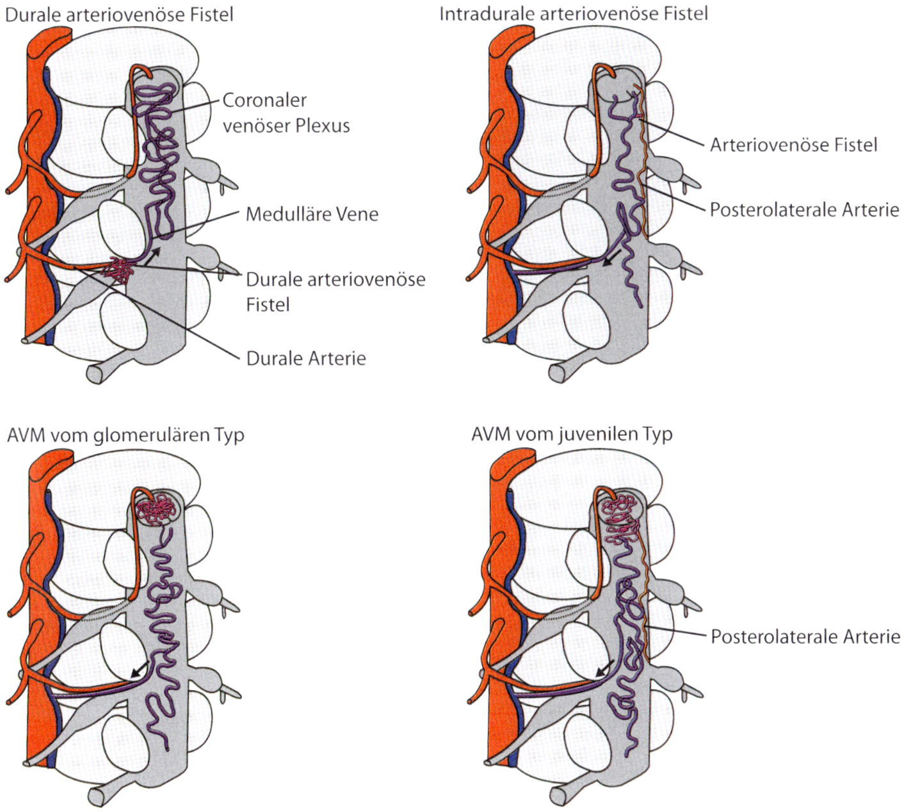


**Abb. E 10.1:** Klassifikation spinaler vaskulärer Malformationen **a)** durale arteriovenöse Fistel, **b)** AVM vom Typ der perimedullären Fistel, **c)** AVM vom glomerulären Typ, **d)** AVM vom juvenilen Typ



sind heute vielmehr Bestandteil der Detaildiagnostik und Grundlage für die individuelle Planung der Behandlungsstrategie (Krings et al. 2007; Prestigiacomo et al. 2003).

**Merksatz:**
Voraussetzung für eine frühzeitige Erkennung von spinalen Gefäßmalformationen ist die Kenntnis der zum Teil trügerischen Dynamik mit fluktuierenden Rückenmarks-, Wurzel- und Cauda-Symptomen; der Ausschluss oder Nachweis solcher Gefäßmalformationen erfolgt durch Kernspintomographie.

Elektrophysiologische Zusatzuntersuchungen, insbesondere somato-sensibel- und motorisch-evozierte Potentiale sowie Elektroneurographie (mit F-Wellen) und Elektromyographie dienen allenfalls zur ergänzenden Bestandsaufnahme, um Funktionsauswirkungen der Zirkulationsstörungen auf Myelon und Wurzeln genauer einschätzen zu können, allerdings nur im Kontext der klinischen Symptome und der kernspintomographisch bereits erfassten Diagnose einer spinalen Malformation. Bei klinischen Hinweisen auf eine spinale Gefäßmalformation ist eine primäre Liquorpunktion ohne vorherige MR-Tomographie aufgrund der Blutungsgefahr kontraindiziert. In diesem Kontext sind Liquoranalysen differentialdiagnostisch ohnehin wenig hilfreich; Eiweißerhöhung, Pleozytose und hämorrhagische Komponenten können je nach Lokalisation und Ausprägung Störungen der Blut-Liquor-Schranke, blande entzündliche Begleitphänomene oder chronische Mikroblutungen im Rahmen der oben beschriebenen vaskulären Pathomechanismen widerspiegeln. Entzündliche oder tumoröse Erkrankungen des Myelons sind angesichts der eindeutigen MR-tomographischen Befunde einer spinalen Gefäßmalformation keine realistischen Differentialdiagnosen.

## E 10.1.1 Durale AV-Fistel

Die klinische Symptombildung spinaler duraler AV-Fisteln entwickelt sich in der Regel über lange Zeiträume, mehrere Wochen bis Monate, bisweilen sogar über einige Jahre, sofern diese Erkrankung differentialdiagnostisch nicht in Betracht gezogen wird. Die unspezifisch anmutende Manifestation von radikulären Schmerzen, fokalen motorischen und/oder sensiblen Ausfällen, die sich einzelnen Wurzeln oder der Cauda equina zuordnen lassen, sowie wechselnd ausgeprägte sensomotorische Querschnittsyndrome sind ebenso wie Blasen- und Mastdarmstörungen Folge der venösen Kongestion, die in der Frühphase fluktuieren kann (Foix und Alajouanine 1926). Arteriell bedingte Zirkulationsstörungen im Sinne von Rückenmarksinfarkten treten aufgrund der oben beschriebenen Hämodynamik nicht auf. Rückenmarksinfarkte mit irreversiblen Parenchymnekrosen sind deshalb in der frühen und mittleren Phase der Erkrankung nicht zu verzeichnen; irreversible Gewebeschädigungen treten bei spinalen duralen AV-Fisteln erst im späten Stadium der venösen Hypertension auf. Vielmehr handelt es sich um ein Gewebsödem im Myelon und in den Wurzeln, welches sich in Abhängigkeit von den Zirkulationsverhältnissen und deren Dynamik partiell zurückbilden kann. Auf diese Weise erklärt sich die fluktuierende Ausprägung der klinischen Symptome. Die klinischen Verläufe von duralen spinalen AV-Fisteln sind allerdings variabel, auch remittierende oder chronisch-progrediente Entwicklungen sind möglich (Criscuolo et al. 1989). Bei der klinisch-neurologischen Untersuchung sollte das gleichzeitige Auftreten von chronischen Rückenmarkssymptomen (z. B. Hyperreflexie, Pyramidenbahnzeichen, spastische Muskeltonuserhöhung) und mono- oder polyradikulären Reiz- und Ausfallerscheinungen an die Diagnose einer duralen spinalen AV-Fistel denken lassen. Bei früher Diagnosestellung und konsequenter therapeutischer Ausschaltung der AV-Fistel ist die Prognose günstig; das Rückenmarködem kann sich nach Beseitigung der venösen Kongestion zurückbilden, parallel dazu auch die neurologischen Ausfälle (Krings und Geibprasert 2009). Aber auch in Fällen, in denen die Erkrankung in einem mittleren oder späteren Stadium diagnostiziert wird, gilt es, die Therapie rasch umzusetzen. Denn auch bei monatelangem Verlauf der Erkrankung kann es in relativ kurzer Zeit zu einer kompletten Dekompensation der oben geschilderten vaskulären Schädigungsmechanismen im Myelon und zu irreversiblen Querschnittssyndromen kommen.

#### E 10.1.1.1 Radiologische Diagnostik

Die Diagnose wird oft durch einen Verdacht in der MRT in Erwägung gezogen und u. a. durch eine kontrastmittel-verstärkte MRT bestätigt (Farb et al. 2002). In T2-gewichteten Sequenzen wird ein Myelonödem über mehreren Segmenten abgebildet, oft begleitet durch einen hypointensen Randsaum (**Abb. E 10.2**).
Auf T1-gewichteten Scans ist das geschwollene Mark leicht hypointens. Nach Kontrastmittelgabe kann eine diffuse Signalverstärkung innerhalb des Marks als Zeichen einer chronisch-venösen Stauung mit Zusammenbruch der Blut-Rückenmark-Schranke auftreten. Mit Voranschreiten der Erkrankung wird das Myelon zunehmend atrophisch. Die perimedullären Gefäße stellen sich dilatiert dar, insbesondere in steady state Sequenzen, wie CISS. Da DAVF von der Höhe des Foramen magnum bis zur Sakralregion auftreten können, ist die Untersuchung mittels CTA wegen des langen Scanfeldes und der damit verbundenen hohen Strahlenbelastung unnötig. Die kontrastmittelverstärkte MRA kann das Vorliegen eines Shunts bestätigen. In den meisten Fällen kann sie auch die Shunthöhe darstellen und hilft so dabei, unnötige superselektive Injektionen aller möglichen arteriellen Zuflüsse zu vermeiden. Eine nichtinvasive Beurteilung der Shuntlokalisation ist des Weiteren aufgrund der hochvariablen Lokalisierung dieser Läsionen extrem hilfreich, um die Suche bei einer invasiven Katheterangiographie einzugrenzen. In der selektiven Angiographie werden nach der Injektion in eine Segmentarterie, die eine AVF beherbergt, eine frühe venöse Füllung sowie eine retrograde Kontrastmittelaufnahme in die radikulomedullären Venen sichtbar. Oft ist ein ausgedehntes Netzwerk aus dilatierten perimedullären Venen sichtbar.

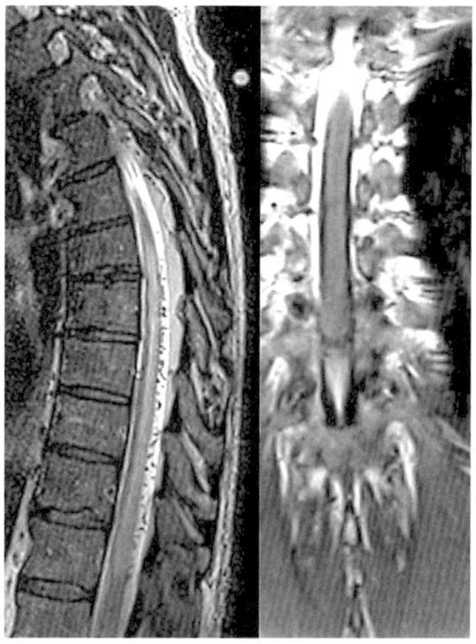

**Abb. E 10.2:** Typische neuroradiologische Erscheinung einer spinalen duralen arteriovenösen Fistel mit dilatierten epiduralen Venen in der sagittalen **a)** und ausgeprägtem Myelonödem in der coronaren **b)** T2-gewichteten MRT.

### E 10.1.2 AVM vom Typ der perimedullären Fistel

Spinale AVM vom Typ der perimedullären Fisteln manifestieren sich im Allgemeinen im frühen bis mittleren Erwachsenenalter. Da es sich um direkte arteriovenöse Shunts an der Oberfläche von Rückenmark oder Conus medullaris handelt, kann diese Gefäßmalformation im Gegensatz zur duralen AV-Fistel durchaus zu Subarachnoidalblutungen mit Myelon- und/oder Kaudakompression, konsekutiven sensomotorischen Querschnittssyndromen und Sphinkterstörungen führen. Der Verlauf ist akut oder subakut und wird von lumbosakralen Schmerzen begleitet. In diesem Zusammenhang ist es wichtig zu erwähnen, dass eine unklare intrakraniell detektierte Subarachnoidalblutung auch Ausdruck einer rupturierten spinalen AVM vom Typ der perimedullären Fistel sein kann.

#### E 10.1.2.1 Radiologische Diagnostik

Falls AVM vom Typ der perimedullären Fistel mit venöser Stauung statt mit einer Blutung symptomatisch werden, können sie sowohl klinisch als auch in der MRT nur schwierig von duralen AV-Fisteln unterschieden werden. Eine frühe Darstellung von Venen im MRA gibt Hinweise auf einen Shunt, doch in den meisten Fällen ist die räumliche Auflösung der MRA-Sequenz nicht ausreichend, um durale von anderen spinalen AVM zu unterscheiden. In AVM des Rückenmarks sowohl des fistulösen als auch des glomerulären Typs ist eine vollständige angiographische Aufarbeitung notwendig, nicht nur, um alle AVM-versorgenden Arterien zu identifizieren, sondern auch um die normale Myelon-Versorgung zu erkennen (**Abb. E 10.3**).
Eine Injektion in verschiedene AVM-versorgende Arterien kann die Zahl der AVM-Kompartimente und ihre Konfiguration bestimmen. Fistulöse AVM haben klassischerweise nur ein einziges Kompartiment.

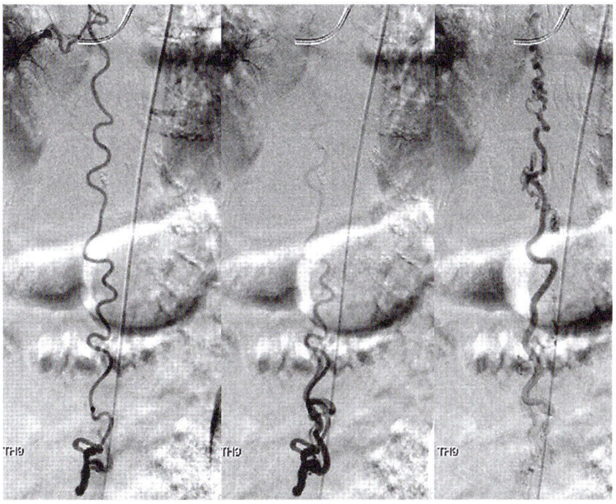


**Abb. E 10.3:** Spinale AVM vom Typ der perimedullären Fistel auf dem Conus medullaris, gespeist aus der A. spinalis anterior, die sich über einen sehr stark gewundenen Zufluss aus der Segmentarterie Th9 rechts darstellen lässt, sodass das arterielle Zuflusssegment leicht mit einer perimedullären Vene verwechselbar ist.



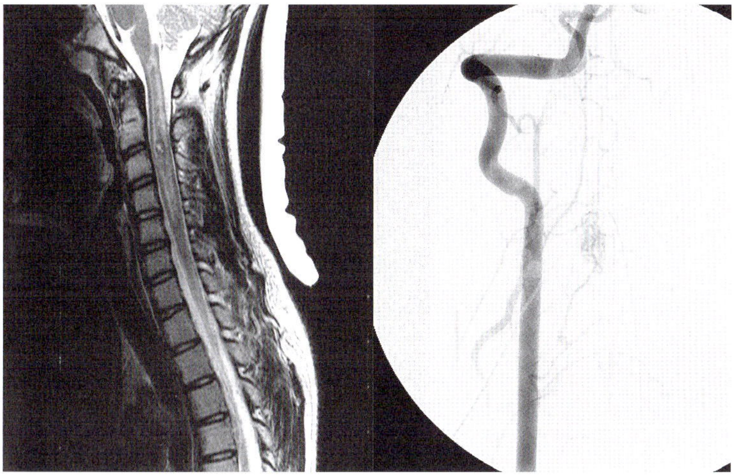

**Abb. E 10.4:** Adoleszente Patientin mit akuter armbetonter Hemiparese und Schmerzsymptomatik rechts **a)** T2-gewichtete MRT zeigt eine intramedulläre Blutung auf Höhe C2/C3 sowie ein begleitendes Umgebungsödem. **b)** spinale Angiographie und Nachweis einer spinalen AVM vom glomerulären Typ nach selektiver Darstellung der rechten A. vertebralis in ap-Projektion.

## E 10.1.3 AVM vom glomerulären Typ

Diese Form der AVM ist durch einen Angiomnidus gekennzeichnet, der entweder oberflächlich im Subarachnoidalraum, tief im Myelonparenchym oder in beiden Kompartimenten lokalisiert sein kann. Die Symptombildung erfolgt im Allgemeinen schon in der Kindheit oder im frühen Erwachsenenalter. Bedingt durch Steal-Phänomene können sich über Wochen oder Monate langsam progredient sensomotorische und vegetative Ausfallsymptome manifestieren. Andererseits können ähnlich wie bei der perimedullären AVM spinale Subarachnoidale- oder Myelonblutungen mit dem oben beschriebenen akuten oder subakuten Beschwerdebild auftreten. Das klinische Symptommuster ist je nach Höhenlokalisation nach axialer und longitudinaler Ausdehnung der AVM sehr variabel.

### E 10.1.3.1 Radiologische Diagnostik

Typischerweise besitzen diese AVM eine multiple arterielle Versorgung sowohl des posterioren als auch anterioren spinalen Systems. Der Abfluss erfolgt in dilatierte Rückenmarksvenen. Das klassische Erscheinungsbild der glomerulären AVM des Rückenmarks ist ein Konglomerat aus perimedullären und intramedullären erweiterten Gefäßen. Ein venöses Stauungsödem kann auftreten und erscheint als eine intramedulläre Hyperintensität auf T2-gewichteten Bildern mit einhergehender Myelonschwellung. Intraparenchymale Blutungen mit variierenden Signalintensitäten können auftreten (**Abb. E 10.4**).
Die MRT sollte in der Lage sein, die Lage einer AVM in Beziehung zum Myelon festzustellen. Die MRA kann den Hauptzufluss einer AVM detektieren; allerdings ist aufgrund ihrer niedrigen

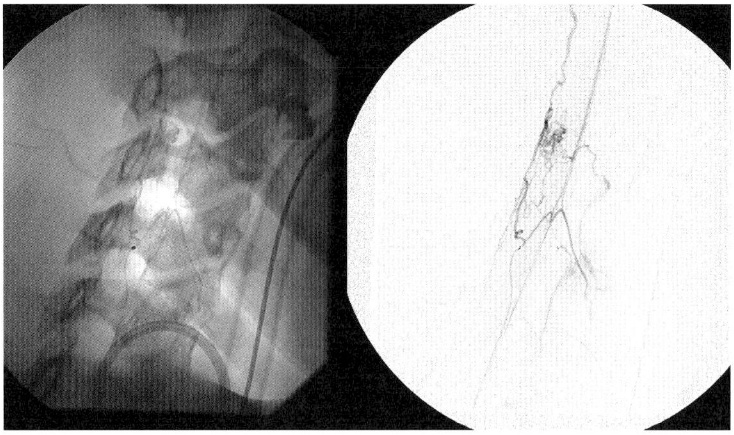

**Abb. E 10.5:** Superselektive Darstellung des Truncus radiculomedullaris C4 über einen Mikrokatheter in schräg-seitlicher Projektion **a)** nicht-subtrahierte und **b)** subtrahierte Angiographie. Es zeigt sich ein glomerulärer Nidus mit multiplen arteriellen feedern, sowohl aus dem A. spinalis anterior- als auch aus dem A. spinalis posterior-Stromgebiet.

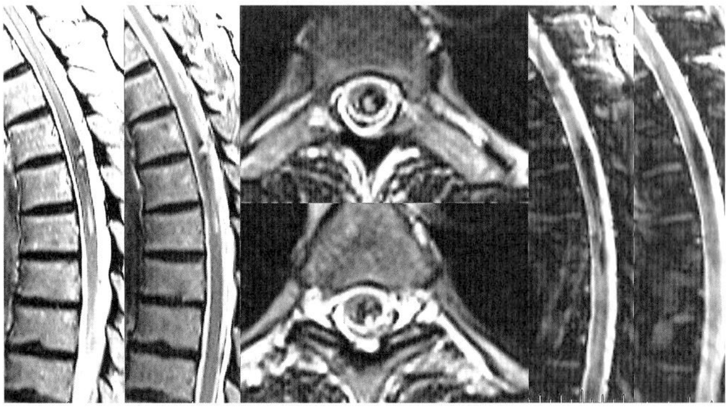

**Abb. E 10.6:** Klassisches intramedulläres Kavernom mit der typischen inhomogenen Signalstruktur und der typischen Hämosiderinausbreitung entlang der Bahnensysteme, die weit über die eigentliche Läsion hinausreichen und die in der susceptibilitätsempfindlichen Sequenz besonders gut sichtbar sind.

räumlichen Auflösung eine vollständige Katheterangiographie dennoch notwendig. Wie in fistulösen AVM erfolgt zunächst eine komplette spinale Angiographie, um die Kollateralen, Hauptzuflüsse und Zahl der verschiedenen Kompartimente festzustellen (**Abb. E 10.5**).

## E 10.1.4 AVM vom juvenilen Typ

Diese Gefäßmalformation ist extrem selten, sehr ausgedehnt und umfasst in der Regel benachbarte Strukturen wie Wirbelkörper, Muskulatur und Haut (Krings et al. 2007). Die AVM vom juvenilen Typ besteht aus fistulösen und glomerulären Anteilen mit sehr hohem Fluss und stark dilatierten Zuflussgefäßen. Die mit dem Wachstum zunehmende Verdrängung des Myelongewebes führt zu chronischen Rückenmarks- und Wurzelsymptomen. Akute und subakute Subarachnoidalblutungen führen zu ähnlichen Symptomen wie bereits oben bei den perimedullären und glomerulären AV-Malformationen beschrieben. Die radiologische Diagnostik ist identisch wie in den oben genannten anderen spinalen AVM.

## E 10.1.5 Kavernome

Bei spinalen Kavernomen handelt es sich ähnlich wie bei zerebralen Kavernomen um benigne vaskuläre Hamartome, die aus unreifen kavernösen Gefäßstrukturen bestehen. Die wabenartigen Binnenräume sind meist teilweise thrombosiert. Aufgrund der unreifen fragilen Wandstrukturen kann es zu rezidivierenden Blutungen kommen, die sich meist subakut verlaufend innerhalb der Läsion abspielen oder seltener raumfordernd in die Umgebung auslaufen. Der klinische Verlauf ist dementsprechend durch eine chronisch progrediente Myelopathie charakterisiert. Je nach Lokalisation kommt es zu zervikalen, thorakalen oder lumbalen sensomotorischen Querschnittssyndromen mit den Merkmalen der Spastik und neurogenen Blasenstörungen im Sinne einer Detrusor-Sphinkter-Dyssynergie. Selten kann eine größere Blutung aus dem spinalen Kavernom zu einem akuten Querschnittsyndrom führen. In der MRT sind Kavernome durch hyper- und hypointense Anteile in einer popcornartigen Struktur charakterisiert. In den T2-gewichteten Sequenzen in Gradientenechotechnik zeigen sich randständig Hypointensitäten, im Sinne eines Hämosiderinsaums (**Abb. E 10.6**).

## E 10.2 Epidemiologie und Verlauf

Aufgrund der Seltenheit spinaler Gefäßmalformationen existieren nur wenige und unzureichende Angaben zur Epidemiologie. Die klinischen Symptome manifestieren sich vorwiegend in der vierten bis sechsten Lebensdekade; das männliche Geschlecht ist häufiger betroffen im Verhältnis von ca. 60 : 40 %. Mit über 50 % ist die venöse Hypertension bei spinalen duralen AV-Fisteln die häufigste Manifestation der Gefäßläsionen am Rückenmark. Spinale durale AV-Fisteln manifestieren sich im Durchschnittsalter von ca. 60 Jahren, Männer sind weitaus häufiger betroffen als Frauen (im Verhältnis 5 : 1). Der bevorzugten Lokalisation der AV-Fistel entsprechend lassen sich die Symptome thorakalen, lumbalen und sakralen Segmenten zuordnen, während zervikale Segmente nur sehr selten betroffen sind.

## E 10.3 Therapeutische Prinzipien

Ziel der Behandlung spinaler vaskulärer Malformationen ist, wenn möglich, der Verschluss der pathologischen arteriovenösen Übergangszone. Dies ist bei spinalen Durafisteln immer erforderlich. Hierbei kommen methodisch ein interventionell-neuroradiologisches, neurochirugisch-operatives oder aber auch kombiniertes Vorgehen (**Abb. E 10.7**) in Frage (Van Dijk et al. 2002; Rodesch et al. 2003; Thron 2003; Westphal und Koch 1999) (↔, B).
Wenn bei spinalen AVM ein vollständiger Verschluss technisch nicht möglich oder mit einem zu hohen Risiko verbunden ist, kann eine alleinige Shuntreduktion in bestimmten Konstellationen sinnvoll sein. Im Falle eines zu hohen therapeutischen Risikos ist ein konservatives Vorgehen gerechtfertigt (↔, C).

## E 10.4 Pragmatische Therapie

### E 10.4.1 Durale AV-Fistel

#### E 10.4.1.1 Interventionelle Therapie

Die Therapie der spinalen duralen AV-Fistel erfolgt interventionell-neuroradiologisch transarteriell mittels eines Flüssigembolisates oder unter Verwendung von Coils nach superselektiver Katheterisierung der zuführenden radikulomeningealen Arterie (Brassel 1997). Eine sorgfältige Beurteilung der Gefäßarchitektur ist notwendig, um einen Reflux in eine rückenmarksversorgende Arterie, die dem gleichen Pedikel entspringt wie die Shuntzufuhr, zu vermeiden (Thron 1988). Optimalerweise sollte der AV-Shunt – zur Vermeidung der Ausbildung sekundärer Kollateralen – komplett überbrückt werden. Eine zu proximale Okklusion führt zu einer Reduktion des Einstroms und des venösen Druckes, birgt aber das Risiko einer Kollateralisation. Ein Unvermögen, mit dem Embolisat bis in die proximale Fistelvene vorzudringen, wird wahrscheinlich in einer späteren Wiedereröffnung der AV-Fistel resultieren. Die peri- und postprozedurale Heparingabe sollte zur Vermeidung einer exzessiven Venenthrombose erfolgen.

#### E 10.4.1.2 Chirurgische Therapie

Die chirurgische Therapie der duralen spinalen AV Fisteln zielt ausschließlich auf die intradurale Unterbindung der arterialisierten Drainagevene im Bereich der Wurzeltasche ab. Das Angiom selbst ist diffus und in vielen Fällen über Kollateralen aus benachbarten Höhen und zum Teil der Gegenseite mitversorgt. Die chirurgische Unterbindung der Drainagevene, die in nahezu 100 % monopedikulär ist und sich auch intradural vor Erreichen des perimedullären Venenplexus nur in den seltensten Fällen aufsplittet, ist definitiv. Es gibt nach interventioneller Therapie in erheblichem Umfang Rezidive, die chirurgisch versorgt werden. Chirurgische Rezidive ergeben sich, wenn versucht wird, die diffusen Zuflüsse extradural zu koagulieren. Bei der intraduralen Unterbindung kommt es auf die exakte Lokalisation an, dann ist eine erweiterte Flavektomie in der Regel ausreichend, ggf. erfolgt auch eine Hemilaminektomie. Die Vene ergibt sich aus der Wurzelaustrittszone um das Neuroforamen herum, wird skelettiert und koaguliert und durchtrennt (**Abb. E 10.8**).
Intraoperativ ist es hochrelevant, die wahre Natur der Drainagevene zu verifizieren. Mit dem Mikrodoppler kann man das arterialisierte Flussprofil dokumentieren, mit einer intraoperativen Fluoreszenzangiographie die Flussrichtung der Vene von extramedullär nach medullär und insbesondere muss gefordert werden, dass das Gefäss nach dorsal zieht. Ein nach ventral ziehendes Gefäss deutet auf eine fehlidentifizierte nutritive Arterie hin (Adamkiewicz) oder einen Zufluss zu einer komplexeren Fistel, einer sog. perimedullären Fistel, die ihren eigentlichen Fistelpunkt auf dem Myelon hat und oftmals komplex versorgt ist (s. u.). Die chirurgische Durchtrennung der Drainagevene führt zu einem sofortigen Ende der venösen Überlastung, einer sofortigen hämodynamischen Umstellung und zur Thrombose des der Drainage beraubten duralen Angioms (Hassler et al. 1989). Zeichen der erfolgreichen Unterbindung ist das rasch rückläufige intramedulläre Ödem. Zu beachten ist, dass es bei Fisteln mit hohem Blutflussvolumen zu perimedullären Thrombosen kommen kann, mit unmittelbarem neurologischen Defizit oder zur postulierenden »Re-perfusion Injury«, weswegen es manchen Patienten unmittelbar nach der Operation nicht besser, sondern eher schlechter geht. Das gleiche gilt für interventionell erfolgreich behandelte Fälle, in denen eine unvollständig okkludierte Fistel besteht oder Embolisat nach perimedullär gelangt ist. Eine kongestive Myelopathie durch eine sDAVF kann ihren Ursprung nicht selten auch an den Grenzregionen der Wirbelsäule haben, so im craniocervicalen Übergang oder sakral. Diese beiden Sonderfälle sind explizit gut für die chirurgische Therapie geeignet, da hier das Angiom oft diffus lokalisiert ist und eine endovaskuläre Versorgung oft inkomplett bleibt (Gandhi et al. 2012), wohingegen die venöse Drainage in der Regel intradural monopedikulär ist. Ebenso verhält es sich bei den sakralen Fisteln, die dann über eine

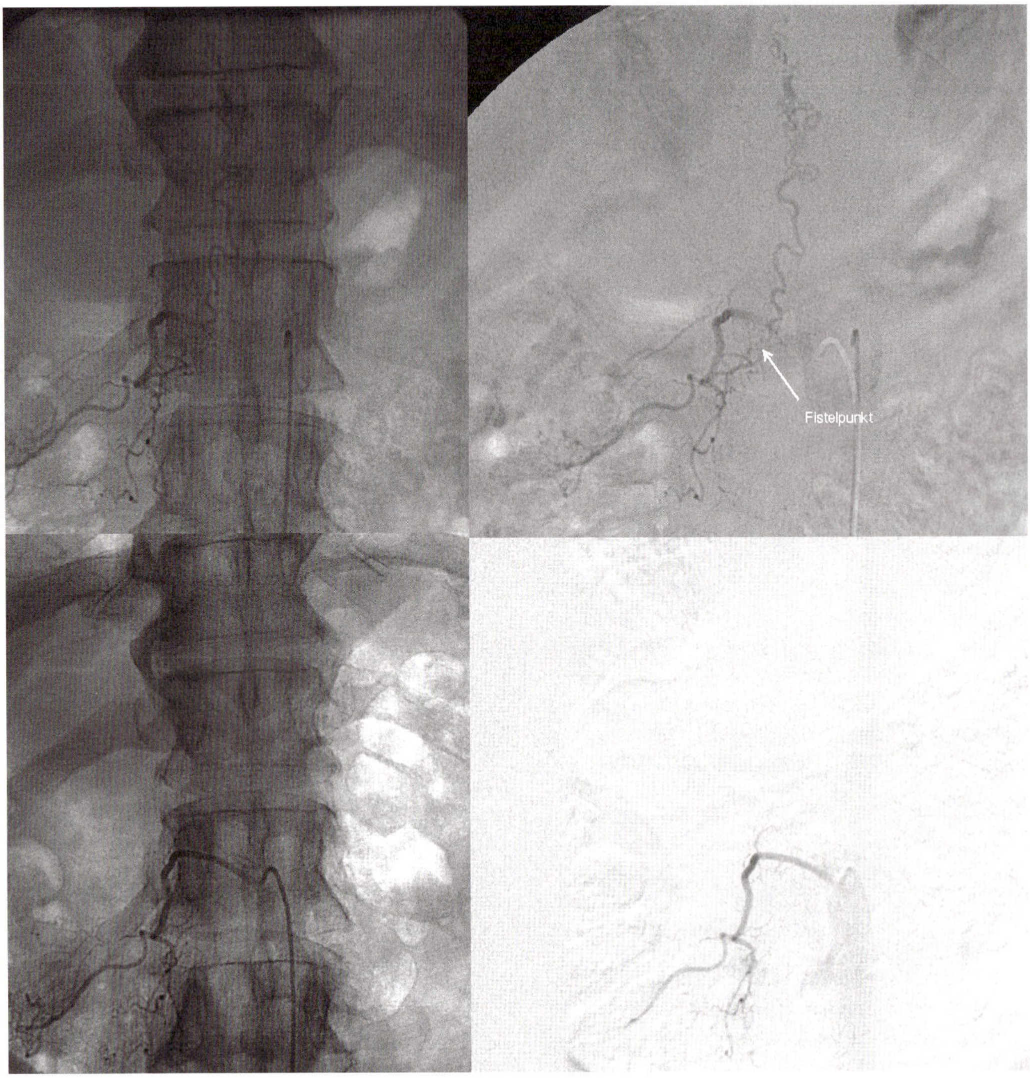


**Abb. E 10.7:** Selektive Darstellung der Spinalarterie Th12 rechts in nicht-subtrahierter **a), c)** und subtrahierter **b), d)** ap-Projektion einer spinalen duralen arteriovenösen Fistel vor und nach kombiniert interventionell-neuroradiologischer und neurochirurgischer Therapie.

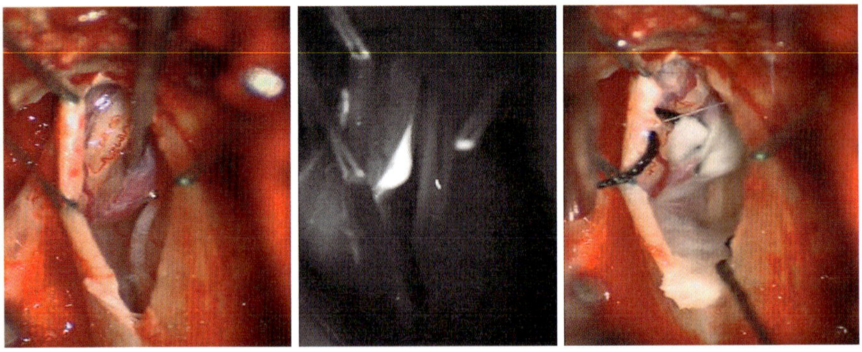

**Abb. E 10.8:** Darstellung einer mikrochirurgisch über eine erweiterterte einseitige Flavektomie dargestellte intradurale Drainagevene einer sDAVF **a)**, deren Arterialisierung durch eine intraoperative Fluoreszenzangiographie (Indocyaningrün, ICG) dargestellt werden kann **b)**, wonach das Gefäss koaguliert **c)** und dann durchtrennt wird.

lange arterialisierte Vene zum Plexus ziehen und die ohne Strahlenbelastung für die Organe des Beckens durch eine minimale lumbale Fensterung mikroneurochirurgisch unterbunden werden können.

## E 10.4.2 AVM vom Typ der perimedullären Fistel

### E 10.4.2.1 Interventionelle Therapie

Die endovaskuläre Therapie erfolgt wie auch bei der DAVF mittels superselektiver Katheterangiographie. Das Flüssigembolisat muss auch hier vom distalen arteriellen Segment der Fistel bis in den proximalen Teil der Vene vordringen. Im Falle eines zu kurzen Abstands zwischen der Mikrokatheterspitze und dem angrenzenden spinalen arteriellen System (Risiko des unbeabsichtigten Verschlusses der Rückenmarksversorgung) sowie wenn eine distale Platzierung nahe der Fistelstelle nicht möglich ist, müssen alternative (z. B. neurochirurgische) Behandlungsstrategien zum Einsatz kommen. Falls keine sichere Position für die Injektion des Flüssigembolisates gefunden werden kann, könnten Coils ein besser zu kontrollierendes und sichereres Embolisat darstellen. Eine unvollständige Embolisation ist immer mit dem Risiko eines residualen Shunts oder der Wiedereröffnung der Fistel verbunden.

### E 10.4.2.2 Chirurgische Therapie

Perimedulläre Fisteln stellen eine komplexe Herausforderung dar und sind auch chirurgisch in der Behandlung unbefriedigend (Mourier et al. 1993). Angiographisch lassen sich superselektiv die einzelnen Zuflüsse und Kompartimente sehr gut darstellen, was allerdings nicht dem intraoperativen Eindruck eines arterialisierten perimedullären Gefäßkonvoluts entspricht. Das Ziel ist, wie auch bei einer endovaskulären Therapie, die Identifikation und der Verschluss des Fistelpunktes (Koch et al. 2002). Perimedulläre Fisteln können transmedullär von ventral oder über piale Gefäße aus pathologischen Zuflüssen, gespeist werden. Die Multiplizität der Zuflüsse macht es intraoperativ schwer, einen Fistelpunkt oder isolierte Zuflüsse zu identifizieren, zumal die Zuflüsse durchaus »en passage« sein können. Das Spektrum der perimedullären Fisteln ist breit. Sie können in raumfordernder Weise mit großen perimedullären Gefäßkonvoluten einhergehen oder einen langen perimedullären Verlauf bis zum Filum terminale zu einem sakralen Fistelpunkt nehmen, von wo aus die (arterialisierte) venöse Drainage dann wieder retrograd zu einem pathologischen und klinisch relevanten Ödem nach Einspeisung in den perimedullären Venenplexus führt. In diesen Fällen reicht es aus, die gefäßtragende Struktur – das Filum terminale – durch eine minimale einseitige lumbale Fensterung aufzusuchen und zu unterbinden. Dadurch ist eine definitive Beseitigung der Fistel gewährleistet.

## E 10.4.3 AVM vom glomerulären Typ

### E 10.4.3.1 Interventionelle Therapie

Die Behandlung spinaler AVM verbessert die Prognose symptomatischer Patienten, während ihr Erfolg bei aysmptomatischen Patienten nicht nachgewiesen wurde (Boström et al. 2009). Die endovaskuläre Therapie ist definitiv die Behandlung der ersten Wahl und sollte auf den spezifischen individuellen Pathomechanismus sowie die Angioarchitektur zugeschnitten sein (C) (**Abb. E 10.9**). Besonders bei nicht-rupturierten spinalen AVM, die aufgrund einer venösen Stauung statt einer Blutung symptomatisch wurden, muss das Ziel eine Reduktion des Shuntvolumens statt das Erreichen einer totalen Okklusion sein, welche ein hohes Risiko einer behandlungsbedingten Morbidität mit sich bringt. Eine endovaskuläre Therapie ist kontraindiziert, falls eine sichere Katheterpositionierung nicht erreicht werden kann.

## E 10.4.4 Kavernome

### E 10.4.4.1 Chirurgische Therapie

Intramedulläre Kavernome sind ausschließlich der chirurgischen Therapie zugänglich. Die Indikation zur operativen Therapie wird sehr streng gestellt. Wird aufgrund unspezifischer Symptome ein Kavernom zufällig entdeckt, wird in der Regel keine Behandlungsindikation gestellt. Kommt es zu einer symptomatischen Blutung mit sensorischen, motorischen oder kombinierten Ausfällen, muss eine Indikation zur Therapie erwogen werden (C). Ist die Läsion noch sehr klein, muss das Zugangstrauma gegen den Behandlungsgewinn abgewogen werden. Eine sehr kleine, tief gelegene Läsion kann durchaus auf die nächste Blutungsepisode warten, währenddessen sich die Läsion immer größere Räume schafft, die die Zugangsmorbidität vermindern. Eine raumfordernde Läsion mit einer großen symptomatischen Blutung hingegen sollte unbedingt operiert werden. Durch eine derartige Blutung kommt es zu einer akuten, z. T. ausgeprägten Symptomatik (bis hin zur Paraplegie). Diese wird sich aber ähnlich der Hirnstammkavernome innerhalb weniger Wochen zurückbilden. Daher gilt es, den optimalen OP-Zeitpunkt zu finden. Die reaktiven Veränderungen im Myelon, insbesondere das Ödem, bilden sich innerhalb der ersten zwei Wochen zurück, wodurch sich die unmittelbare periläsionale Vulnerabilität reduziert. Solange der akute Blutungsanteil flüssig ist (ca. 2–6 Wochen nach dem Blutungsereignis), lässt sich intraoperativ atraumatisch Raum gewinnen, sodass die Entfernung des Kavernoms mit minimalen Folgen möglich ist. Nach dieser Zeit muss man erwarten, dass sich eine Gliosezone um die Läsion bildet und die Dissektion traumatischer für die anliegenden Bahnensyteme wird. Kommt es in diesem zeitlichen Abstand zur Diskussion chirurgischer Therapien, sollte man die Indikation ausschliesslich von der Lage abhängig machen. Kavernome können

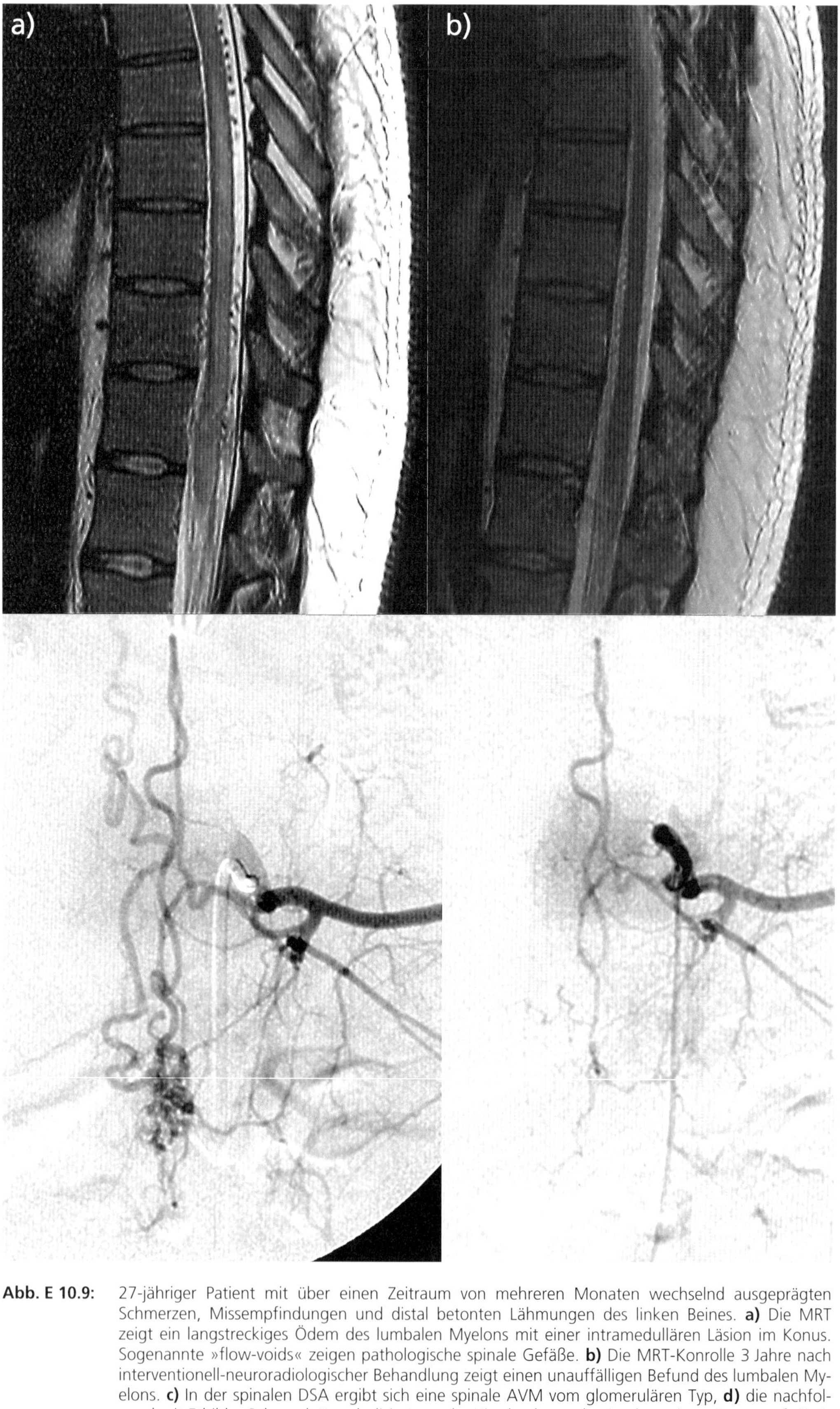


**Abb. E 10.9:** 27-jähriger Patient mit über einen Zeitraum von mehreren Monaten wechselnd ausgeprägten Schmerzen, Missempfindungen und distal betonten Lähmungen des linken Beines. **a)** Die MRT zeigt ein langstreckiges Ödem des lumbalen Myelons mit einer intramedullären Läsion im Konus. Sogenannte »flow-voids« zeigen pathologische spinale Gefäße. **b)** Die MRT-Konrolle 3 Jahre nach interventionell-neuroradiologischer Behandlung zeigt einen unauffälligen Befund des lumbalen Myelons. **c)** In der spinalen DSA ergibt sich eine spinale AVM vom glomerulären Typ, **d)** die nachfolgend mit Ethibloc® komplett embolisiert wurde. Hierdurch wurde eine komplette Symptomfreiheit erzielt.

ohne Prädilektionsstelle an jedem Ort des Myelonquerschnitts auftreten. Insofern wird im Gegensatz zu intramedullären Tumoren, die grundsätzlich über die Mittellinie (mit zu erwartenden sensorischen Defiziten) angegangen werden, ein Kavernom dort angegangen, wo es sich am dichtesten zur Oberfläche des Myelons befindet. Diese Lokalisation entscheidet über die in der Aufklärung zu diskutierenden zu erwartenden Defizite, die in der Regel einer (temporären) Akzentuierung der symptomatischen Defizite entsprechen.

## Literatur


Aminoff MG, Logue V. The prognosis of patients with spinal vascular malformations. Brain 1974; 97: 211.

Boström A, Krings T, Hans FJ, Schramm J, Thron AK, Gilsbach JM. Spinal glomus-type arteriovenous malformations: microsurgical treatment in 20 cases. J Neurosurg Spine 2009; 10(5): 423–429.

Brassel F. Entwicklung und Erprobung eines Gefäßmodells zur Simulation einer Embolisation mit Ethibloc® bei spinaler duraler arteriovenöser Malformation. Bremen, Germany: H. M. Hauschild GmbH; 1997.

Criscuolo GR, Oldfield Eh, Doppmann JL. Reversible acute and subacute myelopathy in patients with dural arteriovenous fistulas. J Neurosurg 1989; 70: 354–359.

Farb RI, Kim JK, Willinsky RA et al. Spinal dural arteriovenous fistula localization with a technique of first-pass gadolinium-enhanced MR angiography: initital experience. Radiology 2002; 222(3): 843–850.

Foix C, Alajouanine T. La myélite necrotique subaigue. Myélite central angéio-hypertrophic a evolution progressive: Paraplegie amyotrophique lentement ascendente, d'abord spasmodique, puis flasque, s'accompagnant de dissociation albuminocytologique. Rev Neurol 1926; 33: 1.

Gandhi D, Chen J, Pearl M, Huang J, Gemmete JJ, Kathuria S. Intracranial dural arteriovenous fistulas: classification, imaging findings, and treatment. AJNR 2012; 33(6): 1007–1013.

Hassler W, Thron A, Grote EH. Hemodynamics of spinal dural arteriovenous fistulas. J Neurosurg 1989; 70: 360–370.

Koch C, Zeumer H, Westphal M. Spinal Vascular Malformations. In Lanzer P, Topol EJ (Hrsg.). PanVascular Medicine. Heidelberg: Springer; 2002. 1253–1264.

Krings T, Mull M, Gilsbach JM, Thron A. Spinal vascular malformations. Eur Radiol 2005; 15(2): 267–278.

Krings T, Geibprasert S, Luo CB, Bhattacharya JJ, Alvarez H, Lasjaunias P. Segmental neurovascular syndromes in children. Neuroimaging Clin N Am 2007; 17(2): 245–258.

Krings T, Lasjaunias PL, Hans FJ et al. Imaging in spinal vascular disease. Neuroimaging Clin N Am 2007; 17(1): 57–72.

Krings T, Geibprasert S. Spinal dural arteriovenous fistulas. AJNR Am J Neuroradiol 2009; 30(4): 639–648.

Mourier KL, Gobin YP, George B, Lot G, Merland JJ. Intradural perimedullary arteriovenous fistulae; results of surgical and endovascular treatment in a series of 35 cases. Neurosurgery 1993; 32(6): 885–891, discussion 891.

Prestigiacomo CJ, Niimi Y, Setton A, Berenstein A. Three-dimensional rotational spinal angiography in the evaluation and treatment of vascular malformations. AJNR Am J Neuroradiol 2003; 24(7): 1429–1435.

Rodesch G, Hurth M, Alvarez H, David P, Tadie M, Lasjaunias PL. Embolization of spinal cord arteriovenous shunts: morphological and clinical follow-up and results- review of 69 consecutive cases. Neurosurgery 2003; 53(1): 40–49, discussion 49–50.

Rosenblum B, Oldfield EH, Doppman JL, Di Chiro G. Spinal arteriovenous malformations: a comparison of dural arteriovenous fistulas and intradural AVM's in 81 patients. J Neurosurg 1987; 67: 795–802.

Thron A. Vascular anatomy of the spinal cord. Neuroradiological investigations and clinical syndromes. Wien, New York: Springer; 1988.

Thron A. Interventionelle Therapie spinaler vaskulärer Malformationen. Stuttgart: Kohlhammer; 2003.

Van Dijk JM, TerBrugge KG, Willinsky RA, Farb RI, Wallace MC. Multidisciplinary management of spinal dural arteriovenous fistulas: clinical presentation and long-term follow-up in 49 patients. Stroke 2002; 33(6): 1578–1583.

Westphal M, Koch C. Management of spinal dural arteriovenous fistulae using an interdisciplinary neuroradiological/neurosurgical approach: experience with 47 cases. Neurosurgery 1999; 45: 451–458.

# E 11 Leukodystrophien

*von L. Schöls und I. Krägeloh-Mann**

## E 11.1 Definition und Epidemiologie

### E 11.1.1 Definition

Leukodystrophien (LD) sind genetisch determinierte Erkrankungen, die zu einem gestörten Aufbau oder einem fortschreitenden Abbau des zentralen Myelins führen (**Tab. E 11.1**; Vanderver et al. 2015). Neben diesen LD im engeren Sinne gibt es weitere hereditäre Leukenzephalopathien (LE), die mit einer sekundären Störung des ZNS-Myelins einhergehen (zur Übersicht **Tab. E 11.2**).

### E 11.1.2 Epidemiologie

Zur Epidemiologie von LD und LE gibt es wenige systematische Untersuchungen. Die Gruppe der lysosomalen Stoffwechselstörungen weist eine kombinierte Prävalenz von 7.5–23.5 pro 100 000 Lebendgeburten auf (Kingma et al. 2015). Auch wenn LD sich meist im Kindes- und Jugendalter manifestieren, kommen für viele LD auch adulte Verlaufsformen vor, über deren Häufigkeit wenig bekannt ist (Müller vom Hagen et al. 2014). Schwerpunkt dieses Kapitels sind die adulten Formen der LD, die sich in ihrem klinischen Erscheinungsbild und im Krankheitsverlauf oft wesentlich von den kindlichen Formen unterscheiden.

## E 11.2 Leitsymptome und Diagnostik

### E 11.2.1 Klinik

Charakteristisch für adulte Formen der LD ist eine Kombination aus neuropsychiatrischen Auffälligkeiten und einer Bewegungsstörung. Leitsymptome sind präsenile Demenz, hirnorganische Psychose oder Persönlichkeitsveränderung in Kombination mit Ataxie, Spastik, Dystonie oder Neuropathie sowie Epilepsie.

### E 11.2.2 Magnetresonanztomographie (MRT)

Wegweisend für die Diagnosestellung einer LD ist neben dem klinischen Bild in der Regel die kraniale MRT. Dabei lassen sich aus dem Verteilungsmuster der Läsionen, dem Kontrastmittelverhalten und anderen Besonderheiten bereits erste Hinweise auf die zugrundeliegende Erkrankung gewinnen (**Tab. E 11.3**; Schiffmann und van der Knaap 2009). Marklagerläsionen können allerdings bei adulten Verlaufsformen diskret sein oder sogar komplett fehlen.

Bei *Hypomyelinisierungserkrankungen* wird primär nicht ausreichend Myelin gebildet. Kernspintomographisch zeigen sie in T2-gewichteten Bildern ebenso wie die Demyelinisierungserkrankungen eine Hyperintensität des Marklagers. Auf T1-gewichteten Bildern ist das Marklager gegenüber dem Cortex jedoch hyperintens oder isointens, wohingegen es bei Demyelinisierung hypointens erscheint. Die erstbeschriebene Hypomyelinisierungserkrankung ist der M. Pelizaeus-Merzbacher, der in seiner klassischen Form eine primäre Entwicklungsstörung im Bereich der Motorik, aber auch der Kognition zeigt. Nach Aufdeckung der genetischen Grundlage mit Mutationen im PLP-Gen (X-chromosomal) wurde klar, dass es Verläufe mit späterem Beginn gibt, z. B. eine komplizierte Hereditäre Spastische Spinalparalyse, bei der durchaus Myelin aufgebaut wird (Svenstrup et al. 2010). Inzwischen sind mehr als 15 genetisch definierte Erkrankungen mit Hypomyelinisierung bekannt. Ihr Charakteristikum ist die kernspintomographisch fassbare Hypomyelinisierung. Nicht alle Erkrankungen führen zu einer primären Entwicklungsstörung, sondern werden zum Teil erst im frühen Schulalter symptomatisch (Pouwels et al. 2014). So ist für den Neurologen die Kenntnis dieses MRT-Musters wichtig, wenn er Patienten vorgestellt bekommt, deren Symptomatik schon vor dem Erwachsenenalter begann.

### E 11.2.3 Genetik

Da LD sowohl mit autosomal dominantem als auch autosomal rezessivem, aber auch X-chromosomalem Erbgang auftreten können, kommt einer sorgfältigen Erhebung der Familienanamnese bis zu zweitgradigen Verwandten große Bedeutung zu. Allerdings sind sporadische Verlaufsformen häufig. Alle LD sind hereditäre Erkrankungen, so dass der Genetik eine Schlüsselstellung in der Diagnostik zukommt. Heute sind spezifische Genpanel für die Diagnostik verfügbar, die zeit- und kosteneffektiv eine parallele Analyse mehrerer Leukodystrophiegene ermöglichen.

* Autoren dieses Kapitels in der 6. Auflage: Ch. Opherk und N. Peters.

### E 11.2.4 Biochemische Analysen

Für viele LD ist der zugrundeliegende Stoffwechseldefekt bekannt und kann enzymatisch in Leukozyten untersucht werden. Andere LD können über abnorme Metabolite diagnostiziert werden wie z. B. Cholestanol bei Cerebrotendinosis xanthomatosa oder überlangkettige Fettsäuren bei Adrenoleukodystrophie/Adrenomyeloneuropathie.
Biochemie und Genetik sind einander sich ergänzende diagnostische Methoden, deren kombinierter Einsatz hilft, methodisch bedingte Fehldiagnosen z. B. durch Pseudodefizienzen auf der einen Seite und Fehlbeurteilung von genetischen Varianten auf der anderen Seite zu vermeiden. Wo möglich, sollte ein biochemischer Befund durch eine genetische Diagnostik bestätigt werden und umgekehrt.

### E 11.2.5 Differentialdiagnosen

Gegenüber den Leukodystrophien sind auf der einen Seite erworbene sekundäre Erkrankungen mit Marklagerschäden abzugrenzen wie die Multiple Sklerose, cerebrale Vaskulitis, Amyloidangiopathie, arteriosklerotische Mikroangiopathie, Strahlen- oder Chemotherapie-bedingte Schäden. Auf der anderen Seite weisen vielfältige hereditäre Erkrankungen sekundäre Marklagerschädigungen auf und werden deshalb als hereditäre Leukencephalopathien von den Leukodystrophien abgegrenzt. Hierzu gehören hereditäre Vaskulopathien, metabolische Störungen, Mitochondriopathien und weitere erbliche Erkrankungen, wie sie in **Tab. E 11.2** aufgeführt sind.

## E 11.3 Therapeutische Prinzipien

Eine Übersicht zu den Therapieansätzen, die bei LD zum Einsatz kommen, ist bei Helman et al. (2015) zu finden.

### E 11.3.1 Substratrestriktion und Enzyminhibition

Dieses Therapieprinzip zielt auf die Reduktion potenziell toxischer Metabolite ab. Hierzu wird entweder die Aufnahme von krankheitsbedingt nicht metabolisierbaren Stoffen durch diätetische Maßnahmen reduziert (Beispiel: phytansäurearme Diät bei M. Refsum) oder die Bildung nicht weiter abbaubarer Metabolite durch die Hemmung des synthetisierenden Enzyms verhindert (Beispiel: Miglustat bei Niemann-Pick Typ C Erkrankung).

### E 11.3.2 Enzymersatz

Enzyme können mit Hilfe ihrer spezifischen RNA in Wirtszellen als rekombinante Proteine hergestellt werden. So können krankheitsbedingt fehlende Enzyme prinzipiell ersetzt werden. Hierfür ist i. d. R. eine parenterale Gabe erforderlich. Problematisch sind die Überwindung der Blut-Hirn-Schranke und die Bildung von Antikörpern bei wiederholten Gaben.

### E 11.3.3 Stammzellbasierte Therapie

Bei einer allogenen Stammzelltransplantation werden Zellen eines fremden Spenders dem Patienten implantiert. Da diese Zellen den krankheitsverursachenden Gendefekt nicht enthalten, können sie das fehlende Protein bilden und den Patienten damit versorgen. Kritisch ist, ob Spenderzellen in hinreichender Menge in das Nervensystem gelangen und das fehlende Protein an die kranken Neurone und Gliazellen weitergeben können.

### E 11.3.4 Symptomatische Therapie und supportive Maßnahmen

Viele Symptome von Leukodystrophien wie Epilepsie, Spastik, Parkinsonismus oder Dystonie sind einer symptomatischen medikamentösen Therapie zugänglich. Ferner kommt einer individuell angepaßten kognitiven Förderung und physiotherapeutischen Behandlung von Bewegungsstörungen wesentliche Bedeutung zu.



## E 11.4 Klinik und Therapie spezifischer Leukodystrophien

### E 11.4.1 Adrenoleukodystrophie/Adrenomyeloneuropathie (ALD/AMN)

#### E 11.4.1.1 Klinik und Verlauf

Die Adrenoleukodystrophie wird X-chromosomal durch Mutationen im ABCD1-Gen vererbt. Hemizygote Männer erkranken spätestens mit dem 40. Lebensjahr. Dabei können identische Mutationen selbst innerhalb einer Familie zu sehr unterschiedlich schweren Verläufen führen. Klinisch sind drei Verlaufsformen zu unterscheiden:

1. Die adrenale Manifestation mit Nebennierenunterfunktion (M. Addison). Diese tritt praktisch ausschließlich bei Männern auf und kann zu lebensbedrohlichen Dekompensationen führen, z. B. in Stresssituationen wie operativen Eingriffen.
2. Die cerebrale Adrenoleukodystrophie (ALD), die sich vor allem im Kindesalter bei Jungen manifestiert und dort einen rasch progredienten und letalen Verlauf zeigt. Im Erwachsenenalter manifestiert sich die cerebrale Beteiligung oft als Psychose, dementielles Syndrom, bulbäres Syndrom oder Erblindung.
3. Die Adrenomyeloneuropathie (AMN) ist die typische späte Manifestationsform bei Männern und führt zu einer spastischen Paraparese, Polyneuropathie und neurogener Blasenstörung. Auch weibliche Anlageträger entwickeln mit zunehmendem Alter häufig eine Symptomatik im Sinne einer Myeloneuropathie, jedoch in aller Regel keine schwere cerebrale oder adrenale Verlaufsform (Engelen et al. 2014).

**Tab. E 11.1:** Leukodystrophien des Erwachsenenalters

| Erkrankung (OMIM-Nummer) | Gen/Erbgang; biochemische Marker | Erkrankungsbeginn und Leitsymptome | MRT-Charakteristika |
|---|---|---|---|
| Adrenoleukodystrophie (X-ALD), Adrenomyeloneuropathie (AMN) (300100) | ABCD1/X<br>überlangkettige Fettsäuren erhöht (S) | Beginn: Männer: 3.–40. LJ, Frauen 30.–80. LJ<br>M. Addison (nur Männer), spastische Paraparese; Psychose, Demenz | Bei adulten Formen oft normal; Demyelinisierung des Corpus callosum und der angrenzenden weißen Substanz meist parieto-okzipital |
| Aicardi-Goutières-Syndrom (Typ-I-Interferonopathien) (225750) | ACP5, ADAR, DDX58, IFIH1, ISG15, PSMB8, RNASEH2A, RNASEH2B, RNASEH2C, SAMHD1, TMEM173, TREX1/ar | Beginn im Kindesalter: Entwicklungsstörung, Mikrozephalie;<br>Späterer Beginn: spastische Paraparese | T2-Hyperintensitäten des supratentoriellen Marklagers; Verkalkungen in Basalganglien und Marklager |
| Morbus Alexander (203450) | GFAP/AD, de novo | Beginn: kindliche und adulte Formen<br>Bulbäres Syndrom, palataler Myoklonus, Spastik, Ataxie | T2- Hyperintensitäten in Hirnstamm und Marklager (frontal betont) |
| Autosomal dominante Leukodystrophie mit autonomer Dysfunktion (ADLD) (169500) | LMNB1 Duplikation/AD | Beginn: Erwachsenenalter, meist 40.–50. LJ<br>Blasen-Mastdarm-Störung, Orthostase<br>Ataxie, extrapyramidal-motorische Bewegungsstörung, später: Demenz | MS-ähnliche fleckig-konfluierende<br>T2-Marklagerhyperintensitäten auch im Spinalmark |
| Cerebrotendinöse Xanthomatose (CTX) (213700) | CYP27A1/ar<br>Cholestanol erhöht (S) | Beginn: Säuglingslater bis 30. LJ<br>Ataxie, Spastik, Demenz; Katarakt, Xanthome der Achillessehne, Durchfälle | T2-Signalanhebungen im Ncl. Dentatus mit Verkalkungen |
| Hereditäre diffuse Leukenzephalopathie mit axonalen Sphäroiden (HDLS) (221820) | CSF1R/AD<br>AARS2/ar | Beginn: 30.–70. LJ<br>Demenz, Psychose, Apraxie;<br>Ataxie, Spastik, Parkinsonismus | Multifokal-konfluierende T2-Hyperintensitäten (frontal und zentral betont) inkl. Corpus callosum; Atrophie; persistierende Diffusionsstörungen |
| Hypomyelinisierung mit Atrophie der Basalganglien und des Cerebellums (H-ABC) (612438) | TUBB4A/AD, de novo | Beginn infantil bis juvenil<br>Regression; Dystonie, Spastik, Ataxie, Demenz | Hypomyelinisierung; Atrophie insbes. Globus pallidus, Ncl. caudatus und Cerebellum |
| Morbus Krabbe/ Globoidzell-Leukodystrophie (245200) | GALC/ar<br>ß-Galaktosidase (S) | Beginn: Kindheit bis 60. LJ<br>Paraspastik, Ataxie, Dystonie, PNP | T2-Signalanhebung der Pyramidenbahnen (z. T. isoliert), Stammganglien, Corona radiata, Corpus callosum, Ncl. dentatus |
| Leukenzephalopathie mit Ataxie (615651) | CLCN2/ar | Beginn: 3.–57. LJ<br>Langsam progrediente Ataxie, Kopfschmerzen; Optikusneuropathie und kognitive Defizite nicht obligat | T2-Hyperintensitäten der Capsula interna, Pedunculi cerebri und mittleren Kleinhirnstiele; Diffusionsstörung mit ADC-Signalabsenkung der Capsula interna |

| | | | |
|---|---|---|---|
| Leukenzephalopathie mit Hirnstamm und Rückenmarksbeteiligung und erhöhtem Laktat (LBSL)<br>(611105) | DARS2/ar<br>Laktat erhöht (S, L) | Beginn: meist 2.–15. LJ, selten im Erwachsenenalter<br>Spastik, Ataxie, Epilepsie; schubartige Verschlechterungen (z. B. bei Bagatelltraumen) möglich | T2-Signalanhebungen der langen Rückenmarksbahnen sowie im Hirnstamm, Cerebellum, Corpus callosum und Corona radiata; Laktatnachweis spektroskopisch |
| Megalenzephale zystische Leukenzephalopathie (MLC)<br>(604004) | MLC1 (Typ 1)/ar<br>HEPACAM (Typ 2)/ar + AD | Entwicklung einer Makrozephalie im 1. LJ<br>Ataxie, Spastik, Epilepsie; Kognition lange erhalten | Flächige T2-Hyperintensitäten mit Marklagerschwellung, später subkortikale Atrophie; subkortikale Zysten |
| Metachromatische Leukodystrophie (MLD)<br>(250100) | ARSA/ar<br>Arylsulfatase A erniedrigt (E), Sulfatide erhöht (U) | Beginn: Kindheit bis > 40. LJ<br>Psychose, Demenz, Ataxie, Paraspastik, PNP | Periventrikuläre T2-Signalanhebung (parieto-okzipital und frontal betont), Corpus callosum früh betroffen |
| Pelizaeus-Merzbacher (PMD),<br>Spastische Spinalparalyse Typ 2 (SPG2)<br>(312920) | PLP1/X | Beginn der klassischen Form: Kindheit<br>Entwicklungsverzögerung, Stridor, Nystagmus, Ataxie, Spastik, Dyskinesie<br>Beginn SPG2: Kindheit (selten bis 40. LJ)<br>Paraspastik | Klassisch: Globale Hypomyelinisierung; SPG2: milde Myeliniserungsdefizite im zentralen Marklager |
| Adulte Polyglucosankörperchen-Erkrankung (APBD)<br>(263570) | GBE1/ar<br>keine Labormarker | Beginn: Erwachsenenalter, meist 40.–50. LJ<br>Spastische Paraparese, Polyneuropathie; Blasenstörungen; später: kognitive Störungen, Ataxie | T2-Signalanhebungen im periventrikulären Marklager (U-Fasern und Corpus callosum anfangs nicht betroffen), Cerebellum und Hirnstamm, später: ausgeprägte spinale und cerebrale Atrophie |
| Polymerase-III-assoziierte Erkrankungen (4H-Syndrom)<br>(607694) | POLR3A/ar<br>POLR3B/ar<br>POLR1C/ar<br>keine Labormarker | Beginn: Kindheit bis 60. LJ<br>Hypodontie, hypogonadotroper Hypogonadismus; Ataxie, Spastik, Dystonie; milde kognitive Defizite | Hypomyelinisierung; dünnes Marklager; cerebrale und cerebelläre Atrophie |
| Vanishing White Matter Disease (VWMD)<br>(603896) | EIF2B1–5/ar<br>keine Labormarker | Beginn: Kindheit bis Erwachsenalter<br>Häufig Symptombeginn nach Bagatelltrauma: Psychosyndrome, Psychosen, epileptische Anfälle, später: Demenz und zunehmende neurologische Symptome wie Ataxie und Spastik;<br>Ovarien-Dysfunktion | Ausgedehnte T2-Signalanhebungen der cerebralen Marklager beidseits, zystische Degeneration (FLAIR, PD), streifiges Muster in FLAIR-Sequenzen; geschwollene, später atrophische Gyri; U-Fasern anfangs erhalten, Basalganglien und Hirnstamm weniger betroffen |

**Tab. E 11.2:** Hereditäre Leukencephalopathien des Erwachsenenalters

| Erkrankung (OMIM-Nummer) | Gen/Erbgang; biochemische Marker | Erkrankungsbeginn und Leitsymptome | MRT-Charakteristika |
|---|---|---|---|
| ***Erbliche Stoffwechselstörungen*** | | | |
| GM1-Gangliosidose<br>(230650) | GLB1/ar<br>ß-Galaktosidase (E, S, F) | Beginn: frühe Kindheit bis > 30. LJ<br>Extrapyramidalmotorische Symptome bes. faziale Dystonie, Dysarthrie, kognitive Störung | Bei frühem Beginn: T2-Signalanhebung im Ncl. caudatus und putamen, T2-Absenkung im Globus pallidus; bilateral, flaue T2-Signalanhebung im Marklager<br>Adulte Verlaufsform: globale Hirnatrophie mit cerebellärer Betonung |
| GM2-Gangliosidose<br>• Morbus Tay-Sachs (272800)<br>• Morbus Sandhoff (268800) | HEXA/ar<br>HEXB/ar<br>Hexosamidase A,B (E, S, F) | Beginn: frühe Kindheit bis > 30. LJ<br>Ataxie, Demenz, Psychose bei M. Tay-Sachs<br>SMA oder ALS-ähnliche Symptomatik bei M. Sandhoff, selten: Ophthalmoplegie, sensible Polyneuropathie | Tay-Sachs: Bei adulten Verlaufsformen cerebellär betonte Hirnatrophie im Vordergrund<br>Sandhoff: T2-Hyperintensitäten periventrikulär und im Ncl. dentatus; bei adulten Formen mäßige cerebelläre Atrophie |
| Morbus Gaucher<br>(231000) | GBA/ar<br>Glucocerebrosidase (E, F) | Beginn: frühe Kindheit bis Erwachsenenalter<br>Demenz, Epilepsie, Myoklonien, Supranukleäre Blickparese, Ataxie, Spastik | Unauffällige MRT oder globale Hirnatrophie |
| Hyperhomozysteinämien<br>(236200 und 236250) | CBS/ar<br>MTHFR/ar<br>Homocystein, Methionin, Methylmalonsäure (S, U) | Beginn: frühe Kindheit bis > 30. LJ<br>Psychosen und passagere hirnorganische Psychosyndrome, dementielle Syndrome, spastische Paraparese, Polyneuropathie, Schlaganfall | Periventrikulär flächige T2-Signalanhebung, auch multifokale und spinale Läsionen (DD MS) |
| Mannosidose (α, ß)<br>(248500 und 248510) | MAN2B1/ar<br>MANBA/ar<br>α/ß-Mannosidase (L, F) | Beginn: Kindes- und Jugendalter<br>Mentale Retardierung, Psychosen, Immunschwäche, Skelettdeformitäten, Schwerhörigkeit | Parieto-okzipital betonte T2-Signalanhebung im zerebralen Marklager, zerebelläre Atrophie, Brachyzephalie, Kalottenverdickung |
| Neuronale Ceroidlipofuszinose<br>(204200, 256731, 204300, 600143, 610127, 615362, 610951, 256730)<br>autosomal dominante Variante mit adultem Beginn (162350) | CLN3, CLN5, CLN6, CLN8, CTSD, CTSF, MFSD8, PPT1/ar<br>DNAJC5/AD | Beginn: frühe Kindheit bis > 40. LJ<br>Demenz, Retinitis pigmentosa, Epilepsie, Myoklonien, Parkinsonismus | Cerebrale und/oder cerebelläre Atrophie, milde T2-Hyperintensität des tiefen Marklagers |
| Niemann-Pick Typ C Erkrankung<br>(257220 und 607625) | NPC1/ar<br>NPC2/ar<br>Cholestan-3β,5α,6β-triol (C-triol) erhöht (S)<br>Filipin-Test (F) | Beginn: Kindheit bis > 30. LJ<br>Psychose, Demenz, vertikale Blickparese, Ataxie, Dysarthrie, Dystonie, Hepatosplenomegalie | Frontal betonte kortikale und zerebelläre Atrophie, milchglasartige diffuse T2-Hyperintensität des zentralen Marklagers |

| | | | |
|---|---|---|---|
| Organoazidopathien<br>Glutaracidurie Typ I (231670)<br>L-2-OH-Glutaracidurie (236792)<br>3-Methylglutacon Acidurie (250950)<br>3-HMG-CoA Lyase-Mangel (246450) | GCDH/ar<br>L2HGA/ar<br>AUH/ar<br>HMGCL/ar<br>Organische Säuren (U, S) | Beginn: frühe Kindheit bis > 30. LJ<br>Wenig spezifisch: Blickparesen, dementielle Syndrome, Ataxie, Spastik, Epilepsie | Diffuse T2-Signalanhebung der Marklager einschließlich U-Fasern (besonders L-2-OH-Glutarazidurie) und Basalganglien |
| Morbus Refsum<br>(266500 und 614879) | PHYH/ar<br>PEX7/ar<br>Phytansäure (S) | Beginn: Kindheit bis > 30. LJ<br>Retinitis pigmentosa, sensorineurale Schwerhörigkeit, Anosmie; Ataxie, Polyneuropathie;<br>kardiale Arrhythmie, Ichthyosis | Oft normales MRT, T2-Marklagerhyperintensitäten und Hirnstamm |
| ***Hereditäre Gefäßerkrankungen*** | | | |
| Cerebrale autosomal dominante Arteriopathie mit subkortikalen Infarkten und Leukenzephalopathie (CADASIL)<br>(125310) | NOTCH3/AD<br>Osmophile Granula in der Basalmembran von Arteriolen (Hautbiopsie) | Beginn: bis 50. LJ<br>Schlaganfälle, subkortikale Demenz; akute Bewusstseinstörungen; Migräne. | Multifokale T2-Signalanhebungen im subkortikalen Marklager mit Beteiligung der Temporalpole |
| Cerebrale autosomal rezessive Arteriopathie mit subkortikalen Infarkten und Leukenzephalopathie (CARASIL)<br>(600142) | HTRA1/ar | Beginn: 10.–50. LJ<br>Spastische Gangstörung; Demenz, Apathie, Irritabilität; Schlaganfälle; Spondylosis deformans; Alopezie | T2-Marklagerhyperintensitäten mit periventrikulärer und temporaler Betonung, aber auch Capsula externa, Cerbellum und Hirnstamm |
| COL4A-bedingte Leukencephalopathie<br>(611773 und 614519) | COL4A1/AD, de novo<br>COL4A2/AD<br>CK erhöht (nicht obligat) (S) | Beginn: Kindheit bis Erwachsenalter<br>Infantile Hemiparese, Stroke, intracerebrale Blutung, Epilepsie, kognitive Defizite, Dystonie, Migräne; kongenitale Katarakt; Nephropathie; Muskelkrämpfe | Porencephalie; periventrikuläre Leukencephalopathie, lakunäre Infarkte, intracerebrale Blutungen und Verkalkungen, intracerebrale Aneurysmata |
| Morbus Fabry<br>(301500) | GLA/X<br>α-Galaktosidase A (E, S, F) | Beginn: Kindheit bis > 40. LJ<br>Ischämische Hirninfarkte, Demenz, neuropathischer Schmerz, Hypohydrose, Angiokeratome, Cornea verticillata, Kardiomyopathie, Nephropathie | T1-Signalanhebung und T2*-Signalabsenkung im Pulvinar thalami; multifokale lakunäre Ischämien, selten hämorrhagische Läsionen |
| Retinale Vaskulopathie mit cerebraler Leukodystrophie (RVCL)<br>(192315) | TREX1/AD | Beginn: Erwachsenenalter<br>Visusminderung; Schlaganfall-ähnliche Ereignisse; Migräne; kognitive Defizite; z. T. Raynaud-Syndrom, Nephro- und Hepatopathie | Multifokale Marklagerläsionen z. T. mit Ödem und Kontrastmittelaufnahme (Pseudotumor) |
| Polycystische lipomembranöse Osteodysplasie mit sklerosierender Leukencephalopathie (PLOSL)<br>(221770) | TREM2/ar<br>TYROBP/ar<br>Keine Labormarker | Beginn: Erwachsenenalter<br>Frontale Demenz; Aphasie; später: Spastik, Choreoathetose;<br>Knochenzysten und Frakturen | Basalganglienverkalkungen (CT); Putaminale Signalabsenkung (T2, MRT);<br>frontal und periventrikulär betonte Marklagerläsionen und Atrophie |

**Tab. E 11.3:** Typische MRT-Muster bei Leukodystrophien und verwandten Erkrankungen im Erwachsenenalter (modifiziert nach Schiffmann und van der Knaap 2009)

| **Prädominanz der T2-Hyperintensitäten** | | |
|---|---|---|
| **konfluierend** | frontal | • *M. Alexander*<br>• MLD<br>• X-ALD<br>• HDLS |
| | parieto-okzipital | • *M. Krabbe*<br>• X-ALD |
| | periventrikulär | • MLD<br>• M. Krabbe<br>• Sjögren-Larsson S.<br>• APBD<br>• LBSL<br>• *Neuronale Ceroidlipofuszinose* |
| | subkortikal | • L-2-Hydroxyglutarazidurie<br>• Kearns-Sayre-S.<br>• *M. Canavan*<br>• Störungen des Harnstoffzyklus<br>• Propionazidämie |
| | diffus cerebral | • MLC<br>• VWMD<br>• Mitochondriopathien<br>• Endstadium aller Erkrankungen der weißen Substanz |
| | cerebellär + mittlerer Kleinhirnstiel | • CTX<br>• M. Alexander<br>• LBSL<br>• FXTAS<br>• ADLD |
| | Hirnstamm | • LBSL<br>• M. Wilson<br>• M. Alexander<br>• Leigh Syndrom<br>• ADLD<br>• APBD |
| **multifokal** | | • CADASIL<br>• Mitochondriopathien<br>• M. Fabry<br>• HDLS<br>• L-2-Hydroxyglutarazidurie<br>• Mukopolysaccharidosen<br>• Galactosämie |

Muster, die besonders im Kindes- und Jugendalter charakteristisch sind, sind kursiv angegeben.

ADLD Autosomal dominante Leukodystrophie mit autonomen Symptomen
APBD Adulte Polyglucosankörper-Erkrankung
HDLS Hereditäre diffuse Leukencephalopathie mit axonalen Sphäroiden
LBSL Leukencephalopathie mit Hirnstamm und Rückenmarksbeteiligung und erhöhtem Laktat
MLC Megalenzephale zystische Leukenzephalopathie
MLD Metachromatische Leukodystrophie
VWMD Vanishing White Matter Disease
X-ALD Adrenoleukodystrophie

Die spinale *MRT* zeigt bei der AMN oft eine thorakal betonte Spinalmarkatrophie. Bei > 50 % ist die kraniale MRT unauffällig; bei < 50 % bestehen bilaterale T2-Hyperintensitäten der Pyramidenbahnen und flächig-konfluierende Demyelinisierungen bevorzugt parieto-okzipital. Bei Übergang in die floride cerebrale Verlaufsform kommt es zu einer raschen Zunahme der Marklagerläsionen mit Beteiligung des Corpus callosum oft mit randständiger Kontrastmittelaufnahme (**Abb. E 11.1**, A und B). Diagnostisch wegweisend ist eine Erhöhung der überlangkettigen Fettsäuren (C26 : 0 und C26 : 0/C22 : 0-Quotient) im Plasma. Genetisch gesichert wird die Erkrankung durch den Mutationsnachweis im ABCD1-Gen.

### E 11.4.1.2 Therapie

Die adrenale Insuffizienz ist mittels *Hormonsubstitution* (i. d. R. Hydrocortison) zu behandeln (↑↑, A). Eine *allogene Knochenmarktransplantation* kann in frühen Stadien einer cerebralen Verlaufsform zu einer Stabilisierung führen (Shapiro et al. 2000; Kuhl et al. 2017) (↑, B). Unter der gleichen Vorstellung, einer Einwanderung von metabolisch gesunden Zellen in das Gehirn, wurden auch erste ex vivo *Gentherapieversuche* mit einer lentiviralen Transduktion eines intakten ABCD1-Gens in Stammzellen von ALD-Patienten durchgeführt mit nachfolgender stabiler Expression von ABCD1-Protein. Aktuell laufen erste Phase-II/III-Studien (NCT01896102).

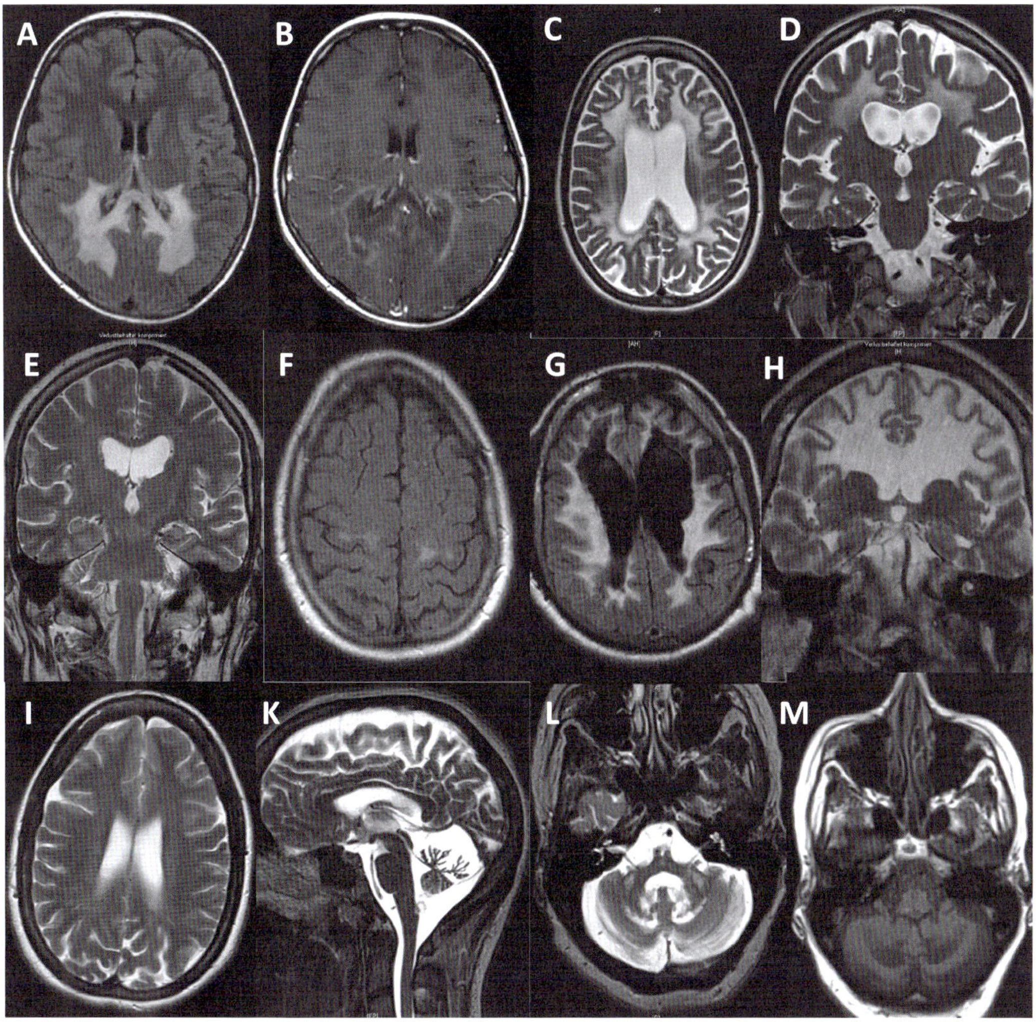


**Abb. E 11.1a:** Adrenoleukodystrophie, cerebrale Verlaufsform, mit T2-Marklagerhyperintensitäten im par.-occ. Marklager und Balken (A) und randständiger Kontrastmittelaufnahme (B).
Metachromatische Leukodystrophie: Ausgedehnte T2-Marklagerhyperinetnsitäten (C) mit Beteiligung der Temporalpole und des Corpus callosum (D) sowie innen betonter Atrophie bei 41-jähriger Patientin mit milder kognitiver Einschränkung und einmaliger psychotischer Episode.
Morbus Krabbe: Isolierte T2-Hyperintensität der Pyramidenbahn (E) mit Betonung in der Präzentralregion (F) bei einem 69-jährigen Patienten mit isolierter spastischer Paraparese.
Vanishing White Matter Disease: Extensive T2-Marklagerhyperintensität unter Einbeziehung der Temporallappen und des Corpus callosum (G) und Verlust des Marklagers auf FLAIR-gewichteten Aufnahmen (H) bei einem 36-jährigen Patienten mit rasch progredienter spastisch-ataktischer Bewegungsstörung und Demenz seit 6 Monaten.
Niemann-Pick Typ C: Flaue, milchglasartige Signalanhebung des Marklagers in T2-gewichteten Aufnahmen (I) und cerebelläre Atrophie (K) bei 30-jähriger Patientin mit Ataxie, vertikaler Blickparese und leichter kognitiver Störung
Cerebrotendinosis xanthomatosa: T2-Signalanhebungen des Nucleus dentatus (L) durch Ablagerung abnormer Lipide und T1-Signalabsenkung durch Verkalkungen (M) bei 54-jähriger Patientin mit Ataxie und Demenz.



Eine Gabe von Glyceroltrioleat und Glyceroltrierucat (»*Lorenzos Öl*«) kann die Produktion überlangkettiger Fettsäuren hemmen und in Kombination mit einer *Diät* mit Restriktion von überlangkettigen Fettsäuren in der Nahrung zu einer Normalisierung der C26 : 0-Plasmakonzentration führen (↔, C). Inwieweit dies den Erkrankungsverlauf beeinflusst, ist unklar. Nebenwirkungen wie Leberenzymerhöhungen, Thrombozytopenien, gastrointestinale Beschwerden und Gingivitis sind häufig.

## E 11.4.2 Metachromatische Leukodystrophie (MLD)

### E 11.4.2.1 Klinik und Verlauf

Die MLD ist eine lysosomale Speichererkrankung, eine Sphingolipidose, die autosomal rezessiv vererbt wird. Mutationen im ARSA-Gen bedingen eine Defizienz der Arylsulfatase A (ARSA). In Einzelfällen liegt ein Defekt des Sphingolipid-Aktivator-Proteins B (Saposin B) vor (PS-AP-Gen).

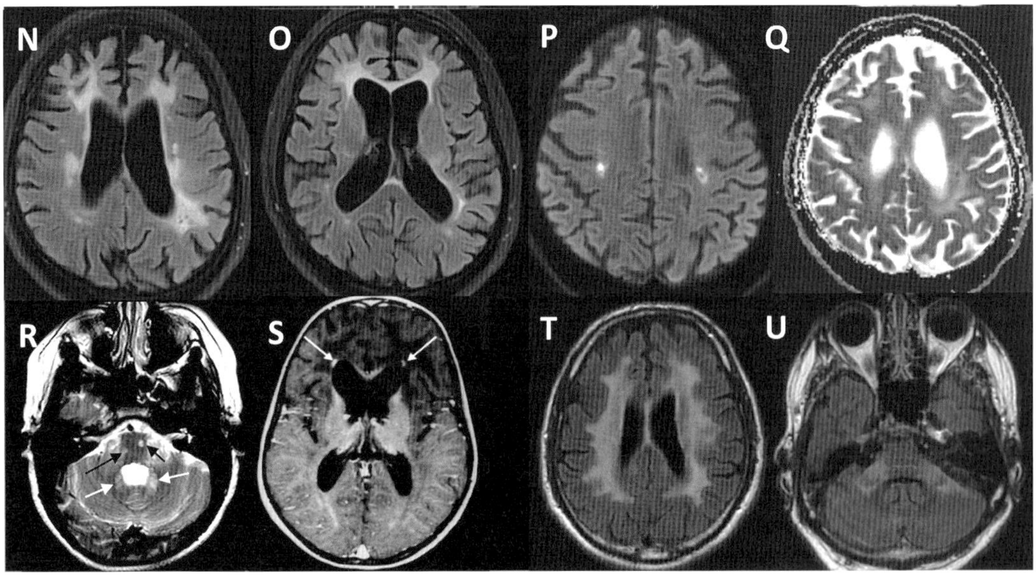


**Abb. E 11.1b:** Hereditäre diffuse Leukencephalopathie mit axonalen Sphäroiden (HDLS): Fleckig konfluierende Marklagerläsionen mit frontaler und parietaler Betonung (N) und Beteiligung des Balkens (O) sowie Diffusionsstörungen (P) mit ADC-Absenkung (Q) bei 49-jähriger Patientin mit kombinierter spastischer und apraktischer Gangstörung sowie rasch progredienten kognitiven Defiziten.
M. Alexander: Hirnstammläsionen (R, schwarze Pfeile) und Signalanhebungen des N. dentatus (R, weiße Pfeile, Abdruck mit freundlicher Genehmigung von Marjo van der Knaap, Amsterdam) sowie subependymale Kontrastmittelaufnahme bei frontalen Marklagerveränderungen (S).
Autosomal dominante Leukodystrophie mit autonomen Defiziten (ADLD): Ausgeprägte FLAIR-Signalanhebungen des Marklagers (T) und der mittleren Kleinhirnstiele (U) bei einem 51-jährigen Patienten mit milder spastisch-ataktischer Gangstörung und erhaltener Kognition.

Krankheitsbestimmend ist eine Demyelinisierung des peripheren und zentralen Nervensystems mit Neuropathie und Leukodystrophie. Die Schwere der Enzymdefiziens bestimmt den Verlauf: Definiert ist ein spät-infantiler Beginn (vor dem Alter von 2 ½ Jahren), ein juveniler Beginn (zwischen 2 ½ und 16 Jahren) und ein adulter Beginn (nach 16 Jahren). Die Inzidenz liegt bei etwa 1 : 100 000, die frühen Formen überwiegen (Gieselmann und Krägeloh-Mann 2014).

Eine rasche motorische Verschlechterung nach primär normaler Entwicklung ist typisch für den Beginn im Kindes- und Jugendalter. Bei letzterem können kognitive und Verhaltensprobleme den motorischen Zeichen vorangehen; diese stehen bei der adulten Form oft lange Zeit ganz im Vordergrund. Die Patienten zeigen eine langsame Verschlechterung intellektueller Fähigkeiten mit Leistungsminderung im Beruf; sie werden emotional labil und bekommen Gedächtnisprobleme; auch Aufmerksamkeitsstörung, Hyperaktivität oder erhöhte Impulsivität können bestimmend sein. Die Symptome können einer Schizophrenie ähneln mit desorganisiertem Denken, Verhaltensstörungen, sogar halluzinatorischen Phänomen. Nicht selten werden Patienten daher primär psychiatrisch vorstellig. Klinisch kommt es zudem im Verlauf zu einer Ataxie und einer spastischen Paraparese. Der Verlauf ist in der Regel langsam progredient. Verläufe bis zur fünften oder sechsten Lebensdekade sind möglich.

*Kernspintomographisch* ist eine diffuse, weitgehend symmetrische Signalanhebung (T2/FLAIR) im Bereich des zentralen Marklagers und des Balkens charakteristisch (**Abb. E 11.1**, C und D). Diese Veränderungen sind beim Auftreten erster klinischer Zeichen schon klar manifest. Die subkortikalen U-Fasern sind zu Beginn ausgespart. Die evozierten Potenziale zeigen meist eine pathologische Latenzverzögerung bzw. sind nicht ableitbar. Auch wenn eine klinisch manifeste Neuropathie eher selten ist, zeigt sich neurographisch häufig eine demyelinisierende Neuropathie. In der Lumbalpunktion findet sich typischerweise ein deutlich erhöhter Eiweißwert bei ansonsten regelrechtem Befund. Die Diagnose sichert der Nachweis einer erhöhten Sulfatidausscheidung im Urin sowie der biochemische Nachweis einer deutlich reduzierten oder fehlenden ARSA-Aktivität in Leukozyten. Wobei, bedingt durch Polymorphismen, eine etwas reduzierte Enzymaktivität im Sinne einer Pseudodefizienz auch bei klinisch asymptomatischen Personen vorkommen kann. Eine molekulargenetische Diagnostik über den Mutationsnachweis im ARSA-Gen ist konfirmierend.

### E 11.4.2.2 Therapie

Therapeutische Optionen sind Thema von klinischen Studien und betreffen aktuell die frühen Verläufe – dies betrifft die intrathekale Enzymersatztherapie und gentherapeutische Ansätze. Eine Stammzelltransplantation ist die einzig klinisch verfügbare Therapieoption. Ihre Indikation ist für die juvenile Verlaufsform untersucht (Groeschel et al. 2016) (↑, B); der Stellenwert für adulte Verläufe ist schwieriger zu beurteilen, da der Vergleich zum – sehr protrahierten – natürlichen Verlauf fehlt. In Parallele zur juvenilen Form kann man jedoch annehmen, dass nur eine Therapie zu Beginn der Erkrankung, vor wesentlichem Funktionsverlust, erfolgreich sein kann.

## E 11.4.3 M. Krabbe/Globoidzell-Leukodystrophie

### E 11.4.3.1 Klinik und Verlauf

Auch der M. Krabbe ist eine lysosomale Speichererkrankung, eine Sphingolipidose, mit autosomal rezessivem Erbgang. Mutationen im GALC-Gen bedingen eine Defizienz der Beta-Galactocerebrosidase. Einzelfälle werden durch einen Defekt des Sphingolipid-Aktivator-Proteins C (Saposin C) bedingt. Die Inzidenz liegt unter der der MLD (etwa 1 : 100 000). Folge des Enzymdefekts ist eine Akkumulation von Galactocerebrosiden insbesondere in Oligodendrozyten, Mikroglia und Makrophagen, die daher auch als »Globoidzellen« bezeichnet werden. Auch hier werden drei Verlaufsformen unterschieden: eine infantile (Beginn im ersten Lebensjahr), gekennzeichnet durch sehr raschen Abbau mit Spastik, Irritabilität, und Sehminderung (Optikusatrophie); eine juvenile (Beginn zwischen 1 und 16 Jahren) mit Gehstörung aufgrund von Spastik, Ataxie, einem kognitiven Abbau und Sehminderung. Die adulte Form (Beginn nach dem 16. Jahr) ist primär durch neurologische Zeichen (beinbetonte Spastik, seltener Ataxie) und dann im Verlauf oft hinzutretende kognitive und Verhaltensstörungen sowie eine Optikusatrophie und epileptische Anfälle charakterisiert. Seltener findet sich eine demyelinisierende Neuropathie.
Die *kernspintomographischen Veränderungen* sind bei der adulten Form zu Beginn relativ umschrieben und betreffen die Pyramidenbahn, sowie das periventrikuläre parieto-okzipitale Marklager (**Abb. E 11.1**, E und F). Ein erhöhtes Liquor-Eiweiß ist hinweisend, bei der adulten Form jedoch nicht obligat. Neurographisch kann sich eine demyelinisierende Neuropathie zeigen. Die evozierten Potenziale sind aufgrund der Demyelinisierung meistens pathologisch. Diagnostisch ist der Nachweis der Enzymdefiziens in den Leukozyten; die Genetik ist konfirmativ.

### E 11.4.3.2 Therapie

Im Prinzip kommen therapeutisch ähnliche Ansätze wie bei der MLD in Betracht, eine Enyzmersatztherapie ist jedoch auch in Studien noch nicht verfügbar, es gibt noch keine systematischen Daten zum Erfolg von gentherapeutischen Ansätzen. Auch für den Erfolg der Knochenmarktransplantation gibt es bei der adulten Form keine systematischen Daten; parallel zur MLD ist zu diskutieren, dass ein Erfolg nur in einem frühsymptomatischen Stadium möglich sein könnte.

## E 11.4.4 Vanishing White Matter Disease (VWM)

### E 11.4.4.1 Klinik und Verlauf

Die VWM-Erkrankung ist eine autosomal rezessive Erkrankung bedingt durch Mutationen in den eIF2B-Genen. Sie wurde zuerst im Kindesalter beschrieben und daher auch »Childhood ataxia with central hypomyelination«, CACH genannt. Charakteristisch ist eine extensive zystisch anmutende Leukodystrophie mit schubförmigen Verläufen mit akuten neurologischen Verschlechterungen im Rahmen von Fieber oder banalem Kopftrauma; nach einer gewissen Erholung zeigt sich eine chronische neurologische Verschlechterung mit Ataxie, Spastik, und kognitivem Abbau. Inzwischen sind jedoch sowohl schwere neonatale und infantile Verläufe als auch langsamere adulte Verläufe bekannt (Labauge et al. 2009). Sowohl das Alter bei Beginn ist variabel als auch die initiale Symptomatik, die durch neurologische Zeichen einschließlich epileptischer Anfälle, Verhaltensauffälligkeiten oder auch Ovarialinsuffizienz gekennzeichnet sein kann. Akute Phasen sind weniger prominent, der Verlauf ist zwar langsam, jedoch deutlich progredient. Frauen scheinen eher betroffen zu sein.
Typische *MRT-Veränderungen* sind eine zerebrale Atrophie und eine extensive zystische Leukodystrophie, die das zentrale Marklager und den Balken betrifft; charakteristisch, jedoch bei den adulten Verläufen nicht obligat, sind die Veränderungen in den Flairsequenzen mit Hyperintensität kombiniert mit zentraler Hypointensität; das cerebelläre Marklager kann auch mitbetroffen sein (**Abb. E 11.1**, G und H).

### E 11.4.4.2 Therapie

Spezifische therapeutische Möglichkeiten sind nicht verfügbar. Bei Hinweis auf Auslösefaktoren sollten diese vermieden werden, z. B. Fieber und Infekte durch Impfung, Antipyretika und frühe Antibiose, oder Vermeiden von riskanten Sportarten mit Risiko für Schädeltraumen.

## E 11.4.5 Niemann-Pick Typ C Erkrankung (NPC)

### E 11.4.5.1 Klinik und Verlauf

Die Niemann-Pick Typ C Erkrankung (NPC) wird autosomal rezessiv vererbt und durch Mutationen im NPC1-Gen (95 %) oder NPC2-Gen (5 %) verursacht. Die Inzidenz wird auf 1 : 120 000 geschätzt. Manifestation und Verlauf sind sehr variabel und oft multisystemisch. Bei Manifestation im Kindesalter sind prolongierter Ikterus mit Erhöhung des konjugierten Bilirubins (Cholestase), Hepato- und insbesondere Splenomegalie, motorische Ungeschicklichkeit, Verhaltensauffälligkeiten und gelastische Anfälle (Kataplexie) häufige Symptome. Im Jugend- und Erwachsenenalter manifestiert sich NPC oft als Kombination psychiatrischer Symptome wie schizophreniformer Psychose und/oder kognitivem Abbau mit einer Bewegungsstörung wie Ataxie, Spastik, Dystonie und/oder Parkinsonismus. Viele Patienten haben eine Dysarthrie mit auffällig verlangsamter Sprache. Die vertikale supranukleäre Blickparese ist ein Leitsymptom für NPC, das sich initial oft nur mit verlangsamten vertikalen Sakkaden manifestiert und hochspezifisch wird, wenn es in Kombination mit einer Ataxie oder Psychose auf-

tritt. Generell ist für die Diagnosestellung die Suche nach Symptomkombinationen hilfreicher als nach Einzelsymptomen. Die Kombination einer Splenomegalie mit einer vertikalen Blickparese, Ungeschicklichkeit oder Psychose bzw. die Kombination einer Ataxie mit einer vertikalen Blickparese, Dystonie oder Demenz sind hochverdächtig auf eine zugrundeliegende NPC-Erkrankung (Mengel et al. 2013; Synofzik et al. 2016).
Die *MRT* zeigt häufig flaue milchglasartige diffuse T2-Hyperintensitäten des zentralen Marklagers sowie eine cerebelläre aber auch frontale Atrophie (**Abb. E 11.1**, I und K).
Da kein diagnostischer Test eine hundertprozentige Sensitivität aufweist, werden folgende Untersuchungen in der Regel für die Diagnosestellung kombiniert: Mit Hilfe des Filipin-Tests kann insbesondere im Kindes- und Jugendalter der gestörte intrazelluläre Cholesterinmetabolismus als perinukleäre Anreicherung von nicht verestertem Cholesterin in Fibroblasten nachgewiesen werden. Mittels Massenspektrometrie sind Veränderungen der Oxysterole wie eine Erhöhung des Cholestan-3β,5α,6β-triol (C-triol) im Serum nachweisbar. Zur genetischen Sicherung ist der Nachweis von homozygoten bzw. compound heterozygoten Mutationen im NPC1- oder NPC2-Gen erforderlich.

#### E 11.4.5.2 Therapie

Der Iminozucker Miglustat ist seit 2009 als Therapie für NPC zugelassen. Miglustat ist ein reversibler Inhibitor der Glucosylceramidsynthase, die den ersten Schritt der Glycosphingolipidsynthese katalysiert. Auf diese Weise kommt es zu einer reduzierten Bildung von Glycosphingolipiden, die bei NPC akkumulieren. Miglustat ist Bluthirnschranken-gängig und wird in einer Standarddosierung von 3 × 200 mg/die oral eingenommen. Diarrhoe und Flatulenz sind häufige Nebenwirkungen, die durch eine zuckerarme Diät reduziert werden können. Miglustat führte in einer randomisierten Studie zu einer Verbesserung der horizontalen Sakkadengeschwindigkeit im Vergleich zu Placebo. Langzeitbeobachtungen legen eine Verlangsamung bzw. Stabilisierung des Krankheitsverlaufs unter Miglustat nahe (Patterson et al. 2007; Group et al. 2009) (↑, B).

### E 11.4.6 Cerebrotendinöse Xanthomatose (CTX)

#### E 11.4.6.1 Klinik und Verlauf

CTX ist eine autosomal rezessiv vererbte Lipidstoffwechselstörung, bei der es durch Mutationen im CYP27A1-Gen zu einer Störung der Gallensäuresynthese aus Cholesterin kommt. Durch das Fehlen der CYP27A1-Enzymaktivität kommt es zu einer Anhäufung von abnormen Lipiden wie Cholestanol, aber auch Gallenalkoholen.
Das früheste Symptom ist in der Kindheit oft eine Diarrhoe mit Fettstühlen aufgrund des Gallensäuremangels. In der Folge führen Ablagerungen der abnormen Lipide zu juveniler Katarakt und Xanthomen an Sehnen, insbesondere der Achillessehne. Neurologische Symptome entwickeln sich klassischerweise erst im Erwachsenenalter mit einer Kombination aus Demenz und Ataxie, Spastik sowie Neuropathie.
Die *MRT* zeigt Signalalterationen durch Lipidablagerungen und z. T. auch Verkalkungen im Cerebellum und insbesondere im Ncl. dentatus (**Abb. E 11.1**, L und M).
Diagnostisch ist der Nachweis von erhöhtem Cholestanol und reduziertem 27-Hydroxycholesterol im Serum. Genetisch ist eine CTX durch Mutationsnachweis im CYP27A1-Gen zu sichern.

#### E 11.4.6.2 Therapie

Die Substitution der Gallensäure Chenodeoxycholesterol (CDCA) in einer Standarddosierung von 3 × 250 mg/die führt zu einer Stabilisierung des Krankheitsbildes, die z. T. auch MR-tomographisch bzw -spektroskopisch nachweisbar ist (Berginer et al. 1984; Seidel et al. 2011) (↑, B).

### E 11.4.7 Hereditäre diffuse Leukenzephalopathie mit axonalen Sphäroiden (HDLS)

#### E 11.4.7.1 Klinik und Verlauf

Die HDLS wird autosomal dominant vererbt mit Loss-of-Function-Mutationen im CSF1R-Gen, das für den Rezeptor des Cytokins CSF1 kodiert. Die Familienanamnese ist nicht immer positiv, da De-novo-Mutationen relativ häufig vorkommen (Karle et al. 2013). Klinisch kommt es zwischen dem 30. und dem 60. Lebensjahr zu einer rasch progredienten Demenz, Psychose und/oder Depression in Kombination mit einer Bewegungsstörung, in Form einer Apraxie, Ataxie, Spastik und/oder eines Parkinsonismus.
Die *MRT* zeigt multifokale, konfluierende T2-Signalanhebung mit Betonung im frontalen Marklager und in der Zentralregion sowie im Corpus callosum und der Pyramidenbahn. Diese Marklagerläsionen sind z. T. auch bei präsymptomatischen Anlageträgern nachweisbar und bleiben z. T. über Jahre unverändert. Charakteristisch sind in DWI-Aufnahmen punktförmige Diffusionsstörungen, die monatelang persistieren (**Abb. E 11.1**, N bis Q; Terasawa et al. 2013; Bender et al. 2014). Später entwickelt sich eine rasch progrediente Atrophie.
Die Diagnose ist nur genetisch durch Mutationsnachweis im CSF1R-Gen zu sichern. Jüngst wurde auch eine rezessive Variante der HDLS mit Mutationen im AARS2-Gen beschrieben (Lynch et al. 2016).

#### E 11.4.7.2 Therapie

Eine gesicherte Therapie ist für die HDLS nicht etabliert. Ein Einzelfallbericht beschreibt eine Stabilisierung des Krankheitsverlaufs bei CSF1R-Mutation nach einer allogenen Knochenmarktransplantation (Eichler et al. 2016).

### E 11.4.8 M. Alexander

#### E 11.4.8.1 Klinik und Verlauf

Der M. Alexander ist eine autosomal dominant vererbte, meist sporadisch auftretende Leukodystrophie, bedingt durch Mutationen im GFAP-Gen (glial fibrillary acidic protein, GFAP/saures Gliafaserprotein), die in jedem Lebensalter auftreten kann. Auch hier sind De-novo-Mutationen häufig. Der infantile und juvenile Verlauf ist geprägt durch einen Entwicklungsknick mit neurologischen Zeichen (Spastik, Ataxie, Dysarthrie), bei frühem Beginn auch Anfällen und einer Megalencephalie. Die Lebenserwartung ist deutlich eingeschränkt, insbesondere bei frühem Beginn. Der adulte Verlauf zeigt ähnliche Symptome wie der juvenile; zusätzlich treten ein bulbäres Syndrom, Nystagmus, palataler Myoklonus oder Dysphagie auf. Eine mentale Störung, die schon beim juvenilen Verlauf nicht prominent ist, ist bei adulten Verläufen noch seltener und epileptische Anfälle sind die Ausnahme. Es besteht keine klare Phänotyp-Genotyp-Korrelation (Sawaishi 2009).

Die *MRT* zeigt charakteristische Veränderungen mit extensiven, symmetrischen Veränderungen der zerebralen weißen Substanz, frontal betont. Insbesondere bei frühem Beginn zeigen sich häufig Signalveränderungen in Basalganglien und Thalamus mit Schwellung oder Atrophie. Umschriebene Areale mit Signalveränderungen (hyperintens auf T2w) in Hirnstamm, Cerebellum und Spinalmark sind deutlich häufiger bei spätem Beginn. Eine KM-Aufnahme im Bereich der Läsionen ist charakteristisch, im adulten Verlauf jedoch selten zu sehen (van der Knaap et al. 2001; Yoshida et al. 2011). Zusammenfassend können die adulten Verläufe klinisch und auch neuroradiologisch ggf. schwer von einer MS zu unterscheiden sein (**Abb. E 11.1**, R und S).

#### E 11.4.8.2 Therapie

Kausale Therapieansätze sind beim M. Alexander nicht verfügbar. Im Tiermodell gibt es Hinweise auf Effekte von Curcumin oder Lithium auf die Expression des GFAP (Bachetti et al. 2012; LaPash Daniels et al. 2015).

### E 11.4.9 Autosomal dominante Leukodystrophie mit autonomen Defiziten (ADLD)

#### E 11.4.9.1 Klinik und Verlauf

Die ADLD wird durch eine Duplikation des Lamin-B1-Gens hervorgerufen, das für ein nukleäres Filamentprotein kodiert (Padiath et al. 2006). Die ADLD beginnt im Erwachsenenalter meist in der 4. oder 5. Dekade mit einer autonomen Symptomatik in Form einer Blasen-Mastdarm-Störung, erektilen Dysfunktion oder orthostatischen Dysregulation. In der Folge entwickelt sich eine Ataxie, Spastik oder extrapyramidal-motorische Bewegungsstörung und später tritt eine Demenz hinzu (Nahhas et al. 1993).

Im *MRT* zeigen sich T2-hyperintense Marklagerläsionen mit frontaler Betonung. Da auch Spinalmarkläsionen und schubförmige Verschlechterungen vorkommen, ist die Verwechslung mit einer MS leicht möglich (**Abb. E 11.1**, T und U).

#### E 11.4.9.1 Therapie

Eine spezifische Therapie ist für die ADLD nicht bekannt.

Für weitere Leukodystrophien und hereditäre Leukencephalopathien mit Auftreten im Erwachsenenalter sind führende klinische Charakteristika, MRT-Befunde sowie genetische und biochemische Grundlagen in den **Tab. E 11.1** und **Tab. E 11.2** zusammengefaßt.

## Literatur

Bachetti T, Di Zanni E, Balbi P, Ravazzolo R, Sechi G, Ceccherini I. Beneficial effects of curcumin on GFAP filament organization and down-regulation of GFAP expression in an in vitro model of Alexander disease. Exp Cell Res 2012; 318(15): 1844–1854.

Bender B, Klose U, Lindig T, Biskup S, Nagele T, Schols L et al. Imaging features in conventional MRI, spectroscopy and diffusion weighted images of hereditary diffuse leukoencephalopathy with axonal spheroids (HDLS). J Neurol 2014; 261(12): 2351–2359.

Berginer VM, Salen G, Shefer S. Long-term treatment of cerebrotendinous xanthomatosis with chenodeoxycholic acid. NEJM 1984; 311(26): 1649–1652.

Eichler FS, Li J, Guo Y, Caruso PA, Bjonnes AC, Pan J et al. CSF1R mosaicism in a family with hereditary diffuse leukoencephalopathy with spheroids. Brain 2016; 139(Pt 6): 1666–1672.

Engelen M, Barbier M, Dijkstra IM, Schur R, de Bie RM, Verhamme C et al. X-linked adrenoleukodystrophy in women: a cross-sectional cohort study. Brain 2014; 137(Pt 3): 693–706.

Gieselmann V, Krägeloh-Mann I. Metachromatic Leukodystrophy. In: Valle D, Beaudet AL, Vogelstein B et al. (eds.). Scriver's OMMBD The Online Metabolic and Molecular Bases of Inherited Diseases. New York: McGraw-Hill; 2014. Chapter 148.

Groeschel S, Kuhl JS, Bley AE, Kehrer C, Weschke B, Doring M et al. Long-term Outcome of Allogeneic Hematopoietic Stem Cell Transplantation in Patients With Juvenile Metachromatic Leukodystrophy Compared With Nontransplanted Control Patients. JAMA Neurol 2016; 73(9): 1133–1140.

Group N-CGW, Wraith JE, Baumgartner MR, Bembi B, Covanis A, Levade T et al. Recommendations on the diagnosis and management of Niemann-Pick disease type C. Mol Gen Metabol 2009; 98(1–2): 152–165.

Helman G, Van Haren K, Bonkowsky JL, Bernard G, Pizzino A, Braverman N et al. Disease specific therapies in leukodystrophies and leukoencephalopathies. Mol Gen Metabol 2015; 114(4): 527–536.

Karle KN, Biskup S, Schule R, Schweitzer KJ, Kruger R, Bauer P et al. De novo mutations in hereditary diffuse leukoencephalopathy with axonal spheroids (HDLS). Neurology 2013; 81(23): 2039–2044.

Kingma SD, Bodamer OA, Wijburg FA. Epidemiology and diagnosis of lysosomal storage disorders; challenges of screening. Best practice & research Clinical endocrinology & metabolism 2015; 29(2): 145–157.

Kuhl JS, Suarez F, Gillett GT, Hemmati PG, Snowden JA, Stadler M et al. Long-term outcomes of allogeneic haematopoietic stem cell transplantation for adult cerebral X-linked adrenoleukodystrophy. Brain 2017; 140(4): 953–966.

Labauge P, Horzinski L, Ayrignac X, Blanc P, Vukusic S, Rodriguez D et al. Natural history of adult-onset eIF2B-related disorders: a multi-centric survey of 16 cases. Brain 2009; 132(Pt 8): 2161–2169.

LaPash Daniels CM, Paffenroth E, Austin EV, Glebov K, Lewis D, Walter J et al. Lithium Decreases Glial Fibrillary Acidic Protein in a Mouse Model of Alexander Disease. PloS one 2015; 10(9): e0138132.

Lynch DS, Zhang WJ, Lakshmanan R, Kinsella JA, Uzun GA, Karbay M et al. Analysis of Mutations in AARS2 in a Series of CSF1R-Negative Patients With Adult-Onset Leukoencephalopathy With Axonal Spheroids and Pigmented Glia. JAMA Neurol 2016; 73(12): 1433–1439.

Mengel E, Klunemann HH, Lourenco CM, Hendriksz CJ, Sedel F, Walterfang M et al. Niemann-Pick disease type C symptomatology: an expert-based clinical description. Orphanet journal of rare diseases 2013; 8: 166.

Müller vom Hagen J, Karle KN, Schule R, Krageloh-Mann I, Schols L. Leukodystrophies underlying cryptic spastic paraparesis: frequency and phenotype in 76 patients. Eur J Neurol 2014; 21(7): 983–988.

Nahhas N, Sabet Rasekh P, Vanderver A, Padiath Q. Autosomal Dominant Leukodystrophy with Autonomic Disease. In: Pagon RA, Adam MP, Ardinger HH, Wallace SE, Amemiya A, Bean LJH et al. (eds.). GeneReviews® [Internet]. Seattle (WA): University of Washington, Seattle; 1993–2017.

Padiath QS, Saigoh K, Schiffmann R, Asahara H, Yamada T, Koeppen A et al. Lamin B1 duplications cause autosomal dominant leukodystrophy. Nat Gen 2006; 38(10): 1114–1123.

Patterson MC, Vecchio D, Prady H, Abel L, Wraith JE. Miglustat for treatment of Niemann-Pick C disease: a randomised controlled study. Lancet Neurol 2007; 6(9): 765–772.

Pouwels PJ, Vanderver A, Bernard G, Wolf NI, Dreha-Kulczewksi SF, Deoni SC et al. Hypomyelinating leukodystrophies: translational research progress and prospects. Ann Neurol 2014; 76(1): 5–19.

Probst EN, Hagel C, Weisz V, Nagel S, Wittkugel O, Zeumer H et al. Atypical focal MRI lesions in a case of juvenile Alexander's disease. Ann Neurol 2003; 53(1): 118–120.

Sawaishi Y. Review of Alexander disease: beyond the classical concept of leukodystrophy. Brain & development 2009; 31(7): 493–498.

Schiffmann R, van der Knaap MS. Invited article: an MRI-based approach to the diagnosis of white matter disorders. Neurology 2009; 72(8): 750–759.

Seidel S, Kasprian G, Prayer D, Krssak M, Sycha T, Auff E. Visualisation of treatment response in a case of cerebrotendinous xanthomatosis. J Neurol Neurosurg Psychiatr 2011; 82(6): 703–704.

Shapiro E, Krivit W, Lockman L, Jambaque I, Peters C, Cowan M et al. Long-term effect of bone-marrow transplantation for childhood-onset cerebral X-linked adrenoleukodystrophy. Lancet 2000; 356(9231): 713–718.

Svenstrup K, Giraud G, Boespflug-Tanguy O, Danielsen ER, Thomsen C, Rasmussen K et al. Hereditary spastic paraplegia caused by the PLP1 ›rumpshaker mutation‹. J Neurol Neurosurg Psychiatr 2010; 81(6): 666–672.

Synofzik M, Fleszar Z, Schols L, Just J, Bauer P, Torres Martin JV et al. Identifying Niemann-Pick type C in early-onset ataxia: two quick clinical screening tools. J Neurol 2016; 263(10): 1911–1918.

Terasawa Y, Osaki Y, Kawarai T, Sugimoto T, Orlacchio A, Abe T et al. Increasing and persistent DWI changes in a patient with hereditary diffuse leukoencephalopathy with spheroids. Journal of the neurological sciences 2013; 335(1–2): 213–215.

van der Knaap MS, Naidu S, Breiter SN, Blaser S, Stroink H, Springer S et al. Alexander disease: diagnosis with MR imaging. AJNR 2001; 22(3): 541–552.

Vanderver A, Prust M, Tonduti D, Mochel F, Hussey HM, Helman G et al. Case definition and classification of leukodystrophies and leukoencephalopathies. Mol Gen Metabol 2015; 114(4): 494–500.

Yoshida T, Sasaki M, Yoshida M, Namekawa M, Okamoto Y, Tsujino S et al. Nationwide survey of Alexander disease in Japan and proposed new guidelines for diagnosis. J Neurol 2011; 258(11): 1998–2008.

# F Infektions- und Entzündungskrankheiten

# F 1 Bakterielle Infektionen

*von H.-W. Pfister, M. Klein und R. Beer*

## F 1.1 Bakterielle Meningitis

### F 1.1.1 Klinik

Die bakterielle (eitrige) Meningitis entsteht
- als Komplikation einer Infektion in der Nachbarschaft (»Durchwanderungsmeningitis«, z. B. bei Otitis, Sinusitis, Mastoiditis, selten als Komplikation eines Hirnabszesses oder subduralen Empyems),
- hämatogen durch Bakteriämie (z. B. bakterielle nasopharyngeale Schleimhautinvasion bei Meningokokkeninfektionen) oder bei septischem Streuherd (z. B. Pneumonie, Endokarditis),
- postoperativ (nach neurochirurgischen Operationen) und
- in seltenen Fällen iatrogen (z. B. nach paravertebraler Injektion).

Klinisch ist die bakterielle Meningitis durch die *klassische Trias* Kopfschmerzen, Meningismus und hohes Fieber charakterisiert. Ferner kann es zu Übelkeit, Erbrechen, Lichtscheu, einem Verwirrtheitssyndrom (selten einer akuten Psychose), einer Vigilanzstörung und epileptischen Anfällen kommen. Die klinische Symptomatik entwickelt sich in der Regel akut innerhalb von einigen Stunden bis zu wenigen Tagen.

Ein akutes meningitisches Krankheitsbild in Kombination mit einem *Exanthem* (das Spektrum reicht von einzelnen Petechien bis zu ausgedehnter Purpura mit Hautnekrosen), das sich insbesondere am Stamm und an den Beinen, aber auch im Bereich der Schleimhäute und der Konjunktiven manifestieren kann, ergibt den Verdacht auf eine Meningokokkenmeningitis. Bei etwa zwei Drittel der Patienten mit einer Meningokokkenmeningitis ist bei Aufnahme ein Exanthem nachweisbar (Heckenberg et al. 2008). Die klassische klinische Konstellation der Meningokokkeninfektion eines hämorrhagischen Exanthems in Kombination mit Meningismus und Bewusstseinsstörung entwickelt sich innerhalb von 13 bis 22 Stunden (Thompson et al. 2006). Petechiale Hautveränderungen können aber auch bei Pneumokokken- und Haemophilusmeningitiden vorkommen.

Etwa 10–15 % der Meningokokkeninfektionen haben einen fulminanten Verlauf mit Entwicklung eines *Waterhouse-Friderichsen-Syndroms*, das durch eine Verbrauchskoagulopathie mit großen petechialen Blutungen der Haut und Schleimhäute und einen septischen Schock mit Multiorganversagen gekennzeichnet ist. *Osler-Knötchen* (Osler spots) an Fingern oder Zehen sollten den Verdacht auf eine zugrunde liegende septisch-embolische Endokarditis lenken. Eine Herpes-simplex-Infektion der Lippen (*Herpes labialis*) findet sich bei etwa 10 % der Patienten mit eitriger Meningitis.

Bei etwa 10–15 % der Patienten mit einer eitrigen Meningitis finden sich als Folge einer Zerebritis (fokalen Meningoenzephalitis) oder einer zerebralen Ischämie *fokale zerebrale Symptome* in Form von Hemi- oder Tetraparesen, Aphasien und Hemianopsien. *Epileptische Anfälle* werden bei 15–30 % der Patienten beobachtet (Kastenbauer und Pfister 2003; van de Beek et al. 2004); etwa zwei Drittel der epileptischen Anfälle treten in den ersten 24 Stunden nach Krankenhausaufnahme auf, ca. 95 % in der ersten Krankheitswoche.

Etwa 10 % der Patienten haben eine *Hirnnervenbeteiligung*, der Häufigkeit nach des III., VI. und VII. Hirnnervs; ein Papillenödem ist nur bei 3 % der Patienten nachweisbar (van de Beek et al. 2004). *Hörstörungen*, die meist Folge einer eitrigen Labyrinthitis sind, lassen sich bei 10–20 % aller Patienten nachweisen, bei Patienten mit Pneumokokkenmeningitis sogar bei bis zu 30 % (Dodge et al. 1984; Kastenbauer und Pfister 2003).

#### F 1.1.1.1 Diagnostik

Im Liquor findet sich bei der bakteriellen Meningitis typischerweise eine granulozytäre Pleozytose über 1 000 Zellen/µl. In seltenen Fällen findet sich bei Listerieninfektionen eine überwiegend lymphozytäre Pleozytose (Mylonakis et al. 1998).

Liquorzellzahlen < 1 000 Zellen/µl können bei der bakteriellen Meningitis
- sehr früh im Krankheitsverlauf,
- bei antibiotisch anbehandelten Patienten,
- bei fulminanten Krankheitsverläufen (sog. »apurulente bakterielle Meningitis«, d. h. Nachweis einer hohen Bakteriendichte im Liquor-Grampräparat bei gleichzeitig geringer Liquorzellzahl) und
- bei abwehrgeschwächten (z. B. leukopenischen) Patienten

beobachtet werden.

Es gibt sogar Berichte über gesicherte bakterielle Meningitiden mit *normaler Liquorzellzahl*, dann allerdings mit erniedrigter Liquorglukose und erhöhter Liquoreiweißkonzentration. Typischerweise findet sich bei der bakteriellen Meningitis eine schwere Blut-Liquor-Schrankenstörung (Liquor-Serum-Albumin-Quotient $> 20 \times 10^{-3}$, normal $< 7{,}4 \times 10^{-3}$; Pandy +++). Die Proteinkonzentration im Liquor ist meist > 120 mg/dl; der Liquor-/Serum-Glukose-Quotient < 0,3 (Liquor-Glukose-Konzentration meist < 30 mg/dl). Bei Patienten mit extrem niedrigen Liquor-Glukose-Konzentrationen (< 5 mg/dl) findet sich in der Regel im Liquor eine sehr große Zahl von Bakterien (Bakterienrasen im Grampräparat). An einzelnen Zentren wird die Bestimmung von Liquorlaktat (> 3,5 mmol/l) der Glukosebestimmung vorgezogen.

Die Diagnose der bakteriellen Meningitis wird durch die folgenden Nachweismethoden im Liquor gesichert:
- mikroskopisch in der Gramfärbung,
- Antigennachweis (von *N. meningitidis, S. pneumoniae, H. influenzae* und *Streptococcus agalactiae*) mit der Latexagglutinationsmethode,
- bakteriologisch in der Kultur.

Der Nachweis von Bakterien im Liquor ist mit den genannten Methoden bei 70–90 % der Patienten mit eitriger Meningitis möglich. Bei negativen Kulturergebnissen, z. B. nach bereits begonnener Antibiotika-Therapie, kann ggf. eine gezielte oder eine universelle Polymerase-Kettenreaktion (PCR) zum Einsatz kommen (Brouwer et al. 2012). Indikationen für den Einsatz der Antigennachweismethoden sind: Bestätigung unklarer mikroskopischer Liquorbefunde, Liquor mit deutlicher Pleozytose und negativem mikroskopischem Befund, Liquor eines Patienten mit antibiotischer Vorbehandlung (Pfister et al. 2016). Bei 60–70 % der Patienten mit bakterieller Meningitis sind die Blutkulturen positiv (van de Beek et al. 2004; Kastenbauer und Pfister 2003). Bei Verdacht auf eine Meningokokkenerkrankung sollte auch versucht werden, den Erreger mikroskopisch und kulturell in Hauteffloreszenzen nachzuweisen. Ferner kann in der Diagnostik der Meningokokkenerkrankungen bei nicht-konklusiven mikrobiologischen Testergebnissen eine Polymerase-Kettenreaktion (PCR) zum Nachweis der Meningokokken-DNA im Liquor und Blut durchgeführt werden (Klein et al. 2016).
Im Blut findet sich bei der bakteriellen Meningitis regelhaft (mögliche Ausnahme: immunsupprimierte Patienten) eine Leukozytose und eine Erhöhung des C-reaktiven Proteins (CRP). Eine Metaanalyse ergab, dass der negative CRP-Befund bei Patienten mit dem klinischen Bild einer Meningitis mit einer Vorhersagewahrscheinlichkeit von ≥ 97 % für eine nicht-bakterielle Ursache spricht, der positive CRP-Befund aber klinisch wenig hilfreich ist. In klinischen Studien war die Untersuchung von Procalcitonin im Serum in der Unterscheidung zwischen bakterieller und viraler Meningitis hilfreich (Viallon et al. 2011). Es muss allerdings bedacht werden, dass Procalcitonin in den frühen Phasen einer Meningitis infolge eines lokalisierten parameningealen Infektionsfokus normal sein kann; d. h. ein negativer Procalcitonin-Wert schließt eine bakterielle Meningitis nicht aus. Eine Bestimmung von Procalcitonin im Liquor wird aktuell nicht empfohlen (Klein et al. 2016).
Wichtige *Differenzialdiagnosen* der bakteriellen Meningitis sind in **Kasten F 1.1** zusammengefasst.

**Kasten F 1.1:** Wichtige Differenzialdiagnosen der bakteriellen Meningitis

- Virusmeningitis/Enzephalitis (z. B. Herpes-simplex-Enzephalitis)
- Tuberkulöse Meningitis
- Pilzmeningitis (insbesondere Kryptokokkenmeningitis)
- Protozoen (z. B. Naegleria-)Meningoenzephalitis
- Meningealkarzinose
- Mollaret-Meningitis
- Parameningeale Eiterherde (Hirnabszess, epiduraler Abszess, subdurales Empyem)
- Subarachnoidalblutung
- Basilaristhrombose
- Sinus-/Venenthrombose
- Tumor in der hinteren Schädelgrube

## F 1.1.2 Epidemiologie und Verlauf

### F 1.1.2.1 Inzidenz

Die jährliche Inzidenz der bakteriellen Meningitis liegt in Europa bei zwei bis sechs Erkrankungen pro 100 000 Einwohner (DGPI 2013). In Deutschland liegt die jährliche Inzidenz der *Meningokokkenmeningitis* derzeit bei 0,36 Erkrankungen/100 000 Einwohner (im Jahre 2015 erfüllten 289 Fälle die Referenzdefinition der invasiven Meningokokkenerkrankung) (RKI 2016). Die Serogruppe B ist für etwa 70 % der Fälle einer invasiven Meningokokkenerkrankung verantwortlich, gefolgt von der Serogruppe C. Meningokokkenerkrankungen treten vorwiegend im Winter und Frühjahr (30–40 % der Erkrankungen finden sich im ersten Quartal des Jahres) als sporadische Erkrankungen oder lokale Meningokokkenkrankheitsausbrüche auf. Meningokokkenmeningitis-Epidemien sind meist mit dem Serotyp A assoziiert (seltener mit den Serotypen C und B).
Die jährliche Inzidenz der *Pneumokokkenmeningitis* wird auf ein bis zwei Fälle pro 100 000 Einwohner geschätzt, kann jedoch in Entwicklungsländern Inzidenzraten bis zu 20 pro 100 000 Einwohner/Jahr erreichen.
Die Inzidenz der invasiven *Haemophilus influenzae Typ B (Hib)-Erkrankungen* ist nach Einführung der Hib-Konjugat-Impfstoffe deutlich zurückgegangen. Es erkranken in Deutschland und in der Schweiz derzeit nur noch weniger als 5 Kinder im Alter von 0–5 Jahren/Jahr an einer Haemophilus influenzae Typ B-Meningitis (DGPI 2013). Bei den Erkrankten handelt es sich überwiegend um nicht oder inkomplett geimpfte Kinder.
Die bakterielle Meningitis wird sehr häufig in Entwicklungsländern und in bestimmten geographischen Regionen, wie z. B. dem sog. »Meningitisgürtel« in Afrika (südlich der Sahara und nördlich des Äquators von der West- bis zur Ostküste, z. B. Nigeria, Kamerun) beobachtet, wo die geschätzte Inzidenz der Meningokokkenmeningitis etwa 70 Fälle/100 000 Einwohner/Jahr beträgt.

### F 1.1.2.2 Erregerspektrum

Das Erregerspektrum der bakteriellen Meningitis ist im Wesentlichen vom Patientenalter, den Grund- und Begleitkrankheiten sowie den klinisch prädisponierenden Faktoren abhängig (**Tab. F 1.1** und **Tab. F 1.2**). Ein erhöhtes Risiko einer invasiven Meningokokkenerkrankung haben unter anderem Splenektomierte, Patienten mit Defekten der terminalen Komplementkaskade (C3, C5–C9) und Personen mit niedrigen prämorbiden Titern serogruppenspezifischer bakterizider Antikörper.
Die deutliche Abnahme der Inzidenz der Haemophilusmeningitiden hat dazu geführt, dass *Strepto-*

**Tab. F 1.1:** Erregerspektrum und prädisponierende Faktoren

| **Prädisponierende Faktoren*** | **Wahrscheinlicher Erreger** |
|---|---|
| Sinusitis, Mastoiditis, Otitis media | *S. pneumoniae,* Staphylokokken, *H. influenzae* |
| Schädel-Hirn-Trauma, Durafistel | *S. pneumoniae, Staphylococcus aureus,* gram-negative Enterobakterien |
| Nosokomiale Meningitis (z. B. nach neurochirurgischer Operation) | gram-negative Enterobakterien, *Pseudomonas aeruginosa,* Staphylokokken |
| Ventrikulitis bei externer Liquordrainage, Shuntinfektion | *Staph. epidermidis, Staph. aureus,* gram-negative Enterobakterien |
| Pneumonie | *S. pneumoniae,* andere Streptokokken |
| Endokarditis | *Staph. aureus, S. pneumoniae,* andere Streptokokken |
| Rezidivierende Meningitis | *S. pneumoniae,* andere Streptokokken, *H. influenzae* |
| Petechien | Meningokokken, *Staph. aureus, S. pneumoniae* |
| Immunsuppression (z. B. Diabetes mellitus, chronischer Alkoholismus, immunsuppressive Therapie, AIDS, Malignom) | *Listeria monocytogenes,* gram-negative Enterobakterien, *Staph. aureus, S. pneumoniae* |
| Splenektomie | *S. pneumoniae* |
| i. v. Drogenabhängigkeit | Staphylokokken, *Pseudomonas aeruginosa* |

* Mehr als die Hälfte der erwachsenen Patienten mit bakterieller Meningitis haben prädisponierende Faktoren.

**Tab. F 1.2:** Häufige Erreger der bakteriellen Meningitis, in Abhängigkeit vom Alter des Patienten

| **Alter** | **Typische Erreger** |
|---|---|
| < 1 Monat | Gram-negative Enterobacteriaceae (*Escherichia coli,* Klebsiella, Enterobacter, Proteus, *Pseudomonas aeruginosa*)<br>Streptokokken, insbesondere Gruppe B-Streptokokken (*S. agalactiae*)<br>*Listeria monocytogenes* |
| 1 Monat – 6 Jahre | *N. meningitidis*<br>*S. pneumoniae*<br>andere Streptokokken, Staphylokokken, Listerien, gram-negative Enterobakterien (inkl. *Pseudomonas aeruginosa*)<br>(*Haemophilus influenzae**) |
| > 6 Jahre | *N. meningitidis*<br>*S. pneumoniae*<br>andere Streptokokken, *H. influenzae,* Listerien, Staphylokokken, gram-negative Enterobacteriaceae (inkl. *Pseudomonas aeruginosa*) |

* Seit Einführung der *H. influenzae*-Impfung hat die Inzidenz deutlich abgenommen.

*coccus pneumoniae* und *Neisseria meningitidis* nun die häufigsten Erreger einer bakteriellen Meningitis sowohl bei Erwachsenen als auch bei Kindern sind. Neben Pneumokokken und Meningokokken sind die häufigsten bakteriellen Erreger einer Meningitis bei Erwachsenen Listerien (< 5 % der Fälle), Staphylokokken (je nach Literaturangabe 1–9 % der Fälle), gram-negative Enterobakterien inkl. *Pseudomonas aeruginosa* (sog. »gram-negative Meningitis«; < 10 % der Fälle) und *Haemophilus influenzae* (1–3 %) (**Tab. F 1.2**).
Die häufigsten Keime der Meningitis in der Neugeborenenperiode sind Gruppe B-Streptokokken E. coli, Listerien, Pseudomonas, Klebsiellen und Staphlokokken (DGPI 2013). Anaerobe Bakterien sind die Ursache von < 1 % der bakteriellen Meningitisfälle. Mehr als ein Erreger wird bei etwa 1 % der Patienten mit bakterieller Meningitis im Liquor nachgewiesen, insbesondere bei Patienten mit Abwehrschwäche, bekanntem Schädel-Hirn-Trauma oder vorausgegangener neurochirurgischer Operation.

### F 1.1.2.3 Komplikationen

Die Hälfte der erwachsenen Patienten mit einer bakteriellen Meningitis entwickelt in der Akutphase der Erkrankung *Komplikationen* unterschiedlichen Schweregrades (Pfister et al. 1993, 2002; van de Beek 2004) (**Kasten F 1.2**) (Engelen-Lee et al. 2016). Die Komplikationen entwickeln sich in der Regel in der ersten Woche, gelegentlich noch nach zwei bis drei Wochen. Als kritische Zeit im Verlauf der bakteriellen Meningitis wird in der Regel die erste Woche der Erkrankung angesehen, sodass Patienten mit einer bakteriellen Meningitis in der Initialphase der Erkrankung auf einer Intensivstation behandelt werden sollten. **Kasten F 1.2** zeigt die wichtigsten intrakraniellen Komplikationen.

Das im CT bei etwa 10–15 % der Patienten nachweisbare *Hirnödem* gilt als die wichtigste Ursache einer intrakraniellen Druckerhöhung in der Akutphase der Meningitis. Ferner können auch eine Zunahme des zerebralen Blutvolumens (als Folge

Beim Auftreten **epileptischer Anfälle** im Verlauf der Meningitis muss insbesondere an folgende Ursachen gedacht werden:
- Fokale Meningoenzephalitis (Zerebritis),
- Arterielle Ischämie (Infarkt),
- Sinusthrombose oder kortikale Venenthrombose,
- Hyponatriämie, z. B. beim Syndrom der inadäquaten ADH-Sekretion (SIADH) oder beim zerebralen Salzverlust-Syndrom (cerebral salt wasting),
- Subdurales Empyem (bei Kindern subdurale Effusion) und Hirnabszesse,
- Nebenwirkung der medikamentösen Therapie (z. B. hohe Penicillindosen bei eingeschränkter Nierenfunktion).

**Kasten F 1.2:** Wichtige intrakranielle Komplikationen der bakteriellen Meningitis

- Hirnödem mit der Gefahr der Einklemmung
- zerebrale arterielle Gefäßkomplikationen: Arteriitis (Stenosen, Kaliberschwankungen), Vasospasmus, fokale kortikale Hyperperfusion, zerebrale Autoregulationsstörung
- septische Sinusthrombosen (überwiegend des Sinus sagittalis superior) und kortikale Venenthrombosen
- Hydrozephalus
- Zerebritis (Hirnphlegmone)
- sterile subdurale Effusion[1]

1 *selten als Folge der Meningitis:* Hirnabszess, subdurales Empyem

einer gestörten zerebrovaskulären Autoregulation oder einer Sinus-/Venenthrombose) und eine Liquorabflussstörung (Hydrozephalus) zu einer *Erhöhung des intrakraniellen Drucks* im Akutverlauf der Meningitis beitragen. Hirnödem und intrakranielle Druckerhöhung können zur Einklemmung und zu Perfusionsstörungen in Folge einer Abnahme des zerebralen Perfusionsdrucks führen.
Das MRT ist der CT im Nachweis von direkten Zeichen einer bakteriellen Meningoenzephalitis und einer Begleitventrikulitis sowie der meisten Komplikationen, die das Parenchym betreffen, überlegen (Lummel et al. 2016). Eine zerebrovaskuläre Beteiligung wird in der Regel mit der MRT (insbesondere perfusions- und diffusionsgewichteter MRT, Flair-Sequenz, T2-Wichtung) und der MR-Angiographie nachgewiesen. Die transkranielle dopplersonographische (TCD-)Untersuchung bietet die Möglichkeit der nicht-invasiven Verlaufsuntersuchung in der Akutphase der Erkrankung. Da intrakraniellen (Parenchym- oder Subarachnoidal-)Blutungen häufig eine Gefäßruptur infolge einer zerebralen Vaskulitis zugrunde zu liegen scheint (Kastenbauer und Pfister 2003), sollte in diesen Fällen nach einer Vaskulitis gesucht werden. Klinische Daten haben gezeigt, dass bei der Pneumokokkenmeningitis auch nach initial gutem Verlauf unter Antibiotika-Therapie verzögerte zerebrovaskuläre Komplikationen mit zerebralen Ischämien vorkommen können (Schut et al. 2009; Klein et al. 2010).
Die Angaben in der Literatur zur Häufigkeit des *Hydrozephalus* bei der bakteriellen Meningitis variieren stark, liegen aber meist in der Größenordnung zwischen 5 und 20 % (Kastenbauer und Pfister 2003; Kasanmoentalib et al. 2010). Der kommunizierende Hydrozephalus (Hydrocephalus aresorptivus) wird bei der bakteriellen Meningitis häufiger als der obstruktive Hydrozephalus (Verschlusshydrozephalus) beobachtet. Das CT kann bereits in den ersten Krankheitstagen eine potenziell lebensbedrohliche Liquorabflussstörung zeigen. In der Literatur wird angegeben, dass etwa 20–30 % der Patienten mit einer bakteriellen Meningitis auch eine *Ventrikulitis* haben (bei Neugeborenen mit einer gram-negativen Meningitis sogar bis zu 50 % der Patienten). Aktuelle eigene Untersuchungsbefunde (Einsatz der diffusionsgewichteten MRT) zeigten, dass mehr als die Hälfte der Patienten Meningitis-assoziierte Signalveränderungen im Bereich des Ventrikelsystems (Ventrikulitis) hatten (Lummel et al. 2016).
Die Inzidenz von *Hörstörungen* bei Kindern und Erwachsenen mit bakterieller Meningitis liegt bei 10–30 %, wobei die höchsten Zahlen für Pneumokokkenmeningitisfälle berichtet werden. Eine *Vestibulopathie* findet sich bei 10–15 % der Überlebenden einer Pneumokokkenmeningitis. In der Untersuchung von Patienten mit bilateraler Vestibulopathie ist bei etwa 10 % der Patienten dies ursächlich einer durchgemachten bakteriellen Meningitis anzuschuldigen. Zum Nachweis vestibulokochleärer Funktionsstörungen im Verlauf der Meningitis werden insbesondere eingesetzt: Audiometrie, akustisch evozierte Hirnstammpotenziale und Elektronystagmographie mit Kalorik. Für klinisch-wissenschaftliche Fragestellungen wird die hochauflösende Kernspintomographie der Schädelbasis eingesetzt, mit der eine Kontrastmittelaufnahme vestibulokochleärer Strukturen nachgewiesen werden kann.
Häufigste *extrakranielle Komplikationen* in der Akutphase der bakteriellen Meningitis sind septischer Schock, Verbrauchskoagulopathie, adult respiratory distress syndrome (ARDS), Arthritis (septisch und reaktiv), Elektrolytstörungen wie Hyponatriämie, Syndrom der inadäquaten ADH-Sekretion (SIADH), zerebrales Salzverlust-Syndrom oder zentraler Diabetes insipidus, Rhabdomyolyse, Pankreatitis, septische einseitige (selten beidseitige) Endophthalmitis oder Panophthalmitis, Blindheit als Folge einer Vaskulitis und spinale Komplikationen (Pfister 2002; van de Beek et al. 2004).
Selten werden in der Akutphase der bakteriellen Meningitis *spinale Komplikationen* (z. B. Myelitis oder spinale Vaskulitis) beobachtet (Kastenbauer et al. 2001). Eine spinale Kernspintomographie ist zur weiteren Einordnung erforderlich, insbesondere auch zum Ausschluss einer epi- oder subduralen Blutung (bzw. eines Abszesses).
Wenige Monate bis zu vielen Jahren nach einer Meningitis kann es zur Entwicklung einer *Syringomyelie* kommen. Diese Komplikation scheint nach tuberkulöser Meningitis häufiger zu sein als nach bakterieller, eitriger Meningitis. Ursächlich werden eine abgelaufene ischämische Myelonschädigung und eine Zugwirkung auf das Myelon durch narbige Veränderungen der Meningen verantwortlich gemacht.

### F 1.1.2.4 Prädiktoren, Prognose

In der Literatur gibt es eine Vielzahl von Studien, in denen prognostisch relevante Faktoren untersucht wurden.

Zu den wichtigsten **Prädiktoren** für einen ungünstigen Verlauf der Erkrankung können gezählt werden:

- Patientenalter über 60 Jahre,
- schwere zugrundeliegende oder begleitende Krankheit,
- Art des Erregers (z. B. gram-negative Enterobakterien, Pneumokokken, Listerien),
- lange Krankheitsdauer vor Antibiotika-Therapiebeginn,
- septischer Schock,
- Bewusstseinsminderung,
- fokale neurologische Ausfälle,
- Liquorsyndrom der »apurulenten bakteriellen Meningitis«,
- niedrige Liquorglukose.

Der frühzeitige Beginn einer Antibiotikatherapie ist von entscheidender prognostischer Bedeutung (Klein et al. 2009) (↑↑, A). Es konnte kürzlich gezeigt werden, dass eine Verzögerung der Antibiotikatherapie von mehr als drei Stunden nach Krankenhausaufnahme die Prognose der Pneumokokkenmeningitis ungünstig beeinflusst (Auburtin et al. 2006). Ferner wird die Prognose vor allem durch die im Krankheitsverlauf auftretenden Komplikationen bestimmt. Es konnte gezeigt werden, dass je ein Drittel der im Verlauf der eitrigen Meningitis verstorbenen Patienten an primär zerebralen Komplikationen, primär extrazerebralen, systemischen Komplikationen bzw. zerebralen und systemischen Komplikationen verstarb (Pfister et al. 1993). Die höchste Letalität findet sich bei Pneumokokken- und Listerienmeningitiden mit 10–20 % bzw. bis zu 20–30 %; 3–10 % der Patienten mit Meningokokkenmeningitiden versterben. Insgesamt wird der Anteil von neurologischen *Residuen* (insbesondere Hörstörungen, neurokognitive Auffälligkeiten, Hemiparese, epileptische Anfälle, seltener Ataxie, Hirnnervenparesen und Sehstörungen wie z. B. homonyme Hemianopsie) in der Literatur mit 10–40 % angegeben; die häufigsten Ursachen hierfür sind zerebrale Infarkte, Zerebritis, intrazerebrale Blutungen, subdurales Empyem und Hirnabszess (Lucas et al. 2016).

## F 1.1.3 Therapeutische Prinzipien

### F 1.1.3.1 Pathogenese und Pathophysiologie

In tierexperimentellen Untersuchungen konnte gezeigt werden, dass die im Verlauf der Meningitis auftretenden zerebralen Komplikationen hauptsächlich Folge entzündlicher Reaktionen des Wirts auf bakterielle Komponenten sind (Koedel et al. 2010). Man geht heute davon aus, dass sogenannte Pathogen-assoziierte molekulare Muster (PAMPs, wie z. B. die Zellwandbestandteile Lipoteichonsäure oder Peptidoglykan der gram-positiven Erreger und Lipopolysaccharide der gram-negativen Erreger) im Subarachnoidalraum durch Mustererkennungsrezeptoren, wie z. B. Toll-like-Rezeptoren, immunkompetenter Zellen erkannt werden und in der Folge die lokale Produktion verschiedener inflammatorischer Mediatoren induziert wird, wie z. B. der Zytokine Interleukin 1 und Tumor-Nekrose-Faktor-α sowie des Anaphylatoxins C5a (Wöhrl et al. 2011). Diese proinflammatorischen Botenstoffe können zu einer vermehrten Freisetzung von chemotaktischen Zytokinen (Chemokinen) und zur Expression von Adhäsionsmolekülen führen, sowohl auf Endothelzellen als auch auf Leukozyten. Die Folge ist eine vermehrte Adhäsion von Leukozyten an das zerebrale Endothel und schließlich eine Auswanderung der Leukozyten in den Subarachnoidalraum. Aktivierte Leukozyten können verschiedene toxische Faktoren freisetzen (wie z. B. Oxidantien und proteolytische Enzyme). In den letzten zehn Jahren wurden in tierexperimentellen Untersuchungen reaktive Sauerstoffspezies (ROS), Stickstoffmonoxid (NO) und Peroxynitrit ($ONOO^-$) als essenzielle Mediatoren der pathophysiologischen Veränderungen identifiziert. Die Oxidantien/Radikale können über verschiedene voneinander unabhängige Mechanismen zytotoxisch wirken, z. B. durch Induktion der Lipidperoxidation oder über eine Aktivierung von Caspasen oder Matrixmetalloproteinasen. Oxidativer Stress ist auch eine wesentliche Ursache des Meningitis-assoziierten Hörschadens (Klein et al. 2003). Neben der durch die Entzündungsreaktion verursachten Gewebeschädigung können auch bakterielle Toxine, wie z. B. das Pneumokokken-Toxin Pneumolysin, direkt zum Zelluntergang führen (Gerber und Nau 2010).

### F 1.1.3.2 Antibiotikatherapie der bakteriellen Meningitis

Die Antibiotikatherapie der bakteriellen Meningitis ist für die Erregereradikation entscheidend, da die Immunantwort (»host response«) die Infektion nicht erfolgreich bekämpfen kann (dies wird z. B. deutlich anhand der Letalität der Pneumokokkenmeningitis, die vor Einführung der Antibiotikatherapie nahezu 100 % betrug). Das Antibiotikum soll gut liquorgängig sein, denn es müssen ausreichend wirksame Liquorkonzentrationen erreicht werden. Bei unbekanntem Erreger wird empirisch unter Berücksichtigung des Alters des Patienten, der prädisponierenden Faktoren und der damit wahrscheinlichsten Bakterien behandelt (**Tab. F 1.2** und **Tab. F 1.3**) (Klein et al. 2016).

### F 1.1.3.3 Operation eines möglichen infektiösen Fokus

Ein möglicher infektiöser Fokus (z. B. Sinusitis, Otitis) muss schnell (d. h. am Aufnahmetag) diagnostiziert und saniert werden.

### F 1.1.3.4 Adjuvante Therapieformen

*Kortikosteroide*: In einer europäischen, prospektiven, randomisierten, multizentrischen, placebokontrollierten Doppelblindstudie wurde die Wirksamkeit von Dexamethason bei 301 Erwachsenen mit bakterieller Meningitis untersucht (de Gans et al. 2002). Dexamethason (10 mg) oder Placebo wurden in dieser Studie vor der ersten Antibiotikum-Gabe und dann alle sechs Stunden für insgesamt vier Tage appliziert. In der Studie konnte ein günstiger Effekt der Dexamethason-Behandlung gezeigt werden: Dexamethason führte zu einer signifikanten Reduktion der Letalität und der Häufigkeit ungünstiger klinischer

**Tab. F 1.3:** Empirische Antibiotikatherapie der bakteriellen Meningitis (ohne Erregernachweis) bei Erwachsenen

| Klinische Konstellation | Empfohlenes Antibiotikaregime |
|---|---|
| • Gesund, keine Abwehrschwäche, ambulant erworben (»community-acquired«) | • Cephalosporin Gruppe 3a[1] plus Ampicillin[2] |
| • Nosokomial (z. B. nach neurochirurgischer Operation oder Schädel-Hirn-Trauma) | • Vancomycin plus Meropenem *oder* Vancomycin plus Ceftazidim[3] (plus Metronidazol bei operativem Zugang durch Schleimhäute) |
| • Abwehrgeschwächte, ältere Patienten | • Cephalosporin Gruppe 3a[1] plus Ampicillin |
| • Shunt-Infektion | • Vancomycin plus Meropenem *oder* Vancomycin plus Ceftazidim |

1 z. B. Cefotaxim oder Ceftriaxon

2 In Regionen mit einem hohen Anteil Penicillin-resistenter Pneumokokken (z. B. Frankreich, Spanien, Ungarn, Australien, Neuguinea, Südafrika und in einzelnen Gebieten in Amerika) wird in der Initialbehandlung eine Kombinationstherapie mit Ceftriaxon plus Vancomycin plus Ampicillin oder Ceftriaxon plus Rifampicin plus Ampicillin empfohlen.

3 Oder Vancomycin plus Cefepim. Einheitliche Empfehlungen liegen in der Literatur nicht vor. Bei nachgewiesener Staphylokokken-Ventrikulitis stellt die intraventrikuläre Vancomycingabe (z. B. 10 mg/d bei Erwachsenen) eine wichtige Therapieoption dar (Pfausler et al. 2003).

Verläufe. Die Subgruppenanalyse zeigte, dass Dexamethason nur bei den Patienten mit Pneumokokkenmeningitis wirksam war, nicht bei Meningitiden anderer Ätiologie, wie z. B. der Meningokokkenmeningitis.
Eine kürzlich publizierte Metaanalyse (25 Studien, 4 121 Patienten; Brouwer et al. 2015) zeigte, dass die Gabe von Dexamethason die Letalität bei der Pneumokokken-Meningitis senkt und die Häufigkeit schwerer Hörstörungen bei der Haemophilus-influenzae-Meningitis reduziert. Ein positiver Effekt von Dexamethason bei der Meningokokken-Meningitis konnte nicht belegt werden. Eine Wirksamkeit von Dexamethason bei der bakteriellen Meningitis konnte in klinischen Studien in Entwicklungsländern (z. B. in der »Malawi- und Vietnam-Studie«) nicht gezeigt werden. Dies liegt wahrscheinlich an folgenden Faktoren: hoher Anteil an HIV-positiven Patienten, Fehlernährung, fortgeschrittenes Krankheitsbild mit später ärztlicher Vorstellung und Versorgung. Bei Patienten mit einer Meningitis als Folge einer bakteriellen Endokarditis und bei der bakteriellen Meningitis im Neugeborenenalter wird der Einsatz von Kortikosteroiden nicht empfohlen. Inwieweit Dexamethason die kernspintomographisch (oder angiographisch) nachgewiesenen arteriellen zerebralen Gefäßkomplikationen (Arteriitis, Vasospasmus) beeinflusst (und evtl. sogar zu einer Zunahme von Infarkten führen kann; siehe Schut et al. 2009), ist bislang unklar.
*Therapie der Komplikationen*: Bei Vorliegen eines erhöhten intrakraniellen Drucks müssen den Hirndruck senkende Maßnahmen (z. B. 30°-Oberkörperhochlagerung, tiefe Sedierung, Osmotherapie, evtl. kurzzeitig milde Hyperventilation, eventuell externe Liquordrainage) durchgeführt werden (Glimaker et al. 2014). Für die kernspintomographisch (oder angiographisch) nachgewiesenen arteriellen zerebralen Gefäßkomplikationen (Arteriitis, Vasospasmus) gibt es bislang keine gesicherten Therapieformen. Die Wirksamkeit einer Antikoagulation septischer Sinus-/Venenthrombosen bei der bakteriellen Meningitis ist unklar (Southwick 1995); prospektive kontrollierte Studien liegen bisher nicht vor. In einer retrospektiven Studie zeigte sich allerdings ein günstiger Effekt der Heparintherapie bei Patienten mit septischer Sinus-cavernosus-Thrombose (Southwick 1995).

## F 1.1.4 Pragmatische Therapie

### F 1.1.4.1 Allgemeines Vorgehen im Krankenhaus bei Patienten mit Verdacht auf bakterielle Meningitis

Bei Patienten mit V. a. bakterielle Meningitis (ohne Bewusstseinsstörung, ohne fokalneurologisches Defizit) soll unmittelbar nach der klinischen Untersuchung die lumbale Liquoruntersuchung angeschlossen werden; nach Blutabnahme (für das Anlegen von Blutkulturen) wird sofort mit der Antibiotikatherapie (plus Dexamethasongabe) begonnen (**Tab. F 1.3** und **Tab. F 1.4** sowie **Abb. F 1.1**). Bei schwer bewusstseinsgestörten Patienten und Patienten mit fokalneurologischem Defizit (z. B. Hemiparese) soll vor der Liquoruntersuchung ein Schädel-CT mit der Frage eines erhöhten intrakraniellen Drucks (z. B. Hirnabszess, Hydrozephalus) durchgeführt werden (Pfister 2002). Um keine Zeit durch das Warten auf das CT zu verlieren, sollen bei diesen Patienten bereits unmittelbar nach der Blutentnahme (2 Blutkultur-Sets erforderlich) Antibiotika (und Dexamethason) appliziert werden. Ziel sollte es sein, innerhalb von einer Stunde nach Aufnahme des Patienten mit der Antibiotikatherapie zu beginnen. Eine Verzögerung der Antibiotikatherapie um mehr als 3 Stunden nach Krankenhausaufnahme muss unbedingt vermieden werden (↑↑, A). Danach wird möglichst schnell ein Schädel-CT durchgeführt, anschließend (wenn der CT-Befund nicht dagegen spricht) eine Liquorpunktion.
Kontraindikationen für die Liquorpunktion sind computertomographische Zeichen eines erhöhten intrakraniellen Drucks (z. B. generalisiertes Hirnödem, Hydrozephalus, Hirnabszess), klinische Zeichen der Einklemmung (z. B. komatöser Patient, einseitig erweiterte und nicht lichtreagible Pupille) und relevante Blutgerinnungsstörungen. Es muss möglichst bald nach Aufnahme des Patienten eine *HNO-ärztliche Konsiliaruntersuchung* erfolgen. Wenn klinisch (z. B. Otitis) oder im CT mit Knochenfenster-Technik bzw. im koronaren CT der Nasennebenhöhlen ein parameningealer Entzündungsherd (z. B. Sinusitis, Mastoiditis) als mögliche Ursache für die bakterielle Meningitis nachgewiesen wird, soll möglichst rasch (d. h. am Aufnahmetag) die operative Fokussanierung erfolgen. Selten kann

**Tab. F 1.4:** Antibiotikatherapie der bakteriellen Meningitis im Erwachsenenalter (bei bekanntem Erreger[1])

| Bakterieller Erreger | In der Regel wirksame Antibiotika[1] |
|---|---|
| Neisseria meningitidis | Penicillin G, Ampicillin, Ceftriaxon (oder Cefotaxim), Rifampicin[2] |
| Streptococcus pneumoniae<br>• Penicillin-empfindlich (MIC ≤0,06 µg/ml)<br>• Penicillin-resistent (MIC >0,06 µg/ml) | <br>• Penicillin G, Ceftriaxon (oder Cefotaxim)<br>• Ceftriaxon (oder Cefotaxim) plus Vancomycin *oder* Ceftriaxon (oder Cefotaxim) plus Rifampicin[2], Meropenem, Cefepim |
| Haemophilus influenzae | Ceftriaxon (oder Cefotaxim), Ampicillin |
| Gruppe-B-Streptokokken (Streptococcus agalactiae) | Penicillin G, Ceftriaxon, Ampicillin, Vancomycin |
| Gramnegative Enterobacteriaceae (z. B. Klebsiella, E. coli, Proteus) | Ceftriaxon (oder Cefotaxim), Meropenem, Cefepim |
| Pseudomonas aeruginosa | Ceftazidim, Meropenem, Cefepim (ggf. jeweils in Kombination mit Fosfomycin) |
| Staphylokokken (Methicillin-empfindlich) | Cefazolin, Flucloxacillin, ggf. Vancomycin in Kombination mit Fosfomycin[2] oder Rifampicin[2], Linezolid[3] |
| Staphylokokken (Methicillin-resistent) | Vancomycin in Kombination mit Fosfomycin oder Rifampicin, Linezolid[3] |
| Listeria monocytogenes | Ampicillin (plus Gentamicin[2]), Trimethoprim-Sulfamethoxazol, Meropenem |

1 Die Wahl der Antibiotika richtet sich nach dem Ergebnis der Resistenzprüfung (Antibiogramm).
2 Rifampicin, Fosfomycin und Aminoglykoside dürfen wegen der Gefahr von Resistenzentwicklungen nicht in Monotherapie gegeben werden.
3 Linezolid hat ein dem Vancomycin ähnliches Wirkungsspektrum und ist gut liquorgängig; es gibt mittlerweile mehrere Berichte über den Einsatz von Linezolid bei Staphylokokkeninfektionen des Zentralnervensystems (z. B. Rupprecht und Pfister 2004; Ntziora und Falagas 2007). Linezolid soll nicht als First-line-Präparat gegeben werden. Der Einsatz von Linezolid kommt in Betracht, wenn Linezolid-empfindliche Bakterien als Ursache der vorliegenden ZNS-Infektion nachgewiesen sind und entweder (a) Vancomycin kontraindiziert ist oder aufgrund von Nebenwirkungen abgesetzt werden muss, oder (b) eine klinische Verschlechterung unter Vancomycin vorliegt. Bei Staphylokokkenmeningitis/-Ventrikulitis werden mit Linezolid ausreichende Spiegel im Liquorraum erreicht (Beer et al. 2007), aber die mäßige Bakterizidie der Substanz stellt für die Therapie der Meningitis zumindest ein theoretisches Risiko dar.

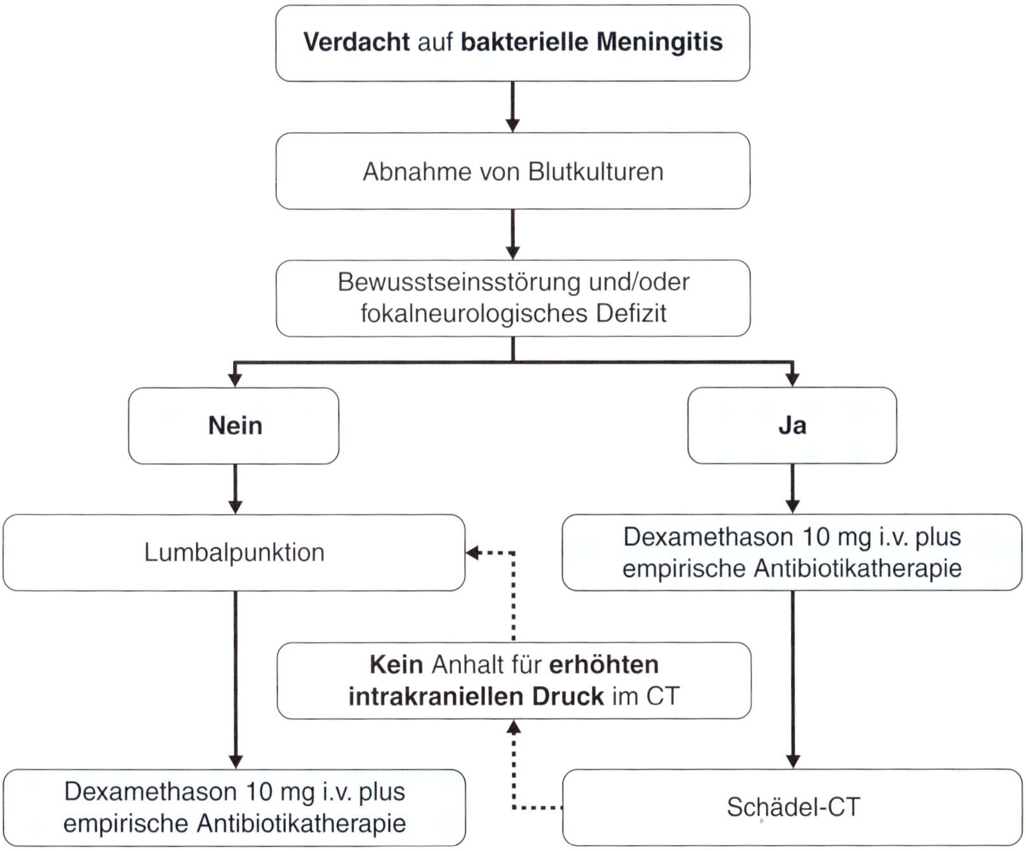


**Abb. F 1.1:** Vorgehen bei klinischem Verdacht auf bakterielle Meningitis (modifiziert nach Pfister et al. 2016)

ein Cholesteatom mit Knochenarrosion (und sekundärer Meningitis) nachgewiesen werden. Die chirurgische Versorgung von Duradefekten (z. B. bei Patienten mit vorausgegangenem Schädel-Hirn-Trauma) erfolgt nach Abklingen der akuten Meningitis, meist 10–14 Tage nach Antibiotikatherapie. In Abhängigkeit von der Anamnese und vom klinischen Befund wird eventuell nach anderen infektiösen Foci gesucht (z. B. Röntgen-Thorax, Abdomen-Sonographie/CT, Echokardiographie).

### F 1.1.4.2 Initiale empirische Antibiotikatherapie (unbekannter Erreger)

Die initiale Antibiotikatherapie gesunder, nicht abwehrgeschwächter *erwachsener Patienten* mit ambulant erworbener (»community-acquired«) bakterieller Meningitis, die meist durch Pneumokokken und Meningokokken verursacht wird, besteht in der Gabe eines Cephalosporins der Gruppe 3a (die am meisten eingesetzten Präparate sind Ceftriaxon oder Cefotaxim) und Ampicillin, um *Listeria monocytogenes* mitzuerfassen (A).

### F 1.1.4.3 Antibiotikatherapie bei bekanntem Erreger

Bei nachgewiesenem Erreger wird entsprechend den Empfindlichkeitstests ein hochwirksames, ausreichend liquorgängiges Antibiotikum empfohlen (**Tab. F 1.4**; Klein et al. 2016). Die Antibiotikatherapie der Meningitiden mit bekanntem Erreger ist in **Tab. F 1.4** aufgeführt. In **Tab. F 1.5** ist die altersabhängige Dosierung der in der Therapie der bakteriellen Meningitis oft eingesetzten Antibiotika zusammengestellt. Wegen der geringen therapeutischen Breite sollen die Serumspiegel von Vancomycin und die der Aminoglykoside regelmäßig bestimmt werden.

**Tab. F 1.5:** Dosierung der in der Therapie der bakteriellen Meningitis gebräuchlichen Antibiotika bei Erwachsenen

| Antibiotikum | Dosierung pro Tag |
|---|---|
| Penicillin G | 6 × 4–5 Mio IE |
| Ampicillin | 6 × 2 g |
| Cefotaxim | 3 × 2–4 g |
| Ceftazidim | 3 × 2 g |
| Ceftriaxon | 1 × 4 oder 2 × 2 g |
| Meropenem | 3 × 2 g |
| Fosfomycin | 3 × 5 g[2] |
| Rifampicin | 1 × 600 mg |
| Vancomycin | 2 × 1 g[1] |
| Linezolid | 2 × 600 mg |
| Gentamicin | 1 × 240–360 mg[3, 1] |

1 Serumspiegelbestimmungen erforderlich. Cave: Dexamethason scheint die Liquorgängigkeit von Vancomycin zu beeinträchtigen (Paris et al. 1994).
2 Möglicherweise ist eine Fosfomycin-Dosierung von 3 × 8 g/d in der Behandlung der Ventrikulitis erforderlich (Pfausler et al. 2004).
3 Laut Literaturangaben liegt die Gentamicin-Tagesdosis bei 3–6 mg/kg KG.

### F 1.1.4.4 Antibiotikaresistenzprüfung der Liquorisolate

Die Antibiotikaempfindlichkeit der verursachenden Erreger muss in vitro getestet werden; nach Wirkungsprofil wird die Antibiotikatherapie entsprechend angepasst (Klein et al. 2016). Bei Meningokokken-Infektionen wurden in Deutschland bei bis zu 19,1 % intermediäre und bei ca. 2,9 % hoch-Penicillin-resistente Erreger nachgewiesen (NRZMHi 2014). Eine Behandlung mit Penicillin kommt daher nur bei Vorliegen des Antibiogramms in Betracht (Gilsdorf 2014). Bei Pneumokokken-Erkrankungen finden sich im deutschsprachigen Raum bei < 1 % Resistenzen gegen Cephalosporine der Gruppe 3a. Weltweit gibt es allerdings Länder, in welchen eine deutlich höhere Rate an Resistenzen der Pneumokokken gegen Cephalosporine der Gruppe 3a und Penicilline zu finden ist (z. B. im südeuropäischen Raum). Dies muss bei entsprechender Reiseanamnese in der initialen Antibiotikatherapie berücksichtigt werden. Invasive Haemophilus-influenzae-Stämme waren in Deutschland zu 11,6 % Ampicillin-resistent (Lam et al. 2015).

### F 1.1.4.5 Dauer der Antibiotikatherapie

Die Behandlungsdauer der bakteriellen Meningitis richtet sich nach dem Ansprechen auf die Therapie und nach der Erregerart (**Tab. F 1.6**).

**Tab. F 1.6:** Empfehlungen zur Dauer der Antibiotikatherapie bei unkomplizierten Verläufen einer bakteriellen Meningitis im Erwachsenenalter

| Bakterieller Erreger | Empfohlene Dauer der Antibiotikatherapie (Tage)[1] |
|---|---|
| N. meningitidis | 7–10 (↑↑, A) |
| S. pneumoniae | 10–14 (↑↑, A) |
| H. influenzae | 7–10 (↑↑, A) |
| L. monocytogenes | 14–21 (↑, A) |
| gram-negative Enterobacteriaceae | 21 (↑, A) |

1 abhängig vom Schweregrad der Erkrankung und den Komplikationen

### F 1.1.4.6 Verlauf unter Antibiotikatherapie

Bei **fehlender klinischer Besserung** innerhalb von zwei Tagen nach Beginn der Antibiotikatherapie müssen vor allem folgende Ursachen erwogen werden:

- Auftreten von intrakraniellen Komplikationen,
- persistierender infektiöser Fokus (insbesondere ein nicht-sanierter oder unzureichend operierter parameningealer Fokus wie z. B. eine Mastoiditis, Sinusitis oder Otitis media),
- inadäquates Antibiotika-Regime (z. B. unwirksames Antibiotikum oder zu niedrige Dosis).

Entsprechende diagnostische Maßnahmen (insbesondere Bildgebung, HNO-Konsiliaruntersuchung) müssen in die Wege geleitet werden. Wenn der Erreger der eitrigen Meningitis nicht isoliert werden konnte, sollte bei fehlendem Ansprechen auf die Antibiotikatherapie eine Erweiterung bzw. ein Umsetzen der Antibiotika in Erwägung gezogen werden.

Routinemäßige Liquorkontrollpunktionen nach Behandlungsbeginn werden nicht empfohlen. In Ausnahmefällen kann bei unklarer bakterieller Ätiologie (bislang kein Erregernachweis möglich) und fehlender klinischer Besserung eine Liquorkontrollpunktion erwogen werden.

### F 1.1.4.7 Therapie wichtiger intrakranieller Komplikationen

Bei erwachsenen Patienten mit klinischem Verdacht auf eine bakterielle Meningitis und entsprechenden Liquorveränderungen (d. h. trüber Liquor, Nachweis von Bakterien im Liquor in der Gramfärbung oder einer Liquor-Leukozyten-Zahl von > 1 000/µl) soll Dexamethason in einer Dosis von 10 mg i. v. unmittelbar vor Gabe des Antibiotikums (oder gleichzeitig) verabreicht werden (↑↑, A). Daraufhin wird mit 10 mg Dexamethason alle sechs Stunden für insgesamt vier Tage behandelt. Die Nebenwirkungsrate (z. B. gastrointestinale Blutung) scheint unter Dexamethason im Vergleich zu Placebo nicht erhöht zu sein. Allerdings scheint Dexamethason die Liquorgängigkeit von Vancomycin in der Therapie der Pneumokokkenmeningitis zu beeinträchtigen (Paris et al. 1994). Wenngleich die klinischen Daten zur möglichen Beeinflussung der Vancomycin-Liquorpenetration durch eine Dexamethason-Therapie bei Patienten mit bakterieller Meningitis noch uneinheitlich sind, sollte sicherheitshalber der Kombination Ceftriaxon/Rifampicin gegenüber Ceftriaxon/Vancomycin der Vorzug gegeben werden, wenn gleichzeitig Dexamethason verabreicht wird. Dabei muss sichergestellt werden, dass Rifampicin gegen die lokal isolierten Pneumokokken wirksam ist (Klein et al. 2016). Im Falle eines Nachweises von *Streptococcus pneumoniae* wird die Fortsetzung einer empirisch begonnenen Therapie über insgesamt 4 Tage empfohlen, im Falle eines anderen Erregernachweises das Absetzen von Dexamethason.

Es wird eine Behandlung mit Magenschutzmitteln (z. B. Pantoprazol) empfohlen, ferner eine Low-dose-Heparinisierung zur Thrombose-Prophylaxe. Inwieweit Dexamethason die kernspintomographisch (oder angiographisch) nachgewiesenen *arteriellen zerebralen Gefäßkomplikationen* (Arteriitis, Vasospasmus) günstig beeinflusst, ist bislang unklar (↔).

Bei Patienten mit einer Meningitis als Folge einer bakteriellen Endokarditis, bei der Meningokokkenmeningitis und bei der bakteriellen Meningitis im Neugeborenenalter wird der Einsatz von Kortikosteroiden nicht empfohlen.

Bei MR-angiographischem oder dopplersonographischem Hinweis auf einen Vasospasmus großer Hirnbasisarterien kann in Analogie zum Vorgehen bei einer Subarachnoidalblutung eine Nimodipingabe erwogen werden (↔). Dabei soll ein Abfall des mittleren zerebralen Perfusionsdrucks unbedingt vermieden werden. Wenn man sich zur Gabe von Nimodipin entscheidet, soll ein engmaschiges Blutdruck-Monitoring, optimalerweise mittels invasiver arterieller Blutdruckmessung sichergestellt werden (Klein et al. 2016).

Wir halten eine Antikoagulation mit Heparin (Zielwert: doppelte PTT) bei CT- oder kernspintomographisch (MR-angiographisch) nachgewiesenen *septischen Sinus-/Venenthrombosen* in Folge einer bakteriellen Meningitis für gerechtfertigt (↑, C). Eine Einschränkung dieser Empfehlung gilt für die Meningitis-assoziierte Thrombose des Sinus transversus aufgrund der hierbei berichteten erhöhten Blutungsgefahr (Southwick 1995).

Bei computertomographischem Nachweis eines generalisierten *Hirnödems* erfolgt eine intravenöse Osmotherapie mit 20 %iger Mannitlösung (in Abhängigkeit von der Ausprägung des Befundes und vom klinischen Zustand bis 6 × 125 ml i. v./d) (A), eine Oberkörperhochlagerung (30°) und bei beatmeten Patienten eine kurzzeitige Hyperventilation (Zielwert $pCO_2$ 32–35 mmHg). Die maximale hirndrucksenkende Wirkung der Hyperventilation dauert allerdings nur etwa 12–24 Stunden (A).

Bei Vorliegen einer Liquorabflussstörung (*Hydrozephalus*) wird eine externe intraventrikuläre Liquordrainage zur Abnahme von Liquor und Registrierung des intrakraniellen Drucks (ICP) angelegt (A). Aufgrund unserer klinischen Erfahrungen sollten erwachsene Patienten mit bakterieller Meningitis, die 24 (bis 48) Stunden nach Beginn der Antibiotikatherapie weiterhin komatös sind und damit klinisch nur eingeschränkt beurteilbar sind, eine intraventrikuläre Drainage zur *Messung des intrakraniellen Drucks* (und ggf. zur Senkung des intrakraniellen Drucks mittels Liquorablassen) erhalten (Winkler et al. 2002). Da im CT bei schweren klinischen Verläufen einer bakteriellen Meningitis die tatsächlichen intrakraniellen Druckverhältnisse unterschätzt werden können, ist ein ICP-Monitoring mit Durchführung entsprechender Maßnahmen zur Senkung des ICPs von großer Bedeutung. Dies entspricht auch den Empfehlungen in der Literatur.

Eine Hypothermie wird bei der bakteriellen Meningitis nicht empfohlen. In einer prospektiven multizentrischen randomisierten Studie aus Frankreich fand sich bei Patienten mit bakterieller Meningitis eine erhöhte Letalität, wenn sie in der Akutphase der Erkrankung mit therapeutischer Hypothermie behandelt wurden (Mourvillier et al. 2013). Eine routinemäßige Gabe von Glycerol wird auch nicht empfohlen, nachdem eine klinische Studie bei Erwachsenen in der Glycerol-Gruppe signifikant mehr Komplikationen und eine erhöhte Sterblichkeit (im Vergleich zur Placebo-Gruppe) gezeigt hat (Ajdukiewicz et al. 2011).

Bei etwa 10 % der Patienten mit einem drainagepflichtigen Hydrozephalus wird im weiteren Krankheitsverlauf ein ventrikuloperitonealer Shunt erforderlich.

Bei Vorliegen einer Foramen Monroi-Blockade kann eine beidseitige externe intraventrikuläre Liquordrainage erforderlich werden.

Bei Auftreten eines *epileptischen Anfalls* werden Antiepileptika (z. B. Levetiracetam) gegeben, mindestens für die ersten beiden Wochen der Erkrankung. Über eine Fortführung der Therapie muss dann anhand des klinischen Zustandsbildes, des EEG- und des CT-Befundes entschieden werden.

Ob Dexamethason in der Therapie des akuten Querschnittsyndroms durch eine Myelitis wirksam ist, ist unklar. Als Prophylaxe einer Beinvenenthrombose sollen para- oder tetraparetische Patienten antikoaguliert werden. Intrakraniellen Parenchym- und Subarachnoidalblutungen scheint oft eine Vaskulitis zugrunde zu liegen. Auch hier ist

aber unklar, ob Dexamethason als adjuvante Therapie wirksam ist. Gerinnungsstörungen und hypertensive Entgleisungen müssen therapiert werden.
Therapie der Wahl bei nachgewiesenem *Hirnabszess* ist die CT-gesteuerte stereotaktische Punktion und Aspiration.
Die sterile *subdurale Effusion* (Hygrom) bildet sich in der Regel spontan zurück und erfordert keine Therapie. Nur bei klinischer Verschlechterung oder Verdacht auf ein *subdurales Empyem* sollten aus diagnostischen und therapeutischen Gründen eine stereotaktische Punktion und Aspiration (und Drainage) durchgeführt werden.

#### F 1.1.4.8 Isolierung des Patienten, hygienische Maßnahmen bei Verdacht auf eine Meningokokkenerkrankung, Chemoprophylaxe, Impfung

Patienten mit Verdacht auf eine Meningokokkenmeningitis (z. B. petechiales Exanthem, gram-negative Kokken im Liquorgrampräparat) müssen bis 24 Stunden nach Beginn einer adäquaten Antibiotikatherapie isoliert werden. Pflege- und ärztliches Personal müssen grundlegende Hygienemaßnahmen (Tragen von Schutzkitteln, Nasen-Mund-Schutz, Handschuhe, Händedesinfektion) beachten. Bereits bei begründetem Verdacht auf eine Meningokokkenmeningitis muss eine Meldung an die zuständigen Gesundheitsbehörden erfolgen, damit eine lokale Häufung von Erkrankungsfällen rechtzeitig erkannt werden kann. Enge Kontaktpersonen (z. B. enge Haushaltsmitglieder) müssen ausfindig gemacht und über das erhöhte Risiko sowie mögliche Symptome einer Meningokokkenerkrankung (z. B. Fieber, Schüttelfrost, Kopfschmerzen) aufgeklärt werden; ihnen ist eine Chemoprophylaxe zu empfehlen. In Betracht kommen die Antibiotika Rifampicin, Ciprofloxacin und Ceftriaxon. Die Chemoprophylaxe muss schnellstmöglich in die Wege geleitet werden; sinnvoll ist sie bis maximal 10 Tage nach dem letzten Kontakt mit dem Erkrankten.
Alle drei genannten Chemotherapeutika (**Tab. F 1.7**) führen mit hoher Sicherheit zur Eradikation von Meningokokken im Nasopharynx.
Bei Haushaltskontakten sowie engen Kontakten mit haushaltsähnlichem Charakter sollte nach Empfehlung der ständigen Impfkommission in Abstimmung mit dem Gesundheitsamt – sofern der Indexfall an einer impfpräventablen Serogruppe erkrankte – zusätzlich eine postexpositionelle Meningokokkenimpfung mit einem Impfstoff erfolgen, der die entsprechende Serogruppe abdeckt (RKI 2015; Klein et al. 2016). Dies gilt für die Serogruppen A, C, W, Y und B. Wenn ein Patient mit einer Meningokokken-Meningitis mit Penicillin behandelt wurde, ist vor Entlassung eine Therapie mit Rifampicin, Ciprofloxacin oder Ceftriaxon zur Eradikation der Keime im Nasen-Rachen-Raum anzuschließen, da bei Behandlung mit Penicillin G aufgrund dessen schlechter Schleimhautgängigkeit keine sichere Schleimhauteradikation erreicht werden kann (Gilsdorf, 2014). Im Hinblick auf die empfohlenen Impfstrategien zur Prävention von Haemophilus-, Pneumokokken- und Meningokokkenerkrankungen sei auf die Empfehlung der ständigen Impfkommission (Robert Koch-Institut, www.rki.de) verwiesen.

#### F 1.1.4.9 Meldepflicht

Meldepflichtig ist in Deutschland nach dem Infektionsschutzgesetz (IfSG) der Krankheitsverdacht, die Erkrankung sowie der Tod an Meningokokkenmeningitis oder -sepsis. Die namentliche Meldung muss durch den feststellenden Arzt unverzüglich, d. h. ohne zeitliche Verzögerung, jedoch innerhalb von 24 Stunden an das Gesundheitsamt erfolgen, das für den Aufenthalt des Betroffenen zuständig ist. Der Meldepflichtige hat dem Gesundheitsamt unverzüglich mitzuteilen, wenn sich eine Verdachtsmeldung nicht bestätigt hat. Weiterhin sind die Nachweise verschiedener Krankheitserreger meldepflichtig (z. B. Haemophilus influenzae, Listeria monocytogenes).

## F 1.2 Andere bakterielle Infektionen des Zentralnervensystems

Die klinischen Charakteristika, diagnostischen Methoden sowie Angaben zum Verlauf und zur Therapie der ZNS-Listeriose, der Neurobrucellose, Nokardiose und der Mykoplasmeninfektion sind in **Tab. F 1.8** zusammengefasst.

**Tab. F 1.7:** Chemoprophylaxe der Meningokokkenmeningitis*

| Antibiotkum und Altersgruppe | Dosierung |
|---|---|
| *Rifampicin*[1] (↑, A) | |
| Erwachsene<br>Kinder ≥ 1 Monat<br>Kinder < 1 Monat | 600 mg alle 12 Std. für 2 Tage p. o.<br>10 mg/kg KG alle 12 Std. für 2 Tage p. o.<br>5 mg/kg KG alle 12 Std. für 2 Tage p. o. |
| *Ciprofloxacin*[2] (↑, A) | |
| Erwachsene<br>Kinder | 500 mg als Einzeldosis p. o.<br>– |
| *Ceftriaxon* (↑, A) | |
| Erwachsene und Kinder ≥ 12 J.<br>Kinder < 12 J. | 250 mg als Einzeldosis i. m.<br>125 mg als Einzeldosis i. m. |

* siehe auch Empfehlungen des RKI (www.rki.de)
1 nicht bei Schwangeren
2 Ciprofloxacin darf Personen < 18 Jahre sowie Schwangeren und stillenden Frauen nicht gegeben werden.

**Tab. F 1.8:** Andere bakterielle Infektionen des Zentralnervensystems

| Krankheit (Erreger) | Epidemiologie, klinische Symptomatik | Diagnostik | Therapie, Verlauf |
|---|---|---|---|
| ZNS-Listeriose (*Listeria monocytogenes*) | Weltweite Verbreitung, in Deutschland von 2001–2009: 3 092 Fälle (RKI 2010a), 2014: 608 Fälle. Epidemien können vorkommen, Infektion durch Aufnahme kontaminierter Nahrungsmittel z. B. Rohmilchprodukte, Rohwürste, geräucherter Fisch, Milch und Milchprodukte, insbesondere Käse. Neurologische Manifestationen (etwa 30 %): akute (oder subakute) Meningitis/Meningoenzephalitis (≈ 90 %), Hirnstammenzephalitis (≈ 5–10 %), Hirnabszess oder spinaler Abszess (< 5 %); 70 % der Patienten sind immunsupprimiert (z. B. Tumoren, Patienten unter Kortison-Therapie). | Liquor: gram-positive Stäbchen in der Gramfärbung, positiver kultureller Nachweis im Blut und im Liquor (< 70 %), PCR-Diagnostik. Liquorpleozytose Median 600 Zellen/µl, nur selten > 5 000 Zellen/µl, häufig gemischte granulozytäre/lymphozytäre Pleozytose: CT/MRT-Befunde: Hirnödem, Hydrozephalus, Hirnstammläsionen. | Ampicillin 6 × 2 g/d i. v. für (2–)3 Wochen oder länger plus Gentamicin 1 × 240–360 mg/d i. v. für 7(–10) Tage (↑, A). Alternativen: Cotrimoxazol, Meropenem; Letalität der invasiven Listeriose liegt in Deutschland im Durchschnitt bei 7 %. Gesamtletalität der ZNS-Listeriose bis 25–30 %, bei immunsupprimierten Patienten bis zu 60 %. |
| Neurobrucellose (*Brucella-Spezies, z. B. Brucella melitensis, Brucella abortus, Brucella suis*) | Etwa 500 000 Fälle weltweit jährlich, endemisch im Mittleren Osten (z. B. Saudi Arabien, Kuwait) und in der Mittelmeerregion. In den letzten Jahren wurden in Deutschland ca. 20–30 Brucellose-Fälle pro Jahr registriert (RKI 2010b), 2015: 44 Brucellose-Fälle. Unter den Infektionsländern wurde am häufigsten die Türkei angegeben, andere Länder (vor allem Länder im Mittelmeerraum) wurden nur in Einzelfällen genannt. Übertragungsfaktoren sind vor allem Verzehr von Frischkäse und das Trinken nicht-pasteurisierter Milch oder ein Kontakt mit infizierten Tieren (Ziegen, Schafe, Rinder, Schweine). Neurobrucellose bei 2–5 % der infizierten Patienten:<br>• subakute oder chronische Meningitis<br>• akute Meningoenzephalitis, selten Myelitis<br>• Radikuloneuritis (Hirnnervenbeteiligung)<br>• zerebrovaskuläre Beteiligung (Vaskulitis, Vasospasmus, mykotisches Aneurysma) (Gul et al. 2009) | Positive Liquor- oder Blutkulturen bei < 50 % der Patienten; Liquor: lymphozytäre Pleozytose (< 500 Zellen/µl), Eiweißerhöhung (bis 500 mg/dl) und erniedrigter Liquor-/Serum-Glukose-Quotient; PCR-Diagnostik; Antikörpernachweis, z. B. mittels Coombs-Test und ELISA; als beweisend für eine akute Infektion gilt ein Titer-Anstieg um 2–3 Verdünnungsstufen nach wiederholter Untersuchung im Abstand von 2–3 Wochen; Komplement-Bindungsreaktion als Bestätigungstest; bei Neurobrucellose erhöhte ELISA-IgM- und -IgG-Antikörpertiter im Liquor. | Doxycyclin (200 mg/d p. o.) plus Rifampicin (600 mg/d p. o.) plus Ceftriaxon (1 × 2 g/d i. v.) oder Cotrimoxazol (z. B. 320 mg täglich TMP- Dosis i. v.) für mindestens 4 Wochen, dann in Abhängigkeit vom klinischen Ansprechen und Liquorbefund weitere Therapie mit Doxycyclin (200 mg/d p. o.) plus Rifampicin (600 mg/d p. o.) für bis zu 3–6 Monate (↑, A). Kortikosteroide (z. B. Dexamethason, initial 3 × 8 mg/d i. v.) können im Akutstadium hinzugegeben werden. Wichtigste Komplikationen: Endokarditis, intrazerebrale Blutung, Subarachnoidalblutung bei mykotischem Aneurysma, Gesamtletalität bis 5,5 % (Karsen et al. 2012), Restitutio ad integrum > 50 % der behandelten Patienten. |
| Nokardiose (Nocardia-Spezies, *z. B. Nocardia asteroides, Nocardia farcinica, Nocardia brasiliensis*) | Opportunistische Infektion bei immunsupprimierten Patienten, ZNS-Nokardiose sehr selten, Nokardien kommen im Erdboden vor, hämatogene Erregeraussaat bei primärer pulmonaler Infektion. Neurologische Manifestationen bei 20 bis 30 % der Patienten: am häufigsten Hirnabszess, oft multipel, sehr selten Meningitis ohne gleichzeitigen Hirnabszess. | Mikroskopischer Nachweis der Erreger (gram-positive und in der Ziehl-Neelsen-Färbung säurefeste Bakterien), positive Kultur im Abszessaspirat oder in der endotrachealen Absaugung/Bronchiallavage; der Liquor kann eitrig sein oder aber eine granulozytäre/lymphozytäre Pleozytose zeigen. | In Abhängigkeit vom Antibiogramm z. B. Cotrimoxazol (480 mg/d i. v. TMP Dosis) für 6 bis 8 Wochen (↔, A), dann orale Weiterbehandlung für mehrere Wochen bis Monate (z. B. 160–320 TMP/d p. o.) zur Rezidivprophylaxe (in Abhängigkeit vom klinischen und neuroradiologischen Befund). Alternativen: Meropenem, Ceftriaxon, Ampicillin, Vancomycin, Linezolid; chirurgische Intervention (stereotaktische Punktion) beim Hirnabszess. Prognose der ZNS-Nokardiose ist ungünstig; Gesamtletalität bis 50 %, bei Vorliegen multipler Hirnabszesse bis 90 %. |
| Mykoplasmen-Infektion (*Mycoplasma pneumoniae*) | M. pneumoniae ist eine häufige Ursache einer ambulant erworbenen Pneumonie; klinische Charakteristika: pulmonaler Infekt (atypische Pneumonie), gefolgt von neurologischen Komplikationen (direkt erregerbedingt oder immunvermittelt) (Narita, 2016); Meningoenzephalitis, ADEM, zerebelläre Ataxie, Querschnittsmyelitis, Meningitis, Polyneuropathie, Guillain-Barre-Syndrom, Mononeuritis multiplex, Myositis, ischämischer Infarkt. | Serologische Diagnose: Nachweis von IgM- und IgG-Antikörpern, Mykoplasmen-spezifische intrathekale Antikörperproduktion, Mykoplasmen-DNA-Nachweis mittels PCR im Liquor. Positive Kälteagglutinine (Titer > 1 : 64) bei < 50 % der Patienten. MRT: periventrikuläre Marklagerläsionen oder intramedulläre Läsionen (im Falle einer Myelitis.) | Doxycyclin (200 mg/d p. o.), Moxifloxacin (400 mg/d p. o.) oder Clarithromycin (2 × 500 mg/d p. o.) (↔, A). Mykoplasmen haben keine Zellwand, daher sind Penicillin und Cephalosporine nicht wirksam. Bei schweren Fällen (z. B. Myelitis mit Paraparese) Kortikosteroide (z. B. 500 mg Methylprednisolon/d i. v. für 5 Tage). Residuen bei < 10–15 % der Patienten. Sehr selten tödliche Verläufe. |

## F 1.3 Nosokomiale Meningitis, Ventrikulitis und Shunt-Infektionen

### F 1.3.1 Definition und Epidemiologie

Bei nosokomialen Infektionen handelt es sich um Infektionen, die ein Patient im zeitlichen Zusammenhang mit einem stationären oder ambulanten Krankenhausaufenthalt erwirbt, sofern die Infektion nicht bereits vorher bestand. Es werden exogene und endogene Infektionswege unterschieden (Kerwat et al. 2010). Bei exogenen Infektionen (auch als »Kreuzinfektion« bezeichnet) werden die Infektionserreger aus der Umgebung aufgenommen, z. B. durch den direkten Kontakt mit Personen oder kontaminierten Gegenständen. Endogene nosokomiale Infektionen werden durch Keime der patienteneigenen Flora verursacht.
Die Inzidenz der nosokomialen Meningitis wird in der Literatur zwischen 2 und 27 % angegeben (Beer et al. 2010). Ca. 1–2 % der Patienten mit einem offenen Schädel-Hirn-Trauma entwickeln eine nosokomiale bakterielle Meningitis, bei protrahierter Liquorrhoe infolge eines persistierenden Schädelbasis-Defekts kommt es zu einem deutlichen Anstieg des Infektionsrisikos auf bis zu 25 %. Fundierte epidemiologische Daten gibt es zur nosokomialen Ventrikulomeningitis sekundär zur Anlage einer externen Ventrikeldrainage (EVD). Hier beträgt die kumulative Rate an positiven Liquorkulturen 8,8 % pro Patient bzw. 8,1 % pro EVD-Katheter in situ (Lozier et al. 2002). Das Risiko für eine EVD-assoziierte Infektion steigt mit zunehmender Liegedauer des Ventrikelkatheters sowie Anzahl und Art der Kathetermanipulationen – mit höherem Infektionsrisiko für Spülung und intrathekale Substanzapplikation (verglichen mit nur Liquorentnahme). Eine intraventrikukäre Blutung prädisponiert ebenfalls zur Entwicklung einer EVD-assoziierten Meningitis. Auch das chirurgische Vorgehen hat einen Einfluss auf die Infektionsrate. Weniger gut dokumentiert ist die Rolle von systemischen Infekten als Ursache einer Katheter-assoziierten Ventrikulomeningitis. In diesem Zusammenhang ist es wichtig, eine »echte« Katheterinfektion von einer Kontamination oder Katheterkolonisation abzugrenzen. Eine Kontamination ist bei Vorliegen einer positiven Liquorkultur ohne abnormen chemischen und zytologischen Liquorbefund anzunehmen. Eine Katheterkolonisation ist durch wiederholt positive Liquorkulturen plus laborchemische Hinweise auf eine Ventrikulomeningitis jedoch ohne entsprechende klinische Infektsymptomatik definiert. Eine Infektion wird infolgedessen durch eine positive Liquorkultur plus pathologischen Liquorbefund und entsprechende klinische Präsentation gesichert (Lozier et al. 2002; Tunkel et al. 2017). Differenzialdiagnostisch ist auch die Möglichkeit einer Infektion bei klinischen Zeichen einer floriden ZNS-Infektion und pathologischem Liquorbefund trotz negativer Liquorkultur in Betracht zu ziehen, insbesondere bei Patienten mit vorheriger bzw. unter laufender Antibiotikatherapie.

### F 1.3.2 Mikrobiologie

Bei den Katheter-assoziierten Meningitiden dominieren gram-positive Erreger, in erster Linie Keime der residualen Hautflora, wie *Staphylococcus epidermidis* und *Staphylococcus aureus*. Nach wie vor ist eine Zunahme an Infektionen mit sogenannten multiresistenten Stämmen zu verzeichnen (Beer et al. 2008). Das Resistenzspektrum unterscheidet sich von Patient zu Patient wie auch von Station zu Station und wird u. a. von den lokalen Antibiotika-»Verordnungsgewohnheiten« beeinflusst. Gram-negative Keime sind für ca. 10 % der nosokomialen Meningitisfälle verantwortlich. Auch hier nehmen Infektionen durch multiresistente Erreger (v. a. *Pseudomonas spp.* und *Acinetobacter spp.*) zu. Nosokomiale ZNS-Infektionen durch Anaerobier und Pilze, in erster Linie *Candida spp.*, sind zahlenmäßig zwar weitaus seltener, stellen aber aus therapeutischer Sicht eine Herausforderung dar.

### F 1.3.3 Diagnostik

Wichtige klinische Parameter, die das Vorliegen einer nosokomialen ZNS-Infektion anzeigen, sind Fieber, positive meningeale Reizzeichen, Bewusstseinsstörung oder ein Anstieg des intrakraniellen Drucks bei komatösen bzw. analgosedierten Patienten. Da die genannten Symptome auch durch nicht-infektiöse Ursachen hervorgerufen werden können, müssen zusätzliche diagnostische Maßnahmen ergriffen werden. Das Vorliegen einer Ventrikulomeningitis kann bildgebend mittels kontrastverstärkter CT oder MRT diagnostiziert werden, wobei typischerweise eine deutliche Kontrastanreicherung des Ventrikelependyms bzw. der Meningen zur Darstellung kommt. Bisweilen finden sich auch Abszessformationen um den infizierten Katheter bzw. im Bereich des »Stichkanals«. Hinweise auf eine nosokomiale Meningitis kann auch die Liquoranalyse liefern. Während bei einer oft fulminant verlaufenden gram-negativen Ventrikulomeningitis mit hohem Fieber, Sepsissyndrom und purulentem Liquor die Diagnostik keine große Herausforderung darstellen sollte, kann im Gegensatz dazu der Nachweis einer gram-positiven Ventrikulitis, die teilweise nur mit einer geringgradigen Inflammationsreaktion einhergeht, protrahiert verlaufen. Auch eine hämorrhagische Kontamination des Liquors mit konsekutiver »aseptischer Reizpleozytose« kann die Infektdiagnostik beeinträchtigen. Hier kann die Kalkulation des sogenannten »Zellindex« (Berechnung der Ratio von Leukozyten und Erythrozyten im Liquor dividiert durch die Ratio von Leukozyten und Erythrozyten im peripheren Blut) die diagnostische Präzision erhöhen (Pfausler et al. 2004). Auf die Problematik negativer Liquorkulturen bei antibiotisch vor- bzw. anbehandelten Patienten wurde bereits hingewiesen.

### F 1.3.4 Therapeutische Prinzipien

Verzögerte oder inadäquate antimikrobielle Therapie der nosokomialen Ventrikulomeningitis ist mit einer erhöhten Letalität und Morbidität verbunden. Die initiale empirische Antibiotikagabe (**Tab. F 1.9**)

**Tab. F 1.9:** Empfehlungen für die empirische Antibiotikatherapie bei bakteriellen nosokomialen intrakraniellen Infektionen in Abhängigkeit von Risikofaktoren

| Risikofaktor | Häufige Erreger | Empirische Therapie[1,2] |
|---|---|---|
| Neurochirurgische Intervention (inkl. Ventrikulitis) | Staphylokokken (z. B. *Staph. aureus*, *Staph. epidermidis*)<br>gram-negative Stäbchen | Vancomycin oder Linezolid plus Cephalosporin der Gruppe 3 oder 4 oder Meropenem (↑, A) |
| Offenes Schädel-Hirn-Trauma | Staphylokokken (z. B. *Staph. aureus*, *Staph. epidermidis*)<br>gram-negative Stäbchen | Vancomycin oder Linezolid plus Cephalosporin der Gruppe 3 oder 4 oder Meropenem (↑, A) |
| Schädelbasis-Fraktur (Frühphase) | *S. pneumoniae*, hämolysierende Streptokokken<br>Anaerobier (vgl. residuale Mundflora) | Cephalosporin der Gruppe 3 oder 4 plus Metronidazol (oder Meropenem) plus Vancomycin oder Linezolid (↑, A) |

1 Nach Erregerisolation sollte eine gezielte Antibiotikatherapie entsprechend der Resistenztestung erfolgen.
2 Dosierungsempfehlung für die intravenöse Gabe bei adulten Patienten ohne Nieren- bzw. Leberfunktionseinschränkung: Vancomycin 15 mg/kg alle 8 h (Talspiegel 15–20 mg/l), Linezolid 600 mg alle 12 h, Meropenem 2 g alle 8 h, Cefotaxim 2 g alle 4–6 h, Cefepim 2 g alle 4–6 h (Auswahl je nach Resistenzmuster), Metronidazol 500 mg alle 6–8 h.

muss das wahrscheinliche Erregerspektrum, die lokale Resistenzlage, die Grundkrankheit sowie Patientenfaktoren wie Alter, Begleiterkrankungen und Immunstatus berücksichtigen (Van de Beek et al. 2010). Des Weiteren müssen die pharmakodynamischen und pharmakokinetischen Besonderheiten der applizierten Substanzen beachtet werden.

### F 1.3.5 Pragmatische Therapie

Da die Mehrzahl der nosokomialen Meningitiden durch Staphylokokken verursacht wird, muss die Initialtherapie eine Substanz mit guter Wirksamkeit im gram-positiven Bereich und adäquater Penetration in den Liquor cerebrospinalis beinhalten. Um auch multiresistente Stämme wirksam zu behandeln, wird die Applikation von Glykopeptiden (z. B. Vancomycin) oder Linezolid empfohlen (↑, A) (**Tab. F 1.9**) (Tunkel et al. 2017). Bei Kontraindikationen gegen eine systemische Glykopeptid-Gabe kann bei gesicherter Staphylokokken-Ventrikulitis alternativ eine intrathekale Applikation erwogen werden (↔, A) (Ziai und Levin 2009). Da initial häufig das (zusätzliche) Vorliegen eines multiresistenten gram-negativen Erregers nicht dezidiert ausgeschlossen werden kann, ist zusätzlich ein Cephalosporin mit Wirksamkeit gegen Pseudomonas-Spezies oder ein Carbapenem (z. B. Meropenem), je nach lokaler Resistenzsituation, zu geben (↑, A) (**Tab. F 1.9**) (Tunkel et al. 2017). Nach Erregerisolation sollte die antibiotische Therapie entsprechend der Resistenztestung adaptiert werden, nicht selten ist eine Deeskalation möglich.
Empfehlungen zur Therapiedauer einer nosokomialen Meningitis sind in der Literatur spärlich. In der Regel wird eine Antibiotikagabe für 10–14 Tage als ausreichend angesehen, insbesondere wenn wiederholte Liquorkulturen ein negatives Ergebnis liefern (↔, A) (Tunkel et al. 2017). Bei einer Infektion durch multiresistente gram-negative Erreger ist eine Therapiedauer von zumindest 21 Tagen gerechtfertigt (↔, B) (Tunkel et al. 2017). Die Rezidivrate wird mit ca. 25 % angegeben, sodass auch nach Abschluss der Antibiotikatherapie entsprechende »Surveillance«-Maßnahmen aufrechterhalten werden müssen.

Im Gegensatz zum umstrittenen prophylaktischen Katheterwechsel wird bei Vorliegen einer Shunt- oder EVD-assoziierten Ventrikulomeningitis die Entfernung und gegebenenfalls Neuanlage des Kathetersystems empfohlen (↑, A), da eine ausreichende Antibiotikapenetration in den bakteriellen Biofilm, der am Kathetermaterial haftet, nicht gewährleistet werden kann (Beer et al. 2008; Tunkel et al. 2017). Ob sich zur Prävention einer nosokomialen Ventrikulomeningitis die Verwendung von Antibiotika- oder Antiseptika-imprägnierten EVD-Kathetern durchsetzen wird, ist aktuell nicht absehbar. Klinische Studien haben jedenfalls die Sicherheit und Wirksamkeit solcher Katheter belegen können (Beer et al. 2010; Keong et al. 2012).

## Literatur


Ajdukiewicz KM, Cartwright KE, Scarborough M et al. Glycerol adjuvant therapy in adults with bacterial meningitis in a high HIV seroprevalence setting in Malawi: a double-blind, randomised controlled trial. Lancet Infect Dis, 2011; 11: 293–300.

Auburtin M, Wolff M, Charpentier J et al. Detrimental role of delayed antibiotic administration and penicillin-nonsusceptible strains in adult intensive care unit patients with pneumococcal meningitis: the PNEUMOREA prospective multicenter study. Crit Care Med 2006; 34: 2758–2765.

Beer R, Engelhardt KW, Pfausler B et al. Pharmacokinetics of intravenous linezolid in cerebrospinal fluid and plasma in neurointensive care patients with staphylococcal ventriculitis associazted with external ventricular drains. Antimibrob Agents Chemother 2007; 51: 379–382.

Beer R, Lackner P, Pfausler B, Schmutzhard E. Nosocomial ventriculitis and meningitis in neurocritical care patients. J Neurol 2008; 255: 1617–1624.

Beer R, Pfausler B, Schmutzhard E. Infectious intracranial complications in the neuro-ICU patient population. Curr Opin Crit Care 2010; 16: 117–122.

Bodmann KF, Grabein B und die Expertenkommission der Paul-Ehrlich-Gesellschaft für Chemotherapie e. V.: Empfehlungen zur kalkulierten parenteralen Initialtherapie bakterieller Erkrankungen bei Erwachsenen. Chemother J 2010; 19: 179–255.

Brouwer MC, Thwaites GE, Tunkel AR, van de Beek D. Dilemmas in the diagnosis of acute community-acquired bacterial meningitis. Lancet 2012; 380: 1684–1692.

Brouwer MC, McIntyre P, Prasad K, van de Beek D. Corticosteroids for acute bacterial meningitis, Cochrane. Database. Syst Rev 2015; 9: CD004405.

Brouwer MC, McIntyre P, de Gans J, Prasad K, van de Beek D: Corticosteroids for acute bacterial Meningitis (Rewies). Cochrane Database Syst Rev 2010; (9): CD00405.

Chaudhuri A, Martin PM, Kennedy PGE, Seaton RA, Portegies P, Bojar M et al. EFNS guideline on the management of community-acquired bacterial meningitis: report of an EFNS Task force on acute bacterial meningitis in older children and adults. Eur J Neurol 2008; 15: 649–659.

DeGans J van de Beek D for the European Dexamethasone in Adulthood Bacterial Meningitis Study Investigators. Dexamethasone in Adults with Bacterial Meningitis.N Engl J Med 2002; 347: 1549–1556.

DGPI (Deutsche Gesellschaft für Pädiatrische Infektiologie). Meningitis. 6. Auflage.München: Thieme; 2013. 727–733.

Dodge PR, Davis H, Feigin RD, Holmes SJ, Kaplan SL, Jubelirer DP, Stechenberg BW, Hirsh SK. Prospective evaluation of hearing impairment as a sequela of acute bacterial meningitis. N Engl J Med 1984; 311: 869–874.

Engelen-Lee JY, Brouwer MC, Aronica E, van de Beek D. Pneumococcal meningitis: clinical-pathological correlations (MeninGene-Path). Acta Neuropathol Commun 2016; 22(4): 26.

Gerber J, Nau R. Mechanisms of injury in bacterial meningitis. Curr Opin Neurol 2010; 23: 312–328.

Gilsdorf A. Meningokokken. Invasive Erkrankung. In: Infektionsepidemiologisches Jahrbuch meldepflichtiger Krankheiten für 2013. 2014. 154–156.

Glimaker M, Johansson B, Halldorsdottir H, Wanecek M, Elmi-Terander A, Ghatan PH, Lindquist L, Bellander BM. Neuro-intensive treatment targeting intracranial hypertension improves outcome in severe bacterial meningitis: an intervention-control study, PLoS ONE 2014; 9: e91976.

Gul HC, Redem H, Beck S. Overview of neurobrucellosis: a pooled analysis of 187 cases. Int J Infect Dis 2009; 13: 339–343.

Heckenberg SB, de Gans J, Brouwer MC, Weisfeld M, Piet JR, Spanjaard L, van der Ende A, van de Beek D. Clincial features, outcome and Meningococcal genotypie in 258 adults with meningococcal meningitis: a prospective cohort study. Medicine (Baltimore) 2008; 87: 185–192.

Karsen H, Koruk ST, Duygu F, Yapici K, Kati M. Review of 17 cases of neurobrucellosis: clinical manifestations, diagnosis and management. Arch Iran Med 2012; 15: 491–494

Kasanmoertalib ES, Brouwer MC, van der Ende A, van de Beek D, Hyrocephalus in adults with community acquired bacterial meningitis. Neurology 2010; 75: 918–923.

Kastenbauer S, Pfister HW. Pneumococcal meningitis in adults: Spectrum of complications and prognostic factors in a series of 87 cases. Brain 2003; 126: 1015–1025.

Kastenbauer S, Winkler F, Fesl G, Schiel X, Ostermann H, Yousry TA, Pfister HW. Acute severe spinal cord dysfunction in bacterial meningitis in adults: MRI findings suggest extensive myelitis. Arch Neurol 2001; 58: 806–810.

Keong NC, Bulters DO, Richards HK, Farrington M, Sparrow OC, Pickard JD, Hutchinson PJ, Kirkpatrick PJ. The SILVER (Silver Impregnated Line Versus EVD Randomized trial): a double-blind, prospective, randomized, controlled trial of an intervention to reduce the rate of external ventricular drain infection. Neurosurgery 2012; 71(2): 394–403; discussion 403–404.

Kerwat K, Graf J, Wulf H. Nosokomiale Infektionen. Anasthesiol Intensivmed Notfallmed Schmerzther 2010; 45: 30–31.

Klein M, Bühler R, Eiffert H et al. Ambulant erworbene bakterielle (eitrige) Meningoenzepahlitis im Erwachsenenalter. Akt Neurol 2016; 43: 358–368. (www.dgn.org/leitlinien).

Klein M, Koedel U, Kastenbauer S, Pfister HW, van de Beek D, Schut ES, Brouwer MC, Steiner I. Delayed cerebral thrombosis after initial good recovery from pneumococcal meningitis: past as prologue: delayed stroke as a parainfectious process of bacterial meningitis? Neurology 2010; 75: 193.

Klein M, Koedel U, Pfister H-W, Kastenbauer S. Meningitis-associated hearing loss: protection by adjunctive antioxidant therapy. Ann Neurol 2003; 54: 451–458.

Klein M, Pfister HW, Leib SL, Koedel U. Therapy of community-acquired acute bacterial meningitis: the clock is running. Expert Opin Pharmacother 2009; 10: 2609–2623.

Klein M, Pfister HW. Bakterielle Infektionen des Zentralnervensystems. Nervenarzt 2010; 81: 150–161.

Kniehl E, Dörries R, Geiß HK, Matz B, Neumann-Häfelin D, Pfister HW, Prange H, Schlüter D, Spellerberg B, Spencker FB. MiQ (Qualitätsstandards in der mikrobiologisch-infektiologischen Diagnostik). Infektionen des Zentralnervensystems. München: Urban & Fischer; 2001.

Koedel U, Klein M, Pfister HW. New understandings on the pathophysiology of bacterial meningitis. Curr Opin Infect Dis 2010; 23: 217–223. Review.

Lam TT, Claus H, Elias J, Frosch M, Vogeland U. Ampicillin resistance of invasive Haemophilus influenzae isolates in Germany 2009–2012; Int. J Med Microbiol 2015; 305: 748–755.

Lozier AP, Sciacca RR, Romagnoli MF, Connolly ES Jr. Ventriculostomy-related infections: a critical review of the literature. Neurosurgery 2002; 51: 170–182.

Lucas MJ, Brouwer MC, van de Beek D. Neurological sequelae of bacterial meningitis. J Infect 2016; 73(1): 18–27.

Lummel N, Koch M, Klein M, Pfister HW, Brückmann H, Linn J. Spectrum and Prevalence of Pathological Intracranial Magnetic Resonance Imaging Findings in Acute Bacterial Meningitis. Clin Neuroradiol 2016; 26: 159–67

Magnus T, Röther J, Simova O et al. The neurological Sydrome in Adults during the 2011 northern German E. coli scrotype 0104:H4 outbreak. Brain 2012; 135: 1850–1859.

Mitja O, Pigrau C, Ruiz I, Vidal X, Almirante B, Planes AM, Molina I, Rodriguez D, Pahissa A. Predictors of mortality and impact of aminoglycosides on outcome. J Antimicrob Chemother 2009; 64: 416–423.

Mourvillier B, Tubach F, van de Beek D et al. Induced hypothermia in severe bacterial meningitis: a randomized clinical trial. JAMA 2013; 310: 2174–2183.

Mylonakis E, Hohmann EL, Calderwood SB. Central nervous system infection with Listeria monocytogenes. Medicine 1998; 77: 313–336.

Narita M. Classification of extrapulmonary manifestations due to Mycoplasma pneumoniae infection on the basis of possible pathogenesis. Microbiol 2016; 7: 23.

NRZMHi Nationales Referenzzentrum für Meningokokken und Haemophilus influenzae am Institut für Hygiene und Mikrobiologie der Universität Würzburg, Daten zur Laborüberwachung von Meningokokken 2014, www.meningococcus.uni-wurzburg.de/Daten 2014 (2015).

Ntziora F, Falagas ME. Linezolid for the treatment of patients with central nervous system infection. Ann Pharmacother 2007; 41: 296–308.

Paris MM, Hickey SM, Uscher MI, Shelton S, Olsen KD, McCracken GH Jr. Effect of dexamethasone on therapy of experimental penicillin- and cephalosporin-resistant pneumococcal meningitis. Antimicrob Agents Chemother 1994; 38: 1320–1324.

Paul R, Lorenzl S, Koedel U, Sporer B, Vogel U, Frosch M, Pfister HW. Matrix metalloproteinases contribute to the blood-brain barrier disruption during bacterial meningitis. Ann Neurol 1998; 44: 592–600.

Pfausler B, Beer R, Engelhardt K, Kemmler G, Mohsenipour I, Schmutzhard E. Cell index- a new parameter for the early diagnosis of ventriculostomy (external ventricular drain)-related ventriculitis in patients with intraventricular hemorrhage? Acta Neurochir (Wien) 2004; 146: 477–481.

Pfausler B, Spiss H, Beer R, Kampl A, Engelhardt K, Schober M, Schmutzhard E. Treatment of staphylococcal ventriculitis associated with external cerebrospinal fluid drains: a prospective randomized trial of intravenous compared with intraventricular vancomycin therapy. J Neurosurg 2003; 98: 1040–1044.

Pfausler B, Spiss H, Dittrich P, Zeitlinger M, Schmutzhard E and Joukhadar C. Concentrations of fosfomycin in the cerebrospinal fluid of neurointensive care patients with ventriculostomy-associated ventriculitis, J Antimicrob. Chemother 2004; 53: 848–852.

Pfister HW et al. Ambulant erworbene bakterielle (eitrige) Meningoenzephalitis im Erwachsenenalter. Leitlinie der Deutschen Gesellschaft für Neurologie. AWMF online; 2016. (www.awmf.org/uploads/tx_szleitlinien/030-089I_S2k_Ambulant_erworbene_Meningoenzephalitis_2016-08.pdf, Zugriff am 19. 09. 2017).

Pfister HW, Feiden W, Einhäupl KM. The spectrum of complications during bacterial meningitis in adults: Results of a prospective clinical study. Arch Neurol 1993; 50: 575–580.

Pfister HW. Meningitis. Klinik – Differenzialdiagnose – Pathophysiologie – Therapie. Stuttgart: Kohlhammer; 2002.

Richter-Kuhlmann E. EHEC-HUS-Epidemie: Glimpflicher ausgegangen als befürchtet. Deutsches Ärzteblatt 2011; 38: 1648.

RKI (Robert Koch-Institut). Empfehlungen der ständigen Impfkomission (STIKO) am Robert-Koch-Institut/ Stand August 2015. Epidemiologisches Bulletin 2015; 37: 394–410.

RKI (Robert Koch-Institut). Aktuelle Statistik meldepflichtiger Infektionskrankheiten, Deutschland. In: Robert Koch-Institut (ed.). Epidemiologisches Bulletin 2015; 3: 23.

RKI (Robert Koch-Institut). Meningokokkenerkrankungen. RKI Ratgeber, Merkblätter für Ärzte. Stand August 2010; (www.rki.de).

RKI (Robert Koch-Institut). Aktuelle Statistik meldepflichtiger Infektionskrankheiten, Deutschland. Epidemiologisches Bulletin 2011; 3: 21.

RKI (Robert Koch-Institut). Informationen zum EHEC-/HUS-Ausbruchsgeschehen von Mai bis Juli 2011 in Deutschland – Ende des Ausbruchs. Epidemiologisches Bulletin 2011; 31: 295–296.

RKI (Robert Koch-Institut). Listeriose 2001 bis 2009. Epidemiologisches Bulletin 2010a; 34: 341–345.

RKI (Robert Koch-Institut). Reiseassoziierte Infektionskrankheiten 2009. Epidemiologisches Bulletin 2010b; 38: 379–387.

RKI (Robert Koch-Institut). Epidemiologisches Jahrbuch meldepflichtiger Krankheiten für 2015. Datenstand: 1. März 2016; siehe www.rki.de.

RKI (Robert Koch-Institut): Infektionsepidemiologisches Jahrbuch meldepflichtiger Krankheiten für 2015. Datenstand: 1. März 2016; siehe www.rki.de.

Rupprecht TA, Pfister HW. Clinical experience with linezolid for the treatment of central nervous system infections. Eur J Neurol 2005; 12: 536–542

Schut ES, Brouwer MC, de Gans J. Delayed cerebral thrombosis after initial good recovery from pneumococcal meningitis. Neurology 2009; 73: 1988–1995.

Southwick FS. Septic thrombophlebitis of major dural venous sinuses. Curr Clin Trop Infect Dis 1995; 15: 179–203.

Sudarsanam T et al. Pre-admission antibiotics for suspected cases of meningococcal disease. Cochrane Database Syst Rev 2008; (1): CD005437.

Thompson MJ, Ninis N, Perera Ret al. Clinical recognition of meningococcal disease in children and adolescents. Lancet 2006; 367: 397–403.

Tunkel AR, Hasbun R, Bhimraj A, Byers K, Kaplan SL, Michael Scheld W, van de Beek D, Bleck TP, Garton HJ, Zunt JR: Infectious Diseases Society of America's Clinical Practice Guidelines for Healthcare-Associated Ventriculitis and Meningitis. Clin Infect Dis 2017; 64(6): e34–e65

van de Beek D, De Gans J, Spanjaard L, Weisfelt M, Reitsma JB, Vermeulen M. Clinical features and prognostic factors in adults with bacterial meningitis. N Engl J Med 2004; 351: 1849–1859.

Van de Beek D, Drake JM, Tunkel AR. Nosocomial bacterial meningitis. N Engl J Med 2010; 362: 146–154.

Viallon A, Desseigne N, Marjollet O et al. Meningitis in adult patients with a negative direct cerebrospinal fluid examination: value of cytochemical markers for differenzial diagnosis. Crit Care 2011; 15: R136.

Winkler F, Kastenbauer S, Yousry TA, Maerz U, Pfister HW. Discrepancies between brain CT imaging and severely raised intracranial pressure proven by ventriculostomy in adults with pneumococcal meningitis. J Neurol 2002; 249(9): 1292–1297.

Woehrl B, Brouwer MC, Murr C, Heckenberg SG, Baas F, Pfister HW, Zwinderman AH, Morgan BP, Barnum SR, van der Ende A, Koedel U, van de Beek D. Complement component 5 contributes to poor disease outcome in humans and mice with pneumococcal meningitis. J Clin Invest 2011; 121: 3943–3953.

Ziai WC, Lewin JJ 3rd. Improving the role of intraventricular antimicrobial agents in the management of meningitis. Curr Opin Neurol 2009; 22: 277–282.

# F 2 Intrakranielle und spinale Abszesse

*von M. Klein, F.-W. Kreth und H.-W. Pfister*

## F 2.1 Hirnabszess

### F 2.1.1 Klinik

#### F 2.1.1.1 Definition

Der Hirnabszess ist eine lokale, intrazerebrale Infektion, die als Zerebritis beginnt und sich zu einer Eiteransammlung mit Bindegewebskapsel entwickelt.

#### F 2.1.1.2 Diagnose

In einer Metaanalyse von 123 Studien mit insgesamt 9 699 Patienten mit Hirnabszess waren die häufigsten klinischen Symptome Kopfschmerzen (69 %), Fieber (53 %), neurologische Defizite (48 %), Übelkeit und Erbrechen (47 %), Vigilanzminderung (43 %), Nackensteife (32 %) und epileptische Anfälle (25 %) (Brouwer et al. 2014b). Eine Kombination aus Fieber, Kopfschmerzen und fokalen neurologischen Defiziten fand sich bei nur 20 % der Patienten.

Bei Verdacht auf Hirnabszess ist eine zerebrale Bildgebung für die Diagnosestellung entscheidend. In der kranialen Computertomographie (CCT) zeigt sich in der Frühphase der Zerebritis ein hypodenses Areal mit geringer oder fehlender Kontrastmittelaufnahme (Falcone et al. 2000). Nach Formation des Abszesses mit Bildung einer Bindegewebskapsel kommt es typischerweise zu einer ringförmigen Kontrastmittelaufnahme mit perifokalem Ödem und Raumforderung. Durch eine MRT-Untersuchung lassen sich bakterielle Hirnabszesse mit hoher Wahrscheinlichkeit von hirneigenen Tumoren oder Metastasen differenzieren (Xu et al. 2014): Im Vergleich zu Tumoren finden sich im Zentrum des Abszesses meist erhöhte Signale in der diffusionsgewichteten Sequenz (DWI) bei reduzierten ADC Werten und in der Abszessperipherie erniedrigte Flusswerte in der Perfusion (Chiang et al. 2009; Reiche et al. 2010). Sensitivität und Spezifität des MRTs unter Verwendung der diffusionsgewichteten Sequenzen liegen bei etwa 95 % (Xu et al. 2014) und können durch den zusätzlichen Einsatz von »Diffusion-Tensor Imaging« (DTI) und Protonen-MR-Spektroskopie weiter gesteigert werden (Horger et al. 2009; Pal et al. 2010). MRT-spektroskopisch finden sich bei Abszessen im Vergleich zu Hirntumoren häufig erhöhte Resonanzen für Acetat, Laktat, Alanin, Succinat und Pyruvat sowie Aminosäuren wie Valin, Leucin, Isoleucin, während die Peaks für Acetylaspartat, Cholin und Kreatin/Phosphokreatin sowohl bei Patienten mit Hirntumor als auch Abszessen gleichermaßen erniedrigt sind (Chiang et al. 2009; Reiche et al. 2010). Die Differenzierung zwischen Abszessen und Tumoren im ZNS durch bildgebende Verfahren kann jedoch im Einzelfall schwierig bleiben (Brouwer et al. 2014b; Nath et al. 2009). Der Nachweis einer Leukozytose im Blut, einer BSG-Beschleunigung oder CRP-Erhöhung kann differenzialdiagnostisch für die Unterscheidung von Hirnabszessen und anderen Raumforderungen hilfreich sein, allerdings können die Leukozytenzahl im Blut, die BSG und das CRP bei Patienten mit Hirnabszess auch unauffällig sein (Brouwer et al. 2014b; Klein et al. 2014). Blutkulturen (aerob und anaerob) sollten angelegt werden, obwohl sie nur bei etwa 10 % der Patienten positiv sind (Brouwer et al. 2014b).

Bei einem Patienten mit nachgewiesenem Hirnabszess muss nach einem primären Fokus gesucht werden. Empfehlenswert sind in der Regel folgende *Untersuchungen*: kraniale CT mit Knochenfenster mit Nasennebenhöhlen und Mastoid, HNO-ärztliche Konsiliaruntersuchung, zahnärztliche Untersuchung, Röntgen-Thorax und Abdomen-Ultraschall-Untersuchung (eventuell CT), Echokardiogramm und HIV-Serologie. Eine Lumbalpunktion soll bei Patienten mit raumforderndem Hirnabszess wegen des erheblichen Risikos einer zerebralen Herniation nicht durchgeführt werden (Klein et al. 2014; Nathoo et al. 2011). Darüber hinaus tragen die Liquorbefunde meist nicht zur Diagnose bei, es sei denn, der Abszess hat Anschluss an das Ventrikelsystem (Chun et al. 1986; Seydoux et al. 1992). Bei 16 % der Patienten mit Hirnabszess findet sich sogar ein völlig unauffälliger Liquorbefund (Brouwer et al. 2014b).

Die wichtigste diagnostische (und therapeutische) Maßnahme ist die *stereotaktische Aspiration des Abszesses*. Der intrakranielle Eiter soll sofort ausgestrichen und mittels Gram-Färbung untersucht werden; Kulturen (aerob und anaerob) sind im Mittel bei 84 % der Patienten positiv (Spanne 69–97 %; (Alderson et al. 1981; Chun et al. 1986; Seydoux et al. 1992; Svanteson et al. 1988; Yang et al. 1993). Bei entsprechendem Verdacht sind auch Färbungen und Kulturen zum Nachweis von Pilzen, Mykobakterien und Protozoen indiziert. Gegebenenfalls kann die Diagnostik durch PCR-Untersuchungen ergänzt werden, insbesondere bei Verdacht auf langsam wachsende Erreger (z. B. Mykobakterien) (Nau et al. 2016).

#### F 2.1.1.3 Differenzialdiagnosen

Die wichtigsten Differenzialdiagnosen sind Metastase(n) und hirneigene Tumore, ferner fokale Meningoenzephalitis (z. B. Herpes-simplex-Enzephalitis), subdurales Empyem, epiduraler Abszess und septische Sinus- oder Hirnvenenthrombose. Ra-

Tab. F 2.1: Prädisponierende Faktoren für die Entwicklung eines Hirnabszesses (Klein et al. 2014, ausgewählte Studien mit hohen Fallzahlen)

| Prädisponierende Faktoren | Risiko eines Hirnabszesses | Literaturstellen |
|---|---|---|
| Akute oder chronische Sinusitis | 11 von 649 Patienten (1,7 %) | Clayman et al. 1991 |
| Chronische Otitis media | 29 von 20 331 Patienten (0,14 %) »Lebensrisiko« eines 30-jährigen Mannes: 0,5 % | Kangsanarak et al. 1993; Nunez et al. 1990 |
| Offenes Schädel-Hirn-Trauma | Schuss- und Splitterverletzungen: 37 von 1 221 Patienten (3 %) | Rish et al. 1981 |
| Kraniotomie | 17 von 2 944 Patienten entwickelten Hirnabszess oder subdurales Empyem (0,58 %) | Korinek 1997 |
| Organtransplantierte Patienten unter Ciclosporin | 28 von 4 628 Patienten (0,61 %) | Selby et al. 1997 |
| Knochenmark- oder Stammzell-transplantation | 26 von 655 Patienten (4 %) | Maschke et al. 1999 |
| HIV-Infektion (unter hochaktiver antiretroviraler Therapie) | Jährliche Inzidenz der Toxoplasmose: 0,22 %[a] | Sacktor et al. 2001 |
| Kongenitale Herzerkrankung | 26 von 1 270 Patienten (2 %) | Fischbein et al. 1974 |
| Singuläre pulmonale AVM[b] | 1 von 32 Patienten (3 %) | Swanson et al. 1999 |
| Multiple pulmonale AVM | 4 von 61 Patienten (7 %) | Swanson et al. 1999 |
| Diffuse pulmonale AVM | 6 von 16 Patienten (37 %) | Faughnan et al. 2000 |
| Akute bakterielle Endokarditis | 1–5 % | Kanter et al. 1991; Le Cam et al. 1984; Salgado et al. 1989 |

a Ergebnis einer nordamerikanischen Studie; die Inzidenz könnte in Europa aufgrund der höheren Durchseuchung der Bevölkerung mit *Toxoplasma gondii* (Maschke et al. 1999) höher sein.
b AVM arteriovenöse Malformation

diologisch kann darüber hinaus die Abgrenzung eines Hirnabszesses von einem(r) ischämischen Infarkt, Blutung in Resorption, thrombosierten Aneurysma, arteriovenösen Malformation, Multiplen Sklerose, Sarkoidose oder Lymphom mitunter schwierig sein (Falcone et al. 2000).
Bei HIV-positiven Patienten ist die wichtigste Differenzialdiagnose der Toxoplasmen-Enzephalitis das primäre ZNS-Lymphom (PCNSL), gefolgt von Abszessen durch andere Erreger (z. B. Nocardien, Listerien), Metastasen und Ischämie oder Blutung. Für die diagnostische Einordnung und Therapie von raumfordernden Hirnläsionen wird bei HIV-positiven Patienten folgendes Vorgehen vorgeschlagen (Giancola et al. 2004):

a) große Läsionen mit raumfordernder Wirkung und drohender zerebraler Herniation sollen offen biopsiert und entlastet werden;
b) alle anderen Patienten sollen eine empirische Anti-Toxoplasmen-Therapie erhalten, außer sie haben eine singuläre Hirnläsion und eine negative Toxoplasma-Serologie;
c) bei letzteren Patienten soll eine stereotaktische Biopsie durchgeführt werden;
d) eine stereotaktische Biopsie ist auch bei allen Patienten indiziert, die sich unter probatorischer Anti-Toxoplasmen-Therapie klinisch oder radiologisch verschlechtern.

### F 2.1.2 Epidemiologie und Verlauf

Die jährliche Inzidenz des Hirnabszesses wird in der Gesamtbevölkerung auf 0,3–1,3/100 000 geschätzt (Miller et al. 1988; Nicolosi et al. 1991). Männer sind etwa zwei- bis viermal häufiger betroffen als Frauen (Brouwer et al. 2014b; Menon et al. 2008). Gewisse *prädisponierende Faktoren* (**Tab. F 2.1**) bedingen ein deutlich erhöhtes Risiko für die Entwicklung eines Hirnabszesses.
Vor der Einführung von Antibiotika lag die Letalität des Hirnabszesses bei 40–60 %; aktuelle Studien berichteten eine mittlere Letalität von 11 % (Spanne 4–19 %) (Carpenter et al. 2007; Faraji-Rad et al. 2007; Menon et al. 2008; Sharma et al. 2009; Song et al. 2008; Tseng et al. 2006). Patienten mit Vigilanzminderung bei Aufnahme (GCS < 12), rasch progredienter Erkrankung, multiplen oder tief gelegenen Abszessen oder intraventrikulärer Abszessruptur sowie hämatogener Genese oder begleitender Sepsis haben eine schlechtere *Prognose* (Menon et al. 2008; Song et al. 2008; Takeshita et al. 2001; Tseng et al. 2006). Zu den langfristigen Komplikationen des Hirnabszesses gehören epileptische Anfälle (16 %) (Seydoux et al. 1992), fokale neurologische Defizite (18 %) (Nielsen et al. 1982) oder kognitive Beeinträchtigungen (18 %) (Nielsen et al. 1982).

### F 2.1.3 Therapeutische Prinzipien

Kontrollierte, randomisierte Studien zur Therapie des Hirnabszesses liegen derzeit nicht vor. Therapieempfehlungen stützen sich daher auf retrospektive Analysen und klinische Erfahrungen, Evidenzgrade können somit nicht angegeben werden. Die Therapie des Hirnabszesses basiert auf a) einer operativen Therapie, b) antibiotischen Behandlung und c) Sanierung des Primärfokus, falls vorhanden (Nau et al. 2016).

Die chirurgische Behandlung des Hirnabszesses hat zum Ziel, die Raumforderung zu reduzieren, die Diagnose zu sichern und Material für die Erregerdiagnostik zu gewinnen. Die präoperative Verabreichung von Antibiotika reduziert die Wahrscheinlichkeit positiver Kulturergebnisse (Yang et al. 1993). Dennoch wird empfohlen, mit der antibiotischen Behandlung bereits bei begründetem Verdacht auf einen Hirnabszess zu beginnen, insbesondere wenn eine deutliche raumfordernde Wirkung vorliegt.

Eine alleinige Antibiotikatherapie zur Abszessbehandlung kann bei multiplen, tief gelegenen und/oder kleinen Abszessen erfolgen. Ebenso ist in frühen Stadien (Zerebritis) eine konservative Therapie indiziert. Voraussetzungen für eine alleinige antibiotische Therapie sind eine eindeutige Diagnosestellung, ein geringer raumfordernder Effekt und ein kalkulierbares Erregerspektrum (Nau et al. 2016). *Antibiotika*, die für die Behandlung von Hirnabszessen eingesetzt werden, sollen intravenös verabreicht werden, gegen die wahrscheinlichen Erreger wirksam sein, ausreichend gut in die Abszesshöhle (und den primären Infektionsherd) penetrieren und bakterizide Wirkung haben (Nau et al. 2016). Das Spektrum der Erreger beim Hirnabszess ist in **Tab. F 2.2** dargestellt. Nach der Abszesslokalisation und dem wahrscheinlichen primären Infektionsherd kann mitunter ein *charakteristisches Erregerspektrum* vermutet werden (**Tab. F 2.3**).

Besorgniserregend ist die Zunahme von Hirnabszessen durch Methicillin-resistente *Staphylococcus aureus*-Stämme (MRSA), insbesondere bei im Krankenhaus und hier v. a. nach neurochirurgischen Operationen erworbenen Infektionen (Tattevin et al. 2003; Roche et al. 2003).

**Tab. F 2.2:** Häufigste Erreger des Hirnabszesses (Brouwer et al. 2014a)

| Erreger | Mittlere Häufigkeit |
|---|---|
| Streptokokken<br>• Viridans-Streptokokken<br>• *Streptococcus pneumoniae*<br>• *Enterococcus faecalis* | 34 %<br>13 %<br>2 %<br>0,8 % |
| Staphylokokken<br>• *Staphylococcus aureus*<br>• *Staphylococcus epidermidis* | 18 %<br>13 %<br>3 % |
| *Proteus*-Spezies | 7 % |
| *Bacteroides*-Spezies | 6 % |
| *Peptostreptococcus*-Spezies | 3 % |
| *Fusobacterium*-Spezies | 2 % |
| *Haemophilus*-Spezies | 2 % |
| *Klebsiella pneumoniae* | 2 % |
| *Escherichia coli* | 2 % |
| *Enterobacteriae* | 2 % |
| *Pseudomonas*-Spezies | 2 % |
| Nokardien | 1 % |
| Korynebakterien | 0,8 % |
| *Actinomyces* | 0,8 % |
| Pilze | 1 % |
| Andere | 13 % |

**Tab. F 2.3:** Lokalisation und Erregerspektrum des Hirnabszesses in Abhängigkeit von der Ätiologie

| Prädisponierende Faktoren | Abszesslokalisationen | Häufigste Erreger |
|---|---|---|
| Sinusitis | Frontallappen | Streptokokken *(v. a. Streptococcus (S.) milleri), Staphylococcus (Staph.) aureus, Haemophilus influenzae, Bacteroides* |
| Otitis/Mastoiditis | Temporallappen, Kleinhirn | Streptokokken, *Bacteroides,* Enterobakterien (v. a. *Proteus*-Spezies), *Pseudomonas, Haemophilus influenzae* |
| Odontogene Infektion | Frontallappen | Streptokokken, Staphylokokken, *Bacteroides, Fusobacterium, Actinomyces, Actinobacillus* |
| Bakterielle Endokarditis | Häufig multiple Abszesse, jeder Lappen möglich | *Staph. aureus,* Viridans-Streptokokken |
| Pulmonale Infektion (Lungenabszess, Empyem, Bronchiektasen) | Häufig multiple Abszesse, jeder Lappen möglich | Streptokokken, Staphylokokken, *Bacteroides, Fusobacterium,* Enterobakterien |
| Rechts-Links-Shunt (kongenitaler Herzfehler, pulmonale AVM) | Häufig multiple Abszesse, jeder Lappen möglich | Streptokokken, Staphylokokken, *Peptostreptococcus* |
| Offenes Schädel-Hirn-Trauma, postoperativ nach neurochirurgischen Operationen | Im Bereich der Wunde | *Staph. aureus und Staph. epidermidis*[a], Streptokokken, Enterobakterien, Clostridium |
| Unbekannt (kryptogener Hirnabszess) | Jeder Lappen möglich | Streptokokken, *Peptostreptococcus, Bacteroides, Haemophilus influenzae,* Staphylokokken |
| Immunsuppression: Organ- oder Knochenmarktransplantation | Häufig multiple Abszesse, jeder Lappen möglich | *Aspergillus, Candida, Toxoplasma gondii,* Nokardien, selten *Listeria monocytogenes* |
| AIDS | Häufig multiple Abszesse, jeder Lappen möglich | *Toxoplasma gondii, Listeria monocytogenes,* Mykobakterien, *Candida, Aspergillus, Cryptococcus neoformans* |

a Cave: bei postoperativen Hirnabszessen wurden in einer Studie bei 19,4 % der Patienten Methicillin-resistente *Staphylococcus aureus*- und bei 4,8 % *Staphylococcus epidermidis*-Stämme nachgewiesen (Korinek 1997)

### F 2.1.4 Pragmatische Therapie

#### F 2.1.4.1 Operative Therapie des Hirnabszesses

Die chirurgische Methode der Wahl bei Hirnabszessen ist die *stereotaktische Aspiration* durch ein Bohrloch. Im Allgemeinen ist die Schädigung des umliegenden Hirngewebes dabei geringer als bei der offenen Kraniotomie und Exzision und der Eingriff ist schneller durchführbar. Die stereotaktische Aspiration erlaubt zudem auch die Punktion tief gelegener Abszesse (Hirnstamm, Kleinhirn und Basalganglien). Bei großen supratentoriellen Abszessen kann in seltenen Fällen auch eine »Free Hand Aspiration« durchgeführt werden, insbesondere, wenn in der Notfallsituation keine Zeit für eine stereotaktische Punktion bleibt. Eine offene Abszessexzision ist bei gekammerten Abszessen oder wenn Fremdkörper oder Knochensplitter vorliegen indiziert, sollte aber aufgrund der größeren operativen Hirngewebsläsion nicht in der Nähe wichtiger Kortexareale, in den Stammganglien oder im Hirnstamm durchgeführt werden (Nau et al. 2016). Eine Kraniotomie und Exzision des Abszesses wird häufig auch bei Patienten mit (wiederholter) erfolgloser Aspiration und Abszessen durch Pilze nötig. Bei Patienten mit schlechter Blutgerinnung kann eventuell der Kraniotomie und Exzision der Vorzug gegeben werden, da intraoperative intrakranielle Blutungen bei diesem Zugang leichter kontrolliert werden können. Mit dem intraoperativ gewonnenen Eiter sollen sofort Ausstrich und Gram-Färbung erfolgen und Kulturen (aerob und anaerob) angelegt werden.

Eine externe Ventrikeldrainage eines Hydrozephalus ist besonders häufig bei Patienten mit Basalganglien- oder Thalamusabszessen (75 % der Patienten) und bei Kleinhirnabszessen nötig (79,2 %) (Nadvi et al. 1997). Bei einer intraventrikulären Abszessruptur (14,5 bzw. 27,3 % der Patienten, letal bei 79 % bzw. 39,4 % der Patienten) (Nielsen et al. 1982; Takeshita et al. 2001) soll die Anlage einer externen Ventrikeldrainage erfolgen (beidseits bei Foramen Monroi-Blockade). Bei Patienten mit multiplen Hirnabszessen gilt die Empfehlung, dass Abszesse > 2,5 cm Durchmesser oder mit deutlicher raumfordernder Wirkung stereotaktisch aspiriert (oder exzidiert) werden sollen (Nau et al. 2016). Wenn alle Abszesse < 2,5 cm sind, wird empfohlen, die größte und/oder am leichtesten zugängliche Läsion aus diagnostischen Gründen zu aspirieren (Nau et al. 2016). Eine (Re-)Aspiration oder Exzision wird empfohlen, wenn einer der Abszesse nach zwei Wochen antibiotischer Therapie größer oder nach drei bis vier Wochen nicht kleiner geworden ist (Mamelak et al. 1995).

#### F 2.1.4.2 Operative Therapie des primären Infektionsherdes

Der primäre Fokus (z. B. Otitis, Sinusitis, Bronchiektasen) soll sobald als möglich saniert werden. Im Falle einer raschen Verschlechterung des neurologischen Status hat jedoch die Operation des Hirnabszesses Vorrang.

Häufige Infektionsherde sind (**Tab. F 2.4**):

- parameningeale Foci (fortgeleitete Entzündung): meist Otitis media, Mastoiditis oder Sinusitis, selten dentale Eiterherde, Kopfhautinfektionen, kraniofaziale Osteomyelitis oder eine bakterielle Meningitis.
- septische Streuherde (hämatogene Ausbreitung): oft in der Lunge (Pneumonie, Bronchiektasen, Lungenabszess oder -empyem) oder im Herzen (bakterielle Endokarditis). Auch bei Vorliegen eines Rechts-Links-Shunts (pulmonale arteriovenöse Malformationen – AVMs – und kongenitale Herzfehler) kommt es relativ häufig zur Entwicklung von Hirnabszessen (beeinträchtigte Filterfunktion des pulmonalen Kapillarbetts).
- Trauma oder Operation: nach einem (meist offenen) Schädel-Hirn-Trauma (v. a. bei Verschmutzung der Wunde oder Verbleib von Knochensplittern oder Fremdkörpern im Hirngewebe) oder einer neurochirurgischen Operation (v. a. bei Wundkomplikationen und Liquorfisteln) (Bayston et al. 2000).

**Tab. F 2.4:** Ätiologie des Hirnabszesses (Klein et al. 2014)

| Ätiologie | Mittlere Häufigkeit (Spanne) |
|---|---|
| Otogen | 37 % (14–66 %) |
| Hämatogen | 23 % (17–34 %) |
| Posttraumatisch/postoperativ | 14 % (3–23 %) |
| Sinugen | 9 % (1–20 %) |
| Odontogen | 2 % (0–13 %) |
| Kryptogen | 17 % (10–25 %) |
| Andere | 3 % (0–9 %) |

#### F 2.1.4.3 Medikamentöse Therapie

***Antibiotika***

Die Empfehlungen für die empirische Antibiotikatherapie und deren Dosierung sind in den **Tab. F 2.5** und **Tab. F 2.6** zusammengefasst. Bei Patienten ohne Immunsuppression mit ambulant erworbenem Hirnabszess wird eine initiale Kombinationstherapie mit einem Cephalosporin der Gruppe 3a (z. B. Ceftriaxon 2 × 2 g/Tag i. v. oder

**Tab. F 2.5:** Empirische Antibiotikatherapie des intrakraniellen Abszesses (bei unbekanntem Erreger)

| Prädisponierende Faktoren | Therapieempfehlung |
|---|---|
| Ambulant erworben (immunkompetenter Patient) | Cephalosporin der Gruppe 3a[a] + Metronidazol + gut gegen Staphylokokken wirksames Antibiotikum[b] |
| Postoperativ oder posttraumatisch | Cephalosporin der Gruppe 3a[a] + Metronidazol + Vancomycin – Alternativ: Meropenem + Vancomycin |

a Ceftriaxon oder Cefotaxim; bei *Pseudomonas:* Ceftazidim

b z. B. Vancomycin, Rifampicin, Fosfomycin, Flucloxacillin (Linezolid)

**Tab. F 2.6:** Empfohlene Antibiotika- und Antimykotikadosierung bei intrakraniellen und spinalen Abszessen

| Antibiotikum | Tagesdosis |
|---|---|
| Liposomales Amphotericin B | 5 mg/kg KG i. v. |
| Cefotaxim | 3 × 2–4 g i. v. |
| Ceftazidim | 3 × 2 g i. v. |
| Ceftriaxon | 2 × 2 g i. v. |
| Clindamycin | 4 × 600 mg i. v. |
| Flucloxacillin | 6 × 2 g i. v. |
| Fosfomycin[a] | 3 × 5 g i. v. |
| Linezolid | 2 × 600 mg i. v. |
| Meropenem | 3 × 2 g i. v. |
| Metronidazol | 3 × 500 mg i. v. |
| Rifampicin[a] | 1 × 10 mg/kg KG i. v. (maximal 600 mg) |
| Trimethoprim + Sulfamethoxazol | 3 × 160 mg i. v. + 3 × 800 mg i. v. |
| Vancomycin | 2 × 1 g i. v.[b] |
| Voriconazol | Initial 2 × 6 mg/kg KG i. v. dann 2 × 4 mg/kg KG i. v. |

a Aufgrund der Gefahr von Resistenzentwicklungen dürfen Rifampicin und Fosfomycin nicht als Monotherapie gegeben werden.

b Unter Kontrolle der Basis-/Tal- und Spitzen-Serumkonzentrationen

Cefotaxim 4 × 3 g/Tag i. v.) plus Metronidazol (3 × 0,5 g/Tag i. v.) plus einem gegen Staphylokokken wirksamen Antibiotikum (z. B. Vancomycin 2 × 1 g/Tag i. v. unter Spiegelbestimmung, Rifampicin 1 × 0,6 g/Tag i. v. oder Flucloxacillin 4 × 2–3 g/Tag i. v.) empfohlen (Nau et al. 2016). Bei Patienten mit postoperativem oder posttraumatischem oder im Krankenhaus erworbenem Hirnabszess soll die empirische Therapie ein gegen Staphylokokken gerichtetes Antibiotikum, das auch gegen Oxacillin-resistente Staphylokokken wirksam ist, beinhalten (mögliche Kombinationen wären beispielsweise ein Cephalosporin der Gruppe 3a plus Metronidazol plus Vancomycin oder alternativ Meropenem (3 × 2 g/Tag i. v.) plus Vancomycin). Einzelberichte und Fallserien für eine erfolgreiche Behandlung von Abszessen, die durch multiresistente aerobe gram-positive Bakterien oder Nokardien hervorgerufen wurden, liegen für Linezolid vor (Beer et al. 2007; Ntziora et al. 2007; Rupprecht et al. 2005; Saito et al. 2010). Bei organ- oder knochenmarktransplantierten Patienten muss, abgesehen von der empirischen Antibiotikatherapie, initial auch eine gegen Pilze, Nokardien und Toxoplasmen gerichtete antiinfektiöse Therapie erwogen werden. Für die Therapie von AIDS-Patienten mit Verdacht auf zerebrale Toxoplasmose siehe **Kap. F 7** und **Kap. F 10**.

Nach den Kulturergebnissen soll die antibiotische Therapie dem Antibiogramm angepasst werden (siehe **Kap. F 1** zum bevorzugten Erreger-abhängigen Einsatz von Antibiotika bei ZNS Infektionen). Sollten aerobe Bakterien aus Abszessinhalt oder Blut angezüchtet werden, wird in den Leitlinien der DGN zur Behandlung des Hirnabszesses neben einer gezielten Therapie gegen das angewachsene Bakterium noch eine ergänzende Therapie gegen anaerobe Keime empfohlen (Nau et al. 2016).

In der Regel wird eine Dauer der intravenösen Antibiotikatherapie von 4–8 Wochen empfohlen, vorausgesetzt der/die Erreger sind gegen die verwendeten Substanzen empfindlich, es liegt eine klare klinische und bildgebende Befundbesserung vor und der Patient verträgt die Behandlung gut. Im Anschluss an die intravenöse Antibiotikatherapie kann eine orale Antibiotikatherapie für weitere 2–4 Wochen erwogen werden, es handelt sich hierbei allerdings nicht um eine gesicherte Therapie (Nau et al. 2016). In Abhängigkeit von den isolierten Erregern und deren Resistenzspektrum scheinen z. B. Ciprofloxacin, Moxifloxacin, Rifampicin (nicht als Monotherapie), Linezolid (nicht länger als 28 Tage) und Cotrimoxazol prinzipiell geeignet.

Bildgebende Kontrolluntersuchungen sollen bei Patienten mit solitären Abszessen, die erfolgreich punktiert und exzidiert wurden, alle 1–2 Wochen durchgeführt werden (Nau et al. 2016). In Fällen mit unklarem Erreger oder kompliziertem Resistenzspektrum sind kurzfristigere bildgebende Kontrollen empfehlenswert. Residuelle Kontrastmittelaufnahmen der verbliebenen Abszesskapsel sind unter/nach erfolgreicher Antibiotikabehandlung häufig und nicht zwangsläufig ein Hinweis auf ein Rezidiv.

Nokardien-Abszesse müssen entsprechend der Ergebnisse des Antibiogramms meist 6–12 Monate therapiert werden, um Rezidive zu vermeiden (wirksame Präparate sind oft Meropenem, Cotrimoxazol, Amoxicillin/Clavulansäure und Linezolid) (Nau et al. 2016).

### *Antiepileptika*

Epileptische Anfälle sind eine häufige Komplikation von Hirnabszessen, bei 20–70 % der Patienten wurden Anfälle berichtet (Visani et al. 2006). Risikofaktoren für das Auftreten von epileptischen Anfällen bei Hirnabszessen sind kongenitale Herzfehler und eine frontoparietale Lokalisation der Abszesse (Chuang et al. 2010). Epileptische Anfälle können erstmals in der Akutphase aber auch in den Folgemonaten und -jahren auftreten (Chuang et al. 2010). Patienten mit Hirnabszess und epileptischen Anfällen oder epilepsietypischen Potenzialen im EEG ohne klinisch beobachtete epileptische Anfälle sollen antiepileptisch behandelt werden, beispielsweise mit Levetiracetam (Nau et al. 2016). Es gibt keine Evidenz für die prophylaktische antikonvulsive Behandlung aller Patienten mit Hirnabszess. Dennoch wird mitunter aufgrund der Häufigkeit von epileptischen Anfällen in der akuten Phase bei supratentoriellen Abszessen und Empyemen eine antikonvulsive Prophylaxe empfohlen (Nau et al. 2016).

### *Kortikosteroide*

Ein genereller Einsatz von Kortikosteroiden beim Hirnabszess kann aufgrund mangelnder Studienlage nicht empfohlen werden. In älteren retrospektiven Analysen zeigte die generelle adjuvante Therapie mit Kortikosteroiden keinen günstigen Effekt auf die neurologischen Defizite oder das Überleben (Chun et al. 1986; Seydoux et al. 1992). Der Einsatz von Kortikosteroiden (z. B. initial 3 × 8 mg i. v. Dexamethason/Tag) ist jedoch indiziert, wenn ein ausgeprägtes perifokales Ödem vorliegt bzw. eine Herniation droht, multiple Abszesse mit deutlichem perifokalen Ödem vorliegen, die nur teilweise operativ zugängig sind, oder Hirnregionen mit besonderer Ödemneigung (z. B. Kleinhirn) betroffen sind (Nau et al. 2016). Nach Stabilisierung des Patienten sollen die Kortikosteroide über einige Tage ausgeschlichen werden.

#### F 2.1.4.4 Prophylaxe des Hirnabszesses

Zu den prophylaktischen Maßnahmen bei Patienten mit entsprechenden prädisponierenden Faktoren gehören:

- konsequente Behandlung einer akuten oder chronischen Sinusitis oder Otitis media (Clayman et al. 1991; Kangsanarak et al. 1993),
- bei kongenitalem zyanotischem Herzfehler operative Korrektur des Vitiums oder Antibiotikaprophylaxe bei Eingriffen, die mit einer transienten Bakteriämie einhergehen können (Fischbein et al. 1974),
- bei diffusen pulmonalen arteriovenösen Malformationen (AVMs) Antibiotikaprophylaxe und Okklusion (z. B. Embolisierung) größerer AVMs (Faughnan et al. 2000),
- nach offenem Schädel-Hirn-Trauma frühzeitige Breitspektrum-Antibiotikaprophylaxe bis fünf Tage nach der (neuro-)chirurgischen Wundversorgung (z. B. 3 × 1,2 g i. v. Amoxicillin + Clavulansäure/Tag oder 3 × 750 mg i. v. Cefuroxim/Tag [1,5 g Initialdosis] + 3 × 500 mg i. v. Metronidazol/Tag) (Bayston et al. 2000),
- vor Kraniotomien eine Antibiotikaprophylaxe (z. B. 2 g i. v. Cefuroxim vor Einleitung der Anästhesie; eine zweite Dosis soll bei einer Operationsdauer > 6 Stunden gegeben werden) (Barker 1994),
- bei HIV-positiven Patienten mit negativer Toxoplasma-Serologie Expositionsprophylaxe,
- bei Toxoplasma-seropositiven HIV-infizierten Patienten mit einer CD4 + -T-Lymphozytenzahl < 100/µl prophylaktische Behandlung mit Trimethoprim-Sulfamethoxazol (**Kap. F 7** und **Kap. F 10**) bis die CD4-Zellzahl für mehr als 3 Monate über 200/µl liegt und
- bei HIV-positiven Patienten nach Toxoplasmen-Enzephalitis Sekundärprophylaxe mit Pyrimethamin + Sulfadiazin (+ Folinsäure) (**Kap. F 7** und **Kap. F 10**).

## F 2.2 Subdurales Empyem

### F 2.2.1 Klinik

#### F 2.2.1.1 Definition

Das subdurale Empyem ist eine eitrige Entzündung im Subduralraum, d. h. zwischen der Dura mater und der Arachnoidea.

#### F 2.2.1.2 Diagnose

Die klinischen Befunde und Symptome beim subduralen Empyem sind Fieber (77 %), Meningismus (74 %), periorbitales Ödem (43 %), epileptische Anfälle (39 %), subgalealer Abszess (33 %), Kopfschmerz (32 %), Hemiparese (25,5 %), Augenlidabszess (12 %) und Zeichen der zerebralen Herniation (4,7 % (Hartman et al. 2014; Nathoo et al. 1999a; Nathoo et al. 1999b). Mehr als 50 % der Patienten sind vigilanzgemindert (Bok et al. 1993). Die CT zeigt typischerweise eine hypodense oder isodense subdurale Raumforderung mit randständiger Kontrastmittelaufnahme. Die MRT ist sensitiver im Nachweis subduraler Empyeme als die CT. Die subdurale Flüssigkeitsansammlung ist im Vergleich mit dem Liquor typischerweise nur wenig hyperintens auf T1-gewichteten und stark hyperintens auf T2-gewichteten Sequenzen. In den diffusionsgewichteten MRT-Sequenzen ist das Signal des subduralen Empyems erhöht (Tsuchiya et al. 2003). Wenn das subdurale Empyem Folge einer Sinusitis frontalis ist, dann befindet es sich normalerweise über dem Frontallappen; im Falle einer Otitis media ist meist der Temporal- oder Okzipitallappen betroffen. Oft breiten sich subdurale Empyeme rasch und diffus über den Großhirnhemisphären oder entlang der Falx cerebri aus. Infratentorielle Empyeme sind sehr selten (Nathoo et al. 1997; Pathak et al. 1990).

Eine Lumbalpunktion ist bei Vorliegen eines subduralen Empyems kontraindiziert (erhebliches Risiko einer zerebralen Herniation). Zudem sind die Liquorbefunde nur unspezifisch und ein Erregernachweis gelingt mittels Gramfärbung bei nur 6 %. Kulturell lassen sich Erreger aus Liquor bei Patienten mit subduralem Empyem bei lediglich 9 % anzüchten (Hartman et al. 2014). Komplikationen des subduralen Empyems sind epidurale Abszesse (15,3 %) oder Hirnabszesse (6 %), Osteomyelitis (10 %), ischämischer Hirninfarkt (2,4 %) und Status epilepticus (1,1 %) (Nathoo et al. 1999a). Auch septische Sinus- oder Hirnvenenthrombosen, Hirnödem, bakterielle Meningitis und Hyponatriämie können auftreten.

#### F 2.2.1.3 Differenzialdiagnose

Die klinischen Differenzialdiagnosen umfassen eine fokale Enzephalitis, eitrige Meningitis, einen epiduralen Abszess oder Hirnabszess und eine septische Sinus- oder Hirnvenenthrombose. Radiologisch muss das subdurale Empyem vor allem vom chronischen subduralen Hämatom (stärker hyperintens auf T2-gewichteten Sequenzen) und sterilen subduralen Effusionen/Hygromen (isointens mit ventrikulärem Liquor) abgegrenzt werden.

### F 2.2.2 Epidemiologie und Verlauf

Subdurale Empyeme sind selten. Sie nehmen oft einen sehr akuten Verlauf, da sie sich im Subduralraum ungehindert ausbreiten können. Unbehandelt verlaufen sie innerhalb von Tagen bis Wochen tödlich. Durch verbesserte diagnostische

und therapeutische Möglichkeiten konnte die Letalität auf 5 % reduziert werden (Hartman et al. 2014). Bei etwa 80 % aller Patienten kann man mit einem guten oder zufriedenstellenden »Outcome« rechnen (≥ 4 Punkte auf der Glasgow Outcome Scale; Nathoo et al. 1999b). Epileptische Anfälle wurden bei 14,7 % der Patienten berichtet (Nathoo et al. 1999b).
Häufige *primäre Infektionsherde* (Ergebnisse einer Studie an 699 südafrikanischen Patienten (Nathoo et al. 1999a) sind eine paranasale Sinusitis (67 %), bakterielle Meningitis (bei 10 %, fast ausschließlich bei Säuglingen und Kleinkindern), Ohrinfektionen (9 %), Trauma (8 %) und Zahn- oder Kieferinfektionen (< 1 %). Andere prädisponierende Faktoren (5 %) sind z. B. Diabetes mellitus, Alkoholismus, Sepsis, neurochirurgische Operationen und Lungen- oder Kopfhautinfektionen. Die Antibiotikatherapie muss sich gegen die häufigsten Erreger richten. Diese sind aerobe und anaerobe Streptokokken (vor allem *Streptococcus milleri*), Staphylokokken (vor allem postoperativ; cave: Methicillin-resistente Staphylokokken (Hlavin et al. 1994; Korinek 1997) und gram-negative Enterobakterien (vor allem *Proteus, Pseudomonas* und *Escherichia coli*) (Hartman et al. 2014). Multiple Erreger wurden in der oben erwähnten südafrikanischen Studie bei 14,1 % nachgewiesen. Bei 29 % der Patienten bleiben die Kulturen steril (Hartman et al. 2014).

### F 2.2.3 Therapeutische Prinzipien und Pragmatische Therapie

Die Behandlung des subduralen Empyems ähnelt der des Hirnabszesses und besteht aus einer raschen operativen Therapie des Empyems, einer operativen Behandlung des primären Infektionsherdes und einer medikamentösen Therapie (Antibiotika, gegebenenfalls Antiepileptika und Kortikosteroide). Eine alleinige antibiotische Therapie ist nicht ausreichend.
Die optimale *chirurgische Methode* ist immer noch umstritten; möglich sind eine Aspiration über mehrere Bohrlöcher oder eine Kraniotomie. Die Drainage über Bohrlöcher ist weniger invasiv, muss aber möglicherweise wiederholt werden, während die Kraniotomie häufiger als einmaliger Eingriff ausreichend ist (Reoperationsrate bei multiplen Bohrlöchern 50 % vs. 20 % bei Kraniotomie, Hartman et al. 2014). Gekammerte subdurale Empyeme, wie sie bei längeren Verläufen beobachtet werden können, müssen oft wiederholt mit Aspiration oder Kraniotomie behandelt werden. Aus dem intraoperativ gewonnenen Material sollen sofort Ausstrich und Gram-Färbung erstellt und Kulturen (aerob und anaerob) angelegt werden.
Die *medikamentöse Therapie* entspricht der des Hirnabszesses (**Tab. F 2.5** und **Tab. F 2.6**). Nach den Kulturergebnissen soll die Therapie an das Antibiogramm angepasst werden. Als Dauer der intravenösen Antibiotikatherapie werden meist 4(–6) Wochen angegeben. Insbesondere zur frühzeitigen Erkennung postoperativer Rezidive sollen regelmäßig bildgebende Untersuchungen erfolgen.

## F 2.3 Epiduraler Abszess

### F 2.3.1 Klinik

#### F 2.3.1.1 Definition

Der intrakranielle epidurale Abszess ist eine eitrige Entzündung zwischen dem inneren Blatt der Dura und ihrem äußeren Blatt, das mit dem Periost des Schädelknochens fest verwachsen ist.

#### F 2.3.1.2 Diagnose

Die klinischen Befunde und Symptome ähneln denen des intrakraniellen subduralen Empyems (Nathoo et al. 1999a; Nathoo et al. 1999b). Die kraniale MRT ist sensitiver als die CT beim Nachweis der epiduralen Eiteransammlung (hyperintens verglichen mit dem ventrikulären Liquor), da keine Artefakte durch den benachbarten Knochen auftreten. Die Dura kann als dünne Linie sichtbar sein, die den Abszess vom Hirnparenchym trennt. In den diffusionsgewichteten MRT-Sequenzen ist das Signal erhöht (Tsuchiya et al. 2003).

### F 2.3.2 Epidemiologie und Verlauf

Epidurale Abszesse sind noch seltener als subdurale Empyeme. Mögliche Komplikationen sind kraniale Osteomyelitis, subdurales Empyem, Meningitis, septische Sinus- oder Hirnvenenthrombose, Zerebritis und Hirnabszess. Die Prognose ist meist gut: 95 % der Patienten erholen sich mit adäquater Therapie vollständig (Nathoo et al. 1999b).

### F 2.3.3 Therapeutische Prinzipien und pragmatische Therapie

Die Therapie ähnelt der des subduralen Empyems und Hirnabszesses: rasche operative Therapie des Empyems, operative Behandlung des primären Infektionsherdes und medikamentöse Therapie. Kontrollierte randomisierte Studien zur Therapie des epiduralen Abszesses liegen nicht vor.
Häufige primäre Infektionsherde (Ergebnisse einer Studie an 82 südafrikanischen Patienten (Nathoo et al. 1999b) sind eine Sinusitis (65 %), Mastoiditis (20 %) oder Trauma (6 %), zudem werden epidurale Abszesse und/oder subdurale Empyeme als Folge einer Kraniotomie beobachtet (Hlavin et al. 1994). Streptokokken (vor allem *Streptococcus milleri*) und *Proteus*-Spezies sind die häufigsten Erreger beim otorhinogenen epiduralen Abszess (Nathoo et al. 1999b). Bei postoperativen epiduralen Abszessen dominieren Staphylokokken (cave: Methicillin-resistente *Staphylococcus aureus* und *Staphylococcus epidermidis*).
Die *Drainage* des Abszesses erfolgt meist durch eine Bohrloch-Aspiration. Der primäre Infektionsherd muss gegebenenfalls operativ behandelt werden. Die *medikamentöse Therapie* entspricht der des Hirnabszesses. Die empfohlene empirische Antibiotikatherapie und deren Dosierungen sind in den **Tab. F 2.5** und **Tab. F 2.6** dargestellt. Nach den Kulturergebnissen soll die Therapie an das Antibiogramm angepasst werden.

# F 2.4 Spinaler epiduraler Abszess

## F 2.4.1 Klinik

### F 2.4.1.1 Definition

Der spinale epidurale Abszess ist eine eitrige Entzündung zwischen der Dura mater und dem vertebralen Periost.

### F 2.4.1.2 Diagnose

Die häufigen initialen Symptome bei spinalem epiduralem Abszess sind starke Rückenschmerzen (72 %), Muskelverspannungen (20 %), Muskelschwäche (24 %), radikuläre Schmerzen (22 %), Sensibilitätsstörungen (14 %), Inkontinenz (25 %) und Fieber (66 %). Zudem kann es zu Para- und Tetraparesen (33 %), Nackensteife, Verwirrtheit und Kopfschmerzen kommen (Pfister et al. 2014). Klinisch wird die Entwicklung spinaler Abszesse in vier Stadien eingeteilt: 1. Rückenschmerzen, Fieber, Muskelverspannungen, 2. radikuläre Schmerzen, Nackensteife und Reflexanomalitäten, 3. sensible Defizite, Paresen und Blasen-/Mastdarmstörungen und 4. Paraplegie (Sendi et al. 2008). Eine Verschlechterung kann sich sehr schnell vollziehen. 33 % der Abszesse sind im thorakalen, 32 % im lumbalen oder lumbosakralen und 19 % im zervikalen Epiduralraum lokalisiert; je 7 % betreffen den zervikothorakalen oder thorakolumbalen Übergang. Bei 1 % der Patienten finden sich Abszesse, die sich von zervikal bis lumbal ausdehnen (Pfister et al. 2014). Selten können auch nicht zusammenhängende Abszesse (z. B. zervikal und lumbal) vorliegen (Pfister et al. 1996). 70 % der spinalen epiduralen Abszesse entwickeln sich dorsal des Myelons und können sich dort über mehrere Segmente ausdehnen, weil der dorsal locker mit Fett und epiduralen Venen ausgefüllte Epiduralraum es zulässt. Ventral liegt die Dura dem Periost und den Ligamenta fest an; ventrale Abszesse sind deshalb seltener und meist auf ein bis zwei Segmente begrenzt. Intraoperativ findet sich bei den akut verlaufenden Fällen meist Eiter, nach längerem Krankheitsverlauf dominieren Granulations- und Bindegewebe.

Im MRT zeigt sich eine in den T2-gewichteten Sequenzen hyperintense und in den T1-gewichteten Sequenzen hypointense Raumforderung (Jarvik et al. 2002; Parkinson et al. 2004). Die Dura kann als dünne Linie (hypointens auf den T2-gewichteten Sequenzen) zwischen Eiter und Liquor gesehen werden. Nach Kontrastmittelgabe zeigt sich meist eine homogene oder randständige Kontrastmittelaufnahme, gelegentlich noch bevor in den T1- oder T2-Sequenzen Auffälligkeiten gefunden werden. Auf den MRT-Bildern soll auch nach dem primären Infektionsherd, wie z. B. Wirbelkörper-Osteomyelitis und/oder Spondylodiszitis oder einem paravertebralen oder Psoasabszess, gesucht werden.

Blutkulturen sind eine besonders wertvolle Methode bei Patienten mit spinalem epiduralem Abszess, weil sie in der Mehrzahl der Fälle positiv (ca. 60 %) und die im Blut nachgewiesenen Erreger fast immer mit dem den Abszess verursachenden Keim identisch sind (Curry et al. 2005). Zudem finden sich häufig eine Blut-Leukozytenzahl > 10 000/µl (97 %) und eine BSG > 20 mm in der ersten Stunde (94 %) sowie ein erhöhtes CRP (Reihsaus et al. 2000). Der Liquor kann eine gemischte Pleozytose (bis mehrere 100 Leukozyten/µl) und ein erhöhtes Protein (bis mehrere 100 mg/dl) zeigen. Eine Lumbalpunktion soll jedoch bei V. a. spinalen epiduralen Abszess nicht durchgeführt werden, weil durch die Nadel die Infektion in den Subarachnoidalraum verschleppt werden kann.

### F 2.4.1.3 Differenzialdiagnose

Zu den Differenzialdiagnosen des spinalen epiduralen Abszesses gehören Bandscheibenvorfall, spinaler Tumor, transverse Myelitis, epidurales Hämatom, Wirbelkörper-Osteomyelitis, spinaler subduraler oder intramedullärer Abszess und spinale Ischämie (Darouiche et al. 2006) sowie selten eine Myelitis bei akuter bakterieller Meningitis (Kastenbauer et al. 2001).

## F 2.4.2 Epidemiologie und Verlauf

Spinale epidurale Abszesse werden an großen Kliniken bei etwa 0,2–2 pro 10 000 Patienten diagnostiziert (Hlavin et al. 1994; Reihsaus et al. 2000). Männer überwiegen mit einem Verhältnis von 1 : 0,56 (Reihsaus et al. 2000). Menschen jeden Alters können betroffen sein (Reihsaus et al. 2000), Kinder leiden jedoch selten an einem spinalen epiduralen Abszess (Auletta et al. 2001). Komplikationen sind Myelon- oder Wurzelkompression, Myelomalazie (infolge von Vaskulitis und Venenthrombosen), eitrige Meningitis, septischer Schock und hämatogene Abszessabsiedlung in andere Organe. Bei 45 % der Patienten ist ein *primärer Infektionsherd* nachweisbar (Ausbreitung per continuitatem oder hämatogen). Dazu gehören Hautinfektionen (15–18 % aller Patienten), urogenitale Infektionen (10 %), Wirbelkörper-Osteomyelitis und/oder Diszitis (7 %), pulmonale oder mediastinale Infektionen (5 %), Sepsis (5–8 %), abdominelle Infektionen (4 %) und Endokarditiden (3 %) (Reihsaus et al. 2000; Sendi et al. 2008). Ein Trauma (meist spinal) geht der Erkrankung bei 10 % der Patienten voraus (möglicherweise durch Infektion eines spinalen Hämatoms oder andere Gewebsverletzungen bei transienter Bakteriämie). Zu den iatrogenen Ursachen gehören eine epidurale Anästhesie (5 %), extraspinale (5 %) und spinale Operationen (3 %) sowie paravertebrale Injektionen (1 %). Häufige immunkompromittierende Grunderkrankungen bei Patienten mit spinalem epiduralem Abszess sind Diabetes mellitus (15–21 %), i. v. Drogenabusus (9–15 %), iatrogene Immunsuppression (12 %), maligne Tumore und Leukämien (2–7 %), HIV (6 %) und Alkoholismus (5 %) (Sendi et al. 2008).

Bis in die 1930er Jahre verstarben fast alle Patienten mit einem spinalen epiduralen Abszess. Durch die Einführung der Laminektomie als operatives Standardverfahren und der Antibiotika fiel die Letalität auf aktuell etwa 15 %. Eine Restitutio ad integrum kann bei 40–50 % der Patienten erreicht werden. Geringere neurologische Defizite bleiben bei 20–30 % und hochgradige Paresen oder Plegie bei 10–20 % der Patienten zurück (Pfister et al.

F 2

2014; Reihsaus et al. 2000). Eine gute Prognose besteht bei Patienten ohne neurologisches Defizit bei Aufnahme und Patienten, deren Defizit seit weniger als 24 Stunden besteht. Eine vollständige Erholung ist allerdings unwahrscheinlich, wenn hochgradige Paresen oder eine Plegie seit mehr als 36–48 Stunden bestehen (Reihsaus et al. 2000).

### F 2.4.3 Therapeutische Prinzipien

Der spinale epidurale Abszess ist ein neurologisch-neurochirurgischer Notfall. Eine rasche Diagnosestellung und Therapie sind daher zwingend. Die Behandlung besteht in der Regel aus einer operativen Entlastung und Drainage des Abszesses, intravenöser Antibiotikatherapie und gegebenenfalls operativen Therapie des primären Infektionsherdes. Die parenterale Antibiotikatherapie muss gegen die wahrscheinlichsten Erreger gerichtet sein. Der häufigste *Erreger* in spinalen epiduralen Abszessen ist *Staphylococcus aureus* (73 % der Fälle) (Reihsaus et al. 2000). Weitere häufige Erreger sind koagulase-negative Staphylokokken (4 %), Streptokokken (7 %, vor allem *Streptococcus viridans* und *Streptococcus pneumoniae*) und *Escherichia coli* (2 %). Gemischte bakterielle Infektionen (3 %), Pilze (1,5 %, vor allem *Aspergillus fumigatus*) und Parasiten (0,35 %, z. B. *Echinococcus granularis*) sind selten.

### F 2.4.4 Pragmatische Therapie

#### F 2.4.4.1 Operative Therapie

Dorsal des Myelons gelegene Abszesse werden meist über eine (Hemi-)Laminektomie mit Entfernung von Eiter oder Granulationsgewebe und anschließender Drainage, ggf. mit mehrtägiger epiduraler Spülung, reseziert (Pfister et al. 2014). Zervikale, ventral des Myelons gelegene raumfordernde Abszesse werden in der Regel über einen anterioren Zugang operiert; thorakolumbale, ventral des Duralsacks gelegene Abszesse können meist über einen dorsolateralen Zugang entlastet werden. Eine absolute Indikation zur Entfernung eines epiduralen spinalen Abszesses besteht bei kompressionsbedingten neurologischen Defiziten, Hinweisen auf die Ausbildung einer transversen Myelitis sowie Zeichen der spinalen Instabilität aufgrund einer Osteodestruktion. Eine relative Indikation besteht bei konservativer Therapieresistenz zur Herdsanierung, Größenreduktion oder Keimgewinnung, wobei alternativ die Durchführung einer CT-gesteuerten Punktion zu erwägen ist. Benachbarte Infektionsherde sollen, wenn möglich, in der gleichen Sitzung operativ saniert werden.

#### F 2.4.4.2 Medikamentöse Therapie

***Antibiotika***

Für die empirische Initialtherapie wird in der Regel eine Kombination eines Cephalosporins der Gruppe 3a (z. B. Ceftriaxon) mit einem gegen Staphylokokken wirksamen Antibiotikum (z. B. Rifampicin, Fosfomycin, Clindamycin oder Flucloxacillin) empfohlen (Dosierungen siehe **Tab. F 2.6**). Bei nosokomialen spinalen epiduralen Abszessen mit V. a. Methicillin-resistente Staphylokokken soll Vancomycin eingesetzt werden, beispielsweise in Kombination mit Meropenem. In therapieresistenten Fällen kann anstelle von Vancomycin Linezolid als Reserveantibiotikum eingesetzt werden (Rupprecht et al. 2005). Nach den Kulturergebnissen wird die antibiotische Therapie dem Antibiogramm angepasst. Üblicherweise wird eine Dauer der parenteralen Antibiotikatherapie von 4–6 Wochen empfohlen. Die Therapie soll allerdings für etwa 6–8 Wochen durchgeführt werden, wenn eine Wirbelkörper-Osteomyelitis vorliegt.

***Kortikosteroide***

Der Einsatz von Kortikosteroiden ist umstritten. Ein günstiger Effekt konnte bislang nicht gezeigt werden.

***Konservative Therapie***

Eine konservative Therapie kann erwogen werden bei Patienten

- ohne wesentliches neurologisches Defizit,
- mit Plegie seit mehr als drei Tagen,
- mit hohem operativem Risiko wegen Komorbidität oder
- bei Inoperabilität, z. B. bei langstreckigen Abszessen.

Im Falle einer konservativen Therapie soll bei Patienten mit negativen Blutkulturen erwogen werden, den Erreger z. B. durch eine CT-gesteuerte Nadelbiopsie zu identifizieren. Konservativ behandelte Patienten ohne wesentliches neurologisches Defizit müssen besonders engmaschig neurologisch untersucht werden, um eine Verschlechterung rasch zu erkennen und sie dann sofort entsprechend zu behandeln. Retrospektive Analysen zeigten, dass sich die Prognose von Patienten, die nach diesen Empfehlungen konservativ behandelt wurden, nicht von chirurgisch behandelten Patienten unterscheidet (Grieve et al. 2000; Leys et al. 1985; Siddiq et al. 2004). Insbesondere ventral lokalisierte Abszesse (häufig früh erkannt, da durch systemische Entzündungszeichen früh auffallend) scheinen sich möglicherweise eher als dorsale Abszesse durch eine medikamentöse Therapie behandeln zu lassen (Karikari et al. 2009). Eine retrospektive Analyse (Tung et al. 1999) konnte zudem zeigen, dass eine gute Prognose bestand bei (i) Abszessen von < 3 cm Länge zephalokaudal, (ii) < 50 % Einengung des sagittalen Durchmessers des Spinalkanals und (iii) homogener Kontrastmittelaufnahme (die auf eine phlegmonöse oder granulomatöse Entzündung hinweist im Gegensatz zur randständigen Kontrastmittelaufnahme eines Abszesses, der Eiter enthält). Die Autoren empfehlen, nur solche Patienten konservativ zu behandeln, die mindestens zwei dieser Kriterien erfüllen.

## F 2.5 Spinales subdurales Empyem

Bisher wurden nur wenige Fälle eines spinalen subduralen Empyems publiziert (Bartels et al. 1992; Levy et al. 1993; Schneider und Givens 1998; Ozates et al. 2000; Pilkington et al. 2003). Es ist meist die

Folge einer hämatogenen Ausbreitung von *Staphylococcus aureus,* Streptokokken oder gram-negativen Stäbchen von einem fernen Infektionsherd. Eine fortgeleitete Ausbreitung von einem benachbarten Infektionsherd ist selten, meist handelt es sich um iatrogene Fälle (Bartels et al. 1992). Die klinischen Befunde und Symptome ähneln denen des spinalen epiduralen Abszesses. Eine rasche operative Drainage und Entlastung wird in allen Fällen empfohlen (Bartels et al. 1992). Die antibiotische Therapie entspricht der des spinalen epiduralen Abszesses.

## F 2.6 Spinaler intramedullärer Abszess

Spinale intramedulläre Abszesse sind sehr selten (Simon et al. 2003). Die Mehrheit der intramedullären Abszesse ist kryptogenen Ursprungs (Chan et al. 1998). Etwa 25 % der Infektionen breiten sich durch einen Dermalsinus aus (Fistelgang bei Spina bifida occulta), seltener sind hämatogene oder iatrogene Infektionen. Das klinische Bild ist ähnlich wie beim spinalen epiduralen oder subduralen Abszess; lediglich Fieber (< 50 %) scheint seltener aufzutreten (Chan et al. 1998). Die Diagnose wird meist mit der MRT gestellt. Ähnlich der Therapie des Hirnabszesses besteht die Therapie in der Regel aus einer raschen Dekompression und Drainage (Myelotomie oder CT-gesteuerte Nadelaspiration) und parenteraler antibiotischer Therapie (Chan et al. 1998). Für die initiale empirische Antibiotikatherapie wird eine Kombination von Vancomycin, einem Cephalosporin der Gruppe 3a und Metronidazol empfohlen (Dosierung siehe **Tab. F 2.6**), wenn Hautveränderungen am lumbosakralen Übergang den Verdacht auf eine Ausbreitung von *Staphylococcus aureus* oder *epidermidis,* Enterobakterien oder Anaerobiern durch einen Dermalsinus vermuten lassen (Chan et al. 1998). Bei postoperativen Abszessen soll die Initialtherapie auch gegen *Pseudomonas* und Methicillin-resistente Staphylokokken gerichtet sein; daher wird in diesen Fällen eine Kombination von Vancomycin, Ceftazidim und Metronidazol empfohlen (Chan et al. 1998). Ein erheblicher Anteil der kryptogenen intramedullären Abszesse wird durch *Listeria monocytogenes* verursacht; deshalb soll in diesen Fällen Ampicillin im Antibiotikaschema enthalten sein (Chan et al. 1998). Bei hämatogenen intramedullären Abszessen kann sich die Initialtherapie nach dem primären Infektionsherd richten.

## Literatur


Alderson D, Strong AJ, Ingham HR, Selkon JB. Fifteen-year review of the mortality of brain abscess. Neurosurgery 1981; 8: 1–6.

Auletta JJ, John CC. Spinal epidural abscesses in children: a 15-year experience and review of the literature. Clin Infect Dis 2001; 32: 9–16.

Barker FG, 2nd Efficacy of prophylactic antibiotics for craniotomy: a meta-analysis. Neurosurgery 1994; 35: 484–490; discussion 491–482.

Bayston R, de Louvois J, Brown EM, Johnston RA, Lees P et al. Use of antibiotics in penetrating craniocerebral injuries. »Infection in Neurosurgery« Working Party of British Society for Antimicrobial Chemotherapy. Lancet 2000; 355: 1813–1817.

Beer R, Engelhardt KW, Pfausler B, Broessner G, Helbok R et al. Pharmacokinetics of intravenous linezolid in cerebrospinal fluid and plasma in neurointensive care patients with staphylococcal ventriculitis associated with external ventricular drains. Antimicrob. Agents Chemother 2007; 51: 379–382.

Bok AP, Peter JC Subdural empyema: burr holes or craniotomy? A retrospective computerized tomography-era analysis of treatment in 90 cases. J Neurosurg 1993; 78: 574–578.

Brouwer MC, Coutinho JM, van de Beek D. Clinical characteristics and outcome of brain abscess: systematic review and meta-analysis. Neurology 2014a; 82: 806–813.

Brouwer MC, Tunkel AR, McKhann GM, van de Beek D. Brain abscess. N Engl J Med 2014b; 371: 447–456.

Carpenter J, Stapleton S, Holliman R. Retrospective analysis of 49 cases of brain abscess and review of the literature. Eur J Clin. Microbiol Infect Dis 2007; 26: 1–11.

Chan CT, Gold WL. Intramedullary abscess of the spinal cord in the antibiotic era: clinical features, microbial etiologies, trends in pathogenesis, and outcomes. Clin Infect Dis 1998; 27: 619–626.

Chiang IC, Hsieh TJ, Chiu ML, Liu GC, Kuo YT et al. Distinction between pyogenic brain abscess and necrotic brain tumour using 3-tesla MR spectroscopy, diffusion and perfusion imaging. Br J Radiol 2009; 82: 813–820.

Chuang MJ, Chang WN, Chang HW, Lin WC, Tsai NW et al. Predictors and long-term outcome of seizures after bacterial brain abscess. J Neurol Neurosurg Psychiatry 2010; 81: 913–917.

Chun CH, Johnson JD, Hofstetter M, Raff MJ. Brain abscess. A study of 45 consecutive cases. Medicine (Baltimore) 1986; 65: 415–431.

Clayman GL, Adams GL, Paugh DR, Koopmann CF, Jr. Intracranial complications of paranasal sinusitis: a combined institutional review. Laryngoscope 1991; 101: 234–239.

Curry WT, Jr., Hoh BL, min-Hanjani S, Eskandar EN. Spinal epidural abscess: clinical presentation, management, and outcome. Surg Neurol 2005; 63: 364–371.

Falcone S, Post MJ. Encephalitis, cerebritis, and brain abscess: pathophysiology and imaging findings. Neuroimaging Clin N Am 2000; 10: 333–353.

Faraji-Rad M, Samini F. Clinical features and outcome of 83 adult patients with brain abscess. Arch Iran Med 2007; 10: 379–282.

Faughnan ME, Lui YW, Wirth JA, Pugash RA, Redelmeier DA et al. Diffuse pulmonary arteriovenous malformations: characteristics and prognosis. Chest 2000; 117: 31–38.

Fischbein CA, Rosenthal A, Fischer EG, Nadas AS, Welch K. Risk factors of brain abscess in patients with congenital heart disease. Am J Cardiol 1974; 34: 97–102.

Giancola ML, Rizzi EB, Schiavo R, Lorenzini P, Schinina V et al. Reduced value of thallium-201 single-photon emission computed tomography in the management of HIV-related focal brain lesions in the era of highly active antiretroviral therapy. AIDS Res Hum Retroviruses 2004; 20: 584–588.

Grieve JP, Ashwood N, O'Neill KS, Moore AJ. A retrospective study of surgical and conservative treatment for spinal extradural abscess. Eur Spine J 2000; 9: 67–71.

Hartman BJ, Helfgott DC. Subdural empyema and suppurative intracranial phlebitis. in Scheld M, Whitley R, Marra Ch. Infections of the Central Nervous System, 4th Edition, Wolters Kluver; 2014.

Hlavin ML, Kaminski HJ, Fenstermaker RA, White RJ. Intracranial suppuration: a modern decade of postoperative subdural empyema and epidural abscess. Neurosurgery 1994; 34: 974–980; discussion 980–971.

Horger M, Nagele T, Joanoviciu SD, Danz S, Ernemann U et al. [Cerebritis and brain abscess: imaging findings.]. Rofo 2009; 181: 831–835.

Jarvik JG, Deyo RA. Diagnostic evaluation of low back pain with emphasis on imaging. Ann Intern Med 2002; 137: 586–597.

Kangsanarak J, Fooanant S, Ruckphaopunt K, Navacharoen N, Teotrakul S. Extracranial and intracranial complications of suppurative otitis media. Report of 102 cases. J Laryngol Otol 1993; 107: 999–1004.

Kanter MC, Hart RG. Neurologic complications of infective endocarditis. Neurology 1991; 41: 1015–1020.

Karikari IO, Powers CJ, Reynolds RM, Mehta AI, Isaacs RE. Management of a spontaneous spinal epidural abscess: a single-center 10-year experience. Neurosurgery 2009; 65: 919–923.

Klein M, Pfister HW, Tunkel A, Scheld M. Brain Abscess. in Scheld M, Whitley R, Marra Ch. Infections of the Central Nervous System, 4th Edition, Wolters Kluver; 2014.

Korinek AM. Risk factors for neurosurgical site infections after craniotomy: a prospective multicenter study of 2944 patients. The French Study Group of Neurosurgical Infections, the SEHP, and the C-CLIN Paris-Nord. Service Epidemiologie Hygiene et Prevention. Neurosurgery 1997; 41: 1073–1079; discussion 1079–1081.

Le Cam B, Guivarch G, Boles JM, Garre M, Cartier F. Neurologic complications in a group of 86 bacterial endocarditis. Eur Heart J 1984; 5 (Suppl C): 97–100.

Leys D, Lesoin F, Viaud C, Pasquier F, Rousseaux M et al. Decreased morbidity from acute bacterial spinal epidural abscesses using computed tomography and nonsurgical treatment in selected patients. Ann Neurol 1985; 17: 350–355.

Mamelak AN, Mampalam TJ, Obana WG, Rosenblum ML. Improved management of multiple brain abscesses: a combined surgical and medical approach. Neurosurgery 1995; 36: 76–85; discussion 85–76.

Maschke M, Dietrich U, Prumbaum M, Kastrup O, Turowski B et al. Opportunistic CNS infection after bone marrow transplantation. Bone Marrow Transplant 1999; 23: 1167–1176.

Menon S, Bharadwaj R, Chowdhary A, Kaundinya DV, Palande DA. Current epidemiology of intracranial abscesses: a prospective 5 year study. J Med Microbiol 2008; 57: 1259–1268.

Miller ES, Dias PS, Uttley D. CT scanning in the management of intracranial abscess: a review of 100 cases. Br J Neurosurg 1988; 2: 439–446.

Nadvi SS, Parboosing R, van Dellen JR. Cerebellar abscess: the significance of cerebrospinal fluid diversion. Neurosurgery 1997; 41: 61–66; discussion 66–67.

Nath K, Agarwal M, Ramola M, Husain M, Prasad KN et al. Role of diffusion tensor imaging metrics and in vivo proton magnetic resonance spectroscopy in the differenzial diagnosis of cystic intracranial mass lesions. Magn Reson Imaging 2009; 27: 198–206.

Nathoo N, Nadvi SS, Narotam PK, van Dellen JR. Brain abscess: management and outcome analysis of a computed tomography era experience with 973 patients. World Neurosurg 2011; 75: 716–726; discussion 612–717.

Nathoo N, Nadvi SS, van D, Jr., Gouws E. Intracranial subdural empyemas in the era of computed tomography: a review of 699 cases. Neurosurgery 1999a; 44: 529–535.

Nathoo N, Nadvi SS, van Dellen JR. Infratentorial empyema: analysis of 22 cases. Neurosurgery 1997; 41: 1263–1268; discussion 1268–1269.

Nathoo N, Nadvi SS, van Dellen JR. Cranial extradural empyema in the era of computed tomography: a review of 82 cases. Neurosurgery 1999b; 44: 748–753; discussion 753–744.

Nau R, Behnke-Mursch J, Eiffert H, Piek J, Pfister HW et al. Hirnabszess. Leitlinien für Diagnostik und Therapie in der Neurologie der DGN 2016. (www.awmf.org/uploads/tx_szleitlinien/030-108l_S1_Hirnabsess_2016-08.pdf, Zugriff am 16. 10. 2017).

Nicolosi A, Hauser WA, Musicco M, Kurland LT. Incidence and prognosis of brain abscess in a defined population: Olmsted County, Minnesota, 1935–1981. Neuroepidemiology 1991; 10: 122–131.

Nielsen H, Gyldensted C, Harmsen A. Cerebral abscess. Aetiology and pathogenesis, symptoms, diagnosis and treatment. A review of 200 cases from 1935–1976. Acta Neurol Scand 1982; 65: 609–622.

Ntziora F, Falagas ME. Linezolid for the treatment of patients with central nervous system infection. Ann Pharmacother 2007; 41: 296–308.

Nunez DA, Browning GG. Risks of developing an otogenic intracranial abscess. J Laryngol Otol 1990; 104: 468–472.

Pal D, Bhattacharyya A, Husain M, Prasad KN, Pandey CM et al. In vivo proton MR spectroscopy evaluation of pyogenic brain abscesses: a report of 194 cases. AJNR 2010; 31: 360–366.

Parkinson JF, Sekhon LH. Spinal epidural abscess: appearance on magnetic resonance imaging as a guide to surgical management. Report of five cases. Neurosurg Focus 2004; 17: E12.

Pathak A, Sharma BS, Mathuriya SN, Khosla VK, Khandelwal N et al. Controversies in the management of subdural empyema. A study of 41 cases with review of literature. Acta Neurochir (Wien) 1990; 102: 25–32.

Pfister HW, Klein M, Tunkel A, Scheld M. Epidural abscess. in Scheld M, Whitley R, and Marra Ch. Infections of the Central Nervous System, 4th Edition. Philadelphia: Wolters Kluwer; 2014. 550–565.

Pfister HW, von Rosen F, Yousry T. MRI detection of epidural spinal abscesses at noncontiguous sites. J Neurol 1996; 243: 315–317.

Reiche W, Schuchardt V, Hagen T, Il'yasov KA, Billmann P et al. Differenzial diagnosis of intracranial ring enhancing cystic mass lesions – role of diffusion-weighted imaging (DWI) and diffusion-tensor imaging (DTI). Clin Neurol Neurosurg 2010; 112: 218–225.

Reihsaus E, Waldbaur H, Seeling W. Spinal epidural abscess: a meta-analysis of 915 patients. Neurosurg Rev 2000; 23: 175–204.

Rish BL, Caveness WF, Dillon JD, Kistler JP, Mohr JP et al. Analysis of brain abscess after penetrating craniocerebral injuries in Vietnam. Neurosurgery 1981; 9: 535–541.

Roche M, Humphreys H, Smyth E, Phillips J, Cunney R et al. A twelve-year review of central nervous system bacterial abscesses; presentation and aetiology. Clin Microbiol Infect 2003; 9: 803–809.

Rupprecht TA, Pfister HW. Clinical experience with linezolid for the treatment of central nervous system infections. Eur J Neurol 2005; 12: 536–542.

Sacktor N, Lyles RH, Skolasky R, Kleeberger C, Selnes OA et al. HIV-associated neurologic disease incidence changes: Multicenter AIDS Cohort Study, 1990–1998. Neurology 2001; 56: 257–260.

Saito N, Aoki K, Sakurai T, Ito K, Hayashi M et al. Linezolid treatment for intracranial abscesses caused by methicillin-resistant Staphylococcus aureus – two case reports. Neurol Med Chir (Tokyo) 2010; 50: 515–517.

Salgado AV, Furlan AJ, Keys TF, Nichols TR, Beck GJ. Neurologic complications of endocarditis: a 12-year experience. Neurology 1989; 39: 173–178.

Selby R, Ramirez CB, Singh R, Kleopoulos I, Kusne S et al. Brain abscess in solid organ transplant recipients receiving cyclosporine-based immunosuppression. Arch Surg 1997; 132: 304–310.

Sendi P, Bregenzer T, Zimmerli W. Spinal epidural abscess in clinical practice. QJM 2008; 101: 1–12.

Seydoux C, Francioli P, Nathoo N, Nadvi SS, van Dellen JR. Bacterial brain abscesses: factors influencing mortality and sequelae. Clin Infect Dis 1992; 15: 394–401.

Sharma R, Mohandas K, Cooke RP. Intracranial abscesses: changes in epidemiology and management over five decades in Merseyside. Infection 2009; 37: 39–43.

Siddiq F, Chowfin A, Tight R, Sahmoun AE, Smego RA, Jr. Medical vs surgical management of spinal epidural abscess. Arch Intern Med 2004; 164: 2409–2412.

Simon JK, Lazareff JA, Diament MJ, Kennedy WA. Intramedullary abscess of the spinal cord in children: a case report and review of the literature. Pediatr Infect Dis J 2003; 22: 186–192.

Song L, Guo F, Zhang W, Sun H, Long J et al. Clinical features and outcome analysis of 90 cases with brain abscess in central China. Neurol Sci 2008; 29: 425–430.

Svanteson B, Nordstrom CH, Rausing A Non-traumatic brain abscess. Epidemiology, clinical symptoms and therapeutic results. Acta Neurochir (Wien) 1988; 94: 57–65.

Swanson KL, Prakash UB, Stanson AW. Pulmonary arteriovenous fistulas: Mayo Clinic experience, 1982–1997. Mayo Clin Proc 1999; 74: 671–680.

Takeshita M, Kawamata T, Izawa M, Hori T. Prodromal signs and clinical factors influencing outcome in patients with intraventricular rupture of purulent brain abscess. Neurosurgery 2001; 48: 310–316; discussion 316–317.

Tattevin P, Bruneel F, Clair B, Lellouche F, de Broucker T et al. Bacterial brain abscesses: a retrospective study of 94 patients admitted to an intensive care unit (1980 to 1999). Am J Med 2003; 115: 143–146.

Tseng JH, Tseng MY. Brain abscess in 142 patients: factors influencing outcome and mortality. Surg Neurol 2006; 65: 557–562.

Tsuchiya K, Osawa A, Katase S, Fujikawa A, Hachiya J et al. Diffusion-weighted MRI of subdural and epidural empyemas. Neuroradiology 2003; 45: 220–223.

Tung GA, Yim JW, Mermel LA, Philip L, Rogg JM. Spinal epidural abscess: correlation between MRI findings and outcome. Neuroradiology 1999; 41: 904–909.

Visani P, Schmutzhard E, Trinka E, Pfausler B, Benke T. Subcortical deficit pattern after brain abscess: a neuropsychological study. Eur J Neurol 2006; 13: 599–603.

Xu XX, Li B, Yang HF, Du Y, Li Y et al. Can diffusion-weighted imaging be used to differentiate brain abscess from other ring-enhancing brain lesions? A meta-analysis. Clin Radiol 2014; 69: 909–915.

Yang SY, Zhao CS. Review of 140 patients with brain abscess. Surg Neurol 1993; 39: 290–296.

# F 3 Tuberkulöse Meningitis

*von M. Klein, A. Neher und H.-W. Pfister*

## F 3.1 Klinik

Die tuberkulöse Meningitis ist eine subakut oder chronisch verlaufende, schwerpunktmäßig basale Meningitis mit charakteristischem entzündlichen Liquorsyndrom mit lymphomonozytärer Pleozytose, Eiweißerhöhung und Glukoseerniedrigung. Die Erkrankung wird durch säurefeste, stäbchenförmige Erreger des *Mycobacterium-tuberculosis*-Komplexes hervorgerufen. Zum *M. tuberculosis*-Komplex gehören *M. tuberculosis, M. bovis, M. caprae, M. africanum, M. microti, M. canetti und M. pinnipedii* (RKI 2016).

Klinisch dominieren Fieber (50–80 %), Meningismus (40–80 %) und Kopfschmerzen (50–80 %) sowie Übelkeit und Erbrechen (30–60 %). Etwa 30–50 % der Patienten haben zum Zeitpunkt der Klinikaufnahme Hirnnervenfunktionsstörungen (insbesondere VI., III., seltener IV., VII., II. Hirnnerv), ein Verwirrtheitssyndrom oder eine Vigilanzstörung (Garg 1999; Thwaites et al. 2000). Seltener finden sich epileptische Anfälle (Erwachsene 5 %) und fokalneurologische Defizite, wie z. B. eine Hemiparese (10–20 % der Patienten).

Im Liquor findet sich bei der tuberkulösen Meningitis typischerweise eine lymphomonozytäre Pleozytose mit Zellzahlen von 60–400 Zellen/µl, selten über 1 000 Zellen/µl (Garg 1999). Zu Beginn der Erkrankung dominiert eine granulozytäre Pleozytose, die jedoch in der Regel nach wenigen Tagen Krankheitsdauer in eine lymphozytäre Pleozytose übergeht. Der Liquoröffnungsdruck ist bei den meisten Patienten erhöht. Das Gesamteiweiß im Liquor ist bei 95 % der Patienten erhöht (Thwaites et al. 2005); bei zwei Drittel der Patienten finden sich Werte zwischen 100 und 500 mg/dl. Bei zunehmender Krankheitsdauer können Liquoreiweißwerte von über 1 000 mg/dl vorkommen. Ein erniedrigter Liquor-/Serum-Glukose-Quotient von < 0,5 findet sich bei 95 % der Patienten (Thwaites et al. 2005). Oft lässt sich bei Patienten mit tuberkulöser Meningitis eine intrathekale IgA-Produktion nachweisen. Sehr selten wurden in der Literatur tuberkulöse Meningitisfälle mit normaler Liquorzellzahl und normalem Liquoreiweißgehalt berichtet. Insbesondere bei abwehrgeschwächten Patienten, z. B. HIV-positiven Patienten, können normale Liquorbefunde vorkommen (Cecchini et al. 2009).

Die Diagnose einer tuberkulösen Meningitis wird durch den *Erregernachweis im Liquor* durch Einsatz folgender Methoden belegt (A):

- *Mikroskopische Untersuchung* des Liquor-Ausstrichpräparats nach Durchführung der Ziehl-Neelsen-Färbung (Alternative: Fluoreszenzmikroskopie nach Auramin-Färbung). Der Nachweis säurefester Stäbchen gelingt bei 5–30 % der Patienten. Nachweisgrenze ca. $10^4$–$10^5$ Keime/ml.
- Einsatz der *Polymerase-Kettenreaktion* (PCR) zum Nachweis von Mykobakterien-DNA im Liquor: Die Sensitivität liegt je nach Untersuchung bei 45 bis knapp 90 % (Chacko et al. 2010; Haldar et al. 2009; Juan et al. 2006). Die Spezifität erreicht in mehreren Untersuchungen 88–100 % (Bhigjee et al. 2007; Chaidir et al. 2012; Pai et al. 2003; Thwaites et al. 2000). Mittels PCR kann somit eine Tuberkulose bestätigt, aber niemals ausgeschlossen werden. Nachweisgrenze ca. $10^2$–$10^3$ Keime/ml.
- *Kultureller Nachweis* von Mykobakterien im Festnährmedium (z. B. Löwenstein-Jensen-Medium): Positive Befunde finden sich nach einmaliger Liquorpunktion bei 20–50 %, nach drei Liquorpunktionen bei 50–80 % der Patienten. Für den kulturellen Mykobakteriennachweis soll aufgrund der in der Regel geringen Erregerdichte – wenn möglich – eine Liquormenge von > 5 ml gewonnen und untersucht werden. Repetitive Liquoruntersuchungen erhöhen die Sensitivität des Nachweises (Bhigjee et al. 2007). Nachweisgrenze ca. $10^2$ Keime/ml.

Röntgenologisch finden sich bei 25–50 % der erwachsenen Patienten mit tuberkulöser Meningitis typische Veränderungen einer früher durchgemachten pulmonalen Tuberkulose (z. B. postspezifische Residuen apikal, verkalkte Hiluslymphknoten). Nicht selten finden sich auch Zeichen einer gleichzeitig bestehenden Miliartuberkulose (Kalita et al. 2004). Dies reflektiert die Tatsache, dass sich bei Miliartuberkulose in ca. 80 % eine begleitende ZNS-Manifestation findet (Garg et al. 2010). Anamnestische Hinweise auf eine frühere, klinisch manifeste Tuberkulose finden sich nur bei 10 % der Erwachsenen. Ein vorausgegangener enger Kontakt mit Tuberkulosekranken ist bei etwa 20–50 % der Patienten zu eruieren. Der Tuberkulin-Hauttest (Mendel-Mantoux-Test) ist oft diagnostisch nicht hilfreich; es fanden sich bei etwa 50 % der erwachsenen Patienten mit tuberkulöser Meningitis negative Befunde. Interferon-gamma Release Assays (QuantiFERON-TB Gold In-Tube, QFT-GIT; T-Spot TB) können allgemein ergänzend bei Tuberkuloseerkrankungen hilfreich sein (Sensitivität bei systemischen Tuberkuloseerkrankungen ca. 80 %). Die Interpretation positiver Testergebnisse muss aber mit Vorsicht erfolgen, da mit diesen Untersuchungen nicht zwischen einer aktiven oder latenten Tuberkulose unterschieden werden kann (Darby et al. 2014). Ob neuere Interferon-gamma Release Assays, die neben einer CD4+-Zellantwort auch eine CD8+-Zellantwort messen, helfen werden, eine aktive Tuberkuloseerkrankung von einer Infektion nach TB-Kontakt

**Kasten F 3.1:** Mögliche pathologische Befunde im Schädel-CT/MRT bei tuberkulöser Meningitis

- Basale meningeale KM-Aufnahme
- Kontrastmittelaufnahme und Verdickung von Hirnnerven (z. B. des N. oculomotorius, N. abducens)
- Hydrocephalus (aresorptivus oder occlusus)
- Tuberkulom oder Abszess
- Ischämische Infarkte als Folge einer Vaskulitis
- Vaskulitis-typische Veränderungen (z. B. Stenose, Kaliberschwankungen) in der MR- oder CT-Angiographie oder der transkraniellen Dopplersonographie

**Kasten F 3.2:** Wichtige Differenzialdiagnosen der ZNS-Tuberkulose

| |
|---|
| **Tuberkulöse Meningitis** |
| Neurosarkoidose |
| Meningeosis carcinomatosa/lymphomatosa |
| Kryptokokken-Meningitis |
| Lyme-Neuroborreliose |
| Neurosyphilis |
| Primäre diffuse leptomeningeale Gliomatose |
| Vaskulitiden (z. B. Wegenersche Granulomatose) |
| Listerien-Meningoenzephalitis |
| Neurozystizerkose (meningeale Verlaufsform) |
| Virale Meningitis (inkl. HIV-Infektion) |
| Neurobrucellose |
| Leptospirose |
| Septisch-embolische Herdenzephalitis |
| **Intrazerebrales Tuberkulom** |
| Primärer Hirntumor (inkl. ZNS-Lymphom) |
| Metastase |
| Hirnabszess[1] |
| Toxoplasmose |
| Neurozystizerkose |
| Kryptokokkom |

1 bakteriell (inkl. Nokardiose) sowie Aspergillose

zu unterscheiden, bleibt aufgrund fehlender Studiendaten noch abzuwarten.

Bei Patienten mit tuberkulöser Meningitis ist die Aussagekraft von Interferon-gamma Release Assays noch stärker eingeschränkt: Eine neue Metaanalyse aus dem peripheren Blut von Patienten mit Neurotuberkulose fand eine Sensitivität von 78 % und eine Spezifität von nur 61 %. Ebenso fand sich aus dem Liquor eine nur mäßige Sensitivität von 77 % bei einer ebenfalls mäßigen Spezifität von 88 %, da aus dem Liquor isolierte Lymphozyten, die ex vivo stimuliert werden, schnell zugrunde gehen (Yu et al. 2016).

Aktuell werden Interferon-gamma Release Assays nicht für die Routinediagnostik bei subakuten/chronischen ZNS-Infektionen empfohlen (Mazurek et al. 2010; Thwaites et al. 2009) (↔, B).

Im Schädel-CT oder -MRT können bei etwa 90 % der Patienten mit tuberkulöser Meningitis pathologische Befunde erhoben werden (**Kasten F 3.1**) (Raut et al. 2013). Isolierte zerebrale Tuberkulome können jedoch häufig nur unzureichend von anderen raumfordernden zerebralen Läsionen unterschieden werden. Möglicherweise kann durch die MR-Spektroskopie (z. B. Cholin/Kreatin Ratio) eine diagnostische Verbesserung erzielt werden (Kingsley et al. 2006; Pretell et al. 2005). Als häufigste intrakranielle Komplikation findet sich ein Hydrozephalus, der in einer MRT-Untersuchung bei 80 Patienten mit Neurotuberkulose in 65 % der Fälle bei Diagnosestellung vorhanden war (Raut et al. 2013). Eine prospektive Studie an 71 Patienten mit tuberkulöser Meningitis zeigte zudem, dass auch spinale Komplikationen häufig sind (Gupta et al. 2015): bei 31 % der Patienten fanden sich bei Aufnahme klinisch spinale Auffälligkeiten, im spinalen MRT fanden sich Veränderungen bei sogar 56 % der Patienten (meningeale Kontrastmittelaufnahme, Myelitis, spinale Tuberkulome, spinale Atrophie, Syringomyelie).

Wichtige *Differenzialdiagnosen* der ZNS-Tuberkulose sind in **Kasten F 3.2** zusammengefasst.

## F 3.2 Epidemiologie und Verlauf

Es wird geschätzt, dass weltweit jährlich etwa 9,6 Millionen Menschen an einer aktiven Tuberkulose erkranken; zirka 1,5 Millionen versterben (WHO 2015). In Deutschland wurden im Jahr 2014 insgesamt 4 488 und im Jahr 2015 5 865 Tuberkuloseerkrankungen gemeldet (7,3 Neuerkrankungen pro 100 000 Einwohner; RKI 2016), dies entspricht einer Steigerung von 30 % zwischen 2014 und 2015. Somit ist der langjährige rückläufige Tuberkulosetrend (bis 2012) beendet. Dies ist jedoch eindeutig auf die aktuelle Migration zurückzuführen, Hinweise auf ein steigendes Infektionsrisiko für die einheimische Bevölkerung ergeben sich bisher nicht. Mit 1 325 Erkrankungsfällen belief sich der Anteil der extrapulmonalen Tuberkulose auf 22,7 %, die Inzidenz der extrapulmonalen Tuberkulose lag bei 1,6 Erkrankungsfällen pro 100 000 Einwohner (RKI 2016). In 28 Fällen (4 Fälle bei Kleinkindern) wurde eine tuberkulöse Meningitis oder ein sonstiger ZNS-Befall gemeldet.

Die tuberkulöse Meningitis kommt in allen Altersstufen vor. Zu den bekannten Risikofaktoren für eine tuberkulöse Meningitis, die bei 20–50 % der Patienten nachweisbar sind, gehören Mangelernährung, chronischer Alkoholismus, Leberzirrhose, Diabetes mellitus, Malignomerkrankung, immunsuppressive Therapien und HIV-Infektion.

Die neurologischen Symptome der tuberkulösen Meningitis entwickeln sich subakut innerhalb weniger Tage bis Wochen. Es werden drei verschiedene klinische Stadien unterschieden (**Kasten F 3.3**).

**Kasten F 3.3:** Klinische Stadien der tuberkulösen Meningitis (nach Streptomycin in Tuberculosis Trials Committee 1948)

| |
|---|
| **Stadium I**<br>Unspezifische Symptome (z. B. Kopfschmerzen, Fieber, Nachtschweiß, Übelkeit, Gewichtsverlust, Müdigkeit, Myalgien), kein neurologisches Defizit, keine Vigilanzstörung |
| **Stadium II**<br>Meningeale Symptome, Vigilanzstörung oder Verwirrtheitssyndrom, geringgradiges neurologisches Defizit (z. B. Hirnnervenparesen) |
| **Stadium III**<br>Schwere Bewusstseinsstörung (Stupor, Koma), epileptische Anfälle, ausgeprägtes neurologisches Defizit (z. B. Hemiplegie) |

**Kasten F 3.4:** Komplikationen der tuberkulösen Meningitis

- Hydrocephalus (aresorptivus oder occlusus)[1]
- Zerebrale Vaskulitis[2], *selten:* mykotische Aneurysmen mit dem Risiko einer Subarachnoidalblutung
- Tuberkulome
- Tuberkulöse Abszesse (selten)
- Hyponatriämie oder Syndrom der inadäquaten ADH-Sekretion
- Spinale Beteiligung:
  - Ausbreitung des Entzündungsprozesses auf die spinalen Meningen mit nachfolgender Myeloradikulitis
  - Arachnitische Adhäsionen
  - Vaskulitis mit medullären Infarkten
  - Tuberkulom
  - postmeningitische Syringomyelie (nach Monaten bis Jahren)
- Tuberkulöse Enzephalopathie[3]

1 bei etwa 40 % der Patienten nachweisbar, bei einer Krankheitsdauer von mehr als 4–6 Wochen sogar bei über 90 % der Patienten.
2 Stenosen oder Verschlüsse, meist im supraklinoidalen Anteil der Arteria carotis interna, in der Arteria cerebri media und anterior und/oder in der Arteria basilaris; oft sind auch kleine penetrierende Arterien betroffen; ischämische Hirninfarkte (am häufigsten im Bereich der Stammganglien und der Capsula interna, seltener im Thalamus, Pons und Kleinhirn lokalisiert) können computertomographisch bei 20–30 % der Patienten nachgewiesen werden.
3 nur bei Kindern: Klinisch Stupor/Koma, Liquor meist normal oder nur diskrete Zellzahl-/Eiweißerhöhung, diffuse Entmarkungen und Marklagerödem, wahrscheinlich immunvermittelt, Ähnlichkeiten bestehen zu der akuten disseminierten Enzephalomyelitis – ADEM –, Kortikosteroide zeigten gute Effekte (Garg 1999).

Klinisch dominieren Zeichen der basalen Meningitis; selten finden sich klinische Zeichen einer Meningomyeloradikulitis. In Einzelfällen manifestiert sich die tuberkulöse ZNS-Infektion als fulminante Meningoenzephalitis mit Vigilanzstörung.
Im Verlauf der tuberkulösen Meningitis können sich verschiedene *Komplikationen* entwickeln (**Kasten F 3.4**).
Als prognostisch ungünstige Konstellationen werden angesehen: Patientenalter (Säuglinge, hohes Alter), fortgeschrittenes Krankheitsstadium (Letalität im Stadium III bei etwa 50 %), fokalneurologisches Defizit (z. B. bei Hirninfarkt), gleichzeitiges Vorliegen einer Miliartuberkulose, schwere Grundkrankheit und ein hohes Liquorgesamteiweiß (> 300 mg/dl) (Garg 1999).
Bei Patienten mit nichttuberkulösen mykobakteriellen Krankheiten (Krankheitsbilder, die durch MOTT – mycobacteria other than tuberculosis, mit Ausnahme von *M. leprae* – verursacht werden, frühere Bezeichnung: atypische Mykobakteriosen), wie z. B. *Mycobacterium avium- oder M. intracellulare*-Infektionen, sind neurologische Komplikationen nur sehr selten zu beobachten; intrazerebrale, entzündliche raumfordernde Läsionen wurden mehr als doppelt so häufig beobachtet wie meningitische Verläufe (Garg 1999).
Vor der Ära der antituberkulösen Therapie wurde nur sehr vereinzelt eine spontane Ausheilung der tuberkulösen Meningitis beobachtet; die Letalität lag dementsprechend bei nahezu 100 %. Durch die medikamentöse Therapie und bessere Behandlungsmöglichkeiten der Komplikationen wurde die Letalitätsrate auf etwa 10–20 % gesenkt; die Angaben in der Literatur liegen zwischen 7 % (Kent et al. 1993) und 59 % (Girgis et al. 1991b). Etwa ein Drittel der Überlebenden hat neurologische Residualsymptome, vorwiegend organisches Psychosyndrom, Hydrozephalus, Hemiparese, Ataxie, Hirnnervenparesen und epileptische Anfälle.

## F 3.3 Therapeutische Prinzipien

### F 3.3.1 Therapieindikation

Die Indikation für den Beginn der antituberkulösen Therapie ist (abgesehen von den Fällen mit Erregernachweis) bei einem Patienten mit dem klinischen Bild einer subakuten oder chronischen Meningitis dann gegeben, wenn

- das für die tuberkulöse Meningitis typische Liquorsyndrom vorliegt oder im Liquor ein Umschlagen der granulozytären in eine lymphozytäre Pleozytose, eine Zunahme des Liquoreiweißwertes und ein Abfall des Liquorglukosewertes dokumentiert werden,
- gleichzeitig die bakteriologischen Kulturen und die Kryptokokkendiagnostik (Tuschepräparat und Antigentest) negativ sind sowie liquorzytologisch keine malignen Zellen nachweisbar sind,
- oder wenn gleichzeitig andere Organmanifestationen (z. B. pulmonal, urogenital) vorliegen, die den dringenden Verdacht auf eine tuberkulöse Genese ergeben (Marais et al. 2010).

### F 3.3.2 Allgemeines Therapieregime

Als Standardmedikamente gelten Isoniazid (INH), Rifampicin (RMP), Pyrazinamid (PZA), Ethambutol (EMB) und Streptomycin (SM). Allerdings kann SM nicht p. o. gegeben werden. Alternative antituberkulöse Medikamente sind Fluorochinolone, Amikacin und Capreomycin, Protionamid, Linezolid sowie Cycloserin.
Die antituberkulöse Therapie muss sowohl die sich rasch teilenden, sich langsam proliferierenden als auch die metabolisch inaktiven Mykobakterien erfassen (Grunhage et al. 2005). Die Durchführung einer Kombinationstherapie ist erforderlich, um eine Resistenzentwicklung zu verhindern. Kontrollierte klinische vergleichende Therapiestudien mit verschiedenen Antituberkulotika liegen bei der tuberkulösen Meningitis nicht vor (daher können keine Evidenzpfeile angegeben werden). Anfänglich wird für die Dauer von zwei Monaten mit vier Antituberkulotika behandelt. Dann wird die Therapie für zehn Monate mit zwei Antituberkulotika (INH und RMP) weitergeführt. In einzelnen Fällen kann auch eine längere Therapiedauer notwendig sein.

### F 3.3.3 Kortikosteroide

Eine aktuelle Cochrane Metaanalyse von neun randomisierten Studien mit 1 337 Patienten zeigte, dass Kortikosteroide die Mortalität um 25 % reduzierten (Prasad et al. 2016). Die Inzidenz von Langzeitschäden bei Überlebenden wurde durch Kortikosteroide nicht beeinflusst. Die Rate von gastrointestinalen Blutungen, invasiven bakteriellen Infektionen, Hyperglykämien oder Leberfunktionsstörungen war bei Patienten, die Kortikosteroide erhielten, nicht signifikant erhöht. Ein Unterschied in der Wirksamkeit von Kortikosteroiden bei HIV-positiven Patienten im Vergleich zu HIV-negativen Patienten fand sich nicht, HIV-positive Patienten wurden aber explizit nur in einer der Studien eingeschlossen (Prasad et al. 2009; Prasad et al. 2008; Thwaites et al. 2004b). Die Liquorpenetration von Antituberkulotika scheint durch Kortikosteroide nicht beeinträchtig zu sein (Kaojarern et al. 1991). Zusammengefasst wird derzeit der Einsatz von Kortikosteroiden bei allen Patienten mit tuberkulöser Meningitis empfohlen, unabhängig vom Krankheitsstadium (**Kasten F 3.5**) (Schaberg et al. 2012; Thwaites et al. 2009) (↑↑, A).

## F 3.4 Pragmatische Therapie

### F 3.4.1 Antituberkulotika

Die British Infectious Disease Society und das Center for Disease Control and Prevention (CDC) empfehlen eine initiale Vierfachkombination mit Isoniazid (INH), Rifampicin (RMP), Pyrazinamid (PZA) und Ethambutol (EMB) (Thwaites et al. 2009). Vom Deutschen Zentralkomitee zur Bekämpfung der Tuberkulose und der WHO wird eine initiale Vierfachtherapie mit INH, RMP, PZA und Streptomycin (SM) empfohlen (**Kasten F 3.5**) (Heemskerk et al. 2014; Schaberg et al. 2012; Thwaites et al. 2009; WHO 2010). Die Empfehlung von SM durch das Deutsche Zentralkomitee zur Bekämpfung der Tuberkulose basiert auf der besseren Liquorgängigkeit von SM im Vergleich zu EMB bei Blut-Hirn-Schrankenstörung, die fast immer bei tuberkulöser Meningitis vorliegt. Ob eine Therapie mit SM im Vergleich zu EMB von Vorteil ist, wurde in klinischen Studien nicht untersucht (Heemskerk et al. 2014). Nach Ablauf von zwei Monaten wird die Therapie für weitere zehn Monate mit INH und RMP fortgeführt (Schaberg et al. 2012; Thwaites et al. 2009). Die Medikamente werden gleichzeitig in einer täglichen Einzeldosis eingenommen, da das Erreichen hoher Spitzenkonzentrationen von Bedeutung ist (Sun et al. 2014).

Die aus dem Liquor isolierten Stämme von *M. tuberculosis* müssen gegen alle gebräuchlichen Antituberkulotika getestet werden, um Resistenzen rasch zu erfassen und die Therapie entsprechend anzugleichen.

Die Resistenzentwicklung gegen Antituberkulotika hat weltweit eine große Bedeutung in der Behandlung der Tuberkulose. Resistenzen beeinflussen die Therapierbarkeit der Tuberkulose. Es werden »Multiresistenz« (gleichzeitige Resistenz gegen mindestens INH und RMP) und »jegliche Resistenz« (Resistenz gegen mindestens eines der fünf Erstrangmedikamente) unterschieden (RKI 2016). Der Anteil der Erreger mit jeglicher Resistenz blieb in Deutschland in den letzten Jahren stabil: 13,2 % (2015), 13,2 % (2014), 14,3 % (2013), 12,4 % (2012). Zunehmend war der Anteil der multiresistenten Mykobakterien mit jeweils 3,3 % (125 Erkrankungsfälle 2015), 3,0 % (94 Erkrankungsfälle 2014), 3,2 % (101 Erkrankungsfälle 2013) und 2,1 % (64 Erkrankungsfälle 2012). Problematisch ist oft die Behandlung von Tuberkulosepatienten aus Staaten der ehemaligen Sowjetunion, da bis zu 23 % der Isolate dort multiresistent sind, und die Hälfte der Patienten mit multiresistenten Erregern (63/125) in Deutschland aus diesen Ländern stammen (RKI 2016).

In einer indischen Studie an Patienten, die Levofloxacin anstelle von Rifampicin erhielten, kam es zu einer nicht-signifikanten Reduktion der Mortalität (21,7 % vs. 38,8 %, $p = 0{,}07$), allerdings kam es unter Levofloxacin häufiger zu epileptischen Anfällen (Kalita et al. 2014). Die Studiengröße war jedoch mit $n = 120$ Patienten relativ klein, sodass die Aussagekraft reduziert ist. Zudem zeigte eine Studie aus Vietnam keinen Vorteil einer Add-on Therapie mit Levofloxacin sowie einer erhöhten Dosierung von Rifampicin gegenüber einer Standardtherapie (Heemskerk et al. 2016). Gyrasehemmer könnten aufgrund ihrer generell guten Wirksamkeit gegen Mykobakterien z. B. bei Patienten mit multiresistenter ZNS-Tuberkulose eine sinnvolle Alternative sein (in Deutschland findet Moxifloxacin Verwendung). Der Einsatz von Linezolid (in Kombination mit einer Vierfachtherapie) führte bei schwerkranken intensivpflichtigen Patienten zu einer signifikanten Verbesserung der vorbestehenden Vigilanzminderung bis 3 Wochen

**Kasten F 3.5:** Behandlung der tuberkulösen Meningitis im Erwachsenenalter

| | |
|---|---|
| **Isoniazid*** | < 50 kg KG: 200 mg/d, > 50 kg KG: 300 mg/d (max. Tagesdosis 300 mg); Einzeldosis p. o. |
| **+ Rifampicin** | < 50 kg KG: 450 mg/d, > 50 kg KG: 600 mg/d (max. Tagesdosis 600 mg); Einzeldosis p. o. |
| **+ Pyrazinamid** | < 50 kg KG: 1,5 g/d; 51–75 kg KG: 2,0 g/d; > 75 kg KG: 2,5 g/d (max. Tagesdosis 2,5 g); Einzeldosis p. o. |
| **+ Ethambutol**** | 15 mg/kg KG/d (max. Tagesdosis 2 g), Einzeldosis p. o. |
| **+ Vitamin $B_6$*** | 50 mg/d p. o. zur Prophylaxe der Polyneuropathie |

**+ Kortikosteroide**, z. B. Methylprednisolon (1–2 mg/kg/d p. o.) oder Dexamethason (12 mg/d p. o.) in absteigender Dosierung über ca. 4–8 Wochen (↑↑, A).

**Therapieregime (bei unauffälligem Resistenzergebnis):** Initiale Vierfachtherapie bei Erwachsenen mit Isoniazid, Rifampicin, Pyrazinamid und Ethambutol oder Streptomycin für die Dauer von zwei Monaten. Absetzen von Pyrazinamid und Ethambutol (oder Streptomycin) nach zwei Monaten, Fortführen der Therapie mit Isoniazid und Rifampicin für weitere zehn Monate. Ggf. kann eine längere Therapie notwendig sein (in Abhängigkeit von Klinik, Liquorbefund und Bildgebung).

* Isozid®-Comp 300 mg enthält 60 mg Pyridoxin

** Alternative für Ethambutol: Streptomycin 15 mg/kg KG/d (max. Tagesdosis 1 g), Einzeldosis i. m. oder i. v. Protionamid p. o. *< 50 kg KG 500 mg/d, > 50 kg KG 750 mg/d*; evtl. Dosisteilung auf zwei Gaben aufgrund besserer Verträglichkeit

nach Therapiebeginn; Langzeitergebnisse sind allerdings noch abzuwarten (Sun et al. 2014).
Ist eine parenterale Behandlung erforderlich (z. B. bei bewusstseinsgestörten Patienten mit Aspirationsgefahr oder Darmatonie), wird intravenös mit Isoniazid, Rifampicin und Streptomycin oder Ethambutol behandelt. Ebenso sind Moxifloxacin und Linezolid als intravenöse Medikamente mit antituberkulöser Wirkung verfügbar. Pyrazinamid steht nicht für die parenterale Applikation zur Verfügung.
Grundsätzlich von der Tuberkulose zu unterscheiden sind die nicht meldepflichtigen nichttuberkulösen (= ubiquitären) Mykobakteriosen, z. B. verursacht durch *Mycobacterium avium* oder *M. intracellulare,* die häufiger bei HIV-positiven Patienten vorkommen. Die ubiquitären Mykobakteriosen sind nicht von Mensch-zu-Mensch übertragbar. Einheitliche Therapieempfehlungen bei diesen nichttuberkulösen mykobakteriellen Krankheiten des ZNS liegen bislang nicht vor. Meist wird eine Kombination aus drei bis vier Medikamenten empfohlen, z. B. Clarithromycin (oder Azithromycin), in Kombination mit Ethambutol, Moxifloxacin, Rifabutin oder Linezolid (in Abhängigkeit vom Resistenzspektrum).

### F 3.4.2 Verlauf unter antituberkulöser Therapie

Unter antituberkulöser Therapie kommt es oft erst innerhalb von einigen Wochen bis Monaten zu einer Besserung der neurologischen Symptome und Normalisierung der Liquorzellzahl und des Liquoreiweißwertes. Wiederholte mikrobiologische Untersuchungen des Liquors sind empfehlenswert (A, ↑), da auch nach Therapiebeginn in etwa 40 % der tuberkulösen Meningitiden noch für einige Tage ein positiver mikroskopischer und kultureller Befund erhoben werden kann und die PCR im Liquor noch mehrere Wochen nach Beginn der Antituberkulotika-Therapie positiv sein kann (Thwaites et al. 2000). In einer vietnamesischen Studie (79 erwachsene Patienten mit tuberkulöser Meningitis) war vor Therapiebeginn die Ziehl-Neelsen-Färbung bei 52 % der Patienten positiv, die PCR bei 38 %; 5–15 Tage nach Therapiebeginn lag die Positivität noch bei 2 % bzw. 28 % (Thwaites et al. 2004a). Sechs Monate nach Beginn der Therapie hatten immer noch 25 % der Patienten eine Liquorpleozytose und 40 % eine Liquoreiweißerhöhung. Die erniedrigte Liquorglukose normalisierte sich bei der Hälfte der Patienten innerhalb von zwei Monaten nach Therapiebeginn und bei nahezu allen Patienten innerhalb von sechs Monaten (Berger 1994).
Unter antituberkulöser Therapie kann sich eine sogenannte paradoxe Reaktion (»paradoxical worsening«) entwickeln (Garg 1999; Tai et al. 2016). In einer prospektiven Beobachtung von 34 Patienten mit tuberkulöser Meningitis kam es unter Vierfachtherapie und adjuvanter Behandlung bei 22 HIV-negativen Patienten (65 %) zu einer Größenzunahme bereits bestehender oder sogar einem Neuauftreten von zerebralen Tuberkulomen innerhalb von 3 Monaten nach Therapiebeginn (Garg et al. 2014). In 10 der 22 Fälle war dies mit einer klinischen Verschlechterung assoziiert. Paradoxe Reaktionen waren bei Frauen häufiger als bei Männern. Im Falle einer Größenzunahme bereits bestehender oder dem Auftreten neuer zerebraler Läsionen unter antituberkulöser Therapie muss die Diagnose und ggf. die Empfindlichkeit der Erreger auf die applizierten Medikamente überprüft werden (Raut et al. 2013). Sollte eine paradoxe Reaktion bei Neurotuberkulose vorliegen, soll die antituberkulöse Therapie weitergegeben werden. Studien zum Einsatz von Kortikosteroiden bei paradoxer Reaktion im Falle einer Neurotuberkulose liegen allerdings nicht vor, ein Wiederansetzen beziehungsweise eine Erhöhung der Kortikosteroid-Dosis ist aber oft sinnvoll.

### F 3.4.3 Unerwünschte Arzneimittelwirkungen (UAW) der antituberkulösen Therapie

Es können bei den Patienten Nebenwirkungen (**Tab. F 3.1**) und Wechselwirkungen mit anderen gleichzeitig verabreichten Medikamenten (**Tab. F 3.2**) unterschieden werden. Die häufigsten Nebenwirkungen sind eine vorübergehende Leberfunktionsstörung (selten eine schwere Hepatopathie) und gastrointestinale Nebenwirkungen (Übelkeit, Erbrechen, Durchfälle), seltener Störungen vonseiten der Nieren, des zentralen oder peripheren Nervensystems und allergische Reaktionen. Die Entwicklung einer Hepatopathie (medikamentös bedingte Hepatitis und/oder Cholestase) unter der Kombination Isoniazid (INH), Rifampicin (RMP) und Pyrazinamid (PZA) ist bei regelmäßiger Kontrolle der Leberfunktionsparameter rasch zu erkennen. Ein Anstieg der Serum-Transaminasen auf das Fünffache der oberen Normgrenze kann in der Regel unter engmaschiger Beobachtung und Kontrolle noch toleriert werden (Schaberg et al. 2012). Ein noch deutlicherer Anstieg der Serum-Transaminasen, der Nachweis einer Hyperbilirubinämie oder das Auftreten klinischer Symptome erfordert das Absetzen der Substanzen. Es wird dann beispielsweise mit den nicht hepatotoxischen Präparaten Streptomycin und Ethambutol weiterbehandelt. Wenn sich die Leberenzyme normalisiert haben, können die initial verwendeten Präparate der Reihe nach wieder angesetzt werden (unter strenger Kontrolle der Leberenzyme). Lässt sich nach Hinzufügen eines Präparats erneut eine Hepatotoxizität nachweisen, muss dieses Präparat endgültig für die Behandlung ausscheiden. Klinische Beobachtungen zeigen, dass eine INH-bedingte Hepatotoxizität zu einem Anstieg der sGOT und sGPT führt, während RMP eher eine Erhöhung der $\gamma$-GT und der alkal. Phosphatase verursacht.
Eine unter Pyrazinamid-Therapie auftretende Hyperurikämie ist bei fehlenden klinischen Zeichen nicht behandlungsbedürftig. Nach Absetzen von Pyrazinamid kommt es in der Regel zur Normalisierung. Wenn Arthralgien unter Pyrazinamid-Therapie auftreten, werden nichtsteroidale Antiphlogistika verabreicht. Bei massiven Beschwerden wird Pyrazinamid abgesetzt.

**Tab. F 3.1:** Wichtige unerwünschte Arzneimittelwirkungen (UAW) der Standard-Antituberkulotika (Auswahl) (nach Schaberg et al. 2012)

| Substanz | Häufig | Selten | sehr selten |
|---|---|---|---|
| Isoniazid | Transaminasenerhöhung, Akne | Hepatitis, kutane UAW, Polyneuropathie | Epileptische Anfälle, Optikusneuritis, Bewusstseinsstörungen, Psychose, Hämolytische Anämie, Aplastische Anämie, Agranulozytose, Lupus-Reaktion, Arthralgien, Gynäkomastie |
| Rifampicin | Transaminasenerhöhung, Cholestase, Rotfärbung von Körperflüssigkeiten (Kontaktlinsen) | Hepatitis, kutane UAW, Übelkeit, Thrombopenie, Fieber, »Flu-like«-Syndrom | Akutes Nierenversagen, Anaphylaxie, Hämolytische Anämie, Wirkungen auf zentrales und peripheres Nervensystem (Müdigkeit, Kopfschmerzen, Benommenheit, Ataxie, Verwirrtheit, Adynamie, Sehstörungen) |
| Pyrazinamid | Transaminasenerhöhung, Übelkeit, Erbrechen, Flush-Syndrom, Myopathie, Arthralgie, Hyperurikämie (vorbestehende Gicht relative Kontraindikation) | Hepatitis, kutane UAW | Photosensibilisierung, Anämie |
| Ethambutol | | Retrobulbär-Neuritis, Arthralgie, Hyperurikämie | kutane UAW, Transaminasenerhöhung, Polyneuropathie |
| Streptomycin | | Gleichgewichtsstörungen, Tinnitus, Hörverlust, kutane UAW | Nierenfunktionseinschränkung, Agranulozytose, aplastische Anämie; Anaphylaxie, Neuromuskuläre Blockade, Atemdepression, Parästhesien, Dermatitis exfoliativa, Kontaktallergie (Pflegepersonal) |

**Tab. F 3.2:** Arzneimittelinteraktionen der Standard-Antituberkulotika (nach Schaberg et al. 2012)

| Substanz | Spiegel erhöht durch | Spiegel gesenkt durch | Erhöht den Serumspiegel von | Senkt den Serumspiegel von |
|---|---|---|---|---|
| Isoniazid | Prednisolon<br>Protionamid | | Phenytoin, Carbamazepin, Cumarinen, Diazepam | Enfluranen, Azolen |
| Rifampicin | Cotrimoxazol | PAS<br>Ketoconazol | | Cumarinen**<br>Azolen (z. B. Voriconazol)<br>Sulfonylharnstoffen<br>oralen Kontrazeptiva*<br>Glukokortikoiden<br>Diazepam<br>Phenytoin<br>Theophyllin<br>Digoxin<br>Digitoxin<br>Methadon<br>Protease-Inhibitoren<br>Ciclosporin |
| Ethambutol | | Antazida | | |

* Die Sicherheit der Wirkung dieser Mittel ist bei gleichzeitiger Rifampicin-Verabreichung nicht mehr gegeben. Es empfiehlt sich, andere kontrazeptive Maßnahmen anzuwenden.

** daher gleichzeitig nicht empfohlen (Heparin-Umstellung)

## F 3.4.4 Patientenaufklärung vor Therapiebeginn, Monitoring von unerwünschten Arzneimittelwirkungen

Die Patienten müssen über die möglichen Nebenwirkungen aufgeklärt werden. Vor Beginn der Standardtherapie ist ein umfassendes Monitoring (insbesondere Blutbild, Nierenwerte, Leberwerte) erforderlich. Vor Therapie mit EMB muss eine augenärztliche Funktionsuntersuchung erfolgen, vor Therapie mit SM eine Audiometrie durchgeführt werden. Die Patienten sollten vor der Therapie mit Rifampicin auf die rot/orange-bräunliche Verfärbung des Urins hingewiesen werden. Bei der Therapie mit Isoniazid, Rifampicin und Pyrazinamid müssen die Leberparameter regelmäßig kontrolliert werden. Bei Therapie mit Isoniazid und Protionamid soll eine Prophylaxe der Polyneuropathie mit Pyridoxin erfolgen. Wenn mit EMB behandelt wird, muss darauf aufmerksam gemacht werden, dass akute Sehstörungen auftreten können, die zum sofortigen Absetzen des Präparates zwingen. Regelmäßige augenärztliche Kontrollen (Visus, Gesichtsfeld, Farbensehvermögen) sind wichtig. Eine Störung des Rot-Grün-Sehens gilt als erstes Zeichen einer EMB-induzierten Optikusneuritis. Eine Vorschädigung des Nervus opticus stellt eine EMB-Kontraindikation dar. Die Therapie mit Streptomycin erfordert regelmäßige Audiometriekontrollen.

### F 3.4.5 Therapiedauer

Es liegen keine prospektiven kontrollierten Untersuchungen zur Erfassung der optimalen Therapiedauer vor. Meist wird derzeit eine Gesamttherapiedauer von zwölf Monaten empfohlen (Empfehlungen von American Thoracic Society et al. 2003; Schaberg et al. 2012; Thwaites et al. 2009). Bei leichtem Krankheitsverlauf und hervorragendem klinischen Ansprechen auf die Therapie kann aufgrund von publizierten Fallsammlungen eine kürzere Behandlungsperiode (z. B. bis neun Monate) erwogen werden (van Loenhout-Rooyackers et al. 2001). Randomisierte kontrollierte Studien zur Therapiedauer liegen aber nicht vor (Prasad et al. 2010).
Bei schlechtem Ansprechen auf die Therapie kann eine Therapiedauer von 18–24 Monaten oder länger erforderlich werden. Dies ist vereinzelt in der Behandlung von multiplen intrazerebralen Tuberkulomen notwendig.
Da die Diagnose der tuberkulösen Meningitis auch bei negativen Ergebnissen des Ziehl-Neelsen-Präparates, der Kultur und der PCR nicht ausgeschlossen werden kann, soll bei begründetem klinischen Verdacht – auch bei fehlendem Erregernachweis – die Therapie über den gesamten Zeitraum (in Abhängigkeit vom klinischen Verlauf 6–12 Monate) durchgeführt werden (↔, B).

### F 3.4.6 Kortikosteroide

Einheitliche Therapieempfehlungen zum Einsatz von Kortikosteroiden bzgl. Kortisonpräparat, Dosis und Dauer liegen in der Literatur nicht vor. In den wichtigen großen kontrollierten Kortison-Studien wurden unterschiedliche Therapieregimes gewählt. Erfolgreiche Ergebnisse wurden mit Predniso(lo)n (1–4 mg/kg KG Tagesdosis) (Donald et al. 2004; Schoeman et al. 1997) und mit Dexamethason (bei Erwachsenen 12 mg/d bzw. 0,4 mg/kg KG/Tag) (Girgis et al. 1991a; Thwaites et al. 2004b) berichtet. Das Deutsche Zentralkomitee zur Bekämpfung der Tuberkulose empfiehlt bei Erwachsenen eine Therapie mit Prednisolon oral 40 mg/Tag, die nach 2–3 Wochen wöchentlich um jeweils 10 mg/Tag reduziert und dann ausgeschlichen werden kann (Schaberg et al. 2012). Aufgrund der Dosierungen in oben genannten Studien kann bei schwer betroffenen Patienten auch eine höhere Dosierung mit Prednison oder Prednisolon (initial 1–2 mg/kg/Tag p. o.) oder Dexamethason (initial 6–12 mg/Tag p. o.) in absteigender Dosierung über 6–8 Wochen sinnvoll sein (Garg 1999; Thwaites et al. 2004b) (↑, B).

### F 3.4.7 Therapie bei HIV-positiven Patienten

Die Behandlung von HIV-positiven Patienten mit tuberkulöser Meningitis kann aufgrund von Medikamenteninteraktionen, Nebenwirkungen und paradoxen Reaktionen sowie dem Auftreten eines möglichen Immunrekonstitutionssyndrom (IRIS) kompliziert sein. So führt eine Therapie mit Rifampicin häufig zu einer Induktion von Cytochrom P-450 und P-Glycoprotein, sodass es zu reduzierten Spiegeln von nicht-nukleosidalen Reverse-Transkriptase-Inhibitoren und Protease-Inhibitoren kommen kann (McIlleron et al. 2007). Dadurch kann die Wirksamkeit der antiretroviralen Therapie signifikant reduziert werden. In der Regel wird bei tuberkulöser Meningitis bei HIV-Infizierten mit der antituberkulösen Therapie begonnen und etwa 4–6 Wochen später dann die antiretrovirale Medikation hinzugegeben (nicht gleichzeitiger Beginn der antituberkulösen und antiretroviralen Therapie!). Erste nicht-randomisierte Studien haben gezeigt, dass die antiretrovirale Therapie im Falle einer starken Immunsuppression (CD4-Zellzahl < 100 Zellen/µl) nicht verzögert werden soll, während sie bei höheren CD4-Zellzahlen wahrscheinlich später begonnen werden kann (Lawn et al. 2007; Schiffer et al. 2007) (↑, B). Das Risiko eines Immunrekonstitutionssyndroms bei HIV-infizierten Patienten im Falle einer Tuberkulose ist erhöht und tritt meist innerhalb von zwei Monaten nach Therapiebeginn auf. Dabei kann es zu starken paradoxen Reaktionen, mit einer Vergrößerung der Tuberkulome kommen (Huttner et al. 2004; Pepper et al. 2009). Infolgedessen soll die Therapie in Zentren durchgeführt werden, wo man über Erfahrung mit der antituberkulösen und antiretroviralen Therapie verfügt. Insgesamt wird bei HIV-infizierten Patienten mit tuberkulöser Meningitis ein Therapieschema wie bei HIV-negativen Patienten empfohlen. Sollte aufgrund von Medikamenteninteraktionen eine Therapie mit Rifampicin nicht möglich sein, kann stattdessen mit Rifabutin behandelt werden (siehe www.hiv-druginteractions.org oder www.bhiva.org).

### F 3.4.8 Operative Maßnahmen

Kommt es in der Akutphase der Erkrankung zur Entwicklung eines klinisch manifesten *Hydrozephalus*, ist eine externe intraventrikuläre Liquordrainage erforderlich. Bei Persistenz der Liquorabflussstörung soll ein ventrikulo-peritonealer Shunt angelegt werden; das Risiko einer systemischen Erregeraussaat nach Shunt-Implantation scheint auch im Stadium der akuten tuberkulösen Meningitis gering zu sein (Garg 1999). *Tuberkulome* werden im akuten Stadium der Erkrankung wegen der Gefahr einer Ausbreitung des entzündlichen Prozesses in der Regel nicht operiert. Eine operative Entlastung ist aber erforderlich, wenn epileptische Anfälle nicht zu beherrschen sind oder wichtige intrakranielle Strukturen, wie z. B. das Chiasma opticum, gefährdet sind.

## Literatur


American Thoracic Society, CDC. Infectious Diseases Society of A Treatment of tuberculosis. MMWR Recomm Rep 2003; 52: 1–77.

Berger JR. Tuberculous meningitis. Curr Opin Neurol 1994; 7: 191–200.

Bhigjee AI, Padayachee R, Paruk H, Hallwirth-Pillay KD, Marais S et al. Diagnosis of tuberculous meningitis: clinical and laboratory parameters. Int J Infect Dis 2007; 11: 348–354.

Cecchini D, Ambrosioni J, Brezzo C, Corti M, Rybko A et al. Tuberculous meningitis in HIV-infected and non-infected patients: comparison of cerebrospinal fluid findings. Int J Tuberc Lung Dis 2009; 13: 269–271.

Chacko F, Modi M, Lal V, Prabhakar S, Rana SV et al. Diagnostic efficacy of adenosine deaminase levels in cerebrospinal fluid in patients of tubercular meningitis: A comparison with PCR for Mycobacterium Tuberculosis. Ann Neurosci 2010; 17: 126–130.

Chaidir L, Ganiem AR, Vander Zanden A, Muhsinin S, Kusumaningrum T et al. Comparison of real time IS6110-PCR, microscopy, and culture for diagnosis of tuberculous meningitis in a cohort of adult patients in Indonesia. PLoS One 2012; 7: e52001.

Streptomycin in Tuberculosis Trials Committee. Medical Research Council, STREPTOMYCIN treatment of tuberculous meningitis. Lancet 1948; 1: 582–596.

Darby J, Black J, Buising K. Interferon-gamma release assays and the diagnosis of tuberculosis: have they found their place? Intern Med J 2014; 44: 624–632.

Donald PR, Schoeman JF. Tuberculous meningitis. N Engl J Med 2004; 351: 1719–1720.

Garg RK. Tuberculosis of the central nervous system. Postgrad Med J 1999; 75: 133–140.

Garg RK, Malhotra HS, Kumar N. Paradoxical reaction in HIV negative tuberculous meningitis. J Neurol. Sci 2014; 340: 26–36.

Garg RK, Sharma R, Kar AM, Kushwaha RA, Singh MK et al. Neurological complications of miliary tuberculosis. Clin Neurol Neurosurg 2010; 112: 188–192.

Girgis NI, Farid Z, Kilpatrick ME, Sultan Y, Mikhail IA. Dexamethasone adjunctive treatment for tuberculous meningitis. Pediatr Infect Dis J 1991a; 10: 179–183.

Girgis NI, Kilpatrick ME, Farid Z, Sippel JE. A review of the treatment of bacterial meningitis. Trans R Soc Trop Med Hyg 1991b; 85 (Suppl 1): 1–3.

Grunhage F, Sauerbruch T, Spengler U. Tuberculosis – current therapeutic concepts. Dtsch Med Wochenschr 2005; 130: 159–164.

Gupta R, Garg RK, Jain A, Malhotra HS, Verma R et al. Spinal cord and spinal nerve root involvement (myeloradiculopathy) in tuberculous meningitis. Medicine (Baltimore) 2015; 94: e404.

Haldar S, Sharma N, Gupta VK, Tyagi JS. Efficient diagnosis of tuberculous meningitis by detection of Mycobacterium tuberculosis DNA in cerebrospinal fluid filtrates using PCR. J Med Microbiol 2009; 58: 616–624.

Heemskerk AD, Bang ND, Mai NT, Chau TT, Phu NH et al. Intensified Antituberculosis Therapy in Adults with Tuberculous Meningitis. N Engl J Med 2016; 374: 124–134.

Heemskerk AD, Farrar J, Caws M. Chapter 29: Tuberculous Meningitis. Infections of the Central Nervous System 2014. 4th Edition. 474–500.

Huttner HB, Kollmar R, Hug A, Meisel F, Kress B et al. Fatal tuberculous meningitis caused by immune restoration disease. J Neurol 2004; 251: 1522–1523.

Juan RS, Sanchez-Suarez C, Rebollo MJ, Folgueira D, Palenque E et al. Interferon gamma quantification in cerebrospinal fluid compared with PCR for the diagnosis of tuberculous meningitis. J Neurol 2006; 253: 1323–1330.

Kalita J, Misra UK, Prasad S, Bhoi SK. Safety and efficacy of levofloxacin versus rifampicin in tuberculous meningitis: an open-label randomized controlled trial. J Antimicrob Chemother 2014; 69: 2246–2251.

Kalita J, Misra UK, Ranjan P. Tuberculous meningitis with pulmonary miliary tuberculosis: a clinicoradiological study. Neurol India 2004; 52: 194–196.

Kaojarern S, Supmonchai K, Phuapradit P, Mokkhavesa C, Krittiyanunt S. Effect of steroids on cerebrospinal fluid penetration of antituberculous drugs in tuberculous meningitis. Clin Pharmacol Ther 1991; 49: 6–12.

Kent SJ, Crowe SM, Yung A, Lucas CR, Mijch AM. Tuberculous meningitis: a 30-year review. Clin Infect Dis 1993; 17: 987–994.

Kingsley PB, Shah TC, Woldenberg R. Identification of diffuse and focal brain lesions by clinical magnetic resonance spectroscopy. NMR Biomed 2006; 19: 435–462.

Lawn SD, Myer L, Bekker LG, Wood R. Tuberculosis-associated immune reconstitution disease: incidence, risk factors and impact in an antiretroviral treatment service in South Africa. AIDS 2007; 21: 335–341.

Marais S, Thwaites G, Schoeman JF, Torok ME, Misra UK et al. Tuberculous meningitis: a uniform case definition for use in clinical research. Lancet Infect Dis 2010; 10: 803–812.

Mazurek M, Jereb J, Vernon A, LoBue P, Goldberg S et al. Updated guidelines for using Interferon Gamma Release Assays to detect Mycobacterium tuberculosis infection – United States, 2010. MMWR Recomm Rep 2010; 59: 1–25.

McIlleron H, Meintjes G, Burman WJ, Maartens G. Complications of antiretroviral therapy in patients with tuberculosis: drug interactions, toxicity, and immune reconstitution inflammatory syndrome. J Infect Dis 2007; 196 (Suppl 1): 63–75.

Pai M, Flores LL, Pai N, Hubbard A, Riley LW et al. Diagnostic accuracy of nucleic acid amplification tests for tuberculous meningitis: a systematic review and meta-analysis. Lancet Infect Dis 2003; 3: 633–643.

Pepper DJ, Marais S, Maartens G, Rebe K, Morroni C et al. Neurologic manifestations of paradoxical tuberculosis-associated immune reconstitution inflammatory syndrome: a case series. Clin Infect Dis 2009; 48: e96–107.

Prasad K, Karlupia N, Kumar A. Treatment of bacterial meningitis: An overview of Cochrane systematic reviews. Respir Med 2009; 103: 945–950.

Prasad K, Sahu JK. Duration of anti-tubercular treatment in tuberculous meningitis: challenges and opportunity. Neurol India 2010; 58: 723–726.

Prasad K, Singh MB. Corticosteroids for managing tuberculous meningitis. Cochrane Database Syst Rev 2008; CD002244.

Prasad K, Singh MB, Ryan H. Corticosteroids for managing tuberculous meningitis. Cochrane Database Syst Rev 2016; (4): CD002244.

Pretell EJ, Martinot C Jr, Garcia HH, Alvarado M, Bustos JA et al. Differenzial diagnosis between cerebral tuberculosis and neurocysticercosis by magnetic resonance spectroscopy. J Comput Assist Tomogr 2005; 29: 112–114.

Raut T, Garg RK, Jain A, Verma R, Singh MK et al. Hydrocephalus in tuberculous meningitis: Incidence, its predictive factors and impact on the prognosis. J Infect 2013; 66: 330–337.

RKI. Bericht zur Epidemiologie der Tuberkulose in Deutschland für 2015. 2016.

Schaberg T, Bauer T, Castell S, Dalhoff K, Detjen A et al. Empfehlungen zur Therapie, Chemoprävention und Chemoprophylaxe der Tuberkulose im Erwachsenen- und Kindesalter. Pneumologie 2012; 66: 133–171.

Schiffer JT, Sterling TR. Timing of antiretroviral therapy initiation in tuberculosis patients with AIDS: a decision analysis. J Acquir Immune Defic Syndr 2007; 44: 229–234.

Schoeman JF, Van Zyl LE, Laubscher JA, Donald PR. Effect of corticosteroids on intracranial pressure, computed tomographic findings, and clinical outcome in young children with tuberculous meningitis. Pediatrics 1997; 99: 226–231.

Sun F, Ruan Q, Wang J, Chen S, Jin J et al. Linezolid manifests a rapid and dramatic therapeutic effect for patients with life-threatening tuberculous meningitis. Antimicrob. Agents Chemother 2014; 58: 6297–6301.

Tai ML, Nor HM, Kadir KA, Viswanathan S, Rahmat K et al. Paradoxical Manifestation is Common in HIV-negative Tuberculous Meningitis. Medicine (Baltimore) 2016; 95: e1997.

Thwaites G, Chau TT, Mai NT, Drobniewski F, McAdam K et al. Tuberculous meningitis. J Neurol Neurosurg Psychiatry 2000; 68: 289–299.

Thwaites G, Fisher M, Hemingway C, Scott G, Solomon T et al. British Infection Society guidelines for the diagnosis and treatment of tuberculosis of the central nervous system in adults and children. J Infect 2009; 59: 167–187.

Thwaites G, Caws M, Chau TT, Dung NT, Campbell JI et al. Comparison of conventional bacteriology with nucleic acid amplification (amplified mycobacterium direct test) for diagnosis of tuberculous meningitis before and after inception of antituberculosis chemotherapy. J Clin Microbiol 2004a; 42: 996–1002.

Thwaites G, Nguyen DB, Nguyen HD, Hoang TQ, Do TT et al. Dexamethasone for the treatment of tuberculous meningitis in adolescents and adults. N Engl J Med 2004b; 351: 1741–1751.

Thwaites G, Tran TH. Tuberculous meningitis: many questions, too few answers. Lancet Neurol 2005; 4: 160–170.

van Loenhout-Rooyackers JH, Keyser A, Laheij RJ, Verbeek AL, van der Meer JW. Tuberculous meningitis: is a 6-month treatment regimen sufficient? Int J Tuberc Lung Dis 2001; 5: 1028–1035.

WHO Treatment of tuberculosis: guidelines. http://www.who.int/tb/publications/2010/9789241547833/en/ 2010; 4th Edition.

WHO Gobal tuberculosis report. http://www.who.int/tb/publications/global_report/en/ 2015; 20th Edition.

Yu J, Wang ZJ, Chen LH, Li HH. Diagnostic accuracy of interferon-gamma release assays for tuberculous meningitis: a meta-analysis. Int J Tuberc Lung Dis 2016; 20: 494–499.

# F 4 Neurosarkoidose

*von M. A. Friese*

## F 4.1 Klinik

Die Sarkoidose ist eine *entzündliche granulomatöse Multisystemerkrankung* ungeklärter Ätiologie, die mit einer Vielzahl von Symptomen einhergehen kann (Iannuzzi et al. 2007). Histopathologisch finden sich nicht-verkäsende epitheloidzellige Granulome mit geordneten Riesenzellen vom Langhans-Typ und einem peripheren Lymphozytenwall. Bedingt durch die Verteilung der Granulome variiert die Krankheitsausprägung zwischen den betroffenen Patienten beträchtlich. Die Erkrankung manifestiert sich in über 90 % an der Lunge. Darüber hinaus können Haut und Augen (Uveitis) sowie – seltener – Speicheldrüsen, Knochen und Gelenke, Herz, Lymphknoten, Leber, Milz, Skelettmuskulatur und das periphere und zentrale Nervensystem betroffen sein. Klinisch ist das Nervensystem bei ca. 10 % der an Sarkoidose Erkrankten befallen. Obwohl eine alleinige Erkrankung des Nervensystems selten ist, zeigen sich die neurologischen Erscheinungen häufig früh im Verlauf (50–70 % innerhalb der ersten zwei Erkrankungsjahre). Bei ca. 50 % der Patienten mit einer ZNS-Manifestation führt diese daher zur Erstpräsentation (Zajicek et al. 1999; Joseph und Scolding 2007). Autopsiestudien zeigen zudem, dass nur bei ca. 50 % der Patienten der ZNS-Befall *ante mortem* diagnostiziert wird. Das weite klinische Spektrum der Neurosarkoidose beinhaltet Hirnnervenparesen (nach Häufigkeit: VII, II, IX und X), aseptische Meningitiden, raumfordernde Läsionen im ZNS mit Rückenmark-, Kleinhirn- und Hirnstammsyndromen sowie kognitiven Einschränkungen, Hydrozephalus, periphere Neuropathien und Myopathien (**Tab. F 4.1**). Bei dem auf eine Sarkoidose hinweisenden Heerfordt-Syndrom treten, neben Hirnnervenneuropathien mit vornehmlicher Beteiligung des N. facialis, eine Uveitis, Schwellung der Parotis und Fieber auf. Periphere Neuropathien können in bis zu 6–18 % bei Erstpräsentation vorhanden sein und sich als Mononeuritis multiplex, Polyradikulopathie, Guillian-Barré-Syndrom, symmetrische sensomotorische Polyneuropathie, Kleinfaserneuropathie, rein sensorische oder rein motorische Neuropathie manifestieren. Myopathien sind selten ein präsentierendes Syndrom (2–5 %). Die seltenen symptomatischen Myopathien zeigen sich als akute oder häufiger chronische Myopathien mit einer Progression über Monate bis Jahre. Granulomatöse Invasion der zerebralen Gefäße tritt häufig auf und wurde in ca. 90 % der autoptischen Neurosarkoidose Fälle gefunden. Diese führen jedoch selten zu TIAs oder manifesten Ischämien (Segal 2013).

**Tab. F 4.1:** Symptome der Neurosarkoidose (modifiziert nach Nowak und Widenka 2001)

| Symptome | % |
|---|---|
| Hirnnervenausfälle (v. a. N. VII) | 50–75 |
| Optikusneuritis | 38 |
| Kopfschmerzen | 30 |
| Aseptische Meningitis | 10–20 |
| Neuroendokrinopathien, v.a Hypophysenfunktionsstörung | 10–20 |
| Neuropsychologische Auffälligkeiten | 10–20 |
| Sensorische und motorische Defizite bei spinaler Beteiligung | 10 |
| Krampfanfälle | 10 |
| Zerebelläre Symptome | 5–10 |
| Hydrozephalus | 5–10 |
| Myopathien | 2–5 |

### F 4.1.1 Diagnose

Da die Neurosarkoidose jeden Teil des Nervensystems befallen kann und die klinischen Zeichen und Symptome unspezifisch sind, kann eine sichere Diagnose nur histologisch gestellt werden, sodass bei Verdacht in jedem Fall eine *Organbiopsie* anzustreben ist. Diese sollte, wenn möglich, in einem befallenen Organ erfolgen, das leichter für Biopsien zugänglich ist und weniger Risiken birgt als das Nervensystem. Ist die Erkrankung nicht durch eine Biopsie des Nervensystems gesichert, muss diese als »wahrscheinliche« Neurosarkoidose betituliert werden (**Kasten F 4.2**). Im Mittelpunkt der Diagnostik stehen demnach der Nachweis einer entzündlichen ZNS-Erkrankung (Liquor, MRT) und der Nachweis eines systemischen Befalls (Blutanalyse, Urinanalyse, Bildgebung), der in mehr als 89 % der Fälle nachzuweisen ist (Terushkin et al. 2010) (**Kasten F 4.2**).

Zur Diagnose einer Neurosarkoidose weist die *Kernspintomographie* eine hohe Sensitivität (ca. 80 %), jedoch nur eine geringe Spezifität auf (Joseph und Scolding 2007). Kernspintomographisch lassen sich die in **Tab. F 4.2** aufgeführten Manifestationen unterscheiden. Da intraparenchymatöse Granulome häufig mit den kleinen Arterien und Venen des ZNS assoziiert sind, können solche Veränderungen auch zur Infarzierung versorgender Gewebestrukturen führen und die Abgrenzung zur primären isolierten Angiitis des ZNS erschweren.

Der *Liquorbefund* ist in ca. 70–80 % der Fälle bei der Neurosarkoidose pathologisch (Zajicek et al. 1999), er ist jedoch nicht spezifisch und erlaubt selten eine Abgrenzung z. B. gegenüber der Multiplen Sklerose. Patienten mit Neurosarkoidose zeigen

F 4

**Kasten F 4.1:** Diagnose der Neurosarkoidose (Kriterien nach Zajicek et al. 1999; Marangoni et al. 2006; Ufer und Friese 2015)

**Gesicherte Neurosarkoidose**
Klinische Symptome und paraklinische Befunde vereinbar mit Neurosarkoidose
**und** positive Histologie des Nervensystems
**und** Ausschluss anderer Diagnosen

**Wahrscheinliche Neurosarkoidose**
Klinische Symptome vereinbar mit Neurosarkoidose
**und** Laborhinweise einer ZNS-Entzündung (mind. 1 der folgenden Parameter)
- erhöhtes Liquorprotein
- erhöhte Liquorzellzahl
- oligoklonale Banden im Liquor
- Liquor CD4-/CD8-Ratio > 5
- MRT mit Neurosarkoidose vereinbar

**und** Ausschluss anderer Diagnosen
**fakultativ** Evidenz für eine systemische Sarkoidose (mind. 1 der folgenden Parameter)
- positive Histologie
- mindestens 2 indirekte Hinweise im FDG-PET oder hochauflösendem Thorax-CT
- Bronchoalveoläre Lavage mit CD4-/CD8-Ratio > 3.5

**Mögliche Neurosarkoidose**
Klinische Symptome hinweisend auf Neurosarkoidose
**und** Ausschluss anderer Diagnosen
**und** kein Nachweis der oben aufgeführten Kriterien

**Kasten F 4.2:** Diagnostisches Vorgehen bei V. a. Neurosarkoidose

**Initiale Untersuchungen**

*Liquor*
- Zellzahl, Protein, Immunglobuline, isoelektrische Fokussierung
- ACE, sIL2R
- FACS: CD4/CD8-Ratio

*Blut*
- Differenzialblutbild
- GOT, GPT, GGT, AP
- Kreatinin, Harnstoff
- Kalzium
- BSG, CRP
- Serumelektrophorese
- ACE, sIL2R

*Infektiologisches Screening inkl. Quantiferon-TB-Gold®*
*Urin (24-h)*
- Kalzium

*Craniales, ggf. spinales MRT mit Kontrastmittel*
*Röntgenuntersuchung des Thorax*
*Pulmonale Funktionsuntersuchungen*
*Ophthalmologische Untersuchung*
- Fluoreszenzangiographie

*EKG*

**Weiterführende Diagnostik bei ausbleibender Verifikation einer Diagnose**

*Bronchoalveoläre Lavage*
- FACS: CD4-/CD8-Ratio

*FDG-PET*
*Hochauflösendes CT-Thorax*
*Biopsie*
- Lymphknoten, Haut, Lunge, Muskel
- ZNS

**Tab. F 4.2:** MRT-Manifestationen der Neurosarkoidose (zusammengefasste Daten aus Christoforidis et al. 1999; Lexa und Grossman 1994; Seltzer et al. 1991)

| Im MRT sichtbare Auffälligkeiten | % |
|---|---|
| Nicht-kontrastmittelaufnehmende Parenchymläsionen (häufig lokalisiert periventrikulär, im Hirnstamm und in den Basalganglien) | 35 |
| Kontrastmittelaufnehmende Parenchymläsionen (häufig lokalisiert im Hypothalamus, Hirnstamm, Groß- und Kleinhirnhemisphären) | 34 |
| Leptomeningeale Veränderungen | 32 |
| Verdickung der Dura, Meningeom-ähnliche Formation der Dura | 29 |
| Läsionen des Rückenmarks und der Nervenwurzeln | 17 |
| Läsionen der Hirnnerven | 15 |
| Hydrozephalus | 6 |

häufig eine Liquorpleozytose (40–70 %), zumeist Lymphozytose und erhöhte Eiweißwerte (50–70 %). Oligoklonale Banden sind zu 20–50 % nachweisbar. Im Gegensatz zur Multiplen Sklerose zeigt der Liquor bei Neurosarkoidose mit positiven oligoklonalen Banden auch praktisch immer ein erhöhtes Liquorprotein. Dieser Unterschied könnte zur Abgrenzung der beiden Erkrankungen beitragen (Zajicek et al. 1999; Joseph und Scolding 2009). Das Angiotensin-Converting-Enzym (ACE) wird durch epitheloide Zellen in granulomatösem Gewebe produziert; zwar zeigt der erhöhte Nachweis im Liquor nur eine geringe Sensitivität (24–55 %), aber eine hohe Spezifität (94 %) für die Neurosarkoidose (Khoury et al. 2009). Auch eine erhöhte CD4-/CD8-Ratio (> 5) im Liquor soll ein hilfreiches Diagnosekriterium darstellen (Marangoni et al. 2006).
Ein systemischer Befall sollte zunächst mittels Röntgenuntersuchung der Lunge oder hochauflösender Thorax-Computertomographie sowie pulmonalen Funktionstests untersucht werden (restriktive Funktionsstörung). Die *Blutuntersuchungen* sollten ein Differenzialblutbild (Leuko- und Lymphozytopenie, ggf. Eosinophilie, Anämie), Serumelektrophorese (Erhöhung der Gammaglobuline und des IgG), Kalzium (ca. 10 % der Sarkoidose-Patienten zeigen eine Hyperkalziämie durch erhöhte Produktion von 1,25-$(OH_2)$-Vitamin $D_3$ in Epitheloidzellen), die Leberenzyme und Nierenretentionswerte (erhöhte Werte bei Leber- bzw. Nierenbeteiligung) einschließen. Die Blutsenkungsgeschwindigkeit (BSG) kann bei akuten Verlaufsformen der Sarkoidose erhöht sein. Die Bestimmung des ACE aus dem Serum hat nur eine geringe Aussagekraft und ist bei ca. 50 % (35–75 %) der Patienten mit Neurosarkoidose erhöht. Sowohl das ACE im Liquor als auch das im Serum kann durch eine autosomal dominante Mutation im ACE-Gen (c.3705C > T; Pro1199Leu) über den normalen Grenzwert erhöht sein und damit die Diagnostik in eine falsche Richtung leiten. Der sIL2R im Serum scheint die gleiche Spezifität für die pulmonale Sarkoidose zu besitzen wie das ACE im Serum, allerdings eine höhere Sensitivität (83 %), und könnte als Marker für die Krankheitsaktivität dienlich sein (Hoitsma et al. 2004). Das Serum Amyloid-A zeigte kürzlich eine noch bessere Korre-

lation mit der Krankheitsaktivität der Sarkoidose (Gungor et al. 2015). Zur Abgrenzung gegenüber der Tuberkulose sollte zudem ein Tuberkulose spezifischer *Interferon-γ-Release-Assay* (QuantiFERON-TB-Gold®) durchgeführt werden. Eine 24-h-Urinanalyse kann bei bis zu 40 % der Sarkoidose-Patienten eine Hyperkalziurie, bedingt durch eine latente Hyperkalziämie nachweisen, die ggf. eine Nephrokalzinose und eine Niereninsuffizienz zur Folge haben kann. Weiterhin sollten die Patienten ein EKG erhalten (in ca. 30 % der Fälle Herzrhythmusstörungen) und aufgrund des häufigen okulären Befalls mit Uveitis eine ophthalmologische Untersuchung mit ggf. Fluoreszenzangiographie. Zur weiteren Diagnoseerhärtung kann eine bronchoalveoläre Lavage zur Bestimmung der CD4-/CD8-Ratio durchgeführt werden (40–60 % zeigen eine erhöhte Ratio – > 3,5 – bei gesichertem Lungenbefall). Bei einer CD4-/CD8-Ratio < 1 ist eine Sarkoidose mit pulmonalem Befall weitgehend ausgeschlossen. Wurde bis dahin keine extra-zerebrale Manifestation gefunden, kann schließlich zur Bestimmung eines geeigneten Biopsieortes eine Fluorodeoxyglucose-Positronen-Emissions-Tomographie (*FDG-PET*) durchgeführt werden. Die *Biopsie* eines Lymphknotens, der Lunge, Leber, Haut oder Konjunktiva sind anzustreben, wenn ein Befall nachzuweisen ist. Sogar die »blinde« Biopsie eines Organs ohne sicheren Befall kann bei Verdacht auf Neurosarkoidose ohne klinisch systemische Auffälligkeiten angestrebt werden. Insbesondere eine gezielte endosonographisch gesteuerte Feinnadelpunktion eines hilären Lymphknotens im Rahmen der BAL ist Erfolg versprechend. In Muskelbiopsien des M. gastrocnemius, M. vastus lateralis oder M. biceps brachii sollen in 50–80 % der Patienten, die keine Symptome einer Myopathie aufweisen, typische Granulome nachweisbar sein. Wenn eine ZNS-Läsion gut zugänglich ist, wenig oder keine Hinweise für eine systemische Erkrankung nachweisbar sind und die Wahrscheinlichkeit besteht, über längere Zeit immunsuppressive Medikamente anzuwenden, sollte eine Biopsie des ZNS durchgeführt werden.

### F 4.1.2 Differenzialdiagnosen

Die Differenzialdiagnosen zur Neurosarkoidose umfassen ein weites Spektrum. Da die abschließende Diagnose einer Neurosarkoidose auf einer Kombination aus klinischen Zeichen, laborchemischen, radiologischen und histopathologischen Untersuchungen beruht, kann die Diagnose einer möglichen, wahrscheinlichen und gesicherten Neurosarkoidose (**Kasten F 4.1**) nur unter Ausschluss folgender Erkrankungen gestellt werden: Tuberkulose, Multiple Sklerose, akute disseminierte Enzephalomyelitis (ADEM), systemischer Lupus erythematodes, Neuroborreliose, Neurolues, M. Behçet, HIV, Amyloidose, M. Whipple, Lepra, Toxoplasmose, Pilzerkrankungen des ZNS, Helminthosen, Wegenersche Granulomatose, Churg-Strauss-Syndrom, Vogt-Koyanagi-Harada-Syndrom, Melkersson-Rosenthal-Syndrom, isolierte Angiitis des ZNS, Lymphome, Meningeome, Kraniopharyngeome, Gliome und Metastasen (Christoforidis et al. 1999; Nowak und Widenka 2001; Hoitsma et al. 2004; Stern et al. 2004).

## F 4.2 Epidemiologie und Verlauf

Die Sarkoidose tritt in jedem Teil der Erde auf, betrifft beide Geschlechter und jede ethnische Gruppe. Es werden vor allem Erwachsene vor dem 50. Lebensjahr befallen, mit einem Gipfel zwischen dem 20. und 39. Lebensjahr. In Skandinavien und Japan findet sich ein zweiter Erkrankungsgipfel bei Frauen, die älter als 50 Jahre sind. Generell scheinen Frauen ein leicht erhöhtes Krankheitsrisiko aufzuweisen. Die Inzidenz zeigt eine große weltweite Variationsbreite, vermutlich aufgrund von Unterschieden in der Umweltexposition, den Überwachungsmethoden und genetischen Einflüssen. Die *Prävalenz* der Sarkoidose wird in den USA auf ca. 40/100 000 geschätzt, mit einer *Inzidenz* von 10/100 000 bei Kaukasiern und 35,5/100 000 bei Afroamerikanern. Afroamerikaner, Dänen und Schweden zeigen die höchsten Inzidenz- und Prävalenzraten. Für die isolierte Neurosarkoidose wird eine Inzidenz von unter 0,2/100 000 bei Kaukasiern angenommen (Nowak und Widenka 2001).

Der Verlauf der Neurosarkoidose ist sehr variabel. Dabei finden sich spontane Rückbildungen. Der natürliche Krankheitsverlauf wird durch die immunsuppressive Therapie verschleiert. *Remissionen* werden in etwa zwei Drittel der Fälle und chronisch progrediente Verläufe in etwa einem Drittel der Fälle gesehen. 1–5 % der Sarkoidose-Patienten versterben an der Erkrankung zumeist aufgrund respiratorischer Insuffizienz, Beteiligung der Herzmuskulatur oder schwerwiegender ZNS-Pathologien. Unter einer aggressiven Immunsuppression zeigen ca. 50 % der Patienten mit Neurosarkoidose eine klinische Verbesserung, ca. 35 % einen stabilen Verlauf, während sich 15 % weiter verschlechtern (Scott et al. 2007). Die Erkrankung wird durch eine *Schwangerschaft* nicht negativ beeinflusst, es treten jedoch postpartal Exazerbationen auf. An Sarkoidose erkrankte Frauen zeigen keine erhöhten Raten an Fehlgeburten oder kongenitalen fötalen Missbildungen (American Thoracic Society 1999). Prognostisch günstig bei der Neurosarkoidose erscheint die Limitierung der Ausfälle auf die Hirnnerven, ungünstig erscheinen zerebrale parenchymatöse Läsionen, große tumoröse Veränderungen, ein Hydrozephalus sowie Myopathien. Die *Letalität* ist unterschiedlich zwischen verschiedenen ethnischen Gruppen und unterschiedlichen geografischen Lokalisationen. Afroamerikaner haben häufig extrapulmonale Manifestationen und eine hohe Rate an Rückfällen. Es wurden immungenetische Untersuchungen durchgeführt, die nahelegen, dass HLA-Antigene die Prognose und das Muster des Organbefalls mitbestimmen (American Thoracic Society 1999).

## F 4.3 Therapeutische Prinzipien

Die *Ursache der Sarkoidose* ist unbekannt. Da jedoch zumeist die Lunge, Augen und die Haut befallen sind, erscheinen umweltbedingte Antigene eine wahrscheinliche Ursache der Erkrankung zu sein. Diskutiert werden eine entzündlich virale, bakterielle oder autoimmune Pathogenese sowie bisher nicht identifizierte Umweltfaktoren (toxische Umweltsubstanzen, Insektizide, Schimmelpilze), die im Zusammenspiel mit einer genetischen Prädisposition zur Erkrankung führen. Eine positive Assoziation wurde mit einem Dienst bei der U. S. Navy, bei Metallarbeitern, Feuerwehrmännern und Bauarbeitern festgestellt. Zudem hat sich eine erhöhte Inzidenz bei Feuerwehrmännern, die im Rahmen des Anschlags auf das World Trade Center 2001 eingesetzt wurden, gezeigt. Neben Umweltfaktoren bestehen genetische Assoziationen mit HLA-B8 in der Bevölkerung von Großbritannien, Italien und Tschechien und HLA-DR17 in Skandinavien. Zudem fand sich eine Assoziation mit dem im HLA kodierten Gen Butyrophilin-like 2, welches vermutlich eine kostimulatorische Funktion in der Immunantwort ausübt (Iannuzzi et al. 2007). Seit kurzer Zeit gibt es Hinweise, dass eine Variante des ZNF592 Gens für die Ausbildung einer Neurosarkoidose prädisponiert (Lareau et al. 2015).

In der Frühphase der Erkrankung findet man in den betroffenen Organen eine Aktivierung von $CD4^+$ T-Helferzellen, die im Verlauf zu einer Infiltration und Aktivierung von Monozyten und Makrophagen führen. Die T-Zellen zeigen einen T-Helfer-1-Phänotyp und produzieren Interferon-gamma und Interleukin-2. Dadurch differenzieren Makrophagen zu Epitheloidzellen und zeigen eine erhöhte Zytokinproduktion (insb. TNF-alpha) sowie bakterizide Funktion. Schließlich fusionieren diese zu mehrkernigen Riesenzellen und unterhalten somit eine chronische Entzündungsreaktion – es entstehen die typischen nicht-verkäsenden Granulome. Schließlich kann es durch lokale Expression von Zytokinen und Wachstumsfaktoren zu einer Fibrosierung mit veränderter Organstruktur kommen. Dieses Stadium markiert einen irreversiblen Organschaden, der für eine Immuntherapie nicht mehr zugänglich ist. Parallel zur gesteigerten Immunantwort in den betroffenen Organen findet sich paradoxerweise im Blut eine abgeschwächte T-Zellreaktion, die von einer B-Zellstimulation und einer Hypergammaglobulinämie in ca. 50 % der Fälle begleitet wird. Das Unwissen darüber, ob die Immunreaktion gegen ein Fremd- oder ein Selbstantigen gerichtet ist, erschwert eine rationale Therapie. Demnach zielt die Therapie derzeit darauf ab, die überschießende Immunreaktion mit der Granulombildung und nachfolgender Organfibrose zu unterdrücken.

Kontrollierte randomisierte prospektive Therapiestudien zur Neurosarkoidose liegen nicht vor. Es werden die gleichen Substanzen wie bei der pulmonalen Sarkoidose verwendet, für die nur eine kontrollierte randomisierte Studie zur Wirksamkeit von Methotrexat vorliegt. So werden vornehmlich Kortikosteroide eingesetzt (↔, A), die die Immunantwort unterdrücken. Bei unzureichender Therapie, und um Steroide einzusparen, werden mit einigem Erfolg in Kombination mit Kortikosteroiden verschiedene Immunsuppressiva eingesetzt. Methotrexat (↔, A), ein Folsäureanalogon inhibiert die Replikation von T- und B-Lymphozyten und führt damit als Antimetabolit zu einer immunsuppressiven Wirkung. Azathioprin (↔, A) ist ein Purinanalogon, das durch die Inhibition der DNA-Synthese zu einer immunsuppressiven Wirkung führt. Mycophenolatmofetil (↔, B) ist ein Inhibitor der Ionosin-Monophosphat-Dehydrogenase (IMPDH), einem kritischen Enzym in der Purinsynthese. Da insbesondere IMPDH Typ II gehemmt wird, welches in aktivierten Lymphozyten vermehrt vorkommt, inhibiert Mycophenolatmofetil vornehmlich die Proliferation der T- und B-Lymphozyten. Ciclosporin A (↔, B) ist ein xenobiotisches Immunsuppressivum, welches Transkriptionsfaktoren inhibiert, die für die Aktivierung von T-Lymphozyten verantwortlich sind. Sowohl Cyclophosphamid (↔, B) als auch Chlorambucil (↔, B) sind alkylierende Substanzen, die die humorale als auch die zelluläre Immunität inhibieren. Cladribin (↔, B) ist ein weiteres Purinanalogon, das sich spezifisch in Lymphozyten anreichert und damit eine gewisse zytotoxische Spezifität erreicht. Zur Antagonisierung des TNF-alpha werden mit Erfolg die rekombinanten Antikörper Infliximab (↔, A) und Adalimumab (↔, B) sowie Thalidomid (↔, C) und Pentoxifyllin (↔, C) eingesetzt. Zudem wurden bei der Lungen- und Neurosarkoidose positive Erfahrungen mit den Antimalariamitteln Chloroquin (↔, C) und Hydroxychloroquin (↔, B) gewonnen. Diese sollen die T-Lymphozytenaktivierung durch die Beeinflussung der Antigenpräsentation hemmen und damit die Granulombildung vermindern. Bei therapierefraktären Formen wurde auch, um die Entzündungszellen zu zerstören, die gezielte ZNS-Bestrahlung mit 20 Gy mit therapeutischem Erfolg durchgeführt (↔, C) (American Thoracic Society 1999; Baughman et al. 2003; Hoitsma et al. 2004; Patel et al. 2007; Terushkin et al. 2010; Zajicek et al. 1999).

## F 4.4 Pragmatische Therapie

Symptomatische Patienten, die eine bioptisch gesicherte Neurosarkoidose aufweisen, sollten sofort behandelt werden, um eine potenzielle Fibrose sowie ischämische Veränderungen mit permanenter ZNS-Schädigung zu verhindern. Zudem sollten symptomatische Patienten behandelt werden, wenn eine Biopsie des Nervensystems nicht möglich ist, im MRT und/oder FDG-PET aber suggestive Zeichen für eine Neurosarkoidose zu finden sind und eine systemische Beteiligung gesichert ist. Eine infektiöse oder neoplastische Genese sollte weitestgehend ausgeschlossen sein. Ein Dilemma stellen asymptomatische Patienten mit Neurosarkoidose dar. Deren Behandlung sollte individuell entschieden werden. Details zur Applikation und Dosierung finden sich in **Tab. F 4.3** (Ufer und Friese 2015).

Bei unzureichender Studienlage erfolgt die Behandlung der Sarkoidose immer »off-label«. Initial werden *Kortikosteroide* als Mittel der Wahl eingesetzt. Bei gesicherter Neurosarkoidose wird Prednisolon verabreicht. Eine Dosisreduktion wird bei Ansprechen der Therapie nach etwa einem Monat durchgeführt, gefolgt von einer Erhaltungsdosis, die individuell gefunden werden sollte und bis zu einem Jahr fortgesetzt werden kann. Bei leichten Verläufen der Erkrankung ist eine Therapie mit Prednisolon für die Dauer von 2–4 Wochen mit anschließender einwöchiger Ausschleichphase häufig schon ausreichend (Stern 2004). Bei schweren Verläufen oder akuten Exazerbationen sollte zu Beginn der Thera-

**Tab. F 4.3:** Therapie der Neurosarkoidose

| **Therapie (Empfehlung) (Evidenz)** | **Dosierung** | **Laboruntersuchungen, Vorsorge** | **Wichtige unerwünschte Wirkungen** |
|---|---|---|---|
| **Prednisolon**<br>(z. B. Decortin® H)<br>(↔, A) | Initial 0,5–1 mg/kg/d, langsame Dosisreduktion bei Ansprechen; längerfristige Behandlung mit 0,1 mg/kg/d | Periodische Knochendichtemessung (zusätzlich Bisphosphonate, Vitamin D, Kalzium; Bisphosphonate sollten vor und während einer Schwangerschaft vermieden werden); Protonenpumpenhemmer (Magenschutz) | *Kurzfristige Einnahme:* Schlafstörungen, Stimmungswandel, Akne, Gewichtszunahme, verschwommenes Sehen, Dyspepsie<br><br>*Längerfristige Einnahme:* Magenulzeration, Osteoporose, proximale Myopathie, Flüssigkeitsretention, Diabetes mellitus, Bluthochdruck, Infektionsrisiko |
| **Methylprednisolon**<br>(z. B. Urbason®)<br>(↔, A) | 1 000 mg/d oder 20 mg/kg KG/d i. v. für 3–5 Tage | Protonenpumpenhemmer (Magenschutz); bei Immobilisation Thromboseprophylaxe mit niedermolekularen Heparinen | wie bei Prednisolon |
| **Methotrexat**<br>(z. B. Methotrexat Lederle®)<br>(↔, A) | 7,5 mg einmal in der Woche, mit Erhöhung um 2,5 mg alle 2 Wochen bis 10–25 mg/Woche für ggf. 12 Monate beibehalten | Thorax-Röntgen; Hepatitis B und C-Status vor Therapiebeginn; regelmäßig Blutbild und Leberenzyme (wöchentlich in den ersten 2 Monaten und danach 3-monatlich); zusätzliche Einnahme von Folsäure 5 mg/Woche, um Knochenmarksuppression und gastrointestinale Nebenwirkungen abzumildern; es wird empfohlen eine Leberbiopsie nach jedem Gramm Methotrexat durchzuführen | Übelkeit, Erbrechen, Mundulzerationen, Knochenmarksuppression, Hepatotoxizität und Pneumonitis |
| **Azathioprin**<br>(z. B. Imurek®)<br>(↔, A) | 2 (1–3) mg/kg bis max. 200 mg/d | Regelmäßige Überwachung des Blutbildes und der Leberfunktion (in den ersten 2 Monaten wöchentlich, bei stabilen Blutwerten anschließend in 3-monatlichen Abständen); Bestimmung der TPMT(Thiopurin-Methyltransferase)-Aktivität kann zum Ausschluss schwerwiegender Nebenwirkungen vor Beginn durchgeführt werden; Zielwerte: Lymphozyten 600–1 200 ml; MCV ≥ 100 $mm^3$ | Übelkeit, Erbrechen, Knochenmarksuppression, Leberdysfunktion, Warzen |
| **Mycophenolatmofetil**<br>(CellCept®)<br>(↔, B) | 500 mg 2 ×/d für 1 Woche; bei guter Toleranz 1 000 mg 2 ×/d; bei persistierender Erkrankung nach 2–3 Monaten Erhöhung auf 1 500 mg 2 ×/d | Blutbild, Kreatinin und Leberenzyme (wöchentlich im 1. Behandlungsmonat, zweiwöchentlich in den nächsten 2 Monaten und danach monatlich) | Dyspepsie und Knochenmarksuppression |
| **Ciclosporin A**<br>(z. B. Sandimmun®)<br>(↔, B) | Beginn mit 25 mg 2 ×/d mit Dosissteigerung um 50 mg jeden 3. Tag. In der Regel auf 2,5 (3–5) mg/kg/d | Überwachung der Nierenfunktion (Kreatinin zunächst alle 2 Wochen), der Elektrolyte und des Blutdrucks; Therapie nach Blutspiegel (12 h nach der letzen Dosis – Ziel: 200–400 ng/ml) | Übelkeit, Erbrechen, Hypertrichosis, Bluthochdruck, Nierendysfunktion, Tremor, Parästhesien |
| **Hydroxychloroquin**<br>(Quensyl®)<br>(↔, B) | 200 mg 2 ×/d (Hydroxychloroquin) | EKG, augenärztliche Untersuchung alle 3–6 Monate, nach 1 Jahr jährlich Glucose-6-Phosphatdehydrogenase-Mangel ausschließen | Irreversible retinale Schädigung, Krampfanfälle, Taubheit, Tinnitus, Lichen planus-ähnliche Eruptionen, Alopezia, Bluthochdruck, EKG-Veränderungen |

**Tab. F 4.3** Therapie der Neurosarkoidose (Fortsetzung)

| Therapie (Empfehlung) (Evidenz) | Dosierung | Laboruntersuchungen, Vorsorge | Wichtige unerwünschte Wirkungen |
|---|---|---|---|
| **Infliximab** (Remicade®) (↔, A) | 3–5 mg/kg i. v. einmal pro Woche in Woche 0, 2 und 6 zur Induktion; danach Wiederholung alle 4–8 Wochen | Untersuchung auf Tuberkulose vor Beginn | Anaphylaxis, Infektionsrisiko, Hautausschlag, Hepatotoxizität, Panzytopenie, verzögerte allergische Reaktionen, mögliche Exazerbation einer Herz-insuffizienz, ZNS-Demyelinisierung/Entzündung |
| **Cyclophosphamid** (Endoxan®) (↔, A) | Max. Kumulativdosis 30 g (–50 g)<br>Induktion: einmalig 500 mg/m² i. v. alle 4 Wochen Bolus wiederholen mit Dosissteigerung um 125 mg/m² bis Leukozytennadir < 4 000/ml (Blutbildkontrollen Tag 8, 10 und 12); Dosisreduktion um 125 mg/m² bei Leukozyten < 3 000/ml, Absetzen der Therapie bei Leukozyten < 1 500/ml, Dosissteigerung bis max. 1,0 g/m²; Dosisreduktion bei Krea-Cl < 30 ml/min oder Alter > 65 J. um 30 % bei Erstgabe, dann Anpassung nach Nadir;<br>Behandlungsdauer: bis zum Erreichen einer Remission, mindestens jedoch für 6 Monate | Regelmäßige Überwachung des Blutbildes und der Leberfunktion sowie Urinanalyse auf Hämaturie (wöchentlich im 1. Monat und danach monatlich); engmaschige Leukozytenkontrolle bei GFR 10–30 ml/min; Vor CYC-Gabe: 1 500 ml NaCl 0,9 % i. v., 4 mg Ondasetron i. v., 400 mg Mesna i. v.<br>Nach CYC-Gabe: 1 500 ml NaCl 0,9 % i. v., 4 h danach: 400 mg Mesna i. v., 8 h danach: 400 mg Mesna i. v. | Übelkeit, Erbrechen, Diarrhoe, Fatigue, Zystitis, Hämaturie, Knochenmarksuppression |
| **Radiotherapie** (↔, C) | 1,5 Gy/d, Gesamtdosis 20 Gy | | |

pie eine Hochdosissteroidtherapie mit Methylprednisolon über 3–5 Tage durchgeführt werden. Danach sollte die Therapie mit Prednisolon fortgeführt werden. Eine Osteoporoseprophylaxe sollte bei Steroidmedikation durch die Gabe von Kalzium und Vitamin D erfolgen. Dieses kann jedoch eine durch die Sarkoidose induzierte Hyperkalziämie verstärken oder demaskieren, sodass eine engmaschige Kalziumkontrolle notwendig ist. Sollte eine Hyperkalziämie entstehen, kann die Prophylaxe auf Bisphosphonate umgestellt werden. Bei unzureichendem Ansprechen auf Steroide sollte eine Kombinationstherapie oder Einzeltherapie mit anderen Immunsuppressiva erwogen werden (**Abb. F 4.1**). Ein durch Studien belegter Vorteil einer der immunsuppressiven Therapien gegenüber einer anderen besteht derzeit nicht. Dabei ist vor allem die Kombination mit *Methotrexat* oral oder parenteral verabreicht laut publizierter nicht kontrollierter und nicht randomisierter Datenlage anzuraten. Eine 61 %-Ansprechrate auf Methotrexat als Substitution für Kortikosteroide wurde in Patienten mit Neurosarkoidose berichtet (Terushkin et al. 2010). In der bisher einzigen doppelblinden randomisierten Studie konnte die Steroidmenge bei Sarkoidose-Patienten in der Methotrexat-Gruppe verglichen mit Placebo um ca. 50 % reduziert werden, allerdings trat der Effekt erst mit einer Verzögerung von ca. sechs Monaten ein (Baughman et al. 2000). Alternativ kann auch *Azathioprin* angewendet werden. Da mit Methotrexat mehr Erfahrung bei einer größeren Anzahl an Patienten vorliegt, wird dieses jedoch zumeist gegenüber dem Azathioprin bevorzugt. Die Ansprechrate für Azathioprin bei der pulmonalen Sarkoidose liegt bei 20–80 %, und die meisten Anwender sind mit der Wirkung bei steroidresponsiven Neurosarkoidosen zufrieden, jedoch weniger überzeugt bei steroidrefraktären Neurosarkoidosen (Patel et al. 2007). Eine retrospektiver Vergleich zwischen Methotrexat und Azathioprin in der pulmonalen Sarkoidose zeigte kein Unterschied im Ansprechen, jedoch war Azathioprin mit einer höheren Infektionsrate assoziiert (Vorselaars et al. 2013). *Mycophenolatmofetil* wurde erfolgreich bei der ZNS Sarkoidose eingesetzt, scheint jedoch in der Muskelsarkoiodose wenig wirksam zu sein (Segal 2013). Über die Wirksamkeit von *Ciclosporin A* bei der Neurosarkoidose besteht keine Einigkeit. Patienten, die nicht auf Steroide ansprachen, wurden in einer Studie auf zwei unterschiedliche Ciclosporin-Dosierungen randomisiert. Aufgrund der Behandlung konnte zwar die Steroiddosis reduziert werden, jedoch war der Krankheitsverlauf in den beiden Dosierungsarmen vergleichbar (Stern et al. 1992). Eine randomisierte open-label-Studie bei pulmonaler Sarkoidose konnte keine Überlegenheit für Ciclosporin zusammen mit Prednison im Vergleich zur Prednison-Gruppe feststellen (Wyser et al. 1997). Eine weitere Option der Therapieeskalation stellt *Cyclophosphamid* dar, für das in verschiedenen kleineren Fallserien ein Ansprechen von 60–80 % dokumentiert wird. Zudem kann auch ein Therapieversuch mit *Hydro-*



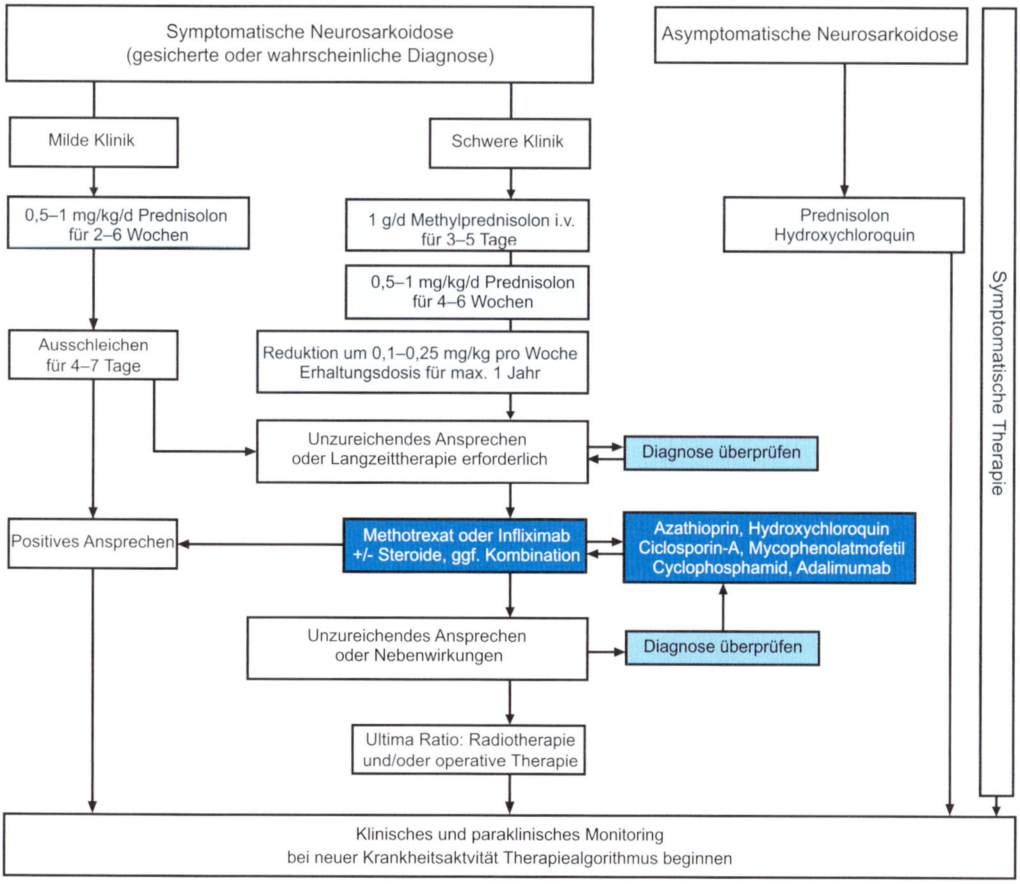


**Abb. F 4.1:** Therapeutischer Algorithmus der Neurosarkoidose (modifiziert nach Terushkin et al. 2010 und Ufer und Friese 2015)

*xychloroquin* (Quensyl®) allein oder in Kombination mit Steroiden und/oder Immunsuppressiva durchgeführt werden. Dabei kann die hypoglykämische Wirkung bei einer steroidinduzierten Hyperglykämie nützlich sein. In einer retrospektiven Analyse der Sarkoidose zeigte Hydroxychloroquin allerdings eine deutlich schlechtere Wirksamkeit als Methotrexat oder Azathioprin. Es gibt ebenfalls einen positiven Erfahrungsbericht mit Cladribin bei einer therapierefraktären Neurosarkoidose.

In therapieresistenten Fällen (unter Therapie mit Prednisolon plus MTX, AZA oder MMF fortbestehende Krankheitsaktivität) wird ein Therapieversuch mit *Infliximab* (Remicade®) empfohlen und zeigte auch bei therapierefraktären Fällen eine überzeugende Wirksamkeit (Santos et al. 2010). Infliximab führte noch zu einer klinischen Verbesserung bei Patienten mit einer Cyclophosphamid-resistenten ZNS-Sarkoidose. Patienten, die Mycophenolatmofetil oder Methotrexat in Kombination mit Infliximab erhielten, zeigten keine schwerwiegenden Komplikationen. Demnach könnten diese Kombinationen eine weitere Option der Therapieeskalation darstellen. Eine ähnlich erfolgreiche Behandlung wurde für *Adalimumab* (Humira®) berichtet, einen anderen TNF-alpha neutralisierenden Antikörper. Ein Patient, der auf Infliximab ansprach, zeigte hingegen kein Ansprechen auf Etanercept (Enbrel®). Auch der anti-CD20 Antikörper *Rituximab* wurde bereits erfolgreich zur Therapie der Neurosarkoidose eingesetzt (Segal 2013).

Es muss beachtet werden, dass mit Ausnahme von Infliximab das Ansprechen auf Immunsuppressiva im Vergleich zu Kortikosteroiden mit Zeitverzögerung einsetzt, sodass praktisch immer zunächst mit Kortikosteroiden begonnen werden sollte. Demnach wird bei schwerwiegendem Verlauf und fehlendem Ansprechen auf Kortikosteroide eine frühe Eskalation mit Infliximab oder Cyclophosphamid, das am schnellsten wirksame zytostatische Immunsuppressivum, empfohlen. Aufgrund der guten Verträglichkeit sollte bei nicht Ansprechen auf Methotrexat zunächst ein Therapieversuch mit Infliximab erfolgen und das Cyclophosphamid zunächst zurückgestellt werden (Ufer und Friese 2015). Sollten medikamentöse Therapien nicht den gewünschten Erfolg bringen oder durch nicht zu tolerierende Nebenwirkungen begleitet sein, steht mit der *Radiotherapie* des ZNS eine Alternativmethode zur Verfügung. Zahlreiche Fallbeschreibungen weisen auf einen kleinen bis moderaten Erfolg bei refraktärer Neurosarkoidose hin (Terushkin et al. 2007). Als Ultima Ratio besteht zudem die Möglichkeit, raumfordernde Granulome *neurochirurgisch* zu resezieren.

Im Verlauf sollte die medikamentöse Therapie beim Vorliegen der nachfolgenden Kriterien reduziert und dann abgesetzt werden: a) Rückbildung der Läsionen und Symptome oder b) strukturelle Gewebsläsionen, bei denen keine Rückbildung der neurologischen Ausfälle zu erwarten ist und eine Arretierung der Erkrankungsprogression für einen Zeitraum von etwa drei Monaten aufgetreten ist. Im Falle einer erneuten Exazerbation sollte die Therapie wieder aufgenommen und ggf. eskaliert werden. Ein Rückgang der Liquorpleozytose und Normalisierung anderer Sarkoidose-assoziierter Laborveränderungen kann im akuten Stadium der Erkrankung in Zusammenschau mit bildgebenden Aspekten und dem Rückgang der neurologischen Ausfallerscheinungen als Hinweis für das Ansprechen der Therapie gewertet werden. Bei Patienten mit Sarkoidose, die neben den neurologischen Symptomen weitere Manifestationen zeigen, sollten die Therapieentscheidungen immer interdisziplinär mit spezialisierten Internisten diskutiert werden.

Generell ist darauf zu achten, dass Frauen während der Einnahme zytotoxischer Substanzen eine ausreichende Antikonzeption betreiben. Als *symptomatische Therapieformen* sollten bei Notwendigkeit Hormonsubstitutionen bei Endokrinopathien, Antikonvulsiva bei epileptischen Anfällen und neurochirurgische Maßnahmen bei Raumforderungen und Hydrozephalus eingesetzt werden. Rehabilitative Maßnahmen sind zu unterstützen.

## Literatur

American Thoracic Society. Statement on sarcoidosis. Am J Resp Crit Care Med 1999; 160: 736–755.

Baughman RP, Winget DB, Lower EE. Methotrexate is steroid sparing in acute sarcoidosis: results of a double blind, randomized trial. Sarcoidosis Vasc Diffuse Lung Dis 2000; 17: 60–66.

Baughman RP, Lower EE, du Bois RM. Sarcoidosis. Lancet 2003; 361: 1111–1118.

Christoforidis GA, Spickler EM, Recio MV, Mehta BM. MR and CNS sarcoidosis. correlation of imaging features to clinical symptoms and response to treatment. Am J Neuroradiol 1999; 20: 655–669.

Gungor S, Ozseker F, Yalcinsoy M, Akkaya E, Can G, Eroglu H, Genc NS. Conventional markers in determination of activity of sarcoidosis. Int Immunopharmacol. 2015; 25: 174–179.

Hoitsma E, Faber CG, Drent M, Sharma OP. Neurosarcoidosis: a clinical dilemma. Lancet Neurol 2004; 3: 397–407.

Iannuzzi MC, Rybicki BA, Teirstein AS. Sarcoidosis. N Engl J Med 2007; 357: 2153–2165.

Joseph FG, Scolding NJ. Sarcoidosis of the nervous system. Pract Neurol 2007; 7: 234–244.

Joseph FG, Scolding NJ. Neurosarcoidosis: a study of 30 new cases. J Neurol Neurosurg Psychiatry 2009; 80: 297–304.

Khoury J, Wellik KE, Demaerschalk BM, Wingerchuk DM. Cerebrospinal fluid angiotensin-converting enzyme for diagnosis of central nervous system sarcoidosis. Neurologist 2009; 15: 108–111.

Lareau CA, Adrianto I, Levin AM, Iannuzzi MC, Rybicki BA, Montgomery CG. Fine mapping of chromosome 15q25 implicates ZNF592 in neurosarcoidosis patients. Ann Clin Transl Neurol 2015; 2: 972–977.

Lexa FJ, Grossman RI. MR of sarcoidosis in the head and spine: spectrum of manifestations and radiographic response to steroid therapy. Am J Neuroradiol 1994; 15: 973–982.

Marangoni S, Argentiero V, Tavolato B. Neurosarcoidosis: Clinical description of 7 cases with a proposal for a new diagnostic strategy. J Neurol 2006; 253: 488–495.

Nowak DA, Widenka DC. Neurosarcoidosis: a review of its intracranial manifestation. J Neurol 2001; 248: 363–372.

Patel AV, Stickler DE, Tyor WR. Neurosarcoidosis. Curr Treat Options Neurol 2007; 9: 161–168.

Santos E, Shaunak S, Renowden S, Scolding NJ. Treatment of refractory neurosarcoidosis with infliximab. J Neurol Neurosurg Psychiatry 2010; 81: 241–246.

Segal BM. Neurosarcoidosis: diagnostic approaches and therapeutic strategies. Curr Opin Neurol 2013; 26: 307–313.

Scott TF, Yandora K, Valeri A, Chieffe C, Schramke C. Aggressive therapy for neurosarcoidosis: long-term follow-up of 48 treated patients. Arch Neurol 2007; 64: 691–696.

Seltzer S, Mark AS, Atlas SW. CNS sarcoidosis: evaluation with contrast-enhanced MR imaging. Am J Neuroradiol 1991; 12: 1227–1233.

Stern BJ, Schonfeld, SA, Sewell, C, Krumholz, A, Scott P, Belendiuk G. The treatment of neurosarcoidosis with ciclosporine. Arch Neurol 1992; 49: 1065–1072.

Stern BJ. Neurological complications of sarcoidosis. Curr Opin Neurol 2004; 17: 311–316.

Terushkin V, Stern BJ, Judson MA, Hagiwara M, Pramanik B, Sanchez M, Prystowsky S. Neurosarcoidosis presentations and management. Neurologist 2010; 16: 2–15.

Ufer F, Friese MA. Neurosarkoidose. Aktuelle Neurologie 2015; 42: 218–227.

Vorselaars AD, Wuyts WA, Vorselaars VM, Zanen P, Deneer VH, Veltkamp M et al. Methotrexate vs azathioprine in second-line therapy of sarcoidosis. Chest 2013; 144: 805–812.

Wyser CP, Schalkwyk EM van, Alheit B, Bardin PG, Joubert JR. Treatment of progressive pulmonary sarcoidosis with cyclosporin A: a randomised controlled trial. Am J Respir Crit Care Med 1997; 156: 1571–1576.

Zajicek JP, Scolding NJ, Foster O, Rovaris M, Evanson J, Moseley IF et al. Central nervous system sarcoidosis – diagnosis and management. QJM 1999; 92: 103–117.

F 4

# F 5 Neurosyphilis

*von M. Maschke*

## F 5.1 Klinik

Bis 1950 war die Syphilis eine der häufigsten Diagnosen in der Neurologie, sodass teilweise bei unklaren neurologischen Erkrankungen immer zunächst gegen eine vermutete Neurosyphilis behandelt wurde. Nachfolgend sank jedoch die Neuerkrankungsrate dermaßen drastisch, dass die meisten Kliniken ab 1995 den Routineeinsatz serologischer Syphilissuchreaktionen aufgaben. Mittlerweile ist es seit Beginn der 2000er Jahre und insbesondere in den letzten 5 Jahren v. a. in Ballungsgebieten wie Berlin oder Hamburg zu einem deutlichen Anstieg der Neuerkrankungsrate gekommen. Dadurch ist das Risiko erheblich erhöht, eine floride Neurosyphilis zu übersehen. Das Problem wird dadurch verstärkt, dass die klinischen Erscheinungsbilder der Syphilis, besonders aber die der Neurosyphilis, sehr variabel sind. Diese schon sehr früh erkannte Besonderheit des Leidens (Jonathan Hutchinson 1863: »Syphilis – the great imitator«) hat sich in den letzten Dekaden eher noch verschärft, weil die unwissentliche Mitbehandlung durch Antibiotikagaben aus anderer Indikation, wie auch bessere Lebensbedingungen, die Entwicklung »klassischer« Manifestationsformen zum Vollbild der Syphilis oft verhindern. HIV-Koinfektionen, die sehr häufig sind, können zusätzlich das klinische Bild aber auch die serologischen Untersuchungen verfälschen. Der Verdacht auf Neurosyphilis entsteht heute in der Regel also nicht aufgrund der klinischen Symptomatik, sondern eher als Folge der Liquoruntersuchung und/oder anamnestischer Hinweise zu Lebensstil und regionaler Herkunft des Betroffenen. In dieser Situation sind die schon früher definierten Kriterien für das Vorliegen einer Neurosyphilis weiterhin bedeutsam.

Ein Patient leidet *wahrscheinlich* an einer Neurosyphilis, wenn mindestens zwei der nachfolgenden Punkte 1. bis 3. und immer der Punkt 4. gegeben sind:

1. Chronisch-progredienter Verlauf einer neurologisch-psychiatrischen Symptomatik mit Phasen von Verschlechterung und Teilremission.
2. Pathologische Liquorbefunde mit gemischtzelliger oder mononukleärer Pleozytose, Blut-Liquor-Schrankenstörung und/oder IgG-dominanter Immunreaktion im ZNS.
3. Günstige Beeinflussung von Krankheitsverlauf und/oder Liquorbefunden (v. a. Pleozytose und Schrankenstörung) durch Antibiotika.
4. Positiver TPPA-(oder TPHA-)Test und FTA-ABS-Test im Serum.

Ein Patient leidet *sicher* an einer Neurosyphilis, wenn eine lokale treponemenspezifische Antikörperreaktion, messbar über einen spezifischen Antikörper-Index (empfohlen: ITpA-Test), vorliegt[1]

1 $$\text{ITpA-Index} = \frac{\text{TPHA-Titer (Liquor)}}{\text{Gesamt-IgG (Liquor)}} \times \frac{\text{Gesamt-IgG (Serum)}}{\text{TPHA-Titer (Serum)}}$$

(ITpA = Intrathekal-produzierte Treponema pallidum-Antikörper)
Bei fehlender Antikörperproduktion gegen T. p. im ZNS beträgt der ITpA-Index 1 (0,5–2,0). Ein Wert >2,0 deutet auf eine spezifische Antikörpersynthese im ZNS hin, ein Wert >3,0 beweist sie mit hoher Reliabilität (Sensitivität 84 %, Spezifität 100 %; Prange und Bobis-Seidenschwanz 1995). Falsch negative Befunde kommen gelegentlich bei ZNS-Befall im Sekundärstadium und bei vaskulitischer Neurosyphilis sowie bei gleichzeitiger HIV Infektion vor.

Das Erscheinungsbild des syphilitischen ZNS-Befalls hängt in erster Linie vom Krankheitsstadium ab, in dem es auftritt. Im Primärstadium der Syphilis ist eine neurologische Symptomatik äußerst ungewöhnlich. Im Sekundärstadium kann es als Zeichen der frühen ZNS-Invasion zu Kopfschmerz (leichte Meningitis), Schwindel und Hirnnervenläsionen (vorzugsweise N. VIII, VII und III) kommen. Die frühsyphilitische Polyradikulitis wurde immer wieder beschrieben (Lanska et al. 1988). Während der Spätlatenz (mindestens ein Jahr nach der Infektion) entwickeln einige Patienten, ohne eigentliche Beschwerden zu haben, Funktionsstörungen, die mal vom Ophthalmologen (z. B. beginnende Optikusläsion), mal vom Otologen (»Otolues« mit Hörverlust, Schwindelattacken) festgestellt werden. Wenn bei der Liquoruntersuchung chronische Entzündungszeichen wie leichte Pleozytose oder oligoklonales IgG vorhanden sind, spricht man von einer *»asymptomatischen« Neurosyphilis*. Andere Patienten weisen eine manifeste ZNS-Symptomatik mit Kopfschmerz, Schwindel und reduzierter Leistungsfähigkeit sowie Reflexabweichungen, Pallhypästhesie, leichtgradiger Gang- und Standataxie, Anisokorie, radikulären Syndromen oder leichten zentralen Paresen auf. Es wird dann von einer *unklassifizierbaren Neurosyphilis gesprochen*. Auch hier findet man oft Liquorveränderungen mit geringfügiger Pleozytose, Proteinerhöhung und oligoklonalem IgG. Die Progredienz dieser Bilder ist langsam bzw. schleichend.

Die *meningovaskuläre Neurosyphilis* (Syphilis cerebrospinalis) wird definitionsgemäß ebenso wie die noch zu erwähnenden parenchymatösen Neurosyphilisformen der Tertiärsyphilis zugeordnet. Dabei ist zu beachten, dass die sehr späten Formen, wie die Tabes dorsalis und progressive Paralyse, in der postantibiotischen Ära nur noch den geringeren Anteil gegenüber der meningovaskulären Neurosyphilis ausmachen (Conde-Sendin et al. 2004). Typischerweise manifestiert sich die Symptomatik vier bis sieben Jahre nach der Infektion mit Sehstörungen verschiedener Ursache (50 %), Schwindel (35 %), Mono- oder Hemiparesen mit oft schlagartigem Beginn (20 %), Kopfschmerz (20 %), Hörverlust, Gangstörungen oder Verhaltensauffälligkeiten (je 20 %). Später stehen Symptomkombinationen im Vordergrund, die Hirnnervenausfälle/Hirnstammläsionen (25 %), Hemiparesen oder Hemihypästhesien und Gesichtsfeldausfälle (20 %), akustische und vestibuläre Funktionsstörungen (13 %), eine chronische Meningitis (10 %), spinale Syndrome (10 %), Epilepsie (8 %) wie auch chronische hirnorganische Psychosyndrome (8 %) einschließen. Die meningovaskuläre Neurosyphilis ist je nach untersuchter ethnischer Gruppe in bis zu 8 % aller juvenilen Schlaganfälle und transitorisch ischämischer Attacken verantwortlich, wobei dies in Deutschland nicht ausreichend untersucht ist (Cordato et al. 2013). Das Liquorsyndrom der vaskulitischen Variante ist durch leichte Pleozytose, Störung der Blut-Liquor-Schranke und quantitativ geringere lokale IgG-Synthese gekennzeichnet; letztere fehlt in ca. 25 %.

Die *tabische Neurosyphilis* (Tabes dorsalis) tritt 5–25 Jahre nach der Infektion auf und beginnt schleichend. Die häufigsten Initialsymptome sind einschießende Schmerzen v. a. in die Beine (54 %), Sehstörungen (27 %), Ataxie (27 %), abdominelle Krisen, die in einigen Fällen zu Laparotomien veranlassten (15 %), Parästhesien (15 %), Schwindel (15 %) sowie Verhaltensauffälligkeiten (5 %). Als Kardinalsymptome standen später im Vordergrund Reflexabschwächung oder -verlust in den unteren Extremitäten (100 %), Pallhypästhesie (81 %), Pupillenstörungen, insbesondere reflektorische Pupillenstarre (66 %), Gangstörungen (50 %), Optikusatrophie (45 %), Gelenkdeformationen (32 %), Augenmuskellähmungen (4 %). Die klinische Progredienz ist durch Antibiotika zu unterbrechen, die lanzinierenden Schmerzen und die Ataxie bestehen zumeist auch nach sanierender Therapie fort. Das Liquorsyndrom schließt nur bei ca. 50 % eine mononukleäre Pleozytose, aber praktisch immer eine mehr oder weniger ausgeprägte intrathekale IgG-Produktion ein. In der spinalen Kernspintomographie finden sich unspezifische Signalintensitätssteigerungen in der T2 Gewichtung ohne begleitende Gadolinium-Aufnahme (Mitsonis et al. 2008; Pandey et al. 2011).

Die *paralytische Neurosyphilis* (progressive Paralyse) entspricht einer chronischen Enzephalitis und manifestiert sich frühestens ein Jahrfünft nach der Infektion, meistens sehr viel später. Initial treten Wesensänderungen (34 %), Sprechstörungen (31 %), Kopfschmerz (28 %), Schwindel (28 %), Neigung zu aggressiven Durchbrüchen und gesetzlichen Verfehlungen (19 %) in Erscheinung (Prange und Goers 1991). Nach und nach entwickelt sich ein chronischer Demenzprozess, kombiniert mit Verwirrtheit und psychotischen Episoden, Kritik- und Urteilsschwäche, abnormen Pupillenreaktionen, irregulärem Tremor, »Silbenschmieren«, Beben der Gesichtsmuskulatur, Reflexsteigerungen, schließlich Harn- und Stuhlinkontinenz und Marasmus. Wenn eine Hemisymptomatik, ggfs. mit Hirnwerkzeugstörungen vorliegt, sprach man in der älteren Literatur von der *Lissauer Herdparalyse*. Unbehandelt sterben die Patienten drei bis fünf Jahre nach Krankheitsbeginn. Durch Behandlung ist in der Regel nur eine Teilremission zu erreichen; die Progredienz wird aber unterbrochen.

*Sonstige Manifestationen* wie gummöse Läsion von ZNS oder peripheren Nerven, syphilitische Amyotrophie und Spinalparalyse, Pachymeningitis cervicalis hyperplastica und auch Pachymeningitis haemorrhagica im Kalottenbereich sind selten geworden. Die gummösen Veränderungen stellen jedoch nach wie vor eine wichtige Differenzialdiagnose bei unklaren Kontrastmittel aufnehmenden Herden dar und sind ohne Biopsie zuweilen schwierig zu diagnostizieren, da nur 83 % eine seropositive Syphilis und nur 65 % typische Liquorveränderungen aufweisen (Fargen et al. 2009).

## F 5.2 Epidemiologie und Verlauf

Die Inzidenz der Syphilis nahm in Deutschland seit den 2000er Jahren und extrem seit 2010 wieder zu. Während im Jahr 1990 für die alten Bundesländer 868 Neuerkrankungen, d. h. 1,3 Erkrankte/100 000, gemeldet wurden, lag die Zahl der registrierten Neuinfektionen 2014 bei 5 722 Fällen (7,1/100 000). Somit lag die Neuerkrankungsrate 2014 um 14 % höher als im Vorjahr (RKI 2015). Die höchste Inzidenz wurde 2014 mit 31,0/100 000 Einwohner in Berlin registriert. Männer infizieren sich gemäß der aktuellen Daten 15-mal häufiger als Frauen. Das typische Alter der Neuinfektion liegt bei Männern zwischen 30 und 39 Jahren, bei Frauen früher (25–29 Jahre). Die größte Risikogruppe sind Männer, die Sex mit Männern haben (MSM), da mindestens vier von fünf aller in Deutschland gemeldeten Syphilis-Fälle durch sexuellen Kontakt zwischen Männern übertragen wurden. In Deutschland findet sich eine seropositive Syphilis in 4–17 % der HIV-infizierten MSM (Spielmann et al. 2010). Darüber hinaus gibt es europaweit beträchtliche Unterschiede. Die Inzidenzdaten der European Centre for Disease Prevention and Control (ECDC 2015) zeigten 2014 für die beteiligten Länder die niedrigste Inzidenz in Italien mit 0.6/100 000 und die höchste Inzidenz in Malta mit 11/100 000. In Russland liegt die Inzidenzrate noch beträchtlich höher mit einer Neuerkrankungsrate von 59,1/100 000 Einwohnern (Ross et al. 2009).

Die Inzidenz der Neurosyphilis verläuft mit einem gewissen zeitlichen Versatz parallel zu den Neuinfektionen. Daten aus früheren Jahrzehnten lassen sich dahingehend interpretieren, dass die Inzidenz der Neurosyphilis etwa um den Faktor 0,07 niedriger liegt als die Inzidenz der Neuerkrankungen (Rockwell et al. 1964; Prange und Ritter 1981). Man kann also die derzeitige Inzidenz syphilitischer ZNS-Komplikationen auf maximal 0,15–0,2/100 000 schätzen. Aktuell finden sich 27,5 % aller gemeldeten Patienten in einem Sekundärstadium und nur 3,2 % in einem Tertiärstadium (RKI 2015).

Grundsätzlich entwickelt nur ein Drittel der Exponierten eine Syphiliserkrankung, die sich nach einer Inkubationszeit von zehn Tagen bis zu drei Monaten (durchschnittlich 21 Tage) als *Primäraffekt* (Ulcus durum) manifestiert. Die Serokonversion findet 14–40 Tage nach Erregerkontakt statt; der IgM-Westernblot ist am frühesten positiv*. Bei 10–40 % der Patienten mit Primärkomplex heilt die Krankheit auch ohne spezielle Therapie aus. Bei den übrigen stellt sich eine Generalisierung ein: Die Erreger breiten sich über Blut und Lymphsystem aus und verursachen eine *Sekundärsyphilis,* deren Symptome sich 4–16 Wochen nach Auftreten des Ulcus durum manifestieren. Am häufigsten sind Condylomata in der Anal- und Genitalregion, aber auch andere Haut- und Schleimhautareale können betroffen sein. Eine leichte Mitreaktion des ZNS soll häufiger sein als klinisch diagnostiziert. Untersuchungen von Lukehart et al. (1988) mit dem Rabbit-Inokulations-Test (RIT) erbrachten einen Erregernachweis im Liquor bei 30 % der Untersuchten im Primosekundärstadium; eine (zumeist symptomlose) Liquorpleozytose fand man in diesem Stadium bei 40 % der Untersuchten. Da im natürlichen Verlauf der Syphilis nur 5–10 % der Erkrankten Jahre bis Jahrzehnte später eine Neurosyphilis entwickeln (Rockwell et al. 1964), ist offensichtlich eine Selbstheilung im ZNS möglich. Bei Koinfektionen mit HIV stellt sich jedoch häufiger eine Neurosyphilis ein (Marra et al. 2004). Die Symptome des Sekundärstadiums bilden sich etwa nach drei bis 12 Wochen wieder zurück. Bei einem Viertel dieser Patienten stellt sich in den nächsten 12 Monaten ein Rezidiv ein, sofern die Krankheit nicht erkannt und behandelt wurde. Man bezeichnet diese Phase als *Frühlatenz;* sie gilt als infektiös. Ab dem zweiten Jahr nach Abheilen des Primäraffektes spricht man von der *Spätlatenz,* in der die Patienten in der Regel die Krankheit nicht mehr übertragen. Definitionsgemäß beginnt das *Tertiärstadium* mit der späten Organmanifestation. Sie äußert sich bei ca. 15 % der Betroffenen als gummöse Syphilis (Knochen, Haut, verschiedene Organsysteme), bei 10 % als kardiovaskuläre Syphilis (u. a. Aortenaneurysma) und bei 5–10 % als Neurosyphilis. Die Tertiärsyphilis kann vier bis 40 Jahre nach der Infektion auftreten. Während im Primär- und Sekundärstadium residuenfreie Heilungen möglich sind, erreicht man im Tertiärstadium auch durch hoch dosierte Antibiotikagaben zumeist nur Defektheilungen. Der über längere Zeiträume entstandene Entzündungsprozess bildet sich, wenn überhaupt, nur langsam zurück. Indikationen für eine Liquorpunktion sind in **Kasten F 5.1** dargestellt.

**Kasten F 5.1:** Indikationen für Lumbalpunktion und Liquordiagnostik bei positiven Seroreaktionen (modifiziert nach CDC Atlanta 2006)

- Neurologische, ophthalmologische, otologische oder psychiatrische Symptomatik
- HIV-Infektion (speziell bei CD4+-Zellzahl <350/µl) plus latente Syphilis
- Klinische Zeichen für eine gummöse oder kardiovaskuläre Manifestationsform der Tertiärsyphilis
- Therapiekontrolle (in zunehmend größeren Abständen bis Zellzahl normalisiert ist)
- Verdacht auf Therapieversagen oder Rezidiv (z. B. erneute IgM-Positivität)

* IgM-Antikörper im Serum bleiben auch später, bis hin zum Tertiärstadium, als Aktivitätskriterium der unbehandelten Syphilis positiv (MiQ Qualitätsstandards 2001).

## F 5.3 Therapeutische Prinzipien

### F 5.3.1 Pathogenetische Aspekte

Der Erreger der Syphilis, *Treponema pallidum ssp. pallidum (T. p.),* enthält in seiner zytoplasmatischen Membran eine Peptidoglykanschicht, die den Angriffsort der Beta-Laktam-Antibiotika darstellt. *T. p.* besitzt weder Endotoxin noch entfaltet es eine toxische oder zelldestruktive Wirkung. Entscheidend für seine Pathogenität ist die Haftung an der Wirtszelle, die parasitär bis zu ihrem Untergang ausgenutzt wird. Weitere Pathogenitätsfaktoren des Erregers sind seine Strategien, sich den Abwehrmechanismen des Wirtsorganismus zu entziehen. Hierzu gehören die bakterielle Phosphodiesterase, die Antikörper des Wirtes neutralisiert, und die Wanderung von *T. p.* in immunologisch privilegierte Orte, z. B. Nervenzellen, deren Befall vom körpereigenen Immunsystem nur eingeschränkt erkannt werden kann. Neuere Studien zeigen zudem, dass bestimmte Subtypen wie der *T. p.* Subtyp 14d/f bevorzugt zu einer Neurosyphilis führen (Marra et al. 2010).

Im Primäraffekt (Syphilis I) werden bei 60–90 % der Erkrankten die lokalen Abwehrmechanismen durch den Erreger unterlaufen, sofern keine antibiotische Behandlung stattfindet. Es folgt eine Ausbreitung von *T. p.* im Körper mit konsekutivem Befall von Haut, Schleimhaut, Auge, ZNS sowie anderen parenchymatösen Organen. Diese Generalisierung des Krankheitsprozesses entspricht dem Sekundärstadium. Die sich anschließende Latenzphase ist durch einen infektionsimmunologischen Gleichgewichtszustand zwischen Erreger und Wirt gekennzeichnet.

Das Eindringen von *T. p.* in das Nervensystem ist offensichtlich in allen Krankheitsphasen möglich. Einzelnen Autoren gelang es, am Primäraffekt die Penetration von *T. p.* in periphere Nervenendigungen zu demonstrieren (Secher et al. 1982). Es blieb allerdings ungeklärt, ob dieses bereits als Hinweis für eine transneurale Erregerwanderung zum ZNS hin zu bewerten ist. Die Penetration des ZNS durch *T. p.* dürfte vorzugsweise auf hämatogenem Wege erfolgen. Liquoruntersuchungen bei an Sekundärsyphilis Erkrankten zeigten, dass 25–40 % pathologische Veränderungen aufweisen. Im Spätstadium der Syphilis ist der Organbefall durch eine perivaskuläre Anhäufung von Lymphozyten, Plasmazellen und endothelialen Zellen charakterisiert. Die Maximalform der krankheitstypischen granulomatösen Reaktion ist das *Gumma.* Es besteht aus massiven Infiltraten von Lymphozyten, Plasmazellen und Makrophagen. Im ZNS werden Meningen, Hirnnerven sowie kleine piale und parenchymatöse Gefäße in den entzündlichen Prozess einbezogen. Die Parenchymschädigung kommt entweder durch Gefäßverschlüsse mit Gewebsischämie oder durch Neuronendegeneration, Demyelinisation, Astrozytenproliferation sowie Ependymgranulation zustande.

### F 5.3.2 Pharmakologie und Pharmakokinetik

Die frühere Regel, wonach T. p. auf Penicillin, andere Beta-Laktame, Makrolide und Tetrazykline immer gut empfindlich ist, muss modifiziert werden, weil ein Erythromycin-resistenter, ein Azithromycin-resistenter und ein Penicillase-produzierender Stamm von T. p. isoliert wurden (Norgard et al. 1981; Stapleton et al. 1985; Lukehart et al. 2004). Hierbei handelt es sich jedoch um seltene Ausnahmen. Es gibt allerdings geografische Regionen wie z. B. Dublin oder San Francisco, in denen Makrolid-Resistenzen durch die Verbreitung eines bestimmten *T. p.* Stammes in 54–88 % der Fälle nachgewiesen werden können (Lukehart et al. 2004; Mitchell et al. 2006; Stamm 2015). Aus experimentellen Daten weiß man, dass Penicillin-Konzentrationen von 0,1 mg/ml im Serum maximal treponemozid sind (Rein 1981). Als Zielgröße für die Behandlung der Neurosyphilis wird eine Konzentration von 0,018 mg Penicillin/ml als Mindestkonzentration im Liquor angesehen; spezielle experimentelle Daten sind hierfür jedoch nicht verfügbar. Ein solcher Liquorspiegel ist durch Penicillindosen von 20–30 Mio IE/d, verteilt auf drei bis sechs Einzelgaben zu erreichen (Ducas und Robson 1981; Zenker und Rolfs 1990). Auch hinsichtlich der Therapiedauer ist die Datenlage unzureichend: Die in vitro bestimmte Replikationszeit der Treponemen von 30–33 Stunden könnte in vivo, beispielsweise bei Neurosyphilis, wesentlich länger sein. Die Antibiotikakonzentrationen, die zur 50 %igen Immobilisation der Treponemen erforderlich sind, liegen bei 0,002 mg/ml für Penicillin G, 0,07 mg/ml für Amoxicillin und 0,01 mg/ml für Ceftriaxon (Korting et al. 1986). Diese Konzentrationen sollen in vivo – wie zuvor für Penicillin G schon beschrieben – um den Faktor 10 überschritten werden. Nach einer pharmakokinetischen Studie mit Ceftriaxon wird eine treponemozide Liquorkonzentration in dieser Größenordnung nach Verabfolgung von 2 g/d (Initialdosis 4 g/d) erreicht (Nau et al. 1993). Damit ist Ceftriaxon eine dem Penicillin G mindestens gleichwertige Substanz zur Behandlung der Neurosyphilis, was in klinischen Studien bisher aber nur durch eine kleinere Phase-II-Studie bei Patienten mit Neurosyphilis und HIV bestätigt wurde (Marra et al. 2000). Weitere kleinere Studien deuten ebenfalls auf eine Gleichwertigkeit beider Substanzen hin (Spornraft-Ragaller et al. 2011).

Doxycyclin wurde nur bei kleineren Patientengruppen untersucht (Quinn und Bender 1988; BASHH Clinical Effectiveness Group 2008). Doxycyclin wird jedoch mittlerweile als akzeptable Alternative zu Penicillinen angesehen, wenn diese z. B. bei Penicillinallergie nicht benutzt werden können (Ghanem 2015).

## F 5.4 Pragmatische Therapie

### F 5.4.1 Antibiotika

Die aktuellen europäischen Empfehlungen der IUSTI (Janier et al. 2014) für die Behandlung der latenten und tertiären Syphilis sind in **Tab. F 5.1** dargestellt.

Die *Therapie der ersten Wahl* bei Neurosyphilis ist Penicillin G in kristalloider Lösung, intravenös verabfolgt mit 18–24 Mio IE/d (3–4 Mio IE alle vier Stunden) über 10–14 Tage (↑, A). Dieses Schema wird bei symptomatischer und asymptomatischer Neurosyphilis sowie bei allen Formen der Syphilis mit HIV-Koinfektion angewendet. Als gleichwertig ist die in vielen Kliniken übliche i. v.-Gabe von 3 × 10 oder 5 × 5 Mio IE Penicillin G anzusehen (Janier et al. 2014).

Ein *alternatives Therapieschema* für Patienten mit vermutetem oder gesichertem syphilitischen ZNS-Befall stellt die tägliche i. v.-Gabe von 2 g Ceftriaxon (Initialdosis 4 g) über 10–14 Tage dar (Marra et al. 2000; Janier et al. 2014). Bei Penicillinallergie wird eine vorausgehende Penicillindesensibilisierung empfohlen (Schöfer et al. 2005) (↔, B).

Als *Therapie der dritten Wahl* wird Doxycyclin (4 × 200 mg/d für 28 Tage) empfohlen (BASHH Clinical Effectiveness Group 2008). Tetrazykline und Erythromycin werden nicht mehr einheitlich empfohlen (↔, C).

### F 5.4.2 Therapieindikation und Therapiekontrolle

Eine Syphiliserkrankung ist bei positiver Lipoidantikörperreaktion (VDRL-Test oder Cardiolipin-

**Tab. F 5.1:** Therapieempfehlung für Syphilis im Latenz- und im Tertiärstadium (French et al. 2009; BASHH Clinical Effectiveness Group 2008)

| Antibiotikum | Route | Dosierung | Dauer | Evidenzgrad |
|---|---|---|---|---|
| *Frühlatenz* | | | | |
| Benzathin-Penicillin G | intramuskulär | 2,4 Mio IE | einmalig | |
| Doxycyclin | oral | 2 × 100 mg pro Tag | 2 Wochen | ↔, C |
| Azithromycin | oral | 1 × 2 g pro Tag | Einmalige Dosis* | |
| *Spätlatenz oder unbekanntes Latenzstadium* | | | | |
| Benzathin-Penicillin G | intramuskulär | 2,4 Mio IE pro Woche | 3 Wochen | |
| Doxycyclin | oral | 2 × 100 mg pro Tag | 4 Wochen | ↔, C |
| *Tertiärstadium/neurologische Symptomatik* | | | | |
| wässriges Penicillin G | intravenös | 3–4 Mio IE alle 4 Stunden | 10–14 Tage | ↑, A |
| Ceftriaxon | Intravenös | 2 g pro Tag | 10–14 Tage | ↔, B |
| Procain-Penicillin G<br>*plus* Probenecid | intramuskulär<br>oral | 1,2–2,4 Mio IE pro Tag<br>4 × 500 mg pro Tag | 10–14 Tage<br>10–14 Tage | |

* (Riedner et al. 2005; Janier et al. 2014)

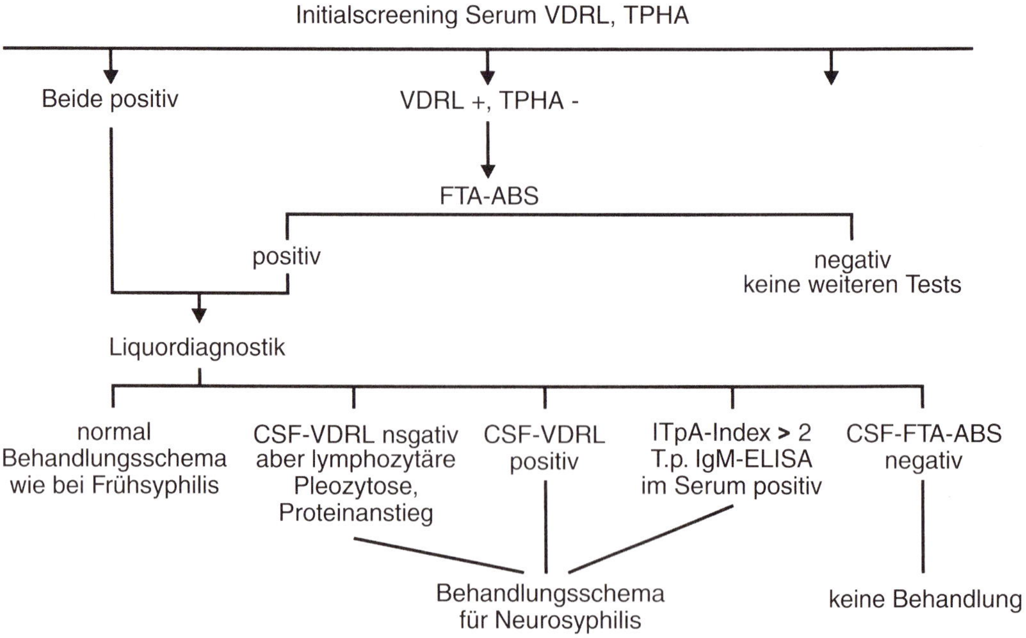


**Abb. F 5.1:** Diagnostisches Vorgehen und Therapiemaßnahmen bei Verdacht auf syphilistischen ZNS-Befall (Abdruck mit freundlicher Genehmigung von Prof. Hilmar Prange)

KBR) und dem Nachweis treponemenspezifischer IgM-Antikörper im Serum (T. p.-IgM-ELISA oder 19S-IgM-FTA-ABS-Test) behandlungsbedürftig (Janier et al. 2015) (**Abb. F 5.1**). Bei aktiver Neurosyphilis im späten Tertiärstadium kann insbesondere bei HIV-Patienten der VDRL-Test und selten auch einmal der 19S-IgM-FTA-ABS-Test (bzw. der T. p.-IgM-ELISA) negativ ausfallen. In solchen Fällen wird die Behandlungsbedürftigkeit nach Liquorbefund (Pleozytose; hoher TPPA-Titer) sowie nach klinischen Progredienzzeichen abgeschätzt. Der ITpA-Index ist nicht als Aktivitätsmerkmal geeignet; er kann nach der Therapie zunächst sogar noch ansteigen und bleibt zumeist lebenslänglich erhöht.

Von einer erfolgreichen Behandlung der Neurosyphilis kann man ausgehen, wenn sich innerhalb von mehreren Wochen die Zellzahl und innerhalb weniger Monate die Störung der Blut-Liquor-Schranke normalisiert hat; die treponemenspezifischen IgM-Antikörper verschwinden in der Regel innerhalb von sechs bis 12 Monaten. Der VDRL-Test soll nach drei Monaten auf ein Drittel des Ausgangswertes abgefallen und nach 12 Monaten negativ sein. TPPA- und FTA-ABS-Test sind ebenso wie der ITpA-Index für die Therapiekontrolle ungeeignet. Liquorkontrollen werden so lange durchgeführt, bis die Pleozytose abgeklungen ist; ein langsamer Rückgang der intrathekalen IgG-Synthese ist zu erwarten. (Gemeint ist das Gesamt-IgG, nicht aber das treponemenspezifische IgG, welches im ITpA-Index gemessen wird.)

Falls 12–24 Stunden nach Beginn der antibiotischen Behandlung Allgemeinsymptome wie Fieber, Kopf- oder Muskelschmerz, Abgeschlagenheit, Tachykardie, Blutdruckanstieg oder -abfall, Leukozytose und relative Lymphopenie, außerdem Krampfanfälle und/oder eine Verschlechterung der neurologischen Ausfälle auftreten, muss an eine *Jarisch-Herxheimer-Reaktion* gedacht werden. Sie ist in frühen Krankheitsstadien häufig, bei Neurosyphilis nur in 1–2 % der Fälle zu beobachten. Betroffene Patienten solten kardiovaskulär überwacht und symptomatisch mit Antipyretika behandelt werden. Die Antibiotikaverabfolgung darf nicht unterbrochen werden.

### F 5.4.3 Allgemeine Therapiemaßnahmen

Epileptische Anfälle werden auch bei Neurosyphilis-Patienten entsprechend den Leitlinien der DGN für die antikonvulsive Therapie behandelt. Lanzinierende Schmerzen sind als neuropathische Schmerzen zumeist refraktär gegenüber üblichen Analgetika, deshalb bieten sich Therapieversuche mit Gabapentin, Pregabalin, Amitriptylin, Duloxetin oder Carbamazepin an. Bei psychotischen Episoden und Verwirrtheitssyndromen kommen in erster Wahl Anxiolytika und/oder Neuroleptika infrage, wobei die Neigung zu Krampfanfällen namentlich bei der paralytischen Neurosyphilis beachtet werden soll. Die Verwendung von Kortikosteroiden (während der Antibiotikagabe) muss als experimentell betrachtet werden, weil keine Daten über deren Therapieeffekt vorliegen.

## Literatur

BASHH Clinical Effectiveness Group. UK National Guidelines on Early and Late Syphilis 2008. www.BASSH.org.uk

Centers for disease control and prevention. Sexually transmitted diseases treatment guidelines 2006. MMWR 2006; 55: RR-11 und www.cdc.gov/std.

Conde-Sendín MA, Amela-Peris R, Aladro-Benito Y, Maroto AA. Current clinical spectrum of neurosyphilis in immunocompetent patients. Eur Neurol 2004; 52: 29–35.

Cordato DJ, Djekic S, Taneja SR, Maley M, Beran RG, Cappelen-Smith C, Griffith NC, Hanna IY, Hodgkinson SJ, Worthington JM, McDougall AJ. Prevalence of positive syphilis serology and meningovascular neurosyphilis in patients admitted with stroke and TIA from a culturally diverse population (2005–09). J Clin Neurosci 2013; 20: 943–947.

Ducas J, Robson HG. Cerebrospinal fluid penicillin levels during therapy for latent syphilis. JAMA 1981; 246: 2583–2584.

European Centre for Disease Prevention and Control. Sexually transmitted infections in Europe 2013. Stockholm: ECDC; 2015. Available from: http://ecdc.europa.eu/en/publications/Publications/sexual-transmitted-infections-europe-surveillance-report-2013.pdf.

Fargen KM, Alvernia JE, Lin CS, Melgar M. Cerebral syphilitic gummata: a case presentation and analysis of 156 reported cases. Neurosurgery 2009; 64: 568–575.

Ghanem KG. Management of Adult Syphilis: Key Questions to Inform the 2015 Centers for Disease Control and Prevention Sexually Transmitted Diseases Treatment Guidelines. Clin Infect Dis 2015; 61: 818–836.

Goh BT, Smith GW, Samarasinghe L, Singh V, Lim KS. Penicillin concentrations in serum and cerebrospinal fluid after intramuscular injection of aqueous procaine penicillin 0.6 MU with and without probenecid. Br J Vener Dis 1984; 60: 371–373.

Idsoe O, Guthe T, Willcox RR. Penicillin in the treatment of syphilis: the experience of three decades. Bull World Health Ogan 1972; 47(Suppl 1): 1–68.

Janier M, Hegyi V, Dupin N, Unemo M, Tiplica GS, Potočnik M, French P, Patel R. European guideline on the management of syphilis. J Eur Acad Dermatol Venereol. 2014; 28: 1581–1593.

Korting HC, Walther D, Riethmüller U et al. Comparative in vivo susceptibility of Treponema pallidum to ceftizoxime, ceftriaxone and penicillin G. Chemotherapy 1986; 32: 352–355.

Lanska MJ, Lanska DJ, Schmidley JW. Syphilitic polyradiculopathy in an HIV-positive man. Neurology 1988; 38: 1297–1301.

Lukehart SA, Hook EW 3rd, Baker-Zander SA, Collier AC, Critchlow CW, Handsfield HH. Invasion of the central nervous system by Treponema pallidum: implications for diagnosis and treatment. Ann Intern Med 1988; 109: 855–862.

Lukehart SA, Godornes C, Molini BJ, Sonnett P, Hopkins S, Mulcahy F, Engelman J, Mitchell SJ, Rompalo AM, Marra CM, Klausner JD. Macrolide resistance in Treponema pallidum in the United States and Ireland. N Engl J Med 2004; 351: 154–158.

Marra CM, Boutin P, McArthur JC et al. A pilot study evaluating ceftriaxone and penicillin G as treatment agents for neurosyphilis in human immunodeficiency virus-infected individuals. Clin Infect Dis 2000; 30: 540–544.

Marra CM, Maxwell CL, Tantalo L, Eaton M, Rompalo AM, Raines C, Stoner BP, Corbett JJ, Augenbraun M, Zajackowski M, Kee R, Lukehart SA. Normalization of cerebrospinal fluid abnormalities after neurosyphilis therapy: does HIV status matter? Clin Infect Dis 2004; 38: 1001–1006.

Marra CM, Sahi SK, Tantalo LC, Godornes C, Reid T, Behets F, Rompalo A, Klausner JD, Yin YP, Mulcahy F, Golden MR, Centurion-Lara A, Lukehart SA. Enhanced molecular typing of treponema pallidum: geographical distribution of strain types and association with neurosyphilis. J Infect Dis 2010; 202: 1380–1388.

MiQ 2001. Qualitätsstandards in der mikrobiologisch infektiologischen Diagnostik: Syphilis, Heft 16. München: Urban & Fischer; 2001.

Mitchell SJ, Engelman J, Kent CK, Lukehart SA, Godornes C, Klausner JD. Azithromycin-resistant syphilis infection: San Francisco, California, 2000–2004. Clin Infect Dis 2006; 42: 337–345.

Mitsonis CH, Kararizou E, Dimopoulos N, Triantafyllou N, Kapaki E, Mitropoulos P, Sfagos K, Vassilopoulos D. Incidence and clinical presentation of neurosyphilis: a retrospective study of 81 cases. Int J Neurosci 2008; 118: 1251–1257.

Nau R, Prange HW, Muth P et al. Passage of cefotaxime and ceftriaxone into the cerebrospinal fluid of patients with uninflamed meninges. Antimicrob. Agents Chemother 1993; 27: 1518–1524.

Norgard MV, Miller JN. Plasmid DNA in Treponema pallidum: potential for antibiotic resistance by syphilis bacteria. Science 1981; 213: 535.

Pandey S. Magnetic resonance imaging of the spinal cord in a man with tabes dorsalis. J Spinal Cord Med 2011; 34: 609–611.

Prange H, Ritter G. Epidemiologie der Neurosyphilis. Nervenarzt 1981; 52: 32–35.

Prange HW, Goers R. Syphilis des Nervensystems heute. In: Huffmann G, Graune HJ, Hrsg. Infektionskrankheiten des Nervensystems. Reinbek: Einhorn; 1991. 154–165.

Prange HW, Bobis-Seidenschwanz I. Zur Evaluierung serologischer Aktivitätskriterien bei Neurosyphilis. Verh Dtsch Ges Neurol 1994/95; 8: 789–791.

Quinn TC, Bender B. Sexually transmitted diseases. In: Harvey AM, Johns RJ, McKusick )eds.). The Principles and Practice of Medicine. Norwalk: Appleton & Lange; 1988. 661–663.

Rein MF. Treatment of neurosyphilis. JAMA 1981; 246: 2613.

Riedner G, Rusizoka M, Todd J, Maboko L, Hoelscher M, Mmbando D et al. Single-Dose Azithromycin versus Penicillin G Benzathine for the treatment of Early Syphilis. N Eng J Med 2005; 353: 1236–1244.

RKI. Weiterer starker Anstieg der Syphilis bei MSM in Deutschland im Jahr 2014. Epid Bull 2015; 49: 515–528.

Rockwell DH, Yobs AR, Moore MB. The Tuskegee study of untreated syphilis. Arch Intern Med 1964; 144: 792–798.

Ross JD, Garcia PJ, Zenilman J, Lewis DA, Chan R, Poder A. Summary of proceedings of the IUSTI Global Challenges Symposium (ISSTDR 2007/10th IUSTI World Congress). Int J STD AIDS 2009; 20: 130–134.

Schöfer H, Brockmeyer NH, Hagedorn HJ, Hamouda O, Handrick W, Krause W, Marcus U, Münstermann D, Petry KU, Prange H, Potthoff A, Gross G. Syphilis. Leitlinie der Deutschen STD Gesellschaft zur Diagnostik und Therapie der Syphilis. JDDG 2005; 4: 160–177.

Secher L, Weismann K, Kobayasi T. Treponema pallidum in peripheral nerve tissue of syphilitic chancres. Acta Derm Venereol (Stockh) 1982; 62: 407–411.

Spornraft-Ragaller P, Abraham S, Lueck C, Meurer M. Response of HIV-infected patients with syphilis to therapy with penicillin or intravenous ceftriaxone. Eur J Med Res 2011; 16: 47–51.

Spielmann N, Münstermann D, Hagedorn HJ,an der Heiden M, Houareau C, Gunsenheimer-Bartmeyer B, Kücherer C, Keeren K, Hamouda O, Marcus U; German HIV-1 Seroconverter Study Group. Time trends of syphilis and HSV-2 co-infection among men who have sex with men in the German HIV-1 seroconverter cohort from 1996–2007. Sex Transm Infect 2010; 86: 331–336.

Stamm LV. Syphilis: antibiotic treatment and resistance. Epidemiol Infect 2015; 143: 1567–1574.

Stapleton JT, Stamm LV, Bassford PJ. Potential for development of antibiotic resistance in pathogenic treponemes. Rev Infect Dis 1985; 7(Suppl 2): 314–S317.

Zenker PN, Rolfs RT. Treatment of syphilis 1989. Rev Infect Dis 1990; 12(Suppl 6): 591–609.

# F 6 Andere Spirochäteninfektionen

*von H.-W. Pfister und V. Fingerle*

## F 6.1 Lyme-Neuroborreliose

### F 6.1.1 Klinik

*Borrelia (B.) burgdorferi* sensu lato ist der Erreger der Lyme-Borreliose, einer durch Schildzecken übertragenen Infektionskrankheit, die sich an verschiedenen Organen, insbesondere an der Haut, den Gelenken und am Nervensystem manifestieren kann. Bei der Lyme-Borreliose werden eine frühe – lokalisierte und disseminierte – Phase und eine späte Phase (persistierende Infektion) unterschieden (Herzer et al. 2014; Pfister et al. 1994; Steere 2001). Im individuell sehr unterschiedlichen Krankheitsverlauf müssen aber nicht alle Phasen klinisch manifest werden. In allen klinischen Phasen können neurologische Symptome beobachtet werden (**Abb. F 6.1**).

*Frühe lokalisierte Phase*: Das Erythema migrans (Wanderröte), ein nach peripherwärts expandierendes, ringförmiges (in ca. 70 % der Erythema migrans-Fälle) oder homogenes (ca. 30 %) Erythem, entwickelt sich drei Tage bis 16 Wochen (Median 1,5 Wochen) nach der Infektion. Es bildet sich in der Regel spontan innerhalb von Wochen bis Monaten (Spanne 1 Tag bis 14 Monate) zurück. In diesem Stadium kann es gelegentlich zum Auftreten grippeähnlicher Allgemeinsymptome wie Fieber, Kopfschmerzen, Abgeschlagenheit, Arthralgien und Myalgien kommen. Diese Symptome sind vermutlich Ausdruck einer Spirochätämie. In diesem Stadium finden sich keine entzündlichen Liquorveränderungen.
*Frühe disseminierte Phase*: Etwa 15 % der unbehandelten Infizierten entwickeln nach einer Inkubationszeit von 3–4 Wochen (Spanne 1–18 Wochen) neurologische Manifestationen (akute Neuroborreliose). 40–50 % der Patienten erinnern sich an einen Zeckenstich. Auch finden sich bei knapp der Hälfte der Patienten Hinweise auf ein vorausgegangenes Erythema migrans, wobei bei 10–20 % der Patienten das Erythema migrans zum Zeitpunkt der neurologischen Manifestation noch vorhanden ist. Etwa 80–90 % aller Lyme-Neuroborreliose-Fälle im Erwachsenenalter präsentieren sich als Bannwarth-Syndrom (**Kasten F 6.1**).

**Kasten F 6.1:** Kardinalsymtome des Bannwarth-Syndroms

Kardinalsymptome des Bannwarth-Syndroms sind:
- radikuläre Schmerzen, insbesondere nachts, oft multilokulär und wandernd,
- periphere Paresen, an den Extremitäten, der Bauchwand, oder im Bereich der Hirnnerven, insbesondere des Nervus facialis (bei einem Drittel der Patienten beidseitige Fazialisparese) und des N. abducens,
- ein entzündliches Liquor-Syndrom mit einer lymphomonozytären Pleozytose mit Werten zwischen 10 und 1 000 Zellen/µl.

Beim Bannwarth-Syndrom fehlen meist meningeale Zeichen wie Nackensteifigkeit und Kopfschmerzen oder sie sind nur sehr gering ausgeprägt. Seltener finden sich in der Frühphase der Borrelieninfektion als Ausdruck einer Neuroborreliose: lymphozytäre Meningitis (mit Kopfschmerzen, Meningismus, Hirnnervenparesen); Plexusneuritis; Mononeuritis multiplex; Meningoenzephalitis; Myeloradikulitis und zerebrale Vaskulitis. Im Gegensatz zum Manifestationsspektrum der Neuroborreliose im Erwachsenenalter dominiert bei *Kindern* eine subakute lymphozytäre Meningitis, oft kombiniert mit einer Fazialisparese (über 80 % der Patienten; Deutsche Gesellschaft für Pädiatrische Infektiologie [DGPI] 2013). Weniger als 5 % der Kinder mit Neuroborreliose haben ein Bannwarth-Syndrom. Eine monosymptomatische Fazialisparese in Folge einer *B. burgdorferi*-Infektion (d. h. keine zusätzlichen Symptome, aber Vorliegen einer entzündlichen Liquorpleozytose) kommt fast ausschließlich bei Kindern vor (RKI 2009), eine doppelseitige Fazialisparese gilt als sehr typisch (DGPI 2013).
Nicht-neurologische, früh-disseminierte Manifestationen umfassen die Myoperikarditis mit transientem AV-Block wechselnden Grades, multiple Erythema-migrans-artige Hautveränderungen (Erythemata migrantia; in Europa bei ca. 5 % der Patienten, in den USA bei etwa 50 %), und das Borrelien-Lymphozytom.

*Späte Phase*: Monate bis Jahre nach der Primärinfektion kann es zur Entwicklung neurologischer Spätmanifestationen (chronische ›späte‹ Neuroborreliose) kommen. Hierzu zählen:

- chronisch progrediente Borrelien-Enzephalitis oder -Enzephalomyelitis
- zerebrale Vaskulitis
- Myositis
- Acrodermatitis chronica atrophicans (ACA)-assoziierte Polyneuropathie

Klinische Charakteristika der sehr seltenen chronischen Enzephalomyelitis sind para- oder tetraspastische Syndrome mit spastisch ataktischem Gangbild und Blasenentleerungsstörung (Kohlhepp et al. 1986). Ferner wurden z. B. berichtet: Hemiparesen, Hemianopsien, Aphasien/Dysarthrien, Bewegungsstörungen und Querschnittsyndrome mit Sensibilitätsniveau. Die Symptomatik kann sich über Wochen oder mehrere Monate entwickeln.

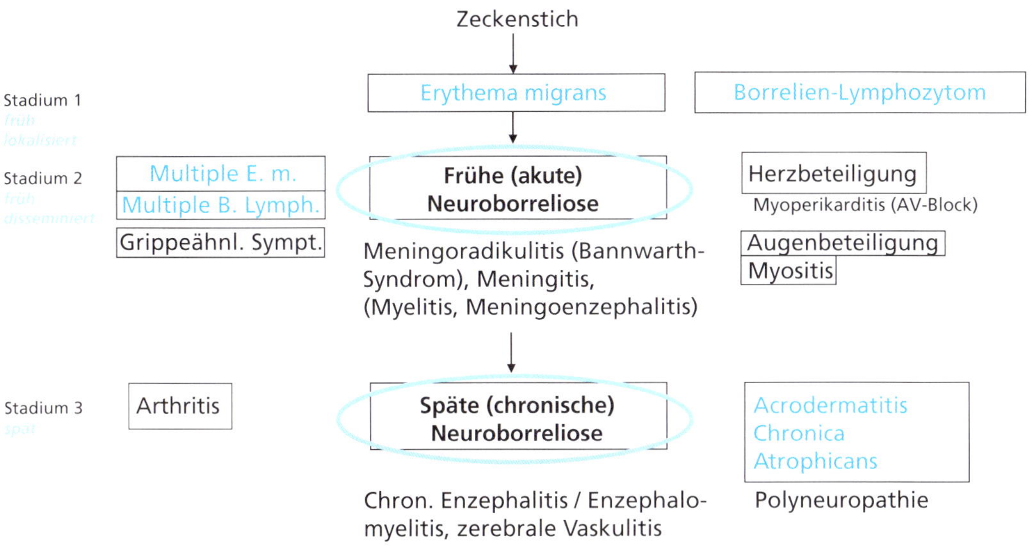


**Abb. F 6.1:** Klinische Einteilung der Lyme-Borreliose

Die borrelieninduzierte *zerebrale Vaskulitis* ist durch einen akuten Beginn mit fokalneurologischem Defizit (zerebrale Ischämie) charakterisiert (Back et al. 2013). Die Krankheit ist sehr selten; in der Weltliteratur gibt es weniger als 100 publizierte Fälle. Die wenigen histologischen Berichte in der Literatur zeigen eine Vaskulitis mit Intima-Schwellung, leichter Fibrose der Media, Verdickung der Adventitia und zahlreichen lymphozytären Infiltraten, auch in den Meningen. Der Prädilektionsort ist das vertebrobasiläre Strombahngebiet, mit der Gefahr von Infarkten im Hirnstamm, Thalamus oder Kleinhirn.

Eine weitere sehr seltene Manifestation der Lyme-Borreliose ist die *Myositis* (Reimers et al. 1989). Klinisch finden sich fokale Schmerzen und Paresen. Elektromyographisch zeigt sich ein myopathisches Muster.

Bei etwa 40 % der Patienten mit einer ACA kommt es zur Entwicklung einer meist asymmetrischen *Polyneuropathie.* Elektrophysiologische Untersuchungen (Elektromyographie, Elektroneurographie) zeigen ein primär axonales Befallsmuster. Bisher ist nicht gesichert, ob *B. burgdorferi* eine periphere Neuropathie ohne gleichzeitige entzündliche Liquor-Veränderungen oder ACA verursacht.

Nicht-neurologische späte Manifestationen sind: Lyme-Arthritis mit mono- bis oligoartikulärem Befall großer Gelenke, insbesondere der Kniegelenke, ACA sowie, sehr selten, Keratitis, ein Dermatomyositis-ähnliches Syndrom und Einzelfälle einer zirkumskripten Sklerodermie.

Nicht gesicherte Borrelien-Manifestationen sind: Polyneuropathie (ohne ACA), Motoneuronerkrankung, Parkinson-Syndrom, Demenz, Enzephalopathie und Post-Lyme-Disease-Syndrom (siehe weiter unten).

### F 6.1.1.1 Differenzialdiagnosen

Differenzialdiagnostisch sind aufgrund des *meningitischen Syndroms* vor allem auszuschließen: virale Meningitis, Mollaret-Meningitis, Pilz-Meningitis, tuberkulöse Meningitis, Meningeosis carcinomatosa, Neurosarkoidose, zerebrale Vaskulitis, andere Spirochäteninfektionen wie Syphilis, Leptospirose, Rückfallfieber. *Periphere Fazialisparesen* erfordern die Abgrenzung zum Guillain-Barré-Syndrom, Miller-Fisher-Syndrom und der idiopathischen Fazialisparese. Die intensiven *radikulären Schmerzen* beim Bannwarth-Syndrom lassen häufig initial an einen Bandscheibenprolaps, eine Zosterradikulitis oder eine Polymyalgia rheumatica denken. Bei der *chronischen Lyme-Enzephalomyelitis* können im Kernspintomogramm periventrikuläre Signalalterationen nachweisbar sein, die allerdings unspezifisch sind (Agarwal und Sze 2009). Eine Abgrenzung zur Multiplen Sklerose ist in der Regel durch die Untersuchung eines Liquor-Serum-Paars und den Nachweis einer *B. burgdorferi*-spezifischen intrathekalen Antikörperproduktion möglich.

Ebenfalls durch Zecken übertragene Erkrankungen, die vorwiegend in Amerika beobachtet werden, sind die *humane Ehrlichiose und Anaplasmose*, die durch obligat intrazelluläre Bakterien der Arten *Ehrlichia* und *Anaplasma* verursacht werden (Fingerle und Wilske 2009). Die humane granulozytäre Anaplasmose (syn. Ehrlichiose; Erreger: *Anaplasma phagocytophilum)* kommt auch in Europa (z. B. Slowenien, Schweden, Holland) vor (Lotric-Furlan et al. 1998; Fingerle et al. 1999; Oteo et al. 2000). In Deutschland wurde bisher noch kein autochthon erworbener Fall berichtet. Klinische Charakteristika sind: akutes Auftreten von Fieber, Kopfschmerzen, Übelkeit, Myalgien, Arthralgien, Exanthem (bei 30 % der Patienten), Entwicklung einer Leukopenie (oft mit Linksverschiebung), Thrombopenie und Anämie, leicht bis mäßiggradige Erhöhung der Transaminasen (GOT, GPT), der alkalischen Phosphatase und LDH. Neurologische Manifestationen (meist milde lymphozytäre Meningitiden oder Enzephalitiden) wurden in bis zu 10 % der Patienten beschrieben. Für die Diagnostik (in Speziallaboratorien) eignet sich der Nachweis der typischen intrazytoplasmatischen Einschlusskörperchen (sog. Morulae) im nach Giemsa gefärbten Blutausstrich sowie bei begründetem Verdacht der Erregernachweis mittels Polymerase-Kettenreaktion (PCR) (aus EDTA-Blut, bei neurologischen Symptomen auch aus dem Liquor). Der Antikörpernachweis (Immunfluoreszenztest; Akut- und Rekonvaleszenz Serum) bestätigt retrospektiv die Diagnose. Doxycyclin (200 mg/Tag p. o. für 10–14 Tage) gilt als Mittel der Wahl. Betalaktam-Antibiotika (z. B. Ampicillin oder Cephalosporine) sind nicht wirksam. Die humane Anaplasmose zeigt meist einen milden monophasischen Verlauf; bei immunsupprimierten und älteren Patienten wurden allerdings schwere, vereinzelt tödliche Verläufe beobachtet (Dumler et al. 2007).

### F 6.1.1.2 Diagnostik

Die Serodiagnostik der systemischen Borrelieninfektion beinhaltet ein 2-Stufen-Schema: Durchführung eines Suchtests (Enzym Immuno Assay – EIA), gefolgt von einem Bestätigungstest (Western-Blot) (Fingerle et al. 2017). Es sollen bevorzugt Western-Blots (Immunoblots) mit rekombinanten Antigenen zum Einsatz kommen; der rekombinante Antigen-Blot hat – im Gegensatz zum Ganzzell-Lysat-Blot – den Vorteil einer einfachen und sicheren Identifizierung von reaktiven Banden. Die Häufigkeit positiver serologischer Befunde hängt vom Krankheitsstadium ab. In der Frühphase finden sich bei etwa 50 % der Patienten Borrelien-IgM-Antikörper. Bei Spätmanifestationen finden sich praktisch immer positive Serum-IgG-Antikörper, d. h. der fehlende Nachweis von borrelienspezifischen IgG-Antikörpern schließt bereits eine späte Neuroborreliose mit hoher Sicherheit aus.
Die sichere Diagnose (**Kasten F 6.2**) der aktiven (akuten oder späten) Neuroborreliose bei vorliegendem klinischen Verdacht basiert auf dem Nachweis einer

- lymphomonozytären Pleozytose im Liquor (oft Nachweis von Plasmazellen und aktivierten B-Lymphozyten, meist kombiniert mit einer Liquor-Protein-Erhöhung, einem erhöhten Liquor-/Serum-Albumin-Quotienten und dem Nachweis von oligoklonalen IgG-Banden im Liquor) in *Kombination* mit einer
- *Borrelia burgdorferi*-spezifischen intrathekalen IgG- oder IgM Synthese (siehe Ködel et al. 2015; Mygland et al. 2010; Rauer et al. 2012; Stanek et al. 2011).

**Kasten F 6.2:** Diagnostische Kriterien der Neuroborreliose (nach Rauer et al. 2012)

**Mögliche Neuroborreliose**
- typisches klinisches Bild (Meningitis, Meningoradikulitis, Hirnnervenausfälle, fokale neurologische Ausfälle)
- Borrelien-spezifische IgG- und/oder IgM-Antikörper im Serum
- Liquorbefund nicht vorliegend, Liquorpunktion nicht durchgeführt

**Wahrscheinliche Neuroborreliose**
wie *mögliche Neuroborreliose plus*
- entzündliches Liquor-Syndrom (lymphomonozytäre Pleozytose, Eiweißerhöhung, intrathekale Immunglobulinsynthese, oligoklonale Gammopathie)
- Ausschluss anderer Ursachen

**Gesicherte Neuroborreliose**
wie *wahrscheinliche Neuroborreliose* plus
- intrathekale Borrelien-spezifische Antikörperproduktion (und/oder positive Borrelienkultur/positive PCR)

In den Empfehlungen der European Federation of Neurological Societies wurde eine ähnliche Falldefinition für die Neuroborreliose vorgeschlagen (Mygland et al. 2010), hier heißt es:

- Definitive Neuroborreliose, wenn alle drei folgenden Diagnosekriterien erfüllt sind:
  - neurologische Symptome, die für eine Neuroborreliose sprechen;
  - Liquor-Pleozytose;
  - intrathekale *B. burgdorferi*-spezifische Antikörper-Produktion.
- Mögliche Neuroborreliose:
  - es sind zwei der drei genannten Diagnosekriterien erfüllt.

Die intrathekale Borrelien-spezifische Antikörperproduktion wird durch die Bestimmung des Liquor-/Serum-Index untersucht (in den meisten Laboren positives Ergebnis bei einem Wert > 1,5). Die Konstellation einer positiven *B. burgdorferi*-spezifischen intrathekalen Antikörperproduktion ohne Liquor-Pleozytose spricht für eine früher durchgemachte Neuroborreliose ohne aktuelle Krankheitsaktivität. Die *B. burgdorferi*-spezifische intrathekale Antikörperproduktion entwickelt sich bei unbehandelten Patienten in der zweiten Krankheitswoche, ist nach drei Wochen bei etwa 75 % der Patienten nachweisbar und nach 6–8 Wochen bei nahezu allen Patienten. In sehr frühen Krankheitsstadien der Neuroborreliose können bei etwa 5–10 % der Patienten *B. burgdorferi*-spezifische Antikörper im Liquor, jedoch nicht im Serum nachgewiesen werden. Bei Patienten mit einer akuten Neuroborreliose kann eine IgM-Antwort fehlen. Bei Patienten mit Symptomen über einen Zeitraum von mehr als zwei bis drei Monaten schließt ein negativer Borrelien-Antikörper-Test die Möglichkeit einer Neuroborreliose aus. Eine intrathekale *B. burgdorferi*-spezifische Antikörperproduktion kann viele Jahre oder Jahrzehnte persistieren; ohne gleichzeitigen Nachweis einer entzündlichen Liquor-Pleozytose gilt sie daher nicht als Zeichen einer aktiven Infektion.
Mit dem alleinigen Nachweis erhöhter Serum-IgG-Antikörpertiter gegen *B. burgdorferi* kann ein kausaler Zusammenhang zwischen einer neurologischen Symptomatik und einer *B. burgdorferi*-Infektion nicht bewiesen werden, da dieser Befund durch eine früher durchgemachte *B. burgdorferi*-Infektion bedingt sein kann. Die hohe Prävalenz von Serum-IgG-Antikörpern gegen *B. burgdorferi* in der Bevölkerung in Endemiegebieten und bei Personen mit erhöhtem Risiko für Zeckenstiche (z. B. Waldarbeitern) trägt zu den Schwierigkeiten der Serodiagnostik bei. Bei der Interpretation der serologischen Befunde muss berücksichtigt werden, dass positive Serum-Antikörper über viele Jahre persistieren können und asymptomatische Infektionen mit *B. burgdorferi* häufig sind. Epidemiologische Untersuchungen haben positive Serum-*B. burgdorferi*-Antikörper bei etwa 10–20 % der Allgemeinbevölkerung gezeigt (Wilking et al. 2015). Ein positiver Bluttest kann daher nicht mit einer aktiven Infektion gleichgesetzt werden (auch nicht ein positiver IgM-Test). Bisher gibt es keinen Antikörper-Test (inklusive dem Western-Blot), der zwischen einer aktiven und einer früher durchge-

**Kasten F 6.3:** Diagnostik der Lyme-Borreliose (zu erwartende positive Ergebnisse beim Erregernachweis)

| | |
|---|---|
| Haut (Erythema migrans, ACA) | 50–70 % mit Kultur oder PCR |
| Liquor (akute Neuroborreliose) | 10–20 % mit Kultur oder PCR |
| Gelenkpunktat* (Lyme-Arthritis) | 50–70 % mit PCR (Kultur extrem selten positiv) |

* in einer Studie höhere Sensitivität des Erregernachweises aus Synovialis-Biopsie

machten Infektion (»Seronarbe«) sicher unterscheiden kann.
Im Gegensatz zu *Treponema pallidum,* dem Erreger der Syphilis, kann *B. burgdorferi* in künstlichen Nährmedien (modifiziertes Kelly-Medium) kultiviert werden. Der kulturelle Erregernachweis gelingt in Speziallaboratorien aus Hautbiopsien beim Erythema migrans oder bei der Acrodermatitis chronica atrophicans in über 50 %, ist dagegen aus dem Liquor nur bei etwa 10–20 % der Patienten mit einem Bannwarth-Syndrom möglich (**Kasten F 6.3**). Bei neurologischen Spätmanifestationen ist bisher der kulturelle Erregernachweis aus dem Liquor nicht gelungen.
Die Ergebnisse der PCR zum Nachweis von *B. burgdorferi*-DNA sind in der Sensitivität denen der Kultur vergleichbar, mit Ausnahme des Erregernachweises aus Gelenkpunktat bei der Lyme-Arthritis, bei dem die PCR der Kultur weit überlegen ist. Der Nachweis von *B. burgdorferi*-DNA im Liquor mittels PCR gelingt nur bei etwa 10–20 % der Patienten mit einer akuten Neuroborreliose. In Ausnahmefällen kann eine Borrelieninfektion durch den Erregernachweis aus dem Liquor gestützt werden. Indikationen für PCR und Anzucht bestehen bei immunsupprimierten Patienten sowie bei Patienten mit kurzer Krankheitsdauer (frühe Krankheitsphase) und negativer Serologie, aber klinisch dringendem Verdacht. Zur Absicherung der Spezifität und zur Spezies-Diagnose sollte die PCR in einem Labor mit ausreichend Erfahrung (z. B. im Nationalen Referenzzentrum für Borrelien oder in einem mikrobiologischen Universitätslabor) durchgeführt werden.

In Studien konnte gezeigt werden, dass möglicherweise dem Nachweis des Chemokins CXCL13 im Liquor eine wichtige Bedeutung in der Diagnostik der akuten Neuroborreliose zukommt (Rupprecht et al. 2007, 2008). Klinische Untersuchungen haben eine Sensitivität und Spezifität des Liquor-CXCL13-Spiegels von etwa 95 % gezeigt (Senel et al. 2010; Schmidt et al. 2011). Eine Bestimmung von CXCL13 im Liquor kann bei bestimmten Konstellationen hilfreich sein, z. B. a) in der sehr frühen Krankheitsphase bei klinischem Verdacht auf eine akute Neuroborreliose, wenn der Borrelien-Liquor-/Serum-Antikörper-Index noch negativ ist, oder b) bei atypischer klinisch-neurologischer Symptomatik und positivem Borrelien-Liquor-/Serum-Antikörper-Index.

In der Labordiagnostik der Lyme-Borreliose sind aufgrund von Spezifitätsproblemen bzw. nicht ausreichender Validierung folgende Verfahren ungeeignet:

- Lymphozyten-Transformationstest (LTT),
- Visual Contrast Sensitivity Test (VCS-Test, Synonym: Graustufentest),
- Nachweis einer erniedrigten CD57 positiven/CD3 negativen Lymphozytensubpopulation (sog. CD57-Test),
- Antigennachweis im Liquor oder Urin,
- PCR aus Serum und Urin,
- Nachweis »Zystischer Spirochätenformen«,
- fluoreszenzmikroskopischer Direktnachweis von Spirochäten (oder Dunkelfeldmikroskopie) in Patientenproben.

## F 6.1.2 Epidemiologie und Verlauf

Der Erreger hat seinen Namen von seinem Entdecker Willy Burgdorfer (Burgdorfer et al. 1982). Aufgrund von DNA-Analysen wurden fünf verschiedene humanpathogene Genospezies von *B. burgdorferi* nachgewiesen:

- *B. burgdorferi* sensu stricto,
- *B. garinii* (benannt nach dem französischen Neurologen Garin, der 1922 eine Meningoradikulitis nach Zeckenstich berichtet hat),
- *B. afzelii* (benannt nach dem schwedischen Dermatologen Afzelius, der 1909 erstmals das Erythema migrans beschrieben hat),
- *B. spielmanii* (nachgewiesen nur in Erythema migrans-Hautläsionen) und
- *B. bavariensis* (im Bundesland Bayern isolierte Borrelie; früher *B. garinii* OspA Typ 4).

In Europa kommen alle fünf Borrelien-Genospezies vor (Fingerle et al. 2008); in Amerika wurde bisher nur *B. burgdorferi* sensu stricto als humanpathogener Erreger beschrieben. Nach aktuellen Untersuchungen kommt in den USA eine weitere Spezies – *Candidatus* Borrelia mayonii – als Erreger der Lyme-Borreliose in Betracht (Pritt et al. 2016). Ein strenger Organotropismus der verschiedenen Genospezies besteht nicht, wenngleich die Genotypisierung von Liquor-Isolaten in Europa ein Vorherrschen von *B. garinii* zeigte und der häufigste Erreger der Hautmanifestationen der Lyme-Borreliose in Europa *B. afzelii* ist.
Überträger von *B. burgdorferi* ist in Europa die Schildzecke *Ixodes (I.) ricinus,* die auch als Überträger des Frühsommer-Meningoenzephalitis-(FSME)-Virus fungiert. Eine Übertragung von *B. burgdorferi* durch Insektenstiche wird diskutiert, erscheint aber wegen der komplexen Vektor-Pathogen-Wirt-Interaktionen als sehr unwahrscheinlich. Ferner wurden folgende Zecken als Überträger von *B. burgdorferi* auf den Menschen nachgewiesen: *I. persulcatus* in Osteuropa und Asien, *I. scapularis* im Osten der Vereinigten Staaten und *I. pacificus* im Westen der Vereinigten Staaten von Amerika. Der Anteil Borrelien tragender Zecken liegt in Deutschland zwischen 10 und 30 %; es finden sich deutliche regionale Unterschiede (Wilske et al. 1987). Die höchste Prävalenz borrelieninfizierter Zecken fand sich bei adulten Zecken und Nymphen, während die niedrigste Infektionsrate

mit *B. burgdorferi* bei den Zeckenlarven nachweisbar war.
Die Lyme-Borreliose kommt im gesamten Bundesgebiet vor. Borrelien-spezifische Antikörper finden sich je nach Endemiegebiet und Altersgruppe in Deutschland und Österreich bei 5 bis > 20 % der gesunden Personen (Wilking et al. 2015; Stanek et al. 1986; Kaiser et al. 1997).
Die Erkrankung wird in allen Altersgruppen beobachtet. Frühmanifestationen der Lyme-Borreliose können überwiegend zwischen Juni und Oktober beobachtet werden, während Spätmanifestationen über das ganze Jahr verteilt diagnostiziert werden. Bei 85 % der Patienten mit einem Bannwarth-Syndrom liegt der Erkrankungsbeginn im Sommer oder Herbst; lediglich 15 % erkranken in den Wintermonaten und im Frühling.

Die Früh-Manifestationen haben meist eine günstige Prognose, da sie überwiegend spontan abheilen. Allerdings muss im Rahmen der seltenen kardialen Manifestation der Lyme-Borreliose mit lebensbedrohlichen Rhythmusstörungen gerechnet werden. Das Risiko, dass ein Erythema migrans nach adäquater Antibiotikumtherapie fortschreitet, scheint bei < 1 % zu liegen (Cerar et al. 2010).
Es ist bekannt, dass sich die neurologischen Symptome des Bannwarth-Syndroms unter einer rein symptomatischen Therapie innerhalb von mehreren Wochen bis Monaten zurückbilden. Dennoch ist eine Antibiotikatherapie notwendig, da zum einen die intensiven radikulären Schmerzen gebessert werden, zum anderen die Entwicklung von Spätmanifestationen verhindert werden soll. Eine Besserung der radikulären Schmerzen beim Bannwarth-Syndrom kann meist in den ersten fünf Tagen der Antibiotikatherapie beobachtet werden (Pfister et al. 1989, 1991). Unabhängig von der Ausprägung der Fazialisparese wird eine vollständige Rückbildung in den meisten Fällen innerhalb von Wochen beobachtet. Residuen oder Defektheilungen von Fazialisparesen (z. B. pathologische Mitbewegungen im Gesicht) werden bei etwa 5 % der Patienten gesehen. Bei etwa 10–20 % der Patienten mit einem Bannwarth-Syndrom sind ein halbes Jahr nach der Antibiotikatherapie noch neurologische Symptome in Form von Restparesen, geringgradigen Sensibilitätsstörungen oder intermittierenden radikulären Schmerzen nachweisbar (Ljøstad und Mygland 2010; Mygland et al. 2010).
Die kardialen Manifestationen sind in der Regel nach Antibiotikatherapie voll reversibel und haben eine günstige Prognose.
Die Erfolgsquote der Antibiotikatherapie ist bei den Spätmanifestationen etwas geringer (Defektheilungen).
Im Gegensatz zur frühen, akuten Neuroborreliose ist die späte Neuroborreliose keine selbstlimitierende Erkrankung. Zur Behandlung chronischer Lyme-Enzephalomyelitiden gibt es allerdings bisher nur Einzelfallberichte. Auch nach jahrelangem klinischen Verlauf kann es nach einer Antibiotikatherapie noch zu einer klinischen Besserung kommen (Pfister et al. 1994; Weber und Pfister 1994).
Etwa 10 % der Patienten mit einer Lyme-Arthritis sprechen nicht auf die Antibiotikabehandlung an (Herzer 2005). Bei etwa 10 % der Patienten persistieren Arthritis-Schübe trotz Antibiotikatherapie über ein Jahr oder länger. Man spricht dann von einer chronischen Arthritis. Verlaufsuntersuchungen haben aber gezeigt, dass auch die chronische Arthritis innerhalb mehrerer Jahre spontan ausheilt.
Die meisten Patienten mit einer ACA bessern sich unter einer Antibiotikatherapie, wenngleich die Rückbildung der Symptome viele Monate dauern kann.
Unspezifische Symptome (z. B. Müdigkeit, Kopfschmerzen, Myalgien, Konzentrations- und Gedächtnisstörungen, Dysästhesien, Schlafstörungen) nach durchgemachter und behandelter Lyme-Borreliose (z. B. Erythema migrans oder Bannwarth-Syndrom) wurden in der Literatur als *Post-Lyme Disease-Syndrom (PLD-Syndrom), chronische Lyme-Enzephalopathie* oder als »chronische Lyme-Borreliose« bezeichnet (Koedel et al. 2016). Das PLD-Syndrom wurde insbesondere bei amerikanischen Patienten berichtet. Aufgrund der uneinheitlichen Datenlage kann das PLD-Syndrom nicht als Krankheitsentität angesehen werden. Es liegt keine allgemein akzeptierte Definition des Begriffs »chronische Lyme-Enzephalopathie« vor.
In einer altersbezogenen Vergleichsstudie konnte gezeigt werden, dass unspezifische Beschwerden bei Patienten mit einem Zustand nach Lyme-Borreliose nicht häufiger waren als bei Personen ohne durchgemachte Lyme-Borreliose (Seltzer et al. 2000).
Ähnliche Beobachtungen wurden in einer Anfang 2010 publizierten klinischen Studie gemacht (Cerar et al. 2010). In dieser Studie wurde die Häufigkeit subjektiver Beschwerden bei Patienten mit einem abgelaufenen Erythema migrans untersucht, die nach den aktuellen Therapieempfehlungen mit Antibiotika behandelt wurden. Eine altersbezogene Vergleichsgruppe bestand aus Kontrollpersonen ohne durchgemachte Lyme-Borreliose. Zu den Symptomen, die zum Nachuntersuchungszeitpunkt, 6 und 12 Monate nach der Antibiotikabehandlung berichtet wurden, gehörten Müdigkeit, Arthralgien, Myalgien und Kopfschmerzen. Die Studie zeigte, dass sich die Häufigkeit neuer oder verstärkter Symptome bei Patienten mit Erythema migrans nicht signifikant von jener der Kontrollgruppe ohne Anamnese einer Lyme-Borreliose unterschied. Dies macht klar, dass unspezifische Symptome, die nach behandeltem Erythema migrans berichtet werden, nicht zwangsläufig in kausalem Zusammenhang mit der durchgemachten Borreliose stehen und nicht vorschnell als »chronische Lyme-Borreliose« eingeordnet werden dürfen; unspezifische Symptome wie Myalgien, Arthralgien, Müdigkeit oder Kopfschmerzen finden sich in einem gleich hohen Prozentsatz auch bei Kontrollpersonen ohne durchgemachte klinisch-manifeste Borrelieninfektion. Insbesondere müssen entsprechende differenzialdiagnostische Überlegungen erfolgen; dies betrifft beispielsweise die Abgrenzung zu verschiedenen rheumatischen Erkrankungen (z. B. Kollagenosen, Polymyalgia rheumatica), zu Schilddrüsenstoffwechselstörungen, depressiven Syndromen oder Somatisierungsstörungen. Die Durchführung der Borrelien-Serologie sollte nur bei begründetem V. a. eine Borrelien-Ätiologie durchgeführt werden; unspezifische Symptome sind keine Indikation für die Durchführung einer Borrelien-Serologie, da der

prädiktive Wert eines positiven serologischen Befundes hier sehr gering ist.
Mehrere klinische Studien zeigten, dass erneute Antibiotikakuren beim sog. PLD-Syndrom gegenüber Placebo keinen Vorteil erbringen (Fallon et al. 2008; Kaplan et al. 2003; Klempner et al. 2001). In einer weiteren kürzlich publizierten randomisierten, doppelblinden, Placebo-kontrollierten Studie wurde eine Langzeit-Antibiotika-Therapie bei Patienten mit persistierenden klinischen Symptomen, die in Zusammenhang mit einer Borrelien-Infektion gebracht wurden, untersucht (Berende et al. 2016). Es lagen entweder Symptome bei Patienten mit einer positiven Borrelien-Serologie vor oder die Symptome traten im zeitlichen Zusammenhang mit einer gesicherten Borreliose auf. Die Patienten erhielten 12 Wochen lang oral Doxycyclin (86 Patienten), Clarithromycin plus Hydroxychloroquin (96 Patienten) oder Placebo (98 Patienten). Ein günstiger Effekt auf die gesundheitsbezogene Lebensqualität konnte mit der langdauernden Antibiotika-Therapie nicht erzielt werden.

## F 6.1.3 Therapeutische Prinzipien

### F 6.1.3.1 Pathogenese

Die Entwicklung einer Meningitis oder (sehr selten) einer Enzephalitis in der Frühphase der Borrelieninfektion ist Folge einer hämatogenen Erregeraussaat. Es gibt einzelne klinische Beobachtungen, die dafür sprechen, dass es im Verlauf der *B. burgdorferi*-Infektion zu einer frühen Invasion des Zentralnervensystems mit den Erregern kommen kann (Pfister et al. 1991). Ferner gibt es auch tierexperimentelle Untersuchungen, die nach systemischer Gabe von Borrelien eine frühe Migration der Erreger durch die Blut-Hirn-Schranke zeigten (Benach und Garcia-Monco 1990). Die Transmigration der Blut-Hirn-Schranke scheint durch die Interaktion des Borrelien-Oberfächenmoleküls OspA mit dem endothelialen kostimulatorichen Rezeptor CD40 ermöglicht zu werden (Pulzova et al. 2011). Das Bannwarth-Syndrom dagegen entsteht wahrscheinlich durch Ausbreitung der Borrelien vom Stichort entlang peripherer Nervenbahnen zum Subarachnoidalraum. Für diese Hypothese spricht die Tatsache, dass die radikulären Schmerzen bei etwa 70 % der Patienten initial in der Extremität auftreten, in der zuvor der Zeckenstich oder das Erythema migrans beobachtet wurde. Die definitiven pathophysiologischen Mechanismen der verschiedenen klinischen Manifestationen der Neuroborreliose sind jedoch im Detail noch unbekannt. Aufgrund experimenteller Untersuchungen scheinen Zytokine, Chemokine (insbesondere das B-Lymphozyten-Chemotaxin CXCL13), reaktive Stickstoffintermediate, Matrixmetalloproteinasen und vermutlich auch durch den Erreger getriggerte Autoimmunmechanismen (z. B. T-Zell-vermittelte Autoimmunreaktionen, Induktion von Auto-Antikörpern gegen neuronale und gliale Proteine) in der Pathogenese der Neuroborreliose beteiligt zu sein (Rupprecht et al. 2008; Ramesh et al. 2015). Die klinische Besserung von Patienten mit später Neuroborreliose unter einer Antibiotikatherapie spricht dafür, dass der Erreger wahrscheinlich lange persistieren kann. Bei chronischen Lyme-Polyneuritiden wurden in histologischen Untersuchungen von Nervenbiopsien perivaskuläre Infiltrate und Gefäßthrombosierungen beobachtet, die zu einer ischämisch bedingten Läsion des peripheren Nerven führen können.

### F 6.1.3.2 Antibiotikatherapie

*B. burgdorferi* ist hochempfindlich gegenüber Ceftriaxon (und Cefotaxim), Penicillin und Doxycyclin; eine Resistenz gegenüber diesen Antibiotika ist bisher nicht dokumentiert worden.
In kontrollierten klinischen Studien haben sich in der Behandlung des Erythema migrans verschiedene Antibiotika als wirksam erwiesen: Doxycyclin, Amoxicillin, Cefuroxim, Penicillin V, Azithromycin, Minocyclin und auch Ceftriaxon (Weber und Pfister 1994; Steere 2001). Makrolide (z. B. Roxithromycin) haben allerdings trotz guter In-vitro-Aktivität klinisch bei Patienten mit Erythema migrans zu Therapieversagen geführt und sollen deshalb mit Ausnahme des Azithromycin nicht mehr eingesetzt werden.
Klinische, nicht-kontrollierte Studien sprachen für die Wirksamkeit von intravenösem Penicillin G bei Patienten mit Bannwarth-Syndrom (Steere et al. 1983; Kristoferitsch et al. 1986). Kopfschmerzen, Nackensteifigkeit und radikuläre Schmerzen besserten sich unter Penicillin G schneller im Vergleich zu einer historischen Kontrollgruppe, bei der Prednison gegeben worden war (Steere et al. 1983). Allerdings gab es keine Unterschiede zwischen den beiden Gruppen in der Rückbildung der Paresen.
In prospektiven randomisierten Therapiestudien (allerdings mit geringen Patientenzahlen) waren Penicillin G, Cefotaxim, Ceftriaxon und Doxycyclin bei der Neuroborreliose wirksam (Pfister et al. 1989, 1991; Müllegger et al. 1991; Karlsson et al. 1994) (↑↑, A). Kontrollierte klinische Studien bei Patienten mit chronischer Lyme-Enzephalitis/Enzephalomyelitis konnten bisher nicht durchgeführt werden, da das Krankheitsbild relativ selten ist.

Derzeit gilt Ceftriaxon als Standardantibiotikum in der Therapie der Neuroborreliose. Als Alternativpräparat zu Ceftriaxon kommt Doxycyclin (200 mg/die p. o.) in Betracht. In einer Meta-Analyse von 8 europäischen Studien mit insgesamt mehr als 300 Patienten mit definitiver Neuroborreliose zeigte sich kein statistisch signifikanter Unterschied hinsichtlich des Behandlungserfolgs zwischen einer oralen Doxycyclin-Therapie im Vergleich zur intravenösen Gabe von Penicillin G oder Ceftriaxon (Halperin et al. 2007) (↑↑, A). In einer kürzlich publizierten placebo-kontrollierten Doppelblindstudie wurde bei 102 erwachsenen Patienten mit Lyme-Neuroborreliose die orale Doxycyclin-Therapie mit intravenösem Ceftriaxon verglichen (Behandlungsdauer 2 Wochen) (Ljøstad et al. 2008). Die Autoren beschrieben eine ähnlich gute Wirksamkeit von oralem Doxycyclin und intravenösem Ceftriaxon. Doxycyclin kommt somit als Alternative in der Behandlung der akuten Neuroborreliose in Betracht. Insbesondere bei einer vorliegenden Allergie gegen Beta-Lactam-Antibiotika kann auf Doxycyclin

F
6

**Tab. F 6.1:** Therapie der Lyme-Borreliose (Erythema migrans, Lyme-Arthritis, Acrodermatitis chronica atrophicans) bei Erwachsenen (nach Gaubitz et al. 2014; Hofmann et al. 2016)

| Krankheitsmanifestationen | Antibiotikum[1] | Tagesdosis | Applikationsart | Dauer (Tage) | |
|---|---|---|---|---|---|
| **Früh lokalisiert** (solitäres Erythema migrans) | **Doxycyclin**[2] | **1 × 200 mg oder 2 × 100 mg** | p. o. | 10–14 | ↑↑, A |
| | Amoxicillin | 3 × 500–1 000 mg | p. o. | 14 | ↑, B |
| | Cefuroximaxetil | 2 × 500 mg | p. o. | 14 | ↑, B |
| | Azithromycin[3] | 2 × 250 mg | p. o. | 5–10 | ↑, C |
| **Früh disseminiert**[4] (multiple Erythemata migrantia, Erythema migrans mit grippeartigen Allgemeinsymptomen, Borrelien-Lymphozytom) | **Doxycyclin**[2] | **1 × 200 mg oder 2 × 100 mg** | p. o. | 14–21 | ↑↑, A |
| | Amoxicillin | 3 × 500–1 000 mg | p. o. | 14–21 | ↑, B |
| | Cefuroximaxetil | 2 × 500 mg | p. o. | 14–21 | ↑, B |
| | Azithromycin[3] | 2 × 250 mg | p. o. | 5–10 | ↑, C |
| *Spätmanifestationen* | | | | | |
| Acrodermatitis chronica atrophicans ohne neurologische Symptome | **Doxycyclin**[2] | **1 × 200 mg oder 2 × 100 mg** | p. o. | 30 | ↑↑, A |
| | Amoxicillin | 3 × 500–1 000 mg | p. o. | 30 | ↑, B |
| Acrodermatitis chronica atrophicans mit neurologischer Symptomatik (Polyneuropathie) | Ceftriaxon | 1 × 2 g | i. v. | 14–21[5] | ↑, A |
| | Cefotaxim | 3 × 2 g | i. v. | 14–21[5] | ↑, B |
| | Penicillin G | 4 × 5 Mio. IE | i. v. | 14–21[5] | ↑, B |
| Lyme-Arthritis | **Doxycyclin**[2] | 1 × 200 mg oder 2 × 100 mg | p. o. | 30 | ↑, A |
| | Ceftriaxon[6] | 1 × 2 g | i. v. | 14–21 | ↑, A |

1 In dieser Spalte sind alternative Antibiotika aufgeführt, die in klinischen Studien wirksam waren.
2 Doxycyclin ist kontraindiziert bei Kindern < 9 Jahre (DGPI 2013) und bei Schwangeren; siehe Leitlinien der Deutschen Dermatologischen Gesellschaft (Hofmann et al. 2016)
3 Bei Unverträglichkeit der anderen oralen Antibiotika.
4 Die Therapiedauer richtet sich nach Schwere und Dauer der klinischen Symptomatik
5 weiter oral bis 30 Tage (Hofmann et al. 2016).
6 Sind Patienten auch mehrere Wochen nach oraler Therapie nicht beschwerdefrei, wird eine parenterale Antibiotikatherapie empfohlen (Gaubitz et al. 2014).

ausgewichen werden. Die Bioverfügbarkeit von Doxycyclin ist nach oraler Gabe sehr hoch (> 90 %); die Serumkonzentrationen von Doxycyclin sind nach intravenöser und oraler Gabe recht ähnlich.

Die in der Regel empfohlene Behandlungsdauer in den Frühstadien der Lyme-Borreliose liegt bei 10–21 Tagen, im späten Stadium (Spätmanifestationen) bei 14–30 Tagen (Gaubitz et al. 2014; Hofmann et al. 2016) (**Tab. F 6.1** und **Kasten F 6.4**). Es gibt keinen wissenschaftlichen Beleg, eine Behandlungsdauer von mehr als 2–3 Wochen bei Patienten mit Neuroborreliose zu empfehlen. Dennoch gibt es immer wieder Berichte über eine Therapiedauer von vielen Wochen und sogar Monaten, obwohl vereinzelt schwere Nebenwirkungen (z. B. pseudomembranöse Kolitis) berichtet wurden (**Kasten F 6.4** und **Tab. F 6.1**; Pfister et al. 1991; Müllegger et al. 1991; Rauer et al. 2008).

### F 6.1.3.3 Kortikosteroide

Klinische Beobachtungen bei Patienten mit einem Bannwarth-Syndrom zeigten eine schnelle Besserung der radikulären Schmerzen unter Kortikosteroiden. Da es auch unter alleiniger intravenöser Antibiotikatherapie zu einer raschen Besserung der Schmerzen kommt, wird der Einsatz von Kortikosteroiden beim Bannwarth-Syndrom nicht empfohlen (Pfister et al. 1988). Es gibt bislang keine gesicherten Daten über die Wirkung von Kortikosteroiden bei den neurologischen Spätmanifestationen (↔, C).

## F 6.1.4 Pragmatische Therapie

### F 6.1.4.1 Indikation für eine Antibiotikatherapie

Eine Antibiotikatherapie (**Tab. F 6.1**, **Kasten F 6.4**) ist indiziert, wenn eine gesicherte oder wahrscheinliche Neuroborreliose vorliegt. Eine Indikation für eine Antibiotikatherapie ist nicht gegeben, wenn nur unspezifische Symptome (z. B. Müdigkeit, Kopfschmerzen, Arthralgien, Myalgien, Gemütsschwankungen) vorliegen, die neurologische Untersuchung einen Normalbefund er-

**Kasten F 6.4:** Therapie der Neuroborreliose bei Erwachsenen*

| |
|---|
| **Akute Neuroborreliose**<br>• Ceftriaxon 1 × 2 g/Tag i. v. 14 Tage *oder* Cefotaxim 3 × 2 g/Tag i. v. 14 Tage (↑↑, A)<br>*Alternativ bei Cephalosporin-Allergie:*<br>• Doxycyclin 2(–3) × 100 mg/Tag oder 1 × 200–300 mg/Tag p. o. 14 Tage (↑↑, A) |
| **Späte (chronische) Neuroborreliose**<br>• Ceftriaxon 1 × 2 g/Tag i. v. 14–21 Tage (↑) *oder* Cefotaxim 3 × 2 g/Tag i. v. 14–21 Tage (↑, A)<br>*Alternativ bei Cephalosporin-Allergie:*<br>• Doxycyclin 2(–3) 100 mg/Tag p. o. 14–21 Tage (↑, A) |

* Die optimale Therapiedauer der Neuroborreliose ist derzeit noch nicht bekannt. Es gibt keine Studie, die zeigt, dass bei der akuten Neuroborreliose eine Therapiedauer von mehr als 2 Wochen bessere Ergebnisse als die 14-tägige Behandlung bringt. Bei der chronischen Neuroborreliose wird meist eine Therapiedauer von drei Wochen empfohlen.

bringt und nur positive Borrelien-Antikörper-Titer im Serum bei vollständig unauffälliger Liquor-Analyse vorliegen.
Eine »Behandlung von erhöhten Borrelien-Antikörpertitern« bei gesunden Personen wird nicht empfohlen.

### F 6.1.4.2 Wahl der Antibiotika

Als Standardantibiotikum in der Behandlung des Erythema migrans gilt Doxycyclin (**Kasten F 6.4**); Alternativen sind insbesondere Amoxicillin und Cefuroximaxetil (Hofmann et al. 2016). Bei Kindern unter neun Jahren und bei Schwangeren ist Doxycyclin kontraindiziert.
Das am häufigsten eingesetzte Antibiotikum in der Therapie der Neuroborreliose (frühe und späte) ist Ceftriaxon (2 g/Tag i. v. über 14 bzw. 21 Tage), das bei leichteren Krankheitsverläufen auch ambulant verabreicht werden kann (↑↑, A). Alternativ werden oft Cefotaxim sowie bei Cephalosporin-Allergie Doxycyclin gegeben (A, ↑↑) (**Kasten F 6.4** und **Tab. F 6.1**).
Vereinzelt wird beobachtet, dass es bei Patienten mit Bannwarth-Syndrom innerhalb weniger Tage nach Beginn der Antibiotikatherapie zu einer Verschlimmerung oder zu einem Neuauftreten einer Fazialisparese kommt, wahrscheinlich auf dem Boden eines immunvermittelten Prozesses (Dotevall und Hagberg 1999). In solchen Fällen kann mit Kortikosteroiden (z. B. Methylprednisolon 1 mg/kg KG/Tag p. o.) für einige Tage behandelt werden; ihr Effekt ist allerdings wissenschaftlich nicht belegt.

### F 6.1.4.3 Dauer der Antibiotikatherapie

Die übliche Dauer der Antibiotikatherapie der akuten Neuroborreliose liegt bei 14 Tagen (**Kasten F 6.4**). Bei der späten Neuroborreliose wird meist eine Therapiedauer von drei Wochen empfohlen. Es gibt keine Studien, die zeigen, dass eine längere Therapiedauer zu günstigeren klinischen Ergebnissen führt.
Es gibt keine gesicherten Daten, die die Überlegenheit einer Puls-/Intervall- oder Hochdosis-Antibiotikatherapie im Vergleich zu einer täglichen Antibiotikabehandlung in üblicher Dosierung zeigen.

### F 6.1.4.4 Therapiekontrolle

Verlaufsuntersuchungen der Borrelien-Antikörper-Titer im Serum zur Beurteilung eines möglichen Therapieeffekts sind nicht empfehlenswert. Ist der Patient in einer klinischen Verlaufsuntersuchung nach sechs Monaten nicht beschwerdefrei, ist eine Kontroll-Liquorpunktion zu empfehlen. Findet sich noch eine erhöhte Liquorzellzahl, soll nach Ausschluß möglicher Differntialdiagnosen ein erneuter Antibiotikumtherapiezyklus durchgeführt werden. Oligoklonale IgG-Banden im Liquor und eine intrathekale Borrelien-spezifische Antikörperproduktion können viele Monate und Jahre nach der Antibiotikatherapie noch nachweisbar sein und gelten nicht als Parameter für eine aktive Erkrankung. Der Nachweis von unverändert erhöhten Serum-IgG- und/oder IgM-Antikörpertitern nach Antibiotikatherapie belegt nicht eine persistierende Infektion. Daher sollte der Therapieerfolg aufgrund der Besserung der neurologischen Symptomatik und der Normalisierung der Liquor-Pleozytose beurteilt werden. Einige Fallberichte deuten darauf hin, dass das CXCL13 möglicherweise auch für die Beurteilung des Therapieerfolges einsetzbar ist; eine abschließende Bewertung ist noch nicht möglich.

### F 6.1.4.5 Impfung

Eine durchgemachte, klinisch manifeste Lyme-Borreliose (z. B. Erythema migrans, Bannwarth-Syndrom) hinterlässt keine sichere protektive Immunität; Reinfektionen können vorkommen. Ein Borrelien-Impfstoff steht derzeit nicht zur Verfügung. Der vorübergehend in Amerika zugelassene Impfstoff (Lymerix®) ist mittlerweile wieder vom Markt genommen worden.

### F 6.1.4.6 Vorgehen bei Zeckenstich

Bei einer gestochenen Person muss die Zecke zur Verminderung des Infektionsrisikos möglichst rasch entfernt werden. Bei der Entfernung der Zecke innerhalb von 12 Stunden nach Beginn des Saugaktes scheint das Risiko einer Borrelienübertragung sehr gering zu sein. Die Entfernung der Zecke erfolgt möglichst rasch mittels Pinzette, Zeckenkarte oder eines Skalpells. Öl, Klebstoff oder Nagellack sollten nicht verwendet werden. Anschließend sollte die Stichstelle desinfiziert werden. Die gestochene Person sollte über mögliche wichtige Manifestationen einer Borrelieninfektion aufgeklärt werden, z. B. Erythema migrans, Bannwarth-Syndrom, Lyme-Arthritis. Die prophylaktische Anwendung von Insekten abweisenden Hautschutzmitteln (Repellents) erscheint für die Abwehr von Zecken nur bedingt ausreichend; z. B. ist DEET gegen Zecken nur maximal vier Stunden wirksam.
Eine routinemäßige prophylaktische Antibiotikatherapie ist hierzulande nicht empfehlenswert, da das Risiko einer klinisch manifesten Infektion

nach einem Zeckenstich vermutlich sehr gering ist. Untersuchungen zufolge ist in Deutschland nach einem Zeckenstich bei 0,7–5,6 % der Betroffenen mit einer Serokonversion zu rechnen und bei 0,3–1,4 % mit einer manifesten Erkrankung (Paul et al. 1987; Heininger et al. 1993; Maiwald et al. 1998; Reimer et al. 1999). In Hochendemiegebieten in den USA reduzierte eine Prophylaxe mit Doxycyclin (1 × 200 mg p. o. innerhalb von 72 Stunden nach Zeckenstich) die Inzidenz des Erythema migrans (Nadelman et al. 2001). Allerdings wird die statistische Signifikanz der Ergebnisse kontrovers diskutiert. Darüber hinaus sind andere Zecken und auch andere Borrelien in Europa vorhanden. In Einzelfällen kann auch bei uns eine Doxycyclinprophylaxe erwogen werden z. B. bei multiplen Zeckenstichen, bei ängstlichen Personen oder nach einem Zeckenstich in bekannten Hochendemiegebieten.

## F 6.2 Leptospirose

### F 6.2.1 Klinik und Verlauf

Die Leptospirose gilt als ist die weltweit am weitesten verbreitete Anthropozoonose; verursacht wird sie durch die Spirochäte *Leptospira interrogans* sensu lato und ihren mehr als 200 Serovaren. Obwohl mittels molekulargenetischer Methoden mittlerweile über zehn humanpathogene Leptospiraspezies differenziert werden können, wird in der Diagnostik die gut etablierte, auf Antiseren basierende Einteilung beibehalten. Die Erkrankung wird insbesondere in tropischen Regionen mit vorausgegangenen starken Niederschlägen oder nach Naturkatastrophen beobachtet (z. B. nach Überflutungen in Peru und Ecuador 1998; nach Wirbelsturm in Indien im Jahre 1999). In gemäßigten Breiten kommt die Leptospirose als saisonale Erkrankung mit Häufungen im Sommer und Frühherbst vor. Im Jahr 2015 wurden 86 Erkrankungen übermittelt; mit Ausnahme des Saarlandes waren alle Bundesländer betroffen, wobei die höchste Inzidenz in Mecklenburg-Vorpommern zu beobachten war (Robert-Koch Institut: Infektionsepidemiologisches Jahrbuch 2015, S. 144–146). Deutschland wurde in 63 % (45 Nennungen) als Infektionsland angegeben (im Vergleich 2014: 85 %). Es wurden immer wieder Krankheitsausbrüche beobachtet, wie z. B. in den Jahren 2007 und 2014 mit je einem Ausbruch mit 33 bzw. 47 Fällen; im Jahr 2015 wurden keine Leptospirose-Ausbrüche übermittelt.

Bedingungen für das epidemische Auftreten des Feldfiebers sind insbesondere eine hohe Feldmausdichte, eine mittlere Lufttemperatur von ≥ 18°C, vorausgegangene niederschlagsreiche Perioden und manuelle Feldarbeit mit Kontakt zu kontaminiertem Wasser/Boden/Schlamm. Die natürlichen Wirte der Leptospiren sind insbesondere Nagetiere (Mäuse, Ratten), die asymptomatisch infiziert sind und die Leptospiren mit dem Urin ausscheiden. Die Übertragung auf den Menschen erfolgt überwiegend durch den direkten oder mittelbaren Kontakt mit dem Urin infizierter Tiere. In einem feuchten Milieu (Wasser, Schlamm) können die Leptospiren lange in der Umwelt überleben und somit den Menschen oder andere Tiere (z. B. Hunde) infizieren. Bei bestimmten Freizeitaktivitäten (z. B. Camping, Bootsfahren) können Leptospiren akquiriert werden. Die Krankheit kommt bei bestimmten Berufsgruppen (Kanalarbeitern, Bauern, Tierärzten) gehäuft vor.

In den meisten Fällen verläuft die Leptospirose als subklinische oder milde, fieberhafte Erkrankung mit unspezifischen, grippeähnlichen Allgemeinsymptomen (influenza-like illness) (Haake und Levett 2015). Es kommt zu Schüttelfrost, Kopfschmerzen, Myalgien (z. B. starke Wadenschmerzen) sowie konjunktivalen Blutungen (30–85 % der Patienten). Nach einem fieberfreien Intervall von 1–3 Tagen kann es zur Entwicklung einer lymphozytären Meningitis mit einer Pleozytose bis 500 Zellen/µl und einer mäßiggradigen Eiweißerhöhung kommen, in selteneren Fällen zur Entwicklung einer Meningoenzephalitis, Myelitis/Myeloradikulitis, Polyneuritis, zerebellären Dysfunktion, Iridozyklitis/Uveitis oder Endokarditis (Panicker et al. 2001). Unter dem *Morbus Weil* (Infektion mit *Leptospira interrogans Serovar Icterohaemorrhagiae,* auch als Schweinehirtenkrankheit bekannt) versteht man die klinisch schweren, lebensbedrohlichen Verläufe mit Leber- und Nierenbeteiligung sowie Blutungsneigung (Ikterus, Niereninsuffizienz, Thrombopenie, Capillary Leakage-Syndrom), die bei etwa 5–10 % der Infizierten beobachtet werden können.

Die Diagnose der Leptospirose kann durch den Erregernachweis (z. B. Untersuchung des Direktpräparats in der Dunkelfeldmikroskopie, direkte Immunfluoreszenz, PCR und Kultur) aus Blut, Liquor und Urin sowie durch serologische Untersuchungen (Enzymimmunoassay, IgM- und IgG-Antikörperdiagnostik, Mikroagglutinationsreaktion; Komplement-Bindungsreaktion) bestätigt werden.

### F 6.2.2 Therapie

In der Behandlung der Neuroleptospirose werden meist Cephalosporine (z. B. Ceftriaxon 1 × 2 g/die i. v.) oder Penicillin G (z. B. Penicillin G 4 × 5 Mega/die i. v.) über einen Zeitraum von 7–10 Tagen empfohlen (↔, C); als Alternative kommt Doxycyclin (200 mg/die p. o.) in Betracht (↑, B). Vereinzelt wurde in den ersten Stunden nach Beginn der Antibiotikatherapie eine Jarisch-Herxheimer-artige Reaktion (z. B. Fieber, Schüttelfrost, Kopfschmerzen, Myalgie) beobachtet (Watt und Warrel 1995). Die Leptospirose kann insbesondere bei Patienten höheren Alters fulminant verlaufen. Anikterische Verlaufsformen haben meist eine gute Prognose; beim Morbus Weil liegt die Letalität bei etwa 5 % (Robert Koch Institut: Leptospirose. Steckbriefe seltener und importierter Infektionskrankheiten, Berlin 2011, S. 76–77). Die häufigste Todesursache ist ein Multiorganversagen. Als prognostisch ungünstige Faktoren werden ein höheres Lebensalter (> 60 Jahre), pulmonale Blutungen (SPHS-severe pulmonary haemorrhage syndrome) und eine schwere Leber- und Nierenbeteiligung angesehen.

Meldepflichtig nach dem Infektionsschutzgesetz (§ 7 Abs. 1) ist der direkte oder indirekte Erregernachweis.

## F 6.3 Rückfallfieber

### F 6.3.1 Klinik und Verlauf

Es können das *endemische Zeckenrückfallfieber* und das *epidemische Läuserückfallfieber* unterschieden werden. Die zahlreichen Erreger des endemischen, durch Lederzecken (Ornithodoros spp.) übertragenen Zeckenrückfallfiebers sind bislang nur unzureichend klassifiziert. Wichtige Spezies umfassen *B. duttoni* (Verbreitung insbes. Zentral-, Ost- und Süd-Afrika), *B. hispanica* (Spanien, Portugal, N-Afrika), *B. persica* (Mittlerer Osten, Zentralasien), *B. hermsii* (USA Westen) und *B. turicatae* (USA Südwesten) (Wilske und Fingerle 2009); die Erkrankung wird insbesondere in Afrika, Saudi-Arabien, Indien, Zentralasien, im Iran und vereinzelt in Mittelamerika und Südeuropa beobachtet (Spach et al. 1993). *B. miyamotoi* ist die bislang einzige von Schildzecken übertragene humanpathogene Rückfallfieberspirochäte, die sympatrisch mit *B. burgdorferi* s. l. in Schildzecken in Europa, USA und Asien vorkommt und als humanpathogen eingestuft wird (Platonov et al. 2011). Das epidemische Läuserückfallfieber wird durch *B. recurrentis* verursacht. Diese Erreger werden durch Kleiderläuse (*Pediculus humanus*) von Mensch zu Mensch übertragen; beim Zerquetschen der Läuse können die Erreger freigesetzt werden und über Haut- und Schleimhautläsionen eine Infektion verursachen. Die Erkrankung, die heutzutage nur noch selten beobachtet wird, kommt gesichert in Ostafrika (z. B. Äthiopien), vereinzelt auch in Nord- und Zentralafrika, Asien und Südamerika (z. B. Bolivien, Peru) vor. Neue Aktualität hat die Erkrankung im Rahmen der Flüchtlingsströme aus Afrika erlangt. In 2015 konnten bei Asylsuchenden aus Ostafrika in Deutschland 42 Fälle von Läuserückfallfieber diagnostiziert werden, darunter ein Todesfall (Wieser et al. 2016; Hoch et al. 2015).

Klinisch ist das Rückfallfieber durch das akute Auftreten von hohem Fieber, Kopfschmerzen, Lichtempfindlichkeit, Schläfrigkeit, Myalgien, Arthralgien und trockenem Husten charakterisiert. Ein petechiales Exanthem findet sich bei etwa 30 % der Patienten. Ferner kann es zur Entwicklung einer Lymphadenopathie, Hepatosplenomegalie, Ikterus und Iridozyklitis kommen. Die typische neurologische Manifestation (10–30 % der Patienten) ist eine lymphozytäre Meningitis; seltener kommt es zur Entwicklung einer Enzephalitis oder Radikulomyelitis. Neurologische Komplikationen werden beim endemischen Zeckenrückfallfieber häufiger als beim epidemischen Läuserückfallfieber beobachtet. Während der Fieberattacke kann die Diagnose des Rückfallfiebers in ca. 70 % der Fälle durch den Borreliennachweis im Blutausstrich oder dicken Tropfen (Giemsafärbung, Dunkelfeldmikroskop) gesichert werden. Eine Speziesidentifikation und sichere Abgrenzung zu anderen Spirochäten ist nur mittels PCR aus EDTA-Blut möglich. Diese Methode hat nach aktuellen Ergebnissen eine höhere Sensitivität und kann bei dringendem Verdacht in tropenmedizinischen Einrichtungen oder dem NRZ für Borrelien angefordert werden. Der kulturelle Erregernachweis ist bei Zecken-Rückfallfieber im Liquor bei etwa 10 % der Fälle möglich. Serologische Verfahren sind bei hoher Antigenvariabilität unzuverlässig, molekulargenetische Nachweismethoden sind bislang nur in Speziallaboratorien (s. o.) etabliert.

Die Rückfallfiebererkrankungen sind durch rezidivierende Fieberattacken gekennzeichnet. Unbehandelt hat das Zeckenrückfallfieber durchschnittlich drei Fieberepisoden (bis maximal 13), das Läuserückfallfieber typischerweise ein bis zwei (maximal bis fünf) Rezidive. Dauer und Intensität der Symptome nehmen mit jedem Fieberrezidiv ab.

Nach antibiotischer Behandlung heilt das Rückfallfieber bei etwa 95 % der Patienten vollständig aus. Ohne Behandlung liegt die Letalität beim Zeckenrückfallfieber bei 2–5 %, beim Läuserückfallfieber bei bis zu 40 %. Häufigste Todesursachen sind Myokarditis, Schock und Leberversagen.

### F 6.3.2 Therapie

In der Behandlung der Rückfallfiebererkrankungen gilt Doxycyclin (2 × 100 mg/die p. o. für 10 Tage) als Mittel der Wahl (Estanislao und Pachner 1999; Bratton und Corey 2005) (↑, A). Alternativ können Ceftriaxon (1 × 2 g/d i. v.) oder Penicillin G gegeben werden (↑, B). Mit dem Auftreten von z. T. tödlichen Jarisch-Herxheimer-Reaktionen (z. B. Fieber, Schüttelfrost, Tachykardie, Blutdruckabfall) innerhalb weniger Stunden nach Therapiebeginn muss gerechnet werden (Seboxa und Rahlenbeck 1995). Die Therapie insbesondere des epidemischen Rückfallfiebers soll deshalb initial immer unter stationären Bedingungen erfolgen (Wieser et al. 2016).

Meldepflichtig nach dem Infektionsschutzgesetz ist der direkte oder indirekte Erregernachweis von *Borrelia recurrentis.*

## Literatur


Agarwal R, Sze G. Neuro-lyme disease: MR imaging findings. Radiology 2009; 253: 167–173.

Back T, Grünig S, Winter Y, Bodechtel U, Guthke K, Khati D, von Kummer R. Neuroborreliosis-associated cerebral vasculitis: long-term outcome and health-related quality of life. J Neurol 2013; 260: 1569–1575.

Benach JL, Garcia Monco JC. Aspects of the pathogenesis of neuroborreliosis. In: Schutzer SE (Hrsg.). Lyme Disease: Molecular and Immunologic Approaches. Cold Spring Harbor: Laboratory Press; 1992. 1–10.

Berende A, ter Hofstede HJ, Vos FJ, van Middendorp H, Vogelaar ML, Tromp M, van den Hoogen FH, Donders AR, Evers AW, Kullberg BJ. Randomized Trial of Longer-Term Therapy for Symptoms Attributed to Lyme Disease. N Engl J Med 2016; 374: 1209–1220.

Bratton RL, Corey GR. Tick-borne disease. Am Fam Physician 2005; 71: 2323–2330.

Burgdorfer W, Barbour AG, Hayes SF, Benach JL, Davis Grunwaldt JP. Lyme-disease – a tick borne spirochetosis? Science 1982; 216: 1317–1319.

Cerar D, Cerar T, Ruzić-Sabljić E, Wormser GP, Strle F. Subjective symptoms after treatment of early Lyme disease. Am J Med 2010; 123: 79–86.

DGPI (Deutsche Gesellschaft für Pädiatrische Infektiologie). Borreliose, 6. Auflage. Stuttgart: Thieme; 2013. 171–177.

Dotevall L, Hagberg L. Successful oral doxycycline treatment of Lyme disease – associated facial palsy and meningitis. Clin Infect Dis 1999; 28: 569–574.

Dumler JS, Madigan JE, Pusterla N, Bakken JS. Ehrlichioses in humans: epidemiology, clinical presenta-


F
6

tion, diagnosis, and treatment. Clin Infect Dis 2007; 15(45 Suppl 1): 45–51.

Estanislao LB, Pachner AR. Spirochetal infection of the nervous system. Neurol Clin 1999; 17: 783–800.

Fallon BA, Keilp JG, Corbera KM, Petkova E, Britton CB, Dwyer E, Slavov I, Cheng J, Dobkin J, Nelson DR, Sackeim HA. A randomized, placebo-controlled trial of repeated IV antibiotic therapy for Lyme encephalopathy. Neurology 2008; 70: 992–1003.

Fingerle V, Goodman JL, Johnson RC, Kurtti TJ, Munderloh UG, Wilske B. Epidemiologic aspects of human granulocytic Ehrlichiosis in southern Germany. Wien Klin Wochenschr 1999; 111: 1000–1004.

Fingerle V, Schulte-Spechtel UC, Ruzic–Sabljic E, Leonhard S, Hofmann H, Weber K, Pfister K, Strle F, Wilske B. Epidemiological aspects and molecular characterization of Borrelia burgdorferi s.l. from southern Germany with special respect to the new species Borrelia spielmanii sp. nov. Int J Med Microbiol 2008; 298: 279–290.

Fingerle V, Wilske B. Ehrlichia spp., Anaplasma spp. und Neorickettsia spp. In: Neumeister B (Hrsg.). Mikrobiologische Diagnostik. Stuttgart: Thieme; 2009. 624–628.

Fingerle V, Eiffert H, Gessner A, Göbel UB, Hofmann H, Hunfeld KP, Krause A, Pfister H-W, Reischl U, Sing A, Stanek G, Wilske B, Zöller L. MIQ 12 Lyme-Borreliose. Qualitätsstandards in der mikrobiologisch-infektiologischen Diagnostik. München: Urban & Fischer; 2017.

Gaubitz M, Dressler F, Huppertz HJ et al. Diagnostik und Therapie der Lyme-Arthritis. Empfehlungen der Kommission Pharmmakotherapie der DGRh. Z Rheumatol 2014; 73: 469–474.

Haake DA, Levett PN.Leptospirosis in humans. Curr Top Microbiol Immunol 2015; 387: 65–97.

Halperin J, Shapiro ED, Logigian E, Belman AL, Dotevall L, Wormser GP, Krupp L, Gronseth G, Bever CT. Practice Parameter: Treatment of nervous system Lyme disease (an evidence based review). Report of the quality standards subcommittee of the American Academy of Neurology. Neurology 2007; 69: 91–102.

Heininger U, Zimmermann T, Schoerner C, Brade V, Stehr K. Tick bite and Lyme borreliosis. An epidemiologic study in the Erlangen area. Monatsschrift Kinderheilkunde 1993; 141: 874–877.

Herzer P. Lyme-Borreliose. MMW 2005; 28: 80–84.

Herzer P, Fingerle V, Pfister HW, Krause A. Lyme Borreliose. Internist (Berl). 2014 Jul; 55: 789–804.

Hoch M, Wieser A, Löscher T, Margos G, Pürner F, Zühl J, Seilmaier M, Balzer L, Guggemos W, Rack-Hoch A, von Both U, Hauptvogel K, Schönberger K, Hautmann W, Sing A, Fingerle V. Louse-borne relapsing fever (Borrelia recurrentis) diagnosed in 15 refugees from northeast Africa: epidemiology and preventive control measures, Bavaria, Germany, July to October 2015. Euro Surveillance 10/2015; 20(42).

Hofmann H et al. Kutane Lyme Borreliose. Leitlinien der Deutschen Dermatologischen Gesellschaft, Arbeitsgemeinschaft für Dermatologische Infektiologie. 2016. http://www.awmf.org/uploads/tx_szleitlinien/013-044 l_S2k_Kutane_Lyme_Borreliose_2016-05.pdf

Kaiser R, Kern A, Kampa D, Neumann-Haefelin D. Prevalence of antibodies to Borrelia burgdorferi and tick-borne encephalitis virus in an endemic region in southern Germany. Zentralblatt für Bakteriologie 1997; 286: 534–541.

Kaplan RF, Trevino RP, Johnson GM, Levy L, Dornbush R, Hu LT, Evans J, Weinstein A, Schmid CH, Klempner MS. Cognitive function in post-treatment Lyme-Disease. Neurology 2003; 60: 1916–922.

Klempner MS, Hu LT, Evans J et al. Two controlled trials of antibiotic treatment in patients with persistant symptoms in the history of Lyme disease. N Engl J Med 2001; 345: 85–92.

Koedel U, Fingerle V, Pfister HW. Lyme neuroborreliosis-epidemiology, diagnosis and management. Nat Rev Neurol 2015 Jul 28. doi: 10.1038/nrneurol.2015.121.

Kohlhepp W, Mertens HG, Oschmann P. Acute and chronic illness after tick-bite Borrelia burgdorferi infections. Zentralbl Bakteriol Mikrobiol Hyg A 1986; 263: 356–364.

Kristoferitsch W, Baumhackl U, Sluga E, Stanek G, Zeiler K. High dose penicillin in meningopolyneuritis Garin-Bujadoux-Bannwarth. Zbl Bakt Hyg A 1986; 263: 357–364.

Ljøstad U, Skogvoll E, Eikeland R et al. Oral doxycycline versus intravenous ceftriaxone for European Lyme neuroborreliosis: a multicentre, non-inferiority, double-blind, randomised trial. Lancet Neurol 2008; 7: 690–695.

Ljøstad U, Mygland Å. Remaining complaints 1 year after treatment for acute Lyme neuroborreliosis; frequency, pattern and risk factors. Eur J Neurol 2010; 17: 118–123.

Lotric-Furlan S, Petrovec M, Zupanc TA et al. Human granulocytic Ehrlichiosis in Europe: clinical and laboratory findings for four patients from Slovenia. Clin Infect Dis 1998; 27: 424–428.

Maiwald M, Oehme R, March O, Petney TN, Kimmig P, Naser K et al. Transmission risk of Borrelia burgdorferi sensu lato from Ixodes ricinus ticks to humans in southwest Germany. Epidemiology & Infection 1998; 21: 103–108.

Müllegger RR, Milner MM, Stanek G, Spork KD. Penicillin sodium and ceftriaxone in the treatment of neuroborreliosis in children – a prospective study. Infection 1991; 19: 279–283.

Mygland A, Ljøstad U, Fingerle V et al. EFNS guidelines on the diagnosis and management of European Lyme neuroborreliosis. European Journal of Neurology 2010; 17: 8–16.

Nadelman RB, Nowakowski J, Fish D et al. Prophylaxis with single-dose doxycycline for the prevention of Lyme disease after an Ixodes scapularis tick bite. N Engl J Med 2001; 345: 79–84.

Oteo JA, Blanco JR, Martinez de Artola V, Ibarra V. First report of human granulocytic ehrlichiosis from southern Europe (Spain). Emerg Infect Dis 2000; 6: 430–432.

Panicker JN, Mammachan R, Jayakumar RV. Primary neuroleptospirosis. Postgrad Med J 2001; 77: 589–590.

Paul H, Gerth HJ, Ackermann R. Infectiousness for humans of Ixodes ricinus containing Borrelia burgdorferi. Zentralblatt für Bakteriologie, Mikrobiologie und Hygiene/Series A, Medical Microbiology, Infectious Diseases, Virology, Parasitology 1987; 263: 473–476.

Pfister HW, Einhäupl KM, Franz P, Garner C. Corticosteroids for radicular pain in Bannwarth's syndrome. Ann New York Acad Sci 1988; 539: 485–487.

Pfister HW, Preac-Mursic V, Wilske B, Einhäupl KM. Cefotaxime versus Penicillin G for acute neurological manifestations in Lyme borreliosis: a prospective randomized study. Arch Neurol 1989; 46: 1190–1193.

Pfister HW, Preac-Mursic V, Wilske B, Schielke E, Sörgel F, Einhäupl KM. Randomized comparison of ceftriaxone and cefotaxime in Lyme-neuroborreliosis. J Infect Dis 1991; 163: 311–318.

Pfister HW, Wilske B, Weber K. Lyme Borreliosis: basic science and clinical aspects. Lancet 1994; 343: 1013–1016.

Platonov AE, Karan LS, Kolyasnitekova NM, Makhneva NA, Toporkova MG, Maleev VV, Fish D, Krause PJ. Humans infected with relapsing fever spirochete Borrelia miyamotoi, Russia. *Emerg Infect Dis* 2011; 17: 1816–1823.

Pritt BS, Mead PS, Johnson DK, Neitzel DF, Respicio-Kingry LB, Davis JP, Schiffman E, Sloan LM, Schriefer ME, Replogle AJ, Paskewitz SM, Ray JA, Bjork J, Steward CR, Deedon A, Lee X, Kingry LC, Miller TK,

Feist MA, Theel ES, Patel R, Irish CL, Petersen JM. Identification of a novel pathogenic Borrelia species causing Lyme borreliosis with unusually high spirochaetaemia: a descriptive study. Lancet Infect Dis 2016 Feb 5. pii: S1473-3099(15)00464-8.

Pulzova L, Kovac A, Mucha R, Mlynarcik P, Bencurova E, Madar M, Novak M, Bhide M. OspA-CD40 dyad: ligand-receptor interaction in the translocation of neuroinvasive Borrelia across the blood-brain barrier. Sci Rep 2011; 1: 86. doi: 10.1038/srep00086. Epub 2011 Sep 8.

Ramesh G, Didier PJ, England JD, Santana-Gould L, Doyle-Meyers LA, Martin DS, Jacobs MB, Philipp MT. Inflammation in the pathogenesis of lyme neuroborreliosis. Am J Pathol 2015; 185(5): 1344–1360. doi: 10.1016/j.ajpath.2015.01.024. Epub 2015 Apr 16.

Rauer S, Kaiser R, Kölmel HW, Pfister HW, Schmutzhard E, Sturzenegger M, Wilske B. Neuroborreliose. In: Leitlinien für Diagnostik und Therapie in der Neurologie. 4., überarbeitete Auflage. Stuttgart: Thieme; 2008. 415–423; aktualisierte Version 2012; AWMF: http://www.awmf.org/leitlinien/detail/ll/030-071.html.

Reimer B. Marschang A, Fingerle V, Wilske B, v Sonnenburg F, v Hoecke C. Epidemiology of Lyme borreliosis in South-Eastern Bavaria (Germany). Zentralbl Bateriol 1999; 289: 653–654.

Reimers CD, Pongratz DE, Neubert U, Pilz A, Hübner G, Naegele M, Wilske B, Duray PH, DeKoning J. Myositis caused by Borrelia burgdorferi. Report of 4 cases. J Neurol Sci 1989; 91: 215–226.

Rupprecht TA, Kirschning CJ, Popp B, Kastenbauer S, Fingerle V, Pfister HW, Koedel U. Borrelia garinii induces CXCL13 production in human monocytes through Toll-like receptor 2. Infect Immun 2007; 75: 4351–4356.

Rupprecht TA, Koedel U, Fingerle V, Pfister HW. The pathogenesis of Lyme neuroborreliosis: From infection to inflammation. Mol Med 2008; 14: 205–212.

Schmidt C, Plate A, Angele B et al. Pro CL-Prospective study on the role of CXCL13 in Lyme neuroborreliosis. Neurology 2011; 76: 1051–1058.

Seboxa T, Rahlenbeck SI. Treatment of louse-borne relapsing fever with low dose penicillin or tetracycline: a clinical trial. Scand J Infect Dis 1995; 27: 29–31.

Seltzer EG, Gerber MA, Cartter ML, Freudigman K, Shapiro ED. Long-term outcomes of persons with Lyme disease. JAMA 2000; 283: 609–616.

Senel M, Rupprecht TA, Tumani H, Pfister HW, Ludolph AC, Brettschneider J. The chemokine CXCL13 in acute neuroborreliosis. J Neurol Neurosurg Psychiatry 2010; 81(8): 929–933.

Stanek G, Flamm H, Groh V, Hirschl A, Kristoferitsch W, Neumann R, Schmutzhard E, Wewalka G. Epidemiology of Borrelia infections in Austria. Zbl Bakt Hyg 1986; A263: 442–449.

Stanek G, Fingerle V, Hunfeld KP, Jaulhac B, Kaiser R, Krause A, Kristoferitsch W, O'Connell S, Ornstein K, Strle F, Gray J. Lyme borreliosis: Clinical case definitions for diagnosis and management in Europe. Clin Microbiol Infect 2011; 17(1): 69–79.

Steere AC, Pachner AR, Malawista SE. Neurologic abnormalities of Lyme disease: successful treatment with high-dose intravenous penicillin. Ann Intern Med 1983; 99: 767–772.

Steere AC. Lyme disease. N Engl J Med 2001; 345: 115–125.

Watt G, Warrel DA. Leptospirosis and the Jarsch-Herxheimer reaction. Clin Infect Dis 1995; 20: 1437–1438.

Weber K, Pfister HW. Clinical management of Lyme borreliosis. Lancet 1994; 343: 1017–1020.

Wieser A, Löscher T, Schunk M, Seilmaier M, Balzer L, Margos G, von Both U, Schulzki T, Kopf S, Hoch M, Sing A, Fingerle V. Rückfallfieber: eine fast vergessene Erkrankung ist wieder aktuell. Dtsch Med Wochenschr 2016; 141: 1009–1013.

Wilking H, Fingerle V, Klier C, Thamm M, Stark K. Antibodies against Borrelia burgdorferi sensu lato among Adults, Germany, 2008–2011. Emerg Infect Dis 2015; 21: 107–110.

Wilske B, Steinhuber R, Bergmeister H, Fingerle V, Schierz G, Preac-Mursic V, Vanek E, Lorbeer B. Lyme-Borreliose in Süddeutschland. Epidemiologische Daten zum Auftreten von Erkrankungsfällen sowie zur Durchseuchung von Zecken (Ixodes ricinus) mit Borrelia burgdorferi. DMW 1987; 112: 1730–1736.

Wilske B, Fingerle V. Borrelia spp. In: Neumeister B et al. Hrsg. Mikrobiologische Diagnostik. Stuttgart: Thieme; 2009. 583–593.

F 6

# F 7 Tropenkrankheiten (inkl. Parasitosen)

*von M. Platten und E. Schmutzhard*

## F 7.1 Einleitung

Tropenkrankheiten umfassen neben den Infektionskrankheiten auch ernährungs-, umwelt- und genetisch bedingte Erkrankungen des Nervensystems unter den besonderen sozialen, sozioökonomischen, kulturellen und klimatischen Bedingungen eines tropischen Landes. So sind in der Differenzialdiagnose einer akuten bzw. subakuten Bewusstseinstrübung ohne neurologische bzw. sonstige Begleitsymptomatik (z. B. Fieber) unter tropischen Gegebenheiten Intoxikationen, Störung des Wasser- und Elektrolythaushalts oder eine Exsikkose-assoziierte Sinusthrombose zu berücksichtigen (Berkowitz et al. 2015; Schmutzhard 2010b). Meningokokkenmeningitiden können im sogenannten Meningitisgürtel (Sub-Sahara Afrika) mit Inzidenzen von bis zu 1 000/100 000 Menschen pro Jahr endemisch sein (Schmutzhard 2010d).

Eine akute zerebrale Herdsymptomatik wird im tropischen Ambiente auch durch Ischämien, intrakranielle Blutungen, Sinusthrombosen sowie raumfordernde Prozesse (neben Granulomen, vor allem auch parasitäre Zysten) bedingt sein. In Südamerika ist die häufigste Ursache eines jugendlichen Schlaganfalls eine mit *Trypanosoma cruzi* assoziierte Myokarditis/Kardiomyopathie mit sekundär kardiogener Embolisation. Eine akute spinale Symptomatik, im Sinne einer akuten Myelitis, kann in tropischen Ländern durch Enteroviren (Enterovirus 69–71, Poliomyelitis-Viren), aber auch Arboviren (z. B. West-Nil-Virus, Zika-Virus) oder Rabiesviren bedingt sein, vor allem aber ist eine *Gnathostoma spinigerum* Infestation oder eine granulomatöse Myelitis (*Schistosoma spp.*, Neurozystizerkose) differenzialdiagnostisch zu überlegen (Schmutzhard und Helbok 2014).

Eine subakute bis chronische spinale Symptomatik kann einerseits im Sinne einer HTLV-I assoziierten Myelopathie, andererseits im Rahmen von raumfordernden spinalen Prozessen (Abszesse, Granulome, Zysten, etc.) gesehen werden. Ein Vitamin-$B_{12}$ und Folsäuremangel führt ebenso zu spinalen Symptomen (ernährungsbedingt, Infestation mit *Diphyllobothrium latum*/Fischbandwurm) wie übermäßige Fluorexposition (Fluorose Indien) mit der Entwicklung einer Spinalkanalstenose.
Erkrankungen des neuromuskulären Übergangs, insbesondere Myasthenia gravis, sind weltweit verbreitet, toxische Substanzen (z. B. Curare) können regional oder lokal von Bedeutung sein.
Schädel-Hirn-Traumen und Geburtstraumen sind in tropischen Ländern die häufigste Ursache für eine symptomatische Epilepsie, gefolgt von infektiösen entzündlichen Prozessen wie Enzephalitis, zerebrale Malaria, Hirnabszesse, Neurozystizerkose, etc. Bis zu 70 % der Epilepsieerkrankungen werden in einigen Regionen Süd- und Mittelamerikas durch eine symptomatische Neurozystizerkose bedingt, aber auch in anderen tropischen Regionen sind bis zu 15 % der Epilepsien durch diese Erkrankung verursacht z. B. Sub-Sahara-Afrika oder Süd- und Südostasien (Schmutzhard 2006; Amudhan et al. 2015).
Die Tatsache, dass in weiten Teilen Afrikas erst in den letzten Jahren die Neurozystizerkose als Ursache für eine fokale bzw. generalisierte Epilepsie identifiziert werden konnte, hängt sicherlich mit den mangelnden diagnostischen Möglichkeiten in diesen Regionen zusammen. Allerdings können viele andere parasitäre Erkrankungen (*Schistosoma spp.*, *Paragonimus spp.*, Echinokokkuszysten), aber auch Tuberkulome, etc. epileptische Anfälle bzw. Epilepsien verursachen (Schmutzhard 2010a). Ein weiterer wesentlicher Unterschied im Management von Patienten mit Epilepsien ist das beschränkte Angebot an Antikonvulsiva, insbesondere in ländlichen tropischen Gegenden.

Bei akuten und subakuten Neuropathien müssen neben den in Europa bekannten und relativ häufigeren autoimmun vermittelten auch toxische oder infektiöse Ursachen (z. B. Neuropathie im Rahmen einer Leprareaktion oder ein Guillain-Barré-Syndrom nach einer Zika-Virus Infektion) in Betracht gezogen werden (Beckham et al. 2016; Brasil et al. 2016; Rozé et al. 2016; Cao-Lormeau et al. 2016).

Grundsätzlich werden extrapyramidale Syndrome in tropischen Ländern eher selten gesehen; Arbovirosen können eine solche extrapyramidalmotorische Symptomatik im Rahmen der akuten Enzephalitis als führendes Symptom bedingen. Eine chronische Manganintoxikation oder eine nutritive Intoxikation (Guam's Disease – Parkinsonsymptomatik, amyotrophe Lateralsklerose und Demenz beim Stamm der Chamorro auf der Insel Guam) sind lokal bzw. regional bedingte Erkrankungen des extrapyramidalmotorischen Systems mit hoher Inzidenz und Prävalenz. Das Spektrum viraler Enzephalitiden schließt Lassa-Fieber, Junin-Fieber, Hanta-Virus-Infektion, Machupo-Virus-Fieber, Ebola-Fieber und Marburg-Fieber ein (Schmutzhard 2010b).
Jede akute Psychose mit allgemeinen oder organspezifischen Begleitsymptomen wie Fieber, fokal neurologischen Zeichen und/oder Bewusstseinstrübung bedarf, insbesondere im tropischen Ambiente, einer strukturellen Abklärung zum Ausschluss einer Enzephalitis, Meningitis, zerebralen Malaria, Schlafkrankheit und anderer Infektionen/Infestationen des Nervensystems von regionaler

Bedeutung. In tropischen Ländern finden sich gehäuft infektiöse Ursachen für die Entwicklung einer chronischen organischen Psychose wie Schlafkrankheit, HIV-Enzephalopathie und Neuro-Lues. Der Missbrauch und die Abhängigkeit von psychotropen Substanzen – in tropischen Ländern ist die Alkoholerkrankung an erster Stelle zu nennen – kann regional und lokal durch in nördlichen/westlichen Ländern unbekannte suchtpotente Substanzen bewirkt sein. Kenntnisse dieser regionalen Gegebenheiten sind essenziell.

## F 7.2 Erkrankungen durch Protozoen

### F 7.2.1 Zerebrale Toxoplasmose

#### F 7.2.1.1 Klinik

*Toxoplasma gondii* ist ein obligat intrazellulärer Parasit, dessen Geschlechtsformen sich in der Katze (Endwirt) entwickeln. Die Infektion des Menschen (Zwischenwirt) mit Sporozoiten erfolgt meist durch kontaminierte Nahrungsmittel (z. B. unzureichend gegartes Fleisch) oder – im Falle der kongenitalen Toxoplasmose – transplazentar. Die meisten postnatalen primären Infektionen verlaufen klinisch stumm oder mit milden grippeähnlichen Symptomen. Nach Penetration der Darmwand kommt es zu hämatogenen Absiedlungen, bevorzugt in Muskelgewebe und Zentralnervensystem, wo es bei den meisten immunkompetenten Infizierten zur Bildung asymptomatischer Zysten kommt.

Zentralnervöse Manifestationen treten meist in Form von multiplen Hirnabszessen oder diffusen Enzephalitiden, seltener akuten Menigoenzephalitiden oder Myelitiden auf. Sehr selten werden generalisierte Verlaufsformen mit Pneumonie, Hepa titis, Myokarditis und Myositis beobachtet. Die Chorioretinitis toxoplasmotica tritt wahrscheinlich nur bei konnatalen Verlaufsformen auf.

Die meisten Erkrankungen verlaufen als subakute bis chronische Enzephalitis mit Kopfschmerzen, Vigilanzminderung und Fieber über einen Zeitraum von 1–4 Wochen. Bei Hirnabszessen können der Lokalisation entsprechend fokale Defizite oder epileptische Anfälle hinzutreten. In bis zu einem Drittel der Fälle entwickelt sich eine akute Meningoenzephalitis. Selten kommt es zu diffusen chronischen Enzephalitiden ohne radiographisch nachweisbare fokale Läsionen. Diese Patienten werden häufig durch Gedächtnisstörung, Wesensveränderung bis hin zu psychiatrischen Symptomen auffällig. In Einzelfällen wurde ein Befall von Rückenmark oder Plexus choroideus mit konsekutivem Hydrozephalus beschrieben.

Für die definitive *Diagnose* einer zerebralen Toxoplasmose ist der histologische Nachweis von Tachyzoiten im biopsierten Hirngewebe oder der Nachweis von *T. gondii*-DNA in Gewebe oder Liquor mittels PCR zu fordern. Im klinischen Alltag werden jedoch die meisten Patienten bei typischer Bildgebung und Klinik auch ohne eindeutigen Nachweis von Toxoplasmen im ZNS behandelt. In der kraniellen Computer- oder Kernspintomographie finden sich meist multiple ringförmig kontrastmittelaufnehmende Läsionen mit perifokalem Ödem im Bereich der Mark-Rinden-Grenze oder den Basalganglien. Im nativen CT stellen sich die Läsionen hypodens, im T2-gewichteten MRT hyperintens dar. In 25 % bis 40 % sind die Läsionen solitär, in 5 % bis 20 % nicht kontrastmittelaufnehmend. Sofern verfügbar können MR-Spektroskopie, SPECT oder FDG-PET in der differenzialdiagnostischen Abgrenzung gegen tumoröse Läsionen (Lymphom) nützliche Informationen liefern (Kastrup et al. 2005). Der Liquor ist häufig normal oder weist eine mäßige unspezifische lymphozytäre Pleozytose auf. Gelegentlich findet sich eine Schrankenstörung oder erniedrigte Glukose. Der Nachweis einer intrathekale Antikörpersynthese gegen *T. gondii* mittels eines erhöhten spezifischen IgG-Index gelingt in 69 % der Fälle (Potasman et al. 1988). Die Sensitivität der PCR zum Nachweis von *T. gondii*-DNA im Liquor wird mit etwa 50 % angegeben (Eggers et al. 1995). Der mikroskopische Nachweis oder die Anzüchtung von *T. gondii* aus dem Liquor ist nur selten erfolgreich. Bei den meisten Patienten mit einer zerebralen Toxoplasmose sind die serologischen Untersuchungen positiv. Nur etwa 3–6 % der Toxoplasmose-Patienten ist seronegativ. Bei abwehrgeschwächten Patienten ist das Ausbleiben eines Antikörpertiteranstiegs häufig. Da die Durchseuchung in der Bevölkerung hoch ist, hat eine positive Serologie alleine keinen diagnostischen Wert. Eine stereotaktische Hirnbiopsie zur histologischen und immunhistochemischen Untersuchung kann bei dringendem Verdacht sowie diagnostisch unergiebiger Serologie und Liquorbefund und leicht zugänglicher Läsion erwogen werden. Bei Patienten mit AIDS sollte die Hirnbiopsie erst dann erfolgen, wenn es bei adäquater Therapie nach zwei Wochen zu keiner klinischen oder radiologischen Verbesserung gekommen ist.

In die weiteren *differenzialdiagnostischen Überlegungen* müssen Herpes-simplex-Enzephalitis, Lues, Ebstein-Barr- und Zytomegalievirus-Infektion, Pilzenzephalitis, bakterieller Hirnabszess, Tuberkulose, progressive multifokale Leukenzephalopathie und Tumorerkrankungen (z. B. Lymphom) einbezogen werden.

#### F 7.2.1.2 Epidemiologie und Verlauf

Die zerebrale Toxoplasmose ist in aller Regel Folge einer reaktivierten latenten Infektion (Blanchard et al. 2015). Die Prävalenz der latenten Infektion mit *T. gondii* ist sehr hoch mit starken regionalen Schwankungen. In Deutschland ist etwa jeder Dritte im Alter von 30 Jahren seropositiv. Eine schwere ZNS-Infektion tritt fast ausschließlich bei immunsupprimierten Patienten auf. Mit dem Beginn der AIDS-Pandemie wurde die Toxoplasmose zur häufigsten Ursache fokaler neurologischer Defizite bei HIV-infizierten Individuen. Dabei scheint das Ausmaß der Immunsuppression von Bedeutung zu sein, denn in bis zu 90 % der AIDS-Patienten mit Toxoplasmose beträgt die Anzahl der peripheren CD4 + T-Lymphozyten weniger als 200/l. Mit einer besseren antiretroviralen Therapie und der Einführung der Chemotherapie zur Prophy-

F 7

laxe der *Pneumocystis carinii*-Pneumonie (PcP) ist die relative Inzidenz der zerebralen Toxoplasmose in den letzten Jahren deutlich gesunken (Maschke et al. 2000). Dementsprechend beträgt der Anteil der Toxoplasmosen als Ursache zerebraler Raumforderungen in AIDS-Patienten nur noch weniger als 10 % (Ammassari et al. 1998). Die *konnatale Toxoplasmose* wird transplazentar übertragen. Voraussetzung ist in aller Regel eine akute oder reaktivierte latente Infektion der Mutter während der Schwangerschaft. Das Risiko einer konnatalen Infektion durch eine akute Infektion während der Schwangerschaft beträgt zwischen 30 % und 50 %, wobei das Risiko im Schwangerschaftsverlauf steigt. Infektionen im ersten Trimester gehen meist mit einer schweren kongenitalen Infektion einher, wohingegen Infektionen im letzten Trimester initial häufig asymptomatisch bleiben. Neurologische Manifestationen beinhalten Chorioretinitis, Epilepsie, psychomotorische Retardierung, Mikrozephalie, disseminierte intrazerebrale Verkalkungen und Hydrozephalus.

#### F 7.2.1.3 Therapeutische Prinzipien und pragmatische Therapie

Eine Therapie der postnatal erworbenen Primärinfektion bei immunkompetenten Patienten ist in der Regel nicht indiziert. Eine Ausnahme stellen Schwangere mit akuter Toxoplasmeninfektion (Serokonversion, IgG-Anstieg) dar. Zwar ist bislang nicht hinreichend belegt, dass die antibiotische Behandlung während der Schwangerschaft das Risiko einer konnatalen Toxoplasmose senkt (Peyron et al. 2000). Dennoch sollten Schwangere mit akuter Toxoplasmainfektion mit Spiramycin (3–4 g/Tag) bis zur Geburt behandelt werden.

Therapie der Wahl der Toxoplasma-Enzephalitis ist eine Kombinationsbehandlung mit Sulfadiazin (4–6 g/Tag) und Pyrimethamin (initial 100 mg/Tag für 1 Tag, anschließend 50–75 mg/Tag). Bei Sulfonamid-Unverträglichkeit kann Sulfadiazin durch Clindamycin (2 400–4 800 mg/Tag) ersetzt werden. Die Kombination aus Azithromycin und Pyrimethamin oder die Monotherapie mit Atovaquon kann derzeit nicht als Therapie der ersten Wahl angesehen werden. Zur Reduktion der Pyrimethamin-induzierten Knochenmarksschädigung sollte für die Dauer der Therapie Folinsäure (5–10 mg/Tag) verabreicht werden. Die klinischen Symptome sind bei 86 % der Patienten innerhalb einer Woche, die radiographischen Veränderungen bei 95 % der Patienten innerhalb von zwei Wochen rückläufig (Porter und Sande 1992; Luft et al. 1993). Die Therapie sollte bei klinischem Ansprechen für mindestens sechs Wochen fortgeführt werden. In einer retrospektiven Analyse fand sich kein Unterschied in den Ansprechraten von bioptisch gesicherten gegenüber vermuteten zerebralen Toxoplasmosen (Cohn et al. 1989). Aus diesem Grunde ist eine Behandlung bei AIDS-Patienten bereits bei dem Verdacht auf eine zerebrale Toxoplasmose (Seropositivität, typische klinische und bildgebende Veränderungen) indiziert. Eine Biopsie von Toxoplasmose-suspekten intrazerebralen Raumforderungen sollte a) bei *T. gondii*-seronegativen AIDS-Patienten, b) bei AIDS-Patienten, die eine PCP-Prophylaxe erhielten und c) bei Patienten mit vermuteter zerebraler Toxoplasmose, die nach zweiwöchiger Therapie nicht angesprochen haben, in Erwägung gezogen werden. Diese Vorgehensweise wird durch den Rückgang der relativen Inzidenz der zerebralen Toxoplasmose bei AIDS-Patienten bei gleichzeitiger Zunahme der Inzidenz primärer ZNS-Lymphome begründet. Nach erfolgreicher Behandlung der zerebralen Toxoplasmose kommt es in bis zu 80 % der Patienten nach Beendigung der Therapie zu Rezidiven (Porter und Sande 1992). Dies macht insbesondere bei HIV-infizierten Individuen eine lebenslange Sekundärprophylaxe notwendig. Mittel der Wahl sind hierbei Sulfadiazin (2 g/Tag) in Kombination mit Pyrimethamin (25 mg/Tag) und Folinsäure (10 mg/Tag). Wiederum kann bei Sulfonamid-Unverträglichkeit Sulfadiazin durch Clindamycin (1 200–2 400 mg/Tag) ersetzt werden. Jüngere Studien legen nahe, dass bei Ansprechen auf eine antiretrovirale Therapie mit erheblicher und anhaltender Verbesserung der immunologischen Kompetenz auf eine Sekundärprophylaxe verzichtet werden kann (Furrer et al. 2000; Guex at al. 2000)

Neugeborene mit einer konnatalen Toxoplasmose sollten zwölf Monate mit Sulfadiazin in Kombination mit Pyrimethamin und Folinsäure behandelt werden, um ein Fortschreiten der Erkrankung zu verhindern (Couvreur et al. 1988; McCabe und Oster 1989; Schwartzman 2001). Therapeutika und Dosierungen können **Tab. F 7.1** entnommen werden.

#### F 7.2.1.4 Prophylaxe

Bei *Toxoplasma*-seropositiven AIDS-Patienten wird mittlerweile eine Primäprophylaxe empfohlen, wenn sich eine signifikante Immunsuppression einstellt. Mittel der Wahl sind dabei das zur Prophylaxe der PcP eingesetzte Kombinationspräparat Cotrimoxazol (160/800 mg/Tag oder 3 ×/Woche) oder Dapson (50 mg/Tag) in Kombination mit Pyrimethamin (50 mg 1 ×/Woche) und Folinsäure (25 mg 1 ×/Woche) (Kaplan et al. 1997). Alternativ kann eine Kombination aus Sulfadiazin (500 mg 2 ×/Woche) in Kombination mit Pyrimethamin (25 mg 2 ×/Woche) und Folinsäure (15 mg 2 ×/Woche) eingesetzt werden (Schurmann et al. 2001).

### F 7.2.2 Zerebrale Malaria

#### F 7.2.2.1 Klinik

Unter den fünf Malariaerregern des Menschen (*Plasmodium falciparum, P. knowlesi P. vivax, P. ovale* und *P. malariae*) werden praktisch ausschließlich bei *P. falciparum*-Infektionen (Malaria tropica) schwere Verläufe mit zerebraler Beteiligung beobachtet (Dalrymple et al. 2015). *P. falciparum* wird durch die weibliche Anopheles-Mücke übertragen. Nach Transformation in der Leber erfolgt nach etwa einer Woche die Freisetzung von Merozoiten. Diese reifen in den Erythrozyten aus. Es kommt zur Sequestration von parasitenbeladenen Erythrozyten und Akkumulation in Kapillaren und Venolen vieler Organe (Turner

**Tab. F 7.1:** Therapie und Prophylaxe der zerebralen Toxoplasmose

| Indikation | 1. Wahl | 2. Wahl |
|---|---|---|
| akute Toxoplasma-Enzephalitis | Sulfadiazin p. o. 4–6 g/Tag<br>+ Pyrimethamin p. o.<br>100 mg/Tag für 2 Tage,<br>dann 50–75 mg/Tag<br>+ Folinsäure p. o. 5–10 mg/Tag<br>für mindestens 6 Wochen | Clindamycin p. o. 2,4–4,8 g/Tag<br>+ Pyrimethamin p. o.<br>100 mg/Tag für 2 Tage,<br>dann 50–75 mg/Tag<br>+ Folinsäure p. o. 5–10 mg/Tag<br>für mindestens 6 Wochen |
| Sekundärprophylaxe der akuten Toxoplasma-Enzephalitis bei Immunkompromittierten | Sulfadiazin p. o. 2 g/Tag<br>+ Pyrimethamin p. o.<br>25 mg/Tag<br>+ Folinsäure p. o. 5–10 mg/Tag<br>lebenslang | Clindamycin p. o. 1,2–2,4 g/Tag<br>+ Pyrimethamin p. o.<br>25 mg/Tag<br>+ Folinsäure p. o. 5–10 mg/Tag<br>lebenslang |
| Primärprophylaxe der akuten Toxoplasma-Enzephalitis bei Immunkompromittierten | Cotrimoxazol p. o.<br>160/800 mg/Tag oder<br>3 ×/Woche | Dapson p. o. 50 mg/Tag<br>+ Pyrimethamin p. o.<br>50 mg 1 ×/Woche<br>+ Folinsäure p. o.<br>25 mg 1 ×/Woche |
| Akute Toxoplasma-Infektion während der Schwangerschaft | Spiramycin p. o. 3–4 g/Tag<br>bis zur Geburt | |
| Kongenitale Toxoplasmose | Sulfadiazin p. o. 75–150 mg/kg/Tag<br>+ Pyrimethamin p. o. 1 mg/kg/Tag<br>+ Folinsäure p. o. 5–10 mg/Tag<br>für 12 Monate | |



1997). Etwa 1–3 % der Patienten mit Malaria tropica entwickeln eine zerebrale Malaria. Besonders Kinder, Reisende, Schwangere und Immunsupprimierte haben ein erhöhtes Risiko für einen schweren Verlauf (Osuntokun 1983). Bei der *Pathogenese* der zerebralen Verlaufsform spielen mehrere pathophysiologische Prozesse eine Rolle. Durch die Sequestration parasitenbeladener Erythrozyten sowie Monozyten und Thrombozyten kommt es zum Verschluss von Kapillaren und Venolen mit nachfolgenden fokalen metabolischen Entgleisungen, Hirnödem und petechialen Blutungen (Schofield und Grau 2005). Darüber hinaus kommt es zu einer überschießenden Immunantwort mit Ausschüttung toxischer Zytokine wie Tumornekrosefaktor (TNF) und Stickoxid (NO) (Clark et al. 1991, 1993). Die zerebrale Malaria äußert sich in einer diffusen Enzephalopathie mit Bewusstseinsstörung, Verwirrtheit, epileptischen Anfällen und akuter Psychose ohne wesentliche meningitische Zeichen. Fokale neurologische Ausfälle sind selten ebenso wie Bewegungsstörungen, Myoklonien und Tremor. Die von der Weltgesundheitsbehörde übernommen diagnostischen Kriterien für die zerebrale Malaria beinhalten ein durch andere Enzephalopathien nicht zu erklärendes Koma (z. B. hypoglykämisch, postiktal, fokal neurologische Defizite, epileptische Anfälle, schwere Prostration, neurologische Herdsymptomatik) mit Nachweis einer *P. falciparum*-Parasitämie mit dem Nachweis einer Malaria-Retinopathie (WHO 2008). Schwere systemische Manifestationen wie akutes Nierenversagen, ARDS (acute respiratory distress syndrome), schwerer Ikterus, metabolische Azidose, selten akutes Lungenödem oder disseminierte intravasale Koagulation können begleitend auftreten. In etwa 3 % der erwachsenen Patienten tritt eine z. T. lebensbedrohliche Hypoglykämie auf (Dondorp et al. 2005, 2010). Auslösende Faktoren dafür sind Glykogendepletion in der Leber, Verbrauch durch die Parasiten, Chinin-induzierte Hyperinsulinämie und Hemmung der Glukoneogenese durch Zytokine wie TNF-α und Interleukin-1.

Die *Diagnose* wird durch mikroskopische Untersuchung dünner und dicker peripherer Blutausstriche mit Nachweis von ringförmigen Trophozoiten in den Erythrozyten gesichert. Der Liquor ist in der Regel unauffällig und zeigt nur selten eine geringgradige Zellzahl- und Eiweißerhöhung. Meist ist auch das kraniale CT unauffällig, nur gelegentlich findet sich ein Hirnödem. In einzelnen Fallberichten wurde über das Vorliegen einer zerebralen Malaria ohne Nachweis von *Plasmodium falciparum* im Blutausstrich berichtet. Eine Malaria-Retinopathie bestätigt die Diagnose der zerebralen Verlaufsform (Singh et al. 2016).

### F 7.2.2.2 Epidemiologie und Verlauf

Die Malaria ist mit einer Inzidenz von ca. 300 Millionen pro Jahr eine der häufigsten Parasitosen weltweit. Die Inzidenz unter Reisenden aus den industrialisierten Ländern beträgt derzeit 30 000 pro Jahr (Pasvol 2005; Behrens et al. 2015). Malaria ist endemisch in Asien, in Afrika südlich der Sahara (außer den größten Teilen Südafrikas), im Mittleren Osten sowie in Zentral- und Südamerika.

Die *Prognose* der zerebralen Malaria wird meist durch das Ausmaß des begleitenden Organversagens bestimmt. Die Letalität wird mit 5–20 % für rein zerebrale Verläufe und mit bis zu 50 % für schwere systemische Verläufe angegeben (Newton et al. 2000). Hohe Dichte von Parasiten und niedrige IgG-Antikörpertiter sind mit einer schlechten Prognose vergesellschaftet (Brasseur et al. 1990). Der Tod tritt meist nach ein bis zwei Wochen ein. Bei den überlebenden Erwachsenen kommt es meist innerhalb von 2–4 Tagen zur kompletten Restitution. Bei den überlebenden Kindern sind Residualsymptome wie Hirnleistungs- und Verhaltensstörungen, Sprach- und Sprachentwicklungsstörungen, Ataxie, Hemiparese, Aphasie, kortikale Blindheit und Epilepsien häufiger (6–12 %) (Idro et al. 2010a, b, 2016; John et al. 2008; Kihara et al. 2006; Carter et al. 2005, 2006). Prädiktoren für neurologische Folgeschäden sind protrahierte Anfälle, lange Bewusstlosigkeit, schwere Anämie und das Bestehen einer Retinopathie Steele und Baffoe-Bonnie 1995). Zunehmend häufiger wird eine Innenohrschwerhörigkeit als die Sprachentwicklung stark beeinträchtigende Langzeitfolge berichtet (Zhao und Mackenzie 2011; Christensen und Eslick 2015).

#### F 7.2.2.3 Therapeutische Prinzipien und pragmatische Therapie

Aufgrund der weltweiten Resistenzlage gegenüber Chloroquin ist Chinin das Medikament der Wahl zur Therapie der zerebralen Malaria. Ein rascher Therapiebeginn und eine intensivmedizinische Überwachung sind für den Therapieerfolg von entscheidender Bedeutung. Wenn möglich sollte die Behandlung in einer Einrichtung mit tropenmedizinischer Erfahrung erfolgen. Bei schweren Verlaufsformen sollte eine intravenöse Aufsättigung erfolgen (20 mg/kg Chinindihydrochlorid über 4 Stunden), um rasch einen parasitiziden Serumspiegel zu erreichen (von der Torn et al. 1998). Anschließend beträgt die empfohlene Dosis 30 mg/kg/Tag in drei Tagesdosen als intravenöse Infusion über 2–4 Stunden für 7 Tage. Eine Tagesdosis von 1 800 mg sollte nicht überschritten werden. Da es unter Chinin zu lebensbedrohlichen Hypoglykämien kommen kann, ist eine strenge Überwachung erforderlich (White et al. 1983). Andere Nebenwirkungen sind arterielle Hypotonie, Herzrhythmusstörungen, Übelkeit, Erbrechen, Kopfschmerzen, Tinnitus und selten Sehstörungen (Visusminderung, Gesichtsfeldeinengung, Doppelbilder, Farbenfehlsichtigkeit), Agranulozytose, Thrombozytopenie und anaphylaktische Reaktionen. Da bei parenteraler Gabe mit einer höheren Nebenwirkungsrate zu rechnen ist, ist die Umstellung auf orale Gabe so schnell wie möglich anzustreben (Newton et al. 2000). Alternativ kann bei möglicherweise besserer Effektivität Artemether, ein Artemisinin-Derivat eingesetzt werden (McIntosh und Olliaro 2000). Dieses Medikament ist in Deutschland in Kombination mit Lumefantrin zur Behandlung der akuten unkomplizierten Malaria tropica zugelassen. In einer randomisierten, kontrollierten Studie zur initialen Behandlung der zerebralen Malaria bei Kindern war rektal appliziertes Artemether der intravenösen Chinintherapie ebenbürtig (Aceng et al. 2005). Zur Therapiekontrolle sollten tägliche Untersuchungen des Blutausstriches und des Dicken Tropfens mit Bestimmung der Parasitendichte erfolgen. Die SEAQUAMAT- und AQUAMAT-Studien zeigten eine überlegene Wirkung von Artesunate i. v. gegenüber Chinin i. v. (Dondrop et al. 2005, 2010). Dosierungsempfehlungen zur parenteralen Behandlung der zerebralen Malaria finden sich in **Tab. F 7.2**. Intravenöses Artesunate ist derzeit das Mittel der Wahl bei zerebraler Malaria; Kortikoide und Osmotherapeutika (wie Mannit) verbessern den klinischen Krankheitsverlauf nicht (Prasad und Garner 2000; Mohanty et al. 2011). Da sie teilweise sogar ungünstig wirken, sollten sie nicht eingesetzt werden. Erythrozytenaustauschtransfusionen werden allgemein bei Parasitenbeladung von > 10 % empfohlen), ohne dass deren therapeutischer Nutzen gesichert ist (Weir et al. 2000; Riddle et al. 2002). Eine ausreichende bilanzierte Flüssigkeitszufuhr ist essenziell.

#### F 7.2.2.4 Prophylaxe

Die WHO, das Center for Disease Control (CDC), aber auch die Deutsche Tropenmedizinische Gesellschaft (DTG) oder die Österreichische Gesellschaft für Tropenmedizin, Parasitologie und Migrationsmedizin (ÖGTPM) veröffentlichen jedes Jahr auf den neuesten Stand gebrachte Empfehlungen zur Expositions- und Chemoprophylaxe der Malaria.

**Internetadressen**

- Center for Disease Control and Prevention
  www.cdc.gov
- Deutsche Gesellschaft für Tropenmedizin und Internationale Gesundheit (DTG)
  www.dtg.org
- Österreichische Gesellschaft für Tropenmedizin und Parasitologie (ÖGTP).
  www.oegtp.at
- World Health Organization
  www.who.int

## F 7.3 Zerebrale Amöbiasis

Zu dieser seltenen, durch freilebende Protozoen übertragene Erkrankungsgruppe zählen neben der primären Amöben- Meningoenzephalitis (*Naegleri fowleri*), die granulomatöse Amöben-Meningoenzephalitis (Acanthamoeba-Spezies oder *Balamuthia mandrillaris*) und die sekundäre zerebrale Amöbenruhr (*Entamoeba histolytica*). Zusammenfassung siehe **Tab. F 7.4**.

**Tab. F 7.2:** Therapie der zerebralen Malaria (nach Newton et al. 2000; Dondorp et al. 2005, 2010; Twomey et al. 2015)

| Substanz | Aufsättigung | Erhaltung |
|---|---|---|
| Chinindihydrochlorid | 20 mg/kg als Dauerinfusion über 4 h oder 7 mg/kg i. v. über 30 Min., dann 10 mg/kg über 4 h oder 20 mg/kg i. m. (60 mg/ml) | 10 mg/kg über 4 h alle 8–12 h *oder* 10 mg/kg i. m. alle 8–12 h |
| Artesunat | 2,4 mg/kg i. v. | 2,4 mg/kg i. v. alle 12–24 h |

## F 7.4 Wurmerkrankungen

### F 7.4.1 Neurozystizerkose

#### F 7.4.1.1 Klinik

Die Neurozystizerkose wird durch die Larven (Zystizerken) des Schweinebandwurms *Taenia solium* verursacht. Die Infektion des Menschen erfolgt zunächst durch die Aufnahme von Zystizerken mit ungekochtem Schweinefleisch. Die Larven reifen im Darm zu Würmern aus (Taeniasis). Eier oder Wurmsegmente (Proglottiden) werden über den Stuhl ausgeschieden. Nach Ingestion von Wurmeiern mit fäkal verunreinigter Nahrung oder nach ano-oraler Autoinfektion kommt es zur hämatogenen Streuung der geschlüpften Larven (Onkosphären). Neben dem ZNS (60–80 %) werden so auch Muskeln (20–50 %), Augen (10–20 %), subkutanes Fettgewebe und selten das Rückenmark befallen. Die klinische Einteilung der Neurozystizerkose erfolgt je nach Lokalisation und Begleitreaktion des Wirtsgewebes auf die verschiedenen Reifungsstadien des Erregers (White 2000). Initial wird die Immunreaktion des Wirtsgewebes durch den lebenden Parasiten unterdrückt (vesikuläres Stadium). Nachfolgend kommt es zu einer Infiltration der Zyste durch Entzündungszellen (kolloidales Stadium) und Abtötung des Parasiten mit Kollaps der Zyste (granulonoduläres Stadium), an deren Stelle eine progrediente Fibrose treten kann (kalzifiziertes Stadium). Diesem Prozess entsprechend wird die Erkrankung in den ersten drei Stadien als aktive Neurozystizerkose, im letzten Stadium als inaktive Neurozystizerkose bezeichnet. Zystizerken siedeln sich meist intraparenchymatös (parenchymatöse Form), in 10–20 % der Fälle intraventrikulär (ventrikuläre Form) oder subarachnoidal (meningeale Form) insbesondere im Bereich der Sylvischen Fissur oder der basalen Zisternen ab. Zysten im Bereich der Sylvischen Fissur können bis auf mehrere Zentimeter Durchmesser anwachsen. Die neurologischen Symptome variieren in Abhängigkeit von Erkrankungsstadium und Lokalisation der Parasiten. In der Regel wird die Erkrankung durch fokale epileptische Anfälle manifest. In den Entwicklungsländern ist die Neurozystizerkose die häufigste Ursache für erworbene Epilepsien. Das Auftreten epileptischer Anfälle ist meist Folge einer aktiven parenchymatösen Neurozystizerkose und scheint eher Folge der Entzündungsreaktion des Wirtes als der Infektion *per se* zu sein (Carpio et al. 1998; Nash et al. 2004, 2011). Epileptische Anfälle können auch bei der inaktiven parenchymatösen Form als Folge einer Glianarbe auftreten. Kopfschmerzen sind bei allen Erkrankungsformen häufig. Ventrikuläre und zisternale Zysten führen nicht selten zu einem obstruktiven Hydrozephalus. Weitere Manifestationen sind Vaskulitis, basale Meningitis und psychische Veränderungen.

Die zerebrale Bildgebung ist *diagnostisch richtungsweisend*. In CT und MRI finden sich bei der inaktiven parenchymatösen Neurozystizerkose meist multiple Verkalkungen von 2–10 mm Durchmesser ohne Umgebungsreaktion. Bei der aktiven parenchymatösen Erkrankungsform stellt sich der lebende Erreger zunächst hypodens dar. Die Zystenflüssigkeit ist isodens, selten kann im Bereich der Zystenwand der invaginierte Scolex als noduläre Verdickung identifiziert werden. Mit Einsetzen der Entzündungsreaktion kommt es zu einem perifokalem Ödem und ringförmiger Kontrastmittelaufnahme (Winkler et al. 2009). Der Liquor kann bei den meningealen und ventrikulären Formen eine mäßiggradige Pleozytose, Eiweißerhöhung, verminderte Glukose, Eosinophilie und oligoklonale Banden aufweisen, ist bei den parenchymatösen Formen jedoch meist normal. Die Diagnose wird durch serologische Untersuchungsmethoden (z. B. indirekter Hämagglutinationstest und IgG/IgM-ELISA) ergänzt. Jedoch sind auch neuere serologische Untersuchungsmethoden wie der Immunoblot mit gereinigtem *T. solium*-Antigen bei Patienten mit solitären parenchymatösen Zysten und abgestorbenen Parasiten häufig negativ (Garcia et al. 1997a; Prabhakaran et al. 2004). Selten lassen sich subkutane Zysten tasten oder Sklettmuskelverkalkungen besonders im Oberschenkel radiographisch erfassen. Parasiteneier oder Proglottiden werden im Stuhl nur bei 25 % der Patienten nachgewiesen. Die diagnostischen Kriterien sind in **Tab. F 7.3** zusammengefasst.

*Differenzialdiagnostisch* sind andere Parasitosen wie Echinokokkose, Toxoplasmose und Trichinose abzugrenzen.

#### F 7.4.1.2 Epidemiologie und Verlauf

Die Neurozystizerkose ist eine der häufigsten Parasitosen des ZNS. Konservativen Erhebungen zufolge sterben jährlich 50 000 Menschen an Neurozystizerkose bei wenigstens 50 Millionen Infizierten weltweit (White 1997). Die Erkrankung ist endemisch in den meisten Entwicklungsländern Lateinamerikas, Zentral-, Ost- und Südafrikas sowie Asiens, aber auch in Teilen Portugals, Spaniens und Osteuropas. Aufgrund von erhöhtem Reiseaufkommen in und Immigration aus Entwicklungsländern nimmt die Inzidenz auch in den Industrienationen zu. Eine in Deutschland akquirierte Neurozystizerkose ist eine Seltenheit (Wiegand et al. 1999). Verlauf und Prognose sind von der individuellen Immunantwort und der Anzahl und Lokalisation der Zysten abhängig. Obwohl sich die meisten Erkrankungen als parenchymatöse Form manifestieren, ist die Morbidität bei der Neurozystizerkose meist Folge extraparenchymatöser Manifestationen. Ohne spezifische antiparasitäre Therapie kommt es in der Regel zu einer spontanen Degeneration intraparenchymatöser Parasiten innerhalb von zwei Jahren (Baranwal et al. 1998). In manchen Fällen kommt es zur Zystenkalzifikation (inaktive Neurozystizerkose). Unter Therapie mit Praziquantel bessern sich klinisch 80–90 % der Patienten mit parenchymatösen Zysten und 50 % mit Meningitis. 15 % entwickeln trotz Therapie einen Hydrozephalus, bei 25 % werden die zerstörten Zysten durch Granulome ersetzt. Nach medikamentöser Therapie ergab sich eine 82 %-ige Reduktion der Zystenzahl und eine 95 %-ige Reduktion der Anfallshäufigkeit (Vazquez und Sotelo 1992). Die MRT eignet sich für Verlaufsuntersuchungen und kann degenerative Veränderungen der Parasiten darstellen Martinez et al. 1995).

**Tab. F 7.3:** Diagnostische Kriterien der Neurozystizerkose

| Kategorie | Kriterien |
|---|---|
| Absolut | 1. Histologischer Parasitennachweis im ZNS-Biopsat<br>2. Zystische ZNS-Läsion mit Scolex im CT/MRT<br>3. Subretinaler Parasitennachweis in der Funduskopie |
| Wichtig | 1. Typische ZNS-Läsion ohne Scolexnachweis im CT/MRT<br>2. Positives Serum im Immunoblot mit gereinigten *T. solium*-Antigenen<br>3. Rückbildung von ZNS-Läsionen nach Therapie mit Albendazol oder Praziquantel<br>4. Spontane Rückbildung einer solitären typischen ZNS-Läsion |
| Gering | 1. ZNS-Läsionen vereinbar mit einer Neurozystizerkose im CT/MRT<br>2. Klinische Manifestationen einer Neurozystizerkose<br>3. Positiver ELISA im Liquor<br>4. Zystizerkose-Manifestationen außerhalb des ZNS |
| Epidemiologisch | 1. Nachweis eines Kontaktes mit *T. solium*<br>2. Ständiger Aufenthalt oder häufige Reisen in Endemiegebiete |

***Diagnostische Sicherheit***

*definitiv* 1 absolutes oder
2 wichtiges, 1 geringes und 1 epidemiologisches

*wahrscheinlich* 1 wichtiges und zwei geringe oder
1 wichtiges und 1 geringes und 1 epidemiologisches oder
3 geringe und 1 epidemiologisches

### F 7.4.1.3 Therapeutische Prinzipien und pragmatische Therapie

Die Therapie ist abhängig von Erkrankungsstadium und Lokalisation der Zysten. Patienten mit inaktiver parenchymatöser Neurozystizerkose haben ein hohes Risiko einer symptomatischen Epilepsie, die häufig eine lebenslange antikonvulsive Prophylaxe notwendig macht (Del Brutto 1994). Das Auftreten eines Hydrozephalus bei inaktiver ventrikulärer oder zisternaler Neurozystizerkose macht häufig eine neurochirurgische Intervention (Zystenexzision, Shuntanlage) notwendig. Antiparasitäre Medikamente spielen bei der Behandlung der inaktiven parenchymatösen Neurozystizerkose keine Rolle.

Bei der aktiven parenchymatösen Form stehen Albendazol, ein Imidazolderivat mit antiparasitären Eigenschaften, und Praziquantel, ein Isoquinolinderivat mit einem breiten antihelminthischen Wirkungsspektrum, als wirksame Medikamente zur Verfügung. Mittel der Wahl für Hirnparenchym-Zysten ist Albendazol (Del Brutto et al. 1993). Eine 7-tägige Therapie ist ebenso wirksam wie ein 14-tägiger Therapiezyklus (Garcia et al. 1997b). Da eine antiparasitäre Therapie verglichen mit einer alleinigen antikonvulsiven Behandlung zu einem schnelleren Zystenzerfall und zu einer besseren Anfallskontrolle führt (Garcia et al. 2014), wird bei aktiver parenchymatöser Neurozystizerkose die Therapie mit Albendazol (15 mg/kg/Tag für 7 Tage) oder mit Praziquantel (50 mg/kg/Tag in drei Einzeldosen für 15 Tage) empfohlen. Eine Kombination von Praziquantel und Albendazole ist wirksamer als eine Monotherapie (Garcia et al. 2011). Während der Therapie mit Albendazol oder Praziquantel kommt es bei vielen Patienten zum Auftreten von Fieber, Kopfschmerzen, Übelkeit und Erbrechen, möglicherweise als Folge der entzündlichen Reaktion des Organismus auf die zerfallenden Parasiten im Gehirn. Die Verabreichung von Kortikoiden kann Frequenz, Intensität und Dauer dieser Symptome reduzieren. Weil die Reaktionen jedoch häufig gering und von kurzer Dauer sind und Steroide den Plasmaspiegel von Praziquantel senken, wird eine Anwendung von Kortikoiden nur bei Patienten mit sehr hoher Läsionslast sowie bei Patienten mit Arachnoiditis, Ependymitis, Angiitis und Meningitis empfohlen (Garcia und Del Brutto 2005).

Therapie der Wahl bei ventrikulärer Neurozystizerkose ist die Shuntanlage. Im aktiven Erkrankungsstadium ist eine Verstopfung des Katheters durch Parasitenbestandteile mit nachfolgender Shuntinsuffizienz häufig. Das Risiko einer Shuntinsuffizienz kann möglicherweise durch den Einsatz von Albendazol/Praziquantel oder Steroiden gesenkt werden (Sotelo 1997). Eine Zystenexzision ist zwar effektiv, jedoch mit einer signifikanten Morbidität verbunden. Die Remission einer aktiven ventrikulären Neurozystizerkose unter alleiniger medikamentöser Therapie wurde in Einzelfällen beschrieben (Cuetter et al. 1997; Proano et al. 1997).

Da die zisternale Neurozystizerkose häufig mit einer erheblichen Arachnoiditis einhergeht, sollten bei dieser Form eine Therapie mit Dexamethason, bei Hydrozephalus eine Shuntanlage erfolgen. Obschon keine kontrollierten Studien zur Frage des Nutzens einer antiparasitären Medikation bei dieser Erkrankungsform vorliegen, sollte zusätzlich eine Behandlung mit Albendazol (15 mg/kg/Tag über 4 Wochen) erfolgen. Bei Arachnoiditis, Enzephalitis oder Ependymitis sollte zunächst auf eine antiparasitäre Therapie verzichtet werden, da es hierunter zu einer Verstärkung der Entzündungsreaktion durch den Parasitenzerfall kommen kann (Garcia und Del Brutto 2005). Eine Operation mit Aspiration der Zystenflüssigkeit ist nur bei konservativ nicht beherrschbarem Hydrozephalus infolge von subarachnoidalen Riesenzysten indiziert (Proano et al. 2001). Der Nachweis von Antigen im Liquor ist ein Hinweis auf behandlungsbedürftige Zysten und kann als Therapie-Monitoring verwendet werden.

**Tab. F 7.4:** Parasitosen mit neurologischen Manifestationen

| Erkrankung | Klinik | Diagnose | Therapie und Verlauf |
|---|---|---|---|
| *durch Protozoen* | | | |
| **Toxoplasmose** des ZNS<br>*Toxoplasma gondii*<br>Vorkommen weltweit<br>Übertragung durch rohes Fleisch, Katzenfaeces | meist subakute Enzephalitis durch Reaktivierung einer latenten Infektion bei Abwehrgeschwächten | solitäre oder multiple ringförmig KM-aufnehmende Raumforderungen | Therapiebeginn bei Verdacht: Sulfadiazin (4–6 g/Tag)<br>+ Pyrimethamin (initial 200, dann 75 mg/Tag)<br>+ Folinsäure (5–10 mg/Tag)<br>für mindestens 6 Wochen (↔, B) |
| **Malaria**<br>meist *Plasmodium falciparum*<br>Vorkommen in Asien, Afrika, Mittlerer Osten, Zentral- und Südamerika<br>Übertragung durch Anopheles-Mücke | zerebrale Manifestationen (epileptische Anfälle, Koma) bei etwa 1–3 % der Patienten mit Malaria tropica | Nachweis von Parasiten im Blutausstrich, Liquor und CT/MRI meist unauffällig | zur Aufsättigung Chinin 20 mg/kg als Dauerinfusion über 4 h, dann 10 mg/kg alle 8 Stunden, (↔, B), Letalität 5–20 %.<br>Alternative: Artesunate i. v. 2,4 mg alle 12 Stunden |
| **primäre Amöben-Meningoenzephalitis**<br>*Naegleria fowleri*<br>Vorkommen weltweit<br>Übertragung durch freilebende Zysten/Trophozoiten in stehenden Gewässern (Martinez und Visvesvara 2001; Visvesvara 2010; Gupta et al. 2014) | akute, fulminante Meningitis 3–5 Tage nach Infektion mit rascher Bewusstseinstrübung | Liquor purulent, massive Pleozytose (vorwiegend polymorphkernige Granulozyten), mikroskopischer Nachweis beweglicher Amöben im Liquor-Nativpräparat | keine gesicherte Therapie.<br>Amphotericin B i. v. (evtl. liposomales AmB) (1,5 mg/kg/Tag für 2 Wochen) und i. th. (0,5 mg jeden 2. Tag) (↔, B), alternativ oder zusätzlich Miconazol i. v. (350 mg/m²/Tag) und i. th. (10 mg jeden 2. Tag) (↔, C) |
| **granulomatöse Amöben-Enzephalitis**<br>*Acantamoeba* Spezies<br>*Balamuthia mandrillaris*<br>Vorkommen weltweit<br>Übertragung durch freilebende Zysten/Trophozoiten in stehenden Gewässern (Martinez und Visvesvara 2001; Visvesvara 2010) | subakuter bis chronischer Verlauf mit Kopfschmerzen, Bewusstseinstrübung, fokalen neurologischen Ausfällen und epileptischen Anfällen | CT/MRT: meist multiple, nicht KM-aufnehmende intrazerebrale Raumforderungen Liquor meist unergiebig ohne Erregernachweis, Diagnose durch Haut- oder Hirnbiopsie | keine gesicherte Therapie; Pentamidine, Fluconazol, Flucytosin werden empfohlen |
| **sekundäre zerebrale Amöbiasis**<br>*Entamöba histolytica*<br>Vorkommen weltweit (v. a. Tropen)<br>Übertragung durch Aufnahme von Zysten mit fäkal kontaminierter Nahrung (Campbell 1993; Petri et al. 2001) | meist asymptomatisch oder milde gastrointestinale Symptome (enterischer Verlauf), bei invasiver Form mit Leber- und Lungenabszessen in bis zu 10 % meist multiple Hirnabszesse, selten Meningitis | CT/MRT: meist multiple Abszesse, v. a. frontal und in den Stammganglien Liquor meist unergiebig Serologie (ELISA, HA), Nachweis von Leberabszessen (Sonographie, CT, evtl. Punktion) | Metronidazol 2 g/Tag für 2–4 Wochen (↔, B), evtl. in Kombination mit Chloroquin (300 mg/Tag) (↔, C), Tetracyclin (2 g/Tag) und/oder Dehydroemetin (80 mg/Tag) (↔, C), evtl. stereotaktische Aspiration solitärer raumfordernder Abszesse (↔, C), Hirndrucksenkung mit Mannitol oder Dexamethason (↔, C) |
| **afrikanische Trypanosomiasis** (Schlafkrankheit)<br>*Trypanosoma brucei gambiense und rhodesiense*<br>Vorkommen in Afrika südlich der Sahara<br>Übertragung durch Tse-Tse-Fliege (Pepin und Donelson 2001; Villanueva 1993; Burri 2010; Barrett et al. 2011; Brun und Blum 2012) | initial häufig asymptomatische Verlaufsform (1. Phase) (*T. b. gambiense:* Monate bis Jahre; *T. b. rhodesiense:* Wochen bis Monate), in der 2. Phase ZNS-Beteiligung mit Apathie, Somnolenz, verändertem Schlafmuster | Parasitennachweis in Blut, Lymphknoten und Liquor, Serologie (ELISA), EEG | *T. b. gambiense:* Eflornithin oder evtl. NECT: Nifurtimox-Eflornithin combination therapy<br>*T. b. rhodesiense:* Suramin i. v. bis 1 000 mg/Tag an den Tagen 1, 3, 6, 14, 21 (↔, B)<br>2. Phase: Melarsoprol 3,6 mg/kg/Tag (bis zu 180 mg/Tag) i. v. an den Tagen 1, 2, 3, 11, 12, 13, 21, 22, 23) (↔, B) |
| **amerikanische Trypanosomiasis** (Chagas-Krankheit)<br>*Trypanosoma cruzi*<br>Vorkommen in Südamerika<br>Übertragung durch Faeces von Raubwanzen (Walker 2005; Kirchhoff 2001; Villanueva 1993; Barrett et al. 2011) | Erythem an der Infektionsstelle (Chagom), chronische Verlaufsform mit gastrointestinalen Manifestationen (Megaösophagus, Megakolon, Kardiomyopathie), akute Verlaufsform mit systemischer Dissemination und Myokarditis, selten Meningoenzephalitis v. a. bei Kindern und Abwehrgeschwächten | Parasitennachweis im Blut (evtl. Xenodiagnose) oder Liquor (PCR) Serologie<br>CT/MRT häufig normal, selten multiple, ringförmig KM-aufnehmende zerebrale Läsionen | Benznidazol 5 mg/kg/Tag für 2 Monate (↔, B), alternativ Nifurtimox 8–20 mg/kg/Tag p. o. für 3–4 Monate (↔, B) bei akuter und chronischer Verlaufsform |

**Tab. F 7.4** Parasitosen mit neurologischen Manifestationen (Fortsetzung)

| **Erkrankung** | **Klinik** | **Diagnose** | **Therapie und Verlauf** |
|---|---|---|---|
| *durch Nematoden (Fadenwürmer)* | | | |
| **Trichinellose**<br>*Trichinella spiralis* und andere Spezies<br>Vorkommen weltweit<br>Übertragung durch rohes Fleisch<br>(Bruschi und Murrell 2001; Mawhorter und Kazuro 1993) | meist asymptomatisch, initial (enterale Phase) gastrointestinale Symptome, abhängig vom Erregerstamm und Zahl ingestierter Erreger systemische Dissemination (*parenterale Phase*) mit Myalgien, Petechien, Lungen- und Myokardbefall. Meningoenzephalitis in 10–24 % der Fälle | Serologie (ELISA)<br>Liquor meist unergiebig Bei Muskelbefall CK-Anstieg<br>CT/MRT: multiple, teilweise kalzifizierende, ringförmig KM-aufnehmende zerebrale Läsionen, häufig jedoch normal<br>bei unergiebigen Befunden evtl. Muskelbiopsie | Therapiebeginn bei Verdacht: Thiabendazol 50 mg/kg/Tag über 7 Tage (↔, B) ist nur innerhalb der ersten 1–2 Wochen nach Erregeringestion wirksam, bei systemischer Dissemination Mebendazol 600–1200 mg/Tag für 3 Tage, dann 1200–1500 mg/Tag für 10 Tage (↔, B). Alternativ Albendazol 400 mg/Tag für 3 Tage, dann 800 mg/Tag für 15 Tage (↔, C). Ggf. symptomatische Behandlung mit Steroiden (↔, C) gute Prognose |
| **Toxocariasis**<br>*Toxocara canis*<br>Vorkommen weltweit<br>Übertragung durch Ingestion mit Wurmeiern kontaminierter Lebensmittel<br>(Liu 2001; Schurer et al. 2016) | meist asymptomatisch, bei hohen Inokulationsdosen viszerale und okuläre Verlaufsformen selten ZNS-Befall in Form von eosinophiler Meningitis, Enzephalomyelitis oder Hirnabszessen | CT/MRI: Marklagerläsionen<br>Serologie (ELISA) | bei schweren Verläufen Diethylcarbamazin 6 mg/kg/Tag für 3 Wochen (↔, B), alternativ Albendazol 10 mg/kg/Tag für 5 Tage (↔, C) oder Mebendazol 20–25 mg/kg/Tag für 3 Wochen (↔, C)<br>bei okulärer Beteiligung Steroide (Prednison 1 mg/kg/Tag für 2–4 Wochen (↔, B) |
| **Angiostrongyliasis**<br>(eosinophile Meningoenzephalitis)<br>*Angiostrongylus cantonensis*<br>Vorkommen in Südostasien, Neuguinea, pazifische Inseln, Australien<br>Übertragung durch Ingestion von Larven mit rohen Schnecken<br>(Kuberski 2001; Weller und Liu 1993) | häufig afebrile Meningitis mit Kopfschmerzen, Parästhesien, Hirnnervenausfällen | eosinophile Pleozytose im Liquor<br>selten direkter Erregernachweis<br>CT/MRT häufig normal | keine spezifische Therapie, ggf. symptomatische Behandlung mit Steroiden (↔, C), meist Spontanremission bei schweren Verläufen Albendazol 800 mg/Tag für 3 Wochen oder Mebendazol 200 mg/Tag für 5 Tage (↔, B) |
| **Gnathosomiasis**<br>meist *Gnathosoma spinigerum*<br>Vorkommen weltweit (v. a. in Indien, China, Japan, Malaysia, Philippinen, Vietnam)<br>Übertragung durch Ingestion von Larven mit rohem Fisch<br>(Gutierrez 2001; Weller und Liu 1993) | kutane (Erytheme) und gastrointestinale Manifestationen, ZNS-Befall durch Penetration von Larven durch die Foramina spinalia, nachfolgend Radikulomyeloenzephalitis und subarachnoidale Blutungen mit typischem polyphasischem Verlauf | in der zerebralen MRT häufig multiple Cluster von kleinen, rundlichen T2-hyperintensen Läsionen<br>Liquor häufig blutig oder xanthochrom mit eosinophiler Pleozytose<br>Biopsie subkutaner Läsionen<br>Serologische Tests bei der CDC in Atlanta, USA verfügbar | nicht gesichert<br>Resektion der Larven wird nicht empfohlen<br>einzelne Fallberichte über das Ansprechen auf Albendazol 800 mg/Tag für 3 Wochen (↔, C)<br>nach erfolgreicher Therapie behalten etwa 50 % der Patienten permanente neurologische Defizite zurück |
| **Strongyloidiasis**<br>*Strongyloides stercoralis*<br>Vorkommen weltweit<br>Übertragung durch Penetration der Zerkarien durch die Haut<br>(Walker 2005; Genta 2001; Cappello und Hotez 1993) | meist chronischer Verlauf, häufig klinisch stumm oder mit gastro-intestinalen Symptomen, selten Meningoenzephalitis (häufig mit bakterieller Begleitmeninigitis) und Hirnabszesse im Rahmen einer systemischen Erregerdissemination bei Abwehrgeschwächten | Nachweis von Zerkarien in Sputum, Urin, Stuhl, selten Liquor (Baermann-Test)<br>Serologie (ELISA)<br>CT/MRT: multiple zerebrale ringförmig KM-aufnehmende Läsionen | Therapiebeginn bei Verdacht: bei disseminierter Strongyloidiasis oder immunkompromittierten Patienten Thiabendazol 50 mg/kg/Tag für mehrere Wochen (↔, B), alternativ 200 mg/kg/Tag für 1–2 Tage, max. 7–10 Tage (↔, B)<br>trotz Behandlung bis zu 60 % Letalität |

**Tab. F 7.4** Parasitosen mit neurologischen Manifestationen (Fortsetzung)

| Erkrankung | Klinik | Diagnose | Therapie und Verlauf |
|---|---|---|---|
| *durch Zestoden (Bandwürmer)* | | | |
| **Neurozystizerkose**<br>*Taenia solium*<br>Vorkommen weltweit, endemisch in Lateinamerika, Zentral- und Südafrika, Asien, Portugal, Spanien und Osteuropa<br>Übertragung durch mit Wurmeiern kontaminierte Nahrung | meist parenchymatöse, seltener ventrikuläre oder subarachnoidale Zysten mit Verschlusshydrozephalus und Krampfanfällen | CT/MRT: zystische intrakranielle Raumforderungen mit Umgebungsreaktion (aktive Form) oder Verkalkungen (inaktive Form)<br>Serologie<br>Liquor bei parenchymatösen Läsionen unergiebig | symptomatische Therapie (Antikonvulsiva) bei inaktiver Form (↔, B), bei aktiver Form Kombinationstherapie von Prazquantel 50 mg/kg/Tag für 1–2 Wochen plus Albendazol 15 mg/kg/Tag über 7 Tage (↑, A), bei Verschlusshydrozephalus Shuntanlage (↔, B), ggf. Zystenresektion/-aspiration (↔, C), bei subarachnoidalen Zysten mit Begleitarachnoiditis, Enzephalitis oder Ependymitis *keine* antiparasitäre Therapie (↔, B), Steroide hochdosiert für > 4 Wochen (↔, C) |
| **Echinokokkose**<br>*Echinococcus granulosus* selten *multilocularis*<br>Vorkommen weltweit, endemisch in Asien, Lateinamerika, Mittlerer Osten, Mittelmeerraum<br>Übertragung durch Aufnahme von Wurmeiern mit kontaminierter Nahrung | in 2–5 % intrazerebrale Zysten mit Hirndrucksteigerung, fokalen neurologischen Ausfällen, epileptischen Anfällen | CT/MRT scharf begrenzte, meist solitäre, runde, zystische, liquorisodense Raumforderung mit einem Durchmesser von mehreren Zentimetern<br>Serologie<br>Eosinophilie, IgE-Erhöhung<br>Liquor unergiebig | vollständige operative Entfernung (↔, B), bei Zystenruptur Gefahr der Aussaat und Anaphylaxie<br>Albendazol (10–15 mg/kg/Tag) für 1–4 Monate (↔, B), alternativ Mebendazol 50 mg/kg/Tag (↔, B)<br>Letalität < 10 % |
| *durch Trematoden (Saugwürmer)* | | | |
| **Schistosomiasis**<br>meist *Schistosoma mansoni* und *haematobium* und *japonicum*<br>Vorkommen in Afrika, Mittlerer Osten (*S. haematobium* und *mansoni*), Karibik, Südamerika (*S. mansoni*), China, Südostasien, Philippinen (*S. japonicum*)<br>Übertragung durch Penetration der Zerkarien durch die Haut<br>(Walker 2005; King und Mahmoud 2001; Liu 1993; Coyle 2013) | initial Zerkariendermatitis, nachfolgend granulomatöse Entzündung von Darm, Leber und Blase, selten Befall von Hirn (2–5 %, S. *japonicum*, Meningoenzephalitis, Hirnabszesse) oder Rückenmark (S. *haematobium und mansoni*, transverse Myelitis, granulomatöse Entzündung von Konus und Kauda, Radikulitis) | Eosinophilie<br>Nachweis von Wurmeiern in Urin und Stuhl<br>Serologie (ELISA)<br>CT/MRT: bei Hirnbefall multiple KM-aufnehmende Läsionen, bei Rückenmarksbefall diffuse KM-aufnehmende Konusauftreibung | Therapiebeginn bei Verdacht: Praziquantel 40 mg/kg/Tag in 2 Einzeldosen für 1 Tag bei Infektionen mit *S. mansoni* und *haematobium* (↔, B) bzw. 60 mg/kg/Tag in 3 Einzeldosen bei Infektionen mit S. japonicum (↔, B), evtl. in Kombination mit Steroiden (Prednison 60 mg/Tag für 2 Wochen) (↔, C), bei akuter Myelonkompression ggf. Laminektomie, bei Therapieversagen Oxamniquin 20 mg/kg/Tag in 2 Einzeldosen für 1 Tag (↔, B) gute Prognose bei frühem Behandlungsbeginn |
| **Paragonimiasis**<br>meist *Paragonimus westermani*<br>Vorkommen in China, Korea, Japan, Taiwan, Philippinen, Südamerika, Afrika<br>Übertragung durch Aufnahme von Metazerkarien mit rohen Krabben und Krebsen<br>(McLean et al. 2001; Kusner und King 1993; Chai 2013) | meist pulmonale Manifestation mit chronischer Verlaufsform (*endemische Hämoptyse*), in etwa 1 % Migration von Larven durch das Foramen magnum, nachfolgend Meningitis und zerebrale Abszesse mit epileptischen Anfällen, Kopfschmerzen, Sehstörungen | CT/MRT: meist multiple zerebrale, traubenförmig KM-aufnehmende kalzifizierende Läsionen mit perifokalem Ödem<br>Liquor meist unergiebig<br>Nachweis von Wurmeiern in Sputum und Stuhl<br>Serologie (ELISA)<br>Ringschatten im Röntgen-Thorax | Therapiebeginn bei Verdacht: Praziquantel 75 mg/Tag für 2–3 Tage (↔, B) führt in 90–100 % zur Heilung.<br>Alternative: Albendazol (10–15 mg/kg/Tag) für 2–4 Wochen; unbehandelt hohe Letalität |

## F 7.4.2 Echinokokkose des ZNS

### F 7.4.2.1 Klinik

Die menschliche Echinokokkose wird durch die Larven (Hydatiden, Finnen) von Echinococcus granulosus (Hundebandwurm) und Echinococcus multilocularis (Fuchsbandwurm) hervorgerufen. Die Echinokokkuseier werden durch Kontakt mit Bandwurmträgern (z. B. Hund, Katze, Fuchs) oder durch kontaminierte Nahrung aufgenommen. Nach Penetration der Darmwand gelangen die Larven über die Portalvenen in die Leber, um von dort meist in Lunge und Gehirn zu metastasieren. Ein ZNS-Befall in Form von intrazerebraler, sehr selten intraventrikulärer, subduraler und intraspinaler Zystenbildung wird in weniger als 5 % der alveolären (*E. multilocularis*) und in weniger als 2 % der zystischen (*E. granulosus*) Echinokokkosen festgestellt (Kammerer 1993). Die Zysten sind meist solitär im Stromgebiet der A. cerebri media und wachsen langsam verdrängend. *E. multilocularis*-Zysten besitzen keine Wand und wachsen multizystisch-invasiv. Bei der alveolären Echinokokkose ist der ZNS-Befall meist Folge eines langen bestehenden Leberfokus wohingegen die zystische Echinokokkose primär das ZNS betreffen kann. Je nach Lokalisation der Zysten ist die klinische Präsentation durch Hirndrucksteigerung, fokale neurologische Defizite und epileptische Anfälle gekennzeichnet. Das kranielle CT zeigt scharf begrenzte, meist solitäre, runde, zystische, liquorisodense Raumforderungen mit einem Durchmesser von mehreren Zentimetern, meist ohne umgebendes Ödem oder Kalzifikationen (Butke et al. 2004). Eine Eosinophilie im Blut, die Erhöhung von IgE im Serum und serologische Untersuchungen (z. B. indirekte Hämagglutination, indirekte Immunfluoreszenz, ELISA) können diagnostisch hilfreich sein. Der Liquor zeigt meist einen Normalbefund, nur selten findet sich eine Eosinophilie.

### F 7.4.2.2 Epidemiologie und Verlauf

Die Infektion mit *E. granulosus* betrifft vor allem Kinder und ist in den Mittelmeerländern, dem Mittleren Osten, Zentral- und Südamerika endemisch. Die Prävalenz beträgt dort bis zu 75 Erkrankungsfällen pro 100 000 Einwohnern. Infektionen mit *E. multilocularis* sind weltweit seltener, stellen aber insbesondere in kälteren Regionen (Alaska, Nordamerika, Europa, China) ein ernstes infektiologisches Problem dar. Die Prognose hängt von den operativen Therapiemöglichkeiten ab. Multiple Zysten, der Befall anderer Organe und intraoperative Zystenruptur sind ungünstige prognostische Faktoren.

### F 7.4.2.3 Therapeutische Prinzipien und pragmatische Therapie

Die operative Entfernung der Zysten ist bislang die einzig effektive Therapie der zerebralen Echinokokkose. Wegen der Gefahr einer anaphylaktischen Reaktion und Zystenaussaat sollte intraoperativ eine Ruptur der Zyste mit konsekutiver Entleerung des Zysteninhalts vermieden werden. *E. multilocularis*-Zysten sind aufgrund der fehlenden Wand und des invasiven Wachstums einer kompletten Resektion nur selten zugänglich. Der Nutzen einer Chemotherapie ergibt sich lediglich aus Einzelfallberichten und beinhaltet Benzoimidazolderivate (Albendazol, Mebendazol). Eine medikamentöse Behandlung ist bei inoperablen Zysten oder nach intraoperativer Zystenruptur indiziert (Kalaitzoglou et al. 1998). Der Nutzen einer präoperativen Chemotherapie zur Größenreduktion von Zysten ist nicht ausreichend belegt. Bei intraoperativer Zystenruptur wird eine Behandlung mit Albendazol (10 mg/kg/Tag in vier 28-tägigen Zyklen mit 15-tägigen Intervallen) empfohlen. Sind die Zysten inoperabel oder nur subtotal entfernt worden, empfehlen sich eine mindestens 3-monatige Therapiedauer und CT-Kontrollen (Singounas et al. 1992). Bei unvollständig entfernten *E. multilocularis*-Zysten kann wegen des hohen Rezidivrisikos eine lebenslange Therapie in der angegebenen Dosierung unter sorgfältiger Kontrolle der Nebenwirkungen (Blutbild, Leberwerte) notwendig sein. Nebenwirkungen von Albendazol und Mebendazol sind Panzytopenie, Leberfunktionsstörungen, Fieber, Bauchschmerzen, Kopfschmerzen, Haarausfall und Urtikaria (Teggi et al. 1993). Fettreiche Kost verbessert die Wirkstoffresorption.

## F 7.4.3 Schistosomiasis (Bilharziose)

### F 7.4.3.1 Klinik, Epidemiologie und Verlauf

Die Schistosomiasis ist eine der häufigsten Wurmerkrankungen weltweit. Etwa 200 Millionen Menschen der Landbevölkerung Afrikas, Südamerikas und Asiens sind mit Trematoden (Saugwürmer) der Gattung *Schistosoma* infiziert. Die Aufnahme der Larven erfolgt perkutan bei Kontakt mit zerkarienhaltigem Wasser. Die Trematoden siedeln sich in den Venengeflechten der ableitenden Harnwege (*S. haematobium*) sowie des Darms (*S. mansoni, S. japonicum, S. mekongi, S. intercalatum*) an und stoßen dort Eier ab, die nach Monaten bis mehreren Jahren über eine hämatogene Aussaat ins ZNS verschleppt werden können (Carod-Artal 2012).

Die Beteiligung des ZNS bei einer Infektion ist selten und häufig asymptomatisch (Nascimento-Carvalho und Moreno Carvalho 2005). *S. mansoni* und *haematobium* verursachen vorwiegend solitäre Granulome im unteren Rückenmark, seltener auch im zerebralen Kortex. *S. japonicum* kann eine granulomatöse Enzephalitis verursachen. Selten entsteht eine intrazerbrale Blutung, die zu epileptischen Anfällen und fokalen neurologischen Ausfällen führt (Pittella 1997). Die *Diagnose* der Schistosomiasis wird durch den Nachweis von Wurmeiern im Stuhl, in der Rektum- oder Leberbiopsie gestellt. *S. haematobium*-Eier können im Urin oder der Harnblasenwand gefunden werden. Mittels ELISA können Antikörper in Serum und Liquor nachgewiesen werden. Meist besteht eine Eosinophilie im peripheren Blutausstrich und eine mäßige Pleozytose und Eiweißvermehrung im Liquor. Mit Praziquantel ist eine Heilung in den meisten Fällen möglich (Bia und Barry 1986).

### F 7.4.3.2 Therapeutische Prinzipien und pragmatische Therapie

Bei der Behandlung aller Formen der Schistosomiasis ist Praziquantel das Mittel der Wahl. An Nebenwirkungen können Bauchschmerzen, Übelkeit, Diarrhö, Fieber und Kopfschmerzen auftreten. Bei einer Infektion mit *S. haematobium*, *S. mansoni* und *S. intercalatum* wird eine Einzeldosis Praziquantel 40 mg/kg gegeben. Als Alternative wird Oxamniquin (in Deutschland nicht im Handel) 15 mg/kg als Einzeldosis (in Ostafrika 30 mg/kg/Tag, in ägypten und Südafrika 30 mg/kg/Tag für 2 Tage) oder bei *S. haematobium*-Infektionen Metrifonat (in Deutschland nicht im Handel) 10 mg/kg jede zweite Woche insgesamt 3 Dosen gegeben. Die Infektion mit *S. japonicum* wird mit 3 Dosen Praziquantel 20 mg/kg an einem Tag behandelt. Die gleichzeitige Verabreichung von Kortikoiden (z. B. Dexamethason 12–16 mg/Tag) ist zur Verminderung der entzündlichen Gewebsreaktion auf die Parasiteneier zu empfehlen (Fowler et al. 1999).

## F 7.5 Andere Parasiteninfektionen des ZNS

Klinik, Verlauf und die Therapie der Toxoplasmose, der zerebralen Malaria, der Amöbeninfektion des ZNS, der Neurozystizerkose, der Echinokokkose, der Schistosomiasis und anderer Parasiteninfektionen des ZNS sind in **Tab. F 7.4** zusammengefasst.

## Literatur


Aceng JR, Byarugaba JS, Tumwine JK. Rectal Artemether versus intravenous quinine for the treatment of cerebral malaria in children in Uganda: a randomised clinical trial. Brit Med J 2005; 330: 334–337.

Ammassari A, Scoppettuolo G, Murri R, Pezzotti P, Cingolani A, Del Borgo C et al. Changing disease patterns in focal brain lesion-causing disorders in AIDS. J Acquir Immune Defic Syndr Hum Retrovirol 1998; 18: 365–371.

Amudhan S, Gururaj G, Satishchandra P. Epilepsy in India I: Epidemiology and public health. Ann Indian Acad Neurol 2015; 18: 263–277.

Baranwal AK, Singhi PD, Khandelwal N, Singhi SC. Albendazole therapy in children with focal seizures and single small enhancing computerized tomographic lesions: a randomized, placebo-controlled, double blind trial. Pediatr Infect Dis J 1998; 17: 696–700.

Barrett MP, Vincent IM, Burchmore RJ, Kazibwe AJ, Matovu E. Drug resistance in human African trypanosomiasis. Future Microbiol 2011; 6: 1037–1047.

Beckham JD, Pastula DM, Massey A, Tyler KL. Zika Virus as an Emerging Global Pathogen: Neurological Complications of Zika Virus. JAMA Neurol 2016; 73: 875–879.

Behrens RH, Neave PE, Jones CO. Imported malaria among people who travel to visit friends and relatives: is current UK policy effective or does it need a strategic change? Malar J 2015; 14: 149. doi: 10.1186/s12936-015-0666-7.

Behrens RH, Neave PE, Jones CO. Imported malaria among people who travel to visit friends and relatives: is current UK policy effective or does it need a strategic change? Malar J 2015; 14: 149.

Berkowitz AL, Raibagkar P, Pritt BS, Mateen FJ. Neurologic manifestations of the neglected tropical diseases. J Neurol Sci 2015; 349: 20–32.

Bia FJ, Barry M. Parasitic infections of the central nervous system. Neurol Clin 1986; 4: 171–206.

Blanchard N, Dunay IR, Schlüter D. Persistence of Toxoplasma gondii in the central nervous system: a fine-tuned balance between the parasite, the brain and the immune system. Parasite Immunol 2015; 37(3): 150–158.

Brasseur P, Ballet JJ, Druilhe P. Impairment of Plasmodium falciparum-specific antibody response in severe malaria. J Clin Microbiol 1990; 28: 265–268.

Brasil P, Sequeira PC, Freitas AD et al. Guillain-Barré syndrome associated with Zika virus infection. Lancet 2016; 387(10026): 1482.

Brun R, Blum J. Human African trypanosomiasis. Infect Dis Clin North Am 2012; 26: 261–273.

Bruschi F, Murrell KD. Trichinellosis. In: Guerrant RL, Walker DH, Weller PF (eds.). Essentials of tropical infectious diseases. Kapitel 78. Philadelphia, PA: Curchill Livingston; 2001. 433–438.

Burri C. Chemotherapy against human African trypanosomiasis: is there a road to success? Parasitology 2010; 137: 1987–1994.

Butke Y, Kemanoglu S, Nazaroglu H, Özkan Ü, Cerviz A, Simsek M. Cerebral hydatid disease: CT and MRI imaging findings. Swiss Med Wkly 2004; 134: 459–467.

Campbell S. Amebic brain abscess and meningoencephalis. Semin Neurol 1993; 13: 153–60.

Cao-Lormeau VM, Blake A, Mons S et al. Guillain-Barré Syndrome outbreak associated with Zika virus infection in French Polynesia: a case-control study. Lancet 2016; 387(10027): 1531–1539.

Cappello M, Hotez PJ. Disseminated strongyloidiasis. Semin Neurol 1993; 13: 169–174.

Carod-Artal FJ. Cerebral and spinal schistosomiasis. Curr Neurol Neurosci Rep 2012; 6: 666–674.

Carpio A, Escobar A, Hauser WA. Cysticercosis and epilepsy: a critical review. Epilepsia 1998; 39: 1025–1040.

Carter JA, Lees JA, Gona JK et al. Severe falciparum malaria and acquired childhood language disorder. Dev Med Child Neurol 2006; 48: 51–57.

Carter JA, Mung-la Odera V, Neville BG et al. Persistent neurocognitive impairments associated with severe falciparum malaria in Kenyan children. J Neurol Neurosurg Psychiatry 2005; 76: 476–481.

Chai JY. Paragonimiasis. Handb Clin Neurol 2013; 114: 283–296.

Christensen SS, Eslick GD. Cerebral malaria as a risk factor for the development of epilepsy and other long-term neurological conditions: a meta-analysis. Trans R Soc Trop Med Hyg 2015; 109(4): 233–238.

Clark IA, Cowden WB, Rockett KA. Nitric oxide and cerebral malaria. Lancet 1993; 341: 632–633.

Clark IA, Rockett KA, Cowden WB. Role of TNF in cerebral malaria. Lancet 1991; 337: 302–303.

Cohn JA, McMeeking A, Cohen W, Jacobs J, Holzman RS. Evaluation of the policy of empiric treatment of suspected Toxoplasma encephalitis in patients with the acquired immunodeficiency syndrome. Am J Med 1989; 86: 521–527.

Couvreur J, Desmonts G, Thulliez P. Prophylaxis of congenital toxoplasmosis. Effects of spiramycin on placental infection. J Antimicrob Chemother 1988; 22 Suppl B: 193–200.

Coyle CM. Schistosomiasis of the nervous system. Handb Clin Neurol 2013; 114: 271–281.

Cuetter AC, Garcia-Bobadilla J, Guerra LG, Martinez FM, Kaim B. Neurocysticercosis: focus on intraventricular disease. Clin Infect Dis 1997; 24: 157–164.

Dalrymple U, Mappin B, Gething PW. Malaria mapping: understanding the global endemicity of falciparum and vivax malaria. BMC Med 2015; 13: 140. doi: 10.1186/s12916-015-0372-x.


F 7

Del Brutto OH, Sotelo J, Roman GC. Therapy for neurocysticercosis: a reappraisal. Clin Infect Dis 1993; 17: 730–735.

Del Brutto OH. Prognostic factors for seizure recurrence after withdrawal of antiepileptic drugs in patients with neurocysticercosis. Neurology 1994; 44: 1706–1709.

Del Brutto OH, Rajshekhar V, White AC, Jr., Tsang VC, Nash TE, Takayanagui OM et al. Proposed diagnostic criteria for neurocysticercosis. Neurology 2001; 57: 177–183.

Dondorp A, Nosten F, Stepniewska K, Day N, White N. South East Asian Quinine Artesunate Malaria Trial (SEAQUAMAT) group. Artesunate versus quinine for treatment of severe falciparum malaria: a randomised trial. Lancet 2005; 366(9487): 717–725.

Dondorp AM, Fanello CI, Hendriksen IC et al. Artesunate versus quinine in the treatment of severe falciparum malaria in African children (AQUAMAT): an open-label, randomised trial. Lancet 2010; 376(9753): 1647–1657.

Eggers C, Gross U, Klinker H, Schalke B, Stellbrink HJ, Kunze K. Limited value of cerebrospinal fluid for direct detection of Toxoplasma gondii in toxoplasmic encephalitis associated with AIDS. J Neurol 1995; 242: 644–649.

Fowler R, Lee C, Keystone JS. The role of corticosteroids in the treatment of cerebral schistosomiasis caused by Schistosoma mansoni: case report and discussion. Am J Trop Med Hyg 1999; 61: 47–50.

Furrer H, Opravil M, Bernasconi E, Telenti A, Egger M. Stopping primary prophylaxis in HIV-1-infected patients at high risk of toxoplasma encephalitis. Swiss HIV Cohort Study. Lancet 2000; 355: 2217–2218.

Garcia HH, Gilman RH, Catacora M, Verastegui M, Gonzalez AE, Tsang VC. Serologic evolution of neurocysticercosis patients after antiparasitic therapy. Cysticercosis Working Group in Peru. J Infect Dis 1997a; 175: 486–489.

Garcia HH, Gilman RH, Horton J, Martinez M, Herrera G, Altamirano J et al. Albendazole therapy for neurocysticercosis: a prospective double-blind trial comparing 7 versus 14 days of treatment. Cysticercosis Working Group in Peru. Neurology 1997b; 48: 1421–1427.

Garcia HH, DelBrutto OH. Neurocysticercosis: updated concepts about an old disease. Lancet Neurol 2005; 4: 653–661.

Garcia HH, Gonzales I, Lescano AG, et al. for the Cysticercosis Working Group in Peru. Efficacy of combined antiparasitic therapy with praziquantel and albendazole for neurocysticercosis: a double-blind, randomised controlled trial. Lancet Infect Dis 2014; 14: 687–695.

Garcia HH, Lescano AG, Lanchote VL et al. Pharmacokinetics of combined treatment with praziquantel and albendazole in neurocysticercosis. Br J Clin Pharmacol 2011; 72: 77–84.

Genta RM. Strongyloidiasis. In: Guerrant RL, Walker DH, Weller PF (eds.). Essentials of tropical infectious diseases. Chapter 85. Philadelphia, PA: Curchill Livingston; 2001. 464–468.

Guex AC, Radziwill AJ, Bucher HC. Discontinuation of secondary prophylaxis for toxoplasmic encephalitis in human immunodeficiency virus infection after immune restoration with highly active antiretroviral therapy. Clin Infect Dis 2000; 30: 602–603.

Gupta R, Parashar MK, Kale A. Primary Amoebic Meningoencephalitis. J Assoc Physicians India 2015; 63: 69–71.

Gutierrez Y. Gnathostoma. In: Guerrant RL, Walker DH, Weller PF (eds.). Essentials of tropical infectious diseases. Chapter 80: Other nematode tissue infections. Philadelphia, PA: Curchill Livingston; 2001. 447–448.

Idro R, Kakooza-Mwesige A, Asea B et al. Cerebral malaria is associated with long-term mental health disorders: a cross sectional survey of a long-term cohort. Malar J 2016; 15(1): 184. doi: 10.1186/s12936-016-1233-1236.

Idro R, Kakooza-Mwesige A, Balyejjussa S et al. Severe neurological sequelae and behavior problems after cerebral malaria in Ugandan children. BMC Res Notes 2010a; 3: 104.

Idro R, Marsh K, John CC, Newton CR. Cerebral malaria: mechanisms of brain injury and strategies for improved neurocognitive outcome. Pediatr Res 2010b; 68: 267–274.

John CC, Bangirana P, Byarugaba J, Opoka RO, Idro R, Jurek AM, Wu B, Boivin MJ. Cerebral malaria in children is associated with long-term cognitive impairment. Pediatrics 2008; 122: 92–99.

Kalaitzoglou I, Drevelengas A, Petridis A, Palladas P. Albendazole treatment of cerebral hydatid disease: evaluation of results with CT and MRI. Neuroradiology 1998; 40: 36–39.

Kammerer WS. Echinococcosis affecting the central nervous system. Semin Neurol 1993; 13: 144–147.

Kastrup O, Wanke I, Maschke M. Neuroimaging of infections. NeuroRx 2005; 2: 324–332.

Kihara M, Carter JA, Newton CR. The effect of Plasmodium falciparum on cognition: a systematic review. Trop Med Int Health 2006; 11: 385–397.

King CH, Mahmoud AAF (2001) Schistosomiasis. In: Guerrant RL, Walker DH, Weller PF (eds.). Essentials of tropical infectious diseases. Kapitel 92. Philadelphia, PA: Curchill Livingston; 2001. 492–496.

Kirchhoff LV. American Trypanomiasis. In: Guerrant RL, Walker DH, Weller PF (eds.). Essentials of tropical infectious diseases. Kapitel 66. Philadelphia, PA: Curchill Livingston; 2001. 365–372.

Kuberski T. Angiostrongyliasis. In: Guerrant RL, Walker DH, Weller PF (eds.). Essentials of tropical infectious diseases. Kapitel 79. Philadelphia, PA: Curchill Livingston; 2001. 438–442.

Kusner DJ1, King CH. Cerebral paragonimiasis. Semin Neurol 1993; 13: 201–208.

Liu LX. Spinal and cerebral schistosomiasis. Semin Neurol 1993; 13: 189–200.

Liu LX. Toxocariasis. In: Guerrant RL, Walker DH, Weller PF (eds.). Essentials of tropical infectious diseases. Kapitel 77: Toxocariasis and larva migrans syndromes. Philadelphia, PA: Curchill Livingston; 2001. 428–432.

Luft BJ, Hafner R, Korzun AH, Leport C, Antoniskis D, Bosler EM et al. Toxoplasmic encephalitis in patients with the acquired immunodeficiency syndrome. Members of the ACTG 077p/ANRS 009 Study Team. N Engl J Med 1993; 329: 995–1000.

Martinez AJ, Visvesvara GS. Free living amebae: Naegleria, Acanthamoeba and Balmuthia infections. In: Guerrant RL, Walker DH, Weller PF (eds.). Essentials of tropical infectious diseases. Kapitel 68. Philadelphia, PA: Curchill Livingston; 2001. 379–384.

Martinez HR, Rangel-Guerra R, Arredondo-Estrada JH, Marfil A, Onofre J. Medical and surgical treatment in neurocysticercosis a magnetic resonance study of 161 cases. J Neurol Sci 1995; 130: 25–34.

Maschke M, Kastrup O, Esser S, Ross B, Hengge U, Hufnagel A. Incidence and prevalence of neurological disorders associated with HIV since the introduction of highly active antiretroviral therapy (HAART). J Neurol Neurosurg Psychiatry 2000; 69: 376–380.

Mawhorter SD, Kazura JW. Trichinosis of the central nervous system. Semin Neurol 1993; 13: 148–152.

McCabe RE, Oster S. Current recommendations and future prospects in the treatment of toxoplasmosis. Drugs 1989; 38: 973–987.

McIntosh HM, Olliaro P. Artemisinin derivatives for treating severe malaria. Cochrane Database Syst Rev 2000; (2): CD000256

MacLean JD, Cross J, Mahanty S. Paragonimiasis. In: Guerrant RL, Walker DH, Weller PF (eds.). Essentials of tropical infectious diseases. Kapitel 93: Liver, Lung and intestinal fluke infections. Philadelphia, PA: Curchill Livingston; 2001. 503–506.

Mohanty S, Mishra SK, Patnaik R et al. Brain swelling and mannitol therapy in adult cerebral malaria: a randomized trial. Clin Infect Dis 2011; 53: 349–355.

Nash TE, Del Brutto OH, Butman JA, Corona T, Delgado-Escueta A, Duron RM et al. Calcified neurocysticercosis and epileptogenesis. Neurology 2004; 62: 1934–1938.

Nash TE, Garcia HH. Diagnosis and treatment of neurocysticercosis. Nat Rev Neurol. 2011; 7: 584–594.

Nascimento-Carvalho CM, Moreno-Carvalho OA. Neuroschistosomiasis due to Schistosoma mansoni: a review of pathogenesis, clinical syndromes and diagnostic approaches. Rev Inst Med Trop S Paulo 2005; 47: 179–184.

Newton CR, Hien TT, White N. Cerebral malaria. J Neurol Neurosurg Psychiatry 2000; 69: 433–441.

Ohrt C, Richie TL, Widjaja H, Shanks GD, Fitriadi J, Fryauff DJ et al. Mefloquine compared with doxycycline for the prophylaxis of malaria in Indonesian soldiers. A randomized, double-blind, placebo-controlled trial. Ann Intern Med 1997; 126: 963–972.

Osuntokun BO. Malaria and the nervous system. Afr J Med Med Sci 1983; 12: 165–172.

Overbosch D, Schilthuis H, Bienzle U, Behrens RH, Kain KC, Clarke PD et al. Atovaquone-proguanil versus mefloquine for malaria prophylaxis in nonimmune travelers: Results from a randomized, double-blind study. Clin Infect Dis 2001; 33: 1015–1021.

Pasvol G. Management of severe malaria: interventions and controversies. Infect Dis Clin N Am 2005; 19: 211–240.

Pepin J Donelson JE. African Trypanosomiasis. In: Guerrant RL, Walker DH, Weller PF (eds.). Essentials of tropical infectious diseases. Kapitel 65. Philadelphia, PA: Curchill Livingston; 2001. 360–365.

Petri WA, Singh U, Ravdin JI. Enteric amebiasis. In: Guerrant RL, Walker DH, Weller PF (eds.). Essentials of tropical infectious diseases. Kapitel 60. Philadelphia, PA: Curchill Livingston; 2001. 321–328.

Peyron F, Wallon M, Liou C, Garner P. Treatments for toxoplasmosis in pregnancy. Cochrane Database Syst Rev 2000; 2: CD001684.

Pittella JE. Pathology of CNS parasitic infections. Handb Clin Neurol 2013; 114: 65–88.

Porter SB, Sande MA. Toxoplasmosis of the central nervous system in the acquired immunodeficiency syndrome. N Engl J Med 1992; 327: 1643–1648.

Potasman I, Resnick L, Luft BJ, Remington JS. Intrathecal production of antibodies against Toxoplasma gondii in patients with toxoplasmic encephalitis and the acquired immunodeficiency syndrome (AIDS). Ann Intern Med 1988; 108: 49–51.

Prabhakaran V, Rajshekhar V, Murrell KD, Oommen A. Taenia solium metacestode glycoproteins as diagnostic antigens for solitary cysticercus granulomas in Indian patients. Trans R Soc Trop Med Hyg 2004; 98: 478–484.

Prasad K, Garner P. Steroids for treating cerebral malaria. Cochrane Database Syst Rev 2000; CD000972.

Priotto G, Kasparian S, Mutombo W et al. Nifurtimox-eflornithine combination therapy for second stage African Trypanosoma brucei gambiense trypanosomiasis: a multicentre, randomized, phase III, non-inferiority trial. Lancet 2009; 374: 56–64.

Proano JV, Madrazo I, Garcia L, Garcia-Torres E, Correa D. Albendazole and praziquantel treatment in neurocysticercosis of the fourth ventricle. J Neurosurg 1997; 87: 29–33.

Proano JV, Madrazo I, Avelar F, Lopez-Felix B, Diaz G, Grijalva I. Medical treatment for neurocysticercosis characterized by giant subarachnoid cysts. N Engl J Med 2001; 345: 879–885.

Riddle MS, Jackson JL, Sanders JW, Blazes DL. Exchange transfusion as an adjunct therapy in plasmodium falciparum malaria: a meta-analysis. Clin Infect Dis 2002; 34: 1192–1198.

Rozé B, Najioullah F, Signate A et al. Neuro-Zika Working Group of Martinique. Zika virus detection in cerebrospinal fluid from two patients with encephalopathy, Martinique, February 2016. Euro Surveill 2016; 21(16): pii_3025 10.2807/1560-7917.ES.2016.21.16.30205.

Sahu PK, Satpathi S, Behera PK, Mishra SK, Mohanty S, Wassmer SC. Pathogenesis of cerebral malaria: new diagnostic tools, biomarkers, and therapeutic approaches. Front Cell Infect Microbiol 2015; 5: 75. doi: 10.3389/fcimb.2015.00075.

Schmutzhard E, Helbok R. Rickettsiae, protozoa, and opisthokonta/metazoa. Handb Clin Neurol 2014; 121: 1403–1443.

Schmutzhard E. Protozoal infections. In: Noseworthy HJ, eds. Neurological Therapeutics; Principles and Practice, Second Edition, London: Informa Health Care; 2006. 1116–1132.

Schmutzhard E. Parasitäre Erkrankungen des Nervensystems. Nervenarzt 2010a; 81: 162–171.

Schmutzhard E. Neurologie in den Tropen. In: Löscher Th, Burchard GD (Hrsg.). Tropenmedizin in Klinik und Praxis, 4. Aufl. Stuttgart, New York: Thieme; 2010b. 228–235.

Schmutzhard E. Virale ZNS Infektionen. In: Löscher Th, Burchard GD (Hrsg.). Tropenmedizin in Klinik und Praxis, 4. Auflage, Stuttgart, New York: Thieme; 2010c. 304–323.

Schmutzhard E. Bakterielle Meningitis. In: Löscher Th, Burchard GD (Hrsg.). Tropenmedizin in Klinik und Praxis, 4. Auflage, Stuttgart, New York: Thieme; 2010d. 438–44.

Schmutzhard J, Kositz Ch, Lackner P et al. Murine malaria is associated with significant hearing impairment. Malar J 2010; 9: 159.

Schmutzhard J, Lackner P, Helbok R et al. Severe malaria in children leads to a significant impairment of transitory otoacoustic emissions – a prospective multicenter cohort study. BMC Med 2015; 13: 125. doi: 10.1186/s12916-015-0366-8.

Schofiled L Grau GE. Immunological processes in malaria pathogenesis. Nat Rev Immunol 20055; 5: 722–735.

Schurer JM, Rafferty E, Schwandt M, Zeng W, Farag M, Jenkins EJ. Toxoplasmosis and Toxocariasis: An Assessment of Human Immunodeficiency Virus Comorbidity and Health-Care Costs in Canada. Am J Trop Med Hyg 2016; 95: 168–174.

Schurmann D, Bergmann F, Albrecht H, Padberg J, Grunewald T, Behnsch M et al. Twice-weekly pyrimethamine-sulfadoxineeffectively prevents Pneumocystis carinii pneumonia relapse and toxoplasmic encephalitis in patients with AIDS. J Infect 2001; 42: 8–15.

Schwartzman JD. Toxoplasmosis. Curr Infect Dis Rep 2001; 3: 85–89.

Sharma M, Singh T, Mathew A. Antiepileptic drugs for seizure control in people with neurocysticercosis. Cochrane Database Syst Rev 2015; 10: CD009027. doi: 10.1002/14651858.CD009027.pub2.

Singh J, Verma R, Tiwari A, Mishra D, Singh HP. Retinopathy as a Prognostic Marker in Cerebral Malaria. Indian Pediatr 2016; 53: 315–317.

Singounas EG, Leventis AS, Sakas DE, Hadley DM, Lampadarios DA, Karvounis PC. Successful treatment of intracerebral hydatid cysts with albendazole: case report and review of the literature. Neurosurgery 1992; 31: 571–574.

Slater CA, Sickel JZ, Visvesvara GS, Pabico RC, Gaspari AA. Brief report: successful treatment of disseminated acanthamoeba infection in an immunocompromised patient. N Engl J Med 1994; 331: 85–87.

Sotelo J. Treatment of brain cysticercosis. Surg Neurol 1997; 48: 110–112.

Steele RW, Baffoe-Bonnie B. Cerebral malaria in children. Pediatr Infect Dis J 1995; 14: 281–285.

Teggi A, Lastilla MG, De Rosa F. Therapy of human hydatid disease with mebendazole and albendazole. Antimicrob Agents Chemother 1993; 37: 1679–1684.

Turner G. Cerebral malaria. Brain Pathol 1997; 7: 569–582.

Twomey PS, Smith BL, McDermott C et al. Intravenous Artesunate for the Treatment of Severe and Complicated Malaria in the United States: Clinical Use Under an Investigational New Drug Protocol. Ann Intern Med 2015; 163(7): 498–506.

Vazquez V, Sotelo J. The course of seizures after treatment for cerebral cysticercosis. N Engl J Med 1992; 327: 696–701.

Visvesvara GS. Amebic meningoencephalitides and keratitis: challenges in diagnosis and treatment. Curr Opin Infect Dis 2010; 23: 590–594.

van der Torn M, Thuma PE, Mabeza GF, Biemba G, Moyo VM, McLaren CE et al. Loading dose of quinine in African children with cerebral malaria. Trans R Soc Trop Med Hyg 1998; 92: 325–331.

Villanueva MS. Trypanosomiasis of the central nervous system. Semin Neurol 1993; 13: 209–218.

Walker M, Zunt JR. Parasitic central nervous system infections in immunocompromised hosts. Clin Infect Dis 2005; 40: 1005–1015

Weber T. Cerebrospinal fluid analysis for the diagnosis of human immunodeficiency virus-related neurologic diseases. Semin Neurol 1999; 19: 223–233.

Weir EG, King KE, Ness PM, Eshleman SH. Automated RBC exchange transfusion: treatment for cerebral malaria. Transfusion 2000; 40: 702–707.

Weller PF, Liu LX. Eosinophilic meningitis. Semin Neurol 1993; 13: 161–168.

White AC, Jr. Neurocysticercosis: a major cause of neurological disease worldwide. Clin Infect Dis 1997; 24: 101–113; quiz 114–115.

White AC, Jr. Neurocysticercosis: updates on epidemiology, pathogenesis, diagnosis, and management. Annu Rev Med 2000; 51: 187–206.

White NJ, Warrell DA, Chanthavanich P, Looareesuwan S, Warrell MJ, Krishna S et al. Severe hypoglycemia and hyperinsulinemia in falciparum malaria. N Engl J Med 1983; 309: 61–66.

WHO. World Malaria Report 2008. World Health Organization, Geneva.

Wiegand F, Koeppen S, Haussermann P, Delcker A. [Neurocysticercosis. Current review of the literature based on a long-term study of 2 clinically distinct German cases]. Nervenarzt 1999; 70: 298–305.

Winkler AS, Blocher J, Auer H, Gotwald T, Matuja W, Schmutzhard E. Epilepsy and neurocysticercosis in rural Tanzania – An imaging study. Epilepsia 2009; 50: 987–993.

Zhao SZ, Mackenzie IJ. Deafness: malaria as a forgotten cause. Ann Trop Paediatr 2011; 31: 1–10.

# F 8 Virale Entzündungen des ZNS

*von M. Maschke*

Bei einer Vielzahl möglicher viraler Infektionen ist das ZNS glücklicherweise selten beteiligt. Epidemiologische Studien schätzen die *Inzidenz der viralen Enzephalitis* auf 0,07 bis 12,6/100 000 Einwohner pro Jahr (Granerod et al. 2010, Parpia et al. 2016). Die höchste Inzidenz findet sich bei Kindern <1 Jahr mit 10,7/100 000 Einwohnern pro Jahr und bei älteren Personen >65 Jahre mit 8,1/100 000 Einwohnern pro Jahr (Parpia et al. 2016). Trotz der relativ geringen Inzidenz verursachen erregerbedingte Enzephalitiden beträchtliche Kosten. Allein in den USA werden die jährlich verursachten Kosten auf 640 Millionen Dollar geschätzt (Khetsiurani et al. 2002). Kommt es zu einer Infektion der Meningen und/oder des Hirnparenchyms, so hängt das Ausmaß der viralen ZNS-Infektion von der Art des Virus und der Immunkompetenz des Patienten ab. Die Viren, die nach einer größeren finnischen Studie am häufigsten bei immunkompetenten Patienten zu einer Enzephalitis führen, sind Herpes-simplex-Virus (HSV) Typ I, Varizella-zoster-Virus (VZV), Epstein-Barr-Virus (EBV), Mumps, Masern und Enteroviren wie Coxsackie A und B und ECHO-Virus (Koskiniemi et al. 2001). Ähnliche Ergebnisse fanden sich in einer französischen Multicenter-Studie, wobei Mumps und Masern im letzten Jahrzehnt seltener geworden sind (Mailles et al. 2009). Dabei muss beachtet werden, dass selbst mit den heutigen sensitiven PCR-Methoden in 50–75 % der Fälle das Virus weder aus dem Liquor noch aus dem Blut identifiziert werden kann (Koskiniemi et al. 2001; Glaser et al. 2003; Granerod et al. 2010; Parpia et al. 2016).
Um genauere epidemiologische Aussagen zur Inzidenz der viralen Meningitis und Enzephalitis treffen zu können, sind mehrere Register eröffnet worden, die dies untersuchen. Im Meningitis- und Enzephalitis Register in Niedersachsen (MERIN) werden seit dem Jahr 2003 Fälle mit einer viralen Meningitis registriert (http://www.nlga.niedersachsen.de/). 88 % der im Jahr 2014 registrierten Patienten stammten aus pädiatrischen Abteilungen, wobei am häufigsten Picorna- und Enteroviren (v. a. ECHO-Virus Typ 30) sowie Adenoviren als Erreger identifiziert werden konnten. Bestimmte genetische Mutationen scheinen das Risiko für eine virale Enzephalitis deutlich zu erhöhen (Casrouge et al. 2006). Bei immuninkompetenten Patienten finden sich zudem Viren als Auslöser einer Enzephalitis, die sonst nicht oder nur selten humanpathogen sind. Dazu gehören die Polyomaviren JC-Virus und SV40-Virus, das humane Herpesvirus (HHV) Typ 6 sowie das Zytomegalievirus (CMV). Eine ganze Reihe von Studien und Reviews hat in der letzten Zeit auf das Spektrum eher *exotischer Viren* und neu beschriebener Viren aufmerksam gemacht (Solomon 2003; Sejvar 2006; Wong 2010; Ashraf et al. 2015). Zu diesen sogenannten »emerging viruses« gehören z. B. das West-Nil-Virus, das Nipah-Virus, das Usutu-Virus, das Zika-Virus und das Enterovirus 71. Weltweit gesehen ist die durch einen Flavivirus verursachte Japan Enzephalitis die häufigste virale Enzephalitis mit den meisten Todesfällen (jährliche Anzahl erkrankter Patienten 50 000, 15 000 Todesfälle pro Jahr) (Misra und Kalita 2010).

Dieses Kapitel beschreibt die akuten viralen Infektionen des ZNS, ihre Klinik, Diagnose und Behandlung. Dabei soll v. a. auf die derzeit in Mittel- und Westeuropa häufig vorkommenden und behandelbaren Virusinfektionen aber auch auf emerging viruses wie das West-Nil-Virus eingegangen werden. Die neurologischen Komplikationen der HIV-Infektion werden an anderer Stelle dargestellt (**Kap. F 10**).

## F 8.1 Klinik

Das klinische Erscheinungsbild viraler Infektionen des ZNS ist nur selten hinreichend spezifisch, um eine präzise diagnostische Zuordnung zu erlauben (**Tab. F 8.1**). Entscheidend für die sensitive, spezifische und schnelle Diagnose viraler ZNS-Infektionen ist der Nachweis *viraler DNA oder RNA* aus dem Liquor und/oder aus dem Serum. Darüber hinaus ist die Erfassung der intrathekalen virusspezifischen Antikörperproduktion und – heutzutage nur noch in seltenen Fällen – die Viruskultur aus dem Liquor und der direkte Virusnachweis aus bioptisch gewonnenem Hirngewebe hilfreich. Die Identifikation des Virus gelingt heute in einem Großteil viraler Meningitiden, allerdings in nur 25–51 % der viralen Enzephalitiden (Koskiniemi et al. 2001; Granerod et al. 2010; Parpia et al. 2015). In der klinischen Untersuchung sollte zudem auf Hautexantheme (z. B. bei Masern, Röteln, VZV, HHV 6), die Beteiligung der Atemwege (lymphozytäres Choriomeningitis (LCM)-Virus, CMV, Influenzavirus), des Genitaltraktes, der Lippen (HSV-1, HSV-2) oder des Gastrointestinaltraktes (Enteroviren) sowie auf eine Parotisschwellung (Mumps) geachtet werden. Zudem sollte gezielt nach Insektenstichen, Zeckenbissen oder Bissen durch Säugetiere gefragt und eine Reiseanamnese erhoben werden. 2003 und 2004 gab es in Deutschland nach Reisen in die USA z. B. drei Fälle von West-Nil-Fieber (Robert Koch-Institut 2005)*. Mittlerweile können West-Nil Virusinfektionen aber auch in Südosteuropa oder Russland regelmäßig beobachtet werden (Conte et al. 2015). Des

* Siehe auch **Kap. F 7** (Tropenkrankheiten)

**Tab. F 8.1:** Spektrum humanpathogener Viren, die eine Enzephalitis verursachen können

| Familie | Gattung | Erbinformation | Anteil an Enzephalitis* |
|---|---|---|---|
| **Herpesviridae** | Herpes-simplex-Virus Typ 1 und Typ 2 | DNA | 11–42 % (davon 90 % HSV-1, 10 % HSV-2) |
| | Varizella-Zoster-Virus | DNA | 15–27 % |
| | Zytomegalievirus | DNA | |
| | Epstein-Barr-Virus | DNA | |
| | Humanes-HerpesVirus Typ 6 (selten auch Typ 7) | DNA | |
| **Orthomyxoviridae** | Influenzavirus Typ A (v. a. H1N1) und B | RNA | 7 % |
| **Picornaviridae** | Enteroviren (Coxsackie-A, -B, ECHO-Viren, Poliomyelitisviren, EnteroVirus 68–72) | RNA | 11 % |
| **Bornaviridae** | variegated squirrel-derived Bornavirus-1 (VSBV-1) | RNA | |
| **Paramyxoviridae** | Masernvirus<br>Mumpsvirus | RNA | |
| **Adenoviridae** | Mastadenovirus | DNA | |
| *Arboviridae* | | | |
| a) **Togaviridae**<br>b) **Bunyaviridae**<br>c) **Arenaviridae**<br>d) **Rhabdoviridae** | a) Flavi-Viren (Murray-Valley-Virus, St.-Louis-Enzephalitis-Virus, Japan-Enzephalitis-Virus, West-Nil-Fieber-Virus, Frühsommermeningoenzephalitis (FSME)-Virus, Usutu-Virus), Rubiviren (Rötelnvirus)<br>b) California-Enzephalitis-Virus<br>c) Lymphozytäres Choriomeningitis (LCM)-Virus<br>d) Lyssavirus (Tollwutvirus, EBLV-1 und 2) | RNA | |

* (nach Koskiniemi et al. 2001; modifiziert nach Kennedy 2004 und Mailles et al. 2009)

Weiteren sollten der Verlauf der Erkrankung (Enterovirus sowie Flavivirus-Infektionen haben häufig einen biphasischen Verlauf) und andere assoziierte Symptome ermittelt werden (z. B. Hydrophobie bei Rabies).

## F 8.1.1 Klinik und Verlauf der Meningitis

Die virale Meningitis ist eine Infektion des kranialen und spinalen Subarachnoidalraumes. Sie ist mindestens doppelt so häufig wie die virale Enzephalitis oder Meningoenzephalitis. Nach neueren epidemiologischen Untersuchungen führt der Verdacht auf eine virale Meningitis in 14/100 000 Einwohnern/Jahr zu einer Krankenhausaufnahme (Khetsuriani et al. 2003). Serologisch gesicherte virale Meningitiden finden sich in einer Inzidenz von ca. 4/100 000 Einwohner/Jahr (Kadambari et al. 2014). Die führenden klinischen Symptome der akuten viralen Meningitis sind Kopfschmerz, Fieber und meningeale Reizung. In variabler Ausprägung können Übelkeit, Erbrechen, Photophobie und Bewusstseinsstörungen hinzutreten. Neurologische Fokalzeichen sind als Hinweis auf eine Beteiligung des Hirnparenchyms zu werten. Milde radikuläre Symptome oder umschriebene Hirnnervenausfälle werden jedoch gelegentlich bei Meningitiden beobachtet. Sowohl in Europa als auch in Nord-Amerika gehören *Enteroviren* (Coxsackie A, B und ECHO-Viren) mit einer Häufigkeit von etwa 50–90 % aller diagnostizierten Fälle zu den häufigsten Erregern viraler Meningitiden (**Tab. F 8.1**). Nach den Enteroviren folgen in der Häufigkeit, Herpes simplex und Varizella zoster (5–25 %), HIV und Arboviren in variabler Häufigkeit (Kadambari et al. 2014). Das LCM-Virus wird möglicherweise zu selten diagnostiziert, in älteren Serien wurde es in 10–15 % d. F. nachgewiesen. Kürzlich veröffentlichte epidemiologische Studien beschäftigten sich mit der Verbreitung des Toskana-Virus (Charrel et al. 2012). Das Toskana-Virus, erstmals 1971 identifiziert, ist ein RNA Virus aus der Gruppe der Phleboviren. Es wird über Sandmücken (sand flies, Phlebotominae) übertragen. Das Virus ist mittlerweile in allen Mittelmeerländern Europas nachweisbar und in diesen Ländern, insbesondere im August, dritthäufigste Ursache viraler Meningitiden nach Entero- und Herpesviren. In Deutschland ist das Virus nur bei Rückreisenden aus den Endemiegebieten nachgewiesen worden. Die Inkubationszeit beträgt lediglich 3–7 Tage.

Normalerweise zeigen virale Meningitiden einen benignen klinischen Verlauf über etwa 10–14 Tage (90 % d. F.). Etwa 10 % der Fälle verlaufen protrahiert, jedoch sind auch hier Residualsymptome selten und Todesfälle sehr ungewöhnlich. Untersuchungen legen jedoch nahe, dass es bei bis zu 15–40 % der Patienten zu milden bis moderaten kognitiven Defiziten als Folge der viralen Meningitis kommen kann (Sittinger et al. 2002; Schmidt et al. 2005). Bei begleitender Ependymitis ist die Entwicklung eines Hydrozephalus möglich.

Darüber hinaus gibt es eine rezidivierende lymphozytäre Meningitis, die *Mollaret-Meningitis* (Mollaret 1944). Dieses seltene Syndrom ist durch eine rezidivierende meningeale Reizung, Fieber und Liquorpleozytose ohne zunächst erkennbare Ursache gekennzeichnet (Schmutzhard 2001). Im Liquor werden dabei endotheliale Zellen (Mollaret Zellen) gefunden, die jedoch nicht pathognomonisch sind. Einige Studien wiesen mittels PCR HSV-2- und in einigen Fällen auch HSV-1-DNA nach, sodass ein Zusammenhang mit Herpes-simplex-Virus-Infektionen angenommen werden muss (Jensenius et al. 1998; Tang et al. 2000). Eine retrospektive Studie von Patienten mit zentraler HSV-2-Infektion stellte bei 19 % eine rezidivierende Meningitis fest (Omland et al. 2008). Inwieweit das Wiederauftreten durch die Gabe von Aciclovir oder anderen Virostatika unterdrückt werden kann, ist bisher noch nicht geklärt.

### F 8.1.2 Klinik und Verlauf der Enzephalitis

Die virale Enzephalitis ist eine Infektion des Hirngewebes, oft mit Zeichen der meningealen (Meningoenzephalitis) oder spinalen Beteiligung (Enzephalomyelitis). Bisweilen treten auch radikuläre Symptome hinzu (z. B. Enzephalomyeloradikulitis).

Meist erleben die Patienten ein kurzes Prodromalstadium mit Fieber, Kopfschmerz mit oder ohne Meningismus, Photophobie, Abgeschlagenheit, Übelkeit oder Erbrechen, das typischerweise gefolgt wird von qualitativen oder quantitativen Bewusstseinsstörungen neurologischer Fokalsymptomatik und häufig auch epileptischen Anfällen. Zum Zeitpunkt der Aufnahme im Krankenhaus sind die häufigsten Symptome Fieber (92 %), Persönlichkeitsänderung (85 %), Aphasie (76 %), während eine Hemiparese nur in 38 % der Fälle gefunden wird (Schmutzhard 2001). Fokale oder generalisierte Anfälle treten in 7–11 % der Patienten auf (Singh et al. 2016). Die Bewusstseinsstörung kann bis zum Koma fortschreiten und begleitet sein von Zeichen des zunehmenden Hirndrucks. Ein SIADH oder Diabetes insipidus können ebenso wie autonome Störungen im Gefolge einer viralen Enzephalitis auftreten (Steiner et al. 2010).

Der Krankheitsverlauf erstreckt sich von zwei Wochen bis über mehrere Monate. Zu Zeiten, in denen noch keine effektiven Virostatika verfügbar waren, belief sich die Gesamtletalität auf etwa 10 %, betrug jedoch vor der Einführung von Aciclovir bei der Herpes-simplex-Enzephalitis (HSE) bis zu 70–80 %. Heute liegt die Mortalität einer mit Aciclovir behandelten HSE unter 20 %. Bei den überlebenden Patienten finden sich jedoch häufig neurologische und neuropsychologische Residuen, sodass nur 48 % aller erkrankten Patienten den Ausgangsstatus vor Beginn der Enzephalitis erreichen (McGrath et al. 1997). Die Inzidenz der *Herpesenzephalitis* liegt bei etwa 1–4 Fälle/$10^6$ Einwohner/Jahr (Schmutzhard 2001; Hjalmarsson et al. 2007). Bis zu einem Fünftel der HSE-Patienten zeigt ohne antivirale Therapie eine milde oder atypische Verlaufsform ohne fokale Defizite und mit nur langsamer Progression (Fodor et al. 1998). Das Herpes-simplex-Virus, v. a. Typ 2, kann auch monophasische oder rekurrierende Hirnstammenzephalitiden hervorrufen (Tyler et al. 1995; Omland et al. 2008).

Enzephalitiden durch Varizella-zoster-Virus (VZV) nehmen einen größeren Anteil an den viralen Enzephalitiden ein. Akute *VZV-Enzephalitiden* finden sich gleichzeitig zu Windpocken oder einem Herpes zoster, wobei darauf zu achten ist, dass etwa 40 % der erkrankten Patienten keine Hautzeichen (Herpes sine herpetiforme) aufweisen (Koskiniemi et al. 2002). Eine subakute Enzephalitis kann sich 3–50 Tage nach Herpes-zoster-Infektion (meist Zoster ophthalmicus) besonders bei Patienten mit relativer Immunschwäche entwickeln, VZV führt dabei zu einer umschriebenen zerebralen Vaskulitis oder Vaskulopathie oder infiziert Oligodendrogliazellen direkt (Amlie-Lefond et al. 1995). Neuerdings wird ein Zusammenhang von VZV mit der Arteriitis temporalis diskutiert (Gilden et al. 2015).

Das *humane Herpesvirus Typ 6* (HHV-6) führt v. a. bei immuninkompetenten Patienten zu viralen Meningoenzephalitiden. Nach einer Organ- oder Knochenmarktransplantation sind bei einigen Patienten, v. a. bei Kindern, gut dokumentierte Fälle beschrieben worden, auch konnte in vitro eine produktive Infektion von menschlichen Astrozyten nachgewiesen werden (He 1996; Provencal et al. 2010). Darüber hinaus häufen sich Fallberichte über HHV-6-Enzephalitiden bei immunkompetenten Patienten (Torre et al. 1998; Birnbaum et al. 2005). Ähnlich wie das Zytomegalievirus (CMV) zeigt auch HHV-6 nur eine geringe Empfindlichkeit gegenüber Aciclovir, sodass hier Gancyclovir und Foscarnet bevorzugt gegeben werden sollte (Singh und Carrigan 1996; Janoly-Dumenil et al. 2006). Dagegen ist die Rolle des *humanen Herpesvirus Typ 7* (HHV-7) in der Entstehung einer viralen Enzephalitis widersprüchlich. Während es einige Hinweise darauf gibt, dass HHV-7 bei immuninkompetenten Patienten die eigentliche Infektion mit anderen Viren, v. a. CMV, nur vorbereiten könnte und selbst nicht auslösendes Agens ist, deuten andere Fälle wiederum darauf hin, dass HHV-7 auch alleine eine virale Enzephalitis auslösen könnte (Chan et al. 2002; Fay et al. 2015).

Infektionen mit dem *West-Nil-Virus* (WNV) sind in den USA und Kanada immer noch eine der häufigsten Ursachen schwerer viraler Enzephalitiden. Zwischen 1999 und 2012 traten 16 196 Fälle mit neuroinvasiven WNV-Infektionen auf, davon endeten 1 549 tödlich (Petersen et al. 2013). Mittlerweile sind auch in Kanada 979 ZNS Infektionen durch WNV bestätigt. Das Virus wird dabei zumeist durch Moskitos übertragen, kann aber parenteral durch Blutprodukte oder auch durch Transplantate weitergegeben werden. Die Infektion kann sich in einer blanden Meningitis, einer Enzephalitis, aber auch in einer schlaffen Poliomyelitis-ähnlichen Tetraparese mit dann hoher Letalität äußern. Die Diagnose wird durch Nachweis von WNV IgM-Antikörpern in Liquor und/oder Serum bestätigt. Eine aktive Therapie gibt es bisher ebenso wenig wie eine aktive Immunisierung. Schon länger war bekannt, dass WNV bei Vögeln oder auch Pferden in Europa nachgewiesen werden kann. Beunruhigend sind jedoch neuere Untersuchungen, die autochthone Infektionen mit WNV bei Patienten mit Enzephalitis in Österreich (Stiasny et al. 2013) und Serbien (Popovic et al. 2013) nachweisen konnten. Insofern muss damit gerechnet werden, dass es demnächst auch in Deutschland Patienten geben wird, die sich in Europa oder auch in Deutschland die Infektion mit WNV zugezogen haben.

### F 8.1.3 Klinik und Verlauf der Myelitis

Die häufigsten Erreger akuter viraler Myelitiden auf dem europäischen Festland sind Coxsackie A- und B-Viren, ECHO-Viren, Varizella-zoster-Virus (VZV) und Frühsommer-Meningoenzephalitis-Virus (FSME). Bei HIV infizierten Patienten (**Kap. F 10**) können akute Myelitiden durch HSV und/oder CMV sowie VZV hervorgerufen werden. Sehr selten findet sich CMV auch als Ursache einer Myelitis bei immunkompetenten Patienten (Maschke et al. 2002). Andere Viren, die als Auslöser einer Myelitis identifiziert wurden, sind Influenzavirus Typ A, Rötelnvirus, und das West-Nil-Virus. Möglicherweise können auch Hepatitis C (über autoimmunvermittelte Mechanismen) und HHV-7 zu Myelitiden führen (Grewal et al. 2004; Ward et al. 2002).

Zudem ist das *humane T-Zell-lymphotrope Virus Typ 1* (HTLV-1) als auslösendes Virus für die tropische spastische Paraparese bzw. HTLV 1-assoziierte Myelopathie nachgewiesen worden (Osame et al. 1986). Eine begleitende Myopathie, Dysautonomie, zerebelläre Ataxie und periphere Neuropathie wurde ebenfalls beschrieben. Da das Virus v. a. in tropischen Ländern vorkommt, muss an HTLV-1 bei Migranten und Patienten mit Reisetätigkeit in diesen Ländern gedacht werden.

Die *Poliomyelitis*, die typischerweise die motorischen Neurone der Vorderhörner des Rückenmarks und des Hirnstamms betrifft, ist seit Einführung der oralen Polioimpfung in Deutschland zuletzt vor mehr 20 Jahren beobachtet worden. In der Ukraine wurden jedoch 2015 zwei Fälle von Poliomyelitis durch Vakzine-abgeleitetem Poliovirus Typ 1 (cVDPV1) gemeldet (RKI 2015). In Einzelfällen (< 1/2 000 000 Impfungen) werden Poliomyelitiden bei Patienten nach Impfung mit Lebendimpfstoff bzw. bei nichtimmunisierten Kontaktpersonen im Umfeld eines Geimpften beobachtet. Die vakzinale Polio tritt innerhalb von 1–3 Wochen nach erfolgter Impfung auf und wird besonders bei jüngeren Kindern (< 4. Lebensjahr) beobachtet. Im Gegensatz dazu tritt die Polio bei Kontaktpersonen von Geimpften etwa 3–4 Wochen nach der Impfung auf und betrifft typischerweise Erwachsene. Dem initialen viralen Syndrom (Fieber, Kopfschmerz, Übelkeit) folgen Muskelschmerzen mit Entwicklung asymmetrischer schlaffer Paresen innerhalb von Tagen. Proximale Muskeln sind häufiger betroffen als distale und die Beine häufiger als die Arme.

## F 8.2 Diagnostik

In den Blutuntersuchungen weist eine relative Lymphozytose bei normaler Blutsenkungsgeschwindigkeit und niedrige CRP-Erhöhungen sowie unauffällige Procalcitonin-Werte bei hohem Fieber auf eine virale Genese der Meningitis/Enzephalitis hin (Sormunen et al. 2001; Shimetani et al. 2001; Steiner et al. 2010). Der entscheidende Schritt in der Diagnostik aller viralen Infektionen des ZNS ist allerdings die *Untersuchung des Liquors*. Typischerweise zeigt sich eine lymphozytäre Pleozytose mit Zellzahlen von weniger als 500 Zellen/mm$^3$. In 5–10 % der Fälle können auch höhere Zellzahlen beobachtet werden, so etwa bei HSV-Enzephalitis, LCM-Virus, seltener auch bei Mumps-Infektionen (Tyler 1984). Herpesvirus-Infektionen haben zumeist höhere Zellzahlen und höhere Proteinkonzentrationen als Enterovirus-Erkrankungen (Ihekwaba et al. 2008). Polymorphkernige Pleozytosen bei der initialen Punktion können vorliegen, nach 12–24 Stunden zeigt die Kontrollpunktion jedoch ein zunehmend lymphozytäres Zellbild. Persistiert die polymorphkernige Pleozytose, liegt eine bakterielle Infektion nahe, obwohl vereinzelt auch virale Meningitiden, insbesondere durch bestimmte ECHO-Viren (z. B. **Kap. E 9**) ein solches Zellbild aufweisen können. Der Liquorzucker ist unauffällig, kann aber bei Infektionen mit Herpesviren, LCM-Virus oder Mumps gelegentlich auch erniedrigt sein. Bei Liquorzuckererniedrigung sind eine tuberkulöse Meningitis, eine Pilzmeningitis, eine Meningeosis carcinomatosa und die Sarkoidose des ZNS auszuschließen. Das Liquorgesamtprotein ist bei viraler Infektion des ZNS typischerweise leicht erhöht, überschreitet aber nur selten 800 mg/dl. Die Liquorbefunde sind typisch, aber nicht spezifisch. Die beste Unterscheidung zwischen einer bakteriellen und einer viralen Meningoenzephalitis gelingt über das Liquorlaktat und Procalcitonin. Das Liquorlaktat spricht bei einem cut off-Wert von 3,8 mmol/l mit einer Sensitivität 94 %, einer Spezifität 92 % und einem negativen prädiktiven Wert von 99 % für eine bakterielle Meningitis. Das Serum Procalcitonin erreicht bei einem Überschreiten von 0,28 ng/ml eine Sensitivität von 95 %, eine Spezifität von 100 % und einen negativen prädiktiven Wert von 100 % für das Vorliegen einer bakteriellen Meningitis (Viallon et al. 2011).

Das *EEG* ist bei viralen Enzephalitiden sehr häufig pathologisch, zumeist aber ebenfalls ein unspezifischer Parameter. Meist zeigt sich eine Verlangsamung des Grundrhythmus, aber auch Herdbefunde werden in 60–80 % der Fälle angetroffen. Bei Leukoenzephalitiden (z. B. progressive multifokale Leukoenzephalopathie durch JC-Virus-Infektion) soll sich eher eine diffuse Verlangsamung zeigen, während Polioenzephalitiden durch häufig rhythmisch ablaufende langsame Wellen gekennzeichnet sind (Steiner et al. 2010). In einigen Fällen legen EEG-Veränderungen eine spezifische Diagnose nahe (z. B. periodische, bilateral symmetrische, hochgespannte stereotype Komplexe langsamer Wellen im 4–8 Sekundenintervall bei subakut sklerosierender Panenzephalitis (SSPE). Repetitive Komplexe mit oder ohne Spikes und steilen Wellen im 1–5 Sekundenintervall über den Temporalregionen werden häufig bei der Herpesenzephalitis beobachtet.

*Zerebrale Computertomographie (CCT)* und *Magnetresonanztomographie (MRT)* können wichtige Indizien für das Vorliegen einer viralen Enzephalitis oder parainfektiösen Enzephalomyelitis liefern und werden außerdem benötigt, um nichtvirale Ursachen einer Enzephalitis oder Enzephalopathie auszuschließen. Heutzutage ist die CCT jedoch nur noch als Screeningmethode zum Ausschluss einiger anderer Ursachen geeignet. Mittels diffusionsgewichteter und FLAIR-gewichteter MRT können bereits in der Frühphase der Erkrankung Veränderungen nachgewiesen werden (Maschke et al.

**Tab. F 8.2:** Virusisolation und -identifikation (modifiziert nach Tyler 1984; Steiner et al. 2010)

| | Rachenspülwasser | Urin | Liquor | Blut | Stuhl | Anderes | Serologie (Liquor/Serum) |
|---|---|---|---|---|---|---|---|
| Adenovirus | ++ | – | + | – | + | | – |
| FSME-Virus | – | – | – | + | – | | ++ |
| LCM-Virus | – | – | ++ | + | – | Hirnbiopsie | + |
| Herpes-simplex-Virus | – | – | – | – | – | Bläscheninhalt | + |
| Varizella-zoster-Virus | – | – | + | – | – | Bläscheninhalt | – |
| Epstein-Barr-Virus | + | – | – | + | – | | ++ |
| Zytomegalievirus | + | + | – | – | – | | + |
| Influenzavirus | ++ | – | – | + | – | | – |
| Mumpsvirus | ++ | ++ | ++ | – | – | | + |
| Masernvirus | ++ | + | – | + | – | | + |
| Poliovirus | + | – | – | – | ++ | | + |
| Coxsackie-A- + -B-Virus | ++ | – | ++ | – | ++ | | + |
| Echovirus | – | – | + | – | ++ | Exanthem | + |
| Pockenvirus | + | – | – | – | | | + |
| Rötelnvirus | + | + | + | – | + | Hirnbiopsie | + |
| Tollwutvirus | + | – | – | – | – | | + |

++ sehr hilfreich, + hilfreich, – wenig hilfreich

F 8

2004; Kastrup et al. 2005). Wann immer möglich, sollte daher bereits bei der Aufnahme so rasch wie möglich ein MRT veranlasst werden, zumal differenzialdiagnostisch zu erwägende Erkrankungen wie eine ADEM oder Hurst-Enzephalitis (akute hämorrhagische Leukenzephalitis) nicht ausreichend durch eine CCT visualisiert werden können. Bei der Herpesenzephalitis lassen sich zumeist innerhalb der ersten 48 Stunden nach Beginn der Erkrankung hyperintense Läsionen in frontotemporalen Hirnarealen im FLAIR- und T2-gewichteten Bild nachweisen, selbst dann, wenn das CCT noch einen Normalbefund aufweist oder nur geringe Auffälligkeiten zeigt.

*Serologische Tests* gehören zur Standarddiagnostik viraler ZNS-Infektionen. Ein Titeranstieg von mindestens vier Stufen innerhalb von 2 bis 4 Wochen nach Beginn der Erkrankung spricht für eine akute spezifische Infektion. Das relativ lange Zeitintervall bis zum Aufbau der Immunantwort bedingt per se, dass sich die Serologie in erster Linie für die retrospektive Bestätigung einer Diagnose eignet, in der akuten Entscheidungssituation aber nur sehr begrenzten Wert besitzt. Ein erhöhter virusspezifischer Liquor/Serum-Antikörperquotient deutet auf eine intrathekale Immunreaktion und damit auf eine ZNS-Infektion mit dem jeweiligen Virus. Werden virusspezifische IgM-Antikörper in Serum oder Liquor nachgewiesen, ist vom Vorliegen einer akuten Infektion auszugehen. Die Virusisolation bzw. kulturelle Züchtung wird nur noch selten betrieben, wenn serologische Tests und PCR möglich sind. **Tab. F 8.2** gibt Hinweise für die Wahl des adäquaten Untersuchungsmaterials.

Die *Polymerase-Kettenreaktion (PCR)* ist heute die diagnostische Methode der Wahl bei viraler ZNS-Infektion. Mit der PCR gelingt der Nachweis auch geringer Mengen viraler DNA oder RNA bei HSV-, VZV-, CMV-, EBV-, HIV-, HHV-6-, HHV-7-, Rötelnvirus-, JC-Virus-, Parvovirus B19-, Enterovirus- und Masernvirus-Infektionen sowie Infektionen mit dem Toskana-Virus (Goswami et al. 1991; Puchammer et al. 1991; Cinque et al. 1992; 2003; Mustafa et al. 1993; Klapper et al. 1993; Hosoya et al. 1998; Perez-Ruiz et al. 2007; Steiner et al. 2010). Bei Herpes-simplex- und Enterovirus-Infektionen zeigt die PCR eine hohe Sensitivität (95–100 %) und Spezifität (97–100 %).

*Differenzialdiagnose*: Die Diagnose einer viralen Meningoenzephalitis erfordert den differenzialdiagnostischen Ausschluss von bakteriellen Meningitiden, Sinusvenenthrombosen, Hirnhautreizungen mit Fokalsymptomatik anderer Genese (z. B. Subarachnoidalblutung) sowie von metabolischen und toxisch-allergischen Enzephalopathien (**Kasten F 8.1**). Die Möglichkeit einer parameningealen Infektion (Abszess, Empyem) ist ebenfalls zu bedenken. Die Differenzierung zwischen einer akuten Infektion und einem para- bzw. postinfektiös-immunvermittelten Prozess kann schwierig sein. Letzterer kann sich 1–4 Wochen nach Infektion mit z. B. Masern (Wahrscheinlichkeit 1 : 1 000), Windpocken (1 : 2 500), Herpes zoster, Mumps, Röteln (1 : 6 000), Influenza, Mononukleose oder auch nach Impfungen, wie etwa gegen Pocken, Gelbfieber, Influenza oder Tollwut, entwickeln. Das Risiko postvakzinaler Enzephalomyelitiden wurde durch die Anwendung moderner Impfstoffe allerdings erheblich reduziert. Das klinische Bild derartiger postinfektöser oder postvakzinaler Erkrankungen wird geprägt durch akutes Fieber, eine multifokale neurologische Symptomatik und nicht selten hinzutretende epileptische Anfälle. Häufig lassen sich kleine hyperintense Läsionen im T2-

**Kasten F 8.1:** Differenzialdiagnose viraler Enzephalitiden

| | |
|---|---|
| Infektionen<br>• bakteriell<br><br>• mykotisch<br>• parasitär | <br>Hirnabszess, Endokarditis lenta, Tuberkulose, Lues, Mycoplasma pneumoniae-Infektion, M. Whipple<br>Kryptokokkose, Kandidiose, Aspergillom<br>Malaria, Toxoplasmose, Zystizerkose, Trichinose |
| Autoimmune ZNS Erkrankungen | ADEM, akute hämorrhagische Leukenzephalitis (Hurst Enzephalitis), akuter Schub einer Enzephalomyelitis disseminata, autoimmune oder paraneoplastische limbische Enzephalitis |
| Toxisch-allergisch | Schwermetalle, nichtsteroidale Antiphlogistika (Ibuprofen, Naproxen), Acetylsalizylsäure, Sulfamethoxazol, Trimethoprim, Isoniazid, Azathioprin, Cytosin-Arabinosid, Barbiturate, Reye-Syndrom |
| Metabolische Erkrankungen | Elektrolytstörungen, diabetisches oder hypoglykämisches Koma, akute Porphyrie, Phäochromozytom |
| Systemische Erkrankungen | Sarkoidose, Kollagenosen, insbesondere Neurolupus |
| Degenerative Erkrankungen | Adrenoleukodystrophie, Leigh's Enzephalopathie |
| Vaskuläre Erkrankungen | zerebraler Infarkt, Vaskulitis, Sinusvenenthrombose, Dissekat |
| Neoplasien | Filiae (Karzinom, Lymphom etc.), paraneoplastische Enzephalitis, Meningeosis |

gewichteten MRT-Bild nachweisen. Sie entsprechen neuropathologisch perivaskulären Entzündungen mit begleitender Demyelinisierung. Die Liquorveränderungen erlauben keine Unterscheidung zur akuten viralen Enzephalitis (Kerkar und Molavi 1990). Ein Therapieversuch mit Kortikosteroiden ist gerechtfertigt, auch wenn keine gesicherten Daten zur Effektivität dieses Vorgehens vorliegen. Positive Fallberichte werden insbesondere nach hochdosierter Kortisonpulstherapie berichtet (Ellis et al. 1994; Amit et al. 1992) und vereinzelt auch nach Plasmapheresebehandlung (Kanter et al. 1995; Stricker et al. 1992; Rogaleswki et al. 2007).

## F 8.3 Verlauf

In den **Tab. F 8.3** und **Tab. F 8.4** werden die klinischen Verläufe und Besonderheiten der häufigsten akuten und chronischen viralen Infektionen des zentralen Nervensystems zusammengefasst.

## F 8.4 Therapeutische Prinzipien

### F 8.4.1 Aktive und passive Immunisierung

Die Impfung gegen Viruserkrankungen ist ein wesentlicher Bestandteil der Prävention entsprechender Infektionen auch des ZNS. Besonders wichtig sind Impfungen gegen Poliomyelitis, Masern, Mumps und Röteln. Weiterhin sind nach jeweiliger Indikation auch Impfungen gegen Influenza, FSME, Hepatitis B, Gelbfieber, Tollwut und Adenovirus Typ 4 und 7 verfügbar. Möglicherweise führt die Impfung gegen VZV vor Durchführung einer Knochenmarktransplantation (KMT) oder peripheren Blutstammzelltransplantation (PBSZT) zur Reduktion eines Zoster nach erfolgter Transplantation (Hata et al. 2002). Darüber hinaus sind Vakzine gegen Flaviviren (z. B. West-Nil-Virus, Japan Enzephalitis Virus) in der Entwicklung bzw. Anwendung (Monath et al. 2002; Coller et al. 2010). Bei der Japan-Enzephalitis gibt es mittlerweile eine ganze Reihe zugelassener Vakzine mit unterschiedlichen Vor- und Nachteilen (Li et al. 2014). Die Deutsche Gesellschaft für Tropenmedizin und Internationale Gesundheit (DTG) empfiehlt die Impfung gegen Japan-Enzephalitis Virus bei Langzeitaufenthalten >4 Wochen in endemischen Ländern (Süd-, Südost- und Ostasien), auch bei mehreren Kurzreisen in solche Gebiete mit einer Gesamtdauer von mehr als 4 Wochen, vor allem bei geplanten Aufenthalten oder Ausflügen auch außerhalb von Großstädten. Enterovirus-71 (EV-71), einer der Erreger der Hand-Fuß-Mund-Krankheit, tritt gerade in asiatischen Ländern epidemisch auf. Obwohl die Mehrzahl der erkrankten Patienten, zumeist Kinder, milde oder asymptomatische Infektionen haben, kann EV-71 auch zu schweren neurologischen Erkrankungen mit Hirnstammenzephalitis oder auch Poliomyelitis ähnlichen Zustandsbildern führen. Dabei ist die Mortalität auch durch ein begleitendes neurogenes Lungenödem recht hoch. Wirksame Therapien standen bisher nicht zur Verfügung. Mittlerweile wurden aber drei Phase III-Studien zur Impfung mit inaktivierten EV-71 Viren erfolgreich abgeschlossen, sodass eine Zulassung eines Impfstoffes gegen EV-71 wahrscheinlich in Kürze erfolgen wird. Die Sicherheit der getesteten Impfstoffe war dabei sehr gut (Li et al. 2015).

Die Gabe von *polyvalentem Immunglobulin und speziellen Hyperimmunglobulinen* kann sowohl in der Prävention als auch in der Behandlung akuter viraler Infektionen sinnvoll sein. Dabei muss beachtet werden, dass es kontrollierte Studien v. a. für den Einsatz von intravenösen Immunglobulinen und Hyperimmunglobulinen gegen CMV nach Organtransplantation oder KMT/PBSZT gibt (Ruutu et al. 1997; Zikos et al. 1998), wobei dieser selbst in der Patientengruppe, auch in Anbetracht der Kosten, nicht unumstritten ist. In der Postexpositionsprophylaxe der Tollwut werden Tollwut-Hyperimmunglobulin und -Impfstoff kombiniert gegeben. Varizella-zoster-Hyperimmunglobulin kann eingesetzt werden, um die Disseminierung einer Varizella-Infektion bei immunkompromittierten Patienten insbesondere bei Antikörpermangelsyndrom zu vermeiden (Stevens und Marigan 1980).

**Tab. F 8.3:** Akute Virusinfektionen des ZNS

| Virusgruppe | Virustyp | Neurologische Manifestation | Klinische Besonderheiten | Verlauf |
|---|---|---|---|---|
| Adenoviren | Adenovirus | Meningitis, Meningoenzephalitis | akute fieberhafte Pharyngitis, Konjunktivitis, epidemische Keratokonjunktivitis | bei Kleinkindern manchmal schwerer Verlauf |
| Arboviren und Flaviviren (früher Arbovirus Gruppe B) | FSME-Virus (Frühsommer-Meningoenzephalitis; syn CEE-Virus = Central European Encephalitis) | Meningitis, Meningoenzephalitis nach Zeckenbiss | 30 % der Infizierten erkranken mit grippalen Allgemein-symptomen, häufig biphasischer Verlauf, neurologische Symptome bei 10 % der Erkrankten | Neurol. Manifestation: isolierte Meningitis 25 %, Meningoenzephalitis 75 %, Letalität 0,8–2 %, poliomyelitisähnlich in 10 %, Letalität bis zu 20 %. Schwerer Verlauf: fast nur Erwachsene |
| | EEE-Virus (Eastern Equine Encephalitis) | schwere Enzephalitis nach Moskitostich, häufig Basalganglienbeteiligung (Ostküste und Golfküste der USA) | epidemisches Auftreten vor allem Ostküste der USA, Verwechslung mit Herpesenzephalitis auch neuroradiologisch möglich (fokale Läsionen 25 % d. F.) | Letalität 30–80 %, Residualsymptome 20–70 % |
| | Californiavirus (mehr als 10 unterschiedliche Bunyavirusserotypen) | Enzephalitis, Meningoenzephalitis nach Moskitostich (mittlerer Westen, Osten und Süden der USA), meist Kinder, Krampfanfälle in etwa 40 % d. F. | Krampfanfälle in etwa 40 % d. F. | relativ niedrige Letalität (< 2 %) und Residualsymptome (2 %) |
| | St.-Louis-Enzephalitis Virus | Meningoenzephalitis nach Moskitostich | Hirnnervenbeteiligung möglich (10–25 % d. F.) | Letalität bis 20 %, Residualsymptome um 5 % |
| | Western Equine Encephalitis | Enzephalitis nach Moskitostich, im Westen und Südwesten der USA | eher milder Verlauf, bei jüngeren Kindern häufig Krampfanfälle, Pyramidenbahnbeteiligung, Tremor ausgeprägte Residualsymptomatik bei Kindern unter 1 Jahr möglich | Gesamtletalität 3–4 % |
| | West-Nil Virus Enzephalitis | Meningoenzephalitis zumeist nach Moskitostich (Culex), seltener parenteral oder durch Transplantate, zumeist in Nordamerika, aber in Europa möglich | In 1/150 Fällen neuroinvasiv, dann blande Meningitis, schwere Enzephalitis und Poliomyelitis ähnliche Tetraparese möglich | Letalität bei Enzephalitis 10 % |
| | Japan Enzephalitis Virus | Enzephalitis nach Moskitostich (Culex tritaeniorhynchus), Asien und West-Pazifik | Schwere Enzephalitis inklusive Hirnstammbeteiligung | Letalität bis 30 %, Residualsymptome in >50 % |
| | Enzephalitis durch Usutu-Virus | Meningoenzephalitis nach Stich durch einheimische Stechmücken, in Europa möglich | Meist blande Meningitis, seltener Meningoenzephalitis | Soweit bisher bekannt geringe Letalität |
| Arenaviren | LCM-Virus (lympho-zytäre Choriomeningitis) | Meningoenzephalitis und -myelitis, übertragen durch Mäuse und Hamster | grippale Allgemeinsymptome | protrahierter Verlauf, Wochen bis Monate, Residualsymptome eher selten, Letalität 2,5 % |
| Herpesviren | HSV Typ 1 (Herpes-simplex-Virus) | Temporallappen-Enzephalitis | Prodromalstadium, Wernicke-Aphasie, fokale epileptische Anfälle | unbehandelt mit Letalität bis zu 80 %, dagegen < 20 % bei Aciclovir-Therapie, Residualsymptome in ca. 50 % d. F. |
| | HSV Typ 2 (Herpes-simplex Typ 2 Enzephalitis und Meningitis) | Hirnstammenzephalitis Rezidivierende lymphozytäre Meningitis | Betont Hirnstammsymptome Mollaret Meningitis | Behandlung v. a. bei Hirnstammenzephalitis mit Aciclovir notwendig |
| | VZV (Varizella-zoster-Virus) | Varizellen-Enzephalitis, -Zerebellitis oder zerebrale Vaskulitis | Zoster opthalmicus | Letalität 5–10 %, Defektheilung bis 20 % |

F 8

**Tab. F 8.3** Akute Virusinfektionen des ZNS (Fortsetzung)

| Virus-gruppe | Virustyp | Neurologische Manifestation | Klinische Besonderheiten | Verlauf |
|---|---|---|---|---|
| | | Zosterganglionitis, -radikulitis, selten -Myelitis aufsteigende Enzephalitis bei Immundefizienz möglich | Herpes-zoster Exanthem | postherpetische Neuralgie in 10 %, aber bei 5 % der > 60-Jährigen |
| | EBV (Epstein-Barr-Virus) | Meningitis, Enzephalitis (als Hirnstamm-enzephalitis), Zerebellitis, Polyneuritis | infektiöse Mono-nukleose, Fieber, Lymphadenopathie | Heilung in 80–90 %, Letalität 2–5 % |
| | CMV (Zytomega-lievirus) | Meningoenzephalitis, Polyneuritis, Myelitis (meist Reaktivierung bei Immunsuppression oder nach Knochenmark-transplantation) | Lympho-Monozytose, nicht selten mit Hepatitis, Myokarditis, Pneumonie | akute oder subakute Bewusstseinsstörung, fokale Defizite |
| | Humanes-Herpesvirus Typ 6 (HHV-6) | selten Meningo-enzephalitis, fokal oder diffus | Erreger der Roseola infantum. Meist Kinder oder immun-kompromit-tierte Patienten, aber auch bei erhaltener Immun-kompetenz | leichte und schwerste Verläufe möglich, auch Todesfälle |
| | Humanes Herpes-virus Typ 7 (HHV-7) | selten Hirnstamm-enzephalitis, diffuse Enzephalitis | Meist bei immunkompro-mittierten Patienten, selten bei Kindern | subakute Verläufe, schwere Verläufe möglich |
| Myxoviren | Influenza-A-, -B-Virus | Enzephalitis, Enzephalo-myelitis (parainfektiös) | Grippe, Bronchitis, Pneumonie, Myalgien, Exanthem | meist benigner Verlauf, aber auch schwere progressive Enzephalitis möglich (Gesamtletalität < 10 %) |
| | Mumpsvirus | Meningitis, Meningo-enzephalitis (manchmal vor Parotitis) | Parotitis, Orchitis, Pankreatitis, Oophoritis | meist kurzdauernd und gutartig, bei Erwachsenen aber auch schwerste Verläufe möglich; selten Hydrozephalus durch Ependymitis |
| | Masernvirus | parainfektiöse Enzephalitis | zweiphasiger Verlauf, katarrhalisches Stadium, makulopapulöses Exanthem, evtl. Broncho-pneumonie | schlechte Prognose bei Koma oder Anfällen, Letalität ca. 20 %, Defekt-heilung ca. 30–40 % |
| | Parainfluenzavirus | Meningitis | Atemwegserkrankungen | häufig gutartiger Verlauf |
| Enteroviren | Poliomyelitis Virus Typ 1–3 | Poliomyelitis | zweiphasiger Verlauf mit katarrhalischer Vorphase und paralytischmeningi-tischen Stadium | Gesamtletalität ca. 10 %, bei > 40-jährigen 30 %, Restparesen bei ca. 30 % |
| | Coxsackie-Virus-A | Meningitis, selten Enzephalitis | Herpangina, Sommer-grippe | benigne Meningitis bis zu 10 Tagen |
| | Coxsackie-Virus-B | Meningitis, selten Enzephalitis | Pleurodynie, Myo- und Pericarditis | |
| | ECHO-Viren | Meningitis, selten Meningomyelitis | gastrointestinale Störungen, grippeähnliche Symptome | benigne Meningitis |
| Pockenvirus | Pockenvirus | Enzephalomyelitis, fast immer parainfektiös | zyklischer Verlauf mit Initialstadium (Fieber, Exanthem) Eruptions-suppurationsstadium (charakteristisches Exanthem) | zerebrale Beteiligung in 2,7 % |
| Rötelnvirus | Rötelnvirus | Enzephalitis (parainfektiös) | Rötelnexanthem, nuchale Lymphadenopathie | Letalität der Enzephalitis 20 % |
| Rhabdoviren | Tollwutvirus | Tollwut (Lyssa)-Enzephalitis | Prodromalstadium mit Kopfschmerz, Fieber; Exzitationsstadium mit Erregungszuständen, Hydrophobie, Aerophobie, paralytisches Stadium und Tod | Letalität nahezu 100 % |

**Tab. F 8.4:** Subakute und chronische Virusinfektionen des ZNS

| Konventionelle Erreger | Krankheitsbild | Klinische Besonderheiten |
|---|---|---|
| Masernvirus | SSPE (subakut sklerosierende Panenzephalitis) | Häufigkeit: 1/1 Mio. nach Maserninfektion, Auftreten bei Kindern:<br>1. Stadium: Psychische Störungen, Intelligenzabbau<br>2. Stadium: Neurologische Herd-Symptome, Myoklonien, Ataxie, Virus-störungen<br>3. Stadium: Bewusstseinsstörungen, Koma, Tod nach Monaten bis wenigen Jahren |
| Rötelnvirus | PRP (progressive Röteln-Panenzephalitis) | extrem seltene Erkrankung, ähnlich SSPE, aber prolongierter Verlauf, langsam progressiver intellektueller Abbau, Demenz, Tod |
| JC- oder SV40-PML-Virus | PML (progressive multifokale Leukenzephalopathie) | subakut demyelisierende Leukenzephalopathie bei immunkompromittierten Patienten, relativ häufige Komplikation bei AIDS (**Kap. F 10**) |
| HIV (Humanes-Immundefizienz-Virus) | AIDS-Enzephalopathie | Enzephalopathie mit progredienten kognitiven und motorischen Störungen bis hin zum AIDS-Dementia-Komplex, vakuoläre AIDS-Myelopathie.<br>Als sekundäre Folge der Immunschwäche Toxoplasma-Enzephalitis, Kryptokokkenmeningitis, PML, zerebrale Lymphome etc. (**Kap. F 10**) |

## F 8.4.2 Antivirale Therapie**

Insgesamt gibt es wenige randomisierte Studien zur Wirksamkeit der antiviralen Therapie bei viralen Enzephalitiden. Am besten ist noch die Wirksamkeit von Aciclovir bei der Herpesenzephalitis belegt. *Nucleosid-Analoga* (Aciclovir, Brivudin, Famciclovir, Foscarnet, Valaciclovir, Gancyclovir, Valgancyclovir, Vidarabin) (**Tab. F 8.5**). Nukleosidanaloga wirken über die kompetitive Hemmung der viralen DNA-Polymerase und dem daraus resultierenden vorzeitigen Abbruch der DNA-Kettensynthese. Da die Aktivität dieser Wirkstoffe von ihrer Phosphorylierung durch die virale Thymidinkinase abhängt, entfaltet sich ihre Wirkung relativ selektiv in virusinfizierten Zellen. Klinisch wichtige DNA-Viren, die mit Nukleosidanaloga behandelt werden können, sind Viren der Herpesgruppe: HSV-1, HSV-2, EBV, VZV und CMV.

Das Deoxyguanosinanalogon *Aciclovir* besitzt Effektivität gegen HSV-1, HSV-2, VZV und EBV. Es wirkt ungenügend gegen CMV, da es in CMV-infizierten Zellen unzureichend phosphoryliert wird. Die Entwicklung Aciclovir-resistenter Viren mit Mutation der Thymidinkinase oder DNA-Polymerase ist möglich und wird zunehmend häufig nicht nur bei immunkompromittierten Patienten beobachtet (Schulte et al. 2010). Aciclovir wird primär über die Nieren ausgeschieden (circa 70 %), die Halbwertzeit liegt bei normaler Nierenfunktion bei etwa zwei bis drei Stunden. Die Liquorkonzentration beträgt etwa 50 % der koinzidenten Plasmakonzentration. Die Bioverfügbarkeit nach oraler Gabe ist mit ca. 20 % relativ gering (de Miranda und Blum 1983). Da Aciclovir seine Wirkung weitgehend spezifisch in infizierten Zellen entfaltet, hat es verhältnismäßig geringe Nebenwirkungen. Gelegentlich zeigen sich kurzfristige Anstiege von Harnstoff und Kreatinin (5–25 %), in Einzelfällen werden aber auch ausgeprägte Nierenfunktionsstörungen bis zum akuten Nierenversagen beobachtet.

** Antiretroviral wirksame Substanzen werden im **Kap. F 10** »HIV-Infektionen und AIDS« besprochen.

Bei vorbestehender Niereninsuffizienz ist eine Dosisanpassung erforderlich (**Tab. F 8.5**; Fachinfo). Reversible neurologische Störungen wie Verwirrtheit, Tremor oder epileptische Anfälle sind insbesondere bei Patienten mit Zustand nach Knochenmarktransplantation beobachtet worden (ca. 4 %). Die Effektivität von Aciclovir in der Behandlung der Herpes-simplex-Enzephalitis wurde eindrucksvoll belegt (OBrien und Campoli-Richards 1989; Whitley 1988). In einer prospektiven, doppelblind randomisierten Multicenter-Studie konnte die Letalität auf 19 % gesenkt werden (Skoldenberg et al. 1984). Etwa 50 % der Patienten sind nach Ablauf eines halben Jahres in der Lage, wieder zu ihrem Alltagsleben zurückzukehren. Andererseits bedeutet dies, dass alltagrelevante neurologische Residualsymptome in fast der Hälfte der Fälle zu erwarten sind (Whitley et al. 1986). Zur Therapie der *Herpesenzephalitis* wird die intravenöse Gabe von 10 mg pro kg Körpergewicht Aciclovir in achtstündigen Intervallen über einen Zeitraum von 14 Tagen empfohlen. Bei Patienten mit Immundefizit oder mit unzureichendem Ansprechen auf die Therapie können höhere Dosierungen und eine längere Therapiedauer erforderlich sein. *Famciclovir, Brivudin* und *Valaciclovir* sind zur Frühbehandlung des Herpes zoster bei immunkompetenten Patienten zugelassen. Famciclovir (Famvir®) ist ein synthetisches Guaninderivat, das rasch metabolisiert wird zu Penciclovir. Der Wirkmechanismus von Penciclovir ist mit dem des Aciclovir vergleichbar. Wie Aciclovir muss Penciclovir durch eine virale Thymidinkinase phosphorylieren. Das Wirkungs- und Nebenwirkungsprofil entspricht dem des Aciclovir. Famciclovir verkürzt die Dauer der postherpetischen Neuralgie und ist auch in der Behandlung des rekurrenten Herpes genitalis effektiv (Perry und Wagstaff 1995; Tyring et al. 1995).

*Valaciclovir* (Valtrex®) weist aufgrund besserer gastrointestinaler Resorption eine drei- bis fünf-mal höhere Bioverfügbarkeit auf als Aciclovir und wird im Körper rasch in Aciclovir umgewandelt. Nach pharmakokinetischen Untersuchungen führt die Gabe von $2 \times 2\,000$ mg Valaciclovir/Tag zu vergleichbaren Serumkonzentrationskurven wie die intravenöse Gabe von $3 \times 10$ mg/kg Aciclovir/Tag, $2 \times 1\,000$ mg

**Tab. F 8.5:** Charakterisierung antiviraler Substanzen

| Wirkstoff (Handelsname) | Empfindliche Erreger | Dosis | Häufigste Nebenwirkungen |
|---|---|---|---|
| Aciclovir | HSV, VZV | 3 × 10 mg/kg/die i. v. über 1 Stunde | Übelkeit und Erbrechen, Absinken hämatologischer Parameter (Anämie, Thrombozytopenie, Leukozytopenie), reversible Bilirubin und Leberenzym-Anstiege, Niereninsuffizienz (auf ausreichende Flüssigkeitszufuhr achten) |
| Brivudin (Zostex®) | VZV | 1 × 125 mg/die p. o. über 7 Tage, Therapiebeginn mögl. Innerhalb von 72 Std. nach Auftreten der ersten Effloreszenzen | Übelkeit, BB-Veränderungen, Appetitlosigkeit, Insomnie, Kopfschmerzen, Schwindel |
| Cidofovir (Vistide®) | CMV, in vitro Aktivität gegen JC-Virus | 5 mg/kg/die i. v. einmal pro Woche für 2 Wochen, danach 5 mg/kg i. v. alle 2 Wochen | Neutropenie, Übelkeit, Alopezie, Proteinurie, Kreatinin-Anstieg (prophylaktische Gabe von Probenecid: 2 g 3 h vor und 1 g 2 h und 8 h nach Infusion), Uveitis, Senkung des Augeninnendrucks |
| Famciclovir (Famvir®) | HSV, VZV | 2–3 × 125–250 mg/die p. o. (bei Immunsuppression: 2 × 500 mg) über 5–7 Tage | Kreatinin-Anstieg, Kopfschmerzen, Übelkeit, bei älteren Patienten: Konfusion, Somnolenz, Desorientierung, Wahnvorstellungen |
| Foscarnet (Foscavir®) | CMV, HSV | 2 × 90 mg/kg/die i. v. über je 1–2 h für 14–21 d über ZVK Erhaltungsdosis: 1 × 90–120 mg/kg/die i. v. | Nierenfunktionsstörung, in seltenen Fällen akutes Nierenversagen, Anstieg von Leberenzymen, Übelkeit, Durchfall, BB-Veränderungen, Elektrolytstörungen, Parästhesien, Tremor, Ataxie, Neuropathie, Hypästhesie, Psychosen, Überaktivität, aggressive Reaktionen, Krampfanfälle, vereinzelt ventrikuläre Herzrhythmusstörungen (mit Torsades de pointes, Asystolie), Geschwüre am Penis und an der Scheide möglich |
| Gancyclovir (Cymeven®) | CMV | 2 × täglich einstündige Tropfinfusion von 5 mg Gancyclovir/kg KG in 12-stündlichem Abstand für die Dauer von 14–21 Tagen Erhaltungstherapie: 1 × tgl. einstündige Infusion von 5 mg/kg KG | Knochenmarkdepression, Fieber, Sepsis, Diarrhoe, Übelkeit, Schüttelfrost, multipl. Organversagen, Azidose, Krämpfe, Schwindel, Synkope, Bewusstseinsstörungen Pruritus, Urtikaria, Konjunktivitis, Retinitis, u. v. a. |
| Oseltamivir (Tamiflu®) | Influenza-A-Virus | 2 × 75 mg/die p. o. über 5 Tage | Übelkeit, Magenschmerzen |
| Pleconaril (Picovir®, in Deutschland nicht erhältlich) | Enteroviren, Rhinoviren | 3 × 200–800 mg/die p. o. | Keine relevanten |
| Valaciclovir (Valtrex®) | HSV, VZV | 2–3 × 0,5–1 g/die p. o. | Kopfschmerzen, Übelkeit, allergische Reaktionen, Blutbild-, Leberwertveränderungen |
| Valgancyclovir (Valcyte®) | CMV | 2 × 900 mg/die p. o. für 21 Tage. Erhaltungstherapie: 1 × 900 mg/die | Myelotoxizität, Gastrointestinale Nebenwirkungen. Selten: Aseptische Meningitis |
| Zanamivir (Relenza®) | Influenza-A- und B-Virus | 2 × täglich 2 Inhalationen à 5 mg/die über 5 Tage | Bronchospasmus |

Valaciclovir/Tag entsprechen 3 × 5 mg/kg Aciclovir i. v./die, 2 × 250 mg Valaciclovir/die entsprechen der oralen Gabe von 5 × 800 mg Aciclovir.

*Brivudin* (Zostex®) ist kein neues Virostatikum. Das Nukleosidanalogon wurde bereits in den siebziger Jahren in der damaligen DDR und in England synthetisiert und bis zum Jahr 2000 unter dem Handelsnamen Helpin® zur Therapie von Herpes-simplex-Infektionen angeboten. Ähnlich wie Aciclovir oder andere Nukleoside muss die Substanz erst zum Triphosphat umgewandelt werden, bevor es durch Hemmung der DNA-Polymerase seine Hemmwirkung gegen Herpesviren entfalten kann. Im direkten Vergleich mit den anderen Virostatika, die zur Zostertherapie angeboten werden, besitzt es in vitro eine mehr als 100fach höhere antivirale Aktivität als Aciclovir oder Famciclovir. Gleichzeitige Medikation mit 5-Flurouracil und anderen Antimetaboliten sind kontraindiziert. Weiterhin führt Brivudin zu einer Verdrängung von Medikamenten mit hoher Plasmaeiweißbindung. Gegebenenfalls sollten daher Blutspiegelkontrollen und Dosisanpassungen erfolgen. Immunkompetente Erwachsene sollen 1 × täglich 125 mg, Kinder und Jugendliche 1 × täglich 2 mg/kg KG (max. 1 × 125 mg/Tag) Brivudin erhalten.

*Vidarabin* (Adenin-Arabinosid) zeigt primär Wirksamkeit gegen HSV-1, HSV-2 und VZV. Heute ist es weitgehend durch Aciclovir verdrängt worden (Whitley et al. 1986; Skoldenberg et al. 1984). In Einzelfällen kommt es noch zum Einsatz bei Enzephalitiden mit Aciclovir-resistenten Herpes-simplex-Viren. Vidarabin wird in vivo relativ rasch zu weniger aktiven Metaboliten abgebaut. Seine Halbwertzeit beträgt ungefähr 3 bis 4 Stunden, ca. 60 %

der Substanz werden über die Nieren ausgeschieden. Bei Niereninsuffizienz ist deshalb eine Dosisanpassung erforderlich. Da Vidarabin nur wenig löslich ist, werden relativ große Volumina zur intravenösen Therapie benötigt (15 mg/kg/die als 12-Stunden-Infusion). Die Liquorkonzentrationen erreichen ca. 30–50 % der Serumkonzentrationen. Als Nebenwirkungen werden Übelkeit, Diarrhö und Erbrechen beobachtet, bei höheren Dosierungen (20 mg/kg/die) können Tremor, Ataxie, Psychosen und epileptische Anfälle ausgelöst werden.

*Gancyclovir* (Cymeven®) ist ebenso wie Aciclovir ein Desoxyguanosinanalogon und zeigt Effektivität gegen Viren der Herpesgruppe und andere DNA-Viren. Gancyclovir ist das Medikament der Wahl zur Behandlung schwerer CMV-Infektionen sowohl bei immunkompetenten als auch immunkompromittierten Patienten (z. B. nach Knochenmarktransplantation, Organtransplantation oder bei AIDS) (Faulds und Heel 1990; Cohen et al. 1993; Dieterich et al. 1993; Vaziri et al. 2014). Wesentliche Nebenwirkung ist die Knochenmarksuppression mit Neutropenie (< 1 000 Zellen/mm$^3$ in 40 % d. F.) und Thrombozytopenie (< 50 000 Thrombozyten/mm$^3$ in 20 % d. F.). Neurologische Nebenwirkungen umfassen Kopfschmerzen, Verwirrtheit, Halluzinationen, Psychosen und Krampfanfälle. Bei persistierender Immunschwäche ist eine Dauertherapie erforderlich.

*Valgancyclovir* (Valcyte®) ist der L-Valinylester von Gancyclovir. Während Gancyclovir infundiert werden muss, wird Valgancyclovir nach oraler Verabreichung gut resorbiert und verfügt über eine hohe Bioverfügbarkeit. Nach Resorption wird Valgancyclovir zum eigentlich wirksamen Gancyclovir umgewandelt. Valgancyclovir wird zur Behandlung der CMV-Retinitis bei HIV Patienten verwendet. Es wird auch zur Prophylaxe systemischer CMV-Infektionen nach Organtransplantation eingesetzt (Vaziri et al. 2014). Valgancyclovir weist als Prodrug des Gancyclovir die gleichen Wirkungen und Nebenwirkungen wie dieses auf. Es wird über Neutropenie bis hin zur Agranulozytose, Anämie, Thrombozytopenie, Durchfall, Erbrechen, Bauchschmerzen, Kopfschmerz, Neuropathien und Leberzellschäden berichtet.

Das Virostatikum *Foscarnet* (Foscavir®) ist ein Pyrophosphatanalogon, das die DNA-Polymerasen von HSV-1, HSV-2, CMV, EBV und VZV inhibiert und relativ gute Liquorgängigkeit besitzt (Hengge et al. 1993). Bei HIV-Patienten mit CMV-Retinitis wird Foscarnet mit vergleichbarem Erfolg wie Gancyclovir eingesetzt (Ansprechrate 60–90 %). Bei HIV-assoziierter CMV-Retinitis ist immer eine Dauerbehandlung erforderlich. Foscarnet kann ebenfalls in der Behandlung Aciclovir-resistenter HSV-, VZV-Stämme und HHV-6-Infektionen eingesetzt werden, die insbesondere nach Organtransplantation zur interstitiellen Pneumonie aber auch zur Enzephalitis führen können. Ähnlich wie CMV ist HHV-6 weitgehend resistent gegenüber Aciclovir, aber empfindlich gegen Gancyclovir und Foscarnet (Singh und Carrigan 1996). Hauptnebenwirkung von Foscarnet ist die Nephrotoxizität, die bis zum akuten Nierenversagen führen kann. Adäquate Hydratation ist deshalb ein wesentlicher Bestandteil der Foscarnettherapie und reduziert signifikant die nephrotoxischen Nebenwirkungen. Auf Elektrolytverschiebungen muss besonders geachtet werden, insbesondere auf Hypo- und Hyperkalzämien, Hypo- und Hyperphosphatämien und Hypokaliämien. Bei etwa 10 % der Patienten ist mit neurologischen Nebenwirkungen zu rechnen, wie Kopfschmerz, Tremor, Krampfanfälle und Bewusstseinsstörungen.

*Cidofovir* (Vistide®) ist ein Nukleosidanalogon von Deoxycytidin (dCTP), das den Einbau von dCTP in die virale DNA inhibiert. Die Substanz wird in der Behandlung HIV-assoziierter CMV-Infektionen eingesetzt, insbesondere bei CMV-Retinitis. Über die Effektivität von Cidofovir bei ZNS-Infektionen mit CMV liegen insgesamt noch keine ausreichenden Daten vor. Es sollte deshalb derzeit noch den Patienten vorbehalten bleiben, die auf Gancyclovir und Foscarnet unzureichend angesprochen haben. Darüber hinaus gibt es Studien zur Behandlung der JC-Virus-bedingten progressiven multifokalen Leukoenzephalopathie, die jedoch widersprüchliche Ergebnisse gezeigt haben (De Luca et al. 2001; Marra et al. 2002). Die übliche Dosis beträgt 5 mg/kg i. v. (einstündige Infusionszeit) mit einmal wöchentlicher Gabe in den ersten zwei Wochen sowie anschließender Erhaltungstherapie mit 5 mg/kg i. v. jede zweite Woche. Auf ausreichende Hydratation ist zu achten, es werden vor jeder Gabe 1 000 ml 0,9 % Kochsalzlösung infundiert, gefolgt von weiteren 1 000 ml direkt nach der Medikamentengabe. Probenecid sollte drei Stunden vor jeder Cidofovir-Infusion gegeben werden (2 g), sowie nach 2 und 8 Stunden nach der Infusion (jeweils 1 g). Cidofovir zeigt ebenfalls eine signifikante dosisabhängige Nephrotoxizität, sodass eine Dosisanpassung bei Nierenfunktionsstörungen erforderlich ist. Es sind sorgfältige Laborkontollen u. a. von Kreatinin und Proteinausscheidung durchzuführen. Weitere Nebenwirkungen ergeben sich aus der Hämatotoxizität (Neutropenie, Thrombozytopenie und Anämie; 10–20 %) und möglichen ophthalmologischen Komplikationen (Iritis, Absinken des intraokulären Drucks). Deshalb ist neben entsprechenden Laborkontrollen auch eine regelmäßige augenärztliche Vorstellung erforderlich. Darüber hinaus können gastrointestinale Nebenwirkungen, allergische Reaktionen, Haarausfall, Respirations- und neuromuskuläre Störungen (Schwäche) auftreten sowie Parästhesien.

*Amantadin* und *Rimantadin*: Diese trizyklischen Amine hemmen die Replikation von Influenza A-Virus durch eine Suppression des Virus-Uncoating. Beide Substanzen können sowohl in der Therapie als auch in der Prophylaxe gegen Influenza A eingesetzt werden. Bei saisonaler sechswöchiger Gabe von 100–200 mg Amantadin oder Rimantadin pro Tag wird eine 75 %-ige Prävention gegen Influenza A-Infektion erreicht. Sowohl Amantadin als auch Rimantadin können den Verlauf einer Influenza A-Infektion abschwächen, wenn sie binnen 24–48 Stunden nach Symptombeginn gegeben werden (Little et al. 1978; Kubar et al. 1989).

Zanamivir und Oseltamivir sind für die Behandlung der Influenza zugelassen. *Zanamivir (Relenza®)* ist ein Inhibitor der Neuroaminidase. Die Neuroaminidase wird vom Virus benötigt, um von infizierten Zellen zu gesunden Zellen zu wechseln. Zanamivir hemmt die Ausbreitung von Influenzavirus Typ A und B im Körper. Dadurch vermindert es die Symptome und die Dauer der Erkrankung. Die Behandlung sollte so früh wie möglich beginnen – innerhalb 48 Stunden nach Einsetzen der Symptome. Die empfohlene Dosis beträgt zweimal täglich zwei Inhalationen über fünf Tage. Dies entspricht einer Gesamttagesdosis von 20 mg.

*Oseltamivir (Tamiflu®)* ist ebenfalls ein Neuroaminidase-Inhibitor. Der wichtigste Unterschied zu Zanamivir, das inhaliert wird, ist die perorale Applikationsweise von Oseltamivir. Einzelfallberichte weisen darauf hin, dass Oseltamivir auch eine Wirksamkeit in der Behandlung der durch das Influenza Typ B-Virus bedingten Enzephalitis haben könnte (↔, C) (Straumanis et al. 2002).

*Pleconaril* (Picovir, WIN 63 843) ist ein in Deutschland nicht erhältliches Virostatikum mit Wirksamkeit gegen Enteroviren und Rhinoviren. Es ist ein oral applizierbarer Kapsidblocker, der mit dem Kapsid von Rhinoviren und Enteroviren interagiert. Die Kapsidstruktur verändert sich durch Pleconaril und es kommt zum Uncoating und zur Freisetzung der viralen RNA in das Zytoplasma, wo die Replikation der Viren erfolgt. Fallberichte legen nahe, dass Pleconaril in der Behandlung von Entervirus-bedingten Meningitiden und Enzephalitiden sinnvoll sein könnte (Rotbart et al. 2001; Utzig et al. 2003). Die erste kontrollierte Studie zur Behandlung von Enterovirus Meningitiden mit Pleconaril bei Säuglingen verlief hinsichtlich der Effektivität jedoch negativ (Abzug et al. 2003).

*Interferone* sind Glykoproteine, die neben antiproliferativen und immunmodulierenden Effekten auch antivirale Eigenschaften besitzen. Endogene Interferone werden in der Frühphase viraler Infektionen produziert und ausgeschüttet. Sie binden an spezifische Zellrezeptoren und initiieren dadurch die Produktion antiviraler Proteine. Nach spezifischer Stimulation (z. B. viral) können verschiedene natürliche Interferone (Humaninterferon-Alpha, -Beta und -Gamma) von Leukozyten, Fibroblasten und T-Lymphozytenkulturen isoliert werden. Alle drei Klassen menschlicher Interferone stehen heute in rekombinant synthetisierter Form als Arzneimittel zur Verfügung.

In-vitro-Testungen haben ergeben, dass Beta-Interferon die Replikation von über 100 verschiedenen Virusarten hemmt. Kontrollierte Studien zur klinischen antiviralen Effektivität bei ZNS-Infektionen liegen bislang noch nicht vor. In anekdotischen Berichten wurde Beta-Interferon ein positiver Effekt in der Therapie schwerer Herpes-simplex-Enzephalitiden zugeschrieben. Retrospektive Studien deuten auf eine mögliche Wirksamkeit in der Behandlung der SSPE hin (Anlar et al. 2004). Kontrollierte klinische Studien zur Indikation und Effektivität dieser Therapie existieren nicht. Möglicherweise begrenzen auch die relativ niedrigen Liquorkonzentrationen von Beta-Interferon (2–3 % der Serumkonzentration) den therapeutischen Wert bei viralen ZNS-Infektionen. Alpha-Interferon ist in einer kontrollierten Studie ohne Erfolg bei der Japan Enzephalitis eingesetzt worden (Solomon et al. 2003). Gleiches gilt für die intraventrikuläre Gabe von Alpha-Interferon bei der SSPE (Gascon et al. 2003).

Neue, teilweise vielversprechende antivirale Substanzen sind noch in der Prüfung.

Favipiravir inhibiert dabei selektiv die RNA-abhängige RNA Polymerase von Influenza-Viren (Furuta et al. 2013). Es besitzt darüber eine Wirksamkeit gegen Influenzaviren, speziell auch gegen H1N1- und H5N1-Viren. Mittlerweile ist eine Phase III-Studie in Japan beendet, zwei Phase II-Studien laufen in den USA. Favipiravir ist in Japan in Form von Tabletten bereits zugelassen (Avigan®). Zudem hat Favipravir zumindest im Tiermodell und in vitro eine Wirksamkeit auch gegen andere RNA Viren, u. a. gegen die Flaviviren West-Nil-Virus und Gelbfieber-Virus. Während der Ebola-Epidemie wurde es ohne Zulassung gegen Ebola-Viren wohl mit wechselndem Erfolg angewendet.

Cyclopropavir ist ein neues Guanosin Nukleosid Analogum mit einer Wirksamkeit gegen CMV (Chou et al. 2012). Dabei hat es eine 10-fach höhere Aktivität gegen CMV als das Standardmedikament Gancyclovir. Die Phase I-Studie ist allerdings gerade erst beendet worden, sodass eine mögliche Zulassung noch in weiter Ferne ist.

Brincidofovir (CMX001) ist eine Weiterentwicklung des Cidofovir mit einer geringeren Nephrotoxizität, oraler Applikationsmöglichkeit und einer wohl auch besseren Wirksamkeit gegen DNA Viren. Momentan ist es v. a. in der Prüfung bei Patienten mit peripherer Blutstammzelltransplantation oder Knochenmarkstransplantation zur Vermeidung von CMV-Infektionen, aber auch von Infektionen durch andere DNA-Viren. Eine kürzlich hochrangig publizierte Studie konnte nachweisen, dass mit Brincidofovir behandelte Patienten eine geringere Anzahl von CMV-Infektionen nach Stammzelltransplantation hatten (Marty et al. 2013). Brincidofovir wurde während der Ebolafieber-Epidemie 2014 wie Favipiravir ohne Arzneimittelzulassung an Menschen mit unbekanntem Erfolg eingesetzt.

### F 8.4.3 Allgemeine Maßnahmen

Die Kenntnis der primären und sekundären Komplikationen viraler ZNS-Infektionen ist wichtig, um prophylaktische und therapeutische Maßnahmen möglichst früh und adäquat einzuleiten. Zu den primären Komplikationen zählen verschiedene Arten von *Ventilationsstörungen*. Zur Erkennung und frühzeitigen Behandlung werden die Atmungsparameter engmaschig kontrolliert. Eine Hypokapnie ist wegen der möglichen Induktion epileptischer Anfälle zu vermeiden, sofern keine Hirndrucktherapie erforderlich ist. *Erhöhter intrakranieller Druck* ist die Folge eines zytotoxischen Hirnödems und kann zur Massenverlagerung mit z. B. transtentorieller Einklemmung führen. Die spezielle Behandlung wird im Anschluss dargestellt. *Epileptische Anfälle* sind eine häufige Komplikation viraler Enzephalitiden. Der Wert einer prophylaktischen antiepileptischen Therapie ist nicht geklärt.

*Intrakranielle Druckerhöhung*: Die Behandlung des erhöhten intrakraniellen Druckes umfasst eine adäquate Lagerung des Patienten (30° Oberkörperhochlagerung), Vermeiden einer Kopfrotation oder Anteflexion (Jugularvenenkompression), Intubation und, wenn erforderlich, kurzfristige Hyperventilation (Zielwert $pCO_2$ zwischen 25 und 30 mm Hg), Flüssigkeitsrestriktion, wenn erforderlich Osmotherapie (z. B. Mannitol 20 %, 125 ml in 10–20 Minuten bis zu 6 × täglich; vgl. a. **Kap. G 2**). In Einzelfällen kann bei einer viralen Enzephalitis eine Hemikraniektomie indiziert sein.

Da durch die Gabe von Kortikosteroiden keine relevante Reduzierung eines zytotoxischen Hirnödems erreicht wird, andererseits durch Immunsuppression die Ausbreitung der Virusinfektion gefördert werden kann, ist die Gabe von Kortikosteroiden bei viraler ZNS-Infektion derzeit nicht zu empfehlen. Die Wirksamkeit und Sicherheit wird prospektiv in der laufenden GACHE Studie geklärt (Martinez-Torres et al. 2008).

## F 8.5 Pragmatische Therapie

### F 8.5.1 Herpes-simplex-Enzephalitis

Die erfolgreiche Behandlung der Herpes-simplex-Enzephalitis ist abhängig von früher Diagnosestellung und gezielter Therapie (Hinson und Tyor 2001; Whitley und Gnann 2002). Lässt die klinische Konstellation an eine mögliche Herpesenzephalitis denken, muss eine empirische Therapie mit Aciclovir begonnen werden (**Kasten F 8.2**).

Dies ergibt sich aus der relativ guten Verträglichkeit von Aciclovir und den erheblichen Konsequenzen eines verspäteten Behandlungsbeginns bei dieser schweren nekrotisierenden Enzephalitis. Der Verdacht gründet sich auf eine variable Kombination folgender klinischer und zusatzdiagnostischer Befunde:

Grippeähnliches Prodromalstadium (Kopfschmerzen, hohes Fieber), danach gelegentlich kurzzeitige Besserung, Wernicke-Aphasie bei Befall der dominanten Hemisphäre plus Hemiparese, Wesensänderung mit kurzen psychotischen Episoden (Verwirrtheit, psychotische Situationsverkennung, Geruchshalluzinationen), Krampfanfälle (komplexfokal beginnend mit sekundärer Generalisation), quantitative Bewusstseinstrübung bis hin zum Koma. Im Liquor findet sich eine lymphozytäre Pleozytose (5–350 µl; initial normale Liquorzellzahl bei 5 %), mäßige bis deutliche Eiweißerhöhung und ein leichter Anstieg des Laktats (max. 4,0 mmol/l).

**Kasten F 8.2:** Therapieschema

1. Aciclovir 10 mg/kg KG 8-stündlich über 14 Tage als i. v. Infusion in 100–500 ml physiologischer Kochsalzlösung (Infusionsdauer mindestens eine Stunde). Bei Niereninsuffizienz muss eine Dosisreduktion erfolgen (**Tab. F 8.5**; siehe Fachinfo) (↑↑, A).
2. Bei Aciclovirallergie bzw. bei aciclovirresistenten HSV-Stämmen kann Foscarnet (Foscarvir®) in einer Dosierung von alle 12 Stunden 90 mg/kg KG (alternativ alle 8 Stunden 60 mg/kg KG) als einstündige Infusion über 2–3 Wochen verabreicht werden (Hinson und Tyor 2001). (↔, C)
3. Obwohl mit oralem Valaciclovir (Valtrex®) Serumspiegel erreicht werden können, die mit denen mit intravenösem Aciclovir vergleichbar sind, ist die Effektivität oraler Anti-Herpes-Virostatika bei Herpesenzephalitis bislang nicht bekannt. Sie sollten deshalb primär nicht eingesetzt werden (↔, C).

Das CCT ist innerhalb der ersten 2–4 Tage nach Beginn der neurologischen Symptomatik in der Regel ohne Auffälligkeiten. In der Folge finden sich temporo- und frontobasale Hypodensitäten und eine Beteiligung des G. cinguli. Sensitiver und schneller ist das MRT mit hyperintensen Läsionen frontotemporal im T2-gewichteten Bild und in der FLAIR-Wichtung innerhalb von zwei Tagen nach Beginn der Symptomatik. Zudem zeigt die diffusionsgewichtete Aufnahme zumeist bereits innerhalb der ersten 24 Stunden eine Diffusionsstörung frontotemporal (Maschke et al. 2004). Temporal betonte steile Abläufe im EEG unterstützen die Diagnose, sind jedoch unspezifisch. Die HSV-PCR im Liquor sichert die Diagnose bereits in frühen Stadien der Herpesenzephalitis (Sensitivität 95 %, Spezifität 100 %); sie ist heute der sensitivste und spezifischste diagnostische Test. Die PCR wird bereits kurz nach Auftreten der ersten Symptome positiv und bleibt in der Regel für ein bis zwei Wochen positiv. In den ersten 24 Stunden sind jedoch falsch negative Befunde möglich, sodass bei dringendem Verdacht auf eine Herpesenzephalitis und negativer PCR die Lumbalpunktion innerhalb der ersten drei Tage nach Beginn der Symptome wiederholt werden muss. Im Verlauf wird die PCR unter Therapie dann wieder negativ. Die Resultate sollten innerhalb von 24 Stunden nach Eintreffen des Liquors im Labor vorliegen, – allerdings dennoch zu spät, um mit der Therapieentscheidung darauf zu warten. Antikörper gegen das Herpesvirus im Liquor sind ab etwa dem Ende der zweiten Woche nachweisbar.

Die Indikation zur probatorischen Therapie mit Aciclovir ist gegeben, wenn eine charakteristische klinische Symptomatik auf eine Virusenzephalitis hinweist. Zudem sollte antibiotisch behandelt werden, bis ein sicherer Erregernachweis erfolgt ist, z. B. mit Ceftriaxon mit einer Dosis bis zu 4 g pro Tag intravenös (100 mg/kg KG).

Neuere Studien weisen darauf hin, dass eine Herpesenzephalitis eine Produktion von NMDA-Rezeptor Antikörpern triggern kann. Dadurch kann es nach initialer Besserung der Symptome unter Therapie mit Aciclovir zu einer Verschlechterung der bestehenden oder neuen neurologischen Symptome kommen. Die autoimmunvermittelte Enzephalitis ist durch Kortikosteroide behandelbar (Armangue et al. 2014).

#### F 8.5.1.1 Herpes-simplex-Meningitis

Es gibt keine kontrollierten Untersuchungen zur Effektivität von Aciclovir und anderen Anti-Herpes-Virostatika in der Behandlung der primären oder rezidivierenden Herpes-simplex-Meningitis. Patienten mit akuter Erkrankung oder ausgeprägter Symptomatik sollten Aciclovir 3 × 5–10 mg/kg KG i. v. /Tag erhalten (↔, C). Patienten mit geringer Symptomatik können orale Anti-Herpes-Virostatika z. B. Aciclovir in einer Dosierung von 5 × 800 mg/Tag, Famciclovir (Famir®) 3 × 250 mg/Tag oder Valaciclovir (Valtrex®) 3 × 1 000 mg/Tag (↔, C) erhalten. Bei Patienten mit rekurrierenden Herpes-simplex-Meningitiden kann die orale Gabe von Aciclovir 2 × 400 mg/Tag, Famciclovir (Famvir®) 2 × 250 mg/Tag oder Valaciclovir (Valtrex®)

2 × 500 mg/Tag möglicherweise zu milderen und weniger häufigen Episoden führen (↔, C).

### F 8.5.2 Herpes-zoster-Myelitis und -Enzephalitis

Die Behandlung von Zoster-Infektionen des ZNS entspricht der der Herpes-simplex-Enzephalitis. In der Frühbehandlung des lokalen Herpes zoster erweitern die Substanzen Famciclovir (Famvir®), Brividin (Zostex®) und Valaciclovir (Valtrex®) das therapeutische Spektrum (**Kap. F 8.4.2**).

### F 8.5.3 CMV-Infektionen

50–60 % der Erwachsenen auf dem europäischen Festland sind CMV-seropositiv. Während CMV bei immunkompetenten Erwachsenen nur selten zu neurologischen Komplikationen führt (aber dennoch in die Differenzialdiagnose mit einbezogen werden muss), ist es ein wichtiger Erreger von ZNS-Infektionen bei immunkompromittierten Patienten, etwa nach Knochenmark- oder Organtransplantationen und bei fortgeschrittener HIV-Infektion. CMV kann bei diesen Patienten schwere Enzephalitiden, Myelitiden und Radikulomyelitiden hervorrufen (Maschke et al. 2002). Teilweise kommt es als Hinweis auf eine Ventrikuloenzephalitis zu einer subependymalen Kontrastmittelanreicherung um die Seitenventrikel herum, was zwar nicht pathognomonisch aber relativ typisch für eine CMV-Infektion des ZNS ist. Der Befall des zentralen Nervensystems kann mit oder ohne Zeichen des systemischen Befalls (z. B. CMV-Retinitis, -Colitis oder Pneumonie) einhergehen. Randomisierte Untersuchungen zur therapeutischen Wirksamkeit der unten genannten Substanzen bei ZNS-Infektionen mit CMV liegen nicht vor (↔, C).

**Akuttherapie**
Gancyclovir (Cymeven®) 5 mg/kg KG alle 12 Stunden i. v. oder
Foscarnet (Foscavir®) 60 mg/kg KG 8-stündlich oder 90 mg/kg KG alle 12 Stunden i. v. (↑, A)

**Erhaltungstherapie**
Gancyclovir (Cymeven®) 5 mg/kg KG/Tag oder
Foscarnet (Foscavir®) 90–120 mg/kg KG/Tag i. v.

Als mögliche Alternative kann bei therapieresistenten Fällen die kombinierte Gabe von Gancyclovir (Cymeven®) und Foscarnet (Foscavir®) oder die Gabe von Cidofovir (Vistide®) versucht werden (↔, C).

### F 8.5.4 EBV-Enzephalitis

EBV-Infektionen mit zerebraler Beteiligung nehmen meist einen leichten Verlauf. Insbesondere bei Kindern und immunkompromittierten Patienten werden aber auch schwere Krankheitsbilder beobachtet. Kontrollierte Therapiestudien zur EBV-Enzephalitis liegen nicht vor (↔, C). Therapeutisch steht neben Aciclovir in therapieresistenten Fällen alternativ auch Gancyclovir (Cymeven®) zur Verfügung. Bei Erwachsenen mit positiver EBV-PCR im Liquor und unklaren raumfordernden Veränderungen im MRT muss insbesondere bei HIV-Patienten an ein primäres Lymphom des ZNS gedacht werden.

### F 8.5.5 Frühsommer-Meningoenzephalitis (FSME)

Die saisonale Aktivität von Zecken erstreckt sich von März bis Oktober. In dieser Zeit wird auch die FSME übertragen. Die Inkubationszeit nach FSME-Exposition beträgt sieben bis 14, selten bis 28 Tage. Die Übertragung des Flavivirus auf den Menschen durch Trinken nichtpasteurisierter Milch von Haustieren (Kuh, Ziege, Schaf) ist möglich, aber selten, und hat untergeordnete Bedeutung (primäres Erregerreservoir: Kleinsäugerpopulationen wie Mäuse, Vögel, Rehe und Rotwild). Da das Virus nicht von Mensch zu Mensch übertragen wird, ist eine gesonderte Unterbringung von erkrankten Personen nicht erforderlich. Auch Maßnahmen für Kontaktpersonen, z. B. klinische Untersuchungen oder Impfungen, sind nicht notwendig. Wichtig ist jedoch eine genaue Befragung der erkrankten Personen zum vermutlichen Ort und den Umständen der Infektion, um die Aussagen zu den Risikogebieten zu präzisieren und damit die Prävention optimieren zu können. Eine postexpositionelle Immunprophylaxe ist nicht möglich. Nicht jeder Stich einer infizierten Zecke führt zu einer Infektion. Nach erfolgter Infektion treten bei ca. 30 % der Infizierten Krankheitserscheinungen auf. Der Krankheitsverlauf der FSME ist biphasisch. Es kommt zunächst zu grippeähnlichen Symptomen mit mäßigem Fieber (in der Regel nicht über 38 °C), Kopfschmerzen, Erbrechen und Schwindelgefühl. Nach einem fieberfreien Intervall von etwa einer Woche (bis zu 20 Tagen) entsteht bei etwa 10 % der Infizierten eine Meningoenzephalitis mit Fieber, Erbrechen, meningealen Reizerscheinungen, vereinzeltem Auftreten von Stupor oder Koma. Vor allem bei älteren Patienten kann sich zusätzlich eine Myelitis entwickeln. In diesen Fällen besteht die Gefahr von bleibenden neurologischen Ausfällen, in der Regel in Form von Paresen, von Epilepsie oder lange andauernden Kopfschmerzen. Diese Symptome können oft Monate nach der Erkrankung persistieren. Häufig kommt es jedoch selbst nach schweren Verläufen zur völligen Heilung. Schwere Krankheitsverläufe werden fast nur bei Erwachsenen beobachtet. Bei 1–2 % der Erkrankten mit ZNS-Beteiligung führt die Erkrankung zum Tode. Zu beachten ist, dass die Letalität durch Infektionen mit dem Siberischen (Siberian) und Östlichem (Far-eastern) Subtyp mit 5–20 % deutlicher höher ist (Dobler et al. 2012). Die Therapie erfolgt symptomatisch. Eine spezifische antivirale Therapie ist nicht verfügbar.
Diagnostische Methode der Wahl ist der *FSME-Virus-spezifische IgM- und IgG-Nachweis* in Serum oder Liquor mittels des ELISA-Verfahrens. Diese Antikörper können mit Beginn der zweiten Krankheitsphase nachgewiesen werden. Bei Verläufen ohne eine klare Symptomatik des zentralen Nervensystems (Meningitis, Enzephalomyelitis, Myeli-

tis) gilt der alleinige IgM-Nachweis im Blut allerdings als unzureichend spezifisch, sodass empfohlen wird, den vierfachen Titeranstieg in zwei Serumproben nachzuweisen. Alternativ erhöht der simultane Nachweis des FSME-spezifischen IgM und IgG im Serum die Spezifität. Zu beachten ist jedoch, dass FSME-Impfungen über längere Zeit zu nachweisbaren Spiegeln von FSME-spezifischen IgM-Antikörpern führen können.
Da es keine spezifische Therapie für die FSME gibt, sind die *FSME-Schutzimpfung* und vorbeugendes Verhalten zur Verhinderung von Zeckenbissen, wie das Tragen von schützender heller Kleidung (auf dieser sind Zecken besonders gut sichtbar), Repellents und eine postexpositionelle »Zeckenkontrolle« angezeigt.
Bei der Indikation zur Schutzimpfung sollten Art, Ausmaß und Dauer der Gefährdung sowie Mobilität der Bewohner und Besucher der Risikogebiete in die Entscheidung mit eingebracht werden. Alle Personen, die in Risikogebieten wohnen und arbeiten und dabei ein Zeckenbissrisiko haben und Personen, die sich aus anderen Gründen in den Risikogebieten aufhalten und dabei gegenüber Zecken exponiert sind, sollten eine Schutzimpfung erhalten. Es gibt Impfstoffe für Erwachsene und Kinder. Für einen kompletten Impfschutz sind drei Impfungen erforderlich – eine Grundimmunisierung, bestehend aus zwei Teilimmunisierungen sowie einer Boosterung (Angaben des Herstellers beachten). Eine Auffrischimpfung ist nach drei Jahren erforderlich. Schon kurze Zeit nach der zweiten Teilimpfung besteht ein Infektionsschutz von ungefähr 90 %. Nach einem vollen Impfzyklus besteht ein 98–99 %-iger Schutz. Alle drei Jahre wird eine Auffrischungsimpfung empfohlen, um den Immunschutz nicht zu verlieren.

Das Robert Koch-Institut informiert auf seiner Homepage (www.rki.de) über die aktuellen Empfehlungen zur Impfung und über Endemiegebiete (Risikogebiete und Hochrisikogebiete). Neben Deutschland ist die FSME in mehreren europäischen Ländern eine wichtige Infektionskrankheit. Dazu gehören Österreich, Polen, Ungarn, Kroatien, Schweden, Finnland, die Slowakische Republik, Russland, Tschechische Republik, Litauen, Estland und Lettland. Vor einer Reise in die entsprechenden Länder, mit Aufenthalt in Risikogebieten und möglicher Exposition mit Zecken, sollte eine FSME-Schutzimpfung erfolgen (↔, C).

### F 8.5.6 Tollwut (Rabies, Lyssa)

Die Tollwutinfektion führt zu einer deletären Enzephalitis mit Schwerpunkt im Hirnstamm und den limbischen Strukturen (Hemachudha et al. 2002). In den wenigen Fällen, in denen die Enzephalitis überlebt wurde, ist eine Postexpositionsprophylaxe vor Auftreten neurologischer Symptome erfolgt oder es bestand eine Restimmunität durch vorherige Impfung. Insgesamt erkranken jedoch nur etwa 20 % der Personen, die mit Rabiesvirus Kontakt hatten und keine Behandlung (Immunisierung) erfahren.
Durch breit angelegte Impfprogramme konnten die Tollwutfälle in vielen Ländern drastisch reduziert werden. In Entwicklungsländern, z. T. aber auch noch in Osteuropa, ist heute noch häufiger mit Tollwutfällen zu rechnen. Weltweit sterben nach Angaben der WHO etwa 35 000 Menschen an Tollwut, etwa 7 Millionen Menschen werden postexpositionell behandelt (s. u.). Die höchsten Erkrankungszahlen gibt es in Südostasien, mit etwa 30 000 Todesfällen in Indien. In Europa finden sich die höchsten Erkrankungsraten in Russland und den Anrainerstaaten. Deutschland gilt nach den Kriterien der Weltorganisation für Tiergesundheit seit Ende September 2008 als »frei von klassischer Tollwut«, da seit dem letzten Nachweis des Tollwutvirus im Februar 2006 bei einem Fuchs im Kreis Mainz-Bingen kein Wildtier mehr in Deutschland mit dem Virus identifiziert wurde. Die Möglichkeit der Ansteckung durch Fledermäuse sollte jedoch weiterhin beachtet werden, auch wenn bislang in Europa nur wenige Fälle einer Erkrankung von Menschen durch Fledermaus-Tollwutviren dokumentiert wurden. Nach einer Bissverletzung durch eine Fledermaus ist die Gabe einer Postexpositionsprophylaxe (PEP) in jedem Fall erforderlich (RKI 2011).
Das Virus wird typischerweise durch den Biss eines infizierten Tieres durch Speichelkontakt übertragen, doch ist die Übertragung prinzipiell auch durch Speichelkontakt mit verletzter Haut und bei Schleimhautkontakt möglich sowie durch die Inhalation virushaltigen Aerosols. Das Virus vermehrt sich innerhalb der Inkubationszeit von etwa 3–8 Wochen (selten kürzer als neun Tage, in Einzelfällen bis zu einem und sogar mehreren Jahren) im Muskelgewebe im Bereich der Bissverletzung, bevor es in intramuskuläre Nervenendigungen eindringt und durch retrograden, axonalen Transport zum Rückenmark gelangt. Zu diesem Zeitpunkt erleben etwa 50 % der Patienten schmerzhafte Parästhesien, Brennen oder Jucken im Bereich der Eingangspforte (z. B. Bisswunde). Gleichzeitig können Allgemeinsymptome wie Kopfschmerz, Fieber und Abgeschlagenheit auftreten. Nach diesem Prodromalstadium entwickelt sich ein Psychosyndrom mit Unruhe und Logorrhö gefolgt von Hydro- und Aerophobie (50–90 %), Lähmungen (20 %) und epileptischen Anfällen (10 %). Schließlich führt die schwere Enzephalitis, die besonders hippocampale Strukturen betrifft, zum Koma und in nahezu 100 % d. F. innerhalb weniger Tage zum Tod. CT und MRT sind meist unauffällig, nur in Einzelfällen lassen sich Veränderungen im Hirnstamm und im hypothalamisch-hypophysären System nachweisen (Pleasure und Fischbein 2000). Die Behandlung erfolgt symptomatisch unter intensivmedizinischen Bedingungen (Kontrolle von Atmung, Kreislauf, ZNS-Symptomen). Wenn die Krankheit bereits ausgebrochen ist, so verlief sie in der Vergangenheit immer tödlich. Anfang 2005 wurde jedoch in den USA ein Fall berichtet, wo eine 15-jährige ungeimpfte Jugendliche die Erkrankung nach einer experimentellen virostatischen Behandlung und mehrwöchigen Intensivtherapie überlebt hat (Wisconsin-Protokoll).

Während der Inkubationszeit lässt sich der Nachweis der Infektion noch nicht führen. Der Verdacht auf das Vorliegen einer Tollwuterkrankung beim Menschen ergibt sich zunächst aus den klinischen Symptomen und einer gründlichen Anamnese. Diagnostisch ist zu Lebzeiten der Patienten ein *Antigen- bzw. Tollwutvirus-RNA-Nachweis* in Epithelzellen der Kornea, in Nackenhautbiopsien, im Speichel oder Liquor grundsätzlich möglich. Ebenso kann ein Virusnachweis über Zellkulturen angestrebt werden. Alle intravitam eingesetzten diagnostischen Verfahren erbringen jedoch nicht selten negative Resultate und stellen folglich keine Ausschlusskriterien dar. Die Bestätigung der klinischen Verdachtsdiagnose gelingt sicher erst post mortem. Der Nachweis von Negri-Einschlusskörperchen in Schnittpräparaten von Gehirngewebe kann eine ätiologische Zuordnung zur Tollwut bei Todesfällen unklarer Genese nach neurologischer Symptomatik erlauben. Zum Nachweis von Impftitern können Antikörper mit dem Neutralisationstest (RFFIT – rapid focus fluorescent inhibition test) nachgewiesen werden.

*Bei möglicher Tollwutexposition* wird die Prophylaxe und Behandlung entsprechend den Richtlinien der WHO umgehend durchgeführt, unabhängig vom Expositionsintervall. Neueste Informationen zur Tollwut mit Zugang zum Epidemiologischen Bulletin als PDF sind auf der Homepage des Robert Koch-Instituts erhältlich (www.rki.de). Die kontaminierte Wunde sollte postexpositionell sofort und ausgiebig mit Seifenlösung oder Wasser gereinigt (»Auswaschen des Erregers«) und mit Alkohol desinfiziert werden. Tiefe Bisswunden kann man mittels Kathetern spülen. Verätzung und Nähen der Wunde sollten nicht erfolgen. Neben der *aktiven und passiven Immunisierung* gegen Tollwut ist auch an die Tetanusprophylaxe zu denken. Das Impfschema richtet sich nach dem verwendeten Rabies-Vakzinetyp. Es wird z. B. an den Tagen 0, 3, 7, 14 und 28 intramuskulär, entsprechend den Empfehlungen der Impfstoffhersteller, der Impfstoff verabreicht. Rechtzeitig appliziert liegt die Schutzrate nach einer aktiven Immunisierung bei peripheren Verletzungen bei 100 %.

Bei der passiven Immunisierung mit Rabies-Immunglobulin werden 20 I. E. pro kg Körpergewicht gegeben, davon wird der Großteil der Dosis um die Wunde infiltriert, der Rest wird intramuskulär in die Glutealregion injiziert, gefolgt von einem vollständigen aktiven Immunisierungszyklus.

Routinemäßig gegen Tollwut geimpft werden sollten Tierärzte, Jäger, Forstpersonal und andere Personen, die Umgang mit Tieren in Gebieten mit Wildtollwut haben, sowie ähnliche Risikogruppen (z. B. Personen mit beruflichem oder sonstigem engen Kontakt zu Fledermäusen sowie Personal in Laboratorien mit Tollwutrisiko). Auch Reisende in Regionen mit hoher Tollwutgefährdung, z. B. durch streunende Hunde, sollten sich impfen lassen.

## Literatur


Abzug MJ, Cloud G, Bradley J, Sanchez PJ, Romero J, Powell D, Lepow M, Mani C, Capparelli EV, Blount S, Lakeman F, Whitley RJ, Kimberlin DW, National Institute of Allergy and Infectious Diseases Collaborative Antiviral Study Group. Double blind placebo-controlled trial of pleconaril in infants with enterovirus meningitis. Pediatr Infect Dis J 2003; 22: 335–341.

Amit R, Glick B, Itzchak Y, Dgani Y, Meyeir S. Acute severe combined demyelination. Childs Nerv Syst 1992; 8: 354–356.

Amlie-Lefond C, Kleinschmidt-DeMasters K, Mahalingam R, Davis LE, Gilden DH. The vasculopathy of varicella-zoster virus encephalitis. Ann Neurol 1995; 37: 784–790.

Anlar B, Aydin OF, Guven A, Sonmez FM, Kose G, Herguner O. Retrospective evaluation of interferon-beta treatment in subacute sclerosing panencephalitis. Clin Ther 2004; 26: 1890–1894.

Armangue T, Leypoldt F, Málaga I, Raspall-Chaure M, Marti I, Nichter C, Pugh J, Vicente-Rasoamalala M, Lafuente-Hidalgo M, Macaya A, Ke M, Titulaer MJ, Höftberger R, Sheriff H, Glaser C, Dalmau J. Herpes simplex virus encephalitis is a trigger of brain autoimmunity. Ann Neurol 2014; 75: 317–323.

Ashraf U, Ye J, Ruan X, Wan S, Zhu B, Cao S. Usutu virus: an emerging flavivirus in Europe. Viruses 2015; 7: 219–238.

Birnbaum T, Padovan CS, Sporer B, Rupprecht TA, Ausserer H, Jaeger G, Pfister HW. Severe meningoencephalitis caused by human herpesvirus 6 type B in an immunocompetent woman treated with ganciclovir. Clin Infect Dis 2005; 40: 887–889.

Casrouge A, Zhang SY, Eidenschenk C, Jouanguy E, Puel A, Yang K, Alcais A, Picard C, Mahfoufi N, Nicolas N, Lorenzo L, Plancoulaine S, Senechal B, Geissmann F, Tabeta K, Hoebe K, Du X, Miller RL, Heron B, Mignot C, de Villemeur TB, Lebon P, Dulac O, Rozenberg F, Beutler B, Tardieu M, Abel L, Casanova JL. Herpes simplex virus encephalitis in human UNC–93B deficiency. Science 2006; 314: 308–312.

Chan PK, Chik KW, To KF, Li CK, Shing MM, Ng KC, Yuen PM, Cheng AF. Case report: human herpesvirus 7 associated fatal encephalitis in a peripheral blood stem cell transplant recipient. J Med Virol 2002; 66: 493–496.

Charrel RN, Bichaud L, de Lamballerie X. Emergence of Toscana virus in the mediterranean area. World J Virol. 2012; 1: 135–141.

Chou S, Marousek G, Bowlin TL. Cyclopropavir susceptibility of cytomegalovirus DNA polymerase mutants selected after antiviral drug exposure. Antimicrob. Agents Chemother 2012; 56: 197–201.

Cinque P, Vago L, Brytting M, Castagna A, Accordini A, Sundqvist VA, Zanchetta N, Monforte AD, Wahren B, Lazzarin A et al. Cytomegalovirus infection of the central nervous system in patients with AIDS: diagnosis by DNA amplification from cerebrospinal fluid. J Infect Dis 1992; 166: 1408–1411.

Cinque P, Bossolasco S, Lundkvist A. Molecular analysis of cerebrospinal fluid in viral diseases of the central nervous system. J Clin Virol 2003; 26: 1–28.

Cohen BA, McArthur JC, Grohman S, Patterson B, Glass JD. Neurologic prognosis of cytomegalovirus polyradiculomyelopathy in AIDS. Neurology 1993; 43: 493–499.

Coller BA, Clements DE, Martyak T, Yelmene M, Thorne M, Parks DE. Advances in flavivirus vaccine development. I Drugs 2010; 13: 880–884.

Conte A, Candeloro L, Ippoliti C, Monaco F, De Massis F, Bruno R, Di Sabatino D, Danzetta ML, Benjelloun A, Belkadi B, El Harrak M, Declich S, Rizzo C, Hammami S, Ben Hassine T, Calistri P, Savini G. Spatio-Temporal Identification of Areas Suitable for West Nile Disease in the Mediterranean Basin and Central Europe. PLoS One 2015; 10: e0146024.

De Luca A, Giancola ML, Ammassari A, Grisetti S, Cingolani A, Larussa D, Alba L, Murri R, Ippolito G, Cauda R, Monforte A, Antinori A. Potent anti-retroviral therapy with or without cidofovir for AIDS-associated progressive multifocal leukoencephalopathy: Extended follow-up of an observational study. J Neurovirol 2001; 7: 364–368.

De Miranda P, Blum MR. Pharmacokinetics of acyclovir after intravenous and oral administration. J Antimicrob Chemother 1983; 12 Suppl B: 29–37.

Dieterich DT, Kotler DP, Busch DF, Crumpacker C, Du Mond C, Dearmand B, Buhles W. Gancyclovir treatment of cytomegalovirus colitis in AIDS: a randomized, double-blind, placebo-controlled multicenter study. J Infect Dis 1993; 167: 278–282.

Dobler G, Gniel D, Petermann R, Pfeffer M. Epidemiology and distribution of tick-borne encephalitis. Wien Med Wochenschr 2012; 162: 230–238.

Ellis BD, Komorsky GS, Cohen BH. Medical and surgical management of acute disseminated encephalomyelitis. J Neuroopthalmol 1994; 14: 210–213.

Faulds D, Heel RC. Gancyclovir. A review of ist antiviral activity, pharmacokinetic properties and therapeutic efficacy in cytomegalovirus infections. Drugs 1990; 39: 597–638.

Fay AJ, Noetzel MJ, Mar SS. Pediatric Hemorrhagic Brainstem Encephalitis Associated With HHV-7 Infection. Pediatr Neurol 2015; 53: 523–526.

Fodor P A, Levin M J, Weinberg A, Sandberg E, Sylman J, Tyler K L. Atypical herpes simplex virus encephalitis diagnosed by PCR amplification of viral DNA from CSF. Neurology 1998; 51: 554–559.

Furuta Y, Gowen BB, Takahashi K, Shiraki K, Smee DF, Barnard DL. Favipiravir (T-705), a novel viral RNA polymerase inhibitor. Antiviral Res 2013; 100: 446–454.

Gascon GG; International Consortium on Subacute Sclerosing Panencephalitis. Randomized treatment study of inosiplex versus combined inosiplex and intraventricular interferon-alpha in subacute sclerosing panencephalitis (SSPE): international multicenter study. J Child Neurol 2003; 18: 819–827.

Gilden D, White T, Khmeleva N, Heintzman A, Choe A, Boyer PJ, Grose C, Carpenter JE, Rempel A, Bos N, Kandasamy B, Lear-Kaul K, Holmes DB, Bennett JL, Cohrs RJ, Mahalingam R, Mandava N, Eberhart CG, Bockelman B, Poppiti RJ, Tamhankar MA, Fogt F, Amato M, Wood E, Durairaj V, Rasmussen S, Petursdottir V, Pollak L, Mendlovic S, Chatelain D, Keyvani K, Brueck W, Nagel MA. Prevalence and distribution of VZV in temporal arteries of patients with giant cell arteritis. Neurology 2015; 84: 1948–1955.

Glaser CA, Gilliam S, Schnurr D, Forghani B, Honarmand S, Khetsuriani N et al. In search of encephalitis etiologies: diagnostic challenges in the California Encephalitis Project, 1998–2000. Clin Infect Dis 2003; 36: 731–742.

Granerod J, Tam CC, Crowcroft NS, Davies NW, Borchert M, Thomas SL. Challenge of the unknown. A systematic review of acute encephalitis in non-outbreak situations. Neurology 2010; 75: 924–932.

Goswami KK, Miller RF, Harrison MJ, Hamel DJ, Daniels RS, Tedder RS. Expression of HIV-1 in the cerebrospinal fluid detected by the polymerase chain reaction and its correlation with central nervous system disease, AIDS 1991; 5: 797–803.

Grewal AK, Lopes MB, Berg CL, Bennett AK, Alves VA, Trugman JM. Recurrent demyelinating myelitis associated with hepatitis C viral infection. J Neurol Sci 2004; 224: 101–116.

Hata A, Asanuma H, Rinki M, Sharp M, Wong RM, Blume K, Arvin AM. Use of an inactivated varicella vaccine in recipients of hematopoietic-cell transplants. N Engl J Med 2002; 347: 26–34.

He J. Infection of primary human fetal astrocytes by human herpesvirus 6. J Virol 1996; 70: 1296–1300.

Hemachudha T, Laothamatas J, Rupprecht CE. Human rabies: a disease of complex neuropathogenetic mechansims and diagnostic challenges. Lancet Neurol 2002; 1: 101–109.

Hengge UR, Brockmeyer NH, Malessa R, Ravens U, Goos M. Foscarnet penetrates the blood-brain barrier: rationale for therapy of cytomegalovirus encephalitis. Antimicrob Agents Chemother 1993; 37: 1010–1014.

Hinson VK, Tyor WR. Update on viral encephalitis. Curr Opin Neurol 2001; 14: 369–374.

Hjalmarsson A, Blomqvist P, Sköldenberg B. Herpes simplex encephalitis in Sweden, 1990–2001: incidence, morbidity, and mortality. Clin Infect Dis 2007; 45: 875–880.

Hosoya M, Honzumi K, Sato M, Katayose M, Kato K, Suzuki H. Application of PCR for various neurotropic viruses on the diagnosis of viral meningitis. J Clin Virol 1998; 11: 117–124.

Ihekwaba UK, Kudesia G, McKendrick MW. Clinical features of viral meningitis in adults: significant differences in cerebrospinal fluid findings among herpes simplex virus, varicella zoster virus, and enterovirus infections. Clin Infect Dis 2008; 47: 783–789.

Jacobs A, Bamborschke S, Szelies B, Lanfermann H, Schroder R, Heiss WD. Varicella-zoster-virus myelitis without herpes. An important differenzial diagnosis of the radicular syndrome. Dtsch Med Wochenschr 1996; 121: 331–335.

Janoly-Dumenil A, Galambrun C, Basset T, Mialou V, Bertrand Y, Bleyzac N. Human herpes virus-6 encephalitis in a paediatric bone marrow recipient: successful treatment with pharmacokinetic monitoring and high doses of ganciclovir. Bone Marrow Transplant 2006; 38: 769–770.

Jeffery K J, Read S J, Peto T E, Mayon-White R T, Bangham C R. Diagnosis of viral infections of the central nervous system: clinical interpretation of PCR results. Lancet 1997; 349: 313–317.

Jensenius M, Myrvang B, Storvold G, Bucher A, Hellum KB, Bruu AL. Herpes simplex virus type 2 DNA detected in cerebrospinal fluid of 9 patients with Mollaret's meningitis. Acta Neurol Scand 1998; 98: 209–212.

Kanter DS, Horensky D, Sperling RA, Kaplan JD, Malachowski ME, Churchill WH Jr. Plasmapheresis in fulminant acute disseminated encephalomyelitis. Neurology 1995; 45: 824–827.

Kadambari S, Okike I, Ribeiro S, Ramsay ME, Heath PT, Sharland M, Ladhani SN. Seven-fold increase in viral meningo-encephalitis reports in England and Wales during 2004–2013. J Infect 2014; 69: 326–332.

Kastrup O, Wanke I, Maschke M. Neuroimaging of infections. NeuroRx 2005; 2: 324–332.

Kennedy PG. Viral encephalitis: causes, differenzial diagnosis, and management. J Neurol Neurosurg Psychiatry 2004; 75 Suppl 1: i10–15.

Kerkar S, Molavi A. Postinfection complications of the central nervous system. In: Schlossberg D (Hrsg.). Infections of the nervous system. New York Berlin Heidelberg: Springer; 1990. 135–142.

Khetsuriani N, Holman RC, Anderson LJ. Burden of encephalitis-associated hospitalizations in the United States, 1988–1997. Clin Infect Dis 2002; 35: 175–182.

Khetsuriani N, Quiroz ES, Holman RC, Anderson LJ. Viral meningitis-associated hospitalizations in the United States, 1988–1999. Neuroepidemiology 2003; 22: 345–352.

Klapper PE, Cleator GM, Tan SV, Guiloff RJ, Scaravilli F, Ciardi M, Aurelius E, Forsgren M. Diagnosis of herpes simplex encephalitis with PCR. Lancet 1993; 341: 691.

Koskiniemi M, Rantalaiho T, Piiparinen H, von Bonsdorff CH, Farkkila M, Jarvinen A, Kinnunen E, Koskiniemi S, Mannonen L, Muttilainen M, Linnavuori K, Porras J, Puolakkainen M, Raiha K, Salonen EM, Ukkonen P, Vaheri A, Valtonen V; Study Group. Infections of the central nervous system of suspected viral origin: a collaborative study from Finland. J Neurovirol 2001; 7: 400–408.

Koskiniemi M, Piiparinen H, Rantalaiho T, Eranko P, Farkkila M, Raiha K, Salonen EM, Ukkonen P, Vaheri

F 8

A. Acute central nervous system complications in varicella zoster virus infections. J Clin Virol 2002; 25: 293–301.

Kubar OL, Brjantseva EA, Nikitina LE, Zlydnikov DM. The importance of virus drug-resistance in the treatment of influenza with rimantadine. Antiviral Res 1989; 11: 313–315.

Li X, Ma SJ, Liu X, Jiang LN, Zhou JH, Xiong YQ, Ding H, Chen Q. Immunogenicity and safety of currently available Japanese encephalitis vaccines: a systematic review. Hum Vaccin Immunother 2014; 10: 3579–3593.

Li L, Yin H, An Z, Feng Z. Considerations for developing an immunization strategy with enterovirus 71 vaccine. Vaccine 2015; 33: 1107–1112.

Little JW, Hall WJ, Douglas RG Jr, Mudholkar GS, Speers DM, Patel K. Attenuation of airway hyperreactivity by amantadine in natural influenza A infection. Am Rev Respir Dis 1978; 118: 295–303.

Lukes SA, Norman D. Computed tomography in acute disseminated encephalomyelitis. Ann Neurol 1983; 13: 567–572.

Mailles A, Stahl JP; Steering Committee and Investigators Group. Infectious encephalitis in france in 2007: a national prospective study. Clin Infect Dis 2009; 49: 1838–1847.

Marra CM, Rajicic N, Barker DE, Cohen BA, Clifford D, Donovan Post MJ, Ruiz A, Bowen BC, Huang ML, Queen-Baker J, Andersen J, Kelly S, Shriver S. Adult AIDS Clinical Trials Group 363 Team. A pilot study of cidofovir for progressive multifocal leukoencephalopathy in AIDS. AIDS 2002; 16: 1791–1797.

Martinez-Torres F, Menon S, Pritsch M, Victor N, Jenetzky E, Jensen K, Schielke E, Schmutzhard E, de Gans J, Chung CH, Luntz S, Hacke W, Meyding-Lamadé U. GACHE Investigators. Protocol for German trial of Acyclovir and corticosteroids in Herpes-simplex-virus-encephalitis (GACHE): a multicenter, multinational, randomized, double-blind, placebo-controlled German, Austrian and Dutch trial [ISRCTN45122933]. BMC Neurol 2008; 8: 40.

Marty FM, Winston DJ, Rowley SD, Vance E, Papanicolaou GA, Mullane KM, Brundage TM, Robertson AT, Godkin S, Momméja-Marin H, Boeckh M, CMX001-201 Clinical Study Group. CMX001 to prevent cytomegalovirus disease in hematopoietic-cell transplantation. N Engl J Med 2013; 369:1227–1236.

Maschke M, Kastrup O, Diener HC. CNS manifestations of cytomegalovirus infections: diagnosis and treatment. CNS Drugs 2002; 16: 303–315.

Maschke M, Kastrup O, Forsting M, Diener HC. Update on neuroimaging in infectious central nervous system disease. Curr Opin Neurol 2004; 17: 475–480.

Meningitis- und Enzephalitis Register in Niedersachsen (MERIN). http://www.nlga.niedersachsen.de/.

McGrath N, Anderson NE, Croxson MC, Powell KF. Herpes simplex encephalitis treated with acyclovir: diagnosis and long term outcome. J Neurol Neurosurg Psychiatry 1997; 63: 321–326.

Misra UK, Kalita J. Overview: Japanese encephalitis. Prog Neurobiol 2010; 91: 108–120.

Mollaret P. La méningite endothélioleucocytaire multirécurrente bénigne syndrome nouveau ou maladie nouvelle? Rev Neurol (Paris) 1944; 76: 57–67.

Monath TP, McCarthy K, Bedford P, Johnson CT, Nichols R, Yoksan S, Marchesani R, Knauber M, Wells KH, Arroyo J, Guirakhoo F. Clinical proof of principle for ChimeriVax: recombinant live, attenuated vaccines against flavivirus infections. Vaccine 2002; 20: 1004–1018.

Mustafa MM, Weitman SD, Winick NJ, Bellini WJ, Timmons CF, Siegel JD. Subacute measles encephalitis in the young immunocompromised host: report of two cases diagnosed by polymerase chain reaction and treated with ribavirin and review of the literature. Clin Infect Dis 1993; 16: 654–660.

Nikkels AF, Pierard GE. Recognition and treatment of shingles. Drugs 1994; 48: 528–548.

O'Brien JJ, Campoli-Richards DM. Acyclovir. An updated review of its antiviral activity, pharmacokinetic properties and therapeutic efficacy. Drugs 1989; 37: 233–309.

Omland LH, Vestergaard BF, Wandall JH. Herpes simplex virus type 2 infections of the central nervous system: a retrospective study of 49 patients. Scand J Infect Dis 2008; 40: 59–62.

Osame M, Usuku K, Izumo S, Ijichi N, Amitani H, Igata A, Matsumoto M, Tara M. HTLV-I associated myelopathy, a new clinical entity. Lancet 1986; 1: 1031–1032.

Parpia AS, Li Y, Chen C, Dhar B, Crowcroft NS. Encephalitis, Ontario, Canada, 2002–2013. Emerg Infect Dis 2016; 22: 426–432.

Pérez-Ruiz M, Collao X, Navarro-Marí JM, Tenorio A. Reverse transcription, real-time PCR assay for detection of Toscana virus. J Clin Virol 2007; 39: 276–281.

Perry CM, Wagstaff AJ. Famciclovir. A review of ist pharmacological properties and therapeutic efficacy in herpesvirus infections. 1995.

Petersen LR, Brault AC, Nasci RS. West Nile virus: review of the literature. JAMA 2013; 310: 308–315.

Pleasure SJ, Fischbein NJ. Correlation of clinical and neuroimaging findings in a case of rabies encephalitis. Arch Neurol 2000; 57: 1765–1769.

Popovic N, Miloševic B, Uroševic A, Poluga J, Lavadinovic L, Nedelkovic J, Jevtovic D, Dulovic O. Outbreak of West Nile virus infection among humans in Serbia, August to October 2012. Euro Surveill 2013; 18(43): pii=20 613.

Provenzale JM, van Landingham K, White LE. Clinical and imaging findings suggesting human herpesvirus 6 encephalitis. Pediatr Neuroly 2010; 42: 32–39.

Puchhammer-Stockl E, Popow-Kraupp T, Heinz FX, Mandl CW, Kunz C. Detection of varicella-zoster virus DNA by polymerase chain reaction in the cerebrospinal fluid of patients suffering from neurological complications associated with chicken pox or herpes zoster. J Clin Microbiol 1991; 29: 1513–1516.

Robert Koch-Institut. Epidemiologisches Bulletin 8/2011.

Robert Koch-Institut. Epidemiologisches Bulletin 38/2015.

Rogalewski A, Kraus J, Hasselblatt M, Kraemer C, Schbitz WR. Improvement of advanced postvaccinal demyelinating encephalitis due to plasmapheresis. Neuropsychiatr Dis Treat 2007; 3: 987–991.

Rotbart HA, Webster AD, Pleconaril Treatment Registry Group. Treatment of potentially life-threatening enterovirus infections with pleconaril. Clin Infect Dis 2001; 32: 228–235.

Ruutu T, Ljungman P, Brinch L, Lenhoff S, Lonnqvist B, Ringden O, Ruutu P, Volin L, Albrechtsen D, Sallerfors B, Ebeling F, Myllyla G. No prevention of cytomegalovirus infection by anti-cytomegalovirus hyperimmune globulin in seronegative bone marrow transplant recipients. The Nordic BMT Group. Bone Marrow Transplant 1997; 19: 233–236.

Schmidt H, Heimann B, Djukic M, Wallesch CW, Nau R. Neuropsychological sequelae of bacterial and viral meningitis. Brain 2006; 129: 333–345.

Schmutzhard E. Viral infections of the CNS with special emphasis on herpes simplex infections. J Neurol 2001; 248: 469–477.

Schumacher K. Therapie mit Immunglobulinen. Dtsch med Wschr 1986; 111: 550–556.

Schulte EC, Sauerbrei A, Hoffmann D, Zimmer C, Hemmer B, Mühlau M. Acyclovir resistance in herpes simplex encephalitis. Ann Neurol 2010; 67: 830–833.

Sejvar JJ. The evolving epidemiology of viral encephalitis. Curr Opin Neurol 2006; 19: 350–357.

Shimetani N, Shimetani K, Mori M. Levels of three inflammation markers, C-reactive protein, serum amyloid A protein and procalcitonin, in the serum and cerebrospinal fluid of patients with meningitis. Scand J Clin Lab Invest 2001; 61: 567–574.
Singh N, Carrigan DR. Human herpesvirus-6 in transplantation: an emerging pathogen. Ann-Intern-Med 1996; 124: 1065–1071.
Singh TD, Fugate JE, Hocker S, Wijdicks EF, Aksamit AJ Jr, Rabinstein AA. Predictors of outcome in HSV encephalitis. J Neurol. 2016; 263: 277–289.
Sittinger H, Muller M, Schweizer I, Merkelbach S. Mild cognitive impairment after viral meningitis in adults. J Neurol 2002; 249: 554–560.
Skoldenberg B. Herpes simplex encephalitis. Scand J Infect Dis Suppl 1991; 80: 40–46.
Skoldenberg B, Alestig K, Burman L, Forkman A, Lövgren K et al. Acyclovir versus vidarabine in herpes simplex encephalitis. Lancet 1984; II: 707–711.
Solomon T. Exotic and emerging viral encephalitides. Curr Opin Neurol 2003; 16: 411–408.
Solomon T, Dung NM, Wills B, Kneen R, Gainsborough M, Diet TV, Thuy TT, Loan HT, Khanh VC, Vaughn DW, White NJ, Farrar JJ. Interferon alfa-2a in Japanese encephalitis: a randomised double-blind placebo-controlled trial. Lancet 2003; 361: 821–826.
Sormunen, P, Kallio, M J, Kilpi, T, Peltola, H. C-reactive protein is useful in distinguishing Gram stain-negative bacterial meningitis from viral meningitis in children. Pediatr 1999; 134: 725–729.
Steiner I, Budka H, Chaudhuri A, Koskiniemi M, Sainio K, Salonen O, Kennedy PG. Viral meningoencephalitis: a review of diagnostic methods and guidelines for management. Eur J Neurol 2010; 17: 999–957.
Stevens DA, Marigan TC. Zoster immune globulin prophylaxis of disseminated zoster in compromised hosts. A randomized trial. Arch intern Med 1980; 140: 52–54.
Stiasny K, Aberle SW, Heinz FX. Retrospective identification of human cases of West Nile virus infection in Austria (2009 to 2010) by serological differentiation from Usutu and other flavivirus infections. Euro Surveill 2013; 18(43): pii: 20 614.
Straumanis JP, Tapia MD, King JC. Influenza B infection associated with encephalitis: treatment with oseltamivir. Pediatr Infect Dis J 2002; 21: 173–175
Stricker RB, Miller RG, Kiprov DD. Role of plasmapheresis in acute disseminated (postinfectious) encephalomyelitis. J Clin Apheresis 1992; 7: 173–179.
Tang YW, Cleavinger PJ, Li H, Mitchell PS, Smith TF, Persing DH. Analysis of candidate-host immunogenetic determinants in herpes simplex virus-associated Mollaret's meningitis. Clin Infect Dis 2000; 30: 176–178.
Torre D, Speranza F, Martegani R, Ferrante P, Omodeo-Zorini E, Mancuso R, Fiori GP. Meningoencephalitis caused by human herpesvirus-6 in an immunocompetent adult patient: case report and review of the literature. Infection 1998; 26: 402–404.
Tyler KL. Diagnosis and management of acute viral encephalitis. Sem Neurol 1984; 4: 480–489.
Tyler KL, Tedder DG, Yamamoto LJ, Klapper JA, Ashley R, Lichtenstein KA, Levin MJ. Recurrent brainstem encephalitis associated with herpes simplex virus type 1 DANN in cerebrospinal fluid. Neurology 1995; 45: 2246–2250.
Tyring S, Barbarash RA, Nahlik JE, Cunningham A, Marley J, Heng M, Jones T, Rea T, Boon R, Saltzman R. Famciclovir for the treatment of acute herpes zoster: effects on acute disease and postherpetic neuralgia. A randomized, double-blind, placebo-controlled trial. Collaborative Famciclovir Herpes Zoster Study Group. Ann intern Med 1995; 123: 89–96.
Utzig N, Friedrich B, Burtzlaff C, Lauffer H. Polio-like myelitis due to Coxsackie-Virus B 3: Course under treatment with pleconaril. Klin Padiatr 2003; 215: 286–287.
Vaziri S, Pezhman Z, Sayyad B, Mansouri F, Janbakhsh A, Afsharian M, Najafi F. Efficacy of valganciclovir and ganciclovir for cytomegalovirus disease in solid organ transplants: A meta-analysis. J Res Med Sci 2014; 19: 1185–1192.
Viallon A, Desseigne N, Marjollet O, Birynczyk A, Belin M, Guyomarch S, Borg J, Pozetto B, Bertrand JC, Zeni F. Meningitis in adult patients with a negative direct cerebrospinal fluid examination: value of cytochemical markers for differenzial diagnosis. Crit Care 2011; 15: R136.
Whitley RJ, Gnann JW. Viral encephalitis: familial infections and emerging pathogens. Lancet 2002; 359: 507–514.
Ward KN, White RP, Mackinnon S, Hanna M. Human herpesvirus-7 infection of the CNS with acute myelitis in an adult bone marrow recipient. Bone Marrow Transplant 2002; 30: 983–985.
Ward KN. Human herpesviruses-6 and -7 infections. Curr Opin Infect Dis 2005; 18: 247–252.
Whitley RJ. Herpes simplex infections of the central nervous system. A review. Am J Med 1988; 85(Suppl 2A): 61–67.
Whitley RJ, Alford CA, Hirsch MS, Schooley RT, Luby JP, Aoki FY, Hanley D, Nahmias AJ, Soong SJ. Vidarabine versus acyclovir therapy in herpes simplex encephalitis. N Engl J Med 1986; 314: 144–149.
Wong KT. Emerging epidemic viral encephalitides with a special focus on henipaviruses. Acta Neuropathol 2010; 120: 317–325.
Zikos P, Van Lint MT, Lamparelli T, Gualandi F, Occhini D, Mordini N, Berisso G, Bregante S, Bacigalupo A. A randomized trial of high dose polyvalent intravenous immunoglobulin (HDIgG) vs. Cytomegalovirus (CMV) hyperimmune IgG in allogeneic hemopoietic stem cell transplants (HSCT). Haematologica 1998; 83: 132–137.

# F 9 Pilzinfektionen des ZNS

*von M. Platten*

## F 9.1 Klinik, Pathogenese und Verlauf

Die Inzidenz von Pilzinfektionen hat in den letzten Jahrzehnten deutlich zugenommen. Hierfür verantwortlich gemacht werden die Zunahme an abwehrgeschwächten Patienten – insbesondere im Rahmen der AIDS-Pandemie –, der weitverbreitete und längerfristige Einsatz von Immunsuppressiva (z. B. nach Transplantationen), Zytostatika und Breitspektrumantibiotika sowie die Zunahme von schweren Grunderkrankungen (z. B. Malignome, Diabetes mellitus) in einer immer älter werdenden Bevölkerung.

Pilze sind eukaryontische Organismen mit einer polysaccharidhaltigen Zellwand. Die Einteilung erfolgt aufgrund Fortpflanzungsart und Struktur in Hefen (Candida, Cryptococcus), Schimmelpilze (Aspergillus, Mucorales) und dimorphe Pilze (Histoplasma, Coccidioides, Blastomyces). Während Hefen und Schimmelpilze meist opportunistische Infektionen verursachen, werden die dimorphen Pilze als obligat pathogen angesehen. Sie kommen in Nordamerika (*Histoplasma capsulatum, Coccidioides immitis, Blastomyces dermatitidis*), Südamerika (*Paracoccidioides brasiliensis*) und den Tropen endemisch vor und sind in Europa selten. Mykosen des ZNS sind in unseren Breiten meist Folge von opportunistischen Infektionen durch *Cryptococcus neoformans, Candida albicans, Aspergillus fumigatus* und *Mucorales* spp. Die Infektion des ZNS erfolgt in der Regel sekundär als Folge einer hämatogenen Streuung von einem pulmonalen oder gastrointestinalen Fokus, seltener fortgeleitet aus der Nachbarschaft bei Sinusitis oder Otitis. Subakute bis chronische, selten akute Meningoenzephalitiden oder basale Meningitiden stellen das häufigste klinische Erscheinungsbild dar. Intrakranielle Raumforderungen können als Folge einer Bildung von Granulomen, Abszessen oder Zysten auftreten.

Der Liquor zeigt meist wie bei primären subakuten Entzündungen eine leichte bis mäßige gemischtzellige Pleozytose, häufig mit neutrophilen oder eosinophilen Granulozyten, Eiweißerhöhung und leicht erniedrigtem Zucker. Dies erklärt die differenzialdiagnostischen Schwierigkeiten in Abgrenzung zur tuberkulösen Meningitis. Als Ausdruck einer intrathekalen Immunantwort ist der IgG-Index häufig erhöht. Bei der isoelektrischen Fokussierung kann sich oligoklonales IgG im Liquor finden. Die Diagnostik der wichtigsten Pilzinfektionen des ZNS ist in **Tab. F 9.1** zusammengefasst.

In die differenzialdiagnostischen Überlegungen müssen bakterielle Meningitiden (insbesondere Tuberkulose), Meningeosis carcinomatosa und andere chronische Meningitiden (Lupus, Sarkoidose, idiopathische hypertrophe Pachymeningitis) eingeschlossen werden.

### F 9.1.1 Kryptokokkose

Die Kryptokokkose (europäische Blastomykose, Torulose) ist die häufigste Mykose mit selektivem ZNS-Befall. Sie tritt in den meisten Fällen bei abwehrgeschwächten Patienten auf und ist die häufigste zerebrale Pilzerkrankung bei AIDS (Powderly 1993). Die Infektion erfolgt in der durch Inhalation von *Cryptococcus neoformans* (sehr viel seltener *Cryptococcus gattii*) mit verstäubtem Vogelkot. Einige Wochen nach häufig asymptomatischem Befall der Lunge kommt es zur hämatogenen Streuung, meist ausschließlich in das ZNS. Oftmals lässt sich zum Zeitpunkt des ZNS-Befalls die Lungenmanifestation nicht mehr nachweisen. Klinisch stehen bitemporale Kopfschmerzen als Ausdruck einer Meningoenzephalitis im Vordergrund. Im Krankheitsverlauf können Hirndruckzeichen, basale Hirnnervenausfälle, Blindheit und Taubheit hinzutreten (Chimelli und Mahler-Araujo 1997). Die vorübergehende Hirndrucksteigerung tritt in mehr als 50 % der erkrankten Patienten auf und trägt entscheidend zur Morbidität und Mortalität bei (Graybill et al. 2000). Charakteristische Befunde in CT und MRI sind erweiterte Virchow-Robinsche Räume sowie granulomatöse

**Tab. F 9.1:** Diagnostik der wichtigsten Pilzinfektionen des ZNS

| Erkrankung | Diagnose |
|---|---|
| Kryptokokkose | Liquor: Mikroskopie (Tuschepräparat), Antigennachweis, Kultur<br>Serum: Antigennachweis (Latextest) |
| Kandidiasis | Liquor, Blut, Urin: Kultur<br>Serum: Antigennachweis (Latextest), Antikörpernachweis (Hämagglutination, ELISA, Präzipitation) |
| Aspergillose | Bronchoalveoläre Lavage, ggf. Biopsie (Lunge, Hirnabszess): Kultur, Mikroskopie |
| Zygomykose (Mucormykose) | Biopsie, Abstrich (Nasennebenhöhlen): Spezialkultur, Mikroskopie, Serologie |

oder zystische leptomeningeale, seltener parenchymatöse oder intraventrikuläre Läsionen (Miszkiel et al. 1996). Eine Kontrastmittelaufnahme kann fehlen (Mathews et al. 1992). Die Diagnose gelingt durch mikroskopischen Erregernachweis im Liquor (Tuschepräparate, PAS-Färbung des Sedimentes), kulturellen und Antigennachweis (Latex-Agglutinationstest). Liquorpleozytose und -eiweißerhöhung können bei immunkompromittierten Patienten fehlen. Sowohl Antigen-Titer als auch PCR können Anhaltspunkte für den Erfolg einer antimykotischen Therapie geben (Diamond und Bennett 1974; Rappelli et al. 1998). Meist wird die Prognose durch die Schwere der Grunderkrankung bestimmt. Hohe Erregerlast, Hirndruckzeichen und eine geringe Entzündungsreaktion sind ungünstige prognostische Faktoren (Nguyen et al. 2010). Unbehandelte Meningitiden nehmen meist innerhalb von wenigen Wochen bis Monaten einen tödlichen Verlauf. Mit Amphotericin B-basierten Therapieschemata werden Heilungsraten von mehr als 50 % erzielt (Sun et al. 2009; Day et al. 2013). Die Behandlung mit Sertralin führte in einer unkontrollierten Studie bei HIV-infizierten Patienten zu einer beschleunigten Sanierung des Liquors (Rhein et al. 2016).

### F 9.1.2 Kandidiasis

Die Neurokandidiasis wird in den meisten Fällen durch *Candida albicans* verursacht. Aufgrund des breiten Einsatzes antimykotischer Medikamente zur Prophylaxe von Pilzerkrankungen wird der Anteil der Kandidämien, die durch andere Candida-Spezies (*C. glabrata, C. tropicalis* oder *C. lusitania*) verursacht werden, in den kommenden Jahren vermutlich steigen (Pfaller et al. 1998). Die ZNS-Beteiligung ist in der Regel Folge einer hämatogenen Aussaat einer nosokomialen Infektion anderer Organe – insbesondere des Gastrointestinaltraktes –, seltener eines neurochirurgischen Eingriffes und betrifft meist (frühgeborene) Neugeborene oder immunsupprimierte Kinder. Eine Kandidämie bei Erwachsenen führt nur selten zu einer ZNS-Beteiligung. Zentralvenöse Katheter oder ventrikuloperitoneales Shuntmaterial stellen eine wichtige Infektionsquelle dar.

Eine zerebrale Beteiligung manifestiert sich meist mit multiplen, kleinen (< 2 mm), subkortikal gelegenen Mikroabszessen (Pendlebury et al. 1989). Selten kommt es zu Makroabszessen, Meningitis oder Vaskulitis. Der klinische Verlauf ist häufig durch eine chronische Enzephalopathie mit Bewusstseinsstörungen, häufig ohne meningeale Reizsymptome und fokale neurologische Ausfälle gekennzeichnet.

Die Diagnose wird durch kulturellen und Antigennachweis im Liquor gestellt. Der mikroskopische Nachweis gelingt in etwa 40 % der Fälle. Bei zerebraler Mikroabszedierung ist der Liquor häufig unergiebig. In jedem Fall sollte eine Anzüchtung mit Resistenzbestimmung erfolgen. Trotz antimykotischer Chemotherapie beträgt die Letalität zwischen 10 % und 30 %. Bei Kindern und Neugeborenen sind Defektheilungen häufig (Sanchez-Portocarrero et al. 2000).

### F 9.1.3 Aspergillose

Infektionen des ZNS mit *Aspergillus fumigatus* (seltener *A. terreus, A. versicolor* und *A. flavus*) sind in den meisten Fällen nosokomial erworben und betreffen abwehrgeschwächte Patienten, häufig nach Organtransplantationen. Nach Knochenmarktransplantationen sind Aspergillen die Hauptursache von Hirnabszessen. Insgesamt machen sie etwa 5 % aller Mykosen des ZNS aus. Nach Inhalation des Erregers und hämatogener Aussaat kommt es meist im Rahmen einer systemischen Dissemination der pulmonalen Herde zu solitären oder multiplen Hirnabszessen (47 %), Granulomen (35 %), seltener Meningitiden und Ventrikulitiden (18 %). Die Infiltration der Gefäße kann mykotische Aneurysmen, thrombotische Verschlüsse und hämorrhagische Infarzierungen zur Folge haben. In seltenen Fällen können isolierte chronische neutrophile Aspergillus-Meningitiden bei immunkompetenten Patienten auftreten (Mikolich et al. 1996). Klinische Manifestationen beinhalten Wesensveränderungen (86 %), epileptische Anfälle (41 %), fokal-neurologische Ausfälle (32 %) und meningitische Zeichen (19 %).

Ein mikroskopischer oder kultureller Erregernachweis ist langwierig und gelingt nur in Ausnahmefällen. Sensitiver als Kulturen oder PCR-Test scheint der serologische Nachweis des Galactomannan-Antigens zu sein (Verweij et al. 1999).

Aufgrund der diagnostischen Probleme wird die zerebrale Aspergillose nur selten rechtzeitig entdeckt und behandelt. Verwechselungen mit morphologisch ähnlichen *Scedosporien* (*S. prolificans, S. apiospermum*) sind häufig und klinisch bedeutsam, da diese gegen Amphotericin B und Azole resistent sind (Troke et al. 2008). Die Mortalität beträgt trotz chirurgischer und medikamentöser Therapie fast 100 % (Denning 1996). In einer kürzlich publizierten Fallserie konnte die Prognose durch eine kombinierte neurochirurgische Behandlung (Abszessresektion) und medikamentöse Therapie mit Voriconazol erheblich verbessert werden (Schwartz et al. 2005). Voriconazol besitzt eine gute Liquorgängigkeit und ist nach den Richtlinien der Deutschen Gesellschaft für Hämatologie und Onkologie (DGHO) das Mittel der ersten Wahl zur Behandlung zerebraler Aspergillosen (Schmidt-Hieber et al. 2016).

### F 9.1.4 Zygomykose (Mukormykose)

Der ZNS-Befall durch die ubiquitär vorkommenden Erreger der Ordnung *Mucorales* (*Mucor, Rhizopus spp., Rhizomucor, Absidia*) ist meist Folge direkter rhinozerebraler oder hämatogener Ausbreitung in immunsupprimierten Individuen. In rhinozerebralen Mukormykosen kommt es bevorzugt zu einem Befall der Frontallappen. Das Risiko zerebraler Zygomykosen ist bei Patienten mit Diabetes mellitus, Polytoxikomanie, Tumorpatienten und bei Einnahme des Chelatbildners Deferoxamin erhöht (Roden et al. 2005). Der Verlauf ist häufig subakut mit Kopfschmerzen, Hirnnervenausfällen fokal neurologischen Ausfällen und Bewusstseinsstörungen (Eucker et al. 2001). Aufgrund der hohen Angioinvasivität kommt es häufig zu Hirninfarkten oder Hirnvenenthrombosen. Die Diagnose ist schwierig und erfordert eine Biopsie oder Abstrich aus dem betroffen Gewebe (z. B. Nasennebenhöhlen). Serologische Nachweisverfahren sind wenig sensitiv (Sanchez und Noskin 1998). Die definitive Diagnose kann nur anhand des mikroskopischen und kulturellen Nachweises der charakteristischen nicht septierten Hyphen gestellt werden (Eucker et al. 2001). Die Letalität beträgt trotz Abszessresektion und hoch dosierter. Therapie mit Amphotericin B mehr als 50 % (Pagano et al. 2009).

## F 9.2 Therapeutische Prinzipien

Fast alle Antimykotika weisen Interaktionen mit einer Vielzahl anderer Medikamente auf. Vor Beginn einer antimykotischen Therapie ist daher das individuelle Interaktionsprofil sorgfältig zu prüfen. Polyen-Antimykotika (Amphotericin B), Flucytosin, Azolderivate (Fluconazol, Itraconazol, Miconazol, Ketoconazol, Voriconazol) und Echinocandine (Caspofungin) sind wirksame Substanzklassen zur Behandlung zerebraler Mykosen. Alle Substanzen besitzen eine geringe therapeutische Breite. Die wichtigsten Nebenwirkungen können der **Tab. F 9.2** entnommen werden. Die spezifischen Therapieschemata der einzelnen ZNS-Mykosen sind in **Tab. F 9.3** zusammengefasst.

*Amphotericin B* ist als Breitspektrum-Antimykotikum Mittel der ersten Wahl bei den meisten Pilzinfektionen des ZNS. Die Wirkung beruht hauptsächlich auf der Bindung von Ergosterol, einem wichtigen Bestandteil der Pilzzellmembran. Die Ansprechrate auf Amphotericin B variiert in Abhängigkeit von Erreger und Grunderkrankung und beträgt für die wichtigsten ZNS-Mykosen etwa 50 % (Tiphine et al. 1999). Der Einsatz wird jedoch limitiert durch die z. T. erhebliche, kumulative Nephrotoxizität in bis zu 80 % der Patienten (Gallis et al. 1990) sowie die geringe Liquorgängigkeit.

Eine *intrathekale* Gabe ist bei schwerkranken Patienten oder zur Rezidivbehandlung nach abgeschlossener Therapie zu erwägen.

*Liposomal gebundenes Amphotericin B* hat bei geringerer Toxizität möglicherweise eine bessere antimykotische Wirkung als konventionelles Amphotericin B. Zum einen werden bei gleicher Dosis höhere Plasmaspiegel erreicht (12,2 mg/l gegenüber 1,7 mg/l bei 1 mg/kg Körpergewicht), zum anderen lässt die geringere Toxizität höhere Dosen (bis zu 5 mg/kg) zu (Walsh et al. 1999). Zwar fehlen überzeugende vergleichende Studien von konventionellen mit liposomal gebundenem Amphotericin B im Hinblick auf die antimykotischen Effekte weitestgehend (Dupont 2002), dennoch legen einarmige Studien eine bessere Effektivität insbesondere bei schweren Mykosen in immunsupprimierten Patienten mit hoher Mortalität nahe, sodass der Einsatz hier gerechtfertigt erscheint (**Tab. F 9.3**). Liposomales Amphotericin B sollte zudem bei Patienten mit zerebralen Mykosen eingesetzt werden, bei denen

- konventionelles Amphotericin B wegen einer Niereninsuffizienz kontraindiziert ist,
- es unter konventionellem Amphotericin B zu nephrotoxischen Nebenwirkungen gekommen ist, und
- die auf konventionelles Amphotericin B nicht ansprechen.

*Flucytosin* (5-Fluorcytosin) besitzt antimykotische Aktivität gegen *Candida, Cryptococcus* und *Aspergillus.* Es wird durch Cytosindesaminase in der Pilzzelle in den Antimetaboliten 5-Fluorouracil umgewandelt. Im Liquor werden etwa 75 % der Plasmakonzentration erreicht. Resistenzen gegenüber Flucytosin bestehen primär (etwa 10 % der *Candida* spp.) oder entwickeln sich während der Behandlung. Aus diesem Grunde wird Flucytosin bei systemischen Mykosen praktisch nicht als Monotherapie eingesetzt (Francis und Walsh 1992). Wegen der synergistischen Wirkung ist die Kombinationsbehandlung mit Amphotericin B der Monotherapie mit Amphotericin B überlegen und stellt die Therapie der Wahl bei der Kryptokokkenmeningitis dar (van der Horst et al. 1997). Aus denselben Überlegungen wird die Kombinationsbehandlung auch bei zerebralen Aspergillosen und Kandidosen eingesetzt, obwohl keine vergleichenden Studien den Nutzen einer Kombinationsbehandlung gegenüber einer Amphotericin B-Monotherapie belegen (Patel 1998). Aufgrund der konzentrationsabhängigen Myelotoxizität von Flucytosin sollten während der Behandlung neben Blutbildkontrollen regelmäßige Spiegelbestimmungen erfolgen. Dabei sollten Serumkonzentrationen von 100 mg/l nicht überschritten werden (Vermes et al. 2000).

*Fluconazol* ist ein Triazol, das wie alle Azole die Cytochrom P450-abhängige Demethylase hemmt und so die für die Zellmembran wichtige Synthese von Ergosterol blockiert. Es hat keine antimykotische Aktivität gegen nicht-*albicans Candida* spp. und gegen *Aspergillus* (Willems et al. 2001). Fluconazol besitzt eine hohe orale Bioverfügbarkeit und gute Liquorgängigkeit und hat im Vergleich zu Amphotericin B und Flucytosin ein günstigeres Nebenwirkungsprofil. Es ist Mittel der Wahl zur Erhaltungstherapie bzw. Prophylaxe bei zerebraler Kryptokokkose und Kandidiasis (Rex et al. 2000; Saag et al. 2000). Darüberhinaus wird Fluconazol bei der Behandlung der zerebralen Histoplasmose (Knapp et al. 1999) und zur Therapie der Kokzidioidomykose nach Induktion durch Amphotericin B und Flucytosin eingesetzt (Dewsnup et al. 1996).

*Itraconazol* wird aufgrund der schlechten Liquorgängigkeit (< 1 %) nur noch zur Rezidivprophylaxe zerebraler Mykosen eingesetzt da mit Voriconazol und Posaconazol effektivere und besser liquorgängige Alternativen zur Verfügung stehen. Daneben findet Itraconazol als Alternative zu Fluconazol Anwendung in der Behandlung der Kokzidioidomeningitis (Tucker et al. 1990) und Blastomykose (Chapman et al. 2000) sowie zur Rezidivprophylaxe nach Kryptokokkenmeningitis (Just-Nubling 1994) oder zerebraler Histoplasmose (Hadi et al. 1999) bei Patienten mit AIDS.

*Voriconazol* ist ein Triazol der 2. Generation mit einem breiten antimykotischen Wirkspektrum einschließlich fungizider Wirkung gegen *Aspergillus spp.* und fungistatischer Wirkung gegen *Candida spp.* Weitere Vorteile dieser Substanz sind die hohe orale Bioverfügbarkeit (90 %), die Möglichkeit der parenteralen Gabe und die gute Liquorgängigkeit (Liquorkonzentration/Plasmakonzentration ~0,2).

**Tab. F 9.2:** Pharmakologische Eigenschaften und Nebenwirkungen der wichtigsten Antimykotika

| | **Amphotericin B** | **Flucytosin** | **Fluconazol** | **Itraconazol** | **Voriconazol** | **Posaconazol** |
|---|---|---|---|---|---|---|
| orale Bioverfügbarkeit | < 5 % | > 80 % | > 80 % | > 70 % | > 90 % | > 20 % |
| Tagesdosis (bei ZNS-Befall) | 0,7–1 mg/kg i. v. (liposomal bis 3 mg/kg) | 100–150 mg/kg i. v. | 400–800 mg p. o. | 400–600 mg p. o. | 400–800 mg p. o.<br>4–12 mg/kg/Tag i. v. | 400–800 mg p. o. |
| Eliminations-halbwertszeit | 15 Tage | 3–6 h | 22–31 h | 24–42 h | 6–9 h | 15–35 h |
| Liquorgängigkeit | 2–4 % | > 75 % | > 70 % | < 1 % | 50 % | 50 % |
| Nebenwirkungen | Fieber, Durchfall, Anämie, Thrombophlebitis, Hautausschlag, Anaphylaxie, Nephropathie, Hypokaliämie | Verwirrtheit, Durchfall, Hautausschlag, Leberenzymerhöhung (selten Leberzellnekrose), Myelosuppression | Krampfanfälle, Hautausschlag, Blutbildveränderungen, Leberenzymanstieg (selten Leberzellnekrose), Nierenfunktionsstörung | Schwindel Blutbildveränderungen, Hautausschlag (selten Lyell-Syndrom) Leberenzymanstieg (selten Leberzellnekrose), selten Kardiomyopathie | Sehstörungen, kardiale Arrhythmien, Leberenzymerhöhung (selten Leberzellnekrose), Hautausschlag, Verwirrtheit | Übelkeit, Kopfschmerzen, Schwindel, Anfälle, Verschwommensehen, Lebenzymanstieg, Fieber, Neutropenie, Nebenniereninsuffizienz, Hypeglykämie, renaltubuläre Azidose, QTc-Verlängerung |
| Kontraindikationen | schwere Leber- oder Nierenfunktionsstörung | | schwere Leberfunktionsstörung, Kinder unter 16 Jahre, Schwangerschaft | Schwangerschaft | Schwangerschaft, schwere Leberfunktionsstörung, gleichzeitige Gabe von Medikamenten, die über CYP2C9, 2C19 oder 3A4 metabolisiert werden[1] | Schwangerschaft, schwere Leberfunktionsstörung, gleichzeitige Gabe von Protonenpumpenhemmern, Mutterkornalkaloiden, HMGCoA-Reduktase-Inhibitoren oder Medikamenten, die über CYP3A4, metabolisiert werden |
| Besonderheiten | Dosisanpassung bei Niereninsuffizienz | Verlängerung des Dosisintervalls bei Niereninsuffizienz | Dosisanpassung bei Niereninsuffizienz, Resorptionshemmung durch Antazida | Dosisanpassung bei Niereninsuffizienz | Dosisanpassung bei Leberzirrhose, i. v.-Gabe bei Niereninsuffizienz vermeiden | keine Dosisanpassung, regelmäßige Elektrolytkontrolle |

1 (Ullmann 2003)

F 9

**Tab. F 9.3:** Therapie und Rezidivprophylaxe der zerebralen Mykosen (Chapman et al. 2000; Schmidt-Hieber et al. 2016; Bicanic und Harrison 2004; Davis und Porter 2005; Roden et al. 2005; Wheat et al. 2005)

| | Immunkompetent | Immunkompromittiert |
|---|---|---|
| Kryptokokkose | AMB 0,7–1 mg/kg/Tag i. v.<br>+ 5-FC 150 mg/kg/Tag i. v.<br>für 2 Wochen[a]<br>dann FLU 400 mg/Tag p. o.<br>für mind. 4 Wochen oder<br>AMB 0,7 mg/kg/Tag i. v.<br>+ 5-FC 150 mg/kg/Tag i. v.<br>für 6–10 Wochen | AmBisome® 3–5 mg/kg/Tag i. v.<br>+ 5-FC 150 mg/kg/Tag i. v.<br>für 2 Wochen[a]<br>dann FLU 400 mg/Tag p. o.<br>für mind. 10 Wochen (↑, A) oder<br>AmBisome® 3–5 mg/kg/Tag i. v.<br>+ 5-FC 150 mg/kg/Tag i. v.<br>für 6–10 Wochen (↑, A)<br>dann FLU 200 mg/Tag p. o. (↑, A) oder<br>ITR 400 mg/Tag p. o. lebenslang (↑, B) |
| Kandidiasis | AMB 0,7 mg/kg/Tag i. v.<br>+ 5-FC 100 mg/kg/Tag i. v.<br>für 2 Wochen<br>dann FLU 400–800 mg/Tag p. o.<br>für 4–6 Wochen (↔, B)<br>alternativ<br>VRC 8 mg/kg/Tag i. v.<br>(am 1. Tag 12 mg/kg/Tag) (↔, B) | AMB 0,7 mg/kg/Tag i. v.<br>+ 5-FC 100 mg/kg/Tag i. v.<br>für 2 Wochen<br>dann FLU 400–800 mg/Tag p. o.<br>für 4–6 Wochen[b] (↔, B)<br>alternativ<br>VRC 8 mg/kg/Tag i. v.<br>(am 1. Tag 12 mg/kg/Tag) (↔, B) |
| Aspergillose | VRC 8 mg/kg/Tag i. v.<br>(am 1. Tag 12 mg/kg/Tag)[c] oder<br>VRC 400 mg/Tag p. o.<br>(am 1. Tag 800 mg/Tag)[c] (↔, B) alternativ<br>LAMB 1–5 mg/kg/Tag i. v.<br>für 2–4 Wochen[c] (↔, B)<br>dann ITR 400 mg/Tag p. o.<br>für 1 Jahr (↔, B) | VRC 8 mg/kg/Tag i. v.<br>(am 1. Tag 12 mg/kg/Tag)[c] oder<br>VRC 400 mg/Tag p. o.<br>(am 1. Tag 800 mg/Tag)[c] (↔, B) alternativ<br>LAMB 1–5 mg/kg/Tag i. v.<br>für 2–4 Wochen[c] (↔, B)<br>dann ITR 400 mg/Tag p. o.<br>für 1 Jahr (↔, B) |
| Histoplasmose | AMB 0,5–0,7 mg/kg/Tag i. v. für 4 Wochen[d]<br>dann ITR 400 mg/Tag p. o.<br>für 6–12 Monate (↑, A) | LAMB 3–5 mg/kg/Tag i. v. für 4 Wochen<br>dann ITR 400 mg/Tag p. o.<br>lebenslang (↑, A) |
| Kokzidioidomykose | LAMB 3–5 mg/kg/Tag i. v. für 6–10 Wochen<br>dann FLU 400–600 mg/Tag p. o.<br>für 9–18 Monate<br>dann FLU 200–400 mg/Tag p. o. lebenslang<br>(↑, A) | LAMB 3–5 mg/kg/Tag i. v. für 6–10 Wochen<br>dann FLU 400–600 mg/Tag p. o.<br>für 9–18 Monate<br>dann FLU 200–400 mg/Tag p. o. lebenslang<br>(↑, A) |
| Blastomykose | LAMB 3–5 mg/kg/Tag i. v.<br>für 4 Wochen<br>dann VRC 400 mg/Tag p. o.<br>für 12 Monate (↔, B) | LAMB 3–5 mg/kg/Tag i. v.<br>für 4 Wochen<br>dann VRC 400 mg/Tag p. o.<br>für 12 Monate (↔, B) |
| Zygomykosen | LAMB<br>5 mg/kg/Tag i. v.<br>für 6–8 Wochen[c] (↔, B) | LAMB<br>5 mg/kg/Tag i. v.<br>für 6–8 Wochen[c] (↔, B) |

AMB Amphotericin B; 5-FC 5-Fluorocytosin; FLU Fluconazol; ITR Itraconazol; LAMB liposomales AMB; VRC Voriconazol

a Bei nicht erfolgter Liquor-Sanierung nach zwei Wochen sollte die Kombinationstherapie fortgesetzt werden.
b Eine lebenslange Therapie mit Fluconazol wird von einigen Autoren empfohlen (Casado et al. 1997).
c Wenn möglich Abszessresektion.
d Ggf. Shuntanlage

Wirksame Liquorspiegel werden bei einer intravenösen Erhaltungsdosis von 8 mg/kg/Tag erreicht (Lutsar et al. 2000). In der empirischen antimykotischen Therapie von Patienten mit Neutropenie und persistierendem Fieber scheint Voriconazol dem liposomalen Amphotericin B gleichwertig (Walsh et al. 2002). In einer vergleichbaren Studie war Voriconazol bei der Behandlung invasiver Aspergillosen wirksamer als konventionelles Amphotericin B (Herbrecht et al. 2002). Voriconazol ist in Europa zur Behandlung der invasiven Aspergillose und der Fluconazol-resistenten, schweren invasiven Kandidiasis zugelassen. Bei zerebralen Aspergillosen ist Voriconazol nach den Richtlinien der Deutschen Gesellschaft für Hämatologie und Onkologie (DGHO) das Mittel der ersten Wahl (Schmidt-Hieber et al. 2016).

*Posaconazol* ist ein neueres Triazol mit breitem antimykotischem Wirkspektrum. Aufgrund der relativ guten Verträglichkeit von Posaconazol kann es zur Prophylaxe von Pilzinfektionen bei hämatologischen Hochrisikopatienten eingesetzt werden (Maertens 2007). Bei einer Liquorgängigkeit von 50 % ist Posaconazol auch breit wirksam bei der Therapie von ZNS Mykosen (Pitisuttithum et al. 2005). Posaconazol ist derzeit nur als orale Suspension erhältlich.

*Isavuconzol* ist ein Breitspektrum-Triazol, das zur Behandlung von Patienten mit Aspergillose und Mucormykose, bei denen eine Behandlung mit Amphotericin B nicht angemessen ist, zugelassen ist.

*Caspofungin* ist ein parenteral applizierbares semisynthetisches Echinocandin mit einer breiten antimykotischen Wirkung, insbesondere gegen *Asper-*

*gillus spp.*, die gegen Fluconazol resistent sind (Maertens et al. 2000). Der Wirkmechanismus unterscheidet sich von dem der Polyene, Azole und Flucytosin. Der Wirkstoff hemmt die Synthese von b-(1,3)-D-Glucan, einem Bestandteil der Pilzzellwand. Patienten mit invasiver Aspergillose, bei denen eine Therapie mit Amphotericin B oder Itraconazol ohne Erfolg blieb oder nicht vertragen wurde, können auf eine Therapie mit Caspofungin günstig ansprechen (Maertens et al. 2000). In der Behandlung der invasiven Kandidiasis scheint Caspofungin konventionellem Amphotericin bei besserer Verträglichkeit zumindest gleichwertig (Mora-Duarte et al. 2002; Hiemenz et al. 2010). Caspofungin ist aufgrund der fehlenden Liquorgängigkeit bei zerebralen Mykosen nicht indiziert.
*Anidulafungin* ist ähnlich wie Caspofungin ein parenteral applizierbares semisynthetisches Echinocandin, das seit 2007 für die Behandlung der invasiven Kandidiasis bei nicht-neutropenen Patienten zugelassen ist.
*Mycamine* ist ein weiteres semisynthetisches Echinocandin. Seit 2008 ist es zugelassen für die Behandlung der invasiven Kandidiasis und Ösophagus-Kandidiasis sowie zur Prophylaxe von Candidainfektionen bei Patienten mit allogener Stammzelltransplantation oder mit zu erwartender Neutropenie über zehn Tage.
*Miconazol* und *Ketoconazol* haben wegen der schlechten Liquorgängigkeit keinen Stellenwert mehr in der Behandlung von Pilzinfektionen des ZNS.

## F 9.3 Pragmatische Therapie

Vor Therapiebeginn sollte eine Erregerkultur aus dem Liquor mit dem Ziel eines Erregernachweises und einer Resistenzbestimmung angelegt werden. Aufgrund der geringen Erregerdichte ist dafür die Asservierung von wenigstens 10 ml Liquor notwendig (Gottfredsson und Perfect 2000). Bei nosokomial erworbenen ZNS-Mykosen (Kandidiasis, Aspergillose) ist zunächst die Entfernung oder ein Wechsel von Kathetern (Shunts, zentralvenöse Katheter) vorzunehmen. Bei schwerem Krankheitsverlauf muss bereits vor dem Ergebnis der Resistenzbestimmung die Behandlung mit Amphotericin B (0,7 mg/kg/Tag) in Kombination mit Flucytosin (100–150 mg/kg/Tag) begonnen werden. Die Dauer der Behandlung richtet sich nach dem klinischen Verlauf, sollte jedoch in der Regel nach Sanierung des Liquors noch vier Wochen fortgeführt werden. Eine Rezidivprophylaxe mit Fluconazol (200–400 mg/Tag) oder Itraconazol (200 mg/Tag) wird in Abhängigkeit vom Immunstatus durchgeführt. Einen Überblick über die Behandlung und Rezidivprophylaxe der verschiedenen Pilzinfektionen gibt **Tab. F 9.3**.

Die Zieldosis für *Amphotericin B* ist 0,4–0,7 mg/kg/Tag oder 0,8–1,0 mg/kg jeden zweiten Tag. Bei Kombination mit Flucytosin oder intolerablen Nebenwirkungen kann die Dosis reduziert werden. Abhängig vom Ansprechen sollte eine Monotherapie für mindestens vier Wochen nach der letzten positiven Kultur fortgeführt werden. Die kumulative Dosis der dosisgerechten Therapie beträgt 1,5–2 g. Eine kumulative Dosis von 4 g sollte aufgrund der Gefahr einer irreversiblen Nephropathie nicht überschritten werden.

**Kasten F 9.1:** Intravenöse Eindosierung von Amphotericin B

| | |
|---|---|
| Tag 1 | 1 mg in 20 ml Glucose (5 %) als Testdosis nach 4 h bei guter Verträglichkeit 0,2 mg/kg in 500 ml Glucose (5 %) |
| Tag 2 | 0,4 mg/kg in 500 ml Glucose (5 %) |
| täglich um 0,2 mg/kg bis zur angestrebten Zieldosis steigern | |

Amphotericin B wird langsam intravenös eindosiert. Das *Eindosierungsschema* ist der **Kasten F 9.1** zu entnehmen.

### *Präparation der Amphotericin B-Infusionslösung*

- Vor jeder Infusion Zufuhr von 1 000 ml Kochsalzlösung (0,9 %).
- Die Infusionslösung wird unmittelbar vor Gebrauch hergestellt.
- Die Konzentration der fertigen Infusionslösung beträgt maximal 0,1 mg/ml.
- Die Trockensubstanz wird in 10 ml Aqua ad injectabile gelöst und mit 5 % Glukoselösung (250 oder 500 ml) vermischt.
- Zur Prophylaxe einer Phlebothrombose werden der fertigen Infusionslösung 1 000 IE Heparin zugesetzt, sofern die Infusion nicht über einen zentralvenösen Katheter erfolgt.
- Die Lösung wird lichtgeschützt und separat infundiert.

Die Inzidenz und/oder Schwere von Nebenwirkungen ist wahrscheinlich bei langer Infusionsdauer (4–6 h) geringer (Tiphine et al. 1999). Die Applikation von Paracetamol 500 mg oder Metamizol 500 mg, ggf. Pethidin, 25–50 mg i. v. und Alizaprid 100 mg i. v. vor und 4 h nach Infusion verbessert die Verträglichkeit. Die Nephrotoxizität kann durch Infusion 0,9 % Kochsalzlösung vor jeder Amphotericin B-Infusion abgemildert werden (Sawaya et al. 1995). Die Applikation von Amphotericin B in Fettlösungen oder als kolloidale Lösung zur Reduktion der Toxizität kann aufgund der derzeitigen Datenlage nicht empfohlen werden (Tiphine et al. 1999).
*Liposomales Amphotericin B* wird zubereitet, indem man der Substanz 12 ml steriles Wasser für Injektionszwecke (ohne Konservierungsmittel) zugibt und 15 Sekunden kräftig schüttelt. Die Konzentration der Lösung beträgt 4 mg/ml. Die benötigte Menge des rekonstituierten liposomalen Amphotericin B wird über einen 5 m Filter mit 5 %-iger Glukoselösung vermischt. Die Konzentration der fertigen Infusionslösung beträgt maximal 2 mg/ml. Liposomales Amphotericin B darf nicht mit Salzen oder anderen Medikamenten zusammengebracht werden.

### *Intrathekale Anwendung von Amphotericin B*

Eine Indikation zur zusätzlichen intrathekalen Therapie ist gegeben, wenn

- unter systemischer Therapie keine eindeutige Besserung eingetreten ist.

- ein Rezidiv nach komplettierter Therapie auftritt.
- der Patient zu Beginn der Therapie schwerkrank, ausgeprägt immunsupprimiert oder moribund ist.

Amphotericin B kann durch Lumbalpunktion appliziert werden. Aufgrund häufiger arachnitischer Verklebungen ist die intraventrikuläre Instillation über ein Ommaya-Reservoir der lumbalen Applikation vorzuziehen.

***Präparation der intrathekalen Injektionslösung***

- Die Injektionslösung wird unmittelbar vor Gebrauch hergestellt.
- Die Konzentration beträgt 0,025 mg Amphotericin B/ml in 5 %iger Glukoselösung hergestellt.

Nach Testdosis von 0,025 mg (entsprechend 1 ml Lösung) wird die Dosis jeden zweiten Tag um 0,025 mg erhöht bis maximal 0,5 mg erreicht sind. Dann erfolgt Injektion von 0,5 mg 2–3 × pro Woche.

***Kontrolluntersuchungen während der Amphotericin B-Therapie***

Blutbild, Retikulozyten, Elektrolyte, Kreatinin, Harnstoff, GOT, GPT, LDH, alkalische Phosphatase, Bilirubin zweimal wöchentlich.
Kreatininclearance, Liquor (Zellzahl, Gesamteiweiß, Zucker, Laktat, Kultur und Antigen einmal wöchentlich. Bei intrathekaler Therapie wird jeder Liquor untersucht.
Natives CCT (aufgrund möglicher zisternaler Verklebungen mit konsekutivem okklusiven Hydrozephalus) alle zwei Wochen.
Bei akuter Niereninsuffizienz muss die Therapie für zwei bis drei Tage unterbrochen und die Dosis auf höchstens 0,2–0,4 mg/kg Körpergewicht gesenkt werden.
*Flucytosin* wird peroral oder intravenös und aufgrund rascher Resistenzbildung nur in Kombination mit anderen Antimykotika verabreicht. In Kombination mit Amphotericin B wird es zur Induktionstherapie der zerebralen Kryptokokkose und Kandidose eingesetzt (Gottfredsson und Perfect 2000). Die Dosis beträgt 100–150 mg/kg Körpergewicht verteilt auf drei bis vier Einzeldosen.
Bei eingeschränkter Nierenfunktion wird die Dosis reduziert:

- Kreatinin 2,0–3,5 mg/dl (GFR 40–25 ml/min.): 50 mg/kg/12 h
- Kreatinin 3,5–6,0 mg/dl (GFR 20–10 ml/min.): 50 mg/kg/24 h
- Kreatinin > 6,0 mg/dl (GFR < 10 ml/min.): 50 mg/kg/48 h

Es sollten regelmäßig Serumspiegel bestimmt werden und im therapeutischen Bereich von 40–60 mg/ml gehalten werden. Spiegel von 100 mg/ml sollten nicht überschritten werden. Aufgrund der Resistenzbildung ist die Bestimmung der Sensibilität der Pilze gegenüber Flucytosin vor Beginn und während der Therapie im Abstand von zwei Wochen empfehlenswert.
*Fluconazol* wird oral oder intravenös verabreicht werden. Es wird als Monotherapie zur Behandlung (400–800 mg/Tag) und Rezidivprophylaxe (200–400 mg/Tag) von Meningitiden bei Kandidose, Kryptokokkose und Kokzidioidomykose verwendet (Gottfredsson und Perfect 2000). In Einzelfällen wird es auch in Kombination mit Amphotericin B, Flucytosin und Fluconazol bei AIDS-Patienten mit Kryptokokkenmeningitis eingesetzt (Just-Nubling 1994). Aufgrund der potenziellen Nephro- und Hepatotoxizität sind wöchentliche Kontrollen von Transaminasen und Nierenretentionsparametern empfehlenswert.
*Itraconazol* wird meist oral gegeben, auch intravenöse Zubereitungen sind erhältlich. Es wird in einer Dosierung von 200–400 mg/Tag vorzugsweise zur Erhaltungstherapie nach Induktion mit Amphotericin B bei Aspergillosen, aber auch Histoplasmosen oder Kryptokokkosen (alternativ zu Fluconazol) eingesetzt (Gottfredsson und Perfect 2000). Durch die Bindung an Zyklodextrin-Träger kann die orale Bioverfügbarkeit gesteigert werden (Willems et al. 2001). Die Resorption ist bei saurem pH-Wert im Magen besser. Daher sollte die gleichzeitige Einnahme mit säurebindenden oder -blockierenden Medikamenten vermieden werden.
*Voriconazol* ist oral und intravenös wirksam. Es wird in einer Dosierung von 400–800 mg/Tag (p. o.) bzw. 4–12 mg/kg/Tag (i. v.) zur Behandlung zerebraler Aspergillosen und Kandidosen eingesetzt. Voriconazol ist gleichzeitig Substrat und Hemmstoff der Cytochrom-P450-Isoenzyme CYP2C9, CYP2C19 und CYP3A4. Daher ist die gleichzeitige Gabe von Medikamenten, die über diese Enzyme verstoffwechselt werden (z. B. Carbamazepin, Phenytoin, Benzodiazepine), sorgfältig zu prüfen (Ullmann 2003). Wie bei allen Azolen sind aufgrund der potenziellen Nephro- und Hepatotoxizität wöchentliche Kontrollen von Transaminasen und Nierenretentionsparametern empfehlenswert.

## F 9.3.1 Behandlung besonderer Probleme

Etwa 10 % der Patienten mit zerebraler Mykose entwickeln einen *Hydrozephalus*. Die Anlage interner Shuntsysteme sollte aufgrund der hohen Komplikationsrate (Verschleppung von Pilzen, Sepsis, Shuntverschluss) erst nach Sanierung des Liquors erfolgen (Young et al. 1985). Ist eine Liquorableitung nicht aufschiebbar, muss eine externe Ventrikeldrainage angelegt werden.
Parenchymatöse Infektionen mit raumfordernden *Abszessen* werden insbesondere bei Aspergillosen, aber auch Kryptokokkosen, Kandidosen und Histoplasmosen beobachtet.
Solitäre Abszesse und Granulome werden bei günstiger Lokalisation operativ entfernt (Goodman und Coffey 1989) und damit einer diagnostischen Klärung zugeführt. Bei bekanntem Erreger wird 48 Stunden vor der neurochirurgischen Intervention eine antimykotische Therapie mit maximaler Dosierung eingeleitet. Unter einem aggressiven operativen und chemotherapeutischen Therapieregime lässt sich die Mortalitätsrate bei zeitiger Diagnosestellung von 64 % auf 39 % senken (Young et al. 1985). Der Einsatz von *Steroiden* sollte bei immunsupprimierten Patienten nicht erfolgen. Bei HIV-

assoziierter Kryptokokkenmeningitis führte der Einsatz von Dexamethason zu einer verzögerten Sanierung des Liquors und schlechterer Prognose (Beardsley et al. 2016).

## Literatur


Beardsley J, Wolbers M, Kibengo FM, Ggayi AB, Kamali A, Cuc NT et al. CryptoDex Investigators. Adjunctive Dexamethasone in HIV-Associated Cryptococcal Meningitis. N Engl J Med 2016; 374: 542–554.

Casado, J, Quereda C, Oliva J, Navas E, Moreno A, Pintado V, Cobo J, Corral I. Candidal meningitis in HIV-infected patients: analysis of 14 cases. Clin Infect Dis 1997; 25: 673–676.

Chapman SW, Bradsher RW Jr, Campbell GD Jr, Pappas PG, Kauffman CA. Practice guidelines for the management of patients with blastomycosis. Infectious Diseases Society of America. Clin Infect Dis 2000; 30: 679–683.

Chimelli L, Mahler-Araujo MB. Fungal infections. Brain Pathol 1997; 7: 613–627.

Day JN, Chau TT, Wolbers M, Mai PP, Dung NT, Mai NH et al. Combination antifungal therapy for cryptococcal meningitis. N Engl J Med 2013; 368: 1291–1302.

Denning DW. Therapeutic outcome in invasive aspergillosis. Clin Infect Dis 1996; 23: 608–615.

Dewsnup DH, Galgiani JN, Graybill JR, Diaz M, Rendon A, Cloud GA et al. Is it ever safe to stop azole therapy for Coccidioides immitis meningitis? Ann Intern Med 1996; 124: 305–310.

Diamond RD, Bennett JE. Prognostic factors in cryptococcal meningitis. A study in 111 cases. Ann Intern Med 1974; 80: 176–181.

Drake KW, Adam RD. Coccidioidal meningitis and brain abscesses. Neurology 2009; 73: 1780–1786.

Dupont B. Overview of the lipid formulations of amphotericin B. J Antimicrob Chemother 2002; 49(Suppl A): 31–36.

Eucker J, Sezer O, Graf B, Possinger K. Mucormycoses. Mycoses 2001; 44: 253–260.

Francis P, Walsh TJ. Evolving role of flucytosine in immunocompromised patients: new insights into safety, pharmacokinetics, and antifungal therapy. Clin Infect Dis 1992; 15: 1003–1018.

Gallis HA, Drew RH, Pickard WW. Amphotericin B: 30 years of clinical experience. Rev Infect Dis 1990; 12: 308–329.

Goodman ML, Coffey RJ. Stereotactic drainage of Aspergillus brain abscess with long-term survival: case report and review. Neurosurgery 1989; 24: 96–99.

Gottfredsson M, Perfect JR. Fungal meningitis. Semin Neurol 2000; 20: 307–322.

Graybill JR, Sobel J, Saag M, van Der Horst C, Powderly W, Cloud G et al. Diagnosis and management of increased intracranial pressure in patients with AIDS and cryptococcal meningitis. The NIAID Mycoses Study Group and AIDS Cooperative Treatment Groups. Clin Infect Dis 2000; 30: 47–54.

Hadi M, Boncoeur-Martel MP, Bouteille B, Preux PM, Bernet-Bernady P, Dumas M et al. [Cerebral miliary granulomatosis with Histoplasma capsulatum in an HIV seronegative patient]. Rev Neurol (Paris) 1999; 155: 231–233.

Herbrecht R, Denning DW, Patterson TF, Bennett JE, Greene RE, Oestmann JW, Kern WV, Marr KA, Ribaud P, Lortholary O, Sylvester R, Rubin RH, Wingard JR, Stark P, Durand C, Caillot D, Thiel E, Chandrasekar PH, Hodges MR, Schlamm HT, Troke PF, de Pauw B. Invasive Fungal Infections Group of the European Organisation for Research and Treatment of Cancer and the Global Aspergillus Study Group. Voriconazole versus amphotericine B for primary therapy of invasive aspergillosis. N Engl J Med 2002; 347: 408–415.

Herbrecht R, Nivoix Y, Fohrer C, Natarajan-Ame S, Letscher-Bru V. Management of systemic fungal infections: alternatives of itraconazole. J Antimicrob Chemother 2005; 56(Suppl S1): i39–i48.

Hiemenz JW, Raad II, Maertens JA, Hachem Ry, Saah AJ, Sable CA et al. Efficacy of caspofungin as salvage therapy for invasive aspergillosis compared to standard therapy in a historical cohort. Eur J Clin Microbiol Infect Dis 2010; 29: 1387–1394.

Just-Nubling G. [Therapy of candidiasis and cryptococcosis in AIDS]. Mycoses 1994; 37: 56–63.

Knapp S, Turnherr M, Dekan G, Willinger B, Stingl G, Rieger A. A case of HIV-associated cerebral histoplasmosis successfully treated with fluconazole. Eur J Clin Microbiol Infect Dis 1999; 18: 658–661.

Lutsar I, Troke P, Clark M. Concentration of voriconazole in cerebrospinal fluid (CSF) in patients with cerebral mould infections. Rev Iberoam Micol 2000; Suppl.: 126.

Maertens J, Raad I, Sable CA. Multicenter, noncomparative study to evaluate safety and efficacy of Caspofungin (CAS) in adults with invasive aspergillosis (IA) refractory or intolerant to amphotericin B (AMB), AMB lipid formulations (lipid AMB) or azoles [abstract 1103]. Programs and abstracts of the 40th Interscience Conference on Antimicrobial Agents and Chemotherapy (Toronto) Washington, DC: American Society for Microbiology, 2000: 371.

Maertens J, Raad I, Sable CA, Ngai A, Berman R, Patterson TF, Denning D, Walsh T. Multicenter, noncomparative study to evaluate safety efficacy of caspofungin in adults with invasive aspergillosis refractory or intolerant to amphotericin B, AmB lipid formulations, or azoles. Abstracts of the 40th ICAAC 2000; 371: 1103.

Maertens J. Evaluating prophylaxis of invasive fungal infections in patients with hematologic malignancies. Eur J Haematol 2007; 78: 275–282.

Mathews VP, Alo PL, Glass JD, Kumar AJ, McArthur JC. AIDS-related CNS cryptococcosis: radiologic-pathologic correlation. AJNR Am J Neuroradiol 1992; 13: 1477–1486.

Mikolich DJ, Kinsella LJ, Skowron G, Friedman J, Sugar AM. Aspergillus meningitis in an immunocompetent adult successfully treated with itraconazole. Clin Infect Dis 1996; 23: 1318–1319.

Miszkiel KA, Hall-Craggs MA, Miller RF, Kendall BE, Wilkinson ID, Paley MN et al. The spectrum of MRI findings in CNS cryptococcosis in AIDS. Clin Radiol 1996; 51: 842–850.

Mora-Duarte J, Betts R, Rotstein C, Colombo AL, Thompson-Moya L, Smietana J, Lupinacci R, Sable C, Kartsonis N, Perfect J for the Caspofungin Invasive Candidiasis Study Group. Comaprison of Caspofungin and Anphotericin B for invasive candidiasis. N Engl J Med 2002; 347: 2020–2029.

Nguyen MH, Husain S, Clancy CJ, Peacock JE, Hung CC, Kontoyiannis DP et al. Outcomes of central nervous system cryptococcosis vary with host immune function: Results from a multi-center prospective study. J Infect 2010; 61: 419–426.

Patel R. Antifungal agents. Part I. Amphotericin B preparations and flucytosine. Mayo Clin Proc 1998; 73: 1205–1225.

Pendlebury WW, Perl DP, Munoz DG. Multiple microabscesses in the central nervous system: a clinicopathologic study. J Neuropathol Exp Neurol 1989; 48: 290–300.

Pfaller MA, Jones RN, Messer SA, Edmond MB, Wenzel RP. National surveillance of nosocomial blood stream infection due to species of Candida other than Candida albicans: frequency of occurrence and antifungal


F 9

susceptibility in the SCOPE program. Diagn Microbid Infect Dis 1998; 31: 327–332.

Pagano L, Valentini CG, Posteraro B, Girmenia C, Ossi C, Pan A et al. Zygomycosis in Italy: A survey of FI-MUA-ECMM. J Chemother 2009; 21: 322–329.

Participant Group. Surveillance and Control of Pathogens of Epidemiologic. Diagn Microbiol Infect Dis 1998; 30: 121–129.

Pfister H-W. Pilzmeningitis. In: Pfister H-W. Meningitis. Stuttgart: Kohlhammer; 2002. 158, 160.

Pitisuttithum P, Negroni R, Graybill JR, Bustamante B et al. Activity of posaconazole in the treatment of central nervous system fungal infections. J Antimicrob Chemother 2005; 56: 745–55.

Powderly WG. Cryptococcal meningitis and AIDS. Clin Infect Dis 1993; 17: 837–842.

Rappelli P, Are R, Casu G, Fiori PL, Cappuccinelli P, Aceti A. Development of a nested PCR for detection of Cryptococcus neoformans in cerebrospinal fluid. J Clin Microbiol 1998; 36: 3438–3440.

Rex JH, Walsh TJ, Sobel JD, Filler SG, Pappas PG, Dismukes WE et al. Practice guidelines for the treatment of candidiasis. Infectious Diseases Society of America. Clin Infect Dis 2000; 30: 662–678.

Rhein J, Morawski BM, Hullsiek KH, Nabeta HW, Kiggundu R, Tugume L, et al.; ASTRO-CM Study Team. Efficacy of adjunctive sertraline for the treatment of HIV-associated cryptococcal meningitis: an open-label dose-ranging study. Lancet Infect Dis 2016; 16: 809–818.

Roden MM, Zaoutis TE, Buchanan Wl, Knudsen TA, Sarkisova TA, Schaufele RL, Sein M, Sein T, Chiou CC, Chu JH, Kontoyiannis DP, Walsh TJ. Epidemiology and outcome of zygomycosis: a review of 929 reported cases. Clin Infect Dis 2005; 41: 634–653.

Saag MS, Graybill RJ, Larsen RA, Pappas PG, Perfect JR, Powderly WG et al. Practice guidelines for the management of cryptococcal disease. Infectious Diseases Society of America. Clin Infect Dis 2000; 30: 710–718.

Sanchez J, Noskin GA. Recent advances in the management of fungal infections. Cancer Treat Res 1998; 96: 167–182.

Sanchez-Portocarrero J, Perez-Cecilia E, Corral O, Romero-Vivas J, Picazo JJ. The central nervous system and infection by Candida species. Diagn Microbiol Infect Dis 2000; 37: 169–179.

Sawaya BP, Briggs JP, Schnermann J. Amphotericin B nephrotoxicity: the adverse consequences of altered membrane properties. J Am Soc Nephrol 1995; 6: 154–164.

Schmidt-Hieber M, Silling G, Schalk E, Heinz W, Panse J, Penack O et al. CNS infections in patients with hematological disorders (including allogeneic stem-cell transplantation)-Guidelines of the Infectious Diseases Working Party (AGIHO) of the German Society of Hematology and Medical Oncology (DGHO). Ann Oncol. 2016; 27: 1207–1225.

Schwartz S, Ruhnke M, Ribaud P, Corey L, Driscoll T, Cornely OA, Schuler U, Lutsar I, Troke P, Thiel E. Improved outcome in central nervous system aspergillosis with voriconazole treatment. Blood 2005; 106: 2641–2645.

Sun HY, Alexander BD, Lortholary O, Dromer F, Forrest GN, Lyon GM et al. Lipid formulations of amphotericin B significantly improves outcome in solid organ transplant recipients with central nervous system cryptococcosis. Clin Infect Dis 2009; 49: 1721–1728.

Tiphine M, Letscher-Bru V, Herbrecht R. Amphotericin B and its new formulations: pharmacologic characteristics, clinical efficacy, and tolerability. Transpl Infect Dis 1999; 1: 273–283.

Tucker RM, Denning DW, Dupont B, Stevens DA. Itraconazole therapy for chronic coccidioidal meningitis. Ann Intern Med 1990; 112: 108–112.

Troke P, Aguirrebengoa K, Arteaga C, Ellis D, Heath CH, Lutsar I et al. Treatment of Scedosporiosis with voriconazole: Clinical experience with 107 patients. Antimicrob Agents Chemother 2008; 52: 1743–1750.

Ullmann AJ. Review of the safety, tolerability and drug interactionsof the new antifungal agents caspofungin and voriconazole. Curr Med Res Opin 2003; 19: 263–271.

van der Horst CM, Saag MS, Cloud GA, Hamill RJ, Graybill JR, Sobel JD et al. Treatment of cryptococcal meningitis associated with the acquired immunodeficiency syndrome. National Institute of Allergy and Infectious Diseases Mycoses Study Group and AIDS Clinical Trials Group. N Engl J Med 1997; 337: 15–21.

Vermes A, Guchelaar HJ, Dankert J. Flucytosine: a review of its pharmacology, clinical indications, pharmacokinetics, toxicity and drug interactions. J Antimicrob Chemother 2000; 46: 171–179.

Verweij PE, Brinkman K, Kremer HP, Kullberg BJ, Meis JF. Aspergillus meningitis: diagnosis by non-culture-based microbiological methods and management. J Clin Microbiol 1999; 37: 1186–1189.

Walsh TJ, Finberg RW, Arndt C, Hiemenz J, Schwartz C, Bodensteiner D et al. Liposomal amphotericin B for empirical therapy in patients with persistent fever and neutropenia. National Institute of Allergy and Infectious Diseases Mycoses Study Group. N Engl J Med 1999; 340: 764–771.

Walsh TJ, Hiemenz JW, Seibel NL, Perfect JR, Horwith G, Lee L et al. Amphotericin B lipid complex for invasive fungal infections: analysis of safety and efficacy in 556 cases. Clin Infect Dis 1998; 26: 1383–1396.

Walsh TJ, Pappas P, Winston DJ, Lazarus HM, Petersen F, Raffalli J, Yanovich S, Stiff P, Greenberg R, Donowitz G, Lee J. Voriconazole compared with liposomal amphotericin B for empirical antifungal therapy in patients with neutropenia and persistent fever. N Engl J Med 2002; 346: 225–234.

Willems L, van der Geest R, de Beule K. Itraconazole oral solution and intravenous formulations: a review of pharmacokinetics and pharmacodynamics. J Clin Pharm Ther 2001; 26: 159–169.

Young RF, Gade G, Grinnell V. Surgical treatment for fungal infections in the central nervous system. J Neurosurg 1985; 63: 371–381.

# F 10 HIV-Infektion und AIDS: neurologische Manifestationen

*von G. Arendt und M. Maschke*

## F 10.1 Definition, Epidemiologie

Die übertragbare Immunschwächekrankheit *AIDS* (acquired immunodeficiency syndrome) wurde erstmals 1981 beschrieben (Gottlieb et al. 1981; Masur et al. 1981). Hervorgerufen wird sie durch eine Infektion mit dem humanen Immundefizienzvirus Typ-1 (HIV-1) und der westafrikanischen Variante Typ-2 (HIV-2).

Für die Infektion mit *HIV* spielen überwiegend Sexualkontakte, die therapeutische oder akzidentielle Übertragung von Blut oder kontaminierten Blutprodukten und die prä-, peri- oder postnatale (durch Stillen) Infektion eine Rolle. In Deutschland wurde die Zahl der HIV-infizierten Personen Ende 2015 auf 84 700 geschätzt, 30 779 Personen waren am 31. 12. 2015 an AIDS erkrankt. Seit Beginn der Epidemie bis Ende 2015 verstarben 28 100 HIV-infizierte Menschen in Deutschland. Die Neuinfektionsrate wird derzeit mit 3 200/Jahr beziffert. Die Geschlechterverteilung weist 85 % Männer und 15 % Frauen aus. Als Übertragungsweg bei Männern dominiert der homosexuelle Kontakt (69 %), gefolgt von 7 % der Infektionen, die über heterosexuelle Kontakte erworben werden, 11 % über Drogengebrauch und 1 % über Transsexualität Infizierte sowie 2 % Hämophile. Bei 10 % fehlen Angaben zum Übertragungsrisiko. Bei den Frauen überwiegt mit 45 % der heterosexuelle Übertragungsweg, Drogengebrauch ist bei 34 % ursächlich; in 16 % der Fälle fehlen Angaben (Robert Koch-Institut 3/2016).

Das HIV infiziert vorwiegend CD4-positive T-Lymphozyten (»CD4+-Zellen«), Makrophagen und Monozyten. Ferner findet auch eine Infektion CD4-negativer Zellen wie z. B. von B-Lymphozyten, Astrozyten und Endothelzellen statt. Für das »Andocken« und die Inkorporation von HIV sind unterschiedliche Chemokin-Rezeptoren von Bedeutung (z. B. CXCR-4 und CCR-5). Vereinfacht dargestellt führt die zunehmende Reduktion von CD4-positiven Lymphozyten zu einer Schwächung der zellulären Immunität und in der Folge zur Begünstigung von Virus-, Bakterien-, Parasiten- und Pilzinfektionen sowie neoplastischer Erkrankungen. Früh im Krankheitsverlauf wird auch eine ungezielte, polyklonale B-Zell-Aktivierung (Hypergammaglobulinämie) mit der Bildung z. T. irrelevanter Antikörper nachgewiesen. Dies kann einerseits zur Beeinträchtigung der spezifischen humoralen Immunabwehr und in frühen Krankheitsstadien zu Autoimmunphänomenen führen (z. B. Guillain-Barré-Syndrom, Immunthrombozytopenie). Neurologische Komplikationen treten in etwa 10 % der Patienten als Erstmanifestation der Infektion auf (Maschke 1999). In Untersuchungen vor Einführung der *antiretroviralen Kombinationstherapie (cART)* fanden sich bei mehr als 50 % der Erwachsenen und 90 % der Kinder in fortgeschrittenen Stadien der HIV-Infektion neurologische Manifestationen. Nach Einführung der cART (1996) sind die neurologischen Komplikationen erheblich zurückgegangen (d'Àrminio 2004) und die Behandlung und Prognose klinisch bereits manifester opportunistischer und direkt HIV-induzierter Erkrankungen mit hoher Mortalität haben sich verbessert (Gendelman et al. 1998; de Luca et al. 2000). Die Überlebenszeit von Patienten mit AIDS stieg von 19,6 auf 39,6 Monate (Dore et al. 2003).

## F 10.2 Diagnose, Stadien und Klassifikation

Die Diagnose der HIV-Infektion wird mit dem Nachweis von HIV-Antikörpern mittels ELISA (»Screening-Test«) und Western Blot (Bestätigungstest) durchgeführt. Da HIV-spezifische Antikörper üblicherweise erst etwa 1–3(–6) Monate post infectionem nachweisbar sind, kann bei begründetem Verdacht auf eine akute Infektion die Präsenz des Virus bereits einige Tage (ca. 7–11 Tage) nach Exposition durch Bestimmung der HI-Viruslast mittels PCR (HIV-RNA-Kopien pro ml Plasma) nachgewiesen werden. Eine weitaus wichtigere Rolle spielt dieser Parameter jedoch in der Einschätzung der Krankheitsprogression (Mellors et al. 1996), der Indikationsstellung für eine antiretrovirale Therapie und deren Effektivität.

Der Verlauf der HIV-Infektion hat sich nach Einführung der (cART) im Jahre 1996 grundlegend verändert: Die Häufigkeit HIV-1-assoziierter Erkrankungen ist erheblich gesunken und die Überlebenszeit von Patienten mit AIDS deutlich gestiegen (Dore et al. 2003; Ellis und Letendre 2016).

## F 10.3 HIV-assoziierte Manifestationen des ZNS

### F 10.3.1 Pathophysiologische Grundlagen

Sehr früh im Verlauf der Infektion findet eine Invasion und Besiedlung des ZNS durch das HIV statt. Im Gegensatz zu anderen viralen ZNS-Infektionen, wie z. B. Herpes, Polio oder Rabies, welche durch eine direkte Infektion von Neuronen charakterisiert sind, ist bei der HIV-Infektion die Virusreplikation im ZNS vorwiegend in mononukleären Phagozyten (Makrophagen und Mikroglia) und in einem geringeren Ausmaß in Astrozyten zu finden (Tornatore et al. 1994; Spudich und An-

**Tab. F 10.1:** Inzidenz und orientierende Manifestationszeitpunkte der wichtigsten neurologischen Komplikationen der HIV-Infektion

| HIV-1-assoziierte Erkrankungen | Inzidenz[a] | Manifestationszeitpunkt[b] |
|---|---|---|
| Akute HIV-Meningitis | ~ 1–6 % | Stadium A–B/Serokonversion |
| HIV-assoziierte Demenz | (~ 4 %) | Stadium C |
| HIV-Myelopathie | ~ 6–10 % | Stadium C |
| Periphere Neuropathie | ~ 12–25 % | Stadium B–C |
| Myopathie | < 2 % | Stadium A–C |
| *Opportunistische Infektionen/Neoplasien des Nervensystems* | | |
| Toxoplasma-Enzephalitis | ~ 2 % | Stadium C (CD4-Zellzahl/ml < 200) |
| Kryptokokken-Meningoenzephalitis | ~ 1,5 % | Stadium C (CD4-Zellzahl/ml < 200) |
| Progressive multifokale Leukenzephalopathie | ~ 1,5 % | Stadium C (CD4-Zellzahl/ml < 100) |
| CMV-Enzephalitis | ~ 1–2 %[c] | Stadium C (CD4-Zellzahl/ml < 100) |
| CMV-Polyradikulitis | ~ 1 % | Stadium C (CD4-Zellzahl/ml < 100) |
| Primäres ZNS Lymphom | ~ 0,5 % | Stadium C (CD4-Zellzahl/ml < 100) |

a In Klammern steht – soweit bisher vorliegend – die Inzidenz für den Zeitraum nach Einführung (1996) der antiretroviralen Kombinationstherapie (cART).

b Das Erkrankungsrisiko ist charakteristisch für unterschiedliche Stadien. Die Angaben dienen als ungefähre Orientierungshilfe. Höhere CD4-Zellzahlen schließen die jeweilige Erkrankung nicht aus.

c bezogen auf die Inzidenz klinisch manifester CMV-Infektionen. Die Häufigkeit histopathologischer Zeichen einer CMV-Enzephalitis ist wesentlich höher (~30–40 %).

**Tab. F 10.2:** CDC-Klassifikation der HIV-Infektion (revidierte Fassung 1993)

| Laborkategorien (CD4-Zellzahl/ml) | Klinische Kategorien | | |
|---|---|---|---|
| | A (asymptomatisch) | B (Symptome, kein AIDS) | C (Symptome, AIDS) |
| **1:** > 500 | A1 | B1 | C1 |
| **2:** 200–499 | A2 | B2 | C2 |
| **3:** < 200 | A3 | B3 | C3 |

**Kasten F 10.1:** Erkrankungen der klinischen Kategorien A–C (Auszüge)

**Kategorie A**

Asymptomatische HIV-Infektion, persistierende generalisierte Lymphadenopathie, akute symptomatische (primäre) HIV-Infektion

**Kategorie B**

Herpes zoster (polysegmental oder rezidivierend)
Periphere Neuropathie
Konstitutionelle Symptome: Fieber > 38,5 °C, Diarrhö (> 4 Wochen)
Listeriose
Orale Haarleukoplakie

**Kategorie C (AIDS definierend)**

CMV-Retinitis
Extrapulmonale Kryptokokken-Infektion
Generalisierte CMV-Infektion
HIV-assoziierte Demenz
Infektionen mit Mycobakterium avium complex oder M. kansaii, disseminiert oder extrapulmonal
Maligne Lymphome
Progrediente multifokale Leukenzephalopathie
Toxoplasma-Enzephalitis
Tuberkulose
Wasting-Syndrom

ces 2016). Die Infektion von Neuronen durch HIV (Nuovo et al. 1994) wird kontrovers diskutiert und ist wahrscheinlich pathogenetisch nicht relevant. Sehr früh wurde daher die Hypothese aufgestellt, dass vorwiegend indirekte Mechanismen zur neuronalen Funktionsstörung und zum *neuronalen Zelltod* beitragen. Eine Reihe von Untersuchungen hat auf die pathogene Bedeutung *viraler Proteine*, z. B. des HIV-Hüllproteins gp120 (Lipton 1991; Toggas et al. 1994) und der Regulatorproteine Tat (Magnuson et al. 1995) und Nef (Koedel et al. 1999; Sporer et al. 2000a) hingewiesen. Neben diesen sogenannten »Virotoxinen«, welche inflammatorische und neurotoxische Effekte aufweisen können, spielen Mediatoren eine Rolle, die aus HIV-infizierten und aktivierten immunkompetenten Zellen (z. B. Makrophagen, Mikroglia) freigesetzt werden. Diese in immunhistochemischen, liquoranalytischen und experimentellen Studien nachgewiesenen inflammatorischen (z. B. die Zytokine TNF-α, IL-1b) und chemotaktischen (z. B. die Chemokine MCP-1, MIP-1a/b, IP-10) Substanzen können eine chronische Entzündungsreaktion unterhalten und die Ausschüttung zytotoxischer Mediatoren (z. B. Arachidonsäure-Metabolite, exzitatorische Aminosäuren, freie Radikale, Fas-L) und Matrix-Metalloproteinasen induzieren (Griffin et al. 1994; Sporer et al. 1998; Sporer et al. 2000a; Conant et al. 1999). Eine erhöhte Produktion dieser Mediatoren könnte dann zur neuronalen Dysfunktion, zum neuronalen Zelltod, zur Immigration von z. T. HIV-infizierten Leukozyten und zur strukturellen Schädigung der extrazellulären Matrix führen (Nolting et al. 2009). Pathoanatomisch stützen zellkulturelle, liquordiagnostische (di Rocco et al. 2000), neuropathologische, kernspinspektroskopische (v. Giesen et al. 2001) und nuklearmedizinische Befunde (Wang et al. 2004; Sporer et al. 2005) die Bedeutung der Störung des dopaminergen Systems bzw. einen bevorzugten Befall der Basalganglien.

## F 10.3.2 Die HIV-assoziierte Demenz (HAD)

### F 10.3.2.1 Klinik

Die HIV-assoziierte Demenz ist eine subakut bis chronisch verlaufende »subkortikale« Demenz, die heute selten geworden ist (Sacktor und Robertson 2014).

Das klinische Bild der HAD ist charakterisiert durch neuropsychologische (Konzentrations-, Gedächtnisstörungen, psychomotorische Verlangsamung), psychopathologische (Antriebsarmut, Interessenverlust, sozialer Rückzug, emotionale Verflachung) und motorische Störungen (Feinmotorik-, Extrapyramidalmotorik- und zerebelläre Störungen). Psychomotorische Tests (z. B. finger tapping) weisen früh im Verlauf eine reduzierte motorische Geschwindigkeit nach. Untypisch sind ein rascher Verlauf von wenigen Wochen, eine Vigilanzstörung, Meningismus und fokal-neurologische Zeichen. In 5–10 % können epileptische Anfälle auftreten.

Seit 2003 fiel auf, dass die schweren, HIV-assoziierten Demenzbilder zugunsten milder kognitiver Beeinträchtigungen in den Hintergrund traten (Dore et al. 2003; Sacktor et al. 2016; Ellero et al. 2017). Somit beschloss eine Konsensuskonferenz 2005 eine neue, dreistufige »Neuro-AIDS«-Nomenklatur einzuführen (Antinori et al. 2007):

1. das asymptomatische, HIV-assoziierte, neuropsychologische Defizit (ANPD) (engl. asymptomatic, HIV-associated, neurocognitive impairment = ANI);
2. das milde, HIV-assoziierte, neurokognitive Defizit (MNCD) (engl. mild neurocognitive disorder);
3. die HIV-assoziierte Demenz (HAD) (engl. HIV-associated dementia).

Das asymptomatische, HIV-assoziierte neuropsychologische Defizit wird diagnostiziert, wenn ein Patient in mindestens zwei von mindestens fünf neuropsychologischen Tests unterschiedlicher Leistungskategorien pathologische Resultate außerhalb der einfachen Standardabweichung erzielt. Getestet werden:

1. Aufmerksamkeit, Informationsverarbeitung,
2. sprachliche Fähigkeiten, Abstraktionsvermögen,
3. Feinmotorik,
4. Gedächtnis,
5. Merkfähigkeit, Wahrnehmungsschnelligkeit.

Der Patient bemerkt diese Defizite nicht. Sie müssen mindestens vier Wochen vorhanden sein. Vor einer Klassifizierung nach dieser Nomenklatur muss somit mindestens eine Wiederholungsuntersuchung stattgefunden haben. Bei der neuropsychologischen Testung muss der Patient in klinisch gutem Zustand sein; er muss psychopathologisch unauffällig sein und darf keine opportunistischen zerebralen Infektionen, metabolischen Störungen oder Hinweise auf aktiven Drogen- oder Alkoholgebrauch haben. Patienten mit einem asymptomatischen neuropsychologischen Defizit weisen ein zwei- bis sechsfach erhöhtes Risiko auf, eine Demenz zu entwickeln (Grant et al. 2014). Besonderes Augenmerk muss auf Ko-Morbiditäten (z. B. Hepatitis-Virus-C-Koinfektion und metabolische Syndrome) sowie Ko-Faktoren (z. B. Alter) gelegt werden, die neurokognitive Defizite bei HIV-Infizierten verschärfen können (Cole et al. 2017). Die Bedeutung vaskulärer Veränderungen beim älteren HIV-Positiven, die mit Virus-assoziierten Schäden interferieren, wurde in einer aktuellen Studie unterstrichen (Watson et al. 2017). Daher müssen in der Zukunft differenzialdiagnostische Kriterien zur Abgrenzung HIV-assoziierter Defizite von einer subkortikalen arteriosklerotischen Enzephalopathie (SAE) etabliert werden.

Für das milde, HIV-assoziierte neurokognitive Defizit gelten dieselben Kriterien, nur ist sich der Patient der Defizite bewusst. Er klagt über Ineffizienz im Beruf, Versagen bei sog. »Multi-Tasking«-Aufgaben und soziale Interaktionsprobleme. Die subjektive Beschwerdeschilderung sollte fremdanamnestisch bestätigt werden.

Bei der HIV-assoziierten Demenz ist der Betroffene – wie bei jeder anderen Demenzform auch – nicht mehr in der Lage, seinen Alltag selbstständig zu strukturieren; seine Testergebnisse müssen außerhalb der zweifachen Standardabweichung pathologisch sein.

In der Konsensuspublikation sind neuropsychologische Tests festgehalten, die international in der Diagnostik HIV-assoziierter Gehirnerkrankungen zur Anwendung kommen sollten (Antinori et al. 2007). Als rasche »Screening«-Methode der HAD bietet sich nach wie vor die HIV-Demenz-Skala in übersetzter Version an (v. Giesen et al. 2005), die jedoch bei begründetem Verdacht eine ausführliche neuropsychologische Testung nicht ersetzen kann. Inzwischen kommt zunehmend auch die International AIDS Dementia-Scale (IHDS) nach Sacktor et al. (2005) zum Einsatz.

Eine internationale Expertengruppe hat 2013 das diagnostische Vorgehen bei HIV-assoziierten neurokognitiven Störungen aktualisiert und gefordert, dass jeder HIV-positive Patient einem neuropsychologischen Screening unterzogen werden sollte (Mind Exchange Group 2013). Hierzu werden zunehmend elektronische Tests (z. B. der »CogState«) empfohlen (Kamminga et al. 2017). Das Muster der neuropsychologischen Veränderungen hat sich von motorischen, geschwindigkeitsabhängigen Defiziten zu Lern- und Gedächtnisdefiziten sowie Störungen der Exekutivfunktionen hin verschoben (Sacktor und Robertson 2014).

Histopathologisch finden sich eine Abblassung der weißen Substanz, perivaskuläre Infiltrate bestehend aus Mikroglia, Makrophagen und multinukleären Riesenzellen (fusionierte infizierte Makrophagen) sowie eine reaktive Vermehrung von Astrozyten (Astrozytose). Im Bereich des Kortex, Putamens, Globus pallidus und Hippocampus wurde ein Neuronenuntergang beschrieben. Eine klare Korrelation zur Schwere der Demenz konnte jedoch bisher

**Tab. F 10.3:** CSF Penetration Effectiveness (CPE)-Tabelle (nach Letendre 2010)

| Antiretroviraler Wirkmechanismus | CSF Penetration Effectiveness (CPE) | | | |
|---|---|---|---|---|
| | Weit überdurchschnittlich | Überdurchschnittlich | Durchschnittlich | Unterdurchschnittlich |
| **Nukleosidische-/Nukleotidische Reverse-Transkriptase-Inhibitoren (NRTIs)** | | Abacavir<br>Emtricitabin | Lamivudin | Tenofovir |
| **Nicht-nukleosidische Reverse-Transkriptase-Inhibitoren (NNRTIs)** | | Etravirin[1,2]<br>Efavirenz | Rilpivirin[3] | |
| **Protease-Inhibitoren (PIs)** | | Darunavir/r<br>Lopinavir/r | Atazanavir/r | |
| **Entry-/Fusions-Inhibitoren** | | Maraviroc | | |
| **Integrase-Inhibitoren** | Dolutegravir[4] | Raltegravir | Elvitegravir/c | |

1 (Tiraboschi et al. 2012)
2 (Nguyen et al. 2013)
3 (Mora-Peris et al. 2014)
4 (Letendre et al. 2013)

nicht gefunden werden, was volumetrischen kernspintomographischen Studien aber zunehmend zu gelingen scheint (Sandford et al. 2017).

Kürzlich wurde eine neurotoxische Wirkung des HIV-Gens »tat« nachgewiesen, das einen multifibrillären Komplex mit Amyloid beta-Peptiden bilden kann (Hategan et al. 2017). Dies könnte das Alzheimer-ähnliche klinische Bild, das HIV-Demente bieten können, erklären.

Da es bisher keinen einzelnen spezifischen radiologischen, laborchemischen oder neurophysiologischen diagnostischen Parameter gibt, gründet sich die Diagnose HIV-assoziierter Gehirnerkrankungen auf klinische und neuropsychologische Untersuchungsergebnisse.

Liquordiagnostisch sind diskrete entzündliche Veränderungen (lymphozytäre Liquorpleozytose, diskrete Gesamteiweißerhöhung, liquorspezifische oligoklonale Banden) bei der Mehrzahl aller HIV-infizierten Patienten zu finden. Eine erhöhte *HI-Viruslast* im Liquor (> 20 Kopien/ml) macht das Vorliegen klinisch relevanter, HIV-assoziierter Gehirnerkrankungen wahrscheinlicher, insbesondere, wenn die Viruslast im Liquor höher ist als im Blut, Die Ergebnisse unterschiedlicher Studien weisen allerdings eine große interindividuelle Streuung auf, was die Wertigkeit dieses Laborparameters in der Routinediagnostik erheblich einschränkt. Zu beachten ist jedoch, dass einerseits auch opportunistische Infektionen mit Liquorpleozytose zu einem Anstieg der Liquor-HI-Viruslast führen können und andererseits mit der cART vorbehandelte Patienten trotz fortschreitender Demenz eine niedrige bis nicht detektierbare Liquor-HI-Viruslast aufweisen können.

Ungeklärt sind bisher die Auswirkungen, die die sog. »low level«-Virämie im Blut, die mit einer gesteigerten Virusreplikation im Liquor einhergehen kann, auf das neurokognitive Leistungsvermögen HIV-infizierter Patienten hat (Motta et al. 2017).

Bisher fehlen Biomarker für die HIV-assoziierten Gehirnerkrankungen. Lösliches CD163 im Blut, das in klinischen Studien mit neurokognitiven Veränderungen korreliert, geht in post mortem Untersuchungen mit größeren synaptodendritischen Schäden einher (Bryant et al. 2017), sodass – falls sich diese Ergebnisse in weiteren Studien bestätigen – diese Lücke gefüllt werden kann. Auch ein neuer Liquor-Marker, YKL-40, ein Produkt aktivierter Mikrogliazellen, ist vielversprechend (Peluso et al. 2017).

Die Arbeitsgruppe des NHRCs in San Diego prüfte in den letzten Jahren unter Mitarbeit der pharmazeutischen Industrie die Liquorgängigkeit antiretroviraler Medikamente und etablierte den international viel diskutierten CPE (CSF Penetration Effectiveness)-Score. **Tab. F 10.3** gibt die derzeit gültige Version wieder, wobei der Score auf Dauer möglicherweise durch die neuen therapeutischen Richtlinien an Bedeutung verlieren wird, die eine sofortige antiretrovirale Behandlung jedes HIV-positiven Patienten unabhängig vom Grad der Immunsuppression vorgeben, da die START (strategic timing of antiretroviral therapy)-Studie große Vorteile bei möglichst frühem Behandlungsbeginn aufdeckte (Insight START-Study Group 2015).

Unabhängig vom CPE-Score geben die amerikanischen Richtlinien zur Behandlung HIV-positiver Patienten mit bereits fassbaren neurokognitiven Defiziten Folgendes vor:

- An NRTIs sollten als Basistherapie die Kombinationspräparate Tenofovir/Emtricitabin und Abacavir/3TC/Lamivudin zum Einsatz kommen. Das früher bei neurokognitiv defizitären Patienten als besonders liquorgängig empfohlene AZT hat wegen seiner Nebenwirkungen und dem zunehmenden Einsatz der schnell und intensiv wirksamen Integrasehemmer an Bedeutung verloren.
- Efavirenz sollte bei bereits neurologisch/neuropsychologisch symptomatischen Patienten wegen seiner zentralnervösen Nebenwirkungen (Schlafstörungen, Depressionen) nicht zum Einsatz kommen, ebenso nicht der Proteasehemmer Atazanavir, da seine Liquorkonzentrationen oft die minimale Hemmkonzentration nicht überschreiten und somit das »viral escape«-Phänomen (aktive Virusreplikation im Liquor bei effektiv supprimierter Viruslast im Blut) begünstigen (↑↑, A).

**Tab. F 10.4:** Wichtige Differenzialdiagnosen der HIV-1-assoziierten Demenz

| Differenzialdiagnosen | Diagnostik |
|---|---|
| Neurolues | Liquordiagnostik mit Antikörpernachweis |
| CMV-Enzephalitis | Liquor: Zellzahl (ggf. granulozytär) und Eiweiß erhöht, Glukose erniedrigt, CMV-PCR positiv, MRT Schädel: hyperintense Läsionen in T2WI, andere CMV-Manifestationen? (Retinitis, Colitis) |
| Progressive multifokale Leukenzephalopathie | Liquor: JC-Virus PCR positiv, MRT Schädel: flächige hyperintense Marklagerläsionen in T2WI ohne Gadolinium-Enhancement |
| VZV-Enzephalitis | Liquor: deutliche Entzündungszeichen, VZV-PCR positiv, Antikörpernachweis (Serum und Liquor) |
| Toxoplasma-Enzephalitis | CT/MRT: uni/multifokale Läsionen, KM-aufnehmend, raumfordernd Rarität: diffuse Mikroglia-Enzephalitis |
| Metabolische Enzephalopathie | Labor: u. a. Elektrolyte, Nieren-, Leber-, Schilddrüsenwerte; deutlich verringerter AZ |
| Andere Ursachen | Je nach Befundlage: Ausschluss anderer Infektionen mit Bakterien/Mykobakterien, Pilzen (z. B. Kryptokokken) und einer Meningeosis lymphomatosa |

- Die Präparate der Basistherapie sollten mit den Integrasehemmern Raltegravir und Dolutegravir kombiniert werden (www.aidsinfo.nih.gov/guidelines) (↑↑, A).
- Sehr oft werden Kombinationspräparate verwendet, die die o. g. Präparate in einer Tablette anbieten.

Kernspintomographisch finden sich im T2-gewichteten Bild in der tiefen weißen Substanz und den Basalganglien Signalanhebungen ohne Gadolinium-Aufnahme, die unter Therapie rückläufig sein können. Neben diesen Befunden besteht bei 75 % der Patienten eine Hirnatrophie, die allerdings auch bei ca. 50 % asymptomatischer Patienten mit HIV-Infektion zu finden ist Das EEG kann unspezifische Veränderungen (z. B. Verlangsamungen) aufweisen.
Funktionell bildgebende Verfahren, die u. a. eine Verminderung des zerebralen Blutflusses und kernspinspektroskopische Veränderungen (Anstieg glialer Zellmarker in Frühstadien; Abnahme neuronaler Marker in Spätstadien) nachgewiesen haben, könnten in Zukunft in der Früh- und Verlaufsdiagnostik an Bedeutung gewinnen. Bisher sind diese Verfahren jedoch für die Routinediagnostik nicht ausreichend etabliert bzw. zu teuer. Sehr interessante Studien von Chang et al. (2009) haben nachgewiesen, dass HIV-positive Patienten bereits früh im Infektionsverlauf mehr neuronale Zellen aktivieren müssen als HIV-negative Vergleichspopulationen, um neue Inhalte erlernen zu können. Wichtige Differenzialdiagnosen der HAD sind in **Tab. F 10.4** aufgeführt.

#### F 10.3.2.2 Epidemiologie und Verlauf

Die Inzidenz der HIVE beträgt ca. 10–20 % und ist nach Einführung der cART um etwa 50 % zurückgegangen. Neuere epidemiologische Untersuchungen zeigten allerdings keinen Rückgang der Prävalenz der Vorstufen (asymptomatisches, HIV-assoziiertes neuropsychologisches Defizit und mildes, HIV-assoziiertes neurokognitives Defizit) und ein zunehmendes Auftreten bei Patienten mit CD4+-Zellzahlen über 200 Zellen/µl. Der Verlauf der HAD ist ohne Behandlung chronisch progredient. Innerhalb von Monaten kann sich das klinische Bild bis zu einer spastischen Tetraparese und Mutismus verschlechtern. Eine solch dramatische Entwicklung ist heute selten, da die cART sie bis auf seltene Ausnahmen verhindert. Unter cART hat sich die Überlebenszeit auch der raren, schweren Fälle auf 48 Monate erhöht Davon abgesehen dominieren die milden neurokognitiven Defizite.
Pathogenetisch orientierte Therapien (z. B. Nimodipin, Memantin) führten in kleineren Studien bisher nicht zu robusten Effekten (Turchan et al. 2003). Der Einsatz von Selegilin, welches in kleinen, placebokontrollierten Studien positive Effekte zeigte, im experimentellen Modell allerdings die Virusreplikation und Ausschüttung neurotoxischer Substanzen fördert, ist umstritten. Jüngere Studien konnten zudem keinen eindeutigen Nachweis eines positiven Effekts von Selegilin auf neurokognitive Defizite zeigen (Schifitto et al. 2007).

### F 10.3.3 Die HIV-assoziierte Myelopathie

#### F 10.3.3.1 Klinik

In fortgeschrittenen Stadien der HIV-Infektion kann es zu einer subakut bis chronisch verlaufenden *Myelopathie* kommen, die durch eine meist schleichend progrediente spinale Symptomatik mit einer beinbetonten, spastischen Tetraparese, spinaler Ataxie und Inkontinenz charakterisiert ist. Eine begleitende, distal symmetrische Polyneuropathie kann das klinische Bild anfangs verschleiern.
Histopathologisch werden im Bereich der Hinter- und Vorderseitenstränge des thorakalen Myelons eine vakuoläre Degeneration der weißen Substanz (vakuoläre Myelopathie) und in frühen Stadien Infiltrate mit Makrophagen nachgewiesen. Die neuropathologischen Veränderungen sind denen der *funikulären Myelose* ähnlich. Die Pathomechanismen sind auch heute noch weitestgehend unbekannt. Von der vakuolären Myelopathie wurde die *HIV-assoziierte Myelitis* histopathologisch abgegrenzt. Hier finden sich multinukleäre Riesenzellen als Merkmal einer produktiven HIV-Infektion, und im Gegensatz zur vakuolären Myelopathie wird ein direkter pathogenetischer Zusammenhang mit der produktiven HIV-Infektion diskutiert. Die HIV-as-

soziierte Myelitis kann isoliert oder in Kombination mit der vakuolären Myelopathie auftreten.
Die kernspintomographische Diagnostik zeigt unspezifische Befunde und dient dem Ausschluss anderer Erkrankungen. Heutzutage kommt in Spezialzentren das sog. Tensor-Imaging zur Anwendung, das Faserdegenerationen darstellen kann. Liquordiagnostisch finden sich keine spezifischen Veränderungen. Differenzialdiagnostisch müssen raumfordernde spinale Prozesse, opportunistische Infektionen mit CMV, HTLV-1, HSV, VZV, Mykobakterien (spinale Tuberkulome), Toxoplasma gondii und Treponema pallidum sowie ein Vitamin $B_{12}$-Mangel ausgeschlossen werden.

#### F 10.3.3.2 Epidemiologie und Verlauf

Die HIV-assoziierte Myelopathie liegt in schweren Fällen in bis zu 80 % mit der HAD kombiniert vor und ist meist eine Manifestation der fortgeschrittenen HIV-Infektion, die heutzutage selten ist. In Einzelfällen wurde das Auftreten einer Myelopathie allerdings auch in frühen Stadien berichtet. Der Verlauf ist chronisch progredient. Bisher existieren keine gesicherten Therapieempfehlungen. Kasuistisch wurden unter der cART Remissionen im Frühstadium der Myelopathie dokumentiert (↑). Ferner sollten symptomatische Therapien der Spastik (z. B. mit Baclofen oder Tizanidin) und der Blasenstörung (z. B. Oxybutynin oder Flavoxat) sowie Krankengymnastik angewendet werden.

### F 10.3.4 Die akute HIV-Meningitis

Die *akute HIV-Meningitis* ist eine relativ seltene Komplikation, die zur Zeit der Serokonversion, aber auch zu späteren Zeitpunkten meist bei Patienten mit noch guter Immunität auftritt. Das klinische Bild und der Liquorbefund unterscheiden sich nicht von denen einer akuten aseptischen Meningitis anderer Ätiologie. Die Symptome und das entzündliche Liquorsyndrom bilden sich in der Regel innerhalb von Tagen bis Wochen weitgehend zurück. Gering entzündliche Liquorveränderungen mit einer diskreten Gesamteiweißerhöhung, einer geringen Liquorpleozytose und dem Nachweis von liquorspezifischen oligoklonalen Banden lassen sich jedoch auch bei ca. 40–80 % klinisch asymptomatischer HIV-1-infizierter Patienten nachweisen.
Die Diagnose beruht auf dem Ausschluss anderer ZNS-Infektionen. Insbesondere beim Auftreten von Hirnnervenausfällen sollten andere Ursachen wie eine Neurosyphilis, Neuroborreliose (**Kap. F 6**), tuberkulöse Meningitis (**Kap. F 3**), Pilzmeningitis (**Kap. F 9**) und eine Meningitis lymphomatosa/carcinomatosa liquordiagnostisch ausgeschlossen werden.

### F 10.3.5 Therapeutische Prinzipien (antiretrovirale Therapie)

Die hochaktive antiretrovirale Kombinationstherapie (cART) besteht aus mindestens drei antiretroviralen Substanzen, die basierend auf ihrem Nebenwirkungsprofil, der vorbestehenden Zusatzmedikation und etwaiger Resistenzen gewählt werden. Aktuell sind Medikamente aus den Substanzklassen der Reverse-Transkriptase-Hemmer vom Typ der (1) *Nukleosid-Analoga (NRTI)* und (2) *Nicht-Nukleosid-Analoga (NNRTI)* sowie *Proteaseinhibitoren (PI)*, *Integrase-Inhibitoren* und sog. *»Entry«-Hemmer (Fusionshemmer und CCR5-Antagonisten)* zugelassen. Nur der kombinierte Einsatz unterschiedlicher antiretroviraler Substanzen ermöglicht eine längerfristige Hemmung der Virusreplikation und reduziert das Risiko von Resistenzen und des Therapieversagens (Hoffmann 2005). Eine herausragende Bedeutung für den individuellen Erfolg der z. T. nebenwirkungsreichen cART hat die Compliance des Patienten. Zunehmend werden daher auch Kombinationspräparate und Substanzen für die tägliche Einmalgabe entwickelt (z. B. Tenofovir/Emtricitabin/Efavirenz, Tenofovir/Emtricitabin/Rilpivirin, Tenofovir/Emtricitabin/Elvitegravir/Cobicistat, Abacavir/3TC/Dolutegravir, Tenofoviralafenamidfumarat = TAF/Emtricitabin/Elvitegravir/c, TAF/Emtricitabin/Rilpivirin).
Für den Integrasehemmer Elvitegravir wurde eine neue »Booster«-Substanz entwickelt (Cobicistat), die den Blutspiegel des Präparats erhöhen soll. Die Galenik des häufig nephrotoxischen Tenofovir wurde verbessert (Tenofoviralafenamidfumarat = TAF), um diesem unerwünschten Effekt entgegenzuwirken.
Die Therapieziele umfassen die Senkung der Plasma-HI-Viruslast möglichst unter die Nachweisgrenze, das Anheben der CD4+-Zellzahl und die zumindest partielle Immunrekonstitution bei geringen Nebenwirkungen und Erhalt bzw. Verbesserung der Lebensqualität. UN-AIDS gab 2014 die »90–90–90-Regel« aus, die anstrebt, 90 % aller HIV-Infizierten zu erfassen, auf eine antiretrovirale Kombinationsbehandlung einzustellen und die Viruslast im Blut unter die Nachweisgrenze der verfügbaren Tests zu bringen (Joint United Nations Programme 2014)
Die wichtigsten Nebenwirkungen der cART umfassen allergische Exantheme (vorwiegend NRTI und NNRTI) und gastrointestinale Symptome. Die moderne antiretrovirale Therapie ist eine »Klassen-Kombination« (NRTI/PI oder NNRTI/PI, PI-I-III/CCR5-Antagonist, NRTI/INI). Ferner muss auf multiple Medikamenteninteraktionen insbesondere der Erst- und Zweitgenerationen-Proteasehemmer mit anderen Substanzklassen (z. B. Antiepileptika, Analgetika, Sedativa) geachtet werden. Beispielsweise kann die Wirkung von PIs, die vorwiegend über das Cytochrom-P450–3A-System metabolisiert werden, durch die pharmakologische Induktion desselben (z. B. durch Carbamazepin, Phenobarbital, Phenytoin) erheblich reduziert werden. Umgekehrt inhibieren einige PIs (insbesondere RTV, das zur Boosterung anderer PIs verwendet wird und daher in fast jeder PI-haltigen antiretroviralen Kombination vorkommt) das Cytochrom-3A-P450-3A-System und führen zu einem protrahierten Abbau anderer Substanzen (Benzodiazepine, Opiate, Marcumar, Antikonvulsiva, Antidepressiva), was eine Dosisanpassung von Medikamenten mit enger therapeutischer Breite nötig macht. Die moderne Drittgeneration der PIs (Darunavir) provoziert diese Probleme nicht mehr, sehr wohl aber die neue Galenik des Tenofovir = TAF.

**cART 2017**

**NRTIs** (Nukleosid-/Nukleotid-Reverse-Transkriptase-Hemmer)
Zidovudin (AZT)/Retrovir®
Lamivudin (3TC)/Epivir®
AZT + 3TC/Combivir®
Abacavir (ABC)/Ziagen®
AZT + 3TC + ABC/Trizivir®
3TC + ABC/Kivexa®
Didanosin (ddI)/Videx®
Zalcitabin (ddC)/Hivid®
Stavudin (d4T)/Zerit®
Tenofovir (TDF) /Viread®
Emtricitabine FTC/Emtriva®
FTC + TDF/Truvada®

**Mehrfach-Kombinationen**
FTC + TDF + EFV (Atripla)
TDF + FTC + Rilpivirin (Eviplera)
TDF + FTC + Elvitegravir + Cobicistat (Stribild)

**NNRTIs** (Non-Nukleoside-Reverse-Transkriptase-Inhibitor)
Nevirapine (NVP)/Viramune®
Efavirenz (EFV)/Sustiva®
Etravirine (ETR)/Intelence®
Rilpivirin (RPV)/Edurant®

**Fusion-Inhibitors**
**Enfurvirtide T20**

**Integrase-Hemmer**
Raltegravir (RAL)/Isentress®
Dolutegravir (DTG)/ (Tivicay®)

**PIs** (Protease-Inhibitors)
Saquinavir (SQV)/Invirase®
Ritonavir (RTV) Norvir®
Fosamprenavir (FPV)/Telzir®
Lopinavir/Ritonavir (LPV/r)/Kaletra®
Atazanavir (ATV)/Reyataz®
Tipranavir (TPV)/Aptivus®
Darunavir (DRV)/Prezista®

**CCR5-Antagonists**
Maraviroc (MVC)/Celsentri®

**Abb. F 10.1:** Schematische Abbildung der 2017 im Bereich der EMA (European Medicines Agency) zugelassenen antiretroviralen Wirkstoffe gegen das HI-Virus. Die Unterteilung erfolgt anhand der üblichen Wirkstoffklassen.



### F 10.3.6 Pragmatische Therapie

Die Diagnose einer HAD ist eine explizite Indikation zur cART. ANPD und MNCD sind bisher eine relative Indikation. Bei Persistenz oder Symptomprogression muss auch bei diesen Patienten eine cART oder die Optimierung der bestehenden Behandlung in Erwägung gezogen werden. Pragmatisch sollte die Therapie möglichst eine oder mehrere liquorgängige Substanzen enthalten, sodass ein Letendre-Index von >7 erreicht wird (s. o.) (↑, B). Heute haben nahezu alle Kombinationen, die häufig Anwendung finden, einen CPE-Score >7. Zudem wird in der überwiegenden Mehrzahl der Fälle bei Diagnosestellung der HIV-Infektion mit der Behandlung begonnen (gemäß den Ergebnissen der START-Studie). Für die HIV-1-assoziierte Myelopathie existieren nach wie vor keine durch kontrollierte Studien gesicherten Therapieempfehlungen. **Abb. F 10.1** zeigt die aktuell (2017) zugelassenen antiretroviralen Wirkstoffe gegen das HI-Virus.

### F 10.3.7 Immunrekonstitutionssyndrome (IRIS)

cART führt zu einer verbesserten Immunantwort auf pathogene Keime, was auch die Verringerung der Inzidenz opportunistischer ZNS-Infektionen nach ihrer Einführung erklärt. In letzter Zeit werden jedoch vermehrt atypische Verläufe opportunistischer ZNS-Infektionen beobachtet. Zudem scheint es nach Initiierung einer cART häufig zu entzündlichen Erkrankungen des zentralen und peripheren Nervensystems, aber auch innerer Organe zu kommen. Neuere Untersuchungen zeigen, dass diese inflammatorischen Reaktionen Folge einer fehlerhaften Immunrekonstitution sind, in deren Verlauf sich die eigentlich gegen pathogene Keime gerichtete Immunantwort gegen körpereigene Zellen wendet. Die daraus resultierenden Erkrankungen werden inflammatorische *Immunrekonstitutionssyndrome* (IRIS) genannt Dabei werden infektiöse IRIS von sarkoidoseähnlichen und autoimmunologischen IRIS unterschieden.
Als mögliche Risikofaktoren für die Entwicklung eines IRIS wurden eine aktive oder subklinische opportunistische Infektion sowie eine CD4+-Zellzahl unter 50/ml und siebenstellige Plasma-Virusbelastungen zum Zeitpunkt des Beginns einer cART identifiziert (Shelbourne et al. 2005a). Zudem scheint das Vorhandensein bestimmter Gene (HLA-B44, HLA-A2, HLA-DR4, TNF-alpha-308*2) für die Entstehung eines IRIS zu prädisponieren. Interessanterweise kommt es gerade bei den Patienten, bei denen die Viruslast des HIV besonders rasch nach Therapiebeginn unter die Nachweisgrenze abfällt, überdurchschnittlich häufig zu einem IRIS. Die allermeisten IRIS entstehen innerhalb der ersten 120 Tage nach einer neu begonnenen cART.
Die radiologischen Kriterien der PML- und Kryptokokken-IRIS wurden übersichtlich zusammengefasst (Post et al. 2013).

#### F 10.3.7.1 Neurologische infektiöse IRIS

Infektiöse IRIS entstehen auf dem Boden einer aktiven oder subklinischen opportunistischen Infektion. Infektiöse IRIS, die das ZNS betreffen, spielen v. a. bei einer Infektion mit dem JC-Virus eine Rolle. Darüber hinaus scheint es bei subklinischen Infektionen mit Kryptokokken zu einer asepti-

**Tab. F 10.5:** Übersicht von Nebenwirkungen und Arzneimittelinteraktionen antiretroviraler Substanzen

| | **Substanz/Generikum/ Präparat®/ *Kombipräparat®*** | **Häufige Nebenwirkungen/Anmerkung** |
|---|---|---|
| **NRTI** | AZT/Zidovudin | Kopfschmerzen (40 %), Müdigkeit, epileptische Anfälle, Myopathie, Myelotoxizität |
| | AZT/3TC/Lamivudin<br>ABC/Abacavir/3TC/Lamivudin<br>*AZT/Zidovudin/3TC/Lamivudin/ ABC/Abacavir* | Kopfschmerzen (35 %), Schwindel, Müdigkeit, epileptische Anfälle |
| | ABC/Abacavir | Exantheme – z. T. schwere Reaktionen (4–6 %), Gabe sofort beenden, keine erneute Exposition |
| | FTC/Emtricitabin | Neutropenie, Anämie, Kopfschmerzen, Schwindel, Insomnie, Diarrhö, Hyperpigmentation |
| | TDF/Tenofovir | Schwindel, Diarrhö, Pankreatitis (Vorsicht bei Kombination mit DDI), Nierenversagen |
| **Proteaseinhibitoren** | SQV/Saquinavir | Tremor, Diarrhö (20 %), GI-Beschwerden, Hyperglykämie |
| | RTV/Ritonavir | Nausea, Tremor, periorale Paraesthesien, Diarrhö, Hepatitis, Pankreatitis/meist Kombinationspräparate (»PI-Booster«) |
| | LPV/Lopinavir | Nausea, Diarrhö, Cholesterin, Hyperglykämie |
| | ATV/Atazanavir | Hyperbilirubinämie (16 %, Ø Kombination mit IDV), Kopfschmerzen, Insomnie, Übelkeit, periphere neurologische Symptome |
| | FPV/Fosamprenavir | Diarrhö, Kopfschmerzen, Schwindel, Müdigkeit, Exantheme (auch Stevens-Johnson-Syndrom) |
| | DPV/r/Darunavir/r | Hypercholesterinämie, -triglyceridämie, Diarrhö, Transaminasenerhöhung |
| | EFV/Efavirenz | Benommenheit, Depression, Nervosität (50 %), Parästhesien, Exantheme (30 %), gastrointestinale Symptome (20 %) |
| **NNRTI** | NVP/Nevirapin | Kopfschmerzen (30 %), Übelkeit (60 %), Müdigkeit, Exantheme (< 0,3 % Steven-Johnson-Syndrom) |
| | ETR/Etravirine | Müdigkeit, Anämie, Exantheme, Angst, Schlaflosigkeit und Fettstoffwechselstörungen |
| | RPV/Rilpivirin | Schlafstörungen, Depressionen, Fettstoffwechsel-störungen |
| | T20/Enfuvirtid (Fusionsinhibitor, sc. Gabe) | Kopfschmerzen, Insomnie, Lymphadenopathien, erhöhte Infektanfälligkeit |
| **CCR5-Antagonisten** | MVC/Maraviroc | Muskelschmerzen, Schlafstörungen |
| **Integrase-Inhibitoren** | RAL/Raltegravir<br>DTG/Dolutegravir | Kopfschmerzen<br>Kopfschmerzen, psychische Alterationen, Diarrhoen |

schen Meningitis, mediastinalen Lymphadenitis und auch zu intraparenchymatösen Läsionen des ZNS als Ausdruck eines infektiösen IRIS zu kommen (Shelbourne et al. 2005b). Pathologisch liegt diesem Kryptokokken-assoziierten IRIS eine granulomatöse Entzündung mit gleichzeitiger Hyperkalziämie zugrunde. Weitere neurologische, infektiöse IRIS scheint es im Gefolge von Infektionen mit Herpes-Viren und Mykobakterien zumeist in Form aseptischer Meningitiden zu geben.

Völlig unklar ist derzeit, wie therapeutisch auf das Vorliegen eines infektiösen IRIS reagiert werden soll. Nach Einzelfallberichten und kleineren Fallsammlungen kommt es nach der Gabe von Kortikoiden, die theoretisch zur Unterdrückung der überschießenden Immunantwort führen könnten, nicht immer zu einer Verbesserung. Es gibt Hinweise, dass eine Unterbrechung oder Modifizierung einer cART ein besseres Outcome zumindest bei JC-Virus-assoziierten IRIS erreichen kann. Eine allgemeine Therapieempfehlung lässt die derzeitige Studienlage jedoch nicht zu.

### F 10.3.7.2 Autoimmunologische IRIS

Einige Fallberichte schildern das Auftreten multifokaler, leukenzephalitischer Läsionen nach Initiierung einer cART. In diesen sogenannten »MS-type lesions« ließ sich keine JC-Virus-DNA, aber eine perivaskuläre Infiltration mit mononukleären Zellen nachweisen, sodass auf autoimmunbedingte IRIS als Ursache geschlossen wurde.

## F 10.4 HIV-assoziierte Erkrankungen des peripheren Nervensystems und Muskels

### F 10.4.1 HIV-assoziierte Neuropathien

#### F 10.4.1.1 Klinik, Epidemiologie und Verlauf

Periphere Neuropathien sind häufige, HIV-assoziierte neurologische Komplikationen. Unterschiedliche Formen kommen in allen Stadien der HIV-1-Infektion vor. Es lassen sich mindestens sieben Manifestationen unterscheiden:

1. die distal symmetrische, sensomotorische Polyneuropathie (DSP),
2. die *chronisch inflammatorische, demyelinisierende Polyneuropathie* (CIDP),
3. die akute, inflammatorische Polyradikulitis (HIV-1-assoziiertes *Guillain-Barré-Syndrom* [GBS]),
4. die HIV-assoziierte vaskulitische Polyneuropathie,
5. die *Mononeuritis multiplex* und
6. die Neuropathie bei diffuser, infiltrativer Lymphozytose (DILS) sowie
7. die antiretroviral-toxische Neuropathie (ATN)

*Die distal symmetrische, sensomotorische Polyneuropathie (DSP)* ist die häufigste Manifestation (Kaku et al. 2014). Die Prävalenz wird je nach Studie zwischen 35 und 80 % der HIV-infizierten Patienten angegeben und steigt mit zunehmender Immundefizienz an

Histopathologisch finden sich eine segmentale Demyelinisierung, axonale Degeneration und der Nachweis mäßiggradiger, epi- und endoneuraler, perivaskulärer Infiltrate.

Zu distal betonten, leichten Paresen und Atrophien kommt es in etwa 30 % der Fälle. Die distale sensible Polyneuropathie (DSP) entwickelt sich über Monate bis Jahre schleichend chronisch progredient. Neurophysiologische Untersuchungen zeigen ein meist axonal betontes Schädigungsmuster mit normalen oder meist nur gering verlangsamten Nervenleitgeschwindigkeiten.

Anamnestisch und laborchemisch müssen Neuropathien anderer Ätiologie (z. B. durch Diabetes mellitus, Alkoholabusus, Vitamin $B_{12}$-Mangel, hereditäre Neuropathien) ausgeschlossen werden (**Kap. J 2**). Die zahlenmäßig wichtigste Differenzialdiagnose ist jedoch die der medikamentös-toxischen Polyneuropathien, die durch Tuberkulostatika (z. B. INH) oder Zytostatika (z. B. Vincristin) bedingt sein können. Die für den peripheren Nerven toxischen antiretroviralen Medikamente (ddI, ddC und d4T) finden heute keine Anwendung mehr und werden von den Herstellern vom Markt genommen.

Ist die Progredienz rascher, die Klinik primär von schmerzhaften Missempfindungen geprägt, sind die Beschwerden nicht mit der Einnahme neurotoxischer Substanzen assoziiert und Koinfektionen (z. B. mit Borrelien, Zytomegalievirus, Herpes-simplex- und Varizella-zoster-Virus) durch die Liquordiagnostik weitestgehend ausgeschlossen, sollte eine N.-suralis-Biopsie mit der Fragestellung »*vaskulitische Polyneuropathie*« durchgeführt werden, die gelegentlich auch als Erstmanifestation der HIV-Infektion auftreten kann.

*Die akute (Guillain-Barré-Syndrom (GBS)) oder chronisch inflammatorische Polyradikuloneuritis (CIDP)* sind seltene Manifestationen. Die HIV-assoziierte CIDP tritt in frühen bis späten HIV-Krankheitsstadien auf, das GBS ist eher eine Manifestation der frühen HIV-1-Infektion oder Serokonversion. Für beide Formen wird eine immunogene Ätiologie angenommen. Beide Syndrome unterscheiden sich klinisch und neurophysiologisch nicht vom GBS und der CIDP HIV-negativer Patienten (**Kap. J 1**). Die Liquordiagnostik dient dem Ausschluss opportunistischer Infektionen und zeigt neben einem erhöhten Gesamteiweiß oft auch eine milde Pleozytose. HIV-Patienten mit einer CIDP sind häufiger weiblich, jung, und zeigen einen monophasischen, progressiven Verlauf; ihre Symptome sind Steroid-responsiv und remittieren im Verlauf eines Jahres (Moodley et al. 2017). Kasuistisch wurden GBS-ähnliche Syndrome als mögliches Immunrekonstitutionssyndrom (**Kap. F 10.3.7**) beschrieben.

*Die Mononeuritis multiplex* ist eine seltene, meist selbstlimitierende, wahrscheinlich immunogen bedingte Manifestation der frühen HIV-1-Infektion, die durch eine rasch auftretende, neurophysiologisch vorwiegend axonale Schädigung einzelner oder mehrerer Hirn- oder peripherer Nerven charakterisiert ist. Eine in späten Stadien der HIV-1-Infektion auftretende Form der Mononeuritis multiplex verläuft progredient und schwer und ist durch den Befall multipler peripherer Nerven charakterisiert. In diesen Fällen lässt sich im Nervenbiopsat oder im Liquor (mittels PCR) meist eine Infektion mit CMV nachweisen. In seltenen Fällen wurden auch vaskulitisbedingte Mononeuritiden beschrieben.

*Die diffuse infiltrative Lymphozytose (DILS)* ist eine äußerst seltene Manifestation, welche histologisch durch die viszerale Infiltration CD8-positiver T-Lymphozyten und laborchemisch durch eine persistierende CD8-Lymphozytose charakterisiert ist. Das klinische Bild ähnelt dem Sjögren-Syndrom. In 60 % der Fälle kommt es zu einer schmerzlosen Schwellung der Parotis und einem Sicca-Syndrom mit Lungen, Nieren und Leberbeteiligung. Die DILS-assoziierte Schädigung peripherer Nerven ist klinisch meist durch eine akut bis subakut verlaufende, distal-symmetrische, schmerzhafte, axonale Polyneuropathie charakterisiert. Selten kann auch ein multifokales Verteilungs- und demyelinisierendes Schädigungsmuster auftreten.

Auch *autonome Neuropathien* sind beschrieben (Kaku et al. 2014).

#### F 10.4.1.2 Pragmatische Therapien

Für die häufigste Form der HIV-assoziierten Neuropathien, die DSP, existieren bisher keine etablierten kausalen Therapieansätze, sodass vorwiegend symptomatische Behandlungen angewendet werden. In placebokontrollierten Studien wirkten die Antikonvulsiva Gabapentin und Lamotrigin schmerzlindernd (LaSpina et al. 2001), die (off Label) Behandlung mit Amitriptylin (75–100 mg/Tag), Peptid T (intranasal 6 mg/Tag), ein Akupunkturregime und die topische Anwendung von Lidocain-Gel (5 %) und Capsaicin (0,075 %) zeigten keine Wirksamkeit. In einer rezenten Metaanalyse placebokontrollierter, randomisierter Studien erwiesen sich nur Capsaicin-Folien, Nerv Growth Factor und Cannabis als wirksamer als Placebo (Phillips et al. 2010). Immer häufiger findet heute das gut analgetisch wirksame Antidepressivum Duloxetin Anwendung; Studien zur Wirksamkeit bei HIV-Patienten gibt es jedoch nicht. Kontrollierte Studien zur Anwendung immunmodulatorischer (intravenöse Gabe von Immunglobulinen, Plasmapherese) oder immunsuppressiver Maßnahmen (Glukokortikoide) liegen nicht vor. Die Anwendung sollte auf immunogen bedingte Manifestationen (HIV-assoziiertes Guillain-Barré-Syndrom, CIDP, chronische Polyneuritis, Mononeuritis multiplex) beschränkt bleiben und den therapeutischen Richtlinien folgen, die bei HIV-negativen Patienten etabliert sind (**Kap. J 1**). Die Gabe von Glukokortikoiden ist insbesondere bei vaskulitisbedingten Neuropathien, dem DILS und der CIDP indiziert. Die Behandlung sollte – basierend auf dem bioptischen Nachweis (Vaskulitis, DILS) – streng gestellt werden. Bei fortgeschrittener Immundefizienz sollten begleitende primärprophylaktische Maßnahmen (z. B. Candida-Prophylaxe) durchgeführt werden. Generell sollte beachtet werden, dass bei einer ausgeprägten Immundefizienz die Wahrscheinlichkeit opportunistischer Infektionen z. B. durch CMV, HSV und VZV hoch ist. Es kann hierbei zu Polyradikulitiden und multifokalen Polyneuropathien kommen, die klinisch und elektrophysiologisch auch z. B. als Mononeuritis multiplex imponieren und eine zügig eingeleitete, erregerspezifische Behandlung erfordern. Es gibt Untersuchungen zur Assoziation einer sensiblen, axonalen Polyneuropathie HIV-infizierter Patienten mit einer Hypertriglyceridämie, die Folge eines metabolischen Syndroms bei langfristiger Behandlung mit Proteasehemmern sein kann.

**Tab. F 10.6:** Therapie der wichtigsten direkt HIV-assoziierten Manifestationen des peripheren Nervensystems

| Manifestation (Manifestationszeitpunkt) | Inzidenz | Therapie |
|---|---|---|
| distal symmetrische senso-motorische Polyneuropathie (DSPN)<br>*(CDC Stadium II-III)* | 15–35 % | symptomatische Therapie:<br>**Gabapentin** (↑↑) bis 3 600 mg/Tag oder<br>Pregabalin (↑↑) bis 600 mg/Tag<br>*NW:* Benommenheit, Übelkeit, potenzielle Pankreastoxizität in Kombination mit DDI und D4T<br>*Hinweis:* einschleichende Gabe oder<br>**Lamotrigin** (↑) bis 300 mg/Tag (off Label)<br>*NW:* Exantheme, Kopfschmerzen, Übelkeit<br>*Hinweis:* langsame Aufdosierung (Dosiserhöhung: 25 mg/2 Wochen)<br>**retardierte Morphinpräparate**<br>*NW:* Sedierung, Obstipation, Übelkeit |
| Akute inflammatorische Polyneuroradikulitis (GBS)<br>*(CDC Stadium I-II)* | < 1 % | Bei Verlust der Gehfähigkeit:<br>1. Wahl: **Immunglobulin G** (↔, B) i. v. (0,4 g/kg KG für 5 Tage)<br>2. Wahl: **Plasmapherese** (↔, B)<br>Hinweis: in fortgeschrittenen Stadien HAART erwägen.<br>Bei CD4-Zellzahl < 100/ml => CMV Infektion ausschließen |
| Chron. inflammatorische Polyneuroradikulitis (CIDP)<br>*(CDC Stadium II-III)* | selten | 1. Wahl: **Prednison** (↔, B) (1–1,5 mg/kg KG; innerhalb von Wochen reduzieren auf ca. 10–20 mg Erhaltungstherapie), bei schwerem Verlauf ggf. initial Pulstherapie (Prednison 250–500 mg/Tag für 3–5 Tage) und/oder<br>**Immunglobulin G** (↔) i. v. (0,4 g/kg KG für 5 Tage) (Wiederholung alle 6–10 Wochen)<br>**Plasmapherese G** (↔) (Wiederholung alle 6–10 Wochen) |
| HIV-assoziierte vaskulitische Polyneuropathie<br>*(CDC Stadium I-III)* | selten | **Prednison** (↔) (1–1,5 mg/kg KG für 2–3 Wochen)<br>*Hinweis:* in fortgeschrittenen Stadien opportunistische Infektionen ausschließen (insb. CMV) |
| Mononeuritis multiplex<br>*(CDC Stadium I-II)* | selten | Selbst limitierend<br>*Hinweis:* In fortgeschrittenen Stadien steigt die Gefahr der durch opport. Infektionen bedingten Mononeuritis multiplex (insb. CMV) |
| Neuropathie bei diff. infiltr. Lymphozytose (DILS)<br>*(CDC Stadium II-III)* | selten | Beginn der **cART**; (↔, B)<br>**Prednisolon** (1 mg/kg KG; innerhalb 10–14 Wochen reduzieren auf ca. 10–20 mg Erhaltungstherapie) |

cART hochaktive antiretrovirale Kombinationstherapie, ↑↑ Therapieempfehlung stützt sich auf mehr als eine prospektive randomisierte Studie oder eine Metaanalyse, ↑ Therapieempfehlung stützt sich auf mindestens eine randomisierte, prospektive Therapiestudie, ↔ reine empirische Therapieempfehlung ohne sicheren wissenschaftlichen Beweis

### F 10.4.2 Die HIV-assoziierte Myopathie

#### F 10.4.2.1 Klinik, Epidemiologie, Verlauf

Die *HIV-assoziierte Myopathie* ist durch einen meist chronisch progredienten Verlauf mit belastungsabhängigen Myalgien im Anfangstadium charakterisiert. Das Auftreten von proximal betonten Paresen und Muskelatrophien in Kombination mit myopathischen Veränderungen im Elektromyogramm und einer meist früh nachzuweisenden, milden Erhöhung der Serum-CK, welche selten auch normwertig sein kann, machen die Diagnose wahrscheinlich. Eine hinreichende diagnostische Sicherheit ergibt die Muskelbiopsie. Die Prävalenz von Myopathien liegt bei HIV-infizierten Patienten mit antiretroviraler Behandlung bei etwa bei 1–2 %, bei Patienten ohne Behandlung bei etwa 1 %. Myopathien können in allen Stadien der HIV-Infektion auftreten. Die Prävalenz des DILS (**Kap. F 10.4.1**) scheint bei Patienten mit HIV-assoziierter Myopathie erhöht zu sein. Neben der HIV-assoziierten Form sind die *Zidovudin-(AZT, Retrovir®) induzierte Myopathie*, die mit dem Wasting-Syndrom im AIDS-Stadium assoziierte Myopathie sowie Myopathien und Myositiden bei opportunistischen Infektionen, Vaskulitiden und Malignomen abzugrenzen.
Histopathologisch ist die HIV-assoziierte Myopathie mit dem Nachweis entzündlicher Infiltrate der Polymyositis HIV-negativer Patienten ähnlich. In einigen Fällen können entzündliche Infiltrate fehlen und es dominieren eine Typ-2-Faseratrophie oder eine Nemalinmyopathie. Die wichtigste Differenzialdiagnose ist die AZT-induzierte Myopathie. Pathogenetisch ist bei Letzterer vermutlich eine toxische mitochondriale Dysfunktion führend. In einigen Studien wurden als Zeichen einer mitochondrialen Dysfunktion »*ragged red fibers*« nachgewiesen. Die Wahrscheinlichkeit der AZT-induzierten Myopathie, die unter der inzwischen üblichen Dosierung (600 mg/d) deutlich seltener auftritt, steigt mit der Behandlungsdauer (> 200 Tagen) und der kumulativen Gesamtdosis (> 250 g) an. In sehr seltenen Fällen kann es im Rahmen der HIV-Infektion auch zu einer akuten Rhabdomyolyse kommen, die vereinzelt bereits im Stadium der Serokonversion beschrieben wurde und von medikamentös-toxischen (HMG-CoA-Reduktase Inhibitoren, antiretroviralen Medikamenten [3TC, RTV], Trimethoprim/Sulfamethoxazol) und erregerbedingten Formen abgegrenzt werden muss.

#### F 10.4.2.2 Pragmatische Therapie

Kontrollierte Studien zur Behandlung der HIV-Myopathie existieren bisher nicht. Bei einer milden Manifestation kann die Gabe nichtsteroidaler Antiphlogistika ausreichen. Bei schwereren Formen sollten Glukokortikoide (z. B. Prednison 100 mg/Tag für 3–4 Wochen) oder Immunglobuline (0,4 g/kg KG/Tag für 5 Tage) gegeben werden, um einen ausreichenden Effekt beurteilen zu können. (B). Wird eine AZT-induzierte Myopathie vermutet, sollte die Substanz für mindestens 6–8 Wochen abgesetzt werden

## F 10.5 HIV-assoziierte opportunistische Erkrankungen des Nervensystems

In den letzten Jahren kam es infolge der verbesserten systemischen Therapie durch die Einführung der hochaktiven antiretroviralen Kombinationstherapie (cART) zu einem Rückgang der opportunistischen Infektionen des zentralen oder peripheren Nervensystems (The UK Collaborative HIV Cohort (CHIC) Study Steering Committee). Diese Studie konnte nachweisen, dass die Inzidenz aller ZNS Komplikationen inklusive der opportunistischen Infektionen von 13,1/1 000 Patientenjahre im Jahr 1996/1997 auf 1,0/1 000 Patientenjahre in 2006/2007 drastisch abnahm (CHIC et al. 2011). Die häufigsten Infektionen waren die progressive multifokale Leukoenzephalopathie (PML) (0,7/1 000 Patientenjahre), die Toxoplasma Enzephalitis (0,4/1 000 Patientenjahre) gefolgt von der Kryptokokken Meningitis (0,2/1 000 Patientenjahre). Ein Review-Artikel (Tan et al. 2012) wies allerdings darauf hin, dass die Epidemiologie der opportunistischen Infektionen je nach Region sehr unterschiedlich sein kann. So gehört z. B. die tuberkulöse Meningitis in Afrika zu den häufigsten Infektionen bei HIV-positiven Patienten.
Etwa ein Drittel der Infektionen treten bei CD4+-Zellzahlen unter 200/µl auf (Le und Spudich 2016). Eine hohe HI-Viruslast von über 100 000 RNA-Kopien/ml ist ein unabhängiger Risikofaktor für die Entstehung einer opportunistischen ZNS-Infektion. CMV-Infektionen, die Toxoplasma-Enzephalitis und die Kryptokokken-Meningitis sind weiterhin die häufigsten HIV-assoziierten opportunistischen Infektionen des Nervensystems.

### F 10.5.1 Toxoplasma-Enzephalitis

#### F 10.5.1.1 Klinik, Epidemiologie und Verlauf

Die Toxoplasma-Enzephalitis wird durch Reaktivierung einer persistierenden Infektion mit Toxoplasma gondii, einem tier- und menschenpathogenen Protozoon, seltener durch eine Neuinfektion, ausgelöst. Die Inzidenz beträgt nach Einführung der cART etwa 2–4 %. Der Beginn ist meist subakut über mehrere Tage bis Wochen, seltener akut innerhalb eines Tages. *Fokale neurologische Ausfälle* (z. B. Hemiparese, Hemianopsie, Hirnstammsymptome, zerebelläre Ataxie) sind zumeist neben Kopfschmerzen, Fieber und Verschlechterung des Allgemeinzustandes die Initialsymptome und werden häufig von fokalen und/oder sekundär generalisierten epileptischen Anfällen (15–25 % Initialsymptom) begleitet (Computertomographisch finden sich zumeist multifokale, gleichzeitig supra- und infratentoriell auftretende, *ringförmig kontrastmittelaufnehmende Läsionen* mit perifokalem Ödem. Die Magnetresonanztomographie ist der CT in der Detektion kleinerer Läsionen überlegen. Die Untersuchung des Liquors ist zum Ausschluss anderer Erkrankungen nützlich, zeigt aber ansonsten keinen spezifischen

**Tab. F 10.7:** Therapie der häufigsten HIV-assoziierten opportunistischen Infektionen

| Erkrankung | Akuttherapie | Häufigste Nebenwirkungen | Erhaltungstherapie |
|---|---|---|---|
| **Toxoplasma-Enzephalitis** | **Pyrimethamin:** (↑↑, A)<br>100 mg p. o. Tag 1,<br>danach 50–100 mg/d p. o.<br>+ **Folinsäure** 15 mg/d p. o.<br>+ **Sulfadiazin** 2–8 g/d p. o.<br><br>Alternativ:<br>**Pyrimethamin** + **Clindamycin** (↑↑, A)<br>3 × 600 mg/d p. o.<br><br>Andere Alternativen:<br>**Ataquavon** Monotherapie (↔, C),<br>**Pyrimethamin** (↔, C)<br>+ **Clarithromycin** oder<br>**Azithromycin** (s. Text) | **Pyrimethamin**: u. a. Leuko-, Thrombopenie, Anämie<br>**Sulfadiazin**: u. a. Hautreaktionen, Blutbildveränderungen, Übelkeit, Erbrechen<br>**Clindamycin**: u. a. Hautreaktionen, gastrointestinale Störungen (bis zur pseudomembranösen Kolitis), Blutbildveränderungen, Verstärkung der neuromuskulären Blockade | **Pyrimethamin**<br>25–50 mg/d p. o.<br>+ **Folinsäure**<br>15 mg/1 × Woche;<br><br>Alternativ:<br>**Cotrimoxazol**<br>960 mg/d p. o.<br>oder **Sulfadiazin**<br>2 g/d p. o.<br>**Beendigung, wenn:**<br>CD4+-Zellzahl > 200/µl über mind. 3–6 Monate und klinisch asymptomatisch für eine Toxoplasma-Enzephalitis |
| **Kryptokokken-Meningitis** | **Amphotericin B** (↑↑, A)<br>0,5–1,0 mg/kg/d i. v.<br>+ Flucytosin 150 mg/die i. v.<br><br>Alternativ:<br>**Fluconazol** (↑, A)<br>400–600 mg/d p. o.<br>oder<br>**Itraconazol** (↑, A)<br>400 mg/d p. o. | **Amphotericin B**: u. a. Fieber, Schüttelfrost, Übelkeit während der Infusion, Nierenschädigung, Elektrolytverschiebungen<br>**5-Flucytosin**: u. a. Blutbildveränderungen bis zur Agranulozytose, Transaminasenanstieg, Leberschädigung bis hin zu Leberzellnekrosen<br>**5-Flucytosin** 100 mg/kg/d i. v.<br>**Fluconazol**: u. a. gastrointestinale Beschwerden, Transaminasenanstieg<br>**Itraconazol**: u. a. gastrointestinale Beschwerden, Transaminasenanstieg | **Fluconazol**<br>200 mg/d p. o.<br><br>Alternativ:<br>**Itraconazol**<br>200 mg/d p. o.<br>**Beendigung, wenn:**<br>CD4+-Zellzahl > 200/µl über mind. 6 Monate und klinisch asymptomatisch für eine Kryptokokken-Meningitis |
| **Progressive multifokale Leukenzephalopathie (PML)** | **cART**[1] (↔, B) | **cART**: **Tab. F 10.5** | ggf. Therapieversuch mit Maraviroc |
| **Primäres Lymphom des ZNS (PCNSL)** | **cART**[1] (↔, B)<br>+ **Radiatio** des Neurokraniums mit einer Gesamtdosis von 30–50 Gy (↔, B)<br><br>Alternativ:<br>nur bei gutem Allgemeinzustand und in Zusammenarbeit mit Onkologen<br>Chemotherapie mit Methothrexat (↔, B) | **Methotrexat**: u. a. Panzytopenie, toxische Hautreaktionen, Haarausfall, gastrointestinale Störungen, Nierenschäden, Haut- und Schleimhautentzündungen;<br>Cave: wenn Chemotherapie, dann vor Bestrahlung wegen erhöhter Gefahr einer Leukoenzephalopathie | **cART** |
| **CMV-assoziierte Infektionen** | **Foscarnet** i. v. (↑, A)<br>2 × 90 mg/kg/d i. v.<br>+ **Ganciclovir** i. v.<br>2 × 5 mg/kg/d<br><br>Alternativ:<br>**Cidofovir** (↑, B) i. v.<br>5 mg/kg/Woche | **Foscarnet**: u. a. Nierenschädigung bis zum akuten Nierenversagen, Transaminasenanstieg,<br>Störung der Hämatopoese, gastrointestinale Störungen, Elektrolytstörungen<br>**Ganciclovir**: u. a. Neutropenie, Panzytopenie, Eosinophilie, gastrointestinale Störungen, Nierenschädigung, Transaminasenerhöhung<br>**Cidofovir**:<br>5 mg/kg/ 1 × Woche i. v.<br>+ **Probenicid**<br>4,2 und 2 g jeweils 3 Stunden vor und 2 und 8 Stunden nach jeder Applikation zum Nierenschutz | **Foscarnet** i. v.<br>1 × 90 mg/kg/d i. v.<br>+ **Ganciclovir** i. v.<br>1 × 5 mg/kg/d i. v.<br>oder<br>**Cidofovir** i. v.<br>5 mg/kg i. v. alle 14 Tage<br>**Beendigung wenn:**<br>CD4+-Zellzahl > 100–150/ µl über mind. 6 Monate und keine Hinweise auf eine aktive CMV-Erkrankung sowie regelmäßige neurologische Kontrollen |

**Tab. F 10.7** Therapie der häufigsten HIV-assoziierten opportunistischen Infektionen (Fortsetzung)

| Erkrankung | Akuttherapie | Häufigste Nebenwirkungen | Erhaltungstherapie |
|---|---|---|---|
| **Tuberkulöse Meningitis** | **Isoniazid** (INH) (↑↑, A) 3–8 mg/kg/d p. o.<br>+ **Rifampicin** 600 mg/d p. o.<br>+ **Ethambutol** 20 mg/kg/d<br>+ **Pyrazinamid** 4 × 500 mg/d p. o.<br>(+ Vitamin $B_6$ 100 mg/d p. o. + Allopurinol 300 mg/d p. o.)<br><br>Alternativen:<br>**Streptomycin** 3 × 1 g/Woche i. m. oder<br>**Protionamid** 10 mg/kg/d p. o. (bei gleichzeitiger INH-Gabe 5 mg) | **Isoniazid**: u. a. Polyneuropathie, Leberschädigung<br>**Rifampicin**: u. a. Leberschädigung<br>**Ethambutol**: u. a. Optikusschädigung, Hyperurikämie<br>**Pyrazinamid**: u. a. Leberschädigung<br>**Streptomycin**: u. a. Nierenschädigung, Läsion N. facialis<br>**Protionamid**: u. a. Leberschädigung | **nach 3 Monaten:**<br>2fach Kombination möglichst inkl. **Isoniazid, Rifampicin**,<br>nach 9–12 Monaten: nur **Isoniazid** oder **Rifampicin**<br>**Beendigung:**<br>Nach 18 Monaten Therapiedauer und klinisch fehlendem Hinweis auf eine aktive Tuberkulose |
| **Meningitis durch atypische Mykobakterien** | **Clarithromycin** (↑↑, A) 1 000 mg/d + **Ethambutol** 1 200 mg/d p. o.<br><br>Alternativ:<br>**Clarithromycin** + **Rifabutin** 300 mg/d p. o. | **Clarithromycin**: u. a. gastrointestinale Störungen, Hypakusis<br>**Rifabutin**: u. a. Leberschädigung, Störung der Hämatopoese | Therapiedauer mind. 18–24 Monate, bei fehlender Besserung unter 2-fach Kombination Gabe einer 3-fach Kombination aus **Rifabutin, Clarithromycin** und **Ethambutol** (Shafran 1998) |
| **Neurosyphilis** | **Penicillin G** (↑↑, A)<br>24–48 Mio. Einheiten/d i. v. über 2–3 Wochen | **Penicillin G:**<br>Allergische Reaktionen bis zum anaphylaktischen Schock, zentralnervöse Erregungszustände, gastrointestinale Störungen | Therapiedauer mind. 14 Tage (**Kap. F 5**) |

1 hochaktive antiretrovirale Terapie, ↑↑ Therapieempfehlung stützt sich auf mehr als eine prospektive randomisierte Studie oder eine Metaanalyse, ↑ Therapieemfehlung stützt sich auf mindestens eine randomisierte, prospektive Therapiestudie, ↔ reine empirische Therapieempfehlung ohne sicheren wissenschaftlichen Beweis

Befund. Die Polymerase-Ketten-Reaktion für den Nachweis von Toxoplasma gondii aus Liquor oder Serum ist mit einer geringen Sensitivität (25–50 %) bei hoher Spezifität (100 %) behaftet. Serologische Untersuchungen (ELISA und Immunosorbent-Agglutinations-Assay/ISAGA) auf IgG- und IgM-Antikörper sind bei HIV-Patienten ebenfalls mit einer hohen Rate falsch negativer oder falsch positiver Resultate verbunden. Letztendlich wird die Diagnose aus der Kombination klinischer und typischer radiologischer Befunde sowie anhand des klinischen und radiologischen Ansprechens der Patienten auf die bei Verdacht begonnene antiparasitäre Therapie gestellt. Bei mehr als 70 % der Patienten, die wegen des Verdachts auf eine Toxoplasma-Enzephalitis behandelt werden, zeigt sich nach sieben Tagen eine klinische Verbesserung. Eine Verschlechterung unter antiparasitärer Therapie bei gleichzeitigem Nachweis einer singulären Läsion spricht gegen die Diagnose einer Toxoplasma-Enzephalitis.

#### F 10.5.1.2 Therapeutische Prinzipien

Bei hinreichendem Verdacht auf eine Toxoplasma-Enzephalitis (neurologische Fokalsymptomatik + multiple intrazerebrale Läsionen im MRT) wird mit einer probatorischen Therapie begonnen (s). Alternative Therapien, die v. a. bei intolerablen Nebenwirkungen der zuvor genannten Kombinationstherapien bedingt eingesetzt werden können, bestehen in der Gabe von Clarithromycin (2 g/d) oder Azithromycin (500–1 200 mg/d) zusammen mit Pyrimethaminund Folinsäure oder Atoquavone (4 × 750 mg/d) als Monotherapie. Bei Patienten mit Resorptionsstörungen oder ausgeprägter Diarrhö kann auf die intravenöse Gabe von Clindamycin (4 × 600 mg i. v.) oder *Cotrimoxazol* (3 840 mg i. v. am Tag 1, danach 2 880 mg/d i. v.) umgestellt werden. Sind die Läsionen der Toxoplasma-Enzephalitis mit deutlicher raumfordernder Wirkung und drohender Einklemmung verbunden, so sollten in den ersten Tagen zusätzlich Kortikosteroide (Dexamethason 3–4 × 4–8 mg/d) oder Osmodiuretika verabreicht werden. Gegenwärtig gibt es keine vergleichende Studie, die die Überlegenheit einer der vorgenannten Therapieoptionen beweist (Hernandez et al. 2017). Zu beachten ist auch, dass es bei der Toxoplasma-Enzephalitis wie bei anderen opportunistischen Infektionen zu einem IRIS mit einer paradoxen Verschlechterung der Symptome nach Beginn der antiparasitären Therapie und der cART kommen kann (Tremont-Lukats et al. 2008). Wie lange die Erhaltungstherapie gegeben werden muss, ist weiterhin Gegenstand von Diskussionen. Die derzeitige Empfehlung lautet, dass bei einer CD4+-Zellzahl von über 200/ml über mindestens drei bis sechs Monate und fehlender Symptomatik für eine aktive Toxoplasma-Enzephalitis die Sekundärprophylaxe abgesetzt werden kann (DNAA 2002). Zudem sollte bei Patienten mit einer CD4+-Zellzahl unter 100/µl eine Primärprophylaxe mit Trimethoprim 160 mg plus Sulfamethoxazol 800 mg (Cotrim forte®) pro Tag erfolgen.

## F 10.5.2 Kryptokokken-Meningitis

### F 10.5.2.1 Klinik, Epidemiologie und Verlauf

Die Kryptokokken-Meningitis wird durch den Pilz *Cryptococcus neoformans* verursacht, der hauptsächlich in Vogelkot und Taubenmist vorkommt. Die Übertragung erfolgt durch Inhalation und führt zunächst zu einer Infektion der kleinen Luftwege. Inwieweit dann bereits die primäre Infektion oder eine Reaktivierung der Lungenherde zu einer hämatogenen Aussaat beiträgt, ist unklar. Die Kryptokokken-Meningitis ist weltweit mit mehr als 1 Million Fälle und 625 000 Toten pro Jahr eine der häufigsten und unangenehmsten Pilzinfektionen des Gehirns. Sie wurde vor Einführung der HAART in 1,9–11,6 % der Patienten im Stadium AIDS beobachtet (Dismuckes 1988). Nach Einführung der HAART nahm die Inzidenz allerdings ab. Die Klinik entwickelt sich zumeist subakut über Wochen. Eine Verschlechterung des Allgemeinzustandes mit allgemeinem Krankheitsgefühl, Fieber und Kopfschmerzen lässt sich fast immer zu Beginn nachweisen. Meningeale Reizsymptome wie Nackensteife, Photophobie, Nausea und Vomitus sind häufig, können aber fehlen. In etwa 20–30 % der Fälle ist der Bewusstseinszustand gemindert und unter 20 % der Patienten entwickeln fokale Ausfälle inklusive Hirnnervenausfällen und Schwindel. Ein Papillenödem als Ausdruck des *erhöhten Hirndrucks* wird in lediglich 10 % der Fälle vorgefunden. Nodulär oder ringförmig kontrastmittelaufnehmende Läsionen (Kryptokokkome), erweiterte Virchow-Robin-Räume und ein Hydrozephalus internus können in einem kleinen Teil der Fälle v. a. MR-tomographisch nachgewiesen werden. Der *Liquor* zeigt sehr häufig Zellzahlerhöhungen und einen erhöhten Eiweißgehalt sowie einen erniedrigten Liquorzucker, wobei beides je nach Studie in 30–60 % der Patienten unauffällig bleiben kann. Der Liquordruck ist dagegen bei ca. 60 % der Patienten erhöht, wobei exzessive Liquordruckerhöhungen ebenso wie ein bereits initial reduzierter Bewusstseinszustand, hohe Cryptococcus-Antigen-Titer im Liquor (> 1 : 1 024) und/oder Serum sowie extraneurale Manifestationen der Infektion mit einer schlechteren Prognose einhergehen. Dies impliziert, dass auch bei unauffälliger Bildgebung eine Messung des Liquoröffnungsdrucks unerlässlich ist. Der Direktnachweis des Kapsel-Pilzes durch ein Liquortuschepräparat gelingt bei 72–88 % der Patienten, wohingegen die Liquorkultur in 100 % positiv ist. Das Kryptokokkus-Antigen ist im Liquor und im Serum in > 90 % positiv. Die Mortalität bei Kryptokokken-Meningitis wird mit 10–38 % angegeben. Problematisch ist die Möglichkeit der Entstehung eines infektiösen Immunrekonstitutionssyndroms bei subklinischer Kryptokokken-Infektion. Diese Erkrankung sollte dann in Erwägung gezogen werden, wenn es bei fallendem Cryptococcus-Antigen-Titer im Liquor zu einer Verschlechterung der klinischen Symptomatik kommt.

### F 10.5.2.2 Therapeutische Prinzipien

Die Standardtherapie besteht nach randomisierten Studien in der intravenösen Gabe von *Amphotericin B Deoxycholat* (0,5–1,0 mg/kg/d) und *5-Flucytosin* (100 mg/kg/d verteilt auf vier Dosen) über sechs Wochen, da sie der oralen Gabe von Fluconazol oder Itraconazol überlegen ist (↑↑). Die Zeitspanne bis zum Nachweis einer negativen Liquorkultur beträgt unter dieser Kombinationstherapie etwa 15 Tage. Bei Vorschädigung der Nieren kommt liposomales Amphotericin B (AmBisome®) in einer Dosis von 4–6 mg/kg/d für 3 Wochen infrage, welches sich bei vergleichbarer Effektivität als im Vergleich zur Muttersubstanz weniger nephrotoxisch erwies; allerdings auch als deutlich kostenintensiver. Die Imidazol-Derivate Fluconazol und Itraconazol sind aufgrund der in mehreren Studien nachgewiesenen geringeren Effektivität lediglich Therapie der zweiten Wahl und kommen v. a. dann zum Einsatz, wenn eine Niereninsuffizienz oder Leukopenie die Gabe von Amphotericin B und 5-Flucytosin verhindert.

Für die Untersuchung, ob Amphotericin B + Flucytosin oder Amphotericin B + Fluconazol der Monotherapie mit Amphotericin B überlegen sind (Day et al. 2013), wurden 299 HIV-Patienten aus Vietnam mit klinisch und serologisch bestätigter akuter Kryptokokken-Meningitis in die Studie eingeschlossen. Die Patienten erhielten als Induktionstherapie in der doppelblind-randomisierten Phase III-Studie entweder Amphotericin B 1 mg/kg/d für 4 Wochen (N = 100) oder Amphotericin B 1 mg/kg/d plus Flucytosin 100 mg/kg/d für 2 Wochen (N = 100) oder Amphotericin B 1 mg/kg/d plus Fluconazol 400 mg 2 ×/d für 2 Wochen. Die beiden primären Zielparameter waren Mortalität nach 14 und 70 Tagen. Die Mortalität lag nach diesen Zeiträumen in der Gruppe, die die Kombinationstherapie mit Amphotericin B und Flucytosin (Gruppe 1; 15 bzw. 30 Todesfälle; OR für Überleben 0,85 bzw. 0,69) erhielten, signifikant niedriger als bei der Monotherapie mit Amphotericin B (Gruppe 2; 25 bzw. 44 Todesfälle, OR für Überleben 0,75 bzw. 0,56) und der Kombinationstherapie Amphotericin B und Fluconazol (Gruppe 3; 20 bzw. 33 Todesfälle, OR für Überleben 0,80 bzw. 0,67). Nach dieser doppelblind-randomisierten Studie ist die Kombinationstherapie Amphotericin B plus Flucytosin effektiver als die Monotherapie mit Amphotericin B in der Induktionsbehandlung der Kryptokokken-Meningitis bei HIV-infizierten Patienten. Die Kombinationstherapie Amphotericin B plus Fluconazol ist der Monotherapie mit Amphotericin B nicht überlegen.

Studien wiesen darauf hin, dass das neue Triazolderivat Posaconazol eine wirksame Alternative bei Therapieversagen darstellt. Die Akuttherapie sollte durchgeführt werden, bis die Liquorkultur steril, der Cryptococcus-Antigen-Titer deutlich abgefallen ist und sich ein klinisches Ansprechen zeigt. In der Regel wird die Akuttherapie über drei bis sechs Wochen durchgeführt. Aufgrund der hohen Rezidivgefahr (37 % innerhalb von sechs Monaten ohne Erhaltungstherapie) muss anschließend eine *Erhaltungstherapie* mit Fluconazol 200 mg/d p. o.

verabreicht werden (Bozette et al. 1991). Im Vergleich zu Itraconazol (200 mg/d p. o.) wird unter Fluconazol eine deutlich geringere Rezidivrate beobachtet (4 % unter Fluconazol, 23 % unter Itraconazol). Fluconazol ist zudem der Gabe von Amphotericin B in einer Dosis von 1 mg/kg/Woche in der Rezidivprophylaxe überlegen. Analog zur Toxoplasma-Enzephalitis kann die Rezidivprophylaxe bei einer CD4+-Zellzahl über 200/ml über mindestens sechs Monate und fehlenden klinischen und serologischen Hinweisen auf eine aktive Kryptokokken-Meningitis abgesetzt werden (DNAA 2002). Eine zusätzliche Gabe von Dexamethason analog zu anderen Meningitiden sollte unterbleiben, da es die Mortalität nach einer rezenten Studie deutlich erhöht (Beardsley et al. 2016).
Die Reduktion eines erhöhten Liquoröffnungsdrucks ist ebenso wichtig wie die medikamentöse Therapie. Zunächst sollten serielle Punktionen mit Ablassen einer größeren Menge Liquors (20 ml) durchgeführt werden.Zusätzlich kann die Gabe von Acetazolamid (2 × 250–500 mg/d p. o.) versucht werden. Sollte dies zu keiner andauernden Reduktion des Liquordrucks führen, sollte eine externe Ventrikeldrainage angelegt werden.

## F 10.5.3 CMV-Infektionen des zentralen und peripheren Nervensystems

### F 10.5.3.1 Klinik, Epidemiologie und Verlauf

Bei Patienten im Stadium AIDS wird eine CMV-Retinitis, -Kolitis oder -Enzephalitis in etwa 40 % der Patienten nachgewiesen. Bei etwa einem Drittel lässt sich eine Infektion des ZNS durch CMV post mortem finden. Nach Einführung der cART kam es allerdings zu einem signifikanten Abfall der Inzidenz und Prävalenz der CMV-Infektionen.
*Neuropathologisch* werden eine fokal nekrotisierende Enzephalitis, eine nekrotisierende Ventrikuloenzephalitis, eine mikrogliale, noduläre Enzephalitis und eine Enzephalitis mit isolierten, Inklusionen beinhaltenden Zellen (»Eulenaugenzellen«, Zytomegalozyten) unterschieden. Die Enzephalitis präsentiert sich zumeist als *diffuse Enzephalitis* mit subakutem Beginn, progredienten neuropsychologischen Symptomen mit Konzentrations- und Aufmerksamkeitsstörungen, unspezifischer Kraftminderung sowie sensiblen Defiziten, teilweise aber auch mit Hirnstammsymptomen und progredienter Bewusstseinsminderung bis hin zum Koma (Holland et al. 1994). Von manchen Autoren wird die *Ventrikuloenzephalitis* von der eigentlichen diffusen Enzephalitis klinisch und neuropathologisch unterschieden, wobei häufige Symptome Hirnnervenausfälle und Nystagmus sein sollen und psychische Alterationen eher seltener sind. In Ausnahmefällen kann die CMV-Infektion des ZNS auch eine intrazerebrale Raumforderung vortäuschen. Das CT zeigt bis auf ein ependymales Kontrastmittelenhancement bei der Ventrikuloenzephalitis zumeist einen unauffälligen Befund oder eine generalisierte Hirnvolumenminderung. Das MRT ist die Methode der Wahl, wobei auch hier Sensitivität und Spezifität gering sind. Die häufigsten Befunde sind ein subependymales Gadolinium-Enhancement, eine Erweiterung der inneren Liquorräume und teilweise großflächige, hyperintense Veränderungen des Marklagers, der Basalganglien oder des Zerebellums in den T2-gewichteten Bildern mit einem variablen Kontrastmittel-Enhancement in der T1-Wichtung. Hämorrhagische Veränderungen sind ebenfalls möglich. Die Veränderungen des Liquors bestehen aus einer unspezifischen, polymorphkernigen oder lymphomonozytären Pleozytose und variablen Eiweißerhöhungen. Die Methode mit der höchsten Sensitivität (86–94 %) und Spezifität (87–94 %) ist der Nachweis einer positiven PCR gegen CMV-DNA im Liquor. Mögliche zusätzliche Hinweise auf eine Replikation des Virus im Nervensystem können die Bestimmung des CMV pp67 late gene transcripts (Sensitivität 85 %, Spezifität 100 %) und des pp65 Antigens im Liquor sein. Beide Methoden sind aber nur in wenigen Laboratorien verfügbar oder nicht für die Anwendung an Liquormaterial validiert. Auch die Bestimmung des pp65-Antigens im Serum gibt einen Hinweis auf eine aktive Replikation des Virus.
Die *(Myelo-)Polyradikuloneuritis* ist eine CMV-Manifestation, die zunächst die lumbosakralen Wurzeln betrifft und darüber zu einer schlaffen, aufsteigenden Paraparese, Areflexie, sensiblen Ausfalls- und Reizerscheinungen mit teilweise heftigen radikulären Schmerzen sowie einer Urinretention führt In manchen Fällen aszendiert die Infektion, sodass auch Arme und Hirnnerven mitbetroffen sein können. Das Myelon kann im Rahmen dieser Infektion, aber auch isoliert in Form einer nekrotisierenden Myelitis betroffen sein. Es finden sich in etwa 50 % der Patienten eine deutliche, polymorphkernige oder gemischte Pleozytose, ein erhöhtes Gesamteiweiß und eine Hypoglykorrhachia. Kernspintomographisch lassen sich eine verdickte Cauda equina mit diffusem oder leptomeningealem Kontrastmittel-Enhancement, ein Kontrastmittel-Enhancement der dorsalen Wurzeln und – bei Mitbeteiligung des Myelons – in der T2-Gewichtung hyperintense Läsionen des Rückenmarks nachweisen Die Diagnosesicherung erfolgt wie bei der Enzephalitis durch die CMV-PCR. Ein ähnliches Erkrankungsbild kann auch bei einer Infektion mit Mycobacterium tuberculosis, anderen Viren der Herpesgruppe (Varizella-zoster-Virus, Epstein-Barr-Virus, Herpes-simplex-Virus) und bei der Meningeosis lymphomatosa entstehen.
Das periphere Nervensystem kann auch solitär in Form einer CMV-bedingten *Mononeuritis multiplex* oder Mononeuropathie betroffen sein. Eine *Neuritis nervi optici*, die zumeist im Gefolge einer CMV-Retinitis entsteht, ist ebenfalls möglich.

### F 10.5.3.2 Therapeutische Prinzipien

Aufgrund der geringen Fallzahl und der schwierigen prämortalen Diagnose existieren keine kontrollierten Studien zur Therapie der CMV-bedingten, zentralen oder peripheren Infektionen des Nervensystems. Nach offenen Studien scheint die Kombination aus *Foscarnet* (2 × 90 mg/d i. v.) und *Ganciclovir* (2 × 5 mg/kg/d i. v.) in der Behandlung der CMV-Enzephalitis und Myelitis in bis zu 74 % der Patienten zu einer Besserung oder zumindest Stabilisierung zu führen (Anduze-Faris et al. 2000). Auch bei CMV-Polyradikulopathien führt die Behandlung mit Ganciclovir zu einer Besserung (Kim und Hollander 1993). Nach der Induktionstherapie sollte eine Erhaltungstherapie mit reduzierter Dosis (Foscarnet 90 mg/kg/d + Ganciclovir 5 mg/kg/d) durchgeführt werden.

## F 10.5.4 Progressive multifokale Leukoenzephalopathie (PML)

### F 10.5.4.1 Klinik, Epidemiologie und Verlauf

Die progressive multifokale Leukoenzephalopathie (PML) wird durch die Infektion von Oligodendrozyten durch das *JC-Virus* (syn.: Polyomavirus hominis) ausgelöst. Dieses wurde erstmals 1971 isoliert und ist nach den Initialen des ersten Patienten benannt. Die Inzidenz der Erkrankung ist nach Einführung der cART etwas rückläufig. Die genaue Inzidenz liegt derzeit bei 1,3 Fällen/1 000 Patientenjahren. Neuropathologisch finden sich eine multifokale Demyelinisierung, hyperchrome und vergrößerte oligodendrogliale Kerne und vergrößerte, bizarr geformte Astrozyten. Der Beginn ist subakut mit kognitiven Defiziten, visuellen Störungen (Quadrantenanopsie, Hemianopsie), Mono- oder Hemiparesen sowie Sprach- oder Sprechstörungen als häufigste Initialsymptome. Eine Ataxie, Schwindel, Kopfschmerzen und Anfälle kommen in geringerer Häufigkeit vor. Die kognitiven Defizite schreiten relativ rasch fort und sind im Gegensatz zur HIV-Demenz relativ häufig mit fokalen Ausfällen verbunden. Die Kernspintomographie ist sensitiver als das cCT in der Detektion PML-typischer Veränderungen. Typischerweise werden in der T2-Wichtung hyperintense Veränderungen des Marklagers unter Einschluss der U-Fasern gefunden, die sich in der T1-Wichtung hypointens darstellen. Die Veränderungen sind v. a. im frontalen und parietookzipitalen Marklager lokalisiert und nehmen nur sehr selten schwach Kontrastmittel auf (in 5–10 %). Ein Drittel der Patienten weist infratentorielle Läsionen auf. Isoliert infratentoriell auftretende Verläufe kommen vor. Neuere Bildgebungstechniken (»b-Value«-Diffusions-gewichtete Kernspintomographie) eröffnen bessere diagnostische Möglichkeiten (Godi et al. 2017). Der Liquor zeigt unspezifische, HIV-assoziierte Veränderungen. Ein Direktnachweis der *JC-Virus-DNA* im Liquor gelingt über eine PCR mit einer Sensitivität von 74–90 % (nested PCR, höhere Sensitivität durch serielle Untersuchungen) und Spezifität von 99 %. Die JC-Viruslast kann ebenfalls bestimmt werden. Studien weisen daraufhin, dass möglicherweise das Absinken der Viruslast oder gar das Verschwinden der Virus-DNA unter Therapie mit einem verbesserten neurologischen Outcome und Überleben einhergeht. Zudem scheint es unter cART zu einer Antikörperbildung gegen das JC-Virus zu kommen Die Diagnose wird erschwert, wenn es im Rahmen eines infektiösen Immunrekonstitutionssyndroms zu einer Kontrastmittelanreicherung kommt (**Kap. F 10.3.7.1**).

### F 10.5.4.2 Pragmatische Therapie

Nach neueren Studien führt eine Immunrekonstitution unter cART zu einem deutlichen Anstieg der medianen Überlebenszeit auf etwa 46 Wochen. Mittlerweile kommt es in etwa der Hälfte der HIV-Patienten mit einer PML nach Initiierung einer cART zu einer Remission ohne weitere Verschlechterung der neurologischen Defizite. Darüber hinaus gab es zunächst Hinweise, dass Cidofovir das Überleben verlängert. Demgegenüber stehen aber eine amerikanische, randomisierte Studie und eine Kohortenstudie, die keine Überlegenheit der Kombinationstherapie cART/Cidofovir gegenüber cART allein zeigen konnten, sodass derzeit keine generelle Empfehlung für den Einsatz von *Cidofovir* gegeben werden kann. Unter der cART kann es zum Verschwinden der PCR auf JC-Virus-DNA im Liquor kommen. Cytarabin (Arabinosid) und Alpha-Interferon zeigen entweder keine oder keine sichere Wirksamkeit und können daher derzeit nicht empfohlen werden; eine Studie zur Wirksamkeit von Mefloquin bei HIV-assoziierter PML (ClinicalTrials.gov Identifier: NCT00746941) wurde im Herbst 2010 wegen Ineffizienz abgebrochen. Darüber hinaus ist bei der HIV-assoziierten PML das mögliche Auftreten eines IRIS zu beachten, welches in mehr als 50 % der HIV-Patienten mit einer PML zu beobachten ist. Therapeutisch kann die Gabe von Kortikosteroiden hilfreich sein; es existieren zu dieser Therapie bisher jedoch keine randomisierten Studien. Inwieweit neuere Substanzen wie der Entry-Inhibitor Maraviroc, der als selektiver Inhibitor den menschlichen Chemokinrezeptor CCR5 blockiert, zu einer Verminderung der PML-IRIS führen könnte, ist bei Patienten mit HIV erst in Ansätzen untersucht und noch nicht abschließend geklärt (Steiner und Benninger 2017). Bei Patienten mit Multipler Sklerose und PML-IRIS gibt es bereits Hinweise, dass dies eine wirksame Therapie darstellen könnte (Giacomini et al. 2014).

## F 10.5.5 Neurosyphilis

### F 10.5.5.1 Klinik, Epidemiologie und Verlauf

Eine positive Serologie für *Treponema pallidum* wird in 46–63 % der HIV-infizierten Patienten beobachtet Die größte Risikogruppe sind Männer, die Sex mit Männern haben (MSM), da mindestens vier von fünf aller in Deutschland gemeldeten Syphilis-Fälle über sexuelle Kontakte zwischen Männern übertragen werden. Darüber hinaus gibt es europaweit beträchtliche Unterschiede zwischen Ost- und West. Entsprechend der Ergebnisse der IUSTI Europa lag die Inzidenz in Norwegen bei 1,2/100 000, in Rumänien bei 22,7/100 000 und in Russland bei 59,1/100 000 Einwohner. In Deutschland finden sich eine seropositive Syphilis in 4–17 % der HIV-infizierten MSM. Die häufigsten Manifestationen der Neurosyphilis entstehen in der *Frühphase* der Erkrankung in Form einer Meningitis (häufig mit Hirnnervenausfällen), Meningovaskulitis, Polyradikulitis und seltener Myelitis. Häufig treten syphilitische ophthalmologische Erkrankungen auf (Papillitis, Retinitis, Uveitis). *Spätstadien* mit progressiver Paralyse, spastischer Paraparese oder Gummenbildung sind seltene Manifestationen. Im Liquor findet man eine mononukleäre Pleozytose und eine milde Eiweißerhöhung, wobei die Veränderungen in den Spätstadien meist geringer ausgeprägt sind. Der VRDL(Veneral Disease Research Laboratory)-Test im Liquor ist sehr spezifisch für die Diagnose einer

Neurosyphilis, allerdings wird die Sensitivität nur mit 30–70 % angegeben, sodass ein negativer VRDL-Test eine Neurosyphilis nicht ausschließt (Malessa et al. 1996a). Zusätzlich ist die Bestimmung des FTA-ABS(fluorescent-treponemal-antibody absorption)-Tests und die Bestimmung des TPHA (Treponema pallidum hemagglutination)-Tests aus Liquor und Serum sowie die Bildung des Liquor-Serum-Quotienten dieser Tests sinnvoll und sensitiver als der VRDL-Test.

#### F 10.5.5.2 Therapeutische Prinzipien

Die Neurosyphilis sollte bei klinischem Verdacht und/oder positivem VRDL- oder FTA-ABS-Test und der Voranamnese einer Syphilis behandelt werden. Dazu sollte eine hochdosierte, intravenöse *Penicillin G-Gabe* über mindestens 14 Tage erfolgen. Die Tagesdosis sollte 24–48 Mio. Einheiten betragen. Alternativ kommt die Gabe von Penicillin-G Benzathin i. m. (2,4 Mio. Einheiten) oder Procain-Penicillin i. m. plus Probenicid (2–4 Mio. Einheiten) in Betracht (Rolfs et al. 1997). Ceftriaxon (2 g/d i. v.) wirkt möglicherweise ähnlich gut, wobei es aufgrund der schlechteren Datenlage nur als Alternative z. B. bei Penicillinallergie ohne Kreuzallergie mit Cephalosporinen infrage kommt. Bei genereller Beta-Lactam-Allergie ist trotz fehlender kontrollierter Studien *Doxycyclin* aufgrund seiner guten Liquorgängigkeit und treponemiziden Wirksamkeit anderen Antibiotika vorzuziehen (4 × 200 mg/d i. v. oder p. o.). Anschließend sollten alle drei bis sechs Monate Liquorkontrollen über einen Zeitraum von zwei Jahren durchgeführt werden, um Rezidive möglichst früh zu erkennen (**Kap. F 5**).

### F 10.5.6 Andere bakterielle Infektionen (Mykobakteriosen, Nocardiose)

#### F 10.5.6.1 Klinik, Epidemiologie und Verlauf

Die Infektion mit *Mycobacterium tuberculosis* oder dessen Reaktivierung ist nicht nur in Endemiegebieten eine der häufigsten bakteriellen Infektionen bei Patienten mit HIV. In afrikanischen Ländern südlich des Äquators beträgt die Rate der Koinfektionen von HIV und Tuberkulose bis zu 50 %. Bei Patienten mit nachgewiesener Koinfektion liegt die Rate positiver Anzüchtungen von Mycobacterium tuberculosis aus dem Liquor bei 3–10 %. Umgekehrt wird bei der tuberkulösen Meningitis in 65 % der Patienten ein Hinweis auf eine extrameningeale Tuberkulose gefunden. Das klinische Bild der tuberkulösen Meningitis bei HIV-Patienten unterscheidet sich nicht wesentlich von dem bei HIV-negativen Patienten (diffuse Kopfschmerzen häufig über Monate, Lähmungen basaler Hirnnerven, abendliche Fieberschübe, hirnorganisches Psychosyndrom). Das kraniale CT oder MRT ist in bis zu 70 % der Patienten auffällig. Pathologische Veränderungen beinhalten ein meningeales Enhancement, eine KM-aufnehmende intraparenchymale Läsion, Tuberkulome, tuberkulöse Abszesse, einen Hydrozephalus und vaskulitische Infarkte). Der Liquor zeigt in der Regel eine lymphozytäre Pleozytose, Eiweißerhöhung (fehlt in 40 %) und einen verminderten Glukosegehalt. Neben der kulturellen Anzüchtung aus dem Liquor sollten eine Ziehl-Neelsen-Färbung sowie eine PCR auf Mycobacterium tuberculosis erfolgen. Die Sensitivität der nested PCR beträgt über 90 %. Zusätzlich sollten die üblichen Untersuchungen auf eine extrameningeale Manifestation stattfinden (Röntgen-Thorax, Untersuchung des Urins/Sputums/Magensaftes auf säurefeste Stäbchen und kulturelle Anzüchtung).

Die Infektion mit *atpyischen, d. h. nicht tuberkulösen Mykobakterien* (M. avium intracellulare, seltener M. kansasii, M. xenopi, M. genavense, sehr selten M. fortuitum, M. cheloneii) erfolgt durch Ingestion der ubiquitär im Staub vorkommenden Erreger über Lunge und Darm. Nach der Einführung der cART sind diese Infektionen eher seltener geworden und treten in der Regel bei Patienten mit CD4+-Zellzahlen unter 50/ml auf. Fieber, Gewichtsabnahme, Abdominalschmerzen und Diarrhö sind die häufigsten Allgemeinsymptome. Eine Meningitis durch atypische Mykobakterien ist sehr selten und wird in 60 % durch M. avium intracellulare verursacht. Die Mortalität ist mit ca. 70 % beträchtlich. Intraparenchymale Läsionen, die sich raumfordernd präsentieren, kommen ebenfalls vor. Der Nachweis des Erregers erfolgt durch die kulturelle Anzüchtung aus Liquor und Serum (sensitiver als die PCR) und die PCR auf atypische Mykobakterien aus Liquor und Serum (Sensitivität ca. 95 %, wenn mehr als 40 Organismen/ml, aber nur ca. 55 %, wenn weniger als 40 Organismen/ml) Nur bei intraparenchymatösen Läsionen und einem nicht zu schlechten Allgemeinzustand des Patienten sollte eine stereotaktische Hirnbiopsie zur Diagnosesicherung erwogen werden.

Die Infektion mit dem grampositiven Bakterium *Nocardia asteroides*, welches in der Morphologie Aktinomyzeten ähnelt, führt zu multiplen Hirnabszessen, wobei ebenfalls von einer hämatogenen Aussaat aus kavitären pulmonalen Läsionen auszugehen ist. In der Literatur wurden bisher nur sehr wenige Fälle einer nachgewiesenen intrazerebralen Nokardiose berichtet. Die Hirnabszesse lassen sich computer- oder kernspintomographisch als ringförmig kontrastmittelaufnehmende Läsionen darstellen. Teilweise können subependymale Knötchen und ein basales meningeales Enhancement als Hinweis auf eine Meningitis gezeigt werden. Die Diagnosesicherung gelingt entweder durch den histologischen Nachweis der Nokardien nach stereotaktischer Biopsie eines Abszesses oder leider in einem Teil der Fälle nur post mortem.

#### F 10.5.6.2 Therapeutische Prinzipien

Die Therapie der *tuberkulösen Meningitis* bei HIV-Patienten unterscheidet sich nicht von der bei immunkompetenten Patienten. Die Infektion des ZNS durch *atypische Mykobakterien* wird wie die systemische Infektion mit einer Zweifachkombination aus Clarithromycin (1 000 mg/d p. o.) und Ethambutol (1 200 mg/d p. o.) oder Rifabutin (300 mg/d p. o.) behandelt. Manche Autoren empfehlen direkt die Gabe einer Dreifachkombination, zumal es darunter seltener zu Resistenzentwicklungen kommen soll. Eine randomisierte Studie legt zudem nahe, dass die gleichzeitige Gabe von Dexamethason zu einer Verbesserung des Outcomes bei Patienten mit HIV führen könnte. Die Behandlung der seltenen Infektion des ZNS mit *Nocardia asteroides* stützt sich nur auf Einzelfallberichte oder kleine Fallsammlungen. Die Kombination aus Amikacin, Imipenem und Ceftriaxon führte in einem Fall zu einer kurzen Stabilisierung. Darüber hinaus scheinen die meisten Stämme sensibel gegen Imipenem und Amkiacin zu sein. Andere Autoren empfehlen zunächst die Gabe von Sulfonamiden in Kombination mit Trimethoprim, wobei es Sulfonamid-resistente Stämme gibt (**Kap. F 3**).

### F 10.5.7 Andere Pilzinfektionen (Candidose, Aspergillose, Histoplasmose, Kokzidiose, Blastomykose)

Obwohl extrazerebrale Infektionen mit anderen Pilzarten sehr häufig zu verzeichnen sind, sind derartige Infektionen des ZNS (Aspergillus-Enzephalitis, Candida-Enzephalitis) mit einer Inzidenz unter einem Prozent ausgesprochen selten. Die ZNS-Histoplasmose, Kokzidiose-Meningitis und Blastomycosis-Meningitis stellen in Deutschland Raritäten dar.

Die *Aspergillus-Enzephalitis* entsteht zumeist durch hämatogene Aussaat bei pulmonaler Infektion mit Aspergillus fumigatus bei Patienten mit weit fortgeschrittener HIV-Erkrankung und CD4+-Zellzahlen unter 50/µl. In anderen Fällen wurden als primärer Infektionsort auch eine Sinusitis, Otitis oder orbitale Infektion nachgewiesen (Myoklonakis 2000). Die sehr seltene *Candida-Enzephalitis* ist ebenfalls häufig Folge einer pulmonalen Infektion, wobei als Erreger zumeist der Hefepilz Candida albicans identifiziert wird. Beide Infektionen führen bei rascher Verschlechterung des Allgemeinzustands zu einer progredienten Bewusstseinsminderung, Kopfschmerzen, neurologischen Fokalsymptomen und einfach-partialen sowie sekundär generalisierten Anfällen. Die Prognose ist infaust und nahezu alle Patienten mit Aspergillus- oder Candida-Enzephalitis versterben rasch Die Diagnosesicherung erfolgt mittels kultureller Anzüchtung und Antigennachweis im Serum und für die Spezies Aspergillus auch im Liquor. Bei vorbestehender lokaler Candidamykose geben rasch ansteigende Antikörper-Titer einen Hinweis auf eine mögliche systemische Candida-Infektion. Computer- oder kernspintomographische Untersuchungen zeigen meistens multiple, ring- oder girlandenförmig kontrastmittelaufnehmende, intraparenchymatöse, häufig an der Mark-Rinden-Grenze oder in den Stammganglien liegende Läsionen, die von einem perifokalen Ödem begleitet werden. Candida-Enzephalitiden können sich auch als multiple, kleine, subkortikale Herde darstellen. In der Kernspintomographie kann man teilweise eine Dreischichtung des Aspergillus-Abszesses beobachten (**Kap. F 9**).

### F 10.5.8 Andere virale Infektionen (Herpes-simplex- und Varizella-zoster-Infektionen)

Die Infektion des ZNS durch das *Herpes-simplex-Virus Typ 1 oder Typ 2* (HSV-1, -2) ist in lediglich ca. 2 % der Patienten mit neurologischen Symptomen nachzuweisen. Häufiger sind Mischinfektionen mit anderen Viren (JC-Virus, HIV, CMV). Das Erkrankungsbild entspricht zumeist einer Enzephalitis oder Meningoenzephalitis. Eine Meningitis wird häufiger durch HSV-2 ausgelöst. In seltenen Fällen wird eine Myelitis oder eine lumbosakrale Myeloradikulitis beobachtet. Die Diagnose erfolgt durch Nachweis der HSV-DNA aus dem Liquor und Ausschluss v. a. einer Koinfektion mit CMV.

Das *Varizella-zoster-Virus (VZV)* verursacht bei Patienten mit HIV 17-mal häufiger eine Radikulitis als in einer gesunden Vergleichspopulation. Dabei sind v. a. die thorakolumbalen Segmente (Th3-L2) und die trigeminusinnervierten Areale (v. a. V1) betroffen. Andere neurologische VZV-verursachte Erkrankungen sind eine multifokale nekrotisierende Enzephalitis, Ventrikulitis, nekrotisierende Myelitis und Meningitis. Wie bei der HSV-Infektion wird die Diagnose durch die Kombination der klinischen Symptome mit dem Nachweis einer virusspezifischen DNA aus Liquor oder Serum gestellt, wobei auch hier eine mögliche Koinfektion mit dem wesentlich häufigeren CMV beachtet werden muss (**Kap. F 8**).

### F 10.5.9 Primäres ZNS-Lymphom

#### F 10.5.9.1 Klinik, Epidemiologie und Verlauf

Obwohl zunächst eine Zunahme von Non-Hodgkin-Lymphomen bei Patienten mit HIV beobachtet wurde, wurde in einigen Studien, die teilweise große Patientenpopulationen mit einer Beobachtungszeit bis zum Jahr 2010 einschlossen, ein signifikanter Abfall der Inzidenz primärer ZNS-Lymphome bei Patienten mit HIV-Infektion nach Einführung der HAART berichtet; es wird geschätzt, dass etwa 2–3 % aller Patienten mit AIDS ein primäres ZNS-Lymphom entwickeln. Immunhistochemisch handelt es sich bei dem primären ZNS-Lymphom um ein hochgradig malignes, großzelliges, immunoblastisches, monoklonales *B-Zell-Lymphom*. Eine spezifische, *EBV-assoziierte Onkogenese* des primären ZNS-Lymphoms bei HIV-Patienten liegt nahe, da sich je nach Studie in 50–100 % der Patienten eine EBV-Genomexpression im Tumor nachweisen lässt. Die klinischen Symptome bestehen aus fokal-neurologischen Defiziten, Bewusstseinsstörungen, Kopfschmerzen und sekundär generalisierten epileptischen Anfällen. Die Kernspintomographie ist in der Detektion multipler Läsionen sensitiver als das cCT. Es zeigen sich weitaus häufiger als bei immunkompetenten Patienten mit primärem ZNS-Lymphom multiple Läsionen (in manchen Fallserien bei bis zu 70 % der Patienten). Ein pathologisches KM-Enhancement wird meistens gefunden, wobei in bis zu 27 % keine Anreicherung zu erkennen ist. Zudem können diffuse Marklagerveränderungen und spontane Hämorrhagien beobachtet werden. Eine erhöhte Thallium-201 Aufnahme der intrazerebralen Raumforderungen im SPECT spricht für ein primäres ZNS-Lymphom, wobei die Sensitivität mit 92 % und der negativ prädiktive Wert mit 94 % angegeben werden. Somit schließt ein negatives SPECT ein Lymphom nicht aus. Zudem wird ein erhöhter Thallium-201 Uptake auch bei anderen

Erkrankungen, wie z. B. bei der progressiven multifokalen Leukenzephalopathie beobachtet. Kombination eines erhöhten Thallium-201 Uptakes mit einer positiven PCR auf EBV-DNA aus dem Liquor erzielt einen positiven prädiktiven Wert von bis zu 100 % mit einer Spezifität von 100 % für die Diagnose eines primären ZNS-Lymphoms. Die Sensitivität und Spezifität einer positiven Liquor-PCR auf EBV-DNA allein beträgt 100 % bzw. 98,5 %. Letztendlich ist eine sichere Abgrenzung gegen die häufigste Differenzialdiagnose, die Toxoplasma-Enzephalitis, nur durch eine Hirnbiopsie möglich.
Häufiger als das primäre ZNS-Lymphom sind *systemische Non-Hodgkin-Lymphome*, die in 7–10 % der HIV-Patienten auftreten. Eine Mitbeteiligung des ZNS wird bei 30 % der Patienten mit einem systemischen Non-Hodgkin-Lymphom nachgewiesen, wobei die häufigste Manifestation die *Meningeosis lymphomatosa* darstellt (Levine et al. 1991). Dabei treten multiple Hirnnervenausfälle und polyradikuläre Defizite auf. Die Kernspintomographie kann ein pathologisches, zumeist intensives, meningeales KM-Enhancement sowohl spinal als auch intrakraniell nachweisen. Die Diagnose wird durch Immunphänotypisierung der malignen Zellen aus dem Liquor gesichert.

#### F 10.5.9.2 Therapeutische Prinzipien

Die Behandlung des *primären Lymphoms* des ZNS erfordert zunächst die Diagnosesicherung durch Biopsie oder bei Patienten mit schlechtem Allgemeinzustand auch durch die Kombination der radiologischen Befunde, erhöhtes Uptake im 201-Thallium-SPECT und Nachweis der EBV-DNA via PCR im Liquor. Zudem sollte sicher ein peripheres Lymphom ausgeschlossen werden (CT-Thorax, -Abdomen, Knochenmarkpunktion, Lymphknotenentnahme oder -biopsie bei vergrößerten Lymphknoten). Die Aggressivität der Behandlung richtet sich dann nach dem Allgemeinzustand des Patienten, Koinfektionen, Alter und anderen Grunderkrankungen. Bei einem isolierten primären Lymphom des ZNS wird zunächst versucht, durch eine intensivierte antiretrovirale Therapie – oder bei medikamentennaiven Patienten durch den Beginn einer cART – eine Immunrekonstitution zu erreichen. Allein diese Maßnahme führt zu einer signifikanten Überlebensverlängerung. Bei Patienten mit gutem Allgemeinzustand erfolgt dann eine kombinierte Chemo- und Strahlentherapie. Die *Chemotherapie* sollte vor der Radiatio mit hochdosiertem, intravenösem (3 g/m$^2$ Körperoberfläche alle 14 Tage) und intrathekalem (15 mg 2 ×/Woche) Methotrexat oder mit einer Polychemotherapie, bestehend aus z. B. Procarbazin, Lomustin und Vincristin, durchgeführt werden. Die *Radiatio des Neurokraniums* erfolgt bis zum zweiten Halswirbel mit einer Maximaldosis von 40 Gy. Darunter sind mediane Überlebenszeiten von 13 Monaten zu erreichen, die aber in Einzelfällen deutlich darüber liegen können. Dexamethason sollte in einer Dosis von 3–4 × 8 mg pro Tag bei Beginn der Bestrahlung mit anschließend ausschleichender Dosierung gegeben werden. Darüber hinaus gibt es Hinweise, dass zusätzlich zu der kombinierten Radio-Chemotherapie eine hoch dosierte antiretrovirale Therapie Remissionen erzielen kann. In einer kleinen Serie zeigten vier von fünf behandelten Patienten unter Interleukin-2 (2 × 22 Mio IE/d), Ganciclovir (2 × 5 mg/kg/d i. v.) und Zidovudin (2 × 1,6 g/d i. v.) eine Remission. Die Therapie mit Hydroxyurea führte bei zwei Patienten ebenfalls zu einer Remission.
Zunehmend wird allerdings eine Kombination aus der cART, die heutzutage gut liquorgängig ist, und systemisch appliziertem Hochdosis-MTX empfohlen, um die Toxizität der Neuro-Axis-Bestrahlung zu vermeiden (Gupta et al. 2017).
Die Behandlung einer Meningeosis lymphomatosa im Rahmen *peripherer Lymphome* erfolgt nach dem Therapieschema des Standard-CHOP-Protokolls zusammen mit einer intrathekalen Chemotherapie (Methotrexat) und Bestrahlung des Neurokraniums. Die Chemotherapie sollte im Rahmen von überwachten Studien erfolgen (Arbeitsgruppe HIV-assoziierte Lymphome, Deutsche Krebsgesellschaft, Prof. Dr. D. Huhn, UKRV, Spandauer Damm 130, 13353 Berlin; Tel. 030/45051192) (Eine ausführlichere Darstellung von Diagnostik, Therapie und Verlauf von primären ZNS-Lymphomen findet sich in **Kap. H 2**).



## F 10.6 HIV- und AIDS-Meldesystem in der Bundesrepublik Deutschland

*AIDS Fallregister:* Seit 1982 gibt es ein in Deutschland vom Bundesgesundheitsamt geführtes zentrales AIDS-Fallregister, in dem neu aufgetretene AIDS-Erkrankungen und AIDS-Todesfälle anonymisiert erfasst werden. Die Meldung erfolgt auf freiwilliger Basis durch die behandelnden Ärzte auf besonderen Fallberichtsbögen. Aufgrund der Freiwilligkeit der Angaben muss von einer Dunkelziffer ausgegangen werden, die auf ca. 20 % geschätzt wird.
*Laborberichtspflicht:* Seit 1987 besteht die Laborberichtsverordnung, die alle Laboratorien, die HIV-Bestätigungstests durchführen, zur anonymen Meldung der positiven Befunde an das Bundesgesundheitsamt verpflichtet.

#### Wichtige Kontaktadressen und Internet-Informationsmaterial

In allen Gesundheitsämtern größerer Städte sind AIDS-Beratungsstellen eingerichtet worden. Ferner existieren eine Reihe von regionalen und überregionalen Selbsthilfeorganisationen, deren Kontaktadressen über die Gesundheitsämter erfragt werden können.

#### Wichtige Verbände, Wissenschaftliche Gesellschaften und Stiftungen (in alphabetischer Reihenfolge)

DAGNÄ
(Deutsche Arbeitsgemeinschaft niedergelassener Ärzte in der Versorgung HIV-Infizierter), Perleberger Str. 27, 10559 Berlin, Tel.: 030/3980193-0

DAIG
(Deutsche AIDS-Gesellschaft), Prof. Dr. G. Behrens (Vorsitzender), Medizinische Hochschule Hannover, Carl-Neuberg-Str. 1, 30625 Hannover

Deutsche AIDS-Hilfe e. V.,
Dieffenbachstr. 33, 10967 Berlin, Tel.: 030/6900870 (www.aidshilfe.de)

Deutsche AIDS-Stiftung,
Markt 26, 53111 Bonn, Tel.: 0228/604690

DGNANI
(Deutsche Gesellschaft für Neuro-AIDS und Neuro-Infektiologie e. V.), Prof. Dr. I.-W. Husstedt, Westfälische Wilhelms-Universität, Müster/UKM, Albert-Schweitzer-Str. 33, 48129 Münster

**Nützliche Internetadressen**

DGNANI: www.dnaa.de

Centers for Disease Control: http://www.cdc.gov

HIV.NET: http://www.hiv.net

HIV/AIDS Treatment Information Service: http://www.hivatis.org

Robert Koch-Institut: http://www.rki.de

UNAIDS: http://www.unaids.org

World Health Organisation (WHO): http://www.who.int

## Literatur


American Academy of Neurology AIDS Task Force. Nomenclature and research case definitions for neurologic manifestations of human immunodeficiency virus-type 1 (HIV-1) infection. Report of a Working Group of the American Academy of Neurology AIDS Task Force. Neurology 1991; 41: 778–785.

Anders HJ, Bogner JR, Goebel FD. Mild rhabdomyolysis after high-dose trimethoprim-sulfamethoxazole in a patient with HIV infection. Eur J Med Res 1997; 2: 198–200.

Anduze-Faris BM, Fillet AM, Gozlan J, Lancar R, Boukli N, Gasnault J, Caumes E, Livartowsky J, Matheron S, Leport C, Salmon D, Costagliola D, Katlama C. Induction and maintenance therapy of cytomegalovirus central nervous system infection in HIV-infected patients. AIDS 2000; 14: 517–524.

Antinori A, Ammassari A, Giancola ML, Cingolani A, Grisetti S, Murri R, Alba L, Ciancio B, Soldani F, Larussa D, Ippolito G, De Luca A. Epidemiology and prognosis of AIDS-associated progressive multifocal leukoencephalopathy in the HAART era. J Neurovirol 2001; 7: 323–328.

Antinori A, Arendt G, Becker JT, Byrd DA, Cherner M, Clifford DB, Cinque P, Epstein LG, Goodkin C, Gisslen M, Heaton RK, Joseph J, Marder K, Marra CM, McArthur JC, Nunn M, Price RW, Pulliam L, Robertson KR, Sacktor N, Valcour V, Wonja V. Updated researchnosology for HIV-associated neurocognitive disorders (HAND). Neurology 2007; 69(18): 1789–1799.

Antinori A, De Rossi G, Ammassari A, Cingolani A, Murri R, Di Giuda D, De Luca A, Pierconti F, Tartaglione T, Scerrati M, Larocca LM, Ortona L. Value of combined approach with thallium-201 single-photon emission computed tomography and Epstein-Barr virus DNA polymerase chain reaction in CSF for the diagnosis of AIDS-related primary CNS lymphoma. J Clin Oncol 1999; 17: 554–560.

Antonelli LR, Mahnke Y, Hodge JN et al. Elevated frequencies of highly activated CD4+T cells in HIV+ patients developing immune reconstitution inflammatory syndrome. Blood 2010; 116(19): 3818–3827.

Appleman ME, Marshall DW, Brey RL, Houk RW, Beatty DC, Winn RE et al. Cerebrospinal fluid abnormalities in patients without AIDS who are seropositive for the human immunodeficiency virus. J Infect Dis 1988; 158: 193–199.

Aquaro S, Calio R, Balzarini J, Bellocchi MC, Garaci E, Perno CF. Macrophages and HIV infection: therapeutical approaches toward this strategic virus reservoir. Antiviral Res 2002; 55(2): 209–225.

Arendt G, Hefter H, Buescher L, Hilperath F, Elsing C, Freund HJ. Improvement of motor performance of HIV-positive patients under AZT therapy. Neurology 1992; 42(4): 891–896.

Arendt G, Hefter H, Elsing C, Strohmeyer G, Freund HJ. Motor dysfunction in HIV-infected patients without clinically detectable central-nervous deficit. J Neurol 1990; 237: 362–368.

Arendt G, Nolting T, Frisch C, Husstedt IW, Gregor N, Koutsilieri E, Maschke M, Angerer A, Obermann M, Neuen-Jacob E, Adams O, Loeffert S, Riederer P, ter Meulen V, Sopper S, German Competence Network HIV/AIDS. Intrathecal viral replication and cerebral deficits in different stages of human immunodeficiency virus disease. J Neurovirol 2007; 13(3): 225–232.

Arendt G, von Giesen HJ, Hefter H, Theisen A. Therapeutic effects of nucleoside analogues on psychomotor slowing in HIV infection. AIDS 2001; 15: 493–500.

Authier FJ, Chariot P, Gherardi RK. Skeletal muscle involvement in human immunodeficiency virus (HIV)-infected patients in the era of highly active antiretroviral therapy (HAART). Muscle Nerve 2005; 32: 247–260.

Bacellar H, Munoz A, Miller EN, Cohen BA, Besley D, Selnes OA, Becker JT, McArthur JC. Temporal trends in the incidence of HIV-1-related neurologic diseases: Multicenter AIDS Cohort Study, 1985–1992. Neurology 1994; 44: 1892–1900.

Baddour LM, Perfect JR, Ostrosky-Zeichner L. Successful use of amphotericin B lipid complex in the treatment of cryptococcosis. Clin Infect Dis 2005; 40(Suppl 6): 409–413.

Bangsberg DR, Perry S, Charlebois ED, Clark RA, Roberston M, Zolopa AR et al. Non-adherence to highly active antiretroviral therapy predicts progression to AIDS. AIDS 2001; 15: 1181–1183.

Beardsley J, Wolbers M, Kibengo FM et al. CryptoDex Investigators. Adjunctive Dexamethasone in HIV-Associated Cryptococcal Meningitis. N Engl J Med 2016; 374: 542–554.

Behar R, Wiley C, McCutchan JA. Cytomegalovirus polyradiculoneuropathy in acquired immune deficiency syndrome. Neurology 1987; 37: 557–561.

Benveniste O, Longuet P, Duval X, Le M, V, Leport C, Vilde JL. Two episodes of acute renal failure, rhabdomyolysis, and severe hepatitis in an AIDS patient successively treated with ritonavir and indinavir. Clin Infect Dis 1999; 28: 1180–1181.

Berenguer J, Moreno S, Laguna F, Vicente T, Adrados M, Ortega A, Gonzalez-LaHoz J, Berger JR. Neurosyphilis in human immunodeficiency virus type 1-seropositive individuals. A prospective study. Arch Neurol 1991; 48: 700–702.

Berenguer J, Moreno S, Laguna F, Vicente T, Adrados M, Ortega A et al. Tuberculous meningitis in patients infected with the human immunodeficiency virus. N Engl J Med 1992; 326: 668–672.

Berenguer JP, Miralles P, Arrizabalaga J et al. Clinical course and prognostic factors of progressive multifocal leukoencephalopathy in patients treated with highly active antiretroviral therapy. Clin Infect Dis 2003; 36: 1047–1052.

Berger AR, Arezzo JC, Schaumburg HH, Skowron G, Merigan T, Bozzette S et al. 2',3'-dideoxycytidine (ddC) toxic neuropathy: a study of 52 patients. Neurology 1993; 43: 358–362.

Berman SM, Kim RC, Haghighat D, Mulligan ME, Fierer J, Wyle FC. Mycobacterium genavense infection presenting as a solitary brain mass in a patient with AIDS: case report and review. Clin Infect Dis 1994; 19: 1152–1154.

Biniek R, Malessa R, Brockmeyer NH, Luboldt W. Anti-Rh(D) immunoglobulin for AIDS-related thrombocytopenia. Lancet 1986; 2: 627.

Bogner JR, Rusch-Gerdes S, Mertenskotter T, Loch O, Emminger C, Baumgarten R, Brockmeyer NH, Brockhaus W, Jablonowski H, Stoehr A, Roth A, Albrecht H, Roth K, Tschauder S, Dietrich M. Patterns of mycobacterium avium culture and PCR positivity in immunodeficient HIV-infected patients: progression from localized to systematic disease, German Aids Study Group (GASG/IDKF). Scand J Infect Dis 1997; 29: 579–584.

Boulware DR, Meya B, Muzoora C et al. Timing of antiretroviral therapy after diagnosis of cryptococcal meningitis. N Engl J Med 2014; 370(26): 2487–2498.

Bouza E. Tuberculous meningitis in patients infected with the human immunodeficiency virus. N Engl J Med 1992; 326: 668–672.

Bozzette SA, Larsen RA, Chiu J, Leal MA, Jacobsen J, Rothman P, Robinson P, Gilbert G, McCutchan JA, Tilles J et al. A placebo-controlled trial of maintenance therapy with fluconazole after treatment of cryptococcal meningitis in the acquired immunodeficiency syndrome. California Collaborative Treatment Group. N Engl J Med 1991; 324: 580–584.

Bradley WG, Shapshak P, Delgado S, Nagano I, Stewart R, Rocha B. Morphometric analysis of the peripheral neuropathy of AIDS. Muscle Nerve 1998; 21: 1188–1195.

Bradley WG, Verma A. Painful vasculitic neuropathy in HIV-1 infection: Relief of pain with prednisone therapy. Neurology 1996; 47: 1446–1451.

Brew BJ, Pemberton L, Cunningham P, Law MG. Levels of human immunodeficiency virus type 1 RNA in cerebrospinal fluid correlate with AIDS dementia stage. J Infect Dis 1997; 175: 963–966.

Brew BJ. Evidence for a change in AIDS dementia complex in the era of highly active antiretroviral therapy and the possibility of new forms of AIDS dementia complex. AIDS 2004; 18(Suppl 1): 75–78.

Britton CB, Mesa-Tejada R, Fenoglio CM, Hays AP, Garvey GG, Miller JR. A new complication of AIDS: thoracic myelitis caused by herpes simplex virus. Neurology 1985; 35: 1071–1074.

Brodt HR, Kamps BS, Gute P, Knupp B, Staszewski S, Helm EB. Changing incidence of AIDS defining illnesses in the era of antiretroviral combination therapy. AIDS 1997; 11: 1731–1738.

Bryant AK et al. Plasma soluble CD163 is associated with postmortem brain pathology in human immunodeficiency virus infection. AIDS 02/2017; Epub ahead of print.

Buchacz K, Baker RK, Palella FJ Jr, Chmiel JS, Lichtenstein KA, Novak RM, Wood KC, Brooks JT, HOPS Investigators. AIDS-defining opportunistic illnesses in US patients, 1994–2007: a cohort study. AIDS 2010; 24: 1549–1559.

Buchbinder SP, Katz MH, Hessol NA, Liu JY, O'Malley PM, Underwood R, Holmberg SD. Herpes zoster and human immunodeficiency virus infection. J Infect Dis 1992; 166: 1153–1156.

Budka H, Maier H, Pohl P. Human immunodeficiency virus in vacuolar myelopathy of the acquired immunodeficiency syndrome. N Engl J Med 1988; 319: 1667–1668.

Budka H. Multinucleated giant cells in brain, a hallmark of the acquired immunodeficiency syndrom (AIDS). Acta Neuropathol 1986; 69: 253–258.

Budka H. Neuropatholgy of myelitis, myelopathy, and spinal cord infections in AIDS. Neuroimaging Clin N Am 1997; 7: 639–650.

Burckhardt B. Rare AIDS-defining diseases in the Swiss HIV Cohort Study. Eur J Clin Microbiol Infect Dis 1999; 18: 399–402.

Burke DG, Leonard DG, Imperiale TF, Valdez H, Karaman B, Shick E, Kalayjian RC. The utility of clinical and radiographic features in the diagnosis of cytomegalovirus central nervous system disease in AIDS patients. Mol Diagn 1999; 4: 37–43.

Chamberlain MC, Kormanik PA. AIDS-related central nervous system lymphomas. J Neurooncol 1999; 43: 269–276.

Chariot P, Ruet E, Authier FJ, Levy Y, Gherardi R. Acute rhabdomyolysis in patients infected by human immunodeficiency virus. Neurology 1994; 44: 1692–1696.

Chow KU, Mitrou PS, Geduldig K, Helm EB, Hoelzer D, Brodt HR. Changing incidence and survival in patients with aids-related non-Hodgkin's lymphomas in the era of highly active antiretroviral therapy (HAART). Leuk Lymphoma 2001; 41: 105–116.

Chuck SL, Sande MA. Infections with Cryptococcus neoformans in the acquired immunodeficiency syndrome. N Engl J Med 1989; 321: 794–799.

Cinque P, Brytting M, Vago L, Castagna A, Parravicini C, Zanchetta N, D'Arminio Monforte A, Wahren B, Lazzarin A, Linde A. Epstein-Barr virus DNA in cerebrospinal fluid from patients with AIDS-related primary lymphoma of the central nervous system. Lancet 1993; 342: 398–401.

Cinque P, Pierotti C, Viganò MG, Bestetti A, Fausti C, Bertelli D, Lazzarin A. The good and evil of HAART in HIV-related progressive multifocal leukoencephalopathy. J Neurovirol 2001; 7(4): 358–363.

Cinque P, Vago L, Marenzi R, Giudici B, Weber T, Corradini R, Ceresa D, Lazzarin A, Linde A. Herpes simplex virus infections of the central nervous system in human immunodeficiency virus-infected patients: clinical management by polymerase chain reaction assay of cerebrospinal fluid. Clin Infect Dis 1998; 27: 303–309.

Ciricillo SF, Rosenblum ML. Use of CT and MR imaging to distinguish intracranial lesions and to define the need for biopsy in AIDS patients. J Neurosurg 1990; 73: 720–724.

Clark RA, Greer D, Atkinson W, Valainis GT, Hysiop N. Spectrum of Cryptococcus neoformans infection in 68 patients infected with human immunodeficiency virus. Rev Infect Dis 1990; 12: 768–777.

Clifford DB, Arribas JR, Storch GA, Tourtellote W, Wippold FJ. Magnetic resonance brain imaging lacks sensitivity for AIDS associated cytomegalovirus encephalitis. J Neurovirol 1996; 2: 397–403.

Clifford DB, Yiannoutsos C, Glicksman M, Simpson DM, Singer EJ, Piliero PJ, Marra CM, Francis GS, McArthur JC, Tyler KL, Tselis AC, Hyslop NE. HAART improves prognosis in HIV-associated progressive multifocal leukoencephalopathy. Neurology 1999; 52: 623–625.

Cohen BA, McArthur JC, Grohman S, Patterson B, Glass J. Neurological prognosis of cytomegalovirus polyradiculomyelopathy in AIDS. Neurology 1993; 43: 493–499.

Cole JH, Underwood J, Caan MW et al. Increased brain-predicted aging in treated HIV disease. Neurology 03/2017; Epub ahead of print.

Conant K, McArthur JC, Griffin DE, Sjulaon L, Wahl LM, Irani DH. Cerebrospinal fluid levels of MMP-2,-7, and 9 are elevated in associationwith human immunodeficiency virus dementia. Ann Neurol 1999; 46: 391–398.

Corral I, Quereda C, García-Villanueva M, Casado JL, Pérez-Elías MJ, Navas E, Ariza A, Moreno S. Focal monophasic demyelinating leukoencephalopathy in advanced HIV infection. Eur Neurol 2004; 52(1): 36–41.

Cysique LA, Brew BJ, Halman M, Catalan J, Sacktor N, Price RW et al. Undetectable Cerebrospinal Fluid HIV RNA and beta-2 Microglobulin Do Not Indicate Inactive AIDS Dementia Complex in Highly Active Antiretroviral Therapy-Treated Patients. J Acquir Immune Defic Syndr 2005; 39: 426–429.

Cysique LA, Maruff P, Brew BJl. Variable benefit in neuropsychological function in HIV-infected HAART-treated patients. Neurology. 2006; 66(9): 1447–1450.

Czub S, Czub M, Koutsilieri E, Sopper S, Villinger F, Muller JG et al. Modulation of simian immunodeficiency virus neuropathology by dopaminergic drugs. Acta Neuropathol (Berl) 2004; 107: 216–226.

d'Arminio A, Sabin CA, Phillips AN, Reiss P, Weber R, Kirk O, El-Sadr W, De Wit S, Mateu S, Petoumenos K, Dabis F, Pradier C, Morfeldt L, Lundgren JD, Friis-Møller N, Writing Committee of the D:A:D:Study Group. Cardio- and cerebrovascular events in HIV-infected persons. AIDS 2004; 18(13): 1811–1817.

Dalakas MC, Illa I, Pezeshkpour GH, Laukaitis JP, Cohen B, Griffin JL. Mitochondrial myopathy caused by long-term zidovudine therapy. N Engl J Med 1990; 322: 1098–1105.

Dannemann B, McCutchan JA, Israelski D, Antoniskis D, Leport C, Luft B, Nussbaum J, Clumeck N, Morlat P, Chiu J et al. Treatment of toxoplasmic encephalitis in patients with AIDS. A randomized trial comparing pyrimethamine plus clindamycin to pyrimethamine plus sulfadiazine. The California Collaborative Treatment Group. Ann Intern Med 1992; 116: 33–43.

Day JN, Chau TT, Wolbers M, Mai PP, Dung NT et al. Combination antifungal therapy for cryptococcal meningitis. N Engl J Med 2013; 368: 1291–1302.

De Gans J, Portegies P, Tiessens G, Eeftinck Schattenkerk JK, van Boxtel CJ, van Ketel RJ, Stam J. Itraconazole compared with amphotericin B plus flucytosine in AIDS patients with cryptococcal meningitis. AIDS 1992; 6: 185–190.

De La Blanchardiere A, Rozenberg F, Caumes E, Picard O, Lionnet F, Livartowski J, Coste J, Sicard D, Lebon P, Salmon-Ceron D. Neurological complications of varicella-zoster virus infection in adults with human immunodeficiency virus infection. Scand J Infect Dis 2000; 32: 263–269.

De Luca A, Ammassari A, Pezzotti P, Cinque P, Gasnault J, Berenguer J, Di Giambenedetto S, Cingolani A, Taoufik Y, Miralles P, Marra CM, Antinori A; Gesida 9/99, IRINA, ACTG 363 Study Groups. Cidofovir in addition to antiretroviral treatment is not effective for AIDS-associated progressive multifocal leukoencephalopathy: a multicohort analysis. AIDS 2008; 22: 1759–1767.

De Luca A, Antinori A, Ortona L. Antiretroviral therapy and improving AIDS survival. JAMA 1998; 279: 1874–1875.

De Luca A, Cingolani A, Linzalone A, Ammassari A, Murri R, Giancola ML, Maiuro G, Antinori A. Improved detection of JC virus DNA in cerebrospinal fluid for diagnosis of AIDS-related progressive multifocal leukoencephalopathy. J Clin Microbiol 1996; 34: 1343–1346.

De Luca A et al. The effect of potent antiretroviral therapy and JC virus load in cerebrospinal fluid on clinical outcome of patients with AIDS-associated progressive multifocal leukoencephalopathy. J Infect Dis 2000; 182: 1077–1083.

De Luca A, Giancola ML, Ammassari A, Grisetti S, Cingolani A, Larussa D, Alba L, Murri R, Ippolito G, Cauda R, Monforte A, Antinori A. Potent anti-retroviral therapy with or without cidofovir for AIDS-associated progressive multifocal leukoencephalopathy: Extended follow-up of an observational study. J Neurovirol 2001; 7: 364–368.

Denning DW, Armstrong RW, Lewis BH, Stevens DA. Elevated cerebrospinal fluid pressures in patients with cryptococcal meningitis and acquired immunodeficiency syndrome. Am J Med 1991; 91: 267–272.

Deutsche Neuro-AIDS Arbeitsgemeinschaft (DNAA). Aktuelle Diagnostik und Therapie opportunistischer Hirnerkrankungen bei AIDS. Deutsche Medizinische Wochenschrift 2002; 127: 1477–1485.

Deutsche Neuro-AIDS Arbeitsgemeinschaft (DNAA). Peripheral nerve diseases and myopathies associated with HIV infection. Nervenarzt 2000; 71: 442–450.

Di Rocco A, Tagliati M. Remission of HIV myelopathy after highly active antiretroviral therapy. Neurology 2000; 55: 456.

Dietrich U, Hettmann M, Maschke M, Dörfler A, Schwechheimer K, Forsting M. Cerebral Aspergillosis: Comparison of radiological and neuropathological findings in patients with bone marrow. transplantation. European Radiology 2001; 11: 1242–1249.

Dismukes WE. Cryptoccoccal meningitis in patients with AIDS. J Infect Dis 1988; 157: 624–628.

Dore GJ, Correll PK, Li Y, Kaldor JM, Cooper DA, Brew BJ. Changes to AIDS dementia complex in the era of highly active antiretroviral therapy. AIDS 1999; 13: 1249–1253.

Dore GJ, Correll PK, Li Y, Kaldor JM, Cooper DA, Brew BJ. Changes to AIDS dementia complex in the era of highly active antiretroviral therapy. AIDS 1999; 13: 1249–1253.

Dore GJ, McDonald A, Li Y, Kaldor JM, Brew BJ. Marked improvement in survival following AIDS dementia complex in the era of highly active antiretroviral therapy. AIDS 2003; 17: 1539–1545.

Dyer JR, French MA, Mallal SA. Cerebral mass lesions due to cytomegalovirus in patients with AIDS: a report of two cases. J Infect 1995; 30: 147–151.

Ellero J, Lubomski M, Brew B. Interventions for neurocognitive dysfunction. Curr HIV/AIDS Rep 2017; 14(1): 8–16.

Ellis RJ, Letendre S. Update and New Directions in Therapeutics for Neurological Complications of HIV Infections. Neurotherapeutics 2016; 13(3): 471–476.

Ellis RJ, Marquie-Beck J, Delaney P, Alexander T, Clifford DB, McArthur JC, Simpson DM, Ake C, Collier AC, Gelman BB, McCutchan JA, Morgello S, Grant I, CHARTER Group. Human immunodeficiency virus protease inhibitors and risk for peripheral neuropathy. Ann Neurol 2008; 64(5): 566–572.

Ellis RJ, Moore DJ, Childers ME, Letendre S, McCutchan JA, Wolfson T et al. Progression to neuropsychological impairment in human immunodeficiency virus infection predicted by elevated cerebrospinal fluid levels of human immunodeficiency virus RNA. Arch Neurol 2002; 59: 923–928.

Engsig FN, Hansen AB, Omland LH, Kronborg G, Gerstoft J, Laursen AL, Pedersen C, Mogensen CB, Nielsen L, Obel N. Incidence, clinical presentation, and outcome of progressive multifocal leukoencephalopathy in HIV-infected patients during the highly active antiretroviral therapy era: a nationwide cohort study. J Infect Dis 2009 199: 77–83.

Ernst T, Yakupov R, Nakama H, Crocket G, Cole M, Watters M, Ricardo-Dukelow ML, Chang L. Declined neural efficiency in cognitively stable human immunodeficiency virus patients. Ann Neurol 2009; 65(3): 316–325.

Estanislao L, Carter K, McArthur J, Olney R, Simpson D. A Randomized Controlled Trial of 5 % Lidocaine Gel for HIV-Associated Distal Symmetric Polyneuropathy. J Acquir Immune Defic Syndr 2004; 37: 1584–1586.

Everall IP, Glass JD, McArthur J, Spargo E, Lantos P. Neuronal density in the superior frontal and temporal gyri does not correlate with the degree of human immunodeficiency virus-associated dementia. Acta Neuropathol Berl 1994; 88: 538–544.

Farina C, Boiron P, Goglio A, Provost F. Human nocardiosis in northern Italy from 1982 to 1992. Northern Italy Collaborative Group of Nocardiosis. Scand J Infect Dis 1995; 27: 23–27.

Fischer PA, Enzensberger W. Neurological complications in AIDS. J Neurol 1987; 234: 269–279.

Flepp M, Schiffer V, Weber R, Hirschel B. Modern anti-HIV therapy. Swiss Med Wkly 2001; 131(15–16): 207–213. Review.

Flor A, Capdevila JA, Martin N, Gavalda J, Pahissa A. Nontuberculous mycobacterial meningitis: report of two cases and review. Clin Infect Dis 1996; 23: 1266–1273.

Franzen C, Altfeld M, Hegener P, Hartmann P, Arendt G, Jablonowski H, Rockstroh J, Diehl V, Salzberger B, Fatkenheuer G. Limited value of PCR for detection of Toxoplasma gondii in blood from human immunodeficiency virus-infected patients. J Clin Microbiol 1997; 35: 2639–2641.

French MA, Price P, Stone SF. Immune restoration disease after antiretroviral therapy. AIDS 2004; 18: 1615–1627.

French MA. HIV/AIDS: immune reconstitution inflammatory syndrome: a reappraisal. Clin Infect Dis 2009; 48(1): 101–107.

Gazzard B. Tuberculosis, HIV and the developing world. Clin Med 2001; 1: 62–68.

Gelman BB, Guinto FC. Morphometry, histopathology, and tomography of cerebral atrophy in the aquired immune deficiency. Ann Neurol 1992; 32: 21–40.

Gendelman HE, Zheng J, Coulter CL, Ghorpade A, Che M, Thylin M et al. Suppression of inflammatory neurotoxins by highly active antiretroviral therapy in human immunodeficiency virus-associated dementia. J Infect Dis 1998; 178: 1000–1007.

Geraci A, Di Rocco A, Liu M, Werner P, Tagliati M, Godbold J, Simpson D, Morgello S. AIDS myelopathy is not associated with elevated HIV viral load in cerebrospinal fluid. Neurology 2000; 55: 440–442.

Gherardi RK, Chrétien F, Delfau-Larue MH, Authier FJ, Moulignier A, Roulland-Dussoix D, Bélec L. Neuropathy in diffuse infiltrative lymphocytosis syndrome: an HIV neuropathy, not a lymphoma. Neurology 1998; 50(4): 1041–1044.

Giacomini PS1, Rozenberg A, Metz I, Araujo D, Arbour N, Bar-Or A, Maraviroc in Multiple Sclerosis–Associated PML–IRIS (MIMSAPI) Group. Maraviroc and JC virus-associated immune reconstitution inflammatory syndrome. N Engl J Med 2014; 370: 486–488.

Giudici B, Vaz B, Bossolasco S, Casari S, Brambilla AM, Luke W, Lazzarin A, Weber T, Cinque P. Highly active antiretroviral therapy and progressive multifocal leukoencephalopathy: effects on cerebrospinal fluid markers of JC virus replication and immune response. Clin Infect Dis 2000; 30: 95–99.

Glass JD, Johnson RT. Human immunodeficiency virus and the brain. Annu Rev Neurosci 1996; 19: 1–26.

Godi C, De Vita E, Tombetti E et al. High b-value diffusion-weighted imaging in progressive multifocal leukoencephalopathy in HIV patients. Eur Radiol 02/2017; Epub ahead of print.

Goebel FD. Immune reconstitution inflammatory syndrome (IRIS) – another new disease entity following treatment initiation of HIV infection. Infection 2005; 33: 43–45.

Gordin FM, Sullam PM, Shafran SD, Cohn DL, Wynne B, Paxton L, Perry K, Horsburgh CR Jr. A randomized, placebo-controlled study of rifabutin added to a regimen of clarithromycin and ethambutol for treatment of disseminated infection with Mycobacterium avium complex. Clin Infect Dis 1999; 28: 1080–1085.

Gottlieb MS, Schroff R, Schanker HM, Weisman JD, Fan PT, Wolf RA et al. Pneumocystis carinii pneumonia and mucosal candidiasis in previously healthy homosexual men: evidence of a new acquired cellular immunodeficiency. N Engl J Med 1981; 305: 1425–1431.

Gozlan J, Salord JM, Roullet E, Baudrimont M, Caburet F, Picard O, Meyohas MC, Duvivier C, Jacomet C, Petit JC. Rapid detection of cytomegalovirus DNA in cerebrospinal fluid of AIDS patients with neurologic disorders. J Infect Dis 1992; 166: 1416–1421.

Grafe MR, Wiley CA. Spinal cord and peripheral nerve pathology in AIDS: the roles of cytomegalovirus and human immunodeficiency virus. Ann Neurol 1989; 25: 561–566.

Grant I, Franklin DR Jr., Deutsch R et al. Asymptomatic HIV-associated neurocognitive impairment increases risk for symptomatic decline. Neurology 2014; 82(23): 2055–2062.

Grassi MP, Clerici F, Perin C, D'Arminio Monforte A, Vago L, Borella M, Boldorini R, Mangoni A. Microglial nodular encphalitis and ventriculoencephalitis due to cytomegalovirus infection in patients with AIDS: two distinct clinical patterns. Clin Infect Dis 1998; 27: 504–508.

Graybill JR, Sobel J, Saag M, van Der Horst C, Powderly W, Cloud G, Riser L, Hamill R, Dismukes W. Diagnosis and management of increased intracranial pressure in patients with AIDS and cryptococcal meningitis. The NIAID Mycoses Study Group and AIDS Cooperative Treatment Groups. Clin Infect Dis 2000; 30: 47–54.

Griffin DE, Wesselingh SL, McArthur JC. Elevated central nervous system prostaglandins in human immunodeficiency virus-associated dementia. Ann Neurol 1994; 35: 592–597.

Guiloff RJ, Fuller A, Roberts A, Hargreaves M, Gazzard B, Scaravilli F et al. Nature, incidence and prognosis of neurological involvement in the acquired immunodeficiency syndrome in central London. Postgrad Med J 1988; 64: 919–925.

Gupta NK, Nolan A, Omuro A et al. Long-term survival in AIDS-related primary central nervous system lymphoma. Neuro Oncol 2017; 19(1): 99–108.

Hagberg L, Malmvall BE, Svennerholm L, Alestig K, Norkrans G. Guillain-Barre syndrome as an early manifestation of HIV central nervous system infection. Scand J Infect Dis 1986; 18: 591–592.

Hahn K, Arendt G, Braun JS, von Giesen HJ, Husstedt IW, Maschke M et al. A placebo-controlled trial of gabapentin for painful HIV-associated sensory neuropathies. J Neurol 2004; 251: 1260–1266.

Hall CD, Dafni U, Simpson D, Clifford D, Wetherill PE, Cohen B, McArthur J, Hollander H, Yainnoutsos C, Major E, Millar L, Timpone J. Failure of cytarabine in progressive multifocal leukoencephalopathy associated with human immunodeficiency virus infection. AIDS Clinical Trials Group 243 Team. N Engl J Med 1998; 338: 1345–1351.

Happe S, Lunenborg N, Rickert CH, Heese C, Reichelt D, Schuierer G, Schul C, Husstedt IW. Progressive multifokale Leukoenzephalopathie im Verlauf der AIDS-Erkrankung. Nervenarzt 2000; 71: 96–104.

Happe S, Milbradt O, Heese C, Rickert CH, Oelerich M, Schul C, Reichelt D, Husstedt IW. Primäres Lymphom des zentralen Nervensystems als Neuromanifestation im AIDS-Stadium. Nervenarzt 2001; 72: 136–142.

Hart G. Syphilis tests in diagnostic and therapeutic decision making. Ann Intern Med 1986; 104: 368–376.

Hategan A, Bianchet MA, Steiner J et al. HIV Tat protein and amyloid-β peptide form multifibrillar structures that cause neurotoxicity. Nat Struct Mol Biol. 02/2017; Epub ahead of print.

Heaton RK, Clifford DB, Franklin DR Jr et al. HIV-associated neurocognitive disorders persist in the era of potent antiretroviral therapy: CHARTER Study. Neurology 2010; 75(23): 2087–2096.

Hernandez AV, Thota P, Pellegrino D et al. A systematic review and meta-analysis of the relative efficacy and safety of treatment regimens for HIV-associated cerebral toxoplasmosis: is trimethoprimsulfamethoxazole a real option? HIV Med 2017; 18(2): 115–124.

Herzmann C, Johnson MA, Youle M. Long-term effect of acetyl-L-carnitine for antiretroviral toxic neuropathy. HIV Clin Trials 2005; 6(6): 344–350.

Hirsch HH, Kaufmann G, Sendi P, Battegay M. Immune reconstitution in HIV-infected patients. Clin Infect Dis 2004; 38: 1159–1166.

Hoffmann C, Horst HA, Albrecht H, Schlote W. Progressive multifocal leucoencephalopathy with unusual inflammatory response during antiretroviral treatment. J Neurol Neurosurg Psychiatry 2003; 74: 1142–1144.

Hoffmann C, Tabrizian S, Wolf E, Eggers C, Stoehr A, Plettenberg A, Buhk T, Stellbrink HJ, Horst HA, Jager H, Rosenkranz T. Survival of AIDS patients with primary central nervous system lymphoma is dramatically improved by HAART-induced immune recovery. AIDS 2001; 15: 2119–2127.

Holding KJ et al. Aspergillosis among people infected with human immunodeficiency virus: incidence and survival. Clin Infect Dis 2000; 31: 1253–1257.

Holland NR, Power C, Matthwes VP, Glass JD, Forman M, McArthur JC. Cytomegalovirus encephalitis in acquired immunodeficiency syndrome (AIDS). Neurology 1994; 44: 507–514.

Huang SS, Skolasky RL, Dal Pan GJ, Royal W 3rd, McArthur JC. Survival prolongation in HIV-associated progressive multifocal leukoencephalopathy treated with alpha-interferon: an observational study. J Neurovirol 1998; 4: 324–332.

Hug B, Kaeser YA, Haefeli WE, Battegay M. Anti-retroviral therapy and antiepileptics. Case report and discussion. Schweiz Med Wochenschr 1998; 128: 1138–1144.

Husstedt IW, Evers S, Reichelt D, Grotemeyer KH, Kammer-Suhr B, Bockenholt S et al. Screening for HIV-associated distal-symmetric polyneuropathy in CDC-classification stages 1, 2, and 3. Acta Neurol Scand 2000; 101: 183–187.

Husstedt IW, Grotemeyer KH, Busch H, Zidek W. Early detection of distal symmetrical polyneuropathy during HIV infection by paired stimulation of sural nerve. Electroencephalogr Clin Neurophysiol 1994; 93: 169–174.

Insight START Study Group. Initiation of Antiretroviral therapy in Early Asymptomatic HIV Infection. N Engl J Med 2015; 373(9): 795–807.

Ives NJ, Gazzard BG, Easterbrook PJ. The changing pattern of AIDS-defining illnesses with the introduction of highly active antiretroviral therapy (HAART) in a London clinic. J Infect 2001; 42: 134–139.

Jellinger KA, Setinek U, Drlicek M, Böhm G, Steurer A, Lintner F. Neuropathology and general autopsy findings during the last 15 years. Acta Neuropathol 2000; 100: 213–220.

Jenny-Avital ER, Abadi M. Immune reconstitution cryptococcosis after initiation of successful highly active antiretroviral therapy. Clin Infect Dis 2002; 35: e128–133.

Johnson RW, Williams FM, Kazi S, Dimachkie MM, Reveille JD. Human immunodeficiency virus-associated polymyositis: a longitudinal study of outcome. Arthritis Rheum 2003; 49: 172–178.

Joint United Nations Programme on HIV/AIDS. 90–90–90: an ambitious treatment target to help end the AIDS epidemic. Geneva: UNAIDS 2014.

Julander I, Martin C, Lappalainen M, Guy E, Isberg B, Evengar B. Polymerase chain reaction for diagnosis of cerebral toxoplasmosis in cerebrospinal fluid in HIV-positive patients. Scand J Infect Dis 2001; 33: 538–541.

Kaku M, Simpson DM. HIV neuropathy. Curr Opin HIV AIDS 2014; 9(6): 521–526.

Kamminga J, Block M, Vincent T et al. Determining optimal impairment rating methodology for a new HIV-associated neurocognitive disorder screening procedure. J Clin Exp Neuropsychol 01/2017. Epub ahead of print.

Kaplan JE, Benson C, Holmes KH, Brooks JT, Pau A, Masur H, Centers for Disease Control and Prevention (CDC); National Institutes of Health, HIV Medicine Association of the Infectious Diseases Society of America. Guidelines for prevention and treatment of opportunistic infections in HIV-infected adults and adolescents: recommendations from CDC, the National Institutes of Health, and the HIV Medicine Association of the Infectious Diseases Society of America. MMWR Recomm Rep 2009; 58(RR-4): 1–207.

Kastrup O, Maschke M, Diener H, Wahnke I. Progressive multifocal encephalopathy limited to the brain stem. Neuroradiology 2002; 44: 227–229.

Katlama C, De Wit S, O'Doherty E, Van Glabeke M, Clumeck N. Pyrimethamine-clindamycin vs. pyrimethamine-sulfadiazine as acute and long-term therapy for toxoplasmic encephalitis in patients with AIDS. Clin Infect Dis 1996; 22: 268–275.

Kelder W, McArthur JC, Nance-Sproson T, McClernon D, Griffin DE. Beta-chemokines MCP-1 and RANTES are selectively increased in cerebrospinal fluid of patients with human immunodeficiency virus-associated dementia. Ann Neurol 1998; 44: 831–835.

Kemper CA, Kent G, Burton S, Deresinski SC. Mexiletine for HIV-infected patients with painful peripheral neuropathy: a double-blind, placebo-controlled, cross over treatment trial. J Acquir Immune Defic Syndr Hum Retrovirol 1998; 19: 367–372.

Ketzler S, Weis S, Haug H, Budka H. Loss of neurons in the frontal cortex in AIDS brains. Acta Neuropathol (Berl) 1990; 80: 92–94.

Kieburtz K, Simpson D, Yiannoutsos C, Max MB, Hall CD, Ellis RJ et al. A randomized trial of amitriptyline and mexiletine for painful neuropathy in HIV infection. AIDS Clinical Trial Group 242 Protocol Team. Neurology 1998; 51: 1682–1688.

Kim J, Minamoto GY, Grieco MH. Nocardia infection as a complication of AIDS: Report of six cases and review. Rev Infect Dis 1991; 13: 624–629.

Kim YS, Hollander H. Polyradiculopathy due to cytomegalovirus: report of two cases in which improvement occurred after prolonged therapy and review of the literature. Clin Infect Dis 1992; 17: 32–37.

Kirk O, Pedersen C, Cozzi-Lepri A, Antunes F, Miller V, Gatell JM, Katlama C, Lazzarin A, Skinhoj P, Barton SE. Non-Hodgkin lymphoma in HIV-infected patients in the era of highly active antiretroviral therapy. Blood 2001; 98: 3406–3412.

Koedel U, Kohleisen B, Sporer B, Lahrtz F, Ovod V, Fontana A et al. Human immunodeficiency type 1 nef protein is a viral factor for the recruitment of leukocytes into the central nervous system. J Immunol 1999; 163: 1237–1245.

Kolson DL, Gonzalez-Scarano F. HIV-associated neuropathies: role of HIV-1, CMV, and other viruses. J Peripher Nerv Syst 2001; 6: 2–7.

La Spina I, Porazzi D, Maggiolo F, Bottura P, Suter F. Gabapentin in painful HIV-related neuropathy: a report of 19 patients, preliminary observations. Eur J Neurol 2001; 8: 71–75.

Lange DJ, Britton CB, Younger DS, Hays AP. The neuromuscular manifestations of human immunodeficiency virus infections. Arch Neurol 1988; 45: 1084–1088.

Larsen RA, Leal MA, Chan LS. Fluconazole compared with amphotericin B plus flucytosine for cryptococcal meningitis in AIDS. A randomized trial. Ann Intern Med 1990; 113: 183–187.

Le LT, Spudich SS. HIV-associated neurologic disorders and central nervous system opportunistic infections on HIV. Semin Neurol 2016; 36(4): 373–381.

LeBlang SD, Whiteman ML, Post MJ, Uttamchandani RB, Bell MD, Smirniotopolous JG. CNS nocardia in AIDS patients: CT and MRI with pathologic correlation. J Comput Assist Tomogr 1995; 19: 15–22.

Leenders AC, Reiss P, Portegies P, Clezy K, Hop WC, Hoy J, Borleffs JC, Allworth T, Kauffmann RH, Jones P, Kroon FP, Verbrugh HA, de Marie S. Liposomal amphotericin B (AmBisome) compared with amphotericin B both followed by oral fluconazole in the treatment of AIDS-associated cryptococcal meningitis. AIDS 1997; 11: 1463–1471.

Leport C, Tournerie C, Raguin G, Fernandez-Martin J, Niyongabo T, Vilde JL. Long-term follow-up of patients with AIDS on maintenance therapy for toxoplasmosis. Eur J Clin Microbiol Infect Dis 1991; 10: 191–193.

Letendre S et al. CROI 2013; Abstract 178LB.

Letendre S, Marquie-Beck J, Capparelli E, Best B, Clifford D, Collier AC, Gelman BB, McArthur JC, McCutchan JA, Morgello S, Simpson D, Grant I, Ellis RJ, CHARTER Group. Validation of the CNS Penetration-Effectiveness rank for quantifying antiretroviral penetration into the central nervous system. Arch Neurol 2008; 65(1): 65–70.

Levine AM, Wernz JC, Kaplan L, Rodman N, Cohen P, Metroka C, Bennett JM, Rarick MU, Walsh C, Kahn J et al. Low-dose chemotherapy with central nervous system prophylaxis and zidovudine maintenance in AIDS-related lymphoma. A prospective multi-institutional trial. JAMA 1991; 266: 84–88.

Lipton SA. Calcium channel antagonists and human immunodeficiency virus coat protein-mediated neuronal injury. Ann Neurol 1991; 30: 110–114.

Lortholary O et al. Invasive aspergillosis in patients with acquired immunodeficiency syndrome: Report of 33 cases. Am J Med 1993; 95: 177–187.

MacGregor RR, Dreyer K, Herman S, Hocknell PK, Nghiem L, Tevere VJ, Williams AL. Use of PCR in detection of Mycobacterium avium complex (MAC) bacteremia: sensitivity of the assay and effect of treatment for MAC infection on concentrations of human immunodeficiency virus in plasma. J Clin Microbiol 1999; 37: 90–94.

MacMahon EM, Glass JD, Hayward SD, Mann RB, Becker PS, Charache P, McArthur JC, Ambinder RF. Epstein-Barr virus in AIDS-related primary central nervous system lymphoma. Lancet 1991; 338: 969–973.

Maddocks S, Iredell J. AIDS dementia complex: response to highly active antiretroviral therapy. AIDS 1999; 13: 2490–2491.

Magnuson DSK, Knudson BE, Geiger JD, Brownstone RM, Nath A. Human immunodeficiency virus type 1 TAT activates Non-N-Methyl-D-Aspartate excitatory amino acid receptors and causes neurotoxicity. Ann Neurol 1995; 37: 373–380.

Mahadevan A, Gayathri N, Taly AB, Santosh V, Yasha TC, Shankar SK. Vasculitic neuropathy in HIV infection: a clinicopathological study. Neurol India 2001; 49: 277–283.

Mahe A, Bruet A, Chabin E, Fendler JP. Acute rhabdomyolysis coincident with primary HIV-1 infection. Lancet 1989; 2: 1454–1455.

Malessa R, Agelink M, Hengge U, Mertins L, Gastpar M, Brockmeyer NH. Oligosymptomatic neurosyphilis with false-negative CSF-VRDL in HIV-infected individuals. Eur J Med Res 1996; 1: 1–4.

Malessa R, Krams M, Hengge U, Weiller C, Reinhardt V, Volbracht L, Rauhut F, Brockmeyer NH. Elevation of intracranial pressure in acute AIDS-related cryptococcal meningitis. Clin Investig 1994; 72: 1020–1026.

Mansour AM. Cytomegalovirus optic neuritis. Curr Opin Ophthalmol 1997; 8: 55–58.

Mariuz P, Bosler E, Luft BJ. Toxoplasmosis. In: AIDS and the nervous system. Berger JR, Levy RM, eds. Philadelphia: Lippincott-Raven; 1997. 641–659.

Marra CM, Boutin P, McArthur JC, Hurwitz S, Simpson PA, Haslett JA, van der Horst C, Nevin T, Hook EW 3rd. A pilot study evaluating ceftriaxone and penicillin G as treatment agents for neurosyphilis in human immunodeficiency virus-infected individuals. Clin Infect Dis 2000; 30: 540–544.

Marra CM, Rajicic N, Barker DE, Cohen BA, Clifford D, Donovan Post MJ, Ruiz A, Bowen BC, Huang ML, Queen-Baker J, Andersen J, Kelly S, Shriver S; Adult AIDS Clinical Trials Group 363 Team. A pilot study of cidofovir for progressive multifocal leukoencephalopathy in AIDS. AIDS 2002; 16: 1791–1797.

Marzocchetti A, Tompkins T, Clifford DB, Gandhi RT, Kesari S, Berger JR, Simpson DM, Prosperi M, De Luca A, Koralnik IJ. Determinants of survival in progressive multifocal leukoencephalopathy. Neurology 2009; 73: 1551–1558.

Maschke M, Kastrup O, Diener HC. CNS manifestations of cytomegalovirus infections: Diagnosis and treatment. CNS Drugs 2002; 16: 303–315.

Maschke M, Kastrup O, Esser S, Ross B, Hengge U, Hufnagel A. Incidence and prevalence of neurological disorders associated with HIV since the introduction of highly active antiretroviral therapy (HAART). J Neurol Neurosurg Psychiatry 2000; 69: 376–380.

Maschke M, Kastrup O, Forsting M, Diener HC. Update on neuroimaging in infectious central nervous system disease. Curr Opin Neurol 2004; 17: 475–480.

Maschke M. HIV-assoziierte neurologische Erkrankungen. Akt Neurol 1999; 26: 349–359.

Masliah E, Ge N, Mucke L. Pathogenesis of HIV-1 associated neurodegeneration. Crit Rev Neurobiol 1996; 10: 57–67.

Masur H, Michelis MA, Greene JB, Onorato I, Stouwe RA, Holzman RS et al. An outbreak of community-acquired Pneumocystis carinii pneumonia: initial manifestation of cellular immune dysfunction. N Engl J Med 1981; 305: 1431–1438.

Mathews VP, Alo PL, Glass JD, Kumar AJ, McArthur JC. AIDS-related CNS cryptococcosis: radiologic-pathologic correlation. AJNR Am J Neuroradiol 1992; 13: 1477–1486.

Mathiesen T, Sonnerborg A, von Sydow M, Gaines H, Wahren B. IgG subclass reactivity against human immunodeficiency virus (HIV) and cytomegalovirus in cerebrospinal fluid and serum from HIV-infected patients. J Med Virol 1988; 25: 17–26.

McArthur JC, Hoover DR, Bacellar H, Miller EN, Cohen BA, Becker JT et al. Dementia in AIDS patients: incidence and risk factors. Multicenter AIDS Cohort Study. Neurology 1993; 43: 2245–2252.

McArthur JC, McClernon DR, Cronin MF, Nance ST, Saah AJ, St CM et al. Relationship between human immunodeficiency virus-associated dementia and viral load in cerebrospinal fluid and brain. Ann Neurol 1997; 42: 689–698.

McArthur JC, Yiannoutsos C, Simpson DM, Adornato BT, Singer EJ, Hollander H et al. A phase II trial of

F 10

nerve growth factor for sensory neuropathy associated with HIV infection. AIDS Clinical Trials Group Team 291. Neurology 2000; 54: 1080–1088.

McArthur JC. HIV dementia: an evolving disease. J Neuroimmunol 2004; 157: 3–10.

Mellors JW, Rinaldo CR Jr, Gupta P, White RM, Todd JA, Kingsley LA. Prognosis in HIV-1 infection predicted by the quantity of virus in plasma. Science 1996; 272: 1167–1170.

Mendila M, Walter GF, Stoll M, Schmidt RE. Rhabdomyolysis in antiretroviral therapy with Lamivudin. Dtsch Med Wochenschr 1997; 122: 1003–1006.

Mhiri C, Baudrimont M, Bonne G, Geny C, Degoul F, Marsac C et al. Zidovudine myopathy: a distinctive disorder associated with mitochondrial dysfunction. Ann Neurol 1991; 29: 606–614.

Miguelez M, Correa-Nazco VJ, Linares M, Laynez P, Gonzalez M, Martinez A. Lumbosacral polyradiculomyelitis caused by herpes simplex virus (HSV) in a patient with AIDS. An Med Interna 1999; 16: 417–419.

Miles C, Hoffmann W, Lai CW, Freeman JW Cytomegalovirus-associated transverse myelitis. Neurology 1993; 43: 2143–2145.

Miller KD, Cameron M, Wood LV, Dalakas MC, Kovacs JA. Lactic acidosis and hepatic steatosis associated with use of stavudine: report of four cases. Ann Intern Med 2000; 133: 192–196.

Miller RF, Fox JD, Thomas P, Waite JC, Sharvell Y, Gazzard BG, Harrison MJ, Brink NS. Acute lumbosacral polyradiculopathy due to cytomegalovirus in advanced HIV disease: CSF findings in 17 patients. J Neurol Neurosurg Psychiatry 1996; 61: 456–460.

Mind Exchange Working Group. Assesment, diagnosis and treatment of HIV-associated neurocognitive disorder: a consensus report of the mind exchange program. Clin Infect Dis 2013; 56: 1004–1017.

Mirza S, Phelan M, Rimland D et al. The changing epidemiology of cryptococcosis: an update from population-based active surveillance in 2 large metropolitan areas, 1992–2000. Clin Infect Dis 2003; 36: 789–794.

Mocroft A, Katlama C, Johnson AM, Pradier C, Antunes F, Mulcahy F, Chiesi A, Phillips AN, Kirk O, Lundgren JD. AIDS across Europe, 1994–1998: the EuroSIDA study. Lancet 2000; 356: 291–296.

Moodley K, Bill PLA, Patel VB. A comparative study of CIDP in a cohort of HIV-infected and HIV-uninfected patients. Neurol Neuroimmunol Neuroinflamm 2016; 4(2): e315.

Mora-Peris B, Watson V, Vera JH et al. Rilpivirine exposure in plasma and sanctuary site compartments after switching from nevirapine-containing combined antiretroviral therapy. J Antimicrob Chemother 2014; 69(9): 1642–1647

Morgello S, Wolfe D, Godfrey E, Feinstein R, Tagliati M, Simpson DM. Mitochondrial abnormalities in human immunodeficiency virus-associated myopathy. Acta Neuropathol (Berl) 1995; 90: 366–374.

Morgello S. Epstein-Barr and human immunodeficiency viruses in acquired immunodeficiency syndrome-related primary central nervous system lymphoma. Am J Pathol 1992; 141: 441–450.

Morris L, Silber E, Sonnenberg P, Eintracht S, Nyoka S, Lyons SF et al. High human immunodeficiency virus type 1 RNA load in the cerebrospinal fluid from patients with lymphocytic meningitis. J Infect Dis 1998; 177: 473–476.

Motta I, Allice T,Romito A et al. Cerebrospinal fluid viral load and neopterin in HIV-positive patients with undetectable viraemia. Antivir Ther. 02/2017. Epub ahead of print. doi: 10.3851/IMP3140.

Moulignier A, Authier FJ, Baudrimont M, Pialoux G, Belec L, Polivka M, Clair B, Gray F, Mikol J, Gherardi RK. Peripheral neuropathy in human immunodeficiency virus-infected patients with the diffuse infiltrative lymphocytosis syndrome. Ann Neurol 1997; 41(4): 438–445.

Myklonakis E. Central nervous system aspergillosis in patients with human immunodeficiency virus infection. Medicine (Baltimore) 2000; 79: 269–280.

Navia BA, Cho ES, Petito CK, Price P. The AIDS dementia complex: II. Neuropathology. Ann Neurol 1986a; 19: 525–535.

Navia BA, Dafni U, Simpson D, Tucker T, Singer E, McArthur JC et al. A phase I/II trial of nimodipine for HIV-related neurologic complications. Neurology 1998; 51: 221–228.

Navia BA, Petito CK, Gold JW, Cho ES, Jordan BD, Price RW. Cerebral toxoplasmosis complicating the acquired immune deficiency syndrome: clinical and neuropathological findings in 27 patients. Ann Neurol 1986b; 19: 224–238.

Newshan G. HIV neuropathy treated with gabapentin. AIDS 1998; 12: 219–221.

Nguyen A, Rossi S, Croteau D et al. Etravirine in CSF is highly protein bound. J Antimicrob Chemother 2013; 68: 1161–1168.

Nolting T, Lindecke A, Koutsilieri E, Maschke M, Husstedt IW, Sopper S, Stüve O, Hartung HP, Arendt G, Competence Network HIV/AIDS. Measurement of soluble inflammatory mediators in cerebrospinal fluid of human immunodeficiency virus-positive patients at distinct stages of infection by solid-phase protein array. J Neurovirol 2009; 15(5–6): 390–400.

Nuovo GJ, Gallery F, MacConnell P, Braun A. In situ detection of polymerase chain reaction-amplified HIV-1 nucleic acids and tumor necrosis factor-alpha RNA in the central nervous system. Am J Pathol 1994; 144: 659–666.

Onoda Y. Therapeutic effect of oral doxycycline on syphilis. Br J Vener Dis 1979; 55: 110–115.

Osio M, Muscia F, Zampini L, Nascimbene C, Mailland E, Cargnel A, Mariani C. Acetyl-l-carnitine in the treatment of painful antiretroviral toxic neuropathy in human immunodeficiency virus patients: an open label study. J Peripher Nerv Syst 2006; 11(1): 72–76.

Padgett BL, Walker DL, ZuRhein GM, Eckroade RJ, Dessel BH. Cultivation of papova-like virus from human brain with progressive multifocal leucoencephalopathy. Lancet 1971; 1: 1257–1260.

Paice JA, Ferrans CE, Lashley FR, Shott S, Vizgirda V, Pitrak D. Topical capsaicin in the management of HIV-associated peripheral neuropathy. J Pain Symptom Manage 2000; 19: 45–52.

Peluso MJ, Valcour V, Phanuphak N et al. Immediate initiation of cART is associated with lower levels of cerebrospinal fluid YKL-40, a marker of microglial activation, in HIV-1 infection. AIDS 2017; 31(2): 247–252.

Petito CK, Vecchio D, Chen YT. HIV antigen and DNA in AIDS spinal cords correlate with macrophage infiltration but not with vacuolar myelopathy. J Neuropathol Exp Neurol 1994; 53: 86–94.

Philipps TJC, Cherry CL, Cox S, Marshall SJ, Rice ASC. Pharmacological Treatment of painful HIV-Associated Sensory neuropathy: A Systemic Review and Meta-Analysis of Randomised controlled Trials. PLoS 2010; 5(12): 1–10.

Piscitelli SC, Flexner C, Minor JR, Polis MA, Masur H. Drug interactions in patients infected with human immunodeficiency virus. Clin Infect Dis 1996; 23: 685–693.

Pitisuttithum P, Negroni R, Graybill JR, Bustamante B, Pappas P, Chapman S, Hare RS, Hardalo CJ. Activity of posaconazole in the treatment of central nervous system fungal infections. J Antimicrob Chemother (im Druck).

Podzamczer D, Miro JM, Ferrer E, Gatell JM, Ramon JM, Ribera E, Sirera G, Cruceta A, Knobel H, Domingo P, Polo R, Leyes M, Cosin J, Farinas MC, Arrizabalaga J, Martinez-Lacasa J, Gudiol F. Thrice-weekly sulfadiazine-pyrimethamine for maintenance therapy of toxoplasmic encephalitis in HIV-infected patients. Spanish Toxoplasmosis Study Group. Eur J Clin Microbiol Infect Dis 2000; 19: 89–95.

Port JD, Miseljic S, Lee RR, Ali SZ, Nicol TL, Royal W 3rd, Chin BB. Progressive multifocal leukoencephalopathy demonstrating contrast enhancement on MRI and uptake of thallium-201: a case report. Neuroradiology 1999; 41: 895–998.

Post MJ, Thurnher MM, Clifford DB, Nath A, Gonzalez RG, Gupta RK, Post KK. CNS-immune reconstitution inflammatory syndrome in the setting of HIV infection, part 1: overview and discussion of progressive multifocal leukoencephalopathy-immune reconstitution inflammatory syndrome and cryptococcal-immune reconstitution inflammatory syndrome. AJNR Am J Neuroradiol 2013; 34: 1297–1307.

Powderly WG, Saag MS, Cloud GA, Robinson P, Meyer RD, Jacobson JM, Graybill JR, Sugar AM, McAuliffe VJ, Follansbee SE et al. A controlled trial of fluconazole or amphotericin B to prevent relapse of cryptococcal meningitis in patients with the acquired immunodeficiency syndrome. The NIAID AIDS Clinical Trials Group and Mycoses Study Group. N Engl J Med 1992; 326: 793–798.

Powderly WG. Cryptococcal meningitis and AIDS. Clin Infect Dis 1993; 17: 837–842.

Power C, Selnes OA, Grim JA, McArthur JC. HIV Dementia Scale: a rapid screening test. J Acquir Immune Defic Syndr Hum Retrovirol 1995; 8: 273–278.

Raez L, Cabral L, Cai JP, Landy H, Sfakianakis G, Byrne GE Jr, Hurley J, Scerpella E, Jayaweera D, Harrington WJ Jr. Treatment of AIDS-related primary central nervous system lymphoma with zidovudine, ganciclovir, and interleukin 2. AIDS Res Hum Retroviruses 1999; 15: 713–719.

Remick SC, Diamond C, Migliozzi JA, Solis O, Wagner H Jr, Haase RF, Ruckdeschel JC. Primary central nervous system lymphoma in patients with and without the acquired immune deficiency syndrome. A retrospective analysis and review of the literature. Medicine (Baltimore) 1990; 69: 345–360.

Robert Koch-Institut. HIV/AIDS-Eckdaten 2015. Epidemiologisches Bulletin 2015.

Rolfs RT, Joesoef MR, Hendershot EF, Rompalo AM, Augenbraun MH, Chiu M, Bolan G, Johnson SC, French P, Steen E, Radolf JD, Larsen S. A randomized trial of enhanced therapy for early syphilis in patients with and without human immunodeficiency virus infection. The Syphilis and HIV Study Group. N Engl J Med 1997; 337: 307–314.

Ross JD, Garcia PJ, Zenilman J, Lewis DA, Chan R, Poder A. Summary of proceedings of the IUSTI Global Challenges Symposium (ISSTDR 2007/10th IUSTI World Congress). Int J STD AIDS 2009; 20: 130–134.

Roullet E, Assuerus V, Gozlan J, Ropert A, Said G, Baudrimont M et al. Cytomegalovirus multifocal neuropathy in AIDS: analysis of 15 consecutive cases. Neurology 1994; 44: 2174–2182.

Saag MS, Cloud GA, Graybill JR, Sobel JD, Tuazon CU, Johnson PC, Fessel WJ, Moskovitz BL, Wiesinger B, Cosmatos D, Riser L, Thomas C, Hafner R, Dismukes WE. A comparison of itraconazole versus fluconazole as maintenance therapy for AIDS-associated cryptococcal meningitis. National Institute of Allergy and Infectious Diseases Mycoses Study Group. Clin Infect Dis 1999; 28: 291–296.

Saag MS, Powderly WG, Cloud GA, Robinson P, Grieco MH, Sharkey PK, Thompson SE, Sugar AM, Tuazon CU, Fisher JF et al. Comparison of amphotericin B with fluconazole in the treatment of acute AIDS-associated cryptococcal meningitis. The NIAID Mycoses Study Group and the AIDS Clinical Trials Group. N Engl J Med 1992; 326: 83–89.

Sacktor N, Lyles RH, Skolasky R, Kleeberger C, Selnes OA, Miller EN et al. HIV-associated neurologic disease incidence changes: Multicenter AIDS Cohort Study, 1990–1998. Neurology 2001; 56: 257–260.

Sacktor N, Schifitto G, McDermott MP, Marder K, McArthur JC, Kieburtz K. Transdermal selegiline in HIV-associated cognitive impairment: pilot, placebo-controlled study. Neurology 2000a; 54: 233–235.

Sacktor N, Skolasky RL, Seaberg E et al. Prevalence of HIV-associated neurocognitive disorders in the Multicenter AIDS Cohort Study. Neurology 2016; 86(4): 339.

Sacktor NC, Robertson K. Evolving clinical phenotypes in HIV-associated neurocognitive disorders. Curr Opin HIV AIDS 2014; 9(6): 517–520.

Sacktor NC, Skolasky RL, Lyles RH, Esposito D, Selnes OA, McArthur JC. Improvement in HIV-associated motor slowing after antiretroviral therapy including protease inhibitors. J Neurovirol 2000b; 6: 84–88.

Sacktor NC, Wong M, Nakasujja N, Skolasky RL, Selnes OA, Musisi S, Robertson K, McArthur JC, Ronald A, Katabira E. The International HIV Dementia Sclae: a new rapid screening test for HIV dementia. AIDS 2005; 19(13): 1367–1374.

Said G, Lacroix C, Chemouilli P, Goulon-Goeau C, Roullet E, Penaud D et al. Cytomegalovirus neuropathy in acquired immunodeficiency syndrome: a clinical and pathological study. Ann Neurol 1991; 29: 139–146.

Sanford R, Fernandez Cruz AL, Scott SC et al. Regionally specific brain volumetric and cortical thickness changes in HIV-infected patients in the HAART era. J Acquir Immune Defic Syndr 2017; 74(5): 563–570.

Scarpellini P, Racca S, Cinque P, Delfanti F, Gianotti N, Terreni MR, Vago L, Lazzarin A. Nested polymerase chain reaction for diagnosis and monitoring treatment response in AIDS patients with tuberculous meningitis. AIDS 1995; 9: 895–900.

Schifitto G, Yiannoutsos C, Simpson DM, Adornato BT, Singer EJ, Hollander H et al. Long-term treatment with recombinant nerve growth factor for HIV-associated sensory neuropathy. Neurology 2001; 57: 1313–1316.

Schifitto G, Zhang J, Evans SR, Sacktor N, Simpson D, Millar LL, Hung VL, Miller EN, Smith E, Ellis RJ, Valcour V, Singer E, Marra CM, Kolson D, Weihe J, Remmel R, Katzenstein D, Clifford DB, ACTG A5090 Team. A multicenter trial of selegiline transdermal system for HIV-associated cognitive impairment. Neurology 2007; 69: 1314-1321.

Schmitt FA, Bigley JW, McKinnis R, Logue PE, Evans RW, Drucker JL. Neuropsychological outcome of zidovudine (AZT) treatment of patients with AIDS and AIDS-related complex. N Engl J Med 1988; 319: 1573–1578.

Schütz SG, Robinson-Papp J. HIV-related neuropathy: current perspectives. HIV AIDS 13; 5: 243–251.

Shafran SD. Prevention and treatment of disseminated Mycobacterium avium complex infection in human immunodeficiency virus-infected individuals. Int J Infect Dis 1998; 3: 39–47.

Shelburne SA 3rd, Darcourt J, White AC Jr, Greenberg SB, Hamill RJ, Atmar RL, Visnegarwala F. The role of immune reconstitution inflammatory syndrome in AIDS-related Cryptococcus neoformans disease in the era of highly active antiretroviral therapy. Clin Infect Dis 2005; 40: 1049–1052.

Shelburne SA, Visnegarwala F, Darcourt J, Graviss EA, Giordano TP, White AC Jr, Hamill RJ. Incidence and risk factors for immune reconstitution inflammatory syndrome during highly active antiretroviral therapy. AIDS 2005; 19: 399–406

Shlay JC, Chaloner K, Max MB, Flaws B, Reichelderfer P, Wentworth D et al. Acupuncture and amitriptyline for pain due to HIV-related peripheral neuropathy: a randomized controlled trial. Terry Beirn Community Programs for Clinical Research on AIDS. JAMA 1998; 280: 1590–1595.

Sidtis JJ, Gatsonis C, Price RW, Singer EJ, Collier AC, Richman DD et al. Zidovudine treatment of the AIDS dementia complex: results of a placebo-controlled trial. AIDS Clinical Trials Group. Ann Neurol 1993; 33: 343–349.

Simpson DM, Bender AN, Farraye J, Mendelson SG, Wolfe DE. Human immunodeficiency virus wasting syndrome may represent a treatable myopathy. Neurology 1990; 40: 535–538.

Simpson DM, Dorfman D, Olney RK, McKinley G, Dobkin J, So Y et al. Peptide T in the treatment of painful distal neuropathy associated with AIDS: results of a placebo-controlled trial. The Peptide T Neuropathy Study Group. Neurology 1996; 47: 1254–1259.

Simpson DM, McArthur JC, Olney R, Clifford D, So Y, Ross D et al. Lamotrigine for HIV-associated painful sensory neuropathies: a placebo-controlled trial. Neurology 2003; 60: 1508–1514.

Simpson DM, Slasor P, Dafni U, Berger J, Fischl MA, Hall C. Analysis of myopathy in a placebo-controlled zidovudine trial. Muscle Nerve 1997; 20: 382–385.

Simpson DM, Tagliati M. Nucleoside analogue-associated peripheral neuropathy in human immunodeficiency virus infection. J Acquir Immune Defic Syndr Hum Retrovirol 1995; 9: 153–161.

Sindrup JH, Weismann K, Wantzin GL. Syphilis in HTLV-III infected male homosexuals. AIDS Res 1986; 2: 285–288.

Slobod KS, Taylor GH, Sandlund JT, Furth P, Helton KJ, Sixbey JW. Epstein-Barr virus-targeted therapy for AIDS-related primary lymphoma of the central nervous system. Lancet 2000; 356: 1493–1494.

So YT, Olney RK. Acute lumbosacral polyradiculopathy in acquired immunodeficiency syndrome: experience in 23 patients. Ann Neurol 1994; 35: 53–58.

Soriano V, Dona C, Rodriguez-Rosado R, Barreiro P, Gonzalez-Lahoz J. Discontinuation of secondary prophylaxis for opportunistic infections in HIV-infected patients receiving highly active antiretroviral therapy. AIDS 2000; 14: 383–386.

Spielmann N, Münstermann D, Hagedorn HJ, an der Heiden M, Houareau C, Gunsenheimer-Bartmeyer B, Kücherer C, Keeren K, Hamouda O, Marcus U, German HIV-1 Seroconverter Study Group. Time trends of syphilis and HSV-2 co-infection among men who have sex with men in the German HIV-1 seroconverter cohort from 1996–2007. Sex Transm Infect 2010; 86: 331–336.

Sporer B, Koedel U, Goebel FD, Pfister HW. Increased levels of soluble Fas receptor and Fas ligand in the cerebrospinal fluid of HIV-infected patients. AIDS Res Hum Retroviruses 2000a; 16: 221–226.

Sporer B, Koedel U, Paul R, Kohleisen B, Erfle V, Fontana A et al. Human immunodeficiency virus type-1 Nef protein induces blood-brain barrier disruption in the rat: role of matrix metalloproteinase-9. J Neuroimmunol 2000a; 102: 125–130.

Sporer B, Koedel U, Paul R, Kohleisen B, Erfle V, Fontana A et al. Human immunodeficiency virus type–1 Nef protein induces blood-brain barrier disruption in the rat: role of matrix metalloproteinase–9. J Neuroimmunol 2000b; 102: 125–130.

Sporer B, Paul R, Koedel U, Grimm R, Goebel FD, Wick M et al. Detection of matrixmetalloproteinase–9 in the cerebrospinal fluid of HIV-infected patients. J Infect Dis 1998; 178: 854–857.

Spudich SS, Ances BMA. CROI 2016: Neurologic Complications of HIV infection. Top Antivir Med 2016; 24(1): 29–37.

Staudinger R, Henry K. Remission of HIV myelopathy after highly active antiretroviral therapy. Neurology 2000; 54: 267–268.

Steiner I, Benninger F. Maraviroc in PML-IRIS. Neurol Neuroimmunol Neuroinflamm. 2017; 4(2): e331.

Talpos D, Tien D, Hesselink JR. Magnetic resonance imaging of AIDS-related polyradiculopathy. Neurology 1991; 41: 1995–1997.

Tan K, Roda R, Ostrow L, McArthur J, Nath A. PML-IRIS in patients with HIV infection: clinical manifestations and treatment with steroids. Neurology 2009; 72: 1458–1464.

Tan SV, Guiloff RJ, Scaravilli F. AIDS-associated vacuolar myelopathy. A morphometric study. Brain 1995; 118(Pt 5): 1247–1261.

The DANA Consortium. A randomized, double-blind, placebo-controlled trial of deprenyl and thioctic acid in human immunodeficiency virus-associated cognitive impairment. Dana Consortium on the Therapy of HIV Dementia and Related Cognitive Disorders. Neurology 1998; 50: 645–651.

The UK Collaborative HIV Cohort (CHIC) Study Steering Committee. HIV-associated central nervous system diseases in the recent combination antiretroviral therapy era. Eur J Neurol 2010 doi: 10.1111/j.1468-1331.2010.03291. [Epub ahead of print].

Thurnher MM, Rieger A, Kleibl-Popov C, Settinek U, Henk C, Haberler C, Schindler E. Primary central nervous system lymphoma in AIDS: a wider spectrum of CT and MRI findings. Neuroradiology 2001; 43: 29–35.

Thurnher MM, Schindler EG, Thurnher SA, Pernerstorfer-Schon H, Kleibl-Popov C, Rieger A. Highly active antiretroviral therapy for patients with AIDS dementia complex: effect on MR imaging findings and clinical course. AJNR Am J Neuroradiol 2000; 21: 670–678.

Thwaites G, Chau TT, Mai NT, Drobniewski F, McAdam K, Farrar J. Tuberculous meningitis. J Neurol Neurosurg Psychiatry 2000; 68: 289–299.

Thwaites GE, Nguyen DB, Nguyen HD, Hoang TQ, Do TT, Nguyen TC, Nguyen QH, Nguyen TT, Nguyen NH, Nguyen TN, Nguyen NL, Nguyen HD, Vu NT, Cao HH, Tran TH, Pham PM, Nguyen TD, Stepniewska K, White NJ, Tran TH, Farrar JJ. Dexamethasone for the treatment of tuberculous meningitis in adolescents and adults. N Engl J Med 2004; 351: 1741–1751.

Tiraboschi JM, Niubo J, Vila A et al. Etravirine concentrations in CSF in HIV-infected patients. J Antimicrob Chemother 2012; 67: 1446–1448

Toggas SM, Masliah E, Rockenstein EM, Rall GF, Abraham CR, Mucke L. Central nervous system damage produced by expression of the HIV-1 coat protein gp120 in transgenic mice. N 1994; 367: 188–193.

Tomberlin MG, Holtom PD, Owens JL, Larsen RA. Evaluation of neurosyphilis in human immunodeficiency virus-infected individuals. Clin Infect Dis 1994; 18: 288–294.

Tornatore C, Chandra R, Berger JR, Major EO. HIV-1 infection of subcortical astrocytes in the pediatric central nervous system. Neurology 1994; 44: 481–487.

Tremont-Lukats IW, Garciarena P, Juarbe R, El-Abassi RN. The immune inflammatory reconstitution syndrome and central nervous system toxoplasmosis. Ann Intern Med 2009; 150: 656–657.

Tucker KA, Robertson KR, Lin W, Smith JK, An H, Chen Y et al. Neuroimaging in human immunodeficiency virus infection. J Neuroimmunol 2004; 157: 153–162.

Turchan J, Sacktor N, Wojna V, Conant K, Nath A. Neuroprotctive Therapy for HIV dementia. Carr HIV Res 2003; 1: 378–383.

US Department of Health and Human Services (HHS) (Hrsg.). AIDSinfo. www.aidsinfo.nih.gov/guidelines.

van der Horst CM, Saag MS, Cloud GA, Hamill RJ, Graybill JR, Sobel JD, Johnson PC, Tuazon CU, Kerkering

T, Moskovitz BL, Powderly WG, Dismukes WE. Treatment of cryptococcal meningitis associated with the acquired immunodeficiency syndrome. N Engl J Med 1997; 337: 15–21.

Vazeux R, Lacroix-Ciaudo C, Blanche S, Cumont MC, Henin D, Gray F et al. Low levels of human immunodeficiency virus replication in the brain tissue of children with severe acquired immunodeficiency syndrome encephalopathy. Am J Pathol 1992; 140: 137–144.

Vendrely A, Bienvenu B, Gasnault J, Thiebault JB, Salmon D, Gray F. Fulminant inflammatory leukoencephalopathy associated with HAART-induced immune restoration in AIDS-related progressive multifocal leukoencephalopathy. Acta Neuropathol 2005; 109(4): 449–455.

Vibhagool A, Sungkanuparph S, Mootsikapun P, Chetchotisakd P, Tansuphaswaswadikul S, Bowonwatanuwong C, Ingsathit A. Discontinuation of secondary prophylaxis for cryptococcal meningitis in human immunodeficiency virus-infected patients treated with highly active antiretroviral therapy: a prospective, multicenter, randomized study. Clin Infect Dis 2003; 36: 1329–1331.

Vinters HV, Kowk MK, Ho HW, Anders KH, Tomiyasu U, Wolfson WL, Robert F. Cytomegalovirus in the nervous system of patients with the acquired immune deficiency syndrome. Brain 1989; 112: 245–268.

Von Einsiedel RW, Fife TD, Aksamit AJ, Cornford ME, Secor DL, Tomiyasu U, Itabashi HH, Vinters HV. Progressive multifocal leukoencephalopathy in AIDS: a clinicopathologic study and review of the literature. J Neurol 1993; 240: 391–406.

Von Giesen HJ, Hefter H, Jablonowski H, Arendt G. HAART is neuroprophylactic in HIV-1 infection. J Acquir Immune Defic Syndr 2000; 23(5): 380–385.

Von Giesen HJ, Wittsack HJ, Wenserski F, Koller H, Hefter H, Arendt G. Basal ganglia metabolite abnormalities in minor motor disorders associated with human immunodeficiency virus type 1. Arch Neurol 2001; 58: 1281–1286.

Wang GJ, Chang L, Volkow ND, Telang F, Logan J, Ernst T et al. Decreased brain dopaminergic transporters in HIV-associated dementia patients. Brain 2004; 127: 2452–2458.

Watson C et al. White matter hyperintensities correlate to cognition and fiber tract integrity in older adults with HIV. J Neruovirol. 01/2017. Epub ahead of print.

Weber T, Turner RW, Frye S, Luke W, Kretzschmar HA, Luer W, Hunsmann G. Progressive multifocal leukoencephalopathy diagnosed by amplification of JC virus-specific DNA from cerebrospinal fluid. AIDS 1994; 8: 49–57.

Whiteman M, Espinoza L, Post MJ, Bell MD, Falcone S. Central nervous system tuberculosis in HIV-infected patients: clinical and radiographic findings. AJNR Am J Neuroradiol 1995; 16: 1319–1327.

Whiteman ML, Dandapani BK, Shebert RT, Post MJ. MRI of AIDS-related polyradiculomyelitis. J Comput Assist Tomogr 1994; 18: 7–11.

Whiteman ML, Post MJ, Berger JR, Tate LG, Bell MD, Limonte LP. Progressive multifocal leukoencephalopathy in 47 HIV-seropositive patients: neuroimaging with clinical and pathologic correlation. Radiology 1993; 187: 233–240.

Wiley JM, Price RW. Management of neurologic complications of HIV-1-infection and AIDS. In: Sunday MA, Volberding PA (eds.). The medical management of AIDS. Philadelphia: W. B. Saunders; 1993. 193–217.

Wong MC, Suite ND, Labar DR. Seizures in human immunodeficiency virus infection. Arch Neurol 1990; 47: 640–642.

Wooltorton E. HIV drug stavudine (Zerit, d4T) and symptoms mimicking Guillain-Barre syndrome. CMAJ 2002; 166: 1067.

Wulff EA, Simpson DM. Neuromuscular complications of the human immunodeficiency virus type 1 infection. Semin Neurol 1999; 19: 157–164.

Wulff EA, Wang AK, Simpson DM. HIV-associated peripheral neuropathy: epidemiology, pathophysiology and treatment. Drugs 2000; 59: 1251–1260.

Zhang F, Tetalli S, Wang XP, Kaplan MH, Cromme FV, Ginocchio CC. Detection of human cytomegalovirus pp67 late gene transcripts in cerebrospinal fluid of human immunodeficiency virus type 1-infected patients by nucleic acid sequence-based amplification. J Clin Microbiol 2000; 38: 1920–1925.

Zuger A, Louie E, Holzman RS, Simberkoff MS, Rahal JJ. Cryptococcal disease in patients with the acquired immunodeficiency syndrome. Diagnostic features and outcome of treatment. Ann Intern Med 1986; 104: 234–240.

# F 11 Multiple Sklerose und andere demyelinisierende Erkrankungen

*von H. Wiendl, L. Klotz, M. A. Friese, V. Limmroth und R. Hohlfeld**

## F 11.1 Klinik und Diagnose der Multiplen Sklerose

### F 11.1.1 Klinik

Die Multiple Sklerose (MS) ist eine chronisch entzündliche Erkrankung des zentralen Nervensystems (ZNS), die sich meist im frühen Erwachsenenalter manifestiert (Dendrou et al. 2015; Gilhus et al. 2016). Nach wie vor stellt sie die häufigste Ursache frühzeitiger Behinderung im jungen Erwachsenenalter dar. Die Erkrankung weist eine große klinische, bildgebende und pathologische Heterogenität auf und wird in verschiedene Verlaufs- und Sonderformen unterteilt. Die individuelle Prognose wird durch ein komplexes Zusammenspiel von genetischer Prädisposition, Umweltfaktoren und spezifischer Erregerexposition bestimmt, wobei die Details noch nicht abschließend geklärt sind (Wiendl und Kieseier 2010).
Bei der Mehrzahl der Patienten beginnt die Erkrankung mit einem schubförmig remittierenden Verlauf (RR-MS = relapsing-remitting multiple sclerosis), bei dem sich Phasen der klinischen Verschlechterung, Remission und Stabilität ablösen. Als Erstmanifestation der schubförmigen MS wird das klinisch isolierte Syndrom angesehen, sodass die Patienten mit den ersten Krankheitssymptomen eine Diagnose und eine Therapie erhalten können. In späteren Krankheitsphasen wird der schubförmige Verlauf bei einem Teil der Patienten von einer sekundären Progression (kontinuierliche Zunahme der neurologischen Defizite) abgelöst (SP-MS). Bei 10–20 % der Patienten beginnt die Erkrankung mit einer stetigen (primär progressiven) neurologischen Verschlechterung (PP-MS), die mit oder ohne aufgelagerte Schübe abläuft. Da die MS alle zentralnervösen Strukturen betreffen kann, kommt es bei den Schüben sowie im Verlauf der Erkrankung zu verschiedenartigen Symptomen wie Sensibilitätsstörungen, Lähmungen, Seh- und Koordinationsstörungen, kognitiven Einschränkungen, psychiatrischen Auffälligkeiten, Müdigkeit (Fatigue), Schmerzen und Störungen bzw. Ausfall der Blasenkontrolle. Die Symptome variieren im Verlauf und sind interindividuell sehr unterschiedlich. Im Rahmen eines Schubes entwickeln sich die neurologischen Symptome über mehrere Tage, erreichen dann ein Plateau und bilden sich über Tage bis Wochen zurück (Schumacher et al. 1965). Die Remissionstendenz sowie das Ansprechen auf die Akuttherapie des Schubes sind zu Beginn der Erkrankung im Allgemeinen besser als im weiteren Krankheitsverlauf.
Als Schub werden abgrenzbar neu aufgetretene klinische Symptome angesehen, die subjektiv berichtet oder durch objektive Untersuchung verifiziert werden können und länger als 24 Stunden andauern (Poser et al. 1983; McDonald et al. 2001). Abgegrenzt davon werden Pseudoattacken oder Pseudoexazerbationen, die paroxysmale Verschlechterungen durch Änderungen der Körperkerntemperatur (Uthoff-Phänomen; Uthoff 1890) oder im Rahmen von Infekten darstellen. Der Verdacht auf stattgehabte Schübe kann sich aus subjektiven Patientenberichten und der Anamnese ergeben. Für die Diagnosestellung einer MS sind allerdings objektivierbare klinische Befunde korrespondierend zu einer entsprechenden ZNS-Läsion erforderlich. Einzelne paroxysmale Episoden (wie z. B. tonische Spasmen) werden nicht als Schub definiert. Multiple derartige Episoden mit einer Dauer von mehr als 24 Stunden werden jedoch ebenfalls als Schub gewertet. Das Kriterium für das Vorliegen zweier separater Schübe ist definitionsgemäß ein Zeitintervall von 30 Tagen zwischen dem Beginn des ersten Schubes und des zweiten Schubes (Poser et al. 1983; McDonald et al. 2001; Polman et al. 2011; Polman et al. 2005a). Schubveränderungen oder neue Schübe innerhalb von 30 Tagen oder weniger bezeichnet man als Schubkomplex.

### F 11.1.2 Diagnose

Weder bestimmte klinische Charakteristika noch einzelne diagnostische Tests allein sind ausreichend für die Diagnose einer MS. In den letzten Jahrzehnten sind daher *MS-Diagnosekriterien* erarbeitet und stetig weiterentwickelt worden, die eine Kombination aus klinischen und paraklinischen Parametern beinhalten. Kernkriterium der MS-Diagnose ist der Nachweis einer räumlichen und zeitlichen Dissemination. Nach einer ersten Revision 2005 (Polman et al. 2005a) finden derzeit die McDonald-Kriterien in ihrer zweiten Revision von 2010 ihre Anwendung (Polman et al. 2011). Diese Kriterien erlauben bei Patienten mit Auftreten erster klinischer Symptome (auch klinisch isoliertes Syndrom, clinically isolated syndrome = CIS genannt) eine sofortige MS-Diagnose und damit eine frühzeitige Therapie. Diese Kriterien haben sich unter Berücksichtigung des ausdrücklichen Hinweises, dass die aktuellen neurologischen Symptome durch »nichts besser als durch das Vorliegen

---

* Autoren dieses Kapitels in der 6. Auflage: H. Wiendl, M. A. Friese, V. Limmroth und R. Hohlfeld.

einer MS« erklärt werden können im klinischen Alltag für die frühe Diagnosestellung der MS mit schubförmigem Verlauf bewährt (Polman et al. 2005b). Die kernspintomographischen Kriterien wurden wiederholt durch die europäische MRT-Kollaborationsgruppe MAGNIMS validiert, überarbeitet und vereinfacht, zuletzt 2016 (Filippi et al. 2016). Dabei wurden fünf Lokalisationen typischer MS-Läsionen definiert, von denen für die räumliche Dissemination mindestens zwei betroffen sein müssen. Zusätzlich wurde entgegen früherer Kriterien festgelegt, auch symptomatische, kontrastmittelaufnehmende Läsionen zu zählen, die Anzahl der notwendigen periventrikulären Läsionen wurde auf drei erhöht und die Katergorie juxtakortikal auf juxtakortikal/kortikal erweitert. Die Kriterien für den schubförmigen Verlauf (RR-MS) und den primär chronischen progredienten Verlauf wurden vereinheitlicht.

*Nachweis der räumlichen Dissemination:* Der Nachweis von Läsionen in mindestens zwei von fünf der als für die MS charakteristisch angesehenen Lokalisationen ist erforderlich: juxtakortikal/kortikal, periventrikulär (hier ≥ 3 Läsionen), infratentoriell, im N. opticus oder spinal (**Tab. F 11.1**). Symptomatische kontrastmittelaufnehmende Läsionen werden explizit mitgezählt.

*Nachweis der zeitlichen Dissemination:* Nach den Kriterien 2016 reicht eine einzige MRT-Untersuchung zum Nachweis der zeitlichen Dissemination, wenn sich sowohl kontrastmittelaufnehmende als auch nicht-aufnehmende Läsionen zeigen und andere Ätiologien für die kernspintomographischen Herde sicher ausgeschlossen sind. Damit kann also bei einem Patienten mit einem ersten klinischen Symptom oder Ereignis die Diagnose einer MS bereits mit einer einzigen MRT-Untersuchung erfolgen (**Tab. F 11.1**). Sind diese Kriterien nicht erfüllt, kann der Nachweis einer neuen T2-Läsion in einer zeitlich nicht definierten zweiten MRT-Untersuchung nach dem ersten klinischen Ereignis im Vergleich zu einer vorherigen MRT-Referenz-Untersuchung die Diagnose sichern.

Die revidierten McDonald-Kriterien von 2010 trennen zudem die Erkrankungen aus dem Neuromyelitis optica-Spektrum (NMOSD) als eigene Entität von der MS (Details **Tab. F 11.1**; **Kasten F 11.2**). Für die primär progrediente MS (PPMS) wird nach den revidierten McDonald-Kriterien von 2010 (**Tab. F 11.1**) ein retrospektiv oder prospektiv chronisch progredienter Verlauf von mindestens einem Jahr gefordert. Die MR-tomographischen Kriterien wurden 2016 denen der RR-MS angepasst und der Liquorbefund wird nur bei Nicht-Erfüllen der Kriterien ergänzend zur Bewertung genutzt (Filippi et al. 2016)

#### F 11.1.2.1 Pragmatisches Vorgehen bei der Erstdiagnostik

Bei Patienten mit erstem klinischen Ereignis und Verdacht auf MS bleibt die umfassende *Differenzialdiagnostik* vor Anwendung der revidierten McDonald-Kriterien nach wie vor unerlässlich. Hierzu gehören neben einer ausführlichen Anamnese – einschließlich der speziellen Frage nach anderen Autoimmunerkrankungen (auch bei Familienangehörigen) – laborchemische Untersuchungen inkl. Lumbalpunktion mit Nachweis eines entzündlichen Liquorsyndroms (oligoklonale IgG-Banden im Liquor oder quantitativer Nachweis einer intrathekalen IgG-Synthese). *In der klinischen Praxis* hat es sich bewährt, zur klinischen, bildgebenden und Liquor-Diagnostik und Differenzialdiagnostik zusätzlich die folgende Labordiagnostik durchführen zu lassen: Blutbild inklusive CRP, BSG, dsDNA-AK, ANA, Vit $B_{12}$, Folsäure, Borrelienserologie. Ein HIV-Test sollte bei entsprechender Anamnese zusätzlich erfolgen. Spezifische Autoimmunerkrankungen wie SLE, das Sjögren-Syndrom, die Sarkoidose sowie auch der Morbus Behçet sind differenzialdiagnostisch relevante systemische entzündliche Erkrankungen. Einen Vorschlag für das pragmatische Vorgehen zur Diagnosestellung einer MS gibt **Abb. F 11.1** (nach Klotz et al. 2011).

#### F 11.1.2.2 Kernspintomographie

Die Kernspintomographie nimmt in Diagnosestellung, Verlaufs- und Prognosebeurteilung sowie als Surrogatmarker für die Therapie inzwischen eine zunehmend wichtigere Rolle ein (Barkhof et al. 2009; Goodin 2006; Miller et al. 2004; Wattjes et al. 2015). T2-gewichtete MRT-Aufnahmen des Gehirns sind bei etwa 95 % der Patienten mit klinisch gesicherter MS sowie bei ca. 85 % der Patienten mit klinisch isoliertem Syndrom pathologisch (Yetkin et al. 1991; Jokubaitis et al. 2015). Im MRT zeichnet sich ein MS-typischer Befund in den Frühstadien durch mehrere, bevorzugt im periventrikulären Marklager anzutreffende Läsionen aus. Früh auftretende T2-Läsionen nach einer Sehnervenentzündung können prognostisch genutzt werden und deuten auf eine stärkere Dynamik der Erkrankung hin (Swanton et al. 2010). Die Läsionen der weißen Substanz korrelieren gut mit den makroskopisch sichtbaren pathologischen Plaques (Ormerod et al. 1987). Pathologische Untersuchungen haben gezeigt, dass Läsionen der grauen Substanz häufig sind, allerdings entziehen sich die meisten dieser Läsionen den herkömmlichen MRT-Techniken (Schmierer et al. 2010). Der Nachweis kortikaler Läsionen kann aber in der Differenzialdiagnose hilfreich sein (Filippi et al. 2016). Grundsätzlich treten Läsionen der weißen Substanz auch bei anderen Erkrankungen auf. Weiterhin gewinnt die Bestimmung der Hirnatrophie für die Beurteilung des Langzeitverlaufs zunehmend an Bedeutung. Allgemeine Übereinstimmung besteht aber trotz der sich stetig verbessernden MRT-Techniken darin, dass kernspintomographische Befunde nicht ausreichend spezfisch sind (Polman et al. 2011). Auch wenn validierte MRT-Kriterien die Spezifität einer MS-Diagnose verbessern, ist das isolierte MRT keine Untersuchungsmethode, die definitive Aussagen über die zugrunde liegende Pathologie zulässt. Eine allein auf kernspintomographischen Veränderungen basierende Diagnose ist also mit großer Vorsicht zu bewerten, insbesondere bei atypischer Präsentation der Erkrankung, und bedarf weiterer diagnostischer Verfahren. Das zerebrale MRT ist bei der primär progredienten Verlaufsform der MS weniger häufig pathologisch, was am ehesten als Ausdruck der vorwiegend spinalen Pathologie und/oder eines unterschiedlichen pathologischen Spektrums

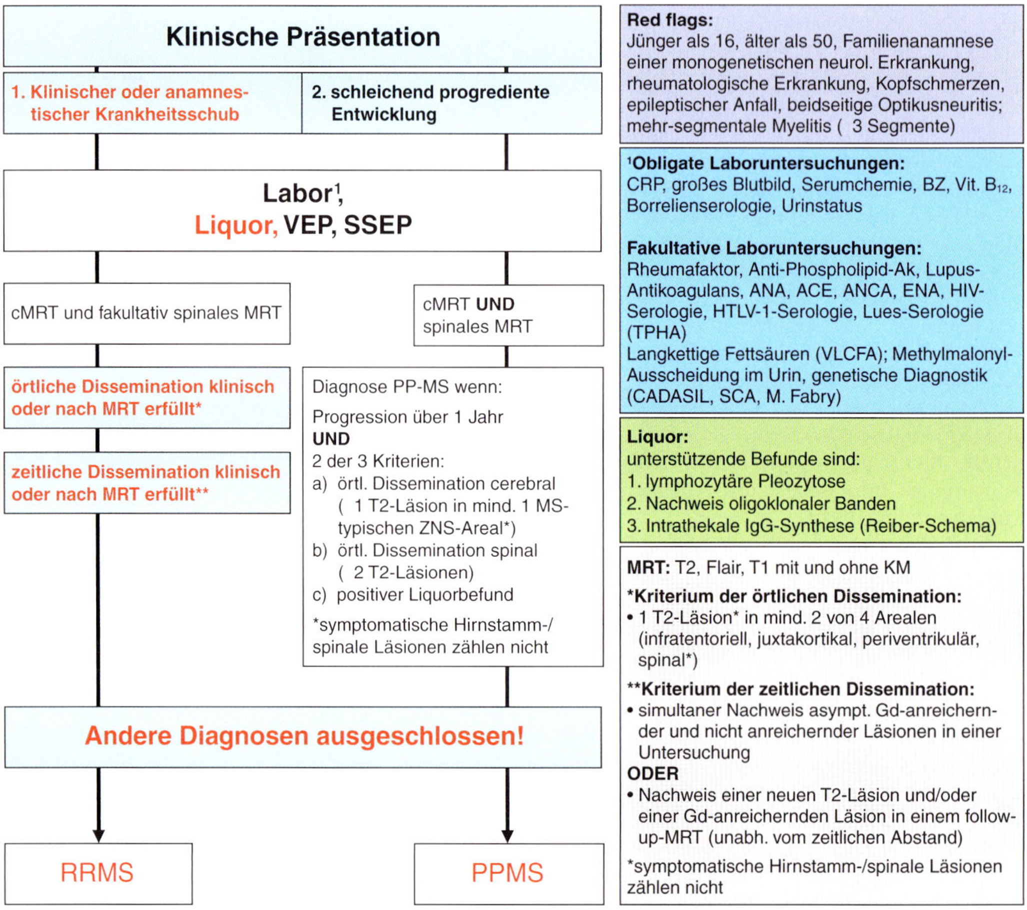


**Abb. F 11.1:** Pragmatisches Vorgehen bei einer MS-Diagnose (modifiziert nach KKNMS 2016)

(eher i. S. einer generalisierten Axonopathie) zu interpretieren ist.
Gadoliniumkontrastierende Herde findet man in der Frühphase neuer, aktiver Läsionen als Ausdruck einer Störung der Blut-Hirn-Schranke. Die Dauer der Kontrastmittelaufnahme beträgt etwa drei Wochen (Wattjes et al. 2015). Ringförmige Kontrastmittelanreicherungen sowie perifokale Verdrängungszeichen und Masseneffekte können bei akuten Läsionen beobachtet werden. Generell wird die kernspintomographische Feststellung neu aufgetretener aktiver Läsionen als ein sensitiver Indikator für die Einschätzung der Krankheitsaktivität gesehen. Die kernspintomographische Sensitivität ist in etwa zehnmal höher als die klinisch feststellbaren Schübe (Miller 1996). Allerdings ist eine exakte Korrelation kernspintomographischer Befunde mit klinischen Parametern nicht immer gegeben (**Kap. F 11.2.3**). Die Kernspintomographie sollte in der Regel mit Kontrastmittelgabe bei einer Feldstärke von mind. 1,5 T (besser 3 T) mit einer Schichtdicke von 3 mm für 2D Sequenzen durchgeführt werden (Rovira et al. 2015). Insgesamt ist die MRT-Bildgebung bei Verdacht auf MS leider außerhalb klinischer Studien wenig standardisiert und kann daher deutlich in der Sensitivität variieren. Es liegen aktuelle Konsensusempfehlungen vor, die in Absprache mit den durchführenden Neuroradiologen möglichst auf einem Gerät mit 3 T Feldstärke umgesetzt werden sollten (Rovira et al. 2015). Die *MRT-Kriterien zur Diagnose einer MS* wurden in der 2010 erfolgten Revision der McDonald-Kriterien etwas gelockert (Polman et al. 2011) und im Verlauf wiederholt aktualisiert, zuletzt 2016 (Filippi et al. 2016). Jedoch bleibt analog zum klinischen Kernkonzept der MS-Diagnosestellung die Forderung des Nachweises einer Dissemination im Raum und in der Zeit. Die vereinfachten Kriterien für eine räumliche Dissemination sind in den **Tab. F 11.1** aufgeführt. Der Nachweis einer zeitlichen Disseminierung wurde ebenfalls vereinfacht und flexibilisiert (Montalban et al. 2010; Filippi et al. 2016). Praktisch bedeutet dies, dass jede neue T2-Läsion, die zu einem beliebigen Zeitpunkt nach einer sogenannten »Referenz-Aufnahme«, unabhängig vom zeitlichen Abstand der Aufnahmen, für die Erfüllung der MRT-Diagnosekriterien im Sinne einer Disseminierung über die Zeit herangezogen werden kann und nun auch eine kontrastmittelaufnehmende Läsion bei gleichzeitigen nicht kontrastmittelaufnehmenden Läsionen ausreicht. Dies soll eine schnellere Diagnosestellung ermöglichen. Bereits die McDonald-Kriterien von 2010 erlauben es, eine MS-Diagnose bei einigen CIS-Patienten mit nur einem MRT zu stellen. Dieses Konzept wurde in den aktualisierten MRT-Kriterien 2016 beibehalten. Demnach sind die MS-Diagnosekriterien erfüllt, wenn ein CIS-Patient die Filippi-Kriterien erfüllt und sowohl gadoliniumaufnehmende als auch nicht-aufnehmende Läsionen vorliegen. In **Tab. F 11.2** sind die Kriterien für pathologische MS-assoziierte MRT-Veränderungen bezüglich der Parameter räumliche und zeitliche Dissemination aufge-

**Tab. F 11.1:** Revidierte diagnostische McDonald-Kriterien 2010 (nach McDonald et al. 2001; Polman et al. 2011 und Filippi et al. 2016)

| Klinische Symptomatik | Zusätzliche Parameter für die MS-Diagnose |
|---|---|
| zwei oder mehr Schübe[a],<br>objektivierbare klinische Evidenz von zwei oder mehr Läsionen oder objektivierbare klinische Evidenz von einer Läsion mit nachvollziehbarer anamnestischer Evidenz eines vorhergehenden Schubes[b] | keine[c] |
| zwei oder mehr Schübe[a],<br>objektivierbare klinische Evidenz einer Läsion | Disseminierung im Raum,<br>Nachweis durch:<br>• MRT[d]<br>*oder*<br>• man wartet einen weiteren klinischen Schub[a] ab, der durch eine andere Läsion verursacht ist |
| ein Schub[a],<br>objektivierbare klinische Evidenz von zwei oder mehr Läsionen | Disseminierung in der Zeit,<br>Nachweis durch:<br>• MRT[e]<br>*oder*<br>• zweiten klinischen Schub[a] |
| ein Schub[a],<br>objektivierbare klinische Evidenz einer Läsion (monosymptomatische Präsentation; klinisch isoliertes Syndrom) | Disseminierung im Raum,<br>Nachweis durch:<br>• MRT[c]<br>*oder*<br>*UND*<br>• zweiten klinischen Schub[a]<br>Disseminierung in der Zeit,<br>Nachweis durch:<br>• MRT[e]<br>*oder*<br>• zweiten klinischen Schub[a] |
| Schleichende neurologische Progression (PPMS) | Kontinuierliche klinische Progression (retrospektiv oder prospektiv bestimmt) über ein Jahr<br>PLUS<br>zwei der folgenden drei Punkte treffen zu:<br>• Nachweis einer räumlichen Disseminierung im cMRT, basierend auf ≥ 1 T2-Läsion in MS-charakteristischer Region (periventrikulär, juxtakortikal, infratentoriell oder spinal)<br>• Nachweis einer räumlichen Disseminierung im spinalen MRT, basierend auf ≥ 2 T2-Läsion im Rückenmark<br>• positiver Liquorbefund (oligoklonale Banden und/oder erhöhter IgG-Index)[d] |

Wenn die aufgeführten Kriterien erfüllt sind und es keine bessere Erklärung für die klinische Symptomatik gibt, so ist die Diagnose »*MS*«; wenn die Symptome MS-verdächtig sind, die Kriterien jedoch nicht komplett erfüllt sind, so ist die Diagnose »*mögliche MS*«; wenn eine weitere Diagnose während der Evaluation auftritt, die die gesamte klinische Äußerung besser erklärt, ist die Diagnose »*nicht MS*« zu stellen.

a Ein Schub ist als eine anamnestische oder objektivierbare Episode definiert, die mit einem aktuellen oder zurückliegenden akut entzündlich demyelinisierenden Ereignis vereinbar ist, mind. 24 Stunden andauert und nicht durch Fieber oder eine Infektion erklärt werden kann. Diese Symptomatik sollte durch eine neurologische Untersuchung dokumentiert werden, jedoch können einige anamnestische Ereignisse mit MS-typischen Symptomen und Evolutionscharakter, aber fehlenden objektivierbaren neurologischen Befunden, auch als angemessener Hinweis auf ein demyelinisierendes Ereignis angesehen werden. Berichte über paroxysmale Symptome (zurückliegend oder aktuell) sollten allerdings aus multiplen Episoden, die mind. über 24 Stunden auftreten, bestehen. Bevor eine definitive MS-Diagnose gestellt werden kann, sollte zumindest ein Schub durch die neurologische Untersuchung, durch visuell evozierte Potenziale (VEP) bei Patienten mit berichteten Sehstörungen oder durch das MRT mit Zeichen einer Demyelinisierung in der Region, die im Patientenbericht als symptomatisch angegeben wurde, dokumentiert werden.

b Eine klinische Diagnose, die auf objektivierbaren klinischen Befunden von zwei Schüben basiert, ist am sichersten. Nachvollziehbare anamnestische Befunde für einen Schub in der Abwesenheit von dokumentierten objektivierbaren neurologischen Befunden können historische Ereignisse mit Symptomen und einem Evolutionscharakter beinhalten; ein Schub muss jedoch durch einen Befund objektivierbar sein.

c Es sind keine zusätzlichen Untersuchungen nötig. Dennoch bleibt es wünschenswert, dass jede Diagnose einer MS bildgebend unter Verwendung der diagnostischen Kriterien gestützt wird. Wenn jedoch bildgebende Untersuchungen oder andere Tests durchgeführt werden (MRT, Liquor) und *negativ* sind, ist extreme Vorsicht geboten, bevor man eine MS-Diagnose stellt. Es müssen andere Diagnosen in Erwägung gezogen werden. Es darf keine bessere Erklärung geben für das klinische Bild sowie für die eine MS-Diagnose stützende objektivierbare Evidenz.

d Die MRT-Kriterien für die räumliche Disseminierung müssen erfüllt sein (nach Filippi et al. 2016) (**Tab. F 11.2**). Gadoliniumanreichernde Herde sind nicht erforderlich.

e Der MRT-Nachweis einer zeitlichen Disseminierung muss durch Erfüllen der Kriterien (nach Montalban et al. 2010; Filippi et al. 2016) erbracht werden (**Tab. F 11.2**).

F 11

**Tab. F 11.2:** MRT-Kriterien der Multiplen Sklerose von McDonald und Filippi

| **Swanton-Kriterien**[1] | **MAGNIMS-Kriterien**[2] |
|---|---|
| *Räumliche Dissemination* | |
| Nachweis von ≥ einer T2-Läsion in mindestens zwei von vier Regionen im zentralen Nervensystem[3]:<br>periventrikulär<br>juxtakortikal<br>infratentoriell<br>spinal | Nachweis von Läsionen in mindestens zwei von fünf Regionen im zentralen Nervensystem[4]:<br>≥ drei Läsionen periventrikulär<br>Juxtakortikal/kortikal[5]<br>Infratentoriell<br>Spinal<br>Nervus opticus[6] |
| *Zeitliche Dissemination*[7,8] | |
| Nachweis von:<br>Einer neu aufgetretene T2- und/oder gadolinium-anreichernden Läsion in einem Folge-MRT in Bezug auf ein vorheriges Referenz-MRT, unabhängig vom zeitlichen Abstand der beiden MRT<br>*oder*<br>Gleichzeitiges Vorhandensein einer asymptomatischen gadoliniumanreichernden und nicht-anreichernden Läsion | Nachweis von:<br>Einer neu aufgetretene T2- und/oder gadolinium-anreichernden Läsion in einem Folge-MRT in Bezug auf ein vorheriges Referenz-MRT, unabhängig vom zeitlichen Abstand der beiden MRT<br>*oder*<br>Gleichzeitiges Vorhandensein einer gadolinium-anreichernden und nicht-anreichernden Läsion |

1 basierend auf Swanton et al. 2006 und Swanton et al. 2007
2 basierend auf Filippi et al. 2016
3 Wenn ein Hirnstamm- oder Rückenmarksyndrom vorliegt, werden die symptomatischen Läsionen von den Kriterien ausgeschlossen und nicht bei der Anzahl der Läsionen berücksichtigt (Swanton et al. 2006; Swanton et al. 2007)
4 symptomatische Läsionen werden berücksichtigt (Filippi et al. 2016)
5 Läsionen kortikal und juxtakortikal werden zusammengefasst (Filippi et al. 2016)
6 Läsionen des N. opticus werden als fünfte typische Region hinzugenommen
7 keine Änderung der Definition der zeitlichen Dissemination
8 nach Montalban et al. 2010 und Filippi et al. 2016

listet. Die **Tab. F 11.1** fasst die derzeit gültigen Diagnosekriterien für die MS zusammen.
Läsionen im Rückenmark sind bei der MS häufig, so zeigen 30–40 % der CIS-Patienten asymptomatische Rückenmarksläsionen (Rovira et al. 2015). Dennoch wurde die Durchführung von spinalen MRTs in den MAGNIMS-Kriterien neu gewertet und nur dann als zielführend angesehen, wenn ein klinischer Hinweis auf eine spinale Läsion besteht oder die Kriterien der räumlichen Dissemination mit einem zerebralen MRT noch nicht erfüllt sind. (Filippi et al. 2016). Bei älteren Patienten mit Läsionen im zerebralen MRT ist die spinale MRT-Aufnahme ein nützliches Differenzial-Diagnostikum zur Abgrenzung gegenüber ischämischen Läsionen. Zudem sei angemerkt, dass durch den zunehmenden Gebrauch der MRT ein Problem häufiger auftritt: der Verdacht einer MS nur auf Basis der Bildgebung und ohne korrelierendes klinisches Problem oder Symptom (sog. »radiologically isolated syndrome«, RIS). In der Literatur tauchen hierzu zunehmend Untersuchungen auf, die bestätigen, dass es sich dabei nicht selten um die (oft zufällige) Identifizierung von MS-Fällen handelt. In Kohortenstudien wurden ca. 30 % der Patienten mit RIS innerhalb von fünf Jahren symptomatisch, 2/3 entwickelten neue MRT-Läsionen und 10 % entwickelten einen primär progredienten Verlauf (Labiano-Fontcuberta et al. 2016; Kantarci et al. 2016). Das Risiko ist z. B. höher, wenn begleitende Myelonläsionen vorliegen, der Patient männlich und jung ist (Okuda et al. 2011; Okuda et al. 2014). Die konkrete klinische Konsequenz ist sicherlich trotzdem sehr individuell und sollte gegebenenfalls eine breitere differenzialdiagnostische Abklärung nach sich ziehen (Sellner et al. 2010).
Zu möglichen Ablagerungen von gadoliniumhaltigem Kontrastmittel in bestimmten Gehirnarealen bleibt anzumerken, dass nach derzeitigem Kenntnisstand das Ablagerungsrisiko nicht bei allen eingesetzten Kontrastmittelarten (lineare/zyklische) als gleich einzuschätzen ist und dass bislang den beschriebenen Ablagerungen keine Symptome oder Erkrankungen zugeordnet werden konnten. Der Einsatz des MRTs ist bei MS weiterhin von eminenter Bedeutung und die Verwendung von Kontrastmittel ist für die Diagnosestellung sowie den frühzeitigen Beginn einer Therapie meistens unverzichtbar. Im Verlauf der Erkrankung muss nach individueller Entscheidung nicht bei jedem MRT zwingend Kontrastmittel gegeben werden.

#### F 11.1.2.3 Evozierte Potenziale

Die Bedeutung elektrophysiologischer Untersuchungen im Rahmen der Routinediagnostik liegt in der Objektivierung von klinisch *stummen* Läsionen sowie des Betroffenseins entsprechender Funktionssysteme bei klinischer Symptomatik. Diese nimmt jedoch mit zunehmend verbesserten MRT-Techniken kontinuierlich ab. Grundsätzlich können evozierte Potenziale neben der MRT in der Frühphase der Erkrankung zur Prognoseabschätzung und zur Verlaufskontrolle der Erkrankungsschwere eingesetzt werden (Fuhr et al. 2001; Fraser et al. 2006; Leocani et al. 2006; Kallmann et al. 2006). Im akuten Stadium finden sich Amplitudenminderung und Verzögerung der Potenziale,

**Tab. F 11.3:** MR-tomographische Differenzialdiagnose (nach Chen et al. 2016)

| Betroffene Stelle | »Warnhinweis« im MRT | Alternative Diagnose |
|---|---|---|
| Weiße Substanz | unauffällig | NMO |
| | Symmetrische Verteilung der Läsionen | ADEM |
| | Läsionen, die den Corpus Callosum und die periventrikuläre weiße Substanz betreffen fehlen/sind selten | ADEM |
| | kein Befund mehr auf einem Folge-MRT nach Therapie | ADEM, PRES |
| | beidseitige Mikroeinblutungen | CADASIL, SVD, CAA |
| | Einblutungen | PACNS, CAA |
| | Corpus Callosum und Zerebellum häufig ausgespart | CADASIL, SVD |
| | T2-gewichtete Hyperintensität des Temporallappens, U-Fasern am Vertex, externe Verkapselungen oder Inselregionen | CADASIL |
| | alle Läsionen reichern gleichzeitig Gd an | PACNS, Neurosarkoidose |
| | Läsionen an der Verbindung zwischen kortikale und subkortikalem Gewebe | PML |
| | große Läsionen mit Masseneffekt und Gd-Anreicherung | PACNS |
| | multifokale, asymmetrische Läsionen, die juxtakortikal beginnen und sich fortschreitend vergrößern | PML |
| | Punktuelles Anreichern von Kontrastmittel | CLIPPE, RS, Neurosarkoidose |
| | Lineare oder radiales Muster der Kontrastmittelanreicherung | PACNS |
| | Kennzeichen begrenzter Diffusion | PML, Susac-Syndrom, PRES |
| Tiefe graue Substanz Wirbelsäule | Lacunarinfarkt | SVD, CADASIL |
| Kortikale graue Substanz | Kortikale Siderose | CAA |
| Wirbelsäule | große, anschwellende Läsionen | NMO, ADEM |
| Andere Orte | Anreicherung in den Meningen | SUSAC-Syndrom, Neurosarkoidose |

später besonders Latenzverzögerungen. Obwohl sich in der Literatur erheblich divergierende Angaben finden, haben von den visuell-, auditorisch-, somatosensorisch-evozierten und transkortikal motorischen Potenzialen aufgrund der Spezifität, der Sensitivität sowie des prädiktiven Wertes für die Entwicklung einer klinisch definitiven MS *die visuell evozierten Potenziale* (VEP) sowie die *somatosensorisch evozierten Potenziale* (SEP) die höchste Bedeutung in der MS-Zusatzdiagnostik. Verschiedene Studien konnten eine statistisch signifikante Assoziation zwischen abnormen VEP und einem erhöhten Risiko, eine klinisch sichere MS zu entwickeln demonstrieren (Lee et al. 1991; Hume et al. 1988; Matthews et al. 1982; Fraser et al. 2006). Die Sensitivität des VEP, d. h. die Häufigkeit eines abnormen VEP bei Patienten mit klinisch sicherer MS, variiert zwischen 42 % und 100 % und hängt insbesondere vom Zeitpunkt der Messung nach Beginn der Erkrankung ab. Die typische Veränderung bei MS ist eine Verzögerung der P100-Reizantwort, die in Einzelfällen bis zu 70 ms über dem Normwert liegen kann. Pathologische Befunde bei den SEP finden sich bei bis zu 80 % der Patienten mit MS, häufig sogar ohne wesentliches klinisches Korrelat. Typische Befunde der SEP sind deutliche Latenzverlängerungen, wobei diese mit einer mehr oder weniger ausgeprägten Deformierung des Potenzials bzw. Amplitudenminderung einhergehen. Die akustisch evozierten Potenziale (AEP) sowie auch die transkraniell motorisch evozierten Potenziale (MEP) haben ihre wesentliche Bedeutung in der Detektion klinisch stummer Läsionen. Allerdings sind sie aufgrund geringer Spezifität sowie z. T. auch geringer Sensitivität von untergeordneter Bedeutung für die Diagnosesicherung. In den revidierten Diagnosekriterien nach McDonald (**Tab. F 11.2**) werden nur noch die VEP als elektrophysiologisches Zusatzdiagnostikum empfohlen, um anamnestische Angaben zu verifizieren.

### F 11.1.2.4 Liquoruntersuchung

Der charakteristische Liquorbefund einer MS umfasst bei dem Großteil der Patienten eine leichte bis *mäßige Pleozytose aus* Lymphozyten und Monozyten (< 50 Zellen/µl), Nachweis von aktivierten B-Zellen oder Plasmazellen, eine autochthone Immunglobulinproduktion (IgG-Index nach Delpech und Lichtblau > 0,7 oder Berechnung der intrathekalen IgG-Synthese nach Reiber in %) sowie isolierte *oligoklonale Banden* (OKB) im Liquor in der isoelektrischen Fokussierung als Hinweis auf eine persistierende Sekretion von Antikörpern durch einzelne Plasmazellklone, sowie eine erhöhte intrathekale, polyklonale Immunglobulinproduktion gegen Masern, Röteln und VZV (MRZ-Reaktion) (Awad et al. 2010; Stangel et al. 2013). Etwa 95 % der Patienten mit klinisch sicherer MS haben positive OKB (McLean et al. 1990). Das Muster der oligoklonaken Banden bleibt bei einem Individuum im Erkrankungsverlauf stabil. In der Frühphase der MS kann der IgG-Index (noch) unauffällig sein, jedoch können OKB bereits eindeutig nachzuweisen sein (> 2 Banden im Liquor, die nicht im Serum zu finden sind), was für eine höhere Sensitivität der OKB spricht. Zusätzlich haben Patienten mit CIS und Nachweis von OKB im Liquor ein doppelt so hohes Konversionsrisiko wie Patienten ohne OKB-Nachweis (Huss et al. 2016). OKB im Liquor haben eine hohe Spezifität und Sensitivität für MS, allerdings sinkt die Spezifität je mehr andere chronisch entzündliche Erkrankungen mit möglicher B-Zell-Aktivierung in Betracht kommen. Positive OKB können auch z. B. bei Neuroborreliose, Neurolues, Neurotuberkulose, Neurosarkoidose nachgewiesen werden. Hier kann jedoch die Differenzierung der Ig-Unterklassen (IgG, IgA und IgM) zu einer weiteren Spezifizierung beitragen (intrathekale IgM-Synthese bei Neuroborreliose und intrathekale IgA-Synthese bei Neurotuberkulose und Neurosarkoidose). Bei Patienten mit einer NMOSD oder einer akuten disseminierenden Enzephalomyelitis fehlen die OKBs meistens. Die positive MRZ-Reaktion hat eine hohe Spezifität sowohl für MS als auch für CIS, sodass sich in Kombination mit dem Nachweis einer intrathekalen IgG-Synthese eine Spezifität von über 95 % für die MS-Diagnose ergibt (Reiber et al. 1998; Jarius et al. 2016). Die Subtypisierung der Immunglobulinklassen (IgG, IgA, IgM), die zytologische Differenzierung sowie die durchflusszytometrische Analyse von T- und B-Zellpopulationen aus dem Liquor gehören leider nicht zur allgemeinen Standardliquordiagnostik im Rahmen der MS, können jedoch wertvolle Zusatzinformationen in der differenzialdiagnostischen Abgrenzung zu anderen entzündlichen ZNS-Erkrankungen erbringen (Awad et al. 2010; Stangel et al. 2013). Aktuelle Studien ergeben Hinweise auf den diagnostischen und prognostischen Nutzen der Bestimmung von freien Kappa-Leichtketten, Chitinase 3 like-1 und von Neurofilament (Neurofilament light chain) (Ruprecht et al. 2016)

Die international empfohlene Standardliquordiagnostik bei der MS (Freedman et al. 2005) bleibt hinter den gängigen Standards im deutschsprachigen Raum eher zurück. Die McDonald-Kriterien (McDonald et al. 2001; Polman et al. 2011; Polman et al. 2005a), fordern eine Liquoruntersuchung mit positivem Befund zwar nicht mehr zwingend, wir halten jedoch grundsätzlich die Liquordiagnostik auch weiterhin für angezeigt, um die Diagnose einer MS zu sichern, insbesondere aber zum differenzialdiagnostischen Ausschluss anderer Erkrankungen. Die Diagnose einer PPMS kann auch bei negativem Liquorbefund gestellt werden (Polman et al. 2011). Ein typischer Liquorbefund dient aber der Sicherung, wenn die MRT-Kriterien nicht vollständig erfüllt sind (Filippi et al. 2016). **Tab. F 11.4** fasst typische Liquorbefunde der MS zusammen.

### F 11.1.3 Differenzialdiagnose

Obwohl in den meisten Fällen die Diagnose einer MS wenig Schwierigkeiten bereitet, muss vor allem bei atypischer initialer Präsentation eine differenzialdiagnostische Abgrenzung gegenüber anderen multifokalen Erkrankungen des zentralen Nervensystems erfolgen (**Tab. F 11.3**). Ebenso sind bei monofokalen und monosymptomatischen Präsentationen kritisch andere Ursachen zu bedenken (Wiendl und Kieseier 2010). Die bisher als Sonderform der MS geltenden Erkrankungen des Neuromyelitis optica-Spektrums (NMOSD) sind durch die Revision der McDonald-Kriterien 2010 erstmals als eigene Entität definiert worden (Polman et al. 2011), 2015 wurden eigene Kriterien definiert (Wingerchuk et al. 2015). Die Abgrenzung erfolgt neben der klinischen Präsentation insbesondere über die Bestimmung spezifischer Antikörper gegen Aquaporin-4-Kanäle (Lennon et al. 2004; Lennon et al. 2005; Nakashima et al. 2006) sowie nach kernspintomographischen Kriterien (Polman et al. 2011). Die Charakteristika der MS-Sonderformen werden am Ende dieses Kapitels besprochen.

## F 11.2 Verlauf

### F 11.2.1 Epidemiologie und Genetik

Die Ursache der MS ist nicht bekannt. Epidemiologische Untersuchungen stützen eine genetisch bedingte Prädisposition, in deren Rahmen bisher nicht bekannte Umweltfaktoren und kulturelle Faktoren einen Einfluss auf die Krankheitsentstehung nehmen. Die MS tritt weltweit mit einer Prävalenz zwischen 1 und 300 Erkrankungen pro 100 000 Einwohner auf. Ca. 2,5 Millionen Menschen auf der Welt sind betroffen. Die Zahl der in Deutschland Betroffenen wird auf 200 000 geschätzt (Petersen et al. 2014). Die Inzidenz der MS liegt in Nordeuropa und Nordamerika bei vier bis acht neu diagnostizierten Fällen pro 100 000 Einwohner, die Prävalenz zwischen 60–100/100 000 (Noseworthy et al. 2000). Mehrere jüngere Studien mit großen Kohorten deuten allerdings übereinstimmend darauf hin, dass sowohl Prävalenz als auch Inzidenz in den letzten Jahrzehnten weltweit zugenommen haben (Krokki et al. 2011; Nicoletti et al. 2011; Simpson et al. 2011). Frauen sind 2- bis 4-mal häufiger betroffen als Männer (Koch-Henriksen et al. 2010). Der Erkrankungsgipfel liegt um das 30. Lebensjahr, wobei die MS immer häufiger bereits bei Kindern und Jugendlichen diagnostiziert wird und ca. 2–10 % aller Patienten vor dem 18. Lebensjahr erkranken (Chabas et al. 2006; Pohl et al. 2004; Ruggieri et al. 1999; Waldman et al. 2014). Als Hochrisikogebiete gelten Zentral-, Ost- und Nordeuropa, Kanada, die nördlichen Regionen der USA und südliche Teile von Australien. Auf der nördlichen und südlichen Hemisphäre nimmt die Prävalenz mit zunehmendem Breitengrad, also zu den Polen hin, zu (Kurtzke 1980). Insgesamt weisen alle Regionen, in denen Nachkommen von Europäern leben, eine mittlere bis hohe MS-Prävalenz auf. Auch herrscht unter Kaukasiern generell eine deutlich höhere Prävalenz als z. B. bei Asiaten, die in gleichen Breitengraden le-

**Tab. F 11.4:** Typische Liquorbefunde bei Multipler Sklerose

| Liquorbefund | Häufigkeit |
|---|---|
| Lymphomonozytäre Pleozytose | bei etwa 30–70 % der Patienten; gewöhnlich < 50 Leukozyten/µl |
| Gesamteiweiß, Laktat, Glukose | normwertig |
| IgG-Index | bei > 85 % der Patienten erhöht (Reiber et al. 1998) |
| Intrathekale IgG-Synthese | bei > 72 % (IgM ca. 20 %; IgA ca. 7 %) (Pohl et al. 2004) |
| Oligoklonale Banden | bei bis zu 95 % der Patienten positiv (McLean et al. 1990; Pohl et al. 2004; Reiber et al. 1998) |
| MRZ-Reaktion | 89 % aller MS-Patienten mit kombinierter MRZ-Reaktion (Reiber et al. 1998) |

ben. *Migrationsstudien* legen nahe, dass das MS-Risiko in der Jugend und Pubertät durch *Umweltfaktoren* beeinflusst wird. Personen, die nach dem 15. Lebensjahr aus Regionen mit hoher Prävalenz auswandern, nehmen das in der Ursprungsregion vorherrschende MS-Risiko mit. Im Gegensatz hierzu gleicht sich das Risiko für Personen, die vor dem 15. Lebensjahr auswandern, dem der Zielregion an. Es gibt Hinweise, dass einige Umweltfaktoren mit genetischen Faktoren interagieren. Epstein-Barr-Virus-Infektion, Rauchen, eine verminderte Sonnenlichtexposition, ein verringerter Vitamin D-Spiegel waren wiederholt in Studien mit einem erhöhten MS-Risiko assoziiert (Olsson et al. 2017; Belbasis et al. 2015). Unklar dagegen ist es, ob präventive Ansätze wie z. B. eine Vitamin D-Gabe erfolgsversprechend sind. Als weitere Faktoren werden Übergewicht in der Jugend, Schichtarbeit und diätetische Faktoren diskutiert. Die Verteilung bestimmter prädisponierender allelischer Polymorphismen von Genen kann in den entsprechenden Populationen und ethnischen Gruppen zu den beobachteten Unterschieden beitragen (Reich et al. 2005). Es bleibt weiterhin unklar, ob die Umweltfaktoren auf der Ebene des Individuums eingreifen (z. B. infektiöse, übertragbare Agentien) oder das Risiko der gesamten Population erhöhen (z. B. ökologische Faktoren wie Klima, Erdboden oder Ernährung) (Lauer 1997; Bach 2002).
Populations-, Familien- und Zwillingsstudien haben gezeigt, dass *genetische Faktoren* zur Krankheitsempfänglichkeit beitragen. Dabei übt der HLA-Haplotypus den stärksten genetischen Einfluss aus. Hinweise auf eine genetische Prädisposition ergeben sich aus den folgenden Beobachtungen:

1. Es gibt familiäre Häufungen, die nicht durch Umweltfaktoren erklärt werden können (Oksenberg et al. 2001)
2. Die Konkordanzrate ist bei monozygoten Zwillingen deutlich höher als bei dizygoten (31 % versus 5 %) (Ebers et al. 1986; Sadovnick et al. 1993).
3. Es existiert eine ethnische Prädisposition (z. B. Häufung in Nordeuropa versus Protektion nordamerikanischer Indianer).
4. Es besteht eine Assoziation mit dem humanen Leukozyten-Antigen (HLA)-DR2b.

Der exakte Vererbungsmodus ist unbekannt, folgt aber keinem mendelschen oder mitochondrialen Erbgang. Die MS wird damit zu der Gruppe der komplexen genetischen Erkrankungen gezählt. Das Risiko für Kinder und Eltern von MS-Patienten ist im Vergleich zur Allgemeinbevölkerung 10–20-fach erhöht (etwa 2 % gegenüber 0,1 % in der allgemeinen Bevölkerung). Töchter von MS-Patientinnen tragen das höchste Risiko. Geschwister erkranken 20–30-fach häufiger als nicht verwandte Personen. Die Konkordanzrate bei eineiigen Zwillingen liegt bei 25–31 % (Faktor 150–200). Demgegenüber weisen Ehepartner oder adoptierte Angehörige von MS-Patienten ein Risiko auf, das dem der Allgemeinbevölkerung entspricht. Populations-, Familienstudien sowie Untersuchungen des kompletten Genoms (Ebers et al. 1995; Haines et al. 1996; Kuokkanen et al. 1997; Reich et al. 2005; Sawcer et al. 2005; Sawcer et al. 1996) konnten als die das Risiko tragende Region Gene des Haupthistokompatibilitätskomplexes Klasse II identifizieren (HLA beim Menschen, MHC für alle Spezies), die mit der MS assoziiert sind, insbesondere HLA-DRB1*1501 (DR2b), DRB5*0101 (DR2a), DQA1*0101 und DQB1*0602; während einige HLA-Klasse-I-Allele protektiv sind (z. B. HLA-A*0201). Weiterführende Studien zeigen, dass HLA-DRB1 mit dem größten Risiko behaftet ist, jedoch in Interaktionen mit anderen Allelen modifiziert werden kann (Moutsianas et al. 2015). Zudem ist bekannt, dass bestimmte genetische Varianten (v. a. Genpolymorphismen) in mindestens 135 verschiedenen Regionen mit dem Risiko an MS zu erkranken assoziiert sind (IMSGC et al. 2013). Keiner der genetischen Befunde ist bislang ausreichend validiert bzw. populationsübergreifend charakterisiert, sodass sich gegenwärtig in der klinischen Routinediagnostik keine sinnvolle Anwendungsmöglichkeit findet.



### F 11.2.2 Klinische Verlaufsformen und Prognose

Die MS ist eine Erkrankung des jungen Erwachsenenalters und manifestiert sich meist zwischen dem 20. und 40. Lebensjahr (Median 28 Jahre). Nur wenige Patienten entwickeln die Erkrankung vor dem 15. oder nach dem 55. Lebensjahr. Der klinische Verlauf ist sehr variabel (**Abb. F 11.2**). Im klinischen Gebrauch wird die Definition von Lublin aus dem Jahr 2013 verwendet; die im Vergleich zur früheren Einteilung insbesondere das klinisch isolierte Syndrom als Frühstadium mit aufnahm (Lublin et al. 1996; Lublin et al. 2014). In den Kriterien wurde das klinisch isolierte Syndrom als mögliche Erstmanifestation einer Multiplen Sklerose gewertet, bei dem das Kriterium der zeitlichen Dissemination jedoch noch nicht erfüllt ist. Die Anerkennung des

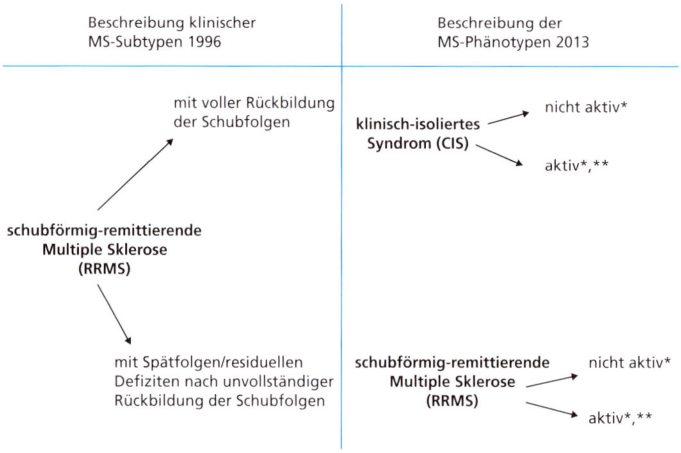


**Abb. F 11.2:** Verlaufsformen der MS (modifiziert nach Lublin et al. 1996)
* Aktivität bestimmt durch klinische Schübe und/oder MRT-Aktivität (Kontrastaufnehmende Läsionen, neue oder eindeutig vergrößerte T2-Läsionen, mindestens einmal jährlich erhoben); wenn eine Einschätzung nicht verfügbar ist, ist die Aktivität »unbestimmt«.
** CIS, wenn Läsionen nachträglich klinisch aktiv sind und den aktuellen MS-Kriterien entsprechen, wird die Diagnose zu schubförmig-remittierender MS (RRMS).

klinischen isolierten Syndroms ist für die frühe Therapie und Prognose von Bedeutung. Das radiologisch isolierte Syndrom wurde dagegen nicht als neue Verlaufsform gewertet (**Kap. F 11.1.2.2**). Weiterhin werden verschiedene Formen der progredienten MS unterschieden, bei der es schubunabhängig zu einer Zunahme der Behinderung kommt. Dabei handelt es sich um die sekundär chronisch progrediente Form (SP-MS), bei der es nach einem zunächst schubförmigen Verlauf zu einer schleichenden schubunabängigen Verschlechterung kommt, und die primär chronisch progrediente Form (PP-MS) ohne Schübe. Es existieren bislang keine im Alltag gebräuchlichen Kriterien, die die Transition von einer RR-MS in eine SP-MS definieren. 2016 wurden Kriterien vorgeschlagen, die zur Definition das Fortschreiten der Behinderung ohne Schübe, bestätigt nach drei Monaten, einen EDSS $\geq 4$ und einen Pyramidenbahnscore $\geq 2$ umfassen (Lorscheider et al. 2016). Die progredienten Verlaufsformen der SP-MS (sekundär progredient) und der PP-MS (primär progredient) werden zusammen als P-MS bezeichnet. In den 2013 definierten Kriterien wurden als zusätzliche Parameter die Aktivität und Progression einer Erkrankung eingeführt, wobei die Aktivität die klinischen Schübe und die MR-tomographische Krankheitsaktivität umfasst und die Progression das Fortschreiten klinischer Behinderung bei den progredienten Verlaufsformen (Lublin et al. 2014). Dieses soll insbesondere in Therapiestudien eine bessere Vergleichbarkeit des Patientenkollektivs gewährleisten. Die Begriffe einer benignen oder malignen Multiplen Sklerose sollten dagegen nicht mehr angewandt werden, da die Beurteilung aufgrund von Schwankungen im individuellen Verlauf nur retrospektiv erfolgen kann. Bei der Mehrzahl der Patienten (etwa 85 %) manifestiert sich die Erkrankung mit einem *schubförmig remittierenden Verlauf* (RR-MS) (Weinshenker et al. 1989a). Die Erkrankten haben Schübe bzw. Episoden akuter neurologischer Dysfunktion, die sich häufig innerhalb weniger Wochen wieder zurückbilden. Die Erstsymptome der MS unterscheiden sich bei Patienten mit frühem und späterem Erkrankungsalter. Bei jüngeren Patienten beginnt die RR-MS häufig monosymptomatisch mit einer Optikusneuritis (36 %) oder Parästhesien (33 %). Paresen allein oder in Kombination mit sensiblen Ausfällen findet man häufiger bei älteren Patienten (50 %). Neue neurologische Dysfunktionen entwickeln sich typischerweise über mehrere Stunden bis wenige Tage. Paroxysmal auftretende Symptome wie neuropathische oder neuralgiforme Schmerzen oder dystone Bewegungen kommen bei der MS ebenfalls häufig vor. Zur Definition des Schubs siehe **Kap. F 11.1.1**. Ein Schub dauert meist ein bis drei Wochen, selten länger als acht Wochen, wobei letzterer eine schlechtere Rückbildungstendenz aufweist. Ob es zu einer vollständigen Remission kommt, hängt jedoch nicht nur von der Schubdauer, sondern auch von den jeweiligen Krankheitszeichen ab. Parästhesien, Optikusneuritis oder Doppelbilder bilden sich zumindest zu Beginn der Erkrankung gut zurück. Paresen, zerebelläre Symptome oder autonome Störungen haben dagegen eine schlechtere Prognose. Obwohl einige Patienten im gesamten Krankheitsverlauf jeweils komplett remittierende Schübe haben, wird in späteren Krankheitsphasen der schubförmige Verlauf bei einem Teil der Patienten von einer *sekundären Progression* (kontinuierliche Zunahme der neurologischen Defizite) abgelöst (SP-MS), die mit oder ohne zusätzliche Schübe abläuft. Die Rückbildung der Schübe ist dann zumeist inkomplett, zudem ist eine schleichende Progression der Behinderung feststellbar.

Das Risiko, nach der Diagnose eines klinisch isolierten Syndroms innerhalb von fünf Jahren eine klinisch sichere Multiple Sklerose zu entwickeln, liegt in Abhängigkeit der MRT-Befunde zum Diagnosezeitpunkt und der Präsenz oligoklonaler Banden zwischen 30 und 87 % (Kuhle et al. 2015). Patienten, bei denen zu Beginn der Erkrankung oligoklonale Banden nachgewiesen werden können, haben ein mehr als doppelt so hohes Risiko wie Patienten ohne OKB-Nachweis im Liquor. Ebenso war ein erhöhter IgG-Index mit einer höheren Konversionsrate assoziiert. Patienten mit zwischen zwei und neun Läsionen im MRT zu Krankheitsbeginn haben ein mehr als doppelt so hohes Risiko, eine MS zu entwickeln, wie Patienten mit keiner oder nur einer Läsion. Das Risiko steigt darüber hinaus mit der Zahl der Läsionen an. Ebenso erleiden Patienten mit mehr Läsionen früher einen weiteren Schub. Allerdings haben auch Patienten mit sehr wenigen Läsionen zu Beginn der Erkrankung ein hohes Risiko, in den ersten zehn Jahren nach dem CIS eine klinisch sichere MS zu entwickeln (Simon et al. 2015; Voortman et al. 2016; van der Vuurst de Vries et al. 2017), sodass in Zukunft möglichweise noch weitere Marker zur Risikoeinschätzung gefunden werden. Der frühzeitige Einsatz von Immuntherapien verzögert die Konversion zu einer klinisch definitiven MS signifikant und reduziert ebenfalls die Behinderungsprogression (Spelman et al. 2016; Jokubaitis et al. 2015; Kappos et al. 2016; Comi et al. 2009). Nach einer isolierten Optikusneuritis liegt das Risiko, eine klinisch sichere Multiple Sklerose zu entwickeln, mit etwa 50 % etwas niedriger. Eine Übersicht dazu findet sich bei (Miller et al. 2005a; Soderstrom 2001; Miller et al. 2005b; Sorensen et al. 1999), jedoch sind auch hier der Nachweis oligoklonaler Banden sowie eine höhere Läsionslast im MRT prädiktive Faktoren (Soderstrom et al. 1998; Skov et al. 2011; Miller et al. 2005a; Miller et al. 2005b; Tintore et al. 2006; Swanton et al. 2010). Während der ersten zwei Jahre nach Diagnosestellung hat ein Großteil aller Patienten mit einem schubförmigen Verlauf eine klinische und paraklinische Krankheitsaktivität. Zumindest in der Frühphase der RR-MS werden Schubfrequenzen von 0,5–1,3/Jahr beobachtet. Zu den nachgewiesenen, den Schub provozierenden Faktoren gehören virale Infekte (Sibley et al. 1985). Obwohl bakterielle Infekte per se scheinbar das Risiko für Schübe nicht steigern, können Infektionen als solche (z. B. Harnwegsinfekt) eine signifikante symptomatische Verschlechterung bewirken, die bei der klinischen Evaluation in Betracht gezogen werden muss. Eine Beziehung zwischen einer Verschlechterung oder Schüben und Stress, Traumen und chirurgischen Eingriffen ist in verschiedenen anekdotischen Berichten zu finden. Bis heute allerdings fehlen überzeugende Beweise für solche Assoziationen (Goldacre et al. 2006; D'Hooghe et al. 2010)

Sobald die sekundär progrediente Verlaufsform erreicht ist, steigt das Risiko zunehmender bleibender Behinderungen. Während in früheren Studien ohne Medikamente von einer Konversion in eine sekundär-progrediente Form nach im Median zehn Jahren ausgegangen wurde, zeigt eine Kohortenstudie, dass nach zehn Jahren nur 6,4 % der Patienten eine sekundär-progrediente Verlaufsform erreicht haben, nach 20 Jahren waren es 24,2 % (University of California et al. 2016).

In den früheren Untersuchungen vor dem Einsatz von Immuntherapien, benötigten Patienten im Median nach 15 Jahren eine einseitige Gehhilfe, die neueren Untersuchungen zeigen einen deutlich langsameren Anstieg der Behinderung. Nach im Median 16,8 Jahren erreichten nur 10,7 % einen EDSS $\geq 6$ (Weinshenker et al. 1989a; Weinshenker et al. 1989b; University of California et al. 2016). Wenngleich die langsamere Progression im Vergleich zu früheren Untersuchungen nicht beweisend auf die zu Verfügung stehenden Immuntherapien zurückgeführt werden kann, zeigen Untersuchungen, dass Medikamente gegen eine aktive/hochaktive Verlaufsform die Behinderungsprogression verzögern, und zwar auch dann, wenn bereits eine moderate Behinderung bestand (Lizak et al. 2016). Patienten mit stetiger Progression der neurologischen Symptome von Beginn an (mit oder ohne aufgelagerte Schübe; PP-MS) haben die schlechteste Prognose. Der Begriff der *benignen MS* wurde für Verläufe geprägt, bei denen die Patienten trotz der Diagnose einer MS über viele Jahre bis Jahrzehnte kaum nennenswerte neurologische Defizite aufweisen. Dennoch haben Patienten, die nach zehn Jahren einen EDSS von 2 aufweisen, eine Wahrscheinlichkeit weiterhin stabil zu bleiben von mehr als 90 % (Pittock et al. 2004). Die biologische Grundlage dieser Variabilität im klinischen Langzeitverlauf ist wenig verstanden, ebenso sind auf individuellem Niveau keine Prädiktoren bekannt (Kantarci et al. 2005). Obwohl generell angenommen wird, dass die Anzahl der Schübe mit der Krankheitsaktivität korreliert und damit die Progression von bleibenden neurologischen Defiziten mitbestimmt, scheint diese Korrelation nur in der frühen/schubförmigen Phase der Erkrankung zu bestehen (z. B. Weinshenker et al. 1989b). Schübe in der progredienten Phase haben keinen wesentlichen Einfluss auf die Progression, unabhängig davon, ob es sich um eine primäre oder sekundäre Progression handelt (Confavreux et al. 2000; Kremenchutzky et al. 2006). Die primär progrediente MS (PP-MS) hat die schlechteste Prognose: die Betroffenheit von drei Funktionssystemen und eine frühe und schnelle Progression bestimmen hier eindeutig die ungünstige Prognose der Behinderung (Cottrell et al. 1999; Tremlett et al. 2006).

Der zunehmende Gebrauch der *Kernspintomographie* hat eine neue Dimension der prognostischen Einschätzung der MS mit sich gebracht (**Kap. F 11.2.3**). Die Anzahl der kontrastmittelaufnehmenden Läsionen korreliert mit klinischen Schüben (Smith et al. 1993), die Anzahl von T2-Läsionen korreliert in einigen aber nicht allen Studien bei schubförmiger MS mit der Wahrscheinlichkeit einer schnelleren Behinderung und Progression (Brex et al. 2002; Rudick et al. 2006a; Wattjes et al. 2015), Hirnparenchymatrophie, Reduktion in der Magnetisations-Transfer-Ratio, Reduktion des zervikalen Rückenmarkdurchmessers und persistierende T1-»black holes« können Hinweise auf eine schlechte Langzeitprognose sein (McFarland et al. 2002; Bermel et al. 2006; Wattjes et al. 2015).

Die Multiple Sklerose selbst führt nur sehr selten zum Tod. Die *Lebenserwartung* von MS-Kranken ist trotzdem statistisch verkürzt (Kantarci et al. 2005). Dies ist die Folge der häufigen Sekundärkomplikationen bei Patienten mit schweren Verlaufsformen (z. B. Aspirationspneumonie, Dekubitus, Harnwegsinfekte, Stürze). Lebensbedrohliche Situationen entstehen insbesondere bei großen Läsionen in den oberen Zervikalsegmenten oder im Hirnstamm. Unter einer differenzierten Immuntherapie haben sich die Daten zur Behinderungsprogression schrittweise verbessert, sodass sich die Dauer bis zum Erreichen eines EDSS von 6 (einseitige Gehhilfe) deutlich verlängert hat. Das Europäische Komitee für Behandlung und Erforschung der Multiple Sklerose (ECTRIMS) und die Europäische Akademie für Neurologie (EAN) haben sich 2016 in einer gemeinsamen Stellungnahme für einen frühzeitigen Therapiebeginn bei CIS und einen frühzeitigen Wechsel zu einer wirksameren Therapie ausgesprochen (ECTRIMS 2016), sodass bei einer weiteren konsequenten Frühtherapie eine weitere Verbesserung der Prognose erwartet wird.

### F 11.2.3 Bedeutung von Surrogatmarkern für natürlichen Verlauf, Prognose und Therapie

In zahlreichen Verlaufsuntersuchungen zur Rolle der Läsionslast im initialen *Kernspintomogramm* bei isoliertem klinischem Syndrom konnte gezeigt werden, dass sowohl das Risiko, innerhalb von zwei Jahren einen erneuten Schub zu erleiden, als auch der Grad der Behinderung nach zwei, fünf und zehn Jahren von der initialen Läsionslast abhängen kann (Brex et al. 2002; O'Riordan et al. 1998; Rudick et al. 2006a; Sailer et al. 1999; Minneboo et al. 2004). Histopathologische Studien (Übersicht bei Ludwin 2000) und neue kernspintomographische Untersuchungsverfahren (Magnetisations-Transfer-Ratio, Magnet-Resonanz-Spektroskopie und Bestimmungen der Hirnsubstanzminderung) deuten eindeutig darauf hin, dass bereits in sehr frühen Krankheitsstadien neben den entzündlichen Veränderungen axonale Schäden (Bjartmar et al. 2001; Simon et al. 2000; Trapp et al. 1998) und eine Volumenminderung der Hirnsubstanz nachweisbar sind (Berg et al. 2000; Brex et al. 2000; Rudick et al. 1999).
Neben den MR-tomographischen Parametern wurde wiederholt der Nachweis oligoklonaler Banden bei Patienten mit klinisch isolierten Syndrom als prädiktiver Marker für die Entwicklung einer klinisch sicheren MS bestätigt (Tintore et al. 2015; Spelman et al. 2016).
Weitere Bemühungen, laborchemische Parameter zu etablieren, haben Hinweise gezeigt, dass die intrathekale Synthese von freien Leichtketten Kappa (Voortman et al. 2016) mit einem erhöhten Konversionsrisiko bei klinisch isolierten Syndrom assoziiert sind. Der Nachweis von oligoklonalem IgM im Liquor war in Studien bei Patienten mit RR-MS mit einer höheren Erkrankungsaktivität und einer rascheren Behinderungsprogression assoziiert, bei Patienten mit klinisch isoliertem Syndrom bestand eine höhere Konversionsrate zu einer klinisch sicheren MS. (Ferraro et al. 2013; Sola et al. 2011). Die Bestimmung von Neurofilament (Neurofilament light chain) im Serum und Liquor wird als möglicher Marker für einen akuten axonalen Schaden angenommen und ist in einzelnen Studien mit einer Behinderungsprogression sowie Hirnatrophie assoziiert (Kuhle et al. 2017; Arrambide et al. 2016; Kuhle et al. 2016). Der Einsatz in der klinischen Routine ist jedoch für die verschiedenen Marker noch nicht etabliert (Teunissen et al. 2015). Es bestehen allerdings Hinweise darauf, dass *Antikörper*, die gegen bestimmte Bestandteile der Markscheide oder anderer Strukturen des ZNS gerichtet sind, als Biomarker für die Aktivität der Erkrankung und Eingrenzung der MS-Unterform einzusetzen sind. So konnten bei der Neuromyelitis optica Antikörper gegen das auf Astrozyten exprimierte Kanalprotein Aquaporin-4 gefunden werden, die bei der klassischen MS nicht zu finden sind (Lennon et al. 2004; Lennon et al. 2005). Die Bedeutung von Antikörpern gegen Myelin-basisches-Protein, Myelin-Oliogodendrozyten-Glykoprotein und Kaliumkanal Kir4.1 als Diagnose- oder Prognosemarker ist aufgrund widersprüchlicher Publikationen unklar (Berger et al. 2003; Gaertner et al. 2004; Lampasona et al. 2004; Rauer et al. 2006; Srivastava et al. 2012; Chastre et al. 2016; Probstel et al. 2016).

## F 11.3 Therapeutische Prinzipien

Die Ursache der MS ist nicht bekannt. Die Befunde bisheriger Untersuchungen legen einen immunvermittelten Pathomechanismus nahe, der sich bei Individuen mit genetischer Prädisposition manifestiert. Die Ereignisse sowie die zeitliche Abfolge, die zur Initiierung und Perpetuierung der Immunkaskade führen, sind weitgehend unverstanden. Viele Befunde sprechen für eine Autoimmungenese der MS, bei der ZNS-reaktive T-Lymphozyten eine zentrale Rolle spielen (**Abb. F 11.3**). Die Relevanz infektiöser Agentien (insbesondere Viren) wird immer wieder postuliert, jedoch konnte bis heute kein singulärer Erreger als verantwortliches Agens ausgemacht werden. Nach neueren pathogenetischen Konzepten der Autoimmunität sowie Erkenntnissen der T-Zell-Antigenerkennung widersprechen sich beide Hypothesen nicht mehr notwendigerweise. Für die meisten der gegenwärtig angewandten Therapiestrategien ist die entzündliche Natur der MS-Läsionen der rationale Hintergrund. Die klinische, genetische, kernspintomographische und pathologische Heterogenität der MS suggeriert jedoch, dass mehr als ein pathogener Mechanismus zur Gewebeschädigung bei MS beiträgt. Strategien zur Neuroprotektion, -regeneration oder Remyelinisierung befinden sich zum größten Teil noch in experimentellen oder frühen klinischen Phasen der Entwicklung (Dendrou et al. 2015).

### F 11.3.1 Immunpathogenese der MS

Die entmarkte *Plaque* ist das Hauptcharakteristikum der MS (Frohman et al. 2006b). Innerhalb der Plaques kommt es zu einer Zerstörung des Myelins und/oder der Oligodendrozyten bei relativer Erhaltung der Axone und der Ausbildung von Narbengewebe (Lassmann 1998). Sie sind begleitet von einer Entzündungsreaktion. Das entzündliche Infiltrat setzt sich hauptsächlich aus Lymphozyten und Makrophagen zusammen, die überwiegend perivaskulär liegen. Die Zusammensetzung des entzündlichen Infiltrats ist vom Stadium der Demyelinisierungsaktivität abhängig. Plaques bei akuter und früher MS weisen eine ausgedehnte Remyelinisierung auf (»shadow plaques«), während das Remyelinisierungspotenzial bei chronischen

MS-Plaques weitaus geringer ist (Chang et al. 2002). In MS-Läsionen finden sich ganz unterschiedliche Veränderungen hinsichtlich der Myelin- und Oligodendrozytenschädigung (Patrikios et al. 2006).

Bei Patienten mit schubförmiger MS finden sich vornehmlich fokale entmarkende Läsionen in der weißen Substanz. Im Gegensatz dazu findet sich bei primär und sekundär chronischen Verlaufsformen eine diffuse Schädigung der »normal appearing white matter« und eine kortikale Demyelinisierung (Kutzelnigg et al. 2005). Die Affektion der grauen Substanz gewinnt zunehmend Bedeutung in der Einschätzung der Progressionsdynamik sowie der kortikal bedingten Pathologie bei MS-Patienten (Miller et al. 2005a; Miller et al. 2005b). Dabei finden sich bei den chronischen Formen eine starke mikrogliale Aktivierung und diffuse *axonale Schädigungen* mit Beteiligung des gesamten Gehirns. In chronischen Verlaufsformen der MS finden sich Hinweise auf ektopes lymphoides Gewebe (B-Zell-Follikel) in den Meningen (Serafini et al. 2004).

Die unterschiedlichen histopathologischen Befunde lassen sich mit einem einheitlichen Pathomechanismus nur schwer erklären. Es wird derzeit angenommen, dass verschiedene immunologische und möglicherweise toxische Mechanismen für die unterschiedlichen histologischen Muster und Stadien der Erkrankung verantwortlich sind (Barnett et al. 2004; Trebst et al. 2006).

Die frühen Symptome der MS sind vermutlich das Resultat axonaler Demyelinisierungen, die zur Verlangsamung oder Blockade der Nervenleitung führen. Die Remission wird dem Rückgang des entzündlichen Ödems zugesprochen sowie einer partiellen Remyelinisierung. Weiterhin gibt es eine Reihe von Molekülen (z. B. Zytokine, NO, pH), die die axonale Funktion stören können (Friese et al. 2014). Die Wiederherstellung der Nervenfunktion könnte auch durch die Neuverteilung von Natriumkanälen in den Segmenten der Demyelinisierung mitbedingt sein (Waxman 2008). Wiederholte Schübe führen dann zur irreversiblen Axonenschädigung, zu Gliosenarben und zum Verbrauch von Oligodendrozytenvorläuferzellen. Sie sind verantwortlich für die Progression der neurologischen Symptomatik. Interessanterweise bestätigen Studien der letzten Jahre die bereits in den Erstbeschreibungen der Erkrankung nachgewiesenen axonalen Schäden, die auch schon in sehr frühen Phasen der MS nachzuweisen sind (Trapp et al. 1998; Kuhlmann et al. 2002) und mit dem Ausmaß der Entzündung in jedem Stadium der Erkrankung korrelieren (Frischer et al. 2009).

#### F 11.3.1.1 Immunologie der MS

Die MS wird zu den Autoimmunerkrankungen gezählt. Dabei nimmt man an, dass es durch Aufhebung der immunologischen Toleranz zu einer Immunantwort gegen körpereigene Strukturen kommt, die im Verlauf zur Gewebspathologie führt (Dendrou et al. 2015). Wie es zur Auslösung der Immunantwort gegen »Selbst-Proteine« kommt, ist bisher nicht geklärt. Als Hypothesen werden eine vermehrte Synthese von sogenannten »Neo-Epitopen«, molekulares Mimikry zwischen »Selbst-Proteinen« und »Fremd-Proteinen«, wie viralen Proteinen, Adjuvantien, Immundefizienzsyndrome und chronische Entzündungsprozesse diskutiert, wobei die genannten potenziellen Mechanismen sich nicht gegenseitig ausschließen (Kleinschnitz et al. 2007; Sospedra et al. 2005). Immer sollte bedacht werden, dass diese Prozesse auf dem Boden einer genetischen Prädisposition stattfinden, wobei den MHC-Klasse-I- und Klasse-II-Genen eine zentrale Bedeutung in der Regulation der Immunantwort zukommt.

Bei der Pathogenese der MS ist sowohl die angeborene als auch die adaptive Immunantwort von großer Bedeutung. Man nimmt an, dass es durch ein initiales, nicht genau verstandenes Ereignis zum vermehrten Einstrom von $CD4^+$ und $CD8^+$ T-Lymphozyten, die gegen »Selbst-Antigene« des ZNS, sogenannte Autoantigene, gerichtet sind, in das ZNS kommt (Friese et al. 2009; Sospedra et al. 2005; Dendrou et al. 2015). Dabei haben T-Zellen die Fähigkeit der Transmigration durch die Blut-Hirn-Schranke (Engelhardt et al. 2005). In der Folge der pathologischen Migration werden weitere Immunkaskaden angestoßen, was dann zum Einstrom von Makrophagen, B-Zellen, Antikörpern und weiteren der zuvor genannten Zellen in das ZNS führt. Für die Aufrechterhaltung dieser Prozesse sind verschiedene Überträgersubstanzen wie Interleukine, besonders Interferone und Chemokine, sowie Radikale von Bedeutung (Zamvil et al. 2003). Im Verlauf der Immunantwort gegen ZNS-Gewebe kommt es zur Schädigung der Markscheide, der Oligodendrozyten selbst und auch der Axone. Vier Hauptmechanismen scheinen hierbei im Vordergrund zu stehen, die mit hoher Wahrscheinlichkeit bei verschiedenen Patienten unterschiedlich zur Pathogenese beitragen:

1. Autoantikörper- und Komplement-vermittelte Schädigung von Markscheiden und Axonen unter variabler Mitbeteiligung von Makrophagen oder mikroglialen Zellen,
2. Zytotoxische Schädigung durch T-Zellen von Oligodendrozyten und Nervenzellen ($CD4^+$ T-Zellen und $CD8^+$ T-Zellen)
3. Schädigung der Oligodendrozyten und Neuronen durch lösliche Substanzen einer chronischen Entzündung (z. B. Zytokine, Sauerstoffradikale, Glutamat und Protonen)
4. Primäre Schädigung von Oligodendrozyten oder Neuronen (vermehrte Suszeptibilität unklarer Ursache) mit sekundärer immunologischer Abräumreaktion.

#### F 11.3.1.2 Infektiöse Erreger und MS

Der Zusammenhang zwischen infektiösen Erregern (insbesondere Viren und Bakterien) und der MS ist seit jeher Gegenstand intensiver Diskussion. Eine Reihe indirekter Hinweise suggeriert bis heute den Einfluss eines solchen »Umweltfaktors«: das Vorliegen von Hochrisikogebieten, dokumentierte MS-Epidemien, die Isolierung bestimmter Viren bei MS-Patienten (z. B. Herpes-simplex-Virus, HTLV–1, humaner Herpesvirus Typ 6, Multiple-Sklerose-assoziiertes Retrovirus, MSRV, Epstein-Barr-Virus, EBV), serologische Studien mit dem Nachweis Virus-spezifischer Antikörper oder T-Zellen, der

F 11

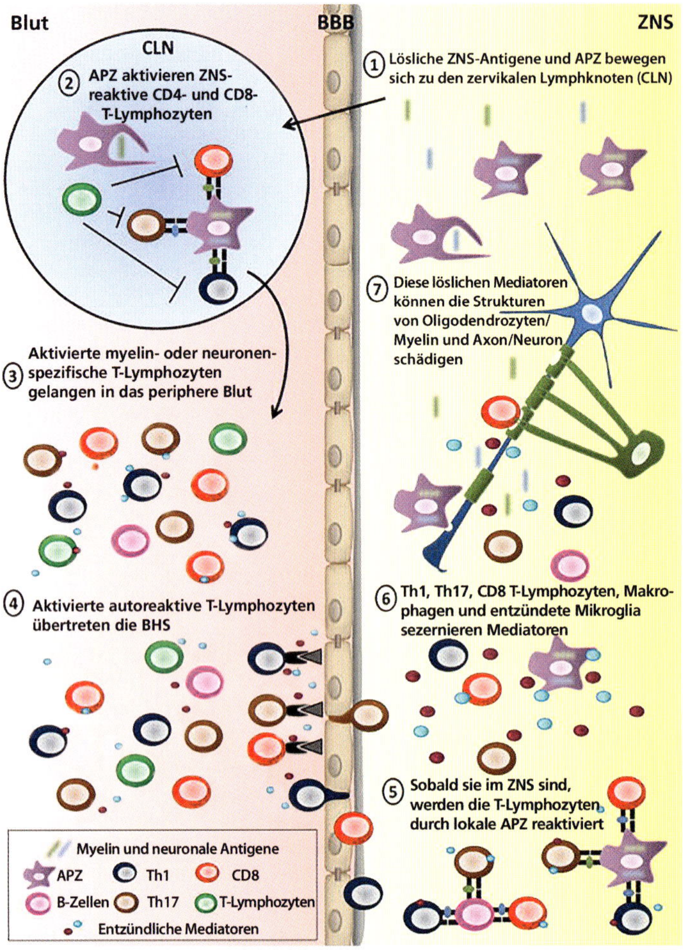


**Abb. F 11.3:** Aktivierung und Rolle der T-Lymphozyten in der Pathogenese der MS und EAE 1. Im Gegensatz zu den meisten Organen gibt es im Gehirn und dem Rückenmark fast keine Lymphbahnen; es findet ein Abfluss von Liquor und interstitieller Flüssigkeit vom Gehirnparenchym zu den zervikalen Lymphknoten statt (Laman et al. 2013). Lösliche ZNS-Antigene und professionelle APZ wie dendritische Zellen, die Myelin oder neuronale Antigene umschließen, können sich vom ZNS zu den zervikalen Lymphknoten (CLN) bewegen (Mohammad et al. 2014). 2. Reife APZs, die Myelin oder neuronale Antigene umschließen, wurden in den zervikalen Lymphknoten von MS-Patienten und EAE-Modellen nachgewiesen (Laman et al. 2013). Diese APZ können ZNS-reaktive CD4- und CD8-T-Lymphozyten effektiv aktivieren. Es konnte gezeigt werden, dass verschiedene Untergruppen regulatorischer T-Zellen die Entwicklung einer EAE hemmen und deren Schwere reduzieren können (Kleinewietfeld et al. 2014; Sinha et al. 2014). Mehrere Arbeitsgruppen berichteten, dass die regulatorischen Funktionen von Treg-Subgruppen bei MS-Patienten im Vergleich zu Gesunden eingeschränkt waren (Kleinewietfeld et al. 2014; Sinha et al. 2014). 3. Aktivierte Myelin- oder neuronal-spezifische T-Lymphozyten gelangen in das periphere Blut, um dort die Immunüberwachung auszuüben. ZNS-reaktive CD4 und CD8 T-Lymphozyten, die aus dem peripheren Blut von MS-Patienten gewonnen wurden, wiesen eine höhere Aktivierung als die gesunden Spender auf. 4. Aktivierte autoreaktive T-Lymphozyten können die BHS besser übertreten, da sie vermehrt Mediatoren, wie z. B. Chemokinrezeptoren, Adhäsionsmoleküle, Integrine und Zytokine exprimieren (Goverman 2009; Larochelle et al. 2011). 5. Sobald sie im ZNS sind, können die T-Lymphozyten durch lokale APZ (Makrophagen, Mikroglia und dendritische Zellen oder B-Lymphozyten), die sich in den Läsionen von Menschen und Mäusen finden, reaktiviert werden (Greter et al. 2005; Frohman et al. 2006b; Pierson et al. 2014). Es konnte gezeigt werden, dass diese antigenspezifische Reaktivierung essenziell ist, damit aktivierte autoreaktive T-Lymphozyten Zugang zum ZNS-Parenchym bekommen (Bartholomaus et al. 2009). 6. Th1, Th17 und CD8 T-Lymphozyten und Makrophagen, die das ZNS infiltrieren sowie entzündete Mikroglia sezernieren Mediatoren (z. B. entzündliche Zytokine freie Radikale etc.). Darüber hinaus beeinflussen sich T-Zellen und Mikroglia gegenseitig und tragen so dazu bei, das entzündliche Milieu im ZNS aufrecht zu erhalten. 7. Diese löslichen Mediatoren können die Strukturen von Oligodendrozyten/Myelin und Axon/Neuron schädigen. Außerdem können aktivierte Mikroglia/Makrophagen Oligodendrozyen direkt phagozytieren. Ebenso wurden CD8 T-Lymphozyten in der Nähe von Oligodendrozyten gefunden, die Axone demyelinisierten, indem sie ihre zytolytioschen Granula entleeren (Neumann et al. 2002; Wulff et al. 2003; Lassmann 2004; Saikali et al. 2007). Aktivierte T-Zellen haben die Fähigkeit Oligodendrozyten direkt Neuronen zu töten (Jurewicz et al. 1998; Sauer et al. 2013; Zaguia et al. 2013). Zuletzt verursacht dieser Schaden die Freisetzung zusätzlicher ZNS-Antigene, die neuen Wellen ZNS-spezifischer T-Lymphozyten präsentiert werden können. (übersetzt aus Legroux et al. 2015)

Nachweis viraler Genome im ZNS-Gewebe sowie Virus-Tiermodelle der MS. Allerdings hat sich bis heute keiner der publizierten Erreger als singuläres infektiöses »MS-Agens« identifizieren lassen, eine Tatsache die sich in der Widersprüchlichkeit des Schrifttums zu Virusisolierungen oder Nachweisen von viralen Genomen im MS-Gewebe widerspiegelt (Übersichtsarbeiten bei Cermelli et al. 2000; Meinl 1999; Gilden 2005). Die überzeugendsten Daten existieren bislang für den Zusammenhang von EBV mit der MS. Nahezu 100 % der MS-Patienten sind seropositiv für EBV, zudem zeigen sich in epidemiologischen Studien klare Hinweise für einen Zusammenhang einer EBV-Infektion mit dem Beginn einer MS (DeLorenze et al. 2006; Levin et al. 2010). Bewertet man die bekannten epidemiologischen und genetischen Erkenntnisse, so haben virale Agentien oder andere Umweltfaktoren zusammen mit den teilweise bekannten genetischen Komponenten offenbar Einfluss auf die Erkrankungssuszeptibilität bzw. den Erkrankungsausbruch. Dieser Schluss wird durch Daten unterstützt, die zeigen, dass bis zu 25 % der akuten Schübe durch akute virale Infektionen ausgelöst werden (Sibley et al. 1985) oder Virusinfektionen dem Erkrankungsbeginn vorangehen können (z. B. Ascherio et al. 2001). Es bleibt derzeit ungeklärt, ob 1. Viren eine notwendige Voraussetzung für die Initiierung oder Reaktivierung einer MS sind oder ob 2. primär eine Autoimmunreaktion gegen ZNS-Gewebe vorliegt, die potenziell durch virale (Ko-)Infekte moduliert wird.

### F 11.3.2 Gegenwärtige Therapiestrategien – Änderung des therapeutischen Paradigmas

Bei der Therapie der Multiplen Sklerose müssen grundsätzlich drei verschiedene Therapiekonzepte voneinander unterschieden werden:

1. die zeitlich limitierte Behandlung des *akuten Schubes*,
2. die prophylaktisch angewendete Immuntherapie mit dem Ziel der Modifizierung des Krankheitsverlaufs sowie
3. die symptomatische Therapie selektiver MS-assoziierter Beschwerden wie z. B. Blasenfunktionsstörungen, Fatigue oder Spastik. Auf diesen Aspekt wird in einem gesonderten Abschnitt genauer eingegangen (**Kap. F 11.4.5**)

Zur Therapie des akuten MS Schubs werden nach wie vor in erster Linie intravenöse Glukokortikoide eingesetzt (am besten untersucht ist Methylprednisolon), neue Erkenntnisse sprechen auch für die Möglichkeit einer oralen Gabe in bestimmten Konstellationen. Die Evidenz für den Vorteil einer Plasmapherese bei unzureichendem Ansprechen auf eine intravenöse Kortisonpulstherapie und persistierendem neurologischen Defizit hat in den vergangenen Jahren weiter zugenommen. Damit kann dieses Vorgehen trotz Off-Label-Status als etabliertes Therapieverfahren angesehen werden (Faissner et al. 2016). Alternativ kann in bestimmten Fällen eine Immunadsorption erwogen werden, auch wenn die Datenlage hierzu schwächer ist. Entscheidend für eine erfolgreiche Schubtherapie ist die Überprüfung des Therapieerfolges nach 10–14 Tagen, um das Therapiefenster für eine etwaige Eskalation, z. B. in Form einer Plasmapherese, nicht zu verpassen.

Das Konzept der prophylaktischen Immuntherapie bei schubförmiger MS hat in den vergangenen Jahren aufgrund der zunehmenden Zahl hochwirksamer Immuntherapeutika einen deutlichen Wandel erfahren.

Hierbei sind insbesondere zwei Aspekte hervorzuheben: Zum einen ist davon auszugehen, dass ein früher Therapiebeginn entscheidend für den weiteren Langzeitverlauf ist, und zwar sowohl bei bereits diagnostizierter schubfömiger Multipler Sklerose als auch beim klinisch isolierten Syndrom (Kavaliunas et al. 2016; Giovannoni et al. 2016; Ziemssen et al. 2015; Tintore 2007). Dies geht sowohl aus Langzeitdaten verschiedener Zulassungsstudien als auch aus prospektiven Kohortenstudien und Metaanalysen eindrucksvoll hervor (Jokubaitis et al. 2016; Comi et al. 2016; Kappos et al. 2016; Signori et al. 2016). Zum anderen ist offenbar analog eine frühzeitige Therapieoptimierung bei unzureichender Kontrolle der Krankheitsaktivität für den weiteren Verlauf entscheidend (Comi et al. 2016). Konkret bedeutet dies zum einen, dass frühzeitig ein Wechsel von einer Substanz für eher moderate Verlaufsformen auf eine Substanz für aktive Verlaufsformen erfolgen soll und ein horizontaler Wechsel zwischen Substanzen mit vergleichbarer Wirksamkeit nur bei Verträglichkeitsproblemen, nicht aber bei Hinweisen auf eine unzureichende Wirksamkeit erfolgen sollte (He et al. 2015; Prosperini et al. 2016). Zum anderen geht man aktuell davon aus, dass bei einem Teil der Patienten mit bereits initial hoher Krankheitsaktivität von Anfang an eine Substanz für (hoch-) aktive Verlaufsformen gewählt werden sollte (Lizak et al. 2016; Spelman et al. 2016; Tornatore et al. 2016; Bargiela et al. 2017; Fox et al. 2016). Das bisherige starre Konzept aus »Basis-« und »Eskalationstherapie« ist also zugunsten eines patientenorientierten Vorgehens geändert worden, bei dem die individuelle Krankheitsaktivität einmalig vor Therapiebeginn und danach regelmäßig festgestellt wird, um darauf basierend den Therapieerfolg zu messen und die Therapie ggf. kurzfristig anzupassen. Das spiegelt sich auch in der aktuellen Version des Stufenschemas wider (**Abb. F 11.5**).

Auch der Therapieerfolg – ein weiteres Paradigma der MS-Therapie – wird heute anders beurteilt als noch vor wenigen Jahren. Während eine Medikation vor zehn Jahren auch dann noch als ausreichend wirksam angesehen wurde, wenn lediglich eine Schubratenreduktion bestand und klinische sowie kernspintomographische Restaktivität nachzuweisen war, ist das Ziel heutzutage in der Ära der hochwirksamen Substanzen das Konzept der »Freiheit von Krankheitsaktivität« (englisch: »no evidence of disease activity«, NEDA). Bei diesem Konzept geht man davon aus, dass bei einer optimalen MS-Immuntherapie weder klinisch (Schubrate, EDSS) noch kernspintomografisch Krankheitsaktivität nachzuweisen sein sollte. Dieses Konzept wird heutzutage nicht nur bei den aktuellen zulassungsrelevanten klinischen Studienpro-

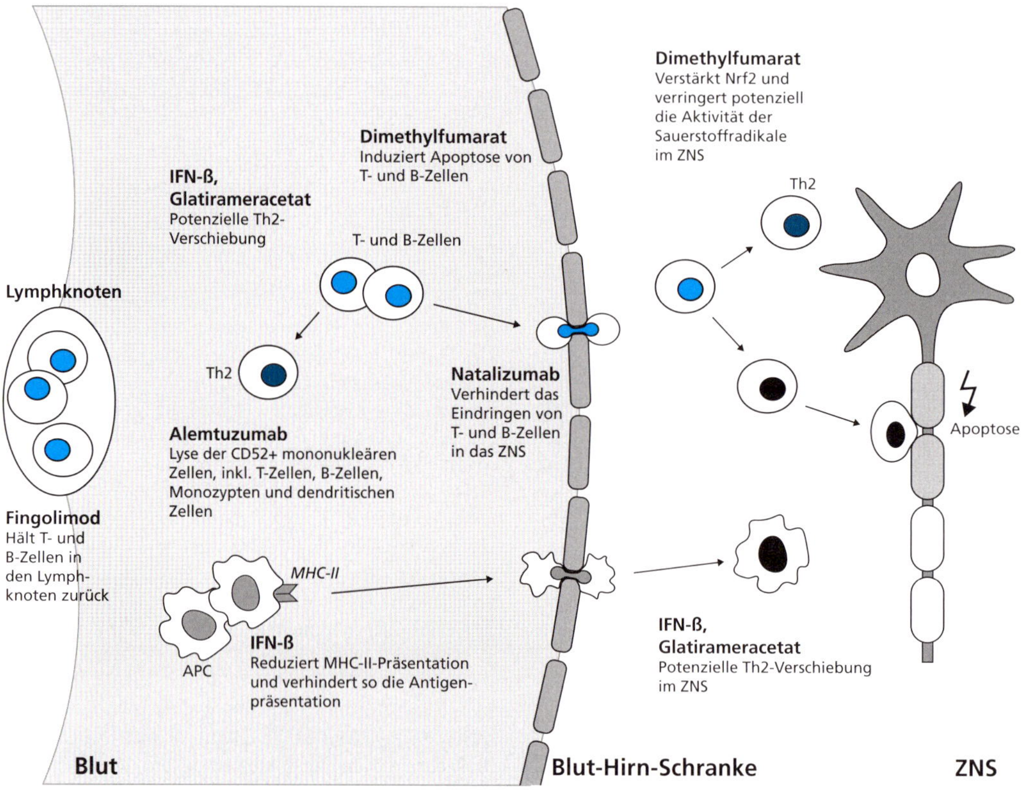


**Abb. F 11.4:** Wirkmechanismen der Multiple-Sklerose-Therapeutika. IFN Interferon, Nrf2 »nuclear factor erythroid 2-related factor 2«, Th T-Helfer-Zellen, ZNS zentrales Nervensystem

grammen, sondern auch zunehmend im klinischen Alltag angewandt.

Trotz dieser positiven Entwicklungen sollte auf zwei Aspekte hingewiesen werden: Zum einen gibt es bis heute keine eindeutigen Marker, die eine individuelle Vorhersage der Krankheitsaktivität in der Zukunft und des Krankheitsverlaufes erlauben. Zum anderen gibt es bei jeder Therapie – auch bei den hochaktiven Substanzen – Therapieversager, die zum gegenwärtigen Zeitpunkt nicht vorab identifiziert werden können.

Abschließend sollte erwähnt werden, dass zwar die positive Wirkung zugelassener immuntherapeutischer Substanzen auf die Schubrate und die kernspintomographisch (MRT) nachweisbare Krankheitsaktivität mittlerweile umfangreich belegt werden konnte, die Datenlage zur Langzeitwirksamkeit hinsichtlich Krankheitsprogression und dauerhafter Behinderung jedoch allenfalls mäßig (Frohman et al. 2006b) ist. Vor diesem Hintergrund geht die Suche nach alternativen Behandlungsstrategien – insbesondere in den Bereichen Remyelinisierung sowie Neuroprotektion – weiter (Kleinschnitz et al. 2007). Beispiele solcher neuer Therapieansätze umfassen z. B. Clemastine, anti-LINGO, RXR-Agonisten und Quetiapin (Mullard 2016). Einige solcher neuer therapeutischen Strategien befinden sich derzeit in klinischen Phase-I- bis Phase-III-Prüfungen (Mullard 2016).

Mechanistisch orientieren sich die aktuell verwendeten Therapieprinzipien jeweils an ganz bestimmten der Erkrankung zugrunde liegenden, überwiegend inflammatorischen Ereignissen der hypothetischen pathogenetischen Kaskade: Zusammengefasst handelt es sich um die Aspekte: 1. das Vorhandensein und die periphere (Re-)Aktivierung ZNS-autoreaktiver T-Zellen, 2. die Existenz bzw. Bildung pathogener B-Zellen und Antikörper, 3. die Adhäsion und die Penetration von T-Zellen in das ZNS, 4. die lokale Aktivierung von Immuneffektoren im ZNS, insbesondere der Makrophagen, 5. Mechanismen der De-/Remyelinisierung sowie des neuronalen Untergangs und schließlich 6. die Apoptose von Immunzellen. All diese Aspekte können mittlerweile in unterschiedlichem Umfang durch die verschiedenen zur Verfügung stehenden Substanzen beeinflusst werden und sind in der **Abb. F 11.4** sowie der **Tab. F 11.5** zusammengefasst. Entscheidend für das Verständnis ist, dass die Bedeutung einzelner Komponenten in den verschiedenen Phasen der Erkrankung unterschiedlich ist (s. o.) und demnach auch angewandte Therapieprinzipien eine unterschiedlich hohe Effektivität aufweisen. Nach einer Darstellung der gegenwärtig eingesetzten Therapieprinzipien, deren theoretischen Grundlagen sowie der Ergebnisse der wichtigsten kontrollierten Studien wird im Folgenden kurz auf zentrale in der fortgeschrittenen Entwicklung befindlichen Behandlungen sowie die Perspektiven der MS-Therapie eingegangen.

### F 11.3.2.1 Therapiestrategie bei akutem MS-Schub

#### Glukokortikosteroide (GCS)

Glukokortikosteroide (GCS) gehören zu den Grundsteinen der MS-Therapie, insbesondere des akuten MS-Schubes. Neben dem antiödematösen

**Tab. F 11.5:** Etablierte und gesicherte Therapieprinzipien der MS: Wirksamkeit, Wirkmechanismen, allgemeine und spezifische Nebenwirkungen und Lektionen aus der Praxis

| Behandlung | Wirksamkeit bei MS | Zentrale Wirkmechanismen | Wichtige Nebenwirkungen/ Erkenntnisse für die MS | Lektionen/Fragen |
|---|---|---|---|---|
| aHSCT | sehr hoch | entfernt das gesamte adaptive Immunsystem und etabliert ein neues T-Zell-Repertoir aus hematopoietischen $CD34^+$ Precursor-Zellen | Therapie-assoziierte Mortalität aufgrund von Infektionen direkt nach der Transplantation ca. 0.5–1 %; nur passend für hochaktive Patienten, noch nicht zugelassen | Entfernt das pathogene T-Zell-Repertoire; Funktion des Thymus wird angeregt; neues T-Zell-Repertoire wird aufgebaut; Auswirkungen auf das B-Zell-Repertoire/Antikörper weniger klar |
| Anti-α4-Integrine (NTZ) | hoch | verhindert den Eintritt aktivierter T-Z-Zellen/ Immunzellen ins ZNS ($CD4^+$ >> $CD8^+$ T-Zellen); setzt B-Zellen in bestimmten Reifungsstadien und BM-Vorläuferzellen ins periphere Blut frei | Sehr gut verträglich aber > 600 Fälle von PML (> 20 % mit tödlichem Ausgang); ohne größere Risiken bei Patienten, die $JCV^{negativ}$ sind | Das Eingreifen in bestimmte Schritte der Immunüberwachung kann zu Problemen mit ganz bestimmten Pathogenen und den mit ihnen verbundenen Komplikationen führen; hochwirksam, da es einen kritischen Schritt in der MS-Pathogenese beeinflusst |
| Anti-CD52 (Alemtuzumab) | hoch | Eliminierung großer Anteile der T- und B-Zellen; darunter pathogene T- und B-Zellen; nur wenige Therapiezyklen notwendig; unklar, welche Behandlung nach Alemtuzumab angewendet werden kann | 30–40 % der Patienten entwickeln sekundäre Autoimmunerkrankungen; akute Infusionsreaktion aufgrund von Zell-Lyse | Gründe für das Auftreten sekundärer Autoimmunerkrankungen sind nicht vollständig verstanden; langfristige Effekte der Zelldepletion unbekannt |
| Anti-CD20[a)] (Rituximab, Ocrelizumab, Ofatumumab) | hoch | Zerstört große Teile der B-Zell-Population; entfernt entzündungsfördernde B-Zellen und deren antigenpräsentierende Funktion; Die Rolle von Antikörpern bei der Antwort auf diese Behandlung ist weniger klar | Akute Infusionsreaktion; Medikamentenempfindlichkeit; PML (aber bisher nur bei anderen Autoimmun-Erkrankungen) | Mechanismen seiner hohen Wirksamkeit bei MS sind nicht vollständig verstanden, begründen sich aber höchstwahrscheinlich in der Hemmung der antigenpräsentierenden Funktion von B-Zellen; erster Ansatz mit Wirksamkeit bei PPMS |
| Anti-CD25a) (Daclizumab high yield process) | hoch | Induziert die Expansion immunregulatorischer NK ($CD56^{bright}$)-Zellen; Inhibition der T-Zell-Aktivierung durch die Blockierung von CD25 auf dendritischen Zellen und anderen | Hautreaktion, Anstieg der Leberwerte, Infekte der oberen Atemwege | Blockade/Ausschalten von IL-2 oder seinen Bestandteilen bei Mausmodellen führte zu schwerer Autoimmunität oder Immundefizienz; Es gibt keine $CD56^{bright}$ NK-Zellen bei Mäusen |
| FTY720 (unspezifischer S1P-R-Agonist/ funktioneller Antagonist) | moderat | Hält naive und central memory T-Zellen in Lymphknoten; Einfluss auf viele andere Zellen und Gewebe, einschl. der BHS bei Expression von S1P-Rezeptoren | Lymphopenie; Makula-Ödem; präkanzeröse Hautläsionen; Absinken von Blutdruck und Herzfrequenz; PML (selten); weitere | Die immunologischen Effekte der Präparate verursachen eine – wenn auch milde – Beeinträchtigung der Immunkontrolle von dauerhaften/latenten Infektionen mit HSV-1 und VZV; einige tödliche Fälle wurden berichtet |
| DMF | moderat | Th1-Th2 Wechsel, in dem die Funktion dendritischer Zellen verändert wird; antioxidative Aktivität durch Induktion von Nrf2; Hemmung NFκB-induzierter Gene | gastrointestinale Nebenwirkungen; Ausschlag; bei einigen Patienten langanhaltende Lymphopenie; Anstieg der Leberwerte; PML (selten); weitere | Wirkt gut bei Psoriasis; Grund für die langanhaltende Lymphopenie ist unbekannt |

**Tab. F 11.5** Etablierte und gesicherte Therapieprinzipien der MS: Wirksamkeit, Wirkmechanismen, allgemeine und spezifische Nebenwirkungen und Lektionen aus der Praxis (Fortsetzung)

| Behandlung | Wirksamkeit bei MS | Zentrale Wirkmechanismen | Wichtige Nebenwirkungen/ Erkenntnisse für die MS | Lektionen/Fragen |
|---|---|---|---|---|
| IFN-β | gering/ moderat | hemmt Matrix-Metalloproteasen; Wechsel des Verhältnisses von Th1:Th2; Einfluss auf die Antigenpräsentation; antivirale Aktivitäten (relevant für die Behandlung der MS?) | sehr gut verträglich; Hautreaktion; erkältungsähnliche Symptome, vorübergehender Anstieg der Leberwerte | Der Typ I von IF hat zahlreiche immunomodulatorische Wirkungen neben seiner antiviralen Aktivität |
| GA | gering/ moderat | Beeinflusst die Antigenpräsentation; verändert das Verhältnis Th1:Th2; induziert neurotrophische Faktoren und $CD8^+$ Tregs; andere | sehr gut verträglich; Ausschlag; Lipoatrophie an den Einstichstellen | Peptidmischung, die entwickelt wurde, um EAE auszulösen; Wirkung ist ähnlich der von APLs |
| Teriflunomide | gering/ moderat | hemmt die Dihydroorotatdehydrogenase und die Lymphozytenproliferation | Übelkeit, Durchfall, Haarausfall, niedrige Neutrophile; Leberwertanstieg; Bluthochdruck; teratogen | aktiver Metabolit von Leflunomid, das bei rheumatoider Arthritis verwendet wird |
| IFN-γ | verschlechterte die Krankheit | wichtiges Th1-Zytokin; verabreicht mit dem Ziel, antivirale Effekte zu vermitteln; löst entzündungsfördernde Immunreaktionen aus | Auslösen von MS-Schüben | Unterstützt die Rolle von Th1-Zellen als die hauptsächlich pathogenen Zellen bei MS |
| TNF-Inhibition durch sTNFR-IgG p55 | verschlechtert die Erkrankung | blockiert die Interaktion von TNF und TNF-Rezeptoren; verbessert die EAE | induziert/verlängert die MS-Schübe | zeigt, dass die Hemmung von Zytokinen mit pleiotropischer Wirkung kompliziert ist; das Fusionsprotein hemmt sowohl entzündliche (vermittelt durch TNFR1) und remyelinisierende/reparaturfördernde (vermittelt von TNFR2) Auswirkungen auf TNF |
| TGF-β | keine | wurde vor dem Hintergedanken verabreicht, immunregulatorische Effekte zu vermitteln; verbessert EAE | Schwere Beeinträchtigung der Nierenfunktion (Absinken der glomerularen Filtrationsrate) während der Phase-I-Testung für MS | Hat zu viele weitere Wirkungen; nicht zur immunmodulierenden Behandlung geeignet |
| APL | verschlechterte die Erkrankung | APLs zeigten Wirkung im EAE-Modell; wurden bei MS mit dem Ziel verabreicht, gegen autoreaktive T-Zellen vorzugehen oder eine Verschiebung des Verhältnisses von Th1 zu Th2-Zellen auszulösen | löst Schübe aus, lokale Reaktion | APL-spezifische T-Zellen, die mit native MBP-Peptiden beladen wurden, verursachten Schübe, was die Annahme unterstützte, dass myelinspezifische Th1-Zellen eine Rolle bei der MS spielen |
| Anti-IL-12/-23 p40 (Ustekinumab) | keine | Zeigt therapeutische Wirkung bei Psoriasis; mildert EAE ab; wurde bei MS benutzt, um pathogene Th17-Zellen zu hemmen | nicht zutreffend | Mangel an Wirkung stellt die Rolle von Th17-Zellen bei MS in Frage, da diese eine wichtige Rolle bei Psoriasis spielen |

| | | | | |
|---|---|---|---|---|
| Anti-BAFF/APRIL (atacicept; ein Fusionsprotein von TACI, dem Transmembranrezeptor, der an BAFF und APRIL mit dem Fc-Anteil von IgG) | verschlechterte die Erkrankung | wurde genutzt, um B-Zellen zu blockieren in der Annahme, dass die B-Zell-Aktivierung/das B-Zell-Profil eine wichtige Rolle bei der MS spielt | erhöht die Schubrate bei RRMS | Da dieser Ansatz bei SLE wirksam zu sein scheint, bei dem Antikörper eine zentrale Rolle spielen, müssen die B-Zell-assoziierten Pathomechanismen bei SLE und MS unterschiedlich sein; bisher ist das Versagen von Atacicept bei MS nicht verstanden |

a Zulassung für MS beantragt; in einigen Ländern bereits zur MS-Therapie zugelassen.
aHSCT autologe HSC-Transplantation; APL veränderter Peptidligand; APRIL ein Proliferation auslösender Ligand (*a proliferation-inducing ligand*); BAFF B-Zell aktivierender Faktor der TNF-Familie; DMF Dimethylfumarat; GA Glatirameracetat; JCV JC-Polyomavirus; MBP basisches Myelinprotein (*myelin basic protein*); Nrf2 auf NF bezogener Faktor2 (*NF-related factor 2*); NTZ Natalizumab; PML progressive multifokale Leukoenzephalopathie; SLE Systemischer Lupus Erythematosus; $T_{CM}$ central memory T-Zellen; TACI Transmembranaktivator und CAML-Interagens; TNFR TNF-Rezeptor; VZV Varizella-Zoster-Virus.

Effekt und der Restauration der Blut-Hirn-Schranke steht dabei vor allem die immunsuppressive Wirkung im Vordergrund, die sich auf humorale und zelluläre Immunprozesse erstreckt (Gold et al. 2001). Bezüglich der molekularen Wirkmechanismen kennt man zum einen spezifische, intrazellulär über den zytosolischen GCS-Rezeptor vermittelte Effekte und zum anderen unspezifische Membraneffekte. Erstere wirken über Translokation des GCS-Rezeptorkomplexes in den Zellkern auf nukleäre Transkriptionsvorgänge verschiedener Zytokine und Entzündungsmediatoren (bereits bei Dosen von 1 mg/kg KG/Tag). Letztere werden vermutlich über steroidsensitive membranassoziierte Proteine vermittelt, die in niedrigeren Dosierungen membranstabilisierende Wirkung haben, sich dosisabhängig jedoch auch auf die intrazelluläre Kalziumkonzentration und die Reduktion der ATP-Produktion auswirken. Über die hierdurch erfolgende Entkoppelung der Atmungskette wird die Aktivierung von Immunzellen verhindert. Desweiteren werden auch apoptotische Signale vermittelt. Diese Effekte werden in der Regel erst mit Steroidgaben von über 10 mg/kg KG/Tag erreicht. Die exogene Zufuhr von GCS führt bereits nach vier bis sechs Stunden zu einer Reduktion der Lymphozyten und Monozyten im Blut, während die Anzahl der Granulozyten durch Umverteilungsprozesse deutlich steigt (Freisetzung aus dem Knochenmark und von endothelialen Oberflächen). Sowohl im Blut als auch im Liquor reagieren T-Lymphozyten, insbesondere die Population der $CD4^+$ T-Helferzellen, verstärkt auf die GCS. Während zytotoxische $CD8^+$ T-Zellen und B-Zellen relativ resistent sind, scheint die Abnahme der $CD4^+$ T-Zellen insbesondere auf apoptotischem Zelluntergang zu beruhen. Obwohl unter verlängerter GCS-Gabe die Masse des lymphoiden Gewebes abnimmt, bleibt die zelluläre und humorale Immunantwort nahezu intakt. In der EAE konnte gezeigt werden, dass hoch dosiertes Methylprednisolon durch Apoptoseinduktion die Entzündung *in situ* rascher beendet (Schmidt et al. 2000).

*GCS in der Therapie des akuten Schubes:* Die Nutzung von intravenösen GCS zur Behandlung von MS-Schüben ist mittlerweile fest etabliert (Filippini et al. 2000; Miller et al. 2000). In der von Beck et al. publizierten Optikusneuritis-Studie (Beck et al. 1993) wurde mit 1 g Methylprednisolon (MP) i. v. über drei Tage, gefolgt von 1 mg/kg KG oralem Prednison über elf Tage versus Placebo behandelt. Die hoch dosierte i. v. MP-Pulstherapie führte zu einer rascheren Erholung der Sehschärfe. Nach Ablauf von sechs Monaten zeigte sich zwischen den drei Therapiegruppen bezüglich der Sehfähigkeit kein signifikanter Unterschied. Dagegen waren das Gesichtsfeld, die Empfindlichkeit für visuelle Kontraste sowie das Farbensehen in der hoch dosiert behandelten Patientengruppe noch deutlich besser. In mehreren offenen Studien konnte nach hoch dosierter Steroidgabe mithilfe serieller MRT-Untersuchungen eine signifikante Reduktion der Kontrastmittelaufnahme frisch-entzündlicher Herde bei Patienten im akuten Schub demonstriert werden (Grauer et al. 2001). Allerdings dauert der Effekt auf die Kontrastmittelaufnahme nach i. v. MP-Therapie nur für wenige Wochen an. Beim Vergleich von 2 g versus 500 mg i. v. MP über sieben Tage zeigte sich eine stärkere und länger anhaltende Wirkung hinsichtlich der Aufrechterhaltung der Integrität der BHS, gemessen im MRT (Oliveri et al. 1998). Eine orale Hochdosistherapie (fünf Tage Methylprednisolon 500 mg/Tag) mit anschließendem Ausschleichen über zehn Tage kommt als Alternative zur intravenösen Hochdosistherapie in Betracht (Le Page et al. 2015). In einer aktuellen französischen Multicenterstudie zeigte diese Applikationsform eine ähnliche Wirksamkeit wie intravenöse verabreichte Steroide hinsichtlich der Verbesserung von Schubsymptomen nach einem Monat.

*Regelmäßige GCS-Gabe bei chronisch progredientem oder schubförmigem Krankheitsverlauf:* Progrediente MS-Verläufe: Aus Mangel an Alternativen wird bei progredienten Verlaufsformen gelegentlich eine regelmäßige Kortikosteroid-Pulstherapie nach festgelegtem Schema praktiziert. Für den Nutzen einer Hochdosis-GCS-Langzeitbehandlung (dreimonatliche Kortisonpulse) bei chronisch-progredienter MS (PP-MS, SP-MS) spricht die Studie von Goodkin et al. (1998); hier wurde eine gewisse Verzögerung der Krankheitsprogression und insbesondere eine kurzfristige Verbesserung von Spastik, Kleinhirnfunktion und Sensibilität beobachtet. Die Effekte der GCS-Gaben hielten allerdings nicht länger als drei Monate an (Cazzato et al. 1995). Studien der Evidenzklasse I liegen nicht vor. Aus unserer Sicht sind bisher aus Mangel an Alternativen bei primär chronisch progredienter MS sowie bei fortschreitenden Verläufen bei sekundär progredienter MS probatorische intravenöse Steroid-Pulstherapien angebracht (↔). Bei positivem Effekt kann eine mehrmalige Wiederholung dieser Maßnahme in drei- bis sechsmonatigen Abständen erfolgen (↔).

*Intrathekale Injektion von GCS:* Die intrathekale GCS-Administration wurde und wird an verschiedenen MS-Zentren regelmäßig praktiziert. In Einzelfällen (z. B. Van Buskirk et al. 1964) bzw. im Rahmen kontrollierter Beobachtungen (Hoffmann et al. 2003; Rohrbach et al. 1988; Hoffmann et al. 2006) konnte nach der intrathekalen Anwendung mit Depot-Methylprednisolonacetat (DMPA) bzw. Triamcinolonacetonid (TCA) ein über mehrere Wochen anhaltender günstiger Effekt auf die spinale Paraspastik und die Gehfähigkeit beobachtet werden (↔). Unter Verwendung von intrathekalem Triamcinolonacetonid (Volon A®, 40–80 mg bei einmaliger Anwendung) sind die potenziell auftretenden Nebenwirkungen wie z. B. eine aseptische Meningitis oder eine adhäsive Arachnoiditis seltener geworden. Wir erwägen diese Anwendungsmöglichkeit bei fortgeschrittenen chronisch progredienten Patienten mit dominierender spinaler Symptomatik und spastischer Gehbeeinträchtigung, bei denen weder die orale antispastische Therapie noch intravenöse Kortisonpulse Besserung erbracht haben (↔). Bei Ansprechen können die Injektionen zweimonatlich wiederholt werden (↔).

*Zusammenfassend* ist die Therapie des akuten MS-Schubes mit Kortikosteroiden (Prednisolon oder Methylprednisolon) auf Basis mehrerer, im Wesentlichen konsistenter Klasse-I- und Klasse-II-Studien als etablierter Standard anzusehen (↑↑), während der Effekt von GCS auf die Langzeitprognose funktioneller Beeinträchtigungen derzeit nicht sicher belegt ist. Nicht klar definiert sind nach wie vor die effektivste Dosis sowie die erforderliche Therapiedauer und -häufigkeit. In den publizierten Studien wurden verschiedene Dosierungen und Applikationsarten eingesetzt, wobei sich die intravenöse GCS-Hochdosisbehandlung als therapeutischer Standard im deutschsprachigen Raum durchgesetzt hat, vorzugsweise mit Methylprednisolon (500–1 000 mg, drei bis fünf Tage), es besteht jedoch keine eindeutige Überlegenheit gegenüber der oralen Anwendung. Auf Basis der bisherigen Studien scheint es möglich, dass in regulären zeitlichen Abständen durchgeführte Kortisonpulse bei der Langzeitbehandlung von Patienten mit chronisch progredienten Verlaufsformen einen positiven Effekt haben könnten (↔). Intrathekale Applikation von GCS kann als symptomatische Therapiemaßnahme zur Besserung spastischer Symptome in Ausnahmefällen erwogen werden (↔).

#### Plasmapherese und Immunadsorption

Zur Plasmapherese als Behandlungsoption bei schweren, GCS-resistenten Schüben existiert bereits seit den 90er Jahren eine randomisierte sham-kontrollierte Studie aus der Mayo Klinik (Weinshenker et al. 1999) sowie eine retrospektive Erhebung an insgesamt 59 Patienten (Keegan et al. 2002). Die Plasmapheresetherapie zur Schubbehandlung mit Ersatz des Plasmapherisats durch Albumin-Elektrolytlösungen wurde sowohl bei schwerer, schubförmig verlaufender MS als auch bei schwerer, therapierefraktärer Optikusneuritis in offenen Studien eingesetzt und es wurden therapeutische Effekte beschrieben (Ruprecht et al. 2004; Schilling et al. 2006).
Nach gegenwärtiger Einschätzung ergibt sich die Indikation zur Plasmapherese bei Patienten mit akuten, funktionell beeinträchtigenden Schüben bei fehlendem Ansprechen auf eine Kortisonstoßtherapie (↔). Die Plasmapherese hat keinen Stellenwert in der Dauerbehandlung einer progressiven MS.
Immunadsorption: In den letzten Jahren wird zunehmend eine Immunadsorption als Alternative zur Plasmapherese eingesetzt, sowohl aufgrund des attraktiveren Nebenwirkungsprofils, da Antikörper selektiv eliminiert werden, als auch aufgrund des geringeren Allergenrisikos im Vergleich zur Plasmapherese (Kohler et al. 2011). Eine Wirksamkeit konnte bereits in mehreren kleineren offenen Studien bei steroidrefraktären MS-Schüben demonstriert werden (Koziolek et al. 2013) und scheint in etwa vergleichbar zu sein mit der einer Plasmapherese (Faissner et al. 2016).
Zusammengefasst hat die Plasmapherese – und künftig möglicherweise auch die Immunadsorption – trotz der begrenzten Evidenz einen festen Stellenwert in der Therapie steroidrefraktärer Schübe mit relevanter funktioneller Beeinträchtigung.

### F 11.3.2.2 Prophylaktische Immuntherapie bei Multipler Sklerose

Zu den in Studien erfolgreichen und inzwischen gut etablierten Prinzipien der prophyklaktischen Immuntherapie bei der MS gehören das Typ I-Interferon, Interferon-b (IFN-b), mit seinen Präparationen Interferon-b1a und Interferon-b1b sowie das PEGylierte Interferon-b1a (Plegridy®) mit hierdurch reduzierter Applikationsfrequenz, das Polypeptidgemisch Glatiramerazetat (GA, Copolymer-1) sowie verwandte Glatiramoide, der DHODH-Inhibitor Teriflunomid (Aubagio®), das Fumarsäurederivat Dimethylfumarat (DMF, Tecfidera®) und die intravenösen Immunglobuline (IvIg, off-label) (**Tab. F 11.6**).

F 11

**Tab. F 11.6:** Prophylaktische Immuntherapien

| Wirkstoff | Handelsnamen | Applikationsart und -frequenz | Zulassung in Deutschland |
|---|---|---|---|
| Interferon-beta 1a | | Injektion<br>30 µg; 1 ×/Woche, i. m | 1997 |
| | | Injektion<br>22 µg bzw. 44 µg; 3 ×/Woche, s. c. | 1998 |
| Interferon-beta 1b | | Injektion<br>250 µg; jeden zweiten Tag, s. c. | 1996 |
| pegyiliertes Interferon-beta 1a | Plegridy® | Injektion<br>125 µg; 2 ×/Monat, s. c. | 2014 |
| Glatirameracetat und Glatirameroide | | Injektion<br>20 mg/Tag. oder<br>40 mg 3 ×/Woche s. c.<br>(nur Copaxone®) | 2001 |
| Teriflunomid | Aubagio® | Filmtablette<br>14 mg/Tag | 2013 |
| Dimethylfumarat | Tecfidera® | je eine Hartkapsel<br>(240 mg) morgens und abends,<br>zu Beginn der Therapie langsam aufdosieren | 2014 |
| intravenöse Immunglobuline | | 0,15 g/kg KG alle 4 Wochen | nur off-label |

### Immuntherapeutische Behandlungsstrategien für milde/moderate Verläufe

#### *Interferone*

Interferone sind natürlich vorkommende Glykoproteine aus der Familie der Zytokine mit antiviralen, antiproliferativen und immunmodulatorischen Eigenschaften.

Natürliches *IFN*-β wurde aufgrund seiner immunmodulatorischen Wirkung bereits in den 1970er Jahren zur Behandlung der MS eingesetzt (Jacobs et al. 1994; Jacobs et al. 1987). IFN-β hat neben seinen antiviralen Eigenschaften sowohl immunaktivierende als auch immunmodulierende Effekte. Ein wesentlicher Wirkmechanismus liegt in der Antagonisierung der durch IFN-γ induzierten proinflammatorischen Effekte. Daneben induziert es immunmodulatorische Zytokine wie IL-10 und TGF-b, hemmt die T-Zellproliferation, vermindert die durch IFN-γ induzierte Expression von MHC-Klasse-II- und Adhäsionsmolekülen, steigert die T-Suppressoraktivität, blockiert Metalloproteinasen und Chemokine und vermindert die Blut-Hirn-Schranken-Permeabilität. Aufgrund der vielfältigen, im Detail unvollständig verstandenen und teilweise paradoxen Wirkmechanismen der Interferone resultiert der therapeutische Nutzen aus einem immunologischen Netto-Effekt, der weitgehend aus hypothetischen Aktivierungsschritten abgeleitet wird (Yong 2002).

#### *Beta-Interferone bei schubförmiger MS*

Die Wirksamkeit der Beta-Interferone beim schubförmigen Verlauf konnte bereits in den 90er Jahren in vier großen, randomisierten und doppelblinden, placebokontrollierten Klasse-I-Studien belegt werden (IFNB 1993, 1995; Jacobs et al. 1996; OWIMS 1999; PRISMS 1998), Entsprechend den Therapieprotokollen erfolgte die Zulassung für die subkutane Gabe von IFN-b1b 8 Millionen Internationale Einheiten (MIU) jeden zweiten Tag (ESG 1998; IFNB 1993; IFNB 1995; Kappos et al. 2001), für die intramuskuläre Gabe von IFN-b1a in der Dosierung von 6 MIU (30 mg) einmal pro Woche (Jacobs et al. 1996) und die subkutane Gabe von IFN-b1a in der Dosierung von 3 × 6 MIU bzw. 12 MIU (22 mg bzw. 44 mg) pro Woche. Alle Studien zeigten in der entsprechenden Dosierung eine signifikante Reduktion der Schubfrequenz (um etwa 30 %) und der kernspintomographischen Krankheitsaktivität. Für die IFN-b1a konnte zudem ein signifikanter Einfluss auf die Krankheitsprogression nachgewiesen werden, mit IFN-b1b zeigte sich ein positiver Trend. Die Wirkung der Interferone setzte rasch ein, wie die Abnahme der Schübe bereits zwei Monate nach Therapiebeginn zeigt, und hielt über die gesamte Studienzeit an. Die Anzahl der MRT-Läsionen sank unter Interferontherapie teilweise drastisch (für IFN-b1b 80 % für den Aktivitätsmedian) (Paty et al. 1993). Für alle drei Präparate liegen mittlerweile auch Langzeitbeobachtungen von bis zu 20 Jahren vor. Diese zeigen, dass im Verlauf der Behandlung nicht mit neuen, schwerwiegenden Nebenwirkungen gerechnet werden muss und somit insbesondere die Sicherheit auch bei langjähriger Anwendung bestätigt ist (Kappos et al. 2016; Kinkel et al. 2006; Rio et al. 2005; Signori et al. 2016). Verschiedene Verlaufsbeobachtungen und Follow-ups zu Studien bestätigten Hinweise auf eine anhaltende Wirksamkeit der Interferone in der Langzeitanwendung (Rudick et al. 2005). Nach bisher vorliegenden Erkenntnissen bestehen keine grundsätzlichen qualitativen Unterschiede der immunmodulatorischen Effekte von IFN-β1a und IFN-β1b (Marrie et al. 2006). Eine Vielzahl von Publikationen befasst sich mit den Effekten der verschiedenen Beta-Interferone auf klinische oder bildgebende Teilaspekte der schubförmigen MS. Der Leser sei hier auf Spezialliteratur verwiesen.

Kürzlich erfolgte die Zulassung eines durch Pegylierung modifizierten Interferonpräparates (Plegridy®); aufgrund der Modifikation verlängert sich die Halbwertzeit, sodass eine s. c. Applikation von 125 g alle 14 Tage möglich ist. Die Wirksamkeit des modifizierten Interferons wurde in einer placebokontrollierten Phase-III-Studie belegt (White et al. 2016), woraufhin die Zulassung zur immunmodulatorischen Therapie der schubförmigen MS erfolgte. Eine Zulassung zur Therapie des klinisch isolierten Syndroms oder der SPMS liegt nicht vor, da hierzu keine Studiendaten existieren.

#### *Beta-Interferone bei sekundär progredienter MS*

Für IFN-b1b konnten in einer europäischen kontrollierten, randomisierten, doppelblinden Phase-III-Multicenterstudie signifikante Effekte auf die Krankheitsprogression, Schubzahl und zahlreiche kernspintomographische Parameter gesehen werden, weshalb es auch bei sekundär chronisch progredienter MS zugelassen ist (ESG 1998; Kappos et al. 2001). Demgegenüber zeigte sich allerdings weder in der nordamerikanischen SP-MS-Studie mit IFN-b1b (Panitch et al. 2004) noch in der SPECTRIMS-Studie mit IFN-b1a (SPECTRIMS 2001) ein signifikanter Effekt auf die Verzögerung der Krankheitsprogression. Als mögliche Ursachen für die unterschiedlichen Studienergebnisse werden die Zusammensetzung der Studienpopulationen (Verhalten der Placebogruppen) und die möglicherweise unabhängig von Schüben und entzündlicher Krankheitsaktivität in der Kernspintomographie weiterhin ablaufende Krankheitsprogression diskutiert (Cohen et al. 2004).

*Beta-Interferone nach erster, MS-verdächtiger Episode:* Zur Frage des frühzeitigen Therapiebeginns mit IFN-b existieren zwischenzeitlich drei Klasse-I-Evidenz-Studien zur Wirksamkeit von Interferonen nach einem ersten Schubereignis (CHAMPS; Jacobs et al. 2000; ETOMS; Comi et al. 2001; BENEFIT; Kappos et al. 2006). Übereinstimmend zeigen die Studien, dass die Zeit bis zum Auftreten bzw. das relative Risiko eines zweiten Schubes durch eine frühe Behandlung mit Beta-Interferonen signifikant hinausgezögert werden kann. Für die Immuntherapie bei klinisch isoliertem Syndrom sind daher folgende Interferon-Präparate zugelassen: IFN-b1b und IFN-b1a. Vor dem Hintergrund des bekannten Risikos, nach initialer Symptomatik eine definitive MS zu enwickeln (Brodsky et al. 1997; Brex et al. 2002; Morrissey et al. 1993; O'Riordan et al. 1998; Sailer et al. 1999) sowie der oben geschilderten Datenlage zum Wert einer frühzeitigen Immuntherapie besteht eine klare Indikation für einen frühen Einsatz eines IFN-b-Präparates bereits nach dem ersten Schubereignis (**Kap. F 11.4.2.1**).

*Neutralisierende Antikörper (NAB):* Im Rahmen einer IFN-b-Therapie können sich neutralisierende Antikörper (NAB), entwickeln und dadurch die nützliche Wirkung inhibieren (Francis et al. 2005; Polman et al. 2003; Kappos et al. 2005; Giovannoni et al. 2005). Allerdings ist die Bewertung der hierzu vorliegenden Ergebnisse aus verschiedenen Gründen kontrovers (z. B. fehlende Standardisierung der Assays; Übersicht bei Polman et al. 2010). Grundsätzlich sollte nur bei Verdacht auf Therapieversagen (klinisch sowie paraklinisch, z. B. klare Zunahme der Läsionslast bzw. Floridität im MRT) das Vorliegen neutralisierender Antikörper als zusätzliches Beurteilungskriterium für das Absetzen der Interferontherapie einbezogen werden; hierfür sind insgesamt zwei positive Antikörpernachweise im Abstand von mindestens drei Monaten erforderlich. Im klinischen Alltag wird mittlerweile aufgrund des zunehmenden Umfangs geeigneter Alternativpräparate bereits frühzeitig bei klinischem/paraklinischen Nachweis von Krankheitsaktivität unter einer bestehenden immunmodulatorischen Therapie eine Therapieoptimierung angestrebt (**Kap. F 11.4**), sodass die Relevanz der Bestimmung von NAB im klinischen Setting in den Hintergrund gerückt ist.

*Zusammenfassend* hat sich auf der Basis von verschiedenen konsistenten Klasse-I-Studien für die IFN-b-Präparate eine Reduktion der Schubrate (sowohl klinisch als auch MR-tomographisch) bei Patienten mit MS oder mit klinisch isoliertem Syndrom gezeigt (↑↑). IFN-b verlangsamt wahrscheinlich die Behinderungsprogression (↑). IFN-b ist indiziert in der Frühtherapie der MS nach einem ersten demyelinisierenden Ereignis für Patienten mit hohem Risiko für das Auftreten einer klinisch gesicherten MS sowie bei Patienten, die bereits eine RR-MS oder SP-MS mit Schüben haben (↑↑). Die Langzeitsicherheit der Anwendung ist inzwischen gut belegt (↑↑). Bei schubförmiger MS ist die Wirksamkeit der PEGylierten Form mit reduzierter Applikationsfrequenz ebenfalls belegt (↑↑). Eine längerfristige Wirksamkeit von IFN-b-Präparaten auf die Schubratenreduktion bzw. Verzögerung der Behinderungsprogression wird angenommen, ist jedoch bislang nicht auf Klasse-I-Evidenz belegt (↑).

### *Glatirameracetat (GA, Copolymer-I, Cop 1)*

GA (20 mg/ml täglich, oder 40 mg/ml 3 ×/Woche), ist eine standardisierte Mischung synthetischer Polypeptide der Aminosäuren L-Alanin, L-Glutaminsäure, L-Lysin und L-Tyrosin, die im Peptidgemisch in identischen molaren Verhältnissen (0,14 : 0,34 : 0,43 : 0,09) wie im basischen Myelinprotein (MBP) vorliegen (Molekulargewicht 4,7–12 kDa), jedoch eine zufällige Aminosäuresequenz bieten. Nachdem sich GA in der EAE als wirksam erwiesen hatte (Teitelbaum et al. 1972), wurde der Wirkstoff in mehreren klinischen Studien untersucht und ist seit September 2001 in Deutschland für die Therapie der schubförmigen MS zugelassen (Übersicht bei Yong 2002). Eine Reihe immunologischer Studien konnte in den letzten Jahren verschiedenartige Wirkmechanismen von GA *in vitro* und *in vivo* aufklären (Duda et al. 2000; Gran et al. 2000; Neuhaus et al. 2000; Teitelbaum et al. 1999; Farina et al. 2005; Weber et al. 2007). Sie trugen damit zum molekularen Verständnis dieses ersten erfolgreichen Paradigmas einer »Antigen-abgeleiteten« Therapie der MS bei. Die wesentlichen Mechanismen sind:

1. Kompetition mit dem MBP um die Bindung an MHC-Moleküle und damit die Antigenpräsentation,
2. Kompetition von GA/MHC mit MBP/MHC um die Bindung an T-Zell-Rezeptoren,
3. teilweise Aktivierung und Toleranzinduktion von MBP-spezifischen T-Zellen (Wirkweise wie veränderte Peptidliganden)
4. die Induktion GA-spezifischer, regulatorischer T-Helfer-2(Th2)-Zellen, die Th1-vermittelte Immunprozesse via »Bystander«-Suppression zu beeinflussen vermögen.
5. die Generierung antiinflammatorischer Makrophagen mit regulatorischen Eigenschaften

Die Wirksamkeit von GA bei Patienten mit RR-MS wurde in einer großen plazebokontrollierten klinischen Phase-III-Studie (elf US-Zentren) an 251 Patienten über zwei Jahre demonstriert (Johnson et al. 1995; Comi et al. 2011). Hier zeigte sich eine statistisch signifikante Reduktion der Schubrate um 29 % als primärem Studienendpunkt. Kernspintomografisch fand sich eine reduzierte Gesamtzahl der gadoliniumanreichernden Läsionen nach etwa sechs Monaten Behandlungszeit (primärer Endpunkt; Comi et al. 2001). Im Vergleich zu den MRT-Studien mit den verschiedenen IFN-b-Präparaten tritt der positive Therapieeffekt von GA sowohl bei klinisch als auch mittels MRT gemessener Krankheitsaktivität deutlich verzögert ein (erst nach sechs Monaten signifikant). Eine randomisierte, placebokontrollierte Studie hat zudem die Wirksamkeit von Glatirameracetat beim klinisch isolierten Syndrom (PreCISe-Studie) untersucht und eine um 45 % geringere Wahrscheinlichkeit im Vergleich zu Placebo gezeigt, eine klinisch definitive MS nach drei Jahren zu entwickeln (Comi et al. 2009; Comi et al. 2013). Für das klinisch isolierte Syndrom liegt dementsprechend eine Zulassung vor. Demgegenüber liegen keine überzeugenden Daten über die Wirksamkeit der Substanz bei SP-MS vor (Wolinsky et al. 2003). Langzeitdaten zu Copaxone®/Glatirameracetat in der täglichen subkutanen Anwendung erbrachten keine unerwarteten neuen Nebenwirkungen (Ford et al. 2006; Boster et al. 2015).

Bezüglich der Effektivität von Glatirameracetat im Vergleich zu rekombinanten IFN-Präparaten liegen zwei randomisierte Studien vor. Sowohl die REGARD-Studie (Rebif® 44 µg im Vergleich zu Copaxone®) als auch die BEYOND-Studie (Betaferon® im Vergleich zu Copaxone®) konnten keine signifikante Überlegenheit einer der Behandlungen hinsichtlich Schubrate und MR-Kriterien zeigen (Mikol et al. 2008; O'Connor et al. 2009).

Kürzlich wurden Daten einer placebokontrollierten Phase-III-Studie vorgelegt, die eine Wirksamkeit von Copaxone bei Applikation dreimal wöchentlich in einer Dosierung von 40 mg dokumen-

tiert (Khan et al. 2016); diese Applikationsform ist nun ebenfalls seit 2015 zur Therapie der schubförmigen MS zugelassen.
Mit Wegfall des Patentschutzes für Glatirameracetat haben verschiedene Firmen eigene Imitatorprodukte entwickelt (z. B. Glatopa™ in den USA, Clift® in Deutschland). Hierbei ist zu beachten, dass es sich beim Glatirameracetat – anders als bei chemisch klar definierten Molekülen – um ein komplexes und mit den zur Verfügung stehenden Methoden nicht vollständig charakterisierbares Polypeptidgemisch aus mehreren Millionen verschiedener eng verwandter Peptide handelt. Aus diesem Grunde kann faktisch keine exakte »Kopie« des Produktes hergestellt werden. Unklar ist derzeit, in welcher Form bei solchen sogenannten »Non-Biological-Complex Drugs« (NBCD) ein angemessener Wirksamkeitsnachweis vor Zulassung erbracht werden muss: In den USA erfolgte die Zulassung von Glatopa™ ausschließlich auf Basis präklinischer Zusatzdaten (FDA 2015). Für das Glatirameracetat-Imitatorprodukt Clift® wurde eine randomisierte doppelblinde Phase-III-Studie (GATE) durchgeführt; hier wurde das Imitatorprodukt einerseits gegen das Ursprungsprodukt und andererseits gegen Placebo geprüft (Cohen et al. 2015). Primärer Endpunkt war hier – basierend auf den Ergebnissen der Zulassungsstudien von Copaxone® 20 mg – die Zahl der gadoliniumanreichernden MRT-Läsionen in den Monaten sieben, acht und neun nach Therapiebeginn. Dieser primäre Endpunkt wurde erreicht, d. h. beide GA-Produkte wiesen eine vergleichbare Wirksamkeit auf und waren jeweils signifikant besser als das Placeboprodukt. Es sollte jedoch hervorgehoben werden, dass in dieser Studie anderes als bei klassischen Zulassungsstudien kein klinischer primärer Endpunkt verwendet wurde und hier letztlich nur Daten über einen Zeitraum von neun Monaten erhoben wurden. Aktuelle Daten der GATE-Extensionsstudie (Selmaj et al. 2017) demonstrieren jedoch eine anhaltende Wirksamkeit und Verträglichkeit auch bei Wechsel vom Originalpräparat auf das GA-Imitatorprodukt.
Trotz dieser vielversprechenden Daten ist ein unreflektierter Einsatz solcher NBCDs ohne Vorliegen adäquater klinischer Studien mit adäquaten klinischen Endpunkten aus unserer Sicht nicht vertretbar. Im Falle von Clift® ist eine entsprechende Aufklärung und Einbeziehung des Patienten in den Entscheidungsprozess sowie eine engmaschige Kontrolle von Wirksamkeit und Verträglichkeit unter der Therapie notwendig.

***Dimethylfumarat (Tecfidera®)***

Die Fumarsäure wird in Deutschland bereits seit längerem zur Behandlung der Psoriasis eingesetzt. Aufgrund des Nebenwirkungsprofils wurden inzwischen neuere Fumarsäureester (FSE) mit besserer Verträglichkeit entwickelt (Das et al. 2016). Im Rahmen der MS kommt Dimethylfumarat (DMF) zur Anwendung. DMF weist verschiedene immunmodulatorische Wirkansätze auf, wie eine Verstärkung von Th2-Antworten, eine Erhöhung des intrazellulären Transkriptionsfaktors Nrf2 mit antioxidativen und immunregulatorischen Effekten sowie eine Modulation der Differenzierung antigenpräsentierender Zellen (de Jong et al. 1996; Litjens et al. 2006; Linker et al. 2011; Chen et al. 2014).

Erste Daten aus einer offenen Studie mit FSE an zehn Patienten mit RRMS wurden bereits 2006 veröffentlicht (Schimrigk et al. 2006). In einer größeren, doppelblinden und placebokontrollierten Phase-IIb-Studie, die an 257 MS-Patienten durchgeführt wurde und in der drei unterschiedliche Dosierungen eines FSE (Dimethylfumarat, DMF, BG00012; 120 mg, 360 mg oder 720 mg pro Tag über 24 Wochen) verwendet wurden, konnte sowohl die klinische als auch paraklinische Wirksamkeit für FSE demonstriert werden (Kappos et al. 2008). Auf die Behandlungsphase folgte eine 24-wöchige Extensionsphase, in der alle Teilnehmer auf aktive Medikation eingestellt wurden. Zirka 90 % der Patienten beendeten die Studie. Durch die höchste Dosis BG00012 (720 mg/d) wurde die mittlere Anzahl kontrastmittelaufnehmender Herde (primärer Studienendpunkt) signifikant reduziert. Zudem zeigten sich positive Effekte auf die Anzahl neuer Herde in der T2-Wichtung und auf die Entstehung neuer black holes im Vergleich zu Placebo. Nebenwirkungen in Form von Hautreaktionen (Flush-Symptomatik), Kopfschmerzen sowie gastrointestinalen Symptomen waren in den DMF-Gruppen vermehrt anzutreffen; die Häufigkeit dieser Nebenwirkungen nahm im Therapieverlauf ab (Gold et al. 2012; Fox et al. 2012; Kappos et al. 2008). Die Ergebnisse konnten anschließend in zwei unabhängigen Phase-III-Studien bestätigt werden, den Zulassungsstudien DEFINE und CONFIRM (Bomprezzi 2015; Gold et al. 2015). Insgesamt wurden hier 1530 Patienten mit DMF behandelt. In der DEFINE-Studie konnte eine Schubratenreduktion von 53 % ($2 \times 240$ mg DMF) bzw. 48 % ($3 \times 240$ mg DMF) gegenüber Placebo demonstriert werden. Zusätzlich fand sich eine signifikante Reduktion der Behinderungsprogression (entsprechend einer bestätigten EDSS-Verschlechterung) von 38 % bzw. 34 % in den beiden DMF-Behandlungsgruppen. Diese Ergebnisse zur Schubratenreduktion konnten in der CONFIRM-Studie bestätigt werden mit einer Schubratenreduktion von 44 % bzw. 51 % in den beiden DMF-Behandlungsgruppen gegenüber Placebo. Hingegen fand sich bei CONFIRM keine signifikante Reduktion der Behinderungsprogression. Bei CONFIRM wurde zusätzlich eine Behandlungsgruppe mit dem aktiven Komparator Glatirameracetat mitgeführt; diese Gruppe wies eine Schubratenreduktion von 29 % gegenüber Placebo auf, welches konsistent ist mit den bekannten klinischen Effekten von Glatirameracetat aus der Zulassungsstudie (Johnson et al. 1995). Einschränkend ist anzumerken, dass dieser Behandlungsarm nicht verblindet war. DMF wies in beiden Studien zusätzlich robuste Effekte auf klassische MRT-Parameter wie die Anzahl der kontrastmittelanreichernden Läsionen und neue bzw. vergrößerte T2-Läsionen auf (Gold et al. 2015). Auch in den Zulassungsstudien bestätigte sich das Nebenwirkungsprofil von DMF mit Flushing und gastrointestinalen Nebenwirkungen bei insgesamt bis zu 38 % der Patienten, wobei die Inzidenz dieser Nebenwirkungen nach dem ersten Monat auf 5 % sank (Salmen et al. 2014). Des Weiteren fand sich in den Zulassungsstudien eine mittlere Reduktion der Lymphozytenzahl bis auf 30 % des Ausgangswertes. Generell besteht unter DMF kein erhöhtes Infektionsrisiko.

Allerdings sind seit Zulassung mehrere Fälle einer progressiven multifokalen Leukenzephalopathie unter Fumarsäurepräparaten einschließlich bisher vier Fällen unter DMF aufgetreten (Khatri et al. 2015; Ermis et al. 2013; van Oosten et al. 2013; Lehmann-Horn et al. 2016). In den meisten, jedoch nicht allen, Fällen fand sich retrospektiv eine langanhaltende Lymphopenie als möglicher auslösender Faktor, weswegen regelmäßige Blutbildkontrollen während der Therapie notwendig sind. Allerdings ist auch ein Fall einer PML ohne vorausgegangene Lymphopenie aufgetreten (Nieuwkamp et al. 2015). Insgesamt ist festzuhalten, dass bisher der Zusammenhang zwischen einer Therapie mit Fumarsäurederivaten und dem Auftreten einer PML nicht vollständig verstanden ist.

***Teriflunomid (Aubagio®)***

Bei Teriflunomid handelt es sich um einen reversiblen Inhibitor des mitochondrialen Enzyms Dihydroorotat-Dehydrogenase (DHODH). Dieses Enzym ist für die *de novo* Pyrimidin-Synthese in proliferierenden Lymphozytenpopulationen verantwortlich, während ruhende Lymphozyten auf dieses Enzym nicht angewiesen sind.

Teriflunomid ist der aktive Metabolit von Leflunomid, welches bereits seit 1998 zur Behandlung der rheumatoiden Arthritis eingesetzt wird. Die vergleichsweise spezifische Wirkung auf proliferierende Immunzellen wird zum einen mit dem Expressionsmuster der DHODH und zum anderen mit der Abhängigkeit dieser Zellen auf die *de novo* Synthese von Pyrimidinen für die Proliferation erklärt. Eine generelle immunkompromittierende oder klinisch immunsupprimierende Wirkung liegt nicht vor; Studien konnten zeigen, dass immunologische Gedächtnisantworten zum Beispiel bei Impfungen nur geringfügig beeinträchtigt sind und auch Immunreaktionen gegen neue Antigene ein protektives Niveau erreichen (Bar-Or et al. 2014; Bar-Or et al. 2015).

Im Rahmen der Therapie mit Teriflunomid beobachtet man eine Reduktion der Thrombozytenzahlen um ca. 10 % und der Leukozytenzahlen um etwa 15 %. Wichtig ist, dass die Elimination nach Absetzen von Teriflunomid aufgrund einer ausgeprägten enterohepatischen Rezirkulation deutlich verzögert ist. Falls notwendig, kann Teriflunomid jedoch aktiv durch orale Gabe von Cholestyramin oder Aktivkohle über zehn Tage eliminiert werden.

Für die Substanz liegt ein umfangreiches klinisches Studienprogramm vor. Bereits in einer Phase-II-Studie mit einem bildgebenden primären Endpunkt konnte ein signifikanter Effekt von sowohl 7 mg als auch 14 mg Teriflunomid bzgl. der Zahl neuer oder zunehmender T2-Läsionen sowie neuer kontrastmittelaufnehmender Herde demonstriert werden. Die Behandlung mit Teriflunomid zeigte dabei eine relative Reduktion dieser MRT-Aktivität gegenüber Placebo um 61,1 % (7 mg) bzw. 61,3 % (14 mg) (O'Connor et al. 2006). Die Wirksamkeit von Teriflunomid auf klinische Endpunkte wurde in zwei Phase-III-Studien (TEMSO und TOWER) bestätigt: In der TEMSO-Studie fand sich in Bezug auf den primären Endpunkt – die relative Reduktion der jährlichen Schubrate – eine signifikante Reduktion um etwa 31,2 % (7 mg) bzw. 31,5 % (14 mg) für beide Dosierungen gegenüber Placebo (O'Connor et al. 2011). Zusätzlich konnte über den zweijährigen Beobachtungszeitraum der Studie eine signifikante Reduktion der für mindestens zwölf Wochen anhaltenden Behinderungsprogression im Vergleich zu Placebo für die 14 mg-Dosierung gezeigt werden (relative Reduktion um 29,8 %). In der TOWER-Studie konnten diese Daten größtenteils reproduziert werden: Hier wurde die Schubraten unter Teriflunomid gegenüber Placebo um 22,3 % (7 mg) bzw. 36,3 % (14 mg) reduziert (Confavreux et al. 2014). Auch hier war der Anteil der Patienten mit bestätigter andauernder Behinderungsprogression in der Gruppe, die 14 mg Teriflunomid erhielt, signifikant reduziert (Reduktion um 31,5 % gegenüber Placebo). Aufgrund der positiven Effekte auf den Verlauf der schubförmigen MS wurde in einer weiteren Studie untersucht, ob die Behandlung mit Teriflunomid bei Patienten mit einem klinisch isolierten Syndrom den Übergang in eine MS verhindern oder verzögern kann (TOPIC-Studie; Miller et al. 2014). Hier kam es unter beiden Dosierungen von Teriflunomid zu einer signifikanten Risikoreduktion für das Auftreten eines zweiten Schubereignisses (43 % Reduktion gegenüber Placebo unter 14 mg Teriflunomid; 37 % Reduktion gegenüber Placebo unter 7 mg Teriflunomid). Zusätzlich wurde eine weitere Phase-III-Studie zum Vergleich der Wirksamkeit von Teriflunomid und Interferon-beta-1a bei Patienten mit schubförmiger MS durchgeführt (TENERE; Vermeersch et al. 2014). Hinsichtlich des primären Endpunktes der Studie, der Zeit bis zum Therapieversagen, unterschieden sich beide Teriflunomid-Dosierungen nicht von Interferon-beta. Die Schubrate unter Interferon-beta und Teriflunomid 14 mg war vergleichbar, für 7 mg Teriflunomid war sie hingegen leicht erhöht. Interessanterweise wurden zusätzlich zwei Phase-II-Studien zum kombinierten Einsatz von Teriflunomid und Interferonen oder Glatirameracetat im Vergleich zu einer Monotherapie durchgeführt (Freedman et al. 2012). Diese Studien erbrachten erste Hinweise darauf, dass eine kombinierte Behandlung einer Monotherapie mit diesen Basistherapeutika bezogen auf die Reduktion der MRT-Krankheitsaktivität überlegen sein könnte. Leider hat der Hersteller dieses Konzept aus marktstrategischen Überlegungen nicht weiterverfolgt, eine Phase-III-Studie (TERACLES) wurde deshalb vorzeitig beendet.

Das Sicherheitsprofil von Teriflunomid entspricht im Wesentlichen dem von Leflunomid. In den Zulassungsstudien unterschieden sich die Zahl der Infektionen nicht zwischen Verum und Placebo, auch die Zahl schwerer Infektionen war in den Gruppen ähnlich hoch. Allerdings wurde unter 14 mg Teriflunomid ein Fall einer fatalen Klebsiellensepsis beschrieben und unter der Vorläufersubstanz Leflunomid traten mehrere opportunistische Infektionen auf, unter anderem *Pneumocystis jirovecii* Pneumonien und Aspergillosen auf. Ein PML-Fall ist bisher nicht berichtet worden. Im Nebenwirkungsprofil sind neben gastrointestinalen Symptomen (Diarrhoe, Übelkeit) insbesondere Leberwertveränderungen von Bedeutung: So zeigten in der Phase-II-Extensionsstudie 60 % der Patienten asymptomatischer Anstiege der Alanin-Amino-Transferase (ALT)-Werte bis zum Dreifachen der oberen Normgrenze und bei weiteren 12 % lag der Anstieg noch darüber (Confavreux et al. 2012). Weitere Nebenwirkungen umfassen reversible Haarausdünnung, periphere Neuropathien sowie eine akute Harnsäure-Nephropathie (O'Connor et al. 2011; Confavreux et al. 2014). Aufgrund der bereits für Leflunomid nachgewiesenen Teratogenität in Tierversuchen muss eine bestehende Schwangerschaft bei gebärfähigen Frauen ausgeschlossen werden und während der Behandlung mit Teriflunomid muss eine sichere Kontrazeption erfolgen. Vor einer geplanten Schwangerschaft muss Teriflunomid mittels forcierter Elimination aus dem Körper entfernt werden, eine Plasmakonzentration von Teriflunomid $\leq 0{,}02$ mg/l gilt als unbedenklich (Klotz et al. 2016).

Zusammengefasst ist Teriflunomid zur Therapie der milden/moderaten schubförmigen Multiplen Sklerose sowie bei klinisch isoliertem Syndrom zugelassen. Trotz seiner rezenten Zulassung kann aufgrund der Ähnlichkeit zu Leflunomid bereits auf langjährige Sicherheitserfahrungen zurückgegriffen werden. Hinsichtlich der Langzeit-Wirksamkeit liegen mittlerweile Daten über einen Zeitraum von bis zu neun Jahren vor (O'Connor et al. 2016).

#### *Intravenöse Immunglobuline (IvIg)*

Aufgrund vielfältiger Wirkmechanismen modulieren IvIg (humane intravenös applizierte Immunglobuline) hauptsächlich die humorale, jedoch auch die zelluläre Immunantwort (Nimmerjahn et al. 2008) und werden bei einer Reihe von neurologischen Immunerkrankungen eingesetzt (Übersicht bei Gold et al. 2007).

Nach wie vor besteht für keines der am Markt befindlichen IvIg-Präparate eine Zulassung für die Behandlung der MS, sie werden also *off-label* angewendet. Es existieren derzeit fünf größere Studien zu IvIg bei schubförmiger MS (Achiron et al. 1998; Fazekas et al. 1997; Sorensen et al. 1998; Lewanska et al. 2002; Fazekas et al. 2008). In der größten Untersuchung (148 Patienten; Fazekas et al. 1997) führten IvIg im Vergleich zu Placebo zu einer leichten klinischen Besserung (EDSS) sowie zu einer Reduktion der Schubfrequenz. Die Reduktion der Schubrate konnte in einer weiteren Studie an 40 Patienten bestätigt werden (Achiron et al. 1998). Eine Reduktion von entzündlichen ZNS-Veränderungen durch IvIg, gemessen an der Anzahl Gd-anreichernder Läsionen im MRT, konnte bei Sorensen et al. gezeigt werden (26 Patienten), eine Änderung der T2-gewichteten Läsionen war nicht nachweisbar (Sorensen et al. 1998). Nicht erfolgreich war eine Dosisvergleichsstudie beim schubförmigen Verlauf der MS mit einem neuen, höher konzentrierten IvIg-Präparat (Gamunex®) (Fazekas et al. 2008). Zum Effekt einer Frühtherapie zeigt eine randomisierte, doppelblinde monozentrische Studie, dass IvIg nach dem ersten Schub – bei einjähriger Beobachtung – die Zeit bis zum Auftreten einer klinisch definitiven MS und die Zunahme von Läsionen in der MRT signifikant gegenüber Placebo verzögern (Achiron et al. 2004b). In zwei weiteren prospektiven, randomisierten Studien (beim sekundär progredienten Krankheitsverlauf und in der Akutbehandlung des MS-Schubs) konnten der jeweilige primäre Endpunkt und die meisten sekundären Endpunkte der Studie nicht erreicht werden (Hommes et al. 2004; Sorensen et al. 2004). Ebenso konnte bei der Akutbehandlung des MS-Schubes kein zusätzlicher Therapieeffekt von IvIg in einem *Add-on*-Design zur Steroidtherapie festgestellt werden (Sorensen et al. 2004).

Aufgrund der insgesamt sehr heterogenen, z. T. widersprüchlichen Studiendaten, der nicht geklärten Dosisfrage sowie im Hinblick auf die zunehmende Verfügbarkeit anderer zugelassener Therapieoptionen hat die Bedeutung der IvIg für die Immuntherapie der schubförmigen MS in den letzten Jahren kontinuierlich nachgelassen. Sie bleiben im Wesentlichen Spezialsituationen, insbesondere in der Schwangerschaft und Stillzeit vorbehalten. Argumente hierfür liefern einige Beobachtungen (retrospektive Untersuchung und offene prospektive Verlaufsbeobachtungen; (Achiron et al. 1996; Achiron et al. 2004a; Orvieto et al. 1999; Haas 2000). Keine dieser Studien wurde placebokontrolliert durchgeführt, weshalb sich aus den vorliegenden Daten derzeit keine generelle Empfehlung zur postpartalen Gabe von IvIg ergibt (individuelle Entscheidung). Beim sekundär progredienten Verlauf und in der Schubbehandlung sind IvIg aufgrund der negativen Studienlage nicht indiziert (Hommes et al. 2004)

### Immuntherapeutische Behandlungsstrategien für (hoch)aktive Verläufe

#### *Anti-alpha-4-Integrin (Tysabri®, anti-VLA-4, Natalizumab)*

Die Einwanderung von Leukozyten in das ZNS bei der MS unterliegt der Regulation von Zelladhäsionsmolekülen auf Endothelzellen und Chemokinen, die in den Entzündungsherden freigesetzt werden. Die Entwicklung monoklonaler Antikörper zur zielgerichteten Blockade einzelner, pathophysiologisch relevanter Moleküle hat die Behandlungsmöglichkeiten zahlreicher neoplastischer und auch chronisch entzündlicher Erkrankungen deutlich erweitert. Als erstes erfolgreiches Beispiel in der Behandlung der schubförmigen MS ist hier Tysabri® zu nennen. Es handelt sich hierbei um einen humanisierten monoklonalen Antikörper gegen α4-Integrin, der VLA-4 (Very Late Antigen-4) auf der Oberfläche zahlreicher Immunzellen erkennt. Durch die Bindung von Natalizumab (Tysabri®) an VLA-4 wird dessen Interaktion mit dem Liganden VCAM auf der Oberfläche von Endothelzellen der Blut-Hirn-Schranke blockiert und somit die Auswanderung von Lymphozyten und Monozyten in das ZNS stark vermindert (Steinman 2005; Schneider-Hohendorf et al. 2014). Ausgehend von diesem Wirkmechanismus wurde Natalizumab (Tysabri®) nach ersten positiven Ergebnissen in experimentellen Modellen der MS (Yednock et al. 1992; Theien et al. 2001) für die immunmodulatorische Therapie des Menschen weiterentwickelt. Nach vielversprechenden Ergebnissen einer Phase-IIb-Studie mit signifikanter Reduktion aktiver Läsionen im MRT unter monatlichen Natalizumab-Infusionen (Miller et al. 2003) wurden zwei zulassungsrelevante Phase-III-Studien mit Natalizumab (Tysabri®) bei schubförmiger MS durchgeführt: Natalizumab versus Placebo (AFFIRM) bzw. Natalizumab plus Avonex® versus

Placebo plus Avonex® (SENTINEL). In beiden Studien konnte eine deutlich signifikante Überlegenheit für Natalizumab (300 mg alle vier Wochen i. v.) sowohl in der Mono- als auch in der Kombinationstherapie gezeigt werden (Polman et al. 2006; Rudick et al. 2006b). Natalizumab (Tysabri®) führte in der AFFIRM-Studie zu einer Reduktion des Risikos einer bestätigten Behinderungsprogression von 42 % über zwei Jahre. Während die Wahrscheinlichkeit einer Progression auf Basis einer Kaplan-Meier-Analyse in der Placebogruppe bei 29 % lag, war sie unter Natalizumab-Therapie auf 17 % reduziert. Die Schubrate pro Jahr wurde um 68 % reduziert, die Akkumulation neuer oder sich vergrößernder hypointenser T2-Läsionen in der Kernspintomographie wurde um 83 % innerhalb der zweijährigen Beobachtung reduziert. Die Anzahl der das Kontrastmittel Gadolinium aufnehmenden Läsionen wurde um 92 % reduziert. Insgesamt wurde die Therapie gut vertragen: Nebenwirkungen, die in der Natalizumab-Gruppe signifikant häufiger als in der Placebo-Gruppe auftraten, waren Fatigue, allergische Reaktionen (9 % versus 4 %) und Hypersensitivitätsreaktionen (aufgetreten bei 25 der 637 Patienten, die Natalizumab erhielten). Während der zweijährigen Studienphase unter Behandlung mit Natalizumab (Tysabri®) fand sich eine doppelt so hohe Anzahl von Patienten ohne Krankheitsaktivität (keine Schübe, keine EDSS-Progression, keine neue MRT-Aktivität gemessen an T2- und T1-Läsionen). Die Wirksamkeit von Tysabri® im Vergleich zu den bisher verfügbaren Therapiemöglichkeiten ist eindrucksvoll. Dabei ist anzumerken, dass parallel verlaufene Studien auch bei Morbus Crohn weniger signifikante Effekte des Antikörpers zeigten (Sandborn et al. 2005), was wiederum an der Schlüsselrolle der VLA-4-VCAM Interaktion insbesondere an der Blut-Hirn-Schranke zu liegen scheint.

Die überzeugenden Ergebnisse in Bezug auf die Schubratenreduktion durch Natalizumab nach einem Jahr in der AFFIRM-Studie führten bereits Ende 2004 zur beschleunigten Zulassung der Substanz in den USA. Nur drei Monate später wurde der Vertrieb des Präparats jedoch vorübergehend gestoppt, da bei zwei Patienten aus der SENTINEL-Studie und bei einem Patienten mit M. Crohn, der Natalizumab (Tysabri®) in einer anderen Studie erhalten hatte, eine progressive multifokale Leukenzephalopathie (PML) diagnostiziert worden war. Zwei Patienten verstarben an der Erkrankung, der dritte überlebte die JC-Virusinfektion mit schweren neurologischen Residuen. Umfangreiche Untersuchungen zur Klärung eines Zusammenhangs zwischen der Behandlung mit Natalizumab (Tysabri®) und dem Auftreten dieser opportunistischen Infektion haben bislang keine eindeutige Erklärung liefern können (Yousry et al. 2006; Koralnik 2006; Ransohoff 2005). Eine detaillierte Nachuntersuchung (inklusive kraniellem MRT) der in Studien mit Natalizumab (Tysabri®) behandelten Patienten (MS, M. Crohn und rheumatoide Arthritis; 3 000 Patienten; mittlere Behandlungszeit 17,9 Monate) fand keine weiteren Verdachtsfälle. Das Risiko, an einer PML zu erkranken, wurde demnach zunächst mit ca. 1 von 1 000 nach einer mittleren Behandlungszeit von knapp 18 Monaten angenommen.

Die Zulassung von Natalizumab (Tysabri®) zur Behandlung der schubförmigen MS durch die EMEA erfolgte 2006 unter Auflagen (http://www.ema.europa.eu/ema/index.jsp?curl=pages/medicines/human/medicines/000603/human_med_001119.jsp&mid=WC0b01ac058001d124). Seit Juli 2006 steht das Präparat in der EU zur Verfügung. Bei Abfassung dieses Kapitels (Stand: Dezember 2016) wurden ca. 167 500 Patienten weltweit mit Tysabri® behandelt und es lagen 698 Meldungen zu einer PML-Entwicklung unter Tysabri® vor (Anteil der Todesfälle = ca. 20 %). Mittels einer sensitiven PCR konnte kein JC-Virusgenom im Liquor von MS-Patienten gefunden werden, die nicht mit Natalizumab (Tysabri®) behandelt wurden. Es besteht durch die MS per se also kein erhöhtes Risiko einer JC-Virus-Replikation und Ausbreitung im ZNS (Khalili et al. 2006). Anwendungsdauer und Vorbehandlung mit immunsuppressiven Medikamenten scheinen jedoch einen Einfluss zu haben. Weiterhin spielt die Expositionsdauer mit Tysabri eine Rolle für das PML-Risiko, da dieses nach zweijähriger Therapie deutlich ansteigt (Clifford et al. 2010; Schwab et al. 2017). Die weitere Aufschlüsselung des PML-Risikos nach Behandlungszeiträumen (z. B. »3–4 Jahre«, »5–6 Jahre«) außerhalb der Einteilung von »Kurzzeit« und »Langzeit« ist schwer zu vermitteln und deshalb nur bedingt zu empfehlen. Mittels eines serologischen Tests (ELISA) auf JC-Virus-Antikörper konnte im Blut von MS-Patienten, die mit Tysabri® behandelt wurden, eine Seropositivität von ca. 55 % detektiert werden. Im Gegensatz dazu zeigten 308 von 312 verfügbare MS-Patienten, die eine PML unter Tysabri® entwickelten, in ihrem prä-PML-Serum diese Antikörper (Sensitivität von > 98 %). Diese Studien zeigen, dass Patienten, die eine negative JCV-Serologie zeigen, unter Umständen ein sehr viel geringeres Risiko haben, eine PML unter Tysabri® zu entwickeln (Gorelik et al. 2010). Die Serokonversionsrate in der Bevölkerung liegt bei jährlich 0,5 %, allerdings weisen neuere Untersuchungen darauf hin, dass die Konversionsrate unter Tysabri höher liegt (Raffel et al. 2015; Alroughani et al. 2016; Vennegoor et al. 2016; Schwab et al. 2016a). Jüngere Untersuchungen konnten darüber hinaus belegen, dass die Titerhöhe des JCV-Antikörpers im Serum ebenfalls für die Risikostratifizierung herangezogen werden sollte, da bei Patienten ohne vorherige Immunsuppression die meisten späteren PML-Fälle schon vor der PML einen hohen normalisierten Titer (»JCV-Indexwert«) im Serum aufwiesen. Nur 4,4 % der späteren PML-Fälle (ohne vorherige Immunsuppression) wiesen einen Indexwert von < 0,9 auf und nur 13,2 % der späteren PML-Fälle einen Wert von < 1,5 (Plavina et al. 2014; Kuesters et al. 2015).

Insgesamt ergibt sich nach derzeitigem Kenntnisstand folgendes Bild des statistischen PML-Risikos unter Natalizumab und der daraus resultierenden Risikostratifizierung: Hinsichtlich der global verfügbaren und validierten Risikofaktoren (Immunsuppression, Langzeitbehandlung, Präsenz von anti-JCV Antikörpern) ergeben sich PML-Risiken zwischen < 1 : 10 000 (anti-JCV negativ) und 1 : 31 (immunsupprimiert, langzeitbehandelt, anti-JCV positiv) (adaptiert von Schwab et al. 2017) (**Tab. F 11.7**). Aufgrund der Schwere einer PML und der daraus resultierenden hohen klinischen Relevanz für die

**Tab. F 11.7:** PML-Risiko unter Natalizumab

| JCV Serologie | Behandlung >24 Monate | Immunsuppression | JCV-Index | PML-Risko |
|---|---|---|---|---|
| Negativ | | | | <1:10000 |
| Positiv | | | | 1:132 |
| Positiv | Nein | | | 1:932 |
| Positiv | Nein | Nein | | 1:1375 |
| Positiv | Nein | Nein | <0,9 | <1:10000 |
| Positiv | Nein | Nein | >0,9 | 1:1062 |
| Positiv | Nein | Ja | ungültig | 1:330 |
| Positiv | Ja | | | 1:88 |
| Positiv | Ja | Nein | | 1:129 |
| Positiv | Ja | Nein | <0,9 | 1:748 |
| Positiv | Ja | Nein | >0,9 | 1:101 |
| Positiv | Ja | Ja | ungültig | 1:31 |

Therapie mit Tysabri® wird weiterhin aktiv nach der Identifizierung zuverlässiger Prädiktoren für ein erhöhtes PML-Risiko gesucht, erfolgversprechende Kandidaten sind z. B. CD62L-Expression auf $CD4^+$ T-Zellen (Schwab et al. 2013; Spadaro et al. 2015; Schwab et al. 2016b; Pignolet et al. 2016) und lipidspezifische IgM-Banden im Liquor (Villar et al. 2015).

Gemäß der aktuellen Fachinformation besteht eine Indikation für Tysabri® zur »krankheitsmodifizierenden Monotherapie von hochaktiver schubförmiger MS« bei folgenden Patientengruppen: 1. Patienten mit hoher Krankheitsaktivität trotz Behandlung mit einem Therapeutikum für milde/moderate Verlaufsformen oder 2. unbehandelte Patienten mit rasch fortschreitender schubförmig remittierend verlaufender MS (mindestens zwei Schübe pro Jahr mit Behinderungsprogression sowie kernspintomografischer Progress mit Nachweis kontrastmittelanreichernder Läsionen oder Zunahme der T2-Läsionslast). Die Zulassungsindikation stellt einen Kompromiss zwischen dem zu erwartenden Nutzen und dem möglichen Risiko dieser Therapie unter Beachtung einer größtmöglichen Sicherheit für die Patienten dar, wobei zu beachten ist, dass der Zulassungstext in wesentlichen Teilen nicht die Einschlusskriterien der beiden Phase-III-Studien (AFFIRM und SENTINEL) widerspiegelt (Kappos et al. 2007). In einer zweiten dänischen Studie wurden 175 Patienten untersucht, die zuvor eine First-line-Therapie verwendeten und dann auf Tysabri® umgestellt wurden. Hier wurde eine Veränderung der jährlichen Schubrate von 2,71 auf 0,71 berichtet (75 %-ige Schubratenreduktion) (Oturai et al. 2009).

Eine Zulassung zur Therapie chronisch progredienter Verlaufsformen besteht nicht, eine entsprechende klinische Phase-III-Studie bei Patienten mit sekundär chronisch progredienter MS (ASCEND) verlief negativ (Biogen 2015). Die Entwicklung von neutralisierenden Antikörpern gegen Tysabri® zeigt sich in bis zu 6 % der behandelten Patienten (Calabresi et al. 2007). Diese können zu vermehrten Hypersensitivitätsreaktionen und einem Wirkverlust führen. Patienten, die eine Medikamentenreaktion entwickeln oder ein schlechtes Ansprechen auf Tysabri® zeigen, sollten auf neutralisierende Antikörper getestet werden.

### *Fingolimod (Gilenya®, FTY720)*

Fingolimod (FTY 720) leitet sich vom Pilz *Isaria sinclarii* ab. Nach In-vivo-Phosphorylierung entsteht aus FTY720 das FTY720-Phosphat(p), ein hoch affiner pharmakologischer Agonist der Sphingosin-1-Phosphat-Rezeptoren (S1P), der nach Rezeptorbindung zu einer Rezeptorinternalisierung und -degradierung führt und somit als funktioneller Antagonist wirkt. Hierdurch fehlt den Lymphozyten das zum Egress aus dem lymphatischen Gewebe notwendige Signal entlang eines S1P-Gradienten (Matloubian et al. 2004). Fingolimod hält demnach $CD4^+$-, $CD8^+$- und B-Zellen in den sekundären Lymphorganen zurück, sodass diese nicht zu den entzündlichen Herden im ZNS gelangen können (Brinkmann et al. 2002). Dieses verstärkte sog. »Homing« der Lymphozyten scheint dabei stark von der Expression verschiedener Chemokine, insbesondere von CCR7, abzuhängen, welches für das »Festhalten« der Zellen im lymphatischen Gewebe verantwortlich ist (Cyster 2005). Dies erklärt den differenziellen Effekt auf verschiedene Lymphozytensubpopulationen. Die Zellen sind jedoch funktionell nicht eingeschränkt und stehen weiterhin für Immunantworten innerhalb der lymphatischen Organe zur Verfügung; sie können lediglich im peripheren Blut nicht mehr detektiert werden. Es sollte außerdem hervorgehoben werden, dass sich generell nur 2 % aller Lymphozyten in den sekundären lymphatischen Organen aufhalten. Darüber hinaus sind von dem Festhalten vor allem naive T-Zellen sowie zentrale Gedächtnis-T-Zellen betroffen, während Effektor-Gedächtnis-Zellen, die eine wichtige Rolle bei Immunantworten im Rahmen von Infektionen spielen, weitgehend ausgespart bleiben. Möglicherweise tragen weitere immunmodulatorische Effekte auf regulatorische Immunzellen sowie innerhalb des ZNS zum thera-

peutischen Effekt bei MS bei (Groves et al. 2013; Grutzke et al. 2015).
Das therapeutische Potenzial des Moleküls konnte schon in mehreren Studien zur Organtransplantation gezeigt werden (Budde et al. 2002). Zudem war Fingolimod in verschiedenen EAE-Modellen wirksam (z. B. Fujino et al. 2003; Foster et al. 2009). Die Ergebnisse einer internationalen, doppelblinden, placebokontrollierten Phase-II-Studie mit 281 RRMS-Patienten waren vielversprechend (Kappos et al. 2006). Am Ende der Beobachtungsperiode war die Gesamtzahl der Gd-anreichernden Läsionen auf den monatlichen MRT-Aufnahmen in beiden Dosisgruppen (Fingolimod 1,25 mg/d oder 5 mg/d p. o.) deutlich reduziert (primärer Studienendpunkt). Die Schubrate wurde während der Fingolimod-Behandlung um zwischen 53 % und 55 % reduziert. Die Ergebnisse der 24-monatigen Nachbeobachtungsphase, in der alle Teilnehmer auf eine Verum-Medikation eingestellt wurden, zeigten eine anhaltende Wirksamkeit (O'Connor et al. 2009). In den beiden Phase-III-Zulassungsstudien FREEDOMS und TRANSFORMS wurden zwei Dosierungen Fingolimod (1,25 mg/d und 0,5 mg/d) gegen Placebo (FREEDOMS; Kappos et al. 2010), bzw. gegen den aktiven Komparator IFN-b1a i. m. (Cohen et al. 2010) getestet. In der FREEDOMS-Studie sank die jährliche Schubrate unter 0,5 mg Fingolimod auf 0,18 gegenüber 0,4 unter Placebo; 70 % der Patienten waren nach 24 Monaten schubfrei (versus 46 % unter Placebo). Für die 24 Monate der Studie bestand zusätzlich ein reduziertes Risiko der Behinderungsprogression bei beiden Dosierungen gegenüber Placebo (Wahrscheinlichkeit der Behinderungsprogression über drei Monate: 17,7 % unter 0,5 mg Fingolimod, 24,1 % unter Placebo). Weitere signifikante Effekte umfassten eine reduzierte Zahl neuer T2-Läsionen, kontrastmittelanreichernder Läsionen sowie Hirnvolumenminderung. In der TRANSFORMS-Studie wurde eine Schubratenreduktion (primärer Endpunkt) von 52 % (0,5 mg) bzw. 39 % (1,25 mg) gegenüber IFN-b1a i. m. beobachtet. Ein signifikanter Unterschied in Bezug auf die Behinderungsprogression fand sich hier nicht. Bei vergleichbarer Wirksamkeit traten unter der 1,25 mg Dosis von Fingolimod in der TRANSFORMS-Studie zwei tödliche Infektionen mit Viren der Herpesvirusgruppe auf; eine disseminierte Varizellenprimärinfektion und eine Herpes-Simplex-Enzephalitis. Aus diesem Grund wurde nur die 0,5 mg-Dosis von Fingolimod zugelassen, zudem erfolgte in der EU eine Zulassungsbeschränkung auf Patienten mit schubförmiger MS und *entweder* unzureichendem Ansprechen auf eine bestehende immunmodulatorische Therapie – nach aktuellstem Zulassungstext trotz Behandlung mit mindestens einem Immuntherapeutikum für milde/moderate Verlaufsformen nachweisbare Krankheitsaktivität – *oder* nicht vorbehandelte hochaktive Patienten, d. h. mindestens zwei Schübe mit Behinderungsprogression im letzten Jahr sowie Nachweis neuer Krankheitsaktivität in der Kernspintomografie in Form mindestens einer neuen $Gd^{+}$-Läsion oder signifikanter Zunahme der Läsionslast. Es sollte erwähnt werden, dass dieses Patientenkollektiv (ähnlich wie bei Natalizumab) nicht dem Kollektiv der Zulassungsstudien entspricht. In anderen Ländern wie Australien oder der Schweiz hingegen ist Fingolimod zur Primärtherapie der schubförmigen MS zugelassen.
Seit der Zulassung wurden weitere vereinzelte schwere Zostermanifestationen beschrieben, teils trotz serologisch nachgewiesener Immunität gegen VZV vor Therapiebeginn. Eine rezente Auswertung der verfügbaren Post-Marketingdaten belegte einen leichten, aber signifikanten Anstieg des Risikos von VZV-Reaktivierungen (Herpes Zoster) (Arvin et al. 2015). Eine statistische Zunahme von komplizierten, ungewöhnlichen oder tödlichen VZV-Manifestationen konnte bei den analysierten 54 000 Patientenjahren jedoch nicht nachgewiesen werden. Bisher wurden zehn PML-Fälle unter Fingolimod ohne vorausgegangene immunsuppressive Therapie bzw. immunmodulatorische Therapie mit Natalizumab berichtet. Bei insgesamt 184 000 weltweit behandelten Patienten entspricht das einem statistischen PML-Risiko unter Fingolimod (ohne vorausgegangene Natalizumab-Therapie) von weniger als 1 : 10 000 (Stand Januar 2017). Des Weiteren wurden bis dato 216 Fälle eines Basalzellkarzinoms unter Fingolimod erfasst (Stand Februar 2016). Aufgrund dieser beiden Risiken erfolgte Ende 2015 eine aktualisierte Empfehlung der EMA mit Hinweis auf entsprechende Aufklärung der Patienten sowie angemessener Monitorierung bezüglich dieser Risiken im Verlauf (EMA 2016).
Das generelle Infektionsrisiko ist geringfügig erhöht, in den Zulassungsstudien wurden dementsprechend vermehrt Erkrankungen der oberen Atemwege, Sinusitiden und Harnwegsinfektionen beobachtet. Zu beachten ist, dass es im Rahmen der Erstgabe von Fingolimod durch Bindung an kardiale S1P1-Rezeptoren auf atrialen Myozyten zu einer transienten, meist asymptomatischen kardialen Reizleitungsstörung kommen kann (Schmouder et al. 2006). Im Vordergrund stehen hier meist eine milde Bradykardie, es kann jedoch in seltenen Fällen zu klinisch relevanten AV-Blöcken kommen, sodass die Erstgabe unter ärztlicher Beobachtung für mindestens sechs Stunden sowie entsprechendem EKG-Monitoring erfolgen muss (DiMarco et al. 2014). Schwerwiegende kardiale Ereignisse sind jedoch auch bei größeren Patientenkollektiven nur sehr selten aufgetreten (Limmroth et al. 2017).
Weitere seltene Nebenwirkungen umfassen das Makulaödem, das hämophagozytische Syndrom sowie das Auftreten von Basaliomen (Kappos et al. 2014). Bei chronisch progredienten Verlaufsformen der MS ist Fingolimod nicht zugelassen; eine kürzlich publizierte klinische Phase-III-Studie zu Fingolimod bei primär chronisch progredienter MS (INFORMS) ist negativ verlaufen (Lublin et al. 2016). Allerdings wird gegenwärtig eine Weiterentwicklung von Fingolimod, der selektivere S1P-Modulator Siponimod (BAF-312) in einer Phase-III-Studie bei sekundär chronisch progredienter MS getestet (EXPAND-Studie), hier wurde jüngst berichtet, dass der primäre Endpunkt der Studie, die Verzögerung der Behinderungprogression über drei Monate, erreicht wurde (Kappos et al. 2016).

### *Anti-CD52-Therapie (Alemtuzumab, Lemtrada®)*

Alemtuzumab ist ein humanisierter monoklonaler Antikörper, der gegen das Oberflächenantigen CD52 gerichtet ist (Klotz et al. 2012), das mit derzeit noch ungeklärter Funktion auf Lymphozyten und Monozyten exprimiert wird. Die Behandlung mit Alemtuzumab führt durch antikörper- sowie komplementvermittelte Depletion zirkulierender CD52 exprimierender Zellen zu einer raschen und nachhaltigen Lymphopenie (Klotz et al. 2012). In erster Linie werden T- und B-Lymphozyten depletiert, aber auch natürliche Killerzellen, dendritische Zellen und bestimmte Monozyten exprimieren geringe Mengen CD52. Während die Repopulation der Zellen des angeborenen Immunsystems bereits innerhalb weniger Wochen erfolgt, benötigen B-Zellen ca. drei Monate, $CD8^+$ T-Zellen im Median 30 und $CD4^+$ T-Zellen sogar 61 Monate (Hill-Cawthorne et al. 2012; Jones et al. 2009). Innerhalb der CD4 T-Zellpopulation scheinen sich regulatorische T-Zellen rascher zu erholen als Effektor-T-Zellen. Diese charakteristische Repopulierungskinetik scheint u. a. für den langanhaltenden Effekt von Alemtuzumab verantwortlich zu sein und wird im übertragenen Sinne als »Resetting und Reprogrammierung des Immunsystems« bezeichnet (Wiendl und Kieseier, 2013). Es sollte jedoch betont werden, dass durch die Antikörperapplikation lediglich zirkulierende Immunzellen effektiv entfernt werden, während parenchymatöse Zellen, insbesondere in den lymphatischen Geweben, nur geringfügig betroffen sind (Hu et al. 2009).

Die Substanz selbst ist nicht neu: Alemtuzumab wurde lange Zeit erfolgreich bei chronisch lymphatischer Leukämie sowie einer Reihe von Autoimmunerkrankungen, Nierentransplantationen und nicht-myeloablativen Konditionierungen in der Stammzelltherapie erfolgreich eingesetzt.

Im Bereich der MS wurde nach offenen Therapiekohorten schließlich eine randomisierte Vergleichsstudie zwischen Alemtuzumab und s. c. IFN-b (Rebif) in der Behandlung von frühen aktiven RR-MS-Patienten durchgeführt (CAMMS-223, Coles et al. 2008). Diese zeigte eine hohe Wirksamkeit von Alemtuzumab im Vergleich zu IFN-b hinsichtlich Schubratenreduktion und Behinderungsprogression. Anschließend folgten zwei Phase-III-Studien, eine an therapienaiven Patienten (CARE-MS-1) und eine an Patienten mit unzureichendem Ansprechen auf eine bestehende immunmodulatorische Therapie (CARE-MS-2) (Cohen et al. 2012; Coles et al. 2012). In beiden Studien erfolgte ein Vergleich zu dem aktiven Komparator Interferon b-1a; die Auswerter waren für die bestehende Therapie verblindet (rater-blinding), nicht jedoch die Patienten und behandelnden Ärzte. Beide Studien erbrachten eine eindrucksvolle Schubratenreduktion durch Alemtuzumab (54,9 % gegenüber Rebif bei CARE-MS-1; 49,4 % gegenüber Rebif bei CARE-MS-2). Der Anteil schubfreier Patienten betrug bei CARE-MS-1 77,6 % unter Alemtuzumab und 58,7 % unter Rebif; bei CARE-MS-2 65,4 % unter Alemtuzumab und 46,7 % unter Rebif. Auch zahlreiche kernspintomografische Parameter waren in der Alemtuzumab-Gruppe signifikant besser als in der Interferon-Gruppe. Des Weiteren wurde in CARE-MS-2 ein signifikant reduziertes Risiko für eine bestätigten Behinderungprogression beobachtet (13 % unter Alemtuzumab gegenüber 20 % unter Interferon beta 1a), dies war in der CARE-MS-1 nicht signifikant (8 % gegenüber 11 %), wahrscheinlich aufgrund der unerwartet niedrigen Behinderungsprogression in der Kontrollgruppe. Eine rezente Post-hoc-Analyse der CARE-MS-II-Studie konnte darüber hinaus eine signifikante Reduktion der Behinderung – gemessen anhand EDSS und MSFC – unter Alemtuzumab im Vergleich zu Rebif nachweisen (Giovannoni et al. 2016).

Zur Nachhaltigkeit der Therapie liegen zum einen publizierte Langzeitdaten aus der initialen Cambridge-Kohorte mit einer medianen Nachbeobachtungsdauer von sieben Jahren vor (Tuohy et al. 2015). Bei gut der Hälfte der Patienten (52 %) waren zwei Therapiezyklen ausreichend, weitere 36 % benötigten aufgrund erneuter Schubaktivität einen dritten Therapiezyklus und 9 % der Patienten mehr als drei Therapiezyklen. Neue Sicherheitsrisiken traten nicht auf. Zum anderen lagen mittlerweile Sechs-Jahres-Daten aus der CARE-MS-I-Studie vor, die eine anhaltende Wirksamkeit von Alemtuzumab zeigen: Ca. 60 % aller Patienten zeigten innerhalb der sechs Jahre keine neue Krankheitsaktivität (NEDA; Arnold et al. 2016). Zwei Drittel der Patienten benötigten keinen dritten Behandlungszyklus, bei weiteren 24 % reichte ein dritter Zyklus aus (Coles et al. 2016).

Dieser eindrucksvollen Wirksamkeit steht ein nicht unerhebliches Nebenwirkungsspektrum gegenüber: Dieses lässt sich in drei große Gruppen zusammenfassen: akute, in der Regel milde und gut beherrschbare Infusionsreaktionen unter anderem durch den zelldepletionsbedingten »Cytokine Storm«; Infektionen, insbesondere Atemwegserkrankungen, Harnwegsinfekte sowie virale Infektionen mit Viren der Herpesgruppe, sowie B-Zell-vermittelte Autoimmunerkrankungen, insbesondere Schilddrüsenautoimmunität (ca. 20 %), eine idiopathische thrombozytopenische Purpura (ca. 1 % der Patienten), welche im Rahmen der CAMMS-223-Studie zu einer fatalen Hirnblutung führte, sowie sehr selten Glomerulonephritiden, ein Goodpasture-Syndrom sowie autoimmun-vermittelte Neutropenien und hämolytische Anämien (Klotz 2013). Insgesamt ist dennoch bemerkenswert, dass das Risiko für schwere Infektionen unter Alemtuzumab allenfalls geringfügig erhöht ist; dies ist auf die im Wesentlichen erhaltenen Immunantworten des angeborenen Immunsystems, die verhältnismäßig geringe Immunzelldepletion in lymphatischen Organen sowie eine geringere Depletion gewebsständiger Gedächtnis-T-Zellen zu erklären. Eine kleine Kontrollstudie aus dem Jahr 2013 untersuchte die Immunkompetenz während einer Therapie mit Alemtuzumab anhand von Impfantworten gegenüber verschiedenen Bakterien und Viren, und zwar sowohl bei einer klassischen Auffrischimpfung als auch bei einer de novo Impfung (McCarthy et al. 2013). Hier fanden sich normale Antikörperantworten sowohl gegenüber T-Zell-abhängigen Antigenen im Rahmen einer Auffrischimpfung als auch gegenüber T-Zell-abhängigen und T-Zell-unabhängigen de novo Antigenen. In der Postmarketingphase sind bisher zwei Fälle einer PML bei einem Alemtuzumab-behandelten Patienten aufgetreten. (Genzyme, unpublished, data on file).

Basierend auf diesen Daten wurde Alemtuzumab 2013 von der EMA für Patienten mit schubförmiger MS mit »aktiver Erkrankung, definiert durch klinischen Befund oder Bildgebung«, zugelassen. Diese begrüßenswert breite Zulassung ermöglicht den individualisierten Einsatz dieses hochwirksamen Präparates durch erfahrene MS-Spezialisten. Nach den aktuellen Empfehlungen des Kompetenznetzes Multiple Sklerose sind dies Patienten mit mindestens zwei Schüben in den vergangenen zwei Jahren, davon einer innerhalb der letzten zwölf Monate unter einer mindestens sechsmonatigen immunmodulatorischen Therapie oder besonders aktive, bisher unbehandelte Patienten, wenn sie während einer kurzen Krankheitsdauer eine sehr hohe Schubfrequenz oder mindestens zwei Schübe innerhalb des letzten Jahres erlitten haben und zusätzlich MRT-Aktivität aufweisen (Tackenberg und Ziemssen 2016). Bei Patienten mit chronisch progredienten Verlaufsformen ist Alemtuzumab nicht zugelassen. Eine Subgruppenanalyse von Patienten der Cambridge-Kohorte zeigte, dass Alemtuzumab nur bei progredienten Patienten mit persistierender Schubaktivität, nicht jedoch bei Patienten jenseits der schubförmigen Phase wirksam ist (Jones und Coles 2009).

#### *Anti-CD25-Therapie (Daclizumab, Zinbryta®)*

Interleukin-2 (IL-2) ist ein kritischer Wachstumsfaktor für die Expansion und Reifung von aktivierten T-Zellen. Daclizumab ist ein humanisierter IgG1 monoklonaler Antikörper, der an die IL-2 Rezeptor-α-Kette (CD25) bindet. CD25 ist auf aktivierten, aber nicht auf ruhenden T-Zellen vorhanden. Ursprünglich wurde vermutet, dass Daclizumab durch Blockade der Bindung von IL-2 an CD25 auf T-Zellen deren Proliferation verhindert und so spezifisch aktivierte T-Zellen in ihrer Proliferation hemmt (Wiendl und Groß 2013). Interessanterweise konnte jedoch gezeigt werden, dass andere Mechanismen primär für den Wirkmechanismus verantwortlich sind: Dabei handelt es sich insbesondere um immunregulatorische CD56 hochexprimierende natürliche Killerzellen (NK-Zellen). Sie können expandieren, da nicht-T-Zell-gebundenes IL-2 vermehrt verfügbar ist. Diese IL-2-vermittelte »Optimierung« der NK-Zell-Antwort scheint einer MS-bedingten Störung der NK-Zell-Funktion entgegenzuwirken und die immunregulatorische Funktion dieser NK-Zellen wieder herzustellen (Gross et al. 2016).
Zudem findet eine Reduktion von proinflammatorischen *lymphoid tissue inducer cells* statt (Wiendl et al. 2013). Dies ist insofern bemerkenswert, als erst durch die Untersuchungen im Kontext von Daclizumab erkannt wurde, welche pathophysiologische Bedeutung diese Zellpopulationen des angeborenen Immunsystems für die MS-Pathogenese hat.
Nach einer offenen Studie mit vielversprechenden Ergebnissen wurde die Sicherheit und Wirksamkeit in einer randomisierten, doppelblinden und placebokontrollierten Phase-II-Studie (CHOICE) untersucht (Wynn et al. 2010). Hier wurde insgesamt 230 Patienten 2 mg/kg s. c. Daclizumab alle zwei Wochen oder 1 mg/kg s. c. Daclizumab alle vier Wochen oder Placebo verabreicht. Die Behandlung erfolgte als A*dd-on*-Therapie zu einer IFN-b Therapie. Die höhere Daclizumabdosis zeigte eine 72 %-ige Reduktion, die niedrigere Dosis eine 25 %-ige Reduktion von kontrastmittelaufnehmenden T1-Läsionen im MRT im Vergleich zu einer IFN-b-Monotherapie. Die Verträglichkeit war insgesamt gut, ohne schwerwiegende unerwünschte Wirkungen, mit einer leicht erhöhten Rate an Hautreaktionen und Infektionen. Opportunistische Infektionen traten nicht auf. Diese Daten wurden in einer weiteren placebokontrollierten Phase-II-Studie (SELECT) bestätigt; hier wurden an insgesamt 621 Patienten 150 mg oder 300 mg DAC HYP (HYP = für high yield process (eine Optimierung in der Herstellung) gegen Placebo getestet; die Schubratenreduktion betrug hier 54 % (150 mg) bzw. 50 % (300 mg) im Vergleich zu Placebo (Gold et al. 2013). Insgesamt waren in den DAC-Behandlungsarmen 39 % der Patienten frei von klinischer und kernspintomografischer Krankheitsaktivität gegenüber 11 % in der Placebogruppe.
In der daraufhin durchgeführten Phase-III-Studie (DECIDE) wurde die Wirksamkeit von Daclizumab (DAC HYP 150 mg) mit der von IFN-b1a in einem double-dummy design an insgesamt 1841 Patienten über einen Zeitraum von bis zu 144 Wochen verglichen (Kappos et al. 2015). Hier zeigte sich eine 45 %-ige Schubratenreduktion unter DAC-HYP im Vergleich zu IFN-b1a. Zusätzlich war die Anzahl neuer oder vergrößerter T2-Läsionen über einen Zeitraum von 96 Wochen in der Daclizumab-Gruppe um 54 % reduziert. Ein signifikanter Effekt auf die bestätigte Behinderungsprogression über zwölf Wochen fand sich jedoch nicht.
Unter Daclizumab gab es im Vergleich zu IFN-b1a häufiger Infektionen (65 % gegenüber 57 %), einschließlich schwerer Infektionen (4 % gegenüber 2 %), kutane Ereignisse, insbesondere Exantheme und Ekzeme (37 % gegenüber 19 %), sowie Leberwerterhöhungen (6 % jenseits des fünffachen des Normbereichs gegenüber 3 % im Interferonarm). Erwähnenswert ist ein Fall einer fatalen Autoimmunhepatitis unter Daclizumab (Giovannoni et al. 2014). Eine PML ist bisher unter Daclizumab nicht beschrieben.
Basierend auf diesen Daten erfolgte im Juli 2016 in Europa die Zulassung von Daclizumab (Zinbryta®) zur Therapie erwachsener Patienten mit schubförmiger Multipler Sklerose. In Deutschland wird Daclizumab auf Basis einer eingehenden Risiko-Nutzen-Abwägung durch das Kompetenznetz Multiple Sklerose bei Patienten mit schubförmiger MS empfohlen. Die Empfehlung gilt für Patienten, die trotz Immuntherapie für milde/moderate Verlaufsformen mindestens zwei Schübe in den vorangegangenen zwei Jahren und davon mindestens einen Schub im vergangenen Jahr erlitten haben; zudem für Patienten mit hochaktiver MS, die während einer kurzen Krankheitsdauer eine sehr hohe Schubfrequenz aufweisen oder bei denen innerhalb des letzten Jahres mindestens zwei Schübe aufgetreten sind, während sie zusätzlich MRT-Aktivität aufweisen. (Then Bergh et al. 2016).

### Immunsuppressive Behandlungen

Nicht-selektive Immunsuppressiva oder Chemotherapeutika, für die schon langjährige Erfahrungen beim Einsatz in der MS-Therapie vorliegen, sind Mitoxantron (MIX), Azathioprin (AZA), Cyclophosphamid (CTX) und mit Einschränkungen Methotrexat (MTX). Immunsuppressive Therapiestrategien wurden aus der Tumortherapie oder der Transplantationsmedizin für den Einsatz bei der MS adaptiert. Dabei wird ein aggressiver Eingriff in die immunologisch und entzündlich vermittelten Vorgänge der Gewebszerstörung angestrebt. Aufgrund des breiten unselektiven Wirkansatzes weisen diese Präparate trotz der dokumentierten Wirksamkeit im Vergleich zu den neueren selektiven Wirkprinzipien ein ungünstiges Wirkungs-/Risikoprofil auf, sodass diese Präparate nur in speziellen Situationen oder als Reservemedikamente eingesetzt werden. Wir beschränken uns daher an dieser Stelle auf die Darstellung von Mitoxantron, da die anderen Präparate aufgrund der zunehmenden Zahl zugelassener Substanzen mittlerweile nur eine untergeordnete Rolle in der MS-Therapie spielen.

***Mitoxantron (Novantron® MIX)***

Mitoxantron (MIX) ist ein Anthracenedion und mit den Anthrazyklinen Doxorubicin und Daunorubicin verwandt. Die Substanz bewirkt über eine Interaktion mit der Topoisomerase-2 und eine Interkalation in die DNS-Einzel- und Doppelstrangbrüche und ist als Zytostatikum in der Behandlung neoplastischer Erkrankungen (Mammakarzinom, akute Leukämien im Erwachsenenalter sowie der CLL und NHL) etabliert. Die Applikation resultiert in einer signifikant verminderten Synthese von Nukleinsäuren, bei einigen Zelltypen auch in Merkmalen des apoptotischen Zelltodes. Die relativ lange biologische Halbwertszeit von sechs Tagen ermöglicht lange Applikationsintervalle. Besondere Nebenwirkungen sind neben sekundärer Amenorrhoe, Übelkeit und Erbrechen, eine anhaltende Knochenmarksuppression oder Alopezie (Wingerchuk 2006). Obwohl die Toxizität insgesamt geringer als bei Cyclophosphamid ist, zeigt MIX wie andere Antrazykline Kardiotoxizität. Ab einer kumulativen Dosis von 140 mg/m$^2$ KOF wurden Verminderung der Ejektionsfraktion und Herzinsuffizienz beobachtet (kumulative Wahrscheinlichkeit: 2,6 %). Neben kleineren Beobachtungsstudien vorwiegend bei sekundär progredientem Verlauf (Übersicht bei (Cursiefen et al. 1999) liegen bei Patienten mit schubförmiger MS und hoher Schubfrequenz inzwischen mehrere Klasse-I-Studien vor (Bastianello et al. 1994; Edan et al. 1997; Hartung et al. 2002; Millefiorini et al. 1997). Innerhalb der unterschiedlichen Beobachtungszeiten (sechs Monate bis zwei Jahre) konnte jeweils ein signifikanter Effekt auf die Schubreduktion gezeigt werden. So wurden in der randomisierten, placebokontrollierten europäischen Multicenterstudie (MIMS-Studie) bei insgesamt 194 eingeschlossenen Patienten mit aktiver RR-MS sowie progressiver MS (SP-MS) zwei Dosierungen (5 mg/m$^2$ KOF und 12 mg/m$^2$ KOF) i. v. alle drei Monate über zwei Jahre appliziert. Es kam zu einem signifikanten, dosisabhängigen Effekt sowohl auf die Schubrate (0,6 vs. 0,21) und das Zeitintervall bis zum nächsten Schub (15 Monate vs > 24 Monate) als auch auf die bleibende EDSS-Progression und den Ambulations-Index (Hartung et al. 2002; Krapf et al. 2005). Mitoxantron ist mit dem Risiko schwerwiegender Nebenwirkungen während oder nach der Therapie auch vor Erreichen der kumulativen Grenzdosis behaftet. So entwickeln 12 % der Patienten eine systolische Dysfunktion, 0,4 % eine Herzinsuffizienz und 0,8 % eine Leukämie (Marriott et al. 2010). Die Behandlung durch einen MS-Spezialisten ist bis zu einer Gesamtdosis von 140 mg/m$^2$ Körperoberfläche (KOF) unter strenger Nutzen-Risiko-Abwägung und gleichzeitiger Überwachung der Herzfunktion *on-label* möglich.
Mitoxantron senkt die Schubrate bei Patienten mit RR-MS und aktiver SP-MS (↑↑). Eine Indikation besteht formal bei Patienten mit sekundär progredientem Verlauf und rascher Progression (≥ 1 EDSS Punkt innerhalb von 18 Monaten) oder progressiv schubförmigem Verlauf (mit mindestens zwei Schüben). In der Therapie der hochaktiven schubförmigen MS ist die Relevanz aufgrund des hier deutlich verbesserten therapeutischen Armentariums mittlerweile deutlich zurückgegangen. MIX sollte in dieser Indikation nur in Ausnahmefällen angewandt werden. Problematisch ist momentan die unzureichende Datenlage für die weitere Immuntherapie nach Erreichen der kumulativen Mitoxantron-Grenzdosis (Strategien der Eskalation und Deeskalation, **Kap. F 11.4**).

### F 11.3.3 Zukünftige Therapien und Perspektiven der MS-Therapie

Im Folgenden sollen die Therapiestrategien vorgestellt werden, die sich in der Phase der klinischen Entwicklung befinden und bei denen in den kommenden Jahren eine Zulassung erwartet wird oder zumindest möglich erscheint.
Zunächst werden wir auf Substanzen und Therapiestrategien eingehen, deren Entwicklung bereits weit fortgeschritten und eine Zulassung in naher Zukunft realistisch ist. Anschließend werden wir innovative neue Therapiekonzepte kurz skizzieren.

***Cladribin***

Das oral verfügbare Cladribin ist ein Adenosindesaminase (ADA)-resistentes Desoxyadenosin-Analogon mit selektiv lymphotoxischer Wirkung, das für die Behandlung maligner Erkrankungen des hämatopoetischen Systems entwickelt wurde. Als Prodrug wird Cladribin durch Phosphorylierung in das aktive Triphosphat umgewandelt. Das erfolgt bevorzugt in Lymphozyten und Monozyten. Das aktive 2-CdATP wird in die zelluläre DNA eingebaut und führt zu einem Zellzyklusstopp und zur Apoptose (Liliemark 1997; Schmidt 2010). Durch die Resistenz von Cladribin gegenüber ADA akkumuliert 2-CdATP in den Lymphozyten und reduziert bevorzugt zirkulierende periphere T- und B-Lymphozyten, in geringerem Ausmaß auch NK-Zellen und Neutrophile. Dieser Wirkmechanismus ist nicht nur aufgrund der relativen Selektivität für Lymphozyten, sondern auch aufgrund des sehr nachhaltigen T-Zell-Suppressionsmusters attraktiv (Comi et al. 2013).
Nach vielversprechenden Phase-II-Studien (Schmidt 2010) wurde die Wirksamkeit und Sicherheit von Cladribin-Tabletten an 1326 Patienten mit RR-MS zunächst in einer doppelblinden, randomisierten, placebokontrollierten Phase-III-Studie (CLARITY)

über 96 Wochen untersucht (Giovannoni et al. 2010). Dazu wurden zwei verschiedene kumulative Dosierungen von Cladribin (3,5 mg/kg oder 5,25 mg/kg KG) getestet. Cladribin-Tabletten führten im Vergleich zu Placebo zu einer signifikanten relativen Reduktion der jährlichen Schubrate um 58 % (3,5 mg/kg KG) bzw. 55 % (5,25 mg/kg KG) sowie des Risikos einer bestätigten Behinderungsprogression. Die Anzahl von kontrastmittelanreichernden MRT-Läsionen konnte um 86 % bzw. 88 %, die aktiver T2-Läsionen um 73 % bzw. 77 % in den Behandlungsgruppen mit 3,5 mg/kg bzw. 5,25 mg/kg KG im Vergleich zu Placebo und damit signifikant reduziert werden. Als Nebenwirkungen wurde in der CLARITY-Studie eine Lymphopenie bei 21,6 % (3,5 mg/kg) bzw. 31,5 % (5,25 mg/kg) gegenüber 1,8 % in der Placebogruppe beobachtet. Bei 20 der mit Cladribin-Tabletten behandelten Patienten wurden auf die Haut beschränkte Herpes-zoster-Infektionen beobachtet. Zudem traten in der Behandlungsgruppe mit 3,5 mg/kg Cladribin drei isolierte Malignome auf (Ovarialkarzinom, Pankreaskarzinom und malignes Melanom). In der Behandlungsgruppe mit 5,25 mg/kg wurde bei einer Patientin ein Zervixkarcinoma in situ festgestellt. Außerdem trat etwa neun Monate nach Studienende bei einer weiteren Patientin aus der Behandlungsgruppe mit 5,25 mg/kg Cladribin ein Chorionkarzinom auf. Ob die geringe Zahl an Malignomen in der Cladribingruppe tatsächlich eine medikamentenassoziierte Nebenwirkung darstellt, ist derzeit nicht geklärt.

Im Jahr 2011 wurde die Zulassung von Cladribin für die RR-MS sowohl von der EMA als auch der FDA aufgrund des unklaren Malignomrisikos im Rahmen einer Nutzen-Risiko-Abwägung abgelehnt; eine Zulassung erfolgte hingegen in Russland und in Australien. Mittlerweile liegen umfangreiche Daten aus mehreren klinischen Studien bei MS vor, die zusammengefasst eine Exposition von mehr als 10 000 Patientenjahre umfassen; einige der Patienten wurden bereits mehr als acht Jahre nachbeobachtet. Das vorliegende Studienprogramm besteht aus der oben genannten CLARITY Studie sowie deren Extensionsphase, einer weiteren Phase-III-Studie (ORACLE) zu Cladribin versus Placebo bei klinisch isoliertem Syndrom (Leist et al. 2014) sowie einer Phase-II-Studie ONWARD, bei der die Sicherheit und Verträglichkeit von Cladribin in Kombination mit IFN-b bei Patienten mit aktiver RR-MS untersucht wurde. Zusätzlich existieren Daten aus einem Register (PREMIERE) zur Erfassung der Langzeitsicherheit von Cladribin. Basierend auf diesen Daten hat Merck im Juli 2016 erneut bei der EMA einen Antrag auf Zulassung von Cladribin bei Patienten mit schubförmiger MS gestellt, dessen Ausgang noch offen ist. Die Wirksamkeit von Cladribin auf die Krankheitsprogression bei chronisch progredienter MS wurde in einer doppelblinden, placebokontrollierten Phase-III-Studie (MS-001-Studie) bei 159 Patienten mit SPMS und PPMS untersucht (ca. 70 % SPMS; ca. 30 % PPMS) (Rice et al. 2000). Die Patienten erhielten randomisiert entweder Placebo oder Cladribin bis zu einer kumulativen Gesamtdosis von 0,7 mg/kg oder 2,1 mg/kg KG. Hinsichtlich der Behinderungsprogression (EDSS) nach bis zu 24 Monaten waren keine signifikanten Unterschiede zu erkennen. Eine Weiterentwicklung von Cladribin zur Therapie der chronisch progredienten Verlaufsformen der MS ist daher nicht zu erwarten.

### *Anti-CD20-Therapie: Rituximab (MabThera®), Ocrelizumab, Ofatumumab*

Rituximab (MabThera®) ist ein gentechnisch hergestellter chimärer (Maus/Mensch) monoklonaler Antikörper (mAb) gegen CD20 – ein Differenzierungsantigen, das man auf gesunden und maligne entarteten Prä-B- und reifen B-Lymphozyten findet. Auf hämatopoetischen Stammzellen einerseits sowie auf antikörperproduzierenden Plasmazellen andererseits kommt es nicht vor. Die Applikation von Rituximab führt zu einer raschen Depletion der CD20 exprimierenden B-Zellpopulationen. Aufgrund der depletierenden Wirkung ist Rituximab bereits für die Behandlung von B-Zell-Lymphomen zugelassen. An Nebenwirkungen sind akute Transfusionsreaktionen mit Fieber, Hypotonie und Dyspnoe bekannt. Nach einigen ermutigenden offenen Pilotstudien und Fallserien wurde eine randomisierte, doppelblinde, placebokontrollierte Phase-II-Studie (HERMES) durchgeführt. RR-MS-Patienten wurden mittels zweier Rituximab-Infusionen, jeweils 1 000 mg (oder Placebo) in zweiwöchentlichem Abstand, behandelt (Hauser et al. 2008). Verglichen mit der Placebobehandlung zeigte die Verumgruppe eine signifikante Reduktion der kontrastmittelaufnehmenden T1-Läsionen im MRT (91 %) in den Wochen 12, 16, 20 und 24. Der Patientenanteil, der einen Schub erlitt, war unter Rituximab im Vergleich zu Placebo nach 24 Wochen um 58 % reduziert. Zudem zeigte sich eine signifikant geringere jährliche Schubrate nach 24 Wochen (0,37 vs. 0,84), jedoch nicht nach 48 Wochen. Zusammenfassend war Rituximab gut verträglich. Leichte bis mittelstarke Infusionsreaktionen durch die Zytokinfreisetzung bei B-Zelllyse waren häufig. Infektionen wurden nicht gehäuft berichtet, allerdings war die Studie auch nicht auf eine Untersuchung der Langzeitsicherheit angelegt. Opportunistische Infektionen, wie eine PML durch JCV, wurden hingegen bei anderen Patientengruppen unter Rituximab berichtet, mit einem geschätzten Risiko von 1 : 4 000 und einer Mortalität von 90 % (Carson et al. 2009). Die Ergebnisse dieser ersten Studie legen nahe, dass B-Zellen eine wichtige Rolle in der Pathogenese der MS spielen. Da Plasmazellen durch den Antikörper nicht depletiert werden und die Antikörperspiegel nicht signifikant verändert werden, scheint der Effekt durch eine Modulation der Antigenpräsentation durch B-Zellen sowie der Produktion pro-inflammatorischer B-Zell-Zytokine vermittelt zu sein (Bar-Or et al. 2008; Bar-Or et al. 2010). Interessanterweise scheinen auch Patienten mit primär chronisch progredienter MS und Zeichen einer entzündlichen Aktivität von diesem Antikörper zu profitieren, wie kürzlich in einer randomisierten, doppelblinden und placebokontrollierten Studie demonstriert wurde (OLYMPUS-Studie) (Hawker et al. 2009).

Vor dem Hintergrund der Datenlage sowie der Verfügbarkeit der Substanz wird Rituximab gelegentlich als *off-label* Therapie bei Patienten mit hochaktiver MS eingesetzt (Bourdette et al. 2016).

F 11

Hier konnten mehrere Arbeiten einen positiven Effekt von Rituximab auf die Krankheitsaktivität bei schubförmiger MS dokumentieren (Salzer et al. 2016; Castillo-Trivino et al. 2013), zum Teil auch in Spezialsituation wie therapierefraktären Patienten (Berenguer-Ruiz et al. 2016) oder auch als Folgetherapie nach vorausgegangener Behandlung mit Natalizumab (Alping et al. 2016).
Aufgrund der vielversprechenden Datenlage wird das Konzept der B-Zell-Depletion bei MS aktuell intensiv verfolgt, hierbei stehen verschiedene Weiterentwicklungen von Rituximab zur Verfügung, insbesondere Ocrelizumab (Roche) sowie Ofatumumab (Novartis). Ocrelizumab bindet an ein anderes Epitop von CD20 und ruft hierdurch vorwiegend eine antikörpermediierte Zytotoxizität hervor, die weniger Infusionsreaktionen nach sich ziehen soll (Kausar et al. 2009). In einer Phase-II-Studie wurde Ocrelizumab (600 mg oder 2000 mg jeweils zwei Infusionen im Abstand von 14 Tagen gegen Placebo) an 220 RRMS-Patienten getestet; hier zeigte sich eine signifikante Reduktion der Anzahl kontrastmittelanreichernder Läsionen (relative Reduktion gegenüber Placebo 80 % bzw. 73 %) (Kappos et al. 2011). Bei vergleichbarer Wirksamkeit war das Nebenwirkungsprofil der niedrigeren Dosis attraktiver, sodass in den anschließenden Studien ausschließlich die 600 mg Dosis verwendet wurde. Kürzlich wurden erste Ergebnisse von zwei Phase-III-Studien bei insgesamt 1 656 MS-Patienten bekanntgegeben (OPERA I und II), hier wurde Ocrelizumab mit dem aktiven Komparator Interferon b-1a verglichen (Hauser et al. 2017). Die Schubrate reduziert sich gegenüber der mit Interferonpräparaten behandelten Kontrollgruppe in beiden Studien um 46 % bzw. 47 % (Hauser et al. 2015; Roche 2015). Zusätzlich wurde eine ca. 40 % Reduktion der Behinderungsprogression (gemessen nach drei bzw. sechs Monaten) beschrieben.
Besonders hervorzuheben sind erste Ergebnisse einer placebokontrollierten Phase-III-Studie zu Ocrelizumab bei primär chronisch progredienter MS: Hier wurde eine signifikante Reduktion der bestätigten Behinderungsprogression um 24 % bei Ocrelizumab gegenüber Placebo beobachtet (Roche 2015; Montalban et al. 2017). Hiermit ist Ocrelizumab die erste Substanz, bei der eine eindrucksvolle Wirksamkeit sowohl bei schubförmiger MS als auch schubunabhängig bei primär chronisch progredienter MS nachgewiesen werden konnte. Die Zulassung von Ocrelizumab bei RRMS sowie bei PPMS wurde daher 2016 bei der FDA und der EMA beantragt und wird aktuell geprüft.
Ein weiterer interessanter Anti-CD20-Antikörper ist Ofatumumab, ein vollhumanisierter Antikörper gerichtet gegen ein anderes Epitop als Rituximab und Ocrelizumab, der vorwiegend über komplementvermittelte Zytotoxizität wirkt (Zhang 2009; Pawluczkowycz et al. 2009). In einer kleinen Phase-I/II-Studie an 38 MS-Patienten konnte auch für Ofatumumab eine signifikante Reduktion der Anzahl neuer kontrastmittelanreichernder Läsionen nachgewiesen werden (Fernandez et al. 2012). Nach Übernahme des Entwicklungsprogramms durch Novartis im Jahr 2015 ist aktuell eine Phase-III-Studie in subkutaner Formulierung bei Patienten mit schubförmiger MS geplant.

### *Selektiver Sphingosin-1-phosphat Rezeptor ($S1P_{1,5}$) Modulator (BAF312, Siponimod)*

Bei Siponimod handelt es sich um eine Weiterentwicklung des oben geschilderten Fingolimod mit größerer Rezeptorselektivität; der gegenüber der Ursprungssubstanz folgende Vorteile aufweist: Fehlende Notwendigkeit der *in-vivo* Phosphorylierung, kürzere *wash-out* Zeit, geringere Affinität zu kardialen S1P-Rezeptoren sowie zumindest basierend auf präklinischen Daten mögliche zusätzliche protektive Effekte auf Astrozyten und Oligodendrozyten (Gergely et al. 2012; Choi et al. 2011). In einer sechsmonatigen placebokontrollierten Dosisfindungsstudie der Phase II bei Patienten mit schubförmiger Multipler Sklerose zeigte sich eine Reduktion der kombinierten aktiven MRT-Läsionen (d. h. $Gd^{+}$-Läsionen und/oder neue oder vergrößerte T2-Läsionen) um bis zu 80 % gegenüber Placebo (Selmaj et al. 2013). Diese Ergebnisse konnten in der anschließenden 24-monatigen Extensionsphase bestätigt werden (Kappos et al. 2016). Im Vergleich zu Fingolimod ergaben sich hier keine neuen Aspekte hinsichtlich des Sicherheitsprofils (Selmaj et al. 2013; Kappos et al. 2016). Trotz dieser vielversprechenden Daten hat Novartis 2016 entschieden, das Entwicklungsprogramm von Siponimod bei schubförmiger MS aufgrund der steigenden Anzahl zur Verfügung stehender Präparate einzustellen. Demgegenüber führt Novartis gegenwärtig eine Phase-III-Studie zu Siponimod bei Patienten mit sekundär chronisch-progredienter MS und dokumentierter Krankheitsaktivität (EDSS-Progression vor Studienbeginn) durch; diese Studie befindet sich aktuell in der Extensionsphase. Insgesamt 1651 Patienten wurden in einer 2 : 1 Ratio entweder mit Siponimod oder Placebo für 24 Monate behandelt; laut Pressemeldung von Novartis aus dem August 2016 wurde der primäre Endpunkt der Studie, nämlich eine Reduktion des Risikos für eine bestätigte Behinderungsprogression (anhand des EDSS) über drei Monate, erreicht (Reduktion um 21 % gegenüber Placebo; $p = 0{,}013$). Darüber hinaus wurden nach zwölf und 24 Monaten signifikante Unterschiede bei der Schubrate, der Hirnatrophie und der Anzahl neuer/vergrößerter T2-Läsionen zugunsten von Siponimod beobachtet (ECTRIMS 2016). Aufgrund dieser äußerst vielversprechenden Ergebnisse prüft Novartis zum gegenwärtigen Zeitpunkt die Voraussetzungen für eine Zulassung für die SPMS innerhalb der Europäischen Union.

### *Autologe hämatopoetische Stammzelltransplantation (aHSCT) und mesenchymale Stammzelltransplantation (MSC)*

In den vergangenen Jahren sind zunehmend kleine Studienkollektive zur aHSCT bei Multipler Sklerose publiziert worden (Meamar et al. 2016). Hierbei handelt es sich vorwiegend um kleine Phase-I- oder II-Studien an Patienten mit progredienter Multipler Sklerose mit zum Teil vielversprechenden Ergebnissen, die jedoch aufgrund der heterogenen Patientenkollektive und unterschiedlichen Endpunkte nur schwer miteinander verglichen werden können. 2016 wurde daraufhin eine Phase-II-Studie an drei kanadischen MS-Zentren mit insgesamt 24 Patienten hochrangig publiziert. Bei dem Kollektiv handelte es sich um Patienten mit hoher Krankheitsaktivität (bereits zu Beginn hohe Schubfrequenz, frühe bleibende Behinderung, anhaltende Krankheitsaktivität bei einer mindestens einjährigen Immuntherapie, sowie einem EDSS von mindestens 3,0), illustriert anhand einer kumulativen Schubaktivität aller 24 Patienten vor aHSCT von insgesamt 167 Schüben (Atkins et al. 2016). Die Myeloablation erfolgte mit Busulfan, Cyclophosphamid und ATG, anschließend wurden zuvor entnommene autologe CD34-positive hämatopoetische Stammzellen reinfundiert. Der primäre Endpunkt der Studie bestand im Anteil der Patienten mit Freiheit von Krankheitsaktivität (nach NEDA-Kriterien) drei Jahre nach aHSCT. Dieser Endpunkt wurde von 69,6 % der Patienten erreicht. 35 % der Patienten wiesen eine anhaltende Verbesserung des EDSS-Status auf. Interessanterweise bestand die persistierende Krankheitsaktivität ausschließlich in einer EDSS-Progression bei sieben Patienten, während bei keinem einzigen der Patienten ein erneutes Schubereignis oder neue kernspintomografische Krankheitsaktivität (bei 179 Patientenjahren als Follow-Up) zu verzeichnen war. Interessanterweise kam es parallel zu einer Reduktion der Hirnatrophierate auf das Niveau altersgematchter gesunder Kontrollen.

Als häufigste Nebenwirkungen traten infusionsassoziiertes Fieber (67 %) und Harnwegsinfektionen (13 %) auf. Ein Patient verstarb in Folge der Transplantation im Rahmen einer Klebsiellensepsis mit Lebernekrose. 26 % der Patienten (fünf Patienten mit Schilddrüsenautoimmunität und ein Patient mit postinfektiöser Immunthrombozytopenie) entwickelten als Spätkomplikationen Infektionen (Windpocken, HHV6-Pneumonie) sowie sekundäre Autoimmunerkrankungen.

Trotz der weiterhin formal geringen Evidenzlage ist die aHSCT paradigmatisch hochrelevant, da sie es ermöglicht, bestimmte Grundlagen unserer aktuellen Therapiekonzeption zu überprüfen und zu hinterfragen: Erstens illustriert die äußerst eindrucksvolle Reduktion der entzündungsassoziierten Krankheitsaktivität (Schubrate, neue kernspintomografische Aktivität) die zentrale Bedeutung einer konsequenten Immuntherapie im Behandlungskonzept der (frühen) schubförmigen MS. Die aHSCT kann insofern als Extremvariante des etablierten Therapiekonzeptes mit Alemtuzumab verstanden werden. Zweitens demonstriert die Subgruppe mit persistierender EDSS-Progression in Abwesenheit jeglicher messbarer, neuer, entzündlicher Aktivität eindrucksvoll, dass degenerative Prozesse bei Multipler Sklerose losgelöst von den anfangs sicherlich entscheidenden entzündlichen Prozessen ablaufen und diese – zumindest ab einem gewissen Zeitpunkt – selbst bei maximaler Immuntherapie – nicht beeinflusst werden. Drittens lassen die vorliegenden Daten zumindest vermuten, dass theoretisch eine Heilung der Erkrankung bei frühzeitigem Einsatz eines solchen Therapieverfahrens in den Bereich des Möglichen gerückt ist.

Eine offene Phase-IIa-Studie an zehn Patienten mit progredienter MS demonstrierte, dass mesenchymale Stammzellen (MSC) bei MS sicher intravenös zu applizieren sind und erbrachte zumindest Hinweise auf funktionelle Verbesserungen von EDSS und Visus (Connick et al. 2012). Eine weitere kleine randomisierte doppelblinde placebokontrollierte Phase-II-Studie mit sechsmonatiger Behandlungsphase erbrachte zumindest einen Trend hin zu reduzierter kernspintomografischer Krankheitsaktivität im Vergleich zu Placebo (Llufriu et al. 2014). Vor Kurzem wurde in einer kleinen offenen Pilotstudie die intrathekale Transplantation autologer MSCs bei sechs Patienten mit progredienter MS beschrieben. Dabei erhielten die Patienten zwischen zwei und fünf Applikationen autologer MSCs intrathekal und wurden über einen mittleren Zeitraum von 7,4 Jahren nachbeobachtet (Harris et al. 2016). Bei vier der Patienten zeigte sich eine messbare klinische Verbesserung, ohne dass schwerwiegende Nebenwirkungen auftraten. Konzeptionell geht man davon aus, dass MSCs aufgrund immunregulatorischer und neurotropher Eigenschaften Reparaturprozesse im zentralen Nervensystem unterstützen und insofern insbesondere bei progredienter MS ein attraktives Therapiekonzept darstellen (Harris et al. 2012). Das therapeutische Potenzial der MSCs bei MS ist jedoch aufgrund der Datenlage aktuell nicht abzuschätzen und weitere Studien sind erforderlich.



### Biotin (MD1003)

Ende 2016 wurde eine randomisierte doppelblinde placebokontrollierte Phase-II-Studie an insgesamt 154 Patienten mit progredienter MS (SPMS und PPMS) publiziert (Tourbah et al. 2016). In den ersten zwölf Monaten wurden die Patienten entweder mit hochdosiertem Biotin (100 mg) dreimal täglich oder Placebo behandelt; in den folgenden zwölf Monaten erhielten alle Patienten hochdosiertes Biotin. Der primäre Endpunkt der Studie war der Anteil von Patienten mit EDSS-Verbesserung zum Zeitpunkt Monat 9 (mit Bestätigung zu Monat 12), definiert als EDSS-Reduktion um mindestens einen Punkt bei Vor-EDSS unter 6 bzw. einer Verbesserung um mindestens 0,5 Punkte ab einem Vor-EDSS von 6 Punkten *oder* einer mindestens 25 %-igen Verbesserung im 25-Foot-Gehtest. Interessanterweise erreichten insgesamt 13 Patienten der Verumgruppe (12,6 %), aber kein Patient der Placebogruppe diesen Endpunkt (statistisch signifikant). Diese Ergebnisse bestätigen eine initiale Beschreibung einer offenen Pilotstudie an insgesamt 23 Patienten mit progredienter MS (Sedel et al. 2015). Der Wirkmechanismus des hochdosierten Biotins (10 000-fache Tagesdosis!) ist bisher nicht geklärt, man vermutet, dass Biotin als Kofaktor für verschiedene Enzyme fungiert, die an der neuronalen Funktion und Myelinbildung beteiligt sind, sodass eine Erhöhung des Biotinpools neuroprotektiv und möglicherweise remyelinisierend wirken könnte (Sedel et al. 2016). Trotz der bisher geringen Patientenzahlen erscheint dieses neue Therapiekonzept aus verschiedenen Gründen interessant: Erstens stehen bislang nur wenige Therapieoptionen bei progredienter MS zur Verfügung, zweitens stellt der vermutete Wirkmechanismus einen komplementären Ansatz zur herkömmlichen Immuntherapie dar und könnte somit möglicherweise auch bei schubförmiger MS zukünftig ergänzend angewandt werden, und drittens gab es zumindest bisher keine schwerwiegenden Nebenwirkungen unter hochdosiertem Biotin. Bemerkenswert ist hier lediglich das Auftreten falsch positiver Schilddrüsenhormonwerte bei Blutuntersuchungen von Patienten, die hochdosiertes Biotin erhalten (Minkovsky et al. 2016). Letztlich sind jedoch vor einer Empfehlung zur Biotinsubstitution größere kontrollierte klinische Studien notwendig, um die Wirksamkeit und das Sicherheitsprofil von hochdosiertem Biotin besser beurteilen zu können.

***Reparative Therapiestrategien: anti-LINGO***
Trotz des eindrucksvollen Fortschritts im Bereich der antientzündlichen Therapiestrategien bei MS gibt es bisher keine zugelassene Therapie zur spezifischen Förderung von Reparaturmechanismen (insbesondere der Remyelinisierung) oder der Neuroprotektion. Stellvertretend für eine Reihe von Substanzen die sich in der klinischen Entwicklung befinden oder deren Entwicklung gestoppt wurde, sollen am Beispiel von anti-LINGO die Probleme dieses Feldes kurz dargestellt werden. Bei anti-LINGO (Opicinumab, Biogen) handelt es sich um einen monoklonalen Antikörper, der an das körpereigene Protein LINGO bindet und hierdurch neutralisiert. LINGO selbst hemmt die Remyelinisierung (Mi et al. 2004) und durch Inhibition von LINGO konnte bereits in mehreren Tiermodellen eine funktionell relevante Remyelinisierung erreicht werden (Mi et al. 2007; Sun et al. 2015). In einer ersten klinischen Phase-II-Studie (RENEW) konnte im Modell der Optikusneuritis als klassisches Paradigma einer entzündlich bedingten Demyelinisierung zumindest eine leichte Erholung der VEP-Latenz im Vergleich zu Placebo beobachtet werden; zusätzlich wurde eine verminderte Reduktion der Ganglienzellschicht in der optischen Kohärenztomografie beobachtet (Cadavid et al. 2015). Eine Visusverbesserung hingegen konnte nicht demonstriert werden. Im Sommer 2016 wurden erste Ergebnisse einer placebokontrollierten Phase-II-Studie zu anti-LINGO bei 418 Patienten mit schubförmiger MS oder SPMS bekannt (SYNERGY-Studie), hier wurde der primäre Studienendpunkt, ein kombinierter Endpunkt aus Behinderungsprogression, motorischen sowie kognitiven Symptomen, nicht erreicht (Mullard 2016). Es fanden sich jedoch nach Angaben der Firma einzelne unerwartete dosisabhängige Effekte in verschiedenen Endpunkten, die weiter untersucht werden sollen (Cadavid et al. 2016). Dieses Ergebnis zeigt, dass trotz vielversprechender experimenteller Therapiekonzepte die Umsetzung in die Klinik aufgrund Unsicherheiten bezüglich der zu untersuchenden Patientenkollektive, der zu verwendenden Read-Outs und Studienendpunkte sowie einem limitierten Verständnis der Remyelinisierung beim Menschen bisher noch nicht erfolgreich umgesetzt werden konnte.
Weitere aktuell verfolgte Therapiestrategien zur Remyelinisierung, bei denen klinische Studien geplant sind, umfassen unter anderem das Antihistaminikum Clemastine (Mei et al. 2014), die Modulatoren der M1 und M3 muskarinischen Rezeptoren (Deshmukh et al. 2013), sowie einen Retinoid-X-Rezeptor-Agonisten (Huang et al. 2011).

## F 11.3.4 Feststellung des Behandlungserfolges und Dokumentation des Verlaufs

Aufgrund des wechselhaften und individuell schwer vorherzusagenden Verlaufs der MS ist eine konsequente Überprüfung des Behandlungserfolges essenziell. Als Behandlungsziel wurde NEDA (»no evidence of disease activity«) als Fehlen von klinischen Schüben, MR-tomographischer Zunahme der Läsionlast und Behinderungsprogression definiert (Havrdova et al. 2010; Bevan et al. 2014) und um das fehlende Fortschreiten einer Hirnatrophie (NEDA 4) als möglichen Marker einer zusätzlichen Neurodegeneration erweitert (Kappos et al. 2016). NEDA schließt neben dem klinischen Befund das MRT als wichtigsten paraklinischen Parameter mit ein.
Um den klinischen Verlauf zu beurteilen, stehen verschiedene Skalen zur Verfügung, mit denen die klinische Behinderung standardisiert evaluiert werden kann. Dabei hat sich im klinischen Alltag im Rahmen kontrollierter klinischer Studien und zur systematischen Verlaufskontrolle die Erfassung klinisch-neurologischer Defizite anhand des Expanded Disability Status Scale (Kurtzke 1983) etabliert. Hierbei konnte nachgewiesen werden, dass einem EDSS von 3,0 eine besondere Bedeutung zukommt, da ab diesem Wert der weitere klinisch-neurologische Krankheitsverlauf nahezu linear verläuft, unabhängig davon, wie lange die Krankheit bis zu diesem Punkt andauerte (Leray et al. 2010). Daraus kann man schlussfolgern, dass es therapeutisch entscheidend ist, das Erreichen eines EDSS von 3,0 herauszuzögern. In diesem Zusammenhang konnte wiederholt gezeigt werden, dass eine frühzeitige Behandlung mit besseren Prognosen assoziiert ist (Jokubaitis et al. 2016; Kappos et al. 2015; Ziemssen et al. 2015) und, dass ein Therapiebeginn im Stadium des klinisch isolierten Syndroms die Konversion in eine definitive MS herauszögern kann (Freedman et al. 2014; Montalban et al. 2014). Kritisch anzumerken ist, dass in einem niedrigeren EDSS-Bereich die Variabilität zwischen zwei bewertenden Ärzten höher ist und, dass eine sichere Verschlechterung erst ab Zunahme um 1 bzw. 1,5 EDSS-Punkte angenommen werden kann (Goodkin et al. 1992). Auch hängt der EDSS im höheren Punktbereich stark von der Gehfähigkeit des Patienten ab. Damit besteht die Gefahr, dass andere Symptome zu gering bewertet werden.
Neben der Feststellung des EDSS können isolierte Funktionssysteme standardisiert überprüft werden. In den Studien zur MS geschieht dies vor allem mit der *Multiple Sclerosis Functional Composite-Skala* (MSFC), bestehend aus *25-Foot-Walk, 9-Hole-Peg-Test und Paced auditory serial additions test (PASAT*) (Cutter et al. 1999; Cohen et al. 2000). Hierfür werden eine kurze Gehstrecke (7,6 m) auf Zeit, ein Steckbrett-Test auf Zeit zur Quantifizierung der Armfunktion und ein Aufmerksamkeits-/Konzentrationstest (PASAT) durchgeführt. Die Berechnung erfolgt als z-Score und erlaubt einen inter- und intraindividuellen Vergleich (Cohen et al. 2000). Ein Vorteil gegenüber dem *EDSS* ist die ausgewogenere Bewertung von Gehfähigkeit, Funktion der oberen Extremität und der kognitiven

Funktion. Ein neuerer sensitiverer und schnell durchzuführender Test zur Erfassung neurokognitiver Defizite ist der *Symbol Digit Modality Test* (SDMT) (Karabudak et al. 2015).
Zusätzlich ist sowohl in klinischen Studien als auch im klinischen Alltag eine standardisierte Erfassung der kernspintomografischen Krankheitsaktivität zur Beurteilung des Behandlungserfolges und Verlaufsdokumentation fest implementiert. Der Beurteilung des MRT kommt eine besondere prognostische Bedeutung zu, da der Nachweis von Läsionen im MRT bei Patienten mit klinisch isolierten Syndrom die größte prädiktive Bedeutung im Hinblick auf eine Konversion zu einer klinisch sicheren MS als auch auf die Behinderungprogression hatte (Tintore et al. 2015). Beim MRT sollten insbesondere folgende Parameter erfasst werden: Anzahl und Größe der T2-hyperintensen Läsionen, Nachweis gadoliniumanreichernder T1-Läsionen, Nachweis von T1 hypointensen Läsionen (sogenannte »black holes«) sowie Zeichen der Hirnatrophie. Die Messung der Hirnatrophie ist noch nicht weltweit standardisiert, sodass eine Anwendung derzeit noch nicht in jedem Einzelfall erfolgt (Rocca et al. 2017). Die evidenzbasierten Konsensuskriterien des MAGNIMS-Netzwerks (Magnetic Resonance Imaging in MS) zur Verlaufsbeurteilung der MS wurden im Jahr 2015 zuletzt aktualisiert und sind in **Kasten F 11.1** dargestellt
Zur Beurteilung der Effektivität einer bereits bestehenden Immuntherapie wurde der Rio-Score entwickelt und im Verlauf modifiziert (Rio et al. 2009; Sormani et al. 2013). Der modifizierte Score

**Kasten F 11.1:** Protokoll für MRT-Aufnahmen zur Verlaufsbeurteilung von MS-Patienten (Wattjes et al. 2015).

Regelmäßige MRT-Bilder des Gehirns sind essenziell, um den Krankheitsfortschritt bei MS-Patienten zu überwachen. Doch – im Gegensatz zur MS-Diagnose – ist die regelmäßige Bildgebung der Wirbelsäule für die meisten Patienten nicht notwendig. Die Häufigkeit und der Aufbau jedes Follow-Up Scans wird durch die Bedürfnisse jedes individuellen Patienten bestimmt.

**Empfehlungen für ein Routine-Follow-Up**

- Kontrastmittelaufnehmende T1-gewichtete Aufnahmen und T2-gewichtete Aufnahmen können Entzündungsherde und die Entwicklung von neuen und/oder vergrößerte Läsionen aufdecken
- MRT-Subtraktionstechniken können das Auffinden von neuen Läsionen in seriellen Aufnahmen erleichtern, aber die automatisierte Subtraktion sollte mit Vorsicht angewandt werden
- T2-gewichtete Aufnahmen, T2-FLAIR und diffusionsgewichtete Bildgebung sollte auch bei Patienten mit dem Risiko schwerer, unerwünschter, behandlungsbedingter Nebenwirkungen wie PML angefertigt werden
- Follow-up-Aufnahmen sollten mindestens jährlich angefertigt werden – bei Patienten, deren Therapie eine verstärkte Pharmakovigilanz erfordert, in Abständen von 3–4 Monaten

* Aufgrund einer möglichen Ablagerung von Gadolinium in bestimmten Gehirnarealen ist die Kontrastmittelgabe nicht zwingend bei jeder Verlaufskontrolle erforderlich.
MS Multiple Sklerose
PML progressive multifokale Leukoenzephalopathie

**Tab. F 11.8:** Modifizierter Rio-Score (Sormani et al. 2013)

| Score | Beschreibung |
|---|---|
| 0 | ≤ 5 neue T2-Läsionen und kein Schub |
| 1 | ≤ 5 neue T2-Läsionen und 1 Schub oder > 5 neue T2-Läsionen und kein Schub |
| 2 | ≤ 5 neue T2-Läsionen und ≥ 2 Schübe oder > 5 neue T2-Läsionen und 1 Schub |
| 3 | > 5 neue T2-Läsionen und 2 Schübe |

(**Tab. F 11.8**) erfasst eine Kombination aus klinischen Parametern (Schüben im ersten Jahr (0–2 Punkte) und dem Vorhandensein neuer T2-Läsionen im MRT (≤ 5 Läsionen = 0 Punkte, > 5 Läsionen = 1 Punkt). Untersuchungen konnten zeigen, dass der kombinierte Einsatz von klinischen Parametern und MRT-Parametern im Verlauf den höchsten prädiktiven Wert hat. Erhöhte Punktwerte korrelierten signifikant sowohl mit einer höheren Schubrate in den Folgejahren als auch dem Risiko der Behinderungsprogression, sodass der Rio-Score als frühzeitiger Parameter zur Beurteilung des Therapieerfolges eingesetzt werden kann.
Zur Beurteilung der Therapieeffektivität ist daher eine genaue, standardisierte und quantitativ auswertbare Dokumentation des klinischen und MR-tomographischen Verlaufs beim einzelnen Patienten notwendig.

***Folgendes Vorgehen wird diesbezüglich empfohlen***

*Vor Beginn der Therapie*: neurologische Untersuchung mit Erhebung von EDSS und MSFC sowie kernspintomographische Untersuchung des Gehirns *mit* Gadoliniumgabe unter Berücksichtigung von publizierten Qualitätskriterien (Wattjes et al. 2015); ggf. evozierte Potenziale zur Aufdeckung subklinischer Läsionen. Ausführliche Aufklärung über die verschiedenen Präparate (Wirkung und Nebenwirkung) und deren Anwendung (**Kap. F 11.4**) und die Vereinbarung realistischer Therapieziele.
*Während der Therapie*: Es sollten klinische Untersuchungen im ersten Jahr alle drei bis sechs Monate, dann im Halbjahres- bis Jahresabstand mit Dokumentation von MSFC und EDSS sowie ggf. evozierten Potenzialen durchgeführt werden. Eine MRT-Verlaufsuntersuchung unter den gleichen technischen Voraussetzungen wie zu Therapiebeginn ist in mindestens jährlichen Abständen (bei hochaktivem Verlauf oder erhöhter Pharmakovigilanz auch in drei- bis sechsmonatigen Abständen), sowie zusätzlich bei geplanter Umstellung der Therapie oder bei unklarer klinischer Einschätzung des Therapieeffektes indiziert. Über eine Gadoliniumgabe im Verlauf muss individuell entschieden werden.

## F 11.4 Pragmatische Therapie

Im Folgenden wird zunächst das gegenwärtige Therapiekonzept erläutert und anschließend werden die aktuellen Therapiemöglichkeiten und in der Praxis angewandten Behandlungsschemata bei den verschiedenen Erkrankungsstadien der MS

(**Kap. F 11.4.1** bis **Kap. F 11.4.3**) dargestellt. Anschließend wird das Vorgehen in speziellen Situationen wie z. B. Schwangerschaft oder bei Impfungen skizziert (**Kap. F 11.4.4**) und es werden MS-spezifische, symptomatische Behandlungen besprochen (**Kap. F 11.4.5**).

Für akut entzündliche, demyelinisierende Ereignisse als Initialsymptom bzw. im Verlauf der MS ist die Therapie mit intravenösen Kortikosteroiden etablierter Standard (↑↑). Hierzu werden nach wie vor in erster Linie intravenöse Glucokortikoide eingesetzt (am besten untersucht ist Methylprednisolon), neue Erkenntnisse sprechen auch dafür, den Wirkstoff in bestimmten Konstellationen oral zu geben (s. u.). Bei schweren und nicht kortisonresponsiven Schüben kommt die Plasmapherese-Therapie zur Schubbehandlung infrage, mit Ersatz durch Albumin-Elektrolytlösungen (↔). Der Vorteil einer Plasmapherese gegenüber einer intravenösen Kortisonpulstherapie bei unzureichendem Therapieansprechen und persistierendem neurologischen Defizit wurde in den vergangenen Jahren evident belegt, sodass dieses Vorgehen mittlerweile trotz *off-label* Status als etabliertes Therapieverfahren angesehen werden kann (Faissner et al. 2016). Alternativ kommt in bestimmten Fällen eine Immunadsorption in Frage, auch wenn die Datenlage hierzu schwächer ist. Hierbei werden selektiv Immunglobuline der IgG-Klasse nach Passage über regenerierbare Säulen entfernt. Entscheidend für eine erfolgreiche Schubtherapie ist die Überprüfung des Therapieerfolges nach 10–14 Tagen, um das Therapiefenster für eine etwaige Eskalation, z. B. in Form einer Plasmapherese, nicht zu verpassen.

Das Konzept der prophylaktischen Immuntherapie bei schubförmiger MS hat aufgrund der zunehmenden Zahl hochwirksamer Immuntherapeutika in den letzten Jahren einen grundlegenden Wandel erfahren. Heute steht die Beurteilung der individuellen Krankheitsaktivität im Zentrum: Man unterscheidet Patienten mit milder bzw. moderater Krankheitsaktivität von solchen mit aktiver oder hochaktiver Krankheit (KKNMS 2014). Diese Beurteilung findet zu jedem Zeitpunkt der MS-Therapie statt, d. h. ein Patient, der zu Beginn der Erkrankung einen hochaktiven Verlauf aufweist, wird von Anfang an auch dementsprechend behandelt. Das bisherige starre Konzept bestehend aus »Basis-« und »Eskalationstherapie« wurde ersetzt durch eine kritische Überprüfung des Behandlungserfolgs im Verlauf der Therapie, die die Möglichkeit zur kurzfristigen Optimierung gibt. Das hat insbesondere zwei Gründe: Zum einen konnte belegt werden, dass ein früher Therapiebeginn entscheidend für den Langzeitverlauf ist, und zwar sowohl bei bereits diagnostizierter schubfömiger MS als auch beim klinisch isolierten Syndrom (Kavaliunas et al. 2016; Giovannoni et al. 2016; Ziemssen et al. 2015; Tintore 2007). Das belegen sowohl die Langzeitdaten verschiedener Zulassungsstudien als auch prospektiver Kohortenstudien eindrucksvoll (Jokubaitis et al. 2016; Comi et al. 2016; Kappos et al. 2016; Signori et al. 2016). Zum anderen ist es für den Krankheitsverlauf essenziell, die Therapie *kurzfristig* zu optimieren. Sobald sich zeigt, dass die Krankheitsaktivität mit den gewählten Maßnahmen nur unzureichend kontrolliert werden kann (Comi et al. 2016), sollte ein Wechsel von einer Substanz für eher moderate Verlaufsformen auf eine Substanz für aktive Verlaufsformen erfolgen. Dies impliziert, dass in der Regel ein horizontaler Wechsel zwischen Substanzen mit vergleichbarer Wirksamkeit – wie er früher häufig praktiziert wurde – nur bei Verträglichkeitsproblemen oder z. B. bei Kinderwunsch, nicht aber bei Hinweisen auf eine unzureichende Wirksamkeit angeraten ist (He et al. 2015; Prosperini et al. 2016).

Weiterhin geht man heutzutage davon aus, dass bei Patienten mit bereits zu Beginn hoher Krankheitsaktivität direkt von Anfang an eine Substanz für (hoch) aktive Verlaufsformen gewählt werden sollte (Lizak et al. 2016; Spelman et al. 2016; Tornatore et al. 2016; Bargiela et al. 2017; Fox et al. 2016). Dieser Paradigmenwechsel spiegelt sich klar in der aktuellen Version des Stufenschemas wider Substanzen in den zugrunde liegenden Studien sind klar belegt (↑–↑↑), der empfohlene und zugelassene Indikationsbereich (d. h. das Patientenkollektiv) weicht jedoch teilweise deutlich von den zulassungsrelevanten Einschlusskriterien in den klinischen Studien ab, wie z. B. im Fall von Fingolimod. Zweitens steht eine vergleichende Bewertung der Wirksamkeit der hochaktiven Substanzen aus, da diesbezüglich keine Head-to-Head-Studien vorliegen. Drittens liegen leider keine Daten zur systematischen Evaluation des standardisierten Vorgehens bei MS vor, d. h. es handelt sich hier um einen Expertenkonsens, der als Klasse-III-Evidenz anzusehen ist (↔). Und viertens bedeutet dieses Vorgehen in der Praxis, dass die Entscheidung für die jeweiligen Substanzen individuell gemeinsam mit dem Patienten unter Berücksichtigung der Applikation, des Risiko- und Nebenwirkungsprofils getroffen werden muss. Dies erfordert, dass der behandelnde Arzt die Medikamente umfassend kennt und den Patienten in einem ausführlichen Gespräch über die in Frage kommenden Substanzen aufklärt.

Neben dem geänderten therapeutischen Paradigma, welches sich hauptsächlich an der individuellen Krankheitsaktivität orientiert, ist auch beim Therapieziel ein Paradigmenwechsel zu verzeichnen, der Auswirkungen auf die Bewertung des Therapieerfolges hat. Während noch vor zehn Jahren zumindest eine gewisse klinische sowie kernspintomografische »Restaktivität« im Hinblick auf die limitierte Wirksamkeit der zur Verfügung stehenden Substanzen mit einer Schubratenreduktion von ca. 30 % durchaus in Kauf genommen wurde, steht heutzutage in der Ära der hochwirksamen Substanzen das Konzept der »Freiheit von Krankheitsaktivität« (aus dem englischen »no evidence of disease activity«, NEDA) im Vordergrund. Bei diesem Konzept geht man davon aus, dass bei einer optimalen MS-Immuntherapie weder klinisch (Schubrate, EDSS) noch kernspintomografisch Krankheitsaktivität nachweisbar sein sollte. Die Relevanz dieses Paradigmenwechsels ist nicht zuletzt an der regelmäßigen Verwendung bei aktuellen zulassungsrelevanten klinischen Studienprogramme zu erkennen (Kappos et al. 2016; Kappos et al. 2016; O'Connor et al. 2016; Coles et al. 2012) und findet daher zunehmend im klinischen Alltag Anwendung.

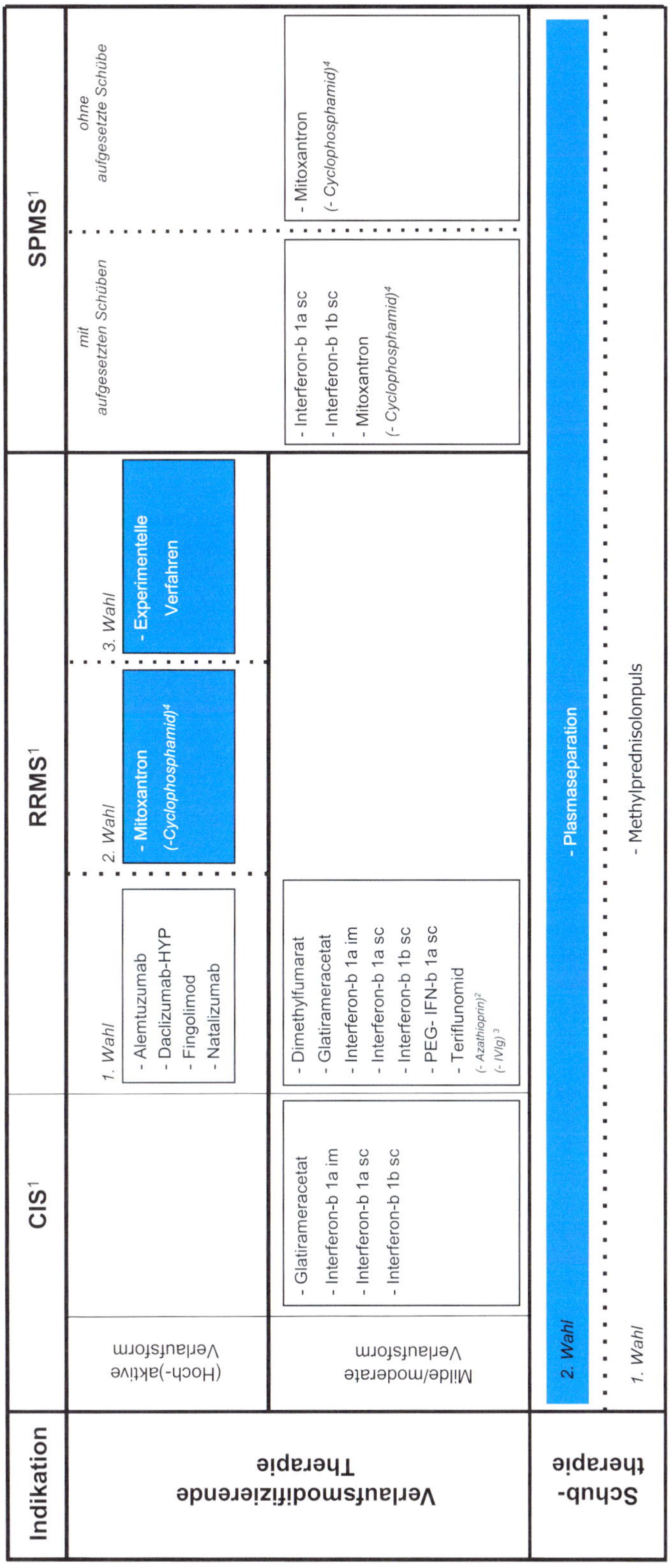


**Abb. F 11.5:** Bei Versagen einer verlaufsmodifizierenden Therapie bei milder/moderater Verlaufsform einer MS werden diese Patienten wie eine aktive MS behandelt (modifiziert nach KKNMS 2017)

1 Substanzen in alphabetischer Reihenfolge; die hier gewählte Darstellung impliziert KEINE Überlegenheit einer Substanz gegenüber einer anderen innerhalb einer Indikationsgruppe (dargestellt innerhalb eines Kastens)

2 zugelassen wenn Interferon-β nicht möglich oder unter Azathioprin-Therapie stabiler Verlauf erreicht

3 Einsatz nur postpartal im Einzelfall gerechtfertigt, insbesondere vor dem Hintergrund fehlender Behandlungsalternativen

4 zugelassen für bedrohlich verlaufende Autoimmunkrankheiten, somit lediglich nur für fulminante Fälle als Ausweichtherapie vorzusehen, idealerweise nur an ausgewiesenen MS-Zentren

**Tab. F 11.9:** Ausschleichen der Therapie mit Prednisolon oder Methylprednisolon (Berthele et al. 2016)

| Tag | 1 | 2 | 3 | 4 | 5 | 6 | 7 | 8 | 9 | 10 |
|---|---|---|---|---|---|---|---|---|---|---|
| mg | 100 | 100 | 80 | 80 | 60 | 60 | 40 | 40 | 20 | 20 |

Im klinischen Alltag hat es in den letzten Jahren keine Neuerungen für die Therapie der sekundär chronisch progredienten MS, gegeben; wie zuvor stehen mit den Substanzen IFN-b1b und Mitoxantron nur zwei evidenzbasierte Behandlungsmaßnahmen zur Verfügung (**Kap. F 11.3.2.2**, **F 11.3.2.3**), allerdings liegen positive Studienergebnisse einer Phase-III-Studie zu Siponimod bei SPMS vor. Für die Therapie der primär progredienten MS gibt es immer noch kein nachgewiesen wirksames zugelassenes Therapieprinzip; die Zulassung von Ocrelizumab in dieser Indikation wird 2017 erwartet (↓) (**Kap. F 11.3.3**).

## F 11.4.1 Behandlung des Schubes und der Optikusneuritis

*Glukokortikosteroide* (GCS) sind die Behandlung der ersten Wahl bei Erstmanifestation einer MS sowie zur Behandlung von Schüben einer RR-MS oder von schubförmigen Auflagerungen bzw. Progredienz bei SP-MS und PP-MS (↑↑) (**Abb. F 11.6**). Experimentelle Befunde deuten darauf hin, dass ein Ansprechen auf die Kortisontherapie umso besser ist, je früher sie nach Beginn der Symptome erfolgt; idealerweise innerhalb von drei bis vier Tagen. Für die Auswahl eines bestimmten Kortisons können aufgrund der in Studien teilweise sehr unterschiedlichen Präparate und Dosierungen nur allgemeine, pharmakologische Gesichtspunkte herangezogen werden. Vorzugsweise wird mit Methylprednisolon oder Prednisolon behandelt. Aus pharmakologischer Sicht bestehen bei äquipotenten Dosierungen keine signifikanten Unterschiede.

*Therapie des akuten Schubes:* Wir empfehlen die intravenöse Gabe von Prednisolon *oder Methylprednisolon* (1 000 mg/Tag in 250 ml 5 % Glukoselösung als Kurzinfusion über 30–60 Minuten am besten morgens), zumindest an drei, besser an fünf aufeinanderfolgenden Tagen (3 × 1 g bzw. 5 × 500 mg) (A). Auch eine reduzierte Dosis von 3 × 500 mg/Tag ist möglich (Berthele und Kümpfel 2016). Im Anschluss an die intravenöse Therapiephase ist insbesondere bei Patienten mit noch nicht ausreichender Symptombesserung eine oral ausschleichende Methylprednisolongabe über zehn bis maximal 14 Tage zu erwägen (C) (**Tab. F 11.9**). Für ein orales Ausschleichen sprechen die Ergebnisse der Optikusneuritisstudie von (Beck 1995) sowie das Wiederauftreten von kontrastmittelaufnehmenden Herden im MRT nach abruptem Absetzen einer kurzzeitigen GCS-Pulstherapie (Miller et al. 1992). Die orale Hochdosistherapie mit 500 mg bzw. 1 000 mg Methylprednisolon wird nach der bisher vorliegenden Studienevidenz als mögliche Option z. B. bei Kontraindikationen gegen eine intravenöse Therapie angesehen; hierbei handelt es sich allerdings bisher um eine Off-Label-Therapie (Sellebjerg et al. 1999; Le Page et al. 2015).

Hinsichtlich der Praktikabilität ist allerdings anzumerken, dass Methylprednisolon in Deutschland und Österreich nur in einer maximalen Dosierung von 40 mg/Tablette erhältlich ist. Für eine intrathekale Gabe von Glukokortikosteroiden zur Schubtherapie gibt es derzeit keine Evidenz. Bei erstmaliger Gabe von hochdosiertem Kortison ist eine stationäre Aufnahme aufgrund seltener, aber möglicherweise bedrohlicher Nebenwirkungen empfehlenswert (Anaphylaxie, Psychose, Pankreatitis, Blutdruckkrise bei bekanntem Hypertonus, Hypokaliämie, Hyperglykämie bei latentem oder bekanntem Diabetes mellitus; **Tab. F 11.7**). Bei guter Verträglichkeit können weitere Pulstherapien auch ambulant durchgeführt werden und sollten vom individuellen Risikoprofil abhängig gemacht werden (z. B. Immobilisation mit erhöhtem Risiko für thromboembolische Ereignisse).

Vor jeder Stoßtherapie sind floride Infekte auszuschließen (Körpertemperatur, BSG und/oder CRP, Blutbild sowie Urinstatus). Eine Magenschutztherapie (vorzugsweise mit einem Protonenpumpenhemmer) ist für den Zeitraum der Glukokortikoidtherapie obligat. In der Phase der hochdosierten Applikation ist eine medikamentöse Thromboseprophylaxe (z. B. mit niedermolekularen Heparinen) zu empfehlen; bei immobilisierten Patienten oder Hinweisen auf ein erhöhtes Thromboserisiko ist dies obligat. Schlafstörungen können vorübergehend medikamentös behandelt werden. Die klassischen Nebenwirkungen der Langzeittherapie wie vermehrte Infektionsneigung, Adipositas (Stammfettsucht), Ödeme, Hypokaliämie, neu auftretender Diabetes mellitus, arterielle Hypertonie, Katarakt, Glaukom, Steroidakne, Osteoporose, Myopathien oder Neuropathien sind bei der Pulstherapie nicht zu erwarten (Kaiser et al. 1992). Psychische Akutwirkungen wie schwere Unruhe, hypomanische oder depressive Reaktionen sind selten, können aber insbesondere bei entsprechender Anamnese oder psychiatrischer Vorgeschichte auftreten. Hier kann bedarfsweise die Behandlung mit Psychopharmaka notwendig werden. Aseptische Osteonekrosen von Humerus- oder Femurkopf stellen irreversible, wenn auch sehr seltene Nebenwirkungen dar. Dies gilt ebenfalls für ein plötzliches Herz-Kreislauf-Versagen infolge Anaphylaxie.

Wir empfehlen *jede Verschlechterung, die die Kriterien des Schubes erfüllt* (**Kap. F 11.1.1**) *mit i. v. GCS zu behandeln (A)*. Die bestehende Immuntherapie für moderate bzw. hochaktive Verlaufsformen der MS muss während der hochdosierten GCS nicht unterbrochen werden.

*Eskalationstherapie des Schubes*: Bei ausbleibendem Effekt einer ersten intravenösen GCS-Pulstherapie und funktionell beeinträchtigendem Schub (motorische, zerebelläre oder Hirnstammsymptomatik sowie schwere Optikusneuritis, Visusverlust > 80 %) wird folgendes Vorgehen empfohlen (C):

1. Sind die Symptome auch zwei Wochen nach Beendigung der Kortikosteroidtherapie funktionell relevant beeinträchtigend, sollte eine Eskalation der Schubtherapie entweder in der Stan-

darddosis (1000 mg Methylprednisolon i. v. täglich über fünf Tage) oder bei schweren Schüben in ultrahoher Dosierung (2000 mg Methylprednisolon i. v. täglich über fünf Tage) erfolgen (↔). Vor der Eskalation muss eine erneute neurologische Untersuchung mit Dokumentation des neurologischen Status erfolgen.

2. Bei anhaltendem neurologischen Defizit zwei Wochen nach der zweiten GCS-Pulstherapie, bei Schüben, die unter GCS-Therapie progressiv sind, oder bei anamnestisch schlechtem Ansprechen auf eine erneute GCS-Therapie bei einem vorausgegangenen Schubereignis muss eine Plasmapherese oder Immunadsorption erwogen werden (↔). Diese Behandlungen sollten in einem spezialisierten MS-Zentrum unter stationären Bedingungen durchgeführt werden. In der Regel werden hierbei fünf Plasmapheresezyklen mit Albuminsubstitution durchgeführt. Erfahrungsgemäß ist ein Ansprechen nach drei bis vier PE-Behandlungen à 50 ml/kg KG Austauschvolumen zu erwarten. Eine Erweiterung der PE-Behandlungen bei Nichtansprechen (auf z. B. acht Plasmapheresen) ist individuell zu entscheiden (↔). Alternativ kann eine Immunadsorption durchgeführt werden, die den Vorteil bietet, dass aufgrund der selektiven Entfernung von bestimmten Immunglobulinklassen keine Albuminsubstitution oder Gabe von frisch gefrorenem Plasma notwendig ist. Damit ist das Risiko allergischer Reaktionen reduziert. Auch bei schweren Schubereignissen in der Schwangerschaft kann eine Immunadsorption eingesetzt werden (Schimrigk et al. 2012).



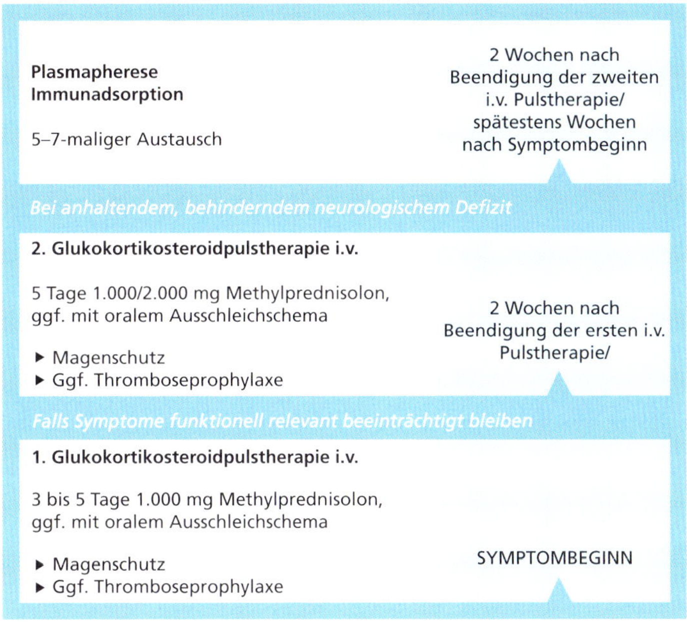


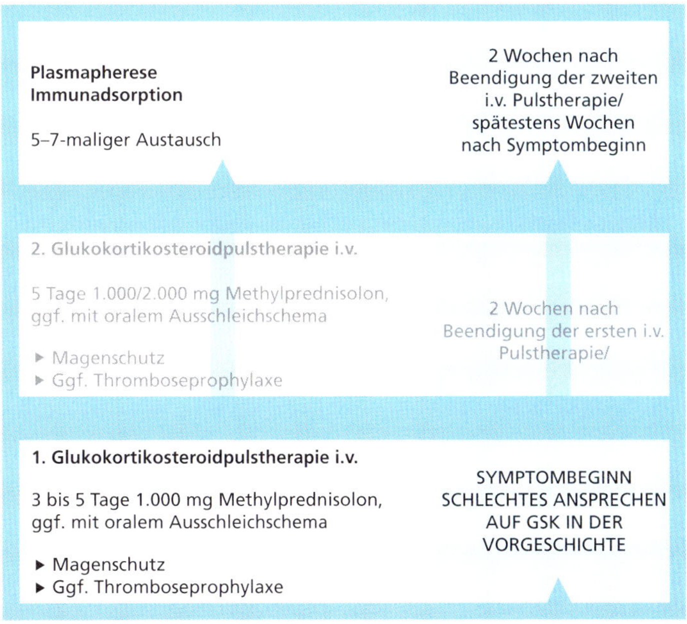


**Abb. F 11.6:** Die Therapie mit Glukokortikosteroiden (Schubtherapie) (modifiziert nach Berthele et al. 2016)

*Hinweise und Vorsichtsmaßnahmen während der hoch dosierten i. v.-Kortikosteroidtherapie*

- *Applikation:* Die Gabe als Kurzinfusion über 30–60 Minuten ist der Injektion als Einzeldosis vorzuziehen. Falls ambulante Durchführung geplant, sollte die erste Dosis in Anwesenheit eines Arztes oder einer Schwester mit den Möglichkeiten der Notfallbehandlung durchgeführt werden. Seltene aber möglicherweise bedrohliche Nebenwirkungen sind: anaphylaktische Reaktionen, kardiovaskuläre Probleme (v. a. Blutdruckkrisen), Pankreatitis, Hyperglykämie, Elektrolytstörungen (Hypokaliämie), Thromboembolie, psychotische Dekompensation.
- *Ulzerogene Wirkung:* Obwohl Magenulzera selten auftreten, ist ein medikamentöser Magenschutz, bevorzugt durch Gabe von Protonenpumpenblockern bis zum Abschluss des oralen Ausschleichens durchzuführen.
- *Thromboserisiko:* Eine Thromboseprophylaxe z. B. mit niedermolekularem Heparin wird während der Pulstherapie empfohlen. Sie ist obligat bei immobilisierten Patienten sowie Patienten mit Thromboserisiko oder thrombotischen Ereignissen in der Vorgeschichte.
- *Elektrolyte:* Falls erforderlich, sollte Kalium oral substituiert werden (z. B. Kalinor-Brausetabletten 1/Tag). Kalium sollte zu Beginn, an den Tagen 4 und 5 der i. v.-Therapie und während der oralen Ausschleichphase alle 3–5 Tage bestimmt werden. Häufig reicht das Essen von kaliumhaltigem Obst (1–2 Bananen/Tag) aus.
- *Infekte:* Hoch dosierte i. v.-Steroide dürfen bei Patienten mit Zeichen akuter Infektionen (Fieber > 38,5 °C oder/und Leukozytose, BSG/CRP-Erhöhung) *nicht* gegeben werden.
- *Psychische Nebenwirkungen:* Jedes Zeichen einer akuten Psychose wie Depression, Halluzination, formale oder inhaltliche Denkstörungen erfordert psychiatrische Intervention. Patienten mit derartigen Zeichen in der Vorgeschichte bzw. bekannten Reaktionen auf i. v.-Kortisontherapie sollten *nicht* ambulant behandelt werden.
- *Ruhelosigkeit oder Schlafstörungen:* Sie werden mit Benzodiazepinen (z. B. Lormetazepam (Noctamid®) 1 mg; Nitrazepam (Mogadan®) 2,5–5 mg) oder Zopiclon (Ximovan® 7,5 mg) behandelt. Sie treten insbesondere bei nicht-morgendlicher Gabe/Einnahme der Steroide auf.
- *Diabetes:* Latenter oder manifester Diabetes erfordern regelmäßige Überwachung von Blut- und Urinzucker und ggf. Adaptation der Diabetes-Therapie.
- *Hypertonus:* Latenter oder manifester Hypertonus erfordert regelmäßiges Messen des Blutdrucks. Ggf. müssen Antihypertensiva angepasst werden. Cave: Thiazid-Diuretika wegen vermehrtem Kaliumverlust!
- *Tuberkulose:* Eine vernarbte Tuberkulose in der Anamnese ist keine Kontraindikation zur i. v.-Kortikoidtherapie. Bei V.a. Tuberkulose sollte immer ein Röntgen-Thorax durchgeführt werden. Bei der ersten Gabe ist die Indikation großzügig zu stellen.
- *Schwangerschaft:* Fetale Missbildungen (LKG-Spalte) können bei Steroidgabe während der ersten drei Schwangerschaftsmonate auftreten. Später sind selbst hohe Steroiddosen relativ sicher. Schwangere Patientinnen sollten von einem Gynäkologen mitbetreut werden.
- Sofern die Stoßtherapie nicht stationär durchgeführt wird, sollte der Patient während der gesamten Behandlung möglichst zu Hause bleiben und ruhen. Eine stationäre Aufnahme ist nicht notwendig, wird aber vor/während der ersten Kortisonstoßtherapie empfohlen.

3. Bei Patienten, bei denen dokumentiert ist, dass sie schlecht auf die GCS-Pulstherapie ansprechen, bei denen eine Plasmapherese notwendig war und, die einen funktionell beeinträchtigenden Schub erlitten haben, muss diese Sequenz nicht zwingend erneut durchlaufen werden. Auch sollte bei ihnen frühzeitig eine Plasmapherese begonnen werden. Dies gilt auch für Patienten, die die ultrahochdosierte GSC-Pulstherapie bereits in der Vorgeschichte schlecht vertragen haben.

Die Wahrscheinlichkeit einer Besserung unter Plasmapherese liegt bei 50–70 % (Schilling et al. 2006; Faissner et al. 2016). Der Beginn des Schubereignisses sollte idealerweise nicht länger als vier (bis max. sechs) Wochen zurückliegen. Bei mehr als zwei Monaten Abstand vom initialen Schubereignis ist keine Besserung mehr zu erwarten (Keegan et al. 2002) (↑). Für die Immunadsorption ist die Datenlage zur Wirksamkeit deutlich schlechter: außerdem ist die Behandlung teurer als eine Plasmapherese. Nebenwirkungen der Plasmapherese sind Volumenbelastung, mgl. Tetanie-Symptome durch Elektrolytverschiebungen, Gerinnungsstörungen, Nebenwirkungen oder Komplikationen durch die mitunter notwendige Antikoagulation sowie allergische Symptome auf Albumin. Großvolumige Zugänge sind notwendig (ZVK oder Shaldon-Katheter). Die Plasmapherese ist bei der MS nicht als Option für eine Langzeittherapie (↓) anzusehen.

IvIg zeigen keine Wirksamkeit als Zusatz zu GCS beim akuten Schub (Sorensen et al. 2004; Visser et al. 2004) und sind daher keine sinnvolle Alternative (↓). Bei schweren, protrahiert verlaufenden Schüben und anhaltender subklinischer Krankheitsaktivität sollte ggf. schon frühzeitig mit einer Initiierung bzw. Optimierung der Immuntherapie begonnen werden. Das Behandlungsprozedere bei kompliziert verlaufenden Schüben sollte mit einem MS-Zentrum abgesprochen werden (↑).

*Kontinuierliche Gabe von GCS:* Nach dem derzeitigen Kenntnisstand wirkt sich eine Dauertherapie der MS mit niedrig dosierten oralen GCS nicht günstig auf den Krankheitsverlauf aus und zieht viele, auch schwere Nebenwirkungen nach sich (↓). *Für die Langzeittherapie mit niedrig dosierten oralen Kortikosteroiden besteht bei der MS keine rationale Basis. Sie ist nicht indiziert.*

*Regelmäßige Kortisonpulse:* Für Patienten mit sekundär chronisch progredient verlaufender MS (SP-MS) sind wiederholte Pulstherapien möglich, wenn diese für Langzeitimmuntherapien mit Interferon-ß oder Mitoxantron nicht geeignet sind (↔). Auch bei Patienten mit primär chronisch progredientem Krankheitsverlauf (PP-MS) kann ein Therapieversuch in Form regelmäßiger GCS-Pulstherapien erwogen werden, auch wenn hierzu keine systematischen Daten vorliegen. Aufgrund der Studienlage bei SP-MS sind probatorische wiederholte GCS-Pulstherapien in regelmäßigen Abständen für die Dauer von einem Jahr (üblicherweise alle drei Monate 5 × 500 mg Methylprednisolon) bei guter Verträglichkeit und Wirksamkeit auch über einen längeren Zeitraum vertretbar (↔). Ziel ist insbesondere eine kurz- bis mittelfristige symptomatische Besserung durch die GCS-Pulse. Die GCS-Therapie kann ebenfalls in der Induktionsphase einer Chemotherapie (z. B. Mitoxantron oder Cyclophosphamid) zu einer transienten Besserung oder Progressionsverzögerung führen (↔). Hingegen kommt aufgrund der Vielzahl gut untersuchter effektiver Substanzen eine regelmäßige GCS-Pulstherapie als Erhaltungstherapie bei schubförmiger MS (RR-MS) nicht in Frage.

*Intrathekale Kortisongaben:* Die intrathekale Injektion des Steroids Triamcinolonacetonid (TCA; Volon A®) wird in einigen deutschen Zentren durchgeführt, wobei die Injektionsfrequenz, -intervalle und Dosierungen des TCA sehr unterschiedlich sind. Es wurden mehrere prospektive, offene Beobachtungen an MS-Patienten mit primär oder sekundär progredientem Krankheitsverlauf publiziert, bei denen in dreitägigen Abständen jeweils sechs TCA-Injektionen à 40 mg appliziert worden waren. Die Therapie führte zu einer Verbesserung des EDSS und einer Verlängerung der Gehstrecke (Hoffmann et al. 2003; Hoffmann et al. 2006). Wesentliche Nebenwirkungen traten hierbei nicht auf. Wir erwägen die intrathekale Applikation von GCS als symptomatische Therapiemaßnahme zur Besserung spastischer Symptome in Ausnahmefällen als individuellen Versuch (↔). Voraussetzung ist ein insuffizientes Ansprechen auf orale antispastische Therapiemaßnahmen bzw. Nichtansprechen oder Unverträglichkeit intravenöser GCS-Gaben. Initial werden durch Lumbalpunktion 40 mg Volon A® appliziert (nur kristallines Präparat verwenden!), die Gehstrecken sowie die Spastik werden im Verlauf gemessen. Eine zweite Injektion von erneut 40 mg bzw. 80 mg erfolgt bei unzureichendem Effekt der ersten Injektion. Bei positivem Ansprechen kann diese Maßnahme alle ein bis drei Monate wiederholt werden (↔). Dieses invasive Verfahren sollte in jedem Fall nur durch erfahrene Zentren durchgeführt werden. Es besteht die Gefahr einer Liquorzirkulationsstörung nach repetitiven Injektionen.

## F 11.4.2 Prophylaktische Immuntherapie der MS

### F 11.4.2.1 Allgemeine Vorbemerkungen, Indikations- und Abbruchkriterien, Monitoring

Für alle genannten Substanzen konnte in großen kontrollierten Studien eine signifikante Reduktion der Schubhäufigkeit bei RR-MS nachgewiesen werden. Die Datenlage zur langfristigen modifizierenden Wirkung auf die Progression der Erkrankung ist weitaus weniger gut, einzelne Langzeitstudien inbesondere zu den seit den 90er Jahren zugelassenen Interferonen sowie des Glatirameracetat mit Beobachtungszeiten von mehr als 20 Jahren liegen allerdings inzwischen vor (Kappos et al. 2016; Karim et al. 2016; Kappos et al. 2015; Signori et al. 2016). Wie bereits eingangs dargestellt ist auf Basis rezenter Studien mittlerweile gut belegt, dass eine frühzeitige immunmodulatorische Therapie nicht nur die Häufigkeit neuer Schubereignisse reduzieren kann sondern auch günstig für die Langzeitprognose insbesondere hinsichtlich der Krankheitsprogression ist (↔).

*Indikation zur prophylaktischen Immuntherapie bei schubförmiger MS (RR-MS) und klinisch isoliertem Syndrom (KIS):* Eine prophylaktische Immuntherapie soll möglichst frühzeitig nach Diagnosestellung einer schubförmigen MS begonnen werden (↑↑). Des Weiteren ist die Einleitung einer prophylaktische Immuntherapie mit den hierfür zugelassenen Substanzen bereits bei Patienten mit klinisch isoliertem Syndrom und einem »hohen Risiko eine MS zu entwickeln« indiziert (↑↑). Es gibt Hinweise dafür, dass die Wahrscheinlichkeit einer Konversion von einem klinisch isolierten Syndrom zu einer klinisch gesicherten MS umso höher ist, je mehr zerebrospinale T2-Läsionen im MRT vorhanden sind (Kuhle et al. 2015; Giorgio et al. 2013). Die Kriterien für ein »hohes« Risiko sind seitens der Zulassungsbehörden nicht näher definiert. Im medizinischen Alltag werden folgende Kriterien für die Entscheidung zum Beginn einer Immunmtherapie bei klinisch isoliertem Syndrom herangezogen: multifokale Präsentation mit klinisch signifikanter Beeinträchtigung, hohe Läsionslast im MRT (>6 Herde; Rieckmann et al. 2002), unzureichende Rückbildung der Schubsymptome. Ein radiologisch isoliertes Syndrom (RIS), also das Vorliegen eines kernspintomografischen Befundes, der die bildgebenden Kriterien für die Diagnose einer MS erfüllt, bei gleichzeitiger Abwesenheit anamnestischer oder klinischer Hinweise auf das Vorliegen einer MS, ist nach gegenwärtigem Kenntnisstand keine Indikation für die Initiierung einer prophylaktischen Immuntherapie (Sellner et al. 2010). Aufgrund des Risikos für die Entwicklung einer MS (nach einer aktuellen Publikation in einer Frequenz von ca. 29 % im Verlauf) wird jedoch eine konsequente Monitorierung der Patienten empfohlen (Kantarci et al. 2016).

Nach Indikationsstellung wird der individuelle Krankheitsverlauf (mild/moderat versus (hoch-) aktiv) anhand von Frequenz und Schweregrad zurückliegender Schubereignisse sowie der kernspintomographischen Krankheitsaktivität (Anzahl von Läsionen, T2-Läsionslast, Vorhandensein gadoliniumanreichernder Läsionen, T1-Läsionen, Hirnatrophie) evaluiert. Ein aktuelles MRT ist daher nicht nur zur Diagnosestellung, sondern auch zur Einschätzung der Krankheitsaktivität und als Ausgangsbefund für die prospektive Überprüfung des Therapieerfolges (Frage nach persistierender paraklinischer Krankheitsaktivität unter einer Immuntherapie) essenziell. Ein hochaktiver Krankheitsverlauf liegt vor, wenn zwei oder mehr Schübe mit Behinderungsprogression in einem Jahr aufgetreten sind und im kraniellen MRT mindestens eine gadoliniumanreichernde Läsion oder eine signifikante Erhöhung der T2-Läsionen im Vergleich zu einer kürzlich durchgeführten MRT-Aufnahme nachgewiesen werden können.

Vor Beginn der Therapie muss der Patient verständlich über realistische Therapieziele, die theoretischen Wirkansätze und mögliche Nebenwirkungen der in Frage kommenden Therapeutika aufgeklärt werden.

Im Rahmen einer prophylaktischen Immuntherapie ist eine konsequente regelmäßige Therapiekontrolle durch den behandelnden Neurologen erforderlich. Sie sollte im ersten Jahr idealerweise in dreimonatigen Abständen erfolgen, anschließend je nach Substanz alle drei bis sechs Monate. Kernspintomografische Verlaufskontrollen sind in jährlichen Abständen durchzuführen, in bestimmten Situationen, wie z. B. bei hoher klinischer Krankheitsaktivität oder Verdacht auf fehlendes Ansprechen auf eine bestehende Immuntherapie, auch in kürzeren Intervallen. Der Verlauf soll während der Therapie standardisiert dokumentiert werden.

Eine sorgfältige Therapiekontrolle ist aus verschiedenen Gründen essenziell für ein erfolgreiches Therapiemanagement: *Erstens* müssen die Verträglichkeit der kostenintensiven Immuntherapie sowie die Therapieadhärenz überprüft und ggf. verbessert werden. *Zweitens* muss gerade vor dem Hintergrund der empfohlenen Therapieoptimierung bei anhaltender klinischer und/oder paraklinischer Krankheitsaktivität eine kritische Überprüfung des Therapieerfolges durchgeführt werden, um ggf. frühzeitig eine Therapieoptimierung anzustreben (**Tab. F 11.11**). Hierbei ist allerdings der verzögerte Wirkungseintritt mancher Substanzen zu berücksichtigen. *Drittens* ist gerade bei den neueren Substanzen im Hinblick auf deren Nebenwirkungsprofil eine sorgfältige substanzspezifische Immunüberwachung notwendig (Klotz et al. 2016; Havla et al. 2016).

*Indikation zur prophylaktischen Immuntherapie bei sekundär progredienter MS (SP-MS):* Die Studien zum Einsatz einer *prophylaktischen Immuntherapie* bei der SP-MS erbrachten unterschiedliche Ergebnisse (**Kap. F 11.3.2**). Wir halten *IFN*-b *bei SP-MS* für indiziert, wenn sowohl klinisch als auch kernspintomographisch noch deutlich fassbare Zeichen der entzündlichen Krankheitsaktivität (überlagerte Schübe, überdurchschnittlich rasche Behinderungsprogression, gadoliniumanreichernde Herde) vorhanden sind (↑). Befindet sich die Erkrankung in einem mehr »neurodegenerativen« Stadium mit geringer Entzündungsaktivität (fehlende Schübe in den letzten zwei Jahren, geringe Behinderungszunahme, fehlende subklinische Krankheitsaktivität im MRT), wird auf die Verwendung von IFN-b verzichtet. Bei geringer bis mäßiger Progression kann probatorisch eine GCS-Stoßtherapie alle drei Monate durchgeführt werden; der Therapieerfolg ist nach spätestens drei Infusionszyklen zu prüfen (**Kap. F 11.4.1**). Bei Patienten mit SP-MS und anhaltender Krankheitsaktivität, definiert als mindestens zwei Schübe oder EDSS-Progression um mindestens einen Punkt innerhalb der letzten 18 Monate, ist eine Therapie mit Mitoxantron zugelassen, sofern der EDSS zwischen 3 und 6 einschließlich 6,0 liegt.

*Behandlungsdauer einer prophylaktischen Immuntherapie:* Zur optimalen Dauer der Immuntherapie gibt es bisher keine kontrollierten Studien. Aufgrund relativ kurzen Zulassungsphasen der neueren Immuntherapeutika stehen valide Langzeitdaten bisher nur für die Interferone sowie Glatirameracetat zur Verfügung. Auf Basis mehrerer offener Langzeitstudien von Patienten aus den initialen Zulassungsstudien mit inzwischen teilweise mehr als 20 Jahren Behandlungsdauer sowie einiger Kohortenstudien wird bei diesen Präparaten bei guter Sicherheit eine anhaltende Wirksamkeit angenommen (Jokubaitis et al. 2016; Comi et al. 2016; Kappos et al. 2016; Signori et al. 2016). Auf Basis dieser Daten für Interferone und Glatirameracetat wird pragmatisch auch für die anderen prophylaktischen Immuntherapeutika eine anhaltende Wirksamkeit angenommen und eine Fortführung der Therapie angestrebt, *wenn:*

- weiterhin ein klarer Therapieeffekt dokumentiert werden kann (z. B. reduzierte Schubfrequenz, -schwere im Vergleich zur prätherapeutischen Phase, verminderte Krankheitsprogression) und
- keine schwerwiegenden Nebenwirkungen auftreten, die die Lebensqualität des Patienten einschränken. Hierbei sind z. B. die kumulative Kardiotoxizität unter Mitoxantron sowie das statistisch deutlich erhöhte PML-Risiko bei manchen Patienten unter einer Langzeittherapie mit Natalizumab zu beachten.

Insbesondere der erste Punkt entfällt bei Beginn einer *prophylaktischen Immuntherapie* nach dem ersten Schub, was die Einschätzung des Therapieerfolgs erschwert. Hilfreich und aus unserer Sicht notwendig ist neben der Klinik die Bewertung der Krankheitsaktivität bzw. -dynamik mittels MR-tomographischer Verlaufsuntersuchungen. Unter welchen Umständen eine *prophylaktische Immuntherapie* unter- oder abgebrochen werden kann, ist derzeit unklar und bedarf prospektiver Studien. Wir beraten die Patienten dahingehend, dass die *prophylaktische Immuntherapie* eine Dauertherapie darstellt, die in Abhängigkeit von Verträglichkeit und Nebenwirkungen auch bei klinischer Stabilisierung über Jahre durchgeführt werden sollte. Bei guter Therapieadhärenz ist nach mindestens dreijähriger Krankheitsstabilität (keine Schübe, keine klinische Krankheitsprogression, stabiles MRT) eine Unterbrechung der Therapie bei ausdrücklichem Patientenwunsch und nach eingehender Aufklärung vertretbar. Allerdings sollte dies nur unter Fortführung engmaschiger Kontrolluntersuchungen erfolgen.

*Therapieversagen:* Bezüglich der Frage des Therapieversagens bzw. der *Indikation für die Umstellung bzw. Beendigung einer dauerhaften prophylaktischen Immuntherapie* sind folgende zwei unterschiedliche Konstellationen zu unterscheiden:

1. Therapieversagen im Sinne einer unzureichenden/fehlenden Krankheitskontrolle unmittelbar nach Therapiebeginn bzw. im Verlauf einer bestehenden Immuntherapie, gekennzeichnet durch eine Zunahme der Schubfrequenz bzw. Zunahme der paraklinischen Krankheitsaktivität im MRT. Entsprechend der Zulassungstexte für die hochaktiven Substanzen und den Empfehlungen des Kompetenznetzes MS sind hierfür der Nachweis von mindestens einem Schubereignis im letzten Jahr unter einer bestehenden Therapie für milde/moderate Verlaufsformen bzw. der Nachweis von mindestens neun T2-Läsionen oder mindestens einer kontrastmittelanreichernden Läsion im kraniellen MRT erforderlich. In einem solchen Fall ist in der Regel die Umstellung von einer Substanz für milde/moderate Verläufe auf eine Substanz für (hoch-) aktive Verläufe indiziert (»vertikales Switching«). Ein »horizontales Switching« innerhalb der Substanzen für milde/moderate Verlaufsformen ist hingegen nur bei Verträglichkeitsproblemen oder

Sonderkonstellationen wie z. B. Kinderwunsch indiziert, nicht jedoch bei persistierender Krankheitsaktivität unter einer Immuntherapie. Bei einem Therapieversagen unter einer Therapie mit einem hochaktiven Immuntherapeutikum muss pragmatisch innerhalb der Medikamentengruppe anhand substanzspezifischer Besonderheiten bzw. pathophysiologischer Überlegungen umgestellt werden. Dies erfolgt mangels entsprechender Studien auf schwacher Evidenzlage und muss sorgfältig mit dem Patienten besprochen werden.
2. Ein Therapieversagen in Form einer schub*un*abhängigen Zunahme der Behinderungsprogression. Dies kann den Übergang in die sekundär progrediente Krankheitsphase andeuten. Hier gilt eine nach drei bis sechs Monaten bestätigte schubunabhängige EDSS-Progression um einen Punkt (bzw. um 0,5 Punkte ab einem Ausgangs-EDSS von mindestens 6,0) als Entscheidungskriterium.

Die Zeitspanne bis zur endgültigen Beurteilbarkeit eines Therapieansprechens oder -versagens ist bei den verschiedenen Substanzen unterschiedlich, liegt aber pragmatisch bei ca. sechs Monaten.
Die Unterscheidung in ein *primäres* und *sekundäres* Therapieversagen ist sinnvoll. Primäres Therapieversagen liegt vor, wenn keine Beeinflussung des Krankheitsverlaufes durch die immunprophylaktische Therapie erreicht werden kann, sekundäres Therapieversagen, wenn nach vorübergehender Stabilisierung des Krankheitsverlaufes erneute Krankheitsaktivität bzw. Progression eintritt.
*Einbeziehung der Kernspintomographie in Therapieentscheidungen:* Der Stellenwert kernspintomographischer Verlaufsuntersuchungen zur Kontrolle der Wirksamkeit einer Immuntherapie ist in den vergangenen Jahren vor dem Hintergrund des neu definierten Idealziels der »Freiheit von Krankheitsaktivität« (NEDA) kontinuierlich gestiegen. Dies spiegelt sich nicht nur in den Endpunkten vieler rezenter zulassungsrelevanter klinischer Studien wider, sondern auch im Zulassungstext verschiedener Immuntherapeutika für die hochaktive MS. Für eine zulassungskonforme Indikationsstellung können hier neben der klinischen Krankheitsaktivität z. B. eine Mindestläsionslast oder der kernspintomografische Nachweis neuer Läsionen hinzugezogen werden. Allerdings ist z. B. der Stellenwert einer *einzelnen* neuen T2-Läsion als einziges Anzeichen für eine persistierende Krankheitsaktivität unter einer prophylaktischen Immuntherapie nach wie vor unklar (Rio 2015): Diese können unter anderem technisch durch wechselnde MRT-Qualität oder eine zu große Schichtdicke oder zeitlich durch Entstehen der Läsion vor dem angenommenen Wirkungseintritt einer Substanz bedingt sein. Ein Versuch, die klinische und paraklinische Krankheitsaktivität semiquantitativ zu erfassen und so eine Verlaufsbeurteilung erleichtern, stellt der modifizierte Rio-Score dar (Sormani et al. 2013) (**Tab. F 11.8**). Hierbei werden sowohl die Zahlen neuer T2-Läsionen als auch die Zahl der klinischen Schubereignisse berücksichtigt und ein Score zwischen 0 (keine Krankheitsaktivität) und 3 (mindestens fünf neue T2-Läsionen und mindestens zwei Schubereignisse) bestimmt.

### F11.4.2.2 Prophylaktische Immuntherapie der milden/moderaten schubförmigen Multiplen Sklerose

#### Interferon-b-Präparate

Für die Behandlung mit Interferonen (IFN-b) stehen fünf Präparate zur Verfügung (IFN-b1a: Avonex®, Rebif®; IFN-b1b: Betaferon®, Extavia®). IFN-b1b (Betaferon®, Bayer; Extavia®, Novartis) wird in einer Dosierung von 8 Millionen IU im Abstand von zwei Tagen subkutan injiziert. Für IFN-b1a liegen zwei Präparate in unterschiedlichen Applikationsformen vor: IFN-b1a (Avonex®, Biogen) wird in einer Dosierung von 6 Millionen IU (30 mg) einmal pro Woche intramuskulär appliziert, IFN-b1a (Rebif®, Serono) wird entweder mit 3 × 22 µg oder 3 × 44 µg dreimal wöchentlich subkutan injiziert. Die PEGylierte Form (IFN-b1a; Plegridy®, Biogen) wird in einer Dosierung von 125 µg alle zwei Wochen subkutan injiziert.

***Indikation***

- Alle Interferone sind zur prophylaktischen Immuntherapie der milden/moderaten schubförmigen MS zugelassen.
- Die Präparate Avonex®, Rebif® und Betaferon®/Extavia® sind zusätzlich für die Therapie des klinisch isolierten Syndroms zugelassen, sofern ein hohes Risiko besteht, eine MS zu entwickeln; die Kriterien für ein hohes Risiko sind von den Zulassungsbehörden nicht näher definiert. Beeinflussende Faktoren sind die Zahl der T2-Läsionen, der Nachweis oligoklonaler Banden im Liquor oder ein polysymptomatischer Beginn.
- Die Präparate Rebif® und Betaferon®/Extavia® sind zusätzlich bei sekundär chronisch progredienter MS zugelassen, sofern aufgesetzte Schübe nachgewiesen werden können.

*Anwendung:* Die Patienten erlernen das Injizieren jeweils unter geschulter Anleitung. Essenziell gehört zu dieser Anleitung auch die ausreichende Aufklärung über mögliche Nebenwirkungen (s. u.), entsprechende Gegenmaßnahmen sowie zur Kontrazeption. Im Sinne einer besseren Adaptation wird in den ersten beiden Wochen nur die Hälfte (bei starker Überreaktion auch nur 25 %) der jeweiligen Enddosis injiziert. Die Applikationen sollten von einer antiphlogistischen Medikation (vorzugsweise Ibuprofen 400 mg oder Paracetamol 500 mg) begleitet werden, die 30 bis 60 Minuten vor – bzw. je nach grippeähnlichen Nebenwirkungen – in variablen Zeitabständen auch nach den jeweiligen Injektionen eingenommen wird (Ibuprofen bis 3 × 400 mg, Paracetamol bis 4 × 500 mg insgesamt). Nach vier bis sechs Wochen kann versucht werden, die begleitende antiphlogistische Medikation zu reduzieren bzw. auszulassen. Aufgrund möglicher symptomatischer Verschlechterungen durch IFN-b muss besonders bei der SP-MS auf ein langsames Eintitrieren geachtet werden (hier am besten aufsteigend in wöchentlicher Steigerung um 25 %, beginnend mit einem Viertel der Gesamtdosis und unter Komedikation mit antiphlogistischer Therapie). Nicht selten führt IFN-b durch die Verstärkung der Spastik zu einer vorübergehenden Verschlechterung der Gehfähigkeit,

die bei Persistenz zum Wunsch nach Therapieabbruch von Patientenseite führen kann.
Die Frage nach der besten Dosierung der Interferone (siehe Dosis-Wirkungsbeziehung der Interferon-Präparate) wird weiterhin kontrovers diskutiert. Obschon eine *Dosis-Wirkungsbeziehung von IFN-*b anzunehmen ist, lassen sich aus den Daten zum jetzigen Zeitpunkt *keine allgemeinen Empfehlungen zur differenziellen Indikation der einzelnen zugelassenen Präparate ableiten.* Durch die unterschiedlichen Dosierungen und Applikationsarten wird allerdings eine individuelle Abstimmung der Therapie ermöglicht. Zu den Kriterien gehören die Applikationsfrequenz (1 × [Avonex™] versus 3–4 × pro Woche [Rebif®, Betaferon®, Extavia®]), der Applikationsweg (i. m. [Avonex®] versus s. c. [Rebif®, Betaferon®, Extavia®]), die Handhabung der Interferon-Präparate (Lyophilisat zum Mischen [Avonex™, Betaferon®] versus Fertigspritze [Rebif®]) sowie die individuelle Verträglichkeit und das Nebenwirkungsprofil.
Die Strategie einer Steigerung der Interferondosis innerhalb eines Präparates bzw. zwischen verschiedenen Präparaten bei Verdacht auf Therapieversagen ist in Anbetracht des breiten Angebots an (a) anderen Präparaten mit vergleichbarer Wirkung aber anderem Wirkprinzip sowie (b) hochaktiven Präparaten nicht sinnvoll. In Einzelfällen kann bei Nachweis neutralisierender Antikörper ein Wechsel auf ein anderes Immuntherapeutikum für milde/moderate Verläufe erfolgen; in der Regel wird bei Verdacht auf Therapieversagen jedoch das Ergebnis dieser Diagnostik (die den zweimaligen Nachweis neutralisierender Antikörper im Abstand von drei Monaten fordert) nicht abgewartet und mit dem Ziel einer bestmöglichen Krankheitskontrolle ein vertikales Switching auf eine Substanz für (hoch-) aktive Verläufe favorisiert.
Trotz relativ guter Verträglichkeit der Präparate insgesamt gibt es einzelne Patienten, die auch bei Ausschöpfung der Möglichkeiten zur Behandlung der Nebenwirkungen über einen Zeitraum von mehr als sechs Monaten starke Unverträglichkeiten zeigen. Bei *lokalen* Nebenwirkungen nach subkutaner Injektion kann die Umstellung auf ein intramuskuläres Präparat (Avonex™) erwogen werden, bei grippeähnlichen Nebenwirkungen ist ein horizontaler Switch auf ein anderes Immuntherapeutikum für milde/moderate Verläufe zu empfehlen.
*Verträglichkeit, Nebenwirkungen und Kontraindikationen:* Grundsätzlich sind zu Beginn der Therapie mit Interferonen leichte Nebenwirkungen häufig, ernste Nebenwirkungen – auch nach inzwischen langjähriger Beobachtung – jedoch selten (Übersicht bei Walther et al. 1999). Initial treten häufig *grippeähnliche Symptome* auf, die nur bei einem kleinen Teil der Patienten länger als sechs Monate persistieren. Ermüdbarkeit, Kopfschmerzen, allgemeines Krankheitsgefühl und Myalgien werden weiterhin angegeben. Diese Nebenwirkungen treten meist vier bis zwölf Stunden nach der Injektion auf und können durch die Komedikation mit Antiphlogistika bzw. durch die Injektion am Abend gemildert werden. Entzündungen, Rötungen, Indurationen an der Einstichstelle kommen bei den subkutan verabreichten IFN-Präparaten vor. Vereinzelt (1–3 %) treten aseptische Hautnekrosen auf, die manchmal zum Therapieabbruch oder zum Aussetzen der Therapie zwingen. Aus den genannten Gründen soll der Patient auch die Einstichstellen wechseln. Lokale Nebenwirkungen können durch das Auflegen von Kühlpackungen vor und nach den Injektionen gelindert werden, zusätzlich durch das Anwärmen der Ampulle in der Hand. Auf das Auftreten oder die Verschlechterung depressiver Symptome (bis hin zur Suizidalität) soll geachtet werden, da sie zum einen in der MS-Population gehäuft vorkommen, zum anderen in Interferonstudien gehäuft berichtet wurden, (IFNB 1993; Jacobs et al. 2000). Für Patienten mit einer depressiven Erkrankung sind Interferone zwar relativ kontraindiziert, können aber nach unserer Erfahrung unter strenger psychiatrischer Kontrolle und ggf. antidepressiver Medikation vertretbar sein, wenn die MS gut auf IFN-b anspricht bzw. andere Medikamente unwirksam sind. Ein bedeutsames Problem ist die Verstärkung der Spastik durch Interferone, die sogar zur vorübergehenden Zunahme der motorischen Behinderung führen kann. Dieser meist passagere Effekt kann antispastisch (z. B. mit Baclofen) therapiert werden.
*Monitoring im Rahmen der Therapie*: Vor Therapiebeginn müssen Kontraindikationen anamnestisch ausgeschlossen werden und ein Labor-Basisprogramm (Blutbild und Differenzialblutbild, Leberwerte, Nierenwerte) sowie Urinstatus zum Infektausschluss müssen vorliegen. Ebenfalls muss ein negativer Schwangerschaftsstest vorliegen. Man beobachtet unter Interferonen einen Anstieg der Leberwerte sowie vorübergehende, leichtere Leukopenien. Empfohlen wird die Kontrolle von Blutbild und Leberwerten einen Monat nach Therapiebeginn und danach in dreimonatigen Abständen (Klotz et al. 2016). Bei Leukozytenwerten < 3 000/ml, Thrombozytenwerten < 75 000/ml bzw. Transaminasenerhöhungen über das Fünffache der Norm sollte die Dosis reduziert werden, in extremeren Fällen muss die Therapie ausgesetzt bzw. ganz abgesetzt werden. Einzelne Fälle von toxischen Hepatitiden sind berichtet.
*Interferone und Schwangerschaft:* Wie mehrere Berichte zeigen, besteht bei Schwangerschaften, die unter der Therapie mit rekombinanten IFN-b-Präparaten auftraten, ein erhöhtes Risiko von Frühaborten und vermindertem Geburtsgewicht (Boskovic et al. 2005; Sandberg-Wollheim et al. 2005), sodass auf deren Einsatz während einer Schwangerschaft verzichtet werden muss. Bei Frauen im gebärfähigen Alter wird generell eine zuverlässige Empfängnisverhütung empfohlen. Nach derzeitigem Kenntnisstand gibt es jedoch keine Hinweise auf ein erhöhtes Malformationsrisiko oder eine erhöhte Frühabortrate bei Beenden der Therapie nach Eintritt einer Schwangerschaft (Thiel et al. 2016; Hellwig et al. 2012). Daher wird eine laufende Therapie mit einem Interferon-beta-Präparat häufig erst bei Eintritt einer Schwangerschaft beendet (↔). Über negative Auswirkungen der Interferone zur Fertilität beim Mann gibt es keine Daten. **Tab F 11.10** fasst die wichtigsten Fakten zur Therapie mit Interferonen zusammen.

**Tab. F 11.10:** Wichtige Fakten zu Immuntherapeutika (Klotz et al. 2016)

| | Substanz | Indikation | Wirkmechanismus | Risiken für das Immunsystem | Andere Risiken | Blutbildkontrollen | Andere Kontrollen |
|---|---|---|---|---|---|---|---|
| Oral | Teriflunomid | Milde/moderate RRMS | DHOOH-Inhibition, hierdurch Hemmung der Proliferation aktivierter Lymphozyten | Lymphopenie, Neutropenie, Infektionsrisiko, Impfantwort geringfügig schlechter, sehr selten Panzytopenie/Agranulozytose | Leberwerterhöhung, Haarausdünnung, periphere Neuropathie, akutes Nierenversagen | Diff.-BB alle 2 Monate im ersten halben Therapiejahr, anschließend alle 3 Monate.<br><br>Aussetzen der Therapie bei abs. Lymphozyten < 200/µl | Leberwertkontrollen alle 14 Tage in ersten 6 Monaten, danach alle 2 Monate, halbjährlich RR-Kontrolle |
| | Fingolimod | Aktive/hochaktive RRMS | Funktioneller S1P-Antagonist; Festhalten von Lymphozyten in lymphatischen Organen | (Erwünschte) Lymphopenie, Herpesvirusinfektionen, VZV-Reaktivierung, hämophagozytisches Syndrom,<br><br>bisher 10 PML-Fälle ohne Zusammenhang mit Natalizumab, Impfantwort geringfügig schlechter, leicht erhöhtes Basaliomrisiko | Kardiale Reizleitungsstörung bei Erstgabe; Leberwerterhöhung, Makulaödem, vereinzelt Hauttumore, Hypertonie, Reduktion der Diffusionskapazität, Hypercholesterinämie | Diff.-BB nach 2 + 4 Wochen, anschließend alle 3–6 Monate.<br><br>Aussetzen der Therapie bei abs. Lymphozyten < 200/µl, erneuter Beginn ab 600/µl möglich | Kardiale Überwachung bei Erstgabe; Leberwertkontrollen nach 2 + 4 Wochen, anschließend alle 3–6 Monate.<br><br>Aussetzen der Therapie bei Transaminasen > 5 × ULN, Ophthalmologische Untersuchung nach 3 Monaten empfohlen, Dermatologische Kontrolle jährlich |
| | Dimethylfumarat | Milde/moderate RRMS | Modulation der Zytokinexpression, Hemmung der Immunzellproliferation, Nrf2-Aktivierung, evtl. Lymphozytenapoptose | Leukopenie/ Lymphopenie, sehr selten: PML (bisher 4 Fälle nach Zulassung) | Flush-Symptomatik, gastrointestinale NW, Leberwerterhöhungen | Diff.-BB alle 6–8 Wochen im ersten Therapiejahr, anschließend alle 3–6 Monate.<br><br>Aussetzen der Therapie bei abs. Lymphozyten < 500/µl oder Leukozyten < 3000/µl | |
| | Azathioprin | Reservepräparat bei RRMS | Purinanalogon, hemmt DNA/RNA-Synthese, schnell teilende Zellen besonders betroffen, Immunsuppressivum | (Erwünschte) Leukopenie/Lymphopenie, Anämie, leicht erhöhtes Infektionsrisiko | Erhöhtes Malignomrisiko (2 × nach 5 Jahren; 4,4 × nach 10 Jahren), Leberwerterhöhung, selten: Pankreatitis | Diff.-BB alle 2 Wochen, im Verlauf alle 4–8 Wochen, Zielwert Lymphopenie von 600–1000/µl | Leberwerte initial alle 2 Wochen, im Verlauf alle 4–8 Wochen |

**Tab. F 11.10** Wichtige Fakten zu Immuntherapeutika (Klotz et al. 2016) (Fortsetzung)

| | Substanz | Indikation | Wirkmechanismus | Risiken für das Immunsystem | Andere Risiken | Blutbildkontrollen | Andere Kontrollen |
|---|---|---|---|---|---|---|---|
| Injektion | Beta-Interferon | CIS milde/moderate RRMS, SPMS mit Schubaktivität | Hemmung T-Zell-Aktivierung, Treg-Induktion, Inhibition der Immunzellmigration an der BHS | Leukopenie/ Lymphopenie, selten Neutropenie/Anämie, sehr selten: thrombotische Mikroangiopathie | Leberwerterhöhung, lokale Reaktion Einstichstelle, sehr selten: Schilddrüsenfunktionsstörung | Diff.-BB einen Monat nach Therapiebeginn, anschließend vierteljährlich. Aussetzen der Therapie bei Leukozyten < 3000/µl bzw. Thrombozyten < 75 000/µl | Leber- und Nierenwertkontrollen einen Monat nach Therapiebeginn, anschließend vierteljährlich. Aussetzen der Therapie bei Transaminasen > 5 × ULN |
| | Glatirameracetat | CIS, milde/moderate RRMS | Th1/Th2-shift, APZ-Modulation, BDNF-Produktion | Lymphknotenschwellung, Leukozytose, Leukopenie, Thrombopenie | Sofortige Postinjektionsreaktion (SPIR) bzw. Flush, Leberwerterhöhung | Diff.-BB alle 3 Monate im ersten Therapiejahr | Leber-und Nierenwertkontrollen alle 3 Monate im ersten Therapiejahr |
| Infusion | Natalizumab | Aktive/hochaktive RRMS | Monoklonaler Antikörper gegen a4b1-Integrin, hemmt Bindung von Immunzellen an Endothelzellen via VLM-VCAM | Reduzierte CD4/CD8-Ratio im Liquor, milde Leukozytose, Linksverschiebung, PML, leicht erhöhtes Infektionsrisiko, Impfantwort geringfügig schlechter, selten Infusionsreaktion | Leberwerterhöhungen | Diff.-BB alle 3–6 Monate. JCV-Antikörperstatus bei neg. Patienten alle 6 Monate, ggf. JCV-Antikörperindex und CD62L im Verlauf | Leberwertkontrollen nach 3 und 6 Monaten. Aussetzen der Therapie bei Transaminasen > 3 × ULN. Absetzen bei Transaminasen > 5 × ULN. JCV-Ak-Status nach 24 Monaten |
| | Alemtuzumab | Aktive/hochaktive RRMS | Monoklonaler Antikörper gegen CD52, hierdurch rasche Elimination CD52 + Immunzellen in der Zirkulation, »geordnete« Repopulation und hierdurch Immunregulation | (Erwünschte) Leukopenie/ Lymphopenie, Infusionsreaktion, sekundäre antikörpervermittelte Autoimmunität (Schilddrüse, ITP, Niere), Infektanfälligkeit, Impfantwort schlechter, bisher 1 »Carry-over«-PML-Fall | Leberwerterhöhungen | Diff.-BB monatlich für mind. 5 Jahre. Bei Thrombozyten < 30 ;% des Ausgangswertes oder unterhalb der unteren Normgrenze: wöchentl. Kontrollen, bei Thrombozyten < 100 000 hämatologische Abklärung | Nierenparameter (Kreatinin, GFR, UStatus und Sediment), CRP monatlich für mind. 5 Jahre, TSH alle 3 Monate. HPV-Screening bei Frauen jährlich |
| | Mitoxantron | Aktive/hochaktive RRMS (Reservepräparat), SPMS | Topoisomerase-II-Inhibitor, hemmt DNA-Synthese, schnell teilende Zellen besonders betroffen, Immunsuppressivum | (Erwünschte) Leukopenie/Lymphopenie, Neutropenie, Infektionsrisiko | Übelkeit, Haarausfall, Kardiotoxizität (dosisabhängig), Leukämierisiko (nicht dosisabhängig), Infertilität, Ikterus | Diff.-BB vor jeder Gabe sowie anschließend wöchentlich für 4 Wochen. Aussetzen der Therapie bei Neutropenie < 1 500/ml, Dosisanpassung bei Leukopenie < 2 000/ml oder Thrombopenie < 50 000/ml bei Nadir | Vor jeder Infusion Leber- und Nierenwerte, CRP, UStatus, EKG, TTE (auch bis zu 5 Jahre nach Therapieende), Schwangerschaftstest |

### Glatirameracetat (Copolymer-1, Copaxone®), Glatirameroide GLAT, GA

Glatirameracetat (Copaxone®) in einer Dosis von 20 mg einmal täglich s. c. oder 40 mg 3× wöchentlich s. c.; seit 2016 gibt es zusätzlich ein Glatirameracetat-Imitatorprodukt (Clift®), das in einer Dosis von 20 mg einmal täglich s. c. appliziert wird.

***Indikation***

- Copaxone® und Clift® sind zur prophylaktischen Immuntherapie der milden/moderaten schubförmigen MS zugelassen. Hier ist nochmals drauf hinzuweisen, dass die Zulassung von Clift® rein aufgrund eines kernspintomografischen Endpunktes und in Analogie zu Copaxone® erfolgte, auch wenn es sich bei Copaxone® und Clift® aufgrund der Komplexität von Glatirameracetat nicht um exakt identische Wirkstoffe handelt.
- Copaxone® ist zusätzlich zugelassen für die Therapie des klinisch isolierten Syndroms, sofern ein hohes Risiko besteht, eine MS zu entwickeln; die Kriterien für ein hohes Risiko sind von den Zulassungsbehörden nicht näher definiert. Beeinflussende Faktoren sind die Zahl der T2-Läsionen, der Nachweis oligoklonaler Banden im Liquor oder ein polysymptomatischer Beginn.
- Copaxone® ist *nicht* zugelassen für die progredienten Verlaufsformen der MS

*Anwendung:* Glatirameracetat hat einen festen Platz in der prophylaktischen Immuntherapie von Patienten mit MS mit milder/moderater Krankheitsaktivität, da seine Wirksamkeit durch langjährige Anwendung erwiesen ist. Ferner ist es gut verträglich und weist ein unbedenkliches Sicherheitsprofil auf. Die subkutane Injektion, die der Patient nach fachgerechter Anleitung und Aufklärung selbst durchführen kann, wird vergleichsweise gut vertragen und hat auch innerhalb der Langzeitbeobachtung relativ wenige Nebenwirkungen (**Tab. F 11.10**). Man beginnt die Therapie mit der vollen Dosis (20–40 mg), eine begleitende antiphlogistische Medikation ist nicht notwendig. Seit kurzem ist GA zusätzlich in einer eine Dosis von 40 mg zugelassen, die 3×/Woche appliziert wird. Die Kenntnis der Latenz bis zur vollen Entfaltung der Wirksamkeit von GA (etwa 3–6 Monate) ist für die klinische Anwendungspraxis wichtig, da z. B. Schübe innerhalb der ersten Monate einer begonnenen Therapie mit GA nicht als Hinweis für ein Therapieversagen gedeutet werden dürfen. Grundsätzlich kann Glatirameracetat aufgrund des differenziellen Wirkmechanismus auch nach Therapieversagen mit IFN-b und z. B. bei Nachweis neutralisierender Antikörper gegen Interferone wirken. Da mittlerweile jedoch verschiedene hochaktive Substanzen als therapeutische Alternativen zur Verfügung stehen, hat ein Wechsel auf GA bei persistierender Krankheitsaktivität unter einem Interferonpräparat in der Regel keinen Stellenwert mehr in der MS-Therapie. Ein horizontaler Wechsel auf GA kann aber durchaus aufgrund des Nebenwirkungsprofils erwogen werden.

*Verträglichkeit, Nebenwirkungen und Kontraindikationen:* Insgesamt wird die subkutane Applikation von Copaxone® vergleichsweise gut vertragen. Neben lokalen Nebenwirkungen (Juckreiz, Erytheme, Schwellungen, Entzündung) ist zu erwähnen, dass es vereinzelt zu Lymphknotenschwellungen sowie kurz andauernden, spontan remittierenden, systemischen Reaktionen mit Beklemmungsgefühl, Angst, Herzrasen und Flush-Symptomen (sogenannte systemische Post-Injektions-Reaktionen: SPIR) kommt. SPIR tritt meist kurz nach der Injektion auf (bei etwa 10 % der Patienten, insgesamt mit einer Häufigkeit von 0,04 % bezogen auf die Gesamtzahl der Injektionen, d. h. 1 aus 2 500 Injektionen). Die SPIR ist selbstlimitierend und führt nicht zu Langzeit- oder Folgeschäden. Die Patienten müssen vor Therapiebeginn detailliert darüber informiert werden. Seltener kann es zu einer kosmetisch beeinträchtigen lokalen Lipoatrophie im Bereich der Einstichstellen kommen. Wie bei jeder Applikation einer körperfremden Substanz kann eine anaphylaktische Reaktion grundsätzlich auftreten. Bis jetzt wurden nur vereinzelt nicht fatale anaphylaktische Reaktionen unter GA-Therapie beschrieben. Einzelne Fallberichte existieren – wie für IFN-b – zum Auftreten von Autoimmunerkrankungen während der Therapie (Übersicht bei Ziemssen et al. 2002). Wechselwirkungen von GA mit anderen Medikamenten sind nicht beschrieben.

*Monitoring im Rahmen der Therapie:* Vor Therapiebeginn müssen Kontraindikationen anamnestisch ausgeschlossen werden und ein Labor-Basisprogramm (Blutbild und Differenzialblutbild, Leberwerte, Nierenwerte) sowie Urinstatus zum Infektausschluss müssen vorliegen. Ebenfalls muss ein negativer Schwangerschaftstest vorliegen. Empfohlen wird die Kontrolle von Blutbild und Leber- und Nierenwerten zumindest im ersten Therapiejahr in dreimonatigen Intervallen, danach können die Intervalle bei unauffälligen Laborwerten auf z. B. ein- bis zweimal jährlich ausgedehnt werden (Klotz et al. 2016).

*Copaxone und Schwangerschaft:* Die Anwendung des Präparats ist in der Schwangerschaft kontraindiziert; gebärfähigen Frauen wird eine effektive Kontrazeption empfohlen. Die praktische Erfahrung zeigt, dass der Eintritt einer Schwangerschaft unter Glatirameracetat unproblematisch ist, daher ist es häufig geübte Praxis, eine laufende GA-Therapie erst bei Eintritt einer Schwangerschaft abzusetzen (Linker et al. 2016; Herbstritt et al. 2016).

### Dimethylfumarat (Tecfidera®)

*Indikation:* Dimethylfumarat (DMF) ist in Deutschland zur Therapie der milden bzw. moderaten schubförmigen MS zugelassen.

*Anwendung:* DMF wird als magensaftresistente Hartkapsel in einer Dosis von 240 mg zweimal täglich oral eingenommen. Zu Beginn der Therapie ist das Präparat langsam einzudosieren, da sich so die gastrointestinalen Nebenwirkungen und das Flushing reduzieren lassen und die gesamte Verträglichkeit und Compliance deutlich steigt. Zur Aufdosierung wird folgendes Schema empfohlen (**Tab. F 11.12**).

Die Verträglichkeit von DMF steigt bei Einnahme zu den Mahlzeiten, insbesondere nach Verzehr von Milchprodukten.

*Verträglichkeit, Nebenwirkungen und Kontraindikationen:* Dimethylfumarat ist kontraindiziert bei Kindern unter 18 Jahren, in der Schwangerschaft und

**Tab. F 11.11:** Abstände bei der Umstellung von und auf Immuntherapeutika der MS: Gesamtüberblick (Kolber et al. 2015)

| | | AUF | | | | |
|---|---|---|---|---|---|---|
| | | Interferon-β/ Glatirameracetat/ Dimethylfumarat | Teriflunomid/ Fingolimod | Natalizumab | Mitoxantron | Alemtuzumab |
| VON | Interferon-β/ Glatirameracetat/ Dimethylfumarat | | Keine | Keine | Keine | Keine |
| | Teriflunomid[a, b]/ Fingolimod[b] | ≥ 4 Wochen | | ≥ 4 Wochen | ≥ 4 Wochen | ≥ 4 Wochen |
| | Natalizumab | ≥ 6–8 Wochen | ≥ 6–8 Wochen | | ≥ 6–8 Wochen | ≥ 6–8 Wochen[c] |
| | Mitoxantron | ≥ 3 Monate | ≥ 3 Monate | ≥ 3 Monate | | ≥ 3 Monate |
| | Alemtuzumab | ≥ 6–12 Monate | ≥ 6–12 Monate | ≥ 6–12 Monate | ≥ 6–12 Monate | |

**Tab. F 11.12:** Aufdosierung von Dimethylfumarat (Tecfidera®) (Haghikia und Gold 2016)

| Woche | 1 | 2 | 3 | 4 |
|---|---|---|---|---|
| Dosierung in mg morgens | 120 | 120 | 240 | 240 |
| Dosierung in mg abends | bis 120 | 120 (bis 240) | 120 (bis 240) | 240 |

während der Stillzeit, bei Überempfindlichkeit oder Allergien gegen Dimethylfumarat oder sonstige Bestandteile des Präparats, schweren Erkrankungen des Gastrointestinaltrakts (Geschwüre des Magens und Zwölffingerdarms oder chronisch entzündliche Darmerkrankungen), bei schweren Leberfunktionsstörungen und Nierenerkrankungen sowie bei chronischen Infektionserkrankungen (HIV, Hepatitis B und C).

Zu Beginn der Therapie sind die genannten gastrointestinalen Nebenwirkungen (Durchfälle, Übelkeit, abdominelle Schmerzen) sowie das Flushing häufig (ca. 22 % der Patienten leiden in den ersten vier Wochen darunter). Sie lassen jedoch in der Regel im Verlauf der Therapie rasch nach (nach vier Wochen litten nur noch 6 % und nach 24 Monaten nur noch 1 % der Patienten unter den Beschwerden); Patienten sollten darüber aufgeklärt werden. Die Einnahme von ASS (Dosierung 200–400 mg jeweils ca. 30 Minuten vor Einnahme von DMF) kann die Flushing-Symptome mildern. In den Zulassungsstudien traten bei ca. 15–30 % der mit DMF behandelten Patienten Leukopenien und Lymphopenien auf, bei ca. 6 % lagen Lymphopenien vom Grad 3 (< 500 Lymphozyten/µl) vor. Für die Therapie mit Fumarsäurepräparaten einschließlich Dimethylfumarat sind mittlerweile mehrere Fälle einer PML bei Psoriasis und MS beschrieben worden (**Kap F 11.3.2.2.1**).

*Monitoring im Rahmen der Therapie:* Vor Therapiebeginn müssen Kontraindikationen anamnestisch ausgeschlossen werden und ein Labor-Basisprogramm (Blutbild und Differenzialblutbild, Leberwerte, Nierenwerte, Elektrolyte) sowie Urinstatus zum Infektausschluss vorliegen. Chronische Infektionserkrankungen müssen ebenfalls ausgeschlossen sein. Zudem muss ein negativer Schwangerschaftstest vorliegen. Während der Therapie müssen in vierteljährlichen Abständen klinisch-neurologische Verlaufsuntersuchungen zur Kontrolle der Wirksamkeit sowie potenzieller Nebenwirkungen erfolgen. Nach Therapiebeginn muss aufgrund der möglichen Leuko- und Lymphopenien alle sechs bis acht Wochen eine Blutbilduntersuchung durchgeführt werden. Bei Leukopenien < 3000 Lymphozyten/µl oder absoluten Lymphozytenwerten < 500 Lymphozyten/µl ist ein Aussetzen der Medikation erforderlich. Anschließend sollten Kontrolluntersuchungen bis zur Normalisierung des Blutbildes erfolgen. Sollten nach einem Jahr dauerhafter Therapie die Werte unauffällig sein, so ist anschließend eine Kontrolle alle drei bis sechs Monate ausreichend. Ein konsequentes Monitoring des Blutbildes ist insbesondere vor dem Hintergrund einzelner PML-Fälle unter Dimethylfumarat nach länger bestehender Lymphopenie angezeigt. Offenbar kann jedoch im Einzelfall auch eine PML unter DMF ohne ausgeprägte Lymphopenie auftreten, sodass auch mildere Lymphopenien (im Bereich von 500–800 Lymphozyten/µl) aufmerksam verfolgt werden müssen. Zur paraklinischen Beurteilung des Behandlungserfolgs sowie zum Monitoring hinsichtlich differenzialdiagnostisch relevanter Komplikationen der Therapie sollten zwölf und 24 Monate nach Beginn der DMF-Therapie ein MRT des Schädels angefertigt werden.

*Dimethylfumarat und Schwangerschaft:* Dimethylfumarat ist während der Schwangerschaft und Stillzeit kontraindiziert. Aus den Zulassungsstudien sowie tierexperimentellen Daten ist keine teratogene Wirkung des Präparats bekannt. Bei Bekanntwerden der Schwangerschaft muss die Therapie abgesetzt werden, es besteht nach gegenwärtigem Kenntnisstand jedoch kein Anlass für einen Schwangerschaftsabbruch.

### Teriflunomid (Aubagio®)

*Indikation:* Aubagio® ist zur prophylaktischen Immuntherapie der milden/moderaten schubförmigen Multiplen Sklerose zugelassen.

*Anwendung:* Aubagio® wird als Filmtablette in einer Dosis von einmal täglich 14 mg eingenommen. Die Tablette kann mit oder ohne Nahrung eingenommen werden. Eine Eindosierung ist nicht erforderlich.

*Verträglichkeit, Nebenwirkungen und Kontraindikationen:* Teriflunomid ist kontraindiziert bei schwerer

Leberfunktionsstörung sowie akuter Hepatitis, schweren aktiven Infektionen, chronischen Infektionen (HIV, Hepatitis B und C, Tuberkulose), einer deutlichen Beeinträchtigung der Knochenmarksfunktion oder signifikanter Anämie, Leukopenie, Neutropenie oder Thrombopenie, schwerer Hyponatriämie, schwerer dialysepflichtiger Niereninsuffizienz, Überempfindlichkeit gegen den Wirkstoff oder sonstige Bestandteile, positive Anamnese eines Stevens-Johnson-Syndroms, eines Erythema multiforme oder einer toxischen epidermalen Nekrolyse sowie in der Schwangerschaft und Stillzeit. Die Therapie wird in der Regel gut vertragen. Zu Beginn treten gelegentlich milde gastrointestinale Nebenwirkungen auf, die üblicherweise jedoch spontan sistieren. In den Zulassungsstudien kam es unter Teriflunomid regelhaft zu einer milden Leukopenie im peripheren Blut (maximal 15 % des Ausgangswertes). Die mittlere Reduktion der roten Blutkörperchen lag bei unter 2 %, die der Thrombozyten bei unter 10 %. Beachtenswert sind Transaminasenerhöhungen über das Dreifache des oberen Normbereiches bei 6,1 % der Patienten sowie über das Fünffache des oberen Normbereichs bei 2,6 % der Patienten im Rahmen der Zulassungsstudien. Unter der Vorläufersubstanz, dem Leflunomid, wurden vereinzelt schwere Leberfunktionsstörungen beobachtet. In den Zulassungsstudien fand sich kein erhöhtes Risiko schwerer Infektionen unter Teriflunomid. Es wurde jedoch bisher ein Fall einer fatalen Klebsiellensepsis unter Teriflunomid sowie anderer opportunistischer Infektionen unter der Vorläufersubstanz Leflunomid beschrieben. In seltenen Fällen (in den Zulassungsstudien bei ca. 2 % der Patienten) können Mono- und Polyneuropathien unter der Substanz auftreten. Ebenfalls selten treten ein transientes Nierenversagen (definiert als Anstieg des Serumkreatinins auf mehr als 200 % des Ausgangswertes) sowie eine Hyperkaliämie auf. Die relativ häufig beobachtete Haarausdünnung ist in der Regel vorübergehend und vollständig reversibel, Patienten sollten jedoch auf diese Nebenwirkung hingewiesen werden.

*Monitoring im Rahmen der Therapie:* Vor Therapiebeginn müssen Kontraindikationen anamnestisch ausgeschlossen werden und ein Labor-Basisprogramm (Blutbild und Differenzialblutbild, Leber- und Pankreaswerte, Gesamtprotein und Kreatinin) muss vorliegen. Bei anamnestischen Hinweisen auf eine Leberfunktionsstörung oder Pankreatitis sowie entsprechenden Laborauffälligkeiten sollte ergänzend eine Sonografie des Abdomens durchgeführt werden. Chronische Infektionserkrankungen müssen ausgeschlossen sein. Ein negativer Schwangerschaftstest muss vorliegen. Des Weiteren ist vor Beginn der Therapie der systolische sowie diastolische Blutdruck zu dokumentieren. Während der Therapie müssen in vierteljährlichen Abständen klinisch-neurologische Verlaufsuntersuchungen zur Kontrolle der Wirksamkeit sowie dem Vorliegen spezieller Nebenwirkungen erfolgen. In den ersten sechs Monaten der Therapie müssen zum Ausschluss relevanter Blutbildveränderungen Blutbild und Differenzialblutbild alle zwei Monate überprüft werden. Anschließen sollten diese Kontrollen alle drei Monate erfolgen. Bei Absinken der absoluten Lymphozyten unter 200/µl muss Teriflunomid abgesetzt werden. Aufgrund der beschriebenen Leberwerterhöhungen unter Aubagio® müssen in den ersten sechs Monaten der Therapie die Leberwerte (initial GPT und GGT, im Verlauf GPT-Bestimmung ausreichend) alle zwei Wochen überprüft werden. Anschließen sollten Leberwertkontrollen alle zwei Monate erfolgen. Bei einem leichten Anstieg der Transaminasen (bis zum Zweifachen des oberen Normbereichs) sollte eine Kontrolle nach zwei Wochen erfolgen. Bei einem Anstieg über das Doppelte des oberen Normbereichs müssen engmaschige Untersuchungen von GPT, GOT, GGT, Serumbilirubin sowie alkalischer Phosphatase mindestens wöchentlich erfolgen. Liegt der Wert der Lebertransaminasen wiederholt über dem Dreifachen des oberen Normbereichs muss Teriflunomid abgesetzt werden. Zusätzlich ist in diesem Fall eine beschleunigte Elimination von Teriflunomid zu erwägen (s. u.). Eine Kontrolle der Pankreasenzyme (Amylase, Lipase) sollte bei entsprechendem klinischen Verdacht erfolgen. Bei akuten Infektionen unter Teriflunomid sind unverzüglich Maßnahmen zur Diagnose und Therapie einzuleiten. Bei Anzeichen einer Immunkompromittierung ist Teriflunomid sofort abzusetzen und gegebenenfalls forciert zu eliminieren. Eine PML unter Teriflunomid ist bisher nicht beschrieben. Treten klinische Symptome auf, die mit einer Polyneuropathie zu vereinbaren sind, sollte umgehend eine elektrophysiologische Abklärung erfolgen.

*Teriflunomid und Schwangerschaft:* In der Schwangerschaft und Stillzeit ist die Einnahme von Teriflunomid kontraindiziert, Frauen im gebärfähigen Alter sind daher auf die Notwendigkeit einer wirksamen Empfängnisverhütung hinzuweisen. Nach aktueller Datenlage ist eine ungeplante Schwangerschaft unter Teriflunomid jedoch nicht zwingend eine Indikation für einen Schwangerschaftsabbruch. Die Medikation sollte in diesem Fall aber sofort abgesetzt und eine beschleunigte Elimination durchgeführt werden. Im Fall eines Kinderwunschs muss nach Absetzen von Teriflunomid eine effiziente Empfängnisverhütung erfolgen, bis der Plasmaspiegel des aktiven Metaboliten unter 0,02 mg/l gesunken ist. Zur beschleunigten Elimination durch Unterbrechung der enterohepatischen Rezirkulation können zwei Vorgehensweisen verwendet werden: Einnahme von 8 g Colestyramin 3× täglich für elf Tage. Alternativ: 50 g Aktivkohle alle zwölf Stunden für elf Tage. Die Elimination muss nicht zwingend an aufeinanderfolgenden Tagen durchgeführt werden. Bei entsprechender Indikation sollte anschließend eine Bestimmung der Konzentration von Teriflunomid im Plasma erfolgen.

### Intravenöse Immunglobuline (IvIg) (Off-label-Anwendung)

Die praktische Bedeutung von IvIg in der MS-Therapie ist in den letzten Jahren aufgrund kontroverser und z. T. negativer Studienergebnisse kontinuierlich zurückgegangen. Intravenöse Immunglobuline gelten als Reservemedikation zur Behandlung der schubförmigen MS, insbesondere in speziellen klinischen Situationen wie im Rahmen einer Schwangerschaft (↑). Bei Patienten mit Kinderwunsch und Bedarf für die Fortführung einer immunmodulatorischen Therapie stellen IvIg eine Alternative dar.

Dies gilt auch für die Stillzeit. Zur Verhinderung postpartaler Schübe sind IvIg das Mittel der 1. Wahl (↔). Für chronisch progrediente Verlaufsformen kann aufgrund der derzeitigen Studien keine Empfehlung gegeben werden (↓). Bei geplanter Einstellung auf IvIg ist in jedem Fall eine Kostenübernahme zu beantragen (off-label use!).
Über die günstigste Dosis sowie die Applikationsintervalle besteht kein Konsens (in den vorliegenden Studien differieren die Dosierungen bis zum Faktor 10!). Wir verwenden IvIg in der Dosierung von 0,2 g/kg KG über drei bis fünf Tage, wobei die Zyklen alle ein bis zwei Monate wiederholt werden.
*Nebenwirkungen und Kontraindikationen*: Siehe Kapitel Myasthenia gravis (**Kap. J** 7).

### F 11.4.2.3 Immuntherapie der (hoch-)aktiven schubförmigen Multiplen Sklerose

#### Natalizumab (Tysabri®)

*Indikation:* Natalizumab ist in der Europäischen Union für die krankheitsmodifizierende Monotherapie der hochaktiven, schubförmig-remittierend verlaufenden MS zugelassen. Dies umfasst zum einen Patienten mit persistierend hoher Krankheitsaktivität, die bereits mit einem Therapeutikum für milde/moderate Verlaufsformen behandelt werden. Sie müssen im letzten Jahr trotz Therapie mindestens einen Schub gehabt haben und sollen mindestens neun T2-Läsionen oder mindestens eine gadoliniumanreichernde Läsion aufweisen. Zum anderen umfasst dies Patienten mit rasch fortschreitender schwerer schubförmiger MS, sofern zwei oder mehr Schübe mit Behinderungsprogression in einem Jahr aufgetreten sind und im kraniellen MRT mindestens eine gadoliniumanreichernde Läsion oder eine signifikante Zunahme der Zahl der T2-Läsionen im Vergleich zu einer kurz zuvor angefertigten MRT-Aufnahme nachgewiesen wird.
*Anwendung:* Natalizumab wird als Infusion mit 300 mg alle vier Wochen intravenös verabreicht. Jede Durchstechflasche enthält 15 ml Konzentrat (20 mg/ml) und wird vor der Applikation in 100 ml 0,9 %-iger NaCl-Lösung verdünnt. Die mittlere Plasmahalbwertszeit liegt bei 16 Tagen. Die Dauer der Infusion beträgt eine Stunde, die Nachbeobachtung eine weitere Stunde. Maßnahmen für die Akuttherapie anaphylaktischer Reaktionen müssen vorgehalten werden. Bei klinischer Indikation (z. B. schwere Infektion einschließlich PML) kann Natalizumab mittels Plasmaaustausch aus dem Organismus eliminiert werden.
*Verträglichkeit, Nebenwirkungen und Kontraindikationen:* Natalizumab ist kontraindiziert bei Überempfindlichkeit gegen die Substanz oder sonstige Präparatbestandteile. Bei Patienten systemischen Pilzinfektionen mit Candida und Aspergillus (außer Soor und Hautpilzen) innerhalb der letzten sechs Monate, PML oder anderen opportunistischen oder chronischen Infektionen in der Vorgeschichte (einschließlich HIV, Hepatitis B und C, Tuberkulose), aktiven Infektionen (Harnwegsinfekte, Lungenentzündung, akuten Herpes-Infektionen (simplex oder zoster) bzw. Herpes-Reaktivierungen innerhalb der letzten drei Monate), bei Malignomen (mögliche Ausnahmen sind: behandeltes Carcinoma in situ, mehr als fünf bis zehn Jahre Rezidivfreiheit bei behandeltem Karzinom; reseziertes Basaliom), Z. n. Organtransplantation. Die Unbedenklichkeit und Wirksamkeit von Natalizumab bei Kindern unter 18 Jahren ist bisher noch nicht belegt, es liegen jedoch erste kleinere Fallserien zur Anwendung vor. Derzeit ist Natalizumab bei Kindern unter 18 Jahren kontraindiziert. Die Therapie wird in der Regel gut vertragen, in seltenen Fällen treten allergische Reaktionen auf, des Weiteren Kopfschmerzen und Schwindel sowie Müdigkeit. Es besteht eine leichte Erhöhung der Infektanfälligkeit (insbesondere Infekte der oberen Atemwege sowie Harnwegsinfektionen). Der Zusammenhang zwischen einer Therapie mit Tysabri und der Entstehung einer PML wird unten gesondert dargestellt.
*Monitoring im Rahmen der Therapie:* Vor Beginn der Therapie müssen anamnestisch und laborchemisch mögliche Kontraindikationen (s. u.) ausgeschlossen werden; Ein Labor-Basisprogramm (Blutbild und Differenzialblutbild, Leberwerte) muss vorliegen und eine akute sowie eine chronische Infektion müssen ausgeschlossen sein (Labor, U-Status). Ein Schwangerschaftstest ist empfohlen. Neben der korrekten Indikationsstellung ist auch aus Gründen der Pharmakovigilanz (insbesondere hinsichtlich PML) ein Referenz-MRT des Schädels mit Kontrastmittel erforderlich, es sollte bei Behandlungsbeginn nicht älter sein als drei Monate. Während der Therapie müssen klinisch-neurologische Verlaufskontrollen zur Kontrolle der Wirksamkeit sowie im Hinblick auf potenzielle Nebenwirkungen in vierteljährlichen Abständen durchgeführt werden. Ein Blutbild muss alle drei bis sechs Monate bestimmt werden. Vor jeder Natalizumab-Infusion muss klinisch eine Infektkonstellation ausgeschlossen werden. Der Wirkmechanismus von Natalizumab kann einen Anstieg der peripheren Leukozyten verursachen. Des Weiteren sollte innerhalb von drei Monaten nach Therapiestart eine Kontrolle der Leberwerte erfolgen. Bei einem Anstieg der Transaminasen über das Dreifache des oberen Normbereichs sollte die Therapie ausgesetzt werden, nach Erholung kann eine erneute Reexposition erfolgen. Bei Anstieg über das Fünffache des oberen Normbereichs muss die Therapie dauerhaft beendet werden.
Zur paraklinischen Beurteilung des Behandlungserfolgs sowie Pharmakovigilanz sollten in den ersten beiden Jahren der Therapie mindestens einmal jährlich MRT-Verlaufsuntersuchungen des Gehirns durchgeführt werden. Nach zwei Jahren Therapie sollten – wenn die Therapie fortgeführt wird – engmaschigere MRT-Untersuchungen (z. B. in drei- bis sechsmonatigen Abständen) erfolgen.
*Natalizumab und Schwangerschaft:* Die bisher dokumentierten Schwangerschaften unter Natalizumab zeigen keine wesentlichen Auffälligkeiten im Vergleich zur Normalpopulation (Friend et al. 2016). In der Schwangerschaft ist Natalizumab daher nicht streng kontraindiziert und kann bei medizinischer Notwendigkeit (persistierend hohe Krankheitsaktivität) bis zur 30. SSW verordnet werden. In den folgenden Schwangerschaftswochen sollte die Gabe wegen möglicher hämatopoetischer Nebenwirkungen beim Foetus ausgesetzt werden. Bei explizitem Schwangerschaftswunsch kann die Therapie bis

zum Eintreten der Schwangerschaft unter strenger Nutzen-Risikoabwägung fortgeführt werden.

*Besondere Risiken einer Langzeitbehandlung mit Natalizumab:* Die Therapie mit Natalizumab ist mit dem Risiko einer PML assoziiert. Das über alle Gruppen gemittelte Risiko einer PML liegt bei derzeitigem Kenntnisstand bei 4,18/1 000 Patienten. Dieses Risiko steigt insbesondere nach einer länger andauernden Behandlung (v. a. ≥ 2 Jahre). Deshalb ist eine engmaschige klinische Beobachtung dringend angezeigt und der Patient muss nach zwei Jahren erneut über die Risiken einer Behandlung, insbesondere das erhöhte PML-Risiko, informiert werden (*obligat*). Die Effektivität der Therapie muss selbstverständlich weiterhin nachzuweisen und anhaltende Immunkompetenz gegeben sein. Eine entsprechende Dokumentation der Aufklärung sowie der Rationale für die Fortführung der Therapie (mangelnde Verfügbarkeit geeigneter Alternativen, Unwirksamkeit weniger riskanter Therapieoptionen) sollte schriftlich dokumentiert werden. Es ist nicht empfehlenswert, die Medikation vorübergehend zu pausieren, um die Immunkompetenz wiederherzustellen (sogenanntes »drug holiday«), da nicht erwiesen ist, dass dies das Risiko einer PML reduziert und die Pause zudem die Gefahr einer Reaktivierung der MS birgt. Im klinischen Monitoring sollten kognitive und neuropsychologische Funktionen besonders berücksichtigt werden. Nach aktuellem Kenntnisstand lassen sich drei Faktoren für das Risiko benennen, an einer PML unter Natalizumab-Therapie zu erkranken, und auf der Basis retrospektiver, durch die Firma Biogen initiierte Analysen bisheriger PML-Fälle teilweise quantifizieren: 1. eine Behandlungsdauer von mehr als 24 Monaten, 2. eine vorausgegangene immunsuppressive Therapie (unabhängig von Dauer, Abstand und Art der Immunsuppression), 3. ein positiver JCV-Serologie-Status bzw. Titer (**Tab. F 11.7**). Der anti-JCV-Antikörpertiter wird normalisiert auf einen Standard-Serumcocktail und im Befund dargestellt als »JCV-Index« zwischen 0 und 5. Studien haben gezeigt, dass Patienten ohne Immunsuppression mit einem Indexwert von < 0,9 in etwa das PML-Risiko von JCV-negativen Patienten haben (Plavina et al. 2014). Fehlt der Nachweis von anti-JCV-Antikörpern, ist das zwar mit einem statistisch deutlich niedrigeren PML-Risiko assoziiert, entbindet jedoch nicht von notwendigen Maßnahmen der Pharmakovigilanz (Klinik und MRT). Aufgrund der Bedeutung der JCV-Serologie zur Risikostratifizierung wird gegenwärtig ein Test bei folgenden Patientengruppen empfohlen:

- Patienten mit statistisch erhöhtem PML-Risiko (vorausgegangene immunsuppressive Therapie bzw. Behandlung mit Natalizumab über mehr als zwei Jahre).
- Patienten, die ihre individuelle Risikosituation spezifizieren möchten (häufig praktiziert im Rahmen der initialen Therapieentscheidung).
- Negativ getesteten Patienten. Bei ihnen sollte zur Erfassung einer möglichen Serokonversion eine halbjährliche Kontrolluntersuchung erfolgen.

Weil der JCV-Index (anti-JCV-Antikörpertiter) Schwankungen unterliegt, ist auch bei JCV-positiven Patienten mit niedrigen Werten (Index < 0,9) eine halbjährliche Messung zu empfehlen, da es vorkommt, dass Patienten in eine höhere PML-Risikokategorie aufsteigen (Index > 0,9 oder sogar > 1,5). Bei Verdacht auf eine PML muss die Gabe von Natalizumab zunächst bis zum Ausschluss ausgesetzt werden. Neben der klinischen Evaluation sind weitere Untersuchungen durchzuführen, insbesondere ein MRT des Schädels (und ggf. auch des Rückenmarks) mit Kontrastmittel sowie eine Liquoruntersuchung auf DNA des JC-Virus. Hierbei ist zu beachten, dass sowohl ein unauffälliges cMRT als auch eine negative JC-Virus PCR aus dem Liquor eine PML nicht sicher ausschließen, Einzelfallberichte belegen, dass in 17 % der Fälle mehrfache Lumbalpunktionen zur Sicherung der Diagnose erforderlich sind (zwei bis acht sequenzielle Punktionen). Bei persistierendem Verdacht sind daher mehrere Lumbalpunktionen sowie kernspintomografische Untersuchungen erforderlich, es wird eine Bestimmung der Virus-DNA in einem Referenzlabor empfohlen. In seltenen Fällen bleibt die Untersuchung selbst bei wiederholter Punktion negativ und die PML-Diagnose muss über eine Biopsie erfolgen (histologische Untersuchung und Bestimmung der JC-Virus-DNA aus dem Gewebe). Wir empfehlen bei Verdacht auf Komplikationen bei einer Natalizumab-Therapie, insbesondere bei PML-Verdacht sowie bei Entscheidungsschwierigkeiten bzgl. der möglichen Behandlungsalgorithmen, Kontakt zu einem kompetenten MS-Zentrum zu suchen.

*Behandlung der Natalizumab-assoziierten PML:* Die Wiederherstellung der Immunfunktion ist die wichtigste Einzelmaßnahme zur Beherrschung der PML. Daher stellt bereits das Absetzen der Therapie bei vermuteter PML unter Natalizumab den ersten Schritt dar. Angesichts der langen biologischen Halbwertszeit von Natalizumab bedarf es zusätzlicher Maßnahmen zur möglichst raschen Elimination des Antikörpers. Der dreimalige Austausch des 1,5-fachen Blutplasmavolumens über fünf bis acht Tage senkt nicht nur die Konzentration von Natalizumab im Blut, sondern entsättigt auch die α4-Integrin-Moleküle. Alternativ wurde von einigen Autoren die Immunadsorption der Antikörper an eine Tryptophan-Säule (TR-350-L) aus einem typischen Plasmavolumen von 2 000 ml angewandt. Die Datenlage reicht jedoch derzeit nicht aus, um eine der beiden Methoden, deren Kombination oder eine Immunadsorption mit Protein-A-Säulen bevorzugt empfehlen zu können. Als mögliche Kandidaten für eine gezielte antivirale Therapie wurde bereits eine Vielzahl von Wirkstoffen diskutiert, wobei deren vermutete Wirksamkeit auf einzelnen Fallberichten oder kleinen Fallserien oder auf einer *in vitro* nachgewiesenen antiviralen Aktivität basiert (Pavlovic et al. 2015). Aufgrund der Seltenheit der Erkrankung sowie Schwierigkeiten in der zeitnahen Diagnosestellung ist die Durchführung prospektiver kontrollierter klinischer Studien erschwert; von den fünf bisherigen Studien ist bisher keine erfolgreich verlaufen (Pavlovic et al. 2015).

Die aktuell pragmatisch verwendeten Substanzen sind das Antimalariamittel Mefloquin, das Antidepressivum Mirtazapin sowie der Chemokinrezeptor 5 (CCR5) Antagonist Maraviroc. Für Mefloquin konnte *in vitro* eine Hemmung der JCV-

DNA-Replikation in Gliazellen nachgewiesen werden (Brickelmaier et al. 2009); eine entsprechende klinische Studie wurde jedoch vorzeitig beendet aufgrund fehlender supportiver Daten aus der Zwischenanalyse (Clifford et al. 2013). Da der Großteil der Studienpatienten HIV-infiziert war, ist nicht auszuschließen, dass Mefloquin bei generell immunkompetenten Patienten (wie z. B. MS-Patienten unter Natalizumab-Therapie) wirksam sein könnte. Mirtazapin wirkt *in vitro* über eine Hemmung des JCV-Eintritts in die Wirtszellen, welcher durch Serotoninrezeptoren begünstigt wird (Elphick et al. 2004). Es existieren einzelne Fallberichte, die positive Verläufe unter Einsatz dieser Substanzen demonstrieren konnten (Epperla et al. 2013; Park et al. 2011; Verma et al. 2007; Cettomai et al. 2009). Zusammenfassend kann zwar keine pauschale Empfehlung für den Routineeinsatz dieser Substanzen als antivirale Therapie bei PML gegeben werden, aufgrund der schlechten Prognose der Erkrankung einerseits und der guten Verträglichkeit der Substanzen andererseits sollte jedoch aus unserer Sicht ein individueller Heilversuch durchaus erwogen werden. Das Therapieschema richtet sich dabei nach dem üblichen Vorgehen für die anderweitigen Indikationen (z. B. für Mefloquin Eindosierungsphase mit 250 mg/Tag oral über drei Tage, dann Erhaltungstherapie mit 250 mg/Woche für sechs Monate).

#### IRIS bei Rekonstitution des Immunsystems im Rahmen einer PML durch Absetzen von Natalizumab

Das inflammatorische Immunrekonstitutionssyndrom (IRIS) ist definiert als paradoxe Verschlechterung des klinischen Zustands durch Rekonstitution des Immunsystems. Hiervon zu trennen ist die Wiederkehr der entzündlichen MS-Krankheitsaktivität (»rebound«) nach Absetzen von Natalizumab, welche ebenfalls recht schwerwiegend verlaufen kann. Das IRIS tritt regelhaft nach Absetzen von Natalizumab bei MS im Kontext einer PML auf. Inwieweit der Plasmaaustausch das Eintreten eines IRIS fördert ist unklar, IRIS kann in jedem Fall auch unabhängig von einem Plasmaaustausch auftreten. In einer großen italienischen Studie entwickelten beispielsweise 69 % der PML-Patienten ein IRIS nach im Schnitt 83 Tagen, unabhängig vom Plasmaaustausch (Prosperini et al. 2016). Das IRIS kann zu schweren neurologischen Komplikationen führen und ohne intensivmedizinische Maßnahmen tödlich verlaufen (Prosperini et al. 2016). Obwohl die Diagnose des IRIS nicht primär auf radiologischen Kriterien beruht, werden entzündliche Prozesse in der CT oder MRT wie neue kontrastmittelaufnehmende Läsionen vielfach als Hinweis auf ein IRIS interpretiert. IRIS-spezifische Liquorbefunde gibt es nicht. IRIS im Zusammenhang mit Natalizumab-assoziierter PML fällt im Gegensatz zur HIV-assoziierten PML schwerer aus, weil die entsprechenden Immunzellen zwar an der ZNS-Infiltration gehindert werden, aber im Gegensatz zur HIV-Infektion funktionsfähig sind (Clifford et al. 2010). Hinsichtlich der üblichen Bildgebung unterscheiden sich beide Formen insofern, dass die durch die Entzündung entstehenden Läsionen in der Natalizumab-assoziierten-IRIS eher, aber längst nicht ausschließlich, Kontrastmittel aufnehmen (Clifford 2015). Gerade im Hinblick auf die erfreulicherweise frühe Diagnosestellung einer PML im Rahmen der Pharmakovigilanz bei Natalizumab-Langzeittherapie kann heutzutage die klinische Beeinträchtigung der Patienten durch IRIS ausgeprägter sein als die durch die PML selbst verursachte Beeinträchtigung. Ein engmaschiges klinisches und kernspintomografisches Monitoring der Patienten in den ersten Wochen nach Plasmaaustausch ist daher essenziell. Wichtigste pragmatische therapeutische Maßnahme bei einem IRIS sind hochdosierte Steroide, daneben konventionelle intensivmedizinische Maßnahmen zur Kontrolle eines Hirnödems. Dem Konsensus nach werden 1 g Methylprednisolon/Tag für fünf Tage mit nachfolgendem Ausschleichen über zwei Wochen empfohlen. Eine MRT am Behandlungsende dient der Entscheidung, ob die Therapie verlängert werden muss. Wenn sich die Symptome während der Ausschleichphase oder danach verschlechtern, sollte erneut nach dem gleichen Schema therapiert werden. Alternativ ist eine Dosiserhöhung zu erwägen (2 g Methylprednisolon/Tag für fünf Tage, mit nachfolgend ausschleichender Gabe). Eine weitere experimentelle Therapiestrategie zur Reduktion des IRIS ist der Chemokinrezeptor-5-Antagonist Maraviroc, der zur HIV-Therapie zugelassen ist. Der Einsatz bei IRIS beruht zum einen auf pathophysiologischen Überlegungen, da der CCR5-Rezeptor eine Rolle bei der IRIS-Pathophysiologie zu spielen scheint (Schwab et al. 2012), zum anderen auf einem vielversprechenden Casereport, bei dem die Applikation von Maraviroc eine IRIS-bedingte Verschlechterung verhinderte und gleichzeitig selektiv den Anteil CCR5-positiver Immunzellen im Liquor reduzierte. Eine passagere Verschlechterung des Patienten nach akzidenteller Therapiepause mit Rekonstitution nach Therapieaufnahme legt eine Wirksamkeit von Maraviroc zumindest nahe (Giacomini et al. 2014). Auch konnte eine hohe CCR5-Expression auf T-Zellen in IRIS-Biopsien festgestellt werden, was ein Beleg für die Beteiligung dieses Moleküls an der IRIS sein könnte (Stork et al. 2015). Immunisierungsstrategien gegen das JC-Virus werden im Rahmen von Studien getestet, können derzeit jedoch nicht empfohlen werden.

### FTY720 Fingolimod (Gilenya®)

*Indikation:* Fingolimod ist zur prophylaktischen Immuntherapie der hochaktiven schubförmigen MS zugelassen. Dies umfasst zum einen Patienten mit persistierend hoher Krankheitsaktivität unter einer Immuntherapie für milde/moderate Verlaufsformen. Zum anderen Patienten mit rasch fortschreitender schwerer schubförmiger MS, sofern zwei oder mehr Schübe mit Behinderungsprogression im Jahr zuvor aufgetreten sind und im kraniellen MRT mindestens eine gadoliniumanreichernde Läsion oder eine signifikante Vermehrung der T2-Läsionen im Vergleich zu einer sechs bis zwölf Monate alten MRT-Aufnahme nachgewiesen werden können.

*Anwendung:* Die Dosierung ist 0,5 mg, einmal täglich oral. Die Tablette kann mit oder ohne Nahrung eingenommen werden. Dosisanpassungen nach Gewicht, Geschlecht oder ethnischer Zugehörigkeit werden nicht vorgenommen. Die Ersteinstellung auf Fingolimod sollte wegen der potenziellen kardialen Nebenwirkungen bei Erstgabe nur in Einrichtungen erfolgen, die ein EKG-Monitoring durchführen sowie eine kardiologische Versorgung bei Komplikationen sicherstellen können. Ein aktuelles Zwölf-Kanal-EKG (nicht älter als eine Woche) muss bei Behandlungsbeginn vorliegen (Ausschluss höhergradiger AV-Blockierungen). Eine Überwachung der Patienten muss für einen Zeitraum von mindestens sechs Stunden durchgeführt werden; idealerweise sollte eine kontinuierliche EKG-Ableitung zum Ausschluss relevanter Überleitungsstörungen erfolgen, obligat sind stündliche Kontrolle von Blutdruck und Herzfrequenz sowie erneute Anfertigung eines Zwölf-Kanal-EKGs am Ende des sechsstündigen Überwachungszeitraums. Sollte während der sechsstündigen Monitoringphase ein neuaufgetretener AV-Block Grad 3 oder am Ende der Überwachungsphase eine Herzfrequenz < 45/min, eine QTc-Zeit > 500 ms oder ein persistierender AV-Block Grad II (Typ Mobitz 1, Wenckebach) oder höher aufgetreten sein, muss eine weitere Überwachung über Nacht und bis zur Restitution erfolgen. Ist die Herzfrequenz am Ende des sechsstündigen Überwachungszeitraums am geringsten, muss eine weitere Überwachung für mindestens zwei Stunden erfolgen, bis die Frequenz wieder ansteigt. Im Fall einer pharmakologischen Behandlung während der Überwachungsphase sollte zudem eine Überwachung über Nacht in der Klinik sowie eine Kontrolle der zweiten Fingolimodgabe durchgeführt werden. Sollte eine Therapieunterbrechung während der ersten zwei Behandlungswochen für mindestens einen Tag oder während der dritten und vierten Behandlungswoche von mehr als einer Woche oder nach einem Behandlungsmonat von mehr als zwei Wochen auftreten, ist wie bei einer Ersteinstellung auf Fingolimod zu verfahren, da dann erneut kardiale Erstdosierungseffekte auftreten können. Insgesamt sollte jedoch hervorgehoben werden, dass aktuellen Studien zufolge das Risiko einer relevanten kardialen Überleitungsstörung durch Fingolimod als sehr gering einzuschätzen ist (Meissner et al. 2016; Limmroth et al. 2017). Weitere Informationen sind dem Handbuch Fingolimod des Kompetenznetz Multiple Sklerose (KKNMS) zu entnehmen (Hemmer et al. 2016)

*Verträglichkeit, Nebenwirkungen und Kontraindikationen:* Fingolimod ist kontraindiziert bei Sick-Sinus-Syndrom, sinuatrialem Block, AV-Block Grad II (Typ Mobitz 2) und AV-Block Grad III. Außerdem sollte Fingolimod bei QTc Verlängerungen von > 470 ms bei Frauen und von > 450 ms bei Männern nicht verabreicht werden. Patienten mit anamnestisch bekannter symptomatischer Bradykardie oder kardio- bw. zerebrovaskulären Vorerkrankungen sollten Fingolimod nicht einnehmen. Die Einnahme von Fingolimod ist ebenfalls kontraindiziert bei Patienten, die mit Antiarrhythmika der Klassen Ia (Chinidin, Ajmalin, Disopyramid), oder III (Amiodaron, Sotalol), Betablockern, negativ chronotropen Calciumantagonisten (Verapamil, Diltiazem, Ivabradin) oder anderen eine Bradykardie auslösenden Substanzen (Digitalis-Präparate, Cholinesterase-Inhibitoren, Pilocarpin) behandelt werden. Es besteht eine Kontraindikation bei schwerer Leberinsuffizienz, schweren aktiven Infektionen sowie chronischen Infektionen (insbesondere Virushepatitis und Tuberkulose), bei immundefizienten Patienten, Patienten mit malignen Erkrankungen, Patienten mit Makulaödem (besondere Vorsicht diesbezüglich bei Diabetikern und Patienten mit Uveitis in der Anamnese), sowie Patienten mit Anamnese eines hämophagozytischen Syndroms oder einer hiermit assoziierten Mutation. In der Schwangerschaft und Stillzeit ist Fingolimod ebenfalls kontraindiziert. Eine relative Kontraindikation besteht bei Patienten mit schwerer Atemwegserkrankung, Lungenfibrose oder chronisch-obstruktiver Lungenerkrankung, bei mittelschwerer Leberinsuffizienz, sowie bei pädiatrischen Patienten. Die Therapie wird in der Regel gut vertragen, in seltenen Fällen berichten Patienten über Kopf- bzw. Rückenschmerzen, Müdigkeit oder milde gastrointestinale Symptome. Es besteht eine leicht erhöhte Infektanfälligkeit. Bisher sind zehn PML-Fälle unter Fingolimod dokumentiert, die unabhängig von einer Vortherapie mit Natalizumab auftraten (Novartis data on file, Stand Januar 2017). Dies entspricht statistisch einer Inzidenzrate von 2,52/100 000 Patientenjahre (< 1 : 10 000 Patienten). Des Weiteren treten Basaliome im Kontext einer Therapie mit Fingolimod etwas häufiger auf als in der Normalbevölkerung (bisher 2016 gemeldete Fälle).

*Monitoring im Rahmen der Therapie:* Vor Therapiebeginn müssen Kontraindikationen anamnestisch und laborchemisch ausgeschlossen werden. Es muss ein Labor-Basisprogramm (Blutbild, Differenzialblutbild und Leberwerte) durchgeführt werden. Des Weiteren muss ein akuter oder chronischer Infekt ausgeschlossen werden, außerdem ist eine nachgewiesene Immunität gegen VZV obligat; bei seronegativen Patienten muss vor Therapiebeginn eine Impfung gegen VZV erfolgen. Eine Schwangerschaft muss ebenfalls ausgeschlossen sein. Bei Patienten, die ein erhöhtes Risiko für die Entwicklung eines Makulaödems haben (Diabetiker, Uveitis in der Anamnese), sollte vor Therapiebeginn eine ophthalmologische Kontrolle erfolgen. Während der Therapie müssen in vierteljährlichen Abständen klinisch-neurologische Untersuchungen zur Kontrolle der Wirksamkeit und mit Blick auf potenzielle Nebenwirkungen durchgeführt werden. Blutbild sowie Differenzialblutbild müssen zwei und vier Wochen nach Behandlungsbeginn kontrolliert werden, im Anschluss daran sind Kontrollen alle drei bis sechs Monate durchzuführen. Bei einer Lymphopenie unter 200/µl (bestätigt in einer zweiten Messung nach 14 Tagen) muss Fingolimod abgesetzt und der Wert alle zwei Wochen kontrolliert werden. Die Therapie kann erst bei Erreichen eines absoluten Lymphozyten-Wertes von über 600/µl wieder aufgenommen werden. In diesem Zusammenhang ist hervorzuheben, dass eine Lymphopenie als Ausdruck des Wirkmechanismus von Fingolimod zu erwarten ist. Die in den Lymphknoten verbleibenden Immunzellen sind jedoch in ihrer Funktionalität nicht beeinträchtigt (Klotz et al. 2016). Bei ca. 20 % der Patienten tritt im Laufe der Therapie vorübergehend eine ausgeprägte Lymphopenie von um die 200/µl auf. Die Leberwerte müssen zwei und vier Wochen nach Therapiebeginn und anschließend in drei- bis sechsmonatigen Abständen kontrolliert werden.

Bei einem Anstieg der Transaminasen auf mehr als das Fünffache des oberen Normbereichs müssen wöchentliche Kontrollen von GOT, GPT, GGT, Bilirubin und AP durchgeführt werden. Bei wiederholtem Anstieg auf über das Fünffache des oberen Normbereichs muss Fingolimod permanent abgesetzt werden. Zur paraklinischen Beurteilung des Behandlungserfolgs sollte während der Therapie mindestens einmal jährlich eine MRT-Verlaufsuntersuchung des Gehirns durchgeführt werden.

Bei Patienten mit anamnestisch erhöhtem Risiko für ein Makulaödem muss drei bis vier Monate nach Therapiebeginn eine ophthalmologische Kontrolle des Augenhintergrundes erfolgen. Gleiches gilt für Patienten mit neu aufgetretenen Sehstörungen während einer Therapie mit Fingolimod, wenn diese nicht auf eine Optikusneuritis zurückgeführt werden können. Ebenso wird eine dermatologische Kontrolle in jährlichen Abständen empfohlen. Bei Hinweisen auf Lungenfunktionsstörungen muss eine pulmonologische Untersuchung erfolgen, da in den Zulassungsstudien vereinzelt ein Absinken der FEV1- und DLCO-Werte beobachtet wurde. Sollten Patienten während einer Fingolimod-Therapie Symptome wie unklares Fieber, Asthenie, Hepathopathie oder Adenopathie entwickeln ist sofort ein Test auf das hämophagozytische Syndrom durchzuführen. Bei akuten Infektionen unter Fingolimod ist eine rasche Differenzialdiagnose notwendig, um dann umgehend eine Therapie einzuleiten, insbesondere bei Verdacht auf eine Infektion mit Viren der Herpesgruppe oder atypische Erreger (JC-Virus, Kryptokokken, atypische Mykobakterien). Bei klinischem oder kernspintomografischen Verdacht auf das Vorliegen einer PML sind ebenfalls sofort diagnostische Schritte einzuleiten (s. Natalizumab) und die Therapie mit Fingolimod ist sofort zu beenden, bis der Verdacht ausgeschlossen ist.

*Fingolimod und Schwangerschaft:* Fingolimod ist in der Schwangerschaft und Stillzeit streng kontraindiziert, bei Frauen ist daher eine wirksame Empfängnisverhütung notwendig. Bei Kinderwunsch ist zu beachten, dass aufgrund der Eliminationszeit von Fingolimod ein Absetzen mindestens drei Monate vor einer gewünschten Konzeption erfolgen muss. Hintergrund ist der Nachweis eines teratogenen Potenzials von Fingolimod in präklinischen Tests. Eine unerwartete Schwangerschaft unter Fingolimod ist jedoch nicht zwingend eine Indikation für einen Schwangerschaftsabbruch, die Medikation muss nach Feststellung der Schwangerschaft jedoch sofort beendet werden.

### Daclizumab (Zinbryta®)

*Indikation:* Der humanisierte monoklonale Antikörper Daclizumab ist seit Juli 2016 in Deutschland zur prophylaktischen Immuntherapie erwachsener Patienten mit schubförmiger MS zugelassen. Trotz dieser breiten Zulassung sollte nach Auffassung der Autoren im Hinblick auf Wirkungsprofil sowie Nebenwirkungsspektrum zunächst eine Anwendung bei Patienten mit hochaktiver MS erfolgen.

*Anwendung:* Daclizumab HYP (high yield process) wird in einer Dosierung von 150 mg alle vier Wochen mit einer Fertigspritze subkutan verabreicht. Dosisanpassungen werden nicht vorgenommen. Die Applikation kann durch den Patienten selbst durchgeführt werden. Aufgrund der rezenten Zulassung basieren die Empfehlungen auf den Daten der bisher durchgeführten klinischen Studien.

*Verträglichkeit, Nebenwirkungen und Kontraindikationen:* Daclizumab ist kontraindiziert bei schweren Leberfunktionsstörungen (Child Pugh C) einschließlich Autoimmunhepatitis, bei aktiven schweren Infektionen (einschließlich aktiver Tuberkulose), chronischen Infektionen (HIV, Virushepatitis) sowie in der Schwangerschaft und Stillzeit. Mit besonderer Vorsicht sollte Daclizumab angewendet werden bei vorbestehenden Hauterkrankungen sowie vorbestehenden oder aktuellen depressiven Erkrankungen oder chronisch-entzündlichen Darmerkrankungen. Während der Schwangerschaft und der Stillzeit sollte Daclizumab nur in Ausnahmefällen eingesetzt werden. In den Zulassungsstudien wurden bei bis zu 37 % der Patienten Hautreaktionen beobachtet, die bei 3–5 % der Patienten zum Therapieabbruch führten. Histologisch wurde meist eine Lymphozyteninfiltration insbesondere durch NK-Zellen beobachtet, sodass es sich hierbei wahrscheinlich um ein mit dem Wirkmechanismus assoziiertes Phänomen handelt. Ferner wurde eine leichte Infekthäufung unter Daclizumab im Vergleich zu den Interferon- bzw. placebobehandelten Patienten beobachtet; dies betraf vor allem nasopharyngeale Infektionen und Infekte der oberen Atemwege, Harnwegsinfekte sowie Herpesvirusinfektionen.

*Monitoring im Rahmen der Therapie:* Zu Beginn der Therapie müssen mögliche Kontraindikationen ausgeschlossen werden. Vor Therapiebeginn müssen Blutbild und Differenzialblutbild und Leberwerte (GOT, GPT, GGT, Bilirubin), bestimmt werden. Eine akute Entzündung (CRP, Urinstatus) sowie chronisch virale Infektionen sollten ebenfalls laborchemisch ausgeschlossen werden. Bei Verdacht auf TBC in der Vorgeschichte sollten Patienten auf die TBC-spezifische Immunreaktion hin untersucht werden. Bei Frauen im gebärfähigen Alter muss eine Schwangerschaft ausgeschlossen werden.

Während der Therapie sollten nach dem ersten Behandlungsmonat sowie anschließend in vierteljährlichen Abständen klinisch-neurologische Kontrolluntersuchungen durchgeführt werden. Im Rahmen der Vorstellung sollte gezielt nach Hautreaktionen gefragt werden. Das Ergebnis ist zu dokumentieren. Bei Auftreten relevanter Hautveränderungen sollte eine dermatologische Vorstellung und gegebenenfalls eine Hautbiopsie erfolgen. Hintergrund sind Hautreaktionen unter Daclizumab bei 37 % aller Patienten in den Zulassungsstudien, welche in 3–5 % zum Therapieabbruch führten. Laborchemisch müssen Blutbild und Differenzialblutbild sowie Nierenwerte in den ersten drei Monaten nach Therapiebeginn monatlich und anschließend in vierteljährlichen Intervallen bestimmt werden. In den Zulassungsstudien wurden unter Daclizumab bei 6 % der Patienten Leukopenien unter 3 000 pro Mikroliter sowie bei 2 % der Patienten relevante Lymphopenien unter 500 pro Mikroliter beobachtet. Eine Kontrolle der Leberwerte ist über den gesamten Behandlungszeitraum und bis vier Monate danach in monatlichen Abständen erforderlich. Die Therapie mit Daclizumab muss beendet werden bei einem bestätigten Anstieg der Transaminasen über das Fünffache des oberen Normbereiches *oder* bei gleichzeitigem Anstieg der Transaminasen über das Dreifache sowie Anstieg des Bilirubins auf über das Doppelte des oberen Normbereiches. Diese konsequente Kontrolle der Leberwerte ist aufgrund eines Todesfalls infolge von Leberversagen bei autoimmuner Hepatitis obligat, der bei einem mit Daclizumab behandelten MS-Patienten im Rahmen der SELECT-Studie auftrat. Im Falle einer akuten Infektion bei Therapie mit Daclizumab ist eine diagnostische Abklärung sowie Therapie einzuleiten. Fehlen Hinweise auf eine therapiebedingte Immunkompromittierung (Lymphopenie), ist eine Beendigung der Therapie im Fall von Infekten nicht notwendig.

*Daclizumab und Schwangerschaft:* Aus den klinischen Studien (bisher 45 exponierte Schwangerschaften) sowie präklinischen tierexperimentellen Daten sind keine teratogenen Wirkungen von Daclizumab bekannt. Dennoch sollte Daclizumab aufgrund fehlender Erfahrungen während der Schwangerschaft und Stillzeit grundsätzlich nicht angewendet werden, Frauen im gebärfähigen Alter sind auf die Notwendigkeit einer wirksamen Empfängnisverhütung hinzuweisen. Daclizumab sollte letztmalig mindestens drei Monate vor einer geplanten Konzeption verabreicht werden. Eine unerwartete Schwangerschaft unter Daclizumab ist keine zwingende Indikation für einen Schwangerschaftsabbruch, die Therapie sollte jedoch sofort beendet werden. Auswirkungen auf die Fertilität sind bisher nicht bekannt.

### Alemtuzumab (Lemtrada®)

*Indikation:* Alemtuzumab ist in Deutschland zugelassen für die Therapie erwachsener Patienten mit aktiver schubförmiger MS. Trotz dieser formal sehr breiten Indikation wird das Präparat aufgrund des gegebenen Risiko-Nutzen-Profils nach allgemeinem Konsens nur bei folgenden Patientengruppen angewandt:

1. Patienten mit schubförmiger MS und mindestens zwei Schüben in den vergangenen zwei Jahren, davon einer innerhalb der letzten zwölf Monate unter einer mindestens sechsmonatigen Therapie mit einem Therapeutikum für milde/moderate Verlaufsformen der MS, MS-typischen Veränderungen im MRT und einer Erkrankungsdauer von weniger als zehn Jahren.
2. Bisher unbehandelte MS-Patienten mit einer sehr hohen Schubfrequenz während einer kurzen Krankheitsdauer (Schubcluster) oder mindestens zwei Schüben innerhalb des letzten Jahres und Nachweis kernspintomografischer Krankheitsaktivität (Kontrastmittelaufnahme oder Zunahme der T2-Läsionslast im Vergleich zu einem früheren MRT).

*Anwendung:* Alemtuzumab wird in zwei aufeinanderfolgenden jährlichen Behandlungszyklen als intravenöse Infusion verabreicht, der erste Behandlungszyklus umfasst fünf Infusionen an fünf aufeinanderfolgenden Tagen mit jeweils 12 mg Alemtuzumab, der zweite Behandlungszyklus umfasst drei Infusionen an drei aufeinanderfolgenden Tagen mit jeweils 12 mg Alemtuzumab. Prinzipiell kann bei persistierender Krankheitsaktivität nach Abschluss der beiden Behandlungszyklen gegebenenfalls eine erneute Behandlungsphase mit drei Infusionen Alemtuzumab 12 mg an drei aufeinanderfolgenden Tagen folgen. Der Abstand zur vorhergehenden Behandlungsphase sollte allerdings mindestens zwölf Monate betragen.

Während des Infusionszyklus ist Folgendes zu beachten: Zum Vermeiden einer Infusionsreaktion wird eine Vortherapie mit jeweils 1 000 mg Methylprednisolon i. v. pro Tag durchgeführt. Zusätzlich ist vor und während der Alemtuzumab-Behandlungsphase eine kombinierte histaminerge Blockade durch H1- und H2-Antagonisten (z. B. Dimetiden und Ranitidin) sowie eine Behandlung mit Antipyretika (z. B. Paracetamol, Ibuprofen) zu empfehlen. Während der Applikation müssen alle 30 Minuten die Vitalparameter dokumentiert werden. Bei Auftreten einer Infusionsreaktion muss die Geschwindigkeit der Infusion reduziert bzw. bei schwerer Reaktion gestoppt werden. Diese Symptome bilden sich in der Regel innerhalb kurzer Zeit nach Beendigung der Infusion zurück. Die Patienten müssen bis zu zwei Stunden nach Beendigung der Infusion überwacht werden. Ab dem ersten Infusionstag von Alemtuzumab sollte für einen Monat eine antivirale Prophylaxe mit zweimal täglich 200 mg Aciclovir (oral) erfolgen. Die Möglichkeiten zur Behandlung schwerer anaphylaktischer Reaktionen bzw. schwerer Infusionsreaktionen müssen vorgehalten werden; d. h. es muss ein uneingeschränkter Zugang zu einer intensivmedizinischen Versorgungs- und Behandlungseinheit (vor Ort oder im nächstgelegenen Krankenhaus) bestehen.

*Verträglichkeit, Nebenwirkungen und Kontraindikationen:* Alemtuzumab ist kontraindiziert bei schweren floriden Infekten, chronischen bakteriellen oder viralen Infekten (TBC, Virushepatitis, HIV) sowie invasiven Pilzinfektionen. Folgende Konstellationen stellen eine relative Kontraindikation dar: bekannte Gerinnungsstörung, medikamentöse Antikoagulation, das Bestehen einer klinisch relevanten nicht kontrollierten Autoimmunerkrankung (z. B. Schilddrüsenautoimmunität, Autoimmunerkrankung des Blutes, rheumatoide Arthritis, Lupus erythematodes, Vaskulitis, Goodpasture-Syndrom, chronisch entzündliche Darmerkrankung), nicht ausgeheilte maligne Erkrankung, negativer VZV-IgG-Status, schwere Leber- oder Niereninsuffizienz, Schwangerschaft und Stillzeit. Die wichtigsten potentiellen Nebenwirkungen einer Therapie mit Alemtuzumab lassen sich drei Erkrankungsgruppen zuordnen: Sehr häufig treten zeitlich limitierte, in der Regel mild bis moderat verlaufende Infusionsreaktionen bei der Applikation auf (Kopfschmerz, Fieber, Übelkeit, Urtikaria, Pruritus, Schüttelfrost, Hitzegefühl, Dyspnoe, Beklemmung in der Brust, Tachykardie, Schwindelgefühl und Schmerz). Diese sind auf eine Zytokinfreisetzung während der Infusion zurückzuführen. In den ersten Monaten nach der Alemtuzumab-Applikation ist aufgrund der therapiebedingten Immunzytopenie eine erhöhte Infektanfälligkeit zu beobachten. Diese ist in der Regel nach Erholung des Blutbildes reversibel. Die dritte Gruppe umfasst sekundäre, in der Regel antikörpervermittelte Autoimmunerkrankungen (insbesondere Schilddrüsenautoimmunerkrankungen, ITP, Glomerulonephritis), welche einige Monate bis zu fünf Jahre nach der Gabe von Alemtuzumab auftreten können und daher ein konsequentes Monitoring für bis zu 60 Monate nach Verabreichung von Alemtuzumab erforderlich machen. Die Notwendigkeit der langfristigen Überwachung muss ausführlich mit dem Patienten besprochen sowie schriftlich dokumentiert werden.

*Monitoring im Rahmen der Therapie:* Vor Beginn einer Therapie mit Alemtuzumab und vor jeder Behandlungsphase müssen durch sorgfältige Anamnese und klinische Untersuchung mögliche Kontraindikationen ausgeschlossen werden. Die Bestimmung von Blutbild sowie Differenzialblutbild, Leberwerten (GOT, GPT, GGT, Bilirubin) und Nierenwerten sind obligat, des Weiteren Ausschluss akuter Entzündungen (CRP, Urinstatus) sowie chronischer bakterieller und viraler Infektionen (TBC, Lues, HBV, HCV, HIV). Ein positiver VZV-IgG-Status muss nachgewiesen werden, bei negativem VZV-IgG sollte vor Beginn der Therapie eine VZV-Impfung durchgeführt werden. Bei Patientinnen im gebärfähigen Alter muss ein negativer Schwangerschaftstest vorliegen. Zur korrekten Indikationsstellung sowie als Ausgangsbefund sollte ein rezentes MRT des Schädels mit Kontrastmittel und möglichst auch des Rückenmarks (nicht älter als drei Monate) vorliegen.

Zwischen den einzelnen Behandlungsphasen sollten in vierteljährlichen Abständen klinische Kontrolluntersuchungen erfolgen, bei denen ein neurologischer Befund erhoben und das Vorliegen von Infektionen sowie Autoimmunerkrankungen überprüft wird. Je nach Symptomen müssen zeitnah entsprechende Spezialisten in die Behandlung eingebunden werden. Labordiagnostisch müssen folgende Parameter monatlich mindestens über 48 Monate nach der letzten Alemtuzumab-Infusion erfasst werden: Differenzialblutbild mit Thrombozytenzahl, Kreatinin, CRP, GFR, Urinstatus einschließlich Mikroskopie. Im Falle einer Thrombopenie von mehr als 30 % verglichen zum Ausgangswert bzw. unter die untere Normgrenze müssen wöchentliche Kontrollen der Thrombozytenzahlen erfolgen; bei einem Wert von unter 100 000/µl muss eine hämatologische Vorstellung erfolgen (Ausschluss einer ITP). Der TSH-Wert muss alle drei Monate über mindestens vier Jahre nach der letzten Alemtuzumab-Infusion bestimmt werden, um mögliche Schilddrüsenfunktionsstörungen auszuschließen. Bei Abweichungen müssen ergänzend die peripheren Schilddrüsenhormonwerte (T3, T4) bestimmt werden. Im Falle akuter Infektionen unter Alemtuzumab sind entsprechende diagnostische und therapeutische Maßnahmen einzuleiten. Da während der Behandlung mit Alemtuzumab HPV-Infektionen einschließlich Zervix-Dysplasien auftreten können, sollte bei weiblichen Patienten jährlich ein HPV-Screening einschließlich Cervixzytologie durch den Gynäkologen erfolgen. Kernspintomografisch müssen zur Beurteilung des Behandlungserfolgs sowie zur Abschätzung der notwendigen Therapiedauer sowie zum Ausschluss möglicher Komplikationen in jährlichen Abständen ein MRT des Schädels und gegebenenfalls des Myelons angefertigt werden.

*Alemtuzumab und Schwangerschaft:* Es gibt keine Erfahrungen zur Alemtuzumabtherapie während der Schwangerschaft, deshalb ist das Präparat kontraindiziert. Frauen müssen eine wirksame Empfängnisverhütung bis zu vier Monate nach der letzten Infusion durchführen; vor jedem Infusionszyklus ist auf das Vorliegen eines aktuellen negativen Schwangerschaftstests zu achten. Bisher liegen keine hinreichenden klinischen Sicherheitsdaten zur möglichen Auswirkungen von Alemtuzumab auf die männliche Fertilität vor.

### Mitoxantron (MIX) (Novantron®)

*Indikation:* Das Chemotherapeutikum Mitoxantron ist in Deutschland für die Therapie von nicht-rollstuhlgebundenen (EDSS 3 bis einschließlich 6) MS-Patienten bei Versagen einer immunmodulierenden Basisbehandlung als Therapie für hochaktive Verlaufsformen der Multiplen Sklerose zugelassen. Da allerdings neuere Substanzen für hochaktive Verlaufsformen der schubförmigen MS verfügbar sind (z. B. Alemtuzumab, Natalizumab, Fingolimod, Daclizumab) und Mitoxantron ein ungünstiges Nebenwirkungsprofil aufweist, wird die Substanz bei dieser Indikation nur noch in Ausnahmefällen verwendet. Regelhaft eingesetzt wird Mitoxantron jedoch weiterhin bei progredienten Verläufen der sekundär chronisch progredienten MS sowie vereinzelt *off-label* als individueller Heilversuch bei Patienten mit rasch progredient verlaufender, primär chronisch progredienter MS. Die anhaltende Krankheitsaktivität bzw. Progression ist hierbei definiert als mindestens zwei Schübe oder eine EDSS-Verschlechterung um mindestens einen Punkt innerhalb der letzten 18 Monate. Auch wenn die Zulassung von Mitoxantron auf einen EDSS bis einschließlich 6 begrenzt wurde, kann aus medizinischer Sicht ein Einsatz bei rasch progredienter Krankheitsaktivität als individueller Heilversuch rechtfertigt werden, wenn zum Beispiel ein Erhalt der Armfunktion oder der selbständigen Versorgung als Zielsetzung besteht. In mehreren Studien wurde übereinstimmend eine signifikante Reduktion der Schubzahl und in der zweijährigen Dosisvergleichsstudie (MIMS-Studie; Hartung et al. 2002) auch der Krankheitsprogression nachgewiesen (↑). Mitoxantron ist ein effektives immunprophylaktisches Medikament zur Behandlung sowohl der schubförmigen als auch der sekundär progredienten MS, das aber aufgrund seiner Kardiotoxizität oberhalb einer Dosis von 140 mg/m$^2$ KOF nur etwa 24–36 Monate eingesetzt werden sowie weitere schwerwiegenden Komplikationen einschließlich einer Leukämie nach sich ziehen kann.

*Anwendung:* Die bläuliche Substanz, die bei Raumtemperatur gelagert werden kann, wird nach Verdünnung in physiologischer Kochsalzlösung in einer ca. 30-minütigen Infusion streng intravenös (cave: Extravasate) appliziert. Die Applikationsintervalle betragen in Anlehnung an die MIMS-Studie drei Monate für die Gesamtdauer von zwei Jahren (d. h. neun Infusionen mit einer Dosis von 12 mg/m$^2$ Körperoberfläche). Eine Dosisanpassung muss im Verlauf ggf. bei wiederholter Gabe je nach Ausmaß der Knochenmarkssuppression vorgenommen werden; diese sollte anhand eines aktuellen Blutbildes bis zu sieben Tage vor jeder Infusion erfolgen (**Tab. F 11.13**). Zur Vermeidung von infusionsbedingter Übelkeit wird die zusätzli-

**Tab. F 11.13:** Dosisanpassung anhand Blutbildbestimmungen in den ersten 21 Tagen nach Infusion gemäß Fachinformation Mitoxantron. Dosisangaben gelten bezogen auf Körperoberfläche (KOF) (Chan und Salmen 2016)

| | **WHO-Grad 0** | **WHO-Grad 1** | **WHO-Grad 2** | **WHO-Grad 3** | **WHO-Grad 4** |
|---|---|---|---|---|---|
| Leukozyten ($10^9$/l) und/oder | ≥ 4,0 | 3,0–3,99 | 2,0–2,99 | 1,0–1,99 | < 1,0 |
| Thrombozyten ($10^9$/l) | ≥ 100 | 75–99 | 50–74 | 25–49 | < 25 |
| Folgende Dosierung | 12 mg/m² KOF | 12 mg/m² KOF | 12 mg/m² KOF | 10 mg/m² KOF | 8 mg/m² KOF |

che Medikation mit einem oralen oder intravenösen Antiemetikum (z. B. Ondansetron, Granisetron oder Alizaprid) empfohlen. Die Patienten sollten zur ausreichenden Flüssigkeitszufuhr (zwei bis drei Liter) am Tag nach der Infusion angehalten werden, zudem müssen sie über eine kurzfristig auftretende Blauverfärbung des Urins bzw. der Skleren informiert werden. Schwere Nebenwirkungen wie Kardiomyopathie oder sekundäre Leukämien bei MS-Patienten während und nach der Behandlung mit Mitoxantron sind bekannt (Risiko 0,2–0,4 %). Da in der MIMS-Studie unerwünschte kardiale Nebenwirkungen vor allem unter höheren Gesamtdosen auftraten, wird empfohlen, die Indikation jenseits einer Kumulativdosis von 100 mg/qm KOF kritisch zu überprüfen sowie vor jeder Mitoxantronapplikation eine echokardiographische Untersuchung durchzuführen. Die *Höchstdosis* wird derzeit mit *140 mg/m² KOF* angegeben.

*Verträglichkeit, Nebenwirkungen und Kontraindikationen:* Mitoxantron ist kontraindiziert bei schweren akuten sowie bei chronischen Infektionen (Virushepatitis, Tuberkulose), strukturellen Herzerkrankungen, vorhergehender/anhaltender Therapie mit kardiotoxischen Substanzen oder bestehender Einschränkung der kardialen linksventrikulären Ejektionsfraktion (LVEF) auf < 50 % bzw. einem LVEF-Abfall um > 10 % im Vergleich zum Ausgangswert. Weiterhin darf Mitoxantron nicht bei einer Neutropenie unter 1 500 Zellen/mm³ verabreicht werden. Schwangerschaft und Stillzeit stellen eine absolute Kontraindikation dar. Eine relative Kontraindikation besteht bei schwerer Leber- oder Niereninsuffizienz. Die Behandlung sollte immer in Kooperation mit einem MS-Zentrum erfolgen. Die häufigsten Nebenwirkungen sind gastrointestinaler Art, an erster Stelle Übelkeit und Erbrechen (bis zu 70 % der Patienten). Selten tritt eine reversible Alopezie auf, bei Frauen häufiger eine sekundäre Amenorrhoe (meist reversibel). Schwerwiegender sind die erwähnten kardiotoxischen Nebenwirkungen wie Herzinsuffizienz, seltener Herzinfarkt, die dosisabhängig bisher vorwiegend bei Tumorpatienten berichtet wurden. Seltene Nebenwirkungen sind Ikterus, Krampfanfälle, Kopfschmerzen, Husten und Dyspnoe. Sowohl bei männlichen als auch weiblichen Patienten sollte die Kontrazeption nach Absetzen von Mitoxantron noch mindestens sechs Monate fortgesetzt werden.

*Monitoring im Rahmen der Therapie:* Vor Therapiebeginn müssen mögliche Kontraindikationen anamnestisch und klinisch ausgeschlossen werden, insbesondere ist auf eine sorgfältige Medikamentenanamnese hinsichtlich kardiotoxischer Substanzen zu achten. Eine Bestimmung von Blutbild und Differenzialblutbild sowie Leber- und Nierenwerten ist obligat. Akute Entzündungen müssen ebenfalls ausgeschlossen werden (CRP, Urinstatus), ggf. muss eine erweiterte Diagnostik hinsichtlich HIV und Virushepatitis sowie Tbc erfolgen. Des Weiteren muss bei weiblichen Patienten vor jeder Infusion eine Schwangerschaft ausgeschlossen werden. Ein rezentes MRT des Schädels (< 6 Monate) sollte im Sinne der Indikationsstellung sowie als Ausgangsbefund vorliegen. Des Weiteren muss ein maximal sechs Monate altes Röntgenbild der Lunge zum Ausschluss einer chronischen Infektion (z. B. Tbc) vorliegen. Obligat ist ebenfalls eine kardiologische Untersuchung einschließlich Echokardiographe und Bestimmung der LVEF sowie EKG. Bei der Patientenaufklärung ist insbesondere auf die mögliche Knochenmarkssuppression, Gewebsnekrosen durch Paravasate, die kumulative Kardiotoxizität, die Möglichkeit einer therapieassoziierten Leukämie sowie die Gonadotoxizität hinzuweisen. Männliche Patienten sollten explizit auf die Möglichkeit einer Spermakryokonservierung aufmerksam gemacht werden.

Im Verlauf der Behandlung müssen Blutbild sowie Leber- und Nierenwerte vor jeder Mitoxantron-Infusion untersucht werden. Bei deutlicher Leukopenie oder Leukozytose ist ein Differenzialblutbild notwendig. Nach der Applikation kommt es regelhaft zu einem transienten Abfall der Leukozytenwerte ca. 7–14 Tage nach der Infusion (Nadir) und anschließendem Wiederanstieg (ca. 21 Tage nach der Infusion). Dies ist in Form wöchentlicher Blutbildkontrollen über vier Wochen zu dokumentieren. Eine Echokardiografie sowie ein EKG müssen vor jeder Infusion aktualisiert werden. Bei Einschränkung der LVEF auf < 50 % sowie einer Reduktion im Vergleich zum Ausgangswert von > 10 % muss die Therapie mit Mitoxantron beendet werden.

*Mitoxantron und Schwangerschaft:* Mitoxantron ist aufgrund der möglichen embryotoxischen Effekte in der Schwangerschaft streng kontraindiziert; Frauen im gebärfähigen Alter sind daher auf die Notwendigkeit einer wirksamen Empfängnisverhütung hinzuweisen. Mitoxantron sollte mindestens sechs Monate vor einer geplanten Konzeption abgesetzt werden. Im Fall, dass dennoch eine Schwangerschaft auftritt, sollte eine embryotoxische Beratungsstelle aufgesucht werden. Auch Männer dürfen während der Mitoxantrontherapie sowie bis sechs Monate danach kein Kind zeugen. Über das Risiko einer irreversiblen Infertilität bei Männern bzw. einer persistierenden Amenorrhoe bei Frauen ist explizit und dokumentiert aufzuklären.

## F 11.4.3 Therapieoptionen bei der primär chronisch-progredienten Multiplen Sklerose

Bisher steht formal keine für diese Indikation keine zugelassene Immuntherapie zur Verfügung. Wie oben dargestellt, gibt es zum aktuellen Zeitpunkt mit Ocrelizumab und Biotin zumindest zwei Substanzen, bei denen ein formaler Wirksamkeitsnachweis in ersten klinischen Studien bei der progedienten MS gelungen ist. Bis zur Zulassung geeigneter Substanzen empfehlen wir folgende Vorgehen:
Ist die Diagnose einer PP-MS sicherzustellen (Thompson et al. 2000), so sollte bei nachweisbarer Progredienz zunächst probatorisch eine Kortisonstoßtherapie durchgeführt werden; diese kann abhängig vom Erfolg (kurzfristige Stabilisierung der Gehfähigkeit bzw. Reduktion der Spastik) in dreimonatlichen Abständen wiederholt werden. Der Therapieerfolg sollte regelmäßig überprüft werden und bei fehlendem Nachweis einer Wirksamkeit sollten die Kortisongaben beendet werden (↔). Bei rascher Progredienz der Symptomatik kann ggf. ein individueller Heilversuch mit Mitoxantron erwogen werden (↔).

## F 11.4.4 Therapie in speziellen Situationen

### F 11.4.4.1 MS und Schwangerschaft bzw. Kontrazeption

Bisherige Studien konnten weder eine Beeinflussung des Langzeitverlaufs (insbesondere auf die Progression) einer MS durch Schwangerschaften noch die generelle Beeinflussung einer Schwangerschaft durch eine MS als Grunderkrankung ermitteln. Auch die hormonelle Kontrazeption beeinflusst den Verlauf einer MS nicht. Mehrere Studien zeigten sogar, dass die Schubrate während einer Schwangerschaft eher rückläufig ist (Confavreux et al. 1998), wobei dieser Effekt im letzten Trimenon aber am stärksten ausgeprägt zu sein scheint (mittlere Schubrate 0,2/Jahr versus 0,7/Jahr vor Schwangerschaft). Postpartal steigt die Schubrate vorübergehend für drei bis sechs Monate wieder an, um dann auf das Ausgangsniveau zurückzufallen (Confavreux et al. 1998; Hellwig et al. 2012).
*Therapie von Schüben in der Schwangerschaft:* Die Schubhäufigkeit geht mit Fortschreiten der Schwangerschaft zurück. Kortison wird als schwaches Teratogen diskutiert, da es im Tierversuch und möglicherweise auch beim Menschen mit der Bildung einer einer Lippenkiefergaumenspalte assoziiert sein kann. Dennoch ist auch im ersten Trimenon im Falle eines schweren Schubes die Gabe von hochdosierten Kortison möglich, hier sollten Methylprednisolon/Prednisolon dem Präparat Dexmethason vorgezogen werden, diese Medikamente weniger von der Plazenta aufgenommen werden. Nach Möglichkeit sollten zwischen der achten und zwölften Gestationswoche Kortisongaben vermieden werden. Zusätzlich besteht bei wiederholter Gabe das Risiko einer intrauterinen Wachstumsverzögerung, einer Frühgeburt sowie von reversibler Hypoglykämie, Hypotonie und Elektrolytsstörungen bei Neugeborenen, sodass – sofern mehr als eine Behandlung notwendig ist – alternativ Plasmaseparationsverfahren erwogen werden können (Carmichael et al. 2007; Hviid et al. 2011; Vukusic et al. 2015). Die Gabe von intravenösen Immunglobulinen (IvIg) bei akuten Schüben hat sich in mehreren Studien als unwirksam erwiesen (Stangel et al. 2005). Als typische Begleitmedikation beim Kortisonstoß können Protonenpumpenhemmer gegeben werden.
*Verlaufsmodifizierende Therapie in der Schwangerschaft:* Alle gängigen Medikamente sind in der Schwangerschaft und Stillzeit kontraindiziert oder nur eingeschränkt zugelassen, sodass eine Unterbrechung bzw. eine Beendigung der Therapie meist schon vor einer geplanten Konzeption, spätestens aber mit Eintritt der Schwangerschaft empfohlen wird. Generell wird zu einer effektiven Verhütung geraten. Eine Weiterbehandlung während der Schwangerschaft wird bei Risiko-Nutzen-Abwägung bei Interferonen, Glatirameracetat und in Ausnahmefällen Natalizumab als möglich angesehen. Im klinischen Alltag erfolgt bei Interferonen und Glatirameracetat häufig eine Weiterbehandlung bis zum Eintritt der Schwangerschaft (Hellwig et al. 2016; Vukusic et al. 2015). Prospektive Studien haben kein erhöhtes Fehlbildungsrisiko bei Exposition mit Glatirameracetat oder Interferonbeta in der Frühschwangerschaft gezeigt (Herbstritt et al. 2016; Giannini et al. 2012; Romero et al. 2015; Thiel et al. 2016). Dimethylfumarat und Teriflunomid als orale Therapien für einen milden bis moderaten Verlauf sind bei Schwangerschaft kontraindiziert, Teriflunomid sollte aufgrund der langen Halbwertzeit bei Eintritt einer ungeplanten Schwangerschaft oder auch bei Kinderwunsch mit Cholestyramin oder Aktivkohle beschleunigt eliminiert werden, da es im Tierversuch teratogen war. Natalizumab sollte maximal drei Monate vor Eintritt einer Schwangerschaft abgesetzt werden, allerdings zeigten ungeplante Schwangerschaften bisher kein erhöhtes Fehlbildungsrisiko (Ebrahimi et al. 2015; Friend et al. 2016). Daher kann die Natalizumab-Therapie in strenger, individueller Nutzen-Risiko-Abwägung bis zum Eintritt einer Schwangerschaft und in spezialisierten Zentren auch während der Schwangerschaft fortgeführt werden. Allerdings sollte dann die letzte Gabe vor der 30. Schwangerschaftswoche erfolgen, da bei einer späteren Gabe Thrombozytopenien und Anämien beim Neugeborenen beschrieben wurden (Haghikia et al. 2014). Unter Fingolimod wurden einzelne Fehlbildungen beschrieben, zusätzlich zeigten sich im Tierversuch Hinweise auf eine Reproduktionstoxizität, sodass Fingolimod zwei Monate vor geplanter Schwangerschaft oder bei Eintritt einer ungeplanten Schwangerschaft abgesetzt werden sollte. Während und bis zu vier Monaten nach Alemtuzumabgabe ist eine Schwangerschaft kontraindiziert. Weiterhin sollte bei der Beratung darauf hingewiesen werden, dass insbesondere im dritten Jahr das Risiko einer Immunthyreoiditis steigt, was die Fertilität negativ beeinflussen kann. Daclizumab sollte während der Schwangerschaft nicht angewandt werden, auch wenn es behördlich nicht formal kontraindiziert ist. Es sollte vier Monate vor einer geplanten Schwangerschaft abgesetzt werden. Mitoxantron kann das Erbgut schädigen

und daher ist vor jeder Gabe ein Schwangerschaftstest obligat. Patientinnen und Patienten sollten darauf hingewiesen werden, dass das Präparat bis zu sechs Monate vor einer Zeugung abgesetzt werden muss. Aufgrund eines genotoxischen Effektes und der Möglichkeit einer irreversiblen Infertilität bei Männern sollte auf die Möglichkeit der Kryokonservierung hingewiesen werden. Im Falle einer ungeplanten Schwangerschaft unter Mitoxantron sollte eine genetische Beratung in Anspruch genommen werden. Keine Kontraindikationen bestehen für IvIg, die bei Patientinnen mit häufigen Schüben, die auch in der Schwangerschaft einen immuntherapeutischen Schutz benötigen, angewendet werden können. Hier haben mehrere Studien eine Reduktion der Schubrate während der Schwangerschaft belegen können (Achiron et al. 2004a). Allerdings besitzen IvIg für diese Indikation keine Zulassung, sodass keine Erstattungspflicht durch die Kostenträger gegeben ist.

*Therapie der postpartalen Phase:* Innerhalb von drei bis vier Monaten nach der Geburt erleiden 20–30 % der Patientinnen mit MS einen klinischen Schub (Hellwig et al. 2012; Confavreux et al. 1998). Der Einfluss des Stillens auf die postpartale Schubfrequenz wurde in den letzten Jahren wiederholt untersucht. Prospektive Studien ergaben Hinweise, dass ein ausschließliches Stillen die Schubfrequenz leicht reduzieren kann, retrospektive Studien konnten diesen Effekt, möglicherweise auch aus methodischen Gründen, nicht nachweisen (Hellwig 2014; Hellwig et al. 2015; Portaccio et al. 2011). Im Falle eines Schubes während der Stillzeit kann eine Therapie mit Kortison durchgeführt werden, eine Unterbrechung des Stillens wird dafür nicht mehr als notwendig angesehen. Die Gabe von Interferonen oder Copaxone während des Stillens ist nicht zugelassen, auch wenn ein Übertritt in die Muttermilch aufgrund der Molekülgröße unwahrscheinlich ist und zusätzlich nur eine geringe orale Bioverfügbarkeit besteht (Hellwig et al. 2016). Während der Gabe von Dimethylfumarat, Fingolimod oder Teriflunomid sollte wegen eines möglichen Übertritts in die Muttermilch nicht gestillt werden. Aus dem gleichen Grund ist Mitoxantron in der Stillzeit kontraindiziert. Natalizumab tritt nur im geringen Mengen in die Muttermilch über, allerdings existieren keine ausreichenden Daten zur Sicherheit während der Stillzeit. Jedoch belegen mehrere nicht placebokontrollierte, ungeblindete z. T. retrospektive, z. T. observationale Studien eine mögliche Schubreduktion durch postpartale IvIg-Infusion (Hellwig et al. 2009; Achiron et al. 2004a). In Deutschland bleibt allerdings das Problem der Erstattungsfähigkeit, sodass die postpartale Therapie der MS mit IvIg bei den Kostenträgern beantragt werden muss und die Bewilligung eine reine Ermessensentscheidung ist. Insgesamt wird zu einer raschen Wiederaufnahme der Immuntherapie nach Beendigung der Schwangerschaft geraten. Bei Patientinnen mit einer moderaten bis hohen Krankheitsaktivität vor der Schwangerschaft kann auch eine zeitnahe Wiederaufnahme der Immuntherapie nach der Entbindung sinnvoll sein, bei der gegebenenfalls auf das Stillen verzichtet werden muss. Eine Therapie mit Immunglobulinen wird aufgrund der oben geschilderten Datenlage und der Kostenübernahmeprobleme nur in Einzelfällen durchgeführt.

*Beratung von MS-Patientinnen zum Thema Schwangerschaft:* Das früher vertretene Konzept, Patientinnen mit MS von einer Schwangerschaft abzuraten, ist obsolet. Von möglichen Nebenwirkungen der Medikamente abgesehen, zeigen sich bei MS-Patientinnen im Vergleich zur Normalbevölkerung weder erhöhte Geburtskomplikationen noch erhöhte Raten von embryonalen oder fetalen Missbildungen (Hellwig et al. 2012). Selbst Schübe während einer Schwangerschaft können gut behandelt werden. Ein wichtiger Aspekt vor einer Schwangerschaft ist für viele Patientinnen die Frage, inwiefern die MS eine Erbkrankheit ist und Kinder dem Risiko unterliegen, ebenfalls an MS zu erkranken. Wie bereits erläutert, ist die MS keine Erbkrankheit per se, dennoch erhöht sich durch begleitende genetische Faktoren das Erkrankungsrisiko für Kinder von MS-Patienten im Vergleich zur Allgemeinbevölkerung um das 10- bis 20-fache (etwa 2 % gegenüber 0,1 % in der allgemeinen Bevölkerung), wobei Töchter von MS-Patientinnen hierbei das höchste Risiko tragen. Sind beide Eltern erkrankt, steigt das Risiko weiter. Weder der erste noch der zweite Punkt sollten jedoch als Argumente gegen eine Schwangerschaft gesehen werden. Erfahrungen verschiedener Länder haben gezeigt, dass die Schubrate nach einer nicht erfolgreichen *künstlichen* Befruchtung ansteigen kann. Zwar stellt diese Tatsache nach derzeitiger Meinung keine Kontraindikation dar, sollte jedoch mit Patientinnen besprochen werden (Hellwig et al. 2013).

#### F 11.4.4.2 MS und Impfungen

Große epidemiologische Studien haben entgegen früherer Fallberichte gezeigt, dass Impfungen im Kindesalter oder Erwachsenenalter nicht mit einem erhöhten MS-Risiko einhergehen. Insbesondere für die Impfungen gegen Hepatitis B-Virus, Papilloma- und Influenzaviren konnte keine Verbindung mit dem Auftreten einer MS gezeigt werden (Scheller et al. 2015; Langer-Gould et al. 2014). Diese Befunde werden durch immunologische Untersuchungen gestützt, bei denen die zur Influenza-Impfung verwendeten Spaltvakzine keine autoreaktive Immunzellen induzieren, es aber nach viraler Infektion durchaus zu einer Verstärkung autoimmuner Reaktionen kommen kann (Moriabadi et al. 2001). Ähnliches gilt für die Tetanus-, Hepatitis-B- und FSME-Impfung, für die ebenfalls gute epidemiologische Evidenzen vorhanden sind (Ascherio et al. 2001; Baumhackl et al. 2003; Confavreux et al. 2001; De Keyser 1998; Zipp et al. 1999). Diese Befunde unterstreichen die grundsätzliche Verschiedenheit von Impfung und Infektion für die Stimulation einer Autoimmunreaktion. Generell werden deshalb die Impfungen nach Vorgaben der Ständigen Impfkommission (STIKO) empfohlen (Lobermann et al. 2010; Mailand et al. 2016). Das gilt auch für die jährliche Grippeschutzimpfung, da die potentiellen Risiken als geringer anzusehen sind als eine mögliche Verschlechterung der Erkrankung im Falle einer Grippe. Ein Risiko besteht jedoch bei der Gabe attenuierter Lebensimpfstoffe. Sie können bei Pati-

enten, die eine verlaufsmodifizierende MS-Therapie erhalten, verstärkt wirken und zu einer Erkrankung mit dem den Impfvirus führen. In diesem Fall sollte die Indikation streng gestellt werden und – sofern vorhanden – stattdessen einen Totimpfstoff (z. B. Polio) geimpft werden. Unter Mitoxantron, Alemtuzumab, Natalizumab und Fingolimod sollte daher keine Impfung mit einem Lebendimpfstoff erfolgen.
Nicht sicher belegt ist hingegen, dass die Applikation von Lebendimpfstoffen MS-Schübe triggert. Einzelfallberichte existieren insbesondere zu einer erhöhten Schubrate nach Gelbfieberimpfung (Loebermann et al. 2012). Zur Wirksamkeit von Impfungen unter einer verlaufsmodifizierenden Therapien liegen insgesamt nur unzureichende Daten vor, diese geben jedoch Hinweise, dass der Impferfolg unter Interferonen und Teriflunomid ausreichend, bei anderen Therapien aber möglicherweise nicht erreicht wird (Olberg et al. 2014; Kappos et al. 2015), sodass vor Beginn einer intensivierten Immuntherapie eine Ergänzung/Auffrischung notwendiger Impfungen erfolgen sollte.

#### F 11.4.4.3 MS und Epilepsie

Das Risiko, zu Beginn oder im Verlauf einer MS-Erkrankung eine Epilepsie zu entwickeln, ist gegenüber der Allgemeinbevölkerung um das Vierfache erhöht (Olafsson et al. 1999; Olafsson et al. 1999a; Lund et al. 2014). Es handelt sich um fokale Epilepsien, bei denen sowohl einfach fokale und/oder komplex fokale Anfälle mit und ohne sekundäre Generalisierung vorkommen. Obwohl epileptische Anfälle nicht zu den typischen Symptomen einer MS gehören, kann in Abhängigkeit vom Anfallstyp, der Anfallshäufigkeit und der Schwere eine Therapie erforderlich sein. Diese orientiert sich am Standardvorgehen (**Kap. C 1**).

#### F 11.4.4.4 MS und chirurgische Eingriffe/Narkose

Chirurgische Eingriffe bzw. Narkosen haben vermutlich keinen Einfluss auf die Auslösung von Schüben oder die Progression der Erkrankung, allerdings liegen hierzu kaum systematische Untersuchungen vor (Makris et al. 2014). Elektive chirurgische Eingriffe sollten aus praktischen Gesichtspunkten wann immer möglich in einer stabilen Erkrankungsphase bzw. nach Beginn der entsprechenden Therapie durchgeführt werden. Einzelne Fallberichte deuten auf eine z. T. verlängerte Aufwachphase nach Eingriffen unter Vollnarkose sowie auf eine verlängerte Wirkung von spinalen Anästhesien bei entsprechend vorbelasteten Patienten hin (Finucane et al. 2005).

#### F 11.4.4.5 MS und Wärme

Für viele MS-Patienten ist Hitze unangenehm (heiße Bäder, heiße Sommertage, Fieber, Sauna), da es bei einer Steigerung der Körperkerntemperatur zu einer teilweise deutlichen Zunahme oder auch dem Wiederauftreten von motorischen oder sensiblen Defiziten (Uhthoff-Phänomen) kommen kann. Die pathophysiologische Ursache ist nicht eindeutig geklärt, wahrscheinlich handelt es sich um eine rein physikalisch bedingte Abnahme der elektrischen Leitfähigkeit bei Wärme in unvollständig (re)myelinisierten Arealen. Nicht selten wird die Zunahme der Symptomatik als Schub gedeutet und entsprechend behandelt, obwohl die Symptome nach Senkung der Temperatur wieder komplett zurückgehen (Frohman et al. 2013). Grundsätzlich sollte daher bei Patienten mit fiebrigen Infektionen (insbesondere Urogenitalinfekten), die über eine Zunahme ihrer Symptomatik berichten, immer auch daran gedacht werden, dass es sich ausschließlich um ein Uhthoff'sches Phänomen handeln kann, das nicht mit einem Kortisonstoß behandelt werden muss, sondern nach symptomatischer oder antibiotischer Therapie wieder rückläufig sein wird. Es ist wichtig, Patienten über diese Zusammenhänge aufzuklären, um Hitzeexpositionen zu vermeiden und diesen entsprechend vorzubeugen. Bei Patienten mit schwerwiegender hitzeinduzierter Symptomatik kann versuchsweise der Kaliumkanalblocker 4-Aminopyridin (AP) gegeben werden (Heilversuch; **Kap. F 11.4.5.7**). Darüber hinaus kann die Körpertemperatur durch Kühlanzüge/-westen gesenkt werden. Mehrere Studien konnten hier belegen, dass die Senkung der Körpertemperatur zu deutlichen Funktionsverbesserungen führen kann (Schwid et al. 2003).

### F 11.4.5 Symptomatische und unterstützende Behandlung

Neben der akuten Schubbehandlung und der dauerhaften Immuntherapie ist die unterstützende und symptomatische Therapie die dritte wichtige Säule einer umfassenden MS-Therapie. Soweit nicht spezielle Medikationen oder Maßnahmen für die MS vorliegen, wird auf die detaillierte Besprechung an anderen Stellen dieses Buches verwiesen. Supportive Maßnahmen wie Physiotherapie oder Veränderungen in der Berufstätigkeit, des Tagesablaufes und der Lebensführung sollten immer Bestandteil des multimodalen Therapiekonzeptes sein. Im Gegensatz zu den zuvor dargestellten Therapieprinzipien existieren für symptomatische Therapiemaßnahmen bei der MS wenige kontrollierte Studien. Allerdings sind in den letzten Jahren mehrere Präparate speziell für die symptomatische Behandlung der MS zugelassen worden. Empfehlungen zur symptomatischen Behandlung sind daher auch in die Therapie-Leitlinien der DGN aufgenommen worden (Gold et al. 2014). Bei symptomatischen Therapien ohne spezielle Aspekte zur MS wird aus Platzgründen auf die jeweiligen Kapitel verwiesen.

#### F 11.4.5.1 Spastik

Siehe auch **Kap. I 14**
Spastik ist eine zum Teil ausgeprägte Tonuserhöhung der Muskeln durch Schädigungen des ZNS und kann neben einer Einschränkung der Mobilität auch zu sekundären Folgen wie Schmerzen, Kontrakturen und Gelenkschäden führen. Die Behandlung der Spastik sollte immer multimodal aus spezifischer Medikation, Physiotherapie und

Edukation des Patienten bestehen um Spastiksteigernede Verhaltensweisen zu vermeiden. Eine europäische Konsensus-Empfehlung zur medikamentösen Behandlung der Spastik bei MS sieht Baclofen, Tizanidin und Gabapentin als Mittel der ersten Wahl, Diazepam, Dantrolen und Nabiximols als mögliche Ergänzungsmedikamente bei Versagen oder unzureichender Wirkung der Mittel der ersten Wahl (Otero-Romero et al. 2016), was auch im Wesentlichen den derzeit gültigen DGN-Leitlinien (S2e, gültig bis 09/2017) entspricht.
Seit Juli 2011 ist als erstes Cannabinoid-haltiges Präparat Nabiximols mit Handelsnamen Sativex® erhältlich. Dabei handelt es sich um die Fix-Kombination aus Delta-9-Tetrahydrocannabinal (THC) und Cannabidiol, die synergistische Effekte erzielen soll. In mehreren Studien mit insgesamt über 2000 Patienten konnte dabei gezeigt werden, dass bei Therapie mit Nabiximols die Spastik um etwa 20–30 % abnahm (Novotna et al. 2011). Die Substanz wurde daher als Zusatztherapie bei nicht ausreichender Wirkung einer Behandlung mit Baclofen oder Tizanidin zugelassen.

#### F 11.4.5.2 Ataxie und Tremor

Siehe **Kap. I 6**; **Kap. I 12**

#### F 11.4.5.3 Blasenfunktionsstörungen

Siehe **Kap. K 3**

#### F 11.4.5.4 Defäkationsstörungen

Siehe **Kap. K 3**

#### F 11.4.5.5 Sexualfunktionsstörungen

Siehe **Kap. K 3**

#### F 11.4.5.6 »Fatigue«

»Fatigue« (Erschöpfung, Abgeschlagenheit, Ermüdung) ist ein häufiges Symptom und Problem bei Patienten mit MS und tritt unabhängig von körperlichen Belastungen auf, beeinflusst signifikant die Lebensqualität von Betroffen und betrifft bis zu 70 % der befragten Patienten (Weiland et al. 2015). Für jüngere klinisch-neurologisch wenig betroffene Patienten stellt Fatigue damit nicht selten das größte Problem überhaupt dar. Neben zunehmenden Schwierigkeiten bei der Bewältigung des normalen Tagesablaufes ist Fatigue ein häufiger Grund für Arbeitsunfähigkeit. Die oft schwer fassbaren Beschwerden wurden früher als »Neurasthenie« der MS-Patienten bezeichnet. Heute wird übereinstimmend angenommen, dass Fatigue durch vielfältige pathophysiologische Mechanismen entsteht und in vielen Fällen auch eine Überlappung mit häufig parallel vorliegenden Komorbiditäten wie Depression, Angststörungen oder Schmerzerkrankungen besteht. Grundsätzlich sollte daher zwischen primären Fatigue-Syndromen (direkte Schädigung neuroanatomischer Strukturen, die Aufmerksamkeit, Auffassung, Schlafregulation, Schmerzwahrnehmung etc. regulieren, generalisierte Effekte von Entzündungsmediatoren, Schädigung der hypothalamisch-hypophysär-noradrenergen Achse) und sekundären Fatigue-Syndromen unterschieden werden. Wichtig ist daher der Ausschluss symptomatischer Ursachen, die behandelbar sind und ebenfalls im Zusammenhang mit einer MS auftreten können sowie die komplette Evaluation potenzieller Medikamentennebenwirkungen sowie Lifestyle-Faktoren. Auch ein beginnender Schub kann zu relevanten Fatigue-Symptomen führen. Einige Autoren halten auch bei MS-Patienten häufiger zu beobachtende Dehydrationen für eine relevante Ursache, die entsprechend leicht zu behandeln ist (Cincotta et al. 2016).
Schwierig, aber wichtig kann die Differenzierung von möglicherweise koexistierenden depressiven Beschwerden bzw. begleitenden neuropsychologisch-kognitiven Defiziten sein, da hier eine spezifische Begleitmedikation z. B. mit Antidepressiva (SSRIs) erfolgen kann.
Aktuelle epidemiologische Studien zeigen bei MS-Patienten eine hohe Komorbidität für psychiatrische Erkrankungen wie Depressionen und Angsterkrankungen von bis zu 30 % (Marrie et al. 2015). Oftmals schwierig, aber wichtig ist daher die Berücksichtigung und Differenzierung von möglicherweise koexistierenden depressiven Beschwerden bzw. begleitenden neuropsychologisch-kognitiven Defiziten, da hier eine spezifische Begleitmedikation z. B. mit Antidepressiva (SSRIs) erfolgen kann. Wichtig ist ferner die Sichtung der bestehenden Medikation, um Arzneimittelnebenwirkungen zu identifizieren und ggf. Umstellungen vorzunehmen. Auch die Analyse von Tagesabläufen, Schlafstörungen und Lifestyle-Faktoren sollte Bestandteil einer Fatigueabklärung sein, um unterstützende Maßnahmen wie Übungsprogramme, Einplanung von Pausen während des Tagesverlaufes und Besserung der Schlafhygiene, aber auch Ernährungsumstellungen empfehlen bzw. einleiten zu können. Fatigue kann mithilfe spezieller Fragebögen quantifiziert werden (Fatigue Severity Scale, Fatigue Impact Scale, Visual Analogue Scale for Fatigue).
*Medikamentöse Behandlung:* Sofern es sich eindeutig um ein MS-bedingtes Fatigue-Syndrom handelt, kann eine spezifische Medikation erfolgen, auch wenn die Wirkung der bisher evaluierten Substanzen begrenzt ist: Medikament der 1. Wahl ist weiterhin *Amantadin* (100–200 mg in zwei Einzeldosen oder nur morgens, max. Tagesdosis 300 mg), das allgemein gut verträglich ist (Krupp et al. 1995; Ledinek et al. 2013). Die Bedeutung des Stimulans *Modafinil* (Vigil®, 100–200 mg morgens) ist nach wie vor nicht abschließend gesichert. Zwei Studien belegten die Wirksamkeit und Sicherheit der Substanz (Lange et al. 2009; Rammohan et al. 2002). Diese Daten konnten allerdings in mehreren Studien nicht repliziert werden (Stankoff et al. 2005; Moller et al. 2011). Aus der Erfahrung der Autoren ist Modafinil ein bei einigen Patienten gut wirksames Präparat, das aber nicht selten auch zu Unruhezuständen und gelegentlich aggressivem Verhalten führt. Die BtM-Pflichtigkeit wurde inzwischen aufgehoben. Das früher empfohlene Pemolin ist inzwischen vom Markt genommen. Bei einer milden bis moderaten depressiven Symptomatik sollte ein SSRI gegeben werden (z. B. Citalopram). Alle weiteren Substanzen sind entweder unzureichend untersucht oder zeigten widersprüchliche Ergebnisse: *Prokarin* (als Pflaster

2 × täglich), Acetylsalicylsäure in höheren Dosierungen ab 1 000 mg/Tag (Wingerchuk et al. 2005), L-Carnitin, Vitamin B12 (Übersicht bei Tur 2016). Die gesamte Gruppe der psychogenen Stimulanzien wie Amphetaminil (AN1), Phenetyllin (Captagon) oder Methylphenydat (Ritalin) sind bisher nicht ausreichend in dieser Indikation untersucht worden.
*Nicht-medikamentöse Therapieansätze:* Verschiedene Ansätze wie regelmäßige körperliche Übungen und Ausdauersport, Psychotherapeutische und Verhaltenstherapeutische Behandlungen sowie Lifstyle-Änderungen sind inzwischen untersucht und zeigen tendenziell Fatigue-reduzierende Effekte (Übersicht bei Tur 2016). Kürzlich zeigte ferner eine kleine aber einjährige Studie zu fettarmer Diät deutliche Verbesserungen der Fatigue-Scores (Yadav et al. 2016)

### F 11.4.5.7 Aminopyridin (AP) und 3,4-Diaminopyridin (DAP)

Die Substanzen 4-Aminopyridin (4-AP) und 3,4-Diaminopyridin (DAP) können verschiedene Symptome bei der MS bessern. Zurückgeführt wird dies auf eine internodale Kalium-Kanal-Blockade und damit einer Leitungsverbesserung demyelinisierter Axone mit Verlängerung des Aktionspotenzials. Möglich ist zudem eine vermehrte zentrale Transmitterausschüttung. Fampridin (Fampyra®) ist seit 2011 zur symptomatischen Behandlung der Gehfähigkeit erwachsener MS-Patienten, bei denen eine Gehbehinderung vorliegt (Grad 4–7 auf der EDSS-Behinderungsskala), zugelassen. Fampridin ist eine retardierte Formulierung des 4-AP und die Zulassung basiert auf zwei randomisierten, doppel-blinden, multizentrischen Phase-III-Studien. Insgesamt hat Fampridin die Gehgeschwindigkeit bei etwa einem Drittel der MS-Patienten signifikant verbessert. In der ersten Phase-III-Studie, bei denen 301 MS-Patienten eingeschlossen wurden, zeigten Patienten, die auf Fampridin ansprachen, eine Verbesserung der Gehgeschwindigkeit um 25 %, verglichen mit dem Ausgangswert, während die Placebogruppe sich nur um 4,7 % verbesserte (Goodman et al. 2009). Resultate der zweiten Phase-III-Studie, bei denen 204 MS-Patienten randomisiert wurden, konnten diese Ergebnisse bestätigen. Zudem zeigte sich bei den Patienten, die ihre Gehgeschwindigkeit verbesserten auch eine Zunahme der Beinstärke (Goodman et al. 2010). Zusätzlich wurden positive Effekte wie geringere Ermüdbarkeit, Spastik, Blasen- und Mastdarmstörungen, sexuelle Dysfunktion, kognitive Defizite sowie bessere Sehschärfe berichtet. Die Dosis beträgt zunächst 10 mg und kann auf zweimal täglich 10 mg im Abstand von zwölf Stunden erhöht werden. Die Erstverordnung ist derzeit auf zwei Wochen begrenzt; innerhalb dieser zwei Wochen muss eine Verbesserung durch einen Gehtest vor und einen weiteren zwei Wochen nach Einnahme dokumentiert und objektiviert werden. Ist keine Verbesserung erkennbar, ist das Arzneimittel wieder abzusetzen. Zu den Nebenwirkungen gehören Unwohlsein, Übelkeit, Schwindel, Verwirrtheit, Angst, epileptische Anfälle (meist bei höheren Dosen, wenn vorbekannt: Kontraindikation) und Bewusstseinsverlust.

### F 11.4.5.8 Nystagmus

Siehe **Kap. B 3**

### F 11.4.5.9 Paroxysmale Phänomene und Schmerzen

*Paroxysmale Symptome* sind kurzzeitige, d. h. Sekunden bis Minuten dauernde und stereotyp wiederkehrende klinische Symptome, die spontan oder getriggert mehrfach pro Stunde oder Tag auftreten können. Die Häufigkeit solcher Phänomene liegt bei der MS bei etwa 10–20 %. Sie können sogar Früh- und Leitsymptom einer MS sein. In absteigender Häufigkeit sind die wichtigsten Manifestationsformen: Sensibilitätsstörungen mit Parästhesien und Brennen, selten Juckreiz; Lhermitte-Zeichen; Schmerzen; Trigeminusneuralgie; Dysarthrie verbunden mit Ataxie; paroxysmale Dystonien (früher: tonische Hirnstammanfälle); Hemiataxie verbunden mit Parästhesien; Doppelbilder; Akinesie (Ostermann et al. 1975; Ehling et al. 2016). Pathophysiologisch sind paroxysmale Phänomene oftmals Ausdruck neuronaler Dysfunktionen auf dem Boden umschriebener Demyelinisierungen im ZNS (ephaptische Erregungsstörungen partiell demyelinisierter Axone).
Ein weiteres Problem für viele MS-Patienten sind *Schmerzsyndrome,* unter denen bis zu 60 % aller MS-Patienten leiden, teilweise auch als erstem Symptom (Foley et al. 2013). Klassischerweise handelt es sich hier um zentrale oder neuropathische Schmerzsyndrome, die durch herkömmliche Analgetika nicht behandelt werden können. Sollten sich Hinweise für einen neuen Krankheitsschub ergeben, so sprechen paroxysmale Symptome und Schmerzen oft auf hoch dosierte Steroidgaben an. Häufigstes neuropathisches Schmerzsyndrom ist die *Trigeminusneuralgie*, die insbesondere bei jungen MS-Patienten deutlich häufiger auftritt als in der gleichaltrigen Normalbevölkerung (Putzki et al. 2009). Klassische Natriumkanalblocker wie Carbamazepin sind hier am wirksamsten, häufig bereits in geringen Dosierungen (beginnend mit 2 × 100 mg, steigernd bis auf 600–1 200 mg/Tag). Grundsätzlich könnten auch andere Natriumkanalblocker wie Lamotrigin, Zonesamid, Phenytoin oder Oxcarbacepin eingesetzt werden, die jedoch weniger untersucht sind oder mehr Nebenwirkungen (Phenytoin) haben. Alternativ oder auch in Kombination bietet sich Gabapentin (beginnend mit 300 mg, Steigerung alle zwei Tage um 300 mg, Zieldosis 900–1 800 mg) oder Pregabalin (Dosis 25–600 mg/d) an, da es fast keine Interaktionen mit anderen Substanzen besitzt. Alternativ kann auch die Gabe von Topiramat (25–100 mg) erfolgen, das jedoch zu verstärkter Müdigkeit und Leistungsstörungen führen kann, insbesondere bei Patienten, die bereits unter Fatigue leiden (Gilron et al. 2001; Zvartau-Hind et al. 2000). Bei therapierefraktären Fällen können auch Kombinationen mit anderen Substanzklassen wie trizyklischen Antidepressiva (z. B. Amitriptylin) oder Valproat versucht werden. Zur Therapie der Trigeminusneuralgie sei ferner auch auf **Kap. A 5** verwiesen. Die Therapie von Schmerzen richtet sich insgesamt nach den im **Kap. A 12** beschriebenen Prinzipien der Schmerztherapie.

### F 11.4.5.10 Kognitive Funktionsbeeinträchtigungen

Die Symptome der MS umfassen nicht nur sensible und motorische Defizite, sondern auch neuropsychologische und kognitive Behinderungen. In einer großen südniedersächsischen Studie konnte schon Ende der 1970er Jahre gezeigt werden, dass bis zu 60 % aller MS-Patienten im Verlauf ihrer Erkrankung an kognitiven Defiziten leiden, bei ca. 4 % sind diese sogar das erste Symptom (Poser et al. 1979), was auch aktuelle Studien bestätigen (Mattioli et al. 2015). Kognitive Funktionsbeeinträchtigungen können auch singulär ohne weitere fokalneurologische Defizite auftreten. Sie kommen in allen Verlaufsformen vor und korrelieren häufig mit MRT-Veränderungen wie kortikaler Atrophie oder Balkenatrophie. Im Mittelpunkt der kognitiven Störungen stehen v. a. eine Reduktion der Informationsverarbeitungsgeschwindigkeit (damit insbesondere auch Störung des Multitaskings) und Störungen der Gedächtnisfunktion (Lernen und Erinnern neuer Informationen). Aufmerksamkeitsdefizite, Störungen der räumlichen Perzeption und linguistische Störungen kommen seltener vor. Generelle kognitive Abbauprozesse wie bei demenziellen Entwicklungen bleiben Ausnahmen (Rao et al. 1991a; Rao et al. 1991b). Eine spezifische Therapie dieser Defizite bleibt nach wie vor schwierig und unbefriedigend. Zwar konnten bereits erste Studien Ende der 1990er Jahre zeigen, dass erfolgreiche immunmodulatorische Therapien mit Interferonen über Jahre diskrete kognitive Besserungen erzielen können, für die meisten derzeit verwendeten Therapeutika liegen jedoch nur Posthoc-Analysen oder Daten über kleinen Fallzahlen vor, die nicht Placebokontrolliert sind (Mattioli et al. 2015); Übersicht bei (Amato et al. 2013). Spezifische Therapieansätze fehlen jedoch weiterhin. Studien zur symptomatischen Behandlung mit Acetylcholinesterasehemmern (Greene et al. 2000) wie Donepizil oder Rivastigmin sowie Stimulanzien wie Modafinil waren überwiegend negativ oder nur marginal effektiv (Greene et al. 2000; Krupp et al. 2004; Krupp et al. 2011), sodass sich aus ihnen keine Therapieempfehlungen ergeben haben. Die langfristig beste Therapie scheint daher nach wie vor eine ausreichend aktivitätskontrollierende Immuntherapie zu sein.

### F 11.4.5.11 Psychische Störungen

MS ist mit einer erhöhten Rate an psychischen Störungen assoziiert. Aktuelle epidemiologische Daten zeigen Komorbiditätsraten für psychische Erkrankungen bei MS-Patienten von ca. 30 %, dabei am häufigsten Depressionen, Angsterkrankungen und bipolare Störungen (Marrie et al. 2015).
Die vielfältigen funktionalen und psychosozialen Beeinträchtigungen durch die MS überfordern die Anpassungsfähigkeit der Patienten häufig und führen insbesondere zu Depressionen und Suiziden. Die Rate depressiver Störungen sowie von Suiziden ist bei MS-Patienten etwa siebenmal höher als in der Allgemeinbevölkerung. Die medikamentöse Therapie unterscheidet nicht von der Therapie psychiatrischer Erkrankungen bei Patienten ohne MS und erfolgt mit neueren Antidepressiva aus der Gruppe der Serotonin-Wiederaufnahmehemmer wie Citalopram, Fluoxetin oder Sertralin. Werden Substanzen aus der Gruppe der älteren Trizyklika verwendet, sollte an die ausgeprägte anticholinerge Wirkung gedacht werden, die bereits bestehende Blasenentleerungsstörungen deutlich verstärken können (sofern Inkontinenzprobleme vorliegen, können die anticholinergen Nebenwirkungen auch therapeutisch genutzt werden). Die medikamentöse Therapie sollte idealerweise mit einer entsprechenden psychotherapeutischen Betreuung kombiniert werden.

### F 11.4.5.12 Physiotherapie

Die Bedeutung von regelmäßigem Sport, Physiotherapie oder rehabilitativen Verfahren sind als Bestandteile einer umfassenden MS-Therapie ist inzwischen unumstritten. Sie dienen der Vermeidung von Sekundärfolgen und zur Verbesserung funktioneller Einschränkungen und spielen neben Ergotherapie, physikalischer Therapie und Logopädie eine fundamentale Rolle beim Versuch einer funktionellen Verbesserung (Kraft 1999). Auch bei Patienten mit niedrigem EDSS kann regelmäßiges Ausdauertraining zu einer Reduktion von Fatigue und Depressionen beitragen (Soysal Tomruk et al. 2016). Der Nutzen von Physiotherapie, Ergotherapie und anderen begleitenden Behandlungen im Rahmen des Gesamtkonzeptes einer stationären »Neurorehabilitation« wurde in mehreren Studien gezeigt (Freeman et al. 1997; Solari et al. 1999). Ein Therapieprogramm zur Erhaltung der Muskelkraft und Beweglichkeit sollte daher bei allen Patienten erwogen und mit den Patienten besprochen werden. Ergänzend kommt auch dem Erlernen von Ersatzstrategien bzw. Entspannungstechniken zu (z. B. bei fluktuierender oder einschießender Spastik) und – soweit möglich – Vermeidungsstrategien eine wichtige Bedeutung zu.

### F 11.4.5.13 Berufstätigkeit, körperliche Aktivität und MS

Die Erkrankung per se bedeutet weder eine Verpflichtung zur körperlichen Schonung noch eine Einschränkung der geistigen Belastbarkeit. Obwohl nicht bekannt ist, dass bestimmte Berufe ein spezielles Risiko für MS-Patienten darstellen, sollten diese dahingehend beraten werden, dass Berufe mit konstanter, schwerer körperlicher Arbeit oder auch feinmotorischen Höchstleistungen nicht sinnvoll sind. Extreme körperliche Belastungen inklusive Hochleistungssport sollten gemieden werden, insbesondere wenn das Auftreten von Uhthoff-Phänomen bereits bekannt ist. Ausreichend regelmäßige, körperliche Betätigung wirkt günstig (Petajan et al. 1996; Soysal Tomruk et al. 2016).

### F 11.4.5.14 Komplementäre und alternative medizinische Behandlungen

Der chronische Charakter der Erkrankung, der unvorhersehbare Verlauf sowie die nicht immer ausreichende Wirksamkeit der derzeit verfügbaren Immuntherapien fördern weiterhin das Interesse an komplementären und alternativen Behandlungsmaßnahmen. Nach Umfragen greifen MS-Patienten häufiger auf solche Therapieformen zurück als andere Patientengruppen; der Prozentsatz liegt zwischen 60 % und 70 % (Schwartz et al. 1999; Schwarz et al. 2005; Winterholler et al. 1997). Klinische Effekte konnten bisher für keine alternative Therapieform nachgewiesen werden. Dennoch mögen begleitende Verfahren wie Massagen, Meditationstechniken und Entspannungsmethoden bei MS-Patienten das Krankheitsgefühl mindern und, wie auch bei gesunden Personen, das individuelle Wohlbefinden fördern. Da viele der Angebote nicht im engeren Sinne medizinisch schädlich sind, wenngleich auch häufig unsinnig teuer, muss nicht dringend davon abgeraten werden, sofern der Patient hierauf besteht. Entscheidend ist in diesem Zusammenhang aber die konsequente Weiterführung der konventionellen Therapie (Weilbach et al. 2001).

Auch ein Effekt der Ernährungsumstellung ist trotz umfangreicher populärwissenschaftlicher Literatur nicht belegt (Schwarz et al. 2005). Nur wenige der angebotenen Therapieformen (inklusive Diäten) erfüllen Kriterien, welche in der Wirksamkeitsprüfung neuer Medikamente oder Therapieformen gefordert werden. Adäquat getestet, jedoch ohne Wirksamkeit bei der MS, sind die Sauerstoffüberdrucktherapie und die Enzymtherapie (Wobenzym®). Andere Therapien sind ungetestet, inadäquat getestet oder zudem – im Sinne pathogenetischer Vorstellungen – unsinnig. Hierzu gehören die Fratzer-Therapie, die Amalgamentfernung, Neuroperm, Evers-Diät, Akupunktur, Rutatee, fettarme Diät, glutenfreie Diät, Vitamin- und Mineralsupplemente, Chiropraktik, Lymphdrainage, Pycnogenol.

Eindeutig abgeraten werden sollte von Verfahren, die aus pathophysiologischer Sicht schädlich sein können: Therapie mit Schlangengift, Bienenstichtherapie, Frischzellentherapie, »immunaugmentative Therapie« sowie Xenotransplantate. Hier bleibt es sogar ärztliche Pflicht, vor diesen schädlichen Therapieformen zu warnen. Unberechtigten Heilsversprechen und medizinischer Halb- und Desinformation sollte durch adäquate ärztliche Information entgegengewirkt werden.

#### F 11.4.5.15 Pharmakoökonomische Aspekte der MS

Die Berechnung der durch MS in Deutschland verursachten Kosten bleibt schwierig, da bis heute die genaue Zahl der MS-Patienten nicht bekannt ist und anhand von älterem epidemiologischen Zahlenmaterial eher unterschätzt wird. Aktuelle epidemiologische Studien aus Norwegen und Frankreich sehen eine Prävalenz der MS von ca. einem Fall pro 500–700 Einwohner (Grytten et al. 2015), sodass bei ähnlichen epidemiologischen Daten die tatsächliche Zahl der MS-Patienten in Deutschland bei zwischen 135 000–160 000 liegen würde, statt den bisher meist angenommenen 120 000 Patienten. Die gesamten Krankheitskosten der MS in der Bundesrepublik beliefen sich im ersten Jahrzehnt pro Jahr auf über 4 Mrd. Euro (Kobelt et al. 2001; Kobelt et al. 2006). Nach Einführung der monoklonalen Antikörper und der neuen oralen Therapeutika und der damit deutlich erweiterten Zahl der behandelten Patienten, dürften die Kosten deutlich gestiegen sein. Einheitliche Zahlen der Krankenkassen stehen hier leider auch nicht zur Verfügung.

Die indirekten Kosten wurden kürzlich für die Zentraleuropäischen Staaten berechnet und lagen je nach EDSS-Score zwischen ca. 3 700 US$ für Patienten mit einem EDSS unter 3 und über 19 000 US$ für Patienten mit einem EDSS über 7.0 (Stawowczyk et al. 2015). Wie bei chronischen Erkrankungen zu erwarten, kann der Anteil der indirekten Kosten durch Krankheitsfehlzeiten, vorzeitige Berentung und Verdienstausfall mehr als 50 % der Gesamtkosten betragen und steigt mit dem Behinderungsgrad deutlich an. Des Weiteren stellen die informellen Kosten, d. h. die durch Angehörige oder Freunde erbrachten, nicht finanzierten Leistungen, einen erheblichen Faktor dar. Aus dieser Kostenbetrachtung lässt sich ableiten, dass eine Stabilisierung der Erkrankung auf niedrigem Behinderungsniveau (EDSS-Grade ohne wesentliche Einschränkung der Gehfähigkeit) nicht nur für die Lebensqualität der einzelnen Patienten bedeutsam, sondern grundsätzlich auch unter volkswirtschaftlichen Aspekten »kostensparend« wünschenswert ist.

## F 11.5 Unwirksam, obsolet

Die Behandlung der MS hat in der letzten Dekade große Fortschritte gemacht, lässt aber noch große Lücken in der Behandlung fortgeschrittenerer Fälle sowie bei den primären und sekundär chronischen Verlaufsformen, weshalb die Entwicklung wirkungsstärkerer und nebenwirkungsärmerer Therapien anhält. Die »Therapiehistorie« der MS zeigt deshalb ein sehr breites Spektrum fehlgeschlagener oder in ihrer Wirksamkeit unzureichend oder gar nicht belegter therapeutischer Ansätze, inklusive einer großen Anzahl alternativer und komplementärer Therapien. Letztere sind in **Kap. F 11.4.5.14** kommentiert. Aktuelle fehlgeschlagene immunpathogenetisch orientierte Therapien, die im Rahmen kontrollierter Studien geprüft wurden, sind in der Spezialliteratur nachzulesen (Wiendl et al. 2002; Kleinschnitz et al. 2007; Meuth et al. 2010).

## F 11.6 Multiple Sklerose im Kindesalter

Eine erste bundesweite prospektive epidemiologische Studie an einem Großteil der pädiatrischen Kliniken und spezialisierten Praxen zwischen 2009 und 2011 ergab eine Inzidenz der pädiatrischen MS (definiert als Auftreten des ersten Symptoms vor dem 16. Lebensjahr) von 0,64 pro 100 000 Personen-Jahren mit einem deutlichen Anstieg der Prävalenz von der Altersgruppe < 10 Jahre (0,09/100 000) auf 2,64 pro 100 000 in Altersgruppe von 14–15 (Reinhardt et al. 2014). Demnach waren präpubertäre Fälle vor dem zehnten Lebensjahr sehr selten, Inzidenz und Prävalenz ab dem 14. Lebensjahr deutlich häufiger. Insgesamt kann davon ausgegangen werden, dass rund 2–5 % aller MS-Fälle bereits im Kindes- oder Jungendalter beginnen. Alle Patienten dieser Studie mit einer gesi-

cherten MS (n = 127) hatten einen schubförmigen Verlauf mit einem breiten Symptommuster, das im Wesentlich aber dem klinischen Bild von Erwachsenen entsprach. Immerhin wiesen 68 % aller Fälle auch spinale Herde auf, mehr als 91 % zeigten bereits oligoklonale Banden im Liquor.
Eine internationale Konsensusgruppe hat die diagnostischen Kriterien der kindlichen MS auch im Hinblick auf die Implemetierung der McDonald-Kriterien von 2010 aufgearbeitet (Krupp et al. 2013) und 2016 erneut auf ihre Anwendbarkeit zur differenzialdiagnostischen Abgrenzung zur kindlichen ADEM und kindlichen NMO untersucht (Chitnis et al. 2016). Das zentrale diagnostische Kriterium bleibt in Analogie zur Diagnose der MS bei Erwachsenen der Nachweis der zeitlichen und räumlichen Dissemination im Zusammenhang mit klinischen Symptomen, die mit einer erworbenen Demyelinisierung des ZNS vereinbar sind, sowie der sorgfältige Ausschluss relevanter Differenzialdiagnosen, wobei insbesondere die Abgrenzung zwischen ADEM und kindlicher MS schwer sein kann. Nach den 2012 erarbeiteten Kriterien liegt

a) ein kindliches klinisch isoliertes Syndrom vor, wenn (alle Kriterien müssen erfüllt sein):

- ein Ereignis im Bereich des ZNS auftritt, das am ehesten entzündlich-demyelinisierender Genese ist,
- eine Vorgeschichte für demyelinisierende Ereignisse des ZNS fehlt,
- keine Enzephalopathie vorliegt, es sei denn, sie wäre durch akutes Fieber zu erklären,
- und die Kriterien für eine pädiatrische MS im MRT noch nicht erfüllt sind.

b) eine kindliche ADEM vor, wenn (alle Kriterien müssen erfüllt sein):

- ein erstes polyfokales klinisches Ereignis im Bereich des ZNS vorliegt, das am ehesten entzündlich-demyelinisierender Genese ist;
- keine Enzephalopathie vorliegt, die durch akutes Fieber zu erkläen ist;
- keine neuen klinischen oder kernspintomographischen Befunde drei Monate oder später nach Beginn der Erkrankung auftreten;
- und das MRT während der akuten Phase (drei Monate) pathologisch ist, und typische diffuse, wenig demarkierte große Läsionen aufweist, die überwiegend die weiße Substanz betreffen.

Die Kriterien für eine pädiatrische MS liegen vor, wenn (ein Kriterium muss erfüllt sein):

- zwei oder mehr isolierte klinische Ereignisse mit einem zeitlichen Abstand von mindestens 30 Tagen aufgetreten sind, und mehr als eine Region des ZNS betrafen;
- ein CIS mit MRT-Veränderungen assoziiert werden kann, die mit dem Kriterium der räumlichen Dissemination übereinstimmen und in einer kernspintomographischen Verlaufskontrolle mindestens eine weitere Läsion vorliegt, die dem Kriterium der zeitlichen Dissemination entspricht;
- ein ADEM-Ereignis vorliegt, dem ein CIS drei oder mehr Monate nach Symptombeginn folgt. Das CIS muss mit neuen MRT-Läsionen einhergehen, die das Kriterium einer zeitlichen Dissemination aufweisen;
- ein CIS diagnostiziert werden kann, dessen MRT-Aufnahmen den Kriterien der räumlichen wie zeitlichen Dissemination entsprechen (mindestens eine T2-Läsion in mindestens zwei von vier Bereichen: spinal, infratentoriell, juxtakortikal, oder periventrikulär (DIS), bei gleichzeitigem Vorliegen asymptomatischer gadoliniumanreichernder und nicht-anreichernder Herde (DIT)) und, wenn der Patient zwölf Jahre oder älter ist.

Aufgrund der angelsächsischen Dominanz in der Konsensusgruppe wurde die Liquordiagnostik nicht zwingend gefordert. Mehrere Studien berichten aber über höhere Zellzahlen bei Kindern mit ADEM, was für eine stärkere entzündliche Aktivität spricht. Klassische Biomarker können hilfreich in der differenzialdiagnostischen Bewertung sein, haben jedoch nur eine relativ geringe Spezifität. Bei 18–35 % der Kinder mit einer ersten akuten Episode eines entzündlichen Ereignisses wurden Anti-MOG-Antikörper festgestellt, allerdings häufiger bei Kindern mit einer ADEM (Hacohen et al. 2015), sodass der Nachweis von Anti-MOG-AK eher auf eine nicht-MS-artige demyelinisierende Erkrankung wie die ADEM deutet (Fernandez-Carbonell et al. 2016). Der Nachweis von Aquaporin-4-Antikörpern (AQP-4-Ak) ist wiederum, wie bei Erwachsenen, prädiktiv für das Vorliegen einer NMO.
Allgemein anerkannte Diagnosekriterien für die kindliche MS wurden bisher nicht etabliert, international gibt es aber Vorschläge, wie solche Kriterien aussehen könnten (Krupp et al. 2007):

- Die kindliche MS erfordert multiple Episoden einer Demyelinisierung des ZNS, die sich zeitlich und räumlich wie bei der Erwachsenen-MS trennen lassen; ein Mindestalter für das Auftreten dieser klinischen Ereignisse ist nicht vorgesehen.
- Das MRT kann in Analogie zur Diagnose der MS bei Erwachsenen die Dissemination im Raum dokumentieren und diagnostisch bewertend einbringen (McDonald et al. 2001; Polman et al. 2005a; Polman et al. 2011).
- Die Kombination aus pathologischen Veränderungen im Liquor und zwei MRT-Läsionen, von denen eine im Gehirn lokalisiert sein muss, kann ebenso das Kriterium der räumlichen Dissemination erfüllen; dabei muss der Liquor entweder oligoklonale Banden oder einen erhöhten IgG-Index zeigen; in Analogie zur Diagnose beim Erwachsenen kann auch beim Kind das MRT das Kriterium der Dissemination der Zeit erfüllen; neue T2-Läsionen oder kontrastmittelaufnehmende Läsionen müssen drei Monate nach dem initialen klinischen Ereignis sichtbar sein.
- Ein klinisches Ereignis, das vereinbar ist mit einer ADEM, kann nicht als erstes Schubereignis einer MS betrachtet werden.

## F 11.7 Sonderformen der MS und verwandte Entitäten

Eine Reihe von klinisch ähnlichen Erkrankungen sind mit der Multiplen Sklerose bzw. demyelinisierender Erkrankungen assoziiert: die Neuromyelitis optica (NMO, Devic-Syndrom), die akute disseminierte Enzephalomyelitis (ADEM), Balo-Sklerose, die sog. Marburg-Variante der MS und der Symptomenkomplex, der sich hinter dem Eponym Schilder-Erkrankung verbirgt. Diese Krankheitsbilder sind zum Teil sehr selten und erfordern – mit Ausnahme der NMO – aufgrund ungewöhnlicher klinischer wie bildgebender Präsentationen oft eine bioptische Abklärung. Die NMO wird inzwischen als eigene Entität gesehen, da hier mit dem Aquaporin-4-Kanal das (wesentliche) Antigen identifiziert werden konnte und die Erkrankung ganz überwiegend B-Zell-vermittelt ist. Für die anderen genannten Erkrankungen ist der Entitätsstatus nicht endgültig geklärt. Die Differenzierungen sind jedoch von zunehmender Bedeutung, da sich mit der Verbesserung der pathophysiologischen Erkenntnisse auch die Therapiestrategien differenzieren. Größere kontrollierte Therapiestudien fehlen jedoch aufgrund der niedrigen Fallzahlen, sodass die Behandlungsoptionen weitgehend auf Einzelfallbeschreibungen beruhen.

### F 11.7.1 Neuromyelitis optica (NMO, Devic-Syndrom) und Neuromyelitis optica-Spektrum Erkrankungen

Die *Neuromyelitis optica* (Devic-Syndrom, NMO) ist eine in Westeuropa seltene, in Südostasien hingegen häufiger vorkommende Form der erworbenen demyelinisierenden Erkrankungen, deren Name auf der besonderen Lokalisation mit Auftreten von Optikusneuritis und akuter Myelitis beruht. Inzwischen besteht allgemeine Übereinstimmung, dass die Erkrankung durch (mindestens) ein spezifisches Antigen verursacht wird, sodass die Erkrankung bereits in den revidierten McDonald-Kriterien von 2010 als eigene Entität geführt wird (Polman et al. 2011). Bei dem Antigen handelt es sich um den Aquaporin-4-Kanal (AQP4), einen Bestandteil des Dystroglycan-Protein-Komplexes (Lennon et al. 2004; Lennon et al. 2005), der wahrscheinlich an der Blut-Hirn-Schranke exprimiert wird. Während die Diagnose früher ausschließlich anhand spezifischer klinischer Kriterien gestellt wurde, kommt in der neuen Klassifikation dem Nachweis der Aquaporin4-Antikörper (AQP4-AK) eine zentrale Bedeutung zu. Ob die AQP4-AK nicht nur einen guten Biomarker für die Diagnose darstellen, sondern auch pathogenetisch relevant sind (Jarius et al. 2010), ist nicht abschließend geklärt.

Da AQP4-AK aber nicht nur bei klassischen NMO-Fällen nachweisbar waren, sondern auch bei Patienten ohne N. opticus-Beteiligung, ohne infratentorielle und sogar ohne spinalen Läsionen, wurde schnell klar, dass die alten klinischen Diagnosekriterien der NMO nicht der biologischen Realität entsprachen und daher nicht mehr zeitgemäß waren. Terminologisch hätte die Erkrankung nun AQP4-AK-assoziierte Myelitis bzw. Enzephalitis heißen müssen. Da aber mit hoher Wahrscheinlichkeit noch weitere Antigene für NMO-artgie Erkrankungen gefunden werden (z. B. MOG-AK) wird zunächst der Begriff der NMO-Spektrum-Erkrankung verwendet, bis ein besserer Begriff die Erkrankungen genauer trifft (Wingerchuk et al. 2016). Vereinfachend kann im Hinblick auf die neuen diagnostischen Kriterien festgehalten werden, dass bei Nachweis von AQP4-AK lediglich ein klinisches Symptom vorliegen muss und andere Ätiologien ausgeschlossen sein müssen, um die Diagnose einer NMOSD zu stellen. Liegen aber Symptome vor, die an eine NMO denken lassen, ohne dass AQP4-AK nachgewiesen werden können, müssen die (alten) klinischen Kriterien erfüllt werden. **Kasten F 11.2** gibt einen Überblick über die aktuellen Kriterien zu Diagnose der NMOSD: Klinisch verläuft die ,»klassische NMO« multiphasisch (häufig in »Clustern« schwerer Krankheitsaktivität), ohne deutliche Remissionen zwischen den Schüben und häufig mit einer raschen Akkumulation neurologischer Defizite. Neben der Topographie der Läsionen fehlen meist im Unterschied zur MS die oligoklonalen Banden (bis 37 % positive isolierte oligoklonale Banden im Liquor), oder sie treten transient auf bei dennoch konstanten Entzündungszeichen (ca. 80 %) mit polymorphkernigem Zellbild (häufig granulozytär und eosinophil) (häufig >50 Zellen/µl, z. T. bis zu 1 000 Zellen/µl im Liquor). Auch kernspintomographisch finden sich Unterschiede in der Art, Verteilung und des Signalverhaltens der NMO-Läsionen. Die Läsionen treten häufig im Myelon auf, werden aber auch in der dorsalen Medulla in Kontinuität zu Myelonherden, im Hypothalamus und Hirnstamm gesehen. Die epidemiologische Verteilung mit gehäuftem und schwerem Auftreten bei Asiaten und dunkelhäutigen Menschen weist auf eine genetische Disposition hin, die bis heute nicht abschließend geklärt ist.

Aquaporin-4-Antikörper können bei ca. 70–80 % der NMO-Patienten detektiert werden, bei ca. 5 % lassen sich Antikörper gegen das Myelo-Oligodendrozyten-Glykoprotein (MOG) nachweisen. Die Prognose der (klassischen) NMO ist insgesamt schlechter als die der MS. Auch neuroimmunologische Erkrankungen aus dem MS- und NMO-Formenkreis mit nachgewiesenen MOE-Antikörpern weisen eine ungünstige Prognose auf (Spadaro et al. 2016)

*Therapeutische Prinzipien:* Wie bei der MS ist die Standard-Akuttherapie die Gabe von hoch dosierten Steroidstößen, ggf. auch ergänzt durch Plasmapheresen, die möglicherweise wirksamer sind als bei der MS. Immunmodulatorische Therapien haben sich im Gegensatz zur MS hier jedoch nicht durchsetzen können. Im Gegenteil, es gibt Hinweise dafür, dass Interferon-beta-Behandlungen die NMO exazerbieren können (Shimizu et al. 2010). Auch bei der Behandlung mit Natalizumab sind Fälle von schwerwiegenden Verläufen berichtet worden. Bis vor Kurzem sind daher in der Dauerbehandlung vor allem Immunsuppressiva wie z. B. Azathioprin zum Einsatz gekommen (Keegan et al. 2002). In Kenntnis der inzwischen gut geklärten Immunpathologie als überwiegend B-Zell-vermittelten Erkrankungen kann dieser Ansatz aber nicht mehr grundsätzlich vertreten werden. Vor ei-

**Kasten F 11.2:** NMOSD: Diagnostische Kriterien der NMOSD für Erwachsene Patienten

| | |
|---|---|
| **A. Diagnostische Kriterien für NMOSD mit AQP4-IgG** | |
| 1. | Mindestens 1 typische klinische Beschwerdesymptomatik |
| 2. | Positiver Test für AQP4-IgG |
| 3. | Ausschluss von alternativen Ursachen |
| **B. Diagnostische Kriterien für NMOSD ohne AQP4-IgG und NMOSD mit unbekanntem AQP4-Status** | |
| 1. | Mindestens 2 von 6 typischen klinischen Charakteristika (Opticusneuritis, Myelitis, Area-postrema-Syndrom, Hirnstamm-Syndrom, Diencephale Syndrome, supraspinale Symptome), die in Folge eines oder mehrerer Schübe aufgetreten sind und alle der folgenden Kriterien erfüllen: |
| | Mindestens eine Manifestation entspricht einer Opticusneuritis, einer akuten Myelitis mit LETM, oder einem Area-Postrema-Syndrom |
| | Dissemination im Raum (= 2 oder mehr verschiedene klinische Präsentationen) |
| | Erfüllen von zusätzlichen MRT-Kriterien, je nach Manifestationsform<br>• bei Opticusneuritis: Kraniales MRT o. B., oder im Opticus-MRT 50 % der Sehbahn longitudinal betroffen oder Chiasmabeteiligung<br>• bei Myelitis: Läsion kontinuierlich über 3 Wirbelsegmente, oder bei Z. n. Myelitis auch entsprechende Atrophie<br>• bei Area-Postrema-Syndrom: Läsion in der dorsalen Medulla oblongata<br>• bei Hirnstamm-Syndromen: peri-ependymale Läsionen |
| 2. | Negativer AQP4-IgG-Status |
| 3. | Ausschluss anderer Differenzialdiagnosen |



nigen Jahren haben bereits Therapieversuche mit dem B-Zell-depletierenden monoklonalen Antikörper Rituximab (Anti-CD20-AK) sehr gute klinische Erfolge gezeigt, die aber noch an größeren Patientengruppen bestätigt werden müssten (Cree et al. 2005; Jacob et al. 2008). Inzwischen liegen zwar immer noch keine größeren randomisierten Studien vor, dennoch mehr als zehn Studien mit mehr als 300 Patienten, die die guten therapeutischen Effekte bestätigten (Übersicht bei Collongues et al. 2016). Derzeit sind mehrere B-Zell-depletierende monoklonale Antikörper gegen CD19 und CD20 speziell zur Behandlung der NMOSD in der klinischen Prüfung. Zum Zeitpunkt der Abfassung dieses Kapitels werden die Therapieempfehlungen zur Immuntherapie der NMOSD intensiv diskutiert, insbesondere unter dem Eindruck aktueller Studiendaten. Die Therapie mit Rituximab ist für einige Autoren so überzeugend, dass es als erste Wahl angesehen wird (Carroll et al. 2010; Pellkofer et al. 2011; Collongues et al. 2016).

## F 11.7.2 Akute disseminierte Enzephalomyelitis (ADEM)

Die akute disseminierte Enzephalomyelitis (ADEM) ist eine seltene inflammatorisch demyelinisierende Erkrankung, die vorwiegend Kinder und junge Erwachsene betrifft (Young et al. 2008). Typischerweise geht eine infektiöse Erkrankung (Masern, Mumps, Influenza A oder B, HSV, HHV6, Varizella, Rubella, Vaccinia, EBV, CMV, *Mycoplasma pneumoniae, Chlamydia, Legionella, Campylobacter oder Streptococci*) voran. Daneben kommt sie auch nach Immunisierung vor (z. B. Influenza, Diphterie-Tetanus-Pertussis, Masern, Rabies). Zu den charakteristischen klinischen Befunden gehören das relativ plötzliche Auftreten multifokaler neurologischer Störungen, hinweisend auf disseminierte Läsionen, Zeichen einer akuten Meningoenzephalitis mit Meningismus (Fieber), Bewusstseinsstörungen sowie fokale und generalisierte Anfälle. Im Liquor findet sich meist eine lymphozytäre Pleozytose und ein erhöhter Proteingehalt bei oft negativen oligoklonalen Banden (OKB), wobei selten Normalbefunde vorkommen. Liegen OKB vor, sollten diese bei einer ADEM im Verlauf nicht mehr nachweisbar sein. In der Kernspintomographie zeigen sich große solitäre oder multiple demyelinisierende Läsionen, die in der Regel aber nicht obligat Kontrastmittel anreichern und schwer von MS-typischen Herden zu unterscheiden sein können. Eine jüngere MRT-Technik, die suszeptibilitätsgewichtete Bildgebung erleichtert die Differenzierung zwischen der ADEM und einer MS (Kelly et al. 2015).

Der Verlauf ist zunächst monophasisch, wobei es keine sicheren diagnostischen Kriterien gibt, die in der akuten Phase eine klare Differenzierung der ADEM vom ersten Schub einer MS zulassen. Im MRT sieht man häufiger diffus verteilte Läsionen supra- und infratentoriell sowie auch subkortikal gelegen, mit Einbeziehung der Stammganglien, aber auch des Kortex, wobei sich im Verlauf selten neue Läsionen entwickeln. Unklar bleibt, wie viele Patienten mit initialer Diagnose einer ADEM später eine klinisch sichere MS entwickeln. In der größten bislang publizierten Serie mit 40 Patienten (Schwarz et al. 2001) wurde eine Konversion nach einer durchschnittlichen Beobachtungszeit von 38 Monaten immerhin bei 35 % dokumentiert. Dies legt nahe, dass es sich bei der ADEM eher um eine Variante der MS als eine eigenständige klinische Entität handelt (Menge et al. 2005). Ein Teil der pädiatrischen bzw. juvenilen ADEM-Patienten weist ferner Antikörper gegen MOG auf (Anti-MOG-Ak). Diese Patienten unterscheiden sich kernspintomographisch etwas von den Anti-MOG-Ak-negativen Patienten, da hier häufig langgestreckte Herde, insbesondere auch langstreckige Myelon-Herde vorliegen. Die Remission der Herde ist hingegen eher besser als bei den anti-MOG-Ak-negativen Patienten (Baumann et al. 2015). Entscheidungskriterien für eine ADEM sind die genannten klinischen Befunde sowie die anamnestischen Hinweise auf eine vorangegangene Infektion oder Vakzination. Kontrollierte Therapiestudien bei ADEM liegen nicht vor. Therapie der ersten Wahl sind hoch dosierte Kortikosteroide (**Kap. F 11.4.1**). Bei Erfolglosigkeit wird gemäß der genannten Vorgaben eine Eskalationstherapie durchgeführt, wobei wir als Therapie der 1. Wahl wegen der geringeren Komplikationsraten intravenöse Immunglobuline (0,4 g/kg KG über fünf Tage) geben, als Alternative oder bei Nichtansprechen die Plasmapherese durchführen. Einige jüngere Studien zeigen, dass die Plasmapherese insbesondere bei Kindern sinnvoll ist (Khurana et al. 2005). Zeigt sich auch hier kein Erfolg, so kann eine Cyclophosphamidtherapie eingeleitet und durchgeführt werden. Ob und wie lange dann weitere Infusionen (im zweimonatlichen Abstand) erfolgen sollen, hängt vom individuellen Verlauf ab.

### F 11.7.3 Balo-Sklerose

Die Balo-Sklerose (BS) ist ein weiteres Beispiel für einen autoimmunologischen Prozess im ZNS, der in den meisten Fällen monophasisch mit schneller Progredienz verläuft. Die Läsionen sind durch alternierende Ringe aus demyelinisiertem und erhaltenem Myelin charakterisiert. Die Beziehung zur MS ist nicht eindeutig geklärt. Während die Erkrankung in Europa eine Rarität ist, wird sie in China und auf den Philippinen häufiger gefunden. Typische neuroanatomische Besonderheiten sind hier, dass wenige große Läsionen in der weißen Substanz unter Aussparung der grauen Substanz zu finden sind (Stadelmann et al. 2005). Zudem zeigen die Läsionen – ähnlich wie bei der NMO, jedoch gegensätzlich zur MS – einen Verlust des Aquaporin-4 (Matsuoka et al. 2010). Demnach könnte es sich bei der Balo-Sklerose auch um eine Variante der NMO handeln. Eine Neuritis nervi optici, spinale oder zerebelläre Beteiligungen kommen hier allerdings nicht vor. Interessanterweise respektiert die Entzündung die anatomische Struktur des gyralen Verlaufes und die Trennungslinien des Myelins, sodass bei axialer Betrachtung bzw. Schnittführung homogene konzentrisch geformte Entzündungsstrukturen und entsprechende KM-Anreicherungen beobachtet werden können (Kastrup et al. 2002; Stadelmann et al. 2005). Die Läsionen bei der Balo-Sklerose können im Akutstadium starke Störungen in der Diffusionswichtung im MRT zeigen (Wiendl et al. 2005). Jüngste Untersuchungen im 7-Tesla-MRT zeigten ferner eine ausgeprägte vaskuläre Beteiligung mit Mikrohämorrhagien und ektatischen Venolen (Berghoff et al. 2013). Die Liquordiagnostik bleibt wie bei der NMO oft unergiebig. Hier fehlen meist oligoklonale Banden sowie eine intrathekale Immunglobulin-Synthese, sodass die Diagnose anhand von Klinik und MRT gestellt werden muss. Auch hier besteht die Therapie analog zur Behandlung eines MS-Schubes aus der Gabe von hoch dosiertem Methylprednisolon über mehrere Tage. Da es sich in der Regel um ein monophasisches Geschehen handelt, besteht keine Indikation zum Einsatz einer immunmodulatorischen Dauertherapie.

### F 11.7.4 Marburg-Variante der MS

Eine akute, nicht eitrige und häufig schwer verlaufende Enzephalomyelitis ist unter dem Namen Marburg-Variante der MS oder Marburg-Erkrankung bekannt. Sie verläuft klinisch dramatischer als die ADEM und ist gekennzeichnet durch einen perakuten Verlauf, die unbehandelt tödlich verlaufen kann. Ein Zusammenhang mit vorangegangenen Infektionen oder Impfungen besteht nicht. Wesentliches Kennzeichen der Marburg-Variante ist das abrupte Auftreten von massiven Demyelinisierungsherden im ZNS, die häufig auch den Hirnstamm einbeziehen. Die schlechte Prognose ist vermutlich in den zusätzlich zur Entmarkung auftretenden Nekrosen und der starken Mitbetroffenheit der Axone begründet. Histopathologisch lässt sich die Marburg-Variante von der ADEM (sowie von der MS) durch eine zusätzliche Infiltration mit neutrophilen Granulozyten trennen. Wegen des perakuten Verlaufs werden aggressive Behandlungsschemata (siehe ADEM) empfohlen, ohne dass hierzu gesicherte klinische Daten vorliegen.

### F 11.7.5 Sonstiges

Die Eigenständigkeit der Schilder-Erkrankung als sich in der Kindheit manifestierende Variante der MS (*diffuse Sklerose-Schilder,* Leukenzephalitis periaxialis diffusa) ist nicht allgemein akzeptiert. Ein Großteil der beschriebenen Fälle war vermutlich an einer Adrenoleukodystrophie (AD) erkrankt. Zur Multiplen Sklerose im Kindesalter wird auf eine Übersichtsarbeit verwiesen (Yeh et al. 2009). Bezüglich anderer Erkrankungen der weißen Substanz sei auf **Kap. D 9** (Metabolische und toxische Enzephalopathien) verwiesen.

#### Organisationen und Selbsthilfegruppen

Krankheitsbezogenes Kompetenznetzwerk Multiple Sklerose (MS) e. V.
Klinikum rechts der Isar, TU München
Einsteinstr. 1, 81675 München
Telefon +49 89 4140-4628
Telefax +49 89 4140-4655

DMSG Bundesverband e. V.
Küsterstr. 8, 30519 Hannover
Tel: 0511/9 68 34-0
Fax: 0511/9 68 34-50
http://www.dmsg.de
E-Mail: dmsg@dmsg.de

## Literatur

Achiron A, Gabbay U, Gilad R, Hassin-Baer S, Barak Y et al. Intravenous immunoglobulin treatment in multiple sclerosis. Effect on relapses. Neurology 1998; 50: 398–402.

Achiron A, Kishner I, Dolev M, Stern Y, Dulitzky M et al. Effect of intravenous immunoglobulin treatment on pregnancy and postpartum-related relapses in multiple sclerosis. Journal of Neurology 2004a; 251: 1133–1137.

Achiron A, Kishner T, Sarova-Pinhas I, Raz H, Faibel M et al. Intravenous immunoglobulin treatment following the first demyelinating event suggestive of multiple sclerosis – A randomized, double-blind, placebo-controlled trial. Archives of Neurology 2004b; 61: 1515–1520.

Achiron A, Rotstein Z, Noy S, Mashiach S, Dulitzky M et al. Intravenous immunoglobulin treatment in the prevention of childbirth-associated acute exacerbations in multiple sclerosis: a pilot study. Journal of Neurology 1996; 243: 25–28.

Aharoni R, Eilam R, Domev H, Labunskay G, Sela M et al. The immunomodulator glatiramer acetate augments the expression of neurotrophic factors in brains of experimental autoimmune encephalomyelitis mice. Proceedings of the National Academy of Sciences of the United States of America 2005; 102: 19045–19050.

Alping P, Frisell T, Novakova L, Islam-Jakobsson P, Salzer J et al. Rituximab versus fingolimod after natalizumab in multiple sclerosis patients. Annals of Neurology 2016; 79: 950–958.

Alroughani R, Akhtar S, Ahmed SF, Khoury SJ, Al-Hashel JY et al. JC virus seroprevalence and seroconversion in multiple sclerosis cohort: A Middle-Eastern study. J Neurol Sci 2016; 360: 61–65.

Amato MP, Langdon D, Montalban X, Benedict RH, DeLuca J et al. Treatment of cognitive impairment in multiple sclerosis: position paper. Journal of Neurology 2013; 260: 1452–1468.

Arnold DL, Barnett M, Comi G, Giovannoni G, Pelletier D et al. Treatment-Naive Patients With Active Relapsing-Remitting Multiple Sclerosis: 6-Year Follow-up of the CARE-MS I Study. 2016; ECTRIMS abstract P683.

Arrambide G, Espejo C, Eixarch H, Villar LM, Alvarez-Cermeno JC et al. Neurofilament light chain level is a weak risk factor for the development of MS. Neurology 2016; 87: 1076–1084.

Arvin AM, Wolinsky JS, Kappos L, Morris MI, Reder AT et al. Varicella-zoster virus infections in patients treated with fingolimod: risk assessment and consensus recommendations for management. JAMA Neurol 2015; 72: 31–39.

Ascherio A, Munger KL, Lennette ET, Spiegelman D, Hernan MA et al. Epstein-Barr virus antibodies and risk of multiple sclerosis: a prospective study. JAMA 2001; 286: 3083–3088.

Ascherio A, Zhang SM, Hernan MA, Olek MJ, Coplan PM et al. Hepatitis B vaccination and the risk of multiple sclerosis. New England Journal of Medicine 2001; 344: 327–332.

Atkins HL, Bowman M, Allan D, Anstee G, Arnold DL et al. Immunoablation and autologous haemopoietic stem-cell transplantation for aggressive multiple sclerosis: a multicentre single-group phase 2 trial. Lancet 2016; 388: 576–585.

Awad A, Hemmer B, Hartung HP, Kieseier B, Bennett JL et al. Analyses of cerebrospinal fluid in the diagnosis and monitoring of multiple sclerosis. J Neuroimmunol 2010; 219: 1–7.

Bach JF. The effect of infections on susceptibility to autoimmune and allergic diseases. N Engl J Med 2002; 347: 911–920.

Bar-Or A, Calabresi PA, Arnold D, Markowitz C, Shafer S et al. Rituximab in relapsing-remitting multiple sclerosis: a 72-week, open-label, phase I trial. Annals of Neurology 2008; 63: 395–400.

Bar-Or A, Fawaz L, Fan B, Darlington PJ, Rieger A et al. Abnormal B-cell cytokine responses a trigger of T-cell-mediated disease in MS? Annals of Neurology 2010; 67: 452–461.

Bar-Or A, Pachner A, Menguy-Vacheron F, Kaplan J, Wiendl H. Teriflunomide and its mechanism of action in multiple sclerosis. Drugs 2014; 74: 659–674.

Bar-Or A, Wiendl H, Miller B, Benamor M, Truffinet P et al. Randomized study of teriflunomide effects on immune responses to neoantigen and recall antigens. Neurol Neuroimmunol Neuroinflamm 2015; 2: e70.

Bargiela D, Bianchi MT, Westover MB, Chibnik LB, Healy BC et al. Selection of first-line therapy in multiple sclerosis using risk-benefit decision analysis. Neurology 2017; 88: 677–684.

Barkhof F, Calabresi PA, Miller DHReingold SC Imaging outcomes for neuroprotection and repair in multiple sclerosis trials. Nat Rev Neurol 2009; 5: 256–266.

Barkhof F, Filippi M, Miller DH, Scheltens P, Campi A et al. Comparison of MRI criteria at first presentation to predict conversion to clinically definite multiple sclerosis. Brain 1997; 120(Pt 11): 2059–2069.

Barnett MH, Prineas JW. Relapsing and remitting multiple sclerosis: pathology of the newly forming lesion. Annals of Neurology 2004; 55: 458–468.

Bartholomaus I, Kawakami N, Odoardi F, Schlager C, Miljkovic D et al. Effector T cell interactions with meningeal vascular structures in nascent autoimmune CNS lesions. Nature 2009; 462: 94–98.

Bastianello S, Pozzilli C, D'Andrea F, Millefiorini E, Trojano M et al. A controlled trial of mitoxantrone in multiple sclerosis: serial MRI evaluation at one year. Can J Neurol Sci 1994; 21: 266–270.

Baumann M, Sahin K, Lechner C, Hennes EM, Schanda K et al. Clinical and neuroradiological differences of paediatric acute disseminating encephalomyelitis with and without antibodies to the myelin oligodendrocyte glycoprotein. J Neurol Neurosurg Psychiatry 2015; 86: 265–272.

Baumhackl U, Franta C, Retzl J, Salomonowitz E, Eder G. A controlled trial of tick-borne encephalitis vaccination in patients with multiple sclerosis. Vaccine 2003; 21 Suppl 1: 56–61.

Belbasis L, Bellou V, Evangelou E, Ioannidis JP, Tzoulaki I. Environmental risk factors and multiple sclerosis: an umbrella review of systematic reviews and meta-analyses. Lancet Neurol 2015; 14: 263–273.

Berenguer-Ruiz L, Sempere AP, Gimenez-Martinez J, Gabaldon-Torres L, Tahoces L et al. Rescue Therapy Using Rituximab for Multiple Sclerosis. Clin Neuropharmacol 2016; 39: 178–181.

Berg D, Maurer M, Warmuth-Metz M, Rieckmann P, Becker G. The correlation between ventricular diameter measured by transcranial sonography and clinical disability and cognitive dysfunction in patients with multiple sclerosis. Arch Neurol 2000; 57: 1289–1292.

Berger T, Rubner P, Schautzer F, Egg R, Ulmer H et al. Antimyelin antibodies as a predictor of clinically definite multiple sclerosis after a first demyelinating event. N Engl J Med 2003; 349: 139–145.

Berghoff M, Schlamann MU, Maderwald S, Grams AE, Kaps M et al. 7 Tesla MRI demonstrates vascular pathology in Balo's concentric sclerosis. Multiple Sclerosis 2013; 19: 120–122.

Bermel RA, Bakshi R. The measurement and clinical relevance of brain atrophy in multiple sclerosis. Lancet Neurol 2006; 5: 158–170.

Berthele A, Kümpfel T. Praktische Aspekte der Therapie mit Glukokortikosteroiden (Schubtherapie). In: KKNMS (Hrsg.). Qualitätshandbuch Multiple Sklerose: Empfehlungen zur Therapie der MS für Ärzte. München; 2016. 155–172.

Bevan CJ, Cree BA. Disease activity free status: a new end point for a new era in multiple sclerosis clinical research? JAMA Neurol 2014; 71: 269–270.

Bjartmar C, Trapp BD. Axonal and neuronal degeneration in multiple sclerosis: mechanisms and functional consequences. Curr Opin Neurol 2001; 14: 271–278.

Bomprezzi R. Dimethyl fumarate in the treatment of relapsing-remitting multiple sclerosis: an overview. Ther Adv Neurol Disord 2015; 8: 20–30.

Boskovic R, Wide R, Wolpin J, Bauer DJ, Koren G. The reproductive effects of beta interferon therapy in pregnancy: a longitudinal cohort. Neurology 2005; 65: 807–811.

Boster AL, Ford CC, Neudorfer O, Gilgun-Sherki Y. Glatiramer acetate: long-term safety and efficacy in relapsing-remitting multiple sclerosis. Expert Rev Neurother 2015; 15: 575–586.

Bourdette DN, Hartung DM, Whitham RH. Practices of US health insurance companies concerning MS therapies interfere with shared decision-making and harm patients. Neurol Clin Pract 2016; 6: 177–182.

Brex PA, Ciccarelli O, O'Riordan JI, Sailer M, Thompson AJ et al. A longitudinal study of abnormalities on MRI and disability from multiple sclerosis. N Engl J Med 2002; 346: 158–164.

Brex PA, Jenkins R, Fox NC, Crum WR, O'Riordan JI et al. Detection of ventricular enlargement in patients at the earliest clinical stage of MS. Neurology 2000; 54: 1689–1691.

Brickelmaier M, Lugovskoy A, Kartikeyan R, Reviriego-Mendoza MM, Allaire N et al. Identification and characterization of mefloquine efficacy against JC virus in vitro. Antimicrob Agents Chemother 2009; 53: 1840–1849.

Brinkmann V. FTY720 (fingolimod) in Multiple Sclerosis: therapeutic effects in the immune and the central nervous system. Br J Pharmacol 2009; 158: 1173–1182.

Brinkmann V, Billich A, Baumruker T, Heining P, Schmouder R et al. Fingolimod (FTY720): discovery and development of an oral drug to treat multiple sclerosis. Nat Rev Drug Discov 2010; 9: 883–897.

Brinkmann V, Davis MD, Heise CE, Albert R, Cottens S et al. The immune modulator FTY720 targets sphingosine 1-phosphate receptors. J Biol Chem 2002; 277: 21453–21457.

Brinkmann V, Pinschewer D, Chiba K, Feng L. FTY720: a novel transplantation drug that modulates lymphocyte traffic rather than activation. Trends Pharmacol Sci 2000; 21: 49–52.

Brodsky M, Jay W, Johnson P, Lamey D, Cain S et al. The 5-year risk of MS after optic neuritis – Experience of the optic neuritis treatment trial. Neurology 1997; 49: 1404–1413.

Budde K, Schmouder RL, Brunkhorst R, Nashan B, Lucker PW et al. First human trial of FTY720, a novel immunomodulator, in stable renal transplant patients. J Am Soc Nephrol 2002; 13: 1073–1083.

Calabresi PA, Giovannoni G, Confavreux C, Galetta SL, Havrdova E et al. The incidence and significance of anti-natalizumab antibodies: results from AFFIRM and SENTINEL. Neurology 2007; 69: 1391–1403.

Calabresi PA, Kieseier BC, Arnold DL, Balcer LJ, Boyko A et al. Pegylated interferon beta-1a for relapsing-remitting multiple sclerosis (ADVANCE): a randomised, phase 3, double-blind study. Lancet Neurol 2014; 13: 657–665.

Carmichael SL, Shaw GM, Ma C, Werler MM, Rasmussen SA et al. Maternal corticosteroid use and orofacial clefts. Am J Obstet Gynecol 2007; 197: 585 e581–587; discussion 683–584, e581–587.

Carroll WM, Fujihara K. Neuromyelitis optica. Curr Treat Options Neurol 2010; 12: 244–255.

Carson KR, Focosi D, Major EO, Petrini M, Richey EA et al. Monoclonal antibody-associated progressive multifocal leucoencephalopathy in patients treated with rituximab, natalizumab, and efalizumab: a Review from the Research on Adverse Drug Events and Reports (RADAR) Project. Lancet Oncol 2009; 10: 816–824.

Castillo-Trivino T, Braithwaite D, Bacchetti P, Waubant E. Rituximab in relapsing and progressive forms of multiple sclerosis: a systematic review. PLoS One 2013; 8: e66308.

Cazzato G, Mesiano T, Antonello R, Monti F, Carraro N et al. Double-blind, placebo-controlled, randomized, crossover trial of high-dose methylprednisolone in patients with chronic progressive form of multiple sclerosis. Eur Neurol 1995; 35: 193–198.

Cermelli C, Jacobson S. Viruses and multiple sclerosis. Viral Immunol 2000; 13: 255–267.

Cettomai D, McArthur JC. Mirtazapine use in human immunodeficiency virus-infected patients with progressive multifocal leukoencephalopathy. Arch Neurol 2009; 66: 255–258.

Chabas D, Green AJ, Waubant E. Pediatric multiple sclerosis. NeuroRx 2006; 3: 264–275.

Chan A, Salmen A. Praktische Aspekte der Therapie mit Mitoxantron. In: KKNMS, Hrsg. Qualitätshandbuch Multiple Sklerose. Empfehlungen zur Therapie der MS für Ärzte. München; 2016. 113–130.

Chang A, Tourtellotte WW, Rudick R, Trapp BD. Premyelinating oligodendrocytes in chronic lesions of multiple sclerosis. N Engl J Med 2002; 346: 165–173.

Chastre A, Hafler DA, O'Connor KC. Evaluation of KIR4.1 as an Immune Target in Multiple Sclerosis. N Engl J Med 2016; 374: 1495–1496.

Chen H, Assmann JC, Krenz A, Rahman M, Grimm M et al. Hydroxycarboxylic acid receptor 2 mediates dimethyl fumarate's protective effect in EAE. J Clin Invest 2014; 124: 2188–2192.

Chen JJ, Carletti F, Young V, McKean D, Quaghebeur G. MRI differenzial diagnosis of suspected multiple sclerosis. Clin Radiol 2016; 71: 815–827.

Chitnis T, Ness J, Krupp L, Waubant E, Hunt T et al. Clinical features of neuromyelitis optica in children: US Network of Pediatric MS Centers report. Neurology 2016; 86: 245–252.

Choi JW, Gardell SE, Herr DR, Rivera R, Lee CW et al. FTY720 (fingolimod) efficacy in an animal model of multiple sclerosis requires astrocyte sphingosine 1-phosphate receptor 1 (S1P1) modulation. Proc Natl Acad Sci U S A 2011; 108: 751–756.

Chun J, Hartung HP. Mechanism of action of oral fingolimod (FTY720) in multiple sclerosis. Clin Neuropharmacol 2010; 33: 91–101.

Cincotta MC, Engelhard MM, Stankey M, Goldman MD. Fatigue and fluid hydration status in multiple sclerosis: A hypothesis. Multiple Sclerosis 2016; 22: 1438–1443.

Clerico M, Faggiano F, Palace J, Rice G, Tintore M et al. Recombinant interferon beta or glatiramer acetate for delaying conversion of the first demyelinating event to multiple sclerosis. Cochrane Database Syst Rev 2008; CD005278.

Clifford DB. Neurological immune reconstitution inflammatory response: riding the tide of immune recovery. Curr Opin Neurol 2015; 28: 295–301.

Clifford DB, De Luca A, Simpson DM, Arendt G, Giovannoni G et al. Natalizumab-associated progressive multifocal leukoencephalopathy in patients with multiple sclerosis: lessons from 28 cases. Lancet Neurol 2010; 9: 438–446.

Clifford DB, Nath A, Cinque P, Brew BJ, Zivadinov R et al. A study of mefloquine treatment for progressive multifocal leukoencephalopathy: results and exploration of predictors of PML outcomes. J Neurovirol 2013; 19: 351–358.

Cohen J, Belova A, Selmaj K, Wolf C, Sormani MP et al. Equivalence of Generic Glatiramer Acetate in Multiple Sclerosis: A Randomized Clinical Trial. JAMA Neurol 2015; 72: 1433–1441.

Cohen JA, Antel JP. Does interferon beta help in secondary progressive MS? Neurology 2004; 63: 1768–1769.

Cohen JA, Barkhof F, Comi G, Hartung HP, Khatri BO et al. Oral fingolimod or intramuscular interferon for relapsing multiple sclerosis. N Engl J Med 2010; 362: 402–415.

Cohen JA, Coles AJ, Arnold DL, Confavreux C, Fox EJ et al. Alemtuzumab versus interferon beta 1a as first-line treatment for patients with relapsing-remitting multiple sclerosis: a randomised controlled phase 3 trial. Lancet 2012; 380: 1819–1828.

Cohen JA, Fischer JS, Bolibrush DM, Jak AJ, Kniker JE et al. Intrarater and interrater reliability of the MS functional composite outcome measure. Neurology 2000; 54: 802–806.

Coles AJ, Boyko AN, Cohen JA, Sèze J, Fox EJ et al. Alemtuzumab Provides Durable Improvements in Clinical Outcomes in Treatment-Naive Patients With Active Relapsing-Remitting Multiple Sclerosis Over 6 Years in the Absence of Continuous Treatment (CARE-MS I) (ECTRIMS presentation 213). ECTRIMS Online Library 2016; 147055.

Coles AJ, Compston DA, Selmaj KW, Lake SL, Moran S et al. Alemtuzumab vs. interferon beta-1a in early multiple sclerosis. N Engl J Med 2008; 359: 1786–1801.

Coles AJ, Twyman CL, Arnold DL, Cohen JA, Confavreux C et al. Alemtuzumab for patients with relapsing multiple sclerosis after disease-modifying therapy: a randomised controlled phase 3 trial. Lancet 2012; 380: 1829–1839.

Collongues Nde Seze J. An update on the evidence for the efficacy and safety of rituximab in the management of neuromyelitis optica. Ther Adv Neurol Disord 2016; 9: 180–188.

Comi G, Cohen JA, Arnold DL, Wynn D, Filippi M et al. Phase III dose-comparison study of glatiramer acetate for multiple sclerosis. Annals of Neurology 2011; 69: 75–82.

Comi G, De Stefano N, Freedman MS, Barkhof F, Uitdehaag BM et al. Subcutaneous interferon β-1a in the treatment of clinically isolated syndromes: 3-year and 5-year results of the phase III dosing frequency-blind multicentre REFLEXION study. J Neurol Neurosurg Psychiatry 2016. (http://jnnp.bmj.com/content/early/2016/12/30/jnnp-2016-314843, Zugriff am 16.10.2017).

Comi G, Filippi M, Barkhof F, Durelli L, Edan G et al. Effect of early interferon treatment on conversion to definite multiple sclerosis: a randomised study. Lancet 2001; 357: 1576–1582.

Comi G, Filippi M, Wolinsky JS. European/Canadian multicenter, double-blind, randomized, placebo-controlled study of the effects of glatiramer acetate on magnetic resonance imaging – measured disease activity and burden in patients with relapsing multiple sclerosis. European/Canadian Glatiramer Acetate Study Group. Annals of Neurology 2001; 49: 290–297.

Comi G, Hartung HP, Kurukulasuriya NC, Greenberg SJ, Scaramozza M. Cladribine tablets for the treatment of relapsing-remitting multiple sclerosis. Expert Opin Pharmacother 2013; 14: 123–136.

Comi G, Martinelli V, Rodegher M, Moiola L, Bajenaru O et al. Effect of glatiramer acetate on conversion to clinically definite multiple sclerosis in patients with clinically isolated syndrome (PreCISe study): a randomised, double-blind, placebo-controlled trial. Lancet 2009; 374: 1503–1511.

Comi G, Martinelli V, Rodegher M, Moiola L, Leocani L et al. Effects of early treatment with glatiramer acetate in patients with clinically isolated syndrome. Multiple Sclerosis 2013; 19: 1074–1083.

Comi G, Radaelli M, Soelberg Sorensen P. Evolving concepts in the treatment of relapsing multiple sclerosis. Lancet 2016; DOI: http://dx.doi.org/10.1016/S0140-6736(16)23288-1.

Confavreux C, Hutchinson M, Hours MM, Cortinovis-Tourniaire P, Moreau T. Rate of pregnancy-related relapse in multiple sclerosis. Pregnancy in Multiple Sclerosis Group. N Engl J Med 1998; 339: 285–291.

Confavreux C, Li DK, Freedman MS, Truffinet P, Benzerdjeb H et al. Long-term follow-up of a phase 2 study of oral teriflunomide in relapsing multiple sclerosis: safety and efficacy results up to 8.5 years. Multiple Sclerosis 2012; 18: 1278–1289.

Confavreux C, O'Connor P, Comi G, Freedman MS, Miller AE et al. Oral teriflunomide for patients with relapsing multiple sclerosis (TOWER): a randomised, double-blind, placebo-controlled, phase 3 trial. Lancet Neurol 2014; 13: 247–256.

Confavreux C, Suissa S, Saddier P, Bourdes V, Vukusic S et al. Vaccinations and the risk of relapse in multiple sclerosis. Vaccines in Multiple Sclerosis Study Group. N Engl J Med 2001; 344: 319–326.

Confavreux C, Vukusic S, Moreau T, Adeleine P. Relapses and progression of disability in multiple sclerosis. N Engl J Med 2000; 343: 1430–1438.

Connick P, Kolappan M, Crawley C, Webber DJ, Patani R et al. Autologous mesenchymal stem cells for the treatment of secondary progressive multiple sclerosis: an open-label phase 2a proof-of-concept study. Lancet Neurol 2012; 11: 150–156.

Cottrell DA, Kremenchutzky M, Rice GP, Hader W, Baskerville J et al. The natural history of multiple sclerosis: a geographically based study. 6. Applications to planning and interpretation of clinical therapeutic trials in primary progressive multiple sclerosis. Brain 1999; 122(Pt 4): 641–647.

Cree BA, Lamb S, Morgan K, Chen A, Waubant E et al. An open label study of the effects of rituximab in neuromyelitis optica. Neurology 2005; 64: 1270–1272.

Cursiefen S, Flachenecker P, Rieckmann P, Toyka KV. Mitoxantrone (Novantron) in therapy of severe multiple sclerosis. A retrospective study of 15 patients. Nervenarzt 1999; 70: 723–731.

Cutter GR, Baier ML, Rudick RA, Cookfair DL, Fischer JS et al. Development of a multiple sclerosis functional composite as a clinical trial outcome measure. Brain 1999; 122(Pt 5): 871–882.

Cyster JG. Chemokines, sphingosine-1-phosphate, and cell migration in secondary lymphoid organs. Annu Rev Immunol 2005; 23: 127–159.

D'Hooghe MB, Nagels G, Bissay V, De Keyser J. Modifiable factors influencing relapses and disability in multiple sclerosis. Multiple Sclerosis 2010; 16: 773–785.

Das RK, Brar SK, Verma M. Recent advances in the biomedical applications of fumaric acid and its ester derivatives: The multifaceted alternative therapeutics. Pharmacol Rep 2016; 68: 404–414.

de Jong R, Bezemer AC, Zomerdijk TP, van de Pouw-Kraan T, Ottenhoff TH et al. Selective stimulation of T helper 2 cytokine responses by the anti-psoriasis agent monomethylfumarate. Eur J Immunol 1996; 26: 2067–2074.

De Keyser J. Safety of tetanus vaccination in relapsing-remitting multiple sclerosis. Infection 1998; 26: 319.

DeLorenze GN, Munger KL, Lennette ET, Orentreich N, Vogelman JH et al. Epstein-Barr virus and multiple sclerosis: evidence of association from a prospective study with long-term follow-up. Arch Neurol 2006; 63: 839–844.

Delpech B, Buffe D. Immunochemical study of saline extracts of human brain. Ann Inst Pasteur (Paris) 1972; 122: 331–340.

Delpech B, Lichtblau E. Immunochemical estimation of IgG and albumin in cerebrospinal fluid. Clin Chim Acta 1972; 37: 15–23.

Dendrou CA, Fugger L, Friese MA. Immunopathology of multiple sclerosis. Nat Rev Immunol 2015; 15: 545–558.

Deshmukh VA, Tardif V, Lyssiotis CA, Green CC, Kerman B et al. A regenerative approach to the treatment of multiple sclerosis. Nature 2013; 502: 327–332.

Dief EA, Samy MD, Doewdar IF. Impact of exercise and vitamin B1 intake on hippocampal brain-derived neurotrophic factor and spatial memory performance in a rat model of stress. J Nutr Sci Vitaminol (Tokyo) 2015; 61: 1–7.

DiMarco JP, O'Connor P, Cohen JA, Reder AT, Zhang-Auberson L et al. First-dose effects of fingolimod: Pooled safety data from three phase 3 studies. Mult Scler Relat Disord 2014; 3: 629–638.

Duda PW, Schmied MC, Cook SL, Krieger JI, Hafler DA. Glatiramer acetate (Copaxone) induces degenerate, Th2-polarized immune responses in patients with multiple sclerosis. J Clin Invest 2000; 105: 967–976.

Ebers GC, Bulman DE, Sadovnick AD, Paty DW, Warren S et al. A population-based study of multiple sclerosis in twins. N Engl J Med 1986; 315: 1638–1642.

Ebers GC, Sadovnick AD, Risch NJ. A genetic basis for familial aggregation in multiple sclerosis. Canadian Collaborative Study Group. Nature 1995; 377: 150–151.

Ebrahimi N, Herbstritt S, Gold R, Amezcua L, Koren G et al. Pregnancy and fetal outcomes following natalizumab exposure in pregnancy. A prospective, controlled observational study. Multiple Sclerosis 2015; 21: 198–205.

Edan G, Miller D, Clanet M, Confavreux C, Lyon-Caen O et al. Therapeutic effect of mitoxantrone combined with methylprednisolone in multiple sclerosis: a randomised multicentre study of active disease using MRI and clinical criteria. J Neurol Neurosurg Psychiatry 1997; 62: 112–118.

Ehling P, Meuth P, Eichinger P, Herrmann AM, Bittner S et al. Human T cells in silico: Modelling their electrophysiological behaviour in health and disease. J Theor Biol 2016; 404: 236–250.

Elphick GF, Querbes W, Jordan JA, Gee GV, Eash S et al. The human polyomavirus, JCV, uses serotonin receptors to infect cells. Science 2004; 306: 1380–1383.

Engelhardt B, Ransohoff RM. The ins and outs of T-lymphocyte trafficking to the CNS: anatomical sites and molecular mechanisms. Trends Immunol 2005; 26: 485–495.

Epperla N, Yale SH. Drugs Smarter Than the Bugs: Mirtazapine and Mefloquine Therapy for Non-Aids Related Progressive Multifocal Leukoencephalopathy. Journal of General Internal Medicine 2013; 28: 318–319.

Ermis U, Weis J, Schulz JB. PML in a patient treated with fumaric acid. N Engl J Med 2013; 368: 1657–1658.

ESG. Placebo-controlled multicentre randomised trial of interferon beta-1b in treatment of secondary progressive multiple sclerosis. European Study Group on interferon beta-1b in secondary progressive MS. Lancet 1998; 352: 1491–1497.

Faissner S, Nikolayczik J, Chan A, Hellwig K, Gold R et al. Plasmapheresis and immunoadsorption in patients with steroid refractory multiple sclerosis relapses. Journal of Neurology 2016; 263: 1092–1098.

Farina C, Weber MS, Meinl E, Wekerle H, Hohlfeld R. Glatiramer acetate in multiple sclerosis: update on potential mechanisms of action. Lancet Neurol 2005; 4: 567–575.

Fazekas F, Deisenhammer F, Strasser-Fuchs S, Nahler G, Mamoli B. Randomised placebo-controlled trial of monthly intravenous immunoglobulin therapy in relapsing-remitting multiple sclerosis. Austrian Immunoglobulin in Multiple Sclerosis Study Group. Lancet 1997; 349: 589–593.

Fazekas F, Lublin FD, Li D, Freedman MS, Hartung HP et al. Intravenous immunoglobulin in relapsing-remitting multiple sclerosis: a dose-finding trial. Neurology 2008; 71: 265–271.

Fernandez-Carbonell C, Vargas-Lowy D, Musallam A, Healy B, McLaughlin K et al. Clinical and MRI phenotype of children with MOG antibodies. Multiple Sclerosis 2016; 22: 174–184.

Fernandez O, Alvarez-Cermeno JC, Arroyo-Gonzalez R, Brieva L, Calles-Hernandez MC et al. Review of the novelties presented at the 27th Congress of the European Committee for Treatment and Research in Multiple Sclerosis (ECTRIMS) (II). Rev Neurol 2012; 54: 734–749.

Ferraro D, Simone AM, Bedin R, Galli V, Vitetta F et al. Cerebrospinal fluid oligoclonal IgM bands predict early conversion to clinically definite multiple sclerosis in patients with clinically isolated syndrome. J Neuroimmunol 2013; 257: 76–81.

Filippi M, Rocca MA, Ciccarelli O, De Stefano N, Evangelou N et al. MRI criteria for the diagnosis of multiple sclerosis: MAGNIMS consensus guidelines. Lancet Neurol 2016; 15: 292–303.

Filippi M, Rovaris M, Rocca MA, Sormani MP, Wolinsky JS et al. Glatiramer acetate reduces the proportion of new MS lesions evolving into »black holes«. Neurology 2001; 57: 731–733.

Finucane BT. Terblanche OC Prolonged duration of anesthesia in a patient with multiple sclerosis following paravertebral block. Can J Anaesth 2005; 52: 493–497.

Foley PL, Vesterinen HM, Laird BJ, Sena ES, Colvin LA et al. Prevalence and natural history of pain in adults with multiple sclerosis: systematic review and meta-analysis. Pain 2013; 154: 632–642.

Ford CC, Johnson KP, Lisak RP, Panitch HS, Shifronis G et al. A prospective open-label study of glatiramer acetate: over a decade of continuous use in multiple sclerosis patients. Multiple Sclerosis 2006; 12: 309–320.

Foster CA, Mechtcheriakova D, Storch MK, Balatoni B, Howard LM et al. FTY720 rescue therapy in the dark agouti rat model of experimental autoimmune encephalomyelitis: expression of central nervous system genes and reversal of blood-brain-barrier damage. Brain Pathol 2009; 19: 254–266.

Fox EJ, Wynn D, Coles AJ, Palmer J, Margolin DH et al. Alemtuzumab improves neurological functional systems in treatment-naive relapsing-remitting multiple sclerosis patients. J Neurol Sci 2016; 363: 188–194.

Fox RJ, Miller DH, Phillips JT, Hutchinson M, Havrdova E et al. Placebo-controlled phase 3 study of oral BG-12 or glatiramer in multiple sclerosis. N Engl J Med 2012; 367: 1087–1097.

Francis GS, Rice GP, Alsop JC, Group PS. Interferon beta-1a in MS: results following development of neutralizing antibodies in PRISMS. Neurology 2005; 65: 48–55.

Fraser C, Klistorner A, Graham S, Garrick R, Billson F et al. Multifocal visual evoked potential latency analysis: predicting progression to multiple sclerosis. Arch Neurol 2006; 63: 847–850.

Freedman MS, Comi G, De Stefano N, Barkhof F, Polman CH et al. Moving toward earlier treatment of multiple sclerosis: Findings from a decade of clinical trials and implications for clinical practice. Mult Scler Relat Disord 2014; 3: 147–155.

Freedman MS, Thompson EJ, Deisenhammer F, Giovannoni G, Grimsley G et al. Recommended standard of cerebrospinal fluid analysis in the diagnosis of multiple sclerosis: a consensus statement. Arch Neurol 2005; 62: 865–870.

Freedman MS, Wolinsky JS, Wamil B, Confavreux C, Comi G et al. Teriflunomide added to interferon-beta in relapsing multiple sclerosis: a randomized phase II trial. Neurology 2012; 78: 1877–1885.

Freeman JA, Langdon DW, Hobart JC, Thompson AJ The impact of inpatient rehabilitation on progressive multiple sclerosis. Annals of Neurology 1997; 42: 236–244.

Friend S, Richman S, Bloomgren G, Cristiano LM, Wenten M. Evaluation of pregnancy outcomes from the Tysabri(R) (natalizumab) pregnancy exposure registry: a global, observational, follow-up study. BMC Neurol 2016; 16: 150.

Friese MA, Fugger L. Pathogenic CD8(+) T cells in multiple sclerosis. Annals of Neurology 2009; 66: 132–141.

Friese MA, Schattling BFugger L Mechanisms of neurodegeneration and axonal dysfunction in multiple sclerosis. Nat Rev Neurol 2014; 10: 225–238.

Frischer JM, Bramow S, Dal-Bianco A, Lucchinetti CF, Rauschka H et al. The relation between inflammation and neurodegeneration in multiple sclerosis brains. Brain 2009; 132: 1175–1189.

Frohman EM, Racke MK, Raine CS. Multiple sclerosis – the plaque and its pathogenesis. N Engl J Med 2006b; 354: 942–955.

Frohman TC, Davis SL, Beh S, Greenberg BM, Remington G et al. Uhthoff's phenomena in MS – clinical features and pathophysiology. Nat Rev Neurol 2013; 9: 535–540.

Fuhr P, Borggrefe-Chappuis A, Schindler C, Kappos L. Visual and motor evoked potentials in the course of multiple sclerosis. Brain 2001; 124: 2162–2168.

Fujino M, Funeshima N, Kitazawa Y, Kimura H, Amemiya H et al. Amelioration of experimental autoimmune encephalomyelitis in Lewis rats by FTY720 treatment. J Pharmacol Exp Ther 2003; 305: 70–77.

Gaertner S, de Graaf KL, Greve B, Weissert R. Antibodies against glycosylated native MOG are elevated in patients with multiple sclerosis. Neurology 2004; 63: 2381–2383.

Gergely P, Nuesslein-Hildesheim B, Guerini D, Brinkmann V, Traebert M et al. The selective sphingosine 1-phosphate receptor modulator BAF312 redirects lymphocyte distribution and has species-specific effects on heart rate. Br J Pharmacol 2012; 167: 1035–1047.

Giacomini PS, Rozenberg A, Metz I, Araujo D, Arbour N et al. Maraviroc and JC virus-associated immune reconstitution inflammatory syndrome. N Engl J Med 2014; 370: 486–488.

Giannini M, Portaccio E, Ghezzi A, Hakiki B, Pasto L et al. Pregnancy and fetal outcomes after Glatiramer Acetate exposure in patients with multiple sclerosis: a prospective observational multicentric study. BMC Neurol 2012; 12: 124.

Gilden DH. Infectious causes of multiple sclerosis. Lancet Neurol 2005; 4: 195–202.

Gilhus NE, Skeie GO, Romi F, Lazaridis K, Zisimopoulou P et al. Myasthenia gravis – autoantibody characteristics and their implications for therapy. Nature Reviews Neurology 2016; 12: 259–291.

Gilron I, Booher SL, Rowan JS, Max MB. Topiramate in trigeminal neuralgia: a randomized, placebo-controlled multiple crossover pilot study. Clin Neuropharmacol 2001; 24: 109–112.

Giorgio A, Battaglini M, Rocca MA, De Leucio A, Absinta M et al. Location of brain lesions predicts conversion of clinically isolated syndromes to multiple sclerosis. Neurology 2013; 80: 234–241.

Giovannoni G, Butzkueven H, Dhib-Jalbut S, Hobart J, Kobelt G et al. Brain health: time matters in multiple sclerosis. Mult Scler Relat Disord 2016; 9 (Suppl 1): 5–48.

Giovannoni G, Cohen JA, Coles AJ, Hartung HP, Havrdova E et al. Alemtuzumab improves preexisting disability in active relapsing-remitting MS patients. Neurology 2016; 87: 1985–1992.

Giovannoni G, Comi G, Cook S, Rammohan K, Rieckmann P et al. A placebo-controlled trial of oral cladribine for relapsing multiple sclerosis. N Engl J Med 2010; 362: 416–426.

Giovannoni G, Gold R, Selmaj K, Havrdova E, Montalban X et al. Daclizumab high-yield process in relapsing-remitting multiple sclerosis (SELECTION): a multicentre, randomised, double-blind extension trial. Lancet Neurol 2014; 13: 472–481.

Giovannoni G, Goodman A. Neutralizing anti-IFN-beta antibodies: how much more evidence do we need to use them in practice? Neurology 2005; 65: 6–8.

Gold R, Buttgereit F, Toyka KV. Mechanism of action of glucocorticosteroid hormones: possible implications for therapy of neuroimmunological disorders. J Neuroimmunol 2001; 117: 1–8.

Gold R, Giovannoni G, Phillips JT, Fox RJ, Zhang A et al. Efficacy and safety of delayed-release dimethyl fumarate in patients newly diagnosed with relapsing-remitting multiple sclerosis (RRMS). Multiple Sclerosis 2015; 21: 57–66.

Gold R, Giovannoni G, Selmaj K, Havrdova E, Montalban X et al. Daclizumab high-yield process in relapsing-remitting multiple sclerosis (SELECT): a randomised, double-blind, placebo-controlled trial. Lancet 2013; 381: 2167–2175.

Gold R, Haghikia A. Praktische Aspekte der Therapie mit Dimethylfumarat. In: KKNMS (Hrsg.). Qualitätshandbuch Multiple Sklerose. Empfehlungen zur Therapie der MS für Ärzte. München: KKNMS; 2016.

Gold R, Kappos L, Arnold DL, Bar-Or A, Giovannoni G et al. Placebo-controlled phase 3 study of oral BG-12 for relapsing multiple sclerosis. N Engl J Med 2012; 367: 1098–1107.

Gold R, Stangel M, Dalakas MC. Drug Insight: the use of intravenous immunoglobulin in neurology – therapeutic considerations and practical issues. Nat Clin Pract Neurol 2007; 3: 36–44.

Goldacre MJ, Abisgold JD, Yeates DG, Seagroatt V. Risk of multiple sclerosis after head injury: record linkage study. J Neurol Neurosurg Psychiatry 2006; 77: 351–353.

Goodin DS. Magnetic resonance imaging as a surrogate outcome measure of disability in multiple sclerosis: have we been overly harsh in our assessment? Annals of Neurology 2006; 59: 597–605.

Goodkin DE, Cookfair D, Wende K, Bourdette D, Pullicino P et al. Inter- and intrarater scoring agreement using grades 1.0 to 3.5 of the Kurtzke Expanded Disability Status Scale (EDSS). Multiple Sclerosis Collaborative Research Group. Neurology 1992; 42: 859–863.

Goodkin DE, Kinkel RP, Weinstock-Guttman B, VanderBrug-Medendorp S, Secic M et al. A phase II study of i. v. methylprednisolone in secondary-progressive multiple sclerosis. Neurology 1998; 51: 239–245.

Goodman AD, Brown TR, Edwards KR, Krupp LB, Schapiro RT et al. A phase 3 trial of extended release oral dalfampridine in multiple sclerosis. Annals of Neurology 2010; 68: 494–502.

Goodman AD, Brown TR, Krupp LB, Schapiro RT, Schwid SR et al. Sustained-release oral fampridine in multiple sclerosis: a randomised, double-blind, controlled trial. Lancet 2009; 373: 732–738.

Gorelik L, Lerner M, Bixler S, Crossman M, Schlain B et al. Anti-JC virus antibodies: implications for PML risk stratification. Annals of Neurology 2010; 68: 295–303.

Goverman J. Autoimmune T cell responses in the central nervous system. Nat Rev Immunol 2009; 9: 393–407.

Gran B, Tranquill LR, Chen M, Bielekova B, Zhou W et al. Mechanisms of immunomodulation by glatiramer acetate. Neurology 2000; 55: 1704–1714.

Greene YM, Tariot PN, Wishart H, Cox C, Holt CJ et al. A 12-week, open trial of donepezil hydrochloride in patients with multiple sclerosis and associated cognitive impairments. J Clin Psychopharmacol 2000; 20: 350–356.

Greter M, Heppner FL, Lemos MP, Odermatt BM, Goebels N et al. Dendritic cells permit immune invasion of the CNS in an animal model of multiple sclerosis. Nat Med 2005; 11: 328–334.

Gross CC, Schulte-Mecklenbeck A, Runzi A, Kuhlmann T, Posevitz-Fejfar A et al. Impaired NK-mediated regulation of T-cell activity in multiple sclerosis is reconstituted by IL-2 receptor modulation. Proc Natl Acad Sci U S A 2016; 113: E2973–2982.

Gross CM, Baumgartner A, Rauer S, Stich O. Multiple sclerosis rebound following herpes zoster infection and suspension of fingolimod. Neurology 2012; 79: 2006–2007.

Groves A, Kihara Y, Chun J. Fingolimod: direct CNS effects of sphingosine 1-phosphate (S1P) receptor modulation and implications in multiple sclerosis therapy. J Neurol Sci 2013; 328: 9–18.

Grutzke B, Hucke S, Gross CC, Herold MV, Posevitz-Fejfar A et al. Fingolimod treatment promotes regulatory phenotype and function of B cells. Ann Clin Transl Neurol 2015; 2: 119–130.

Grytten N, Torkildsen O, Myhr KM. Time trends in the incidence and prevalence of multiple sclerosis in Norway during eight decades. Acta Neurol Scand 2015; 132: 29–36.

Haas J. High dose IVIG in the post partum period for prevention of exacerbations in MS. Multiple Sclerosis 2000; 6 Suppl 2: 18–20; discussion 33.

Hacohen Y, Singh R, Rossi M, Lang B, Hemingway C et al. Clinical relevance of voltage-gated potassium channel-complex antibodies in children. Neurology 2015; 85: 967–975.

Haghikia A, Langer-Gould A, Rellensmann G, Schneider H, Tenenbaum T et al. Natalizumab use during the third trimester of pregnancy. JAMA Neurol 2014; 71: 891–895.

Haines JL, Ter-Minassian M, Bazyk A, Gusella JF, Kim DJ et al. A complete genomic screen for multiple sclerosis underscores a role for the major histocompatability complex. The Multiple Sclerosis Genetics Group. Nat Genet 1996; 13: 469–471.

Harris VK, Faroqui R, Vyshkina T, Sadiq SA. Characterization of autologous mesenchymal stem cell-derived neural progenitors as a feasible source of stem cells for central nervous system applications in multiple sclerosis. Stem Cells Transl Med 2012; 1: 536–547.

Harris VK, Vyshkina T, Sadiq SA. Clinical safety of intrathecal administration of mesenchymal stromal cell-derived neural progenitors in multiple sclerosis. Cytotherapy 2016; 18: 1476–1482.

Harris VK, Yan QJ, Vyshkina T, Sahabi S, Liu X et al. Clinical and pathological effects of intrathecal injection of mesenchymal stem cell-derived neural progenitors in an experimental model of multiple sclerosis. J Neurol Sci 2012; 313: 167–177.

Hartung HP, Gonsette R, Konig N, Kwiecinski H, Guseo A et al. Mitoxantrone in progressive multiple sclerosis: a placebo-controlled, double-blind, randomised, multicentre trial. Lancet 2002; 360: 2018–2025.

Hauser SL, Bar-Or A, Comi G, Giovannoni G, Hartung HP et al. Ocrelizumab versus Interferon Beta-1a in Relapsing Multiple Sclerosis. N Engl J Med 2017; 376: 221–234.

Hauser SL, Waubant E, Arnold DL, Vollmer T, Antel J et al. B-cell depletion with rituximab in relapsing-remitting multiple sclerosis. N Engl J Med 2008; 358: 676–688.

Havla J, Warnke C, Derfuss T, Kappos L, Hartung HP et al. Interdisciplinary Risk Management in the Treatment of Multiple Sclerosis. Dtsch Arztebl Int 2016; 113: 879–886.

Havrdova E, Galetta S, Stefoski D, Comi G. Freedom from disease activity in multiple sclerosis. Neurology 2010; 74 Suppl 3: 3–7.

Hawker K, O'Connor P, Freedman MS, Calabresi PA, Antel J et al. Rituximab in patients with primary progressive multiple sclerosis: results of a randomized double-blind placebo-controlled multicenter trial. Ann Neurol 2009; 66: 460–471.

He A, Spelman T, Jokubaitis V, Havrdova E, Horakova D et al. Comparison of switch to fingolimod or interferon beta/glatiramer acetate in active multiple sclerosis. JAMA Neurol 2015; 72: 405–413.

Hellwig K. Pregnancy in multiple sclerosis. Eur Neurol 2014; 72 Suppl 1: 39–42.

Hellwig K, Beste C, Schimrigk S, Chan A. Immunomodulation and postpartum relapses in patients with multiple sclerosis. Ther Adv Neurol Disord 2009; 2: 7–11.

Hellwig K, Correale J. Artificial reproductive techniques in multiple sclerosis. Clin Immunol 2013; 149: 219–224.

Hellwig K, Haghikia A, Rockhoff M, Gold R. Multiple sclerosis and pregnancy: experience from a nationwide database in Germany. Ther Adv Neurol Disord 2012; 5: 247–253.

Hellwig K, Rockhoff M, Herbstritt S, Borisow N, Haghikia A et al. Exclusive Breastfeeding and the Effect on Postpartum Multiple Sclerosis Relapses. JAMA Neurol 2015; 72: 1132–1138.

Hellwig K, Stangel M. Praktische Aspekte der MS-Therapie in Speialsituationen. Stand: Juli 2016. In: KKNMS (Hrsg.). Qualitätshandbuch Multiple Sklerose. Empfehlungen zur Therapie der MS für Ärzte. München; 2016. 173–196.

Hemmer B, Korn T. Praktische Aspekte der Therapie mit Fingolimod. In: KKNMS (Hrsg.). Qualitätshandbuch Multiple Sklerose. Empfehlungen zur Therapie der MS für Ärzte. München; 2016. 73–94.

Herbstritt S, Langer-Gould A, Rockhoff M, Haghikia A, Queisser-Wahrendorf A et al. Glatiramer acetate during early pregnancy: A prospective cohort study. Multiple Sclerosis 2016; 22: 810–816.

Hill-Cawthorne GA, Button T, Tuohy O, Jones JL, May K et al. Long term lymphocyte reconstitution after alemtuzumab treatment of multiple sclerosis. J Neurol Neurosurg Psychiatry 2012; 83: 298–304.

Hoffmann V, Kuhn W, Schimrigk S, Islamova S, Hellwig K et al. Repeat intrathecal triamcinolone acetonide application is beneficial in progressive MS patients. Eur J Neurol 2006; 13: 72–76.

Hoffmann V, Schimrigk S, Islamova S, Hellwig K, Lukas C et al. Efficacy and safety of repeated intrathecal triamcinolone acetonide application in progressive multiple sclerosis patients. J Neurol Sci 2003; 211: 81–84.

Hommes OR, Sorensen PS, Fazekas F, Enriquez MM, Koelmel HW et al. Intravenous immunoglobulin in secondary progressive multiple sclerosis: randomised placebo-controlled trial. Lancet 2004; 364: 1149–1156.

Hu Y, Turner MJ, Shields J, Gale MS, Hutto E et al. Investigation of the mechanism of action of alemtuzumab in a human CD52 transgenic mouse model. Immunology 2009; 128: 260–270.

Huang JK, Jarjour AA, Nait Oumesmar B, Kerninon C, Williams A et al. Retinoid X receptor gamma signaling accelerates CNS remyelination. Nat Neurosci 2011; 14: 45–53.

Hume AL, Waxman SG. Evoked potentials in suspected multiple sclerosis: diagnostic value and prediction of clinical course. J Neurol Sci 1988; 83: 191–210.

Huss AM, Halbgebauer S, Ockl P, Trebst C, Spreer A et al. Importance of cerebrospinal fluid analysis in the era of McDonald 2010 criteria: a German-Austrian retrospective multicenter study in patients with a clinically isolated syndrome. Journal of Neurology 2016; 263: 2499–2504.

Hviid A, Molgaard-Nielsen D. Corticosteroid use during pregnancy and risk of orofacial clefts. CMAJ 2011; 183: 796–804.

IFNB. Interferon beta-1b is effective in relapsing-remitting multiple sclerosis. I. Clinical results of a multicenter, randomized, double-blind, placebo-controlled trial. Neurology 1993; 43: 655–661.

Interferon beta-1b in the treatment of multiple sclerosis: final outcome of the randomized controlled trial. Neurology 1995; 45: 1277–1285.

IMSGC, Beecham AH, Patsopoulos NA, Xifara DK, Davis MF et al. Analysis of immune-related loci identifies 48 new susceptibility variants for multiple sclerosis. Nat Genet 2013; 45: 1353–1360.

Jacob A, Weinshenker BG, Violich I, McLinskey N, Krupp L et al. Treatment of neuromyelitis optica with rituximab: retrospective analysis of 25 patients. Arch Neurol 2008; 65: 1443–1448.

Jacobs L, Johnson KP. A brief history of the use of interferons as treatment of multiple sclerosis. Arch Neurol 1994; 51: 1245–1252.

Jacobs L, Salazar AM, Herndon R, Reese PA, Freeman A et al. Intrathecally administered natural human fibroblast interferon reduces exacerbations of multiple sclerosis. Results of a multicenter, double-blind study. Arch Neurol 1987; 44: 589–595.

Jacobs LD, Beck RW, Simon JH, Kinkel RP, Brownscheidle CM et al. Intramuscular interferon beta-1a therapy initiated during a first demyelinating event in multiple sclerosis. CHAMPS Study Group. N Engl J Med 2000; 343: 898–904.

Jacobs LD, Cookfair DL, Rudick RA, Herndon RM, Richert JR et al. Intramuscular interferon beta-1a for disease progression in relapsing multiple sclerosis. The Multiple Sclerosis Collaborative Research Group (MSCRG). Annals of Neurology 1996; 39: 285–294.

Jarius S, Eichhorn P, Franciotta D, Petereit HF, Akman-Demir G et al. The MRZ reaction as a highly specific marker of multiple sclerosis: re-evaluation and structured review of the literature. Journal of Neurology 2016; 264: 453–466.

Jarius S, Wildemann B. AQP4 antibodies in neuromyelitis optica: diagnostic and pathogenetic relevance. Nat Rev Neurol 2010; 6: 383–392.

Johnson KP, Brooks BR, Cohen JA, Ford CC, Goldstein J et al. Copolymer 1 reduces relapse rate and improves disability in relapsing-remitting multiple sclerosis: results of a phase III multicenter, double-blind placebo-controlled trial. The Copolymer-1 Multiple Sclerosis Study Group. Neurology 1995; 45: 1268–1276.

Johnson KP, Brooks BR, Cohen JA, Ford CC, Goldstein J et al. Extended use of glatiramer acetate (Copaxone) is well tolerated and maintains its clinical effect on multiple sclerosis relapse rate and degree of disability. Copolymer-1 Multiple Sclerosis Study Group. Neurology 1998; 50: 701–708.

Jokubaitis VG, Spelman T, Kalincik T, Izquierdo G, Grand'Maison F et al. Predictors of disability worsening in clinically isolated syndrome. Ann Clin Transl Neurol 2015; 2: 479–491.

Jokubaitis VG, Spelman T, Kalincik T, Lorscheider J, Havrdova E et al. Predictors of long-term disability accrual in relapse-onset multiple sclerosis. Annals of Neurology 2016; 80: 89–100.

Jones J, LColes AJ. Spotlight on alemtuzumab. Int MS J 2009; 16: 77–81.

Jurewicz A, Biddison WEAntel JP MHC class I-restricted lysis of human oligodendrocytes by myelin basic protein peptide-specific CD8 T lymphocytes. Journal of Immunology 1998; 160: 3056–3059.

Kaiser HKley HH. Kortisontherapie. Stuttgart, New York: Thieme Verlag; 1992.

Kallmann BA, Fackelmann S, Toyka KV, Rieckmann P, Reiners K. Early abnormalities of evoked potentials and future disability in patients with multiple sclerosis. Multiple Sclerosis 2006; 12: 58–65.

Kantarci O, Weinshenker BG. Natural history of multiple sclerosis. Neurol Clin 2005; 23: 17–38.

Kantarci OH, Lebrun C, Siva A, Keegan MB, Azevedo CJ et al. Primary Progressive Multiple Sclerosis Evolving From Radiologically Isolated Syndrome. Ann Neurol 2016; 79: 288–294.

Kappos L, Antel J, Comi G, Montalban X, O'Connor P et al. Oral fingolimod (FTY720) for relapsing multiple sclerosis. N Engl J Med 2006; 355: 1124–1140.

Kappos L, Bates D, Hartung HP, Havrdova E, Miller D et al. Natalizumab treatment for multiple sclerosis: recommendations for patient selection and monitoring. Lancet Neurol 2007; 6: 431–441.

Kappos L, Clanet M, Sandberg-Wollheim M, Radue EW, Hartung HP et al. Neutralizing antibodies and efficacy of interferon beta-1a: a 4-year controlled study. Neurology 2005; 65: 40–47.

Kappos L, Cohen J, Collins W, de Vera A, Zhang-Auberson L et al. Fingolimod in relapsing multiple sclerosis: An integrated analysis of safety findings. Mult Scler Relat Disord 2014; 3: 494–504.

Kappos L, Edan G, Freedman MS, Montalban X, Hartung HP et al. The 11-year long-term follow-up study from the randomized BENEFIT CIS trial. Neurology 2016; 87: 978–987.

Kappos L, Gold R, Miller DH, Macmanus DG, Havrdova E et al. Efficacy and safety of oral fumarate in patients with relapsing-remitting multiple sclerosis: a multicentre, randomised, double-blind, placebo-controlled phase IIb study. Lancet 2008; 372: 1463–1472.

Kappos L, Havrdova E, Giovannoni G, Khatri BO, Gauthier SA et al. No evidence of disease activity in patients receiving daclizumab versus intramuscular interferon beta-1a for relapsing-remitting multiple sclerosis in the DECIDE study. Multiple Sclerosis 2016; 1352458516683266.

Kappos L, Kuhle J, Multanen J, Kremenchutzky M, Verdun di Cantogno E et al. Factors influencing long-term outcomes in relapsing-remitting multiple sclerosis: PRISMS-15. J Neurol Neurosurg Psychiatry 2015; 86: 1202–1207.

Kappos L, Li D, Calabresi PA, O'Connor P, Bar-Or A et al. Ocrelizumab in relapsing-remitting multiple sclerosis: a phase 2, randomised, placebo-controlled, multicentre trial. Lancet 2011; 378: 1779–1787.

Kappos L, Li DK, Stuve O, Hartung HP, Freedman MS et al. Safety and Efficacy of Siponimod (BAF312) in Patients With Relapsing-Remitting Multiple Sclerosis: Dose-Blinded, Randomized Extension of the Phase 2 BOLD Study. JAMA Neurol 2016; 73: 1089–1098.

Kappos L, Mehling M, Arroyo R, Izquierdo G, Selmaj K et al. Randomized trial of vaccination in fingolimod-treated patients with multiple sclerosis. Neurology 2015; 84: 872–879.

Kappos L, Polman C, Pozzilli C, Thompson A, Beckmann K et al. Final analysis of the European multicenter trial on IFNbeta-1b in secondary-progressive MS. Neurology 2001; 57: 1969–1975.

Kappos L, Radue EW, Chin P, Ritter S, Tomic D et al. Onset of clinical and MRI efficacy occurs early after fingolimod treatment initiation in relapsing multiple sclerosis. Journal of Neurology 2016; 263: 354–360.

Kappos L, Radue EW, O'Connor P, Polman C, Hohlfeld R et al. A placebo-controlled trial of oral fingolimod in relapsing multiple sclerosis. N Engl J Med 2010; 362: 387–401.

Kappos L, Traboulsee A, Constantinescu C, Eralinna JP, Forrestal F et al. Long-term subcutaneous interferon beta-1a therapy in patients with relapsing-remitting MS. Neurology 2006; 67: 944–953.

Kappos L, Wiendl H, Selmaj K, Arnold DL, Havrdova E et al. Daclizumab HYP versus Interferon Beta-1a in Relapsing Multiple Sclerosis. N Engl J Med 2015; 373: 1418–1428.

Karabudak R, Dahdaleh M, Aljumah M, Alroughani R, Alsharoqi IA et al. Functional clinical outcomes in multiple sclerosis: Current status and future prospects. Mult Scler Relat Disord 2015; 4: 192–201.

Karim ME, Gustafson P, Petkau J, Tremlett H, Long-Term B et al. Comparison of Statistical Approaches for Dealing With Immortal Time Bias in Drug Effectiveness Studies. Am J Epidemiol 2016; 184: 325–335.

Kastrup O, Stude P, Limmroth V. Balo's concentric sclerosis. Evolution of active demyelination demonstrated by serial contrast-enhanced MRI. Journal of Neurology 2002; 249: 811–814.

Kausar F, Mustafa K, Sweis G, Sawaqed R, Alawneh K et al. Ocrelizumab: a step forward in the evolution of B-cell therapy. Expert Opin Biol Ther 2009; 9: 889–895.

Kavaliunas A, Manouchehrinia A, Stawiarz L, Ramanujam R, Agholme J et al. Importance of early treatment initiation in the clinical course of multiple sclerosis. Multiple Sclerosis 2016; DOI: 10.1177/135245851 6675039.

Keegan M, Pineda AA, McClelland RL, Darby CH, Rodriguez M et al. Plasma exchange for severe attacks of CNS demyelination: predictors of response. Neurology 2002; 58: 143–146.

Kelly JE, Mar S, D'Angelo G, Zhou G, Rajderkar D et al. Susceptibility-weighted imaging helps to discriminate pediatric multiple sclerosis from acute disseminated encephalomyelitis. Pediatr Neurol 2015; 52: 36–41.

Khalili K, White MK. Human demyelinating disease and the polyomavirus JCV. Multiple Sclerosis 2006; 12: 133–142.

Khan O, Rieckmann P, Boyko A, Selmaj K, Ashtamker N et al. Efficacy and safety of a three-times-weekly dosing regimen of glatiramer acetate in relapsing-remitting multiple sclerosis patients: 3-year results of the Glatiramer Acetate Low-Frequency Administration open-label extension study. Multiple Sclerosis 2016; 23: 818–829.

Khan O, Seraji-Bozorgzad N, Bao F, Razmjou S, Caon C et al. The Relationship Between Brain MR Spectroscopy and Disability in Multiple Sclerosis: 20-Year Data from the U. S. Glatiramer Acetate Extension Study. J Neuroimaging 2016; DOI: 10.1111/jon.12358.

Khan O, Shen Y, Caon C, Bao F, Ching W et al. Axonal metabolic recovery and potential neuroprotective effect of glatiramer acetate in relapsing-remitting multiple sclerosis. Multiple Sclerosis 2005; 11: 646–651.

Khatri BO, Garland J, Berger J, Kramer J, Sershon L et al. The effect of dimethyl fumarate (Tecfidera) on lymphocyte counts: A potential contributor to progressive multifocal leukoencephalopathy risk. Mult Scler Relat Disord 2015; 4: 377–379.

Khurana DS, Melvin JJ, Kothare SV, Valencia I, Hardison HH et al. Acute disseminated encephalomyelitis in children: discordant neurologic and neuroimaging abnormalities and response to plasmapheresis. Pediatrics 2005; 116: 431–436.

KKNMS Krankheitsbezogenes Kompetenznetz Multiple Sklerose (Hrsg.). Qualitätshandbuch MS/NMOSD Empfehlungen zur Therapie der Multiple Sklerose/ Neuromyelitis-optica-Spektrum-Erkrankungen für Ärzte. 2. überarb. und erw. Auflage. München; 2017.

KKNMS Krankheitsbezogenes Kompetenznetz Multiple Sklerose (Hrsg.). Kleiner Leitfaden für Neurologen. 3. Auflage, Stand: Juli 2014. München; 2016.

Kinkel RP, Kollman C, O'Connor P, Murray TJ, Simon J et al. IM interferon beta-1a delays definite multiple sclerosis 5 years after a first demyelinating event. Neurology 2006; 66: 678–684.

Kleinewietfeld M, Hafler DA. Regulatory T cells in autoimmune neuroinflammation. Immunol Rev 2014; 259: 231–244.

Kleinschnitz C, Meuth SG, Kieseier BC, Wiendl H. Immunotherapeutic approaches in MS: update on pathophysiology and emerging agents or strategies 2006. Endocr Metab Immune Disord Drug Targets 2007; 7: 35–63.

Klotz L, Berthele A, Bruck W, Chan A, Flachenecker P et al. [Monitoring of blood parameters under course-modified MS therapy: Substance-specific relevance and current recommendations for action]. Nervenarzt 2016; 87: 645–659.

Klotz L, Meuth SG, Kieseier B, Wiendl H. Alemtuzumab for relapsing-remitting multiple sclerosis. Results of two randomized controlled phase III studies. Nervenarzt 2013; 84: 984–994.

Klotz L, Meuth SG, Wiendl H. Immune mechanisms of new therapeutic strategies in multiple sclerosis-A focus on alemtuzumab. Clin Immunol 2012; 142: 25–30.

Klotz L, Wiendl H. Praktische Aspekte der Therapie mit Teriflunomid. In: KKNMS (Hrsg.). Qualitätshandbuch Multiple Sklerose. Empfehlungen zur Therapie der MS für Ärzte. München: 2016. 55–72.

Kobelt G, Berg J, Lindgren P, Elias WG, Flachenecker P et al. Costs and quality of life of multiple sclerosis in Germany. Eur J Health Econ 2006; 7 (Suppl 2): 34–44.

Kobelt G, Berg J, Lindgren P, Fredrikson S, Jonsson B. Costs and quality of life of patients with multiple sclerosis in Europe. J Neurol Neurosurg Psychiatry 2006; 77: 918–926.

Kobelt G, Lindgren P, Smala A, Bitsch A, Haupts M et al. Costs and Quality of Life in Multiple Sclerosis: An Observational Study in Germany. The European Journal of Health Economics 2001; 2: 60–68.

Koch-Henriksen N, Sorensen PS. The changing demographic pattern of multiple sclerosis epidemiology. Lancet Neurology 2010; 9: 520–532.

Kohler W, Bucka C, Klingel R. A randomized and controlled study comparing immunoadsorption and plasma exchange in myasthenic crisis. J Clin Apher 2011; 26: 347–355.

Kolber P, Luessi F, Meuth SG, Klotz L, Korn T et al. Aktuelles zur Therapieumstellung bei Multipler Sklerose. Nervenarzt 2015; 86: 1236–1247.

Koralnik IJ. Progressive multifocal leukoencephalopathy revisited: Has the disease outgrown its name? Annals of Neurology 2006; 60: 162–173.

Koziolek MJ, Kitze B, Muhlhausen J, Muller GA. Immunoadsorption in steroid-refractory multiple sclerosis. Atheroscler Suppl 2013; 14: 175–178.

Kraft GH. Rehabilitation still the only way to improve function in multiple sclerosis. Lancet 1999; 354: 2016–2017.

Krapf H, Morrissey SP, Zenker O, Zwingers T, Gonsette R et al. Effect of mitoxantrone on MRI in progressive MS – Results of the MIMS trial. Neurology 2005; 65: 690–695.

Kremenchutzky M, Rice GPA, Baskerville J, Wingerchuk DM, Ebers GC. The natural history of multiple sclerosis: a geographically based study – 9: Observations on the progressive phase of the disease. Brain 2006; 129: 584–594.

Krokki O, Bloigu R, Reunanen M, Remes AM. Increasing incidence of multiple sclerosis in women in Northern Finland. Multiple Sclerosis 2011; 17: 133–138.

Krupp LB, Banwell B, Tenembaum S. International Pediatric MSSG Consensus definitions proposed for pediatric multiple sclerosis and related disorders. Neurology 2007; 68: 7–12.

Krupp LB, Christodoulou C, Melville P, Scherl WF, MacAllister WS et al. Donepezil improved memory in multiple sclerosis in a randomized clinical trial. Neurology 2004; 63: 1579–1585.

Krupp LB, Christodoulou C, Melville P, Scherl WF, Pai LY et al. Multicenter randomized clinical trial of donepezil for memory impairment in multiple sclerosis. Neurology 2011; 76: 1500–1507.

Krupp LB, Coyle PK, Doscher C, Miller A, Cross AH et al. Fatigue therapy in multiple sclerosis: results of a double-blind, randomized, parallel trial of amantadine, pemoline, and placebo. Neurology 1995; 45: 1956–1961.

Krupp LB, Tardieu M, Amato MP, Banwell B, Chitnis T et al. International Pediatric Multiple Sclerosis Study Group criteria for pediatric multiple sclerosis and immune-mediated central nervous system demyelinating disorders: revisions to the 2007 definitions. Multiple Sclerosis 2013; 19: 1261–1267.

Kuesters G, Plavina T, Lee S, Campagnolo D, Richman S et al. Anti-JC Virus (JCV) Antibody Index Differentiates Risk of Progressive Multifocal Leukoencephalopathy (PML) in Natalizumab-Treated Multiple Sclerosis (MS) Patients with No Prior Immunosuppressant (IS) Use: An Updated Analysis (P4.031). Neurology 2015; 84: P4.031.

Kuhle J, Barro C, Disanto G, Mathias A, Soneson C et al. Serum neurofilament light chain in early relapsing remitting MS is increased and correlates with CSF levels and with MRI measures of disease severity. Multiple Sclerosis 2016; 22: 1550–1559.

Kuhle J, Disanto G, Dobson R, Adiutori R, Bianchi L et al. Conversion from clinically isolated syndrome to multiple sclerosis: A large multicentre study. Multiple Sclerosis 2015; 21: 1013–1024.

Kuhle J, Nourbakhsh B, Grant D, Morant S, Barro C et al. Serum neurofilament is associated with progression of brain atrophy and disability in early MS. Neurology 2017; 88: 826–831.

Kuhlmann T, Lingfeld G, Bitsch A, Schuchardt J, Bruck W. Acute axonal damage in multiple sclerosis is most extensive in early disease stages and decreases over time. Brain 2002; 125: 2202–2212.

Kuokkanen S, Gschwend M, Rioux JD, Daly MJ, Terwilliger JD et al. Genomewide scan of multiple sclerosis in Finnish multiplex families. American Journal of Human Genetics 1997; 61: 1379–1387.

Kurtzke JF. Epidemiologic Contributions to Multiple-Sclerosis – an Overview. Neurology 1980; 30: 61–79.

Kurtzke JF. Rating neurologic impairment in multiple sclerosis: an expanded disability status scale (EDSS). Neurology 1983; 33: 1444–1452.

Kutzelnigg A, Lucchinetti CF, Stadelmann C, Bruck W, Rauschka H et al. Cortical demyelination and diffuse white matter injury in multiple sclerosis. Brain 2005; 128: 2705–2712.

Labiano-Fontcuberta A, Mato-Abad V, Alvarez-Linera J, Hernandez-Tamames JA, Martinez-Gines ML et al. Gray Matter Involvement in Radiologically Isolated Syndrome. Medicine (Baltimore) 2016; 95: e3208.

Laman JD, Weller RO. Drainage of cells and soluble antigen from the CNS to regional lymph nodes. J Neuroimmune Pharmacol 2013; 8: 840–856.

Lampasona V, Franciotta D, Furlan R, Zanaboni S, Fazio R et al. Similar low frequency of anti-MOG IgG and IgM in MS patients and healthy subjects. Neurology 2004; 62: 2092–2094.

Lange R, Volkmer M, Heesen C, Liepert J. Modafinil effects in multiple sclerosis patients with fatigue. Journal of Neurology 2009; 256: 645–650.

Langer-Gould A, Qian L, Tartof SY, Brara SM, Jacobsen SJ et al. Vaccines and the risk of multiple sclerosis and other central nervous system demyelinating diseases. JAMA Neurol 2014; 71: 1506–1513.

Larochelle C, Alvarez JI, Prat A. How do immune cells overcome the blood-brain barrier in multiple sclerosis? FEBS Lett 2011; 585: 3770–3780.

Lassmann H. Neuropathology in multiple sclerosis: new concepts. Multiple Sclerosis 1998; 4: 93–98.

Lassmann H. Recent neuropathological findings in MS – implications for diagnosis and therapy. Journal of Neurology 2004; 251 (Suppl 4): IV2–5.

Lauer K. Ecologic studies of multiple sclerosis. Neurology 1997; 49: 18–26.

Le Page E, Veillard D, Laplaud DA, Hamonic S, Wardi R et al. Oral versus intravenous high-dose methylprednisolone for treatment of relapses in patients with multiple sclerosis (COPOUSEP): a randomised, controlled, double-blind, non-inferiority trial. Lancet 2015; 386: 974–981.

Ledinek AH, Sajko MC, Rot U. Evaluating the effects of amantadin, modafinil and acetyl-L-carnitine on fatigue in multiple sclerosis – result of a pilot randomized, blind study. Clin Neurol Neurosurg 2013; 115 (Suppl 1): 86–89.

Lee KH, Hashimoto SA, Hooge JP, Kastrukoff LF, Oger JJ et al. Magnetic resonance imaging of the head in the diagnosis of multiple sclerosis: a prospective 2-year follow-up with comparison of clinical evaluation, evoked potentials, oligoclonal banding, and CT. Neurology 1991; 41: 657–660.

Legroux L, Arbour N. Multiple Sclerosis and T Lymphocytes: An Entangled Story. J Neuroimmune Pharmacol 2015; 10: 528–546.

Lehmann-Horn K, Penkert H, Grein P, Leppmeier U, Teuber-Hanselmann S et al. PML during dimethyl fumarate treatment of multiple sclerosis: How does lymphopenia matter? Neurology 2016; 87: 440–441.

Leist TP, Comi G, Cree BA, Coyle PK, Freedman MS et al. Effect of oral cladribine on time to conversion to clinically definite multiple sclerosis in patients with a first demyelinating event (ORACLE MS): a phase 3 randomised trial. Lancet Neurol 2014; 13: 257–267.

Lennon VA, Kryzer TJ, Pittock SJ, Verkman AS, Hinson SR. IgG marker of optic-spinal multiple sclerosis binds to the aquaporin-4 water channel. Journal of Experimental Medicine 2005; 202: 473–477.

Lennon VA, Wingerchuk DM, Kryzer TJ, Pittock SJ, Lucchinetti CF et al. A serum autoantibody marker of neuromyelitis optica: distinction from multiple sclerosis. Lancet 2004; 364: 2106–2112.

Leocani L, Rovaris M, Boneschi FM, Medaglini S, Rossi P et al. Multimodal evoked potentials to assess the evolution of multiple sclerosis: a longitudinal study. J Neurol Neurosurg Psychiatry 2006; 77: 1030–1035.

Leray E, Yaouanq J, Le Page E, Coustans M, Laplaud D et al. Evidence for a two-stage disability progression in multiple sclerosis. Brain 2010; 133: 1900–1913.

Levin LI, Munger KL, O'Reilly EJ, Falk KI, Ascherio A. Primary infection with the Epstein-Barr virus and risk of multiple sclerosis. Annals of Neurology 2010; 67: 824–830.

Lewanska M, Siger-Zajdel M, Selmaj K. No difference in efficacy of two different doses of intravenous immunoglobulins in MS: clinical and MRI assessment. European Journal of Neurology 2002; 9: 565–572.

Liliemark J. The clinical pharmacokinetics of cladribine. Clinical Pharmacokinetics 1997; 32: 120–131.

Limmroth V, Ziemssen T, Lang M, Richter S, Wagner B et al. Electrocardiographic assessments and cardiac events after fingolimod first dose – a comprehensive monitoring study. BMC Neurol 2017; 17: 11.

Linker RA, Lee DH, Ryan S, van Dam AM, Conrad R et al. Fumaric acid esters exert neuroprotective effects in neuroinflammation via activation of the Nrf2 antioxidant pathway. Brain 2011; 134: 678–692.

Litjens NH, Rademaker M, Ravensbergen B, Thio HB, van Dissel JT et al. Effects of monomethylfumarate on dendritic cell differentiation. Br J Dermatol 2006; 154: 211–217.

Lizak N, Lugaresi A, Alroughani R, Lechner-Scott J, Slee M et al. Highly active immunomodulatory therapy ameliorates accumulation of disability in moderately advanced and advanced multiple sclerosis. J Neurol Neurosurg Psychiatry 2016; DOI: 10.1136/jnnp-2016-313976.

Llufriu S, Sepulveda M, Blanco Y, Marin P, Moreno B et al. Randomized placebo-controlled phase II trial of autologous mesenchymal stem cells in multiple sclerosis. PLoS One 2014; 9: e113936.
Lobermann M, Winkelmann A, Reisinger EC, Zettl UK. Vaccination and multiple sclerosis. Nervenarzt 2010; 81: 181–193.
Loebermann M, Winkelmann A, Hartung HP, Hengel H, Reisinger EC et al. Vaccination against infection in patients with multiple sclerosis. Nat Rev Neurol 2012; 8: 143–151.
Lorscheider J, Buzzard K, Jokubaitis V, Spelman T, Havrdova E et al. Defining secondary progressive multiple sclerosis. Brain 2016; 139: 2395–2405.
Lublin F, Miller DH, Freedman MS, Cree BA, Wolinsky JS et al. Oral fingolimod in primary progressive multiple sclerosis (INFORMS): a phase 3, randomised, double-blind, placebo-controlled trial. Lancet 2016; 387: 1075–1084.
Lublin FD, Reingold SC. Defining the clinical course of multiple sclerosis: results of an international survey. National Multiple Sclerosis Society (USA) Advisory Committee on Clinical Trials of New Agents in Multiple Sclerosis. Neurology 1996; 46: 907–911.
Lublin FD, Reingold SC, Cohen JA, Cutter GR, Sorensen PS et al. Defining the clinical course of multiple sclerosis: the 2013 revisions. Neurology 2014; 83: 278–286.
Ludwin SK. The neuropathology of multiple sclerosis. Neuroimaging Clin N Am 2000; 10: 625–648, vii.
Lund C, Nakken KO, Edland A, Celius EG. Multiple sclerosis and seizures: incidence and prevalence over 40 years. Acta Neurol Scand 2014; 130: 368–373.
Mailand MT, Frederiksen JL. Vaccines and multiple sclerosis: a systematic review. Journal of Neurology 2016; DOI: 10.1007/s00415-016-8263-4.
Makris A, Piperopoulos A, Karmaniolou I. Multiple sclerosis: basic knowledge and new insights in perioperative management. J Anesth 2014; 28: 267–278.
Marrie RA, Cohen J, Stuve O, Trojano M, Sorensen PS et al. A systematic review of the incidence and prevalence of comorbidity in multiple sclerosis: overview. Multiple Sclerosis 2015; 21: 263–281.
Marrie RARudick RA Drug Insight: interferon treatment in multiple sclerosis. Nature Clinical Practice Neurology 2006; 2: 34–44.
Marriott JJ, Miyasaki JM, Gronseth G, O'Connor PW, Therapeutics et al. Evidence Report: The efficacy and safety of mitoxantrone (Novantrone) in the treatment of multiple sclerosis: Report of the Therapeutics and Technology Assessment Subcommittee of the American Academy of Neurology. Neurology 2010; 74: 1463–1470.
Matloubian M, Lo CG, Cinamon G, Lesneski MJ, Xu Y et al. Lymphocyte egress from thymus and peripheral lymphoid organs is dependent on S1P receptor 1. Nature 2004; 427: 355–360.
Matsuoka T, Suzuki SO, Iwaki T, Tabira T, Ordinario AT et al. Aquaporin-4 astrocytopathy in Balo's disease. Acta Neuropathol 2010; 120: 651–660.
Matthews WB, Wattam-Bell JR, Pountney E. Evoked potentials in the diagnosis of multiple sclerosis: a follow up study. J Neurol Neurosurg Psychiatry 1982; 45: 303–307.
Mattioli F, Stampatori C, Bellomi F, Scarpazza C, Capra R. Natalizumab Significantly Improves Cognitive Impairment over Three Years in MS: Pattern of Disability Progression and Preliminary MRI Findings. PLoS One 2015; 10: e0131803.
McCarthy CL, Tuohy O, Compston DA, Kumararatne DS, Coles AJ et al. Immune competence after alemtuzumab treatment of multiple sclerosis. Neurology 2013; 81: 872–876.
McDonald WI, Compston A, Edan G, Goodkin D, Hartung HP et al. Recommended diagnostic criteria for multiple sclerosis: guidelines from the International Panel on the diagnosis of multiple sclerosis. Ann Neurol 2001; 50: 121–127.
McFarland HF, Barkhof F, Antel J, Miller DH. The role of MRI as a surrogate outcome measure in multiple sclerosis. Multiple Sclerosis 2002; 8: 40–51.
McLean BN, Luxton RW, Thompson EJ. A study of immunoglobulin G in the cerebrospinal fluid of 1007 patients with suspected neurological disease using isoelectric focusing and the Log IgG-Index. A comparison and diagnostic applications. Brain 1990; 113(Pt 5): 1269–1289.
Meamar R, Nematollahi S, Dehghani L, Mirmosayyeb O, Shayegannejad V et al. The role of stem cell therapy in multiple sclerosis: An overview of the current status of the clinical studies. Adv Biomed Res 2016; 5: 46.
Mehling M, Brinkmann V, Antel J, Bar-Or A, Goebels N et al. FTY720 therapy exerts differenzial effects on T cell subsets in multiple sclerosis. Neurology 2008; 71: 1261–1267.
Mei F, Fancy SP, Shen YA, Niu J, Zhao C et al. Micropillar arrays as a high-throughput screening platform for therapeutics in multiple sclerosis. Nat Med 2014; 20: 954–960.
Meinl E. Concepts of viral pathogenesis of multiple sclerosis. Curr Opin Neurol 1999; 12: 303–307.
Meissner A, Limmroth V. Update on the cardiovascular profile of fingolimod in the therapy of relapsing-remitting multiple sclerosis (MS). Mult Scler Relat Disord 2016; 8: 19–26.
Menge T, Hemmer B, Nessler S, Wiendl H, Neuhaus O et al. Acute disseminated encephalomyelitis: an update. Arch Neurol 2005; 62: 1673–1680.
Meuth SG, Bittner S, Ulzheimer JC, Kleinschnitz C, Kieseier BC et al. Therapeutic approaches to multiple sclerosis: an update on failed, interrupted, or inconclusive trials of neuroprotective and alternative treatment strategies. BioDrugs 2010; 24: 317–330.
Mi S, Hu B, Hahm K, Luo Y, Kam Hui ES et al. LINGO-1 antagonist promotes spinal cord remyelination and axonal integrity in MOG-induced experimental autoimmune encephalomyelitis. Nat Med 2007; 13: 1228–1233.
Mi S, Lee X, Shao Z, Thill G, Ji B et al. LINGO-1 is a component of the Nogo-66 receptor/p75 signaling complex. Nat Neurosci 2004; 7: 221–228.
Mikol DD, Barkhof F, Chang P, Coyle PK, Jeffery DR et al. Comparison of subcutaneous interferon beta-1a with glatiramer acetate in patients with relapsing multiple sclerosis (the REbif vs Glatiramer Acetate in Relapsing MS Disease [REGARD] study): a multicentre, randomised, parallel, open-label trial. Lancet Neurol 2008; 7: 903–914.
Millefiorini E, Gasperini C, Pozzilli C, D'Andrea F, Bastianello S et al. Randomized placebo-controlled trial of mitoxantrone in relapsing-remitting multiple sclerosis: 24-month clinical and MRI outcome. Journal of Neurology 1997; 244: 153–159.
Miller AE, Wolinsky JS, Kappos L, Comi G, Freedman MS et al. Oral teriflunomide for patients with a first clinical episode suggestive of multiple sclerosis (TOPIC): a randomised, double-blind, placebo-controlled, phase 3 trial. Lancet Neurol 2014; 13: 977–986.
Miller D, Barkhof F, Montalban X, Thompson A, Filippi M. Clinically isolated syndromes suggestive of multiple sclerosis, part 1: natural history, pathogenesis, diagnosis, and prognosis. Lancet Neurol 2005a; 4: 281–288.
Miller DH, Barkhof F, Montalban X, Thompson A, Filippi M. Clinically isolated syndromes suggestive of multiple sclerosis, part 2: non-conventional MRI, recovery processes, and management. Lancet Neurology 2005b; 4: 341–348.

Miller DH. Guidelines for MRI monitoring of the treatment of multiple sclerosis: recommendations of the US Multiple Sclerosis Society's task force. Multiple Sclerosis 1996; 1: 335–338.

Miller DH, Filippi M, Fazekas F, Frederiksen JL, Matthews PM et al. Role of magnetic resonance imaging within diagnostic criteria for multiple sclerosis. Annals of Neurology 2004; 56: 273–278.

Miller DH, Khan OA, Sheremata WA, Blumhardt LD, Rice GP et al. A controlled trial of natalizumab for relapsing multiple sclerosis. N Engl J Med 2003; 348: 15–23.

Minkovsky A, Lee MN, Dowlatshahi M, Angell TE, Mahrokhian LS et al. High-Dose Biotin Treatment for Secondary Progressive Multiple Sclerosis May Interfere with Thyroid Assays. AACE Clin Case Rep 2016; 2: e370–e373.

Minneboo A, Barkhof F, Polman CH, Uitdehaag BM, Knol DL et al. Infratentorial lesions predict long-term disability in patients with initial findings suggestive of multiple sclerosis. Arch Neurol 2004; 61: 217–221.

Mohammad MG, Tsai VW, Ruitenberg MJ, Hassanpour M, Li H et al. Immune cell trafficking from the brain maintains CNS immune tolerance. J Clin Invest 2014; 124: 1228–1241.

Moller F, Poettgen J, Broemel F, Neuhaus A, Daumer M et al. HAGIL (Hamburg Vigil Study): a randomized placebo-controlled double-blind study with modafinil for treatment of fatigue in patients with multiple sclerosis. Multiple Sclerosis 2011; 17: 1002–1009.

Montalban X, Hauser SL, Kappos L, Arnold DL, Bar-Or A et al. Ocrelizumab versus Placebo in Primary Progressive Multiple Sclerosis. N Engl J Med 2017; 376: 209–220.

Montalban XSastre-Garriga J Diagnosis and trials of clinically isolated syndrome. Lancet Neurol 2014; 13: 962–963.

Montalban X, Tintore M, Swanton J, Barkhof F, Fazekas F et al. MRI criteria for MS in patients with clinically isolated syndromes. Neurology 2010; 74: 427–434.

Moriabadi NF, Niewiesk S, Kruse N, Jung S, Weissbrich B et al. Influenza vaccination in MS: absence of T-cell response against white matter proteins. Neurology 2001; 56: 938–943.

Morrissey SP, Miller DH, Kendall BE, Kingsley DP, Kelly MA et al. The significance of brain magnetic resonance imaging abnormalities at presentation with clinically isolated syndromes suggestive of multiple sclerosis. A 5-year follow-up study. Brain 1993; 116(Pt 1): 135–146.

Moutsianas L, Jostins L, Beecham AH, Dilthey AT, Xifara DK et al. Class II HLA interactions modulate genetic risk for multiple sclerosis. Nature Genetics 2015; 47: 1107–1113.

Mullard A. Remyelination researchers regroup after proof-of-concept setback in multiple sclerosis. Nat Rev Drug Discov 2016; 15: 519–521.

Nakashima I, Fujihara K, Miyazawa I, Misu T, Narikawa K et al. Clinical and MRI features of Japanese patients with multiple sclerosis positive for NMO-IgG. Journal of Neurology Neurosurgery and Psychiatry 2006; 77: 1073–1075.

Neuhaus O, Farina C, Yassouridis A, Wiendl H, Bergh FT et al. Multiple sclerosis: Comparison of copolymer-1-reactive T cell lines from treated and untreated subjects reveals cytokine shift from T helper 1 to T helper 2 cells. Proceedings of the National Academy of Sciences of the United States of America 2000; 97: 7452–7457.

Neumann H, Medana IM, Bauer J, Lassmann H. Cytotoxic T lymphocytes in autoimmune and degenerative CNS diseases. Trends Neurosci 2002; 25: 313–319.

Nicoletti A, Patti F, Lo Fermo S, Messina S, Bruno E et al. Increasing frequency of multiple sclerosis in Catania, Sicily: a 30-year survey. Multiple Sclerosis Journal 2011; 17: 273–280.

Nieuwkamp DJ, Murk JL, van Oosten BW, Cremers CH, Killestein J et al. PML in a patient without severe lymphocytopenia receiving dimethyl fumarate. N Engl J Med 2015; 372: 1474–1476.

Nimmerjahn F, Ravetch JV. Anti-inflammatory actions of intravenous immunoglobulin. Annu Rev Immunol 2008; 26: 513–533.

Noseworthy JH, Lucchinetti C, Rodriguez M, Weinshenker BG. Multiple sclerosis. N Engl J Med 2000; 343: 938–952.

Novotna A, Mares J, Ratcliffe S, Novakova I, Vachova M et al. A randomized, double-blind, placebo-controlled, parallel-group, enriched-design study of nabiximols* (Sativex((R)), as add-on therapy, in subjects with refractory spasticity caused by multiple sclerosis. Eur J Neurol 2011; 18: 1122–1131.

O'Connor P, Comi G, Freedman MS, Miller AE, Kappos L et al. Long-term safety and efficacy of teriflunomide: Nine-year follow-up of the randomized TEMSO study. Neurology 2016; 86: 920–930.

O'Connor P, Filippi M, Arnason B, Comi G, Cook S et al. 250 microg or 500 microg interferon beta-1b versus 20 mg glatiramer acetate in relapsing-remitting multiple sclerosis: a prospective, randomised, multicentre study. Lancet Neurol 2009; 8: 889–897.

O'Connor PW, Li D, Freedman MS, Bar-Or A, Rice GP et al. A Phase II study of the safety and efficacy of teriflunomide in multiple sclerosis with relapses. Neurology 2006; 66: 894–900.

O'Riordan JI, Thompson AJ, Kingsley DP, MacManus DG, Kendall BE et al. The prognostic value of brain MRI in clinically isolated syndromes of the CNS. A 10-year follow-up. Brain 1998; 121(Pt 3): 495–503.

O'Connor P, Comi G, Montalban X, Antel J, Radue EW et al. Oral fingolimod (FTY720) in multiple sclerosis: two-year results of a phase II extension study. Neurology 2009; 72: 73–79.

O'Connor P, Wolinsky JS, Confavreux C, Comi G, Kappos L et al. Randomized trial of oral teriflunomide for relapsing multiple sclerosis. N Engl J Med 2011; 365: 1293–1303.

Oksenberg JR, Baranzini SE, Barcellos LF, Hauser SL. Multiple sclerosis: genomic rewards. J Neuroimmunol 2001; 113: 171–184.

Okuda DT, Mowry EM, Cree BA, Crabtree EC, Goodin DS et al. Asymptomatic spinal cord lesions predict disease progression in radiologically isolated syndrome. Neurology 2011; 76: 686–692.

Okuda DT, Siva A, Kantarci O, Inglese M, Katz I et al. Radiologically isolated syndrome: 5-year risk for an initial clinical event. PLoS One 2014; 9: e90509.

Olafsson E, Benedikz J, Hauser WA. Risk of epilepsy in patients with multiple sclerosis: a population-based study in Iceland. Epilepsia 1999; 40: 745–747.

Olafsson E, Hauser WA. Prevalence of epilepsy in rural Iceland: a population-based study. Epilepsia 1999a; 40: 1529–1534.

Olberg HK, Cox RJ, Nostbakken JK, Aarseth JH, Vedeler CA et al. Immunotherapies influence the influenza vaccination response in multiple sclerosis patients: an explorative study. Multiple Sclerosis 2014; 20: 1074–1080.

Olsson T, Barcellos LF, Alfredsson L. Interactions between genetic, lifestyle and environmental risk factors for multiple sclerosis. Nat Rev Neurol 2017; 13:25–36.

Ormerod IEC, Miller DH, Mcdonald WI, Duboulay EPGH, Rudge P et al. The Role of Nmr Imaging in the Assessment of Multiple-Sclerosis and Isolated Neurological Lesions – a Quantitative Study. Brain 1987; 110: 1579–1616.

Orvieto R, Achiron R, Rotstein Z, Noy S, Bar-Hava I et al. Pregnancy and multiple sclerosis: a 2-year experi-

F 11

ence. Eur J Obstet Gynecol Reprod Biol 1999; 82: 191–194.

Ostermann PO, Westerberg CE. Paroxysmal attacks in multiple sclerosis. Brain 1975; 98: 189–202.

Otero-Romero S, Sastre-Garriga J, Comi G, Hartung HP, Soelberg Sorensen P et al. Pharmacological management of spasticity in multiple sclerosis: Systematic review and consensus paper. Multiple Sclerosis 2016; 22: 1386–1396.

Oturai AB, Koch-Henriksen N, Petersen T, Jensen PE, Sellebjerg F et al. Efficacy of natalizumab in multiple sclerosis patients with high disease activity: a Danish nationwide study. Eur J Neurol 2009; 16: 420–423.

OWIMS. Evidence of interferon beta-1a dose response in relapsing-remitting MS: the OWIMS Study. The Once Weekly Interferon for MS Study Group. Neurology 1999; 53: 679–686.

Panitch H, Miller A, Paty D, Weinshenker B. North American Study Group on Interferon beta-1b in Secondary Progressive MS Interferon beta-1b in secondary progressive MS: results from a 3-year controlled study. Neurology 2004; 63: 1788–1795.

Park JH, Ryoo S, Noh HJ, Seo JM, Kang HH et al. Dual therapy with cidofovir and mirtazapine for progressive multifocal leukoencephalopathy in a sarcoidosis patient. Case Rep Neurol 2011; 3: 258–262.

Patrikios P, Stadelmann C, Kutzelnigg A, Rauschka H, Schmidbauer M et al. Remyelination is extensive in a subset of multiple sclerosis patients. Brain 2006; 129: 3165–3172.

Paty DW, Li DK. Interferon beta-1b is effective in relapsing-remitting multiple sclerosis. II. MRI analysis results of a multicenter, randomized, double-blind, placebo-controlled trial. UBC MS/MRI Study Group and the IFNB Multiple Sclerosis Study Group. Neurology 1993; 43: 662–667.

Pavlovic D, Patera AC, Nyberg F, Gerber M, Liu M et al. Progressive multifocal leukoencephalopathy: current treatment options and future perspectives. Ther Adv Neurol Disord 2015; 8: 255–273.

Pawluczkowycz AW, Beurskens FJ, Beum PV, Lindorfer MA, van de Winkel JG et al. Binding of submaximal C1q promotes complement-dependent cytotoxicity (CDC) of B cells opsonized with anti-CD20 mAbsofatumumab (OFA) or rituximab (RTX): considerably higher levels of CDC are induced by OFA than by RTX. Journal of Immunology 2009; 183: 749–758.

Pellkofer HL, Krumbholz M, Berthele A, Hemmer B, Gerdes LA et al. Long-term follow-up of patients with neuromyelitis optica after repeated therapy with rituximab. Neurology 2011; 76: 1310–1315.

Petajan JH, Gappmaier E, White AT, Spencer MK, Mino L et al. Impact of aerobic training on fitness and quality of life in multiple sclerosis. Annals of Neurology 1996; 39: 432–441.

Petersen G, Wittmann R, Arndt V, Gopffarth D. Epidemiology of multiple sclerosis in Germany: regional differences and drug prescription in the claims data of the statutory health insurance. Nervenarzt 2014; 85: 990–998.

Pierson ER, Stromnes IM, Goverman JM. B cells promote induction of experimental autoimmune encephalomyelitis by facilitating reactivation of T cells in the central nervous system. Journal of Immunology 2014; 192: 929–939.

Pignolet B, Schwab N, Schneider-Hohendorf T, Bucciarelli F, Biotti D et al. CD62L test at 2 years of natalizumab predicts progressive multifocal leukoencephalopathy. Neurology 2016; 87: 2491–2494.

Pittock SJ, McClelland RL, Mayr WT, Jorgensen NW, Weinshenker BG et al. Clinical implications of benign multiple sclerosis: a 20-year population-based follow-up study. Annals of Neurology 2004; 56: 303–306.

Plavina T, Subramanyam M, Bloomgren G, Richman S, Pace A et al. Anti-JC virus antibody levels in serum or plasma further define risk of natalizumab-associated progressive multifocal leukoencephalopathy. Ann Neurol 2014; 76: 802–812.

Pohl D, Rostasy K, Reiber H, Hanefeld F. CSF characteristics in early-onset multiple sclerosis. Neurology 2004; 63: 1966–1967.

Polman CH, Bertolotto A, Deisenhammer F, Giovannoni G, Hartung HP et al. Recommendations for clinical use of data on neutralising antibodies to interferon-beta therapy in multiple sclerosis. Lancet Neurol 2010; 9: 740–750.

Polman CH, Kappos L, Petkau J, Thompson A. Neutralising antibodies to interferon beta during the treatment of multiple sclerosis. J Neurol Neurosurg Psychiatry 2003; 74: 1162; author reply 1162–1163.

Polman CH, O'Connor PW, Havrdova E, Hutchinson M, Kappos L et al. A randomized, placebo-controlled trial of natalizumab for relapsing multiple sclerosis. N Engl J Med 2006; 354: 899–910.

Polman CH, Reingold SC, Banwell B, Clanet M, Cohen JA et al. Diagnostic criteria for multiple sclerosis: 2010 revisions to the »McDonald criteria«. Ann Neurol 2011; 69: 292–302.

Polman CH, Reingold SC, Edan G, Filippi M, Hartung HP et al. Diagnostic criteria for multiple sclerosis: 2005 revisions to the »McDonald Criteria«. Ann Neurol 2005a; 58: 840–846.

Polman CH, Wolinsky JS, Reingold SC. Multiple sclerosis diagnostic criteria: three years later. Multiple Sclerosis 2005b; 11: 5–12.

Portaccio E, Ghezzi A, Hakiki B, Martinelli V, Moiola L et al. Breastfeeding is not related to postpartum relapses in multiple sclerosis. Neurology 2011; 77: 145–150.

Poser CM, Paty DW, Scheinberg L, McDonald WI, Davis FA et al. New diagnostic criteria for multiple sclerosis: guidelines for research protocols. Ann Neurol 1983; 13: 227–231.

Poser S, Wikstrom J, Bauer HJ. Clinical data and the identification of special forms of multiple sclerosis in 1 271 cases studied with a standardized documentation system. J Neurol Sci 1979; 40: 159–168.

PRISMS Randomised double-blind placebo-controlled study of interferon beta-1a in relapsing/remitting multiple sclerosis. PRISMS (Prevention of Relapses and Disability by Interferon beta-1a Subcutaneously in Multiple Sclerosis) Study Group. Lancet 1998; 352: 1498–1504.

Probstel AK, Kuhle J, Lecourt AC, Vock I, Sanderson NS et al. Multiple Sclerosis and Antibodies against KIR4.1. N Engl J Med 2016; 374: 1496–1498.

Prosperini L, Fanelli F, Pozzilli C. Long-term assessment of No Evidence of Disease Activity with natalizumab in relapsing multiple sclerosis. J Neurol Sci 2016; 364: 145–147.

Putzki N, Pfriem A, Limmroth V, Yaldizli O, Tettenborn B et al. Prevalence of migraine, tension-type headache and trigeminal neuralgia in multiple sclerosis. Eur J Neurol 2009; 16: 262–267.

Raffel J, Gafson AR, Malik O, Nicholas R. Anti-JC virus antibody titres increase over time with natalizumab treatment. Multiple Sclerosis 2015; 21: 1833–1838.

Rammohan KW, Rosenberg JH, Lynn DJ, Blumenfeld AM, Pollak CP et al. Efficacy and safety of modafinil (Provigil) for the treatment of fatigue in multiple sclerosis: a two centre phase 2 study. J Neurol Neurosurg Psychiatry 2002; 72: 179–183.

Ransohoff RM. Natalizumab and PML. Nat Neurosci 2005; 8: 1275.

Rao SM, Leo GJ, Bernardin L, Unverzagt F. Cognitive dysfunction in multiple sclerosis. I. Frequency, patterns, and prediction. Neurology 1991a; 41: 685–691.

Rao SM, Leo GJ, Ellington L, Nauertz T, Bernardin L et al. Cognitive dysfunction in multiple sclerosis. II. Impact on employment and social functioning. Neurology 1991b; 41: 692–696.

Ratchford JN, Costello K, Reich DS, Calabresi PA. Varicella-zoster virus encephalitis and vasculopathy in a patient treated with fingolimod. Neurology 2012; 79: 2002–2004.

Rauer S, Euler B, Reindl M, Berger T. Antimyelin antibodies and the risk of relapse in patients with a primary demyelinating event. J Neurol Neurosurg Psychiatry 2006; 77: 739–742.

Reiber H, Ungefehr S, Jacobi C. The intrathecal, polyspecific and oligoclonal immune response in multiple sclerosis. Multiple Sclerosis 1998; 4: 111–117.

Reich D, Patterson N, De Jager PL, McDonald GJ, Waliszewska A et al. A whole-genome admixture scan finds a candidate locus for multiple sclerosis susceptibility. Nat Genet 2005; 37: 1113–1118.

Reinhardt K, Weiss S, Rosenbauer J, Gartner J, von Kries R. Multiple sclerosis in children and adolescents: incidence and clinical picture – new insights from the nationwide German surveillance (2009–2011). Eur J Neurol 2014; 21: 654–659.

Rice GP, Filippi M, Comi G. Cladribine and progressive MS: clinical and MRI outcomes of a multicenter controlled trial. Cladribine MRI Study Group. Neurology 2000; 54: 1145–1155.

Ricklin ME, Lorscheider J, Waschbisch A, Paroz C, Mehta SK et al. T-cell response against varicella-zoster virus in fingolimod-treated MS patients. Neurology 2013; 81: 174–181.

Rio J. Any evident MRI T2 lesion activity should guide change of therapy in multiple sclerosis: no. Multiple Sclerosis 2015; 21: 132–133.

Rio J, Tintore M, Nos C, Tellez N, Galan I et al. Interferon beta in relapsing-remitting multiple sclerosis. An eight years experience in a specialist multiple sclerosis centre. Journal of Neurology 2005; 252: 795–800.

Rocca MA, Battaglini M, Benedict RH, De Stefano N, Geurts JJ et al. Brain MRI atrophy quantification in MS: From methods to clinical application. Neurology 2017; 88: 403–413.

Rohrbach E, Kappos L, Städt D, Kaiser D, Hennes A et al. Intrathecal versus oral corticosteroid therapy of spinal symptoms in multiple sclerosis: a double-blind controlled trial. Neurology 1988; 38: 256.

Romero RS, Lunzmann C, Bugge JP. Pregnancy outcomes in patients exposed to interferon beta-1b. J Neurol Neurosurg Psychiatry 2015; 86: 587–589.

Rovira A, Wattjes MP, Tintore M, Tur C, Yousry TA et al. MAGNIMS consensus guidelines on the use of MRI in multiple sclerosis-clinical implementation in the diagnostic process. Nature Reviews Neurology 2015; 11: 471–482.

Rudick RA, Cutter GR, Baier M, Weinstock-Guttman B, Mass MK et al. Estimating long-term effects of disease-modifying drug therapy in multiple sclerosis patients. Multiple Sclerosis 2005; 11: 626–634.

Rudick RA, Fisher E, Lee JC, Simon J, Jacobs L. Use of the brain parenchymal fraction to measure whole brain atrophy in relapsing-remitting MS. Multiple Sclerosis Collaborative Research Group. Neurology 1999; 53: 1698–1704.

Rudick RA, Lee JC, Simon JFisher E Significance of T2 lesions in multiple sclerosis: A 13-year longitudinal study. Annals of Neurology 2006a; 60: 236–242.

Rudick RA, Stuart WH, Calabresi PA, Confavreux C, Galetta SL et al. Natalizumab plus interferon beta-1a for relapsing multiple sclerosis. N Engl J Med 2006b; 354: 911–923.

Ruggieri M, Polizzi A, Pavone L, Grimaldi LM. Multiple sclerosis in children under 6 years of age. Neurology 1999; 53: 478–484.

Ruprecht K, Klinker E, Dintelmann T, Rieckmann PGold R Plasma exchange for severe optic neuritis: treatment of 10 patients. Neurology 2004; 63: 1081–1083.

Ruprecht K, Tumani H. Cerebrospinal fluid diagnostics in multiple sclerosis. Nervenarzt 2016; 87: 1282–1287.

Sadovnick AD, Armstrong H, Rice GP, Bulman D, Hashimoto L et al. A population-based study of multiple sclerosis in twins: update. Annals of Neurology 1993; 33: 281–285.

Saikali P, Antel JP, Newcombe J, Chen Z, Freedman M et al. NKG2D-mediated cytotoxicity toward oligodendrocytes suggests a mechanism for tissue injury in multiple sclerosis. J Neurosci 2007; 27: 1220–1228.

Sailer M, O'Riordan JI, Thompson AJ, Kingsley DP, MacManus DG et al. Quantitative MRI in patients with clinically isolated syndromes suggestive of demyelination. Neurology 1999; 52: 599–606.

Sallusto F, Lanzavecchia A. Understanding dendritic cell and T-lymphocyte traffic through the analysis of chemokine receptor expression. Immunol Rev 2000; 177: 134–140.

Salmen A, Gold R. Mode of action and clinical studies with fumarates in multiple sclerosis. Exp Neurol 2014; 262 (Pt A): 52–56.

Salzer J, Svenningsson R, Alping P, Novakova L, Bjorck A et al. Rituximab in multiple sclerosis: A retrospective observational study on safety and efficacy. Neurology 2016; 87: 2074–2081.

Sandberg-Wollheim M, Frank D, Goodwin TM, Giesser B, Lopez-Bresnahan M et al. Pregnancy outcomes during treatment with interferon beta-1a in patients with multiple sclerosis. Neurology 2005; 65: 802–806.

Sandborn WJ, Colombel JF, Enns R, Feagan BG, Hanauer SB et al. Natalizumab induction and maintenance therapy for Crohn's disease. N Engl J Med 2005; 353: 1912–1925.

Sauer BM, Schmalstieg WF, Howe CL. Axons are injured by antigen-specific CD8(+) T cells through a MHC class I- and granzyme B-dependent mechanism. Neurobiology of Disease 2013; 59: 194–205.

Sawcer S, Ban M, Maranian M, Yeo TW, Compston A et al. A high-density screen for linkage in multiple sclerosis. Am J Hum Genet 2005; 77: 454–467.

Sawcer S, Jones HB, Feakes R, Gray J, Smaldon N et al. A genome screen in multiple sclerosis reveals susceptibility loci on chromosome 6p21 and 17q22. Nat Genet 1996; 13: 464–468.

Scheller NM, Svanstrom H, Pasternak B, Arnheim-Dahlstrom L, Sundstrom K et al. Quadrivalent HPV vaccination and risk of multiple sclerosis and other demyelinating diseases of the central nervous system. JAMA 2015; 313: 54–61.

Schilling S, Linker RA, Konig FB, Koziolek M, Bahr M et al. [Plasma exchange therapy for steroid-unresponsive multiple sclerosis relapses: clinical experience with 16 patients]. Nervenarzt 2006; 77: 430–438.

Schimrigk S, Adibi I, Eberl A, Selka I, Galle J et al. Immunoadsorption as Relapse Escalation Therapy for Multiple Sclerosis. Aktuelle Neurologie 2012; 39: 174–179.

Schimrigk S, Brune N, Hellwig K, Lukas C, Bellenberg B et al. Oral fumaric acid esters for the treatment of active multiple sclerosis: an open-label, baseline-controlled pilot study. Eur J Neurol 2006; 13: 604–610.

Schmidt J, Gold R, Schonrock L, Zettl UK, Hartung HP et al. T-cell apoptosis in situ in experimental autoimmune encephalomyelitis following methylprednisolone pulse therapy. Brain 2000; 123(Pt 7): 1431–1441.

Schmidt S. Oral cladribine for relapsing-remitting multiple sclerosis: another purine analogue or a genuine therapeutic innovation? Nervenarzt 2010; 81: 1231–1241.

Schmierer K, Parkes HG, So PW, An SF, Brandner S et al. High field (9.4 Tesla) magnetic resonance imaging of cortical grey matter lesions in multiple sclerosis. Brain 2010; 133: 858–867.

Schmouder R, Serra D, Wang Y, Kovarik JM, DiMarco J et al. FTY720: placebo-controlled study of the effect on cardiac rate and rhythm in healthy subjects. J Clin Pharmacol 2006; 46: 895–904.

Schneider-Hohendorf T, Rossaint J, Mohan H, Boning D, Breuer J et al. VLA-4 blockade promotes differential routes into human CNS involving PSGL-1 rolling of T cells and MCAM-adhesion of TH17 cells. Journal of Experimental Medicine 2014; 211: 1833–1846.

Schumacher GA, Beebe G, Kibler RF, Kurland LT, Kurtzke JF et al. Problems of Experimental Trials of Therapy in Multiple Sclerosis: Report by the Panel on the Evaluation of Experimental Trials of Therapy in Multiple Sclerosis. Ann N Y Acad Sci 1965; 122: 552–568.

Schwab N, Hohn KG, Schneider-Hohendorf T, Metz I, Stenner MP et al. Immunological and clinical consequences of treating a patient with natalizumab. Multiple Sclerosis 2012; 18: 335–344.

Schwab N, Schneider-Hohendorf T, Pignolet B, Breuer J, Gross CC et al. Therapy with natalizumab is associated with high JCV seroconversion and rising JCV index values. Neurol Neuroimmunol Neuroinflamm 2016a; 3: e195.

Schwab N, Schneider-Hohendorf T, Pignolet B, Spadaro M, Gorlich D et al. PML risk stratification using anti-JCV antibody index and L-selectin. Multiple Sclerosis 2016b; 22: 1048–1060.

Schwab N, Schneider-Hohendorf T, Posevitz V, Breuer J, Gobel K et al. L-selectin is a possible biomarker for individual PML risk in natalizumab-treated MS patients. Neurology 2013; 81: 865–871.

Schwartz CE, Laitin E, Brotman S, LaRocca N. Utilization of unconventional treatments by persons with MS: is it alternative or complementary? Neurology 1999; 52: 626–629.

Schwarz S, Leweling H, Meinck HM. Alternative and complementary therapies in multiple sclerosis. Fortschr Neurol Psychiatr 2005; 73: 451–462.

Schwarz S, Mohr A, Knauth M, Wildemann B, Storch-Hagenlocher B. Acute disseminated encephalomyelitis: a follow-up study of 40 adult patients. Neurology 2001; 56: 1313–1318.

Schwid SR, Petrie MD, Murray R, Leitch J, Bowen J et al. A randomized controlled study of the acute and chronic effects of cooling therapy for MS. Neurology 2003; 60: 1955–1960.

Sedel F, Bernard D, Mock DM, Tourbah A. Targeting demyelination and virtual hypoxia with high-dose biotin as a treatment for progressive multiple sclerosis. Neuropharmacology 2016; 110: 644–653.

Sedel F, Papeix C, Bellanger A, Touitou V, Lebrun-Frenay C et al. High doses of biotin in chronic progressive multiple sclerosis: a pilot study. Mult Scler Relat Disord 2015; 4: 159–169.

Sellner J, Boggild M, Clanet M, Hintzen RQ, Illes Z et al. EFNS guidelines on diagnosis and management of neuromyelitis optica. Eur J Neurol 2010; 17: 1019–1032.

Selmaj K, Barkhof F, Belova AN, Wolf C, van den Tweel ER et al. Switching from branded to generic glatiramer acetate: 15-month GATE trial extension results. Multiple Sclerosis 2017; 1352458516688956.

Selmaj K, Li DK, Hartung HP, Hemmer B, Kappos L et al. Siponimod for patients with relapsing-remitting multiple sclerosis (BOLD): an adaptive, dose-ranging, randomised, phase 2 study. Lancet Neurol 2013; 12: 756–767.

Serafini B, Rosicarelli B, Magliozzi R, Stigliano E, Aloisi F. Detection of ectopic B-cell follicles with germinal centers in the meninges of patients with secondary progressive multiple sclerosis. Brain Pathol 2004; 14: 164–174.

Shimizu J, Hatanaka Y, Hasegawa M, Iwata A, Sugimoto I et al. IFNbeta-1b may severely exacerbate Japanese optic-spinal MS in neuromyelitis optica spectrum. Neurology 2010; 75: 1423–1427.

Sibley WA, Bamford CRClark K Clinical viral infections and multiple sclerosis. Lancet 1985; 1: 1313–1315.

Signori A, Gallo F, Bovis F, Di Tullio N, Maietta I et al. Long-term impact of interferon or Glatiramer acetate in multiple sclerosis: A systematic review and meta-analysis. Mult Scler Relat Disord 2016; 6: 57–63.

Simon JH, Kinkel RP, Jacobs L, Bub L, Simonian NA. Wallerian degeneration pattern in patients at risk for MS. Neurology 2000; 54: 1155–1160.

Simon JH, Kinkel RP, Kollman C, O'Connor P, Fisher E et al. Ten-year follow-up of the ›minimal MRI lesion‹ subgroup from the original CHAMPS Multiple Sclerosis Prevention Trial. Multiple Sclerosis 2015; 21: 415–422.

Simpson S, Pittas F, van der Mei I, Blizzard L, Ponsonby AL et al. Trends in the epidemiology of multiple sclerosis in Greater Hobart, Tasmania: 1951 to 2009. J Neurol Neurosurg Psychiatry 2011; 82: 180–187.

Sinha S, Itani FR, Karandikar NJ. Immune regulation of multiple sclerosis by CD8+ T cells. Immunol Res 2014; 59: 254–265.

Skov AG, Skov T, Frederiksen JL. Oligoclonal bands predict multiple sclerosis after optic neuritis: a literature survey. Multiple Sclerosis 2011; 17: 404–410.

Smith GD, Hopkins GR, Mohammadi S, H MS, Hansen T et al. Effects of temperature on embryonic and early larval growth and development in the rough-skinned newt (Taricha granulosa). J Therm Biol 2015; 51: 89–95.

Smith ME, Stone LA, Albert PS, Frank JA, Martin R et al. Clinical worsening in multiple sclerosis is associated with increased frequency and area of gadopentetate dimeglumine-enhancing magnetic resonance imaging lesions. Annals of Neurology 1993; 33: 480–489.

Soderstrom M. Optic neuritis and multiple sclerosis. Acta Ophthalmol Scand 2001; 79: 223–227.

Soderstrom M, Ya-Ping J, Hillert J, Link H. Optic neuritis: prognosis for multiple sclerosis from MRI, CSF, and HLA findings. Neurology 1998; 50: 708–714.

Sola P, Mandrioli J, Simone AM, Ferraro D, Bedin R et al. Primary progressive versus relapsing-onset multiple sclerosis: presence and prognostic value of cerebrospinal fluid oligoclonal IgM. Multiple Sclerosis 2011; 17: 303–311.

Solari A, Filippini G, Gasco P, Colla L, Salmaggi A et al. Physical rehabilitation has a positive effect on disability in multiple sclerosis patients. Neurology 1999; 52: 57–62.

Sorensen PS, Haas J, Sellebjerg F, Olsson T, Ravnborg M et al. IV immunoglobulins as add-on treatment to methylprednisolone for acute relapses in MS. Neurology 2004; 63: 2028–2033.

Sorensen PS, Ross C, Clemmesen KM, Bendtzen K, Frederiksen JL et al. Clinical importance of neutralising antibodies against interferon beta in patients with relapsing-remitting multiple sclerosis. Lancet 2003; 362: 1184–1191.

Sorensen PS, Wanscher B, Jensen CV, Schreiber K, Blinkenberg M et al. Intravenous immunoglobulin G reduces MRI activity in relapsing multiple sclerosis. Neurology 1998; 50: 1273–1281.

Sorensen TL, Frederiksen JL, Bronnum-Hansen H, Petersen HC. Optic neuritis as onset manifestation of multiple sclerosis: a nationwide, long-term survey. Neurology 1999; 53: 473–478.

Sormani MP, Rio J, Tintore M, Signori A, Li D et al. Scoring treatment response in patients with relapsing multiple sclerosis. Multiple Sclerosis 2013; 19: 605–612.

Sospedra M, Martin R. Immunology of multiple sclerosis. Annu Rev Immunol 2005; 23: 683–747.

Soysal Tomruk M, Uz MZ, Kara B, Idiman E. Effects of Pilates exercises on sensory interaction, postural control and fatigue in patients with multiple sclerosis. Mult Scler Relat Disord 2016; 7: 70–73.

Spadaro M, Caldano M, Marnetto F, Lugaresi A, Bertolotto A. Natalizumab treatment reduces L-selectin (CD62L) in CD4+ T cells. J Neuroinflammation 2015; 12: 146.

Spadaro M, Gerdes LA, Krumbholz M, Ertl-Wagner B, Thaler FS et al. Autoantibodies to MOG in a distinct subgroup of adult multiple sclerosis. Neurol Neuroimmunol Neuroinflamm 2016; 3: e257.

SPECTRIMS. Randomized controlled trial of interferon-beta-1a in secondary progressive MS: Clinical results. Secondary Progressive Efficacy Clinical Trial of Recombinant Interferon-Beta-1a in, M. S.Study Group. Neurology 2001; 56: 1496–1504.

Spelman T, Kalincik T, Jokubaitis V, Zhang A, Pellegrini F et al. Comparative efficacy of first-line natalizumab vs IFN-beta or glatiramer acetate in relapsing MS. Neurol Clin Pract 2016; 6: 102–115.

Srivastava R, Aslam M, Kalluri SR, Schirmer L, Buck D et al. Potassium channel KIR4.1 as an immune target in multiple sclerosis. N Engl J Med 2012; 367: 115–123.

Stadelmann C, Ludwin S, Tabira T, Guseo A, Lucchinetti CF et al. Tissue preconditioning may explain concentric lesions in Balo's type of multiple sclerosis. Brain 2005; 128: 979–987.

Stangel M, Fredrikson S, Meinl E, Petzold A, Stuve O et al. The utility of cerebrospinal fluid analysis in patients with multiple sclerosis. Nat Rev Neurol 2013; 9: 267–276.

Stangel M, Gold R. High-dose intravenous immunoglobulins in the treatment of multiple sclerosis. An update. Nervenarzt 2005; 76: 1267, 1269–1270, 1272.

Stankoff B, Waubant E, Confavreux C, Edan G, Debouverie M et al. Modafinil for fatigue in MS: a randomized placebo-controlled double-blind study. Neurology 2005; 64: 1139–1143.

Stawowczyk E, Malinowski KP, Kawalec P, Mocko P. The indirect costs of multiple sclerosis: systematic review and meta-analysis. Expert Rev Pharmacoecon Outcomes Res 2015; 15: 759–786.

Steinman L. Blocking adhesion molecules as therapy for multiple sclerosis: natalizumab. Nat Rev Drug Discov 2005; 4: 510–518.

Stork L, Bruck W, Bar-Or A, Metz I. High CCR5 expression in natalizumab-associated progressive multifocal leukoencephalopathy immune reconstitution inflammatory syndrome supports treatment with the CCR5 inhibitor maraviroc. Acta Neuropathol 2015; 129: 467–468.

Sun JJ, Ren QG, Xu L, Zhang ZJ. LINGO-1 antibody ameliorates myelin impairment and spatial memory deficits in experimental autoimmune encephalomyelitis mice. Sci Rep 2015; 5: 14235.

Swanton JK, Fernando K, Dalton CM, Miszkiel KA, Thompson AJ et al. Modification of MRI criteria for multiple sclerosis in patients with clinically isolated syndromes. J Neurol Neurosurg Psychiatry 2006; 77: 830–833.

Swanton JK, Fernando KT, Dalton CM, Miszkiel KA, Altmann DR et al. Early MRI in optic neuritis: the risk for clinically definite multiple sclerosis. Multiple Sclerosis 2010; 16: 156–165.

Swanton JK, Rovira A, Tintore M, Altmann DR, Barkhof F et al. MRI criteria for multiple sclerosis in patients presenting with clinically isolated syndromes: a multicentre retrospective study. Lancet Neurol 2007; 6: 677–686.

Tackenberg B, Ziemssen T. Praktische Aspekte zur Therapie mit Alemtuzumab. In: KKNMS (Hrsg.). Qualitätshandbuch Multiple Sklerose. Empfehlungen zur Therapie der MS für Ärzte. München: 2016. 131–152.

Teitelbaum D, Arnon R, Sela M. Immunomodulation of experimental autoimmune encephalomyelitis by oral administration of copolymer 1. Proc Natl Acad Sci U S A 1999; 96: 3842–3847.

Teitelbaum D, Webb C, Meshorer A, Arnon R, Sela M. Protection against experimental allergic encephalomyelitis. Nature 1972; 240: 564–566.

Teunissen CE, Malekzadeh A, Leurs C, Bridel C, Killestein J. Body fluid biomarkers for multiple sclerosis – the long road to clinical application. Nat Rev Neurol 2015; 11: 585–596.

Theien BE, Vanderlugt CL, Eagar TN, Nickerson-Nutter C, Nazareno R et al. Discordant effects of anti-VLA-4 treatment before and after onset of relapsing experimental autoimmune encephalomyelitis. J Clin Invest 2001; 107: 995–1006.

Then Bergh F, Wildemann B. Praktische Aspekte der Therapie mit Daclizumab. Empfehlungen des Krankheitsbezogenen Kompetenznetz Multiple Sklerose. München; 2016.

Thiel S, Langer-Gould A, Rockhoff M, Haghikia A, Queisser-Wahrendorf A et al. Interferon-beta exposure during first trimester is safe in women with multiple sclerosis-A prospective cohort study from the German Multiple Sclerosis and Pregnancy Registry. Multiple Sclerosis 2016; 22: 801–809.

Thompson AJ, Montalban X, Barkhof F, Brochet B, Filippi M et al. Diagnostic criteria for primary progressive multiple sclerosis: a position paper. Annals of Neurology 2000; 47: 831–835.

Tintore M. Early MS treatment. Int MS J 2007; 14: 5–10.

Tintore M, Rovira A, Rio J, Nos C, Grive E et al. Baseline MRI predicts future attacks and disability in clinically isolated syndromes. Neurology 2006; 67: 968–972.

Tintore M, Rovira A, Rio J, Otero-Romero S, Arrambide G et al. Defining high, medium and low impact prognostic factors for developing multiple sclerosis. Brain 2015; 138: 1863–1874.

Tornatore C, Phillips JT, Khan O, Miller AE, Hughes M. Consensus opinion of US neurologists on practice patterns in RIS, CIS, and RRMS: Evolution of treatment practices. Neurol Clin Pract 2016; 6: 329–338.

Tourbah A, Lebrun-Frenay C, Edan G, Clanet M, Papeix C et al. MD1003 (high-dose biotin) for the treatment of progressive multiple sclerosis: A randomised, double-blind, placebo-controlled study. Multiple Sclerosis 2016; 22: 1719–1731.

Trapp BD, Peterson J, Ransohoff RM, Rudick R, Mork S et al. Axonal transection in the lesions of multiple sclerosis. N Engl J Med 1998; 338: 278–285.

Trebst C, Wiendl H, Stangel M. Concepts of lesion development in multiple sclerosis. Current approaches and clinical-therapeutic implications. Nervenarzt 2006; 77: 158, 160–152, 164.

Tremlett H, Paty D, Devonshire V. Disability progression in multiple sclerosis is slower than previously reported. Neurology 2006; 66: 172–177.

Tuohy O, Costelloe L, Hill-Cawthorne G, Bjornson I, Harding K et al. Alemtuzumab treatment of multiple sclerosis: long-term safety and efficacy. J Neurol Neurosurg Psychiatry 2015; 86: 208–215.

Tur C. Fatigue Management in Multiple Sclerosis. Curr Treat Options Neurol 2016; 18: 26.

University of California SFMSET, Cree BA, Gourraud PA, Oksenberg JR, Bevan C et al. Long-term evolution of multiple sclerosis disability in the treatment era. Ann Neurol 2016; 80: 499–510.

Uthoff W. Untersuchungen über bei multipler Herdsklerose vorkommenden Augenstörungen. Arch Psychiatr Nervenkrankh 1890; 21: 55–106, 303–410.

Vallittu AM, Peltoniemi J, Elovaara I, Kuusisto H, Farkkila M et al. The efficacy of glatiramer acetate in beta-interferon-intolerant MS patients. Acta Neurol Scand 2005; 112: 234–237.

Van Buskirk C, Poffenba Al, Idea BV, Capriles LF. Treatment of Multiple Sclerosis with Intrathecal Steroids. Neurology 1964; 14: 595.

van der Vuurst de Vries RM, Mescheriakova JY, Runia TF, Jafari N, Siepman TA et al. Soluble CD27 Levels in Cerebrospinal Fluid as a Prognostic Biomarker in Clinically Isolated Syndrome. JAMA Neurol 2017. Epub ahead of print.

van Oosten BW, Killestein J, Barkhof F, Polman CH, Wattjes MP. PML in a patient treated with dimethyl fumarate from a compounding pharmacy. N Engl J Med 2013; 368: 1658–1659.

Vennegoor A, van Rossum JA, Leurs C, Wattjes MP, Rispens T et al. High cumulative JC virus seroconversion rate during long-term use of natalizumab. Eur J Neurol 2016; 23: 1079–1085.

Verma S, Cikurel K, Koralnik IJ, Morgello S, Cunningham-Rundles C et al. Mirtazapine in progressive multifocal leukoencephalopathy associated with polycythemia vera. J Infect Dis 2007; 196: 709–711.

Vermersch P, Czlonkowska A, Grimaldi LM, Confavreux C, Comi G et al. Teriflunomide versus subcutaneous interferon beta-1a in patients with relapsing multiple sclerosis: a randomised, controlled phase 3 trial. Multiple Sclerosis 2014; 20: 705–716.

Villar LM, Costa-Frossard L, Masterman T, Fernandez O, Montalban X et al. Lipid-specific immunoglobulin M bands in cerebrospinal fluid are associated with a reduced risk of developing progressive multifocal leukoencephalopathy during treatment with natalizumab. Annals of Neurology 2015; 77: 447–457.

Visser LH, Beekman R, Tijssen CC, Uitdehaag BM, Lee ML et al. A randomized, double-blind, placebo-controlled pilot study of i. v. immune globulins in combination with i. v. methylprednisolone in the treatment of relapses in patients with MS. Multiple Sclerosis 2004; 10: 89–91.

Voortman MM, Stojakovic T, Pirpamer L, Jehna M, Langkammer C et al. Prognostic value of free light chains lambda and kappa in early multiple sclerosis. Multiple Sclerosis 2016; DOI: 10.1177/1352458516681503.

Vukusic S, Marignier R. Multiple sclerosis and pregnancy in the ›treatment era‹. Nat Rev Neurol 2015; 11: 280–289.

Waldman A, Ghezzi A, Bar-Or A, Mikaeloff Y, Tardieu M et al. Multiple sclerosis in children: an update on clinical diagnosis, therapeutic strategies, and research. Lancet Neurol 2014; 13: 936–948.

Waldmann TA. Anti-Tac (daclizumab, Zenapax) in the treatment of leukemia, autoimmune diseases, and in the prevention of allograft rejection: a 25-year personal odyssey. J Clin Immunol 2007; 27: 1–18.

Walther EU, Hohlfeld R. Multiple sclerosis: side effects of interferon beta therapy and their management. Neurology 1999; 53: 1622–1627.

Wattjes MP, Rovira A, Miller D, Yousry TA, Sormani MP et al. Evidence-based guidelines: MAGNIMS consensus guidelines on the use of MRI in multiple sclerosis – establishing disease prognosis and monitoring patients. Nat Rev Neurol 2015; 11: 597–606.

Waxman SG. Mechanisms of disease: sodium channels and neuroprotection in multiple sclerosis-current status. Nat Clin Pract Neurol 2008; 4: 159–169.

Weber MS, Hohlfeld R, Zamvil SS. Mechanism of action of glatiramer acetate in treatment of multiple sclerosis. Neurotherapeutics 2007; 4: 647–653.

Weiland TJ, Jelinek GA, Marck CH, Hadgkiss EJ, van der Meer DM et al. Clinically significant fatigue: prevalence and associated factors in an international sample of adults with multiple sclerosis recruited via the internet. PLoS One 2015; 10: e0115541.

Weilbach FX, Rieckmann P, Gold R, Toyka KV. Multiple sclerosis: Critical discussion of controversial and complementary therapies based on current pathogenetic hypotheses. Aktuelle Neurologie 2001; 28: 31–38.

Weinshenker BG, Bass B, Rice GP, Noseworthy J, Carriere W, Baskerville J, Ebers GC. The natural history of multiple sclerosis: a geographically based study. I. Clinical course and disability. Brain 1989a; 112(Pt 1): 133–146.

Weinshenker BG, Bass B, Rice GP, Noseworthy J, Carriere W, Baskerville J, Ebers GC. The natural history of multiple sclerosis: a geographically based study. 2. Predictive value of the early clinical course. Brain 1989b; 112(Pt 6): 1419–1428.

Weinshenker BG, O'Brien PC, Petterson TM, Noseworthy JH, Lucchinetti CF et al. A randomized trial of plasma exchange in acute central nervous system inflammatory demyelinating disease. Ann Neurol 1999; 46: 878–886.

Westermann J, Pabst R. Distribution of lymphocyte subsets and natural killer cells in the human body. Clin Investig 1992; 70: 539–544.

White JT, Newsome SD, Kieseier BC, Bermel RA, Cui Y et al. Incidence, characterization, and clinical impact analysis of peginterferon beta1a immunogenicity in patients with multiple sclerosis in the ADVANCE trial. Ther Adv Neurol Disord 2016; 9: 239–249.

Wiendl H, Gross CC. Modulation of IL-2Ralpha with daclizumab for treatment of multiple sclerosis. Nat Rev Neurol 2013; 9: 394–404.

Wiendl H, Hohlfeld R. Therapeutic approaches in multiple sclerosis: lessons from failed and interrupted treatment trials. BioDrugs 2002; 16: 183–200.

Wiendl H, Kieseier BC. Multiple sclerosis: reprogramming the immune repertoire with alemtuzumab in MS. Nat Rev Neurol 2013; 9: 125–126.

Wiendl H, Weissert R, Herrlinger U, Krapf H, Kuker W. Diffusion abnormality in Balo's concentric sclerosis: clues for the pathogenesis. Eur Neurol 2005; 53: 42–44.

Wiendl HK, KieseierBC. Multiple Sklerose. Klinik, Diagnostik und Therapie. Stuttgart: Kohlhammer; 2010.

Wingerchuk DM. Multiple sclerosis disease-modifying therapies: adverse effect surveillance and management. Expert Rev Neurother 2006; 6: 333–346.

Wingerchuk DM, Banwell B, Bennett JL, Cabre P, Carroll W et al. International consensus diagnostic criteria for neuromyelitis optica spectrum disorders. Neurology 2015; 85: 177–189.

Wingerchuk DM, Benarroch EE, O'Brien PC, Keegan BM, Lucchinetti CF et al. A randomized controlled crossover trial of aspirin for fatigue in multiple sclerosis. Neurology 2005; 64: 1267–1269.

Wingerchuk DM, Weinshenker BG. Disease modifying therapies for relapsing multiple sclerosis. BMJ 2016; 354: i3518.

Winterholler M, Erbguth F, Neundorfer B. [The use of alternative medicine by multiple sclerosis patients – patient characteristics and patterns of use]. Fortschr Neurol Psychiatr 1997; 65: 555–561.

Wolinsky JS, Group PRS. The diagnosis of primary progressive multiple sclerosis. J Neurol Sci 2003; 206: 145–152.

Wulff H, Calabresi PA, Allie R, Yun S, Pennington M et al. The voltage-gated Kv1.3 K(+) channel in effector memory T cells as new target for MS. J Clin Invest 2003; 111: 1703–1713.

Wynn D, Kaufman M, Montalban X, Vollmer T, Simon J et al. Daclizumab in active relapsing multiple sclerosis (CHOICE study): a phase 2, randomised, double-blind, placebo-controlled, add-on trial with interferon beta. Lancet Neurol 2010; 9: 381–390.

Yednock TA, Cannon C, Fritz LC, Sanchez-Madrid F, Steinman L et al. Prevention of experimental autoimmune encephalomyelitis by antibodies against alpha 4 beta 1 integrin. Nature 1992; 356: 63–66.

Yeh EA, Chitnis T, Krupp L, Ness J, Chabas D et al. Pediatric multiple sclerosis. Nat Rev Neurol 2009; 5: 621–631.

Yetkin FZ, Haughton VM, Papke RA, Fischer ME, Rao SM. Multiple sclerosis: specificity of MR for diagnosis. Radiology 1991; 178: 447–451.

Yong VW. Differenzial mechanisms of action of interferon-beta and glatiramer aetate in MS. Neurology 2002; 59: 802–808.

Young NP, Weinshenker BG, Lucchinetti CF. Acute disseminated encephalomyelitis: current understanding and controversies. Semin Neurol 2008; 28: 84–94.

Yousry TA, Major EO, Ryschkewitsch C, Fahle G, Fischer S et al. Evaluation of patients treated with natalizumab for progressive multifocal leukoencephalopathy. N Engl J Med 2006; 354: 924–933.

Zaguia F, Saikali P, Ludwin S, Newcombe J, Beauseigle D et al. Cytotoxic NKG2C+ CD4 T cells target oligodendrocytes in multiple sclerosis. Journal of Immunology 2013; 190: 2510–2518.

Zamvil SS, Steinman L. Diverse targets for intervention during inflammatory and neurodegenerative phases of multiple sclerosis. Neuron 2003; 38: 685–688.

Zhang B. Ofatumumab. MAbs 2009; 1: 326–331.

Ziemssen T, De Stefano N, Pia Sormani M, Van Wijmeersch B, Wiendl H et al. Optimizing therapy early in multiple sclerosis: An evidence-based view. Mult Scler Relat Disord 2015; 4: 460–469.

Zipp F, Weil JG, Einhäupl KM. No increase in demyelinating diseases after hepatitis B vaccination. Nature Medicine 1999; 5: 964–965.

Zvartau-Hind M, Din MU, Gilani A, Lisak RP, Khan OA. Topiramate relieves refractory trigeminal neuralgia in MS patients. Neurology 2000; 55: 1587–1588.

Zwibel HL. Copolymer-1 Treatment Study Principal I Glatiramer acetate in treatment-naive and prior interferon-beta-1b-treated multiple sclerosis patients. Acta Neurol Scand 2006; 113: 378–386.

# F 12 Antikörper-assoziierte autoimmune Enzephalopathien

*von M. A. Friese, O. Kastrup und T. Magnus**

## F 12.1 Klinik und Diagnostik

Das Spektrum der Autoimmunenzephalitiden erweitert sich ständig, sowohl klinisch als auch bezüglich der ständig steigenden Zahl der Antikörper. Wichtig für die Erkennung der Erkrankung ist die Tatsache, dass eine relevante Anzahl der Patienten kein distinktes klinisches Syndrom aufweist und auch antikörpernegative (nicht identifizierte Antikörper) Enzephalitiden vorkommen. Somit ist eine hohe Wachsamkeit gegenüber der Diagnose und dem Ansprechen auf eine probatorische Therapie im Verlauf entscheidend. Vor diesem Hintergrund wurden durch mehrere Expertengruppen diagnostische Kriterien vorgeschlagen, zur Erkennung einer möglichen und definitiven Autoimmunenzephalitis (Graus, 2016; **Kasten F 12.1** und **F 12.2**)

**Kasten F 12.1:** Diagnose der möglichen Autoimmunenzephalitis

| **Diagnose kann gestellt werden, wenn alle 3 der folgenden Kriterien erfüllt sind.** |
|---|
| **1.** Subakute (Progression über 3 Monate) Kurzzeitgedächtnisstörung, Wesensänderung oder psychiatrische Symptome |
| **2.** Wenigstens eines der folgenden Kriterien:<br>– Neu aufgetretene fokal-neurologische Zeichen<br>– Unerklärte epileptische Anfälle<br>– Liquorpleozytose<br>– MRT Auffälligkeiten verdächtig auf Enzephalitis |
| **3.** Weitgehender Ausschluss anderer Erklärungen |

**Kasten F 12.2:** Diagnose der gesicherten Autoimmunen Limbischen Enzephalitis

| **Diagnose kann gestellt werden, wenn alle 4 der folgenden Kriterien erfüllt sind.** |
|---|
| **1.** Subakute (Progression über 3 Monate) Kurzzeitgedächtnisstörung, Wesensänderung oder psychiatrische Symptome typisch für limbische Beteiligung |
| **2.** Bilaterale FLAIR/T2-Auffälligkeiten beschränkt auf den mesialen Temporallappen, alternativ auffälliges FDG-PET des Gehirns |
| **3.** Zumindest eines der folgenden Kritieren:<br>– Liquorpleozytose<br>– EEG mit epileptischer oder Verlangsamungsaktivität temporal<br>– Nachweis von oberflächen, synaptischen oder onkoneuralen Antikörpern |
| **4.** Weitgehender Ausschluss anderer Erklärungen |

*Autoantikörper-assoziierte autoimmune Enzephalopathien* sind eine Gruppe von Erkrankungen, bei denen Patienten Autoantikörper gegen synaptische Proteine entwickeln. Diese Antikörper binden an zellmembranständige oder synaptische Antigene des zentralen Nervensystems, wie Liganden-gesteuerte Ionenkanäle (NMDA-, AMPA-, GABA-, Glycin-Rezeptoren) oder Proteine, die in den synaptischen Spalt sezerniert werden (LGI1) und mit Ionenkanälen assoziiert sind (VGKC). Da diese Proteine eine wichtige Funktion in der synaptischen Transmission und Plastizität einnehmen, führt die Autoimmunreaktion zumeist zu epileptischen Anfällen sowie neuropsychiatrischen Symptomen wie Störungen des Neugedächtnisses (episodisches Gedächtnis), der Kognition und/oder affektiven Störungen bis hin zur Psychose, als klassischem Zeichen einer *limbischen Enzephalitis*. Zusätzlich erklärt die anatomische Lokalisation bzw. Anreicherung der Antigene z. B. im Hippocampus die spezifischen Symptome wie kognitive Einschränkungen (Graus et al. 2010).

Die klassischen paraneoplastischen Antigene sind im Zellinneren lokalisiert, wie auch die Thyreoperoxidase (TPO) oder das Thyreoglobulin (TG), Antigene von Autoantikörpern, die mit der Hashimoto-Enzephalopathie assoziiert sind. Auch GAD (Glutaminsäure-Decarboxylase), das Zielantigen von Autoantikörpern, die mit dem Stiff-Person-Syndrom und Enzephalopathien assoziiert sind (Malter et al. 2010), sowie die Transglutaminasen, Zielantigen bei Gluten-assoziierter Enzephalopathie, sind vornehmlich intrazelluläre Proteine (Hadjivassiliou et al. 2010).

Eine andere Gruppe sind Autoantikörper-assoziierte autoimmune Enzephalopathien, die größtenteils nicht mit einer Paraneoplasie assoziiert sind und Antikörper gegen Zelloberflächenmoleküle zeigen. Diese Autoantikörper, die mit autoimmunen Enzephalopathien assoziiert sind, scheinen pathogenetisch relevant zu sein, sodass sie besser behandelbare Erkrankungen darstellen. Einige können als klinisch-immunologisch abgrenzbare Entitäten beschrieben werden, z. B. folgen die anti-NMDA-Rezeptor vermittelten Enzephalopathien einem typischen klinischen Verlauf.

Da nur ein Teil der limbischen Enzephalitiden mit Antikörpern assoziiert ist, sollten bei Vorliegen des Syndroms der limbischen Enzephalitis drei verschiedene Entitäten diagnostisch in Erwägung gezogen werden: 1. *virale Enzephalitis,* 2. *paraneoplasti-*

* Autoren dieses Kapitels in der 6. Auflage: M. A. Friese und T. Magnus.

*sche Enzephalitis* und 3. *Autoantikörper-assoziierte autoimmune Enzephalopathien*. Diese sollten differenzialdiagnostisch rasch geklärt werden (Graus et al. 2016), um eine differenzielle und adäquate Therapie einzuleiten (**Kasten F 12.3**). Unter den immunvermittelten Enzephalitiden (**Tab. F 12.1**) sind Antikörper gegen NMDA-Rezeptoren (67 %) am häufigsten nachweisbar, gefolgt von VGKC (7 %), GAD (5 %), AMPA-R (4 %), $GABA_B$-R (4 %) sowie den klassischen paraneoplastischen Antikörpern Ma2 (3 %), HuD (2 %) und CRPM5 (0,5 %) (Lancaster et al. 2010).

**Kasten F 12.3:** Diagnostisches Vorgehen bei v. a. Autoantikörper-assoziierten autoimmunen Enzephalopathien

| |
|---|
| **Liquordiagnostik**<br>Zellzahl, Protein, Immunglobuline, isoelektrische Fokussierung<br>*PCR:* HSV, HHV-6, VZV, CMV, EBV<br>*Antikörper:* HSV, HHV-6, VZV, CMV, EBV |
| **Blutdiagnostik**<br>Differenzialblutbild, T3, T4, TSH, GPT, GOT, Kreatinin, Harnstoff, $Na^+$, $K^+$, $Ca^{2+}$, CK, CRP, BSG, PTT, Quick<br><br>*Autoantikörper:* TPO, TG, ANA, dsDNA, SS-A, SS-B, Lupus-Antikoagulanz, Cardiolipin-AK, Beta-2-Glykoprotein-I, NMDA-R, AMPA-R, LGI1 (VGKC), GABA-R, Glycin-R, GAD, Gliadin, deamidiertes Gliadin, Transglutaminase 2<br><br>*Paraneoplastische Antikörper:* Hu, Ma2, Ma1, CV2/CRPM5, Amphiphysin |
| **Apparative Diagnostik**<br>EEG<br>Kopf-MRT (FLAIR oder T2)<br>FDG-PET-CT |

## F 12.1.1 Enzephalopathien mit NMDA-Rezeptor-Antikörpern

Diese Erkrankung betrifft insbesondere junge Frauen (40 %) und Kinder (30 %). Männer (30 %) und ältere Patienten beider Geschlechter können jedoch ebenso erkranken (Dalmau et al. 2008; Florance et al. 2009; Irani et al. 2010a). Dieses Syndrom beginnt mit einer Prodromalsymptomatik mit subfebrilen Temperaturen, Kopfschmerz und Abgeschlagenheit. Den Prodromi folgen nach einigen Tagen Ängstlichkeit und Stimmungsschwankungen sowie bei praktisch allen Patienten zunehmende psychiatrische Symptome, z. T. im Sinne einer akuten Psychose mit formalen und inhaltlichen Denkstörungen. Diese können gleichzeitig auftreten oder gefolgt sein von Gedächtnisstörungen, epileptischen Anfällen, Bewusstseinsstörungen, Bewegungsstörungen (orofaziale, Extremitäten- und/oder Stammdyskinesien sowie dystone Haltungen), autonomer Instabilität und häufig beatmungspflichtigen Hypoventilationen. Die autonome Instabilität kann Blutdruck- und Temperaturschwankungen, Tachy- und Bradykardie sowie Asystoliephasen mit sich bringen. Enzephalopathien mit Antikörpern gegen N-Methyl-D-Aspartat Glutamatrezeptoren (NMDA-R) werden häufig als virale oder idiopathische Enzephalitis sowie als malignes neuroleptisches Syndrom, katatoner Stupor bei Schizophrenie oder Enzephalitis lethargica von Economo fehldiagnostiziert. Auch abortive Verläufe mit milden psychiatrischen Auffälligkeiten oder epileptischen Anfällen als einzige Manifestation wurden beschrieben. Die Diagnosestellung bei älteren Patienten ist zumeist verzögert. Das klinische Bild kann durch Gedächtnisdefizite geprägt sein, die zu einer differenzialdiagnostischen Herausforderung führen können (Titulaer et al. 2013). Eine Paraneoplasie mit Entdeckung eines Ovarialteratoms ist altersabhängig; ca. 20–50 % der Patientinnen älter als 18 Jahre haben uni- oder bilaterale ovariale Teratome, während weniger als 31 % bzw. 9 % der Frauen unter 18 oder 14 Jahre Teratome aufweisen. Zudem gibt es eine Assoziation mit Hodgkin-Lymphomen. In männlichen Patienten ist die Detektion eines Tumors (z. B. im Testis) selten. Kommt es nach einigen Wochen, selten nach Monaten, zu einem erneuten Aufflammen einer enzephalitischen Symptomatik nach abgeklungener Herpes simplex Enzephalitis sollte ebenfalls an eine anti-NMDA-R Enzephalitis gedacht werden. Ca. 20 % der Patienten mit Herpes simplex Enzephalitis zeigen bei Wiederauftreten eine anti-NMDAR-Enzephalitis, die sich als Choreoathetose (v. a. Kinder) oder mit psychiatrischen Symptomen (v. a. Erwachsene und Teenager) manifestiert (Graus et al. 2016).

Diagnostisch sind neben der Antikörperbestimmung *cMRT, Liquor* und *EEG* relevant (**Kasten F 12.3**). Es sind auch spinale längsausgedehnte Läsionen, vergleichbar mit der Neuromyelitis optica beschrieben worden. Der *Nachweis der NMDA-R-Antikörper* gelingt zumeist im Serum und im Liquor, wobei in 13 % der Fälle die Antikörper nur im Liquor nachweisbar sind (Gresa-Arribas et al. 2014). Da die Bestimmung der NMDA-Rezeptor-Antikörper in kommerziellen Laboren nicht standardisiert ist und z. T. unterschiedliche Assays mit unterschiedlichen Untereinheiten verwendet werden, muss vom anfordernden Arzt sichergestellt werden, dass es sich um eine zellbasierte Bestimmung handelt, die die NR1-Untereinheit beinhaltet.

## F 12.1.2 Enzephalopathien mit AMPA-Rezeptor-Antikörpern

Bei Patienten mit Enzephalopathien, die mit Antikörpern gegen die Glutamatrezeptor-Untereinheiten 1 und 2 (GluR1/2) des α-Amino-3-hydroxy-5-methyl-4-isoxazol-Propionsäure(AMPA)-Rezeptors assoziiert sind, handelt es sich in der Regel um Frauen (ca. 75 %) im mittleren Alter (23–87, median 60 Jahre), die eine akute limbische Dysfunktion, z. T. mit multifokalen/diffusen Enzephalopathien entwickeln oder weniger häufig psychiatrische Auffälligkeiten zeigen. In den bisher beschriebenen Patienten zeigen ca. 70 % einen zugrundeliegenden Tumor in der Lunge, der Brust, dem Thymus oder Ovarialteratom. Bei 70 % zeigte der *Liquor* eine Liquorpleozytose (5–164/ml), während oligoklonale Banden im Liquor in keinem Fall nachweisbar waren. Die *MRT-Untersuchung* des Kopfes zeigte bei 75 % in der FLAIR-Sequenz eine Signalanhebung in den medialen Temporallappen, vereinbar mit einer limbischen Enzephalitis.

**Tab. F 12.1:** Derzeit bekannte Antikörper-assoziierte autoimmune Enzephalopathien

| Diagnose | Neurologische Syndrome | Liquor | MRT | EEG | Besonderheit | Tumoren |
|---|---|---|---|---|---|---|
| **NMDA-R** | Enzephalitis mit initial psychiatrischen Symptomen gefolgt von Katatonie, Dyskinesien, Aphasie und Hypoventilation | 70–95 % pathologisch,<br>70–90 % Liquorpleozytose,<br>10 % (Frühphase),<br>40 % (im Verlauf) intrathekale Immunglobulinsynthese | 33–55 % mesiotemporale Hyperintensität, Basalganglien, Rückenmark | 80–90 % epileptische Erregbarkeitssteigerung, allgemeine Verlangsamung | Frauen: Männer 2,5 : 1,<br>Orofaziale Dyskinesien | Ovarialteratome<br>< 14 LJ (9 %)<br>< 18 LJ (31 %)<br>< 18 LJ (56 %) |
| **VGKC (LGI1, CASPR2)** | Epileptische Anfälle, Hyponatriämie, Desorientiertheit, Kurzzeitgedächtnisstörung, Creutzfeldt-Jacob-ähnliche Symptome, Neuromyotonie | 40 % Liquorpleozytose; keine intrathekale Immunglobulinsynthese | 70–80 % mesiotemporale Hyperintensität | 70 % epileptische Erregbarkeitssteigerung, allgemeine Verlangsamung | Männer: Frauen 2 : 1,<br>REM Schlafstörung,<br>Hyponatriämie (> 70 %) | Thymom, Kleinzelliges Bronchialkarzinom (insges. selten) |
| **AMPA-R** | Akute limbische Dysfunktion, psychiatrische Auffälligkeiten | 80 % Liquorpleozytose<br>bisher kein Nachweis intrathekaler Immunglobulinsynthese | 75 % mesiotemporale Hyperintensität | 75 % epileptische Erregbarkeitssteigerung, allgemeine Verlangsamung | Frauen (90 %); schubförmige Rezidive | Kleinzelliges Bronchialkarzinom, Brust, Thymom (70 %) |
| **$GABA_A$-R** | Epileptische Anfälle, Enzephalopathie | Ca. 10–30 % Liquorpleozytose und intrathekale Immunglobulinsynthese | Temporal, kortikale und subkorticale Beteiligung | epileptische Erregbarkeitssteigerung, allgemeine Verlangsamung | Krampfanfälle mit retraktärem Status epilepticus | < 5 % Thymom |
| **$GABA_B$-R** | Akute limbische Dysfunktion | 90 % pathologisch,<br>70 % Liquorpleozytose,<br>30 % intrathekale Immunglobulinsynthese | 70 % mesiotemporale Hyperintensität, Corpus callosum | 75 % epileptische Erregbarkeitssteigerung, allgemeine Verlangsamung | Krampfanfälle (86 %),<br>z. T. GAD und TPO-AK positiv | Kleinzelliges Bronchialkarzinom (50 %) |
| **Glycin-R** | PERM (progressive encephalomyelitis with rigidity and myoclonus), Stiff-Person-Syndrom | 60 % Liquorpleozytose und/ oder intrathekale Immunglobulinsynthese | meist normal | Allgemeinveränderungen, epilepsietypische Potentiale | Überlappung mit anderen Autoimmunerkrankungen | Thymom, Lyphome, Mamma-Ca (ca. 20 %) |
| **$Na_X$** | Enzephalopathie; Hypernatriämie | | Bisher nur ein Fall beschrieben | Bisher nur ein Fall beschrieben | Bisher nur ein Fall beschrieben | Ganglioneurom |
| **DPPx** | Enzephalopathie, Psychosen, Schlafstörungen, Myoklonus, epileptische Krampfanfällen, Ataxie | Einige zeigten entzündliche Veränderungen, aber die Mehrzahl war unauffällig. | Unspezifsche Veränderungen bei wenigen Fällen | Epileptische Erregbarkeitssteigerung bei einigen | Gehäuft mit schwerwiegenden Diarrhoen assoziiert | <10 % Lymphom, Leukämie |
| **mGluR5** | Akute limbische Dysfunktion, epileptische Anfälle | Liquorpleozytose, intrathekaler Immunglobulinsynthese | Temporale, parietale und occipitale Hyperintensitäten | Epileptische Erregbarkeitssteigerung | Mit Hodgkin Lymphomen assoziiert | Hodgkin Lymphom |
| **GAD65** | Stiff-Person-Syndrom, Zerebelläre Ataxie, Limbische Enzephalitis | 60 % intrathekale Immunglobulinsynthese,<br>20 % Liquorpleozytose | 100 % mesiotemporale Hyperintensität, häufig bilateral | Epileptische Erregbarkeitssteigerung, allgemeine Verlangsamung | Vermehrt Frauen | ? |

| | | | | | | |
|---|---|---|---|---|---|---|
| **Gliadin** | Zerebelläre Ataxie, Neuropathie, Intestinale Beschwerden (10 %) | unspezifisch | zerebelläre Atrophie (ca. 60 %) | ? | HLA-DQ2 bei über 70 %, häufige NLG Veränderungen (45 %), Assoziation mit Sprue | ? |
| **TPO**<br>**TG** | Kognitive Einschränkungen bis zur Demenz, Schlaganfall-ähnliche Episoden, epileptische Anfälle, Myoklonus | Erhöhtes Liquoreiweiß (80 %) | Ischämien, Atrophie (ca. 60 %) | > 90 % Auffälligkeiten | 30 % subklinische Hypothyreose | Nicht assoziiert |

Im *EEG* fanden sich ebenfalls bei 75 % Auffälligkeiten. Bei einer Patientin wurden Antikörper gegen AMPA-Rezeptoren nur im Liquor gefunden. Da der Titer im Liquor jeweils höher als im Serum war, ist von einer intrathekalen Synthese auszugehen. Der Titerverlauf im Serum korrelierte mit dem Ansprechen auf eine immunsuppressive Therapie. Die neurologischen Symptome sprechen gut auf eine Tumorbehandlung und Immunsuppression an, zeigen aber eine Tendenz für ein schubförmiges Rezidiv (ca. 60 %), welches wiederum gut auf Immuntherapie anspricht. Schübe sind dabei nicht sicher mit einem Tumorrezidiv assoziiert (Lai et al. 2009; Höftberger et al. 2015).

### F 12.1.3 Enzephalopathien mit VGKC-Antikörpern

Bei der mit Antikörpern gegen spannungsabhängige Kaliumkanäle (*voltage gated potassium channel;* VGKC) assoziierten limbischen Enzephalitis finden sich klinisch häufig epileptische Anfälle (82–90 %), Gedächtnisstörungen und Verwirrtheit (100 %) sowie im Labor eine *Hyponatriämie* (38–60 %). Seltener treten Myoklonien (40 %), vegetative Zeichen (ca. 10 %) oder Zeichen eines Korsakow-Syndroms mit Konfabulationen auf (Lai et al. 2010; Irani et al. 2010b; Vincent et al. 2004). Gelegentlich kann auch ein Symptomenkomplex wie bei der Creutzfeldt-Jacob-Erkrankung gefunden werden. Ein Morvan-Syndrom bezeichnet eine limbische Enzephalitis in Kombination mit einer Neuromyotonie. Patienten sind typischerweise männlich (60–90 %) und durchschnittlich 60 Jahre alt (30–80 %). Diagnostisch wegweisend sind EEG, Liquor, cMRT und der Nachweis der Antikörper (**Tab. F 12.1**). Der Beweis erfolgt durch den Nachweis der Antikörper gegen VGKC im Liquor oder Serum entweder immunhistochemisch oder durch den standardisierten $^{125}$I-Dendrotoxin-Test. In der Minderzahl der Fälle liegt ein Tumor vor (0–20 %). Es handelt sich dabei um unterschiedliche Tumoren der Lunge, Schilddrüse, Mamma oder Niere, aber auch ovariale Teratome oder Thymome sind beschrieben worden (Lai et al. 2010).
Erst kürzlich wurde das eigentliche Antigen der VGKC-Antikörper assoziierten limbischen Enzephalitis entdeckt, das LGI1 (*leucine-rich glioma-inactivated 1*) bzw. CASPR2 (*Contactin assoziierte Protein 2*), welches bei der Neuromyotonie bzw. Morvan-Syndrom vermehrt vorliegt (Lai et al. 2010; Irani et al. 2010b). Eine direkte Bestimmung der Antikörperspezifität ist bereits möglich. Jedoch lassen sich nur ein Teil der Antikörper gegen spannungsabhängige Kaliumkanäle durch LGI1- und CASPR2-spezifische Reaktivität erklären. Auch finden sich nicht selten beide Antikörper im Serum eines Patienten. Niedrigtitrige Antikörperspiegel scheinen klinisch ebenfalls relevant zu sein. Die neurologischen Symptome sind vielseitig und bestehen aus kognitiven Defiziten, epileptischen Anfällen (häufiger bei LGI1-Antikörpern) bis zu Hyperexzitabilität peripherer motorischer Nerven (häufiger assoziiert mit CASPR2) (Klein et al. 2013).

### F 12.1.4 Enzephalopathien mit GABA-Rezeptor-Antikörpern

$GABA_B$-Rezeptoren sind G-Protein-gekoppelte Rezeptoren, die eine präsynaptische Inhibition vermitteln. Eine Enzephalitis, die durch Antikörper gegen $GABA_B$-R vermittelt wird, zeigt sich insbesondere durch das Bild einer limbischen Dysfunktion (Verwirrtheit und Gedächtnisstörungen) und früh im Verlauf auftretende epileptische Anfälle (Lancaster et al. 2010). Die $GABA_B$-R-Antikörper (IgG1 > IgG3 > IgG2) wurden sowohl im Serum als auch im Liquor gefunden, während bei 20 % die Antikörper ausschließlich im Liquor detektiert werden konnten. Zusätzlich können *cMRT, Liquor* und *EEG* (**Tab. F 12.1**) diagnostisch hilfreich sein.
Bei ca. 50 % der Patienten konnte im Verlauf ein kleinzelliges Bronchialkarzinom oder ein neuroendokriner Tumor der Lunge gefunden werden. Die neurologischen Symptome sprachen gut auf eine Immuntherapie und eine Behandlung des Tumors an, falls dieser vorhanden war. Die Hälfte der Patienten mit $GABA_B$-R-Antikörpern hatten zusätzliche Autoantikörper im Serum (TPO, GAD, SOX1 oder N-Typ spannungsabhängige Kalziumkanäle). Diese Autoantikörper zeigen, dass bei den Erkrankten eine allgemeine autoimmunologische Diathese besteht, sodass manche Symptome bei Erkrankungen, die mit Antikörpern gegen intrazelluläre Antigene assoziiert sind, auch dadurch erklärt sein könnten.
Hochtitrige Antikörper gegen $GABA_A$-Rezeptoren, welche Liganden-gesteuerte Ionenkanäle sind, fanden sich bei insgesamt sechs Kindern und Erwachsenen (1 weiblicher und 5 männliche Patienten im Alter zwischen 3–63 Jahren) mit subakuter progressiver Enzephalopathie und behandlungsrefraktären Epilepsien oder Status epilepticus. Auffällig waren die ausgeprägten kortikalen und subkortikalen Veränderungen in den T2 gewichteten MRT-Sequenzen. Eine Assoziation mit einem Tumor fand sich selten, jedoch kann ein Thymom assoziiert sein. Darüber hinaus fanden sich in einer Kontrollpopulation mit verschiedenen neurologischen Symptomen 12 Patienten mit niedrigtritigen $GABA_A$-Rezeptor Antikörpern häufig in Verbindung mit anderen autoimmunen Erkrankungen. Die neurologischen Symptome waren epileptische Anfälle, Opsoklonus-Myoklonus und Stiff Person-Syndrom (Petit-Pedrol et al. 2014).

### F 12.1.5 Enzephalopathien mit Glycin-Rezeptor-Antikörpern

Es wurden 52 Patienten mit Glycin-Rezeptor Antikörpern beschrieben (Carvajal-González et al. 2014). Ca. 70 % der Patienten entwickeln eine progressiver Enzephalomyelitis mit Rigidität und Myoklonus (PERM). Dieses Syndrom wird als Variante des Stiff-Person-Syndroms aufgefasst und durch einen subakuten Beginn mit Extremitäten- und Stammrigidität, Muskelkrämpfen, Hirnstammdysfunktion, Hyperekplexie und Enzephalopathie beschrieben. Darüber hinaus fanden sich aber auch Doppelbilder, Schwächen, Spastik, kognitive Störungen, zerebelläre Ataxien und in ca. 20 % eine Atemstörung mit der Notwendigkeit einer Intensivbehandlung. Epileptische Anfälle können ebenfalls auftreten. Das cMRT ist typischerweise unauffällig, kann aber vereinzelt unspezifische Marklagerläsionen aufweisen. Im EEG finden sich häufig Allgemeinveränderungen und seltener epilepsietypische Potentiale. Im Liquor können eine Pleozytose, Immunglobulinsynthese oder Proteinerhöhung vorliegen, jedoch zeigten sich in ca. 30 % keine Auffälligkeiten. Das Vorkommen von Glycin-Rezeptor Antikörpern ist häufig mit anderen Autoantikörpern, Autoimmunerkrankungen und in ca. 20 % mit Tumoren (Thymome, Lymphome und Brustkrebs) assoziiert. Die Enzephalopathie spricht auf eine Immuntherapie gut an (Immunglobuline, Steroide, Plasmapherese), die assoziierten Tumore sollten rasch behandelt werden.

### F 12.1.6 Enzephalopathien mit GAD-Antikörpern

Glutaminsäure-Decarboxylase (GAD) katalysiert die Synthese der Gamma-Aminobuttersäure (GABA) – der wichtigste inhibitorische Neurotransmitter des ZNS. Antikörper können gegen beide Unterformen GAD65 und GAD67 gebildet werden. GAD assoziierte neurologische Syndrome treten gehäuft zusammen mit anderen Autoimmunerkrankungen auf, hauptsächlich mit Diabetes mellitus Typ 1 (DM1). In einer aktuellen Übersichtsarbeit wird dieser Zusammenhang mit anderen Autoimmunerkrankungen eindrücklich dokumentiert (Gagnon und Savard 2016). Da in ca. 80 % der neu diagnostizierten DM1-Patienten GAD-Antikörper nachweisbar sind, ist die Zuordnung nicht sicher geklärt. Allerdings sind die Konzentrationen in der Regel ca. 100-fach höher bei neurologischen Syndromen als bei DM1-Patienten. Die häufigsten neurologischen Manifestationen sind Anfälle, Stiff-Person Syndrom und limbische Enzephalitis. GAD-Antikörper wurden ebenfalls in einer Subgruppe von Patienten mit spät manifestierender isolierter zerebellärer Ataxie gefunden sowie bei einigen Patienten mit Epilepsie, limbischer Enzephalitis, Downbeat-Nystagmus, Gaumensegeltremor und Hirnstammdysfunktion (Saiz et al. 2008). Obwohl das Vorliegen von hochtitrigen GAD-Antikörpern darauf hinweist, dass die zugrundeliegende neurologische Symptomatik immunvermittelt ist, sollte die spezifische intrathekale Synthese nachgewiesen werden. Diese Analyse ist besonders entscheidend, wenn gleichzeitig ein DM1 oder ein anderes autoimmunes endokrines Syndrom vorliegt. GAD-Antikörper sind bei einigen Patienten mit paraneoplastischem SPS mit Thymomen und anderen soliden Tumoren positiv nachweisbar, ihr Vorkommen bei klassischen paraneoplastischen Erkrankungen ist aber selten. Es wird eine gelegentliche Assoziation mit GABA-R-Antikörpern beschrieben.

### F 12.1.7 Hashimoto-Enzephalopathie mit TPO/TG-Antikörpern oder Steroid-Responsive Encephalopathy Associated with Autoimmune Thyroiditis (SREAT)

Die Hashimoto-Enzephalopathie ist eine bisher nicht gut verstandene Erkrankung, die hauptsächlich über das Vorliegen von Autoantikörpern gegen Thyreoperoxidase (TPO, früher mikrosomale Antikörper) und Thyreoglobulin (TG) sowie einem guten Ansprechen auf Steroide definiert ist (Schiess und Pardo 2008). Ein weiterer Antikörper gegen das aminoterminale Ende der α-Enolase scheint ebenfalls mit der Hashimoto-Enzephalopathie assoziiert zu sein (40–80 %). Keiner dieser Antikörper ist jedoch spezifisch für diese Erkrankung, und TPO-Antikörper finden sich auch in der euthyreoten Normalbevölkerung (14 % der Männer und 26 % der Frauen). Anti-TPO und -TG stehen klassischerweise im Zusammenhang mit einer Hashimoto-Thyreoiditis, die sich klinisch nach anfänglicher Hyperthyreose häufig mit Zeichen einer Hypothyreose präsentiert.

Die neurologischen Symptome sind vielfältig und beinhalten kognitive Störungen mit verminderter Gedächtnisleistung und Verwirrtheit bis hin zu einem schweren demenziellen Syndrom, fokale und generalisierte Anfälle (ca. 60 %), Schlaganfall-ähnliche Episoden (ca. 20–30 %), Myoklonien, psychiatrische Auffälligkeiten, Ataxien, Tremor, choreatiforme Bewegungsstörungen und Kopfschmerzen. Die Erkrankung betrifft meistens Frauen und Mädchen (70–80 %). Mittlerweile werden drei Verlaufsformen unterschieden – eine akute, eine chronische und eine schubförmig remittierende. Diagnostisch finden sich zusätzlich im *Liquor* eine Eiweißerhöhung, *EEG*-Veränderungen und im *cMRT* verschiedene ischämische oder degenerative Veränderungen. Zusätzlich haben ca. 30 % der Betroffenen eine subklinische Hypothyreose.

### F 12.1.8 Enzephalopathien mit Gliadin-Antikörpern

Gliadin-Antikörper sind neben den Transglutaminase-Antikörpern (anti-TG2 IgG und IgA, anti-TG3 und anti-TG6) serologische Marker einer möglichen erhöhten Glutensensitivität. Diese äußert sich typischerweise durch gastrointestinale Beschwerden. Eine Ataxie ist die häufigste neurologische Komplikation und tritt nicht selten ohne eine vorhergehende gastrointestinale Beschwerdesymptomatik auf. Erschwert wird die Zuordnung jedoch aufgrund des hohen Auftretens dieser Antikörper in der Normalbevölkerung (> 10 %). Bei Ataxie ohne Nachweis einer Multisystematrophie Typ C oder einer positiven Familienanamnese liegt der Anteil mit positiven Gliadin-Antikörpern mit bis zu 40 % aber deutlich höher. Diese Patienten haben ein durchschnittliches Erkrankungsalter von 48 Jahren (14–81 Jahre), zeigen immer eine Gangataxie mit häufig assoziierter Extremitätenataxie (obere 75 %, untere 90 %). Zusätzlich finden sich häufig typische okuläre Zeichen (> 80 %) und eine zerebelläre Dysarthrie (> 60 %). Der elektrophysiologische Nachweis einer zusätzlichen Polyneuropathie gelingt bei 45 % der Fälle. Bei diesen Patienten sind gastrointestinale Beschwerden nur zu ca. 10 % vorhanden und selbst eine Biopsie zeigt passende enteropathische Veränderungen nur in ca. 30 % der Fälle. Es gibt eine hohe Assoziation mit HLA-DQ2 bei über 70 % der Patienten. Unterschiedliche Neuropathieformen stellen die zweithäufigste neurologische Manifestationsform dar und kommen interessanterweise häufiger bei Patienten ohne zusätzliche gastrointestinale Beschwerden vor (Hadjivassiliou et al. 2016). Gliadin Antikörper treten bei bis zu 30 % der idiopathischen PNPs auf. Die Behandlung besteht primär aus glutenfreier Ernährung, wobei vielleicht auch die Gabe von Immunglobulinen hilfreich sein kann (Hadjivassiliou et al. 2010).

### F 12.1.9 Enzephalopathien mit $Na_X$-Antikörpern

Ein bisher erst einmalig beschriebener Antikörper richtet sich gegen den atypischen Natriumkanal und Natriumsensor $Na_x$, der unter anderem im Hypophysenhinterlappen exprimiert wird. Im Vordergrund stand eine ausgeprägte *Hypernatriämie*, begleitet von wechselnden Vigilanzzuständen. In dem beschriebenen Fall war das Antikörpersyndrom mit dem Auftreten eines $Na_x$ exprimierenden Schwannzelltumors assoziiert (Hiyama et al. 2010).

### F 12.1.10 Enzephalopathien mit Dipeptidyl-peptidase-like Protein-6 (DPPX)-Antikörpern

Antikörper gegen DPPX, eine regulatorische Untereinheit der neuronalen $K_V4.2$ Kaliumkanals, wurde inzwischen in mehreren Fällen (im Alter von 13–75) beschrieben, die eine zumeist rasche progrediente Enzephalopathie mit Agitation, Psychosen, Schlafstörungen, deliranten Zuständen mit Halluzinationen, Myoklonus und epileptischen Krampfanfällen zeigten (Boronat et al. 2013; Tobin et al. 2014). Ebenfalls traten zerebelläre Störungen mit Ataxie und Nystagmus auf. Ein gehäuftes Auftreten zusammen mit schwerwiegenden Diarrhoen wurde beschrieben, was durch die Bindung des Antikörpers an enterische Nerven erklärt werden kann (Piepgras et al. 2015). Eine Assoziation mit Lymphomen oder Leukämien lag in Einzelfällen vor.

### F 12.1.11 Enzephalopathien mit mGluR5-Antikörpern

Antikörper gegen den mGluR5 (metabotroper Glutamatrezeptor 5) wurde in zwei Patienten (15 LJ und 46 LJ) mit typischen Symptomen einer limbischen Enzephalitis in Zusammenhang mit einem Hodgkin Lymphom detektiert. Beide Patienten zeigten eine entzündliche Veränderung im Liquor. Dieses sogenannte Ophelia-Syndrom (limbische Enzephalitis bei einem M. Hodgkin) remittierte komplett nach erfolgreicher Behandlung des Hodgkin Lymphoms (Lancaster et al. 2011).

### F 12.1.12 Antikörper-negative limbische Enzephalitiden

Eine besondere diagnostische Herausforderung stellen die limbischen Enzephalitiden dar, bei denen kein Antikörpernachweis gelingt. Gegenwärtig ist die Einschätzung des prozentualen Anteils dieser Gruppe schwierig, da durch die neuen Antikörper und Nachweismethoden zunehmend Erkrankungen zugeordnet werden können. In einer kürzlich beschriebenen Untersuchung von 410 Patienten mit Verdacht auf immunvermittelte Enzephalitiden konnten nur in 38 (9 %) Fällen keine Antikörper nachgewiesen werden (Lancaster et al. 2010). Wahrscheinlich werden aber einige neue Antikörper in den nächsten Jahren diese Gruppe deutlich verkleinern.

## F 12.2 Epidemiologie und Verlauf

Die Aussicht auf eine klinische Remission ist bei den unterschiedlichen Antikörper-assoziierten autoimmunen Enzephalopathien unterschiedlich ausgeprägt. Die Remission der Enzephalopathien mit NMDA-Rezeptor-Antikörpern hängt von der raschen Diagnosestellung und im Falle einer Paraneoplasie von der Entfernung des Tumors ab. Patienten, bei denen innerhalb von vier Monaten der Tumor entfernt wurde, hatten einen deutlich günstigeren Verlauf als die restlichen Patienten (Dalmau et al. 2008). Die Titerverläufe der NMDA-Rezeptor Antikörper im Liquor sind mit der Prognose assoziiert; hierbei gilt: je höher der Titer, umso schlechter die Prognose. Persistierende Antikörper finden sich zudem gehäuft bei Patienten mit Teratomen (Gresa-Arribas et al. 2014). Der frühe Beginn einer immunsuppressiven Therapie (< 40 Tage) kann ebenso den Verlauf günstig beeinflussen und den Aufenthalt auf der Intensivstation deutlich reduzieren (Irani et al. 2010a). In der Mehrzahl der Fälle kommt es zu einer weitgehenden Rückbildung der Symptomatik innerhalb von 2 Jahren, allerdings bleiben bei ca. 20–40 % anhaltende schwere Defizite oder es kommt zu einem letalen Ausgang. Allerdings sind auch spontane Remissionen noch nach Monaten bei bis dahin schweren Verläufen möglich. Von den 75 % mit spontaner oder therapieinduzierter Remission haben 8 % weiterhin subtile Veränderungen frontaler Fähigkeiten, wie Aufmerksamkeit, Planung oder Impulskontrolle. 30 % zeigten im Verlauf Schlafstörungen. Selbst nach 5–7 Jahren können jedoch frontotemporale Atrophie und Hypoperfusion noch eine deutliche Verbesserung zeigen. Ein er-

neuter Erkrankungsschub tritt bei 12 % der Erkrankten auf (Titulaer et al. 2013). Demnach sind die schweren und langanhaltenden Defizite in einigen Patienten mit Antikörpern gegen NMDA-Rezeptoren potenziell reversibel und eher einem funktionellen als einem strukturellen neuronalen Schaden zuzuschreiben. Auch die Enzephalopathien mit Antikörpern gegen AMPA- oder $GABA_B$-Rezeptoren scheinen ähnlich günstig auf Immuntherapien anzusprechen, obwohl die begrenzten Fallserien keine sichere Aussage zulassen. Nach Tumorentfernung oder Beginn einer Immuntherapie ist nach ca. 2–3 Wochen mit einer klinischen Besserung zu rechnen. Besonders gut sprechen die Enzephalopathien mit Antikörpern gegen VGKC auf eine Immuntherapie an. So findet sich in bis zu 80 % eine gute und meist rasche Erholung nach erfolgter Immuntherapie. Es sind jedoch auch schwere Residualzustände und krankheitsbedingtes Versterben beschrieben. Bei der Hashimoto-Enzephalopathie ist eine Kortisontherapie im überwiegenden Teil erfolgreich (ca. 90 %). Nur gelegentlich kommt es zu Rückfällen, sodass eine langfristige Kortisontherapie zum Teil auch eine Kortisonersatztherapie notwendig wird.
Anders ist der Verlauf der Enzephalopathien, die mit GAD- oder Gliadin-Antikörpern assoziiert sind. Bei diesen Enzephalopathien bleiben oft Residualzustände zurück, die einer Therapie nur wenig zugänglich sind.

## F 12.3 Therapeutische Prinzipien

Die Antikörper-assoziierten autoimmunen Enzephalopathien mit Oberflächenantigenen, die seltener mit Tumoren assoziiert sind, sprechen im Gegensatz zu den immunvermittelten Enzephalopathien, die mit intrazellulären Antigenen assoziiert sind, wie die klassischen paraneoplastischen Erkrankungen (z. B. Ma2, Hu), besser auf eine Immuntherapie an. Ein schlechtes Ansprechen auf Immuntherapie liegt für die mit GAD- oder Gliadin-Antikörpern assoziierten Enzephalopathien vor. Der Grund für diese Diskrepanz mag in der unterschiedlichen Bedeutung der Antikörper für die Pathogenese der einzelnen Erkrankungen liegen. So ist konzeptionell nachzuvollziehen, dass Antikörper, die an Oberflächenmoleküle binden, einen direkten Effekt über eine Rezeptorinternalisierung, Komplementaktivierung oder Antikörperabhängige zelluläre Zytotoxizität (Makrophagen, NK-Zellen etc.) ausüben können.
Es gibt keine kontrollierten randomisierten prospektiven Therapiestudien zu den unterschiedlichen Enzephalopathien und bisher sind lediglich Fallberichte und -serien verfügbar. Aus pathophysiologischen Überlegungen werden die gleichen Substanzen verwendet, wie sie auch bei anderen Antikörper- und immunvermittelten Erkrankungen zum Einsatz kommen (**Tab. F 12.2**). So werden vornehmlich *Kortikosteroide* eingesetzt (↔, A), um rasch die Immunantwort zu unterdrücken. Eine *Plasmapherese* (↔, A) führt zu einer Entfernung der Antikörper aus der Zirkulation und *i. v. Immunglobuline* (↔, A) führen über Bindung an Fc-gamma-Rezeptoren zu einer komplexen antientzündlichen Immunmodulation. Als weitere Eskalation der Therapie in schweren Verlaufsformen ist ein positiver Effekt von *Rituximab* (↔, A) berichtet worden. Rituximab ist ein humanisierter rekombinanter Antikörper, der $CD20^+$ B-Zellen depletiert

**Tab. F 12.2:** Therapeutisches Vorgehen bei autoimmunen Autoantikörper-vermittelten Enzephalopathien

| Therapie (Empfehlung) (Evidenz) | Dosierung | Laboruntersuchungen, Vorsorge | Wichtige unerwünschte Wirkungen |
|---|---|---|---|
| **Prednisolon** (↔, A) | Initial 0,5–1 mg/kg/d; langsame Dosisreduktion bei Ansprechen. Längerfristige Behandlung mit 0,1 mg/kg/d | Periodische Knochendichtemessung (zusätzlich Bisphosphonate, Vitamin D, Kalzium; Bisphosphonate sollten vor und während einer Schwangerschaft vermieden werden); Protonenpumpenhemmer (Magenschutz) | *Kurzfristige Einnahme:* Schlafstörungen, Stimmungswandel, Akne, Gewichtszunahme, verschwommenes Sehen, Dyspepsie<br>*Längerfristige Einnahme:* Magenulzeration, Osteoporose, proximale Myopathie, Flüssigkeitsretention, Diabetes mellitus, Bluthochdruck, Infektionsrisiko |
| **Methylprednisolon** (↔, A) | 1 000 mg/d oder 20 mg/kg KG/d i. v. für 3–5 Tage | Protonenpumpenhemmer (Magenschutz); bei Immobilisation Thromboseprophylaxe mit niedermolekularen Heparinen | siehe unerwünschte Wirkungen von Prednisolon |
| **i. v. Immunglobuline** (↔, A) | 2 g/kg als Induktionsdosis (30 g/d)<br>0,4 g/kg alle 3–4 Wochen als Erhaltungstherapie | Vor der Erstgabe Ausschluss eines IgA-Defizits | Allergische Reaktionen, vereinzelt aseptische Meningitis, Sorbit kann als Bestandteil verschiedener Immunglobulin-Präparate eine eingeschränkte Nierenfunktion vorübergehend verschlechtern |

**Tab. F 12.2:** Therapeutisches Vorgehen bei autoimmunen Autoantikörper-vermittelten Enzephalopathien (Fortsetzung)

| **Therapie (Empfehlung) (Evidenz)** | **Dosierung** | **Laboruntersuchungen, Vorsorge** | **Wichtige unerwünschte Wirkungen** |
|---|---|---|---|
| **Plasmapherese** (↔, A) | 5 Zyklen einer Plasmaseparation über einen zentralen Venenkatheter (ggf. auch großlumigen peripheren Venenkatheter) | Überwachung des CRP (< 20 mg/L), Leukozyten (< 12 000/µl), Fibrinogen (> 1 g/L), kein Fieber, reizloser Katheter | Unerwünschte Wirkungen im Rahmen der Katheteranlage und wie bei einer Dialyse |
| **Rituximab** (MabThera®) (↔, A) | Rituximab 375 mg/m² KO 1 × pro Woche für insgesamt 4 Wochen<br><br>oder 1 000 mg Rituximab (i. d. R. in 600 ml) jeweils an Tag 1 und an Tag 15 | Monitorüberwachung während der Infusion, Vorbereitung mit 1 000 mg Paracetamol i. v., 2 mg Clemastin i. v., 50 mg Ranitidin i. v., 100 mg Prednisolon i. v.<br><br>B-Zellen Bestimmung nach 3 Monaten | Cave: Exantheme, Verschlechterung vorbestehender Herzbeschwerden und Bronchospasmus, weitere Nebenwirkungen sind Fieber (50 %), Schüttelfrost, Rigor, Übelkeit Kopfschmerz, Halsirritationen und Blutdruckabfall (10 %) |
| **Cyclophosphamid** (↔, A) | Max. Kumulativdosis 30 g (–50 g)<br>Induktion: einmalig 500 mg/m² i. v.<br><br>alle 4 Wochen Bolus wiederholen mit Dosissteigerung um 125 mg/m² bis Leukozytennadir < 4 000/ml (Blutbildkontrollen Tag 8, 10 und 12); Dosisreduktion um 125 mg/m² bei Leukozyten < 3 000/ml, Absetzen der Therapie bei Leukozyten < 1 500/ml Dosissteigerung bis max. 1,0 g/m²; Dosisreduktion bei Kreatinin-Clearance < 30 ml/min oder Alter > 65 J. um 30 % bei Erstgabe, dann Anpassung nach Nadir; Behandlungsdauer: bis zum Erreichen einer Remission, mindestens jedoch für 6 Monate | Regelmäßige Überwachung des Blutbildes und der Leberfunktion sowie Urinanalyse auch Hämaturie (wöchentlich im 1. Monat und danach monatlich); engmaschige Leukozytenkontrolle bei GFR 10–30 ml/min; Vor CYC-Gabe: 1 500 ml NaCl 0,9 % i. v., 4 mg Ondasetron i. v., 400 mg Mesna i. v.<br><br>Nach CYC-Gabe: 1 500 ml NaCl 0,9 % i. v., 4 h danach: 400 mg Mesna i. v., 8 h danach: 400 mg Mesna i. v. | Übelkeit, Erbrechen, Diarrhoe, Fatigue, Zystitis, Hämaturie, Knochenmarksuppression |

und damit die Antikörperproduktion langfristig vermindert sowie indirekt einen Effekt auf eine T-Zellantwort zeigt. Schließlich kommt auch das *Cyclophosphamid* (↔, A) in therapieresistenten Fällen zum Einsatz. Eine Überlegenheit einer bestimmten Therapieform ist derzeit nicht zu konstatieren.

Die Behandlungen, die ausschließlich Antikörper aus der Zirkulation entfernen oder modifizieren (z. B. Plasmapherese, i. v. Immunglobuline) sind meist nur in der Frühphase der Erkrankungen wirksam, in der Spätphase mit hoher intrathekaler Antikörperproduktion unwirksam. So zeigt z. B. die Enzephalopathie mit Antikörpern gegen VGKC-abhängige Proteine, die zumeist nicht mit prominenter Liquorpleozytose oder intrathekaler Antikörpersynthese einhergeht, in der Regel ein gutes Ansprechen auf Plasmapherese, IvIg und Steroide. Die Enzephalopathien mit Antikörpern gegen NMDA-Rezeptoren sprechen jedoch nur gut auf Plasmapherese, IvIg und Steroide an, wenn diese früh im Verlauf durchgeführt werden ohne nachweisbare intrathekale Antikörperproduktionen (Iraniet al. 2010a). Sind bereits oligoklonale Banden im Liquor nachweisbar, müssen diese Patienten oft länger und aggressiver mit Rituximab oder/und Cyclophosphamid behandelt werden.

## F 12.4 Pragmatische Therapie

Symptomatische Patienten sollten einer raschen Therapie zugeführt werden. Dabei hat sich nach unserer Erfahrung bei fehlenden kontrollierten Studien das folgende Stufenschema bewährt (**Abb. F 12.1**).

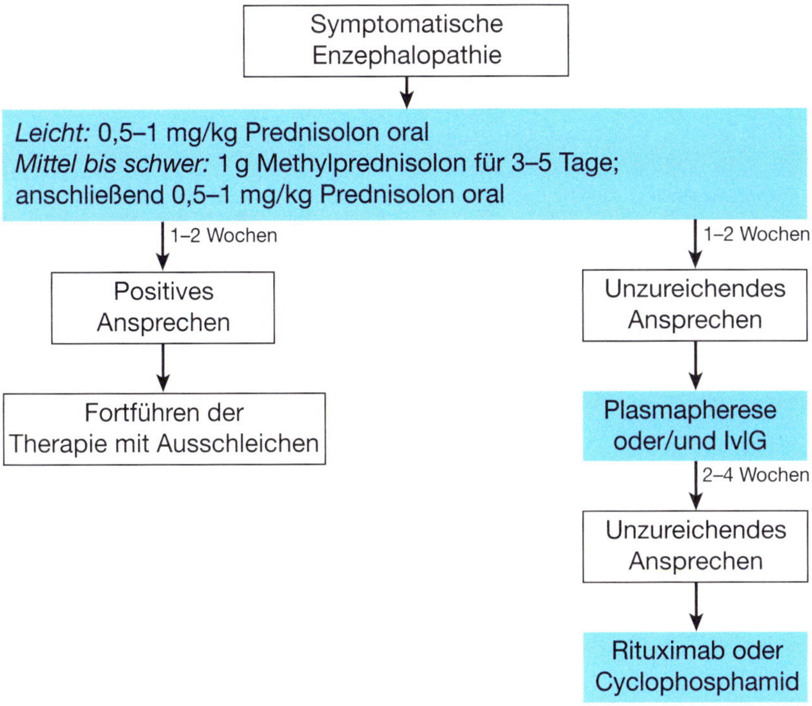




**Abb. F 12.1:** Stufenschema der Basis- und Eskalationstherapie von autoimmunen Antikörper-assoziierten Enzephalopathien.

## Literatur

Boronat A, Gelfand JM, Gresa-Arribas N, Jeong HY, Walsh M, Roberts K et al. Encephalitis and antibodies to dipeptidyl-peptidase-like protein-6, a subunit of Kv4.2 potassium channels. Ann Neurol 2013; 73: 120–128.

Carvajal-González A, Leite MI, Waters P, Woodhall M, Coutinho E, Balint B et al. Glycine receptor antibodies in PERM and related syndromes: characteristics, clinical features and outcomes. Brain 2014; 137: 2178–2192.

Dalmau J, Gleichman AJ, Hughes EG, Rossi JE, Peng X, Lai M et al. Anti-NMDA-receptor encephalitis: case series and analysis of the effects of antibodies. Lancet Neurol 2008; 7: 1091–1098.

Florance NR, Davis RL, Lam C, Szperka C, Zhou L, Ahmad S et al. Anti-N-methyl-D-aspartate receptor (NMDAR) encephalitis in children and adolescents. Ann Neurol 2009; 66: 11–18.

Gagnon MM, Savard M. Limbic Encephalitis Associated With GAD65 Antibodies: Brief Review of the Relevant literature. Can J Neurol Sci 2016; 43: 486–493.

Graus F, Saiz A, Dalmau J. Antibodies and neuronal autoimmune disorders of the CNS. J Neurol 2010; 257: 509–517.

Graus F, Titulaer MJ, Balu R, Benseler S, Bien CG, Cellucci T et al. A clinical approach to diagnosis of autoimmune encephalitis. Lancet Neurol 2016; 15: 391–404.

Gresa-Arribas N, Titulaer MJ, Torrents A, Aguilar E, McCracken L, Leypoldt F et al. Antibody titres at diagnosis and during follow-up of anti-NMDA receptor encephalitis: a retrospective study. Lancet Neurol 2014, 13: 167–77

Hadjivassiliou M, Sanders DS, Grünewald RA, Woodroofe N, Boscolo S, Aeschlimann D. Gluten sensitivity: from gut to brain. Lancet Neurol 2010; 9: 318–330.

Hadjivassiliou M, Rao DG, Grìnewald RA, Aeschlimann DP, Sarrigiannis PG, Hoggard N et al. Neurological Dysfunction in Coeliac Disease and Non-Coeliac Gluten Sensitivity.Am J Gastroenterol 2016; 111: 561–567.

Hiyama TY, Matsuda S, Fujikawa A, Matsumoto M, Watanabe E, Kajiwara H, Niimura F, Noda M. Autoimmunity to the sodium-level sensor in the brain causes essential hypernatremia. Neuron 2010; 66: 508–522.

Höftberger R, van Sonderen A, Leypoldt F, Houghton D, Geschwind M, Gelfand J et al. Encephalitis and AMPA receptor antibodies: Novel findings in a case series of 22 patients. Neurology 2015; 84: 2403–2412.

Irani SR, Bera K, Waters P, Zuliani L, Maxwell S, Zandi MS, Friese MA et al. N-methyl-D-aspartate antibody encephalitis: temporal progression of clinical and paraclinical observations in a predominantly non-paraneoplastic disorder of both sexes. Brain 2010a; 133: 1655–1667.

Irani SR, Alexander S, Waters P, Kleopa KA, Pettingill P, Zuliani L, Peles E, Buckley C, Lang B, Vincent A. Antibodies to Kv1 potassium channel-complex proteins leucine-rich, glioma inactivated 1 protein and contactin-associated protein-2 in limbic encephalitis, Morvan's syndrome and acquired neuromyotonia. Brain 2010b; 133: 2734–2748.

Klein CJ, Lennon VA, Aston PA, McKeon A, O'Toole O, Quek A, Pittock SJ. Insights from LGI1 and CASPR2 potassium channel complex autoantibody subtyping. JAMA Neurol 2013; 70: 229–234.

Lancaster E, Lai M, Peng X, Hughes E, Constantinescu R, Raizer J et al. Antibodies to the GABA(B) receptor in limbic encephalitis with seizures: case series and characterisation of the antigen. Lancet Neurol 2010; 9: 67–76.

Lancaster E, Martinez-Hernandez E, Titulaer MJ, Boulos M, Weaver S, Antoine JC et al. Antibodies to metabotropic glutamate receptor 5 in the Ophelia syndrome. Neurology 2011; 77: 1698–1701.

Lai M, Hughes EG, Peng X, Zhou L, Gleichman AJ, Shu H et al. AMPA receptor anitibodies in limbic encephalitis alter synaptic receptor location. Ann Neurol 2009; 65: 424–434.

Lai M, Huijbers MG, Lancaster E, Graus F, Bataller L, Balice-Gordon R, Cowell JK, Dalmau J. Investigation of LGI1 as the antigen in limbic encephalitis previously attributed to potassium channels: a case series. Lancet Neurol 2010; 9: 776–785.

Malter MP, Helmstaedter C, Urbach H, Vincent A, Bien CG. Antibodies to glutamic acid decarboxylase define a form of limbic encephalitis. Ann Neurol 2010; 67: 470–478.

Petit-Pedrol M, Armangue T, Peng X, Bataller L, Cellucci T, Davis R et al. Encephalitis with refractory seizures, status epilepticus, and antibodies to the $GABA_A$ receptor: a case series, characterisation of the antigen, and analysis of the effects of antibodies. Lancet Neurol 2014; 13: 276–286.

Piepgras J, Höltje M, Michel K, Li Q, Otto C, Drenkkhahn C et al. Anti-DPPX encephalitis: pathogenic effects of antibodies on gut and brain neurons. Neurology 2015; 85: 890–897.

Saiz A, Blanco Y, Sabater L, González F, Bataller L, Casamitjana R, Ramió-Torrentà L, Graus F. Spectrum of neurological syndromes associated with glutamic acid decarboxylase antibodies: diagnostic clues for this association. Brain 2008; 131: 2553–2563.

Schiess N, Pardo CA. Hashimoto's encephalopathy. Ann N Y Acad Sci 2008; 1142: 254–265.

Titulaer MJ, McCracken L, Gabilondo I, Iizuka T, Kawachi I, Bataller L et al. Late-onset anti-NMDA receptor encephalitis. Neurology 2013; 81(12): 1058–1063.

Titulaer MJ, McCracken L, Gabilondo I, Armangué T, Glaser C, Iizuka T et al. Treatment and prognostic factors for long-term outcome in patients with anti-NMDA receptor encephalitis: an observational cohort study. Lancet Neurol 2013; 12: 157–165.

Tobin WO, Lennon VA, Komorowski L, Probst C, Clardy SL, Aksamit AJ et al. DPPX potassium channel antibody: frequency, clinical accompaniments, and outcomes in 20 patients. Neurology 2014; 83: 1797–1803.

Vincent A, Buckley C, Schott JM, Baker I, Dewar BK, Detert N, Clover L, Parkinson A, Bien CG, Omer S, Lang B, Rossor MN, Palace J. Potassium channel antibody-associated encephalopathy: a potentially immunotherapy-responsive form of limbic encephalitis. Brain 2004; 127: 701–712.

# F 13 Prion-Erkrankungen

*von J.-P. Bach und J. B. Schulz**

## F 13.1 Klinik und Verlauf

Prion (von *pro*teinaceous *in*fectious *on*ly)-Erkrankungen sind seltene übertragbare Erkrankungen des Zentralnervensystems, die mit spezifischen neuropathologischen Veränderungen wie ausgedehnter Vakuolenbildung, Neuronenverlust und Gliose einhergehen und obligat tödlich verlaufen (Prusiner 1998; Aguzzi et al. 2001; Collinge 2005; Glatzel et al. 2005). Sie sind insofern außergewöhnlich, da es sporadische, vererbbare und infektiös übertragbare Formen gibt (**Tab. F 13.1**). Die Inkubationszeit beträgt Monate bis Jahre, der Verlauf ist progredient. Die häufigste Prion-Erkrankung bei Tieren, die Scrapie, betrifft vor allem Schafe, aber auch Ziegen, und wurde vermutlich bereits zur Zeit der Römer beschrieben. Besonderes Interesse riefen Prion-Erkrankungen des Menschen hervor, als Gajdusek und Mitarbeitern in den 1960er-Jahren der Nachweis gelang, dass die Kuru-Erkrankung bei Ureinwohnern Neu-Guineas durch Kannibalismus und Einreibung infektiösen Gewebes mit konjunktivalem Kontakt übertragen wurde und dass die Inokulation solchen Gewebes bei Labortieren eine Prion-Erkrankung hervorrief (Gajdusek und Zigas 1957). Bei Kuru handelte es sich um ein epidemisches progredientes zerebelläres Syndrom ohne wesentliche kognitive Beeinträchtigung und ohne periodische EEG-Veränderungen. Die Suche nach dem Erreger von Kuru und anderen Prion-Erkrankungen, insbesondere der Creutzfeldt-Jakob-Erkrankung, und die Entwicklung der Prion-Hypothese durch Prusiner und Mitarbeiter in den 1980er Jahren gehört auch heute noch zu den spektakulärsten Kontroversen der modernen molekularen Medizin. Prusiner erhielt für seine Thesen und Arbeiten auf dem Gebiet der Prionen 1997 den Nobelpreis für Medizin.

Die Erreger der Prion-Erkrankungen, die *Prionen* ($PrP^c$ für prion protein cellular), sind infektiöse proteinhaltige Partikel, die nukleinsäurefrei und resistent gegenüber Ribonukleasen und Desoxyribonukleasen, Hitze, Formaldehyd, UV-Bestrahlung, jedoch nicht komplett proteaseresistent sind. $PrP^c$ wird vor allem im zentralen Nervensystem, aber auch in vielen anderen peripheren Geweben wie dem Herz, der Lunge und dem lymphatischen Gewebe exprimiert (Oesch et al. 1985; Kretzschmar et al. 1986; Harris 1999). Dabei handelt es sich um ein hoch konserviertes, 32 kDa großes Glykoprotein, welches mittels Glykosylphosphatidylinositol (GPI-)Anker in der Zellmembran verankert und in sogenannten »lipid rafts« zu finden ist. Es besteht unter anderem aus einer unstrukturierten N-terminalen Region und einem im Gegensatz dazu stark strukturierten C-terminus. Dieser ist in drei α-Helices und eine antiparallele β-Faltblattstruktur gefaltet (Roettger et al. 2013).

Die Rolle des $PrP^c$ ist bislang nur unzureichend verstanden. Mäuse, bei denen das $PrP^c$ Protein fehlt, zeigen eine normale Entwicklung mit wenigen klinischen Auffälligkeiten (Bueler et al. 1992). So kommt es zu Veränderungen des zirkadianen

**Tab. F 13.1:** Prion-Erkrankungen des Menschen

| Prion-Erkrankung | Ursachen |
|---|---|
| **Creutzfeldt-Jakob-Erkrankung** | |
| • familiär (ca. 10 %) | PrP-Mutation (u. a.Missense-Mutation in Codon 178, 180, 200, 208, 210; Insertion zwischen Codon 51 und 91, Stopcodon Y163X, E196K Mutationen) |
| • iatrogen (selten, > 5 %) | Übertragung durch kontaminierte Wachstumshormonpräparate, Hornhauttransplantation, Dura-mater-Implantate und intrazerebrale EEG-Elektroden; häufig Codon 129-Homozygotie |
| • Variante (vCJD) | Übertragung durch BSE-Prion-kontaminierte Nahrungsmittel, bisher 100 % Methionin Codon 129 Homozygotie |
| • spontan (ca. 85–90 %) | Ätiologie unklar, möglicherweise somatische Mutation oder Spontankonversion von $PrP^C$ zu $PrP^{Sc}$, Prädisposition bei Codon 129-Homozygotie |
| **Gerstmann-Sträussler-Scheinker-Syndrom** | PrP-Mutation (u. a. Missense-Mutation in Codon 102, 105, 117, 198, 212 oder 217; Insertion mit Start bei Codon 76 oder 84) |
| **Familiäre fatale Insomnie** | PrP-Mutation (Missense-Mutation in Codon 178) |
| **Kuru** | Übertragung durch Kannibalismus und andere rituelle Handlungen |

* Autoren dieses Kapitels in der 6. Auflage: C. P. Beier und J. B. Schulz.

Rhythmus (Tobler et al. 1996), Störungen bei der synaptischen Übertragung und auch zu Veränderungen in der Morphologie des Hippokampus (Colling et al. 1997). Zudem spielt es eine Rolle bei der intrazellulären Kalzium-Homöostase und der Aktivierung von Lymphozyten und Astrozyten. Andere Studien zeigen einen neuroprotektiven Effekt des $PrP^c$ bei Tiermodellen der zerebralen Ischämie (Weise et al. 2004; Weise et al. 2006) oder bei der oxidativen Stressreaktion der Zellen (Forloni et al. 1994; Whatley et al. 1995; Brown et al. 1997; Brown und Mohn 1999; Mouillet-Richard et al. 2000). $PrP^c$ aktiviert verschiedene Signalkaskaden, die für neuronales Überleben wichtig sind (Mouillet-Richard et al. 2000; Chiarini et al. 2002; Chen et al. 2003; Lopes et al. 2005; Vassallo et al. 2005). Eine durch experimentelle Befunde unterstützte Hypothese nimmt an, dass $PrP^c$ einen phylogenetisch hochkonservierten Rezeptor für toxische Proteinaggregate darstellt. Demnach binden extrazellulär gelegene oligomere Proteinaggregate an $PrP^c$ und werden nach Internalisierung dem lysosomalen Abbau zugeführt. Zu hohe Konzentrationen fehlgefalteter Proteine würden demnach direkt oder durch lysosomale Akkumulation zum Zelltod führen (Aguzzi und O'Connor 2010).

Das charakteristische Merkmal der Prionerkrankung ist eine Änderung der Konformation des $PrP^c$ in die sogenannte $PrP^{Sc}$ (Prion Protein Scrapie) Form. Beide Formen sind bezüglich ihrer Aminosäuresequenz identisch. $PrP^{Sc}$ ist dadurch charakterisiert, dass es vor allem aus einer β-Faltblattstruktur besteht, wodurch das Protein sehr resistent gegenüber Detergenzien und Proteasen wird. Zudem ist diese Struktur für die Aggregationsneigung des Proteins verantwortlich (Aguzzi und Calella 2009). Fehlgefaltetes $PrP^{Sc}$ ist in der Lage, normales $PrP^c$ in die pathologische Konfiguration umzuwandeln (Jucker und Walker 2013). In den letzten Jahren mehren sich Hinweise, dass es Ähnlichkeiten zwischen Prionerkrankungen und anderen neurodegenerativen Erkrankungen wie der Alzheimerkrankheit oder der Parkinsonkrankheit gibt. In allen Fällen kommt es zu einer Ablagerung eines fehlgefalteten Proteins mit Ausbildung einer Amyloidstruktur (Skovronsky et al. 2006). Dabei scheint allen Erkrankungen eine nukleationsabhängige Polymerisation eines Proteins zugrunde zu liegen, vergleichbar der von Kristallisationskeimen. Bei der Alzheimerkrankheit konnte gezeigt werden, dass ein prionartiger Mechanismus der Ausbreitung im ZNS zugrunde liegt. So konnte durch intrazerebrale Inokulation von Amyloid β (Aβ) Aggregaten aus humanen Alzheimer-Gehirnen oder aus transgenen Mäusen eine Plaquepathologie in den untersuchten Mäusen ausgelöst werden (Kane et al. 2000; Meyer-Luehmann et al. 2006). Vergleichbare Hinweise liegen ebenfalls für das Tau-Protein vor, welches bei der Supranukleären Blickparese (PSP), bei der Alzheimerkrankheit, der Frontotemporalen Lobärdegeneration sowie der Kortikobasalganglionären Degeneration von Bedeutung ist (Clavaguera et al. 2009; Spillantini und Goedert 2013). Zuletzt findet sich auch bei α-Synukleinopathien wie bei der Parkinsonkrankheit Hinweise, dass α-Synuklein Aggregate ausbildet, die die weitere Fehlfaltung von α-Synuklein induzieren. So fand man beispielsweise *in vivo* bei Patienten, denen fetale dopaminerge Neurone transplantiert wurden, Jahre später in diesen Zellen α-Synuklein-haltige Lewy-Körper (Kordower et al. 2008). Weitere tierexperimentelle Daten stützen diese Beobachtungen (Jucker und Walker 2013). Dieser Mechanismus der induzierten Fehlfaltung scheint vielen neurodegenerativen Erkrankungen zugrunde zu liegen und kann daher auch dazu verwendet werden, potentielle Therapien für alle diese Erkrankungen zu entwickeln (Prusiner 2012). Eine ausführliche Übersicht findet sich bei Esparago und Kollegen (Espargaro et al. 2016).

Prionerkrankungen zeigen eine lange Inkubationsphase, bevor neurologische Symptome sichtbar werden. Diese Tatsache trägt dazu bei, dass die Erkrankung bislang nicht behandelbar ist. Die Prioninfektion vollzieht sich bei oraler Inokulation vermutlich in zwei Schritten. Zunächst kommt es zur Akkumulation von Prionen in lymphatischem Gewebe. Dabei ist bis auf wenige Ausnahmen (BSE) die Milz das wesentliche lymphatische Organ, in welchem es zur Akkumulation von $PrP^{Sc}$ kommt (Daude 2004). Auf zellulärer Ebene spielen follikuläre dendritische Zellen des lymphatischen Gewebes eine entscheidende Rolle als Reservoir des $PrP^{Sc}$. So führt die Depletion dieser Zellen zu einer Resistenz von Mäusen gegenüber einer Inokulation mit Prion-Protein (Montrasio et al. 2000). Desweiteren scheint das Komplementsystem eine Rolle zu spielen bei der frühen Phase der Invasion. So zeigen sich Komplement-defiziente Mäuse teilweise oder sogar vollständig resistent gegenüber Prion-Befall (Klein et al. 2001).

Bislang unklar ist, wie es von dort zu einer Invasion des Nervensystems kommt (Aguzzi und Zhu 2012). Möglicherweise spielt die Bildung von Exosomen und ein retrograder axonaler Transport beim ZNS-Befall eine Rolle (Vella et al. 2008; Guo et al. 2016). Auch die sympathische Innervation der Milz kann hierbei von Bedeutung sein (Glatzel et al. 2001; Aguzzi et al. 2003).

Zu den Prion-Erkrankungen des Menschen zählen Kuru, verschiedene Formen der Creutzfeldt-Jakob-Erkrankung, das Gerstmann-Sträussler-Scheinker-Syndrom und die familiäre fatale Insomnie (Bueler et al. 1993; Sailer et al. 1994; Prusiner 1998; Aguzzi et al. 2001) (**Tab. F 13.1**). Bei 85 % aller Erkrankten handelt es sich um sporadische Erkrankungen (CJD), während etwa 15 % genetische Formen (genetische Form der CJD; das Gerstmann-Sträussler-Scheinker-Syndrom sowie die familiäre fatale Insomnie) darstellen und nur ca. 1 % übertragen und damit erworben wird (Kuru, vCJD, iatrogen) (Kim and Geschwind 2015). Im Jahr 2008 wurde zudem die sehr seltene Variante *variably protease sensitive prionopathy* erstmals beschrieben (VPSPr) (Gambetti, Dong et al. 2008). Diese zeichnet sich dadurch aus, dass das pathologische Prionprotein bei diesen Patienten empfindlich gegenüber Proteinase K Verdau ist. Mittlerweile sind 35 Fälle weltweit beschrieben (Kim und Geschwind 2015).

Die *Creutzfeldt-Jakob-Erkrankung* ist eine seltene Erkrankung, deren Häufigkeit mit 1–2 : 1 000 000 angegeben wird (Collinge 2005; Glatzel et al. 2005). In Deutschland sind die Zahlen der sporadischen Prion-Erkrankungen in den letzten Jahren mit einer

**Tab. F 13.2:** Diagnose der Creutzfeldt-Jakob-Erkrankung

| Diagnose | Kriterien |
|---|---|
| sicher | Histologie |
| klinisch wahrscheinlich | progressive Demenz < 2 Jahre (obligat) *plus:*<br>• mindestens zwei von vier Symptomen:<br>– Myoklonien<br>– visuelle oder zerebelläre Störungen<br>– pyramidale oder extrapyramidale Störungen<br>– akinetischer Mutismus<br>• typische EEG-Veränderungen (periodische *sharp wave*-Komplexe) *oder* Nachweis von Protein 14–3–3 im Liquor bei Krankheitsdauer < 2 Jahre *oder* hyperintense Basalganglien im MRT |
| klinisch möglich | progressive Demenz < 2 Jahre (obligat) plus zwei von vier Symptomen (s. o.), *ohne* Vorliegen eines typischen EEGs und keine Liquoruntersuchung oder negativer 14–3–3–Befund |

Inzidenz von etwa 1 : 1 000 000 stabil. Die Diagnose ist derzeit nur histologisch zu sichern (**Tab. F 13.2**). Die mit 85–90 % häufigste Form der Creutzfeldt-Jakob-Erkrankung tritt spontan um das 60. Lebensjahr auf und führt meist innerhalb von sechs Monaten zum Tod. Die initiale Symptomatik der sporadischen Creutzfeldt-Jakob-Erkrankung ist unspezifisch. Häufig kommt es zu depressiv gefärbten Persönlichkeitsveränderungen, Schlafstörungen und Gewichtsabnahme. Die Einschränkung kognitiver Funktionen oder Verhaltensanomalien stellen das Leitsymptom dar. Allerdings kann die Erkrankung auch ausschließlich mit neurologischen Ausfällen, meist mit zerebellären Störungen oder kortikalen Sehstörungen beginnen. Klassische Symptome sind subakute progressive Demenz und Myoklonien, die durch laute Geräusche oder taktile Reize provoziert werden können (*startle response*). Im Erkrankungsverlauf treten häufig zusätzlich zerebelläre Symptome, extrapyramidale und pyramidale Symptome auf. Generalisierte Krampfanfälle sind selten. Gelegentlich ist präferentiell der okzipitoparietale Kortex betroffen (Heidenhain-Variante). Das EEG zeigt in der Regel – aber nicht immer – ein typisches Muster periodisch auftretender triphasischer Komplexe. Der Liquor ist bezüglich der Routineparameter Zellzahl, Schrankenfunktion, IgG-Synthese und isoelektrische Fokussierung unauffällig. Die neuronenspezifische Enolase (NSE) ist bei typischem Verlauf vermutlich immer erhöht (> 35 ng/ml), jedoch kein spezifischer Parameter der Prion-Erkrankungen, sondern lediglich ein Hinweis auf raschen Neuronenuntergang. Eine höhere Sensitivität (94 %) und vor allem Spezifität (84 %) besteht im Nachweis des Proteins 14–3–3 im Liquor (Parchi et al. 1996). Ein weiterer Marker im Liquor ist das Tau-Protein, welches bei der Bestimmung im Liquor oft deutlicher erhöht ist als bei anderen neurodegenerativen Erkrankungen (van Harten et al. 2011; Coulthart et al. 2014). Alle drei Proteine sind nicht spezifisch für CJD, sondern werden durch raschen neuronalen Untergang freigesetzt. In der Kernspintomographie zeigt sich auf T2-gewichteten und FLAIR-Aufnahmen eine hyperintense Darstellung des Globus pallidus und des Nucleus caudatus (Zerr et al. 2000; Glatzel und Aguzzi 2001). Die Ursache der sporadischen Creutzfeldt-Jakob-Erkrankungen ist unbekannt. Homozygotie für Valin oder Methionin im polymorphen Codon 129 des PrP-Gens gilt als Suszeptibilitätsfaktor.

Die seltene *familiäre Form der Creutzfeldt-Jakob-Erkrankung* entsteht durch verschiedene Mutationen des PrP-Gens (Takada et al. 2017). Im Vergleich zu sporadischen Erkrankungen sind beim familiären Typ der Beginn früher, der Verlauf weniger rasch und periodische EEG-Muster seltener. Weitere syndromale Unterschiede zwischen sporadischer und familiärer Creutzfeldt-Jakob-Erkrankung gibt es nicht. Das *Gerstmann-Sträussler-Scheinker-Syndrom* ist eine seltene autosomal-dominant vererbte progrediente zerebelläre Ataxie mit Demenz, die durch charakteristische multizentrische Plaqueablagerungen in Groß- und Kleinhirnrinde und spongiforme Veränderungen gekennzeichnet und auf Mutationen des PrP-Gens zurückzuführen ist (Tschampa et al. 2005). Auch wenn sich das neuropathologische Bild unterscheidet, ist das Gerstmann-Sträussler-Scheinker-Syndrom ätiopathogenetisch der familiären Creutzfeldt-Jakob-Erkrankung zuzuordnen. Entsprechend sind der klinische Beginn früher und der Verlauf protrahierter als bei der sporadischen Creutzfeldt-Jakob-Erkrankung. Ähnliches gilt für die sehr seltene *familiäre fatale Insomnie,* die mit Thalamusdegeneration und ausgeprägten vegetativen Entgleisungen und Störungen der zirkadianen Rhythmik einhergeht und ebenfalls auf Mutationen im PrP-Gen zurückzuführen ist (Glatzel und Aguzzi 2001). Verschiedene Mutationen im PrP-Gen führen demnach zu unterschiedlichen klinischen Phänotypen. Da andererseits die gleiche Mutation in Codon 178 z. B. entweder zu familiärer Creutzfeld-Jakob-Erkrankung oder familiärer fataler Insomnie führen kann, spielen auch andere genetische oder exogene Faktoren eine Rolle bei der Ausprägung des Krankheitsbildes. Von Bedeutung ist dabei der Methionin/Valin Polymorphismus an Codon 129. Eine ausführliche aktuelle Übersicht über alle bislang beschriebenen Mutationen und die damit assoziierten klinischen Phänotypen findet sich bei Takada und Kollegen (Takada et al. 2017).

*Iatrogene Creutzfeldt-Jakob-Erkrankungen* wurden durch kontaminierte Wachstumshormonpräparate, intrazerebrale EEG-Elektroden, *Dura-mater*-Transplantate und Hornhauttransplantationen übertragen. Neuropathologisch entspricht das Bild der sporadischen Form. Betroffene Patienten zeigen häufig Homozygotie für Codon 129 des PrP-Gens (Hainfellner et al. 1995). In den letzten 20 Jahren wurde über 267 iatrogene Fälle nach Injektion von

**Tab. F 13.3:** Unterschiede zwischen klassischer und atypischer (variant) Creutzfeldt-Jakob-Erkrankung

| | **Sporadische Creutzfeldt-Jakob-Erkrankung** | **Atypische *(variant) Creutzfeldt-Jakob-Erkrankung*** |
|---|---|---|
| **Erkrankungsalter** | 55–70 Jahre | 19–39 Jahre |
| **Frühsymptome** | Demenz, Myoklonien | psychische Veränderungen, Ataxie |
| **Klinische Dynamik** | rasch progredienter Verlauf (ca. 6 Monate) | schleichender Beginn und protrahierter Verlauf (ca. 14 Monate) |
| **EEG** | periodische *sharp wave*-Komplexe | unspezifische Veränderungen, keine periodischen *sharp wave*-Komplexe |
| **Liquor** | Protein 14–3–3 (94 %) | Protein 14–3–3 nur bei 50 % nachweisbar |
| **Kernspintomographische Befunde** | Hyperintensität im Nucleus caudatus und Globus pallidus auf T2-gewichteten Aufnahmen (bei ca. 66 %) | Hyperintensität im Pulvinar thalami auf T2-und diffusionsgewichteten Aufnahmen (bei ca. 80 %) |
| **PrP-Genotyp (Codon 129)** | variabel in Codon 129 (Met/Met, Met/Val oder Val/Val) | 100 % Met/Met-Homozygotie in Codon 129 |
| **$PrP^{Sc}$-Ablagerungen** | synaptische Ablagerungen, selten Plaques | deutliche floride Plaques |
| **$PrP^{Sc}$-Bandenmuster nach Proteaseverdau** | Typ 1, 2 | Typ 4 (100 %, entsprechend experimenteller BSE bei Mäusen, Makaken und anderen Tieren) |

kontaminiertem Wachstumshormon und Transplantation kontaminierter *Dura mater* berichtet (Montagna et al. 1995).

Von Interesse ist angesichts der Epidemie der *bovinen spongiformen Enzephalopathie* (BSE) in England eine atypische *Variante der Creutzfeldt-Jakob-Erkrankung* (vCJD), die inzwischen bei 177 Patienten in Großbritannien, 27 Patienten in Frankreich, fünf Patienten in Spanien, vier Patienten in Irland, drei Patienten in Holland und jeweils zwei Patienten in Portugal und Italien beobachtet und neuropathologisch diagnostiziert wurde. Alle Patienten bislang zeigen Homozygotie für Methionin in Codon 129 (Diack et al. 2014). Bisher wurde kein Fall der neuen Variante in Deutschland pathologisch oder molekularbiologisch bestätigt.

Die neue Variante betrifft überwiegend jüngere Patienten und geht meist früh mit psychopathologischen Auffälligkeiten einher. Im weiteren Verlauf entwickeln sich oft Dysästhesien, die distal betont sind, sowie eine Gangataxie. Die Demenz tritt erst im späteren Krankheitsverlauf dazu (Parchi et al. 1999; Will et al. 2000) (**Tab. F 13.3**). Eine Übertragung durch Blut und Blutprodukte ist möglich (Dietz et al. 2007). Man geht davon aus, dass BSE und vCJD kausal miteinander verbunden sind. So zeigen sich überlappenden Prävalenzen mit jeweils der höchsten Anzahl von Fällen in Großbritannien. Hinzu kommen biochemische Untersuchungen. vCJD ist durch ein spezifisches Bandenmuster bei partiellem proteolytischen Verdau der Prionen gekennzeichnet, das sich von dem der klassischen Creutzfeldt-Jakob-Erkrankung unterscheidet, jedoch dem Muster übertragener BSE im Tiermodell entspricht (Will et al. 1996). Dieses vCJD typische Bandenmuster kann als diagnostischer Test genutzt werden, um die Erkrankung aus einer Hirnbiopsie oder Tonsillenbiopsie (Hill et al. 1997) nachzuweisen. Allerdings ist festzuhalten, dass eine Tonsillenbiopsie in den Leitlinien der DGN nicht routinemäßig empfohlen wird.

Sowohl Sensitivität als auch Spezifität für den Nachweis von 14–3–3 im Liquor sind für die Diagnose der vCJD geringer als bei der klassischen Creutzfeldt-Jakob-Erkrankung (Collinge et al. 1996; Hill et al. 1997; Green et al. 2001). Typische EEG-Veränderungen mit triphasischen Komplexen zeigen sich nicht oder erst sehr spät im Krankheitsverlauf. Kernspintomographisch zeigen Patienten mit einer vCJD, nicht aber Patienten mit sporadischer CJD-Erkrankung, auf T2- und diffusionsgewichteten Aufnahmen eine Hyperintensität im Pulvinar thalami (Collinge 2005). vCJD kann im Gegensatz zur klassischen sporadischen CJD durch den Nachweis von Prion-Aggregaten in der Tonsillen-Biopsie diagnostiziert werden (Glatzel et al. 2005).

*Kuru* wird seit Aufgabe des Kannibalismus und der damit verbundenen Rituale nicht mehr beobachtet. Interessant ist die Parallele zur BSE, weil der BSE-Epidemie, aufgrund der Rückfütterung kontaminierter Rinderhirne im Tiermehl, ebenfalls eine Form des forcierten großangelegten Kannibalismus vorausging (Zeidler et al. 2000).

## F 13.2 Therapeutische Prinzipien

Eine kurative Therapie manifester Prion-Erkrankungen steht nicht zur Verfügung. Da bereits während des frühen klinischen Krankheitsverlaufs erhebliche Schäden des Gehirns mit kortikalem und subkortikalem Neuronenverlust, erheblicher Astrogliose und Mikroglia-Aktivierung eintreten (Bueler et al. 1993), wird eine solche Therapie kaum zu einer erheblichen Besserung bestehender Symptome führen. Erstrebenswerte Ziele sind daher bei bereits Erkrankten die Verlangsamung des Erkrankungsverlaufs, Verlängerung der Lebenserwartung und Verbesserung der Lebensqualität. Die Prävention von Prion-Erkrankungen ist angesichts fehlender therapeutischer Optionen derzeit von herausragender Bedeutung.

### F 13.2.1 Prävention

Kuru wurde nach Ende des Kannibalismus auf Neu-Guinea nicht mehr beobachtet. Die iatrogenen Prion-Erkrankungen (**Tab. F 13.1**) sollten ebenfalls nicht mehr auftreten. Die Umstellung auf gentechnisch hergestellte Hormonpräparate verhindert die Infektion durch infizierte Präparate. Die Prävention der Übertragung der Creutzfeldt-Jakob-Erkrankung im Krankenhaus und bei der Sektion (Sailer et al. 1994) erfordert das Befolgen spezifischer Richtlinien. Isolierpflege ist nicht erforderlich. Mit Liquor, Hirngewebe oder inneren Organen kontaminierte Arbeitsflächen werden für 60 min mit 2 N Natronlauge (80 g/l) behandelt. Instrumente werden für 60 min bei 136 °C autoklaviert oder für 2 x 30 min in 2 N Natronlauge eingelegt. Kontaminierte Haut wird für 10 min mit 1 N Natronlauge behandelt und danach unter fließendem Wasser gründlich abgespült. Vordringlich ist die Entwicklung eines einfachen diagnostischen Tests zum Ausschluss infizierter, noch nicht klinisch erkrankter Personen von Organspenden. Erste Ansätze hierzu werden in **Kap. F 13.2.3** dargestellt.

Das Robert Koch-Institut hat »Empfehlungen zur Desinfektion und Sterilisation von chirurgischen Instrumenten bei Verdacht auf Creutzfeldt-Jakob-Erkrankung« und zur »Krankenversorgung und Instrumentensterilisation bei CJK-Patienten und CJK-Verdachtsfällen« erarbeitet. Der aktuelle Stand der Empfehlungen kann unter http://www.rki.de abgerufen werden.

Für Patienten mit möglicher oder wahrscheinlicher Erkrankung wurde ein Endoskop-Pool geschaffen, der für spezielle Eingriffe bei Creutzfeldt-Jakob-Patienten zur Verfügung steht (Dr. Uwe Hahmann, Institut für Neuropathologie, CJD-Endoskopaufbereitung, Georg-August-Universität Göttingen, Robert-Koch-Str. 40, 37075 Göttingen, Tel.: 0551-3966305; Fax: 0551-398472). Aus diesem Gerätesortiment (Gastroskope, Endoskope) können für spezielle Eingriffe Endoskope abgerufen werden, die anschließend wieder zentral aufgearbeitet werden. Alternativ besteht die Möglichkeit, eigene Endoskope dort aufbereiten zu lassen. Weitere Informationen finden sich unter http://www.cjd-aufbereitung.uni-goettingen.de.

Die Prävention familiärer autosomal-dominant vererbter Prion-Erkrankungen ist nur im Rahmen genetischer Beratung möglich. Im Jahr 2014 wurde erstmals in den USA bei einer Patientin mit einer positiven Familienanamnese für das Gerstmann-Sträussler-Scheinker-Syndrom erfolgreich die Präimplantationsdiagnostik angewandt (Uflacker et al. 2014). Bereits vor der BSE-Epidemie betrugen diese Typen der Prion-Erkrankungen nur 10 %, während 85–90 % sporadische Erkrankungen waren, deren Ursache bis auf eine genetische Prädisposition unbekannt bleibt. Es gibt keine Hinweise dafür, dass die Creutzfeldt-Jakob-Erkrankung durch normalen Kontakt mit einem Erkrankten im Rahmen der häuslichen Pflege oder der Krankenhausbetreuung übertragen wurde. Auch Geschlechtsverkehr überträgt die Erkrankung vermutlich nicht. Experimentelle Übertragungsversuche durch intrazerebrale Inokulation haben gezeigt, dass vor allem, aber nicht nur, Gehirn, Rückenmark und Auge erkrankter Menschen eine Prion-Erkrankung bei Labortieren auslösen können (Aguzzi et al. 2001). In Gebieten mit hoher Scrapie-Inzidenz bei Schafen hat sich keine erhöhte Inzidenz von menschlichen Prion-Erkrankungen gezeigt. Das Risiko für die Erkrankung des Menschen bei *exogener PrPSc-Exposition* wird vermutlich durch mehrere Faktoren bestimmt: 1. den eigenen PrP-Genotyp, 2. die Quelle des $PrP^{Sc}$ (Speziesbarriere), 3. die Dosis des Inokulats und 4. den Inokulationsweg. Erwähnenswert ist in diesem Zusammenhang die Beobachtung, dass sich die durch subkutane Applikation von Hormonpräparaten übertragenen iatrogenen Prion-Erkrankungen durch extrem lange Inkubationszeiten von bis zu 25 Jahren und klinisch vor allem durch zerebelläre Störungen auszeichneten (Budka et al. 1995).

Alternative Ursache für sporadische Prion-Erkrankungen wäre eine singuläre *somatische Mutation* des PrP-Gens, die zu einer Konformationsänderung von PrP führt und einen katalytischen Prozess der Umwandlung von $PrP^{c}$ in $PrP^{Sc}$ einleitet. Diese Hypothese ist mit der Beobachtung vereinbar, dass sich bei sporadischer Creutzfeldt-Jakob-Erkrankung keine Keimbahnmutationen des PrP-Gens nachweisen lassen. Sie erklärt aber nicht den Altersgipfel von 60 Jahren (Aguzzi und O'Connor 2010). Während letztere Annahme die sporadischen Fälle der Creutzfeldt-Jakob-Erkrankung erklärt, bleibt das Auftreten der neuen Variante der Prion-Erkrankung in England (Brown et al. 1994) ohne das Postulat einer exogenen Verursachung schwer zu begreifen. Der der BSE-Epidemie zugrundeliegende »Prion-Stamm« unterscheidet sich von anderen Prion-Stämmen einschließlich verschiedener Scrapie-Stämme dadurch, dass er effizient alle bisher untersuchten Spezies bei oraler Zufuhr kontaminierten Gewebes infiziert und die Speziesbarriere bereits bei der ersten Passage überspringt (Will et al. 1996). So war der Befund überraschend, dass erhöhte Expression des humanen $PrP^{c}$-Proteins in Mäusen nicht zu einer Verkürzung der Inkubationszeit bei BSE-Prionexposition führte (Collinge et al. 1996). Zudem findet man bei der experimentellen BSE-Übertragung nicht wie bei anderen Prion-Stämmen einen starken genetischen Einfluss auf das Erkrankungsrisiko. Auch dies unterscheidet den BSE-Erreger von anderen Prionen. Wenn die Verfütterung infizierten Tierfutters der wesentliche Faktor für die Entstehung der BSE-Epidemie war, sollten nach der Revision der Fütterungspraktiken geborene Kälber nicht an BSE erkranken. Erste Fälle von vertikaler Übertragung sollen jedoch beobachtet worden sein (Collinge et al. 1995; Narang 1996).

Eine konkrete Empfehlung zu diätetischen Maßnahmen kann nicht gegeben werden. Es ist davon auszugehen, dass die signifikanteste Exposition des Menschen bereits von 1985 bis Anfang der 1990er-Jahre in England stattgefunden hat. Ob die Titer an Prionen in Geweben, die nicht Gehirn, Rückenmark oder Auge entsprechen, für eine Infektion ausreichen, ist unbekannt. Zu beachten ist jedoch, dass die Längsspaltung des Spinalkanals bei der Aufbereitung der Kühe im Schlachthof durchaus zu einer Kontamination nichtnervalen Gewebes durch Rückenmark führen kann. Nach experimenteller intrazerebraler Injektion von Prionen werden diese zunächst in die Milz transportiert und dort vermehrt (Kao et al. 2002). Aus diesem Grund sind lymphatische Gewebe grundsätzlich auch als infektiös zu bewerten. Langfristig könnte eine effektive Kontrolle von Prion-Erkrankungen durch die Zucht von PrP-*knock-out*-Schafen oder -Kühen erfolgen, die in Analogie zu Nagern resistent gegenüber Prion-Erkrankungen sein sollten.

## F 13.2.2 Experimentelle Therapien

Die meisten experimentellen Therapien bislang zielten auf eine Akkumulationshemmung des krankheitsassoziierten Prion-Proteins, $PrP^{Sc}$, ab. Eine ausführliche Übersicht über Therapieansätze findet sich bei Forloni und Kollegen (Forloni et al. 2013).

Zu den bislang gut untersuchten Substanzen gehören Chlorpromazin und Quinacrin, ein Medikament gegen Malaria. Beide hemmen die Prion-Replikation in kultivierten Neuroblastomzellen und die Infektiösität von $PrP^{Sc}$ (Narang 1996). Diese Befunde sind in Übereinstimmung mit *in vivo*-Ergebnissen, die in Mäusen nach Behandlung mit Chlorpromazin eine wenn auch marginal verlängerte Inkubationszeit nach Scrapie-Infektion zeigen (Sailer et al. 1994). Zudem hemmen beide Substanzen die $PrP^{Sc}$ Bildung (Korth et al. 2001). Für Quinacrin konnte weder im Tiermodel noch in zwei klinischen Studien eine Überlegenheit gegenüber Placebo nachgewiesen werden (Geschwind et al. 2013). Dabei wurden 54 Patienten mit sporadischer CJD in die Studie eingeschlossen. Quinacrin führte nicht zu einer Lebenszeitverlängerung der Patienten im Vergleich zur Placebogruppe.

Eine weitere eingesetzte Substanz ist Doxycyclin. Hier untersuchten Haik und Kollegen den Effekt von 100 mg Doxycyclin/d vs. Placebo an 121 Patienten mit sporadischer CJD. 62 Patienten erhielten das Medikament, welches keinen Einfluss auf das Überleben hatte (Haik et al. 2014). Diese Studie belegt allerdings, dass klinische Studien auch bei sehr seltenen Erkrankungen durchführbar sind. Doxycyclin wird gegenwärtig noch in einer Studie in Italien bei Patienten mit familiärer fataler Insomnie untersucht. Hier wird geprüft, inwieweit der Einsatz im präklinischen Stadium den Ausbruch der Erkrankung verzögern kann (Kim und Geschwind 2015). Nach einer Literatursuche auf www.clinicaltrials.gov im Juni 2016 finden sich aktuell keine weiteren klinischen Studien bei Prionerkrankungen. Für alle diese Studien gilt Evidenzstärke B.

In den letzten Jahren werden vermehrt Ansätze verfolgt, PrP Oligomere erkennen, die Expression von $PrP^{c}$ zu reduzieren oder den Abbau von Prionproteinen zu beschleunigen. (Goold et al. 2015). Für alle folgenden Ansätze existieren keine randomisierten, placebo-kontrollierten Phase-III-Studien. Alle Aussagen bezüglich möglicher Therapien haben somit Evidenzstärke C.

#### Stabilisierung und Abbau von $PrP^{Sc}$

Dieser Ansatz beruht auf der Beobachtung, dass nur $PrP^{Sc}$ toxisch ist und PrP knock out Mäuse nicht anfällig sind für die Erkrankung. Alle Substanzen, die hier zum Einsatz kommen, zeichnen sich durch eine ähnliche chemische Struktur aus: es handelt sich um polyzyklische und planare Substanzen, die sich so an die Amyloidstruktur anpassen können und entweder zur Stabilisierung beitragen oder den Abbau beschleunigen. In beiden Szenarien kommt es zu verminderter Bildung des pathologischen $PrP^{Sc}$. Für den vermehrten Abbau werden experimentell vor allem Substanzen eingesetzt, die eine vermehrte Autophagie oder eine Aktivierung des Ubiquitin-Proteasomsystems bewirken. So konnten mehrere Arbeiten nachweisen, dass durch Zunahme der Autophagie mehr $PrP^{Sc}$ abgebaut und sich das Überleben von Mäusen, die mit Prionproteinen infiziert wurden, verlängerte (Yao et al. 2013).

#### Stabilisierung und Abbau von $PrP^{c}$

Das Ziel hierbei besteht in einer Reduktion des physiologischen $PrP^{c}$ Proteins, um so die Zellen weniger anfällig für eine Infektion zu machen. Dieser Ansatz kann über den Einsatz von Lentiviren verfolgt werden. Alternativ wird versucht, den $PrP^{c}$ Transport zur Zellmembran zu verhindern, sodass weniger Protein für die Interaktion und Konversion durch $PrP^{Sc}$ zur Verfügung steht (Gilch et al. 2001). Auch kommen hier Chaperone zum Einsatz, die die Struktur des $PrP^{c}$ stabilisieren und weniger anfällig für eine Konversion durch $PrP^{Sc}$ machen (Cortez und Sim 2014).

#### Immuntherapien

Dieser Ansatz leitet sich aus Beobachtungen bei anderen neurodegenerativen Erkrankungen ab, die ebenfalls mit der pathologischen Ablagerung von Proteinen einhergehen. So konnte Schenk 1999 zeigen, dass eine aktive Immunisierung von transgenen Alzheimertieren zu einer Reduktion der Plaques und zu einer deutlichen Verbesserung der Kognition dieser Tiere führt (Schenk et al. 1999). Bei der AD werden verschiedene Wirkmechanismen postuliert, wodurch eine Impfung zu einer Reduktion des cerebralen Amyloids führt. Durch eine Impfung kommt es zur Zunahme der Phagozytose durch Mikrogliazellen. Nach der peripheren Sink-Theorie kommt es zudem zur Interaktion von Antikörper und löslichem Antigen in der Peripherie, welche mit dem ZNS in einem Gleichgewicht steht. Dieses wird durch eine Antikörper-Antigenbindung in der Peripherie so verschoben, dass es zu einer Reduktion des intrazerebralen Proteins führt (DeMattos et al. 2001). Schließlich binden die Antikörper toxische Oligomere und reduzieren so deren Toxizität. Da es sich bei der Prionerkrankung ebenfalls um ein toxisches Protein handelt, werden vermehrt Immunisierungsstrategien eingesetzt. Eine Übersicht dieser Strategien findet sich bei Röttger und Kollegen (Roettger et al. 2013). Die wesentliche Schwierigkeit ist die Induktion einer humoralen Immunantwort gegen $PrP^{C}$ und $PrP^{Sc}$. Dies ist vermutlich auf die Toleranz des Immunsystems gegenüber $PrP^{C}$, ein ubiquitäres endogenes Protein, zurückzuführen.

### F 13.2.3 Ausblick

Prionerkrankungen zeigen nach Ausbruch neurologischer Beschwerden einen rasch progredienten Verlauf. Ähnlich wie bei anderen neurodegenerativen Erkrankungen gibt es aber auch hier eine lange präklinische Phase. Daher sollten analog zur Alzheimerkrankheit und Parkinsonkrankheit auch bei Prionerkrankungen präklinische Stadien definiert werden, um Patienten frühzeitig zu identifizieren. Hier könnte der Nachweis löslicher Oligomere, die pathophysiologisch von Bedeutung sind, ebenfalls als Biomarker verwendet werden. Dazu sind aber noch weitere Arbeiten notwendig, die die genauen physiko-chemischen Eigenschaften des Prionproteins charakterisieren (Jucker und Walker 2013). Eine aktuelle Entwicklung ist der direkte Nachweis von $PrP^{Sc}$ bei erkrankten Patienten. Dabei kommen sowohl die sogenannte *protein misfolding induced conversion* (PMCA) als auch die Echtzeit (*real time* RT) *quaking induced conversion* (RT-QuIC) Techniken zum Einsatz. Die PMCA beruht dabei auf der Amplifikation von $PrP^{Sc}$ aus der Patientenprobe in einem Ansatz, der mit $PrP^{c}$ als Substrat versetzt wurde (Saborio et al. 2001; Colby et al. 2007). Die Sensitivität beider Techniken ist mit ca. 86 % gering, aber die Spezifität liegt mit 100 % bei Patienten mit sporadischer CJD sehr hoch (McGuire et al. 2016). Aktuell werden weitere Studien durchgeführt, in denen der Einsatz dieser Techniken in Blut und Urin untersucht wird. Eine weitere Schwierigkeit besteht darin, die Patienten zu identifizieren, die klinisch noch nicht erkrankt sind. Anbieten würden sich zunächst Patienten mit genetischer Erkrankung sowohl zur Verbesserung der Früherkennung als auch für Therapiestudien mit asymptomatischen Patienten.

## F 13.3 Therapie

Eine kausale Therapie ist derzeit nicht bekannt. Bislang führt die Erkrankung innerhalb von 12 Monaten nach Ausbruch zum Tod. Eine symptomatische Therapie existiert bisher nur für die Myoklonien. Zur symptomatischen Therapie der Myoklonien bei Creutzfeldt-Jakob-Erkrankung können Clonazepam oder Valproinsäure eingesetzt werden. Die Unbedenklichkeit von Valproinsäure wird allerdings durch eine Publikation in Frage gestellt, die im Mausmodell der Creutzfeldt-Jakob-Erkrankung über eine vermehrte Ablagerung von Plaques unter der Behandlung mit Valproinsäure berichtet (Peretz et al. 2001).

## F 13.4 Meldepflicht

Prion-Erkrankungen sind bereits bei Verdacht (u. a. Anmeldung einer Protein 14-3-3 Diagnostik) meldepflichtig. Empfohlen wird die Kontaktaufnahme mit der Prion-Forschungsgruppe der Universität Göttingen:
Prof. Dr. I. Zerr
Neurologische Klinik der Universität Göttingen
Robert-Koch-Straße 40, 37075 Göttingen
Tel.: 0551-396636

## Literatur


Aguzzi A, Calella AM. Prions: protein aggregation and infectious diseases. Physiol Rev 2009; 89: 1105–1152.

Aguzzi A, Glatzel M, Montrasio F, Prinz M, Heppner FL. Interventional strategies against prion diseases. Nat Rev Neurosci 2001; 2: 745–749.

Aguzzi A, Heppner FL, Heikenwalder M, Prinz M, Mertz K et al. Immune system and peripheral nerves in propagation of prions to CNS. Br Med Bull 2003; 66: 141–159.

Aguzzi A, Montrasio F, Kaeser PS. Prions: health scare and biological challenge. Nat Rev Mol Cell Biol 2001; 2: 118–126.

Aguzzi A, O'Connor T. Protein aggregation diseases: pathogenicity and therapeutic perspectives. Nat Rev Drug Discov 2010; 9: 237–248.

Aguzzi A, Zhu C. Five questions on prion diseases. PLoS Pathog 2012; 8: e1002651.

Brown DR, Mohn CM. Astrocytic glutamate uptake and prion protein expression. Glia 1999; 25: 282–292.

Brown DR, Schulz-Schaeffer WJ, Schmidt B, Kretzschmar HA. Prion protein-deficient cells show altered response to oxidative stress due to decreased SOD-1 activity. Exp Neurol 1997; 146: 104–112.

Brown P, Gibbs CJ Jr, Rodgers-Johnson P, Asher DM, Sulima MP et al. Human spongiform encephalopathy: the National Institutes of Health series of 300 cases of experimentally transmitted disease. Ann Neurol 1994; 35: 513–529.

Budka H, Aguzzi A, Brown P, Brucher JM, Bugiani O et al. Tissue handling in suspected Creutzfeldt-Jakob disease (CJD) and other human spongiform encephalopathies (prion diseases). Brain Pathol 1995; 5: 319–322.

Bueler H, Aguzzi A, Sailer A, Greiner RA, Autenried P et al. Mice devoid of PrP are resistant to scrapie. Cell 1993; 73: 1339–1347.

Bueler H, Fischer M, Lang Y, Bluethmann H, Lipp HP et al. Normal development and behaviour of mice lacking the neuronal cell-surface PrP protein. Nature 1992; 356: 577–582.

Chen S, Mange A, Dong L, Lehmann S, Schachner M. Prion protein as trans-interacting partner for neurons is involved in neurite outgrowth and neuronal survival. Mol Cell Neurosci 2003; 22: 227–233.

Chiarini LB, Freitas AR, Zanata SM, Brentani RR, Martins VR et al. Cellular prion protein transduces neuroprotective signals. Embo J 2002; 21: 3317–3326.

Clavaguera F, Bolmont T, Crowther RA, Abramowski D, Frank S et al. Transmission and spreading of tauopathy in transgenic mouse brain. Nat Cell Biol 2009; 11: 909–913.

Colby DW, Zhang Q, Wang S, Groth D, Legname G et al. Prion detection by an amyloid seeding assay. Proc Natl Acad Sci U S A 2007; 104: 20914–20919.

Colling SB, Khana M, Collinge J, Jefferys JG. Mossy fibre reorganization in the hippocampus of prion protein null mice. Brain Res 1997; 755: 28–35.

Collinge J. Molecular neurology of prion disease. J Neurol Neurosurg Psychiatry 2005; 76: 906–919.

Collinge J, Palmer MS, Sidle KC, Hill AF, Gowland I et al. Unaltered susceptibility to BSE in transgenic mice expressing human prion protein. Nature 1995; 378: 779–783.

Collinge J, Sidle KC, Meads J, Ironside J, Hill AF. Molecular analysis of prion strain variation and the aetiology of ›new variant‹ CJD. Nature 1996; 383: 685–690.

Cortez L, Sim V. The therapeutic potential of chemical chaperones in protein folding diseases. Prion 2014; 8: pii: 28938.

Coulthart MB, Jansen GH, Cashman NR. Interpretation of cerebrospinal fluid protein tests in the diagnosis of sporadic Creutzfeldt-Jakob disease: an evidence-based approach. CMAJ 2014; 186: E333–339.


F
13

Daude N. Prion diseases and the spleen. Viral Immunol 2004; 17: 334–349.

DeMattos RB, Bales KR, Cummins DJ, Dodart JC, Paul SM et al. Peripheral anti-A beta antibody alters CNS and plasma A beta clearance and decreases brain A beta burden in a mouse model of Alzheimer's disease. Proc Natl Acad Sci U S A 2001; 98: 8850–8855.

Diack AB, Head MW, McCutcheon S, Boyle A, Knight R et al. Variant CJD. 18 years of research and surveillance. Prion 2014; 8: 286–295.

Dietz K, Raddatz G, Wallis J, Muller N, Zerr I et al. Blood transfusion and spread of variant Creutzfeldt-Jakob disease. Emerg Infect Dis 2007; 13: 89–96.

Espargaro A, Busquets MA, Estelrich J, Sabate R. Key Points Concerning Amyloid Infectivity and Prion-Like Neuronal Invasion. Front Mol Neurosci 2016; 9: 29.

Forloni G, Artuso V, Roiter I, Morbin M, Tagliavini F. Therapy in prion diseases. Curr Top Med Chem 2013; 13: 2465–2476.

Forloni G, Del Bo R, Angeretti N, Chiesa R, Smiroldo S et al. A neurotoxic prion protein fragment induces rat astroglial proliferation and hypertrophy. Eur J Neurosci 1994; 6: 1415–1422.

Gajdusek DC, Zigas V. Degenerative disease of the central nervous system in New Guinea; the endemic occurrence of kuru in the native population. N Engl J Med 1957; 257: 974–978.

Gambetti P, Dong Z, Yuan J, Xiao X, Zheng M et al. A novel human disease with abnormal prion protein sensitive to protease. Ann Neurol 2008; 63: 697–708.

Geschwind MD, Kuo AL, Wong KS, Haman A, Devereux G et al. Quinacrine treatment trial for sporadic Creutzfeldt-Jakob disease. Neurology 2013; 81: 2015–2023.

Gilch S, Winklhofer KF, Groschup MH, Nunziante M, Lucassen R et al. Intracellular re-routing of prion protein prevents propagation of PrP(Sc) and delays onset of prion disease. Embo J 2001; 20: 3957–3966.

Glatzel M, Aguzzi A The shifting biology of prions. Brain Res Brain Res Rev 2001; 36: 241–248.

Glatzel M, Heppner FL, Albers KM, Aguzzi A. Sympathetic innervation of lymphoreticular organs is rate limiting for prion neuroinvasion. Neuron 2001; 31: 25–34.

Glatzel M, Stoeck K, Seeger H, Luhrs T, Aguzzi A. Human prion diseases: molecular and clinical aspects. Arch Neurol 2005; 62: 545–552.

Goold R, McKinnon C, Tabrizi SJ. Prion degradation pathways: Potential for therapeutic intervention. Mol Cell Neurosci 2015; 66: 12–20.

Green AJ, Thompson EJ, Stewart GE, Zeidler M, McKenzie JM et al. Use of 14-3-3 and other brain-specific proteins in CSF in the diagnosis of variant Creutzfeldt-Jakob disease. J Neurol Neurosurg Psychiatry 2001; 70: 744–748.

Guo BB, Bellingham SA, Hill AF. Stimulating the Release of Exosomes Increases the Intercellular Transfer of Prions. J Biol Chem 2016; 291: 5128–5137.

Haik S, Marcon G, Mallet A, Tettamanti M, Welaratne A et al. Doxycycline in Creutzfeldt-Jakob disease: a phase 2, randomised, double-blind, placebo-controlled trial. Lancet Neurol 2014; 13: 150–158.

Hainfellner JA, Brantner-Inthaler S, Cervenakova L, Brown P, Kitamoto T et al. The original Gerstmann-Straussler-Scheinker family of Austria: divergent clinicopathological phenotypes but constant PrP genotype. Brain Pathol 1995; 5: 201–211.

Harris DA. Cellular biology of prion diseases. Clin Microbiol Rev 1999; 12: 429–444.

Hill AF, Desbruslais M, Joiner S, Sidle KC, Gowland I et al. The same prion strain causes vCJD and BSE. Nature 1997; 389: 448–450, 526.

Hill AF, Zeidler M, Ironside J, Collinge J. Diagnosis of new variant Creutzfeldt-Jakob disease by tonsil biopsy. Lancet 1997; 349: 99–100.

Jucker M, Walker LC. Self-propagation of pathogenic protein aggregates in neurodegenerative diseases. Nature 2013; 501: 45–51.

Kane MD, Lipinski WJ, Callahan MJ, Bian F, Durham RA et al. Evidence for seeding of beta -amyloid by intracerebral infusion of Alzheimer brain extracts in beta -amyloid precursor protein-transgenic mice. J Neurosci 2000; 20: 3606–3611.

Kao RR, Gravenor MB, Baylis M, Bostock CJ, Chihota CM et al. The potential size and duration of an epidemic of bovine spongiform encephalopathy in British sheep. Science 2002; 295: 332–335.

Kim MO, Geschwind MD. Clinical update of Jakob-Creutzfeldt disease. Curr Opin Neurol 2015; 28: 302–310.

Klein MA, Kaeser PS, Schwarz P, Weyd H, Xenarios I et al. Complement facilitates early prion pathogenesis. Nat Med 2001; 7: 488–492.

Kordower JH, Chu Y, Hauser RA, Freeman TB, Olanow CW. Lewy body-like pathology in long-term embryonic nigral transplants in Parkinson's disease. Nat Med 2008; 14: 504–506.

Korth C, May BC, Cohen FE, Prusiner SB. Acridine and phenothiazine derivatives as pharmacotherapeutics for prion disease. Proc Natl Acad Sci U S A 2001; 98: 9836–9841.

Kretzschmar HA, Prusiner SB, Stowring LE, DeArmond SJ. Scrapie prion proteins are synthesized in neurons. Am J Pathol 1986; 122: 1–5.

Lopes MH, Hajj GN, Muras AG, Mancini GL, Castro RM et al. Interaction of cellular prion and stress-inducible protein 1 promotes neuritogenesis and neuroprotection by distinct signaling pathways. J Neurosci 2005; 25: 11330–11339.

McGuire LI, Poleggi A, Poggiolini I, Suardi S, Grznarova K et al. Cerebrospinal fluid real-time quaking-induced conversion is a robust and reliable test for sporadic CJD: An international study. Ann Neurol 2016; 80: 160–165.

Meyer-Luehmann M, Coomaraswamy J, Bolmont T, Kaeser S, Schaefer C et al. Exogenous induction of cerebral beta-amyloidogenesis is governed by agent and host. Science 2006; 313: 1781–1784.

Montagna P, Cortelli P, Gambetti P, Lugaresi E. Fatal familial insomnia: sleep, neuroendocrine and vegetative alterations. Adv Neuroimmunol 1995; 5: 13–21.

Montrasio F, Frigg R, Glatzel M, Klein MA, Mackay F et al. Impaired prion replication in spleens of mice lacking functional follicular dendritic cells. Science 2000; 288: 1257–1259.

Mouillet-Richard S, Ermonval M, Chebassier C, Laplanche JL, Lehmann S et al. Signal transduction through prion protein. Science 2000; 289: 1925–1928.

Narang H. Origin and implications of bovine spongiform encephalopathy. Proc Soc Exp Biol Med 1996; 211: 306–322.

Oesch B, Westaway D, Walchli M, McKinley MP, Kent SB et al. A cellular gene encodes scrapie PrP-27-30 protein. Cell 1985; 40: 735–746.

Parchi P, Castellani R, Capellari S, Ghetti B, Young K et al. Molecular basis of phenotypic variability in sporadic Creutzfeldt-Jakob disease. Ann Neurol 1996; 39: 767–778.

Parchi P, Giese A, Capellari S, Brown P, Schulz-Schaeffer W et al. Classification of sporadic Creutzfeldt-Jakob disease based on molecular and phenotypic analysis of 300 subjects. Ann Neurol 1999; 46: 224–233.

Peretz D, Williamson RA, Kaneko K, Vergara J, Leclerc E et al. Antibodies inhibit prion propagation and clear cell cultures of prion infectivity. Nature 2001; 412: 739–743.

Prusiner, SB. »Cell biology. A unifying role for prions in neurodegenerative diseases.« Science 2012; 336(6088): 1511–1513.

Roettger Y, Du Y, Bacher M, Zerr I, Dodel R et al. Immunotherapy in prion disease. Nat Rev Neurol 2013; 9: 98–105.
Saborio GP, Permanne B, Soto C. Sensitive detection of pathological prion protein by cyclic amplification of protein misfolding. Nature 2001; 411: 810–813.
Sailer A, Bueler H, Fischer M, Aguzzi A, Weissmann C. No propagation of prions in mice devoid of PrP. Cell 1994; 77: 967–968.
Schenk D, Barbour R, Dunn W, Gordon G, Grajeda H et al. Immunization with amyloid-beta attenuates Alzheimer-disease-like pathology in the PDAPP mouse. Nature 1999; 400: 173–177.
Skovronsky DM, Lee VM, Trojanowski JQ. Neurodegenerative diseases: new concepts of pathogenesis and their therapeutic implications. Annu Rev Pathol 2006; 1: 151–170.
Spillantini MG, Goedert M. Tau pathology and neurodegeneration. Lancet Neurol 2013; 12: 609–622.
Takada LT, Kim MO, Cleveland RW, Wong K, Forner SA et al. Genetic prion disease: Experience of a rapidly progressive dementia center in the United States and a review of the literature. Am J Med Genet B Neuropsychiatr Genet 2017; 174: 36–69.
Tobler I, Gaus SE, Deboer T, Achermann P, Fischer M et al. Altered circadian activity rhythms and sleep in mice devoid of prion protein. Nature 1996; 380: 639–642.
Tschampa HJ, Kallenberg K, Urbach H, Meissner B, Nicolay C et al. MRI in the diagnosis of sporadic Creutzfeldt-Jakob disease: a study on inter-observer agreement. Brain 2005; 128: 2026–2033.
Uflacker A, Doraiswamy PM, Rechitsky S, See T, Geschwind M et al. Preimplantation genetic diagnosis (PGD) for genetic prion disorder due to F198S mutation in the PRNP gene. JAMA Neurol 2014; 71: 484–486.
van Harten AC, Kester MI, Visser PJ, Blankenstein MA, Pijnenburg YA et al. Tau and p-tau as CSF biomarkers in dementia: a meta-analysis. Clin Chem Lab Med 2011; 49: 353–366.
Vassallo N, Herms J, Behrens C, Krebs B, Saeki K et al. Activation of phosphatidylinositol 3-kinase by cellular prion protein and its role in cell survival. Biochem Biophys Res Commun 2005; 332: 75–82.
Vella LJ, Sharples RA, Nisbet RM, Cappai R, Hill AF. The role of exosomes in the processing of proteins associated with neurodegenerative diseases. Eur Biophys J 2008; 37: 323–332.
Weise J, Crome O, Sandau R, Schulz-Schaeffer W, Bahr M et al. Upregulation of cellular prion protein (PrPc) after focal cerebral ischemia and influence of lesion severity. Neurosci Lett 2004; 372: 146–150.
Weise J, Sandau R, Schwarting S, Crome O, Wrede A et al. Deletion of cellular prion protein results in reduced Akt activation, enhanced postischemic caspase-3 activation, and exacerbation of ischemic brain injury. Stroke 2006; 37: 1296–1300.
Whatley SA, Powell JF, Politopoulou G, Campbell IC, Brammer MJ et al. Regulation of intracellular free calcium levels by the cellular prion protein. Neuroreport 1995; 6: 2333–2337.
Will RG, Ironside JW, Zeidler M, Cousens SN, Estibeiro K et al. A new variant of Creutzfeldt-Jakob disease in the UK. Lancet 1996; 347: 921–925.
Will RG, Zeidler M, Stewart GE, Macleod MA, Ironside JW et al. Diagnosis of new variant Creutzfeldt-Jakob disease. Ann Neurol 2000; 47: 575–582.
Yao H, Zhao D, Khan SH, Yang L. Role of autophagy in prion protein-induced neurodegenerative diseases. Acta Biochim Biophys Sin (Shanghai) 2013; 45: 494–502.
Zeidler M, Sellar RJ, Collie DA, Knight R, Stewart G et al. The pulvinar sign on magnetic resonance imaging in variant Creutzfeldt-Jakob disease. Lancet 2000; 355: 1412–1418.
Zerr I, Pocchiari M, Collins S, Brandel JP, de Pedro Cuesta J et al. Analysis of EEG and CSF 14-3-3 proteins as aids to the diagnosis of Creutzfeldt-Jakob disease. Neurology 2000; 55: 811–815.

# G Intensivneurologie

# G 1 Neurologische Intensivmedizin

von K. Dimitriadis, O. Kastrup, J. Hoppe und H.-W. Pfister*

## Abkürzungen

| | |
|---|---|
| APACHE | Acute Physiology And Chronic Health Evaluation |
| ARDS | Adult Respiratory Distress Syndrome |
| BPS | Behavioral Pain Scale |
| CBF | zerebraler Blutfluss |
| CIP | Critical-Illness-Polyneuropathie |
| $CMRO_2$ | zerebraler Sauerstoffverbrauch |
| CPP | zerebraler Perfusionsdruck |
| EVD | externe Ventrikeldrainage |
| GBS | Guillain-Barré-Syndrom |
| GCS | Glasgow Coma Scale |
| ICP | intrakranieller Druck |
| IvIg | intravenöse Immunglobuline |
| KG | Körpergewicht |
| LAE | Lungenarterienembolie |
| LDF | Laser-Doppler-Flussmessung |
| MAP | mittlerer arterieller Blutdruck |
| MSAP | Muskelsummenaktionspotenzial |
| NDMR | nicht-depolarisierende Muskelrelaxanzien |
| NIRS | Nah-Infrarot-Spektroskopie |
| $PaO_2$ | Sauerstoffpartialdruck |
| $PbrO_2$ | Sauerstoffpartialdruck im Gehirn |
| $pCO_2$ | Kohlendioxid-Partialdruck |
| PEEP | positiver endexspiratorischer Druck |
| PVS | persistierender vegetativer Status |
| RR | Blutdruck |
| RSI | Rapid-Sequence Intubation |
| RSS | Ramsay-Sedierungs-Skala |
| SAB | Subarachnoidalblutung |
| SHT | Schädel-Hirn-Trauma |
| $SjO_2$ | Sauerstoffsättigung im Bulbus jugularis |
| SNAP | sensorisches Nervenaktionspotenzial |
| $SpO_2$ | periphere Sauerstoffsättigung |
| SSEP | somatosensibel evozierte Potenziale |
| TDM | Thermodiffusionsmethode |
| VAP | Ventilator-assoziierte Pneumonie |
| ZVD | zentralvenöser Druck |

Ziel der neurologischen Intensivtherapie ist die spezialisierte Versorgung von Patienten mit neurologischen Erkrankungen und manifester oder potenzieller Störung der Vitalparameter. Hauptursachen für Intensivpflichtigkeit bei neurologischen Erkrankungen sind Bewusstseinsstörungen, zunehmender *intrakranieller Druck* (ICP), schwere ZNS-Infektionen, Schlaganfälle, Status epilepticus, Intoxikationen, neurogene-neuromuskuläre Ateminsuffizienz sowie zentral oder peripher bedingte Schluckstörungen (Harms et al. 1998). Zu unterscheiden sind Patienten mit primär nicht intensivpflichtigen neurologischen Erkrankungen, die im Rahmen einer aufgetretenen Komplikation intensiv überwacht und therapiert werden müssen (z. B. Pneumonie bei MS-Patienten), von Patienten mit Krankheitsbildern, die primär eine Intensivtherapie benötigen (z. B. Subarachnoidalblutung, SAB). Während die Intensivtherapie im Fall der ersten Patientengruppe eher allgemeinen intensivmedizinischen Grundsätzen folgt, erfordert die Behandlung der letztgenannten Gruppe spezielle Überwachungs- und Behandlungsstrategien, wie z. B. die Aufrechterhaltung eines adäquaten zerebralen Perfusionsdrucks (CPP) bei Patienten mit Vasospasmus und Erhöhung des intrakraniellen Drucks (ICP). Die Notwendigkeit einer spezialisierten neurologischen Intensivmedizin konnte in einer Analyse prospektiv gesammelter Daten zur Krankenhaus-Letalität von Patienten mit einer intrazerebralen Blutung gezeigt werden. Die Patienten, die auf einer allgemeinen Intensivstation behandelt wurden, hatten eine 3,4-fach höhere Letalität als die Patienten, die in einer neurologischen/neurochirurgischen Intensivstation versorgt wurden (Diringer et al. 2001). Die Einführung von klar definierten, evidenzbasierten Behandlungsleitlinien hat darüber hinaus z. B. in der Behandlung von Patienten mit schwerem Schädelhirntrauma (SHT) zu einer signifikanten, ca. 15 %igen Zunahme von Patienten mit gutem klinischen Ergebnis geführt (Fakhry et al. 2004). Ziel dieses Kapitels ist die Vermittlung allgemeiner Behandlungs- und Überwachungsstrategien mit besonderer Relevanz für die neurologische Intensivmedizin. Für die Therapie einzelner neurologischer Krankheitsbilder sei auf die entsprechenden speziellen Kapitel dieses Buches hingewiesen.

## G 1.1 Allgemeines Management

Unabhängig von modernen und komplexen Monitoringverfahren oder speziellen neuropharmakologischen Therapieansätzen sollten allgemeine Behandlungsgrundsätze wie z. B. Lagerung und Blutzuckereinstellung als notwendige Basismaßnahmen zuerst beachtet werden, da sie zu einer Verbesserung der Prognose neurologischer Intensivpatienten beitragen können.

### G 1.1.1 Lagerung

Die *Oberkörperhochlagerung* von ca. 30° ist bei fast allen Intensivpatienten indiziert (↑, A) und dient

* Autoren dieses Kapitels in der 6. Auflage: A. Bender, O. Kastrup und H.-W. Pfister.

der Pneumonieprophylaxe, insbesondere bei Patienten mit enteraler Ernährung (Heyland et al. 2003). Darüber hinaus führt sie – bei mittiger Kopfposition in Relation zur Körperachse (nicht seitwärts rotiert) – bei den meisten Patienten mit erhöhtem Hirndruck zu einer Optimierung des venösen Rückstroms und somit zu einem niedrigeren ICP (Ng et al. 2004; Mahfoud et al. 2010). Die Erhöhung der Oberkörperposition kann allerdings mit einer Abnahme von *zerebralem Perfusionsdruck* (CPP) und *zerebralem Blutfluss* (CBF) verbunden sein und sollte daher bei entsprechenden Risikopatienten vermieden werden (Moraine et al. 2000). Bei schwerwiegender arterieller Hypotension trotz entsprechender symptomatischer Therapie sollte der Aufrechterhaltung eines adäquaten CPP und CBF Vorrang gegeben und der Oberkörper entsprechend flach gelagert werden (↔, A) (Vincent et al. 2005). Eine entsprechende klinische Situation findet sich häufig bei SAB-Patienten unter Nimodipintherapie. Da gerade diese Patienten zur Vermeidung Vasospasmus-assoziierter Ischämien einen ausreichenden CPP benötigen. Daher sollte bei Patienten mit erhöhtem ICP diejenige Oberkörperposition (meistens zwischen 0–30°) eingestellt werden (↔, B), die individuell zum besten CPP führt (erfordert die invasive ICP-Messung). Dies sollte regelmäßig kontrolliert werden.

### G 1.1.2 Temperatur

Fieber (Erhöhung der Körperkerntemperatur auf > 38,3 °C) erhöht den Energiebedarf der Zellen und kann zu einer zerebralen Vasodilatation und in der Folge zu einer Erhöhung des ICP führen. Fieber tritt bei Patienten mit akuten neurologischen Krankheitsbildern signifikant häufiger als bei sonstigen Intensivpatienten auf, kann die Prognose dieser Patienten verschlechtern und ist mit erhöhter Liegezeit, Letalität und Morbidität assoziiert (Mink et al. 2010; Rincon et al. 2015). Eine Fieberepisode tritt bei bis zu 70 % der Patienten mit akuten Hirnschädigungen auf neurologischen Intensivstationen auf, wobei SAB-Patienten besonders häufig betroffen zu sein scheinen (Badjatia 2009). Trotz intensiver Diagnostik bleibt das Fieber bei bis zu einem Drittel der Patienten ohne erkennbare Ursache, sodass häufig von einem »zentralen Fieber« ausgegangen wird (Kilpatrick et al. 2000). Bei der Beurteilung von Erhöhungen der Körperkerntemperatur muss bedacht werden, dass die tatsächliche Temperatur des Gehirns um bis zu 2 °C höher liegen kann (Rossi et al. 2001).

Während bei Patienten ohne Hirnverletzung Fieber als sinnvolle antiinfektiöse Reaktion durchaus in gewissen Grenzen toleriert werden kann, sollte bei Patienten mit akuten Hirnverletzungen eine Normothermie angestrebt werden (↑↑, A). Bei Schlaganfallpatienten ist Fieber innerhalb der ersten 24 Stunden nach dem Ereignis assoziiert mit einer schlechteren Prognose (Reith et al. 1996). Dennoch existieren bisher keine belastbaren prospektiven Studien, die einen Vorteil einer intensivierten Strategie zum Erreichen von Normothermie gezeigt hätten. Eine induzierte Hypothermie wird in der Behandlung einer akuten ambulant erworbenen bakteriellen Meningitis nach Abbruch der NCT00774631–Studie nicht empfohlen (↓↓, A) (Mourvillier B, 2013). Die Studie musste aufgrund der deutlich höheren Letalität in der Hypothermie-Gruppe (25/49 Patienten, 51 %) im Vergleich zur Kontrollgruppe (15/49 Patienten, 31 %) abgebrochen werden. Ähnlich konnte eine weitere Studie die bisher in den Leitlinien empfohlene Vorgehensweise einer Hypothermie (33–34°) nach einer Reanimation bei Herzstillstand nicht bestätigen. Die induzierte Hypothermie mit einer Zieltemperatur von 33° zeigte in keinem der Endpunkte (Letalität, neurologischer Status) einen Vorteil (↔, B) (Nielesen et al. 2013).

Die *antipyretische Therapie*, als Kombination aus pharmakologischen und klassischen physikalischen Maßnahmen, ist häufig ineffektiv, manchmal sogar gefährlich, z. B. bei sehr schneller Temperatursenkung mit Metamizol (Novalgin®), in deren Folge es zu einer Senkung des Blutdrucks und damit des CPP bei Patienten mit akuter Hirnschädigung kommen kann. Therapeutisch werden physikalische Maßnahmen wie Kühlung durch feuchte Umschläge an den Extremitäten, Verabreichung von gekühlten Infusionen und antipyretische Pharmaka empfohlen. Diclofenac, Ibuprofen oder Paracetamol scheinen alle ähnlich wirksam bei der Temperatursenkung zu sein, sodass die Auswahl der einzelnen Substanzen entsprechend dem Nebenwirkungsprofil (renale versus hepatische Toxizität) und der individuellen Wirksamkeit erfolgen sollte (Fumagalli et al. 2009). Alle Substanzen können ebenso wie Metamizol zu einer Blutdrucksenkung führen. Eine kontinuierliche (bis zu 48 Stunden) und niedrig dosierte intravenöse Diclofenac-Infusion (0,04 mg/kg KG/Stunde) scheint bei neurologischen Intensivpatienten antipyretisch effektiv und hämodynamisch gut verträglich zu sein (Cormio et al. 2007). Es sind jedoch die teilweise erheblichen gastralen Nebenwirkungen zu berücksichtigen. Zudem zeigte eine prospektiv randomisierte Studie, dass unter einer Kombinationstherapie aus zwei antipyretischen Pharmaka eine deutlich bessere Temperaturkontrolle gelang (↑, B) (Mullins et al. 2011). Als Ultima Ratio kann eine veno-venöse Hämofiltration mit Blutkühlung während der extrakorporalen Passage durchgeführt werden. Besonders effektiv in der kontrollierten Absenkung der Körpertemperatur z. B. im Rahmen einer neuroprotektiven Therapie nach Reanimationen sind moderne endovaskuläre Kühlsysteme (z. B. CoolGard-System®) oder neue, nichtinvasive externe Kühlsysteme. Der Gebrauch endovaskulärer Kühlsysteme zeigte sich bei Patienten mit akuten neurologischen Krankheitsbildern als sicher (Broessner et. al. 2010).

Die symptomatische Behandlung von Fieber sollte nicht die Suche nach der zugrundeliegenden Ursache ersetzen. Neben der beatmungsassoziierten Pneumonie stellen Harnwegsinfekte und Katheter-assoziierte Infektionen häufige Infektionsquellen dar. Es wird geschätzt, dass in den USA jährlich ca. 28 000 Intensivpatienten durch eine ZVK-assoziierte Sepsis versterben. Der prophylaktische Wechsel zentraler Venenkatheter nach einer bestimmten Verweildauer führt nicht zu einer Reduktion klinisch relevanter Infektionen und sollte daher erst bei klinischem Infektionsverdacht bzw. unerklärtem Anstieg der Entzündungsparameter erfolgen. Allerdings konnte durch die Einführung eines protokoll-

basierten ZVK-Managements die Häufigkeit entsprechender Infektionen um ca. zwei Drittel gesenkt werden (↔, A) (Pronovost et al. 2006). Präventiv besonders wirksam waren, neben dem sterilen Arbeiten, das Vermeiden eines femoralen Zugangs und die rasche Entfernung nicht mehr indizierter Katheter.
Bei unklarem Fieber bei liegender externer Ventrikeldrainage (EVD) muss an die Möglichkeit einer Ventrikulitis gedacht werden. Die Infektionsrate einer EVD beträgt 7,5/1 000 EVD-Tage, wobei das Infektionsrisiko zwischen dem 4. und 9. Tag nach Anlage besonders hoch ist (Scheithauer et al. 2010). Die Mehrzahl der Ventrikulitiden tritt innerhalb der ersten 12 Tage auf, sodass eine längere EVD-Liegezeit danach eher mit einem geringeren Infektionsrisiko assoziiert ist. Häufige EVD-Manipulationen sollten vermieden werden. Bei uns hat sich die Abnahme und Untersuchung von ventrikulärem Liquor aus der EVD zum Infektionsscreening jeden dritten bis vierten Tag bewährt (↔, C).

### G 1.1.3 Blutzucker

Erhöhte Blutzuckerwerte (sowohl in Bezug auf erhöhte Durchschnittswerte als auch auf hyperglykäme Krisen) sind bei intensivpflichtigen Patienten mit akuten Hirnverletzungen (z. B. Schlaganfall, SHT, SAB, ICB, Sinus-Thrombose) eindeutig mit einer schlechteren Prognose assoziiert (↑↑) (zur Übersicht Bilotta et al. 2010, Saxena et al. 2016; Khajavikhan et al. 2016; Zuurbier et al. 2016).
Hinsichtlich der *Blutzuckereinstellung* konnte eine Studie an eher leichtgradig erkrankten chirurgischen Intensivpatienten (mittlerer APACHE II Score von 9) zeigen, dass eine intensivierte Insulintherapie mit Einstellung des Blutzuckers auf Werte zwischen 4,4 und 6,1 mmol/L (80–110 mg/dl) zu verminderter Krankenhaus-Letalität, kürzerer Beatmungszeit und niedrigerer Sepsisinzidenz führte (van den Berghe et al. 2001). Eine Subgruppenanalyse dieser großen prospektiven Studie zeigte, dass aus neurologischer Sicht eine Blutzuckereinstellung < 110 mg/dl zu einer 50 %-Abnahme der Inzidenz der *Critical-Illness-Polyneuropathie* (CIP) führen kann (**Kap. G 1.5.2**). Zwischenzeitlich sind jedoch mehrere prospektive Studien erschienen, die bei Patienten mit akuten neurologischen Erkrankungen keinen Vorteil einer intensivierten Blutzuckereinstellung (Zielbereich 80–110 mg/dl versus < 180 mg/dl) bezüglich des Outcomes zeigten (Coester et al. 2010). Es kam in der Interventionsgruppe zu häufigeren Hypoglykämien, die ihrerseits zu einer Prognoseverschlechterung führen können. Andererseits waren in einer prospektiven Studie an SAB-Patienten Blutzuckerwerte > 140 mg/dl innerhalb der ersten fünf Tage mit einem schlechteren Outcome assoziiert (Schlenk et al. 2009).
Sowohl Hyper- als auch Hypoglykämien sind somit zu vermeiden (↑↑, A). Der für neurologische Patienten optimale Blutglukose-Zielbereich ist allerdings derzeit noch nicht klar. Aus pragmatischer Sicht könnte ein Zielbereich zwischen 100 und 160 mg/dl angestrebt werden (↑, B).

### G 1.1.4 Hämodynamik und Oxygenierung*

Universal gültige Empfehlungen zur Einstellung von systemischem Blutdruck, ICP, CPP und CBF bei neurologischen Intensivpatienten mit schweren intrakraniellen Läsionen (insbesondere SHT, Ischämie, Blutung, jegliche andere lokale Raumforderung, diffuses Hirnödem) sind aufgrund der Heterogenität der Krankheitsbilder und der Komplexität der individuellen zerebralen hämodynamischen Situation nicht möglich. Selbst bei einzelnen Erkrankungen, wie z. B. dem schweren SHT, gibt es nach wie vor keine Einigkeit über das beste Management von MAP, ICP und CPP (White et al. 2008). Empfehlungen zum konkreten hämodynamischen Management bei speziellen Krankheitsbildern werden in den entsprechenden Kapiteln dieses Buches behandelt.
In Anlehnung an die Leitlinien der Brain Trauma Foundation von 2007 sowie an die S2-Leitlinie der Deutschen Gesellschaft für Neurochirurgie (2015) für die Behandlung von Patienten mit schwerem SHT, können folgende Empfehlungen mit hinreichendem Evidenzniveau angegeben und aus pragmatischer Sicht auch für andere Patienten mit Hirndruckerhöhungen orientierend herangezogen werden (Guidelines for the management of severe traumatic brain injury 2007):

- Der systolische Blutdruck sollte nicht unter 90 mm Hg fallen (↑, B)
- Der CPP sollte in einem Bereich zwischen 50 und 70 mm Hg sein (↑, B/C)
- Der $PaO_2$ sollte nicht unter 60 mm Hg abfallen (↑, C)
- Die $SpO_2$ sollte nicht unter 90 % abfallen (↑, C)

Eine Anhebung des CPP auf Werte > 70 mm Hg ist mit einer Zunahme an pulmonalen Komplikationen (ARDS) verbunden und sollte vermieden werden (↔, B).
Idealerweise folgt das Management der (zerebralen) Hämodynamik den individuellen Patientenerfordernissen. Hierfür ist es zwingend notwendig, Parameter der zerebralen Hämodynamik zu erheben. Auch wenn unterschiedliche Faktoren (z. B. CBF) maßgeblich Einfluss auf das Entstehen von zerebralen Sekundärschäden haben, so ist bisher im Wesentlichen die Bestimmung des CPP in die Behandlungssteuerung eingeflossen. Hierfür ist es notwendig, den ICP zu messen (**Kap. G 2**). Die Indikation zur invasiven ICP-Messung mittels EVD oder intrakranieller Drucksonde sollte insbesondere dann erwogen werden, wenn Patienten aufgrund einer Vigilanzminderung nicht mehr adäquat neurologisch beurteilt werden können (GCS < 8) und wenn ihre akute neurologische Erkrankung (z. B. SHT, bakterielle Meningitis) typischerweise mit einer ICP-Erhöhung einhergehen kann (↔, B).
Wenn der MAP zum Erreichen des individuellen CPP-Zielkorridors angehoben werden muss, sollte zunächst versucht werden, durch Volumengabe den

* **Kap. G 2**

Blutdruck anzuheben (Ziel-ZVD 8–12 mm $H_2O$). Reicht dies nicht aus, muss zusätzlich ein Vasopressor verwendet werden. Die in Deutschland zugelassenen intravenösen Vasopressoren Norepinephrin, Epinephrin, Dopamin und Vasopressin führen alle zu einer Steigerung des CBF und – soweit untersucht – zu keiner ICP-Erhöhung (Muzevich et al. 2009). Norepinephrin und Vasopressin führen darüber hinaus auch zu einer Steigerung der zerebralen Gewebssauerstoffspannung. Bei der Auswahl des Vasopressors sollten nach Möglichkeit Informationen des hämodynamischen Monitorings (z. B. PiCCO®-Messung) einfließen (↔, B). Mit der Ausnahme von akuten spinalen Verletzungen (hier Empfehlung für Dopamin oder Norepinephrin) empfahl eine Expertengruppe entweder den Einsatz von Norepinephrin oder Phenylephrin – das in Deutschland nicht intravenös erhältlich ist – für das hämodynamische Management der häufigsten akuten Hirnverletzungen (SHT, ischämischer Hirninfarkt, ICB, SAB) (↔, C) (Muzevich et al. 2009).

Bei Notwendigkeit zur *Blutdrucksenkung* sollten kurzwirksame Substanzen zur kontinuierlichen Infusion mit günstigem Sicherheitsprofil verwendet werden, wie z. B. Urapidil oder Esmolol. Dihydralazin ist ebenfalls intravenös verfügbar und sehr wirksam in der Blutdrucksenkung, birgt aber durch den verzögerten Wirkungseintritt (ca. 15 Minuten) sowie die lange Halbwertszeit von 2–3 Stunden die Gefahr der iatrogenen Hypotension, die unbedingt vermieden werden muss. Ein günstigeres Wirkungsprofil zeigt der Calcium-Antagonist Clevidipin. Durch den sehr raschen Wirkungseintritt könnte der Einsatz im Rahmen der Akutversorgung einer ICB oder SAB (unter Berücksichtigung der Hirnperfusion) von Vorteil sein. Der Einsatz im Rahmen akuter neurologischer Erkrankungen wurde bisher in keinen randomisierten Studien untersucht (↔, C).

## G 1.1.5 Ernährung

Die Ernährung von Intensivpatienten ist eine wichtige ärztliche Aufgabe und kann das klinische Ergebnis beeinflussen. Bis zu 40 % der Patienten auf Intensivstationen werden mangelernährt, was zu einer Schwächung von Immunsystem, Atemantrieb und -mechanik und in der Folge zu verlängerter Beatmungsdauer und Intensivpflichtigkeit sowie zu einer höheren Morbidität und Letalität führt (Giner et al. 1996).

Aufgrund kontroverser Ergebnisse in mehreren klinischen Studien gibt es hinsichtlich der Ernährung intensiv kranker Patienten keine klaren Richtlinien. Zudem war der Anteil der Studienteilnehmer in größeren randomisierten Studien, die an akuten neurologischen Krankheitsbildern erkrankt waren, sehr gering. Die aktuellen Empfehlungen der *American Society for Parenteral and Enteral Nutrition* lassen sich wie folgt zusammenfassen (McClave et al. 2016). Risikopatienten sollten mittels einer systematischen Erfassung (z. B. NUTRIC Score, Erfassung der Komorbiditäten wie Funktion des gastrointestinalen Apparates) identifiziert werden (↔, C). Zur Berechnung des Kalorienbedarfs sollte indirekte Kalorimetrie verwendet werden (↔, C). Bei fehlender Kalorimetrie sollte der Kalorienbedarf gewichtsadaptiert mit der Formel 25–30 kcal/kg/T berechnet werden (↔, C). Eine enterale Ernährung sollte innerhalb von 24–48 h begonnen werden (↔, C). Die enterale Ernährung ist der parenteralen Ernährung hinsichtlich fehlender Komplikationen, wie Infektionen, überlegen (↑, C). Bei hämodynamisch instabilen Patienten, sollte die enterale Nahrungszufuhr unterbrochen werden. Obwohl es vertretbar ist eine enterale Ernährung mittels einer Magensonde zu beginnen, sollten bei Patienten mit hohem Aspirationsrisiko Sonden mit distalerer Lokalisation (z. B. Jejunalsonden) gewählt werden (↔, A).

Bei Patienten mit gutem Ernährungszustand und geringem Risiko einer Unterernährung (NUTRIC Score < 5) kann der Kalorienbedarf nach der obenstehenden Formel berechnet werden. Ein gesonderter Ernährungsplan ist nicht notwendig. Bei Patienten mit ARDS und solchen mit einer erwarteten Beatmungszeit über 72 h kann eine geringere Kalorienzufuhr zu einer besseren Toleranz führen (0–20 kcal/h oder bis 500 kcal/Tag). Bei guter Verträglichkeit kann allerdings eine volle enterale Ernährung gewählt werden (↑, A). Bei allen Patienten sollte auf suffiziente Proteinzufuhr geachtet werden (Empfehlung: 1,2–2,0 g/kg/Tag) (↔, C). Eine parenterale Ernährung sollte nicht begonnen werden, wenn mit enteraler Ernährung die Zielkalorienmenge erreicht werden kann (↑↑, A). Wenn eine enterale bzw. orale Ernährung innerhalb von sieben Tagen realistisch erscheint und der Patient keine Zeichen der Malnutrition aufweist, sollte bei Sicherstellung einer basalen Glukoseversorgung (2–3 g/kg KG/Tag) auf eine volle parenterale Ernährung verzichtet werden (↑, C). Wenn abzusehen ist, dass eine ausreichende enterale bzw. orale Nahrungsaufnahme (> 60 % des Kalorienbedarfs) nicht innerhalb von sieben bis zehn Tagen erreicht werden kann, sollte sofort mit einer parenteralen Ernährung begonnen werden (↑, C). Sehr wichtig ist ein ausreichendes Monitoring und eine Dokumentation des Therapieerfolges.

Bei Patienten mit entsprechender Anamnese einer Mangelernährung oder einer Alkoholkrankheit oder bei Patienten mit unklarer Anamnese empfehlen wir die routinemäßige Gabe von 100 mg Vitamin $B_1$ (Thiamin)/Tag i. v. über einen Zeitraum von fünf Tagen zur Vorbeugung einer Laktatazidose oder Wernicke-Enzephalopathie (↔, B).

## G 1.1.6 Thromboseprophylaxe

Sowohl Intensivpatienten als auch Patienten mit akuten neurologischen Erkrankungen gelten meistens als Hochrisikopatienten für das Auftreten von tiefen Beinvenenthrombosen und Lungenarterienembolien (Raslan et al. 2010). Ohne entsprechende Prophylaxe sind bis zu 50 % der Schlaganfallpatienten von einer Beinvenenthrombose betroffen (Kelly et al. 2001). Die entsprechende Inzidenz bei Intensivpatienten ohne Prophylaxe liegt mit bis zu 88 % sogar noch höher. Weitere Risikofaktoren sind höheres Alter, Thrombosen in der Anamnese, maligne Erkrankungen, Polytrauma, maschinelle Beatmung, längerer Intensivaufenthalt, Venenkatheter in der V. femoralis sowie fehlende Thromboseprophylaxe (Geerts et al. 2003). Ein Großteil der tiefen Beinvenenthrombosen auf Intensivstationen verläuft ohne typische klinische Warnhinweise. Zur Thromboseprophylaxe werden Basismaßnahmen (z. B. Frühmobilisation), medikamentöse (fraktioniertes oder unfraktioniertes Heparin, Thrombininhibitoren, Faktor-Xa-Inhibitoren, Danaparoid) und mechanische Strategien (Kompressionsstrümpfe, pneumatische Kompressionsverfahren) verwendet, die eine relative Risikoreduktion für das Auftreten einer Beinvenenthrombose von über 50 % bewirken können (↑↑, A). Die medikamentöse Prophylaxe scheint dabei in ihrer Wirksamkeit mechanischen Verfahren überlegen zu sein (Lilly et al. 2014). Niedermolekulare Heparine (4 000–6 000 AntiXa IE/Tag) scheinen bei Thrombose-Risikopatienten effektiver zu wirken als unfraktioniertes Heparin (5 000 IE alle 8–12 Std.). Generell sollte eine Thromboseprophylaxe so früh wie möglich nach Aufnahme auf der Intensivstation begonnen werden und auf das individuelle Risikoprofil des jeweiligen Patienten abgestimmt sein (↑, A). Entsprechend der gemeinsamen S3-Leitlinien-Empfehlungen von 27 deutschen Fachgesellschaften und Berufsverbänden (2015) sollten auf Intensivstationen zur Thromboseprophylaxe Heparine primär subkutan appliziert werden (↔, A). Bei Blutungsneigung, unsicherer Resorption oder Niereninsuffizienz kann alternativ auf niedrig dosiertes (nicht-PTT wirksames, »Low-Dose«) unfraktioniertes Heparin – kontinuierlich intravenös appliziert – umgestiegen werden (z. B. Heparin 400 IE/h) (↔, C). Letzteres bietet auch wegen der besseren Steuerbarkeit praktische Vorteile, z. B. bei kurzen Pausen können zentrale Venenkatheter gelegt werden.

Ein häufiges Problem ist das Management der Thromboseprophylaxe bei neurologischen Intensivpatienten mit intrazerebralen Blutungen, SAB oder nach neurochirurgischen Operationen. Eine prospektive Studie mit 100 Patienten nach Kraniotomie fand signifikante Blutungen bei einem von 50 Patienten mit unfraktioniertem und bei zwei von 50 Patienten mit fraktioniertem Heparin zur Thromboseprophylaxe (Macdonald et al. 2003). Analyse der Studiengruppen: keine Prophylaxe versus Prophylaxe mit niedermolekularem Heparin im Rahmen der INTERACT2 Studie ergab keinen Unterschied hinsichtlich Mortalität, allerdings einen signifikanten Unterschied hinsichtlich der Beeinträchtigung nach 90 Tagen (mRS) zu Ungunsten der Heparin-Gruppe (Behandlung mit niedermolekularen Heparinen) (Muñoz-Venturelli et al. 2016). Über den Zusammenhang zwischen dem Zeitpunkt der Antikoagulation und dem Blutungsrisiko existieren nur tierexperimentelle Daten. Hier führte eine PTT-wirksame Heparinisierung innerhalb der ersten Woche nach Kraniotomie bei ca. 15 % der behandelten Ratten zu einer intrakraniellen Blutung im Vergleich zu 0 % bei Beginn der Heparingabe nach dem zehnten Tag (Schaible et al. 1985). Gerade beim Vorliegen relativer Kontraindikationen für eine frühe medikamentöse Thromboseprophylaxe sollten Basismaßnahmen und mechanische Verfahren angewendet werden (↔, A).

Es existieren keine anerkannten Leitlinien zur Durchführung der Thromboseprophylaxe bei Patienten mit erhöhtem intrakraniellen Blutungsrisiko, sodass jeweils im Einzelfall Nutzen und Risiken gegeneinander abgewogen werden müssen. Generell sollte das Konzept einer postoperativen Heparintherapie in enger Absprache mit den behandelnden Neurochirurgen erfolgen. Eine Umfrage bei deutschen neurochirurgischen Kliniken ergab, dass bis zu 97 % der Abteilungen bei Z. n. Kraniotomien eine postoperative Thromboseprophylaxe mit Heparin durchführten, wobei 29 % damit postoperativ bereits innerhalb der ersten acht Stunden begannen (Raabe et al. 2000).

## G 1.2 Neurologisches Monitoring

Entscheidender Bestandteil des Monitorings neurologischer Intensivpatienten ist in erster Linie die tägliche und gegebenenfalls mehrfach tägliche klinische Untersuchung. Hierfür sind entsprechende *Analgosedierungskonzepte* gefordert, die eine rasche klinische Beurteilbarkeit ermöglichen sollen (s. u.). Darüber hinaus stehen zahlreiche technische Monitoringverfahren zur Verfügung, um die klinische Diagnostik zu ergänzen (Messung von ICP und CPP: **Kap. G 2**).

### G 1.2.1 Kontinuierliche EEG-Überwachung

Hauptindikationen für die kontinuierliche EEG-Überwachung auf Intensivstationen sind die Steuerung der Sedierungstiefe, z. B. bei Patienten mit einem Barbituratkoma zur Hirndrucktherapie, die Diagnose des nicht-konvulsiven Status epilepticus, die Prognosebeurteilung, z. B. bei Patienten nach hypoxischer Hirnschädigung, sowie – als noch experimenteller Ansatz – das frühzeitige Erkennen von ischämischen Läsionen, z. B. bei Patienten mit Vasospasmus nach SAB (Friedman et al. 2009).

Auf Intensivstationen erleiden nach SHT ca. 20 % und nach nicht traumatischen intrazerebralen Blutungen ca. 26 % der Patienten epileptische Anfälle, die direkt assoziiert sind mit zunehmendem Hirnödem und Mittellinienverlagerung. Die Hälfte dieser Anfälle ist nicht konvulsiv und somit bei nicht klinisch adäquat zu beurteilenden Patienten am ehesten durch die kontinuierliche EEG-Überwachung zu diagnostizieren (Vespa et al. 2003b). Eine einmalige Routine-EEG-Untersuchung für 30 Minuten konnte in einer Untersuchung bei 11 % der Patienten einen nicht konvulsiven Status epilepticus nachweisen, wohingegen die anschließende kontinuierliche EEG-Überwachung diese Diagnose bei 28 % der Patienten stellen konnte (Pandian et al. 2004). In einer Studie an 110 neurologischen Intensivpatienten mit im EEG nachgewiesenen epileptischen Anfällen konnten nach einstündigem kontinuierlichen EEG-Monitoring 50 % der Anfälle nachgewiesen werden, nach 24-stündiger Überwachung stieg dieser Anteil je nach Bewusstseinslage auf 80–95 % (Claassen et al. 2004; Sutter 2016).

### G 1.2.2 Messung der zerebralen Oxygenierung

Sekundäre ischämische Nervenzellschädigungen stellen eine Gefahr bei Patienten mit akuter Hirn-

G 1

schädigung dar. Die entscheidenden Einflussgrößen sind dabei der CBF und der Sauerstoffpartialdruck im Hirnparenchym ($PbrO_2$). In Ermangelung praktikabler Messverfahren zur Bestimmung dieser beiden Parameter wurde traditionell der CPP verwendet, der idealerweise direkt mit dem CBF korrelieren sollte. Neuere Daten stellen jedoch die allgemeine Gültigkeit dieser Annahme infrage (Wintermark et al. 2004). Es kommt daher den Messverfahren zur Bestimmung der tatsächlichen zerebralen Oxygenierung eine größere Bedeutung zu. Dies trifft umso mehr zu, da es auch bei normalem ICP und CPP zu sekundären ischämischen Läsionen kommen kann. Verfügbar sind die *jugularvenöse Sauerstoff-Sättigungsmessung* im Bulbus jugularis ($SjO_2$) als indirektes globales Verfahren sowie die lokale $PbrO_2$-Bestimmung mittels einer invasiven Messsonde. Unter physiologischen Bedingungen sollte der $SjO_2 > 55\,\%$ bzw. der $PbrO_2$ 35–50 mm Hg betragen. PbrO2 Werte < 20 mm Hg werden als kritisch angesehen (Oddo et al. 2014). Mehrere Studien – überwiegend an SHT-Patienten durchgeführt – suggerieren, dass pathologische Werte der Oxygenierungsmessverfahren (SjO2 und $PbrO_2$) mit einer ungünstigeren Prognose assoziiert sind (zur Übersicht: Tisdall et al. 2007; Oddo et al. 2014; Maloney-Wilensky et al. 2010).

Eine nicht randomisierte Studie an 123 SHT-Patienten im Vergleich zu einer historischen Kontrolle (Spiotta et al. 2010) sowie eine aktuellere randomisierte Studie mit 50 SHT-Patienten (Lin et al. 2015) deuten auf eine geringere Letalität (Lin et al. 2015; Spiotta et al. 2010) sowie einen günstigeren 3-Monats-Outcome bei einem $PbrO_2$-gesteuerten Behandlungsprotokoll mit dem Ziel eines $PbrO_2 > 20$ mm Hg im Vergleich zu einem ICP/CPP-gesteuertem Behandlungsregime hin. Einschränkend ist jedoch zu bemerken, dass bei Spiotta et al. (2010) die Patienten mit einer historischen Kohorte verglichen wurden und bei Lin et al. (2015) in der rein ICP gesteuerten Gruppe die ICP Werte trotz maximaler Therapie signifikant höher lagen, was die Mortalitätsunterschiede möglicherweise miterklärt.

In den interdisziplinären Brain-Trauma-Foundation Leitlinien (2007) finden sich zum Einsatz dieser entsprechenden Messverfahren keine Klasse-I(A)- oder Klasse-II(B)-Empfehlungen. Mit niedriger Empfehlungsstärke werden ein $PbrO_2$ < 15 mm Hg oder ein $SjO_2 < 50\,\%$ als Behandlungsgrenzwerte angegeben (C, ↔). Die beiden oben genannten Studien sind hier jedoch nicht berücksichtigt. Ein aktuellere Consensus-Konferenz der Neurocritical Care Society und der European Society of Intensive Care Medicine empfiehlt bei Patienten mit hohem Risiko für eine sekundäre zerebrale Ischämie ein Monitoring der Sauerstoffoxygenierung mittels $SjO_2$-Messung oder lokalen Messsonden, gibt jedoch gleichzeitig an, dass die Evidenz hierfür gering ist und insbesondere genauere Daten zur Therapiesteuerung fehlen (Le Roux et al. 2014).

Die Datenlage zu Messverfahren der zerebralen Oxygenierung für andere neurologische intensivmedizinische Krankheitsbilder ist im Gegensatz zum Schädelhirntrauma noch geringer. Bei SAB Patienten gibt es Hinweise auf eine Korrelation zwischen pathologischen $PbrO_2$ Werten und Vasospasmen (Cerejo et al. 2012) sowie eine schwache Assoziation zwischen niedrigen $PbrO_2$ Werten und einem schlechteren Outcome (Kett-White et al. 2002), wobei in anderen kleinen Patientenkollektiven kein direkter Zusammenhang zwischen niedrigem $PbrO_2$ und Vasopasmen (Charbel et al. 2000) und vasospastischen Infarkten (Helbok et al. 2011) nachgewiesen werden konnte. Über verschiedene Therapieverfahren wie moderate Hypertension (Raabe et al. 2005), hypertone Kochsalzlösung (Al-Rawi et al. 2010) oder intraarterielle Spasmolyse (Deshaies et al. 2012) lässt sich der $PbrO_2$ beeinflussen. Hier scheint ein besseres Ansprechen des $PbrO_2$ auf die Therapiemaßnahmen mit einem besseren Langzeitoutcome verbunden zu sein (Bohman et al. 2013). Messungen des $PbrO_2$ werden darüber hinaus auch bei Patienten mit malignem Mediainfarkt zum Therapiemonitoring eingesetzt (Steiner et al. 2001); genauere Daten zu Outcome und Prognosebeeinflussung liegen aber nicht vor. Nach ICB scheinen höhere $PbrO_2$ Werte mit einer niedrigeren Mortalität assoziiert zu sein (Ko et al. 2011).

Die *Nah-Infrarot-Spektroskopie* (NIRS) ist ein nichtinvasives Verfahren zur Bestimmung der Sauerstoffsättigung von Hämoglobin im Hirngewebe. Diese Methode muss zum momentanen Zeitpunkt allerdings als experimentell angesehen werden. Auch wenn es vor allem unter methodischen Gesichtspunkten interessante Korrelationen mit anderen Parametern des zerebralen Monitorings bei SHT- oder Schlaganfallpatienten gibt, stellen neuere Studien diese Korrelation wieder in Frage (Esnault et al. 2015). Des Weiteren konnte bislang nicht gezeigt werden, dass diese Methode zuverlässig prognostische oder gar behandlungsrelevante Informationen liefert (Bickler et al. 2016).

## G 1.2.3 Mikrodialyse

Die zerebrale *Mikrodialyse* ist ein invasives Verfahren zur Messung von Metaboliten und Neurotransmittern im Extrazellularraum definierter Hirnregionen. Vor allem bei Patienten nach SHT konnte mit dieser Methode gezeigt werden, dass eine Reduktion des Glukose- oder ein Anstieg des Laktatspiegels im Gehirn mit einer schlechteren Prognose assoziiert ist (Vespa et al. 2003a). Bei Patienten mit SAB waren erhöhte Laktat/Pyruvat-Quotienten im Mikrodialysat hinweisend auf sekundäre Ischämien im Rahmen eines zerebralen Vasospasmus (Sarrafzadeh et al. 2004). Ein erhöhter Laktat/Pyruvat-Quotient von > 25 in den ersten 72 h ist ein schlechter Prädiktor in Patienten mit akuter Gehirnschädigung (Roh et al. 2016). Sensitivität und Spezifität der frühzeitigen Diagnose eines Vasospasmus durch die Mikrodialyse werden mit 82 % bzw. 89 % angegeben (Unterberg et al. 2001). Obwohl die Mikrodialyse zunehmend insbesondere in spezialisierten Zentren eingesetzt wird, so handelt es sich doch noch um ein experimentelles Verfahren. Dementsprechend finden sich in den aktuellen Leitlinien der Brain-Trauma-Foundation von 2016 hierzu keine Empfehlungen oder Stellungnahmen.

### G 1.2.4 Bewertung des multimodalen Neuromonitorings

Die Vielzahl der mittlerweile verfügbaren innovativen Methoden zum *multimodalen Monitoring* neurologischer Intensivpatienten darf nicht darüber hinwegtäuschen, dass bislang für die meisten Verfahren und Indikationen – mit wenigen Ausnahmen – kein therapeutischer Nutzen für das generelle klinische Ergebnis in randomisierten klinischen Studien gezeigt werden konnte (Le Roux et al. 2014). Viele Verfahren zur kontinuierlichen Überwachung ermöglichen darüber hinaus lediglich Aussagen über ein örtlich begrenztes Hirnareal. Die Mikrodialyse oder das Messen der zerebralen Oxygenierung ist dementsprechend möglicherweise insbesondere dann hilfreich für das frühzeitige Entdecken von Komplikationen oder kritischen Verschlechterungen (z. B. neuer Vasospasmus), wenn die Messfühler an genau dieser relevanten jedoch nicht unbedingt vorhersagbaren Stelle platziert wurden.

## G 1.3 Analgosedierung und Relaxierung

### G 1.3.1 Allgemeine Grundlagen

Eine adäquate *Analgosedierung* ist unumstrittener Goldstandard der allgemeinen Therapierichtlinien bei allen Intensivpatienten. Ziel der analgosedativen Therapie ist der soweit wie möglich kooperationsfähige, ausreichend schmerzbehandelte Patient, der sich problemlos beatmen, von der Beatmungsmaschine entwöhnen *(weanen)* und extubieren lässt und bei dem keine unerwünschten kardiopulmonalen Nebenwirkungen auftreten (Kong et al. 1994). Wie weit Anspruch und Wirklichkeit teilweise auseinanderklaffen zeigt sich daran, dass 75 % der intensivpflichtigen Patienten über starke bis stärkste Schmerzen berichteten, während 80 % ihrer Behandler die Analgesie für ausreichend hielten (Whipple et al. 1995). Andererseits ist eine unnötig zu lange oder zu tiefe Sedierung mit höherer Letalität und Morbidität, längerer Intensivpflichtigkeit und höheren Kosten assoziiert und führt häufiger zur Entwicklung eines Delirs (Kress et al. 2000; Shehabi et al. 2013).

Grundlage der patientenorientierten und zielgerichteten Analgosedierung ist das regelmäßige und zuverlässige Monitoring von Schmerzen, Sedierungstiefe und Delirentwicklung (↑, A), wie in der aktuellen »S3-Leitlinie Analgesie, Sedierung und Delirmanagement« der Deutschen Gesellschaft für Anästhesiologie und Intensivmedizin (DGAI) sowie der Deutschen Interdisziplinären Vereinigung für Intensiv- und Notfallmedizin (DIVI) dargestellt (Baron et al. 2015). Dieses Monitoring sollte mindestens alle acht Stunden erfolgen und validierte Messinstrumente verwenden. Bereits die Einführung standardisierter Protokolle mit Verwendung validierter Scores führt zu einer Senkung von Morbidität und Letalität (Chanques et al. 2006).

Für die Beurteilung einer adäquaten Analgesie können bei wachen und kontaktfähigen Patienten z. B. einfache visuelle Analogskalen (VAS) verwendet werden. Bei sedierten oder nicht kontaktfähigen Patienten müssen andere Parameter, wie z. B. Gesichtsausdruck, Bewegung der oberen Extremität und Tolerierbarkeit der Beatmungsmaschine, verwendet werden. Diese Parameter haben Eingang in die häufig verwendete und von DIVI/DGAI empfohlene Behavioral Pain Scale (BPS) gefunden (**Tab. G 1.1**) (Payen et al. 2001). Darüber hinaus ist die Beurteilung von vegetativen Funktionen (Herzfrequenz, Blutdruck, Atemfrequenz, Schwitzen) bei dieser Einschätzung hilfreich.

Bei der Beurteilung der Sedierungstiefe wird u. a. die Richmond Agitation-Sedation-Scale (RASS) empfohlen, die von +4 (sehr streitlustig) bis zu -5 (nicht erweckbar) reicht (**Tab. G 1.3**) (Ely et al. 2003). Für die Mehrzahl der Intensivpatienten wird bei der Analgosedierung ein Zustand angestrebt, der sie wach und kooperationsfähig sein lässt (RASS 0 bzw. -1; Ausnahme z. B. Patienten mit ICP-Erhöhung), was zu einer hohen Patientenzufriedenheit bei reduzierten Komplikationen und Nebenwirkungen führt (↑, B). Eine unnötig tiefe Sedierung mit einem Ziel-RASS von < –2 führt zu einer kardiovaskulären Depression, die höhere Dosen von positiv inotropen Substanzen und Vasokonstriktoren zur Stabilisierung erfordert. Weitere Nachteile sind die unnötige Verlängerung der Beatmungsdauer mit der daraus resultierenden er-

**Tab. G 1.1:** Behavioral Pain Scale (BPS) zur Schmerzquantifizierung bei nicht kontaktfähigen Patienten (modifiziert nach Payen et al. 2001)

| Beurteilungskriterium | Beschreibung | Punkte |
|---|---|---|
| Gesichtsausdruck | Entspannt<br>Teilweise angespannt<br>Stark angespannt<br>Grimassieren | 1<br>2<br>3<br>4 |
| Bewegung obere Extremität | Keine Bewegung<br>Teilweise gebeugt<br>Komplett gebeugt inkl. Fingerbeugung<br>Dauerhaftes Wegziehen | 1<br>2<br>3<br>4 |
| Adaptation an das Beatmungsgerät | Tolerierung<br>Seltenes Husten<br>»Kämpfen« mit dem Beatmungsgerät<br>Kontrollierte Beatmung nicht möglich | 1<br>2<br>3<br>4 |

höhten Infektionsgefährdung sowie die Immobilisierung des Patienten, das erhöhte Risiko der Entwicklung einer venösen Thrombose und die Störung der Darmmotilität. Hauptsächliche Probleme einer Untersedierung sind Hypertension, Tachykardieentwicklung und eine weitere Steigerung des ICP bei bereits vorbestehendem erhöhten intrakraniellen Druck (Sydow et al. 1999).

Die Wahl der adäquaten Kombination aus Sedativa und Analgetika sollte nicht spontan und nach persönlichen Vorlieben erfolgen, sondern einem schriftlich festgelegten *Sedierungskonzept* entspringen. Solche klinikinternen Leitlinien führen zusammen mit der regelmäßigen Anwendung von Scoring-Systemen, zur Überwachung von Sedierungsniveau, Schmerzintensität und Auftreten eines Delirs, zu einer Verringerung der Beatmungszeit und der intensivstationären Behandlungsdauer und auch zu einer Reduktion der Behandlungskosten (Brattebo et al. 2002) (↑, B). Sedierungsrichtlinien, die eine tägliche kurzzeitige Unterbrechung der kontinuierlichen Analgosedierung zur klinischen Beurteilung der Patienten beinhalten, führen zu einer Verkürzung von Beatmungsdauer und Intensivaufenthalt und können Zusatzuntersuchungen zur artdiagnostischen Einordnung von Bewusstseinsstörungen reduzieren (Kress et al. 2000). Vorsicht ist hierbei jedoch bei Hirndruckpatienten geboten, da es durch die Aufwachversuche zu einer geringen, wenngleich messbaren ICP-Erhöhung sowie zu Veränderungen des CPP kommen kann (Skoglund et al. 2009). Neuere Studien legen darüber hinaus nahe, dass regelmäßige Aufwachversuche bei nicht primär neurologisch schwer erkrankten Intensivpatienten keinen Vorteil gegenüber einem protokollbasierten Sedierungsregime, welches einen möglichst wachen oder leicht sedierten Patienten anstrebt, erbringen (Burry et al. 2014; Mehta et al. 2012) (↔, C).

Es gibt nur wenige Studien, die sich gezielt mit dem Einsatz verschiedener Analgosedativa bei dem speziellen Patientengut auf neurologischen Intensivstationen befasst haben, sodass im Folgenden zunächst kurz die aktuellen Leitlinienempfehlungen von DGAI und DIVI für die Intensivmedizin allgemein dargestellt werden sollen. Darüber hinaus gelten bei neurologischen Intensivpatienten besondere Anforderungen an die Analgosedierungsstrategie, insbesondere an die rasche klinische Beurteilbarkeit. Daher gelten möglichst kurz wirksame Substanzen in diesem Bereich als besonders sinnvoll. Außerdem sollten die ausgewählten Analgosedativa im Idealfall keine negativen Auswirkungen auf die kritischen Determinanten der neuronalen Energieversorgung (ICP, CPP, zerebraler Sauerstoffverbrauch) haben.

## G 1.3.2 Analgesie

Zur kurzzeitigen Analgesie auf Intensivstationen (< 72 Stunden) mit Opioiden können entweder Bolusgaben von Piritramid oder kontinuierliche Gaben von kurzwirksamen und gut steuerbaren Opioiden, wie z. B. Sufentanil oder Remifentanil eingesetzt werden (C). Gerade Remifentanil kann aufgrund seiner günstigen Pharmakokinetik und der raschen neurologischen Beurteilbarkeit bei einer abzusehenden Analgosedierungszeit von < 72 Stunden bei neurologischen Intensivpatienten sinnvoll sein. Bei Notwendigkeit einer kontinuierlichen Analgesie für > 72 Stunden können Sufentanil oder Fentanyl verwendet werden, da die Anwendung von Remifentanyl gemäss Fachinfo auf < 72 Stunden beschränkt ist. Nach kontinuierlicher Analgesie sollte die Opioidtherapie schrittweise ausgeschlichen werden. Beim Auftreten von Entzugssymptomen kann Clonidin verwendet werden. Morphin wird aufgrund seiner häufig auftretenden unerwünschten Nebenwirkungen wie Histaminfreisetzung, Pruritus, Obstipation und Akkumulation sowie seiner unvorhersehbaren Wirkdauer bei Niereninsuffizienz durch renal eliminierte Metabolite in Deutschland kaum eingesetzt (Martin et al. 2005).

Bolusinjektionen von hochpotenten Opioiden (Fentanyl, Sufentanil, Remifentanil, Alfentanil) sind bei nicht intubierten Patienten aufgrund der Gefahr der Atem- und Kreislaufdepression zu vermeiden. Aufgrund erheblicher interindividueller Wirkungsschwankungen können bereits kleine Mengen dieser Opioide insbesondere bei multimorbid kranken Intensivpatienten neben der respiratorischen Insuffizienz auch zu einem raschen Abfall von MAP und CPP führen. Adjuvante Substanzen wie Clonidin und Ketamin können eingesetzt werden, um die erforderliche Opioiddosis zu reduzieren (Martin et al. 2005).

Die Datenlage bezüglich der Auswirkungen einer Opioidtherapie auf den ICP und die zerebrale Hämodynamik ist bislang widersprüchlich. Opioide führen nach Bolusinjektionen selbst bei suffizienter Ventilation zu einer moderaten Zunahme des ICP und einer Abnahme von MAP und CPP (de Nadal et al. 1998; Albanese et al. 1999). Andere Studien zeigten eine moderate Abnahme des ICP bei SHT-Patienten nach Injektion von Sufentanil (Scholz et al. 1994). Opioide scheinen zudem zu einer Zunahme der epileptischen Aktivität im EEG zu führen (Manninen et al. 1999).

**Tab. G 1.2** gibt Auskunft über die wichtigsten Opioide zur kontinuierlichen Infusion auf Intensivstationen. Sufentanil, das eine kürzere kontextsensitive Halbwertszeit besitzt als Fentanyl, kann aufgrund seiner bei äquianalgetischer Dosierung stärker sedierenden Eigenschaften auch als Monosubstanz zur Analgesie und Sedierung eingesetzt werden, ebenso Remifentanil. Die Opioide zeichnen sich bei Normovolämie neben der starken analgetischen Wirkung durch eine sehr gute kardiovaskuläre Stabilität aus. Rasche Verteilung und die relativ kurze Eliminationshalbwertszeit führen zu einer raschen Reversibilität der Analgesie mit Sufentanil auch nach längerer Infusion (Ethuin et al. 2003). Das ultrakurz wirksame Opioid Remifentanil gewinnt zunehmend an Bedeutung für die Intensivmedizin. Es wird durch unspezifische Esterasen nieren- und leberunabhängig abgebaut, sodass insbesondere bei Niereninsuffizienz, selbst nach längerfristiger Anwendung, keine prolongierten Wirkungen auftreten. Durch die sehr kurze Eliminations-HWZ von < 10 Minuten, unabhängig von der Behandlungsdauer, führt Remifentanil zu einer raschen klinischen Beurteilbarkeit selbst bei langzeit-analgosedierten neurologischen Intensivpatienten (Tipps et al.

**Tab. G 1.2:** Häufig verwendete Analgosedativa in der Intensivmedizin (modifiziert nach Martin et al. 2005)

| Medikament | Beladung mg/ 50 ml | Konz. (mg/ml) | Dosis Bolus[1] | HWZ (min)[2] | Bemerkung | Förderrate ml/h |
|---|---|---|---|---|---|---|
| Propofol 2 % | 1 000 | 20 | 0,5–2,5 mg | 4 (10–60) | RR ▼, antikonvulsiv, ICP, CAVE Propofol-Infusions-Syndrom | 3,0–14 |
| Midazolam | 90 | 1,8 | 0,03–0,3 mg | 90–150 | RR ▼, unkalkulierbare Akkumulation, anti-konvulsiv | 0,5–6,9 |
| Etomidat | nur Bolus | 2 | 0,15–0,3 mg | 3 (5) | RR ▼, ICP; prokonvulsiv (?) | nur Bolus |
| Thiopental | nur Bolus | 50 | 1,5–3 mg | 660 (6–8) | RR ▼, ICP, antikonvulsiv, Akkumulation | nur Bolus |
| Remifentanil | 5 | 0,1 | 1 µg | 3–10 | RR ▼, keine Akkumulation | 1–12 |
| Fentanyl | 1,5 | 0,03 | 2–3 µg | 90–360 | RR ▼, Akkumulation | 2,0–8,0 |
| Sufentanil | 0,5 | 0,01 | 0,5–5 µg | 2,3–73 | RR ▼, Akkumulation | 2,0–10,0 |
| Ketamin | 2 500 | 50 | 1–2 mg | 5,5–18 | RR ⇔, Bronchodilatat, ICP ▲, wenn $pCO_2$ ▲ | 0,6–4,0 |
| Clonidin | 2,25 | 0,045 | nicht sinnvoll | 360–> 1 000 | als Begleitmedikation zur vegetat. Dämpfung | 0,6–2,0 |
| Dexmedetomidin | 0,2 | 0,004 | nicht sinnvoll | 120–220 | | 3,5–24 |

1 Dosisangaben pro kg Körpergewicht;
2 Soweit möglich, Angabe der kontext-sensitiven HWZ, in Klammern Angabe der Wirkdauer nach Bolusgabe;
◄ steigert, ▼ senkt, ⇔ unverändert

**Tab. G 1.3:** Richmond Agitation-Sedation Scale (RASS) (modifiziert nach Ely et al. 2003)

| | Ausdruck | Beschreibung |
|---|---|---|
| +4 | Streitlustig | Offene Streitlust, gewalttätig, unmittelbare Gefahr für das Personal |
| +3 | Sehr agitiert | Zieht oder entfernt Schläuche oder Katheter; aggressiv |
| +2 | Agitiert | Häufige ungezielte Bewegung, atmet gegen das Beatmungsgerät |
| +1 | Unruhig | Ängstlich, aber Bewegungen nicht aggressiv oder lebhaft |
| 0 | Aufmerksam und ruhig | |
| –1 | Schläfrig | Nicht ganz aufmerksam, aber erwacht anhaltend durch Ansprache (> 10 s) |
| –2 | Leichte Sedierung | Erwacht kurz mit Augenkontakt durch Stimme (< 10 s) |
| –3 | Mäßige Sedierung | Bewegung oder Augenöffnung durch Stimme (aber keinen Augenkontakt) |
| –4 | Tiefe Sedierung | Keine Reaktion auf Stimme, aber Bewegung oder Augenöffnung durch körperlichen Reiz |
| –5 | Nicht erweckbar | Keine Reaktion auf Stimme oder körperlichen Reiz |

2000). Bei Patienten nach neurochirurgischen Operationen oder mit SHT konnte durch eine analgesiebasierte Sedierung (zunächst Titrierung des Analgetikums zur Sedierung, gefolgt von Titrierung des Sedativums) mit Remifentanil im Vergleich zu Fentanyl eine raschere neurologische Beurteilbarkeit bei vergleichbarem Sicherheitsprofil erreicht werden (Karabinis et al. 2004).

### G 1.3.3 Sedierung

Die Auswahl der Sedativa sollte sich nach der individuell zu erwartenden Sedierungsdauer sowie der Sedierungsindikation richten. Eine tiefe Sedierung bleibt wenigen speziellen Indikationen vorbehalten, auf neurologischem Fachgebiet insbesondere Patienten mit kritischer ICP-Erhö-

hung. Bei einer zu erwartenden Sedierungsdauer < 7 Tagen sollte bevorzugt Propofol eingesetzt werden (↑, A). Die Gefahr eines Propofol-Infusions-Syndroms muss unbedingt bedacht und regelmäßig überprüft werden (s. unten). Bei einer längeren Sedierungsdauer sollte Midazolam bevorzugt werden (↑, B). Etomidate soll zur Langzeitsedierung nicht verwendet werden (↓, A), kann jedoch bei Patienten mit hämodynamischer Instabilität noch als Einleitungshypnotikum zur Intubation genutzt werden.
Clonidin, Ketamin und Nicht-Opioid-Analgetika können in allen Sedierungsphasen unter strenger Berücksichtigung der entsprechenden Kontraindikationen adjuvant zur Dosisreduktion der anderen Analgosedativa eingesetzt werden (↔, C).
Ein normaler Tag-Nacht-Rhythmus sollte bei nicht tief analgosedierten Patienten angestrebt werden, wobei primär nicht-medikamentöse Maßnahmen wie die Optimierung der intensivstationären Umgebungsbedingungen (Reduktion von Licht, Lärm und nächtliche Beschränkung auf die notwendigen Maßnahmen) angewendet werden sollten (↑, B).

#### G 1.3.3.1 Propofol

Propofol ist in Deutschland erst ab dem 17. Lebensjahr zur Sedierung zugelassen und nur zur intensivmedizinischen Therapie für maximal sieben Tage. Propofol besitzt eine sedativ-hypnotische und anxiolytische, jedoch keine analgetische Wirkung und sollte daher mit einem Analgetikum kombiniert werden. Propofol wirkt gaba(A)erg sowie inhibitorisch an NMDA-Rezeptoren und scheint in bestimmten Situationen neuroprotektiv zu wirken (zur Übersicht: Kotani et al. 2008).
Aufgrund der hohen Metabolisierungsrate, der über beliebige Applikationszeiten fast konstant kurzen kontext-sensitiven Halbwertszeit und der Tatsache, dass es keine aktiven Metabolite bildet und kaum kumuliert, ist das Medikament gut steuerbar und daher besonders zur kurz- und mittelfristigen Sedierung geeignet. Es führt innerhalb von ca. einer Minute zum Bewusstseinsverlust. Die Wirkdauer ist dosisabhängig, beträgt jedoch meistens nur 2–8 Minuten durch rasche Umverteilung ins Fettgewebe. Auch nach längerer kontinuierlicher Infusion hält die sedierende Wirkung meistens nur für bis zu einer Stunde nach Ausschalten des Perfusors an (Bailie et al. 1992).
Beim Menschen führt sowohl die Bolusinjektion als auch die kontinuierliche Infusion zu einem Abfall von CBF und zerebralem Sauerstoffverbrauch ($CMRO_2$) (Vandesteene et al. 1988). Propofol kann in geringem Umfang den ICP senken, der CPP sollte dabei jedoch kontinuierlich überwacht werden, da es vor allem durch einen Abfall des mittleren arteriellen Blutdrucks (MAP) zu einer zerebralen Minderperfusion kommen kann. Propofol ist ein wirksames Antikonvulsivum und führt bei ausreichend hoher Dosierung bis zum *Burst-Suppression-Muster* im EEG. Selten sind bei Erstgabe prokonvulsive Effekte und Anfälle berichtet. Nebenwirkungen der Propofoltherapie sind vor allem ein Blutdruckabfall durch peripheren Widerstandsverlust und die mikrobiologische Kontaminationsgefahr der sehr lipophilen Zubereitungsform. Die Langzeitapplikation von Propofol kann zur kritischen Erhöhung der Triglycerid-, Lipase- und Amylasespiegel führen.
Eine besonders gefürchtete und oft letale Komplikation der Propofoltherapie ist das *Propofol-Infusions-Syndrom*. Hierbei kann es zu einer Hyperkaliämie, metabolischen Azidose, Rhabdomyolyse, Herz- und Nierenversagen kommen. Dieses Syndrom tritt insbesondere bei einer Dosis von > 5 mg/kg KG/Stunde bzw. bei einer kontinuierlichen Anwendung (jeder Dosis) für länger als 48 Stunden auf. SHT-Patienten scheinen darüber hinaus ein erhöhtes Risiko für ein Propofol-Infusions-Syndrom zu haben (Otterspoor et al. 2008). Die Dosis sollte daher insbesondere bei Patienten mit akuten Hirnverletzungen < 4 mg/kg KG/Stunde betragen und bei abzusehender längerer Sedierungsdauer sollte frühzeitig auf eine andere Substanzklasse (Benzodiazepine) oder adjuvante Medikamente zur Propofol-Dosisreduktion (z. B. Ketamin) umgestellt werden.

#### G 1.3.3.2 Midazolam

Midazolam ist ein Benzodiazepin mit großer therapeutischer Breite, aber einem Ceiling-Effekt. Es wirkt anxiolytisch, antikonvulsiv, zentral relaxierend sowie sedierend-hypnotisch und wird mit am häufigsten zur Langzeitsedierung (> 72 Stunden) von beatmeten Patienten angewendet. Seine Wirkung beginnt nach 0,5–5 Minuten und hält nach einmaliger Gabe für ca. zwei Stunden an. Nach kontinuierlicher Anwendung (> 24 Stunden) ist die Wirkdauer schwierig vorherzusagen. Die Zeit bis zum Ende der sedierenden Wirkung kann mehrere Tage betragen und ist auch insbesondere vom Patientenalter abhängig (Bremer et al. 2004).
Die blutdrucksenkende Wirkung von Midazolam ist bei Normovolämie sehr gering und deutlich weniger ausgeprägt als z. B. die von Propofol. Unterschiede zwischen Propofol- und Midazolamsedierung bei Patienten mit traumatischer Hirnschädigung im Hinblick auf Mortalität, ICP, zerebrale Perfusion und Glasgow Outcome Come Scale konnten bis dato nicht nachgewiesen werden (Gu et al. 2014)

#### G 1.3.3.3 Etomidat

Etomidat ist ein kurzwirksames *Injektionshypnotikum* ohne analgetische Wirkung und sollte nur noch zur Narkoseeinleitung z. B. bei der Intubation hämodynamisch instabiler Patienten verwendet werden. Zur kontinuierlichen Sedierung beatmeter Patienten auf Intensivstationen besteht keine Indikation. Beim Erwachsenen führt die Verabreichung von einer Ampulle in der Regel nach zehn Sekunden zu einer Schlafdauer von 4–5 Minuten. Etomidat wird rasch aus dem Gehirn eliminiert, was die schnelle Erholung ohne Hangover-Effekt erklärt. Im normalen Dosisbereich kommt es nur zu einer geringen blutdrucksenkenden Wirkung. Wichtigste Nebenwirkung vor allem bei längerer Anwendung ist die Unterdrückung der Nebennierenfunktion mit Abfall der Mineralo- und Glukokortikoidspiegel für 8–10 Stunden. Jedoch führt auch die bereits einmalige Etomidatgabe zu einer ein- bis zweitägigen

Depression der Steroidproduktion (den Brinker et al. 2008), die bei Sepsispatienten zu einer Verschlechterung des Outcomes führen kann (Malerba et al. 2005).
Etomidat senkt in Dosierungen, die zum Burst-Suppression-Muster im EEG führen CBF, $CMRO_2$ und ICP, ohne jedoch zu einem signifikanten CPP-Abfall zu führen (Modica et al. 1992). Trotz der möglichen Induktion eines isoelektrischen EEGs mit Etomidat kann es bei Einleitung der Narkose zu unwillkürlichen Extremitätenbewegungen und zu einer Zunahme der Spike Frequenz (Stefan et al. 2010) sowie epileptogener hochfrequenter Oszillationen (Rampp et al. 2014) und bei längerer Sedierung zu epilepsietypischen Potenzialen im EEG kommen (Krieger et al. 1985). Der Hersteller empfiehlt eine rasche Injektion der Gesamtdosis innerhalb weniger Sekunden zur Vermeidung dieser kortikalen Aktivierung bei entsprechend prädisponierten Patienten; manche Autoren empfehlen den Verzicht auf Etomidat bei Epilepsiepatienten (Ebrahim et al. 1986).

### G 1.3.3.4 Ketamin

Ketamin wird auf deutschen Intensivstationen vorzugsweise adjuvant zur Sedierung eingesetzt (Martin et al. 2005). Es wirkt dosisabhängig in subanästhetischer Dosis ausschließlich analgetisch, eine höhere Dosierung führt zur sogenannten »*dissoziativen Anästhesie*«. Diese ist charakterisiert durch eine Abkopplung des Patienten von seiner Umwelt bei erhaltener Wachheit und durch eine starke analgetische Potenz (Adams et al. 1990). Die vorrangigen Indikationen zum Einsatz von Ketamin ergeben sich durch seine sympathomimetischen Eigenschaften und sind dementsprechend die Analgosedierung bei Patienten mit Bronchospasmus oder mit hypotensiver Kreislaufsituation nicht kardiogener Ursache. Die Wirkung eines i. v.-Bolus tritt nach ca. 30 Sekunden ein und hält für ca. 5–15 Minuten an. Vier bis sechs Wochen Behandlungsdauer sollten nicht überschritten werden. Zur Vermeidung von unangenehmen Träumen sollte Ketamin nach Möglichkeit nicht in Monotherapie eingesetzt, sondern mit Propofol oder Benzodiazepinen kombiniert werden.
Die Anwendung in der neurologischen Intensivmedizin war aufgrund von Berichten über eine Ketamin-induzierte Erhöhung von CBF und ICP in den vergangenen 30 Jahren stark eingeschränkt (Takeshita et al. 1972). Diese Beobachtung gilt jedoch nur für spontan atmende Patienten ohne zusätzliche Sedierung. Eine Reihe nicht randomisierter Studien konnte jedoch übereinstimmend zeigen, dass Ketamin-Razemat bei kontrolliert beatmeten und sedierten Patienten mit normalen $pCO_2$-Werten den ICP nicht erhöht und somit auch bei diesen Patienten eingesetzt werden kann (↑, B) (Himmelseher et al. 2005, Cohen et al. 2015). Bei der Verwendung von Ketamin anstelle von Opiaten in der Kombinationsanalgosedierung (z. B. mit Midazolam oder Propofol) konnten ein höherer CPP erreicht und Katecholamine eingespart werden. Im Gegensatz zu anderen Anästhetika wird durch Ketamin in klinisch verwendbaren Dosen keine Supprimierung der hirnelektrischen Aktivität im EEG hervorgerufen (Schultz et al. 1990).

### G 1.3.3.5 Thiopental

Thiopental wirkt als *Barbiturat* hypnotisch und antikonvulsiv und ist zur Narkoseeinleitung bzw. Kurznarkose in Kombination mit einem Analgetikum zugelassen, nicht hingegen für die kontinuierliche Sedierung. Wegen seiner kürzeren Wirkdauer wird auf Intensivstationen das Barbiturat Methohexital ebenfalls häufig verwendete. Nach einem Thiopental-Bolus tritt Bewusstlosigkeit nach ca. zehn Sekunden ein. Die Wirkungsdauer beträgt dann etwa 6–8 Minuten. Thiopental wird in der Leber metabolisiert, wobei ein aktiver Metabolit (Pentobarbital) entsteht. Bei längerer Anwendung besteht die Gefahr der *toxischen Kumulation*. Wichtigste Nebenwirkung bei der Kurzzeittherapie in der Intensivmedizin ist der akute Blutdruckabfall. Wegen einer hyperalgisierenden Wirkung sollten Barbiturate mit Opioiden kombiniert werden.
Die Domäne von Thiopental in der neurologischen Intensivmedizin ist die Senkung eines krisenhaft erhöhten ICP sowie die Durchbrechung eines Status epilepticus. Thiopental führt zu einem bis zu 45 %-Abfall von CBF, $CMRO_2$ und ICP. Die ICP-senkende Wirkung hält nach einmaliger Injektion über mehr als zehn Minuten an. Metohexital kann ebenfalls zur Hirndrucktherapie eingesetzt werden (Hilbert et al. 2011), sollte aufgrund der möglichen epileptogenen Wirkung jedoch als einziges Barbiturat nicht zur Therapie im Status Epilepticus bzw. bei Epilepsie verwendet werden. Insgesamt gibt es sieben randomisierte klinische Studien zum Einsatz von Barbituraten bei SHT-Patienten mit ICP-Erhöhung. Eine Cochrane-Analyse dieser Studien fand insgesamt keine Hinweise für ein besseres Outcome durch den Einsatz von Barbituraten (Roberts und Sydenham 2012). Einerseits sind Barbiturate nebenwirkungsreich (Blutdruckabfall, Immunsuppression), andererseits wird der ICP-senkende Effekt häufig durch einen gleichzeitigen CPP-Abfall bei 25 % der Patienten überkompensiert. Dennoch empfehlen die internationalen Brain-Trauma-Foundation Leitlinien den Einsatz von Barbituraten unter EEG-Kontrolle bei hämodynamisch stabilen Patienten, bei denen eine kritische Hirndruckerhöhung durch keine anderen Maßnahmen kontrolliert werden kann. Gemäß den Leitlinien der DGNC 2015 kann eine Therapie mit Barbituraten bei anderweitig nicht beherrschbaren Hirndruckkrisen erwogen werden, der Nutzen ist jedoch nicht ausreichend belegt (↔, C). Eine hoch dosierte Barbiturattherapie zur Prophylaxe einer ICP-Erhöhung soll nicht durchgeführt werden (↓, A).

### G 1.3.3.6 α2-Adrenorezeptoragonisten (Clonidin, Dexmedetomidin)

Clonidin kann adjuvant in allen Sedierungsphasen sinnvoll als Analgosedativum, Anxiolytikum und Antihypertonikum eingesetzt werden. Clonidin senkt den Sympathikotonus und kann insbesondere bei folgenden Indikationsstellungen verwendet werden: Basissedierung (insbesondere bei hypertensiven Intensivpatienten), Therapie sympathikoadrenerg-stimulierter und paradoxer Aufwachreaktionen, Prophylaxe und Behandlung von Entzugssyndromen nach Langzeitanalgosedierung oder bei vorbestehendem Alkoholabusus, Reduktion des postoperativen *Shiverings*. Eine adjuvante Clonidin-Therapie kann eine Dosisreduktion von Sedativa und Analgetika bewirken und damit deren Nebenwirkungen (z. B. Atemdepression durch Opioide und Benzodiazepine) reduzieren sowie zu einer Kosteneinsparung führen (Spies et al. 2000). Der zur Sedierung erwachsener intensivmedizinischer Patienten zugelassene $\alpha_2$-Adrenorezeptoragonisten Dexmedetomidin wirkt ebenfalls analgosedierend und anxiolytisch sowie in niedrigen Dosierungen antihypertensiv und reduziert die Beatmungsdauer sowie die Länge des Intensivaufenthaltes (Chen et al. 2015). Mit Dexmedetomidin sedierte Patienten sind im Vergleich zu Midazolam und Propofol in der Regel leichter erweckbar und kooperativ (Jakob et al. 2012) und damit eher einer neurologischen Untersuchung zugängig. Obwohl einzelne Studien Hinweise auf eine reduzierte Delirinzidenz (Riker et al. 2009) und einen antideliranten Effekt (Reade et al. 2016) ergeben, ist die Datenlage heterogen und ein positiver Effekt von Dexmedetomidin auf Delir in einer aktuellen Meta-Analyse nicht sicher nachweisbar (Chen et al. 2015). Zum Einsatz von Dexmedetomidin bei neurologischen Intensivpatienten liegen nur wenige Daten vor. In kleineren Fallserien an neurochirurgischen Intensivpatienten mit Schädelhirntrauma scheint der Einsatz von Dexmedetomidin bei diesem Patientenkollektiv sicher zu sein (Aryan et al. 2006; James et al. 2012; Wang et al. 2013); aufgrund der dosisabhängigen hypo- und hypertensiven Effekte sollte der Blutdruck jedoch engmaschig kontrolliert werden (Pajourmand et al. 2016). Tierversuche und Zellkulturen deuten darüber hinaus auf einen gewissen neuroprotektiven Effekt von Dexmedetomidin hin (Ren et al. 2016; Wang et al. 2016; Schoeler et al. 2012).

#### G 1.3.3.7 Volatile Anästhetika

Ein neuerer Trend in der Intensivmedizin stellt die kontinuierliche Sedierung von Intensivpatienten mit Inhalationsanästhetika, wie z. B. Isofluran dar. Trotz positiver Berichte über das Sicherheitsprofil dieser Strategie auch bei Sedierungszeiten von über einer Woche, handelt es sich hierbei um einen Off-Label-Use. Vorteile sind vor allem eine bessere Steuerbarkeit sowie kürzere und vorhersagbarere Aufwachzeiten. Nachteile sind insbesondere der höhere technische Aufwand sowie die höheren Anforderungen an den Arbeitsplatzschutz. Durch modernere und einfacher zu bedienende Applikationssysteme (AnaConDa®), die zusammen mit normalen Beatmungsgeräten verwendet werden können, könnte diese Technik jedoch mehr Verbreitung in der Intensivmedizin finden (Sackey et al. 2004). In Bezug auf neurointensivmedizinische Indikationen wurde die inhalative Sedierung mit Isofluran über mehrere Tage bei Patienten mit Status epilepticus erfolgreich eingesetzt (Mirsattari et al. 2004). In einer Fallserie mit insgesamt 19 neurologischen Intensivpatienten (ICB, SAB und ischämischer Infarkt) blieben unter dem Wechsel einer intravenösen Analgosedierung auf Isofluran ICP und der mittlere dopplersonographische Fluss in den zerebralen Arterien stabil, arterieller Mitteldruck und CCP sanken jedoch signifikant (Bösel et al. 2012). Demgegenüber zeigte eine weitere kleine Studie mit 13 SAB Patienten einen Anstieg des mittels Thermodiffusionssonde gemessenen rCBF unter Isofluran im Vergleich zu Propofol bei stabilem ICP, CCP, MAP und Dopplerbefund (Villa et al. 2012). Es bleibt abzuwarten, ob die inhalative Sedierung weiteren Einzug in neurologische Intensivstationen hält.

### G 1.3.4 Delir

Ein Delir ist bei beatmeten Patienten mit vorangegangener Analgosedierung sehr häufig (> 80 %) und bei ausbleibender oder verspäteter Diagnosestellung und inkonsequenter Therapie mit einer erhöhten Morbidität verbunden. Auch zum Delir-Screening sollte mindestens achtstündlich ein validierter Score wie z. B. der Confusion Assessment Method for the Intensive Care Unit (CAM-ICU) oder der Delirium Detection Score (DDS) verwendet werden (↑, A) (Radtke et al. 2009). Zur Behandlung eines Delirs können Haloperidol, Risperidon oder Olanzapin eingesetzt werden (Wang et al. 2013) (↔, C). Bei jüngeren Erwachsenen mit längerer Sedierungsdauer und Entzugssyndrom können mittellang wirksame Benzodiazepine (z. B. Lorazepam) gegeben werden (↔, C).

### G 1.3.5 Spezielle Probleme der Analgosedierung

Bei mehr als 60 % aller Patienten mit *Langzeitsedierung* werden Entzugssyndrome unterschiedlichen Schweregrades beobachtet, die das klinische Ergebnis verschlechtern können (Tobias 2000). Im Vordergrund stehen dabei die Selbstgefährdung der Patienten (z. B. durch Extubation), eine höhere Infektinzidenz, Herzrhythmusstörungen, stressbedingte myokardiale Ischämien, ein vermehrter gastrointestinaler Reflux und ein höheres Risiko für Ulkusblutungen. Auch führen unterschiedliche Substanzen zu verschiedenen klinischen Entzugserscheinungsbildern. Agitation, Tachykardie, Hypertension, Tachypnoe, gastrointestinaler Reflux, Fieber, Schwitzen, visuelle Halluzinationen, Delir und Anfälle sind die typischen klinischen Charakteristika des Benzodiazepin-Entzugssyndroms (Spies et al. 1999). Die Entzugssymptome sind dabei abhängig von der kumulativen Dosis (z. B. Midazolam > 60 mg/kg KG) und nicht von der Infusionsdauer (Fonsmark et al. 1999). Auch Propofol und Opioide führen in Abhängigkeit von Dosis und Anwendungsdauer zu *Entzugssyndromen*. Um diese rasch erkennen zu können, sollte mehrfach täglich ein Monitoring im Hinblick auf mögliche Entzugssymptome erfolgen. Als Scoring-System kann beispielsweise der *Richmond Agitation-Sedation Scale* (RASS) verwendet werden (**Tab. G 1.3**). Entzugssymptome treten häufig nachts verstärkt in Erscheinung.

Die beste Behandlungsstrategie des Entzugssyndroms besteht in dessen Vermeidung durch ausschleichende Reduktion der Analgosedierung. Eine

initiale Reduktion um 25 % und im Anschluss daran eine tägliche Reduktion um 10 % wird als sicher erachtet. Bei manifester Symptomatik stehen insbesondere länger wirksame Benzodiazepine (z. B. Lorazepam) und Propofol (bei sehr starkem Unruhezustand), Clonidin, Betablocker und Magnesium (bei verstärktem Sympathikotonus) und Haloperidol (bei produktiv-psychotischen Symptomen) zur symptomorientierten Therapie zur Verfügung (Spies et al. 1999).
Wichtig ist der Hinweis, dass nicht jeder Unruhezustand als Folge eines Entzugssyndroms zu sehen ist. Häufig führen falsche Einstellung des Respirators (kontrollierte Beatmung beim wachen Patienten), unbehandelte Schmerzen, Hypoxämie oder neurologische Krankheitsbilder (septische Enzephalopathie) zu einem ähnlichen klinischen Bild und müssen rasch erkannt und ggf. behandelt werden.

### G 1.3.6 Therapie mit Muskelrelaxanzien

Gemäß den Leitlinien der DGAI/DIVI gibt es keine generelle Empfehlung zum Einsatz von *Muskelrelaxanzien* bei kritisch kranken Patienten auf Intensivstationen (Baron et al. 2015). Der Einsatz von Muskelrelaxanzien wird dementsprechend nur bei speziellen Indikationen empfohlen. Wenn Muskelrelaxanzien eingesetzt werden, ist eine ausreichende Analgosedierung sicherzustellen (↔, A). Zu den Situationen, in denen eine Muskelrelaxierung auf einer neurologischen Intensivstation sinnvoll und notwendig sein kann, zählt z. B. die Hypothermie-Behandlung von Patienten nach Reanimationsereignis, bei Tetanus sowie Tollwut. Selbst bei der klassischen Hauptindikation, der Erleichterung der mechanischen Ventilation – insbesondere bei ARDS-Patienten – ist der Nutzen einer Muskelrelaxierung umstritten (Martin et al. 2005; Baron et al. 2015). Wenn anderweitig jedoch keine suffiziente Oxygenierung mehr zu erreichen ist, kann bei drohender Hypoxie ein entsprechender Versuch erwogen werden. Eine in Umfragen häufig genannte weitere Indikation zur Muskelrelaxierung ist die Behandlung eines erhöhten ICP. Die amerikanischen Leitlinien der Society of Critical Care Medicine (Murray et al. 2002) sowie eine Metaanalyse (Sanfilippo et al. 2015) verweisen in diesem Zusammenhang auf einen Mangel an kontrollierten Studien für eine entsprechende Empfehlung. Eine retrospektive Analyse prospektiv gesammelter Daten von 514 Patienten mit schwerem SHT fand keine Verbesserung des generellen klinischen Ergebnisses durch den Einsatz von Relaxanzien im Rahmen des ICP-Managements, dafür jedoch mehr nicht-neurologische Komplikationen in der Relaxanziengruppe (Hsiang et al. 1994). Muskelrelaxanzien führen bei längerer Anwendung zur Atrophie von Muskulatur und Schädigung der neuromuskulären Endplatte und damit zu *Weaning-Problemen* (Gooch 1995; Arroliga et al. 2005). Die Verwendung von Muskelrelaxanzien ist ein wichtiger Risikofaktor für die Entstehung einer *Critical-Illness-Polyneuropathie*.
Im Unterschied zur gerade besprochenen *kontinuierlichen* Anwendung auf Intensivstationen haben Muskelrelaxanzien einen festen Platz bei der Durchführung der endotrachealen Intubation. Bei der Auswahl des Muskelrelaxanz sollte dabei nach Möglichkeit auf eine nicht-depolarisierende (NDMR) Substanz zurückgegriffen werden. Succinylcholin als depolarisierendes Muskelrelaxanz wirkt zwar deutlich schneller, birgt aber die Gefahr einer vital-bedrohlichen Kaliumerhöhung im Serum, insbesondere bei Patienten mit Paresen. Außerdem kann es bei der Einleitung zu einer Erhöhung des ICP führen (Minton et al. 1986). Nicht-depolarisierende Muskelrelaxanzien wirken schlechter bei Patienten mit Läsionen des 1. Motoneurons oder nach längerer Immobilisation sowie bei Komedikation mit Carbamazepin, Phenytoin oder Steroiden (Waud et al. 1986). Für die am häufigsten verwendeten Substanzen Pancuronium, Atracurium, Cisatracurium und Vecuronium gilt, dass sie keine Auswirkungen auf den ICP haben (Cold et al. 2002).

## G 1.4 Respiratorische Insuffizienz und Beatmungstherapie

Zusätzlich zu den allgemeinen pulmonalen oder kardialen Ursachen einer respiratorischen Insuffizienz umfasst das Spektrum spezieller respiratorischer Störungen bei neurologischen Intensivpatienten periphere neuromuskuläre Störungen (»*Atempumpenschwäche*«) und zentrale Störungen des Atemantriebs (z. B. *Maschinenatmung, Cheyne-Stokes-Atmung, Tachypnoe*), z. B. im Rahmen von Erhöhungen des ICP oder Hirnstammläsionen (Nyquist et al. 2008). Häufige Gründe für eine manifeste oder drohende respiratorische Verschlechterung bei neurologischen Intensivpatienten sind zudem Vigilanzminderungen und/oder eine Verminderung der Schutzreflexe mit Aspirationsgefahr. Darüber hinaus können neurologische Erkrankungen (z. B. SAB) über bisher wenig geklärte Pathomechanismen zu einem neurogenen Lungenödem führen.
Prinzipiell muss zu Beginn der Beatmungstherapie zwischen invasiven (endotracheale Intubation) und nichtinvasiven (»*Non-Invasive Positive Pressure Ventilation*«) Beatmungsformen entschieden werden. Letztere ist nach unserer Erfahrung bei Intensivpatienten mit neurologischen Krankheitsbildern oft nicht sinnvoll einsetzbar, da der Atemweg im Gegensatz zur endotrachealen Intubation nicht vor Aspiration geschützt ist und Schluckstörungen bei diesem Patientengut sehr häufig sind.

### G 1.4.1 Endotracheale Intubation

Anhand der in **Tab. G 1.4** aufgeführten allgemeinen Richtwerte für Erwachsene ist für jeden Patienten individuell die *Intubationsindikation* zu stellen. Bei einer zu erwartenden progredienten neurologischen Grunderkrankung sollte die Entscheidung zur Intubation in Abhängigkeit vom Verlauf relativ früh getroffen werden. Dies gilt insbesondere auch für Patienten mit abgeschwächten oder fehlenden Schutzreflexen, damit nicht ein schweres

**Tab. G 1.4:** Allgemeine Richtwerte zur Intubation (für Erwachsene) (modifiziert nach Planck 1997)

| | **Intubationsindikation bei** | **Normwerte/Normalbefunde** |
|---|---|---|
| $paO_2$ (mm Hg) | < 50* | 75–100 |
| $paCO_2$ (mm Hg) | > 55 und < 25 | 35–45 |
| Atemfrequenz ($min^{-1}$) | > 40 | 12–20 |
| Vitalkapazität (ml/kg KG) | < 10 | 55–75 |
| Inspiratorischer Sog (mbar) | < 25 | 75–100 |
| Bewusstseinslage | soporös – komatös | wach |
| Schutzreflexe | eingeschränkt/fehlend | erhalten |

* Bei Patienten mit erhöhtem intrakraniellen Druck sollte die Intubation frühzeitig bei einem $paO_2$ < 65 mm Hg und einem $paCO_2$ > 40 mm Hg erfolgen.

**Tab. G 1.5:** Art der respiratorischen Störung und Intubationsindikation

| | **Wichtige Krankheiten** | **Relevante Parameter/Befunde** |
|---|---|---|
| Zentrale Atemantriebsstörung | Erhöhter intrakranieller Druck<br>Intoxikation<br>Metabolische Störung | $paO_2$ < 65 mm Hg<br>$paCO_2$ > 55 mm Hg ($paCO_2$ > 40 mm Hg bei intrakranieller Drucksteigerung)<br>Schwere Vigilanzstörung |
| Insuffiziente Atemmechanik | GBS, Myasthenie, Tetanus, Polio, Botulismus, Myositis, Myopathien, hoher Querschnitt | Vitalkapazität < 1 l<br>Inspirator. Sog < 25 mbar<br>Atemfrequenz > 40/min |
| Kaudale Hirnnervenparesen | Hirnstamminfarkt, Miller-Fisher-Syndrom, basale Meningitis, Trauma oder Blutung in der hinteren Schädelgrube | Speichelsee im Rachen<br>Schluckstörung<br>Fehlender Hustenreflex<br>V. a. Aspiration |
| Obstruktion der Luftwege | bds. Recurrensparese, Glottisödem, Tracheomalazie | $paCO_2$ > 55 mm Hg<br>$paO_2$ < 55 mm Hg<br>Atemfrequenz > 40/min |
| Pulmonale Erkrankung | Pneumonie, Lungenödem, ARDS, Atelektase, COPD, Lungenembolie | $paO_2$ < 60 mm Hg<br>$paCO_2$ > 55 mm Hg, resp. Azidose<br>Atemfrequenz > 40/min |

GBS Guillain-Barré-Syndrom, ARDS adult respiratory distress syndrome, COPD chronic obstructive pulmonary disease

ARDS (Adult Respiratory Distress Syndrome) nach Aspiration zu einem die Prognose limitierenden Faktor wird. Die pragmatische Gewichtung respiratorischer Parameter bei verschiedenen neurologischen Erkrankungen ist in **Tab. G 1.5** aufgeführt. Um einen möglichst geringen Atemwegswiderstand in der Weaning-Phase sicherzustellen, wie auch für eine eventuell im Verlauf notwendige Bronchoskopie, sollte eine *Tubusgröße* von mindestens 7,5 mm Durchmesser ausgewählt werden und wegen der häufig längeren Beatmungspflichtigkeit nur Tuben mit Ausgleichscuff (»low pressure high volume Cuffs«) Verwendung finden. Gerade bei Patienten mit kritischer zerebraler Hämodynamik gilt für die Durchführung der Intubation, dass ein Abfall von Blutdruck und CPP im Rahmen der erforderlichen Kurznarkose vermieden werden muss. Daher sollte vor Beginn der Intubation auf einen ausreichenden Volumenhaushalt geachtet werden (ZVD 8–12 mm $H_2O$). Vor Beginn der Intubation empfiehlt sich eine 5-minütige *Präoxygenierung* mit 100 % Sauerstoff, z. B. über Maske. Für viele Patienten hat sich die sogenannte »*Rapid-Sequence Intubation*« (*RSI*, nahezu gleichzeitige Anwendung eines wirksamen Einleitungsanästhetikums zusammen mit einem Muskelrelaxanz) als sehr effektiv und sicher bewährt. Die Erfolgsquoten im Notfallbereich liegen bei ca. 98 %. Durch die rasche Intubation werden vor allem bei Patienten mit erhöhtem Aspirationsrisiko durch Verkürzung der Intubationsdauer und Vermeidung längerer Beutel-Masken-Beatmungszeiten mit Überblähung des Magens die Komplikationen reduziert (Reynolds et al. 2005). Auch das Risiko von Blutdruckspitzen mit erhöhtem intrazerebralen Blutungsrisiko ist bei Einhaltung der entsprechenden Empfehlungen reduziert.

### G 1.4.2 Beatmungsstrategien

Spezielle Beatmungsstrategien bei neurologischen Patienten wurden bisher nicht in prospektiven und kontrollierten klinischen Studien untersucht. Die Darstellung allgemeiner Grundlagen der maschinellen Beatmung würde den Rahmen dieses Kapitels sprengen, sodass im Folgenden nur auf Besonderheiten bei neurologischen Intensivpatienten und auf gut evidenzbasierte allgemeine Leitlinien eingegangen werden kann.

In diesem Zusammenhang sind neurologische Intensivpatienten charakterisiert durch ein erhöhtes Risiko einer Aspirationspneumonie (Schluckstörung, Vigilanzminderung, abgeschwächte Schutzreflexe) und dadurch bedingtem ARDS sowie einer prolongierten Beatmungspflichtigkeit im Rahmen protrahierter Verläufe der neurologischen Grunderkrankung (z. B. Hirnstamminfarkte, GBS).

Allgemeine Behandlungsprinzipien sind:

1. assistierte Beatmungsmodi sind nach Möglichkeit zu bevorzugen,
2. ein ausreichend hoher positiv-endexspiratorischer Druck (PEEP) ist zu gewährleisten,
3. eine Ventilator-assoziierte Pneumonie (VAP) sollte früh mit einer adäquaten antibiotischen Therapie behandelt werden,
4. die Notwendigkeit einer Tracheotomie sollte früh diskutiert werden und
5. der Zeitpunkt einer Extubation sollte anhand fester Protokolle und Leitlinien ermittelt werden.

Auch wenn es aus pathophysiologischer Sicht sinnvoll erscheinen mag, bei akuten Hirnverletzungen einen höheren als für eine normale Oxygenierung erforderlichen $FiO_2$ am Respirator einzustellen, so gibt es für diese Strategie keine Evidenz. Tatsächlich birgt sie die theoretische Gefahr einer Lungenschädigung (Stocchetti et al. 2005).
Auf die Frage der Sinnhaftigkeit einer Hyperventilation bei Patienten mit kritisch erhöhtem ICP wird im **Kap. G 2** (Hirndruck) eingegangen. Dennoch soll bereits an dieser Stelle kurz erwähnt werden, dass es keine Indikation für eine prophylaktische und länger andauernde Hyperventilation mit einem $pCO_2 < 30$ mm Hg gibt. Wenn, dann handelt es sich um eine kurzfristige Maßnahme zur Senkung einer akuten Hirndruckkrise (↔, C).
Aus allgemein atemmechanischer Sicht ist es anzustreben, eine Mitatmung des Patienten bereits frühzeitig zu ermöglichen (assistierte Beatmungsform). Dennoch muss bei Patienten mit ICP-Erhöhung bedacht werden, dass ein Spontanatmungsversuch, z. B. zur Überprüfung der Voraussetzungen für eine Extubation (s. unten), zu einer weiteren ICP-Erhöhung führen kann. Dies gilt insbesondere, wenn selbst unter kontrollierten Beatmungsbedingungen bereits eine ICP-Erhöhung auf Werte > 25 mm Hg besteht (Jaskulka et al. 1993). Bei Notwendigkeit einer Bronchoskopie sollte bedacht werden, dass es hierdurch selbst bei adäquater Sedierung zu einem ICP-Anstieg kommen kann (Kerwin et al. 2000).

### G 1.4.3 PEEP, ARDS und neurologische Intensivpatienten

Der *PEEP* dient der Verbesserung des pulmonalen Gasaustausches und kann Atelektasen verhindern. Prinzipiell kann der PEEP jedoch zu einer Abnahme des CBF und zu einer Zunahme des ICP führen (zur Übersicht Nyquist et al. 2008). In jedem Fall ist ein adäquater ZVD (8–12 mm $H_2O$) eine Grundvoraussetzung zur Vermeidung dieser negativen PEEP-Auswirkungen bei Patienten mit akuten zerebralen Schädigungen. Die Datenlage bezüglich der maximal möglichen Höhe des PEEP ohne negative Folgen für CBF und ICP ist widersprüchlich, scheint jedoch auch von der Lungencompliance abzuhängen. Bei Patienten mit pulmonaler Schädigung (z. B. Pneumonie) führte ein PEEP von 5–12 cm $H_2O$ nicht zu negativen Veränderungen bei ICP oder CBF (Caricato et al. 2005). Dennoch sollte – falls möglich – bei Patienten mit erhöhtem ICP ein Monitoring von ICP und CPP erfolgen, wenn der PEEP über 5 cm $H_2O$ erhöht werden soll. Eine Sonderrolle in der Beatmungstherapie nehmen Patienten ein, bei denen es zur Entwicklung eines *ARDS* gekommen ist. Hier hat sich aus allgemein intensivmedizinischer Sicht ein *lungenprotektives Beatmungsprotokoll* bewährt, das aus alveolären Rekrutierungsmanövern, hohem PEEP, Tidalvolumina von maximal 6 ml/kg KG und Plateaudrücken von < 30 cm $H_2O$ besteht. Bei diesem Konzept wird bei nicht-neurologischen Intensivpatienten eine *permissive Hyperkapnie* billigend in Kauf genommen (Amato et al. 1998). Bei Patienten mit erhöhtem ICP kann dieses Vorgehen jedoch zu einem kritischen Anstieg des ICP führen. Hier ist in jedem Fall eine kontinuierliche ICP-Messung zu fordern. In einer Studie mit elf Patienten, die sowohl an einem ARDS als auch an einer akuten Hirnschädigung erkrankt waren, zeigte sich, dass die lungenprotektive Beatmung (durchschnittlicher PEEP ca. 15 cm $H_2O$) trotz angestiegener $pCO_2$-Werte nicht zu signifikanten ICP-Erhöhungen führte (Wolf et al. 2002). Ein invertiertes Inspirations-Expirations-Verhältnis bei der Beatmung (I : E-Verhältnis) führte bei unterschiedlichen akuten Hirnverletzungen nicht zu einer ICP-Erhöhung (Georgiadis et al. 2002).
Polytrauma-Patienten mit gleichzeitiger schwerer Lungenschädigung und SHT sind durch die eingeschränkte pulmonale und ventrikuläre (Liquorsystem) Compliance besonders gefährdet, durch geringe PEEP-Veränderungen einen erheblichen ICP-Anstieg zu erleiden (Caricato et al. 2005; Zhang et al. 2011). In bestimmten Situationen kann bei diesen oder anderen Patienten mit schwerer Lungenschädigung eine Hochfrequenz-Ventilation (HFV) zur adäquaten Oxygenierung notwendig sein. In kleinen Fallserien hat sich gezeigt, dass es in dieser Konstellation durch den Beginn der HFV zu einer signifikanten Abnahme des ICP bzw. zu keinen nachteiligen Veränderungen der zerebralen Hämodynamik gekommen ist (Bennett et al. 2007). Eine weitere Alternative bei Patienten mit schwerer Hirnschädigung bzw. kritischem Hirndruck und gleichzeitig bestehendem ARDS stellt die extrakorporale Decarboxylierung mittels iLA (interventional lung assist device) dar (Munoz-Bendix et al. 2015).
In einer kleinen prospektiven Untersuchung an 16 SAB-Patienten mit gleichzeitigem ARDS, wurde der Effekt unterschiedlicher Lungenrekrutierungsmanöver auf ICP, CPP und Oxygenierung untersucht. Ein PEEP von 15 cm $H_2O$ sowie eine Druckkontrolle von 35 cm $H_2O$ über PEEP für insgesamt zwei Minuten führte zu einer signifikanten Verbesserung der Oxygenierung, zu keinen ICP-Veränderungen und einem tolerablen Abfall des CPP (Nemer et al. 2010).

### G 1.4.4 Weaning und Extubation

In mehreren randomisierten Studien konnte gezeigt werden, dass die Einführung eines *Weaning-Protokolls* mit genau definierten Kriterien für den richtigen Zeitpunkt eines Extubationsversuches und die tägliche Überprüfung dieser Voraussetzungen sinnvoll sind, um Beatmungsdauer, Kom-

plikationsraten und Kosten zu reduzieren (Keenan 2002) (↑↑, A). In Anlehnung an eine randomisierte klinische Studie an 300 Intensivpatienten (Ely et al. 1996), schlagen wir bei neurologischen Intensivpatienten das in **Kasten G 1.1** dargestellte Weaning-Protokoll vor. Bei Erfüllung aller Kriterien sollte am gleichen Tag über zwei Stunden ein *Spontanatemversuch* am T-Stück oder Vernebler erfolgen. Der Versuch gilt als erfolgreich, wenn folgende Kriterien erfüllt sind: Atemfrequenz < 35/ Minute (maximal 5 Minuten am Stück mit > 35 werden akzeptiert), Sauerstoffsättigung (Pulsoximetrie) > 90 %, Herzfrequenz < 140/Minute, systolischer Blutdruck 90–180 mm Hg. Der Patient sollte am Tag der Extubation nüchtern sein.
Bei neurologischen Intensivpatienten mit neuromuskulären Erkrankungen (GBS, Myasthenie, CIP) wird folgendes Vorgehen im Sinne einer Expertenempfehlung empfohlen: a) Die muskuläre Kraft sollte sich insgesamt wieder gebessert haben (positive Dynamik), b) die Vitalkapazität (VK) sollte > 15 ml/kg KG betragen (entspricht > 1,125 L bei einem 75 kg-Patienten), c) der durchschnittliche Beatmungsdruck sollte < 20 cm $H_2O$ sein, d) die $FiO_2$ sollte < 0,4 sein, e) ein Vernebler-Spontanatmungsversuch sollte mindestens über 12–24 Stunden erfolgreich gewesen sein und f) es sollten aktuell keine signifikant erhöhten systemischen Entzündungszeichen nachweisbar sein (Nyquist et al. 2008).
Auf die Möglichkeit einer zusätzlichen ICP-Erhöhung bei Hirndruckpatienten im Rahmen von Spontanatemversuchen wurde bereits weiter oben hingewiesen.

**Kasten G 1.1:** Weaning-Kriterien für einen Extubationsversuch (modifiziert nach Ely et al. 1996)

| |
|---|
| $paO_2$: $FiO_2$ > 200 |
| PEEP ≤ 5 cm $H_2O$ |
| Positiver Hustenreiz bei der endotrachealen Absaugung |
| Positiver Schluckversuch[a] |
| Kooperativer Patient[a] |
| Keine kontinuierliche Gabe von Sedativa |
| Atemfrequenz (pro Minute): Tidalvolumen (Liter/Zug) ≤ 105[b] |

a gemäß unserer Erfahrung ergänzt
b gemessen über 1 Minute im assistierten Beatmungsmodus bei einem PEEP von 5 cm $H_2O$ ohne Druckunterstützung. Das Tidalvolumen errechnet sich aus Atemminutenvolumen: Atemfrequenz

## G 1.4.5 Tracheotomie

Der optimale Zeitpunkt für eine *Tracheotomie* wird kontrovers diskutiert. In einer älteren Metaanalyse randomisierter klinischer Studien zum Vergleich der frühen (innerhalb der ersten Woche nach Aufnahme) mit der späten (nach ca. 14 Tagen) Tracheotomie, zeigten sich signifikant kürzere Beatmungszeiten und eine kürzere Intensivpflichtigkeit in der Gruppe der Patienten mit früher Tracheotomie (Griffiths et al. 2005). Aktuellere Metaanalysen stellen dieses Ergebnis jedoch in Frage und sehen keine eindeutigen Vorteile einer frühen Tracheotomie im Hinblick auf kurzfristige 30 Tage Mortalität, Dauer des Intensivaufenthaltes, Beatmungsdauer und Pneumonierate bei nicht primär neurologisch erkrankten Patienten (Huang et al. 2014; Meng et al. 2015). Die frühe Tracheotomie reduziert jedoch den Sedierungsbedarf (Meng et al. 2015). Die einzige Studie zu diesem Thema an neurologischen Intensivpatienten mit insgesamt 60 beatmeten Schlaganfallpatienten ergibt Hinweise auf eine reduzierte kurz- und langfristige Mortalität und reduzierten Sedierungsbedarf und die frühe Tracheotomie scheint auch in diesem Kollektiv sicher (Bösel et al. 2013). Wird auch die Studie von Bösel et al. ebenfalls in eine Metaanalyse inkludiert, scheint eine frühe Tracheotomie ggf. doch mit einer reduzierten langfristigen Mortalität und einem kürzeren Intensivaufenthalt assoziiert (Andriolo et al. 2015). In diesem Kontext ist zu bedenken, dass es durch die Tracheotomie bei Patienten mit akuten Hirnverletzungen zu einer ICP-Erhöhung kommen kann, sodass ein entsprechendes ICP-Monitoring auch während des Eingriffs gewährleistet sein muss. In einer kleinen Fallserie zeigte sich kein Unterschied im Ausmaß der ICP-Erhöhung in Abhängigkeit vom Zeitpunkt der Tracheotomie (früh, d. h. < 7 Tage versus spät, d. h. > 7 Tage) (Kocaeli et al. 2008).
Prinzipiell steht der Nutzen der Tracheotomie gegenüber der Langzeit-Endotrachealintubation außer Frage. Bei einem länger liegenden oralen Tubus ist die Mundpflege erschwert und die Gefahr einer Kehlkopfschädigung erhöht; eine nasotracheale Intubation hat als Nachteil die lokale Sekretretention mit der erhöhten Gefahr von Sinusitiden und Schleimhautulzerationen. Hauptvorteil der Beatmung über eine Trachealkanüle ist die bessere Toleranz bei wachen Patienten. Neben dem Wegfall des Fremdkörpergefühls erleichtert die verminderte Totraumventilation die Entwöhnung von der Beatmungsmaschine. Dies trifft insbesondere für neurogene/neuromuskuläre Erkrankungen mit Ateminsuffizienz zu, weshalb bei diesen Patienten mit vorauszusehender längerer Beatmungspflichtigkeit frühzeitig zu einer Tracheotomie geraten wird. Typische neurologische Erkrankungsbilder mit Tracheotomie-Notwendigkeit im Rahmen der Intensivbehandlung sind GBS, schwere CIP sowie Hirnstammläsionen, z. B. bei Basilaristhrombose.

## G 1.4.6 Prophylaxe und Therapie Ventilator-assoziierter Pneumonien (VAP)

Generell stellen *VAP* die häufigsten *nosokomialen Infektionen* auf Intensivstationen dar (bis zu einem Viertel der beatmeten Patienten ist betroffen) und sind mit substanzieller Morbidität, Letalität und Zusatzkosten im Gesundheitswesen verbunden. Die zusätzlichen Kosten, die durch diese Art der Pneumonie verursacht werden, wurden (für die USA) mit 40 000 $ pro Fall ermittelt (Warren et al. 2003). Der Krankenhausaufenthalt verlängert sich um ca. sechs Tage (Safdar et al. 2005). Neurologische Intensivpatienten weisen ein ca. vierfach erhöhtes Risiko für eine VAP auf (Leroy et al. 2004). Die Diagnose der VAP fordert das Vorliegen von mindestens drei Kriterien der folgenden vier: Fieber (seltener Hypo-

thermie), Leukozytose, eitriges Absaugsekret und Infiltratnachweis im Röntgenbild.
In einer Metaanalyse randomisierter klinischer Studien erwiesen sich die Oberkörperhochlagerung (30–45°) (Wang et al. 2016) und die Verwendung spezieller Rotationsbetten (gerade bei neurologischen Patienten) als möglicherweise protektive Maßnahmen gegen VAP. Bei Patienten ohne erhöhtem gastrointestinalen Blutungsrisiko war die Stressulkusprophylaxe mit Sucralfat der mit H2-Blockern überlegen (Huang et al. 2010). Die selektive orale Dekontamination durch oropharyngeale und gastrale Gabe von nicht-resorbierbaren Antibiotika und Antimykotika reduziert das Auftreten der VAP (Schnabel et al. 2015; Liberati et al. 2009). Aufgrund der heterogenen bzw. negativen Daten im Hinblick auf die Mortalität (Liberati et al. 2009; Li et al. 2013) und der Gefahr der Resistenzentwicklung wird ein genereller Einsatz u. a. vom Robert-Koch-Institut aktuell nicht empfohlen. Nasogastrale Sonden und Kondensationsflüssigkeit im Beatmungsschlauchsystem vergrößern das VAP-Risiko (Rotstein et al. 2008).
Es existieren international mehrere aktuelle Leitlinien zur Diagnose und Behandlung von VAP. In einer Übersichtsarbeit wurde versucht, evidenzbasiert die entscheidenden Empfehlungen der unterschiedlichen Leitlinien in einem leicht umsetzbaren »Empfehlungspaket« zu sammeln (Rello et al. 2010). Für die rasche Diagnosestellung einer VAP wurden als besonders wichtig angesehen: a) bei klinischem Verdacht Durchführung einer Röntgenuntersuchung des Thorax mit Befundung durch einen Experten innerhalb von einer Stunde und b) sofortige Rückmeldung des Ergebnisses der Gram-Färbung des endotrachealen Absaugsekrets. Für die Behandlung der VAP gilt: a) Sofortige Anbehandlung nach Abnahme mikrobiologischer Tests, b) empirische Therapie je nach lokalem Erregerspektrum und individuellem Risikoprofil, c) Deeskalation der antibiotischen Therapie entsprechend den Kulturergebnissen, d) Beurteilung des Behandlungserfolgs innerhalb von 72 Stunden und e) kurze Therapiedauer von acht Tagen im Normalfall.
In ihren Richtlinien empfiehlt die American Thoracic Society folgendes Vorgehen (American Thoracic Society 2005): Bei Manifestation der Pneumonie innerhalb der ersten fünf Tage nach stationärer Aufnahme und beim Fehlen weiterer Risikofaktoren für die Besiedlung mit multiresistenten Keimen (wie Antibiotikatherapie in den letzten drei Monaten, stationärer Aufenthalt in einer Einrichtung des Gesundheitswesens innerhalb der letzten drei Monate, chronische Dialyse, Bewohner eines Senioren-/Pflegeheims, jegliche Immunsuppression, strukturelle Lungenerkrankung) ist die Monotherapie z. B. mit Ceftriaxon (alternativ z. B. Levofloxacin oder Ciprofloxacin) ausreichend. Entsprechend den S3 Leitlinien zur Therapie der nosokomialen Pneumonie (Dalhoff et al. 2012) können bei geringem Risiko für multiresistente Keime (s. o.) neben Ceftriaxon auch Levofloxacin, Ampicillin + Betalactamaseinhibitoren (Sulbactam oder Clavulansäure) sowie Carbapeneme eingesetzt werden. In allen anderen Fällen muss vom Vorliegen eines potenziell multiresistenten Erregers ausgegangen werden und Keime, wie z. B. *Pseudomonas aeruginosa* oder *Methicillin-resistenter Staphylococcus aureus*, in der Initialtherapie mitberücksichtigt werden. Praktisch trifft dies für annähernd alle beatmeten Intensivpatienten zu. Sowohl die aktuellen deutschen Leitlinien der Paul-Ehrlich-Gesellschaft für Chemotherapie (PEG) (auch unter Berücksichtigung der Update-Empfehlungen von 2010; Bodmann et al. 2010) und die S3 Leitlininien zur Therapie der nosokomialen Pneumonie (Dalhoff et al. 2012) als auch die amerikanischen Leitlinien empfehlen in diesem Fall eine Kombinationstherapie. Laut PEG und S3-Leitlinie kann z. B. Ceftazidim, Piperacillin/Tazobactam oder Meropenem mit Ciprofloxacin, Levofloxacin oder Tobramycin bzw. Gentamicin kombiniert werden. Bei Verdacht auf MRSA sollte zusätzlich Vancomycin oder Teicoplanin gegeben werden. Für Patienten mit eingeschränkter Nierenfunktion und erhöhtem Risiko eines Nierenversagens sollte Linezolid statt Vancomycin verabreicht werden. Selbstverständlich soll die Therapie bei Vorliegen eines positiven Kulturbefundes mit Antibiogramm entsprechend abgeändert werden. Initial ist das Abwarten des mikrobiologischen Befundes vor Beginn einer antibiotischen Therapie nicht indiziert und führt zu einer höheren Morbidität und Letalität (Iregui et al. 2002). Beim Nachweis von multiresistenten *P. aeruginosa* oder *A. baumannii* kann intravenöses Colistin (2,5–5 mg/kg KG/Tag verteilt auf 2–3 Einzeldosen) sinnvoll sein (Rotstein et al. 2008).
Weitere Leitlinienempfehlungen sind: a) die orale endotracheale Intubation ist die Intubationsmethode der Wahl und der nasalen vorzuziehen (↑, B) und b) ein geschlossenes Absaugsystem sollte verwendet werden (↔, B).



## G 1.5 Häufige Komplikationen und Fragestellungen im neurologischen Konsiliardienst auf Intensivstationen

### G 1.5.1 Septische Enzephalopathie

Die *septische Enzephalopathie* betrifft je nach verwendeten Definitionskriterien 8–70 % der Sepsispatienten. Sie ist damit die häufigste Form der Enzephalopathie auf Intensivstationen und wahrscheinlich aufgrund der häufigen Analgosedierung eher noch unterdiagnostiziert (Streck et al. 2008). Auch wenn die genauen Pathomechanismen noch nicht bekannt sind, so scheinen doch die Störung der Blut-Hirn-Schranke durch Zytokine, Chemokine und Aktivierung der Komplementkaskade sowie eine Störung der zerebralen Mikrozirkulation eine zentrale Rolle zu spielen. Bakterienproteine könnten durch die gestörte Schranke im Subarachnoidalraum eine Entzündungsreaktion induzieren (Flierl et al. 2010).
Die Leitsymptome der progredienten Wahrnehmungs- und Konzentrationsstörungen bis hin zur schweren Vigilanzminderung können der eigentlichen Sepsis vorausgehen. Fokal-neurologische Defizite gehören nicht zum Symptomspektrum. Die Diagnose der septischen Enzephalopathie setzt den Ausschluss anderer Ursachen einer Enzephalopa-

thie, wie z. B. Hypoxie, Leber- oder Nierenschädigung, Schilddrüsen- oder Nebennierenfunktionsstörung voraus. Das Vorliegen eines *systemischen Inflammationssyndroms* (SIRS), entsprechend den Kriterien Temperatur > 38 °C oder < 36 °C, Herzfrequenz > 90/Minute, Tachypnoe > 20/Minute und Leukozytenzahl > 12 G/L oder < 4 G/L, sollte bei entsprechender neurologischer Symptomatik differenzialdiagnostisch an eine septische Enzephalopathie denken lassen. Spezifische Labortests zur Diagnosesicherung liegen nicht vor. In den vom American College of Critical Care Medicine publizierten Leitlinien wird ein regelmäßiges Screening zur frühen Diagnose einer Enzephalopathie empfohlen (Barr et al. 2013). Neben typischen systemischen Entzündungsparametern wie CRP und Procalcitonin zeigt sich in Liquoruntersuchungen oft eine geringgradige Eiweißerhöhung als Ausdruck einer gestörten Blut-Hirn-Schranke (Bolton et al. 1993). Das EEG gilt als frühester und sensibelster Parameter in der Diagnosestellung und zeigt in Abhängigkeit vom klinischen Schweregrad unspezifische Allgemeinveränderungen bis hin zu triphasischen Wellen und Burst-Suppression-Muster. Aufgrund der guten Korrelation mit der Klinik kann das EEG auch als zusätzlicher Verlaufsparameter verwendet werden (Young et al. 1992). Auch Veränderungen im Schädel-MRT in Form von Hyperintensitäten in den FLAIR-Sequenzen sowohl in der grauen als auch in der weißen Substanz wurden berichtet (Finelli et al. 2004). Die therapeutischen Möglichkeiten umfassen die Aufrechterhaltung eines adäquaten CPP (50–70 mm Hg) und eines suffizienten Gasaustausches sowie eine frühzeitige antibiotische Therapie der zugrunde liegenden Sepsis. Zudem wird in internationalen Leitlinien empfohlen, die Sedierungsdauer so gering wie möglich zu halten und Patienten so früh wie möglich zu mobilisieren (↔, A) (Dellinger et al. 2013; Schweickert et al. 2009). Neuere Studien demonstrieren einen positiven Effekt für Dexmedetomidin und Statine. Durch Einsatz dieser Mittel zeigte sich eine längere Delir-freie-Zeit, sowie eine geringere Intensität und Dauer der Symptome (↔, C) (Pandharipande et al. 2010; Page et al. 2014; Morandi et al. 2014). Allerdings fehlen aktuell noch prospektiv randomisierte Studien. Tierexperimentell und in einzelnen Fallberichten wurde über eine Verbesserung der Symptomatik nach Ketamin-Sedierung oder nach Ibuprofengabe berichtet, möglicherweise verursacht durch die Blockade von NMDA-Rezeptoren und Verminderung zirkulierender Zytokine (z. B. TNFa) (Gendelman et al. 1998). Auch antioxidative Substanzen und Stickoxid(NO)-Inhibitoren werden in diesem Zusammenhang als mögliche Therapieoptionen diskutiert (Eggers et al. 2003). Eine aktuelle, nicht randomisierte, jedoch kontrollierte Studie untersuchte den Einfluss der Gabe von aktiviertem Protein C (APC) auf einen möglichen Surrogatmarker für die septische Enzephalopathie. Protein S100B (S100B), ein Serummarker für Gliaschädigung, scheint bei Patienten mit einer schweren septischen Enzephalopathie erhöht zu sein. Rekombinantes APC, das die Mikrozirkulation bei Sepsis verbessern kann, führte bei 24 Patienten mit septischer Enzephalopathie zu einem signifikanten Abfall von S100B im Vergleich zu 30 nicht behandelten Patienten (Spapen et al. 2010).

Letztlich bleibt jedoch momentan jenseits von experimentellen Therapieansätzen die konsequente Therapie der Sepsis die effektivste Behandlungsoption. Die Erkrankung galt bisher als voll reversibel, selbst bei Vorliegen einer schwersten Vigilanzminderung bis hin zum Burst-Suppression-Muster im EEG (Young et al. 1999). Diese Sichtweise wurde jedoch jüngst infrage gestellt, da sich bei schweren Verlaufsformen Hinweise für dauerhafte kognitive Defizite ergaben (Young 2010; Pandharipande et al. 2013). Generell verschlechtert eine septische Enzephalopathie zusätzlich die Prognose der Sepsis.

## G 1.5.2 Critical Illness Polyneuropathie und Myopathie

Die *Critical Illness Polyneuropathie* (CIP) ist eine schwerwiegende und relativ häufige neurologische Komplikation bei Intensivpatienten und tritt häufig in Kombination mit einer Myopathie (CIM) auf. Ca. 70–80 % aller Intensivpatienten entwickeln eine CIP oder CIM. In der Gruppe der Intensivpatienten mit Sepsis und Multiorganbeteiligung tendiert die Inzidenz gegen 100 % (zur Übersicht: Zink et al. 2009). Neben der systemischen Inflammation sind Multiorganversagen, Muskelrelaxanzien, Steroidtherapie, Aminoglykosid-Antibiotika, Niereninsuffizienz, parenterale Ernährung, niedriges Serumalbumin und Katecholamine weitere Risikofaktoren für eine CIP. Die klinische Untersuchung zur Diagnosestellung ist weder sensitiv noch spezifisch und häufig fallen die betroffenen Patienten erst durch ein erschwertes Weaning, gehäufte Reintubationen oder eine bisher unerklärte Para- oder Tetraparese in der Aufwachphase auf. Goldstandard zur Diagnosesicherung sind Neuro- und Myographie. Die CIP verläuft als eine symmetrische, akute, axonal betonte und gemischt sensorisch-motorische Polyneuropathie vorwiegend der Beine (Latronico et al. 2005) und kann proximale wie distale Muskeln betreffen. Häufigste Befunde hierbei sind Amplitudenminderungen von Muskelsummenaktionspotenzial (MSAP) und sensiblem Nervenaktionspotenzial (SNAP) (Bolton 2005). Die MSAP-Amplitudenminderung tritt oft innerhalb von zwei Wochen nach Beginn des SIRS auf, wohingegen SNAP-Amplitudenminderung und pathologische Spontanaktivität im EMG erst später beobachtet werden können (Tennila et al. 2000). Hauptsäule der CIP-Behandlung ist die Behandlung des zugrundeliegenden SIRS bzw. der Sepsis. Darüber hinaus liegen keine prospektiven kontrollierten Studien über weitere spezifische Therapieformen vor. Soweit möglich sollten Muskelrelaxanzien während der Intensivbehandlung im Sinne einer prophylaktischen Maßnahme vermieden werden. Die intensivierte Insulintherapie mit einem Blutzuckerzielbereich < 110 mg/dl führte in einer Studie zu einer knapp 50 %igen Reduktion des CIP-Risikos bei beatmeten Intensivpatienten und verdeutlicht den Stellenwert einer vorbeugenden Therapiestrategie (van den Berghe et al. 2005; Hermans et al. 2014). Andererseits besteht durch dieses Vorgehen die Gefahr von Hypoglykä-

mien, die ihrerseits zu einer Prognoseverschlechterung bei Patienten mit akuten Hirnverletzungen führen können. Frühmobilisation und Physiotherapie könnten den CIP-/CIM-Verlauf positiv beeinflussen (Needham 2008).
Die Prognose der CIP ist abhängig vom Schweregrad der axonalen Degeneration und reicht von Restitutio ad integrum in einem Zeitraum von bis zu fünf Jahren bis hin zur dauerhaften hochgradigen Tetraparese in besonders schweren Fällen (Witt et al. 1991). Ein gutes klinisches Ergebnis mit funktioneller Unabhängigkeit kann bei ca. 70 % der überlebenden Patienten mit einer CIP erwartet werden (van der Schaaf et al. 2004).

### G 1.5.3 Verzögerte Aufwachreaktion

Eine häufige Fragestellung auch im Rahmen der konsiliarischen Tätigkeit auf nicht neurologischen Intensivstationen ist die Suche nach der Ursache für eine verzögerte Aufwachreaktion, insbesondere bei Patienten nach längerer Analgosedierung. Systematische Untersuchungen über Ursachen und Ausmaß dieses Befundes sind bislang nicht publiziert worden. Die wahrscheinlich häufigste Ursache sind relevante Serumspiegel von Analgosedativa trotz Beendigung der entsprechenden Therapie. Gerade das zur Langzeit-Analgosedierung häufig verwendete Midazolam kann durch Rückverteilungsvorgänge aus dem Gewebe noch für mehrere Tage zu einer Vigilanzminderung führen. Die Bestimmung der Serum- oder Urinspiegel sowie gegebenenfalls die Wirkung von Antagonisten am Benzodiazepinrezeptor (bis zu 1 mg Flumazenil) können hier Klarheit bringen. Im Zweifelsfall sollte neben dem Schädel-CT frühzeitig ein EEG durchgeführt werden, um einen *non-konvulsiven Status epilepticus* ausschließen zu können, der auf Intensivstationen wahrscheinlich erheblich unterdiagnostiziert ist (Walker 2003). Andere häufige Ursachen sind, in Abhängigkeit vom Patientenspektrum, anoxische, urämische, hepatische oder septische Enzephalopathien. Wichtig ist der Ausschluss von Erkrankungen, die eine fehlende Kontaktfähigkeit imitieren können. Zu denken ist hierbei insbesondere an ein *Locked-in-Syndrom* nach Ponsinfarkt, eine zentrale pontine Myelinolyse nach Elektrolytverschiebungen, beidseitige Hypakusis nach ototoxischen Medikamenten (Aminoglykoside, Diuretika), eine ausgeprägte CIP mit fehlender motorischer Reaktion und an eine medikamentös induzierte myasthene Reaktion (Antibiotika). Eine detaillierte klinische Untersuchung und ggf. eine erweiterte neurophysiologische Diagnostik (z. B. Ableitung der SEP und AEP, gegebenenfalls Serienstimulation) können bei der Differenzialdiagnose dieser seltenen Ursachen hilfreich sein. Neben den Analgosedativa können natürlich auch andere in der Intensivmedizin häufig verwendete Medikamente zu einer Vigilanzminderung führen, insbesondere Immunsuppressiva z. B. nach Organtransplantationen. Auch an Vitaminmangelsyndrome sollte gedacht werden. Pragmatisch empfehlen wir in solchen Situationen die Gabe von 100 mg Vitamin $B_1$/Tag für 5 Tage.
Eine retrospektive Erhebung an 308 nicht neurologischen Intensivpatienten mit Sedierung und Beatmungsdauer von > 72 Stunden fand bei 14 % der Patienten eine fehlende Kontaktfähigkeit 48 Stunden nach Beendigung der Analgosedierung. Zu dieser Zeit wurde ein Schädel-CT zur Klärung der verzögerten Aufwachreaktion durchgeführt. 60 % der CT-Untersuchungen zeigten einen Normalbefund, bei den übrigen waren ältere Läsionen zu sehen. Nur in einem Fall zeigte sich eine vorher nicht bekannte neue Läsion (kleine SAB). Aus keinem der 42 CTs ergab sich eine hinreichende Erklärung oder eine therapeutische Konsequenz (Balachandran et al. 2009).
Bei der Quantifizierung einer Vigilanzminderung hat sich seit Jahrzehnten die Glasgow Coma Scale durchgesetzt, die jedoch Nachteile bei der Bewertung neurologischer Patienten auf Intensivstationen hat. Daher wurde vor einigen Jahren als Alternative für diesen Bereich der sogenannte »*FOUR-Score*« (Full Outline of UnResponsiveness; **Tab. G 1.6**) entwickelt (Wijdicks et al. 2005). Dieser Score soll vor allem bei neurologischen Patienten eine detailliertere Untersuchung des Vigilanzgrades ermöglichen und auch z. B. Patienten in einem Locked-in-Syndrom identifizieren können. Zwischenzeitlich wurde der FOUR-Score im Hinblick auf Testgütekriterien mehrfach validiert und findet zunehmend Verbreitung (zur Übersicht: Kornbluth et al. 2010). Die flächendeckende Verwendung und entsprechende Evaluation durch unterschiedlichste Anwender steht jedoch noch aus.

## G 1.6 Prognosebeurteilung

Die Kenntnis des zu erwartenden klinischen Ergebnisses eines intensivmedizinischen Krankheitsbildes bzw. einer Komplikation ist von erheblicher Bedeutung und sollte in Therapieentscheidungen und die Aufklärung der Angehörigen mit einfließen. Wünschenswert wären Prädiktoren für ein gutes oder schlechtes funktionelles klinisches Ergebnis möglichst früh im Krankheitsverlauf. Hierzu wurden für Patienten auf allgemeinen Intensivstationen spezielle Mess- und Vorhersageinstrumente in Form von Skalen und Scores entwickelt, die zum Teil sehr gut mit der *Gesamtprognose* korrelieren. Ein weiterer wichtiger Aspekt ist die Frage, ob es sinnvoll ist, die Prognose schwerkranker Patienten auf Intensivstationen nur im Sinne der Überlebenswahrscheinlichkeit aufzufassen. Im Gegensatz zu dieser Ergebnisqualität sollte nach Ansicht der Autoren vor allem auch die zu erreichende Lebensqualität ein wichtiger Faktor der Prognosebeurteilung sein. Hierfür steht ebenfalls eine Vielzahl von Messinstrumenten zur Verfügung, die jedoch keinen Vorhersagewert in der Akutphase besitzen (z. B. SF-36, EuroQOL).

### G 1.6.1 Allgemeine Messinstrumente zur Prognoseabschätzung von Intensivpatienten

Die standardisierte und regelmäßige Erhebung von prognostischen und Arbeitsintensitäts-Indizes mittels Skalen sind wichtige diagnostische Methoden der Qualitätssicherung und Prognosebeurteilung

G
1

**Tab. G 1.6:** FOUR-Score zur Überprüfung des Vigilanzgrades (Wijdicks et al. 2005)

| Punkte | FOUR-Score |
|---|---|
| *Augenantwort* | |
| 4 | Augen offen, Blickfolge ODER Blinzeln auf Aufforderung |
| 3 | Augen offen, jedoch keine Blickfolge ODER Blinzeln |
| 2 | Augen geschlossen, öffnen auf laute Ansprache |
| 1 | Augen geschlossen, öffnen auf Schmerzreize |
| 0 | Augen geschlossen, keine Reaktion auf Schmerzreize |
| *Motorische Antwort* | |
| 4 | Auf Aufforderung Daumen hoch, Faustschluss ODER Friedenszeichen |
| 3 | Gezielte Schmerzabwehr |
| 2 | Beugeantwort auf Schmerzreize |
| 1 | Streckantwort auf Schmerzreize |
| 0 | Keine Antwort auf Schmerzreize ODER myoklonischer Status |
| *Hirnstammreflexe* | |
| 4 | Pupillenlichtreaktion und Kornealreflexe auslösbar |
| 3 | Einseitige Mydriasis ohne Pupillenlichtreaktion |
| 2 | Beidseits keine Pupillenlichtreaktion ODER kein Kornealreflex |
| 1 | Beidseits keine Pupillenlichtreaktion UND kein Kornealreflex |
| 0 | Beidseits keine Pupillenlichtreaktion UND kein Kornealreflex UND kein Hustenreiz |
| *Atmung* | |
| 4 | Nicht intubiert, normales Atemmuster |
| 3 | Nicht intubiert, Cheyne-Stokes-Atmung |
| 2 | Nicht intubiert, unregelmäßiges Atemmuster |
| 1 | Intubiert, gesamt Atemfrequenz > maschinell eingestellter Frequenz |
| 0 | Intubiert, gesamt Atemfrequenz = maschinell eingestellter Frequenz (Apnoe) |

auf Intensivstationen. Mit einer gewissen Wahrscheinlichkeit kann z. B. die Dauer der Intensivbehandlung oder das Letalitätsrisiko anhand mehrerer Faktoren vorhergesagt werden. Auch wenn es wünschenswert wäre, kann ein Prognose-Score nicht das zu erwartende individuelle klinische Ergebnis mit ausreichender Treffsicherheit vorhersagen. Dennoch kann die tägliche Erhebung einfacher Scores Aufschluss über den intraindividuellen Krankheitsverlauf geben und ein Baustein in den täglichen Entscheidungsprozessen bezüglich der Therapiemodifikation sein. Unter wirtschaftlichen Gesichtspunkten (Komplexbehandlung Intensivmedizin (OPS 8–980) im DRG-System) wird die tägliche Erhebung der Messinstrumente Simplified Acute Physiology Score (SAPS II) und Therapeutic Intervention Scoring System (TISS) gefordert. Weitere Vorhersageinstrumente sind der Acute Physiology And Chronic Health Evaluation (APACHE, mittlerweile Versionen I-IV, teilweise nur kommerziell erhältlich) sowie das Mortality Probability Model (MPM III). Die Scores sind zum Teil an mehreren zehntausend Intensivpatienten prospektiv validiert worden. Einige Scores bieten die Möglichkeit zur Anpassung an die individuellen Patientencharakteristika einer Station (vorherrschende Diagnosen), um die Vorhersagegenauigkeit noch zu erhöhen.

Teilweise wurden auch Patienten mit für die neurologische Intensivmedizin relevanten Diagnosen mittels dieser Scoring-Systeme evaluiert. In einer prospektiven Untersuchung konnten für einen adaptierten APACHE-II-Score zufriedenstellende Vorhersagewahrscheinlichkeiten für die Letalität bei Patienten mit Schlaganfall, intrazerebraler Blutung oder ZNS-Infektion erreicht werden (Su et al. 2009). In einer aktuellen retrospektiven Analyse von 672 konsekutiven neurochirurgischen Intensivpatienten wurden der APACHE II sowie SAPS II erhoben. Die tatsächliche Krankenhausletalität der Patienten betrug 28,4 %, die entsprechende Vorhersage des SAPS II betrug 38,4 % und die des APACHE II 37,7 % (Park et al. 2009). Bei SAB-Patienten war der SAPS II, bei SHT-Patienten waren beide Scoring-Systeme unabhängige Letalitätsprädiktoren.

Für eine gemischte neurologisch-neurochirurgische Intensivstation gilt, dass die durchschnittliche Krankenhaus-Letalität unabhängig von der Grunderkrankung 9 % und die 1-Jahres-Letalität 25,4 % beträgt (Diringer et al. 2004). Die durchschnittliche Verweildauer auf der neurologischen Intensivstation beträgt 9,1 ± 7,5 Tage (Suarez et al. 2004). In einer aktuellen prospektiven Untersuchung wurden fast 800 konsekutive neurologische Intensivpatienten einer spezialisierten neurologischen Intensivstation untersucht. Die mediane Aufenthaltsdauer auf der Intensivstation betrug 4 Tage (0–87 Tage), die mediane Beatmungsdauer betrug 3 Tage (0–83 Tage). Je nach verwendeter Analysestrategie betrug die Letalität während des Krankenhausaufenthalts 19–28 %, die 1-Jahres-Letalität 38–45 %. Ca. 30 % der Patienten fielen nach einem Jahr in die Kategorie günstiges funktionelles Outcome. Neben der Diagnose (ungünstig waren intrazerebrale Blutung und Hirntumor, günstig waren GBS und Myasthenie) korrelierten insbesondere die Länge der Beatmung sowie der TISS-28-Score am ersten Tag mit einem schlechten Outcome (Kiphuth et al. 2010). Die Gesamtprognose hängt wesentlich von der Entwicklung nicht-neurologischer Organkomplikationen ab. Übereinstimmend werden Häufigkeiten von ca. 30 % für die Entwicklung eines Versagens von mindestens einem nicht neurologischen Organsystem angegeben, wodurch die Krankenhaus-Letalität auf ca. 30–40 % ansteigt. Dabei spielt vor allem das Lungenversagen eine herausragende Rolle (Zygun 2005). Die Organdysfunktion kann dabei in ursächlichem Zusammenhang mit der neurologischen Erkrankung stehen. Gut untersuchte Beispiele hierfür sind vor allem myokardiale Dysfunktionen bei SAB-Patienten (z. B. Takotsubo-Kardiomyopathie) sowie das neurogene Lungenödem nach SHT, SAB, Status epilepticus oder intrazerebraler Blutung (Macmillan et al. 2002).

### G 1.6.2 Spezielle klinische Ergebnis- und Prognosebeurteilung

Im Folgenden soll kurz auf die Prognose ausgewählter intensivmedizinischer Krankheitsbilder bzw. Komplikationen eingegangen werden, die nicht an anderer Stelle in diesem Buch besprochen werden.

#### G 1.6.2.1 Transtentorielle Herniation

Die transtentorielle Herniation ist die gefürchtetste neurologische Komplikation bei Patienten mit ICP-Erhöhung. Eine Studie mit 27 Patienten einer neurochirurgischen Intensivstation, die klinische Zeichen der Einklemmung boten, untersuchte deren klinisches Outcome sechs Monate nach maximaler konservativer und gegebenenfalls chirurgischer Therapie des erhöhten ICP. 74 % der Patienten überlebten die Einklemmung, 59 % erreichten sogar eine funktionelle Unabhängigkeit, gemessen mit der Glasgow Outcome Skala (Skoglund et al. 2005). Unsere eigenen Beobachtungen stützen die Annahme, dass selbst eine mehrstündige zerebrale Herniation bei prinzipiell behandelbarer Grunderkrankung (hier: subdurales Hämatom, subdurales Empyem) mit einem guten funktionellen Langzeit-Outcome einhergehen kann (unpublizierte Daten). Aus unserer Sicht sollte daher in der entsprechenden Akutsituation bei behandelbarer Ursache die Indikation für eine neurochirurgische Intervention großzügig gestellt werden (↔, C).

#### G 1.6.2.2 Globale zerebrale Ischämie

In Europa und den USA werden pro Jahr zusammen ca. 875 000 Menschen reanimiert, von denen nur ca. 10–15 % wieder aus dem Akutkrankenhaus entlassen werden können (85–90 % versterben präklinisch oder im Akutkrankenhaus) (Eisenberg et al. 2001). Mehr als die Hälfte der Überlebenden erleiden dauerhafte Hirnschäden und funktionelle Defizite unterschiedlichen Ausmaßes (Pusswald et al. 2000). Prinzipiell handelt es sich bei dieser hypoxischen Enzephalopathie um ein breites Spektrum von assoziierten Defiziten, das vom Maximalbild des Hirntodes bis hin zu leichten kognitiven Defiziten reichen kann (zur Übersicht: Young 2009). Die Prognosebeurteilung reanimierter Patienten, die das Bewusstsein auf der Intensivstation noch nicht wiedererlangt haben, ist eine häufige Fragestellung auch auf nicht neurologischen Intensivstationen im Rahmen der neurologischen Konsiliartätigkeit. Durch eine globale zerebrale Hypoxie mit nachfolgender anoxischer Enzephalopathie (syn.: hypoxische Hirnschädigung) muss bei ca. 40 % der Überlebenden noch einen Monat nach dem Ereignis mit einem *persistierenden vegetativen Status* (PVS) gerechnet werden, der durch das völlige Fehlen jeglicher Kontaktfähigkeit trotz geöffneter Augen charakterisiert ist (Pfeifer et al. 2005). Hält dieser Zustand langfristig an, spricht man von einem permanenten vegetativen Status (syn.: *apallisches Syndrom, Wachkoma*).

Auch wenn Patienten nach einem Reanimationsereignis typischerweise primär auf internistischen oder interdisziplinären und nicht auf neurologischen Intensivstationen betreut werden, so soll an dieser Stelle doch kurz auf die aktuellen Therapieempfehlungen eingegangen werden. Wichtigster Bestandteil der neurologischen Therapie ist nach den neuesten Leitlinien (European Resuscitation Council) die gezielte Temperaturkontrolle (32–36 °C) (↑, A) für mindestens 24 Stunden (↔, C) bei Patienten, die nach Wiedereintritt des Kreislaufs nicht wieder adäquat wach und kontaktfähig werden (Nolan et al. 2015). Welche Patienten von einer induzierten Hypothermie (32–34 °C) oder einer gezielten Temperaturkontrolle bis 36 °C profitieren, bleibt auch nach der letzten größeren randomisierten Studie unbekannt (Nielsen et al. 2013). Dagegen sind erhöhte Temperaturen nach einem Reanimationsereignis mit einer schlechteren Prognose assoziiert (Zeiner et al. 2001). Weder der optimale Zeitpunkt der Hypothermie-Induktion (z. B. präklinisch versus klinisch), die Methode der Induktion (z. B. gekühlte Infusionen, i. v.-Kühlkatheter-Systeme, Kühldecken) noch die Geschwindigkeit der Wiedererwärmung haben aufgrund unklarer Datenlage Eingang in die Leitlinienempfehlungen gefunden. Eine prähospitale Kühlung mit hohen Mengen an gekühlten Infusionen soll aufgrund der Gefahr eines pulmonalen Ödems oder eines erneuten Herzstillstandes vermieden werden (Nolan et al. 2015). Zudem gelten eine schwere systemische Infektionserkrankung und eine vorbestehende Koagulopathie als relative Kontraindikationen für eine Kühlung bis 33 °C (Nolan et al. 2015). Selbstverständlich müssen darüber hinaus die allgemeinen Management-Empfehlungen für neurologische Intensivmedizin, insbesondere Temperaturkontrolle, Blutzuckermanagement, Beatmungs- und Blutdrucktherapie beachtet werden.

Die Domäne der Neurologen im Management von Patienten mit einer fehlenden adäquaten Aufwachreaktion nach Reanimationsereignis ist die Beurteilung der individuellen Prognose. In relativ großen Fallserien wurden hierzu mehrere Faktoren identifiziert, die mit einer hohen Wahrscheinlichkeit mit einer schlechten Prognose assoziiert sind. Faktoren mit einer sehr hohen Spezifität für eine schlechte Prognose (Tod oder PVS) bei nicht gekühlten Patienten sind a) fehlende Pupillenlichtreaktion oder Cornealreflexe an Tag 3, b) auf Schmerzreize an Tag 3 entweder keine motorische Reaktion oder Strecksynergismen, c) Status myoclonicus an Tag 1 und d) bilateral fehlende N20 kortikale Reizantworten bei den Medianus-SEP an Tag 3 (zur Übersicht: Young 2009). Durch Kühlung (insbesondere bei Verwendung von Sedativa oder Muskelrelaxantien) kann die diagnostische Sicherheit einiger dieser Untersuchungs-Ergebnisse beeinflusst sein. In einer Metaanalyse zeigten sich der Glasgow Coma Scale motor score und der Cornealreflex nach 72h nicht sicher beurteilbar. Dagegen zeigten der fehlende Pupillenreflex und die fehlende N20 kortikale Reizantwort bei Medianus-SEP an Tag 3 eine hohe Validität (Kamps et al. 2013; Sandroni et al. 2014). Die Interpretation der Neurodestruktionsmarker NSE und Protein S100 B im Serum ist schwieriger. Klar ist, dass hohe Werte für eine schlechte Prognose sprechen. In eine Reihe von Studien werden NSE-Grenzwerte von 33–47,6 µg/L (38,1 – 88,8 µg/L bei Patienten, die vorher mit einer Hypothermie behan-

G
1

delt waren) nach 24h angegeben, ab dem mit 100 % Spezifität ein schlechtes Outcome zu erwarten sei (Zandbergen et al. 2006; Sandroni et al. 2014). Aus unserer Erfahrung gibt es durchaus Patienten, die trotz höherer NSE-Werte wieder kontaktfähig wurden. Wir empfehlen daher, nicht alleine aufgrund eines entsprechenden einzelnen Befundes eine weitreichende Prognoseeinschätzung zu treffen (↔, B). Ein wesentliches Problem ist die spezifische Vorhersage im Einzelfall, denn auch bei den eigentlichen »100 %-Kriterien« für eine infauste Prognose gibt es immer wieder Berichte über günstigere als vorhergesagte Verläufe. Ein weiteres Problem ist die Beeinträchtigung der Studienergebnisse durch Self-Fulfilling-Prophecies, d. h. beim Vorliegen von »100 %-Kriterien«, wie z. B. einer besonders hohen NSE, wird eine palliative Therapie durchgeführt, an der der Patient dann noch im Akutkrankenhaus verstirbt und somit tatsächlich das vorhergesagte schlechte Outcome hat.

Die ethische Diskussion über das sinnvolle weitere therapeutische Vorgehen bei entsprechender Befundkonstellation ist schwierig und bewegt sich im Spannungsfeld zwischen evtl. verfrühter palliativer Therapie und evtl. frustranem ausführlichem Frührehabilitationsversuch. Erschwert wird diese Diskussion gerade in den letzten Jahren durch Befunde der funktionellen Bildgebung, die Hinweise auf funktionierende kortikale Teilnetzwerke und erhaltenes Bewusstsein bei Patienten mit der Diagnose eines PVS erbracht haben (Cruse et al. 2010).

### G 1.6.2.3 Locked-in-Syndrom

Das Locked-in-Syndrom ist am häufigsten Folge einer vaskulär-bedingten Läsion des ventralen Pons (Basilaristhrombose) und hat eine Letalität von ca. 14 % (neuere Daten) bis 60 % (ältere Daten) (Casanova et al. 2003). Im Rahmen moderner vaskulärer Rekanalisierungsverfahren und den Fortschritten der neurologischen Intensivmedizin kann in Zukunft eher noch mit einer Zunahme der Überlebensrate dieser sehr schweren Erkrankung gerechnet werden. Trotz Fortschritten in der Rehabilitationsbehandlung ist die Prognose dieser Erkrankung weiterhin schlecht und wesentlich vom Verlauf der ersten 3–6 Monate bestimmt. Mit einer signifikanten funktionellen Besserung kann nach dieser Zeit nicht mehr gerechnet werden. Bei überlebter Akutphase beträgt die 5-Jahres-Überlebensrate ca. 80 % (Katz et al. 1992). Durch einen frühen Beginn multidisziplinärer Rehabilitationsverfahren noch in der Akutklinik kann bei ca. 20 % der Betroffenen eine gute bis mittlere Wiederherstellung der motorischen Funktionen mit teilweiser Unabhängigkeit in den Aktivitäten des täglichen Lebens erreicht werden, bei ca. 60 % findet zumindest eine leichte Besserung statt. Ca. 70 % erreichen z. T. durch Verwendung moderner technischer Hilfsmittel wieder eine Kommunikationsfähigkeit, ca. 50 % können wieder schlucken und ca. 30 % erreichen wieder eine ausreichende Blasen-Mastdarmkontrolle (Casanova et al. 2003). Große Aufmerksamkeit haben in den letzten Jahren Studien hervorgerufen, die angedeutet haben, dass ein relevanter Teil der Locked-in-Syndrom-Patienten trotz maximaler körperlicher Behinderung eine gute Lebensqualität, ohne Hinweise auf ein depressives Syndrom, haben kann (zur Übersicht: Lule et al. 2009). Sicherlich ist diese Wahrnehmung jedoch auch abhängig von der Phase der Krankheitsverarbeitung. Ärzte, Pflegende und Angehörige vermuten hingegen bei den Betroffenen oft eine weitaus schlechtere Lebensqualität als die später tatsächlich angegebene. Hier muss vor einer übereilten weitreichenden Therapieentscheidung im Sinne der Durchführung einer palliativen Therapie gewarnt werden.

## Literatur


Adams HA, Hempelmann G. 20 years of ketamine – a backward look. Anaesthesist 1990; 39: 71–76.

Al-Rawi PG, Tseng MY, Richards HK, Nortje J, Timofeev I, Matta BF, Hutchinson PJ, Kirkpatrick PJ. Hypertonic saline in patients with poor-grade subarachnoid hemorrhage improves cerebral blood flow, brain tissue oxygen, and pH. Stroke 2010; 41: 122–128.

Amato MB, Barbas CS, Medeiros DM, Magaldi RB, Schettino GP, Lorenzi-Filho G, Kairalla RA, Deheinzelin D, Munoz C, Oliveira R, Takagaki TY, Carvalho CR. Effect of a protective-ventilation strategy on mortality in the acute respiratory distress syndrome. N Engl J Med 1998; 338: 347–354.

American Thoracic Society. Guidelines for the management of adults with hospital-acquired, ventilator-associated, and healthcare-associated pneumonia. Am J Respir Crit Care Med 2005; 171: 388–416.

Andriolo BN, Andriolo RB, Saconato H, Atallah AN, Valente O. Early versus late tracheostomy for critically ill patients. Cochrane Database Syst Rev 2015; CD007271.

Arbeitskreis Krankenhaus- & Praxishygiene der AWMF. Hygienemaßnahmen bei intravasaler Medikamentenapplikation. 3. Aufl. 2004.

Arrich J, Holzer M, Herkner H, Mullner M. Hypothermia for neuroprotection in adults after cardiopulmonary resuscitation. Cochrane Database Syst Rev 2009; CD004128.

Arroliga A, Frutos-Vivar F, Hall J, Esteban A, Apezteguia C, Soto L, Anzueto a, International mechanical Ventilation Study Group. Use of sedatives and neuromuscular blockers in a cohort of patients receiving mechanical ventilation. Chest 2005; 128: 496–506.

Aryan HE, Box KW, Ibrahim D, Desiraju U, Ames CP. Safety and efficacy of dexmedetomidine in neurosurgical patients. Brain Inj 2006; 20: 791–798.

Badjatia N. Hyperthermia and fever control in brain injury. Crit Care Med 2009; 37(Suppl): 250–257.

Bailie GR, Cockshott ID, Douglas EJ, Bowles BJ. Pharmacokinetics of propofol during and after long-term continuous infusion for maintenance of sedation in ICU patients. Br J Anaesth 1992; 68: 486–491.

Balachandran JS, Jaleel M, Jain M, Mahajan N, Kalhan R, Balagani R, Donnelly HK, Greenstein E, Mutlu GM. Head CT is of limited diagnostic value in critically ill patients who remain unresponsive after discontinuation of sedation. BMC Anesthesiol 2009; 9: 3.

Baron R, Binder A, Biniek R, Braune S, Buerkle H, Dall P, Demiraka S, Eckardt R, Eggers V, Eichler I, Fietze I, Frey S, Fründ A, Garten L, GohrbandtB, Harth I, Hartl W, Heppner HJ, Horter J, Huth R, Janssen U, Jungk C, Kaeuper KM, Kessler P, Kleinschmidt S, Kochanek M, Kumpf M, Meiser A, Mueller A, Orth M, Putensen C, Roth B, Schaefer M, Schaefers R, Schellongowski P, Schindler M, Schmitt R, Scholz J, Schroeder S, Schwarzmann G, Spies C, Stingele R, Tonner P, Trieschmann U, Tryba M, Wappler F, Waydhas C, Weiss B, Weisshaar G. Evidence and consensus-based guidelines for the management of delirium, analgesia, and sedation in intensive care medicine. Revision 2015 (DAS-Guidline 2015) – short version. Ger Med Sci 2015; 13: Doc19.

Barr J, Fraser GL, Puntillo K, Ely EW, Gelinas C et al. Clinical practice guidelines for the management of pain, agitation, and delirium in adult patients in the intensive care unit. Crit Care Med 2013; 41: 263–306.

Bennett SS, Graffagnino C, Borel CO, James ML. Use of high frequency oscillatory ventilation (HFOV) in neurocritical care patients. Neurocrit Care 2007; 77: 221–226.

Bickler P, Feiner J,Rollins M, Meng L. Tissue Oximetry and Clinical Outcomes. Anesth Analg 2017; 72–82.

Bilotta F, Rosa G. Glucose management in the neurosurgical patient: are we yet any closer? Curr Opin Anaesthesiol 2010; 23: 539–543.

Bodmann K-F, Grabein B, Expertenkommission der Paul-Ehrlich-Gesellschaft für Chemotherapie e. V. Empfehlungen zur kalkulierten parenteralen Initialtherapie bakterieller Erkrankungen bei Erwachsenen – Update 2010. Paul-Ehrlich-Gesellschaft für Chemotherapie e. V.

Bohman LE, Pisapia JM, Sanborn MR, Frangos S, Lin E, Kumar M, Park S, Kofke WA, Stiefel MF, LeRoux PD, Levine JM. Response of brain oxygen to therapy correlates with long-term outcome after subarachnoid hemorrhage. Neurocrit Care 2013; 19: 320–328.

Bolton CF, Young GB, Zochodne DW. The neurological complications of sepsis. Ann Neurol 1993; 33: 94–100.

Bolton CF. Neuromuscular manifestations of critical illness. Muscle Nerve 2005; 32: 140–163.

Bösel J, Purrucker JC, Nowak F, Renzland J, Schiller P, Perez EB, Poli S, Brunn B, Hacke W, Steiner T. Volatile isoflurane sedation in cerebrovascular intensive care patients using AnaConDa: effects on cerebral oxygenation, circulation and pressure. Intensive Care Med 2012; 38: 1955–1964.

Bösel J, Schiller P, Hook Y, Andes M, Neumann JO, Poli S, Amiri H, Schöneberger S, Peng Z, Unterberg A, Hacke W, Steiner T. Stroke-relates early tracheostomy versusu prolonged orotracheal intubation in neurocritical care trial (SETPOINT): a randomized pilot trial. Stroke 2013; 44: 21–28.

Brattebo G, Hofoss D, Flaatten H, Muri AK, Gjerde S, Plsek PE. Effect of a scoring system and protocol for sedation on duration of patients' need for ventilator support in a surgical intensive care unit. BMJ 2002; 324: 1386–1389.

Bremer F, Reulbach U, Schwilden H, Schuttler J. Midazolam therapeutic drug monitoring in intensive care sedation: a 5-year survey. Ther Drug Monit 2004; 26: 643–649.

Broessner G, Lackner P, Fischer M, Beer R, Helbok R et al. Influence of prophylactic, endovascularly based normothermia on inflammation in patients with severe cerebrovascular disease: a prospective, randomized trial. Stroke 2010; 41: 2969–2972.

Burry L, Rose L, McCullagh IJ, Fergusson DA, Ferguson ND, Mehta S. Daily sedation interruption versus no daily sedation interruption for critically ill adult patients requiring invasive mechanical ventilation. Cochrane Database Syst Rev 2014; 9(7): CD009176.

Caricato A, Conti G, Della CF, Mancino A, Santilli F, Sandroni C, Proietti R, Antonelli M. Effects of PEEP on the intracranial system of patients with head injury and subarachnoid hemorrhage: the role of respiratory system compliance. J Trauma 2005; 58: 571–576.

Casanova E, Lazzari RE, Lotta S, Mazzucchi A. Locked-in syndrome: improvement in the prognosis after an early intensive multidisciplinary rehabilitation. Arch Phys Med Rehabil 2003; 84: 862–867.

Cerejo A, Silva PA, Vilarinho A, Dias C, Vaz R. Intraoperative brain oxygenation monitoring and vasospasm in aneurysmal subarachnoid hemorrhage. Neurol Res 2012; 34: 181–186.

Chanques G, Jaber S, Barbotte E, Violet S, Sebbane M, Perrigault PF, Mann C, Lefrant JY, Eledjam JJ. Impact of systematic evaluation of pain and agitation in an intensive care unit. Crit Care Med 2006; 34: 1691–1699.

Charbel FT, Du X, Hoffman WE, Ausman JI. Brain tissue PO(2), PCO(2), and pH during cerebral vasospasm. Surg Neurol 2000; 54: 432–438

Chen K, Lu Z, Xin YC, Cai Y, Chen Y, Pan SM. Alpha-2 agonists for long-term sedation during mechanical ventilation in critical ill patients. Cochrane Database Syst Rev 2015; CD010269.

Claassen J, Mayer SA, Kowalski RG, Emerson RG, Hirsch LJ. Detection of electrographic seizures with continuous EEG monitoring in critically ill patients. Neurology 2004; 62: 1743–1748.

Coester A, Neumann CR, Schmidt MI. Intensive insulin therapy in severe traumatic brain injury: a randomized trial. J Trauma 2010; 68: 904–911.

Cohen L, Athaide V, Wickham ME, Doyle-Waters MM, Rose NG, Hohl CM. The effect of ketamine on intracranial and cerebral perfusion pressure and health outcomes: a systemic review. Ann Emerg Med 2015; 65: 43–51.

Cold GE, Dahl BL. Topics in Neuroanaesthesia and Intensive Care. Berlin: Springer; 2002.

Collard HR, Saint S, Matthay MA. Prevention of ventilator-associated pneumonia: an evidence-based systematic review. Ann Intern Med 2003; 138: 494–501.

Cormio M, Citerio G. Continuous low dose diclofenac sodium infusion to control fever in neurosurgical critical care. Neurocrit Care 2007; 6: 82–89.

Cruse D, Owen AM. Consciousness revealed: new insights into the vegetative and minimally conscious states. Curr Opin Neurol 2010; 23: 656–660.

Dalhoff K, Abele-Horn M, Andreas S, Bauer T, von Baum H, Deja M, Ewig S, Gastmeier P, Gatermann S, Gerlach H, Grabein B, Höffken G, Kern WV, Kramme E, Lange C, Lorenz J, Mayer K, Nachtigall I, Pletz M, Rohde G, Rosseau S, Schaaf B, Schaumann R, Schreiter D, Schütte H, Seifert H, Sitter H, Spies C, Welte T, German Society for Anaesthesiology and Intensive Care Medicine, German Society for Infectious Diseases, German Society for Hygiene and Microbiology, German Respiratory Society, Paul-Ehrlich-Society for Chemotherapy. Epidemiology, diagnosis and treatment of adult patients with nosocomial pneumonia. S-3 Guideline of the German Society for Anaesthesiology and Intensive Care Medicine, the German Society for Infectious Diseases, the German Society for Hygiene and Microbiology, the German Respiratory Society and the Paul-Ehrlich-Society for Chemotherapy. Pneumologie 2012; 66: 707–765.

de Nadal M, Ausina A, Sahuquillo J, Pedraza S, Garnacho A, Gancedo VA. Effects on intracranial pressure of fentanyl in severe head injured patients. Acta Neurochir Suppl 1998; 71: 10–12.

de Nadal M, Munar F, Poca MA, Sahuquillo J, Garnacho A, Rossello J. Cerebral hemodynamic effects of morphine and fentanyl in patients with severe head injury: absence of correlation to cerebral autoregulation. Anesthesiology 2000; 92: 11–19.

den Brinker M, Hokken-Koelega AC, Hazelzet JA, de Jong FH, Hop WC, Joosten KF. One single dose of etomidate negatively influences adrenocortical performance for at least 24 h in children with meningococcal sepsis. Intensive Care Med 2008; 34: 163–168.

Deakin CD, Morrison LJ, Morley PT, Callaway CW, Kerber RE, Kronick SL, Lavonas EJ, Link MS, Neumar RW, Otto CW, Parr M, Shuster M, Sunde K, Peberdy MA, Tang W, Hoek TL, Bottiger BW, Drajer S, Lim SH, Nolan JP. Part 8: Advanced life support 2010 International Consensus on Cardiopulmonary Resuscitation and Emergency Cardiovascular Care Science with Treatment Recommendations. Resuscitation 2010; 81: e93–e174.

Dellinger RP, Levy MM, Rhodes A, Annane D, Gerlach H et al. Surviving sepsis campaign: international guidelines for management of severe sepsis and septic shock: 2012. Crit Care Med 2013; 41: 580–637.

Deshaies EM, Jacobsen W, Singla A, Li F, Gorji R. Brain tissue oxygen monitoring to assess reperfusion after intra-arterial treatment of aneurysmal subarachnoid hemorrhage-induced cerebral vasospasm: a retrospective study. AJNR Am J Neuroradiol 2012; 33: 1411–1415.

Diringer MN, Edwards DF. Admission to a neurologic/neurosurgical intensive care unit is associated with reduced mortality rate after intracerebral hemorrhage. Crit Care Med 2001; 29: 635–640.

Diringer MN, Reaven NL, Funk SE, Uman GC. Elevated body temperature independently contributes to increased length of stay in neurologic intensive care unit patients. Crit Care Med 2004; 32: 1489–1495.

Ebrahim ZY, DeBoer GE, Luders H, Hahn JF, Lesser RP. Effect of etomidate on the electroencephalogram of patients with epilepsy. Anesth Analg 1986; 65: 1004–1006.

Eggers V, Schilling A, Kox WJ, Spies C. Septic encephalopathy. Diagnosis und therapy. Anaesthesist 2003; 52: 294–303.

Eisenberg HM, Frankowski RF, Contant CF, Marshall LF, Walker MD. High-dose barbiturate control of elevated intracranial pressure in patients with severe head injury. J Neurosurg 1988; 69: 15–23.

Eisenberg MS, Mengert TJ. Cardiac resuscitation. N Engl J Med 2001; 344: 1304–1313.

Ely EW, Baker AM, Dunagan DP, Burke HL, Smith AC, Kelly PT, Johnson MM, Browder RW, Bowton DL, Haponik EF. Effect on the duration of mechanical ventilation of identifying patients capable of breathing spontaneously. N Engl J Med 1996; 19; 335: 1864–1869.

Ely EW, Truman B, Shintani A, Thomason JW, Wheeler AP, Gordon S, Francis J, Speroff T, Gautam S, Margolin R, Sessler CN, Dittus RS, Bernard GR. Monitoring sedation status over time in ICU patients: reliability and validity of the Richmond Agitation-Sedation Scale (RASS). JAMA 2003; 289: 2983–2991.

Esnault P, Boret H, Montcriol A, Carre E, Prunet B, Bordes J, Simon P, Joubert C, Dagain A, Kaiser E, Meaudre E. Assessment of cerebral oxygenation in neurocritical care patients: comparison of a new four wavelengths forehead regional saturation in oxygen sensor (EQUANOX®) with brain tissue oxygenation. A prospective observational study. Minerva Anestesiol 2015; 81: 876–884.

Ethuin F, Boudaoud S, Leblanc I, Troje C, Marie O, Levron JC, Le Moing JP, Assoune P, Eurin B, Jacob L. Pharmacokinetics of long-term sufentanil infusion for sedation in ICU patients. Intensive Care Med 2003; 29: 1916–1920.

Fakhry SM, Trask AL, Waller MA, Watts DD. Management of brain-injured patients by an evidence-based medicine protocol improves outcomes and decreases hospital charges. J Trauma 2004; 56: 492–499.

Finelli PF, Uphoff DF. Magnetic resonance imaging abnormalities with septic encephalopathy. J Neurol Neurosurg Psychiatry 2004; 75: 1189–1191.

Flierl MA, Rittirsch D, Huber-Lang MS, Stahel PF. Pathophysiology of septic encephalopathy – an unsolved puzzle. Crit Care 2010; 14: 165.

Fonsmark L, Rasmussen YH, Carl P. Occurrence of withdrawal in critically ill sedated children. Crit Care Med 1999; 27: 196–199.

Friedman D, Claassen J, Hirsch LJ. Continuous electroencephalogram monitoring in the intensive care unit. Anesth Analg 2009; 109: 506–523.

Fumagalli R, Bellani G, Perri A. Which drugs for the control of fever in critical patients. Curr Drug Targets 2009; 10: 881–886.

Geerts W, Selby R. Prevention of venous thromboembolism in the ICU. Chest 2003; 124: 357S–363S.

Gendelman HE, Zheng J, Coulter CL, Ghorpade A, Che M, Thylin M, Rubocki R, Persidsky Y, Hahn F, Reinhard J, Jr., Swindells S. Suppression of inflammatory neurotoxins by highly active antiretroviral therapy in human immunodeficiency virus-associated dementia. J Infect Dis 1998; 178: 1000–1007.

Georgiadis D, Schwarz S, Kollmar R, Baumgartner RW, Schwab S. Influence of inspiration: expiration ratio on intracranial and cerebral perfusion pressure in acute stroke patients. Intensive Care Med 2002; 28: 1089–1093.

Giner M, Laviano A, Meguid MM, Gleason JR. In 1995 a correlation between malnutrition and poor outcome in critically ill patients still exists. Nutrition 1996; 12: 23–29.

Gooch JL. Prolonged paralysis after neuromuscular blockade. J Toxicol Clin Toxicol 1995; 33: 419–426.

Griffiths J, Barber VS, Morgan L, Young JD. Systematic review and meta-analysis of studies of the timing of tracheostomy in adult patients undergoing artificial ventilation. BMJ 2005; 330: 1243.

Gruber A, Reinprecht A, Illievich UM, Fitzgerald R, Dietrich W, Czech T, Richling B. Extracerebral organ dysfunction and neurologic outcome after aneurysmal subarachnoid hemorrhage. Crit Care Med 1999; 27: 505–514.

Gu JW, Ynag T, Kuang YQ, Huang HD, Kong B, Shu HF, Yu SX, Zhang JH. Comparison of the safety and efficancy of propofol with midazolam for sedation of patients with severe traumatic brain injury. Crit Care Med 2014; 29: 287–290.

Guidelines for the management of severe traumatic brain injury. J Neurotrauma 2007; 24(Suppl 1): 1–106.

Harms L, Garner C, Einhaupl KM. The status of neurologic intensive care in Germany. Current data. Nervenarzt 1998; 69: 1123–1133.

Helbok R, Madineni RC, Schmidt MJ, Kurtz P, Fernandez L, Ko SB, Choi A, Stuart MR, Connolly ES, Lee K, Badjatia N, Mayer SA, Khandji AG, Claassen J. Intracerebral monitoring of silent infarcts after subarachnoid hemorrhage. Neurocrit Care 2011; 14: 162–167.

Hermans G, De Jonghe B, Bruyninckx FVan den Berghe G Interventions for preventing critical illness polyneuropathy and critical illness myopathy. Cochrane Database Syst Rev 2014; CD006832.

Heyland DK, Dhaliwal R, Drover JW, Gramlich L, Dodek P. Canadian clinical practice guidelines for nutrition support in mechanicallyventilated, critically ill adult patients. JPEN J Parenter Enteral Nutr 2003; 27: 355–373.

Hilbert P, Kern BC, Langer S, Jakubetz J, Stuttmann R. Methohexital for treatment of intracranial hypertension. Anaesthesist. 2011; 60: 819–826.

Himmelseher S, Durieux ME. Revising a dogma: ketamine for patients with neurological injury? Anesth Analg 2005; 101: 524–534.

Hsiang JK, Chesnut RM, Crisp CB, Klauber MR, Blunt BA, Marshall LF. Early, routine paralysis for intracranial pressure control in severe head injury: is it necessary? Crit Care Med 1994; 22: 1471–1476.

Huang J, Cao Y, Liao C, Wu L, Gao F. Effect of histamine-2-receptor antagonists versus sucralfate on stress ulcer prophylaxes in mechanically ventilated patients: a meta-analysis of 10 randomised control trials. Crit Care 2010; 14: R194. doi: 10.1186/cc9312

Huang H, Li Y, Ariani F, Chen X, Lin J. Timing of tracheostomy in critically ill patients: a meta-analysis. PLoS One 2014; 9: e9281

Iregui M, Ward S, Sherman G, Fraser VJ, Kollef MH. Clinical importance of delays in the initiation of appropriate antibiotic treatment for ventilator-associated pneumonia. Chest 2002; 122: 262–268.

James ML, Olson DM, Graffagnino C. A pilot study of cerebral and haemodynamic physiological changes during sedation with dexmedetomidine or propofol in patients with acute brain injury. Anaesth Intensive Care 2012; 40: 949–57.

Jaskulka R, Weinstabl C, Schedl R. [The course of intracranial pressure during respirator weaning after severe craniocerebral trauma]. Unfallchirurg 1993; 96: 138–141.

Kamps MJ, Horn J, Oddo M, Fugate JE, Storm C et al. Prognostication of neurologic outcome in cardiac arrest patients after mild therapeutic hypothermia: a meta-analysis of the current literature. Intensive Care Med 2013; 39: 1671–1682.

Karabinis A, Mandragos K, Stergiopoulos S, Komnos A, Soukup J, Speelberg B, Kirkham AJ. Safety and efficacy of analgesia-based sedation with remifentanil versus standard hypnotic-based regimens in intensive care unit patients with brain injuries: arandomised, controlled trial. Crit Care 2004; 8: R268–R280.

Katz RT, Haig AJ, Clark BB, DiPaola RJ. Long-termsurvival, prognosis, and life-care planning for 29 patients with chronic locked-in syndrome. Arch Phys Med Rehabil 1992; 73: 403–408.

Keenan SP. Weaning protocols: here to stay. Lancet 2002; 19; 359: 186–187.

Kelly J, Rudd A, Lewis R, Hunt BJ. Venous thromboembolism after acute stroke. Stroke 2001; 32: 262–267.

Kerwin AJ, Croce MA, Timmons SD, Maxwell RA, Malhotra AK, Fabian TC. Effects of fiberoptic bronchoscopy on intracranial pressure in patients with brain injury: a prospective clinical study. J Trauma 2000; 48: 878–882; discussion 882–873.

Kett-White R, Hutchinson PJ, Al-Rawi PG, Gupta AK, Pickard JD, Kirkpatrick PJ. Adverse cerebral events detected after subarachnoid hemorrhage using brain oxygen and microdialysis probes. Neurosurgery 2002; 50: 1213–1221.

Khajavikhan J, Vasigh A, Kokhazade TKhani A Association between Hyperglycaemia with Neurological Outcomes Following Severe Head Trauma. J Clin Diagn Res 2016; 10: PC11–13.

Kilpatrick MM, Lowry DW, Firlik AD, Yonas H, Marion DW. Hyperthermia in the neurosurgical intensive care unit. Neurosurgery 2000; 47: 850–855.

Kiphuth IC, Schellinger PD, Kohrmann M, Bardutzky J, Lucking H, Kloska S, Schwab S, Huttner HB. Predictors for good functional outcome after neurocritical care. Crit Care 2010; 14: R136.

Ko SB, Choi HA, Parikh G, Helbok R, Schmidt JM, Lee K, Badjatia N, Claassen J, Connolly ES, Mayer SA. Multimodality monitoring for cerebral perfusion pressure optimization in comatose patients with intracerebral hemorrhage. Stroke 2011; 42: 3087–3092.

Kocaeli H, Korfali E, Taskapilioglu O, Ozcan T. Analysis of intracranial pressure changes during early versus late percutaneous tracheostomy in a neuro-intensive care unit. Acta Neurochir (Wien) 2008; 150: 1263–1267.

Kong R, Payen D. Controlling sedation rather than sedation controlling you. Clin Intensive Care 1994; 5: 5–7.

Kornbluth J, Bhardwaj A. Evaluation of Coma: A Critical Appraisal of Popular Scoring Systems. Neurocrit Care 2011; 14(1): 134–143.

Kotani Y, Shimazawa M, Yoshimura S, Iwama T, Hara H. The experimental and clinical pharmacology of propofol, an anesthetic agent with neuroprotective properties. CNS Neurosci Ther 2008; 14: 95–106.

Kress JP, Pohlman AS, O'Connor MF, Hall JB. Daily interruption of sedative infusions in critically ill patients undergoing mechanical ventilation. N Engl J Med 2000; 342: 1471–1477.

Kreymann G, Adolph M, Druml W, Jauch KW. Intensive medicine – Guidelines on Parenteral Nutrition, Chapter 14. Ger Med Sci 2009; 7: Doc14.

Krieger W, Copperman J, Laxer KD. Seizures with etomidate anesthesia. Anesth Analg 1985; 64: 1226–1227.

Latronico N, Peli E, Botteri M. Critical illness myopathy and neuropathy. Curr Opin Crit Care 2005; 11: 126–132.

Leitlinien der Deutschen Gesellschaft für Ernährungsmedizin. Enterale Ernährung: Intensivmedizin. Aktuel Ernaehr Med 2003; 28: 42–50.

Leitlinie (S3). Prophylaxe der venösen Thromboembolie. AWMF Leitlinien Register Nr. 003/001 2015.

Leitlinie der Deutschen Gesellschaft für Neurochirurgie. Schädel-Hirn-Trauma im Erwachsenenalter. AWMF Leitlinien Register Nr. 008/001 2015.

Leroy O, Soubrier S. Hospital-acquired pneumonia: riskfactors, clinicalfeatures, management, and antibiotic resistance. Curr Opin Pulm Med 2004; 10: 171–175.

Le Roux P, Menon DK, Citerio G, Vespa P, Bader MK, Brophy GM, Diringer MN, Stocchetti N, Videtta W, Armonda R, Badjatia N, Böesel J, Chesnut R, Chou S, Claassen J, Czosnyka M, De Georgia M, Figaji A, Fugate J, Helbok R, Horowitz D, Hutchinson P, Kumar M, McNett M, Miller C, Naidech A, Oddo M, Olson D, O'Phelan K, Provencio JJ, Puppo C, Riker R, Robertson C, Schmidt M, Taccone F. Consensus summary statement of the International Multidisciplinary Consensus Conference on Multimodality Monitoring in Neurocritical Care: a statement for healthcare professionals from the Neurocritical Care Society and the European Society of Intensive Care Medicine. Neurocrit Care 2014; 21 (Suppl 2): 1–26.

Li J, Xie D, Li A, Yue J. Oral topic decontamination for preventing ventilator-associated pneumonia: a systematic review and meta-analysis of randomized control trials. J Hosp Infect 2013; 84: 283–293.

Liberati A, D'Amico R, Pifferi S, Torri V, Brazzi L, Parmelli E. Antibiotic prophylaxis to reduce respiratory tract infections and mortality in adults receiving intensive care. Cochrane Database Syst Review 2009; CD000022.

Lilly CM, Liu X, Badawi O, Franey CS, Zuckerman IH. Thrombosis prophylaxis and mortality risk among critically ill adults. Chest 2014; 146: 51–57.

Lin CM, Lin MC, Huang SJ, Chang CK, Chao DP, Lui TN, Ma HI, Liu MY, Chung WY, Shih YH, Tsai SH, Chiou HY, Lin MR, Jen SL, Wei L, Wu CC, Lin EY, Liao KH, Chiang YH, Chiu WT, Lin JW. A Prospective Randomized Study of Brain Tissue Oxygen Pressure-Guided Management in Moderate and Severe Traumatic Brain Injury Patients. Biomed Res Int 2015: 529580. doi: 10.1155/2015/529580.

Lule D, Zickler C, Hacker S, Bruno MA, Demertzi A, Pellas F, Laureys S, Kubler A. Life can be worth living in locked-in syndrome. Prog Brain Res 2009; 177: 339–351.

Macdonald RL, Amidei C, Baron J, Weir B, Brown F, Erickson RK, Hekmatpanah J, Frim D. Randomized, pilot study of intermittent pneumatic compression devices plus dalteparin versus intermittent pneumatic compression devices plus heparin for prevention of venous thromboembolism in patients undergoing craniotomy. Surg Neurol 2003; 59: 363–372.

Macmillan CS, Grant IS, Andrews PJ. Pulmonary and cardiac sequelae of subarachnoid haemorrhage: time for active management? Intensive Care Med 2002; 28: 1012–1023.

Mahfoud F, Beck J, Raabe A. Intracranial pressure pulse amplitude during changes in head elevation: a new parameter for determining optimum cerebral perfusion pressure? Acta Neurochir (Wien) 2010; 152: 443–450.

Malerba G, Romano-Girard F, Cravoisy A, Dousset B, Nace L, Levy B, Bollaert PE. Risk factors of relative adrenocortical deficiency in intensive care patients needing mechanical ventilation. Intensive Care Med 2005; 31: 388–392.

Maloney-Wilensky E, Gracias V, Itkin A, Hoffman K, Bloom S, Yang W, Christian S, LeRoux PD. Brain tissue oxygen and outcome after severe traumatic brain injury: a systematic review. Crit Care Med 2009; 37: 2057–2063.

Manninen PH, Burke SJ, Wennberg R, Lozano AM, El BH. Intraoperative localization of an epileptogenic focus with alfentanil and fentanyl. Anesth Analg 1999; 88: 1101–1106.

Martin J, Bäsell K, Bürkle H, Hommel J, Huth G, Kessler P, Kretz FJ. Leitlinien zur sedierenden und analgetischen Therapie im Rahmen der Intensivmedizin. Anästh Intensivmed 2005; 46: 1–20.

McClave SA, Taylor BE, Martindale RG, Warren MM, Johnson DR et al. Guidelines for the Provision and Assessment of Nutrition Support Therapy in the Adult Critically Ill Patient: Society of Critical Care Medicine (SCCM) and American Society for Parenteral and Enteral Nutrition (A.S.P.E.N.). JPEN J Parenter Enteral Nutr 2016; 40: 159–211.

Mehta S, Burry L, Cook D, Fergusson D, Steinberg M, Granton J, Herridge M, Ferguson N, Devlin J, Tanios M, Dodek P, Fowler R, Burns K, Jacka M, Olafson K, Skrobik Y, Hebert P, Sabri E, Meade M. SLEAP Investigator. Canadian Ctrical Care trials Group. Daily sedation interruption in mechanically ventilated critically ill patients cared for with a sedation protocol: a randomized control trial. JAMA 2012; 308(19): 1985–1992

Meng L, Wang C, Li J, Zhang J. Early vs late tracheostomy in critically ill patients: a systematic review and meta-analysis. Clin Respir J 2015; 12: doi: 10.1111/crj.12286

Mink S, Schwarz U, Mudra R, Gugl C, Frohlich J, Keller E. Treatment of Resistant Fever: New Method of Local Cerebral Cooling. Neurocrit Care 2010; 15: 107–112.

Minton MD, Grosslight K, Stirt JA, Bedford RF. Increases in intracranial pressure from succinylcholine: prevention by prior nondepolarizing blockade. Anesthesiology 1986; 65: 165–169.

Mirsattari SM, Sharpe MD, Young GB. Treatment of refractory status epilepticus with inhalational anesthetic agents isoflurane and desflurane. Arch Neurol 2004; 61: 1254–1259.

Modica PA, Tempelhoff R. Intracranial pressure during induction of anaesthesia and tracheal intubation with etomidate-induced EEG burst suppression. Can J Anaesth 1992; 39: 236–241.

Moraine JJ, Berre J, Melot C. Is cerebral perfusion pressure a major determinant of cerebral blood flow during head elevation in comatose patients with severe intracranial lesions? J Neurosurg 2000; 92: 606–614.

Morandi A, Girard TD, Shintani A, Turco R, Guerini F et al. Association between statin use at admission to inpatient rehabilitation and functional status at discharge among older patients. Rejuvenation Res 2014; 17: 490–495.

Mourvillier B, Tubach F, van de Beek D, Garot D, Pichon N et al. Induced hypothermia in severe bacterial meningitis: a randomized clinical trial. JAMA 2013; 310: 2174–2183.

Mullins ME, Empey M, Jaramillo D, Sosa S, Human T et al. A prospective randomized study to evaluate the antipyretic effect of the combination of acetaminophen and ibuprofen in neurological ICU patients. Neurocrit Care 2011; 15: 375–378.

Munoz-Bendix C, Beseoglu K, Kram R. Extracorporeal decarboxylation in patients with severe traumatic brain injury and ARDS enables effective control of intracranial pressure. Crit Care 2015; 19: 381.

Munoz-Venturelli P, Wang X, Lavados PM, Stapf C, Robinson T et al. Prophylactic heparin in acute intracerebral hemorrhage: a propensity score-matched analysis of the INTERACT2 study. Int J Stroke 2016; 11: 549–556.

Murray MJ, Cowen J, DeBlock H, Erstad B, Gray AW Jr, Tescher AN, McGee WT, Prielipp RC, Susla G, Jacobi J, Nasraway SA Jr, Lumb PD. Clinical practice guidelines for sustained neuromuscular blockade in the adult critically ill patient. Crit Care Med 2002; 30: 142–156.

Murray MJ, Plevak DJ. Analgesia in the critically ill patient. New Horiz 1994; 2: 56–63.

Muzevich KM, Voils SA. Role of vasopressor administration in patients with acute neurologic injury. Neurocrit Care 2009; 11: 112–119.

Needham DM. Mobilizing patients in the intensive care unit: improving neuromuscular weakness and physical function. Jama 2008; 300: 1685–1690.

Nemer SN, Caldeira JB, Azeredo LM, Garcia JM, Silva RT, Prado D, Santos RG, Guimaraes BS, Ramos RA, Noe RA, Souza PC. Alveolar recruitment maneuver in patients with subarachnoid hemorrhage and acute respiratory distress syndrome: A comparison of 2 approaches. J Crit Care 2010; 26: 22–27.

Nielsen N, Wetterslev J, Cronberg T, Erlinge D, Gasche Y et al. Targeted temperature management at 33 degrees C versus 36 degrees C after cardiac arrest. N Engl J Med 2013; 369: 2197–2206.

Ng I, Lim J, Wong HB. Effects of head posture on cerebral hemodynamics: its influences on intracranial pressure, cerebral perfusion pressure, and cerebral oxygenation. Neurosurgery 2004; 54: 593–597.

Nolan JP, Soar J, Cariou A, Cronberg T, Moulaert VR et al. European Resuscitation Council and European Society of Intensive Care Medicine Guidelines for Post-resuscitation Care 2015: Section 5 of the European Resuscitation Council Guidelines for Resuscitation 2015. Resuscitation 2015; 95: 202–222.

Nyquist P, Stevens RD, Mirski MA. Neurologic injury and mechanical ventilation. Neurocrit Care 2008; 9: 400–408.

Oddo M, Bösel J, Participants in the International Multidisciplinary Consensus Conference on Multimodal Monitoring. Monitoring of brain and systemic oxygenation in neurocritical care patients. Neurocrit Care 2014; 21 (Suppl 2): 103–120.

Otter H, Martin J, Basell K, von Heymann C, Hein OV, Bollert P, Jansch P, Behnisch I, Wernecke KD, Konertz W, Loening S, Blohmer JU, Spies C. Validity and reliability of the DDS for severity of delirium in the ICU. Neurocrit Care 2005; 2: 150–158.

Otterspoor LC, Kalkman CJ, Cremer OL. Update on the propofol infusion syndrome in ICU management of patients with head injury. Curr Opin Anaesthesiol 2008; 21: 544–551.

Page VJ, Davis D, Zhao XB, Norton S, Casarin A et al. Statin use and risk of delirium in the critically ill. Am J Respir Crit Care Med 2014; 189: 666–673.

Pajoumand M, Kufera JA, Bonds BW, Devabhakthuni S, Boswell S, Hesselton K, Scalea TM, Stein DM. Dexmedetomidine as an adjunct for sedation in patients with traumatic brain injury. J Trauma Acute Care Surg 2016; 81: 345–351.

Pandian JD, Cascino GD, So EL, Manno E, Fulgham JR. Digital video-electroencephalographic monitoring in the neurological-neurosurgical intensive care unit: clinical features and outcome. Arch Neurol 2004; 61: 1090–1094.

Pandharipande PP, Girard TD, Jackson JC, Morandi A, Thompson JL et al. Long-term cognitive impairment after critical illness. N Engl J Med 2013; 369: 1306–1316.

Pandharipande PP, Sanders RD, Girard TD, McGrane S, Thompson JL et al. Effect of dexmedetomidine versus lorazepam on outcome in patients with sepsis: an a priori-designed analysis of the MENDS randomized controlled trial. Crit Care 2010; 14: R38.

Papazian L, Albanese J, Thirion X, Perrin G, Durbec O, Martin C. Effect of bolus doses of midazolam on intracranial pressure and cerebral perfusion pressure in patients with severe head injury. Br J Anaesth 1993; 71: 267–271.

Park SK, Chun HJ, Kim DW, Im TH, Hong HJ, Yi HJ. Acute Physiology and Chronic Health Evaluation II and Simplified Acute Physiology Score II in predicting hospital mortality of neurosurgical intensive care unit patients. J Korean Med Sci 2009; 24: 420–426.

Payen JF, Bru O, Bosson JL, Lagrasta A, Novel E, Deschaux I, Lavagne P, Jacquot C. Assessing pain in critically ill sedated patients by using a behavioral pain scale. Crit Care Med 2001; 29: 2258–2263.

Pfeifer R, Borner A, Krack A, Sigusch HH, Surber R, Figulla HR. Outcome after cardiac arrest: predictive values and limitations of the neuroproteins neuron-specific enolase and protein S-100 and the Glasgow Coma Scale. Resuscitation 2005; 65: 49–55.

Pronovost P, Needham D, Berenholtz S, Sinopoli D, Chu H, Cosgrove S, Sexton B, Hyzy R, Welsh R, Roth G, Bander J, Kepros J, Goeschel C. An intervention to decrease catheter-related bloodstream infections in the ICU. N Engl J Med 2006; 355: 2725–2732.

Pusswald G, Fertl E, Faltl M, Auff E. Neurological rehabilitation of severely disabled cardiac arrest survivors. Part II. Life situation of patients and families after treatment. Resuscitation 2000; 47: 241–248.

Raabe A, Gerlach R, Zimmermann M, Seifert V. [Practice of perioperative thromboembolic prophylaxis in neurosurgery: results of a German survey]. Zentralbl Neurochir 2000; 61: 103–110.

Raabe A, Beck J, Keller M, Vatter H, Zimmermann M, Seifert V. Relative importance of hypertension compared with hypervolemia for increasing cerebral oxygenation in patients with cerebral vasospasm after subarachnoid hemorrhage. J Neurosurg 2005; 103: 974–981.

Radtke FM, Franck M, Oppermann S, Lutz A, Seeling M, Heymann A, Kleinwachter R, Kork F, Skrobik Y, Spies CD. [The Intensive Care Delirium Screening Checklist (ICDSC) – translation and validation of intensive care delirium checklist in accordance with guidelines]. Anasthesiol Intensivmed Notfallmed Schmerzther 2009; 44: 80–86.

Rampp S, Schmitt HJ, Heers M, Schönherr M, Schmitt FC, Hopfengärtner R, Stefan H. Etomidate activates epileptic high frequency oscillations. Clin Neurophysiol 2014; 125: 223–230.

Ramsay MA, Savege TM, Simpson BR, Goodwin R. Controlled sedation with alphaxalone-alphadolone. Br Med J 1974; 2: 656–659.

Raslan AM, Fields JD, Bhardwaj A. Prophylaxis for venous thrombo-embolism in neurocritical care: a critical appraisal. Neurocrit Care 2010; 12: 297–309.

Reade MC, Eastwood GM, Belleomo R, Bailey M, Bersten A, Cheung B, Davies A, Delaney A, Gosh A, von Haren F, Harley N, Knigt D, McGuiness S, Mulder J, O'Donoghue S, Simpson N, Young P, Dah LIA. Investigators, Australian and New Zealand Intensive Care Society Clinical Trial Group. JAMA 2016; 315: 1460–1468.

Reith J, Jorgensen HS, Pedersen PM, Nakayama H, Raaschou HO, Jeppesen LL, Olsen TS. Body temperature in acute stroke: relation to stroke severity, infarct size, mortality, and outcome. Lancet 1996; 347: 422–425.

Rello J, Chastre J, Cornaglia G, Masterton R. A European care bundle for management of ventilator-associated pneumonia. J Crit Care 2011; 26: 3–10.

Ren X, Ma H, Zuo Z. Dexmedetomidine Postconditioning Reduces Brain Injury after Brain Hypoxia-Ischemia in Neonatal Rats. J Neuroimmune Pharmacol 2016; 11: 238–247.

Reynolds SF, Heffner J. Airway management of the critically ill patient: rapid-sequence intubation. Chest 2005; 127: 1397–1412.

Rincon F, Patel U, Schorr C, Lee E, Ross S et al. Brain injury as a risk factor for fever upon admission to the intensive care unit and association with in-hospital case fatality: a matched cohort study. J Intensive Care Med 2015; 30: 107–114.

Roberts I; Sydenham E. Barbiturates for acute traumatic brain injury. Cochrane Database Syst Rev 2012; CD000033.

Roh DPark S Brain Multimodality Monitoring: Updated Perspectives. Curr Neurol Neurosci Rep 2016; 16: 56.

Rossi S, Zanier ER, Mauri I, Columbo A, Stocchetti N. Brain temperature, body core temperature, and intracranial pressure in acute cerebral damage. J Neurol Neurosurg Psychiatry 2001; 71: 448–454.

Rotstein C, Evans G, Born A, Grossman R, Light RB, Magder S, McTaggart B, Weiss K, Zhanel GG. Clinical practice guidelines for hospital-acquired pneumonia and ventilator-associated pneumonia in adults. Can J Infect Dis Med Microbiol 2008; 19: 19–53.

Sackey PV, Martling CR, Granath F, Radell PJ. Prolonged isoflurane sedation of intensive care unit patients with the Anesthetic Conserving Device. Crit Care Med 2004; 32: 2241–2246.

Safdar N, Dezfulian C, Collard HR, Saint S. Clinical and economic consequences of ventilator-associated pneumonia: a systematic review. Crit Care Med 2005; 33: 2184–2193.

Sandroni C, Cariou A, Cavallaro F, Cronberg T, Friberg H et al. Prognostication in comatose survivors of cardiac arrest: an advisory statement from the European Resuscitation Council and the European Society of Intensive Care Medicine. Resuscitation 2014; 85: 1779–1789.

Sanfillippo F, Santonocito C, Veenith T, Astuto M, Maybauer MO. The role of neuromuscular blockade in patients with traumatic brain injury: a systematic review. Neurocrit Care 2015; 22: 325–334.

Sarrafzadeh AS, Haux D, Ludemann L, Amthauer H, Plotkin M, Kuchler I, Unterberg AW. Cerebral ischemia in aneurysmal subarachnoid hemorrhage: a correlative microdialysis-PET study. Stroke 2004; 35: 638–643.

Saxena A, Anderson CS, Wang X, Sato S, Arima H et al. Prognostic Significance of Hyperglycemia in Acute Intracerebral Hemorrhage: The INTERACT2 Study. Stroke 2016; 47: 682–688.

Schaible KL, Smith LJ, Fessler RG, Rachlin JR, Brown FD, Mullan S. Evaluation of the risks of anticoagulation therapy following experimental craniotomy in the rat. J Neurosurg 1985; 63: 959–962.

Scheithauer S, Burgel U, Bickenbach J, Hafner H, Haase G, Waitschies B, Reinges MH, Lemmen SW. External ventricular and lumbar drainage-associated meningoventriculitis: prospective analysis of time-dependent infection rates and risk factor analysis. Infection 2010; 38: 205–209.

Schlenk F, Vajkoczy P, Sarrafzadeh A. Inpatient hyperglycemia following aneurysmal subarachnoid hemorrhage: relation to cerebral metabolism and outcome. Neurocrit Care 2009; 11: 56–63.

Schnabel RM, Scholte JB, Van der Velden KE, Roekaerts PM, Bergmans DC. Ventilator-associated pneumonia rates after introducing selective digestive tract decontamination. Infect Dis (Lond) 2015; 47: 650–653.

Schoeler M, Loetscher PD, Rossaint R, Fahlenkamp AV, Eberhardt G, Rex S, Weis J, Coburn M. Dexmedetomidine is neuroprotective in an in vitro model for traumatic brain injury. BMC Neurol. 2012; 12: 20. doi: 10.1186.

Scholz J, Bause H, Schulz M, Klotz U, Krishna DR, Pohl S, Schulte am EJ. Pharmacokinetics and effects on intracranial pressure of sufentanil in head trauma patients. Br J Clin Pharmacol 1994; 38: 369–372.

Schultz A, Schultz B, Zachen B, Pichlmayr I. The effects of ketamine on the electroencephalogram – typical patterns and spectral representations. Anaesthesist 1990; 39: 222–225.

Schweickert WD, Pohlman MC, Pohlman AS, Nigos C, Pawlik AJ et al. Early physical and occupational therapy in mechanically ventilated, critically ill patients: a randomised controlled trial. Lancet 2009; 373: 1874–1882.

Shehabi Y, Chan L, Kadiman S, Alias A, Ismail WN, Tan MA, Khoo TM, Ali SB, Saman MA, Shaltut A, Tan CC, Yong CY, Bailey M. Sedation Practice in Intensive Care Evaluation (SPICE) Study Group investigator. Sedation depth and long term mortalitiy in mechanically ventilated critical ill adults: a prospective longitudinal multicenter cohort study. Intensive Care Med 2013; 39: 910–918.

Skoglund K, Enblad P, Marklund N. Effects of the neurological wake-up test on intracranial pressure and cerebral perfusion pressure in brain-injured patients. Neurocrit Care 2009; 11: 135–142.

Skoglund TS, Nellgard B. Long-time outcome after transient transtentorial herniation in patients with traumatic brain injury. Acta Anaesthesiol Scand 2005; 49: 337–340.

Spapen H, Nguyen DN, Troubleyn J, Huyghens L, Schiettecatte J. Drotrecogin alfa (activated) may attenuate severe sepsis-associated encephalopathy in clinical septic shock. Crit Care 2010; 14: R54.

Spies C, Vincent JL, Dossow von V. Analgosedierung in der Intensivmedizin – Ein Überblick über das aktuelle Management. J Anästh Intensivbeh 2000; 7: 206–209.

Spies CD, Rommelspacher H. Alcohol withdrawal in the surgical patient: prevention and treatment. Anesth Analg 1999; 88: 946–954.

Spiotta AM, Stiefel MF, Gracias VH, Garuffe AM, Kofke WA, Maloney-Wilensky E, Troxel AB, Levine JM, Le Roux PD. Brain tissue oxygen-directed management and outcome in patients with severe traumatic brain injury. J Neurosurg 2010; 113: 571–580.

Stefan H, Heers M, Schmitt HJ, Rauch C, Kaltenhäuser M, Rampp S. Increased spike frequency during general anesthesia with etomidate for magnetoencephalography in patients with focal epilepsy. Clin Neurophysiol 2010; 121: 1220–1226.

Steiner T, Pilz J, Schellinger P, Wirtz R, Friederichs V, Aschoff A, Hacke W. Multimodal online monitoring in middle cerebral artery territory stroke. Stroke 2001; 32: 2500–2506.

Stocchetti N, Maas AI, Chieregato A, van der Plas AA. Hyperventilation in head injury: a review. Chest 2005; 127: 1812–1827.

Streck EL, Comim CM, Barichello T, Quevedo J. The septic brain. Neurochem Res 2008; 33: 2171–2177.

Su YY, Li X, Li SJ, Luo R, Ding JP, Wang L, Cao GH, Wang DY, Gao JX. Predicting hospital mortality using APACHE II scores in neurocritically ill patients: a prospective study. J Neurol 2009; 256: 1427–1433.

Suarez JI, Zaidat OO, Suri MF, Feen ES, Lynch G, Hickman J, Georgiadis A, Selman WR. Length of stay and mortality in neurocritically ill patients: impact of a specialized neurocritical care team. Crit Care Med 2004; 32: 2311–2317.

Sutter R. Are We Prepared to Detect Subtle and Nonconvulsive Status Epilepticus in Critically Ill Patients? J Clin Neurophysiol 2016; 33: 25–31.

Sydow M, Neumann P. Sedation for the critically ill. Intensive Care Med 1999; 25: 634–636.

Takeshita H, Okuda Y, Sari A. The effects of ketamine on cerebral circulation and metabolism in man. Anesthesiology 1972; 36: 69–75.

Tennila A, Salmi T, Pettila V, Roine RO, Varpula T, Takkunen O. Early signs of critical illness polyneuropathy in ICU patients with systemic inflammatory response syndrome or sepsis. Intensive Care Med 2000; 26: 1360–1363.

Terragni PP, Antonelli M, Fumagalli R, Faggiano C, Berardino M, Pallavicini FB, Miletto A, Mangione S, Sinardi AU, Pastorelli M, Vivaldi N, Pasetto A, Della Rocca G, Urbino R, Filippini C, Pagano E, Evangelista A, Ciccone G, Mascia L, Ranieri VM. Early vs late tracheotomy for prevention of pneumonia in mechanically ventilated adult ICU patients: a randomized controlled trial. Jama 2010; 303: 1483–1489.

Tipps LB, Coplin WM, Murry KR, Rhoney DH. Safety and feasibility of continuous infusion of remifentanil in the neurosurgical intensive care unit. Neurosurgery 2000; 46: 596–601.

Tisdall MM, Smith M. Multimodal monitoring in traumatic brain injury: current status and future directions. Br J Anaesth 2007; 99: 61–67.

Tobias JD. Tolerance, withdrawal, and physical dependency after long-term sedation and analgesia of children in the pediatric intensive care unit. Crit Care Med 2000; 28: 2122–2132.

Unterberg AW, Sakowitz OW, Sarrafzadeh AS, Benndorf G, Lanksch WR. Role of bedside microdialysis in the diagnosis of cerebral vasospasm following aneurysmal subarachnoid hemorrhage. J Neurosurg 2001; 94: 740–749.

van den Berghe G, Schoonheydt K, Becx P, Bruyninckx F, Wouters PJ. Insulin therapy protects the central and peripheral nervous system of intensive care patients. Neurology 2005; 64: 1348–1353.

van den Berghe G, Wouters P, Weekers F, Verwaest C, Bruyninck F, Schetz M, Vlasselaers D, Ferdinande P, Lauwers P, Bouillon R. Intensive insulin therapy in the critically ill patients. N Engl J Med 2001; 345: 1359–1367.

van der Schaaf M, Beelen A, de VR. Functional outcome in patients with critical illness polyneuropathy. Disabil Rehabil 2004; 26: 1189–1197.

Vandesteene A, Trempont V, Engelman E, Deloof T, Focroul M, Schoutens A, de RM. Effect of propofol on cerebral blood flow and metabolism in man. Anaesthesia 1988; 43: 42–43.

Vespa PM, McArthur D, O'Phelan K, Glenn T, Etchepare M, Kelly D, Bergsneider M, Martin NA, Hovda DA. Persistently low extracellular glucose correlates with poor outcome 6 months after human traumatic brain injury despite a lack of increased lactate: a microdialysis study. J Cereb Blood Flow Metab 2003a; 23: 865–877.

Vespa PM, O'Phelan K, Shah M, Mirabelli J, Starkman S, Kidwell C, Saver J, Nuwer MR, Frazee JG, McArthur DA, Martin NA. Acute seizures after intracerebral hemorrhage: a factor in progressive midline shift and outcome. Neurology 2003b; 60: 1441–1446.

Villa F, Iacca C, Molinari AF, Guissani C, Aletti G, Pesenti A, Citerio G. Inhalation versus endovenous sedation in subarachnoid hemorraghe patients: effects on regional cerebral blood flow. Crit Care Med 2012; 40: 2797–2804.

Vincent JL, Berre J. Primer on medical management of severe brain injury. Crit Care Med 2005; 33: 1392–1399.

Walker MC. Status epilepticus on the intensive care unit. J Neurol 2003; 250: 401–406.

Wang HR, Woo YS, Bahk WM. Atypical antipsychotics in the treatment of delirium. Psychiatry Clin Neurosci 2013; 67: 323–331.

Wang X, Ji J, Fen L, Wang A. Effects of dexmedetomidine on cerebral blood flow in critically ill patients with or without traumatic brain injury: a prospective controlled trial. Brain Inj 2013; 27: 13–14.

Wang L, Li X, Yang Z, Tang X, Yuan Q, Deng L, Sun X. Semi-recumbent position versus supine position for the prevention of ventilator associated pneumonia in adults requiring mechanical ventilation. Cochrane Database Syst Review 2016; CD009946.

Wang Y, Han R, Zuo Z. Dexmedetomidine post-treatment induces neuroprotection via activation of extracellular signal-regulated kinase in rats with subarachnoid haemorrhage. Br J Anaesth 2016; 116: 384–392.

Warren DK, Shukla SJ, Olsen MA, Kollef MH, Hollenbeak CS, Cox MJ, Cohen MM, Fraser VJ. Outcome and attributable cost of ventilator-associated pneumonia among intensive care unit patients in a suburban medical center. Crit Care Med 2003; 31: 1312–1317.

Waud BE, Waud DR. Tubocurarine sensitivity of the diaphragm after limb immobilization. Anesth Analg 1986; 65: 493–495.

Whipple JK, Lewis KS, Quebbeman EJ, Wolff M, Gottlieb MS, Medicus-Bringa M, Hartnett KR, Graf M, Ausman RK. Analysis of pain management in critically ill patients. Pharmacotherapy 1995; 15: 592–599.

White H, Venkatesh B. Cerebral perfusion pressure in neurotrauma: a review. Anesth Analg 2008; 107: 979–988.

Wijdicks EF, Bamlet WR, Maramattom BV, Manno EM, McClelland RL. Validation of a new coma scale: The FOUR score. Ann Neurol 2005; 58: 585–593.

Wintermark M, Chiolero R, van MG, Revelly JP, Porchet F, Regli L, Meuli R, Schnyder P, Maeder P. Relationship between brain perfusion computed tomography variables and cerebral perfusion pressure in severe head trauma patients. Crit Care Med 2004; 32: 1579–1587.

Witt NJ, Zochodne DW, Bolton CF, Grand'Maison F, Wells G, Young GB, Sibbald WJ. Peripheral nerve function in sepsis and multiple organ failure. Chest 1991; 99: 176–184.

Wolf S, Schurer L, Trost HA, Lumenta CB. The safety of the open lung approach in neurosurgical patients. Acta Neurochir 2002; 81: 99–101.

Young GB, Bolton CF, Archibald YM, Austin TW, Wells GA. The electroencephalogram in sepsis-associated encephalopathy. J Clin. Neurophysiol 1992; 9: 145–152.

Young GB, Kreeft JH, McLachlan RS, Demelo J. EEG and clinical associations with mortality in comatose patients in a general intensive care unit. J Clin Neurophysiol 1999; 16: 354–360.

Young GB. Clinical practice. Neurologic prognosis after cardiac arrest. N Engl J Med 2009; 361: 605–611.

Young GB. Sparing brain damage in severe sepsis: a beginning. Crit Care 2010; 14: 159.

Zandbergen EG, Hijdra A, Koelman JH, Hart AA, Vos PE, Verbeek MM, de Haan RJ. Prediction of poor outcome within the first 3 days of postanoxic coma. Neurology 2006; 66: 62–68.

Zeiner A, Holzer M, Sterz F, Schorkhuber W, Eisenburger P et al. Hyperthermia after cardiac arrest is associated with an unfavorable neurologic outcome. Arch Intern Med 2001; 161: 2007–2012.

Zhang XY, Yang ZJ, Wang QX, Fan HR. Impact of positive end-expiratory pressure on cerebral injury patients with hypoxia. Am J Emerg Med 2011; 29: 699–703.

Zink W, Kollmar R, Schwab S. Critical illness polyneuropathy and myopathy in the intensive care unit. Nat Rev Neurol 2009; 5: 372–379.

Zuurbier SM, Hiltunen S, Tatlisumak T, Peters GM, Silvis SM et al. Admission Hyperglycemia and Clinical Outcome in Cerebral Venous Thrombosis. Stroke 2016; 47: 390–396.

Zygun D. Non-neurological organ dysfunction in neurocritical care: impact on outcome and etiological considerations. Curr Opin Crit Care 2005; 11: 139–143.

# G 2 Hirndruck und akuter Hydrozephalus

*von A. M. Loesch und J. Regelsberger**

Der intrakranielle Druck (ICP) bezeichnet den Druck im Innern des knöchernen Schädels und beträgt beim Erwachsenen im Liegen 7–15 mmHg. Druckspitzen, die z. B. beim Husten, Niesen oder Pressen entstehen und für kurze Momente 30 mmHg erreichen können, werden vom Gesunden gut toleriert. Anhaltende Druckerhöhungen über 20–25 mmHg bedürfen einer Hirndrucktherapie, um bleibende Funktionsstörungen des Gehirns zu vermeiden. Für die Behandlung des erhöhten ICP ist die frühzeitige Diagnose entscheidend und vermeidet durch die effektive Senkung des Hirndrucks mit Aufrechterhaltung eines ausreichenden zerebralen Perfusionsdruckes (CPP) irreversible Schädigungen des Gehirns mit den entsprechenden Funktionsausfällen.

## G 2.1 Pathophysiologie

### G 2.1.1 Hirndruck

Eine Hirndruckerhöhung kann durch sehr unterschiedliche Ursachen wie ein Schädel-Hirn-Trauma, eine Hirnblutung, Hirntumoren oder auch metabolische Störungen bedingt sein. Die Volumen-Druck-Beziehung im Schädelinneren wird vereinfacht mit der Monro-Kellie-Doktrin dargestellt und beschreibt, dass die Summe von Gehirngewebe (85 %), Blut (5 %) und Liquor (10 %) innerhalb der Schädelhöhle stets gleich bleiben muss, um den intrakraniellen Druck konstant zu halten. Eine Änderung in einem dieser Kompartimente verlangt die Kompensation der Anderen. Hierüber hinaus ist eine ausreichende Durchblutung des Gehirns nicht mehr gewährleistet, der zerebrale Perfusionsdruck (CPP = Differenz von mittlerem arteriellen Druck und dem intrakraniellen Druck; CPP = MAP – ICP) sinkt unter eine kritische Grenze und das Gehirngewebe erfährt Veränderungen durch Wassereinlagerungen (Ödem) und Sauerstoffmangel (Hypoxie). Dies führt zu einem weiteren Hirndruckanstieg und letztendlich zum Zelluntergang.
Hirndruck mit Hirnvolumen korrelieren in einer dynamischen Form miteinander (**Abb. G 2.1**). Zunächst besitzt das System Kompensationsmechanismen, sodass selbst bei relativ deutlicher Volumenzunahme von bis zu 120 ml der Hirndruck nur minimal steigt und die intrakranielle Druck-Volumenkurve nur flach ansteigt. Durch die Autoregulation mit Vasokonstriktion bleibt der CPP in dieser frühen Phase noch konstant. Ab etwa 20 mmHg folgt ein sehr rascher, exponentieller ICP Anstieg, wobei jetzt nur wenige Milliliter Volumenzunahme eine Dekompensation bedeuten, in der die Autoregulation nicht mehr greift. Eine solche ICP-Steigerung nach Erschöpfung der intrakraniellen Reservekapazitäten initiiert einen Circulus vitiosus. Der erhöhte ICP führt zu einer Abnahme des CPP, kompensatorisch erfolgt die Vasodilatation mit Zunahme des zerebralen Blutvolumens und damit weiterer ICP-Steigerung. Der zerebralen Minderperfusion in dieser Phase folgt eine Hypoxie des Hirngewebes, welche die Ausbildung eines Hirnödems mit ICP Steigerung weiter begünstigt und gleichzeitig auch zu einer Kompression der Brückenvenen mit verzögertem venösen Abfluss führt. Solch anhaltende ICP Erhöhungen führen zu Verschiebungen des Gehirns mit möglicher Herniation von Hirnanteilen, die eine unmittelbare Lebensgefahr darstellen. Die therapeutischen Ansätze verfolgen das Ziel, mit einer Minimierung des Hirnstoffwechsels und der Hirnaktivität (tiefe Narkose), Erhöhung des Blutdruckes (Katecholamine), einer Reduktion des intra- und extravasalen Volumens (Diurese) wie auch mit einer Liquorableitung (externe Ventrikeldrainage) kritische Hirndruckerhöhungen zu senken. Eine dekompressive Hemikraniektomie (Teilentfernung des Schädelknochens) kann dabei als weitere effektive Maßnahme in der Therapieeskalation in Betracht gezogen werden.
**Kasten G 2.1** gibt einen Überblick über die Ursachen eines erhöhten Hirndrucks.

**Kasten G 2.1:** Ursachen einer Erhöhung des intrakraniellen Drucks

- *Intrazerebrale parenchymatöse Raumforderungen* (z. B. Tumor, Blutung, Zyste, Abszess) oder ein diffuses Hirnödem (z. B. hepatische Enzephalopathie)
- im Kompartiment *Liquor* eine Abflussstörung im Bereich der inneren Liquorräume bzw. der Subarachnoidalräume (Hydrocephalus occlusus) oder eine Störung der Liquorresorption (Hydrocephalus malresorptivus).
- im Kompartiment *Blut* eine Kongestion (z. B. venöse Abflussbehinderung infolge Sinusvenenthrombose).
- *Extrazerebrale Raumforderungen* (z. B. epidurale- oder subdurale Hämatome, Knochentumoren des Schädels)

* Autoren dieses Kapitels in der 6. Auflage: A. Bender, T. Rupprecht und J. Regelsberger.

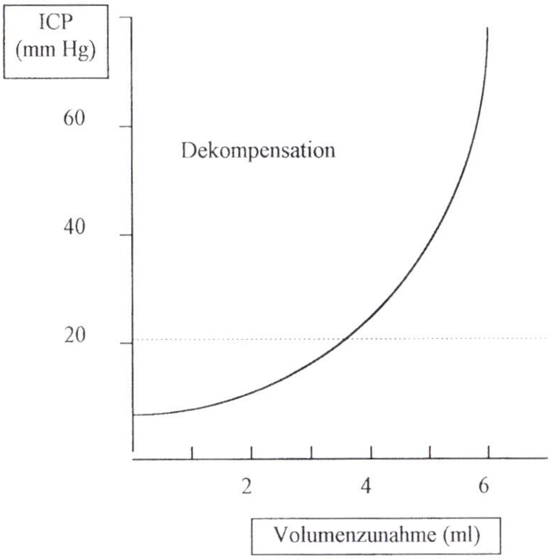


**Abb. G 2.1:** Druck-Volumenkurve des intrakaniellen Raums

## G 2.1.2 Hirnödem

Ein Hirnödem kann infolge eines Schädel-Hirn-Traumas, eines Schlaganfalls, einer Hirnblutung, eines Hirntumors oder auch einer Entzündung entstehen. Die Blut-Hirn-Schranke ist hierbei gestört und es kommt zu einer Wasserverschiebung in den extrazellulären, mitunter aber zu einer Wassereinlagerung in den intrazellulären Raum. Demzufolge unterscheidet man zwei Formen des Hirnödems: Ein vasogenes Ödem infolge einer Blut-Hirn-Schrankenstörung und ein zytotoxisches Ödem infolge einer Zellschädigung. In der Bildgebung erscheinen die Gyri aufgetrieben, die Sulci eng und die Ventrikel infolge der Hirnschwellung schmal und komprimiert.

Beim *vasogenen Ödem* kommt es zum Übertritt von proteinreicher Flüssigkeit durch die eröffneten »tight-junctions« aus dem Intravasalraum in das Interstitium. Mit der Ödemflüssigkeit werden auch Mediatoren eingeschwemmt, die zu sekundären Zellschäden führen können. Typische Ursachen eines vasogenen Ödems sind Hirntumore, Abszesse und Kontusionen im Rahmen eines Schädel-Hirn-Traumas.

Zu einem *zytotoxischen Hirnödem* kommt es durch Hypoxie (z. B. nach prolongierter kardio-pulmonaler Reanimation, ischämischer Insult), in der Frühphase des akuten Hirninfarkts (sichtbar als »early ischemic signs« im cCT) oder im Rahmen einer hepatischen- oder renalen Enzephalopathie. Elektronenmikroskopisch zeigen sich geschwollene Dendriten und Astrozyten. Die Ursache liegt in einer Zunahme osmotisch aktiver Substanzen in der Zelle, z. B. durch den Einstrom von Ionen, insbesondere Natriumionen. Auftreten kann dies, wenn Transportsysteme der Zellmembran aktiviert werden, die entweder für die Aufrechterhaltung der extrazellulären Glutamatkonzentration (Schneider et al. 1992) oder für die Regulation des intrazellulären pH-Werts verantwortlich sind (Staub et al. 1993).

Ein osmotisches Ödem z. B. bei einer Hyponatriämie, Hypoglykämie oder auch nach einer Hämodialyse wie auch das interstitielle Ödem bei gestörter Liquor-Hirn Schranke mit ependymaler Funktionsstörung z. B. bei einem chronischen Hydrocephalus sind Sonderformen.

Meist lassen sich ein vasogenes und ein zytotoxisches Ödem nicht voneinander strikt trennen. In der klinischen Praxis kommt es bei einer Ischämie oder einem Schädel-Hirn-Trauma zunächst zu einem zytotoxischen Ödem, das sich u. a. durch Messung des »Apparent Diffusion Coefficient« (ADC) in der Magnetresonanztomographie erfassen lässt. Im weiteren Verlauf kommt es zu Störungen der Blut-Hirn-Schranke mit Entwicklung eines vasogenen Ödems, sodass bei einer Ischämie oder einem Schädel-Hirn-Trauma im Verlauf meist beide Ödemtypen als Ursache einer Hirnschwellung vorliegen. Bei chronischen Prozessen (Bildung eines fokalen Hirnödems bei Hirntumoren) steht die Blut-Hirn Schrankenstörung und damit das vasogene Ödem im Vordergrund (Heiss 2016).

## G 2.1.3 Hydrozephalus

Die Hirn-Rückenmarks-Flüssigkeit (Liquor cerebrospinalis) wird im Plexus choroideus in den beiden Seitenventrikeln, aber auch im dritten und vierten Ventrikel produziert. Aus den inneren Hirnwasserkammern gelangt der Liquor über die Foramina Luschkae in die äußeren Liquorräume und wird dort über die Pacchionischen Granulationen oder spinal im Bereich der Spinalwurzeln in das venöse System aufgenommen. Die Gesamt-Liquormenge beträgt ca. 120–500 ml, je nach Alter und Begleiterkrankungen, und wird bei einer Produktionsmenge des Plexus choroideus von etwa 0,3–0,4 ml/min mehrfach täglich ausgetauscht.

Nach bisherigen Vorstellungen wird der Liquor cerebrospinalis zu ca. 90 % vom Choroidalplexus in den Seitenventrikeln gebildet und unterliegt einem ständigen Kreislauf mit Resorption durch die Pacchionischen Granulationen und die Durascheiden der Spinalwurzeln. Die Pathophysiologie der Liquorproduktion, seiner Zirkulation sowie Resorption ist jedoch weiterhin nicht gänzlich geklärt, da beispielsweise Pacchionische Granulationen wie auch die Nervenwurzeltaschen am Rückenmark mit ihrer Resorptionsfunktion bei

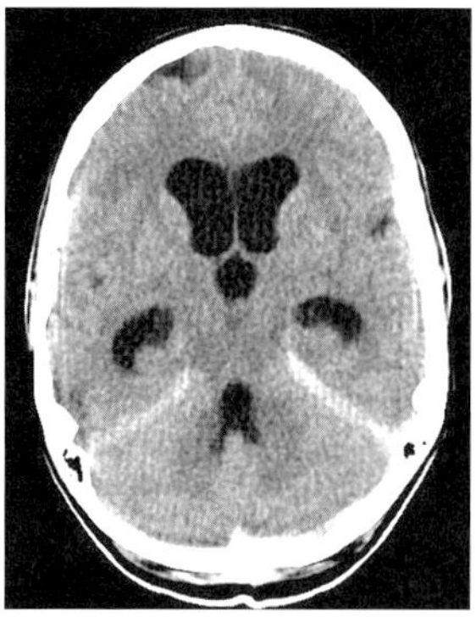

**Abb. G 2.2:** cCT eines Hydrozephalus mit Erweiterung aller vier Hirnwasserkammern mit aufgestellten Temporalhörnern und plumpen Vorderhörnern der Seitenventrikel sowie Ballonierung des III. Ventrikels

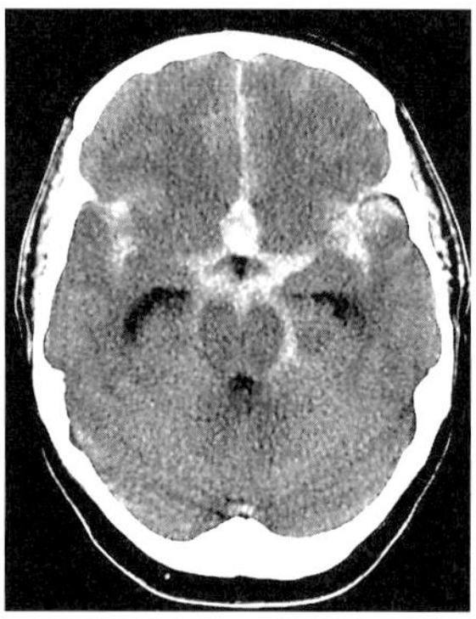

**Abb. G 2.3:** cCT eines akuten Hydrozephalus bei einem Patienten mit SAB. Deutliche erkennbar hier sind zunächst die blutgefüllten basalen Zisternen mit Ausguss bis in die Sylviische Fissur bei Verdacht auf A. communicans anterior Aneurysma, die aufgestellten Temporalhörner der Seitenventrikel als Ausdruck des Liquoraufstaus sowie die verstrichene Hirnrindenzeichnung

Säuglingen noch nicht hinreichend ausgebildet sind. Hier müssen also andere Resorptionswege vorhanden sein. Diskutiert wird die Möglichkeit einer Liquorresorption über die Nasenschleimhäute nach Durchtritt durch die Lamina cribrosa.

Der Hydrozephalus bezeichnet die Erweiterung der intrakraniellen Liquorräume, vornehmlich der Ventrikel. Die Erweiterung der Ventrikel geht parallel einher mit der Zunahme des Hirndrucks und den damit verbundenen klinischen Symptomen Kopfschmerz, Übelkeit, Erbrechen, Stauungspapillen und schließlich Bewusstseinseintrübung. Kommt es zu einer Störung des Gleichgewichts von Liquorproduktion auf der einen Seite (z. B. beim Plexuspapillom erhöht) und Liquorresorption auf der anderen Seite, resultiert ein Hydrozephalus. Der normale Hirndruck beträgt etwa 15 mmHg ($10\ cmH_2O = 13\ mmHg$) und eine kritische Erhöhung ist bei etwa 25 mmHg erreicht.

Die Einteilung des Hydrozephalus erfolgt nach seiner Pathogenese wie folgt:

- *Verschlusshydrozephalus (Hydrocephalus occlusus)* (**Abb. G 2.2**): Durch Verlegung der Liquorabflusswege. Die häufigsten Ursachen sind an den anatomischen Engen des Ventrikelsystems zu suchen: Foramina Monroi (Tumoren), Aquaeductus sylvii (Tumoren, angeborene Aquäduktverschlüsse, erworbene, entzündliche Aquäduktstenosen), Foramen Magendii (Tumoren oder entzündliche Verklebungen).
- *Malresorptiver Hydrozephalus (Hydrocephalus malresorptivus)*: Hierbei sind die Wege zwischen den Ventrikeln und den basalen Zisternen offen, die Liquorresorption über den Hirnoberflächen ist jedoch gestört, meist durch arachnoidale Verklebungen nach Subarachnoidalblutung, Entzündung (Meningitis) oder Trauma (**Abb. G 2.3**).
- *Normotensiver Hydrozephalus (Hydrocephalus normotensivus)*: Erweiterung der inneren und äußeren Liquorräume bei gleichzeitig hirnatrophischen Veränderungen im Erwachsenenalter. Im Gegensatz zum Verschluss- und malresorptiven Hydrozephalus findet sich hier meist kein erhöhter Liquordruck. Klinisch durch Inkontinenz, kleinschrittiges Gangbild und Gedächtnisstörungen gekennzeichnet. Neuropsychologische Testung vor und nach probatorischer Liquorentlastung (Lumbalpunktion und Ablassen von 20–40 ml Liquor) notwendig. Differenzialdiagnose zu Enzephalopathien oft schwierig.
- *Sekundärer Hydrozephalus (Hydrocephalus evacuo)*: Kein druckbedingter Hydrozephalus. Erweiterung aller inneren und äußeren Liquorräume durch hirnatrophische Veränderungen (z. B. Anenzephalie oder schwere hypoxische oder traumatische Hirnschädigung). Keine Ventilanlage notwendig.

Das cCT ist die Untersuchung der Wahl und zeigt bei einem Hydrozephalus häufig eine charakteristische ballonförmige Auftreibung der Vorder-, Temporalhörner und des 3. Ventrikels. Die Vergrößerung der Ventrikel führt zu einer Kompression des Gehirns und zu einer Liquordiapedese in das periventrikuläre Marklager (»capping phänomen«), typischerweise im Bereich der beiden Vorderhörner der Seitenventrikel. Das Furchenrelief über der Hirnkonvexität stellt sich verstrichen dar. Der okklusive Hydrozephalus führt sehr häufig zu einer Absenkung des Bodens des III. Ventrikels als Zeichen eines Missverhältnisses zwischen intraventrikulärem und präpontinem, intrazisternalem Druck. In der sagittalen MRT-Untersuchung zeigt sich charakteristischerweise eine Absenkung des Bodens des III. Ventrikels.
Der akute Hydrozephalus ist durch eine rasch progrediente klinische Symptomatik mit gesteigerten Hirndruckzeichen gekennzeichnet und stellt einen Notfall mit sofortiger Handlungsnotwendigkeit dar. Es ist die umgehende Ventrikelpunktion indiziert. Hierbei wird über eine Bohrlochtrepanation hochfrontal ein Katheter in das Vorderhorn des Seitenventrikels eingeführt und nach außen abgeleitet. Auch eine Liquorpassagestörung, z. B. aufgrund eines Tumors im Bereich des Aquäduktes zwischen III. und IV. Ventrikel, kann eine Dekompensation mit akutem Krankheitsgeschehen darstellen. Ist in diesem Fall eine

kausale Therapie, also die Tumorentfernung, nicht möglich und ist eine Absenkung des Bodens des III. Ventrikels nachweisbar, erfolgt die endoskopische *Ventrikulozisternostomie*. Hierbei wird der Boden des III. Ventrikels eröffnet und somit kann eine Verbindung zwischen Ventrikel und intrazisternalem Raum für eine normale Liquorzirkulation wiederhergestellt werden.
Ist eine dauerhafte Ableitung des Liquors notwendig, kann die Liquorableitung durch Implantation eines subkutanen Drainagesystems vom Ventrikel in das Peritoneum indiziert sein. Zwischengeschaltet ist ein druck- oder flussgesteuertes Ventil, das einen Reflux sowie den unkontrollierten Liquorabfluss verhindert. Eine Alternative ist der ventrikuläre-atriale Shunt.

### G 2.1.4 Autoregulation der Hirndurchblutung

Ein konstanter zerebraler Blutfluss (CBF) ist Voraussetzung für einen suffizienten zerebralen Stoffwechsel, der entscheidend vom *zerebralen Perfusionsdruck* (CPP) abhängig ist. Unter physiologischen Bedingungen wird der zerebrale Blutfluss in einem großen Bereich von etwa 50–150 mmHg MAP konstant gehalten (Autoregulation der Hirndurchblutung). Bei Patienten mit vorbestehender arterieller Hypertonie sind die Grenzen der Autoregulation nach oben verschoben, sodass diese Patienten einen niedrigeren systemischen Blutdruck schlechter tolerieren.
Der normale Blutfluss im Hirngewebe beträgt beim Menschen zwischen 40 und 50 ml Blut pro 100 g Gewebe pro Minute. Ein Abfall der Durchblutungsrate auf die Hälfte kann durch höhere Sauerstoffaufnahme ohne weiteres kompensiert werden, ein Abfall unter 20 ml/100 g/min führt jedoch zu reversiblen Ausfallerscheinungen. Bei Durchblutungsraten von weniger als 15 ml/100 g/min tritt bereits nach Minuten ein Zelluntergang ein (**Abb. G 2.4**). Bei MAP-Werten über 160 mmHg kommt es neben einer Dilatation arterieller Gefäße zu einer Schädigung der Mikrozirkulation. Die Autoregulation kann durch eine Vielzahl von Erkrankungen (Hirninfarkt, Blutung, Trauma, entzündliche Hirnerkrankungen und Tumore) regional oder global gestört sein. Infolge einer ICP Erhöhung sinkt der CPP mit kritischer Unterschreitung des CBF mit Gewebsminderperfusion und somit sekundärer Hirnschädigung.
Für den arteriellen $paCO_2$ im Bereich von etwa 25–80 mmHg besteht eine lineare Beziehung zwischen $paCO_2$ und Hirnperfusion, vermittelt über den Durchmesser der zerebralen Widerstandsarterien. Diese $CO_2$-Reagibilität ist von praktischer Bedeutung: Eine Hyperkapnie ($paCO_2$ > 44 mmHg) führt zu einer zerebralen Vasodilatation mit Hyperperfusion. Bei einem Anstieg des $paCO_2$ von physiologischen Werten (42–44 mmHg) auf 50 mmHg entspricht dies einer Zunahme des Blutkompartiments um 10 ml, bei 80 mmHg bereits um 40 ml, was zu einem Anstieg des Hirndrucks führen kann. Andererseits führt Hyperventilation ($paCO_2$ 32–35 mmHg) über eine Vasokonstriktion zu einer Reduktion des zerebralen Blutvolumens und folglich zu einer Abnahme des ICP.

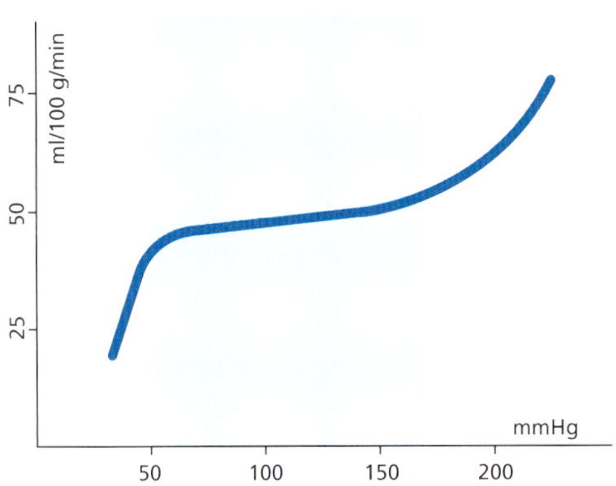


**Abb G 2.4.:** Autoregulation der Hirndurchblutung mit Aufrechterhaltung eines Blutflusses von 40–50 ml Blut/100 g zwischen 50–160 mmHg

## G 2.2 Klinik des erhöhten intrazerebralen Drucks

### G 2.2.1 Klinische Symptome und Zeichen

Bei beginnendem Hirndruck sind die Erstsymptome relativ unspezifisch. Morgendliche, meist bifrontal lokalisierte *Kopfschmerzen*, die mit Übelkeit und Erbrechen einhergehen und beim Niesen, Pressen oder Husten verstärkt werden, können Frühzeichen eines erhöhten intrakraniellen Drucks sein. *Nackensteifigkeit* oder okzipital lokalisierte Kopfschmerzen sind häufig bei Raumforderungen im Bereich der hinteren Schädelgrube anzutreffen. Bei chronisch erhöhtem Hirndruck (z. B. bei Pseudotumor cerebri, aber auch bei langsam wachsenden Tumoren) ist ein *Papillenödem* mit Visusstörungen, Einengung des Gesichtsfeldes sowie Vergrößerung des blinden Flecks ein häufiger Befund.
Bei akuter Hirndruckerhöhung ergibt dagegen die Augenhintergrundspiegelung meist keinen pathologischen Befund. Eine Okulomotoriusparese ist Zeichen für einen deutlich erhöhten intrakraniellen Druck und gilt als Frühsymptom der unkalen Einklemmung. Hierbei kommt es zu einer ipsilateralen Pupillenerweiterung. Bei weiterem Druckanstieg entwickelt sich eine komplette Okulomotoriusparese mit Ptose und maximal weiter, lichtstarrer Pupille. Das Leitsymptom der akuten ICP-Erhöhung ist die Bewusstseinsminderung. Die klassische Trias von Hypertonie, Bradykardie (Cushing-Reflex) und Cheyne-Stokes-Atmung manifestiert sich erst spät. Die Möglichkeit eines erhöhten Hirndrucks muss, auch ohne sichere klinische Zeichen, bei jedem unklaren Koma in Erwägung gezogen werden.

### G 2.2.2 Einklemmungs-Syndrome

Sind die Kompensationsmechanismen ausgeschöpft und steigt der Hirndruck weiter an, kommt es sekundär zu Massenverschiebungen von Hirngewebe mit resultierender Herniation. **Abb. G 2.4** zeigt die

Mechanismen von cingulärer, unkaler, transtentorieller bzw. foraminaler Herniation. Zu einer sog. Aufwärts-Herniation (nicht dargestellt) kommt es durch Verschiebung der oberen Anteile der Vermis cerebelli in die Incisura tentorii. Diese »obere Einklemmung« kann durch supratentorielle Druckentlastung und gleichzeitig erhöhten Druck in der hinteren Schädelgrube (z. B. bei ventrikulärer Liquordrainage und gleichzeitig großem Tumor im Kleinhirn) auftreten.
Die Herniation führt zu einer Schädigung des Mittelhirns und Hirnstamms. Das *frühe dienzephale Syndrom*, als erstes Anzeichen einer Zwischenhirnschädigung, führt zur Vigilanzminderung und Verhaltensänderung. Es kommt zu Konzentrations- und Orientierungsstörungen. Gelegentlich zeigt sich als Erstsymptom ein ein- oder beidseitiges Horner-Syndrom. Schmerzreize werden gezielt abgewehrt. *Beim späten dienzephalen Syndrom* ist der Patient soporös bis komatös, Schmerzreize lösen Beugesynergismen der oberen und Strecksynergismen der unteren Extremitäten und des Rumpfes aus (Dekortikationshaltung). Der Patient entwickelt ein periodisches Atemmuster (Cheyne-Stokes). Die Pupillen sind eng, isokor und lichtreagibel. Der okulozephale Reflex ist auslösbar. Beim *mesenzephalen Syndrom* bestehen lichtstarre, mittelweite, anisokore und entrundete Pupillen. Der okulozephale Reflex ist dyskonjugiert. Auf Schmerzreize reagiert der Patient mit Strecksynergismen aller Extremitäten. Es besteht eine Maschinenatmung, daneben eine Kreislauf- und Temperaturdysregulation. Zeichen eines *pontinen Syndroms* ist der Ausfall weiterer Hirnstammreflexe (Kornealreflex, okulozephaler Reflex). Die Atmung wird flach und ataktisch. Auf Schmerzreize erfolgt nur noch eine geringe Streckreaktion. Das *medulläre Syndrom*, charakterisiert durch einen Ausfall sämtlicher Hirnstammreflexe, das Absinken von Blutdruck und Körpertemperatur, fehlende Reaktionen auf Schmerzreize sowie Cluster- und Schnappatmung bis zum Eintreten des Atemstillstandes, ist als Zeichen einer fortschreitenden transtentoriellen Herniation als prognostisch äußerst ungünstig anzusehen.
Eine infratentorielle Läsion führt im Vergleich zu einer supratentoriell gelegenen Läsion früher zu Ausfällen im Bereich des Hirnstamms mit resultierenden Hirnnervenausfällen, zerebellären und kardiorespiratorischen Zeichen. Durch komplexe intrakranielle Translations- oder Torsionsbewegungen von Hirnarealen kann auch das frühzeitige Auftreten von Pupillenstörungen erklärt werden.

### G 2.2.3 Bildgebung bei erhöhtem intrakraniellen Druck

Bei klinischen Hinweisen auf einen erhöhten intrakraniellen Druck ist eine Bildgebung unabdingbar, wobei die Entscheidung zwischen cCT und cMRT abhängig ist von der vermuteten Ursache und den gegebenen Bedingungen. Im akuten Notfall (Trauma, Tumor, Infarkt, Blutung, dekompensierter Hydrozephalus) liefert das CT in kürzester Zeit alle notwendigen Informationen. Zusätzliche Fragestellungen lassen sich nach Bewältigung der Akutsituation elektiv mit der MRT klären. Bei klinischen Hinweisen auf eine akute Hirndruckerhöhung ist aufgrund der längeren Untersuchungszeit mit Flachlagerung und eingeschränkten Überwachungsmöglichkeiten eine MRT-Untersuchung kontraindiziert.
Ein typisches Zeichen einer einseitigen supratentoriell gelegenen Raumforderung (z. B. Tumor, Infarkt, Abszess) ist eine Mittellinienverlagerung. Daneben kommt es durch die Verschiebung des Mittelhirns zu einer Kompression der Seitenventrikel. Eine weitere Kompression führt durch Verschluss des ipsilateralen Foramen Monroe zu einem resultierenden Aufstau des Ventrikels. Ein Ventrikelaufstau mit Erweiterung beider Temporalhörner entsteht konsekutiv auch bei Schwellungen der hinteren Schädelgrube mit Kompression des IV. Ventrikels. Sowohl diffuse (z. B. bei Hypoxie, Meningoenzephalitis) als auch lokale Schwellungen führen durch Aufbrauchen des Subarachnoidalraums zu einer verstrichenen Rindenzeichnung. Bei weiterer Progredienz lassen sich zunächst die supraselläiren, im weiteren Verlauf auch die perimesenzephalen Zisternen nicht mehr abgrenzen. Allerdings schließt ein unauffälliges cCT eine intrakranielle Druckerhöhung nicht aus, Patienten mit diffusem Hirnödem im Rahmen einer bakteriellen Meningitis können ein normal erscheinendes cCT zeigen (Winkler et al. 2002).

### G 2.2.4 Monitoring des Hirndrucks

Patienten mit den klinischen Zeichen eines erhöhten Hirndrucks sind regelmäßig zu überwachen und ein neurologischer Status zu erheben. Ist eine neurologische Beurteilung aufgrund der Bewusstseinslage oder einer Analgosedierung mit Beatmung nicht möglich, sollte eine kontinuierliche Hirndruckmessung erfolgen. Nur durch ein kontinuierliches Monitoring des Hirndrucks kann eine Erhöhung des ICP frühzeitig erkannt und eine geeignete Therapie eingeleitet werden.

#### G 2.2.4.1 Indikationen des invasiven ICP-Monitorings

Gemäß der Leitlinien der internationalen Brain Trauma Foundation (dritte Version) bestehen bei SHT-Patienten folgende Indikationen zur invasiven ICP-Messung:

a) GCS $\leq 8$ und auffälliges cCT (z. B. intrazerebrale Blutungen, Kontusionen, Hirnödem) (B) sowie
b) wenn mindestens zwei der folgenden Faktoren trotz normalem cCT erfüllt sind: Alter $> 40$ Jahre, systolischer Blutdruck $< 40$ mmHg, ein- oder beidseitige Beuge- oder Streckhaltung (C)

Diese Empfehlungen gehen lediglich auf deskriptive Studien zurück. In Analogie zum Vorgehen bei SHT wird eine ICP-Messung bei allen Patienten mit Vigilanzminderung (GCS $\leq 8$), deren neurologische Akuterkrankung typischerweise mit ICP-Erhöhungen einhergehen kann, empfohlen (**Kasten G 2.2**).

**Kasten G 2.2:** Typische Indikationen zur Hirndruckmessung (modifiziert nach Smith 2008)

- Schädel-Hirn-Trauma
- Intrazerebrale Blutungen
- SAB
- Hydrozephalus
- Maligner Mediainfarkt
- Kleinhirninfarkt
- Meningoenzephalitis
- Hirnödeme durch metabolische Enzephalopathien

In der vierten revidierten Form der Leitlinien von 2016 hat die Brain Trauma Foundation die o.g. Empfehlungen zurückgenommen. Im Wesentlichen geht dieses auf eine erste randomisierte Schädel-Hirn-Trauma Studie in Südamerika (Chesnut 2012) zurück, in der die Patientengruppe mit einem ICP-Monitoring nicht besser abschnitten als die Patienten, die lediglich anhand von klinischen Kriterien und auf der Grundlage von CCT-Untersuchungen behandelt wurden. Damit können formal die vormals getroffenen Empfehlungen nicht mehr aufrecht gehalten werden, obgleich sie in der klinischen Anwendung sicher weiterhin eine gute Hilfestellung für die Indikation einer ICP-Messung bieten.

### G 2.2.4.2 Invasives Hirndruck-Monitoring

Es stehen verschiedene Messsysteme zur Verfügung, die sich hinsichtlich Invasivität, Messgenauigkeit, Rekalibrierung, Kosten, Interventionsmöglichkeiten, Infektionsrisiko und dem Ort der Platzierung unterscheiden. Je nach verwendeter Methode wird die Sonde ventrikulär, intraparenchymatös, subdural oder epidural positioniert. Spezifische Vor- und Nachteile sind in **Tab. G 2.1** zusammengefasst.

Die Messung über einen *intraventrikulär liegenden Katheter* (Synonym: externe Ventrikeldrainage, EVD) gilt als »Goldstandard«. Aufgrund der Möglichkeit, jederzeit einen Nullpunktabgleich durchführen zu können, kann der Drift des Messsystems eliminiert und damit auch langfristig eine hohe Messgenauigkeit erzielt werden. Ferner kann der ICP durch die Drainage von Liquor gesenkt werden. Ebenso besteht die Möglichkeit, den Liquor mikrobiologisch oder biochemisch wiederholt im Verlauf zu untersuchen. Nachteil dieser Methode ist das Infektionsrisiko sowie das Risiko einer möglichen Einblutung entlang des Stichkanals. Die Ventrikulitis-Rate wurde in einer prospektiven Untersuchung mit 7,5/1 000 EVD-Tage angegeben, zeigt eine Häufigkeit von 1–28 % in retrospektiven Analysen (Mittelwert 7,9 %) und steigt exponentiell mit der Liegedauer der Drainage und mit der Häufigkeit der Manipulationen (Hoefangel et al. 2008; Scheithauer et al. 2010; Woernle 2011; Dey 2015). Die Inzidenz für EVD-assoziierte Blutungskomplikationen wird mit 1,1 % angegeben (Brain Trauma Foundation 2007).

Während sub- und epidurale ICP-Sonden aufgrund der unzureichenden Messgenauigkeit an Bedeutung verloren haben, steht als weitere Option die intraparenchymatöse ICP-Sonde zur Verfügung. Das Messprinzip beruht in diesem Fall auf der Veränderung des an der Katheterspitze reflektierten Lichts an einer drucksensitiven Membran, welche von einem fiberoptischen Katheter registriert wird. Diese fiberoptischen Systeme gelten als sehr zuverlässig, können meist jedoch nicht nachkalibriert werden. Die Infektionsrate sowie das Risiko einer Blutung bei Anlage sind im Vergleich zum Ventrikelkatheter geringer bzw. vernachlässigbar. Nachteil dieser Methode ist die fehlende Therapieoption, da hier kein Liquor abgelassen werden kann.

Die ICP-Sonden messen einen regionalen Druck und lassen daher keine zuverlässige Aussage zu den Druckverhältnissen in der kontralateralen Hemisphäre oder infratentoriell zu. Druckgradienten von 5–20 mmHg zwischen Läsionsseite und nicht betroffener Hemisphäre werden beschrieben, insbesondere zwischen hinterer Schädelgrube und

**Tab. G 2.1:** Vor und Nachteile der unterschiedlichen Hirndruckmessungen (modifiziert nach Smith 2008)

| Lokalisation | Vorteile | Nachteile |
|---|---|---|
| Ventrikulär | Misst am ehesten den globalen ICP | Invasivste und technisch schwierigste Methode |
| | Große Messgenauigkeit | Infektionsgefahr, dann meist Ventrikulitis (abhängig von Dauer) |
| | Rekalibrierung möglich | Gefahr der intrazerebralen Blutung |
| | Hirndrucksenkung mittels Liquorablassen möglich | Falsche Messwerte bei Schlitzventrikeln |
| | Liquoranalyse möglich | |
| | Medikamentengabe möglich (Antibiotika, rt-PA) | |
| Intrazerebral | Direkte Gewebedruckmessung | Nachkalibrierung nicht möglich |
| | Läsionsnahe Messung möglich | Drift der Nulllinie im Zeitverlauf |
| | Niedrige Komplikationsrate | Misst eher lokale ICP-Verhältnisse |
| Epidural | Geringe Infektionsgefahr | Methodische Messfehler häufig |
| | Einfache Anlage | |
| | Keine Duraverletzung | |
| Subdural | Rekalibrierung bei manchen Systemen möglich | Infektionsgefahr |
| | | Störanfällige Messung |

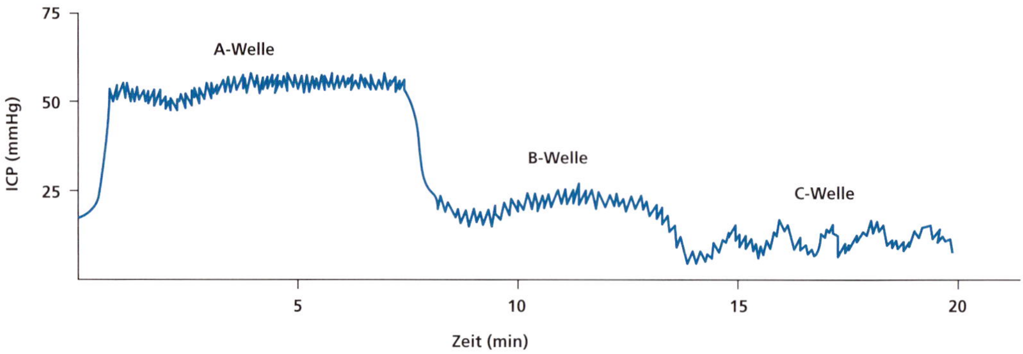


**Abb. G 2.5:** Die typischen Druckwellen A, B und C mit Zuordnung der ICP-Werte und im charakteristischen Zeitverlauf

dem supratentoriellen Raum (Gaab und Heissler 1984). Obgleich die Zuverlässigkeit der Messmethode sehr hoch ist und das Infektionsrisiko gering, bleibt die Einschränkung einer nur regionalen Messung, die damit nicht für das gesamte ZNS repräsentativ ist.
Bei kontinuierlicher Messung des ICP als Funktion der Zeit wird neben der charakteristischen, atemmodulierten ICP-Pulswelle (**Abb. G 2.6**) das phasenweise Auftreten typischer Druckwellen beobachtet (**Abb. G 2.5**). Die erstmals von Lundberg 1960 beschriebenen *A-Wellen (Plateauwellen)* charakterisieren einen plötzlichen Anstieg des Hirndrucks auf 50–80 mmHg für ca. 5–20 Minuten, danach fällt der Hirndruck wieder auf sein Ausgangsniveau. Sie sind wahrscheinlich die Folge einer vasodilatorischen Kaskade, ausgelöst durch einen Abfall des CPP mit resultierender reflektorischer Zunahme des zerebralen Blutvolumens (CBV). A-Wellen sind immer als pathologisch anzusehen und können als Vorboten einer Herniation mit Bradykardie und Hypertension einhergehen (Czosnyka et al. 1999). Bei den sog. *B-Wellen* handelt es sich um rhythmisch auftretende ICP-Anstiege (0,5–2/Minute) auf unter 30 mmHg mit einer Amplitude von 5–10 mmHg; sie werden als die Folge rhythmischer Schwankungen des Kohlendioxid-Partialdrucks und des CBV angesehen. Salven von B-Wellen sind meist Vorboten einer Plateauwelle (Gaab und Heissler 1984). Die von Lundberg beschriebenen C-Wellen (4–8/Minute) sind Wellen von limitierter Dauer und Amplitude (maximal 20 mmHg) und haben keine klinische Relevanz (Czosnyka 2000).

#### G 2.2.4.3 Nichtinvasives ICP-Monitoring

Mittels der transkraniellen Dopplersonographie (TCD) kann eine indirekte Aussage über den zerebralen Blutfluss und über den CPP getroffen werden (Schmidt et al. 2001). Der Pulsatilitätsindex beschreibt das Verhältnis von systolischem Blutfluss (beeinflusst durch den systemischen Blutdruck) und intrakraniellem diastolischen Fluss (überwiegend durch den ICP bestimmt). Dieser Index korreliert im TCD am besten mit dem ICP (Homberg et al. 1993). Bei extrem erhöhtem ICP kann ein retrograder diastolischer Fluss im TCD dokumentiert werden. Dieser »Pendelfluss« ist als Ausdruck des zerebralen Perfusionsstillstandes aufzufassen (**Abb. G 2.7**).

## G 2.3 Verlauf und Prognose

### G 2.3.1 Zeitrahmen der ICP-Messung

In Abhängigkeit von der Ursache sowie der Lokalisation der ZNS-Läsionen zeigt sich eine unterschiedliche zeitliche Dynamik der resultierenden Hirnschwellung. Beim malignen Mediainfarkt ist das frühe zytotoxische Ödem durch einen anaeroben Metabolismus mit Zellschwellung und anschließendem Zelluntergang gekennzeichnet. Dieses tritt in den ersten 4–6 h nach Ereignis ein und folgt diesem ein vasogenes Ödem, welches den Untergang der Blut-Hirn-Schranke beschreibt. Das vasogene Ödem erreicht sein Maximum zwischen dem 1.–6. Tag nach Ereignis (Heiss 2016). Hirnverletzungen traumatischer Ursache, Hirnblutungen wie auch entzündliche oder metabolische Veränderungen können sich als akute oder subakute Ereignisse sehr ähnlich in einem kurzen Zeitverlauf entwickeln und verlangen unter Umständen eine intensivmedizinische Therapie, in dessen Rahmen sich die Indikation und Dauer der ICP-Messung an die zu erwartende klinische Dynamik orientiert und für die Dauer der eingeschränkten klinischen Beurteilbarkeit mit anhaltender Bewusstseinsstörung des Patienten unablässig ist.

### G 2.3.2 Verlauf und Prognose von Patienten mit erhöhtem intrakraniellen Druck

Sowohl bei Patienten mit schweren Schädel-Hirn-Traumen als auch nach intrakraniellen Blutungen, ischämischen Hirninfarkten (Steiner et al. 2001), Herpes-simplex-Enzephalitiden (Barnett et al. 1988), hepatischen Enzephalopathien und dem Reye-Syndrom konnte die Bedeutung der Höhe des intrakraniellen Drucks bzw. des zerebralen Perfusionsdrucks für den Verlauf und die Prognose nachgewiesen werden. Allerdings können selbst ICP-Werte von 40–50 mmHg für 36–48 Stunden in Einzelfällen noch toleriert werden, wenn es gelingt, den CPP konsequent oberhalb 60 mmHg zu halten (Young et al. 2003).
Neben der Schwere der zugrundeliegenden Erkrankung ist auch deren Lokalisation von prognostischer Bedeutung. Bei gleichem Volumen führen

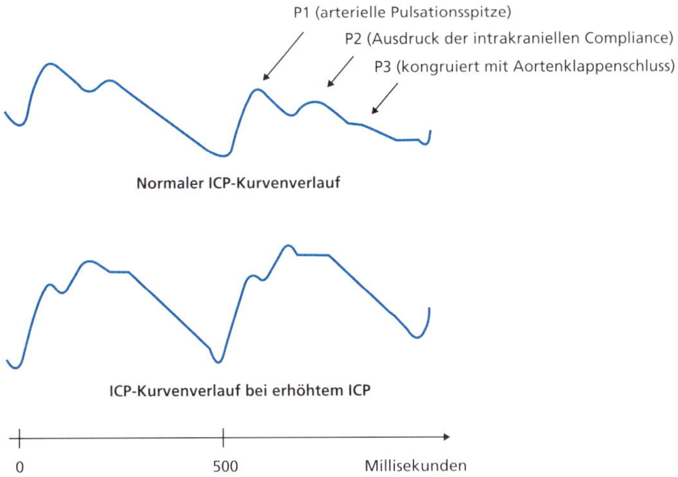


**Abb. G 2.6:** Darstellung der ICP-Welle mit seinen P1–3 Amplituden im kleineren Zeitfenster. Im Vergleich eine normale ICP-Welle und die Veränderungen unter erhöhtem intrakraniellen Druck.

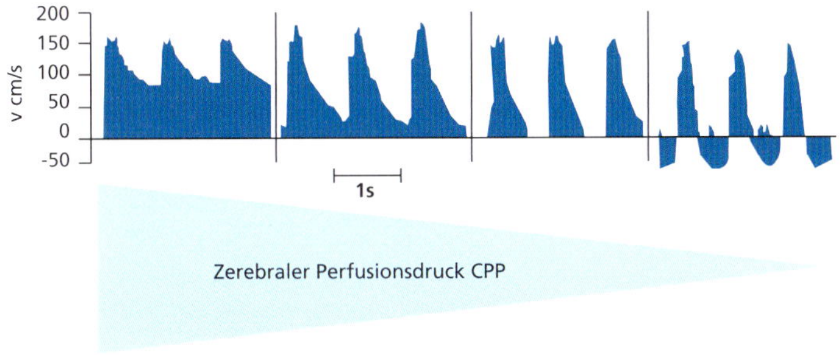


**Abb. G 2.7:** Transkranielle Dopplersonographie mit normalem Flussprofil (links). Bei Abnahme des zerebralen Perfusionsdruckes verliert sich zunächst die diastolische Komponente als Ausdruck eines zunehmenden Hirndruckes und gehen dann ohne weitere therapeutische Massnahmen einer Hirndrucksenkung systolische peaks in den Pendelfluss über.

z. B. temporale Blutungen oder ischämische Hirninfarkte häufiger zu einer transtentoriellen Herniation als okzipital oder frontal gelegene (Andrews et al. 1988). Supratentorielle Raumforderungen werden bei gleichem Volumen besser kompensiert als infratentoriell gelegene. Da Blutungen oder Infarkte im infratentoriellen Kompartiment bei Schwellung rasch zu einer Kompression des Hirnstammes führen können, ist hier eine Entlastungstrepanation frühzeitig zu diskutieren.

### G 2.3.3 Prognose nach Einklemmungs-Symptomen

Eine Herniation kann bei frühzeitiger und effektiver Therapie überlebt werden und hängt die Prognose maßgeblich vom Alter der Patienten, von der Grunderkrankung, der Verletzung und dem zeitlichen Verlauf der ICP Erhöhung ab. Eine langsam zunehmende Hirndrucksteigerung (z. B. Herpes-Enzephalitis) wird besser toleriert und ist mit einer günstigeren Prognose verbunden. 20–50 % der Patienten mit Streck- und Beugesynergismen, einseitig lichtstarrer Pupille und operativer Intervention überleben ein subdurales Hämatom (Seelig et al. 1981). Neuere Daten zeigen, dass nach zerebraler Herniation durchaus bei entsprechender maximaler Behandlung (inkl. dekompressiver Kraniektomie) mit einem guten funktionellen Langzeitergebnis bei 25–59 % der Patienten gerechnet werden kann, auch in Einzelfällen mit kurzzeitigen, beidseits weiten und lichtstarren Pupillen (Qureshi et al. 2000; Skoglund et al. 2005). Eine Komplikation nach tentorieller Herniation sind ischämische Infarkte im Versorgungsgebiet der A. cerebri posterior durch Kompression des P2-Segments durch den Tentoriumrand, die entsprechend der Ausdehnung zu Gesichtsfeldeinschränkungen bis hin zur kortikalen Blindheit führen können.
Die Kompression des Hirnstamms durch eine infratentorielle Raumforderung, die zu einer ausgeprägten Vigilanzstörung führt, hat ohne Dekompression der hinteren Schädelgrube und Anlage einer Ventrikeldrainage eine ungünstige Prognose. Liegt bereits ein Bulbärhirnsyndrom vor, ist auch nach einer in diesem Stadium durchgeführten Dekompressionsoperation ein schwerstes Defizit zu erwarten (Waidhauser et al. 1990). Die Prognose hängt hier entscheidend davon ab, ob, und in welcher Ausdehnung, es zur Infarzierung mittelliniennaher ponto-mesenzephaler Strukturen, einschließlich der Formatio reticularis gekommen ist (**Abb. G 2.8**).

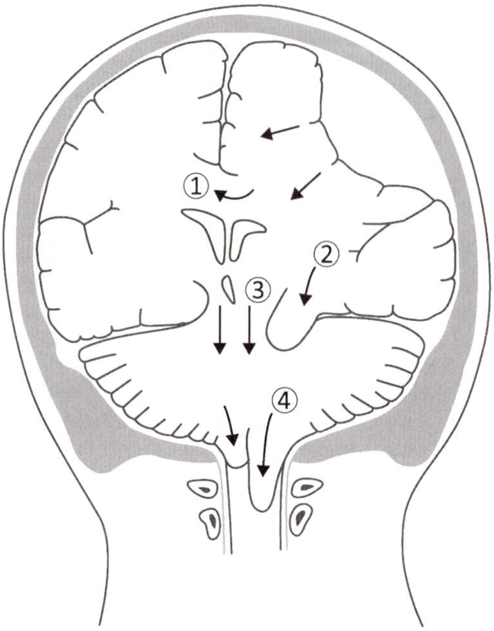


**Abb. G 2.8:** (1) Cinguläre Herniation des Gyrus cinguli unter die Falx cerebri. (2) Unkale Herniation medialer Anteile des Temporallappens (Gyrus parahippocampalis) am Tentoriumschlitz mit Kompression des Mesenzephalons. (3) Zentrale transtentorielle Herniation durch Verschiebung des Dienzephalons durch die Incisura tentorii und Kompression des Mesenzephalons. (4) Foraminale Herniation mit Verlegung der Kleinhirntonsillen in das Foramen occipitale magnum und Kompression der Medulla oblongata.

## G 2.4 Therapeutische Prinzipien

Ziel der Hirndrucktherapie ist die Vermeidung bzw. das Minimieren sekundärer Hirnschädigungen. Neben dem erhöhten ICP und der direkten Druckläsion sind die kritischen Prognose-determinierenden Größen dabei CPP, CBF und die zerebrale Sauerstoffspannung (**Kap. G 1**).
Für das SHT als beispielhafte akute neurologisch-neurochirurgische Erkrankung mit ICP-Erhöhung existieren Behandlungsleitlinien der Brain Trauma Foundation von 2007 sowie in Anlehnung daran S1-Leitlinien der Deutschen Gesellschaften für Neurologie sowie für Neurochirurgie von 2012. In Ermangelung entsprechender Evidenz sollten diese Empfehlungen unseres Erachtens unter Vorbehalt in Analogie auch für andere Erkrankungen mit ICP-Erhöhung angewandt werden.
Neben vorbeugenden Maßnahmen sollte eine Hirndrucktherapie bei ICP-Werten > 20 mmHg begonnen werden (↔, B). ICP-Werte > 20–25 mmHg sind bei SHT-Patienten mit einem schlechteren Outcome verbunden.

### G 2.4.1 Allgemeine Maßnahmen

Die allgemeinen Maßnahmen zur Optimierung des ICP entsprechen den ausführlichen Empfehlungen in **Kap. G 1**. Sie umfassen insbesondere Lagerung (nach Möglichkeit 10–30° Oberkörperhochlagerung, Kopf in mittiger Position), problem- und patientenorientierte Analgosedierung, Temperaturmanagement (s. u.), hämodynamisches Management (s. u.) und angepasste Beatmungstherapie.

### G 2.4.2 Systemische und zerebrale Hämodynamik

Die entscheidenden Empfehlungen der Fachgesellschaften zu diesem Thema sind:

a) Der Blutdruck soll überwacht werden und ein systolischer Blutdruck < 90 mmHg sollte vermieden werden (↔, B),
b) die Oxygenierung soll überwacht werden und eine Hypoxie ($PaO_2$ < 60 mmHg oder $SO_2$ < 90 %) soll vermieden werden (↑, C),
c) der CPP sollte wahrscheinlich in einem Bereich zwischen 50 und 70 mmHg liegen (↑, C),
d) aggressive Maßnahmen zur Anhebung des CPP auf Werte > 70 mmHg sollten wegen der Gefahr der Induktion einer akuten Lungenschädigung (ARDS) vermieden werden (↑↑, B).

Darüber hinaus gibt es leider aufgrund fehlender Evidenz keinen Konsens über die beste hämodynamische Strategie. Es ist nicht klar, ob CPP-gesteuerte Behandlungsregime (z. B. CPP > 60 mmHg oder CPP > 70 mmHg) zu einem besseren Outcome führen als ein ICP-basiertes Management (White et al. 2008).

Eine reflektorische Hypertonie (Cushing-Reflex) bei Patienten mit erhöhtem Hirndruck sollte nicht aggressiv gesenkt werden, um den CPP nicht zu gefährden (C). Bei ICP-bedingten Blutdruckspitzen sind primär den Hirndruck senkende Maßnahmen indiziert. Erst anschließend sollte der Blutdruck behutsam auf hochnormale Werte gesenkt werden.

Muss der Blutdruck gesenkt werden, sollten ausschließlich hirndruckneutrale Substanzen wie Urapidil oder Clonidin verwendet werden. Andere Substanzen, wie z. B. Nifedipin, Glycerolnitrat oder Dihydralazinsulfat erhöhen aufgrund ihrer vasodilatatorischen Wirkung potenziell den intrakraniellen Druck (für die Auswahl der Katecholamine, **Kap. G 1**). Die Verwendung dieser Substanzen sollte daher vermieden werden.

### G 2.4.3 Körpertemperatur und Hypothermiebehandlung

Der zerebrale Blutfluss ist von der Körpertemperatur abhängig. Pro Grad Körpertemperatur steigen der zerebrale Blutfluss und der Metabolismus im Gehirn um 10–13 %. Eine erhöhte Körpertemperatur muss daher bei Patienten mit akuten Hirnverletzungen (traumatisch und nicht-traumatisch) vermieden werden. Auf der anderen Seite steht als therapeutisches Prinzip die *Hypothermiebehandlung*, z. B. als moderate Hypothermie mit einer Körperkerntemperatur von 32–35 °C zur Verfügung. Die Wirkungen beruhen dabei wahrscheinlich vorwiegend auf einer Reduktion des Stoffwechsels, auf einer Stabilisierung der Blut-Hirn-Schranke, Verminderung neuroinflammatorischer Prozesse und auf einer Senkung von Glutamat-assoziierter Exzitotoxizität sowie von oxidativem Stress (Sahuquillo et al. 2007).
Als klinisch relevante Nebenwirkungen und Komplikationen einer Hypothermiebehandlung sind Blutungsneigung, Immunsuppression, Hypokaliämie sowie eine veränderte Pharmakokinetik vieler Medikamente beschrieben worden (Schreckinger et al. 2009).
Die Datenlage bezüglich des klinischen Effekts der Hypothermiebehandlung bei SHT-Patienten ist widersprüchlich. In den letzten Jahrzehnten wurden mehr als zehn randomisierte klinische Studien zu diesem Thema durchgeführt. Annähernd alle Studien zeigten, dass durch Hypothermie der ICP gesenkt werden kann, und zwar um durchschnittlich 10 mmHg (zur Übersicht: Schreckinger et al. 2009). Ein signifikanter Effekt auf die Prognose zeigte sich jedoch nur bei der Mehrzahl der acht Monocenter-Studien aber bei keiner der drei Multicenter-Studien. In der »European Study of Therapeutic Hypothermia (32–35 °C) for Intracranial Pressure Reduction after Traumatic Brain Injury« (the Eurotherm3235 Trial) wurden Patienten mit einem SHT und einem intrakraniellen Druck von 20 mmHg oder höher eingeschlossen. Die Körpertemperatur wurde soweit gesenkt, bis der Hirndruck unter 20 mmHg lag. Die Hypothermie erfolgte über mindestens 48 Stunden. Die Hypothermie führte zu einer Verschlechterung der Prognose im Vergleich zur Normothermiebehandlung. Warum sich der eindeutige ICP-senkende Effekt nicht schlüssig in einen verbesserten Outcome übersetzt, ist nicht klar. Ein Effekt mag sein, dass die optimale Umsetzung und Strategie des Hypothermie-Konzepts noch nicht feststeht, insbesondere in Bezug auf Zieltemperatur, Therapiedauer und Geschwindigkeit der Wiedererwärmung.

Es gibt Hinweise, dass eine Zieltemperatur von 35 °C einer tieferen Kühlung überlegen sein könnte (↔) (Tokutomi et al. 2003).
Ebenso könnte eine individuelle und bedarfsorientierte Dauer der Hypothermiebehandlung (z. B. bis zur nachhaltigen ICP-Normalisierung) einem starren zeitlichen Schema (z. B. 48 Stunden) überlegen sein (Davies 2005). Eine Studie an 215 SHT-Patienten verglich entsprechende Behandlungsregime und fand, dass eine durchschnittlich fünftägige bedarfsgesteuerte Hypothermiebehandlung zu einem besseren neurologischen 6-Monats-Outcome führte als eine zweitägige, bei der es gehäuft zu einem ICP-Rebound während der Wiedererwärmungsphase kam (↑) (Jiang et al. 2006). Dieser Rebound-Effekt zeigte sich auch in dramatischer Weise in einer prospektiven Studie an 50 Patienten mit malignem Mediainfarkt und Hypothermiebehandlung. Nach einer moderaten Hypothermie für 24–72 Stunden starben 15 der 50 Patienten während oder kurz nach der Wiedererwärmungsphase durch eine ICP-Krise mit Herniation (Schwab et al. 2001). Es wird daher eine langsame Wiedererwärmung über mindestens 12–24 Stunden unter ständigem ICP-Monitoring empfohlen (↑, B) (Schreckinger et al. 2009).
Zusammengefasst bewegen sich Evidenz und Empfehlungsgrade derzeit noch im Bereich von Klasse C (↔). Diese Empfehlungen sind: a) Aus pathophysiologischer Sicht kann eine Hypothermiebehandlung sinnvoll sein, b) die Zieltemperatur liegt möglicherweise im Bereich von 35 °C, c) die Therapiedauer sollte wahrscheinlich > 48 Stunden betragen und sich idealerweise den individuellen Patientenerfordernissen anpassen und d) die Wiedererwärmung sollte langsam erfolgen und mindestens 12–24 Stunden dauern (↑, B). Eindeutig ist hingegen, dass Hypothermie zu einer signifikanten ICP-Senkung führt (↑↑, A). Bei einer anders nicht behandelbaren ICP-Erhöhung > 20 kann daher eine moderate Hypothermie (33–35 °C) durchaus in Erwägung gezogen werden (McIntyre et al. 2003). Bei Patienten, die mechanisch reanimiert wurden sollte eine 24-stündige Hypothermie zwischen 32–34 °C eingehalten werden (↑, B), jedoch besteht auch die Möglichkeit den Patienten auf 36°C zu kühlen. Primär ist die Vermeidung von Fieber wichtig (Neumar et al. 2008).
ICP-Krisen mit letaler zerebraler Herniation sind eine häufige Todesursache bei Patienten mit akutem Leberversagen. Bislang gibt es keine randomisierten und kontrollierten Studien zum Einsatz der Hypothermie, sondern nur Fallserien mit insgesamt weniger als 50 behandelten Patienten (Dmello et al. 2010). Bei einem Großteil dieser Patienten kam es durch die Hypothermie zu einem signifikanten Abfall des ICP und Anstieg des CPP, sodass bei einigen Patienten die Zeit bis zur Lebertransplantation erfolgreich überbrückt werden konnte. Ansonsten gelten die gleichen Einschränkungen bei der Frage der konkreten Umsetzung wie für SHT-Patienten (s. oben).
Mehrere Studien haben den Effekt der Hypothermie bei Patienten mit ischämischem Hirninfarkt untersucht. Die COOL AID I und II-sowie die ICTuS-L-Studie waren nicht ausreichend »gepowered«, um einen eindeutigen positiven Effekt gegenüber der Normothermie zu zeigen (De Georgia et al. 2004; Hemmen et al. 2010). Sie bestä-

tigten jedoch, dass dieses Therapieverfahren auch in der Kombination mit systemischer Lysetherapie relativ sicher angewandt werden kann. Beim malignen Mediainfarkt könnte die Hypothermie zur ICP-Kontrolle beitragen, ist aber wahrscheinlich der dekompressiven Kraniektomie unterlegen (Georgiadis et al. 2002).
Auch bei anderen neurologischen Erkrankungen, die mit kritischen ICP-Erhöhungen einhergehen können, wie z. B. eine SAB, ist die Hypothermie als Ultima-Ratio-Therapie zur Kontrolle des ICP in Einzelfallberichten oder kleineren Serien teilweise mit Erfolg angewandt worden. Hingegen ist bei der bakteriellen Meningitis eine Hypothermie kontraindiziert, da es zu einer Erhöhung der Letalität führen kann.

### G 2.4.4 Gasaustausch und therapeutische Hyperventilation

Die Therapie einer respiratorischen Insuffizienz ist Grundvoraussetzung für eine adäquate Hirndrucktherapie und wird in Grundzügen in **Kap. G 1** dargestellt. Hypoventilation kann zu einer massiven Hirndruckerhöhung führen.

*Durch* Erniedrigung des $paCO_2$ kommt es bei Hyperventilation zu einer reaktiven Vasokonstriktion mit Abnahme des CBF und damit zu einer Senkung des ICP. Daneben ist durch die Kompensation der zelltoxischen intrazerebralen Azidose initial ein positiver Effekt zu erwarten. Bei intubierten Patienten lässt sich diese Maßnahme rasch einleiten und führt bereits nach wenigen Minuten zu einer Abnahme des ICP um durchschnittlich 6 mmHg. Von forcierter Hyperventilation wird bei $pCO_2$-Werten $< 25$ mmHg gesprochen. Allerdings wird der den Hirndruck senkende Effekt durch Pufferung mit Reduktion des Bicarbonats im Hirnparenchym und der Gefäßwand mit der Zeit aufgehoben. Nach ca. 20 Stunden führt eine Hyperventilation nicht mehr zur Senkung des Hirndrucks (Rangel-Castillo et al. 2006). Hauptsorge beim Einsatz der Hyperventilation ist, dass es durch die Vasokonstriktion zu einem kritischen Abfall des CBF kommen könnte, mit der Entwicklung von sekundären Ischämien (Sutton et al. 1990). Zudem wird der zerebrale Metabolismus im Verlauf der Hyperventilation (bereits nach 20 min) negativ beeinflusst (Soustiel et al. 2006). Tatsächlich zeigte eine kontrollierte, randomisierte Studie einen negativen Effekt der prophylaktischen forcierten Hyperventilation (Ziel-$paCO_2$ von 25 mmHg) bei schwerem SHT (↓) (Muizelaar et al. 1991). Insbesondere bei Patienten mit einer Subarachnoidalblutung.
Entsprechend der aktuellen Empfehlungen der Brain-Trauma-Foundation sollte daher keine prophylaktische forcierte Hyperventilation durchgeführt werden (B). Hyperventilation kann als kurzfristige Akutmaßnahme zur ICP-Senkung sinnvoll sein, sollte nach Möglichkeit jedoch nicht innerhalb der ersten 24 Stunden nach Schädigungsereignis durchgeführt werden, da in dieser Zeit der CBF regional bereits deutlich erniedrigt sein kann (C). Wenn eine forcierte Hyperventilation durchgeführt wird, ist ein erweitertes Monitoring mit Messung der jugularvenösen Sauerstoffsättigung oder der Sauerstoffspannung im Gehirn sinnvoll (C). Pragmatisch streben wir bei sedierten ICP-Patienten einen niedrig-normalen $pCO_2$ von 34–38 mmHg an.

### G 2.4.5 Tris-hydroxy-methyl-aminomethane (THAM/»Tris«-Puffer)

Im Tierversuch vermindert THAM eine Liquorazidose, senkt den Hirndruck und stellt die defekte $CO_2$-Reagibilität wieder her. Daneben wirkt es wahrscheinlich direkt an der Gefäßwand vasokonstriktorisch (Akioka et al. 1976). Auch bei Patienten konnte eine Senkung des erhöhten ICP nachgewiesen werden (Wolf et al. 1993). THAM sollte kontinuierlich nur über einen zentralen Venenkatheter gegeben werden (paravaskuläre Infusion führt zu schweren Nekrosen). Bei beatmeten Patienten mit normaler Nierenfunktion (THAM wird über die Niere ausgeschieden) sollte zunächst mit einem Bolus von 1 mmol/kg KG über 45 Minuten begonnen werden, der ICP sollte um ca. 10–15 mmHg abfallen. Bei positivem Ansprechen wird ein Ziel-$pH_{art}$ von 7,5–7,55 sowie ein Basenüberschuss von +5 mEq angestrebt. Dafür ist eine Dauerinfusion von ca. 0,25 mmol/kg KG/h erforderlich, wobei der Säure-Basen-Haushalt engmaschig kontrolliert werden muss. Bei einem pH $> 7{,}55$ bzw. einem BE $> 5$ mEq sollte THAM pausiert werden. Seit den frühen 1990er Jahren wurde THAM bei ICP-Patienten nicht mehr prospektiv evaluiert und hat keinen Eingang in die internationalen Leitlinien gefunden. Es handelt sich aus unserer Sicht um eine Ultima-Ratio-Therapie, da auch durch THAM eine Vasokonstriktion mit CBF-Reduktion hervorgerufen wird (Latorre et al. 2009).

### G 2.4.6 Osmotherapie

Osmotherapeutika können den ICP sehr effektiv senken. Ihre Wirkungsweise beruht auf dem Aufbau eines osmotischen Gradienten über der Blut-Hirn-Schranke, der Verschiebung von Flüssigkeit aus dem Extrazellulärraum nach intravasal. Osmotherapeutika führen zu einer Besserung der zerebralen Mikrozirkulation und zeigen einen antioxidativen Effekt (zur Übersicht: Latorre et al. 2009). In den aktuellen Leitlinien wird nur noch auf die Substanzen Mannitol und hypertone NaCl-Lösung als Osmotherapeutika eingegangen. Glycerol und Sorbitol sind weniger gut wirksam und führen zu einem größeren Rebound-Effekt. Sie sollten nach Möglichkeit nicht mehr eingesetzt werden.

*Mannitol* (z. B. Mannit-Lösung® 20 %) senkt den Hirndruck sehr rasch und effektiv, wirkt bis zu sechs Stunden und ist mit einer Verbesserung des kurzfristigen klinischen Outcomes bei ICP-Patienten assoziiert. Es wird häufig als direkte Notfallmaßnahme bei Zeichen einer akuten transtentori-

ellen Einklemmung (0,35–0,7 g/kg KG als Bolus, entspricht ca. 125–250 ml) verwendet. Ob intermittierende Bolusgaben der kontinuierlichen Gabe überlegen sind, konnte bisher nicht abschließend geklärt werden. Bolusgaben sind aber in Deutschland sicher die häufiger verwendete Applikationsform (Roberts et al. 2003). Eine andere Studie empfiehlt eine Hochdosistherapie (1,4 g/kg), da sich im Vergleich zu der Gruppe mit 0,7 g/kg ein signifikant besseres Outcome bei frühzeitiger Applikation (< 2 h nach SHT) gezeigt hat (↑) (Cruz et al. 2004).
Die Verabreichung von Mannitol ist mit weiteren potenziellen Risiken verbunden. Die induzierte Osmodiurese kann zu einem Volumenmangel mit Hypotension führen. Eine Normovolämie (z. B. durch anschließende Infusion von 1 l NaCl-Lösung) ist unbedingt anzustreben. Unter einer Therapie mit Mannitol muss die Serumosmolarität kontrolliert werden. Steigt diese über 320 mosmol/l an, sollte Mannitol pausiert werden, da die Gefahr eines akuten Nierenversagens (akute tubuläre Nekrose) deutlich zunimmt. Zusätzlich kann die häufige oder gar prophylaktische Gabe zu einem Wirkungsverlust führen; bei defekter Blut-Hirn-Schranke (z. B. in der Umgebung von infarziertem Gewebe) kann die Substanz akkumulieren und das Umgebungsödem bei wiederholter Gabe sogar noch verstärken (»Rebound-Phänomen«) (Kaufmann und Cardoso 1992). Daher wird die Mannitol-Gabe bei raumfordernden ischämischen Infarkten nicht empfohlen (↓) (Bereczki et al. 2003). Die Anwendung > 24 Stunden ist mit einer Zunahme der Gefahr eines ICP-Rebounds verbunden. Bei Überschreiten dieser Therapiedauer sollte Mannitol nach Möglichkeit schrittweise ausgeschlichen werden. Eine Cochrane-Analyse schloss 226 Patienten mit entweder ischämischem Hirninfarkt oder intrazerebraler Blutung aus drei kleineren kontrollierten Studien ein. Die Mannitol-Therapie war bei dieser Indikation weder mit einem eindeutigen Vor- noch Nachteil assoziiert (Bereczki et al. 2007). Eine frühzeitige Entlastungskraniektomie wäre in dieser Konstellation eher die Therapie der Wahl. Unter Kontrolle der Serumosmolarität können Bolusgaben von 0,2–0,35 g/kg KG (entspricht ca. 80–125 ml) alle 4–8 Stunden erfolgen. In der internationalen Literatur werden sogar Bolusdosen von 1–2 g/kg KG unter ICP-Kontrolle empfohlen (zur Übersicht Latorre et al. 2009).
Daneben stehen *hypertone NaCl-Lösungen* zur Verfügung, zum einen als reine Elektrolytlösungen (1,5 %–30 %) und zum anderen in Kombination mit Dextran. Natrium verbleibt bei intakter Blut-Hirn-Schranke besser intravasal als Mannitol und birgt somit ein geringeres Rebound-Risiko (Bhardwaj und Ulatowski 2004). Beim SHT wurde in zwei Studien eine gute Wirksamkeit von 7,2 % NaCl + 6 % Dextran im Vergleich zu Mannitol gezeigt (↑). So führte die Gabe von equimolaren Mengen von NaCl/Dextran im Vergleich zu Mannitol bei einem kleinen Kollektiv (n = 9) zu einer effektiveren und länger dauernden ICP-Senkung (Battison et al. 2005). Eine zuvor durchgeführte Studie, die gleiche Volumenmengen Mannitol und NaCl/Dextran verglich, kam zu einem ähnlichen Ergebnis (Vialet et al. 2003). Bei malignen Mediainfarkten und SAB scheinen NaCl/Dextran-Lösungen und auch hypertone (10 %) reine NaCl-Lösungen ebenfalls wirksam zu sein (Schwarz et al. 1998, 2002b; Horn et al. 1999). Aus ethischen Gründen gibt es verständlicherweise nur wenige placebokontrollierte Studien. Eine Studie bei 22 Patienten mit SAB und allerdings nur marginal erhöhtem ICP konnte eine signifikante ICP-Senkung bzw. CPP-Anhebung nach einer Infusion mit 2 ml/kg 7,2 % NaCl + 6 % Dextran im Vergleich zu isotoner NaCl-Lösung (Placebo) nachweisen (Bentsen et al. 2006). Inwieweit dieses Ergebnis auf Patienten mit deutlich erhöhtem ICP übertragbar ist, kann derzeit jedoch nicht abschließend beurteilt werden. Häufig wird für die kontinuierliche Infusion 3 % NaCl verwendet und für die Bolusgabe 23,4 % NaCl (Latorre et al. 2009). Eine relevante Gefahr ist die Entwicklung einer zentralen pontinen Myelinolyse durch zu schnelles Ansteigen des Serumnatriums bei Patienten, die bereits vor der Gabe hypertoner NaCl-Lösungen eine chronische Hyponatriämie hatten.
Zusammenfassend sind sowohl Mannitol als auch wahrscheinlich hypertone NaCl-Lösungen bei Hirndruckerhöhung wirksam.
Insbesondere auf den Natriumhaushalt sollte geachtet werden. Die gegensätzliche Wirkung auf den Natriumspiegel – Mannitol führt zu einer Hyponatriämie, hypertone NaCl-Lösungen dagegen zu einer Hypernatriäme – könnte dabei therapeutisch bei abwechselnder Applikation relevant sein.
Die Brain-Trauma-Foundation empfiehlt aktuell für die Osmotherapie Mannitol in einer Dosierung von 0,25–1 g/kg KG zur Hirndrucktherapie (B). Wegen des diuretischen Effekts muss auf einen ausreichenden Blutdruck von > 90 mmHg systolisch geachtet werden (B). Mannitol sollte bevorzugt erst nach Anlage eines invasiven ICP-Monitorings verwendet werden oder als Notfallmaßnahme bei drohender Herniation oder signifikanter klinischer Verschlechterung (C). Aufgrund der Evidenzlage werden hypertone NaCl-Lösungen bisher nicht als gleichwertige Therapieoption aufgeführt.

### G 2.4.7 Glukokortikoide

Steroide sind in der Akuttherapie von Hirndruckkrisen in der Regel nicht hilfreich. Glukokortikoide haben einen nachgewiesenen positiven Effekt auf perifokale Ödeme bei primären Hirntumoren, zerebralen Metastasen, Abszessen und Lymphomen (3 × 4 mg–3 × 8 mg Dexamethason/d). Eine klinische Besserung der Patienten kann innerhalb der ersten 24 Stunden nach Gabe beobachtet werden. Bei der Behandlung einer Pneumokokkenmeningitis wird Dexamethason 4 × 10 mg über 4 Tage empfohlen. Eine Reduktion des ICP ist erst nach 48–72 Stunden zu erwarten. Beim einem Hirnödem im Rahmen von SHT oder von Infarkten (ischämisch oder hämorrhagisch) sind sie nicht wirksam, können zu einer Verschlechterung der Prognose führen und sind kontraindiziert (↓) (Allen und Ward 1998; Roberts et al. 2004).

### G 2.4.8 Sedativa zur Hirndrucktherapie

Die Auswirkungen der häufig verwendeten Analgosedativa auf ICP, CPP und CBF wurden bereits in **Kap. G 1** ausführlich dargestellt. Neben den klassischen Barbituraten kann auch Propofol eine ICP-Senkung bewirken, ebenso Etomidat, das jedoch aufgrund seiner Nebenwirkungen keine First-Line-Therapie zur ICP-Senkung mehr sein sollte.

*Barbiturate*: Barbiturate reduzieren den Hirnmetabolismus und bewirken dadurch eine Abnahme von CBF und ICP. Außerdem sollen Barbiturate antioxidativ und anti-apoptotisch wirksam sein (zur Übersicht Latorre et al. 2009). Zwei kontrollierte, randomisierte Studien zeigten keinen Vorteil des prophylaktischen Barbituratkomas beim SHT (↓) (Schwartz et al. 1984; Ward et al. 1985). Eine weitere Studie bei SHT und erhöhtem Hirndruck, der durch Hyperventilation, Mannitol und Ventrikeldrainage nicht zu beherrschen war, zeigte unter dem Einsatz von Barbituraten eine verbesserte ICP-Kontrolle (↑) (Eisenberg et al. 1988). Auch bei raumfordernden Hemisphäreninfarkten konnte eine Senkung der Hirndruckwerte erreicht werden, jedoch zeigte sich keine Verbesserung des klinischen Outcomes (Schwab et al. 1997). Eine Cochrane-Analyse fand insgesamt keine Hinweise für ein besseres Outcome durch den Einsatz von Barbituraten bei SHT-Patienten (Roberts 2000). Einerseits sind Barbiturate nebenwirkungsreich (Blutdruckabfall, Immunsuppression mit pulmonalen Infekten, hepatotoxisch), andererseits wird der ICP-senkende Effekt häufig durch einen gleichzeitigen CPP-Abfall – bedingt durch eine relevante Senkung des MAP – bei 25 % der Patienten überkompensiert. Dennoch empfehlen die internationalen Brain-Trauma-Foundation Leitlinien den Einsatz von Barbituraten unter EEG-Kontrolle bei hämodynamisch stabilen Patienten, bei denen eine kritische Hirndruckerhöhung durch andere Maßnahmen nicht kontrolliert werden kann (B). Eine hoch dosierte Barbiturattherapie zur Prophylaxe einer ICP-Erhöhung soll nicht durchgeführt werden (A).
Barbiturate sollten über einen separaten zentralvenösen Zugang appliziert werden. Als Aufsättigung sollte z. B. Thiopental 200–400 mg als Bolus i. v. appliziert werden, in den darauffolgenden 30 Minuten sollten ca. 500–2 000 mg Thiopental infundiert werden. Für die Dauertherapie beträgt die Dosis 2–5 mg/kg KG/h. Hierfür besteht jedoch in Deutschland keine Zulassung. Eine EEG-Ableitung zur Therapiekontrolle (Burst-Suppression-Muster mit Suppressionsphasen von etwa 30 Sekunden) ist erforderlich. Neben der arteriellen Blutdruckmessung muss auch eine kontinuierliche Hirndruckmessung erfolgen.

### G 2.4.9 Indometacin

Indometacin senkt den zerebralen Blutfluss (CBF) und damit den ICP. Ein wirksamer Effekt wurde sowohl beim SHT (Slavik und Rhoney 1999) als auch beim Hirnödem im Rahmen einer zerebralen Ischämie (Schwarz et al. 1999) und tierexperimentell beim Leberversagen mit Hirnödem (Chung et al. 2001) beschrieben. Da noch keine größeren Studien vorliegen, muss diese Therapie als experimentell betrachtet werden. Es wurden ICP-Rebound-Effekte beschrieben und es besteht ebenso wie bei der Hyperventilation die Gefahr sekundärer Ischämien (Latorre et al. 2009). Eine Dosierung von 30–50 mg i. v. wird empfohlen.

### G 2.4.10 Dekompressionsoperation

Prinzipiell ist eine dekompressive Kraniektomie eine Notfallmaßnahme zur Lebensrettung bei Patienten mit unterschiedlichen neurologischen Erkrankungen mit kritischer Hirndruckerhöhung. Für Schlaganfall- und SHT-Patienten ist der Effekt der Kraniektomie bereits gut untersucht worden.

Ca. 1–10 % der supratentoriellen ischämischen Hirninfarkte entwickeln sich zu einem sog. malignen Mediainfarkt mit massiver Raumforderung, Mittellinienverlagerung und ICP-Erhöhung bis hin zur Herniation innerhalb der ersten 24–48 Stunden (zur Übersicht: Huttner et al. 2009). Ohne dekompressive Kraniektomie sterben ca. 80 % der Patienten trotz maximaler konservativer intensivmedizinischer Therapie innerhalb der ersten drei Monate (Berrouschot et al. 1998). 2009 wurden die gepoolten Daten der drei europäischen kontrollierten Studien (DESTINY, DECIMAL, HAMLET) mit insgesamt 109 Patienten (Alter < 60 Jahre) veröffentlicht, die innerhalb von 48 Stunden nach Symptombeginn entweder mit Hemikraniektomie oder konservativer Strategie behandelt wurden (Hofmeijer et al. 2009). Hier zeigte sich durch die Kraniektomie eine Reduktion der 1-Jahres-Mortalität um 50 % (Number-Needed-To-Treat, NNT = 2). Nach einem Jahr hatten 23/58 Patienten aus der Kraniektomie-Gruppe und 12/51 Patienten aus der konservativen Gruppe ein als gut definiertes klinisches Outcome mit einem mRS-Wert ≤ 3. Diese absolute Risikoreduktion um 16 % war jedoch nicht signifikant. Die Datenlage bezüglich des optimalen OP-Zeitpunkts ist noch nicht klar. Auch wenn eine ältere Metaanalyse keinen Vorteil einer frühen versus verzögerten Kraniektomie fand (Gupta et al. 2004), sprechen doch mehrere Beobachtungen dafür, dass eine Entlastungskraniektomie innerhalb der ersten 24 Stunden den größten Effekt haben könnte (zur Übersicht: Huttner et al. 2009). Die S3-Leitlinie empfiehlt, dass eine Entlastungstrepanation bei großen raumfordernden Mediainfarkten prophylaktisch (innerhalb der ersten 48 Stunden nach Symptombeginn) erfolgen sollte.
Die DESTINY-II-Studie untersuchte, ob auch Patienten > 60 Jahren von einer Hemikraniektomie profitieren (Juttler et al. 2011). Der Altersdurchschnitt betrug 70 Jahre. 49 zufällig ausgewählte Schlaganfallpatienten erhielten eine Entlastungstrepanation, 63 Patienten wurden mit konservativen Hirndruckmaßnahmen behandelt. Die Studie wurde aufgrund einer eindeutigen Senkung der Mortalität der operierten Patienten im Vergleich zu konservativ behandelten Patienten abgebrochen. 73 Prozent der nicht-operierten Patienten und nur 33 Prozent der operierten Patienten verstarben. Jedoch überlebten nur wenige der operierten Patienten mit einem geringen körperlichen Defizit, 1/3 zeigten eine

schwere körperliche Beeinträchtigung. Die Entscheidung zur Hemikraniektomie bei Patienten > 60 Jahren ist demnach weiterhin schwierig und sollte unter Berücksichtigung des mutmaßlichen Patientenwillens nach Rücksprache mit den Angehörigen individuell erfolgen.
Bei Patienten mit raumfordernden Kleinhirninfarkten wird eine subokzipitale Dekompressionsoperation empfohlen.

Auch beim *SHT* wird in Einzelfällen eine beidseitige Dekompressionsoperation durchgeführt. Polin et al. (1997) führten bei Patienten mit einem ICP > 40 mmHg nach einem SHT innerhalb von 48 Stunden eine bilaterale Dekompression durch. Sie konnten im Vergleich mit einem Datenbankkollektiv einen besseren Outcome zeigen. In einer ähnlichen Studie wurde an 57 Patienten unabhängig vom Alter (alle jedoch < 50 Jahre) ein guter Outcome nach Dekompression gezeigt (Guerra et al. 1999). Eine retrospektive Studie (n = 49) fand dagegen eine Reduktion des ICP und der Mittellinienverlagerung, jedoch keine Verbesserung des Outcomes (Munch et al. 2000). Letztlich steht nur eine kontrollierte Studie (konservativ vs. konservativ + Dekompression) zur Verfügung, die zwar ein besseren Outcome zeigen konnte, aufgrund methodischer Einschränkungen jedoch nicht uneingeschränkt verwertbar ist (Taylor et al. 2001). Eine 2006 durchgeführte Metaanalyse konnte dementsprechend aufgrund fehlender ausreichender Studienlage keine abschließende Empfehlung bei Erwachsenen mit SHT und erhöhtem ICP Druck geben (↔) (Sahuquillo et al. 2006). Auch wenn es durch die dekompressive Kraniektomie zu einer signifikanten ICP-Senkung zu kommen scheint, so ist doch nach wie vor unklar, ob es hierdurch auch tatsächlich zu einer Verbesserung des klinischen Verlaufs kommt oder lediglich zu einer Abnahme der Mortalität um den Preis einer Zunahme der Patienten mit schlechtem neurologischen Outcome (z. B. vegetative State) (Li et al. 2010). Die Ergebnisse der DECRA-Studie bestätigen diese Hypothese (Cooper et al. 2011). Es wurden 155 Patienten mit diffusem Schädel-Hirn-Trauma und therapierefraktärer intrakranieller Hypertension untersucht. Bei den Patienten, die eine bifronto-temporo-parietale Dekompressionstrepanation erhielten zeigte sich zwar eine signifikante ICP-Reduktion aber auch ein signifikant schlechterer Outcome und sogar eine unveränderte Mortalität versus der konservativ behandelten Patienten.
Die Ergebnisse einer weiteren Multicenter.Studie (RESCUEicp) wurden 2016 publiziert (Hutchinson 2016). Auch hier wurde bestätigt, dass eine Dekompressionsoperation zwar zu einer niedrigeren Mortalität, jedoch wie bereits in der DECRA-Studie gezeigt, auch zu einem schwerwiegenderen vegetativen Zustand bzw. höheren Grad der körperlichen Beeinträchtigung der Patienten führte.

## G 2.5 Pragmatische Therapie

Patienten mit den klinischen Zeichen des zunehmenden Hirndrucks bedürfen der Versorgung auf einer Intensivstation, die mit der Therapie und Überwachung des Hirndrucks vertraut ist. Verlegungen in solche Zentren sollten möglichst vor der vollständigen Manifestation von Hirndruckzeichen durchgeführt werden. Auch sollte die Möglichkeit der neurochirurgischen Intervention gegeben sein.

### G 2.5.1 Initiale Notfalltherapie

Folgendes Vorgehen wird in der Akutsituation zur Senkung des erhöhten Hirndrucks, insbesondere bei drohender Herniation, empfohlen:

- mindestens ein großlumiger intravenöser Zugang,
- ausreichende Oxygenierung, Ausschluss Hyperkapnie (Blutgasanalyse), wenn notwendig Intubation und dann eventuell moderate Hyperventilation,
- Mannitol 20 % 250 ml rasch i. v. infundieren,
- Stabilisierung des systemischen Blutdrucks, wenn notwendig mit Volumensubstitution oder Katecholaminen, Erfordernishochdruck (Cushing-Reflex) nicht primär senken,
- Oberkörper 10–30° hoch lagern (nur bei stabilem Kreislaufzustand), Kopf in mittlere Neutralposition bringen,
- bei fehlenden Schutzreflexen Intubation, unbedingt Blutdruckabfall im Rahmen der Intubation vermeiden,
- Notfall-cCT sobald Patient stabil, zusammen mit Neurochirurgie OP-Indikation ableiten,
- Verlegung auf geeignete Intensivstation organisieren.

Bei sich weniger akut entwickelndem Hirndruck sollte eine abgestufte Therapie durchgeführt werden.



## G 2.6 Pragmatische Intensivtherapie

Auf der Intensivstation stehen neben allgemeinen (z. B. Normotonie, -thermie, Lagerung und ausreichende Oxygenierung und Decarboxylierung) und speziellen Maßnahmen der Hirndrucksenkung (Osmotherapie, Hypothermie und Analgosedierung) die Möglichkeiten zum invasiven Monitoring des ICP zur Verfügung. Diese sollten nach einem Stufenschema angewandt werden (**Kasten G 2.3**, **Kasten G 2.4** und **Kasten G 2.5**).

**Kasten G 2.3:** Allgemeine Maßnahmen zur Behandlung von erhöhtem Hirndruck

- Therapie der respiratorischen Insuffizienz ($paO_2$ > 100 mmHg, $paCO_2$ 35–42 mmHg) (↑↑)
- Normothermie (medikamentöse und physikalische Fiebersenkung) (↑↑)
- Therapie metabolischer Störungen (insbesondere Hyperglykämie) (Ziel-BZ 80–160 g/dl, Hypernatriämie) (↑↑)
- Aufrechterhaltung eines suffizienten arteriellen Blutdrucks (MAP > 90 mmHg), Hypovolämie vermeiden
- Optimierung der Kopflagerung (freier jugularvenöser Abfluss)
- Oberkörperhochlagerung (10–30°) nur, wenn darunter keine Verschlechterung der Kreislaufsituation auftritt, d. h., der arterielle Druck in der A. carotis muss stabil bleiben (↑)
- Analgesie und Sedierung

**Kasten G 2.4:** Zunehmende Hirnschwellung (Vigilanzminderung, Pupillomotorikstörung, Progression in der bildgebenden Diagnostik)

- Analgosedierung verstärken, ggf. Intubation
- ICP-Monitoring, insbesondere wenn der Patient nicht mehr sicher klinisch beurteilbar ist (CPP-Kontrolle, Validierung der Therapieformen) (↔)
- Falls externe Ventrikeldrainage vorhanden: Liquor ablassen
- Erneute Abwägung einer neurochirurgischen Intervention (insbesondere bei vaskulärer oder traumatischer Genese) (↑)
- Ziel: CPP > 50–70 mmHg, ICP < 20 mmHg; wenn erforderlich Katecholamintherapie (dann möglichst mit Noradrenalin)

**Kasten G 2.5:** Behandlung einer akuten Hirndruckkrise bzw. eines längeren kontinuierlichen Hirndruckanstiegs > 20 mmHg

- Osmotherapie mit hypertoner NaCl-Lösung, 250 ml als Bolus alle 8 h (Cave: Hypernatriämie, Volumenüberladung bei Herzinsuffizienz) (↑) oder Mannitol, initial 125–250 ml, dann 80–125 ml als Bolus alle 6–8 h (Cave: Hyponatriämie, Serumosmolarität, RR-Abfall wegen diuretischer Wirkung – ggf. anschließende Infusion einer Elektrolytlösung) (↑). Ggf. auch beide Osmotherapeutika im Wechsel, Cave: Rebound nach täglicher Gabe > 24 h
- Moderate Hypothermie (33–35° C) bei malignem Mediainfarkt, hepatischer Enzephalopathie und SHT mit ICP > 20 mmHg (↑) für mindestens 4 Tage (↑), Cave: erhöhtes Infektrisiko
- Kurzzeitige Hyperventilation (Ziel $paCO_2$ 32–34 mmHg), nur geeignet zur Therapie einer Hirndruckkrise, jedoch Cave: Rebound bei zu schneller Normalisierung des $paCO_2$
- Propofol- oder Barbiturat-Narkose bis zum Burst-Suppression-Muster im EEG (Cave: erhöhtes Infektrisiko, insbesondere bei Barbituraten); ggf. Muskelrelaxierung, damit Hustenstoß (plötzlicher Anstieg des Hirndrucks) unterbunden wird
- erneute Abwägung einer neurochirurgischen Intervention (insbesondere bei vaskulärer oder traumatischer Genese) (↑)

## Literatur


Akioka T, Ota K, Matsumato A et al. The effects of THAM on intracranial hypertension. An experimental and clinical study. In: Beks JWF, Bosch DA, Brock M (eds.). Intracranial Pressure III. Berlin: Springer; 1976. 219–222.

Allen CH, Ward JD. An evidence-based approach to management of increased intracranial pressure. Crit Care Clin 1998; 14: 485–495.

Andrews BT, Chiles BW 3rd, Olsen WL, Pitts LH. The effect of intracerebral hematoma location on the risk of brain-stem compression and on clinical outcome. J Neurosurg 1988; 69: 518–522.

Andrews PJ, Harris BA, Murray GD, Hypothermia for Intracranial Hypertension after Traumatic Brain Injury. N Engl J Med 2016; 374: 1385.

Barnett GH, Ropper AH, Romeo J. Intracranial pressure and outcome in adult encephalitis. J Neurosurg 1988; 68: 585–588.

Battison C, Andrews PJ, Graham C, Petty T. Randomized, controlled trial on the effect of a 20 % mannitol solution and a 7.5 % saline/6 % dextran solution on increased intracranial pressure after brain injury. Crit Care Med 2005; 33: 196–202.

Bentson G, Breivik H, Lundar T, Stubhaug A. Hypertonic saline (7,2 %) in 6 % hydroxyethyl starch reduces intracranial pressure and improves hemodynamics in a placebo-controlled study involving stable patients with subarachnoid hemorrhage. Crit Care Med 2006; 34: 2912–2917.

Bereczki D, Fekete I, Prado GF, Liu M. Mannitol for acute stroke. Cochrane Database Syst Rev 2007; CD001153.

Bereczki D, Mihalka L, Szatmari S et al. Mannitol use in acute stroke. Stroke 2003; 34: 1730–1735.

Berrouschot J, Sterker M, Bettin S, Koster J, Schneider D. Mortality of space-occupying (›malignant‹) middle cerebral artery infarction under conservative intensive care. Intensive Care Med 1998; 24: 620–623.

Bhardwaj A, Ulatowski JA. Hypertonic saline solutions in brain injury. Curr Opin Crit Care 2004; 10: 126–131.

Boone MD, Oren-Grinberg A, Robinson TM, Chen CC, Kasper EM. Mannitol or hypertonic saline in the setting of traumatic brain injury: What have we learned? Surg Neurol Int 2015; 6: 177.

Chesnut RM, Temkin N, Carney N, Dikmen S, Rondina C, Videtta W, Petroni G, Lujan S, Pridgeon J, Barber J, Machamer J, Chaddock K, Celix JM, Cherner M, Hendrix T for the Global Neurotrauma Research Group. A Trial of Intracranial-Pressure Monitoring in Traumatic Brain Injury N Engl J Med 2012; 367: 2471–2481.

Chung C, Gottstein J, Blei AT. Indometacin prevents the development of experimental ammonia-induced brain edema in rats after portacaval anastomosis. Hepatology 2001; 34: 249–254.

Clemmesen JO, Larsen FS, Kondrup J, Hansen BA, Ott P. Cerebral herniation in patients with acute liver failure is correlated with arterial ammonia concentration. Hepatology 1999; 29: 648–653.

Cooper DJ, Rosenfeld JV, Murray L, Arabi YM, Davies AR et al. Decompressive craniectomy in diffuse traumatic brain injury. N Engl J Med 2011; 364: 1493–1502.

Cruz J, Minoja G, Okuchi K, Facco E. Successful use of the new high-dose mannitol treatment in patients with Glasgow Coma Scale scores of 3 and bilateral abnormal pupillary widening: a randomized trial. J Neurosurg 2004; 100: 376–383.

Czosnyka M, Smielewski P, Piechniyk S, Schmidt EA, Al-Rawi PG, Kirkpatrick PJ, Pickard JD. Hemodynamic characterization of intracranial pressure plateau waves in head-injury patients. J Neurosurg 1999; 91: 11–19.

Czosnyka M, Smielewski P, Piechnik S, Steiner LA, Pickard JD. Cerebral autoregulation following head injury. J Neurosurg 2001; 95: 756–763.

Czosnyka M. Monitoring intracranial pressure. In: Matta BF, Menon DK, Turner JM (eds.). Textbook of Neuroanaesthesia and Critical care. London: Greenwich Medical Center; 2000.

Davies AR. Hypothermia improves outcome from traumatic brain injury. Crit Care Resusc 2005; 7: 238–243.

De Georgia MA, Krieger DW, Abou-Chebl A, Devlin TG, Jauss M, Davis SM, Koroshetz WJ, Rordorf G, Warach S. Cooling for Acute Ischemic Brain Damage (COOL AID): a feasibility trial of endovascular cooling. Neurology 2004; 63: 312–317.

Delashaw JB, Broaddus WC, Kassell NF, et al. Treatment of right hemispheric cerebral infarction by hemicraniectomy. Stroke 1990; 21: 874–881.

Dey M, Stadnik A, Riad F, Zhang L, McBee N, Kase C, Carhuapoma JR, Ram M, Lane K, Ostapkovich N, Aldrich F, Aldrich C, Jallo J, Butcher K, Snider R, Hanley D, Ziai W, Awad IA; CLEAR III Trial Investigators. Bleeding and infection with external ventricular drainage: a systematic review in comparison with adjudicated adverse events in the ongoing Clot Lysis Evaluating Accelerated Resolution of Intraventricular He-

morrhage Phase III (CLEAR-III IHV) trial. Neurosurgery 2015; 76(3): 291–300.
Dmello D, Cruz-Flores S, Matuschak GM. Moderate hypothermia with intracranial pressure monitoring as a therapeutic paradigm for the management of acute liver failure: a systematic review. Intensive Care Med 2010; 36: 210–213.
Eisenberg HM, Frankowski RF, Contant CF, Marshall LF, Walker MD. High-dose barbiturate control of elevated intracranial pressure in patients with severe head injury. J Neurosurg 1988; 69: 15–23.
Forsyth RJ, Wolny S, Rodrigues B. Routine intracranial pressure monitoring in acute coma. Cochrane Database Syst Rev 2010; CD002043.
Gaab MR, Heissler HE. ICP monitoring. Crit Rev Biomed Eng 1984; 11: 189–250.
Georgiadis D, Schwarz S, Aschoff A, Schwab S. Hemicraniectomy and moderate hypothermia in patients with severe ischemic stroke. Stroke 2002; 33: 1584–1588.
Guerra WK, Gaab MR, Dietz H, Mueller JU, Piek J, Fritsch MJ. Surgical decompression for traumatic brain swelling: indications and results. J Neurosurg 1999; 90: 187–196.
Guidelines for the management of severe traumatic brain injury (Brain Trauma Foundation). J Neurotrauma 2007; 24(Suppl 1): 1–106.
Gupta R, Connolly ES, Mayer S, Elkind MS. Hemicraniectomy for massive middle cerebral artery territory infarction: a systematic review. Stroke 2004; 35: 539–543.
Heiss WD. Malignant MCA Infarction: Pathophysiology and Imaging for Early Diagnosis and Management Decisions. Cerebrovasc Dis 2016; 41(1–2): 1–7.
Hemmen TM, Raman R, Guluma KZ, Meyer BC, Gomes JA, Cruz-Flores S, Wijman CA, Rapp KS, Grotta JC, Lyden PD. Intravenous thrombolysis plus hypothermia for acute treatment of ischemic stroke (ICTuS-L): final results. Stroke 2010; 41: 2265–2270.
Hoefnagel D, Dammers R, Ter Laak-Poort MP, Avezaat CJ. Risk factors for infections related to external ventricular drainage. Acta Neurochir (Wien) 2008; 150(3): 209–214.
Hofmeijer J, Kappelle LJ, Algra A, Amelink GJ, van Gijn J, van der Worp HB. Surgical decompression for space-occupying cerebral infarction (the Hemicraniectomy After Middle Cerebral Artery infarction with Life-threatening Edema Trial [HAMLET]): a multicentre, open, randomised trial. Lancet Neurol 2009; 8: 326–333.
Homberg AM, Jakobsen M, Enevoldsen E. Transcranial Doppler recordings in raised intracranial pressure. Acta Neurol Scand 1993; 87: 488–493.
Horn P, Munch E, Vajkoczy P et al. Hypertonic saline solution for control of elevated intracranial pressure in patients with exhausted response to mannitol and barbiturates. Neurol Res 1999; 21: 758–764.
Hutchinson PJ, Corteen E, Czosnyka M, Mendelow AD, Menon DK et al. Decompressive craniectomy in traumatic brain injury: the randomized multicenter RESCUEicp study (www.RESCUEicp.com). Acta Neurochir Suppl 2006; 96: 17–20.
Hutchinson PJ, Kolias AG, Timofeev IS, Corteen EA, Czosnyka M, Timothy J, Anderson I, Bulters DO, Belli A, Eynon CA, Wadley J, Mendelow AD, Mitchell PM, Wilson MH, Critchley G, Sahuquillo J, Unterberg A, Servadei F, Teasdale GM, Pickard JD, Menon DK, Murray GD, Kirkpatrick PJ, RESCUEicp Trial Collaborators. N Engl J Med 2016; 375(12): 1119–1130.
Huttner HB, Schwab S. Malignant middle cerebral artery infarction: clinical characteristics, treatment strategies, and future perspectives. Lancet Neurol 2009; 8: 949–958.
Jalan R, Olde Damink SW. Hypothermia for the management of intracranial hypertension in acute liver failure. Curr Opin Crit Care 2001; 7: 257–262.
Jiang JY, Xu W, Li WP, Gao GY, Bao YH, Liang YM, Luo QZ. Effect of long-term mild hypothermia or short-term mild hypothermia on outcome of patients with severe traumatic brain injury. J Cereb Blood Flow Metab 2006; 26: 771–776.
Juttler E, Unterberg A, Woitzik J, Bosel J, Amiri H et al. Hemicraniectomy in older patients with extensive middle-cerebral-artery stroke. N Engl J Med 2014; 370: 1091–1100.
Juttler E, Bosel J, Amiri H, Schiller P, Limprecht R, Hacke W, Unterberg A. »DESTINY II: DEcompressive Surgery for the Treatment of malignant Infarction of the middle cerebral arterY II.« Int J Stroke 2011; 6(1): 79–86.
Kaufmann AM, Cardoso ER. Aggravation of vasogenic edema by multiple-dose mannitol. J Neurosurg 1992; 77: 584–589.
Langfitt TW, Weinstein JD, Kassell NF. Cerebral vasomotor paralysis produced by intracranial hypertension. Neurology 1965; 15: 622.
Latorre JG, Greer DM. Management of acute intracranial hypertension: a review. Neurologist 2009; 15: 193–207.
Li LM, Timofeev I, Czosnyka M, Hutchinson PJ. Review article: the surgical approach to the management of increased intracranial pressure after traumatic brain injury. Anesth Analg 2010; 111: 736–748.
Lundberg N. Continuous recording and monitroing of ventricular fluid pressure in neurosurgical practice. Acta Psychiat Neurol Scand 1960; 140: 36.
McIntyre LA, Fergusson DA, Hebert PC, Moher D, Hutchison JS. Prolonged therapeutic hypothermia after traumatic brain injury in adults. JAMA 2003; 289: 2992–2999.
Mourvillier B, Tubach F, van de Beek D, Garot D, Pichon N et al. Induced hypothermia in severe bacterial meningitis: a randomized clinical trial. JAMA 2013; 310: 2174–2183.
Munch E, Horn P, Schurer L, Piepgras A, Paul T, Schmiedek P. Management of severe traumatic brain injury by decompressive craniectomy. Neurosurgery 2000; 47: 315–322.
Neumar RW, Nolan JP, Adrie C, Aibiki M, Berg RA et al. Post-cardiac arrest syndrome: epidemiology, pathophysiology, treatment, and prognostication. A consensus statement from the International Liaison Committee on Resuscitation (American Heart Association, Australian and New Zealand Council on Resuscitation, European Resuscitation Council, Heart and Stroke Foundation of Canada, InterAmerican Heart Foundation, Resuscitation Council of Asia, and the Resuscitation Council of Southern Africa); the American Heart Association Emergency Cardiovascular Care Committee; the Council on Cardiovascular Surgery and Anesthesia; the Council on Cardiopulmonary, Perioperative, and Critical Care; the Council on Clinical Cardiology; and the Stroke Council. Circulation 2008; 118: 2452–2483.
Pfister HW, Feiden W, Einhäupl KM. Spectrum of complications during bacterial meningitis in adults. Results of a prospective clinical study. Arch Neurol 1993; 50: 575–581.
Polin RS, Shaffrey ME, Bogaev CA, Tisdale N, Germanson T, Bocchicchio B, Jane JA. Decompressive bifrontal craniectomy in the treatment of severe refractory posttraumatic cerebral edema. Neurosurgery 1997; 41: 84–92.
Qureshi AI, Geocadin RG, Suarez JI, Ulatowski JA. Long-term outcome after medical reversal of transtentorial herniation in patients with supratentorial mass lesions. Crit Care Med 2000; 28: 1556–1564.
Rangel-Castillo L, Robertson CS. Management of intracranial hypertension. Crit Care Clin 2006; 22: 713–732.
Roberts I, Schierhout G, Wakai A. Mannitol for acute traumatic brain injury. Cochrane Database Syst Rev 2003; CD001049.

Roberts I, Yates D, Sandercock P, Farrell B, Wasserberg J, Lomas G, Cottingham R, Svoboda P, Brayley N, Mazairac G, Laloe V, Munoz-Sanchez A, Arango M, Hartzenberg B, Khamis H, Yutthakasemsunt S, Komolafe E, Olldashi F, Yadav Y, Murillo-Cabezas F, Shakur H, Edwards P. Effect of intravenous corticosteroids on death within 14 days in 10008 adults with clinically significant head injury (MRC CRASH trial): randomised placebo-controlled trial. Lancet 2004; 364: 1321–1328.

Roberts I. Barbiturates for acute traumatic brain injury. Cochrane Database Syst Rev 2000; CD000033.

Sahuquillo J, Arikan F. Decompressive craniectomy for the treatment of refractory high intracranial pressure in traumatic brain injury. Cochrane Database Syst Rev 2006; 25.

Sahuquillo J, Vilalta A. Cooling the injured brain: how does moderate hypothermia influence the pathophysiology of traumatic brain injury. Curr Pharm Des 2007; 13: 2310–2322.

Scheithauer S, Burgel U, Bickenbach J, Hafner H, Haase G, Waitschies B, Reinges MH, Lemmen SW. External ventricular and lumbar drainage-associated meningoventriculitis: prospective analysis of time-dependent infection rates and risk factor analysis. Infection 2010; 38: 205–209.

Schmidt EA, Czosnyka M, Gooskens I, Piechnik SK, Matta BF, Whitfield PC, Pickard JD. Preliminary experience of the estimation of cerebral perfusion pressure using transcranial Doppler ultrasonography. J Neurol Neurosurg Psychiatry 2001; 70: 198–204.

Schneider GH, Baethmann A, Kempski O. Mechanisms of glial swelling induced by glutamate. Can J Physiol Pharmacol 1992; 70 (Suppl): 334–343.

Schreckinger M, Marion DW. Contemporary Management of Traumatic Intracranial Hypertension: Is There a Role for Therapeutic Hypothermia? Neurocrit Care 2009; 11: 427–436.

Schwab S, Georgiadis D, Berrouschot J, Schellinger PD, Graffagnino C, Mayer SA. Feasibility and safety of moderate hypothermia after massive hemispheric infarction. Stroke 2001; 32: 2033–2035.

Schwab S, Spranger M, Schwarz S, Hacke W. Barbiturate coma in severe hemispheric stroke: useful or obsolete? Neurology 1997; 48: 1608–1613.

Schwartz ML, Tator CH, Rowed DW, Reid SR, Meguro K, Andrews DF. The University of Toronto head injury treatment study: a prospective, randomized comparison of pentobarbital and mannitol. Can J Neurol Sci 1984; 11: 434–440.

Schwarz S, Bertram M, Aschoff A, Schwab S, Hacke W. Indometacin for brain edema following stroke. Cerebrovasc Dis 1999; 9: 248–250.

Schwarz S, Georgiadis D, Aschoff A, Schwab S. Effects of hypertonic (10 f) saline in patients with raised intracranial pressure after stroke. Stroke 2002b; 33: 136–140.

Schwarz S, Schwab S, Bertram M, Aschoff A, Hacke W. Effects of hypertonic saline hydroxyethyl starch solution and mannitol in patients with increased intracranial pressure after stroke. Stroke 1998; 29: 1550–1555.

Seelig JM, Becker DP, Miller JD, Greenberg RP, Ward JD, Choi SC. Traumatic acute subdural hematoma: major mortality reduction in comatose patients treated within four hours. N Engl J Med 1981; 304: 1511–1518.

Shapiro HM, Marshall LF. Intracranial pressure responses to PEEP in head-injured patients. J Trauma 1978; 18: 254–256.

Skoglund TS, Nellgard B. Long-time outcome after transient transtentorial herniation in patients with traumatic brain injury. Acta Anaesthesiol Scand 2005; 49: 337–340.

Slavik RS, Rhoney DH. Indometacin: a review of its cerebral blood flow effects and potential use for controlling intracranial pressure in traumatic brain injury patients. Neurol Res 1999; 21: 491–499. Review.

Smith M. Monitoring intracranial pressure in traumatic brain injury. Anesth Analg 2008; 106: 240–248.

Soustiel JF, Mahamid E, Chistyakov A, Shik V, Benenson R, Zaaroor M. Comparison of moderate hyperventilation and mannitol for control of intracranial pressure control in patients with traumatic brain injury – a study of cerebral blood flow and metabolism. Acta Neurochir (Wien) 2006; 148: 845–851.

Staub F, Peters J, Kempski O, Schneider GH, Schurer L, Baethmann A. Swelling of glial cells in lactacidosis and by glutamate: significance of Cl(–)-transport. Brain Res 1993; 610: 69–74.

Steiner T, Friede T, Aschoff A, Schellinger PD, Schwab S, Hacke W. Effect and feasibility of controlled rewarming after moderate hypothermia in stroke patients with malignant infarction of the middle cerebral artery. Stroke 2001; 32: 2833–2835.

Steiner T, Pilz J, Schellinger PD, Wirtz R, Friederichs V, Aschoff A, Hacke W. Multimodal online monitoring in middle cerebral artery territory stroke. Stroke 2001; 32: 2500–2506.

Sutton LN, McLaughlin AC, Dante S, Kotapka M, Sinwell T, Mills E. Cerebral venous oxygen content as a measure of brain energy metabolism with increased intracranial pressure and hyperventilation. J Neurosurgy 1990; 73: 927–932.

Taylor A, Butt W, Rosenfeld J et al. A randomized trial of very early decompressive craniectomy in children with traumatic brain injury and sustained intracranial hypertension. Childs Nerv Syst 2001; 17: 154–162.

Tokutomi T, Morimoto K, Miyagi T, Yamaguchi S, Ishikawa K, Shigemori M. Optimal temperature for the management of severe traumatic brain injury: effect of hypothermia on intracranial pressure, systemic and intracranial hemodynamics, and metabolism. Neurosurgery 2003; 52: 102–111.

Vialet R, Albanese J, Thomachot L, Antonini F, Bourgouin A, Alliez B, Martin C. Isovolume hypertonic solutes (sodium chloride or mannitol) in the treatment of refractory posttraumatic intracranial hypertension: 2 ov/kg 7.5 % saline is more effective than 2 mL/kg 20 % mannitol. Crit Care Med 2003; 31: 1683–1687.

Waidhauser E, Hamburger C, Marguth F. Neurosurgical management of cerebellar hemorrhage. Neurosurg Rev. 1990; 13: 211–217.

Ward JD, Becker DP, Miller JD et al. Failure of prophylactic barbiturate coma in the treatment of severe head injury. J Neurosurg 1985; 62: 383–388.

White H, Venkatesh B. Cerebral perfusion pressure in neurotrauma: a review. Anesth Analg 2008; 107: 979–988.

Winkler F, Kastenbauer S, Yousry TA, Maerz U, Pfister HW. Discrepancies between brain CT imaging and severely raised intracranial pressure proven by ventriculostomy in adults with pneumococcal meningitis. J Neurol 2002; 249: 1292–1297.

Woernle CM, Burkhardt JK, Bellut D, Krayenbuehl N, Bertalanffy H. Do iatrogenic factors bias the placement of external ventricular catheters? a single institute experience and review of the literature. Neurol Med Chir (Tokyo) 2011; 51(3): 180–186.

Wolf AL, Levi L, Marmarou A et al. Effect of THAM upon outcome in severe head injury: a randomized prospective clinical trial. J Neurosurg 1993; 78: 54–59.

Young JS, Blow O, Turrentine F, Claridge JA, Schulman A. Is there an upper limit of intracranial pressure in patients with severe head injury if cerebral perfusion pressure is maintained? Neurosurg Focus 2003; 15: E2.

# G 3 Schädel-Hirn-Trauma

*von R. Beer, A. Kampfl und E. Schmutzhard*

**Abkürzungen**

| | |
|---|---|
| CBF | zerebraler Blutfluss |
| CPP | zerebraler Perfusionsdruck |
| CT | Computertomographie |
| DAI | diffuse axonale Schädigung (diffuse axonal injury) |
| DSA | digitale Subtraktions-Angiographie |
| EDH | Epiduralhämatom |
| EEG | Elektroenzephalographie |
| EVP | evozierte Potenziale |
| GCS | Glasgow Coma Scale |
| ICP | intrakranieller Druck/»Hirndruck« |
| MAP | arterieller Mitteldruck |
| MRT | Magnetresonanztomographie |
| $pCO_2$ | Kohlendioxidpartialdruck im Blut |
| $pO_2$ | Sauerstoffpartialdruck im Blut |
| $ptO_2$ | Gewebe-Sauerstoffpartialdruck |
| (t)SAB | (traumatische) Subarachnoidalblutung |
| SDH | Subduralhämatom |
| SHT | Schädel-Hirn-Trauma |
| $SjO_2$ | jugular-venöse Sauerstoffsättigung |
| TAI | traumatische axonale Verletzung |

## G 3.1 Klinik

Das Schädel-Hirn-Trauma (SHT) bezeichnet jegliche Verletzung des Schädels (beinhaltet Läsionen der Weichteile, des Knochens und der Gefäße), die mit einer Schädigung des Gehirns (Verletzungen der Dura und des Hirnparenchyms) einhergeht (McArthur et al. 2004). Ein SHT kann isoliert oder in Zusammenhang mit einem Polytrauma auftreten. Das SHT wird nach verschiedenen Kriterien klassifiziert: Je nach Ätiologie unterscheidet man zwischen einem *offenen* (penetrierenden) und einem *geschlossenen* (gedeckten) *SHT*. Das offene SHT ist durch ein Zerreißen der Dura mater mit Kontakt des intrakraniellen Raumes nach außen definiert. Ein besonderes SHT-Verletzungsmuster (thermomechanische Kombinationsverletzungen) resultiert durch die Detonation von explosiven Stoffen (engl. »*Blast Injury*«) (Mathews und Koyfman 2015).
Klinisch wird das SHT nach dem Ausmaß der durch das Trauma resultierenden Bewusstseinsstörung in drei Schweregrade eingeteilt. International gebräuchlich ist die Klassifikation mithilfe des Glasgow Coma Scale (GCS) Score (**Tab. G 3.1**) (Teasdale und Jennett 1974). Dabei werden die Fähigkeit des Augenöffnens, die verbale Antwort und die motorische Reaktion beurteilt. Der GCS-Wert ist unmittelbar am Unfallort, nach kardialer, hämodynamischer und respiratorischer Stabilisierung, vor Gabe bzw. nach Metabolisierung von Analgosedativa und Relaxanzien zu erheben.

- Ein *leichtes (mildes) SHT* liegt bei einem GCS-Score von 15–13 vor (falls eine Bewusstseinsstörung eintritt, dauert diese maximal 15 Minuten an, die Dauer der posttraumatischen Amnesie beträgt meist weniger als eine Stunde). Neurologische Fokalzeichen fehlen, das Schädel-CT zeigt in der Regel keine Parenchymläsionen.
- Ein *moderates (mittelschweres) SHT* ist durch einen GCS-Score von 12–9 definiert (die Bewusstseinsstörung und die posttraumatische Amnesie können bis zu 24 Stunden andauern).
- Ein *schweres SHT* liegt definitionsgemäß bei einem GCS-Score von 8–3 vor (die Dauer der Bewusstlosigkeit beträgt mehr als 24 Stunden).

Anhand des erhobenen GCS-Scores kann die Prognose des SHT grob abgeschätzt werden (Maas et al. 2015; Steyerberg et al. 2008). So liegt der positive prädiktive Wert des GCS bezüglich der Letalität bei ca. 70 %. Ein initialer GCS von 3 ist mit einer Letalität von ca. 80 % assoziiert, bei einem GCS von 7–13 beträgt die Letalität ca. 10–15 %. Die Aussagekraft des GCS im Hinblick auf die Langzeitmorbidität von SHT-Patienten ist jedoch gering (Marmarou et al. 2007).

Trotz der nach wie vor weiten Verbreitung des GCS-Score setzt sich insbesondere im angloamerikanischen Raum der »Full Outline of UnResponsiveness« (FOUR) Score als Alternative zur Beurteilung von Bewusstseinsstörungen in der Akutneurologie durch (Wijdicks et al. 2011). Von klinischer Relevanz ist, dass der FOUR-Score auch Störungen der Pupillomotorik und von weiteren Hirnstammreflexen wie Korneal- und Hustenreflex sowie der Atmung erfasst. Der FOUR-Score korreliert ebenfalls mit der Prognose von SHT-Patienten (Nyam et al. 2017) und bildet die Letalität eines SHT nach Krankenhausaufnahme sogar besser als der GCS-Score ab (Okasha et al. 2014).

## G 3.2 Epidemiologie und Verlauf

Die Inzidenz des Schädel-Hirn-Traumas (SHT) beträgt in Europa ca. 250 (200–325) pro 100 000 Einwohner pro Jahr (Peeters et al. 2015). Da jedoch ca. 5–10 % der Patienten mit einem SHT in der Prähospitalphase versterben und ca. 20–40 % keine akute medizinische Versorgung in Anspruch nehmen, sind die epidemiologischen Daten zum SHT

**Tab. G 3.1:** Glasgow Coma Scale (GCS) Score

| Zu bewertende Reaktion | Beobachtete Reaktion | Punkte |
|---|---|---|
| Augenöffnen | spontan | 4 |
| | auf Aufforderung | 3 |
| | auf Schmerzreiz | 2 |
| | kein Augenöffnen | 1 |
| Verbale Antwort | voll orientiert, prompte Antwort | 5 |
| | unvollständig orientiert | 4 |
| | verwirrt, unangemessen | 3 |
| | unverständlich | 2 |
| | keine verbale Antwort | 1 |
| Motorische Reaktion | adäquat auf Aufforderung | 6 |
| | gezielte Abwehr auf Schmerzreize | 5 |
| | ungezielte Abwehr | 4 |
| | Beugesynergismen | 3 |
| | Strecksynergismen | 2 |
| | keine Bewegung | 1 |

in ihrer Aussagekraft limitiert. Es kann davon ausgegangen werden, dass das Verhältnis von Patienten mit einem leichten, mittelschweren und schweren SHT (**Kap. G 3.1** Klinik), die lebend in ein Krankenhaus aufgenommen werden, 8:1:1 beträgt (Corrigan et al. 2010).

Die Inzidenz des SHT zeigt drei Gipfel: in der frühen Kindheit, zwischen dem 15. und 24. Lebensjahr bzw. nach dem 75. Lebensjahr. Männer sind häufiger betroffen als Frauen (Verhältnis ca. 1,5:1). In der letzten Dekade zeigt sich in Ländern mit hohem Bruttonationalprodukt eine Änderung im Ursachenspektrum: Verkehrsunfälle (ca. 26 %) wurden von Sturzereignissen (mittlerweile über 50 %) als Hauptursache abgelöst, ca. 15 % sind durch Sport-, Freizeit- und Arbeitsunfälle bedingt (Roozenbeek et al. 2013). Eine Zunahme ist infolge körperlicher Gewalt zu verzeichnen, die Häufigkeit wird mit 5–10 % angegeben (Butcher et al. 2007b).

Das SHT stellt im jungen Erwachsenenalter die häufigste Todesursache dar. Die Letalität beträgt insgesamt ca. 10 % und für hospitalisierte Patienten 1–3 %. Während Verkehrsunfälle die Haupttodesursache von SHT-Patienten zwischen dem 15. und 24. Lebensjahr darstellen, repräsentieren Stürze die häufigste Todesursache ab dem 75. Lebensjahr. Eine erhöhte Letalität und Morbidität zeigt sich auch bei Patienten mit niedrigem sozioökonomischen Status, Alkohol- und Drogenabusus.

Hinsichtlich der sozioökonomischen Folgen, die durch SHT-Patienten verursacht werden, wird zwischen direkten (z. B. bedingt durch die medizinische Versorgung von SHT-Patienten) und indirekten Kosten unterschieden (entstehen durch den Verlust bzw. die Unterbrechung der Erwerbsfähigkeit). Die Gesamtkosten, die jährlich in Deutschland für SHT-Patienten anfallen, werden auf über 2,8 Milliarden EUR geschätzt (Rickels et al. 2010). Aufgrund dieser Daten kommt der Prävention des SHT eine besondere Bedeutung zu. Das Anlegen eines Sicherheitsgurts reduziert das Risiko, bei einem Verkehrsunfall ums Leben zu kommen, um 49 %, für Airbags beträgt die Risikoreduktion 17 %. Hinsichtlich des Tragens eines Helms wird die Risikoreduktion für einen letalen Verkehrsunfall mit 74 % für Motorradfahrer bzw. 39 % für Fahrradfahrer angegeben (Cummings et al. 2006).

## G 3.3 Therapeutische Prinzipien

### G 3.3.1 Pathologie

Je nach Art der Verletzung unterscheidet man zwischen fokalen und nicht-fokalen (ehemals als »diffus« bezeichneten) Schädigungen (**Tab. G 3.2**). Beim SHT handelt es sich um einen dynamischen Prozess und die Mehrzahl der Verletzungsfolgen entwickelt sich meist binnen 6–8 Stunden (Narayan et al. 2008). Bei fokalen Verletzungen ist in ca. 25–45 % mit einer Größenzunahme bzw. dem Auftreten neuer Läsionen zu rechnen. Eine Progredienz nicht-fokaler Verletzungen ist in ca. 16 % zu verzeichnen (Maas et al. 2008).

*Schädelfrakturen* werden klassifiziert nach Lokalisation, Typ (vgl. Biegungsfraktur, Berstungsfraktur) und Form. Bei offenen Schädelbasisfrakturen kann es zum Auftreten einer Oto- oder Rhinoliquorrhoe kommen, diese wird durch den Nachweis von »Beta-Trace«-Protein bzw. Beta-2-Transferrin aus dem Nasen- bzw. Ohrsekret bestätigt. Schädelfrakturen sind mit einem erhöhten intrakraniellen Blutungsrisiko assoziiert, wobei dieses Risiko mit abnehmendem GCS-Score zunimmt. So beträgt das Risiko für das Auftreten einer traumatischen intrakraniellen Blutung bei wachen Patienten ohne Schädelfraktur ca. 0,1 %, bei Vorliegen einer Bewusstseinsstörung plus Schädelfraktur steigt dieses Risiko auf ca. 25 % an.

*Epiduralhämatome* (EDH) treten bei 5–15 % aller tödlich verlaufenden SHT auf. Meist sind EDH temporal lokalisiert und resultieren aus Sickerblutungen aus dem Frakturspalt oder verletzten Duragefäßen (häufig arterielle Blutungen aus Ästen der Arteria meningea media, seltener venöse Blutungen). EDH können während des Krankheitsverlaufs an Größe zunehmen (in bis zu 50 % der Fälle), dies kann sich bis zum 14. Tag nach dem SHT ereignen. Eine besonders hohe Mortalität ha-

**Tab. G 3.2:** Verletzungsmuster nach SHT

| Fokale Verletzungen | Nicht-fokale Verletzungen |
|---|---|
| Schädelfrakturen | Traumatische (oder diffuse) axonale Verletzung (TAI/DAI) |
| Traumatische intrakranielle Hämatome (EDH, SDH, traumatische SAB) | Multiple vaskuläre Schädigung (globale zerebrale Ischämie) |
| Kontusionen | Hirnschwellung und traumatisches Hirnödem (zellulär, vasogen, hydrostatisch, osmotisch) |
| Andere Verletzungen (vgl. Hirnnervenläsionen, traumatische Gefäßverletzungen) | |

ben EDH der hinteren Schädelgrube (Oertel et al. 2002).

*Traumatische Subduralhämatome* (SDH) zeigen sich bei 5–22 % der SHT-Patienten (Oertel et al. 2002). In der Regel entstehen SDH durch das Zerreißen venöser Blutleiter (vgl. kortikale Venen, Brückenvenen, Sinus) und sind oft, im Gegensatz zu den EDH, mit Parenchymläsionen verbunden. Bisweilen kommt es im Laufe von wenigen Wochen zur Ausbildung eines chronischen SDH, meist nach einem Bagatelltrauma bei älteren Patienten, häufig assoziiert mit der Einnahme von gerinnungsmodulierenden Medikamenten (Feinberg et al. 2015).

Eine *traumatische Subarachnoidalblutung* (tSAB) lässt sich bei bis zu 50 % der Patienten mit einem schweren SHT (Oertel et al. 2002) nachweisen. Etwa ein Drittel der Patienten mit einer tSAB entwickelt zwischen dem 2.–14. Tag post Trauma einen Vasospasmus, der in bis zu 30 % der Fälle zu einer zerebralen Ischämie führen kann (Perrein et al. 2015).

*Kontusionen* sind meist frontotemporal nachweisbar, Parietal-, Okzipitallappen und Kleinhirn sind seltener betroffen. Die Häufigkeit von Kontusionen bei SHT-Patienten liegt zwischen 25–40 % (Bullock et al. 2006). Risikofaktoren für eine Größenzunahme hämorrhagischer Kontusionen sind Gerinnungsstörung, höheres Lebensalter und männliches Geschlecht (Oertel et al. 2002).

*Traumatische axonale Verletzungen* (TAI) sind die Folge von Rotations- und Akzelerationskräften, die bei entsprechender Intensität zu einer gegengleichen Rotation von Großhirn- und Kleinhirn-Hemisphären führen, sodass im Bereich der »Konnektionspunkte« (vgl. Corpus callosum und dorsolateraler oberer Hirnstamm) Scherverletzungen resultieren (Hill et al. 2016). TAI treten insbesondere dann auf, wenn der Kopf gegen weiche Gegenstände prallt (zum Beispiel Innenverkleidung von Autos). Patienten mit einer TAI zeigen im Vergleich zu SHT-Patienten, die dieses Verletzungsmuster nicht aufweisen, seltener intrakranielle Hämatome, Kontusionen, erhöhte intrakranielle Druckwerte und Schädelbasisfrakturen, dennoch sind ausgedehnte TAI mit einem ungünstigen Outcome assoziiert (Jennett et al. 2001). TAI sind häufig mit einer Verletzung von kleinen Gefäßen assoziiert, was sich in Form von Mikrohämorrhagien in der bildgebenden Diagnostik nachweisen lässt (Moen et al. 2014).

*Ischämische Läsionen* sind bei ca. 90 % der Patienten, welche infolge des SHT versterben, nachweisbar (McArthur et al. 2004). Prädilektionsstellen sind Hippocampus und Basalganglien, seltener Kleinhirn und zerebraler Kortex. Trotz des häufigen Vorkommens ischämischer Ereignisse ist eine Angabe des CBF-Schwellenwerts, welcher das Auftreten einer zerebralen Ischämie nach einem SHT bedingt, problematisch (Botteri et al. 2008), da die zerebrale Oxygenierung von zusätzlichen Parametern wie Sauerstoffgehalt des arteriellen Blutes und der metabolischen Sauerstoffumsatzrate des Gehirns ($CMRO_2$) abhängt.

Das *posttraumatische Hirnödem* wird unterteilt in ein zelluläres (zytotoxisches) und extrazelluläres (vasogenes) Hirnödem (Donkin und Vink 2010). Eine Variante des vasogenen Hirnödems repräsentiert das sogenannte hydrostatische Hirnödem, welches bei Verlust der zerebralen Autoregulationskapazität auftritt. Ferner kann bei Absinken der Plasmaosmolalität unter die Hirnosmolalität ein osmotisches Hirnödem resultieren, welches ebenfalls zu einem weiteren Anstieg des intrakraniellen Drucks beitragen kann.

### G 3.3.2 Pathophysiologie

Die Pathomechanismen des SHT sind äußerst heterogen (Maas et al. 2008). Die resultierenden Verletzungen sind Folge der mechanischen Gewalteinwirkung auf den Schädel und das Gehirn (sogenannte »primäre Verletzung«). Durch die primäre Schädigung wird eine Reihe von extra- und intrakraniellen Prozessen angestoßen (**Tab. G 3.3**), die zu Veränderungen auf zellulärer, biochemischer und molekularer Ebene führen (sogenannte »sekundäre Schädigung«) und zu einer weiteren Ausbreitung des Zellschadens beitragen (Kochanek et al. 2015). Die Häufigkeit von sekundären Schäden nach einem SHT wird in Autopsiestudien mit 70–90 % angegeben. Die Prozesse der sekundären Schädigung entwickeln sich über mehrere Stunden bis Tage und können Wochen andauern. Pathophysiologisch bedeutsam ist, dass die sekundäre Schädigung zu einer Aggravierung der intrakraniellen Hypertension beiträgt. Bei den Ursachen handelt es sich teils um reversible und somit potenziell therapeutisch beeinflussbare Prozesse. Mediatoren der sekundären Schädigung sind u. a. die Freisetzung von Neurotransmittern (Exzitotoxizität), Elektrolytverschiebungen, die Bildung freier Radikale, mitochondriale Dysfunktion sowie proinflammatorische Zytokine. Eine bedeutende Rolle kommt auch den verschiedenen Zelltodmechanismen (Nekrose, Apoptose sowie Autophagie) zu (Stoica und Faden 2010). Basierend auf experi-

**Tab. G 3.3:** Ursachen der sekundären Schädigung nach einem SHT

| Extrakranielle Ursachen | Intrakranielle Ursachen |
|---|---|
| Hypotension | Intrakranielle traumatische Hämatome |
| Hypox(äm)ie | Hirnödem und Hirnschwellung |
| Hyperkapnie und Hypokapnie | Vasospasmus nach tSAB |
| Fieber | Posttraumatische epileptische Anfälle |
| Hyperglykämie und Hypoglykämie | (Nosokomiale) ZNS-Infektionen |

mentellen Studien wurden in den letzten Jahren zahlreiche neuroprotektive Substanzen, die in die Kaskaden der sekundären Schädigung eingreifen, entwickelt und auch in klinischen Phase-II- und Phase-III-Studien evaluiert. Die Ergebnisse waren durchwegs ernüchternd (Maas et al. 2008) inklusive der rezenten multizentrischen klinischen Studien zu Progesteron (Skolnick et al. 2014; Wright et al. 2014) und Erythropoetin (Nichol et al. 2015). Eine Substanz, die aufgrund einer vielversprechenden Phase-II-Studie derzeit klinisch weiterverfolgt wird, ist der Wirkstoff Ronopterin, ein allosterischer Inhibitor der induzierbaren Stickstoffmonoxid-Synthase (iNOS) (Stover et al. 2014).

## G 3.3.3 Diagnostik

Um die optimale weitere Versorgung von SHT-Patienten zu gewährleisten, muss bereits am Unfallort anhand des GCS-Scores eine Einteilung in leichtes, moderates oder schweres SHT erfolgen. Obligat ist auch eine Beurteilung der Pupillenreaktion. Daraus lassen sich wichtige diagnostische und therapeutische Konsequenzen ableiten. Auf Zusatzverletzungen, insbesondere auf Wirbelsäulenverletzungen mit Myelonbeteiligung, ist zu achten.

Folgende *laborchemische Parameter* sollten routinemäßig bestimmt werden: Blutbild, Gerinnungsstatus inkl. viskoelastischer Verfahren (z. B. ROTEM®) und Vollblut-Aggregometrie, Elektrolyte, Leber- und Nierenfunktionsparameter, Kreatinkinase, Blutglukose, arterielle Blutgase inkl. Laktat, Blutalkoholspiegel, Blutgruppenserologie sowie Urinstatus.

Die *zerebrale Computertomographie* (CT) ist die diagnostische Modalität der ersten Wahl (Dubroff und Newberg 2008). Mittels CT lassen sich in der Akutphase rasch extra- und intrakranielle Hämatome, eine tSAB, Kontusionen, ein Hirnödem, Schädelfrakturen und intrakranielle Lufteinschlüsse nachweisen (**Abb. G 3.1** a, b, c).

Mit zunehmender Verbreitung wird vermehrt eine *Magnetresonanztomographie* (MRT) in der (Sub-)Akutphase nach einem SHT, insbesondere bei unauffälligem CT trotz persistierender Bewusstseinsstörung, durchgeführt. Die MRT ist äußerst sensitiv im Nachweis von diffusen axonalen Verletzungen (**Abb. G 3.1** d) und von nicht-hämorrhagischen Kontusionen im Bereich des Temporallappens und der hinteren Schädelgrube (Dubroff und Newberg 2008). Die *MR-Angiographie* (MRA) dient dem Nachweis von Gefäßverletzungen (z. B. Gefäßdissektion). Neben der »konventionellen« MRT kommen aktuell auch »moderne« Untersuchungssequenzen wie »Diffusion Tensor Imaging« (DTI), Suszeptibilitäts-gewichtete Bildgebung (SWI) und funktionelle MRT (fMRT) zur Anwendung, wobei die Datenlage bezüglich der Validität dieser Techniken noch sehr heterogen ist (Altmeyer et al. 2016). Es ist allerdings abzusehen, dass die MRT künftig für die Prognoseabschätzung nach einem SHT im Anschluss an die Akutbehandlungsphase größere Bedeutung erlangen wird (Stevens et al. 2014).

Die *Neurosonographie* ermöglicht den Nachweis von extrakraniellen Gefäßverletzungen, ferner dient die transkranielle Duplex- bzw. Dopplersonographie dem Nachweis eines Vasospasmus infolge einer tSAB.

Die *Elektroenzephalographie* (EEG) wird bei Patienten mit einem schweren SHT in erster Linie zur Dosissteuerung der Barbituratnarkose eingesetzt, ferner wird das EEG zum Nachweis von epileptogenen Potenzialen herangezogen. Des Weiteren haben bestimmte EEG-Befunde und Befunde *evozierter Potenziale* (EVP) bei Patienten mit einem (schweren) SHT eine gewisse prognostische Aussagekraft.

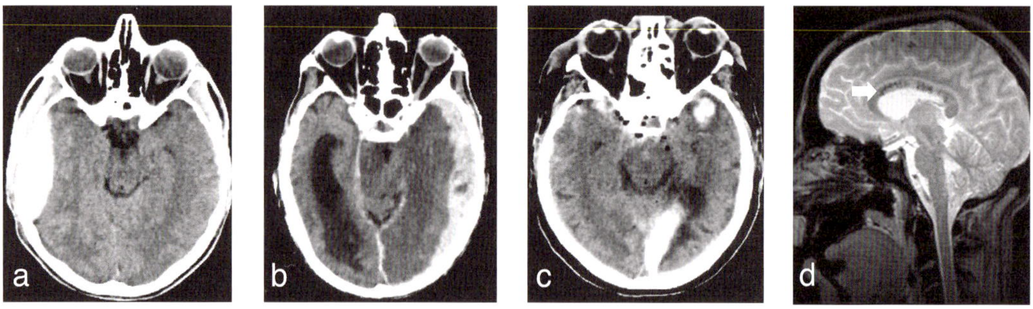


**Abb. G 3.1:** Typische Verletzungsfolgen nach einem SHT. Diagnostik mittels zerebraler CT: a) Epiduralhämatom; b) Subduralhämatom; c) Subduralhämatome, traumatische SAB, Kontusionsblutung sowie intrakranielle Lufteinschlüsse als Hinweis auf ein offenes Schädel-Hirn-Trauma. Diagnostik mittels zerebraler MRT: d) Diffuse axonale Verletzungen (Pfeil) im Corpus callosum.

Die *konventionelle* (digitale Subtraktions-)*Angiographie* (DSA) wird zunehmend durch semiinvasive Schnittbildangiographieverfahren (vgl. CTA, MRA) ersetzt, repräsentiert aber nach wie vor den Goldstandard zur genauen Lokalisation einer traumatischen AV-Fistel.

## G 3.4 Leichtes Schädel-Hirn-Trauma

### G 3.4.1 Spezielle diagnostische und therapeutische Aspekte

Hinsichtlich der Entscheidung zur Durchführung einer zerebralen CT nach einem leichten SHT gibt es bis dato keine einheitliche Vorgehensweise: Während bei Patienten mit einem GCS-Score von 13 wenig Zweifel an der Sinnhaftigkeit einer unverzüglichen CT inkl. Darstellung der oberen Halswirbelsäule bestehen, wird die Indikation bei Patienten mit einem GCS-Score 15–14 mitunter vom Vorliegen weiterer Risikofaktoren wie z. B. Alter oder die Einnahme gerinnungsmodulierender Medikamente abhängig gemacht. Hilfreich kann die Bestimmung eines Blutbiomarkers (S-100B) sein, da bei Unterschreitung eines Grenzwerts die Wahrscheinlichkeit einer Hirnverletzung als sehr gering eingestuft werden kann (Unden et al. 2015). Die Anwendung von validierten Kriterien zur Indikationsstellung für eine Schädel-CT-Untersuchung ermöglicht den rationalen Einsatz dieser Methode bei Patienten mit einem erhöhten Risiko für das Auftreten von intrakraniellen Verletzungen (**Tab. G 3.4**). Obwohl tendenziell mehr Patienten einer CT-Abklärung zugeführt werden, erscheint dieses Vorgehen durch die Vermeidung von nicht notwendigen stationären Aufnahmen auch aus gesundheitsökonomischer Sicht gerechtfertigt (Stiell et al. 2005).

Nach einem leichten SHT entwickeln ca. 20–80 % der Patienten ein sogenanntes *akutes posttraumatisches Syndrom* (Ryan und Warden 2003). Dieses Syndrom beinhaltet posttraumatische Kopfschmerzen, Benommenheit, Licht- und Geräuschempfindlichkeit, Geruchs- und Geschmacksstörungen, erhöhte Reizbarkeit, Depression, anhaltende Müdigkeit und Abgeschlagenheit, Schlafstörungen, Übelkeit, Erbrechen, Konzentrations- und Aufmerksamkeitsstörungen, Schwindel, Sehstörungen, somatische Beschwerden, distale Hyperhidrose sowie vegetativen Tremor. Am häufigsten ist der posttraumatische Kopfschmerz (ca. 22 %), wobei der Kopfschmerz vom Spannungstyp mit 85 % dominiert (Stovner et al. 2009).
In ca. 10–15 % geht das akute in ein *persistierendes (chronisches) posttraumatisches Syndrom* über, gekennzeichnet durch länger als 3–6 Monate persistierende zervikozephale Schmerzen mit fakultativ begleitenden vegetativen und/oder »neurasthenisch«-depressiven Beschwerden. Prognostisch ungünstige Faktoren für die Entstehung eines chronischen posttraumatischen Syndroms sind gravierende zusätzliche unfallbedingte Verletzungen, SHT in der Vorgeschichte, positive Kopfschmerzanamnese, Neigung zu depressiver Verstimmung, zu erhöhtem Angstniveau sowie zu affektiven und vegetativen Beschwerden, erhöhtes Stressniveau zum Unfallzeitpunkt, niedriger sozioökonomischer Status, sekundäre soziale Probleme und anhängige Rechtsstreitigkeiten. Besonders hervorzuheben ist, dass eine genaue Aufklärung über mögliche Komplikationen und regelmäßige (neurologische) Verlaufskontrollen das Risiko reduzieren, ein chronisches posttraumatisches Syndrom zu entwickeln (Ryan und Warden 2003).

### G 3.4.2 Pragmatische Therapie

#### G 3.4.2.1 Akutstadium

Patienten, die ein erhöhtes Risiko für die Entwicklung von intrakraniellen Komplikationen nach einem leichten SHT aufweisen (**Kasten G 3.1**), sollten für zumindest 24 Stunden stationär zur klinischen Beobachtung aufgenommen werden.

Hinsichtlich der *medikamentösen Therapie* des akuten und chronischen posttraumatischen Kopfschmerzes wird auf das entsprechende Therapiekapitel verwiesen (**Kap. A 11**). Dies gilt auch für die Behandlung von Schwindel (**Kap. B 5**) und Tinnitus (**Kap. B 6**) nach einem leichten SHT. Analgetika mit möglichem Einfluss auf die Plättchenfunktion – vgl. Acetylsalicylsäure oder Diclofenac –

**Tab. G 3.4:** Validierte Kriterien zur Durchführung eines Schädel-CT nach einem leichten SHT

| »New Orleans Criteria« (GCS 15) | »Canadian CT Head Rule« (GCS 15–13 für Patienten ab 16 Jahre) |
|---|---|
| (Persistierender) Kopfschmerz | GCS < 15 innerhalb von 2 Stunden post Trauma |
| Erbrechen | (Vermutete) penetrierende Verletzung bzw. Impressionsfraktur |
| Alter über 60 Jahre | Hinweis auf Schädelbasisfraktur |
| Intoxikation mit Alkohol oder Drogen | Zwei- oder mehrmaliges Erbrechen |
| Persistierende (länger als 60 Minuten) anterograde Amnesie | Alter über 65 Jahre |
| Hinweise für eine Weichteil- bzw. knöcherne Verletzung oberhalb Klavikula-Niveau | Retrograde Amnesie für länger als 30 Minuten |
| Epileptischer Anfall | »Gefährlicher« Verletzungsmechanismus<br>(Fußgänger kollidiert mit Fahrzeug, Person wird bei Unfall aus Fahrzeug geschleudert, Sturz mit Fallhöhe ≥ 1 m bzw. Treppensturz ≥ 5 Stufen) |

**Kasten G 3.1:** Risikofaktoren für das Auftreten von intrakraniellen Komplikationen nach einem leichten SHT

- Unklarer Unfallhergang
- Prolongierte posttraumatische anterograde Amnesie
- Retrograde Amnesie länger als 30 Minuten
- Verletzung(en) oberhalb Klavikula-Niveau inklusive Schädelfraktur
- Persistierender (heftiger) Kopfschmerz
- Erbrechen
- Jedes fokal-neurologische Defizit
- Epileptischer Anfall
- Alter über 60 Jahre
- Gerinnungsstörung(en)
- »High-energy (vehicle) accident« nach »Advanced Trauma Life Support«-Kriterien: Aufprallgeschwindigkeit > 64 km/h, massive Karosserie-Deformierung, Bergezeit aus Fahrzeug > 20 min, Sturz aus > 6 m Höhe, Fahrzeugüberschlag, Motorradunfall mit Geschwindigkeit > 32 km/h, Fußgänger kollidiert mit Fahrzeug
- Alkohol und/oder Drogenintoxikation

sollten wegen potenzieller Erhöhung des Blutungsrisikos erst ab dem dritten Tag nach Trauma angewendet werden. Bei einem begleitenden zervikalen Schmerzsyndrom können Antiphlogistika und/oder Myotonolytika eingesetzt werden (↔, B): Diclofenac 50 mg 3 × 1 p. o./die und gegebenenfalls Tetrazepam 50 mg 3 × 1 p. o./die.
Neben der medikamentösen Therapie empfehlen sich auch die *frühzeitige Mobilisierung des Patienten* (Grool et al. 2016), physiotherapeutische Maßnahmen mit krankengymnastischer Übungsbehandlung, Massage und Wärmetherapie, Entspannungsverfahren (z. B. progressive Muskelrelaxation nach Jacobson) und ein Schmerzimmunisierungstraining (↔, B).

#### G 3.4.2.2 Chronisches Stadium

Drei Monate nach einem SHT sind posttraumatische Symptome noch bei ca. 33 % der Patienten vorhanden, wobei auch hier der *posttraumatische Kopfschmerz* das häufigste Symptom darstellt (Ropper und Gorson 2007). Der chronische posttraumatische Kopfschmerz ähnelt am häufigsten dem Kopfschmerz vom Spannungstyp.
Bei der Therapie des chronischen posttraumatischen Kopfschmerzes (**Kap. A 11**) kommen als *nicht-medikamentöse Maßnahmen* physikalische Therapien und verhaltensmedizinische Ansatzformen, wie Stressbewältigungstraining, soziales Kompetenztraining, Biofeedback, Sozialberatung und berufsbezogene Maßnahmen, operante Therapien mit Aufdeckung und Beseitigung positiver Verstärker für Schmerzverhalten und Erhöhung der körperlichen Aktivität zum Einsatz.
Zur Behandlung des posttraumatischen »neurasthenisch-depressiven Syndroms« können folgende Therapiemaßnahmen versucht werden (↔, B): Schmerzpsychologische Therapie mit Anwendung psychotherapeutischer Verfahren, insbesondere bei der Entwicklung einer posttraumatischen Stresserkrankung, neuropsychologische Therapie, soziotherapeutische Maßnahmen und medikamentöse Therapie mit SSRI in einschleichender Dosierung (z. B. Sertralin 50–200 mg p. o./die). Keine der beschriebenen Therapieformen ist jedoch mittels prospektiver Studien evaluiert (Hadanny und Efrati 2016).

#### G 3.4.2.3 Therapieansätze mit bislang ungeklärter Wirksamkeit

Zahlreiche psychopharmakologische Interventionen zur Verbesserung von Aufmerksamkeit, neurokognitiven Defiziten und Verhaltensauffälligkeiten wurden bei Patienten nach einem SHT untersucht (Chew und Zafonte 2009). Aufgrund der Heterogenität des Patientenkollektivs ist die Aussagekraft der Mehrzahl der Studien limitiert und es kann keine generelle Anwendungsempfehlung ausgesprochen werden. Im Einzelfall kann jedoch ein individueller Heilversuch angezeigt sein. So kann durch die Gabe von Psychostimulanzien wie Methylphenidat eine Antriebssteigerung induziert werden (↔, C). Amantadin (↔, B) kann zu einer Verbesserung der kognitiven Funktionen führen und bei Agitiertheit, Aggression und Stimmungsschwankungen eingesetzt werden. Die Tagesdosis beträgt 100–400 mg. Auch unter Levodopa (↔, B) wurden Verbesserungen von kognitiven Defiziten und von Verhaltensstörungen beschrieben. Bei posttraumatischer Depression, Labilität oder emotionalen Schwankungen können Valproat und Carbamazepin versucht werden (↔, B). Propanolol wurde erfolgreich zur Beherrschung von posttraumatisch aufgetretenem Aggressionsverhalten angewendet (↔, B).
Kontrovers wird die Dauer der poststationären Bettruhe bzw. einer ärztlich angeordneten Arbeitsunfähigkeit diskutiert. Derzeit gibt es keinen Konsens bezüglich der weiteren Betreuung von Patienten mit einem leichten SHT nach Abschluss des Krankenhausaufenthalts. Zu beachten ist, dass prolongierte Bettruhe von über zwei Wochen das Outcome von Patienten mit einem leichten SHT verschlechtern kann (De Kruijk et al. 2001).

## G 3.5 Moderates und schweres Schädel-Hirn-Trauma

### G 3.5.1 Spezielle diagnostische und therapeutische Aspekte

Patienten mit einem moderaten SHT müssen stationär auf eine Überwachungseinheit aufgenommen werden. Jedenfalls ist zu beachten, dass bei Patienten mit einem pathologischen CT eine *neurochirurgische Intervention* notwendig werden kann. Falls sich der Patient klinisch verschlechtert, müssen *intensivmedizinische Maßnahmen* ergriffen werden (s. u.). Die Durchführung eines Kontroll-CT wird binnen 6–12 Stunden post Trauma bzw. akut im Falle einer klinischen Verschlechterung empfohlen. Bei ca. einem Drittel der Patienten mit einem moderaten SHT ist mit einer Befundverschlechterung zu rechnen. Die Zeitspanne zwischen weiteren notwendigen bildgebenden Kontrolluntersuchungen orientiert sich am klinischen Verlauf bis zum Erreichen eines GCS-Scores von 13–15.

## G 3.5.2 Pragmatische Therapie

### G 3.5.2.1 Unfallort/Transport in die Klinik

Am Unfallort muss der neurologische Zustand des Patienten mit Prüfung von Bewusstseinslage, motorischer Reaktion (GCS), Opto- und Pupillomotorik sowie Atmung erhoben werden. Obligat ist ferner eine strukturierte (z. B. Notarztprotokoll der Deutschen Interdisziplinären Vereinigung für Intensiv- und Notfallmedizin) allgemeine körperliche Untersuchung zum Ausschluss zusätzlicher Verletzungen (z. B. Wirbelsäulentrauma, penetrierende Verletzung). Das oberste Ziel bei Patienten mit einem schweren SHT ist die *Stabilisierung der Vitalfunktionen*. Absolute Priorität besitzen dabei die Vermeidung und die Behandlung der Hypoxie und der Hypotonie (↑↑, A), da diese beiden Faktoren einen negativen Einfluss auf das neurologische Outcome haben (Stahel et al. 2008). Eine Hypoxie ist definiert durch eine Sauerstoffsättigung < 90 % bzw. einen arteriellen $pO_2$ < 60 mmHg, eine Hypotension durch einen systolischen Blutdruckwert < 90 mmHg. Festzuhalten ist, dass auch die Aufrechterhaltung von Werten über dem angegebenen Zielbereich keinesfalls das Auftreten von sekundären Schädigungen ausschließt (Butcher et al. 2007a).

Patienten mit einem schweren SHT sind zu intubieren und kontrolliert zu beatmen. Dabei soll ein arterieller $pO_2$ > 90 mmHg und ein arterieller $pCO_2$-Wert zwischen 30–35 mmHg angestrebt werden (↑↑, A). Bevorzugte Sedativa für die Intubation sind Propofol 1–2,5 mg/kg i. v., Midazolam 0,15–0,35 mg/kg i. v. oder Ketamin 0,5–1 mg/kg i. v. (Bourgoin et al. 2003), als Analgetika werden Morphin 5–10 mg i. v., Fentanyl 0,05–0,2 mg i. v. oder Sufentanil 0,02–0,05 mg i. v. eingesetzt (Citerio und Cormio 2003). Zur Relaxierung sollten kurz wirksame Relaxanzien wie Rocuronium 0,6–1 mg/kgKG i. v. oder Vecuronium 0,08–0,1 mg/kgKG i. v. verwendet werden (Juul et al. 2000). Zur »Rapid Sequence Induction« bei Patienten mit einem schweren SHT ist auch die Applikation des depolarisierenden Muskelrelaxans Suxamethonium/Succinylcholin 0,5–1 mg/kgKG i. v. zulässig, da es bei diesem Patientenkollektiv keine Evidenz zur Aggravierung einer allfällig bestehenden intrakraniellen Hypertension gibt (Clancy et al. 2001). Eine Übersicht zu den genannten Substanzen gibt **Tab. G 3.5**.

Primär ist die Stabilisierung des Blutdrucks mit adäquater Volumentherapie anzustreben (↑↑, A). Nach aktueller Datenlage ist die Applikation von balanzierten isotonen (z. B. ELO-MEL isoton oder isotone Kochsalzlösung), hypertonen kristalloiden (z. B. Natriumchlorid 10 %) als gleichwertig anzusehen (Cooper et al. 2004). Nicht mehr empfohlen werden kann die Verabreichung von Albumin (SAFE Study Investigators 2007). Keinesfalls dürfen hypotone Lösungen aufgrund der möglichen Aggravierung eines sich entwickelnden Hirnödems infundiert werden (↓, C). Ist trotz forcierter Flüssigkeitsgabe kein adäquater Blutdruck zu erzielen, ist der Einsatz von Vasopressoren/Inotropika (**Tab. G 3.5**), wie Dobutamin 2–10 µg/kg/min, Epinephrin 0,01–0,4 µg/kg/min, Norepinephrin 0,05–0,3 µg/kg/min, oder Phenylephrin 1–10 µg/kg/min, gerechtfertigt (↑, A) (Steiner et al. 2004).

Bei Auftreten von Zeichen der intrakraniellen Hypertension (Anisokorie, Cushing-Reflex) in der Prähospitalphase ist nach Intubation und tiefer Analgosedierung neben einer moderaten Hyperventilation (Ziel $pCO_2$ 30–33 mmHg) die rasche intravenöse Applikation von hyperosmolaren Flüssigkeiten (z. B. 250 ml Mannitol 20 % bzw. 30 ml NaCl 23,4 %) indiziert (↔, A). Im Einzelfall kann der Einsatz von Barbituraten (z. B. Thiopental-Bolus mit 10 mg/kg i. v.) unter engmaschiger Kontrolle des Blutdrucks erwogen werden (Gabriel et al. 2002) (↔, B).

G
3

**Tab. G 3.5:** Übersicht über Vasopressoren/Inotropika, Analgosedativa und Muskelrelaxanzien, die in der Therapie des schweren SHT zur Anwendung kommen

| Substanz (Handelsname) | Dosierungsempfehlung* |
|---|---|
| *Vasopressoren/Inotropika* | |
| Dobutamin | 2–10 µg/kg/min |
| Epinephrin | 0,01–0,4 µg/kg/min |
| Norepinephrin | 0,05–0,3 µg/kg/min |
| Phenylephrin | 1–10 µg/kg/min |
| *Analgetika/Sedativa* | |
| Ketamin | 0,5–3 mg/kg/h |
| Midazolam | 2–25 mg/h |
| Propofol | 0,1–4 mg/kg/h** |
| Morphin | 1–10 mg/h |
| Fentanyl | 0,5–5 µg/kg/h |
| Sufentanil | 0,25–2,5 µg/kg/h |
| *Muskelrelaxanzien* | |
| Suxamethonium/Succinylcholin | 0,5–1 mg/kg |
| Rocuronium | 0,6–1 mg/kg |
| Vecuronium | 0,08–0,1 mg/kg |

* Richtdosis, kann im Einzelfall nach Ermessen des behandelnden Arztes auch überschritten werden

** Eine Dosis von 4 mg/kg/h für länger als 48 Stunden sollte wegen des Risikos eines sog. Propofol-Infusionssyndroms (Kam und Cardone 2007) nicht überschritten werden

### G 3.5.2.2 Notaufnahme/Intensivstation

Im Schockraum ist eine Reevaluierung der Vitalparameter vorzunehmen. Zeichen der intrakraniellen Hypertension müssen frühzeitig erfasst werden. Behandlungsziel ist die Protektion des Gehirns vor sekundären Schäden durch Prävention und (aggressive) Therapie von Hypoxämie, Hypotension, Hyper-/Hypokapnie, Hyperthermie, Hyper-/Hypoglykämie und Störungen im Elektrolythaushalt, insbesondere Hyponatriämie (↑↑, A). Die Durchführung einer Ganzkörper-CT ist obligat. Standard-CT-Protokolle zur Evaluation von Polytrauma-Patienten beinhalten auch die Applikation von Kontrastmittel (Thorax-Scan in arterieller Phase, Abdomen-Scan in portovenöser Phase). Das weitere Prozedere richtet sich danach, ob die Notwendigkeit für die neurochirurgische Entlastung raumfordernder, intrakranieller Läsionen besteht und ob eine Messung des intrakraniellen Drucks (ICP) indiziert ist (s. u.; zur Therapie des erhöhten intrakraniellen Drucks auch **Kap. G 2**).
Die Anlage einer *ICP-Sonde* ist dann gerechtfertigt, wenn der Patient ein schweres SHT erleidet und gleichzeitig ein pathologisches CT mit Nachweis eines intrakraniellen Hämatoms, einer Kontusion, eines Hirnödems bzw. von komprimierten basalen Zisternen vorliegt (↑, A). Ebenso ist bei Patienten mit einem schweren SHT und unauffälligem CT dann eine Hirndrucksonde zu legen, wenn zumindest zwei der folgenden Kriterien zutreffen (Carney et al. 2017) (↑, A):

- uni- oder bilaterale Beuge- und/oder Strecktendenzen,
- (therapierefraktäre) arterielle Hypotension und
- Lebensalter über 40 Jahre,

da bei diesen Patienten ein ungefähr gleich hohes Risiko (ca. 50–60 %) für einen ICP-Anstieg besteht wie bei Patienten mit pathologischem CT.
Prinzipiell sollte die ICP-Sonde intraventrikulär platziert werden (↑, B), da dann durch das Ablassen von Liquor zumindest kurzfristig der ICP gesenkt werden kann. Alternativer Messort ist das Hirnparenchym, in Ausnahmefällen auch der Epidural- oder Subarachnoidalraum (Messungen allerdings sehr artefaktanfällig).
Aus pathophysiologischer Sicht ist es durchwegs sinnvoll neben der ICP-Messung auch ein *erweitertes invasives zerebrales Monitoring* vorzunehmen. Zwar zählt die Sauerstoffpartialdruckmessung des Hirngewebes mittels $ptO_2$-Sonde noch nicht zur Standardtherapie, rezente Daten haben jedoch gezeigt, dass eine Therapiesteuerung, die sich neben dem ICP auch am $ptO_2$ (Werte > 15 mmHg sind anzustreben) orientiert, mit einem günstigeren Outcome assoziiert ist (Le Roux et al. 2014). Die Implantation eines zerebralen Mikrodialysekatheters erfolgt gegenwärtig nur in spezialisierten Zentren und dient vorrangig wissenschaftlichen Fragestellungen (Hutchinson et al. 2015).

### G 3.5.2.3 Neurochirurgische Therapie

Bei traumatischen intrakraniellen Hämatomen besteht eine dringliche OP-Indikation bei komatösen Patienten mit Mittellinienverlagerung (Bullock et al. 2006) (↑, A). Ein akutes SDH wird in der Regel über eine großflächige Kraniotomie entleert. Ferner besteht bei einem EDH die Indikation zur Trepanation und Entlastung bei einem Volumen > 30 ml unabhängig vom GCS-Score (↑, A).
Hämorrhagische Parenchymläsionen mit einem Volumen > 50 ml sollten operativ entlastet werden (↑, B). Mittlerweile ist ein Trend zur Entlastung auch von weniger ausgeprägten, meist frontal oder temporopolar lokalisierten Kontusionen festzustellen (↔, C). Bei komatösen Patienten ist eine kontinuierliche ICP-Messung indiziert, ein operatives Vorgehen ist bei Größenprogredienz (Volumen > 20 ml) und zunehmender Raumforderung (Mittellinienverlagerung > 5 mm oder Kompression der basalen Zisternen) angezeigt. Traumatische Raumforderungen im Bereich der hinteren Schädelgrube mit Kompression des IV. Ventrikels und/oder beginnender Liquorzirkulationsstörung bedürfen ebenfalls einer operativen Therapie (Feinberg et al. 2015) (↑, A).
Bei Nachweis einer Impressionsfraktur besteht eine OP-Indikation bei raumforderndem Effekt der imprimierten Kalotte. Geschlossene Impressionsfrakturen sollten bei Dislokation des Knochenfragments um mehr als die Kalottendicke operiert werden (Bullock et al. 2006) (↑, B).
Bei einem offenen SHT mit Duraverletzung (im Schädel-CT meist intrakranielle Lufteinschlüsse nachweisbar) richtet sich das chirurgische Vorgehen nach dem Ausmaß der Zerreißung und dem Fortbestehen der Liquorrhoe/Liquorfistel. Bei kleinen Defekten kommt es in ca. 70 % innerhalb von 7 Tagen zu einem spontanen Sistieren der Liquorrhoe. Zu beachten ist allerdings das potenzielle Infektionsrisiko, daher sollte bereits bei Verdacht auf ein offenes SHT eine intravenöse antibiotische Therapie mit einem »liquorgängigen« Breitbandantibiotikum (z. B. Cefotaxim) begonnen werden (↔, B). Ferner sollten bei einem offenen SHT mit intrakraniellen Hämatomen und/oder pterionalen bzw. orbitofacialen Verletzungen vaskuläre Läsionen mittels (CT-)Angiographie ausgeschlossen werden.

### G 3.5.2.4 Allgemeine Intensivtherapie

Das isolierte schwere SHT stellt eine »Multisystemerkrankung« dar. Nicht-neurologische Komplikationen sind häufig und repräsentieren wesentliche, potenziell modifizierbare Risikofaktoren für erhöhte Morbidität und Letalität (Zygun et al. 2005). Eine überschießende Stressantwort mit Katecholaminexzess wird aktuell als wesentlicher Pathomechanismus für die systemischen Komplikationen diskutiert (Lim und Smith 2007). Eine günstige Beeinflussung der überschießenden Stressantwort durch Clonidin oder Magnesium wird diskutiert. Ca. 31 % der Patienten mit einem schweren SHT und einer Beatmungsdauer > 24 Stunden entwickeln einen akuten Lungenschaden. Das Auftreten eines akuten Lungenschadens geht mit einer Verdoppelung der Letalität und einem schlechteren funktionellen Outcome einher. Eine weitere Komplikation bei Patienten mit einem schweren SHT repräsentieren Gerinnungsstörungen, die Inzidenz wird zwischen 24–35 % angegeben. Gerinnungsstörungen stellen einen relevanten Risikofaktor für eine klinische Verschlechterung dar, einerseits wegen der Möglichkeit eines protrahierten Auftretens von intrakraniellen Blutungen, andererseits verzögern Gerinnungsstörungen bis zur Korrektur der Gerinnungsparameter die Durchführung von Monitoring-Maßnahmen (vgl. ICP-Sonden-Anlage). In der Folge kann es zu einer verzögerten Einleitung von notwendigen Therapiemaßnahmen kommen.

- Beatmungstherapie: Das Vorliegen eines schweren SHT stellt insbesondere bei Oxygenierungsproblemen keine Kontraindikation gegen die Anwendung eines moderaten PEEP (10–14 mbar) dar (Lowe und Ferguson 2006) (↑, A), der ICP sollte dabei kontinuierlich überwacht werden. Auch ist eine kontinuierliche Messung des exspiratorischen $pCO_2$ mittels Kapnographie vorteilhaft, insbesondere bei Notwendigkeit einer »lungenprotektiven« druckkontrollierten Beatmung. Primär ist eine Normoventilation mit $paCO_2$ von 35–38 mmHg anzustreben.
- Bei (Verdacht auf) Liquorfistel, Schädelbasisfrakturen und in der Frühphase nach transsphenoidaler OP ist eine nichtinvasive Ventilation mit Maske bzw. Helm kontraindiziert. Durch frühzeitige Tracheo(s)tomie in der ersten Behandlungswoche lässt sich die Beatmungsdauer reduzieren, im Vergleich mit längerfristiger Intubation zeigte sich jedoch kein signifikanter Unterschied hinsichtlich Pneumonierate, Aufenthaltsdauer auf der Intensivstation und Letalität (Bouderka et al. 2004) (↔, B).
- Temperaturmanagement: Fieber begünstigt die Ausbildung sekundärer zerebraler Schäden und muss daher konsequent behandelt werden (Badjatia 2009) (↑, A). Neben physikalischen Methoden kommen unter Berücksichtigung hepatischer, renaler und hämatologischer Veränderungen Medikamente mit antipyretischer Wirkung wie Paracetamol 1 g i. v. bis zu 4 × tgl., Metamizol 1 g i. v. bis zu 4 × tgl., Pethidin 50–100 mg i. v. bis zu 3 × tgl., Diclofenac 75 mg i. v. bis zu 2 × tgl. und Mefenaminsäure 500 mg p. o. bis zu 3 × tgl. zur Anwendung.
- Thromboseprophylaxe: Patienten mit einem schweren SHT haben ein erhöhtes Risiko für venöse thromboembolische Ereignisse. Sofern nicht wegen Verletzungen an den unteren Extremitäten kontraindiziert, wird das Anlegen von Kompressionsstrümpfen empfohlen. Die Applikation von LMWH bzw. UFH in niedriger Dosis bietet im Vergleich dazu einen besseren Schutz vor thrombotischen Ereignissen und ist ab dem zweiten Tag post Trauma, sofern keine neurochirurgische Interventionserfordernis gegeben ist, zulässig (Raslan et al. 2010) (↔, B).
- Ernährungstherapie: Patienten mit einem schweren SHT haben einen hohen Kalorienbedarf, nach dem Akutstadium (in der Regel binnen der ersten 72 Stunden post Trauma) sollte eine (enterale) Ernährung angestrebt werden, die 20–50 % über dem Standardgrundumsatz liegt (Cook et al. 2008; Perel et al. 2006) (↑, B). Um einer allfälligen Hypo- bzw. Hyperalimentation rechtzeitig entgegenwirken zu können, ist ein engmaschiges metabolisches Monitoring erforderlich.
- Antikonvulsive Therapie: Frühanfälle (innerhalb der ersten Woche post Trauma) treten bei ca. 20 % der Patienten mit schwerem SHT auf, in ca. 10–15 % der Fälle ist ein Übergang in eine posttraumatische Epilepsie beschrieben (Kharatishvili und Pitkänen 2010). Der Beginn einer prophylaktischen antikonvulsiven Therapie bedarf einer sorgfältigen Nutzen-Risiko-Abwägung (↔, B), eine Anfallsprophylaxe ist indiziert bei penetrierendem Verletzungsmechanismus und Impressionsfrakturen (Carney et al. 2017).

### G 3.5.2.5 Therapie der intrakraniellen Hypertension

Nach aktueller Datenlage werden ICP-Werte > 22 mmHg als behandlungspflichtig angesehen (Carney et al. 2017). Für die korrekte Berechnung des CPP ist es wichtig, sich auf den Blutdruck in Höhe der Schädelbasis zu beziehen (Thomas et al. 2015). Primäres Ziel ist es, einen CPP-Abfall < 50 mmHg (dabei gilt: CPP = MAP – ICP) zu verhindern, dies ist initial mit Volumengabe und/oder Applikation von Vasopressoren und Inotropika anzustreben (↑↑, A). Der optimale CPP (CPPopt) stellt eine individuelle Größe dar, die von zahlreichen Faktoren wie Funktionszustand der Blut-Hirn-Schranke, zerebrovaskulärer Autoregulationskapazität, Hirndurchblutung und Hirnstoffwechsel abhängt (Aries et al. 2012). Nach den aktuellen Empfehlungen der Brain Trauma Foundation (2016) sollte der CPP in einem Bereich zwischen 60–70 mmHg gehalten werden. Einzelne Patienten dürften auch von höheren CPP-Werten profitieren, anzumerken ist allerdings, dass eine unkritische CPP-Augmentation auf Werte > 70 mmHg, insbesondere bei Patienten mit gestörter Autoregulation, mitunter das neurologische Outcome verschlechtern kann (Lazaridis et al. 2014).
Ist die Aufrechterhaltung eines adäquaten CPP durch Stabilisierung des MAP nicht möglich, werden folgende Maßnahmen zur ICP-Senkung empfohlen (Stocchetti und Maas 2014; Carney et al. 2017):

- *Oberkörperhochlagerung* um 30–35° zur Gewährleistung eines optimalen zerebrovenösen Abflusses (Kopf orthograd in Atlantookzipitalachse) (↔, A).
- *Intensivierung der Sedierung und Analgesie* (↔, B). Zur Sedierung werden am häufigsten Benzodiazepine sowie Propofol verwendet (**Tab. G 3.5**). Hohe Dosen dieser Substanzen können eine Hypotension hervorrufen, auf eine ausreichende Volumensubstitution ist zu achten. Bedeutsam ist die antikonvulsive Eigenschaft dieser Medikamente. Bei der Gabe von Propofol ist die vermehrte Lipidbelastung des Patienten zu beachten. Als Analgetika kommen meist Morphin, Fentanyl und Sufentanil zum Einsatz (**Tab. G 3.5**). Die Applikation von Ketamin führt in Kombination mit Propofol oder einem Benzodiazepin beim kontrolliert beatmeten Patienten nicht zum ICP-Anstieg. Daher ist die Verabreichung von Ketamin insbesondere beim hämodynamisch instabilen, beatmeten SHT-Patienten zulässig. Zusätzlich können Muskelrelaxanzien kurzzeitig zur Senkung eines erhöhten ICP eingesetzt werden. Die prophylaktische oder kontinuierliche Applikation von Muskelrelaxanzien

bei Patienten mit schwerem SHT ist jedoch kontraindiziert (↓, A), insbesondere, da eine kontinuierliche Relaxierung des Patienten dessen Risiko erhöht, eine Sepsis und »Critical Illness« Neuromyopathie zu entwickeln.

- Intermittierendes oder kontinuierliches *Ablassen von Zerebrospinalflüssigkeit* bei Vorhandensein einer Ventrikelsonde (↔, A).
- Intravenöse Applikation von *hyperosmolaren Substanzen* (↑, B). Einer rezenten Meta-Analyse zufolge sollten hypertone Kochsalzlösungen (NaCl 5 % bis NaCl 23,4 %) gegenüber Mannitol (z. B. Mannitol 20 % 0,25–1 g/kg i. v.) bevorzugt zur Anwendung kommen (Kamel et al. 2011). Die wiederholte Applikation alle 4–6 Stunden ist möglich, wobei die Serumosmolalität 320 mosmol/kg nicht übersteigen sollte.
- *Moderate Hyperventilation* (↔, B): der $paCO_2$ sollte nach Möglichkeit zwischen 30–35 mmHg gehalten werden (Stocchetti et al. 2008). Eine Hyperventilation mit konsekutiver Hypokapnie führt zur Vasokonstriktion zerebraler Blutgefäße. Daraus resultieren ein reduzierter CBF und ein vermindertes zerebrales Blutvolumen (pro mm Hg-Reduktion des $pCO_2$ nimmt der CBF um ca. 3 % ab). Moderate Hypokapnie mit $pCO_2$-Werten von 30–35 mmHg ruft höchst unwahrscheinlich ischämische Komplikationen hervor, ist aber effektiv in der Behandlung eines erhöhten ICP. Bei $pCO_2$-Werten < 30 mmHg besteht die Gefahr einer zusätzlichen zerebralen Ischämie, daher ist eine prophylaktische und prolongierte Hyperventilation mit arteriellen $pCO_2$-Werten < 30 mmHg zu vermeiden.

Nach Ausschöpfen dieser Maßnahmen sind bei therapierefraktärer intrakranieller Hypertension folgende Behandlungsversuche zulässig (Stocchetti und Maas 2014; Carney et al. 2017):

- *Kurzfristige forcierte Hyperventilation* ($paCO_2$ < 30 mmHg) (↔, B): Sollte diese Therapiemaßnahme notwendig werden, ist wegen der Gefahr der zerebralen Ischämie eine Messung der $SjO_2$, des $ptO_2$ im Hirngewebe oder des CBF durchzuführen.
- *Barbituratnarkose* (↔, B): Eine Hochdosis-Barbituratnarkose stellt eine therapeutische Option dar, wenn die intrakranielle Hypertension mit anderen Maßnahmen nicht mehr beherrscht werden kann. Barbiturate weisen ein breites Nebenwirkungsspektrum auf, zu erwähnen sind u. a. die negativen Effekte auf das kardiovaskuläre System und die Leberfunktion, die Hypotension sowie die erhöhte Sepsisrate. Wird eine Barbituratnarkose in Erwägung gezogen, sind ein hämodynamisches Monitoring und ein EEG-Monitoring unabdingbar, da nur im sog. »Burst-Suppression-EEG« eine sinnvolle Reduktion des CBF und des zerebralen Metabolismus (um ca. 50 %) stattfindet. Üblicherweise wird Thiopental als Bolus in einer Dosis von 10 mg/kg verabreicht, danach erfolgt die kontinuierliche Gabe in einer Dosis von 3–5 mg/kg/h.
- *Osteoklastische (dekompressive) Kraniotomie mit Duraerweiterungsplastik* (↔, B): Eine multizentrische Studie (RESCUEicp) konnte belegen, dass die Kraniektomie bei therapieresistenter intrakranieller Hypertension zu einer verbesserten 6-Monats-Letalität und einem verbesserten funktionellen Outcome nach 12 Monaten führen kann. Allerdings zeigte sich auch eine deutliche Zunahme der Patienten, die mit schweren neurologischen Defiziten überleben (Hutchinson et al. 2016). Daher sollte vor Entscheidung zu einer Dekompressionsoperation jedenfalls eine Erhebung des mutmaßlichen Patientenwillens bzw. eine Einbeziehung der nächsten Angehörigen erfolgen.
- *Therapeutische Hypothermie* (Zieltemperatur 35–33 °C) (↔, B): Der Stellenwert von prophylaktischer als auch therapeutischer Hypothermie nach einem schweren SHT wird kontrovers diskutiert. Obwohl ein neuroprotektiver Effekt für die Hypothermie experimentell belegt ist, sollte diese Therapie derzeit *nur als Behandlungsoption bei therapierefraktärer intrakranieller Hypertension* zum Einsatz kommen (De Deyne 2010).

#### G 3.5.2.6 Unwirksame Therapien

Aufgrund negativer Ergebnisse in multizentrischen Studien mit dem Nachweis von signifikanten Nebenwirkungen oder gar einer Übersterblichkeit im aktiven Therapiearm verglichen mit der Standardtherapie sind bei einem schweren SHT weder einer hochdosierte Corticosteroidgabe (Roberts et al. 2004) noch die prophylaktische (d. h. ohne manifeste ICP-Erhöhung) Gabe von hyperosmolaren Substanzen (Ryu et al. 2013) indiziert. Ebenso zeigten weder Studien zur frühzeitigen, prophylaktischen Hypothermiebehandlung (Andrews et al. 2015; Clifton et al. 2011) noch zur frühzeitigen (prophylaktischen) dekompressiven Kraniotomie (Cooper et al. 2011) einen Vorteil hinsichtlich Letalität und Morbidität.

### G 3.5.3 Outcome

Fortschritte in der prähospitalen Notfallmedizin und die zunehmende Standardisierung der Intensivtherapie (Carney et al. 2017) von Patienten mit einem schweren SHT haben in den letzten Jahren zu einem Rückgang der Letalität geführt. Trotzdem ist das Outcome von Patienten mit einem schweren SHT nach wie vor ungünstig. Zu beachten ist, dass seriöse Aussagen zum Outcome erst 6 Monate nach dem Ereignis zulässig sind. Innerhalb dieses Zeitraums erreichen ca. 85 % ein stabiles Rehabilitationsergebnis, bei ca. 15 % ist auch nach diesem Zeitraum mit einer funktionellen Verbesserung zu rechnen (Maas et al. 2008). Einer Auswertung der »Trauma Coma Data Bank« zufolge versterben ca. 30–36 % der Patienten mit einem schweren SHT und ca. 5 % der Fälle münden in ein »Unresponsive Wakefulness Syndrome« (apallisches Syndrom), ca. 15 % der Patienten bleiben schwerst und ca. 15–20 % mittelgradig behindert. Eine gute funktionelle Erholung ist bei ca. 25 % der Patienten zu erwarten (Valadka und Robertson 2007). Hinsichtlich pharmakologischer Interventionen in der sogenannten Postakut- oder Nachbehandlungsphase konnte lediglich für den Wirkstoff Amantadin ein positiver Effekt in Bezug auf Verbesserung von Wachheit und

Kontaktierbarkeit bei anhaltender Bewusstseinsstörung nach einem schweren SHT nachgewiesen werden (Giacino et al. 2012) (↑, B).

Die IMPACT (»International Mission on Prognosis and Analysis of Clinical Trials«)-Studie arbeitete an einer Datenbank mit über 8 500 SHT-Patienten folgende Parameter als wesentliche unabhängige Outcome-Prädiktoren heraus: Alter, GCS-Score für motorische Reaktion, Pupillenreaktion und CT-Charakteristika (Murray et al. 2007). Unter der Berücksichtigung weiterer Prädiktoren wie Hypotension, Hypoxie, GCS-Score für Augenöffnen und verbales Antworten sowie bestimmter Laborwerte (Blutglukose, Thrombozytenzahl und Hämoglobin) ist es mittlerweile möglich, schon in der Akutphase nach einem schweren SHT Modellberechnungen hinsichtlich des möglichen Langzeit-Outcomes anzustellen (Steyerberg et al. 2008).

In Bezug auf neurophysiologische Techniken und Prognoseevaluierung wurde eingehender die Wertigkeit des EEGs und der somatosensorischen EVP untersucht (Lingsma et al. 2010). So zeigten Patienten mit einem abnormen oder fehlenden spontanen »Arousal« im EEG oder mit bilateral fehlenden kortikalen Antworten bei Ableitung der Medianus-SSEP häufig ein schlechtes Outcome.

In den letzten Jahren wurden auch einige Proteine, darunter Protein S100 und Neuron-spezifische Enolase (NSE) in Serum, Liquor cerebrospinalis und zerebraler Mikrodialyseflüssigkeit als potenzielle Biomarker zur Bestimmung des Schädigungsausmaßes und als Prognoseprädiktoren evaluiert (Lingsma et al. 2010). Obwohl für manche dieser Faktoren eine Assoziation zwischen der Konzentration zu einem bestimmten Zeitpunkt oder über einen bestimmten Zeitverlauf und dem funktionellen Outcome hergestellt werden konnte, steht eine Validierung dieser Daten nach wie vor aus, insbesondere sind weitere multivariate Analysen zu fordern.

## G 3.6 Therapie bestimmter Krankheitsbilder

Bezüglich der Behandlung von posttraumatischen Kopfschmerzen (**Kap. A 11**), Hirnnervenläsionen (**Kap. B 2**, **Kap. B 3**), Gefäßdissektionen (**Kap. E 1**), Hydrozephalus (**Kap. G 2**), Epilepsie (**Kap. C 1**) oder einer fortgeleiteten Meningitis (**Kap. F 1**), Zerebritis, Ventrikulitis oder Hirnabszess (**Kap. F 2**) wird auf die entsprechenden Therapiekapitel verwiesen.

## Literatur


Altmeyer W, Steven A, Gutierrez J. Use of magnetic resonance in the evaluation of cranial trauma. Magn Reson Imaging Clin N Am 2016; 24: 305–323.

Andrews PJ, Sinclair HL, Rodriguez A, Harris BA, Battison CG, Rhodes JK, Murray GD; Eurotherm3235 Trial Collaborators. Hypothermia for intracranial hypertension after traumatic brain injury. N Engl J Med 2015; 373: 2403–2412.

Aries MJ, Czosnyka M, Budohoski KP, Steiner LA, Lavinio A, Kolias AG, Hutchinson PJ, Brady KM, Menon DK, Pickard JD, Smielewski P. Continuous determination of optimal cerebral perfusion pressure in traumatic brain injury. Crit Care Med 2012; 40: 2456–2463.

Badjatia N. Hyperthermia and fever control in brain injury. Crit Care Med 2009; 37(Suppl): 250–S257.

Botteri M, Bandera E, Minelli C, Latronico N. Cerebral blood flow thresholds for cerebral ischemia in traumatic brain injury. A systematic review. Crit Care Med 2008; 36: 3089–3092.

Bouderka MA, Fakhir B, Bouaggad A, Hmamouchi B, Hamoudi D, Harti A. Early tracheostomy versus prolonged endotracheal intubation in severe head injury. J Trauma 2004; 57: 251–254.

Bourgoin A, Albanese J, Wereszczynski N, Charbit M, Vialet R, Martin C. Safety of sedation with ketamine in severe head injury patients: comparison with sufentanil. Crit Care Med 2003; 31: 711–777.

Bullock MR, Chesnut R, Ghajar J, Gordon D, Hartl R, Newell DW, Servadei F, Walters BC, Wilberger JE, Surgical Management of Traumatic Brain Injury Author Group. Guidelines for the surgical management of traumatic brain injury. Neurosurgery 2006; 58(Suppl): 1–60.

Butcher I, Maas AI, Lu J, Marmarou A, Murray GD, Mushkudiani NA, McHugh GS, Steyerberg EW. Prognostic value of admission blood pressure in traumatic brain injury: results from the IMPACT study. J Neurotrauma 2007a; 24: 294–302.

Butcher I, McHugh GS, Lu J, Steyerberg EW, Hernández AV, Mushkudiani N, Maas AI, Marmarou A, Murray GD. Prognostic value of cause of injury in traumatic brain injury: results from the IMPACT study. J Neurotrauma 2007b; 24: 281–286.

Carney N, Totten AM, O'Reilly C, Ullman JS, Hawryluk GW, Bell MJ, Bratton SL, Chesnut R, Harris OA, Kissoon N, Rubiano AM, Shutter L, Tasker RC, Vavilala MS, Wilberger J, Wright DW, Ghajar J. Guidelines for the management of severe traumatic brain injury, fourth edition. Neurosurgery 2017; 80: 6–15.

Chew E, Zafonte RD. Pharmacological management of neurobehavioral disorders following traumatic brain injury – a state-of-the-art review. J Rehabil Res Dev 2009; 46: 851–879.

Citerio G, Cormio M. Sedation in neurointensive care: advances in understanding and practice. Curr Opin Crit Care 2003; 9: 120–126.

Clancy M, Halford S, Walls R, Murphy M. In patients with head injuries who undergo rapid sequence intubation using succinylcholine, does pretreatment with a competitive neuromuscular blocking agent improve outcome? A literature review. Emerg Med J 2001; 18: 373–375.

Clifton GL, Valadka A, Zygun D, Coffey CS, Drever P, Fourwinds S, Janis LS, Wilde E, Taylor P, Harshman K, Conley A, Puccio A, Levin HS, McCauley SR, Bucholz RD, Smith KR, Schmidt JH, Scott JN, Yonas H, Okonkwo DO. Very early hypothermia induction in patients with severe brain injury (the National Acute Brain Injury Study: Hypothermia II): a randomised trial. Lancet Neurol 2011; 10: 131–139.

Cook AM, Peppard A, Magnuson B. Nutrition considerations in traumatic brain injury. Nutr Clin Pract 2008; 23: 608–620.

Cooper DJ, Myles PS, McDermott FT, Murray LJ, Laidlaw J, Cooper G, Tremayne AB, Bernard SS, Ponsford J, HTS Study Investigators. Prehospital hypertonic saline resuscitation of patients with hypotension and severe traumatic brain injury: a randomized controlled trial. J Am Med Assoc 2004; 291: 1350–1357.

Cooper DJ, Rosenfeld JV, Murray L, Arabi YM, Davies AR, D'Urso P, Kossmann T, Ponsford J, Seppelt I, Reilly P, Wolfe R, DECRA Trial Investigators, Australian and New Zealand Intensive Care Society Clinical Trials Group. Decompressive craniectomy in diffuse traumatic brain injury. N Engl J Med 2011; 364: 1493–1502.

Corrigan JD, Selassie AW, Orman JA. The epidemiology of traumatic brain injury. J Head Trauma Rehabil 2010; 25: 72–80.

Cummings P, Rivara FP, Olson CM, Smith KM. Changes in traffic crash mortality rates attributed to use of alcohol, or lack of a seat belt, air bag, motorcycle helmet, or bicycle helmet, United States, 1982–2001. Inj Prev 2006; 12: 148–154.

De Deyne CS. Therapeutic hypothermia and traumatic brain injury. Curr Opin Anaesthesiol 2010; 23: 258–262.

De Kruijk JR, Twijnstra A, Meerhoff S, Leffers P. Management of mild traumatic brain injury: lack of consensus in Europe. Brain Inj 2001; 15: 117–123.

Donkin JJ, Vink R. Mechanisms of cerebral edema in traumatic brain injury: therapeutic developments. Curr Opin Neurol 2010; 23: 293–299.

Dubroff JG, Newberg A. Neuroimaging of traumatic brain injury. Semin Neurol 2008; 28: 548–557.

Feinberg M, Mai JC, Ecklund J. Neurosurgical management in traumatic brain injury. Semin Neurol 2015; 35: 50–56.

Gabriel EJ, Ghajar J, Jagoda A, Pons PT, Scalea T, Walters BC. Guidelines for prehospital management of traumatic brain injury. J Neurotrauma 2002; 19: 111–174.

Giacino JT, Whyte J, Bagiella E, Kalmar K, Childs N, Khademi A, Eifert B, Long D, Katz DI, Cho S, Yablon SA, Luther M, Hammond FM, Nordenbo A, Novak P, Mercer W, Maurer-Karattup P, Sherer M. Placebo-controlled trial of amantadine for severe traumatic brain injury. N Engl J Med 2012; 366: 819–826.

Grool AM, Aglipay M, Momoli F, Meehan WP 3rd, Freedman SB, Yeates KO, Gravel J, Gagnon I, Boutis K, Meeuwisse W, Barrowman N, Ledoux AA, Osmond MH, Zemek R. Pediatric Emergency Research Canada (PERC) Concussion Team. Association between early participation in physical activity following acute concussion and persistent postconcussive symptoms in children and adolescents. JAMA 2016; 316: 2504–2514.

Hadanny A, Efrati S. Treatment of persistent post-concussion syndrome due to mild traumatic brain injury: current status and future directions. Expert Rev Neurother 2016; 16: 875–887.

Hill CS, Coleman MP, Menon DK. Traumatic axonal injury: mechanisms and translational opportunities. Trends Neurosci 2016; 39: 311–324.

Hutchinson PJ, Jalloh I, Helmy A, Carpenter KL, Rostami E, Bellander BM, Boutelle MG, Chen JW, Claassen J, Dahyot-Fizelier C, Enblad P, Gallagher CN, Helbok R, Hillered L, Le Roux PD, Magnoni S, Mangat HS, Menon DK, Nordström CH, O'Phelan KH, Oddo M, Perez Barcena J, Robertson C, Ronne-Engström E, Sahuquillo J, Smith M, Stocchetti N, Belli A, Carpenter TA, Coles JP, Czosnyka M, Dizdar N, Goodman JC, Gupta AK, Nielsen TH, Marklund N, Montcriol A, O'Connell MT, Poca MA, Sarrafzadeh A, Shannon RJ, Skjøth-Rasmussen J, Smielewski P, Stover JF, Timofeev I, Vespa P, Zavala E, Ungerstedt U. Consensus statement from the 2014 International Microdialysis Forum. Intensive Care Med 2015; 41: 1517–1528.

Hutchinson PJ, Kolias AG, Timofeev IS, Corteen EA, Czosnyka M, Timothy J, Anderson I, Bulters DO, Belli A, Eynon CA, Wadley J, Mendelow AD, Mitchell PM, Wilson MH, Critchley G, Sahuquillo J, Unterberg A, Servadei F, Teasdale GM, Pickard JD, Menon DK, Murray GD, Kirkpatrick PJ, RESCUEicp Trial Collaborators. Trial of decompressive craniectomy for traumatic intracranial hypertension. N Engl J Med 2016; 375: 1119–1130.

Jennett B, Adams JH, Murray LS, Graham DI. Neuropathology in vegetative and severely disabled patients after head injury. Neurology 2001; 56: 486–490.

Juul N, Morris GF, Marshall SB, Marshall LF. Neuromuscular blocking agents in neurointensive care. Acta Neurochir 2000; 76(Suppl): 467–470.

Kam PC, Cardone D. Propofol infusion syndrome. Anaesthesia 2007; 62: 690–701.

Kamel H, Navi BB, Nakagawa K, Hemphill JC 3rd, Ko NU. Hypertonic saline versus mannitol for the treatment of elevated intracranial pressure: a meta-analysis of randomized clinical trials. Crit Care Med 2011; 39: 554–559.

Kharatishvili I, Pitkänen A. Posttraumatic epilepsy. Curr Opin Neurol 2010; 23: 183–188.

Kochanek PM, Jackson TC, Ferguson NM, Carlson SW, Simon DW, Brockman EC, Ji J, Bayır H, Poloyac SM, Wagner AK, Kline AE, Empey PE, Clark RS, Jackson EK, Dixon CE. Emerging therapies in traumatic brain injury. Semin Neurol 2015; 35: 83–100.

Lazaridis C, DeSantis SM, Smielewski P, Menon DK, Hutchinson P, Pickard JD, Czosnyka M. Patient-specific thresholds of intracranial pressure in severe traumatic brain injury. J Neurosurg 2014; 120: 893–900.

Le Roux P, Menon DK, Citerio G, Vespa P, Bader MK, Brophy GM, Diringer MN, Stocchetti N, Videtta W, Armonda R, Badjatia N, Boesel J, Chesnut R, Chou S, Claassen J, Czosnyka M, De Georgia M, Figaji A, Fugate J, Helbok R, Horowitz D, Hutchinson P, Kumar M, McNett M, Miller C, Naidech A, Oddo M, Olson D, O'Phelan K, Provencio JJ, Puppo C, Riker R, Robertson C, Schmidt M, Taccone F. Neurocritical Care Society. European Society of Intensive Care Medicine. Consensus summary statement of the International Multidisciplinary Consensus Conference on Multimodality Monitoring in Neurocritical Care: a statement for healthcare professionals from the Neurocritical Care Society and the European Society of Intensive Care Medicine. Intensive Care Med 2014; 40: 1189–1209.

Lim HB, Smith M. Systemic complications after head injury: a clinical review. Anaesthesia 2007; 62: 474–482.

Lingsma HF, Roozenbeek B, Steyerberg EW, Murray GD, Maas AI. Early prognosis in traumatic brain injury: from prophecies to predictions. Lancet Neurol 2010; 9: 543–554.

Lowe GJ, Ferguson ND. Lung-protective ventilation in neurosurgical patients. Curr Opin Crit Care 2006; 12: 3–7.

Maas AI, Lingsma HF, Roozenbeek B. Predicting outcome after traumatic brain injury. Handb Clin Neurol 2015; 128: 455–474.

Maas AI, Stocchetti N, Bullock R. Moderate and severe traumatic brain injury in adults. Lancet Neurol 2008; 7: 728–741.

Marmarou A, Lu J, Butcher I, McHugh GS, Murray GD, Steyerberg EW, Mushkudiani NA, Choi S, Maas AI. Prognostic value of the Glasgow Coma Scale and pupil reactivity in traumatic brain injury assessed prehospital and on enrollment: an IMPACT analysis. J Neurotrauma 2007; 24: 270–80.

Mathews ZR, Koyfman A. Blast injuries. J Emerg Med 2015; 49: 573–587.

McArthur DL, Chute DJ, Villablanca JP. Moderate and severe traumatic brain injury: epidemiologic, imaging and neuropathologic perspectives. Brain Pathol 2004; 14: 185–194.

Moen KG, Brezova V, Skandsen T, Håberg AK, Folvik M, Vik A. Traumatic axonal injury: the prognostic value of lesion load in corpus callosum, brain stem, and thalamus in different magnetic resonance imaging sequences. J Neurotrauma 2014; 31: 1486–1496.

Murray GD, Butcher I, McHugh GS, Lu J, Mushkudiani NA, Maas AI, Marmarou A, Steyerberg EW. Multivariable prognostic analysis in traumatic brain injury: results from the IMPACT study. J Neurotrauma 2007; 24: 329–337.

Narayan RK, Maas AI, Servadei F, Skolnick BE, Tillinger MN, Marshall LF, Traumatic Intracerebral Hemorrhage Study Group. Progression of traumatic intracerebral hemorrhage: a prospective observational study. J Neurotrauma 2008; 25: 629–639.

Nichol A, French C, Little L, Haddad S, Presneill J, Arabi Y, Bailey M, Cooper DJ, Duranteau J, Huet O, Mak A, McArthur C, Pettilä V, Skrifvars M, Vallance S, Varma D, Wills J, Bellomo R, EPO-TBI Investigators, ANZICS Clinical Trials Group. Erythropoietin in traumatic brain injury (EPO-TBI): a double-blind randomized controlled trial. Lancet 2015; 386: 2499–2506.

Nyam TE, Ao KH, Hung SY, Shen ML, Yu TC, Kuo JR. FOUR score predicts early outcome in patients after traumatic brain injury. Neurocrit Care 2017; 26: 225–231.

Oertel M, Kelly DF, McArthur D, Boscardin WJ, Glenn TC, Lee JH, Gravori T, Obukhov D, McBride DQ, Martin NA. Progressive hemorrhage after head trauma: predictors and consequences of the evolving injury. J Neurosurg 2002; 96: 109–116.

Okasha AS, Fayed AM, Saleh AS. The FOUR score predicts mortality, endotracheal intubation and ICU length of stay after traumatic brain injury. Neurocrit Care 2014; 21: 496–504.

Peeters W, van den Brande R, Polinder S, Brazinova A, Steyerberg EW, Lingsma HF, Maas AI. Epidemiology of traumatic brain injury in Europe. Acta Neurochir (Wien) 2015; 157: 1683–1696.

Perel P, Yanagawa T, Bunn F, Roberts I, Wentz R, Pierro A. Nutritional support for head-injured patients. Cochrane Database Syst Rev 2006; CD001530.

Perrein A, Petry L, Reis A, Baumann A, Mertes P, Audibert G. Cerebral vasospasm after traumatic brain injury: an update. Minerva Anestesiol 2015; 81: 1219–1228.

Raslan AM, Fields JD, Bhardwaj A. Prophylaxis for venous thrombo-embolism in neurocritical care: a critical appraisal. Neurocrit Care 2010; 12: 297–309.

Rickels E, von Wild K, Wenzlaff P. Head injury in Germany: A population-based prospective study on epidemiology, causes, treatment and outcome of all degrees of head-injury severity in two distinct areas. Brain Inj 2010; 24: 1491–1504.

Roberts I, Yates D, Sandercock P, Farrell B, Wasserberg J, Lomas G, Cottingham R, Svoboda P, Brayley N, Mazairac G, Laloë V, Muñoz-Sánchez A, Arango M, Hartzenberg B, Khamis H, Yutthakasemsunt S, Komolafe E, Olldashi F, Yadav Y, Murillo-Cabezas F, Shakur H, Edwards P; CRASH trial collaborators. Effect of intravenous corticosteroids on death within 14 days in 10008 adults with clinically significant head injury (MRC CRASH trial): randomized placebo-controlled trial. Lancet 2004; 364: 1321–1328.

Roozenbeek B, Maas AI, Menon DK. Changing patterns in the epidemiology of traumatic brain injury. Nat Rev Neurol 2013; 9: 231–236.

Ropper AH, Gorson KC. Clinical practice. Concussion. N Engl J Med 2007; 356: 166–172.

Ryan LM, Warden DL. Post concussion syndrome. Int Rev Psychiatry 2003; 15: 310–316.

Ryu JH, Walcott BP, Kahle KT, Sheth SA, Peterson RT, Nahed BV, Coumans JV, Simard JM. Induced and sustained hypernatremia for the prevention and treatment of cerebral edema following brain injury. Neurocrit Care 2013; 19: 222–231.

SAFE Study Investigators; Australian and New Zealand Intensive Care Society Clinical Trials Group; Australian Red Cross Blood Service; George Institute for International Health, Myburgh J, Cooper DJ, Finfer S, Bellomo R, Norton R, Bishop N, Kai Lo S, Vallance S. Saline or albumin for fluid resuscitation in patients with traumatic brain injury. N Engl J Med 2007; 357: 874–884.

Skolnick BE, Maas AI, Narayan RK, van der Hoop RG, MacAllister T, Ward JD, Nelson NR, Stocchetti N, SYNAPSE Trial Investigators. A clinical trial of progesterone for severe traumatic brain injury. N Engl J Med 2014; 371: 2467–2476.

Stahel PF, Smith WR, Moore EE. Hypoxia and hypotension, the »lethal duo« in traumatic brain injury: implications for prehospital care. Intensive Care Med 2008; 34: 402–404.

Steiner LA, Johnston AJ, Czosnyka M, Chatfield DA, Salvador R, Coles JP, Gupta AK, Pickard JD, Menon DK. Direct comparison of cerebrovascular effects of norepinephrine and dopamine in head-injured patients. Crit Care Med 2004; 32: 1049–1054.

Stevens RD, Hannawi Y, Puybasset L. MRI for coma emergence and recovery. Curr Opin Crit Care 2014; 20: 168–173.

Steyerberg EW, Mushkudiani N, Perel P, Butcher I, Lu J, McHugh GS, Murray GD, Marmarou A, Roberts I, Habbema JD, Maas AI. Predicting outcome after traumatic brain injury: development and international validation of prognostic scores based on admission characteristics. PLoS Med 2008; 5: e165.

Steyerberg EW, Mushkudiani N, Perel P, Butcher I, Lu J, McHugh GS, Murray GD, Marmarou A, Roberts I, Habbema JD, Maas AI. Predicting outcome after traumatic brain injury: development and international validation of prognostic scores based on admission characteristics. PLoS Med 2008; 5: e165.

Stiell IG, Clement CM, Rowe BH, Schull MJ, Brison R, Cass D, Eisenhauer MA, McKnight RD, Bandiera G, Holroyd B, Lee JS, Dreyer J, Worthington JR, Reardon M, Greenberg G, Lesiuk H, MacPhail I, Wells GA. Comparison of the Canadian CT Head Rule and the New Orleans Criteria in patients with minor head injury. J Am Med Assoc 2005; 294: 1511–1518.

Stocchetti N, Maas AI. Traumatic intracranial hypertension. N Engl J Med 2014; 370: 2121–2130.

Stocchetti N, Zanaboni C, Colombo A, Citerio G, Beretta L, Ghisoni L, Zanier ER, Canavesi K. Refractory intracranial hypertension and »second-tier« therapies in traumatic brain injury. Intensive Care Med 2008; 34: 461–467.

Stoica BA, Faden AI. Cell death mechanisms and modulation in traumatic brain injury. Neurotherapeutics 2010; 7: 3–12.

Stover JF, Belli A, Boret H, Bulters D, Sahuquillo J, Schmutzhard E, Zavala E, Ungerstedt U, Schinzel R, Tegtmeier F, NOSTRA Investigators. Nitric oxide synthase inhibition with the antipterin VAS203 improves outcome in moderate and severe traumatic brain injury: a placebo-controlled randomized Phase IIa trial (NOSTRA). J Neurotrauma 2014; 31: 1599–1606.

Stovner LJ, Schrader H, Mickeviciene D, Surkiene D, Sand T. Headache after concussion. Eur J Neurol 2009; 16: 112–120.

Tagliaferri F, Compagnone C, Korsic M, Servadei F, Kraus J. A systematic review of brain injury epidemiology in Europe. Acta Neurochir (Wien) 2006; 148: 255–268.

Teasdale G, Jennett B. Assessment of coma and impaired consciousness. A practical scale. Lancet 1974; 2: 81–84.

Thomas E, Czosnyka M, Hutchinson P. Calculation of cerebral perfusion pressure in the management of traumatic brain injury: joint position statement by the councils of the Neuroanaesthesia and Critical Care Society of Great Britain and Ireland (NACCS) and the Society of British Neurological Surgeons (SBNS). Br J Anaesth 2015; 115: 487–488.

Undén L, Calcagnile O, Undén J, Reinstrup P, Bazarian J. Validation of the Scandinavian guidelines for initial management of minimal, mild and moderate traumatic brain injury in adults. BMC Med 2015; 13: 292.

Valadka AB, Robertson CS. Surgery of cerebral trauma and associated critical care. Neurosurgery 2007; 61(Suppl): 203–220.

Wijdicks EF, Rabinstein AA, Bamlet WR, Mandrekar JN. FOUR score and Glasgow Coma Scale in predicting outcome of comatose patients: a pooled analysis. Neurology 2011; 77: 84–85.

Wright DW, Yeatts SD, Silbergleit R, Palesch YY, Hertzberg VS, Frankel M, Goldstein FC, Caveney AF, Howlett-Smith H, Bengelink EM, Manley GT, Merck LH, Janis LS, Barsan WG, NETT Investigators. Very early administration of progesterone for acute traumatic brain injury. N Engl J Med 2014; 371: 2457–2466.

Zygun DA, Kortbeek JB, Fick GH, Laupland KB, Doig CJ. Non-neurologic organ dysfunction in severe traumatic brain injury. Crit Care Med 2005; 33: 654–660.

# G 4 Maligne Hyperthermie und malignes neuroleptisches Syndrom

*von O. Kastrup und W. Klingler**

## G 4.1 Fieber, zentrales Fieber und Hyperthermie

Die Regulation der Körpertemperatur ist eine Funktion des Hypothalamus. *Fieber* bezeichnet eine physiologische Sollwertverstellung der Körpertemperatur z. B. als Reaktion auf eine bakterielle Infektion. Die Induktion des Fiebers wird über humorale Faktoren wie Zytokine, z. B. Interleukin-1b, Tumornekrosefaktor-a, Interferon-b und -g sowie Prostaglandinmetaboliten vermittelt. Die Effektormechanismen der Sollwerterhöhung entsprechen den physiologischen Mechanismen, die die Aufrechterhaltung der Körpertemperatur bei kalter Außentemperatur gewährleisten. Zu den Regulationsmechanismen der Wärmekonservierung gehören Zentralisierung der Durchblutung, verminderte Schweißsekretion und Wärmeproduktion durch Zittern. Die Wärmeabgabe erfolgt über eine Steigerung von peripherer Durchblutung und Schweißsekretion. Bei *hyperthermen* Zuständen liegt dagegen keine Sollwertverstellung im Hypothalamus, sondern ein Missverhältnis zwischen Wärmeproduktion und Wärmeabgabe vor, d. h. eine Überforderung der endogenen Mechanismen der Wärmeregulation. Typisches Beispiel ist die Überwärmung nach exogener Hitzebelastung (»Hitzschlag«). Das *zentrale Fieber*, das häufig bei Erkrankungen des Zentralnervensystems postuliert wird, ist ein durch experimentelle und klinische Daten unzureichend gestütztes Konzept. Bei einer Dysfunktion der temperaturregulierenden Strukturen des Hypothalamus resultiert nicht eine Hyperthermie, sondern eine Hypo- oder Poikilothermie. Deshalb sollte jedes Fieber bei neurologischen Patienten wiederholt sorgfältig abgeklärt werden, bevor ein zentrales Fieber diagnostiziert wird.

## G 4.2 Maligne Hyperthermie

### G 4.2.1 Klinik

Die Bezeichnung Maligne Hyperthermie (MH) geht auf familiär gehäufte Narkosezwischenfälle mit unaufhaltsam steigender Körpertemperatur zurück (Denborough and Lovell 1960). In der Tat ist die MH eines der ersten beschriebenen pharmakogenetischen Syndrome. Inhalationsanästhetika wie Halothan, Enfluran, Isofluran, Sevofluran und Desfluran und das depolarisierdende Muskelrelaxanz Succinylcholin können lebensbedrohliche hypermetabole MH-Krisen triggern. Pathophysiologisch liegt der MH eine exzessiv gesteigerte intrazelluläre Kalziumfreisetzung der Skelettmuskulatur zugrunde, die über einen Komplex aus Dihydropyridin-Rezeptor (CACNA1S; kodiert die Alpha 1-Untereinheit) und Ryaondin-Rezeptor-Typ1 (RyR1) reguliert wird. Volatile Anästhetika sind potente Agonisten am RyR1. In ca. 50–70 % der MH-Prädisponierten findet man Mutationen in Gen des skelettmuskulären Kalziumfreisetzungskanal RyR1. In wenigen Fällen wurden auch Mutationen im CACNA1S berichtet.

Die unkontrollierte myoplasmatische Kalziumfreisetzung erklärt die klinischen Kardinalsymptome der MH. Der pathologisch gesteigerte Muskelstoffwechsel führt zu einer generalisierten Muskelrigidität, einer ausgeprägten Azidose und inadäquater Hyperthermie. Frühe aber unspezifische Zeichen einer MH-Krise sind Muskelsteifigkeit im Bereich der Kiefermuskulatur (Trismus), Tachykardie und ein Anstieg des $CO_2$-Partialdruckes. Die klinische Verdachtsdiagnose MH ist wahrscheinlich bzw. sehr wahrscheinlich, wenn mindestens 2 bzw. 3 der folgenden Symptome bestehen: Generalisierte Muskelrigidität, Rhabdomyolyse (CK > 10 000 IE/L), Azidose, inadäquater und rascher Anstieg der Körpertemperatur, positive Wirkung des spezifischen Therapeutikums Dantrolen. Komplikationen der MH sind Nierenversagen, disseminierte intravasale Gerinnung und Hyperkaliämie mit Herzstillstand (Larach et al. 2010). Interessanterweise wird RyR1 auch in B-Lymphozyten exprimiert und steuert die Ausschüttung des endogenen Pyrogens Interleukin 1b. Verzögerte klinische Verläufe und ein Wiederaufflackern der Symptomatik werden so verständlich.

Differenzialdiagnosen der MH sind Hypoventilation, insuffiziente Narkosetiefe, externe Überhitzung, $CO_2$-Insufflation z. B. bei Kapnoperitoneum, Phäochromozytom, thyreotoxische Krise oder auch ein verbrauchter Absorberkalk am Beatmungsgerät. Außerhalb von Krisen sind die Patienten in der Regel asymptomatisch. Manche Patienten beschreiben einen inadäquaten Anstieg der Körpertemperatur nach Sport, Myalgien schon nach leichten Belastungen oder auch Hitzeintoleranz. Beim Menschen ist die spontane Entwicklung einer MH-Krise ohne pharmakologische Trigger eine absolute Rarität.

Die Kalziumfreisetzung (**Abb. G 4.1**) wird über eine Kopplung des DHP-Rezeptors mit dem Ryanodin-Rezeptor Typ 1 gesteuert. In beiden Rezeptoren wurden bei Maligner Hyperthermie Veränderungen durch Mutationen gefunden, die zu einer unkontrollierten Kalziumfreisetzung aus dem

* Autor dieses Kapitels in der 6. Auflage: O. Kastrup.

G 4

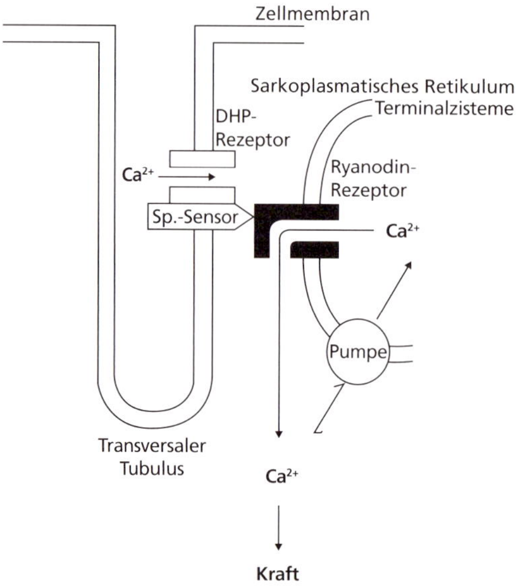


**Abb. G 4.1:** Schematische Darstellung der Kalziumfreisetzung im Skelettmuskel (Klinger et al. 2013)

sarkoplasmatischen Retikulum führen. Dantrolen bremst die Entwicklung eines Hypermetabolismus durch Inhibition der Kalziumfreisetzung.

## G 4.2.2 Diagnostik

Die Beurteilung einer klinischen Krise bleibt stets eine Verdachtsdiagnose bis zur sicheren MH-Diagnostik. Indikationen zur spezifischen MH-Diagnostik sind eine stattgehabte klinische Krise mit der Verdachtsdiagnose MH, genetische Verwandtschaft zu einem MH-Prädisponierten und eine chronische isolierte Erhöhung der Creatin-Kinase (CK). Während die Creatin-Kinase (CK) als wichtiges Enzym des muskulären Energiestoffwechsels normalerweise nur in geringen Mengen im Blut nachweisbar ist, lassen sich bei betroffenen Familienmitgliedern bei wiederholten Abnahmen häufig leicht erhöhte Werte nachweisen. Allerdings ist diese Bestimmung sehr unspezifisch, denn der CK-Wert ist sehr vulnerabel gegenüber Schilddrüsendysfunktion, sportlicher Belastung, (Bagatell-)traumen und anderen Einflüssen.

Die MH-Prädisposition kann anhand einer funktionellen Untersuchung an einer Muskelbiopsie (In vitro Kontraktur-Test) sicher nachgewiesen bzw. ausgeschlossen werden. Im physiologischen Organbad wird die Reaktion einzelner Muskelbündel auf eine pharmakologische Stimulation mit MH-Triggersubstanzen getestet. Die Muskelkraft ist hier ein Surrogatparameter für die myoplasmatische Kalziumfreisetzung. Eine abnorme Muskelkontraktur nach Reizung mit Halothan und Koffein beweist den pathologischen Stoffwechsel und damit die Anlage zur MH. Die Diagnose MH ist aus dem histologischen Präparat nicht zu stellen, teilweise findet sich eine Faser Typ II Atrophie, selten zeigen sich wegweisende Befunde, wie beispielsweise amorphe Zonen mit fehlender Oxidase-Aktivität (Cores).

Die genetische Diagnostik basiert auf dem Nachweis von Mutationen in den Genen der skelettmuskulären Kalziumregulation (RyR1, CACNAS). Allerdings ist eine Kausalität für MH bisher nur für ca. 10 % der bekannten Mutationen nachgewiesen. RyR1 ist der größte Ionenkanal im menschlichen Körper und sogar mit dem Lichtmikroskop sichtbar, dementsprechend finden sich über 5000 Basenpaare und zahlreiche genetische Veränderungen mit einer geschätzten Inzidenz im Prozentbereich. Mathematische Vorhersagemodelle für potentielle Pathogenität sind noch zu unspezifisch (Schiemann und Stowell 2016).

Der Vorteil der genetischen Untersuchung besteht in der hohen Akzeptanz einer Blutabnahme. Allerdings kann eine MH-Prädisposition aufgrund der oben genannten Faktoren durch eine genetische Untersuchung nicht ausgeschlossen werden. Im Falle eines fehlenden Mutationsnachweises bzw. dem Nachweis einer nicht-klassifizierten Mutation, ist eine muskelbioptische Diagnostik unumgänglich (Hopkins et al. 2015). Hierbei ist zu beachten, dass

**Tab. G 4.1:** Klinische Charakteristika und therapeutische Maßnahmen bei hyperthermen Syndromen

| | **Klinische Charakteristika** | **Therapie** |
|---|---|---|
| **Maligne Hyperthermie** | Hyperkapnie, Hyperthermie, Rhabdomyolyse, Tachykardie, Azidose, Myoglobinurie | Stop der Triggersubstanzen (A)<br>**Rasche Verabreichung von Dantrolen** (↑, A) initial 2,5 mg/kg KG und anschließend je nach klinischem Verlauf etwa mit 1 mg/kg KG/h als Dauerinfusion. (A)<br>Monitoring von Körpertemperatur, Elektrolyten (Kalium), Blutgasen, Säure-Base-Status und Flüssigkeitsbilanz |
| **Malignes neuroleptisches Syndrom** | Rigor und andere extrapyramidale Störungen, Hyperthermie, Vigilanzstörung | notwendige Maßnahmen: **Absetzen des verantwortlichen Medikaments** (↑), Rehydrierung, subkutan Heparin zur Prophylaxe tiefer Beinvenenthrombosen, Lorazepam bei Agitation fakultative Maßnahmen: Amantadin, L-DOPA, Bromocriptin oder andere Dopaminrezeptor-Agonisten, Dantrolen |
| **Malignes Dopaminmangelsyndrom und akinetische Parkinson-Krise** | Symptome der Grunderkrankung, Hyperthermie, Vigilanzstörung, Dehydrierung | Rehydrierung, subkutan Heparin zur Prophylaxe tiefer Beinvenenthrombosen, Wiederaufnahme der dopaminergen Medikation |

das Muskelpräparat nicht dezentral entnommen und verschickt werden kann, da es sich um einen funktionellen Test an vitalem Gewebe handelt. Eine Liste mit spezialisierten Labors und weiteren Informationen zur MH-Diagnostik findet sich auf der Homepage der Europäischen Maligne Hyperthermie Gruppe (www.emhg.org). Eine Übersicht der klinischen Charakteristika sowie entsprechender therapeutischer Maßnahmen zeigt **Tab. G 4.1**.

### G 4.2.3 Epidemiologie und Verlauf

Die Häufigkeit klinischer MH-Krisen wird auf ca. 1 : 50 000 bis 1 : 70 000 geschätzt, wobei Krisen nicht nur in der Anästhesie, sondern auch in der Intensivmedizin nachgewiesen wurden (Schuster et al. 2014). Die meisten Krisen wurden nach Verabreichung von volatilen Anästhetika, insbesondere in Kombination mit Succinylcholin zur Narkoseeinleitung beschrieben, durch den vermehrten Einsatz von volatilen Anästhetika im Bereich der Intensivmedizin ist hier mit einer Zunahme von klinischen Fällen zu rechnen. In ca. 50–70 % der Fälle sind Mutationen im RyR1 Gen und selten im CACNAS Gen codierend für die alpha1 Untereinheit des skelettmuskulären spannungsabhängigen L-Typ Kalziumkanal (DHPR) nachweisbar. Es besteht ein autosomal dominanter Erbgang. Epigenetische Faktoren führen allerdings zu einer deutlichen Geschlechts- und Altersabhängigkeit klinischer Krisen mit einer Häufung bei männlichen Patienten und Kindern (Klingler et al. 2014). Im Gegensatz zum homozygoten Tiermodell der MH (Porcine stress syndrome) findet sich beim Mensch eine unvollständige Penetranz. Eine Anamnese von mehreren unauffälligen Vornarkosen schließt die Anlage zur MH nicht aus. Die genetische Frequenz wird in exemplarischen Berechnungen auf bis zu 1 : 2500 geschätzt (Metterlein et al. 2014).
Es besteht eine Überlappung zu Myopathien mit gestörtem Kalziummetabolismus, insbesondere zu den Core-Erkrankungen. Zu den Muskelerkrankungen, bei denen aufgrund einer RYR1 oder CACNA1S Veränderung eine MH-Assoziation sicher oder wahrscheinlich ist, zählen die Central Core Erkrankung (CCD), die Multi-Mini-Core Disease (MmD), das King Denborough Syndrom (KDS), die Nemaline Myopathie und die Hypokaliämische Periodische Paralyse (Hypo-PP). Sicherheitshalber sollten Patienten mit diesen Krankheitsbildern als MH-gefährdet behandelt werden.
Interessanterweise konnte eine Studie bei ca. 50 % der untersuchten Patienten nach einem belastungsinduzierten Hitzschlag eine MH-Disposition nachgewiesen werden (Sagui et al. 2015). Ungeklärt bleibt die Frage, ob ein grundsätzliches Risiko für MH-veranlagte Patienten bei starker körperlicher Belastung besteht. Über die symptomatische Therapie hinaus, die vor allem aus physikalischen Kühlungsmaßnahmen besteht, könnte ein Therapieversuch mit Dantrolen sinnvoll sein, auch wenn hierzu aktuell keine sichere Evidenz vorliegt.
Abgegrenzt werden Erkrankungen ohne pathogenetischen Zusammenhang, aber mit einer klinischen Ähnlichkeit zur MH (»MH-like events«). Hieraus ergeben sich auch therapeutische Konsequenzen. Ein Beispiel ist die Chloridkanalmyotonie (Myotonia congenita). Myotone Krisen können mit Muskelsteifigkeit bei MH verwechselt werden, die spezifische Therapie besteht hier aber nicht in Dantrolen-Gabe, sondern in einer Blockade der Natriumkanäle.

### G 4.2.4 Therapeutische Prinzipien

Unabhängig vom Ausbildungsstand des Personals ist die Behandlungsqualität deutlich besser, wenn eine Verfahrensanweisung für die Notfalltherapie einer MH-Krise angewandt wird. Entsprechende Empfehlungen finden sich bei der Deutschen Gesellschaft für Anästhesie und Intensivmedizin (www.dgai.de) sowie der Europäischen Maligne Hyperthermie Gruppe (www.emhg.org; https://emhg.org/fileadmin/EMHG/redaktion/Guidelines/Glahn2010.pdf) und der Deutschen Hotline für Maligne Hyperthermie unter 08221–9600 (www.bkh-guenzburg.de/MH).

### G 4.2.5 Pragmatische Therapie

Das vordringlichste Ziel ist die Identifikation von Anlageträgern. Dadurch können Triggermedikamente bei prädisponierten Patienten vermieden und sichere Alternativen gewählt werden. Unbedenkliche Substanzen sind Benzodiazepine, Barbiturate, Propofol, Opioide, Ketamin, nicht-depolarisierende Muskelrelaxanzien und Lokalanästhetika. Aufgrund des autosomal dominanten Erbganges sind auch genetisch Verwandte potentiell gefährdet. Eine Aufklärung unter Beachtung des Gendiagnostikgesetzes ist angezeigt (Klingler und Pfenninger 2016).
Die Sofortmaßnahmen bei MH basieren auf Absetzen der Triggersubstanzen (Wechsel auf intravenöse Anästhetika), Steigerung der Oxygenierung und Ventilation mit dem Ziel einer Normokapnie und der raschen Applikation von Dantrolen (A). Die Initialdosis von 2,5 mg/kg führt in den meisten Fällen zu einer deutlichen Abschwächung des Hypermetabolismus, meistens abzulesen an einer sinkenden $CO_2$-Produktion. Diese Wirkung von Dantrolen kann auch als diagnostischer Hinweis gewertet werden. In der aktuellen pharmakologischen Präparation von Dantrolen finden sich pro Fläschchen 20 mg Dantrolen sowie 3 g Mannitol zur Prophylaxe des akuten Nierenversagens bei Rhabdomyolyse. Zu beachten ist, dass zur Initialbehandlung eines 80 kg schweren Patienten bereits 10 Fläschchen notwendig sind. Zum raschen Auflösen und Applikation der Substanz werden mehrere Helfer benötigt. Natürlich muss der Patient auf einer Intensivstation überwacht werden und Maßnahmen wie invasive Blutdruckmessung, Blasendauerkatheter und physikalische Kühlung sind angezeigt. Beim Weaning muss die Muskel-relaxierende Wirkung von Dantrolen berücksichtigt werden. Auf zellulärer Ebene wirkt Dantrolen primär als Antagonist an RyR1. Vermutlich werden auch andere skelettmuskuläre Kalziumkanäle inhibiert. Dantrolen wird als Notfallmedikament auf Stationen vorgehalten, wo Triggermedikamente eingesetzt werden. Bei anderen hypermetabolen Syndromen, wie z. B. einer Amphetamin Intoxikation,

wurden Einzelfälle beschrieben, die von einer Dantrolen-Therapie profitierten. Die Therapie der Elektrolytverschiebung, Azidose und auch der häufig bestehenden kardialen Begleitsymptomatik richtet sich nach den aktuellen Empfehlungen der Fachgesellschaften, z. B. der European Society of Cardiology (www.escardio.org) (A).
Im Anschluss an eine potentielle MH-Krise ist der Patient im Rahmen einer Sicherungsaufklärung über das Ereignis zu informieren. Er sollte im Verlauf wiederholte CK-Wert Kontrollen erhalten und an ein MH-Zentrum angebunden werden (www.emhg.org).

### G 4.2.6 Obsolete Maßnahmen

Zahlreiche pharmakologische Therapieansätze haben sich bei der Therapie der MH als unwirksam erwiesen. Zu diesen zählen Kalziumkanalblocker, Procainamid, Lidocain, Betablocker sowie Kortikosteroide. Obsolet ist auch die präoperative orale Prophylaxe mit Dantrolen bei Risikopatienten.

## G 4.3 Malignes neuroleptisches Syndrom

### G 4.3.1 Klinik

Das maligne neuroleptische Syndrom (MNS) wurde initial als lebensbedrohliche Komplikation der Pharmakotherapie schizophrener Psychosen mit hochpotenten Neuroleptika beschrieben. Die Kardinalsymptome des MNS, extrapyramidal-motorische Störungen und Hyperthermie, werden auf einen akuten relativen Dopaminmangel in den Basalganglien und im Hypothalamus zurückgeführt. Das Risiko ist bei Behandlung mit atypischen Neuroleptika geringer (Ananth et al. 2004). Auch die Gabe des Antiemetikums Metoclopramid, vor allem bei Kindern, und von Tetrabenazin zur Therapie der Chorea Huntington kann auslösend sein. Die strikte Abgrenzung des malignen neuroleptischen Syndroms als eigenständiges Krankheitsbild ist wegen der Beschreibung ähnlicher Krankheitsbilder nach Verabreichung anderer Pharmaka, ohne dopaminantagonistische Wirkung, wie z. B. Lithium und trizyklische Antidepressiva, kaum aufrechtzuerhalten. Das maligne neuroleptische Syndrom ist somit ein Misnomer. Es gibt eine syndromale Überlappung mit der akinetischen Parkinson-Krise und dem malignen Dopaminmangel-Syndrom (s. u.). Die Identifizierung mehrerer Risikofaktoren zeigt (s. u.), dass vermutlich jeder exponierte Patient unter gewissen Risikokonstellationen ein malignes neuroleptisches Syndrom entwickeln kann.
Die typischen klinischen Kennzeichen, extrapyramidal-motorische Störungen und Zeichen der autonomen Dysregulation mit Hyperthermie, entwickeln sich innerhalb von Stunden, Tagen oder auch Wochen nach Beginn der Neuroleptikatherapie. Zu den extrapyramidalen Störungen beim MNS zählen Tremor, Rigor, Retrocollis, Opisthotonus, Trismus, okulogyre Krisen und choreatiforme Bewegungsstörungen. Autonome Störungen sind neben Hyperthermie Blässe, Diaphorese, Tachypnoe, Tachykardie, Hypertonie oder Hypotonie und Harnverhalt. Die Bewusstseinslage fluktuiert und ist meist reduziert. Im Labor finden sich häufig eine Erhöhung der Kreatinkinase (CK), bis zu >1 000 U/ml, ggf. Transaminasenanstieg, eine BSG-Erhöhung und eine Leukozytose. Die Kreatinkinase-Erhöhung ist kein unabhängiger diagnostischer Parameter, da Kreatinkinase-Erhöhungen unabhängig von einem malignen neuroleptischen Syndrom mit hyperthermen Reaktionen auf Neuroleptika einhergehen (O'Dwyer und Sheppard 1993).

Im Gegensatz zur malignen Hyperthermie, bei der die primäre Störung im Muskel liegt, tragen beim malignen neuroleptischen Syndrom vermutlich sowohl zentralnervöse als auch muskuläre Prozesse zur Entstehung des Krankheitsbilds bei. Der Pathomechanismus der Muskel-Kreatinkinase-Erhöhung beim malignen neuroleptischen Syndrom ist unklar. Vermutlich spielen Rigor und Hyperthermie eine synergistische Rolle. Auch eine genetische Vulnerabilität bedingt durch Assoziation zur MH wird diskutiert, da es MNS Fallberichte mit Ryanodin-Rezeptor Mutationen gibt. Möglicherweise sind Patienten mit Ryanodin-Rezeptor Mutation vulnerabel gegenüber verschiedenen Substanzen. Auch wird RyR1 auch in B-Zellen exprimiert, die Interleukin 1 ausschütten, was eine Brücke zu Inflammation und Fieber bildet. Gegen eine rein toxische Neuroleptikawirkung sprechen die Verursachung auch durch zahlreiche nicht verwandte Pharmaka und die CK-Erhöhung beim malignen Dopaminmangel-Syndrom (s. u.). Gegen eine Verursachung der CK-Erhöhung nur durch den Rigor spricht sein Fehlen bei anderen neurologischen Erkrankungen mit Rigor. Ein erniedrigter Eisenspiegel im Serum wurde beschrieben, besitzt aber keine diagnostische Aussagekraft. Patienten mit einem früheren MNS haben kein belegtes erhöhtes Risiko, eine maligne Hyerthermie zu entwickeln (Troller und Sachdev 1999).
Operationale Kriterien für die Diagnose des MNS sind nicht etabliert (Gurrera et al. 1992). Die wichtigsten Differenzialdiagnosen sind die akute febrile/perniziöse Katatonie (Fleischhacker et al. 1990) und fieberhafte Erkrankungen bei mit Neuroleptika behandelten Patienten. Aufgrund der Anamnese bestehen kaum Verwechslungsmöglichkeiten mit der malignen Hyperthermie. Beim *Hitzeschlag* finden sich anamnestisch Hinweise auf extreme körperliche Belastung und Hitzeexposition. Kreatinkinase-Erhöhung und extrapyramidal-motorische Störungen fehlen. Klinische Überlappung zum MNS zeigt das *Serotonin-Syndrom* (SS) (Carbone 2000), beide zeigen Fieber, Bewusstseinsveränderung und Muskeltonuserhöhung; die CK ist beim SS nicht relevant erhöht. MNS-Patienten sind akinetisch-rigide, mutistisch und eingetrübt. Beim SS sind prominenter generalisierter und okulärer Klonus, Hyperreflexie, Startle-response, Unruhe, Agitation und brabbelndes Sprechen typisch. Vegetativ besteht Diarrhoe und Schweißneigung (im Gegensatz zum zentral anticholinergen Syndrom ZAS) mit roter, trockener Haut (**Kap. M 3**). Genetischer Risikofaktor ist eine enzymatische Cytochrom P450 2D6 Defizienz. Es tritt seltener in Monotherapie, vor allem bei kom-

binierter Behandlung mit L-Tryptophan, Kombinationen von unselektiven und selektiven Serotonin-Wiederaufnahmehemmern (SSRI, Venlafaxine, Clomipramine, Imipramin) und Monoaminoxidasehemmern (auch neue MAOIs, Selegiline, Linezolid) auf. Auch Opioide (Tramadol, Meperidine, Methadon, Fentanyl) und Drogen (Amphetamine, NMDA) sind als Auslöser zu bedenken. Der Beginn ist beim SS abrupt, beim MNS langsam.
Die Therapie ist supportiv, im Vordergrund steht die Korrektur der Hyperthermie mit Kühlung, Flüssigkeit und Benzodiazepinen, alternativ Olanzapin. Excessive Hyperthermie über 41° erfordert Intubation und Muskelrelaxation. Das Antihistaminikum Cyproheptadine, auch ein 5-HT2a Blocker, kann erwogen werden (initial 12 mg, dann 2 mg alle zwei Stunden). Dantrolen wird nicht empfohlen. Der Verlauf ist Schweregradabhängig, Bei schweren Verläufen mit Sepsis und Koma erreicht die Mortalität 12 % (Frank 2008).

## G 4.3.2 Epidemiologie und Verlauf

Die Inzidenz des MNS bei therapierten Patienten liegt zwischen 0,1 und 2,5 %. Risikofaktoren sind rasche Aufdosierung und Depotgabe von zumeist hochpotenten Neuroleptika, Dehydrierung, idiopathisches Parkinson-Syndrom, vorbestehende Hirnschädigung und Oligophrenie. Der natürliche Verlauf hängt davon ab, ob und zu welchem Zeitpunkt die Diagnose des malignen neuroleptischen Syndroms gestellt wird. In den ersten Jahren der Neuroleptika-Ära waren tödliche Verläufe aufgrund von Nierenversagen bei massiver Rhabdomyolyse, Lungenembolie und interkurrenten Infektionen häufig. Bei Absetzen des Pharmakons und suffizienter supportiver Therapie wird das MNS heute fast immer folgenlos überstanden. Schwerere Verläufe finden sich oft bei älteren Patienten. Diese werden häufig mit hochpotenten Neuroleptika behandelt, um die bei den niederpotenten Medikamenten gefürchteten kardiovaskulären Nebenwirkungen zu vermeiden, neigen eher zur Einnahme falsch hoher Medikamentendosierungen und zeigen initial weniger dramatische autonome Symptome. Frühe Symptome des malignen neuroleptischen Syndroms wie Verwirrtheit werden gelegentlich fälschlich einer neurologischen Grunderkrankung wie dem idiopathischen Parkinson-Syndrom oder einer Demenz des Alzheimer-Typs zugeordnet.

## G 4.3.3 Therapeutische Prinzipien

Wichtigstes Prinzip der Therapie des MNS ist das Absetzen des auslösenden Pharmakons. In zweiter Linie sind supportive Maßnahmen wie Hydrierung, Senkung der Körpertemperatur und Prophylaxe internistischer Komplikationen wie Thrombose, Lungenembolie und Rhabdomyolyse mit Gefahr der Nierenschädigung wichtig. Neben diesen gesicherten therapeutischen Maßnahmen wurden aufgrund pathophysiologischer Modelle zur Genese des malignen neuroleptischen Syndroms spezifische Therapieformen entwickelt, deren Wirksamkeit umstritten ist. Zu den neurochemischen Veränderungen beim MNS zählen ein Dopaminmangel in Basalganglien und Hypothalamus sowie vermutlich eine erhöhte Aktivität exzitatorischer Aminosäuretransmitter wie Glutamat. Es liegen keine kontrollierten Studien vor, aber zahlreiche positive Kasuistiken zur Wirkung von L-DOPA, Bromocriptin und Lisurid. Ebenso gibt es positive Erfahrungen mit der antiviralen Substanz Amantadin, die vermutlich über eine Hemmung der exzitatorischen Aminosäuretransmitteraktivität antiakinetisch wirkt. In einigen Fällen konnten bei Patienten mit MNS Mutationen im skelettmuskulären RyR1 nachgewiesen werden, allerdings bleibt offen, ob die Veränderungen pathogen sind. Dennoch wurde in manchen Fällen ein therapeutischer Benefit durch die Verwendung von Dantrolen beschrieben, offensichtlich besonders in Fällen mit ausgeprägtem Hypermetabolismus. Ob die Gabe dopaminagonistischer oder glutamatantagonistischer Pharmaka eine günstige Wirkung auf den Verlauf des malignen neuroleptischen Syndroms hat, ist umstritten (Rosenberg und Green 1989; Rosebush et al. 1991) (↔).

Psychiatrische Patienten mit einer positiven Anamnese für ein malignes neuroleptisches Syndrom haben bei Fehlen zusätzlicher Risikofaktoren vermutlich kein erhöhtes Risiko für ein Rezidiv bei erneuter neuroleptischer Medikation, selbst wenn sie in einschleichender Aufdosierung wieder mit dem gleichen Pharmakon behandelt werden. Aus theoretischen Erwägungen sollte der Einsatz eines atypischen Neuroleptikums wie *Clozapin* in Erwägung gezogen werden (Weller und Kornhuber 1992). Die Erfahrung der letzten Jahre zeigt jedoch, dass alte und neue Atypika (Clozapin, Olanzapin, Risperidon, Quetiapin, Ziprasidon, Aripiprazol) selbst in Standarddosis und Monotherapie ein MNS auslösen können. Falls aufgrund der psychiatrischen Erkrankung eine dringende Behandlungsindikation innerhalb von 10–14 Tagen nach Abklingen des malignen neuroleptischen Syndroms gegeben ist, wird der Einsatz der Elektrokonvulsionstherapie befürwortet (Troller und Sachdev 1999) (↑, B). Betroffene Patienten sollten eine Notiz mit Vermerk des stattgehabten malignen neuroleptischen Syndroms und des auslösenden Pharmakons mit sich führen.

## G 4.3.4 Pragmatische Therapie

Kontrollierte Studien fehlen. Die wichtigste therapeutische Maßnahme des MNS ist das Absetzen des auslösenden Pharmakons. Eine Dehydration muss unter Beachtung der Elektrolyte ausgeglichen werden. Die Körpertemperatur sollte durch Wadenwickel und Antipyretika wie Paracetamol unter 39 °C gesenkt werden. Thromboseprophylaxe sollte auch bei unruhigen Patienten erfolgen. Zur Ruhigstellung empfiehlt sich Lorazepam (3 × 1–2,5 mg). Die dopaminerge pharmakologische Therapie des malignen neuroleptischen Syndroms ist umstritten. Falls sich nach Absetzen aller potenziell ursächlicher Pharmaka innerhalb von 24 h keine wesentliche Rückbildung der Symptome einstellt, ist ein Behandlungsversuch mit Amantadin i. v. bis zu 3 × 200 mg/die sinnvoll. Die Wirksamkeit dieser

Therapie ist ebenso wenig gesichert wie der Versuch mit L-DOPA oder Dopaminagonisten. Schwere Verläufe und fortdauernde Psychose können in seltenen Fällen eine Elektrokonvulsionstherapie (EKT) erfordern (Troller und Sachdev 1999).

### G 4.3.5 Obsolete Maßnahmen

Bei Verdacht auf malignes neuroleptisches Syndrom muss auf Anticholinergika verzichtet werden, weil sie die Hitzeabgabe über die Peripherie erschweren und durch ihre prodeliranten Effekte das klinische Monitoring beeinträchtigen. Wenn differenzialdiagnostisch nicht zwischen malignem neuroleptischem Syndrom und akuter letaler Katatonie entschieden werden kann, dürfen klassische Neuroleptika nicht weitergegeben werden. In unklaren Fällen ist die EKT zu erwägen.

## G 4.4 Malignes Dopaminmangel-Syndrom und akinetische Parkinson-Krise

### G 4.4.1 Klinik

Ein klinisch und pathophysiologisch vom MNS kaum abgrenzbares Krankheitsbild, das maligne Dopaminmangel-Syndrom, kann sich nach raschem Entzug dopaminerger Medikation bei Patienten mit idiopathischem Parkinson-Syndrom entwickeln. Zu den Pharmaka, deren Entzug ein dem malignen neuroleptischen Syndrom ähnliches Bild auslösen können, zählen nicht nur L-DOPA und Dopaminagonisten, sondern auch der Glutamatrezeptorantagonist Amantadin. Das abrupte Absetzen aller dopaminergen Pharmaka bei Patienten mit idiopathischem Parkinson-Syndrom ist deshalb kontraindiziert. Die akinetische Parkinson-Krise ist ein weiteres, dem MNS sehr ähnliches Krankheitsbild, das durch Hyperthermie und Kreatinkinase-Erhöhung gekennzeichnet sein kann (Onofrj und Thomas 2005). Risikofaktoren für die Parkinson-Krise sind Infektionen, exogene Hitzebelastung und Flüssigkeitsentzug. Sie tritt häufig bei schlechter Versorgung auch zusammen mit unregelmäßiger Medikamenteneinnahme auf. Die akinetische Krise entwickelt sich jedoch primär ohne Entzug dopaminerger Medikation und wird mit einer transient verminderten Responsivität gegenüber dopaminerger Medikation in Verbindung gebracht (Onofrj und Thomas 2005).

### G 4.4.2 Epidemiologie und Verlauf

Malignes Dopaminmangel-Syndrom und akinetische Parkinson-Krise sind schwere Krankheitsbilder, deren Inzidenz vermutlich unterschätzt wird. Internistische Komplikationen in Form interkurrenter Infektionen, v. a. Pneumonie und Harnwegsinfekte, sind häufig. Die Prognose hängt wesentlich von der frühen Diagnose ab.

### G 4.4.3 Therapeutische Prinzipien

Die therapeutischen Prinzipien entsprechen denen der Therapie des malignen neuroleptischen Syndroms. Speziell beim malignen Dopaminmangel-Syndrom soll die Gabe von 1 000 mg Methylprednisolon i. v. über drei Tage zu einer Verkürzung der medianen Krankheitsdauer von 18 auf sieben Tage führen (Sato et al. 2005). Als Wirkmechanismen werden ein allgemeiner zytoprotektiver Effekt sowie eine Förderung dopaminerger Neurotransmission diskutiert.

### G 4.4.4 Pragmatische Therapie

Kontrollierte Studien fehlen. Die symptomatische Therapie entspricht der des malignen neuroleptischen Syndroms. Zusätzlich ist die Neueinstellung der Parkinson-Medikation erforderlich. Auch wenn Amantadin zuvor kein Bestandteil der Medikation war, empfiehlt sich initial ein Therapieversuch mit Amantadininfusionen (i. v., $2–3 \times 200$ mg/die) für einige Tage, bis das akute Krankheitsbild abgeklungen ist. Aufgrund der Publikation einer positiven, randomisierten Studie (Sato et al. 2005) ist auch ein Behandlungsversuch mit Steroiden gerechtfertigt (↑, C).

### G 4.4.5 Obsolete Maßnahmen

Die Gabe von Anticholinergika beim malignen Dopaminmangel-Syndrom und bei akinetischer Parkinson-Krise ist obsolet.

## Literatur

Ables AZ, Nagubilli R. Prevention, recognition and management of serotonin syndrome. Am Fam Physician 2010; 81: 1139–1142.

Ananth J, Parameswaran S, Gunatilake S, Burgoyne K, Sidhom T. Neuroleptic malignant syndrome and atypical antipsychotic drugs. J Clin Psychiatry 2004; 65: 464–470.

Baur CP, Bellon L, Felleiter P, Fiege M, Fricker R, Glahn K, Heffron JJ, Herrmann-Frank A, Jurkat-Rott K, Klingler W, Lehane M, Ording H, Tegazzin V, Wappler F, Georgieff M, Lehmann-Horn F. A multicenter study of 4-chloro-m-cresol for diagnosing malignant hyperthermia susceptibility. Anesth Analg 2000; 90: 200–205.

Benkusky NA, Farrell EF, Valdivia HH. Ryanodine receptor channelopathies. Biochem Biophys Res Commun 2004; 322: 1280–1285.

Brandt A, Schleithoff L, Jurkat-Rott K, Klingler W, Baur C, Lehmann-Horn F. Screening of the ryanodine receptor gene in 105 malignant hyperthermia families: novel mutations and concordance with the in vitro contracture test. Hum Mol Genet 1999; 8: 2055–2062.

Carbone JR. The neuroleptic malignant and serotonin syndromes. Emerg Med Clin North Am 2000; 18: 317–325.

Denborough MA, Lovell RRH. Anaesthetic deaths in a family. Lancet 1960; ii: 45.

European Malignant Hyperthermia Group (EMHG). A protocol for the investigation of malignant hyperpyrexia (MH) susceptibility. Br J Anaesth 1984; 56: 1267–1269.

Fleischhacker WW, Unterweger B, Kane JM, Hinterhuber H. The neuroleptic malignant syndrome and its differentiation from lethal catatonia. Acta Psychiatr Scand 1990; 81: 3–5.

Frank C, Recognition and treatment of serotonin syndrome. Can Fam Physician 2008; 7: 988–992.

Gurrera RJ, Chang SS, Romero JA. A comparison of diagnostic criteria for neuroleptic malignant syndrome. J Clin Psychiatry 1992; 53: 56–62.

Hopkins PM, Rüffert H, Snoeck MM, Girard T, Glahn KP, Ellis FR, Müller CR, Urwyler A, European Malignant Hyperthermia Group. European Malignant Hyperthermia Group guidelines for investigation of malignant hyperthermia susceptibility. Br J Anaesth 2015; 115(4): 531–539.

Khaldi S, Kornreich C, Choubani Z. Gourevitch R. Neuroleptic malignant syndrome and atypical antipsychotics: a brief review. Encephale 2008; 34: 618–624.

Klingler W, Lehmann-Horn F, Jurkat-Rott K. Complications of anaesthesia in neuromuscular disorders. Neuromuscul Disorders 2005; 15: 195–206.

Klinger W et al. Maligne Hyperthermie und andere neuromuskuläre Erkrankungen – Ist immer eine triggerfreie Anästhesie indiziert? In: Kuckelt W, Tonner PH (Hrsg.). Jahrbuch Intensivmedizin 2014. Lengerich u. a. Pabst; 2013. 123–132.

Klingler W, Heiderich S, Girard T, Gravino E, Heffron JJA, Johannsen S, Jurkat-Rott K, Rüffert H, Schuster F, Snoeck M, Tegazzin V, Sorrentino V, Lehmann-Horn F. Functional and genetic characterization of clinical malignant hyperthermia crises: a multi-centre study. Orphanet J Rare Dis 2014; 16(9): 8.

Klingler W, Pfenninger E. Pharmacogenetics in anesthesia and intensive care medicine: Clinical and legal challenges exemplified by malignant hyperthermia. Anaesthesist. 2016; 65(5): 380–390.

Krause T, Gerbershagen MU, Fiege M, Weißhorn R, Wappler F. Dantrolene. A review of its pharmacology, therapeutic use and new developments. Anaesthesia 2004; 59: 364–373.

Larach MG, Gronert GA, Allen GC, Brandom BW, Lehman EB. Clinical presentation, treatment and complications of malignant hyperthermia in North America from 1987 to 2006. Anesth Analg 2010; 110: 498–507.

McCarthy TV, Quane KA, Lynch PJ. Ryanodine receptor mutations in malignant hyperthermia and central core disease. Hum Mutat 2000; 15: 410–417.

Metterlein T, Schuster F, Graf BM, Anetseder M. Maligne Hyperthermie. Anästhesist 2014; 63: 908–918.

O'Dwyer AM, Sheppard NP. The role of creatine kinase in the diagnosis of neuroleptic malignant syndrome. Psychol Med 1993; 23: 323–326.

Onofrj M, Thomas A. Acute akinesia in Parkinson disease. Neurology 2005; 64: 1162–1169.

Rosenberg MR, Green M. Neuroleptic malignant syndrome: review of response to therapy. Arch Intern Med 1989; 149: 1927–1931.

Rosebush PI, Stewart T, Mazurek MF. The treatment of neuroleptic malignant syndrome. Are dantrolene and bromocriptine useful adjuncts to supportive care? Br J Psychiatry 1991; 159: 709–712.

Sato Y, Asoh T, Metoki N, Satoh K. Efficacy of methylprednisolone pulse therapy on neuroleptic malignant syndrome in Parkinson's disease. J Neurol Neurosurg Psychiatry 2003; 74: 574–576.

Schiemann A, Stowell K. Comparison of pathogenicity prediction tools on missense variants in RYR1 and CACNA1S associated with malignant hyperthermia. Br. J. Anaesth 2016; 117(1): 124–128.

Schuster F, Moegele S, Johannsen S, Roewer N: Malignant hyperthermia in the intensive care setting. Crit Care 2014; 18: 411.

Trollor JN, Sachdev PS. Electroconvulsive treatment of neuroleptic malignant syndrome: a review and report of cases. Aust N Z J Psychiatry 1999; 33: 650–659.

Weller M, Kornhuber J. Clozapine rechallenge after an episode of »neuroleptic malignant syndrome«. Br J Psychiatry 1992; 161: 855–856.

# G 5 Akute Intoxikationen

*von F. Schmidt-Graf und M. Wehling**

## G 5.1 Klinik

### G 5.1.1 Klinische Leitsymptome, Komplikationen

Bei jedem Patienten mit plötzlich aufgetretener Gesundheitsstörung muss differenzialdiagnostisch an eine akute Intoxikation gedacht werden. Häufige Symptome bei Vergiftungen sind Bewusstseinsstörung oder Koma, Veränderungen der Pupillenweite und -reaktivität, epileptische Anfälle, Myoklonien, Ataxie, Dystonien, Psychosen, Hyperthermie, Tachykardie, Atemdepression, Hyperventilation, Übelkeit, Erbrechen, Durchfälle, Hautläsionen oder auffälliger Fötor. Auch Störungen der okulozephalen und vestibulookulären Reflexe können auftreten, ohne für eine Hirnstammschädigung beweisend zu sein. In ausreichend hoher Dosierung führen die meisten toxischen Substanzen zu Bewusstseinsstörungen oder Koma. Neurologische und kardiale Symptome lassen sich oft einem der folgenden Syndrome zuordnen. Substanzspezifische klinische Symptome liegen jedoch nur bei 5 % der Patienten vor. Randomisierte Studien zu akuten Intoxikationen gibt es nahezu nicht, sodass es daher im Folgenden nicht möglich ist, Evidenz- und Empfehlungsstärken anzugeben.

*Anticholinerges Syndrom*: Blockade von Acetylcholin-Rezeptoren, meist Mischbild aus peripheren und zentralen anticholinergen Wirkungen: Akkomodationsstörungen, Mydriasis, Trockenheit von Haut- und Schleimhäuten, Hautrötung, Hyperthermie, Harnverhalt, Magen- und Darmatonie, Tachykardie, Hypertonie, supraventrikuläre Extrasystolen, Verwirrtheit, Agitation, Halluzinationen, Bewegungsstörungen.
Auslösende Substanzen: Zyklische Antidepressiva, Neuroleptika, anticholinerge Parkinsonmedikamente, Anticholinergika, Antihistaminika, Belladonna-Alkaloide, Bilsenkraut, Stechapfel, Engelstrompete, Ethylalkohol.

In diesem Zusammenhang muss auch das wichtige *Verwirrtheitssyndrom* erwähnt werden, dessen Auslösung bei weitem nicht auf Anticholinergika beschränkt ist. Ohne dass dieses eindeutig einem spezifischen Transmittersystem zuzuordnen wäre, so ist eine lange Liste von Arzneimitteln doch häufig schon bei üblichen Dosierungen – in jedem Fall aber bei Intoxikationen – in der Lage, einen Verwirrtheitszustand auszulösen. Ältere Patienten sind hier notorische Opfer. Insbesondere zentral-anticholinerge Substanzen sind bei Demenzpatienten gefährlich.
Auslösende Substanzen sind grundsätzlich alle ZNS-wirksamen Pharmaka einschließlich der anticholinerg wirksamen Substanzen (s. o.): Sedativa/Hypnotika (Benzodiazepine, Barbiturate), Opiate, Dopaminagonisten, Antikonvulsiva, tri- und tetrazyklische Antidepressiva, Lithium, Neuroleptika, Parkinsonmedikamente, Antihistaminika, Spasmolytika, Antiemetika; aber auch: nicht-steroidale Entzündungshemmer, Antibiotika und antivirale Medikamente (insbesondere Fluorochinolone!, Makrolide, Cephalosporine, Interferon), Kortikosteroide, Antihypertensiva und kardiale Medikamente (Betablocker, Digoxin, Diuretika, Antiarrhythmika).

*Cholinerges Syndrom*: Abhängig von den betroffenen Acetylcholin-Rezeptoren muskarinartige oder nikotinartige Symptome. Muskarinartige Symptome: Miosis, vermehrte Sekretion von Speichel, Tränenflüssigkeit, Bronchialsekret und Magensaft, Erbrechen, Diarrhö, Abdominalkrämpfe, Einnässen, Schwitzen, Bradykardie. Nikotinartige Symptome: Muskelfaszikulationen, Lähmungen, Rigor, seltener Tachykardie, Hypertension (im Verlauf: eher Hypotension).
Auslösende Substanzen: Acetylcholin, Pilocarpin, Carbachol, Pyridostigmin, Physostigmin, Alkylphosphate (irreversible Cholinesterasehemmung), Carbamate (Insektizide mit reversibler Cholinesterasehemmung), Tabakvergiftung (Nikotineffekt, insbesondere bei Kindern), Pilze (z. B. Risspilze), Cholinesterasehemmer (z. B. Donepezil).

*Sympathomimetisches Syndrom*: Mydriasis, Mundtrockenheit, Agitation, Verwirrtheit, epileptische Anfälle, Tachykardie, Hypertension, Hyperventilation, Hyperthermie.
Auslösende Substanzen: Amphetamine, Ephedrin, Tryptamin, Kokain, Halluzinogene, Methylxanthine, irreversible MAO-Inhibitoren.

*Opiat-Syndrom*: Miosis, initial Euphorie, dann Somnolenz bis Koma, Hirnödem, Hypoventilation bis tödlicher Atemstillstand, Lungenödem, Erbrechen, Darmatonie, Hypothermie, Hypotension.
Auslösende Substanzen: Heroin, Morphin, andere Opiatagonisten.

*Hypnotika-Syndrom*: Bewusstseinsstörung, Muskelrelaxation, Atem- und Kardiodepression mit Hypotonie, Druckläsionen. Auslösende Substanzen: Sedativa, Hypnotika, Ethanol.

* Autor dieses Kapitels in der 6. Auflage: F. Schmidt.

*Serotonin-Syndrom*: epileptische Anfälle, psychische Erregung, Übelkeit/Erbrechen, Durchfall, Kopfschmerzen, motorische (Myoklonien, Rigor, Hyperreflexie) und autonome Symptome (Hyperthermie, Schweißbildung, Dehydratation, Tachykardie, kardiale Rhythmusstörungen, Mydriasis).
Auslösende Substanzen: Selektive Serotonin-(Noradrenalin-)Wiederaufnahme(Reuptake)-Hemmer (SSRI/SNRI), MAO-Hemmer, insbesondere in (verbotener) Kombination mit SSRI, Neuroleptika, Tryptane, Drogen auf Amphetaminbasis, Tramadol, Linezolid.

### G 5.1.2 Evaluation, Diagnostik und Überwachung

Bei Aufnahme des Patienten sollte, soweit es aufgrund der Bewusstseinslage und der Situation möglich ist, eine Erhebung der Anamnese bzw. Fremdanamnese mit Fragen nach Begleitumständen, Lebenssituation, bekanntem Drogenkonsum und Medikamenteneinnahme, psychiatrischen Vorerkrankungen, Inspektion der Umgebung des Patienten und eine ausführliche körperliche Untersuchung (insbesondere mit Beachtung neurologischer [Bewusstseinszustand, Pupillen!] und gastrointestinaler Symptome, kardiovaskulärer und pulmonaler Vitalparameter, Körpertemperatur sowie Hautläsionen) erfolgen.
Zur Labordiagnostik gehören Blutbild, Blutzucker, Elektrolyte, Quick bzw. INR, PTT, Kreatinin, Leberwerte, CK, Laktat, Ammoniak, Alkoholspiegel, arterielle Blutgasanalyse (Anionenlücke, metabolische Azidose?), Urinuntersuchung (Ketonkörper, pH-Wert?). Für toxikologische Untersuchungen und Schnelltests werden Blut, Stuhl, Urin und Mageninhalt asserviert.
Ein toxikologisches Screening sollte so umfassend wie möglich sein, obwohl unerwartete Ergebnisse selten sind (Brett 1988). Schnelltestverfahren (Dünnschichtchromatographie, Enzymimmunoassay) erfassen bei 94–98 % der Intoxikationsfälle Substanzgruppen oder Agens. Mittels kommerziell erhältlicher Immunoassays können Urinproben innerhalb von 15 Minuten qualitativ auf Methadon, andere Opiate, Benzodiazepine, Barbiturate, trizyklische Antidepressiva, Kokain, Amphetamine und Cannabinoide (oder die jeweiligen Metaboliten dieser Substanzen) untersucht werden. Eine Serumspiegelbestimmung ist mittlerweile für viele Medikamente und toxische Substanzen möglich (z. B. Paracetamol, Acetylsalicylsäure, Digoxin, Lithium, Theophyllin, Phenytoin, Carbamazepin, Ethanol und andere Alkohole). Aufgrund des Serumspiegels kann für einige Substanzen über die Indikation zur Antidotbehandlung oder der sekundären Giftelimination entschieden werden (Ellenhorn 1997; Osterloh et al. 1986). Zur Einleitung einer Therapie genügt der klinische Verdacht, eine toxikologische Bestätigung kann oft nicht abgewartet werden. Quantitative und forensisch beweisende Bestimmungen sind meist erst durch zeitaufwendige und teure Untersuchungen möglich, die durch verschiedene Universitätsinstitute und kommerzielle Anbieter durchgeführt werden. Auskünfte zu Intoxikationen erteilen im 24-Stunden-Dienst die am Ende des Kapitels aufgeführten Vergiftungszentralen, die durch die kurzen Ausführungen hier nicht ersetzt werden können. **Tab. G 5.1** bietet eine Übersicht häufiger Differentialdiagnosen neurologischer Symptome bei akuten Intoxikationen.

Im EKG sind auf Bradykardie und Tachykardie, ventrikuläre und supraventrikuläre Extrasystolen, AV-Blockierungen, QRS- und QT-Verlängerungen zu achten.
Bei unklaren Bewusstseinsstörungen oder fokalneurologischen Symptomen sollte ein Schädel-CT angefertigt werden. Insbesondere bei äußeren Verletzungen und Drogen- oder Alkoholintoxikationen muss ein Schädel-Hirn-Trauma (inklusive traumatischer Blutung) ausgeschlossen werden, ebenso sollte bei einem unklaren Schädel-Hirn-Trauma ein Alkohol- und Drogen-Screening erfolgen. In einer Studie hatten 42 % der Schädel-Hirn-Trauma-Patienten bei Aufnahme einen hohen Ethanolspiegel (Dikmen et al. 1995).
Oft ist eine intensivmedizinische Behandlung oder Überwachung indiziert.
Intoxikationen sind häufig bei akzidentellen Überdosierungen von Alkohol und/oder Drogen (Polypharmazie mit sich z. B. sedativ/hypoventilatorisch verstärkenden Substanzen), bei willentlicher Einnahme von Medikamenten oder anderen potenziell toxischen Stoffen in suizidaler Absicht sowie bei Medikamenten mit enger therapeutischer Breite und meist vermeintlich sachgerechtem Gebrauch (z. B. Lithium, Digoxin).



## G 5.2 Häufigkeit und Bedeutung von Intoxikationen

Die Inzidenz akuter Expositionen gegenüber potenziell toxischen Substanzen liegt bei 10–25 pro Jahr auf 1 000 Einwohner. In Deutschland gibt es keine genauen epidemiologischen Daten über akute Intoxikationen, obwohl die Giftinformationszentralen über 100 000 Anrufe pro Jahr erhalten. Eine umfassende Statistik über toxische Expositionen ist im jährlichen Bericht der amerikanischen Vereinigung der Giftinformationszentralen (American Association of Poison Control Centers AAPCC; Bronstein et al. 2009) zu finden. Auch diese ist jedoch lückenhaft, da der überwiegende Anteil der tödlichen Vergiftungen – und vermutlich auch ein hoher Anteil der schweren Intoxikationen ohne letalen Ausgang – nicht enthalten ist. Todesfälle und schwere Vergiftungen mit bekannten Substanzen werden den toxikologischen Beratungszentren oft nicht gemeldet (Soslow und Woolf 1992).
Bei Erwachsenen ist der Anteil der Frauen mit akuten Intoxikationen aufgrund des höheren Anteils bei suizidalen Vergiftungen etwas höher. Dagegen ist Drogenmissbrauch mit Vergiftungserscheinungen häufiger bei Männern zu beobachten. Der Häufigkeitsgipfel von Intoxikationen bei den Erwachsenen liegt zwischen 20 und 45 Jahren. Ein hoher Prozentsatz der Giftexpositionen tritt bei Kindern auf. Bei Kindern unter 10 Jahren handelt es sich üblicherweise um eine akzidentelle Giftex-

**Tab. G 5.1:** Häufige Differenzialdiagnosen neurologischer Symptome bei akuten Intoxikationen

| **Neurologische Symptome** | **Mögliche Intoxikationen** |
|---|---|
| Weite Pupillen | Sympathomimetika (Amphetamine, »Ecstasy«, Kokain, LSD, Clonidin, Engelstrompete); Entzugssyndrom (Alkohol, Opiate); zusätzlich fehlende Lichtreaktion: Anticholinergika (Atropin, Scopolamin, zyklische Antidepressiva, Glutethimid, Antihistaminika) |
| Enge Pupillen | Cholinergika (Pilocarpin, Nikotin, Physostigmin, Organophosphate), Ethanol, Benzodiazepine, Barbiturate, Opiate, Bromide, Chloralhydrat |
| Blickparesen | Phenytoin, Carbamazepin, Ethanol und andere Alkohole, Narkotika, Benzodiazepine, Barbiturate, Botulismus |
| Dystonien | Neuroleptika, Metoclopramid, Kokain, Amphetamine, Carbamazepin |
| Ataxie | Ethanol und andere Alkohole, Antiepileptika (Phenytoin, Carbamazepin), Sedativa und Hypnotika, organische Lösungsmittel |
| Muskeltonus hypoton, Hyporeflexie | Sedativa und Hypnotika, insbesondere starke Benzodiazepine (z. B. Flunitrazepam), Muskelrelaxanzien, Organophosphate, Carbamat, Botulinumtoxin |
| Muskeltonus hyperton, Hyperreflexie | Zyklische Antidepressiva, irreversible MAO-Hemmer, Serotonin-Reuptake-Hemmer, Phenothiazin, Tetanus, Strychnin |
| Faszikulationen | Organophosphate, Lithium |
| Myoklonien | Zyklische Antidepressiva, MAO-Hemmer, Serotonin-Syndrom, Methaqualon, verschiedene Metalle |
| Epileptische Anfälle | Kokain, LSD, Sympathomimetika, v. a. Amphetamine, Opiate, Antidepressiva, insbesondere Bupropion, Neuroleptika, Lithium, Antiepileptika, Lokalanästhetika, Salicylate, Ergotamine, Isoniazid, Kohlenmonoxid, Methylxanthine, Ethanol/Benzodiazepine (v. a. Entzug), Campher, Organophosphate, Blei, sekundär bei Hypo-(Insulin!) oder Hyperglykämie, Überdosierung von Beta-Laktam-Antibiotika |
| Cerebrales Ödem | Salicylate, Methanol, Ethylenglykol, Valproinsäure, »Ecstasy«, sekundär bei fulminantem Leberversagen (z. B. »Ecstasy«, Paracetamol), sekundär bei Hypoventilation und Hypoxie (z. B. Opiate), zu schneller Ausgleich einer schweren Hyponatriämie |
| Hypoventilation | Sedativa und Narkotika (z. B. Barbiturate, Benzodiazepine, Letztere aber mit großer therapeutischer Breite), Opiate, Ethanol, Organophosphate, sekundär bei tiefer Bewusstseinsstörung bei vielen Intoxikationen |
| Hyperventilation | Substanzen, die zur metabolischen Azidose führen (z. B. Methanol, Ethylenglykol, Salicylate, Metformin, Kohlenmonoxid), sekundär durch Hypoxie bei Rauchvergiftung |
| Hyperthermie | Anticholinergika, Nikotin, Salicylate, Sympathomimetika, v. a. Amphetamine, LSD, Kokain, Mescalin, MAO-Hemmer, Methaqualon, zyklische Antidepressiva, Phenothiazine, Butyrophenone, Diphenhydramin, Schilddrüsenhormone, Entzug dopaminerger Medikamente, alle oben genannten Medikamente, die ein Serotoninsyndrom auslösen |

position. Drogenmissbrauch und Suizidversuche sind bei älteren Kindern und Erwachsenen häufig. Akzidentelle oder iatrogene Medikamentenüberdosierungen treten überwiegend bei geriatrischen Patienten auf.

Nach akuter Toxinexposition sind Symptome nur in 10–20 % zu beobachten, wobei ca. 90 % zu geringen, 10 % zu mäßig schweren und 1–2 % zu schweren Krankheitsbildern führen. Etwa 2–5 % der stationär aufgenommenen Patienten mit akuten Intoxikationen werden auf Intensivstationen behandelt. Gründe hierfür sind in erster Linie Beatmung und die Überwachung der Vitalfunktionen. Intoxikationen stellen die häufigste Ursache des nichttraumatischen Komas im Erwachsenenalter dar (35–40 %).

Intoxikationen, die zur intensivmedizinischen Überwachung führen, sind meist verursacht durch Einnahme von Substanzen in suizidaler Absicht (bis zu 90 %), akzidentelle Überdosierung bei Alkohol- oder Drogenmissbrauch oder Einnahme von Medikamenten mit schmaler therapeutischer Breite. Unter den letalen Intoxikationen treten 60–90 % bei Suizidversuchen auf. Die häufigsten Ursachen bei letalem Ausgang sind Intoxikationen mit Kohlenmonoxid, Opiaten, Alkohol-Drogenkombinationen, trizyklischen Antidepressiva, Kokain und Schlafmitteln (Kerr et al. 2001). 80–90 % der Intoxikierten werden tot aufgefunden oder versterben vor Erreichen des Krankenhauses (Chafee-Bahamon 1983). Todesfälle bei Patienten, die das Krankenhaus erreichen, sind häufig durch Vergiftungen mit Analgetika (überwiegend Paracetamol, Salicylate), Antidepressiva (zyklische Antidepressiva, irreversible MAO-Hemmer), Kokain, andere Psychostimulanzien, Narkotika und Herz-Kreislauf-Medikamente verursacht. Bei Giftaufnahme in suizidaler Absicht liegen häufig Mischintoxikationen (oft Medikamente in Kombination mit Alkohol) vor, was bei der diagnostischen Einordnung bedacht werden sollte.

Bei den Drogenintoxikationen sind in den letzten Jahren v. a. Vergiftungen durch Drogenersatzstoffe hinzugekommen, aber auch Opioidvergiftungen haben zugenommen, insbesondere Überdosierungen mit Fentanyl nach intravenöser Injektion von ausgekochten Fentanylpflastern. Neu sind in den letzten 15 Jahren auch Colchicin-Vergiftungen aufgrund der Verwechslung von Bärlauch mit Herbstzeitlosen.

Insbesondere Drogenintoxikationen sind häufig mit akuten Störungen des peripheren und zentralen Nervensystems vergesellschaftet, jedoch sind oft Komplikationen aufgrund des vorherigen Lebensstils und reduzierten Ernährungs- und Allgemeinzustandes (insbesondere bei Alkoholikern) bei chronisch Abhängigen zu erwarten (Neiman 1998). Ein erhöhtes Risiko für zusätzliche traumatische Verletzungen (Marzuk et al. 1995) und Infektionskrankheiten, insbesondere bei HIV-Infektionen, sollte beachtet werden.

## G 5.3 Allgemeine therapeutische Maßnahmen

Primäres Ziel der Notfallbetreuung ist die Stabilisierung der kardiopulmonalen Funktionen und die Vermeidung von irreversiblen Organschädigungen. Todesfälle bei Intoxikationen treten meist innerhalb der ersten Stunden auf und sind Folge von Lungenödem, respiratorischer Insuffizienz, Herzversagen oder kardialen Rhythmusstörungen. Eine besondere Gefahr stellt die spezifische Verwundbarkeit des Gehirns bei nur kurzzeitiger Unterbrechung des Energiestoffwechsels und der Sauerstoffzufuhr dar. Innerhalb von wenigen Minuten kann es zu einer irreversiblen zerebralen Schädigung kommen, so durch arterielle Hypotonie mit ungenügender zerebraler Durchblutung, ausgeprägte Hypoventilation und Hypoxämie ($pO_2 < 30–40$ mmHg), Blockade des $O_2$-Transports (z. B. durch Kohlenmonoxid, Methämoglobinbildner) oder der Atemkette (z. B. durch Zyanid, Hydrogensulfid, Metformin) und ausgeprägte Hypoglykämie. Eine selektive Neurotoxizität mit struktureller Schädigung des zentralen oder peripheren Nervensystems ist bei akuten Intoxikationen selten.

Zur Behandlung einer akuten Intoxikation gehören in erster Linie:

- Stabilisierung der Vitalfunktionen und die ZNS-orientierte Notfalltherapie,
- komplette Untersuchung (Anamnese, körperliche Untersuchung) und weitere Diagnostik (diagnostische Schnelltests, gegebenenfalls Bildgebung) (**Kap. G 5.1.2**),
- Dekontamination und primäre Giftelimination,
- sekundäre Giftelimination,
- Einsatz spezifischer Antidote (soweit möglich),
- Überwachung bzw. Intensivtherapie.

### G 5.3.1 Initiale Stabilisierung

Zunächst sollte eine Stabilisierung der Vitalfunktionen nach der etablierten *ABCD*-Regel erfolgen: *A*temwege freimachen, *B*eatmung, *C*irculation (Kreislaufüberwachung, gegebenenfalls Herzdruckmassage), *D*rugs (medikamentöse Therapie) (Hong und Dorian 2005). Die Vitalparameter sollten auch nach Stabilisierung engmaschig überwacht werden. Zur neurologischen Überwachung gehört vor allem die Beurteilung des Bewusstseinszustandes und der Pupillen (Größe, Reaktivität), der spontanen und reflektorischen Augenbewegungen und der Extremitätenbewegungen und Muskeleigenreflexe. Der okulozephale Reflex sollte nur getestet werden, wenn kein Verdacht auf ein Trauma der Halswirbelsäule besteht.

### G 5.3.2 Dekontamination und primäre Giftelimination

Eine primäre Giftelimination sollte grundsätzlich angestrebt werden, die diese toxischen Substanzen vor der Resorption entfernt und somit bei frühzeitigem Beginn zu einer Reduktion der Toxinmenge führt. Allerdings gibt es wichtige Kontraindikationen, die unbedingt beachtet werden müssen. Die wichtigsten Verfahren sind:

*Induziertes Erbrechen*: bei wachen, ansprechbaren Patienten nach oraler Giftaufnahme, kontraindiziert bei bewusstseinsgestörten Patienten, epileptischem Anfall, Intoxikationen mit Detergenzien, Säuren, Laugen oder fettlöslichen Giften. Durchführung: am besten mechanisch induziert, unterstützt durch größere Mengen lauwarmen Wassers zuvor. Falls nicht möglich, Gabe von Ipecacuanha-Sirup, Erwachsene 30 ml, Kinder unter 12 Jahren 10–15 ml, anschließend mehrere Gläser Wasser oder Saft; bis zum Eintritt des Erbrechens können 20–60 Minuten vergehen; mittlerweile umstritten, da nach einer Stunde nur noch unwesentliche Giftanteile entfernt werden und Nebenwirkungen, v. a. bei Kindern, durch Aspiration und anhaltendes Erbrechen nicht zu unterschätzen sind. Die Gabe von Apomorphin wird bei höheren Komplikationsraten nicht mehr empfohlen.

*Magenspülung*: indiziert bei kurz (1–2 h) zurückliegenden oralen Intoxikationen, wenn induziertes Erbrechen kontraindiziert ist, bei Bewusstlosen nur nach Intubation, kontraindiziert bei v. a. Magen- oder Ösophagusperforation, Herz- oder Ateminsuffizienz. Durchführung: stabile Seitenlage, Prämedikation mit 0,5 mg Atropin i. v. (kontraindiziert bei anticholinergem Syndrom!), orales Einführen eines mit Lidocain bestrichenen Magenschlauchs, Ende unter Patientenniveau halten, herausfließenden Mageninhalt für toxikologische Untersuchungen asservieren, über Patientenniveau anheben und mit lauwarmem Wasser solange spülen, bis die Lavageflüssigkeit klar ist.

*Kohle*: durch Bindung an Aktivkohle kann die intestinale Resorption von fett- und wasserlöslichen Toxinen vermindert und z. T. eine Unterbrechung des enterohepatischen oder enteroenteralen Kreislaufs erreicht werden (z. B. Carbamazepin, Dapson, Digoxin, Digitoxin, Nadolol, Phenobarbital, Theophyllin) (Park et al. 1986); indiziert bei fast allen Medikamenten (Ausnahmen: z. B. Lithium, Eisen). Initial 0,5–1 g/kg KG Kohle, alle 4 h erneut für ca. 12–24 h, per os oder per Magensonde.

*Natriumsulfat (Glaubersalz)*: kann zum Abführen in Kombination mit Kohle gegeben werden; initial 50–100 ml einer 20 %igen Lösung per os oder per Magensonde, weitere Gaben im Wechsel mit Kohleapplikation.

G
5

*Hyperosmolare Sorbitlösung (40 %)*: zum Abführen, allein oder im Wechsel mit Kohle; 40 ml alle 2 h oder im Wechsel mit Kohle alle 4 h.

*Perorale Darmspülung*: indiziert bei Einnahme großer Tablettenmengen mit retardierter Wirkung, bei Substanzen, die schlecht von Kohle absorbiert werden (z. B. Eisen- und Zinkverbindungen), länger zurückliegender oraler Ingestion und Darmatonie, kontraindiziert bei Säuren- und Laugenintoxikationen. Durchführung: Gabe von bis zu 2 1/h über 2–4 h der elektrolyt- und polyethylenglykolhaltigen wässrigen Lösung, wie sie zur Vorbereitung zur Koloskopie verwendet wird.

*Dekontamination durch Abwaschen*: indiziert bei Giftaufnahme von fettlöslichen Substanzen über die Haut (z. B. Benzol, Kohlenwasserstoffe, Parathion, Alkylphosphate); Abwaschen mit Seife unter fließendem Wasser, Handschuhe verwenden (!).

Zusätzlich: Wassergabe zur Verdünnung ätzender Substanzen wie Säuren, die durch Erbrechen oder Spülung nicht entfernt werden können (s. o.), bei Einnahme von z. B. Seifen ist zur Entschäumung die Gabe von Dimeticon üblich.

### G 5.3.3 Sekundäre Giftelimination

Die Bedeutung der sekundären Giftelimination ist mittlerweile teilweise umstritten. Die sekundäre Giftelimination umfasst Verfahren, die zur Entfernung toxischer Substanzen nach erfolgter Resorption dienen. Indikationen hierzu sind u. a. die Einnahme einer potenziell letalen Dosis oder Gefahr irreversibler Schäden, kritische Blutplasmaspiegel, tiefes Koma, Toxine mit hoher Plasmaproteinbindung, schwere Intoxikationen mit »dialysablen« Giften und Niereninsuffizienz. Hierzu gehört auch die repetitive Kohlegabe (s. o.).

*Forcierte Diurese*: mindert die renale Rückresorption einiger Substanzen, indiziert bei Intoxikationen mit Salicylaten, Barbital, Phenobarbital, Lithium sowie bei Hämolyse und Rhabdomyolyse, bei Amphetamin- oder Kokainintoxikationen kann eine zusätzliche Urinansäuerung sinnvoll sein. Durchführung: Legen von PVK, ZVK und Blasenkatheter, stündliche Urinbilanzierung, Gabe von 500 ml Glukose 5 % und 500 ml NaCl 0,9 % im Wechsel, jeweils über 1 h, pro Liter zusätzlich 20 mmol KCl und 20 mmol NaCl, Furosemid nach ZVD und Urinbilanz, ständige Kontrolle von BGA, ZVD, Elektrolyten, Kreatinin. Durchsatz 6–12 l/Tag (Cave: Herz-Kreislaufbelastung!).

*Hämodialyse*: bei Intoxikationen mit niedermolekularen Substanzen mit geringer Proteinbindung und niedrigem Verteilungsvolumen, z. B. Bromid, Chloralhydrat, Lithium, Methanol, Ethylenglykol, Ethanol, Procainamid (Kar et al. 1992), Salicylat (Yip et al. 1992).

*Hämoperfusion*: Entfernung lipophiler und proteingebundener Substanzen, auch mit hoher Proteinbindung (Nenov et al. 2003); empfohlen u. a. bei Intoxikationen mit Knollenblätterpilzen (Feinfeld et al. 1994), Barbituraten in hoher Dosis (Lindberg et al. 1992), Carbamazepin, Chloramphenicol, Disopyramid, Glutethimid, Methaqualon (Baggish et al. 1981), Methotrexat (Giardino et al. 1993; Giardino et al. 1995), Paraquat (Suzuki et al. 1993), Theophyllin (Serumspiegel > 60 mg/l oder Status epilepticus; Nenov et al. 2003); unwirksam bei Substanzen mit hohem Verteilungsvolumen, z. B. Organophosphat-Insektizide (Martinez-Chuecos et al. 1992).
Plasmapherese: selten indiziert bei Paraquat- oder Thyreoideahormon-Vergiftung, begrenzte Erfahrungen, umstrittene Effizienz.

*Hyperbarer Sauerstoff*: Behandlung mit reinem Sauerstoff in einer Überdruckkammer bei schweren CO-Vergiftungen (Koma oder epileptische Anfälle) (Tibbles und Perrotta 1994).

### G 5.3.4 Antidote

Nur wenige Patienten mit Intoxikationen können mit einem spezifischen Antidot behandelt werden. Im Vordergrund der Behandlung steht immer die Sicherung der Vitalfunktionen. Sollte eine Behandlung mit Antidoten möglich sein, ist zu beachten, dass einige Antidote (z. B. Flumazenil, Naloxon) eine kürzere Halbwertszeit als die meisten der von ihnen antagonisierten Substanzen haben und deshalb erneut gegeben bzw. die Patienten auch bei erfolgreicher Antagonisierung weiter überwacht werden müssen. Hinsichtlich der Details wird auf fachtoxikologische/pharmakologische Werke verwiesen.

### G 5.3.5 Überwachung und Intensivtherapie

Patienten, die mit dem Verdacht auf eine akute Intoxikation in die Klinik eingeliefert werden, sollten zunächst intensivmedizinisch oder zumindest engmaschig überwacht werden. Dies trifft insbesondere für Patienten mit Stupor oder Koma, Status epilepticus oder einer Serie von Anfällen, Ateminsuffizienz, Lungenödem, kardialen Symptomen wie Herzrhythmusstörungen, arterieller Hypo- oder Hypertonie, Verdacht auf Suizidversuch bis zur Einweisung in eine psychiatrische Station und bei Verdacht auf Vergiftungen mit verzögerter Symptomatik (z. B. Botulinumtoxin, Diquat, Ethylenglykol, Knollenblätterpilze, Methanol, MAO-Hemmer, Paraquat, Schwermetalle) zu.

## G 5.4 Spezielles Management

Tausende von Substanzen können Ursache akuter Intoxikationen sein. Im Folgenden sind die häufigsten und für die klinische Behandlung in der Neurologie relevanten Intoxikationen mit neurologischen oder psychiatrischen Symptomen aufgeführt. Für ausführlichere Informationen sei auf intensivmedizinische und toxikologische Standardwerke verwiesen (Ellenhorn 1997; Flomenbaum et al. 2006; Olson 2003; Shannon et al. 2007). Sofortige Kontaktaufnahme mit einer Vergiftungszentrale und Information über elektronische Datenbanken wird empfohlen (**Tab. G 5.3**). Die Behandlungsempfehlungen stammen aus klinischer Erfahrung, nur wenige basieren auf klinischen Studien. In **Tab. G 5.2** sind häufig verwendete Medikamente zur Behandlung akuter Intoxikationen aufgelistet.

## G 5.4.1 Alkohole und Glykole

***Ethanol* (Kap. G 6)**
Alkohol allein oder in Kombination mit anderen Mitteln ist die häufigste Ursache akuter Intoxikationen. Letale Dosis 5–8 g/kg KG, bei Alkoholtoleranz auch höher, häufig Mischintoxikationen.
*Klinik:* Vergiftungsstadien in Abhängigkeit von der Alkoholkonzentration: Exzitationsstadium (nur bei ansteigendem Blutalkoholspiegel)/hypnotisches Stadium/narkotisches Stadium/asphyktisches Stadium (Atemlähmung und Kreislaufversagen). Vasodilatation mit Hautrötung und Hypothermie, gestörte Thermoregulation, Hypoglykämie, Polyurie durch gestörte ADH-Sekretion, metabolische Azidose, bei Ateminsuffizienz auch respiratorische Azidose, Konzentrations- und Koordinationsstörung, Ataxie, Fehleinschätzung, Bewusstseinsstörung bis Koma, Atem- und Kreislaufdepression.
*Diagnostik:* Blutalkoholspiegelbestimmung, Blutzucker, Leberwerte, Elektrolyte, BGA, Gerinnung, Pankreaswerte, Bikarbonat; Ausschluss anderer Ursachen einer Bewusstseinsstörung (Meningitis, Schädel-Hirn-Trauma, Hypoglykämie, Leberversagen, Drogenscreening etc.).
*Therapie:* auf induziertes Erbrechen oder Magenspülung wegen hoher Aspirationsgefahr möglichst verzichten, prophylaktisch Thiamin 100 mg i. v. täglich, Glukoseinfusion bei Hypoglykämie, Gabe von Natriumbikarbonat bei metabolischer Azidose, bei Exzitation Haloperidol 5–10 mg i. v., gegebenenfalls Intubation und Beatmung, bei schweren Intoxikationen Hämodialyse.

***Methanol***
Vorkommen in Treibstoff, Lösungsmittel, wird zum Vergällen von Ethanol verwendet (»selbstgebrannte« Destillate); Methylalkohol wird sehr langsam über Formaldehyd als Zwischenprodukt zu Ameisensäure oxidiert, die für die eigentliche Giftwirkung (inhibiert die Cytochrom c-Oxidase) und Azidose verantwortlich ist (lange HWZ!). Letale Dosis: 30 ml (5–100 ml), in Anwesenheit von Ethanol ist die Toxizität verringert.
*Klinik:* initial Schwindel, Übelkeit, Erbrechen, Kopfschmerzen, Ataxie, Somnolenz, im Verlauf Abdominalschmerzen (Pankreasschädigung mit erhöhter Amylase), Sehstörungen mit Verschwommensehen, »tanzende, weiße Flecken vor den Augen«, Farbwahrnehmungsstörung bis Erblindung, bei schweren Intoxikationen Koma, epileptische Anfälle, metabolische Azidose, Hyperventilation, Bradykardie; bei Überleben schwerer Intoxikationen bleibende extrapyramidale Bewegungsstörungen.
*Therapie:* frühzeitige Therapie entscheidet über die Prognose (Kruse 1992); induziertes Erbrechen innerhalb von Minuten bis Stunden sinnvoll, Dauerinfusion mit Ethanol (Alkoholdehydrogenase besitzt höhere Affinität zu Ethanol als zu Methanol, Umwandlung zu Formaldehyd wird blockiert): 0,25 ml Ethanol 95 %/kg/h (1 ‰ Serumalkoholspiegel anstreben), alternativ Gabe von Fomepizol (4-Methylpyrazol), Alkalisierung mit Natriumbikarbonat, Lichtschutz für die Augen, Hämodialyse bei Dosis > 15 ml oder Blutmethanolspiegel > 0,5 ‰, im Zweifelsfall immer bei neurologischen oder visuellen Symptomen, gegebenenfalls 10 mg Folsäure/kg KG i. v. täglich (verbesserte Ausscheidung der Ameisensäure).

***Glykole und Derivate***
Lösungs- und Frostschutzmittel, farblose, süßlich schmeckende Flüssigkeit. Letale Dosis 100 ml. Toxische Wirkung über Metaboliten: schwere metabolische Azidose durch Glykolsäure, Oxalsäure führt als Kalziumchelator zu Tetanie, kardialen Rhythmusstörungen, Nierenversagen.
*Klinik:* Kopfschmerzen, Übelkeit, Erbrechen, Schwindel, ZNS-Depression mit Ataxie, Dysarthrie, Nystagmus, Somnolenz bis Koma, Atemdepression, verzögerte Wirkung der Metaboliten führt zu metabolischer Azidose, Nierenversagen, Hyperventilation, Hypotonie, kardialen Rhythmusstörungen, Lungenödem, epileptischen Anfällen.
*Therapie:* Magenspülung und Kohlegabe in den ersten Stunden sinnvoll, Dauerinfusion mit Ethanol (s. Methanolintoxikation) oder Fomepizol, Alkalisierung mit Natriumbikarbonat, Hämodialyse bei Ethylenglykolspiegel > 8 mmol/l bzw. 50 mg/dl oder bei eingeschränkter Nierenfunktion (Stokes und Aueron 1980).

## G 5.4.2 Sedativa und Hypnotika

***Benzodiazepine***
Schlafmittel, Sedativa, Anxiolytika, Muskelrelaxanzien, Antikonvulsiva. Benzodiazepinvergiftungen gehören zu den häufigsten Tablettenintoxikationen mit relativ benignem Verlauf, häufig Mischintoxikationen. Hohes Suchtpotenzial, letale Intoxikationen selten.
*Wirkung:* verstärken hemmende Wirkung GABAerger Neurone, dosisabhängig sedierend, angstlösend, muskelrelaxierend, antikonvulsiv; große therapeutische Breite.
*Klinik:* Somnolenz bis Koma, Ataxie, muskuläre Hypotonie, Hyporeflexie, Sprachstörungen, arterielle Hypotonie, Hypoventilation.
*Therapie:* bei kurz zurückliegender Einnahme induziertes Erbrechen, Magenspülung, Kohlegabe. Primäre Giftelimination vor allem bei hoher Dosis, progredienter Symptomatik, erloschenen Schutzreflexen oder Mischintoxikationen. Gegebenenfalls Antagonisierung mit Flumazenil (z. B. Anexate®), initial 0,2–0,5 mg (2–5 ml) i. v., dann 0,1 mg/min, bis Patient wach ist. Flumazenil ist eher ein Diagnostikum (insbesondere zum Ausschluss gefährlicher Begleitintoxikationen mit z. B. Trizyklika, bei denen sich die Bewusstlosigkeit nicht wesentlich verbessert) als ein Therapeutikum, da die Halbwertzeit für einen therapeutischen Einsatz zu kurz ist.
Die Elimination von Benzodiazepinen und deren aktiver Metaboliten kann bei alten oder leberinsuffizienten Patienten massiv verlängert sein (Barton et al. 1989).

***Barbiturate***

Schlafmittel, Sedativa und Antikonvulsiva, auch missbräuchlich als Rauschmittel. Häufigkeit von Intoxikationen mit abnehmendem klinischen Einsatz seltener.
*Wirkung:* Agonist am $GABA_A$-Rezeptor, unterschieden werden lang-, mittellang- und kurzwirksame (bei rascher Metabolisierung keine schwerwiegenden Intoxikationen bekannt) Barbiturate. Letale Dosis bei Erwachsenen je nach Substanz 5–20 g.
*Klinik:* Bewusstseinsstörung bis tiefes Koma, kann von Ataxie, Nystagmus, Schwindel, Reflexabschwächung bis zum Verlust der Hirnstammreflexe begleitet sein, initial Miosis. Ateminsuffizienz mit Hypoventilation, Hypothermie, Bradykardie, Hypotonie, eventuell Hautblasen; im EEG schwere Allgemeinveränderung mit Burst-Suppression-Muster.
*Therapie:* Magenspülung, Kohle- und Natriumsulfatgabe, forcierte alkalische Diurese bei langwirksamen Substanzen und einigen mittellangwirksamen Präparaten (Allobarbital, Aprobarbital), bei schweren Intoxikation Hämodialyse (Lindberg et al. 1992) oder besser Hämoperfusion, Intubation bereits bei mäßiggradiger Hypoxämie, Flüssigkeitssubstitution und ggf. Kreislaufstützung (Katecholamine) bei Hypotonie.

## G 5.4.3 Antihistaminika

Antiallergika, u. a. auch in zahlreichen rezeptfrei erhältlichen Schlafmitteln enthalten.
*Wirkung:* $H_1$- oder $H_2$-Rezeptor-Blocker. Letale Dosis 2,5–5 g.
*Klinik:* Agitiertheit, Verwirrtheit, Mydriasis, trockene Haut und Schleimhaut, Hyperthermie, Tachykardie (zentrales und peripheres anticholinerges Syndrom), Rhabdomyolyse, bei schweren Vergiftungen Koma, respiratorische Insuffizienz, tonisch-klonische Krämpfe.
*Therapie:* primäre Giftelimination ab ca. 200 mg, CK-Kontrolle über 24 h (Rhabdomyolyse!); bei schweren Intoxikationen Antagonisierung mit Physostigmin, 2 mg i. v., gegebenenfalls 1–2 mal wiederholen.

## G 5.4.4 Neuroleptika

Psychopharmaka, Tranquilizer. Intoxikationen häufig (Patienten mit hoher Suizidalitätsrate, weite Verbreitung, geringe therapeutische Breite).
*Wirkung:* Blockade von postsynaptischen Dopamin-Rezeptoren, zentrale und periphere anticholinerge Effekte, Beeinflussung auch anderer Transmittersysteme.
*Klinik:* je nach Substanz extrapyramidale Symptome (Parkinsonoid, Dyskinesien), anticholinerges Syndrom mit Sedierung bis Koma, arterielle Hypotonie, Tachykardie, Atemdepression, trockene Schleimhaut, Harnverhalt.
Das maligne neuroleptische Syndrom wird charakterisiert durch Muskelrigor und andere extrapyramidale Symptome, Hyperthermie, Zeichen der autonomen Dysregulation, Bewusstseinsstörung und CK-Anstieg. Es tritt nach Beginn einer Neuroleptikabehandlung in der Regel innerhalb von 24–72 h bei 0,1–2,5 % der Patienten auf (Kornhuber und Weller 1994) und ist mit dem serotoninergen Syndrom verwandt (s. o.).
*Therapie:* primäre Giftelimination, bei anticholinergem Syndrom Magenspülung, Antagonisierung mit Physostigmin, 2 mg i. v., gegebenenfalls Wiederholung; bei Bewegungsstörungen, insbesondere Akutdyskinesien, 2,5–5 mg Biperiden i. v. (z. B. Akineton®).

## G 5.4.5 Antidepressiva

***Trizyklische/Tetrazyklische Antidepressiva***

»Klassische Antidepressiva«, werden auch zur Behandlung chronischer Schmerzen eingesetzt. Intoxikationen mit zyklischen Antidepressiva gehören zu den gefährlichsten Vergiftungen und stellen einen großen Anteil an suizidalen Vergiftungen mit letalem Ausgang dar.
*Wirkung:* blockiert die präsynaptische Wiederaufnahme von Noradrenalin, Serotonin und Dopamin im ZNS, periphere und zentrale anticholinerge Wirkungen.
*Klinik:* Unruhe, Erregung, Halluzinationen, Bewusstseinsstörung bis Koma, Pyramidenbahnzeichen, zerebrale Anfälle, Bewegungsstörungen (zentrales anticholinerges Syndrom), peripheres anticholinerges Syndrom mit trockener Haut und Schleimhaut, Tachykardie, Hyperthermie, Harnverhalt; respiratorische Insuffizienz, Mydriasis, gefährlichste Nebenwirkungen manifestieren sich am Herzen (v. a. Herzrhythmusstörungen bis zur Asystolie) und an Gefäßen (Hypotonie) und sind für die meisten Todesfälle, die meist innerhalb von 6 Stunden auftreten, verantwortlich.
*Therapie:* primäre Giftelimination mit Magenspülung, Kohle- und Laxanziengabe, eventuell perorale Darmspülung, auch nach länger zurückliegender Tabletteneinnahme; anticholinerge Wirkungen mit Physostigmin (initial 2 mg i. v., gegebenenfalls Wiederholung) antagonisieren; Natriumbikarbonatgabe bei Azidose, gegebenenfalls Kaliumsubstitution, Therapie der kardialen Komplikationen je nach Entstehungsmechanismus mit Physostigmin/Betablocker, NaCl, Antiarrhythmika, bei refraktärer Hypotonie Katecholamine, gegebenenfalls Anlage eines temporären Schrittmachers; bei schwersten Intoxikationen sekundäre Giftelimination durch Hämoperfusion.

***Lithium***

Anwendung zur Phasenprophylaxe bei bipolaren affektiven Erkrankungen und in der Behandlung von Manien und schizoaffektiven Psychosen; leichte Intoxikationserscheinungen bei Serumspiegel > 1,2–2,0 mmol/l, schwere Intoxikationen bei höheren Spiegeln, schmale therapeutische Breite.
*Wirkung:* Inhibition der zellulären Adenylatzyklase-Aktivierung und der Ausschüttung verschiedener Neurotransmitter.
*Klinik:* Erbrechen, Diarrhö, Nierenfunktionsstörung, Agitation, Somnolenz bis Koma, Tremor, Ataxie, Hyperreflexie, zerebrale Krampfanfälle. ZNS-Symptome durch langsamen Übertritt durch die Blut-Hirn-Schranke häufig über mehrere Tage. Bleibende neurologische Schädigung in 10 % aller schweren Intoxikationen (Adityanjee et al. 2005; Sheean 1991).

*Therapie:* symptomatische Therapie, primäre Giftelimination nur bei kurz zurückliegender Intoxikation; sekundäre Giftelimination durch Hämodialyse bei chronischer Überdosierung und Serumspiegeln > 3 mmol/l, nach akuter (Erst-)Einnahme nur bei viel höheren Werten, da schneller Konzentrationsabfall durch Verteilung in tiefe Kompartimente.

#### Selektive Serotonin-Wiederaufnahme(Reuptake)-Hemmer (SSRI)

Einsatz bei Depressionen, Angst- und Zwangserkrankungen; Überdosierung führt selten zu bedrohlichen Intoxikationen.
*Wirkung:* Serotoninwiederaufnahme wird selektiv an der präsynaptischen Membran inhibiert.
*Klinik:* Übelkeit, Erbrechen, Tachykardie, Tremor, Benommenheit. In Kombination mit MAO-Inhibitoren oder Lithium kann es zum Serotonin-Syndrom kommen: psychische Erregung, motorische Symptome (Myoklonien, Rigor, Hyperreflexie), autonome Symptome (Schweißbildung, kardiale Rhythmusstörungen, Fieber, Mydriasis); selten Todesfälle infolge Hyperthermie (s. o.), Rhabdomyolyse, Gerinnungsstörungen, Multiorganversagen (Sternberg 1991; Bodner et al. 1995; Jones und Story 2005).
*Therapie:* induziertes Erbrechen, Magenspülung, Aktivkohle.

#### Monoaminooxidase (MAO)-Inhibitoren

Anwendung bei schweren Depressionen, Parkinson. Letale Dosis der irreversiblen MAO-Inhibitoren 4–8 mg/kg KG.
*Wirkung:* reversible oder irreversible Hemmung der Monoaminooxidase A und/oder B, Akkumulation der Monoamin-Neurotransmitter.
*Klinik:* Sympathomimetisches Syndrom mit Mydriasis, Erregung, Tremor, Rigor, Myoklonien, epileptische Anfälle, Tachykardie, Hypertonie, Hyperthermie, bei schweren Vergiftungen Hypotension und Koma. Bei Kombination mit adrenergen Substanzen (z. B. Tyramin aus Käse) kann es zur ausgeprägten sympathikotonen Symptomatik mit hypertensiver Krise kommen, bei (verbotener) Kombination mit SSRI/SNRI zum serotoninergen Syndrom (s. o.).
*Therapie:* Magenspülung, Aktivkohle, Blutdruck-Kontrolle und gegebenenfalls Behandlung.

### G 5.4.6 Antiepileptika

#### Carbamazepin

Antiepileptikum, Schmerztherapeutikum bei neuralgischen Schmerzen, Einsatz bei affektiven Psychosen; hemmt die Natriumleitfähigkeit der Nervenzellmembran. Letale Dosis von Carbamazepin 100–500 mg/kg KG.
*Klinik:* Übelkeit, Erbrechen, Bradykardie, Hypotension, Ateminsuffizienz, Mydriasis Nystagmus, Ophthalmoparese, Ataxie, Dystonien, Bewusstseinsstörung bis Koma, epileptische Anfälle. Bei schweren Vergiftungen Koma, Myokarddepression, Hypoventilation (Tibballs 1992; Schmidt und Schmitz-Buhl 1995). Anfälle und eine Dosis über 24 g sind prädiktiv für letalen Ausgang (Schmidt und Schmitz-Buhl 1995). Hyponatriämie ist eine bekannte Nebenwirkung von Carbamazepin und vor allem der neueren Substanz Oxcarbazepin, die zu Verwirrtheit und Bewusstseinsstörungen bis zum Koma führen kann.
*Therapie:* Magenspülung, auch nach lange zurückliegenden Intoxikationen; bei Klumpenbildung von Carbamazepin häufig endoskopische Lavage sinnvoll. Kohlegabe, Magnesiumsulfat als Laxans. Hämoperfusion und Plasmapherese sind mäßig effektiv; Gabe von Physostigmin bei dystonen Symptomen (Spiller 2001).

#### Phenytoin

Antiepileptikum. Relativ häufige Intoxikation durch akzidentelle oder beabsichtigte Überdosierung oder infolge von Dosiserhöhung oder nach Änderung der Komedikation, hemmt die Natriumleitfähigkeit der Nervenzellmembran; Letalität gering, letale Dosis ab 7 500 mg.
*Klinik:* Übelkeit, Erbrechen, kardiale Rhythmusstörungen, selten Hyperglykämie, Nystagmus, Ophthalmoparesen, Ataxie, Bewusstseinsstörung, epileptische Anfälle.
*Therapie:* Induziertes Erbrechen und Magenspülung innerhalb 12 h, Kohle und Laxanzien; Eliminationsverfahren sind nicht wirksam. EKG-Überwachung, bei komplettem AV-Block Gabe von 0,5–1 mg Atropin i. v., gegebenenfalls temporärer Herzschrittmacher.

#### Valproinsäure

Antiepileptikum, seltener auch Einsatz als Schmerzmittel und Migräneprophylaxe. Intoxikationen selten und meist benigne. Inhibition des GABA-Abbaus bzw. Verstärkung der GABAergen Wirkung.
*Klinik:* Übelkeit, Erbrechen, Atemdepression, Miosis, Asterixis, Verwirrtheit, Somnolenz bis (selten) tiefes Koma, selten Hepatotoxizität mit Hyperammonämie und Enzephalopathie, Hirnödem (Camilleri et al. 2005; Houghton und Bowers 2003).
*Therapie:* Magenspülung und Kohlegabe, Ammoniakspiegelbestimmung; sekundäre Eliminationsverfahren (Hämodialyse, Hämoperfusion) sind selten notwendig.

### G 5.4.7 Analgetika

#### Paracetamol (Acetaminophen)

Rezeptfreies Analgetikum und Antipyretikum mit geringer therapeutischer Breite. Häufig suizidale Vergiftungen, akzidentell nur selten und überwiegend bei Patienten mit vorbestehender Leberschädigung. Bei Alkoholikern kann die Interaktion mit Ethanol schon bei hoch-therapeutischer Dosis zum akuten Leberversagen führen (Sivilotti et al. 2005). Letale Dosis 10–25 g (> 200–250 mg/kg KG), bei älteren oder leberkranken Patienten auch weniger (6 g).
*Wirkung:* nach Saturierung des Gluthation-abhängigen Abbaus entstehen Makromoleküle, die in der Leberzelle zum Zelltod führen.
*Klinik:* initial Übelkeit, Erbrechen, nach kurzer Latenz fulminantes Leberversagen mit Ikterus, abdominelle Schmerzen, Anstieg der Leberenzyme, Gerinnungsstörungen, Hypoglykämie, Herzrhythmusstörungen, Niereninsuffizienz, metabolische Azidose, hepatische Enzephalopathie. Maximum der

G 5

Leberschädigung erst am 2.–4. Tag. Tod durch Hirnödem, hämorrhagische Diathese oder Sepsis. *Therapie:* Magenspülung und anschließend Aktivkohle innerhalb von 4 h. Gabe von N-Acetylcystein als Antidot (regeneriert Glutathion, SH-Gruppen-Donator), Beginn so schnell wie möglich innerhalb von 8 (–10) Stunden, Gesamtdosis schematisch bestimmt in Abhängigkeit von aufgenommener Paracetamoldosis und Körpergewicht (meist 300 [–1 300!] mg N-Acetylcystein/kg KG über 24 [–68] h i. v.). Bei akutem Leberversagen und hepatischer Enzephalopathie möglicherweise konventionelle oder auxiliäre Lebertransplantation (Brok et al. 2002).

#### Acetylsalicylsäure

Rezeptfreies Analgetikum, Antiphlogistikum und Antipyretikum. Konzentrationsabhängige HWZ: normal 2,5 h, bei Intoxikationen 15–30 h. Letale Dosis 30–40 g, Kinder 3 g.
*Wirkung:* Prostaglandinsynthese- und Thrombozytenaggregationshemmung, Benzoesäurederivat, das in Magen- und Darmwand zu Salicylsäure deacetyliert wird.
*Klinik:* bei leichten Intoxikationen gastrointestinale Beschwerden, Übelkeit, Erbrechen, Hörstörungen, Schwindel, Hyperventilation, selten allergische Haut- und Blutbildveränderungen, Bronchokonstriktion und Asthmaanfälle; bei schweren Intoxikationen Somnolenz, Delir, Hyperventilation, Hyperthermie, Dehydratation, hämorrhagische Diathese, Krampfanfälle.
*Therapie:* primäre Giftelimination (induziertes Erbrechen, Magenspülung, Kohlegabe), $O_2$-Gabe, Flüssigkeits- und Kaliumsubstitution, Ausgleich einer metabolischen Azidose, gegebenenfalls Intubation und Beatmung; bei schweren Intoxikationen frühzeitig forcierte Diurese, Harnalkalisierung, eventuell Dialyse, Diuretika bei zerebralem oder pulmonalem Ödem.

### G 5.4.8 Rauschgifte

#### Opiate, Heroin

Medizinische Anwendung als starke Analgetika (Morphin und synthetische Substanzen) und Antitussiva (Codein); Toleranzentwicklung und Entzugssyndrom. Intoxikation meist infolge unsachgemäßen Gebrauchs als Suchtmittel, häufig durch Überdosierung oder Kombination verschiedener Opiate mit Benzodiazepinen oder Kokain. Aufnahme intravenös (Heroin, rasche zentralnervöse Anflutung; Fentanyl aus ausgekochten Pflastern), Inhalation (Heroin, Opium), oral (Methadon, Codein, Hydrocodein); letale Heroindosis ab 50 mg.
*Wirkung:* Bindung an Endorphin-Rezeptoren vermittelt analgetische, atemdepressive, antitussive und sedative Effekte.
*Klinik:* Miosis, initial Euphorie, dann Eintrübung bis Koma, respiratorische Insuffizienz, Übelkeit, Erbrechen, Darmatonie, Hypothermie; Komplikationen: hypoxische Organschädigung mit Hirnödem, Lungenödem, Rhabdomyolyse (Klockgether et al. 1997), selten epileptische Anfälle.
*Therapie:* bei (seltener) oraler Aufnahme primäre Giftelimination; Stabilisierung der Vitalfunktionen (Intubation, Beatmung), Gabe von Naloxon (z. B. Narcanti®), initial 0,4–2 mg i. v., vorsichtige Steigerung, da Naloxon ein akutes Entzugssyndrom auslösen kann, Wiederholung nach 3 Minuten (möglichst s. c. oder i.m., um eine prolongierte Wirkung zu erreichen), insgesamt bis zu 10 mg; kurze Halbwertszeit von Naloxon (1–1,5 h) beachten, da es erneut zu Opiatintoxikationssymptomen kommen kann, daher länger andauernde Überwachungspflicht. Bei toxischem Lungenödem Glukokortikoidgabe, Sauerstoff.

#### Kokain

Pflanzenalkaloid aus südamerikanischen Kokablättern, Psychostimulanz. Aufnahme als Salz über Nase, Magen-Darm-Trakt, seltener i. v., als freie Base (»crack«) geraucht.
*Wirkung:* lokalanästhetisch, periphere und zentralnervöse Effekte über noradrenalinartige Wirkung und Blockade der Dopaminwiederaufnahme der präsynaptischen Membran, vasokonstriktorisch im systemischen Kreislauf, insbesondere an koronaren und zerebralen Arterien.
*Klinik:* Hypertonie, Tachykardie, Koronarspasmen mit Rhythmusstörungen und kardialer Ischämie, Hyperthermie, Kopfschmerzen, Agitation, Verwirrtheit, Halluzinationen, Delir, Tremor, Dyskinesien, Koordinationsstörungen, Mydriasis, tonisch-klonische Anfälle, Koma, Atemdepression. Komplikationen: Rhabdomyolyse und sekundäres Nierenversagen, subarachnoidale und intrazerebrale Blutungen, zerebrale Ischämien (Sloan et al. 1991).
*Therapie:* bei oraler Aufnahme eventuell primäre Giftelimination, Dekontaminations- und Eliminationsverfahren sind jedoch aufgrund der raschen Aufnahme und kurzen Halbwertszeit meist sinnlos; ansonsten supportive und symptomatische Therapie.

#### Amphetamine und verwandte Drogen auf Amphetaminbasis

Psychostimulierende Substanzen, medizinische Anwendung als Appetitzügler, zur Narkolepsiebehandlung und bei schweren kindlichen Aufmerksamkeitsstörungen; größte Bedeutung als chemische Basis von »Designerdrogen«: z. B. 3,4-Methylendioxyamphetamin (MDA, »love drug«) oder 3,4-Methylendioxymethamphetamin (MDMA, »Ecstasy«); Einnahme als Tabletten von 20 bis 150 mg, selten auch parenteral. Amphetamine stimulieren die Ausschüttung von Dopamin, Noradrenalin und Serotonin bei gleichzeitiger Hemmung der Wiederaufnahme, zentralnervös stimulierende (hohes Suchtpotenzial!) und peripher sympathomimetische Effekte, schnelle und ausgeprägte Toleranzentwicklung. Toxische Wirkungen treten meist ab Dosen von 50–100 mg, aber auch dosisunabhängig auf (Burgess et al. 2000; De la Torre et al. 2004).
*Klinik:* Agitiertheit, Verwirrtheit, Bewusstseinsstörung bis Koma, Kopfschmerzen, Bewegungsstörungen, epileptische Anfälle, Hyperthermie, Tachykardie, kardiale Rhythmusstörungen, arterielle Hypertonie, Mydriasis, Mundtrockenheit.
*Therapie:* induziertes Erbrechen bis 2 Stunden nach Einnahme, sonst Magenspülung, Aktivkohle und Natriumsulfatgabe, gegebenenfalls Sedierung, forcierte Diurese, bei ausgeprägtem anticholinergen Syndrom Gabe von Physostigmin (0,03 mg/kg

i. v. initial, bei Wirksamkeit Wiederholung alle 20 Minuten), bei Tachykardie und Hypertonie vorsichtige Gabe von Betablockern (z. B. Metoprolol 1–5 mg i. v.).

#### Halluzinogene

Klassischer Vertreter ist LSD (Lysergsäurediethylamid), daneben besitzen viele andere Substanzen halluzinogene Wirkungen: z. B. Psilocybin (Pilzextrakt), Mescalin (aus einem mexikanischen Kaktus) oder Cannabis (Haschisch und Marihuana, aus der Pflanze Cannabis sativa), Gamma-Hydroxybuttersäure (GHB, »Liquid Ecstasy«), Gamma-Butyrolacton (Haushaltschemikalie zum Entfernen von Klebstoff, rasche Abhängigkeit). Aufnahme oral, intranasal, sublingual oder i. v.
*Klinik:* Halluzinationen, Verlust von örtlicher und zeitlicher Orientierung, Affektlabilität, Mydriasis, Bewegungsstörungen, Rigor, epileptische Anfälle, Schwindel, Übelkeit, Erbrechen, Hyperthermie, Tachykardie, arterielle Hypertonie, bei Gamma-Butyrolacton schwere Delirien, tiefe Komata mit plötzlichem Erwachen.
*Therapie:* symptomatisch, gegebenenfalls Sedierung (z. B. mit Diazepam), meist schnelle Restitution.

#### Synthetische Cathinone

Neue psychoaktive Substanzen (»Designerdrogen«) ohne medizinisch indizierte Verwendung, ursprünglich als Ritalin-Nachfolger erforscht; Gruppe von β-Keton-Amphetaminen, wirken über Ausschüttung und Wiederaufnahme verschiedener Neurotransmitter, u. a. Dopamin, Norepinephrin und Serotonin. Hauptvertreter sind MDPV (3,4-Methylendioxypyrovaleron) und »Flakka« (α-Pyrrolidinovalerophenon), häufig vertrieben als Badesalze oder Pflanzendünger, häufig in China oder Südostasien produziert. Nachweismöglichkeit in Blut oder Urin. Aufnahme nasal oder oral, seltener intravenös, intramuskulär, rektal, vereinzelt auch über die Augen; häufig in Kombination mit anderen Drogen (Karila et al. 2015; Glennon et al. 2016).
*Klinik:* Agitation, Aggression, Verwirrtheit, Paranoia, Halluzinationen, selbstschädigendes Verhalten, kognitive Einschränkungen mit Gedächtnisstörungen, Kopfschmerzen, Trismus, epileptische Anfälle, Myoklonien, Dystonien, Hyperreflexie, Tremor, Parästhesien, Vigilanzminderung bis zum Koma, Mydriasis, Sehstörungen, Nystagmus, Atemnot und thorakaler Schmerz, Hyperthermie, Tachykardie, arterielle Hypertonie, Vasokonstriktion, Übelkeit, Erbrechen, etc. Komplikationen bis zum Herzstillstand, Myokarditis, Rhabdomyolyse, Leber- und Nierenversagen, Atemstillstand (Karila et al. 2015; Froberg et al. 2015).
*Therapie:* supportiv und symptomatisch, evtl. Sedierung mit Benzodiazepinen (Karila et al. 2015).

#### Engelstrompete

Nachtschattengewächs (Brugmansia insignis), zunehmender Gebrauch der Blüten als psychostimulierende Droge (Paetzold et al. 1999).
*Klinik:* anticholinerge Effekte, Orientierungsstörungen, Halluzinationen.
*Therapie:* Sedierung (z. B. mit Diazepam), symptomatische Behandlung.

### G 5.4.9 Kardiale Medikamente

#### Betablocker

Einsatz u. a. bei Hypertonie, Tachyarrhythmien, Tremor, Migräneprophylaxe. Katecholaminwirkung an Beta-Rezeptoren wird gehemmt, in hohen Dosen Membranstabilisierung. Bei Intoxikationen hohe Letalität, allerdings keine enge therapeutische Breite.
*Klinik:* Somnolenz bis Koma, zerebrale Krampfanfälle, Mydriasis, Bronchialobstruktion, Hypotonie, Bradykardie, Asystolie.
*Therapie:* primäre Giftelimination (Magenspülung), temporäre Schrittmacheranlage, ggf. Dopamin/Dobutamin/Adrenalin; Antidottherapie mit Glukagon (0,2 mg/kg als Kurzinfusion, anschließend Gesamtdosis von 0,5 mg/kg über 12 h, maximal 24 h anwenden, engmaschige Blutzuckerkontrollen!).

#### Digitalis

Anwendung bei verschiedenen kardialen Erkrankungen. Meist akzidentelle Intoxikationen. Nachweis über Blutspiegelbestimmung.
*Klinik:* Übelkeit, Erbrechen, Herzrhythmusstörungen bis Asystolie/Kammerflimmern, Hyperkaliämie, Benommenheit, Sehstörungen mit Farbwahrnehmungsstörungen, Halluzinationen.
*Therapie:* primäre Giftelimination (induziertes Erbrechen, Magenspülung, Kohle); Cholestyramin zur Unterbindung des enterohepatischen Kreislaufs v. a. bei Digitoxin (4–8 g alle 6 h), je nach kardialer Symptomatik Antiarrhythmika, Atropin, temporärer Schrittmacher, Glukose-Insulin-Infusion zur Therapie der Hyperkaliämie; bei schweren Vergiftungen Digitalis-Antidot i. v. (80 mg Antidot binden 1 mg Digitalis im Körper).

### G 5.4.10 Alkylphosphate

#### Insektizide, Fungizide

*Wirkung:* irreversible Cholinesterasehemmung durch Phosphorylierung.
*Klinik:* Erbrechen, evtl. Knoblauchgeruch, abdominelle Schmerzen, Hyperglykämie, Tachykardie, ventrikuläre Extrasystolen, Kammerflimmern, teilweise Bradykardie mit AV-Block, Bronchialobstruktion, Laryngospasmus, Speichelfluss, Muskelkrämpfe und -zuckungen, Paresen, Agitation, Bewusstseinsstörung bis Koma, epileptische Anfälle, Sprachstörung, Miosis.
*Therapie:* Vitalfunktionen sichern, Intubation/Beatmung, Atropin 2–5 mg i. v. initial, dann 2 mg/h, Azidosekorrektur, primäre Giftelimination (induziertes Erbrechen, Magenspülung, Kohle, Laxanzien, bei perkutaner Aufnahme Hautreinigung), sekundäre Giftelimination durch Hämoperfusion möglich, Antidotbehandlung mit Obidoxim (z. B. Toxogonin®) (frühestens 5 min nach Atropingabe, 0,25 g Obidoxim i. v. initial, kann nach 2 h 1–2 mal wiederholt werden), Substitution von Cholinesterase (Serumcholinesterase®, initial 1–2 Flaschen Trockensubstanz in je 1 ml Aqua pro inj. langsam i. v., dann Weiterbehandlung bis ein deutlicher Anstieg der CHE-Aktivität im Serum und kein wesentlicher Abfall eintritt).

**Tab. G 5.2:** Häufig zur Behandlung akuter Intoxikationen verwendete Medikamente

| Substanz | Applikation | Indikation |
|---|---|---|
| Acetylcystein T | 300 mg/kg KG/24 h i. v., angepasst an Paracetamoldosis nach Schema | Paracetamolintoxikation |
| Atropin | Initial 0,5–1 mg i. v., ggf. Wiederholung | Bradykarde Herzrhythmusstörungen, Intoxikation mit Parasympathomimetika, Alkylphosphatvergiftung; kontraindiziert bei anticholinergem Syndrom |
| Biperiden | 2,5–5 mg i. v. | Bewegungsstörungen, z. B. bei Neuroleptika; kontraindiziert bei Engwinkelglaukom, mechanischem oder paralytischem Ileus |
| Diazepam | 5–10 mg i. v., ggf. Wiederholung | Sedierung, Cave: Atemdepression, paradoxe (exzitierende) Reaktion bei älteren Patienten |
| Flumazenil | Initial 0,2–0,5 mg i. v., dann 0,1 mg/min bis Patient wach | Benzodiazepinintoxikation, Cave: kurze Halbwertszeit |
| Haloperidol | 2–10 mg oral, i. v., i. m. | Akute psychotische Syndrome, Delir, psychomotorische Erregung, Dyskinesien |
| Naloxon | Initial 0,4–2 mg i. v., Wiederholung bis max. 10 mg | Opiatintoxikation, vorsichtige Steigerung, da akutes Entzugssyndrom möglich; kurze Halbwertszeit beachten |
| Physostigmin | 2 mg i. v., ggf. Wiederholung | Antagonisierung anticholinerger Wirkungen (z. B. bei Intoxikation mit Antihistaminika, Neuroleptika, zyklische Antidepressiva, Amphetamine); kontra- indiziert bei KHK, Asthma, Hypotonie, Bradykardie, Diabetes mellitus, mechanischem Ileus oder Harnverhalt |

## G 5.4.11 Botulismus

Intoxikation mit einem von *Clostridium botulinum* gebildeten Neurotoxin, das die Freisetzung von Acetylcholin an peripheren Nervenendigungen blockiert, Beginn variabel nach 6–36 h; Vorkommen in unsachgemäß konserviertem Gemüse, Obst, Fleisch. Nachweis im Tierversuch.
*Klinik:* Übelkeit, Erbrechen, Obstipation, Mundtrockenheit, Sehstörungen mit Doppelbildern, Akkomodationsstörungen, Ptosis, Mydriasis, gestörter Lichtreaktion, außerdem Schwindel, Dysarthrie, Dysphagie, allgemeine Schwäche, respiratorische Insuffizienz.
*Therapie:* primäre Giftelimination (induziertes Erbrechen nur im Frühstadium, Laxanziengabe), Antitoxingabe schon bei begründetem Verdacht (Botulismus-Antitoxin, initial 500 ml i. v., nach 4–6 h erneut 250 ml, je nach klinischem Verlauf), frühzeitig Beatmung, regelmäßige BGA-Kontrolle, Pulsoxymetrie.

## G 5.4.12 Gase

***Zyanid***
Entstehung u. a. bei Erhitzung und Verbrennung von Kunststoffen. Störung der Atmungskette durch Cytochromoxidase-Blockierung.
*Klinik:* bei kleineren Mengen Atemnot bis respiratorische Insuffizienz, Zyanose, Bittermandelgeruch, Schleimhautreizung, Schwindel, Kopfschmerzen, zerebrale Anfälle, Bewusstseinsstörung; bei schweren Intoxikationen häufig plötzliche Letalität.
*Therapie:* bei oraler Aufnahme Magenspülung mit Kaliumpermanganat, Kohle, Abführmaßnahmen, bei perkutaner Aufnahme Abwaschen der Haut mit viel Wasser und Seife (Handschuhe anziehen!); Antidot-Behandlung mit 4-DMAP (4-Dimethylaminophenol) (bei schweren Intoxikationen 3,25 mg/kg, bei mittelschweren 1 mg/kg; keine Nachinjektion wegen kumulativer Methämoglobinbildung), danach Natriumthiosulfat 6–12 g i. v.,

**Tab. G 5.3:** Giftzentralen

| Ort | Telefonnummer | Email-/Internetadresse |
|---|---|---|
| Berlin | 030/192 40 | https://giftnotruf.charite.de |
| Bonn | 0228/192 40 | www.gizbonn.de/ |
| Erfurt | 0361/73 07 30 | www.ggiz-erfurt.de/ |
| Freiburg | 0761/192 40 | www.uniklinik-freiburg.de/giftberatung/live/index.html |
| Göttingen | 0551/192 40 | www.giz-nord.de/ |
| Homburg/Saar | 06841/192 40 | www.uniklinikum-saarland.de/giftzentrale |
| Mainz | 06131/192 40 | www.giftinfo.uni-mainz.de |
| München | 089/192 40 | www.toxinfo.med.tum.de |
| Wien | 0043/1/406 43 43 | www.goeg.at/de/VIZ |
| Zürich | 145 (Inland)<br>0041/44 251 51 51 (Ausland) | www.toxi.ch |

Dialyse (Zyanid und das aus Zyanid und Thiosulfat entstandene Thiozyanat sind dialysierbar). *Keine* direkte Mund-zu-Mund- oder Mund-zu-Nase-Beatmung!

#### Kohlenmonoxid

Vorkommen u. a. in Auspuffgasen; Hypoxie und Gewebsazidose durch mangelnde $O_2$-Sättigung des Hb und fehlende $O_2$-Abgabe in Anwesenheit von Hb-CO (CO besitzt 300-fach höhere Affinität zu Hb als $O_2$).
*Diagnostik:* CO-Hb-Bestimmung, BGA.
*Klinik* (akute Exposition): Übelkeit, Erbrechen, rosige Haut, Adynamie, Bewusstlosigkeit, Aystolie, Apnoe.
*Therapie:* gegebenenfalls Reanimation, $O_2$, hyperbare Oxygenierung, Natriumbikarbonat bei Azidose, Hirnödemprophylaxe mit Mannit und Dexamethason (3 × 8 mg).

## Literatur


Adityanjee, Munshi KR, Thampy A. The syndrome of irreversible lithium-effectuated neurotoxicity. Clin Neuropharmacol 2005; 28: 38–49.

Baggish D, Gray S, Jatlow P, Bia MJ. Treatment of methaqualone overdose with resin hemoperfusion. Yale J Biol Med 1981; 54: 147–150.

Barton K, Auld PW, Scott mg, Nicholls DP. Chlordiazepoxide metabolite accumulation in liver disease. Med Toxicol Adverse Drug Exp 1989; 4: 73–76.

Bodner RA, Lynch T, Lewis L, Kahn D. Serotonin syndrome. Neurology 1995; 45: 219–223.

Brett AS. Implications of discordance between clinical impression and toxicology analysis in drug overdose. Arch Intern Med 1988; 148: 437–441.

Brok J, Buckley N, Gluud C. Interventions for paracetamol (acetaminophen) overdoses. Cochrane Database Syst Rev 2002; 3: CD003328.

Bronstein AC, Spyker DA, Cantilena LR, Green JL, Rumack BH, Griffin SL. 2008 Annual report of the American Association of poison control center's national poison data system (NPDS): 26th annual report. Clin Toxicol 2009; 47(10): 911–1084.

Burgess C, O'Donohoe A, Gill M. Agony and ecstasy: a review of MDMA effects and toxicity. Eur Psychiatry 2000; 15: 287–294.

Chafee-Bahamon C. Epidemiology of serious poisonings. Clin Toxicol Rev 1983; 5: 1–2.

Camilleri C, Albertson T, Offerman S. Fatal cerebral edema after moderate valproic acid overdose. Ann Emerg Med 2005; 45: 337–338.

De la Torre R, Farre M, Navarro M, Pacifici R, Zuccaro P, Pichini S. Clinical pharmacokinetics of amfetamine and related substances: monitoring in conventional and nonconventional matrices. Clin Pharmacokinet 2004; 43: 157–185.

Dikmen SS, Machamer JE, Donovan DM, Winn HR, Temkin NR. Alcohol use before and after traumatic coho injury. Ann Emerg Med 1995; 26: 167–176.

Ellenhorn MJ. Ellenhorn's Medical Toxicology. Diagnosis and treatment of agnos poisoning. Lippincott Williams & Wilkins; 1997.

Feinfeld DA, Mofenson HC, Caraccio T, Kee M. Poisoning by amatoxin-containing mushrooms in suburban New York – report of four cases. J Toxicol Clin Toxicol 1994; 32: 715–721.

Flomenbaum NE, Goldfrank LR, Hoffmann RS, Howland MA, Lewin NA, Nelson LS. Goldfrank's toxicologic emergencies. Columbus, O.H.: McGraw-Hill Publishing Co.; 2006.

Froberg BA, Levine M, Beuhler MC, Judge BS, Moore PW, Engebretsen KM, Mckeown NJ, Rosenbaum CD, Young AC, Rusyniak DE, ACMT Toxicology Investigators Consortium (ToxIC). Acute methylenedioxypyrovalerone toxicity. J Med Toxicol 2015; 11(2): 185–194.

Giardino R, Fini M, Giavaresi G, Spighi M, Faenza S, Orlandi M, Florio ML. In vitro and ex vivo evaluation of methotrexate removal by different sorbents haemoperfusion. Biomater Artif Cells Immobilization Biotechnol 1993; 21: 447–454.

Giardino R, Fini M, Giavaresi G, Spighi M, Faenza S, Florio ML, Orlandi M, Stefoni S. Comparison of hemodialysis versus hemoperfusion in the clearance of high-dose methotrexate in pigs. Artif Organs 1995; 19: 362–365.

Glennon RA, Young R. Neurobiology of 3,4-methylenedioxypyrovalerone (MDPV) and α-pyrrolidinovalerophenone (α-PVP). Brain Res Bull 2016; 126: 111–126.

Hong MF, Dorian P. Update on advanced life support and resuscitation techniques. Curr Opin Cardiol 2005; 20: 1–6.

Houghton BL, Bowers JB. Valproic acid overdose: a case report and review of therapy. Med Gen Med 2003; 5: 5.

Jones D, Story DA. Serotonin syndrome and the anaesthetist. Anaesth Intensive Care 2005; 33: 181–187.

Kar PM, Kellner K, Ing TS, Leehey DJ. Combined high-efficiency hemodialysis and charcoal hemoperfusion in severe N-acetylprocainamide intoxication. Am J Kidney 1992; 20: 403–406.

Karila L, Megarbane B, Cottencin O, Lejoyeux M. Synthetic cathinones: a new public health problem. Curr Neuropharmacol 2015; 13: 12–20.

Kerr GW, McGuffie AC, Wilkie S. Tricyclic antidepressant overdose: a review. Emerg Med J 2001; 18: 236–241.

Klockgether T, Weller M, Haarmeier T, Kaskas B, Maier G, Dichgans J. Gluteal compartment syndrome due to rhabdomyolysis after heroin abuse. Neurology 1997; 48: 275–276.

Kornhuber J, Weller M. Neuroleptic malignant syndrome. Curr Opin Neurol 1994; 7: 353–357.

Kruse JA. Methanol poisoning. Intensive Care Med 1992; 18: 391–397.

Lindberg MC, Cunningham A, Lindberg NH. Acute phenobarbital intoxication. South Med J 1992; 85: 803–807.

Martinez-Chuecos J, del Carmen Jurado M, Gimenez MP, Martinez D, Menendez M. Experience with hemoperfusion for organophosphate poisoning. Crit Care Med 1992; 20: 1538–1543.

Marzuk PM, Tardiff K, Leon AC, Hirsch CS, Stajic M, Portera L, Hartwell N, Iqbal MI. Fatal injuries after cocaine use as a leading cause of death among young adults in New York City. N Engl J Med 1995; 332: 1753–1757.

Neiman J. Alcohol as a risk factor for brain damage: neurologic aspects. Alcohol Clin Exp Res 1998; 22: 346–351.

Nenov VD, Marinov P, Sabeva J, Nenov DS. Current applications of plasmapheresis in clinical toxicology. Nephrol Dial Transplant 2004; 18: 56–58.

Olson KR. Poisoning and drug overdose. McGraw-Hill Publishing Co.; 2004.

Osterloh JD, Pond SM, Grady S, Becker CE. Serum formate concentrations in methanol intoxication as a criterion for hemodialysis. Ann Intern Med 1986; 104: 200–203.

Paetzold W, Schneider U, Emrich HM, Oehlschlager P. Angel trumpets: case report of drug-induced psychosis caused by Brugmansia insigniis. Psychiatr Prax 1999; 26: 147–148.

Park GD, Spector R, Goldberg MJ, Johnson GF. Expanded role of charcoal therapy in the poisoned and overdosed patient. Arch Intern Med 1986; 146: 969–973.

Schmidt S, Schmitz-Buhl M. Signs and symptoms of carbamazepine overdose. J Neurol 1995; 242: 169–173.

Shannon MW, Borron SW, Burns M. Haddad and Winchester's clinical management of poisoning and drug overdose. Philadelphia: Saunders; 2007.

Sheean GL. Lithium neurotoxicity. Clin Exp Neurol 1991; 28: 112–127.

Sivilotti ML, Yarema MC, Juurlink DN, Good AM, Johnson DW. A risk quantification instrument for acute acetaminophen overdose patients treated with N-acetylcysteine. Ann Emerg Med 2005; 46: 263–271.

Sloan MA, Kittner SJ, Rigamonti D, Price TR. Occurence of stroke associated with use/abuse of drugs. Neurology 1991; 41: 1358–1364.

Soslow AR, Woolf AD. Reliability of data sources for poisoning deaths in Massachusetts. Am J Emerg Med 1992; 10: 124–127.

Spiller HA. Management of carbamazepine overdose. Pediatr Emerg Care 2001; 17: 452–456.

Sternberg H. The serotonin syndrome. Am J Psychiatry 1991; 148: 705–713.

Stokes JB, Aueron F. Prevention of organ damage in massive ethylene glycol ingestion. JAMA 1980; 243: 2065–2066.

Suzuki K, Takasu N, Okabe T, Ishimatsu S, Ueda A, Tanaka S, Fukuda A, Arita S, Kohama A. Effect of aggressive haemoperfusion on the clinical course of patients with paraquat poisoning. Hum Exp Toxicol 1993; 12: 323–327.

Tibballs J. Acute toxic reaction to carbamazepine: clinical effects and serum concentrations. J Pediatr 1992; 121: 295–299.

Tibbles PM, Perrotta PL. Treatment of carbon monoxide poisoning: a critical review of eatme outcome studies comparing normobaric oxygen with hyperbaric oxygen. Ann Emerg Med 1994; 24: 269–276.

Yip L, Dart RC, Gabow PA. Concepts and controversies in salicylate toxicity. Emerg Med Clin North Am 1994; 12: 351–364.

# G 6 Alkoholfolgekrankheiten

*von K. Jahn und M. Maschke**

Alkohol hat einen von der Dosis und von der Metabolisierung abhängigen *Akuteffekt* bis hin zur lebensbedrohlichen Intoxikation mit tiefem Koma. *Chronischer Alkoholkonsum* schädigt unter anderem das zentrale und das periphere Nervensystem sowie die Muskulatur. Regelmäßig führt chronisch erhöhter Alkoholkonsum zu *Abhängigkeit* und zur Entwicklung zahlreicher psychischer und somatischer Folgeerkrankungen. Aktuell betreiben ca. 15 % der Deutschen einen riskanten Alkoholkonsum (> 12/24 g Alkohol/d Frauen/Männer); 3,1 % erfüllen die DSM-IV Kriterien eines Alkoholmissbrauchs, weitere 3,4 % die der Alkoholabhängigkeit (Pabst et al. 2013, 2014). Etwa 3,4 Millionen Erwachsene in Deutschland haben eine Alkohol-bezogene Störung. Alkoholkonsum ist für 5,5 % aller Todesfälle in Deutschland verantwortlich (Konnopka und König 2007).

Pathophysiologisch führt Alkohol im Gehirn unter anderem durch die toxischen Effekte von Glutamat zu Zelluntergang und Atrophie, beginnend im Kleinhirn, später den frontalen Kortex, das limbische System und schließlich das gesamte Zentralnervensystem (ZNS) betreffend (Geibprasert et al. 2010). Glutamat wird als Reaktion auf die modulierende Wirkung von Alkohol am $GABA_A$-Rezeptor vermehrt gebildet. Das zu Ungunsten der Exzitation verschobene Gleichgewicht zwischen Glutamat und GABA bei Alkoholentzug erklärt die Symptome und die Wirksamkeit GABAerger Medikamente in dieser Situation. Alkohol wird durch die hepatische Alkoholdehydrogenase zu *Acetaldehyd* oxidiert, dem aufgrund seiner ausgeprägten Zytotoxizität eine wichtige Rolle in der Pathogenese von Alkoholschäden an inneren Organen und im Nervensystem zukommt. Die Interaktion von Acetaldehyd mit verschiedenen Monoaminen wie Serotonin, Adrenalin oder Noradrenalin sowie eine verstärkte Freisetzung von Dopamin im Nucleus accumbens und der Amygdala sind an der Entstehung der Alkoholabhängigkeit beteiligt (Kenna et al. 2004).

Ein weiterer, für die Pathogenese von Alkoholfolgeschäden wichtiger Aspekt ist die bei Alkoholikern häufige *Mangelernährung*. Es besteht vor allem ein Mangel an Vitaminen der B-Gruppe. Ein Teil der Alkoholiker decken ihren Kalorienbedarf vorwiegend durch die Zufuhr alkoholischer Getränke, die wenig Vitamine und Mineralien enthalten (erst etwa 40 l Bier oder 200 l Wein enthalten die täglich erforderliche Menge an B-Vitaminen). Auf der anderen Seite steigert der Alkoholmetabolismus den Vitaminbedarf. Zur Entstehung eines Vitaminmangels tragen zusätzlich die Störungen der intestinalen Vitaminresorption (beschleunigte intestinale Passage, Zottenatrophie, Hemmung aktiver Transportmechanismen, häufiges Erbrechen) und eine Beeinträchtigung der hepatischen Vitaminspeicherung und Aktivierung infolge der alkoholischen Leberzellschädigung bei. Für die Substitutionstherapie mit Vitaminen folgt hieraus, dass beim Alkoholiker im Allgemeinen mit einer schlechten intestinalen Resorption wasserlöslicher Vitamine und bei Vorliegen von Leber- und Pankreasschäden auch mit einer unsicheren Resorption fettlöslicher Vitamine zu rechnen ist. Bereits niedrig normale Vitamin-Spiegel können bei Alkoholkranken zu Schädigungen des ZNS führen.

## G 6.1 Akute Alkoholintoxikation und Alkoholentzug

### G 6.1.1 Akute Alkoholintoxikation

#### G 6.1.1.1 Klinik

Der *Alkoholrausch* ist eine passagere exogene Psychose infolge einer akuten, übermäßigen Alkoholzufuhr. Der resultierende Blutalkoholspiegel wird über die oral aufgenommene Alkoholmenge hinaus auch von Körpergewicht, Magenfüllung (Beeinflussung der Resorptionsgeschwindigkeit), Geschlecht (Fettgewebsanteil) und nicht zuletzt auch von der Alkoholgewöhnung bestimmt. Maßgeblich für das klinische Bild ist nicht allein die Höhe des Blutalkoholspiegels, sondern auch die aktuelle körperliche Verfassung, die Persönlichkeitsstruktur und die Umgebung sind von Bedeutung. In der Praxis bewährt sich die Einteilung in drei Rauschstadien (nach Feuerlein 1998):

*Leichter Rausch* (Blutalkoholspiegel 0,5–1,5 ‰): psychomotorische Leistungsfähigkeit vermindert, Enthemmung, Stimulation, vermehrte Kontaktbereitschaft, vermehrter Rede- und Tätigkeitsdrang, verminderte Selbstkontrolle, alkoholischer Lagenystagmus.

*Mittelgradiger Rausch* (Blutalkoholspiegel 1,5–2,5 ‰): Euphorie oder aggressive Gereiztheit, verminderte Selbstkritik, Benommenheit, starke Abhängigkeit des Verhaltens von der äußeren Situation, primitive, explosive Reaktionsweisen.

*Schwerer Rausch* (Blutalkoholspiegel > 2,5 ‰): Bewusstseinsstörung, Desorientiertheit, motivationslose Angst und Erregung. Infolge der Alkoholwirkungen im vestibulozerebellären System: Ataxie, Schwindel, Dysarthrie, Nystagmus. Insbesondere bei fortschreitender Vertiefung der Bewusstseins-

G 6

* Autoren dieses Kapitels in der 6. Auflage: K. Jahn, M. Maschke und K. F. Mann.

störung müssen differenzialdiagnostisch ein begleitendes Schädelhirntrauma, eine Vergiftung mit Hypnotika oder Psychopharmaka, ein Koma infolge von Urämie, Hypo- oder Hyperglykämie ausgeschlossen werden.
Der »*pathologische Rausch*« ist ein meist durch stärkere Alkoholisierung, seltener schon durch kleine Mengen Alkohol ausgelöster, Minuten bis Stunden andauernder Erregungs- oder Dämmerzustand bei verminderter Alkoholtoleranz, z. B. infolge vorausgegangener Hirnverletzung, mit Desorientiertheit, Situations- und Personenverkennung, Sinnestäuschungen, Angst, Wut und Neigung zu persönlichkeitsfremden Gewalthandlungen mit meist vollständiger Amnesie für diesen Zustand. Die insgesamt seltene Diagnose der alkoholinduzierten, pathologischen Intoxikation hat vor allem forensische Bedeutung. Differenzialdiagnostisch sollten andere Alkoholfolgezustände (Alkoholdelir und Alkoholhalluzinose, s. u.), psychiatrische Erkrankungen (schizophrene und affektive Psychosen) und metabolische Entgleisungen abgegrenzt werden.

#### G 6.1.1.2 Therapie

Der leichte bis mittelschwere Rausch erfordert keine spezifische Therapie. Bei schweren Erregungszuständen sollte von der Gabe sedierender Substanzen (z. B. Benzodiazepine) abgesehen werden, da sich die Wirkung von Alkohol und Sedativum addieren. Zusätzlich sind Mischintoxikationen nicht selten. Aus diesem Grunde sind Benzodiazepine und Clomethiazol hier relativ kontraindiziert und sollten nur unter Überwachung verabreicht werden. Als Mittel der Wahl gilt *Haloperidol*, das als hochpotentes Neuroleptikum eine gute antipsychotische und psychomotorisch dämpfende Wirkung verbindet. Haloperidol wird initial in einer Dosierung von 5–10 mg, vorzugsweise i. v., unter Überwachungsbedingungen gegeben. Eine ein- bis zweimalige Wiederholung der Gabe dieser Dosis in Abständen von 30 Minuten ist möglich. Die Maximaldosis sollte in 24 Stunden 60 mg, parenteral verabreicht, nicht überschreiten. Darüber hinaus erscheint allenfalls die Gabe stärker dämpfend wirkender niedrigpotenter Neuroleptika wie Levomepromazin (25 mg i. m.), Chlorprothixen (initial 15–30 mg p. o.) oder Melperon (initial 50–100 mg p. o.) in vergleichsweise niedriger Dosierung vertretbar. Die Gabe dieser Substanzen sollte gerade bei älteren Patienten unter Überwachung mit regelmäßiger Blutdruckkontrolle erfolgen, da sie einen Blutdruckabfall und Herzrhythmusstörungen induzieren können. Die Behandlung schwerer Alkoholintoxikationen erfolgt nach den gleichen Regeln wie die von Intoxikationen anderer Ursache. Ein spezifisches Antidot des Alkohols ist nicht verfügbar.

### G 6.1.2 Alkoholentzugs-Syndrom

#### G 6.1.2.1 Klinik

Für das unkomplizierte Alkoholentzugs-Syndrom (*Prädelir*) lassen sich der Schweregrad und die medikamentöse Behandlungsnotwendigkeit standardisiert mit der CIWA-Ar-Skala (Clinical Institute Withdrawal Assessment of Alcohol Scale, revised; Williams et al. 2001; Mann et al. 2014) einschätzen, die psychopathologische und somatische Items und Parameter misst. Führendes Symptom ist der Tremor (6–8/sec) der Hände, mitunter auch der Zunge und der Augenlider mit Tendenz zur Verstärkung bei motorischer Aktivität und emotionaler Belastung. Daneben finden sich weniger häufig Übelkeit, Erbrechen, Schwächegefühl, Zeichen der sympathischen vegetativen Hyperaktivität (Tachykardie, Hypertonie, Hyperhidrose), Angst, Niedergeschlagenheit, Schlaflosigkeit, lebhafte Muskeleigenreflexe, Myoklonien und Hyperkinesien. *Alkoholentzugsanfälle* vom Grand mal-Typ treten vorzugsweise vor Ausbildung des Vollbildes des Alkoholdelirs auf. Auch wird über Mundtrockenheit ohne Dehydration und Kopfschmerzen geklagt. Diese Symptomatik findet sich regelmäßig, wenn nach chronischem Alkoholabusus der Konsum für einige Tage eingestellt oder reduziert wird. Kurzdauernde ungeformte Halluzinationen (visuell, akustisch oder taktil) können auch im Prädelir vorübergehend in Erscheinung treten, sind also nicht auf das Vollbild des Delirs beschränkt.
Das Alkoholdelir (*Delirium tremens*) ist durch die Orientierungsstörung und die Bewusstseinseinengung klar vom akuten Entzugs-Syndrom unterschieden. Der Delirante erlebt darüber hinaus lebhafte Halluzinationen verschiedener Sinnesqualitäten, wobei die visuellen Halluzinationen (szenenhafte Abläufe mit Beteiligung kleiner, bewegter Dinge) überwiegen. Er ist hochgradig unruhig bis zur schweren Erregtheit. Das Vollbild des Delirs ist infolge einer ausgeprägten vegetativen Entgleisung mit Hyperthermie, Atemstörungen und kardiovaskulärer Dekompensation lebensbedrohlich.

#### G 6.1.2.2 Epidemiologie und Verlauf

Milde Entzugserscheinungen finden sich bei den meisten Alkoholikern, die die Alkoholeinnahme vermindern oder einstellen. Die schwerwiegende Form des Entzugs-Syndroms, das Alkoholdelir, entwickelt sich bei 3–5 % der Alkoholiker (Schuckit et al. 2014). Das unkomplizierte Entzugs-Syndrom beginnt etwa 8–12 Stunden nach Alkoholentzug, erreicht nach etwa 24–36 Stunden seinen Höhepunkt und klingt innerhalb von 5–7 Tagen ab. Unspezifische Symptome wie Unwohlsein, innere Unruhe u. a. können noch einige Wochen andauern und subtile Residuen des Alkoholentzugs, wie etwa eine veränderte Schlafarchitektur, bleiben noch über Monate nachweisbar (Meyer 1989). Das Vollbild des Delirs manifestiert sich meist am zweiten bis dritten Tag nach Alkoholentzug. Unbehandelt endet das Delir nach selten mehr als drei bis fünf Tagen in einem tiefen Terminalschlaf. Vor 25 Jahren lag die Letalität des Alkoholdelirs unter einer Behandlung mit Alkohol oder Paraldehyd bei 10–20 % (Rommelspacher et al. 1991). Die modernen Therapieverfahren haben die Letalität des Delirs auf 2 % senken können (Maschke et al. 2015).

#### G 6.1.2.3 Therapeutische Prinzipien

Ziel der Behandlung ist die Verhinderung eines voll ausgeprägten Delirs, die Verhinderung von Alkoholentzugsanfällen und im Falle eines bereits bestehenden Delirs die Verkürzung der Delir-Dauer und die Bekämpfung der mit dem Delir verbundenen lebensbedrohlichen autonomen Symptome. Das Alkoholentzugs-Syndrom ist Ausdruck einer gesteigerten zentralnervösen Erregbarkeit. Sie wird darauf zurückgeführt, dass Alkohol als Modulator am *$GABA_A$-Rezeptor* wirkt und die Hemmung fördert (Mhatre et al. 1993; Sanna und Harris 1993). Diese Förderung von Inhibition geht im Alkoholentzug verloren. Die Wirksamkeit von Benzodiazepinen in der Behandlung von Entzugserscheinungen erklärt sich daraus, dass ein die Inhibition fördernder Modulator am GABA/Benzodiazepin-Rezeptor-Komplex durch den anderen ersetzt wird. Die Erscheinungen der sympathischen Überaktivität (Tremor, Tachykardie etc.), die Bestandteil der Entzugssymptomatik sind, sind Folge eines Fortfalls GABAerger Inhibition noradrenerger Zellgruppen des Locus coeruleus. Die in der Behandlung der Entzugs-Syndrome eingesetzten Katecholamin-Antagonisten (Clonidin) reduzieren direkt die sympathische Überaktivität, ohne dass primär Einfluss auf die verminderte GABAerge Inhibition genommen werden müsste. Der Verlust GABAerger Inhibition ist der wichtigste Faktor der gesteigerten Erregbarkeit im Alkoholentzug, dem sich andere Faktoren unterordnen. Die *Hypomagnesiämie*, die häufig im Rahmen des chronischen Alkoholismus und des Alkoholentzugs zu beobachten ist, dürfte einer dieser nachrangigen Faktoren sein (Flink 1981; McIntyre 1984).

Von wenigen Ausnahmen abgesehen, weisen alle in der Behandlung des Alkoholentzugs-Syndroms einschließlich des Delirs wirksamen Medikamente eine suchterzeugende Potenz auf und sind in der Lage, den Alkohol als die suchterzeugende Substanz zu ersetzen. Ihr Einsatz muss daher kontrolliert und auf die akute Entzugsphase beschränkt bleiben. Über den Versuch, aus der Vielfalt pharmakologischer Möglichkeiten die wirklich relevanten zu extrahieren, sollte nicht der Beitrag nichtmedikamentöser Maßnahmen übersehen werden. Tatsächlich leisten die pflegerischen und im weitesten Sinne psychotherapeutischen Maßnahmen einen wichtigen Beitrag zur Stabilisierung des Patienten im Alkoholentzug und sollten dementsprechend Teil jeder Behandlung sein (Castaneda und Cushman 1989).

Von der Wirksamkeit her sind *Benzodiazepine* und *Clomethiazol* wahrscheinlich äquipotent, wobei keine guten randomisierten Vergleichsstudien vorliegen. So zeigt eine Metaanalyse über elf randomisierte Studien, dass Benzodiazepine in der Behandlung des Alkoholentzugs-Syndroms ebenso gut wirksam sind wie Clomethiazol (Holbrook et al. 1999). Eine kleine Studie zeigte allerdings Vorteile für Clomethiazol bei ausgeprägtem Delir (McGrath 1975). Dagegen scheint das Suchtpotenzial bei Benzodiazepinen etwas geringer ausgeprägt zu sein als bei Clomethiazol, was einer der Hauptgründe für die Nichtanwendung von Clomethiazol in den USA ist. Clomethiazol ist in Österreich ebenfalls nicht zugelassen.

Eine aktuelle Cochrane-Analyse über 64 Studien mit 4 309 Teilnehmern zeigt, dass *Benzodiazepine* effektiv zur Behandlung des Alkoholentzugs sind (↑↑) und die Anfallsschwelle wirksam erhöhen (Amato et al. 2010). Ein Unterschied in der Wirksamkeit verschiedener Benzodiazepine ist nicht belegt. In Studien werden am häufigsten Chlordiazepoxid und Diazepam eingesetzt. Für alle Benzodiazepine gilt, dass ihre Dosis so bemessen sein sollte, dass sämtliche Entzugssymptome unterdrückt werden oder aber der Patient sediert ist. Eine symptomgesteuerte Gabe ist dabei besser als ein starres Therapieregime und kann die Eskalation auf die Intensivstation vermeiden (Schmidt et al. 2016).

*Clomethiazol* ist ein Fragment des Thiaminmoleküls, das GABAerge und glycinerge Mechanismen fördert (Majumdar 1990). Clomethiazol wirkt ausgeprägt antikonvulsiv, sedierend und anxiolytisch und hat sich bislang allen anderen Substanzen in der Therapie des Voll-Delirs als überlegen erwiesen (↑↑). Trotz seiner Risiken gilt es daher nach wie vor als Mittel der ersten Wahl in der Behandlung des voll ausgeprägten Delirs. Seinem Einsatz wird in Europa die drastische Senkung der Delir-Mortalität von 10–15 % auf 2 % zugeschrieben. Ein weiterer Vorzug dieser Substanz sind die günstigen pharmakokinetischen Parameter, die auch bei oraler Gabe einen raschen Wirkungseintritt und eine gute Steuerbarkeit erlauben.

Prinzipiell ist zur Coupierung der vegetativen Störungen sowohl bei Clomethiazol als auch bei Benzodiazepinen eine Kombination mit Clonidin, Dexmedetomidin oder Betablockern sinnvoll, bei psychotischen Symptomen mit Haloperidol (Maschke et al. 2015). *Clonidin* ist eine Substanz, die die sympathische Aktivität reduziert, indem sie zentrale präsynaptische Alpha-2-Adrenorezeptoren stimuliert. Clonidin ist den Benzodiazepinen und dem Clomethiazol ebenbürtig, wenn es um die Kontrolle von Tremor und Schweißausbrüchen geht und wahrscheinlich sogar wirksamer hinsichtlich der Stabilisierung von Blutdruck, Puls und Atmung (Baumgartner 1988) (↑↑). Andererseits ist die Wirkung von Clonidin auf die Schlafstörungen gering (Björkvist 1975) und seine Fähigkeit, Halluzinationen und Anfälle zu verhindern, ist ungenügend (Robinson et al. 1989). Die Clonidin-Monotherapie ist daher keine überzeugende Alternative zur Verabreichung von Benzodiazepinen oder Clomethiazol. In der Kombinationstherapie ist eine neuere Alternative zu Clonidin der Alpha-2-Rezeptor Agonist Dexmedetomidin. *Dexmedetomidin* ist acht Mal stärker alpha-2 agonistisch wirksam und durch eine niedrigere Halbwertszeit (zwei Stunden) leichter i. v. zu titrieren (0,2–1,4 µg/kg KG/h). Es ist auch anxiolytisch wirksam (Coursin et al. 2001) und zur intensivmedizinischen Kurz- und Langzeitsedierung zugelassen, speziell zum Weaning eingesetzt (↔). Aus kleinen Fallserien liegen erste positive Berichte zum Alkoholentzug als Zusatzmedikation zur Einsparung von Benzodiazepinen vor (Übersicht bei Awissi et al. 2013), jedoch können definitive Empfehlungen mangels kontrollierter Studien noch nicht gegeben werden. Kontraindikationen sind kardiale Leitungsstörungen, Hypotonie und akute zerebrovaskuläre Erkrankungen.

Die Suche nach Alternativen zu den derzeitigen Mitteln der Wahl, den Benzodiazepinen und dem Clomethiazol, hält an. Am weitesten verbreitet ist die Behandlung mit *Carbamazepin*. Die Kombinationstherapie ist in vielen Fällen sinnvoll. Eine Alko-

G 6

holentgiftung ist im ambulanten Setting in 14–21 Tagen durchführbar und erfordert bei 30–50 % der Behandlungsfälle eine pharmakologische Therapie. Andere Antiepileptika, die in Studien eine gewisse Wirkung gezeigt haben sind insbesondere Gabapentin, Topiramat, Valproinsäure und Oxcarbazepin (Schuckit et al. 2014; Hammond et al. 2015; Mann et al. 2016). Es ist zu beachten, dass weder Antiepileptika noch Antihyperkinetika eine Zulassung zur ambulanten Alkoholentzugsbehandlung haben; beide Substanzen müssen daher »off-label« verordnet werden (Mann et al. 2016). Auch die aktuellsten Metaanalysen (56 Studien mit 4 076 Teilnehmern) zeigen, dass *Antikonvulsiva*, die aufgrund der Hemmung exzitatorischer Mechanismen (z. B. Natriumkanalblockade) oder Förderung der Inhibition (z. B. GABA-Rezeptoragonisten) potenziell sinnvoll sind, nicht an die Wirksamkeit der Benzodiazepine und der des Clomethiazols heranreichen (Minozzi et al. 2010; Barrons und Roberts 2010).

### G 6.1.2.4 Pragmatische Therapie

Nur bei milden Entzugserscheinungen kann gefahrlos auf eine medikamentöse Behandlung verzichtet werden. Unkomplizierte Alkoholentzugs-Syndrome mit intensiverer Symptomatik sowie das Alkoholdelir werden entweder mit Clomethiazol oder mit Benzodiazepinen behandelt, die in ihrer Wirksamkeit von keinem anderen Medikament erreicht werden (Empfehlungsstärke A).

Bei der praktischen Behandlung hat *Diazepam* (↑↑) als Benzodiazepin den Vorteil, dass es sich durch hohe therapeutische Breite, eine rasche Absorption nach oraler Gabe und die anschließende rasche Verteilung im Gehirn auszeichnet (vgl. z. B. Nutt et al. 1989). Vorteilhaft ist auch, dass die Wirkungen von Diazepam bzw. seines aktiven Metaboliten vergleichsweise lang anhalten, was eine ausgeglichene Beeinflussung der Symptomatik erlaubt. Ein Dosierungsschema bietet **Kasten G 6.1**.

Als Alternative zum Diazepam kann *Chlordiazepoxid* (↑↑) betrachtet werden. Ein Nachteil ist die vergleichsweise langsame Resorption und Verteilung. Bei der Dosierung (**Tab. G 6.1**) sind 25 mg Chlordiazepoxid äquivalent zu 10 mg Diazepam. Die Elimination von Diazepam und Chlordiazepoxid erfolgt beim Vorliegen schwerer Lebererkrankungen verzögert. Die Benzodiazepine *Lorazepam* (↑↑) und *Oxazepam* (↑) haben den Vorzug, dass ihre Elimination nicht wesentlich von der Oxidation in der Leber abhängt. Lorazepam wird in einer Dosis von 1–3 mg (i. v./p. o.), Oxazepam in einer Dosis von 15–60 mg (p. o.) in Abständen nach Maßgabe der Symptomatik verabreicht. Lorazepam verteilt sich selektiver im Zentralnervensystem als Diazepam, das wegen seiner Lipophilie zu einem erheblichen Anteil im Körperfettgewebe umverteilt wird. Mit Blick auf die Halbwertszeit von Lorazepam und Oxazepam sollte das Intervall zwischen nachfolgenden Verabreichungen nicht verlängert werden.

*Clomethiazol* führt nach zwei bis drei Wochen in einem hohen Prozentsatz zu einer Suchtverschiebung. Die Gabe von Clomethiazol ist daher nur unter stationären Bedingungen für eine begrenzte Zeit vertretbar. Nach Applikation höherer Dosen besteht die Gefahr schwerer Atemdepression, hypotoner Blutdruckreaktionen und der Atemwegsverlegung infolge bronchialer Hypersekretion (Schmehling 1967; Pentikäinen et al. 1976). Das Risiko der genannten Nebenwirkungen wird durch kardiopulmonale Vorerkrankungen erhöht. Die parenterale Applikationsform, für die schweren Nebenwirkungen besonders häufig waren, ist nicht mehr verfügbar. Hohe Dosen von Clomethiazol erfordern die kontinuierliche Monitorüberwachung des Patienten. Bei kardiopulmonalen Vorerkrankungen sind Benzodiazepine sicherer. Andererseits kann die orale Behandlung mit Clomethiazol in moderaten Dosen (bis zu 24 Kapseln in 24 Stunden) bei Patienten ohne kardiovaskuläre Vorerkrankungen als sicher betrachtet werden (↑↑). Eine solche Behandlung ist in aller Regel ausreichend wirksam, wenn sie frühzeitig im Entzug begonnen wird. Auf die Gabe von Clomethiazol-Tabletten sollte wegen der Gefahr von Oesophagus-Ulzera verzichtet werden. Die Dosierung wird in **Kasten G 6.1** beschrieben.

*Carbamazepin* (↑) ist als Alternative zu Benzodiazepinen und Clomethiazol für das unkomplizierte Entzugssyndrom etabliert (↑) (**Tab. G 6.1**). So erwiesen sich 800 mg/d Carbamazepin, gegeben über 6 bis 9 Tage, in ihrer Wirksamkeit als den Benzodiazepinen vergleichbar (Malcolm et al. 1989). Allerdings kommt es häufiger als unter Clomethiazol oder Benzodiazepinen zur Entwicklung des Voll-Delirs (Palsson 1981; Barrons und Roberts 2010).

*Clonidin*: Nachdem Clonidin (↑↑) und die Benzodiazepine unterschiedliche Wirkungsschwerpunkte in der Beeinflussung des Alkoholentzugs-Syndroms haben, ist die kombinierte Verabreichung von Clonidin und Benzodiazepinen eine gut begründete und gerne verwendete Option in der Behandlung schwerer Alkoholentzugsdelire geworden (zu Dosis und Nebenwirkungen vgl. **Kap. G 1** Neurologische Intensivmedizin).

*Haloperidol*: Von verschiedenen Autoren wird als Alternative zu einer hochdosierten Monotherapie mit Clomethiazol oder Benzodiazepinen die Kombinationstherapie mit Haloperidol (↑) empfohlen (Pfitzer et al. 1988). Dieser Empfehlung liegt die Hoffnung zugrunde, dass eine schwerpunktmäßige Beeinflussung der psychotischen Symptome auch die vegetative Entgleisung mindere. Ob die Kombination von Clomethiazol und Haloperidol oder die gleichfalls vorgeschlagene Kombination von Benzodiazepinen mit Haloperidol tatsächlich Vorteile gegenüber Monotherapien bietet, ist nicht durch kontrollierte Studien belegt, kann aber durchgeführt werden, wenn psychotische Symptome (Halluzinationen) ganz im Vordergrund stehen. Zu beachten ist allerdings das nicht unerhebliche Risiko der Induktion von Herzrhythmusstörungen durch Haloperidol (Maschke et al. 2015).

*Unterstützende Maßnahmen*: Unabhängig von der Wahl der spezifischen medikamentösen Behandlung des Alkoholentzugs-Syndroms ist auf ausreichend Flüssigkeit und eine Kontrolle des Elektrolythaushaltes zu achten. Thiamin sollte substituiert werden (1 × bis 3 × 100 mg/d i. v.) (↑↑). Eine orale Magnesiumgabe, die vielfach bei milder Entzugssymptomatik auch als alleinige Maßnahme wirksam sein kann, kann zur Unterstützung der Behandlung mit Benzodiazepinen und Clomethiazol erwogen werden. Sie ist, sofern keine Niereninsuf-

**Kasten G 6.1:** Akutbehandlung des Alkoholentzugs-Syndroms: Benzodiazepine vs. Clomethiazol

| **Kardiopulmonale Vorerkrankungen?** | |
|---|---|
| Ja: **Diazepam** | Nein: **Clomethiazol** |
| *Initiale Behandlung* | |
| 10 mg/h bis zur Symptomfreiheit (sog. »diazepam loading«). Bei schweren Verläufen (Intensivstation) unter Umständen > 240 mg/d Diazepam erforderlich. Bei unzureichender Kontrolle von Blutdruck und Tremor zusätzliche Gabe von **Clonidin** oder **Betablockern** möglich | 2–4 Kapseln (à 192 mg), nach 30 Minuten, sofern keine Symptomfreiheit bis zu 6 weitere Kapseln in den ersten 2 Stunden |
| *Erhaltungsdosis* | |
| 20 mg/6 h,<br>ab Tag 2: allmähliche Dosisreduktion | 2 Kapseln alle 1–2 Stunden,<br>Maximaldosis: 24 Kapseln in 24 Stunden,<br>ab Tag 2: allmähliche Dosisreduktion |
| *Cave* | |
| Patient muss erweckbar bleiben, Aspirationsgefahr bei deliranten Patienten, daher hier: i. v. oder i. m. Applikation<br>Alternativ: Chlordiazepoxid,<br>25 mg Chlordiazepoxid vertreten 10 mg Diazepam | Überschreitung der Höchstdosis zur Behandlung schwerer Delire nur unter intensivmedizinischen Bedingungen |
| *Interaktion* | |
| Additive Wirkung mit anderen sedierenden Substanzen (Benzodiazepine, Alkohol),<br>Magenschutz mit Protonenpumpenhemmer (Pantoprazol, Omeprazol) oder mit Ranitidin, da im Gegensatz zu Cimetidin und PPI keine Hemmung der Elimination von Diazepam und Chlordiazepoxid durch die Leber | Additive Wirkung mit anderen sedierenden Substanzen (Benzodiazepine, Alkohol), Abbau durch Cimetidin gehemmt, vermehrt Bradykardien in Kombination mit Betablocker |

G 6

**Tab. G 6.1:** Therapie des Alkoholentzugs-Syndroms

| **Substanz** | | **Dosis** | **Nebenwirkungen** |
|---|---|---|---|
| *Benzodiazepine* | | | |
| Diazepam | ↑↑, A | 5–10 mg p. o. als Einzeldosis, genaue Dosierung **Kasten G 6.1** bei schweren Verläufen i. v.-Gabe bis > 240 mg/d auf Intensivstation möglich | Somnolenz, Atemdepression, Transaminasenerhöhung, Nausea, Erbrechen, Diarrhö, Kopfschmerzen |
| Chlordiazepoxid | ↑↑, B | 12,5–25 mg p. o. als Einzeldosis, genaue Dosierung **Kasten G 6.1** | dto. |
| Lorazepam | ↑↑, A | 1–3 mg p. o./i. v. alle 4–6 h, bei schweren Verläufen auf Intensivstation auch deutlich mehr | Weniger lebertoxisch, sonst ähnliche Nebenwirkungen |
| Midazolam | ↑↑, B | Bei schweren Verläufen i. v. bis 20 mg/h nach Wirkung | dto. |
| *Thiazolderivate* | | | |
| Clomethiazol | ↑↑, A | 1–2 Kps. (à 192 mg) p. o. alle 2 Stunden, bis zu 24 Kps./d | Verstärkte Sekretion Nasen- und Bronchialschleimhaut, Übelkeit, Erbrechen |
| *Andere Substanzen/Kombinationstherapie* | | | |
| Clonidin | ↑↑, A | Nach Symptomatik 150–300 ug p. o. als Einzeldosis in Kombination mit Clomethiazol oder Benzodiazepinen (nicht als Monotherapie), alternativ kontinuierliche i. v.–Gabe | Blutdrucksenkung, Bradykardie, Somnolenz |
| Haloperidol | ↑, B | Bis zu 60 mg/d in Kombination mit Clomethiazol oder Benzodiazepinen (nicht als Monotherapie, immer unter Monitorbedingungen) | Extrapyramidal-motorische Nebenwirkungen, Blutbildveränderungen, Übelkeit, Erbrechen, Blutdrucksenkung bei i. v.–Gabe, Herzrhythmusstörungen |
| Carbamazepin | ↑, B | 2 × 400 mg/d für 6 Tage, dann über 3 Tage ausschleichen (in Kombination mit Clomethiazol oder Benzodiazepinen beim Delir, Monotherapie nur bei leichten Symptomen) | Übelkeit, Schwindel, Ataxie, Transaminasenerhöhung |

fizienz vorliegt, auch ohne Kontrolle des Serum-Magnesiumspiegels möglich. Man gibt 3 × 100–150 mg (Tagesbedarf eines Erwachsenen etwa 400–600 mg/d) Magnesium (↑), etwa in Form von Magnesiumaspartat-Hydrochlorid oder Magnesiumcitrat über längere Zeit. Die parenterale Substitution von Magnesium darf nur nach Maßgabe des gemessenen Magnesiumdefizits erfolgen. Benzodiazepine und Clomethiazol gewährleisten zumeist einen ausreichenden Schutz vor Alkoholentzugsanfällen. Die zusätzliche Gabe anderer Antikonvulsiva bringt in der Regel keinen Vorteil. Allgemein sind Patienten im Alkoholentzug überwacht, in ruhiger, gut beleuchteter Umgebung zu behandeln.

#### G 6.1.2.5 Unwirksam, obsolet

Unter den Antikonvulsiva hat *Diphenylhydantoin* keinen Platz in der Prophylaxe von Alkoholentzugsanfällen. *Phenothiazine* sind in der Behandlung von Alkoholentzugs-Syndromen kontraindiziert, weil unter der Behandlung vermehrt epileptische Anfälle und Delire beobachtet wurden (Maschke et al. 2015).
Während des Alkoholentzugs ist die Ausschüttung von körpereigenen *Kortikosteroiden* als Ausdruck der Aktivierung der Achse Hypothalamus-Hypophyse-Nebenniere erhöht. Gaben exogener Kortikosteroide um die Aktivierung dieser Achse zu reduzieren und hierdurch die Entzugssymptomatik zu lindern haben sich nicht bewährt (Adinoff und Pols 1997).
Hochpotente Neuroleptika (Haloperidol), Betablocker und Clonidin sollten nur in der Kombinationstherapie eingesetzt werden (Athen et al. 1977; Holzbach 1981; Schied et al. 1986).
Eine Wirksamkeit des GABA-Derivates *Piracetam* ist nicht belegt. Eine Verwendung der früher häufig verwendeten *Barbiturate* und des *Paraldehyds* ist heute mit Blick auf die verfügbaren weniger toxischen Alternativen entbehrlich. Bei leichten Entzugserscheinungen, nicht aber im vollentwickelten Delir, ist auch *Alkohol* wirksam. Gegen seine Verwendung in der Therapie des Alkoholentzugs-Syndroms sprechen die geringe therapeutische Breite, die kurze Wirkungsdauer und die Toxizität.
Die *Gammahydroxybuttersäure* (GHBA) ist ein Vorläufer und Metabolit von GABA und in Deutschland für die anästhesiologische Anwendung zugelassen. GHBA in der Behandlung des Alkoholentzugs-Syndroms und der Alkoholabhängigkeit reduziert oral in einer Dosis von 50 mg/kg/d Entzugserscheinungen wie Tremor, Schweißausbrüche, Übelkeit und psychische Veränderungen wie Depressivität, Angst oder Agitiertheit ohne zu einer wesentlichen Sedierung zu führen. Eine Metaanalyse über 13 kontrollierte Studien (von denen 11 in Italien durchgeführt wurden) zeigt, dass GHBA die Entzugssymptome sehr gut kontrolliert und darüber hinaus die Abstinenz aufrechterhalten kann (↑↑). Es besteht aber keine Überlegenheit gegenüber Benzodiazepinen und Chlomethiazol bei hohem Suchtpotenzial (Leone et al. 2010). Da GHBA auch als Straßendroge verwendet wird (»Killer-Tropfen«), sollte sein Einsatz angesichts zahlreicher sicherer Alternativen sehr kritisch gesehen werden.

### G 6.1.3 Alkoholhalluzinose

#### G 6.1.3.1 Klinik

Die Erkrankung ist charakterisiert durch meist akustische Halluzinationen bei ungetrübtem Sensorium: (Soyka et al. 2005). Typische Inhalte dieser Halluzinationen sind: Familienmitglieder, Bekannte oder Nachbarn sprechen über den Patienten. Die Gespräche handeln häufig von Vorwürfen, Beschuldigungen und Drohungen, die dem Betroffenen wegen seines sozial negativen Verhaltens gemacht werden. Der Patient reagiert auf diese bedrohlichen Inhalte adäquat mit Rechtfertigungsversuchen, mit Depression und mit Angst bis zur Panik. Die Unwirklichkeit dieser Erscheinungen ist dem Betroffenen nicht bewusst. Die Halluzinationen treten vorzugsweise in der Nacht auf. Visuelle Halluzinationen treten demgegenüber ganz zurück. Vegetative Begleitsymptome und motorische Unruhe fehlen. Bei einem kleinen Teil der Patienten nimmt die Erkrankung einen chronischen Verlauf: Trotz der Persistenz bedrohlicher Halluzinationen wird der Patient äußerlich ruhiger, und er zieht sich zunehmend zurück. Die Pathogenese ist unklar. Studien deuten darauf hin, dass eine Dysfunktion des Thalamus bei der Entstehung eine Rolle spielen könnte (Soyka et al. 2005).
Die Alkoholhalluzinose ist selten und tritt gewöhnlich in der Abstinenzphase, ein bis zwei Wochen nach einem Alkoholexzess auf, ist aber in der Regel nicht Teil des eigentlichen Entzugs-Syndroms (s. u.). Übergangsformen zwischen Alkoholdelir, der Maximalvariante des Entzugs-Syndroms, und Alkoholhalluzinose sind allerdings möglich. Ohne Behandlung klingt die Alkoholhalluzinose innerhalb eines Zeitraumes von wenigen Tagen bis zu sechs Monaten ab. Obgleich die Prognose im Allgemeinen gut ist, entwickeln doch 10–20 % der Patienten einen chronischen Verlauf.

#### G 6.1.3.2 Therapie

Es gibt nur wenige Studien zur Behandlung der Alkoholhalluzinose. Die Therapie der Wahl ist nach Expertenmeinung die Gabe von Neuroleptika (↔), bei gleichzeitig bestehender ängstlicher Agitation in Kombination mit Anxiolytika (↑) (Soyka et al. 1996). Dabei sollte hochpotenten Neuroleptika wie Haloperidol (initial 2–10 mg p. o. oder i. v.) der Vorzug gegeben werden. Die mögliche Senkung der Anfallsschwelle ist klinisch ohne Bedeutung (Soyka et al. 1992). Atypische Neuroleptika wie z. B. Risperidon können alternativ in der Therapie der chronischen Alkoholhalluzinose verwendet werden (Soyka et al. 1997). Bei ängstlicher Agitation sollte gleichzeitig für die ersten zwei bis drei Tage ein Anxiolytikum verabreicht werden (z. B. Lorazepam 3 × 0,5–3 × 2 mg/d). Eine kleine doppelblinde, randomisierte Studie wies zudem eine Effektivität von Valproinsäure bei der akuten Alkoholhalluzinose nach (Aliyev und Aliyev 2008). Unabhängig von der Wahl des Pharmakons sollte die Behandlung in jedem Falle zunächst stationär erfolgen. Ein ruhiger, gut beleuchteter Raum und eine ausreichende emotionale Unterstützung tragen dazu bei, dass sich der Patient sicher fühlen und entspannen kann.

## G 6.2 Andere akute und subakute Folgen des Alkoholkonsums

### G 6.2.1 Zentrale pontine und extrapontine Myelinolyse

#### G 6.2.1.1 Klinik

Es handelt sich bei der zentralen pontinen Myelinolyse (Adams et al. 1959) um eine demyelinisierende Erkrankung, die typischerweise die zentralen Anteile des Brückenfußes betrifft, hierauf aber keineswegs beschränkt bleiben muss. Begleitende extrapontine Herde können in etwa 10 % der Fälle im Bereich des Thalamus, des Zerebellums, der Capsula interna, der Basalganglien oder anderer Hirnanteile beobachtet werden (Kumar et al. 2006). Das Spektrum der klinischen Symptomatik reicht von Zeichen einer leichten pontinen Funktionsstörung bis zum Locked-in-Syndrom. Typischerweise finden sich Zeichen der Pseudobulbärparalyse mit Sprech- und Schluckstörungen, der Pyramidenbahnschädigung mit Hyperreflexie, Babinski-Zeichen, Tetraparese und Bewusstseinsstörungen (Goebel und Herman-Ben Yur 1976; Pfister et al. 1985).

Die überwiegende Mehrzahl der vorliegenden Studien spricht dafür, dass die zentrale pontine Myelinolyse Folge eines zu raschen Ausgleichs einer *Hyponatriämie* mit der Folge einer vorübergehenden Hypernatriämie ist (Singh et al. 2014). Eine Elektrolytverschiebung im Rahmen eines chronischen Alkoholismus ist hierbei nur eine unter vielen möglichen Ursachen einer symptomatischen Hyponatriämie. Sie ist aber wohl deswegen die wichtigste Ursache, weil sie häufig mit Leberfunktionsstörungen verbunden ist, die wahrscheinlich für die Folgen der Schwankungen der Natrium-Serumspiegel sensibilisieren (Estol et al. 1989). Andere häufige Ursachen sind Mangelernährung, Organtransplantation und HIV-Infektionen mit nachfolgender Elektrolytstörung.

In neuroradiologischen Reihenuntersuchungen an Alkoholikern konnte eine pontine Myelinolyse in 0,5 % aller untersuchten Patienten nachgewiesen werden (Uchino et al. 2003). In früheren Jahren wurde die zentrale pontine Myelinolyse als eine regelhaft zum Tode führende Krankheit angesehen, deren Diagnose fast ausschließlich post mortem gestellt wurde. Seit Einführung bildgebender Verfahren (CT, MR) ist das Bild differenzierter. Mehr als 50 % erholen sich gut, asymptomatische Fälle kommen vor, aber die Letalität beträgt immer noch nahe 25 % (Singh et al. 2014).

#### G 6.2.1.2 Therapie

Die wesentliche therapeutische Perspektive bietet die Hypothese (Norenberg 1983; Norenberg und Papendick 1984), dass der rasche Ausgleich der Hyponatriämie zu einer *osmotischen Schädigung* von Gefäßendothelien führe, die myelinolytische Faktoren freisetzen. Tierexperimentelle Beobachtungen legen nahe, dass in diesen Mechanismus sowohl durch Dexamethason, von dem ein Endothelschutz erwartet wird, als auch durch Colchicin, das eine sekundäre Makrophageninvasion inhibiert, eingegriffen werden könnte (Rojiani et al. 1988, Oh 1990). Ferner könnte eine Plasmapherese die myelinolytischen Faktoren entfernen und Immunglobuline ihre schädliche Wirkung durch Bindung verhindern. Tatsächlich haben sich beim Einsatz bei einzelnen Patienten die Plasmapherese (Bibl et al. 1999), die Hochdosis-Steroidgabe (Nakano et al. 1996) und die intravenöse Gabe von Immunglobulinen (Finsterer et al. 2000) als wirksam erwiesen. Dasselbe gilt für die tägliche Gabe von TRH (thyroid releasing hormone) (Chemaly et al. 1998). Nachdem aber bislang keine Daten aus kontrollierten Studien vorliegen, ist eine generelle Empfehlung, den einen oder anderen therapeutischen Ansatz zu verfolgen, nicht zu rechtfertigen. Symptomatische Maßnahmen, wie z. B. Embolie-, Pneumonie-, und Dekubitusprophylaxe bei bettlägerigen Patienten, sowie gegebenenfalls eine Beatmung bei Patienten mit Locked-in-Syndrom sind notwendig.

Auf den *Ausgleich einer Hyponatriämie* wegen des Risikos einer zentralen pontinen Myelinolyse zu verzichten, ist nach Auffassung der Mehrzahl der Autoren verfehlt, da der Kranke durch schwere zentralnervöse Komplikationen der Hyponatriämie (Hirnödem, epileptische Anfälle, Bewusstseinsstörung, Atemstillstand etc.) bedroht ist. Allerdings muss der Ausgleich der Hyponatriämie langsam und unter regelmäßiger Laborkontrolle erfolgen. Die Zunahme der Serumkonzentration soll 0,6 mmol/l/h nicht überschreiten (Sterns et al. 1994; Maschke et al. 2015). In 24 Stunden soll der Natriumspiegel nicht mehr als 8 mmol/l angehoben werden (Kumar et al. 2006). Selbst bei akuter ausgeprägter Hyponatriämie mit Hirnödem sollte der Natriumspiegel nicht schneller angehoben werden, weil einerseits schon wenige mmol/l Korrektur einen ausreichenden Effekt haben und anderseits das Risiko der Myelinolyse bei rascherer Steigerung den Nutzen der Therapie übersteigt (Sterns und Silver 2016). In jedem Fall muss eine vollständige Kompensation oder gar eine Konversion in eine Hypernatriämie vermieden werden. Die Natriumzufuhr muss daher eingestellt werden, wenn der Patient noch leicht hyponatriämisch (> 120 mmol/l) ist (Ayus et al. 1987). Im Gegensatz zur akuten Hyponatriämie wird eine chronische Hyponatriämie im Allgemeinen gut toleriert und lässt sich ausreichend durch Flüssigkeitseinschränkung beherrschen.

### G 6.2.2 Wernicke-Enzephalopathie und Korsakow-Psychose

#### G 6.2.2.1 Klinik

Die *Wernicke-Enzephalopathie* (Polioencephalitis haemorrhagica superior) ist charakterisiert durch eine subakut auftretende Okulomotorikstörung mit Blicklähmung, Nystagmus und/oder Pupillenstörungen. Zusätzlich treten vegetative Dysregulation (Hypothermie und Hypotension), epileptische Anfälle und mentale Symptome (Verwirrung, Desorientierung, Apathie, Schläfrigkeit oder tiefer Stupor bis zum Koma) einzeln oder in verschiedenen Kombinationen auf. Gleichzeitig können eine zere-

belläre Ataxie, eine alkoholische Polyneuropathie und andere Zeichen des chronischen Alkoholgebrauchs vorliegen.
Ursache ist immer ein *Thiaminmangel*, möglicherweise vor dem Hintergrund einer genetischen Prädisposition. Der Thiaminmangel ist häufig, aber keineswegs immer Folge des Alkoholismus mit begleitender Fehlernährung. Weitere seltene Ursachen eines Thiaminmangels können sein: Fehlernährung anderer Ursache, exzessives Fasten, inadäquate parenterale Ernährung (zu hohe Kohlenhydratzufuhr), Hämodialyse, Urämie, Hyperemesis gravidarum, disseminierte Tuberkulose, Karzinome des oberen Verdauungstraktes und disseminierte Tumoren des lymphatisch-hämatopoetischen Systems. Möglicherweise prädisponiert auch ein höheres Alter für die Entstehung einer Wernicke-Enzephalopathie. Thiamin ist in Form seines Pyrophosphates als Coenzym an der Glykolyse (Pyruvatdehydrogenase-Komplex), am Tricarbonsäurezyklus (Alpha-Ketoglutarat-Decarboxylase) und am Hexosemonophosphat-Shunt (Transketolase) beteiligt. Ob der Thiaminmangel sich im ZNS unmittelbar über einen gestörten Kohlenhydratstoffwechsel oder indirekt über Veränderungen des Metabolismus verschiedener Neurotransmitter (Serotonin, Glutamat, Aspartat und Histamin) auswirkt, ist nicht bekannt.
Die *Korsakow-Psychose* ist durch Defizite des Lang- und Kurzzeitgedächtnisses mit Störungen des Erwerbs neuer Gedächtnisinhalte gekennzeichnet. (Kopelman et al. 2009). Andere kognitive Funktionen sind im Vergleich dazu relativ gut erhalten. Konfabulationen werden v. a. in der Initial- und in der Rekonvaleszenzphase beobachtet. Wie die Wernicke-Erkrankung, so ist auch die Korsakow-Psychose häufig Folge eines Thiaminmangels bei Alkoholismus und tritt dann üblicherweise als psychische Manifestation der Wernicke-Enzephalopathie auf. Isolierte Korsakow-Psychosen werden aber auch bei Schäden des Dienzephalons und der Temporallappen anderer Genese (Herpes-simplex-Enzephalitis, bilaterale Thalamusinfarkte, Tumoren) beobachtet.
Bei den charakteristischen pathologisch-anatomischen Veränderungen der Wernicke-Enzephalopathie handelt es sich um symmetrische hämorrhagische, spongiforme Läsionen, die sich typisch in den Mamillarkörpern, in Thalamus und Hypothalamus, in der periaquäduktalen grauen Substanz des Hirnstamms und in der Vierhügelplatte finden (Sullivan und Pfefferbaum 2009; Zuccoli et al. 2009; Geibprasert et al. 2010). Zusätzlich können zerebelläre Veränderungen vorliegen. Läsionen im anterioren Thalamus finden sich typischerweise bei Patienten mit Korsakow-Psychose, während sich Schäden in anderen Hirnregionen, die bekanntermaßen an der Abspeicherung bzw. am Abruf von Gedächtnisinhalten beteiligt sind, auch bei Wernicke-Patienten ohne Korsakow-Psychose nachweisen lassen (Harding et al. 2000). Die Läsionen der Wernicke-Enzephalopathie, die sich kernspintomographisch bei T2-Gewichtung intra vitam als hyperintense Herde darstellen (Galluci et al. 1990) und häufig mit einer deutlichen Kontrastmittel-Aufnahme subependymal im Bereich des III., IV. Ventrikels und des Aquaeductus mesencephali einhergehen (Mascalchi et al. 1999; Kavuk et al. 2003), finden sich im neuropathologischen Sektionsgut mit einer Häufigkeit von 0,8–4,7 %, wobei die Diagnose klinisch nur in etwa 20 % der Fälle gestellt wurde (Harper 1983; Harper et al. 1989).

### G 6.2.2.2 Epidemiologie und Verlauf

Die Prävalenz der Wernicke-Enzephalopathie beträgt in Deutschland 0,3–0,8 %, wobei dies milde, klinisch nicht apparente Fälle einschließt (Sechi und Serra 2007). Die akute Erkrankung ist ein medizinischer Notfall und hat trotz früher und korrekter Behandlung eine Mortalität von 17 %. Die hohe Mortalität ist Folge der vegetativen Dysregulation infolge dienzephaler Läsionen. Die akuten okulären Symptome, auch milde mentale Symptome (Schläfrigkeit, Störung der Konzentration usw.), bessern sich im Allgemeinen rasch (2–24 Stunden) unter der Gabe von Thiamin. Fixationsnystagmus und Ataxie können in geringerer Ausprägung auch langfristig persistieren. Der Verlauf der mnestischen Störung, ist sie erst einmal in Erscheinung getreten, lässt sich hingegen nicht wesentlich durch Thiaminsubstitution beeinflussen. Das amnestische Bild ist Ausdruck irreversibler morphologischer Veränderungen. Nur die frühzeitige Thiaminsubstitution vermag ein Fortschreiten der Erkrankung mit der Entwicklung einer Korsakow-Psychose zu verhindern.

### G 6.2.2.3 Therapeutische Prinzipien

Zur Therapie der Wernicke-Enzephalopathie wird in der Literatur übereinstimmend die parenterale Gabe von *Thiamin* (↑↑) in hoher Dosis empfohlen. Hinsichtlich des genauen Dosierung und des Applikationsweges besteht keine gesicherte Datenlage (Day et al. 2004). Dementsprechend schwanken die Dosisangaben zwischen 50 und 600 mg/d. Thiamingaben in dieser Größenordnung sind völlig unbedenklich, da Thiamin erst in weit höheren Dosen toxische Wirkungen zeigt (Galvin et al. 2010). Auch die langfristige Gabe von 150 mg/d Thiamin wird ohne Toxizität toleriert. Bedacht werden muss hingegen das Risiko schwerer Anaphylaxie-ähnlicher Reaktionen mit zum Teil letalem Ausgang, mit denen bei parenteraler Gabe von Thiamin – unabhängig von der Dosis – gerechnet werden muss. In einer Serie von 1 070 Applikationen von 100 mg Thiamin i. v. bei 989 Patienten traten einmal ein generalisierter Juckreiz und 11-mal lokale Reaktionen auf (Wrenn et al. 1989). Schwere Reaktionen sind in Einzelfällen beschrieben (Sechi und Serra 2007). In der Literatur sind mindestens sechs Todesfälle aufgrund parenteraler Thiamingabe dokumentiert. Weitere Symptome einer Thiaminreaktion können sein: Erythem, Urtikaria, Purpura, präkordiale und epigastrische Schmerzen, Erbrechen, Atemnot, Tachykardie und Hypotension, Schock. Ursache von Thiamin-Unverträglichkeiten ist höchstwahrscheinlich nicht das Thiamin selbst, sondern ein nicht identifizierter Zusatzstoff in kommerziellen Präparaten (Blum et al. 1974). In der Literatur finden sich nur ganz vereinzelte Hinweise auf Unverträglichkeitsreaktionen nach oraler Gabe von Thiamin (z. B. Acharya et al. 1969).

Eine wirksame Behandlung der mnestischen Störungen bei Patienten mit persistierender Korsakow-Psychose ist bis heute nicht bekannt. Einen Therapieansatz verspricht die Noradrenalin-Hypothese der Korsakow-Psychose: Hiernach schädigen die typischen symmetrischen Läsionen um den dritten und vierten Ventrikel sowie den Aquädukt vorzugsweise noradrenerge Projektionen aus dem Locus coeruleus, die für Lern- und Gedächtnisfunktionen und die Verhinderung von Ablenkbarkeit wesentlich sein sollen (Coull 1994). Eine Besserung der Gedächtnisleistung sollte demnach durch eine Substitution von Noradrenalin erzielbar sein. McEntee und Mair (1980) beobachteten eine signifikante Besserung einzelner Gedächtnisfunktionen unter der Gabe des zentralen Noradrenalin-Agonisten *Clonidin* (2 × 0,3 mg/d oral). D-Amphetamin und Methysergid erwiesen sich hingegen als wirkungslos. Die Verbesserung der Gedächtnisfunktion durch Clonidin konnten Martin et al. (1983) und O'Carroll et al. (1993) allerdings nicht bestätigen. Eine andere Substanz, die unter der Vorstellung eines Noradrenalindefizits erprobt wurde, ist DL-threo-3,4-dihydrocyphenylserine (*DOPS*), eine nicht-physiologische Noradrenalinvorstufe (Langlais et al. 1988). Auf eine Unterfunktion eines anderen zentralnervösen monoaminergen Projektionssystems, nämlich das der serotonergen Projektionen aus den Raphe-Zellen, weisen Untersuchungen von Martin und Mitarbeitern (1988) hin. Diese Autoren konnten unter der Gabe des Serotonin-Aufnahmeblockers *Fluvoxamin* in einer randomisierten, placebokontrollierten Studie eine Besserung von Gedächtnisfunktionen bei abstinenten Patienten mit einer Korsakow-Psychose nachweisen (Martin et al. 1995). Dieses Ergebnis wird aber durch Berichte anderer Autoren relativiert (O'Carroll et al. 1994), die unter Gabe von Fluvoxamin keine wesentliche Verbesserung des kognitiven Profils der behandelten Korsakow-Patienten erzielen konnten. Eine weitere medikamentöse Option in der Behandlung der Korsakow-Psychose stellen Cholinesterasehemmer dar (Angunawela und Barker 2001). In einer kleinen Fallserie führte die Gabe von Donepezil bei wenigen Patienten zu einer Besserung der kognitiven Störungen, aber auch nicht-kognitiver Defizite (Cochrane et al. 2005).

#### G 6.2.2.4 Pragmatische Therapie

Die Wernicke-Enzephalopathie ist die einzige neurologische Erkrankung, die die unbedingte parenterale Gabe von *Thiamin* erfordert (↑↑, Empfehlungsstärke A). In der akuten Phase ist es wichtig zu wissen, dass Thiamin vor einer Gabe glucosehaltiger Infusionen gegeben werden sollte, weil Glucose allein die Symptome verschlechtern kann. Ein pragmatisches Schema ist das Folgende: Initial werden für drei Tage dreimal täglich 100–200 mg Thiamin i. v. als Kurzinfusion verabreicht (Thomson et al. 2002; Sechi und Serra 2007; Galvin et al. 2010). An den folgenden Tagen werden im Minimum 100 mg i. v./d gegeben, bis der Patient in der Lage ist, wieder eine normale, ausgewogene Nahrung zu sich zu nehmen. Bei normaler Nahrungsaufnahme und bereits nachweisbarer Besserung der Symptome kann nach drei Tagen auch auf 100 mg Thiamin als orale Gabe für die Zeitdauer von insgesamt zehn Tagen umgestellt werden. Die zusätzliche Gabe eines Polyvitaminpräparates empfiehlt sich. Auf die zur Prophylaxe anaphylaktischer Reaktionen von einigen Autoren empfohlene Gabe von Steroiden sollte unseres Erachtens in Anbetracht der Seltenheit dieser Komplikation, insbesondere aber auch mit Blick auf den durch die Glukosemobilisation bedingten erhöhten Thiaminbedarf, verzichtet werden.

Gefährdete Patienten sollten prophylaktisch mit dem Thiaminderivat *Benfotiamin* (300 mg/d) behandelt werden (↑↑), dass anders als Thiamin nach oraler Verabreichung gut resorbiert wird. Mangels ausreichender Erfahrungen kann gegenwärtig die Benfotiamingabe aber nicht als Alternative zur parenteralen Thiamingabe in der Behandlung der Wernicke-Enzephalopathie empfohlen werden. Eine gesichert wirksame Therapie der Korsakow-Psychose ist bislang nicht verfügbar.

### G 6.2.3 Akute alkoholische Myopathie

#### G 6.2.3.1 Klinik

Alkohol dürfte die häufigste Ursache einer akuten *Rhabdomyolyse* mit Myoglobinurie darstellen. Vergleichbare Bilder werden aber auch durch Intoxikationen anderer Art hervorgerufen (Kohlenmonoxid, Opiate, Schlafmittel, Schlangengifte, industrielle Toxine; vgl. Görtz et al. 1978). Das klinische Bild der akuten alkoholischen Myopathie ist geprägt von hochgradiger Schmerzhaftigkeit, Schwellung und Bewegungseinschränkung der betroffenen Muskelgruppen. Sämtliche Rumpf- und Extremitätenmuskeln können einbezogen sein. Hirnnerven-versorgte Muskeln sind in der Regel ausgespart. Der Zerfall der Muskulatur führt zu einer Hyperkaliämie, einem exzessiven Anstieg der Serumkreatinkinase und zu einem *akuten Nierenversagen*. Tierexperimentell kann man vergleichbare Bilder erzeugen, wenn es nach mehrwöchiger Alkoholexposition zu einem Nahrungsentzug kommt (Haller und Drachman 1980). Im Übrigen ist die Pathogenese unbekannt. Verschiebungen des Serumkaliumspiegels spielen jedenfalls, anders als bei der im Folgenden beschriebenen hypokaliämischen Alkoholmyopathie, keine Rolle (Haller et al. 1984).

Diese zweite Form der akuten Alkoholmyopathie ist die *hypokaliämische Alkoholmyopathie*. Sie ist mit Blick auf das klinische Bild, ihre Pathogenese und die Therapie streng von der zuvor besprochenen akuten Rhabdomyolyse zu trennen (Sharief et al. 1997; Finsterer et al. 1998). Ihre Ursache ist eine *Hypokaliämie*, die im Rahmen des Alkoholismus Folge vermehrten Erbrechens oder gastrointestinaler Kaliumverluste sein kann. Im Verlaufe einiger Tage bis zu weniger Wochen kommt es zur Ausbildung schmerzloser, proximal betonter Paresen. Im Serum zeigt sich eine schwere Hypokaliämie (Serumkalium unter 2 mval/l). Die renale Kaliumexkretion ist nicht vermehrt. Die Serumspiegel von Leber- und Muskelenzymen sind deutlich erhöht. Bioptisch finden sich in den betroffenen Muskeln Einzelfasernekrosen und Vakuolenbildungen.

#### G 6.2.3.2 Therapie

Eine kausale Behandlung der Rhabdomyolyse ist nicht bekannt. Im Vordergrund steht die Behandlung des akuten Nierenversagens (forcierte Diurese mit Alkalisierung des Urins, Regulation von Flüssigkeits-, Säure-, Basen- und Elektrolythaushalt, gegebenenfalls Hämodialyse). Die akute toxische Rhabdomyolyse kann tödlich verlaufen (Görtz et al. 1978). Wird das akute Nierenversagen überstanden, so ist bei strikter Alkoholabstinenz mit einer Rückbildung der motorischen Störungen im Verlauf von Wochen bis Monaten zu rechnen. Bei erneuten Alkoholexzessen sind Rezidive möglich.
Für die hypokaliämische Alkoholmyopathie sind langsame Infusion von bis zu 20 mval/h KCl oder K-Laktat unter fortlaufender EKG-Kontrolle über einen zentralen Venenverweilkatheter die Therapie der Wahl. Gesamtzufuhr nach Maßgabe des Defizits. Vorsicht bei Nierenfunktionsstörungen! Die Paresen bilden sich hierunter innerhalb von Tagen zurück. In dieser Zeit normalisieren sich auch die Serumenzymspiegel.

## G 6.3 Chronische Folgen des Alkoholkonsums

### G 6.3.1 Kleinhirnatrophie und zerebelläre Ataxie

#### G 6.3.1.1 Klinik

Die Kleinhirnerkrankung der Alkoholiker ist klinisch charakterisiert durch eine schwere Stand- und Gangataxie mit ausgeprägter intersegmentaler Instabilität, die durch Augenschluss akzentuiert wird. In der Posturographie zeigt sich typischerweise ein anterior-posteriores Schwanken mit einem *3-Hz-Tremor* (Diener et al. 1984a). Die Extremitätenataxie und die Okulomotorikstörung sind weniger ausgeprägt, kommen aber vor (Timmann-Braun und Diener 2000). Als pathologisch-anatomisches Substrat der Erkrankung findet sich eine Degeneration des Zerebellums mit Schwerpunkt im oberen Kleinhirnwurm und im medialen Kleinhirnvorderlappen (Adams 1976). Die Degeneration der Purkinjezellen ist ausgeprägter als die der übrigen neuronalen Elemente (Luo 2015). Klinische Symptomatik und Ausmaß der Kleinhirnatrophie korrelieren nur wenig. Klinische Zeichen einer zerebellären Dysfunktion werden bei etwa einem Drittel aller chronischen Alkoholiker beobachtet (Scholz et al. 1986).

#### G 6.3.1.2 Epidemiologie und Verlauf

Die alkoholische Kleinhirnatrophie ist etwa doppelt so häufig wie die Wernicke-Enzephalopathie und betrifft überwiegend Männer (11 : 1). Der Altersgipfel liegt in der 5. Dekade. Die Symptomatik entwickelt sich gelegentlich schubförmig über einen Zeitraum von wenigen Wochen, in den meisten Fällen aber chronisch über Monate und Jahre. Bei Abstinenz ist zumindest eine langfristige Stabilisierung, teilweise auch eine eindrückliche Besserung der Symptomatik zu beobachten (Diener et al. 1984b). Bei fortgesetztem Abusus ist das Krankheitsbild progredient. Akzentuierungen der Symptomatik während interkurrenter Erkrankungen (Infektionen, Alkoholdelir) werden beobachtet.

#### G 6.3.1.3 Therapeutische Prinzipien

Die Mehrzahl der vorliegenden Befunde weisen auf einen *Thiaminmangel* als wesentlichen pathogenetischen Faktor hin. Ratten, die chronisch mit Alkohol gefüttert werden, weisen einen Verlust zerebellärer Körnerzellen, Interneurone und Purkinjezellen auf (Luo 2015). Alkoholiker mit Thiaminmangel zeigen einen ausgeprägten Untergang zerebellärer Neurone, der die Purkinjezellen einbezieht und von einer Atrophie der Molekularschicht begleitet wird. Auch niedrig normale Thiaminspiegel sind im Zusammenhang mit chronischem Alkoholkonsum mit der Kleinhirnschädigung assoziiert (Maschke et al. 2005). Die morphologischen Veränderungen sind am stärksten ausgeprägt im Kleinhirnoberwurm (Baker et al. 1999). Von einer alkoholischen Kleinhirnatrophie betroffene Patienten leiden häufig unter Mangelernährung, und nicht selten geht der Exazerbation der Kleinhirnerkrankung ein rapider Gewichtsverlust voraus. Die Mangelernährung und nicht die Alkoholtoxizität sind der wesentliche Grund für die Entwicklung der Kleinhirnschäden. Ähnliche zerebelläre Syndrome sind bei Mangelernährung anderer Ätiologie zu beobachteten. Möglicherweise ist die alkoholische Kleinhirnatrophie nichts anderes als eine auf das Kleinhirn beschränkte Manifestation der Wernicke-Enzephalopathie. Es ist unklar, warum der Thiaminmangel bei einigen Betroffenen zum Vollbild der Wernicke-Enzephalopathie führt, bei anderen hingegen Schäden nach sich zieht, die auf das Kleinhirn beschränkt bleiben, und weshalb die Kleinhirnmanifestation das männliche Geschlecht bevorzugt. Unklar ist auch, ob eine prophylaktische Einnahme von Vitamin-B-Präparaten eine alkoholische Kleinhirnschädigung oder eine Wernicke-Enzephalopathie bei Patienten mit chronischem Alkoholabusus verhindern kann.

#### G 6.3.1.4 Pragmatische Therapie

Wichtigste therapeutische Maßnahme ist die Alkoholabstinenz (Empfehlungsstärke A). Unter der Annahme, dass ein Thiaminmangel der wesentliche pathogenetische Faktor sei, werden zusätzlich wie bei der Wernicke-Enzephalopathie Thiamin und andere B-Vitamine gegeben (**Kap. G 6.2.2.4**). Die Dosis muss allerdings nicht so hoch sein, 100 mg/d p. o. sind wahrscheinlich ausreichend. Ergänzend empfiehlt sich ein krankengymnastisches Ataxietraining.

### G 6.3.2 Zerebrale Atrophie und Demenz

#### G 6.3.2.1 Klinik

Chronischer Alkoholabusus verursacht eine zerebrale Atrophie, die die weiße und die graue Substanz betrifft und regional unterschiedlich stark ausgeprägt ist. Ihr Schwerpunkt liegt im Bereich der Frontallappen und in den Arealen des limbischen Systems (Kril und Halliday 1999; Crews et al. 2004). Alkoholiker ohne klinisch manifeste Ausfälle weisen computertomographisch bzw. kernspintomographisch im Vergleich zu gleichaltrigen gesunden Kontrollen im statistischen Mittel signifikant weitere innere und äußere Liquorräume auf (Geibprasert et al. 2010). Neuropathologische Untersuchungen haben gezeigt, dass ein *Neuronenverlust* zur Atrophie beiträgt (Kril et al. 1997). Andererseits haben eine Reihe von Studien zeigen können, dass die neuroradiologischen Zeichen der zerebralen Atrophie teilweise reversibel sind (Carlen et al. 1978; Carlen und Wilkinson 1987; Muuronen et al. 1989). Die Rückbildung der zerebralen Atrophie kann von einer Verbesserung des kognitiven Leistungsprofils begleitet sein (Muuronen et al. 1989). Das Substrat der neuroradiologisch sichtbaren Atrophie ist nicht gesichert, und die Mechanismen ihrer *Reversibilität* sind nicht geklärt. Die Tatsache, dass die Rückbildung der zerebralen Atrophie Wochen bis Monate benötigt und nicht von einer wesentlichen Wasseraufnahme der weißen Substanz begleitet ist (Schroth et al. 1988), spricht gegen eine Entfaltung des Gehirns infolge einer vermehrten Wasser- und Elektrolyteinlagerung und eher für Regenerationsprozesse auf zellulärem Niveau. Zu denken wäre etwa an eine Wiederausbildung dendritischer Verzweigungen, eventuell verbunden mit Modifikationen der Zahl und Morphologie dendritischer Spines (Carlen und Wilkinson 1987; Lescaudron et al. 1989; Bühler und Mann 2011).

#### G 6.3.2.2 Therapie

Eine positive Beeinflussung des hypothetischen Regenerationsprozesses durch andere Faktoren als die konsequente Abstinenz ist nicht bekannt.

### G 6.3.3 Polyneuropathie

#### G 6.3.3.1 Klinik

Die alkoholische Polyneuropathie zeichnet sich durch distal- und beinbetonte sensomotorische Defizite aus (Chopra und Tiwari 2012). Im Vordergrund stehen Schäden der dünnen, schwach myelinisierten Nervenfasern mit für den Patienten schmerzhaften Par- und Dysästhesien. Der Schmerzcharakter ist variabel: ein eher dumpfer und konstanter Schmerz oder aber ein Schmerz von eher lanzierendem Charakter, scharf einschießend und nur momentan anhaltend (Koike et al. 2001). Weitere Beschwerden sind Krämpfe, ein Kältegefühl in den Beinen oder umgekehrt ein Hitzegefühl und Brennen, v. a. in den Fußsohlen. Die Beschwerden werden durch Hautkontakt verstärkt. Paresen, dann mit Atrophien einhergehend, kommen bei fortgeschrittenen Fällen hinzu. Im Elektromyogramm der betroffenen Muskulatur finden sich die Zeichen der Denervierung. Vegetative Symptome mit Störungen der Schweißsekretion (häufig Hyperhidrose der Volarseiten von Händen und Füßen), glänzender, dünner Haut, Veränderungen der Fußnägel oder Potenzstörung sind häufig. Selten sind Hirnnervenausfälle, vor allem N. oculomotorius und kaudale Hirnnerven. Pathologisch-anatomisch zeigt sich eine vorwiegend axonale Degeneration, aber auch eine segmentale Demyelinisierung.

#### G 6.3.3.2 Epidemiologie und Verlauf

Elektrophysiologische Hinweise auf eine Polyneuropathie finden sich bei zwei Drittel der Alkoholkranken (Scholz et al. 1986). Die Prävalenz einer Polyneuropathie bei Alkoholikern liegt in Studien, je nach diagnostischen Kriterien, zwischen 12,5 und 48,6 % (Koike und Sobue 2006). Der Verlauf ist variabel. Die Alkoholpolyneuropathie kann trotz fortgesetztem Alkoholabusus subklinisch bleiben, ein über Jahre mehr oder minder konstantes klinisches Bild bieten oder aber eine progrediente Verschlechterung zeigen. In seltenen Fällen kann sich die Alkoholpolyneuropathie als akut einsetzende sensomotorische Polyneuropathie, nicht unähnlich einem Guillain-Barré-Syndrom äußern (Vandenbulcke und Janssens 1999; Wohrle et al. 1998). Patienten können sich innerhalb einiger Monate vollständiger Alkoholabstinenz weitgehend erholen. Selbst bei initial nicht gehfähigen Patienten kann eine Rehabilitation erreicht werden. Das Tempo der Erholung wird durch das Tempo der Regeneration der betroffenen Nerven bestimmt. Nur in leichten Fällen kann eine wesentliche Besserung innerhalb von Wochen beobachtet werden. Die Prognose ist unabhängig vom Alter.



#### G 6.3.3.3 Therapeutische Prinzipien

Die Nervenschädigung im Rahmen der Alkoholpolyneuropathie wird vor allem durch toxische Alkoholabbauprodukte (Acetaldehyd), aber auch durch nutritiven Mangel an Thiamin und anderen B-Vitaminen verursacht (Koike et al. 2003; Chopra und Tiwari 2012). Die toxische Neuropathie betrifft vor allem dünne, schwach myelinisierte Fasern, die Vitaminmangel-Neuropathie auch dicke, myelinisierte Nervenfasern. Auch wenn der Thiaminmangel nur für einen Teil der Schäden verantwortlich ist, ist die Substitution wirksam und sinnvoll. *Benfotiamin*, ein Thiaminderivats, das exzellent nach oraler Verabreichung resorbiert wird führt zu einer signifikanten Verbesserung sensorischer und motorischer Funktionen (Woelk et al. 1998). Mit Blick auf die gut belegte Wirksamkeit einer Benfotiamin-Therapie besteht kein Grund, eine Therapie mit parenteral verabreichtem Thiamin zu erwägen.

#### G 6.3.3.4 Pragmatische Therapie

Die wichtigste therapeutische Maßnahme ist das Erreichen der Alkoholabstinenz (A). Die Gabe von 300 mg/d *Benfotiamin* über vier Wochen, gefolgt von 100 mg/d in den folgenden vier Wochen ist sinnvoll und führt neben der Besserung sensorischer und motorischer Funktionen auch zu einer Schmerzreduktion. Nebenwirkungen sind ausgesprochen selten. Zusätzlich sinnvoll sind Krankengymnastik und eine symptomatische Therapie der Schmerzen, die im Detail im Kapitel zu den Polyneuropathien (**Kap. J 2**) beschrieben sind.

## G 6.3.4 Chronische Alkoholmyopathie

### G 6.3.4.1 Klinik

Es handelt sich um eine schmerzlose Myopathie, die sich subakut oder chronisch bei zwei Drittel der Alkoholiker entwickelt und sich bei einem ähnlichen Anteil elektromyographisch und histopathologisch nachweisen lässt (Conde-Martel et al. 1992; Romero et al. 1994). Die Myopathie führt zu einer unter Umständen recht erheblichen Atrophie und Schwäche der proximalen Extremitätenmuskulatur. In aller Regel ist die Beckenmuskulatur weit stärker als die Schultergürtelmuskulatur betroffen. Die Myopathie geht oft mit einer *Kardiomyopathie* einher. Die vorzugsweise proximale Myopathie wird häufig von einer alkoholinduzierten distal betonten Polyneuropathie begleitet (**Kap. G 6.3.3**). Das Ausmaß der Myopathie (und übrigens auch das der Kardiomyopathie) nimmt linear mit der Gesamtlebensdosis konsumierten Alkohols zu (Urbano-Marquez et al. 1989). Klinisch-chemisch imponieren die Zeichen der alkoholischen Leberschädigung, während eine Erhöhung der Kreatinkinase selten anzutreffen ist. Die Ätiologie der chronischen alkoholischen Myopathie, die überwiegend die *Typ II-Fasern* betrifft (Langohr et al. 1989; Fernandez-Sola et al. 1995), ist nicht geklärt. Diskutiert werden Schädigungen der Muskelmembran oder der Mitochondrien durch toxische Alkoholmetabolite wie Acetaldehyd oder freie Radikale, intrazelluläre Ödeme im Rahmen der fast immer zu findenden Leberschädigung, Verminderung glykolytischer Enzyme in Anpassung an das alkoholische Milieu und immunologische Störungen. Zudem scheint es zu einer Resistenz gegenüber anabolen Hormonen wie Insulin oder Insulin-like Growth Factor I zu kommen (Lang et al. 2005).

### G 6.3.4.2 Therapie

Auch hier gilt, dass an erster Stelle für eine strikte Alkoholkarenz (Empfehlungsstärke B) und ausgewogene Ernährung zu sorgen ist. Die Prognose gilt aber selbst dann noch als günstig, wenn der Alkoholkonsum in vergleichsweise geringen Mengen (< 60 g/d) fortgesetzt wird (Fernandez-Sola et al. 2000). Bei Alkoholkarenz erfolgt die Erholung von der Myopathie rascher und weitgehender als von der begleitenden Neuropathie. Für eine begleitende krankengymnastische Übungsbehandlung ist zu sorgen. Bei Kardiomyopathie ist die internistische Mitbetreuung wichtig.

## G 6.3.5 Andere chronische Folgen des Alkoholkonsums

### G 6.3.5.1 Marchiafava-Bignami-Syndrom

Morphologische Grundlage des seltenen Marchiafava-Bignami-Syndroms ist eine Nekrose zentraler Anteile des *Corpus callosum*. Sie ist häufig mit einer glialen Sklerose der dritten Schicht der Großhirnrinde (Morelsche laminäre Sklerose) assoziiert, die das Hauptursprungs- bzw. Zielgebiet der kallosalen Fasern darstellt. (Uchino et al. 2006). Die Pathogenese der Nekrose des Corpus callosum ist ungeklärt. Sie tritt offenbar nach langjährigem, exzessivem Konsum von Alkohol, insbesondere in Form von Rotwein (2 l/d über mehr als 20 Jahre), auf. Selten scheint sie auch einmal bei nicht alkoholbedingten Erkrankungen aufzutreten (Murthy et al. 2010). Mit Blick auf eine gewisse Ähnlichkeit zu tierexperimentellen Enzephalopathien nach Zyanid-Intoxikation ist erwogen worden (Brion 1976), dass Alkohol indirekt über eine Störung des Vitamin-$B_{12}$-Stoffwechsels zu einer Freisetzung endogener, demyelinisierend wirkender Zyanide führen könnte. Eine mögliche Beziehung zur Wernicke-Enzephalopathie wird durch die Tatsache nahegelegt, dass das Marchiafava-Bignami-Syndrom in ca. 15–25 % mit einer Wernicke-Enzephalopathie vergesellschaftet auftritt. Schließlich ist auch darüber spekuliert worden, dass den Methanolverunreinigungen alkoholischer Getränke eine pathogenetische Bedeutung zukommen könnte.

Das vergleichsweise wenig scharf umrissene klinische Bild des Marchiafava-Bignami-Syndroms wird bestimmt durch einen zunehmenden Abbau von Persönlichkeit und Intelligenz, epileptische Anfälle, Dysarthrophonie, Stand- und Gangstörung, Greifreflexe, muskuläre Hypertonie, Pyramidenbahnzeichen und Bewusstseinsstörungen bis zum Koma. Augenmuskellähmungen und zentrale Okulomotorikstörungen sprechen eher gegen das Vorliegen eines Marchiafava-Bignami-Syndroms.

Die Erkrankung setzt üblicherweise akut ein und führt progedient innerhalb von wenigen Tagen bis wenigen Monaten zum Tode. Mit Einführung der modernen neuroradiologischen Untersuchungsmethoden hat die Zahl der Berichte über vergleichsweise gutartige Verläufe mit lang anhaltenden und dauerhaften Remissionen (Baron et al. 1989). Dabei scheinen frühzeitige, in der Diffusionsgewichtung nachweisbare Läsionen des Corpus callosum sowie eine sehr ausgedehnte Schädigung des gesamten Corpus callosums mit einer schlechten Prognose einherzugehen (Heinrich et al. 2004; Menegon et al. 2005). Eine effektive, den Spontanverlauf beeinflussende Therapie ist nicht bekannt. Allerdings gibt es Berichte über die erfolgreiche Behandlung mit Hochdosis-*Kortikosteroid*-Gaben (Kikkawa et al. 2000; Gerlach et al. 2003). Diese Einzelfallbeobachtungen legen es nahe, in Fällen rascher, sonst nicht beeinflussbarer Progression einen Therapieversuch mit Steroiden zu unternehmen. Im Übrigen ist die Behandlung symptomatisch.

### G 6.3.5.2 Alkoholmyelopathie

In sehr seltenen Fällen entwickelt sich im Rahmen eines chronischen Alkoholkonsums das Bild einer progressiven Myelopathie, die sowohl die lateralen als auch die dorsalen Anteile des Rückenmarks erfasst. Im Vordergrund der Symptomatik stehen eine spastische Paraparese, Störungen sensibler Funktionen mit Parästhesien sowie Blasenstörungen. Die in der älteren Literatur favorisierte Annahme einer toxischen Schädigung des Myelons infolge einer schweren Leberfunktionsstörung, vergleichbar der des Zerebrums im Rahmen der hepatischen Enzephalopathie, ist infrage gestellt worden, nachdem mehrere Fälle alkoholischer My-

elopathie auch ohne wesentliche Lebererkrankung bekannt wurden.
Die Erkrankung ist selten, epidemiologische Daten fehlen. Die Symptomatik entwickelt sich progredient. Abstinenz führt zum Stillstand, nicht aber zu einer wesentlichen Besserung der Funktionsstörungen (Sage et al. 1984). Bei Vorliegen schwerer Leberfunktionsstörungen mit Zeichen des portokavalen Shunts folgt die Behandlung den im Kapitel über die hepatische Enzephalopathie (**Kap. D 9**) gegebenen Empfehlungen. Im Übrigen strikte Alkoholabstinenz, Ausgleich etwaig vorliegender Vitamindefizite sowie symptomatische Maßnahmen.

#### G 6.3.5.3 Optische Neuropathie (sog. Tabak-Alkohol-Amblyopie)

Innerhalb von einigen Tagen bis wenigen Wochen entwickelt sich ein Visus-Verlust mit Verschwommensehen. Der ophthalmologische Befund ergibt typischerweise bilaterale, häufig symmetrische zentrale Skotome, größer für Farbmarken als für weiße Testmarken, und temporal abgeblasste Papillen. Pathologisch-anatomisch findet man eine bilaterale symmetrische Demyelinisierung des papillomakulären Bündels des Nervus opticus mit nachfolgendem Faserverlust. Die Läsion beginnt retrobulbär und schreitet retinofugal fort. In der Retina findet sich ein Verlust parafovealer Ganglienzellen. Eine Optikus-Neuropathie im Sinne der Tabak-Alkohol-Amblyopie ist selten und tritt bei etwa 1 von 200 hospitalisierten Alkoholikern auf. Männer überwiegen. Es ist umstritten, inwiefern es sinnvoll ist, den Sehverlust bei Alkoholikern in dieser Entität zusammenzufassen (Grzybowski et al. 2015). Möglicherweise ist die sogenannte Tabak-Alkoholamblyopie nur eine Extremvariante einer Optikusaffektion, die nicht selten ist und in den meisten Fällen subklinisch bleibt: Meinck und Adler (1982) fanden bei mehr als 40 % eines Kollektivs Alkoholabhängiger leichte bis mittelgradige Veränderungen der VEP-Parameter bei überwiegend normalen ophthalmologischen Befunden. Es bestand keine Assoziation zu anderen Alkoholfolgen am Nervensystem. Unbehandelt entwickelt sich in ausgeprägten Fällen eine irreversible Atrophie des N. opticus.
Das Bild einer Tabak-Alkohol-Amblyopie lässt sich sowohl durch Mangel eines jeden der B-Vitamine als auch durch Zyanid- oder Methanolintoxikation und schließlich durch Kombinationen dieser Noxen hervorrufen. Die gemeinsame pathogenetische Endstrecke könnte eine Beeinträchtigung *mitochondrialer Funktionen* sein (Sadun 1998), die aus unbekannten Gründen schwerpunktmäßig bestimmte Anteile der Retina betrifft, während andere metabolisch aktive Gewebe ausgespart bleiben. Versuche, die Tabak-Alkohol-Amblyopie durch eine Einflussnahme auf den mitochondrialen Stoffwechsel zu beeinflussen, sind bislang nicht bekannt geworden.
Trotz eines weiterbestehenden Alkoholabusus kann es zu einer wesentlichen Besserung kommen, vorausgesetzt, der Mangel an B-Vitaminen wird ausgeglichen (Dreyfus 1977). Neben der Alkoholabstinenz wird eine Substitution von B-Vitaminen propagiert. Studien zum Nachweis der Wirksamkeit fehlen.

## G 6.4 Behandlung der Alkoholabhängigkeit

Nicht nur die psychosozialen Folgen des Alkoholismus, sondern auch die somatischen Folgen am Nervensystem erfordern eine intensive Behandlung der Alkoholabhängigkeit, die durch medikamentöse Therapie der somatischen Folgen allenfalls ergänzt, aber nie ersetzt werden kann. Wünschenswert, aber nicht unbedingt Voraussetzung, für eine erfolgreiche Therapie ist, dass der Patient den vorliegenden Kontrollverlust und seine somatischen und sozialen Folgen einsieht und sich für die Abstinenz entscheidet. Beide notwendigen Ziele können auch im Rahmen einer »*qualifizierten Entzugsbehandlung*« (Mann et al. 2006) erreicht werden. Der Kranke muss ein Gefühl der Eigenverantwortlichkeit entwickeln (Mann 2000, 2004). Einer der wahrscheinlich am längsten bekannten Befunde zu strukturellen Veränderungen infolge langfristigen Alkoholkonsums ist die Abnahme von Hirngewebe vor allem in frontalen und temporalen Hirnbereichen und eine damit einhergehende Erweiterung der inneren und äußeren Liquorräume (Mann et al. 2001; Pfefferbaum et al. 1998).
Dennoch lohnt es sich, mit dem Trinken aufzuhören, wie eine erst kürzlich durchgeführte Studie nahelegt. Diese konnte zeigen, dass sich das Gehirn alkoholkranker Menschen teilweise regenerierte, wenn sie mit dem Trinken aufhörten (Bartsch et al. 2007). Alkohol verändert nicht nur die Struktur des Gehirns, sondern auch dessen Funktion. Mithilfe der fMRT konnten Hirnregionen identifiziert werden, die bei der Abhängigkeitsentwicklung von Bedeutung sind. Eine zentrale Rolle spielen dabei Regionen, die zum sogenannten mesocorticolimbischen Belohnungssystem zählen. Studien, die die Hirnaktivierung alkoholabhängiger Patienten beim Betrachten von mit Alkohol assoziierten und neutralen Reizen mit der von Kontrollprobanden (sozialen Trinkern) verglichen haben, fanden, dass die Patienten eine stärkere Aktivierung in verschiedenen Komponenten des Belohnungssystems (ventrales Tegmentum, Teile der Basalganglien und orbifrontaler Kortex), des Aufmerksamkeits-Netzwerks (frontaler- und okzipito-parietaler Kortex) und in Teilen des Temporallappens (Wrase et al. 2002; Grüsser et al. 2004; Bühler und Mann 2011) zeigten.
Thema dieses Abschnitts ist die Diskussion pharmakologischer Ansätze in der Therapie der Alkoholabhängigkeit, die Teil eines integrierten Behandlungskonzepts sein müssen, dessen wesentliche Säulen psychoedukative Maßnahmen, psychologische Unterstützung und flankierende soziale Maßnahmen sind. Zur pharmakologischen *Rückfallprophylaxe* bei Alkoholabhängigen sind in Deutschland der Glutamatmodulator Acamprosat und der Opioidantagonisten Naltrexon und Nalmefen zugelassen. Für die Substanzen konnte in einer Vielzahl von Studien ein replizierbarer, die Abstinenz erhaltender Effekt gezeigt werden (Mutschler und Soyka 2016). Ein aversionstherapeutischer Effekt dagegen wird durch die Substanz Disulfiram erzielt. Obwohl diese Therapieoption nach wie vor umstritten ist und die Firma die Zu-

lassung auslaufen ließ, so dass die Substanz in Deutschland nur aus den Nachbarländern beschafft werden kann, stellt die Behandlung mit Disulfiram eine aussichtsreiche Therapieform dar (Mutschler und Soyka 2016, Rolland et al. 2016).

*Acamprosat* (↑↑) ist in Deutschland seit 1995 zur Alkoholrückfallprophylaxe zugelassen. Der Wirkmechanismus der Substanz beruht auf einem funktionellen Glutamatantagonismus durch Blockade des NMDA-Rezeptors. Acamprosat zeigt ein günstiges Nebenwirkungsprofil auf. In ca. 30 % der Falle kommt es in den ersten Tagen nach Behandlungsbeginn zu gastrointestinalen Beschwerden, die meist unbehandelt sistieren. Kontraindiziert ist der Einsatz bei schwerer Niereninsuffizienz, schwerer Leberinsuffizienz und Schwangerschaft. Sinnvoll ist ein Therapiebeginn im Anschluss an die stationare Entgiftung. Die Eindosierungsphase kann in der letzten Woche des stationaren Aufenthalts begonnen werden, sodass die Medikation nach Entlassung sich idealerweise über mindestens 6–12 Monate, der Zeit der höchsten Rückfallgefährdung, erstreckt. Metaanalysen klinischer Daten zeigen eine relative Risikoreduktion eines Abstinenzverstoßes um 15 % (Rösner et al. 2010a; Donoghue et al. 2015). Die Standarddosis beträgt 3-mal 2 Tabletten à 333 mg/Tag. Eine unterstützende Begleitung im Sinne regelmäßiger Gespräche ist unabdingbar. Die gleichzeitige Einnahme von Acamprosat und Alkohol verändert weder die Pharmakokinetik des Alkohols noch die von Acamprosat und macht die Substanz daher für den ambulanten Gebrauch sicher.

*Naltrexon* (↑↑) wurde in Deutschland erst 2010 zur Therapie der Aufrechterhaltung der Abstinenz bei Alkoholabhangigkeit zugelassen. Naltrexon ist ein kompetitiver Antagonist am μ- und κ-Opioid-Rezeptor, wodurch die durch Endorphin vermittelten verstärkenden Alkoholeffekte vermindert werden sollen und somit auch das dadurch entstehende Suchtverlangen. Wie bei Acamprosat zeigten placebokontrollierte Studien den rückfallprophylaktischen Effekt, der vor allem in Kombination mit einer begleitenden psychotherapeutischen Maßnahme wirkt (Rösner et al. 2010b). Naltrexon besitzt insgesamt eine gute Verträglichkeit und erhöht nicht die Toxizität von Alkohol. Als unerwünschte Arzneimittelwirkung kommt es am häufigsten bei Therapiebeginn zu Übelkeit, zu Kopfschmerzen oder gastrointestinalen Beschwerden. Die Tagesdosis beträgt üblicherweise 50 mg als Einmalgabe. Wie bei Acamprosat ist die Wirkstärke mit guter Evidenz belegt, aber eher mäßig (Mutschler und Soyka 2016). Im Durchschnitt müssen neun Patienten behandelt werden, um einen Rückfall übermäßigen Trinkens vorzubeugen (Rösner et al. 2010b).

*Nalmefen* (↑↑) wurde in Deutschland 2013 mit der Indikation der Trinkmengenreduktion bei alkoholabhängigen Erwachsenen zugelassen. Es handelt sich um einen Opioidrezeptormodulator mit antagonistischer Aktivität am μ- und δ-Rezeptor und partiell agonistischer Aktivität am κ-Rezeptor. Im Gegensatz zu den anderen Medikamenten wird Nalmefen bedarfweise, ca. 1–2 Stunden vor dem erwarteten Trinkereignis eingenommen. Das Medikament reduziert gegen Placebo signifikant die Tage mit hohem Alkoholkonsum und die mittlere Trinkmenge pro Tag. Nach 12 Monaten Behandlung bestehen im Mittel 1,6 Tage mit Alkoholkonsum pro Monat weniger und pro Tag wird 6,5 g weniger Alkohol konsumiert (van den Brink et al. 2014). Positiv wird das neue Therapieprinzip mit autonomer Medikationssteuerung durch den Patienten gesehen (Soyka et al. 2016). Das Nebenwirkungsprofil ist ähnlich dem von Naltrexon.

*Disulfiram* (↑↑) kann weiter im europäischen Ausland über die internationale Apotheke bezogen werden. Es ist der einzige relevante Vertreter der für Alkohol sensibilisierenden Medikamente, der eine Aversion gegen Alkohol induziert (Fuller und Cordis 2004). Disulfiram greift in die enzymatische Abbaukaskade von Alkohol ein. Durch die Blockierung der Aldehyd-Dehydrogenase kommt es zu einer Akkumulation von giftigem Acetaldehyd, was rasch zu Symptomen wie Übelkeit, Erbrechen, Hypotonie und Synkopen führen kann. Dieser praktisch unmittelbar nach dem Konsum von bereits geringen Mengen Alkohol (23 g reiner Alkohol) eintretende Effekt wird von den betroffenen Patienten als äußerst unangenehm empfunden und stellt den eigentlichen »Aversionseffekt« von Disulfiram dar, der nur durch eine totale Alkoholabstinenz zukünftig vermieden werden kann. Erfolgt der Therapiebeginn mit Disulfiram im Rahmen einer stationären Therapie, kann nach erfolgreicher Entgiftung und einem zeitlichen Mindestabstand von 7 Tagen nach dem letzten Alkoholkonsum eine Eindosierungsphase von täglich 500 mg über eine Woche durchgeführt werden. Ambulant sollte diese Therapie im Sinne einer supervidierten Einnahme fortgeführt werden, idealerweise in den ersten 2–3 Monaten mit mehreren Kurzkontakten pro Woche (täglich oder z. B. jeden zweiten Tag). Hierbei empfiehlt sich eine Erhaltungsdosis von 1,5–3 g pro Woche. Vor der entsprechenden Vergabe der Disulfiramdosis unter Sicht ist eine Messung des Atemalkohols durchzuführen. Diese Behandlungsform wird in der Regel in spezialisierten suchtmedizinischen Ambulanzen psychiatrischer Kliniken durchgeführt werden. In vereinzelten Fällen ohne gleichzeitige Alkoholgabe beobachtete Nebenwirkungen von Disulfiram sind Anfälle, Leberschäden, teratogene Schäden im ersten Trimenon der Schwangerschaft, Psychosen, Polyneuropathien, Geschmacksstörungen, Optikusneuritis, Ataxien und Knochenmarkdepression (Mutschler und Soyka 2016). Als Kontraindikationen gelten Leberschäden, Epilepsien, Psychosen und Störungen der Hämatopoese, frische Magen- oder Duodenalulzera und eine koronare Herzkrankheit. Als wesentlicher Prädiktor für den Therapieerfolg erwies sich die Verlässlichkeit der Medikamenteneinnahme, ein Befund, der einmal mehr die Bedeutung der Motivation und der Selbstkontrolle in der Therapie der Alkoholabhängigkeit unterstreicht. Andere Studien haben zeigen können, dass die Häufigkeit des Alkoholkonsums, die Zahl der Tage, an denen zu Alkoholika gegriffen wird, und die Gesamtmenge des konsumierten Alkohols unter Disulfiram-Einnahme reduziert werden (Mutschler und Soyka 2016).

*Andere Substanzen,* die die Abstinenz nach Alkoholabhängigkeit fördern können, sind Topiramat (Johnson et al. 2003) und Baclofen (Ameisen 2005; Addolorato et al. 2002, 2007; Garbutt et al. 2010). Der generelle Einsatz kann für diese Substanzen noch nicht empfohlen werden.

## Literatur


Acharya V, Store SD, Golwalla AF. Anaphylaxis following ingestion of aneurine hydrochloride. J Indian Med Assoc 1969; 52: 84–85.

Adams RD, Victor M, Mancall EL. Central pontine myelinolysis: a hitherto undescribed disease occurring in alcoholic and malnourished Arch Neurol Psychiatr 1959; 81: 154–172.

Adams A. Nutritional cerebellar degeneration. In: Vinken, PJ., Bruyn, GW eds. Metabolic and deficiency diseases of the nervous system. Handbook of Clinical Neurology, Vol. 28. Amsterdam: Elsevier; 1976. 271–283.

Addolorato G, Caputo F, Capristo E, Domenicali M, Bernardi M, Janiri L et al. Baclofen efficacy in reducing alcohol craving and intake: a preliminary double-blind randomized controlled study. Alcohol Alcohol 2002; 37: 504–508.

Addolorato G, Leggio L, Ferrulli a, Cardone S, Vonghia L, Mirijello A, Abenavoli L et al. Effectiveness and safety of baclofen for maintenance of alcohol abstinence in alcohol-dependent patients with liver cirrhosis: randomised, double-blind controlled study. Lancet 2007; 49: 1083–1085.

Adinoff B, Pols B. Dexamethasone in the treatment of the alcohol withdrawal syndrome. Am J Drug Alcohol Abuse 1997; 23: 615–22.

Aliyev ZN, Aliyev NA. Valproate treatment of acute alcohol hallucinosis: a double-blind, placebo-controlled study. Alcohol Alcohol 2008; 43: 456–459.

Amato L, Minozzi S, Vecchi S, Davoli M. Benzodiazepines for alcohol withdrawal. Cochrane Database Syst Rev 2010; CD005063.

Ameisen O. Complete and prolonged suppression of symptoms and consequences of alcohol-dependence using high-dose baclofen: a self-case report of a physician. Alcohol Alcohol 2005; 40: 147–150.

Angunawela II, Barker A. Anticholinesterase drugs for alcoholic Korsakoff syndrome. Int J Geriatr Psychiatry 2001; 16: 338–339.

Athen D, Hippius H, Meyendorf R, Riemer CH, Steiner RH. Ein Vergleich der Wirksamkeit von Neuroleptika und Clomethiazol bei der Behandlung des Alkoholdelirs. Nerverarzt 1977; 48: 528–532.

Aulhorn E. Die Tabak-Alkohol-Amblyopie. In: Schied HW, Heimann H, Mayer K, Hrsg. Der chronische Alkoholismus. Grundlagen, Diagnositik, Therapie. Stuttgart, New York: Gustav Fischer Verlag; 1989. 163–174.

Ayus JC, Radha K, Krothapalli K, Arieff AI. Treatment of symptomatic hyponatremia and its relation to brain damage. The New Engl J Med 1987; 317: 1190–1195.

Awissi DK, Lebrun G, Fagnan M, Skrobik Y Alcohol, nicotine, and iatrogenic withdrawals in the ICU. Crit Care Med 2013; 41: 57–68.

Baker KG, Harding AJ, Halliday GM, Kril JJ, Harper CG. Neuronal loss in functional zones of the cerebellum of chronic alcoholics with and without Wernicke's encephalopathy. Neuroscience 1999; 91: 429–438.

Baron R, Heuser K, Moarioth G. Marchiafava-Bignami disease with recovery diagnosed by CT and MRI: demyelination affects several CNS structures. J Neurol 1989; 236: 364–366.

Barrons R. Roberts N. The role of carbamazepine and oxcarbazepine in alcohol withdrawal syndrome. J Clin Pharm 2010; 35: 153–167.

Bartsch AJ Homola G, Biller A, Smith SM, Weijers HG, Wiesbeck GA, Jenkinson M, De SN, Solymosi L, Bendszus M, Manifestations of early brain recovery associated with abstinence from alcoholism. Brain 2007; 130: 36–47.

Baumgartner GR. Clonidine versus chlordiazepoxide in acute alcohol withdrawal: a preliminary report. South Med J 1988; 81: 56–60.

Bibl D, Lampl C, Gabriel C, Jungling G, Brock H, Kostler G. Treatment of central pontine myelinolysis with therapeutic plasmapheresis. Lancet 1999; 353: 1155.

Björkvist SE. Clonidine in alcohol withdrawal. Acta Psych Scand 1975; 52: 256–263.

Blum KU, Kasemir H, Scharfe W. Untersuchungen zur Pathogenese der anaphylaktischen Reaktionen nach Thiaminapplikation. Verhandlungen der Dtsch. Gesells. Inn Med 1974; 80: 1569–1571.

Brion S. Marchiafava-Bignami syndrome. In: Vinken PH, Bruyn GW (eds.). Metabolic and deficiency diseases of the nervous system. Handbook of Clinical Neurology, Vol. 28. Amsterdam: Elsevier; 1976. 317–332.

Bühler M, Mann K. Alcohol and the human brain. A systematic review of different neuroimaging techniques. Alcohol Clin Exp Res 2011; 35: 1771–1793.

Carlen PL, Wortzmann G, Holgate RC, Wilkinson DA, Rankin JG. Reversible cerebral atrophy in recently abstinent chronic alcoholics measured by computed tomography scans. Science 1978; 200: 1076–1078.

Carlen PL, Wilkinson DA. Reversibility of alcohol-related brain damage: clinical and experimental observations. Acta Med Scand Suppl 1987; 717: 19–26.

Castaneda R, Cushman P. Alcohol withdrawal: a review of clinical management. J Clin Psychiatry 1989; 50: 278–284.

Chemaly R, Halaby G, Mohasseb G, Medlej R, Tamraz J, el-Koussa S. Myelinolyse extra-pontine: traitement par T. R. H. Extrapontine myelinolysis: treatment with TRH. Rev Neurol (Paris) 1998; 163–165.

Chopra K, Tiwari V. Alcoholic neuropathy: possible mechanisms and future treatment possibilities. Br J Clin Pharmacol 2012; 73: 348–362.

Cochrane M, Cochrane A, Jauhar P, Ashton E. Acetylcholinesterase inhibitors for the treatment of Wernicke-Korsakoff syndrome-three further cases show response to donepezil. Alcohol Alcohol 2005; 40: 151–154.

Conde-Martel A, Gonzalez-Reimers E, Santolaria-Fernadez F, Romero-Perez JC, Gonzalez-Hernandez T. Pathogenesis of alcoholic myopathy: roles of ethanol and malnutrition. Drug Alcohol Depend 1992; 30: 101–110.

Coull JT. Pharmacological manipulations of the alpha 2-noradrenergic system. Effects on cognition. Drugs Aging 1994; 5: 116–126.

Coursin DB, Coursin DB, Maccioli GA. Dexmedetomidine. Curr Opin Crit Care 2001; 7: 221–226.

Crews FT, Collins MA, Dlugos C, Littleton J, Wilkins L, Neafsey EJ, Pentney R, Snell LD, Tabakoff B, Zou J, Noronha A. Alcohol-induced neurodegeneration: when, where and why? Alcohol Clin Exp Res 2004; 28: 350–364.

Day E, Bentham P, Callaghan R, Kuruvilla T, George S. Thiamine for Wernicke-Korsakoff Syndrome in people at risk from alcohol abuse. Cochrane Database Syst Rev 2004; CD004033.

Diener HC, Dichgans J, Bacher M, Gompf B. Quantification of postural sway in normals and patients with cerebellar diseases. Electroencephalogr Clin Neurophysiol 1984a; 57: 134–142.

Diener HC, Dichgans J, Bacher M, Guschlbauer B. Improvement of ataxia in alcoholic cerebellar atrophy through alcohol abstinence. J Neurol 1984b; 231: 258–262.

Donoghue K, Elzerbi C, Saunders R, Whittington C, Pilling S et al. The efficacy of acamprosate and naltrexone in the treatment of alcohol dependence, Europe versus the rest of the world: a meta-analysis. Addiction 2015; 110: 920–930.

Dreyfus PM. Diseases of the nervous system in chronic alcoholics. In: Kissin B, Begleiter H (eds.). The biology of alcoholism. New York, London: Plenum Press; 1977.

Estol CJ, Faris AA, Martinez AJ, Ahdab-Barmada M. Central pontine myelinolysis after liver transplantation. Neurol 1989; 39: 493–498.

Fernandez-Sola J, Sacanella E, Estruch R, Nicolas JM, Grau JM, Urbano-Marquez A. Significance of type II fiber atrophy in chronic alcoholic myopathy. J Neurol Sci 1995; 130: 69–76.

Fernandez-Sola J, Nicolas JM, Sacanella E, Robert J, Cofan M, Estruch R, Urbano-Marquez A. Low-dose ethanol consumption allows strength recovery in chronic alcoholic myopathy. QJM 2000; 93: 35–40.

Feuerlein W, Küfner H, Soyka M. Alkoholismus – Missbrauch und Abhängigkeit, 5. Auflage. Stuttgart: Thieme; 1998.

Finsterer J, Hess B, Jarius C, Stollberger C, Budka H, Mamoli B. Malnutrition-induced hypokalemic myopathy in chronic alcoholism. J Toxicol Clin Toxicol 1998; 36: 369–373.

Finsterer J, Engelmayer E, Trnka E, Stiska M. Immunoglubulins are effective in pontine myelinolysis. Clin Neuropharmacol 2000; 23: 110–113.

Flink EB. Magnesium deficiency. Etiology and clinical spectrum. Acta Med Scand Suppl 1981; 647: 125–137.

Fuller RK, Gordis E. Does disulfiram have a role in alcoholism treatment today? Addiction 2004; 99: 21–24.

Galluci M, Bozzao A, Splendiani A, Masciocchi C, Passariello R. Wernicke encephalopathy: MR findings in five patients. Am J Neuroradiol 1990; 11: 887–892.

Galvin R, Bråthen G, Ivashynka A, Hillbom M, Tanasescu R, Leone MA, EFNS. EFNS guidelines for diagnosis, therapy and prevention of Wernicke encephalopathy. Eur J Neurol 2010; 17: 1408–1418.

Garbutt JC, Kampov-Polevoy AB, Gallop R, Kalka-Juhl L, Flannery BA. Efficacy and safety of baclofen for alcohol dependence: a randomized, double-blind placebo-controlled trial. Alcohol Clin Exp Res 2010; 34: 1849–1857.

Geibprasert S, Gallucci M, Krings T. Alcohol-induced changes in the brain as assessed by MRI and CT. Eur Radiol 2010; 20: 1492–1501.

Gerlach A, Oehm E, Wattchow J, Ziyeh S, Glocker FX, Els T. Use of high-dose cortisone in a patient with Marchiafava-Bignami disease. J Neurol 2003; 250: 758–760.

Goebel HH, Herman-Ben Yur P. Central pontine myelinolysis. In: Vinken PJ, Bruyn GW (eds.). Handbook of Clinical Neurology. Vol. 28. Amsterdam: Elsevier; 1976. 285–316.

Görtz B, Kunst H, Heitman R. Toxische Rhabdomyolyse nach Alkohol- und Medikamentenvergiftungen. Dtsch Med Wochenschrift 1978; 103: 121–123.

Grüsser SM, Wrase J, Klein S, Hermann D, Smolka MN, Ruf M, Weber-Fahr W, Flor H, Mann K, Braus DF, Heinz A. Cue-induced activation of the striatum and medial prefrontal cortex predicts relapse in abstinent alcoholics. Psychopharmacology (Berl) 2004; 175: 296–302.

Grzybowski A, Zülsdorff M, Wilhelm H, Tonagel F. Toxic optic neuropathies: an updated review. Acta Ophthalmol 2015; 93: 402–410.

Haller RG, Drachman DB. Alcoholic rhabdomyolysis: An experimental model in the rat. Science 1980; 208: 412–414.

Haller RG, Carter NW, Ferguson E, Knochel JP. Serum and muscle potassium in experimental alcoholic myopathy. Neurology 1984; 34: 529–532.

Hammond CJ, Niciu MJ, Drew S, Arias AJ Anticonvulsants for the treatment of alcohol withdrawal syndrome and alcohol use disorders. CNS Drugs 2015; 29: 293–311.

Harding A, Halliday G, Caine D, Kril J. Degeneration of anterior thalamic nuclei differentiates alcoholics with amnesia. Brain 2000; 123: 141–154.

Harper C. The incidence of Wernicke's encephalopathy in Australia – a neuropathological study of 131 cases. J Neurol, Neurosurg Psychiatry 1983; 46: 593–598.

Harper C, Gold J, Rodriguez N, Perdices N. The prevalence of the Wernicke-Korsakoff syndrome in Sydney, Australia: a prospective necropsy study. J Neurol Neurosurg Psychiatry 1989; 52: 282–285.

Heinrich A, Runge U, Khaw AV. Clinicoradiologic subtypes of Marchiafava-Bignami disease. J Neurol 2004; 251: 1050–1059.

Holbrook AM, Crowther R, Lotter A, Cheng C, King D. Meta-analysis of benzodiazepine use in the treatment of acute alcohol withdrawal. CMAJ 1999; 160: 649–655.

Holzbach E. Vergleich heutiger Therapiemethoden beim Delirium tremens. In: Keup, W, Hrsg. Behandlung der Sucht und Mißbrauch chemischer Stoffe, 4. Wissenschaftliches Symposium der Deutschen Hauptstelle gegen die Suchtgefahren in Tutzing. Stuttgart, New York: Thieme; 1981. 54–64.

Johnson BA, Ait-Daoud N, Bowden CL, DiClemente CC, Roache JD, Lawson K, Javors MA, Ma JZ. Oral topiramate for treatment of alcohol dependence: a randomised controlled trail. Lancet 2003; 361: 1677–1685.

Kavuk I, Agelink MW, Gaertner T, Kastrup O, Doerfler A, Maschke M, Diener HC. Wernicke's encephalopathy: unusual contrast enhancement revealed by magnetic resonance imaging. Eur J Med Res 2003; 8: 492–494.

Kenna GA, McGeary JE, Swift RM. Pharmacotherapy, pharmacogenomics, and the future of alcohol dependence treatment, Part 2. Am J Health Syst Pharm 2004; 61: 2380–2388.

Kikkawa Y, Takaya Y, Niwa N. A case of Marchiafava-Bignami disease that responded to high-dose intravenous corticosteroid administration. Rinsho Shinkeigaku 2000; 40: 1122–1125.

Koike H, Iijima M, Sugiura, M Mori K. Hattori N, Ito H, Hiravama M, Sobue G. Alcoholic neuropathy is clinicopathologically distinct from thiaminedeficiency neuropathy. Ann Neurol 2003; 54: 19–29.

Koike H, Mori K, Misu K, Hattori N, Ito H, Hirayama M, Sobue G. Painful alcoholic polyneuropathy with predominant small-fiber loss and normal thiamine status. Neurology 2001; 56: 1727–1732.

Koike H, Sobue G. Alcoholic neuropathy. Curr Opin Neurol 2006; 19: 481–486.

Konnopka A, König HH. Direct and indirect costs attributable to alcohol consumption in Germany. Pharmacoeconomics 2007; 25: 605–618.

Kopelman MD, Thomson AD, Guerrini I, Marshall EJ. The Korsakoff syndrome: clinical aspects, psychology and treatment. Alcohol Alcohol 2009; 44: 148–154.

Kril JJ, Halliday GM, Svoboda MD, Cartwright H. The cerebral cortex is damaged in chronic alcoholics. Neuroscience 1997; 79: 983–998.

Kril JJ, Halliday GM. Brain shrinkage in alcoholics: a decade on and what have we learned? Prog Neurobiol 1999; 58: 381–387.

Kumar S, Fowler M, Gonzalez-Toledo E, Jaffe SL. Central pontine myelinolysis, an update. Neurol Res 2006; 28: 360–366.

Lang CH, Frost RA, Summer AD, Vary TC. Molecular mechanisms responsible for alcohol-induced myopathy in skeletal muscle and heart. Int J Biochem Cell Biol 2005; 37: 2180 2195.

Langlais PJ, Mair RG, Whalen PJ, McCourt W, McEntee WJ. Memory effect of DL-threo-3,4-dihydroxyphenylserine (DOPS) in human Korsakoff's disease. Psychopharmacology (Berlin) 1988; 95: 250–254.

Langohr HD, Tröster H, Zimmermann CW. Alkoholenzymopathie der Muskulatur. In: Schied HW, Heimann H, Mayer K (Hrsg.). Der chronische Alkoholismus. Grundlagen, Diagnostik, Therapie. Stuttgart, New York: Gustav Fischer; 1989. 229–238.

Leone MA, Vigna-Taglianti F, Avanzi G, Brambilla R, Faggiano F. Gamma-hydroxybutyrate (GHB) for treatment of alcohol withdrawal and prevention of relapses. Cochrane Database Syst Rev 2010; CD00626.

Lescaudron L, Jaffard R, Verna A. Modfications in number and morphology of dendritic spines resulting from chronic ethanol consumption and withdrawal: a Golgi study in the mouse anterior and posterior hippocampus. Exp Neurol 1989; 106: 156–1663.

Luo J. Effects of Ethanol on the Cerebellum: Advances and Prospects. Cerebellum 2015; 14: 383–385.

Majumdar SK. Chlomethiazole: current status in the treatment of the acute ethanol withdrawal syndrome. Drug Alcohol Depend 1990; 27: 201–207.

Malcolm R, Ballenger JC, Sturgis ET, Anton R. Double-blind controlled trial comparing carbamazepine to oxacepam treatment of alcohol withdrawal. Am J Psychiatr 1989; 146: 617–621.

Mann KF. Alkohol: Klinik und Behandlung (Kapitel 19) In: Helmchen H, Henn F, Lauter H, Sartorius N (Hrsg.). Psychiatrie der Gegenwart, 4. Aufl., Band 6: Erlebens- und Verhaltensstörungen, Abhängigkeit und Suizid. 2000. 511–529.

Mann K, Agartz I, Harper C, Shoaf S, Rawlings RR, Momenan R, Hommer DW, Pfefferbaum A, Sullivan EV, Anton RF, Drobes DJ, George MS, Bares R, Machulla HJ, Mundle G, Reimold M, Heinz A. Neuroimaging in alcoholism: ethanol and brain damage. Alcohol Clin Exp Res 2001; 25: 104–109.

Mann K. Pharmacotherapy of alcohol dependence. A review of the clinical data. CNS Drugs 2004; 18: 485–504.

Mann K, Batra A, Hoch E, Reymann G, Lorenz G, Petersen KU. S3-Leitlinie: Screening, Diagnose und Behandlung alkoholbezogener Störungen. AWMF 2014. (http://www.awmf.org/uploads/tx_szleitlinien/076-001k_S3_Alkohol_2016-02_01.pdf, Zugriff am 17.07.2016).

Mann K, Hoch E, Batra A, Bonnet U, Gunthner A et al. Guideline-oriented treatment of alcohol-related disorders. Nervenarzt 2016; 87: 13–25.

Mann K, Loeber S, Croissant B, Kiefer F. Die qualifizierte Entzugsbehandlung von Alkoholabhängigen: Psychotherapeutische und pharmakologische Strategien. Köln: Deutscher Ärzteverlag; 2006.

Martin PR, Ebert MH, Gordon EK, Kopin IJ. Central and peripheral catecholamine metabolism during clonidine treatment of alcohol amnestic disorder. Clin Pharmacol Ther 1983; 33: 19–27.

Martin PR, Adinoff B, Eckardt MJ, Stapleton JM, Bone GA, Rubinow DA, Lane EA, Linnoila M. Effective pharmacotherapy of alcoholic amnestic disorder with fluvoxamine. Preliminary findings. Arch Gen Psychiat 1988; 46: 617–621.

Martin PR, Adinoff B, Lane E, Stapleton JM, Bone GA, Weingartner H, Linnoila M, Eckardt MJ. Fluvoxamin treatment of alcoholic amnestic disorder. Eur Neuropsychopharmacol 1995; 5: 27–33.

Mascalchi M, Simonelli P, Tessa C, Giangaspero F, Petruzzi P, Bosincu L, Conti M, Sechi G, Salvi F. Do acute lesions of Wernicke's encephalopathy show contrast enhancement? Report of three cases and review of the literature. Neuroradiology 1999; 41: 249–254.

Maschke M, Weber J, Bonnet U, Dimitrova A, Bohrenkamper J, Sturm S, Muller BW, Gastpar M, Diener HC, Forsting M, Timmann D. Vermal atrophy of alcoholics correlate with serum thiamine levels but not with dentate iron concentrations as estimated by MRI. J Neurol 2005; 252: 704–711.

Maschke M, Bonnet U, Hansen HC, Müller T, Pfausler B, Schuchardt V. Alkoholdelir und Verwirrtheitszustände. Leitlinien der Deutschen Gesellschaft für Neurologie2015. (http://www.dgn.org/leitlinien/3056-ll-85-ll-alkoholdelir-und-verwirrtheitszustaende, Zugriff am 17.07. 2016).

McEntee WJ, Mair RG. Memory enhancement in Korsakoff's psychosis by clonidine: further evidence for a noradrenergic deficit. Ann Neurol 1980; 7: 466–470.

McGrath SD. A controlled trial of clomethiazole and chlordiazepoxide in the treatment of the acute withdrawal phase of alcoholism. Conference on alcoholism. London: Longman; 1975. 81–90.

McIntyre N. The effects of alcohol on water, electrolytes and minerals. Contemp Issues Clin Biochem 1984; 1: 117–134.

Meinck HM, Adler L. Optikusaffektion bei Alkoholabhängigkeit – Früherkennung durch das visuell evozierte Potential. Nervenarzt 1982; 53: 644–646.

Menegon P, Sibon I, Pachai C, Orgogozo JM, Dousset V. Marchiafava-Bignami disease: diffusion-weighted MRI in corpus callosum and cortical lesions. Neurology 2005; 65: 475–477.

Meyer RE. Prospects for a rational pharmacotherapy of alcoholism. J Clin Psychiat 1989; 50: 403–412.

Mhatre MC, Pena G, Sieghart W, Ticku MK. Antibodies specific for GABA-A receptor alpha subunits reveal that chronic alcohol treatment down-regulates alpha-subunit expression in rat brain regions. J Neurochem 1993; 61: 1620–1625.

Minozzi S, Amato L, Vecchi S, Davoli M. Anticonvulsants for alcohol withdrawal. Cochrane Database Syst Rev 2010; CD005064.

Murthy SB, Jawaid A, Bock JE, Qureshi SU, Schulz PE. Marchiafava-Bignami disease (MBD) in a nonalcoholic patient: a case report. Can J Neurol Sci 2010; 37: 138–140.

Mutschler J, Soyka M. Pharmacological prophylactic treatment for relapse of alcohol dependence : Results of current meta-analyses. Nervenarzt 2016. Doi: 10.1007/s00115-016-0133-x.

Muuronen A, Bergman H, Hindmarsh T, Telakivi T. Influence of improved drinking habits on brain atrophy and cognitive performance in alcoholic patients: a 5-year follow-up study. Alcoholism NY 1989; 13: 137–141.

Nakano H, Ohara Y, Bandoh K, Miyaoka M. A case of central pontine myelinolysis after surgical removal of a pituitary tumor. Surg Neurol 1996; 46: 32–36.

Norenberg MD. A hypothesis of osmotic endothelial injury: a pathogenetic mechanism in central pontine myelinolysis. Arch Neurol 1983; 40: 66–69.

Norenberg MD, Papendick RE. Pathogenetic factors in electrolyte-induced myelinolysis. Ann Neurol 1984; 16: 140.

Nutt D, Adinoff B, Linnoila M. Benzodiazepines in the treatment of alcoholism. Recent Dev Alcohol 1989; 7: 283–313.

O'Carroll RE, Moffoot A., Ebmeier KP, Murray C, Goodwin GM. Korsakoff's syndrome, cognition and clonidine. Psychol Med 1993; 23: 341–347.

O'Carroll RE, Moffoot AP, Ebmeier KP, Goodwin GM. Effects of fluvoxamine treatment on cognitive functioning in the alcoholic Korsakoff syndrome. Psychopharmacoloy 1994; 116: 85–88.

Oh MS. Prevention of myelinolysis in rats by dexamethasone or colchicine. Am J Nephrol 1990; 10: 158–161.

Pabst A, Kraus L, Gomes de Matos E, Piontek D. Substanzkonsum und substanzbezogene Störungen in Deutschland im Jahr 2012. Sucht 2013; 59: 321–331.

Pabst A, Kraus L, Piontek D, Mueller S, Demmel R. Direct and indirect effects of alcohol expectancies on alcohol-related problems. Psychol Addict Behav 2014; 28: 20–30.

Palsson A. Die Wirksamkeit frühzeitiger Clomethiazol-Medikation zur Prävention des Delirium tremens. Eine retrospektive Studie über das Ergebnis verschiedener medikamentöser Behandlungsstrategien in den Psychiatrischen Kliniken Helsingborgs 1975–1980. In: Evans JG et al. (Hrsg.). Clomethiazol. München: Verlag für angewandte Wissenschaften; 1981. 114–119.

Pentikäinen PJ, Valtonen VV, Miettinen TA. Deaths in connection with chlomethiazole (hemineurin) therapy. Int J Clin Pharmacol Biopharm 1976; 14: 225–230.

Pfefferbaum A, Sullivan EV, Rosenbloom MJ, Mathalon DH, Lim KO. A controlled study of cortical gray matter and ventricular changes in alcoholic men over a 5-year interval. Arch Gen Psychiatry 1998; 55: 905–912.

Pfister HW, Einhäupl KM, Brandt T. Mild central pontine myelinolysis: a frequently undetected syndrome. Eur Arch Psychiatr Neurol Sci 1985; 235: 134–139.

Pfitzer F, Schuchardt V, Heitmann R. Die Behandlung schwerer Alkoholdelirien. Nervenarzt 1988; 59: 229–236.

Robinson BJ, Robinson GM, Maling TJ, Johnson RH. Is clonidine useful in the treatment of alcohol withdrawal? Alcoholism NY 1989; 13: 95–98.

Rösner S, Hackl-Herrwerth A, Leucht S, Lehert P, Vecchi S et al. Acamprosate for alcohol dependence. Cochrane Database Syst Rev 2010; CD004332.

Rösner S, Hackl-Herrwerth A, Leucht S, Vecchi S, Srisurapanont M et al. Opioid antagonists for alcohol dependence. Cochrane Database Syst Rev 2010; CD001867.

Rojiani AM, Prineas JW, Chow ES. Alteration in myelin degradation in electrolyte induced demyelination (EID) by steroid/colchicine. J Neuropath Exp Neurol 1988; 47: 307.

Rolland B, Paille F, Gillet C, Rigaud A, Moirand R, Dano C, Dematteis M, Mann K, Aubin HJ. Pharmacotherapy for Alcohol Dependence: The 2015 Recommendations of the French Alcohol Society, Issued in Partnership with the European Federation of Addiction Societies. CNS Neurosci Ther 2016; 22: 25–37.

Romero JC, Santolaria F, Gonzalez-Reimers E, Diaz-Flores L, Conde A, Rodriguez-Morena F, Batista N. Chronic alcoholic myopathy and nutritional status. Alcohol 1994; 11: 549–555.

Rommelspacher H, Schmidt LG, Helmchen H. Pathobiochemistry and pharmacotherapy of alcohol withdrawal. Nervenarzt 1991; 62: 649–657.

Sadun A. Acquired mitochondrial impairment as a cause of optic nerve disease. Trans Am Ophthalmol Soc 1998; 96881–96923.

Sage JI, Van Itert RL, Lepore FE. Alcoholic myelopathy without substantial liver disease. A syndrome of progressive dorsal and lateral column dysfunction. Arch Neurol 1984; 41: 999–1001.

Sanna E, Harris RA. Recent developments in alcoholism: neuronal ion channels. Recent Dev Alcohol 1993; 11: 169–186.

Schied HW, Braunschweiger M, Schupmann A. Die Behandlung des Delirium tremens in den Psychiatrischen Krankenhäusern der Bundesrepublik Deutschland. In: Evans JG et al. (Hrsg.). Clomethiazol. München: Verlag für angewandte Wissenschaften; 1986. 121–125.

Schmehling E. Atemdepression nach Distraneurin? Nervenarzt 1967; 38: 266–269.

Schmidt KJ, Doshi MR, Holzhausen JM, Natavio A, Cadiz M et al. Treatment of Severe Alcohol Withdrawal. Ann Pharmacother 2016; 50: 389–401.

Scholz E, Diener HC, Dichgans J, Langohr HD, Schied W, Schupmann, A. Incidence of peripheral neuropathy and cerebellar ataxia in chronic alcoholics. J Neurol 1986; 233: 212–217.

Schroth G, Naegele T, Kloe U, Mann K, Petersen D. Reversible brain shrinkage in abstinent alcoholics, measured by MRI. Neuroradiology 1988; 30: 385–389.

Schuckit MA. Recognition and management of withdrawal delirium (delirium tremens). N Engl J Med 2014; 371: 2109–2113.

Sechi G, Serra A. Wernicke's encephalopathy: new clinical settings and recent advances in diagnosis and management. Lancet Neurol 2007; 6: 442–455.

Sharief MK, Robinson SF, Swash M. Hypokalaemic myopathy in alcoholism. Neuromuscul Disord 1997; 7: 533–535.

Singh TD, Fugate JERabinstein AA. Central pontine and extrapontine myelinolysis: a systematic review. Eur J Neurol 2014; 21:1443–1450.

Soyka M, Botschev C, Völcker A. Neuroleptic treatment in alcohol hallucinosis – no evidence for increased seizure risk. J Clin Psychopharmacol 1992; 12: 66–67.

Soyka M. Die Alkoholhalluzinose: Klinik, Diagnose und Therapie. Nervenarzt 1996; 67: 891–895.

Soyka M, Wegner U, Moeller HJ. Risperidone in treatment-refractory chronic alcohol hallucinosis. Pharmacopsychiatry 1997; 30: 135–136.

Soyka M, Koch W, Tatsch K. Thalamic hypofunction in alcohol hallucinosis: FDG PET findings. Psychiatry Res 2005; 139: 259–262.

Soyka M, Friede M, Schnitker J. Comparing Nalmefene and Naltrexone in Alcohol Dependence: Are there any Differences? Results from an Indirect Meta-Analysis. Pharmacopsychiatry 2016; 49: 66–75.

Sterns RH, Cappuccio JD, Silver SM, Cohen EP. Neurologic sequelae after treatment of severe hyponatremia: a multicenter perspective. J Am Soc Nephrol 1994; 4: 1522–1530.

Sterns RH, Silver SM. Complications and management of hyponatremia. Curr Opin Nephrol Hypertens 2016; 25: 114–119.

Sullivan EV, Pfefferbaum A. Neuroimaging of the Wernicke-Korsakoff syndrome. Alcohol Alcohol 2009; 44: 155–165.

Thomson AD, Cook CC, Touquet R, Henry JA. The Royal College of Physicians report on alcohol: guidelines for managing Wernicke's encephalopathy in the accident and Emergency Department. Alcohol Alcohol 2002; 37: 513–521.

Timmann-Braun D, Diener HC. Alcoholic cerebellar degeneration (including ataxias that are due to other toxic causes). In: Klockgether T, ed. Handbook of ataxia disorders. New York: Marcel Dekker; 2000. 571–606.

Uchino A, Takase Y, Nomiyama K, Egashira R, Kudo S. Acquired lesions of the corpus callosum: MR imaging. Eur Radiol 2006; 16: 905–914.

Uchino A, Yuzuriha T, Murakami M, Endoh K, Hiejima S, Koga H, Kudo S. Magnetic resonance imaging of sequelae of central pontine myelinolysis in chronic alcohol abusers. Neuroradiology 2003; 45: 877–880.

Urbano-Marquez A, Estruch R, Navarro-Lopez F, Grau JM, Mont L, Rubin E. The effects of alcoholism on skeletal and cardiac muscle. N Engl J Med 1989; 320: 409–415.

van den Brink W, Sorensen P, Torup L, Mann K, Gual A et al. Long-term efficacy, tolerability and safety of nalmefene as-needed in patients with alcohol dependence: A 1-year, randomised controlled study. J Psychopharmacol 2014; 28: 733–744.

Vandenbulcke M, Janssens J. Acute axonal polyneuropathy in chronic alcoholism and malnutrition. Acta Neurol Belg 1999; 99: 198–201.

Williams D, Lewis J, McBride A. A comparison of rating scales for the alcohol-withdrawal syndrome. Alcohol Alcohol 2001; 36: 104–108.

Woelk H, Lehrl S, Bitsch R, Kopcke W. Benfotiamine in treatment of alcoholic polyneuropathy: an 8-week randomized controlled study (BAP I Study). Alcohol Alcohol 1998; 33: 631–638.

Wohrle JC, Spengos K, Steinke W, Goebel HH, Hennerici M. Alcohol-related acute axonal polyneuropathy: a differenzial diagnosis of Guillain-Barre syndrome. Arch Neurol 1998; 55: 1329–1334.

Wrase J, Grüsser SM, Klein S, Diener C, Hermann D, Flor H, Mann K, Braus DF, Heinz A. Development of alcohol-associated cues and cueinduced brain activation in alcoholics. Eur Psychiatry 2002; 17: 287–291.

Wrenn KD, Murphy F, Slovis CM. A toxicity study of parenteral thiamine hydrochloride. Ann Emerg Med 1989; 18: 867–870.

Wright DG, Laureno R, Victor M. Pontine and extrapontine myelinolysis. Brain 1979; 102: 361–385.

Zuccoli G, Santa CD, Bertolini M et al. MR imaging findings in 56 patients with Wernicke encephalopathy: nonalcoholics may differ from alcoholics. AJNR Am J Neuroradiol 2009; 30: 171–176.

G
6

# G 7 Irreversibler Hirnfunktionsausfall (vormals »Hirntod«) und postmortale Organspende

*von S. Förderreuther und S. A. Brandt*

## G 7.1 Definition und Pathophysiologie

Der irreversible Hirnfunktionsausfall (IHA, alte Nomenklatur »Hirntod«) ist ein artifizieller Zustand, bei dem es unter intensivmedizinischer Behandlung mit kontrollierter Beatmung und medikamentös aufrecht erhaltener Kreislauffunktion zum dauerhaften Ausfall der Gesamtfunktion von Großhirn, Kleinhirn und Hirnstamm gekommen ist. Zum IHA können alle schwerwiegenden strukturellen primären und sekundären Hirnerkrankungen und -schäden führen, wie Traumen, Blutungen, arterielle oder venöse Gefäßverschlüsse, Behinderungen der Liquorpassage, metabolische Enzephalopathien oder ischämisch-hypoxische Hirnschäden. Diese gehen in aller Regel mit einer therapierefraktären Hirndrucksteigerung einher. Als »primäre« Hirnschäden werden alle das Gehirn unmittelbar betreffenden Läsionen bezeichnet, als »sekundäre« Hirnschäden die metabolischen Auswirkungen primär extrazerebraler Erkrankungen.
Pathophysiologisch kommt es durch die stetige Zunahme des intrakraniellen Drucks zur kontinuierlichen Abnahme des Perfusionsdrucks bis hin zum Zirkulationsstillstand (**Kap. G 2.1**). Dies führt zunächst zu einem Ausfall des Funktionsstoffwechsels und im Verlauf auch des Strukturstoffwechsels. Dabei kommt es schon vor dem vollständigen Zirkulationsstillstand des Gehirns zu den klinischen Ausfallsymptomen und erst dann zu den neurophysiologischen Zeichen der erloschenen Hirnfunktion. Autoptisch findet man einen hirndruckbedingten ischämischen Infarkt des gesamten Organs bis zum kraniospinalen Übergang, wobei die postmortale Autolyse am Gehirn umso weiter gegenüber den anderen Organen fortgeschritten ist, je länger die Herz-Kreislauf-Funktion über den Ausfall der Hirnzirkulation hinaus aufrechterhalten wurde (»respirator brain«).
Die Epidemiologie des IHA ist nicht bekannt, weil nicht bei allen Patienten mit entsprechend schweren Gehirnschädigungen die dafür unerlässliche formale Diagnostik erfolgt. In Deutschland überwiegen unter postmortalen Organspendern seit Jahren verschiedene Formen intrakranieller Blutungen und ischämisch-hypoxische Enzephalopathien.
Der IHA wurde und wird im Kontext ethischer, moralischer, religiöser und weltanschaulicher Sichtweisen diskutiert (Übersicht in Laureys 2005). Aktuell hat sich der Deutsche Ethikrat umfassend mit der Bedeutung des IHA beschäftigt: Mehrheitlich wurde die Auffassung vertreten, dass der IHA ein sicheres Todeszeichen ist und die Spende lebenswichtiger Organe nur zulässig sein darf, wenn der Tod des möglichen Organspenders festgestellt ist. Eine Minderheit des Deutschen Ethikrates weist dem IHA lediglich die Rolle eines notwendigen Entnahmekriteriums zu. Bedenken am IHA als Todeszeichen des Menschen beruhen vor allem auf dem Umstand, dass bestimmte Körperfunktionen auch ohne Steuerung durch das Gehirn unter der intensivmedizinischen Behandlung erhalten bleiben. Bei dieser Sichtweise wird der menschliche Organismus in erster Linie als die Summe von Organfunktionen aufgefasst und nicht als eine individuelle zentral gesteuerte Organisationsstruktur in körperlich-geistiger Einheit, die sich selbst erhält und fortpflanzt. Das körperliche Korrelat dieses Organsystems ist das Gehirn. Daher ist die Lebensfähigkeit und Autonomie des menschlichen Organismus ohne Gehirnfunktion unwiderruflich erloschen. Im klinischen Alltag ist es Aufgabe des Arztes, die biologischen Fakten einfühlsam, aber unmissverständlich zu vermitteln. Die klare Definition des IHA bietet hierfür ein biologisch begründetes und ethisch tragfähiges Fundament.

## G 7.2 Klinik, Diagnose und Dokumentation

Die Entwicklung des Hirntodes lässt sich klinisch bei primären Großhirnschäden durch die Zeichen der therapeutisch nicht mehr beeinflussbaren Hirndruckerhöhung mit rostro-kaudal fortschreitendem Hirnstammausfall erkennen. Dies führt zur Erweiterung und Lichtstarre der Pupillen, Erlöschen weiterer Hirnstammreflexe bis zum Fehlen der Hustenreaktion beim Absaugen und des Atemantriebs, oft dem Übergang einer (Streck-)Spastik in eine allgemeine Muskelhypotonie, häufig, jedoch nicht regelhaft, zu einem Diabetes insipidus, einer Temperaturregulationsstörung mit Entwicklung einer sekundären Hypothermie sowie einem Blutdruckanstieg und Bradykardie (»Cushing-Reflex«) mit nachfolgendem plötzlichen Blutdruckabfall und von da an erforderlicher Katecholamingabe. Primäre infratentoriell lokalisierte Erkrankungen mit zunächst isoliertem Hirnstammausfall (»Hirnstammtod«) z. B. bei einem Basilarisverschluss erfordern den Nachweis der irreversibel erloschen Gesamtfunktion des Großhirns mittels einer apparativen Untersuchung (s. u.).

Im apparativen Monitoring kündigt sich der drohende IHA im EEG durch eine immer flachere und langsamere, schließlich diskontinuierliche EEG-Aktivität (»Burst-Suppression«), den allmählichen Ausfall der zentralen Antworten evozierter Potentiale und therapieresistente, ansteigende intrakranielle Druckwerte mit steter Abnahme des Perfusionsdrucks an.

## G 7.2.1 Formale Aspekte

Die Feststellung des IHA muss in Deutschland wie in der jeweils gültigen, vom Wissenschaftlichen Beirat der Bundesärztekammer erarbeiteten »Richtlinie gemäß § 16 Abs. 1 S. 1 Nr. 1 TPG für die Regeln zur Feststellung des Todes nach § 3 Abs. 1 S. 1 Nr. 2 TPG und die Verfahrensregeln zur Feststellung des endgültigen, nicht behebbaren Ausfalls der Gesamtfunktion des Großhirns, des Kleinhirns und des Hirnstamms nach § 3 Abs. 2 Nr. 2 TPG« (nachfolgend kurz »Richtlinie …«) erfolgen. Der Abruf des Textes und der ebenfalls zur Dokumentation vorgeschriebenen Protokollbögen für Kinder bis zur Vollendung des 2. Lebensjahres bzw. für Patienten ab dem 2. Lebensjahr ist über die Internetadresse http://www.bundesaerztekammer.de/fileadmin/user_upload/downloads/irrev.Hirnfunktionsausfall.pdf möglich.

Die Untersucher müssen Fachärzte sein, über eine mehrjährige Erfahrung in der Intensivbehandlung schwerer Hirnschäden verfügen und ihre Befunde unabhängig voneinander erheben. In der aktuellen Fortschreibung der Richtlinien sind weitere Qualifikationsmerkmale der Untersucher präzisiert worden. So muss bei jedem Untersuchungsgang einer der beiden geforderten Untersucher ein Neurologe oder Neurochirurg sein. Bei Kindern bis zur Vollendung des 14. Lebensjahres ist neben einem Untersucher aus einem Neurofach auch ein Pädiater gefordert; ist einer der Untersucher Neuropädiater, ist keine bestimmte Fachrichtung des 2. Untersuchers vorgeschrieben. Im Fall einer Organspende dürfen die an der Todesfeststellung beteiligten Ärzte weder an der Entnahme noch an der Übertragung der Organe oder Gewebe des Spenders beteiligt sein. Sie dürfen auch nicht Weisungen eines Arztes unterstehen, der an diesen Maßnahmen beteiligt ist.
Die Todesfeststellung erfordert gemäß der »Richtlinie (**Abb. G 7.1**)«

- zunächst die Erfüllung bestimmter Voraussetzungen,
- dann die Feststellung der klinischen Symptome des Ausfalls der Hirnfunktion,
- und schließlich den Nachweis der Irreversibilität der klinischen Ausfallsymptome.

Jede Untersuchung ist auf dem vorgeschriebenen Protokollbogen zu dokumentieren. Als Todeszeitpunkt wird dort und auf dem Totenschein die Uhrzeit vermerkt, zu der alle Untersuchungen abgeschlossen waren und der IHA festgestellt war.
Gemäß TPG können Angehörige in die Unterlagen der Todesfeststellung Einblick nehmen. Eigene Erfahrungen erlauben die Empfehlung, Angehörigen nach entsprechender Erläuterung anzubieten, der Untersuchung beizuwohnen.
Die Bedeutung des IHA als sicheres Todeszeichen muss den Angehörigen, dem Pflegepersonal, teilweise aber auch den Ärzten zugleich einfühlend und unmissverständlich dargelegt werden. Der IHA wird wegen der künstlich erhaltenen Funktionen anderer Organe, die Leben suggerieren, teilweise nicht als sicheres Todeszeichen verstanden und abgelehnt.
Ist bei einem Menschen der IHA festgestellt, gebührt diesem die gleiche Pietät wie jedem anderen toten Menschen.

## G 7.2.2 Erfüllung der Voraussetzungen

Die Erfüllung der Voraussetzungen bedeutet zum einen den Nachweis einer mit intrakranieller Drucksteigerung verbundenen »akuten schweren primären oder sekundären Hirnschädigung« sowie die Unterscheidung zwischen primären supra- und infratentoriellen Läsionen, zum anderen den Ausschluss reversibler Ursachen.

**Reversibel kann die Hirnfunktion fehlen infolge von**
- Intoxikationen und Medikamenteneffekten,
- Schockzuständen,
- metabolischen Komata,
- primärer Hypothermie und
- entzündlichen Erkrankungen (»Hirnnerven-Polyneuritis«, Hirnstamm-Enzephalitis).

In der Praxis bereitet die Beurteilung von Medikamenteneinflüssen auf den klinischen Befund die meisten Schwierigkeiten. Da es für Patienten mit schwerwiegenden Hirnschädigungen keine gesicherten Dosis-Wirkungsbeziehungen für die meisten therapeutisch eingesetzten zentral dämpfenden Medikamente gibt, kann die Beurteilung nicht generell durch Serumspiegel-Bestimmungen erfolgen, auch wenn Spiegelbestimmungen einen wertvollen Beitrag bei der Überprüfung der Voraussetzungen liefern können. Allerdings stehen nicht für alle Substanzen Spiegeluntersuchungen zur Verfügung. Um zu prüfen, ob die Voraussetzungen auch unter Behandlung mit zentral dämpfenden Medikamenten erfüllt sind, müssen die Körpertemperatur, die Leber- und Nierenfunktion des Betroffenen berücksichtigt werden. Die »Richtlinie …« weist auf folgende Möglichkeiten zur Überprüfung der Voraussetzungen hin:

- *Zuordnung von Zeitpunkt und Dosis bisher verabreichter Medikamente zu den jeweils im Krankheitsverlauf dokumentierten klinischen Befunden.* Nach dem Absetzen von zentral dämpfenden Substanzen muss jede klinische Verschlechterung Ausdruck der fortschreitenden Hirnschädigung sein. Der einzelne Patient ist hier gleichsam seine eigene Kontrolle.
- *Wirkung von Antidota in ausreichender Dosierung* (Naloxon bis 10 mg, Flumazenil bis 1 mg). Naloxon und Flumazenil haben eine höhere Rezeptoraffinität als Opiate bzw. Benzodiazepine. Die vollständige Antagonisierung der Opiat- bzw. Benzodiazepin-Wirkung erlaubt daher die Beurteilung des Patienten.
- *Medikamentös nicht unterdrückbare neurophysiologische Befunde.* Evozierte Potenziale bleiben auch unter der Behandlung mit dämpfenden Medikamenten erhalten. Ihr sukzessiver Ausfall belegt daher die fortschreitende Hirnschädigung.

- *Untersuchung der Hirndurchblutung.* Der zerebrale Perfusionsstillstand resultiert ausnahmslos in einer ischämischen Nekrose des gesamten Parenchyms und führt daher immer zum IHA. Im Zweifelsfall muss daher zur Überprüfung der Voraussetzungen der zerebrale Zirkulationsstillstand nachgewiesen werden. Falsch negative Befunde können allerdings immer dann auftreten, wenn die Schädelkalotte z. B. in Folge einer Entlastungstrepanation oder bei noch offenen Fontanellen nicht geschlossen ist bzw. der intrakranielle Druck bereits wieder abgesunken ist und sich einzelne Gefäßsegmente wieder rekanalisiert haben.

Eine ausführlichere Begründung zur Notwendigkeit und Bedeutung toxikologischer Untersuchungen im Rahmen der Hirntoddiagnostik sowie Empfehlungen für die toxikologische Analytik nebst überarbeiteten Grenzwerten sind von der Gesellschaft für Toxikologische und Forensische Chemie veröffentlicht worden (Förderreuther und Angstwurm 2002).

## G 7.2.3 Klinischer Befund fehlender Hirnfunktion

Der klinische Befund belegt den Ausfall der Hirntätigkeit durch das tiefe Koma, das Fehlen sämtlicher Hirnnervenreflexe und der Vitalfunktionen des Hirnstamms. Erhaltene Rückenmarkstätigkeit und Untersuchungsartefakte können diagnostisch verunsichern. Hierzu zählen:

- Spinale motorische Phänomene (erhaltene Eigen- und Fremdreflexe bis hin zu komplexen spinalen Bewegungsmustern),
- spinale vegetative Phänomene (z. B. reflektorische Piloarrektion),
- falsch positiver Atropintest (bei Injektion am Katecholaminschenkel),
- pulssynchrone Luftbewegungen im Tubus,
- Triggerung des Respirators durch pulssynchrone Luftbewegungen im Tubus.

**Kasten G 7.1:** Klinischer Befund bei erloschener Hirnfunktion

**Bei erloschener Hirnfunktion fehlen**
- das Bewusstsein,
- jede Form der spontanen zerebralen Motorik (epileptische Anfälle, extrapyramidale Hyperkinesen, Rigor, Spastik, »Dekortikation«, »Dezerebrierung«),
- die reflektorische zerebrale Motorik sowie die Hirnstamm- und Hirnnervenreflexe (»Primitivbewegungen« wie Greif-, Saug- und Schnauz-Reflex, Lichtreflex der Pupille, Kornealreflex, vestibulookulärer Reflex, »Puppenkopf-Phänomen«, thermischer Vestibularisreflex, Würge- und Hustenreflex) und die
- Vitalfunktionen des Hirnstamms (kein Tagesrhythmus der Körpertemperatur, Blutdruck- und Herzfrequenz unbeeinflusst von Karotissinus- und Bulbusdruck sowie durch 2 mg Atropin i. v., Apnoe). Apnoe heißt fehlender zentraler Atemantrieb während einer akuten Hypoventilation mit Anstieg des $p_aCO_2$ von normalen Werten auf mindestens 60 mmHg bei Menschen, die nicht an $p_aCO_2$ Werte >45 mm Hg adaptiert sind. Bei der Testung ist eine Hypoxie stets zu vermeiden. Es empfiehlt sich zunächst eine Präoxygenierung mit 100 % $O_2$, dann Diskonnektion vom Respirator und Hypoventilation, z. B. mittels Kuhn-System mit 1–2 Zügen 100 % $O_2$/Minute bis zum $p_aCO_2$ 60 mmHg (Bestimmung Temperatur-korrigiert). Ist die Apnoetestung nicht möglich, so ist der Perfusionsstillstand nachzuweisen.

Im Gegensatz zu zerebralen motorischen und vegetativen Phänomenen können spinale Phänomene ausschließlich in spinal innervierten Körperregionen ausgelöst werden. Sie treten oft nur zeitweilig und schlecht reproduzierbar auf und nehmen im Verlauf teilweise zu. Selbstverständlich muss bei vorhandenen Zweifeln am Vorliegen eines IHA weiter beobachtet und behandelt werden (**Kasten G 7.1**).

## G 7.2.4 Nachweis der Irreversibilität der klinischen Ausfallsymptome

Der Nachweis der Irreversibilität der klinischen Ausfallsymptome (**Abb. G 7.1**) erfolgt bei Erwachsenen und bei Kindern ab dem 3. Lebensjahr mit primärer supratentorieller oder sekundärer Hirnschädigung
- entweder durch weitere klinische Beobachtungen
  - für wenigstens 12 Stunden bei primärer Hirnschädigung
  - für mindestens 3 Tage bei sekundärer Hirnschädigung
- oder durch ergänzende Untersuchungen.

Bei Erwachsenen und bei Kindern ab dem 3. Lebensjahr mit primärer infratentorieller Hirnschädigung, muss der Ausfall des Großhirns immer durch die fehlende bioelektrische Großhirnaktivität im EEG oder durch den Nachweis des Zirkulationsstillstands belegt werden.
Bei kombinierten Hirnschädigungen gilt die jeweils höhere Anforderung an den Irreversibilitätsnachweis.
Bei reifen Neugeborenen, Säuglingen und Kleinkindern bis zum vollendeten 2. Lebensjahr gelten besondere Vorschriften (**Abb. G 7.1**).

Für die Durchführung des EEGs, der evozierten Potenziale, des Perfusionsszintigramms der Doppler- bzw. Duplexsonographie und der CT-Angiographie (CTA) sind die in der »Richtlinie …« und in den Empfehlungen der Deutschen Gesellschaft für Klinische Neurophysiologie und funktionelle Bildgebung beschriebenen technischen Hinweise, sowie die Qualifikationsanforderungen an die Untersucher zu beachten (Walter et al. 2016).
In der Mehrzahl der Fälle wird das EEG als apparative Methode eingesetzt. Es ist praktisch allerorts einsetzbar und in jeder klinischen Konstellation und Altersgruppe für den Irreversibilitätsnachweis geeignet. Seine Beurteilung erfordert jedoch besondere Erfahrung, insbesondere bei der Beurteilung von Artefakten und deren Abgrenzung von erhaltener Hirntätigkeit. Am zweit häufigsten wurde in Deutschland bislang die Dopplersonographie angewendet. Wahrscheinlich wird die CTA als neues ergänzendes Verfahren künftig ebenfalls häufig zum Nachweis eines Perfusionsstillstandes eingesetzt werden. Alle Verfahren zum Nachweis des Zirkula-

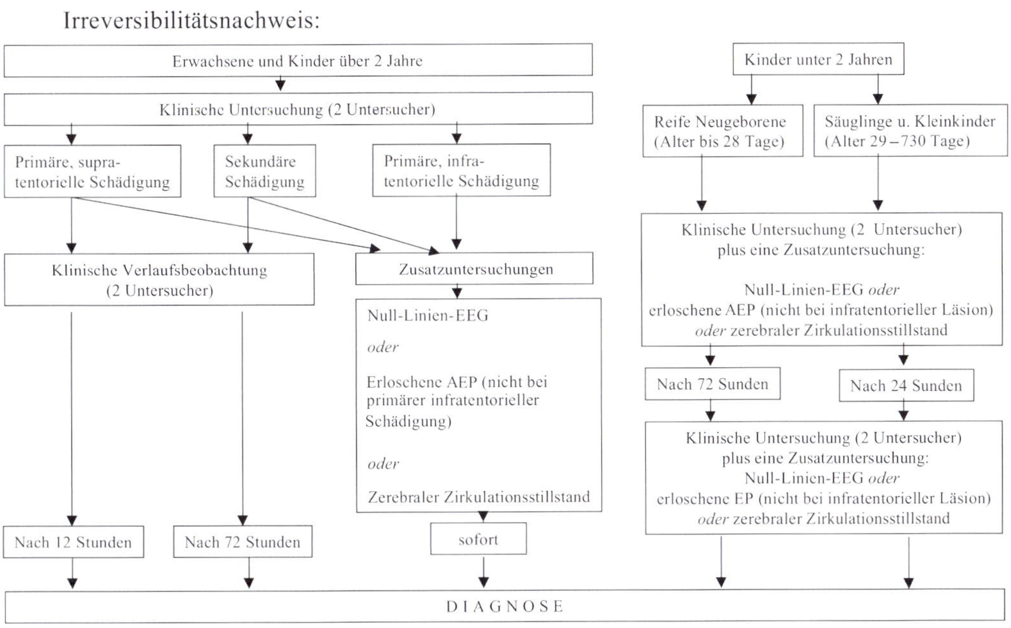


**Abb. G 7.1:** Algorithmus zum Nachweis der Irreversibilität der klinischen Ausfallsymptome

tionsstillstandes erlauben den Irreversibilitätsnachweis in den Fällen, in denen Medikamenteneinflüsse und metabolische Effekte als relevante Einflussgrößen nicht ausgeschlossen werden können. Bei einer vorbestehenden ausgeprägten Hirnatrophie, einer sekundären Hirnschädigung und immer dann, wenn die Kalotte nicht vollständig geschlossen ist (z. B. offene Hirnverletzungen, nach Entlastungstrepanation), kann es allerdings zu der Konstellation kommen, in der die Funktionen von Großhirn, Kleinhirn und Hirnstamm irreversibel erloschen sind, ohne dass ein vollständiger Perfusionsstillstand vorliegt. In diesen Fällen resultiert der irreversible Ausfall der Hirntätigkeit auf der direkten Gewebeschädigung. Bei entsprechenden klinischen Konstellationen empfiehlt es sich, den Irreversibilitätsnachweis durch Verlaufsuntersuchungen oder neurophysiologische Methoden zu erbringen.

**Kasten G 7.2:** Ergänzende klinische und apparative Untersuchungsbefunde zum Nachweis der Irreversibilität

**Ergänzende apparative Untersuchungsbefunde zum Nachweis der Irreversibilität sind:**

- fehlende bioelektrische Hirntätigkeit im EEG über mindestens 30 Minuten.
- fehlende akustisch oder somatosensibel evozierte Gehirnpotenziale bei primärer supratentorieller oder sekundärer Hirnschädigung (bei Kindern unter 2 Jahren nur AEP validiert!),
- fehlende Hirnzirkulation, nachgewiesen durch
  - zweimalige doppler- oder duplexsonographische Untersuchung der hirnversorgenden Gefäße im Abstand von wenigstens 30 Minuten oder
  - Hirnperfusions-Szintigramm oder
  - CT-Angiographie (ab dem 18. Lebensjahr validiert)
  - selektive arterielle Angiographie, deren Indikation aber »therapeutische Konsequenzen voraussetzt« und damit nur noch selten zum Einsatz kommt.

Viele Untersucher schätzen die Anwendung einer apparativen Zusatzuntersuchung als zusätzliche Möglichkeit der Dokumentation und als Instrument, um den Ausfall der Hirnfunktion bei Angehörigen und Klinikpersonal zu veranschaulichen (z. B. isoelektrisches-EEG). Es gibt jedoch keinerlei Hinweise darauf, dass die klinische Untersuchung alleine mit der entsprechenden Verlaufsuntersuchung den IHA weniger sicher nachweisen könnte. Der IHA kann nie ausschließlich anhand einer apparativen Untersuchung festgestellt werden. Die klinischen Untersuchungen sind selbstverständlich auch bei nachgewiesenem Zirkulationsstillstand obligat.

Unter Einhaltung der geltenden Richtlinien gibt es keinen dokumentierten Fall, bei dem nach Feststellung des IHA die als erloschen dokumentierten neurologischen Funktionen zurückgekehrt wären. Es gibt daher keinen Anlass, die Zuverlässigkeit der geltenden Richtlinien infrage zu stellen. Diese Bewertung wird auch in der angelsächsischen Literatur vertreten (Wijdicks et al. 2010) (**Kasten G 7.2**).

## G 7.3 Konsequenzen

Durch den Ausfall der zentralen Blutdruckregulation und der hypothalamischen Hormonachse kommt es meist zur Ausbildung einer katecholaminpflichtigen Hypotonie, teilweise aber auch zu Blutdruckspitzen, Ausbildung einer sekundären Hypothermie und eines Diabetes insipidus mit Hypernatriämie und Hypovolämie.

## G 7.4 Postmortale Organspende

Das TPG verpflichtet die Krankenhäuser, potenzielle Organspender bei der regionalen Organisationszentrale der Deutschen Stiftung Organtransplantation (DSO; http://www.dso.de/) oder dem örtlichen Transplantationszentrum zu melden. Die Möglichkeit einer postmortalen Organspende ist unabhängig vom Lebensalter zu prüfen. Willensäußerungen des Verstorbenen zur postmortalen Organspende sind stets zu erkunden. Wenn der IHA festgestellt wurde und bis dahin keine Gründe bekannt sind, die eine Organspende ausschließen, müssen Verstorbene als potentielle Spender vermittlungspflichtiger Organe gemäß §7(2) TPG der zuständigen Koordinierungsstelle mitgeteilt werden. Die medizinischen Voraussetzungen für die Transplantation einzelner Organe sind festgelegt, erlauben aber – außer bei absoluter Kontraindikation, wie bei malignen System- oder übertragungsfähigen Infektionskrankheiten –, individuelle Entscheidungen. Bei unnatürlichem Tod muss die Organspende von der Staatsanwaltschaft genehmigt werden. Koordinatoren der DSO können die medizinische Eignung der Organe für eine Transplantation bereits im Vorfeld prüfen und die Kliniken bei allen weiteren Belangen (Kontaktaufnahme mit der Staatsanwaltschaft, Angehörigengespräche etc.) unterstützen.

Bei Patienten, die für eine Organspende in Betracht kommen, sollte eine organerhaltende Therapie praktiziert werden, um Organschäden im Vorfeld einer Transplantation möglichst gering zu halten.

**Für eine suffiziente organerhaltende Therapie sind folgende Zielgrößen anzustreben:**

| | |
|---|---|
| Diurese | ~ 1 ml/kg KG/h |
| ZVD | ~ 10 mmHg |
| Hb | ≥ 10 g/dl |
| RR syst. | ≥ 100 mmHg |
| Frequenz | ≤ 100/min |
| $pO_2$ | ~ 100 mmHg |
| BZ | ~ 100 mg/dl |
| Temperatur | > 35°C |

Die Frage nach der Organspende wird meist erst nach der Todesfeststellung gestellt. Grundsätzlich sollte sich der Zeitpunkt für dieses Gespräch jedoch nach den geäußerten oder vermuteten Informationsbedürfnissen der Angehörigen richten. Wird bereits vor Abschluss der Todesfeststellung auf die Möglichkeit einer Organspende hingewiesen, kann dies für Angehörige, die nicht wagen, diese Frage zu stellen, sogar eine Entlastung sein. Nach Möglichkeit sollte der bisher behandelnde und den Angehörigen bereits bekannte Arzt das Gespräch führen, gegebenenfalls zusammen mit einem Seelsorger oder einem Koordinator der DSO. Formal müssen in diesem Gespräch die rechtlichen Bedingungen – Spenderausweis, mündliche Äußerungen des Verstorbenen gegenüber seinen Angehörigen, unter bestimmten Umständen Entscheidung der Angehörigen gemäß der gesetzlich vorgeschriebenen Rangfolge – beachtet werden. Es ist gesetzlich vorgeschrieben, das Gespräch zu dokumentieren.

Unabhängig von Fragen der postmortalen Organspende benötigen Angehörige eines verstorbenen Menschen ärztliche Zuwendung und Hilfe auch für organisatorische Belange und für die Trauerarbeit.

## Literatur


Förderreuther S, Angstwurm H. Notwendigkeit und Bedeutung toxikologischer Untersuchungen für die Hirntoddiagnostik aus neurologischer Sicht. Toxichem + Krimtech 2002; 69, 3: 121–124.

Laureys S. Death, unconsciousness and the brain. Nature Rev Neurosci 2005; 6: 899–909.

Walter U, Brandt SA, Ferbert A, Förderreuther S, Hansen H-C, Hinrichs H, Kaps M, Müllges W. Empfehlungen der Deutschen Gesellschaft für Klinische Neurophysiologie und funktionelle Bildgebung zur Diagnostik des irreversiblen Hirnfunktionsausfalls. Klin Neurophysiol 2016; 47: 16–20.

Wijdicks EFM, Varelas PN, Gronseth, GS, Greer DM. Evidence-based guideline update: Determining brain death in adults: Report of the Quality Standards Subcommittee of the American Academy of Neurology. Neurology 2010; 74; 1911–1918.

Wissenschaftlicher Beirat der Bundesärztekammer. Richtlinie gemäß § 16 Abs. 1 S. 1 Nr. 1 TPG für die Regeln zur Feststellung des Todes nach § 3 Abs. 1 S. 1 Nr. 2 TPG und die Verfahrensregeln zur Feststellung des endgültigen, nicht behebbaren Ausfalls der Gesamtfunktion des Großhirns, des Kleinhirns und des Hirnstamms nach § 3 Abs. 2 Nr. 2 TPG, Vierte Fortschreibung. Deutsches Ärzteblatt 2015, 112: A1256.

# H Neoplasien und Missbildungen

# H 1 Primäre intrakranielle und spinale Tumoren

*von W. Wick, P. Vajkoczy und M. Weller**

## H 1.1 Einleitung

Dieses Kapitel behandelt primäre Tumoren des zentralen und peripheren Nervensystems. Primäre ZNS-Lymphome (**Kap. H 2**), Hirnmetastasen (**Kap. H 3**) und Meningeosis neoplastica solider Tumoren (**Kap. H 4**) werden in separaten Kapiteln erörtert. Klassische Malignitätskriterien wie infiltratives Wachstum oder Metastasierung werden der klinischen Bedeutung der primären Hirntumoren nur unzureichend gerecht. Auch maligne primäre Hirntumoren metastasieren selten außerhalb des ZNS. Andererseits können auch histologisch benigne Tumoren durch Entstehung eines obstruktiven Hydrozephalus oder Beeinträchtigung der Funktion lebensnotwendiger Strukturen erhebliche Morbidität verursachen. **Tab. H 1.1** fasst die aktualisierte 4. Auflage der WHO-Klassifikation (CNS WHO 4+) der Hirntumoren zusammen (Louis et al. 2016a, b).

Die Ätiologie der meisten Hirntumoren ist unbekannt. Selten besteht ein erhöhtes Risiko für bestimmte Hirntumoren aufgrund einer Erbkrankheit (**Tab. H 1.2**). Für die überwiegende Mehrzahl der Hirntumoren sind genetische Faktoren jedoch nicht relevant. Zunehmende Herausforderungen für die Beratung und ggf. Vorsorge ergeben sich durch die parallel zum Tumorgenom durchgeführten Sequenzierungen der Keimbahn, bei denen für die Gliomentstehung relevante Veränderungen gefunden werden (Rice et al. 2016). Neben institutionellen Vorgaben über die jeweilige Humangenetik geben Initiativen wie etwa EURAT Unterstützung (https://www.uni-heidelberg.de/totalsequenzierung/). *Umweltfaktoren* spielen vermutlich nur eine untergeordnete Rolle. Weder für Kopfverletzungen oder bestimmte Ernährungsgewohnheiten noch für den Gebrauch von Mobiltelefonen (Handys) wurde eine Assoziation mit Hirntumoren gezeigt. Letzteres kann auch mit der gegenüber anderer Strahlung geringeren Effektivität und der erst in den letzten 20 Jahren stärkeren Verbreitung zu tun haben. Die Strahlentherapie des Gehirns scheint das Risiko für die Entwicklung von Meningeomen um den Faktor 10 und von Gliomen um den Faktor 3–7 zu erhöhen. Da Hirntumoren in Tiermodellen viral oder chemisch auslösbar sind, könnten solche Faktoren auch beim Menschen relevant sein. Epidemiologische Daten zu Inzidenz, Altersverteilung und Überlebensraten von Patienten mit Hirntumoren aus den USA finden sich in **Tab. H 1.3** und **Tab. H 1.4**.

**Tab. H 1.1:** WHO-Klassifikation der Hirntumoren (nach Louis et al. 2016)

| | |
|---|---|
| **Neuroepitheliale Tumoren** | |
| **Diffuse astrozytäre und oligodendrogliale Tumoren** | |
| 9400/3 | diffuses Astrozytom, Isozitratdehydrogenase (IDH) mutiert |
| 9411/3 | gemistozytisches Astrozytom, IDH mutiert |
| *9400/3* | *diffuses Astrozytom, IDH wildtypisch* |
| 9400/3 | diffuses Astrozytom, not otherwise specified (NOS) |
| 9401/3 | anaplastisches Astrozytom, IDH mutiert |
| *9401/3* | *anaplastisches Astrozytom, IDH wildtypisch* |
| 9401/3 | anaplastisches Astrozytom, NOS |
| 9440/3 | Glioblastom, IDH wildtypisch |
| 9441/3 | Riesenzellglioblastom |
| 9442/3 | Gliosarkom |
| *9440/3* | *Epithlioides Glioblastom* |
| 9445/3* | Glioblastom, IDH mutiert |
| 9440/3 | Glioblastom, NOS |
| 9385/3* | Diffuses Mittelliniengliom H3 K27M mutiert |
| 9450/3 | Oligodendrogliom, IDH mutiert und 1p/19q kodeletiert |
| 9450/3 | Oligodendrogliom, NOS |
| 9451/3 | anaplastisches Oligodendrogliom, IDH mutiert und 1p/19q kodeletiert |
| *9451/3* | *anaplastisches Oligodendrogliom, NOS* |
| *9382/3* | *Oligoastrozytom, NOS* |
| *9382/3* | *anaplastisches Oligoastrozytom, NOS* |
| **Andere astrozytäre Tumoren** | |
| 9421/1 | pilozytisches Astrozytom |
| 9425/3 | pilomyxoides Astrozytom |
| 9384/1 | Subependymales Riesenzellastrozytom |
| 9424/3 | pleomorphes Xanthoastrozytom |
| 9424/3 | anaplastisches pleomorphes Xanthoastrozytom |
| **Ependymale Tumoren** | |
| 9383/1 | Subependymom |
| 9394/1 | myxopapilläres Ependymom |
| 9391/3 | Ependymom |
| 9393/3 | papillär |
| 9391/3 | klarzellig |
| 9391/3 | tanyzytisch |
| 9396/3* | Ependymom, *RELA* Fusion positiv |
| 9392/3 | anaplastisches Ependymom |

* Autoren dieses Kapitels in der 6. Auflage: W. Wick, J. C. Tonn und M. Weller.

**Andere Gliome**

9444/1 Chordoidgliom des dritten Ventrikels
9431/1 angiozentrisches Gliom
9430/3 Astroblastom

**Tumoren des Plexus choroideus**

9390/0 Plexuspapillom
9390/1 atypisches Plexuspapillom
9390/3 Plexuskarzinom

**Neuronale und gemischte neurogliale Tumoren**

9493/0 dysplastisches Gangliozytom des Kleinhirns (Lhermitte-Duclos)
9412/1 desmoplastisches infantiles Astrozytom/Gangliogliom
9413/0 dysembryoplastischer neuroepithelialer Tumor
9492/0 Gangliozytom
9505/1 Gangliogliom
9505/3 anaplastisches Gangliogliom
9506/1 zentrales Neurozytom
9506/1 extraventrikuläres Neurozytom
9506/1 zerebelläres Liponeurozytom
9509/1 papillärer glioneuraler Tumor
9509/1 Rosetten bildender glioneuraler Tumor des vierten Ventrikels
*Diffuser leptomeningealer glioneuraler Tumor*
8693/1 Paragangliom

**Pinealistumoren**

9361/1 Pineozytom
9362/3 Pinealoblastom
9362/3 parenchymaler Pinealistumor intermediärer Differenzierung
9395/3 papillärer Tumor der Pinealisregion

**Embryonale Tumoren**

Genetisch definierte Medulloblastome
9475/3* Medulloblastom, WNT aktiviert
9476/3* Medulloblastom, SHH aktiviert und p53 mutiert
9471/3 Medulloblastom, SHH aktiviert und p53 Wildtyp
9477/3* Medulloblastom, nicht WNT/nicht SHH
*Gruppe 3*
*Gruppe 4*
Medulloblastom, histologisch definiert
9470/3 klassisches Medulloblastom
9471/3 desmoplastisch/noduläres Medulloblastom
9471/3 Medulloblastom mit extensiver Nodularität
anaplastisches oder großzelliges Medulloblastom
9470/3 Medulloblastom, NOS

9478/3* embryonaler Tumor mit mehrschichtigen Rosetten und C19MC Änderung
*9478/3 embryonaler Tumor mit mehrschichtigen Rosetten, NOS*
9501/3 Medulloepitheliom
9500/3 CNS Neuroblastom
9490/3 CNS Ganglioneuroblastom
9473/3 CNS embryonaler Tumor, NOS
9508/3 atypischer teratoider/rhabdoider Tumor
*9508/3 CNS embryonaler Tumor mit rhabdoiden Anteilen*

**Tumoren der peripheren Nerven**

9560/0 Schwannom (Neurinom, Neurilemmom)
9560/0 zellulär
9560/0 plexiform
9560/1 melanotisch
9540/0 Neurofibrom
9540/0 atypisch
9550/0 plexiform
9571/0 Perineuriom
Hybridnervenscheidentumor
9540/3 maligner Nervenscheidentumor des peripheren Nervensystems (MPNST)
9540/3 epitheloider MPNST
9540/3 MPNST mit perineuraler Differenzierung

**Meningeale Tumoren**

9530/0 Meningeom
9531/0 meningothelial
9532/0 fibrös (fibroblastisch)
9537/0 transitional (gemischt)
9533/0 psammomatös
9534/0 angiomatös
9530/0 mikrozystisch
9530/0 sekretorisch
9530/0 lympho-plasmazellreich
9530/0 metaplastisch
9538/1 klarzellig
9538/1 choroidal
9539/1 atypisch
9538/3 papillär
9538/3 rhabdoid
9530/3 anaplastisches Meningeom

**Mesenchymale, nicht-meningotheliale Tumoren**

Solitärer fibröser Tumor/Hämangioperizytom**
8815/0 Grad 1
8815/1 Grad 2
8815/3 Grad 3
9161/1 Hämangioblastom
9120/0 Hämangiom
9133/3 epitheloides Hämangioendotheliom
9120/3 Angiosarkom
9140/3 Kaposi-Sarkom
9364/3 Ewing Sarkom – PNET
8850/0 Lipom
8861/0 Angiolipom
8880/0 Hibernom
8850/3 Liposarkom
8821/1 Fibromatose vom Desmoidtyp
8825/0 Myofibroblastom
8825/1 entzündlicher myofibroblastischer Tumor
8830/0 benignes fibröses Histiozytom
8810/3 Fibrosarkom
8802/3 undifferenziertes pleomorphes Sarkom/malignes fibröses Histiozytom
8890/0 Leiomyom
8890/3 Leiomyosarkom
8900/0 Rhabdomyom
8900/3 Rhabdomyosarkom
9220/0 Chondrom
9220/3 Chondrosarkom
9180/0 Osteom
9180/3 Osteosarkom
9210/0 Osteochondrom

**Primär melanozytische Veränderungen**

8728/0 meningeale Melanozytose
8728/1 meningeales Melanozytom
8720/3 meningeales Melanom
8728/3 meningeale Melanomatose

| | |
|---|---|
| **Lymphome** | |
| 9680/3 | diffuses großzelliges B-Zell Lymphom des ZNS |
| 9766/1 | mit Immundefizienz assoziiertes ZNS Lymphom |
| | AIDS Bezug |
| | EBV assoziiert |
| | lymphomatoide Granulomatose |
| 9712/3 | intravaskuläres großzelliges B-Zell Lymphom |
| 9714/3 | niedergradiges B-Zell Lymphom des ZNS |
| | T-Zell und NK-/T-Zell Lymphom des ZNS |
| 9714/3 | anaplastisches großzelliges Lymphom, Alk-positiv |
| 9702/3 | anaplastisches großzelliges Lymphom, Alk-negativ |
| 9699/3 | MALT Lymphom der Dura |
| **Histiozytäre Tumoren** | |
| 9751/3 | Langerhanszell Histiozytose |
| 9750/1 | Erdheim-Chester Erkrankung |
| | Rosai-Dorfman Erkrankung |
| | juvenile Xanthogranulomatose |
| 9755/3 | histiozytäres Sarkom |
| **Keimzelltumoren** | |
| 9064/3 | Germinom |
| 9070/3 | embryonales Karzinom |
| 9071/3 | Dottersacktumor |
| 9100/3 | Chorionkarzinom |
| 9080/1 | Teratom |
| 9080/0 | reif |
| 9080/3 | unreif |
| 9084/3 | Teratom mit maligner Transformation |
| 9085/3 | gemischter Keimzelltumor |
| **Tumoren der Sellaregion** | |
| 9350/1 | Kraniopharyngeom |
| 9351/1 | adamantinös |
| 9352/1 | papillär |
| 9582/0 | Granularzelltumor |
| 9432/1 | Pituizytom |
| 8290/0 | spindelzelliges Onkozytom der Adenohypophyse |
| **Metastasen** | |

* Morphologische Einteilung der *International Classification of Diseases for Oncology* (ICD-O) und der *Systematized Nomenclature of Medicine* (SNOMED). Die Tumordignität ist mit /0 für benigne Tumoren, /1 für niedriggradige oder Tumoren unsicheren malignen Potenzials oder Tumoren mit Grenzmalignität (/2 für *in situ-Veränderungen*) und /3 für maligne Tumoren eingeteilt.

** Die kursiven Zahlen stellen einen provisorischen Code für die revidierte vierte Auflage der ICD-O dar. Es ist geplant, diese in die nächste Auflage der ICD-O einzufügen. Sie werden allerdings gegenwärtig teilweise noch modifiziert.

Das klinische Syndrom bei Hirntumoren wird durch die Lokalisation und die Tumorentität bestimmt. Die weitere Abklärung der Verdachtsdiagnose erfolgt durch bildgebende Verfahren, in erster Linie *Magnetresonanztomographie (MRT) am besten angelehnt an die internationalen Konsensusvorgaben* (Ellingson 2015), bei Kontraindikationen oder im Einzelfall ergänzend die *Computertomographie (CT)*, mit Kontrastmittelgabe. Die Kontrastmittelaufnahme als Zeichen einer gestörten Blut-Hirn-Schranken-Funktion ist generell mit höherer Malignität assoziiert, aber diese Korrelation ist nicht ausreichend, um auf eine histologische Verifizierung des Malignitätsgrads zu verzichten. So sind 15 % der Gliome ohne Kontrastmittelaufnahme dennoch höhergradig (III/IV) (Kunz et al. 2011), während fast 50 % der niedriggradigeren (I/II) Tumoren Kontrastmittel aufnahmen (Scott et al. 2002).

Die MRT ist außerdem die wichtigste diagnostische Maßnahme für die Beurteilung der Wirksamkeit der Therapie in klinischen Studien (Wen et al. 2010; Okada et al. 2015) (**Tab. H 1.5**). Das Ansprechen auf eine Therapie nach bildgebenden Kriterien ist ein geeigneter Parameter zur Bewertung der biologischen Aktivität neuer Substanzen in Phase I/II-Studien. Für Studien der Phase III, welche die Wirksamkeit einer neuen Therapie im Vergleich zu der jeweiligen Standardtherapie prüfen, sind je unter Berücksichtigung des Einflusses der untersuchten Therapie auf die Bildgebung (»Steroideffekt«) das progressionsfreie Überleben und vor allem das Gesamtüberleben adäquate Endpunkte. Zunehmend kommen auch immunaktivierende Therapien innerhalb von Studien bei Gliomen zum Einsatz. Hier wird konzeptuell eine Zunahme einer als Immunreaktion gedeuteten verstärkten Störung der Bluthirnschranke auch über einen längeren Zeitraum akzeptiert (Okada 2016).

Die zerebrale Angiographie hat für neuroonkologische Fragestellungen an Bedeutung verloren. Sie dient teilweise noch der Operationsplanung, selten der präoperativen Embolisierung tumorversorgender Gefäße. Die *Positronenemissionstomographie (PET)*, insbesondere unter Einsatz von Aminosäure-Tracern, z. B. Methionin oder Fluoräthyltyrosin (FET), wird zur Identifizierung von Arealen hoher metabolischer Aktivität für die Auswahl des Biopsieortes, für die Verlaufsbeurteilung metabolischer Aktivität, die Differenzierung zwischen Tumorrezidiv und Strahlennekrose und die Festlegung des Zielvolumens für die Strahlentherapie eingesetzt (Albert 2016). Grundsätzlich sollte jeder Hirntumor histologisch untersucht werden. Das Tumorgewebe wird entweder durch Biopsie oder mikrochirurgisch partielle oder komplette Resektion gewonnen. Die stereotaktische Serienbiopsie hat eine diagnostische Sensitivität von annähernd 100 %. Sie ist das Verfahren der Wahl für Probeentnahmen aus Läsionen in eloquenten kortikalen Arealen, der Zentralregion, dem visuellen Kortex, dem Dienzephalon oder dem Hirnstamm. In Zentren mit hoher Expertise liegen die Raten der permanenten Morbidität unter 3 % und der Letalität unter 1 % (Kreth et al. 2001). Aus stereotaktische Biopsien können auch die heute erforderlichen molekularen Parameter zuverlässig erhoben werden (Eigenbrod 2014).

Die 2016 WHO Klassifikation gibt der *Isocitratdehydrogenase (IDH) 1 oder 2* Mutation einen Entitäten definierenden Einfluss, so dass diffuse und anaplastic astrozytäre und oligodendrogliale Gliome prinzipiell als IDH-mutierte Tumoren definiert werden (Louis et al. 2016). Oligodendrogliale Tumoren tragen zusätzlich Verluste genetischen Materials auf den Chromosomenarmen 1p und

**Tab. H 1.2:** Genetische Prädispositionen für Hirntumoren (siehe auch H 7)

| | Inzidenz | Genort | Gen | Genprodukt | Hirntumorentität | Hautveränderungen | Andere Manifestationen |
|---|---|---|---|---|---|---|---|
| Neurofibromatose Typ 1 (von Recklinghausen) | 1 : 3 000 | 17q11 | NF1 | Neurofibromin | Neurofibrom, maligner peripherer Nervenscheidentumor (MPNST), Optikusgliom, Astrozytom | Café-au-lait Flecken, multiple axilläre hyperpigmentierte Makulae | Irishamartom, Knochenläsion, Phäochromozytom, Leukämie |
| Neurofibromatose Typ 2 | 1 : 25–33 000 | 22q12 | NF2 | Merlin (Schwannomin) | (bilateral) Akustikusneurinom, Schwannom, Meningeom, spinales Ependymom, Astrozytom, gliale Hamartien, zerebrale Verkalkungen | – | Trübung der hinteren Linse, Retinahamartom |
| von-Hippel-Lindau-Syndrom | 1 : 36–45 000 | 3p25 | VHL | VHL-Protein | Hämangioblastom | – | Retinahämangioblastom, Nierenzellkarzinom, Phäochromozytom |
| Tuberöse Sklerose (Bourneville-Pringle) | 1 : 6–10 000 | 9q34<br>16p13 | TSC1 TSC2 | Hamartin Tuberin | Subependymales Riesenzellastrozytom, kortikale Tuber | kutane Angiofibrome (*Adenoma sebaceum*), Bindegewebehamartome (Peau chagrin), subunguale Fibrome | kardiales Rhabdomyom, adenomatöse Polypen von Duodenum und Dünndarm, Lungen- und Nierenzysten, Lymphangioleiomyomatose, Angiomyolipome der Nieren |
| Li-Fraumeni-Syndrom | 143 Familien | 17p13 | p53 (meistens) | TP53 | Astrozytom, PNET | – | Mammakarzinome, Knochen- und Weichteilsarkome, Nebennierenrindenkarzinome, Leukämie |
| Cowden-Syndrom | Selten | 10q23 | PTEN (MMAC1) (meistens) | PTEN | dysplastisches Gangliozytom des Kleinhirns (Lhermitte-Duclos), Megalenzephalie | multiple Trichilemmome, Fibrome | polypöse Hamartien des Kolon, Schilddrüsenneoplasien, Mamma karzinome |
| Turcot-Syndrom | 160 Fälle | 5q21<br>3p21<br>7p22 | APC<br>HMLH1<br>HPSM2 | APC<br>hMLH1<br>hPSM2 | Medulloblastom | –<br>Café-au-lait Flecken | kolorektale Polypen kolorektale Polypen |
| Navoid-Basalzellkarzinom-(Gorlin-Goltz) Syndrom | 1 : 90 000–1 000 000 | 9q22 | PTCH | Ptch | Medulloblastom | multiple Basalzellkarzinome, grübchenförmige Palmar- oder Plantarkeratosen | Kieferzysten, Ovarialfibrome, Skelettanomalien |

**Tab. H 1.3:** Epidemiologie der Hirntumoren (Quelle: www.cbtrus.org/2015; Inzidenz angepasst an die US-Standardpopulation des Jahres 2012)

| Tumor | Häufigkeit aller hirneigenen Tumoren [%] | Jährliche Inzidenz pro 100 000 | Medianes Alter bei Diagnose |
|---|---|---|---|
| **Tumoren aus neuroepithelialem Gewebe** | | | |
| pilozytisches Astrozytom | 1,4 | 0,34 | 12 |
| diffuses Astrozytom (protoplasmatisch, fibrillär) | 2,3 | 0,53 | 48 |
| anaplastisches Astrozytom | 1,7 | 0,38 | 53 |
| spezielle Astrozytomvarianten | 0,5 | 0,07 | 23 |
| Glioblastom | 15,1 | 3,2 | 64 |
| Oligodendrogliom | 1,1 | 0,25 | 43 |
| anaplastisches Oligodendrogliom | 0,5 | 0,1 | 50 |
| Ependymom/anaplastisches Ependymom | 1,9 | 0,43 | 45 |
| malignes Gliom, nicht näher spezifiziert | 2,0 | 0,47 | 37 |
| Plexus choroideus | 0,2 | 0,05 | 18,5 |
| Neuroepithelial | 0,0 | 0,01 | 30,5 |
| benigne und maligne neuronal/glial | 1,2 | 0,28 | 27 |
| Pinealisparenchymtumor | 0,2 | 0,04 | 33 |
| embryonal/primitiv/Medulloblastom | 1,1 | 0,26 | 9 |
| **Tumoren der Hirn- und Spinalnerven** | | | |
| Nervenscheidentumor, benigne und maligne | 8,1 | 1,76 | 55 |
| **Tumoren der Meningen** | | | |
| Meningeom | 36,4 | 7,86 | 65 |
| andere mesenchymale, benigne und maligne Tumoren | 0,8 | 0,18 | 48 |
| Hämangiom | 1,5 | 0,34 | 49 |
| **Lymphome und hämatopoetische Neoplasien** | | | |
| Lymphom | 2,0 | 0,44 | 65 |
| **Keimzelltumoren und Zysten** | | | |
| Keimzelltumoren, Zysten und Heterotopien | 0,4 | 0,1 | 16 |
| **Tumoren der Sellaregion** | | | |
| Hypophyse | 15,5 | 3,49 | 51 |
| Kraniopharyngeom | 0,8 | 0,18 | 38 |

**Tab. H 1.4:** Überlebensraten 2 und 5 Jahre nach Diagnose eines primären Hirntumors (nach www.cbtrus.org/2015)

| | 2-Jahres-Überleben [%] | 5-Jahres-Überleben [%] |
|---|---|---|
| Pilozytisches Astrozytom | 97 | 94 |
| Diffuses Astrozytom | 62 | 48 |
| Anaplastisches Astrozytom | 44 | 28 |
| Glioblastom | 15 | 5 |
| Oligodendrogliom | 90 | 80 |
| Anaplastisches Oligodendrogliom | 69 | 53 |
| Ependymom/anaplastisches Ependymom | 90 | 83 |
| Malignes Gliom, nicht näher spezifiziert | 53 | 46 |
| Maligner neuronaler/glialer, neuronaler oder gemischter Tumor | 84 | 75 |
| embryonaler Tumor/Medulloblastom | 82 | 72 |
| Lymphom | 40 | 30 |

19q (1p/19q Kodeletion). *IDH*-wildtypische diffuse und anaplastische Gliome sind provisorische Entitäten, die vermutlich in zukünftigen Revisionen verschwinden werden. Um Optionen für eine Diagnose auch ohne die technische und gewebliche Möglichkeit molekularer Diagnostik zu eröffnen, wurden »*not otherwise specified*« (NOS) Kategorien etabliert. Oligoastrozytome und die Gliomatosis cerebri haben keine eigenständigen genetischen oder epigenetischen Profile (Sahm et al. 2015; Herrlinger et al. 2016) und werden daher auch nicht mehr als eigenständige Entitäten geführt (Louis et al. 2016). H3-K27M-mutierte diffuse Mittelliniengliome wurden als eigenständige Enti-

**Tab. H 1.5:** MRT-gestützte Ansprechkriterien der Response Assessment in Neurooncology (RANO) Arbeitsgruppe (nach Wen et al. 2010)

| Kriterium | CR | PR | SD | PD |
|---|---|---|---|---|
| T1 Gadolinium-affine Läsion | keine | ≥50 % (▼) | <50 % (▼) aber <25 % (▲) | ≥25 % (▲)* |
| T2/FLAIR | stabil oder (▼) | stabil oder (▼) | stabil oder (▼) | (▲)* |
| Neue Läsionen | keine | keine | keine | vorhanden* |
| Kortikosteroide | keine | stabil oder (▼) | stabil oder (▼) | NA † |
| Klinische Situation | stabil oder (▲) | stabil oder (▲) | stabil oder (▲) | (▼)* |
| Notwendig für Erfüllung des Kriteriums | alle | alle | alle | irgendeines* |

RANO Response Assessment in Neurooncology; CR Komplettes Ansprechen (*Complete Response*); PR Partielles Ansprechen (*Partial Response*); SD Stabile Erkrankung (*Stable Disease*); PD Progrediente Erkrankung (*Progressive Disease*); FLAIR *Fluid-attenuated inversion recovery;* NE nicht erforderlich;

* Progression wird diagnostiziert, wenn dieses Kriterium vorhanden ist

† Eine höhere Steroiddosis wird nur in Verbindung mit einer bleibenden klinischen Verschlechterung zur Progressionsdefinition verwendet

(▲) Erhöhung

(▼) Erniedrigung

tät definiert. Sie werden durch die Mittellinienlage und die Methionin→Lysin Mutation in Codon 27 der Histone 3.3 oder 3.1 charakterisiert (Louis et al. 2016).

Die molekulare Profilierung von Gliomen wird aktuell auf vier Parameter fokussiert, die diagnostisch relevant und für klinische Entscheidungen wichtig sind: *IDH* Mutation, 1p/19q Kodeletion, H3-K27M Mutation und *O*$^6$*-Methylguanin DNA Methyltransferase* (*MGMT*) Promotor Methylierung. *IDH* Mutation, 1p/19q Kodeletion und H3-K27M Mutation wird eine zentrale Rolle in der aktualisierten WHO Klassifikation zugeordnet, während die Promotormethylierung des *DNA-Reparaturproteins O*$^6$*-Methyl-Guanin-DNA-Methyltransferase* (*MGMT*) für Therapieentscheidungen bzgl. alkylierender Chemotherapie wichtig ist (Wick 2014). Zusätzlich ist eine Immunhistochemie zur Bestimmung des Verlusts nukleärer ATRX Expression nützlich, um die Diagnose *IDH*-mutierter diffuser und anaplastischer Astrozytome zu substantiieren. Wenn die Expression erhalten ist, sollte eine Untersuchung auf 1p/19q Kodeletion bei *IDH* Mutation durchgeführt werden. Hochdurchsatzanalysen werden die Bestimmung einzelner Biomarker zukünftig zunehmend zu ersetzen.

Molekulare Gruppen für Medulloblastome und Ependymome werden im Verlauf diskutiert.

## H 1.2 Therapeutische Prinzipien

### H 1.2.1 Antiödematöse Behandlung

*Das vasogene Ödem* ist eine wesentliche Ursache für klinische Defizite von Patienten mit Hirntumoren. Maligne Tumoren wie das Glioblastom werden häufiger als histologisch gutartigere Läsionen von einem Ödem begleitet. Lösliche Faktoren wie der *vascular endothelial-derived growth factor* (VEGF) spielen eine wichtige Rolle bei der Ödembildung. Das als vasogen klassifizierte hirntumorassoziierte Ödem spricht sehr gut auf Kortikosteroide an. Die Behandlung mit Steroiden wie Dexamethason ist daher integraler Bestandteil der Behandlung bei raumfordernden Hirntumoren. Meist werden 8–16 mg Dexamethason einmal täglich verabreicht (↑, A). Eine Ausnahme muss bei der Differentialdiagnose des primären ZNS-Lymphoms gemacht werden (**Kap. H 2**), bei dem wegen der Verschleierung der Diagnose vor einer Biopsie auf den präoperativen Einsatz von Steroiden verzichtet werden sollte. Falls keine Operation geplant wird, z. B. bei multiplen Metastasen eines bekannten Primärtumors, reichen zur Palliation gewöhnlich geringere Steroiddosen (**Kap. H 3**). Hohe intravenöse Dosen (40–100 mg Dexamethason) sind bei drohender Einklemmung oder rascher sensomotorischer Verschlechterung aufgrund eines spinalen Tumors indiziert. Postoperativ und nach einer Radiotherapie sollten die Steroide nach klinischen Kriterien ausgeschlichen werden. Der therapeutische Nutzen der Steroide muss gegenüber den unerwünschten Effekten längerfristiger Behandlung abgewogen werden. Diese umfassen Immunsuppression, gastrointestinale peptische Ulzera, Osteoporose, Depression, Psychose, Hautveränderungen, Myopathien und erhöhtes Risiko thromboembolischer Ereignisse. Als Regel gilt: *so wenig wie möglich, so viel wie nötig.* Steroide sollten wegen der möglichen negativen Interaktion mit der Chemotherapie nach Möglichkeit vor deren Beginn reduziert oder ausgeschlichen und nicht als Antiemese eingesetzt werden (Roth et al. 2010).

### H 1.2.2 Operation

In modernen Hirntumorzentren sollte das Management von Patienten mit vermutetem Hirntumor schriftlich fixierten lokalen Standardprozeduren folgen und eine interdisziplinäre Abstimmung vor den nachfolgenden Maßnahmen erfolgen (Weller 2017). Operative Eingriffe dienen nicht nur der Gewinnung von Gewebe für die definitive Diagnose und diagnostische sowie wissenschaftlich relevante molekulare Informationen (Weller 2015; Wen 2016), sondern sind für viele Hirntumoren auch die wichtigste therapeutische Maßnahme. Fortschritte in der Bildgebung und neue Entwicklungen in der Chirurgie und der Anästhesie haben die Präzision der Eingriffe ver-

bessert und den durch neurochirurgische Interventionen erzielbaren Überlebensvorteil bei vielen Tumorentitäten deutlich vergrößert. Astrozytome des WHO-Grads I, Meningeome, Akustikusneurinome und Hypophysenadenome gehören zu den operativ heilbaren Tumoren. Für Patienten mit diffus wachsenden Gliomen ist die Operation hingegen nicht kurativ. Diese Patienten müssen zur Verbesserung der Prognose im Verlauf der Erkrankung zusätzlich bestrahlt oder chemotherapiert werden. Da das Volumen des Resttumors bei diesen Tumoren ein prognostischer Faktor ist, verfolgen zahlreiche Strategien, beispielsweise der Einsatz der fluoreszenzgestützten Resektion mit *5-Aminolävulinsäure*, das Ziel, nach mikrochirurgischen Kriterien komplette Tumorresektionen ohne neurologische Morbidität zu ermöglichen (Stummer et al. 2006). Die maximal erzielbare Resektion mit Funktionserhalt wird in der Gliomchirurgie angestrebt (Stummer et al. 2011; Park et al. 2010) (↑, A). Ist eine Tumorresektion nicht möglich, so erlaubt die stereotaktische Serienbiopsie, die der wahrscheinlichen Heterogenität des Tumors Rechnung trägt, die genaue histologische Diagnose einschliesslich der molekularen Signatur (Thon et al. 2009; Eigenbrod 2014).
Die Anlage eines ventrikuloperitonealen Shunts zur Entlastung eines Hydrozephalus oder Ventrikelkatheters mit subgalealem Reservoir für die intrathekale Chemotherapie sind neurochirurgische Maßnahmen bei Tumoren mit anderweitig nicht korrigierbarem Hydrozephalus bzw. leptomeningealer Metastasierung (**Kap. H 4**).

### H 1.2.3 Strahlentherapie

Die Strahlentherapie ist essenzieller Bestandteil der Behandlung der meisten hirneigenen Tumoren, die nicht komplett reseziert werden können (↑↑, A). Die Strahlenbehandlung wird extern in einer Serie einzelner Fraktionen (fraktionierte Strahlentherapie), als Einzeldosis (Radiochirurgie) oder interstitiell durch die Implantation radioaktiver Strahler (Brachytherapie) appliziert. Die *fraktionierte Strahlentherapie* wird präferenziell bei Astrozytomen, Medulloblastomen und Ependymomen eingesetzt. Zielvolumina können die Läsion allein, die Läsion mit einem Sicherheitsabstand von 2–4 cm bzw. das T2-Volumen des Tumors einbeziehend (*Teilhirnbestrahlung*) mit Sicherheitssaum für Messungenauigkeit (Niyazi 2016), das gesamte Gehirn oder die Neuroachse (Gehirn und Spinalkanal) sein. Für ältere Patienten werden hypofraktionierte Konzepte (z. B. 15 × 2,66 Gy Einzelfraktionen) präferiert (Malmstrom 2012; Roa 2015; Perry 2016).
Benigne Läsionen wie z. B. Meningeome oder Akustikusneurinome können bis zu einer gewissen Größe alternativ zur Operation durch *Radiochirurgie*, aber auch durch eine stereotaktische fraktionierte Radiotherapie (Combs et al. 2006) behandelt werden. Mit *Brachytherapie* werden vor allem zirkumskripte, nicht resezierbare Gliome unter 3,5 cm Durchmesser der WHO-Grade I und II therapiert, z. B. im Thalamus (Kreth et al. 2010). Bei der Radiotherapie benigner Tumoren wird ausschließlich das Läsionsvolumen behandelt. Bei malignen Gliomen wird in der Regel die *erweiterte Tumorregion bzw. der tumortragende Teil des Gehirns* bestrahlt. Hier wird die Läsion durch die Kontrastmittelaufnahme, das T2-Volumen und in einzelnen Zentren auch das PET-Volumen definiert. Die Ganzhirnbestrahlung findet bei in der Rezidivtherapie bei primären ZNS-Lymphomen (**Kap. H 2**) (↑, B) und bei multiplen Hirnmetastasen (> 3) (↑↑, A) (**Kap. H 3**) Anwendung. Die Neuroachsenbestrahlung wird z. B. bei Keimzelltumoren und Medulloblastomen angewandt.

### H 1.2.4 Chemotherapie

Die Chemotherapie wird direkt nach der Operation kombiniert als Radiochemotherapie oder als erste Behandlung nach histologischer Diagnosestellung vor der Strahlentherapie oder als Rezidivtherapie nach Versagen von Operation und Strahlentherapie eingesetzt. Die Bedeutung der Chemotherapie in der Behandlung oligodendroglialer und astrozytärer Gliome ist unbestritten. Zudem hat sich Konsensus auch über die Wirkung von Chemotherapie in der Behandlung von Medulloblastomen und Germinomen entwickelt. Grundsätzlich hängt die Effektivität der Chemotherapie von den im Tumor erreichbaren Medikamentenspiegeln und vom Ausmaß der intrinsischen Resistenz der Tumorzellen ab. Kritische Parameter bei systemischer Applikation sind vor allem die kapilläre Perfusion des Tumors, das Vorhandensein arteriovenöser Kurzschlüsse und die Strecke, die eine Substanz aus dem Gefäß bis zur Tumorzelle durch Diffusion oder *bulk flow* zurücklegen muss. Morphologisches Korrelat der Bluthirnschranke sind die *tight junctions* zwischen den Kapillarendothelien des normalen Gehirns. Die Epithelzellen des Plexus choroideus bilden eine ähnliche Schranke zwischen Blut und Liquor in den Ventrikeln. Daher können lipophile, unpolare Medikamente besser als hydrophile, polare Substanzen in die zerebralen extrazellulären Räume eindringen und im Gehirn diffundieren. Aufgrund dieser Gegebenheiten ist die Funktion der Blut-Hirn-Schranke im oder in der Nähe des Tumors für die Sensitivität des Tumors gegenüber Chemotherapie wichtig. Zusätzlich zu ihrer mechanischen Schrankenfunktion bildet die *Blut-Hirn-Schranke* durch die endotheliale Expression von Substanzpumpen wie dem P-Glykoprotein, das durch das *multidrug resistance*(mdr)-Gen kodiert wird, oder dem mdr-assoziierten Protein, MRP-1, eine pharmakologische Barriere. Diese Substanzpumpen, die auch auf Tumorzellen exprimiert werden, verhindern die intrazelluläre Anreicherung verschiedener Medikamente, wie z. B. Vincristin, Doxorubicin oder Teniposid.
Zell- und molekularbiologische Faktoren bestimmen ebenfalls die *Sensitivität von Tumorzellen* gegenüber zytotoxischen Stimuli. In umfangreichen Zellkulturarbeiten ist es jedoch nicht gelungen, die Chemosensitivität menschlicher Gliome *in vivo* vorherzusagen. Chemosensitivitätsuntersuchungen an primärem Tumormaterial sollten deshalb nicht für Therapieentscheidungen herangezogen werden.
Der erste Erfolg bei der Etablierung molekularer Prädiktoren des Ansprechens auf Strahlentherapie und Chemotherapie wurde mit der 1p/19q Kodeletion bei oligodendroglialen Tumoren erzielt (Cairncross et al. 1998). Auch scheint der Verlust der

MGMT-Expression aufgrund einer Methylierung der Promoterregion des *mgmt*-Gens das Ansprechen von Gliomen auf alkylierende Substanzen wie Nitrosoharnstoffe und Temozolomid vorherzusagen (Esteller et al. 2000; Hegi et al. 2005) und daher für Therapieentscheidungen vor allem bei älteren Patientenmit Glioblastom wichtig zu sein (Wick 2012; Malmström 2012; Wick 2014; Perry 2016). Neben dem diagnostischen Wert (Balss 2008; Hartmann 2010) versuchen aktuelle Therapiestudien die Bedeutung der *IDH* Mutation für die Therapie von Patienten mit Gliomen zu adressieren.

Chemotherapeutika werden einzeln oder kombiniert verabreicht. Rationalen für die Kombinationschemotherapie sind Synergieerwartungen oder differenzielle Empfindlichkeit verschiedener Subklone des Tumors gegenüber einzelnen Substanzen. Proliferierende Zellen werden wegen der geringen proliferativen Aktivität des gesunden Gehirns als spezifisches Ziel der Hirntumortherapie angesehen. Diese Modellvorstellungen werden eingeschränkt durch die selbst in Glioblastomen nicht über 20–40 % und oft weit darunterliegende Proliferationsrate und die Schwierigkeiten, relevante Medikamentenspiegel im Tumorbett zu erreichen. Konsequenterweise werden verstärkt Substanzen getestet, die unabhängig vom Zellzyklus wirken und über längere Zeit oral eingenommen werden. Bis heute fehlen direkte klinische Belege für synergistische Effekte der kombinierten Radiochemotherapie in der Behandlung von Hirntumoren. Chemotherapeutische Strategien mit Wirksamkeit scheinen diese unabhängig vom Kontext einer Strahlentherapie zu haben.

Durch *lokale (interstitielle) Chemotherapie* wird versucht, systemische Toxizität zu umgehen und die lokalen Wirkspiegel zu erhöhen. Die meisten Erfahrungen liegen für die Implantation von BCNU-Polymeren (Gliadel®) in die Resektionshöhle vor (**Kap. H 1.3.1.3**).

## H 1.2.5 Andere Therapien

Die häufig enttäuschenden Ergebnisse von Operation, Strahlentherapie und Chemotherapie in der Behandlung vieler maligner Hirntumoren bei Erwachsenen führen zur Entwicklung zahlreicher alternativer Therapieverfahren. Durch die Induktion von Differenzierung sollte sich der maligne Phänotyp von Tumorzellen, die zytotoxischen Therapien entkommen sind, umkehren lassen. Die bisherigen Behandlungen mit Kandidatensubstanzen zur Differenzierung wie Interferonen, Retinoiden, Lovastatin oder Phenylacetat haben keinen Erfolg gezeigt (↓). Das ausgeprägte *infiltrative und zum Teil netzwerkartige Wachstum* maligner Gliome verursacht die progressive neurologische Morbidität und verhindert eine komplette Resektion. Maligne Gliome sind durch ausgeprägte und pathologische Neoangiogenese gekennzeichnet. Deshalb wurrden auch Hemmstoffe von Migration, Invasion und Angiogenese für die Behandlung maligner Hirntumoren, aber auch unkonventionelle Verfahren unter Verwendung alternierender elektrischer Wechslfelder (NOVO TTF, Optune) (↑, B), untersucht. Bisher haben die biologische basierten Verfahren aber weitgehend enttäuscht, wenngleich Verbesserungen der Tumorkontrolle mit Bevacizumab bei neu diagnostizierten und progredienten Patienten mit Glioblastom (Chinot 2014; Wick 2015) (↑, B) erzielt wurden. Lediglich für die elektrische Wechselfeldtherapie existiert eine bezüglich der Überlebenszeit für eine Gruppe neu diagnostizierter Patienten positive Strategie (Stupp 2015) (↑, B), wohingegen eine Wirkung im Progressionsfall nicht gezeigt wurde. (Stupp 2012) und eine breite Akzeptanz der Therapie fehlt (Wick 2016).

## H 1.2.6 Immuntherapie

Die Immuntherapie bleibt, obwohl bisher in kontrollierten Serien ineffektiv (Bogdahn et al. 2011), ein zentraler Ansatz der experimentellen Tumortherapie, da sie nicht nur die Chance zur Palliation bietet, sondern prinzipiell auch Heilungspotenzial hat. Immuntherapeutische Ansätze sind für maligne Hirntumoren zumindest theoretisch sinnvoll, weil diese lokal immunsupprimierend wirken und Hirntumoren in der Regel nicht außerhalb des ZNS metastasieren. In klinischen Studien werden aktuell sowohl aktive Immuntherapien (sog. Vakzinierungen) z. B. mit Peptiden gegen eine autoaktive Variante des EGFR (EGFRvIII) oder das mutierte IDH R132H oder Ansätze einer auf dendritischen Zellen basierenden Vakzinierung evaluiert. Außerdem werden vor allem Antikörper gegen sogenannte Checkpointmoleküle, z. B. *programmed death 1* (PD1/PDL1) oder anti- *cytotoxic T-lymphocyte-associated protein 4* (CTLA4), die bei anderen Tumoren bereits erfolgreich eingesetzt werden (**Kap. H 3**), untersucht.

## H 1.2.7 Unerwünschte Effekte der Tumortherapie

Die Behandlung von ZNS-Tumoren geht mit unerwünschten Wirkungen einher, die nicht immer von den durch die Tumorprogression bedingten neurologischen Störungen abzugrenzen sind. Die operationsassoziierte Morbidität nimmt stetig ab. Es werden jedoch eine relevante Morbidität und auch Mortalität durch Strahlentherapie und Chemotherapie verursacht. Die unerwünschten Effekte der Ganzhirnbestrahlung werden in **Kap. H 4** behandelt. Die unerwünschten Wirkungen der *Neuroachsenbestrahlung* werden hier zusammengefasst, da diese Behandlungsform vor allem bei intrinsischen Hirntumoren wie den Medulloblastomen und den Ependymomen eingesetzt wird. Bei diesen Tumoren sind die Patienten jung und die Prognose ist oft gut, so dass die langfristige Toxizität relevant wird. Die Neuroachsenbestrahlung kann Kleinwüchsigkeit, Knochenmarkdepression, Alopezie und Geschlechtshormonveränderungen bei Frauen verursachen. Nicht nur die Bestrahlung der Wachstumszonen der Wirbelsäule, sondern auch eine bestrahlungsinduzierte Hypophysendysfunktion mit Wachstumshormondefizienz ist für die Kleinwüchsigkeit verantwortlich. Die frühzeitige Supplementierung von Wachstumshormonen ist deshalb indiziert. Die Knochenmarkschädigung kann zu Anämie, Leukopenie oder Thrombozyto-

**Tab. H 1.6:** Chemotherapeutika für die Behandlung von Hirntumoren

| Medikament | Wirkmechanismus | Blut-Hirn-Schranken-Gängigkeit[a] | Dosis | Tumor | Unerwünschte Wirkungen[d] | Referenzen |
|---|---|---|---|---|---|---|
| BCNU (Carmustin) | Alkylanz | ++ | 150–200 mg/m² × 6 Wochen | anaplastisches Gliom, Glioblastom | Lungenfibrose | Walker et al. 1978; 1980 |
| Bevacizumab | Vascular endothial growth factor (VEGF) inhibierender Antikörper | – | 10 mg/kg Körpergewicht × 2 Wochen | Glioblastom (individuelle Therapieversuche bei fortgeschrittener Erkrankung) | Arterielle Hypertonie, Proteinure, thromboembolische Komplikationen | Chinot et al. 2014 |
| CCNU (Lomustin) | Alkylanz | ++ | 130 mg/m² [b] × 6 Wochen<br>110 mg/m² [c] × 6 Wochen max. Dosis 200 mg[e] | anaplastisches Gliom, Glioblastom,<br>Medulloblastom | Lungenfibrose | Levin et al. 1990 Streffer et al. 2000 Packer et al. 1994 Kortmann et al. 2000 |
| Carboplatin | DNA-Quervernetzungen | – | verschiedene Schemata, z. B. 360 mg/m² × 4 Wochen | Germinom,<br>Oligodendrogliom | Polyneuropathie, Nephrotoxizität | Alberts und Dorr 1998 |
| Cytarabin | | + | verschiedene Schemata, z. B. 120 mg/m² D1 × 3 × 6 Wochen | Glioblastom | insgesamt mäßig, Lungenödem | NOA 2003 |
| Etoposid (VP16) | Topoisomerase-II-Inhibitor | | verschiedene Schemata | Germinom,<br>anaplastisches Gliom, Glioblastom | Diarrhoe | Jensen et al. 2010 |
| Imatinib/ Glivec | PDGF-Rezeptor-Antagonist | | 2 × 300–400 mg täglich | Glioblastom | Periphere Ödeme | Dresemann 2004 |
| Procarbazin | Alkylanz | | 130–150 mg/m² p. o. D1–D28 × 4 Wochen<br>oder D8–21 60 mg/m² [e] max. Dosis 2 Kps. | anaplastisches Gliom, Glioblastom | Allergie (PNP) | Brandes et al. 1999a Yung et al. 2000 |
| Temozolomid | Alkylanz | ++ | 150–200 mg/m² D1–D5 × 4 Wochen; 75 mg/m²/ Tag konkomitant zur Bestrahlung | anaplastisches Gliom, Glioblastom | Diarrhoe | Friedman et al. 1998 Yung et al. 1999; 2000 Stupp et al. 2005 |
| Topotecan | Topoisomerase-I-Inhibitor | ++ | 1,5 mg/m² D1–5 × 3 Wochen | anaplastisches Gliom, Glioblastom | insgesamt gering | Macdonald et al. 1996 |
| Vincristin | Spindelgift | – | 1,4 mg/m² (max.: 2 mg)[e] | 1p/19 kodel. Gliome<br>Medulloblastom | Polyneuropathie | Cairncross et al. 1994 Packer et al. 1997 |

a Liquorspiegel > 30 % Serumspiegel: ++, > 5 % +, < 5 % –
b Monotherapie
c Kombinationschemotherapie
d außer Myelosuppression
e PCV-Protokoll

H 1

penie führen. Diese Blutbildveränderungen sind meist selbstlimitierend. Der strahleninduzierte Haarverlust ist dosisabhängig und häufig reversibel. Die Einbeziehung der Ovarien in das Strahlenfeld birgt ein Risiko für hormonelle Störungen. Die Hoden werden nicht in das Bestrahlungsfeld eingeschlossen. Das Risiko für das Auftreten einer Strahlenmyelopathie ist dosisabhängig. Unterhalb einer Dosis von 50 Gy ist diese Komplikation selten. Anekdotisches Ansprechen auf Antikoagulation (**Kap. H 4**) oder hyperbare Sauerstofftherapie wurde berichtet.

*Chemotherapie* führt zu vorhersagbarer, meist transienter Myelosuppression sowie substanzspezifischen Nebenwirkungen (**Tab. H 1.6**). Der niedrigste Wert der Leukozyten und der Thrombozyten wird als *Nadir* bezeichnet. Dieser Gipfel der Myelosuppression wird bei den meisten Chemotherapeutika zwischen dem 7. und 14. Tag nach Behandlung beobachtet. Bei den Nitrosoharnstoffen treten die Nadires erst nach 4 bis 6 Wochen auf. Der Nadir legt die Zeitplanung der Zyklen der Chemotherapie fest. Während der Chemotherapie sind wöchentliche Bestimmungen der Leukozyten- und Thrombozytenzahl und zumindest bei Alkylanzien auch der Lymphozytenzahl notwendig. Zwei Untersuchungen pro Woche sollten erfolgen, wenn die Zahl der neutrophilen Granulozyten unter 1 500/µl oder die der Thrombozyten unter 50 000/µl liegt. Bei Neutrophilenzahlen unter 1 000/µl oder Thrombozytenzahlen unter 25 000/µl sind tägliche Bestimmungen erforderlich. Bei drohendem raschen Absinken der neutrophilen Granulozyten unter 500/µl oder Werten unter 500/µl, sollte *granulocyte colony-stimulating factor* (G-CSF, 300 µg täglich) appliziert werden, bis die Werte mindestens zwei Tage lang über 500/µl liegen. Patienten mit neutrophilen Granulozyten unter 500/µl *ohne* Fieber oder anderen Infektzeichen sollten eine prophylaktische Antibiotika-Therapie erhalten. Empfohlen werden z. B. 200 mg Ofloxacin und 100 mg Fluconazol p. o., bis die Neutrophilen wieder über 500/µl liegen. Patienten, die parallel mit Kortikosteroiden behandelt werden, sollten zur Prävention einer *Pneumocystis jiroveci*-Pneumonie zusätzlich 80 mg Trimethoprim und 400 mg Sulfamethoxazol einnehmen, die nach Absetzen der Steroide noch weitere zwei Wochen gegeben werden. Die Ursache für die Anfälligkeit von Hirntumorpatienten gegenüber *Pneumocystis jiroveci*-Pneumonien ist durch die Lymphozytopenie bedingt. Daher sollte bei Kombinationstherapie mit Kortikosteroiden und Chemotherapie sowie in der kontinuierlichen Temozolomidtherapie parallel zur Radiotherapie sowie ab einer Lymphozytenzahl < 500 eine prophylaktische Gabe von Trimethoprim/Sulfamethoxazol einmal täglich an drei Tagen der Woche, z. B. Montag, Mittwoch und Freitag, gegeben werden (↑, B). Myelosupprimierte Patienten mit Fieber oder anderen Infektzeichen sollten zur Gabe intravenöser Antibiotika, z. B. Piperacillin/Tazobactam, 3 × 4,5 g pro Tag, und Gentamicin, 240 mg pro Tag, stationär aufgenommen werden. Patienten mit Thrombozytopenie unter 10 000/µl sollten hinsichtlich der Entwicklung von Blutungszeichen, z. B. im Bereich der Mundschleimhaut, stationär überwacht werden (↑, B).

Bei Patienten, die Nitrosoharnstoffe erhalten sollen, sollte vor Therapiebeginn und nach jedem dritten Therapiezyklus die Lungenfunktion evaluiert werden. Patienten mit einer auf Procarbazin (z. B. Natulan®) zurückzuführenden Medikamentenunverträglichkeit während der PC-Therapie können auf eine CCNU-Monotherapie (z. B. Cecenu®) mit erhöhter Dosis (130 mg/m$^2$ alle 6–8 Wochen) umgestellt werden. Vincristin (z. B. Vincristinsulfat®) in der Therapie adulter Medulloblastome oder anaplastischer Gliome mit 1p/19q Kodeletion wird weggelassen, wenn sich während der Therapie eine Polyneuropathie entwickelt.

### H 1.2.8 Symptomatische Therapie

Die Kontrolle *epileptischer Anfälle* hat große Bedeutung für die Lebensqualität von Hirntumorpatienten. Patienten, die mit einem Krampfanfall symptomatisch werden, werden wegen des Wiederholungsrisikos zunächst, zumindest perioperativ, antikonvulsiv eingestellt. Bei Patienten ohne postoperative Anfälle sollten die Antikonvulsiva spätestens nach drei Monaten langsam abgesetzt werden (↑, B). Persistieren die Anfälle über die ersten postoperativen Tage hinaus, so ist meist eine Behandlung auf Dauer indiziert. Mittel der ersten Wahl sind Levetiracetam, Lamotrigin und Valproinsäure. Levetiracetam und Valproinsäure sind auch für die intravenöse Applikation verfügbar (Weller 2012). Patienten, die trotz einer bis zum Auftreten relevanter unerwünschter Wirkungen ausdosierten antikonvulsiven Monotherapie weiterhin Anfälle erleiden, werden auf ein anderes Präparat umgestellt oder mit einer Kombination aus zwei oder drei Substanzen behandelt. Im Allgemeinen kann bei Patienten mit guter Kontrolle des Tumors auch ohne Antikonvulsiva viel eher mit Anfallsfreiheit gerechnet werden als bei Patienten, bei denen dies nicht gelingt (Wick et al. 2005). Bei jeder Verlaufskontrolle sollte die Notwendigkeit der Antikonvulsivatherapie überprüft werden, da die Langzeitbehandlung mit Antikonvulsiva zu kognitiven Beeinträchtigungen führen kann (Klein et al. 2002).

Das Risiko für *tiefe Venenthrombosen* und Lungenembolien ist für Patienten mit Hirntumoren, vor allem malignen Gliomen, erhöht (Marras et al. 2000). Ursächlich hierfür sind Immobilisierung, Extremitätenparesen, Kortisonmedikation und die Freisetzung thrombogener Faktoren durch die Tumorzellen. Ob dieses Risiko durch Strahlentherapie oder Chemotherapie weiter erhöht wird, ist unklar. Eine therapeutische Antikoagulation initial mit Heparin i. v. und dann s. c. niedermolekularem Heparin oder auch Vitamin-K-Antagonisten wie Phenprocoumon ist in der Regel unbedenklich. Zu den direkten oralen Antikoagulanzien fehlen umfangreichere Daten. Hirntumorpatienten nach tiefer Venenthrombose oder Lungenembolie sollten somit die gleiche Behandlung erhalten wie andere Patienten. Bei Patienten, die zeitgleich chemotherapeutisch behandelt werden, ist aufgrund möglicher Thrombozytopenien die Therapie mit niedermolekularen Heparinen wegen besserer Steuerbarkeit gegenüber Phenprocoumon ggf. zu bevorzugen.

## H 1.3 Neuroepitheliale Tumoren

### H 1.3.1 Diffuse astrozytäre und oligodendrogliale Tumoren

#### H 1.3.1.1 Klinik

Unter dem Begriff astrozytäre Tumoren werden Läsionen mit unterschiedlicher biologischer Dignität von gutartigen Veränderungen wie dem pilozytischen Astrozytom bis zum Glioblastom subsumiert. Die medianen Erkrankungsalter und Überlebensraten nach 2 und 5 Jahren für die astrozytären Tumoren finden sich in den **Tab. H 1.3** und **Tab. H 1.4**. Die wichtigsten Prädiktoren für einen besseren Verlauf innerhalb histologischer Entitäten sind geringes Alter und hoher Karnofsky-Index bei Diagnose. Das *pilozytische Astrozytom* (WHO-Grad I) ist ein meist kindlicher, oft zerebellär lokalisierter Tumor, häufig mit großen zystischen Komponenten, der chirurgisch geheilt werden kann. Neuere Sequenzierungsstudien zeigen, dass pilozytische Astrozytome eine Tumorerkrankung mit genetischen Läsionen ausschließlich im *mitogen-activated protein kinase* (MAPK) Signalweg sind (Jones 2013; Zhang 2013). Auch *Optikusgliome* sind meist WHO-Grad I-Läsionen, in etwa einem Drittel bei Neurofibromatose Typ I. *Diffuse IDH mutierte Astrozytome* (WHO-Grad II) und *IDH* mutierte anaplastische Astrozytome (WHO-Grad III) werden inzwischen als biologisch und prognostisch sehr ähnliche Entitäten betrachtet. Diese wachsen im Gegensatz zu pilozytischen Astrozytomen jedoch infiltrativ, typischerweise im Marklager der Hemisphären, seltener in Pons, Hypothalamus oder Rückenmark. Epileptische Anfälle sind die häufigsten Erstsymptome supratentorieller Manifestationen. Bei Hirnstammgliomen stehen zunächst Hirnnervenausfälle und später Pyramidenbahnzeichen oder Ataxie im Vordergrund. Spinale Astrozytome wachsen gewöhnlich langsam. Sie neigen zu Zystenbildung bis zur Entwicklung einer Syrinx. Bildgebend stellen sich diffuse Astrozytome in der MRT bei $T_1$-Wichtung hypointens, bei $T_2$-Wichtung hyperintens mit fehlendem oder nur geringem Masseneffekt dar.

*IDH* wildtypische WHO Grad II oder *anaplastische Astrozytome* (WHO-Grad III) und *IDH* wildtypische *Glioblastome* (WHO-Grad IV), sind eine molekular ähnlich Gruppe von Tumoren mit ungünstiger Prognose. Die Existenz von *bona fide* IDH wildtypischen Astrozytomen eines anderen als des Grad IV wird jedoch eindrücklich in Frage gestellt (Reuss 2015). Sie können im gesamten Gehirn, bevorzugt frontal und temporal, entstehen. Ungefähr 5 % der malignen Gliome sind bei Diagnosestellung multifokal, und 5–10 % wachsen im Verlauf in den Subarachnoidalraum ein. Charakteristische Merkmale bei der Diagnose eines Glioblastoms sind kurze Anamnese von weniger als 6 Monaten, progredientes fokales motorisches oder sensorisches neurologisches Defizit, konstante oder intermittierende Kopfschmerzen, partielle oder generalisierte Anfälle und Persönlichkeitsveränderungen. Die MRT zeigt ein schlecht demarkiertes Gebiet gemischter Intensität, das häufig auch bei kleineren Tumoren von einem großen vasogenen Ödem umgeben ist. Die Kontrastmittelaufnahme ist meist irregulär ringförmig, häufig aber auch wie bei Metastasen regulär ringförmig mit einer zentralen Hypodensität, die einer Nekrosezone oder einer Zyste entspricht.

Mehr als 50 % der Oligodendrogliome entstehen in den Frontallappen, 20 % wachsen bifrontal infiltrierend unter Einbeziehung des Marklagers. Auch Basalganglien und Corpus callosum sind häufig betroffen. Die häufigste klinische Manifestation sind Krampfanfälle. Ungefähr 90 % der Oligodendrogliome zeigen Verkalkungen. Mischgliome sind eine Diagnose aus der Zeit vor Implementierung der molekularen Diagnostik und vermutlich nicht existent. Diese Gruppe kann durch Identifikation der 1p/19q Kodeletion (dann Oligodendrogliom) und ATRX Verlust (dann Astrozytom) aufgelöst werden (Wiestler et al. 2013).

Die therapeutischen Prinzipien werden insgesamt vor allem durch die molekulare Klassifikation bestimmt, so dass im Folgenden keine scharfe Trennung zwischen astrozytären und oligodendroglialen Tumoren, sondern gemäß Molekularpathologie vorgenommen wird.

#### H 1.3.1.2 Epidemiologie und Verlauf

Der *WHO-Grad* ist ein guter, aber in der Bewertung durch den Neuropathologen subjektiver prognostischer Marker für astrozytäre Tumoren (**Tab. H 1.4**). In der aktualisierten WHO-Klassifikation erreicht eine Kombination aus *IDH* Status und WHO Grad basierend auf verschiedenen Hochdurchsatzuntersuchungen eine deutlich bessere prognostische Aufteilung (Wiestler 2014; Weller 2015; TCGA 2015; Suzuki 2015).

Heilungen sind mit Ausnahme der pilozytischen Astrozytome selten. Für Patienten mit pilozytischen Astrozytomen ist die Prognose sehr gut. Maligne Entartung ereignet sich spontan (0,9 %) oder nach Strahlentherapie (1,8 %) nur selten (Tomlinson et al. 1994). Eine onkogene Aberration von BRAF findet sich bei 60–80 % der pilozytischen Astrozytome. Da diese selten bei diffusen astrozytären Tumoren zu finden sind, kann ihre An- oder Abwesenheit die Differentialdiagnose zwischen pilozytischen und niedriggradigen, diffusen Astrozytomen erleichtern (Pfister et al. 2008). Im Gegensatz zu dieser histologisch stabilen Entität zeigen diffuse WHO-Grad II-Astrozytome die Tendenz zur malignen Progression, d. h. im Falle des Rezidivs entsprechen sie oft einem anaplastischen Astrozytom oder Glioblastom. Günstige prognostische Faktoren für Patienten mit *IDH*-mutierten WHO-Grad II-Gliomen sind Alter unter 40, epileptische Anfälle bei Diagnosestellung, geringes Tumorvolumen (unter 40 ml), Fehlen von p53-Mutationen, geringer Resttumor nach der Resektion und hoher Karnofsky-Index (Pignatti et al. 2002). Dem Nachweis des mutanten IDH1-Proteins (R132H) kommt eine große Bedeutung bei der Identifikation von diffusen Gliomen, deren differentialdiagnostischer Abgrenzung gegenüber anderen Tumorentitäten und einer reaktiven Gliose (Balss et al. 2008) und aktuell der Gradierung der Gliome insgesamt zu (Louis et al. 2016). Das pilomyxoide Astrozytom stellt eine Variante des pilozytischen Astrozytoms dar. Diese Tumoren sind im

Vergleich zum klassischen pilozytischen Astrozytom mit einer höheren Wahrscheinlichkeit der lokalen Rezidivbildung sowie liquorgenen Dissemination assoziiert und werden daher dem WHO-Grad II zugeordnet (Louis et al. 2007, 2016).
*IDH*-mutierte anaplastische Astrozytome haben eine schlechtere Prognose als WHO II Astrozytome mit denselben biologischen Veränderungen; ggf. wurden diese Tumore vergleichsweise später entdeckt, proliferieren schneller, ohne sich biologisch zu differenzieren (Weller 2015; Suzuki 2015). Insbesondere eine andere Serie aus Heidelberg bezweifelt einen relevanten Unterschied zwischen Grad II und Grad III Astrozytomen (Reuss 2015).
Die Überlebensraten für oligodendrogliale Tumoren sind deutlich besser als für Astrozytome (**Tab. H 1.4**). Da einige Oligodendrogliome auch ohne Therapie über Jahre nicht wachsen und da die histologischen Diagnosekriterien von Studie zu Studie variierten, müssen insbesondere retrospektiv erhobene Daten mit Vorsicht interpretiert werden.
Die Prognose für *IDH* wildtypische anaplastische Astrozytome und Glioblastome ist schlecht. Die Verlängerung des progressionfreien Überlebens durch Operation, Strahlentherapie und Chemotherapie reicht von einigen Monaten beim Glioblastom bis zu Jahren bei einigen Patienten mit anaplastischem Astrozytom. Einzelne Patienten mit Glioblastom leben länger als 5 Jahre. Im Vergleich zu anderen Patienten waren diese Patienten jünger, erhielten eine makroskopisch komplette Tumorresektion, adjuvante Chemotherapie, zeigten histologisch eine geringere Proliferationsrate und hatten eine Methylierung im *MGMT* Promotor (Steinbach et al. 2005; Krex et al. 2007). In einer großen Serie des Deutschen Gliomverbunds waren die *MGMT* Promotor Methylierung und die *IDH* Mutationen die wichtigsten prognostischen Parameter (Weller et al. 2009). Patienten mit malignem Gliom, die 65 Jahre oder älter sind, sterben oft innerhalb weniger Monate (Wick 2012). Der *MGMT* Status scheint einen relevanten Einfluss auf die Wirkung von Temozolomid in der Primärtherapie zu haben (Wick 2012; Malmström 2012; Wick 2014; Perry 2016; **Tab. H 1.9**). Insgesamt profitieren jedoch auch ältere Patienten von einer Radiochemotherapie mit Temozolomid (Perry 2016), wobei die Radiotherapie hypofraktioniert (15 x 2,67 Gy) über 3 Wochen gegeben werden sollte (Roa 2005; Malmström 2012; Perry 2016).
Der klinische Verlauf von Gliosarkomen entspricht dem der Glioblastome. Es ist bisher ungeklärt, ob Riesenzellglioblastome gegenüber den Glioblastomen eine bessere Prognose besitzen. Differenzielle therapeutische Strategien für Glioblastome, Riesenzellglioblastome oder Gliosarkome gibt es nicht.
*Hirnstammgliome* sind häufig diffuse Grad II-Läsionen, z. T. aber auch höhergradig. Sie finden sich häufiger bei Kindern als bei Erwachsenen. Die Diagnose wird vor allem bei Kindern oft alleine nach der Bildgebung gestellt. Da bei Erwachsenen die Bildgebung nicht so eindeutig und das differentialdiagnostische Spektrum größer ist und außerdem zunehmend molekulare Parameter, z. B. das Vorliegen eine H3-K27M Mutation diagnostisch und ggf. zukünftig auch therapeutisch relevant ist, sollte (prinzipiell auch bei Kindern) stets die bioptische Sicherung der Diagnose angestrebt werden (Rachinger et al. 2009). Die Überlebensraten bei Kindern liegen bei 51 % nach 1 Jahr und bei 10 % nach 5 Jahren (Wolff et al. 2008; Qaddoumi et al. 2009). Die Überlebensraten älterer Patienten sind besser (Laigle-Donadey et al. 2008).
Etwa 25 % aller *spinalen Tumoren* des Erwachsenenalters sind Astrozytome des WHO-Grads II. Die 10-Jahres-Überlebensraten bei spinalen Astrozytomen sind für pilozytische Astrozytome hoch (81 %), für fibrilläre Grad II-Astrozytome mit 15–75 % je nach Serie deutlich niedriger Robinson et al. 2005). Wie überall im ZNS ist die Prognose für die seltenen spinalen Grad III/IV-Astrozytome trotz multimodaler Therapie schlecht.
Es sollte darüber aufgeklärt werden, dass eine Schwangerschaft das Wachstum niedergradiger Gliome verstärken kann (Pallud et al. 2010).

### H 1.3.1.3 Therapeutische Prinzipien

Die wichtigsten therapeutischen Prinzipien für Astrozytome bei Diagnose und Progression oder Rezidiv sind in **Tab. H 1.7** zusammengefasst, die wichtigsten Studienergebnisse in den **Tab. H 1.8 a, b** und **Tab. H 1.9**. Die Operation ist Therapie der Wahl beim pilozytischen Astrozytom (Brown et al. 2004). Sie gilt auch als Standard in der Primär- und Rezidivtherapie bei umschriebenen niedergradigen Gliomen sowie bei anaplastischen Astrozytomen. Diffuse niedergradige Gliome ohne gute Abgrenzung in der T2-gewichteten MRT sind eher selten für eine primäre Resektion geeignet. Bei kontrastmittelaffinen Gliomen (WHO-Grad II, III und IV) mit lokaler Raumforderung ist die mikrochirurgische Resektion meist des Kontrastmittel-aufnehmenden Tumoranteils der erste Therapieschritt. Bei malignen Gliomen ohne raumfordernden Charakter in eloquenten, funktionstragenden Arealen ist die Indikation zur Resektion zurückhaltender zu stellen. Auch bei IDH wildtypischen Glioblastomen ist eine zweite Resektion sinnvoll, wenn bei günstigen Prognosefaktoren (geringes Tumorvolumen, klinischer Zustand und Lage des Tumors) den Patienten postoperativ eine weitere Therapie angeboten werden kann (Park et al. 2010; Suchorska et al. 2016).
*MGMT* hat außerdem für Glioblastome prädiktiven Charakter für ein Ansprechen auf eine erneute alkylierende Chemotherapie, also z. B. Temozolomid oder Nitrosoharnstoffe (Weller et al. 2015).
Die *Strahlentherapie der erweiterten Tumorregion* ist eine Behandlungsoption für die seltenen progredienten pilozytischen Astrozytome, die z. B. bei Lage in der Sehbahn oder im Thalamus operativ nicht angehbar sind (Tao et al. 1997). Der Stellenwert der Strahlentherapie bei diffusen Astrozytomen ist unbestritten, der beste Zeitpunkt muss individuell festgelegt werden. In der EORTC-Studie 22844 zeigte sich kein Überlebensunterschied zwischen einer Dosis von 45 Gy oder 59,4 Gy (Karim et al. 1996). In einer ähnlichen amerikanischen Studie zeigte sich kein Unterschied zwischen 50,4 Gy und 64,8 Gy (Shaw et al. 2002). Die EORTC-Studie 22845 belegt, dass die Strahlentherapie mit 54 Gy bei Diagnosestellung gegenüber Zuwarten mit 7,4 gegenüber 7,2 Jahren keinen

**Tab. H 1.7:** Standardbehandlungen für gliale Tumoren

| | Behandlung bei Diagnosestellung | Behandlung bei Rezidiv oder Progression |
|---|---|---|
| pilozytisches Astrozytom (WHO-Grad I) | Resektion (↑, B) | Reresektion (↑, B)<br>Strahlentherapie falls Resektion nicht möglich (↑, B)<br>MAPK-Signalweghemmung |
| diffuses IDH mutiertes Astrozytom (WHO-Grad II) ohne 1p/19q Kodeletion | Resektion<br>Biopsie und Abwarten (↑, C)<br>Biopsie und Strahlentherapie plus Erhaltungstherapie mit PCV (↑, B) | Resektion<br>Strahlentherapie (↑↑, A)<br>Radiochemotherapie (↑, B) |
| IDH mutiertes Oligodendrogliom (WHO-Grad II) mit 1p/19q Kodeletion | Resektion und Abwarten oder Radiochemotherapie mit PCV (↑, B) | Resektion und Chemotherapie mit Temozolomid (↑, B) |
| IDH mutiertes anaplastisches Astrozytom (WHO- Grad III) ohne 1p/19q Kodeletion | Resektion plus Strahlentherapie (↑↑, A) und Erhaltungstherapie mit Temozolomid (↑, B) | Reresektion plus Chemotherapie |
| IDH mutiertes anaplastisches Oligodendrogliom (WHO-Grad III) | Resektion und Abwarten oder Radiochemotherapie mit PCV (↑↑, B) | Reresektion und Chemotherapie mit Temozolomid (↑, B) |
| IDH wildtypisches Glioblastom (WHO-Grad IV) | Resektion (oder Biopsie) plus Strahlentherapie (↑↑, A)<br>plus Temozolomid (↑↑, A) | (Reresektion plus) Chemotherapie (↑, B) oder stereotaktische Strahlentherapie (↑, C) |

Überlebensvorteil bringt. Jedoch verlängert sie die Zeit bis zur Progression mit 5,3 gegenüber 3,4 Jahren signifikant (van den Bent et al. 2005). Prinzipiell erlauben diese Daten ein abwartendes Vorgehen bei Patienten ohne schlechte prognostische Faktoren. Sobald jedoch Behandlungsbedarf aufgrund von Alter, Tumorgröße, Ausmaß der Resektion oder Progressionsereignis besteht, sollten Patienten kombiniert behandelt werden. Die aktuellen Ergebnisse der RTOG 98–02 Studie erfordern eine Radiotherapie und nachfolgend eine Chemotherapie mit PCV (Buckner 2016; Weller 2017).

Die *Brachytherapie* erscheint als alternative Form der Strahlentherapie für WHO-Grad I/II-Gliome wirksam (Kreth et al. 2010). Sie kommt bei radiologisch (im T2-MRT) umschriebenen Tumoren unter 4 cm im Durchmesser sowohl primär als auch nach inkompletter Resektion in Betracht (Schnell et al. 2008). Letzteres Vorgehen stellt ein innovatives Konzept zur Reduktion operationsbedingter Morbidität dar, wenn Anteile des Glioms in funktionell wichtigen Regionen liegen und der Tumor für eine primäre Radiotherapie zu groß ist. Bei diffusen Astrozytomen des Hirnstamms oder des Rückenmarks ist die Strahlentherapie Therapie der Wahl (Laigle-Donadey et al. 2008).

Die *Strahlentherapie* der erweiterten Tumorregion ist seit den Studien von Walker et al. (1978, 1980) (**Tab. H 1.7** und **Tab. H 1.9**) der Standard für Patienten mit anaplastischem Astrozytom oder Glioblastom. Eine französische Studie zum Vergleich von Strahlentherapie und supportiver Therapie zeigt einen deutlichen Vorteil bei der Überlebenszeit auch bei älteren Patienten (Keime-Guibert et al. 2007). Die postoperative Strahlentherapie sollte innerhalb von 3–5 Wochen nach der Operation erfolgen Trotz intensiver Bemühungen um die Optimierung von Dosis und Fraktionierung wurde bisher keine Verbesserung gegenüber dem konventionellen Schema von 54–60 Gy in 1,8–2 Gy-Fraktionen erzielt (Laperriere et al. 2002). Akzelerierte Schemata mit höheren Einzeldosen sind für Patienten mit schlechterer Prognose akzeptabel (Brada et al. 1999), der konventionellen Therapie bei älteren Patienten nicht unterlegen (Roa et al. 2004; Malmström 2012) und inzwischen als bevorzugte Form der Radiotherapie für ältere Patienten akzeptiert. Weder Brachytherapie (Laperriere et al. 1998) noch ein radiochirurgischer Boost (Souhami et al. 2004) zusätzlich zur konventionellen Strahlentherapie verbessern die Überlebenszeit. Auch viele Ansätze zur Verbesserung der Wirksamkeit der Strahlentherapie mit strahlensensibilisierenden Substanzen sind gescheitert. Wenn der Tumor als umschriebene Läsion rezidiviert, ist eine stereotaktische hypofraktionierte Strahlentherapie möglich (Combs et al. 2005b; Grosu et al. 2005).

Zu den Studien der RTOG, EORTC und NOA gibt es aktuelle Langzeitergebnisse, die einen prädiktiven Effekt für die 1p/19q Kodeletion für ein Ansprechen auf eine Radiochemotherapie mit PCV ergeben haben (EORTC 26951 und RTOG 94–02) und keine Überlegenheit einer Monochemotherapie gegenübere einer alleinigen Radiotherapie in dieser Patientengruppe (**Tab. H 1.8b**).

Die *Chemotherapie* hat für pilozytische Astrozytome im Erwachsenenalter noch keine Bedeutung. Sie wird jedoch bei kindlichen Grad I/II-Gliomen sowohl im Rezidiv als auch vor Strahlentherapie mit gewissem Erfolg eingesetzt, vor allem bei Kindern unter 3 Jahren, um einen Aufschub der Strahlentherapie zu ermöglichen (Packer et al. 1997; Gnekow et al. 2004). Obwohl die Chemotherapie keine Heilung erreicht, werden über Jahre dauernde Stabilisierungen erreicht. Aktuell werden Konzepte der Hemmung des MAPK Signalwegs untersucht.

Für *IDH* mutierte WHO II Astrozytome wird eine PCV Chemotherapie nach einer Radiotherapie als Primärbehandlung eingesetzt. Bei nicht 1p/19q kodeletierten IDH mutierten WHO Grad III Gliomen wird nach den verfügbaren Ergebnissen der

**Tab. H 1.8a:** Ausgewahlte klinische Studien bei niedriggradigen Gliomen und anaplastischen oligodendroglialen Tumoren[1]

| Referenz | Tumor | n | Therapie | n | Ansprechen | medianes progressionsfreies Überleben [Monate] | Progressionsfreies Überleben nach 12 Monaten [%] | medianes Überleben [Monate] | 5-Jahres-Überleben [%] |
|---|---|---|---|---|---|---|---|---|---|
| WHO-Grad II | | | | | | | | | |
| **Strahlentherapie** | | | | | | | | | |
| EORTC 22844<br>(Karim et al. 1996) | Pilozytische Astrozytome<br>Astrozytome<br>Oligoastrozytome<br>Oligodendrogliome | 31<br>206<br>31<br>75 | RT, 25 × 1,8 Gy (45 Gy)<br><br><br>RT, 33 × 1,8 Gy (59,4 Gy) | 171<br>172 | | ca. 58<br>ca. 61 | ca. 92<br>ca. 87 | ca. 68 | ca. 58<br>ca. 58 |
| EORTC 22845<br>(Karim et al. 2002) | Astrozytome<br>Oligoastrozytome<br>Oligodendrogliome<br>unklar | 180<br>29<br>78<br>3 | Beobachtung<br>RT, 30 × 1,8 Gy (54 Gy) | 140<br>150 | | 41<br>58 | 81<br>93 | > 77<br>ca. 77 | 66<br>63 |
| NCCTG/RTOG/<br>ECOG<br>(Shaw et al. 2002) | Astrozytome<br>Oligodendrogliome | 65<br>138 | RT, 28 × 1,8 Gy (50,4 Gy)<br>RT, 36 × 1,8 Gy (64,8 Gy) | 101<br>102 | | ca. 70<br>ca. 67 | ca. 94<br>ca. 86 | ca. 118<br>ca. 102 | 72<br>64 |
| **Chemotherapie** | | | | | | | | | |
| Buckner et al. 2003 | Oligodendrogliome<br>Oligoastrozytome | 17<br>11 | PCV | | 29–52 % | | | | |
| Quinn et al. 2003 | Astrozytome<br><br>Oligodendrogliome<br>Oligoastrozytome<br>Pilozytische Astrozytome | 16<br><br>20<br>5<br>5 | Temozolomid (200 mg/m[2] D1–5 × 28 Tage) | | 11 CR, 17 PR, 16 SD | 22 | 76 | | |
| Hoang-Xuan et al. 2004 | Oligodendrogliome<br><br>Oligoastrozytome | 49<br><br>11 | Temozolomid (200 mg/m[2] D1–5 × 28 Tage) | | 10 PR, 8 MR, 36 SD | | 73 | | |
| Baumert et al. 2015 | WHO Grad II Gliome mit Behandlungsindikation | | Radiotherapie (28 × 1,8 Gy bis 50,4 Gy)<br>Temozolomid (75 mg m[2] D1–21 × 28 Tage) | 240<br>237 | | 46<br>39 | | | |
| Buckner et al. 2016 | WHO Grad II Gliome mit Behandlungsindikation | 126<br>125 | RT<br>RT->PCV | | | 48<br>124 | | 94<br>160 | |

| **Anaplastische oligoden drogliale Tumoren** | | | | | | | | | |
|---|---|---|---|---|---|---|---|---|---|
| EORTC 26972 (Van den Bent et al. 2003a) | Oligodendrogliome<br>Oligoastrozytome<br>nach RT+PCV | 17<br>11 | Temozolomid | | 7 CR/PR | | 11 | 12,3 | |
| EORTC 26971 (Van den Bent et al. 2003b) | Oligodendrogliome<br>Oligoastrozytome<br>nach RT | 24<br>15 | Temozolomid | | 10 CR, 10 PR | 10,4 | 40 | | |
| RTOG 94–02 (Cairncross et al. 2006) | Anaplastische Oligodendrogliome und Oligoastrozytome nach Op | 148<br>141 | RT<br>PCV+RT | 142<br>147 | | 20,4<br>31,2 | 66<br>69 | 56,4<br>58,8 | 46<br>49 |
| EORTC 26951 (Van den Bent et al. 2006) | Anaplastische Oligodendrogliome und Oligoastrozytome | 265<br>100 | RT<br>RT + PCV | 185<br>183 | | 13<br>23 | 52<br>65 | 30,6<br>40,3 | 37<br>44 |
| NOA-04 (Wick et al. 2009) | Anplastische Astrozytome,<br>Oligodendrogliome und<br>Oligoastrozytome | 144<br>91<br>39 | RT<br>TMZ/PCV<br>RT<br>TMZ/PCV<br>RT<br>TMZ/PCV | 70<br>66<br>22<br>27<br>47<br>41 | | 10,8<br>18,2<br>52,1<br>52,7<br>52,1<br>52,7 | | 72,1<br>82,6 | |

1 Op Operation, RT Strahlentherapie, ChT Chemotherapie, CR komplette Remission, PR partielle Remission, SD stabile Erkrankung, PD Progression, PCV Procarbazin, CCNU und Vincristin, TMZ Temozolomid (**Tab. H 1.5**)

**Tab. H 1.8b:** Langzeitergebnisse ausgewahlter klinische Studien bei anaplastischen Gliomen

| | **RTOG 9402** | | **EORTC 26951** | | **NOA-04** | |
|---|---|---|---|---|---|---|
| [years] | **RT** | **PCV+RT** | **RT** | **RT+PCV** | **RT** | **CT** |
| PFS, IDHwt/1p/19q intakt | 1,0 | 1,2 | 0,6 | 0,8 | 0,8 | 0,8 |
| OS, IDHwt/1p/19q intakt | 2,7 | 2,6 | 1,8 | 2,1 | 4,7 | 3,1 |
| PFS, 1p/19q codel | 2,9 | 8,4 | 4,2 | 13,1 | 8,7 | 7,5 |
| OS, 1p/19q codel | 7,3 | 14,7 | 9,3 | nicht erreicht | nicht erreicht | nicht erreicht |

1p/19q codel Kodeletion von 1p/19q; IDH Isozitratdehydrogenase; PCV Procarbazin, Lomustin und Vincristin; OS Gesamtüberleben; PFS progressionsfreies Überleben; RT Radiotherapie; wt Wildtyp

**Tab. H 1.9:** Resultate ausgewählter klinischer Studien für maligne Gliome

| Literatur | Tumor | N | Therapie[1] | Ansprechen | medianes progressionsfreies Überleben [Monate] | Medianes Überleben [Monate] | 1-Jahres-Überleben [%] | 2-Jahres-Überleben [%] |
|---|---|---|---|---|---|---|---|---|
| **Primärtherapie** | | | | | | | | |
| Walker et al. 1978 | maligne Gliome[2] | 42<br>68<br>93<br>100 | Supportive Therapie<br>BCNU<br>RT[3]<br>RT + BCNU | | | 3,3<br>4,3<br>8,4<br>8,1 | 3<br>12<br>24<br>32 | 0<br>0<br>1<br>5 |
| Walker et al. 1980 | maligne Gliome | 81<br>94<br>92<br>91 | MeCCNU<br>RT<br>RT + BCNU<br>RT + MeCCNU | | | 5,6<br>8,4<br>11,9<br>9,8 | 15<br>35<br>50<br>37 | 8<br>10<br>15<br>12 |
| Laperriere et al. 1998 | maligne Astrozytome | 69<br>71 | RT<br>RT + Brachytherapie | | | 13,2<br>13,8 | | |
| Rainov 2000 | Glioblastome | 124<br>124 | RT<br>RT + HSV/TK | | 6,1<br>6 | 11,8<br>12,2 | 55<br>50 | |
| Neuro-Oncology Working Group 2003 | Anaplastische Gliome<br>Anaplastische Gliome<br>Glioblastome | 29<br>32<br>154 | RT + ACNU + VM26<br>RT + ACNU + Ara-C<br>RT + ACNU + VM26 | | | 60<br>62,5<br>17,3 | 93<br>92<br>66 | 88<br>72<br>25 |
| | Glioblastome | 147 | RT + ACNU + Ara-C | | | 15,7 | 65 | 29 |
| Vuorinen et al. 2003 | Maligne Gliome | 13<br>10 | Biopsie + RT<br>Resektion + RT | | 6<br>3 | | | |
| Westphal et al. 2003 | Maligne Gliome | 120<br>120 | RT<br>Giladel® + RT | | 5,9<br>5,9 | 11,6<br>13,9 | 50<br>59 | |
| Roa et al. 2004 | Glioblastome ³ 60 Jahre | 51<br>49 | RT, 30 × 2 Gy (60 Gy)<br>RT, 15 × × Gy (40 Gy) | | | 5,1<br>5,6 | | |
| Souhami et al. 2004 | Glioblastome | 97<br>89 | RT + BCNU<br>RT + BCNU + Radiochirurgie (15–24 Gy) | | | 13,6<br>13,5 | | 9<br>13 |
| Stupp et al. 2005; 2009 | Glioblastome | 286<br>287 | RT<br>RT/TMZ + TMZ | | 5<br>6,9 | 12,1<br>14,6 | 51<br>61 | 10<br>26 |
| Keime-Guibert et al. 2007 | Anaplastische Astrozytome und Glioblastome | 40<br>44 | RT (28 × 1,8 Gy)<br>Supportive Therapie | | | 6,5<br>4 | | |

| | | | | | | | | |
|---|---|---|---|---|---|---|---|---|
| Wick et al. 2012 | Anaplastische Astrozytome und Glioblastome bei Patienten > 65 Jahre | 178<br><br><br>195 | RT (30 × 2 Gy bis 60 Gy)<br>MGMT meth<br>MGMT unmeth<br>TMZ (7/14 Tage 100 mg/m$^2$)<br>MGMT meth<br>MGMT unmeth | | 4,7<br>**4,6**<br>4,6<br>3,3<br>**8,6**<br>3,3 | 9,6<br><br><br>8,6 | | |
| Malmström et al. 2012 | Glioblastome bei Patienten > 60 Jahre | 93<br><br><br>100<br>98 | TMZ 200 mg/m$^2$ 5/28, 6 Zyklen<br>MGMT meth.<br>MGMT unmeth.<br>RT (30 × 2 Gy)<br>RT (10 × 3.4 Gy)<br>MGMT meth.<br>MGMT unmeth. | | | 8,3<br>**9,7**<br>**6,8**<br>6,0<br>7,5<br>8,2<br>7,0 | | |
| Stupp et al. 2014 | Glioblastome (*MGMT* methyliert, keine stereotakt. Biopsie) | 273<br>272 | RT/TMZ+TMZ<br>RT/TMZ+TMZ+Cilengitide | | 7,9<br>10,6 | 26,3<br>26,3 | | |
| Chinot et al. 2014 | Glioblastome | 463<br>458 | RT/TMZ/Plazebo+TMZ/Plazebo<br>RT/TMZ/Avastin+TMZ/Avastin | | **6,2**<br>**10,6** | 16,7<br>16,8 | 66<br>72 | 30<br>34 |
| Stupp et al. 2015 | Glioblastome (stabil nach RT/TMZ) | 105<br>210 | RT/TMZ+TMZ<br>RT/TMZ+TMZ/NOVO TTF | | **4,0**<br>**7,1** | **16,6**<br>**19,6** | | |
| Perry et al. 2017 | Glioblastome bei Patienten ≥ 65 Jahre | 281<br>281 | RT (15 × 2.66 Gy bis 40,04 Gy)<br>RT/TMZ+TMZ | | **3,9**<br>**5,3** | **7,6**<br>**9,3** | | |
| **Rezidivtherapie** | | | | | | | | |
| Brem et al. 1995 | Maligne Gliome nach Op + RT | 110<br>112 | Op + Gliadel®<br>Op | | | 7,2<br>5,4 | | |
| Wong et al. 1999 | anaplastische Gliome<br>anaplastische Astrozytome nach Op + RT ± Chemotherapie | 150<br>225 | Verschiedene | 21 CR or PR<br>14 CR or Pr | 3<br>2,1 | 11<br>5,8 | 47<br>27 | |
| Yung et al. 1999 | anaplastische Astrozytome oder Oligoastrozytome nach Op + RT ± Chemotherapie | 111 | Temozolomid | 9 CR, 24 PR | 5,4 | 13,6 | 56 | |
| Yung et al. 2000 | Glioblastome nach Op + RT ± Chemotherapie | 112<br>113 | Temozolomid<br>Procarbazin | 6 PR<br>6 PR | 2,9<br>1,8 | | | |
| Brandes et al. 2004 | Glioblastome nach Op + RT | 40 | BCNU | 6 PR | 3 | 7 | | |

H 1

**Tab. H 1.9** Resultate ausgewählter klinischer Studien für maligne Gliome (Fortsetzung)

| Literatur | Tumor | N | Therapie[1] | Ansprechen | medianes progressionsfreies Überleben [Monate] | Medianes Überleben [Monate] | 1-Jahres-Überleben [%] | 2-Jahres-Überleben [%] |
|---|---|---|---|---|---|---|---|---|
| Wick et al. 2007 | Glioblastome nach Op + RT ± Nitrosoharnstoff | 64 | Temozolomid (one week on/one week off) | 1 CR, 6 PR | 5,5 | 8,8 | 23 | |
| Van den Bent et al. 2009 | Glioblastome nach Op + RT | | Erlotinib<br>BCNU/TMZ | 2 PR<br>5PR | 1,8<br>2,4 | 7,7<br>7,3 | 21,9<br>26,7 | |
| Friedman et al. 2009 | Glioblastome nach Op + RT/ TMZ + TMZ ± erster Rezidivtherapie | 84<br>82 | Bevacizumab<br>Bevacizumab + Irinotecan | 1 CR, 23 PR<br>2 CR, 28 PR | 4,2<br>5,6 | 9,2<br>8,7 | | |
| Wick et al. 2010 | Glioblastome nach Op + RT/ TMZ + TMZ ± erster Rezidivtherapie | 174<br>92 | Enzastaurin<br>Lomustin | 5 PR<br>4 PR | 1,5<br>1,6 | 6,6<br>7,1 | | |
| Perry et al. 2010 | Glioblastome<br>(≤ 6 × TMZ,<br>> 6 Zyklen TMZ<br>Reexposition)<br>Anaplastisches Astrozytome nach RT/TMZ + TMZ | 88<br>(33<br>27<br>28)<br>29 | <br>TMZ 50 mg/m² Tag | <br>1 PR<br>0 CR/PR<br>3 PR<br>4 PR | <br>3,6<br>1,8<br>3,7 | 9,3<br><br><br><br>14,6 | <br>27,3<br>14,8<br>28,6<br>60,7 | |
| Batchelor et al. 2010 | Glioblastome nach Op + RT/ TMZ | 131<br>129<br>65 | Cediranib 30 mg<br>Lomustin + Cediranib 20 mg<br>Lomustin + Placebo | 20 PR<br>22 PR<br>6 PR | 3,1<br>4,1<br>2,8 | 8<br>9,4<br>9,8 | | |
| Taal et al. 2014 | Glioblastome nach Standardtherapie | 41<br>48<br>49 | Lomustin<br>Bevacizumab<br>Lomustin + Bevacizumab | | 1<br>3<br>4 | 8<br>8<br>12 | | |
| Weller et al. 2015 | Glioblastome nach Standardtherapie | 52<br>53<br>46<br>59 | Temozolomid (7/14)<br>Temozolomid /21/28)<br>MGMT meth.<br>MGMT unmeth. | | 1.8<br>2.0<br>**3.2**<br>**1.8** | 9.8<br>10.6 | 41<br>32.7<br>**54.1**<br>**22.9** | |
| Wick et al. 2016 | Glioblastome nach Standardtherapie | 149<br>288 | Lomustin<br>Lomustin + Bevacizumab | | **1.54**<br>**4.17** | 8.64<br>9.1 | | |

1 Operationen meist nicht näher spezifiziert
2 Studien mit malignen Gliomen schlossen zu 70–90 % Glioblastome ein
3 RT Strahlentherapie, CR komplette Remission, PR partielle Remission
**Signifikante Ergebnisse sind fett gedruckt.**

CATNON Studie eine Temozolomid Chemotherapie nach einer Radiotherapie ebenfalls als Primärerhaltungstherapie eingesetzt. Der Stellenwert der die Radiotherapie begleitenden Temozolomidbehandlung ist noch nicht klar. Nach Primärtherapie progrediente Grad II/III-Astrozytome bei Erwachsenen werden ebenfalls mit Zytostatika behandelt. Durch den Nachweis der Wirksamkeit von Temozolomid in der Primärtherapie des Glioblastoms (Stupp et al. 2005) wurden die nitrosoharnstoffbasierten Protokolle aus der Primärtherapie verdrängt. Patienten, deren Tumor eine Methylierung der Promoterregion des *O6-Methylaguanyl-Methyl-Transferase (MGMT)*-Gens aufwies, erzielten eine 2-Jahres-Überlebensrate von 46 % (Hegi et al. 2005). Im Gegensatz zu Nitrosoharnstoffen besteht bei Temozolomid vermutlich keine kumulative Knochenmarktoxizität, sodass derzeit verschiedene Konzepte der Dosisintensivierung von Temozolomid geprüft werden. Kontrovers diskutiert wird hingegen die randomisierte Studie zur lokalen Chemotherapie mit BCNU-Plättchen (Gliadel®) (Westphal et al. 2003), die zwar für die *Intent-to-treat*-Population, nicht aber für Patienten mit Glioblastom einen signifikanten Zugewinn an Überlebenszeit erbrachte. Eine oligozentrische Phase-II-Studie bei Patienten mit neu diagnostiziertem Glioblastom mit CCNU und Temozolomid zusätzlich zur Strahlentherapie erbrachte ein medianes progressionsfreies Überleben von 9 Monaten und ein medianes Gesamtüberleben von 22,6 Monaten. In dieser Studie schienen auch nur die Patienten mit Methylierung der Promoterregion des *MGMT*-Gens von der Chemotherapie zu profitierten (Herrlinger et al. 2006).
Die Radiochemotherapie mit begleitendem und erhaltendem Temozolomid für 6 Monate ist Standard in der Primärtherapie von Glioblastomen. Die Studie 0525 der RTOG zur Dosisintensivierung von Temozolomid hat dies weder für Patienten mit methyliertem (= inaktivem) noch mit unmethyliertem (= aktivem) *MGMT*-Promotor geändert (Gilbert et al. 2011). Eine weniger eindeutige Situation liegt bei anaplastischen Gliomen vor. Die NOA-04-Studie zeigte auch im Langzeitverlauf, dass bei diesen Tumoren die primäre Chemotherapie mit PCV oder Temozolomid in allen Subgruppen die gleiche Effektivität erzielte wie die primäre Strahlentherapie (**Tab. H 1.8**). Andererseits läßt sich im Vergleich der verschiedenen Studien der NOA, RTOG und EORTC ein Vorteil der Kombinationstherapie gegenüber jedweder bisheriger unimodaler (Radio- oder Chemo-) Therapie ableiten, so dass heute bei IDH mutierten und 1p/19q kodeletierten Tumoren eine Chemostrahlentherapie mit PCV und bei Patienten mit IDH mutierten Gliomen ohne die Kodeletion eine Radiotherapie mit nachfolgender Temozolomid Therapie als Standard gilt (Weller 2016). Wegen des ungünstigen Nebenwirkungsprofils der Strahlentherapie im höheren Alter und der positiven Ergebnisse der Chemotherapie bei Patienten mit anaplastischen Gliomen hat die NOA-08-Studie Strahlentherapie und Temozolomid in einem dosisintensivierten Schema bei Patienten über 65 Jahre (www.neuroonkologie.de) verglichen. Die Auswertung des primären Endpunkts hat eine Nichtunterlegenheit von Temozolomid gegenüber der Radiotherapie im Bezug auf das Gesamtüberleben gezeigt (Wick et al. 2012; Malmström 2012). Außerdem wurde MGMT als starker prädiktiver Faktor für ältere Patienten mit Glioblastomen und anaplastischen Astrozytomen etabliert. Die Testung des *MGMT*-Promotormethylierungsstatus in dieser Patientengruppe erscheint erforderlich, wenngleich die Auswertung der aktuellen NCIC/EORTC Studie eine hypofraktionierte Radiotherapie (15 × 2,67 Gy) plus Temozolomid parallel zur Radiotherapie und als Erhaltungstherapie für alle Patienten unterstützen würde (Perry 2016).
In der Rezidivsituation oder bei Progression ist der Stellenwert der Chemotherapie (Nitrosoharnstoffe und Temozolomid) ggf. *MGMT*-abhängig (Weller 2015) gesichert. Rebestrahlungen sind in abhängig vom Zeitverlauf und der Lage und Größe des progredienten Tumors eine zu prüfende Option für eine Subgruppe von Patienten (Wick 2014). Pragmatisch werden vor allem Patienten frühestens 8–12 Monate nach der ersten Bestrahlung und Tumordurchmessern von nicht mehr als 4 × 4 × 4 cm behandelt, wenn keine Systemtherapie oder Studie möglich sind. Wegen fehlender Zulassung stellen auch antiangiogene Therapien mit Cediranib oder Bevacizumab trotz guter Ansprechraten keine Option dar. Bevacizumab wird aktuell in Deutschland in erster Linie als palliative Therapie nach Versagen zugelassener Optionen bei fitten Patienten und zur Therapie der Strahlennekrose *off label* eingesetzt.

### H 1.3.1.4 Pragmatische Therapie

*Pilozytische Astrozytome* werden mit kurativer Intention operiert (A). Auch ein Rezidiv sollte operiert werden. Die Strahlentherapie der erweiterten Tumorregion (54 Gy, 5 × 1,8–2 Gy-Fraktionen/Woche) sollte nur bei fehlenden chirurgischen Optionen erwogen werden (Brown et al. 2004) (B). Die Chemotherapie spielt mit Ausnahme kindlicher Optikusgliome keine Rolle in der Behandlung dieser Tumoren. Zukünftig könnten Signalweghemmstoffe aufgrund der entschlüsselten Molekularbiologie im Falle positiver Studien eine Option darstellen.
*IDH* mutierte Gliome *des WHO-Grads II* (Astrozytome und Oligodendrogliome) sollten reseziert werden, wenn keine Zunahme neurologischer Defizite zu erwarten ist (↑, C). Auch eine Rezidivresektion ist zu erwägen. Die Strahlentherapie oder eine Radiochemotherapie mit PCV oder Temozolomid nach Diagnosestellung ist bei Patienten indiziert, die unter über Krampfanfälle hinausgehenden neurologischen Defiziten leiden (↑, B) oder eine bildgebende Progression einer vormals nur beobachteten Läsion zeigen. Aufgrund randomisierter Studien sollte eine Dosis von 45 Gy ausreichend sein. Bei mit Ausnahme von Anfällen asymptomatischen Patienten kann die Strahlentherapie bis zur klinischen oder relevanten bildgebenden Progression aufgeschoben werden. Zuwartendes Verhalten ist bei Patienten mit asymptomatischen, kleinen Tumoren unter 40 Jahren eher gerechtfertigt als bei älteren Patienten. In allen Fällen sollte die Diagnose histologisch gesichert werden, da 30–45 % der radiologisch als niedergradig eingestuften Gliome histologisch Zeichen der Malignität aufwiesen (Scott et al. 2002; Kunz et al. 2011) und molekulare Parameter eine zunehmende Be-

deutung bei der Diagnose, Prognose und auch Therapieentscheidung erlangt haben (Weller et al. 2017). In den meisten Zentren wird ggf. eine externe fraktionierte Strahlentherapie angewendet. Brachytherapie ist bei kleinen, umschriebenen Tumorvolumina auch wirksam (Kreth et al. 2010). Die Wahl der Chemotherapie wird durch die aktuelle RTOG 9802 Studie, die keine molekulare Subgruppierung durchgeführt hat, grundsätzlich auf PCV festgelegt (↑, B) (Buckner et al. 2016). Aufgrund des Fehlens von Vergleichsdaten, der biologischen Nähe bzw. nicht-Unterscheidbarkeit von WHO Grad II und III Gliomen und der Effektivität einer Radiochemotherapie mit Temozolomid bei nicht kodeletierten anaplastischen Gliomen (↑, B) (van den Bent 2016), ist es plausibel für Patienten mit einem nicht-kodeletierten WHO Grad II Gliom analog der Strategie bei Patienten mit anaplastischen Gliomen, eine Radiotherapie mit oder ohne Temozolomid und in jedem Fall eine Erhaltungstherapie mit Temozolomid durchzuführen.

WHO-Grad II-Gliome, die nach der Primärtherapie rezidivieren, werden zunächst hinsichlich einer erneuten Operation sowie in Abhängigkeit von der Vortherapie chemotherapeutisch, bei Erwachsenen am ehesten mit Temozolomid, alternativ nach dem PCV-Schema, behandelt (B). Bei Ansprechen oder Stabilität des Tumors sollte Temozolomid nach acht Zyklen und PCV nach vier Zyklen pausiert werden. Eine zweite Bestrahlung ist bei langem Verlauf nach der initialen Radiotherapie ebenfalls zu erwägen. Spinale Grad II-Astrozytome sollten nach bioptischer Sicherung oder Teilresektion mit 5 × 1,8 Gy/Woche bis maximal 54 Gy bestrahlt werden. Sie können initial oder erst bei Progression ebenfalls mit Chemotherapie behandelt werden. Für pädiatrische Grad I/II-Gliome liegen Hinweise für die Wirksamkeit von Carboplatin plus Vincristin vor (Packer et al. 1997). Bildgebende Kontrollen werden initial im Abstand von vier bis sechs Monaten oder bei klinischer Progression durchgeführt.

Die postoperative Strahlentherapie (54–60 Gy, 5 × 1,8–2 Gy-Fraktionen/Woche) und eine (Erhaltungs-) Chemotherapie mit Temozolomid (5/28 Tage mit 150–200 mg/m$^2$ über 12 Zyklen) sind der Standard für die Behandlung *IDH-mutierter anaplastische Gliome* ohne 1p/19q Kodeletion (↑, B) (van den Bent et al. 2016). Patienten mit *IDH*-mutierten anaplastischen Gliomen mit 1p/19q Kodeletion werden aufgrund positiver Langzeitanalysen der randomisierten Studien der EORTC (26951) und RTOG (94–02) mit einer Radiochemotherapie mit PCV über 4–6 Zyklen therapiert (van den Bent 2013; Cairncross et al. 2013; Weller et al. 2016) (↑↑, B). Eine alleinige Radiotherapie ist obsolet und eine alleinige Chemotherapie bei ähnlicher Effektivität wie die Radiotherapie (Wick et al. 2016) möglicherweise auch nicht ausreichend. IDH-mutierte (sekundäre) Glioblastome werden zunehmend wie IDH-mutierte anaplastische Astrozytome behandelt.

*IDH wildtypische anaplastische Gliome* sind eine sehr wahrscheinlich verschwindende und einer Untergradierung eines Glioblastoms zugrundeliegende Gruppe von Tumoren. Formal sollte bei diesen Tumoren eine Behandlung wie bei einem Glioblastom durchgeführt werden. Beim Rezidiv sollte eine erneute Resektion in Betracht gezogen werden. Unabhängig von der Möglichkeit einer zweiten Operation sollten Patienten mit progredienten oder rezidivierten anaplastischen Astrozytomen mit gutem Allgemeinzustand (Karnofsky-Index > 60 %) mit Temozolomid (Yung et al. 1999) oder einem nitrosoharnstoffhaltigen Protokoll, PCV oder (Lomustin) behandelt werden (↑, B). Bei Erreichen von Stabilität oder Ansprechen des Tumors sollten Temozolomid nach acht und nitrosoharnstoffhaltige Therapien nach vier Zyklen pausiert werden. Bildgebende Kontrollen werden im Abstand von drei bis vier Monaten oder bei Zeichen klinischen Progresses durchgeführt.

*Glioblastome* werden reseziert oder biopsiert, bestrahlt (54–60 Gy, 5 × 1,8–2 Gy/Woche) (↑↑, A) und sollten bei Alter unter 65–70 Jahren und gutem Allgemeinzustand (KPS > 70) mit Temozolomid behandelt werden (Stupp et al. 2005, 2009) (↑↑, A). Bei Ansprechen oder Stabilität des Tumors sollte Temozolomid in der Regel nach sechs Zyklen pausiert werden. Für ältere neurologisch oder allgemein krankere Patienten (z. B. > 65–70 Jahre und KPS < 70–80) wird eine hypofraktionierte Radiochemotherapie (15 × 2,67 Gy plus begleitendes und erhaltendes Temozolomid) (Perry et al. 2016) oder *MGMT*-abhängig eine alleinige Radio- oder Temozolomidchemotherapie (Wick et al. 2012, 2014; Weller et al. 2016) durchgeführt. Bildgebende Kontrollen werden im Abstand von drei Monaten oder bei Zeichen klinischen Progresses durchgeführt. Bei Progression oder Rezidiv sind Reoperation, erneute Strahlentherapie oder erneute Chemotherapie möglich. Die Reoperation wird vor allem bei Patienten mit günstigem Risikoprofil empfohlen (Park et al. 2010). Die erneute Strahlentherapie, die am ehesten hypofraktioniert stereotaktisch ist eine Option für Patienten mit umschriebenen Tumoren und metachroner Progression (Niyazi et al. 2011). Eine Rezidiv-Chemotherapie mit Alkylantien (Temozolomid oder Lomustin) sollte bei Patienten mit günstigen prognostischen Faktoren, vor allem einem Karnofsky-Index > 60 % und methyliertem *MGMT* Promotor, durchgeführt werden (Weller et al. 2015; Taal et al. 2014) (**Tab. H 1.9**). Weitere Rezidivtherapien sind experimentell und beinhalten z. B. Platinderivat oder Bevacizumab.

Die Behandlung von WHO-Grad III/IV-Gliomen des Hirnstamms oder des Myelons entspricht bis auf die fehlende Option der Resektion dem Vorgehen bei den entsprechenden supratentoriellen Tumoren.

### H 1.3.1.5 Andere seltene Astrozytome

*Pleomorphe Xanthoastrozytome* treten gewöhnlich als supratentorielle WHO-Grad II-Tumoren bei Kindern oder Jugendlichen auf (Giannini et al. 1999). Vorgehen der Wahl ist der Versuch der radikalen Resektion. Postoperativ sollte in den meisten Fällen auch bei inkompletter Resektion zunächst beobachtet werden (Im et al. 2004). Chirurgisch nicht angehbare, progrediente Tumoren sollten bestrahlt werden. Tumoren mit einer aktivierenden BRAF Mutation sprechen auf eine BRAF-Hemmung z. B. mit Vemurafenib an. Studien zur Therapie ohne und ohne paralleler MEKK Hemmung, um eine vorzeitige Resistenz zu vermeiden, sind aktuell aktiv. *Subependymale Riesenzellastrozytome* (SEGA) sind meist im Rahmen einer tuberösen Sklerose auftretende WHO-Grad I-Tumoren (**Tab. H 1.2**). Sie können sehr groß werden und eine Obstruktion des Foramen Monroi verursachen. Symptomatische Tumoren sollten reseziert werden. Eine Strahlentherapie ist auch nach inkompletter Resektion nicht indiziert. Der Hemmstoff des mammalian target of rapamycin (mTOR) Everolimus ist in verschiedenen Ländern für Patienten mit nicht resezierbaren, progredienten Tumoren zugelassen (Krüger et al. 2010).

## H 1.3.2 Ependymale Tumoren

### H 1.3.2.1 Klinik, Epidemiologie und Verlauf

Zu den ependymalen Tumoren zählen Ependymome (WHO-Grad II), anaplastische Ependymome (WHO-Grad III) (79 %), myxopapilläre Ependymome (WHO-Grad I) (13 %) und Subependymome (WHO-Grad I) (8 %). *Ependymome* können in jedem Alter und überall entlang der Ventrikel oder des Spinalkanals auftreten. Bei Kindern sind sie häufig und vor allem infratentoriell lokalisiert. Während Ependymome 25 % der spinalen Tumoren bei Erwachsenen darstellen, ist diese Lokalisation bei Kindern selten. Infratentorielle und spinale Ependymome sind bei Erwachsenen gleich häufig. Sie werden meist in der dritten oder vierten Lebensdekade diagnostiziert. Ependymome neigen zu subarachnoidaler Metastasierung, die klinisch asymptomatisch sein kann. Deshalb müssen initial und im Verlauf regelmäßig kraniospinale MRT und ggf. auch Liquoruntersuchungen erfolgen. Metastasen außerhalb des ZNS treten sehr selten auf. Niedriges Alter, inkomplette Resektion und Liquoraussaat sind ungünstige prognostische Faktoren (Timmermann et al. 2000). Sowohl für Kinder als auch für Erwachsene liegen die 5-Jahres-Überlebensraten deutlich über 50 % (Merchant et al. 2004; Mansur et al. 2005; Vera-Balanos et al. 2015). Die Ergebnisse für Patienten mit spinalen oder infratentoriellen Tumoren sind deutlich besser als für Patienten mit intrakraniellen Tumoren (Gilbert et al. 2010; Vera-Balanos et al. 2015). Hier ist die mikrochirurgische Resektion in Zentren mit ausgewiesener Expertise die Therapie der Wahl – sie sollte auch bei oligosymptomatischen Patienten im frühen Krankheitsverlauf erwogen werden, da die funktionellen Ergebnisse direkt von der Schwere der präoperativen Ausfälle abhäng. *Anaplastische Ependymome* treten häufiger intrakraniell als im Rückenmark auf. Die meisten, aber nicht alle retrospektiven Studien finden eine Assoziation von Anaplasie mit schlechter Prognose (Rezai et al. 1996; Schild et al. 1998; Merchant et al. 2004). *Myxopapilläre Ependymome* treten meist bei jüngeren Erwachsenen und fast ausschließlich in der Konus-Kauda-Region auf. Sie neigen zu Lokalrezidiven und bei inkompletter Resektion selten auch zu distanten Metastasen (Rezai et al. 1996) und haben keine bessere Prognose als Grad II Ependyomome (Vera-Balanos et al. 2015). *Subependymome* sind vor allem im Bereich des vierten Ventrikels (> 50 %) und der Seitenventrikel (> 30 %) lokalisiert.

Für Ependymome aller Altersgruppen und Lokalisationen setzt sich eine molekulare Klassifikation durch (Paitler et al. 2015), die Patientengruppen deutlich besser trennt als die bisherige Histopathologie. Bisher fehlen Konsequenzen oder molekular definierte Therapien.

### H 1.3.2.2 Therapeutische Prinzipien und pragmatische Therapie

Operation und Strahlentherapie sind die Säulen der Ependymombehandlung (**Tab. H 1.10**). Da das Ausmaß der Resektion ein prognostischer Faktor ist (Gomez et al. 2005), sollte für alle Subtypen in allen Lokalisationen die mikrochirurgisch vollständige Resektion angestrebt werden (↑, B). Dies gilt auch bei verbesserter prognostischer Zuordnung durch molekulare Klassifikation (Ramaswamy et al. 2016). Ependymome sind strahlensensible Tumoren (Schild et al. 1998). Kontroversen bezüglich der Strahlentherapie betreffen Zeitpunkt, Dosis und Zielvolumen. Unerwünschte Spätwirkungen der Strahlentherapie sind bei dem eher jungen Patientenkollektiv und häufig langen Überlebenszeiten ein besonderes Problem. Für supratentorielle *Ependymome* und alle *anaplastischen Ependymome* ist die postoperative Strahlentherapie der erweiterten Tumorregion indiziert (Timmermann et al. 2000; Merchant et al. 2004). Bei fehlendem Nachweis einer Liquoraussaat erfolgt die Bestrahlung der erweiterten Tumorregion mit 5 × 1,8 Gy/Woche. Die Dosis beträgt bis 54 Gy bei supratentoriellen Grad II-Tumoren mit Behandlungsindikation, 59,4 Gy bei anaplastischen und 50,4 bei infratentoriellen Grad II- sowie anaplastischen Tumoren. Für Patienten mit einer bildgebend oder liquorzytologisch diagnostizierten leptomeningealen Aussaat eines Grad II- oder III-Ependymoms ist eine Neuroachsenbestrahlung mit 5 × 1,8 Gy/Woche bis zur Gesamtdosis von 36 Gy indiziert. Anschließend wird die erweiterte Tumorregion mit 5 × 1,8 Gy/Woche bis 59,4 Gy, bei infratentoriellem Tumorsitz bis 54 Gy aufgesättigt. Spinale anaplastische Ependymome werden bei inkompletter Resektion bis 54 Gy in der Tumorregion bestrahlt, sofern keine Liquoraussaat vorliegt. Bei komplett resezierten Grad II-und möglicherweise auch Grad III Ependymomen kann auf die Strahlentherapie verzichtet und zunächst kontrolliert werden (Gomez et al. 2005).

Radiochirurgie oder fraktionierte stereotaktische Strahlentherapie sind für einige Patienten mit umschriebenem Lokalrezidiv eine Option. Bislang ist der Stellenwert der Chemotherapie in der Ependymombehandlung nicht gesichert. Relevant ist die Chemotherapie vor allem bei Kindern unter drei Jahren, bei denen die Strahlentherapie aufgeschoben werden soll (Kühl et al. 1998). Weder Nitrosoharnstoffe noch Temozolomid sind bei nach Strahlentherapie rezidivierten Ependymomen im Erwachsenenalter überzeugend wirksam (Gramatzki et al. 2016). Platinhaltige Protokolle z. B. mit Topoisomeraseinhibitoren führen bei einigen Patienten zur vorübergehenden Remission (Brandes et al. 2005). *Myxopapilläre Ependymome* und *Subependymome* sollten möglichst komplett reseziert werden. Es gibt Empfehlungen, Patienten mit inkomplett resezierten myxopapillären Ependymomen in der erweiterten Tumorregion zu bestrahlen (Schild et al. 1998), während unvollständig resezierte Subependymome zunächst beobachtet werden. Bei jedem progredienten Ependymom sollte immer zuerst die Möglichkeit der erneuten chirurgischen Intervention geprüft werden. Dies gilt auch für symptomatische Läsionen bei leptomeningealer Aussaat. Internationale Studienaktivitäten (z. B. Collaborative Ependymoma Research Network (CERN) Foundation) könnten die Therapieoptionen z. B. durch Kombination von Lapatinib und Temozolomid oder Bevacizumab in den nächsten Jahren beeinflussen.

## H 1.3.3 Tumoren des Plexus choroideus

### H 1.3.3.1 Klinik, Epidemiologie und Verlauf

Plexuspapillome (WHO-Grad I) sind seltene, gutartige Tumoren, die weniger als 1 % aller Hirntumoren ausmachen und bei Kindern bevorzugt im Trigonum der Seitenventrikel, selten im Bereich des dritten Ventrikels und bei Erwachsenen im Bereich des vierten Ventrikels möglicherweise mit Ausdehnung durch das Foramen Luschkae bis zum Kleinhirnbrückenwinkel lokalisiert sind. Durch gesteigerte Liquorproduktion werden die Patienten oft mit Hirndruckzeichen symptomatisch. Bei kleinen Kindern sind größerer Kopfumfang und Gedeihstörungen häufig die einzigen Symptome. Im Verlauf treten auch hier typische Hirndruckzeichen wie Kopfschmerzen, Übelkeit und Erbrechen, Bewusstseinstrübung und Stauungspapillen auf. Weniger häufig finden sich initial Ataxie, Paresen oder Krampfanfälle. Karzinome des Plexus choroideus (WHO-Grad III) sind lokal invasiv wachsende und über den Liquorraum metastasierende Tumoren. Die 5-Jahres-Überlebensraten liegen für Papillome bei 100 % und für Plexuskarzinome bei 40 % (Pencalet et al. 1998).

### H 1.3.3.2 Therapeutische Prinzipien und pragmatische Therapie

Tumoren des Plexus choroideus sollten nach Möglichkeit komplett reseziert werden. Die Entfernung von Papillomen kann kurativ sein. Auch bei inkompletter Resektion sollen Patienten mit Papillom lediglich nachbeobachtet werden. Der Stellenwert der postoperativen Strahlentherapie bei komplett resezierten Plexuskarzinomen wird kontrovers diskutiert (Pencalet et al. 1998; Chow et al. 1999). Inkomplett resezierte Karzinome des Plexus

**Tab. H 1.10:** Behandlungsempfehlungen für Ependymome

| | Lokalisation | Operative Radikalität | Adjuvante Therapie |
|---|---|---|---|
| **Ependymom** | supratentoriell | komplett oder inkomplett | Strahlentherapie der erweiterten Tumorregion (54 Gy, 5 × 1,8 Gy/Woche) (B) |
| | infratentoriell | komplett oder inkomplett | Strahlentherapie der erweiterten Tumorregion (50,4 Gy, 5 × 1,8 Gy/Woche) (B) |
| | Spinal | komplett | Beobachtung |
| | | inkomplett | Strahlentherapie der erweiterten Tumorregion (50,4 Gy, 5 × 1,8 Gy/Woche) (B) |
| | leptomeningeale Aussaat im MRT oder positive Liquorzytologie | | Neuroachsenbestrahlung (36 Gy, 5 × 1,8 Gy/Woche) (B) plus Tumordosis wie oben |
| **anaplastisches Ependymom** | supratentoriell | komplett oder inkomplett | Strahlentherapie der erweiterten Tumorregion (59,4 Gy, 5 × 1,8 Gy/Woche) (B) |
| | infratentoriell | komplett oder inkomplett | Strahlentherapie der erweiterten Tumorregion (50,4 Gy, 5 × 1,8 Gy/Woche) (B) |
| | Spinal | komplett | Beobachtung |
| | | inkomplett | Strahlentherapie der erweiterten Tumorregion (54 Gy, 5 × 1,8 Gy/Woche) (C) |
| | leptomeningeale Aussaat im MRT oder positive Liquorzytologie | | Neuroachsenbestrahlung (36 Gy, 5 × 1,8 Gy/Woche) (C) plus Tumordosis wie oben |
| **Myxopapilläres Ependymom** | | komplette Resektion | Beobachtung (B) |
| | | inkomplette Resektion | Strahlentherapie der erweiterten Tumorregion (B) |
| **Subependymom** | | komplette oder inkomplette Resektion | Beobachtung (C) |

choroideus sollten bestrahlt werden. Bei leptomeningealer Metastasierung ist die Neuroachsenbestrahlung (36 Gy, 5 × 1,8 Gy/Woche) indiziert. Bei Kindern unter drei Jahren kann als Alternative zur Strahlentherapie eine adjuvante Chemotherapie mit Carboplatin und Vincristin erfolgen. Platinhaltige Chemotherapie nach einer Biopsie kann zu Tumorverkleinerungen führen, die nachfolgend eine radikale Resektion ermöglichen. Etwa ein Drittel der Patienten mit rezidivierten oder progredienten Plexuskarzinomen spricht auf eine Chemotherapie an (Wolff et al. 2002).

## H 1.3.4 Gliale Tumoren unklaren Ursprungs

Das *Astroblastom* ist ein seltener, bei jungen Erwachsenen auftretender Tumor unbestimmter Dignität (Brat et al. 2000). Die Tumoren treten vor allem in den Hemisphären, aber auch an allen anderen Orten des ZNS auf. Sie können zystisch sein. Es gibt keine durch größere Studien belegten Behandlungsstrategien. Astroblastome ohne Anaplasie können gelegentlich durch radikale Resektion kontrolliert werden. Bei inkompletter Resektion rezidivieren die Tumoren regelhaft. Sie sollten deshalb postoperativ bestrahlt werden. Der Nutzen der Chemotherapie ist nicht untersucht. Anaplastische Astroblastome, die nach Operation und Strahlenbehandlung rezidivieren oder progredient sind, können entsprechend den Ausführungen zum Glioblastom chemotherapeutisch behandelt werden. Bei Astroblastomen mit Anaplasiezeichen ist die 5-Jahres-Überlebensrate gering (Thiessen et al. 1998).
Das *Chordoidgliom des dritten Ventrikels* ist ein seltener, nach der WHO-Einteilung als Grad II eingestufter Tumor von Erwachsenen. Der Tumor kann häufig nicht vollständig reseziert werden. Adjuvante Therapien sind nicht untersucht (Kurian et al. 2005).
Als *Gliomatosis cerebri* (WHO-Grad III) wird das diffuse Wachstum neoplastischer glialer Zellen in mehr als zwei Gehirnlappen bezeichnet. Zu Beginn stehen Epilepsie und Persönlichkeitsveränderungen im Vordergrund. Weitere klinische Symptome und Zeichen entwickeln sich in Abhängigkeit von der Topographie der Läsion. Sowohl Erwachsene als auch Kinder können betroffen sein. Operativ sind die Optionen auf die Diagnosesicherung durch Biopsie begrenzt. Der Krankheitsverlauf variiert stark, das mediane Überleben liegt bei ein bis zwei Jahren (Herrlinger et al. 2002; Perkins et al. 2003). Aufgrund jüngerer molekularer Untersuchungen läßt sich die Gliomatose nicht mehr als eigenständige Entität halten, sondern stellt eine makroskopisch diffuse Variante v. a. astrozytärer Tumoren dar (Herrlinger et al. 2016). Sowohl Strahlentherapie (Perkins et al. 2003) als auch Chemotherapie mit PCV (Herrlinger et al. 2002) oder Temozolomid gewähren Aufschub (Sanson et al. 2004). Vergleichende Studien fehlen. Wenn man sich für die Strahlentherapie entscheidet, müssen große Volumina, unter Umständen das gesamte Gehirn sowie betroffener Hirnstamm und Rückenmark, behandelt werden. Die Therapie erfolgt z. B. mit 5 × 1,8 Gy/Woche bis 45–54 Gy mit einer lokalen Dosiserhöhung bis 59,4 Gy im Bereich kontrastmittelaufnehmender Läsionen. In der NOA-05-Studie wurden IDH-Mutation und MGMT-Promotormethylierung als günstige molekulare prognostische Faktoren identifiziert. Die verabreichte Chemotherapie mit Procarbazin und CCNU ohne Vincristin zeigte eine längerfristige Kontrolle des Tumors bei der Mehrheit der Patienten und kann deshalb als »Standard« empfohlen werden (↑, C) (Glass et al. 2011).

## H 1.3.5 Neuronale und gemischt neuronalgliale Tumoren

Diesen Tumoren ist eine neuronale Differenzierung und eine relativ gute Prognose gemeinsam. *Gangliozytome* (WHO-Grad I) und *Gangliogliome* (WHO-Grad II) können in jedem Alter und überall im ZNS auftreten und sind eine häufige Ursache pharmakoresistenter Epilepsien. Sie sollten nach Möglichkeit reseziert werden, zumal dies auch die beste Therapie der assoziierten Epilepsien ist (Luyken et al. 2004). Sie zeigen nur selten anaplastische oder auch an Glioblastome erinnernde Charakteristika ihres glialen Anteils und sollten dann wie diese Tumoren behandelt werden (**H 1.3.1**). *Desmoplastische kindliche Astrozytome* und *Gangliogliome* sind operativ kurable WHO-Grad I-Läsionen bei Kindern. Sie tragen möglicherweise kein Potenzial zur malignen Progression. In ähnlicher Weise scheinen auch *dysembryoplastische neuroepitheliale Tumoren* junger Erwachsener (WHO-Grad I) selbst nach partieller Resektion nicht progredient zu wachsen. Das *zentrale Neurozytom* (WHO-Grad II) kann in jedem Alter, aber vor allem bei Erwachsenen mittleren Alters im Bereich der Seitenventrikel auftreten. Es manifestiert sich mit Hirndruckzeichen und sollte nach Möglichkeit reseziert werden. Bei inkompletter Resektion kann zunächst kontrolliert und bei Progression erneut operiert oder bestrahlt werden (Bertalanffy et al. 2005). Bei histologisch atypischen Tumoren verbessert die Strahlentherapie die lokale Tumorkontrolle (Rades et al. 2005). Eine kraniospinale Disseminierung ist bei wenigen Patienten beschrieben worden. *Zerebelläre Neurolipozytome* (WHO-Grad I/II) treten bei Erwachsenen auf und sollten reseziert werden. *Paragangliome* können im Bereich autonomer Ganglien außerhalb des ZNS auftreten. Im ZNS finden sie sich fast immer im Bereich des Filum terminale und entsprechen dem WHO-Grad I. Sie können oft chirurgisch geheilt werden, Lokalrezidive wurden jedoch vereinzelt beobachtet.

## H 1.3.6 Pinealisparenchymtumoren

Zu diesen Tumoren zählen Pineozytome (WHO-Grad II), Pineoblastome (WHO-Grad IV) und Pinealisparenchymtumoren intermediärer Differenzierung. Sie treten bei Patienten unter 30 Jahren, in 2/3 zwischen 10 und 21 Jahren, auf. Initiale Symptome sind Hirndruckzeichen, Augenmuskelparesen oder Zeichen der Kompression des Chiasma opticum. Die häufigen endokrinen Störungen führen zu Diabetes insipidus, Pubertas praecox oder Hypophyseninsuffizienz. Das Pineoblastom ist, ähnlich dem Medulloblastom, ein maligner Tumor mit Tendenz zur Liquoraussaat. Pineozytome sind gutartig, Pinealisparenchymtumoren intermediärer Differenzierung zeigen eine intermediäre Prognose. Zur Basisdiagnostik gehören MRT der Neuroachse und Liquoruntersuchung. Die 1-Jahres-, 3-Jahres- und 5-Jahres-Überlebensraten werden für Pineozytome auf 100 %, 100 % und 67 % und für die anderen Subgruppen auf 88 %, 78 % und 58 % geschätzt (Schild et al. 1993). Die möglichst radikale Resektion erscheint bei allen Pinealistumoren erstrebenswert. Subtotal resezierte Pineozytome sollten überwacht und bei Progression reoperiert oder bestrahlt werden. Alle anderen Pinealisparenchymtumoren sollten lokal mit 54 Gy (5 × 1,8–2 Gy/Woche) bestrahlt werden. Die Neuroachsenbestrahlung (36 Gy, 5 × 1,8 Gy) erfolgt bei leptomeningealer Aussaat, bei Pineoblastomen prophylaktisch auch ohne bereits erfolgte Metastasierung. Neue Strategien untersuchen Hochdosis-Chemotherapue mit autologer Stammzelltransplantation, Radiochirurgie und Histondeacetylase Inhibitoren (Tate et al. 2011).

## H 1.3.7 Embryonale Tumoren

### H 1.3.7.1 Neuroblastische Tumoren

#### H 1.3.7.1.1 Neuroblastom des Olfaktorius (Ästhesioneuroblastom)

Dieser seltene neuroektodermale Tumor soll sich von den Rezeptorzellen des Nervus olfaktorius ableiten. Der Tumor kann eine neuroendokrine Differenzierung aufweisen. Die Inzidenz ist um das 20. und 50. Lebensjahr erhöht. Die radikale Operation und nachfolgende Radiotherapie ist der einzige kurative Ansatz. Das Ausmaß der Resektion bestimmt die Prognose (Koka et al. 1998). Extrakranielle Metastasen sind häufig. Sowohl für die neoadjuvante, meist platinbasierte Chemotherapie vor Operation und Strahlentherapie als auch für die *second-line-* Chemotherapie bei inoperablen, nach einer Strahlentherapie rezidivierten oder progredienten Tumoren wurden erfolgversprechende Ergebnisse berichtet (Kim et al. 2004; Mishima et al. 2004). Kasuistisch war auch Temozolomid im Rezidiv wirksam (Wick et al. 2004).

#### H 1.3.7.1.2 Neuroblastom des Nebennierenmarks und des sympathischen Nervensystems

Unter dieser Tumorentität werden Neuroblastome, Ganglioneuroblastome und Ganglioneurome subsumiert. 96 % werden in der ersten, 3,5 % in der zweiten Lebensdekade diagnostiziert. Die Tumoren gehen vom Nebennierenmark oder von abdominellen, thorakalen, zervikalen oder pelvinen sympathischen Ganglien aus. Die Prognose wird mit zunehmendem Alter und in Abhängigkeit von der Ausdehnung des Tumors bei Diagnose schlechter. Neuroblastome sind paradigmatisch für maligne Erkrankungen mit spontaner Rückbildungstendenz. Sie werden operativ, strahlentherapeutisch und chemotherapeutisch behandelt (Berthold und Hero 2000). Opsoclonus als paraneoplastisches Symptom (**Kap. H 5**) kann zur Diagnose führen. Aktivierende Veränderungen im *anaplastic lymphoma kinase* (ALK) Rezeptorsignalweg könnten Basis für eine molekular zielgerichtete Therapie mit ALK Inhibitoren werden (Amin et al. 2016).

## H 1.3.8 Medulloblastome

### H 1.3.8.1 Klinik, Epidemiologie und Verlauf

Medulloepitheliome, Ependymoblastome, differenzierte Medulloblastome, supratentorielle primitive neuroektodermale Tumoren (PNET) und alle anderen seltenen embryonalen Tumoren werden dem WHO-Grad IV zugeordnet und treten gewöhnlich in der Kindheit oder im frühen Erwachsenenalter auf. Molekulare Subgruppierungen ergeben allerdings eine faktische Auflösung der Gruppe der PNET in verschiedene andere Hirntumordiagnosen, so dass eine molekulare Diagnostik zwingend sein sollte (Sturm et al. 2016). Nur 25 % der Medulloblastome, der häufigsten Variante, treten nach dem 15. Lebensjahr auf. Sie gehen meist vom Dach des 4. Ventrikels aus und neigen zur Hirnstamminfiltration. Das Auftreten in den zerebellären Hemisphären ist bei älteren Kindern oder jungen Erwachsenen häufiger. Supratentorielle Tumoren mit den Charakteristika von Medulloblastomen wurden bislang als supratentorielle PNET bezeichnet und sollten einer molekularen Reklassifizierung zugeführt werden. Initiale Manifestation ist häufig ein Verschlusshydrozephalus, aber auch Ataxie und Hirnnervenausfälle treten auf. Etwa 20 % der Medulloblastome haben bereits bei Diagnosestellung innerhalb des ZNS metastasiert. Zudem treten bei etwa 10 % der Patienten im Verlauf Metastasen außerhalb des ZNS auf, v. a. in Knochen, Lymphknoten und Lunge (Mazloom et al. 2010). Alter unter drei Jahren und ZNS-Metastasen bei Diagnose sind ungünstige prognostische Faktoren. Molekulare Klassifikatoren für prognostisch distinkte Gruppen sind Mutationen im Wingless (WnT) Pfad gemeinsam mit einer Deletion von Chromosom 6, Mutationen im Sonic Hedgehog Signalweg (SHH) oder andere Veränderungen, die zur Gruppe der non-Wnt/SHH zusammengefasst werden (Thompson et al. 2006; Brandes et al. 2007; Schwalbe et al. 2011). Eine Differenzierung von SHH, WnT und Gruppe 3/4 Medulloblastomen wird möglicherweise auch mittels MRS möglich, die charakteristische Metabolitenprofile zeigen (Blüml et al. 2016). Durch Operation, Strahlentherapie und Chemotherapie werden in allen Altersgruppen 5-Jahres-Überlebensraten von über 50 % erreicht (Brandes et al. 2007; Rutkowski et al. 2005). International werden aktuell Studienkonzepte mit einer molekular differenzierten Therapie entwickelt, die ggf. während der nächsten Jahre schon Einfluss auch bei individuellen Therapieentscheidungen haben könnten. Es erscheint in jedem Fall sinnvoll diese Patienten hinsichtlich Diagnostik und Therapie in einem größeren Zentrum beraten zu lassen.

### H 1.3.8.2 Therapeutische Prinzipien

Da die Größe des Resttumors prognostisch wichtig ist, wird eine komplette Resektion angestrebt. Andere mit der Behandlung verknüpfte prognostische

Faktoren sind Strahlendosis von mehr als 50 Gy im Bereich der hinteren Schädelgrube und prophylaktische Neuroachsenbestrahlung. Die Neuroachsenbestrahlung wird mit Ausnahme der Kinder unter 3 Jahren als Standardbehandlung angesehen. Bei kleineren Kindern wird primär chemotherapiert (Rutkowski et al. 2005). Die meisten älteren Kinder, die diese Behandlung erhalten und die Tumorerkrankung überleben, wachsen normal auf. Nur eine Minderheit zeigt intellektuelle Störungen oder Verhaltensauffälligkeiten. Die Bedeutung der adjuvanten oder neoadjuvanten Chemotherapie ist wie bei Erwachsenen weniger klar definiert (Kortmann et al. 2000). Bei Patienten mit schlechter Prognose (inkomplette Resektion oder Metastasen) scheinen Vincristin, CCNU und Prednisolon (VCP), während und nach der Strahlentherapie verabreicht, das progressionsfreie Überleben zu verlängern. Daten aus der NOA-07 Studie werden in den kommenden Jahren erwartet. In der Hochrisikogruppe wurden auch mit CCNU, Vincristin und Cisplatin Erfolge erzielt (Packer et al. 1994). Aktuell werden Studien mit SHH Inhibitoren durchgeführt, die möglicherweise in den kommenden Jahren präzisere Therapien erlauben. Cisplatinhaltige Chemotherapie führte auch bei Erwachsenen mit rezidivierten oder progredienten embryonalen Tumoren zu gutem, wenn auch kurzdauerndem Ansprechen (Galanis et al. 1997). Die Behandlung supratentorieller PNET sollte zukünftig gemäß der akurateren Diagnose erfolgen.

#### H 1.3.8.3 Pragmatische Therapie

Medulloblastome bei Erwachsenen sollten reseziert und anschließend im Bereich der Neuroachse bestrahlt werden. 36 Gy mit 5 × 1,8 Gy pro Woche werden auf das gesamte Gebiet appliziert. Das Tumorbett und alle soliden Tumoren innerhalb des ZNS werden zusätzlich mit 19,8 Gy in 1,8 Gy-Fraktionen aufgesättigt. Kinder sollten innerhalb der aktuellen multizentrischen Studien behandelt werden (Kortmann et al. 2000; Rutkowski et al. 2005). Bei erwachsenen Hochrisiko-Patienten mit makroskopischem Resttumor, spinalen Manifestationen oder Liquoraussaat wird die adjuvante Chemotherapie z. B. mit CCNU, Cisplatin und Vincristin empfohlen (Brandes und Franceschi 2010). Rezidive können stereotaktisch bestrahlt oder bei chemonaiven Patienten mit CCNU, Cisplatin und Vincristin, mit Cisplatin basierten oder anderen experimentellen Protokollen einschließlich Temozolomid behandelt werden (Herrlinger et al. 2005). In der NOA-07-Studie wird eine Nitrosoharnstoff-, Platin- und Vincristin-haltige Chemotherapie parallel zur risokoadaptierten Strahlentherapie untersucht (www.noa.de/Studien).

## H 1.4 Tumoren peripherer Nerven

### H 1.4.1 Schwannome

#### H 1.4.1.1 Klinik, Epidemiologie und Verlauf

Schwannome (Neurilemmome, Neurinome, Neurome) sind gutartige WHO-Grad I-Tumoren, die sich an der Übergangszone von zentralem in peripheres Myelin aus neuroektodermalen Schwannzellen peripherer, z. B. vestibulärer Nerven entwickeln. *Akustikusneurinome* repräsentieren 70–80 % der Läsionen im Kleinhirnbrückenwinkel. Das weibliche Geschlecht überwiegt leicht, der Altersgipfel liegt in der vierten und fünften Lebensdekade. Manifestation ist häufig eine über Monate oder Jahre progrediente einseitige Hörminderung, die initial im Hochtonbereich liegt, aber bis zur Ertaubung fortschreitet, oft mit Tinnitus verbunden ist, seltener mit Gangunsicherheit wegen eines Labyrinthausfalls bei Tumorgrößenzunahme. Auch eine akute Hörverschlechterung ist möglich. Fortschreitendes Wachstum führt zu Fazialisparese, Trigeminusneuralgie, zerebellären Zeichen und Verschlusshydrozephalus. Bilaterale Akustikusneurinome weisen auf eine *Neurofibromatose Typ II* hin (**Tab. H 1.2**; vgl. auch **Kap. H 7.2**).

*Spinale Schwannome* stellen ohne Geschlechtsbevorzugung 25 % aller spinalen Tumoren dar. Die Tumoren liegen meist intradural-extramedullär und seltener intra-extradural. Aufgrund der Entstehung aus der Hinterwurzel liegen sie posterolateral zum Ligamentum dentatum. Initial bestehen häufig radikuläre Schmerzen. Im Verlauf treten bei zervikothorakaler Lokalisation auch Pyramidenbahnzeichen und Paresen, später auch sensible Symptome auf. Multiple, meist periphere Schwannome weisen auf eine *Schwannomatose* hin, eine seltene, häufig sporadische, von der Neurofibromatose Typ II verschiedene und prognostisch günstigere genetische Erkrankung hin (MacCollin et al. 2005).

#### H 1.4.1.2 Therapeutische Prinzipien und pragmatische Therapie

Patienten mit asymptomatischen oder oligosymptomatischen Akustikusneurinomen, die älter als 65 Jahre sind, werden meist nur klinisch und bildgebend kontrolliert (Yoshimoto 2005). Jüngere Patienten sollten wegen der höheren Wahrscheinlichkeit, dass ein wachsender Tumor Symptome verursacht, behandelt werden. Akustikusneurinome können chirurgisch über die mittlere Schädelgrube, subokzipital oder translabyrinthär angegangen werden. Die komplette Resektion ist oft kurativ. Bei jeder Operation muss die Funktion des N. facialis intraoperativ elektrophysiologisch überwacht werden. Der Erhalt der Hörfunktion hängt vom operativen Zugang, dem Hörvermögen zum Zeitpunkt der Operation und der Tumorgröße ab (Tonn 2004). Eine Übersicht aus verschiedenen Zentren in den USA ergab in 8 % Tumorreste oder progredientes Tumorwachstum (Wiegand et al. 1996). Andererseits wurden in den besten veröffentlichten Serien operierter Akustikusneurinome bei Patienten ohne Neurofibromatose Typ II eine Komplettresektionsrate von 98 % und eine Rezidivrate von unter 1 % berichtet (Tonn et al. 2000). Radiochirurgie (Kondziolka et al. 1998; Wowra et al. 2005) und fraktionierte stereotaktische Strahlentherapie (Combs et al. 2005b) haben sich als wirksame Behandlungsalternativen erwiesen. Der Erfolg der Radiochirurgie hängt wesentlich von einer guten, am besten mittels hochauflösender MRT vorgenommenen präinterventionellen Be-

stimmung des Zielvolumens ab. Die größte Serie radiochirurgisch behandelter Patienten mit einer Nachbeobachtungszeit von mindestens 5 Jahren ergab eine lokale Tumorkontrolle bei 98 % der Patienten (Kondziolka et al. 1998). Die Fazialisfunktion wurde in 79 %, das präinterventionelle Hörvermögen in 50 % erhalten. 62 % der Tumoren wurden kleiner, 33 % waren stabil. Nach 28 Monaten traten keine neuen neurologischen Defizite mehr auf. Somit ist die Radiochirurgie oder die stereotaktische fraktionierte Bestrahlung unabhängig von der verwendeten Methode für Tumoren mit einem Durchmesser von unter 30 mm vermutlich ebenso effektiv wie die Operation (Wowra et al. 2005; Combs et al. 2010a). Es ist zu vermuten, dass es ähnlich wie bei den Hirnmetastasen ebenfalls keine Unterschiede gibt, wenn anstelle eines Linearbeschleunigers eine Kobalt-60-Quelle (Gamma Knife) verwendet wird (Suh 2010). Große oder bereits bei Diagnose z. B. aufgrund von Hirnstammkompression progredient symptomatische Tumoren sollten reseziert werden (↑, B). Chemo- und Hormontherapie spielen keine Rolle. Alle Patienten sollten präoperativ audiometrisch untersucht werden. In Studien progredienter Akustikusneurinome bei Patienten mit einer NF2 war Bevacizumab (10 mg/kg KG alle 14 Tage) nützlich, um eine Progression und insbesondere eine Verschlechterung der Hörfunktion zu verhindern bzw. sogar eine Verbesserung derselben zu erzielen (↑, C) (Plotkin et al. 2009, 2016). Eigene unpublizierte Erfahrungen bestätigen diese Berichte, zeigen aber auch, dass (i) andere Manifestationen der NF2, z. B. Neurinome peripherer Nerven parallel progredient sein können und (ii) Patienten mit NF2-unabhängigen Akustikusneurinomen möglicherweise nicht in gleichem Maße profitieren.
Solitäre symptomatische spinale Schwannome sollten unter Opferung der Nervenwurzel möglichst vollständig und damit kurativ reseziert werden. Da die Tumoren meist von nur einem Faszikel der sensiblen Hinterwurzel ausgehen, ist die vollständige Resektion in der Regel ohne neurologisches Defizit möglich. Der Eingriff sollte unter Einsatz eines EMG-Monitorings erfolgen. Bei multiplen Schwannomen und vor allem einer Schwannomatose (MacCollin et al. 2005) sollten nur symptomatische Läsionen operiert werden. Unbeherrschbarer Schmerz ist hier die führende Indikation.

### H 1.4.2 Andere Tumoren peripherer Nerven

Solitäre *Neurofibrome* sind langsam wachsende, aus Schwannschen Zellen und kollagenfaserigem Bindegewebe bestehende Tumoren (WHO-Grad I). Sie treten häufiger distal als proximal im Nervenverlauf auf und verursachen teilweise heftige Schmerzen. Multiple Neurofibrome sind fast pathognomonisch für die Neurofibromatose Typ I (**Tab. H 1.2**). Plexiforme Neurofibrome malignisieren in 5 % der Fälle. Neurofibrome werden durch eine komplette Resektion geheilt. Auch das *Perineuriom* ist gutartig (WHO-Grad I), selten und aus perineurialen Zellen in Nerven oder Bindegeweben aufgebaut. Intraneurale Perineuriome sollten biopsiert und beobachtet werden, da eine komplette Resektion zum Verlust der Nervenfunktion führt. Perineuriome im Bindegewebe reseziert werden. *Maligne periphere Nervenscheidentumoren* (MPNST) werden als epitheloid oder mit perineuraler Differenzierung klassifiziert. Bei mehr als 50 % der Patienten mit MPNST wird eine Mutation des NF1-Gens gefunden. Weitere 10 % treten in Bestrahlungsfeldern auf. Die Behandlung umfasst die weitgehende Resektion und postoperativ die Strahlentherapie der Tumorregion, nach Möglichkeit 30 × 2 Gy. Das 5-Jahres-Überleben liegt zwischen 30 und 50 % (Longhi et al. 2010). Zusätzlich oder bei weiterer Progression nach Strahlentherapie können Sarkom-Protokolle eingesetzt werden.

## H 1.5 Tumoren der Meningen

### H 1.5.1 Tumoren meningothelialer Zellen

#### H 1.5.1.1 Klinik, Epidemiologie und Verlauf

*Meningeome* sind meist gutartige, langsam wachsende, häufige Tumoren intrakranieller oder spinaler arachnoidaler Granulationen (Lusis und Gutmann 2004). Die Inzidenz steigt mit dem Lebensalter. Bei den WHO-Grad I-Meningeomen, der Mehrzahl dieser Tumoren, sind Frauen häufiger betroffen als Männer. Bis zu 10 % der Patienten, darunter diejenigen mit Neurofibromatose Typ 2 (NF2; **Kap. H 7.2**), haben mehr als ein Meningeom (**Tab. H 1.2**). Chromosomale Verluste auf 22q, der Region des NF2-Gens, finden sich bei mehr als 50 % der Patienten mit sporadischen Meningeomen. TERT Promotor Mutationen sind selten, aber mit einem schlechteren progressionsfreien Überleben assoziiert (Sahm et al. 2015). Molekulare Untersuchungen helfen auch bei der Zuordnung in histopathologische (und prognosische Subgruppen (Sahm et al. 2013). WHO-Grad II- oder III-Tumoren machen ca. 5 % bzw. 1 % aus. Bei diesen Tumoren sind Männer häufiger betroffen als Frauen. Prädisponierender Faktor ist eine Schädel- bzw. Hypophysenbestrahlung. Aufgrund des Überwiegens weiblicher Patienten und einer Assoziation mit Brustkrebs wurde ein hormonabhängiges Wachstum diskutiert. Die klinischen Hinweise werden durch den Nachweis von Progesteron- und Glukokortikoidrezeptoren auf den Meningeomzellen gestützt.
Bildgebend stellen sich Meningeome meist als extraaxiale, verdrängend wachsende, gut abgegrenzte, homogen kontrastmittelaufnehmende Raumforderungen des Schädels oder des Spinalkanals dar. Supratentorielle Meningeome werden mit Epilepsie, Kopfschmerzen oder fokalen neurologischen Defiziten symptomatisch. Bei infratentorieller oder intraventrikulärer Lage können Hirndruckzeichen wie Kopfschmerzen, Bewusstseinstörungen oder Stauungspapillen, aber auch fokale Defizite wie Ataxie oder Hirnnervenausfälle erste Erkrankungszeichen sein. 25 % aller spinalen Tumoren sind Meningeome. Die Lokalisation ist meistens intradural-extramedullär, kann aber auch intradural-extradural, rein extradural oder intramedullär sein.

Rückenschmerzen im Bereich der Mittellinie und diffuse sensible Defizite sind häufige frühe Symptome. Spastische Lähmungen und Blasenstörungen treten erst später auf.
Alle Meningeome können lokal infiltrierend wachsen und selten, mit dem WHO-Grad korrelierend, vor allem in Knochen, Lunge und Leber metastasieren. Obwohl die Metastasierungswahrscheinlichkeit für anaplastische Meningeome am höchsten ist, gibt es Fallberichte über postoperativ metastasierte WHO-Grad I-Tumoren. Das 10-Jahres-Überleben von Patienten mit WHO-Grad I-Tumoren liegt über 90 %. Dagegen liegt das mediane Überleben anaplastischer Meningeome vermutlich unter zwei Jahren (Perry et al. 1999). Andere Studien geben bei Patienten mit atypischen (Grad II) und anaplastischen (Grad III) Meningeomen das mediane progressionsfreie Überleben mit 11,9 bzw. zwei Jahren an und 5-Jahres- bzw. 10-Jahres-Überlebensraten von 95 % bzw. 79 %, und 64 % bzw. 34 % (Palma et al. 1997). Diese Zahlen sind für konkrete therapeutische Interventionen weich und sicher nicht zwischen verschiedenen Studien vergleichbar, weil die Tumore insbesondere im Stadium des Fehlens lokaler Therapieoptionen (Neurochirurgie und Radiotherapie) einen sehr variablen Verlauf haben (Furtner et al. 2016).

### H 1.5.1.2 Therapeutische Prinzipien

Die meisten Meningeome sind und bleiben gutartig. Verkalkungen deuten auf ein jahrelanges Wachstum hin. Der Interventionsbedarf bei älteren Patienten mit asymptomatischen, bildgebend stabilen oder ungünstig lokalisierten Tumoren muss sorgfältig abgewogen werden. Hirndruckzeichen, Tumorödem, neurologische Ausfälle, bildgebend dokumentierter Progress oder Anfälle begründen eine Intervention.
Bei Behandlungsbedarf ist die Operation Therapie der Wahl. Eine anatomisch schwierige Lage, Tumoradhäsion an wichtige Strukturen, Infiltration von Sinus oder Venen und osteoplastisches Wachstum können eine kurative Operation verhindern. Während Konvexitätsmeningeome fast immer komplett reseziert werden können, ist dies bei Keilbeinflügel- oder Olfaktoriusmeningeomen nicht immer durchführbar. Vor allem die Meningeome der Region des Sinus cavernosus sind nicht zu resezieren. 20 % der Meningeome rezidivieren innerhalb von 10 Jahren nach einer vollständigen und 80 % nach einer partiellen Resektion (**Tab. H 1.10**). Auch spinale Meningeome werden möglichst vollständig reseziert (Solero et al. 1989).
*WHO-Grad I-Meningeome* sind relativ strahlensensitive Tumoren (Chan et al. 2010). Radiochirurgie oder extern fraktionierte Strahlentherapie werden zur lokalen Kontrolle inoperabler Läsionen eingesetzt, z. B. in der Region des Sinus cavernosus oder des Keilbeinflügels. Hier liegen die lokalen Kontrollraten nach zehn Jahren bei 90 % bzw. 69 % (Nutting et al. 1999). Mit der Radiochirurgie werden lokale Kontrollraten im Bereich von 90 % nach fünf Jahren erzielt (Kondziolka et al. 1991, 1999; Malik et al. 2005). Diese Behandlung könnte Therapie der Wahl für kleine, progrediente, inoperable Schädelbasismeningeome werden. Wegen der irregulären Konformation und der teilweise kritischen Lage erscheint auch eine stereotaktische Konformationsbestrahlung mit dem Linearbeschleuniger sinnvoll.
Die medikamentöse Behandlung spielt eine untergeordnete Rolle. Eine dauerhafte Behandlung mit Hydroxyharnstoff führt nur zu einer progressionsfreien Zeit von 4 Monaten (Chamberlain und Johnston 2011). Es gibt auch Berichte über eine Stabilisierung der Tumoren durch Interferon-α (Kaba et al. 1997). Temozolomid ist nicht wirksam (Chamberlain et al. 2004). Bislang haben aber weder Tamoxifen noch – trotz kasuistischer Berichte – Somatostatinanaloga (Chamberlain et al. 2007) oder andere Hormonantagonisten eine Bedeutung in der adjuvanten Meningeombehandlung erlangt.
Bei *Grad II- und III-Tumoren* wird die komplette Resektion angestrebt. Die Verhinderung neurologischer Defizite besitzt aber höchste Priorität. Einige retrospektive Studien kamen zu dem Schluss, dass Strahlen- oder Chemotherapie nicht wirksam sei. In der Summe wird eine Radiotherapie nach inkompletter Resektion von Grad II-Tumoren und bei Grad III-Tumoren auch nach kompletter Resektion befürwortet (Norden et al. 2009). Auch mit einer Brachytherapie lässt sich zumindest vorübergehend eine lokale Tumorkontrolle erzielen, allerdings mit einer lokalen Komplikationsrate von 33 % (Ware et al. 2004).
Die Bedeutung aggressiver Chemotherapie der Grad II/III-Meningeome bleibt umstritten. Sowohl hinsichtlich der Molekularpathogenese als auch als mögliches Therapieziel sind der mTOR (Pachow et al. 2015) oder der Akt Signalweg interessant Außerdem wurden aktivierende Mutationen im PI3K und SMO Signalweg beschrieben, die in einer Studie mit zielgerichteter medikamentöser Intervention resultierten (Brastianos et al. 2015). Aktuell untersuchen mehrere internationale Studien medikamentöse Ansätze bei chirurgisch und radiotherapeutisch nicht mehr behandelbaren Patienten.

### H 1.5.1.3 Pragmatische Therapie

Nach sorgfältiger Prüfung der Indikation ist eine möglichst vollständige Resektion die Therapie der Wahl für Meningeome des WHO-Grads I (↑↑, B). Bei inkompletter Resektion wird zunächst nach einem Jahr, dann nach drei Jahren und schließlich in größeren Abständen per MRT nachbeobachtet. Die Indikation zu primärer oder postoperativer Radiochirurgie bzw. Strahlentherapie besteht bei inoperablen, inkomplett resezierten oder rezidivierten symptomatischen oder kritisch lokalisierten (z. B. Sinus cavernosus), asymptomatischen Läsionen (↑, B). Die Kombination aus mikrochirurgischer Tumorverkleinerung und anschließender Radiochirurgie bietet eine gute Behandlungsmöglichkeit mit niedriger Morbiditätsrate für komplex lokalisierte Schädelbasismeningeome (Tonn et al. 2004). Die Strahlentherapie wird meist fraktioniert in 1,8–2,0 Gy-Fraktionen bis 54–60 Gy mit einem Sicherheitssaum je nach Lokalisation von 0,5–2 cm appliziert. Nach Ausschöpfen chirurgischer oder strahlentherapeutischer Behandlungsoptionen für progrediente WHO-Grad I-Meningeome erscheint die Gabe von Sunitinib, Bevacizumab oder Carboplatin/Etoposid gerechtfertigt.
Asymptomatische Grad II-Meningeome können, auch bei postoperativ bestehendem Resttumor, zu-

nächst in etwa sechsmonatigen Abständen kontrolliert werden. Die adjuvante Therapie bei komplett resezierten WHO-Grad II-Meningeomen ist kontrovers. Die alleinige Beobachtung mit sechsmonatlicher Bildgebung ist in den ersten beiden Jahren gerechtfertigt. WHO-Grad III-Tumoren sollten postoperativ je nach Lokalisation mit einem Sicherheitsabstand von bis zu 4 cm bestrahlt werden (60 Gy, 1,8–2 Gy-Fraktionen). Lokalrezidive sollten nach Möglichkeit chirurgisch angegangen werden. Die erneute hypofraktionierte stereotaktische Strahlentherapie oder Radiochirurgie kann als nächstbeste Alternative eingesetzt werden. Eine experimentelle Chemotherapie z. B. mit Carboplatin plus Etoposid oder Multikinaseinhibitoren oder Bevacizumab kann nach Ausschöpfen der strahlentherapeutischen Optionen erwogen werden.

### H 1.5.2 Mesenchymale, nicht meningotheliale Tumoren

In dieser Gruppe werden verschiedene Tumoren unterschiedlicher Dignität (WHO-Grad I-IV) subsumiert (**Tab. H 1.1**). Primäre zerebrale Sarkome neigen zur systemischen Metastasierung. Das primäre *zerebrale Fibrosarkom* hat auch nach kompletter Resektion und nachfolgender Strahlentherapie eine schlechte Prognose (Oliveira et al. 2002). *Hämangioperizytome* zeigen intermediäre Dignität (WHO-Grad II/III), treten ohne Altersbevorzugung vor allem im Bereich der großen venösen Sinus und okzipital auf und wurden früher den Meningeomen zugeordnet. Die lokale Rezidivrate ist auch nach makroskopisch kompletter Resektion mit 85–95 % unter den nach 15 Jahren Überlebenden sehr hoch (Vuorinen et al. 1996). Ungünstige histologische Prädiktoren sind hohe Proliferationsaktivität und Zelldichte, Kernpolymorphien, Blutungen und Nekrosen. Postoperativ soll die Bestrahlung das Überleben auch nach kompletter Resektion verlängern (Guthrie et al. 1989). Beim Rezidiv soll zunächst eine Reresektion erwogen werden, unbestrahlte Läsionen werden dann bestrahlt, kleine Tumoren profitieren möglicherweise von der Radiochirurgie (Kano et al. 2008). Chemotherapie ist ineffektiv. Hämangioperizytome gehören zu den intrakraniellen Neoplasien mit der höchsten Neigung zur extrakraniellen Metastasierung: 13 % nach 5 Jahren, 33 % nach 10 Jahren, 64 % nach 15 Jahren (Guthrie et al. 1989).

### H 1.5.3 Primär melanozytische Veränderungen

Diese seltene Gruppe umfasst die diffuse leptomeningeale Melanozytose und andere neurokutane Melanosen, Melanozytome und primär meningeale maligne Melanome einschließlich der diffusen Form der malignen meningealen Melanomatose. Eine diffuse Melanozytose wird mit Gedächtnisstörungen, Krampfanfällen und Hirndruckzeichen symptomatisch. *Neurokutane Melanosen* sind Phakomatosen mit vielfältigen Anomalien. Durch Shuntanlage kann eine symptomatische Palliation der diffusen Melanozytose bei insgesamt sehr schlechter Prognose erreicht werden. Das *maligne meningeale Melanom* ist ein aggressiver, strahlenresistenter Tumor mit einer ähnlichen Metastasierungshäufigkeit wie primär extrazerebrale maligne Melanome. Die Behandlung sollte analog den Richtlinien für parenchymale und leptomeningeale Metastasen extrazerebraler maligner Melanome erfolgen (**Kap. H 3** und **Kap. H 4**).

### H 1.5.4 Tumoren ungeklärter Histogenese (Hämangioblastom)

*Hämangioblastome* repräsentieren ungefähr 2 % der primär intrakraniellen und spinalen Tumoren. In mehr als 25 % der Fälle liegt ein Von-Hippel-Lindau-Syndrom vor (**Tab. H 1.2**). Hierzu gehören Retinaangiome, Phäochromozytome, Adenome und Angiome von Pankreas, Leber, Nieren oder Nebennieren und z. T. multiple zerebelläre, supratentorielle oder spinale Hämangiome. Hämangioblastome sind gutartige, meist zerebelläre, langsam wachsende Läsionen. Tumoren des Spinalkanals liegen intra- oder extramedullär zervikal oder thorakal. Intramedulläre Manifestationen sind häufig mit einer Syrinx assoziiert. Bei der seltenen supratentoriellen Manifestationsform zeigt sich der Tumor eher solide als zystisch. Bei Lokalisation in der hinteren Schädelgrube treten Hirndruckzeichen oder fokale neurologische Defizite wie Nystagmus oder Ataxie auf. Spinal manifestieren sich die Tumoren mit Zeichen der Myelonkompression, Subarachnoidalblutung oder Syringomyelie. Die einzige Heilungschance besteht in der vollständigen Resektion (↑). Rezidive werden, wenn möglich, erneut operiert. Auch solide, stark vaskularisierte Tumoren sollten *en bloc* reseziert werden (Richard et al. 2000; Lonser et al. 2003). Hämangioblastome sind eher strahlenresistent. Die konventionelle externe Strahlentherapie kann zur Erzielung lokaler Kontrolle inoperabler oder multipler Tumoren eingesetzt werden (Smalley et al. 1990). Der Nutzen stereotaktischer Strahlentherapie oder der Radiochirurgie ist unklar (Chang et al. 1998). Wenn lokale Therapiemassnahmen erschöpft sind, kann im Einzelfall mit Hemmstoffen der VEGF-Signaltransduktion eine Tumorkontrolle erzielt werden (Riklin et al. 2012).

## H 1.6 Keimzelltumoren

### H 1.6.1 Klinik, Epidemiologie und Verlauf

Intrakranielle Keimzelltumoren sind selten (< 1 %, **Tab. H 1.3**). Sie treten bei Kindern oder jungen Erwachsenen auf. Metastasen eines primär gonadalen Tumors können histologisch nicht von primär intrakraniellen Keimzelltumoren unterschieden werden. Die histologischen Subgruppen schließen prognostisch unterschiedliche Tumoren wie Germinome, embryonale Karzinome, Keimzelltumoren, Chorionkarzinome, Teratome und gemischte Keimzelltumoren ein (Sawamura et al. 1998). Die Diagnose eines gemischten Keimzelltumors ist häufig, Germinome sind die häufigste abgrenzbare Variante (ca. 50 %). Keimzelltumoren wachsen solide und sehr invasiv. Die bevorzugte Lokalisation sind Mittellinienstrukturen wie Glandula pinealis oder die supraselläre Zisterne. Typische klinische Bilder sind Parinaud-Syndrom oder progressiver Hydrozephalus. Keimzelltumoren neigen zur Liquor-Aussaat und bilden selten auch extraneurale Metastasen. Zur Sicherung der neuroradiologischen Verdachtsdiagnose können in Serum oder Liquor erhöhte Spiegel für α-Fetoprotein (AFP) bei Dottersacktumoren oder Teratomen, humanes β-Choriongonadotropin (β-HCG) bei Chorionkarzinomen oder Keimzelltumoren mit β-HCG-sezernierenden Zellen und die plazentare alkalische Phosphatase (PLAP), die bei Germinomen, aber auch anderen Keimzelltumoren erhöht ist, beitragen. Im Gegensatz zu anderen ZNS-Tumoren kann die Diagnose bei Keimzelltumoren durch Serum- und Liquoruntersuchungen gesichert werden. Eine histologische Bestätigung der Diagnose ist daher bei charakteristischen komplementären bildgebenden und serologischen Befunden nicht immer notwendig. Die Differentialdiagnose ist von Bedeutung, da Germinome wegen ihrer Strahlensensibilität im Vergleich zu den anderen Typen prognostisch deutlich günstiger sind (Jensen et al. 2010). In der älteren Literatur sind wegen geringer Fallzahlen meist verschiedene Tumorentitäten mit unterschiedlichen Behandlungsregimen zusammengefasst worden. Die Ableitung von Überlebensdaten für einzelne Histologien ist deshalb nur eingeschränkt möglich.

### H 1.6.2 Therapeutische Prinzipien und pragmatische Therapie

Germinome sollten wegen ihrer hohen Sensitivität gegenüber Strahlentherapie und Chemotherapie nur biopsiert werden. Bei anderen Keimzelltumoren dient die Operation der Sicherung der histologischen Diagnose, der Entlastung oder Prävention eines Hydrozephalus sowie der Zytoreduktion. Die Zurückhaltung gegenüber operativer Therapie gilt auch nicht für reife Teratome, die entfernt werden sollten. Bei multifokalen Tumoren kommt der operativen Therapie eine geringere Rolle zu. Mit der Ausnahme der reifen Teratome ist die alleinige Resektion keine adäquate Therapie. Die weitere Behandlung hängt von der Histologie und der Tumorausdehnung einschließlich Liquoraussaat sowie dem Allgemeinzustand der Patienten ab. Die meisten Germinome können durch alleinige Strahlentherapie geheilt werden (Bamberg et al. 1999) (↑↑, B). Germinome sind auch chemosensitiv. So kann durch Chemotherapie meist mit Etoposid und Cisplatin vor der Strahlentherapie bei ähnlich guter Tumorkontrolle die Dosis der Neuroachsenbestrahlung reduziert oder ausschließlich die erweiterte Tumorregion behandelt werden. In der SIOP CNS GCT 96 Studie wurde nicht randomisiert eine Gleichwertigkeit einer Neuroachsenbestrahlung und einer Chemotherapie plus fokaler Strahlentherapie gezeigt (Calaminus et al. 2013) Bei nicht-germinomatösen Keimzelltumoren ist das Procedere weniger standardisiert. Auch hier führen Chemotherapie, gefolgt von Strahlentherapie und ggf. weiterer Chemotherapie zu Überlebensraten nach fünf Jahren von 70–90 % (Aoyama et al. 2002; Jensen et al. 2010).

## H 1.7 Tumoren der Sellaregion

Hypophysenadenome werden in **Kap. H 9** und **Kap. K 1**. behandelt. Bei allen Sellatumoren sollte vor Interventionen eine ophthalmologische und endokrinologische Untersuchung mit entsprechender Hormonsubstitution erfolgen. *Kraniopharyngeome* sind histologisch WHO-Grad I-Tumoren, die sich aus epithelialen Resten der Rathkeschen Tasche herleiten. Sie machen 2,5–4 % aller zerebralen Tumoren und 20 % aller suprasellären Tumoren aus. Die makroskopisch soliden oder zystischen Tumoren haben ihren Altersgipfel in der Kindheit, können aber in jedem Alter symptomatisch werden. Ihre enge anatomische Beziehung zu 3. Ventrikel, Hypothalamus und Hypophyse erklärt die Symptomatik und die Probleme radikaler Operationen. Kinder zeigen oft Hirndruckzeichen durch Blockade des Foramen Monroe, während Erwachsene häufiger unter Visusminderung, bitemporalen Gesichtsfeldstörungen, Hypophysenvorderlappeninsuffizienz oder Diabetes insipidus leiden. MRT und CT zeigen meist Zysten und partielle Verkalkungen. Das progressionsfreie Überleben nach 10 Jahren liegt nach Resektion mit und ohne Strahlentherapie bei 60–95 %. Bei Resttumor nach Operation scheint die Strahlentherapie das Rezidivrisiko zu mindern. Dennoch ist Abwarten und Kontrollieren eine Alternative, da Hormonstörungen (18 %) und Optikusschädigungen (0,8 %) auftreten können und auch das Risiko für Ischämien und Zweittumore gegenüber der Normalbevölkerung leicht erhöht ist (Erridge et al. 2009). Vor allem neuropsychologisch stellen sich bei den Kindern nach Operation und Strahlentherapie oftmals bleibende Defizite ein (Habrand et al. 1999). Zysten können mit intrakavitärer Brachytherapie behandelt werden (Voges et al. 1997). Eine Dauertherapie mit Interferon-α zeigte bei 25 % ein Ansprechen des Tumors (Jakacki et al. 2000). Auch für Kraniopharyngeome lohnt sich eine weitergehende molekulare Untersuchung. BRAF V600E mutiere Tumor sprechen relevant auf eine BRAF-inhibitorische Therapie z. B. mit Dabrafenib (150 mg p. o. 2 ×/Tag) und Trametinib (2 mg p. o. 2 ×/Tag) an.

*Granularzelltumoren der Neurohypophyse* sind seltene WHO-Grad I-Tumoren der Sellaregion (Cohen-Gadol et al. 2003). Sie treten mit einer Bevorzugung des weiblichen Geschlechts bei Erwachsenen auf und sollten reseziert werden. Bei Rezidiven oder Tumorprogress kann eine Strahlentherapie erfolgen.

## H 1.8 Andere Tumoren

### H 1.8.1 Chordom

Chordome tauchen in der WHO-Klassifizierung der Hirntumoren nicht auf (**Tab. H 1.1**). Das

Chordom ist ein langsam, lokal infiltrierend wachsender Tumor, der sich aus Resten der Chorda dorsalis im knöchernen Achsenskelett entwickeln soll. Er findet sich sakrokokzygeal (50 %), im Klivus (35 %) oder vertebral (15 %). Trotz histologischer Benignität wachsen Chordome destruierend und neigen zu postoperativen Rezidiven. Aufgrund des destruktiven Wachstums sind Knochenschmerzen das führende Symptom. Die weitere Klinik hängt von der Lokalisation ab. Sakral kann eine palpable Raumforderung zu Mastdarmstörungen führen, vertebrale Manifestationen können zur Paraparese und intrakranielle Läsionen zu Kopfschmerzen und Hirnnervenausfällen führen. Schädelbasismanifestationen zeigen sich vor allem in Keilbein oder Klivus, aber auch exzentrische Lokalisationen, wie z. B. im Kleinhirnbrückenwinkel, werden in bis zu einem Drittel der Fälle beschrieben. Bei Ausbreitung in den Sinus sphenoidalis oder Nasopharynx kann es zu submukosalen Schwellungen kommen. Patienten mit Klivuschordomen leben im Median 5 Jahre, bei sakrokokzygealer Lokalisation liegt das Überleben bei bis zu 20 Jahren (Bergh et al. 2000). Metastasen sind selten und treten spät, bevorzugt in Lungen, Lymphknoten oder Leber, auf.

Das Ziel einer makroskopischen Tumorresektion wird wegen der ungünstigen Lage und der Infiltration vitaler Strukturen nur selten erreicht. Aufgrund der hohen Lokalrezidivrate ist für die Schädelbasischordome die postoperative Strahlentherapie, in Form der Protonenbehandlung, Therapie der Wahl (↑, B). Mit dieser Strahlentherapieform können hohe Tumordosen exakt verabreicht werden, ohne kritische Nachbarstrukturen wie Hirnstamm oder Chiasma opticum zu gefährden. Mit Gesamtdosen von bis zu 70 Gy werden progressionsfreie Überlebensraten von 73 % nach 5 Jahren erreicht (Hug et al. 1999). Hirnstammsymptome traten hierunter bei 17 von 367 Patienten mit Schädelbasistumoren auf. Als Risikofaktoren zeigten sich dabei neben der Strahlendosis im Bereich des Hirnstamms die Anzahl früherer Operationen und Diabetes mellitus (Debus et al. 1997). Sowohl in der Primärtherapie nach Resektion als auch im Rezidiv kann auch radiochirurgisch behandelt werden, aber die lokale Komplikationsrate ist relativ hoch (Krishnan et al. 2005). Chemotherapie ist kein etabliertes Therapieverfahren.

### H 1.8.2 Epidermoid und Dermoid

Auch diese Tumoren tauchen in der WHO-Klassifizierung der Hirntumoren nicht auf (**Tab. H 1.1**). Sie sind seltene, gutartige, zystische Missbildungen, die wegen ihrer Größe diagnostiziert werden. Epidermoide enthalten Cholesterin. Dermoide bestehen aus Hautanhangsgebilden, wie Haarfollikeln und Talg- sowie Schweißdrüsen. Epidermoide wachsen meist im Kleinhirnbrückenwinkel oder in der supraselläreren Zisterne und werden im frühen bis mittleren Erwachsenenalter manifest. Dermoide treten in den gleichen Lokalisationen, aber bereits im Kindesalter auf. Die Lokalisation bestimmt die Klinik. Supraselläre gelegene Läsionen verursachen Sehstörungen, während sich Missbildungen im Kleinhirnbrückenwinkel eher mit einer Trigeminusneuralgie manifestieren. Die Diagnose erfolgt aufgrund des charakteristischen Bildes mittels MRT. Die Ruptur der Zysten beider Missbildungen kann zu chemischer Meningitis und Vasospasmen führen. Symptomatische Läsionen sollten komplett entfernt werden. Wegen der Adhärenz dieser Missbildungen an vitalen Strukturen ist dies nicht immer möglich (Rubin et al. 1989). Bei bildgebend stabilen asymptomatischen Läsionen kann man wegen widersprüchlicher Empfehlungen abwarten. Weder Strahlentherapie noch Chemotherapie spielen in der Behandlung dieser Tumoren eine Rolle.

## Literatur


Albert NL, Weller M, Suchorska B, Galldiks N, Soffietti R et al. Response Assessment in Neuro-Oncology working group and European Association for Neuro-Oncology recommendations for the clinical use of PET imaging in gliomas. Neuro Oncol 2016; 18: 1199–1208.

Amin AD, Li L, Rajan SS, Gokhale V, Groysman MJ et al. TKI sensitivity patterns of novel kinase-domain mutations suggest therapeutic opportunities for patients with resistant ALK+ tumors. Oncotarget 2016; 7: 23715–23729.

Anderson GD, Lin YX, Berge C, Ojemann GA. Absence of bleeding complications in patients undergoing cortical surgery while receiving valproate treatment. J Neurosurg 1997; 87: 252–256.

Aoyama H, Shirato H, Ikeda J, Fujieda K, Miyasaka K, Sawamura Y. Induction chemotherapy followed by low-dose involved-field radiotherapy for intracranial germ cell tumors. J Clin Oncol 2002; 20: 857–865.

Austin-Seymour M, Munzenrider J, Goitein M, Verhey L, Urie M, Gentry R et al. Fractionated proton radiation therapy of chordoma and low-grade chondrosarcoma of the base of the skull. J Neurosurg 1989; 70: 13–17.

Balss J, Meyer J, Mueller W, Korshunov A, Hartmann C, von Deimling A. Analysis of the IDH1 codon 132 mutation in brain tumors. Acta Neuropathol 2008; 116: 597–602.

Bamberg M, Kortmann RD, Calaminus G, Becker G, Meisner C, Harms D, Göbel U. Radiation therapy for intracranial germinoma: results from the German cooperative prospective trials MAKEI 83/86/89. J Clin Oncol 1999; 17: 2585–2592.

Behin A, Delattre JY. Complications of radiation therapy on the brain and spinal cord. Semin Neurol 2004; 24: 405–417.

Bertalanffy A, Roessler K, Koperek O, Gelpi E, Prayer D, Knosp E. Recurrent central neurocytomas. Cancer 2005; 104: 135–142.

Berthold F, Hero B. Neuroblastoma: current drug therapy recommendations as part of the total treatment approach. Drugs 2000; 59: 1261–1277.

Bluml S, Margol AS, Sposto R, Kennedy RJ, Robison NJ et al. Molecular subgroups of medulloblastoma identification using noninvasive magnetic resonance spectroscopy. Neuro Oncol 2016; 18: 126–131.

Bogdahn U, Hau P, Stockhammer G, Venkataramana NK, Mahapatra AK, Suri A et al. Targeted therapy for high-grade glioma with the TGF-beta2 inhibitor trabedersen: results of a randomized and controlled phase IIb study. Neuro Oncol 2011; 13: 132–142.

Brada M, Sharpe G, Rajan B, Britton J, Wilkins PR, Guerroro J et al. Modifying radical radiotherapy in high grade gliomas; shortening the treatment time through acceleration. Int J Radiat Oncol Biol Phys 1999; 43: 287–292.

Brandes AA, Tosoni A, Amista P, Nicolardi L, Grosso D, Berti F et al. How effective is BCNU in recurrent

glioblastoma in the modern area? Neurology 2004; 63: 1281–1284.
Brandes AA, Cavallo G, Reni M, Tosoni A, Nicolardi L, Scopece L et al. A multicenter retrospective study of chemotherapy for recurrent intracranial ependymal tumors in adults by the Gruppo Italiano Cooperativo di Neuro-Oncologia. Cancer 2005; 104: 143–148.
Brandes AA, Franceschi E, Tosoni A, Blatt V, Ermani M. Long-term results of a prospective study on the treatment of medulloblastoma in adults. Cancer 2007; 110: 2035–2041.
Brandes AA, Franceschi E. Neuro-oncology: genetic variation in pediatric and adult brain tumors. Nat Rev Neurol 2010; 6: 653–654.
Brastianos PK, Shankar GM, Gill CM, Taylor-Weiner A, Nayyar N et al. Dramatic Response of BRAF V600E Mutant Papillary Craniopharyngioma to Targeted Therapy. J Natl Cancer Inst 2015; 108(2): pii djv310.
Brat DJ, Hirose Y, Cohen KJ, Feuerstein BG, Burger PC. Astroblastoma: clinicopathologic features and chromosomal abnormalities defined by comparative genomic hybridization. Brain Pathol 2000; 10: 342–352.
Brown PD, Buckner JC, O'Fallon JR, Iturria NL, Brown CA, O'Neill BP et al. Adult patients with supratentorial pilocytic astrocytomas: a prospective multicenter clinical trial. Int J Radiat Oncol Biol Phys 2004; 58: 1153–1160.
Buckner JC, Peethambaram PP, Smithson WA, Groover RV, Schomberg PJ, Kimmel DW et al. Phase II trial of primary chemotherapy followed by reduced-dose radiation for CNS germ cell tumors. J Clin Oncol 1999; 17: 933–940.
Buckner JC, Gesme Jr D, O'Fallon JR, Hammack JE, Stafford S, Brown PD et al. Phase II trial of procarbazine, lomustine, and vincristine as initial therapy for patients with low-grade oligodendroglioma or oligoastrocytoma: efficacy and associations with chromosomal abnormalities. J Clin Oncol 2003; 21: 251–255.
Buckner JC, Shaw EG, Pugh SL, Chakravarti A, Gilbert MR et al. Radiation plus Procarbazine, CCNU, and Vincristine in Low-Grade Glioma. N Engl J Med 2016; 374: 1344–1355.
Cairncross JG, Ueki K, Zlatescu MC, Lisle DK, Finkelstein DM, Hammond RR et al. Specific genetic predictors of chemotherapeutic response and survival in patients with anaplastic oligodendrogliomas. J Natl Cancer Inst 1998; 90: 1473–1479.
Cairncross G, Swinnen L, Bayer R, Rosenfeld S, Salzman D, Paleologos N et al. Myeloablative chemotherapy for recurrent aggressive oligodendroglioma. Neurooncol 2000; 2: 114–119.
Cairncross G, Berkey B, Shaw E, Jenkins R, Scheithauer B, Brachman D, Buckner J, Fink K, Souhami L, Laperierre N, Mehta M, Curran W. Phase III trial of chemotherapy plus radiotherapy compared with radiotherapy alone for pure and mixed anaplastic oligodendroglioma: Intergroup Radiation Therapy Oncology Group Trial 9402. J Clin Oncol 2006; 24: 2707–2714.
Calaminus G, Kortmann R, Worch J, Nicholson JC, Alapetite C et al. SIOP CNS GCT 96: final report of outcome of a prospective, multinational nonrandomized trial for children and adults with intracranial germinoma, comparing craniospinal irradiation alone with chemotherapy followed by focal primary site irradiation for patients with localized disease. Neuro Oncol 2013; 15: 788–796.
Cancer Genome Atlas Research N, Brat DJ, Verhaak RG, Aldape KD, Yung WK et al. Comprehensive, Integrative Genomic Analysis of Diffuse Lower-Grade Gliomas. N Engl J Med 2015; 372: 2481–2498.
Cavalheiro S, Dastoli PA, Silva NS, Toledo S, Lederman H, Da Silva MC. Use of interferon alpha in intratumoral chemotherapy for cystic craniopharyngioma. Child's Nerv Syst 2005; 21: 719–724.
Chamberlain MC, Tsao-Wei DD, Groshen S. Temozolomide for treatment-resistant recurrent meningioma. Neurology 2004; 62: 1210–1212.
Chamberlain MC, Glantz MJ, Fadul CE. Recurrent meningioma: salvage therapy with long-acting somatostatin analogue. Neurology. 2007; 69: 969–673.
Chamberlain MC, Johnston SK. Hydroxyurea for recurrent surgery and radiation refractory meningioma: a retrospective case series. J Neurooncol 2011; Feb 13, EPub.
Chan MD, Tatter SB, Lesser G, Shaw EG. Radiation oncology in brain tumors: current approaches and clinical trials in progress. Neuroimaging Clin N Am 2010; 20: 401–408.
Chang SD, Meisel JA, Hancock SL, Martin DP, McManus M, Adler JR Jr. Treatment of hemangioblastomas in von Hippel-Lindau disease with linear accelerator-based radiosurgery. Neurosurgery 1998; 43: 28–34.
Chinot OL, Honoré S, Dufour H, Barrie M, Figarella-Branger D, Muracciole X et al. Safety and efficacy of temozolomide in patients with recurrent anaplastic oligodendrogliomas after standard radiotherapy and chemotherapy. J Clin Oncol 2001; 19: 2449–2455.
Chinot OL, Wick W, Mason W, Henriksson R, Saran F et al. Bevacizumab plus radiotherapy-temozolomide for newly diagnosed glioblastoma. N Engl J Med 2014; 370: 709–722.
Chow E, Reardon DA, Shah AB, Jenkins JJ, Langston J, Heideman RL et al. Pediatric choroid plexus neoplasms. Int J Radiat Oncol Biol Phys 1999; 44: 249–254.
Cohen-Gadol AA, Pichelmann MA, Link MJ, Scheithauer BW, Krecke KN, Young WF Jr et al. Granular cell tumor of the sellar and suprasellar region: clinicopathologic study of 11 cases and literature review. Mayo Clin Proc 2003; 78: 567–573.
Combs SE, Thilmann C, Edler L, Debus J, Schulz-Ertner D. Efficacy of fractionated stereotactic reirradiation in recurrent gliomas: long-term results in 172 patients treated in a single institution. J Clin Oncol 2005b; 23: 8863–8869.
Combs SE, Volk S, Schulz-Ertner D, Huber PE, Thilmann C, Debus J. Management of acoustic neuromas with fractionated stereotactic radiotherapy (FSRT): long-term results in 106 patients treated in a single institution. Int J Radiat Oncol Phys 2005; 63: 75–81.
Combs SE, Thilmann C, Debus J, Schulz-Ertner D. Long-term outcome of stereotactic radiosurgery (SRS) in patients with acoustic neuromas. Int J Radiat Oncol Biol Phys 2006; 64: 1341–1347.
Combs SE, Welzel T, Schulz-Ertner D, Huber PE, Debus J. Differences in clinical results after LINAC-based single-dose radiosurgery versus fractionated stereotactic radiotherapy for patients with vestibular schwannomas. Int J Radiat Oncol Biol Phys 2010a; 76: 193–200.
Debus J, Hug EB, Liebsch NJ, O'Farrel D, Finkelstein D, Efird J, Munzenrider JE. Brainstem tolerance to conformal radiotherapy of skull base tumors. Int J Radiat Oncol Biol Phys 1997; 39: 967–975.
Desjardins A, Reardon DA, Herndon JE 2nd et al. Bevacizumab plus irinotecan in recurrent WHO grade 3 malignant gliomas. Clin Cancer Res 2008; 14: 7068–7073.
Dresemann G. Imatinib (STI571) plus hydroxyurea: safety and efficacy in pre-treated, progressive glioblastoma multiforme (GBM) patients (pts). J Clin Oncol 2004; 22: 1550.
Dogruel M, Gibbs JE, Thomas SA. Hydroxyurea transport across the blood-brain and blood-cerebrospinal fluid barriers of the guinea-pig. J Neurochem 2003; 87: 76–84.
Douw L, Klein M, Fagel SS, van den Heuvel J, Taphoorn MJ, Aaronson NK, Postma TJ, Vandertop WP, Mooij JJ, Boerman RH, Beute GN, Sluimer JD, Slotman BJ,

H 1

Reijneveld JC, Heimans JJ. Cognitive and radiological effects of radiotherapy in patients with low-grade glioma: long-term follow-up. Lancet Neurol 2009; 8: 810–818.

Dropcho EJ, Soong SJ. The prognostic impact of prior low grade histology in patients with anaplastic gliomas; a case-control study. Neurology 1996; 47: 684–690.

Eigenbrod S, Trabold R, Brucker D, Eros C, Egensperger R et al. Molecular stereotactic biopsy technique improves diagnostic accuracy and enables personalized treatment strategies in glioma patients. Acta Neurochir (Wien) 2014; 156: 1427–1440.

Ellingson BM, Bendszus M, Boxerman J, Barboriak D, Erickson BJ et al. Consensus recommendations for a standardized Brain Tumor Imaging Protocol in clinical trials. Neuro Oncol 2015; 17: 1188–1198.

Erridge SC, Conkey DS, Stockton D, Strachan MW, Statham PF, Whittle IR, Grant R, Kerr GR, Gregor A. Radiotherapy for pituitary adenomas: long-term efficacy and toxicity. Radiother Oncol 2009; 93(3): 597–601.

Esteller M, Garcia-Foncillas J, Andion E, Goodman SN, Hidalgo OF, Vanaclocha V et al. Inactivation of the DNA-repair gene mg MT and the clinical response of gliomas to alkylating agents. N Engl J Med 2000; 343: 1350–1354.

Friedman HS, McLendon RE, Kerby T, Dugan M, Bigner SH, Henry AJ et al. DNA mismatch repair and O6-alkylguanine-DNA alkyltransferase analysis and response to Temodal in newly diagnosed malignant glioma. J Clin Oncol 1998; 16: 3851–3857.

Fuller D, Bloom JG. Radiotherapy for chordoma. Int J Radiat Oncol Biol Phys 1988; 15: 331–339.

Furtner J, Schopf V, Seystahl K, Le Rhun E, Ruda R et al. Kinetics of tumor size and peritumoral brain edema before, during, and after systemic therapy in recurrent WHO grade II or III meningioma. Neuro Oncol 2016; 18: 401–407.

Galanis E, Buckner JC, Schomberg PJ, Hammack JE, Raffel C, Scheithauer BW. Effective chemotherapy for advanced CNS embryonal tumors in adults. J Clin Oncol 1997; 15: 2939–2944.

Giannini C, Scheithauer BW, Burger PC, Brat DJ, Wollan PC, Lach B, O'Neill BP. Pleomorphic xanthoastrocytoma: what do we really know about it? Cancer 1999; 85: 2033–2045.

Gilbert M, Mehta M, Aldape, K, Stupp R, Hegi M, Jaeckle K, Armstrong T et al. RTOG 0525: A randomized phase III trial comparing standard adjuvant temozolomide with a dose-dense schedule in newly diagnosed glioblastoma. J Clin Oncol 2011; 29: 2006.

Gilbert MR, Ruda R, Soffietti R. Ependymomas in adults. Curr Neurol Neurosci Rep 2010; 10: 240–247.

Glas M, Bahr O, Felsberg J, Rasch K, Wiewrodt D et al. NOA-05 phase 2 trial of procarbazine and lomustine therapy in gliomatosis cerebri. Ann Neurol 2011; 70: 445–453.

Gnekow AK, Kortmann RD, Pietsch T, Emser A. Low grade chiasmatic-hypothalamic glioma-carboplatin and vincristin chemotherapy effectively defers radiotherapy within a comprehensive treatment strategy – report from the multicenter treatment study for children and adolescents with a low grade glioma – HIT-LGG 1996 – of the Society of Pediatric Oncology and Hematology (GPOH). Klin Pädiatr 2004; 216: 331–342.

Goldsmith BJ, Wara WM, Wilson CB, Larson DA. Postoperative irradiation for subtotally resected meningiomas. A retrospective analysis of 140 patients treated from 1967–1990. J Neurosurg 1994; 80: 195–201.

Gomez DR, Missett BT, Wara WM, Lamborn KR, Prados MD, Chang S et al. High failure rate in spinal ependymomas with long-term follow-up. Neuro-oncol 2005; 7: 254–259.

Gramatzki D, Roth P, Felsberg J, Hofer S, Rushing EJ et al. Chemotherapy for intracranial ependymoma in adults. BMC Cancer 2016; 16: 287.

Grant R, Liang BC, Slattery J, Greenberg HS, Junck L. Chemotherapy response criteria in malignant glioma. Neurology 1997; 48: 1336–1340.

Guthrie BL, Ebersold MJ, Scheithauer BW, Shaw EG. Meningeal hemangiopericytoma: histopathological features, treatment, and long-term follow-up of 44 cases. Neurosurgery 1989; 25: 514–522.

Habrand JL, Ganry O, Couanet D, Rouxel V, Levy-Piedbois C, Pierre-Kahn A, Khalifa C. The role of radiation therapy in the management of craniopharyngioma: a 25-year experience and review of the literature. Int J Radiat Oncol Biol Phys 1999; 44: 255–263.

Hartmann C, Hentschel B, Wick W, Capper D, Felsberg J, Simon M, Westphal M, Schackert G, Meyermann R, Pietsch T, Reifenberger G, Weller M, Loeffler M, von Deimling A. Patients with IDH1 wild type anaplastic astrocytomas exhibit worse prognosis than IDH1-mutated glioblastomas, and IDH1 mutation status accounts for the unfavorable prognostic effect of higher age: implications for classification of gliomas. Acta Neuropathol 2010; 120: 707–718.

Hegi ME, Diserens AC, Gorlia T, Hamou MF, de Tribolet N, Weller M et al. MGMT gene silencing and response to temozolomide in glioblastoma. N Engl J Med 2005; 352: 997–1003.

Herrlinger U, Felsberg J, Küker W, Bornemann A, Plasswilm L, Knobbe CB et al. Gliomatosis cerebri. Molecular pathology and clinical course. Ann Neurol 2002; 52: 390–399.

Herrlinger U, Steinbrecher A, Rieger J, Hau P, Kortmann RD, Meyermann R et al. Adult medulloblastoma: prognostic factors and response to therapy at diagnosis and at relapse. J Neurol 2005; 252: 291–299.

Herrlinger U, Rieger J, Koch D, Loeser S, Blaschke B, Kortmann RD, Steinbach JP, Hundsberger T, Wick W, Meyermann R, Tan TC, Sommer C, Bamberg M, Reifenberger G, Weller M. Phase II trial of lomustine plus temozolomide chemotherapy in addition to radiotherapy in newly diagnosed glioblastoma: UKT-03. J Clin Oncol 2006; 24: 4412–4417.

Herrlinger U, Jones DT, Glas M, Hattingen E, Gramatzki D et al. Gliomatosis cerebri: no evidence for a separate brain tumor entity. Acta Neuropathol 2016; 131: 309–319.

Hoang-Xuan K, Capelle L, Kujas M, Taillibert S, Duffau H, Lejeune J et al. Temozolomide as initial treatment for adults with low-grade oligodendrogliomas or oligoastrocytomas and correlation with chromosome 1p deletions. J Clin Oncol 2004; 22: 3133–3138.

Hug EB, Loredo LN, Slater JD, DeVries A, Grove RI, Schaefer RA, Rosenberg AE, Slater JM. Proton radiation therapy for chordomas and chondrosarcomas of the skull base. J Neurosurg 1999; 791: 8432–439.

Im SH, Chung CK, Kim SK, Cho BK, Kim MK, Chi JG. Pleomorphic xanthoastrocytoma: a developmental glioneuronal tumor with prominent glioproliferative changes. J Neurooncol 2004; 66: 17–27.

Jakacki RI, Cohen BE, Jamison C, Mathews VP, Arenson E, Longee DC et al. Phase II evaluation of interferon-a-2a for progressive or recurrent craniopharyngiomas. J Neurosurg 2000; 92: 255–260.

Jensen AW, Laack NN, Buckner JC, Schomberg PJ, Wetmore CJ, Brown PD. Long-term follow-up of dose-adapted and reduced-field radiotherapy with or without chemotherapy for central nervous system germinoma. Int J Radiat Oncol Biol Phys 2010; 777: 1449–1456.

Jones DT, Hutter B, Jager N, Korshunov A, Kool M et al. Recurrent somatic alterations of FGFR1 and NTRK2 in pilocytic astrocytoma. Nat Genet 2013; 45: 927–932.

Kano H, Niranjan A, Kondziolka D, Flickinger JC, Lunsford LD. Adjuvant stereotactic radiosurgery after resection of intracranial hemangiopericytomas. Int J Rad Oncol Biol Phys 2008; 72: 1333–1339.

Karim ABMF, Maat B, Hatlevoll R, Menten J, Rutten EHJM, Thomas DGT et al. A randomized trial on dose-response in radiation therapy of low-grade cerebral glioma: European Organization for Research and Treatment of Cancer (EORTC) study 22844. Int J Radiat Oncol Biol Phys 1996; 36: 549–556.

Keime-Guibert F, Napolitano M, Delattre JY. Neurological complications of radiotherapy and chemotherapy. J Neurol 1998; 245: 695–708.

Kim L, Hochberg FH, Thornton AF, Harsh IV GH, Patel H, Finkelstein D, Louis DN. Procarbazine, lomustine, and vincristine (PCV) chemotherapy for grade III and grade IV oligoastrocytomas. J Neurosurg 1996; 85: 602–607.

Kim DW, Jo YH, Kim JH, Wu HG, Rhee CS, Lee CH, Kim TY, Heo DS, Bang YJ, Kim NK. Neoadjuvant etoposide, ifosfamide, and cisplatin for the treatment of olfactory neuroblastoma. Cancer 2004; 101: 2257–2260.

Koka VN, Julieron M, Bourhis J, Janot F, Le Ridant AM, Marandas P et al. Aesthesioneuroblastoma. J Laryngol Otol 1998; 112: 628–633.

Kondziolka D, Lunsford D, McLaughlin MR, Flickinger JC. Long-term outcomes after radiosurgery for acoustic neuromas. N Engl J Med 1998; 339: 1426–1433.

Kondziolka D, Levy EI, Niranjan A, Flickinger JC, Lunsford LD. Long-term outcomes after meningioma radiosurgery: physician and patient perspectives. J Neurosurg 1999; 91: 44–50.

Kortmann RD, Kühl J, Timmermann B, Mittler U, Urban C, Budach V et al. Postoperative neoadjuvant chemotherapy before radiotherapy as compared to immediate radiotherapy followed by maintenance chemotherapy in the treatment of medulloblastoma in childhood: results of the German prospective randomized trial HIT '91. Int J Radiat Oncol Biol Phys 2000; 46: 269–279.

Kreth FW, Thon N, Siefert A, Tonn JC. The place of interstital brachytherapy and radio-surgery for low-grade gliomas. Adv Tech Stand Neurosurg 2010; 35: 183–212.

Kreth FW, Faist M, Rossner R, Volk B, Ostertag CB. Supratentorial World Health Organization Grade 2 astrocytomas and oligoastrocytomas. A new pattern of prognostic factors. Cancer 1997; 79: 370–379.

Kreth FW, Muacevic A, Medele R, Bise K, Meyer T, Reulen HJ. The risk of haemorrhage after image guided stereotactic biopsy of intra-axial brain tumours – a prospective study. Acta Neurochir (Wien) 2001; 143: 539–545.

Krex D, Klink B, Hartmann C, von Deimling A, Pietsch T, Simon M, Sabel M, Steinbach JP, Heese O, Reifenberger G, Weller M, Schackert G, German Glioma Network. Long-term survival with glioblastoma multiforme. Brain 2007; 130: 2596–2606.

Krishnan S, Foote RL, Brown PD, Pollock BE, Link MJ, Garces YI. Radiosurgery for cranial base chordomas and chondrosarcomas. Neurosurgery 2005; 56: 777–784.

Krüger DA, Care MM, Holland K et al. Everolimus for Subependymal Giant-Cell Astrocytomas in Tuberous Sclerosis. N Engl J Med 2010; 363: 1801–1811.

Kurian KM, Summers DM, Statham PF, Smith C, Bell JE, Ironside JW. Third ventricular chordoid glioma: clinicopathological study of two cases with evidence for a poor clinical outcome despite low grade histological features. Neuropathol Appl Neurobiol 2005; 31: 354–361.

Laigle-Donadey F, Doz F, Delattre JY. Brainstem gliomas in children and adults. Curr Opin Oncol 2008; 20: 662–667.

Laperriere NJ, Leung PMK, McKenzie S, Milosevic M, Wong S, Glen J et al. Randomized study of brachytherapy in the initial management of patients with malignant astrocytoma. Int J Radiat Oncol Biol Phys 1998; 41: 1005–1011.

Laperriere N, Zuraw L, Cairncross G, The Cancer Care Ontario Practice Guidelines Initiative Neuro-Oncology Disease Site Group. Radiotherapy for newly diagnosed malignant glioma in adults: a systematic review. Radiother Oncol 2002; 64: 259–273.

Leighton C, Fisher B, Bauman G, Depiero S, Stitt L, Macdonald D, Cairncross G. Supratentorial low-grade glioma in adults: an analysis of prognostic factors and timing of radiation. J Clin Oncol 1997; 15: 1294–1301.

Levin VA, Maor MH, Thall PF, Yung WKA, Bruner J, Sawaya R et al. Phase II study of accelerated fractionation radiation therapy with carboplatin followed by vincristine chemotherapy for the treatment of glioblastoma multiforme. Int J Radiat Oncol Biol Phys 1995; 33: 357–364.

Longhi A, Errani C, Magagnoli G, Alberghini M, Gamgarotti M, Mercuri M, Ferrari S. High grade malignant peripheral nerve sheath tumors: outcome of 62 patients with localized disease and review of the literature. J Chemother 2010; 722: 413–418.

Lonser RR, Weil RJ, Wanebo JE, DeVroom HL, Oldfield EH. Surgical management of spinal cord hemangioblastomas in patients with von Hippel-Lindau disease. J Neurosurg 2003; 98: 106–116.

Louis DN, Perry A, Reifenberger G, von Deimling A, Figarella-Branger D, Cavenee WK, Ohgaki H, Wiestler OD, Kleihues P, Ellison DW. The 2016 World Health Organization Classification of Tumors of the Central Nervous System: a summary. Acta Neuropathol 2016a; 131(6): 803–820.

Louis DN, Cavenee WK, von Dwimling A. WHO Classification of Tumors oft he Central Nervous System. IARC 2016b.

Lusis E, Gutmann DH. Meningioma: an update. Curr Opin Neurol 2004; 17: 687–692.

Lutterbach J, Fauchon F, Schild SE, Chang SM, Pagenstecher A, Volk B et al. Malignant pineal parenchymal tumors in adult patients: patterns of care and prognostic factors. Neurosurgery 2002; 51: 44–56.

Luyken C, Blümcke I, Fimmers R, Urbach H, Wiestler OD, Schramm J. Supratentorial gangliogliomas: histopathologic grading and tumor recurrence in 184 patients with a median follow-up of 8 years. Cancer 2004; 101: 146–155.

Ma J, Pulfer S, Li S et al. Pharmacodynamic-mediated reduction of temozolomide tumor concentrations by the angiogenesis inhibitor TNP-470. Cancer Res 2001; 61: 5491–5498.

MacCollin M, Chiocca EA, Evans DG, Friedman JM, Horvitz R, Jaramillo D et al. Diagnostic criteria for schwannomatosis. Neurology 2005; 64: 1838–1845.

Macdonald DR, Cascino TL, Schold SC, Cairncross JG. Response criteria for phase II studies of supratentorial malignant glioma. J Clin Oncol 1990; 8: 1277–1280.

Macdonald D, Cairncross G, Stewart D, Forsyth P, Sawa C, Wainman N, Eisenhauer E for the National Clinical Institute of Canada Clinical Trials Group (NCIC CTG). Phase II study of topotecan in patients with recurrent malignant glioma. Ann Oncol 1996; 7: 205–207.

Malik I, Rowe JG, Walton L, Radatz MW, Kemeney AA. The use of stereotactic radiosurgery in the management of meningiomas. Br J Neurosurg 2005; 19: 13–20.

Malmstrom A, Grønberg BH, Stupp R et al. Glioblastoma (GBM) in elderly patients: A randomized phase III trial comparing survival in patients treated with 6-week radiotherapy (RT) versus hypofractionated RT over 2 weeks versus temozolomide single-agent chemotherapy (TMZ). J Clin Oncol 2010; 28: 7s,(suppl; abstr LBA2002).

Malmstrom A, Gronberg BH, Marosi C, Stupp R, Frappaz D et al. Temozolomide versus standard 6-week radiotherapy versus hypofractionated radiotherapy in patients older than 60 years with glioblastoma: the Nordic randomised, phase 3 trial. Lancet Oncol 2012; 13: 916–926.

Mansur DB, Perry A, Rajaram V, Michalski JM, Park TS, Leonard JR, Luchtman-Jones L, Rich KM, Grigsby PW, Lockett MA, Wahab SH, Simpson JR. Postoperative radiation therapy for grade II and III intracranial ependymoma. Int J Radiat Oncol Biol Phys 2005; 61: 387–391.

Marras LC, Geerts WH, Perry JR. The risk of venous thromboembolism is increased throughout the course of malignant glioma. An evidence-based review. Cancer 2000; 89: 640–646.

Mazloom A, Zangeneh AH, Paulino AC. Prognostic factors after extraneural metastasis of medulloblastoma. Int J Radiat Onocl Biol Phys 2010; 78: 72810–78.

Mellinghoff IK, Wang MY, Vivanco I, Haas-Kogan DA, Zhu S, Dia EQ et al. Molecular determinants of the response of glioblastomas to EGFR kinase inhibitors. New Engl J Med 2005; 353: 2012–2024.

Merchant TE, Mulhern RK, Krasin MJ, Kun LE, Williams T, Li C et al. Preliminary results from a phase II trial of conformal radiation therapy and evaluation of radiation-related CNS effects for pediatric patients with localized ependymoma. J Clin Oncol 2004; 22: 3156–3162.

Mishima Y, Nagasaki E, Terui Y, Irie T, Takahashi S, Ito Y, Oguchi M, Kawabata K, Kamata S, Hatake K. Combination chemotherapy (cyclophosphamide, doxorubicin, and vincristine with continuous-infusion cisplatin and etoposide) and radiotherapy with stem cell support can be beneficial for adolescents and adults with estheisoneuroblastoma. Cancer 2004; 101: 1437–1444.

Müller W, Hartmann C, Hoffmann A, Lanksch W, Kiwit J, Tonn J et al. Genetic signature of oligoastrocytomas tumors correlates with tumor location and denotes distinct molecular subsets. Am J Pathol 2002; 161: 313–319.

Neuro-Oncology Working Group (NOA) of the German Cancer Society. Neuro-Oncology Working Group (NOA)-01 trial of ACNU/VM26 versus ACNU/Ara-C chemotherapy in addition to involved-field radiotherapy in the first-line treatment of malignant glioma. J Clin Oncol 2003; 21: 3276–3284.

Niyazi M, Siefert A, Schwarz SB, Ganswindt U, Kreth FW, Tonn JC et al Therapeutic options for recurrent malignant glioma. Radiother Oncol 2011; 98(1): 1810–1814. Epub 2010 Dec 13.

Niyazi M, Brada M, Chalmers AJ, Combs SE, Erridge SC et al. ESTRO-ACROP guideline »target delineation of glioblastomas«. Radiother Oncol 2016; 118: 35–42.

Norden AD, Drappatz J, Wen PY. Advances in meningioma therapy. Curr Neurol Neurosci Rep 2009; 9: 231–240.

Nutting C, Brada M, Brazil L, Sibtain A, Saran F, Westbury C et al. Radiotherapy in the treatment of benign meningioma of the skull base. J Neurosurg 1999; 90: 823–827.

Okada H, Weller M, Huang R, Finocchiaro G, Gilbert MR et al. Immunotherapy response assessment in neuro-oncology: a report of the RANO working group. Lancet Oncol 2015; 16: e534–542.

Oliveira AM, Scheithauer BW, Salomao DR, Parisi JE, Burger PC, Nascimento AG. Primary sarcomas of the brain and spinal cord: a study of 18 cases. Am J Surg Pathol 2002; 26: 1056–1063.

Olson JD, Riedel E, De Angelis LM. Long-term outcome of low-grade oligodendroglioma and mixed glioma. Neurology 2000; 54: 1442–1448.

Packer RJ. Childhood medulloblastoma: progress and future challenges. Brain Dev 1999; 21: 75–81.

Packer RJ, Sultan N, Elterman R Lange B, Goldwein J, Nicholson HS et al. Outcome for children with medulloblastoma treated with Radiation and cisplatin, CCNU, and vincristine chemotherapy. J Neurosurg 1994; 81: 690–698.

Packer RJ, Ater J, Allen J, Phillips P, Geyer R, Nicholson HS et al. Carboplatin and vincristine chemotherapy for children with newly diagnosed progressive low-grade gliomas. J Neurosurg 1997; 86: 747–754.

Pajtler KW, Witt H, Sill M, Jones DT, Hovestadt V et al. Molecular Classification of Ependymal Tumors across All CNS Compartments, Histopathological Grades, and Age Groups. Cancer Cell 2015; 27: 728–743.

Paleologos NA, Macdonald DR, Vick NA, Cairncross JG. Neoadjuvant procarbazine, CCNU, and vincristine for anaplastic and aggressive oligodendroglioma. Neurology 1999; 53: 1141–1143.

Pallud J, Mandonnet E, Deroulers C, Fontaine D, Badoual M, Capelle L, Guillet-May F, Page P, Peruzzi P, Jouanneau E, Frenay M, Cartalat-Carel S, Duffau H, Taillandier L, Club de Neuro-Oncologie de la Société Française de Neurochirurgie (SFNC), Association des Neuro-Oncologues d'Expression Française (ANOCEF). Pregnancy increases the growth rates of World Health Organization grade II gliomas. Ann Neurol 2010; 67: 398404.

Palma L, Celli P, Franco C, Cervoni L, Cantore G. Long-term prognosis for atypical and malignant meningiomas: a study of 71 surgical cases. J Neurosurg 1997; 86: 793–800.

Park JK, Hodges T, Arko L, Shen M, Dello Iacono D, McNabb A et al. Scale to predict survival after surgery for recurrent glioblastoma multiforme. J Clin Oncol. 2010 Aug 20; 28(24): 3838–3843.

Paulino AC, Melian E. Medulloblastoma and supratentorial primitive neuroectodermal tumors. An institutional experience. Cancer 1999; 86: 142–148.

Pencalet P, Sainte-Rose C, Lellouch-Tubiana A, Kalifa C, Brunelle F, Sgouros S et al. Papillomas and carcinomas of the choroid plexus in children. J Neurosurg 1998; 88: 521–528.

Perkins GH, Schomer DF, Fuller GN, Allen PK, Maor MH. Gliomatosis cerebri: improved outcome with radiotherapy. Int J Radiat Oncol Biol Phys 2003; 56: 1137–1146.

Perry A, Scheithauer BW, Stafford SL, Lohse CM, Wollan PC. »Malignancy« in meningiomas: a clinicopathologic study of 116 patients, with grading implications. Cancer 1999; 85: 2046–2056.

Perry JR, Julian JA, Laperriere NJ, Geerts W, Agnelli G, Rogers LR, Malkin MG, Sawaya R, Baker R, Falanga A, Parpia S, Finch T, Levine MN. PRODIGE: a randomized placebo-controlled trial of dalteparin low-molecular-weight heparin thromboprophylaxis in patients with newly diagnosed malignant glioma. J Thromb Haemost 2010a; 8: 1959–1965.

Perry JR, Bèlanger K, Mason WP, Fulton D, Kavan P, Easaw J, Shields C, Kirby S, Macdonald DR, Eisenstat DD, Thiessen B, Forsyth P, Pouliot JF. Phase II trial of continuous dose-intense temozolomide in recurrent malignant glioma: RESCUE study. J Clin Oncol 2010; 28: 2051–2057.

Perry JR, Laperierre N, O'Callaghan CJ, Brandes AA, Menten J, Phillips C, Fay M, Nishikawa R, Cairncross JG, Roa W, Osoba D, Rossiter J, Sahgal A, Hirte H, Laigle-Donadey F, Franceschi E, Chinot O, Golfinopoulos V, Fariselli L, Wick A, Feuvret L, Back M, Tills M, Winch C, Wick W, Ding K, Mason WP. Short-course radiation plus temozolomide in elderly patients with glioblastoma. N Engl J Med 2017; 376: 1027–1037.

Pfister S, Janzarik WG, Remke M, Ernst A, Werft W, Becker N, Toedt G, Wittmann A, Kratz C, Olbrich H,

Ahmadi R, Thieme B, Joos S, Radlwimmer B, Kulozik A, Pietsch T, Herold-Mende C, Gnekow A, Reifenberger G, Korshunov A, Scheurlen W, Omran H, Lichter P. BRAF gene duplication constitutes a mechanism of MAPK pathway activation in low-grade astrocytomas. J Clin Invest 2008; 118: 1739–1749.

Pignatti F, Van den Bent M, Curran D, Debruyne C, Sylvester R, Therasse P et al. Prognostic factors for survival in adult patients with cerebral low grade glioma. J Clin Oncol 2002; 20: 2076–2084.

Plotkin SR, Stemmer-Rachamimov AO, Barker FG 2nd, Halpin C, Padera TP, Tyrrell A, Sorensen AG, Jain RK, di Tomaso E. Hearing improvement after bevacizumab in patients with neurofibromatosis type 2. N Engl J Med. 2009; 361: 358–367.

Prados MD, Scott C, Curran WJ Jr, Nelson DF, Leibel S, Kramer S. Procarbazine, lomustine, and vincristine (PCV) chemotherapy for anaplastic astrocytoma: a retrospective review of Radiation Therapy Oncology Group protocols comparing survival with carmustine or PCV adjuvant chemotherapy. J Clin Oncol 1999; 17: 3389–3395.

Prados M, Cloughesy T, Samant M, Fang L, Wen PY, Mikkelsen T, Schiff D, Abrey LE, Yung WK, Paleologos N, Nicholas MK, Jensen R, Vredenburgh J, Das A, Friedman HS. Response as a predictor of survival in patients with recurrent glioblastoma treated with bevacizumab. Neuro Oncol 2011; 13: 143–151.

Qaddoumi I, Sultan I, Gajjar A. Outcome and prognostic features in pediatric gliomas: a review of 6212 cases from the Surveillance, Epidemiology, and End Results database. Cancer 2009; 115: 5761–5770.

Quinn JA, Reardon DA, Friedman AH, Rich JN, Sampson JH, Provenzale JM et al. Phase II trial of temozolomide in patients with progressive low-grade glioma. J Clin Oncol 2003; 21: 646–651.

Rachinger W, Grau S, Holtmannspötter M, Herms J, Tonn JC, Kreth FW. Serial stereotactic biopsy of brainstem lesions in adults improves diagnostic accuracy compared with MRI only. J Neurol Neurosurg Psychiatry 2009; 80(10): 1134–1139.

Rades D, Fehlauer F, Ikezaki K, Schild SE. Dose-effect relationship for radiotherapy after incomplete resection of atypical neurocytomas. Radiother Oncol 2005; 74: 67–69.

Rainov NG, on behalf of the GL1 328 International Study Group. Aphase III clinical evaluation of herpes simplex virus type 1 thymidine kinase and Gancyclovir gene therapy as an adjuvant to surgical resection and radiation in adults with previously untreated glioblastoma multiforme. Human Gene Therapy 2000; 11: 2389–2401.

Rajan B, Ashley S, Gorman C, Jose CC, Horwich A, Bloom HJ et al. Craniopharyngeoma – long-term results following limited surgery and radiotherapy. Radiother Oncol 1993; 26: 1–10.

Rezai AR, Woo HW, Lee M, Cohen H, Zagzag D, Epstein FJ. Disseminated ependymomas of the central nervous system. J Neurosurg 1996; 85: 618–624.

Rice T, Lachance DH, Molinaro AM, Eckel-Passow JE, Walsh KM et al. Understanding inherited genetic risk of adult glioma – a review. Neurooncol Pract 2016; 3: 10–16.

Richard S, David P, Marsot-Dupuch K, Giraud S, Beroud C, Resche F. Central nervous system hemangioblastomas, endolymphatic sac tumors, and von Hippel-Lindau disease. Neurosurg Rev 2000; 23: 1–22.

Riklin C, Seystahl K, Hofer S, Happold C, Winterhalder R et al. Antiangiogenic treatment for multiple CNS hemangioblastomas. Onkologie 2012; 35: 443–445.

Roa W, Brasher PM, Bauman G, Anthes M, Bruera E, Chan A et al. Abbreviated course of radiation therapy in older patients with glioblastoma multiforme: a prospective randomized clinical trial. J Clin Oncol 2004; 22: 1583–1588.

Roa W, Kepka L, Kumar N, Sinaika V, Matiello J et al. International Atomic Energy Agency Randomized Phase III Study of Radiation Therapy in Elderly and/or Frail Patients With Newly Diagnosed Glioblastoma Multiforme. J Clin Oncol 2015; 33: 4145–4150.

Robinson CG, Prayson RA, Hahn JF, Kalfas IH, Whitfierld MD, Lee SY, Suh JH. Long-term survival and functional status of patients with low-grade astrocytoma of spinal cord. Int J Radiat Oncol Biol Phys 2005; 63: 91–100.

Roser F, Nakamura M, Bellinzona M, Rosahl SK, Ostertag H, Samii M. The prognostic value of progesterone receptor status in meningiomas. J Clin Pathol 2004; 57: 1033–1037.

Roth P, Wick W, Weller M. Steroids in neurooncology: actions, indications, side-effects. Curr Opin Neurol 2010; 23: 597–602.

Rubin G, Scienza R, Pasqualin A, Rosta L, Da Pian R. Craniocerebral epidermoids and dermoids: a review of 44 cases. Acta Neurochir 1989; 97: 1–16.

Rutkowski S, Bode U, Deinlein F, Ottensmeier H, Warmuth-Metz M, Soerensen N et al. Treatment of early childhood medulloblastoma by postoperative chemotherapy alone. N Engl J Med 2005; 352: 978–985.

Sanson M, Cartalat-Carel S, Taillibert S, Napolitano M, Djafari L, Cougnard J et al. Initial chemotherapy in gliomatosis cerebri. Neurology 2004; 63: 270–275.

Sawamura Y, Ikeda J, Shirato H, Tada M, Abe H. Germ cell tumours of the central nervous system: treatment consideration based on 111 cases and their long-term clinical outcomes. Eur J Cancer 1998; 34: 104–110.

Schild SE, Scheithauer BW, Schomberg PJ, Hook CC, Kelly PJ, Frick L et al. Pineal parenchymal tumors. Clinical, pathologic, and therapeutic aspects. Cancer 1993; 72: 870–880.

Schild SE, Nisi K, Scheithauer BW, Wong WW, Lyons MK, Schomberg PJ, Shaw EG. The results of radiotherapy for ependymomas: the Mayo clinic experience. Int J Radiat Oncol Biol Phys 1998a; 42: 953–958.

Schmidt F, Faul C, Dichgans J, Weller M. Low molecular weight heparin for deep vein thrombosis in glioma patients. J Neurol 2002; 249: 1409–1412.

Schnell O, Schöller K, Ruge M, Siefert A, Tonn JC, Kreth FW. Surgical resection plus stereotactic 125I brachytherapy in adult patients with eloquently located supratentorial WHO grade II glioma – feasibility and outcome of a combined local treatment concept. J Neurol 2008; 255(10): 1495–1502.

Schwalbe EC, Lindsey JC, Straughton D, Hogg TL, Cole M, Megahed H et al. Rapid diagnosis of medulloblastoma molecular subgroups. Clin Cancer Res 2011; 17: 1883–1894.

Scott JN, Brasher PMA, Sevick RJ, Rewcastle NB, Forsyth PA. How often are nonenhancing supratentorial gliomas malignant? A population study. Neurology 2002; 59: 947–949.

Shaw E, Arusell R, Scheithauer B, O'Fallon J, O'Neill B, Dinapoli R et al. Prospective randomized trial of low-versus high-dose radiation therapy in adults with supratentorial low-grade glioma: initial report of a North Central Cancer Treatment Group/Radiation Therapy Oncology Group/Eastern Cooperative Oncology Group study. J Clin Oncol 2002; 20: 2267–2276.

Smalley SR, Schomberg PJ, Earle JD, Laws ER, Scheithauer BW, O'Fallon JR. Radiotherapeutic considerations in the treatment of hemangioblastomas of the central nervous system. Int J Radiat Oncol Biol Phys 1990; 18: 1165–1171.

Soffietti R, Rudà R, Bradac GB, Schiffer D. PCV chemotherapy for recurrent oligodendrogliomas and oligoastrocytomas. Neurosurgery 1998; 43: 1066–1073.

Solero CL, Fornari M, Giombini S, Lasio G, Oliveri G, Cimino C, Pluchino F. Spinal meningiomas: review of 174 operated cases. Neurosurgery 1989; 125: 153–160.

Steinbach JP, Blaicher HP, Herrlinger U, Wick W, Nägele T, Meyermann R et al. Surviving glioblastoma for more than 5 years: the patients' perspective. Neurology 2006; 66: 239–242.

Souhami L, Seiferheld W, Brachman D, Podgorsak EB, Werner-Wasik M, Lustig R et al. Randomized comparison of stereotactic radiosurgery followed by conventional radiotherapy with carmustine to conventional radiotherapy with carmustine for patients with glioblastoma multiforme: report of radiation therapy oncology group 93-05 protocol. Int J Radiat Oncol Biol Phys 2004; 60: 853–860.

Ständer M, Peraud A, Leroch B, Kreth FW. Prognostic impact of TP53 mutation status for adult patients with supratentorial World Health Organization Grade II astrocytoma or oligoastrocytoma: a long-term analysis. Cancer 2004; 101: 1028–1035.

Stummer W, Pichlmeier U, Meinel T, Wiestler OD, Zanella F, Reulen HJ, ALA-Glioma Study Group. Fluorescence-guided surgery with 5-aminolevulinic acid for resection of malignant glioma: a randomized controlled multicenter phase III trial. Lancet Oncol 2006; 7: 392–401.

Stummer W, Tonn JC, Mehdorn HM, Nestler U, Franz K, Goetz C et al. Counterbalancing risks and gains from extended resections in malignant glioma surgery: a supplemental analysis from the randomized 5-aminolevulinic acid glioma resection study. J Neurosurg 2011; 114: 613–623.

Stupp R, Mason WP, van den Bent MJ, Weller M, Fisher B, Taphoorn MJB et al. Radiotherapy plus concomitant and adjuvant temozolomide for patients with newly diagnosed glioblastoma. N Engl J Med 2005; 352: 987–996.

Stupp R, Mayer M, Kann R, Weder W, Zouhair A, Betticher DC, Roth AD, Stahel RA, Majno SB, Peters S, Jost L, Furrer M, Thierstein S, Schmid RA, Hsu-Schmitz SF, Mirimanoff RO, Ris HB, Pless M. Neoadjuvant chemotherapy and radiotherapy followed by surgery in selected patients with stage IIIB non-small-cell lung cancer: a multicentre phase II trial. Lancet Oncol 2009; 10: 785–793.

Stupp R, Hegi ME, Neyns B, Goldbrunner R, Schlegel U, Clement PM, Grabenbauer GG, Ochsenbein AF, Simon M, Dietrich PY, Pietsch T, Hicking C, Tonn JC, Diserens AC, Pica A, Hermisson M, Krueger S, Picard M, Weller M. Phase I/IIa study of cilengitide and temozolomide with concomitant radiotherapy followed by cilengitide and temozolomide maintenance therapy in patients with newly diagnosed glioblastoma. J Clin Oncol 2010; 28: 2712–2718.

Stupp R, Taillibert S, Kanner AA, Kesari S, Steinberg DM et al. Maintenance Therapy With Tumor-Treating Fields Plus Temozolomide vs Temozolomide Alone for Glioblastoma: A Randomized Clinical Trial. JAMA 2015; 314: 2535–2543.

Sturm D, Orr BA, Toprak UH, Hovestadt V, Jones DT et al. New Brain Tumor Entities Emerge from Molecular Classification of CNS-PNETs. Cell 2016; 164: 1060–1072.

Suchorska B, Weller M, Tabatabai G, Senft C, Hau P, Sabel MC, Herrlinger U, Ketter R, Schlegel U, Marosi C, Reifenberger G, Wick W, Tonn JC, Wirsching HG. Complete resection of contrast-enhancing tumor volume is associated with improved survival in recurrent glioblastoma-results from the DIRECTOR trial. Neuro Oncol 2016; 18: 549–556.

Suh JH. Stereotactiv radiosurgery for the management of brain metastases. N Engl J Med 2010; 362: 1119–1127.

Suzuki H, Aoki K, Chiba K, Sato Y, Shiozawa Y et al. Mutational landscape and clonal architecture in grade II and III gliomas. Nat Genet 2015; 47: 458–468.

Tabatabai G, Stupp R, van den Bent MJ, Hegi ME, Tonn JC, Wick W, Weller M. Molecular diagnostics of gliomas: the clinical perspective. Acta Neuropathol 2010; 120: 585–592.

Takakura K, Abe H, Tanaka R, Kitamura K, Miwa T, Takeuchi K et al. Effects of ACNU and radiotherapy on malignant glioma. J Neurosurg 1986; 64: 53–57.

Tao ML, Barnes PD, Billett AL, Leong T, Shrieve DC, Scott RM, Tarbell NJ. Childhood optic chiasm gliomas: radiographic response following radiotherapy and long-term clinical outcome. Int J Radiat Oncol Phys 1997; 39: 579–587.

Tate MC, Rutkowski MJParsa AT Contemporary management of pineoblastoma. Neurosurg Clin N Am 2011; 22: 409–412, ix.

Thiessen B, Finlay J, Kulkarni R, Rosenblum MK. Astroblastoma: does histology predict biological behavior? J Neuro-Oncol 1998; 40: 59–65.

Thompson MC, Fuller C, Hogg TL, Dalton J, Finkelstein D, Lau CC et al. Genomics identifies medulloblastoma subgroups that are enriched for specific genetic alterations. J Clin Oncol 2006; 24: 1924–1931.

Thon N, Eigenbrod S, Grasbon-Frodl EM, Ruiter M, Mehrkens JH, Kreth S et al. Novel molecular stereotactic biopsy procedures reveal intratumoral homogeneity of loss of heterozygosity of 1p/19q and TP53 mutations in World Health Organization grade II gliomas. J Neuropathol Exp Neurol 2009; 68: 1219–1228.

Timmermann B, Kortmann RD, Kühl J, Meisner C, Slavc I, Pietsch T, Bamberg M. Combined postoperative irradiation and chemotherapy for anaplastic ependymomas in childhood: results of the German prospective trials HIT 88/89 and HIT 91. Int J Radiat Oncol Biol Phys 2000; 46: 287–295.

Tomlinson FH, Scheithauer BW, Hayostek CJ, Parisi JE, Meyer FB, Shaw EG et al. The significance of atypia and histologic malignancy in pilocytic astrocytoma of the cerebellum: a clinicopathologic and flow cytometric study. J Child Neurol 1994; 9: 301–310.

Tonn JC. Microneurosurgery and radiosurgery – an attractive combination. Acta Neurochir Suppl 2004; 91: 103–108.

Tonn JC, Schlake HP, Goldbrunner R, Milewski C, Helms J, Roosen K. Acoustic neuroma surgery as an interdisciplinary approach: a neurosurgical series of 508 patients. J Neurol Neurosurg Psychiatry 2000; 69: 161–166.

Van Den Bent MJ, Chinot O, Boogerd W, Bravo Marques J, Taphoorn MJ, Kros JM et al. Second-line chemotherapy with temozolomide in recurrent oligodendroglioma after PCV (procarbazine, lomustine and vincristine) chemotherapy: EORTC Brain Tumor Group phase II study 26972. Ann Oncol 2003; 14: 599–602.

Van den Bent MJ, Delattre J, Brandes AA, Taphoorn MJ, Hoang Xuan K, Bernsen H et al. First analysis of EORTC trial 26951; a randomized phase III study of adjuvant PCV chemotherapy in patients with highly anaplastic oligodendroglioma. J Clin Oncol 2005; 23: 1503.

Van den Bent MJ, Afra D, de Witte O, Ben Hassel M, Schraub S, Hoang-Xuan K, Malmström P-O, Collette L, Piérart M, Mirimanoff R, Karim ABMF, for the EORTC Radiotherapy and Brain Tumor Groups and the UK Medical Research Council. Long-term efficacy of early versus delayed radiotherapy for low-grade astrocytoma and oligodendroglioma in adults: the EORTC 22845 randomised trial. The Lancet 2005; 366: 985–990.

van den Bent MJ, Carpentier AF, Brandes AA, Sanson M, Taphoorn MJ, Bernsen HJ, Frenay M, Tijssen CC, Grisold W, Sipos L, Haaxma-Reiche H, Kros JM, van Kouwenhoven MC, Vecht CJ, Allgeier A, Lacombe D, Gorlia T. Adjuvant procarbazine, lomustine, and vincristine improves progression-free survival but not overall survival in newly diagnosed anaplastic oligodendrogliomas and oligoastrocytomas: a randomized European Organisation for Research and Treatment of Cancer phase III trial. J Clin Oncol 2006; 24; 2715–2722.

van den Bent MJ, Brandes AA, Rampling R, Kouwenhoven MC, Kros JM, Carpentier AF, Clement PM, Frenay M, Campone M, Baurain JF, Armand JP, Taphoorn MJ, Tosoni A, Kletzl H, Klughammer B, Lacombe D, Gorlia T. Randomized phase II trial of erlotinib versus temozolomide or carmustine in recurrent glioblastoma: EORTC brain tumor group study 26034. J Clin Oncol 2009; 27: 1268–1274.

Van den Bent MJ ES, Vogelbaum MA, Nowak A, Sanson M, Brandes A, Wick W, Clement P, Baurain JF, Mason W, Wheeler H, Chinot O, Weller M, Golfinopoulos V, Aldape K, Dinjens WNM, Wesseling P, Gorlia T, Kros JM, Baumert BG. Results of the interim analysis of the EORTC randomized phase III CATNON trial on concurrent and adjuvant temozolomide in anaplastic glioma without 1p/19q co-deletion, an intergroup trial. J Clin Oncol 2016; (suppl. abstr LBA2000): DOI: 12.1200/JCO.2016.34.18_suppl.LBA2000.

Vera-Bolanos E, Aldape K, Yuan Y, Wu J, Wani K et al. Clinical course and progression-free survival of adult intracranial and spinal ependymoma patients. Neuro Oncol 2015; 17: 440–447.

Weller M RP, Sahm F, Burghardt I, Schuknecht B, Rushing ER, Regli L, Lindemann JP, von Deimling A. Durable control of metastatic AKT1-mutant WHO-grade I meningothelial meningioma by the AKT inhibitor, AZD5363. J Natl Cancer Inst in press.

Voges J, Sturm V, Lehrke R, Treuer H, Gauss C, Berthold F. Cystic craniopharyngeoma: long-term results after intracavitary irradiation with stereotactically applied colloidal beta-emitting radioactive sources. Neurosurgery 1997; 35: 1001–1010.

Vredenburgh JJ, Desjardins A, Herndon JE et al. Bevacizumab plus irinotecan in recurrent glioblastoma multiforme. J Clin Oncol 2007; 25: 4722–4729.

Vuorinen V, Sallinen P, Haapasalo H, Visakorpi T, Kallio M, Jääskelainen J. Outcome of 31 intracranial haemangiopericytomas: poor predictive value of cell proliferation indices. Acta Neurochir 1996; 138: 1399–1408.

Vuorinen V, Hinkka S, Färkkilä M, Jääskeläinen J. Debulking or biopsy of malignant glioma in elderly people – a randomized study. Acta Neurochir 2003; 145: 5–10.

Walker MD, Alexander E, Hunt WE, MacCarty CS, Mahaley MS, Mealey J et al. Evaluation of BCNU and/or radiotherapy in the treatment of anaplastic gliomas. Acooperative clinical trial. J Neurosurg 1978; 49: 333–343.

Walker MD, Green SB, Byar DP, Alexander E, Batzdorf U, Brooks WH et al. Randomized comparisons of radiotherapy and nitrosoureas for the treatment of malignant glioma after surgery. N Engl J Med 1980; 303: 1323–1329.

Ware ML, Larson DA, Sneed PK, Wara WW, McDermott MW. Surgical resection and permanent brachytherapy for recurrent atypical and malignant meningioma. Neurosurgery 2004; 54: 55–63.

Weller M, Berger H, Hartmann C, Schramm J, Westphal M, Simon M, Goldbrunner R, Krex D, Steinbach JP, Ostertag CB, Loeffler M, Pietsch T, von Deimling A; German Glioma Network. Combined 1p/19q loss in oligodendroglial tumors: predictive or prognostic biomarker? Clin Cancer Res 2007; 13: 6933–6937.

Weller M, Felsberg J, Hartmann C, Berger H, Steinbach JP, Schramm J, Westphal M, Schackert G, Simon M, Tonn JC, Heese O, Krex D, Nikkhah G, Pietsch T, Wiestler O, Reifenberger G, von Deimling A, Loeffler M. Molecular predictors of progression-free and overall survival in patients with newly diagnosed glioblastoma: a prospective translational study of the German Glioma Network. J Clin Oncol 2009; 27: 5743–5750.

Weller M, Tabatabai G, Kastner B, Felsberg J, Steinbach JP et al. MGMT Promoter Methylation Is a Strong Prognostic Biomarker for Benefit from Dose-Intensified Temozolomide Rechallenge in Progressive Glioblastoma: The DIRECTOR Trial. Clin Cancer Res 2015; 21: 2057–2064.

Weller M, Weber RG, Willscher E, Riehmer V, Hentschel B et al. Molecular classification of diffuse cerebral WHO grade II/III gliomas using genome- and transcriptome-wide profiling improves stratification of prognostically distinct patient groups. Acta Neuropathol 2015; 129: 679–693.

Weller M, Wick W, Aldape K, Brada M, Berger M et al. Glioma. Nat Rev Dis Primers 2015; 1: 15017.

Wen PYReardon DA Neuro-oncology in 2015: Progress in glioma diagnosis, classification and treatment. Nat Rev Neurol 2016; 12: 69–70.

Westphal M, Hilt DC, Bortey E, Delavault P, Olivares R, Warnke PC et al. A phase 3 trial of local chemotherapy with biodegradable wafers (Gliadel wafers) in patients with primary malignant glioma. Neuro-Oncology 2003; 5: 79–88.

Wick A, Felsberg J, Steinbach JP, Herrlinger U, Platten M, Blaschke B, Meyermann R, Reifenberger G, Weller M, Wick W. Efficacy and tolerability of temozolomide in an alternating weekly regimen in patients with recurrent glioma. J Clin Oncol 2007; 25: 3357–3361.

Wick A, Pascher C, Wick W, Jauch T, Weller M, Bogdahn U, Hau P. Rechallenge with temozolomide in patients with recurrent gliomas. J Neurol 2009; 256: 734–741.

Wick W, Wick A, Küker W, Dichgans J, Weller M. Intracranial metastatic esthesioneuroblastoma responsive to temozolomide. J Neuro-Oncol 2004; 70: 73–75.

Wick W, Menn O, Meisner C, Steinbach J, Hermisson M, Tatagiba M, Weller M. Pharmacotherapy of epileptic seizures in glioma patients: who, when, why and how long? Onkologie 2005; 28: 391–396.

Wick W, Hartmann C, Engel C, Stoffels M, Felsberg J, Stockhammer F, Sabel MC, Koeppen S, Ketter R, Meyermann R, Rapp M, Meisner C, Kortmann RD, Pietsch T, Wiestler OD, Ernemann U, Bamberg M, Reifenberger G, von Deimling A, Weller M. NOA-04 randomized phase III trial of sequential radiochemotherapy of anaplastic glioma with procarbazine, lomustine, and vincristine or temozolomide. J Clin Oncol 2009; 27: 5874–5880. Erratum in: J Clin Oncol 2010; 28: 708.

Wick W, Platten M, Meisner C, Felsberg J, Tabatabai G, Simon M, Nikkhah G, Papsdorf K, Steinbach JP, Sabel M, Combs SE, Vesper J, Braun C, Meixensberger J, Ketter R, Mayer-Steinacker R, Reifenberger G, Weller M for the NOA-08 Study Group of the Neuro-oncology Working Group (NOA) of the German Cancer Society. Temozolomide chemotherapy alone versus radiotherapy alone for malignant astrocytoma in the elderly: the NOA-08 randomised, phase 3 trial. Lancet Oncol 2012 May 9. [Epub ahead of print].

Wick W, Engel C, Combs SE et al. NOA-08 randomized phase III trial of 1-week-on/1-week-off temozolomide versus involved field radiotherapy in elderly (older than age 65) patients with newly diagnosed anaplastic astrocytoma or glioblastoma (Methusalem). J Clin Oncol 2010; 28: 7(suppl; abstr LBA 2001).

Wick W, Weller M, van den Bent M, Sanson M, Weiler M et al. MGMT testing – the challenges for biomarker-based glioma treatment. Nat Rev Neurol 2014; 10: 372–385.

Wick W, Brandes A, Gorlia T, Bendszus M, Sahm F, Taal W et al. Phase III trial exploring the combination of bevacizumab and lomustine in patients with first recurrence of a glioblastoma: the EORTC 26101 trial. Neuro Oncol 2015; 17: v1–v1. 10.1093/neuonc/nov306.

H
1

Wick W. TTFields: where does all the skepticism come from? Neuro Oncol 2016; 18: 303–305.

Wiegand DA, Ojemann RG, Fickel V. Surgical treatment of acoustic neuroma (vestibular schwannoma) in the United States: report from the Acoustic Neuroma Registry. Laryngoscope 1996; 106: 58–66.

Wiestler B, Capper D, Holland-Letz T, Korshunov A, von Deimling A et al. ATRX loss refines the classification of anaplastic gliomas and identifies a subgroup of IDH mutant astrocytic tumors with better prognosis. Acta Neuropathol 2013; 126: 443–451.

Wiestler B, Capper D, Sill M, Jones DT, Hovestadt V et al. Integrated DNA methylation and copy-number profiling identify three clinically and biologically relevant groups of anaplastic glioma. Acta Neuropathol 2014; 128: 561–571.

Wolff JE, Classen CF, Wagner S, Kortmann RD, Palla SL, Pietsch T, Kühl J, Gnekow A, Kramm CM. Subpopulations of malignant gliomas in pediatric patients: analysis of the HIT-GBM database. J Neurooncol 2008; 87: 155–164.

Wolff JE, Finlay JL. High-dose chemotherapy in childhood brain tumors. Onkologie 2004; 27: 239–245.

Wolff JE, Sajedi M, Brant R, Coppes MJ, Egeler RM. Choroid plexus tumours. Br J Cancer 2002; 87: 1086–1091.

Wong ET, Hess KR, Gleason MJ, Jaeckle KA, Kyritsis AP, Prados MD et al. Outcomes and prognostic factors in recurrent glioma patients enrolled onto phase II clinical trials. J Clin Oncol 1999; 17: 2572–2578.

Wowra B, Muacevic A, Jess-Hempen A, Hempel JM, Muller-Schunk S, Tonn JC. Outpatient gamma knife surgery for vestibular schwannoma: definition of the therapeutic profile based on a 10-year-experience. J Neurosurg 2005; 102: 114–118.

Yasargil MG, Curcic M, Kis M, Siegenthaler G, Teddy PJ, Roth P. Total removal of craniopharyngiomas. Approaches and long-term results in 144 patients. J Neurosurg 1990; 73: 3–11.

Yoshimoto Y. Systematic review of the natural history of vestibular schwannoma. J Neurosurg 2005; 103: 59–63.

Yung WKA, Prados MD, Yaga-Tur R, Rosenfeld SS, Brada M, Friedman HS et al. for the Temodal Brain Tumor Group. Multicenter phase II trial of temozolomide in patients with anaplastic astrocytoma or anaplastic oligoastrocytoma at first relapse. J Clin Oncol 1999; 17: 2762–2771.

Yung WKA, Albright RE, Olson J, Fredericks R, Fink K, Prados MD et al. A phase II study of temozolomide vs. procarbazine in patients with glioblastoma multiforme at first relapse. Br J Cancer 2000; 83: 588–593.

Zhang J, Wu G, Miller CP, Tatevossian RG, Dalton JD et al. Whole-genome sequencing identifies genetic alterations in pediatric low-grade gliomas. Nat Genet 2013; 45: 602–612.

# H 2 Primäre ZNS-Lymphome und ZNS-Manifestationen bei systemischen Lymphomen

*von M. Glas, L. von Baumgarten und U. Herrlinger**

## H 2.1 Primäre ZNS-Lymphome (PCNSL)

### H 2.1.1 Klinik

PCNSL sind primär im Hirnparenchym, seltener auch in den Leptomeningen und/oder im hinteren Augenabschnitt wachsende extranodale Non-Hodgkin-Lymphome (NHL). Bei mehr als 96 % der PCNSL handelt es sich um hochmaligne NHL der B-Zell-Reihe. T-Zell-Lymphome und niedrigmaligne Lymphome treten nur in 1–4 % der Fälle auf. In über 80 % der Fälle wird der diffus-großzellige Subtyp hochmaligner B-Zell-NHL gefunden. PCNSL sind hoch proliferative Tumoren mit einem Proliferationsindex von meist über 50 %. In einem Teil der B-Zell-Tumoren finden sich zahlreiche T-Zellen und Makrophagen als Zeichen einer ausgeprägten Immunreaktion.
PCNSL manifestieren sich in der Regel als intrazerebrale Tumoren, die zu fokalneurologischen Defiziten – Wesensänderung, Halbseitensymptomatik, zerebellären Symptomen – sowie Hirndruckzeichen führen. Bei etwa 40 % der immunkompetenten Patienten und noch häufiger bei AIDS-Patienten finden sich bereits initial multiple Läsionen. Die Läsionen haben meist Kontakt zum Ventrikel oder zur Hirnoberfläche (Küker et al. 2005a). Bei deutlich weniger als 10 % der Patienten findet sich initial ein ausschließlich leptomeningeales Wachstum mit Hirnnervenausfällen, radikulären Schmerzen und organischem Psychosyndrom. Die primäre Mitbeteiligung der Leptomeningen ist in 15–20 % der Fälle anzunehmen (Fischer et al. 2008). Bis zu 10 % der PCNSL-Patienten haben Sehstörungen aufgrund von Tumorinfiltration der hinteren Augenkammer oder eine asymptomatische Augenbeteiligung. Bei initial ausschließlichem Augenbefall ist davon auszugehen, dass bei über 90 % der Patienten nach Monaten bis Jahren zerebrale Manifestationen auftreten (Whitcup et al. 1993). Vom Befall der hinteren Augenkammer als PCNSL-Manifestation sind das uveale Lymphom und das Lymphom der okulären Adnexe abzugrenzen, die beide mit weiteren systemischen Absiedlungen, nicht jedoch mit intrazerebralem Befall assoziiert sind. Im Rezidiv entwickeln über 10 % der Patienten eine systemische Mitbeteiligung.
Die Kernspintomographie (MRT) ist die adäquate Bildgebung für PCNSL. Auf T1-gewichteten Aufnahmen sind die Läsionen iso- oder hypointens, in T2-gewichteten Sequenzen hyperintens (Küker et al. 2005a). Weit mehr als 90 % der Tumoren bei immunkompetenten Patienten zeigen eine homogene Kontrastmittelaufnahme mit etwas unscharfem Randsaum. Es sind nur Einzelfälle ohne jegliche Kontrastmittelaufnahme publiziert (Lachenmayer et al. 2010). Bei Patienten mit PCNSL nach Organtransplantation oder bei AIDS-Patienten ist die Kontrastmittelaufnahme häufiger ringförmig (Cavaliere et al. 2010). Es ist anzunehmen, dass auch MR-tomographisch unauffällige Regionen des Gehirns okkulten Lymphombefall aufweisen (Lai et al. 2002). Im Vergleich zu Metastasen oder malignen Gliomen haben PCNSL oft ein geringes Umgebungsödem.
Im lumbalen Liquor finden sich bei 70–90 % der Patienten eine leichte bis mäßiggradige Erhöhung des Gesamteiweißes und eine leichte Laktaterhöhung. Die Zellzahl ist in der Hälfte der Fälle erhöht. Oligoklonale Banden sind bei etwa 30 % aller Patienten nachweisbar. Maligne Zellen finden sich zum Zeitpunkt der Diagnose bei 10–30 % aller Patienten. Ihr Nachweis ist oft schwierig, besonders bei niedriger Zellzahl oder reaktiver Lymphozytose. Der immunzytologisch oder mittels FACS-Analyse geführte Nachweis eines monoklonalen Oberflächen-Immunglobulins auf der Mehrzahl der Zellen im Liquor (Hegde et al. 2005) oder der mit PCR geführte Nachweis eines monoklonalen Rearrangements des Immunglobulin-Schwerketten-Gens (Rhodes et al. 1996; Storch-Hagenlocher et al. 2000; Gleissner et al. 2002) in Liquorzellen kann diagnostisch sein. Bei AIDS-Patienten mit PCNSL kann in der Regel im Liquor Epstein-Barr-Virus-DNA mittels PCR nachgewiesen werden.
Die Diagnose eines PCNSL sollte, abgesehen von den sehr seltenen Fällen mit Diagnosestellung aus Liquor oder Glaskörper, immer histologisch durch eine stereotaktische Biopsie gesichert werden. Aufgrund der proapoptotischen Wirkung von Steroiden auf Lymphozyten ist nach vorangegangener Steroidtherapie die Biopsie allerdings häufig negativ. Da die mit Steroiden induzierte Teil- oder Vollremission, die bei 40–60 % der Patienten vorkommt, in der Regel nur kurze Zeit anhält, kann die Diagnose nach Absetzen der Steroide meist bald durch Biopsie der Rezidiv-Läsion gesichert werden. Eine längerfristige Steroidtherapie (> 10 Tage) als wesentlicher Pfeiler der Lymphomtherapie ist nicht sinnvoll; Steroide sollten im Rahmen des ersten Chemotherapiezyklus abgesetzt werden.
Im Rahmen des weiteren Stagings bei histologisch gesichertem PCNSL sollte eine Spaltlampenuntersuchung der Augen zum Ausschluss einer okulären Beteiligung, eine Ganzkörpercomputertomogra-

* Autor dieses Kapitels in der 6. Auflage: M. Glas, T. Birnbaum und U. Herrlinger.

phie, eine Ultraschalluntersuchung der Hoden und eine Knochenmarksbiopsie zum Ausschluss einer systemischen Beteiligung durchgeführt werden (Abrey et al. 2005). Das ausführliche systemische Staging hat an Bedeutung gewonnen, nachdem in einer Studie (Jahnke et al. 2006b) schon bei Erstmanifestation ein molekulargenetisch nachweisbarer, klinisch okkulter systemischer Befall bei zwei von 24 Patienten nachgewiesen werden konnte. Bei allen Patienten muss auch ein HIV-Test durchgeführt werden. Kontrolluntersuchungen zur Überprüfung der Wirksamkeit der Therapie müssen mittels MRT erfolgen. Eine Komplettremission setzt voraus, dass sich die Kontrastmittel aufnehmenden Läsionen im MRT zurückgebildet haben, der Liquor keine malignen Zellen mehr enthält und vorbestehende Augenveränderungen zurückgegangen sind. Gelegentlich verbleiben gerade im Bereich der Biopsiestelle oder als Residuum großer (> 5 cm) Läsionen kleinere, nicht von einem Ödem umgebene Kontrastmittel aufnehmende Läsionen bis zu 3–5 mm, die am ehesten Narbengewebe entsprechen. Auch in solchen Fällen kann eine Komplettremission diagnostiziert werden (Küker et al. 2005b; Abrey et al. 2005).

### H 2.1.2 Epidemiologie und Verlauf

Die Inzidenz der PCNSL liegt in den USA derzeit bei 0,4 : 100 000, sodass, ähnliche Inzidenz vorausgesetzt, mit etwa 370 Neuerkrankungen pro Jahr in Deutschland zu rechnen ist. Das mediane Erkrankungsalter liegt bei immunkompetenten Patienten, die die weit überwiegende Mehrheit der Patienten ausmachen, zwischen 60 und 65 Jahren. Bei immunkompetenten Patienten sind keine Risikofaktoren für das Auftreten eines ZNS-Lymphoms bekannt. Schwer immunsupprimierte Patienten haben ein deutlich erhöhtes Risiko, ein primäres ZNS-Lymphom zu entwickeln. Neben Einzelfällen von PCNSL bei systemischem Lupus erythematodes, Tuberkulose, Vaskulitis und angeborenen schweren Immundefekten treten PCNSL bei Immunsupprimierten vor allem im Rahmen von AIDS und nach Organtransplantation auf. Bei AIDS-Patienten ist nach Einführung der hochaktiven antiretroviralen Therapie die PCNSL-Inzidenz stark rückläufig. Für nierentransplantierte Patienten beträgt das Risiko, ein PCNSL zu entwickeln, etwa 2 %. Für herz- oder lebertransplantierte Patienten und insbesondere für darmtransplantierte, scheint diese Zahl noch etwas höher, für knochenmarktransplantierte Patienten niedriger zu liegen. Hierbei spielt auch die Art der immunsuppressiven Therapie eine Rolle, so erhöhen Ciclosporin und Tacrolimus das Lymphomrisiko (Cavaliere et al. 2010).

Bei immunkompetenten Patienten beträgt die mediane Überlebenszeit bei alleiniger supportiver Therapie einschließlich Steroiden drei Monate, bei rein chirurgischer Therapie etwa fünf Monate und mit zusätzlicher Ganzhirnbestrahlung etwa 12–18 Monate (Nelson et al. 1992). Mit kombinierter Radiochemotherapie oder alleiniger primärer Chemotherapie werden mediane Überlebenszeiten von bis zu 60 Monaten und 5-Jahres-Überlebensraten bis zu 70 % berichtet. In großen, retrospektiven, multivariaten Analysen (Ferreri et al. 2003; Abrey et al. 2006) wurden ein höheres Alter und ein geringer Karnofsky-Index als prognostisch ungünstige, therapieunabhängige Faktoren identifiziert. Multiple Läsionen, leptomeningeale Beteiligung bei Diagnose oder das Vorliegen eines T-Zell-Lymphoms (Shenkier et al. 2005) sind prognostisch nicht relevant. Das Vorliegen eines niedrigmalignen ZNS-Lymphoms ist prognostisch sehr günstig (mediane Überlebenszeit 79 Monate; Jahnke et al. 2006a).

Patienten mit PCNSL bei AIDS haben ohne spezifische Behandlung eine mediane Überlebenszeit von 1–2 Monaten. Die Überlebenszeit verlängert sich mit Ganzhirnbestrahlung auf 2–5 Monate. Unter hochaktiver antiretroviraler Therapie und damit verbundener immunologischer Rekonstitution mit mehr als 200/µl CD4-positiven Lymphozyten ist es bei immer mehr Patienten möglich, analog zu nicht immunsupprimierten Patienten eine auf Methotrexat basierende Chemotherapie durchzuführen und die Überlebenszeiten auf 12 Monate und mehr zu verlängern. In Einzelfällen kann es sogar allein durch hochaktive antiretrovirale Therapie zu einer Langzeitremission kommen (Travi et al. 2012). Es ist zu berücksichtigen, dass zwei Drittel der AIDS-Patienten mit PCNSL an opportunistischen Infektionen und nicht am PCNSL sterben. Patienten mit PCNSL nach Organtransplantation haben mittlerweile eine ähnliche Prognose wie immunkompetente Patienten (Cavaliere et al. 2010) inkl. eines Potentials für Langzeitüberleben (Gupta et al. 2017). Bei manchen dieser Patienten scheint eine Modifikation der immunsuppressiven Behandlung schon eine Verbesserung der Prognose mit sich zu bringen (Snanoudj et al. 2003).

### H 2.1.3 Therapeutische Prinzipien

Wichtige klinische Studien zur PCNSL-Therapie bei immunkompetenten Patienten sind in **Tab. H 2.1** zusammengefasst. Auch wenn in einzelnen Fällen jahrelange Remissionen unter Steroidgabe berichtet wurden, stellt eine alleinige Steroidmedikation keine suffiziente Therapie dar, da in der Regel innerhalb von Wochen bis zu wenigen Monaten ein Rezidiv auftritt. Steroide sind jedoch eine sinnvolle Zusatzmedikation zur Chemotherapie. Bei multiplen Läsionen ist eine Resektion obsolet; die histologische Sicherung der Diagnose sollte mittels stereotaktischer Biopsie erfolgen. Bei einzelnen Läsionen kann, falls die Gefahr postoperativer neurologischer Defizite sehr gering ist, eine Resektion erwogen werden. In einer sekundären Analyse der größten PCNSL-Studie zeigte sich, dass Patienten mit einer komplettresezierten singulären Läsion das Überleben verlängert war im Vergleich zu Patienten mit einer biopsierten singulären Läsion (Weller et al. 2012).

Eine *Chemotherapie mit Hochdosis-Methotrexat (HD-MTX)* hat sich in verschiedenen Metaanalysen als stärkster Therapie-assoziierter, positiver prognostischer Faktor herausgestellt (Blay et al. 1998; Ferreri et al. 2003). Dementsprechend enthalten alle modernen Protokolle zur PCNSL-Behandlung HD-MTX als wesentlichen Bestandteil.

Für eine optimale Wirkung sollte HD-MTX mit einer Dosis von ≥ 3 g/m² über 4–6 Stunden infundiert werden (Ferreri et al. 2004). HD-MTX ist auch bei älteren Patienten mit guter Verträglichkeit anwendbar, sofern eine Kreatinin-Clearance von ≥ 50 ml/min vorliegt (Ng et al. 2000; Jahnke et al. 2005; Zhu et al. 2009). Die Angaben zur Komplettremissionsrate unter alleiniger HD-MTX-Therapie schwanken aus unklaren Gründen stark zwischen 18 % und 65 %. Die mediane Überlebenszeit liegt bei 25–37 Monaten (Herrlinger et al. 2002, 2005; Batchelor et al. 2003; Thiel et al. 2010). Nach eigener Erfahrung (Herrlinger et al. 2005) ist ein Langzeitüberleben nach alleiniger HD-MTX-Therapie nur selten möglich. HD-MTX sollte deshalb wann immer möglich im Rahmen einer Kombinationschemotherapie gegeben werden. Eine Intensivierung der HD-MTX-basierten Chemotherapie ist insbesondere für jüngere Patienten (< 65–70 Jahre) zwingend. Da das Alter bei Erstdiagnose ein starker prognostischer Faktor ist, eine nicht nur marginale Option auf Kuration oder Langzeitüberleben nur bei jüngeren Patienten besteht und aggressivere Therapien, wie eine Hochdosistherapie mit Stammzellrescue, nur bei jüngeren Patienten angewendet werden kann, ist man dazu übergegangen, die Therapiekonzepte für jüngere Patienten (< 65–70 Jahre) getrennt von jenen für ältere Patienten weiterzuentwickeln.

Über die optimalen Chemotherapie-Kombinationspartner für eine HD-MTX-basierte Therapie besteht keine Einigkeit. In einer randomisierten Studie (Ferreri et al. 2009) fanden sich Hinweise, dass eine Hochdosis-AraC-Therapie zusätzlich zur, in dieser Studie allerdings unterdosierten, HD-MTX-Therapie mit einer höheren Remissionsrate und verlängerter progressionsfreier Überlebenszeit (PFS) assoziiert ist. Der PFS-Benefit setzte sich allerdings nicht in einen Gesamtüberlebens-(OS)-Benefit um (Bergner et al. 2012). Da mehr als 95 % aller PCNSL hochmaligne B-Zell-Lymphome sind, ist es verständlich, daß Rituximab auch Einzug in die Chemotherapie der PCNSL gehalten hat und alle neueren Protokolle den Einsatz von Rituximab vorsehen, auch wenn der CD20-Antikörper Rituximab nur in sehr geringem Maße die intakte Blut-Hirn-Schranke überwindet. Eine vorläufige Auswertung der IELSG32-Studie zeigte (Ferreri et al. 2016), dass sich mit zusätzlichem Rituximab die Komplettremissionsrate nach Induktionstherapie (HD-MTX/AraC) erhöhen ließ. In der IELSG32-Studie (Ferreri et al. 2016) konnten mit weiterer Intensivierung der Chemotherapie durch zusätzliche Thiotepatherapie noch höhere Remissionsraten erzielt werden. Kritisch ist bei dieser Studie anzumerken, dass trotz sehr intensiver und nebenwirkungsreicher Chemotherapie die Komplettremissionsrate immer noch vergleichsweise gering war (49 %), und weniger als 60 % der Patienten die noch nicht ausgewertete Konsolidierungsphase der Studie erreichten. In einer kleineren einarmigen US-amerikanischen Studie (Rubenstein et al. 2013) wurde nach Induktionstherapie mit HD-MTX, Rituximab und Temozolomid (TMZ) eine ausgeprägt myelotoxische Konsolidierungstherapie mit Etoposid und AraC gegeben und damit exzellente Ergebnisse erzielt (CR-Rate 66 %; medianes OS > 5 Jahre). Bei den jüngeren Patienten wurden exzellente Ergebnisse mit der *Polychemotherapie nach dem Bonn-Bochumer Protokoll* erzielt, das Hochdosis-MTX, Ara-C, Cyclophosphamid, Ifosfamid, Steroide und intrathekale Therapie mit MTX und Ara-C kombiniert (Pels et al. 2003; Jürgens et al. 2010). Mit dieser Therapie wurde bei etwa 50 % der Patienten unter 60 Jahren ein rezidivfreies Langzeitüberleben und damit eine potenzielle Heilung erreicht (mediane Follow-Up-Zeit 100 Monate). Das Erreichen einer Komplettremission nach 2 von 6 Zyklen ist hoch prädiktiv für Langzeitüberleben nach Therapie mit dem Bonn-Bochumer Protokoll (Pels et al. 2010). Die intraventrikuläre Chemotherapie scheint ein wesentlicher Bestandteil dieses Therapieprotokolls zu sein, da in einer weiteren Kohorte von Patienten, die mit Bonn-Bochumer Protokoll ohne intraventrikuläre Therapie behandelt wurden, die progressionsfreie Zeit im Vergleich zur Kohorte mit intraventrikulärer Therapie deutlich verkürzt war (Pels et al. 2003, 2009). Die in der initialen Publikation (Pels et al. 2003) erwähnten hohen Raten von Reservoirinfektionen stellen in der alltäglichen Praxis des Bonn-Bochumer Protokolls kein signifikantes Problem mehr dar. Insbesondere bei Patienten im schlechten Allgemeinzustand und bei älteren Patienten ist die Therapie nach Bonner Protokoll wie jede aggressive Chemotherapie mit einem Risiko für komplizierte septische Verläufe unter Myelosuppression assoziiert.

Um eine weitere Steigerung der Dosisintensität in der Konsolidierungsphase der Therapie zu erreichen, wurden bei jungen Patienten auch *Hochdosis-Chemotherapie-Protokolle mit autologer Stammzelltransplantation* angewendet. Die Hochdosistherapie nach dem BEAM-Protokoll (BCNU, VP16, Ara-C, Melphalan) erreichte allerdings das Ziel nicht, einen hohen Prozentsatz der Patienten in dauerhafte Remission zu bringen (57 % Rezidive; Abrey et al. 2003). Die Hochdosistherapie mit BCNU und Thiotepa gefolgt von einer konsolidierenden Ganzhirnbestrahlung nach einem an der Universität Freiburg entwickelten Protokoll führte dagegen zu Langzeitüberleben (> 5 Jahre) bei 50 % der Patienten (Illerhaus et al. 2006), allerdings ohne dass die Überlebenskurve in einem Plateau ausläuft (Kassenda et al. 2012). In der folgenden einarmigen Phase II-Studie wurde dann das gleiche Protokoll ohne obligate Ganzhirnbestrahlung untersucht (Illerhaus et al. 2016): 77 % erreichten eine Komplettremission, die Rate der langzeitüberlebenden Patienten liegt, ähnlich dem Bonner Protokoll bei etwa 60 %. Ähnlich gute Ansprechraten und Überlebenszeiten werden auch aus einer amerikanischen Phase II-Studie berichtet, bei der nach Induktion mit Rituximab, HD-MTX, Procarbazin und Vincristin eine Hochdosistherapie mit Thiotepa, Cyclophosphamid und Busulfan mit abschließendem Stammzellrescue gegeben wurde (Omuro et al. 2015).

Zusammengefasst gibt es in Deutschland für jüngere PCNSL-Patienten unter 65 – (70) Jahren zwei etablierte Protokolle, für die es Hinweise auf eine hohe Effektivität aus klinischen Studien gibt, und die beide ohne konsolidierende Ganzhirnbestrahlung auskommen: das Bonn-Bochumer Protokoll inkl. intraventrikulärer Chemotherapie und das Freiburger Protokoll mit Hochdosistherapie und

Stammzellrescue. Darüber hinaus wird derzeit an vielen hämato-onkologischen Zentren die randomisierte MATRix-Studie durchgeführt (Schorb et al. 2016). Hierbei wird eine Induktionstherapie auf der Basis des HD-MTX/AraC/Thiotepa/Rituximab-Arms der oben erwähnten IELSG32-Studie durchgeführt und anschließend zwischen zwei Konsolidierungstherapien randomisiert: konventionelle Chemotherapie mit Rituximab, Etoposid, Dexamethason, Ifosfamid, Carboplatin vs. Hochdosistherapie mit Stammzellrescue entsprechend des Freiburger Protokolls. Die Induktionstherapie ist jedoch angesichts der im Rahmen der prematuren Analyse der IELSG32-Studie dokumentierten Toxizität, der vergleichsweise geringen Ansprechrate und der fehlenden Langzeiterfahrungen möglicherweise kritisch zu sehen.

Es besteht in Deutschland Konsens darüber, dass eine konsolidierende Ganzhirnbestrahlung nach HD-MTX-basierter Primärtherapie obsolet ist. Die Kombination aus HD-MTX und Ganzhirnbestrahlung ist mit neurotoxischen Nebenwirkungen behaftet (Leukoenzephalopathie mit fortschreitender Demenz, Ataxie und Blasenentleerungsstörung nach 4–30 Monaten). Bei 30–65 % der längerfristig überlebenden Patienten treten schwere Komplikationen auf, die zu Pflegebedürftigkeit führen können und die Lebensqualität einschränken (Correa et al. 2012; Doolittle et al. 2013). Das Risiko steigt hierbei mit dem Lebensalter, der Höhe der Einzelfraktionen und der Höhe der Gesamtdosis an. Auch nach den Ergebnissen der bisher größten randomisierten PCNSL-Studie, der G-PCNSL-SG1-Studie (Korfel et al. 2015), ist die Ganzhirnbestrahlung nicht mehr zu empfehlen: Das Gesamtüberleben war im Arm mit HD-MTX und obligater Ganzhirnbestrahlung nicht länger als im Arm ohne zusätzliche primäre Ganzhirnbestrahlung. Dies rechtfertigt es, die potenziell neurotoxische Strahlentherapie bis zum Rezidiv aufzuschieben. In einer kleineren Studie, die niedrige und damit nur gering neurotoxische Strahlendosen appliziert (23,4 Gy), wird von Effektivitätsparametern berichtet (Komplettremissionsrate 60 %, mediane OS 6,6 Jahre; Morris et al. 2013), die sich in einem Bereich bewegen, der auch von reinen Chemotherapiestudien berichtet wird, so dass derzeit kein Argument für eine niedrigdosierte Bestrahlung vorliegt. Gleiches gilt auch für eine konsolidierende hyperfraktionierte Ganzhirnbestrahlung (Glass et al. 2016).

Voraussetzung für eine HD-MTX-basierte Chemotherapie ist u. a. eine adäquate Nierenfunktion (Kreatinin-Clearance > 50 ml/min), die gerade bei älteren Patienten nicht immer vorliegt. Für *Patienten, die kein HD-MTX bekommen können,* liegen Hinweise darauf vor, dass auch andere Chemotherapeutika, die die Blut-Hirn-Schranke penetrieren, wie etwa Procarbazin und CCNU aus dem PCV-Schema (Chamberlain und Levin 1992) oder Temozolomid (Kurzwelly et al. 2010), in der Primärtherapie des PCNSL wirksam sind. Chemotherapie-Protokolle mit Substanzen, die die Blut-Hirn-Schranke nicht penetrieren, wie das bei systemischem NHL wirksame CHOP-Schema, haben bei PCNSL keine Wirkung gezeigt (Mead et al. 2000). Angesichts der verhältnismäßig kurzen Überlebenszeit nach alleiniger Ganzhirnbestrahlung und dem palliativen Charakter dieser Behandlung ist eine alleinige primäre Strahlentherapie allenfalls noch für solche Patienten zu empfehlen, bei denen Kontraindikationen gegen eine Chemotherapie bestehen. Wegen des meist schon primär multifokalen Befalls wird die Strahlentherapie bei PCNSL als Ganzhirnbestrahlung durchgeführt. Verschiedene Autoren finden eine Schwellendosis bei etwa 40 Gy, ohne weitere Dosisabhängigkeit des Überlebens bei darüber liegenden Dosen. Eine weitere Aufsättigung der Tumorregion verbessert die lokale Kontrolle nicht (Nelson et al. 1999; Bataille et al. 2000).

Bei *älteren Patienten mit PCNSL* sind die Langzeitergebnisse unter allen bisher untersuchten Protokollen deutlich schlechter als bei jüngeren Patienten. Mit dem Bonn-Bochumer Protokoll kann bei 10–20 % der Patienten Langzeitüberleben erreicht werden (Pels et al. 2003). Diejenigen Studien, die sich auf ältere Patienten fokussiert hatten, erreichten im optimalen Fall mediane Überlebenszeiten von 30–45 Monaten (Übersicht bei Kasenda et al. 2015). Die Ansprechraten mit HD-MTX-Therapie +/- Rituximab (**Tab. H 2.1**) in Kombination mit Alkylanzien (CCNU, Procarbazin oder Temozolomid) liegen in dieser Altersgruppe bei 50 % und höher, die medianen progressionsfreien Überlebenszeiten sind mit 7–10 Monaten für die meisten Protokolle und 15 Monaten für das Bonn-Bochumer Protokoll (Pels et al. 2003) relativ kurz und unterscheiden sich nicht eindeutig von den Überlebenszeiten nach alleiniger HD-MTX-Therapie (**Tab. H 2.1**). Das Problem der PCNSL-Behandlung bei älteren Patienten ist in erster Linie ein Problem der Remissionserhaltung, für das es derzeit noch keine überzeugende Lösung gibt. Im *Rezidiv nach initialer MTX-basierter Chemotherapie* wurden neben der Ganzhirnbestrahlung auch diverse Chemotherapie-Protokolle evaluiert. Patienten, die initial schon eine Komplettremission auf Hochdosis-MTX entwickelt hatten, können erneut mit Hochdosis-MTX behandelt werden. Sie zeigen eine hohe Rate an erneuten Komplettremissionen (91 %) (Plotkin et al. 2004). Eine auf Thiotepa basierende Hochdosistherapie mit Stammzellrescue scheint auch in der Rezidivsituation wirksam zu sein (Soussain et al. 2008; Cheng et al. 2003). Bei Patienten < 65 Jahren ist eine solche Therapie als einzige potenziell kurative Option immer in Erwägung zu ziehen. Angesichts der exzellenten Daten aus der Primärtherapie bietet es sich an, das oben skizzierte Freiburger Protokoll in der Salvage-Situation zu verwenden. Falls eine erneute HD-MTX-basierte Therapie oder eine Hochdosistherapie mit Stammzellrescue im Rezidiv/Progress nicht durchgeführt werden kann, müssen andere Chemotherapieoptionen erwogen werden: In einer Phase-II-Studie zeigte die Behandlung mit Temozolomid bei 22 % der Patienten eine Komplettremission (Reni et al. 2004). Zwei Fallserien (Enting et al. 2004; Wong et al. 2004) geben Remissionsraten von 40–70 % bei zusätzlicher Kombination mit dem anti-CD20-Antikörper Rituximab an. Remissionsraten von etwa 25–38 % wurden auch nach Behandlung mit Topotecan (Fischer et al. 2006; Voloschin et al. 2008) oder VP16, Ifosfamid und Ara-C gesehen (Arellano-Rodrigo et al. 2003). Die Wirkung einer alleinigen Hochdosis-Ara-C-Therapie ist bisher

**Tab. H 2.1:** Therapiestudien zur PCNSL-Primärtherapie

| Studie | N | Therapie | Komplett-remissionen (%) | Med. progressionsfreies Überleben (Mo.) | Med. Gesamtüberleben (Mo) | 2-Jahres-Überleben (%) | 5-Jahres-Überleben (%) |
|---|---|---|---|---|---|---|---|
| **Hochdosis-MTX Mono alle Altersgruppen** | | | | | | | |
| Herrlinger et al. 2002; 2005 | 37 | HD-MTX | 30 | 10 | 25 | 51 | |
| Thiel et al. 2010 | 318 | HD-MTX/(IFO)<br>HD-MTX/(IFO) + WBRT | 35 (mit MTX) | 12<br>18,3 | 37,1<br>35,6 | ~ 58<br>~ 58 | ~ 29<br>~ 22 |
| **Polychemotherapie, jüngere Patienten (< 65–70 Jahre)** | | | | | | | |
| Jürgens et al. 2010 | 30 | HD-MTX i. v. + VCR/Ara-C/IFO/CPM/Ster.<br>MTX + Ara-C it | 61 | 47 | > 80 | 80 | ~70 |
| Rubenstein et al. 2013 | 44 | HD_MTX, Ritux, TMZ + VP-16, AraC | 66 | 48 | > 59 | 70 | |
| Illerhaus et al. 2006 | 30 | HD-MTX, HD-Ara-C, TT (Induktion, n=30)<br>BCNU, TT (Ablation; n=22), SCR<br>RT (45 Gy; n=22) | 71 | | > 64 | | 69 |
| Illerhaus et al. 2016 | 81 | Ritux, HD-MTX, Ara-C, TT (Induktion)<br>BCNU, TT (Ablation), SCR) | 77 | 74 | > 84 | 90 | 79 |
| Omuro et al. 2015b | 32 | HD-MTX, Procarbacin, VCR; TT/ CPM/Busulfan (Ablation), SCR | 81 | > 84 | > 84 | 81 | 81 |
| **Polychemotherapie, ältere Patienten ab 65 Jahren** | | | | | | | |
| Zhu et al. 2009 | 31 | HD-MTX | 60 | 7 | 37 | | |
| Kurzwelly et al. 2010 | 17 | Temozolomid 100–150 mg/d an 5/28 Tagen | 47 (29 % längerfristig) | 5 | 21 | 37 | 18 |
| Hoang-Xuan et al. 2003 | 50 | HD-MTX, CCNU, PCB, Ster. MTX + Ara-C it | 42 | 6,8 | 14,3 | 42 | |
| Pels et al. 2003 | 35 | HD-MTX i. v. + VCR/Ara-C/IFO/CPM/Ster.<br>MTX + Ara-C it | 61 | 7 | 34 | 59 | 19 |
| Omuro et al. 2007 | 23 | HD-MTX + Temozolomid | 55 | 8 | 35 | 58 | |
| Illerhaus et al. 2009 | 30 | HD-MTX, CCNU, Procarbazin | 44 | 6 | 15 | | 33 |
| Fritsch et al. 2011 | 28 | HD-MTX, CCNU, Procarbazin, Rituximab | 64 | | 18 | | |
| Roth et al. 2012 | 192 | HD-MTX/(IFO)<br>HD-MTX/(IFO) + WBRT | 44 (CR+PR) | 8 | 35 | 58 | |
| Omuro et al. 2015 | 98<br>(>60 J) | HD-MTX/ Temozolomid<br>HD-MTX/PCB/VCR/AraC | 82 (CR+PR) | 6,1<br>9,5 | 14<br>31 | 58 | |

n Patientenzahl; it intrathekal/intraventrikulär; i. v. intravenös; MTX Methotrexat, HD-MTX Hochdosis-Methotrexat (> 3 g/$m^2$); VCR Vincristin; PCB Procarbazin; TT Thiotepa; VP16 Etoposid; CPM Cyclophosphamid; IFO Ifosfamid; Ster. Steroide; TMZ Temozolomid; Ritux Rituximab, SCR Stammzellrescue; CR Komplettremission; PR partielle Remission

H 2

nicht genügend evaluiert. In einer einarmigen Studie wurde die Wirkung des mTOR-Inhibitors Temsirolimus untersucht (Korfel et al. 2016). Die Ansprechrate lag mit 54 % vergleichsweise hoch, allerdings waren die Remissionen von relativ kurzer Dauer und die Temsirolimustherapie mit hoher Toxizität (V.a. Infektionen) verbunden. In einer kleinen Fallserie von Patienten mit rezidivertem PCNSL werden auch Remissionen unter Therapie mit Lenalidomid beschrieben (2/6 Patienten; Houillier et al. 2014). Phase-II-Studien weisen im Übrigen darauf hin, dass die Strahlentherapie ähnlich wie in der Primärsituation auch im Rezidiv palliativ wirksam ist und eine Komplettremissionsrate von 37–100 % sowie eine mediane Überlebenszeit von 11–19 Monaten erreicht werden können (Boiardi et al. 1998; Reni et al. 1999; Nguyen et al. 2005; Herrlinger et al. 2005; Hottinger 2007). Langzeitüberlebende sind nach Strahlentherapie allerdings nur sehr selten zu erwarten.

Zur Behandlung *okulärer Manifestationen primärer ZNS-Lymphome* gibt es wenig Daten. Die Überlebenszeiten bei okulärem Lymphom sind ähnlich denen bei PCNSL. Die Wirkung einer Strahlentherapie ist am besten dokumentiert (Ferreri et al. 2002). Die Wirkung einer Hochdosis-MTX-basierten Chemotherapie deutet sich an (Hormigo et al. 2004). Erste Ergebnisse einer Therapie mit Ifosfamid intravenös oder Trofosfamid oral sprechen für deren Wirksamkeit (Jahnke et al. 2009). Intravitreale MTX- oder Rituximab-Injektionen werden als wirksame Therapiemaßnahme angesehen (Chen et al. 2011; Fend et al. 2016). Die größte Fallsammlung okulärer Lymphome (Grimm et al. 2008) fand allerdings keine Hinweise darauf, dass eine dezidierte okuläre Therapie das Überleben verlängert.

Es gibt nur wenige Berichte über die *PCNSL-Therapie bei AIDS-Patienten*. Sofern günstige prognostische Faktoren bezüglich der Grunderkrankung (fehlende Komorbidität, CD4-T-Zell-Zahl > 200/mm$^3$) vorliegen, können HIV-positive Patienten analog zur Behandlung immunkompetenter Patienten erfolgreich mit einer Hochdosis-MTX-Therapie behandelt werden (Jacomet et al. 1997). Einige Berichte legen nahe, dass die Rekonstitution des Immunsystems durch eine hochaktive antiretrovirale Therapie zu lang anhaltenden Remissionen bei AIDS-assoziierten PCNSL führen kann. Neben der Hochdosis-MTX-Therapie werden auch von einer Therapie mit Procarbazin und CCNU positive Erfahrungen berichtet (Chamberlain 1994; Forsyth et al. 1994; Chamberlain und Kormanik 1999). Auch eine Hochdosistherapie mit Stammzellrescue scheint bei ausgewählten Patienten effektiv und sicher durchführbar (Wieters et al. 2014; Wolf et al. 2014). Die Ganzhirnbestrahlung verbessert das mediane Überleben nur um 2–3 Monate (Chamberlain 1994).

Zur Behandlung von Patienten mit EBV-positivem *PCNSL unter Immunsuppression nach Transplantation* gibt es nur einzelne Berichte über Ganzhirnbestrahlung, Rituximab-Therapie und/oder Chemotherapie (Hanel et al. 2001; Castellano-Sanchez et al. 2004, Cavaliere et al. 2010). Bei systemischen NHL nach Transplantation wird diskutiert, ob initial nur eine alleinige Rituximab-Therapie erfolgen sollte oder primär schon eine Rituximab-basierte Chemotherapie zu applizieren ist (Knight et al. 2009). Eine Reduktion der immunsuppressiven Behandlung erscheint als zusätzliche Maßnahme sinnvoll.

## H 2.1.4 Pragmatische Therapie

Bei immunkompetenten Patienten wird bei Verdacht auf PCNSL zunächst eine *bioptische Diagnosesicherung* angestrebt (↑, A). Bei initialem Hirndruck oder behandlungsbedürftigem perifokalem Ödem sollten präoperativ Osmotherapeutika, z. B. Mannitol, statt Steroiden gegeben werden. Die Biopsie sollte stereotaktisch geführt erfolgen. In Einzelfällen genügt auch der Nachweis einer monoklonalen B-Zell-Population im Liquor mittels FACS oder PCR-Analyse des Immunglobulin-Schwerketten-Gens (↑, A). Nach bioptischer Sicherung der Diagnose wird eine Steroidtherapie mit 3 × 8 mg Dexamethason für max. 10 Tage begonnen und sollte ein zeitnaher Beginn der Chemotherapie erfolgen. Bei AIDS-Patienten mit V. a. PCNSL sollte beim Nachweis von Toxoplasmose-Antikörpern im Serum zunächst eine 10–14-tägige probatorische Toxoplasmose-Therapie durchgeführt und erst bei Erfolglosigkeit die Biopsie angestrebt werden (Forsyth 1994).

#### *Jüngere Patienten (< 65 Jahre)*

Bei der derzeitigen Studienlage kann keine allgemein verbindliche Standardtherapie benannt werden. Außerhalb von Studien sollte ein Patient unter 65 Jahren entweder nach dem Bonn-Bochumer Protokoll (Blockchemotherapie mit HD-MTX, AraC, Ifosfamid, Cyclophosphamid, Vincristin und Vindesin) oder dem Freiburger Protokoll (HD-MTX, AraC, Hochdosistherapie (BCNU, Thiotepa) mit Stammzellrescue behandelt werden (↑, A) (**Tab. H 2.2**). Da beim Bonn-Bochumer Protokoll die besten Langzeitergebnisse mit der Protokollvariante, die auch eine intraventrikuläre Gabe von MTX, AraC und Steroiden über Ommaya-Reservoir vorsieht, erzielt wurden, sollte hierauf nicht verzichtet werden (↑, C) (Pels et al. 2003). Da es sich bei allen genannten Therapien um potenziell sehr toxische Therapien handelt, können diese nur an mit derartigen Therapien erfahrenen Zentren durchgeführt werden. Angesichts der mit einer Kombinationschemotherapie verbundenen Chance auf Kuration ist es wichtig, möglichst alle Patienten in ein Zentrum zu überweisen, das eine dieser beiden Therapien anbietet. Insbesondere die Nachsorge sollte im Hinblick auf potentielle neurotoxische Spätfolgen in einem Neuroonkologischen Zentrum durchgeführt werden. Als Alternative zu den beiden etablierten Protokollen ist auch eine Teilnahme an der MATRix-Studie möglich. Dabei ist allerdings kritisch anzumerken, dass schon die Induktionstherapie, die in beiden Studienarmen gleich ist, sehr toxisch ist und gleichzeitig eine relativ geringe CR-Rate von 49 % (Ferreri et al. 2016) aufweist. Darüberhinaus liegen zum konventionellen RDeVIC-Erhaltungstherapiearm bisher nur unzureichende Daten in Form einer kleineren retrospektiven Fallsammlung vor (CR-Rate 95 %, med. Gesamtüberleben 49 Monate; Motomura et

**Tab. H 2.2:** Therapieprotokolle für jüngere PCNSL-Patienten (< 65–70 Jahre)

| | |
|---|---|
| **Bonn-Bochumer PCNSL-Protokoll** (↑, A) | • 6 dreiwöchige Zyklen mit i. v. HD-MTX (Zyklen 1, 2, 4, 5) und Ara-C (Zyklen 3 und 6)<br>• Kombination mit Dexamethason, Vincristin, Vindesin, Ifosfamid, Cyclophosphamid<br>• zusätzlich intrathekale Gabe von MTX, AraC, Steroiden,<br>• keine Bestrahlung |
| **Freiburger PCNSL-Protokoll** (↑, A) | • 4 Zyklen Induktionstherapie mit i. v. HD-MTX und Rituximab<br>• 2 Zyklen HD-Ara-C und Thiotepa, Stammzellmobilisierung mit G-CSF<br>• Hochdosis-Chemotherapie mit BCNU und Thiotepa, autologe Stammzelltransplantation |

al. 2011). Allen drei Protokollen ist gemeinsam, dass auf eine konsolidierende Ganzhirnbestrahlung verzichtet wird. Die in US-Studien untersuchten Protokolle sind den beiden in Deutschland etablierten Protokollen nicht überlegen und damit verzichtbar. Dies gilt insbesondere für die Protokolle, die auch eine konsolidierende Ganzhirnbestrahlung umfassen.

Wenn bei einem jüngeren Patienten nach abgeschlossener Primärtherapie keine Komplettremission erreicht werden konnte, der Tumor primär progredient ist oder nach Remission innerhalb von Monaten rezidiviert, sollte, sofern nicht schon primär durchgeführt, eine Hochdosistherapie mit Stammzellrescue nach Freiburger Protokoll mit kurativer Intention durchgeführt werden. Bei Rezidiven, die Jahre nach Erstapplikation des Bonner Protokolls auftreten, kann auch erneut das Bonner Protokoll in vollem Umfang gegeben werden (↑, B). Bei weiteren Rezidiven kann dann, letztlich unabhängig vom Alter, eine Ganzhirnbestrahlung mit 45 Gy (↑, A), eine Temozolomidtherapie (ggf. auch in Kombination mit Rituximab) (↑, B), eine Topotecantherapie (↑, B) oder, experimenteller, eine Lenalidomid- oder Temsirolimus-Therapie als Salvagetherapie gegeben werden.

### *Ältere Patienten*

Mit ganz verschiedenen MTX-basierten Chemotherapien können bei älteren Patienten mit PCNSL sehr ähnliche Therapieergebnisse bezüglich des Langzeitüberlebens erreicht werden. Es ist nicht sicher, ob die Kombinationschemotherapien einer HD-MTX-Monotherapie überlegen sind. Deshalb ist es schwierig, eine Standardtherapie für ältere PCNSL-Patienten zu definieren. Dieses Problem hat auch dazu geführt, dass es derzeit keine randomisierten Studien in diesem Bereich gibt. Für Patienten in gutem Allgemeinzustand ist auch die Therapie nach Bonn-Bochumer Protokoll (HD-MTX + IFO + AraC) ohne intraventrikuläre Therapie eine gute Option. Die Überlegenheit einer Kombination aus HD-MTX und AraC wird auch durch Daten aus einer französischen Studie unterstützt (Omuro et al. 2015). Der Wert einer zusätzlichen oder alleinigen Temozolomidtherapie kann bei inkonklusiven Daten noch nicht eindeutig bestimmt werden. Es gibt Hinweise, dass auch bei PCNSL nur Patienten mit einem methylierten MGMT-Promotor von einer Temozolomidtherapie profitieren können (Kurzwelly et al. 2010), so dass vor einer Temzolomidtherapie der MGMT-Promotor-Meethylierungsstatus untersucht werden sollte. Bei Sorge um eine zu schwere Myelotoxizität einer Polychemotherapie kann auch eine reine HD-MTX-Therapie durchgeführt und eventuell mit Rituximab kombiniert werden (↑, B). Selbstverständlich bleibt auch die Ganzhirnbestrahlung mit 36–45 Gy weiterhin eine Option für Patienten, die keine Chemotherapie bekommen können. Bei *Patienten mit Kontraindikationen gegen jede Form von Chemotherapie,* wie z. B. Patienten in schlechtem Allgemeinzustand aufgrund von Begleiterkrankungen, wird eine primäre Ganzhirnbestrahlung empfohlen. Im Rezidiv eines PCNSL beim älteren Patienten kommen mit Ausnahme der Hochdosis-Chemotherapie mit Stammzellrescue prinzipiell alle für die jüngeren Patienten genannten Optionen infrage.

### H 2.1.4.1 Besondere Therapiesituationen

Der *Mitbefall eines oder beider Augen* bei PCNSL erfordert bei primärer Chemotherapie auf der Basis von HD-MTX, Temozolomid oder PCV keine zusätzliche Behandlung der Augen (B), da die verwendeten Substanzen bis zu einem gewissen Maße auch in die hintere Augenkammer penetrieren (↔) und eine lokale okuläre Therapie keinen zusätzlichen Überlebensvorteil mit sich bringt. Sollte es unter oder nach alleiniger Chemotherapie zu einem okulären Progress oder Rezidiv kommen, stehen die Bestrahlung beider Orbitae (auch bei einseitigem Befall) mit 45 Gy unter Ausblockung der vorderen Augenkammer nach 30 Gy oder die wiederholte intravitreale Injektion von MTX oder Rituximab als Therapie zur Verfügung. Sollte bei kombiniertem okulärem und zerebralem Befall eine Ganzhirnbestrahlung notwendig werden, müssen die Orbitae mitbestrahlt werden, da bei zeitversetztem Vorgehen eventuell Probleme mit der Überlappung der orbitalen und zerebralen Strahlenfelder entstehen. Eine prophylaktische Mitbehandlung des ZNS bei ausschließlich okulärem Befall wird nicht empfohlen. Als experimentelle Alternative kann bei einem Rezidiv eines intreokulären Lymphoms auch eine orale Chemotherapie mit Trofosfamid erwogen werden (↑, B). Bei leptomeningealem Befall erfolgt die Therapie analog zur den Vorgaben in **Kap. H 2.2** und **H 4**. Bei *ausschließlich systemischem Rezidiv* sollten die Patienten nach dem bei systemischen NHL wirksamen R-CHOP-Protokoll behandelt werden (↑, A) oder, nach Konsultation mit hämatoonkologischen Kollegen, entsprechend Rezidivprotokollen bei systemischem diffus-großzelligem NHL ein Protokoll mit Hochdosischemotherapie und Stamzellrecue erhalten. Rezidivverdächtige systemische Läsionen sollten vor Einsetzen einer Therapie biopsiert werden. Bestehen sowohl zerebrale wie auch systemische Manifestationen, so ist bei der individuellen Wahl des Therapieschemas darauf zu achten, dass auch ZNS- und liquorgängige Substanzen verwendet werden. Bei *PCNSL-Patienten mit AIDS* sollte eine hochaktive antiretrovirale Therapie erfolgen und bei gutem Allgemeinzustand analog der Behandlung immunkompetenter Patienten eine HD-MTX-basierte Therapie (4 g/m$^2$, mindestens sechs 14-tägige Zyklen) durchgeführt werden (↔). Bei Patienten mit PCNSL nach Organtransplantation sollte, soweit vertretbar, eine Reduktion der Immunsuppression erfolgen und entweder eine alleinige Rituximab-Therapie oder eine Rituximab-basierte Chemotherapie (z. B. nach Bonn-Bochumer Protokoll) durchgeführt werden.

## H 2.2 Sekundäre Manifestationen bei systemischen Lymphomen

### H 2.2.1 Klinik und Verlauf

Die Inzidenz systemischer NHL beträgt derzeit 5 : 100 000 mit einem Häufigkeitsgipfel zwischen dem 45. und 50. Lebensjahr. Im Mittel tritt der sekundäre ZNS-Befall sechs bis neun Monate nach Diagnose der systemischen Grunderkrankung auf. Etwa 2–8,5 % aller Patienten mit NHL, insbesondere jüngere mit lymphoblastischer oder diffus-undifferenzierter Histologie und mit Burkitt-Lymphom, entwickeln ZNS-Manifestationen (Gururangan et al. 2000; Hollender et al. 2002; Boehme et al. 2007, Kanemasa et al. 2016). Bei akuter lymphatischer Leukämie (ALL) liegt dieser Anteil deutlich höher bei 24–30 % (Wellwood und Taylor 2002); nach Einführung der ZNS-Prophylaxe bei ALL hat sich der Anteil auf 4–7 % erniedrigt (Surapaneni et al. 2002). Das Risiko, ein ZNS-Rezidiv eines NHLs zu erleiden, ist erhöht bei diffus-großzelligen B-Zell-Lymphomen, die ZNS-nahe Strukturen (Epiduralraum, Orbita, Nasennebenhöhlen) oder die eines der folgenden Organe befallen haben: Nebenniere, Niere, Hoden, Brust. Bei indolenten Lymphomen und der chronisch lymphatischen Leukämie kommt eine ZNS-Beteiligung nur selten vor (Spectre et al. 2005; Knop et al. 2005). In 75 % der Fälle einer ZNS-Beteiligung handelt es sich um eine leptomeningeale Metastasierung.
Die Beteiligung der Leptomeningen im Sinne einer Meningeosis lymphomatosa (**Kap. H 4**) kann mit einem hirnorganischen Psychosyndrom, Kopfschmerzen, Übelkeit, Erbrechen und Hirnnervenausfällen sowie radikulären Syndromen symptomatisch werden. Die Diagnose erfolgt durch den Nachweis von Lymphomzellen im Liquor mittels zytologischer und immunzytologischer Untersuchung. Häufig sind hierfür mehrfache Punktionen nötig. Nachdem gezeigt wurde, dass die Durchflusszytometrie (FACS) eine deutlich höhere Sensitivität für die Detektion von Lymphomzellen im Liquor hat (Hegde et al. 2005), wird empfohlen, diese Untersuchung bei jeder Liquorpunktion eines Lymphom-Patienten mit hohem Risiko eines ZNS-Befalls durchzuführen. Kernspintomographisch kommt eine vermehrte Kontrastmittelaufnahme im Bereich der Meningen bzw. entlang verdickter Wurzeln oder kleine Tumorknoten im Subarachnoidalraum bei etwa 60 % der Patienten zur Darstellung (Herrlinger et al. 2004). Bei Meningeosen niedrigmaligner Lymphome und bei der CLL fehlen die Kontrastmittel aufnehmenden Läsionen oft (Knop et al. 2005). Bei umschriebener oder manchmal auch ausgedehnter epiduraler Metastasierung kommt es zu Rückenschmerzen und progredientem Querschnittssyndrom, beim seltenen intrazerebralen Befall zu Hirndruckzeichen und progredienten herdneurologischen Störungen.
Nach der Diagnose des ZNS-Befalls liegt die mediane Überlebenszeit bei 4–12 Monaten (Bokstein et al. 2002; Herrlinger et al. 2004; Bromberg et al. 2013). Jüngere Patienten (< 65–70 Jahre) mit isoliertem ZNS-Rezidiv, die aggressiv mit Hochdosistherapie und Stammzellrescue behandelt werden, haben in Studien eine deutlich längere Überlebenszeit. Es werden 5-Jahres-Gesamtüberlebensraten von über 40 % berichtet (Alvarnas et al. 2000; Ferreri et al. 2015). Die mediane Überlebenszeit der Patienten mit epiduralem Lymphombefall liegt zwischen 12 und 18 Monaten. Über 80 % der Patienten sterben an den Folgen der systemischen Krankheitsprogression (Chamberlain und Kormanik 1997).

Sekundäre ZNS-Manifestationen bei M. Hodgkin sind selten. Die ZNS-Beteiligung tritt typischerweise 2–5 Jahre nach Erstdiagnose auf. Es handelt sich in über 90 % der Fälle um spinale epidurale Metastasen (zwei Drittel thorakale Lokalisation), die mit Rückenschmerzen und progredientem Querschnittssyndrom symptomatisch werden und kernspintomographisch zu diagnostizieren sind. Ein intrakranieller Befall oder eine Meningeosis lymphomatosa sind äußerst selten (Gerstner et al. 2008). Bei Patienten mit spinalen epiduralen Metastasen liegt die mediane Überlebenszeit nach Radiotherapie +/– Chemotherapie zwischen zwei und fünf Jahren, bei Patienten mit intrakraniellem Befall liegt die mediane Überlebenszeit bei fünf Jahren (Gerstner et al. 2008).

### H 2.2.2 Therapeutische Prinzipien

#### H 2.2.2.1 Kurativer Therapieansatz bei hochmalignem NHL

Bei Patienten mit systemischem hochmalignem NHL (diffus-großzelliges Lymphom, lymphoblastisches Lymphom, Burkitt-Lymphom, ALL) besteht abhängig von prognostischen Faktoren wie Tumorstadium, Alter und Karnofsky-Index in der Primärtherapie und beim ersten Rezidiv eine *Kurationschance*. Es gibt mehrere Studien, die bei ZNS-Befall im Rezidivfall den Wert einer potenziell kurativen Hochdosistherapie mit Stammzellrescue untersucht haben (Alvarnas et al. 2000; Ferreri et al. 2015). Mehrere Protokolle mit hohen 2- und/oder 5-Jahres-Überlebensraten (max. 41 %) wurden bisher publiziert (Korfel et al. 2013; Chen et al. 2015; Ferreri et al. 2015), ohne dass eines dieser Protokolle als besonders überlegen bezeichnet werden könnte. Ähnlich der Behandlung von primären ZNS-Lymphomen ist auch bei den sekundären ZNS-Manifestationen systemischer Lymphome die Verwendung eines HD-MTX-basierten Protokolls ein positiver prognostischer Faktor (Doolittle et al. 2008). In Deutschland wird oft das von Korfel und Kollegen (Korfel et al. 2013) etablierte Protokoll angewendet, bei dem nach Induktion mit HD-MTX/Ifosfamid- und AraC/Thiotepa-Zyklen inkl. intrathekaler Therapie mit Depocyte in Anlehnung an das Freiburger Protokoll für PCNSL eine BCNU/Thiotepa-basierte Hochdosistherapie mit Stammzellrescue durchgeführt wird. Sollte für einen Patienten mit ZNS-Rezidiv eines systemischen NHL eine Hochdosistherapie mit Stammzellrescue nicht in Frage kommen, sollte analog zu den Therapiekonzepten für ältere Patienten mit PCNSL ein HD-MTX-basiertes Protokoll oder, falls dies auch nicht möglich ist, eine anderweitige ZNS-gängige Chemotherapie gegeben werden.

### H 2.2.2.2 Therapie der isolierten Meningeosis lymphomatosa bei hochmalignem NHL

Für die intrathekale Behandlung des isolierten *leptomeningealen Befalls eines NHL* stehen die Substanzen MTX, Ara-C, Thiotepa und Dexamethason zur Verfügung und wurden in vielen Fallserien eingesetzt. Unter einer intrathekalen Therapie kommt es in 80 % der Fälle zur klinischen Remission mit transienter zytologischer Komplettremission. Eine prospektive Studie zum Vergleich der Wirksamkeit einer *intrathekalen MTX-Monotherapie* vs. einer MTX/Ara-C/Dexamethason-Kombinationstherapie liegt nicht vor. Die Verwendung einer retardierten Ara-C-Präparation (Depocyte®) bringt für den Patienten den Vorteil, dass die Injektionsfrequenz von 2 × wöchentlich auf 1 × pro 2 Wochen erniedrigt werden kann. In einer randomisierten Studie (Glantz et al. 1999) war Depocyte® mit einer im Vergleich zum unretardierten Ara-C besseren Ansprechrate verbunden. Bei Meningeosis lymphomatosa wurde Depocyte® bisher nicht mit intrathekalem MTX verglichen. Für die Anwendung von Depocyte® spricht, dass sich auch bei lumbaler Injektion eine gleichmäßige Verteilung im gesamten Liquorkompartiment einstellt und somit die Implantation eines Ommaya-Reservoirs, das mit einer Morbidität (Reservoirinfektion und Ventrikulitis) von 5–31 % (Obbens et al. 1985; Bokstein et al. 1998; Pels et al. 2003; Herrlinger et al. 2004) assoziiert ist, nicht notwendig ist. Die Applikation von Depocyte® ist allerdings bei 20 % der Patienten mit Kopfschmerzen und anderen Zeichen einer aseptischen Meningitis assoziiert (Jaeckle et al. 2002), deren Inzidenz durch die Gabe von 2 × 4 mg Dexamethason am Tag der Injektion und bis zu drei Tage danach deutlich gesenkt werden kann. Außerdem wird gelegentlich, insbesondere bei stark vorbehandelten Patienten, über das Auftreten von Radikulopathien/Cauda equina-Syndromen nach Depocyte® berichtet (Jabbour et al. 2007; Hilgendorf et al. 2008). Wenn die Depocyte-Therapie in Verbindung mit einer PCNSL-Therapie nach Bonn-Bochumer Protokoll gegeben wird, liegt die Rate an inkompletten Cauda equina-Syndromen sogar bei 21 % (Ostermann et al. 2010). Im Gegensatz zu Depocyte® ist bei der konventionellen intrathekalen MTX und/oder Ara-C-Therapie die Implantation eines Ommaya-Reservoirs anzuraten, da bei intraventrikulärer Chemotherapie günstigere Verläufe beobachtet werden als bei lumbaler intrathekaler Therapie (Recht et al. 1988). Der gegen B-Zellen gerichtete anti CD 20 Antikörper Rituximab könnte eine Alternative zu MTX, Ara-C und Depocyte® darstellen. In Studien mit über Ommaya-Reservoir gegebenem Rituximab (Rubenstein et al. 2007; Rubenstein et al. 2013) sprachen 60–75 % der Patienten auf diese Therapie an.

*Alternativ zur intrathekalen Chemotherapie* kann wie bei den primären NHL des ZNS eine systemische HD-Therapie mit MTX > 3,5 g/m² (Batchelor et al. 2001) oder Ara-C (Morra et al. 1993) durchgeführt werden (**Kap. H 2.1.4**). Diese Form der Applikation hat den Vorteil, dass größere solide leptomeningeale Metastasen besser erreicht werden und die Therapie von der Liquorflussdynamik unabhängig ist. Außerdem dürfte eine systemische Therapie auch einer Repopulation des ZNS mit Lymphomzellen vorbeugen. Wird im Rahmen der systemischen Chemotherapie bei progredientem systemischem Lymphom ein Protokoll mit HD-MTX verwendet, so kann dies möglicherweise auch als eine suffiziente Therapie des Liquorraums angesehen werden. Die intravenöse Therapie scheint ähnlich effektiv wie eine intrathekale Chemotherapie, ist allerdings mit mehr systemischen Nebenwirkungen behaftet.

Die Radiotherapie des neurologischen Fokus (Ganzhirnbestrahlung oder Bestrahlung des spinalen Fokus mit einem Wirbel Abstand) wurde in älteren Studien meist in Kombination mit einer intrathekalen Chemotherapie gegeben. Es wurden Gesamtdosen von 20–40 Gy appliziert. Neuere Studien (Chamberlain und Kormanik 1997; Glantz et al. 1999) verzichteten auf eine zusätzliche Radiotherapie.

### H 2.2.2.3 Therapie der ZNS-Beteiligung bei Hodgkin-Lymphomen, niedrigmalignen NHL und CLL

Aufgrund der ausgeprägten Seltenheit eines – meist epiduralen – intrakraniellen Befalls bei *Hodgkin-Lymphom* gibt es nur sehr wenige Berichte hierzu. Längerfristige (> 2 Jahre) Remissionen wurden mit Ganzhirnbestrahlung mit und ohne zusätzliche systemische Chemotherapie erreicht. Beim seltenen ZNS-Befall durch *indolente Lymphome* scheint eine Kombination aus systemischer und intrathekaler Therapie (+/– Radiotherapie) bei einigen Patienten zu sehr langfristigen Remissionen zu führen (Spectre et al. 2005). Bei CLL zeigt entsprechend einer kleinen Fallserie (Knop et al. 2005) Fludarabin eine gewisse Wirksamkeit.

### H 2.2.2.4 Therapie der spinalen epiduralen Metastasierung

Bei *spinaler epiduraler Metastasierung* durch ein NHL oder Hodgkin-Lymphom mit oder ohne Myelonkompression ist die alleinige lokale Strahlentherapie mit 30–40 Gy unter begleitender Steroidtherapie hinsichtlich des funktionellen Ergebnisses und der Prognose gleichwertig der operativen Entlastung mit Nachbestrahlung. Entsprechend dem generellen Vorgehen bei tumorbedingter Rückenmarkskompression dürften Patienten mit eingeschränkter Gehfähigkeit auch bei Lymphomen von einer hoch-dosierten Dexamethasontherapie (100 mg als Bolus) profitieren (Loblaw et al. 2005). Ein operatives Vorgehen ist nur zur Gewinnung der Histologie bei diagnostischer Unsicherheit sinnvoll. In einer Serie von primär epiduralen NHL erwies sich eine kombinierte Behandlung mit Radiotherapie und Chemotherapie der alleinigen Strahlentherapie als überlegen (Monnard et al. 2006).

#### H 2.2.2.5 Prophylaktische ZNS-Behandlung bei aggressivem NHL

Die frühe Behandlung mikroskopischer ZNS-Metastasen eines NHL im Sinne einer sogenannten *ZNS-Prophylaxe* hat das Risiko eines ZNS-Rezidivs bei Kindern und Erwachsenen mit ALL und aggressivem NHL deutlich reduziert (Cortes et al. 1995; Tomita et al. 2002; Surapanemi et al. 2002). Insbesondere Patienten mit einem hohen Risikoindex (The International Non-Hodgkins Lymphoma Prognostic Factors Project 1993) und Patienten mit extranodalem Befall, v. a. Befall von Hoden, Mamma und paranasalen Sinus, profitieren von einer ZNS-Prophylaxe (Haioun et al. 2000; Zucca et al. 2003). Die *»prophylaktische« Behandlung* erfolgt in der Regel in Form einer intrathekalen MTX- oder Ara-C-Gabe zeitgleich mit der systemischen Chemotherapie (Dhaliwal et al. 1993; Haioun et al. 2000), die nach präliminären Daten Hochdosis-MTX oder -Ara-C enthalten sollte, um die volle langfristige Wirksamkeit zu entfalten (Chua et al. 2002).

### H 2.2.3 Pragmatische Therapie

Die *Diagnose einer leptomeningealen Metastasierung* sollte durch den Nachweis maligner Zellen im Liquor gesichert oder wenigstens durch den kernspintomographischen Nachweis Kontrastmittel anreichernder Läsionen im Subarachnoidalraum gestützt werden. Vor Einleitung einer Therapie sollte zusammen mit Kollegen aus der Hämatoonkologie abgeschätzt werden, ob prinzipiell eine *kurative Option* besteht und der Patient mit dieser Zielsetzung einer intensiven systemischen Chemotherapie, ggf. auch Hochdosistherapie inklusive Stammzellrescue unterzogen werden soll (↑, A). Für die systemische Chemotherapie sollten Protokolle bevorzugt werden, die hirn- und liquorgängige Substanzen (HD-MTX, HD-Ara-C) enthalten (↑, A). Bei Vorliegen einer Meningeosis lymphomatosa sollte eine intrathekale Chemotherapie ergänzt werden, insbesondere dann, wenn wie im R-CHOP-Protokoll wenig hirngängige Substanzen verwendet werden.
Die *Therapie der Meningeosis lymphomatosa* bei aggressivem NHL erfolgt nach den Leitlinien zur Therapie der Meningeosis neoplastica der Deutschen Gesellschaft für Neurologie (DGN; **Kap. H 4**). Fehlen Kontrastmittel-aufnehmende Läsionen, ist eine alleinige intrathekale Therapie gerechtfertigt. Eine alleinige (bei hirngängigen Substanzen wie HD-MTX oder HD-Ara-C) oder zusätzliche systemische Chemotherapie (bei nicht hirngängigen Substanzen) wird bei Vorliegen aktiven systemischen Befalls und/oder größeren subarachnoidalen, Kontrastmittel aufnehmenden Läsionen favorisiert. Bei Verwendung hirngängiger Substanzen kann auch bei zusätzlichen parenchymatösen Läsionen auf eine additive Strahlentherapie verzichtet werden.
Wenn die *intrathekale Therapie* mit MTX und/oder unretardiertem AraC durchgeführt wird, ist aus Gründen einer besseren Liquorraumverteilung und damit auch besseren Wirkung (Nagpal et al. 2010) eine intraventrikuläre Applikation über Ommaya- oder Rickham-Reservoir zu empfehlen. Intraventrikulär sollte 12 mg MTX oder 50 mg Ara-C zweimal wöchentlich über mindestens 3 Wochen appliziert werden (↑, B). Bei Patienten, bei denen kein Ommaya-Reservoir implantiert werden kann/soll, bietet sich die lumbale Applikation von Depocyte® einmal alle zwei Wochen als weniger belastende Alternative an (↑, B). Nach initialer dreiwöchiger intrathekaler Therapie wird weiter im wöchentlichen Rhythmus behandelt und nach zwei unauffälligen Zytologien die Therapie ausgesetzt. Wenn Kontrastmittel aufnehmende Läsionen im Subarachnoidalraum vorliegen, kann der symptomatische Abschnitt des Nervensystems zusätzlich mit 2 Gy Einzeldosen bis 40 Gy Gesamtdosis bestrahlt werden. In hochpalliativen Situationen können auch 30 Gy in 10 Einzelfraktionen à 3 Gy gegeben werden. Während der Strahlentherapie erfolgt nur eine intrathekale Injektion pro Woche. Die Details der intrathekalen Chemotherapie und ihrer möglichen Neurotoxizität sind in **Kap. H 4** dargestellt.

Patienten mit *intrazerebralen oder größeren, soliden, leptomeningealen Absiedlungen* eines systemischen NHL werden initial hochdosiert mit Kortikosteroiden behandelt. Bei den seltenen Patienten mit isolierten parenchymatösen Metastasen sollte zum Ausschluss eines Tumors anderer Histologie vorher eine Biopsie durchgeführt werden. Abhängig vom Stadium der Grunderkrankung ist die gleiche Behandlung wie beim primären ZNS-Lymphom mit einer HD-MTX-basierten Chemotherapie, bei Patienten unter 65–70 Jahren auch mit konsolidierender Hochdosistherapie + Stammzellrescue (z. B. entsprechend Korfel et al. 2013) zu empfehlen (↑, C). Bei Nichtansprechen oder Rezidiv kann auch mit Strahlentherapie (36–45 Gy) behandelt werden. Bei Patienten mit schlechtem Allgemeinzustand und fortgeschrittener systemischer Erkrankung ist eine palliative Ganzhirnbestrahlung mit 36 Gy in Einzelfraktionen von 2–3 Gy angezeigt (↑, B). Bei zusätzlichem leptomeningealen Befall sollte zusätzlich zur Strahlentherapie eine intrathekale Chemotherapie durchgeführt werden, sofern dies nicht obligater Bestandteil des Protokolls ist.

Patienten mit bekanntem Lymphom und Rückenmarkskompression durch *spinale epidurale Metastasierung* erhalten zunächst eine einzelne hoch-dosierte Kortikosteroid-Gabe mit 100 mg Dexamethason, gefolgt von 4 × 8 mg Dexamethason während der ersten Woche der Strahlentherapie. Die

Tumorregion wird bei Vorliegen eines NHL mit einer Wirbelkörperhöhe Sicherheitsabstand in 1,8–2 Gy Einzelfraktionen bis zur Gesamtdosis von 36–40 Gy bestrahlt. Zusätzlich kann eine systemische Chemotherapie empfohlen werden, die beim Fehlen eines parenchymatösen oder leptomeningealen Befall an der Behandlung systemischer NHLs orientiert. Bei einem Plasmozytom sind auch deutlich niedrigere Gesamtstrahlendosen wirksam. Eine operative Dekompression ist nur bei Patienten mit unsicherer Dignität der epiduralen Raumforderung indiziert und kann bei Patienten mit Lokalrezidiv nach Strahlenbehandlung sinnvoll sein, sofern postoperativ chemotherapeutische Optionen bestehen.

## Literatur


Abrey LE, Moskowitz CH, Mason WP, Crump M, Stewart D, Forsyth P, Paleologos N, Correa DD, Anderson ND, Caron D, Zelenetz A, Nimer SD, DeAngelis LM. Intensive methotrexate and cytarabine followed by high-dose chemotherapy with autologous stem-cell rescue in patients with newly diagnosed primary CNS lymphoma: an intent-to-treat analysis. J Clin Oncol 2003; 21: 4151–4156.

Abrey LE, Batchelor TT, Ferreri AJ, Gospodarowicz M, Pulczynski EJ, Zucca E, Smith JR, Korfel A, Soussain C, DeAngelis LM, Neuwelt EA, O'Neill BP, Thiel E, Shenkier T, Graus F, van den Bent M, Seymour JF, Poortmans P, Armitage JO, Cavalli F. International Primary CNS Lymphoma Collaborative Group. Report of an international workshop to standardize baseline evaluation and response criteria for primary CNS lymphoma. J Clin Oncol 2005; 23: 5034–5043.

Abrey LE, Ben-Porat L, Panageas KS, Yahalom J, Berkey B, Curran W, Schultz C, Leibel S, Nelson D, Mehta M, DeAngelis LM. Primary central nervous system lymphoma: the Memorial Sloan-Kettering Cancer Center Prognostic Model. J Clin Oncol 2006; 36: 5711–5715.

Alvarnas JC, Negrin RS, Horning SJ, Long GD, Schriber JR, Stockerl-Goldstein K, Tierney K, Wong R, Blume KG, Chao NJ. High-dose therapy with hematopoetic cell transplantation for patients with central nervous system involvement by non-Hodgkin's lymphomas. Biol Blood Marrow Transplant 2000; 6: 352–358.

Arellano-Rodrigo E, Lopez-Guillermo A, Bessell EM, Nomdedeu B, Montserrat E, Graus F. Salvage treatment with etoposide (VP-16), ifosfamide and cytarabine (Ara-C) for patients with recurrent primary central nervous system lymphoma. Eur J Haematol 2003; 70: 219–224.

Bataille B, Delwail V, Menet E, Vandermarcq P, Ingrand P, Wager M, Guy G, Lapierre F. Primary intracerebral malignant lymphoma: report of 248 cases. J Neurosurg 2000; 92: 261–266.

Batchelor T, Leahy N, Kaufman D. High-dose methotrexate for isolated central nervous system relapse in patients with testicular non-Hodgkin's lymphoma. Clin Lymphoma 2001; 2: 116–119.

Batchelor T, Carson K, O'Neill A, Grossman SA, Alavi J, New P, Hochberg F, Priet R. Treatment of primary CNS lymphoma with methotrexate and deferred radiotherapy: a report of NABTT 96-07. J Clin Oncol 2003; 21: 1044–1049.

Bergner N, Monsef I, Illerhaus G, Engert A, and Skoetz N. Role of chemotherapy additional to high-dose methotrexate for primary central nervous system lymphoma (PCNSL). The Cochrane database of systematic reviews 2012; (11): CD009355.

Blay JY, Conroy T, Chevreau C, Thyss A, Quesnel N, Eghbali H, Bouabdallah R, Coiffier B, Wagner JP, Le-Mevel A, Dramais MD, Baumelou E, Chauvin F, Biron P. High-dose methotrexate for the treatment of primary cerebral lymphomas: Analysis of survival and late neurologic toxicity in a retrospective series. J Clin Oncol 1998; 16: 864–871.

Boehme V, Zeynalova S, Kloess M, Loeffler M, Kaiser U, Pfreundschuh M, Schmitz N. Incidence and risk factors of central nervous system recurrence in aggressive lymphoma – a survey of 1683 patients treated in protocols of the German High-Grade Non-Hodgkin's lymphoma study group (DSHNHL). Ann Oncol 2007; 18: 149–157.

Boiardi A, Silvani A, Pozzi A, Salmaggi A. Radiotherapy at tumor recurrence in primary CNS lymphoma. Neurology 1998; 50: 1934–1935.

Bokstein F, Lossos A, Siegal T. Leptomeningeal metastases from solid tumors: a comparison of two prospective series treated with and without intra-cerebrospinal fluid chemotherapy. Cancer 1998; 82: 1756–1763.

Bokstein F, Lossos A, Lossos IS, Siegal T. Central nervous system relapse of systemic non-Hodgkin's lymphoma: results of treatment based on high-dose methotrexate combination chemotherapy. Leuk Lymphoma 2002; 43: 587–593.

Bromberg JE, Doorduijn JK, Illerhaus G, Jahnke K, Korfel A, Fischer L, Fritsch K, Kuittinen O, Issa S, van Montfort C, and van den Bent MJ. Central nervous system recurrence of systemic lymphoma in the era of stem cell transplantation – an International Primary Central Nervous System Lymphoma Study Group project. Haematologica 98: 808–813, 2013.

Cavaliere R, Petroni G, Lopes MB, Schiff D, International Primary Central Nervous System Lymphoma Collaborative Group. Primary central nervous system post-transplantation lymphoproliferative disorder: an International Primary Central Nervous System Lymphoma Collaborative Group Report. Cancer 2010; 116: 8863–870.

Chamberlain MC, Levin VA. Primary central nervous system lymphoma: a role for adjuvant chemotherapy. J Neuro-Oncol 1992; 14: 271–275.

Chamberlain MC. Long survival in patients with acquired immune deficiency syndrome-related primary central nervous system lymphoma. Cancer 1994; 73: 1728–1730.

Chamberlain MC, Kormanik PA. Non-AIDS-related lymphomatous meningitis: combined modality therapy. Neurology 1997; 49: 1728–1731.

Chamberlain MC, Kormanik PA. AIDS-related central nervous system lymphomas. J Neuro-Oncol 1999; 43: 269–276.

Chen YB, Batchelor T, Li S, Hochberg E, Brezina M, Jones S, Del Rio C, Curtis M, Ballen KK, Barnes J, Chi AS, Dietrich J, Driscoll J, Gertsner ER, Hochberg F, LaCasce AS, McAfee SL, Spitzer TR, Nayak L, and Armand P. Phase 2 trial of high-dose rituximab with high-dose cytarabine mobilization therapy and high-dose thiotepa, busulfan, and cyclophosphamide autologous stem cell transplantation in patients with central nervous system involvement by non-Hodgkin lymphoma. Cancer 121: 226–233, 2015.

Cheng T, Forsyth P, Chaudhry A, Morris D, Gluck S, Russell JA, Stewart DA. High-dose thiotepa, busulfan, cyclophosphamide and ASCT without whole-brain radiotherapy for poor prognosis primary CNS lymphoma. Bone Marrow Transplant 2003; 31: 679–685.

Chua SL, Seymour JF, Streater J, Wolf MM, Januszewicz EH, Prince HM. Intrathecal chemotherapy alone is inadequate central nervous system prophylaxis in patients with intermediate-grade non-Hodgkin's lymphoma. Leuk Lymphoma 2002; 43: 1783–1788.

Correa DD, DeAngelis LM, Shi W, Thaler H, Glass A, Abrey LE. Cognitive functions in survivors of pri-


H 2

mary central nervous system lymphoma. Neurology 2004; 62: 548–555.

Cortes J, O'Brien SM, Pierce S, Keating MJ, Freireich EJ, Kantarjian HM. The value of high-dose systemic chemotherapy and intrathecal therapy for central nervous system prophylaxis in different risk groups of adult acute lymphoblastic leukemia. Blood 1995; 86: 2091–2097.

Dhaliwal HS, Rohatiner AZS, Gregory W, Richards MA, Johnson PWM, Whelan JS, Gallagher CJ, Matthews J, Ganesan TS, Barnett MJ, Waxman JH, Stansfeld AG, Wrigley PFM, Slevin ML, Malpas JS, Lister TA. Combination chemotherapy for intermediate and high grade non-Hodgkin's lymphoma. Br J Cancer 1993; 68: 767–774.

Doolittle ND, Abrey LE, Shenkier TN, Tali S, Bromberg JE, Neuwelt EA, Soussain C, Jahnke K, Johnston P, Illerhaus G, Schiff D, Batchelor T, Montoto S, Kraemer DF, Zucca E. Brain parenchyma involvement as isolated central nervous system relapse of systemic non-Hodgkin lymphoma: an International Primary CNS Lymphoma Collaborative Group report. Blood 2008; 111: 1085–1093.

Doolittle ND, Korfel A, Lubow MA, Schorb E, Schlegel U, Rogowski S, Fu R, Dosa E, Illerhaus G, Kraemer DF, Muldoon LL, Calabrese P, Hedrick N, Tyson RM, Jahnke K, Maron LM, Butler RW, and Neuwelt EA. Long-term cognitive function, neuroimaging, and quality of life in primary CNS lymphoma. Neurology 2013; 81: 84–92.

Enting RH, Demopoulos A, DeAngelis LM, Abrey LE. Salvage therapy for primary CNS lymphoma with a combination of rituximab and temozolomide. Neurology 2004; 63: 901–903.

Fend F, Ferreri AJ, Coupland SE. How we diagnose and treat vitreoretinal lymphoma. Br J Haematol 2016; 173: 680–692.

Ferreri AJ, Blay JY, Reni M, Pasini F, Gubkin A, Tirelli U, Calderoni A, Zucca E, Cortelazzo S, Chassagne C, Tinguel M, Borisch B, Berger F, Ponzoni M, Cavalli F. Relevance of intraocular involvement in the management of primary central nervous system lymphomas. Ann Oncol 2002; 813: 531–538.

Ferreri AJ, Blay JY, Reni M, Pasini F, Spina M, Ambrosetti A, Calderoni A, Rossi A, Vavassori V, Conconi A, Devizzi L, Berger F, Ponzoni M, Borisch B, Tinguely M, Cerati M, Milani M, Orvieto E, Sanchez J, Chevreau C, Dell'Oro S, Zucca E, Cavalli F. Prognostic scoring system for primary CNS lymphomas: the International Extranodal Lymphoma Study Group experience. J Clin Oncol 2003; 21: 266–272.

Ferreri AJ, Guerra E, Regazzi M, Pasini F, Ambrosetti A, Pivnik A, Gubkin A, Calderoni A, Spina M, Brandes A, Ferrarese F, Rognone A, Govi S, Dell'Oro S, Locatelli M, Villa E, Reni M. Area under the curve of methotrexate and creatinine clearance are outcome-determining factors in primary CNS lymphomas. Br J Cancer 2004; 90: 353–358.

Ferreri AJ, Reni M, Foppoli M, Martelli M, Pangalis GA, Frezzato M, Cabras MG, Fabbri A, Corazzelli G, Ilariucci F, Rossi G, Soffietti R, Stelitano C, Vallisa D, Zaja F, Zoppegno L, Aondio GM, Avvisati G, Balzarotti M, Brandes AA, Fajardo J, Gomez H, Guarini A, Pinotti G, Rigacci L, Uhlmann C, Picozzi P, Vezzulli P, Ponzoni M, Zucca E, Caligaris-Cappio F, Cavalli F, International Extranodal Lymphoma Study Group (IELSG). High-dose cytarabine plus high-dose methotrexate versus high-dose methotrexate alone in patients with primary CNS lymphoma: a randomised phase 2 trial. Lancet 2009; 374: 1512–1520.

Ferreri AJ, Donadoni G, Cabras MG, Patti C, Mian M, Zambello R, Tarella C, Di Nicola M, D'Arco AM, Doa G, Bruno-Ventre M, Assanelli A, Foppoli M, Citterio G, Fanni A, Mule A, Caligaris-Cappio F, and Ciceri F. High Doses of Antimetabolites Followed by High-Dose Sequential Chemoimmunotherapy and Autologous Stem-Cell Transplantation in Patients With Systemic B-Cell Lymphoma and Secondary CNS Involvement: Final Results of a Multicenter Phase II Trial. J Clin Oncol 2015; 33: 3903–3910.

Ferreri AJ, Cwynarski K, Pulczynski E, Ponzoni M, Deckert M, Politi LS, Torri V, Fox CP, Rosee PL, Schorb E, Ambrosetti A, Roth A, Hemmaway C, Ferrari A, Linton KM, Ruda R, Binder M, Pukrop T, Balzarotti M, Fabbri A, Johnson P, Gorlov JS, Hess G, Panse J, Pisani F, Tucci A, Stilgenbauer S, Hertenstein B, Keller U, Krause SW, Levis A, Schmoll HJ, Cavalli F, Finke J, Reni M, Zucca E, Illerhaus G, and International Extranodal Lymphoma Study G. Chemoimmunotherapy with methotrexate, cytarabine, thiotepa, and rituximab (MATRix regimen) in patients with primary CNS lymphoma: results of the first randomisation of the International Extranodal Lymphoma Study Group-32 (IELSG32) phase 2 trial. The Lancet Haematology 2016; 3: e217–227.

Fischer L, Thiel E, Klasen HA, Birkmann J, Jahnke K, Martus P, Korfel A. Prospective trial on topotecan salvage therapy in primary CNS lymphoma. Ann Oncol 2006; 17: 1141–1145.

Fischer L, Martus P, Weller M, Klasen HA, Rohden B, Röth A, Storek B, Hummel M, Nägele T, Thiel E, Korfel A. Meningeal dissemination in primary CNS lymphoma: prospective evaluation of 282 patients. Neurology 2008; 71: 1102–1108.

Forsyth PA, Yahalom J, DeAngelis LM. Combined-modality therapy in the treatment of primary central nervous system lymphoma in AIDS. Neurology 1994; 44: 1473–1479.

Fritsch K, Kasenda B, Hader C, Nikkhah G, Prinz M, Haug V, Haug S, Ihorst G, Finke J, Illerhaus G.Immunochemotherapy with rituximab, methotrexate, procarbazine, and lomustine for primary CNS lymphoma (PCNSL) in the elderly. Ann Oncol 2011; 22: 2080–2085.

Gerstner ER, Abrey LE, Schiff D, Ferreri AJ, Lister A, Montoto S, Tsang R, Thiel E, Graus F, Behringer D, Illerhaus G, Weaver S, Wen P, Voloschin A, Harris NL, Batchelor TT. CNS Hodgkin lymphoma. Blood 2008; 112: 1658–1661.

Glantz MJ, Jaeckle KA, Chamberlain MC, Phuphanich S, Recht L, Swinnen LJ, Maria B, LaFollette S, Schumann GB, Cole BF, Howell SB. Randomized trial of a slow-release versus a standard formulation of cytarabine for the intrathecal treatment of lymphomatous meningitis. J Clin Oncol 1999; 17: 3110–3116.

Glass J, Won M, Schultz CJ, Brat D, Bartlett NL, Suh JH, Werner-Wasik M, Fisher BJ, Liepman MK, Augspurger M, Bokstein F, Bovi JA, Solhjem MC, and Mehta MP. Phase I and II Study of Induction Chemotherapy With Methotrexate, Rituximab, and Temozolomide, Followed By Whole-Brain Radiotherapy and Postirradiation Temozolomide for Primary CNS Lymphoma: NRG Oncology RTOG 0227. J Clin Oncol 2016; 34: 1620–1625.

Gleissner B, Siehl J, Korfel A, Reinhardt R, Thiel E. CSF evaluation in primary CNS lymphoma patients by PCR of the CDR III IgH genes. Neurology 2002; 58: 390–396.

Grimm SA, McCannel CA, Omuro AM, Ferreri AJ, Blay JY, Neuwelt EA, Siegal T, Batchelor T, Jahnke K, Shenkier TN, Hall AJ, Graus F, Herrlinger U, Schiff D, Raizer J, Rubenstein J, Laperriere N, Thiel E, Doolittle N, Iwamoto FM, Abrey LE. Primary CNS lymphoma with intraocular involvement: International PCNSL Collaborative Group Report. Neurology 2008; 71: 1355–1360.

Gupta NK, Nolan A, Omuro A, Reid EG, Wang CC, Mannis G, Jaglal M, Chavez JC, Rubinstein PG, Griffin A, Abrams DI, Hwang J, Kaplan LD, Luce JA, Volberding P, Treseler PA, and Rubenstein JL. Long-term survival in AIDS-related primary central nervous system lymphoma. Neuro-oncology 2017; 19: 99–108.

Gururangan S, Sposto R, Cairo MS, Meadows AT, Finlay JL. Outcome of CNS disease at diagnosis in disseminated small noncleaved-cell lymphoma and B-cell leukemia: a Children's Cancer group study. J Clin Oncol 2000; 18: 2017–2025.

Haioun C, Besson C, Lepage E, Thieblemont C, Simon D, Rose C, Tilly H, Sonet A, Lederlin P, Attal M, Briere J, Reyes. Incidence and risk factors of central nervous system relapse in histologically aggressive non-Hodgkin's lymphoma uniformly treated and receiving intrathecal central nervous system prophylaxis: a GELA study on 974 patients. Groupe d'Etudes des Lymphomes de l'Adulte. Ann Oncol 2000; 11: 685–690.

Hegde U, Filie A, Little RF, Janik JE, Grant N, Steinberg SM, Dunleavy K, Jaffe ES, Abati A, tetler-Stevenson M, Wilson WH. High incidence of occult leptomeningeal disease detected by flow cytometry in newly diagnosed aggressive B-cell lymphomas at risk for central nervous system involvement: the role of flow cytometry versus cytology. Blood 2005; 105: 496–502.

Herrlinger U, Schabet M, Brugger W, Kortmann RD, Engel C, Schmeck-Lindenau HJ, Mergenthaler HG, Krauseneck P, Benöhr C, Meisner C, Wiestler OD, Dichgans J, Kanz L, Bamberg M, Weller M, for the Neuro-Oncology Working Group (NOA) of the German Cancer Society. German Cancer Society Neuro-Onoclogy Working Group NOA-03 multi-center trial of single agent high-dose methotrexate for primary CNS lymphoma. Ann Neurol 2002; 51: 247–252.

Herrlinger U, Förschler H, Küker W, Meyermann R, Bamberg M, Dichgans J, Weller M. Leptomeningeal metastasis: survival and prognostic factors in 155 patients. J Neurol Sci 2004; 223: 167–178.

Herrlinger U, Küker W, Uhl M, Blaicher HP, Karnath O, Bamberg M, Weller M, for the Neuro-Oncology Working Group of the German Cancer Society. NOA-03 multicenter trial of high-dose methotrexate therapy in primary CNS lymphoma: final report. Ann Neurol 2005; 57: 843–847.

Hilgendorf I, Wolff D, Junghanss C et al. Neurological complications after intrathecal liposomal cytarabine application in patients after allogeneic haematopoietic stem cell transplantation. Ann Hematol 2008; 87: 1009–1012.

Hoang-Xuan K, Taillandier L, Chinot O, Soubeyran P, Bogdhan U, Hildebrand J, Frenay M, De Beule N, Delattre JY, Baron B. Chemotherapy alone as initial treatment for primary CNS lymphoma in patients older than 60 years: a multicenter phase II study (26952) of the European Organization for Research and Treatment of Cancer Brain Tumor Group. J Clin Oncol 2003; 21: 2726–2731.

Hollender A, Kvaloy S, Nome O, Skovlund E, Lote K, Holte H. Central nervous system involvement following diagnosis of non-Hodgkin's lymphoma: a risk model. Ann Oncol 2002; 13: 1099–1107.

Hormigo A, Abrey L, Heinemann MH, DeAngelis LM. Ocular presentation of primary central nervous system lymphoma: diagnosis and treatment. Br J Haematol 2004; 126: 202–208.

Hottinger AF, DeAngelis LM, Yahalom J, Abrey LE. Salvage whole brain radiotherapy for recurrent or refractory primary CNS lymphoma. Neurology 2007; 69: 1178–1182.

Houillier C, Choquet S, Touitou V, Martin-Duverneuil N, Navarro S, Mokhtari K, Soussain C, Hoang-Xuan K. Lenalidomide monotherapy as salvage treatment for recurrent primary CNS lymphoma. Neurology 2015; 84: 325–326.

Illerhaus G, Marks R, Ihorst G, Guttenberger R, Ostertag C, Derigs G, Frickhofen N, Feuerhake F, Volk B, Finke J. High-dose chemotherapy with autologous stem-cell transplantation and hyperfractionated radiotherapy as first-line treatment of primary CNS lymphoma. J Clin Oncol 2006; 24: 3865–3870.

Illerhaus G, Marks R, Müller F, Ihorst G, Feuerhake F, Deckert M, Ostertag C, Finke J. High-dose methotrexate combined with procarbazine and CCNU for primary CNS lymphoma in the elderly: results of a prospective pilot and phase II study. Ann Oncol 2009; 20: 319–325.

Illerhaus G, Kasenda B, Ihorst G, Egerer G, Lamprecht M, Keller U, Wolf HH, Hirt C, Stilgenbauer S, Binder M, Hau P, Edinger M, Frickhofen N, Bentz M, Mohle R, Roth A, Pfreundschuh M, von Baumgarten L, Deckert M, Hader C, Fricker H, Valk E, Schorb E, Fritsch K, and Finke J. High-dose chemotherapy with autologous haemopoietic stem cell transplantation for newly diagnosed primary CNS lymphoma: a prospective, single-arm, phase 2 trial. The Lancet Haematology 2016; 3: e388–397.

Jabbour E, O'Brien S, Kantarjian H et al. Neurologic complications associated with intrathecal liposomal cytarabine given prophylactically in combination with high-dose methotrexate and cytarabine to patients with acute lymphocytic leukemia. Blood 2007; 109: 3214–3218.

Jacomet C, Girard PM, Lebrette MG, Farese VL, Monfort L, Rozenbaum W. Intravenous methotrexate for primary central nervous system non-Hodgkin's lymphoma in AIDS. AIDS 1997; 11: 1725–1730.

Jaeckle KA, Batchelor T, O'Day SJ, Phuphanich S, New P, Lesser G, Cohn A, Gilbert M, Aiken R, Heros D, Rogers L, Wong E, Fulton D, Gutheil JC, Baidas S, Kennedy JM, Mason W, Moots P, Russell C, Swinnen LJ, Howell SB. An open label trial of sustained-release cytarabine (DepoCyt) for the intrathecal treatment of solid tumor neoplastic meningitis. J Neurooncol 2002; 57: 231–239.

Jahnke K, Korfel A, Martus P, Weller M, Herrlinger U, Schmittel A, Fischer L, Thiel E on behalf of the German Primary Cenral Nervous System Lymphoma Study Group (G-PCNSL-SG). High-dose methotrexate toxicity in elderly patients with primary central nervous system. Ann Oncol 2005; 16: 445–449.

Jahnke K, Korfel A, O'Neill BP, Blay JY, Abrey LE, Martus P, Poortmans PM, Shenkier TN, Batchelor TT, Neuwelt EA, Raizer JJ, Schiff D, Pels H, Herrlinger U, Stein H, Thiel E. International study on low-grade primary central nervous system lymphoma. Ann Neurol 2006a; 59: 755–762.

Jahnke K, Hummel M, Korfel A, Burmeister T, Kiewe P, Klasen HA, Muller HH, Stein H, Thiel E. Detection of subclinical systemic disease in primary CNS lymphoma by polymerase chain reaction of the rearranged immunglobulin heavy-chain genes. J Clin Oncol 2006b; 24: 4754–4757.

Jahnke K, Thiel E, Bechrakis NE, Willerding G, Kraemer DF, Fischer L, Korfel A. Ifosfamide or trofosfamide in patients with intraocular lymphoma. J Neurooncol 2009; 93: 213–217.

Juergens A, Pels H, Rogowski S, Fliessbach K, Glasmacher A, Engert A, Reiser M, Diehl V, Vogt-Schaden M, Egerer G, Schackert G, Reichmann H, Kroschinsky F, Bode U, Herrlinger U, Linnebank M, Deckert M, Fimmers R, Schmidt-Wolf IG, Schlegel U. Long-term survival with favorable cognitive outcome after chemotherapy in primary central nervous system lymphoma. Ann Neurol 2010; 67: 182–189.

Kanemasa Y, Shimoyama T, Sasaki Y, Tamura M, Sawada T, Omuro Y, Hishima T, and Maeda Y. Central nervous system relapse in patients with diffuse large B cell lymphoma: analysis of the risk factors and proposal of a new prognostic model. Annals of hematology 2016; 95: 1661–1669.

Kasenda B, Ferreri AJ, Marturano E, Forst D, Bromberg J, Ghesquieres H, Ferlay C, Blay JY, Hoang-Xuan K, Pulczynski EJ, Fossa A, Okoshi Y, Chiba S, Fritsch K,

Omuro A, O'Neill BP, Bairey O, Schandelmaier S, Gloy V, Bhatnagar N, Haug S, Rahner S, Batchelor TT, Illerhaus G, and Briel M. First-line treatment and outcome of elderly patients with primary central nervous system lymphoma (PCNSL) – a systematic review and individual patient data meta-analysis. Ann Oncol 2015; 26: 1305–1313.

Kasenda B, Schorb E, Fritsch K, Finke J, and Illerhaus G. Prognosis after high-dose chemotherapy followed by autologous stem-cell transplantation as first-line treatment in primary CNS lymphoma – a long-term follow-up study. Ann Oncol 2012; 23: 2670–2675.

Knight JS, Tsodikov A, Cibrik DM, Ross CW, Kaminski MS, Blayney DW. Lymphoma after solid organ transplantation: risk, response to therapy, and survival at a transplantation center. J Clin Oncol 2009; 27: 3354–3362.

Knop S, Herrlinger U, Ernemann U, Kanz L, Hebart H. Fludarabin may induce durable remission in patients with leptomeningeal involvement of chronic lymphocytic leukemia. Leuk Lymphoma 2005; 46: 1593–1598.

Korfel A, Schlegel U, Herrlinger U, Dreyling M, Schmidt C, von Baumgarten L, Pezzutto A, Grobosch T, Kebir S, Thiel E, Martus P, and Kiewe P. Phase II Trial of Temsirolimus for Relapsed/Refractory Primary CNS Lymphoma. J Clin Oncol 2016; 34: 1757–1763.

Korfel A, Thiel E, Martus P, Mohle R, Griesinger F, Rauch M, Roth A, Hertenstein B, Fischer T, Hundsberger T, Mergenthaler HG, Junghanss C, Birnbaum T, Fischer L, Jahnke K, Herrlinger U, Roth P, Bamberg M, Pietsch T, and Weller M. Randomized phase III study of whole-brain radiotherapy for primary CNS lymphoma. Neurology 2015; 84: 1242–1248.

Korfel A, Elter T, Thiel E, Hänel M, Möhle R, Schroers R, Reiser M, Dreyling M, Eucker J, Scholz C, Metzner B, Röth A, Birkmann J, Schlegel U, Martus P, Illerhaus G, Fischer L. Phase II study of central nervous system (CNS)-directed chemotherapy including high-dose chemotherapy with autologous stem cell transplantation for CNS relapse of aggressive lymphomas. Haematologica 2013; 98: 364–370.

Küker W, Nägele T, Korfel A, Heckl S, Thiel E, Bamberg M, Weller M, Herrlinger U. Primary central nervous system lymphomas (PCNSL): MRI features at presentation in 100 patients. J Neuro-Oncol 2005a; 72: 169–177.

Küker W, Nägele T, Korfel A, Thiel E, Weller M, Herrlinger U. Primary central nervous system lymphomas: MRI response criteria revised. Neurology 2005b; 65: 1129–1131.

Kurzwelly D, Glas M, Roth P, Weimann E, Lohner H, Waha A, Schabet M, Reifenberger G, Weller M, Herrlinger U. Primary CNS lymphoma in the elderly: temozolomide therapy and MGMT status. J Neurooncol 2010; 97: 389–392.

Lachenmayer ML, Blasius E, Niehusmann P, Kovacs A, Stuplich M, Eichler O, Glas M, Urbach H, Herrlinger U. Non-enhancing primary CNS lymphoma. J Neurooncol 2010; 101: 343–344 .

Lai R, Rosenblum MK, DeAngelis LM. Primary CNS lymphoma: a whole-brain disease? Neurology 2002; 59: 1557–1562.

Loblaw DA, Perry J, Chambers A, Laperriere NJ. Systematic review of the diagnosis and management of malignant extradural spinal cord compression: the Cancer Care Ontario Practice Guidelines Initiative's Neuro-Oncology Disease Site Group. J Clin Oncol 2005; 23: 2028–2037.

Mead GM, Bleehen NM, Gregor A, Bullimore J, Shirley D, Rampling RP, Trevor J, Glaser MG, Lantos P, Ironside JW, Moss TH, Brada M, Whaley JB, Stenning SP. A medical research council randomized trial in patients with primary cerebral non-Hodgkin lymphoma: cerebral radiotherapy with and without cyclophosphamide, doxorubicin, vincristine, and prednisone chemotherapy. Cancer 2000; 89: 1359–1370.

Monnard V, Sun A, Epelbaum R, Poortmans P, Miller RC, Verschueren T, Scandolaro L, Villa S, Majno SB, Ostermann S, Ozsahin M, Mirimanoff RO. Primary spinal epidural lymphoma: patients' profile, outcome, and prognostic factors: a multicenter Rare Cancer Network study. Int J Radiat Oncol Biol Phys 2006; 65: 817–823.

Morra E, Lazzarino M, Brusamolino E, Pagnucco G, Castagnola C, Bernasconi P, Orlandi E, Corso A, Santagostino A, Bernasconi C. The role of systemic high-dose cytarabine in the treatment of central nervous system leukemia. Cancer 1993; 72: 439–445.

Morris PG, Correa DD, Yahalom J, Raizer JJ, Schiff D, Grant B, Grimm S, Lai RK, Reiner AS, Panageas K, Karimi S, Curry R, Shah G, Abrey LE, DeAngelis LM, Omuro A. Rituximab, methotrexate, procarbazine, and vincristine followed by consolidation reduced-dose whole-brain radiotherapy and cytarabine in newly diagnosed primary CNS lymphoma: final results and long-term outcome. J Clin Oncol 2013; 31: 3971–3979.

Motomura K, Natsume A, Fujii M, Ito M, Momota H, Wakabayashi T. Long-term survival in patients with newly diagnosed primary central nervous system lymphoma treated with dexamethasone, etoposide, ifosfamide and carboplatin chemotherapy and whole-brain radiation therapy. Leuk Lymphoma 2011; 52: 2069–2075

Nagpal S, Glantz MJ, Recht L. Treatment and prevention of secondary CNS lymphoma. Semin Neurol 2010; 30: 263–272.

Nelson DF, Martz KL, Bonner H, Nelson JS, Newall J, Kerman HD, Thomson JW, Murray KJ. Non-Hodgkin's lymphoma of the brain: can high dose, large volume radiation therapy improve survival? Report on a prospective trial by the radiation therapy oncology group (RTOG): RTOG 8315. Int J Radiat Oncol Biol Phys 1992; 23: 9–17.

Nelson DF. Radiotherapy in the treatment of primary central nervous system lymphoma (PCNSL). J Neuro-Oncol 1999; 43: 241–247.

Ng S, Rosenthal MA, Ashley D, Cher L. High-dose methotrexate for primary CNS lymphoma in the elderly. Neuro-Oncology 2000; 2: 40–44.

Nguyen PL, Chakravarti A, Finkelstein DM, Hochberg FH, Batchelor TT, Loeffler JS. Results of whole-brain radiation as salvage of methotrexate failure for immunocompetent patients with primary CNS lymphoma. J Clin Oncol 2005; 23: 1507–1513.

Obbens EA, Leavens ME, Beal JW, Lee YY. Ommaya reservoirs in 387 cancer patients: a 15-year experience. Neurology 1985; 735: 1274–1278.

Omuro AM, Taillandier L, Chinot O, Carnin C, Barrie M, Hoang-Xuan K. Temozolomide and methotrexate for primary central nervous system lymphoma in the elderly. J Neurooncol 2007; 85: 207–211.

Omuro A, Chinot O, Taillandier L, Ghesquieres H, Soussain C, Delwail V, Lamy T, Gressin R, Choquet S, Soubeyran P, Huchet A, Benouaich-Amiel A, Lebouvier-Sadot S, Gyan E, Touitou V, Barrie M, del Rio MS, Gonzalez-Aguilar A, Houillier C, Delgadillo D, Lacomblez L, Tanguy ML, Hoang-Xuan K. Methotrexate and temozolomide versus methotrexate, procarbazine, vincristine, and cytarabine for primary CNS lymphoma in an elderly population: an intergroup ANOCEF-GOELAMS randomised phase 2 trial. The Lancet Haematology 2015; 2: e251–259.

Omuro A, Correa DD, DeAngelis LM, Moskowitz CH, Matasar MJ, Kaley TJ, Gavrilovic IT, Nolan C, Pentsova E, Grommes CC, Panageas KS, Baser RE, Faivre G, Abrey LE, Sauter CS. R-MPV followed by high-dose chemotherapy with TBC and autologous stem-cell transplant for newly diagnosed primary CNS lymphoma. Blood 2015b; 125: 1403–1410.

Ostermann K, Pels H, Kowoll A, Kuhnhenn J, Schlegel U. Neurologic complications after intrathecal liposomal cytarabine in combination with systemic polychemotherapy in primary CNS lymphoma. J Neurooncol 2010; 7103: 635–640.

Pels H, Schmidt-Wolf IG, Glasmacher A, Schulz H, Engert A, Diehl V, Zellner A, Schackert G, Reichmann H, Kroschinsky F, Vogt-Schaden M, Egerer G, Bode U, Schaller C, Deckert M, Fimmers R, Helmstaedter C, Atasoy A, Klockgether T, Schlegel U. Primary central nervous system lymphoma: results of a pilot and phase II study of systemic and intraventricular chemotherapy with deferred radiotherapy. J Clin Oncol 2003; 21: 4489–4495.

Pels H, Juergens A, Glasmacher A, Schulz H, Engert A, Linnebank M, Schackert G, Reichmann H, Kroschinsky F, Vogt-Schaden M, Egerer G, Bode U, Schaller C, Lamprecht M, Hau P, Deckert M, Fimmers R, Bangard C, Schmidt-Wolf IG, Schlegel U. Early relapses in primary CNS lymphoma after response to polychemotherapy without intraventricular treatment: results of a phase II study. J Neurooncol 2009; 91: 299–305.

Pels H, Juergens A, Schirgens I, Glasmacher A, Schulz H, Engert A, Schackert G, Reichmann H, Kroschinsky F, Vogt-Schaden M, Egerer G, Bode U, Deckert M, Fimmers R, Urbach H, Schmidt-Wolf IG, Schlegel U. Early complete response during chemotherapy predicts favorable outcome in patients with primary CNS lymphoma. 2010; [Epub ahead of print].

Plotkin SR, Betensky RA, Hochberg FH, Grossman SA, Lesser GJ, Nabors LB, Chon B, Batchelor TT. Treatment of relapsed central nervous system lymphoma with high-dose methotrexate. Clin Cancer Res 2004; 10: 5643–5646.

Reni M, Ferreri AJ, Villa E. Second-line treatment for primary central nervous system lymphoma. Br J Cancer 1999; 779: 530–534.

Reni M, Mason W, Zaja F, Perry J, Franceschi E, Bernardi D, Dell'Oro S, Stelitano C, Candela M, Abbadessa A, Pace A, Bordonaro R, Latte G, Villa E, Ferreri AJ. Salvage chemotherapy with temozolomide in primary CNS lymphomas: preliminary results of a phase II trial. Eur J Cancer 2004; 40: 1682–1688.

Rhodes CH, Glantz MJ, Glantz L, Lekos A, Sorenson GD, Honsinger C, Levy NB. A comparison of polymerase chain reaction examination of cerebrospinal fluid and conventional cytology in the diagnosis of lymphomatous meningitis. Cancer 1996; 77: 543–548.

Roth P, Martus P, Kiewe P, Mohle R, Klasen H, Rauch M, Roth A, Kaun S, Thiel E, Korfel A, Weller M. Outcome of elderly patients with primary CNS lymphoma in the G-PCNSL-SG-1 trial. Neurology 2012; 79: 890–896.

Rubenstein JL, Fridlyand J, Abrey L, Shen A, Karch J, Wang E, Issa S, Damon L, Prados M, McDermott M, O'Brien J, Haqq C, Shuman M. Phase I study of intraventricular administration of rituximab in patients with recurrent CNS and intraocular lymphoma. J Clin Oncol 2007; 25: 1350–1356.

Rubenstein JL, Hsi ED, Johnson JL, Jung SH, Nakashima MO, Grant B, Cheson BD, Kaplan LD. Intensive chemotherapy and immunotherapy in patients with newly diagnosed primary CNS lymphoma: CALGB 50202 (Alliance 50202). J Clin Oncol 2013; 31: 3061–3068.

Schorb E, Finke J, Ferreri AJ, Ihorst G, Mikesch K, Kasenda B, Fritsch K, Fricker H, Burger E, Grishina O, Valk E, Zucca E, Illerhaus G. High-dose chemotherapy and autologous stem cell transplant compared with conventional chemotherapy for consolidation in newly diagnosed primary CNS lymphoma – a randomized phase III trial (MATRix). BMC Cancer 2016; 16: 282.

Shenkier TN, Blay JY, O'Neill BP, Poortmans P, Thiel E, Jahnke K, Abrey LE, Neuwelt E, Tsang R, Batchelor T, Harris N, Ferreri AJ, Ponzoni M, O'Brien P, Rubenstein J, Connors JM. Primary CNS lymphoma of T-cell origin: a descriptive analysis from the international primary CNS lymphoma collaborative group. J Clin Oncol 2005; 23: 2233–2239.

Snanoudj R, Durrbach A, Leblond V, Caillard S, Hurault De Ligny B, Noel C, Rondeau E, Moulin B, Mamzer-Bruneel MF, Lacroix C, Charpentier B. Primary brain lymphomas after kidney transplantation: presentation and outcome. Transplantation 2003; 76: 930–937.

Soussain C, Hoang-Xuan K, Taillandier L, Fourme E, Choquet S, Witz F, Casasnovas O, Dupriez B, Souleau B, Taksin AL, Gisselbrecht C, Jaccard A, Omuro A, Sanson M, Janvier M, Kolb B, Zini JM, Leblond V, Société Française de Greffe de Moëlle Osseuse-Thérapie Cellulaire. Intensive chemotherapy followed by hematopoietic stem-cell rescue for refractory and recurrent primary CNS and intraocular lymphoma: Société Française de Greffe de Moëlle Osseuse-Thérapie Cellulaire. J Clin Oncol 2008; 26: 2512–2518.

Spectre G, Gural A, Amir G, Lossos A, Siegal T, Paltiel O. Central nervous system involvement in indolent lymphomas. Ann Oncol 2005; 16: 450–454.

Storch-Hagenlocher B, Haas J, Vogt-Schaden ME, Bentz M, Hoffmann LA, Biessmann A, Wildemann B. Molecular analysis of the CDR3 encoding region of the immunoglobulin heavy chain locus in cerebrospinal fluid cells as a diagnostic tool in lymphomatous meningitis. Ann Neurol 2000; 47: 211–217.

Surapaneni UR, Cortes JE, Thomas D, O'Brien S, Giles FJ, Koller C, Faderl S, Kantarjian H. Central nervous system relapse in adults with acute lymphoblastic leukemia. Cancer 2002; 94: 773–779.

The International Non-Hodgkin's Lymphoma Prognostic Factors Project. A Predictive Model for Aggressive Non-Hodgkin's Lymphoma. New Engl J Med 1993; 329: 987–994.

Thiel E, Korfel A, Martus P, Kanz L, Griesinger F, Rauch M, Röth A, Hertenstein B, von Toll T, Hundsberger T, Mergenthealer HG, Leithäuser M, Birnbaum T, Fischer L, Jahnke K, Herrlinger U, Plasswilm L, Nägele T, Pietsch T, Bamberg M, Weller M. Should whole brain radiotherapy be considered standard of care in newly diagnosed primary central nervous system lymphoma? The G-PCNSL-SG-1 trial. Lancet Oncol 2010; 11: 1036–1047.

Tomita N, Kodama F, Kanamori H, Motomura S, Ishigatsubo Y. Prophylactic intrathecal methotrexate and hydrocortisone reduces central nervous system recurrence and improves survival in aggressive non-hodgkin lymphoma. Cancer 2002; 95: 576–580.

Travi G, Ferreri AJ, Cinque P, Gerevini S, Ponzoni M, Terreni MR, Lazzarin A, Crippa F. Long-term remission of HIV-associated primary CNS lymphoma achieved with highly active antiretroviral therapy alone. J Clin Oncol 2012; 30: e119–121.

Voloschin AD, Betensky R, Wen PY, Hochberg F, Batchelor T. Topotecan as salvage therapy for relapsed or refractory primary central nervous system lymphoma. J Neurooncol 2008; 86: 211–215.

Weller M, Martus P, Roth P, Thiel E, Korfel A, German PSG. Surgery for primary CNS lymphoma? Challenging a paradigm. Neuro-oncology 2012; 14: 1481–1484.

Wellwood J, Taylor K. Central nervous system prophylaxis in haematological malignancies. Intern Med J 2002; 32: 252–258.

Whitcup SM, de Smet MD, Rubin BI, Palestine AG, Martin DF, Burnier M, Chan C-C, Nussenblatt RB. Intraocular lymphoma. Clinical and histopathologic diagnosis. Ophthalmology 1993; 100: 1399–1406.

Wieters I, Atta J, Kann G, Owasil J, Goepel S, Haberl A, Stephan C, Wolf T. Autologous stem cell transplantation in HIV-related lymphoma in the rituximab era –

a feasibility study in a monocentric cohort. Journal of the International AIDS Society 2014; 17, 19648.

Wolf T, Kiderlen T, Atta J, Stephan C, Kann G, Brodt HR, Brandts C. Successful treatment of AIDS-associated, primary CNS lymphoma with rituximab- and methotrexate-based chemotherapy and autologous stem cell transplantation. Infection 2014; 42, 445–447.

Wong ET, Tishler R, Barron L, Wu JK. Immunochemotherapy with rituximab and temozolomide for central nervous system lymphomas. Cancer 2004; 101: 139–145.

Zhu JJ, Gerstner ER, Engler DA, Mrugala M, Nugent W, Nierenberg K, Hochberg F, Betensky RA, Batchelor T. High-dose methotrexate for elderly patients with primary central nervous system lymphoma. Neurooncol 2009; 11: 211–215.

Zucca E, Conconi A, Mughal TI et al. International Extranodal Lymphoma Study Group: Patterns of outcome and prognostic factors in primary large-cell lymphoma of the testis in a survey by the International Extranodal Lymphoma Study Group. J Clin Oncol 2003; 21: 20–27.

# H 3 Hirnmetastasen

*von W. Wick, F. Winkler, M. Westphal und M. Weller*

## H 3.1 Klinik

Dieses Kapitel befasst sich mit den Hirnmetastasen systemischer solider Tumoren. Zerebrale Metastasierung systemischer Lymphome und leptomeningeale Metastasierung werden in den **Kap. H 3** und **H 5** behandelt. Hirnmetastasen sind 10-mal häufiger als primäre Hirntumoren. Bis zu 25 % aller Patienten mit systemischen Malignomen entwickeln zerebrale Metastasen (Gavrilovic und Posner 2005; Barnholtz-Sloan et al. 2012). Die steigende Inzidenz wird auf längeres Überleben aufgrund besserer Kontrolle der Grunderkrankung und der extrakraniellen Metastasen und verbesserte diagnostische Maßnahmen (MRT) sowie deren größere Nutzung zurückgeführt. Hirnmetastasen bei erwachsenen Patienten treten vor allem bei (kleinzelligen und nicht-kleinzelligen) Bronchialkarzinomen, insbesondere HER2-positiven und *triple-negativen* Mammakarzinomen, malignen Melanomen und Nierenzellkarzinomen auf (Schouten et al. 2002; Gavrilovic und Posner 2005; Sperdouto et al. 2010). Bei jüngeren Patienten und Kindern gibt es Hirnmetastasen bei (Rhabdomyo-)Sarkomen und Keimzelltumoren. Die Tumorzellen erreichen das Zentralnervensystem vor allem über das Blutgefäßsystem. Sie bilden dort solide Tumoren im Bereich kleiner Arterien oder Kapillaren vor allem der Markrindengrenze. Tumorzellen, die über die Lymphwege oder über das venöse System metastasieren, müssen die Lunge überwinden, um hämatogen in das Gehirn zu gelangen. Deshalb haben die meisten Patienten mit Hirnmetastasen auch Lungenmetastasen, die gelegentlich jedoch erst autoptisch gesichert werden. Bei weniger als der Hälfte der Patienten liegen nach bildgebenden Kriterien einzelne Hirnmetastasen vor. Als *singuläre Metastase* bezeichnet man die einzige Metastase im Gehirn, als *solitäre Metastase* die singuläre Hirnmetastase als einzige Tumormanifestation im Körper. Als Operationalisierung und für Studien werden oligometastasierte (meist bis 3 oder 5 Metastasen) und multipel metastasierte Situationen differenziert, ohne dass dies einem strikten klinischen oder biologischen Konzept entspräche. Autoptisch liegen bei 75 % der Patienten multiple Hirnmetastasen vor.

Neurologische Symptome und Defizite entwickeln sich gewöhnlich innerhalb von Wochen. Hirnmetastasen manifestieren sich durch Kopfschmerz (50 %), Hemiparese (50 %), Wesensänderung (30 %), epileptische Anfälle (15–20 %), Hirnnervenparesen oder Hirndruckzeichen. Bei 5–10 % der Patienten kommt es aufgrund von Tumoreinblutung oder nicht-kommunizierendem Hydrozephalus zu einem akuten neurologischen Krankheitsbild. Blutungsgefährdet sind vor allem Metastasen bei malignem Melanom oder Chorionkarzinom.

Die Magnetresonanztomographie (MRT) und in der Akutsituation die Computertomographie (CT) sind die wichtigsten Verfahren zum Nachweis von Hirnmetastasen. In der CT stellen sie sich als runde hypodense oder isodense Läsionen mit perifokalem Ödem variabler Ausprägung dar. Metastasen maligner Melanome oder von Kolon-, Nierenzell- oder Chorionkarzinomen können primär hyperdens sein. Die Kontrastmittelaufnahme ist intensiv oder, bei zentraler Nekrose, ringförmig. Die MRT mit Gadoliniumgabe ist für den Nachweis kleiner Läsionen sensitiver als die CT und deshalb die Methode der Wahl bei Verdacht auf Hirnmetastasen. Bildgebend umfasst die Differentialdiagnose benigne und maligne hirneigene Tumoren, Abszesse, Blutungen, ischämische Infarkte, (post-)entzündliche Läsionen und Parasitosen. Bei etwa 70 % der Patienten mit Hirnmetastasen ist eine Tumorerkrankung bekannt. Bei etwa *einem Drittel sind Hirnmetastasen die erste Tumormanifestation*, vor allem bei Patienten mit Bronchialkarzinom. Bei Patienten mit Hirnmetastasen eines bisher unbekannten Primärtumors sind eine klinische Untersuchung insbesondere auch der Haut, Thoraxaufnahme, Mammographie, Abdomensonographie mit Darstellung der Nieren, Stuhluntersuchung, Bronchiallavage mit und ohne Bronchoskopie sowie CT von Thorax, Abdomen und Becken erforderlich. Falls verfügbar, stellen PET-CT oder PET-MRT die ideale Bildgebung zum Screening dar. Blutuntersuchungen einschließlich der Bestimmung von Tumormarkern sind wenig hilfreich. Erhöhte Spiegel der neuronenspezifischen Enolase (NSE) sprechen für ein kleinzelliges Bronchialkarzinom, (small-cell lung cancer, SCLC), erhöhte Spiegel von a-Fetoprotein (AFP) oder humanem β-Choriongonadotropin (β-hCG) in Serum oder Liquor für einen Keimzelltumor als Primärtumor. Da bei einigen Patienten mit unbekanntem Primärtumor auch bei intensiver Suche kein Primärtumor gefunden wird, sollte nicht zu viel Zeit bei der Primärtumorsuche verstreichen, vor allem bei progredientem neurologischem Defizit. Ein noch nicht bekannter Primärtumor wird mit großer Wahrscheinlichkeit einen geringeren Einfluss auf Morbidität und Überlebenszeit haben als die Hirnmetastasen (Polyzoidis et al. 2005). Die Metastasen solcher Patienten sollten, wenn ohne Defizit möglich, reseziert oder bei multiplen Metastasen biopsiert werden. Die stereotaktische Biopsie kann unter Lokalanästhesie auch bei nicht operablen Patienten durchgeführt werden. Solche Biopsien sind bei mehr als 90 % der Kranken diagnostisch und ergeben bei den meisten Patienten auch wichtige Hinweise auf den Primärtumor. Die stereotaktische Biopsie hat eine Morbidität von 3–4 % und eine Mortalität von 1 %. Einige Autoren halten die bioptische Sicherung der zerebralen Metastasierung auch dann für indiziert, wenn der Primärtumor bereits bekannt ist; dies gilt vor allem bei metachroner (z. B. > 2 Jahre) Manifestation. Diese Empfehlung gründet sich auf die Beobachtung, dass in einer prospektiven Serie bei 6 von 54 Patienten (11 %) mit vermuteter singulärer Hirnmetastase histologisch eine andere Diagnose gestellt wurde (Patchell et al. 1990). Pragmatisch wird jedoch bei bekannter Tumorerkrankung zumindest bei multiplen zerebralen Läsionen ohne histologische Sicherung gemäß der Histologie des Primärtumors behandelt, während bei Unsicherheit sowie bei vermuteter singulärer Hirnmetastase in Abhängigkeit von Gesamtzustand und Zeitabstand zur Diagnose des Primarius eine histologische Sicherung zu empfehlen ist.

## H 3.2 Epidemiologie und Verlauf

Bis zu *25 % aller Patienten* mit systemischen Malignomen entwickeln im Verlauf der Erkrankung Hirnmetastasen (Gavrilovic und Posner 2005, Barnholtz-Sloan et al. 2012). Das Risiko beträgt für Patienten mit malignem Melanom und kleinzelligem Bronchialkarzinom etwa 40 %, mit nichtkleinzelligem Bronchialkarzinom 30 % und mit Mamma- und Nierenzellkarzinom 20 %. Das Bronchialkarzinom als sehr häufiger Tumor ist für etwa 50 % aller Hirnmetastasen verantwortlich, das Mammakarzinom für 15–20 %, gastrointestinale Tumoren, Melanom und urogenitale Tumoren für etwa je 5–10 % und unbekannte Primärtumoren für 10 %. Bei malignen Lymphomen findet sich eine zentralnervöse Beteiligung in 2–5 % der Patienten (Schouten et al. 2002; Nabors et al. 2014). Autoptisch liegt die Häufigkeit vermutlich deutlich höher. Das mediane Überleben nach Diagnose der zerebralen Metastasierung beträgt einen Monat ohne Therapie und zwei Monate bei symptomatischer Behandlung mit Steroiden. Die Patienten sterben meist an den Folgen des erhöhten intrakraniellen Drucks mit Einklemmung oder Hirnstammkompression oder an Komplikationen der neurologischen Morbidität. Die Strahlentherapie, meist in Form der Ganzhirnbestrahlung, führt bei etwa 70 % der Patienten zu einer Verbesserung des Neurostatus und verlängert das mediane Überleben auf 3–6 Monate. Das mediane Überleben steigt bei Resektion singulärer Metastasen weniger radiosensitiver Primärtumoren und nachfolgender Ganzhirnbestrahlung um weitere 6–9 Monate (**Tab. H 3.2**).

Bei der Beurteilung des Erfolgs der lokalen Behandlung von Hirnmetastasen ist die lokale Kontrolle und nicht das mediane Überleben der wichtigste Endpunkt, weil die meisten Patienten nicht an den Hirnmetastasen, sondern wegen an der systemischen Tumorprogression versterben. Speziell beim malignen Melanom sind Hirnmetastasen jedoch häufig auch die Todesursache. Klinische und radiologische Ansprechraten sowie die Dauer des Ansprechens sind zusätzliche Parameter zur Beurteilung der spezifischen Therapie von Hirnmetastasen. Prädiktoren langen Überlebens nach der Manifestation von Hirnmetastasen sind Fehlen oder Stabilität extrakranieller Tumormanifestationen, ein langes Intervall zwischen Diagnose des Primärtumors und der Hirnmetastasen, supratentorielle Tumorlokalisation, singuläre Hirnmetastase, hoher Karnofsky-Index (*Karnofsky performance score,* KPS) und niedriges Alter. Ungünstige prognostische Faktoren sind die Diagnose eines kleinzelligen Bronchialkarzinoms, hohes Alter, niedriger KPS, infratentorielle Tumorlokalisation, multiple Metastasen, fortgeschrittene systemische Metastasierung und akute neurologische Verschlechterung. Die Histologie und Molekularbiologie des Primärtumors ist für die Prognose zunehmend relevant. Einige Patienten mit *metachronen Hirnmetastasen*, d. h. Metastasen, die sich mehrere Jahre nach Manifestation und Therapie des Primärtumors entwickeln, z. B. bei Mammakarzinom oder nichtkleinzelligem Bronchialkarzinom, können mehrere Jahre überleben. Zur Beurteilung der Prognose bei Patienten mit Hirnmetastasen hat die Radiation Therapy Oncology Group (RTOG) mittels rekursiver Partitionsanalyse eine Klasseneinteilung vorgenommen und validiert, die zu folgender Gruppierung kommt (Gaspar et al. 1997, 2000): Klasse-I-Patienten haben einen KPS von 70 oder mehr, sind jünger als 65 Jahre, zeigen einen kontrollierten Primärtumor und haben keine extrakraniellen Metastasen (mediane Überlebenszeit: 7,1 Monate); Klasse- III-Patienten haben einen KPS unter 70 (mediane Überlebenszeit: 2,3 Monate); alle anderen Patienten sind Klasse- II-Patienten (mediane Überlebenszeit: 4,2 Monate). Aufgrund neuerer Daten (Andrews et al. 2004) und der Schwierigkeit festzulegen, ob die systemische Erkrankung kontrolliert ist, wurde 2008 ein neuer Score, ein *Graded Prognostic Assessment* (GPA), vorgeschlagen (**Tab. H 3.1**) (Sperduto et al. 2008). Für die Scores der **Tab. H 3.1** betrugen die medianen Überlebenszeiten für GPA 0–1: 2,6 Monate, für GPA 1,5–2,5: 3,8 Monate; für GPA 3; 6,9 Monate; für GPA 3,5–4: 11,0 Monate. 2010 wurden die Prognoseklassen durch Primärtumor-spezifische Indizes ergänzt (Sperduto et al. 2010). In diese Analyse gingen 4 259 Patienten mit Hirnmetastasen ein, behandelt zwischen 1985 und 2007; deren medianes Überleben knapp über sieben Monate betrug (**Tab. H 3.2**).

## H 3.3 Therapeutische Prinzipien

### H 3.3.1 Symptomatische Behandlung

Die wichtigsten symptomatischen Behandlungsmaßnahmen bei Patienten mit Hirnmetastasen sind die Kontrolle des erhöhten intrakraniellen Drucks durch Steroide (Ryken et al. 2010) sowie die Kontrolle symptomatischer epileptischer Anfälle durch Antikonvulsiva (Mikkelsen et al. 2010). Steroide reduzieren das durch die Metastasen ausgelöste Hirnödem und führen bei etwa 70 % der Patienten zumindest für wenige Wochen zu einer Besserung des Neurostatus. Dexamethason ist in einer Dosis von 4 × 1 mg nebenwirkungsärmer, je-

**Tab. H 3.1:** Prognoseklassen (GPA) (Sperduto et al. 2008)

| Score | 0 | 0.5 | 1 |
|---|---|---|---|
| Alter | > 60 | 50–59 | < 50 |
| Karnofsky-Index | < 70 | 70–80 | 90–100 |
| Zahl der Metastasen | > 3 | 2–3 | 1 |
| Extrakranielle Metastasen | Ja | | Nein |

**Tab. H 3.2:** Medianes Überleben nach Primärtumor bei 4 259 Patienten mit Hirnmetastasen (Sperduto et al. 2010)

| Primärtumor | Medianes Überleben (Monate) | 95 % Konfidenzintervall |
|---|---|---|
| NSCLC | 7,00 | 6,53–7,50 |
| SCLC | 4,90 | 4,30–6,20 |
| Malignes Melanom | 6,74 | 5,90–7,57 |
| Nierenzellkarzinom | 9,63 | 7,66–10,91 |
| Mammakarzinom | 11,93 | 9,69–12,85 |
| Gastrointestinale Tumoren | 5,36 | 4,30–6,30 |
| Andere | 6,37 | 5,22–7,49 |
| Gesamt | 7,23 | 6,90–7,60 |

doch ebenso wirksam wie in einer Dosis von 4 × 4 mg (Vecht et al. 1994). Neurologische Defizite bilden sich rascher zurück, und die Prognose für Patienten mit niedrigem KPS bessert sich, wenn Steroide begleitend zur Strahlentherapie verabreicht werden. Selten sind bei sich akut verschlechternden Patienten hyperosmolare Infusionen mit Mannitol oder kontrollierte Hyperventilation zusätzlich zu hohen Steroiddosen als lebensrettende Maßnahme erforderlich.

Der Einsatz von Antikonvulsiva bei Patienten mit Hirnmetastasen ist umstritten. Bei Patienten mit symptomatischen epileptischen Anfällen kann bei Anfallsfreiheit über 3 Monate ein Ausschleichen der Antikonvulsiva in Betracht gezogen werden, wenn die Hirnmetastasen gut auf die tumorspezifische Therapie ansprechen (Weller et al. 2012). Wenn die antiepileptische Therapie gut vertragen wird und der Patient durch erneute Anfälle medizinisch oder sozial beeinträchtigt würde, kann es sinnvoll sein, die Therapie beizubehalten. Bei Progression erleiden diese Patienten meist erneut Krampfanfälle, so dass die Antikonvulsivagabe bis zum Lebensende indiziert ist. Die prophylaktische Antikonvulsivagabe ohne Anfallsanamnese ist auch vor einem neurochirurgischen Eingriff nicht indiziert. Die einzige randomisierte Studie, die die Primärprophylaxe mit Antikonvulsiva bei Hirntumorpatienten untersuchte, scheiterte an der niedrigen Inzidenz von Anfällen im Kontrollarm (Forsyth et al. 2003). Da Krampfanfälle für Patienten mit erhöhtem intrakraniellen Druck lebensgefährlich sein können, ist jedoch eine prophylaktische Behandlung mit Antikonvulsiva während der ersten Wochen der Strahlentherapie multipler großer Metastasen in Betracht zu ziehen. Phenytoin, Valproinsäure und Carbamazepin sind bezüglich der Kontrolle zerebralorganischer Anfälle bei Hirntumorpatienten vermutlich gleichwertig. Valproinsäure hat gegenüber Phenytoin den Vorteil geringerer Interaktionen mit anderen Pharmaka während der Chemotherapie und gegenüber Carbamazepin den Vorteil der Verfügbarkeit einer intravenösen Darreichungsform. Aufgrund ihres günstigeren Nebenwirkungsprofils und weitgehend fehlender Pharmakainteraktionen werden zunehmend auch neuere Pharmaka wie Levetiracetam, Gabapentin oder Lamotrigin eingesetzt. Die Entscheidung wird auch getroffen unter Berücksichtigung der Komorbidität, wie Diabetes mellitus, Depression, psychotische Erkrankungen oder Schmerzen. Präterminale Patienten können alternativ mit Benzodiazepinen behandelt werden, die oral, intravenös oder rektal verabreicht werden können.



## H 3.3.2 Operation

Spezifische Formen der Therapie von Hirnmetastasen umfassen Chirurgie, Radiochirurgie und fraktionierte Strahlentherapie sowie Chemotherapie mit dem Ziel lokaler und systemischer Kontrolle. Die Operation hat einen sicheren Stellenwert in der Therapie von Hirnmetastasen (Kalkanis et al. 2010). Das mediane Überleben verbessert sich bei Resektion singulärer Metastasen und nachfolgender Ganzhirnbestrahlung um 6–9 Monate gegenüber alleiniger Ganzhirnbestrahlung. Bei symptomatischen großen Metastasen ist die palliative Wirkung der Resektion von Bedeutung. Eine ähnliche lokale Kontrolle mit z. T. besserem Überleben wird durch eine meist radiochirurgisch geführte fokale Bestrahlung erreicht (Nabors et al. 2014), so dass im Einzelfall abgewogen und zusätzliche Effekte wie Gewebegewinnung, Entlastung einer Raumforderung, Anzahl der Metastasen und interventionelles Risiko betrachtet werden sollten. Die Operation war klassisch meist Bestandteil einer kombinierten Strategie aus makroskopischer Tumorresektion mit nachfolgender Ganzhirnbestrahlung (Hart et al. 2004; Kalkanis et al. 2010), wobei die Rolle der Ganzhirnbestrahlung (»whole-brain radiotherapy«, WBRT) insbesondere bei Patienten mit bis zu 3 Metastasen oder medikamentösen Therapieoptionen schwindet. Folgende Patienten sind Kandidaten für die operative Therapie: a) Patienten mit singulären Metastasen; b) Patienten in gutem Allgemeinzustand und mit geringen neurologischen Defiziten; c) Patienten ohne oder zumindest mit stabilen extrakraniellen Tumormanifestationen, d. h. mit stabilem Befund über mindestens drei Monate; d) Patienten mit strahlenresistenten Tumoren; e) Patienten mit unbekanntem Primärtumor oder neuroradiologisch nicht sicher als Metastase einzuordnender Läsion; f) Patienten mit infratentorieller Metastase mit drohendem Verschlusshydrozephalus oder Hirnstammkompression, g) Patienten mit raumfordernder (>3 cm) oder symptomatischer Metastase; und h) Patienten mit operativ gut zugänglichen Läsionen, ohne hohes Risiko eines schwereren neurologischen Defizits nach der Resektion. Positive prognostische Faktoren sind das Metastasenvolumen (< 9,7 $cm^3$) und die *En-bloc*-Resektion gegenüber der Resektion in einzelnen Stücken (Patel et al. 2010). Grundsätzlich sind das Krankheitsstadium und die bisher erfolgten Therapiemaßnahmen zu berücksichtigen. Insbesondere bei Patienten, die noch nicht spezifisch behandelt worden sind oder bei denen sequenziell noch Erfolg versprechende Therapien zum Einsatz kommen können, sollte die Operation in Betracht gezogen werden. Auch bei Patienten mit zwei oder drei Metastasen kann die Operation indiziert sein, wenn die Läsionen gut zugänglich sind und die anderen o. a. Kriterien erfüllt sind (Schackert et al. 2013). Oft wird auch die Resektion einer großen Metastase mit der Radiochirurgie kleinerer Läsionen kombiniert. Bei Patienten mit kleinzelligem Bronchialkarzinom, Germinom oder Lymphom sollte meist kein Versuch einer Resektion unternommen werden, weil diese Tumoren strahlen- und chemosensitiv sind und zu disseminierter Aussaat neigen. Ausnahmen sind auch bei diesen Tumoren ggf. infratentorielle Lokalisation oder neurologische Symptomatik aufgrund von Hirndruck. Bei einzelnen Patienten mit Hirnmetastasen kommt auch eine Rezidivoperation in Frage. Eine weitere chirurgische Option besteht in der palliativen endoskopischen Ventrikulozisternostomie beim durch Metastasen im Bereich des Aquädukts oder des Hirnstamms hervorgerufenem akuten Hydrozephalus occlusus (Chen et al. 2011).

Durch verbesserte chirurgische Techniken und ein Absinken der peri- und postoperativen Mortalität hat sich das mediane Überleben von 3–7 auf 5–15 Monate gebessert. Die Ein-Jahres-Überlebensraten betragen in einigen Serien mehr als 50 %. Eine Übersicht solcher Serien, aufgeschlüsselt nach Tumorentität (soweit möglich), findet sich in **Tab. H 3.3**. Die Überlegenheit der Kombination aus Resektion und Strahlentherapie gegenüber alleiniger Strahlentherapie sowohl durch Verlängerung eines neurologisch stabilen Zustands als auch durch Verbesserung des Gesamtüberlebens bei Patienten mit singulären Hirnmetastasen nach chirurgischer Resektion und Ganzhirnbestrahlung, verglichen mit Ganzhirnbestrahlung alleine, wurde durch mehrere z. T. randomisierte Serien nahegelegt. (**Tab. H 3.3**)

Im Laufe der zerebralen Metastasierung kann sich ein symptomatischer und dringlich behandlungsbedürftiger Hydrozephalus entwickeln. Der durch Behinderung der Liquorpassage entstehende Hydrocephalus occlusus kann durch Verlegung eines Foramen monroi, des dritten Ventrikels, des Aquäduktes bei Tumoren in der Pinealisloge oder eine Raumforderung in der hinteren Schädelgrube bedingt sein. Schnellste Maßnahme zur Druckentlastung ist eine externe Ventrikeldrainage oder Shuntoperation, besser noch, in diesbezüglich eingerichteten Zentren, die endoskopische Ventrikulozisternostomie am Boden des dritten Ventrikels (Chen et al. 2011). Liegt eine überschaubare Metastasierung vor, sollte sogleich der den Hydrozephalus verursachende Tumor entfernt werden.

### H 3.3.3 Radiochirurgie

Die perkutane stereotaktische Applikation einer hohen Einzeldosis (*Radiochirurgie*) ist eine Alternative zur konventionellen chirurgischen Resektion und wirkt sowohl bei radiosensitiven als auch bei radioresistenten Tumoren (Fuentes et al. 2006). Die Radiochirurgie kann als primäre Behandlung einzelner oder multipler Läsionen eingesetzt werden, deren Durchmesser jeweils kleiner als 3 cm ist bzw. das Volumen bis zu 15 ml beträgt, oder als Rezidivbehandlung bei Patienten, die ein Rezidiv in einem zuvor bestrahlten Feld zeigen. Vorteile der Radiochirurgie im Vergleich zur Resektion sind kurzer Krankenhausaufenthalt und Fehlen operativer Morbidität und Mortalität (Linskey et al. 2010). Es werden lokale Kontrollraten im Bereich von 70–95 % erreicht. Die maximal tolerierten Dosen liegen bei 24 Gy, 18 Gy und 15 Gy bei Läsionen einer Größe von jeweils weniger als 20 mm, 21–30 mm und 31–40 mm (Shaw et al. 2000). Eine Randdosis von 20 Gy gilt als notwendig, um eine ausreichende lokale Tumorkontrolle zu erreichen. Die lokalen Kontrollraten liegen in einem Bereich von 73–94 %. Bei folgenden klinischen Konstellationen sollte somit die Radiochirurgie in Betracht gezogen werden: singuläre oder solitäre zerebrale Metastase; Oligometastasierung (2–4 Hirnmetastasen < 2,5 cm), auch z. B. nach Resektion *einer* raumfordernden Metastase; keine oder stabile (> 3 Monate) extrakranielle Tumormanifestationen; kleine, tief gelegene Läsionen; operativ nicht gut zugängliche Läsionen, z. B. Hirnstamm; geringer raumfordernder Effekt der Metastase (Durchmesser < 3 cm); Rezidivmetastase nach Ganzhirnbestrahlung oder nach Operation; guter Allgemeinzustand; internistische Komorbidität.

Auch Patienten mit einer höheren Zahl an Hirnmetastasen können ggf. mit einer radiochirurgischen anstelle einer Ganzhirnbestrahlung therapiert werden, nachdem eine prospektive Beobachtungsstudie bei 1194 Patienten keine Überlebensunterschiede zwischen Patienten mit 2–4 Hirnmetastasen und solchen mit 5–10 Läsionen bei alleiniger Radiochirurgie gezeigt hat (Risikorelation, 0,97; 95 % CI 0,81–1,18; *P* nicht-Unterlegenheit < 0,0001) (Yamamoto et al. 2014).

Wie auch die Resektion wird die Radiochirurgie als Primärtherapie nur noch in ausgewählten Fällen mit einer adjuvanten Ganzhirnbestrahlung kombiniert (Patil et al. 2010). In einer kleinen randomisierten Studie zur Radiochirurgie plus Ganzhirnbestrahlung, verglichen mit Ganzhirnbestrahlung allein, war das Ansprechen auf die alleinige Ganzhirnbestrahlung nur vorübergehend und die lokale Kontrolle bei zusätzlicher Radiochirurgie sehr viel besser (Kondziolka et al. 1999). Diese Studie wurde vorzeitig abgebrochen, weil nach Rekrutierung von 60 % der Patienten die lokale Kontrolle bei alleiniger Ganzhirnbestrahlung mit 100 % Rezidiven nach einem Jahr gegenüber 8 % mit zusätzlicher Radiochirurgie deutlich schlechter war. Eine weitere randomisierte Studie wies nach, dass die Radiochirurgie nach WBRT die mediane Überlebenszeit bei Patienten mit einzelnen, nicht resezierbaren Metastasen gegenüber alleiniger WBRT verbessert, nicht aber bei Patienten mit multiplen Metastasen (Andrews et al. 2004). Andererseits legen retrospektive Analysen nahe, dass die Ganzhirnbestrahlung nach Radiochirurgie vermutlich ohne Nachteil bis zur Progression aufgeschoben werden kann (Sneed et al. 2002). Bezüglich der Überlebenszeit bestätigte sich diese Annahme in einer randomisierten Studie aus Japan (Aoyama et al. 2006). Ziel des Verzichts auf die Ganzhirnbestrahlung ist die Prävention neurotoxischer Spätfolgen der Ganzhirnbestrahlung. So fand sich bereits vier Monate nach Radiochirurgie kombiniert mit Ganzhirnbestrahlung bei Patienten mit ein bis drei Hirnmetastasen ein höheres Risiko kognitiver Störungen als nach alleiniger Radiochirurgie, während das ZNS-rezidivfreie Überleben mit 73 % gegenüber 27 % durch die Ganzhirnbestrahlung deutlich angehoben wurde (Chang et al. 2009). Schließlich kann die Radiochirurgie auch bei Metastasen des Hirnstamms eingesetzt werden, die nicht operativ angegangen werden können (Huang et al. 1999).

Retrospektive Kohortenstudien weisen auf eine Gleichwertigkeit von Radiochirurgie und neurochirurgischer Resektion hin (Garell 1999; Schoggl 2000). Hinreichend große vergleichende Studien zwischen Operation und Radiochirurgie wurden bisher nicht publiziert. Allerdings scheint die lokale Kontrolle nach Radiochirurgie besser zu sein. In der EORTC-Studie 22952–26001 betrug die kumulative Inzidenz der lokalen Progression 59 % nach Resektion im Vergleich zu 31 % nach Radiochirurgie (Kocher et al. 2011). Die Entscheidung für ein chirurgisches oder ein radiochirurgisches Vorgehen hängt von klinischen Gegebenheiten ab. Das größte Risiko der Radiochirurgie ist das Auftreten einer klinisch symptomatischen Radionekrose, das nach 2 Jahren bis zu 11 % beträgt. Die Abgrenzung zur lokalen Tumorprogression gelingt auch mit neueren kernspintomografischen und nuklearmedizinischen Verfahren nicht immer. In einer kleine retrospektiven Fallserie wurde in mehr als der Hälfte der Fälle nach Resektion einer symptomatischen Radionekrose ein Nebeneinander von vitalen Tumorzellen und Nekrosen beobachtet (Telera et al. 2013).

In den letzten Jahren hat das Konzept der radiochirurgischen Nachbehandlung des Tumorbetts nach chirurgischer Resektion zur Vermeidung der recht hohen Lokalrezidivraten zunehmende Popularität erlangt (Berghoff 2013). Retrospektive Studien zeigten hohe Raten lokaler Kontrolle, wenn Radiochirurgie zusätzlich zur Strahlentherapie in der Primär- (Roberge et al. 2009) oder Rezidiv-Therapie (s. u.) (Kim et al. 2006) eingesetzt wurde auch dann, wenn postoperativ die Radiochirurgie anstatt der Ganzhirnbestrahlung zum Einsatz kam (Soltys et al. 2008; Mathieu et al. 2008; Do et al. 2009, Limbrick et al. 2009).

## H 3.3.4 Strahlentherapie

Die fraktionierte Strahlentherapie, meist als Ganzhirnbestrahlung, wird unter drei Indikationsstellungen eingesetzt: (i) primär therapeutisch bei Patienten, die z. B. aufgrund negativer Prognosefaktoren (bei 1–4 Metastasen) oder multipler Metastasierung weder neurochirurgisch noch radiochirurgisch behandelt werden sollen, (ii) adjuvant konsolidierend nach Resektion oder Radiochirurgie und (iii) prophylaktisch bei Patienten mit Bronchialkarzinom in kurativer Therapieintention. Die primär therapeutische Ganzhirnbestrahlung verbessert in diesen klinischen Konstellationen die mediane Überlebenszeit von 2 Monaten bei rein supportiver Therapie auf 3–6 Monate. Sie führt bei über 70 % der Patienten zu einer Verbesserung der neurologischen Symptomatik und der Lebensqualität. Die Strahlensensitivität der Hirnmetastasen entspricht der des Primärtumors.

Da der Nachweis einer *singulären Hirnmetastase* die Fähigkeit eines Tumors zur Metastasierung in das Gehirn belegt, müssen weitere mikroskopische Läsionen im Gehirn befürchtet werden, die dem Nachweis durch MRT entgehen. Aus diesem Grund etablierte sich die Ganzhirnbestrahlung (Helmfeldbestrahlung) unter Einschluss der Nervi optici und der hinteren Schädelgrube als Therapiemodalität bei Patienten mit Hirnmetastasen. Diese Behandlung verbessert nach der Operation (Patchell et al. 1998) und nach der Radiochirurgie (Aoyama et al. 2006) die lokale Tumorkontrolle im Gehirn, ohne das mediane Überleben zu beeinflussen. In der EORTC-Studie 22952–26001 wurden 359 Patienten nach Radiochirurgie (n = 199) oder Resektion (n = 160) beobachtet (n = 179) oder einer Ganzhirnbestrahlung (180) unterzogen. Es gab keinen Unterschied bei der Überlebenszeit, aber die Ganzhirnbestrahlung reduzierte das Risiko der Progression in Gehirn, deren klinische Relevanz allerdings nicht durch Funktions- oder Lebensqualitätserhalt belegt wurde (Kocher et al. 2010). Die Ganzhirnbestrahlung war sogar mit einer Verschlechterung einzelner Aspekte – kognitive Funktion nach 12 Monaten, allgemeine Gesundheit nach 9 Monaten, physisches Funktionieren und Fatigue nach 8 Wochen – assoziiert (Soffietti 2013). Es gibt keinen Unterschied der Wirksamkeit zwischen Linearbeschleuniger, *Gamma-Knife* oder *Cyber-Knife* (Suh et al. 2010).

Die Praxis, im Rahmen der Primärtherapie bei Patienten mit 1–3 Metastasen eine Ganzhirnbestrahlung an Operation oder Radiochirurgie anzuschließen, wird deshalb zunehmend in Frage gestellt. Es ist vermutlich vertretbar, die Ganzhirnbestrahlung nach kompletter Resektion singulärer Metastasen aufzuschieben, insbesondere, wenn es sich um primär radioresistente Tumoren handelt. Dies gilt typischerweise für metachrone Metastasen von Tumoren wie dem Nierenzellkarzinom oder gastrointestinalen Tumoren. Bei solchen Patienten wird häufig ein langes rezidivfreies Überleben nach alleiniger Operation oder Radiochirurgie

**Tab. H 3.3:** Ergebnisse chirurgischer Resektion (Op), chirurgischer Resektion plus (in der Regel) Ganzhirnbestrahlung (Op+WBRT), alleiniger Ganzhirnbestrahlung (WBRT) oder der Radiochirurgie (RC) bei Patienten mit (überwiegend) einzelnen Hirnmetastasen (randomisierte Studien sind fett gedruckt)

| Literatur | Primärtumor | Patienten N | Therapie | Mortalität [%][a] | Medianes Überleben [Monate] | Ein-Jahres-Überleben [%] | Zwei-Jahres-Überleben [%] | Vier-Jahres-Überleben [%] |
|---|---|---|---|---|---|---|---|---|
| **Patchell et al. 1990** | **alle** | **25**<br>**23** | **Op+WBRT**<br>**WBRT** | **4**<br>**4** | **9**<br>**3,5** | **45**<br>**5** | **0**<br>**4** | |
| Vecht et al. 1993 | alle | 32 | Op+WBRT | 9 | 10 | 41 | 19 | |
| Noordijk et al. 1994 | alle | 31 | WBRT | | 6 | 23 | 10 | |
| **Rades et al. 2008** | **alle** | **99**<br>**96** | **Op+WBRT**<br>**WBRT** | | **11,5**<br>**6** | **48**<br>**26** | **21**<br>**8** | |
| Rades et al. 2009 | alle | 52<br>52 | WBRT +RC<br>Op+WBRT | | | 56<br>47 | | |
| Bindal et al. 1996 | alle | 62<br>31 | Op+WBRT<br>RC+WBRT | 16,4<br>7,5 | 58<br>27 | 36<br>10 | | |
| **Mintz et al. 1996** | **alle** | **41**<br>**43** | **Op+WBRT**<br>**WBRT** | **10**<br>**7** | **5,6**<br>**6,3** | **12**<br>**30** | | |
| **Patchell et al. 1998** | **alle** | **49**<br>**46** | **Op+WBRT**<br>**Op** | | **11,2**<br>**10,3** | | | |
| **Kondziolka et al.1999** | **diverse** | **14**<br>**13** | **WBRT**<br>**WBRT+RC** | | **7,5**<br>**11** | | | |
| **Garell et al. 1999** | **alle** | **37**<br>**8** | **Op+WBRT**<br>**RC** | | **8**<br>**12,5** | | | |
| Sneed et al. 1999 | alle | 62<br>43 | RC<br>RC+WBRT | | 11,3<br>11,1 | 48<br>46 | | |
| **Schoggl et al. 2000** | **alle** | **66**<br>**67** | **Op+WBRT**<br>**RC** | | **9**<br>**12** | | | |
| O'Neill et al. 2003 | **alle** | **74**<br>**23** | **Op+WBRT**<br>**RC** | | | **62**<br>**56** | | |
| **Andrews et al. 2004** | **diverse** | **167**<br>**164** | **WBRT**<br>**WBRT+RC** | | **6,5**<br>**5,7** | | | |

| | | | | | | | | |
|---|---|---|---|---|---|---|---|---|
| **Muacevic et al. 2008** | **diverse** | **33**<br>**31** | **Op/WBRT**<br>**RC** | | **9,5**<br>**10,3** | | | |
| Kocher et al. 2010 | **diverse** | **179**<br>**180** | **Op or RC**<br>**WBRT+ OP or RDC** | | **10,9**<br>**9,7** | | | |
| Wronski et al. 1995a | Bronchialkarzinom, nichtkleinzellig | 231 | Op WBRT | 3 | 11 | 46 | 24 | 14 |
| Wronski et al. 1996 | Nierenzellkarzinom | 50 | Op±WBRT | 10 | 12,6 | 51 | 24 | |
| Wronski et al. 1995b | Sarkom | 25 | Op±WBRT | | 6,6 | 40 | 16 | |
| Salvati et al. 1998 | Sarkom | 15 | Op±WBRT | 0 | 9,3 | 33 | | |

a Perioperative Mortalität innerhalb von 30 Tagen,
b die radiochirurgisch behandelten Patienten erhielten unterschiedliche prä- und postinterventionelle weitere Therapien

H 3

beobachtet. Wie oben beschrieben, stellt die lokale Bestrahlung des Tumorbetts möglicherweise eine Alternative dar. Zudem ergeben sich durch zielgerichtete Therapien insbesondere bei Patienten mit Melanom medikamentöse Alternativen mit nachgewiesener Effektivität bei Hirnmetastasen. Auf die adjuvante Ganzhirnbestrahlung sollte aber nur verzichtet werden, wenn die Möglichkeit zur engmaschigen MRT-Verlaufskontrolle besteht und mögliche Salvage-Therapien, insbesondere die Radiochirurgie, zeitnah zur Verfügung stehen.

Unter den zahlreichen Strategien der Prävention der Neurotoxizität der Ganzhirnbestrahlung ist eine randomisierte Studie mit dem mutmasslich neuroprotektiven N-Methyl-D-Aspartat-Rezeptor Antagonisten Memantin erwähnenswert, in der es erste Hinweise auf Wirksamkeit gab (Brown et al. 2013).

Die Ganzhirnbestrahlung ist die Standardtherapie bei Patienten mit *multiplen Hirnmetastasen*. Da die MRT für den Nachweis kleiner Läsionen sensitiver als die CT und deshalb Methode der Wahl zum Nachweis von Hirnmetastasen geworden ist, werden heute weniger Patienten mit singulären Hirnmetastasen diagnostiziert als vor 10–20 Jahren. Die Strahlensensitivität der Hirnmetastasen hängt von der Histologie des Primärtumors ab. Entsprechend dem klinischen Ansprechen von bis zu 90 %, das durch Strahlentherapie erreicht wird, zeigt die CT ein partielles Ansprechen, meist definiert als 50 % überschreitende Rückbildung Kontrastmittel aufnehmender Läsionen, oder ein geringeres Ansprechen bei 60–80 % der Patienten mit Metastasen kleinzelliger oder nicht-kleinzelliger Bronchialkarzinome und bei etwa 75 % der Patientinnen mit Mammakarzinom. Demgegenüber sprechen nur 10 % der Melanommetastasen an, obwohl 40–70 % der Patienten eine klinische Besserung zeigen, die vermutlich durch Steroidgabe teilverursacht ist. Auch nur etwa 10 % der Patienten mit urogenitalen und gastrointestinalen Tumoren sprechen dementsprechend nach radiologischen Kriterien an, obwohl die klinische Besserungsrate bei 30–50 % liegt. Metastasen von Keimzelltumoren hingegen sind relativ strahlenempfindlich (Fossa et al. 1999).

Retrospektive Studien, die Patienten mit unterschiedlichen Primärtumoren einschlossen und unterschiedliche Schemata der Ganzhirnbestrahlung einsetzten, berichteten mediane Überlebenszeiten von 2–9 Monaten. Die RTOG führte mehrere prospektive randomisierte Studien durch, die über 2 000 Patienten einschlossen. Fraktionierungsschemata von 20 Gy in 1 Woche, 30 Gy in 2 Wochen, 30 Gy in 3 Wochen, 40 Gy in 3 Wochen, 40 Gy in 4 Wochen oder 50 Gy in 4 Wochen führten nicht zu unterschiedlichen Ergebnissen in Bezug auf den Erhalt neurologischer Funktion, Dauer der Remission oder medianes Überleben (Hendrickson et al. 1983; Gaspar et al. 2010). In einer Serie von 561 Patienten mit günstigen prognostischen Faktoren zeigte sich ebenfalls kein Vorteil eines bestimmten Fraktionierungsschemas. Akzelerierte Schemata von 20 Gy in 1 Woche oder 30 Gy in 2 Wochen führten am schnellsten zu einer Besserung neurologischer Defizite, bei etwa der Hälfte der Patienten innerhalb von 14 Tagen. Die Applikation eines Boosts auf die Tumorregion zusätzlich zur Ganzhirnbestrahlung verbessert die Therapieergebnisse nicht.

Bei Patienten mit SCLC, die ein komplettes Ansprechen auf systemische Chemotherapie zeigen, wird eine Ganzhirnbestrahlung von 20–30 Gy in 2 Gy-Fraktionen als prophylaktische Maßnahme eingesetzt. Diese Maßnahme führt zu einer Reduktion der späteren Inzidenz von Hirnmetastasen und verlängert, das Gesamtüberleben (Auperin et al. 1999; Slotman et al. 2007). Beim NSCLC wird die Inzidenz der Hirnmetastasen reduziert, ohne Einfluss auf die Überlebenszeit (Pöttgen et al. 2007). Eine größere randomisierte Studie konnte durch die prophylaktische Ganzhirnbestrahlung weder einen Vorteil bezüglich des Gesamtüberlebens noch bezüglich des krankheitsfreien Überlebens nachweisen (Gore et al. 2011). Sie wird daher beim NSCLC nicht generell empfohlen.

## H 3.3.5 Chemotherapie

Die medikamentöse Tumortherapie spielt in der Behandlung von Hirnmetastasen eine zunehmend wichtige Rolle. Grundsätzlich werden die gleichen Protokolle eingesetzt wie bei der Behandlung anderer Organmetastasen desselben Primärtumors. Die medikamentöse Tumortherapie kann in der Primärtherapie in Kombination mit der Strahlentherapie oder Radiochirurgie oder als alleinige Therapiemodalität eingesetzt werden (Mehta et al. 2010). Die Ansprechrate bei der alleinigen medikamentösen Tumortherapie von Hirnmetastasen kann die Ansprechrate bei anderen Organmetastasen erreichen und liegt beim Mammakarzinom bei bis zu 50 %.

Von besonderem Interesse ist die Rolle der bei einer zunehmenden Zahl von Entitäten als Standard- oder Salvage-Therapie etablierten molekular zielgerichteten Substanzen bei Hirnmetastasen. Diese sind inzwischen bei manchen Tumortypen und Subtypen Therapien der ersten Wahl (u. a. Nierenzellkarzinom, kolorektales Karzinom, Leberzellkarzinom, HER2/neu-positives Mammakarzinom, nicht-kleinzellige Bronchialkarzinome mit EGFR- oder EML4/ALK-Mutationen, maligne Melanome mit BRAF-Mutationen) oder für die Rezidivtherapie zugelassen. Hier entwickeln sich auch Optionen für die Immuntherapie mit Checkpoint-Inhibitoren. Nivolumab ist für die Therapie des nicht kleinzelligen Lungenkarzinoms nach Versagen der Standardtherapie auch bei Vorliegen von Hirnmetastasen zugelassen. Allerdings ist allgemein die Datenlage bei Hirnmetastasen häufig schlechter als beim Primarius ohne oder mit systemischen Metastasen, weil Patienten mit Hirnmetastasen aus einigen Studien ausgeschlossen wurden oder die Rolle der Systemtherapie wegen Strahlentherapie oder Radiochirurgie nicht beurteilbar war. Dennoch ist nach individueller Nutzen- und Risikoabwägung insbesondere bei Mammakarzinomen, Melanomen und nicht-kleinzelligen Bronchialkarzinomen nach molekularer Testung eine Therapie mit molekular zielgerechteten Substanzen häufig gerechtfertigt. Einige der bezüglich ihrer Wirksamkeit bei Hirnmetastasen am besten untersuchten Substanzen werden nachfolgend diskutiert.

Beim *Mammakarzinom* entwickelt ein Drittel der Patientinnen mit HER2/neu-positiven Tumoren nach Behandlung mit Trastuzumab, einem Antikörper gegen HER2/neu, Hirnmetastasen, vermutlich, weil diese Tumoren präferenziell in das Gehirn metastasieren und dort initial durch die Bluthirnschranke vor der Wirkung von Trastuzumab geschützt sind. Patientinnen mit Hirnmetastasen eines HER2-positiven Mammakarzinoms haben im Vergleich zu Patientinnen mit Hirnmetastasen einer anderen extrakranialen Tumorerkrankung eine vergleichsweise gute Prognose. So liegt das mediane Überleben nach Diagnose der Hirnmetastasen bei 25 Monaten (Lin et al. 2013). Ein Aufschub der nebenwirkungsreichen Ganzhirnbestrahlung ist daher, insbesondere in Hinblick auf die kognitiven Langzeitfolgen, bei Patientinnen mit Hirnmetastasen eines HER2-positiven Mammakarzinoms prinzipiell anzustreben. Der EGFR/HER2-Inhibitor Lapatinib ist wirksamer als Trastuzumab in der Therapie von Hirnmetastasen, hat jedoch in Monotherapie nur eine objektive Ansprechrate von 6 % (Lin et al. 2009). In Kombination mit Capecitabin betragen die Ansprechraten bis zu 31,8 % (Metro et al. 2011; Kaplan et al. 2013). Noch höhere Ansprechraten (über 60 %) wurden bei nicht vorbestrahlten Patientinnen berichtet, die mit Lapatinib und Capecitabin behandelt wurden (Bachelot et al. 2013). Trotz Auftreten von Hirnmetastasen kann eine Weiterführung der Therapie mit Trastuzumab zusätzlich zu Lapatinib (und Capecitabine) sinnvoll sein, um systemische Metastasen weiter unter Kontrolle zu halten. Die Kombination aus Lapatinib und Capecitabine stellt somit eine systemische Therapieoption in Patientinnen mit oligo- und asymptomatischen Patientinnen mit Hirnmetasten eines HER2-positiven Mammakarzinoms dar.

Patienten mit einem *kleinzelligen Lungenkarzinom* mit Hirnmetastasen haben das Stadium *extensive disease*. Die Standardtherapie ist somit eine medikamentöse Systemtherapie mit lebensverlängernder Intention. Beim Vergleich einer Carboplatin-haltigen Therapie mit einem Cisplatin-haltigen Regime zeigte sich keine Unterlegenheit (Rossi et al. 2012).

Beim *nicht-kleinzelligen Bronchialkarzinom* ist bei 10–20 % der Tumoren eine Mutation in der Tyrosinkinasedomäne des EGFR nachweisbar. Diese EGFR-Mutationen scheinen mit einem ZNS-Tropismus einherzugehen (Lee et al. 2009). Primarius und zerebrale Metastasen reagieren meist sehr sensibel auf die EGFR-Inhibitoren Gefitinib und Erlotinib (Ceresoli et al. 2004; Porta et al. 2011). Klare Algorithmen für die Abfolge oder Kombination von molekularer Therapie mit Bestrahlung oder Radiochirurgie sind bislang nicht etabliert. In einer Phase II-Studie der Kombination von Ganzhirnbestrahlung mit dem EGFR-Inhibitor Erlotinib bei 40 Patienten mit Bronchialkarzinom zeigten 11 Patienten eine komplette Remission und 20 eine partielle Remission. Das mediane Überleben lag bei 11,8 Monaten. Der EGFR-Status war bei 17 Patienten bekannt. Das mediane Überleben lag bei 9,3 Monaten ohne EGFR-Mutation und bei 19,1 Monaten mit EGFR-Mutation und ist damit besser als bei alleiniger Ganzhirnbestrahlung zu erwarten (Welsh et al. 2013). Bei Patienten mit Hirnmetastasen ohne molekulare Charakterisierung des EGFR-Mutationsstatus und ohne entsprechend zielgerichteter Therapie sind Erlotinib (und Temozolomid) zusätzlich zur Strahlentherapie dagegen nicht sinnvoll und möglicherweise sogar von Nachteil (Sperduto et al. 2013). Kommt es im Verlauf der Behandlung zu einer Resistenzentwicklung im Sinne einer Target-Mutation der Tumorzelle, kann die Therapie mit irreversiblen Inhibitoren der zweiten Generation wie Afatinib erfolgreich sein. Erfahrungen mit Patienten mit Hirnmetastasen fehlen jedoch. Interessanterweise scheint das Auftreten von Hirnmetastasen bei Patienten mit EGFR-mutanten Tumoren, die initial mit einem EGFR-Inhibitor behandelt wurden, signifikant seltener zu sein (21 % versus 32 % nach 24 Monaten Beobachtungszeit), so dass Gefitinib und Erlotinib möglicherweise auch zur Chemoprävention von Hirnmetastasen geeignet sein könnten (Heon et al. 2012). Entsprechende prospektive Studien fehlen jedoch. Der Tyrosinkinasinhibitor Erlotinib hat womöglich eine bessere Wirksamkeit auf ZNS-Metastasen von EGFR-mutierten Lungenkarzinomen, einschließlich der Meningeosis carcinomatosa, als das verwandte Lapatinib.

Bei ca. 4 % der Patienten mit einem nicht-kleinzelligen Bronchialkarzinom lässt sich die Aktivierung des Onkogens *anaplastic lymphoma kinase* (ALK) durch die EML4/ALK-Translokation nachweisen (Camidge et al. 2012). Mit dem Tyrosinkinaseinhibitor Crizotinib, der auch die ebenfalls bei wenigen Patienten mit Bronchialkarzinomen mutierten oder amplifizierten Kinasen c-Met, ROS1 und RON blockiert, ist eine wirksame Therapie verfügbar. Auch für Lungenkarzinome mit Translokationnen des ALK Gens konnten hohe Ansprechraten mit ALK Inhibitoren wie Alectinib oder Ceritinib gesehen werden (Li 2014; Gadgeel 2014). Die Daten für Hirnmetastasen sind jedoch wie bei Afatinib, für das seit 2013 eine Zulassung für die Behandlung von EGFR-Tyrosinkinaseinhibitor-naïven Erwachsenen mit lokal fortgeschrittenem oder metastasiertem nicht-kleinzelligen Bronchialkarzinom mit aktivierenden EGFR Mutationen vorliegt, noch unzureichend.

In den letzten Jahren hat die Einführung von zielgerichteten Medikamenten inklusive BRAF-Inhibitoren (Vemurafenib, Dabrafenib) und Immuncheckpoint-Inhibitoren (Ipilimumab, Nivolumab) die Prognose von Patienten mit metastasiertem Melanom verbessert. Die Punktmutationen des BRAF-V600 Gens ist bei ca. 50 % der Patienten nachweisbar. Bei Patienten mit zerebral metastasierten malignen *Melanomen* werden hohe radiologische Ansprechraten von 30–40 % je nach Vortherapie mit den BRAF Inhibitoren Vemurafenib und Dabrafenib erzielt (Long et al. 2012; Azer et al. 2014). Jedoch ist die Remissionsdauer häufig kurz.

Einzelne Patienten mit Hirnmetastasen solider Tumoren, für deren Therapie Bevacizumab zugelassen ist, zeigen auch ein Ansprechen der intrakraniellen Erkrankung, aber kontrollierte Studien fehlen.

Eine weitere Behandlungsoption stellt der Einsatz von Immun Checkpoint Inhibitoren dar. Diese Substanzen wirken über eine Hemmung der Tumor-assoziierten Immunsuppression und damit einer Aktivierung des Immunsystems gegen neoplastische Zellen. Mit dem anti- *cytotoxic T-lymphocyte-associated protein 4* (CTLA4) Antikörper Ipilimumab und dem anti-*programmed death* (PD)1 Antikörper Nivolumab wurden bis zu mehrere Jahren anhaltende Tumorstabilisierungen und Tumorregressionen bei Patienten mit metastasierten Melanomen erzielt. Für Ipilimumab liegen auch prospektive Studien vor, welche intrazerebrale Ansprechra-

ten von bis zu 27 % mit alleiniger Therapie mit Ipilimumab zeigen (Margolin et al. 2012). Dabei profitierten insbesondere Patienten mit geringem Kortisonbedarf von dieser Therapie. Entzündliche Komplikationen (Hypophysitis, aseptische Meningitis) müssen beachtet werden. Auch Antikörper gegen den Rezeptor PD1 und den dazugehörigen Liganden, PD-L1, befinden sich in klinischer Testung bei verschiedenen Entitäten. Wirksamkeit und Sicherheit speziell auch für Patienten mit Hirnmetastasen können noch nicht beurteilt werden.
Patienten mit Hirnmetastasierung beim Keimzelltumor des Hodens können kurativ behandelt werden, vor allem wenn die Hirnmetastasierung bereits bei Diagnosestellung vorliegt. Durch Platinhaltige Chemotherapie plus Bestrahlung sind mehr als 50 % der Patienten heilbar, beim Auftreten von Hirnmetastasen im Rezidiv ist die Prognose allerdings deutlich schlechter. In dieser Situation kann Hochdosischemotherapie mit Stammzelltransplantation in Betracht gezogen werden (Kollmannsberger et al. 2000).

### H 3.3.6 Rezidivierende Hirnmetastasen

Die Prognose für Patienten mit rezidivierenden oder nach Primärbehandlung progredienten Hirnmetastasen ist schlecht. Die Behandlungsoptionen hängen von der Primärtherapie ab. Ein Rezidiv lässt sich nicht immer durch MRT von fokalen Strahlennekrosen unterscheiden. MR-Perfusions- oder MR-Spektroskopie-Untersuchungen können zusätzliche Sicherheit ergeben (Chiang et al. 2009; Hoefnagels et al. 2009). Die Positronen-Emissions-Tomographie (PET) kann einen metabolisch aktiven Tumor identifizieren, während nekrotisches Gewebe hier inaktiv sein sollte. Wenn die PET nicht verfügbar ist oder keine sichere Zuordnung zulässt, kann eine Biopsie zur Klärung der Diagnose notwendig sein.
Eine erneute Resektion kommt vor allem bei metachronen solitären Metastasen radioresistenter Tumoren (Nierenzellkarzinome, gastrointestinale Tumoren) oder raumfordernden Metastasen in Betracht. Ebenso kann eine Resektion manchmal bei raumfordernden Strahlennekrosen sinnvoll sein. Dadurch kann manchmal eine dauerhafte Steroidabhängigkeit vermieden werden. Alternativ kann bei gesicherter Strahlennekrose eine Therapie mit Bevacizumab erfolgen. In einer kleinen randomisierten Studie wurden nach 4 Infusionen sehr hohe Remissionsraten berichtet (Levin et al. 2011).
Die Ganzhirnbestrahlung kann bei Patienten eingesetzt werden, die diese Behandlung zuvor nicht erhalten haben. Radiochirurgie ist bei Patienten, die zuvor operiert oder auch einer Ganzhirnbestrahlung unterzogen wurden, sinnvoll (Chen et al. 2000). Die interstitielle Strahlentherapie (Brachytherapie) mittels radioaktiven Jods oder Iridiums wird nur noch selten eingesetzt (Ammirati et al. 2010).

### H 3.3.7 Hirnmetastasen und leptomeningeale Metastasierung

Wenn keine Gefahr der neurologischen Verschlechterung durch Einklemmung, etwa bei Metastasen der hinteren Schädelgrube, besteht, wird eine Liquoruntersuchung zum Ausschluss leptomeningealer Metastasierung durchgeführt. Bei Tumorzellnachweis im Liquor ist die MRT des gesamten Spinalkanals indiziert. Diagnose und Behandlung der leptomeningealen Metastasierung werden in **Kap. H 4** erörtert.

## H 3.4 Pragmatische Therapie

### H 3.4.1 Symptomatische Therapie

Symptomatische Behandlungsmaßnahmen sind erforderlich, sobald die Diagnose von Hirnmetastasen gestellt wurde. Einige wenige Patienten mit Hirnmetastasen werden als neurologischer Notfall mit progredienten neurologischen Defiziten und Bewusstseinsstörung klinisch manifest. Patienten, werden zunächst mit hohen Dosen von Steroiden, hyperosmolaren Pharmaka und eventuell kontrollierter Hyperventilation behandelt, um eine akute Einklemmung zu verhindern. Nach klinischer Stabilisierung erfolgt die Behandlung dieser Patienten nach den gleichen Kriterien wie für alle anderen Patienten mit Hirnmetastasen. Patienten mit einem Verschlusshydrozephalus infolge infratentorieller Metastasierung müssen zunächst mit einer externen oder internen Liquordrainage versorgt werden (**Kap. H 3.3.2**). Die meisten Patienten mit leichten bis mäßigen neurologischen Symptomen und Zeichen erhöhten intrakraniellen Drucks oder fokalen Defiziten werden mit Dexamethason oder anderen Kortikosteroiden behandelt, sobald die Diagnose der Hirnmetastasierung gestellt ist. Wenn der Primärtumor nicht bekannt ist, sollten Steroide nicht eingesetzt werden, falls der neuroradiologische Befund mit einem primären zerebralen Lymphom vereinbar ist. Patienten mit schweren neurologischen Defiziten, z. B. ausgeprägter Aphasie oder Hemiparese, sollten einen intravenösen Bolus z. B. von 40 mg Dexamethason erhalten (A). Vor der chirurgischen Resektion wird Dexamethason in einer Tagesdosis von 16–32 mg über 2–3 Tage verabreicht, um die Exazerbation eines vorbestehenden Hirnödems während und nach dem operativen Eingriff zu verhindern. Patienten, die nicht operiert werden, können zunächst mit 4 mg Dexamethason behandelt werden, vor allem vor Einleitung der Strahlentherapie (↑, B) (Vecht et al. 1994). Die Dosis der Steroide wird nach Bedarf gesteigert oder reduziert und ausgesetzt, wenn sich die Strahlentherapie dem Abschluss nähert oder auch später. Während der Steroidtherapie sollte kontinuierlich eine Ulkusprophylaxe mit Antazida, $H_2$-Rezeptor-Antagonisten oder Protonenpumpenhemmstoffen erfolgen. Auf individueller Basis müssen auch Maßnahmen zur Prävention der Osteoporose und möglicher Störungen im Salzhaushalt getroffen werden (Roth et al. 2010).
Die Prinzipien der Antikonvulsiva-Behandlung bei Patienten mit Hirnmetastasen wurden oben bereits diskutiert. Diese Pharmaka werden nicht als Routine eingesetzt (↑, B). Tagesdosen, therapeutische Plasmaspiegel und Nebenwirkungen der Antikonvulsiva-Therapie werden in **Kap. C 1** dargestellt. Hospitalisierte Patienten mit fortgeschrittener systemischer Erkrankung und einer Lebenserwartung von weniger als 2–3 Monaten trotz Behandlung,

Patienten, die nicht kommunizieren können oder bereits während der Strahlentherapie eine zunehmende Bewusstseinstrübung zeigen, sollten lediglich symptomatisch mit Steroiden, Antikonvulsiva und Analgetika behandelt werden (Weller et al. 2012).

### H 3.4.2 Tumorspezifische Therapie

Mit Ausnahme der kleinzelligen Bronchialkarzinome, Keimzelltumoren und lymphohämatopoetischen Tumorerkrankungen sollten *singuläre Hirnmetastasen* gemäß den oben ausgeführten Richtlinien reseziert werden (↑↑, A). Alternativ kann, insbesondere bei Patienten mit hohem Operationsrisiko, aber auch wegen mutmaßlich etwas besserer lokaler Kontrolle gegenüber der Operation die Radiochirurgie erfolgen, wenn die Läsion im Durchmesser nicht größer als 3 cm ist und keine Mittellinienverlagerung vorliegt. Dies gilt insbesondere, wenn keine Nachbehandlung erfolgt (↑↑, A). Patienten mit fortgeschrittener systemischer Erkrankung können auch bei singulärer Hirnmetastase primär mit der Ganzhirnbestrahlung behandelt werden. Nach chirurgischer Resektion oder radiochirurgischer Behandlung singulärer (bis zu 3 oder 4) Hirnmetastasen wird nicht mehr regelmäßig eine nachfolgende Ganzhirnbestrahlung gegeben (↑, B). Hier muss zwischen den Risiken eines früheren Rezidivs der Hirnmetastasen, dessen Bedeutung für die Lebensqualität noch nicht hinreichend geklärt ist, *versus* der Entwicklung kognitiver Einschränkungen abgewogen werden (Kocher et al. 2010; Soffietti et al. 2013).
Die meisten Patienten mit *multiplen Hirnmetastasen* erhalten primär eine Ganzhirnbestrahlung. Ausnahmen sind Patienten mit ausgeprägten neurologischen Defiziten wie einer schweren Aphasie oder Hemiparese, die auf die Raumforderungswirkung einer einzelnen Metastasen zurückgeführt werden können und bei denen mit einer Rückbildung dieser Symptomatik nach der Resektion zu rechnen ist. Andere Patienten zeigen mehrere günstige prognostische Faktoren sowie gut zugängliche Hirnmetastasen, so dass auch in Einzelfällen zwei oder mehr Metastasen operativ entfernt werden können. In diesen Fällen wird Operation oder Radiochirurgie vorgezogen. Die Dosierung der Ganzhirnbestrahlung bei multiplen Hirnmetastasen entspricht z. B. 36 Gy in 3 Gy Einzelfraktionen bei ungünstigen prognostischen Faktoren (**Tab. H 3.1** und **Tab. H 3.2**) oder bis 45 Gy (in der weniger toxischen geringeren Dosis von 2 Gy pro Fraktion) bei günstiger Prognose um Spätfolgen zu vermeiden.
Die Chemotherapie orientiert sich an der Histologie des Primärtumors (↑, A). Sie sollte in der Regel Anwendung finden, wenn die operativen und radioonkologischen Therapieoptionen ausgeschöpft sind, die Patienten jedoch in entsprechend gutem Allgemeinzustand sind sowie einen KPS von mindestens 50 % aufweisen.

### H 3.4.3 Nebenwirkungen der Strahlentherapie und Chemotherapie

Bei der Strahlentherapie sind akute, subakute und chronische unerwünschte Nebenwirkungen zu differenzieren. Eine Alopezie kann bei allen Patienten auftreten. Sie ist gewöhnlich nur inkomplett reversibel. Frühe neurologische Nebenwirkungen treten bei etwa 20 % der Patienten auf. Sie umfassen Übelkeit, Erbrechen, Fieber und Verschlechterung des neurologischen Zustands. Die frühen Nebenwirkungen werden auf strahleninduzierte Gefäßschäden zurückgeführt, die ein vorbestehendes Hirnödem verstärken können. Sie sprechen auf eine Erhöhung der Steroiddosis an Schwindel, Übelkeit und Müdigkeit entwickeln sich bei etwa 20–25 % der Patienten 13 Monate nach der Strahlentherapie. Diese Nebenwirkungen werden auf eine vorübergehende Demyelinisierung zurückgeführt, sprechen in der Regel nicht auf Kortikosteroide an, sind jedoch meist gering ausgeprägt und bilden sich spontan zurück. Die Ganzhirnbestrahlung birgt bei Überlebenszeiten von über einem Jahr ein erhebliches Risiko irreversibler Neurotoxizität, das vor allem von der Gesamtdosis und dem Fraktionierungsschema abhängt. Das klinische Syndrom aus Demenz, Ataxie und Harninkontinenz in Verbindung mit einer neuroradiologisch nachweisbaren progredienten Leukenzephalopathie und globaler Hirnatrophie oder auch fokalen Strahlennekrosen, die als raumfordernde Läsion imponieren können, wird bei etwa 10 % der Patienten beobachtet, die eine Ganzhirnbestrahlung für länger als ein Jahr überleben (DeAngelis et al. 1989a). Bei heutigen Dosierungsschemata mit Einzelfraktionen nicht über 3 Gy ist mit einer geringeren Inzidenz solcher Spätfolgen zu rechnen (Dropcho 2010). Nach Studien aus dem Jahr 2007 leiden die kognitiven Funktionen der Patienten insgesamt immer noch mehr unter der Tumorprogression als unter der Ganzhirnbestrahlung (Aoyama et al. 2007; Li et al. 2007).
Die Nebenwirkungen der Radiochirurgie umfassen akute leichte Kopfschmerzen und Übelkeit und ein verzögertes steroidsensitives Hirnödem mit vorübergehender Verschlechterung vorbestehender neurologischer Defizite bei etwa 10 % der Patienten. Eine verzögerte Nekrose von Hirngewebe wurde bei etwa 3 % der Patienten beobachtet. Patienten mit raumfordernden Strahlennekrosen und symptomatischem Hirnödem können versuchsweise mit Steroiden oder bei längerfristiger Steroidabhängigkeit oder zusätzlichem Therapiebedarf mit Bevacizumab behandelt werden. Bevacizumab wird hier in einer Dosierung von 5 mg/kg Körpergewicht alle 3 Wochen eingesetzt und außerdem nur transient (z.B: über 3 Monate) verwendet. Selten ist eine chirurgische Dekompression der Nekrose notwendig, wenn eine akute neurologische Verschlechterung auftritt.

## H 3.5 Spinale Metastasen

Viele der obigen Ausführungen gelten auch für spinale Metastasen. Zu unterscheiden sind Tumoren der Wirbelknochen mit oder ohne Rückenmarkkompression, intraspinale extradurale, intradurale und intramedulläre Tumoren. Dieses Thema ist wegen der zahlreichen neurochirurgischen und orthopädischen Operationsstrategien mit Stabilisierungen und der Frage der therapeutischen Komplementarität verschiedener Modalitäten komplex. Aufgrund des drohenden raschen irreversiblen Verlusts neurologischer Funktion besitzen sowohl Operation als auch Strahlentherapie jedoch meist höhere Dringlichkeit (George et al. 2010). Der Stellenwert der Operation bezüglich des Erhalts der Gehfähigkeit ist durch eine randomisierte Studie belegt (↑, B) (Patchell et al. 2005).

Bei spinalen Metastasen sollte immer die Indikation zur operativen Dekompression geprüft werden (George et al. 2008). Dies gilt vor allem bei rascher Zunahme neurologischer Defizite und bei gegenüber Strahlentherapie und medikamentöser Tumortherapie resistenten Tumoren. Eine hochgradige Querschnittsymptomatik sollte umgehend abgeklärt und wenn möglich operativ entlastet werden. Nach 24 Stunden sind die neurologischen Ausfälle bei einer kompletten Querschnittsymptomatik in der Regel nicht mehr reversibel. Die Operation richtet sich nach der Lage der Metastase. Eine Laminektomie bringt im Notfall eine rasche Entlastung, sollte jedoch auf den Befall von Wirbelbögen und Dornfortsatz beschränkt bleiben, da bei ausgedehnterem Tumorbefall die Gefahr einer ungenügenden Entlastung und der Instabilität droht.

Die Strahlentherapie erfolgt primär oder postoperativ mit traditionell $5 \times 3$ Gy/Woche bis 36 Gy mit einer Wirbelkörperhöhe Sicherheitsabstand kraniokaudal in beide Richtungen. Neue Dosiskonzepte der akzelerierten Bestrahlung bis hin zur Verabreichung von $2 \times 8$ Gy in einwöchentlichem Abstand befinden sich in der klinischen Erprobung und scheinen eine praktikable Behandlungsform ohne kurzfristig erhöhtes Risiko von Neurotoxizität zu sein (Maranzano et al. 2005). Eine Bestrahlung ossärer Metastasen im Bereich der Wirbelsäule ist bei Schmerzen und Beeinträchtigung der Stabilität indiziert. Die Verfügbarkeit neuer Technologien erlaubt zunehmend den Einsatz radiochirurgischer Methoden und weiterer Methoden wie intensitätsmodulierter Strahlentherapie oder Tomotherapie zur Ausblendung des Rückenmarkes mit der Möglichkeit der Dosissteigerung im Bereich der Metastasen oder der Re-Bestrahlung.

Die Chemotherapie orientiert sich am Primärtumor (s. o.; **Kap. H 4**). Zudem ist bei ossären Metastasen der Einsatz von Bisphosphonaten oder anti-RANK-Ligand-Antikörpern indiziert. Bei beiden muss zuvor der Zahnstatus überprüft und insbesondere auf die Risikofaktoren für Osteonekrosen geachtet werden.

## Literatur


Abrey LE, Olson JD, Raizer JJ, Mack M, Rodavitch A, Boutros DY, Malkin MG. A phase II trial of temozolomide for patients with recurrent or progressive brain metastases. J Neurooncol 2001; 53: 259–265.

Agarwala SS, Kirwood JM, Gore M, Dreno B, Thatcher N, Czarnetski B et al. Temozolomide for the treatment of brain metastases associated with metastatic melanoma. A phase II study. J Clin Oncol 2004; 22: 2101–2107.

Akerley WL, Langer CJ, Oh Y, Strickland DK, Royer SJ, Xia Q, Mu Y, Huang J, Socinski MA. Acceptable safety of bevacizumab therapy in patients with brain metastases due to non-small-cell lung cancer. J Clin Oncol 2008; 26(15S): 8043.

Ammirati M, Cobbs CS, Linskey ME, Paleologos NA, Ryken TC, Burri SH, Asher AL, Loeffler JS, Robinson PD, Andrews DW, Gaspar LE, Kondziolka D, McDermott M, Mehta MP, Mikkelsen T, Olson JJ, Patchell RA, Kalkanis SN. The role of retreatment in the management of recurrent/progressive brain metastases: a systematic review and evidence-based clinical practice guideline. J Neuro-Oncol 2010; 96: 85–96.

Andrews DW, Scott CB, Sperduto PW, Flanders AE, Gaspar LE, Schell MC et al. Whole brain radiation therapy with or without stereotactic radiosurgery boost for patients with one to three brain metastases: phase III results of the RTOG 9508 randomised trial. Lancet 2004; 363: 1665–1672.

Antonadou D, Paraskevaidis M, Sarris G, Coliarakis N, Economou I, Karageorgis P, Throuvalas N. Phase II randomized trial of temozolomide and concurrent radiotherapy in patients with brain metastases. J Clin Oncol 2002; 20: 3644–3650.

Aoyama H, Shirato H, Tago M, Nakagawa K, Toyoda T, Hatano K, Kenjyo M, Oya N, Hirota S, Shioura H, Kunieda E, Inomata T, Hayakawa K, Katoh N, Kobashi G. Stereotactic radiosurgery plus whole-brain radiation therapy vs stereotactic radiosurgery alone for treatment of brain metastases: a randomised controlled trial. J Am Med Ass 2006; 295: 2483–2491.

Aoyama H, Tago M, Kato N, Toyoda T, Kenjyo M, Hirota S, Shioura H, Inomata T, Kunieda E, Hayakawa K, Nakagawa K, Kobashi G, Shirato H Neurocognitive function of patients with brain metastasis who received either whole brain radiotherapy plus stereotactic radiosurgery or radiosurgery alone. Int J Radiat Oncol Biol Phys 2007; 68: 1388–1395.

Auperin A, Arriagada R, Pignon JP, Le-Pechoux C, Gregor A, Stephens RJ, Kristjansen PE, Johnson BE, Ueoka H, Wagner H, Aisner J. Prophylactic cranial irradiation for patients with small-cell lung cancer in complete remission. Prophylactic Cranial Irradiation Overview Collaborative Group. N Engl J Med 1999; 341: 476–484.

Azer MW, Menzies AM, Haydu LE, Kefford RFLong GV Patterns of response and progression in patients with BRAF-mutant melanoma metastatic to the brain who were treated with dabrafenib. Cancer 2014; 120: 530–536.

Bachelot T, Romieu G, Campone M, Dieras V, Cropet C et al. Lapatinib plus capecitabine in patients with previously untreated brain metastases from HER2-positive metastatic breast cancer (LANDSCAPE): a single-group phase 2 study. Lancet Oncol 2013; 14: 64–71.

Barnholtz JS, Sloan AE, Davis FG, Vigneau FD, Lai P, Sawaya RE. Incidence proportions of brain metastases in patients diagnosed (1973–2001). in the metropolitan Detroit cancer surveillance system. J Clin Oncol 2004; 22: 2865–2872.

Barnholtz-Sloan JS, Yu C, Sloan AE, Vengoechea J, Wang M et al. A nomogram for individualized estimation of survival among patients with brain metastasis. Neuro Oncol 2012; 14: 910–918.

Besse B, Lasserre SF, Compton P, Huang J, Augustus S, Rohr UP. Bevacizumab safety in patients with central nervous system metastases. Clin Cancer Res 2010; 16: 269–278.

Bindal RK, Sawaya R, Leavens ME, Hess KR, Taylor SH. Reoperation for recurrent metastatic brain tumors. J Neurosurg 1995; 83: 600–604.

Bindal AK, Bindal RK, Hess KR, Shiu A, Hassenbusch SJ, Shi WM, Sawaya R. Surgery versus radiosurgery in the treatment of brain metastasis. J Neurosurg 1996; 84: 748–754.

Boogerd W, Dalesio O, Bais EM, van der Sande JJ. Response of brain metastases from breast cancer to systemic chemotherapy. Cancer 1992; 69: 972–980.

Brown PD, Pugh S, Laack NN, Wefel JS, Khuntia D et al. Memantine for the prevention of cognitive dysfunction in patients receiving whole-brain radiotherapy: a randomized, double-blind, placebo-controlled trial. Neuro Oncol 2013; 15: 1429–1437.

Ceresoli GL, Cappuzzo F, Gregorc V, Bartolini S, Crino L et al. Gefitinib in patients with brain metastases from non-small-cell lung cancer: a prospective trial. Ann Oncol 2004; 15: 1042–1047.

Chang J, Atkinson H, A'Hern R, Lorentzos A, Gore ME. A phase II study of the sequential administration of dacarbazine and fotemustine in the treatment of cerebral metastases from malignant melanoma. Eur J Cancer 1994; 30A: 2093–2095.

Chang EL, Wefel JS, Hess KR, Allen PK, Lang FF, Kornguth DG, Arbuckle RB, Swint JM, Shiu AS, Maor MH, Meyers CA. Neurocognition in patients with brain metastases treated with radiosurgery or radiosurgery plus whole-brain irradiation: a randomised controlled trial. Lancet Oncol 2009; 10: 1037–1044.

Chen JCT, Petrovich Z, Giannotta SL, Yu C, Apuzzo MLJ. Radiosurgical salvage therapy for patients presenting with recurrence of metastatic disease to the brain. Neurosurgery 2000; 46: 860–866.

Chiang IC, Hsieh TJ, Chiu ML, Liu GC, Kuo YT, Lin WC. Distinction between pyogenic brain abscess and necrotic brain tumour using 3-tesla MR spectroscopy, diffusion and perfusion imaging. Br J Radiol 2009; 82: 813–820.

Christodoulou C, Bafaloukos D, Kosmidis P, Samantas E, Bamias A, Papakostas P, Karabelis A, Bacoyiannis C, Skarlos DV, for the Hellenic Cooperative Oncology Group. Phase II study of temozolomide in heavily pretreated cancer patients with brain metastases. Ann Oncol 2001; 12: 249–254.

Cotto C, Berille J, Souquet PJ, Riou R, Croisile B, Turjman F, Giroux B, Brune J, Trillet-Lenoir V. A phase II trial of fotemustine and cisplatin in central nervous system metastases from non-small cell lung cancer. Eur J Cancer 1996; 32A: 69–71.

DeAngelis LM, Delattre JY, Posner JB. Radiation-induced dementia in patients cured of brain metastases. Neurology 1989a; 39: 789–796.

Do L, Pezner R, Radany E, Liu A, Staud C, Badie B. Resection followed by stereotactic radiosurgery to resection cavity for intracranial metastases. Int J Radiat Oncol Biol Phys 2009; 73: 486–491.

Dropcho E. Neurotoxicity of radiation therapy. Neurol Clin 2010; 28: 217–234.

Fossa SD, Bokemeyer C, Gerl A, Culine S, Jones WG, Mead GM, Germa-Luch JR, Pont J, Schmoll HJ, Tjulandin S. Treatment outcome of patients with brain metastases from malignant germ cell tumors. Cancer 1999; 85: 988–997.

Forsyth PA, Weaver S, Fulton D, Brasher PM, Sutherland G, Stewart D, Hagen NA, Barnes P, Cairncross JG, DeAngelis LM. Prophylactic anticonvulsants in patients with brain tumour. Can J Neurol Sci 2003; 30: 106–112.

Fuentes R, Bonfill X, Exposito J. Surgery versus radiosurgery for patients with a solitary brain metastasis from non-small cell lung cancer. Cochrane Database Syst Rev 2006; CD004840.

Gadgeel SM, Gandhi L, Riely GJ, Chiappori AA, West HL et al. Safety and activity of alectinib against systemic disease and brain metastases in patients with crizotinib-resistant ALK-rearranged non-small-cell lung cancer (AF-002JG): results from the dose-finding portion of a phase 1/2 study. Lancet Oncol 2014; 15: 1119–1128.

Garell PC, Hitchon PW, Wen BC, Mellenberg DE, Torner J. Stereotactic radiosurgery versus microsurgical resection for the initial treatment of metastatic cancer to the brain. J Radiosurg 1999; 2: 1–5.

Gaspar L, Scott C, Rotman M, Asbell S, Phillips T, Wasserman T, McKenna WG, Byhardt R. Recursive partitioning analysis (RPA) of prognostic factors in three Radiation Therapy Oncology Group (RTOG) brain metastases trials. Int J Radiat Oncol Biol Phys 1997; 37: 745–751.

Gaspar LE, Scott C, Murray K, Curran W. Validation of the RTOG recursive partitioning analysis (RPA) classification for brain metastasis. Int J Radiat Oncol Biol Phys 2000; 47: 1001–1006.

Gaspar LE, Mehta MP, Patchell RA, Burri SH, Robinson PD, Morris RE, Ammirati M, Andrews DW, Asher AL, Cobbs CS, Kondziolka D, Linskey ME, Loeffler JS, McDermott M, Mikkelsen T, Olson JJ, Paleologos NA, Ryken TC, Kalkanis SN, The role of whole brain radiation therapy in the management of newly diagnosed brain metastases: a systematic review and evidence-based clinical practice guideline. J Neuro-Oncol 2010; 96: 17–32.

Gavrilovic IT, Posner JB. Brain metastases: epidemiology and pathophysiology. J Neuro-Oncol 2005; 75: 5–14.

George R, Jeba J, Ramkumar G, Chacko AG, Leng M, Tharyan P. Interventions for the treatment of metastatic extradural spinal cord compression in adults. Cochrane Database of Systematic Reviews 2008; (4.): CD006716.

Glantz MJ, Burger PC, Friedmann AH, Radtke RA, Massey EW, Schold SC. Treatment of radiation-induced nervous system injury with heparin and warfarin. Neurology 1994; 44: 2020–2027.

Gore EM, Bae K, Wong SJ, Sun A, Bonner JA et al. Phase III comparison of prophylactic cranial irradiation versus observation in patients with locally advanced non-small-cell lung cancer: primary analysis of radiation therapy oncology group study RTOG 0214. J Clin Oncol 2011; 29: 272–278.

Guerrieri M, Wong K, Ryan G, Millward M, Quong G, Ball DL. A randomised phase III study of palliative radiation with concomitant carboplatin for brain metastases from non-small cell carcinoma of the lung. Lung Cancer 2004; 46: 107–111.

Happold C, Ernemann U, Roth P, Wick W, Weller M, Schmidt F. Anticoagulation for radiation-induced neurotoxicity revisited. J Neuro-Oncol 2008; 90: 357–362.

Hart MG, Grant R, Walker M, Dickinson HO. Surgical resection and whole brain radiation therapy versus whole brain radiation therapy alone for single brain metastases. Cochrane Database of Systematic Reviews 2004; (4): CD003292.

Hedde JP, Neuhaus T, Schüller H, Metzler U, Schmidt-Wolf IGH, Kleinschmidt R, Losem C, Lange O, Grohe C, Stier S, Ko YD. A phase I/II trial of topotecan and radiation therapy for brain metastases in patients with solid tumors. Int J Radiat Oncol Biol Phys 2007; 68: 839–844.

Hendrickson FR, Lee MS, Larson M, Gelber RD. The influence of surgery and radiation therapy on patients with brain metastases. Int J Radiat Oncol Biol Phys 1983; 9: 623–627.

Heon S, Yeap BY, Lindeman NI, Joshi VA, Butaney M et al. The impact of initial gefitinib or erlotinib versus chemotherapy on central nervous system progression in advanced non-small cell lung cancer with EGFR mutations. Clin Cancer Res 2012; 18: 4406–4414.

Hoefnagels FW, Lagerwaard FJ, Sanchez E, Haasbeek CJ, Knol DL, Slotman BJ, Vandertop WP. Radiological progression of cerebral metastases after radiosurgery: assessment of perfusion MRI for differentiating between necrosis and recurrence. J Neurol 2009; 256: 878–887.

Huang CF, Kondziolka D, Flickinger JC, Lunsford LD. Stereotactic radiosurgery for brainstem metastases. J Neurosurg 1999; 91: 563–568.

Kalkanis SN, Kondziolka D, Gaspar LE, Burri SH, Asher AL, Cobbs CS, Ammirati M, Robinson PD, Andrews DW, Loeffler JS, McDermott M, Mehta MP, Mikkelsen T, Olson JJ, Paleologos NA, Patchell RA, Ryken TC, Linskey ME. The role of surgical resection in the management of newly diagnosed brain metastases:

a systematic review and evidence-based clinical practice guideline. J Neuro-Oncol 2010; 96: 33–43.

Kim PK, Ellis TL, Stieber VW, McMullen KP, Shaw EG, McCoy TP, D'Agostino RB, Bourland JD, DeGuzman AF, Ekstrand KE, Raber MR. Tatter SB. Gamma knife surgery targeting the resection cavity of brain metastasis that has progressed after whole-brain radiotherapy. J Neurosurg 2006; 105: 75–78.

Kleeberg UR, Engel E, Israels P, Bröcker EB, Tilgen W, Kennes C, Gérard B, Lejeune F, Glabbeke MV, Lentz MA. Palliative therapy of melanoma patients with fotemustine. Inverse relationship between tumor load and treatment effectiveness. A multicentre phase II trial of the EORTC-Melanoma Cooperative Group (MCG). Melanoma Res 1995; 5: 195–200.

Kocher M, Soffietti R, Abacioglu U, Villà S, Fauchon F, Baumert BG, Fariselli L, Tzuk-Shina T, Kortmann RD, Carrie C, Ben Hassel M, Kouri M, Valeinis E, Van den Berge D, Collette S, Collette L, Mueller RP. for the EORTC Radiation Oncology and Brain Tumor Groups. Adjuvant whole brain radiotherapy versus observation after radiosurgery or surgical resection of 1–3 cerebral metastases. results of the EORTC 22952–26001 study. J Clin Oncol; im Druck.

Kollmannsberger C, Nichols C, Bamberg M, Hartmann JT, Schleucher N et al. First-line high-dose chemotherapy +/– radiation therapy in patients with metastatic germ-cell cancer and brain metastases. Ann Oncol 2000; 11: 553–559.

Kondziolka D, Patel A, Lunsford LD, Kassam A, Flickinger JC. Stereotactic radiosurgery plus whole brain radiotherapy versus radiotherapy alone for patients with multiple brain metastases. Int J Radiat Oncol Biol Phys 1999; 45: 427–434.

Korfel A, Oehm C, von Pawel J, Keppler U, M. Deppermann M, Kaubitsch S, Thiel E. Response to topotecan of symptomatic brain metastases of small-cell lung cancer also after whole-brain irradiation a multicentre phase II study. Eur J Cancer 2002; 38: 1724–1729.

Lee DH, Han JY, Kim HT, Yoon SJ, Pyo HR, Cho KH, Shin SH, Yoo H, Lee SH, Lee JS. Primary chemotherapy for newly diagnosed nonsmall cell lung cancer patients with synchronous brain metastases compared with whole-brain radiotherapy administered first: result of a randomized pilot study. Cancer 2008; 113: 143–149.

Lee YJ, Park IK, Park MS, Choi HJ, Cho BC et al. Activating mutations within the EGFR kinase domain: a molecular predictor of disease-free survival in resected pulmonary adenocarcinoma. J Cancer Res Clin Oncol 2009; 135: 1647–1654.

Levin VA, Bidaut L, Hou P, Kumar AJ, Wefel JS et al. Randomized double-blind placebo-controlled trial of bevacizumab therapy for radiation necrosis of the central nervous system. Int J Radiat Oncol Biol Phys 2011; 79: 1487–1495.

Lin NU, Amiri-Kordestani L, Palmieri D, Liewehr DJ, Steeg PS CNS metastases in breast cancer: old challenge, new frontiers. Clin Cancer Res 2013; 19: 6404–6418.

Lin NU, Dieras V, Paul D, Lossignol D, Christodoulou C et al. Multicenter phase II study of lapatinib in patients with brain metastases from HER2-positive breast cancer. Clin Cancer Res 2009; 15: 1452–1459.

Li J, Bentzen SM, Renschler M, Mehta MP. Regression after whole-brain radiation therapy for brain metastases correlates with survival and improved neurocognitive function. J Clin Oncol 2007; 25: 1260–1266.

Li S, Qi X, Huang Y, Liu D, Zhou F et al. Ceritinib (LDK378): a potent alternative to crizotinib for ALK-rearranged non-small-cell lung cancer. Clin Lung Cancer 2015; 16: 86–91.

Limbrick DD Jr, Lusis EA, Chicoine MR, Rich KM, Dacey RG, Dowling JL, Grubb RL, Filiput EA, Drzymala RE, Mansur DB, Simpson JR. Combined surgical resection and stereotactic radiosurgery for treatment of cerebral metastases. Surg Neurol 2009; 71: 280–288.

Lin NU, Dieras V, Paul D, Lossignol D, Christodoulou C, Stemmler HJ, Roche H, Liu MC, Greil R, Ciruelos E, Loibl S, Gori S, Wardley A, Yardley D, Brufsky A, Blum JL, Rubin SD, Dharan B, Steplewski K, Zembryki D, Oliva C, Roychowdhury D, Paoletti P, Winer EP. Multicenter phase II study of lapatinib in patients with brain metastases from HER2-positive breast cancer. Clin Cancer Res 2009; 15: 1452–1459.

Lin NU, Amiri-Kordestani L, Palmieri D, Liewehr DJ, Steeg PS. CNS metastases in breast cancer: old challenge, new frontiers. Clin Cancer Res 2013; 19: 6404–6418.

Linskey ME, Andrews DW, Asher AL, Burri SH, Kondziolka D, Robinson PD, Ammirati M, Cobbs CS, Gaspar LE, Loeffler JS, McDermott M, Mehta MP, Mikkelsen T, Olson JJ, Paleologos NA, Patchell RA, Ryken TC, Kalkanis SN. The role of stereotactic radiosurgery in the management of patients with newly diagnosed brain metastases: a systematic review and evidence-based clinical practice guideline. J Neuro-Oncol 2010; 96: 45–68.

Long GV, Trefzer U, Davies MA, Kefford RF, Ascierto PA et al. Dabrafenib in patients with Val600Glu or Val600Lys BRAF-mutant melanoma metastatic to the brain (BREAK-MB): a multicentre, open-label, phase 2 trial. Lancet Oncol 2012; 13: 1087–1095.

Maranzano E, Bellavita R, Rossi R, De Angelis V, Frattegiani A, Bagnoli R, Mignogna M, Beneventi S, Lupattelli M, Ponticelli P, Biti GP, Latini P. Short-course versus split-course radiotherapy in metastatic spinal cord compression: results of a phase III, randomized, multicenter trial. J Clin Oncol 2005; 23: 3358–3365.

Margolin K, Ernstoff MS, Hamid O, Lawrence D, McDermott D et al. Ipilimumab in patients with melanoma and brain metastases: an open-label, phase 2 trial. Lancet Oncol 2012; 13: 459–465.

Massard C, Zonierek J, Gross-Goupil M, Fizazi K, Szczylik C, Escudier B. Incidence of brain metastases in renal cell carcinoma treated with sorafenib. Ann Oncol 2010; 21: 1027–1031.

Mathieu D, Kondziolka D, Flickinger JC, Fortin D, Kenny B, Michaud K, Mongia S, Niranjan A, Lunsford LD. Tumor bed radiosurgery after resection of cerebral metastases. Neurosurgery 2008; 62: 817–823.

Mehta MP, Rodrigus P, Terhaard CH, Rao A, Suh J, Roa W, Souhami L, Bezjak A, Leibenhaut M, Komaki R, Schultz C, Timmerman R, Curran W, Smith J, Phan SC, Miller RA, Renschler MF. Survival and neurologic outcomes in a randomized trial of motexafin gadolinium and whole-brain radiation therapy in brain metastases. J Clin Oncol 2003; 21: 2529–2536.

Mehta MP, Shapiro WR, Phan SC, Gervais R, Carrie C, Chabot P, Patchell RA, Glantz MJ, Recht L, Langer C, Sur RK, Roa WH, Mahe MA, Fortin A, Nieder C, Meyers CA, Smith JA, Miller RA, Renschler MF. Motexafin gadolinium combined with prompt whole brain radiotherapy prolongs time to neurologic progression in non-small-cell lung cancer patients with brain metastases: results of a phase III trial. Int J Radiat Oncol Biol Phys 2009; 73: 1069–1076.

Mehta MP, Paleologos NA, Mikkelsen T, Robinson PD, Ammirati M, Andrews DW, Asher AL, Burri SH, Cobbs CS, Gaspar LE, Kondziolka D, Linskey ME, Loeffler JS, McDermott M, Olson JJ, Patchell RA, Ryken TC, Kalkanis SN. The role of chemotherapy in the management of newly diagnosed brain metastases: a systematic review and evidence-based clinical practice guideline. J Neuro-Oncol 2010; 96: 71–83.

Mehta MP, Paleologos NA, Mikkelsen T, Robinson PD, Ammirati M et al. The role of chemotherapy in the management of newly diagnosed brain metastases: a systematic review and evidence-based clinical practice guideline. J Neurooncol 2010; 96: 71–83.

Metro G, Foglietta J, Russillo M, Stocchi L, Vidiri A et al. Clinical outcome of patients with brain metastases from HER2-positive breast cancer treated with lapatinib and capecitabine. Ann Oncol 2011; 22: 625–630.

Mikkelsen T, Paleologos NA, Robinson PD, Ammirati M, Andrews DW, Asher AL, Burri SH, Cobbs CS, Gaspar LE, Kondziolka D, Linskey ME, Loeffler JS, McDermott M, Mehta MP, Olson JJ, Patchell RA, Ryken TC, Kalkanis SN. The role of prophylactic anticonvulsants in the management of brain metastases: a systematic review and evidence-based clinical practice guideline. J Neuro-Oncol 2010; 96: 97–102.

Minotti V, Crinó L, Meacci ML, Corgna E, Darwish S, Palladino MA, Betti M, Tonato M. Chemotherapy with cisplatin and teniposide for cerebral metastases in non-small cell lung cancer. Lung Cancer 1998; 20: 93–98.

Mintz AH, Kestle J, Rathbone MP, Gaspar L, Hugenholtz H, Fisher B, Duncan G, Skingley P, Foster G, Levine M. A randomized trial to assess the efficacy of surgery in addition to radiotherapy in patients with a single cerebral metastasis. Cancer 1996; 78: 1470–1476.

Mornex F, Thomas L, Mohr P, Hauschild A, Delaunay MM, Lesimple T, Tilgen W, Bui BN, Guillot B, Ulrich J, Bourdin S, Mousseau M, Cupissol D, Bonneterre ME, De Gislain C, Bensadoun RJ, Clavel M. A prospective randomized multicentre phase III trial of fotemustine plus whole brain irradiation versus fotemustine alone in cerebral metastases of malignant melanoma. Melanoma Res 2003; 13: 97–103.

Muacevic A, Wowra B, Siefert A, Tonn JC, Steiger HJ, Kreth FW. Microsurgery plus whole brain irradiation versus Gamma Knife surgery alone for treatment of single metastases to the brain: a randomized controlled multicentre phase III trial. J Neuro-Oncol 2008; 87: 299–307.

Nabors LB, Portnow J, Ammirati M, Brem H, Brown P et al. Central nervous system cancers, version 2.2014. Featured updates to the NCCN Guidelines. J Natl Compr Canc Netw 2014; 12: 1517–1523.

Neuhaus T, Ko Y, Muller RP, Grabenbauer GG, Hedde JP, Schueller H, Kocher M, Stier S, Fietkau R. A phase III trial of topotecan and whole brain radiation therapy for patients with CNS-metastases due to lung cancer. Br J Cancer 2009; 100: 291–297.

Noordijk EM, Vecht CJ, Haaxma-Reiche H, Padberg GW, Voormolen JHC, Hoekstra FH, Tans JTJ, Lambooij N, Metsaars JAL, Wattendorff AR, Brand R, Hermans J. The choice of treatment of single brain metastasis should be based on extracranial tumor activity and age. Int j Radiat Oncol Biol Phys 1994; 29: 711–717.

O'Neill BP, Iturria NJ, Link MJ, Pollock BE, Ballman KV, O'Fallon JR. A comparison of surgical resection and stereotactic radiosurgery in the treatment of solitary brain metastases. Int J Radiat Oncol Biol Phys 2003; 55: 1169–1176.

Patchell RA, Tibbs PA, Walsh JW, Dempsey RJ, Maruyama Y, Kryscio RJ, Markesbery WR, Macdonald JS, Young B. A randomized trial of surgery in the treatment of single metastases to the brain. N Engl J Med 1990; 322: 494–500.

Patchell RA, Tibbs PA, Regine WF, Dempsey RJ, Mohiuddin M, Kryscio RJ, Markesbery WR, Foon KA, Young B. Postoperative radiotherapy in the treatment of single metastases to the brain. A randomized trial. J Am Med Assoc 1998; 280: 1485–1489.

Patchell RA, Tibbs PA, Regine WF, Payne R, Saris S, Kryscio RJ, Mohiuddin M, Young B. Direct decompressive surgical resection in the treatment of spinal cord compression caused by metastatic cancer: a randomised trial. Lancet 2005; 366: 643–648.

Patel AJ, Suki D, Hatiboglu MA, Abouassi H, Shi W, Wildrick DM, Lang FF, Sawaya R. Factors influencing the risk of local recurrence after resection of a single brain metastases. J Neurosurg 2010; 113: 181–189.

Patil CG, Pricola K, Garg SK, Bryant A, Black KL. Whole brain radiation therapy (WBRT) alone versus WBRT and radiosurgery for the treatment of brain metastases. Cochrane Database of Systematic Reviews 2010; (6): CD006121.

Pöttgen P, Eberhardt W, Grannass A, Korfee S, Stüben G, Teschler H, Stamatis G, Wagner H, Passlick B, Petersen V, Budach V, Wilhelm H, Wanke I, Hirche H, Wilke HJ, Stuschke M. Prophylactic cranial irradiation in operable stage IIIA non-small cell lung cancer treated with neoadjuvant chemoradiotherapy: results from a German multicenter randomized trial. J Clin Oncol 2007; 25: 4987–4992.

Polyzoidis KS, Miliaras G, Pavlidis N. Brain metastasis of unknown primary: A diagnostic and therapeutic dilemma. Cancer Treat Rev 2005; 31: 247–255.

Postmus PE, Haaxma-Reiche H, Sleijfer DT, Kirkpatrick A, McVie JG, Kleisbauer JP, EORTC Lung Cancer Cooperative Group. High dose etoposide for brain metastases of small cell lung cancer. A phase II study. Br J Cancer 1989; 59: 254–256.

Postmus PE, Smit EF, Haaxma-Reiche H, van Zandwijk N, Ardizzoni A, Quoix E, Kirkpatrick A, Sahmoud T, Giaconne G, for the EORTC Lung Cancer Cooperative Group. Teniposide for brain metastases of small-cell lung cancer: a phase II study. J Clin Oncol 1995; 13: 660–665.

Rades D, Kieckebusch S, Haatanen T, Lohynska R, Dunst J, Schild SE. Surgical resection followed by whole brain radiotherapy versus whole brain radiotherapy alone for single brain metastasis. Int J Radiat Oncol Biol Phys 2008; 70: 1319–1324.

Rades D, Kueter JD, Veninga T, Gliemroth J, Schild SE. Whole brain radiotherapie plus stereotactic radiosurgery (WBRT + SRS) versus surgery plus whole brain radiotherapie (OP + WBRT) for 1–3 brain metastases: results of a matched pair analysis. Eur J Cancer 2009; 45(3): 400–404.

Roberge D, Petrecca K, El Refae M, Souhami L. Whole-brain radiotherapy and tumor bed radiosurgery following resection of solitary brain metastases. J Neurooncol 2009; 95: 95–99.

Rosner D, Nemoto T, Lane WW. Chemotherapy induces regression of brain metastases in breast carcinoma. Cancer 1986; 58: 832–839.

Rossi A, Di Maio M, Chiodini P, Rudd RM, Okamoto H et al. Carboplatin- or cisplatin-based chemotherapy in first-line treatment of small-cell lung cancer: the COCIS meta-analysis of individual patient data. J Clin Oncol 2012; 30: 1692–1698.

Roth P, Wick W, Weller M. Steroids in neurooncology: actions, indications, side-effects. Curr Opin Neurol 2010; 23: 597–602.

Ryken TC, McDermott M, Robinson PD, Ammirati M, Andrews DW, Asher AL, Burri SH, Cobbs CS, Gaspar LE, Kondziolka D, Linskey ME, Loeffler JS, Mehta MP, Mikkelsen T, Olson JJ, Paleologos NA, Patchell RA, Kalkanis SN. The role of steroids in the management of brain metastases: a systematic review and evidence-based clinical practice guideline. J Neuro-Oncol 2010; 96: 103–114.

Salvati M, Cervoni L, Caruso R, Gagliardi FM, Delfini R. Sarcoma metastatic to the brain: a series of 15 cases. Surg Neurol 1998; 49: 441–444.

Schackert G, Lindner C, Petschke S, Leimert M, Kirsch M Retrospective study of 127 surgically treated patients with multiple brain metastases: indication, prognostic factors, and outcome. Acta Neurochir (Wien) 2013; 155: 379–387.

Schoggl A, Kitz K, Reddy M, Wolfsberger S, Schneider B, Dieckmann K, Ungersböck K. Defining the role of stereotactic radiosurgery versus microsurgery in the treatment of single brain metastases. Acta Neurochir 2000; 142: 621–626.

Schouten LJ, Rutten J, Huveneers HAM, Twijnstra A. Incidence of brain metastases in a cohort of patients with carcinoma of the breast, colon, kidney, and lung and melanoma. Cancer 2002; 94: 2698–2705.

Seute T, Leffers P, Wilmink JT, Ten Velde GPM, Twijnstra A. Response of asymptomatic brain metastases from small-cell lung cancer to systemic first-line chemotherapy. J Clin Oncol 2006; 24: 2079–2083.

Shaw EG, Scott C, Souhami L, Dinapoli R, Kline R, Loeffler J, Farnan N. Single dose radiosurgical treatment of recurrent previously irradiated primary brain tumors and brain metastases: final report of RTOG protocol 90–05. Int J Radiat Oncol Biol Phys 2000; 47: 291–298.

Shimato S, Mitsudomi T, Kosaka T, Yatabe Y, Wakabayashi T, Mizuno M, Nakahara N, Hatano H, Natsume A, Ishii D, Yoshida J. EGFR mutations in patients with brain metastases from lung cancer: association with the efficacy of gefitinib. Neuro-Oncology 2006; 8: 137–144.

Slotman B, Faivre-Finn C, Kramer G, Rankin E, Snee M, Hatton M, Postmus P, Collette L, Musat E, Senan S, EORTC Radiation Oncology Group and Lung Cancer Group. Prophylactic cranial irradiation in extensive small-cell lung cancer. N Engl J Med 2007; 357: 664–672.

Sneed PK, Lamborn KR, Forstner JM, McDermott MW, Chang S, Park E, Gutin PH, Phillips TL, Wara WM, Larson DA. Radiosurgery for brain metastases: is whole brain radiotherapy necessary? Int J Radiat Oncol Biol Phys 1999; 43: 549–558.

Sneed PK, Suh JH, Goetsch SJ, Sanghavi SN, Chappell R, Buatti JM et al. A multi-institutional review of radiosurgery alone vs. radiosurgery with whole brain radiotherapy as the initial management of brain metastases. Int J Radiat Oncol Biol Phys 2002; 53: 519–526.

Socinski MA, Langer CJ, Huang JE, Kolb MM, Peter Compton P, Wang L, Akerley W. Safety of bevacizumab in patients with non-small-cell lung cancer and brain metastases. J Clin Oncol 2009; 27: 5255–5261.

Soffietti R, Kocher M, Abacioglu UM, Villa S, Fauchon F et al. A European Organisation for Research and Treatment of Cancer phase III trial of adjuvant whole-brain radiotherapy versus observation in patients with one to three brain metastases from solid tumors after surgical resection or radiosurgery: quality-of-life results. J Clin Oncol 2013; 31: 65–72.

Soltys SG, Adler JR, Lipani JD, Jackson PS, Choi CY, Puataweepong P, White S, Gibbs IC, Chang SD. Stereotactic radiosurgery of the postoperative resection cavity for brain metastases. Int J Radiat Oncol Biol Phys 2008; 70: 187–193.

Sperduto PW, Berkey B, Gaspar LE, Mehta M, Curran W. A new prognostic index and comparison to three other indices for patients with brain metastases: an analysis of 1,960 patients in the RTOG database. Int J Radiat Oncol Biol Phys 2008; 70: 510–514.

Sperduto PW, Chao ST, Sneed PK, Luo X, Suh J, Roberge D, Bhatt A, Jensen AW, Brown PD, Shih H, Kirkpatrick J, Schwer A, Gaspar LE, Fiveash JB, Chang V, Knisely J, Sperduto CM, Mehta M. Diagnosis-specific prognostic factors, indexes, and treatment outcomes for patients with newly diagnosed brain metastases: a multiinstitutional analysis of 4,259 patients. Int J Radiat Oncol Biol Phys 2010; 77: 655–661.

Sperduto PW, Wang M, Robins HI, Schell MC, Werner-Wasik M et al. A phase 3 trial of whole brain radiation therapy and stereotactic radiosurgery alone versus WBRT and SRS with temozolomide or erlotinib for non-small cell lung cancer and 1 to 3 brain metastases: Radiation Therapy Oncology Group 0320. Int J Radiat Oncol Biol Phys 2013; 85: 1312–1318.

Stuschke M, Eberhardt W, Pöttgen C, Stamatis G, Wilke H, Stüben G, Stäblen F, Wilhelm HH, Menker H, Teschler H, Müller RD, Budach V, Seeber S, Sack H. Prophylactic cranial irradiation in locally advanced non-small-cell lung cancer after multimodality treatment: long-term follow-up and investigations of late neuropsychological effects. J Clin Oncol 1999; 17: 2700–2709.

Suh JH, Stereotactic radiosurgery for the management of brain metastases. N Engl J Med 2010; 362: 1119–1127.

Suh JH, Stea B, Nabid A, Kresl JJ, Fortin A, Mercier JP, Senzer N, Chang EL, Boyd AP, Cagnoni PJ, Shaw E. Phase III study of efaproxiral as an adjunct to whole-brain radiation therapy for brain metastases. J Clin Oncol 2006; 24: 106–114.

Swinson BM, Friedman WA. Linear accelerator stereotactic radiosurgery for metastatic brain tumors: 17 years of experience at the University of Florida. Neurosurgery 2008; 62: 1018–1032.

Telera S, Fabi A, Pace A, Vidiri A, Anelli V et al. Radionecrosis induced by stereotactic radiosurgery of brain metastases: results of surgery and outcome of disease. J Neurooncol 2013; 113: 313–325.

Tsao MN, Lloyd N, Wong RKS, Chow E, Rakovitch E, Laperriere N. Whole brain radiotherapy for the treatment of multiple brain metastases. Cochrane Database of Systematic Reviews 2006; (3): CD003869.

Ushio Y, Arita N, Hayakawa T, Mogami H, Hasegawa H, Bitoh S, Oku Y, Ikeda H, Kanai N, Kanoh M, Akagi K, Nakagawa H. Chemotherapy of brain metastases from lung carcinoma: a controlled randomized study. Neurosurgery 1991; 28: 201–205.

Vecht CJ, Haaxma-Reiche H, Noordijk EM, Padberg GW, Voormolen JHC, Hoekstra FH, Tans JTJ, Lambooij N, Metsaars JAL, Wattendorff AR, Brand R, Hermans J. Treatment of single brain metastasis: radiotherapy alone or combined with neurosurgery? Ann Neurol 1993; 33: 583–590.

Vecht CJ, Hovestadt A, Verbiest HBC, van Vliet JJ, van Putten WLJ. Dose-effect relationship of dexamethasone on Karnofsky performance in metastatic brain tumors: a randomized study of doses of 4, 8, and 16 se per day. Neurology 1994; 44: 675–680.

Verger E, Gil M, Yaya R, Vinolas N, Villa S, Pujol T et al. Temozolomide and concomitant whole brain radiotherapy in patients with brain metastases: a phase II randomized trial. Int J Rad Oncol Biol Phys 2005; 61: 185–191.

Weller M, Stupp R, Wick W. Epilepsy meets cancer: when, why, and what to do about it? Lancet Oncol 2012; 13: e375–382.

Welsh JW, Komaki R, Amini A, Munsell MF, Unger W et al. Phase II trial of erlotinib plus concurrent whole-brain radiation therapy for patients with brain metastases from non-small-cell lung cancer. J Clin Oncol 2013; 31: 895–902.

Wronski M, Arbit E, Burt M, Galicich JH. Survival after surgical treatment of brain metastases from lung cancer: a follow-up study of 231 patients treated between 1976 and 1991. J Neurosurg 1995a; 83: 605–616.

Wronski M, Arbit E, Burt M, Perino G, Galicich JH, Brennan MF. Resection of brain metastases from sarcoma. Ann Surg Oncol 1995b; 2: 392–399.

Wronski M, Arbit E, Russo P, Galicich JH. Surgical resection of brain metastases from renal cell carcinoma in 50 patients. Urology 1996; 47: 187–193.

Yamamoto M, Serizawa T, Shuto T, Akabane A, Higuchi Y et al. Stereotactic radiosurgery for patients with multiple brain metastases (JLGK0901): a multi-institutional prospective observational study. Lancet Oncol 2014; 15: 387–395.

# H 4 Meningeosis neoplastica

*von W. Wick und M. Weller*

## H 4.1 Klinik

Eine Meningeosis neoplastica zeigt die systemische Disseminierung einer Tumorerkrankung an. Die Tumorzellen erreichen den Subarachnoidalraum über hämatogene Aussaat in die Leptomeningen, über Einwanderung von soliden Hirnparenchymmetastasen, Metastasen des Plexus choroideus, Knochenmetastasen im Bereich von Schädel oder Wirbelkörpern, epiduralen Metastasen oder entlang der Hirn- und Spinalnerven. Die Tumorzellausbreitung erfolgt in den Leptomeningen und im Bereich des Subarachnoidalraums, vor allem in basale Zisternen, sylvischer Fissur und Lumbosakralsack. Einige Patienten entwickeln knotige leptomeningeale Läsionen (solider Typ), bei anderen findet man vor allem frei flottierende Tumorzellen im Liquorraum (nicht-adhärenter Typ), oft findet sich eine Kombination beider Ausbreitungsformen. Bei spinaler Manifestation ist die Meningeosis neoplastica von den häufigeren spinalen Metastasen abzugrenzen, die primär extradural gelegen sind, und den sehr seltenen intramedullären Metastasen. Häufigste Primärtumoren bei extraduralen Metastasen sind Bronchialkarzinome und Mammakarzinome in der Brustwirbelsäule und Prostatakarzinome in der Lendenwirbelsäule. In Abhängigkeit von der Grunderkrankung wird die Meningeosis als Meningeosis carcinomatosa, sarcomatosa, melanomatosa, lymphomatosa, gliomatosa oder einfach neoplastica bezeichnet. Unter den soliden Tumoren findet sich die Meningeosis neoplastica vor allem bei Mammakarzinom, Bronchialkarzinom und malignem Melanom (**Tab. H 4.1**), in etwa der Häufigkeit solider Hirnmetastasen entsprechend (**Kap. H 3**).

Beim Nierenzellkarzinom sind solide Hirnparenchymmetastasen deutlich häufiger als die Meningeosis neoplastica. Eine Tumorzellausbreitung im Subarachnoidalraum ist auch bei hämatologischen Neoplasien relativ häufig. Etwa 30 % der Patienten mit primär extrazerebralem Non-Hodgkin-Lymphom erleiden im Verlauf eine leptomeningeale Aussaat. Eine Aussaat in das ZNS ist auch bei der akuten lymphatischen Leukämie des Kindesalters sehr häufig, während die Häufigkeit bei chronischer lymphatischer Leukämie unter 1 % liegt. Leptomeningeale Metastasierung tritt auch bei primären Hirntumoren auf, vor allem bei Germinomen, Medulloblastomen, primitiven neuroektodermalen Tumoren (PNET) und Ependymomen. Bei diesen Tumoren gehören Magnetresonanztomographie (MRT) der Neuroachse und Liquoruntersuchung zum *Staging* (**Kap. H 1**). Die subarachnoidale Aussaat findet sich im Verlauf der Erkrankung auch bei etwa 10 % der Patienten mit Gliomen. Vermutlich sind etwa 5 % aller Tumorpatienten im Verlauf ihrer Erkrankung von einer Meningeosis neoplastica betroffen (Chamberlain 2005; Hyun et al. 2016).

Die Meningeosis neoplastica tritt typischerweise bei Patienten mit fortgeschrittener Tumorerkrankung auf, kann aber auch der erste Ort der Fernmetastasierung oder sogar die Primärmanifestation des Tumors sein, meist bei Patienten mit Bronchialkarzinom (Chamberlain 2005). Eine Meningeosis neoplastica ist die primäre Differentialdiagnose bei einem Patienten mit einer Tumorerkrankung und neu auftretenden, vor allem multifokalen neurologischen Symptomen. Bei etwa der Hälfte der Patienten mit leptomeningealer Metastasierung finden sich auch solide Hirnparenchymmetastasen. Zwei Drittel der Patienten mit leptomeningealer Metastasierung zeigen andere systemische Metastasen. Typische klinische Kennzeichen sind Stauungspapillen, Schluckauf, Übelkeit und Erbrechen als Zeichen erhöhten intrakraniellen Drucks, Hirnnervenparesen, gewöhnlich der Hirnnerven III, VII und VIII, Kopf-, Nacken- und Rückenschmerzen sowie Zeichen der Rückenmarkbeteiligung, v. a. radikuläre Schmerzen bei radikulärer Sensibilitätsstörung, fokale Paresen und Blasenstörungen. Hirnorganische Wesensänderungen, Hemiparese oder Krampfanfälle weisen auf solide Hirnmetastasen hin. Die Differentialdiagnose der Meningeosis neoplastica umfasst subakute und chronische Meningitis, Tuberkulose, Borreliose, Neurosarkoidose, Pilzinfektionen und Angiitiden des ZNS.

**Tab. H 4.1:** Verteilung der Primärtumoren bei der Meningeosis neoplastica

| | Gesamt | Mamma | Lunge | Melanom | Lymphom | Andere |
|---|---|---|---|---|---|---|
| Grossman et al. 1993 | 52 | 25 | 12 | | 10 | 5 |
| Siegal et al. 1994 | 31 | 10 | | | 13 | 8 |
| Herrlinger et al. 2004 | 155 | 30 | 20 | 21 | 17 | 77 |
| Jung et al. 2014 | 71 | 14 | 45 | | | 12 |
| Hyun et al. 2016 | 519* | 96 | 334 | | 19 | 70 |

* Selektionsbias durch Diagnose in einer Lungentumorspezialklinik

H 4

Die *Neuroradiologie* spielt bei der Diagnose der Meningeosis neoplastica eine wichtige Rolle. Die kraniale Computertomographie (CCT) zeigt oft erweiterte Ventrikel. Nach Kontrastmittelgabe können sich kleine Tumorknötchen oder eine diffuse Tumorzellausbreitung entlang der Ventrikelwände darstellen. Solche Veränderungen sind bei 25–50 % der Patienten in der CCT nachweisbar. Die MRT ist sensitiver als die CCT und auch die geeignete Methode zur Untersuchung des gesamten Spinalkanals und damit die Methode der Wahl. $_{111}$Indium- oder $_{99}$Technetium-Ventrikulografien können zur Beurteilung des Liquorflusses eingesetzt werden, da die Liquorzirkulation häufig gestört ist (Glantz et al. 1995). Patienten mit gestörter Liquorzirkulation haben eine schlechtere Prognose sowie ein erhöhtes Risiko neurotoxischer Nebenwirkungen der intrathekalen Chemotherapie. Liquorraumkompartimente, die nicht durch intrathekal verabreichte Zytostatika erreicht werden, weil die Liquorzirkulation gestört ist, sind eine der Ursachen für Therapieversagen und können Ort oder Ursprung früher Rückfälle sein. Wegen ihrer Invasivität hat sich die Ventrikulografie trotz dieser interessanten Beobachtungen nicht als diagnostisches Standardverfahren etabliert.
Der Nachweis *neoplastischer Zellen im Liquor* beweist die Diagnose. Oft sind jedoch wiederholte Lumbalpunktionen notwendig, um neoplastische Zellen nachzuweisen. Spezielle diagnostische Tests einschließlich der Immunhistochemie für tumorassoziierte Antigene können notwendig sein, wenn die Routinezytologie nicht eindeutig ausfällt. Nach zwei negativen Liquoruntersuchungen ist der diagnostische Wert einer dritten Lumbalpunktion gering. Deshalb wird bei typischen Befunden in der MRT manchmal eine Chemoradiotherapie eingeleitet, ohne dass der Nachweis der Tumorzellaussaat durch die Liquorzytologie gelungen ist. Im Zweifelsfall sollte eine Biopsie der Leptomeningen in Erwägung gezogen werden. Zahlreiche andere Liquorbefunde unterstützen die Diagnose: Der Liquordruck liegt bei mehr als der Hälfte der Patienten höher als 150 mm Wassersäule. Die Zellzahl ist bei mehr als 70 % der Patienten mäßig erhöht, das Gesamtprotein bei mehr als 80 %. Die Glukose hingegen ist bei 40–80 % erniedrigt. Das Laktat liegt meist höher als 3 mmol/l und ist bei Fehlen einer massiven Pleozytose, die auf eine Meningitis hinweist, vermutlich der wichtigste zusätzliche Liquorparameter zum Nachweis der Tumorzellaussaat. Falsch positive Laktatbefunde im Liquor werden durch parallele Bestimmung des Serumlaktats vermieden.
Somit zeigt der typische Liquorbefund bei neu diagnostizierter Meningeosis neoplastica eine moderate Pleozytose mit erhöhtem Laktat, erhöhtem Protein und erhöhtem Liquordruck. Ein erhöhter IgG-Index (bei 40 %) und der Nachweis oligoklonaler Banden in der isoelektrischen Fokussierung (bei 30 %) weisen auf eine entzündliche oder immunologische Antwort auf die Tumorzellinvasion im Subarachnoidalraum hin (Weller et al. 1992). Diese Veränderungen besitzen jedoch keinen differentialdiagnostischen Wert. Ähnliche Skepsis gilt für die große Zahl von »Tumormarkern« die als Surrogatparameter zur Diagnose der Meningeosis neoplastica untersucht wurden, wenn der zytologische Nachweis nicht gelingt. Der Nachweis von Alpha-Fetoprotein (AFP) und humanem Beta-Choriongonadotropin (βhCG) ist für die Diagnose und das Monitoring von Patienten mit Keimzelltumoren hilfreich (**Kap. H 1**). Bei hämatologischen Neoplasien kommt zunehmend die durchflusszytometrische Analyse von Liquorzellen zum Einsatz (Hegde et al. 2005; Bromberg et al. 2007). Liquorzytologie, Zellzahl und Laktat sind am ehesten für das Monitoring während der Therapie geeignet. Eine retrospektive Analyse von 24 Patientinnen mit Meningeosis neoplastica bei Mammakarzinom zeigte eine Korrelation des Ansprechens im Liquorbefund auf intrathekale Methotrexat-Therapie mit der Überlebenszeit (Clatot et al. 2009).
Eine interessante Entwicklung ergibt sich durch die Optionen der molekularen Diagnostik aus dem Liquor auch ohne formale leptomeningeale Beteiligung (Pentsova et al. 2016). Darüber hinaus sollten wir darauf vorbereitet sein, dass bei Optionen für eine zielgerichtete Therapie z. B. mit Her2/neu-gerichteten Antikörpern, aber auch anderen zielgerichteten Therapien, der Nachweis dieser Parameter zeitnah aus dem betroffenen Liquorkompartiment oder bei solider Beteiligung aus der Hirnmetastase geführt werden sollte (Zagouri et al. 2013; Brastianos et al. 2015).

## H 4.2 Verlauf

Die Prognose für unbehandelte Patienten mit Meningeosis neoplastica solider Tumoren ist mit einem mittleren Überleben von 6–8 Wochen sehr schlecht. Sie ist für Patienten mit Liquorraumbefall hämatologischer Neoplasien etwas besser. Die fokale Strahlentherapie symptomatischer Läsionen kombiniert mit intrathekaler Chemotherapie verlängert das *mediane Überleben* auf 3–6 Monate und führt zu einem 1-Jahres-Überleben von 5–25 % (**Tab. H 4.2**). Die Meningeosis neoplastica bei Mammakarzinom und hämatologischen Neoplasien spricht besser auf die Chemoradiotherapie an als bei Bronchialkarzinom und malignem Melanom. Einzelne Langzeitüberlebende führen ein Leben mit guter Lebensqualität. Zwei Drittel der Patienten, die eine spezifische Therapie der Meningeosis neoplastica erhalten, versterben an systemischer Tumorprogression. *Negative prognostische Faktoren* sind hohes Alter, niedriger Karnofsky-Index, rasche Verschlechterung, Hirnnervenparesen, zusätzliche Hirnparenchymmetastasen, niedrige Liquorglukose und hohes Liquoreiweiß (Grossman et al. 1993; Herrlinger et al. 2004).

## H 4.3 Therapeutische Prinzipien

### H 4.3.1 Allgemeine Prinzipien

Die Behandlung der Meningeosis neoplastica ist bei Patienten mit soliden Primärtumoren – mit Ausnahme einiger kindlicher Hirntumoren (**Kap. H 1**) – immer palliativ. Dies gilt vermutlich auch für die große Mehrheit der Patienten mit hämatologischen Neoplasien. Der *palliative Charakter* muss bei der Planung der Therapie berücksichtigt werden, insbesondere mit Blick auf die Beeinträchtigung der

Tab. H 4.2: Ergebnisse randomisierter Studien der Chemotherapie bei Meningeosis neoplastica

| Referenz | Primärtumor | n | Chemotherapie | Strahlentherapie | Medianes Überleben [Monate] | Überlebensspanne [Monate] |
|---|---|---|---|---|---|---|
| Hitchins et al. 1987 | alle<br>Mamma<br>Lunge<br>andere | 44<br>11<br>16<br>17 | A. V/L: MTX 15 mg, 3 ×/ Woche<br>B. V/L: MTX 15 mg + Ara-C 50 mg/m², 3 ×/ Woche<br>systemische Chemotherapie oder Strahlentherapie (n = 30) | Ganzhirnbestrahlung (n = 17) Dosis?<br>spinal (n = 4)<br>Neuroachse (n = 1) | A: 2,8<br>B: 1,6 | |
| Grossman et al. 1993 | alle<br>Mamma<br>Lunge<br>Lymphome<br>andere | 52<br>25<br>12<br>10<br>5 | A. V: MTX 10 mg, 2 ×/ Woche<br>(n = 28)<br>B. V.Thiotepa 10 mg 2 ×/ Woche (n = 24)<br>systemisch (?) | Ganzhirnbestrahlung (?)<br>spinaler Fokus (?)<br>30 Gy | A: 4<br>B: 3,5 | 0–14 |
| Glantz et al. 1999a | alle<br>Mamma<br>Lunge<br>Melanom<br>Gehirn<br>Andere | 61<br>22<br>10<br>5<br>14<br>10 | A: V/L: Ara-C (DepoCyt) 50 mg × 2 Wochen (n = 31)<br>B: V/L: MTX 10 mg 2 ×/ Woche<br>(n = 30)<br>systemisch (n = 13) | fokal Gehirn oder Wirbelsäule (n = 12) | A: 3,5<br>B: 2,6 | |
| Glantz et al. 1999b | Lymphome | 28 | A: V/L: Ara-C (DepoCyt) 50 mg × 2 Wochen (n = 14)<br>B: V/L: Ara-C 50 mg 2 ×/Woche (n = 14)<br>Systemisch (n= 12) | | A: 3,3<br>B: 2,1 | |
| Boogerd et al. 2004 | Mamma | 35 | A: keine intrathekale Chemotherapie<br>B: MTX 10 mg 2 ×/Woche, Ara-C 40 mg 2 ×/ Woche bei Toxizität oder Progression | A: fokal (n = 9)<br>B: fokal (n = 6) | A: 7,1<br>B: 4,3 | |

Ara-C Cytarabin; L lumbal; MTX Methotrexat; V ventrikulär

Lebensqualität durch die Therapiemaßnahmen. Eine relevante Palliation, wenngleich ohne Verbesserung des Überlebens, wird häufig durch eine frühzeitige Normalisierung eines symptomatischen gesteigerten Liquordrucks durch Shuntanlage erreicht (Jung et al. 2014; Nigim et al. 2015). Das theoretische Risiko einer Aussaat von Tumorzellen über den Liquorraum zurück in die Peripherie ist in dieser Situation zu vernachlässigen. Da der Nachweis der Meningeosis neoplastica eine potenziell ausgedehnte Tumorzellausbreitung im Liquorraum belegt, sollten die therapeutischen Strategien den gesamten Liquorraum erfassen. Die wesentlichen Behandlungsmodalitäten sind Strahlentherapie, systemische Chemotherapie und intrathekale Chemotherapie. Die Ansprechraten bei kombinierter Chemoradiotherapie, definiert als neurologische Stabilisierung oder Rückbildung neurologischer Defizite, liegen bei 40–80 % für Patienten mit Mamma- und Bronchialkarzinom und noch höher bei Patienten mit hämatologischen Neoplasien, jedoch nur bei 10–20 % beim malignen Melanom. Auch einzelne Patienten mit leptomeningealen Metastasen maligner Gliome profitieren von einer solchen Therapie. Eine vorübergehende Eliminierung von Tumorzellen aus dem Liquorraum wird bei bis zu 80 % der Patienten mit hämatologischen Neoplasien und bei bis zu 50 % der Patienten mit soliden Tumoren erreicht (Glantz et al. 1998). Für die Therapie der meningeosis liegen aktuelle europäische Leitlinien vor (Le Rhun et al. 2017).

### H 4.3.2 Strahlentherapie

Bis auf wenige Ausnahmen ist die Strahlentherapie bei der Meningeosis neoplastica solider Tumoren Bestandteil der Therapie. Nur bei Patienten mit positiver Liquorzytologie und ausschließlicher Tumorzellauskleidung der Wände des Liquorkompartiments ohne solide zerebrale oder spinale Tumoren ist die intrathekale Chemotherapie ausreichend (**Tab. H 4.3**). Auch Patienten mit Meningeosis neoplastica hämatologischer Neoplasien, die systemische und *intrathekale Chemotherapie* erhalten, können ohne zusätzliche Strahlentherapie behandelt werden. Die Strahlentherapie bewirkt oft eine rasche und gute Palliation. Patienten mit zusätzlichen zerebralen oder zerebellären Metastasen oder

Hirnnervenausfällen erhalten meist primär eine Ganzhirnbestrahlung. Wenn intrathekale Chemotherapie nur lumbal und nicht ventrikulär erfolgen kann, erfolgt ebenfalls primär die Ganzhirnbestrahlung. Fokale spinale Läsionen werden mit lokaler Strahlentherapie behandelt. Die *Neuroachsenbestrahlung* erscheint wegen der Behandlung des gesamten Volumens der Tumorzellausbreitung theoretisch sinnvoll. Wegen ihrer ausgeprägten myelosuppressiven Wirkung wird sie bei den oft chemotherapeutisch intensiv vorbehandelten Patienten jedoch nur selten durchgeführt. Ausnahmen von dieser Regel sind intrinsische Hirntumoren mit leptomeningealen Absiedlungen wie Medulloblastome oder Ependymome (**Kap. H 1**). Zur Verbesserung der Liquorzirkulation bei durch Ventrikulographie nachgewiesenen tumorbedingten Zirkulationshindernissen wurde die fokale Strahlentherapie ebenfalls eingesetzt (Glantz et al. 1995).

### H 4.3.3 Systemische Chemotherapie

Leptomeningeale Metastasen sprechen nicht schlechter als andere Metastasen auf *systemische Chemotherapie* an, solange sie über die systemische Zirkulation erreicht werden. Zudem ist bei systemischer im Gegensatz zu intrathekaler Chemotherapie das Risiko rascher Rekolonisierung des Subarachnoidalraums durch Tumorzellen von außen geringer. Zahlreiche Studien legen die Wirksamkeit systemischer Chemotherapie bei der Meningeosis neoplastica nahe. Beim kleinzelligen Bronchialkarzinom wurde ein Ansprechen auf Hochdosis-Etoposid-Therapie beobachtet (Postmus et al. 1989). Siegal et al. (1994) wiesen ebenfalls partielles und komplettes Ansprechen bei verschiedenen Primärtumoren bei alleiniger systemischer Chemotherapie nach. Hochdosis-Methotrexat (MTX)-Therapie ($8\,g/m^2$ in 4 h) führte zu Spitzenspiegeln im Liquorraum von 3,7–55 mM und zu einer Sanierung des Liquorraums von malignen Zellen bei 13 von 16 Patienten. Das mittlere Überleben lag bei 13,8 Monaten (Glantz et al. 1998). Insbesondere für aktuelle individuelle Therapieversuche und zukünftige Studien mit molekular definierten Therapien, wie z. B. therapeutischen Antikörpern, aber auch EGFR-inhibitorischen Therapien oder Alk-gerichteten Strategien bei NSCLC, ist es wichtig, eine Neubestimmung des molekularen Status aus dem Liquor durchzuführen, um eine Änderung des Profils (positiv → negative und negativ → positiv) nicht zu übersehen (Rau et al. 2016; Mack et al. 2016). Neuere Ansätze versuchen durch Standardisierung von Therapieprotokollen und Bewertungen von klinischem, Liquor- und MRT-Befund den Boden für neue Studien zu bereiten (Chamberlain et al. 2014).

### H 4.3.4 Intrathekale Chemotherapie

Die meisten Zytostatika, mit Ausnahme von MTX und Cytosinarabinosid (Cytarabin, Ara-C) in hohen Dosierungen sowie vermutlich Topotecan und Temozolomid, erreichen bei systemischer Applikation keine zytotoxischen Konzentrationen im Liquor. Nichtadhärente Zellen im Liquorraum, die nicht direkt über die Blutzirkulation erreicht werden, können deshalb durch die systemische Chemotherapie nicht eliminiert werden. Aus diesen Überlegungen heraus etablierte sich die lokoregionäre intrathekale Chemotherapie als alternative Therapiestrategie. Sie sollte über ein intraventrikuläres Reservoir unter der Galea (Ommaya, Rickham) und nicht über wiederholte Lumbalpunktionen verabreicht werden, weil so höhere und gleichmäßigere Konzentrationen von Pharmaka im Liquorraum erreicht werden. Diese Verabreichungsform ist auch weniger schmerzhaft, nicht mit post-punktionellen Beschwerden behaftet und vermutlich auch sicherer als die lumbale Applikation, da epiduraler Liquoraustritt und versehentliche Injektionen von Pharmaka in neu gebildete Räume lokale epidurale Toxizität verursachen und die wirksame Pharmaka-Applikation in den Liquorraum verhindern können. Auch lumbale Portsysteme haben hohe Komplikationsraten. Lumbale Injektionen von Zytostatika sollten deshalb vor allem zur Palliation stärkster lumbaler Schmerzen bei präterminalen Patienten erfolgen und wenn ein ventrikuläres Reservoir nicht oder noch nicht angelegt werden kann. Gegenüber systemischer Chemotherapie besitzt die intrathekale Therapie den Vorteil, dass sie in aller Regel nicht zu schwerer Myelosuppression oder anderen zytostatikaspezifischen Nebenwirkungen führt. Zugelassen für die intrathekale Chemotherapie sind MTX, Ara-C und Thiotriethylenphosphoramid (Thio-TEPA). Einige Zytostatika wie z. B. Vincristin sind bei intrathekaler Applikation sehr toxisch oder tödlich.

MTX hemmt die DNA-Synthese durch Hemmung der Dihydrofolatreduktase, die reduzierte Folate für die Purinsynthese bereitstellt. Therapeutische Konzentrationen im Liquor liegen bei 1 mM. MTX ist Standardtherapeutikum für hämatologische und lymphoide Neoplasien. Es wird auch zur Behandlung der Meningeosis neoplastica bei soliden Tumoren eingesetzt, die systemisch nicht mit MTX behandelt werden.

Ara-C als cytidinanaloger Antimetabolit hemmt die DNA-Synthese. Therapeutische Konzentrationen für Leukämien und Lymphome liegen zwischen 0,1–40 mM. Im Vergleich zu MTX hat Ara-C eine kürzere Liquorhalbwertzeit und zeigt vermutlich geringere Wirksamkeit bei soliden Tumoren. Ara-C wird daher bevorzugt zur Behandlung hämatologischer und lymphoider Tumoren eingesetzt. Eine Depotform von Ara-C (DepoCyte®) mit dem Ziel längerer Wirkdauer (Phuphanich et al. 2007) ist in Deutschland für die Behandlung der Meningeosis bei hämatologischen Neoplasien zugelassen. Im Vergleich zur 2-maligen Gabe von 50 mg Ara-C pro Woche führten 14-tägige Injektionen von 50 mg DepoCyte® zu besserem Ansprechen und besserer Lebensqualität (Glantz et al. 1999b). Eine zweite Studie belegte zwar keine Überlegenheit bezüglich Ansprechrate oder medianer Überlebenszeit von DepoCyte® gegenüber MTX, zeigte jedoch eine Verlängerung des medianen Intervalls bis zur neurologischen Progression (Glantz et al. 1999a). Das Nebenwirkungsprofil von liposomalem Ara-C ist in Bezug auf leptomeningeale Reizerscheinungen vermutlich etwas ungünstiger (Jabbour et al. 2007).

Das Alkylans Thiotepa schädigt Tumorzellen unabhängig vom Zellzyklus. Wegen der Lipophilie werden nach systemischer Gabe ausreichende Liquorspiegel erreicht, sodass die intrathekale Gabe wie bei Ara-C der Verringerung unerwünschter systemischer Effekte dient. Durch intraventrikuläre Applikation von 10 mg Thiotepa werden für Leukämie-, Mammakarzinom-, Bronchialkarzinom-, Melanom- und Gliomzellen zytotoxische Konzentrationen von 0,1–1 mM erreicht. Thiotepa ist MTX bei der Behandlung leptomeningealer Metastasen solider Tumoren gleichwertig (Grossman et al. 1993).
Das wegen möglicher Synergieeffekte attraktive Konzept der *intrathekalen Kombinationschemotherapie* hat sich nicht bewährt. MTX plus Ara-C zeigte keine Überlegenheit gegenüber alleiniger MTX-Gabe (Hitchins et al. 1987). Weitere Phase II-Studien deuten zudem erhöhte Toxizität der Kombinationsbehandlung mit MTX, Ara-C und Thiotepa (Giannone et al. 1986) oder der Dreifachkombination, plus Steroide (Stewart et al. 1987) gegenüber MTX-Monotherapie an. Die einzige randomisierte Studie, die bei Patientinnen mit Mammakarzinom die Wirksamkeit von MTX oder alternativ Ara-C gegenüber dem Verzicht auf intrathekale Chemotherapie überprüfte, ergab keinen Hinweis auf einen positiven Effekt der intrathekalen Chemotherapie, sie wurde wegen zu geringer Rekrutierung aber frühzeitig abgebrochen und war bezüglich einiger Patientenmerkmale zwischen beiden Studienarmen nicht balanciert (Boogerd et al. 2004).

### H 4.3.5 Experimentelle Therapieansätze

Es gibt Hinweise, dass die intrathekale Gabe von Trastuzumab (Zagouri et al. 2013) oder Rituximab (bei B-Zell Neoplasien) bei entsprechenden Indikationen möglich und klinisch nützlich ist. Kontrollierte Studien oder größere Serien sind bisher allerdings noch nicht verfügbar, sodass der Einsatz individuell und experimentell bleibt (Perissinotti et al. 2010).

### H 4.3.6 Tumorspezifische Erwägungen

Wegen der geringen Anzahl für die intrathekale Applikation verfügbarer Substanzen wird die Histologie des Primärtumors bei der Wahl der Therapie häufig nur wenig beachtet. Die Therapie wird vielmehr durch systemische Tumormanifestationen und solide Hirnmetastasen bestimmt. Tumorspezifische Erwägungen können jedoch bei der Entwicklung der individuellen Therapiestrategie hilfreich sein. Bei hormonabhängigen Tumoren wie Prostata- oder *Mammakarzinom* kann auch die Meningeosis neoplastica auf hormonantagonistische Therapie ansprechen (Boogerd et al. 2000), wobei der Status der Rezeptorpositivität jedoch neu bestimmt werden sollte. Trotz allgemein schlechter Prognose von Patienten mit *Meningeosis gliomatosa* stabilisieren sich einige Patienten unter multimodaler Behandlung mit den bei Gliomen eingesetzten Substanzen wie Temozolomid und Nitrosoharnstoffen, die Blut-Hirn- und Blut-Liquor-schrankengängig sind. Positive Daten liegen auch für die intrathekale Thiotepa-Gabe vor (Witham et al. 1999). Einige der Patienten, deren Behandlungsergebnisse publiziert wurden, erhielten jedoch parallel systemische Chemotherapie. Die ventrikulolumbale Perfusion mit ACNU führt bei einem Teil der Patienten zum Ansprechen, ist jedoch sehr invasiv (Ushio et al. 1998).

## H 4.4 Pragmatische Therapie

### H 4.4.1 Spezifische Wahl des Behandlungsschemas

Die Behandlung der Meningeosis neoplastica erfolgt unter Berücksichtigung des aktuellen Gesundheitszustands und der Krankheitsentwicklung. Es wird zwischen solider leptomeningealer Metastasierung und positiver Liquorzytologie als Hinweis auf überwiegend nicht adhärente Tumorzellausbreitung im Subarachnoidalraum unterschieden. Nichtadhärente Tumorzellen oder dünne Tumorzellschichten auf Myelon oder Hirnstamm sprechen besser auf intrathekale Chemotherapie, solide Manifestationen eher auf systemische Chemotherapie an. Die Therapie wird zudem durch solide Hirnmetastasen und systemische Metastasen bestimmt. **Tab. H 4.3** stellt Richtlinien für die Wahl der Behandlungsmodalitäten zusammen (↑, B). Bei soliden Metastasen und nichtadhärenter Tumorzellausbreitung werden systemische und lokale Ansätze kombiniert. Bei solider leptomeningealer Metastasierung ohne solide Hirnparenchymmetastasen und systemische Metastasen sollte die fokale Strahlentherapie gegebenenfalls mit systemischer Chemotherapie kombiniert werden. Bei soliden Hirnmetastasen erfolgt die Ganzhirnbestrahlung, gegebenenfalls in Kombination mit systemischer Chemotherapie. Bei zusätzlichen systemischen Metastasen ohne solide Hirnparenchymläsionen wird mit systemischer Chemotherapie und meist fokaler spinaler Strahlentherapie behandelt. Patienten, die solide spinale, zerebrale und systemische Metastasen haben, erhalten systemische Chemotherapie, Ganzhirnbestrahlung und fokale spinale Strahlentherapie. Wenn relevante Manifestationen außerhalb des ZNS und solide leptomeningeale Metastasen nicht vorliegen, wird die intrathekale Chemotherapie über ein ventrikuläres Reservoir verabreicht. Bei der Notwendigkeit einer Druckkontrolle (Shunt) parallel zur intrathekalen Therapie bietet sich ein Shunt mit verschließbarem Ventil (on-/off-Ventil) an, um während der Therapie eine peritoneale Effusion des Medikaments zu verhindern und dennoch grundsätzlich eine ausreichende Kontrolle der Liquorraumweite zu erreichen. Bei zusätzlichen soliden Hirnparenchymmetastasen sollte die Ganzhirnbestrahlung erfolgen, solide spinale Läsionen werden lokal bestrahlt. Bei diesen Konstellationen sollten sechs intrathekale Injektionen über drei Wochen vor der Strahlentherapie appliziert werden und im Anschluss an die Strahlentherapie regelmäßige Liquorkontrollen erfolgen. Bei ausgedehnten systemischen Tumormanifestationen wird systemische Chemotherapie gegeben. Je nach Histologie und eingesetzter systemischer Chemo-

**Tab. H 4.3:** Empfehlungen zur Behandlung der Meningeosis neoplastica (↑, B)

| Manifestation | Solide Hirn-metastasen | Systemische Metastasen | Therapeutische Strategie |
|---|---|---|---|
| Solider Typ | Nein | Nein | (systemische Chemotherapie plus) fokale spinale Strahlentherapie |
| | Ja | Nein | (systemische Chemotherapie plus) Ganzhirn-bestrahlung plus fokale spinale Strahlentherapie |
| | Nein | Ja | systemische Chemotherapie (plus fokale spinale Strahlentherapie) |
| | Ja | Ja | systemische Chemotherapie plus Ganzhirn-bestrahlung (plus fokale spinale Strahlentherapie) |
| Nicht-adhärenter Typ | Nein | Nein | intrathekale Chemotherapie |
| | Ja | Nein | intrathekale Chemotherapie plus Ganzhirn-bestrahlung |
| | Nein | Ja | systemische Chemotherapie (plus intrathekale Chemotherapie) |
| | Ja | Ja | systemische Chemotherapie plus Ganzhirn-bestrahlung (plus intrathekale Chemotherapie) |

therapie erübrigt sich eine separate intrathekale Therapie.

## H 4.4.2 Strahlentherapie

Die Strahlentherapie ist vor allem bei soliden Tumoren fast immer Bestandteil der Therapie der Meningeosis neoplastica. Die fokale Strahlentherapie spinaler Metastasen wird in der Regel in 2 Gy-Fraktionen bis 30–36 Gy unter Einbeziehung der über und unter der Läsion liegenden Wirbelkörperhöhen appliziert. Bei spinalen extraduralen Metastasen wurde die Überlegenheit der kombinierten Behandlung aus Resektion gefolgt von der Strahlentherapie gegenüber alleiniger Strahlentherapie bezüglich der Gehfähigkeit nach Abschluss der Therapie als primärem Endpunkt in einer randomisierten Studie belegt (84 % vs. 52 %) (Patchell et al. 2005). Auch die Dauer des Erhalts der Gehfähigkeit wurde signifikant verlängert. Eine randomisierte Studie zur Strahlentherapie spinaler Metastasen ergab bezüglich Gehfähigkeit und Verträglichkeit keinen Unterschied zwischen je 8 Gy an zwei Tagen und einem protrahierten Regime von 3 × 5 Gy, gefolgt von 5 × 3 Gy (Maranzano et al. 2005).
Umschriebene zerebrale Läsionen werden in 3 Gy-Fraktionen bis 30–36 Gy bestrahlt. Auch die Ganzhirnbestrahlung wird in 3 Gy-Fraktionen bis 36 Gy verabreicht. Solide zerebrale Metastasen können zusätzlich mit fraktionierter Aufsättigung (Boost) oder Radiochirurgie behandelt werden (**Kap. H 3**). Bei kombinierter Radiochemotherapie wird die Ganzhirnbestrahlung drei Wochen aufgeschoben, sofern dies klinisch vertretbar ist. Die Ganzhirnbestrahlung wird unmittelbar verabreicht, wenn Patienten nur lumbal und nicht intraventrikulär intrathekal behandelt werden können. Wenn sich während systemischer Chemotherapie ausgedehnte leptomeningeale Metastasen entwickeln, erfolgt primär die Neuroachsenbestrahlung ohne parallele intrathekale Chemotherapie. Diese Konstellation ist selten. Eine weitere Indikation für die Neuroachsenbestrahlung ist fehlendes Ansprechen auf intrathekale Chemotherapie. Unerwünschte Wirkungen der Neuroachsenbestrahlung sind Myelosuppression, Myelopathie, Strahlenkolitis und Strahlenösophagitis. Die unerwünschten Wirkungen der Ganzhirnbestrahlung werden in **Kap. H 3** behandelt.

## H 4.4.3 Systemische Chemotherapie

Patienten mit Leukämie oder disseminiertem Non-Hodgkin-Lymphom erhalten systemische und meist auch intrathekale Chemotherapie. Systemische Schemata wie Hochdosis-Methotrexat (MTX) oder Hochdosis-Ara-C sind auch bei intrathekaler Metastasierung wirksam. Die häufigste Indikation zur Behandlung von Patienten mit leptomeningealer Metastasierung solider Tumoren mit systemischer Chemotherapie sind symptomatische Metastasen außerhalb des ZNS sowie nach Ganzhirnbestrahlung rezidivierte oder progrediente ZNS-Metastasen. Systemische Chemotherapie ist zudem bei multiplen soliden spinalen Metastasen eine Option, wenn die Neuroachsenbestrahlung vermieden werden soll. Die systemische Chemotherapie erfolgt nach den aktuellen Empfehlungen zur Behandlung des Primärtumors. (↑, B) (**Kap. H 3**).

## H 4.4.4 Intrathekale Chemotherapie

Vor der intrathekalen Chemotherapie sollten die Leukozyten über 3 000/ml, die Thrombozyten über 100 000/ml und bei Gabe von MTX das Serumkreatinin unter 1,5 mg/dl liegen. Anderenfalls bedarf die Therapie besonders sorgfältiger Überwachung. Die intraventrikuläre Therapie über ein Reservoir ist wiederholten Lumbalpunktionen vorzuziehen (↑, B). Vor der ersten Instillation des Medikaments wird die korrekte Lage der Katheterspitze im Vorderhorn des Seitenventrikels mittels CCT überprüft. Die *erste Medikation* über das Reservoir erfolgt unmittelbar postoperativ. Falls die Klinik den unmittelbaren Behandlungsbeginn erfordert, wird mit der Behandlung über Lumbalpunktionen begonnen, und die Reservoiranlage erfolgt baldmöglichst. Einige Patienten werden mit Hirndruckzeichen symptomatisch. In diesen Fällen sind externe

Liquordrainage und Reservoiranlage erste Therapiemaßnahmen.
Bei der operativen Anlage des Ventrikelkathethers bestehen eine Mortalität von 0,5 % und eine perioperative Morbidität von 2–10 %. Es kann zu Blutungen, Infektionen und reversiblen neurologischen Defiziten kommen. Katheterdislokation oder Liquorlecks treten bei 5 % der Reservoirs auf und erfordern die operative Revision. In 5 % der Fälle kommt es durch Liquoraustritt in die weiße Substanz aufgrund von Liquorpulsation oder chronisch erhöhtem Liquordruck zu einer fokalen Leukenzephalopathie im Bereich der Katheterspitze. Einhaltung strikter Sterilität ist von größter Wichtigkeit bei Injektionen in das Reservoir. 5–10 % der Patienten mit Ventrikelreservoir erleiden Meningitiden oder Ventrikulitiden. Der häufigste Erreger in der größten, allerdings schon älteren Serie war *Staphylococcus epidermidis*. Bei Patienten mit Meningeosis neoplastica ist aufgrund von Tumorerkrankung und vorhergehender Radiotherapie und Chemotherapie von einem höheren Infektionsrisiko auszugehen. Bei *Reservoirinfektion* ist die Entfernung des Reservoirs und aller Schlauchsysteme indiziert. Nur wenige Zentren bemühen sich bei solchen Patienten um die Sanierung mit systemischer oder intraventrikulärer Antibiose.
Vor der *intrathekalen Behandlung* mit Chemotherapeutika wird die Haut über dem Reservoir sorgfältig desinfiziert. Die Injektionskammer des Reservoirs wird mit dem Daumen mehrmals eingedrückt und die spontane Wiederfüllung beobachtet. Die Injektion darf nur bei frei zirkulierendem Liquor durchgeführt werden. Zu Beginn der Behandlung wird mit einer 22 G-Nadel die zum Volumen der intrathekalen Chemotherapie äquivalente Menge Liquor entnommen. Zur sorgfältigen Durchmischung des Medikaments mit dem Liquor wird über 10–15 Minuten langsam und wiederholt injiziert und aspiriert. Nach der Injektion wird das Reservoir mehrmals eingedrückt, um die sorgfältige Durchmischung des Medikaments mit dem Liquor zu erreichen. Lumbale Behandlungen werden mit atraumatischen (18–22 G-)Nadeln durchgeführt. Nach Applikation des Medikaments durch repetitives Injizieren und Aspirieren sollte der Patient mit 10° Neigung in Richtung des Kopfes vier Stunden liegen, um die Verteilung der Substanz in die kranialen Liquorräume zu begünstigen.
Die Zubereitung der Medikamente erfolgt streng nach Vorschrift der Hersteller. Es ist keine Verdünnung mit künstlichem Liquor notwendig. Zum Liquor hyperosmolare Lösungen dürfen nicht eingesetzt werden. Die parallele intrathekale Injektion von Steroiden zur Prävention von Ventrikulitiden und Meningitiden ist nicht notwendig. Während der intrathekalen Chemotherapie, vor allem bei paralleler Strahlentherapie, werden wöchentlich Leukozyten, Thrombozyten und Hämoglobin kontrolliert. Intrathekale Chemotherapie und Ganzhirnbestrahlung führen bei 5–10 % der Patienten zur Myelosuppression.
*MTX* wird für die meisten Tumoren in den meisten Zentren als Therapie der ersten Wahl angesehen (↑, B). MTX wird zweimal pro Woche appliziert. Die einzelne Dosis beträgt 12 mg für die intraventrikuläre und 15 mg für die lumbale Applikation. Zur Prävention systemischer Nebenwirkungen werden als Antidot 6 Stunden nach der MTX-Gabe über 48 h alle 6 h 15 mg Folinsäure p. o. gegeben. Bei Nichtansprechen auf MTX werden leptomeningeale Manifestationen bei Lymphomen oder Leukämien intrathekal eher mit Ara-C (50 mg) und bei soliden Tumoren eher mit Thiotepa (10 mg) behandelt.

Es ist bei Patienten mit zentralnervöser Metastasierung oft schwierig, den Kausalzusammenhang zwischen akut auftretenden neurologischen Defiziten wie Krampfanfällen oder Verschlechterung des klinischen Zustandes und intrathekaler Chemotherapie herzustellen. Intrathekales MTX kann akute, meist transiente, aber durch Schädigung der weißen Substanz auch verzögerte, meist irreversible unerwünschte Wirkungen haben. 5–40 % der Patienten entwickeln in den ersten Stunden nach intrathekaler MTX-Gabe eine reversible aseptische chemische Meningitis mit relevanter Zellzahlerhöhung. Diese kann mit erregerbedingten Meningitiden oder Ventrikulitiden in der Folge häufiger Lumbalpunktionen oder aufgrund einer Reservoirinfektion verwechselt werden. In den ersten zwei Wochen der intrathekalen MTX-Behandlung treten bei 10 % der Patienten Kopfschmerzen, Übelkeit, Schwindel, Fieber oder leichte Pleozytose auf. Auch aszendierende Myelopathien wurden beobachtet.

Die gravierendste Komplikation intrathekaler MTX-Therapie ist die irreversible progressive Leukenzephalopathie mit Hirnatrophie, Demenz, Inkontinenz, Krampfanfällen und fokalen neurologischen Defiziten, die sich Wochen bis Jahre nach der Therapie entwickeln kann, in der Regel im Zusammenhang mit einer Ganzhirnbestrahlung. Leukenzephalopathien können sich aber auch nach alleiniger systemischer Chemotherapie entwickeln (Siegal et al. 1994). Umfangreiche Daten über die MTX-Neurotoxizität wurden in älteren Leukämiestudien erhoben. Schwere Leukenzephalopathien treten häufiger bei MTX-Therapie nach als vor der Strahlentherapie auf. Daher sollten bei der kombinierten Behandlung der Meningeosis neoplastica 4–6 MTX-Gaben vor der Strahlentherapie erfolgen. Auch bei *Ara-C* werden Leukenzephalopathie und Myelopathie mit aszendierenden sensomotorischen Defiziten beobachtet. Die Häufigkeit unerwünschter Wirkungen ist vermutlich geringer als bei MTX. Ebenso erscheint das Risiko einer Leukenzephalopathie bei Radiochemotherapie mit Thiotepa geringer zu sein als bei kombinierter Behandlung mit MTX. Dosisanpassungen in Bezug auf Körperoberfläche oder Körpergewicht entfallen bei intrathekaler Gabe aufgrund des ab dem dritten Lebensjahr konstanten Liquorvolumens von etwa 150 ml. Ara-C und *Thiotepa* werden wie MTX zweimal pro Woche verabreicht. Die kumulativen Höchstdosen für MTX, Ara-C und Thiotepa sind nicht definiert, aber das Risiko der Neurotoxizität steigt vermutlich mit der Dosis.
Während der Strahlentherapie sind einmal wöchentliche Injektionen vertretbar. Manche Zentren verzichten wegen der gefürchteten Langzeittoxizität auf die intrathekale Chemotherapie parallel zur Strahlentherapie. Es liegen jedoch keine Studienergebnisse darüber vor, dass MTX während Strahlentherapie toxischer ist als danach. Wir führen

H 4

wöchentliche Injektionen während der Strahlentherapie durch, wenn bis zum Beginn der Strahlentherapie keine Liquorsanierung erreicht wurde. Im Anschluss an die Strahlentherapie sollte die intrathekale Therapie nur dann mit wöchentlichen Injektionen fortgesetzt werden, wenn keine Liquorsanierung erreicht wurde. Je länger die intrathekale Therapie vor allem nach Strahlentherapie fortgesetzt wird, umso stärker muss individuell die Bedrohung durch die Erkrankung gegen das steigende Neurotoxizitätsrisiko abgewogen werden. Therapieziele sind Stabilisierung oder Besserung neurologischer Defizite und Normalisierung des Liquorbefundes. Liquorzytologie, Zellzahl und Laktat eignen sich als Verlaufsparameter für die Wirksamkeit der Behandlung und Entscheidungskriterien für die weitere Therapieführung. Diese Parameter werden bei laufender Therapie in den Liquorproben bestimmt, die vor der intraventrikulären Therapie gewonnen werden. Der lumbale Liquorbefund zeigt oft höhere Werte für Zellzahl und Protein. Gelegentlich ist es sinnvoll, zu Beginn und Ende der Therapie sowie bei kritischen Phasen in der Therapieplanung auch bei liegendem Reservoir lumbal Liquor zu gewinnen und zu untersuchen. Im Einzelnen ergeben sich häufig folgende Fragen:

*Wann wird die intrathekale Therapie abgebrochen oder gewechselt?* Bei primärer intrathekaler Chemotherapie ohne Strahlentherapie sollten nach drei intrathekalen Behandlungen keine malignen Zellen im Liquor nachweisbar sein. Abbruch der Behandlung oder Wechsel des Medikaments erfolgen aber erst bei deutlicher Verschlechterung des Liquorbefundes oder Progredienz klinischer Symptome, die auf Fortschreiten der Meningeosis neoplastica und nicht auf einzelne progrediente solide Metastasen zurückzuführen sind. Die meisten Patienten erhalten nach MTX-Versagen eine Ganzhirnbestrahlung und fokale Strahlentherapie. Bei Persistieren der positiven Liquorzytologie nach der Strahlentherapie wird eine intrathekale Therapie mit Ara-C oder Thiotepa angeschlossen.

*Wie lange sollte eine wirksame intrathekale Therapie nach Liquorsanierung fortgesetzt werden?* Nach 2–3 negativen Liquorzytologien sollte pausiert werden, bis klinisch oder liquordiagnostisch ein Rezidiv auftritt. Insbesondere bei Patienten mit ventrikulären Reservoirs ist in der Remission ein Monitoring mit Liquoruntersuchungen mindestens einmal im Monat sinnvoll und zumutbar. Für die Erhaltungstherapie mit einer Behandlung alle 1–3 Monate gibt es keine unterstützenden Daten aus klinischen Studien. Bei Therapiebeginn behandeln wir jedoch über 3 Wochen (6 Injektionen), auch wenn sich die Liquorzytologie bereits nach ein oder zwei Injektionen normalisiert. Zu einem späteren Zeitpunkt, meist nach Beendigung der Strahlentherapie, beenden wir die intrathekale Chemotherapie nach zwei negativen Liquorzytologien ohne weitere Erhaltungstherapie. Im Rezidiv nach einem freien Intervall nehmen wir die zuvor erfolgreiche Therapie wieder auf. Einige Patienten zeigen Symptome progredienter leptomeningealer Metastasierung ohne korrespondierenden Liquorbefund. Diese Patienten profitieren oft von der Wiederaufnahme der Therapie mit wöchentlicher Behandlung über vier Wochen (↑, C).

*Wie lange sollte eine klinisch wirksame Behandlung ohne Liquorsanierung fortgesetzt werden?* Theoretisch ist der Liquorbefund ein der Klinik überlegener Verlaufsparameter. Die Verbesserung der Symptome wird neben der intrathekalen Therapie von paralleler Bestrahlung oder Veränderung der Medikation mit Steroiden oder Antikonvulsiva beeinflusst. Die relevanten Liquorbefunde wie Zellzahl, Laktat und Gesamtprotein sind störanfällig, ergänzende immunzytochemische Untersuchungen zur Validierung des Befunds sind zeitaufwändig und kostenintensiv. Aufgrund des palliativen Charakters der Behandlung der Meningeosis neoplastica wird im Zweifelsfall nach der Klinik behandelt. Bei über 4 Wochen stabilem klinischen Befund und stabilem Liquorbefund auch ohne Sanierung von Tumorzellen ist deshalb ein Aussetzen der intrathekalen Chemotherapie, insbesondere *nach* bereits erfolgter Strahlentherapie gerechtfertigt. Die Verschlechterung des Liquorbefundes ohne klinische Symptome ist kein Grund für die Wiederaufnahme der Chemotherapie. Die Entwicklung einer progredienten Leukenzephalopathie rechtfertigt in aller Regel den Abbruch der tumorspezifischen Therapie (↑, C).

### H 4.4.5 Supportive Maßnahmen

Bei erhöhtem intrakraniellen Druck wird mit der Anlage eines ventrikuloperitonealen Shunts häufig eine wirksame Palliation einer sonst kaum beherrschbaren Hirndrucksymptomatik erreicht (Omuro et al. 2005; Jung 2104; Nigim 2015). Bei diesen Patienten sollte ein verschließbares Shunt-System in Betracht gezogen werden, falls zusätzlich eine intrathekale Chemotherapie geplant ist. Patienten mit Meningeosis neoplastica profitieren auch unabhängig von der Strahlentherapie von geringen Mengen an *Steroiden*. Aufgrund der dosisabhängigen unerwünschten Wirkungen der Steroide empfehlen wir die Gabe von 4 mg Dexamethason oder eines anderen Steroidpräparats in entsprechender Dosierung zu Beginn und Steigerung nach Klinik. Die Reduktion der Steroide sollte nach Ansprechen auf Chemo- oder Strahlentherapie individuell angestrebt werden. Richtlinien für die Behandlung und Prävention von symptomatischen Krampfanfällen finden sich in **Kap. H 1** und **Kap. H 3**. Antikonvulsiva sollten auch nach Implantation eines Reservoirs nicht prophylaktisch gegeben werden. Bei Auftreten von Krampfanfällen sollte über drei Monate antikonvulsiv behandelt werden. Die Entscheidung, die Medikation nach einem Intervall ohne Krampfanfälle abzusetzen, wird individuell, u. a. vor dem Hintergrund des Ansprechens auf die Tumortherapie, getroffen.

## Literatur

Blaney S, Balis FM, Berg S, Arndt CA, Heideman R, Geyer JR, Packer R, Adamson PC, Jaeckle K, Klenke R, Aikin A, Murphy R, McCully C, Poplack DG. Intrathecal mafosfamide: a preclinical pharmacology and phase I trial. J Clin Oncol 2005; 23: 1555–1563.

Blaney SM, Heideman R, Berg S, Adamson P, Gillespie A, Geyer JR et al. Phase I clinical trial of intrathecal topotecan in patients with neoplastic meningitis. J Clin Oncol 2003; 21: 143–147.

Boogerd W, Dorresteijn LD, van der Sande JJ, de Gast GC, Bruning PF. Response of leptomeningeal metastases from breast cancer to hormonal therapy. Neurology 2000; 55: 117–119.

Boogerd W, van den Bent MJ, Koehler PJ, Heimans JJ, van der Sande JJ, Aaronson NK et al. The relevance of intraventricular chemotherapy for leptomeningeal metastasis in breast cancer: a randomised study. Eur J Cancer 2004; 40: 2726–2733.

Brastianos PK, Carter SL, Santagata S, Cahill DP, Taylor-Weiner A et al. Genomic Characterization of Brain Metastases Reveals Branched Evolution and Potential Therapeutic Targets. Cancer Discov 2015; 5: 1164–1177.

Bromberg JE, Breems DA, Kraan J, Bikker G, van der Holt B, Smitt PS, van den Bent MJ, van't Veer M, Gratama JW. CSF flow cytometry greatly improves diagnostic accuracy in CNS hematologic malignancies. Neurology 2007; 68: 1674–1679.

Chamberlain M, Soffietti R, Raizer J, Ruda R, Brandsma D et al. Leptomeningeal metastasis: a Response Assessment in Neuro-Oncology critical review of endpoints and response criteria of published randomized clinical trials. Neuro Oncol 2014; 16: 1176–1185.

Chamberlain MC. Neoplastic meningitis. J Clin Oncol 2005; 23: 3605–3613.

Chamberlain MC. Phase II trial of intracerebrospinal fluid etoposide in the treatment of neoplastic meningitis. Cancer 2006; 106: 2021–2027.

Clatot F, Philippin-Lauridant G, Ouvrier MJ, Nakry T, Laberge-Le-Couteulx S, Guillemet C, Veyret C, Blot E. Clinical improvement and survival in breast cancer leptomeningeal metastasis correlate with the cytologic response to intrathecal chemotherapy. J Neuro-Oncol 2009; 95: 421–426.

Corsini E, Bernardi G, Gaviani P, Silvani A.de Grazia U, Ciusani E, Croci D, Salmaggi A. Intrathecal synthesis of tumor markers is a highly sensitive test in the diagnosis of leptomeningeal metastasis from solid cancers. Clin Chem Lab Med 2009; 47: 874–879.

Gammon DC, Bhatt MS, Tran L, Van Horn A, Benvenuti M, Glantz MJ. Intrathecal topotecan in adult patients with neoplastic meningitis. Am J Health Syst Pharm. 2006; 63: 2083–2086.

Giannone L, Greco FA, Hainsworth JD. Combination intraventricular chemotherapy for meningeal neoplasia. J Clin Oncol 1986; 4: 68–73.

Glantz MJ, Cole BF, Recht L, Akerley W, Mills P, Saris S, et al. High-dose intravenous methotrexate for patients with nonleukemic cancer: is intrathecal chemotherapy necessary? J Clin Oncol 1998; 16: 1561–1567.

Glantz MJ, Hall WA, Cole BF, Chozik BS, Shannon CM, Wahlberg L, et al. Diagnosis, management, and survival of patients with leptomeningeal cancer based on cerebrospinal fluid-flow status. Cancer 1995; 75: 2919–2931.

Glantz MJ, Jaeckle KA, Chamberlain MC, Phuphanich S, Recht L, Swinnen LJ et al. A randomized controlled trial comparing intrathecal sustained-release cytarabine (DepoCyt) to intrathecal methotrexate in patients with neoplastic meningitis from solid tumors. Clin Cancer Res 1999a; 5: 3394–3402.

Glantz MJ, Jaeckle KA, Chamberlain MC, Phuphanich S, Recht L, Swinnen LJ et al. Randomized trial of a slow-release versus a standard formulation of cytarabine for the intrathecal treatment of lymphomatous meningitis. J Clin Oncol 1999b; 17: 3110–3116.

Grossman SA, Finkelstein DM, Ruckdeschel JC, Trump DL, Moynihan T, Ettinger DS, for the Eastern Cooperative Oncology Group. Randomized prospective comparison of intraventricular methotrexate and thiotepa in patients with previously untreated neoplastic meningitis. J Clin Oncol 1993; 11: 561–569.

Hegde U, Filie A, Little RF, Janik JE, Grant N, Steinberg SM et al. High incidence of occult leptomeningeal disease detected by flow cytometry in newly diagnosed aggressive B-cell lymphomas at risk for central nervous system involvement: the role of flow cytometry versus cytology. Blood 2005; 105: 496–502.

Herrlinger U, Förschler H, Küker W, Meyermann R, Bamberg M, Dichgans J et al. Leptomeningeal metastasis: survival and prognostic factors in 155 patients. J Neurol Sci 2004a; 223: 167–178.

Hitchins RN, Bell DR, Woods RL, Levi JA. A prospective randomized trial of single-agent versus combination chemotherapy in meningeal carcinomatosis. J Clin Oncol 1987; 5: 1655–1662.

Hyun JW, Jeong IH, Joung A, Cho HJ, Kim SH et al. Leptomeningeal metastasis: Clinical experience of 519 cases. Eur J Cancer 2016; 56: 107–114.

Jabbour E, O'Brien S, Kantarjian H, Garcia-Manero G, Ferrajoli A, Ravandi F, Cabanillas M, Thomas DA. Neurologic complications associated with intrathecal liposomal cytarabine given prophylactically in combination with high-dose methotrexate and cytarabine to patients with acute lymphocytic leukaemia. Blood 2007; 109: 3214–3218.

Jung TY, Chung WK, Oh IJ. The prognostic significance of surgically treated hydrocephalus in leptomeningeal metastases. Clin Neurol Neurosurg 2014; 119: 80–83.

Le Rhun E, Weller M, Brandsma D et al. EANO-ESMO Clinical Practice Guidelines for diagnosis, treatment and follow-up of patients with leptomeningeal metastasis from solid tumors, Annals of Oncology 2017; 28: 84–99.

Mack F, Baumert BG, Schafer N, Hattingen E, Scheffler B et al. Therapy of leptomeningeal metastasis in solid tumors. Cancer Treat Rev 2016; 43: 83–91.

Maranzano E, Bellavita R, Rossi R, De Angelis V, Frattegiani A, Bagnoli R, Mignogna M, Beneventi S, Lupattelli M, Ponticelli P, Biti GP, Latini P. Short-course versus split-course radiotherapy in metastatic spinal cord compression. Results of a phase III, randomized, multicenter trial. J Clin Oncol 2005; 23: 3358–3365.

Nigim F, Critchlow JF, Kasper EM Role of ventriculoperitoneal shunting in patients with neoplasms of the central nervous system: An analysis of 59 cases. Mol Clin Oncol 2015; 3: 1381–1386.

Omuro AMP, Lallana EC, Bilsky MH, DeAngelis LM. Ventriculoperitoneal shunt in patients with leptomeningeal metastasis. Neurology 2005; 64: 1625–1627.

Patchell RA, Tibbs PA, Regine WF, Payne R, Saris S, Kryscio RJ, Mohiuddin M, Mohiuddin M, Young B. Direct decompressive surgical resection in the treatment of spinal cord compression caused by metastatic cancer. A randomized trial. Lancet 2005; 366: 643–648.

Pentsova EI, Shah RH, Tang J, Boire A, You D et al. Evaluating Cancer of the Central Nervous System Through Next-Generation Sequencing of Cerebrospinal Fluid. J Clin Oncol 2016; 34: 2404–2415.

Perissinotti AJ, Reeves DJ. Role of intrathecal rituximab and trastuzumab in the management of leptomeningeal carcinomatosis. Ann Pharmacother 2010; 44: 1633–1640.

Phuphanich S, Maria B, Braeckman R, Chamberlain M. A pharmacokinetic study of intra-CSF administered encapsulated cytarabine (DepoCyt) for the treatment of neoplastic meningitis in patients with leukemia, lymphoma, or solid tumors as part of a phase III study. J Neurooncol 2007; 81: 201–208.

Postmus PE, Haaxma-Reiche H, Berendsen HH, Sleijfer DT. High-dose etoposide for meningeal carcinomatosis in patients with small cell lung cancer. Eur J Cancer Clin Oncol 1989; 25: 377–378.

Rau KM, Chen HK, Shiu LY, Chao TL, Lo YP et al. Discordance of Mutation Statuses of Epidermal Growth Factor Receptor and K-ras between Primary Adenocarcinoma of Lung and Brain Metastasis. Int J Mol Sci 2016; 17: 524.

Siegal T, Lossos A, Pfeffer MR. Leptomeningeal metastases: analysis of 31 patients with sustained off-therapy response following combined-modality therapy. Neurology 1994; 44: 1463–1469.

Slavc I, Schuller E, Falger J, Gunes M, Pillwein K, Czech T et al. Feasibility of long-term intraventricular therapy with mafosfamide (n = 26) and etoposide (n = 11): experience in 26 children with disseminated malignant brain tumors. J Neurooncol 2003; 64: 239–247.

Stewart DJ, Maroun JA, Hugenholtz H, Benoit B, Girard A, Richard M et al. Combined intraommaya methotrexate, cytosine arabinoside, hydrocortisone and thiotepa for meningeal involvement by malignancies. J Neuro-Oncol 1987; 5: 315–322.

Stockhammer G, Poewe W, Burgstaller S, Deisenhammer F, Muigg A, Kiechl S et al. Vascular endothelial growth factor in CSF: a biological marker for carcinomatous meningitis. Neurology 2000; 54: 1670–1676.

Ushio Y, Kochi M, Kitamura I, Kuratsu J. Ventriculolumbar perfusion of 3-[(4-amino-2-methyl-5-pyrimidinyl) methyl]-1-(2-chloroethyl)-1-nitrosourea hydrochloride for subarachnoid dissemination of gliomas. J Neuro-Oncol 1998; 38: 207–212.

Van Oostenbrugge RJ, Hopman AH, Arends JW, Ramaekers FC, Twijnstra A. Treatment of leptomeningeal metastases evaluated by interphase cytogenetics. J Clin Oncol 2000; 18: 2053–2058.

Weller M, Stevens A, Sommer N, Schabet M, Wiethölter H. Tumor cell dissemination triggers an intrathecal immune response in neoplastic meningitis. Cancer 1992; 69: 1475–1480.

Witham TF, Fukui MB, Meltzer CC, Burns R, Kondziolka D, Bozik ME. Survival of patients with high grade glioma treated with intrathecal thiotriethylenephosphoramide for ependymal or leptomeningeal gliomatosis. Cancer 1999; 86: 1347–1353.

Zagouri F, Sergentanis TN, Bartsch R, Berghoff AS, Chrysikos D et al. Intrathecal administration of trastuzumab for the treatment of meningeal carcinomatosis in HER2-positive metastatic breast cancer: a systematic review and pooled analysis. Breast Cancer Res Treat 2013; 139: 13–22.

# H 5 Paraneoplastische neurologische Syndrome

*von F. Leypoldt, T. Magnus und R. Voltz**

## H 5.1 Klinik

Als *paraneoplastische neurologische Syndrome* werden im weiteren Sinne alle neurologischen Syndrome bezeichnet, die in zeitlichem und mutmaßlich oder gesichert kausalem Zusammenhang mit einer Tumorerkrankung auftreten, sofern diese nicht durch den Tumor selbst, durch Metastasen, vaskuläre, infektiöse, metabolische, therapiebedingte oder andere Ursachen ausgelöst sind. Im engeren Sinne wird dieser Begriff meist für immunvermittelte Prozesse reserviert, bei denen der Tumor als Auslöser einer Autoimmunerkrankung angesehen wird. Dabei kann jede Ebene des Nervensystems betroffen sein, vom zentralen über das periphere Nervensystem, die neuromuskuläre Endplatte bis zum Muskel. Die häufigere Gruppe der *nicht*-immunvermittelten, *nicht*-neurologischen paraneoplastischen Erkrankungen (z. B. SIADH, Koagulopathien) wird in diesem Kapitel nicht besprochen. Auch paraneoplastische Vaskulitiden sind nicht Teil dieser Übersicht.

Die meisten autoimmunen neurologischen Syndrome kommen sowohl idiopathisch als auch paraneoplastisch vor, allerdings ist die relative *a priori* Wahrscheinlichkeit einer paraneoplastischen Ätiologie sehr unterschiedlich. Einige klinische Syndrome sind relativ häufig mit einer paraneoplastischen Genese assoziiert und sollten als »Red Flag« einer möglicherweise paraneoplastischen Autoimmunerkrankung interpretiert werden (**Kasten H 5.1**). Allgemein gilt jedoch, dass paraneoplastische Syndrome in den allermeisten Fällen subakut (Tage bis Wochen) auftreten, chronische, nur gering progrediente Syndrome sind nur selten paraneoplastischer Ursache.

Paraneoplastische Syndrome stellen keine homogene Gruppe von Erkrankungen dar. Beispielsweise sind sowohl die generalisierte Enzephalomyelitis mit Hu-Antikörpern und einem zugrundeliegenden kleinzelligen Bronchialkarzinom als auch die anti-NMDA Rezeptor Enzephalitis mit Ovarialteratom paraneoplastische Enzephalitiden. Dennoch unterscheiden sich diese Syndrome bezüglich Klinik, Pathophysiologie, Diagnostik, Prognose und Therapie deutlich voneinander. Der Nachweis spezifischer anti-neuronaler Autoantikörper erleichtert daher eine differenzierte Einschätzung der Tumorwahrscheinlichkeit, der Tumorlokalisation, der Prognose und des Therapieansprechens. Viele Enzephalitiden mit synaptischen Autoantikörpern können mit einem Tumor assoziiert sein, naturgemäß bestehen daher Überlappungen mit dem **Kap. F 12** »Antikörpervermittelte autoimmune Enzephalopathien«.

**Kasten H 5.1:** Klinische Syndrome mit einer relativ hohen Wahrscheinlichkeit einer paraneoplastischen Ätiologie. Geschätzte Häufigkeit einer paraneoplastischen Ätiologie in % (nach Graus et al. 2004)

A) Zentrales Nervensystem
Enzephalomyelitis < 5 %
Limbische Enzephalitis 5–10 %
Subakute Kleinhirndegeneration 30–50 %
Opsoklonus-Myoklonus-Syndrom 10–15 %

B) Peripheres Nervensystem
Subakute sensorische Neuronopathie 10–20 %
Chronische intestinale Pseudoobstruktion < 5 %

C) Neuromuskuläre Synapse und Muskel
Lambert-Eaton-Myasthenie-Syndrom 50–60 %
Dermatomyositis < 5 %

Die Grundlage der Diagnostik stellt neben der klinischen Einordnung der Beschwerden bei zentralnervösen Syndromen eine MRT-Untersuchung des Kopfes und/oder Rückenmarks sowie eine Liquorpunktion und EEG-Untersuchung dar. Die weiteren paraklinischen Untersuchungen hängen vom betroffenen System ab (z. B. VEP bei Optikusneuritiden oder Elektroretinogramm/optische Kohärenztomographie [OCT] bei Retinopathien).

Bei Syndromen einer neuromuskulären Übertragungsstörung, einer Schwerpunktneuropathie, Polyneuropathie, Polyradikulopathie sowie bei myopathischen Syndromen erfolgt die initiale Abklärung analog zu dem Vorgehen bei nicht-paraneoplastischen Syndromen, hier sei auf die **Kap. J 1**, **Kap. J 2** (Neuropathien), **Kap. J 8** und **Kap. J 10** (Myositiden, Myopathien) verwiesen.

Unbedingt notwendig ist eine umfassende Differentialdiagnose, diese orientiert sich am Einzelfall. Beispiele für wichtige Differentialdiagnosen sind in **Tab. H 5.1** genannt.

### H 5.1.1 Paraneoplastische autoimmune Zerebellitis/Kleinhirndegeneration

*Die paraneoplastische Kleinhirndegeneration* (PKD) ist eine seltene aber wichtige Ursache einer akuten, seltener auch subakut progredienten zerebellären

* Autoren dieses Kapitels in der 6. Auflage: R. Voltz und F. Leypoldt.

**Tab. H 5.1:** Differentialdiagnosen paraneoplastischer Syndrome

| Klinisches Syndrom | Differentialdiagnosen |
|---|---|
| Limbische Enzephalitis (LE) | Infektiöse Enzephalitis, v. a. HSV, VZV, HHV6 bei Immunsuppression, Lues, CJD, HIV/PML; Lupus erythematodes; Sjögren-Syndrom; Gliom |
| Rhombenzephalitis | Infektiöse Enzephalitis, v. a. Listerien, Toxoplasmose; basale Meningitis TBC; M. Whipple Miller-Fisher/Bickerstaff; Myasthenia gravis, M. Behçet, NMOSD, Gliom |
| Opsoklonus-/ Myoklonus-Syndrom | Opsoklonus: u. a. HIV, Hepatitis C, WNV, M. Whipple, Borreliose, postinfektiös (Mycoplasmen, Salmonellen, Streptokokken), medikamentös<br>Myoklonien: physiologisch, hereditär, sporadisch, Epilepsie-Syndrome, Enzephalopathien, CJD, neurodegenerative Erkrankungen, Gluten-sensitive Enteropathie, Lance-Adams-Syndrom |
| Myelitis | Infektiös; parainfektiös; MS; NMOSD; spinale Durafistel, Syringomyelie, Tethered-cord-Syndrom, Spinalis-anterior-Syndrom |
| Subakute Kleinhirndegeneration (PKD) | Alkohol, Medikamentös (Lithium, Antikonvulsiva, 5-FU), Vit. $B_1$, $B_{12}$, Folsäure, Vit. E; infektiös (VZV, EBV, Lues, M. Whipple), MS, CJD, meningeale Siderose, MSA-C, hereditär |
| Retino-/Optikopathie | Vaskulär; Neuritis N. optici, NMOSD, LHON, medikamentös |
| Subakut sensible Neuropathie | Diabetes mellitus, CIDP; MGUS; Anti-MAG-Neuropathie; Sjögren-Syndrom, Amyloidose, kryoglobulinämische Vaskulitis, medikamentös/toxisch, Vit. $B_{12}$-Mangel |
| Autonome Neuropathie | Diabetes mellitus; GBS; CIDP, Sjögren-Syndrom, Porphyrie, MSA-A, Mitochondriopathie |
| Neuromyotonie | Crampi; Crampus-Faszikulationssyndrom; Radiogene Plexusaffektion; Myotonie |
| Lambert-Eaton-Syndrom | Myasthenia gravis, Episodische Ataxie Typ 2 |
| Myasthenia gravis | Autoimmun; medikamenteninduziert, kongenital, LEMS, Botulismus |
| Poly-/Dermatomyositis | Myopathie, z. B. durch Steroide, IBM, immunmediierte nekrotisierende Myopathien |

5-FU 5-Fluoruracil; ALS Amyotrophe Lateralsklerose; CIDP chronisch inflammatorische demyelinisierende Polyneuropathie; CJD Creutzfeldt-Jakob-Disease; EBV Ebstein-Barr-Virus; GBS Guillain-Barré-Syndrom; HIV Humanes Immundefizienzsyndrom Virus; IBM Einschlusskörpermyositis; JC/HIV Progressive multifokale Leukenzephalopathie bei HIV; LEMS Lambert-Eaton-Myasthenie-Syndrom; LHON Lebersche Optikusatropathie, MAG Myelin assoziiertes Glycoprotein; MGUS Monoklonale Gammopathie unklarer Signifikanz; MSA Multisystematrophie; NMOSD Neuromyelitis Optica Spektrum Erkrankung; PERM=Progressive Enzephalomyelitis mit Rigidität und Myoklonien; VZV Varizella-zoster-Virus; WNV West-Nil-Virus

Ataxie. Meist entsteht über wenige Tage bis wenige Wochen ein schwerstes zerebelläres Syndrom mit ausgeprägter Beteiligung der Arme, Verlust des Gehvermögens, Dysarthrie, sakkadierter Blickfolge und Nystagmus (meist Downbeat-Nystagmus). Gelegentlich besteht eine heterogene Prodromalsymptomatik ähnlich einem grippalen Infekt. Das Fehlen einer Atrophie im MRT ist in frühen Stadien häufig. Späte Bildgebung kann eine Kleinhirnatrophie darstellen. In Einzelfällen kann ein *FDG-Hirnstoffwechsel-PET* zerebelläre Hypermetabolismen bereits in frühen Stadien einer PKD nachweisen (Choi et al. 2006). Wegweisend ist bei PKDs der Nachweis von Autoantikörpern. Klinisch derzeit relevante Autoantikörper sind in **Tab. H 5.2** genannt. Bei einem Teil der PKDs finden sich weiterhin keine bekannten Antikörper, in diesem Fall ist die umfassende Differentialdiagnose, Nachuntersuchung von Liquor und Serum in einem wissenschaftlichen Speziallabor und ggfs. rein klinische Diagnosestellung und Tumorsuche wichtig.

### H 5.1.2 Paraneoplastische autoimmune Enzephalitis

Jede autoimmune Enzephalitis kann im Zusammenhang mit einem zugrundeliegenden Tumor als *paraneoplastische autoimmune Enzephalitis* auftreten. Meist treten über wenige Tage oder Wochen neuropsychiatrische Auffälligkeiten, Verhaltensstörungen, Persönlichkeitsveränderungen, Gedächtnisstörungen sowie epileptische Anfälle auf. Allerdings können auch mehrmonatige und oligosymptomatische Verläufe vorkommen. Manche autoimmune Enzephalitissyndrome sind mit weiteren Symptomkomplexen assoziiert (**Tab. H 5.3**) (Leypoldt et al. 2015). Je nach Lokalisation des betroffenen Hirnareals sprechen auch fokale neurologische Zeichen nicht gegen diese Diagnose. Liquor- und MRT-Auffälligkeiten kommen bei vielen, jedoch nicht bei allen paraneoplastischen autoimmunen Enzephalitiden vor.

Die Untersuchung auf anti-neuronale Antikörper sollte aufgrund der höheren Sensitivität und Spezifität aus Liquor und Serum erfolgen (Ariño et al. 2016; Graus et al. 2016; Gresa-Arribas et al. 2014). Relevante anti-neuronale Antikörper sind in **Tab. H 5.3** genannt. Grundsätzlich gilt, dass der AK-Nachweis immer im Kontext des klinischen Syndroms und der weiteren Befundlage interpretiert werden muss: Eine atypische klinische Präsentation oder auch niedrigtitrige AK nur im Serum (z. B. 1 : 10) oder nicht IgG-Isotypen sollten zurückhaltend interpretiert und in einem Speziallabor reevaluiert werden (Graus et al. 2016).

**Tab. H 5.2:** Relevante Autoantikörper bei zerebellären Syndromen (Übersichtsarbeit in Jarius und Wildemann 2015a, b, c)

| Antikörper | Tumorassoziation |
|---|---|
| **Gut charakterisierte Antikörper (intrazelluläre Antigene bis auf VGCC und DNER)** | |
| Anti-Yo/CDR2 (PCA-1) | Ovar, Mamma-Ca, Uterus-Ca |
| Anti-P/Q type VGCC | SCLC, weitere neuroendokrine Tumore |
| Anti-Tr/DNER | Meist Morbus Hodgkin |
| Anti-CV2/CRMP5 | SCLC, Thymome, weitere |
| Anti-Hu (ANNA-1) | SCLC, weitere neuroendokrine Tumore |
| Anti-Ri (ANNA-2) | Mamma-Ca, Ovarial-Ca, SCLC |
| Anti-SOX1 (AGNA) | SCLC |
| Anti-GAD | sehr selten tumorassoziiert |
| Anti-Zic4 | SCLC |
| Anti-Amphiphysin | Mamma-Ca, Ovarial-Ca, SCLC |
| **Einzelfallberichte** | |
| Anti-mGluR1<br>Anti-Homer3<br>Anti-Sj/ITPR1<br>Anti-CARP<br>Anti-PKCγ<br>Anti-GluRδ2<br>Anti-Ca/ARHGAP26<br>PCA-2 (Zielantigen unbekannt) | Selten tumorassoziiert<br>Idiopathisch, Bronchial-Ca<br>Idiopathisch, NSCLC, andere Tumoren<br>Melanom, Ovarial-Ca<br>SCLC, Leber-Ca<br>Selten tumorassoziiert<br>Idiopathisch, Ovarial-Ca<br>SCLC |

Die im unteren Teil der Tabelle aufgeführten AK wurden bislang erst in Einzelfällen beschrieben, so dass das Spektrum assoziierter Tumoren nicht abschließend beurteilt werden kann.

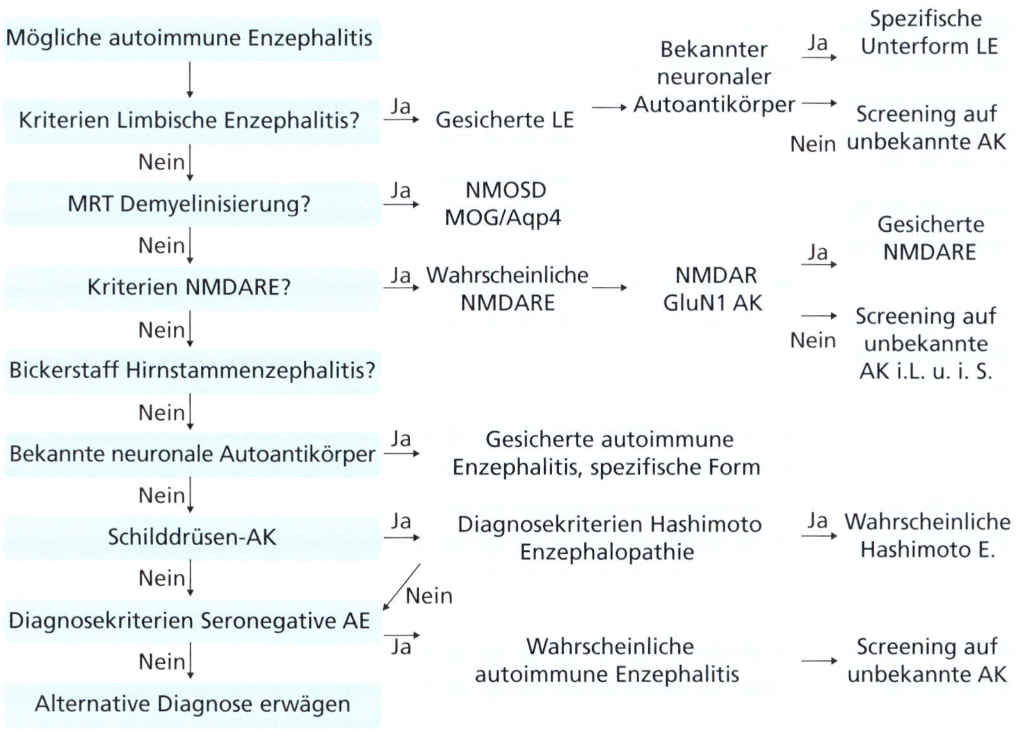


**Abb. H 5.1:** Diagnosealgorithmus für autoimmune Enzephalitis (modifiziert nach Graus et al. 2016). Für weitere Kriterien siehe **Kasten H 5.2** und Originalarbeit.

Die Diagnosestellung erfordert eine umfassende Differentialdiagnose, ein gestaffeltes Vorgehen und sollte klinische, paraklinische und serologische Parameter berücksichtigen (**Abb. H 5.1**, **Kasten H 5.2**) (Graus et al. 2016). Je nach klinisch/serologischer Diagnose liegt eine unterschiedliche Tumorwahrscheinlichkeit und wahrscheinliche Tumorlokalisation vor (**Tab. H 5.3**).

**Kasten H 5.2:** Diagnosekriterien für limbische Enzephalitis und seronegative autoimmune Enzephalitis nach Graus et al. (2016)

**Gesicherte limbische Enzephalitis (alle vier Kriterien oder falls einer der Punkte 1, 2 oder 3 nicht erfüllt: Zusätzlich Nachweis eines Autoantikörpers gegen neuronale Oberflächen- oder intrazelluläre Antigene)**

1. Subakuter Beginn (rasch progredient in weniger als 3 Monaten) einer Kurzzeitgedächtnisstörung, epileptischer Anfälle oder psychiatrischer Symptome passend zu limbischer Affektion
2. Bilaterale T2/FLAIR-Hyperintensitäten beschränkt auf mesiale temporale Areale*
3. Eines der beiden folgenden Kriterien:
   - Liquor-Pleozytose >5/µl
   - EEG mit epilepsietypischen Potentialen oder temporalen Herden
4. Ausschluss von relevanten Differentialdiagnosen

**Wahrscheinliche seronegative autoimmune Enzephalitis (Alle vier Kriterien)**

1. Subakuter Beginn (rasch progredient in weniger als 3 Monaten) einer Kurzzeitgedächtnisstörung, qualitativer (inkl. Persönlichkeitsveränderungen) oder quantitativer Bewusstseinsminderungen oder psychiatrischer Symptome
2. Ausschluss anderer definierter autoimmuner Enzephalitissyndrome (z. B. Bickerstaff-Enzephalitis, ADEM)
3. Fehlender Nachweis gut charakterisierter Autoantikörper im Serum und Liquor und mindestens zwei der folgenden Kriterien:
   - MRT-Veränderungen hinweisend auf Enzephalitis
   - Liquorpleozytose >5/µl oder isolierte oligoklonale Banden (OKB) im Liquor
   - Hirnbiopsie mit entzündlichen Infiltraten
4. Ausschluss von relevanten Differentialdiagnosen

* Alternativ FDG-PET, möglicherweise sensitiver als MRT bei Nachweis eines temporomesialen Hypermetabolismus.

**Tab. H 5.3:** Klinisch relevante anti-neuronale Antikörper bei autoimmuner Enzephalitis

| Name (Synonym) | Klinisches Enzephalitis Syndrom | Weitere assoziierte Symptome/Besonderheiten | häufigste Tumore |
|---|---|---|---|
| **Gut charakterisierte Antikörper gegen intrazelluläre Antigene Assoziation mit einem Tumor in > 95 %** | | | |
| Anti-Hu (ANNA-1) | Enzephalomyelitis, limbische Enzephalitis | Neuropathiesyndrome (SSN, autonome Neuropathie) | Bronchial-Ca insbesondere SCLC, weitere |
| Anti-CRMP5 (CV2) | Enzephalomyelitis, Optikusneuritis, limbische Enzephalitis, Chorea | Neuropathiesyndrome | SCLC, Thymom, weitere |
| Anti-Ta/Ma2 | Limbische Enzephalitis, Rhombenzephalitis | | Hoden |
| Anti-Ri (ANNA-2) | Opsoklonus-Myoklonus-Syndrom, Rhombenzephalitis | | Mamma, Ovar, SCLC |
| Anti-Amphiphysin | Stiff-Person-Syndrom, limbische Enzephalitis, Rhombenzephalitis | | Mamma, SCLC |
| **Gut charakterisierte Antikörper gegen neuronale Oberflächenantigene Assoziation mit einem Tumor je nach Antikörper unterschiedlich** | | | |
| Anti-NMDA GluN1 | Anti-NMDA-Rezeptor Enzephalitis | Dyskinesien, Chorea, Prodrome | 25 %: Ovarialteratom, selten Testis und andere Organe |
| Anti-AMPA-R. | Limbische Enzephalitis | Psychose, Enzephalopathie, koinzidentelle AK gegen intrazelluläre Antigene | ~60 %: SCLC, Thymome, Mamma, Ovar |
| Anti-$GABA_B$-R. | Limbische Enzephalitis | Zerebelläre Syndrome | ~50 % SCLC |
| Anti-CASPR2 | Limbische Enzephalitis, Neuromyotonie, Morvan-Syndrom | Periphere Hyperexzitabilität, Schmerzsyndrome | ~40 % Thymome |
| Anti-LGI1 | Limbische Enzephalitis | Brachiofaziale dystone Anfälle, Myoklonien, Hyponatriämien | <10 % verschiedene Tumore |
| Anti-DPPX | Enzephalitis, Ataxie, Stiff-Person-Syndrom | Myoklonus, Tremor, Hyperekplexie, Diarrhoe, Gewichtsverlust | Lymphome (selten) |
| Anti-GAD | Limbische Enzephalitis, Temporallappenepilepsie | Weitere Autoimmunopathien | selten |

### H 5.1.3 Weitere zentralnervöse paraneoplastische Syndrome

Eine paraneoplastische Enzephalitis kann sich auch primär und isoliert im Hirnstamm (*Rhombenzephalitis*) (Saiz et al. 2009) oder Myelon (*Paraneoplastische Myelitis*) (Flanagan et al. 2011) manifestieren. Häufiger treten diese Syndrome jedoch als Teil einer generalisierten Enzephalomyelitis auf. Das paraneoplastische Opsoklonus-Myoklonus-Syndrom (POMS) ist durch chaotische, konjugierte, hochamplitudige, unwillkürliche Sakkaden und meist generalisierte Myoklonien charakterisiert (Armangue et al. 2014). Progredienter axialer und appendikulärer Rigor mit lumbaler Hyperlordose und paroxysmale, schmerzhafte einschießende Spasmen der Extremitäten, getriggert durch Willkürbewegungen, Aufregung oder taktile/auditorische Stimuli, werden als *Stiff-Person-Syndrom* (SPS) bezeichnet. Bei der *paraneoplastischen Retinopathie* treten subakut progrediente Lichtempfindlichkeit, Visusminderung und Farbsehstörungen (Symptome der Zäpfchen), verlängerte Dunkeladaptation, periphere oder Ringskotome, Gesichtsfeldeinschränkungen (Symptome der Stäbchen) auf. Isolierte, chronisch progrediente 1. und 2. *Motoneuron-Syndrome* (MNS) sind in den allermeisten Fällen neurodegenerativer Genese. An eine paraneoplastische Genese kann gedacht werden bei (1) rasch progredientem Verlauf mit (2) einem isolierten zweiten Motoneuron Syndrom und (3) sensibler Beteiligung sowie (4) systemischen oder enzephalopathischen Symptomen.

### H 5.1.4 Paraneoplastische Neuropathiesyndrome

Da sowohl *Polyneuropathien* als auch Tumoren häufig sind, ergibt sich zwangsläufig eine Koinzidenz beider Erkrankungen. Außerdem können bei Tumorpatienten medikamentöse/chemotherapeutische, nutritive und tumortoxische Mechanismen eine Polyneuropathie verursachen und eine immunvermittelt-paraneoplastische Ursache vortäuschen. Jedoch tritt auch bei über 40 % der gesicherten paraneoplastischen Syndrome eine Affektion des peripheren Nervensystems auf. Dies führt in der Praxis zu zwei typischen Situationen:

1. Polyneuropathie bei einem onkologischen Patienten mit bekanntem Tumor
2. Polyneuropathie bei einem Patienten ohne bekannten Tumor und einer paraneoplastischen Differentialdiagnose

**Zu 1:** Bei etwa 10 % der Tumorpatienten mit einer Polyneuropathie finden sich keine Tumorinfiltration, keine relevante Medikamentenanamnese und keine Tumorkachexie (Antoine et al. 1999). Eine primär paraneoplastische Ätiologie ist daher möglich. Bei etwa einem Drittel dieser Patienten kann ein antineuronaler AK identifiziert werden, welcher die paraneoplastische Ätiologie beweist. Aber auch bei AK-negativen Patienten ist weitere Diagnostik sinnvoll. Unter diesen fanden sich in einem Kollektiv dann potenziell behandelbare, entzündliche Neuropathiesyndrome, wenn die Klinik subakut progredient (6–9 Monate), stark ausgeprägt (modified Ranking Scale 3–5) und innerhalb von 2 Jahren vor Tumormanifestation aufgetreten war. Die wichtigen Neuropathien bei Gammopathien werden in **Kap. J 2** beschrieben.

**Zu 2:** In dieser Situation ist vor allem die zeitliche Dynamik hilfreich. Eine primär sensible, langsam über Jahre progrediente distal-symmetrische, axonale Polyneuropathie ist äußerst selten paraneoplastisch. Polyneuropathien jedoch, die rasch über Monate oder Wochen zu ausgeprägten Beschwerden führen und/oder mit ausgeprägten Schmerzen sowie einem allgemeinen Krankheitsgefühl einhergehen, sollten eine umfangreiche Differentialdiagnose zur Folge haben (**Kap. J 1** und **Kap. J 2**). Grundsätzlich können paraneoplastische Syndrome am peripheren Nervensystem sehr heterogen sein und jedes Syndrom verursachen (z. B. akute/subakute Polyradikuloneuropathie, distal-symmetrische, axonale sensible Polyneuropathie, gemischt axonal-demyelinisierende, sensomotorische Polyneuropathie). Insbesondere sind auch proximale und distale Leitungsverzögerungen häufig bei paraneoplastischen Neuropathien und erschweren die Abgrenzung zu einer chronisch inflammatorischen demyelinisierenden Polyradikulopathie (*CIDP*) (Camdessanché et al. 2002). Auch eine akute inflammatorische demyelinisierende Polyradikulopathie (AIDP, *GBS*) kann selten als paraneoplastisches Syndrom insbesondere bei Lymphomen ohne AK auftreten. Mononeuropathien (z. B. N. vestibularis; N. ulnaris) oder *Mononeuritis multiplex*-Syndrome sind nur selten paraneoplastischer Genese (ggfs. Anti-Hu).

Einzelne klinische Syndrome sind jedoch sehr spezifisch für eine paraneoplastische Genese. Bei der *sensiblen Neuronopathie* (SN, »Hinterstrang-Ganglionitis«) kommt es zu asymmetrischen, meist schmerzhaften Hyp- und Parästhesien der Arme, Beine, von Rumpf und Gesicht mit schwerer Lageempfindungsstörung, einer sensiblen Ataxie und pseudochoreoathetotischen Bewegungen der Arme und Beine (Camdessanché et al. 2009). Ebenfalls verdächtig ist eine ausgeprägte *autonome Neuropathie*. Diese kann sich als *chronische intestinale Pseudoobstruktion* am Ösophagus und Darm abspielen, zu einer schweren orthostatischen Dysregulation oder kardialen Arrhythmien sowie Mundtrockenheit, erektiler Dysfunktion und Dyshidrose führen. Eine *Neuromyotonie (Isaac-Syndrom)* zusammen mit einer limbischen Enzephalitis und autonomen Beschwerden wird als *Morvan-Syndrom* bezeichnet.

Die serologische Untersuchung auf anti-neuronale Antikörper ist notwendig aber erfahrungsgemäß bei paraneoplastischen Polyneuropathien meist nicht ergiebig. Gelegentlich findet sich ein Anti-Hu, anti-CRMP5 oder Anti-Amphiphysin-AK. Bei Neuromyotonie sollte auch CASPR2-AK, LGI1-AK und VGKC-RIA untersucht werden. Meist bleibt die Diagnose eine klinische Verdachtsdiagnose mit oder ohne Tumornachweis. In der Diagnostik spielt die Biopsie eines sensiblen Nerven (N. suralis) nur zum Ausschluss von Differentialdiagnosen (z. B. Vaskulitis, Amyloidose) eine relevante Rolle, da bei paraneoplastischen Neuropathien keine spezifischen oder wegweisenden histologischen Befunde existieren.

### H 5.1.5 Paraneoplastische neuromuskuläre Übertragungsstörungen

Bei einem *Lambert-Eaton-Myasthenie-Syndrom* (LEMS) ist im Gegensatz zu einer *Myasthenia gravis* der präsynaptische Teil der neuromuskulären Endplatte betroffen. Meist kommt es zu langsam progredienten Hüft- und Schultergürtelschwächen mit Verminderung der Muskeleigenreflexe und vorübergehender Kraftzunahme nach der ersten Kontraktion. Die externen Augenmuskeln sind nur gering und nie initial betroffen. Begleitend kommt es oft zu autonomen Störungen. Diagnostisch finden sich niedrige CMAP-Amplituden mit Steigerung nach kurzer Vorinnervation oder Hochfrequenzreizung (**Kap. J** 7).

## H 5.2 Epidemiologie und Verlauf

Paraneoplastische, neurologische Erkrankungen sind selten. Genaue Daten zur Inzidenz oder Prävalenz existieren nicht, in einem großen klinischen Zentrum werden etwa drei bis vier Patienten im Jahr neu diagnostiziert. Die besten Daten existieren für die autoimmunen Enzephalitiden. Im deutschen Netzwerk zur Erforschung autoimmuner Enzephalitiden (German Network for Research on Autoimmune Encephalitis, GENERATE; www.generate-net.de) machen die Anti-NMDA Rezeptor Enzephalitis (35 %), die LGI1-Enzephalitis (15 %), die GAD-AK assoziierte Enzephalitis (15 %) und die CASPR2-Enzephalitis (7,5 %) die größten Gruppen aus. Enzephalitiden mit AK gegen intrazelluläre Antigene (s. u.) finden sich bei 9 % der Patienten. In Deutschland kommen bei der Anti-NMDA Rezeptor Enzephalitis in 25 % der weiblichen Patientinnen zwischen 12 und 45 Jahren Ovarialteratome vor. Für dieses Syndrom atypische Tumore (beispielsweise Mamma-Ca, SCLC, NHL) finden sich vor allem bei Patienten, die älter als 45 Jahre sind. Bei Patienten mit LGI1-Enzephalitis liegen selten (<10 % der Fälle) Tumore vor, beschrieben sind Mamma-Ca, neuroendokrin differenzierte Tumore verschiedener Lokalisation, Thymome und Prostata-Ca. Noch seltener kommen Tumore in der Gruppe der GAD-AK assoziierten neurologischen Syndrome vor, es handelt sich um Einzelfälle und eine reine Koinzidenz erscheint gut möglich (Saiz et al. 2008). Bei der CASPR2 Enzephalitis dagegen können in bis zu 40 % der Fälle Thymome nachgewiesen werden (van Sonderen et al. 2016). Bei Enzephalitiden mit AK gegen $GABA_B$ oder AMPA-Rezeptoren liegt die Tumorwahrscheinlichkeit deutlich höher, hier finden sich in 50–60 % SCLC und andere neuroendokrin differenzierte Tumore (Höftberger et al. 2013, 2015). Noch höher liegt die Wahrscheinlichkeit bei AK gegen intrazelluläre Antigene (**Tab. H 5.2** und **Tab. H 5.3**), hier liegt in >95 % ein meist maligner, neuroendokrin differenzierter Tumor (oft SCLC) zugrunde. Patienten mit paraneoplastischen Enzephalitiden sind älter (6.–8. Lebensdekade) und das Geschlechterverhältnis ist annähernd 1 : 1. Die Ausnahme stellen die oben genannten paraneoplastischen anti-NMDA Rezeptor Enzephalitiden dar, die insbesondere bei Frauen zwischen 12. und 45. Lebensjahr vorkommen (Dalmau et al. 2011).

Die mit verschiedenen, paraneoplastischen AK assoziierten Enzephalitiden gehen mit sehr unterschiedlicher Prognose einher. Grundsätzlich sprechen Patienten mit Antikörpern gegen neuronale Oberflächenantigene besser auf Therapie an und haben eine günstigere Prognose als Patienten mit AK gegen intrazelluläre Antigene. Während Patienten nach einer paraneoplastischen oder idiopathischen anti-NMDAR Enzephalitis die Mortalität unter 10 % liegt und nach 2 Jahren in 80–96 % wieder ein selbständiges Funktionsniveau erreichen (Titulaer et al. 2013), liegt das mediane Überleben bei SCLC und Anti-Hu-Enzephalomyelitis bei 12 Monaten (Sillevis Smitt et al. 2002), bei SCLC und Anti-CV2/CRMP5-Syndromen aber bei 52 Monaten (Honnorat et al. 2009). Bei Patienten mit koexistenten AK gegen neuronale Oberflächenantigene (z. B. $GABA_B$-AK) und intrazelluläre Antigene (z. B. anti-Hu) wird die Prognose eher durch letztere vorhergesagt (Höftberger et al. 2013). Hierbei beeinflusst natürlich auch die Malignität des zugrundeliegenden Tumors die Prognose. Allerdings kann für die seltene AMPA-Rezeptor-Enzephalitis gezeigt werden, dass in einer retrospektiven Kohorte die Prognose bei Patienten mit AMPA-Rezeptor-Enzephalitis und SCLC deutlich besser ist, wenn keine koexistenten Antikörper gegen intrazelluläre Antigene vorliegen (Höftberger et al. 2015). Bei der anti-NMDAR Enzephalitis ist die Prognose bezüglich funktioneller Erholung und Rückfallrate bei Teratom-assoziierten Fällen sogar günstiger als bei idiopathischen Fällen (Titulaer et al. 2013).

Von den verbleibenden paraneoplastischen Syndromen stellt die PKD (s. o.) die größte Gruppe dar (25 % in einer europäischen Kohorte) (Giometto et al. 2010). Auch die PKD kann anhand der AK-Reaktivitäten in prognostisch relevante Untergruppen eingeteilt werden. Bei Koinzidenz eines subakuten zerebellären Syndroms, einer diffusen Enzephalopathie, limbischer Beteiligung und einer sensorischen Neuronopathie liegt eher ein Anti-Hu-AK (meist SCLC, mittleres Überleben 12 Monate) zugrunde (Sillevis Smitt et al. 2002). Bei Frauen mit einem isolierten, subakuten und stark progredienten zerebellären Syndrom kommt eher ein Yo-AK infrage (Mamma oder Ovarial-Ca, mittleres Überleben Mamma-Ca 100 Monate, Ovarial-Ca 20 Monate) (Peterson et al. 2011). Die funktionelle Erholung bei PKD, unabhängig vom assoziierten AK, ist jedoch auch bei Tumorbehandlung und/oder Immunsuppression leider oft gering. Häufig stabilisiert sich die Erkrankung nach mehreren Monaten auf einem sehr niedrigem zerebellären Funktionsniveau (90 % rollstuhlabhängig). Eine sich subakut entwickelnde Kleinhirnsymptomatik bei einer Frau über 50 Jahre ist in bis zu zwei Dritteln der Fälle paraneoplastischer Natur. Während die Erkrankung meist chronisch progredient verläuft, kann sie auch fluktuieren oder indolent verlaufen. Außerdem wurden kasuistisch eine spontane Besserung der neurologischen

Symptome und sogar eine spontane Tumorregression beschrieben. Letzteres ist jedoch die absolute Ausnahme. Eine Ausnahme zu der schlechten Reversibilität der Kleinhirnerkrankungen bildet wahrscheinlich die Anti-Tr (DNER) assoziierte Kleinhirndegeneration, die besser auf Tumorbehandlung anspricht (de Graaff et al. 2012).
Die neurologischen Symptome bei paraneoplastischen Syndromen können grundsätzlich bis zu 3–4 Jahre vor der Tumordiagnose (65 %) auftreten. Die häufigsten assoziierten Tumore sind kleinzelliges Bronchialkarzinom (SCLC, 38 %), Ovarialtumore (11 %), Mammakarzinome (10 %), nichtkleinzellige Bronchialkarzinome (8 %), Non-Hodgkin- und Hodgkin-Lymphome, Thymome und Prostatakarzinome (jeweils 3 %), kolorektale, gastroösophageale und testikuläre Tumore (jeweils 2 %), Nierenzell-, Merkel-Zell-Tumore und Neuroblastome (jeweils 1 %). Das gleichzeitige Auftreten mehrerer paraneoplastischer Erkrankungen (10 %) und mehrerer paraneoplastischer AK ist möglich und kommt vor allem beim SCLC und Thymomen vor (Giometto et al. 2010).
Oft ist die neurologische Symptomatik bei paraneoplastischen Syndromen schwerwiegend. Bei 37 % der Patienten war ein Tumorwachstum und in 27 % das paraneoplastische Syndrom die Todesursache (Giometto et al. 2010). Bezüglich des zu erwartenden Ansprechens auf eine Therapie sind vor allem bereits ausgeprägte Enzephalomyelitiden und paraneoplastische Kleinhirndegenerationen, aber auch schwere sensorische Neuronopathien schlecht oder gar nicht reversibel. Prognostisch schlecht sind höheres Alter (> 60 Jahre) und schwere Behinderung. Patienten mit gesichertem paraneoplastischen Syndrom ohne Tumornachweis bei der Diagnose haben eine bessere *Prognose* als jene mit Tumornachweis. Paraneoplastische anti-NMDAR Enzephalitiden, limbische Enzephalitiden und Opsoklonus-Myoklonus-Syndrome sprechen ebenfalls besser auf die Behandlung an. Schlecht reversibel sind Retinopathien. Peripher-neurologische paraneoplastische Syndrome sind oft besser reversibel unter Behandlung, Ausnahmen bilden sensorische Neuronopathien und autonome Neuropathien, die mit einer erhöhten Mortalität einhergehen.

## H 5.3 Therapeutische Prinzipien

### H 5.3.1 Pathogenese

Paraneoplastische, neurologische Erkrankungen gestatten einen faszinierenden Einblick in die natürliche immunvermittelte Tumorabwehr des Menschen. Es kommt zu einer ektopen Expression von sogenannten *onkoneuralen Antigenen (z. B. HuD) oder synaptischen Antigenen (NMDA Rezeptor)* im Tumorgewebe, die ansonsten nur durch Nervenzellen exprimiert werden. Im Rahmen der immunvermittelten Tumorabwehr entsteht dann die autoimmune Reaktion gegen Nervenzellen. Dass eine Immunreaktion gegen Tumoren häufig ist, zeigen die Inzidenzen von Anti-Hu-AK bei Patienten mit SCLC ohne neurologische Symptomatik (bis zu 29 %) (Monstad et al. 2009). Warum jedoch einzelne Patienten mit einem SCLC ein manifestes paraneoplastisches Syndrom mit hochtitrigen Anti-Hu-AK entwickelt, während andere nur niedrige oder gar keine Anti-Hu-AK ohne neurologische Symptomatik entwickeln bleibt derzeit nur ungenügend erklärt. Bei Patienten mit einem paraneoplastischen Syndrom mit Anti-Hu-AK und SCLC findet sich gehäuft HLA-DQ2 und HLA-DR3 (de Graaf et al. 2010).
Als Ursache autoimmuner paraneoplastischer Enzephalitiden und anderer Syndrome werden sowohl humoral (z. B. NMDAR-Enzephalitis) als auch zellulär vermittelte (z. B. Anti-Hu/-Yo) Schädigungsmechanismen postuliert. Bei der NMDAR-E konnte *in vitro* und *in vivo* gezeigt werden, dass die AK eine direkte reversible Hemmung der NMDAR-Signaltransduktion durch verstärkte Internalisierung des Rezeptors auslösen (Hughes et al. 2010; Planaguma et al. 2015). Dieser Mechanismus bzw. sterische Interaktion mit synaptischen rezeptorassoziierten Proteinen (z. B. LGI1) scheint auch bei anderen AK gegen neuronale Oberflächenantigene eine Rolle zu spielen. Bei Erkrankungen mit AK gegen intrazelluläre Antigene scheinen diese nur eine Begleitreaktion einer durch T-Zellen vermittelten tumorgetriggerten Autoimmunität darzustellen.

### H 5.3.2 Therapeutische Prinzipien

Bei allen paraneoplastischen neurologischen Syndromen sollte die Tumortherapie/-entfernung mit hoher Priorität erfolgen (↑, A) (Graus et al. 2001; Titulaer et al. 2013). Die suffiziente Tumorbehandlung ist mit einer Besserung oder Stabilisierung der Erkrankung selbst bei Anti-Hu-assoziierten Enzephalomyelitiden korreliert.
Die Therapie paraneoplastischer Syndrome teilt sich ein in 1. die Tumorbehandlung, 2. Immunsuppression bei fehlendem Tumornachweis und 3. symptomatische Therapien.

### H 5.3.3 Tumordiagnose und Tumorbehandlung

Die therapeutische Wirksamkeit einer *Tumorbehandlung* lässt sich pathogenetisch mit einer Entfernung der Antigenquelle erklären. Die Evidenz der klinischen Wirksamkeit einer suffizienten Tumorbehandlung leitet sich aus großen retrospektiven Fallserien (Graus et al. 2001) oder großen Registerdaten ab (Candler et al. 2004; Titulaer et al. 2013) (↑, A). Eine Tumorbehandlung ist mit einer Odds Ratio von 4,56 (95 % Konfidenzintervall 1,62–12,86) mit einer Stabilisierung oder Besserung einer paraneoplastischen Enzephalomyelitis mit Anti-Hu korreliert (Graus et al. 2001). Bei Patienten mit einer anti-NMDAR Enzephalitis kam es bei Patienten mit entfernten Teratomen zu weniger Rückfällen und ein additiver Effekt einer eskalativen Immuntherapie auf die Prognose fand sich nur bei idiopathischen Patienten (Titulaer et al. 2013) (↔, B).
Bei einem vermuteten paraneoplastischen Syndrom ist die rasche Identifikation des zugrundeliegenden Tumors entscheidend (↔, A), kann sich jedoch schwierig gestalten. Die Art der Tumorsuche richtet

**Tab. H 5.4:** Abgestufte Tumordiagnostik in Abhängigkeit von der vermuteten Lokalisation für ausgewählte »häufige« Tumore. Sensitivität in Klammern soweit bekannt (2).

| Tumor | Primäre Diagnostik | Sekundäre Diagnostik | Tertiäre Diagnostik |
|---|---|---|---|
| Bronchial-karzinom | CT-Thorax (80–85 %) MRT Thorax | FDG-PET oder FDP-PET/CT | Bronchoskopie/ Endobronchialer Ultraschall und ggfs. Feinnadelpunktion bei suspekter Bildgebung. Ggf. Mediastinoskopie |
| Thymom | CT-Thorax (75–90 %) MRT Thorax | FDG-PET oder FDP-PET/CT | |
| Mamma-Karzinom | Mammographie (80 %), Ultraschall | Mamma-MRT | |
| Ovarial-Karzinom | Transvaginaler Ultraschall (69–90 %) + CA-125 | CT-Becken/Abdomen | FDG-PET oder FDG-PET/CT |
| Ovarial-Teratom | Transvaginaler Ultraschall (69–90 %) | MRT (93–98 %) | CT-Thorax (extrapelvische Teratome) |
| Testis-Tumore | Ultraschall (72 %) + β-hCG, AFP | CT-Becken/Abdomen (76 %) MRT-Abdomen | ggf. FDG-PET oder FDG-PET/CT (maligne Teratome) |
| Lymphome | CT-Thorax/Abdomen Ultraschall | FDG-PET oder FDG-PET/CT | |
| Hauttumore (Merkel-Zell-Karzinom) | Dermatologische Untersuchung Ggfs. Biopsie | | |

sich daher nach dem klinischen Syndrom bzw. dem nachgewiesenen Antikörper (**Tab. H 5.4**).

Eine rasche bioptische Sicherung ist in der Situation eines suspekten bildmorphologischen oder FDG-PET Befundes empfehlenswert (↔, B). Erfahrungsgemäß können Biopsien von FDG-anreichernden, suspekten Läsionen oft nur floride Entzündung ohne Malignitätszeichen zeigen. Im entsprechenden Kontext sollte dies nicht davon abhalten, eine erneute bioptische Sicherung anzustreben.

Die Tumortherapie sollte eng mit den Onkologen abgestimmt werden, derzeit gibt es keine abweichenden Empfehlungen in der Tumorbehandlung onkologischer Patienten mit oder ohne paraneoplastische Syndrome (↔, B). Welcher Art die Tumorbehandlung (Operation, Chemotherapie, Radiatio) ist, hängt primär vom Tumortyp und nicht vom paraneoplastischen Syndrom ab.

Eine häufige Situation tritt bei Patienten mit einem kompatiblen klinischen Syndrom und dem Nachweis eines sehr häufig mit einem Tumor assoziierten Antikörpers (**Tab. H 5.2** und **Tab. H 5.3**) auf, bei denen mit allen zur Verfügung stehenden diagnostischen Mitteln kein Tumor nachweisbar war. Üblich sind 3- bis 6-monatige Verlaufskontrollen mit dem diagnostisch sinnvollsten Verfahren über zwei bis vier Jahre (**Tab. H 5.4**; ↔, C) (Titulaer et al. 2011).

### H 5.3.4 Immuntherapie

Üblicherweise werden die meisten Patienten mit einem paraneoplastischen Syndrom zusätzlich immunmodulatorisch behandelt. Dies beruht auf der pathophysiologischen Annahme, dass eine früh einsetzende *Immuntherapie* den neuronalen Untergang vermeiden oder zumindest bremsen kann (↔, B). Eine Behandlung soll so rasch wie irgend möglich erfolgen (↔, B) (Titulaer et al. 2013). Bezüglich der Art der Immunmodulation gibt es kaum gesicherte Daten, die vorliegenden beruhen auf retrospektiven Fallserien und kleinen unkontrollierten Studien (↔, B) (Ariño et al. 2016; Keime-Guibert et al. 2000; Titulaer et al. 2013). Beim Stiff-Person-Syndrom werden iv Immunglobuline (ivIg) (2 g/kg KG über 5 Tage) mit Erfolg angewandt (↑, B) (Dalakas et al. 2001). Alle Therapien müssen in dieser Indikation als »off-label« Therapien angesehen werden. Die Immunmodulation bei manchen der neuromuskulären Erkrankungen (LEMS, MG, Myositis, Neuromyotonie) erfolgt nach etablierten Kriterien wie bei nicht-paraneoplastischer Ätiologie dieser Syndrome (**Kap. J 7**, **Kap. J 8**).

Die Art und Intensität der Immuntherapie richtet sich meist nach dem zugrundeliegenden Syndrom und Antikörper (↔, C). Bei der anti-NMDAR Enzephalitis wird meist eine Behandlung mit iv Methylprednisolon und Plasmaaustauschverfahren/Immunadsorption oder ivIg parallel oder vor der Teratomentfernung durchgeführt (↔, C) (Titulaer et al. 2013). Im Fall maligner Tumoren mit der Durchführung einer Chemotherapie kann eine zusätzliche Immuntherapie aufgrund von individuellen Abwägungen in Absprache mit den Onkologen erfolgen (↔, C). Ob eine Immuntherapie das Rezidivrisiko der Tumorerkrankung erhöht, ist nicht abschließend geklärt (↔, C).

## H 5.4 Pragmatische Therapie

Bei hinreichendem klinischen Verdacht auf eine immunvermittelte und nicht-erregerbedingte Erkrankung des ZNS oder PNS sollte rasch die Therapie mit Steroidstoßbehandlung erfolgen (5 × 1 g

**Tab. H 5.5:** Symptomatische Therapieoptionen paraneoplastischer neurologischer Erkrankungen mit Tagesdosierungen

| | |
|---|---|
| Lambert-Eaton-Myasthenie-Syndrom<br>Zielsymptom: myasthene Symptomatik | 3,4-Diaminopyridin (bis 60 mg)<br>Pyridostigmin (bis 300 mg) |
| Opsoklonus<br>Zielsymptom: Blickstabilisierung | Clonazepam (3 × 0,5 mg–2 mg)<br>Propranolol (3 × 40 mg–80 mg)<br>Gabapentin (in üblichen Dosierungen) |
| Myoklonus<br>Zielsymptom: Myoklonien | Trihexyphenidyl (3 × 1 mg–35 mg)<br>Clonazepam (3 × 0,5 mg-2 mg)<br>Benzatropin (3 × 1 mg–3 mg)<br>Valproinsäure (2 × 300 mg – 3 × 1200 mg) |
| Sensible Neuropathie<br>Zielsymptome: Dysästhesien/Schmerzen | Carbamazepin (bis 3 × 400 mg)<br>Pregabalin (75 mg–600 mg)<br>Gabapentin (100 mg–3600 mg)<br>Amitriptylin (bis 75 mg) |
| Limbische Enzephalitis<br>Zielsymptome: Anfälle; Psychose; Depression | Antiepileptika (in üblichen Dosierungen)<br>Antidepressiva (in üblichen Dosierungen)<br>Neuroleptika (in üblichen Dosierungen) |
| Neuromyotonie<br>Zielsymptom: Muskelsteifigkeit | Carbamazepin (in üblichen Dosierungen)<br>Phenytoin (in üblichen Dosierungen)<br>Gabapentin (in üblichen Dosierungen) |
| Autonome Neuropathie<br>Zielsymptome: Orthostatische Dysregulation; Herzrhythmusstörungen | Kompressionsstrümpfe, Fludrocortison (0,1 mg–0,3 mg), Herzschrittmacher |

Methylprednisolon i. v.), mit oder ohne orale Fortsetzung (1 mg/kg KG Prednisolonäquivalent unter Magenschutz mit PPI und Vitamind D/Calcium Behandlung) behandelt. Bei Nachweis eines antineuronalen Antikörpers richtet sich die kalkulierte Immuntherapie und Tumorsuche (**Tab. H 5.2**, **Tab. H 5.3** und **Tab. H 5.4**) nach diesem Befund. Bei Nachweis eines Antikörpers gegen neuronale Oberflächenantigene sollte rasch eine Therapie mit Plasmaaustauschverfahren bzw. Immunadsorption oder intravenösen Immunglobulinen (ivIG) schon parallel oder vor der Teratomsuche eingeleitet werden. Für eine Therapie mit ivIG spricht eine floride Infektsituation, ansonsten bevorzugen wir aufgrund des günstigeren Nebenwirkungsprofils die Immunadsorption vor der Plasmapherese. Bei der Immunadsorption können regenerierbare oder Einmalsäulen verwendet werden, die Häufigkeit und das adsorbierte Volumen richten sich nach individuellen Abwägungen der Verträglichkeit bei maximaler Immunglobulinreduktion. IvIG werden empirisch meist mit 2 g/kg KG über insgesamt 5 Tage infundiert, kein Präparat hat seine Überlegenheit gezeigt. Auch Patienten mit Nachweis eines Antikörpers gegen intrazelluläre Antigene sollten analog behandelt werden.

Bei Nachweis eines Tumors wird empfohlen, diesen schnellstmöglich zu therapieren. Eine paraneoplastische anti-NMDAR Enzephalitis benötigt meistens nach Teratomentfernung keine weitere Immuntherapie. Bei malignen Tumoren kann sich die paraneoplastisch getriggerte Immunreaktion durch die Tumorbehandlung stabilisieren, bessern, aber auch progredient verlaufen. Eine Resektion kann zur Antigenreduktion sinnvoll sein. Die Tumortherapie richtet sich nach dem grundsätzlichen onkologischen Vorgehen. Im Fall einer zytostatischen Chemo-Therapie kann eine begleitende Steroidtherapie (z. B. 1 mg/kg KG Prednisolonäquivalent) oder ivIG-Therapie (1 g/kg KG) durchgeführt werden. In individuellen Fällen kann bei progredienten Verläufen auch eine add-on Antikörpertherapie z. B. mit Rituximab (z. B. MAbThera®, 375 mg/m²KO 1 × pro Woche für insgesamt 4 Wochen oder 1000 mg Rituximab jeweils an Tag 1 und an Tag 15) als individueller Heilversuch erwogen werden. Bei Radiatio oder isolierter Operation von Tumoren jedoch kann eine erweiterte Immunsuppression mit unten genannten Optionen durchaus sinnvoll sein.

Wird bei einem immunvermittelten Syndrom trotz hoher Tumorwahrscheinlichkeit kein Tumor trotz Ausschöpfung der diagnostischen Möglichkeiten nachgewiesen, wird empirisch eine Eskalation der Immuntherapie empfohlen, sofern die Erkrankung nicht auf die bisherige Therapie angesprochen hat. Eine rasche Entscheidung über diese Eskalation ist sinnvoll, da beispielsweise bei PKD bereits bei Beginn der klinischen Symptomatik die Mehrzahl der Purkinje Zellen zerstört ist und eine rasche progrediente irreversible Funktionsstörung des Kleinhirns zu erwarten ist. Nach 2 Wochen ohne Besserung oder Stabilisierung eines zuvor progredienten Syndroms behandeln wir bei zentralnervösen Syndromen mit Cyclophosphamid (Stoßtherapie 650–1000 mg/m² KOF alle 3–4 Wochen unter Blasenschutz mit z. B. Mesna und Antiemetika, z. B. Ondansetron). Als gleichberechtigte Alternative zu Cyclophosphamid können auch vier Zyklen Rituximab (375 mg/m² KOF alle 4 Wochen) oder zwei Zyklen Rituximab (2 × 1000 mg absolut Tag 1 und Tag 15) gegeben werden. Bei längerfristiger Immunsuppression wird zusätzlich zu Steroiden oder als Steroid-sparende Agenzien meist MTX (z. B. 10–15 mg/Woche s.c), Azathioprin (2,5 mg/kg KG), Mycophenolatmofetil (2 g/die p. o. nach Talspiegel) eingesetzt. Ein Argument gegen eine immunsuppressive Therapie ist der mögliche negative Effekt auf das Tumorwachstum. Tumorprogression unter Immuntherapie wird jedoch bei der Mehrzahl der Patienten nicht beobachtet (Keime-Guibert et al. 1999). Zu neuen monoklonalen, therapeutischen Antikörpern, die bei anderen neuroimmunologischen Erkrankungen eingesetzt werden, existieren keine Daten. Aus pathophysiologischer Erwägung kann eine Therapie mit Tocilizumab (8 mg/kg KG i. v. alle 4 Wochen) bei Rituximab-refraktären Patienten als individueller Heilversuch erwogen werden.

Bei zeitlichen Verzögerungen in der Tumordiagnose/-biopsie/-behandlung ist ein gesichertes paraneoplastisches Syndrom ein Grund, eine Immunsuppression auch mit der Gefahr einer Verschleierung histologischer Befunde beispielsweise bei Lymphomen zu beginnen. Im Rahmen einer chemotherapeutischen Tumorbehandlung macht eine zusätzliche Immunsuppression mit weiteren Agenzien meist keinen Sinn, dies muss individuell entschieden werden, möglich wären hier insbesondere ivIg und Steroide.

## Literatur


Antoine JC, Mosnier JF, Absi L, Convers P, Honnorat J, Michel D. Carcinoma associated paraneoplastic peripheral neuropathies in patients with and without anti-onconeural antibodies. J Neurol Neurosurg Psychiatr 1999; 67: 7–14.

Ariño H, Armangue T, Petit-Pedrol M, Sabater L, Martinez-Hernandez E, Hara M et al. Anti-LGI1-associated cognitive impairment: Presentation and long-term outcome. Neurology 2016; 87: 759–765.

Armangue T, Titulaer MJ, Sabater L, Pardo-Moreno J, Gresa-Arribas N, Barbero-Bordallo N et al. A novel treatment-responsive encephalitis with frequent opsoclonus and teratoma. Annals of Neurology 2014; 75: 435–441.

Camdessanché J-P, Antoine J-C, Honnorat J, Vial C, Petiot P, Convers P et al. Paraneoplastic peripheral neuropathy associated with anti-Hu antibodies. A clinical and electrophysiological study of 20 patients. Brain 2002; 125: 166–175.

Camdessanché J-P, Jousserand G, Férraud K, Vial C, Petiot P, Honnorat J et al. The pattern and diagnostic criteria of sensory neuronopathy: a case-control study. Brain 2009; 132: 1723–1733.

Candler P, Hart P, Barnett M, Weil R, Rees J. A follow up study of patients with paraneoplastic neurological disease in the United Kingdom. J Neurol Neurosurg Psychiatry 2004; 75: 1411–1415.

Choi K-D, Kim JS, Park S-H, Kim YK, Kim SE, Smitt PS. Cerebellar hypermetabolism in paraneoplastic cerebellar degeneration. J Neurol Neurosurg Psychiatr 2006; 77: 525–528.

Dalakas MC, Koffman B, Fujii M, Spector S, Sivakumar K, Cupler E. A controlled study of intravenous immunoglobulin combined with prednisone in the treatment of IBM. Neurology 2001; 56: 323–327.

Dalmau J, Lancaster E, Martinez-Hernandez E, Rosenfeld MR, Balice-Gordon R. Clinical experience and laboratory investigations in patients with anti-NMDAR encephalitis. Lancet Neurol 2011; 10: 63–74.

de Graaf MT, de Beukelaar JWK, Haasnoot GW, Levering WHBM, Rogemond V, Didelot A et al. HLA-DQ2+ individuals are susceptible to Hu-Ab associated paraneoplastic neurological syndromes. J Neuroimmunol 2010; 226: 147–149.

de Graaff E, Maat P, Hulsenboom E, van den Berg R, van den Bent M, Demmers J et al. Identification of delta/notch-like epidermal growth factor-related receptor as the Tr antigen in paraneoplastic cerebellar degeneration. Annals of Neurology 2012; 71: 815–824.

Flanagan EP, McKeon A, Lennon VA, Kearns J, Weinshenker BG, Krecke KN et al. Paraneoplastic isolated myelopathy: clinical course and neuroimaging clues. Neurology 2011; 76: 2089–2095.

Giometto B, Grisold W, Vitaliani R, Graus F, Honnorat J, Bertolini G et al. Paraneoplastic neurologic syndrome in the PNS Euronetwork database: a European study from 20 centers. Arch Neurol 2010; 67: 330–335.

Graus F, Delattre JY, Antoine JC, Dalmau J, Giometto B, Grisold W et al. Recommended diagnostic criteria for paraneoplastic neurological syndromes. J Neurol Neurosurg Psychiatr 2004; 75: 1135–1140.

Graus F, Keime-Guibert F, Reñe R, Benyahia B, Ribalta T, Ascaso C et al. Anti-Hu-associated paraneoplastic encephalomyelitis: analysis of 200 patients. Brain 2001; 124: 1138–1148.

Graus F, Titulaer MJ, Balu R, Benseler S, Bien CG, Cellucci T et al. A clinical approach to diagnosis of autoimmune encephalitis. Lancet Neurol 2016; 15: 391–404.

Gresa-Arribas N, Titulaer MJ, Torrents A, Aguilar E, McCracken L, Leypoldt F et al. Antibody titres at diagnosis and during follow-up of anti-NMDA receptor encephalitis: a retrospective study. Lancet Neurol 2014; 13: 167–177.

Honnorat J, Cartalat-Carel S, Ricard D, Camdessanche JP, Carpentier AF, Rogemond V et al. Onco-neural antibodies and tumour type determine survival and neurological symptoms in paraneoplastic neurological syndromes with Hu or CV2/CRMP5 antibodies. J Neurol Neurosurg Psychiatr 2009; 80: 412–416.

Höftberger R, Höftberger R, van Sonderen A, van Sonderen A, LEypoldt F, Leypoldt F et al. Encephalitis and AMPA receptor antibodies: Novel findings in a case series of 22 patients. Neurology 2015; 84: 2403–2412.

Höftberger R, Titulaer MJ, Sabater L, Dome B, Rózsás A, Hegedus B et al. Encephalitis and GABAB receptor antibodies: novel findings in a new case series of 20 patients. Neurology 2013; 81: 1500–1506.

Hughes EG, Peng X, Gleichman AJ, Lai M, Zhou L, Tsou R et al. Cellular and synaptic mechanisms of anti-NMDA receptor encephalitis. J Neurosci 2010; 30: 5866–5875.

Jarius S, Wildemann B. ›Medusa-head ataxia‹: the expanding spectrum of Purkinje cell antibodies in autoimmune cerebellar ataxia. Part 1: Anti-mGluR1, anti-Homer-3, anti-Sj/ITPR1 and anti-CARP VIII. J Neuroinflammation 2015a; 12: 166.

Jarius S, Wildemann B. ›Medusa head ataxia‹: the expanding spectrum of Purkinje cell antibodies in autoimmune cerebellar ataxia. Part 2: Anti-PKC-gamma, anti-GluR-delta2, anti-Ca/ARHGAP26 and anti-VGCC. J Neuroinflammation 2015b; 12: 167.

Jarius S, Wildemann B. ›Medusa head ataxia‹: the expanding spectrum of Purkinje cell antibodies in autoimmune cerebellar ataxia. Part 3: Anti-Yo/CDR2, anti-Nb/AP3B2, PCA-2, anti-Tr/DNER, other antibodies, diagnostic pitfalls, summary and outlook. J Neuroinflammation 2015c; 12: 168.

Keime-Guibert F, Graus F, Fleury A, René R, Honnorat J, Broet P et al. Treatment of paraneoplastic neurological syndromes with antineuronal antibodies (Anti-Hu, anti-Yo) with a combination of immunoglobulins, cyclophosphamide, and methylprednisolone. J Neurol Neurosurg Psychiatr 2000; 68: 479–482.

Leypoldt F, Armangue T, Dalmau J. Autoimmune encephalopathies. Ann N Y Acad Sci 2015; 1338: 94–114.

Monstad SE, Knudsen A, Salvesen HB, Aarseth JH, Vedeler CA. Onconeural antibodies in sera from patients with various types of tumours. Cancer Immunol Immunother 2009; 58: 1795–1800.

Peterson K, Rosenblum MK, Kotanides H, Posner JB. Paraneoplastic cerebellar degeneration: I. A clinical analysis of 55 anti-Yo antibody-positive patients. Neurology 2011; 77: 1690.

Planaguma J, Leypoldt F, Mannara F, Gutiérrez-Cuesta J, Martín-García E, Aguilar E et al. Human N-methyl D-aspartate receptor antibodies alter memory and behaviour in mice. Brain 2015; 138: 94–109.

Saiz A, Blanco Y, Sabater L, González F, Bataller L, Casamitjana R et al. Spectrum of neurological syndromes associated with glutamic acid decarboxylase antibodies: diagnostic clues for this association. Brain 2008; 131: 2553–2563.

Saiz A, Bruna J, Stourac P, Vigliani MC, Giometto B, Grisold W et al. Anti-Hu-associated brainstem encephalitis. J Neurol Neurosurg Psychiatr 2009; 80: 404–407.

Sillevis Smitt P, Grefkens J, De Leeuw B, van den Bent M, van Putten W, Hooijkaas H et al. Survival and outcome in 73 anti-Hu positive patients with paraneoplastic encephalomyelitis/sensory neuronopathy. J Neurol 2002; 249: 745–753.

Titulaer MJ, McCracken L, Gabilondo I, Armangue T, Glaser C, Iizuka T et al. Treatment and prognostic factors for long-term outcome in patients with anti-NMDA receptor encephalitis: an observational cohort study. Lancet Neurol 2013; 12: 157–165.

Titulaer MJ, Soffietti R, Dalmau J, Gilhus NE, Giometto B, Graus F et al. Screening for tumours in paraneoplastic syndromes: report of an EFNS task force. Eur J Neurol 2011; 18: 19–e3.

van Sonderen A, Ariño H, Petit-Pedrol M, Leypoldt F, Körtvélyessy P, Wandinger K-P et al. The clinical spectrum of Caspr2 antibody-associated disease. Neurology 2016; 87: 521–528.

# H 6 Syringomyelie und Syringobulbie

*von M. Tatagiba, H.-C. Diener und F. Roser**

*Syringomyelie* bezeichnet eine Erkrankung, die durch Höhlenbildungen des Rückenmarks oder des Hirnstammes (*Syringobulbie*) gekennzeichnet ist. Bei der Syringomyelie existiert üblicherweise eine verursachende Pathologie, charakterisiert durch eine Liquorzirkulationsstörung (Blevgad et al. 2014). Auch spinale Tumore, Traumen, angeborene Fehlbildungen des knöchernen kranio-zervikalen Überganges oder degenerative Veränderungen der Wirbelsäule können eine Syringomyelie erzeugen.

Die Syrinx enthält eine dem Liquor ähnliche Flüssigkeit und kann sowohl zentral als auch exzentrisch im Myelon zur Darstellung kommen. Obgleich es verschiedene pathophysiologische Konzepte zur Syrinxentstehung gibt, kann man die Syringomyelie als Folge eines chronischen interstitiellen Ödems verstehen, aus dem extrazelluläre Flüssigkeit im Myelon nicht abfließen kann, so dass es zu einer intramedullären Zystenbildung kommt.

Der Begriff *Hydromyelie* bezeichnet eine kongenitale Variante der Syringomyelie mit offen gebliebenem Zentralkanal, der bei ca. 1–5 % der Bevölkerung vorwiegend im thorakalen Rückenmark (ca. 70 % der Fälle) persistiert und entsprechend mit Ependym ausgekleidet ist. Im Unterschied zur Syringomyelie ist bei der Hydromyelie sehr selten eine pathologische Erweiterung des Myelons zu verzeichnen (Roser at al. 2010).

## H 6.1 Klinik

Die Syrinx (griech. Flöte) entwickelt sich direktional von der Pathologie in kranialer oder kaudaler Richtung, was bedeutet, dass der obere oder untere Anteil der Syrinx in engem Kontakt zur Pathologie steht. Richtungweisend lässt sich bei der Chiari-Malformation die Syrinx fast immer deszendierend nachweisen, bei traumatischen Syringomyelien häufig aszendierend. Zunächst muss mittels bildgebender Verfahren festgestellt werden, ob die Syrinx mit dem IV. Ventrikel oder dem Subarachnoidalraum kommuniziert, und ob Abflusshindernisse im Foramen magnum vorliegen, wie z. B. ein Tonsillentiefstand durch eine Chiari-Malformation (**Abb. H 6.1**). Das wichtigste diagnostische Verfahren zur Feststellung der Kommunikation einer Syrinx mit dem Subarachnoidalraum oder dem IV.6#160;Ventrikel ist die Kernspintomographie (Brugieres et al. 1999; Tanghe 1995). Mithilfe verschiedener Relaxationszeiten und Gadolinium-Contrast-Enhancement ist es möglich, die Syrinxbildung im Rahmen einer Neoplasie, von der durch eine Liquorpulsationsstörung hervorgerufenen Syrinx zu differenzieren. Hilfreich ist dabei auch ein EKG-getriggertes MRT-Verfahren, welches in dynamischer Form die Liquorpulsation anzeigt und fokale Zirkulationsstörungen sichtbar macht (sog. »cardiacgated« MRI oder CINE-MRT) (Pujol et al. 1995). Besteht durch die CINE-MRT der Verdacht auf eine fokale Arachnopathie, kann eine fokussierte post-Myelographie-CT sehr nützlich sein, die Arachnopathie in axialen Dünnschicht-Aufnahmen nochmals darzustellen. Hier ist auch der Nachweis eines Kontrastmitteleinstroms in die Syrinx möglich (Arlien-Soborg et al. 1993). Ein Myelogramm mit post-Myelo CT ist bei Patienten mit posttraumatischer Syringomyelie und spinalen Metallimplantaten zur Stabilisierung das Diagnostikum der Wahl; ein MRT ist hier auf Grund der starken Metallartefakte nicht genügend aufschlussreich. Elektrophysiologische Methoden (Elektromyographie, somatosensorisch evozierte Potentiale) können bei der Eingrenzung der Höhe und Ausdehnung der Läsion sowie Quantifikation des funktionalen Defizits hilfreich sein, da der Nachweis einer neuronalen Schädigung über die Elektrophysiologie der klinischen Manifestation häufig vorauseilt. Hier sind speziell fraktionierte SEP-Untersuchungen, die Messung der zentralmotorischen Latenz (Klekamp und Samii 2002) und die Bestimmung der *Silent Periods* zur Darstellung einer Alteration des Tractus spinothalamicus lateralis zu erwähnen. (Roser et al. 2008).

Das erste neurologische Symptom ist meist durch die zugrundeliegende Erkrankung bedingt und nicht durch die Syrinx. Dementsprechend ist eine dezidierte Anamnese entscheidend, um die eigentliche Störung zu identifizieren. Klinisch zeigen sich oft nach langsam progredientem Verlauf Störungen vor allem der protopathischen Sensibilität und durch Irritation der spino-thalamischen Bahnen im Bereich ihrer segmentalen Kreuzung. Die *protopathische Sensibilitätsstörung* bei erhaltener Berührungsempfindung sowie erhaltenem Vibrations- und Lagesinn, wird als dissoziierte Empfindungsstörung bezeichnet. Umschriebene Muskelatrophien und Paresen können aufgrund nukleärer Läsionen auftreten. Bei zunehmender Volumenzunahme der Syrinx zeigen sich dann durch Druckschädigung der langen Faserbahnen des Myelons beinbetonte Paresen, Spastik und Störungen der Blasen-Mastdarmfunktion. Bei der Syringobulbie finden sich im Rahmen druckbedingter nukleärer Hirnnervenläsionen unilaterale Atrophien der

* Autoren dieses Kapitels in der 6. Auflage: F. Roser und M. Tatagiba.

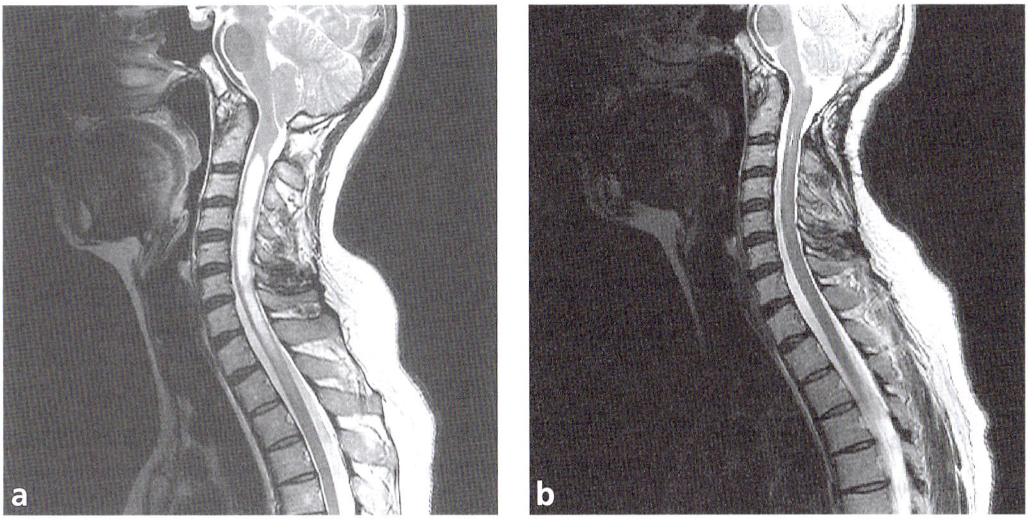


**Abb. H 6.1:** Zervikale Syringomyelie bei Chiari-Malformation Typ 1. T2-gewichtetes sagittales MRT präoperativ (a) und 12 Monate postoperativ (b).

Zunge, Hyp- oder Analgesie des Gesichtes sowie verschiedene Nystagmusformen. Außerdem findet sich nicht selten (5–23 %) ein Horner-Syndrom (Kerrison et al. 2000)

## H 6.2 Ätiologie

Die pathophysiologischen Mechanismen der Entstehung einer Syringomyelie werden durch die jeweilige Grunderkrankung bestimmt. Theorien zur Erklärung der Pathogenese reichen von entzündlichen ependymalen Prozessen, über vaskuläre Ursachen, bis hin zu hydrodynamischen Störungen. Längeranhaltende Druckunterschiede zwischen spinalem Subarachnoidalraum und dem Zentralkanal können zur Syringomyelie führen, sei es durch subarachnoidale Blockaden wie *Arachnoidalzysten*, die dann zu einem Einstrom via dem IV. Ventrikel und dem Obex führen, oder transmedullär über sog. extrazelluläre Virchow-Robin-Räume (Oldfield et al. 1994). Die Bedeutung subarachnoidaler Verwachsungen in der Pathogenese von Syringomyelien werden von Greitz et al. (2006) unterstrichen: Der *Venturi-Effekt* (auch Bernoulli-Gesetz genannt), hervorgerufen durch subarachnoidale Verwachsungen soll ursächlich für eine Liquorpulsationsbeschleunigung sein und konsekutiv zu einer passiv sogbedingten Ausdehnung des Myelons mit Akkumulation extrazellulärer Flüssigkeit im Myelon und damit de facto einer Syrinxbildung führen. Dies würde auch erklären, warum eine Shuntdrainage der Syringomyelie auf Grund des fehlenden Druckgradienten in der Regel keine suffiziente Therapie darstellen kann.

### H 6.2.1 Syringomyelie bei spinalen und zerebralen Missbildungen

Bei einer Reihe von Entwicklungsstörungen des Nervensystems finden sich assoziiert Syringomyelien oder Syringobulbien. Die Entwicklungsstörungen, bei denen Syringomyelien nachweisbar sind, sind meist als Störungen der Neurulation klassifizierbar (z. B. Meningozelen, Meningoenzephalozelen oder Meningomyelozelen), die ihrerseits wieder gehäuft mit *Chiari-Malformationen* assoziiert sind (Iskandar et al. 1998). Etwa 75 % aller Patienten mit Chiari-Malformation Typ I entwickeln eine Syringomyelie (Anderson et al. 1986). Ein wesentlicher Pathomechanismus bei der Entstehung und Progredienz der Syringomyelie in diesen Fällen ist die tonsilläre Herniation mit konsekutiver Liquorpulsationsstörung im kranio-zervikalen Übergang (Levine 2004). In der weiteren Diagnostik sollte allerdings immer untersucht werden, ob kein zerebraler Hydrozephalus vorliegt und somit ein sekundärer druckbedingter Kleinhirntonsillen-Tiefstand besteht. Auch eine basiläre Invagination oder die Dandy-Walker-Malformation kann aufgrund pathologischer Größenverhältnisse der hinteren Schädelgrube Liquorzirkulationsstörungen mit konsekutiver Syringomyelie verursachen (Guille et al. 1995). Die begleitende Syringomyelie betrifft meist das Zervikalmark, kann aber auch distant an jeder anderen Lokalisation entlang des Myelons auftreten.

### H 6.2.2 Syringomyelie bei spinalen Neoplasien

Bei einer Syringomyelie sollte bis zum Beweis des Gegenteils an einen intramedullären Tumor gedacht werden. Fast die Hälfte aller intramedullären Tumore, speziell *Hämangioblastome* und *Ependymome*, zeigen zystische Komponenten, die dann als Syrinx imponieren (Evans et al. 2002). Der Zysteninhalt hat meist einen besonders hohen Eiweißanteil und lässt sich so mittels neuroradiologischer Bildgebung in der Regel von anderen Syrinxformen differenzieren.

### H 6.2.3 Posttraumatische Syringomyelie

Durch Rückenmarktraumen, ischämische Infarkte, postmeningitische Veränderungen oder spontane

intramedulläre Blutungen sowie Querschnittsmyelitiden oder Strahlennekrosen kann es zur Ausbildung von Syringomyelien kommen. Auch nach »Bagatelltraumen« des Rückenmarks, ohne initiales neurologisches Defizit, kann es nach einem längeren symptomfreien Intervall zur Ausbildung einer Syringomyelie kommen (Rossier et al. 1968). Wenn Patienten nach Rückenmarkstrauma sekundär neue neurologische Symptome entwickeln, muss stets an eine traumatische Syringomyelie gedacht werden. Instabilitäten, Myelonkompression, Tethered-cord-Syndrom sind andere mögliche Ursachen der Syringomyelie. Die Inzidenz beträgt in größeren Serien ca. 3 % (El Masry und Biyani 1996), in längerfristigen Nachbeobachtungen auch über 51 % (Backe et al. 1991).
Die Entstehung dieser Spätveränderungen ist noch nicht im Detail erklärt. Arachnoidale Vernarbungen können durch verschiedene Mechanismen ausgelöst werden: durch entzündliche Veränderungen der Arachnoidea (bakteriell, viral, chemisch) oder durch Blutprodukte nach subarachnoidaler Blutung. Auch mechanische Irritation durch Trauma, degenerative Veränderungen der Wirbelsäule, wie Skoliose, Kyphose oder Instabilitäten, können zu lokalen, umschriebenen arachnoidalen Vernarbungen mit konsekutiver *Liquorzirkulationsstörung* führen, die dann ihrerseits auslösend für die Syrinxbildung ist. Oft entstehen distal der Syrinx arachnoidale Zysten, die zudem eine Kompressionswirkung auf das Myelon auslösen (**Abb. H 6.2**). Nach direkter Einblutung (Hämatomyelie) infolge eines Traumas entsteht die Höhlenbildung durch Absorption der Blutbestandteile und Ausbildung einer reaktiven Gliose im Bereich der Blutungszyste. Die Relevanz der arachnoidalen Veränderungen steht bei den subklinischen Traumen aber im Vordergrund (Freund et al. 1999).
In seltenen Fällen kann ein Trauma auch zu einer Syringobulbie führen (Taghipour et al. 2014)

### H 6.2.4 Hydromyelie

Aufgrund der zunehmenden Anwendung bildgebender Diagnostik wird in den letzten Jahren eine vermehrte Anzahl von Patienten mit einer filiformen Erweiterung des Zentralkanals diagnostiziert. Die Diagnose Syringomyelie ist in diesem Zusammenhang schnell gestellt und der Patient entsprechend stigmatisiert. Hier gilt es eine dezidierte Diagnostik einzuleiten, um eine echte, im Stadium aszendi sich befindende Syringomyelie von einer anlagebedingten Erweiterung des Zentralkanals oder eines Ventriculus terminalis abzugrenzen (Roser et al. 2010). Eine echte Hydromyelie ist sowohl bildgebend als auch klinisch-neurologisch nicht progredient und entspricht somit keinem pathologischen Befund.

### H 6 2.5 Differentialdiagnose

Die wichtigsten Differentialdiagnosen einer als Syringomyelie imponierenden zystischen Kavität im Rückenmark sind ischämisch bedingte, kurz- oder auch langstreckige Myelopathien, funikuläre Myelosen, ependymale Rückenmarkszysten (z. B. bronchogene Zysten), oder auch chronische Ödembildungen durch spinale AV-Fisteln. In allen Fällen ist mit einer guten Anamnese und entsprechender Diagnostik die Grunderkrankung erkennbar.

## H 6.3 Verlauf

Die Prävalenz der Syringomyelie wurde in der prä-MRT Ära mit etwa 8,4 auf 100 000 (Schliep 1978) der in einer Neurologischen Klinik behandelten Patienten, nach Einführung und flächendeckender Verbreitung der MRT mit 24,5 auf 100 000 (Klekamp und Samii 2002) angegeben.
Bei den Syringomyelieformen, die mit zerebralen Missbildungen assoziiert sind, treten die Beschwerden häufig erst spät, gewöhnlich in der 3. bis 5. Lebensdekade auf (häufigste assoziierte zerebrale Fehlbildung: Chiari-I-Malformation). Bedingt durch den anatomischen Verlauf des in der Mittellinie des Rückenmarkes kreuzenden Tractus spino-thalamicus lateralis sind ein häufiges Erstsymptom protopathische und epikritische Schmerzen sowie Parästhesien im Bereich der Arme (Van den et al. 1990), später auch nukleäre Atrophien. Die Spastik bevorzugt die unteren Extremitäten. Bei progredientem Verlauf kommt es infolge der Expansion der Höhlen zu Paresen und Atrophien, initial nur unilateral, sowie zu Skoliosen wegen Paresen der paravertebralen Muskulatur. Bei Kindern ist die Skoliose oft das initial dominierende klinische Symptom einer zugrundeliegenden Syringomyelie. Die neurologischen Auffälligkeiten treten dann erst mit zeitlicher Verzögerung auf. Ein klinisches Zeichen für das Vorliegen einer Syrinx können in diesen Fällen unilateral abgeschwächte oder erloschene Bauchhautreflexe sein (Zadeh et al. 1995). Die Lokalisation der Syringes ist ganz überwiegend zervikal und in den oberen thorakalen Abschnitten vorhanden. Rostrale Ausdehnungen bis in den Hirnstamm (Syringobulbie) oder kaudal bis in die Sakralsegmente kommen aber nicht selten vor.

Der Spontanverlauf der Erkrankung ergibt sich aus der zugrundeliegenden Pathologie: Durch fortbestehende Liquorzirkulationsstörungen kommt es bei tonsillärer Herniation oder Raumforderungen im Bereich der hinteren Schädelgrube zu einer progredienten Syringomyelie, die nur durch Behandlung der Liquorabflussstörung im Bereich der hinteren Schädelgrube behoben werden kann. Bei spinalen Tumoren ist der Verlauf der sekundär durch den Tumor entstandenen Syrinx ebenfalls von der Behandlung der Raumforderung abhängig. Posttraumatische, postentzündliche und postischämische Syringen zeigen häufig einen sehr unvorhersehbaren Verlauf. Insgesamt kommt es bei ca. 60 % der Patienten mit einer Syringomyelie zu einem chronisch-progredienten, bei 25 % zu einem fluktuierenden Verlauf mit Zeiten der Progression und Zeiten mit stationären Symptomen. Nur in ca. 15 % der Fälle besteht keinerlei Progredienz der Ausfälle (Sixt et al. 2009). Ohne Kenntnis der individuellen Ätiologie ist eine Vorhersage über den Verlauf in der Regel nicht möglich. Fallbeschreibungen erwähnen immer wieder, dass Manöver, die mit einem plötzlichen Anstieg des intraspina-

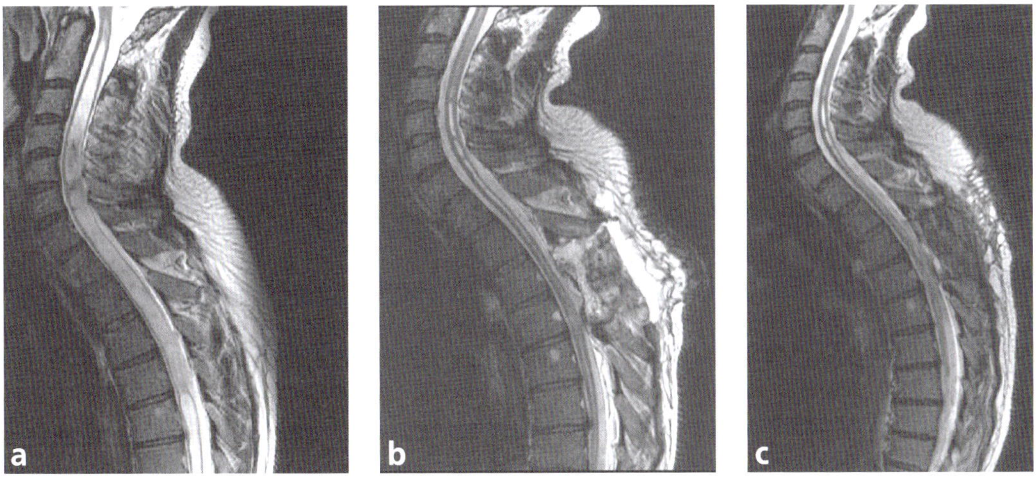


**Abb. H 6.2:** Zerviko-thorakale Syringomyelie durch eine posttraumatische Arachnoidalzyste in Th3/4. T2-gewichtetes sagittales MRT präoperativ (a), drei Tage postoperativ (b) und sechs Monate postoperativ (c).

len- oder intrazerebralen Drucks vergesellschaftet sind, zu plötzlichen Verschlechterungen führen. Es handelt sich dabei z. B. um starkes Niesen oder Pressen. Klinisch kommt es häufig zu einer Zunahme oder zum erstmaligen Auftreten von Schmerzen. Sekundärprobleme entstehen weiterhin wegen Infektionen, bei autonomer Dysregulation und trophischen Störungen.

Eine Wiederherstellung der freien Liquorpassage führt in den meisten Fällen zu einem Stillstand der vorhandenen neurologischen Symptome. In manchen Fällen werden schon bestehende neurologische Defizite abgemildert, schon lange vorhandene Neuropathien sind jedoch meist persistent. Bei der Chiari-Malformation sind durch Hirnstammkompression bedingte Symptome gut rückläufig, wohingegen durch die Syrinx bedingte Beschwerden auch hier konstant bleiben können.

## H 6.4 Therapeutische Prinzipien

Aufgrund des seltenen Auftretens und fehlender nationaler Datenbanken gibt es keine kontrollierten prospektiven Studien bezüglich therapeutischer Optionen. Gemäß verbesserter pathophysiologischer Erkenntnisse gilt generell: Die Syringomyelie sollte als Symptom einer, durch unterschiedliche Ursachen begründeten, zunehmenden *arachnoidalen Vernarbung*, mit daraus resultierender Liquorzirkulationsstörung gesehen werden. Eine neurochirurgische Intervention zur Wiederherstellung der freien Liquorpassage führt in vielen Fällen nicht nur zu einem Kollaps der Syrinx, sondern kann die klinischen Symptome der Syringomyelie aufhalten, günstigenfalls sogar eine klinische Verbesserung erreichen. Dabei steht die Größe einer Syringomyelie nicht im Verhältnis zur klinischen Ausprägung des Krankheitsbildes. Auch bei Tumoren mit Kompressionswirkung auf das Rückenmark ist unter Umständen ein neurochirurgisches oder strahlentherapeutisches Eingreifen erforderlich. An konservativen Therapiemaßnahmen stehen neben der physikalischen Therapie die symptomatische Behandlung der Spastik und die Schmerzbehandlung im Vordergrund.

## H 6.5 Pragmatische Therapie

Da es sich fast immer um einen sehr langsamen, allerdings chronisch progredienten Verlauf handelt, werden zunächst symptomatische, medikamentöse und physikalische Therapien eingeleitet. Jüngere Patienten mit posttraumatischer Syringomyelie ohne neurologisches Defizit (z. B. durch Schleudertrauma) profitieren allerdings durch eine frühe Intervention, so dass neurologische Ausfälle durch chirurgische Beseitigung der Pathologie gar nicht erst auftreten. Ein langer Krankheitsverlauf (mehr als zwei Jahre) gilt in der Regel als unvorteilhafter Prädiktor für eine Besserung der Symptomatik durch neurochirurgische Intervention. Speziell die dann vorliegenden Paresen und Atrophien bilden sich nach einem längeren Verlauf, in der Regel auch nach erfolgreicher mikrochirurgischer Arachnolyse, nicht mehr zurück. Zeigt sich im klinischen oder neuroradiologischen Verlauf eine Progredienz der Syrinx, vor allen Dingen nach zervikal, mit zunehmendem Verlust sensomotorischer Funktion oder ausgeprägten dissoziativen Empfindungsstörungen der oberen Extremitäten, so ist eine neurochirurgische Intervention indiziert, auch wenn andere Symptome schon viele Jahre chronisch evident sind. Zudem können die begleitenden Schmerzen zum Teil effektiv durch eine chirurgische Intervention mit Entlastung der Zyste gebessert und die Progredienz aufgehalten werden. Allerdings liegen zu den verschiedenen chirurgischen Therapieformen bei Syringomyelie keine kontrollierten prospektiven Studien vor. In größeren Fallberichten oder retrospektiven Studien wurden meist verschiedene neurochirurgische Vorgehensweisen angewendet.

### H 6.5.1 Neurochirurgische Therapieverfahren

Relativ gut belegt ist sowohl der Pathomechanismus bei der Entstehung wie auch die Verbesserung der klinischen Befunde nach Behandlung einer Chiari-Malformation mit tonsillärem Tiefstand durch *subokzipitale Dekompression* und gegebenenfalls Rekonstruktion der hinteren Schädelgrube mit *Duraerweiterungsplastik* (Asgari et al. 2003; Klekamp et al. 1996; Mariani et al. 1991; Arnautovic et al. 2015) (↑↑, A). Eine Literaturübersicht von 145 operierten Patienten mit einer mittleren Beobachtungszeit von 43 Monaten ergab eine Besserung der Symptomatik und eine Größenreduktion der Syrinx bei 78 % der mittels Dekompression operierten Patienten (Arnautovic et al. 2015). Die Frage, ob bei tonsillärem Tiefstand eine ossäre Dekompression der hinteren Schädelgrube ausreichend ist oder eine Tonsillen-Koagulation notwendig erscheint, ist bis heute umstritten (↔). Eine zu große Erweiterung des Foramen magnum kann zu Rezidiven mit Absinken größerer Kleinhirnanteile führen. Bei der Dekompression ist darauf zu achten, dass eine ausreichende Eröffnung der vernarbten Arachnoidea durchgeführt wird, um so eine freie Liquorpassage aus dem IV. Ventrikel zu gewährleisten. Zu beachten sind bei Patienten mit Chiari-Malformation die häufig koexistierenden knöchernen Anomalien des kraniozervikalen Überganges – z. B. Klippel-Feil-Missbildung, basiläre Invagination, C1-Subluxation. Diese angeborenen Dysplasien können durch die chirurgische Therapie eine behandlungsbedürftige kraniozervikale Instabilität hervorrufen.

Posttraumatische Syringomyelien sollten nach Vorliegen hinreichender neuroradiologischer Beweise einer *fokalen Arachnopathie* exploriert werden. Präoperativ sollte dem Patienten deutlich gemacht werden, dass durch die geplante mikrochirurgische Arachnolyse die klinisch-neurologische Progression aufgehalten werden soll, eine Regredienz der schon vorhandenen Defizite jedoch nicht zu erwarten ist (Karam et al. 2014). Nach Laminotomie und Duraeröffnung erfolgt eine mikrochirurgische Inspektion mit Lösung der arachnoidalen Verwachsungen, fakultativ auch eine Durchtrennung der Lig. denticulata. Dann wird eine allogene Duraerweiterungsplastik zur Verhinderung erneuter Verklebungen in diesem Bereich eingenäht. Durch das Wiederherstellen einer freien Liquorzirkulation erreicht man in vielen Fällen den weitest gehenden Kollaps der Syrinx, verbunden mit einer klinischen Stabilisierung (Roser und Tatagiba 2007). Eine Aufarbeitung von 410 Patienten ergab, dass die Arachnolyse mit einer geringeren Rezidivrate der Syrinx einhergeht als die Shuntoperation (Ghobrial et al. 2015).

Eine spinale *Chordektomie* nach komplettem spinalen Querschnitttrauma kann indiziert sein, wenn durch narbenbedingten Zug auf das Myelon eine kraniale Ausdehnung der Syringomyelie entsteht (traumatisches Tethered cord). Eine dadurch bedingte aufsteigende Tetrasymptomatik kann in diesen Fällen verhindert werden.

Nur wenn nach intensiver neuroradiologischer Aufarbeitung (MRT mit FLAIR, T1/T2 ± Gd gewichteten Aufnahmen, *cardiac-gated CINE-MRT* zur Darstellung der Liquorpulsation mit anschließenden *3D-CISS-Sequenzen*) keine fokale Arachnopathie nachgewiesen werden kann und die Syringomyelie klinisch-neuroradiologisch und elektrophysiologisch progredient erscheint, kann als Ultima Ratio die Anlage eines zysto-subarachnoidalen Shunts indiziert sein (Klekamp und Samii 2002).

Mit den in der Vergangenheit postulierten verschiedensten Drainageverfahren konnten oft nur kurzfristige Erfolge erzielt werden. Langzeitergebnisse mit klinischer Besserung der Symptome im Verlauf wurden bei bis zu 80 % der Patienten berichtet (Pillay 1991). Durch später aufkommende gehäufte Berichte über Shuntdysfunktionen mit Wiederauftreten der Syrinx, in bis zu 50 % der operierten Fälle, sowie massiven Vernarbungen des Myelons an der Insertionsstelle, konnten sich diese Therapieverfahren nicht etablieren (Edgar und Quail 1994; Schaller et al. 1999; Sengupta et al. 2000; Sgouros und Williams 1995) (↓).

## H 6.5.2 Konservative Behandlung

### H 6.5.2.1 Schmerztherapie

Bei Behandlung der Syringomyelie und -bulbie stehen sehr häufig therapierefraktäre Schmerzen im Vordergrund der klinischen Symptome. Bei erfolgloser operativer Behandlung oder fehlender Möglichkeit eines operativen Behandlungszuganges sollte ein multimodaler medikamentöser Therapieversuch, bevorzugt mit trizyklischen Antidepressiva, Carbamazepin oder Gabapentin unternommen werden (s. Kapitel in Teil A). Begleitend sollten psycho- und verhaltenstherapeutische Therapieansätze angeboten werden.

### H 6.5.2.2 Behandlung degenerativer Wirbelsäulenveränderungen

Speziell bei Kindern mit Neurulationsstörungen und assoziierter Syrinx steht häufig initial eine schwere Skoliose im Vordergrund der Symptomatik (19 %) (Dobbs et al. 2002). Bei ausgeprägter Fehlstellung sind hier unter Umständen wirbelsäulenchirurgische und orthopädische Maßnahmen unter kontinuierlichem Neuromonitoring erforderlich. Grundsätzlich sollte bei allen Kindern mit idiopathischer Skoliose eine Kernspintomographie zum Ausschluss einer Syrinx als Ursache für die Skoliose durchgeführt werden. Hinweisend für das Vorliegen einer Syrinx sind deutlich abgeschwächte oder fehlende Bauchhautreflexe. Interessanterweise kann sich eine Skoliose stabilisieren oder sogar bessern, wenn früh die Syrinx (unter einem Alter von 10 Jahren) durch subokzipitale Dekompression behandelt wird (Sengupta et al. 2000).

### H 6.5.2.3 Symptomatische Therapie

In Abhängigkeit von Art und Ausmaß der autonomen Dysfunktionen sind zum Teil sympathikolytische oder sympathomimetische Medikation und bei Arthropathien unter Umständen eine Kalzitonin-Behandlung erforderlich. Bei ausgeprägter Spastik sind entsprechende medikamentöse Therapieverfahren (**Kap. J 13**) und eine begleitende physiotherapeutische Übungsbehandlung erforderlich.

### H 6.5.2.4 Praktische Erwägungen

Während einer Geburt sollte eine Spinalanästhesie vermieden werden (Nogues et al. 1992). Generell sollte bei Patienten mit Syringomyelie eine Narkose und keine Spinalanästhesie erfolgen.

## H 6.6 Obsolete Therapieformen

Eine Strahlentherapie der Syringomyelie, die früher zur Schmerztherapie durchgeführt wurde, kann durch keine größere Studie gestützt werden. Die Methode der *syringo-subarachnoidalen Shunt-Implantation* kann nicht als erste Maßnahme empfohlen werden. Abgesehen von der Tatsache, dass die Shuntversorgung die Liquorzirkulationsstörung nicht beseitigt und die Implantation eine Myelotomie erfordert, ergeben sich im Langzeitverlauf vielfältige Komplikationen und Sekundärschäden (~ 50 %) wie Shuntversagen, Dislokationen, Tethered cord und arachnoidale Narben durch Shunt-Implantation mit dann neuen iatrogenen Ursachen einer Liquorzirkulationsstörung (van Calenbergh und van den Bergh 1993; Batzdorf et al. 1998).

## H 6.7 Vereine/ Selbsthilfegruppen

Deutsche Syringomyelie und
Chiari Malformation e. V.
Hofstraße 11
41363 Jüchen
02165–1719898
bernd.huesges@dscm-ev.de
www.deutsche-syringomyelie.de

## Literatur


Anderson NE, Willoughby EW, Wrightson P. The natural history of syringomyelia. Clin Exp Neurol 1986; 22: 71–80.

Arlien-Soborg P, Kjaer L, Praestholm J. Myelography, CT, and MRI of the spinal canal in patients with myelopathy: a prospective study. Acta Neurol Scand 1993; 87(2): 95–102.

Arnautovic A, Splavski B, Boop FA, Arnautovic KI. Pediatric and adult Chiari malformation Type I surgical series 1965–2013: a review of demographics, operative treatment, and outcomes. J Neurosurg Pediatr 2015; 15(2): 161–177.

Asgari S, Engelhorn T, Bschor M, Sandalcioglu IE, Stolke D. Surgical prognosis in hindbrain related syringomyelia. Acta Neurol Scand 2003; 107(1): 12–21.

Backe HA, Betz RR, Mesgarzadeh M, Beck T, Clancy M. Post-traumatic spinal cord cysts evaluated by magnetic resonance imaging. Paraplegia 1991; 29(9): 607–612.

Batzdorf U, Klekamp J, Johnson JP. A critical appraisal of syrinx cavity shunting procedures. J Neurosurg 1998; 89(3): 382–388.

Blegvad C, Grotenhuis JA, Juhler M. Syringomyelia: a practical, clinical concept for classification. Acta Neurochir (Wien) 2014; 156(11): 2127–2138.

Brugieres P, Iffenecker C, Hurth M, Parker F, Fuerxer F, Idy-Peretti I et al. Dynamic MRI in the evaluation of syringomyelic cysts. Neurochirurgie 1999; 45(Suppl. 1): 115–129.

Dobbs MB, Lenke LG, Szymanski DA, Morcuende JA, Weinstein SL, Bridwell KH et al. Prevalence of neural axis abnormalities in patients with infantile idiopathic scoliosis. J Bone Joint Surg Am 2002; 84-A(12): 2230–2234.

Edgar R, Quail P. Progressive post-traumatic cystic and non-cystic myelopathy. Br J Neurosurg 1994; 8(1): 7–22.

El Masry WS, Biyani A. Incidence, management, and outcome of post-traumatic syringomyelia. In memory of Mr Bernard Williams. J Neurol Neurosurg Psychiatry 1996; 60(2): 141–146.

Evans A, Stoodley N, Halpin S. Magnetic resonance imaging of intraspinal cystic lesions: a pictorial review. Curr Probl Diagn Radiol 2002; 31(3): 79–94.

Freund M, Aschoff A, Spahn B, Sartor K. Posttraumatic syringomyelia. Rofo 1999; 171(6): 417–423.

Ghobrial GM, Dalyai RT, Maltenfort MG, Prasad SK, Harrop JS, Sharan AD. Arachnolysis or cerebrospinal fluid diversion for adult-onset syringomyelia? A Systematic review of the literature. World Neurosurg 2015; 83(5): 829–835.

Greitz D. Unraveling the riddle of syringomyelia. Neurosurg Rev 2006; 29: 251–264.

Guille JT, Miller A, Bowen JR, Forlin E, Caro PA. The natural history of Klippel-Feil syndrome: clinical, roentgenographic, and magnetic resonance imaging findings at adulthood. J Pediatr Orthop 1995; 15(5): 617–626.

Iskandar BJ, Hedlund GL, Grabb PA, Oakes WJ. The resolution of syringohydromyelia without hindbrain herniation after posterior fossa decompression. J Neurosurg 1998; 89(2): 212–216.

Karam Y, Hitchon PW, Mhanna NE, He W, Noeller J. Post-traumatic syringomyelia: outcome predictors. Clin Neurol Neurosurg 2014; 124: 44–50.

Kerrison JB, Biousse V, Newman NJ. Isolated Horner's syndrome and syringomyelia. J Neurol Neurosurg Psychiatry 2000; 69(1): 131–132.

Klekamp J, Batzdorf U, Samii M, Bothe HW. The surgical treatment of Chiari I malformation. Acta Neurochir (Wien) 1996; 138(7): 788–801.

Klekamp J, Samii M. Syringomyelia: diagnosis and treatment. Berlin, Heidelberg, New York: Springer; 2002.

Levine DN. The pathogenesis of syringomyelia associated with lesions at the foramen magnum: a critical review of existing theories and proposal of a new hypothesis. J Neurol Sci 2004; 220(1–2): 3–21.

Nogues MA, Merello M, Leiguarda R, Guevara J, Figari A. Subarachnoid and intramedullary cysts secondary to epidural anesthesia for gynecological surgery. Eur Neurol 1992; 32(2): 99–101.

Mariani C, Cislaghi MG, Barbieri S, Filizzolo F, Di Palma F, Farina E et al. The natural history and results of surgery in 50 cases of syringomyelia. J Neurol 1991; 238(8): 433–438.

Oldfield EH, Muraszko K, Shawker TH, Patronas NJ. Pathophysiology of syringomyelia associated with Chiari I malformation of the cerebellar tonsils. Implications for diagnosis and treatment. J Neurosurg 1994; 80(1): 3–15.

Pillay PK. Thecoperitoneal shunting for syringomyelia. J Neurosurg 1991; 75(5): 835–836.

Pujol J, Roig C, Capdevila A, Pou A, Marti-Vilalta JL, Kulisevsky J et al. Motion of the cerebellar tonsils in Chiari type I malformation studied by cine phase-contrast MRI. Neurology 1995; 45(9): 1746–1753.

Roser F, Tatagiba M. Posttraumatic Syringomyelia. J of Neurosurg (Spine) 2007; 6(1): 193–195.

Roser F, Ebner FH, Danz S, Riether F, Ritz R, Dietz K, Naegele T, Tatagiba MS. 3D-constructive interference in steady-state (CISS) Magnetic resonance imaging in Syringomyelia: Advantages to conventional imaging. J of Neurosurg (Spine) 2008; 8 429–435.

Roser F, Ebner FH, Liebsch M, Dietz K, Tatagiba MS. A new concept in the electrophysiological evaluation of

Syringomyelia. J of Neurosurg (Spine) 2008; 8 517–523.

Roser F, Ebner FH, Sixt C, Hagen JM, Tatagiba MS. Defining the line between hydromyelia and syringomyelia. A differentiation is possible based on electrophysiological and magnetic resonance imaging studies. Acta Neurochir (Wien) 2010; 152(2): 213–219.

Rossier AB, Werner A, Wildi E, Berney J. Contribution to the study of late cervical syringomyelic syndromes after dorsal or lumbar traumatic paraplegia. J Neurol Neurosurg Psychiatry 1968; 31(2): 99–105.

Schaller B, Mindermann T, Gratzl O. Treatment of syringomyelia after posttraumatic paraparesis or tetraparesis. J Spinal Disord 1999; 12(6): 485–488.

Schliep G. Syringomyelia and Syringobulbia. In: Vinken P, Bruyn G (eds.). Handbook of Clinical Neurology. Amsterdam: Elsevier; 1978. 225–327.

Sengupta DK, Dorgan J, Findlay GF. Can hindbrain decompression for syringomyelia lead to regression of scoliosis? Eur Spine J 2000; 9(3): 198–201.

Sixt C, Riether F, Will BE, Tatagiba MS, Roser F. Evaluation of quality of life parameters in patients who have syringomyelia. J Clin Neurosci 2009; 16(12): 1599–1603.

Sgouros S, Williams B. A critical appraisal of drainage in syringomyelia. J Neurosurg 1995; 82(1): 1–10.

Taghipour M, Derakhshan N, Ghaffarpasand F. Isolated Post-Traumatic Syringobulbia; Case Report and Review of the Literature. Bull Emerg Trauma 2014; 2(4): 166–9.

Tanghe HL. Magnetic resonance imaging (MRI) in syringomyelia. Acta Neurochir (Wien) 1995; 134(1–2): 93–99.

Van Calenbergh F, van den Bergh WM. Syringo-peritoneal shunting: results and problems in a consecutive series. Acta Neurochir (Wien) 1993; 123(3–4): 203–205.

Van den BR, Hoorens G, Van Calenbergh F. Syringomyelia: a retrospective study. Part I: Clinical features. Acta Neurol Belg 1990; 90(2): 93–99.

Zadeh HG, Sakka SA, Powell MP, Mehta MH. Absent superficial abdominal reflexes in children with scoliosis. An early indicator of syringomyelia. J Bone Joint Surg Br 1995; 77(5): 762–767.

# H 7 Neurokutane Syndrome

*von S. C. Farschtschi, M. Tatagiba und V.-F. Mautner**

Neurokutane Erkrankungen werden auch als Phakomatosen bezeichnet (griechisch φακός, »phakos« = Linse, Fleck), weil ihre klinischen Erscheinungsbilder prima vista mit kutanen und/oder auch retinalen Veränderungen assoziiert sind. Heute werden diese als Systemerkrankungen verstanden, die durch kutane Veränderungen imponieren. Nur die häufigsten Erkrankungen werden hier diskutiert, da sich die signifikantesten Fortschritte in Therapie und Diagnostik hier ergeben haben. Die Erkrankungen teilen verschiedene genetische und klinische Bilder wie autosomal-dominante Vererbung, hohe Penetranz und variable Expressivität des Phänotyps. (**Tab. H 7.1**)

## H 7.1 Neurofibromatose Typ 1

### H 7.1.1 Klinik

Die formale Krankheitsbeschreibung erfolgte durch Daniel-Friedrich von Recklinghausen 1882 (Von Recklinghausen Neurofibromatose, Morbus Recklinghausen). 1987 konnte das NF1-Gen auf das Chromosom 17q11.2 lokalisiert werden (Viskochil et al. 1990). Neurofibromatose-Typ-1(NF1)-Betroffene zeigen ein breites Spektrum klinischer Merkmalsausprägungen. Diese Manifestationen sind durch die National-Institutes-of-Health(NIH)-Kriterien beschrieben (**Kasten H 7.1**).

**Kasten H 7.1:** Kriterien der Neurofibromatose Typ I

**Zwei oder mehr der folgenden Manifestationen**

- sechs oder mehr Café-au-lait-Flecken > 5 mm präpubertär oder > 15 mm postpubertär
- zwei oder mehr Neurofibrome jeden Typs oder ein plexiformes Neurofibrom
- axilläre oder inguinale Sommersprossen
- Optikusgliom
- zwei oder mehr Lisch-Knötchen (Irishamartome)
- typische Knochenläsionen: Dysplasie langer Röhrenknochen mit kortikaler Ausdünnung, Keilbeindysplasie
- Angehöriger 1. Grades mit NF1

Die Verdachtsdiagnose der NF1 basiert auf dem Auftreten multipler Café-au-lait-Flecken, die meist kurz nach der Geburt vorliegen und sich insbesondere bis zum zweiten Lebensjahr vergrößern und vermehren. Das Auftreten von »Sommersprossen« in der Axillar- und Inguinalregion sichert die Diagnose (sog. »freckling«). Optikusgliome treten fast nur bei Kindern im Alter bis zu 7 Jahren auf (Listernick et al. 1994). Irishamartome sind bei etwa 30–50 % der Kinder im 6. Lebensjahr und bei über 90 % der erwachsenen NF1-Patienten nachweisbar. Typisch ist die Keilbeindysplasie, Veränderung der Kortikalis langer Röhrenknochen sowie die Pseudarthrose der Tibia. Kutane Neurofibrome treten meist mit der Pubertät auf. Bei plexiformen Neu-

**Tab. H 7.1:** Übersicht Neurokutane Syndrome

| Vererbung | Erkrankung | Häufigkeit | Genlokus | Genprodukt |
|---|---|---|---|---|
| Autosomal-dominant | Neurofibromatose Typ 1 (NF 1) | 1 : 3 000 | 17q11.2 | Neurofibromin |
| | Neurofibromatose Typ 2 (NF 2) | 1 : 25–33 000 | 22q12.2 | Merlin |
| | Schwannomatose | 1 : 25–50 000 | Chromosom 22 | LZTR 1; SMARCB1 |
| | Tuberöse Sklerose (TS) | 1 : 6–10 000 | 9q34; 16p13.3 | Hamartin Tuberin |
| | v.-Hippel-Lindau-Krankheit | 1 : 36–45 000 | 3p26-p25 | VHL-Gen |
| | Gorlin-Goltz-Syndrom | 1–9 : 1 000 000 | 9q22.3 | PATCHED-Protein |
| Autosomal-rezessiv | Ataxia teleangiectasia Louis-Bar | 1 : 40 000 | 11q22.3 | Phosphatidylinositol-3-Kinase |
| | Cockayne-Syndrom | 2–3 : 1 000 000 | 10q11 und 5q12.1 | Nukleotid-Exzisions-Reparatur |
| | Sjogren-Larsson-Syndrom | 0,1–4 % | 17p11.2 | Fettaldehyddehydrogenase |
| | Refsum-Erkrankung | Nicht bekannt | 10p13 und 6q23.3 | Phytansäureoxidase |
| | Giant-Axon-Neuropathie | sehr selten | 16q24.1 | Gigaxonin-Gen |
| somatisch | Sturge-Weber-Syndrom | 1 : 20–50 000 | 9q21 (somatisch) | Gαq |
| x-chrom. | M. Fabry | 1 : 40–60 000 | Xq21.3-q22 | Galactosidase |

* Autoren dieses Kapitels in der 6. Auflage: F. Roser und M. Tatagiba.

rofibromen handelt es sich in der Regel um kongenitale Tumoren. NF1-Patienten haben ein erhöhtes Risiko für kognitive Beeinträchtigungen, Fehlbildungsstörungen (Aquäduktstenose, Myelocelen), Epilepsie, Vaskulopathie sowie für das Auftreten anderer Tumorentitäten (z. B. Glomustumor, gastrointestinaler Stromatumor, Mammakarzinom oder maligne Hirntumoren).

## H 7.1.2 Epidemiologie und Verlauf

NF1 ist eine autosomal dominante Erkrankung, die beide Geschlechter und alle ethnischen Gruppen gleichermaßen betrifft. Die Erkrankung tritt mit einer Inzidenz von etwa 1 : 2 500 bis 1 : 3 000 auf. Die Neumutationsrate wird auf etwa 50 % geschätzt.

### H 7.1.2.1 Kutane Manifestationen

Café-au-lait-Flecken sind hyperpigmentierte, milchkaffeefarbene Maculae der Haut (> 10 mm Durchmesser, oval geformt, homogen gefärbt und glatt begrenzt), die bei jedem Menschen auftreten können. Freckling bezeichnet hyperpigmentierte Maculae, die bevorzugt in Bereichen auftreten, die nicht dem Licht ausgesetzt sind (Achselhöhlen und Inguinalregion, submammäre Falten bei Frauen) und in Farbe und Form Sommersprossen (Durchmesser 1–3 mm) entsprechen. Kutane Neurofibrome, der häufigste Tumortyp, sind gutartige, umschriebene und gut abgrenzbare Tumoren der Nervenscheide und können in jeder Lokalisation des Körpers auftreten (**Abb. H 7.1** a). Die Tumoren variieren im Durchmesser stark, sind druckschmerzhaft, beeinträchtigen das Tragen von Kleidung und/oder die Körperpflege. Neurofibrome treten meist mit der Pubertät auf und zeigen sich im Verlauf des Lebens progressiv, in Schwangerschaft und Pubertät nehmen sie an Zahl und Größe zu. Neurofibrome entwickeln sich aus einem peripheren Nerven und malignisieren nicht. Plexiforme Neurofibrome dagegen entwickeln sich aus den Faszikeln eines größeren peripheren Nervs, sind in aller Regel in den ersten Lebensjahren sichtbar und zeigen ein netzartiges Wachstumsmuster.

### H 7.1.2.2 Plexiforme Neurofibrome (PNF) und maligne periphere Nervenscheidentumore (MPNSTs)

PNF treten äußerlich sichtbar bei etwa 30 % der NF1-Betroffenen auf (**Abb. H 7.1** b); Untersuchungen mittels Ganzkörper-MRT ergeben eine Frequenz von 50 % (Mautner et al. 2008). Kutane PNF zeigen teilweise Hyperpigmentierung, Verdickung der Haut, exzessive Behaarung (»Riccardi sign«) und einen Palpationsbefund, der einem »Sack voller Würmer« entspricht. PNF zeigen die stärkste Wachstumsprogression im Kindes- und Jugendalter und sistieren meist bei Erwachsenen. Sie führen zur Entstellung, funktionellen Defiziten und Schmerzen, Verdrängung interner Organe oder Wachstumsstimulation von Knochen und sind Ausgangsgewebe für Malignisierung. Schmerzen, neu aufgetretenes neurologisches Defizit und Wachstumsprogress von PNF (Wachstumsprogress > 20 %/Jahr) sind hochverdächtig für das Auftreten eines MPNST. MPNSTs sind die häufigsten bösartigen Tumortypen (9–13 % Lebenszeitrisiko) und die Hauptursache für die verminderte Lebenserwartung bei NF1 (Evans et al. 2002). Die Transformation eines PNF zum MPNST wird meist im 20.–35. Lebensjahr symptomatisch. Das FDG-PET ist neben dem MRT eine ergänzende Methode, mit der der Prozess der Malignisierung sensitiver erfasst wird. MPNSTs metastasieren am häufigsten in die Lunge und den Knochen. Unter Chemothe-

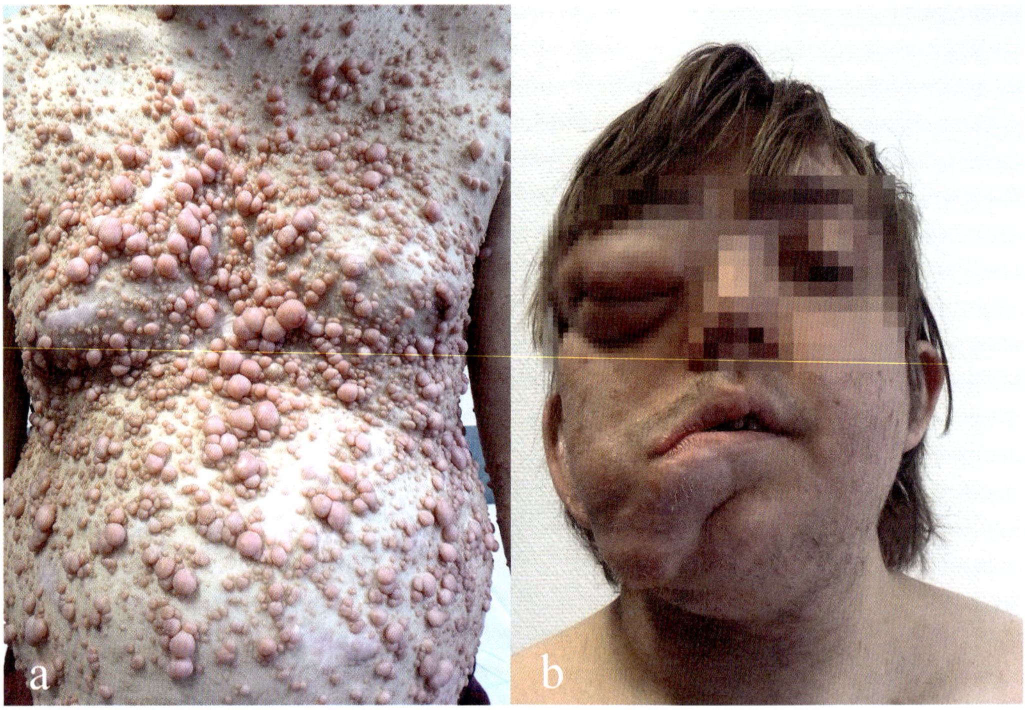


**Abb. H 7.1:** Kutane Neurofibrome (a) und faziales plexiformes Neurofibrom (b).

rapie ist die 5-Jahres-Überlebensrate geringer als 20 %.

### H 7.1.2.3 Zentrales Nervensystem

Eine Entwicklungsverzögerung im Kindesalter in verschiedenen Bereichen ist häufig. Im Vergleich zu Geschwistern laufen NF1-Kinder später, sind ungeschickter und weisen motorische Defizite und Muskelhypotonie auf. Diverse Teilleistungsstörungen beeinträchtigen die kognitive Entwicklung. Die sprachliche Entwicklung ist nicht selten beeinträchtigt. Bis zu 75 % der Kinder fällt es schwer, den schulischen Leistungsanforderungen zu entsprechen. Arbeitsgedächtniseinbußen und Verschiebung der IQ-Scores nach links in Bereiche zwischen 75–85 sind dafür ebenfalls verantwortlich. Die Frequenz für eine milde mentale Retardierung ist auf 4–8 % erhöht. Verhaltensprobleme sind partiell durch eine Aufmerksamkeitsdefizitstörung bedingt, die bei 30–50 % der NF1-Kinder auftritt (Mautner et al. 2002). Schließlich kann ein atypischer Autismus die Gesamtkonstellation modifizieren. Eigene Untersuchungen zeigen, dass die vorbeschriebenen Störungsbilder im Erwachsenenalter partiell persistieren. Erwachsene sind daneben durch den Schweregrad der Erkrankung und die Sichtbarkeit der Entstellung belastet. Das Optikusgliom (OPG) ist der häufigste NF1-assoziierte Hirntumor (15–20 % der Kinder), wobei symptomatische Tumoren histologisch pilozytischen Astrozytomen des WHO-Grad I entsprechen. OPGs treten am häufigsten im Bereich des Chiasma opticum und postchiasmatisch auf, sie sind bei etwa 50 % der Betroffenen symptomatisch (Visusminderung und Gesichtsfeldeinschränkungen), wobei Kinder im Alter unter 7 Jahren das höchste Risiko haben. Die Empfehlungen zur Durchführung eines Routine-Schädel-MRTs im Kleinkindesalter werden kontrovers diskutiert. Niedriggradige zerebrale Astrozytome treten bei der NF1 gehäuft auf und verlaufen häufig asymptomatisch. Das Schädel-MRT zeigt im Kindesalter häufig strukturelle Abnormitäten, die sich insbesondere durch T2-Hyperintensitäten abbilden und mit zunehmendem Lebensalter zurückbilden, wobei es sich hierbei um Myelinisierungsstörungen handeln dürfte (»focal areas of signal intensity/FASI« oder »unidentified bright objects/UBO«). Epilepsie tritt mit einer Häufigkeit von etwa 6,5 % auf, meist im Kindes- oder Jugendalter.

### H 7.1.2.4 Ossäre Manifestationen

Im Kindesalter ist das Auftreten einer Tibiapseudarthrose relativ spezifisch (2 %). Eine Dysplasie des Sphenoids kann als Protrusio bulbi, pulsierendem Buphthalmus und Asymmetrie der Augenhöhlen imponieren. Eine Dysplasie der langen Röhrenknochen mit kortikaler Ausdünnung, aber auch Knochenzysten können zu pathologischen Frakturen führen. Eine Skoliose tritt bei 10–26 % der Betroffen im Kindes- und Jugendalter auf. Die Knochendichte (BMD) ist bei Erwachsenen im Sinne einer Osteopenie vermindert, die im Einzelfall auch als Osteoporose imponiert. Der Vitamin-D3-Spiegel zeigt sich bei Erwachsenen im Vergleich zu Kontrollpersonen signifikant erniedrigt und dürfte ein kausaler Faktor für die Knochendichteminderung sein (Lammert et al. 2006).

### H 7.1.2.5 Weitere Manifestationen und Varianten

Primärer Hypertonus ist häufig, jedoch kommen auch Nierenarterienstenosen oder intraparenchymatöse renale Gefäßveränderungen vor. Im Bereich der hirnversorgenden Gefäße treten gehäuft Stenosen oder Verschlüsse auf und selten eine Angiopathie (Moyamoya). Segmentale Neurofibromatose beschreibt das Auftreten von NF1-assoziierten Symptomen, die sich allerdings nur auf eine bestimmte Körperregion beziehen. Die klinische Identifikation dieser Patienten ist für die genetische Beratung wesentlich, da das Transmissionsrisiko der Erkrankung bei Mosaikbildung deutlich geringer ist.

### H 7.1.2.6 Genetik

NF1 wird autosomal-dominant vererbt (100 %ige Penetranz, variable Expressivität). Etwa 95 % der kausalen Mutationen können derzeit aufgedeckt werden. Ein negatives Testergebnis schließt die Diagnose einer NF1 nicht aus, da die krankheitsverursachende Mutation im nicht kodierenden Bereich des NF1-Gens lokalisiert sein kann. Genetische Mosaikbildung ist darüber hinaus für mangelnde Mutationsnachweise verantwortlich. Das NF1-Gen befindet sich auf dem langen Arm des Chromosoms 17. Es ist in 54 Exons organisiert und umfasst drei alternativ gespleißte Exons. Das NF1-Genprodukt (2 818 Aminosäuren), das Neurofibromin, wird besonders stark in Neuronen, Oligodendrozyten und Schwannzellen exprimiert und wirkt primär als GTPase-aktivierendes Protein (GAP) und hemmt die Aktivität des Onkogens RAS. Bislang aufgedeckte Phäno-Genotyp-Korrelationen gelten für Patienten mit großen Deletionen des NF1-Gens (schwerer Phänotyp mit erhöhtem MPNST-Risiko) bzw. mit einer 3-bp-Deletion des NF1-Gens oder einer Missense-Mutationen an Position p.Arg.1809 (keine kutanen/subkutane Neurofibrome oder oberflächliche PNF) (Upadhyaya et al. 2007). Als Ursache für die ausgeprägte inter- und intrafamiliäre Variabilität der Symptome werden modifizierende Gene verantwortlich gemacht.

## H 7.1.3 Diagnostik und Therapie

Es gibt keine kausale Therapie der Erkrankung. Wesentlich ist die rechtzeitige Diagnose, antizipatorische Diagnostik sowie Behandlung nachweisbarer Defizite und die genetische Beratung. Die Notwendigkeit diagnostischer Maßnahmen basiert auf den klinischen Untersuchungsbefunden. Bei Kindern mit Entwicklungsverzögerung sind Physio-, Ergotherapie und/oder Logopädie bzw. Frühförderung indiziert. Bei Schulschwierigkeiten ist eine differenzierte neuropsychologische Diagnostik indiziert, um bestehende Teilleistungsstörungen einordnen und behandeln zu können. Die Medikation mit Stimulanzien bei Aufmerksamkeitsdefizitsyndrom (ADS) kann die Schullaufbahn von Kindern signifikant positiv beeinflussen. Altersentsprechend muss bei jedweder Vorstellung der Kinder u. a. das Vorliegen eines Makrozephalus, die Wachstumskurve (Minderwuchs, z. B. STH-Mangel), der Blutdruck, die Wirbelsäulenkonfiguration und das Auftreten einer Pubertas präcox überprüft werden. In jeder Altersstufe können unterschiedliche klinische Probleme auftreten. Die operative Entfernung kutaner Neurofibrome ist bei Schmerzen, aus ästhetischen oder funktionellen Gründen indiziert. PNFs sollten frühzeitig topographisch und auf ihren Wachstumstyp charakterisiert werden, sodass eine operative Intervention prüfbar ist (Friedrich et al. 2005). Entstellung, Schmerzen und funktionelle Defizite lassen sich durch subtotale oder komplette Tumorresektion mindern. Derzeit wurde in einer Phase-II-Studie die Wirksamkeit der Behandlung von inoperablen PNFs bei 17 von 24 Kindern und Jugendlichen gezeigt, die unter dem MEK-Inhibitor Selumetinib eine Volumenreduktion des Tumors ≥ 20 % aufwiesen (Dombi et al. 2016). Verlaufsbeobachtungen mittels zerebralem MRT sind bei asymptomatischen Kindern als Screening für Optikusgliome nicht sinnvoll. Halbjährliche augenärztliche Untersuchungen sind zur Aufdeckung einer Visus- oder Gesichtsfeldeinschränkung durch ein Optikusgliom indiziert. Bei einer zweistufigen Abnahme der Sehkraft ist eine Chemotherapie (Carboplatin und Vincristin (SIOP-LGG)) indiziert. Wegen des erhöhten Risikos des Auftretens eines sekundären höhergradigen Glioms ist eine Strahlentherapie möglichst zu vermeiden. Die frühestmögliche Diagnose eines MPNSTs und die komplette chirurgische Entfernung möglichst unter weitem Resektionsabstand sind anzustreben. Identifikation und Überwachung von Risikopatienten mit hohem internen Tumoraufkommen und/oder großen Deletionen im NF1-Gen erfolgt durch regelmäßige MRT-Untersuchungen. Weist ein Tumor radiologische Auffälligkeiten (inhomogene Kontrastmittelaufnahme eines nodulären Tumors) und Änderungen des SUV (der sog »standardized uptake value« gibt die Aktivität des injizierten Tracers an) im PET auf, wird eine offene Biopsie (evtl erweitert) und wenn möglich, komplette Resektion (R0) durchgeführt. Weder Strahlentherapie noch konventionelle Chemotherapie können die reduzierte Lebenserwartung nach operativer Therapie verbessern. Die Behandlung der Knochendichteminderung und Osteoporose kann durch Vitamin-D3-Substitution erfolgen. Die orale Substitution von Vitamin D3 verbesserte die Knochendichte signifikant (↑↑, A) (Schnabel et al. 2013).

## H 7.2 Neurofibromatose Typ 2

### H 7.2.1 Klinik

Neurofibromatose Typ 2 (NF2) ist durch das Auftreten von meist bilateralen vestibulären Schwannomen (VS; Synonym: Akustikusneurinom) charakterisiert (**Abb H 7.2** a). Schwannome anderer Hirnnerven, im Bereich des Spinalkanals oder peripherer Nerven sind ebenfalls typisch. Meningeome treten intrakraniell (inkl. »Optikus-Scheiden-Meningeom«) und intraspinal auf, Ependymome ausschließlich spinal. Die Diagnose einer NF2 basiert auf den bei der NIH-Konferenz 1987 festgelegten diagnostischen NF2-Kriterien, die 1997 revidiert worden sind, um Patienten mit einer NF2-Verdachtsdiagnose und einer möglichen Grunderkrankung in höherem Lebensalter bei inkompletter Expression der Merkmale erfassen zu können (**Kasten H 7.2**). Neurofibrome sollten nicht als diagnostisches Kriterium fortbestehen, treten jedoch vereinzelt auf.

**Kasten H 7.2:** Kriterien der Neurofibromatose Typ 2 (NNFF-Kriterien nach Gutmann et al. 1997)

***Definitive NF2 (A oder B)***

A. Bilaterale Vestibularisschwannome (VS)
B. Verwandter 1. Grades mit NF2 *und* einseitiges VS < 30 J. oder zwei der Folgenden: Meningeom, Gliom, Schwannom, subkapsuläre Katarakt

***Mögliche NF2 (C oder D)***

C. Einseitiges VS < 30 J. *und* mindestens eines der Folgenden: Meningeom, Gliom, Schwannom, subkapsuläre Katarakt
D. Multiple Meningeome (zwei oder mehr) *und* einseitiges VS < 30 J. oder mindestens eines der Folgenden: Meningeom, Gliom, Schwannom, subkapsuläre Katarakt

Der klinische Verlauf ist variabel und korrespondiert mit dem Auftreten von Anzahl und Zeitpunkt der Tumormanifestationen sowie den assoziierten Komplikationen. Schematisch gibt es zwei Verlaufsformen: (1) Krankheitsbeginn in frühem Lebensalter und fulminantem klinischem Verlauf (*Typ Wishart*) und (2) einer milderen Ausprägung und langsameren Progression der Manifestationen (*Typ Gardner*). Die Mehrzahl der Betroffenen zeigt eine unilaterale Hörbeeinträchtigung/Hörverlust als initiales Krankheitssymptom partiell begleitet durch Tinnitus/Gleichgewichtsdefizit. Verlaufskontrollen zeigen motorische Defizite – assoziiert mit Tumorprogress bzw. Tumorchirurgie – oder im Rahmen einer Polyneuropathie, die durch Einschränkung der Sehkraft kompliziert werden. Die Lebenserwartung der Patienten mit einer schweren Verlaufsform ist durch die Multiplizität der Tumorbildung im zentralen Nervensystem signifikant vermindert.

### H 7.2.2 Epidemiologie und Verlauf

Im Jahr 1820 veröffentliche J. H.Wishart den ersten Fall eines 21-jährigen Patienten mit bilateralen VS. Im Jahr 1903 wurde eine Neurofibromatose-Form beschrieben, die durch das Auftreten beidseitiger Tumoren des Hörnervs (zentrale NF) charakterisiert ist, ohne Hautveränderungen der »Von-Recklinghausen-Erkrankung« (periphere NF). Die zwei verschiedenen Neurofibromatose-Entitäten wurden im Rahmen genetischer Kopplungsanalysen 1987 möglich (Seizinger et al. 1987). Heute wird von einer Inzidenz von etwa 1 : 25 000 ausgegangen, da die Aufdeckungsrate durch verbesserte Diagnostik angestiegen ist (Evans et al. 1992). NF2 ist eine autosomal-dominate Erkrankung mit fast vollständiger Penetranz. Bei 50–60 % der Betroffenen tritt die Erkrankung spontan auf.

#### H 7.2.2.1 Kutane und okuläre Manifestation

Schwannome der Haut sind ein häufiges Merkmal bei Kindern und Erwachsenen (70 % bei schwerem Verlauf). Schwannome der Haut im Kindesalter, die häufig mit einer subtilen Elevation mit Vergröberung der Hautkontur sichtbar sind (»plaque-like-lesion«), sind häufig der erste Indikator für die Grunderkrankung. Augenärztliche Befunde wie subkapsuläre Katarakt, Optikus-Scheiden-Meningeom, epiretinale Hamartome bzw. Membranen, Strabismus und Amblyopie gehören zu den Erstmanifestationen einer NF2 im Kindesalter.

#### H 7.2.2.2 Zentrales Nervensystem

Die Hauptproblematik besteht in der Hörminderung bzw. Ertaubung. Die meisten Patienten zeigen initial einen einseitigen Hörverlust. Eine eindeutige Korrelation zwischen Hörbeeinträchtigung und Tumorgröße besteht nicht. Patienten mit schwerem Verlauf weisen eine Hörbeeinträchtigung im Alter von etwa 24 Jahren (Ø) auf, die von Tinnitus und Gleichgewichtsdefizit begleitet sein kann. Die meisten symptomatischen VS haben bei Erstdiagnose einen Durchmesser von mehr als 2,5 cm, sodass die Chancen des Hörerhalts bei Operation gering sind. Diese sind abhängig von der Tumortopographie und den audiologischen und elektrophysiologischen Befunden, die als Prädiktor für die funktionale Integrität des Hörnervs gelten. Trigeminusschwannome treten bei etwa 26 % der Betroffenen auf und können zu sensorischen, seltener zu motorischen Defiziten führen. Meningeome treten bei etwa 50 % der Patienten mit NF2 auf, wobei die Mehrzahl intrakraniell nachzuweisen ist. Die Herausforderung ist die Multiplizität der Meningeome, die zur Sinusinfiltration und erhöhtem intrakraniellen Druck führen können und die Lebenserwartung reduzieren. Spinale Tumoren (Meningeome, Schwannome, Ependymome) (**Abb H 7.2** b) treten bei bis zu 90 % der Patienten auf, ohne dass ein Wirbelsäulenabschnitt bevorzugt betroffen ist. Basierend auf eigenen Querschnittsstudien kommt es bei 30 % der Tumoren zu klinischen Symptomen. Intramedulläre Ependymome (30 %) zeigen über lange Beobachtungszeiträume kaum Wachstumsprogression. Differenzialdiagnostisch ist das Krankheitsbild der Schwannomatose abzugrenzen (**Kap. H 7.3**).

#### H 7.2.2.3 Neuropathie

Eine axonale Polyneuropathie tritt bei ca. 47–67 % der Betroffenen auf (Sperfeld et al. 2002). Dabei zeigt sich klinisch eine von Tumormanifestationen unabhängige Areflexie und muskuläre Schwäche, die typischerweise die distalen Extremitäten symmetrisch affektiert. Hochauflösende MRT-Aufnahmen zeigen faszikuläre Mikroläsionen im Bereich der peripheren Nerven, die mit dem Schweregrad der Neuropathie korrelieren (Bäumer et al. 2013). Das NF2-Mausmodell gibt Hinweise, dass der Verlust von Merlin zum Auftreten der axonalen Neuropathie beiträgt (Schulz et al. 2013).

#### H 7.2.2.4 Genetik

Das NF2-Gen befindet sich auf dem Chromosom 22q12.2 mit 595 Aminosäuren. Das Genprodukt wird als Schwannomin oder Merlin bezeichnet. Die Abwesenheit des NF2-Gens kann Zellwanderung, Änderungen der Zellform oder auch einen Verlust der Zellkontakthemmung bewirken.
*Molekulargenetische Grundlagen/Diagnostik:* Die Nachweisfrequenz von Keimbahnmutationen lag in den 1990er-Jahren bei 35–65 %. Mutationen wurden insbesondere bei schweren Phänotypen aufgedeckt; die geringe Aufdeckungsrate war durch Mosaikbildung bedingt. Die vollständige Sequenzierung des NF2-Gens ist heute Goldstandard. Zur Aufdeckung der Deletionen ist zusätzlich die Methode der *multiplex ligation-dependent probe amplification* (MLPA) erforderlich. Da mindestens 30 % der Patienten eine genetische Mosaikbildung aufweisen, ist zur Diagnostik die Untersuchung von »frischem« Tumormaterial unabdingbar.
*Phänotyp-Gentotyp-Korrelation:* Die meisten Keimbahnmutationen im NF2-Gen sind Veränderungen einzelner oder weniger Basenpaare sind. Die meisten dieser Mutationen führen zu verkürzten Genprodukten. Bisher beschriebene Nonsense- und Frameshift-Mutationen sind mit einem schweren Phänotyp assoziiert. Veränderte Spleiß-Akzeptor-Sequenzen führen sowohl zu milden als auch zu schweren Phänotypen. Missense-Mutationen und Deletionen zeigen dagegen meist milde Phänotypen. Da die gleiche Mutation in einer Familie sowohl mit einem schweren als auch leichteren Verlaufstyp verbunden sein kann, scheint die Expressi-

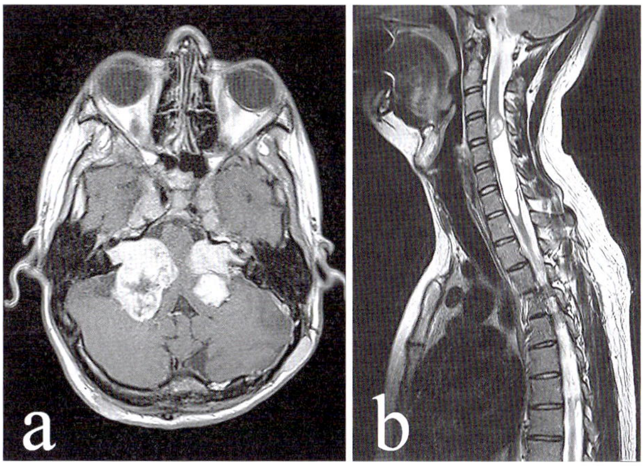


**Abb. H 7.2:** Bilaterale Vestibularisschwannome (a) und spinales Ependymom mit intramedullärer Zyste (b) bei NF2

H 7

vität des NF2-Phänotyps nicht allein durch den Typ der NF2-Genmutation bestimmt zu sein. Modifizierende Gene, die unabhängig in einer Familie segregieren, dürften den Phänotyp beeinflussen. Verschiedenen Studien zeigen, dass etwa 33 % der Patienten mit sporadischen Verlaufsformen eine Mosaikbildung aufweisen (Kluwe et al. 1998). Für die Mosaikpatienten ist das Vererbungsrisiko deutlich geringer.

### H 7.2.3 Diagnostik und Therapie

Eine initiale Einschätzung über den klinischen Verlauf der Erkrankung ist wesentlich. Ein Schädel- und Wirbelsäulen-MRT sowie eine audiologische Untersuchung inkl. akustisch-evozierten Potenzialen (AEPs) sind notwendig. Bei Patienten zwischen dem 18. und 30. Lebensjahr sollten Verlaufskontrollen jährlich durchgeführt werden. Die Wachstumsraten von VS, Hirnnerventumoren und spinalen Raumforderungen sind variabel und entsprechend sollte in einem multidisziplinären Konzept das Zeitfenster für eine chirurgische Intervention individuell festgelegt werden. Eine hörerhaltende neurochirurgische Intervention ist noch möglich, wenn der Tumordurchmesser unter 2 cm liegt (30–60 %) (Samii et al. 1997). Eigene Beobachtungen zeigen ein Tumorrezidiv von etwa 50 % im Verlauf von 15 Jahren. Eine zunehmende Verminderung des verbliebenen Hörvermögens kann durch eine knöcherne Dekompression des Hörkanals für eine gewisse Zeit aufgehalten werden (Slattery et al. 2007). Bei kompletter Ertaubung, aber intakter Anatomie des VIII. Hirnnerven, kann das Hörvermögen durch ein Cochlea-Implantat signifikant verbessert werden, da es dem Patienten ein freies Satzverständnis ermöglicht. Dies ist mit Hirnstammimplantaten meist nicht möglich. Die Rolle der Radiotherapie bei NF2-Tumoren wird kontrovers diskutiert. Im Vergleich zu sporadischen Tumoren zeigen NF2-assoziierte Tumore ein deutlich schlechteres Ansprechen (Evans et al. 2011) und ein gehäuftes Auftreten sekundärer Malignome nach Bestrahlung. Seit 2008 wird der Angiogeneseinhibitor Bevacizumab (Avastin®) im Rahmen individueller Heilversuche zur Therapie von progressiven VS und unilateralem Hörverlust eingesetzt, dessen Wirksamkeit in einer größeren Studie belegt wurde (Plotkin et al. 2012) (↑, A). Wachstum von zerebralen Meningeomen und spinalen Raumforderungen erfordert eine Unterbrechung der Bevacizumab-Behandlung, Nebenwirkungen wie Proteinurie, arterieller Hypertonus, Fatigue und Wasting können Gründe zur Änderung der Medikation sein. Eigenen Beobachtungen zufolge kann die Dosisreduktion von Bevacizumab diese Komplikationen signifikant vermindern (Farschtschi et al. 2015).

## H 7.3 Schwannomatose

### H 7.3.1 Klinik

Bei der Schwannomatose kommt es zum Auftreten multipler Schwannome des peripheren und zentralen Nervensystems. Die Charakteristika einer NF2 werden jedoch nicht erfüllt (**Kasten H 7.2**), sodass von einer eigenständigen Erkrankung ausgegangen wird. Klinisch steht eine neuropathische Schmerzsymptomatik im Vordergrund. Die Pathophysiologie der Erkrankung ist heterogen. 2005 wurden diagnostische Kriterien aufgestellt (MacCollin et al. 2005), die 2011 auf einer internationalen Konsensus-Konferenz revidiert wurden (Plotkin et al. 2013) (**Kasten H 7.3**).

**Kasten H 7.3:** Kriterien der Schwannomatose (Konsensus-Kriterien nach MacCollin et al. 2005)

**Bei Fehlen der diagnostischen Kriterien einer NF2 (siehe oben):**

*Definitive Schwannomatose*
A. Alter ≥ 30 Jahre *und* ≥ 2 nicht intraepidermale Schwannome, davon mind. eines mit histologischem Nachweis
B. Ein histologisch bestätigtes Schwannom *und* ein Verwandter 1. Grades, der die o.g. Kriterien erfüllt

*Mögliche Schwannomatose*
C. Alter < 30 oder ≥ 45 Jahre *und* ≥ 2 nicht intraepidermale Schwannome, davon mind. eines mit histologischem Nachweis
D. Bildmorphologischer Nachweis von Schwannomen *und* Verwandter 1. Grades, der die o.g. Kriterien erfüllt

*Segmentale Schwannomatose*
Kriterien einer definitiven oder möglichen Schwannomatose, jedoch auf eine Extremität oder ≤ 5 zusammenhängende Segmente der Wirbelsäule beschränkt

Fast 90 % der Patienten weisen bei Diagnosestellung oder im Krankheitsverlauf Schwannome der peripheren Nerven auf. Kardinalsymptom ist der Schmerz (57 %), gefolgt von apparenten peripheren Tumoren (41 %) (Merker et al. 2012). Erstsymptome zeigen sich meist im Alter zwischen 30 und 40 Jahren, sehr selten bei Kindern und Jugendlichen. Neurologische Ausfallerscheinungen sind im Vergleich zur NF2 selten; sensible Störungen kommen dabei häufiger vor als motorische Ausfälle. Die peripheren Schwannome scheinen appendikulär und segmental betont vorzukommen. Als weiteres Merkmal können in hochauflösenden MRT-Neurographien faszikuläre Mikroläsionen der peripheren Nerven erkannt werden (Farschtschi et al. 2012; Farschtschi et al. 2016). Im Gegensatz zur NF2 finden sich keine kutanen Schwannome.

### H 7.3.2 Epidemiologie und Verlauf

Als eigenständige Erkrankung wird die Schwannomatose erst seit 1996 geführt (MacCollin et al. 1996). In einer populationsbasierten Studie wird die jährliche Inzidenz auf 0,58/1 000 000 geschätzt (Antinheimo et al. 2000). Aufgrund der lange Zeit oligosymptomatischen Tumoren muss angenommen werden, dass viele Patienten nicht oder erst sehr spät diagnostiziert werden. Schätzungsweise besteht bei 2,4–5 % aller Patienten, bei denen chirurgisch ein Schwannom entfernt wurde, eine Schwannomatose (MacCollin et al. 2005).

#### H 7.3.2.1 Tumoren

Schwannome sind wahrscheinlich die häufigsten benignen Tumoren (WHO-Grad I), die von peripheren Nerven bzw. Schwannzellen ausgehen (Adani et al. 2008). In über 95 % der Fälle treten sie als isolierte Tumoren der Extremitäten oder des Kopfes auf, ohne dass sich weitere Hinweise auf eine syndromale Erscheinung ergeben. In einigen Fällen verursachen sie Dysästhesien, selten höhergradige neurologische Defizite. Schwannome treten ebenfalls beim Carney-Komplex oder der multiplen Leiomyomatose auf. Histopathologisch ist es oft schwierig, eine Unterscheidung der Schwannome bei den verschiedenen Tumorerkrankungen vorzunehmen bzw. diese von sporadischen Tumoren abzugrenzen. Zudem gibt es sogenannte Hybridtumoren (Nervenscheidentumoren mit Charakteristika von Neurofibromen und Schwannomen, teilweise mit myxoidem Stroma), die pathognomonisch für ein Tumorprädispositionssyndrom aus dem Formenkreis der Neurofibromatosen sind.

#### H 7.3.2.2 Neuropathie

Die Beschreibung der Schmerzcharakteristik legt eine neuropathische Schädigung nahe, sodass eine Polyneuropathie angenommen werden kann. Erste Untersuchungen ergeben Hinweise auf eine Small Fiber Neuropathie, die unabhängig von Tumorwachstum bzw. Nervenkompression eine eigenständige Krankheitsmanifestation zu sein scheint. Im Vergleich zur NF2 fehlen jedoch klinisch relevante sensible und motorische Defizite.

#### H 7.3.2.3 Zentrales Nervensystem

Spinale Schwannome treten bei über 70 % aller Patienten auf (Merker et al. 2012) und sollten nach Diagnosestellung MR-morphologisch ausgeschlossen werden. Das Vorkommen von Schwannomen der Hirnnerven ist phänotypisch in der Literatur beschrieben; kürzlich wurde auch gezeigt, dass unilaterale VS kein Ausschlusskriterium für eine Schwannomatose sind (Smith et al. 2012). Unklar bleibt oft, ob es sich dabei um eine Variante der Schwannomatose oder der NF2 handelt. Auch gibt es zahlreiche Berichte von multiplen Meningeomen (Christiaans et al. 2011). Im Hinblick auf den jüngst nachgewiesenen Zusammenhang von multiplen Meningeomen mit dem SMARCE1-Gen (Smith et al. 2013), muss geprüft werden, inwieweit von einem eigenständigen Krankheitsbild mit unterschiedlicher genetischer Grundlage auszugehen ist.

#### H 7.3.2.4 Weitere Manifestationen und Varianten

Bei der Schwannomatose wird eine Häufung von Malignomen in Einzelfällen berichtet (Evans et al. 2012). Klinische Studien, die eine maligne Transformation von Schwannomatose-assoziierten Tumoren in Malignome belegen, fehlen bisher (Plotkin et al. 2013). Bereits mit Aufstellung der diagnostischen Kriterien wurde eine anatomisch auf eine Extremität oder wenige spinale Segmente limitierte Form der Erkrankung – die segmentale Schwannomatose – definiert (MacCollin et al. 2005). Nach groben Schätzungen liegt diese Verlaufsform bei einem Drittel der Patienten vor (Merker et al. 2012), was einer hohen Zahl von genetischen Mosaiken entsprechen dürfte.

#### H 7.3.2.5 Genetik

Bei der Schwannomatose finden sich verschiedene NF2-Mutationen im Tumormaterial, nicht jedoch in der Blut-DNA. Vermutet wird ein Zusammenhang mit verschiedenen Genen auf Chromosom 22. Bei einem Teil der Patienten werden Mutationen im SMARCB1-Gen nachgewiesen (Hulsebos et al. 2007). Aktuell wird ein dreistufiges Modell der Schwannomatose-Entstehung postuliert (»3-Step 4-Hit Modell«). Genetische Endstrecke dieses Mechanismus scheint eine Kompromittierung des Tumorsuppressors Merlin zu sein, wie sie auch bei der NF2, dem Carney-Complex und sporadischen Schwannomen auftritt. Kürzlich wurde mit dem LZTR1-Gen ein weiteres Gen identifiziert, das in 80 % der Fälle ohne SMARCB1-Mutation nachgewiesen werden konnte (Piotrowski et al. 2014). Selten (15 %) tritt die Schwannomatose familiär gehäuft auf. Bei Nachweis einer Keimbahnmutation ist von einem autosomal-dominanten Erbgang auszugehen.

### H 7.3.3 Diagnostik und Therapie

Mit der Erfüllung der diagnostischen Kriterien der NF2 ist eine Schwannomatose ausgeschlossen. Problematisch hinsichtlich der Zuordnung sind Fälle, die klinisch für beide Entitäten in Frage kommen. Zudem erschweren genetische Mosaikformen der NF2 eine sichere Zuordnung. Eine Besonderheit der Diagnosekriterien ist die Altersabhängigkeit der krankheitsassoziierten Stigmata. So ist eine sichere Diagnosestellung bei wenigen Schwannomen und jungem Patientenalter kaum möglich, da sich im späteren Verlauf noch die NF2-typischen bilateralen VS bilden können. Das Vorkommen multipler Tumore (Schwannome, Meningeome) bzw. das Vorliegen einer Neuropathie ist suggestiv für das Vorliegen einer Schwannomatose. Familiäre Häufung von Schwannomen kann ein weiterer Hinweis dafür sein. Eine genetische Untersuchung des Tumormaterials gibt unter Umständen zusätzliche Informationen. Solange eine Schwannomatose nicht sicher diagnostiziert werden kann, muss nach Komplikationen einer NF2 gefahndet werden. Liegen spinale Schwannome vor, ist eine weiterführende neurologische Abklärung wichtig, um frühzeitig Komplikationen wie eine Myelonaffektion zu erkennen. Aktuell existiert kein einheitlicher Therapiestandard zur Behandlung und zum Screening. Anders als bei der NF1 oder NF2 wird die Diagnose meist erst um das 40. Lebensjahr mit dem Auftreten symptomatischer Tumoren gestellt (Merker et al. 2012). Da die Tumoren meist ein benignes Wachstumsmuster zeigen, werden asymptomatische Tumoren kontrolliert. Zur Erfassung okkulter interner Tumoren ist das MRT Goldstandard, eine hochauflösende MR-Neurographie ergänzt die bildgebende Diagnostik. Symptomatische Tumoren können grundsätzlich chirurgisch angegangen werden.

Zum Therapieerfolg liegen in der Literatur widersprüchliche Berichte vor. Eine neuropathische Schmerzsymptomatik erfordert eine umfassende neurologische Evaluation inklusive elektrophysiologischer Untersuchung. Die Verhinderung einer Chronifizierung der Schmerzen bzw. eine Symptomkontrolle kann in einigen Fällen durch den Einsatz koanalgetischer Substanzen (Pregabalin, Gabapentin, Amitriptylin) erreicht werden.

## H 7.4 Tuberöse Sklerose

### H 7.4.1 Klinik

Tuberöse Sklerose (TSC) zeigt ein Nebeneinander von mentaler Retardierung, Entwicklungsstörung, neuropsychiatrischen Symptomen (TAND – Tuberous Sclerosis Associated Neuropsychiatric Disorder), Epilepsie, Hamartomen und Tumorbildung (Gehirn, Niere, Herz, Lunge) auf (**Tab. H 7.2**).

### H 7.4.2 Epidemiologie und Verlauf

Die tuberöse Sklerose ist ein autosomal-dominantes Krankheitsbild, welches als *Tuberous Sclerosis Complex* bezeichnet wird, um den Komplex verschiedener Symptome (und Krankheitsbilder) hervorzuheben. Die Prävalenz liegt bei etwa 1 : 8 000. Die Spontanmutationsrate beträgt mindestens 66–75 %.

#### H 7.4.2.1 Kutane Manifestationen

Hauptmerkmale sind hypomelanotische Maculae (white spots), das Adenoma sebaceum, Chagrin-Flecken und Koenen-Tumoren. White spots haben eine eschenblattförmige oder ovale Form und sind postnatal bereits nachweisbar; mindestens drei Flecken mit einem Durchmesser von 5 mm sind diagnostisches Kriterium (Northrup et al. 2013). Beim Adenoma sebaceum handelt es sich um Angiofibrome, die meist ab dem 3. Lebensjahr auftreten und als Einzelläsion spezifisch für TSC im Bereich von Gesicht oder der behaarten Kopfhaut sind; mindestens drei Angiofibrome gelten als diagnostisches Kriterium. Chagrin-Lederflecken (Pflastersteinnävus) sind erhaben, erscheinen fleischfarbig und faltig. Meist sind sie in der ersten Lebensdekade (untere Rückenweichteile) nachzuweisen und treten bei etwa 50 % der Betroffenen auf. Zwei oder mehr Nagelfalzfibrome (Koenen-Tumore) gelten als diagnostisches Hauptkriterium. Sie treten in der zweiten Lebensdekade auf und sind bei mehr als 80 % der erwachsenen Patienten nachweisbar. Zahnfleischfibrome und Zahnschmelzdefekte (»Pits«) müssen multipel auftreten, um als diagnostisches Sekundärsymptom zu gelten.

#### H 7.4.2.2 Tumoröse Organmanifestationen

*Renale Manifestationen:* Drei Viertel der TSC-Patienten weisen Angiomyolipome (AMLs) auf, die mit zunehmendem Lebensalter progressiv, multipel und bilateral und meist nach dem 10. Lebensjahr auftreten. Zysten sind häufig. Renale Komplikationen sind die häufigste Todesursache.
*Kardiale Manifestationen:* Mehr als ein kardiales Rhabdomyom sind bei drei Viertel der Neugeborenen nachweisbar und sind im 2. Trimenon bereits aufzudecken. Beim Nachweis eines singulären kardialen Rhabdomyoms besteht ein 75–80 % Risiko für eine TSC-Erkrankung. Die meisten Patienten bleiben asymptomatisch, kardiale Erstsymptome zeigen sich meist nach Geburt. Eine Therapie kardialer Dysfunktion mit m-TOR-Inhibitoren wurde in Einzelfällen mit Erfolg durchgeführt (Goyer et al. 2015).
*Pulmonale Manifestationen:* Lymphangiomyomatose (LAM) zeigt sich in Kombination mit anderen Primärmerkmalen als diagnostisches Hauptmerkmal, was nicht für die Assoziation von LAM und Angiomyolipom gilt. LAM tritt im Vergleich zu anderen Symptomen des TSC-Komplexes erst im Erwachsenenalter auf (etwa 30 % der Frauen). Schwerwiegende Krankheitssymptome treten insbesondere bei Frauen ab der 3. Lebensdekade auf, die eine erhöhte Mortalität bedingen.

#### H 7.4.2.3 Zentrales Nervensystem

Epilepsie, Autismus-Spektrum-Erkrankung und Intelligenzstörung sind Charakteristika des TSC-Komplexes. Patienten ohne neurologische Defizite sind nicht selten. Zerebrale Raumforderungen und diverse Verhaltensauffälligkeiten sind typisch. Der Schweregrad der Epilepsie und die Ausprägung der Anzahl und Multiplizität der kortikalen Läsionen bestimmt die neurologische Symptomatik. Epileptische Anfälle treten bei 90 % der Betroffenen auf, erste Anfälle meist im ersten Lebensjahr. Jeder Anfallstyp kann bei den Betroffenen auftreten, die Medikation ist entsprechend dem Anfallstyp zu bestimmen. Es besteht eine eindeutige Korrelation zwischen mentaler Retardierung und unkontrollierbaren epileptischen Anfällen. 53 % der Patienten weisen Lernschwierigkeiten auf, 90 % benötigten Hilfe im Alltag; subtile Verhaltensauffälligkeiten, Autismus und Aufmerksamkeitsdefzitstörungen komplizieren die Behandlung. Kinder ohne Anfallsereignisse in den ersten fünf Lebensjahren haben die beste Prognose. Die meisten Patienten

**Tab. H 7.2:** Diagnostische Kriterien für den Tuberöse-Sklerose-Komplex (TSC).

| Hauptkriterien | Nebenkriterien |
|---|---|
| Adenoma sebaceum (Gesichtsangiofibrom), Unguale oder periunguale Fibrome, Hypomelanotische Macula (mehr als drei)<br>Multiple retinale noduläre Hamartome, Kortikale Tuber,<br>Subependymale Nodulae, Subependymale Riesenzellastrozytome<br>Kardiale Rhabdomyome, Lymphangiommyomatosis<br>Renale Angiomyolipome | Multiple, dentale Einschlüsse (enamel pits)<br>Hamartöse rektale Polypen, Knochenzysten<br>Gingivafibrome, Kortikale Dysplasien<br>Multiple Nierenzysten |

Gesicherte TSC  zwei Hauptkriterien oder ein Haupt- und zwei Nebenkriterien. Wahrscheinliche TSC  ein Haupt- und ein Nebenkriterium. Mögliche TSC  ein Haupt- oder ein Nebenkriterium.

zeigen neuroradiologisch zerebral kortikale Tuber (Hamartom aus neuronalen und glialen Zellelementen mit gestörter Lamination – histologisch fokal kortikale Dysplasien). Eine einzige kortikale Läsion oder die Assoziation im Temporallappen gelegener Tuber mit einer Hippokampussklerose kann für das Auftreten einer therapierefraktären Epilepsie verantwortlich sein, sodass deren Identifikation eine epilepsie-chirurgische Intervention ermöglichen kann. Subependymale kalzifizierte gliale Noduli wölben sich in die Ventrikel und treten bei etwa 80 % der Patienten auf. Erst mit zunehmendem Lebensalter werden die Läsionen bei der Bildgebung prominent. Subependymale Riesenzellastrozytome (SEGAs; 10–15 %) entwickeln sich in der Regel aus einem subempendymalen Knoten und führen zu einem obstruktiven Hydrozephalus durch Blockade des Formen Monroi oder Kompression des 3. Ventrikels, was die Lebenserwartung deutlich einschränkt.

#### H 7.4.2.4 Genetik und molekulardiagnostische Grundlagen

TSC ist eine autosomal-dominant vererbte Erkrankung mit einer Spontanmutationsrate von mehr als 50 % und hoher Variabilität. Zwei getrennte Genloci sind auf Chromosom 9q34 (TSC1) und 16p13 (TSC2) beschrieben worden. In 50 % der betroffenen Familien konnte das Defektgen TSC1, in der anderen Hälfte das TSC2-Gen nachgewiesen werden. Die TSC2-Mutationen sind tendenziell mit einem schweren Phänotyp assoziiert. Die beiden von TSC1- und TSC2-kodierten Proteine gehören zu einem TSC-Proteinkomplex, der ein essentieller negativer Regulator des m-TOR-Komplexes 1 ist. Mittels Exonsequenzierung und MLPA sind heute etwa 90 % der Mutationen oder Deletionen nachweisbar. Genetische Mosaikbildung tritt auch bei TSC-Betroffenen gehäuft auf.

### H 7.4.3 Diagnostik und Therapie

Die Diagnose basiert auf den diagnostischen Kriterien für den TSC-Komplex von 2012 (Northrup et al. 2013). Es gilt, ein antizipatorisches Untersuchprogramm zu erstellen. Nach den Konsensus-Richtlinien 2012 wurde eine kranielle MRT-Untersuchung bei asymptomatischen TSC-Betroffenen empfohlen, die jünger als 25 Jahre sind. SEGAs können bei Progression in Abhängigkeit von Größe und Lokalisation und der gesundheitlichen Verfassung des Patienten häufig mikrochirurgisch komplett entfernt werden. Die Gabe von Everolimus (Affinitor®) bietet eine neue Behandlungsoption, da sich das Volumen der Raumforderung signifikant unter der Medikation reduziert (Franz et al. 2006). Ein zerebrales MRT sollte grundsätzlich etwa alle drei Jahre durchgeführt werden, ebenso wie ein MRT der Niere. Blutdruckkontrollen und Überprüfung der glomerulären Filtrationsrate sollten regelmäßig erfolgen. Die chirurgische Therapie der ALM schließt die selektive Embolisation ein. Die Dialyse oder Nierentransplantation lässt sich im fortgeschrittenen Stadium renaler Fehlfunktion nicht umgehen. Die in 2013 publizierte EXIST-2-Studie zeigte erstmalig eine Volumenreduktion des AMLs nach Gabe von Everolimus (m-TOR-Inhibitor) sowie eine verbesserte Lungenfunktion (Franz 2013). Die meisten Patienten werden lebenslang antikonvulsiv behandelt. Die kortikalen Läsionen werden hinsichtlich ihrer Epileptogenität bei therapieresistenten fokalen Anfällen mittels EEG, Neuropsychologie, funktioneller MR-Bildgebung, PET-CT und invasivem-intraoperativen kortikalen Mapping untersucht und damit für eine neurochirurgische Intervention selektiert. Die Medikation mit m-TOR-Inhibitoren vermindert die Anfallsereignisse. Die Behandlung der Angiofibrome des Gesichts erfolgt meist durch aufwendige chirurgische Interventionen. Die lokale Behandlung von Angiofibromen mit einer Rapamycin-Tacrolimus-Salbe (noch nicht zugelassen) zeigte nach Behandlung eine signifikante Befundbesserung (Wataya-Kaneda et al. 2011; Koenig et al. 2012) (↑, A).

## H 7.5 Vereine/ Selbsthilfegruppen

Bundesverband Neurofibromatose e.V.
Martinistr. 52
20246 Hamburg
Tel. 040/ 46092414
E-Mail: info@bv-nf.de
Website: www.bv-nf.de

Tuberöse Sklerose Deutschland e.V.
Walkmühlstraße 1
65195 Wiesbaden
Tel. 0611/469-2707
E-Mail: buero@tsdev.org
Website: http://www.tsdev.org

## Literatur


Adani R, Baccarani A, Guidi E, Tarallo L. Schwannomas of the upper extremity: diagnosis and treatment. La Chirurgia degli organi di movimento 2008; 92: 85–88.

Antinheimo J, Sankila R, Carpén O, Pukkala E, Sainio M et al. Population-based analysis of sporadic and type 2 neurofibromatosis-associated meningiomas and schwannomas. Neurology 2000; 54: 71–76.

Bäumer P, Mautner VF, Bäumer T, Schuhmann MU, Tatagiba M et al. Accumulation of non-compressive fascicular lesions underlies NF2 polyneuropathy. Journal of neurology 2013; 260: 38–46.

Christiaans I, Kenter SB, Brink HC, van Os TAM, Baas F et al. Germline SMARCB1 mutation and somatic NF2 mutations in familial multiple meningiomas. Journal of medical genetics 2011; 48: 93–97.

Dombi E, Baldwin A, Marcus LJ, Fisher MJ, Weiss B et al. Activity of Selumetinib in Neurofibromatosis Type 1-Related Plexiform Neurofibromas. New England Journal of Medicine 2016; 375(26): 2550–2560.

Evans D, Baser ME, McGaughran J, Sharif S, Howard E et al. Malignant peripheral nerve sheath tumours in neurofibromatosis 1. Journal of medical genetics 2002; 39: 311–314.

Evans D, Huson SM, Birch JM. Malignant peripheral nerve sheath tumours in inherited disease. Clinical sarcoma research 2012; 2: 17.

Evans D, Huson SM, Donnai D, Neary W, Blair V et al. A clinical study of type 2 neurofibromatosis. The Quarterly journal of medicine 1992; 84: 603–618.

Evans D, Lloyd SKW, Ramsden RT. Neurofibromatosis type 2. Advances in oto-rhino-laryngology 2011; 70: 91–98.

Farschtschi S, Bäumer P, Pham M, Bäumer T, Mautner V-F. Charakteristische Mikroläsionen bei Schwannomatose? Posterpresentation. Kongress der Deutschen Gesellschaft für Neurologie 2012.

Farschtschi S, Kollmann P, Dalchow C, Stein A, Mautner V. Reduced dosage of bevacizumab in treatment of vestibular schwannomas in patients with neurofibromatosis type 2. Eur Arch Oto-rhino-laryngol 2015; 272: 3857–3860.

Farschtschi S, Mautner VF, Pham M, Nguyen R, Kehrer-Sawatzki H et al. Multifocal Nerve Lesions and LZTR1 Germline Mutations in Segmental Schwannomatosis. Ann Neurol 2016; 80: 625–628.

Franz DN. Everolimus in the treatment of subependymal giant cell astrocytomas, angiomyolipomas, and pulmonary and skin lesions associated with tuberous sclerosis complex. Biologics: targets & therapy 2013; 7: 211–221.

Franz DN, Leonard J, Tudor C, Chuck G, Care M et al. Rapamycin causes regression of astrocytomas in tuberous sclerosis complex. Annals of neurology 2006; 59: 490–498.

Friedrich RE, Schmelzle R, Hartmann M, Fünsterer C, Mautner V-F. Resection of small plexiform neurofibromas in neurofibromatosis type 1 children. World journal of surgical oncology 2005; 3: 6.

Goyer I, Dahdah N, Major P. Use of mTOR inhibitor everolimus in three neonates for treatment of tumors associated with tuberous sclerosis complex. Pediatric neurology 2015; 52: 450–453.

Gutmann DH, Aylsworth A, Carey JC, Korf B, Marks J et al. The diagnostic evaluation and multidisciplinary management of neurofibromatosis 1 and neurofibromatosis 2. JAMA 1997; 278: 51–57.

Hulsebos TJM, Plomp AS, Wolterman RA, Robanus-Maandag EC, Baas F et al. Germline mutation of INI1/SMARCB1 in familial schwannomatosis. American journal of human genetics 2007; 80: 805–810.

Kluwe L, Mautner VF. Mosaicism in sporadic neurofibromatosis 2 patients. Human Molecular Genetics 1998; 7: 2051–2055.

Koenig MK, Hebert AA, Roberson J, Samuels J, Slopis J et al. Topical rapamycin therapy to alleviate the cutaneous manifestations of tuberous sclerosis complex: a double-blind, randomized, controlled trial to evaluate the safety and efficacy of topically applied rapamycin. Drugs in R & D 2012; 12(3): 121–126.

Lammert M, Friedman JM, Roth HJ, Friedrich RE, Kluwe L et al. Vitamin D deficiency associated with number of neurofibromas in neurofibromatosis 1. Journal of medical genetics 2006; 43: 810–813.

Listernick R, Charrow J, Greenwald M, Mets M. Natural history of optic pathway tumors in children with neurofibromatosis type 1: a longitudinal study. The Journal of pediatrics 1994; 125: 63–66.

MacCollin M, Chiocca EA, Evans DG, Friedman JM, Horvitz R et al. Diagnostic criteria for schwannomatosis. Neurology 2005; 64: 1838–1845.

MacCollin M, Woodfin W, Kronn D, Short MP. Schwannomatosis: a clinical and pathologic study. Neurology 1996; 46: 1072–1079.

Mautner V-F, Asuagbor FA, Dombi E, Fünsterer C, Kluwe L et al. Assessment of benign tumor burden by whole-body MRI in patients with neurofibromatosis 1. Neuro-oncology 2008; 10: 593–598.

Mautner V-F, Kluwe L, Thakker SD, Leark RA. Treatment of ADHD in neurofibromatosis type 1. Developmental medicine and child neurology 2002; 44: 164–170.

Merker VL, Esparza S, Smith MJ, Stemmer-Rachamimov A, Plotkin SR. Clinical features of schwannomatosis: a retrospective analysis of 87 patients. The oncologist 2012; 17: 1317–1322.

Northrup H, Krueger DA. Tuberous sclerosis complex diagnostic criteria update: recommendations of the 2012 Iinternational Tuberous Sclerosis Complex Consensus Conference. Pediatric neurology 2013; 49: 243–254.

Piotrowski A, Xie J, Liu YF, Poplawski AB, Gomes AR et al. Germline loss-of-function mutations in LZTR1 predispose to an inherited disorder of multiple schwannomas. Nature genetics 2014; 46: 182–187.

Plotkin SR, Blakeley JO, Evans DG, Hanemann CO, Hulsebos TJM et al. Update from the 2011 International Schwannomatosis Workshop: From genetics to diagnostic criteria. American Journal of Medical Genetics Part A 2013; 161: 405–416.

Plotkin SR, Merker VL, Halpin C, Jennings D, McKenna MJ et al. Bevacizumab for progressive vestibular schwannoma in neurofibromatosis type 2: a retrospective review of 31 patients. Otology & neurotology: official publication of the American Otological Society, American Neurotology Society [and] European Academy of Otology and Neurotology 2012; 33: 1046–1052.

Samii M, Matthies C, Tatagiba M. Management of vestibular schwannomas (acoustic neuromas): auditory and facial nerve function after resection of 120 vestibular schwannomas in patients with neurofibromatosis 2. Neurosurgery 1997; 40: 696–705; discussion 705–696.

Schnabel C, Jett K, Friedman JM, Frieling I, Kruse H-P et al. Effect of vitamin D3 treatment on bone density in neurofibromatosis 1 patients: a retrospective clinical study. Joint, bone, spine: revue du rhumatisme 2013; 80: 315–319.

Schulz A, Baader SL, Niwa-Kawakita M, Jung MJ, Bauer R et al. Merlin isoform 2 in neurofibromatosis type 2-associated polyneuropathy. Nature neuroscience 2013; 16: 426–433.

Seizinger BR, Rouleau GA, Lane AH, Farmer G, Ozelius LJ et al. Linkage analysis in von Recklinghausen neurofibromatosis (NF1) with DNA markers for chromosome 17. Genomics 1987; 1: 346–348.

Slattery WH, Fisher LM, Hitselberger W, Friedman RA, Brackmann DE. Hearing preservation surgery for neurofibromatosis Type 2-related vestibular schwannoma in pediatric patients. Journal of Neurosurgery 2007; 106: 255–260.

Smith MJ, Kulkarni A, Rustad C, Bowers NL, Wallace AJ et al. Vestibular schwannomas occur in schwannomatosis and should not be considered an exclusion criterion for clinical diagnosis. American journal of medical genetics. Part A 2012; 158: 215–219.

Smith MJ, O'Sullivan J, Bhaskar SS, Hadfield KD, Poke G et al. Loss-of-function mutations in SMARCE1 cause an inherited disorder of multiple spinal meningiomas. Nature genetics 2013; 45: 295–298.

Sperfeld AD, Hein C, Schröder JM, Ludolph AC, Hanemann CO. Occurrence and characterization of peripheral nerve involvement in neurofibromatosis type 2. Brain: a journal of neurology 2002; 125: 996–1004.

Upadhyaya M, Huson SM, Davies M, Thomas N, Chuzhanova N et al. An absence of cutaneous neurofibromas associated with a 3-bp inframe deletion in exon 17 of the NF1 gene (c.2970–2972 delAAT): evidence of a clinically significant NF1 genotype-phenotype correlation. American journal of human genetics 2007; 80: 140–151.

Viskochil D, Buchberg AM, Xu G, Cawthon RM, Stevens J et al. Deletions and a translocation interrupt a cloned gene at the neurofibromatosis type 1 locus. Cell 1990; 62: 187–192.

Wataya-Kaneda M, Tanaka M, Nakamura A, Matsumoto S, Katayama I. A topical combination of rapamycin and tacrolimus for the treatment of angiofibroma due to tuberous sclerosis complex (TSC): a pilot study of nine Japanese patients with TSC of different disease severity. The British journal of dermatology 2011; 165: 912–916.

# H 8 Zerebrale Missbildungen

*von S. Zittel**

*Zerebrale Malformationen* sind eine heterogene Gruppe von Erkrankungen, die durch Störungen der Entwicklung und Differenzierung des Gehirns ausgelöst werden und in irreversiblen Defekten resultieren. Die Entwicklung des Kortex beginnt bereits in der siebten Embryonalwoche und folgt einer zeitlich festgelegten Abfolge von einzelnen Entwicklungsschritten. Art und Ausprägung zerebraler Malformationen und assoziierter Missbildungen anderer Organsysteme hängen somit primär von Zeitpunkt (und Dauer) der Schädigung während des Entwicklungszyklus ab. In diesem Zusammenhang wird auch von der Determinationsperiode für Missbildungen gesprochen. Unterschiedliche pathogenetische Auslöser zerebraler Malformationen sind möglich. Das Spektrum reicht von sporadischem Auftreten, exogenen teratotoxischen Bedingungen (Alkoholkonsum, Folsäuremangel), über chromosomale Aberrationen (Trisomie 17) und X-chromosomal, autosomal-dominant oder -rezessiv vererbten Mutationen unterschiedlichen Typs bis hin zu Kombination dieser Faktoren. Fortschritte in der genetischen Diagnostik einschließlich Exomsequenzierung haben dazu geführt, dass bisher mehr als 100 Gene identifiziert wurden, die mit einer oder mehreren zerebralen Malformationen assoziiert sind (Guerrini et al. 2014). Die Prävalenz zerebraler Malformationen liegt insgesamt bei ca. 0,1–3 %. Durch die modernen hochauflösenden Bildgebungsverfahren wurde die Diagnosestellung von zerebralen Malformationen erleichtert, sodass die Diagnose einer zerebralen Malformation, v. a. auch der asymptomatischen, heute etwas häufiger gestellt wird. Diese Situation stellt an den behandelnden und beratenden Arzt besondere Anforderungen. Es muss gemeinsam mit Patient und Familie entschieden werden, ob eine therapeutische Intervention notwendig und wirklich indiziert ist, und nicht nur der Behandlung eines bildmorphologischen Befundes dient. Bei Verdacht auf das Vorliegen einer erblichen Malformation muss dem Patienten und seinen Angehörigen eine humangenetische Beratung empfohlen werden. Eine Übersicht über Syndrome, für die gegenwärtig eine molekulargenetische Diagnostik verfügbar ist, findet sich unter http://www.genetests.org/. Da es im Bereich der Therapie von Malformationen nur ganz vereinzelt prospektive Studien zur Therapie gibt (z. B. MOMS trial), kann im Folgenden meist keine gesicherte Evidenzklasse oder Empfehlungsstärke zur Therapie der jeweiligen Malformation angegeben werden, sondern (nur) »Best Practice-Empfehlungen« (↔).

## H 8.1 Klassifikation

Die 2005 aktualisierte Version der Klassifikation von Barkovich et al. (2005) teilt Missbildungen durch Störungen der kortikalen Entwicklung nach dem frühesten abnormalen Entwicklungsschritt in vier Gruppen ein (**Tab. H 8.1**):

A) *Durch Störungen von Proliferation und Apoptose bedingte Missbildungen:* Dies schließt Störungen mit vermehrter Proliferation/verminderter Apoptose und Störungen mit verminderter Proliferation/vermehrter Apoptose ein.
B) *Durch Störungen der Migration verursachte Missbildungen:* Dies schließt Störungen der Migration von den Keimzentren entlang radialer Glia oder Axonen zum Kortex und Störungen des Prozesses der Ablösung von den Leitstrukturen ein sowie der für den Beginn der kortikalen Organisation erforderlichen Neuritenextension.
C) *Durch Störungen der kortikalen Organisation bedingte Missbildungen:* Neben der Neuritenextension sind dabei vor allem die synaptische Organisation und die neuronale Reifung von Bedeutung.
D) *Mit anderen Erkrankungen assoziierte oder noch nicht klassifizierte Missbildungen:* Proliferation, Migration und kortikale Organisation sind dabei keine zeitlich streng getrennten Schritte; Proliferation tritt auch während und nach einer erfolgten Migration auf, und während der beginnenden kortikalen Organisation schreitet die Migration fort. Daneben zeigen durch abnormale Proliferation entstandene Zellen häufig Defekte in Migration und Organisation. Trotz dieser Einschränkungen ist diese Klassifikation aus konzeptueller Sicht didaktisch hilfreich für das Verständnis. Diese Klassifikation ergibt sich aus dem Bemühen – wo immer möglich – primär nach dem der Störung zugrundeliegenden Gen zu ordnen statt nach dem klinischen Phänotyp. Dabei ist bemerkenswert, dass unterschiedliche Mutationen der gleichen Gene verschiedene Missbildungen hervorrufen können. Unterschiedlich veränderte Funktionen des entstehenden Proteins, Gendosiseffekte und Einflüsse modifizierender Faktoren sind dafür als ursächlich anzusehen.

## H 8.2 Therapeutische Prinzipien

Bei den meisten zerebralen Malformationen ist die Therapie auf eine symptomatische Therapie und die

* Autoren dieses Kapitels in der 6. Auflage: F. C. Hummel und F. Heinen.

Vermeidung von Sekundärfolgen fokussiert. Ein bei Malformationen häufiges und dominierendes Symptom sind zerebrale Krampfanfälle, die z. T. nur schwer einstellbar sind. Bei medikamentös refraktärer Epilepsie sollte die Option einer epilepsiechirurgischen Intervention früh geprüft werden. Bei Störungen der Liquorzirkulation mit Hydrozephalus wird häufig eine endoskopische Fensterung oder ein ventrikulo-peritonealer Shunt zur Drainage und Reduktion des erhöhten Druckes notwendig. Symptomatische Malformationen, die einen raumfordernden Effekt auf das Hirngewebe haben (z. B. Arachnoidalzysten), müssen gegebenenfalls neurochirurgisch therapiert werden. Bei Beeinträchtigung der Hirnstammfunktion mit Schluckstörungen oder bei Blasenfunktionsstörungen sollten grundsätzlich konsekutive Infektionen für das Gesamtmanagement beachtet und früh therapiert werden (Aspirationspneumonie, Urosepsis).

Ganz wesentlich sind in diesem Zusammenhang die wenigen, aber wirksamen prophylaktischen Maßnahmen. 14–58 % der schwangeren Frauen geben an, gelegentlich Alkohol zu trinken. Pro Jahr werden in Deutschland ca. 10 000 Kinder mit Störungen aus dem Spektrum des Fetalen Alkoholsyndroms (FAS) geboren, davon ca. 4 000 Kinder mit dem FAS-Vollbild. Das Meiden teratogener Noxen, wie z. B. Alkohol ist ubiquitär zu fordern, aber auch die optimale Regulation z. B. des Folsäurestoffwechsels mit Substitution von Folat (0,4 mg/d) bei Vermeidung (Reduktion, Anpassung) folatantagonistischer Medikamente, wie bestimmter Antibiotika und Antikonvulsiva. Eine Risikoreduktion kann bei gegebener Indikation solcher Medikamente durch eine hoch dosierte Substitution von Folat (5 mg/d) erreicht werden. Die Prophylaxe wirkt nur zum Zeitpunkt der Konzeption, muss also bereits vor Eintritt der Schwangerschaft begonnen und konsequent durchgeführt werden.

Spezifische chirurgische Verfahren, die zur Therapie bestimmter Malformationen eingesetzt werden, sind bei der jeweiligen Erkrankung genauer diskutiert. Generell muss schon einleitend darauf hingewiesen werden, dass nur wenige kontrollierte Studien zu den entsprechenden Therapieverfahren vorliegen.

## H 8.3 Missbildungen durch Neuralrohrdefekte

Störungen der Neurulation induzieren mit am häufigsten Missbildungen des ZNS. Nachdem ursprünglich von *einer* Initiationsstelle ausgegangen wurde, von der aus es, ähnlich einem Reißverschluss, in kranialer und kaudaler Richtung zum Verschluss kommt, wird aktuell ein Modell mit drei Initiationsstellen favorisiert (Nakatsu et al. 2000). Ein unvollständiger Schluss des Neuralrohrs führt zu den behandelbaren Meningoenzephalozelen, den Meningozelen und Meningomyelozelen sowie der letal verlaufenden Anenzephalie. Nach dem Modell von Nakatsu lassen sich diesen Subtypen Störungen bestimmter Initiationsstellen zuordnen (Nakatsu et al. 2000). Neurulationsstörungen treten mit einer Häufigkeit von 0,5–1,3 : 1 000 in Erscheinung (Yen et al. 1992), weiter untermauert durch aktuelle Ergebnisse einer Beobachtung über 30 Jahre mit ~400 000 Geburten (Stoll et al. 2011). 20 % der Kinder mit Neuralrohrdefekten weisen weitere Anomalien auf. In der pränatalen Diagnostik weist ein erhöhter Alpha-Fetoprotein (AFP)-Spiegel im Serum der Mutter bzw. in der Amnionflüssigkeit auf eine Störung der Neurulation hin. Die Verdachtsdiagnose wird dann weiter durch eine fetale Ultraschalluntersuchung unterstützt. In größeren Studien waren erhöhte AFP-Werte in der Amnionflüssigkeit mit einem 25 %igen Risiko für einen isolierten Neuralrohrdefekt und einem 75 %igen Risiko eines Neuralrohrdefekts in Kombination mit anderen Missbildungen aufgetreten. Bei Neuralrohrdefekten muss von einer multifaktoriellen Genese ausgegangen werden. Genetische Faktoren und Medikamente mit folsäureantagonistischer Wirkung (z. B. Valproinsäure) scheinen von pathophysiologischer Bedeutung zu sein. Die Auftretenswahrscheinlichkeit von Neuralrohrdefekten kann, durch ausreichende Versorgung mit Folsäure in der frühen Schwangerschaft (d. h. Gabe vor Eintritt bzw. Bekanntwerden der Schwangerschaft!) um bis zu 75 % gesenkt werden (Eichholzer et al. 2006).

### H 8.3.1 Meningomyelozelen *(MMZ)*

Die MMZ ist die häufigste und somit klinisch bedeutendste Neurulationsstörung. Die zugrundeliegende Störung tritt zwischen dem 22. und 28. Schwangerschaftstag ein.

#### H 8.3.1.1 Klinik

Die klinische Symptomatik definiert sich durch die betroffenen Organsysteme: ZNS mit Hydrozephalus, *Chiari-Syndrom* und spinalen Fehlbildungen (z. B. »tethered cord«), muskuloskeletales System (sekundär durch v. a. spinale Störungen) sowie Fehlbildungen der ableitenden Harnwege und des Darmes. Am häufigsten kommt es lumbal zu unvollständiger Neurulation. Die Läsionen sind mit 4 % zervikal, 6 % thorakal, 15 % thorakolumbal, 37 % lumbal, 27 % lumbosakral und 11 % sakral verteilt. Das Ausmaß assoziierter Fehlbildungen und die spinale Höhe der MMZ bestimmen die klinische Ausprägung der Erkrankung. Mehr als 75 % der Patienten leiden an einem zusätzlichen Hydrozephalus und einem Chiari-II-Syndrom mit Hirnstammfunktionsstörungen. Die Patienten leiden an Querschnittsyndromen mit sensomotorischen Defiziten und Blasen-/Mastdarmfunktionsstörungen, Symptomen des Hydrozephalus, Skoliose und Kyphose. Das sogenannte *»tethered-cord«-Syndrom* ist v. a. im Erwachsenenalter bei geschlossener dysraphischer Störung schwierig zu diagnostizieren, da es durch unspezifische anorektale Schmerzen, Blasenstörungen und sensomotorische Störungen der Beine symptomatisch wird. Durch Verwachsungen der Kauda kommt es zur chronischen Zugschädigung des Rückenmarks. Im Kindesalter führt dies zu progredienten Schmerzen, spinalen Bewegungseinschränkungen sowie Deformationen und Fußdeformitäten. Zur Verdachtsdiagnose tragen häufig begleitend auftretende Stigmata bei, wie mittelliniennahe Hypertrichose und Hämangiome, subkutane Lipome und sakrale Nävi (Guggisberg et al. 2004; Tubbs et al. 2004). MR-

**Tab. H 8.1:** Klassifikation zerebraler Malformationen

| Malformation | Manifestation | Gen/Protein | Referenzen |
|---|---|---|---|
| **Störungen der Neurulation** | **3. bis 4. Woche** | | |
| *Meningomyelozele* | 4. Woche | Kein einzelner Genlokus, aber Änderung der Suszeptibilität durch verschiedene Gene, z. B. Gene im Folat-Homocystein-Metabolismus | (Mitchell et al. 2004; O'Byrne et al. 2010) |
| *(Meningo-)Enzephalozele* | 4. Woche | | |
| *Anenzephalie* | 3. Woche | | |
| Cranioschisis totalis | | | |
| Split-Notochord-Syndrom | | | |
| **Malformation von Mittellinienstrukturen, Pros- und Telenzephalon** | **5. bis 10. Woche** | | (Brown et al. 1998; Gripp et al. 2000, Kelley et al. 1996, Ming und Muenke 1998, Wallis et al. 1999, Kauvar und Müncke 2010, McCabe et al. 2011) |
| *Holoprosenzephalie* | 5. bis 6. Woche | *SIX3, SHH, TGIF, ZIC2, GLI2, PTCH* | |
| *Septo-optische Dysplasie* | 6. bis 7. Woche | *CRIPTO, DHCR7, NODAL, FGF8* | |
| Atelenzephalie | 5. Woche | *HESX1, SOX2, SOX3, OTX2* | |
| **Malformationen durch Störungen der kortikalen Entwicklung** | **2. bis 6. Monat** | | |
| **A) Malformationen durch abnorme neuronale und gliale Proliferation** | | | |
| Erniedrigte Proliferation, erhöhte Apoptose oder erhöhte Proliferation, erniedrigte Apoptose. Abnorme Hirngröße | 2. bis 4. Monat | | |
| *Mikrozephalie* | | *ASPM, Microcephalin, CDK5RAP2, CENPJ, MCPH1, ARFGEF2, SLC25A19 WDR62, PNKP* | (Bond et al. 2002, 2005; Jackson et al. 2002; Sheen et al. 2004, Rosenberg 2002, Yu et al. 2010; Shen et al. 2010) |
| *Makrozephalie* | | *AKT3, EZH2, FGFR3, PIK3CA, PIK3R2* | (Guerrini et al. 2014) |
| Abnorme Proliferation (abnorme Zellen)<br>Neoplastisch: Neuroepitheliale Tumoren, Gangliogliome, Gangliozytome<br>Nicht-Neoplastisch: Hamartome bei Tuberöser Sklerose, kortikale Dysplasie,<br>Hemimegalenzephalie | 2. bis 4. Monat | | |
| **B) Malformationen durch abnorme neuronale Migration** | **2. bis 5. Monat** | | |
| *Lissenzephalie/* Subkortikale Bandheterotopie<br>*»Cobblestone complex« (Pflastersteinkomplex)* | 3. Monat | *LIS1, DCX, RELN, POMT1/2, FCMD, FKRP, LARGE, ARX, FKTN, YHAWAE co-deletion, VLDLR, ACTB, ACTG1, DYNC1H1, KIF2A, TUBA1A, TUBB2B, TUBG1* | (Conti et al. 2013; Dobyns et al.1993, Gleeson et al. 1998, Hong et al. 2000; Mercuri et al. 2006; Ross et al. 1997; Sheen et al. 2004; Willer et al. 2004, Guerrini et al. 2014) |
| *Heterotopien* | | *FLNA, ARFGEF2, C6orf70* | |

**Tab. H 8.1** Klassifikation zerebraler Malformationen (Fortsetzung)

| Malformation | Manifestation | Gen/Protein | Referenzen |
|---|---|---|---|
| **C) Malformationen durch abnorme kortikale Organisation (und späte neuronale Migration)** | **2. bis 5. Monat** | | |
| *Schizenzephalie* | 2. Monat | *EMX2?, GPR56 CNTNAP2* | (Brunelli et al. 1996; Piao et al. 2004; Strauss et al. 2006; Tietjen et al. 2005; Crow et al. 2006a, b) |
| *Polymikrogyrie* | 3. bis 5. Monat | *SRPX2* | |
| Kortikale Dysplasie | | | |
| Mikrodysgenesie | 3. bis 5. Monat | *RAB3GAP1, EOMES TUBB2B* | |
| *Balkenhypo- und -aplasie* | | | |
| *Aicardi-Syndrom* | 4. Monat | *KIAA1279; PAX6* | |
| Aquäduktstenose | | | |
| Multizystische Enzephalopathien | 3. bis 6. Monat | *COL18A1, RNASEH2A, RNASEH2B, RNASEH2C, TREX1, SAMHD1* | |
| *Fokale kortikale Dysplasie* | | *MTOR, TSC1, TSC2* | (Nakashima et al. 2015; Lim et al. 2017) |
| **D) Malformationen der kortikalen Entwicklung, die nicht anderweitig klassifiziert sind** | **2. bis 5. Monat** | | |
| Störungen der peroxisomalen Biogenese: | | *PEX*-Gene | (Baes et al. 1997, Rosewich et al. 2005) |
| *Zellweger-Spektrum* mit Zellweger-Syndrom (ZS) | | | |
| *Neonatale Adrenoleukodystrophie (NALD)* | | | |
| *Infantile Refsum-Erkrankung (IRD)* | | | |
| Rhizomelische Chondrodysplasia punctata (RCDP) | | | |
| Mitochondriale und Pyruvat-Stoffwechsel Erkrankungen | | | |
| **Zerebelläre Malformationen** | **4. Woche bis 1. Lj.** | | |
| *Chiari-Malformationen* | 4. Woche | | (Aldinger et al. 2009; Darbro et al. 2013, Grinberg et al. 2004) |
| *Dandy-Walker-Syndrom* | 7. bis 10. Woche | *ZIC1, ZIC4, FOXC1, NID1, LAMC1* | |
| *Rhombenzephalosynapsis* | 4. bis 6. Woche | | (Dixon-Salazar et al. 2004; Ferland et al. 2004; Parisi et al. 2004; Edvardson et al. 2010) |
| *Vermishypo-/aplasie-Syndrom: Joubert-Syndrom (JS)* | 6. bis 10. Woche | *AHI1, NPHP, TMEM216* | |
| Zerebelläre Hemisphärenhypo-/-aplasie | 6. Woche | | |
| **Störungen der Myelinisierung** | **7. Monat bis 1. Lj.** | | |
| Hypo-/Dysmyelinisierung | | | |
| Verzögerte Myelinisierung | | | |
| **Andere Fehlbildungen** | | | |
| *Arachnoidalzysten* | | | |
| *Porenzephalie* | | *COL4A1, COL4A2* | (Meuwissen et al. 2015) |
| *Hydranenzephalie* | | | |

(adaptiert nach Barkovich et al. 2005; Boltshauser 2004; Cama et al. 1995; Cohen 2002; Ming et al. 1998) Malformationen, die im Text detailliert besprochen werden, sind kursiv gedruckt. Die Tabelle erhebt keinen Anspruch auf Aufführung aller Genveränderungen, die mit zerebralen Malformationen assoziiert sind, sondern fokussiert sich auf einige wesentliche zugrundeliegende Genmutationen.

Untersuchungen (ergänzt durch funktionelle Untersuchungen der klinischen Neurophysiologie) erlauben die Diagnosestellung, wobei die bildmorphologischen Befunde lediglich aus einer Kaudalverlagerung des Konus unter LWK1/2-Niveau bestehen können.

#### H 8.3.1.2 Therapie

Die Behandlung wird bei der MMZ durch die Symptomatik bestimmt und dadurch, wie viel Rückenmarkgewebe in der Zele enthalten ist. In der Regel wird die frühe chirurgische Intervention mit operativem Verschluss der Zele angestrebt, z. B. innerhalb von 24–48 Stunden nach der Geburt, da sich mit steigendem Alter assoziierte Störungen schlechter beheben lassen und operative Eingriffe komplikationsreicher werden. Bei großen Zelen ist häufig eine plastische Hautdeckung nötig. Dennoch verbessert sich durch die frühen Eingriffe die Prognose der bestehenden neurologischen Symptome nicht wesentlich, was v. a. bei lumbaler MMZ mit Paraparese und neurogener Blasenstörung zutrifft. Die Bedeutung einer frühzeitigen symptomatischen Therapie von Sekundärkomplikationen wie Blasenstörungen/-Infektionen ist hervorzuheben. Neuroorthopädische Operationen infolge Kyphose und Skoliose werden häufig bei thorakalen MMZ notwendig. Bei > 75 % der Patienten entwickelt sich ein Hydrozephalus, der entsprechend behandelt werden muss. Beim *Tethered-cord*-Syndrom sollte früh die chirurgische Lösung der Verwachsungen angestrebt werden, um prophylaktisch sensomotorische Symptome und skeletale Deformitäten zu vermeiden.
In den letzten Jahren wurden *in utero* Interventionen zur Therapie von MMZ entwickelt auf Basis der »two-hit hypothesis« (Adzick et al. 2010). Diese besagt, dass die Symptome durch die MMZ nicht nur durch die primäre Malformation, sondern auch sekundär durch die Amnionflüssigkeit, direkte Traumen und hydrodynamischen Stress ausgelöst sind. Ein RC-Trial von Adzick et al. (2011; MOMS Trial) zeigte in einer Kohorte von 158 Patienten ein signifikant besseres Outcome (Mortalität, Shuntversorgung nach einem Jahr; kognitive und motorische Entwicklung nach 30 Monaten) (↑, B) bei allerdings erhöhtem Risiko für z. B. eine Frühgeburt (79 % vs. 15 %) oder Oligohydramnion (21 % vs. 4 %). Diese Ergebnisse sind vielversprechend, eine Therapieentscheidung (pränatal, postnatal) sollte aber immer individuell evaluiert werden, besonders auch im Hinblick auf operative Expertise (Studie an drei hoch spezialisierten Zentren durchgeführt).
Kaudalere MMZ (v. a. distal SWK1) haben eine deutlich bessere Prognose; der Großteil dieser Patienten ist im Verlauf ohne weitere Hilfe gehfähig (Norrlin et al. 2003).

### H 8.3.2 (Meningo-)Enzephalozelen (EZ)

Die EZ sind sehr viel seltener als die MMZ. Sie kommen v. a. in Südostasien vor und weisen eine Prävalenz von 1 : 10 000 bzw. 1 : 5 000 für anteriore Defekte auf. Auch hier wird von einer multifaktoriellen Genese ausgegangen, dennoch sind bisher mehr als 20 genetische Syndrome bekannt, die mit einer EZ einhergehen (Cohen 2002). In der westlichen Welt liegen > 85 % der Fälle posterior, in Südostasien dahingegen sind anterior gelegene EZ häufig. 25 % der Föten mit EZ sterben *in utero*.

#### H 8.3.2.1 Klinik

Die Symptomatik hängt zum einen von der Funktionseinschränkung der in der Zele befindlichen Hirnanteile (v. a. Okzipitallappen, Hirnstamm und Kleinhirn) und von assoziierten intra- (Agenesie des Corpus callosum, Lipome des Corpus callosum) und extraneuralen Fehlbildungen ab. Bei 50 % der Patienten tritt ein Hydrozephalus auf. Eine häufige Komplikation ist die Ruptur der zarten Wand der EZ mit konsekutiver Meningitis.

#### H 8.3.2.2 Therapie

Kleinere Zelen, die kein Gehirngewebe enthalten, (10–20 % der okzipitalen Zelen), können mit guter Prognose chirurgisch angegangen werden. Zelen, die Gehirngewebe enthalten, sind schwieriger operativ anzugehen und zeigen selbst bei chirurgischer Durchführbarkeit keine überzeugenden Ergebnisse (Date et al. 1993; Lorber und Schofield 1979). Hydrozephalus, epileptische Anfälle und andere sekundäre Probleme werden symptomatisch therapiert (Shunt, antikonvulsive Therapie). Die Mortalität bei EZ variiert zwischen 16 % und 35 % (Brown und Sheridan-Pereira 1992; Date et al. 1993; Martinez-Lage et al. 1996). Insgesamt hängt die Prognose von der Lokalisation der Zele (anteriore Zelen haben eine bessere Prognose), ob Gehirngewebe in der Zele ist oder nicht und von assoziierten Fehlbildungen ab.

## H 8.4 Missbildungen von Mittellinienstrukturen (Pros- und Telenzephalon)

### H 8.4.1 Holoprosenzephalie (HPE)

Die HPE ist ein Entwicklungsdefekt mit Störung der Trennung von Mittellinienstrukturen im embryonalen Gehirn. Die HPE wird in drei Hauptgruppen eingeteilt (Cohen 2002): 1. die alobäre, 2. die semilobäre und 3. die lobäre HPE. Die Inzidenz der HPE liegt bei 0,5–1,2 : 10 000 Lebendgeburten (Bullen et al. 2001; Cohen 1989). Bei der alobären HPE besteht eine fehlende sagittale Trennung des Prosenzephalons in zwei Hemisphären, eine fehlende transversale Trennung in das Telenzephalon und Dienzephalon und eine fehlende horizontale Trennung in den olfaktorischen Trakt und den Bulbus. Bei der alobären HPE liegt somit ein kleines monoventrikuläres Zerebrum vor ohne Hemisphärenunterteilung, die Thalami und das Striatum sind nicht durch die Mittellinie getrennt, es fehlen sowohl das Corpus callosum als auch das olfaktorische System. Die semilobäre HPE zeigt rudimentäre zerebrale Lappen, allerdings ohne vollständigen Interhemisphärenspalt (partiell okzipital vorhanden). Das Corpus callosum kann teilweise vorhanden sein, das olfaktorische System ist ähnlich der alobären Form nicht vorhanden. Bei der lobären HPE hat sich das

Gehirn in zwei getrennte Lappen mit Interhemisphärenspalt entwickelt, dennoch können die Hemisphären übergreifenden Verbindungen, z. B. der Gyrus cinguli, noch vorhanden sein. Das olfaktorische System kann hypoplastisch angelegt oder nicht vorhanden sein, das Corpus callosum kann vorhanden, unvollständig oder nicht vorhanden sein. Die Trennung der Thalami und des Striatums kann unvollständig sein. Sehr milde Verlaufsformen im Spektrum der HPE sind Malformationen mit fehlendem Corpus callosum und Arhinenzephalie. Zum klassischen Symptomkomplex gehören Veränderung im Gesicht von der Zyklopie, über Ethmozephalie, hypo- oder hypertelorische Augen, Zebozephalie, Gaumenspalten bis zu einer einfachen flachen Nase oder einem Iriskolobom. Die HPE ist häufig mit Malformationen des genito-urethralen, gastrointestinalen und skeleto-muskulären Systems vergesellschaftet (Volpe 2001a).

Die der HPE zugrundeliegenden Auslöser sind heterogen und die Pathogenese ist variabel (Kauvar und Muenke 2010; Rössler und Münke 2010). Als mögliche teratogene Auslöser gelten Diabetes der Mutter (10-fach erhöhtes Risiko), Alkohol, Retinolsäure und andere fragliche Auslöser. Chromosomale Aberrationen wie Trisomie 13, 18 oder 21 sind häufig. Identifizierbare genetische Auslöser erklären 15–20 % der HPE. Fälle mit monogenetischer autosomal-dominanter Vererbung mit inkompletter Penetranz, autosomal-rezessiver und X-chromosomaler Vererbung (Cohen 1989) und verschiedene Mutationen, die wahrscheinlich an der Pathogenese der HPE beteiligt sind, wurden beschrieben (Cohen 2002). In mehreren aktuellen Übersichtsarbeiten werden Algorithmen zur stufenweisen chromosomalen und genetischen Diagnostik vorgeschlagen (Pineda-Alvarez et al. 2010; Solomon et al. 2010).

Klinisch zeigen sich v. a. schwer therapierbare epileptische Anfälle, Tonusregulationsstörungen mit sowohl erhöhtem Muskeltonus als auch reduziertem Muskeltonus (bis zu dem Bild eines »*floppy infant*«), reduzierte selektive motorische Kontrolle, Kontrakturen, endokrine Funktionsstörungen z. B. mit Diabetes insipidus, veränderte Stimme, Essstörungen mit Aspiration, Hirnstammfunktionsstörungen, Entwicklungsverzögerung, ausgeprägte mentale Defizite, Hydrozephalus und Symptome der assoziiert missgebildeten Organsysteme.

Die Prognose der HPE hängt von der Ausprägung ab. Neugeborene mit alobärer HPE in ihrer stärksten Ausprägung sterben fast immer. Bei geringerer Ausprägung leben 20–30 % der Patienten mindestens ein Jahr, in Einzelfällen bis zu 11 Jahren. Bei Patienten mit weniger ausgeprägter, isolierter HPE (semilobär, lobär) ist ein Überleben bis ins Erwachsenenalter nicht ungewöhnlich.

Die Diagnose kann *in utero* durch Ultraschall- und MRT-Untersuchungen ab der 16. Schwangerschaftswoche gestellt werden. Bei familiären Formen ist eine humangenetische Beratung und Diagnostik notwendig. In Kauvar und Muencke (2010) findet sich eine sehr klar strukturierte Übersicht bzgl. der zu empfehlenden diagnostischen Schritte.

Therapeutisch werden die jeweils dominierenden Symptome, wie z. B. epileptische Anfälle, Hydrozephalus oder Spastik symptomatisch behandelt. Störungen des endokrinen Systems sollten besonders beachtet, früh diagnostiziert und endokrinologisch kompetent betreut werden (Hypothalamus-Hypophyse-Nebenniere).

### H 8.4.2 Septo-optische Dysplasie (SOD)

Die SOD ist eine seltene Entwicklungsstörung (Inzidenz 1 : 50 000; Dattani und Robinson 2000) bestehend aus einem heterogenen Missbildungskomplex mit Aplasie oder Hypoplasie des Nervus opticus, Aplasie oder Hypoplasie des Septum pellucidum, Hypophysenhypoplasie und anderen Malformationen von Mittellinienstrukturen (Dattani und Robinson 2002). Die de Morsier-Malformation bezeichnet eine Untergruppe der SOD mit zusätzlichen Missbildungen des olfaktorischen Systems (De Morsier 1956). Die SOD tritt sporadisch auf, es wurde familiär gehäuftes Auftreten berichtet, das einen autosomal-rezessiven Vererbungsmodus nahe legt (Blethen und Weldon 1985). Es werden eine vaskuläre, toxische (Kokain und Alkohol) und eine genetische (Homebox-Gene, z. B. Hesx1) Genese diskutiert (Stevens und Dobyns 2004; Dominguez et al. 1991; Orrico et al. 2002; Rainbow et al. 2005).

Das klinische Bild der SOD hängt von der Ausprägung der einzelnen Symptome ab und ist sehr heterogen. Die Symptome reichen von mentaler und physischer Retardierung über Sehstörungen bis hin zu endokrinen Störungen, die zu akuter Exazerbation führen können (z. B. Diabetes insipidus). Auch asymptomatische Fälle sind im Spektrum der SOD enthalten.

Die Behandlung ist symptomatisch. Besonderes Augenmerk sollte auf die endokrinen Dysfunktionen gelegt werden, um akut lebensbedrohliche Situationen zu vermeiden.

## H 8.5 Missbildungen durch Migrationsstörungen und abnorme kortikale Organisation

### H 8.5.1 Malformationen durch abnorme neuronale und gliale Proliferation und Apoptose

Diese Malformationsgruppe setzt sich aus zwei Hauptgruppen zusammen: 1. Malformationen mit erhöhter oder erniedrigter Proliferation und Apoptose, die sich in mikro- und makrozephalen Störungen äußern und 2. Malformationen mit abnormer Proliferation, die sich in nicht-neoplastischen (z. B. Hamartome bei tuberöser Sklerose) und neoplastischen Störungen (z. B. Gangliogliome) äußern. Im Folgenden wird die 1. Gruppe besprochen, die 2. Gruppe wird an anderer Stelle in diesem Buch im Detail diskutiert.

#### H 8.5.1.1 Mikrozephalie

Der Begriff *Mikrozephalie* (MiZ) bezieht sich auf den klinischen Befund eines reduzierten Kopfumfangs (in der Regel okzipitofrontal) in Relation zu Alter und Geschlecht. Zur Beurteilung sollte immer die Kopfumfangskurve im Längsschnittverlauf über die Kindheit herbeigezogen werden, die verpflichtend bei jeder U-Untersuchung erhoben wird. Der Kopfumfang wird dabei als eine Art Surrogatmarker für die Gehirngröße benutzt, obwohl er nur bedingt mit dem Volumen des Gehirns korreliert. In der Regel wird von einer MiZ gesprochen, wenn der Kopfumfang kleiner als der dem Alter und Geschlecht angepasste Mittelwert minus 2 SD ist, und von einer ausgeprägten MiZ, wenn er minus 3 SD ist, was dann im Erwachsenalter einem Umfang von 40–45 cm (normal 53–59 cm) entspricht (Ashwal et al. 2009). Es zeigte sich, dass MiZ eng mit mentaler Retardierung assoziiert ist. Während Patienten mit einem Kopfumfang kleiner 3 SD noch vereinzelt normale Intelligenz zeigen können, kommt dies bei einer Abweichung von 4 SD oder mehr praktisch nicht vor (Dobyns 2002; Dolk 1991). Die MiZ kann pathophysiologisch in zwei Hauptgruppen eingeteilt werden, in die primäre MiZ und die sekundäre MiZ, die sich postnatal ausbilden (Woods 2004). Der Hauptunterschied der Gruppierung ist, dass die primäre MiZ eine Entwicklungsanomalie ist, die sich nicht weiter verändert, im Gegensatz zur sekundären MiZ, die Charakteristiken einer progressiven neurodegenerativen Verschlechterung zeigt (Dobyns 2002; Rosenberg et al. 2002). Weiter können die MiZ auch klinisch kategorisiert werden in eine »high-functioning« und eine »low-functioning« Gruppe mit unterschiedlich stark ausgeprägtem Phänotyp (Dobyns 2002). Als Ursachen kommt eine große Zahl an verschiedenen genetischen und nicht genetischen Faktoren, wie kongenitale Toxoplasmosen, mütterlicher Alkoholkonsum oder das Rubinstein-Taybi-Syndrom infrage, welche ausgeschlossen werden müssen, bevor eine primäre MiZ diagnostiziert werden kann. Die häufigste primäre MiZ ist die autosomal-rezessive MiZ mit einer Inzidenz zwischen 1 : 10 000 bis 1 : 2 000 000, abhängig vom Land und der Bevölkerungsgruppe (Woods et al. 2005). Die klinischen Charakteristika der kongenitalen MiZ (> 4 SD) sind meist milde mentale Retardierung, in der Regel ohne Anfälle, ausgeprägte motorische Defizite oder progressive Verschlechterung der kognitiven Leistungen bei normaler Größe und normalem Körpergewicht. Verschiedene Gene wurden in den letzten Jahren mit der primären MiZ in Verbindung gebracht, die Pathogenese ist jedoch sehr heterogen. Therapeutisch stehen ein symptomatischer und ein sozialtherapeutischer Ansatz im Vordergrund.

#### H 8.5.1.2 Makrozephalie

In Analogie zur MiZ ist die *Makrozephalie* (MaZ) definiert durch einen vergrößerten Kopfumfang in Relation zum alters- und geschlechtentsprechenden Durschnittskopfumfang. Da die MaZ mit verschiedensten genetischen Syndromen vergesellschaftet ist, ist eine genaue epidemiologische Einschätzung schwierig. Klinisch stehen mentale Retardierung, epileptische Anfälle und Bewegungsstörungen im Vordergrund plus Symptome der assoziierten Syndrome. Die häufigsten Ursachen sind eine Megalenzephalie und ein *Hydrozephalus*. Die Megalenzephalie ist häufig assoziiert mit metabolischen Syndromen wie der *Canvas- oder Alexander-Krankheit*. Ursachen eines kindlichen Hydrozephalus sind Malformationen (z. B. Chiari, Zysten) oder Infektionen mit Meningitis. In Einzelfällen besteht eine MaZ auch ohne klinische Symptome. Meist haben dann weitere Familienmitglieder auch einen grenzwertigen Kopfumfang. Dies wird als *benigne familiäre MaZ* bezeichnet. Die Prognose der MaZ hängt von der Genese ab. Kinder mit benigner familiärer MaZ haben eine ganz normale Prognose. Auch bei hydrozephalus-induzierter MaZ kann die Prognose gut sein. Kinder mit MaZ anderer Ursache zeigen aber häufig verzögerte Entwicklung, Retardierung und Anfälle, woraus sich der symptomatische Therapieansatz ergibt.

### H 8.5.2 Malformation durch abnorme neuronale Migration

#### H 8.5.2.1 Lissenzephaliespektrum

Die schwerste Malformation durch Migrationsstörung ist die *Lissenzephalie.* Sie tritt bei ca. 1 : 100 000 Lebendgeburten auf und ist charakterisiert durch fehlende (Agyrie) oder reduzierte (Pachygyrie) Gyrierung des Gehirns mit verdicktem Kortex. Am besten können diese Malformationen kernspintomographisch diagnostiziert werden. Bildmorphologisch erscheint das Gehirn dabei wie die Zahl 8. Schon vor der Bildgebungsära wurden zwei Hauptformen differenziert, Typ 1 (»*smooth brain*«) und Typ II (»*dimpled brain surface*«) auch als »*cobblestone lissenzephaly*« bezeichnet.

Die Typ-I-Lissenzephalie ist durch einen abnorm dicken Kortex und reduzierte bis aufgehobene Gyrierung charakterisiert und häufig zusätzlich assoziiert mit olivärer Hypoplasie. Diese Störung tritt in der 12. bis 13. Schwangerschaftswoche auf. Bei Kindern mit klassischer Lissenzephalie kommen gehäuft chromosomale Aberrationen vor, insbesondere des Chromosoms 17 und des X-Chromosoms (Francis et al. 2006). Deletionen und Mutationen im *LIS1*-Gen stellen die häufigste Ursache einer Lissenzephalie dar. Von einem *Miller-Dieker-Syndrom* spricht man, wenn eine Deletion in Chromosom 17p13.3 vorliegt und zugleich kraniofaziale und extrakranielle Auffälligkeiten auftreten (Francis et al. 2006). Klinisch weisen Patienten mit Lissenzephalie I einen kleinen Kiefer, bitemporale Mulden, eine hypotone Muskulatur und eine Mikrozephalie mit schwerer geistiger Behinderung auf. Im Verlauf treten häufig epileptische Anfälle und eine spastische Tetraparese hinzu. Beim Miller-Dieker-Syndrom ist die Ausprägung zumeist etwas milder bei zusätzlichen charakteristischen kraniofazialen Veränderungen mit nach oben gebogener Nase, dünnen, langen hervorstehenden Oberlippen und eher flachem Mittelgesicht. Es bestehen auch extrakranielle Missbildungen im urogenitalen, kardialen und skeleto-muskulären System. Bei Refluxkomplikation erleiden die Patienten häufig konsekutiv Aspirationen mit Pneumonie.

Die Typ-II-Lissenzephalie, auch als Pflasterstein-Lissenzephalie (»*cobblestone lissencephaly*«) bezeichnet, beinhaltet verschiedene Syndrome wie das Walker-Warburg-Syndrom, das Muskel-Auge-Hirn-Syndrom (»muscle-eye-brain syndrome«) und die Fukuyama-Muskeldystrophie. Störungen aus dieser Gruppe werden inzwischen formal nicht mehr den Lissenenzephalien zugeordnet, sondern bilden einen eigenen Komplex (Barkovich et al. 2001), sodass der Begriff Pflasterstein-Lissenzephalie verwirrend und streng genommen nicht mehr korrekt ist. Bei diesen Syndromen kommt es zu einer überschießenden Migration von Neuronen. In normalen Gehirnen ist die Oberfläche des Kortex durch eine Basismembran definiert, die bei diesem Erkrankungskomplex defekt ist (Francis et al. 2006). Dies ist wahrscheinlich durch das Fehlen bestimmter Schlüssel-Proteine, unter anderem aus der Gruppe der Laminine und Integrine, vermittelt, welche auch eine pathophysiologische Rolle in der häufig vergesellschafteten Muskeldystrophie spielen (zur Übersicht: Francis et al. 2006). Klinisch zeigt das *Walker-Warburg-Syndrom* zusätzlich zu den schon beschriebenen Symptomen der Lissenzephalie eine Makrozephalie, vergesellschaftet mit okzipitaler Enzephalozele, retinalen Missbildungen, Hydrozephalus und Hypo- oder Aplasie des Kleinhirnwurms (van Reeuwijk et al. 2005). Zusätzlich zu dieser Symptomatik besteht noch eine kongenitale Muskeldystrophie mit ausgeprägter Muskelhypotonie. Die Lebenserwartung liegt bei wenigen Monaten. Pathogenetisch wird das Walker-Warburg-Syndrom mit Mutationen der *POMT1*-, *Fukutin*- oder *FKR*-Gene in Verbindung gebracht (van Reeuwijk et al. 2005). Die Fukuyama-Muskeldystrophie unterscheidet sich vom Walker-Warburg-Syndrom durch mildere lissenzephale Störungen und das Fehlen retinaler Missbildungen. Bei diesem Syndrom scheint pathogenetisch eine Mutation des Proteins Fukutin vorzuliegen (Hayashi et al. 2001). Das Muskel-Auge-Hirn-Syndrom zeigt typische klinische Charakteristika mit ausgeprägter muskulärer Hypotonie, Sehstörungen sowie globaler Retardierung. Die klinischen Symptome, einschließlich eines assoziierten Hydrozephalus, sind meist weniger ausgeprägt als beim Walker-Warburg-Syndrom. Vereinzelt erlernen Kinder sogar das Gehen und das Sprechen einzelner Wörter, die Lebenserwartung beträgt bis zu 30 Jahre.

Therapeutisch lassen auch diese Missbildungskomplexe nur eine symptomatische Behandlung (z. B. mit antikonvulsiver Therapie) und das Vermeiden sekundärer Komplikationen zu.

#### H 8.5.2.2 Heterotopien

Die leichteste Form der *Migrationsstörungen* sind die *Heterotopien*. Pathophysiologisch stoppen bei dieser Malformation die Neuroblasten während der Migration an einer beliebigen Stelle vor Erreichen des eigentlichen Ziels und bilden dort Zellnester. Die periventrikuläre noduläre Heterotopie stellt die häufigste Form der neuronalen Heterotopien dar. Davon sind u. a. die subkortikale noduläre und die leptomeningeale glioneurale Heterotopie abzugrenzen. Die MRT-Bildgebung, mit der Darstellung von grauer Substanz z. B. im periventrikulären Marklager, ist wegweisend zur Diagnostik. Aktuell werden T1- und T2-gewichtete Aufnahmen in adäquater Schichtorientierung und -dicke und ggf T1-gewichtete Turbo-inversion-recovery-Aufnahmen (TIR) zur bildmorphologischen Differentialdiagnostik empfohlen. Klinisch steht die häufig therapierefraktäre epileptische Symptomatik mit Herdanfällen unterschiedlicher Modalitäten (somatosensorisch, limbisch, auditorisch, visuell) im Vordergrund und relativ selten motorische Entäußerungen. Epilepsiechirurgische Verfahren gewinnen an Bedeutung für die Behandlung dieser Störungen (Tassi et al. 2005). Zudem weisen erste Untersuchungen bei wenigen Patienten auf die mögliche Effektivität einer Radiofrequenz-Thermokoagulation hin (Schmitt et al. 2011; Cossu et al. 2013). Die Heterotopien stellen insofern eine Herausforderung dar, als sie nur dann einen behandlungsbedürftigen Befund darstellen, wenn über die bildmorphologischen Auffälligkeiten hinaus die klinischen und elektrophysiologischen wie auch funktionellen Befunde »passen« und somit eine funktionelle Relevanz des Befunds belegt ist. Die Häufigkeit von Heterotopien im »advanced MRI« bleibt hinsichtlich der klinischen Relevanz noch eine Kontroverse.

### H 8.5.3 Malformation der kortikalen Entwicklung und der späten neuronalen Migration

In dieser Malformationsgruppe sind die *Schizenzephalopathie* und die *Polymikrogyrien* zusammengefasst. Bei diesen Erkrankungen kommt es zu Entwicklungsstörungen bzw. Schädigungen am Ende der neuronalen Migrationsphase und/oder der frühen Phase der kortikalen Organisation ab der 16. Schwangerschaftswoche (Barkovich et al. 2001). Bei der Genese handelt es sich um eine fehlgeleitete Migration von neuronalen und glialen Vorläuferzellen, die dann zu einer fehlgebildeten Gyrierung führen. Pathogenetisch werden sowohl genetische Faktoren mit X-chromosomalen, autosomal-dominanten und -rezessiven Erbgängen als auch externe Faktoren wie eine Zytomegalievirus-Infektion oder neonatale ischämische Ereignisse beschrieben. Ein Zusammenhang mit komplexen Malformationssyndromen, wie dem Adams-Oliver-, Arima-, Galoway-Mowat- oder Delleman-Syndrom wurde ebenfalls berichtet (Barkovich et al. 2001).

#### H 8.5.3.1 Schizenzephalie (SE)

Bei der Schizenzephalie liegt eine Schlitz- oder Spaltbildung des Gehirns vor, die von der ependymalen Ventrikeloberfläche bis zur pialen Hirnoberfläche reicht und unilateral (60 % der SE) oder bilateral (40 %) vorhanden sein kann. Die Prävalenz der SE liegt bei ca. 1,5 : 100 000 (Curry et al. 2005). Zwei Formen der SE werden unterschieden, die »*closed lip*«- und die »*open lip*«-Schizenzephalien (Barkovich und Kjos 1992). Bei der »*open lip*« Form klafft die Spalte in ihrer gesamten Länge und ist mit Liquor gefüllt, der ungehindert zwischen inneren und äußeren Liquorräumen passieren kann. Bei der »*closed lip*« Form liegen die Lippen direkt einander an.

Die betroffenen Kinder fallen in der Regel früh durch Entwicklungsstörungen, ausgeprägte mentale Einschränkungen, epileptische Anfälle und unilaterale oder bilaterale spastische Zerebralparesen auf. Häufig tritt zusätzlich noch, v. a. bei den

*»open lip«*-SE, ein Hydrozephalus auf. Der Grad der neurologischen Symptome scheint von der Breite des Spalts abzuhängen. Nur bei abortiven Formen mit z. B. unilateralem geschlossenen Spalt findet sich eine klinisch milde Symptomatik mit normaler Intelligenz. Zur Diagnosestellung tragen v. a. bildgebende Verfahren (MRT, fetale MRT) bei. Das therapeutische Vorgehen richtet sich nach der bestehenden Symptomatik.

### H 8.5.3.2 Polymikrogyrie (PM)

Die PM ist eine Malformation der kortikalen Organisation, bei der die normale Gyrierung durch kleine, z. T. verschmolzene Gyri mit flachen Sulci ersetzt ist. Die Inzidenz der Erkrankung ist unklar, da vor der Nutzung des MRT die Diagnose schwierig war. Den bilateralen und generalisierten Formen der PM scheinen eher frühere Störungen zugrunde zu liegen als bei den zytotoxischen oder durch Hypoperfusion induzierten Formen der PM (Jansen und Andermann 2005). Das Ausmaß der PM variiert von fokaler PM bei ansonsten unauffälligem ZNS bis zur diffusen PM mit multiplen anderen Störungen des Gehirns. Dabei ist in 60–80 % der Fälle die Sylvische Fissur betroffen (Leventer und Brain 2010). Das Spektrum der klinischen Symptomatik ist sehr breit, mit fast unauffälligen Patienten bis hin zu schwer kranken Patienten mit ausgeprägten Entwicklungsverzögerungen (ca. 70 %) und schwer einstellbarer Epilepsie (ca. 80 % der Patienten), die nicht selten epilepsiechirurgisch therapiert werden muss. Weiter treten Spastik (ca. 50 %) und Mikrozephalie (ca. 50 %) häufig auf (Leventer et al. 2010). Differentialdiagnostisch ist eine PM durch bildmorphologische Kriterien oft nur schwierig einzuordnen. Zukünftig kann die Anwendung der 7-Tesla-MRT hilfreich sein, um die PM von einer Pachygyrie, einem Astrozytom oder Oligodendrogliom zu unterscheiden. Therapeutisch steht die symptomatische Behandlung, v. a. die medikamentöse bzw. chirurgische Therapie der Epilepsie, im Vordergrund.

### H 8.5.3.3 Balkenhypoplasie und Balkenaplasie (u. a. Aicardi-Syndrom)

Differenzierungsstörungen des Corpus callosum (CC) sind mit einer bildmorphologischen Prävalenz von 0,7–2,3 % eine relativ häufige Malformation (Sarnat 1992). Die Anlage und Entwicklung des Corpus callosum (CC) geht in der 7. bis 20. Schwangerschaftswoche vonstatten. In dieser Periode finden weitere entscheidende Schritte in der Differenzierung des Gehirns statt, für die das CC möglicherweise eine Art Markerfunktion übernimmt. Daher sind Störungen des CC häufig mit anderen Malformationen assoziiert. Es sind mindestens 64 Malformationssyndrome und metabolische Störungen beschrieben, die mit Aplasie oder Hypoplasie des CC vergesellschaftet sind (Kamnasaran 2005). Ein Teil dieser Syndrome ist X-chromosomal bzw. autosomal vererbt (Kamnasaran 2005). Weiter können auch Teratotoxine (Alkoholkonsum der Mutter) zu Differenzierungsstörungen des CC führen. Bei vollständigem Fehlen des CC spricht man von einer Balkenagenesie, bei partiellem Fehlen des CC von einer Balkenhypogenesie, bei der normalerweise die posterioren Anteile des CC und das Splenium nicht vorhanden sind. Die anterioren Anteile entwickeln sich früher und sind deshalb schon angelegt. Bei diesem Phänomen spricht man auch von der anterior-posterior Regel (*»front-to-back rule«*) (Barkovich und Norman 1988). Daher spricht ein Fehlen der anterioren Anteile immer eher für eine sekundäre Schädigung und nicht für eine Hypoplasie des CC, besonders dann, wenn die posterioren Anteile des CC normal angelegt sind (Barkovich und Norman 1988). Sekundäre Schädigungen beinhalten prä- und perinatale hypoxämische Zustände, bilaterale spastische Zerebralparesen bei Frühgeburtlichkeit mit periventrikulärer Leukomalazie, Porenzephalie oder Erkrankungen, die das Myelin betreffen. Die klinische Symptomatik ist zumeist von assoziierten Missbildungen dominiert, bei isolierter Hypo-/Aplasie sind neurologische Symptome nur sehr gering ausgeprägt und können mit neuropsychologischen Testbatterien diagnostiziert werden.
Ist eine Aplasie des CC assoziiert mit chorioretinalen Lakunen, muskuloskeletalen Anomalien, Blitz-Nick-Salaam-Anfällen und einer Entwicklungsstörung, spricht man vom Aicardi-Syndrom (Aicardi 1998).

### H 8.5.3.4 Fokale kortikale Dysplasien (FCD)

Die FCD ist auf eine Störung der neuronalen Migration, Proliferation und Differenzierung zurückzuführen. Die Pathogenese der FCD ist heterogen, u. a. werden extrinsische Faktoren (Ischämie, Toxine, Hypoxie) sowie genetische Faktoren diskutiert. Mutationen im *MTOR*- sowie im *TSC1*- und *TSC2*-Gen wurden mit der FCD assoziiert (Nakashima et al. 2015; Lim et al. 2017). Anhand einer Konsensusklassifikation der Internationalen Liga gegen Epilepsie werden die FCD in drei Gruppen gegliedert (Blümcke et al. 2011). Die FCD Typ I ist definiert durch eine Störung der kortikalen Architektur mit einer abnormen radialen (Typ IA), tangentialen (Typ IB) oder radialen und tangentialen Struktur (Typ IC). Die FCD Typ II ist zusätzlich durch zytologische Veränderungen mit dysmorphen Neuronen (Typ IIA) oder dysmorphen Neuronen und Ballonzellen (Typ IIB) kennzeichnet. Bei der FCD Typ III liegen neben einer Störung der kortikalen Architektur assoziierte strukturelle Läsionen vor (Typ IIIa: hippokampale Sklerose, Typ IIIb: Tumoren, Typ IIIc: vaskuläre Malformationen, Typ IIId: andere erworbene Läsionen). Klinisch manifestiert sich die FCD häufig als therapierefraktäre Epilepsie, die zumeist im Kindesalter beginnt. Je nach Ausprägung der Läsion können auch kognitive Störungen und andere neurologische Defizite auftreten. Durch Anwendung der hochauflösenden MRT, insbesondere der 7-Tesla-MRT, sowie die kombinierte Nutzung von FDG-PET und MRT wird die Sensitivität und Spezifität der Diagnostik von FCD erhöht (Salamon et al. 2008; Veersema et al. 2016; Zucca et al. 2016). Die Therapie erfolgt symptomatisch. Aufgrund der therapierefraktären Epilepsie stellt die FCD eine der häufigsten Indikationen für epilepsiechirurgische Verfahren im Kindes- und Erwachsenenalter dar. Untersuchungen in kleinen Patientengruppen haben gezeigt, dass durch die OP sehr gute Effekte bzgl. der Anfallskontrolle erzielt werden können

(Skirrow et al. 2011). Insbesondere eine vollständige Resektion des epileptogenen Fokus sowie ein frühzeitiger Operationszeitpunkt innerhalb von zwei Jahren nach Auftreten der Epilepsie sind zudem mit einer Verbesserung kognitiver Funktionen und der Lebensqualität assoziiert (Chen et al. 2014).

### H 8.5.4 Störungen der Peroxisomenbiogenese

Pathogenetisch scheint v. a. eine *Peroxisomen*-Dysfunktion der Hauptfaktor dieses klinisch und genetisch heterogenen Malformationskomplexes zu sein. Zugrundeliegend sind Mutationen in verschiedenen *PEX*-Genen, die für Peroxin-Proteine kodieren. *Zellweger-Syndrom* (ZS), *neonatale Adrenoleukodystrophie* (NALD) und *infantile Refsum-Erkrankung* (IRD) werden als »Zellweger-Spektrum« bezeichnet. Sie unterscheiden sich von der rhizomelischen Chondrodysplasia punctata (RCDP), auf die hier nicht näher eingegangen wird (Rosewich et al. 2005; Wanders 2004). Dabei ist das ZS die schwerste Ausprägung dieses Spektrums, NALD und IRD stellen mildere Formen dar. ZS wird auch als Prototyp dieses Spektrums bezeichnet. Es kommt zu Mikrogyrie, Pachygyrie, kortikaler und olivärer Dysplasie, neuronaler Heteropie und Dysmyelinisierung mit ausgeprägten neurologischen Defiziten, wie ausgeprägte psychomotorische Retardierung, epileptische Anfälle, retinale Degeneration und gestörtes Hören. Weiter bestehen eine typische kraniofaziale Dysmorphie und Missbildungen der Leber und Niere (Jansen und Andermann 2005). Das Zellweger-Spektrum geht mit hoher Letalität einher, wobei NALD und IRD benignere Verläufe zeigen. Therapeutisch ist auch hier nur eine symptomatische Behandlung möglich. Aktuell wurde eine Studie abgeschlossen, die die therapeutischen Effekte einer Docosahexaensäure(DHA)-Substitution in 50 Patienten untersuchte (Paker et al. 2010). Dabei zeigte sich, dass sich kein Benefit aus dieser Therapie ergibt (↓, B).

## H 8.6 Missbildungen in der hinteren Schädelgrube

### H 8.6.1 Chiari-Malformationen (CM)

#### H 8.6.1.1 *Chiari-I-Malformation (CM I)*

Die sogenannte CM I ist definiert als eine meist bilaterale Herniation der Kleinhirntonsillen (> 5 mm = CM I, 3–5 mm »Grauzone«, 3 mm = milde tonsilläre Ektopie – in der Regel keine klinische Relevanz) in ein meist enges Foramen magnum mit kleiner oder nicht bestehender Zisterna magna mit oder ohne Ausdehnung des IV. Ventrikels. Die Medulla oblongata ist in der Regel nicht nach kaudal verlagert und supratentorielle Anomalien bestehen normalerweise nicht (Madsen et al. 2002). Die CM I ist häufig mit einer Syringomyelie (14–75 %), einem Hydrozephalus oder Anomalien der Schädelbasis vergesellschaftet (**Abb. H 8.1**). Verschiedene Theorien bezüglich der Pathogenese wurden vorgeschlagen (Übersichtsarbeit bei Sarnat 1992). Die am meisten favorisierte Erklärung ist eine Störung der frühen Embryonalentwicklung. Diese Entwicklungsstörung führt v. a. durch die Entwicklung einer kleinen hinteren Schädelgrube zum führenden Symptom, dem Tonsillentiefstand. Weil der Tonsillentiefstand nach dieser Theorie sekundär ist, wird von manchen Autoren der Begriff einer Malformation als problematisch angesehen und stattdessen der Begriff der »tonsillären Ektopie« favorisiert (Boltshauser 2004). Vereinzelt kann eine sekundäre CM I auch bei benigner intrakranieller Hypertension (»Pseudotumor cerebri«), bei chronischem Liquorleck oder arteriovenösen Malformationen auftreten (Boltshauser 2004; O'Shaughnessy et al. 2006). Durch die Anwendung moderner Bildgebungsverfahren (MRT) hat sich die Diagnosehäufigkeit asymptomatischer CM I in den letzten Jahrzehnten deutlich erhöht.

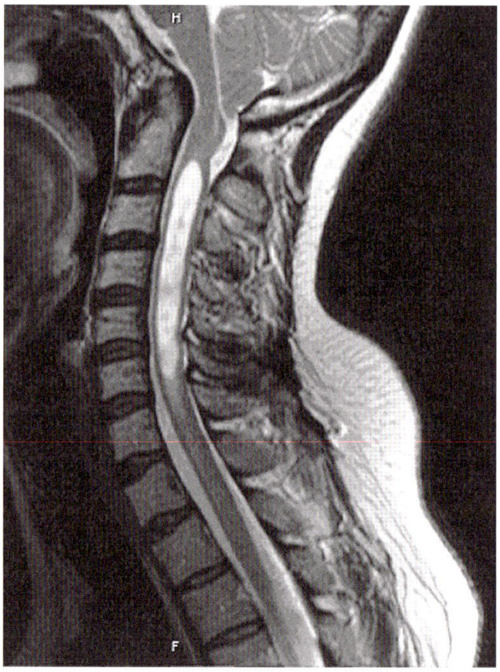


**Abb. H 8.1:** Chiari-I-Malformation mit Syringomyelie

##### H 8.6.1.1.1 Klinik

Die Leitsymptome treten häufig erst im erwachsenen Alter (20. bis 40. Lebensjahr) auf. Typisch sind chronische, okzipital-betonte Kopf- und Nackenschmerzen (in ca. 75–90 %), kaudale Hirnnervensymptome (in ca. 60 %), Störungen der Sensomotorik (in ca. 70 %), zerebelläre Symptome inkl. Ataxie, horizontalem Blickrichtungsnystagmus und/oder Downbeat-Nystagmus, Torticollis, Skoliose, Schlafapnoe und Episoden mit ungeklärtem Bewusstseinsverlust.

Diagnostisch führend ist die zerebrale MRT-Untersuchung, die neben den anatomischen Anomalien der tonsillären Ektopie auch Veränderungen der Liquorzirkulation erfassen kann (Ventureyra et al. 2003). Immer sollte auch ein spinales MRT zum Ausschluss einer Syringohydromyelie durchgeführt werden (Barkovich 2000). Die Anwendung von dünnschichtigen T1- und T2-gewichteten Sequenzen wird sowohl kranial als auch spinal empfohlen.

### H 8.6.1.1.2 Therapie

Treten klinische Symptome der Kleinhirn- oder Hirnstammbeeinträchtigung auf, wird in der Regel chirurgisch interveniert. Der häufigste Eingriff ist eine subokzipitale Dekompression mit oder ohne Rekonstruktion des Liquorkompartiments der hinteren Schädelgruppe (Duraplastik). Bei symptomatischen Patienten führte eine okzipitale Dekompression mit oder ohne Durarekonstruktion oder tonsilläre Resektion in 60–85 % der Fälle zu einer Besserung der Symptomatik, inklusive eines positiven Effekts auf Skoliose, Syrinx und spinale Statik (Levy et al. 1983; Tubbs et al. 2003; Eule et al. 2002). Bei 7–25 % der Patienten wurden weitere Operationen nötig. Bei einer Untersuchung an 130 operierten pädiatrischen Patienten kam es bei 2,3 % zu ernsthaften Komplikationen mit Hirnstammkompression (Tubbs et al. 2003). Krieger et al. (2011) untersuchten retrospektiv eine Kohorte von 79 Patienten mit CM-I mit Skoliose und Syringomyelie. Nach kraniozervikaler Dekompression kam es zu einer Verbesserung der Syrinx und einer Anhebung der Tonsillen. Der operative Erfolg scheint eng mit dem Ausmaß der zerebellären Ektopie zu korrelieren. Bei geringer Ektopie zeigte sich ein deutlich besserer Erfolg der chirurgischen Intervention (Stevens et al. 1993). Weiter hängt der Erfolg von der Symptomatik und ihrer Dauer ab. Eine Metaanalyse von zehn verschiedenen Studien zeigte eine Besserung bei 55 %, wobei Symptome durch intrakranielle Druckerhöhung sehr viel besser auf chirurgische Interventionen ansprachen als Hirnstamm- oder Rückenmarksymptome (Cheng et al. 2002).
In zwei Fallsammlungen von 124 und 147 konservativ nicht-chirurgisch behandelten Patienten zeigte der Großteil der Patienten keine Progression (Benglis et al. 2011; Strahle et al. 2011). Eine aktuelle retrospektive Analyse von 95 Patienten, die den Effekt einer konservativen und einer operativen Behandlung verglich, ergab jedoch bei den operierten Patienten einen besseren klinischen Outcome sowie eine bildmorphologische Verbesserung der tonsillären Ektopie und der Syrinx (Pomeraniec et al. 2016). In einer im Jahr 2004 durchgeführten Befragung von internationalen Zentren zeigte sich große Einigkeit dahingehend, dass Patienten mit Syrinx, progredienter Skoliose oder Symptomen der Hirnstammkompression interventionell behandelt werden sollten (Schijmann und Steinbok 2004). Inwieweit das Vorhandensein einer Syrinx jedoch eine Operationsindikation darstellen sollte, wird derzeit noch kontrovers diskutiert. Obwohl es generell einen Trend hin zur früheren Operation bei v. a. milder betroffenen Patienten gibt, kann bezüglich der besten therapeutischen Interventionen (konservativen, chirurgischen) bislang keine einheitliche Empfehlung gegeben werden. Der Vergleich zwischen okzipitaler Dekompression mit und ohne Durarekonstruktion ergab eine geringere Reoperationsrate mit Duraplastik bei höherer Komplikationsrate (z. B. Mutchnick et al. 2010; Übersicht siehe z. B. Hankinson et al. 2011) (↔, B). Dennoch erscheinen prospektive, die verschiedenen Verfahren vergleichende Studien dringend notwendig zur endgültigen evidenzbasierten Beurteilung, welche therapeutische Strategie bei welchen Patienten angewendet werden sollte.

## H 8.6.1.2 Chiari-II-Malformation (CM II)

Zerebelläre Malformationen vom Typ Chiari II sind komplexe Neurulationsstörungen der frühen embryonalen Entwicklung. Die CM II stellt eine Kombination multipler Malformationen dar, die das Rückenmark und das Rhombenzephalon betreffen und häufig mit supratentoriellen Anomalien vergesellschaftet sind, wie Corpus-callosum-Dysplasie oder neuronaler Heterotopie. In der Regel liegt eine Verschiebung der Medulla oblongata nach kaudal vor bei der sich zerebelläre Anteile und der IV. Ventrikel durch das Foramen magnum in den Spinalkanal vorwölben. Dies hat eine Elongation der Medulla oblongata und eine konsekutive Verschmächtigung der unteren Anteile des Pons und des kraniellen Anteils der Medulla oblongata zur Folge. Häufig präsentieren diese Patienten auch Anomalien der ossären Strukturen am Foramen magnum, der Hinterhauptsschuppe und des zervikalen Spinalkanales. Alle Neugeborenen mit CM II zeigen eine Meningomyelozele (MMZ).

### H 8.6.1.2.1 Klinik

Patienten mit CM II fallen vor allem durch klinische Symptome der Hirnstammfunktionsstörung auf, wie z. B. beidseitige Stimmbandlähmung, obstruktive und/oder zentrale Dyspnoe, Ess- und Schluckstörungen mit konsekutiver Aspirationspneumonie. Kopfzwangshaltungen ähnlich einem Torticollis oder Retrocollis können durch die Herniation induziert werden, weiter treten Skoliose und eine Syrinx auf (Paul et al. 1983). Häufig bestehen die Symptome schon bei Geburt. Etwa ein Drittel aller Patienten entwickelt die Hirnstammsymptome in den ersten fünf Lebensjahren, davon sterben ca. ein Drittel vor Erreichen des Kindesalters (Hesz und Wolraich 1985; McLone 1992). Abhängig von den Hirnstammsymptomen variiert die Mortalität zwischen 20 % bei kranialen Hirnnervendefiziten und 60 % bei zentraler Apnoe (Cochrane et al. 1990). Besonders eine Lähmung der Stimmbänder ist ein Indikator für eine schlechte Prognose (Pollack et al. 1996). Der natürliche Verlauf der CM II scheint vom Zeitpunkt der Manifestation der Symptomatik abhängig zu sein. Bei Vorliegen einer Meningomyelozele bestehen meist zusätzlich Symptome einer Neurulationsstörung, wie z. B. neuronale Heterotopien oder Polymikrogyrie mit entsprechenden kognitiven Defiziten und Anfallsleiden (Gilbert et al. 1986).
Da die meisten Patienten schon bei Geburt symptomatisch sind, ist eine spätere Diagnose eher untypisch. Zur differentialdiagnostischen Einschätzung hat die zerebrale MR-Bildgebung den höchsten Stellenwert.

### H 8.6.1.2.2 Therapie

Die pathophysiologischen Mechanismen der CM II sind vielschichtig und werden kontrovers diskutiert. Insgesamt scheint der Gradient zwischen kranialem und spinalem Druck am Foramen magnum ein zentraler Faktor für die Entwicklung der klinischen und anatomischen Symp-

H
8

tome der CM II zu sein, er stellt daher die Basis für therapeutische Interventionen dar (Ball und Dayan 1972; Williams 1981a). Die eingeschränkte Zirkulation des Liquors am Foramen magnum verhindert Druckanpassungen zwischen dem kranialen und spinalen Arachnoidalraum, v. a. während Valsalva-artigen Manövern. Dadurch entsteht ein Kraftvektor, der sich in diesem Bereich entwickelnde Strukturen durch das Foramen magnum presst. Weiter scheint in dieser Patientengruppe, wie bei der CM I, die hintere Schädelgrube etwas kleiner zu sein (Haines und Berger 1991). Aus diesem Grund wird zum Teil zusätzlich zur zervikalen Laminektomie eine subokzipitale Kraniektomie durchgeführt.

Wenn Patienten symptomatisch sind, hat eine chirurgische Intervention (Behandlung der Myelomeningozele und Dekompression der hinteren Schädelgrube, v. a. bei Hirnstammsymptomen) einen günstigen Einfluss auf den klinischen Verlauf (Haines und Berger 1991; Park et al. 1983). Besonders die frühe chirurgische Intervention hat positive Effekte (McLone et al. 2001). Bei Bestehen eines Hydrozephalus sollten die Patienten allerdings zuvor mit einem Shunt versorgt werden. Mehrere Arbeiten zeigten, dass die Reduktion des intrakraniellen Druckes schon zur Besserung der Symptomatik führen kann und eine weitere Dekompression nicht mehr notwendigerweise erforderlich ist (Caldarelli et al. 1995; Tubbs und Oakes 2004). Bei asymptomatischen Patienten mit ausgeprägter Kavitation (Hydrosyringomyelie) mit 50 % oder mehr des Durchmessers des Rückenmarks sollte eine Dekompression in Betracht gezogen werden, da andernfalls diese Kavitationen mit hoher Wahrscheinlichkeit progredient sind (Oakes und Gaskill 1992).

Neuere experimentelle Ansätze beinhalten z. B. die fetale Chirurgie von MMZ (Adzick et al. 2011).

#### H 8.6.1.3 Chiari-III-Malformation (CM III)

Die CM III ist charakterisiert durch die Kombination aus okzipito-zervikaler Enzephalozele mit kleiner Fossa posterior und einem nach kaudal verlagerten Hirnstamm (Cama et al. 1995; Haberle et al. 2001). Weiter bestehen häufig andere zerebrale Anomalien, wie z. B. eine Agenesie des Corpus callosum. Somit kann die CM III als CM II mit hoch zervikal oder okzipital gelegener Enzephalozele definiert werden. Bei den meisten Patienten enthält die Enzephalozele Anteile des Kleinhirns und in ca. 50 % der Fälle Anteile des Okzipitallappens (Volpe 2001a).

Die Zahl der beschriebenen Fälle von CM III ist relativ gering (~ 60). In unterschiedlichen Serien von Patienten mit CM litten zwischen 0,6 % und 4 % an einer CM III (Cama et al. 1995). Die Prognose ist schlecht. Klinisch präsentieren Neugeborene mit CM III häufig Symptome der Hirnnervenschädigung, Dysphagie mit konsekutiver Aspiration, Atemstörungen, veränderten Muskeltonus und gestörte Blasen- und Mastdarmfunktion. Patienten mit CM III können antenatal mit fetaler Ultraschalluntersuchung identifiziert bzw. postnatal klinisch und v. a. mit zerebraler Bildgebung (MRT) diagnostiziert werden (Cama et al. 1995). Die therapeutischen Möglichkeiten entsprechen der Behandlung von CM II und der von Enzephalozelen (Details siehe dort). Kleinere Fallsammlungen mit unterschiedlichen interventionellen Techniken weisen auf eine frühe Shuntversorgung bei Hydrozephalus hin, bei dennoch gut abzuwägender chirurgischer Behandlung der Enzephalozelen selbst (z. B. Isic et al. 2009).

#### H 8.6.1.4 Chiari-IV-Malformation (CM IV)

Diese Malformation sollte nach heutigen Kriterien nicht mehr als Chiari-Malformation bezeichnet werden, sondern als zerebelläre Hypoplasie (Friede 1989).

### H 8.6.2 Dandy-Walker-Syndrom (DWS)

Der Begriff *Dandy-Walker-Syndrom* wird für eine Gruppe von kongenitalen Entwicklungsstörungen der hinteren Schädelgruppe benutzt, die die klassische Dandy-Walker-Malformation (DWM) (**Abb. H 8.2**) und die Dandy-Walker-Variante (DWV, minor Variante) beinhalten (Barkovich et al. 1989). Der Begriff der klassischen DWM ist charakterisiert durch die Trias einer partiellen oder kompletten Agenesie des Kleinhirnwurmes, einer zystischen Dilatation des IV. Ventrikels und einer Anhebung des Tentoriums und/oder des Sinus transversus, häufig vergesellschaftet mit einem Hydrozephalus (Altman et al. 1992). Die DWV ist durch *zerebelläre Dysgenesie* mit oder ohne charakteristischer Vergrößerung der hinteren Schädelgrube und mit variabler Hypoplasie des Kleinhirnwurms gekennzeichnet (Altman et al. 1992). Die Kleinhirnhemisphären können zwar klein sein, sind aber morphologisch normal entwickelt. Diese kongenitalen Malformationssyndrome treten mit einer Prävalenz von 1 : 25–30 000 auf und stellen die häufigsten kongenitalen

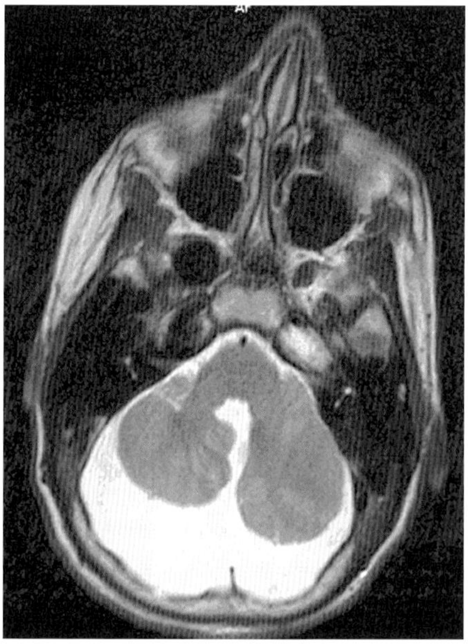

**Abb. H 8.2:** Dandy-Walker-Malformation mit einer partiellen Agenesie des Kleinhirnwurmes und einer zystischen Dilatation des IV. Ventrikels

Malformationen des Cerebellums dar. Mädchen sind häufiger betroffen (Has et al. 2004). Die Ätiologie dieses Erkrankungskomplexes ist heterogen, zumeist tritt er sporadisch auf (Aicardi 1998). Dennoch sind verschiedene chromosomale Abnormalitäten und bis zu 40 genetische Syndrome, wie z. B. verschiedene Trisomien und Monosomien, mit dem DWS assoziiert (McCormack et al. 2002). Aktuelle Befunde bei wenigen Patienten und im Mausmodell weisen zudem auf die pathogenetische Rolle einzelner Genveränderungen, wie heterozygoter Deletionen von Chromosom 3q2 mit Verlust von zwei ZIC-Regionen (*ZIC1/4*) (Grinberg et al. 2004; Tohyama et al. 2011), Deletionen und Duplikationen von Chromosom 6p25 mit Haploinsuffizienz im *FOXC1*-Gen (Aldinger et al. 2009; Delahaye et al. 2012) sowie Mutationen im *NID1*- und *LAMC1*-Gen hin (Darbro et al. 2013). Pathophysiologisch ist die Öffnung des Foramen magnum verzögert oder tritt nicht ein, mit der Folge eines Aufstaus und der zystischen Erweiterung des IV. Ventrikels.

#### H 8.6.2.1 Klinik

Klinisch imponiert das DWS v. a. durch Symptome des Hydrozephalus und der intrakraniellen Druckerhöhung, zerebelläre Störungen mit Ataxie und Nystagmus, progressive Makrokranie, Krampfanfälle, verlangsamte motorische Entwicklung, Vorwölbung des Okziputs, Hirnnervendysfunktion und Einschränkungen der intellektuellen Entwicklung (bei ca. 50–75 % der Patienten). Häufig (in 20–80 % der Fälle) ist das DWS mit Missbildungen anderer Körpersysteme, v. a. des Herzens vergesellschaftet.
Die Diagnose kann ab der 18. Schwangerschaftswoche relativ einfach mittels pränatalem Ultraschall sowie prä- und postnatal durch die MRT gestellt werden (Ertl-Wagner et al. 2005; Poretti et al. 2016).

#### H 8.6.2.2 Therapie

Das beste therapeutische Vorgehen zur Behandlung des DWS wird noch immer kontrovers diskutiert. Die offene Zystenexzision wird zunehmend zugunsten einer Behandlung mit Shunts verlassen (Osenbach und Menezes 1992; Alexiou et al. 2010). Es werden ventrikulo-peritoneale, zysto-peritoneale und eine Kombination aus ventrikulo- und zysto-peritonealen Shunts eingesetzt. In Anbetracht des zugrundeliegenden Pathomechanismus mit zusätzlicher Aquäduktstenose, die den Liquorfluss weiter behindert, erscheint das Shunten sowohl der Zyste als auch des Ventrikelsystems am vielversprechendsten. Ein interessanter neuer Ansatz ist das endoskopische Einlegen eines Shunts, durch den mit einem »Single-Catheter Shunting System« die infra- und supratentoriellen Kompartimente erfolgreich drainiert werden (Mohanty et al. 2006). Prospektive Studien zum Vergleich der unterschiedlichen Therapieverfahren fehlen bisher, um eine klare evidenzbasierte Empfehlung zu geben. Bei adäquater Behandlung und ohne Vorliegen sonstiger Missbildungen ist die Prognose relativ gut. Die Mortalitätsraten für das DWS liegen zwischen 10 % und 55 % und hängen stark von assoziierten Missbildungen ab (Hirsch et al. 1984; Klein et al. 2003).

### H 8.6.3 Rhombenzephalosynapsis (RS)

Diese zerebelläre Fehlbildung ist gekennzeichnet durch eine unvollständige Trennung der beiden Kleinhirnhemisphären mit meist fehlendem Kleinhirnwurm und Verschmelzung der Nuclei dentati mit den Kleinhirnschenkeln (Toelle et al. 2002). Klinisch zeigt sich ein relativ variables Bild, abhängig von assoziierten intrazerebralen und extrazerebralen Missbildungen, mit mentaler Retardierung, Spastik, Epilepsie und Hydrozephalus bei schwer betroffenen Kindern. Kinder mit isolierter RS können normale kognitive Leistungen erreichen (Toelle et al. 2002). Die RS ist eine seltene Erkrankung, die sporadisch auftritt. Klinisch kommt sie auch im Rahmen des Gomez-Lopez-Hernandez-Syndroms (OMIM 601853; cerebello-trigemino-dermale Dysplasie) vor und zeigt die phänotypisch charakteristische (temporale) Alopezie (Sukhudyan et al. 2010). Die Therapie besteht aus Beratung und – wenn indiziert – störungsorientierten Behandlungen.

## H 8.7 Arachnoidalzysten (AZ)

Bei *Arachnoidalzysten* (AZ) handelt es sich um intra-arachnoidale Ansammlungen von Flüssigkeit, deren Zusammensetzung derjenigen der Zerebrospinalflüssigkeit ähnelt. Sie entstehen durch Differenzierungsstörungen der Leptomeningen und liegen extrazerebral zwischen Arachnoidea und Pia oder in Arachnoidea-Duplikationen.

### H 8.7.1 Klinik

Meist sind die AZ asymptomatisch, allenfalls in 10 % treten klinische Symptome auf. Seit der Nutzung moderner Bildgebungsverfahren (MRT/CT) zeigen sich AZ häufiger als zuvor mit bis zu 4 % in größeren Serien. 50–60 % der AZ liegen supratentoriell in der mittleren Schädelgrube, mit erhöhtem Auftreten in der Sylvischen Fissur, der Zysterna magna oder über der Hemisphärenkonvexität. Die AZ der Sylvischen Fissur sind bei Männern häufiger als bei Frauen (4 : 1) bei ansonsten gleicher Verteilung. Arachnoidalzysten können auch postnatal entstehen. In der Regel handelt es sich um primitive Fehlbildungen, sie können aber auch bei gestörtem Liquorfluss entstehen. Selten kommt es zu einer Größenzunahme der Zysten durch Sekretion von Flüssigkeit durch Zellen in der Zystenwand oder einen Ventilmechanismus. In der Regel treten AZ sporadisch auf. Klinische Symptome sind meist durch die raumfordernde Wirkung der AZ gekennzeichnet, mit z. B. Verschluss-Hydrozephalus bei Verlegung des Aquädukts. Häufig werden auch Kopfschmerzen berichtet. Eine akute Symptomatik tritt nur bei Einblutungen in die AZ oder Ruptur der AZ auf und hängt von der jeweiligen Lokalisation ab (Maher et al. 2011). Eine Ausnahme zu den überwiegend benignen Verläufen oder Zufallsbefunden stellen die extrem seltenen, ausgedehnten, multilokulären und multizystischen Arachnoidalzysten mit Entwicklungsretardierung dar.

### H 8.7.2 Therapie

Eine Behandlungsindikation besteht nur bei AZ mit raumfordernder Wirkung und entsprechenden Symptomen oder bei sich vergrößernden AZ, z. B. durch einen Ventilmechanismus. Therapeutisch wird meist eine Shunt-Implantation zur Regulierung des durch die AZ ausgelösten Hydrozephalus durchgeführt, häufig kombiniert mit der »Shuntung« der Zyste selbst, wobei beide über ein gemeinsames Ventil abgeleitet werden können. Diese Verfahren werden mittlerweile auch endoskopisch durchgeführt (Charalampaki et al. 2005). Alternativ oder in Kombination mit ventrikulo-peritonealem Shunt werden AZ auch durch Fenestration der Zystenwand therapiert (Kandenwein et al. 2004). Ein vielversprechendes neues Verfahren ist die endoskopische und minimalnvasive computerassistierte stereotaktische Fenestration der Zystenwand (Greenfield und Souweidane 2005; Fonoff et al. 2010). Die Shunt-Therapie der Zysten und die Fenestration scheinen vergleichbare Ergebnisse zu erbringen, sodass die Therapie entsprechend der Komplikationsraten und der Lokalisation gewählt werden sollte (Kandenwein et al. 2004).

## H 8.8 Enzephaloklastische Läsionen

*Por- und Hydranenzephalien* als enzephaloklastische Läsionen sind in der Regel Folgen einer intrauterinen Läsion, wohingegen Arachnoidalzysten durch Differenzierungsstörungen entstehen.

### H 8.8.1 Porenzephalie

Die Porenzephalie ist selten. Meist kommt es pränatal (oder früh postnatal) zu einer liquorgefüllten Zysten- bzw. Höhlenbildung. Die Porenzephalie ist zumeist ischämischer oder infektiöser Genese, seltener durch Hämorrhagie oder Trauma ausgelöst, und möglicherweise eine vererbte Entwicklungsstörung (*COL4A1* Genmutation; Vahedi und Alamowitch 2011). Bei ischämischem Auslöser ist zumeist das Versorgungsgebiet der A. cerebri media (in 80 % der Fälle linksseitig) betroffen. Gründe dieser ischämischen Ereignisse sind Vasospasmen (z. B. nach Kokain), Gefäßmissbildungen, Thrombosen oder Thrombembolien (z. B. bei Gerinnungsstörungen) (Aicardi 1998; Volpe 2001b). Bei der echten Porenzephalie kommuniziert die zystische Erweiterung mit dem Liquorsystem. Klinisch zeigt sich in der Regel ein Bild mit Entwicklungsverzögerung, spastischer Hemiparese, muskulärem Hypotonus, Anfällen, *Mikro- oder Makrozephalie* und mentaler Retardierung. Die Diagnose wird bildmorphologisch gestellt. Da die porenzephalen Zysten in der Regel keiner spezifischen Therapie bedürfen, wenn sie sich nicht durch einen Ventilmechanismus vergrößern, steht die symptomatische Therapie im Vordergrund der Behandlung.

### H 8.8.2 Hydranenzephalie

Bei der Hydranenzephalie sind beide Hemisphären praktisch vollständig zystisch umgewandelt. Zum Teil ist noch ein dünnes Band kortikalen Gewebes erhalten. Auslöser können pränatale bilaterale Ischämien im gesamten Karotisversorgungsgebiet sein, vereinzelt soll die Hydranenzephalie mit autosomal-rezessivem Erbgang vererbt sein (Fowler-Syndrom). Differentialdiagnostisch müssen ein extrem ausgeprägter Hydrozephalus und eine Arachnoidalzyste ausgeschlossen werden. Die Prognose der Erkrankung ist schlecht, vereinzelt ist jedoch ein Überleben bis zum 19. Lebensjahr beschrieben (McAbee et al. 2000). Therapeutisch werden ventrikulo-peritoneale Shunts oder Plexus-choroideus-Kauterisierung angewandt (Malheiros et al. 2010) neben der sonstigen symptomatischen Therapie.

## Literatur


Aicardi J. Malformations of the central nervous system. Diseases of the nervous system in childhood. In: Aicardi J, ed. Diseases of the Nervous System in Childhood. London: MacKeith Press; 1998. 90–91.

Adzick NS, Thom EA, Spong CY, Brock JW 3rd, Burrows PK, Johnson MP et al. A randomized trial of prenatal versus postnatal repair of myelomeningocele. N Engl J Med 2011; 364(11): 993–1004.

Aldinger KA, Lehmann OJ, Hudgins L, Chizhikov VV, Bassuk AG, Ades LC et al. *FOXC1* is required for normal cerebellar development and is a major contributor to chromosome 6p25.3 Dandy-Walker malformation. Nat Genet 2009; 49(1): 1037–1042.

Alexiou GA, Sfakianos G, Prodromou N. Dandy-Walker malformation: analysis of 19 cases. J Child Neurol 2010; 25(2): 188–191.

Altman NR, Naidich TP, Braffman BH. Posterior fossa malformations. AJNR Am J Neuroradiol 1992; 13: 691–724.

Ashwal S, Michelson D, Plawner L, Dobyns WB. Practice parameter: Evaluation of the child with microcephaly (an evidence-based review): report of the Quality Standards Subcommittee of the American Academy of Neurology and the Practice Committee of the Child Neurology Society. Neurology 2009; 73(11): 887–897.

Ball MJ, Dayan AD. Pathogenesis of syringomyelia. Lancet 1972; 2: 799–801.

Baes M, Gressens P, Baumgart E, Carmeliet P, Casteels M, Fransen M et al. A mouse model for Zellweger syndrome. Nat Genet 1997; 17(1): 49–57.

Barkovich AJ. Pediatric Neuroimaging. Philadelphia: Lippincott Williams & Wilkins; 2000.

Barkovich AJ, Kjos BO. Schizencephaly: correlation of clinical findings with MR characteristics. AJNR Am J Neuroradiol 1992; 13: 85–94.

Barkovich AJ, Kjos BO, Norman D, Edwards MS. Revised classification of posterior fossa cysts and cystlike malformations based on the results of multiplanar MR imaging. AJR Am J Roentgenol 1989; 153: 1289–1300.

Barkovich AJ, Kuzniecky RI, Jackson GD, Guerrini R, Dobyns WB. Classification system for malformations of cortical development: update 2001. Neurology 2001; 57: 2168–2178.

Barkovich AJ, Kuzniecky RI, Jackson GD, Guerrini R, Dobyns WB. A developmental and genetic classification for malformations of cortical development. Neurology 2005; 65: 1873–1887.

Barkovich AJ, Norman D. Anomalies of the corpus callosum: correlation with further anomalies of the brain. AJR Am J Roentgenol 1988; 151: 171–179.

Benglis D, Covington D, Bhatia R, Bhatia S, Elhammady MS, Ragheb J et al. Outcomes in pediatric patients with Chiari malformation Type I followed up without surgery. J Neurosurg Pediatr 2011; 7(4): 375–379.

Blethen SL, Weldon VV. Hypopituitarism and septooptic »dysplasia« in first cousins. Am J Med Genet 1985; 21: 123–129.

Blümcke I, Thom M, Aronica E, Armstrong DD, Vinters HV, Palmini A et al. The clinicopathologic spectrum of focal cortical dysplasias: a consensus classification proposed by an ad hoc Task Force of the ILAE Diagnostic Methods Commission. Epilepsia 2011; 52(1): 158–174.

Boltshauser E. Cerebellum-small brain but large confusion: a review of selected cerebellar malformations and disruptions. Am J Med Genet A 2004; 126: 376–385.

Bond J, Roberts E, Mochida GH, Hampshire DJ, Scott S, Askham JM et al. ASPM is a major determinant of cerebral cortical size. Nat Genet 2002; 32(2): 316–320.

Bond J, Roberts E, Springell K, Lizarraga SB, Scott S, Higgins J et al. A centrosomal mechanism involving CDK5RAP2 and CENPJ controls brain size. Nat Genet 2005; 37(4): 353–355.

Brown MS, Sheridan-Pereira M. Outlook for the child with a cephalocele. Pediatrics 1992; 90: 914–919.

Brown SA, Warburton D, Brown LY, Yu CY, Roeder ER, Stengel-Rutkowski S et al. Holoprosencephaly due to mutations in ZIC2, a homologue of Drosophila odd-paired. Nat Genet 1998; 20(2): 180–183.

Brunelli S, Faiella A, Capra V, Nigro V, Simeone A, Cama A et al. Germline mutations in the homeobox gene EMX2 in patients with severe schizencephaly. Nat Genet 1996; 12(1): 94–96.

Bullen PJ, Rankin JM, Robson SC. Investigation of the epidemiology and prenatal diagnosis of holoprosencephaly in the North of England. Am J Obstet Gynecol 2001; 184: 1256–1262.

Caldarelli M, Di Rocco C, Colosimo C Jr, Fariello G, Di Gennaro M. Surgical treatment of late neurological deterioration in children with myelodysplasia. Acta Neurochir (Wien) 1995; 137: 199–206.

Cama A, Tortori-Donati P, Piatelli GL, Fondelli MP, Andreussi L. Chiari complex in children—neuroradiological diagnosis, neurosurgical treatment and proposal of a new classification (312 cases). Eur J Pediatr Surg 1995; 5(Suppl 1): 35–38.

Charalampaki P, Filippi R, Welschehold S, Conrad J. Endoscopic and endoscope-assisted neurosurgical treatment of suprasellar arachnoidal cysts (Mickey Mouse cysts). Minim Invasive Neurosurg 2005; 48: 283–288.

Chen HH, Chen C, Hung SC, Liang SY, Lin SC, Hsu TR et al. Cognitive and epilepsy outcomes after epilepsy surgery caused by focal cortical dysplasia in children: early intervention maybe better. Childs Nerv Syst 2014; 30(11): 1885–1895.

Cheng JS, Nash J, Meyer GA. Chiari type I malformation revisited: diagnosis and treatment. Neurologist 2002; 8: 357–362.

Cochrane DD, Adderley R, White CP, Norman M, Steinbok P. Apnea in patients with myelomeningocele. Pediatr Neurosurg 1990; 16: 232–239.

Cohen MM Jr. Perspectives on holoprosencephaly: Part I. Epidemiology, genetics, and syndromology. Teratology 1989; 40: 211–135.

Cohen MM Jr. Malformations of the craniofacial region: evolutionary, embryonic, genetic, and clinical perspectives. Am J Med Genet 2002; 115: 245–268.

Conti V, Carabalona A, Pallesi-Pocachard E, Parrini E, Leventer RJ, Buhler E et al. Periventricular heterotopia in 6q terminal deletion syndrome: role of the C6orf70 gene. Brain 2013; 136: 3378–3394.

Cossu M, Fuschillo D, Cardinale F, Castana L, Francione S, Nobili L et al. Stereo-EEG-guided radio-frequency thermocoagulations of epileptogenic grey-matter nodular heterotopy. J Neurol Neurosurg Psychiatry 2014; 85: 611–617.

Crow YJ, Leitch A, Hayward BE, Garner A, Parmar R, Griffith E et al. Mutations in genes encoding ribonuclease H2 subunits cause Aicardi-Goutieres syndrome and mimic congenital viral brain infection. Nat Genet 2006; 38(8): 910–916.

Crow YJ, Hayward BE, Parmar R, Robins P, Leitch A, Ali M et al. Mutations in the gene encoding the 3′-5′ DANN exonuclease TREX1 cause Aicardi-Goutieres syndrome at the AGS1 locus. Nat Genet 2006; 38(8): 917–920.

Curry CJ, Lammer EJ, Nelson V, Shaw GM. Schizencephaly: heterogeneous etiologies in a population of 4 million California births. Am J Med Genet A 2005; 137: 181–189.

Darbro BW, Mahajan VB, Gakhar L, Skeie JM, Campbell E, Wu S et al. Mutations in extracellular matrix genes NID1 and LAMC1 cause autosomal dominant Dandy-Walker malformation and occipital cephaloceles. Hum Mutat 2013; 34(8): 1075–1079.

Date I, Yagyu Y, Asari S, Ohmoto T. Long-term outcome in surgically treated encephalocele. Surg Neurol 1993; 40: 125–130.

Dattani MT, Robinson IC. HESX1 and Septo-Optic Dysplasia. Rev Endocr Metab Disord 2002; 3: 289–300.

Delahaye A, Khung-Savatovsky S, Aboura A, Guimiot F, Drunat S, Alessandri J. Pre- and postnatal phenotype of 6p25 deletions involving the *FOX1* gene. Am J Med Genet 2012; 158A(10): 2430–2438.

De Morsier G. Studies on malformation of cranio-encephalic sutures. III. Agenesis of the septum lucidum with malformation of the optic tract. Schweiz Arch Neurol Psychiatr 1956; 77: 267–292.

Devisme L, Bouchet C, Ganzoles M, Alanio E, Basin A, Bessieres B et al. Cobblestone lissencephaly: neuropathological subtypes and correlations with genes of dystroglycanopathies. Brain 2012; 135(2): 469–482.

Dixon-Salazar T, Silhavy JL, Marsh SE, Louie CM, Scott LC, Gururaj A et al. Mutation in the AHI gene, encoding jouberin, cause Joubert Syndrome with cortical polymicrogyria. Am J Hum Genet 2004; 75(6): 979–987.

Dobyns WB, Reiner O, Carrozzo R, Ledbetter DH. Lissencephaly. A human brain malformation associated with deletion oft he LIS1 gene located at chromosome 17p13. JAMA 1993; 270(23): 2838–2842.

Dobyns WB. Primary microcephaly: new approaches for an old disorder. Am J Med Genet 2002; 112: 315–317.

Dolk H. The predictive value of microcephaly during the first year of life for mental retardation at seven years. Dev Med Child Neurol 1991; 33: 974–983.

Dominguez R, Aguirre Vila-Coro A, Slopis JM, Bohan TP. Brain and ocular abnormalities in infants with in utero exposure to cocaine and other street drugs. Am J Dis Child 1991; 145: 688–695.

Edvardson S, Shaag A, Zenvirt S, Erlich Y, Hannon GJ, Shanske AL et al. Joubert syndrome 2 (JBTS2) in Ashkenazi Jews is associated with a TMEM216 mutation. Am J Hum Genet 2010; 86(1): 93–97.

Eichholzer M, Tonz O, Zimmermann R. Folic acid: a public-health challenge. Lancet 2006; 367: 1352–1361.

Ertl-Wagner B, Rummeny C, von Voss H, Reiser M. [MR imaging in congenital disorders of the brain]. Radiologe 2005; 45: 851–865; quiz 866.

Eule JM, Erickson MA, O'Brien MF, Handler M. Chiari I malformation associated with syringomyelia and scoliosis: a twenty-year review of surgical and nonsurgical treatment in a pediatric population. Spine 2002; 27: 1451–1455.

Ferland RJ, Eyaid W, Collura RV, Tully LD, Hill RS, Al-Nouri D et al. Abnormal cerebellar development and axonal deccusation due to mutations in AHI1in Joubert syndrome. Nat Genet 2004; 36(9): 1008–1013.

Fonoff ET, Gentil AF, Padilha PM, Teixeira MJ. Minimally invasive computer-assisted stereotactic fenestration of an aqueductal cyst: case report. Minim Invasive Neurosurg 2010; 53(1): 29–33.

Francis F, Meyer G, Fallet-Bianco C, Moreno S, Kappeler C, Socorro AC et al. Human disorders of cortical development: from past to present. Eur J Neurosci 2006; 23: 877–893.

Friede RL. Developmental Neuropathology. Berlin, New York: Springer; 1989.

Gilbert JN, Jones KL, Rorke LB, Chernoff GF, James HE. Central nervous system anomalies associated with meningomyelocele, hydrocephalus, and the Arnold-Chiari malformation: reappraisal of theories regarding the pathogenesis of posterior neural tube closure defects. Neurosurgery 1986; 18: 559–564.

Gleeson JG, Allen KM, Fox JW, Lamperti ED, Berkovic S, Scheffer I et al. Doublecortin, a brain-specific gene mutated in human X-linked lissencephaly and double cortex syndrome, encodes a putative signaling protein. Cell 1998; 92: 63–72.

Greenfield JP, Souweidane MM. Endoscopic management of intracranial cysts. Neurosurg Focus 2005; 19: E7.

Grinberg I, Northrup H, Ardinger H, Prasad C, Dobyns WB, Millen KJ. Heterozygous deletion of the linked genes ZIC1 and ZIC4 is involved in Dandy-Walker malformation. Nat Genet 2004; 36: 1053–1055.

Gripp KW, Wotton D, Edwards MC, Roessler E, Ades L, Meinicke P et al. Mutations in TGIF cause holoprosencephaly and link NODAL signalling to human neural axis determination. Nat Genet 2000; 25(2): 205–208.

Guerrini R, DobynsWB. Malformations of cortical development: clinical features and genetic causes. Lancet Neurol 2014; 13: 710–726.

Guggisberg D, Hadj-Rabia S, Viney C, Bodemer C, Brunelle F, Zerah M et al. Skin markers of occult spinal dysraphism in children: a review of 54 cases. Arch Dermatol 2004; 140: 1109–1115.

Haberle J, Hulskamp G, Harms E, Krasemann T. Cervical encephalocele in a newborn – Chiari III malformation. Case report and review of the literature. Childs Nerv Syst 2001; 17: 373–375.

Haines SJ, Berger M. Current treatment of Chiari malformations types I and II: A survey of the Pediatric Section of the American Association of Neurological Surgeons. Neurosurgery 1991; 28: 353–357.

Hankinson T, Tubbs RS, Wellons JC. Duraplasty or not? An evidence-based review of the pediatric Chiari I malformation. Childs Nerv Syst 2011; 27(1): 35–40.

Has R, Ermis H, Yuksel A, Ibrahimoglu L, Yildirim A, Sezer HD et al. Dandy-Walker malformation: a review of 78 cases diagnosed by prenatal sonography. Fetal Diagn Ther 2004; 19: 342–347.

Hayashi YK, Ogawa M, Tagawa K, Noguchi S, Ishihara T, Nonaka I et al. Selective deficiency of alpha-dystroglycan in Fukuyama-type congenital muscular dystrophy. Neurology 2001; 57: 115–121.

Hong SE, Shugart YY, Huang DT, Shahwan SA, Grant PE, Hourihane JO et al. Autosomal recessive lissencephaly with cerebellar hypoplasia is associated with human RELN mutations. Nat Genet 2000; 26(1): 93–96.

Isik N, Elmaci I, Silav G, Celik M, Kalelioglu M. Chiari malformation type III and results of surgery: a clinical study: report of eight surgically treated cases and review of the literature. Pediatr Neurosurg 2009; 45(1): 19–28.

Jackson AP, Eastwood H, Bell SM, Adu J, Toomes C, Carr IM et al. Identification of microcephalin, a protein implicated in determining the size of the human brain. Am J Hum Genet 2002; 71(1): 136–142.

Jansen A, Andermann E. Genetics of the polymicrogyria syndromes. J Med Genet 2005; 42: 369–378.

Kamnasaran D. Agenesis of the corpus callosum: lessons from humans and mice. Clin Invest Med 2005; 28: 267–282.

Kandenwein JA, Richter HP, Borm W. Surgical therapy of symptomatic arachnoid cysts – an outcome analysis. Acta Neurochir (Wien) 2004; 146: 1317–1322; discussion 1322.

Kauvar EF, Muenke M. Holoprosencephaly: recommendations for diagnosis and management. Curr Opin Pediatr 2010; 22(6): 687–695.

Kelley RL, Roessler E, Hennekam RC, Feldman GL, Kosaki K, Jones MC et al. Holoprosencephaly in RSH/Smith-Lemli-Opitz syndrome: does abnormal cholesterol metabolism affect the function of Sonic Hedgehog? Am J Med Genet 1996; 66(4): 478–484.

Klein O, Pierre-Kahn A, Boddaert N, Parisot D, Brunelle F. Dandy-Walker malformation: prenatal diagnosis and prognosis. Childs Nerv Syst 2003; 19: 484–489.

Krieger MD, Falkinstein Y, Bowen IE, Tolo VT, McComb JG. Scoliosis and Chiari malformation Type I in children. J Neurosurg Pediatr 2011; 7(1): 25–29.

Leventer RJ, Jansen A, Pilz DT, Stoodley N, Marini C, Dubeau F et al. Clinical and imaging heterogeneity of polymicrogyria: a study of 328 patients. Brain 2010; 133(5): 1415–1427.

Levy WJ, Mason L, Hahn JF. Chiari malformation presenting in adults: a surgical experience in 127 cases. Neurosurgery 1983; 12: 377–390.

Lim JS, Gopalappa R, Kim SE, Ramakrishna S, Lee M, Kim W et al. Somatic mutations in TSC1 and TSC2 cause focal cortical dysplasia. Am J Hum Gen 2017; 100(3): 454–472.

Madsen JR, Poussain TY, Barnes PD. Congenitalmalformations of the cerebellum and posterior fossa. In: Manto MU, Pandolfo M (eds.). The cerebellum and its disorders. Cambridge: University Press; 2002. 161–177.

Maher CO, Goumnerova L. The effectiveness of ventriculocystocisternostomy for suprasellar arachnoid cysts. J Neurosurg Pediatr 2011; 7(1): 64–72.

Malheiros JA, Trivelato FP, Oliveira MM, Gusmao S, Cochrane DD, Steinbok P. Endoscopic choroid plexus cauterization versus ventriculoperitoneal shunt for hydranencephaly and near hydranencephaly: a prospective study. Neurosurgery 2010; 66(3): 459–464.

Maria BL, Boltshauser E, Palmer SC, Tran TX. Clinical features and revised diagnostic criteria in Joubert syndrome. J Child Neurol 1999a; 14: 583–590; discussion 590–591.

Maria BL, Quisling RG, Rosainz LC, Yachnis AT, Gitten J, Dede D et al. Molar tooth sign in Joubert syndrome: clinical, radiologic, and pathologic significance. J Child Neurol 1999b; 14: 368–376.

Martinez-Lage JF, Poza M, Sola J, Soler CL, Montalvo CG, Domingo R et al. The child with a cephalocele: etiology, neuroimaging, and outcome. Childs Nerv Syst 1996; 12: 540–550.

McAbee GN, Chan A, Erde EL. Prolonged survival with hydranencephaly: report of two patients and literature review. Pediatr Neurol 2000; 23: 80–84.

McCabe MJ, Gaston-Massuet C, Tziaferi V, Gregory LC, Alatzoglou KS, Signore M et al. Novel FGF8 mutations associated recessive holoprosencephaly, craniofacial defects, and hypothalamo-pituitary dysfunction. J Clin Endocrinol Metab 2011; 96(10): 1709–1718.

McCormack WM Jr, Shen JJ, Curry SM, Berend SA, Kashork C, Pinar H et al. Partial deletions of the long arm of chromosome 13 associated with holoprosencephaly and the Dandy-Walker malformation. Am J Med Genet 2002; 112: 384–389.

McLone DG, Marlin AE, Scott RM, Steinbok P, Reigel DH, Walker ML et al. Pediatric Neurosurgery: Surgery of the Developing Nervous System. Vol 4. Philadelphia: W. B. Saunders; 2001.

McLone DG, Nakahara S, Knepper PA. Chiari II malformation: pathogenesis and dynamics. Concepts Pediatr Neurosurg 1991; 11: 1–17.

Mercury E, D'Amico A, Tessa A, Berardinelli A, Pane M, Messina S et al. POMT2 mutation in a patient with ›MEB-like‹ phenotype. Neuromuscul Disord 2006; 16(7): 446–448.

Meuwissen ME, Halley DJ, Smit LS, Lequin MH, Cobben JM, de Coo R, van Harssel J, Sallevelt S, Woldringh G, van der Knaap MS, de Vries LS, Mancini GM. The expanding phenotype of COL4A1 and COL4A2 mutations: clinical data on 13 newly identified families and a review of the literature. Genet Med. 2015; 17(11): 843–853.

Ming JE, Roessler E, Muenke M. Human developmental disorders and the Sonic hedgehog pathway. Mol Med Today 1998; 4: 343–349.

Mitchell LE, Adzick NS, Melchionne J, Pasquariello PS, Sutton LN, Whitehead AS. Spina bifida. Lancet 2004; 364(9448): 1885–1895.

Mohanty A, Biswas A, Satish S, Praharaj SS, Sastry KV. Treatment options for Dandy-Walker malformation. J Neurosurg 2006; 105(5 Suppl): 348–356.

Mutchnick IS, Janjua RM, Moeller K, Moriarty TM. Decompression of Chiari malformation with and without duraplasty: morbidity versus recurrence. J Neurosurg Pediatr 2010; 5(5): 474–478.

Nakashima M, Saitsu H, Takei N, Tohyama J, Kato M, Kitaura H et al. Somatic mutations in MTOR gene cause focal cortical dysplasia type IIb. Ann Neurol 2015; 78(3): 375–386.

Nakatsu T, Uwabe C, Shiota K. Neural tube closure in humans initiates at multiple sites: evidence from human embryos and implications for the pathogenesis of neural tube defects. Anat Embryol (Berl) 2000; 201: 455–466.

Norrlin S, Strinnholm M, Carlsson M, Dahl M. Factors of significance for mobility in children with myelomeningocele. Acta Paediatr 2003; 92: 204–210.

O'Byrne MR, Au KS, Morrison AC, Lin JI, Fletcher JM, Ostermaier KK et al. Association of folate receptor (FOLR1, FOLR2, FOLR3) and reduced folate carrier (SLC19A1) genes with meningomyelozele. Birth Defects Res A Clin Mol Teratol 2010; 88(8): 689–694.

Oakes WJ, Gaskill SJ. Symptomatic Chiari malformation and syringohydromelia in childhood. In: Park TS (ed.). Spinal Dysraphism. Boston: Blackwell; 1992. 104–105.

Orrico A, Galli L, Zappella M, Monti L, Vatti GP, Venturi C et al. Septo-optic dysplasia with digital anomalies associated with maternal multidrug abuse during pregnancy. Eur J Neurol 2002; 9: 679–682.

Osenbach RK, Menezes AH. Diagnosis and management of the Dandy-Walker malformation: 30 years of experience. Pediatr Neurosurg 1992; 18: 179–189.

O'Shaughnessy BA, Bendok BR, Parkinson RJ, Shaibani A, Walker MT, Shakir E et al. Acquired Chiari malformation Type I associated with a supratentorial arteriovenous malformation. Case report and review of the literature. J Neurosurg 2006; 104: 28–32.

Paker AM, Sunness JS, Brereton NH, Speedie LJ, Albanna L, Dharmaraj S et al. Docosahexaenoic acid therapy in peroxisomal diseases: results of a double-blind, randomized trial. Neurology 2010; 75(9): 826–830.

Parisi MA, Bennett CL, Eckert ML, Dobyns WB, Gleeson JG, Shaw DW et al. The NPHP1 gene deletion associated with juvenile nephronophthisis is present in a subset of individuals with Joubert syndrome. Am J Hum Genet 2004; 75(1): 82–91.

Park TS, Hoffman HJ, Hendrick EB, Humphreys RP. Experience with surgical decompression of the Arnold-Chiari malformation in young infants with myelomeningocele. Neurosurgery 1983; 13: 147–152.

Paul KS, Lye RH, Strang FA, Dutton J. Arnold-Chiari malformation. Review of 71 cases. J Neurosurg 1983; 58: 183–187.

Pineda-Alvarez DE, Dubourg C, David V, Roessler E, Muenke M. Current recommendations for the molecular evaluation of newly diagnosed holoprosencephaly patients. Am J Med Genet C Semin Med Genet 2010; 154C(1): 93–101.

Pollack IF, Kinnunen D, Albright AL. The effect of early craniocervical decompression on functional outcome in neonates and young infants with myelodysplasia and symptomatic Chiari II malformations: results from a prospective series. Neurosurgery 1996; 38: 703–710; discussion 710.

Pomeraniec IJ, Ksendzovsky A, Awad AJ, Fezeu F, Jane JA. Natural and surgical history of Chiari malformation Type I in the pediatric population. J Neurosurg Pediatr 2016; 17: 343–352.

Poretti A, Boltshauser E, Huisman TAGM. Pre- and postnatal neuroimaging of congenital cerebellar abnormalities. Cerebellum 2016; 15(1): 5–9.

Rainbow LA, Rees SA, Shaikh MG, Shaw NJ, Cole T, Barrett TG et al. Mutation analysis of POUF-1, PROP-1 and HESX-1 show low frequency of mutations in children with sporadic forms of combined pituitary hormone deficiency and septo-optic dysplasia. Clin Endocrinol (Oxf) 2005; 62: 163–168.

Roessler E, Muenke M. The molecular genetics of holoprosencephaly. Am J Med Genet C Semin Med Genet 2010; 154C(1): 52–61.

Rosenberg MJ, Agarwala R, Bouffard G, Davis J, Fiermonte G, Hilliard MS et al. Mutant deoxynucleotide carrier is associated with congenital microcephaly. Nat Genet 2002; 32: 175–179.

Rosewich H, Ohlenbusch A, Gartner J. Genetic and clinical aspects of Zellweger spectrum patients with PEX1 mutations. J Med Genet 2005; 42: e58.

Ross ME, Allen KM, Srivastava AK, Featherstone T, Gleeson JG, Hirsch B et al. Linkage amd physical mapping of X-linked lissencephaly/SBH (XLIS): a gene causing neuronal migration defects in human brain. Hum Mol Genet 1997; 6(4): 555–562.

Salamon N, Kung J, Shaw SJ, Koo J, Koh S, Wu JY et al. FDG-PET/MRI coregistration improves detection of cortical dysplasias in patients with epilepsy. Neurology 2008; 71(20): 1594–1601.

Sarnat HB. Cerebral dysgenesis: Embryology and clinical expression. New York, Oxford: Oxford University Press; 1992.

Schijman E, Steinbok P. International survey on the management of Chiari I malformation and syringomyelia. Childs Nerv Syst 2004; 20(5): 341–348.

Schmitt FC, Voges J, Buentjen L, Woermann F, Pannel HW, Skalej M et al. Radiofrequency lesioning for epileptogenic periventricular nodular heterotopia: A rational approach. Epilepsia 2001; 52(9): 101–105.

Servadei F, Vergoni G, Frattarelli M, Pasini A, Arista A, Fagioli L. Arachnoid cyst of middle cranial fossa and ipsilateral subdural haematoma: diagnostic and therapeutic implications in three cases. Br J Neurosurg 1993; 7: 249–253.

Sheen VL, Ganesh VS, Topcu M, Sebire G, Bodell A, Hill RS et al. Mutations in ARFGEF2 implicate vesicle trafficking in neural progenitor proliferation and migration in the human cerebral cortex. Nat Genet 2004; 36(1): 69–76.

Shen J, Gilmore EC, Marshall CA, Haddadin M, Reynolds JJ, Eyaid W et al. Mutation in PNKP cause mi-

crocephaly, seizures and defects in DNA repair. Nat Genet 2010; 42(3): 245–249.
Skirrow C, Cross JH, Cormack F, Harkness W, Vargha-Khadem F, Baldeweg T. Long-term intellectual outcome after temporal lobe surgery in childhood. Neurology 2011; 76(15): 1330–1337.
Solomon BD, Rosenbaum KN, Meck JM, Muenke M. Holoprosencephaly due to numeric chromosome abnormalities. Am J Med Genet C Semin Med Genet 2010; 154C(1): 146–148.
Stevens CA, Dobyns WB. Septo-optic dysplasia and amniotic bands: further evidence for a vascular pathogenesis. Am J Med Genet A 2004; 125: 12–16.
Stevens JM, Serva WA, Kendall BE, Valentine AR, Ponsford JR. Chiari malformation in adults: relation of morphological aspects to clinical features and operative outcome. J Neurol Neurosurg Psychiatry 1993; 56: 1072–1077.
Strahle J, Muraszko KM; Kapurch J, Bapuraj JR, Garton HJL, Maher CO. Natural history of Chiari malformation Type I following decision for conservative treatment. J Neurosurg Pediatrics 2011; 8: 214–221.
Strauss KA, Puffenberger EG, Huentelman MJ, Gottlieb S, Dobrin SE, Parod JM et al. Recessive symptomatic focal epilepsy and mutant contactin-associated protein-like 2. N Engl J Med 2006; 354(13): 1370–1377.
Sukhudyan B, Jaladyan V, Melikyan G, Schlump JU, Boltshauser E, Poretti A. Eur J Pediatr 2010; 169(12): 1523–1528. Epub 2010 Jul 23.
Stoll C, Dott B, Alembik Y, Roth MP. Associated malformations among infants with neural tube defects. Am J Med Genet A 2011; 155A: 565–568.
Sutton LN, Adzick NS, Johnson MP. Fetal surgery for myelomeningocele. Childs Nerv Syst 2003; 19: 587–591.
Tassi L, Colombo N, Cossu M, Mai R, Francione S, Lo Russo G et al. Electroclinical, MRI and neuropathological study of 10 patients with nodular heterotopia, with surgical outcome. Brain 2005; 128: 321–337.
Tietjen I, Erdogan F, Currier S, Apse K, Chang BS, Hill RS et al. Am J Med Genet A 2005; 135(2): 166–170.
Toelle SP, Yalcinkaya C, Kocer N, Deonna T, Overweg-Plandsoen WC, Bast T et al. Rhombencephalosynapsis: clinical findings and neuroimaging in 9 children. Neuropediatrics 2002; 33: 209–214.
Tohyama J, Kato M, Kawasaki S, Harada N, Kawara H, Matsui T et al. Dandy-Walker malformation associated with heterozygous ZIC1 and ZIC4 deletion: Report of a new patient. Am J Med Genet A 2011; 155A(1): 130–133.
Tubbs RS, McGirt MJ, Oakes WJ. Surgical experience in 130 pediatric patients with Chiari I malformations. J Neurosurg 2003; 99: 291–296.
Tubbs RS, Oakes WJ. Treatment and management of the Chiari II malformation: an evidence-based review of the literature. Childs Nerv Syst 2004; 20: 375–381.
Tubbs RS, Wellons JC 3rd, Iskandar BJ, Oakes WJ. Isolated flat capillary midline lumbosacral hemangiomas as indicators of occult spinal dysraphism. J Neurosurg 2004; 100: 86–89.
Vahedi K, Alamowitch S. Clinical spectrum of type IV collagen (COL4A1) mutations: a novel genetic multisystem disease. Curr Opin Neurol 2011; 24(1): 63–68.
van Reeuwijk J, Brunner HG, van Bokhoven H. Glyc-O-genetics of Walker-Warburg syndrome. Clin Genet 2005; 67: 281–289.
Veersema TJ, van Eijsden P, Gosselaar PH, Hendrikse J, Zwanenburg JJ, Spliet WG et al. 7 tesla T2*-weighted MRI as a tool to improve detection of focal cortical dysplasia. Epileptic Disord 2016; 18(3): 315–323.
Ventureyra EC, Aziz HA, Vassilyadi M. The role of cine flow MRI in children with Chiari I malformation. Childs Nerv Syst 2003; 19: 109–113.
Volpe JJ. Neural tube formation and prosencephalic development. Neurology of the Newborn. Vol 4. Philadelphia, London, Toronto, Montreal, Sydney, Tokio: W. B. Saunders Company; 2001a. 1–44.
Volpe JJ. Neuronal proliferation, migration, organization, and myelination. Neurology of the Newborn. Vol 4. Philadelphia, London, Toronto, Montreal, Sydney, Tokio: W. B. Saunders Company; 2001b. 45–99.
Wallis DE, Roessler E, Hehr U, Nanni L, Wiltshire T, Richiera-Costa T et al. Mutations in the homeodomain of the human SIX3 gene cause holoprosencephaly. Nat Genet 1999; 22(2): 196–198.
Wanders RJ. Metabolic and molecular basis of peroxisomal disorders: a review. Am J Med Genet A 2004; 126: 355–375.
Williams B. Simultaneous cerebral and spinal fluid pressure recordings. 2. Cerebrospinal dissociation with lesions at the foramen magnum. Acta Neurochir (Wien) 1981a; 59: 123–142.
Willer T, Prados B, Falcon-Perez JM, Renner-Müller I, Przemeck GK, Lommel M et al. Targeted disruption of the Walker-Warburg syndrome gene Pomt1 in mouse results in embryonic lethality. Proc Natl Acad Sci U S A 2004; 101(39): 14126–14131.
Winter R, Baraitser M. WBDB: The Winter-Baraitser Dysmorphology Database, version 1. London Medical Databases 1998.
Woods CG. Human microcephaly. Curr Opin Neurobiol 2004; 14: 112–117.
Woods CG, Bond J, Enard W. Autosomal recessive primary microcephaly (MCPH): a review of clinical, molecular, and evolutionary findings. Am J Hum Genet 2005; 76: 717–728.
Yen IH, Khoury MJ, Erickson JD, James LM, Waters GD, Berry RJ. The changing epidemiology of neural tube defects. United States, 1968–1989. Am J Dis Child 1992; 146: 857–861.
Yu TW, Mochida GH, Tischfield DJ, Sgaier SK, Flores-Sarnat L, Sergi CM et al. Mutation in WDR62, encoding a centrosome-associated protein, cause microcephaly with simplified gyri and abnormal cortical architecture. Nat Genet 2010; 42(11): 1015–1020.
Zucca I, Milesi G, Medici V, Tassi L, Didato G, Cardinale F et al. Type II focal cortical dysplasia: Ex vivo 7T magnetic resonance imaging abnormalities and histopathological comparisons. Ann Neurol 2016; 79(1): 42–58.

# H 9 Hypophysentumore

*von J. Flitsch und N. Unger**

## H 9.1 Klinik

*Hypophysentumor* ist der Oberbegriff für eine Neoplasie, die in der Sella-Region der Schädelbasis – entweder aus dem Hypophysengewebe selbst oder aus dem umliegenden Gewebe – entstanden ist. Die seltener dort anzutreffenden Metastasen können ebenfalls in diese Kategorie fallen, da der Ausdruck Hypophysentumor lediglich für eine Lagebeziehung steht, nicht aber notwendigerweise Hinweise auf die Genese eines Tumors gibt. Die Klinik der einzelnen Erkrankungen wird im jeweiligen Unterabschnitt besprochen, wobei dieses Kapitel inhaltliche Überlappungen mit dem Kapitel Neuroendokrine Störungen aufweist. Dem Leser ist daher geraten, auch jenes Kapitel zu studieren, da der Schwerpunkt hier auf der operativen Behandlung der Erkrankungen liegt und wesentliche Aspekte der Diagnostik und nicht-chirurgischen Therapie nur kurz angesprochen werden. Für die Behandlung der Erkrankungen gilt, dass eine multidisziplinäre Kooperation zwischen Hausarzt, ggfs. Gynäkologie, Neurologie, Endokrinologie, Ophthalmologie, Radiologie, Neurochirurgie und Strahlentherapie den Patienten die beste Betreuung bietet.

## H 9.2 Epidemiologie und Verlauf

Ältere Daten des zentralen Hirntumor-Registers der USA zeigten eine durchschnittliche Inzidenz der Hypophysentumore von 0,9/100 000 Personenjahre (Surawicz et al. 1999). Neuere klinische Studien gehen von einer 3- bis 5-mal so hohen Inzidenz aus (Daly et al. 2009). Autoptisch lassen sich in ungefähr 10 % der untersuchten Hypophysen meist kleine Tumore nachweisen, einzelne Autoren geben noch höhere Inzidenzen an (Buurman und Saeger 2006). Durch die breite Verfügbarkeit und verbesserte Technik des MRT werden Hypophysentumore häufig als Zufallsbefund entdeckt (»Inzidentalom« der Hypophyse). Klinisch können Hypophysentumore in Erscheinung treten:

- mit neurologischen Symptomen (z. B. Kopfschmerzen, Gesichtsfeldeinschränkungen, Visusminderungen),
- mit Hormonstörungen (Prolaktinom, M. Cushing, TSH-om und Akromegalie als autonome Überfunktion und Hypophyseninsuffizienz bei Beeinträchtigung des gesunden Hypophysengewebes).

Auf den Verlauf der einzelnen Erkrankungen wird bei den einzelnen Tumoren näher eingegangen werden.

## H 9.3 Therapeutische Prinzipien

Die Pathogenese von Hypophysenadenomen ist nicht restlos geklärt. Einige meist spontan auftretende genetische Mutationen konnten charakterisiert werden, etwa 5 % der Hypophysentumore treten familiär gehäuft auf (Vandeva 2010).

- Gs alpha: aktivierende Mutation der alpha-Untereinheit des Adenylatcyclase stimulierenden Proteins, zu finden bei etwa 40 % der Wachstumshormon produzierenden Adenome (Vallar et al. 1987).
- PTTG: Überexpression des »pituitary tumor transforming gene«, häufig bei Hypophysenadenomen nachzuweisen (Vlotides et al. 2007).
- FGF-Rezeptor 4: Trunkierte Form des »fibroblast growth factor 4«-Rezeptors, ebenfalls vermehrt in Adenomen nachweisbar (Ezzat et al. 2002).
- MEN 1: »Loss of function«-Mutation eines Tumorsuppressor-Gens, kann familiär gehäuft zum »Multiplen Endokrinen Neoplasie Syndrom Typ 1« führen. Manifestationen sind Tumore der Nebenschilddrüsen, der pankreatischen Inselzellen und der Hypophyse (Basset et al. 1998). Sporadische Hypophysenadenome werden dadurch nicht verursacht.
- FIPA: »Familial Isolated Pituitary Adenomas« treten v. a. bei jüngeren Patienten auf und zeichnen sich durch ein großes Tumorvolumen aus. Ursächlich wird eine Mutation des AIP-Gens (aryl hydrocarbon receptor-interacting protein gene) angenommen (Daly 2009).
- USP8 Mutation: somatische Mutation im USP8 Deubiquitinase Gen führt zum Morbus Cushing durch eine Aktivierung der EGF-Rezeptor Signalkette (Reincke et al. 2015).

### H 9.3.1 Hypophysenadenome

Bei den meisten operationsbedürftigen Tumoren der Region handelt es sich um Hypophysenadenome (80–85 %). Sie entstehen aus Zellen des Hypophysenvorderlappens und können klinisch in hormonaktive sowie hormoninaktive Adenome unterteilt werden. Ein weiteres Kriterium für die Unterteilung der Adenome ist die Größe. Ade-

H 9

* Autoren dieses Kapitels in der 6. Auflage: J. Flitsch und H. Lahner.

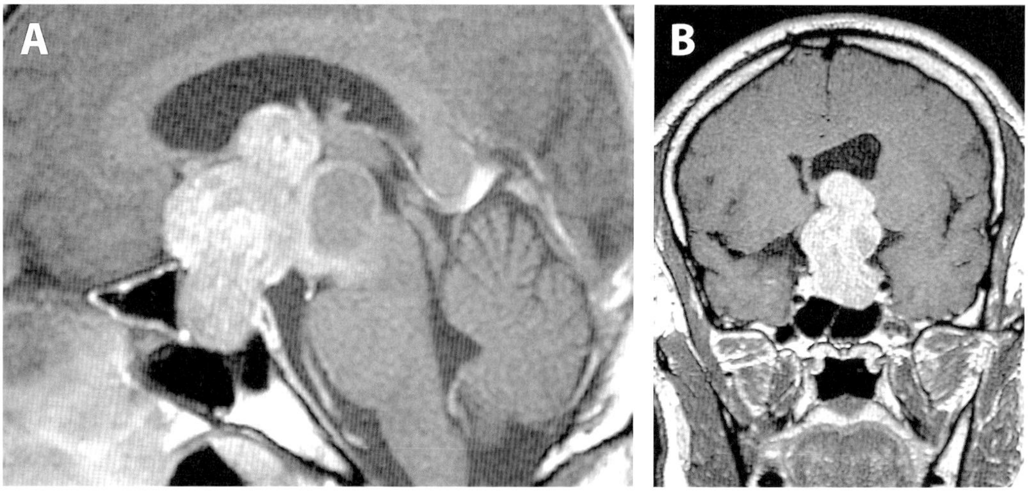


**Abb. H 9.1:** **A)** Koronares und **B)** sagittales MRT, T1-gewichtet nach Kontrastmittelgabe. Großes hormoninaktives Hypophysenadenom mit Einbruch in den 3. Ventrikel und Verlegung des linken Foramen Monroi, aufgestellter linker Seitenventrikel

nome unter 1 cm Durchmesser zählen zu den Mikroadenomen, ab 1 cm Durchmesser handelt es sich um Makroadenome. Histologisch erfolgt nach WHO-Klassifikation (Saeger et al. 2007) die Unterteilung in:

- »normale« Adenome,
- atypische Adenome mit erhöhter mitotischer sowie proliferativer Aktivität,
- Hypophysenkarzinome.

Hypophysenkarzinome sind sehr selten und nur bei Vorliegen von bewiesenen Metastasen (Liquoraussaat bzw. Fernmetastasen) zu diagnostizieren. Dank der Immunhistologie kann der Hormonstatus der Adenome genau differenziert werden. Der immunhistochemische Nachweis einer Hormonüberexpression bedeutet jedoch noch nicht notwendigerweise einen klinisch relevanten Hormonexzess. Obwohl die meisten Adenome benigne sind, kann deren operative Behandlung aufgrund eines invasiven Wachstums in das Nachbargewebe Schwierigkeiten bereiten. Aus diesem Grund ist eine Klassifikation nach MR-bildgebenden Kriterien in

- Mikroadenome (Typ 1),
- Makroadenome (Typ 2),
- invasive Makroadenome mit noch erreichbarer operativ-radikaler Resektion (Typ 3) und
- weit invasiv gewachsene Makroadenome, die chirurgisch nur teilresezierbar sind (Typ 4),

für die Einschätzung der Operabilität sinnvoll (modifizierte Hardy Klassifikation, Hardy und Verzina 1976). **Abb. H 9.1** zeigt ein Beispiel eines Typ 4-Adenoms (giant adenoma).

### H 9.3.1.1 Hormonaktive Adenome

Hierunter fallen Prolaktinome, GH-sezernierende Adenome (Akromegalie), ACTH-sezernierende Adenome (Morbus Cushing) sowie die sehr seltenen TSH-ome. Klinischerseits fallen diese Adenome meistens durch ihren Hormonexzess auf, wobei die Patienten klassischerweise eine jahrelange, langsam progrediente und retrospektiv typische Klinik aufweisen. Andere denkbare klinische Symptome können sein: eine Hypophyseninsuffizienz, Kopfschmerzen, ein (auch inkomplettes!) Chiasma-Syndrom oder ein Sinus-cavernosus-Syndrom. Die Klinik der einzelnen Krankheitsbilder wird im Kapitel Neuroendokrine Störungen weitergehend diskutiert.

***Prolaktinome***

Bei Nachweis einer Hyperprolaktinämie > 250 ng/ml (> 15-facher Normbereich) beweist das MRT das Vorliegen eines Prolaktinoms (Melmed 2011). Prolaktinspiegel zwischen 50 und 200 ng/ml sind für Mikroprolaktinome < 1 cm charakteristisch. Wichtig für die weitere Therapieentscheidung ist es, eine Begleithyperprolaktinämie auszuschließen. Bei größeren Tumoren, die den Hypophysenstiel verlagern und komprimieren, findet sich häufig eine geringgradige Hyperprolaktinämie, da die laktotrophen Zellen der Hypophyse als Einzige einer regulatorischen Hemmung durch Dopamin unterliegen, welches über den Hypophysenstiel zu den Zellen gelangt. Störungen des Hypophysenstiels können daher in einer Prolaktinerhöhung resultieren, die selten > 100 ng/ml ist. In diesen Fällen liegt kein Prolaktinom vor.
Differentialdiagnostisch ist die Diskrepanz zwischen Tumorgröße und nur mäßigem Hormonexzess führend. In diesem Zusammenhang kann das Laborphänomen des »high dose hook effect« Schwierigkeiten bereiten, bei dem ein exzessiver Prolaktinspiegel falsch niedrig gemessen wird. Einzelheiten hierzu finden sich im Kapitel Neuroendokrine Störungen.
Ebenso abzugrenzen ist die Hyperprolaktinämie, die durch vorangegangene Stimulation der Mamillen (klinische Untersuchung!), Medikamente (v. a. Neuroleptika, Antidepressiva und Metoclopramid) und Stress (emotional und physisch) ausgelöst werden kann. Die Prolaktinspiegel betragen in diesen Fällen selten mehr als das Doppelte der Norm. Zur differentialdiagnostischen Klärung dient ne-

ben der Anamnese die Wiederholung der Messung. Während Schwangerschaft und Stillzeit ist eine Hyperprolaktinämie physiologisch.
Der primäre Therapieansatz zur Behandlung liegt in der medikamentösen Therapie (↑↑, A). 70–90 % der Prolaktinome werden medikamentös erfolgreich mittels Dopaminagonisten (z. B. Cabergolin (0,5 bis 3 mg/Woche p. o.), Quinagolid (75 bis 600 ug/Tag p. o.), Bromocriptin (5 bis 30 mg/Tag p. o.)) therapiert. Dopaminagonisten der 2. Generation (Cabergolin und Quinagolid) werden aufgrund des verbesserten Nebenwirkungsspektrums, insbesondere gastrointestinale und orthostatische Beschwerden, und der längeren Halbwertszeit Dopaminagonisten der 1. Generation (Bromocriptin) vorgezogen. Aufgrund der höheren Effektivität, Prolaktinwerte zu normalisieren und das Tumorvolumen zu reduzieren, wird die Therapie mit Cabergolin bevorzugt (Melmed 2011). Bromocriptin wird in der Regel nur bei Resistenz oder Unverträglichkeit eines anderen Dopaminagonisten oder bei deutlichem Adenomwachstum im Rahmen einer Schwangerschaft eingesetzt (Melmed 2011). Neben der Normalisierung des Prolaktinspiegels zeigt sich im Verlauf MR-tomographisch meistens eine Verkleinerung der Tumorgröße, sodass eine Dauertherapie die Erkrankung erfolgreich kontrollieren kann (Colao 2010). Regelmäßige Hormonkontrollen sowie Verlaufs-MRT-Untersuchungen sind jedoch erforderlich, insbesondere dann, wenn nach einigen Jahren mittels Auslassversuch die Notwendigkeit der Fortführung der Medikation überprüft wird. Einzelheiten hierzu finden sich im Kapitel Neuroendokrine Störungen.
Für Patienten mit Chiasmakompressions-Syndrom, das rasch progredient ist, oder Einblutung (gelegentlich bei Beginn einer dopaminagonistischen Therapie) ist die operative Therapie indiziert. Ebenso kann die OP bei fehlendem Wirkeffekt, bei Unverträglichkeit der Dopaminagonisten sowie bei explizitem Patientenwunsch indiziert sein.

### GH-sezernierende Adenome

Die klassischen Veränderungen der Erkrankung führen im statistischen Mittel erst nach 7–10 Jahren zur Verdachtsdiagnose, die laborchemisch sehr einfach über eine IGF-1 Bestimmung gestellt werden kann. Der orale Glukosetoleranztest mit 75 g Glukose und Messung des nicht supprimierbaren Wachstumshormons sichert die Diagnose. In vielen Fällen finden sich zum Diagnosezeitpunkt invasive Makroadenome, die nicht mehr ausschließlich neurochirurgisch operativ therapierbar/heilbar sind. Im Falle von Mikroadenomen oder Makroadenomen ohne invasives Wachstum in die Nachbarregionen (in erster Linie in den Sinus cavernosus) ist eine transsphenoidale Resektion die erste Therapieoption (↑↑, A). Obwohl unverändert keine eindeutige wissenschaftliche Meinung zu den präoperativen Effekten der Somatostatin-Analoga-Therapie (Octreotid, Lanreotid) auf die Verbesserung der OP-Ergebnisse besteht (Schrumpfung der Adenome!), empfehlen die Autoren eine medikamentöse Vorbehandlung bei Typ 3- und Typ 4-Adenomen (Giustina et al. 2010).
Im Falle einer inkompletten Adenomresektion stehen medikamentöse Optionen (Somatostatin-Analoga (Octreotid 10–30 mg alle 4 Wochen i. m.; Lanreotid 60–120 mg alle 4 Wochen tiefsubkutan), GH-Rezeptor-Antagonisten (Pegvisomant 10–30 mg/Tag), Dopaminagonisten (Dosierung s. Prolaktinome)) neben einer stereotaktischen Bestrahlung zur Diskussion. In diesen Fällen sollte der Therapieplan einerseits individuell für den Patienten und andererseits interdisziplinär mit allen beteiligten Disziplinen abgestimmt werden.

### ACTH-sezernierende Adenome (Morbus Cushing)

Die Diagnostik des Morbus Cushing kann auch erfahrenen Endokrinologen große Probleme bereiten. Während der Hypercortisolismus als solcher noch relativ einfach zu beweisen ist (1 mg Dexamethason-Hemmtest, Messung der 24-h-Urin-Cortisolausscheidung, spätabendliche Speichelcortisol-Bestimmung), kann bei nachweisbaren ACTH-Spiegeln die Differenzierung zwischen hypophysärer und ektoper Genese sehr schwierig sein (siehe Kapitel Neuroendokrine Störungen, high-dose Dexamethason-Test und CRH-Test). Über 90 % der Morbus Cushing-Patienten leiden an Mikroadenomen, wovon bis zu 50 % sich der Auflösung durch die MRT entziehen, also kein Adenom sicher zu identifizieren ist. In diesen Situationen kann eine invasive zentrale venöse Katheterisierung des Sinus cavernosus mit ACTH-Bestimmung hilfreich für die operative Auffindung der Adenome sein.
Therapie der Wahl ist die transsphenoidale Resektion des Adenoms (↑↑, A). Im Falle einer erfolgreichen Therapie findet sich bei den meisten Patienten unmittelbar ein sekundärer Hypocortisolismus, der eine Hydrocortison-Substitution von im Mittel 1,5 Jahren erforderlich macht, bis die hypothalamisch-hypophysär-adrenale Achse wieder suffizient funktioniert (Lüdecke et al. 2001). Viele erfolgreich operierte Patienten berichten über eine erhebliche Einschränkung ihres Allgemeinzustandes (Knochen-, Gelenkschmerzen, Inappetenz) während dieser Zeit, die sich aus dem relativen Glukokortikoidmangel trotz adäquater Substitution erklärt.
Medikamentöse Therapien sind bislang bestenfalls zweite Wahl, da der Therapieerfolg geringer und die Nebenwirkungen teilweise erheblich sind. Neu zugelassen in Deutschland für die Indikation Morbus Cushing sind Pasireotid (600–900 ug/Tag s. c.), Ketoconazol (400–1200 mg/Tag p. o.) und Metopiron (500–6000 mg/Tag p. o.). Zudem bestehen einige Erfahrungen mit Etomidate, Aminogluthetimid, Mitotane und Mifepriston. Alternativ kommt die Strahlentherapie der Hypophysenregion (z. B. eines invasiven Tumorrests unter Aussparung der Hypophyse) infrage. Ultima Ratio ist die bilaterale Adrenalektomie, die naturgemäß lebenslang eine substitutionspflichtige primäre Nebennierenrindeninsuffizienz bedingt. Langfristige Komplikation einer bilateralen Adrenalektomie kann die (seltene) Entwicklung eines aggressiven hypophysären ACTH-produzierenden Tumors (Nelson-Tumor) sein (Nelson et al. 1960). Daher sind postoperativ regelmäßige Verlaufskontrollen (Überwachung der Substitution mit Gluko-, Mineralokortikoiden, ACTH-Spiegel, MRT) notwendig.

***TSH-sezernierende Adenome***

Obwohl für die beispielhafte Beschreibung eines hormonellen Regelkreises gerne genannt, sind sekundäre Hyperthyreosen durch ein TSH-om eine Rarität. Wenn bei Nachweis eines erhöhten freien Thyroxinspiegels (fT4) das TSH messbar bleibt, sollte nach laborchemischer Bestätigung ein MRT des Kopfes/der Sella angestrebt werden. Laborchemisch findet sich beim TSH-om häufig auch eine erhöhte alpha-Untereinheit (alpha-subunit, s. Kapitel Neuroendokrine Störungen) und eine fehlende Stimulation des TSH im TRH-Test. Differentialdiagnostisch ist eine der Blutentnahme unmittelbar vorangegangene Thyroxin-Medikation sowie das (sehr seltene) Syndrom der Schilddrüsenhormonresistenz (Refetoff-Syndrom) abzugrenzen. Findet sich im MRT eine entsprechende Raumforderung, liegt wie bei der Akromegalie häufiger bereits ein invasives Wachstum des Adenoms vor. Therapeutisch kann in so einem Fall die präoperative Behandlung mit einem Somatostatin-Analogon sowohl klinisch als auch von der Tumorgröße her eine Verbesserung der operativen Ausgangssituation herbeiführen. Primäres therapeutisches Ziel ist es, den Tumor radikal zu resezieren.

#### H 9.3.1.2 Hormoninaktive Adenome

Hormoninaktive Adenome machen die größte Gruppe der operativ zu behandelnden Hypophysentumore aus. Klinisch fallen diese Adenome in erster Linie durch Sehstörungen und/oder Gesichtsfeldausfälle auf. Ausfälle des 3. oder 6. Hirnnerven sind eher selten. Diese finden sich vor allem im Rahmen von akuten Einblutungen in die Tumore, in der Anamnese lässt sich häufig bei älteren Patienten eine Einnahme von ASS oder orale Antikoagulantien erheben. Klassisch ist ein akutes Kopfschmerzereignis mit sich ausbildender Visusstörung und Sinus-cavernosus-Syndrom, welches differentialdiagnostisch von einer Subarachnoidalblutung unterschieden werden muss.
Ein weiteres klinisches Symptom können Kopfschmerzen sein, von denen bis zu 50 % der Patienten berichten. Hypophysenunterfunktionen (Hypopituitarismus) mit Ausfall einzelner oder aller Achsen finden sich ebenfalls bei vielen Patienten, sind aber aufgrund der schleichenden Entwicklung klinischer Beschwerden oft nur retrospektiv zu erheben. Ausnahme ist die sekundäre Amenorrhoe aufgrund einer gonadotropen Insuffizienz bei fertilen Frauen.
Im Gegensatz zu den hormonaktiven Adenomen steht derzeit kein diagnostischer Hormon- bzw. Tumormarker zur Verfügung. Ebenso gibt es derzeit keine Erfolg versprechende medikamentöse Therapieoption für die Betroffenen. Je nach klinischem Kontext ist insbesondere bei Makroadenomen > 1 cm mit dem Patienten die Indikation einer operativen Behandlung zu besprechen. Alternativ kann auch eine Verlaufskontrolle per MRT vereinbart werden, wenn z. B. Hypophyseninsuffizienzen substituiert wurden und aktuell keine neurologischen Defizite im Vordergrund stehen. Therapie der Wahl ist in den meisten Fällen eine transsphenoidale Resektion; im Falle einer Tumorteilentfernung kann eine Nachbestrahlung des verbliebenen Tumorrests, insbesondere bei atypischen Adenomen mit erhöhtem Proliferationsindex, indiziert sein.

Die zunehmend nebenbefundlich diagnostizierten Hypophysenadenome (Inzidentalome) sollten hinsichtlich einer endokrinen Aktivität abgeklärt werden. Bei Inaktivität und fehlender klinischer Symptomatik sind bildgebende Verlaufskontrollen gerechtfertigt, ohne dass eine Operation erforderlich werden muss (Lüdecke 2003).

### H 9.3.2 Kraniopharyngeome

Kraniopharyngeome zählen nach den Adenomen zu der am häufigsten zur OP führenden Tumorentität (5–8 %). Kraniopharyngeome sind embryonale Fehlbildungstumore, deren Ursprung in der Rathke-Tasche vermutet wird. Obwohl histologisch benigne, stellt die Diagnose dieser Erkrankung verglichen mit Hypophysenadenomen für die Betroffenen ein wesentlich höheres Risiko dar. Klinisch können die Tumore durch Hypophysenvorder- und/oder Hypophysenhinterlappen-Insuffizienzen, ebenso wie durch Sehstörungen oder einen Hydrozephalus in Erscheinung treten. Kraniopharyngeome werden ferner in der Kindheit häufig anlässlich einer Wachstumsverzögerung und (hypothalamisch-bedingte) Gewichtszunahme diagnostiziert.
In der bildgebenden Diagnostik finden sich zystische Mittellinien-Tumore mit soliden Anteilen, die häufig Verkalkungen aufweisen. Histologisch kann ein adamantinöser von einem papillären Typ unterschieden werden.
Eine etablierte medikamentöse Therapie des Tumors ist bislang nicht vorhanden. Der Nachweis der BRAF V600E Mutation in einer Vielzahl der papillären Kraniopharyngeome und erste klinische Erfahrungen geben vorsichtigen Anlass zur Hoffnung, dass sich mit Hilfe von BRAF-Inhibitoren neue Möglichkeiten ergeben (Brastianos et al. 2014; Aylwin et al. 2015). Die chirurgische Behandlung kann gekennzeichnet sein durch eine hohe Morbidität, sodass sich in den letzten Jahren die Behandlungsstrategie von der operativ-radikalen Resektion »um jeden Preis« zu einer funktionell erhaltenden Therapie mit anschließender Nachbestrahlung gewandelt hat. Zu unterscheiden sind (intrasellär-)infradiaphragmatische Läsionen (= Tumorursprung unterhalb des Diaphragma sellae) von supradiaphragmatischen Läsionen. Letztere sind häufig primär nur transkraniell sinnvoll zu therapieren. Die supradiaphragmatischen Läsionen werden nochmals unterteilt in Tumore mit Ausgang vom Hypophysenstiel oder primär im 3. Ventrikel lokalisiert. Gefürchtete Komplikationen der Erkrankung/der Behandlung sind hypothalamische Ausfälle, insbesondere eine durch reduzierten Grundumsatz bedingte Adipositas. Dagegen existiert derzeit keine Erfolg versprechende Therapie (Müller 2016).

### H 9.3.3 Sonstige Tumoren

Die Hypophysenregion, obwohl klein, kann Ausgangspunkt sehr vieler, verschiedener Tumore sein,

**Tab. H 9.1:** Differentialdiagnosen »Hypophysentumor«

| | |
|---|---|
| 1. Hypophysenadenome | Hormoninaktiv, Akromegalie, M. Cushing, Prolaktinom, TSH-om |
| 2. Hinterlappentumore | Pituizytom/Granularzelltumor |
| 3. Missbildung(-stumore) | Kraniopharyngeom, Rathke-Zyste, Dermoid, Epidermoid, Hamartom, Arachnoidalzyste, »Liquor-Sella-Syndrom (empty sella)« |
| 4. Metastasen | Karzinom, Plasmozytom, Lymphom, Leukämie |
| 5. Entzündungen | Hypophysitis, Sarkoidose, Abszess, Histiozytose, Tuberkulose |
| 6. »Gefäßtumore« | Karotis-Aneurysma, Kavernom, Hämangioblastom |
| 7. Keimzelltumore | Germinom |
| 8. Sonstiges | Chordom, Chondrom, Neurinom, Meningeom, Sarkom, Gliome |

da Gewebe ossärer, meningealer, neuronaler, vaskulärer und endokriner Herkunft zusammentreffen. Die Besprechung der einzelnen Pathologien würde den Rahmen dieses Buches überschreiten. **Tab. H 9.1** bietet einen Überblick über Tumoren der Sella-Region ohne Anspruch auf Vollständigkeit. Die Diagnostik und insbesondere Therapie richtet sich naturgemäß nach der Pathologie und ist individuell zu planen (Thapar und Kovacs 1998).

## H 9.4 Pragmatische Therapie – Neurochirurgische Behandlung

### H 9.4.1 Transsphenoidale Operation

Indikationsstellung und Durchführung einer transsphenoidalen Operation sollten in der Hand eines erfahrenen Hypophysenchirurgen liegen, da einerseits der Operationserfolg und andererseits die Komplikationsrate damit eng verknüpft sind (Ciric et al. 1997). Heutzutage wird neben der lang etablierten mikrochirurgisch-transnasalen Operationstechnik die endoskopisch-transnasale (assistierte) Technik eingesetzt. Selbst Tumore über 3,5 cm Größe oder Ausdehnung in der Schädelbasis können transnasal angegangen werden (Cappabianca et al. 2008). Die meisten Operateure verwenden ein Nasenloch als Zugang, um in der Tiefe des Nasengangs nach Durchbohren des Nasenseptums den Raum des 2. Nasengangs mit nutzen zu können (transseptales Vorgehen). Endoskopische Verfahren nutzen ggfs. beide Nasenlöcher (biportaler Zugang). Das Septum grenzt in der Tiefe an die Keilbeinhöhle (Sinus sphenoidalis), welche zu eröffnen ist. Durch die Keilbeinhöhle hindurch (= transsphenoidal) wird dann die Sella turcica erreicht, deren dünner Knochen einfach eröffnet werden kann. Unter einer Duraschicht befindet sich dann die Hypophyse bzw. der Tumor. Moderne technische Hilfsmittel wie die Dopplersonographie, Ultraschall, Neuronavigation, intraoperatives CT/MRT, etc. finden gegebenenfalls ihren Einsatz, ersetzen aber nicht die Notwendigkeit dezidierter anatomischer und endokrinologischer Kenntnisse.

Im Rahmen von transsphenoidalen Operationen werden Erfolgsraten bei Mikroadenomen zwischen 60–90 % in größeren Publikationen berichtet. Bei Makroadenomen sinken die Ergebnisse einer radikalen Adenomektomie auf ca. 45–60 %, abhängig natürlich von der oben bereits beschriebenen Invasionsproblematik (Nomikos et al. 2005; Roelfsema et al. 2012). Transsphenoidale Operationen sind in erfahrenen Zentren mit vergleichbar geringen Komplikationen belastet (Ammirati et al. 2013). Operative Risiken der Hypophysenoperation sind (Semple und Laws 1999):

- Hypophysenvorderlappeninsuffizienz (< 10 %)
- Permanenter Diabetes insipidus (0,5–5 %)
- Postoperative Liquorfisteln (1–4 %)
- Hirnnervenstörungen (0,4–1,9 %)
- Verletzungen der A. carotis interna (0,4–1,4 %)
- Perioperative Mortalitätsrisiko (< 1 %)

### H 9.4.2 Transkranielle Operation

Tumoren, die ihren Ausgangspunkt primär supradiaphragmatisch (= Tumorursprung oberhalb des Diaphragma sellae) haben, sind nur begrenzt oder nicht transnasal erreichbar. Dieses betrifft z. B. viele Kraniopharyngeome, Meningeome oder Hamartome. Der klassische Zugang ist ein frontotemporaler oder subfrontale Zugang, bei dem nach Duraeröffnung unter Anhebung des Frontalhirns der supraselläre Raum aufgesucht wird. Der Hautschnitt ist – soweit möglich – durch die Haarlinie »versteckt« (pterionaler Zugang). Das Chiasma/die Sehnerven sowie die diesseitige A. carotis interna begrenzen den Zugang zur Sella. Alternativ bevorzugen einige Operateure den supraorbitalen Zugang, wobei die Schnittführung die seitliche Augenbraue mit einbezieht. Bifrontale Zugänge können bei besonders großen Tumoren ebenfalls indiziert sein. Auch bei diesen Operationen finden die heute gebräuchlichen technischen Hilfsmittel Verwendung. Verglichen mit dem transsphenoidalen Zugang finden sich eine erhöhte Mortalität und Morbidität, die denen anderer transkranieller Eingriffe in der Mittellinie entspricht.

### H 9.4.3 Nachsorge

Nach der operativen Behandlung eines Hypophysentumors ist eine strukturierte, interdisziplinäre Nachsorge der Betroffenen unerlässlich. Initial sowie im Verlauf muss die physiologische hypophysäre Sekretionsleistung evaluiert werden. Dies ist insbesondere bei zusätzlich stattgehabter Radiatio langfristig und regelmäßig zu berücksichtigen. Ein Rezidiv eines Hormonexzesses bei hormonaktiven Hypophysenadenomen muss regelmäßig bzw. bei klinischer Symptomatik durch die beschriebene Labordiagnostik überprüft werden. Alle Hypophysentumore bedürfen der bildgebenden Kontrolle, initial postoperativ als Ausgangspunkt sowie dann abhängig von der Histologie. Bei den Adenomen kann bei fehlendem Rezidivnachweis der zeitliche Abstand der MRT-Kontrollen größer werden, zunächst jährlich, nach 2 Jahren alle 2 Jahre, nach 6 Jahren in 5-jährigem Abstand. Rezidivraten von 10–20 % innerhalb von zehn Jahren werden in der Literatur beschrieben (Chang et al. 2010).

### Selbsthilfeorganisationen

Die Selbsthilfegruppe für Patienten mit Hypophysentumoren und deren Familien »Glandula« wurde 1994 in gegründet. Die Geschäftsstelle befindet sich in Fürth, Regionalgruppen finden sich in den einzelnen Bundesländern.

Glandula – Netzwerk Hypophysen- und Nebennierenerkrankungen e.V.
Waldstr. 53
90763 Fürth
www.glandula-online.de

Für Patienten mit Kraniopharyngeom und deren Angehörige gibt es die Selbsthilfeorganisation »Kraniopharyngeom-Gruppe«.

Kraniopharyngeom-Gruppe
c/o Kinderkrebsstiftung
Adenauerallee 134
53113 Bonn
www.kraniopharyngeom.de

## Literatur


Ammirati M1, Wei L, Ciric I. Short-term outcome of endoscopic versus microscopic pituitary adenoma surgery: a systematic review and meta-analysis. J Neurol Neurosurg Psychiatry 2013; 84(8): 843–849.

Aylwin SJ, Bodi I, Beaney R. Pronounced response of papillary craniopharyngioma to treatment with vemurafenib, a BRAF inhibitor. Pituitary 2015. [Epub ahead of print].

Bassett JH, Forbes SA, Pannett AA, Lloyd SE, Christie PT, Wooding C, Harding B, Besser GM, Edwards CR, Monson JP, Sampson J, Wass JA, Wheeler MH, Thakker RV. Characterization of mutations in patients with multiple endocrine neoplasia type 1. Am J Hum Genet 1998; 62: 232–244.

Brastianos PK, Taylor-Weiner A, Manley PE, Jones RT, Dias-Santagata D, Thorner AR, Lawrence MS, Rodriguez FJ, Bernardo LA, Schubert L, Sunkavalli A, Shillingford N, Calicchio ML, Lidov HG, Taha H, Martinez-Lage M, Santi M, Storm PB, Lee JY, Palmer JN, Adappa ND, Scott RM, Dunn IF, Laws ER Jr, Stewart C, Ligon KL, Hoang MP, Van Hummelen P, Hahn WC, Louis DN, Resnick AC, Kieran MW, Getz G, Santagata S. Exome sequencing identifies BRAF mutations in papillary craniopharyngiomas. Nat Genet 2014; 46(2): 161–165.

Buurman H, Saeger W. Subclinical adenomas in postmortem pituitaries: classification and correlations to clinical data. Eur J Endocrinol 2006; 154: 753–758.

Cappabianca P, Cavallo LM, Esposito F, De Divitiis O, Messina A, De Divitiis E. Extended endoscopic endonasal approach to the midline skull base: the evolving role of transsphenoidal surgery. Adv Tech Stand Neurosurg 2008; 33: 151–199.

Chang EF, Sughrue ME, Zada G, Wilson CB, Blevins LS Jr, Kunwar S. Long term outcome following repeat transsphenoidal surgery for recurrent endocrine-inactive pituitary adenomas. Pituitary 2010; 13: 223–229.

Colao A. Pituitary tumours: the prolactinoma. Best Pract Res Clin Endocrinol Metab 2009; 23: 575–596.

Daly AF, Tichomirowa MA, Beckers A. The epidemiology and genetics of pituitary adenomas. Best Pract Res Clin Endocrinol Metab 2009; 23: 543–554.

Ezzat S, Zheng L, Zhu XF, Wu GE, Asa SL. Targeted expression of a human pituitary tumor-derived isoform of FGF receptor-4 recapitulates pituitary tumorigenesis. J Clin Invest 2002; 109: 69–78.

Giustina A, Chanson P, Bronstein MD, Klibanski A, Lamberts S, Casanueva FF, Trainer P, Ghigo E, Ho K, Melmed S. Acromegaly Consensus Group. A consensus on criteria for cure of acromegaly. J Clin Endocrinol Metab 2010; 95: 3141–3148.

Hardy J, Verzina JL. Transsphenoidal microsurgery for intracranial neoplasms. In: Thompson RA, Green JR (eds.). Advances in neurology. New York: Raven Press; 1976. 261–274.

Lüdecke DK, Flitsch J, Knappe UJ, Saeger W. Cushing's disease: a surgical view. J Neurooncol 2001; 54: 151–166.

Lüdecke DK. Betreuung von Patienten mit hormoninaktiven Adenomen der Hypophyse Zusammenfassung der Ergebnisse einer Expertenkonferenz im Auftrag der Arbeitsgemeinschaft Hypophyse der Deutschen Gesellschaft für Endokrinologie, Friedewald, 15.–17. Februar 2002. Med Klin W 2003; 98: 616–627.

Melmed S, Casanueva FF, Hoffman AR, Kleinberg DL, Montori VM, Schlechte JA, Wass JA. Diagnosis and treatment of hyperprolactinemia: an Endocrine Society clinical practice guideline. J Clin Endocrinol Metab 2011; 96(2): 273–288.

Müller HL. Craniopharyngioma and hypothalamic injury: latest insights into consequent eating disorders and obesity. Curr Opin Endocrinol Diabetes Obes 2016; 23: 81–89.

Nelson DH, Meakin JW, Thorn GW. ACTH-producing pituitary tumors following adrenalectomy for Cushing's syndrome. Ann Intern Med 1960; 52: 560–569.

Nomikos P, Buchfelder M, Fahlbusch R. The outcome of surgery in 668 patients with acromegaly using current criteria of biochemical »cure«. Eur J Endocrinol 2005; 152: 379–387.

Reincke M, Sbiera S, Hayakawa A, Theodoropoulou M, Osswald A, Beuschlein F, Meitinger T, Mizuno-Yamasaki E, Kawaguchi K, Saeki Y, Tanaka K, Wieland T, Graf E, Saeger W, Ronchi CL, Allolio B, Buchfelder M, Strom TM, Fassnacht M, Komada M. Mutations in the deubiquitinase gene USP8 cause Cushing's disease. Nat Genet 2015; 47(1): 31–38.

Roelfsema F1, Biermasz NR, Pereira AM. Clinical factors involved in the recurrence of pituitary adenomas after surgical remission: a structured review and meta-analysis. Pituitary 2012; 15(1): 71–83.

Saeger W, Lüdecke DK, Buchfelder M, Fahlbusch R, Quabbe HJ, Petersenn S. Pathohistological classification of pituitary tumors: 10 years of experience with the German Pituitary Tumor Registry. Eur J Endocrinol 2007; 156: 203-216.

Semple PL, Laws ER Jr. Complications in a contemporary series of patients who underwent transsphenoidal surgery for Cushing's disease. J Neurosurg 1999; 91: 175–179.

Surawicz TS, McCarthy BJ, Kupelian V, Jukich PJ, Bruner JM, Davis FG. Descriptive epidemiology of primary brain and CNS tumors: results from the Central Brain Tumor Registry of the United States, 1990–1994. Neurooncol 1999; 1: 14–25.

Thapar K, Kovacs K. Neoplasms of the sellar region. In: Bigner DD, McLendon RE, Bruner JM eds. Russel & Rubinstein's Pathology of tumors of the ner-

vous system. Sixth Edition. Arnold: London; 1998. 561–677.
Vandeva S, Jaffrain-Rea ML, Daly AF, Tichomirowa M, Zacharieva S, Beckers A. The genetics of pituitary adenomas. Best Pract Res Clin Endocrinol Metab 2010; 24(3): 461–476.
Vallar L, Spada A, Giannattasio G. Altered Gs and adenylate cyclase activity in human GH-secreting pituitary adenomas. Nature 1987; 330: 566–568.
Vlotides G, Eigler T, Melmed S. Pituitary tumor-transforming gene: physiology and implications for tumorigenesis. Endocr Rev 2007; 28: 165–186.

H 9

# I Bewegungsstörungen

# I 1 Parkinson-Syndrome

*von J. B. Schulz und T. Gasser**

## I 1.1 Definition, Klassifikation und Differentialdiagnose

### I 1.1.1 Klinische Definition

Bis vor kurzem wurden die Parkinson-Syndrome (PS) praktisch ausschließlich durch das Auftreten des klassischen motorischen Symptomkomplexes von Akinese, Rigor, Tremor und gestörten Stellreflexen definiert. Durch die Fortschritte im Verständnis der Erkrankung in den letzten Jahren, insbesondere durch die zunehmende Bedeutung, die den nicht motorischen Symptomen und der langen prämotorischen Prodromalphase der Erkrankung zugemessen wird, wurde für das primäre Parkinson-Syndrom, also die Parkinson-Krankheit im engeren Sinne, eine Neudefinition und eine Neufassung der klinischen Diagnosekriterien vorgenommen (Berg et al. 2014; Postuma et al. 2015). Danach ist die Parkinson-Krankheit eine erblich oder sporadisch auftretende Multisystemerkrankung des Nervensystems, deren morphologisch sichtbares Korrelat die Bildung von $\alpha$-Synukleinaggregaten ist und die regelhaft nach einer mehrjährigen zunächst asymptomatischen und dann prodromalen Phase zum klinisch manifesten Parkinson-Syndrom führt. Bedeutsam ist weiterhin, dass nach den neuen Kriterien kognitive Störungen auch im Frühstadium und eine positive Familienanamnese kein Ausschlusskriterium für das primäre PS mehr sind. Weiterhin basiert in der Praxis die klinische Diagnose auf dem Nachweis des motorischen Parkinson-Syndroms.

*Akinese* (genauer eigentlich Brady- oder Hypokinese) bezeichnet eine komplexe Bewegungsstörung, deren Hauptmerkmal die Amplitudenreduktion willkürlicher und automatischer Bewegungen ist. Dazu gehört das verminderte Mitschwingen der Arme beim Gehen, der kleinschnittige Gang, die Hypomimie und Hypophonie sowie eine Störung der Feinmotorik, z. B. beim Schreiben (Mikrographie). Plötzlich auftretende, kurz andauernde Blockaden beim Gehen werden als »Freezing« bezeichnet (**Kap. I 1.2.4.3.2**). Die Akinese betrifft auch die proximale und Rumpfmuskulatur, was zu Schwierigkeiten beim Umdrehen im Liegen und Stehen sowie beim Hinsetzen und Aufstehen führt (»axiale Akinese«). Ein typisches Merkmal der akinetischen Bewegungsstörung ist die verminderte Fähigkeit, die Frequenz repetitiver Bewegungen zu variieren. Dies führt dazu, dass Parkinson-Patienten beim Gehen, beim Sprechen oder bei Wechselbewegungen in hochfrequente Bewegungen mit niedriger Amplitude verfallen können. Beim Gehen wird dieses Phänomen als »Festination« (Trippelschritte) bezeichnet.

*Rigor* bezeichnet einen fühlbaren »wächsernen« muskulären Widerstand bei passiven Bewegungen aufgrund anhaltender Kokontraktion antagonistischer Muskeln. Im Gegensatz zur Spastik ist das Ausmaß der rigiden Tonuserhöhung unabhängig von der Dehnungsgeschwindigkeit. Ein sehr leichter Rigor kann durch Willkürinnervation der kontralateralen Extremität verstärkt werden. Häufig findet man bei der Rigorprüfung ein »Zahnradphänomen«, ein ruckartiges Nachgeben des Muskelwiderstands.

*Ruhetremor* entsteht durch alternierende Kontraktionen (seltener auch Kokontraktionen) vorwiegend distaler antagonistischer Muskeln. Der Ruhetremor hat meist eine Frequenz von 4 bis 6 Hz (Deuschl et al. 2000). Der für das Parkinson-Syndrom typische Ruhetremor wird häufig von einem Haltetremor höherer Frequenz begleitet.

Die Körperhaltung des Parkinson-Patienten ist typischerweise gebeugt. Extreme Rumpfbeugungen werden als Kamptokormie bezeichnet. Die Haltungsreflexe sind vermindert, was zu vermehrter Fallneigung führt.

### I 1.1.2 Klassifikation

Parkinson-Syndrome werden in drei Gruppen unterteilt:

1. Primäre Parkinson-Syndrome sind sporadisch oder erblich auftretende neurodegenerative Erkrankungen, die pathologisch durch den vorwiegenden Verlust dopaminerger Neurone der *Substantia nigra* und – häufig, aber nicht immer – durch das Auftreten von *Lewy-Körpern* gekennzeichnet sind. Synonyme sind: idiopathisches Parkinson-Syndrom (IPS), Parkinson-Krankheit und Morbus Parkinson.
2. Sekundäre (symptomatische) Parkinson-Syndrome sind Erkrankungen, bei denen eine Parkinson-Symptomatik durch erkennbare strukturelle, metabolische oder toxische Ursachen bedingt ist (z. B. mikrovaskuläre Läsionen in den Basalganglien oder dem Marklager, toxische Schädigung der Basalganglien durch Mangan oder Neuroleptikaexposition).
3. Atypische Parkinson-Syndrome, bei denen die Parkinson-Symptomatik im Rahmen anderer neurodegenerativer Erkrankungen auftritt. Dazu gehören die Multisystematrophie (MSA), die progressive supranukleäre Blickparese (PSP; alternative Bezeichnung: Steele-Richardson-Olszewski-Syndrom), die kortikobasale Degeneration (CBD) und die Demenz mit *Lewy*-Körpern (DLB) (**Kap. I 2**).

* Prof. Thomas Gasser, Tübingen (Hinweis aufgrund Namensgleichheit mit einem anderen Verfasser in diesem Herausgeberwerk).

### I 1.1.3 Differentialdiagnose

Durch eine sorgfältige Anamneseerhebung und genaue Beobachtung der Kardinalsymptome bei der klinischen Untersuchung lassen sich Fehldiagnosen wie essenzieller Tremor (Haltetremor), Erkrankungen des rheumatischen Formenkreises oder Depression (trotz verlangsamter Bewegung keine Bradykinese im oben beschriebenen Sinn) vermeiden.
Liegt nach klinischen Gesichtspunkten ein Parkinson-Syndrom vor, sollte eine Zuordnung zu einer der drei Hauptkategorien (primäres, sekundäres oder atypisches Parkinson-Syndrom) angestrebt werden. Die häufigsten genetischen Formen (**Tab. I 1.1**) werden dem primären Parkinson-Syndrom zugeordnet.

Ursachen eines sekundären Parkinson-Syndroms lassen sich meist anamnestisch (z. B. abgelaufene Enzephalitis oder Neuroleptikaexposition) oder durch einfache Zusatzuntersuchungen klären. Ein Normaldruckhydrozephalus oder eine subkortikal-vaskuläre Enzephalopathie kann zu einer Gangstörung – initial ohne Beeinträchtigung der Arme – führen, die der des Parkinson-Syndroms ähnelt. Durch die typischen CT- oder MRT-Veränderungen können sie vom Parkinson-Syndrom abgegrenzt werden. Da vor allem die vaskuläre Enzephalopathie häufig ist, tritt sie nicht selten mit einem idiopathischen Parkinson-Syndrom (IPS) gemeinsam auf (»Multifaktorielle Gangstörung«) (**Tab. I 1.1**, **Kap. M 2.2**). Bei Patienten mit einem Erkrankungsbeginn vor dem 50. Lebensjahr und atypischer Klinik sollte ein Morbus Wilson durch eine augenärztliche Untersuchung (Kayser-Fleischer-Ring) und die Untersuchung des Kupferstoffwechsels ausgeschlossen werden (**Kap. I 8**). Eine Mangananreicherung, wie sie z. B. im Rahmen einer chronischen Leberinsuffizienz auftreten kann, führt zu hyperintensen MRT-Veränderungen in T1-Gewichtung im Pallidum (Olanow 2004). Bei einer v. a. in Osteuropa in Mode gekommenen illegalen Droge (Ephedrone) ist ebenfalls die Manganintoxikation Ursache des Parkinson-Syndroms (Selikhova et al. 2008).

**Tab. I 1.1:** Klassifikation der genetischen Parkinson-Syndrome

| Gen | Vererbung | Erkrankungsbeginn [Jahre] | Chromosom | Genprodukt | Pathologie | Besonderheiten |
|---|---|---|---|---|---|---|
| PARK1 | AD | 40 | 4q21 | α-Synuklein | nigrale Degeneration mit Lewy-Körperchen | Punktmutationen: gleicht idiopathischem Parkinson-Snydrom, häufig Demenz |
| PARK2 | AR | 20–40 | 6q25 | Parkin | nigrale Degeneration meist ohne Lewy-Körperchen | früher Beginn, L-Dopa-induzierte Dyskinesien, Besserung durch Schlaf, Fuß-Dystonie |
| PARK4 | AD | 30–50 | 4q21 | α-Synuklein | nigrale Degeneration mit Lewy-Körperchen im Hirnstamm und kortikal | Duplikationen und Triplikationen, variabler Erkrankungsbeginn, häufig Demenz |
| PARK6 | AR | 30–40 | 1p35–36 | PINK1 | nigrale Degeneration mit Lewy-Körperchen | früher Beginn, tremordominant |
| PARK7 | AR | 30–40 | 1p36 | DJ-1 | nicht bekannt | früher Beginn, Dystonie, psychische Auffälligkeiten |
| PARK8 | AD | Variabel, im Mittel um 60 | 12cen | LRRK2 | nigrale Degeneration, α-Synuklein- und Tau-Pathologie | gleicht idiopathischem Parkinson-Syndrom |

AD autosomal-dominant; AR autosomal-rezessiv

Weitere PARK-Loci: Insgesamt werden zum Stand Oktober 2017 23 PARK-loci im Verzeichnis »Online Mendelian Inheritance of Man«, OMIM, http://www.ncbi.nlm.nih.gov/omim/) gelistet. Das phänotypische Spektrum vieler dieser sehr seltenen Formen (z. B. PARK9 (Gen: ATP13A2), PARK14 (Gen: PLA2G6) und PARK15 (FBXO7) ist sehr breit und entspricht oft eher einer Multisystemerkrankung mit Parkinson-Syndrom, Spastik und Demenz. Gelegentlich präsentieren sich diese Formen aber auch als reines Parkinson-Syndrom, meist mit frühem Krankheitsbeginn. Der Status einer Reihe von PARK-Loci (PARK3, 5, 10, 11, 12, 13, 16) ist noch unsicher; sie wurden entweder bisher in weiteren Untersuchungen nicht bestätigt oder die ursächlichen Gene wurden noch nicht gefunden.

Heterozygote Mutationen im Gen für *Glucocerebrosidase (GBA),* die im homozygoten Zustand die rezessive Gaucher-Erkrankung verursachen, sind ein starker Risikofaktor für die Entwicklung eines idiopathischen Parkinson-Syndroms (relatives Risiko für Mutationsträger ~ 5) (Sidransky et al. 2009). Obwohl diesem Gen keine »PARK«-Bezeichung zugeordnet wurde, ist es aufgrund der Häufigkeit von Parkinson-begünstigenden Mutationen (in Deutschland 2 bis 4 % der Patienten) von erheblicher Bedeutung. Parkison-Patienten mit GBA-Mutationen haben oft einen rascheren Krankheitsprogress und mehr autonome und kognitive Störungen als eine Vergleichsgruppe von Patienten ohne Mutation (Brockmann et al. 2011).

**Sekundäre (symptomatische) Parkinson-Syndrome**
Normaldruckhydrozephalus

Postenzephalitisch
- Encephalitis lethargica
- AIDS-Enzephalopathie
- Enzephalitis anderer Genese

Vaskulär
- Subkortikale arteriosklerotische Enzephalopathie

Toxininduziert
- Mangan, Ephedrone
- Kohlenmonoxid
- MPTP

Medikamenteninduziert
- Neuroleptika
- Antiemetika
- präsynaptische Monoamin-Depletoren (Reserpin, Tetrabenazin)
- Kalzium-Antagonisten (Flunarizin, Cinnarizin)
- Valproinsäure
- Lithium

Posttraumatisch
- Dementia pugulistica

Metabolisch
- Wilson Krankheit (**Kap. I 8**)
- Hypoparathyreoidismus (**Kap. D 9**)

**Andere neurodegenerative Erkrankungen mit Parkinson-Sympotmatik (atypische Parkinson-Syndrome)**
Multisystematrophie (MSA, **Kap. I 2**)
Progressive supranukleäre Blickparese (PSP, **Kap. I 2**)
Kortikobasale Degeneration (CBD, **Kap. I 2**)
Demenz mit Lewy-Körper (DLB, **Kap. D 8** und **I 2**)
Huntington Krankheit (Westphal-Variante, **Kap. I 7**)
Fragiles-X Tremor-Ataxie-Syndrome (FXTAS, **Kap. I 6**)

Bei der Abgrenzung des IPS von Parkinson-Syndromen im Rahmen anderer neurodegenerativer Erkrankungen sind Anamnese und klinische Untersuchung von überragender Bedeutung. Klinische Hinweise sind in **Kasten I 1.1** aufgelistet. Eine erst vor Kurzem erkannte neurodegenerative Erkrankung ist das »Fragile-X Tremor-Ataxie-Syndrom« (FXTAS), das durch eine Kombination von Ruhe- und Haltetremor, Ataxie, Parkinson-Syndrom und relativ milde kognitive Einschränkungen charakterisiert ist und durch eine genetische Untersuchung (Prämutation im FMR1-Gen) gesichert werden kann (Kamm et al. 2005).

Jeder Patient sollte zumindest eine kranielle Computer- oder Kernspintomographie erhalten, um eine vaskuläre Enzephalopathie, einen Normaldruckhydrozephalus oder raumfordernde Läsionen (selten!) als Ursache des Parkinson-Syndroms auszuschließen. Bei Patienten mit einem »reinen« Parkinson-Syndrom, das gut auf eine dopamimetische Behandlung anspricht, sind darüber hinaus keine weiteren apparativen Untersuchungen notwendig. Bestehen zusätzlich »atypische« Symptome oder kann keine Besserung der Symptome durch dopamimetische Therapie erreicht werden (s. u.), sollten weitere bildgebende Verfahren wie MRT, SPECT oder PET oder eine genetische Diagnostik eingesetzt werden (**Kasten I 1.1**).

Die *MRT* kann in der T2-Wichtung bei Patienten mit MSA ein hypointenses Areal im dorsolateralen und posterioren Putamen mit einer hyperintensen lateralen Begrenzung zeigen (Varrone et al. 2001; Brücke et al. 2000; Schrag et al. 2000; Schulz et al. 1994). Bei zerebellärer Beteiligung kann zusätzlich eine Atrophie des Kleinhirns, der mittleren Kleinhirnstiele und der Pons bestehen. Aufgrund der Degeneration ponto-zerebellärer Fasern zeigen sich auf T2-gewichteten Aufnahmen ein hyperintenses »Kreuz-Zeichen« innerhalb der Pons und eine Hyperintensität im Bereich der mittleren Kleinhirnstiele (Schulz et al. 1994). Letztere wird besonders häufig auch bei Patienten mit FXTAS gefunden. Typischer Befund einer PSP ist eine Atrophie des Mittelhirns (»Mickey Mouse«-Zeichen) (Gröschel et al. 2004, 2006; Schulz et al. 1999).

Die *Single-Photon Emission Computed Tomography (SPECT)* mit dem Liganden FP-CIT (Benamer et al. 2000) stellt den Dopamintransporter der präsynaptischen nigrostriatalen Terminalen dar. Die Bindung dieses präsynaptischen Liganden ist beim IPS und den atypischen Parkinson-Syndromen der MSA, PSP und CBD reduziert, nicht aber bei Neuroleptika-induzierten und vaskulären Parkinson-Syndromen oder beim essentiellen Tremor. SPECT mit $^{123}$Iodobenzamid (IBZM) stellt die Dichte postsynaptischer D2-Rezeptoren auf striatalen Neuronen

**Kasten I 1.1:** Diagnostik bei Parkinson-Syndromen

**Krankheitsanamnese:** Zeitpunkt der ersten Symptome, bisheriger Verlauf, Grad der Behinderung, psychologische und psychiatrische Auffälligkeiten, kognitive Fähigkeiten, Schlafstörungen (insbesondere REM-Schlafverhaltensstörung (RBD)), Stürze, autonome Symptome (Schwitzen, Temperaturregulation, Wasserlassen und Stuhlgang, erektile Funktion), Riechstörung

**Medikamentenanamnese:** Einnahme von Neuroleptika, Kalzium-Antagonisten oder Lithium, andere Medikamente, illegale Drogen (**Tab. I 1.1**)

**Sozialanamnese:** gewerbliche Exposition gegenüber Toxinen (**Tab. I 1.1**)

**Familienanamnese:** Familiäres Auftreten von neurologischen oder psychiatrischen Erkrankungen

**Krankheiten:** Arterielle Hypertonie, kardiale Arrhythmien, Diabetes mellitus, Schlaganfall, Enzephalitis, Meningitis, HIV-Infektion, Schädel-Hirn-Trauma

**Neurologischer Status:** Mimische Expression, Sprechen (Lautstärke, Modulation, Stimme, Sprechtempo), okulomotorische Funktionen (vertikale supranukleäre Blickparese, verlangsamte Sakkaden, zerebelläre Störungen der Okulomotorik), Körperhaltung, Armbewegungen beim Gehen, Anzahl der Zwischenschritte beim Umdrehen, Aufstehen und Hinsetzen, Feinmotorik, Muskeltonus, Tremor (Ruhetremor, Haltetremor, Aktionstremor), Ataxie, Reflexdifferenzen, Pyramidenbahnzeichen

**Autonome Störungen**: Bradykardie, Variation der Herzfrequenz bei In- und Exspiration, orthostatische Hypotonie (Schellong-Test), Schweißsekretion, Speichelfluss, Restharn

**Laboruntersuchungen:** Routinelaboruntersuchungen unter Einschluss der Schilddrüsenwerte
Ausschluss Wilsonsche Krankheit bei Patienten unter 50 Jahren mit atypischer Klinik: Messung von Serum-Kupfer- und Coeruloplasmin-Spiegeln, Spaltlampenuntersuchung (Kayser-Fleischer-Kornealring). Eventuell: Ausscheidung von Kupfer im 24-Stunden-Sammelurin, bei Unsicherheit ggf. Penizillamin-Belastungs-Test, molekulargenetische Untersuchung

**Bildgebende Verfahren (allgemein):** Bei typischem klinischem Bild und gutem Ansprechen auf L-Dopa Bildgebung nicht zwingend erforderlich. Andernfalls Bildgebung unbedingt erforderlich.

**Computertomographie (CT):** Normaldruckhydrozephalus, Raumforderung, periventrikuläre Dichteminderungen, lakunäre Infarkte, Kalzifikationen

**Magnetresonanztomographie (MRT):** Befunde bei MSA: Hypointense Areale im Putamen (T2, 1,5T), streifenförmige hyperintense Läsion am lateralen Rand des Putamen (T2, 1,5T), hyperintense Areale im mittleren Kleinhirnstiel (T2, 1,5T), Atrophie der Basalganglien, des Kleinhirns, von Mesenzephalon, Pons und Oliven (T1)

Befunde bei PSP: Atrophie der Basalganglien und des Mittelhirns (T1)
Befunde bei FXTAS: typische Hyperintensität im mittleren Kleinhirnstiel (T2)

**Transkranielle Ultraschalluntersuchung:** Hyperechogenität der Substantia nigra

**Pharmakologische Tests:** L-Dopa, Apomorphin-Test

**Positronenemissionstomographie, Single Photon Emission Computed Tomography (PET, SPECT):** Verlust präsynaptischer nigrostriataler Terminalen ($^{18}$F-Dopa PET, FP-CIT-SPECT (DaTScan)) bei erhaltenen postsynaptischen Rezeptoren (IBZM SPECT, Raclopride PET).

**MIBG-Szintigraphie:** Nachweis eines postganglionären Defizits der autonomen Herzinnervation beim IPS

**Genetische Diagnostik:** Nachweis von rezessiven Mutationen in den Genen für Parkin, PINK1 oder DJ-1 bei sporadischen Fällen mit frühem Krankheitsbeginn (< 45. Lj.) oder in den Genen für alpha-Synuklein oder LRRK2 bei positiver Familienanamnese für einen dominanten Erbgang. Bei Parkinson-Syndromen mit prominenten kognitiven Störungen und / oder anderen nicht erklärten neurologischen Defiziten (Spastik, Ataxie, Motoneuronbeteiligung) können mitunter auch Mutationen in einer Vielzahl von anderen Genen gefunden werden.

dar. Die postsynaptische Bindung dieses Liganden ist beim unbehandelten idiopathischen Parkinson-Syndrom normal oder leicht erhöht, leicht reduziert nach chronischer L-Dopa-Behandlung und deutlicher reduziert nach Behandlung mit Dopaminagonisten (Schwarz et al. 1996). Bei Patienten mit MSA und PSP ist sie häufig, aber – vor allem in frühen Stadien – nicht immer reduziert (Schulz et al. 1994). Die *Positronenemissionstomographie (PET)* des dopaminergen Systems ist ein Forschungsinstrument. Eine Stoffwechseluntersuchung mit FDG-PET oder F-Dopa-PET kann jedoch zur Unterscheidung einer Demenz mit Lewy-Körpern von einer Alzheimer-Demenz beitragen (Herholz 2003). In der S3-Leitlinie wird das FDG-PET bei klinischer Unklarheit zur Abgrenzung von typischen vs. atypischen PS empfohlen.
Zur Differenzierung zwischen prä- und postganglionären autonomen Störungen kann auch die *123I-MIBG-Szintigraphie* zur Untersuchung der autonomen Innervation des Herzens verwendet werden. Diese Untersuchung zeigt bei Patienten mit einem idiopathischen Parkinson-Syndrom ein postganglionäres Defizit (Braune et al. 1999). Dementsprechend sind die autonomen Symptome von MSA-Patienten, die sich durch eine unauffällige MIBG-Szintigraphie auszeichnen, als präganglionäres Defizit zu charakterisieren. **Kasten I 1.1** stellt das struk-

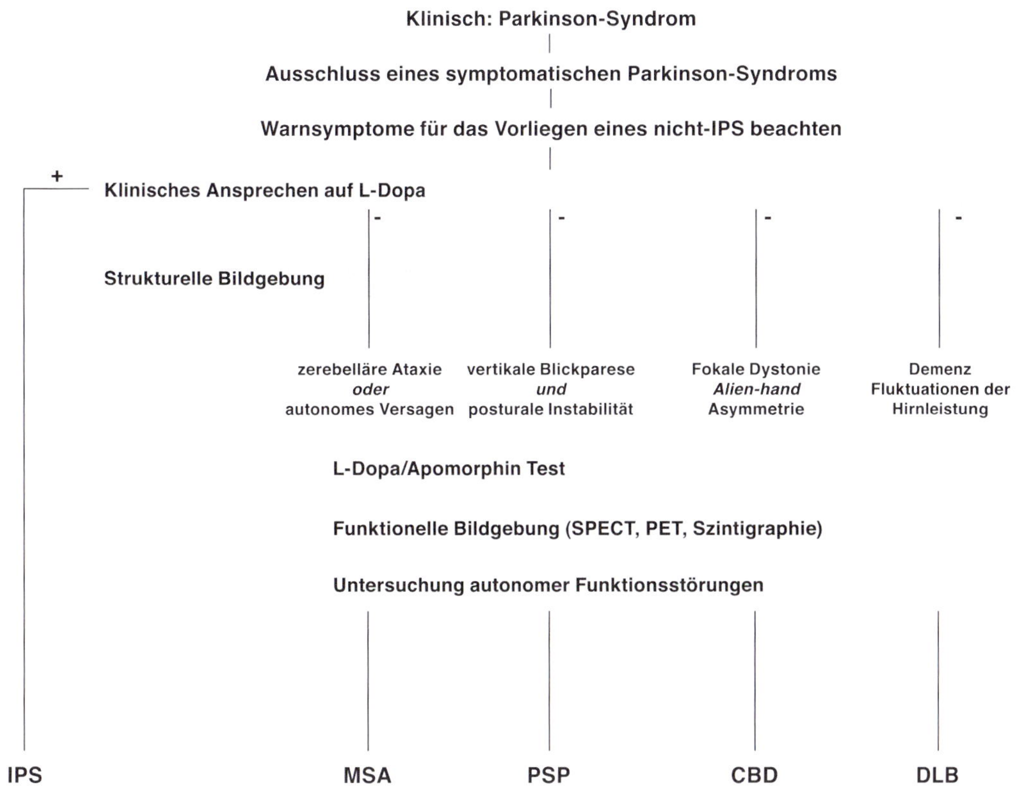


**Abb. I 1.1:** Strukturierte Diagnostik bei Parkinson-Syndromen (nach Schulz et al. 2005)
IPS idiopathisches Parkinson-Syndrom; MSA Multisystematrophie; PSP progressive supranukleäre Paralyse; CBD kortikobasale Degeneration; DLB Demenz vom Lewy-Körper-Typ

turierte Vorgehen zur Diagnose eines idiopathischen Parkinson-Syndroms und zur Abgrenzung gegenüber atypischen Parkinson-Syndromen dar.
Unterstützt wird die Diagnose eines primären Parkinson-Syndroms durch ein eindeutiges Ansprechen der Symptome auf eine dopaminerge Stimulation. Dies kann entweder durch die Einstellung auf eine orale L-Dopa-Therapie oder durch einen L-Dopa-Test überprüft werden. Nach Vorbehandlung mit Domperidon 3 × 20 mg über 24 Stunden, mindestens aber 30 mg ca. eine Stunde vor der L-Dopa-Gabe, werden 200 mg L-Dopa/Decarboxylasehemmer gegeben. Als Messparameter kann z. B. der Teil III der »Unified Parkinson's Disease Rating Scale« (UP-DRS) vor und ca. eine Stunde nach Medikamenteneinnahme herangezogen werden. Ein positiver Test (> 30 % Verbesserung der UPDRS-III-Scores) unterstützt die klinische Diagnose eines IPS. Alternativ wird seltener auch Apomorphin (3 bis max. 10 mg/kg KG s. c.) gegeben (Gasser et al. 1992b). Dieser Test setzt wegen z. T. erheblicher Nebenwirkungen besondere Erfahrungen des Arztes voraus.
Die Diagnose IPS wird weiterhin unterstützt durch den Nachweis einer Hyposmie (Riechtestung z. B. durch »Sniffing-Sticks«). Quantitative Riechtests zeigen bei Patienten mit idiopathischem Parkinson-Syndrom in 80–100 % pathologische Ergebnisse (Anosmie ca. 51 %, schwere Riechstörung ca. 35 %, mittelgradige Riechstörung ca. 14 %). Im Gegensatz dazu weisen Patienten mit einer MSA zunächst eine normale Riechfunktion auf, bevor sie im weiteren Verlauf der Erkrankung ebenfalls hyposmisch werden. Patienten mit PSP und CBD sowie essenziellem Tremor weisen auch im Verlauf der Erkrankung eine normale Riechfunktion auf (Müller et al. 2002).
Im transkraniellen Ultraschall-B-Bild zeigt sich bei der idiopathischen Parkinson-Krankheit eine Hyperechogenität der *Substantia nigra*, die sich bei den nicht-idiopathischen Parkinson-Syndromen (mit Ausnahme der CBD) nicht findet (Berg et al. 2008). Die Anwendung dieser Untersuchungsmethode erfordert Übung und ist nur in der Hand des Erfahrenen zuverlässig. Ein strukturiertes Vorgehen zur Differentialdiagnose ist in **Abb. I 1.1** dargestellt.
Die *genetische Diagnostik* sollte bei besonders frühem Erkrankungsalter (< 45. LJ) oder positiver Familienanamnese erwogen und angeboten werden. Eine genetische Beratung nach Gendiagnostik-Gesetz (GenDG) ist hierfür Voraussetzung. Obwohl die genetischen Formen nur einen kleinen Teil aller Erkrankungsfälle erklären, werden sie eine zunehmende Bedeutung haben, da erste klinische Studien zu mutationsspezifisch verlaufsmodifizierenden Therapien in Vorbereitung sind. Bei atypischen Präsentationen und Verläufen kann eine Vielzahl von erblichen Erkrankungen zugrunde liegen, die zwar in der Regel sehr selten sind, heute aber mit Hilfe einer genetischen »Paneldiagnostik«, also der gleichzeitigen Sequenzierung von hunderten von Genen, oft diagnostiziert werden können. Durch eine genetische Diagnosesicherung können diesen meist jungen Patienten zahlreiche kostspielige und manchmal auch invasive diagnostische Maßnahmen erspart werden. Bei entsprechenden klinischen Hinweisen kann auch ein FXTAS genetisch nachgewiesen werden.

## I 1.2 Primäre Parkinson-Syndrome (idiopathisches und hereditäre Parkinson-Syndrome)

### I 1.2.1 Klinik

Die neuropathologischen Veränderungen des IPS bestehen aus einem fortschreitenden Verlust dopaminerger Neurone vor allem im ventrolateralen Teil der *Substantia nigra pars compacta* (Fearnley und Lees 1991) und dem Auftreten intrazytoplasmatischer eosinophiler Einschlüsse, die neben zahlreichen anderen Proteinen und Lipiden vor allem aus fibrillärem α-Synuklein bestehen (*Lewy-*Körperchen und Lewy-Neuriten) (Gibb und Lees 1988; Spillantini et al. 1997). Dass diese charakteristischen Veränderungen nicht nur in der *Substantia nigra,* sondern auch in vielen anderen Teilen des Nervensystems, insbesondere im *Kortex,* dem *Nucleus basalis Meynert,* im *Locus coeruleus* und den sympathischen Ganglien beobachtet werden, ist schon lange bekannt. Neuere Befunde von Braak legen nahe, dass sich die Lewy-Pathologie mit einem typischen räumlich-zeitlichen Muster im Gehirn ausbreitet: zunächst ist nicht die *Substantia nigra* betroffen, sondern vielmehr der *Bulbus olfactorius* und der dorsale Vaguskern (Krankheitsstadium I und II nach Braak) und möglicherweise noch früher die autonomen Nerven des Gastrointestinaltrakts oder der Haut (Hilton et al. 2014). Diese Veränderungen führen noch nicht zu den typischen motorischen Symptomen des Parkinson-Syndroms, könnten aber nicht-motorische *klinische Krankheitsmanifestationen* wie Obstipationen, Riechstörungen, REM-Schlaf-Verhaltensstörungen und andere autonome Dysfunktionen erklären und sind damit möglicherweise das Korrelat des mehrjährigen Prodromalstadiums der Erkrankung (Berg et al. 2015). Erst später betreffen die Veränderungen auch die *Substantia nigra* und die Raphe-Kerne des Mittelhirns (Braak-Stadium III und IV, damit Beginn der motorischen Symptome), um im Weiteren auch limbische, meso- und neokortikale Strukturen zu erreichen (Braak-Stadium V und VI, als Korrelat der dann auftretenden Parkinson-Demenz; Braak et al. 2003).

Die beim IPS vorwiegend betroffenen Neurone der *Substantia nigra pars compacta* projizieren zum Striatum. Als Folge ihrer Degeneration entsteht im Striatum ein Mangel an Dopamin. Dies ist die direkte Ursache der motorischen Symptome, die dementsprechend durch dopaminerge Medikamente gelindert werden können. Klinisch wird ein Parkinson-Syndrom manifest, wenn etwa 50 % der dopaminergen Neurone der *Substantia nigra* untergegangen sind bzw. der striatale Dopamin-Gehalt um 70–80 % vermindert ist (Dauer und Przedborski 2003).

Die Ursache des degenerativen Prozesses beim IPS ist (mit Ausnahme der erblichen Formen der Erkrankung, s. u.) unbekannt. Nach gegenwärtiger Auffassung dürfte in der Mehrzahl der Fälle ein Zusammenwirken von genetischer Prädisposition (Nalls et al. 2014) und Umwelteinflüssen für die Krankheitsentstehung maßgeblich sein. In mehreren epidemiologischen Studien wurde versucht, exogene ätiologische Faktoren zu identifizieren. Während ländliche Umgebung, Pestizid-Exposition und Schädel-Hirn-Trauma als Risikofaktoren diskutiert werden (Gorell et al. 1998; Tanner und Aston 2000), sind Zigarettenrauchen, Alkohol- und Kaffeekonsum negativ mit dem Auftreten eines IPS assoziiert (Chen et al. 2010; Costa et al. 2010).

In 5–10 % aller Fälle wird ein Parkinson-Syndrom durch Mutation in bestimmten Genen verursacht und autosomal-dominant oder autosomal-rezessiv vererbt (Hernandez et al. 2016). Klinisch sind diese Patienten nicht von denen mit einem sporadischen Parkinson-Syndrom zu unterscheiden, allerdings ist der Erkrankungsbeginn bei erblichen Formen meist deutlich früher (Ausnahmen: LRRK2-Mutationen und α-Synuklein-Duplikationen; **Tab. I 1.1**).

Die Identifizierung der krankheitsassoziierten Gene hat in den vergangenen Jahren zu neuen Erkenntnissen über die zugrundeliegenden Pathomechanismen geführt. Die häufigsten Gene, die eindeutig als krankheitsverursachend identifiziert werden konnten, sind: das Gen für α-Synuklein (PARK1/PARK4) und für LRRK2 (Dardarin, PARK8) für dominante Parkinson-Syndrome, und die Gene für Parkin (PARK2)-, PINK1 (PARK6)- und DJ-1 (PARK7)-Gen für früh beginnenden rezessiven Formen der Erkrankung. Die bisher identifizierten Mutationen deuten auf mehrere pathogenetische Prozesse hin, die wahrscheinlich auch beim sporadischen idiopathischen Parkinson-Syndrom bedeutsam sind (Michel et al. 2016). Der Nachweis von fibrillärem α-Synuklein als wesentlichem Bestandteil von Lewy-Körpern und Lewy-Neuriten auch bei sporadischen Parkinson-Erkrankungen (Spillantini et al. 1997), lässt eine zentrale Rolle dieses Proteins vermuten. Da nicht nur Punktmutationen, sondern auch Duplikationen und Triplikationen des intakten α-Synuklein-Gens zu einem dominant erblichen Parkinson-Syndrom führen können (Singleton et al. 2003), scheint eine »Überladung« der Zelle ein möglicher pathogenetischer Mechanismus zu sein. Durch die Entdeckung, dass Mutationen im Gen für die Glucocerebrosidase (GBA), die im homozygoten Zustand die Gaucher-Erkrankung, eine autosomal-rezessive lysosomale Speicherkrankheit verursachen, gewann die Rolle eines gestörten lysosomalen Abbaus fehlgefalteter Proteine als weiterer damit eng verbundener pathogenetischer Mechanismus an Beachtung.

Als weitere wesentliche pathogenetische Faktoren beim IPS werden eine mitochondriale Dysfunktion sowie (daraus resultierender?) oxidativer Stress diskutiert. Hierfür spricht, dass die Genprodukte des PARK6- (PINK1) und PARK2-Gens (Parkin) an der Elimination geschädigter Mitochondrien (»Mitophagie«) mitwirken und das Produkt des PARK7-Gens – DJ-1 –, wahrscheinlich als Sensor für oxidativen Stress fungiert. Als weitere mögliche Pathomechanismen werden Exzitotoxizität und entzündliche Prozesse diskutiert (Hirsch et al. 1998; Schulz 2006; Teismann und Schulz 2004).

Durch genomweite Assoziationsuntersuchungen ist bekannt, dass häufige genetische Varianten in den Genen für α-Synuklein, LRRK2, MAPTau und einer ganzen Reihe anderer Gene das Risiko, an

einem sporadischen idiopathischen Parkinson-Syndrom zu erkranken, erhöhen können (Nalls et al. 2014). Da das Erkrankungsrisiko jedoch durch jede dieser Varianten nur um den Faktor 1,2 bis 1,5 erhöht wird, haben sie für die individuelle Risikoabschätzung keine praktische Relevanz.
Die *klinische Diagnose* eines IPS kann gestellt werden bei einem progressiven, anderweitig nicht erklärten neurologischen Beschwerdebild mit dem Kardinalsymptom »Akinese« und mindestens einem der zwei weiteren Kardinalsymptome »Rigor« und »Ruhetremor«. Die Diagnose eines IPS wird weiter gestützt durch gutes Ansprechen der Symptome auf L-Dopa, eine asymmetrische Symptomausprägung sowie durch das Auftreten L-Dopa-assoziierter Wirkungsschwankungen und Dyskinesien im Verlaufe der Krankheit (Ward und Gibb 1990) (**Kasten I 1.2**).
Der Variabilität der Symptomausprägung wird durch Zuordnung zu einem der drei Prävalenztypen Rechnung getragen: 1. Äquivalenztyp, 2. akinetisch-rigider Typ und 3. Tremor-dominanter Typ.

Ein »klinisch etabliertes« (sicheres) IPS kann danach diagnostiziert werden, wenn die Voraussetzungen durch Nachweis der motorischen Kardinalsymptome des Parkinson-Syndroms bestehen und keine absoluten Ausschlusskriterien und keine »red flags« (Warnzeichen die auf ein atypisches Parkinson-Syndrom) hindeuten, aber > zwei unterstützende Kriterien vorliegen.
Ein »klinisch wahrscheinliches« IPS kann dann diagnostiziert werden, wenn eine »red flag« vorliegt, die aber durch eine oder mehr supportive Kriterien ausgeglichen wird. Liegen zwei »red flags« vor, sind auch mindestens zwei oder mehr supportive Kriterien erforderlich. Bei drei oder mehr »red flags« oder einem absoluten Ausschlußkriterium kann kein IPS diagnostiziert werden (**Abb. I 1.2**).
Nicht-motorische Symptome wurden in den letzten Jahren als ein differentialdiagnostisch und vor allem auch therapeutisch relevanter Teil des Parkinson-Syndroms erkannt. Auf die Bedeutung der Einschränkung des Riechvermögens, der REM-Schlaf-Verhaltensstörung (RBD), der Depression und Obstipation als frühe und häufig prämotorische Zeichen für die Diagnose und Differentialdiagnose eines IPS wurde bereits hingewiesen. Weitere autonome Symptome im Verlauf umfassen orthostatische Kreislaufdysregulation, vermehrten Speichelfluss und Talgsekretion, Störungen des Schwitzens mit Hyper- und Hypohidrose, Obstipation und bei fortgeschrittener Krankheit erektile Dysfunktion und Dranginkontinenz. Bei manchen Patienten kommt es trotz ausreichender Kalorienzufuhr zu einem erheblichen Gewichtsverlust, der bis zur Kachexie fortschreiten kann.
Zu den psychischen Symptomen des IPS gehören Depression, Ängstlichkeit, Verlangsamung des Denkens und eine verminderte Fähigkeit, Strategien und Denkkonzepte zu wechseln (Brown und Marsden 1988).
Kognitive Störungen sind häufig, die Punktprävalenz der Demenz beim IPS liegt bei ca. 30 %. Obwohl die Demenz in der Regel ein Spätsymptom der Erkrankung ist, schliessen signifikante kognitive Störungen im Frühstadium die Diagnose nicht aus.

## I 1.2.2 Epidemiologie und Verlauf

Das durchschnittliche Erkrankungsalter liegt beim IPS zwischen 50 und 60 Jahren. Ein Erkrankungsbeginn vor dem 30. Lebensjahr ist sehr selten. Oft wird von einem früh beginnenden IPS (»early-onset«) bei einem Erkrankungsbeginn vor dem 40. Lebensjahr gesprochen, allerdings gibt es keine biologische Grundlage für diese Grenze. Eine obere Altersgrenze für das Auftreten des IPS gibt es nicht. Die Erkrankung tritt um das 1,5- bis 2-fache häufiger bei Männern als bei Frauen auf.
Eine rezente große Metaanalyse (Pringsheim et al. 2014) bestätigt auf der Basis von fast fünfzig Studien eine altersabhängig steigende Prävalenz von im Mittel etwa 40 : 100 000 in der Altersgruppe von 40 bis 49 Jahren bis zu 1 903 : 100 000 (~2 %) jenseits des 80. Lebensjahres. Männer sind in der Altersgruppe zwischen dem 50. und 65. Lebensjahr häufiger betroffen als Frauen, ein Unterschied, der sowohl in den jüngeren Altersgruppen (möglicherweise aufgrund des höheren Anteils genetischer Fälle) und in den älteren Gruppen (möglicherweise bedingt durch eine längere Überlebenszeit der Patientinnen) nicht mehr beobachtet wird. Hinsichtlich geographischer Unterschiede gibt es Hinweise für eine geringere Prävalenz in asiatischen im Vergleich zu europäischen oder nordamerikanischen Populationen, wobei diese Daten aufgrund möglicher Unterschiede in der Anwendung diagnostischer Kriterien oder Rekrutierungsstrategien mit Vorsicht zu interpretieren sind.
Das IPS ist eine progrediente neurodegenerative Erkrankung. Trotz der Einführung der L-Dopa-Behandlung in den 1960er-Jahren bleibt die Mortalität bei Patienten mit idiopathischem Parkinson-Syndrom um etwa den Faktor 1,5 erhöht, was darauf zurückgeführt werden kann, dass im Langzeitverlauf Symptome dominieren, die schlecht oder gar nicht auf dopaminerge Therapie ansprechen (Macleod et al. 2014). Die bedeutsamsten Prädiktoren für eine erhöhte Mortalität sind ein höheres Erkrankungsalter und das Auftreten einer Demenz. Auch autonome Störungen mit orthostatischer Kreislaufdysregulationen, REM-Schlaf Verhaltensstörungen, posturale Störungen mit gehäuften Stürzen oder Dysphagie deuten auf eine schlechtere Prognose hin. Der »rein motorische« Subtyp (»benign pure motor«) hat demensprechend die beste Prognose (Fereshtehnejad et al. 2015).
Dass kognitive Störungen, insbesondere frontale Dysfunktionen – im Gegensatz zu der von James Parkinson vertretenen Meinung (»… the senses and intellect being uninjured«) – auch schon in frühen Krankheitsstadien der Parkinson-Krankheit auftreten können, ist schon lange bekannt (Owen et al. 1992). Dass aber auch eine Demenz bei den meisten Patienten im Verlauf auftritt und den Krankheitsverlauf im Spätstadium oft dominieren kann, wurde erstmals von Aarsland gezeigt (Aarsland et al. 1996; Aarsland et al. 2001). Die diagnostischen Kriterien für eine Demenz bei Parkinson-Syndrom wurden inzwischen definiert und validiert (Emre et al. 2007) und beinhalten eine fortschreitende Beeinträchtigung in mehr als einer kognitiven Domäne (Aufmerksamkeit, Gedächtnis, konstruktive oder exekutive Funktionen) in einem Ausmaß, das die Alltagsfähigkeit beeinträchtigt. Unterstützend sind Verhal-

MDS Diagnostische Kriterien für das idiopathische Parkinson-Syndrom

Voraussetzung für die klinische Diagnose ist der Nachweis eines Parkinson-Syndroms, mit Bradykinese in Kombination mit mindestens einem der weiteren Kardinalsymptome, Ruhetremor oder Rigor. Die Untersuchung aller Kardinalsymptome sollte dabei wie in der MDS-Unified-Parkinson Disease Rating Scale beschrieben durchgeführt werden.
Neben dem Nachweis eines Parkinson-Syndroms erfordert:

die Diagnose der **klinisch etablierten PD**:
1. Das Fehlen der absoluten Ausschlusskriterien
2. Mindestens zwei unterstützende Kriterien und
3. Keine „Red Flags"

die Diagnose der **klinisch wahrscheinlichen PD**:
1. Das Fehlen der absoluten Ausschlusskriterien
2. Das Vorhandensein von maximal 2 „Red Flags", die durch eine entsprechende Zahl unterstützender Kriterien ausgeglichen werden muss. (Wenn 1 „red flag" vorhanden ist, muss es auch mindestens ein unterstützendes Kriterium geben, bei zwei „red flags" sind mindestens zwei unterstützende Kriterien erforderlich.

**Unterstützende Kriterien (Kontrollkästchen ankreuzen, falls Kriterien erfüllt sind)**

☐ 1. Eindeutig positive Reaktion auf dopaminerge Therapie. Während der anfänglichen Behandlung kehrte der Patient auf ein normales oder nahezu normales Funktionsniveau zurück. Beim Fehlen einer klaren Dokumentation der anfänglichen Reaktion kann eine dramatische Reaktion wie folgt eingestuft werden:
   a. Deutliche Verbesserung bei Dosiserhöhungen oder deutliche Verschlechterung bei Dosisverminderungen. Leichte Veränderungen erfüllen die Voraussetzungen nicht. Dokumentieren Sie dies entweder objektiv (> 30% in UPDRS III mit einer Änderung der Behandlung) oder subjektiv (klar dokumentierter Verlauf der deutlichen Veränderungen von einem zuverlässigen Patienten oder Betreuer).
   b. Eindeutige und deutliche on/off Schwankungen, die zu einem bestimmten Zeitpunkt vorhersehbare „end-of-dose" Nachwirkungen enthalten haben müssen.

☐ 2. Levodopa-induzierte Dyskinesien
☐ 3. Ruhetremor einer Gliedmaße, dokumentiert durch die klinische Untersuchung (in der Vergangenheit oder bei aktueller Untersuchung)
☐ 4. Das Vorhandensein von entweder Geruchsverlust oder Nachweis kardialer sympathischer Denervierung durch MIBG-Szintigrafie

**Absolute Ausschlusskriterien**: Das Vorhandensein eines dieser Merkmale schließt ein IPS aus:

☐ 1. Eindeutige zerebelläre Symptome, wie Gang- und Extremitätenataxie oder zerebelläre Okulomotorikstörungen (z.B. anhaltender Blickrichtungs-Nystagmus, Macro square wave jerks, hypermetrische Sakkaden)
☐ 2. Vertikale supranukleäre Blickparese nach unten oder selektive Verlangsamung der nach unten gerichteten vertikalen Sakkaden
☐ 3. Die Diagnose einer frontotemporalen Demenz oder primären progressiven Aphasie, definiert nach den Konsensuskriterien innerhalb der ersten 5 Jahre der Erkrankung
☐ 4. Parkinsonsymptome beschränkt auf die unteren Extremitäten für mehr als 3 Jahre
☐ 5. Die Behandlung mit einem Dopamin-Rezeptorblocker oder Dopaminantagonisten in einer Dosierung und mit einem Zeitverlauf der einem medikamenten-induzierten Parkinsonismus erklärt
☐ 6. Das Fehlen von beobachtbaren Reaktionen auf hochdosierte Levodopa trotz mindestens mittlerer Schwere der Erkrankung
☐ 7. Eindeutige kortikale Sensibilitätsstörungen (d.h. Störungen der Graphästhesie, oder der Stereognosie mit intakten primären sensorischen Modalitäten), klare ideomotorische Gliedmaßenapraxie oder progressive Aphasie
☐ 8. Normale funktionelle Bildgebung des präsynaptischen dopaminergen Systems
☐ 9. Dokumentation eines alternativen Leidens welches ein Parkinson-Syndrom verursachen kann, oder der bewertende Experte ist, auf Basis der vollen diagnostischen Beurteilung, der Ansicht, dass eine alternative Erkrankung wahrscheinlicher ist als ein IPS

**„Red Flags"**

☐ 1. Schnelle Progression der Gangstörung, die innerhalb von 5 Jahren zur Rollstuhlpflichtigkeit führt.
☐ 2. Keine Progression der motorischen Symptome oder Befunde über 5 oder mehr Jahre, es sei denn die Stabilität ist durch die Behandlung erklärbar
☐ 3. Frühe bulbäre Dysfunktion: schwere Dysphonie oder Dysarthrie (Sprache meist unverständlich) oder schwere Dysphagie (weiche Nahrung, Nasen-Magen- oder Gastrostomie-Sonde erforderlich) innerhalb der ersten 5 Jahre
☐ 4. Inspiratorische Atemstörungen: entweder täglicher oder nächtlicher inspiratorischer Stridor oder häufige Inspirationsseufzer
☐ 5. Schweres autonomes Versagen in den ersten 5 Jahren der Krankheit. Dazu können gehören:
   a) Orthostatische Hypotension / orthostatischer Blutdruckabfall beim Stehen innerhalb von 3 min von mindestens 30 mm Hg systolisch oder 15 mm Hg diastolisch, in Abwesenheit von Dehydrierung, Medikamenten oder anderen Krankheiten, die plausibel autonome Dysfunktion erklären könnten, oder
   b) Schwerer Harnverhalt oder Harninkontinenz in den ersten 5 Jahren der Krankheit (ausgenommen lang bestehende oder Kleinmengen Stress-Inkontinenz bei Frauen), die keine funktionelle Inkontinenz ist. Bei Männern darf Harnverhalt nicht auf Prostata-Erkrankungen zurückzuführen sein, und muss mit erektiler Dysfunktion in Verbindung gebracht werden

☐ 6. Häufige Stürze (> 1 / Jahr) wegen Gleichgewichtsstörungen innerhalb von 3 Jahren nach Auftreten
☐ 7. Überproportionaler Anterocollis (Dystonie) oder Kontrakturen von Hand oder Fuß innerhalb der ersten 10 Jahre
☐ 8. Das Fehlen eines der häufigen nicht-motorischen Symptome der Krankheit trotz 5-jähriger Krankheitsdauer. Dazu gehören Schlafstörungen (Durchschlafstörungen, übermäßige Tagesmüdigkeit, Symptome der REM-Schlaf-Verhaltensstörung), vegetative Funktionsstörungen (Obstipation, Harndrang, symptomatische Orthostase), Hyposmie oder psychiatrische Störungen (Depression, Angst oder Halluzinationen)
☐ 9. Ansonsten ungeklärte Pyramidenbahnzeichen, definiert als pyramidale Schwäche oder eindeutige pathologische Hyperreflexie (unter Ausschluss von leichter Reflex-Asymmetrie und isoliertem Babinski-Zeichen)
☐ 10. Bilateral-symmetrisches Parkinson-Syndrom. Der Patient oder Betreuer berichtet von bilateralem Symptombeginn ohne Einseitigkeit, bei objektiver Untersuchung wird keine Seitendominanz beobachtet

**Abb. I 1.2:** MDS (Movement Disorders Society) Kriterien für die Klinische Diagnose des idiopathischen Parkinson-Syndroms (nach und übersetzt aus Postuma et al. 2015)

tensauffälligkeiten wie Apathie, Depressionen, Tagesmüdigkeit oder Halluzinationen. Die Demenz entwickelt sich schleichend aus einem Zustand des »mild cognitive impairment« (MCI-PD), das ebenfalls parkinson-typische Charakteristika aufweist (MCI-P; Litvan et al. 2012). Diese werden am Besten durch den Montreal Cognitive Assessment Test (MoCA) erfasst, der daher zur Anwendung empfohlen wird, mit cut-off Werten von < 26/30 für MCI-PD und < 21/30 für Demenz. Risikofaktoren für eine Demenz sind neben Alter und männlichem Geschlecht insbesondere das Vorliegen von MCI-PD und REM-Schlaf Verhaltensstörung, aber auch eine prominente Gangstörung und orthostatische Dysregulation, eine Konstellation die wahrscheinlich einen distinkten Subtyp der Parkinson-Krankheit mit schlechterer Prognose charakterisiert (»difuse/malignant« nach Fereshtehnejad et al. 2015).

**Kasten I 1.2:** Diagnostische Kriterien des idiopathischen Parkinson-Syndroms (IPS) (nach Gibb und Lees 1988; Ward und Gibb 1990 modifiziert durch eine Task force der Internationalen Movement Disorders Society (MDS) Postuma et al. 2015)

**Klinisch Wahrscheinliches IPS**
- Nachweis eines Parkinson-Syndroms (Bradykinese plus Rigor und/oder Ruhetremor
- Fehlen absoluter Ausschlusskriterien
- Nicht mehr als zwei »Red Flags«, die falls vorhanden durch eine gleich große Anzahl von supportiven Kriterien ausgeglichen sein müssen.

**Klinisch sicheres (»clinically established«) IPS**
- Nachweis eines Parkinson-Syndroms (Bradykinese plus Rigor und/oder Ruhetremor)
- Fehlen absoluter Ausschlusskriterien
- mindestens zwei supportive Kriterien
- keine »Red Flags«

**Pathologisch gesichertes IPS**
- Nachweis eines Parkinson-Syndroms (Bradikinese plus Rigor und/oder Ruhetremor)
- *Post mortem:* Degeneration pigmentierter Neurone der *Substantia nigra pars compacta*, vorwiegend im ventrolateralen Teil; Nachweis von Lewy-Körperchen in der *Substantia nigra;* keine oligodendroglialen Einschlusskörperchen. Bei genetischen Parkinson-Formen ist der Nachweis von Lewy-Körperchen nicht obligat.

Die Diagnose einer Depression erfolgt nach DSM IV bzw. ICD-10. Im klinischen Alltag werden jedoch zur Diagnose und Einschätzung der Ausprägung von Symptomen Skalen eingesetzt. Williams und Mitarbeiter verglichen drei vom Arzt zu erhebende Skalen mit sechs Skalen zur Selbsteinschätzung (Williams et al. 2012). Die drei klinischen, vom Arzt zu erhebenden Skalen [17-Item Hamilton Depression Rating Scale (HAM-D-17), Inventoy of Depressive Symptoms – Clinician Rated (IDS-C) und Montgomery-Asberg Depression Rating Scale (MADRS)] zeigten untereinander ähnliche Ergebnisse. Von den Skalen zur Selbsteinschätzung korrelierten damit am besten der Beck Depression Inventory und die 30 Item Geriatric Depression Scale (GDS-30), für die eine deutsche Übersetzung und Validierung vorliegen (Gauggel et al. 1999).

Die Angaben zur Häufigkeit einer Depression beim IPS variieren in der Literatur von 10–90 % (Dooneief et al. 1992; Mayeux 1990) und liegen im Mittel bei ca. 40 % der Patienten (Poewe und Luginger 1999). Die Depression bei IPS ist gekennzeichnet durch Initiationsverlust sowie den Verlust von Selbstbewusstsein, Hoffnungslosigkeit, fehlendes Selbstwertgefühl, Pessimismus und Traurigkeit verbunden mit einer hohen Prävalenz von Ängstlichkeit und Panikattacken. Obwohl die Kranken häufig suizidale Gedanken hegen, ist die Suizidrate gering (Cummings 1999).

Longitudinale Untersuchungen zeigen, dass die Prävalenz der Depression nicht vom Schweregrad der Erkrankung abhängt (Starkstein et al. 1992). Bei einem Teil der Patienten geht die Depression der Manifestation motorischer Symptome um Jahre voraus (Santamaria et al. 1986). So wurde in einer Studie das allgemeine Lebenszeitrisiko für eine Depression mit 4,2 % ermittelt, während das prämorbide Risiko für eine Depression bei Parkinson-Patienten 9,2 % betrug (Schuurman et al. 2002). Es gibt zunehmende Evidenz, dass bestimmte Subgruppen besonders zur Entwicklung einer Depression neigen. So sind Depressionen häufiger bei Patienten mit akinetisch-rigidem als bei Patienten mit einem Tremordominanz-Typ (Seiler et al. 1992). Bei einigen Patienten mit fluktuierendem IPS treten transiente, an die Off-Phase gebundene depressive Episoden auf (Nissenbaum et al. 1987), was zu einer Dopamin-Abhängigkeit mit der Tendenz zur Dosissteigerung führen kann. Bei der Mehrzahl der Patienten bessern dopamimetische Medikamente die Depression nicht, die dann auch nicht mit der Schwere der motorischen Symptome korreliert. Als organische Ursache wird ein Ungleichgewicht der dopaminergen, noradrenergen und serotonergen Transmittersysteme angenommen. Die Konzentration des Serotoninmetaboliten 5-Hydroxyindolessigsäure (5-HIAA) ist im Liquor von depressiven Parkinson-Patienten gegenüber Parkinson-Patienten ohne Depression oder gesunden Kontrollen reduziert (Mayeux 1990; Mayeux et al. 1984). PET-Studien zeigten bei Parkinson-Patienten mit Depression eine reduzierte Glukoseutilisation in basalen Anteilen des Frontallappens (Mayberg et al. 1990). Mehrere Risikofaktoren wurden für die Entwicklung einer Depression identifiziert: früher Erkrankungsbeginn, positive Familienanamnese und weibliches Geschlecht. Eine genetische Variation des Serotonin-Transporter-Gens wurde als Risikofaktor für die Entwicklung von Ängstlichkeit und Depression identifiziert (Menza et al. 1999; Mossner et al. 2001).

## I 1.2.3 Therapeutische Prinzipien

### I 1.2.3.1 Pathophysiologie

Dopamin übt seine Wirkung im Striatum über vorwiegend postsynaptisch lokalisierte Rezeptoren aus, die pharmakologisch in D1- und D2-Rezeptoren unterteilt werden (Kebabian und Calne 1979). Molekularbiologische Untersuchungen haben fünf verschiedene Rezeptorsubtypen identifiziert, die entsprechend ihren pharmakologischen Eigenschaften in D1-ähnliche (D1, D5) und D2-ähnliche (D2, D3, D4) unterteilt werden (Gingrich und Caron 1993). Dopamin wird durch den hochaffinen Dopamintransporter wieder in präsynaptische Nervenendigungen aufgenommen und damit inaktiviert. Es wird außerdem enzymatisch durch die Catechol-O-Methyltransferase (COMT) und die vorwiegend glial lokalisierte Monoamin-Oxidase B (MAO B) abgebaut. Experimentelle Untersuchungen zeigen, dass es als Folge des striatalen Dopaminmangels zur gesteigerten Aktivität cholinerger striataler Interneurone und vermehrten Ausschüttung von Acetylcholin kommt. Acetylcholin übt seine Wirkung im *Striatum* vorwiegend über zentrale muskarinische Rezeptoren aus. Es hat komplexe Wirkungen auf GABAerge striatale Projektionsneurone. Der striatale Dopaminmangel führt zur tonisch gesteigerten neuronalen Aktivität in striatalen Projektionsneuronen zum externen Pallidum, im *Nucleus subthalamicus* und in den sogenannten Ausgangskernen der Basalganglien, dem internen Pallidum und der *Substantia nigra pars reticulata.* Ursache der tonischen Aktivitätsänderungen sind Dysbalancen zwischen hemmender γ-aminobutyraterger (GABAerger) und erregender glutamaterger Neurotransmission. Bei der Vermittlung der glutamatergen Transmission spielt der N-Methyl-D-aspartat-(NMDA-)Rezeptor eine entscheidende Rolle. Neben der gesteigerten tonischen Aktivität kommt es im *Nucleus subthalamicus* und den Ausgangskernen zu abnormen Aktivitätsmustern (Albin et al. 1995; Bergman et al. 1990; Klockgether und Turski 1989; Wichmann et al. 1994). Die gesteigerte und abnorme Aktivität der Ausgangskerne der Basalganglien führt über eine verstärkte GABAerge Hemmung zur Reduktion der Aktivität exzitatorischer thalamo-kortikaler Projektionen. Injektionen von Glutamatrezeptor-Antagonisten in den *Nucleus subthalamicus* führen in Tiermodellen des IPS zur Potenzierung der Effekte von L-Dopa (Klockgether und Turski 1990). In gleicher Weise sind chirurgische Läsionen bzw. hochfrequente Stimulationen des *Nucleus subthalamicus* oder des internen Pallidums effektiv. Diese pathophysiologischen Beobachtungen sind Grundlage der elektrischen Tiefenhirnstimulation beim IPS (**Kap. I 3**).

### I 1.2.3.2 Medikamentöse Behandlung[1]

#### I 1.2.3.2.1 L-Dopa

*Wirkmechanismus:* L-Dopa ist die direkte Vorstufe von Dopamin. L-Dopa wird über aktive Mechanismen vom Gastrointestinaltrakt ins Blut und von dort ins ZNS transportiert. Es konkurriert dabei mit anderen neutralen Aminosäuren. Im *Striatum* wird L-Dopa in verbliebene nigrostriatale dopaminerge Nervenendigungen aufgenommen und durch eine Decarboxylase für aromatische L-Aminosäuren (AADC) in Dopamin umgewandelt. Das dabei gebildete Dopamin ergänzt noch vorhandenes Dopamin und unterliegt den gleichen Mechanismen der Freisetzung und Inaktivierung wie endogenes Dopamin. L-Dopa führt aber auch zu einer Erhöhung von Dopamin-Spiegeln in Hirngebieten wie dem Zerebellum, die keine dopaminergen Terminalen besitzen (Lloyd et al. 1975). Möglicher Ort der Decarboxylierung von L-Dopa sind hier nicht-dopaminerge Nervenendigungen und Gliazellen. Dopamin, das auf diesem Weg gebildet wird, wird in nicht-physiologischer Weise gespeichert, freigesetzt und inaktiviert. Die zur Behandlung des Parkinson-Syndroms erforderlichen Dosen von L-Dopa führen bei den meisten Patienten zu nicht tolerablen peripheren Wirkungen (Übelkeit, Hypertonie). L-Dopa wird deswegen ausschließlich in einer festen Kombination mit einem peripheren Hemmer der AADC (Benserazid oder Carbidopa) verabreicht. Im Folgenden wird mit der Abkürzung L-Dopa diese feste Kombination bezeichnet.

*Pharmakokinetik:* Orale Standardpräparationen von L-Dopa stehen als Kapseln oder Tabletten zur Verfügung. Die Bioverfügbarkeit beträgt 90–100 %. Sie führen zu maximalen Plasmakonzentrationen in etwa 30 bis 60 Minuten und haben eine Plasmahalbwertszeit von 0,5 bis 2 Stunden (Cedarbaum et al. 1989; Yeh et al. 1989). Die periphere Pharmakokinetik von L-Dopa bleibt auch mit Fortschreiten des IPS unverändert (Nutt und Woodward 1986). Eine schnell wirkende dispersible Form von L-Dopa steht in Form einer wasserlöslichen Tablette zur Verfügung (Madopar LT®). Diese Darreichungsform ähnelt in ihren pharmakokinetischen Eigenschaften den Standardpräparationen von L-Dopa. Die maximale Plasmakonzentration wird nach Herstellerangaben jedoch bereits nach 25 Minuten erreicht. Die dispersible Form ist hilfreich bei Patienten, die 1. nach Einnahme des Standardpräparats nur einen sehr langsamen Wirkeintritt verspüren, 2. unter der Standardpräparation über eine Akinesie am Nachmittag klagen, 3. Schluckschwierigkeiten haben und 4. sehr empfindlich gegenüber L-Dopa sind und eine exakte Titration des L-Dopa benötigen.

Retardpräparationen setzen aufgrund einer besonderen galenischen Zubereitung L-Dopa im Magen verzögert frei. Sie haben eine Bioverfügbarkeit von etwa 70 %. Maximale Plasmakonzentrationen werden nach 1,6 bis 2,6 Stunden erreicht. Die Plasmakonzentrationen sind im Vergleich zu Standardpräparaten niedriger. Die Plasmahalbwertszeit von Depotpräparaten unterscheidet sich nicht wesentlich von der eines Standardpräparats und wird mit 0,5 bis 2 Stunden angegeben (Cedarbaum et al. 1989; Grahnen et al. 1992; Yeh et al. 1989). Das Öffnen der Kapseln führt zum Verlust der Retardwirkung, das Teilen der Tabletten zum partiellen Verlust dieser Wirkung (**Tab. I 1.2**). IPX066 (Numient®) ist ein weiteres Retardpräparat, dass zwar von der EMA zugelassen, aber im Gegensatz zum amerikanischen noch nicht in den europäischen Markt eingeführt ist. Dabei handelt es sich um eine neue Kapselformulierung, bestehend aus L-Dopa und Carbidopa mit zunächst rascher aber langanhaltender Freisetzung (Extended-Release) von L-Dopa und Carbidopa. Die Kapseln werden in den Dosierungen 95 mg/23,75 mg, 145 mg/36,25 mg, 195 mg/48,75 mg und 245 mg/61,25 mg angeboten. Die Bioverfügbarkeit beträgt ca. 70 % (Hauser et al. 2011). Dosierungsintervalle liegen bei ca. 6 Stunden, sodass eine 3–4-malige Gabe am Tag erfolgt (Nausieda et al. 2015).

*Klinische Studien (Standardpräparationen):* Die Wirksamkeit von L-Dopa beim IPS ist durch zahlreiche Studien belegt (Cotzias et al. 1969; Fahn et al. 2004). Ansprechen auf L-Dopa gilt heute als ein Kriterium für die klinische Diagnose eines IPS. Parkinson-Patienten, die nicht auf L-Dopa ansprechen, haben in der Regel kein IPS, sondern ein symptomatisches Parkinson-Syndrom oder eine andere neurodegenerative Erkrankung.

Es gibt zwei Haupttypen von pharmakologischen Antworten auf L-Dopa: 1. Die kurzdauernde Antwort *(short duration response)* führt zu einer Minuten bis Stunden anhaltenden Besserung der Parkinson-Symptomatik, die zeitlich eng mit der Einnahme von L-Dopa verbunden ist. Bei vielen Patienten treten im Langzeitverlauf zusammen mit der kurzdauernden Antwort Nebenwirkungen in Form von Dyskinesien auf. 2. Die langdauernde Antwort

1 Zum Zeitpunkt der Abfassung des Buches gesetzlich geschützte Präparatenamen werden z. T. genannt, ansonsten nur die Wirkstoffe, ggf. mit spezifizierendem Zusatz wie z. B. dispersibel oder retardiert.

**Tab. I 1.2:** Pharmakokinetik der Antiparkinson-Medikamente

| Substanz | Tages-Dosis (mg) | Applikationsart | Bioverfügbarkeit (%) | Zeit bis max. Plasmakonz. (Std.) | Plasma-Halbwertszeit (Std.) | Evidenzklasse | Empfehlungsstärke |
|---|---|---|---|---|---|---|---|
| **L-Dopa** | | | | | | | |
| L-Dopa, Standard | 200–1 000 | oral | 90–100 | 1,0 | 0,5–2 | ↑↑ | A |
| L-Dopa, dispersibel | 200–1 000 | oral | 90–100 | 0,4 | 0,5–2 | ↑↑ | A |
| L-Dopa, retardiert | 300–1 200 | oral | 70 | 1,6–2,6 | 0,5–2 | ↑↑ | A |
| **Dopaminagonisten** | | | | | | | |
| *Nicht-Ergoline* | | | | | | | |
| Pramipexol | 0,7–3,15 | oral | >90 | 1–3 | 8–12 | ↑↑ | A |
| Ropinirol | 3–24(–40) | oral | 55 | 1,5 | 6–8 | ↑↑ | A |
| Piribedil | 150–250 | oral | 10 | 3–6 | 12 | ↑↑ | A |
| Rotigotin | 4–16 | transdermal | 37 | 24–48 | 5–7 | ↑↑ | A |
| Apomorphin | 5–60 | subkutan (intermittierend oder kontinuierlich) | 100 | 0,1-0,3 | 0,5 | ↑ | B |
| **MAO B-Hemmer** | | | | | | | |
| Selegilin | 5–10 | oral | entfällt (irreversible Hemmung) | entfällt | entfällt | ↑↑ | A |
| Rasagilin | 1 | oral | entfällt (irreversible Hemmung) | entfällt | entfällt | ↑↑ | A |
| Safinamid | 1x50–1–100 | oral | 95 % | 1,8–2,8 | 20–30 | ↑↑ | A |
| **COMT Hemmer** | | | | | | | |
| Entacapon | 3x200–10x200 | oral | 35 % | 1,8–2,8 | 0,5 | ↑↑ | A |
| Opicapon | 1x50 | oral | 30 % | 1–2,5 | | ↑↑ | A |
| Tolcapon | 3x100–3x200 | oral | 65 % | 2 | 0,7–3,2<br>2 | ↑↑ | A |
| **Amantadin** | | | | | | | |
| Amantadin-Hydrochlorid<br>Amantadin-Sulfat | 200–300 | oral | 100 | 1–4 (kann je nach Präparat variieren und auch 6–10 Std. betragen) | 15 | ↑↑ | B |
| | 200–600 | intravenös | 100 | ? | ? | | |
| **Antipsychotika** | | | | | | | |
| Clozapin | 6,25–125 | oral | 27 | 1,1–3,6 | 9–17 | ↑↑ | A |
| Quetiapin | 50–225 | oral | 100 | 1,5–1,6 | 5,8–6,8 | ↔ | 0 (Off-Label-Use) |

*(long duration response)* entwickelt sich nach Beginn einer L-Dopa-Behandlung über Tage bis Wochen und hält nach Absetzen noch Tage an. Möglicherweise entspricht die kurzdauernde L-Dopa-Antwort der nicht-physiologischen L-Dopa-Wirkung nach extraneuronaler Decarboxylierung, während die langdauernde Antwort auf der Umwandlung von L-Dopa zu Dopamin in dopaminergen Terminalen beruht (Nutt et al. 1997).

Die klinische Wirkung von L-Dopa ändert sich im Laufe einer mehrjährigen Behandlung erheblich. In den ersten Jahren führt die dreimalige Einnahme am Tag zu einer gleichmäßig anhaltenden Beweglichkeit. Absetzversuche bei solchen stabilen Patienten zeigen, dass ein erheblicher Teil der L-Dopa-Wirkung auf der langdauernden Antwort beruht. Nach drei bis fünf Jahren treten bei den meisten Patienten Wirkungsschwankungen (Fluktuationen) auf. Es wird dabei zwischen vorhersagbaren, von der L-Dopa-Einnahme abhängigen Fluktuationen und nicht vorhersagbaren, von der L-Dopa-Einnahme unabhängigen Fluktuationen unterschieden. Vorhersagbare Fluktuationen bestehen in der Regel in einer zu kurzen L-Dopa-Wirkdauer mit Wiedereintreten oder Verstärkung der Parkinson-Symptomatik vor der nächsten L-Dopa Einnahme. Sie werden im englischsprachigen Schrifttum auch als *Wearing-off* oder *End-of-dose*-Akinese bezeichnet. Für nicht vorhersagbare Wirkungsschwankungen werden auch die Bezeichnungen *On-off-Phänomen, random oscillations oder Yo-yoing* verwendet. Bei Patienten mit Wirkungsschwankungen ist die

Wahrscheinlichkeit, dass mit der Besserung der Parkinson-Symptomatik Dyskinesien auftreten, deutlich erhöht. Die langdauernde L-Dopa-Antwort ist bei Patienten mit Wirkungsschwankungen im Vergleich zu stabilen Patienten deutlich reduziert oder fehlt vollständig.

Das neurobiologische Korrelat dieser Veränderungen ist nicht bekannt. Es werden prä- und postsynaptische Mechanismen nigrostriataler Dopamin Transmission diskutiert. Traditionell wird das Auftreten von Wirkungsschwankungen auf eine fortschreitende Degeneration dopaminerger Terminalen mit zunehmend geringerer Dopamin-Speicherkapazität zurückgeführt *(storage hypothesis)*. Die geringere Dopamin-Speicherkapazität bietet eine überzeugende Erklärung für die im Laufe der Krankheit abnehmende Dauer der L-Dopa-Antwort, erklärt jedoch nicht alle beobachteteten Phänomene. Zusätzliche Ursachen werden in der Defizienz/Dysfunktion des Dopamintransporters, Freisetzung von Dopamin durch serotonerge Neurone, gliovaskuläre Mechanismen und der Generierung von Noradrenalin gesehen (Cenci 2014).

Zusätzlich zu diesen zentralen Mechanismen kann ein verzögerter Beginn der L-Dopa-Wirkung durch periphere Parameter wie geringe Magenmotilität oder verzögerte Auflösung der Tablette/Kapsel im Magensaft bedingt sein. Modelluntersuchungen legen nahe, dass die Änderungen der L-Dopa-Wirkung im Laufe der Erkrankung auf 1. eine Erhöhung der erforderlichen L-Dopa-Konzentration am Wirkort, 2. ein kürzeres Verbleiben von L-Dopa am Wirkort und 3. eine steilere Dosis-Wirkungs-Beziehung zurückzuführen sind. Gleichzeitig sinkt die für das Auftreten von Dyskinesien erforderliche L-Dopa-Konzentration (Nutt et al. 1997).

Experimentelle Untersuchungen legen nahe, dass intermittierende (pulsatile) Gabe von L-Dopa sowohl das Auftreten von Wirkungsfluktuationen als auch von Dyskinesien (unerwünschte Wirkungen s. u.) begünstigt (Blanchet et al. 2001; Engber et al. 1991; Olanow et al. 2000). Es wird angenommen, dass es zu behandlungsinduzierten Änderungen striataler Dopaminrezeptoren und konsekutiv der peptidergen und glutamatergen Neurotransmission in den Basalganglien kommt. Eine jüngste Studie zeigte, dass die gesamte Erkrankungsdauer und die Höhe der aktuellen täglichen L-Dopa-Dosis (in mg/kg Körpergewicht) mit den motorischen Komplikationen, aber nicht die Dauer der L-Dopa-Behandlung mit dem Auftreten motorischer Komplikationen assoziiert war (Cilia et al. 2014).

In aktiven Vergleichsstudien zeigten Patienten im Monotherapiearm mit Standard-L-Dopa Dyskinesien und/oder motorische Fluktuationen in 51 % der Fälle innerhalb von zwei Jahren (Parkinson Study Group 2000; mittlere Dosis 550 mg/Tag L-Dopa), in 45 % innerhalb von fünf Jahren (Rascol et al. 2000; mittlere Dosis 753 mg/Tag L-Dopa) und in 26 % Dyskinesien bzw. in 43 % motorische Komplikationen (Wirkungsfluktuationen und Dyskinesien) innerhalb von drei Jahren (Oertel et al. 2006; mittlere Dosis 504 mg/Tag L-Dopa).

*Klinische Studien (Retardpräparationen):* Retardpräparationen sind in einer großen Anzahl offener Studien an Patienten mit Wirkungsschwankungen geprüft worden. In den meisten dieser Studien wird über eine insgesamt verbesserte Beweglichkeit, Abnahme der Off-Zeiten sowie geringere Wirkungsschwankungen berichtet. Oft nehmen jedoch Dyskinesien zu, und es besteht weiter Bedarf an nicht-retardiertem L-Dopa (Übersicht: Koller und Pahwa 1994). In einer großen, kontrollierten Studie wurden *de novo*-Patienten über fünf Jahre mit der Standardpräparation L-Dopa (mittlere Dosis 426 mg/Tag) oder mit der Retardpräparation (mittlere bioverfügbare Dosis 510 mg/Tag) behandelt. Beide Präparate besserten die Parkinson-Symptome in ähnlicher Weise und führten bei 21 % der Patienten innerhalb des Beobachtungszeitraums zu motorischen Fluktuationen und Dyskinesien (Koller et al. 1999). Somit konnte kein Vorteil der retardierten Form gegenüber der Standardpräparation festgestellt werden. Der vergleichsweise geringe Anteil von Patienten mit motorischen Fluktuationen und/oder Dyskinesien wurde auf die geringe Dosierung des L-Dopa, auf eine langsame Progression der Erkrankung bei den Patienten, die bis zum Ende an der Studie teilnahmen und nicht vorzeitig ausschieden, und auf die Definition und Bewertung der motorischen Komplikationen zurückgeführt. Eine Behandlung von *de novo*-Patienten mit retardierten L-Dopa-Präparaten kann aufgrund der derzeitigen Studienlage nicht empfohlen werden.

Für die neue, zwar zugelassene aber noch nicht auf dem europäischen Markt erhältliche retardierte IPX066 Formulierung (Numient®) wurde gezeigt, dass die Zeit in Unbeweglichkeit (*off-time*) unter IPX066 um 1,17 Stunden kürzer als unter L-Dopa Standardpräparat war. Ebenso war die durchschnittliche Zeit mit guter Beweglichkeit (*on-time*) in der IPX066-behandelten Gruppe um über eine Stunde länger als unter dem Standardpräparat (Hauser et al. 2013). In einer zweiten Studie wurden die Effekte von IPX066 mit denen von Carbidopa-L-Dopa-Entacapone in einem *crossover-design* verglichen. Die IPX066 behandelten Patienten zeigten eine signifikant geringere prozentuale *off*-Zeit (24,0 %) als die mit Carbidopa-L-Dopa-Entacapone behandelte Gruppe (32,5 %) (Stocchi et al. 2014).

Retardierte L-Dopa-Präparate werden heute aus zwei Gründen zur Therapie eingesetzt:

1. *Nächtliche Akinese.* Nächtliche Schlafstörungen von Parkinson-Patienten können durch verstärkte motorische Symptome während der zweiten Nachthälfte auftreten. Diese sind auf die nachlassende Wirkung des zuletzt am Abend verabreichten Standardpräparats zurückzuführen. In dieser Situation ist die Verabreichung eines Retardpräparates zu empfehlen. Darunter können allerdings nächtliche Dyskinesien, Unruhe, Insomnie oder lebhafte Träume auftreten. Retardierte Präparate führen gelegentlich auch zur Besserung der morgendlichen *Off*-Dystonie, selten zur Verstärkung der morgendlichen Akinese.
2. *Milde oder mäßige, L-Dopa-bedingte, vorhersagbare End-of-dose-Wirkungsverluste.* Wirkungsschwankungen können mit retardierten L-Dopa-Präparaten geglättet werden. Allerdings ist am Morgen häufig die Einnahme einer Standardpräparation vor oder zeitgleich mit der

Einnahme der ersten Retardtablette erforderlich, um für den Patienten innerhalb der nächsten 30 bis 60 Minuten eine Beweglichkeit zu gewährleisten. Über den Tag werden dann entweder nur Retardpräparationen oder eine Kombination mit Standardpräparationen verwendet. Obwohl initial erhofft, die Wirkung der einzelnen Dosis eines Retardpräparats halte fünf bis sechs Stunden an, muss das Medikament in der Regel alle drei bis vier Stunden verabreicht werden. Bei schweren und fortgeschrittenen Wirkungsschwankungen sollte zu den einzelnen Gaben zusätzlich auch die Standardpräparation gegeben werden.

Mit Duodopa® steht ein Präparat zur Verfügung, das über eine PEG kontinuierlich ins Duodenum appliziert werden kann. Es eignet sich, um Patienten mit Schluckstörungen zu behandeln, oder um bei Patienten mit schweren Dyskinesien eine gleichmäßige kontinuierliche Applikation zu gewährleisten (Nyholm et al. 2005). Allerdings ist die Abbruchquote dieser Therapieform aufgrund unerwünschter Ereignisse, technischer Schwierigkeiten bei Anlage oder im Verlauf der Anwendung, Fragen der Compliance oder aber auch dem Ausbleiben der erwünschten Wirkung mit 25,3 % hoch. In einer randomisierten, doppelblinden, placebokontrollierten Studie reduzierte sich die durchschnittliche *Off*-Zeit in der Levodopa-Carbidopa-Gel-Infusionsgruppe um 4,04 Stunden und in der oralen Levodopa-Carbidopa Gruppe nur um 2,14 Stunden. Allerdings war die Zahl der unerwünschten Ereignisse in den ersten beiden Wochen hoch, in 14–21 % der Patienten schwerwiegend.

### Unerwünschte Wirkungen – L-Dopa induzierte Dyskinesien und Dystonien

L-Dopa kann insbesondere bei jüngeren Parkinson-Patienten und im Langzeitverlauf zu abnormen unwillkürlichen Bewegungen führen, die unter dem Begriff der Dyskinesien zusammengefasst werden. Die bei mit L-Dopa behandelten Parkinson-Patienten auftretenden Dyskinesien werden in mobile (hyperkinetische), in der Regel schmerzlose Dyskinesien (an den Extremitäten (Antonini et al. 2013) betonte *choreatische Bewe*gungen, choreodystone und selten choreoathetoide Bewegungen) und schmerzhafte Dystonien (langsame oder fixierte Dyskinesien) unterteilt. Bei Gesunden treten Dyskinesien selbst nach akuter Gabe hoher Dosen von L-Dopa nicht auf. Wie zuvor dargestellt, sinkt bei Patienten die Schwelle für das Auftreten von Dyskinesien im Laufe der Krankheit. Dyskinesien treten zuerst zum Zeitpunkt der maximalen L-Dopa-Spiegel auf (*Peak-dose*-Dyskinesien). Nach langdauernder L-Dopa-Behandlung können Dyskinesien während der gesamten *On*-Phase vorhanden sein (Plateau-Dyskinesien). Seltener kommt es zu biphasischen Dyskinesien, die beim Anstieg und Abfall der wirksamen L-Dopa-Konzentration auftreten.
Schmerzhafte Dystonien treten in der Regel in der beginnenden oder abklingenden *Off*-Phase auf und sind somit durch die Behandlung induziert. Sehr selten kommen Dystonien neben dem akinetisch-rigiden Syndrom bei unbehandelten Parkinson-Patienten vor. Ebenfalls selten sind schmerzlose Dystonien in On-Phasen (*On*-Dystonien) (Poewe et al. 1988). Die Behandlung der L-Dopa-induzierten Dyskinesien ist unten dargestellt.

### Unerwünschte Wirkungen – L-Dopa induzierte Psychosen

L-Dopa kann exogene Psychosen induzieren. Ähnlich wie die L-Dopa-induzierten Dyskinesien treten L-Dopa-induzierte Psychosen häufiger bei Patienten mit fortgeschrittener Krankheit und langer Behandlungsdauer auf. L-Dopa-induzierte Psychosen entwickeln sich oft in stereotyper Weise: Vorzeichen der Psychose sind lebhafte Träume. Die beginnende Psychose äußert sich meist in visuellen Illusionen (Pseudohalluzinationen), von denen sich die Patienten zunächst noch distanzieren können. Im weiteren Verlauf verlieren sie die Einsicht in den Trugcharakter ihrer gestörten Wahrnehmungen (Halluzinationen). Bei weiterem Fortschreiten kann es zu einem Beeinträchtigungs- und Verfolgungswahn mit dadurch bedingtem feindseligem Verhalten kommen. Die Behandlung der L-Dopa-induzierten exogenen Psychosen ist weiter unten dargestellt.
Weitere unerwünschte Wirkungen von L-Dopa sind orthostatische Hypotonie und gastrointestinale Störungen in Form von Übelkeit und Brechreiz. Diese Wirkungen sind oft zu Beginn einer Behandlung ausgeprägt und lassen im weiteren Verlauf nach. Falls erforderlich, wird die orthostatische Hypotonie mit physikalischen Maßnahmen (gesteigerte Flüssigkeits- und Salzzufuhr, körperliches Training, Stützstrümpfe) und medikamentös (3 × 20 mg Domperidon, in Ausnahmefällen 1–3 × 0,1 mg Fludrocortison) behandelt. Vor allem Übelkeit und Brechreiz können wirksam mit dem peripher wirksamen Dopaminrezeptor-Antagonisten Domperidon in einer Dosis von 20 mg jeweils 30 Minuten vor Einnahme von L-Dopa verhindert werden. In der Regel gelingt es nach etwa sechs Wochen das Domperidon langsam abzusetzen, ohne dass erneut Nebenwirkungen auftreten. Weitere unerwünschte Wirkungen von L-Dopa sind in **Tab. I 1.3** aufgeführt. Ein Melanom stellt keine Kontraindikation für die Behandlung mit L-Dopa dar (Weiner et al. 1993).



### L-Dopa-Toxizität

In der Zellkultur wirken bereits geringe Dosen von L-Dopa toxisch auf dopaminerge mesenzephale Neurone. Diese Toxizität vermindert sich jedoch in Neuron-Glia-Kokulturen und ist *in vivo* nicht nachweisbar (Murer et al. 1998). Um die Effektivität und Toxizität von L-Dopa zu untersuchen, wurden erstmals in einer doppelblinden, randomisierten Studie drei verschiedene L-Dopa-Dosierungen (150 mg/Tag, 300 mg/Tag, 600 mg/Tag) gegen Placebo über 40 Wochen und nach einer darauf folgenden zweiwöchigen Auswaschphase verglichen. Klinisch zeigten sich dosisabhängige Effekte des L-Dopa nicht nur unter der Therapie selbst, sondern die während der Studie mit L-Dopa behandelten Patienten waren gemessen in klinischen Skalen auch nach einer zweiwöchigen Auswaschphase deutlich besser als die mit Placebo behandelten Parkinson-Patienten (Fahn et al. 2004). Im Gegensatz zu den klinischen Da-

**Tab. I 1.3:** Unerwünschte Wirkungen von Antiparkinson-Medikamenten

| Substanz | Gastro-intestinal | Autonom | Motorisch | Psychisch | Andere |
|---|---|---|---|---|---|
| L-Dopa | Übelkeit<br>Erbrechen | Orthostatische Hypotension<br>Tachykardie<br>Vermehrtes Schwitzen | Dyskinesien<br>Dystonien | Halluzinationen<br>Wahn<br>Unruhe<br>Verwirrtheit<br>Hypersexualität | |
| Ergolin-haltige Dopamin-agonisten | Übelkeit<br>Erbrechen<br>Obstipation | Orthostatische Hypotension | Dyskinesien<br>Dystonien | Halluzinationen<br>Wahn<br>Unruhe<br>Verwirrtheit<br>Impulskontroll-störungen<br>• Kaufsucht<br>• Spielsucht<br>• Hypersexualität<br>• pathologisches Essverhalten | Pleuropulmonale Fibrose<br>Herzklappen-fibrosen<br>Magenblutung<br>Raynaud-Phänomen<br>Beinödeme |
| Non-Ergolin-Dopamin-agonisten | Übelkeit<br>Erbrechen<br>Obstipation | Orthostatische Hypotension | Dyskinesien<br>Dystonien | Halluzinationen<br>Wahn<br>Unruhe<br>Verwirrtheit<br>Impulskontroll-störungen<br>• Kaufsucht<br>• Spielsucht<br>• Hypersexualität<br>• pathologisches Essverhalten | Plötzliche exzessive Tagesmüdigkeit (»Schlafattacken«) |
| Selegilin | | | Dyskinesien<br>Dystonien | Halluzinationen<br>Wahn<br>Unruhe<br>Verwirrtheit<br>Hypersexualität | |
| Rasagilin | Übelkeit | Zunahme einer vorbestehenden orthostatischen Hypotension | Zunahme der vorbeste-henden Dyskinesien | | Infektionen<br>Kopfschmerzen<br>Gewichtsabnahme |
| Amantadin | | | | Halluzinationen<br>Wahn<br>Unruhe<br>Verwirrtheit | Livedo reticularis<br>Knöchelödeme |
| Anticholinergika | Übelkeit<br>Erbrechen<br>Obstipation | Mundtrocken-heit<br>Tachykardie<br>Harnverhalt<br>Erhöhung des Augeninnen-drucks | | Unruhe<br>Mnestische und kognitive Störungen<br>Verwirrtheit | |
| Clozapin | | Vermehrter Speichelfluss | | Wie Anticholinergika<br>Sedierung | Epileptische Anfälle<br>Agranulozytose |
| Quetiapin | Obstipation | Mundtrocken-heit | Dysarhrie | Sedierung, abnormale Träume, Suizidgedanken | Trachykardie, Palpitationen, Endokrine Erkrankungen (Hyperprolaktin-ämie, Hypothy-reose) |

ten zeigten die L-Dopa-behandelten Patienten bei der Darstellung der Dopamintransporter im SPECT zwei Wochen nach der Auswaschphase im Vergleich mit den mit Placebo behandelten Patienten (–1,4 %) eine dosisabhängige Reduktion (bis zu 7,2 %) der Bindung des Liganden an den Dopamintransporter. Während die klinischen Daten also für eine Verlangsamung der Erkrankungsprogression oder anhaltende Effekte von L-Dopa auf die Symptome sprechen, implizieren die SPECT-Befunde das Gegenteil, nämlich, dass L-Dopa den Untergang nigrostriataler Terminalen beschleunigt oder dass die pharmakologischen L-Dopa-Effekte anhaltend die Kinetik des Dopamintransporters verändern. Dieser Widerspruch ist derzeit nicht zu klären.

**Tab. I 1.4:** Rezeptorspezifität der Dopaminrezeptor-Agonisten

| Agonist | $D_1$ | $D_2$ | $D_3$ | $D_2/D_3$ |
|---|---|---|---|---|
| Apomorphin | + | +++ | k. A. | k. A. |
| Bromocriptin | – | ++ | + | 9 : 1 |
| Cabergolin | + | +++ | ++ | k. A. |
| alpha-Dihydroergocriptin | ± | +++ | k. A. | k. A. |
| Lisurid | ± | +++ | +++ | k. A. |
| Pergolidl | + | +++ | +++ | 1 : 1 |
| Pramipexol | 0 | ++ | +++ | 1 : 7 |
| Ropinirol | 0 | +++ | ++ | 3 : 1 |
| Rotigotin | + | ++ | +++ | 1 : 20 |
| Piribedil | 0 | ++ | ++ | 1 : 1 |

+ Agonist (niedrige Affinität), ++ Agonist (hohe Affinität), +++ Agonist (sehr hohe Affinität), ± partieller Agonist, – keine Affinität, k. A. keine Angaben, Information nicht verfügbar

### I 1.2.3.2.2 Dopaminagonisten

Dopaminagonisten stimulieren direkt prä- und postsynaptische Dopaminrezeptoren. Sie müssen daher nicht wie L-Dopa enzymatisch in eine wirksame Form umgewandelt werden. Alle Dopaminagonisten üben ihre Wirkung vorwiegend durch die Stimulation von D2- und D3-Rezeptoren aus. Die einzelnen Substanzen unterscheiden sich aber in ihrer Wirkung auf andere Dopaminrezeptoren, ihrer Wirkdauer und ihrem Nebenwirkungsprofil. Dopaminagonisten sind heute zum festen Bestandteil der Parkinsontherapie geworden (**Tab. I 1.2** und **Tab. I 1.4**). Studien haben gezeigt, dass die initiale Monotherapie mit Dopaminagonisten bzw. die frühe Kombination von L-Dopa mit einem Dopaminagonisten das Auftreten von Dyskinesien und anderen motorischen Komplikationen hinausschiebt (Oertel et al. 2006; Parkinson Study Group 2000a; Rascol et al. 2000). Allerdings sind diese Unterschiede nach 6 Jahren nur noch gering und haben keinen Einfluss auf die Aktivitäten des täglichen Lebens und die motorische Behinderung (Parkinson Study Group CALM Cohort Investigators 2009). Die PD-MED Studie widmete sich der Frage, ob eine initiale Therapie mit L-Dopa, Dopaminagonisten oder MAO-B-Inhibitoren einen unterschiedlichen Langzeitverlauf über sieben Jahre aufweist. Die Abbruchrate der Behandlung war unter einer L-Dopa-Therapie am geringsten. Nach drei und nach sieben Jahren waren die Beweglichkeit und Lebensqualität am besten, wenn mit einer L-Dopa-Therapie begonnen wurde. Im Vergleich zu dopaminsparenden Therapien zeigten Patienten unter einer L-Dopa-Therapie eine 1,52-fach höhere Wahrscheinlichkeit, Dyskinesien zu entwickeln, aber keine höhere Wahrscheinlichkeit motorischer Fluktuationen. Die Studie ist in ihrer Aussage durch das hohe mittlere Alter (71 Jahre) der Patienten bei Beginn der Medikation limitiert und lässt wenig Schlüsse für Patienten mit einem Erkrankungsbeginn deutlich vor dem 70. Lebensjahr zu.

Diskutiert wird, ob Dopaminagonisten auch direkte protektive Effekte besitzen, da sie die während des Krankheitsverlaufes – gemäß Darstellung des präsynaptischen Dopamintransporters (SPECT) und der striatalen L-Dopa-Aufnahme ($^{18}$F-Dopa-PET) – zu beobachtende Abnahme der nigrostriatalen Funktion im Vergleich zu mit L-Dopa behandelten Patienten verzögern (Marek et al. 2002). Vergleicht man allerdings die Abnahme der Bindung an den präsynaptischen Dopamintransporter bei mit Pramipexol behandelten Patienten (Marek et al. 2002) mit der von Kontrollen (Fahn et al. 2004), zeigt sich bei beiden Kollektiven eine Abnahme von ca 1,5 % über 40 Wochen, während die Abnahme in der mit 600 mg L-Dopa pro Tag behandelten Gruppe 7,2 % beträgt (Fahn et al. 2004). Nach klinischen und funktionell bildgebenden Kriterien (DaTScan) konnten für Pramipexol mit einem *delayed-start* Design stellvertretend für Dopaminagonisten keine den Krankheitsverlauf modifizierende Effekte nachgewiesen werden (Schapira et al. 2013).

#### *I 1.2.3.2.2.1 Ergoline als Dopaminagonist*

Zu den Ergolin-Dopaminagonisten zählen Bromocriptin, Lisurid, Pergolid, α-Dihydroergocriptin und Cabergolin. Bromocriptin, Lisurid und Pergolid waren die ersten zur Behandlung eingeführten Dopaminagonisten. Alle Ergoline neigen zu einer Induktion von Fibrosen. Dazu zählen retroperitoneale Fibrosen, Lungenfibrosen und insbesondere Herzklappenfibrosen (Horvath et al. 2004; Van Camp et al. 2003, 2004; Pinero et al. 2005; Peralta et al. 2006; Junghanns et al. 2007; Zanettini et al. 2007; Schade et al. 2007). Fast alle Hersteller haben diese Medikamente inzwischen als Reservemedikament eingestuft oder vom Markt genommen. Auf ihren Einsatz sollte möglichst verzichtet werden. Bei Patienten, die auf diese Medikamente eingestellt sind, müssen aus den genannten Gründen halbjährliche körperliche Untersuchungen mit Auskultation der Lunge und des Herzens durchgeführt werden und jährliche Echokardiographien.

Für die fibrotischen Reaktionen der Ergolin-Dopaminagonisten wird eine ihnen gemeinsame agonistische Wirkung am 5-$HT_{2b}$-Rezeptor verantwortlich gemacht (Pergolid, Cabergolin, Bromocriptin). Unter dem Ergolin-Derivat Lisurid sind bisher keine Herzklappenfibrosen nachgewiesen worden; es hat am 5-$HT_{2b}$Rezeptor antagonistische Wirkung.

I 1

### *I 1.2.3.2.2.2 Non-Ergoline als Dopaminagonisten*

Ropinirol, Pramipexol, Rotigotin und Piribedil sind Nicht-Ergolin-Dopaminagonisten. Sie wurden entwickelt, um typische Nebenwirkungen der Ergolin-Dopaminagonisten zu mildern. In der Tat zeigt Pramipexol eine geringe Inzidenz peripherer Nebenwirkungen, wie z. B. Übelkeit oder orthostatische Hypotension (Wermuth et al. 1994). Einige Patienten mit ausgeprägten peripheren Nebenwirkungen unter Ergolin-Dopaminagonisten vertragen Pramipexol oder Ropinirol deutlich besser. Gemäß einer direkten Vergleichsstudie mit Bromocriptin scheint das Nebenwirkungsspektrum von Ropinirol dem von Ergolin-Dopaminagonisten ähnlich zu sein (Brunt et al. 2002; Clarke und Deane 2000, 2001). Allerdings scheint die Gefahr des Auftretens von Fibrosen, einschließlich der von Herzklappenfibrosen, geringer (Peralta et al. 2006; Junghanns et al. 2007; Schade et al. 2007; Zanettini et al. 2007).

**Ropinirol**

*Wirkmechanismus:* Ropinirol ist kein Ergolin-Derivat, sondern ein Phenolindolon-Derivat. Es besitzt hohe Affinität zu D2-Rezeptoren (Eden et al. 1991).

*Pharmakokinetik:* Ropinirol wird oral gut resorbiert und besitzt eine Bioverfügbarkeit von etwa 50 %. Maximale Plasmaspiegel werden nach 1,5 Stunden erreicht. Die Plasmahalbwertszeit beträgt drei bis zehn Stunden. Eine retardierte Form steht zur Verfügung.

*Klinische Studien:* Ropinirol wurde in der Frühphase und in fortgeschrittenen Stadien der Erkrankung geprüft. Im Vergleich zu L-Dopa ist Ropinirol in frühen Krankheitsstadien etwa gleich wirksam, während es in späteren Stadien geringer wirkt. Wirksame Dosierungen von bis zu 9 mg werden in einschleichender Dosierung etwa innerhalb acht Wochen erreicht. Bei Patienten mit Wirkungsschwankungen erlaubt Ropinirol die Off-Phasen zu verkürzen und die Dosis von L-Dopa um bis zu 20 % zu reduzieren (Brooks et al. 1995; Rascol et al. 1996). Ropinirol wurde bei *de novo*-Parkinson-Patienten über fünf Jahre in einer multizentrischen, doppelblind durchgeführten Studie gegenüber L-Dopa getestet. Patienten, die initial eine Monotherapie mit Ropinirol erhielten, zeigten nach fünf Jahren ein deutliches reduziertes Risiko für Dyskinesien (Rascol et al. 2000): 16 % der Patienten, die zum Beginn der Studie einer Therapie mit Ropinirol zugeordnet wurden, beendeten diese mit einer Monotherapie von Ropinirol. Nur 5 % dieses Therapiearms entwickelten Dyskinesien. Dagegen entwickeln 20 % der Patienten, die nach Randomisierung mit einer Ropinirol-Therapie begannen, im weiteren Verlauf aber zusätzlich einer Medikation mit L-Dopa bedurften, Dyskinesien. Von den Patienten schließlich, die randomisiert mit einer L-Dopa Therapie begannen und während der fünf Jahre bei einer Monotherapie mit L-Dopa verblieben, zeigten 46 % Dyskinesien. Die Behandlung der motorischen Symptome zeigte keine signifikanten Unterschiede zwischen der Behandlungsgruppe, die ausschließlich L-Dopa erhielt und der Gruppe, die Ropinirol mit oder ohne L-Dopa (zusammen analysiert) einnahm. Kein Unterschied fand sich auch bezüglich des Auftretens von motorischen Wirkungsfluktuationen (End-of-dose-Akinesie).

In retardierter Form ist Ropinirol effektiv als Monotherapie (Stocchi et al. 2008) und in Kombination mit L-Dopa (Pahwa et al. 2007). Dabei erweist sich die retardierte Form als nebenwirkungsärmer und kann schneller eindosiert werden. Beim fortgeschrittenen Parkinson-Syndrom gelingt mit retardiertem Ropinirol eine Reduktion der »*Off*-Zeit« häufiger als mit dem normalen Präparat. Dieses ist vermutlich darauf zurückzuführen, dass bei besserer Verträglichkeit höhere Dosierungen möglich sind (Stocchi et al. 2011).

*Unerwünschte Wirkungen:* Die unerwünschten Wirkungen von Ropinirol entsprechen denen von Bromocriptin (**Tab. I 1.3**). Die Dopaminagonisten mit Nicht-Ergolin-Struktur wurden in der Hoffnung auf weniger unerwünschte Wirkungen entwickelt. Dies wurde jedoch nur zum Teil gefunden, und ein direkter Vergleich zwischen Bromocriptin und Ropinirol hat diese Erwartungen nicht erfüllt (Brunt et al. 2002; Clarke und Deane 2000, 2001). Allerdings wurde unter Ropinirol bisher nicht über das Auftreten von Herzklappenfibrosen berichtet.

Bei den beiden Nicht-Ergolinen Ropinirol und Pramipexol wurden exzessive Tagesmüdigkeit und plötzlich einsetzende Schlafattacken beobachtet (Frucht et al. 1999). Dieses Phänomen wird eher bei der Eindosierung als in der Phase der Dosiserhaltung beobachtet. Ferner ist dieser Effekt dosisabhängig und wurde v. a. bei Dosen von 2,1 mg Pramipexol/Tag bzw. 16 mg Ropinirol/Tag beobachtet. Untersuchungen haben inzwischen gezeigt, dass das plötzliche Einschlafen nicht ein spezifisches Problem von Nicht-Ergolin-Agonisten, sondern ein generelles Problem jeder dopamimetischen Therapie darstellt (s. »Schlafstörungen«).

**Pramipexol**

*Wirkmechanismus:* Auch Pramipexol ist kein Ergolin, sondern ein synthetisches Aminobenzathiazol-Derivat (Hubble et al. 1995). Pramipexol ist ein voller Agonist an D2-Rezeptoren. Allerdings ist die Affinität zu D3-Rezeptoren höher als die zu D2-Rezeptoren (Mierau et al. 1995). Entsprechend der Verteilung von D3-Dopaminrezeptoren erfolgt die Bindung von Pramipexol vor allem im Nucleus caudatus und im mesolimbischen System.

*Pharmakokinetik:* Pramipexol wird oral gut resorbiert, die Bioverfügbarkeit beträgt über 90 %. Die Plasmahalbwertszeit beträgt acht Stunden. Es steht ein retardiertes Präparat zur Verfügung.

*Klinische Studien:* Die klinische Wirkung von Pramipexol ist in randomisierten, placebokontrollierten Studien an de *novo*-Patienten und bei Patienten mit fortgeschrittener Erkrankung in der Kombination mit L-Dopa nachgewiesen worden. Danach ist Pramipexol effektiv bei der Behandlung der motorischen Symptome von de novo-Parkinson-Patienten als Monotherapie (Parkinson Study Group 2000a) und in Kombination mit L-Dopa (Lieberman et al. 1997). In einer multizentrischen, randomisierten, doppelblind durchgeführten Studie über zwei Jahre zeigten Patienten mit einer Pramipexol-Monotherapie oder einer Kombination von Pramipexol und L-Dopa signifikant weniger motorische Komplikationen als Patienten mit einer L-Dopa-Monotherapie (Parkinson Study

Group 2000a). Möglicherweise ist die Behandlung zusätzlich neuroprotektiv, da mit funktioneller Bildgebung im Vergleich zur Behandlung mit L-Dopa eine verringerte Abnahme des Dopamintransporter-Signals – verwendet als Surrogat-Marker für die Dichte der nigrostriatalen Innervation – nachgewiesen wurde (Marek et al. 2002).
Pramipexol als Monotherapie oder in Kombination mit L-Dopa scheint besonders effektiv bei der Behandlung des Ruhetremors in milden als auch in fortgeschrittenen Stadien der Parkinson-Krankheit zu wirken (Pogarell et al. 2002).
Die einmalige Gabe von retardiertem Pramipexol ist ebenso effektiv wie die dreimalige Gabe des normalen Präparats und zeigt gegenüber Placebo eine deutliche Wirkung (Hauser et al. 2010). Eine Umsetzung kann über Nacht erfolgen (Rascol et al. 2010b). Beide Präparationen sind gleich effektiv, zeigen identische Nebenwirkungen und erreichen die gleiche Dosierung sowohl bei *de novo* Patienten als auch als *add on* bei mit L-Dopa behandelten Patienten (Poewe et al. 2011; Schapira et al. 2011).
*Unerwünschte Wirkungen:* Pramipexol besitzt eine sehr geringe Neigung, orthostatische Hypotonie auszulösen. Bezüglich der Diskussion über Pramipexol-induzierte Tagesmüdigkeit und Einschlafattacken wird auf die Diskussion der Ropinirol-Nebenwirkungen und auf den Abschnitt »Schlafstörungen« verwiesen. Herzklappenfibrosen unter Pramipexol wurden bisher nicht berichtet.

**Apomorphin**
*Wirkmechanismus:* Das chemisch den Apomorphinalkaloiden zugehörige Emetikum Apomorphin steht in Ampullenform zur subkutanen Anwendung zur Verfügung. Apomorphin ist ein D1- und D2-Rezeptor-Agonist.
*Pharmakokinetik:* Im Gegensatz zu den oral wirksamen Dopaminagonisten ist die Bioverfügbarkeit von subkutanem Apomorphin fast 100 %. Die maximale Plasmakonzentration wird nach fünf bis 20 Minuten erreicht. Die Plasmahalbwertszeit beträgt etwa 30 Minuten (Gancher et al. 1989; Przedborski et al. 1995; Sam et al. 1995) (**Tab. I 1.2**).
*Klinische Studien:* In mehreren offenen Studien wurde beobachtet, dass wiederholte subkutane Injektionen oder subkutane Dauerinfusion von Apomorphin (Einzeldosis: 2–5 mg; Infusionsrate: 3–6 mg/h) bei ausgeprägten Wirkungsschwankungen zu einer deutlichen Verminderung der Dauer der *off*-Perioden und Reduktion des L-Dopa-Bedarfs führen. Apomorphin ist besonders zur Behandlung schmerzhafter *Off*-Dystonien geeignet (Hughes et al. 1993; Kreczy-Kleedorfer et al. 1993; Stibe et al. 1988). In kontrollierten Studien ist es sowohl bei intermittierender als auch bei kontinuierlicher Applikation effektiv (Colzi et al. 1998; Dewey et al. 2001; Katzenschlager et al. 2005). Apomoprhin-Injektionen haben eine hohe Wirksamkeit im Hinblick auf Beendigung von *off*-Phasen (Dewey et al. 2001).
Apomorphin wird außerdem zu diagnostischen Zwecken eingesetzt, um das individuelle Ansprechen auf dopaminerge Stimulation zu überprüfen (Gasser et al. 1992a; Oertel et al. 1989).
*Unerwünschte Wirkungen:* Die unerwünschten Wirkungen von Apomorphin entsprechen denen von Bromocriptin (**Tab. I 1.3**). Psychische Nebenwirkungen wurden aber seltener beobachtet. Wegen der ausgeprägten emetischen Wirkung ist die Gabe von Domperidon (3 × 20 mg) zu Beginn unumgänglich. Domperidon sollte ein bis drei Tage vor der ersten Injektion von Apomorphin begonnen werden. An der Injektionsstelle kann es zu allergischen Reaktionen, Nekrosen und lokalen Entzündungen kommen (**Tab. I 1.3**).

**Rotigotin**
*Wirkmechanismus:* Rotigotin ist ein nicht-ergoliner D3/D2/D1-Rezeptor-Agonist.
*Pharmakokinetik:* Rotigotin steht zur transdermalen Applikation als Pflaster zur Verfügung und wird über die Haut resorbiert. Steady-state Konzentrationen werden ein bis zwei Tage nach der Pflasterapplikation erreicht und durch einmal tägliche Anwendung, bei der das Pflaster über 24 Stunden auf der Haut verbleibt, auf einem stabilen Niveau gehalten. Die absolute Bioverfügbarkeit nach transdermaler Applikation beträgt ca. 37 %. Die Eliminationshalbwertzeit liegt zwischen fünf und sieben Stunden (**Tab. I 1.2**).
*Klinische Studien:* Die transdermale Applikation von Rotigotin führt als Monotherapie dosisabhängig zu einer Verbesserung der motorischen Funktion und der Aktivitäten des täglichen Lebens bei Patienten mit einem *de novo*-Parkinson-Syndrom (Parkinson Study Group 2003; Watts et al. 2005). Rotigotin wurde zunächst nur für die Monotherapie und Anfang 2007 auch für die Kombinationstherapie mit L-Dopa zugelassen. Die Vorteile der Pflasterapplikation liegen in der einmaligen Anwendung pro Tag und der Unabhängigkeit von der gastrointestinalen Resorptionsleistung sowie deren nahrungsmittelabhängiger Schwankung. Ob der zumindest theoretisch stabile Plasmaspiegel des Medikaments – verbunden mit einer gleichmäßigen Rezeptorstimulation – tatsächlich das Auftreten motorischer Komplikationen vermindert, ist bisher nicht geklärt. Ebenso ist offen, ob nach Auftreten von medikamentenabhängigen Wirkungsschwankungen und Dyskinesien ein Umsetzen auf Rotigotin-Pflaster-Behandlung zu einer Symptombesserung führt.
*Unerwünschte Wirkungen:* Als unerwünschte Wirkungen traten Schwindel, Übelkeit, Erbrechen, Somnolenz (**Tab. I 1.3**) und – bei ca. 50 % der Patienten – Hautreaktionen in unterschiedlicher Ausprägung auf, die bei ca. 10 % der Patienten zu einem Abbruch der Behandlung führten. Sehr selten – möglicherweise bei gleichzeitiger Gabe von Domperidon – wird eine Verlängerung der QT-Zeit beobachtet.

**Piribedil**
*Wirkmechanismus:* Piribedil ist ein nicht-ergoliner D2/D3-Rezeptor-Agonist und ein α2-Rezeptor-Antagonist.
*Pharmakokinetik:* Aufgrund eines hohen Metabolismus nach oraler Gabe während der ersten Leberpassage beträgt die Bioverfügbarkeit von Piribedil nur 10 %. Daher wird derzeit eine sublinguale Applikationsform getestet, um den *First-Pass*-Effekt zu umgehen (Rascol et al. 2010a). Die Plasmahalbwertszeit beträgt zwölf Stunden.
*Klinische Studien:* Piripedil wurde bereits 1990 in Frankreich, anschließend in vielen weiteren Län-

I 1

dern und 2007 auch in Deutschland als Monotherapie (Castro-Caldas et al. 2006) oder als *add-on* zu L-Dopa zugelassen (Ziegler et al. 2003). Das Ausmaß der symptomatischen Wirkung ist vergleichbar mit der Wirkung von Bromocriptin (Rascol et al. 2006). Aufgrund der antagonistischen Wirkung auf den noradrenergen α2-Rezeptor werden Piribedil positive Effekte auf L-Dopa-resistente Symptome (Haltungsinstabilität und Gangstörungen) und ein positiver Einfluss auf Kognition und Vigilanz zugesprochen. Piribedil wirkt positiv auf eine Apathie, die bei Parkinson-Patienten mit Tiefer Hirnstimulation infolge der Reduktion der dopaminergen Medikation beobachtet wird (Thobois et al. 2013).

*Unerwünschte Wirkungen:* Die unerwünschten Nebenwirkungen entsprechen denen anderer Non-Ergolin-Dopaminagonisten. Am häufigsten treten gastrointestinale Nebenwirkungen auf. Herzklappenfibrosen wurden bisher nicht berichtet. Schlafattacken wurden – meist in der Eindosierung – bei 6 % der Patienten beobachtet, die Piribedil wegen Parkinson-Erkrankung einnahmen, aber auch bei Patienten, die Piribedil aus einem anderen Grund einnahmen (Gouraud et al. 2011).

### I 1.2.3.2.3 Inhibitoren des Dopamin-Metabolismus

Inhibitoren von Dopamin abbauenden Enzymen verlängern die Wirkzeit von Dopamin im synaptischen Spalt und damit an den postsynaptischen Rezeptoren.

#### *I 1.2.3.2.3.1 Monoaminooxidase-B-Hemmer (MAO-B-Hemmer)*

**Selegilin**

*Wirkmechanismus:* Selegilin ist die linksdrehende Form von Deprenyl, das eine racemische Mischung zweier aktiver Formen darstellt. Selegilin blockiert den oxidativen Abbau von Dopamin durch Hemmung der MAO B. Dadurch steht mehr Dopamin für die synaptische Transmission zur Verfügung. Außerdem führt die Hemmung der MAO B zu einer verminderten Bildung von Wasserstoffperoxid, aus dem das hochreaktive Hydroxyl-Radikal gebildet wird. Selegilin besitzt *in vitro* eine antiapoptotische Wirkung, die von der Hemmung der MAO B unabhängig ist (Tatton et al. 1994). In tierexperimentellen Untersuchungen bessert Selegilin aufgrund dieser Eigenschaften nicht nur die Parkinson-Symptomatik, sondern hat im Gegensatz zu den klinischen Daten (s. u.) auch eine neuroprotektive Wirkung auf dopaminerge Neurone. Selegilin wird zu Amphetamin-ähnlichen Substanzen abgebaut. Die pharmakologische Wirkung dieser Abbauprodukte ist aber gering, da sie in der wenig wirksamen linksdrehenden Form vorliegen (Heinonen und Lammintausta 1991).

*Pharmakokinetik:* Selegilin ist in Dosen von 5–10 mg ein irreversibler Hemmer der MAO B. Nach Absetzen von Selegilin kommt es beim Menschen zu einer Erholung der Enzymaktivität mit einer Halbwertszeit von 40 Tagen (Fowler et al. 1994) (**Tab. I 1.4**).

*Klinische Studien:* Obwohl nach früheren Studien die symptomatische Antiparkinson-Wirkung von Selegilin verneint wurde (Shoulson 1989), wurde anschließend gezeigt, dass Selegilin bei bisher nicht behandelten Parkinson-Patienten eine zumindest einige Monate anhaltende geringe symptomatische Wirkung besitzt (Allain et al. 1991; Ziv et al. 1993). Die Wirkung von L-Dopa wird durch Selegilin verstärkt. Durch zusätzliche Gabe von Selegilin kann bei 50 % der Patienten die L-Dopa-Dosis um 10–15 % gesenkt werden, ohne dass sich die motorischen Symptome verschlechtern. Vorhersagbare Wirkungsschwankungen werden durch Selegilin gebessert (Heinonen und Rinne 1989).

Einer retrospektiven Untersuchung zufolge erhöht die Behandlung mit Selegilin die Lebenserwartung von Parkinson-Patienten (Birkmayer et al. 1985). Dieser Befund wurde allerdings in späteren prospektiven Studien nicht reproduziert. Die englische Parkinson-Studiengruppe berichtete sogar über eine Erhöhung der Mortalität um bis zu 57 % bei mit Selegilin behandelten Patienten (Ben-Shlomo et al. 1998; Lees 1995). Diese randomisierte, jedoch offene Studie ist bezüglich ihrer Planung und der statistischen Analyse angreifbar. Eine ähnliche Zunahme der Mortalität findet sich in keiner anderen Studie (Donnan et al. 2000; Myllyla et al. 1992; Olanow et al. 1998). Fasst man alle Daten zusammen, so lässt sich die Hypothese einer erhöhten Mortalitätsrate für die kombinierte Behandlung mit Selegilin und L-Dopa nicht aufrechterhalten. Allenfalls haben Patienten mit einer kardialen Erkrankung ein erhöhtes Mortalitätsrisiko, da Selegilin Reizleitungsstörungen am Herzen hervorrufen kann (Churchyard et al. 1997).

Die ursprünglich von Birkmayer et al. (1985) publizierten Mortalitätsdaten und die zuvor diskutierten experimentellen Daten legten nahe, dass Selegilin neuroprotektiv wirkt, also die dem IPS zugrundeliegende fortschreitende Degeneration dopaminerger nigraler Neurone verlangsamt. Um diese Hypothese zu prüfen, wurde in den USA die DATATOP-Studie an 800 Patienten durchgeführt. Ihr Hauptergebnis ist, dass Selegilin den Zeitpunkt, zu dem eine L-Dopa-Behandlung bei Patienten mit neu diagnostiziertem IPS notwendig scheint, um etwa neun Monate hinausschiebt (Parkinson Study Group 1996b). Eine kleinere finnische Studie kam zu einem ähnlichen Ergebnis (Myllyla et al. 1992). Die Langzeitwirkungen einer frühen Selegilin-Behandlung sind jedoch nicht günstig. Weitere Auswertungen der DATATOP-Studie zeigen, dass 1. initiale Selegilin-Behandlung nicht vor Wirkungsschwankungen schützt, und dass sich 2. Patienten, die während der initialen Studie nicht L-Dopa-pflichtig wurden, im weiteren Verlauf schneller verschlechterten als placebobehandelte Patienten (Parkinson Study Group 1996a, 1996b). Die frühe Behandlung mit Deprenyl scheint das Auftreten von Dyskinesien im Krankheitsverlauf eher zu begünstigen, Freezing-Phänomene aber hinauszuzögern (Shoulson et al. 2002). Die Diskussion über mögliche neuroprotektive Wirkungen von Selegilin erhielten neuen Auftrieb durch den Bericht von Olanow et al. (1995), dass Selegilin die klinische Verschlechterung von de *novo*-Patienten, die 14 Monate mit L-Dopa oder Bromocriptin behandelt wurden, verlangsamt. Zusammenfassend kann derzeit die Behandlung mit Deprenyl allenfalls unter As-

pekten einer symptomatischen, aber nicht einer protektiven Therapie empfohlen werden.
*Unerwünschte Wirkungen:* Die wichtigste unerwünschte Nebenwirkung von Selegilin ist die Verstärkung von Dyskinesien. Aus diesem Grund muss Selegilin bei Patienten mit Wirkungsschwankungen oft abgesetzt werden. Selegilin kann L-Dopa-induzierte Halluzinationen und Psychosen verstärken. Selegilin sollte nicht mit anderen MAO-Hemmern und selektiven Serotonin-Wiederaufnahmehemmern kombiniert werden. Wegen der langen Halbwertszeit der Selegilin-Wirkung sollte Selegilin mindestens sechs Wochen vor einer Behandlung mit diesen Substanzen abgesetzt werden. Selegilin sollte bei Patienten mit Herzreizleitungsstörungen gemieden werden (Churchyard et al. 1997) (**Tab. I 1.3**).

**Rasagilin**
*Wirkmechanismus:* Rasagilin ist ein irreversibler MAO-B-Inhibitor neuer Generation mit höherer Effektivität. Es verzögert den Abbau von Dopamin, wodurch die Dopamin-Konzentration im synaptischen Spalt angehoben und die Wirkdauer des endogen freigesetzten Dopamins verlängert wird. 1-Aminoindan ist der Hauptmetabolit, der zwar keine MAO-B-hemmende Wirkung aufweist, dem aber eine eigenständige Antiparkinson-Wirkung und neuroprotektive Eigenschaften nachgesagt werden (Mandel et al. 2005).
*Pharmakokinetik:* Rasagilin wird rasch absorbiert. Die Plasmahalbwertszeit beträgt ein bis zwei Stunden, die des Metaboliten Aminoindan elf Stunden. Da Rasagilin die MAO B irreversibel hemmt, ist trotz der kurzen Halbwertzeit eine einmalige Gabe am Tag ausreichend. Im Gegensatz zu Selegilin entstehen beim Abbau von Rasagilin keine Amphetamin-Abbauprodukte.
*Klinische Studien:* Die Wirksamkeit von Rasagilin wurde in vier randomisierten, doppelblinden Studien nachgewiesen. In der TEMPO-Studie führte die einmalige Gabe von 1 oder 2 mg/Tag in Monotherapie zu einer dosisabhängigen Besserung der Parkinson-Symptome bei *de novo*-Patienten über 26 Wochen (Parkinson Study Group 2002). Allerdings waren die quantitativen Effekte mit 4,2 Punkten auf der gesamten UPDRS-Skala und 2,7 Punkten auf den motorischen UPDRS-Skalen vergleichsweise gering. In einer zweiten Phase der Studie erhielten die zuvor über sechs Monate mit Placebo behandelten Patienten 2 mg Rasagilin/Tag, in den anderen beiden Behandlungsarmen wurde weiter mit 1 bzw. 2 mg Rasagilin/Tag behandelt (*delayed start design*). Patienten, die über 12 Monate mit 1 bzw. 2 mg/Tag Rasagilin behandelt wurden, zeigten am Studienende eine geringere Progredienz der Erkrankungssymptome als die Patienten, die nur über sechs Monate Rasagilin erhalten hatten (Parkinson Study Group 2004). Dies wurde als erster Hinweis auf mögliche neuroprotektive Effekte des Rasagilins gewertet. Diese Hypothese wurde in der ADAGIO-Studie weiterverfolgt. In dieser Studie wurde ebenfalls randomisiert und placebokontrolliert ein *delayed start design* verwendet (Olanow et al. 2009). Dabei wurden Patienten mit einer *de novo* Parkinson Krankheit über 9 Monate mit 1 bzw. 2 mg/Tag Rasagilin oder Placebo behandelt, wobei es für beide Dosierungen im Gegensatz zur TEMPO-Studie eine eigene Kontrollgruppe gab. Nach 9 Monaten erhielten alle Patienten 1 bzw. 2 mg/Tag Rasagilin für weitere 9 Monate. Während die Patienten, die in den ersten 9 Monaten 1 mg/Tag Rasagline erhalten hatten, auch am Ende der Studie (nach 18 Monaten) noch einen Vorteil gegenüber den Patienten zeigten, die nur in den zweiten 9 Monaten Rasagilin erhielten, war dieser Unterschied nicht signifikant bei den Patienten mit der 2 mg/Tag-Dosierung. Die Ursachen für diese Diskrepanz sind bis heute nicht eindeutig geklärt. In der 1 mg/Tag-Rasagilin-Gruppe konnte die Progredienz des UPDRS-Gesamtscores im Vergleich zur Placebo/1 mg-Gruppe von 4,5 Punkten nach 18 Monaten bezogen auf die Ausgangswerte um 1,7 Punkte (entspricht ca. 40 %) reduziert werden. Dieser Effekt wird in den ersten 9 Monaten erzielt, da in den zweiten 9 Monaten die ursprüngliche Placebo-Gruppe und die Verum-Gruppe gleich mit 1 mg/Tag Rasagilin behandelt wurden. Diese Effekte lassen sich als erkrankungsmodifizierende (protektive) Effekte interpretieren. Da die gleichen positiven Effekte für die 2 mg/Tag-Rasagilin-Gruppe nicht beobachtet werden konnte, ist diese Interpretation aber nicht unumstritten (Rascol et al. 2011).
In der PRESTO-Studie wurden Patienten mit einer chronischen L-Dopa-Therapie zusätzlich mit 0,5 mg oder 1 mg Rasagilin oder Placebo behandelt (Parkinson Study Group 2005). Einschlusskriterium war eine *Off*-Zeit von mindestens 2,5 Stunden pro Tag. Eine weitere dopamimetische Therapie war erlaubt. Die *Off*-Zeit wurde unter Therapie mit 0,5 mg Rasagilin pro Tag um 1,4 Stunden und unter 1 mg Rasagilin pro Tag um 1,85 Stunden reduziert.
Die LARGO-Studie verglich dreiarmig den Effekt zwischen 1 mg Rasagilin, 200 mg Entacapone pro L-Dopa-Dosis und Placebo als Adjuvans bei bestehender L-Dopa-Therapie mit einer *Off*-Zeit von mindestens einer Stunde. Entacapone und Rasagilin reduzierten im Vergleich zu Placebo die Off-Zeit, verbesserten die motorischen Funktionen während der On-Zeit oder einen globalen Marker der Lebensqualität, ohne dass ein Unterschied zwischen Entacapone und Rasagilin bestand (Rascol et al. 2005).
Diese Studien zeigen zusammengenommen, dass 1 mg Rasagilin als Monotherapie und als *Add-on*-Therapie effektiv ist und dass 1 mg Rasagilin so effektiv wie Entacapone als *Add-on*-Therapie ist, wobei letzteres allerdings mehrmals am Tag (nämlich bei jeder L-Dopa-Gabe) eingenommen werden muss.
*Nebenwirkungen:* Die in den zuvor aufgeführten Studien beobachteten Nebenwirkungen waren gering, die Quoten der Studienabbrecher unterschieden sich nicht signifikant von denen der mit Placebo behandelten Patienten und lagen bei 10–15 %. Am häufigsten traten Kopfschmerzen, grippeähnliche Symptome, Arthralgien und Leukopenien auf. Im Vergleich zu Placebo reduzierten sich allerdings Asthenie und Depressionen. Rasagilin soll nicht zusammen mit anderen MAO-Hemmern eingenommen werden. Die gleichzeitige Behandlung mit Rasagilin und Fluoxetin oder Fluvoxamin sollte vermieden werden. Die während des klinischen Entwicklungsprogramms aufgezeigte erhöhte Inzidenz von Melanomen wurde mit einem

erhöhten Hautkrebsrisiko bei Patienten mit Parkinson-Erkrankung und nicht mit Arzneimitteln in Verbindung gebracht (s. Fachinformation).

**Safinamid**
*Wirkmechanismus:* Safinamid (Xadago®) ist ein Dopamin-Modulator. Es ist ein selektiver und reversibler MAO-B-Inhibitor und hemmt auch den Dopamintransporter und damit die Wiederaufnahme von Dopamin. Ferner soll es durch Hemmung spannungsabhängiger Natrium-Kanäle die Freisetzung von Glutamat reduzieren und damit einen positiven Einfluss auf die Reduktion von Dyskinesien haben.
*Pharmakokinetik:* Safinamid wird rasch resorbiert. Höchste Plasmakonzentrationen werden nach zwei bis vier Stunden erreicht. Die Plasmahalbwertzeit beträgt 22 Stunden. Safinamid hemmt MAO-B reversibel ohne Einfluss auf die MAO-A Aktivität. Ferner soll es durch Hemmung spannungsabhängiger Natrium-Kanäle die Freisetzung von Glutamat reduzieren und damit einen positiven Einfluss auf die Reduktion von Dyskinesien haben.
*Klinische Studien:* In zwei klinischen Studien wurde die Wirksamkeit von Safinamid nachgewiesen. Zunächst wurden über 24 Wochen in einer randomisierten, placebo-kontrollierten, multizentrischen Studie (Studie 016) die Effekte von Safinamid als *add-on*-Therapie zur L-Dopa-Therapie bei Patienten mit einem idiopathischen Parkinsonsyndrom und motorischen Fluktuationen untersucht (Borgohain et al. 2014a). Anschließend (Studie 018) erfolgte über 18 Monate die placebo-kontrollierte Weiterbehandlung mit der randomisierten Studienmedikation (Borgohain et al. 2014b). Die Patienten wurden in drei Gruppen randomisiert: 100 mg/Tag Safinamid (n = 224), 50 mg/Tag Safinamid (n = 223) oder Placebo (n = 222). Nach 24 Wochen Behandlung verbesserten 100 mg Safinamid pro Tag die »on«-Zeit ohne beeinträchtigende Dyskinesien um 1,36 ± 2,63 Stunden, 50 mg Safinamid pro Tag um 1,37 ± 2,75 Stunden und Placebo um 0,97 ± 2,38.
*Nebenwirkungen:* Es fanden sich in Behandlungsgruppen keine erhöhten Inzidenzen für unerwünschte oder schwere unerwünschte Nebenwirkungen.

### *I 1.2.3.2.3.2 Catechol-O-Methyl-Transferase (COMT)-Inhibitoren*

**Entacapon**
COMT ist eines der Enzyme, das den Abbau von Dopamin und L-Dopa katalysiert. Eine COMT-Inhibition führt deswegen zur Potenzierung und Verlängerung der Wirkungen von L-Dopa. Außerdem werden die Plasmaspiegel von 3-O-Methyldopa reduziert – ein inaktiver L-Dopa-Metabolit, der mit L-Dopa um die Aufnahme ins ZNS konkurriert (Brannan et al. 1992). Entacapon ist ein rein peripher wirksamer COMT-Inhibitor. Die Wirkdauer beträgt etwa 1,5 Stunden. Entacapon muss daher in einer konstanten Dosis von 200 mg mit jeder L-Dopa-Dosis eingenommen werden. Entacapon wird in der Leber metabolisiert. Nur eine kleine Fraktion wird nicht-verstoffwechselt durch die Niere ausgeschieden. Obwohl Entacapon die Wirkung von L-Dopa verlängert, wurde eine Erhöhung der maximalen L-Dopa-Plasmaspiegel nicht nachgewiesen (Kaakkola et al. 1994; Myllyla et al. 1993). Eine mehrfache Dosierung am Tag erhöht möglicherweise die Plasmakonzentration von L-Dopa, da L-Dopa auf diese Weise akkumulieren kann.
Bei Patienten mit Wirkungsschwankungen nehmen die täglichen Zeiten guter Beweglichkeit zu (Myllyla et al. 2001; Parkinson Study Group 1997). In den Studien wurde zu jeder L-Dopa-Dosis 200 mg Entacapon verabreicht. Eine Reduktion der L-Dopa-Dosis um etwa 20 % ist in den meisten Fällen möglich (Merello et al. 1994; Myllyla et al. 2001; Ruottinen und Rinne 1996). Entacapon scheint auch effektiv bei Patienten mit keinen oder nur geringen Wirkungsschwankungen zu sein, wenn diese bezüglich ihrer motorischen Symptome unzureichend medikamentös behandelt sind (Poewe et al. 2002).
Zur Vereinfachung der Dosierung wurde die feste Kombination von L-Dopa, Carbidopa und Entacapon (Stalevo®) eingeführt. Die Kombination besteht aus dem festen Verhältnis von L-Dopa und Carbidopa im Verhältnis 4 : 1 (50 mg L-Dopa + 12,5 mg Carbidopa, 100 mg L-Dopa + 25 mg Carbidopa, 150 mg L-Dopa und 200 mg Carbidopa) sowie jeweils 200 mg Entacapon. Diese feste Kombination vereinfacht die Medikamentengabe und verringert die Zahl der einzunehmenden Tabletten. Damit die Dosis von 200 mg Entacapon pro Tablette konstant bleibt, sollten die Tabletten nicht geteilt werden.
In der STRIDE-PD-Studie reduzierte die Kombination von Entacapone zu L-Dopa zu frühen Zeitpunkten der Erkrankung im Vergleich zur L-Dopa-Monotherapie nicht das Risiko, L-Dopa-assoziierte Dyskinesien zu entwickeln (Stocchi et al. 2010). L-Dopa-assoziierte Dyskinesien traten sogar früher auf, was vermutlich auf erhöhte synaptische Dopaminkonzentrationen infolge der Reduktion des Dopaminabbaus bei medikamentöser Blockade der COMT zurückzuführen ist.
*Nebenwirkungen:* Da Entacapon durch Potenzierung von L-Dopa wirkt, entsprechen die unerwünschten Wirkungen weitgehend denen von L-Dopa. Dazu gehören Dyskinesien, seltener Halluzinationen und orthostatische Hypotension. Unter Entacapon werden Diarrhöen seltener beobachtet als unter Tolcapon. Im Gegensatz zu Tolcapon wurde bisher keine Hepatotoxizität für Entacapon berichtet. Entacapon verfärbt den Urin gelblich.

**Opicapon**
Wirkmechanismus: Opicapon (Ongentys®) ist ein peripher wirkender, selektiver COMT-Inhibitor. Die Plasmahalbwertzeit beträgt zwar nur 0,8 bis 3,2 Stunden, allerdings wird eine dosisabhängige und langanhaltende COMT-Inhibition beobachtet, vermutlich durch eine sehr langsame Dissoziation des COMT-Opicapon-Komplexes (Rocha et al. 2013). Damit dauert der inhibitorische Effekt von Opicapon wesentlich länger als der von Entacapon und Tolcapon und erlaubt die einmalige Anwendung von 50 mg pro Tag.
*Klinische Studien:* In einer randomisierten, doppelblinden, placebokontrollierten Studie mit 590 Patienten reduzierte Opicapon in Kombination mit L-Dopa bei *end-of-dose*-Patienten mit motorischen

Fluktuationen die Dauer der *off*-Phasen. In der Dosierung mit 50 mg pro Tag sank die Zeit in *off*-Phasen um 116 Minuten, unter 25 mg um 85 Minuten und unter 5 mg um 91 Minuten, während unter Placebo eine Reduktion um 56 Minuten und unter Entacapon eine Reduktion um 96 Minuten auftrat. Dies bedeutete eine signifikante Besserung unter 50 mg pro Tag Opicapon gegenüber Placebo aber keinen signifikanten Unterschied gegenüber Entacapon (Ferreira et al. 2015; Lees et al. 2016). Ähnliche Daten wurden in einer zweiten Phase 3 Studie erhoben (Lees et al. 2016).
*Nebenwirkungen:* Da Opicapon durch Potenzierung von L-Dopa wirkt, entsprechen die unerwünschten Wirkungen weitgehend denen von L-Dopa. Dazu gehören Dyskinesien und orthostatische Hypotension. Im Gegensatz zu Tolcapon wurde bisher keine Hepatotoxizität berichtet.

**Tolcapon**
*Wirkmechanismus:* Tolcapon war der erste in Deutschland zugelassene COMT-Inhibitor, wurde dann aber wegen potenzieller Lebertoxizität wieder aus dem Verkehr genommen und darf erst seit 2005 unter strengen Sicherheitsauflagen wieder verschrieben werden. In der eingesetzten Dosierung (3 × 100–200 mg Tolcapon) wirkt Tolcapon vorwiegend peripher. Wie experimentelle Untersuchungen zeigen, besitzt Tolcapon außerdem eine zentrale Wirkung. Ob diese auch klinisch Bedeutung hat, ist derzeit offen.
*Pharmakokinetik:* Tolcapon wird nach oraler Gabe gut und vollständig resorbiert. Die Zeit bis zum Erreichen maximaler Plasmakonzentration beträgt 1,5 Stunden, die Plasmahalbwertszeit 2,3 Stunden (Dingemanse et al. 1995a, 1995b). Der maximale Effekt wird mit einer Dosierung von 200 mg erreicht, die mehr als 80 % der systemischen COMT-Aktivität inhibiert. Die empfohlene Dosierung ist 3 × 100 mg/Tag.
*Klinische Studien:* Bei Patienten mit gleichmäßiger L-Dopa-Wirkung führt Tolcapon zu einer Besserung der Gesamtsituation und ermöglicht somit häufig eine Reduktion der L-Dopa-Dosis. In mehreren Studien zeigte sich, dass Tolcapon bei Patienten mit Wirkungsschwankungen die *On*-Zeiten um 10–30 % verlängert bei entsprechender Verkürzung der Off-Zeiten. Insbesondere verlängert Tolcapon die Wirkdauer von L-Dopa, sodass Tolcapon vor allem für Patienten mit *Wearing-off*-Phänomen geeignet erscheint. Eine Dosierung von 3 × 200 mg/Tag reduziert die mittlere *Off*-Zeit um 50 %, eine Dosierung von 3 × 100 mg/Tag um 31 %. Die COMT-Inhibition mit Tolcapon erlaubt eine Reduzierung der L-Dopa-Einnahme um 21 % (3 × 100 mg/Tag) bzw. 24 % (3 × 200 mg/Tag) (Adler et al. 1998; Baas et al. 1997; Kurth et al. 1997; Rajput et al. 1997).
Bei Patienten, die bereits vor der Gabe von Tolcapon Dyskinesien haben, können deren Intensität und Dauer zunehmen. Dies erfordert meist eine Reduktion der L-Dopa-Dosis. Die Wirkung von Tolcapon tritt innerhalb des ersten Tages ein, sodass bei Beginn einer Behandlung ein enger Kontakt zwischen Arzt und Patient bestehen sollte (Limousin et al. 1993). Tolcapon ist nach heutiger Kenntnis nur in Kombination mit L-Dopa wirksam. Interaktionen mit anderen Dopaminagonisten und Selegelin sind nicht bekannt, sodass eine gleichzeitige Behandlung mit diesen Substanzgruppen möglich ist (Davis et al. 1995).
*Unerwünschte Wirkungen:* Da Tolcapon durch Potenzierung von L-Dopa wirkt, entsprechen die unerwünschten Wirkungen weitgehend denen von L-Dopa. Dazu gehören Dyskinesien, seltener Halluzinationen und orthostatische Hypotension. Bei 5–10 % aller mit Tolcapon behandelten Patienten tritt eine Diarrhö auf, die sich bei etwa der Hälfte der Patienten spontan wieder legt. Bei der anderen Hälfte ist ein Absetzen der Substanz erforderlich. Aufgrund von drei Fällen mit tödlich verlaufener Hepatotoxizität wurde Tolcapon neun Monate nach Markteinführung von der europäischen Gesundheitsbehörde (EMA) zunächst aus dem Verkehr gezogen und erst 2005 unter strengen Sicherheitsauflagen wieder für den Handel zugelassen. Die Therapie mit Tolcapon dürfen nur Ärzte verschreiben und überwachen, die Erfahrung in der Behandlung der fortgeschrittenen Parkinson-Krankheit haben. Tolcapon darf nur bei Fluktuationen der Beweglichkeit verschrieben werden, die nicht auf andere COMT-Inhibitoren (derzeit Entacapon, Opicapon) ansprechen. Innerhalb von drei Wochen nach Therapiebeginn muss ein klinischer Nutzen dokumentiert sein. Vor Beginn einer Behandlung, dann alle zwei Wochen während des ersten Behandlungsjahrs sowie alle vier Wochen während der folgenden sechs Monate und danach alle acht Wochen muss die Leberfunktion (Transaminasen) überprüft werden. Tolcapon darf erst nach vollständiger, intensiver Aufklärung des Patienten über die Risiken verschrieben werden.

### I 1.2.3.2.4 Glutamatrezeptor-Antagonisten

**Amantadin**
*Wirkmechanismus:* Die Antiparkinson-Wirkung des ursprünglich als Virostatikum verwendeten Amantadin wurde zufällig entdeckt (Schwab et al. 1969). Amantadin liegt entweder als Hydrochlorid oder Sulfat vor. In hohen Konzentrationen besitzt Amantadin schwache Dopamin freisetzende und anticholinerge Wirkungen. Nach neueren Erkenntnissen ist die Wirkung von Amantadin in erster Linie auf die nicht-kompetitive Hemmung von NMDA-Rezeptoren zurückzuführen (Bormann 1989; Kornhuber et al. 1989).
*Pharmakokinetik:* Die Resorption von Amantadin aus dem Magen-Darm-Trakt ist nahezu vollständig. Maximale Plasmaspiegel werden nach oraler Applikation des Hydrochlorids (z. B. Amantadin-ratiopharm®, Viregyt®) nach 1–4 Stunden und des Sulfats (z. B. PK-Merz®, Tregor®) nach 6–10 Stunden erreicht. Die Plasmahalbwertszeit beträgt etwa 15 Stunden. Amantadin wird nahezu ausschließlich renal eliminiert. Bei Niereninsuffizienz kann es daher zur Akkumulation und zu ernsthaften Nebenwirkungen kommen (**Tab. I 1.3**).
*Klinische Studien:* Die klinische Wirksamkeit von Amantadin ist durch mehrere, zum Teil kontrolliert durchgeführte Studien belegt (Brenner et al. 1988; Fahn und Isgreen 1975; Schwab et al. 1969). Diesen Studien zufolge ist Amantadin ein mittelstark wirksames Antiparkinson-Medikament und als Monotherapie sowie in der Kombination mit L-Dopa zur Behandlung des IPS geeignet. Bei vielen

Patienten kommt es nach mehreren Wochen bis Monaten zu einem langsamen Wirkungsverlust. Kontrollierte Studien, die die Wirksamkeit von Amantadin mit der von anderen Substanzen vergleichen und den Einfluss von Amantadin auf Wirkungsschwankungen untersuchen, sind nicht durchgeführt worden. Eine retrospektive Studie an über 800 Parkinson-Patienten zeigte, dass die Amantadin-Behandlung ein unabhängiger Prädiktor für ein längeres Überleben ist (Uitti et al. 1996). Eine prospektive Untersuchung zu dieser Frage fehlt bisher.

Amantadin hat mehrere klinische Effekte: Es beeinflusst 1. Akinese und Rigor, 2. den Ruhetremor und 3. behandlungsabhängige Dyskinesien. Beginnend mit initialen Infusionen von Amantadinsulfat wurden die L-Dopa-induzierten Dyskinesien reduziert und gleichzeitig die On-Zeit verlängert (Del Dotto et al. 2001; Ruzicka et al. 2000; Verhagen Metman et al. 1998). Mit einer nachfolgenden oralen Behandlung von 3 × 100–200 mg/Tag wurden die antiakinetischen und antidyskinetischen Effekte stabilisiert und L-Dopa (Verhagen Metman et al. 1999) eingespart. Die Therapie wird für alle drei Indikationen mit 1–2 × 50 mg/Tag begonnen und auf eine mittlere Dosis von 3 × 100 mg/Tag bzw. eine maximale Dosis von 3 × 200 mg/Tag gesteigert. Für eine neue retardierte Applikationsform mit dem Namen ADS-5102 zur Behandlung L-Dopa retardierter Dyskinesien wurden positive Ergebnisse einer Phase 3-Studie berichtet und die Zulassung beantragt (Pahwa R. et al. 2016; Pahwa Rajesh et al. 2015).

Da effektivere dopamimetische Substanzen zur Verfügung stehen, ist Amantadin derzeit nicht Mittel der ersten Wahl. Es kann bei jungen Patienten helfen, die Notwendigkeit einer L-Dopa-Therapie hinauszuzögern. Da Amantadin-Hydrochlorid als Infusion zur Verfügung steht, gilt es bei akinetischen Krisen bzw. perioperativ als Mittel der Wahl – es sei denn, es liegen Erfahrungen mit einer s. c.-Apomorphin-Behandlung vor.

*Unerwünschte Wirkungen:* Amantadin kann zu visuellen Halluzinationen führen. Besonders gefährdet sind Patienten, die mit einer Kombinationsbehandlung aus Amantadin und L-Dopa bzw. Dopaminagonisten behandelt werden und Patienten mit eingeschränkter Nierenfunktion. Amantadin führt bei einzelnen Patienten zu einer Livedo reticularis und zu Knöchelödemen. Beide Erscheinungen werden den Wirkungen von Amantadin auf die Hautgefäße zugeschrieben. Sie sind nach Absetzen von Amantadin reversibel. Bei Niereninsuffizienz und zerebraler Vorschädigung sind in Einzelfällen epileptische Anfälle beobachtet worden. Darüber hinaus wird über unspezifische Begleiterscheinungen wie Übelkeit, Appetitlosigkeit und Mundtrockenheit berichtet (**Tab. I 1.3**).

**Budipin**

*Wirkmechanismus:* Budipin ist wie Amantadin ein nicht-kompetitiver NMDA-Antagonist. Budipin besitzt aber zusätzlich eine schwache antimuskarinische Wirkung (Klockgether et al. 1996).

*Pharmakokinetik:* Budipin wird nach oraler Gabe vollständig resorbiert, hat aber aufgrund hoher Affinität zu den inneren Organen eine Bioverfügbarkeit von nur 47 %. Maximale Plasmakonzentrationen werden nach vier bis zehn Stunden erreicht. Die Plasmahalbwertszeit beträgt 27,5 Stunden.

*Klinische Studien:* Eine Reihe offener Studien und eine kleinere placebokontrollierte Doppelblindstudie zeigen, dass Budipin die Wirkung von L-Dopa verstärkt und eine günstige Wirkung auf den Tremor hat (Iizuka und Fischer 1986; Jellinger und Bliesath 1987; Przuntek et al. 2002; Przuntek und Müller 1999; Spieker et al. 1999a, 1999b). Die empfohlene Dosis beträgt 3 × 10–30 mg/Tag. Der therapeutische Bereich ist gering und die Effektivität lässt nach einigen Monaten nach. Bei Tremor, der sich gegenüber anderen Behandlungen als refraktär erweist, ist ein Behandlungsversuch mit Budipin in Erwägung zu ziehen.

*Unerwünschte Wirkungen:* Budipin hat nur geringe anticholinerge Nebenwirkungen. Sie äußern sich in Sedierung, Unruhe, Insomnie, trockenem Mund und Schwindel. Eine Kombination von Budipin mit Anticholinergika sollte vermieden werden. Die Anwendung von Budipin wurde 2001 wegen einer QTc-Zeit-Verlängerung deutlich eingeschränkt. Das Präparat darf nur noch unter strengen Auflagen (Verpflichtung zu regelmäßigen EKG-Kontrollen) verschrieben werden (s. Fachinformation): Vor Beginn sowie ein und drei Wochen nach Beginn der Budipin-Medikation müssen ein EKG geschrieben und die QTc bestimmt werden. Patienten mit QTc-Vorwerten über 420 ms oder mit einem QTc-Anstieg von über 60 ms unter Budipin oder mit QTc-Zeiten > 480 ms unter Budipin sowie mit erkennbaren U-Wellen sind von der Behandlung auszuschließen. Die Kombination mit Medikamenten, die ihrerseits zu einer QTc-Zeit-Verlängerung führen und/oder das Auftreten von ventrikulären Arrhythmien (bis zur Torsades de pointes) begünstigen, wie z. B. Domperidon, Amantadin, Antiarrhythmika, bestimmte Antipsychotika (Haloperidol, Thioridazin, Chlorpromazin, Pimozid) trizyklische Antidepressiva, bestimmte Antihistaminika (Astemizol, Terfenadin), Makrolid-Antibiotika (z. B. Erythromycin, Clarithromycin), bestimmte Gyrasehemmer (Sparfloxacin) und weitere Arzneimittel (z. B. Cotrimoxazol), muss vermieden werden (zu weiteren Kontraindikationen s. Fachinformation).

### I 1.2.3.2.5 Anticholinergika

*Wirkmechanismus:* Anticholinergika sind die ältesten Antiparkinson-Medikamente. Sie wurden bereits im letzten Jahrhundert in Form von Belladonna-Extrakt verabreicht. Die Wirkung der Anticholinergika beim Parkinson-Syndrom beruht auf einer Blockade zentraler muskarinischer Rezeptoren im Striatum. Die derzeit benutzten Anticholinergika sind synthetische Substanzen: Benzatropin, Biperiden, Bornaprin, Metixen, Procyclidin und Trihexyphenidyl. Die Wirkungen der verschiedenen Substanzen sind weitgehend ähnlich. Sie können Verwirrtheitszustände auslösen oder verstärken. Überdosierung kann ein delirantes Syndrom hervorrufen. Der anticholinerge Mechanismus kann eine beginnende dementielle Symptomatik verstärken. Daher werden anticholinerge Medikamente heute nicht mehr zur Behandlung des Parkinsonsyndroms genutzt, gelegentlich kommen sie noch zur Therapie eines sonst therapierefraktären

Tremors zur Anwendung. Auch plötzliches Absetzen der Anticholinergika kann zu Verwirrtheit und Unruhe führen. Anticholinergika sollten daher immer schrittweise abgesetzt werden. Retardierte Präparate sind wegen des langsameren Anflutens der Wirksubstanz besser verträglich (Cheung et al. 1988).

#### I 1.2.3.2.6 Atypische Neuroleptika

**Clozapin**

*Wirkmechanismus:* Clozapin ist ein atypisches Neuroleptikum. Es besitzt eine potente antipsychotische Wirkung, hat aber nicht die für klassische Neuroleptika typischen extrapyramidal-motorischen Nebenwirkungen. Clozapin besitzt eine hohe Affinität zu D4-Rezeptoren und 5-$HT_2$-Rezeptoren sowie eine vergleichsweise geringe Affinität zu D1- und D2-Rezeptoren. Es hat außerdem eine anticholinerge Wirkung (Jann 1991; Jann et al. 1993).
*Pharmakokinetik:* Clozapin wird vollständig und rasch enteral resorbiert, hat aber aufgrund eines First-Pass-Effekts in der Leber eine Bioverfügbarkeit von nur 27 %. Bei der Metabolisierung in der Leber durch mikrosomale Enzyme entstehen N-Desmethyl- und N-Oxid-Metabolite. Die pharmakokinetischen Parameter unterliegen starken interindividuellen Schwankungen: Die Zeit bis zum Erreichen maximaler Plasmaspiegel wird mit 1,1 bis 3,6 Stunden, die Plasmahalbwertszeit mit 9,1 bis 17,4 Stunden angegeben (Jann 1991; Jann et al. 1993) (**Tab. I 1.2**).
*Klinische Studien:* Aufgrund seiner geringen motorischen Nebenwirkungen ist Clozapin in niedrigen Dosen (6,25–100 mg) das Mittel der Wahl zur Behandlung medikamenteninduzierter exogener Psychosen (Dewey und OSuilleabhain 2000; Factor et al. 1994; Friedman 1991; Goetz et al. 2000; Parkinson Study Group 1999; Scholz und Dichgans 1985; The French Clozapine Parkinson Study Group 1999; Wolters et al. 1990). Eine Reihe von neueren offenen Studien zeigt, dass Clozapin (12,5–75 mg) auch den Tremor bei nicht-psychotischen Parkinson-Patienten reduziert (Fischer et al. 1990; Friedman und Lannon 1990; Pakkenberg und Pakkenberg 1986). Und, in zwei offenen Studien wurde gezeigt, dass Clozapin auch Dyskinesien und Wirkungsschwankungen bei mit L-Dopa behandelten Patienten vermindert. Die effektiven Dosen lagen zwischen 25 und 200 mg (Arevalo und Gershanik 1993; Bennett et al. 1994).
*Unerwünschte Wirkungen:* Clozapin wirkt blutdrucksenkend und sedierend. Aufgrund seiner anticholinergen Wirkung kann Clozapin Verwirrtheit auslösen oder verstärken. Es sollte deswegen nicht mit Benzodiazepinen und Anticholinergika kombiniert werden. Paradoxerweise führt Clozapin trotz seiner anticholinergen Wirkung zu starker, oft störender Hypersalivation. Clozapin wirkt in dosisabhängiger Weise prokonvulsiv. In den bei Parkinson-Patienten niedrigen Dosierungen unter 300 mg kommt es bei 1 % aller Patienten zu Krampfanfällen. Hohe Dosierungen über 600 mg führen bei 4,4 % aller Behandelten zu Krampfanfällen (Devinsky et al. 1991). Die ernsthafteste Nebenwirkung von Clozapin ist die allergische Agranulozytose. Das kumulative Risiko einer Agranulozytose liegt innerhalb der ersten vier Behandlungsmonate bei 0,7 % und steigt danach nur noch unwesentlich (1,5 Jahre: 0,9 %). Das Risiko ist bei Frauen höher, steigt mit dem Alter und ist von der Dosis unabhängig (Alvir et al. 1993). Clozapin darf wegen des Agranulozytose-Risikos in Deutschland nur von registrierten Ärzten unter bestimmten Sicherheitsmaßnahmen verordnet werden (s. u.) (**Tab. I 1.3**). Es handelt sich um eine *off-label* Therapie.

**Quetiapin**

*Wirkmechanismus:* Quetiapin ist wie Clozapin ein atypisches Neuroleptikum, induziert aber keine Agranulozytosen. Quetiapin hat eine höhere Affinität zu 5-$HT_{2a}$-Rezeptoren als zu Dopamin-D2-Rezeptoren.
*Studien:* In Studien mit schizophrenen Patienten wurde eine gute antipsychotische Wirksamkeit belegt, ohne dass extrapyramidalmotorische Nebenwirkungen oder ein Anstieg des Prolaktins nachweisbar waren. Mehrere offene Studien mit Dosen von 50–150 mg/Tag (selten bis zu 225 mg/Tag) weisen auf eine Verbesserung der durch eine dopamimetische Therapie induzierten Psychose bei Parkinson-Patienten hin, ohne dass es zu einer Beeinträchtigung der motorischen Funktion kommt (Brandstädter und Oertel 2002; Dewey und O'Suilleabhain 2000; Fernandez et al. 1999; Parsa und Bastani 1998; Targum und Abbott 2000). Das empirisch bisher gefundene Äquivalenzdosis-Verhältnis von Quetiapin zu Clozapin liegt bei 2–3 zu 1. Zwei doppelblinde, placebokontrollierte Studien bestätigten zwar die gute Verträglichkeit, fanden aber keinen antipsychotischen Effekt bei L-Dopa-induzierten Psychosen von Parkinson-Patienten (Ondo et al. 2005; Rabey et al. 2007). In der eigenen Erfahrung zeigt es einen sedierenden, aber keinen antipsychotischen Effekt bei Parkinson-Patienten in den angewendeten Dosierungen.

**Pimavanserin**

Pimavanserin ist in den USA, aber derzeit nicht in Deutschland zur Behandlung L-Dopa-induzierter Psychosen zugelassen. Es handelt sich um einen selektiven Serotonin-5HT2A inversen Agonisten, der somit antagonistisch am Rezeptor wirkt. In einer Phase 3 Studie zeigten Patienten mit L-Dopa-induzierter Psychose unter einer Behandlung mit 40 mg Pimavanserin pro Tag im Vergleich zu einer Placebo-Behandlung eine deutliche Reduktion psychotischer Symptome und eine Verbesserung des Gesamteindrucks über einen sechswöchigen Zeitraum (Cummings et al. 2014).
Zu den unerwünschten Wirkungen zählen periphere Ödeme und eine Verlängerung des QT Intervalls.

#### I 1.2.3.2.7 L-Threo-DOPS

*Wirkmechanismus:* L-Threo-DOPS ist in Deutschland nicht zugelassen. Es ist über die internationale Apotheke aus Japan erhältlich. Die Permeabilität der Blut-Hirn-Schranke für L-Threo-DOPS beträgt etwa 25 % derjenigen für L-Dopa. L-Threo-DOPS wird in noradrenerge Neurone aufgenommen und in einem durch die AADC katalysierten enzymatischen Schritt allerdings vergleichsweise langsam zu Noradrenalin decarboxyliert. L-Threo-

DOPS führt durch Verdrängung zu einer unspezifischen Freisetzung von Monoaminen und besitzt eine MAO-hemmende Wirkung (Kondo 1993).
*Pharmakokinetik:* Einmalige orale Gabe von 300 mg L-Threo-DOPS führt zu einem Anstieg der Plasmakonzentrationen von L-Threo-DOPS und Noradrenalin mit einem Maximum nach fünf bzw. acht Stunden. Die gleichzeitige Gabe eines peripheren Decarboxylase-Hemmers reduziert die Noradrenalinkonzentration und erhöht die L-Threo-DOPS-Konzentration. Eine Dauerbehandlung von Parkinson-Patienten mit 1 800 mg L-Threo-DOPS führt nicht zur Erhöhung der Noradrenalinspiegel im Liquor (Suzuki et al. 1984).
*Klinische Studien:* In einer placebokontrollierten Doppelblindstudie an etwa 100 japanischen Patienten mit fortgeschrittenem Parkinson-Syndrom führte L-Threo-DOPS (600 mg, in Ausnahmefällen 900 mg) zu einer allgemeinen Besserung der Symptomatik bei 55 %, Placebo jedoch bei 39 % der Patienten. Unter den verschiedenen Symptomen sprachen Gangstörungen, insbesondere Freezing am besten auf L-Threo-DOPS an (Narabayashi und Kondo 1987). Unter dem Namen Droxidopa wurden die Effekte von L-Threo-DOPS in einer Phase 3-Studie auf die neurogene orthostatische Hypotonie bei idiopathischem Parkinsonsyndrom, Multisystematrophie und reinem autonomen Versagen untersucht und Patienten nach individueller Dosisfindung mit 3 × 100–600 mg am Tag über sieben Tage behandelt. Darunter zeigte sich eine signifikante Verbesserung des systolischen Blutdrucks und eine Verbesserung der klinischen Hypotonie-Symptomatik (Kaufmann et al. 2014). Ob die Effekte anhaltend sind, wurde nicht untersucht. Droxidopa wurde in den USA zur Therapie der orthostatischen Hypotonie zugelassen.
*Unerwünschte Wirkungen:* An unerwünschten Nebenwirkungen treten Kopfschmerzen und Schwindel (Kaufmann et al. 2014), seltener Alpträume, Halluzinationen und Wahnentwicklung auf (Narabayashi und Kondo 1987).

## I 1.2.3.3 Nicht-medikamentöse konservative Therapie

### I 1.2.3.3.1 Diät

Da L-Dopa bei der Aufnahme ins Blut und ins ZNS mit neutralen Aminosäuren um aktive Transportmechanismen konkurriert, führt bei manchen Patienten die gleichzeitige Aufnahme von Nahrungseiweiß zu einer geringeren Bioverfügbarkeit von L-Dopa (Carter et al. 1989). L-Dopa sollte daher 30 bis 60 Minuten vor bzw. 1,5 bis 2 Stunden nach den Mahlzeiten eingenommen worden.
Eine Alternative zur Einnahme von L-Dopa außerhalb der Mahlzeiten ist die Umverteilung der Eiweißaufnahme im Verlauf des Tages. Dazu sollten sich Patienten, die eine Abhängigkeit der L-Dopa-Wirkung von der Nahrungsaufnahme bemerken, tagsüber eiweißarm oder eiweißfrei ernähren, während sie zum Abendessen beliebig Eiweiß zu sich nehmen können. Eine solche Diät führte in einer offenen Studie bei 60 % der behandelten Patienten zu einer Besserung von Wirkungsschwankungen (Riley und Lang 1988). Dieser Effekt wurde in einer kleinen Doppelblindstudie bestätigt (Tsui et al. 1989).

Von Seiten der Komplementärmedizin wird zusätzlich eine aryuwedische Ernährung propagiert. Dazu liegen keine Studiendaten vor.

### I 1.2.3.3.2 Krankengymnastik

Neben der medikamentösen Therapie und der tiefen Hirnstimulation sind aktivierende Therapien von großer Bedeutung für die Erhaltung von funktionellen und sozialen Aktivitäten, Eigenständigkeit und damit besonders für die Lebensqualität. Rehabilitative Therapien sind fester Bestandteil des Therapiekonzeptes und werden auch unter ambulanten und stationären Bedingungen (z. B. Komplexbehandlung der Parkinson-Krankheit) durchgeführt. Die Physiotherapie fokussiert auf den Gang, Körperhaltung, Gleichgewicht, Vermeidung von Stürzen, Rhythmus, Funktion der oberen Extremität, Transfer, Muskelkraft und Herz-Kreislauf-Aktivität. Aufgrund mangelnder Studienqualität wurde bei Anwendung von Evidenzkriterien nur selten die Wirksamkeit der Physiotherapie zur Behandlung des idiopathischen Parkinsonsyndroms eindeutig belegt.
Die Kranken sollen Strategien erlernen, um die für das Parkinson-Syndrom spezifischen Störungen der Haltungsreflexe, der Bewegungsinitiierung und Bewegungsausführung zu kompensieren. Dazu gehören die Nutzung externer Stimuli und Taktgeber. Als Beispiel seien Patienten genannt, die lernen, in Freezing-Perioden das Gehen zu initiieren, indem sie sich selber durch lautes Zählen einen Rhythmus vorgeben. Durch Gruppentherapie kann außerdem ein Ausgleich für reduzierte soziale Kontakte geschaffen werden. Offene Studien weisen darauf hin, dass ein früher Beginn krankengymnastischer Übungsbehandlungen die Dosierungen der benötigten medikamentösen Therapie verringern kann. Erste kontrollierte Studien weisen auf einen Erfolg einer die medikamentöse Therapie begleitenden Physiotherapie bezüglich Beweglichkeit und Alltagsaktivitäten hin (Ellis et al. 2005). Möglicherweise sind Programme, die nach anfänglicher Anleitung selbst durchgeführt werden, ähnlich effektiv wie die dauerhafte Anleitung durch Physiotherapeuten (Lun et al. 2005). Besonders vorteilhaft scheinen hochamplitudige Bewegungen zu sein (Ebersbach et al. 2010).
In einer 2013 erschienenen Meta-Analyse wurden Arbeiten zusammengefasst, in denen eine Physiotherapie bei Parkinson-Patienten verglichen wurde mit keiner Therapieanwendung oder Scheinbehandlung (Tomlinson et al. 2013). Dabei wurde zwischen allgemeiner Physiotherapie, Ausgleichssport, Laufbandtraining, *Cueing,* Tanzen und Kampfsport unterschieden. Innerhalb eines dreimonatigen Zeitraums wurden für die meisten Endpunkte positive Ergebnisse festgestellt. Diese waren signifikant für Ganggeschwindigkeit, Verbesserung des *Freezing,* Mobilität, Gleichgewicht und *UPDRS* (Gesamt *Score,* motorischer *Sub-Score* und Aktivitäten des täglichen Lebens). Die Effekte waren insgesamt klein. Zwischen den verschiedenen Physiotherapieformen konnten jedoch keine signifikanten Unterschiede herausgearbeitet werden. Es wurde festgestellt, dass keine Übereinstimmung für die beste Physiotherapieform besteht. Zur Annäherung an diese Frage wurde prospektiv eine randomisierte

Studie durchgeführt, in der ein Laufbandtraining mit hoher Intensität (30 min Aktivität mit der Intensität von 70–80 % der maximalen Herzfrequenz), ein Laufbandtraining mit niedriger Intensität (50 min mit 50 % der maximalen Herzfrequenz) und Stretching und tonische Aktivierung zur Stärkung der Muskulatur durchgeführt wurden (Shulman et al. 2012). In allen Gruppen wurden diese Übungen über einen Zeitraum von drei Monaten dreimal pro Woche durchgeführt. Alle drei Therapien zeigten Effekte. Dabei erbrachte die niedrigintensive Laufbandtherapie die besten Ergebnisse bezüglich Ganggeschwindigkeit und kardiovaskulärer Fitness. Nur Stretching und Kraftübungen verbesserten die Muskelkraft. Die Autoren empfehlen eine Kombination aller Verfahren.

Posturale Instabilität beeinträchtigt bei fortschreitender Parkinson-Krankheit die Lebensqualität und spricht nur wenig auf eine medikamentöse Therapie oder die Tiefe Hirnstimulation an. Tai Chi ist ein auf Balance abzielendes Übungsverfahren. In einer jetzt prospektiven Studie wurden in einer randomisierten Studie Tai-Chi-Übungen mit zwei anderen Verfahren verglichen (Li et al. 2012). Nach sechs Monaten zeigten die Patienten der Tai-Chi-Gruppe eine signifikante Besserung der primären Endpunkte »Gleichgewicht« und »Bewegungsamplitude« im Vergleich mit beiden anderen Gruppen (Muskeltraining und Stretching). Darüber hinaus zeigten sich auch bessere Werte im UPDRS Teil III, in den Werten für die Schrittlänge und Gehgeschwindigkeit gegenüber der Kontrollgruppe und Verbesserungen in anderen sekundären Endpunkten im Vergleich zur Gruppe mit Muskeltraining und zur Kontrollgruppe. Noch drei Monate nach Beendigung des Trainings zeigten Patienten der Tai-Chi-Gruppe signifikant weniger Stürze als die Patienten der anderen beiden Gruppen. Auch blieben bis zu diesem Zeitpunkt die Verbesserungen in den primären und sekundären Endpunkten erhalten.

##### I 1.2.3.3.3 Logopädie

Mit Logopädie werden Schluck- und Sprechstörungen beim Pakinson-Syndrom behandelt. Bei der Sprechstörung handelt es sich um eine Dysarthrophonie mit fehlender Modulation der Lautstärke, gestörter Sprechgeschwindigkeit und einer Störung der Artikulation. In den letzten Jahren hat sich als Therapie das *Lee Silverman Voice Treatment* (LSVT) etabliert (Sapir et al. 2011). Die Therapie zielt im Wesentlichen auf eine Verbesserung der Verständlichkeit durch Erhöhung der Sprechlautstärke ab.

Die Schluckstörung ist gekennzeichnet durch eine vermehrte Speichelbildung, verringerte Schluckfrequenz, verlängerte orale Transitzeiten sowie eine verminderte Kehlkopfhebung und Aufmerksamkeit. Es ist das Ziel der Logopädie, die Koordination des Schluckablaufs zu verbessern und insbesondere die Aufmerksamkeit gezielt auf die Bewegungsabläufe zu richten.

##### I 1.2.3.3.4 Ergotherapie

Es existieren zahlreiche positive Berichte für die Ergotherapie bei Parkinson Patienten, die meisten erfüllen aber nicht Anforderungen einer guten Studienqualität. Die Studien sind beeinflusst durch die mangelnde Möglichkeit der Verblindung, durch eine individuelle Interaktion zwischen Patient und Therapeut und eine unterschiedliche Motivation der Patienten an der Teilnahme. Zwei randomisierte kontrollierte Studien wurden jüngst durchgeführt mit unterschiedlichem Ergebnis. Sturkenboom und Kollegen berichten, dass eine ambulante Ergotherapie nach den Richtlinien des holländischen Parkinsonnetzwerks über 10 Wochen im Vergleich zu gewöhnlichen Behandlung zu einer Verbesserung der Selbstwahrnehmung der Aktivitäten des täglichen Lebens geführt habe (Sturkenboom et al. 2014). Demgegenüber resultierte eine große britische Studie mit einem pragmatischen Ansatz für Ergotherapie und Physiotherapie in einem negativen Ergebnis (Clarke et al. 2016). Allerdings weist diese negative Studie deutliche methodische Mängel auf. Voraussetzung für die Teilnahme war, dass medizinisch kein eindeutiger Bedarf an Ergo- und Physiotherapie bestand, d. h. die eigentliche Zielgruppe wurde von der Studie ausgeschlossen. Ferner erhielten die Teilnehmer in einem achtwöchigen Zeitraum im Durchschnitt vier Mal eine Therapie von 58 Minuten Dauer, aufgesplittert in Physio- und Ergotherapie. Die Übungsintensität war also viel zu gering, als dass positive Effekte zu erwarten gewesen wären (de Vries et al. 2016).

#### I 1.2.3.4 Operative Behandlungsverfahren

##### I 1.2.3.4.1 Stereotaktische Operationen

Bei medikamentös nicht mehr befriedigend zu behandelnden Parkinson-Patienten sollte die Anwendung stereotaktischer (funktioneller) neurochirurgischer Verfahren, im Wesentlichen die Tiefenhirnstimulation, diskutiert werden (Deuschl et al. 2006; Okun et al. 2009; Follett et al. 2010; Williams et al. 2010; Odekerken et al. 2013). In den genannten Studien betrug die mittlere Erkrankungsdauer bis zum Zeitpunkt der Implantation des Stimulators 12 Jahre. Die EARLYSTIM-Studie hat gezeigt, dass die Tiefe Hirnstimulation aber auch bereits zu einem früheren Zeitpunkt eingesetzt werden kann und auch dann der reinen medikamentösen Therapie überlegen ist. Einschlusskriterien in die Studie waren ein idiopathisches Parkinsonsyndrom mit einem Hoehn & Yahr-Stadium nicht über 2,5 unter bester medikamentöser Therapie, ein Alter von 18 bis 60 Jahren, eine Erkrankungsdauer von mehr als 4 Jahren und der Nachweis von Wirkungsfluktuationen und Dyskinesien für eine Zeitdauer von weniger als 3 Jahren (Schuepbach et al. 2013). Primärer Endpunkt war ein Selbsteinschätzungsfragebogen zur Lebensqualität. Dieser war in der STN-Stimulationsgruppe nach 24 Monaten verglichen zum Studienbeginn um 26 % gebessert und in der Gruppe mit alleiniger medikamentöser Therapie um 1 % verschlechtert. Der maximale Unterschied war bereits nach 5 Monaten erreicht und blieb bis 24 Monate stabil.

Prinzipiell profitieren von der Tiefen Hirnstimulation nur Patienten, die auf L-Dopa ansprechen, also Patienten mit idiopathischem Parkinson-Syndrom und nicht solche mit einem atypischen Parkinsonsyndrom. Die Möglichkeiten und Grenzen werden detailliert im **Kap. I 3** beschrieben.

#### I 1.2.3.4.2 Transplantation

Striatale Transplantationen von Dopamin-produzierendem Gewebe beim Parkinson-Syndrom werden mit dem Ziel durchgeführt, die endogene Synthese von Dopamin zu erhöhen und denervierte striatale Neurone zu reinnervieren. Die ursprüngliche Strategie, autologes Nebennierenrole zu transplantieren (Madrazo et al. 1987), ist aufgegeben worden, da der operative Eingriff mit erheblicher Morbidität und Mortalität belastet ist, die beobachteten klinische Effekte nicht überzeugen und Autopsien zeigten, dass die Transplantate nicht überleben (Goetz et al. 1991; Hurtig et al. 1989).
Die putaminale Transplantation von fetalem Mittelhirngewebe stößt bei Teilen der Bevölkerung und der Ärzteschaft auf ethische Bedenken und ist in Deutschland als Therapieform nicht zugelassen. Zwei erste, randomisiert und doppelblind durchgeführte Studie zeigten, dass nur Patienten unter 60 Jahren bzw. mit vergleichsweise milden Symptomen von der Transplantation profitierten (Freed et al. 2001; Olanow et al. 2003). Ferner zeigten 15 % der Patienten nach einem Jahr z. T. erhebliche, therapeutisch kaum zu beeinflussende Dystonien und Dyskinesien. Allerdings wurden diese Untersuchungen aufgrund methodischer Schwächen angefochten (Brundin et al. 2001). Solange keine vollständige funktionelle Integration der Transplantate in die Basalganglienschaltkreise erzielt wird, werden diese Probleme vermutlich auch in weiteren Studien bestehen bleiben. Wesentliche Limitation der Methode ist neben den ethischen Bedenken die eingeschränkte Verfügbarkeit von humanem embryonalen Gewebe. Die derzeit diskutierte Generierung von embryonalen Stammzellen, die zu dopaminergen Transplantaten differenziert werden können (Kim et al. 2002), wird zwar zu einem verbesserten Angebot von zu transplantierendem Gewebe führen, aber kaum die bisher beobachteten Probleme und Nebenwirkungen (Dyskinesien, Dystonien) überwinden.

## I 1.2.4 Pragmatische Therapie

Die Behandlung des idiopathischen Parkinson-Syndroms erfolgt fächerübergreifend. Im Vordergrund steht zwar die medikamentöse Therapie, aber andere Therapieformen sollten nicht vernachlässigt werden bzw. gewinnen im fortgeschrittenen Stadium zunehmend an Bedeutung. Dieses gilt besonders für neurochirurgische Therapieverfahren (Tiefenhirnstimulation, **Kap. I 3**). Ferner sollten – wenn notwendig – frühzeitig eine Physiotherapie, Logopädie und Ergotherapie initiiert und eine soziale Beratung durchgeführt werden. Die Evidenzlevel und Empfehlungsstärken für die Pharmakotherapie sind in **Tab. I 1.2** aufgelistet.
Die Übersicht über die verschiedenen Behandlungsmöglichkeiten beim idiopathischen Parkinson-Syndrom zeigt, dass 1. keineswegs alle für das praktische Vorgehen relevanten Fragen in Studien untersucht worden sind und dass 2. die Ergebnisse einzelner Studien widersprüchlich sind. Die hier dargestellten Empfehlungen berücksichtigen die S2- und S3-Leitlinien der Deutschen Gesellschaft für Neurologie (Eggert et al. 2012; Deuschl et al. 2016), gründen sich aber explizit auch auf das in den Kliniken der Autoren pragmatisch umgesetzte Vorgehen. Im Weiteren werden, sofern nicht anders vermerkt, Tagesdosierungen angegeben.

**Kasten I 1.3:** Hoehn- und Yahr-Stadien (1967)

| | |
|---|---|
| Stadium I: | Unilaterale Erkrankung |
| Stadium II: | Bilaterale Erkrankung, keine Beeinträchtigung der posturalen Reflexe |
| Stadium III: | Milde bis moderate, bilaterale Erkrankung; geringe posturale Instabilität, unabhängig |
| Stadium IV: | Schwere Beeinträchtigung; noch fähig, ohne Hilfe zu gehen und zu stehen |
| Stadium V: | Ohne Hilfe an Rollstuhl oder Bett gebunden |
| *Optionale Stadien 1,5 und 2,5* | |
| Stadium 1,5: | Unilaterale Erkrankung und axiale Symptome |
| Stadium 2,5: | Milde bilaterale Erkrankung mit Beeinträchtigung der posturalen Reflexe |

### I 1.2.4.1 Klinische Skalen und Stadieneinteilung des idiopathischen Parkinson-Syndroms

Zur Erfassung des Schweregrads klinischer Symptome und ihres Verlaufs stehen eine Vielzahl klinischer Skalen zur Verfügung: *Columbia Rating Scale, Hoehn und Yahr Scale, King's College Hospital Rating Scale, Northwestern University Disability Scale, Schwab und England Scale, Unified Parkinson's Disease Rating Scale (UPDRS)* (Übersicht: Martinez-Martin und Bermejo-Pareja 1988; Masur 1995). Die einfachste und im klinischen Alltag meist verwendete Skala ist die *Hoehn und Yahr Scale,* die fünf verschiedene Krankheitsstadien beschreibt (**Kasten I 1.3**). Sie ist zwar nicht sensitiv genug, um Therapieeffekte zu messen, wird aber bei der Abstufung von Therapieempfehlungen für verschiedene Erkrankungsstadien verwendet. Bei Therapiestudien wird heute meist die *UPDRS* benutzt.

### I 1.2.4.2 Initiierung einer medikamentösen Therapie

Eine Behandlung sollte so früh wie möglich, d. h. gleich nach Diagnosestellung beginnen. Die derzeitige Datenlage widerspricht einer früher gehegten Vermutung, dass eine dopaminerge Therapie, insbesondere eine Therapie mit L-Dopa, zur schnelleren Erkrankungsprogression beitragen könnte (Fahn et al. 2004). Vielmehr wird deutlich, dass eine frühe symptomverbessernde Therapie vermutlich durch eine Verbesserung der Beweglichkeit und der Bewegungsamplitude die Plastizität des Gehirns anregt und es daher zu einer anhaltenden, auch medikamentenunabhängigen Verbesserung der Symptome kommt. Während die möglichst frühe Initiierung einer symptomatischen Therapie unstrittig ist, wird kontrovers diskutiert, ob die ADAGIO-Daten einen krankheitsmodi-

**Tab. I 1.5:** Substanzklassen zur Ersttherapie eines idiopathischen Parkinson-Syndroms (Eggert et al. 2012)

| Medikamentenwahl bei der Ersteinstellung | L-Dopa | Non-Ergot-Dopamin-Agonisten | MAO-B Inhibitoren* |
|---|---|---|---|
| Wirkstärke | +++ | ++ | + |
| Nebenwirkungsrisiko | + | ++ | + |
| Motorische Komplikationen | ++ | + | – |
| Neuropsychiatrische Komplikationen | + | ++ | – |
| Einfache Titration und Dosierung | + | ++ | +++ |

* basierend auf den Studien mit Rasagilin

fizierenden Effekt von 1 mg Rasagilin belegen (**I 1.2.3.2.3.1**). Für die ersten 18 Monate der Behandlung von *de novo* Patienten lässt sich ein solcher Effekt nach den von den Gesundheitsbehörden vorgegebenen Kriterien nachweisen. Ob er auch darüber hinaus und bei Beginn der Therapie zu einem späteren Zeitpunkt besteht, ist derzeit nicht untersucht.

Nach Entscheidung der Therapieeinleitung hängt die Wahl der Therapiestrategie von verschiedenen Faktoren ab. Dazu zählen Alter, Komorbidität, Schwere der Symptome, gewünschter Wirkungseintritt, Wirkgeschwindigkeit sowie Wirkungs- und Nebenwirkungsprofil.

Grundsätzlich stehen für die Therapieeinleitung folgende Substanzklassen zur Verfügung: L-Dopa, MAO-B Hemmer, Non-Ergot-Dopaminagonisten (**Tab. I 1.5**).

Bei jungen Patienten spricht die zumindest in den ersten Jahren nach Therapieinitiierung verminderte Häufigkeit von motorischen Spätkomplikationen im Vergleich zu einer L-Dopa-Therapie für die initiale Therapie mit einem Dopaminagonisten. Dies ist relevant bei frühem Erkrankungsbeginn, der verbunden ist mit dem Risiko, Dyskinesien unter einer L-Dopa-Therapie zu entwickeln. Allerdings zeigen Patienten unter einer Behandlung mit einem Dopaminagonisten häufiger einen Impulskontrollverlust, eine pathologische Tagesmüdigkeit und/oder eine Psychose. Ferner besitzen Dopaminagonisten insbesondere bei multimorbiden Patienten ein ungünstigeres Nebenwirkungsprofil. Damit ist die L-Dopa-Therapie symptomatisch wirksamer und nebenwirkungsärmer als die Therapie mit einem Dopaminagonisten und bei älteren und multimorbiden Patienten zu bevorzugen.

#### I 1.2.4.2.1 Idiopathisches Parkinson-Syndrom vom akinetisch-rigiden und Äquivalenz Typ (Kasten I 1.4)

*Vor symptomatischer dopamimetischer Therapie:* In einem frühen Erkrankungsstadium, in dem eine dopamimetische Behandlung noch nicht notwendig ist, können Rasagilin oder Selegilin die Notwendigkeit einer dopamimetischen Therapie im Durchschnitt um 9–12 Monate hinauszögern. Die Dosierung für Rasagilin beträgt 1 × 1 mg, die Dosierung für Selegilin sollte 1 × 10 mg am Morgen oder 2 × 5 mg/Tag betragen. Ähnliche Überlegungen gelten auch für Amantadin, die Datenlage ist jedoch weniger sicher. Daten für eine mögliche Krankheitsmodifikation mit Verlangsamung der Progression bestehen nur für Rasagilin.

*Junges und mittleres Lebensalter (≤ 70 Jahre) – Der Langzeitansatz:* Zunächst sollte eine Therapie mit Rasagilin in Erwägung gezogen werden. Wenn eine symptomatische Therapie erforderlich ist, empfehlen wir die Initiierung der Therapie mit Dopaminagonisten (unter Domperidon-Schutz). Diese Empfehlung und die Bevorzugung gegenüber einer initialen Therapie mit L-Dopa beruht auf theoretischen Überlegungen zu einer kontinuierlichen Stimulation der Dopaminrezeptoren (Olanow et al. 2000) und den publizierten Vergleichsstudien der Agonisten mit L-Dopa. Diese Daten wurden für Cabergolin (Rinne et al. 1998; 2–5 Jahre), Pergolid (Oertel et al. 2006), Pramipexol (Parkinson Study Group 2000b; 2 Jahre) und Ropinirol (Rascol et al. 2000; 5 Jahre) erhoben (**Kap. I 1.2.3**). Dennoch benötigen ca. 50 % der Patienten innerhalb von 3 Jahren zusätzlich L-Dopa.

Falls aus besonderen Gründen, z. B. der Gefahr des Arbeitsplatzverlustes, ein rascher Therapieeffekt notwendig ist, kann auch bei jungen Patienten eine Therapie mit L-Dopa begonnen werden. Dann aber sollte nach stabilisiertem Ansprechen auf L-Dopa sobald wie möglich (nach 1–2 Monaten) zusätzlich mit einem Dopaminagonisten behandelt werden, um die Dosis von L-Dopa so gering wie möglich zu halten. Entsprechend sollte bei Patienten mit erfolgreicher Dopaminagonisten-Monotherapie die zusätzliche Behandlung mit L-Dopa möglichst lange herausgezögert werden, um später auftretende Nebenwirkungen von L-Dopa, z. B. Dyskinesien, zu vermeiden.

Bei multimorbiden Patienten unter 70 Jahren gelten die gleichen Überlegungen wie für multimorbide Patienten über 70 Jahren.

*Höheres Lebensalter (> 70 Jahre) oder multimorbide Patienten – Der pragmatische Ansatz:* Wir empfehlen die Initiierung einer Therapie mit dreimaliger Gabe der L-Dopa-Standardpräparation am Tag. Diese Therapie ist rasch zu initiieren, effektiv, einfach, kostengünstig, nahezu überall erhältlich, und sie hat (für den Anfangszeitraum betrachtet) den besten therapeutischen Index (Effekt vs. unerwünschte Wirkung). Falls eine unzureichende Wirkdauer eintritt (*wearing-off*), sollte versucht werden, die Frequenz der L-Dopa-Gabe (bis zu einer Gesamtdosis von 600 mg/Tag) zu steigern oder vorsichtig einen Dopaminagonisten hinzuzugeben. Falls der Dopaminagonist nicht toleriert wird, kann der COMT-Inhibitoren Entacapone (200 mg

zu jeder einzelnen L-Dopa-Dosis hinzugefügt) oder Opicapon (50 mg zur Nacht) oder zusätzlich mit Rasagilin behandelt werden.
Bei unzureichender Wirkung/Wirkdauer bei multimorbiden Patienten empfehlen wir die zusätzliche Gabe von COMT-Inhibitoren und die Erhöhung der Dosierungsfrequenz von L-Dopa als zweiten oder dritten Schritt. Erst danach raten wir – falls tolerabel – zur Eindosierung eines Dopaminagonisten. Der Gebrauch von Amantadin sollte in dieser Gruppe mit Vorsicht erfolgen und Anticholinergika sollten vermieden werden.
*Unverträglichkeit einer symptomatischen dopamimetischen Therapie:* Falls Patienten trotz der Anwendung von Domperidon weder Dopaminagonisten noch L-Dopa vertragen, raten wir zu Rasagilin, Selegilin oder Amantadin. Nach sechs bis 12 Monaten sollte dann ein erneuter Versuch der Eindosierung von L-Dopa oder Dopaminagonisten unter Domperidon-Schutz unternommen werden.

### I 1.2.4.2.2 Tremordominantes idiopathisches Parkinson-Syndrom (Tab. I 1.6)

Der Ruhetremor ist ein charakteristisches (aber nicht obligates) Symptom des idiopathischen Parkinson-Syndroms. Es ist meist weniger behindernd als die akinetisch-rigide Symptomatik. Die Therapie des Ruhetremors ist häufig unbefriedigend. Andererseits haben tremordominante Parkinson-Syndrome in der Regel eine bessere Prognose als Parkinson-Syndrome vom akinetisch-rigiden oder vom Äquivalenz-Typ. Das Symptom ist sichtbar, fluktuiert im Tagesverlauf und ist verstärkt bei psychischer Anspannung. Therapeutische Entscheidungen sollten sich an dem Ausmaß der durch den Tremor hervorgerufenen Beeinträchtigung orientieren. Für Patienten mit vorherrschendem Tremor empfehlen wir wie bei anderen Patienten mit IPS eine Kombinationsbehandlung aus L-Dopa und einem Dopaminagonisten. Unter den Dopaminagonisten wurde besonders Pramipexol auf seine tremorlytischen Eigenschaften untersucht (Pogarell et al. 2002). Bereits in der Standarddosierung von 2,1 mg/Tag beeinflusst Pramipexol den Tremor signifikant. Ob andere Dopaminagonisten ähnlich gute tremorlytische Eigenschaften aufweisen oder dies eine Besonderheit des Pramipexols ist, bedarf weiterer Klärung. Ebenso ist ungeklärt, ob Dopaminagonisten den Tremor besser als L-Dopa beeinflussen.
Wenn bei ausreichender Dosierung von L-Dopa und Dopaminagonisten der Tremor nicht gebessert ist, kann unter sorgfältiger Beobachtung von Kontraindikationen und Nebenwirkungen (Gedächtnisstörungen!) ein Anticholinergikum versucht werden. Die Behandlung mit dem häufig benutzten Anticholinergikum Biperiden beginnt mit 1 mg morgens und wird alle drei Tage um 1 mg bis zu einer Enddosis von 3 × 2–4 mg gesteigert. Übliche Dosierungen anderer Anticholinergika sind in **Tab. I 1.6** aufgeführt. Die verfügbaren Anticholinergika sind als weitgehend gleichwertig zu betrachten. Da retardierte Präparate wesentlich langsamer anfluten, sind weniger Nebenwirkungen zu erwarten. Alle Dosisänderungen, auch das Absetzen von Anticholinergika sollten schrittweise über Wochen erfolgen.
Alternativ kommt eine Kombinationsbehandlung mit Amantadin infrage (zur Dosierung s. zuvor). Eine weitere Alternative ist Clozapin (Bonuccelli et al. 1997; Ceravolo et al. 1999; Friedman et al. 1997) in Dosierungen von 6,25–37,5 mg/Tag. Die Dosierungsempfehlungen entsprechen im Wesentlichen denen bei der Clozapin-Behandlung der medikamenteninduzierten exogenen Psychose (s. u.). In einer direkten Vergleichsstudie war Clozapin genau so effektiv wie Biperidin (Friedman et al. 1997).
Budipin (3 × 10–20 mg) stellt eine weitere Alternative bei der Tremor-Behandlung dar (Przuntek et al. 2002; Spieker et al. 1999a). Da die Zulassung aber wegen aufgetretener QTc-Zeit-Verlängerung und damit verbundener Arrhythmien erheblich eingeschränkt wurde, sollte es nur noch in Ausnahmefällen bei ansonsten therapierefraktären Tremores und unter engmaschiger EKG-Kontrolle verordnet werden (s. zuvor).
Bei im Vordergrund stehendem Haltetremor können wie beim essenziellen Tremor Propranolol und Primidon eingesetzt werden (**Kap. I 12**).
Patienten mit ausgeprägtem, stark behinderndem, einer medikamentösen Therapie nicht zugänglichem Ruhetremor empfehlen wir die Tiefenhirnstimulation des STN (**Kap. I 3**).

### I 1.2.4.2.3 Fachgerechter Einsatz von Dopaminagonisten

Die beschriebenen Nebenwirkungen, bestehend aus Übelkeit und orthostatischer Dysregulation, sind allen Dopaminagonisten gemeinsam. Beinödeme können bei Ergolin und Nicht-Ergolin-Dopaminagonisten auftreten. Bei Unverträglichkeit mit einem Präparat kann ein Wechsel zu einem anderen Präparat u. U. zu weniger Nebenwirkungen führen. Neuropsychiatrische Nebenwirkungen von Dopaminagonisten bestehen vor allem in einer dopaminerg-induzierten Psychose, Impulskontrollstörungen, dem dopaminergen Dysregulationssyndrom oder dem Punding. Berichte über das Auftreten von »Schlafattacken«, einer »vermehrten Tagesmüdigkeit« und verkürzter Einschlaflatenz im Zusammenhang mit der Einnahme der Nicht-Ergolin-Dopaminagonisten Ropinirol und Pramipexol sowie über Fibrosen, insbesondere Herzklappenfibrosen, im Zusammenhang mit der Einnahme von Ergolin-Dopaminagonisten haben zu den im Deutschen Ärzteblatt publizierten Empfehlungen zum fachgerechten Einsatz von Dopaminagonisten geführt (Eggert et al. 2005). Während Impulskontrollstörungen unter einer Monotherapie mit L-Dopa sehr selten sind, gehören sie bei der Therapie mit Dopaminagonisten zu den schwerwiegenden Komplikationen.
Schlafstörungen gehören zum Spektrum der Symptome bei der Parkinson-Krankheit. Letztlich sind nicht nur die Nicht-Ergoline Ropinirol und Pramipexol, sondern alle Dopaminagonisten und auch L-Dopa mit dem Auftreten von Schlafattacken in Zusammenhang gebracht worden, wobei diese bei den Nicht-Ergolinen zu einem besonders frühen Zeitpunkt der Behandlung auftreten können (Korner et al. 2004). Die Kombination von Dopaminagonisten mit anderen Parkinson-Medikamenten sowie die rasche Eindosierung und rasche Dosissteigerung erhöhen die Wahrscheinlichkeit des Auftretens von

**Kasten I 1.4:** Praktische Anleitung zur Initiierung einer symptomatischen Behandlung des idiopathischen Parkinson-Syndroms vom akinetisch-rigiden und Äquivalenz-Typ

**A Patienten ohne zusätzliche Erkrankung**

**A-1 Vor symptomatischer dopamimetischer Therapie (vor allem bei jungen Patienten)**

Bevor eine symptomatische dopaminerge Therapie begonnen wird, kann der Versuch einer Behandlung mit
- Rasagilin (1 × 1 mg),
- Selegilin (10 mg/Tag),
- Amantadin (1–2 × 100 mg)

erwogen werden. Für Rasagilin werden verlaufsmodifizierende Eigenschaften diskutiert.

**A-2 Patienten in jungem und mittlerem Lebensalter (≤ 70. LJ)**

a. *Initiale Behandlung:*
a-a. Beginn mit Dopaminagonist unter Domperidon-Schutz (3 × 20 mg). Initiale Dosierung s. unter A-3b. Bei jungen Patienten können häufig eine schnellere Eindosierung und höhere Dosierungen erzielt werden:
- Pramipexol bis 2,1–3,15 mg/Tag
- Ropinirol bis 12–24–30 mg/Tag
- Rotigotin 4–8–12–16 mg/Tag transdermal

a-b. Wenn ein schnellerer und besser vorhersagbarer Effekt nötig ist: s. A-3a.

b. *Fortsetzung der Behandlung:*
Falls mit einem Dopaminagonist begonnen wurde, Zugabe von Standardpräparat L-Dopa (s. A-3a).
Falls mit Standardpräparat L-Dopa begonnen wurde, Zugabe von Dopaminagonisten (s. A-3b) mit dem Versuch, die L-Dopa-Dosierung so niedrig wie möglich zu halten.

**A-3 Patienten in höherem Lebensalter (> 70. LJ)**

a. *Initiale Behandlung:*
Beginn mit L-Dopa Standard 50 mg (L-Dopa und Benserazid/Carbidopa) am Morgen, um 50 mg alle 1–3 Tage erhöhen bis zu einer Dosierung von 3 × 100–200 mg.

b. *Fortsetzung der Behandlung:*
Bei unzureichender Wirkdauer (wearing-off) und wenn L-Dopa bereits in einer Dosierung von 600 mg/Tag verabreicht wird, vorsichtige Eindosierung eines Dopaminagonisten (initial unter Schutz von 3 × 20 mg Domperidon). Zur Auswahl stehen:
- Pramipexol 0,0875 mg am Morgen, Steigerung um 0,0875 mg täglich, mittlere Tagesdosis 3 × 0,175–0,35–0,7 mg (oder 2,1 bis 3,15 mg ret./Tag)
- Ropinirol 1 mg am Morgen, Steigerung um 1 mg/Woche bis 3 × 2 mg, mittlere Tagesdosis 3 × 2–8 mg (oder retardiert 4–8–16–24 mg/Tag)
- Rotigotin 1 mg/Tag transdermal, Steigerung um 1 mg/Woche bis zu einer Dosierung von 4–16 mg/Tag.

Falls der Dopaminagonist nicht toleriert wird, Zugabe von Rasagilin (1 × 1 mg) oder Safinamid (1 × 50–100 mg) oder der COMT-Inhibitoren Entacapon (200 mg zu jeder L-Dopa Dosis) bzw. Opicapon (1 × 50 mg zur Nacht), oder Amantadin (2–3 × 100 mg) oder Selegilin (1 × 5–10 mg).

**A-4 Unverträglichkeit einer symptomatischen dopamimetischen Therapie**

Falls die Therapie unter A-3a und A-2a initial nicht vertragen wird, s. A-1. Anschließend nach 6–12 Monaten erneut wie unter A-3a und A-2a vorgehen.

**B Multimorbide Patienten**

**B-1 Alle Altersgruppen**

a. *Initiale Behandlung:*
s. A-3a

b. Fortsetzung der Behandlung:
b-a. Bei *wearing-off,* insbesondere wenn die L-Dopa-Tagesdosis bereits 600 mg/Tag beträgt, zusätzliche Gabe von Rasagilin (1 × 1 mg/Tag) oder Safinamid (1 × 50–100 mg/Tag) oder der COMT-Inhibitoren Entacapon (200 mg zu jeder einzelnen Gabe von L-Dopa) oder Opicapon (1 × 50 mg zur Nacht). Falls Dyskinesien neu auftreten, sollte die L-Dopa-Dosis reduziert oder die Latenz bis zur nächsten Einnahme von L-Dopa verlängert werden.
b-b. Je jünger der Patient, je eher sollte ein Dopaminagonist anstelle des COMT-Inhibitors verwendet werden (A-2b).

Schlafattacken. Insbesondere Patienten, die ein Kraftfahrzeug führen, müssen auf das mögliche Auftreten von verstärkter Tagesmüdigkeit und plötzlichen Einschlafattacken hingewiesen werden. Patienten, die über Somnolenz und/oder plötzliches Einschlafen berichten, dürfen kein Kraftfahrzeug führen. Beim Auftreten vermehrter Tagesmüdigkeit kann der Wechsel auf ein Präparat der jeweils anderen Gruppe (Ergoline vs. Nicht-Ergoline) versucht werden. Zur Erfolgsrate dieses Vorgehens existieren allerdings keine systematischen Untersuchungen.

Während das Auftreten von pleuropulmonalen und retroperitonealen Fibrosen sowie Raynaud-Phänomene bekannte Nebenwirkungen der Therapie mit Ergolin-Dopaminagonisten sind, haben Berichte über das Auftreten von »Herzklappenfibrosen« (Horvath et al. 2004; Van Camp et al. 2003, 2004) erneut zu einer intensiven Diskussion über die Sicherheit der Behandlung mit Dopaminagonisten geführt. In populationsbasierten Kohorten waren nur die Ergolin-Agonisten Pergolid und Cabergolin mit einem erhöhten Risiko einer Herz-

**Tab. I 1.6:** Pharmakologische Therapie des Ruhetremors

1. Zunächst initiale Behandlung wie bei akinetisch-rigidem und Äquivalenz-Typ (**Kasten I 1.4**: A–2a,b, A–3a,b).
2. Wenn unzureichend, erfolgt die weitere Behandlung nach folgendem Schema in Abhängigkeit vom Tremortyp:

| **Tremortyp** | **1. Schritt** | **2. Schritt** | **3. Schritt** |
|---|---|---|---|
| Klassischer Parkinson-Tremor oder mono-symptomatischer Ruhetremor | Anticholinergika, Budipin | Amantadin, Propranolol, Clozapin | STN-Stimulation |
| Ruhe- und Haltetremor unterschiedlicher Frequenz | Propranolol, Primidon | Anticholinergika, Clozapin | STN-Stimulation |
| Isolierter Aktionstremor | Propranolol, Anticholinergika | Amantadin | |
| **Substanzen** | **Dosierung** | **Einschränkung** | |
| L-Dopa | **Tab. I 1.2** | | |
| Dopaminagonisten | **Tab. I 1.2** | | |
| Anticholinergika: | | | |
| • Biperidin | 3 × 2–4 mg | | |
| • Bornaprin | 3 × 2–4 mg | | |
| • Metixen | 3 × 2,5–5 (–10) mg | | |
| • Trihexyphenidyl | 3 × 2–5 mg | | |
| Clozapin | 12,5–37,5 mg | Agranulozytose | |
| Amantadin | 2–3 × 100 mg | | |
| Propranolol | 3 × (20)–40 mg | | |
| Budipin | 3 × 10–30 mg | Herzrhythmusstörungen (QTc-Zeit) | |
| Primidon | 25–100 mg/Tag | | |

klappenerkrankung assoziiert, während Lisurid, Pramipexol und Ropinirol diese Assoziation nicht zeigten (Schade et al. 2007). Diese Befunde haben zur Änderung der Medikamenteninformation von Pergolid und Cabergolin geführt, die laut Hersteller nicht mehr als erster Dopaminagonist eingesetzt werden sollten, sondern nur noch als Reservemedikament zur Verfügung stehen.
»Impulskontrollstörungen« sind in den letzten Jahren als relativ häufige und schwerwiegende Nebenwirkung der dopaminergen Therapie erkannt worden. Dazu zählen die pathologische Spiel- und Kaufsucht, Hypersexualität und pathologisches Essverhalten. Fast alle mit der Parkinson-Erkrankung assoziierten Impulskontrollstörungen treten unter Therapie mit Dopaminagonisten auf, nur äußerst selten unter einer Monotherapie mit L-Dopa. Nach derzeitigen Schätzungen erleiden ca. 5–10 % aller Parkinsonpatienten im Verlauf ihrer Erkrankung eine Impulskontrollstörung. Vermutlich besteht eine Assoziation mit einer prämorbiden Persönlichkeit der Patienten. Es gibt einen Zusammenhang zwischen der verwendeten Dosis des Dopaminagonisten und den Impulskontrollstörungen. Daher sollte die Indikation zu Hochdosis-Therapien mit Dopaminagonisten überdacht werden. Patienten, aber auch Lebenspartner sollten schon zu Beginn der Verordnung von Dopaminagonisten auf mögliche Änderungen im Verhalten hingewiesen werden.

### I 1.2.4.3 Spezifische Behandlungsprobleme und Behandlungsaspekte

#### I 1.2.4.3.1 Vorhersagbare Wirkungsschwankungen

Vorhersagbare Wirkungsschwankungen (L-Dopa-abhängige Fluktuationen) beruhen meist auf einer zu kurzen L-Dopa-Wirkdauer mit Wiederauftreten oder Verstärkung der Parkinson-Symptomatik vor der nächsten L-Dopa Einnahme (*End-of-dose*-Akinese oder *Wearing-off*). Zu den vorhersagbaren Wirkungsschwankungen werden auch die morgendliche Akinese vor der ersten Medikamenteneinnahme, die nächtliche Akinese und die am frühen Nachmittag nach dem Mittagessen im Rahmen des physiologischen Tagestiefs auftretende Akinese gerechnet.
Es bestehen folgende therapeutische Optionen:

- Verkürzung der Einnahmeabstände
- L-Dopa Einnahme mit Abstand (30–60 min) vor den Mahlzeiten
- Zusätzlich Dopaminagonist
- Zusätzlich MAO-B-Inhibitor
- Zusätzlich COMT-Inhibitor
- Wechsel zu einem Regime mit Standard L-Dopa und retardiertem L-Dopa

Ansonsten gesunde Parkinson-Patienten, die mit einer L-Dopa-Monotherapie behandelt werden, sollten, abhängig vom Alter (**Kasten I 1.4**), spätestens beim ersten Auftreten von vorhersagbaren Wirkungsschwankungen auf eine Kombinationstherapie mit Dopaminagonisten, COMT-Inhibitoren, Rasagilin oder Safinamid eingestellt werden. Gegebenenfalls kann auf langwirksame Dopaminagonisten Pramipexol (Retard) oder Ropinirol (Retard, »Modutab«) umgestellt werden. Unter stationären Bedingungen kann die Umstellung von einem Tag auf den anderen erfolgen (**Tab. I 1.7**). Ambulant sollte die Umstellung schrittweise unter Beachtung der Äquivalenzdosen innerhalb von zwei Wochen erfolgen. Zur Behandlung der morgendlichen und nachmittäglichen Akinese ist die schnell wirkende dispersible Form von L-Dopa geeignet. Nächtliche Akinese spricht gut auf L-Dopa-Retardpräparate zur Nacht an.
Bei älteren und/oder multimorbiden L-Dopa-Patienten mit *wearing-off* sind die COMT-Hemmer Entacapon oder Opicapon oder die MAO-B-Hemmer

**Tab. I 1.7:** Dosierung von Dopaminagonisten (Äquivalenzdosen und Umsetzung; es handelt sich um Erfahrungswerte und nicht um Studienergebnisse)

| Medikament | Angenäherte Dosierungs-äquivalente |
|---|---|
| L-Dopa | 100 mg |
| Apomorphin | 3–5 mg (40–50 mg/kg) |
| Pramipexol | 0,7–1 mg |
| Ropinirol | 3–5 mg |
| Rotigotin | 4 mg/24 h |
| Piribedil | 60–90 mg |

Rasagilin oder Safinamid das Kombinationstherapeutikum der Wahl. Entacapon, Opicapon, Rasagilin und Safinamid können sowohl mit L-Dopa als auch mit L-Dopa und Dopaminagonisten kombiniert werden. Eventuell muss bereits am gleichen oder am nachfolgenden Tag die L-Dopa-Dosis gesenkt werden. Unabhängig von der L-Dopa-Konzentration werden zu jeder einzelnen Gabe von L-Dopa 200 mg Entacapon eingenommen.

Zur Behandlung des ausgeprägten *wearing-off* ist es oft erforderlich, kleinere L-Dopa-Dosen in kürzeren Intervallen zu geben. In Einzelfällen muss L-Dopa in 10 und mehr Einzeldosen eingenommen werden. Bei der Umstellung auf kleine L-Dopa-Dosen ist zu bedenken, dass einzelne Dosen unterhalb der Wirkungsschwelle und damit klinisch ohne Effekt bleiben können. Die zusätzliche Gabe des COMT-Hemmers führt gelegentlich zur klinischen Wirksamkeit der vorher unwirksamen L-Dopa-Einzeldosis.

Eine Alternative bei der Behandlung des *wearing-off* kann in Einzelfällen die Umstellung auf retardierte L-Dopa-Präparate sein. Ein Problem der Therapie mit retardiertem L-Dopa besteht in dem zu langsamen und oft unsicheren Wirkeintritt. Es ist daher häufig eine Kombination von retardiertem und herkömmlichem, eventuell auch dispersiblem L-Dopa erforderlich. Dies gilt vor allem für die erste Medikamenteneinnahme am Morgen. Wegen der schlechteren Bioverfügbarkeit muss retardiertes L-Dopa 20–30 % höher dosiert werden. Auch retardiertes L-Dopa muss bei Patienten mit *wearing-off* häufiger als dreimal pro Tag eingenommen werden. Die Abhängigkeit der L-Dopa-Resorption von der Nahrungsaufnahme ist bei den retardierten Präparaten besonders zu beachten. IPX066 steht auf dem deutschen Markt noch nicht zur Verfügung.

### I 1.2.4.3.2 Nicht-vorhersagbare Wirkungsschwankungen

*Paroxysmale On-off-Phänomene:* Paroxysmale On-off-Phänomene (*random oscillations, yo yoing*) treten zeitlich unabhängig von der L-Dopa-Einnahme plötzlich – meist innerhalb von Sekunden bis Minuten – auf. Die Behandlung nicht-vorhersagbarer Wirkungsschwankungen ist oft frustrierend. Zunächst sollte den zuvor für vorhersagbare Wirkungsschwankungen gemachten Behandlungsvorschlägen gefolgt werden.

Bleibt die Situation darunter unbefriedigend, kommt als medikamentöse Behandlungsmöglichkeit die subkutane Injektion von Apomorphin in *Off*-Phasen oder die kontinuierliche subkutane Dauerinfusion von Apomorphin infrage. Die Dosis einer subkutanen Bolusinjektion von Apomorphin liegt bei 2–5 mg. Domperidon (3 × 20 mg) sollte möglichst bereits drei Tage vorher begonnen und kontinuierlich weiter gegeben werden. Die initiale Dosierung der subkutanen Dauerinfusion beträgt 1–2 mg/Stunde mit einer acht- bis zwölfstündigen Pause in der Nacht. Die Infusionsrate kann wöchentlich um 0,5–1 mg/Stunde bis zu einer maximalen Rate von 10 mg/Stunde erhöht werden. Seit Kurzem steht auch die kontinuierliche intraduodenale Applikation von L-Dopa mittels Pumpe und PEG-Sonde zur Verfügung, die sog. Duodopa® Pumpe.

Sind alle medikamentösen Möglichkeiten ausgeschöpft, kann bei Patienten jüngeren und mittleren Alters bei gutem Allgemeinzustand die Indikation zur Tiefenhirnstimulation gestellt werden (**Kap. I 3**). Die Entscheidung, ob und in welcher Reihenfolge die tiefe Hirnstimulation oder eine der Pumpentherapien (Apomorphin subkutan oder L-Dopa intrajejunal) bei einem Patienten eingesetzt wird, sollte einem erfahrenen Zentrum vorbehalten bleiben und mit dem Patienten und Betreuungspersonen zusammengetroffen werden. **Tab. I 1.8** nennt Kriterien, die bei dieser Entscheidung zu berücksichtigen sind.

*Freezing: Freezing* bezeichnet eine kurze, plötzlich beginnende Gangstörung mit Starthemmung, die häufig zu Stürzen nach vorne auf die Knie führt. *Freezing* kann oft durch externe visuelle (Markierung auf dem Boden, Spazierstock mit Querstrebe knapp über dem Boden) oder akustische Stimuli (Zählen, Melodie, Marschbefehl) überwunden werden. Wenn *Freezing* vorhersagbar in *Off*-Phasen auftritt, entspricht die medikamentöse Behandlung der bei vorhersagbaren Wirkungsschwankungen.

Das leider häufigere, unabhängig von der Medikamentenwirkung auftretende *Freezing* ist mit den in Deutschland zugelassenen Medikamenten kaum zu beeinflussen. Bei solchen Patienten ist ein Behandlungsversuch mit dem nicht zugelassenen Medikament L-Threo-DOPS möglich. Die Dosis von L-Threo-DOPS wird in 100 mg-Schritten alle zwei Tage auf 600–900 mg gesteigert. Das Risiko, durch L-Threo-DOPS Psychosen zu induzieren, wird von uns (im Gegensatz zur publizierten Literatur) als hoch eingeschätzt.

*Mobile Dyskinesien:* Mobile Dyskinesien (Hyperkinesien) können choreatisch, dyston oder choreoathetoid sein. Sie treten bevorzugt in den Extremitäten, weniger häufig an Hals und Stamm auf, und können bereits im ersten Jahr einer L-Dopa-Therapie sowie – wenngleich seltener – auch bei einer Monotherapie mit Dopaminagonisten auftreten. Je länger die Behandlung einer (pulsatilen) L-Dopa-Therapie, desto größer ist die Häufigkeit und Schwere von Dyskinesien. Dyskinesien treten zunächst zum Zeitpunkt höchster L-Dopa-Plasmaspiegel auf (*Peak-dose*-Dyskinesien) und können zu diesem Zeitpunkt durch eine Reduktion oder Umverteilung (häufigere Gabe kleinerer Dosen) beseitigt oder vermindert werden. Mobile Dyskinesien werden im Verlauf der Erkrankung häufiger und treten bei manchen Patienten während der ge-

**Tab. I 1.8:** Entscheidungskriterien für eine Behandlung mit der tiefen Hirnstimulation oder einer Pumpentherapie bei Patienten mit Fluktuationen (nach Eggert et al. 2012)

| **Kriterium** | **Apomorphin s. c.-Pumpe** | **L-Dopa per jejunaler Sonde** | **Tiefe Hirnstimulation** |
|---|---|---|---|
| Alter < 70 Jahre | ++ | ++ | ++ |
| Alter ≥ 70 Jahre | + | ++ | – |
| Leichte bis mäßige Demenz (MMSE 11–25) | + | ++* | – |
| Schwere Demenz (MMSE < 10) | – | +** | --- |
| Pharmakoresistenter Tremor | – | – | +++ |
| Medikamentös induzierte Psychose | + | ++ | ++ |
| Testbarkeit des Verfahrens | +++ | + | --- |
| Unabhängigkeit der Patienten | ++ | + | +++ |
| Bedienbarkeit durch Patienten | – | + | 0 |
| Betreuungsumfeld nicht vorhanden | -- | -- | + |
| Vermeidung chirurgischer Komplikationen | 0 | – | --- |

+++ sehr gut geeignet; ++ gut geeignet; + mäßig geeignet; – nicht geeignet/unvorteilhaft; -- sehr ungeeignet/relative Kontraindikationen; --- absolut ungeeignet/strenge Kontraindikation; 0 unzutreffend, keine Angabe; * bei Neigung zu Psychosen; ** Einzelfallentscheidung: cave bei Agitiertheit

samten *On*-Phase auf. Oft fühlen sich die Angehörigen von Patienten durch diese Dyskinesien stärker gestört als die Patienten selbst, die gelernt haben, die Dyskinesien als notwendigen Preis der Beweglichkeit zu akzeptieren.

Medikamente, die normalerweise zur Behandlung von Dyskinesien eingesetzt werden (klassische Neuroleptika), sind wegen ihrer die Parkinson-Symptomatik verstärkenden Nebenwirkung nicht geeignet. Patienten, die mit einer L-Dopa-Monotherapie behandelt werden, sollten spätestens zum Zeitpunkt des ersten Auftretens von Dyskinesien auf eine Kombinationstherapie mit lang wirkenden Dopaminagonisten oder Amantadin umgestellt werden. MAO-B-Hemmer (Rasagilin, Safinamid, Selegilin) oder COMT-Hemmer (Entacapon, Opicapon) führen häufig zu einer Verstärkung von Dyskinesien. Die L-Dopa-Einzeldosis sollte dann, soweit vertretbar, reduziert werden. Die Umstellung auf retardiertes L-Dopa kann versucht werden, kann aber auch zu einer Verschlechterung führen.

Die Behandlung mit 3 × 100–200 mg/Tag Amantadinsulfat reduziert L-Dopa-induzierte Dyskinesien und verlängert gleichzeitig die *On*-Zeit (Del Dotto et al. 2001; Ruzicka et al. 2000; Verhagen Metman et al. 1998, 1999) (↑↑, B). Die Wertigkeit momentan in Phase 3 befindlicher neuer Amantadin Formulierungen bleibt abzuwarten.

*Peak-dose*-Dyskinesien und gelegentlich auch biphasische, zu Beginn und zum Ende der *On*-Phase auftretende Dyskinesien lassen sich gelegentlich durch Dopaminagonisten in hoher Konzentration therapieren (kontinuierliche dopamimetische Stimulation der Rezeptoren), wenn L-Dopa reduziert wird oder L-Dopa, Lisurid oder Apomorphin parenteral kontinuierlich verabreicht werden (Colzi et al. 1998; Nyholm et al. 2005). Daher sollte der Dopaminagonist (präferenziell mit langer Halbwertzeit) so weit wie möglich erhöht und L-Dopa soweit wie möglich reduziert werden.

Falls die Modifizierung der Pharmakotherapie nicht zu einer befriedigenden Kontrolle der Dyskinesien ohne Reduzierung der gesamten *On*-Zeit führt, sollte eine Tiefenhirnstimulation (**Kap. I 3**) erwogen werden.

In Notfallsituationen (extrem ausgeprägte Dyskinesien unter Dopaminergika mit langer Halbwertszeit) kann mit Haloperidol (5–30 mg) in steigender Dosierung behandelt werden, bis die Dyskinesien sistieren.

*Dystonien:* Dystonien bei unbehandelten Parkinson-Patienten verschwinden rasch mit Beginn der medikamentösen Behandlung.

Bei behandelten Patienten können *On*-Dystonien zum Zeitpunkt der maximalen L-Dopa-Wirkung auftreten. Ihre Behandlung entspricht der der mobilen Dyskinesien.

Die meisten der bei behandelten Parkinson-Patienten auftretenden Dystonien sind *Off*-Dystonien. Typischerweise treten *Off*-Dystonien morgens vor der L-Dopa-Einnahme auf. Es handelt sich um fokale Dystonien unterschiedlicher Lokalisation und Verteilung. Am häufigsten sind jedoch Füße und Zehen betroffen. Bei asymmetrischem Parkinson-Syndrom sind die Dystonien auf der stärker betroffenen Seite häufiger und schwerer.

Bei morgendlichen *Off*-Dystonien sollte die erste L-Dopa-Dosis so früh wie möglich eingenommen werden. Anstelle herkömmlicher L-Dopa-Präparate sollte dispersibles L-Dopa verabreicht werden. Um ausreichende Medikamenten-Konzentrationen am frühen Morgen zu gewährleisten, sollten zur Nacht ein L-Dopa-Retardpräparat und retardierte Dopaminagonisten gegeben werden. Die Gabe von L-Dopa-Retardpräparaten am Tage ist bei Dystonie meist nicht wirksam. Dagegen sind Amantadin und Anticholinergika in manchen Fällen hilfreich. Lassen sich Dystonien nicht durch orale Medikation befriedigend behandeln, kann zum Zeitpunkt des Auftretens von Dystonien mit subkutaner Bolusinjektion von Apomorphin behandelt werden. Manche Patienten profitieren auch von einer subkutanen Dauerinfusion von Apomorphin.

Wenn fokale Dystonien immer die gleiche Lokalisation haben, ist eine intramuskuläre Gabe von Botulinumtoxin A zu erwägen (**Kap. I 5**).

### I 1.2.4.3.3 Stürze

Stürze werden im fortgeschritten Erkrankungsstadium gehäuft beobachtet. Sie treten – wie beschrieben – im Rahmen von *Freezing* auf oder manifestieren sich ab dem Stadium Hoehn & Yahr III aufgrund der gestörten posturalen Reflexe. Die dopamimetische Therapie hat im Gegensatz zur guten Beeinflussung der Hypokinese nur einen geringen Einfluss auf die gestörten Haltereflexe. Dies führt zu gehäuften Stürzen bei den Patienten, deren Beweglichkeit durch die dopamimetische Therapie verbessert wurde, unabhängig vom Auftreten von Dyskinesien (Bloem et al. 2001).

### I 1.2.4.3.4 Akinetische Krisen (Kasten I 1.5)

Eine akinetische Krise ist ein lebensbedrohlicher Zustand, der im Gegensatz zu den Minuten oder Stunden anhaltenden *Off*-Phasen tagelang anhält. Akinetische Krisen entwickeln sich langsam über Tage bis Wochen, können sich aber auch rasch innerhalb von 24 Stunden einstellen. Patienten in akinetischen Krisen sind vollständig immobil mit ausgeprägtem Rigor der Extremitäten. Die Sprache ist meist unverständlich und das Schlucken unmöglich. Akinetische Krisen können innerhalb von Tagen zu Beinvenenthrombosen, Dekubitalgeschwüren, Pneumonien, Harnwegsinfekten und Elektrolytentgleisungen führen. Ursachen akinetischer Krisen sind Unterdosierung oder Absetzen der Medikation, Infekte und gastrointestinale Erkrankungen, die zu verminderter Medikamentenabsorption führen.
Die Behandlung einer akinetischen Krise sollte unter intensivmedizinischen Bedingungen stattfinden. Unspezifische medizinische Maßnahmen (Flüssigkeits- und Elektrolytausgleich, Kalorienzufuhr, Thromboseprophylaxe, Pneumonieprophylaxe) erfordern erhöhte Sorgfalt. Patienten, denen das Schlucken möglich ist, können L-Dopa und andere Medikamente oral zugeführt werden. Wenn die akinetische Krise durch den vollständigen Entzug von L-Dopa entstanden ist, sollte eine etwas niedrigere oder die vorhergehende Dosis gegeben werden, die dann innerhalb von wenigen Tagen an die klinische wirksame Dosis angepasst, in der Regel erhöht werden kann. Patienten mit Schluckschwierigkeiten erhalten gelöstes dispersibles L-Dopa oder bei ihnen ist die Gabe über eine Gastroduodenalsonde angezeigt. Eine neue Alternative ist die kontinuierliche duodenale Applikation von L-Dopa über eine PEG- oder nasoduodenale Sonde (Nyholm et al. 2005).
Alternativ kommt die parenterale Medikamentengabe in Form subkutaner Injektionen oder Infusion von Apomorphin, transdermaler Applikation von Rotigotin oder intravenöser Infusion von Amantadin in Betracht. Parenterale Medikamentengabe ist immer dann unumgänglich, wenn gastrointestinale Absorptionshindernisse bestehen. Apomorphin wird zunächst in einer einmaligen subkutanen Bolusinjektion von 2–5 mg, selten 10 mg gegeben. Bei Ansprechen wird die Behandlung mit einer subkutanen Dauerinfusion fortgeführt. Die initiale Dosierung beträgt 1–2 mg/Stunde, gegebenenfalls mit einer acht- bis 12-stündigen Pause in der Nacht. Die Infusionsrate kann alle 12 Stunden um 0,5–1 mg/Stunde bis zu einer maximalen Rate von 10 mg/Stunde erhöht werden

**Kasten I 1.5:** Praktisches Vorgehen bei der Behandlung des idiopathischen Parkinson-Syndroms (IPS) – Akinetische Krise

1. **Allgemeine Maßnahmen**
   - Flüssigkeits- und Elektrolytausgleich
   - ausreichende Kalorienzufuhr
   - Thromboseprophylaxe
   - Pneumonieprophylaxe
   - Dekubitusprophylaxe
   - Behandlung internistischer Grundkrankheiten und Komplikationen
2. **Dopaminerge Medikation**
   - Gabe von L-Dopa und Dopaminagonisten oral oder über Gastroduodenalsonde
   - Bei vollständigem L-Dopa-Entzug mäßige Dosisreduktion
   - Alternativ subkutane Gabe von Apomorphin:
   - Nach einmaliger Bolusinjektion (2–5 mg, selten 10 mg) Weiterführung mit subkutaner Dauerinfusion; initiale Dosierung 1–2 mg/Stunde mit 8- bis 12-stündiger Pause in der Nacht; Dosissteigerung alle 12 Stunden um 0,5–1 mg/Stunde bis zu einer maximalen Rate von 10 mg/Stunde
   - Alternativ intravenöse Gabe von Amantadin in einer Dosis von 1–2 × 200 mg über jeweils 3 Stunden/Tag; mögliche Dosissteigerung auf 3 × 200 mg
3. **Senkung der Körpertemperatur (Fieber > 40°C)**
   - Physikalische und medikamentöse Maßnahmen
4. **Bei erheblicher Erhöhung der Kreatinkinase**
   - Dantrolen-Medikation (optional, Effektivität letztlich nicht bewiesen):
   - Beginn mit 4 × 25–50 mg/Tag oral oder 2,5 mg/kg i. v. gefolgt von 5–10 mg/kg/Tag i. v. als Infusion oder vier bis fünf Bolusinjektionen

(↔, C). Die gleichzeitige Gabe von Domperidon ist erforderlich, bei ausgeprägten Schluckstörungen kann auch Ondansetron i. v. gegeben werden. Amantadin wird in einer Dosis von 1–2 × 200 mg als intravenöse Infusion (500 ml) über jeweils drei Stunden verabreicht (↔, C). Die Dosis kann auf 3 × 200 mg gesteigert werden.

### I 1.2.4.3.5 Malignes L-Dopa-Entzugssyndrom – Hyperthermie

Das maligne L-Dopa-Entzugssyndrom ist eine seltene Variante der akinetischen Krise, bei der es in Analogie zum malignen Neuroleptika-Syndrom zusätzlich zu Hyperthermie, Tachykardie, Tachypnö, hirnorganisch-psychischen Störungen und Erhöhung der Creatinkinase (CK) im Serum kommt (**Kap. G 4**). Die Therapie unterscheidet sich nicht wesentlich von der Therapie einer akinetischen Krise. Bei stark erhöhter CK kann zusätzlich mit Dantrolen therapiert werden (**Kasten I 1.5**).

### I 1.2.4.3.6 Perioperative Medikation

Größere Operationen und auch Narkosen können eine dopamimetische Psychose fördern. Dieses ist wahrscheinlicher bei älteren Patienten und unter Behandlung mit mehreren Medikamenten, beson-

ders, wenn sie Dopaminagonisten, Amantadin und/oder Anticholinergika umfasst. Diese Episoden mit Psychosen oder Konfusionen bessern sich bei ausreichender Hydrierung in der Regel spontan (falls nicht, s. dopamimetische Psychose).
*Orale Medikation:* Die orale Medikation von L-Dopa und Dopaminagonisten sollte perioperativ bis zum Abend vor der geplanten Operation fortgesetzt werden. Postoperativ sollte die Medikation sobald wie möglich wiederaufgenommen werden. Häufig ist jedoch die präoperative L-Dopa-Dosis weniger effektiv. Dies ist auf die veränderte Absorption von L-Dopa bei beeinträchtigter gastrointestinaler Motilität, Infektionen oder eine Co-Medikation mit Antibiotika, z. B. Makroliden (Brion et al. 1992) zurückzuführen. Anticholinergika und Amantadine sollten nicht abrupt entzogen werden, da ein Entzugssyndrom mit Konfusionen und Verschlechterung der Parkinson-Symptomatik mit einer Latenz von bis zu zwei bis drei Tagen postoperativ auftreten kann. Daher sollten diese beiden Substanzgruppen – wenn möglich – vor der geplanten Operation über einige Wochen entzogen werden. Zunehmend wird die transdermale Applikation von Rotigotin perioperativ eingesetzt.
*Parenterale Medikation:* In bestimmten Situationen, z. B. nach extensiven abdominalen Operationen, kann eine parenterale Therapie notwendig werden. Dabei gelten die gleichen Behandlungsrichtlinien wie bei akinetischen Krisen (**Kasten I 1.5**). Präferenziell kann auch über eine nasogastrale, nasoduodenale Sonde oder PEG ernährt werden. Über die Sonde können alle Parkinson-Medikamente – mit Ausnahme des Apomorphins – appliziert werden.
*Anästhesie:* Klassische Neuroleptika (Dopamin-D2-Rezeptor-Blocker) sind kontraindiziert. Prinzipiell richtet sich die Wahl der Anästhesie-Methode (generelle, regionale oder lokale Anästhesie) nach den chirurgischen Notwendigkeiten. Für die generelle Anästhesie ist die Kombination von Opiaten mit Benzodiazepinen möglich. Für die Anästhesie-Einleitung besteht gute Erfahrung mit Propofol. Inhalationsanästhetika können mit Stickoxid kombiniert werden. Unter den halogenierten Inhalationsanästhetika sind Enflurane und Isoflurane gegenüber Halothan zu bevorzugen, da sie das Myokard weniger gegenüber Katecholaminen sensitivieren.
Patienten berichten unabhängig von der Anwendung klassischer Neuroleptika häufig über eine nicht spontan reversible Verschlechterung der Parkinson-Symptome nach genereller Anästhesie. Die Gründe für diese Verschlechterung sind nicht bekannt.

#### I 1.2.4.3.7 Schluckstörungen

Bei Befragung geben bis zu 50 % der Parkinson-Patienten Schluckstörungen an. Technische Untersuchungen wie Bariumschluckversuch, Ösophagusmanometrie und Laryngoskopie zeigen bei bis zu 95 % der Patienten Schluckstörungen in unterschiedlicher Form und Ausprägung. Diese Symptome werden vermutlich durch Degeneration des dorsalen *Nucleus nervi vagi* hervorgerufen. Dort lassen sich nach neueren Untersuchungen bereits in einem motorisch asymptomatischen Anfangsstadium der Erkrankung *Lewy*-Körper nachweisen, deutlich bevor sie in der *Substantia nigra* detektierbar werden (Del Tredici et al. 2002).

Bei schwerwiegenden Schluckstörungen können folgende Maßnahmen ergriffen werden:

- Umstellung auf dispersibles L-Dopa.
- Umstellung auf transdermales Rotigotin
- Durchführung einer perkutanen endoskopischen Gastrotomie (PEG).
- Öffnen der L-Dopa Kapseln oder Zermahlen/Zerkauen von L-Dopa Tabletten und Verabreichung über eine Magen- oder gastroduodenale Sonde.
- Umstellung auf Apomorphin-Injektionen oder Apomorphin-Pumpe.
- Logopädisches Schlucktraining.

Es steht eine kontinuierliche intraduodenale Applikation von L-Dopa mittels Pumpe und PEG-Sonde zur Verfügung, die sogenannte Duodopa®-Pumpe (Nyholm et al. 2005). Auch die transdermale (Pflaster-)Applikation des Dopaminagonisten Rotigotin könnte eine wirksame Alternative darstellen.

#### I 1.2.4.3.8 Störungen des autonomen Nervensystems

Schwere autonome Störungen zu Beginn oder in einem frühen Erkrankungsstadium sprechen gegen die Diagnose eines IPS und für eine MSA (**Kasten I 1.1** und **Abb. I 1.1**; **Kap. I 2**). Im Erkrankungsverlauf können sich beeinträchtigende vegetative Symptome aber auch bei Patienten mit IPS entwicklen.
*Orthostatische Hypotension:* Häufig wird bei der Eindosierung von L-Dopa oder einem Dopamin-Agonisten erstmals eine orthostatische Hypotonie manifest. Bei manchen Patienten lassen sich diese Beschwerden durch vorübergehende Therapie mit 3 × 10–20 mg Domperidon/Tag bessern, bis sich eine Dopamintoleranz entwickelt. Ferner empfehlen wir physikalische Maßnahmen, insbesondere das Tragen von Kompressionsstrümpfen, eine salzreiche Diät, Schlafen mit angehobenem Oberkörper in der Nacht und ein vorsichtiges und langsames Aufstehen aus dem Liegen bzw. Sitzen. Therapien mit Ephedrin, Midodrin, Octreotid und Yohimbin zeigten keine konstant positiven Behandlungseffekte. Falls alle Maßnahmen nicht zu einem befriedigenden Effekt führen, sollte ein Behandlungsversuch mit dem Mineralkortikoid Fludrocortison (0,05–0,3 mg zur Nacht) durchgeführt werden (↔, C).
*Blasenfunktion:* Bis zu zwei Drittel der Patienten mit IPS haben Blasenstörungen. Dabei müssen differentialdiagnostisch alters- und geschlechtsspezifische Ursachen, z. B. Konsequenzen traumatischer Entbindungen bei Frauen bzw. eine Prostatahyperplasie bei Männern berücksichtigt werden. Zu den Blasensymptomen bei IPS zählen Harndrang, eine erhöhte Miktionsfrequenz und Nykturie. Ausgeprägte Inkontinenz ist selten beim IPS, allenfalls ein Symptom im deutlich fortgeschrittenen Stadium oder auf die Akinese zurückzuführen. Zystometrische und urodynamische Messungen helfen, die Blasenstörung zu klassifizieren.
In weniger ausgeprägten Fällen kann Blasentraining mit regelmäßigem Toilettengang auch ohne oder mit nur geringem Harndrang, der Verzicht auf koffeinhaltige Getränke und bewusstes Sphinkterkon-

traktionstraining zur Unterbrechung von unwillkürlichen Detrusorkontraktionen hilfreich sein.
Die häufigste Form der Blasenstörung ist eine Detrusorhyperaktivität, die zu einer gesteigerten Frequenz und einer Drangsymptomatik führt. Sie wird in der Regel mit 2 × 2,5–5 mg Oxybutynin/Tag, Trospiumchlorid (2–3 × 10–20 mg, oder 1 × 60 mg ret.), Darifenacin (1–2 × 7,5 mg) oder Solifenacin (1–2 × 5 mg) behandelt (↔, C). Eine zu hohe Dosis eines peripher wirksamen Anticholinergikums kann jedoch eine Detrusoratonie und damit eine Urinretention bedingen. Daher sollte unter dieser Therapie die Restharnbildung sonographisch kontrolliert werden.
Detrusorhypoaktivität ist bei Parkinson-Patienten selten und dann meist medikamentös durch Anticholinergika oder trizyklische Antidepressiva hervorgerufen. Ob Cholinergika, wie Carbachol, zu einer Verschlechterung der Parkinson-Symptome führen, wurde bisher nicht detailliert untersucht. Daher sollten diese Medikamente mit Vorsicht angewandt werden.
Erhebliche Restharnbildung (> 150 ml) ist eine Indikation zur Selbstkatheterisierung. In einem fortgeschrittenen Stadium kann ein Dauerkatheter oder suprapubischer Katheter notwendig werden.
*Männliche Sexualfunktion:* Die Störung der männlichen Sexualfunktion wird häufig durch Medikamente hervorgerufen (Anticholinergika, trizyklische Antidepressiva, b-Blocker), sie tritt aber auch spontan auf. Die häufigsten Beschwerden sind Erektionsstörungen, weniger Ejakulationsstörungen. Früh im Verlauf auftretende Impotenz infolge einer erektilen Dysfunktion sollte allerdings den Verdacht auf eine Multisystematrophie wecken (**Kap. I 2**). Endokrine Parameter sind beim IPS nicht verändert. Gelegentlich berichten die Kranken über eine Besserung unter Therapie mit L-Dopa oder Dopaminagonisten. Diese Medikamente haben bei einem Teil der Patienten einen aphrodisierenden Effekt mit gesteigerter Libido.
Zur Behandlung der erektilen Dysfunktion stehen Sildenafil (50 mg eine Stunde vor Geschlechtsverkehr), Tadalafil (10 mg eine halbe Stunde bis zwölf Stunden vor Geschlechtsverkehr), Vardenafil (10 mg eine halbe bis eine Stunde vor Geschlechtsverkehr), die orale Einnahme von Yohimbin (2 mg eine Stunde vor Geschlechtsverkehr), die intracaversonale Injektion von Papaverin, ein Penisimplantat und nach neuen Berichten auch die orale sublinguale Einnahme von Sildenafil (Hussain et al. 2001; Zesiewicz et al. 2000) (↑, B) oder Apomorphin als subkutane Injektion (O'Sullivan 2002) zur Verfügung.
*Gastrointestinale Funktionsstörungen:* Zusätzlich zu den bereits beschriebenen Schluckstörungen ist die Entleerung des Magens häufig verzögert. Die Behandlung mit L-Dopa, Dopaminagonisten, Anticholinergika, trizyklischen Antidepressiva, Amantadin und Antihistaminika kann dieses Symptom verstärken und zu einer verminderten Bioverfügbarkeit der Medikamente führen.
Störungen der intestinalen Funktion, besonders Obstipationen, nehmen ohnehin mit steigendem Alter zu. Von den Patienten mit IPS klagen ca. ein Drittel der unter 60-jährigen und zwei Drittel der über 60-jährigen über Obstipationen, deren Schwere mit dem Alter zunimmt. Anticholinergika und Amantadin verstärken Häufigkeit und Intensität der Obstipation. Wir empfehlen zunächst physikalische Maßnahmen mit gesteigerter Zufuhr von Flüssigkeit und Ballaststoffen. Bei manchen Patienten ist Domperidon hilfreich.
Wir sehen derzeit die besten Erfolge mit Polyethylenglykol, einer inerten Substanz. Sie erhöht durch osmotische Wirkung den Wassergehalt des Stuhls, macht ihn dadurch weicher, besser transportabel und erleichtert somit die Defäkation. Während eines Behandlungszeitraumes von acht Wochen bessern sich unter Macrogol Stuhlfrequenz und -konsistenz und Darmmotilität (Zangaglia et al. 2007) (↑, A). Die Verwendung rektaler Laxanzien reduzierte sich. Die Behandlung wird begonnen, indem der Inhalt von einem Beutel bis zu dreien in Wasser gelöst und vor der Mahlzeit getrunken wird. Nach einigen Wochen kann die Dosis auf einen halben bis einen Beutel pro Tag reduziert werden (Eichhorn und Oertel 2001). Kontrollierte Langzeitergebnisse liegen derzeit nicht vor. Die klinische Erfahrung zeigt allerdings anhaltende Effekte für mindestens ein Jahr.
*Sialorrhoe:* Sialorrhoe ist eine häufige Beschwerde. Sie wird durch die Akinese beim Schlucken hervorgerufen, obwohl die basale und die reflexinduzierte Produktion von Speichel bei Parkinson-Patienten um ca. 50 % reduziert ist (Fischer 1984). Anticholinergika, einschließlich peripher wirksamer Anticholinergika wie Atropin-Derivate (Scopolamin-Plaster), reduzieren die Speichelproduktion bei vielen Patienten, allerdings mit dem Risiko der Verschlechterung der Kognition. Für ein gut wirksames und wegen seiner geringen ZNS-Gängigheit nebenwirkungsärmeres Anticholinergikum Glycopyrrolat gibt es einen Wirkungsnachweis durch eine kontrollierte Studie (Arbouw et al. 2010), es ist aber in Deutschland nicht zugelassen und muss über die Internationale Apotheke bezogen werden. L-Dopa und Dopaminagonisten verbessern die Sialorrhoe durch Behandlung der Akinese. Wenn dieses Symptom stark ausgeprägt ist und auf Änderungen der Medikation nicht anspricht, kann es durch Bestrahlung oder lokale Injektionen von Botulinumtoxin behandelt werden (↔, C).
*Thermoregulation und Seborrhoe:* Bei fortgeschrittener Erkrankung kann die Beeinträchtigung der Thermoregulation – besonders an heißen Tagen – zur Hyperthermie führen. Ursachen sind ein gestörtes Schwitzen, z. T. kombiniert mit L-Dopa-induzierten Hyperkinesien. Anticholinergika und Amantadin sind dann kontraindiziert, da sie die Schweißproduktion zusätzlich reduzieren.
Seborrhoe wird durch das Fehlen der dopaminergen inhibitorischen Kontrolle der Sekretion des Melanin-stimulierenden Hormons (MSH) hervorgerufen. Sie bessert sich gelegentlich unter L-Dopa oder dopamimetischer Therapie.

### I 1.2.4.3.9 Depression

Für die Behandlung der depressiven Symptomatik bestehen verschiedene Optionen. Bei Vorliegen einer reaktiven Depression nach Diagnosestellung sollte eine psychosoziale Beratung initiiert werden. Depressive Episoden während *Off*-Phasen sprechen teilweise auf L-Dopa, Dopaminagonisten oder MAO-B-Hemmer an.

Die MAO-B-Hemmer Selegilin und Rasagilin sollen milde antidepressive Eigenschaften haben.
In ihrer Übersichtsarbeit (Seppi et al. 2011) über evidenzbasierte Empfehlungen zur Behandlung nicht-motorischer Symptome bei Parkinson-Krankheit kommen die Autoren der *Movement Disorder Society* zum Schluss, dass aufgrund der Studienlage zur Behandlung einer Parkinson-assoziierten Depression nur Pramipexol als wirksam und die trizyklischen Antidepressiva Nortriptylin und Desipramin als wahrscheinlich wirksam einzustufen sind (↑↑, A). Die Evidenz für das trizyklische Antidepressivum Amitriptylin, alle selektiven Serotonin-Wiederaufnahmehemmer (Paroxetin, Citalopram, Sertralin und Fluoxetin) und auch die neueren Antidepressiva (Atomoxetin und Nefazodon) sei unzureichend. Bei der Analyse wurden alle bis Ende 2010 publizierten Arbeiten berücksichtigt. Bei der Anwendung von trizyklischen Antidepressiva muss auf die anticholinergen Nebenwirkungen und damit auch potentiellen kognitiven Nebenwirkungen geachtet werden.
Nachfolgend zu dieser Meta-Analyse untersuchten Richard und Kollegen (Richard et al. 2012) die Sicherheit und Effizienz einer Behandlung depressiver Symptome beim idiopathischen Parkinsonsyndrom mit Paroxetin, einem selektiven Serotonin-Wiederaufnahmehemmer (SSRI), und retardiertem Venlafaxin, einem Serotonin- und Noradrenalin-Wiederaufnahmehemmer (SNRI). Es wurde ein doppelblindes, randomisiertes, Plazebo-kontrolliertes Parallelgruppen-Design verwendet (↑, A). Die mittlere Dosis für Venlafaxin retard betrug 121 mg/Tag, wobei 47 % der Patienten 150 mg/Tag oder 225 mg/Tag erreichten. Nach 12 Wochen Behandlung waren in der Paroxetin-Gruppe die HAM-D Werte im Mittel um 13 Punkte, in der Venlafaxin-Gruppe um 11 Punkte signifikant gegenüber der Plazebo-Gruppe (−6,8 Punkte) reduziert. Die Autoren definierten eine Reduktion des *HAM-D Scores* um mindestens 50 % als das Ansprechen auf die Therapie und eine Reduktion des *HAM-D Scores* auf ≤ 7 Punkte als Remission. Nach diesen Kriterien erzielten von den Paroxetin-behandelten Patienten 36 % eine Remission, von den Venlafaxin-behandelten 32 % und den Plazebo-behandelten 28 %. Ein Ansprechen auf die Therapie zeigten nach diesen Kriterien 55 % unter Paroxetin, 47 % unter Venlafaxin und 38 % unter Plazebo. Unter den unerwünschten Wirkungen zeigte sich unter Paroxetin signifikant weniger häufig eine Insomnie als unter Venlafaxin oder Plazebo. Ferner war der mittlere arterielle Blutdruck um durchschnittlich 8,5 mm Hg im Sitzen nach 12 Wochen Venlafaxin-Behandlung angestiegen.
Wir selbst haben positive Erfahrungen mit Mirtazapin, wobei wir auch die schlafinduzierende »Nebenwirkung« einer niedrigen Dosis (15–30 mg/Tag) dieses Präparates zur Behandlung agitierter Patienten nutzen (↔, C).
Bei therapieresistenten, schweren Depressionen kann eine Elektrokrampftherapie erwogen werden. Sie soll auch zur Besserung der motorischen Parkinson-Symptome führen (Moellentine et al. 1998).
Lithium verschlechtert, wenn auch selten, bereits in therapeutischen Dosen die Parkinson-Symptome.

#### I 1.2.4.3.10 Kognitive Funktion und Demenz

Die kognitiven Veränderungen beim idiopathischen Parkinsonsyndrom und der Demenz mit Lewy-Körpern sind auf eine Beeinträchtigung der dopaminergen und cholinergen und u. U. auch der nordadrenergen und glutamatergen Aktivität zurückzuführen. Daher werden Medikamente, die diese Neurotransmitter beeinflussen, zur Therapie eingesetzt. Eine Doppelblindstudie zeigte eine Wirksamkeit von Rivastigmin gemessen mit der Alzheimer's Disease Assessment Scale (ADAS-cog) auch bei Patienten mit Parkinson-Syndrom (Emre et al. 2004). »Verhaltensstörungen« wie nächtliche Unruhe, Aggressivität und psychotische Symptome waren ebenfalls gebessert (↑↑, A). Wegen der potentiellen Verschlechterung motorischer Symptome empfiehlt sich immer vor dem Einsatz von Neuroleptika der Behandlungsversuch mit einem Acetylcholinesterasehemmer. Eine theoretisch zu befürchtende Verschlechterung der Parkinson-Symptomatik wird – zumindest in klinisch relevantem Umfang – nicht beobachtet (Oertel et al. 2008). Aufgrund eines besseren Nebenwirkungsprofils insbesondere bei der Eindosierung wird die Verwendung des Rivastigmin-Pflasters empfohlen und eine Übertragbarkeit der Studienergebnisse angenommen. Rivastigmin ist zugelassen für die Behandlung der Demenz beim idiopathischen Parkinson-Syndrom, während der Einsatz trotz ähnlich gutem Effekt bei der DLB (McKeith et al. 2000) nur *Off-Label* erfolgt (↑, A). Studien zur Behandlung der Alzheimer-Demenz belegen, dass eine Steigerung der Pflasterdosierung von 9,5 mg/24h auf 13,3 mg/24h zu einer signifikanten Besserung der Aktivitäten des täglichen Lebens führen (Cummings Jeffrey et al. 2012). Auch wenn vermutlich kein grundsätzlicher Unterschied besteht und es sich um einen Klasseneffekt handelt, erfolgt die Verwendung von Donepezil (Dubois et al. 2012; Mori et al. 2012) und Galantamin bei beiden Indikationen *Off-Label* (↑↑, C).
Ein bescheidener, aber signifikanter Effekt auf die Demenzsymptomatik wurde bei Parkinson-Patienten mit Demenz und bei Patienten mit Lewy-Körper-Demenz durch den Glutamat-Antagonisten Memantine beobachtet (Emre et al. 2010) (↑, C). Da durch den antiglutamatergen Wirkmechanismus auch eine Besserung der Parkinson-Symptomatik zu erwarten ist, sollte sich dieses Medikament besonders zur Behandlung des Parkinson-Syndroms mit Demenz oder der DLB eignen. Während in dieser Studie auch postive Effekte auf neuropsychiatrische Symptome beobachtet wurden, waren in früheren Studien Verschlechterungen mit Unruhe und Zunahme der Verwirrtheit beschrieben worden (Menendez-Gonzalez et al. 2005).
Besonders ältere Patienten entwickeln eine Störung des Kurzzeitgedächtnisses bei der Anwendung anticholinerger Medikamente (Tune 2001). Daher sollten Anticholinergika und Medikamente mit anticholinergen Nebenwirkungen (klassische Anticholinergika wie Biperiden, aber auch Amantadin, Budipin und trizyklische Antidepressiva) gemieden bzw. zumindest bei alten und kognitiv beeinträchtigten Patienten mit großer Vorsicht verwendet werden. Besonders bei Patienten mit manifes-

ter Demenz können Anticholinergika zu einem akuten deliranten Syndrom führen. Wir empfehlen in diesen Fällen die Anticholinergika und vergleichbaren Medikamente langsam abzusetzen, um ein anticholinerges Entzugssyndrom zu vermeiden.

### I 1.2.4.3.11 Schlafstörungen

Krankheitsbedingte Schlafstörungen bestehen bei bis zu 90 % der Patienten. Sie sind Teil der Erkrankung, bedingt durch die medikamentöse Therapie, und treten als Ko-Morbidität (*Restless-Legs* Syndrom, Narkolepsie, Schlafapnoe) auf. Patienten mit REM-Schlafverhaltensstörungen (RBD) im mittleren Lebensalter ohne bis dahin manifeste motorische Symptome haben ein hohes Risiko, zukünftig an einem Parkinson-Syndrom (Synukleinopathie) zu erkranken (Postuma et al. 2009). Die Kombination aus einer RBD und Geruchsstörung ist vermutlich ein Prädiktor mit hoher Vorhersagekraft für ein entstehendes motorisches Parkinson-Syndrom.

Die Schlafstörungen bei Parkinson-Patienten sind gewöhnlich charakterisiert durch verlängerte Einschlaflatenz, verminderten REM-Schlaf und verminderte Erholung durch den Schlaf. Einerseits werden die Schlafstörungen durch die Degeneration spezifischer Hirnstammneurone hervorgerufen, andererseits sind sie durch die nächtliche Akinese, Schwierigkeiten beim Drehen im Bett, Nykturie, und REM-Schlaf-assoziierte Verhaltensstörungen, Schlafapnoe-Syndrom und periodische Extremitätenbewegungen während des Schlafens (PMLS) bedingt (Clarenbach 2000).

Medikamenten-assoziierte Schlafstörungen werden hauptsächlich in fortgeschrittenen Stadien der Erkrankung beobachtet. Die Einnahme von Amantadin am späten Nachmittag führt zum verzögerten Einschlafen oder frühen Erwachen (Insomnie). Der Einfluss von L-Dopa auf den Schlaf hängt vom Zeitpunkt der Einnahme ab. Eine letzte Einnahme der Standardpräparation zwei Stunden vor dem Einschlafen zeigt keinen wesentlichen Einfluss, während die Einnahme eine Stunde vor dem Einschlafen zu einer Reduktion der REM-Aktivität in den ersten Stunden des Schlafs führt. Verstärktes Träumen oder visuelle Halluzinationen kurz nach dem Erwachen können erste Anzeichen einer exogenen dopamimetisch-induzierten Psychose sein. Sie erfordern in der Regel eine Reduktion der abendlichen/nächtlichen L-Dopa-Gabe oder – abhängig von der Halbwertszeit – der Dopaminagonisten-Dosis.

Antidepressiva mit sedierender Wirkung helfen häufig, Schlaf zu induzieren. Nächtliche Konfusionen oder Desorientiertheit können nach unserer Erfahrung für kurze Zeit mit Clomethiazol behandelt werden. Benzodiazepine helfen zwar, die Schlafstörungen beim IPS zu behandeln, sind aber langfristig nicht nützlich, besonders wenn die Schlafstörungen durch verstärkte nächtliche Akinesie hervorgerufen werden. Allerdings sprechen REM-Schlafstörungen gut auf Clonazepam (0,5–2,0 mg zur Nacht) an. Panikattacken während nächtlicher Akinese (*Off*-Phasen) werden durch Beseitigung der *Off*-Phasen mit dopamimetischen Medikamenten und/oder Lormetazepam (0,5–2 mg) therapiert. Wenn der Schlaf durch eine medikamentös-bedingte Psychose gestört ist, empfehlen wir die Behandlung mit 12,5–50 mg Clozapin.

Beim IPS wird häufig eine verstärkte Tagesmüdigkeit beobachtet, die z. T. durch die beschriebenen Schlafstörungen hervorgerufen wird. Allerdings haben auch dopamimetische Medikamente eine schlafinduzierende Wirkung, die ca. eine halbe Stunde nach Einnahme auftritt. Es wurde über ein plötzliches, zu Autounfällen führendes Einschlafen (»Schlafattacken«) unter der Therapie mit den Nicht-Ergolinen Pramipexol und Ropinirol berichtet (Frucht et al. 1999). Inzwischen durchgeführte Untersuchungen haben gezeigt, dass plötzliches Einschlafen kein spezifisches Problem von nichtergolinen Agonisten, sondern ein generelles Problem jeder dopamimetischen Therapie darstellt (Ferreira et al. 2000, 2001, 2002; Hobson et al. 2002; Pal et al. 2001; Schapira 2000). Patienten müssen auf die Gefahr eines plötzlichen Einschlafens am Steuer hingewiesen werden, wenn exzessive Tagesmüdigkeit besteht (Möller et al. 2002).

### I 1.2.4.3.12 Dopamimetische Psychose (Kasten I 1.6)

*Medikamenteninduzierte exogene Psychose:* Medikamenteninduzierte exogene Psychosen können unter allen Parkinson-Medikamenten auftreten. Das Risiko exogener Psychosen und ihre Ausprägung steigen mit der Dauer der Krankheit und der Therapie. Internistische Erkrankungen und Operationen können Psychosen auslösen. Eine medikamenteninduzierte Psychose sollte allerdings nicht mit Konfusionen oder Desorientiertheit verwechselt werden, die hauptsächlich bei Demenz oder bei Therapie mit Anticholinergika auftreten. Exogene Psychosen werden häufiger der Therapie mit Dopaminagonisten als bei L-Dopa beobachtet. Das häufigste Symptom sind visuelle Halluzinationen (Fenelon et al. 2000). Halluzinationen anderer Modalitäten sind selten. In ihrer stärksten Ausprägung führt die Psychose zu aggressivem Verhalten gegenüber anderen und der eigenen Person. Reihenfolge und Schweregrad bilden sich häufig wie folgt aus: 1. Unruhiger Schlaf, lebhafte Träume, 2. illusionäre Verkennungen, 3. Halluzinationen, 4. paranoide Symptome und 5. Verwirrtheitszustände.

Als Ursachen der medikamenteninduzierten Psychose werden eine Überstimulation meso-kortiko-limbischer Dopaminrezeptoren und Veränderungen im dopaminergen und serotonergen System postuliert (Wolters 1999).

Zunächst sollten eine Zweiterkrankung ausgeschlossen, Hydratation und Elektrolyte überprüft und ggf. eine orale bzw. parenterale Gabe von Flüssigkeit erfolgen. Bei febrilen Temperaturen und Verdacht auf einen bakteriellen Infekt sollte frühzeitig antibiotisch behandelt werden. Tritt im Rahmen einer Medikationsänderung erstmals eine Psychose auf, empfiehlt es sich, diese zunächst zurückzunehmen. Tritt die Psychose ohne Medikationsänderung auf, so sollten in der weiteren Behandlung die Antiparkinson-Medikamente, soweit vertretbar, reduziert werden. Dabei wird man zunächst Anticholinergika, trizyklische Antidepressiva, Budipin, Amantadin sowie MAO-B-Hemmer

**Kasten I 1.6:** Praktisches Vorgehen bei der Behandlung des idiopathischen Parkinson-Syndroms (IPS) – therapieinduzierte Psychosen

**1. Allgemeine Maßnahmen**
- Hydratation und Elektrolyte des Patienten überprüfen. Orale bzw. parenterale Gabe von Flüssigkeiten
- Bei immobilisierten Patienten: Heparinisierung
- Antibiotische Behandlung bei immobilisierten, febrilen Patienten in Erwägung ziehen

**2. Reduktion von Antiparkinson-Medikamenten**
- Reduktion oder – wenn möglich – langsame Reduktion von Dopaminagonisten, Selegilin, Anticholinergika, Amantadin und trizyklischen Antidepressiva (üblicherweise in dieser Reihenfolge)
- Zuletzt sollte L-Dopa auf die niedrigstmögliche Dosierung gesenkt werden
- Die abrupte Beendigung dieser Medikationen (besonders Anticholinergika, Amantadin oder trizyklische Antidepressiva mit einer anticholinergen Komponente) können zu einem Entzugssyndrom und zur Verschlechterung der Verwirrtheit führen

**3. Therapie mit antipsychotischen Medikamenten**
- Initiierung einer Behandlung mit 6,25–12,5 mg Clozapin zur Nacht, wenn notwendig Dosissteigerung bis zu 100 (125) mg/Tag; 2/3 der Dosis zur Nacht, 1/3 über den Tag verteilt
- Alternativ oder zur Vermeidung des Agranulozytose-Risikos: 25–50 mg Quetiapin zur Nacht, Dosiserhöhung um 25 mg jeden 2. bis 3. Tag bis zu einem Maximum von 2 × 125 mg/Tag
- Falls keines der beiden Medikamente effektiv ist, können Olanzapin, Risperidon, Sulpirid und Thioridazin versucht werden (hohe Wahrscheinlichkeit einer Verschlechterung der motorischen Symptome)
- Falls die psychotischen Symptome refraktär sind: zusätzliche Behandlung mit klassischen Neuroleptika, z. B. Haloperidol (3–10 mg/Tag)

und erst im Anschluss daran Dopaminagonisten, COMT Hemmer und L-Dopa absetzen bzw. reduzieren. Ist eine Dosisreduktion nicht möglich oder nicht erfolgreich, muss eine antipsychotische Behandlung erfolgen, vorzugsweise mit den atypischen Neuroleptika Clozapin oder Quetiapin und erst an dritter Stelle mit einem niedrig potenten Neuroleptikum wie Thioridazin oder Melperon. Mit Thioridazin oder Melperon, aber auch mit anderen atypischen Neuroleptika wie Olanzapin, Risperidon oder Zotepin, geht man allerdings das Risiko einer Verschlechterung der Parkinson-Symptomatik ein.

Die Behandlung mit Clozapin wird abends mit einer Dosis von 6,25 mg oder 12,5 mg begonnen. Die Dosis wird schrittweise auf 25–50 mg, in seltenen Fällen auf bis zu 100 mg angehoben (French Clozapine Parkinson Study Group 1999; Parkinson Study Group 1999) (↑↑, A). Vor allem anfangs sind schwere Hypersomnien nicht selten. Später kann eine exzessive Hypersalivation zum Absetzen zwingen. Wegen der Gefahr einer allergischen Agranulozytose ist die Verordnung von Clozapin in Deutschland nur zulässig durch bei der Herstellerfirma registrierte Ärzte. Die Behandlung darf nur bei normalem Differentialblutbild begonnen werden. In den ersten 18 Wochen der Behandlung müssen wöchentliche, danach monatliche Kontrollen der Leukozyten erfolgen. Nach Absetzen von Clozapin müssen die Kontrollen über mindestens vier Wochen fortgesetzt werden. Wird eine länger als 18 Wochen durchgeführte Clozapin-Therapie aus nicht-hämatologischen Gründen für weniger als vier Wochen unterbrochen, müssen anschließend wöchentliche Kontrollen über sechs Wochen durchgeführt werden. Danach kann wieder monatlich kontrolliert werden. Bei längeren Therapieunterbrechungen müssen Kontrollen wie bei der Erstbehandlung durchgeführt werden. Bei Leukozyten von 3 000–3 500/ml bzw. Neutrophilen von 1 500–2 000/ml muss das Blutbild zweimal pro Woche kontrolliert werden. Bei Fieber sollte in jedem Fall eine Blutbildkontrolle erfolgen. Bei Leukozyten von weniger als 3 000/ml, Neutrophilen weniger als 1 500/ml, Thrombozyten weniger als 50 000/ml und Eosinophilen von mehr als 3 000/ml muss Clozapin sofort abgesetzt werden. Nach einer einmal aufgetretenen Agranulozytose darf nicht erneut mit Clozapin behandelt werden.

In den letzten Jahren wurden weitere atypische Neuroleptika bezüglich ihrer Potenz zur Behandlung einer medikamenteninduzierten Psychose beim IPS untersucht. Die Hoffnung, dass Olanzapin (1–15 mg) eine Alternative zu Clozapin darstellt, hat sich nicht bestätigt. Während in Einzelfällen über gute antipsychotische Effekte ohne Verstärkung der extrapyramidal-motorischen Symptomatik berichtet wurde, zeigte eine doppelblind durchgeführte Vergleichsstudie in der mit Olanzapin behandelten Gruppe eine deutliche Verschlechterung der motorischen Funktion, die in der mit Clozapin behandelten Gruppe nicht beobachtet wurde (Goetz et al. 2000).

Risperidon ist ein weiteres Neuroleptikum mit nur geringen extrapyramidal-motorischen Nebenwirkungen bei der psychiatrischen Behandlung endogener Psychosen. Bei Patienten mit IPS werden aber auch in geringen Dosen die Parkinson-Symptome deutlich verstärkt, sodass es keine Alternative zu Clozapin darstellt (Friedman und Factor 2000).

Quetiapin ist ein neueres atypisches, dem Clozapin ähnliches Neuroleptikum, das nach bisheriger Erfahrung keine Agranulozytose induziert. Erste offene Studien berichteten über eine suffiziente Behandlung der medikamenteninduzierten Psychose beim IPS mit einer Tagesdosis von 50 mg (Fernandez et al. 1999). Allerdings hat Quetiapin in diesen Dosen bei der Parkinson-Krankheit keine antipsychotische sondern ausschließlich sedierende Wirkung (Ondo et al. 2005; Rabey et al. 2007), so dass eher der sedierende als der antipsychotische Effekt zum Tragen kommt. Nach unseren Erfahrungen werden daher bei der Behandlung im Krankenhaus meist höhere Dosierungen (50–150 mg/Tag, selten 225 mg/Tag) benötigt (Brandstädter und Oertel 2002). Im Vergleich zu Clozapin scheint die Äquivalenzdosis zwei- bis dreifach höher. Trotz positiver Einzelfallberichte haben zwei Placebo-kontrollierte Studien keine antipsychotischen Effekte nachweisen können (Ondo et al. 2005; Rabey et al. 2007). Direkte Vergleichsstudien mit Clozapin existieren nicht. Es handelt sich um einen Off-Label-Use.

Pimavanserin, ein 5HT2A Antagonist, zeigte gute Wirksamkeit auf die Parkinson-assoziierte Psychose in einer Dosierung von 40 mg (Cummings et al. 2014) (↑, A), wurde bisher nur in den USA und nicht in Europa zur Therapie zugelassen.

#### I 1.2.4.3.13 Schwangerschaft

Es bestehen zu dieser Thematik keine systematischen Studien. In der Literatur wird von fünf Frauen berichtet, die unter einer Therapie mit L-Dopa und Carbidopa sechs gesunde Kinder austrugen (Ball und Sagar 1995; Cook und Klawans 1985; Golbe 1987). Ferner wird von acht Frauen berichtet, die während der Schwangerschaft L-Dopa und Benserazid erhielten (Allain et al. 1989; Bauherz 1994; Graevenitz et al. 1996). Davon gebaren vier Frauen gesunde Kinder; bei zweien wurde eine Abtreibung eingeleitet; eine Frau hatte eine Fehlgeburt; eine andere konnte medizinisch nicht weiter dokumentiert werden. Ein gesundes Kind wurde unter einer Kombinationstherapie bestehend aus L-Dopa, Benserazid und Selegilin geboren (Kupsch und Oertel 1998). Es existiert kein Bericht über eine humane Teratogenität von L-Dopa. L-Dopa passiert die Plazenta, nicht aber Carbidopa. Nach der derzeitigen Datenlage sollte L-Dopa bei Schwangerschaft nicht automatisch abgesetzt werden. Östrogen hat antidopaminerge Effekte. Eine Verschlechterung der motorischen Parkinson-Symptome wurde in 10 von 17 Schwangerschaften berichtet (Golbe 1987).

## I 1.3 Symptomatische Parkinson-Syndrome

### I 1.3.1 Postenzephalitisches Parkinson-Syndrom

Als Folge der Encephalitis lethargica (von Economo), einer Ende des Ersten Weltkriegs im Rahmen der damaligen Influenza-Virus-Pandemie häufigen Form der Enzephalitis, sind zahlreiche postenzephalitische Parkinson-Syndrome aufgetreten. Die Encephalitis lethargica verlief unter dem Bild eines somnolent-ophthalmoplegischen Syndroms, eines hyperkinetischen Syndroms oder eines akinetischen Syndroms mit schweren Schlafstörungen und okulogyren Krisen. Das Parkinson-Syndrom entwickelte sich unmittelbar aus der Enzephalitis oder mit einer Latenz von Monaten bis Jahren. Wahrscheinlich sind inzwischen alle Patienten mit postenzephalitischem Parkinson-Syndrom nach Encephalitis lethargica verstorben. Die neuropathologischen Veränderungen im Gehirn von Patienten mit postenzephalitischem Parkinson-Syndrom ähneln denen bei der PSP und beim ausschließlich auf Guam vorkommenden Parkinson-Demenz-Komplex (Geddes et al. 1993).
Heute kommt es nur sehr selten zu persistierenden Parkinson-Syndromen nach akuten Enzephalitiden unterschiedlicher Genese. Bei der AIDS-Enzephalopathie ist die Zahl dopaminerger Neurone in der *Substantia nigra* vermindert. Obwohl Parkinson-Syndrome bei AIDS-Patienten eine Rarität sind, ist bei einigen Patienten die Schwelle zu Neuroleptika-induzierten Parkinson-Syndromen deutlich vermindert (Reyes et al. 1991).
Die Behandlung des postenzephalitischen Parkinson-Syndroms entspricht dem des IPS. Unter L-Dopa-Therapie treten schnell Wirkungsschwankungen und Dyskinesien auf. Wir empfehlen daher, so vorzugehen wie bei IPS-Patienten mit Erkrankungsbeginn vor dem 70. Lebensjahr.

### I 1.3.2 »Vaskuläres« Parkinson-Syndrom – Subkortikal-vaskuläre Enzephalopathie

Subkortikal-vaskuläre Enzephalopathien führen in der Regel nicht zu einem eigentlichen Parkinson-Syndrom. Sie werden daher hier nicht eingehend behandelt (**Kap. D 8** und **Kap. E 3**). Krankheitsbezeichnungen wie arteriosklerotisches Parkinson-Syndrom, arteriosklerotisches Pseudoparkinson-Syndom oder *lower body parkinsonism sind* unzutreffend oder verwirrend und sollten deswegen vermieden werden. Im Gegensatz zum idiopathischen Parkinson-Syndrom werden die typischen Parkinson-Symptome Rigor und Ruhetremor an Armen und Beinen nicht beobachtet. Im Vordergrund stehen Gang- oder Ganginitiierungsstörungen, die vor allem im fortgeschrittenen Stadium differentialdiagnostisch manchmal zu Schwierigkeiten bei der Abgrenzung gegenüber dem Normaldruckhydrozephalus führen können.
In seltenen Einzelfällen kommt es zu einem echten L-Dopa-responsiven Parkinson-Syndrom aufgrund umschriebener Insulte in der *Substantia nigra* oder im Verlauf der nigrostriatalen Bahn. Die Behandlung dieser seltenen Fälle entspricht der des IPS.

### I 1.3.3 Normaldruckhydrocephalus

Der Normaldruckhydrocephalus (NPH) ist charakterisiert durch die Trias Gangstörung, Demenz und Blasenstörung. Es besteht kein eigentliches Parkinsonsyndrom, das langsame kleinschrittige Gangbild kann jedoch zu Verwechselungen führen. Beim Normaldruckhydrocephalus wirkt das Gangbild apraktisch, die Füße kleben am Boden (»Magnetgang«, »Bügeleisengang«), es bestehen häufig Gleichgewichtsstörungen mit Stürzen und Schwierigkeiten beim Drehen. Andere Symptome eines Parkinsonsyndroms (Rigor, Freinmotorikstörung, Beeinträchtigung der oberen Extremitäten) finden sich nicht. Zur weiteren Diagnostik und Therapie wird auf das **Kap. I 4** verwiesen.

### I 1.3.4 Toxin- und Hypoxie-induzierte Parkinson-Syndrome

*Mangan:* Bei Bergarbeitern in Manganbergwerken, bei Arbeitern in der Mangan verarbeitenden Industrie und Schweißern kann nach mehrjähriger Exposition ein akinetisch-rigides Parkinson-Syndrom auftreten. Eine Verlaufsstudie an sechs taiwanesischen Patienten zeigte eine Progression der Parkinson-Symptomatik nach Beendigung der Exposition

(Huang et al. 1993). Neuropathologisch liegen dem manganinduzierten Parkinson-Syndrom Neuronenverlust und Gliose in Basalganglienkernen, vor allem dem inneren Pallidum zugrunde. Die Pathogenese der neuronalen Degeneration ist unbekannt: Erhöhte Mangan-Spiegel lassen sich in den betroffenen Kernen bei Autopsie – in der Regel also meist Jahre nach der Exposition – nicht nachweisen (Olanow et al. 1996). Hinweisend für die erhöhte Mangankonzentration ist eine bilaterale Hyperintensität in T1-Sequenzen im Pallidum (Dorman et al. 2006). Klinik und MRT Hyperintensität sind dosisabhängig. Die MRT Hyperintensität im Pallidum nimmt allerdings nach abgeschlossener Mangan-Exposition wieder ab (Racette et al. 2017). Eine Leberinsuffizienz kann, wahrscheinlich durch eine verminderte biliäre Manganausscheidung, zu einem manganinduzierten Parkinson-Syndrom führen (Klos et al. 2005). Durch L-Dopa kann bei einzelnen Patienten eine vorübergehende, aber keine anhaltende Besserung erzielt werden (Huang et al. 1993). Bei einer v. a. in Osteuropa in Mode gekommenen illegalen Droge (Ephedrone) ist ebenfalls die Manganintoxiakation Ursache des Parkinson-Syndroms (Selikhova et al. 2008).

*Kohlenmonoxid:* Bei Überlebenden von Kohlenmonoxid-Vergiftungen kann mit der Erholung vom Koma ein Parkinson-Syndrom auftreten. Neuropathologisch finden sich bei diesen Patienten bilaterale Nekrosen des Pallidum zusammen mit ausgedehnten Destruktionen des Rolelagers. Die Literaturangaben über das Ansprechen auf eine dopaminerge Medikation sind widersprüchlich (De Pooter et al. 1991; Klawans et al. 1982). Eine Behandlung mit L-Dopa und Bromocriptin sollte daher zumindest versucht werden.

*1-Methyl-4-phenyl-1,2,3,6-Tetrahydropyridin (MPTP)*, ein Nebenprodukt der Synthese des Heroinersatzstoffs Meperidin, führte Anfang der 1980er-Jahre bei amerikanischen Drogenabhängigen zu einem irreversiblen Parkinson-Syndrom (Langston et al. 1983). Im Gegensatz zu anderen Toxin-induzierten Parkinson-Syndromen kommt es durch MPTP zu einer spezifischen Degeneration dopaminerger Neurone der *Substantia nigra.* Patienten mit MPTP-induziertem Parkinson-Syndrom sprechen gut auf L-Dopa an. Behandlungskomplikation können wie beim IPS auftreten. Die Richtlinien der Behandlung entsprechen denen beim IPS. Striatale Transplantation von fetalem mesenzephalem Gewebe führte bei zwei Patienten zu einer deutlichen und anhaltenden Besserung des Parkinson-Syndroms (Widner et al. 1992).

### I 1.3.5 Medikamenteninduziertes Parkinson-Syndrom

Medikamenteninduzierte Parkinson-Syndrome haben weiterhin im klinischen Alltag große Bedeutung. Viele Medikamente unterschiedlichster chemischer Struktur können zu einem reversiblen Parkinson-Syndrom führen oder ein subklinisches IPS demaskieren (**Tab. I 1.1**). Die wichtigste Substanzklasse sind die Neuroleptika. Parkinson-Syndrome können durch die Kalzium-Antagonisten Flunarizin und Cinnarizin sowie Lithium und Valproinsäure induziert werden. Im Gegensatz zu anderen symptomatischen Parkinson-Syndromen sind medikamenteninduzierte Parkinson-Syndrome häufig und von großer praktischer Bedeutung. Der Anteil der medikamenteninduzierten Parkinson-Syndrome an allen Parkinson-Syndromen wird mit 7 % angegeben (Rajput et al. 1984a). Neu aufgetretene Parkinson-Syndrome bei Patienten in geriatrischen Einrichtungen sind zu etwa 50 % medikamenteninduziert (Stephen und Williamson 1984). Bei mit Neuroleptika behandelten hospitalisierten Kindern und Jugendlichen wurde eine Prävalenz des Parkinson-Syndroms von 34 % gefunden (Richardson et al. 1991). Die Behandlung des medikamenteninduzierten Parkinson-Syndroms besteht im Absetzen des verantwortlichen Medikaments. Die Rückbildung der Symptome kann sowohl nach Absetzen der Neuroleptika als auch des Kalzium-Antagonisten Wochen bis Monate dauern. Ein Absetzen der Neuroleptika ist bei psychiatrischen Patienten mit Schizophrenie häufig nicht möglich. Bei ihnen sollte eine Umstellung auf ein atypisches Neuroleptikum (Clozapin, Quetiapin, Olanzapin) erfolgen.
Alternativ kommt eine Behandlung mit Antiparkinson-Medikamenten infrage. L-Dopa und Dopaminagonisten sind bei schizophrenen Patienten kontraindiziert, da sie zu einer Exazerbation der Psychose führen. Die medikamentöse Standardbehandlung des Neuroleptika-induzierten Parkinson-Syndroms erfolgt mit Anticholinergika. Den wenigen kontrollierten Studien zufolge sind Biperiden (3 × 2–4 mg) und Trihexyphenidyl (3 × 2–4 mg) gleich wirksam, während Benzatropin weniger geeignet erscheint (Chouinard et al. 1979; Magnus 1980). Amantadin (3 × 100 mg p. o.) ist ebenfalls wirksam, während Selegilin in einer Studie zu keiner Besserung des Neuroleptika-induzierten Parkinson-Syndroms führte (Fann und Lake 1976; Perenyi et al. 1983).

## I 1.4 Parkinson-Syndrome im Rahmen anderer neurodegenerativer Erkrankungen

Parkinson-Syndrome können auch als Teilsymptomenkomplex im Rahmen anderer neurodegenerativer Erkrankungen auftreten. Sie werden in entsprechenden Kapiteln behandelt:

- Multisystematrophie (**Kap. I 2**)
- Progressive supranukleäre Paralyse (**Kap. I 2**)
- Kortikobasale Degeneration (**Kap. I 2**)
- Demenz mit *Lewy*-Körpern (**Kap. I 2** und **D 8**)
- Westphal-Variante des M. Huntington (**Kap. I 7**)

#### Adressen

Ärzte, Patienten und Angehörige erhalten Informationsmaterial vom Kompetenznetz Parkinson-Syndrom. Federführend:

Prof. W. H.Oertel
Neurologische Universitätsklinik Marburg
Rudolf-Bultmann-Str. 8
35039 Marburg
http://www.kompetenznetz-parkinson.de

Informationsmaterial für Patienten und Angehörige stellt auch die Deutsche Parkinson-Vereinigung zur Verfügung.

DPV
Moselstraße 31
41464 Neuss
http://www.ab-to-date.de/selbsthilfe/dpv.htm

## Literatur


Aarsland D, Andersen K, Larsen JP, Lolk A, Nielsen H, Kragh-Sorensen P. Risk of dementia in Parkinson's disease: a community-based, prospective study. Neurology 2001; 56(6): 730–736.

Aarsland D, Tandberg E, Larsen JP, Cummings JL. Frequency of dementia in Parkinson disease. ArchNeurol 1996; 53(6): 538–542.

Adler CH, Singer C, O'Brien C, Hauser RA, Lew MF, Marek KL, Dorflinger E, Pedder S, Deptula D, Yoo K. Randomized, placebo-controlled study of tolcapone in patients with fluctuating Parkinson disease treated with levodopa-carbidopa. Tolcapone Fluctuator Study Group III. Arch Neurol 1998; 55: 1089–1095.

Albin RL, Young AB, Penney JB. The functional anatomy of disorders of the basal ganglia. Trends Neurosci 1995; 18: 63–64.

Allain H, Bentue-Ferrer D, Milon D, Moran P, Jacquemard F, Defawe G. Pregnancy and parkinsonism. A case report without problem. Clin Neuropharmacol 1989; 12: 217–219.

Allain H, Cougnard J, Neukirch HC. Selegiline in de novo parkinsonian patients: the French selegiline multicenter trial (FSMT). Acta Neurol Scand Suppl 1991; 136: 73–78.

Alvir JM, Lieberman JA, Safferman AZ, Schwimmer JL, Schaaf JA. Clozapine-induced agranulocytosis. Incidence and risk factors in the United States. N Engl J Med 1993; 329: 162–167.

Antonini A, Odin P, Opiano L, Tomantschger V, Pacchetti C, Pickut B, Gasser UE, Calandrella D, Mancini F, Zibetti M, Minafra B, Bertaina I, De Deyn P, Cras C, Wolf E, Spielberger S, Poewe W. Effect and safety of duodenal levodopa infusion in advanced Parkinson's disease: a retrospective multicenter outcome assessment in patient routine care. Journal of Neural Transmission Parkinsons Disease & Dementia Section 2013; 120: 1553–1558.

Arevalo GJ, Gershanik OS. Modulatory effect of clozapine on levodopa response in Parkinson's disease: a preliminary study. Mov Disord 1993; 8: 349–354.

Baas H, Beiske AG, Ghika J, Jackson M, Oertel WH, Poewe W, Ransmayr G. Catechol-O-methyltransferase inhibition with tolcapone reduces the »wearing off« phenomenon and levodopa requirements in fluctuating parkinsonian patients. J Neurol Neurosurg Psychiatry 1997; 63: 421–428.

Ball MC, Sagar HJ. Levodopa in pregnancy. Mov Disord 1995; 10: 115.

Bauherz G. Pregnancy and Parkinson's disease. New Trends Clin Neuropharmacol 1994; 8: 142.

Ben-Shlomo Y, Churchyard A, Head J, Hurwitz B, Overstall P, Ockelford J, Lees AJ. Investigation by Parkinson's Disease Research Group of United Kingdom into excess mortality seen with combined levodopa and selegiline treatment in patients with early, mild Parkinson's disease: further results of randomised trial and confidential inquiry. BMJ 1998; 316: 1191–1196.

Benamer TS, Patterson J, Grosset DG, Booij J, de Bruin K, van Royen E, Speelman JD, Horstink MH, Sips HJ, Dierckx RA, Versijpt J, Decoo D, Van Der Linden C, Hadley DM, Doder M, Lees AJ, Costa DC, Gacinovic S, Oertel WH, Pogarell O, Hoeffken H, Joseph K, Tatsch K, Schwarz J, Ries V. Accurate differentiation of parkinsonism and essential tremor using visual assessment of [123I]-FP-CIT SPECT imaging: the [123I]-FP-CIT study group. Mov Disord 2000; 15: 503–510.

Bennett JP Jr, Landow ER, Dietrich S, Schuh LA. Suppression of dyskinesias in advanced Parkinson's disease: moderate daily clozapine doses provide long-term dyskinesia reduction. Mov Disord 1994; 9: 409–414.

Berg D, Postuma RB, Bloem B, Chan P, Dubois B, Gasser T, Goetz CG, Halliday GM, Hardy J, Lang AE, Litvan I, Marek K, Obeso J, Oertel W, Olanow CW, Poewe W, Stern M, Deuschl G. Time to redefine PD? Introductory statement of the MDS Task Force on the definition of Parkinson's disease. Mov Disord 2014; 29(4): 454–462.

Berg D, Schweitzer K, Leitner P, Zimprich A, Lichtner P, Belcredi P, Brussel T, Schulte C, Maass S, Nagele T. Type and frequency of mutations in the LRRK2 gene in familial and sporadic Parkinson's disease. Brain 2005; 128: 3000–3011.

Berg D, Godau J, Walter U. Transcranial sonography in movement disorders. Lancet neurology 2008; 7: 1044–1055.

Berger K, Breteler MM, Helmer C, Inzitari D, Fratiglioni L, Trenkwalder C, Hofman A, Launer LJ. Prognosis with Parkinson's disease in europe: A collaborative study of population-based cohorts. Neurologic Diseases in the Elderly Research Group. Neurology 2000; 54: 24–27.

Bergman H, Wichmann T, DeLong MR. Reversal of experimental parkinsonism by lesions of the subthalamic nucleus. Science 1990; 249: 1436–1438.

Birkmayer W, Knoll J, Riederer P, Youdim MB, Hars V, Marton J. Increased life expectancy resulting from addition of L-deprenyl to Madopar treatment in Parkinson's disease: a longterm study. J Neural Transm 1985; 64: 113–127.

Blanchet PJ, Calon F, Morissette M, Goulet M, Grondin R, Levesque D, Bedard PJ, Di Paolo T. Regulation of dopamine receptors and motor behavior following pulsatile and continuous dopaminergic replacement strategies in the MPTP primate model. Adv Neurol 2001; 86: 337–344.

Bloem BR, Grimbergen YA, Cramer M, Willemsen MD, Zwinderman AH. Prospective assessment of falls in Parkinson's disease. J Neurol 2001; 248: 950–958.

Bonuccelli U, Ceravolo R, Salvetti S, D'Avino C, Del Dotto P, Rossi G, Murri L. Clozapine in Parkinson's disease tremor. Effects of acute and chronic administration. Neurology 1997; 49: 1587–1590.

Borgohain R, Szasz J, Stanzione P, Meshram C, Bhatt M, Chirilineau D, Stocchi F, Lucini V, Giuliani R, Forrest E, Rice P, Anand R, Study 016 Investigators. Randomized trial of safinamide add-on to levodopa in Parkinson's disease with motor fluctuations. Movement Disorders 2014a; 29: 229–237.

Borgohain R, Szasz J, Stanzione P, Meshram C, Bhatt MH, Chirilineau D, Stocchi F, Lucini V, Giuliani R, Forrest E, Rice P, Anand R, Study 018 Investigators. Two-year, randomized, controlled study of safinamide as add-on to levodopa in mid to late Parkinson's disease. Movement Disorders 2014b; 29: 1273–1280.

Bormann J. Memantine is a potent blocker of N-methyl-D-aspartate (NMDA) receptor channels. Eur J Pharmacol 1989; 166: 591–592.

Bower JH, Maraganore DM, McDonnell SK, Rocca WA. Incidence and distribution of parkinsonism in Olmsted County, Minnesota, 1976–1990. Neurology 1999; 52: 1214–1220.

Braak H, Del Tredici K, Rub U, de Vos RA, JansenSteur EN, Braak E. Staging of brain pathology related to sporadic Parkinson's disease. Neurobiol Aging 2003; 24: 197–211.


I
1

Brandstädter D, Oertel WH. Treatment of drug-induced psychosis with quetiapine and clozapine in Parkinson's disease. Neurology 2002; 58: 160–161.
Brannan T, Martinez-Tica J, Yahr MD. Catechol-O-methyltransferase inhibition increases striatal L-dopa and dopamine: an in vivo study in rats. Neurology 1992; 42: 683–685.
Braune S, Reinhardt M, Schnitzer R, Riedel A, Lucking CH. Cardiac uptake of [123I]MIBG separates Parkinson's disease from multiple system atrophy. Neurology 1999; 53: 1020–1025.
Brenner M, Haass A, Jacobi P, Schimrigk K. [Intravenous and oral treatment with amantadine sulfate in Parkinson disease]. Nervenarzt 1988; 59: 180–184.
Brion N, Kollenbach K, Marion MH, Gregoire A, Advenier C, Pays M. Effect of a macrolide (spiramycin) on the pharmacokinetics of L-dopa and carbidopa in healthy volunteers. Clin Neuropharmacol 1992; 15: 229–235.
Brockmann K, Srulijes K, Hauser AK, Schulte C, Csoti I, Gasser T, Berg D. GBA-associated PD presents with nonmotor characteristics. Neurology 2011; 77: 276–280.
Brooks DJ, Torjanski N, Burn DJ. Ropinirole in the symptomatic treatment of Parkinson's disease. J Neural Transm 1995; 45(Suppl): 231–238.
Brown RG, Marsden CD. »Subcortical dementia«: the neuropsychological evidence. Neuroscience 1988; 25: 363–387.
Brundin P, Dunnett S, Bjorklund A, Nikkhah G. Transplanted dopaminergic neurons: more or less? Nat Med 2001; 7: 512–513.
Brunt ER, Brooks DJ, Korczyn AD, Montastruc JL, Stocchi F. A six-month multicentre, double-blind, bromocriptine-controlled study of the safety and efficacy of ropinirole in the treatment of patients with Parkinson's disease not optimally controlled by L-dopa. J Neural Transm 2002; 109: 489–502.
Brücke T, Djamshidian S, Bencsits G, Pirker W, Asenbaum S, Podreka I. SPECT and PET imaging of the dopaminergic system in Parkinson's disease. J Neurol 2000; 247: IV/2–7.
Carter JH, Nutt JG, Woodward WR, Hatcher LF, Trotman TL. Amount and distribution of dietary protein affects clinical response to levodopa in Parkinson's disease. Neurology 1989; 39: 552–556.
Castro-Caldas A, Delwaide P, Jost W, Merello M, Williams A, Lamberti P, Aguilar M, Del Signore S, Cesaro P, Group tPCS. The Parkinson-Control study: A 1-year randomized, double-blind trial comparing piribedil (150 mg/day) with bromocriptine (25/day) in early combination with levodopa in Parkinson's disease. Movement disorder: official journal of the Movement Disorder Society 2006; 21: 500–509.
Cedarbaum JM, Kutt H, McDowell FH. A pharmacokinetic and pharmacodynamic comparison of Sinemet CR (50/200) and standard Sinemet (25/100). Neurology 1989; 39: 38–44.
Cenci MA. Presynaptic mechanisms of L-DOPA-induced dyskinesia: the findings, the debate, and the therapeutic implications. Frontiers in Neurology 2014; doi: 10.3389/fneur.2014.00242.
Ceravolo R, Salvetti S, Piccini P, Lucetti C, Gambaccini G, Bonuccelli U. Acute and chronic effects of clozapine in essential tremor. Mov Disord 1999; 14: 468–472.
Chen H, Huang X, Guo X, Mailman RB, Park Y, Kamel F, Umbach DM, Xu Q, Hollenbeck A, Schatzkin A, Blair A. Smoking duration, intensity, and risk of Parkinson disease. Neurology 2010; 74: 878–884.
Cheung WK, Stravinski SS, Engel SI, Sia LL, Yacobi A, Silber BM. Pharmacokinetic evaluation of a sustained-release formulation of trihexyphenidyl in healthy volunteers. J Pharm Sci 1988; 77: 748–750.
Chouinard G, Annable L, Ross-Chouinard A, Kropsky ML. Ethopropazine and benztropine in neuroleptic-induced parkinsonism. J Clin Psychiatry 1979; 40: 147–152.
Churchyard A, Mathias CJ, Boonkongchuen P, Lees AJ. Autonomic effects of selegiline: possible cardiovascular toxicity in Parkinson's disease. J Neurol Neurosurg Psychiatry 1997; 63: 228–234.
Cilia R, Akpalu A, Sarfo FS, Cham M, Amboni M, Cereda E, Fabbri M, Adjei P, Akassi J, Bonetti A, Pezzoli G. The modern pre-levodopa era of Parkinson's disease: insights into motor complications from sub-Saharan Africa. Brain 2014; 137: 2731–2742.
Clarenbach P. Parkinson's disease and sleep. J Neurol 2000; 247: IV/20–23.
Clarke CE, Deane KH. Ropinirole versus bromocriptine for levodopa-induced complications in Parkinson's disease. Cochrane Database Syst Rev 2000: CD001517.
Clarke CE, Deane KH. Ropinirole versus bromocriptine for levodopa-induced complications in Parkinson's disease. Cochrane Database Syst Rev 2001: CD001517.
Clarke CE, Patel S, Ives N, Rick CE, Dowling F, Woolley R, Wheatley K, Walker MF, Sackley CM; PD REHAB Collaborative Group. Physiotherapy and Occupational Therapy vs No Therapy in Mild to Moderate Parkinson Disease: A Randomized Clinical Trial. JAMA Neurology 2016; 73(3): 291–299.
Colzi A, Turner K, Lees AJ. Continuous subcutaneous waking day apomorphine in the long term treatment of levodopa induced interdose dyskinesias in Parkinson's disease. J Neurol Neurosurg Psychiatry 1998; 64: 573–576.
Cook DG, Klawans HL. Levodopa during pregnancy. Clin Neuropharmacol 1985; 8: 93–95.
Cookson MR. The biochemistry of Parkinson's disease. Annu Rev Biochem 2005; 74: 29–52.
Costa J, Lunet N, Santos C, Santos J, Vaz-Carneiro A. Caffeine exposure and the risk of Parkinson's disease: a systematic review and meta-analysis of observational studies. Journal of Alzheimer's disease JAD 2010; 20(Suppl 1): 221–238.
Cotzias GC, Papavasiliou PS, Gellene R. Modification of Parkinsonism – chronic treatment with L-dopa. N Engl J Med 1969; 280: 337–345.
Cummings JL. Managing psychosis in patients with Parkinson's disease. N Engl J Med 1999; 340: 801–803.
Cummings J, Froelich L, Black SE, Bakchine S, Bellelli G, Molinuevo JL, Kressig RW, Downs P, Caputo A, Strohmaier C. Randomized, double-blind, parallel-group, 48-week study for efficacy and safety of a higher-dose rivastigmine patch (15 vs. 10 $cm^2$) in Alzheimer's disease. Dementia and geriatric cognitive disorders 2012; 33: 341–353.
Cummings J, Isaacson S, Mills R, Williams H, Chi-Burris K, Corbett A, Dhall R, Ballard C. Pimavanserin for patients with Parkinson's disease psychosis: a randomised, placebo-controlled phase 3 trial. Lancet 2014; 383: 533–540.
Dauer W, Przedborski S. Parkinson's disease: mechanisms and models. Neuron 2003; 39: 889–909.
Davis TL, Roznoski M, Burns RS. Effects of tolcapone in Parkinson's patients taking L-dihydroxyphenylalanine/carbidopa and selegiline. Mov Disord 1995; 10: 349–351.
de Lau LM, Giesbergen PC, de Rijk MC, Hofman A, Koudstaal PJ, Breteler MM. Incidence of parkinsonism and Parkinson disease in a general population: the Rotterdam Study. Neurology 2004; 63: 1240–1244.
de Lau LM, Schipper CM, Hofman A, Koudstaal PJ, Breteler MM. Prognosis of Parkinson disease: risk of dementia and mortality: the Rotterdam Study. Arch Neurol 2005; 62: 1265–1269.
De Pooter MC, Leys D, Godefroy O, De Reuck J, Petit H. [Parkinsonian syndrome caused by carbon monoxide poisoning. Preliminary results of the treatment with bromocriptine]. Rev Neurol (Paris) 1991; 147: 399–403.

de Rijk MC, Breteler MM, Graveland GA, Ott A, Grobbee DE, van der Meche FG, Hofman A. Prevalence of Parkinson's disease in the elderly: the Rotterdam Study. Neurology 1995; 45: 2143–2146.

Del Dotto P, Pavese N, Gambaccini G, Bernardini S, Metman LV, Chase TN, Bonuccelli U. Intravenous amantadine improves levadopa-induced dyskinesias: an acute double-blind placebo-controlled study. Mov Disord 2001; 16: 515–520.

Del Tredici K, Rub U, De Vos RA, Bohl JR, Braak H. Where does parkinson disease pathology begin in the brain? J Neuropathol Exp Neurol 2002; 61: 413–426.

Deuschl G, Oertel W, Reichmann H, Dodel R. S3-Leitlinie Idiopathisches Parkinsonsyndrom. Deutsche Gesellschaft für Neurologie. http://www.dgn.org/images/red_leitlinien/LL_2016/PDFs_Download/030010_LL_langfassung_ips_2016.pdf

Deuschl G, Raethjen J, Baron R, Lindemann M, Wilms H, Krack P. The pathophysiology of parkinsonian tremor: a review. J Neurol 2000; 247: V33–48.

Deuschl G, Schade-Brittinger C, Krack P, Volkmann J, Schäfer H, Bötzel K, Daniels C, Deutschländer A, Dillmann U, Eisner W, Gruber D, Hamel W, Herzog J, Hilker R, Klebe S, Kloss M, Koy J, Krause M, Kupsch A, Lorenz D, Lorenzl S, Mehdorn HM, Moringlane JR, Oertel W, Pinsker MO, Reichmann H, Reuss A, Schneider G-H, Schnitzler A, Steude U, Sturm V, Timmermann L, Tronnier V, Trottenberg T, Wojtecki L, Wolf E, Poewe W, Voges J. German Parkinson Study Group NS. A randomized trial of deep-brain stimulation for Parkinson's disease. N Engl J Med 2006; 355: 896–908.

Devinsky O, Honigfeld G, Patin J. Clozapine-related seizures. Neurology 1991; 41: 369–371.

de Vries NM, Sturkenboom IH, Bloem BR. Physiotherapy and Occupational Therapy and Mild to Moderate Parkinson Disease. JAMA Neurology 2016; 73: 893–894.

Dewey RB Jr, Hutton JT, LeWitt PA, Factor SA. A randomized, double-blind, placebo-controlled trial of subcutaneously injected apomorphine for parkinsonian off-state events. Arch Neurol 2001; 58: 1385–1392.

Dewey RB Jr, O'Suilleabhain PE. Treatment of drug-induced psychosis with quetiapine and clozapine in Parkinson's disease. Neurology 2000; 55: 1753–1754.

Dingemanse J, Jorga K, Zurcher G, Schmitt M, Sedek G, Da Prada M, Van Brummelen P. Pharmacokinetic-pharmacodynamic interaction between the COMT inhibitor tolcapone and single-dose levodopa. Br J Clin Pharmacol 1995a; 40: 253–262.

Dingemanse J, Jorga KM, Schmitt M, Gieschke R, Fotteler B, Zurcher G, Da Prada M, van Brummelen P. Integrated pharmacokinetics and pharmacodynamics of the novel catechol-O-methyltransferase inhibitor tolcapone during first administration to humans. Clin Pharmacol Ther 1995b; 57: 508–517.

Donnan PT, Steinke DT, Stubbings C, Davey PG, MacDonald TM. Selegiline and mortality in subjects with Parkinson's disease: a longitudinal community study. Neurology 2000; 55: 1785–1789.

Dooneief G, Mirabello E, Bell K, Marder K, Stern Y, Mayeux R. An estimate of the incidence of depression in idiopathic Parkinson's disease. Arch Neurol 1992; 49: 305–307.

Dorman DC, Struve MF, Wong BA, Dye JA, Robertson ID. Correlation of Brain Magnetic Resonance Imaging Changes with Pallidal Manganese Concentrations in Rhesus Monkeys Following Subchronic Manganese Inhalation. Toxicol Sci 2006; 92: 219–227.

Dubois B, Tolosa E, Katzenschlager R, Emre M, Lees AJ, Schumann G, Pourcher E, Gray J, Thomas G, Swartz J, Hsu T, Moline ML. Donepezil in Parkinson's disease dementia: A randomized, double-blind efficacy and safety study. Movement Disorders 2012; 27: 1230–1238.

Ebersbach G, Ebersbach A, Edler D, Kaufhold O, Kusch M, Kupsch A, Wissel J. Comparing exercise in Parkinson's disease – the Berlin LSVT(R)BIG study. Movement disorders: official journal of the Movement Disorder Society 2010; 25: 1902–1908.

Eden RJ, Costall B, Domeney AM, Gerrard PA, Harvey CA, Kelly ME, Naylor RJ, Owen DA, Wright A. Preclinical pharmacology of ropinirole (SK&F 101468-A) a novel dopamine D2 agonist. Pharmacol Biochem Behav 1991; 38: 147–154.

Eggert K, Odin P, Gasser T, Meinertz T, Strasser R, Osterspey A, Deuschl G, Oertel WH. Morbus Parkinson – Fachgerechter Einsatz von Dopamin-Agonisten. Deutsches Ärzteblatt 2005; 102: A30–A31.

Eggert K, Oertel W, Reichmann H, Arnold G, Baas H, Berg D, Deuschl G, Dodel R, Gerlach M, Höglinger G, Jost W, Mehdorn HM, Müngersdorf M, Poewe W, Reuther P, Riederer P, Spieker S, Storch A, Tatsch K, Trenkwalder C, Waldvogel D. Parkinson-Syndrome – Diagnostik und Therapie. In: Diener HC, ed. Leitlinien für Diagnostik und Therapie in der Neurologie. Thieme; 2012.

Eichhorn TE, Oertel WH. Macrogol 3350/electrolyte improves constipation in Parkinson's disease and multiple system atrophy. Mov Disord 2001; 16: 1176–1177.

Ellis T, de Goede CJ, Feldman RG, Wolters EC, Kwakkel G, Wagenaar RC. Efficacy of a physical therapy program in patients with Parkinson's disease: a randomized controlled trial. Arch Phys Med Rehabil 2005; 86: 626–632.

Emre M, Aarsland D, Albanese A, Byrne EJ, Deuschl G, De Deyn PP, Durif F, Kulisevsky J, van Laar T, Lees A, Poewe W, Robillard A, Rosa MM, Wolters E, Quarg P, Tekin S, Lane R. Rivastigmine for dementia associated with Parkinson's disease. N Engl J Med 2004; 351: 2509–2518.

Emre M, Aarsland D, Brown R, Burn DJ, Duyckaerts C, Mizuno Y, Broe GA, Cummings J, Dickson DW, Gauthier S, Goldman J, Goetz C, Korczyn A, Lees A, Levy R, Litvan I, McKeith I, Olanow W, Poewe W, Quinn N, Sampaio C, Tolosa E, Dubois B. Clinical diagnostic criteria for dementia associated with Parkinson's disease. Mov Disord 2007; 22(12): 1689–1707.

Emre M, Tsolaki M, Bonuccelli U, Destée A, Tolosa E, Kutzelnigg A, Ceballos-Baumann A, Zdravkovic S, Bladström A, Jones R, Investigators obotS. Memantine for patients with Parkinson's disease dementia or dementia with Lewy bodies: a randomised, double-blind, placebo-controlled trial. Lancet Neurology 2010; 9: 969–977.

Engber TM, Susel Z, Kuo S, Gerfen CR, Chase TN. Levodopa replacement therapy alters enzyme activities in striatum and neuropeptide content in striatal output regions of 6-hydroxydopamine lesioned rats. Brain Res 1991; 552: 113–118.

Factor SA, Brown D, Molho ES, Podskalny GD. Clozapine: a 2-year open trial in Parkinson's disease patients with psychosis. Neurology 1994; 44: 544–546.

Fahn S, Isgreen WP. Long-term evaluation of amantadine and levodopa combination in parkinsonism by double-blind corssover analyses. Neurology 1975; 25: 695–700.

Fahn S, Oakes D, Shoulson I, Kieburtz K, Rudolph A, Lang A, Olanow CW, Tanner C, Marek K. Levodopa and the progression of Parkinson's disease. N Engl J Med 2004; 351: 2498–2508.

Fann WE, Lake CR. Amantadine versus trihexyphenidyl in the treatment of neuroleptic-induced parkinsonism. Am J Psychiatry 1976; 133: 940–943.

Fearnley JM, Lees AJ. Ageing and Parkinson's disease: substantia nigra regional selectivity. Brain 1991; 114: 2283–2301.

Fenelon G, Mahieux F, Huon R, Ziegler M. Hallucinations in Parkinson's disease: prevalence, phenomenology and risk factors. Brain 2000; 123: 733–745.

Fereshtehnejad SM, Romenets SR, Anang JB, Latreille V, Gagnon JF, Postuma RB. New Clinical Subtypes of Parkinson Disease and Their Longitudinal Progression: A Prospective Cohort Comparison With Other Phenotypes. JAMA Neurology 2015; 72(8): 863–73.

Fernandez HH, Friedman JH, Jacques C, Rosenfeld M. Quetiapine for the treatment of drug-induced psychosis in Parkinson's disease. Mov Disord 1999; 14: 484–487.

Ferreira JJ, Galitzky M, Montastruc JL, Rascol O. Sleep attacks and Parkinson's disease treatment. Lancet 2000; 355: 1333–1334.

Ferreira JJ, Galitzky M, Thalamas C, Tiberge M, Montastruc JL, Sampaio C, Rascol O. Effect of ropinirole on sleep onset: a randomized, placebo-controlled study in healthy volunteers. Neurology 2002; 58: 460–462.

Ferreira JJ, Lees A, Rocha JF, Poewe W, Rascol O, Soares-da-Silva P; Bi-Park 1 investigators. Opicapone as an adjunct to levodopa in patients with Parkinson's disease and end-of-dose motor fluctuations: a randomised, double-blind, controlled trial. Lancet Neurol 2016; 15: 154–165.

Ferreira JJ, Thalamas C, Montastruc JL, Castro-Caldas A, Rascol O. Levodopa monotherapy can induce »sleep attacks« in Parkinson's disease patients. J Neurol 2001; 248: 426–427.

Fischer PA. Vegetative Störungen beim Parkinson-Syndrom. Basel: Editiones Roche; 1984.

Fischer PA, Baas H, Hefner R. Treatment of parkinsonian tremor with clozapine. J Neural Transm Park Dis Dement Sect 1990; 2: 233–238.

Fischer PA, Przuntek H, Majer M, Welzel D. [Combined treatment of the early stages of Parkinson's syndrome with bromocriptine and levodopa. The results of a multicenter study]. Dtsch Med Wochenschr 1984; 109: 1279–1283.

Follett KA, Weaver FM, Stern M, Hur K, Harris CL, Luo P, Roles WJ Jr, Rothlind J, Sagher O, Moy C, Pahwa R, Burchiel K, Hogarth P, Lai EC, Duda JE, Holloway K, Samii A, Horn S, Bronstein JM, Stoner G, Starr PA, Simpson R, Baltuch G, De Salles A, Huang GD, Reda DJ. Pallidal versus subthalamic deep-brain stimulation for Parkinson's disease. N Engl J Med 2010; 362: 2077–2091.

Fowler JS, Volkow ND, Logan J, Wang GJ, MacGregor RR, Schyler D, Wolf AP, Pappas N, Alexoff D, Shea C et al. Slow recovery of human brain MAO B after L-deprenyl (Selegeline) withdrawal. Synapse 1994; 18: 86–93.

Freed CR, Greene PE, Breeze RE, Tsai WY, DuMouchel W, Kao R, Dillon S, Winfield H, Culver S, Trojanowski JQ, Eidelberg D, Fahn S. Transplantation of embryonic dopamine neurons for severe Parkinson's disease. N Engl J Med 2001; 344: 710–719.

French Clozapine Parkinson Study Group. Clozapine in drug-induced psychosis in Parkinson's disease. Lancet 1999; 353: 2041–2042.

Friedman JH. The management of the levodopa psychoses. Clin Neuropharmacol 1991; 14: 283–295.

Friedman JH, Factor SA. Atypical antipsychotics in the treatment of drug-induced psychosis in Parkinson's disease. Mov Disord 2000; 15: 201–211.

Friedman JH, Koller WC, Lannon MC, Busenbark K, Swanson-Hyland E, Smith D. Benztropine versus clozapine for the treatment of tremor in Parkinson's disease. Neurology 1997; 48: 1077–1081.

Friedman JH, Lannon MC. Clozapine-responsive tremor in Parkinson's disease. Mov Disord 1990; 5: 225–229.

Frucht S, Rogers JD, Greene PE, Gordon MF, Fahn S. Falling asleep at the wheel: motor vehicle mishaps in persons taking pramipexole and ropinirole. Neurology 1999; 52: 1908–1910.

Gancher ST, Woodward WR, Boucher B, Nutt JG. Peripheral pharmacokinetics of apomorphine in humans. Ann Neurol 1989; 26: 232–238.

Gasser T, Schwarz J, Arnold G, Trenkwalder C, Oertel WH. Apomorphine test for dopaminergic responsiveness in patients with previously untreated Parkinson's disease. Arch Neurol 1992a; 49: 1131–1134.

Gasser T, Schwarz J, Arnold G, Trenkwalder C, Oertel WH. Apomorphine test for dopaminergic responsiveness in patients with previously untreated Parkinson's disease. Arch Neurol 1992b; 49: 1131–1134.

Gauggel S, Birkner B. Validität und Reliabilität einer deutschen Version der Geriatrischen Depressionsskala (GDS). Zeitschrift für Klinische Psychologie und Psychotherapie 1999; 28: 18–27.

Geddes JF, Hughes AJ, Lees AJ, Daniel SE. Pathological overlap in cases of parkinsonism associated with neurofibrillary tangles. A study of recent cases of postencephalitic parkinsonism and comparison with progressive supranuclear palsy and Guamanian parkinsonism-dementia complex. Brain 1993; 116: 281–302.

Gibb WR, Lees AJ. The relevance of the Lewy body to the pathogenesis of idiopathic Parkinson's disease. J Neurol Neurosurg Psychiatry 1988; 51: 745–752.

Gingrich JA, Caron MG. Recent advances in the molecular biology of dopamine receptors. Annu Rev Neurosci 1993; 16: 299–321.

Goetz CG, Blasucci LM, Leurgans S, Pappert EJ. Olanzapine and clozapine: comparative effects on motor function in hallucinating PD patients. Neurology 2000; 55: 789–794.

Goetz CG, Stebbins GT 3rd, Klawans HL, Koller WC, Grossman RG, Bakay RA, Penn RD. United Parkinson Foundation Neurotransplantation Registry on adrenal medullary transplants: presurgical, and 1- and 2-year follow-up. Neurology 1991; 41: 1719–1722.

Golbe LI. Parkinson's disease and pregnancy. Neurology 1987; 37: 1245–1249.

Gorell JM, Johnson CC, Rybicki BA, Peterson EL, Richardson RJ. The risk of Parkinson's disease with exposure to pesticides, farming, well water, and rural living. Neurology 1998; 50: 1346–1350.

Gouraud A, Millaret A, Descotes J, Vial T. Piribedil-Induced Sleep Attacks in Patients Without Parkinson Disease. Clin Neuropharmacol 2011; 34: 104–107.

Graevenitz KS, Schulmann LM, Rewel RS. Levodopa in Pregnancy. Mov Disord 1996; 12: 871–876.

Grahnen A, Eckernas SA, Collin C, Ling-Andersson A, Tiger G, Nilsson M. Comparative multiple-dose pharmacokinetics of controlled-release levodopa products. Eur Neurol 1992; 32: 343–348.

Gröschel K, Hauser TK, Luft A, Patronas N, Dichgans J, Litvan I, Schulz JB. Magnetic resonance imaging-based volumetry differentiates progressive supranuclear palsy from corticobasal degeneration. Neuroimage 2004; 21: 714–724.

Gröschel K, Kastrup A, Litvan I, Schulz JB. Penguins and hummingbirds: midbrain atrophy in progressive supranuclear palsy. Neurology 2006; 66: 49–50.

Hauser RA, Ellenbogen AL, Metman LV, Hsu A, O'Connell MJ, Modi NB, Yao HM, Kell SH, Gupta SK. Crossover comparison of IPX066 and a standard levodopa formulation in advanced Parkinson's disease. Movement Disorders 2011; 26: 2246–2252.

Hauser RA, Hsu A, Kell S, Espay AJ, Sethi K, Stacy M, Ondo W, O'Connell M, Gupta S, IPX066 ADVANCE-PD investigators. Extended-release carbidopa-levodopa (IPX066) compared with immediate-release carbidopa-levodopa in patients with Parkinson's disease and motor fluctuations: a phase 3 randomised, double-blind trial. Lancet Neurol 2013; 12(4): 346–356.

Hauser RA, Schapira AHV, Rascol O, Barone P, Mizuno Y, Salin L, Haaksma M, Juhel N, Poewe W. Randomized, double-blind, multicenter evaluation of pramipexole extended release once daily in early Parkinson's disease. Movement disorders: official journal of the Movement Disorder Society 2010; 25: 2542–2549.

Heinonen EH, Lammintausta R. A review of the pharmacology of selegiline. Acta Neurol Scand 1991; 136(Suppl): 44–59.
Heinonen EH, Rinne UK. Selegiline in the treatment of Parkinson's disease. Acta Neurol Scand 1989; 126(Suppl): 103–111.
Hely MA, Morris JG, Reid WG, Trafficante R. Sydney Multicenter Study of Parkinson's disease: non-L-dopa-responsive problems dominate at 15 years. Mov Disord 2005; 20: 190–199.
Herholz K. PET studies in dementia. Ann Nucl Med 2003; 17: 79–89.
Hirsch EC, Hunot S, Damier P, Faucheux B. Glial cells and inflammation in Parkinson's disease: a role in neurodegeneration? Ann Neurol 1998; 44: 115–120.
Hobson DE, Lang AE, Martin WR, Razmy A, Rivest J, Fleming J. Excessive daytime sleepiness and sudden-onset sleep in Parkinson disease: a survey by the Canadian Movement Disorders Group. Jama 2002; 287: 455–463.
Hoehn MM, Yahr MD. Parkinsonism: onset, progression and mortality. Neurology 1967; 17: 427–442.
Horvath J, Fross RD, Kleiner-Fisman G, Lerch R, Stalder H, Liaudat S, Raskoff WJ, Flachsbart KD, Rakowski H, Pache JC, Burkhard PR, Lang AE. Severe multivalvular heart disease: a new complication of the ergot derivative dopamine agonists. Mov Disord 2004; 19: 656–662.
Huang CC, Lu CS, Chu NS, Hochberg F, Lilienfeld D, Olanow W, Calne DB. Progression after chronic manganese exposure. Neurology 1993; 43: 1479–1483.
Hubble JP, Koller WC, Cutler NR, Sramek JJ, Friedman J, Goetz C, Ranhosky A, Korts D, Elvin A. Pramipexole in patients with early Parkinson's disease. Clin Neuropharmacol 1995; 18: 338–347.
Hughes AJ, Bishop S, Kleedorfer B, Turjanski N, Fernandez W, Lees AJ, Stern GM. Subcutaneous apomorphine in Parkinson's disease: response to chronic administration for up to five years. Mov Disord 1993; 8: 165–170.
Hurtig H, Joyce J, Sladek JR Jr, Trojanowski JQ. Postmortem analysis of adrenal-medulla-to-caudate autograft in a patient with Parkinson's disease. Ann Neurol 1989; 25: 607–614.
Hussain IF, Brady CM, Swinn MJ, Mathias CJ, Fowler CJ. Treatment of erectile dysfunction with sildenafil citrate (Viagra) in parkinsonism due to Parkinson's disease or multiple system atrophy with observations on orthostatic hypotension. J Neurol Neurosurg Psychiatry 2001; 71: 371–374.
Iizuka J, Fischer R. [Modification of Parkinson tremor by budipine. A comparative study with amantadine]. Nervenarzt 1986; 57: 184–186.
Jann MW. Clozapine. Pharmacotherapy 1991; 11: 179–195.
Jann MW, Grimsley SR, Gray EC, Chang WH. Pharmacokinetics and pharmacodynamics of clozapine. Clin Pharmacokinet 1993; 24: 161–176.
Jellinger K, Bliesath H. Adjuvant treatment of Parksinson's disease with budipine: a double-blind trial versus placebo. J Neurol 1987; 234: 280–282.
Junghanns S, Fuhrmann JT, Simonis G, Oelwein C, Koch R, Strasser RH, Reichmann H, Storch A. Valvular heart disease in Parkinson's disease patients treated with dopamine agonists: A reader-blinded monocenter echocardiography study. Mov Disord 2007; 22: 234–237.
Kaakkola S, Teravainen H, Ahtila S, Rita H, Gordin A. Effect of entacapone, a COMT inhibitor, on clinical disability and levodopa metabolism in parkinsonian patients. Neurology 1994; 44: 77–80.
Kamm C, Healy DG, Quinn NP, Wullner U, Moller JC, Schols L, Geser F, Burk K, Borglum AD, Pellecchia MT, Tolosa E, Del Sorbo F, Nilsson C, Bandmann O, Sharma M, Mayer P, Gasteiger M, Haworth A, Ozawa T, Lees AJ, Short J, Giunti P, Holinski-Feder E, Illig T, Wichmann HE, Wenning GK, Wood NW, Gasser T. The fragile X tremor ataxia syndrome in the differential diagnosis of multiple system atrophy: data from the EMSA Study Group. Brain 2005; 128: 1855–1860.
Katzenschlager R, Hughes A, Evans A, Manson AJ, Hoffman M, Swinn L, Watt H, Bhatia K, Quinn N, Lees AJ. Continuous subcutaneous apomorphine therapy improves dyskinesias in Parkinson's disease: a prospective study using single-dose challenges. Movement disorders: official journal of the Movement Disorder Society 2005; 20: 151–157.
Kaufmann H, Freeman R, Biaggioni I, Low P, Pedder S, Hewitt LA, Mauney J, Feirtag M, Mathias CJ, NOH301 Investigators. Droxidopa for neurogenic orthostatic hypotension: a randomized, placebo-controlled, phase 3 trial. Neurology 2014; 83: 328–335.
Kebabian JW, Calne DB. Multiple receptors for dopamine. Nature 1979; 277: 93–96.
Kim JH, Auerbach JM, Rodriguez-Gomez JA, Velasco I, Gavin D, Lumelsky N, Lee SH, Nguyen J, Sanchez-Pernaute R, Bankiewicz K, McKay R. Dopamine neurons derived from embryonic stem cells function in an animal model of Parkinson's disease. Nature 2002; 418: 50–56.
Klawans HL, Stein RW, Tanner CM, Goetz CG. A pure parkinsonian syndrome following acute carbon monoxide intoxication. Arch Neurol 1982; 39: 302–304.
Klockgether T, Turski L. Excitatory amino acids and the basal ganglia: implications for the therapy of Parkinson's disease. Trends Neurosci 1989; 12: 285–286.
Klockgether T, Turski L. N-Methyl-D-aspartate antagonists potentiate antiparkinsonian actions of L-dopa in monoamine-depleted rats. Annals of Neurology 1990; 28: 539–546.
Klockgether T, Wüllner U, Steinbach JP, Petersen V, Turski L, Loschmann PA. Effects of the antiparkinsonian drug budipine on central neurotransmitter systems. Eur J Pharmacol 1996; 301: 67–73.
Klos KJ, Ahlskog JE, Josephs KA, Fealey RD, Cowl CT, Kumar N. Neurologic spectrum of chronic liver failure and basal ganglia T1 hyperintensity on magnetic resonance imaging: probable manganese neurotoxicity. Arch Neurol 2005; 62: 1385–1390.
Koller WC, Hutton JT, Tolosa E, Capilldeo R. Immediate-release and controlled-release carbidopa/levodopa in PD: a 5-year randomized multicenter study. Carbidopa/Levodopa Study Group. Neurology 1999; 53: 1012–1019.
Koller WC, Pahwa R. Treating motor fluctuations with controlled-release levodopa preparations. Neurology 1994; 44: 23–28.
Kondo T. L-threo-DOPS in advanced parkinsonism. Adv Neurol 1993; 60: 660–665.
Korner Y, Meindorfner C, Moller JC, Stiasny-Kolster K, Haja D, Cassel W, Oertel WH, Kruger HP. Predictors of sudden onset of sleep in Parkinson's disease. Mov Disord 2004; 19: 1298–1305.
Kornhuber J, Bormann J, Retz W, Hubers M, Riederer P. Memantine displaces [3H]MK-801 at therapeutic concentrations in postmortem human frontal cortex. Eur J Pharmacol 1989; 166: 589–590.
Kreczy-Kleedorfer B, Wagner M, Bosch S, Poewe W. Langzeitergebnisse kontinuierlicher subkutaner Apomorphinpumpentherapie bei Patienten mit fortgeschrittener Parkinson-Krankheit. Nervenarzt 1993; 64: 221–225.
Kupsch A, Oertel WH. Selegiline, pregnancy, and Parkinson's disease. Mov Disord 1998; 13: 175–176.
Kurth MC, Adler CH, Hilaire MS, Singer C, Waters C, LeWitt P, Chernik DA, Dorflinger EE, Yoo K. Tolcapone improves motor function and reduces levodopa requirement in patients with Parkinson's disease experiencing motor fluctuations: a multicenter, double-blind, randomized, placebo-controlled trial. Tolcapone Fluctuator Study Group I. Neurology 1997; 48: 81–87.

Langston JW, Ballard P, Tetrud JW, Irwin I. Chronic Parkinsonism in humans due to a product of meperidine-analog synthesis. Science 1983; 219: 979–980.

Lees AJ. Comparison of therapeutic effects and mortality data of levodopa and levodopa combined with selegiline in patients with early, mild Parkinson's disease. Parkinson's Disease Research Group of the United Kingdom. Bmj 1995; 311: 1602–1607.

Lees AJ, Ferreira J, Rascol O, Poewe W, Rocha JF, McCrory M, Soares-da-Silva P; BIPARK-2 Study Investigators. Opicapone as Adjunct to Levodopa Therapy in Patients With Parkinson Disease and Motor Fluctuations: A Randomized Clinical Trial. JAMA Neurol 2017; 74: 197–206.

Li F, Harmer P, Fitzgerald K, Eckstrom E, Stock R, Galver J, Maddalozzo G, Batya SS. Tai chi and postural stability in patients with Parkinson's disease. New England Journal of Medicine 2012; 366: 511–519.

Lieberman A, Ranhosky A, Korts D. Clinical evaluation of pramipexole in advanced Parkinson's disease: results of a double-blind, placebo-controlled, parallel-group study. Neurology 1997; 49: 162–168.

Limousin P, Pollak P, Gervason-Tournier CL, Hommel M, Perret JE. Ro 40–7592; a COMT inhibitor, plus levodopa in Parkinson's disease. Lancet 1993; 341: 1605.

Litvan I, Goldman JG, Troster AI, Schmand BA, Weintraub D, Petersen RC, Mollenhauer B, Adler CH, Marder K, Williams-Gray CH, Aarsland D, Kulisevsky J, Rodriguez-Oroz MC, Burn DJ, Barker RA, Emre M. Diagnostic criteria for mild cognitive impairment in Parkinson's disease: Movement Disorder Society Task Force guidelines. Mov Disord 2012; 27(3): 349–56.

Lloyd KG, Davidson L, Hornykiewicz O. The neurochemistry of Parkinson's disease: effect of L-dopa therapy. J Pharmacol Exp Ther 1975; 195: 453–464.

Lun V, Pullan N, Labelle N, Adams C, Suchowersky O. Comparison of the effects of a self-supervised home exercise program with a physiotherapist-supervised exercise program on the motor symptoms of Parkinson's disease. Mov Disord 2005; 20: 971–975.

Macleod AD, Taylor KS, Counsell CE. Mortality in Parkinson's disease: a systematic review and meta-analysis. Mov Disord 2014; 29(13): 1615–1622.

Madrazo I, Drucker-Colin R, Diaz V, Martinez-Mata J, Torres C, Becerril JJ. Open microsurgical autograft of adrenal medulla to the right caudate nucleus in two patients with intractable Parkinson's disease. N Engl J Med 1987; 316: 831–834.

Magnus RV. A comparison of biperiden hydrochloride (Akineton) and benzhexol (Artane) in the treatment of drug-induced Parkinsonism. J Int Med Res 1980; 8: 343–346.

Mandel S, Weinreb O, Amit T, Youdim MB. Mechanism of neuroprotective action of the anti-Parkinson drug rasagiline and its derivatives. Brain Res Brain Res Rev 2005; 48: 379–387.

Marek K, Seibyl J, Shoulson I, Holloway R, Kieburtz K, Mc-Dermott M, Kamp C, Shinaman A, Fahn S, Lang A, Weiner W, Welsh M. Dopamine transporter brain imaging to assess the effects of pramipexole vs levodopa on Parkinson disease progression. JAMA 2002; 287: 1653–1661.

Martinez-Martin P, Bermejo-Pareja F. Rating scales in Parkinson's disease. In: Jankovic J, Tolosa E, eds. Parkinson's disease and movement disorders. München: Urban und Schwarzenberg; 1988.

Masur H. Skalen und Scores in der Neurologie. Stuttgart: Thieme; 1995.

Mayberg HS, Starkstein SE, Sadzot B, Preziosi T, Andrezejewski PL, Dannals RF, Wagner HN Jr, Robinson RG. Selective hypometabolism in the inferior frontal lobe in depressed patients with Parkinson's disease. Ann Neurol 1990; 28: 57–64.

Mayeux R. The »serotonin hypothesis« for depression in Parkinson's disease. Adv Neurol 1990; 53: 163–166.

Mayeux R, Denaro J, Hemenegildo N, Marder K, Tang MX, Cote LJ, Stern Y. A population-based investigation of Parkinson's disease with and without dementia. Relationship to age and gender. Arch Neurol 1992; 49: 492–497.

Mayeux R, Stern Y, Cote L, Williams JB. Altered serotonin metabolism in depressed patients with parkinson's disease. Neurology 1984; 34: 642–646.

McKeith I, Del Ser T, Spano P, Emre M, Wesnes K, Anand R, Cicin-Sain A, Ferrara R, Spiegel R. Efficacy of rivastigmine in dementia with Lewy bodies: a randomised, double-blind, placebo-controlled international study. Lancet 2000; 356: 2031–2036.

Menendez-Gonzalez M, Calatayud MT, Blazquez-Menes B. Exacerbation of Lewy bodies dementia due to memantine. J Alzheimers Dis 2005; 8: 289–291.

Menza MA, Palermo B, DiPaola R, Sage JI, Ricketts MH. Depression and anxiety in Parkinson's disease: possible effect of genetic variation in the serotonin transporter. J Geriatr Psychiatry Neurol 1999; 12: 49–52.

Merello M, Lees AJ, Webster R, Bovingdon M, Gordin A. Effect of entacapone, a peripherally acting catechol-O-methyltransferase inhibitor, on the motor response to acute treatment with levodopa in patients with Parkinson's disease. J Neurol Neurosurg Psychiatry 1994; 57: 186–189.

Mierau J, Schneider FJ, Ensinger HA, Chio CL, Lajiness ME, Huff RM. Pramipexole binding and activation of cloned and expressed dopamine D2, D3 and D4 receptors. Eur J Pharmacol 1995; 290: 29–36.

Moellentine C, Rummans T, Ahlskog JE, Harmsen WS, Suman VJ, O'Connor MK, Black JL, Pileggi T. Effectiveness of ECT in patients with parkinsonism. J Neuropsychiatry Clin Neurosci 1998; 10: 187–193.

Mori E, Ikeda M, Kosaka KInvestigators obotD-DS Donepezil for dementia with Lewy bodies: A randomized, placebo-controlled trial. Annals of Neurology 2012; 72: 41–52.

Mossner R, Henneberg A, Schmitt A, Syagailo YV, Grassle M, Hennig T, Simantov R, Gerlach M, Riederer P, Lesch KP. Allelic variation of serotonin transporter expression is associated with depression in Parkinson's disease. Mol Psychiatry 2001; 6: 350–352.

Müller A, Mungersdorf M, Reichmann H, Strehle G, Hummel T. Olfactory function in Parkinsonian syndromes. J Clin Neurosci 2002; 9: 521–524.

Murer MG, Dziewczapolski G, Menalled LB, Garcia MC, Agid Y, Gershanik O, Raisman-Vozari R. Chronic levodopa is not toxic for remaining dopamine neurons, but instead promotes their recovery in rats with moderate nigrostriatal lesions. Ann Neurol 1998; 43: 561–575.

Myllyla VV, Kultalahti ER, Haapaniemi H, Leinonen M. Twelve-month safety of entacapone in patients with Parkinson's disease. Eur J Neurol 2001; 8: 53–60.

Myllyla VV, Sotaniemi KA, Illi A, Suominen K, Keranen T. Effect of entacapone, a COMT inhibitor, on the pharmacokinetics of levodopa and on cardiovascular responses in patients with Parkinson's disease. Eur J Clin Pharmacol 1993; 45: 419–423.

Myllyla VV, Sotaniemi KA, Vuorinen JA, Heinonen EH. Selegiline as initial treatment in de novo parkinsonian patients. Neurology 1992; 42: 339–343.

Nalls MA, Pankratz N, Lill CM, Do CB, Hernandez DG, Saad M et al. Large-scale meta-analysis of genome-wide association data identifies six new risk loci for Parkinson's disease. Nat Genet 2014; 46(9): 989–993.

Narabayashi H, Kondo T. Results of a double-blind study of L-threo-DOPS in parkinsonism. In: Fahn S, Marsden CD, Calne DB, eds. Recent developments in Parkinson's disease. Florham Park: Macmillan; 1987. 279–291.

Nausieda PA, Hsu A, Elmer L, Gil RA, Spiegel J, Singer C, Khanna S, Rubens R, Kell S, Modi NB, Gupta S. Conversion to IPX066 from Standard Levodopa Formulations in Advanced Parkinson's Disease: Experience in Clinical Trials. Journal of Parkinson's disease 2015; 5: 837–845.

Nissenbaum H, Quinn NP, Brown RG, Toone B, Gotham AM, Marsden CD. Mood swings associated with the ›on-off‹ phenomenon in Parkinson's disease. Psychol Med 1987; 17: 899–904.

Nutt JG, Carter JH, Van Houten L, Woodward WR. Short- and long-duration responses to levodopa during the first year of levodopa therapy. Ann Neurol 1997; 42: 349–355.

Nutt JG, Woodward WR. Levodopa pharmacokinetics and pharmacodynamics in fluctuating parkinsonian patients. Neurology 1986; 36: 739–744.

Nyholm D, Nilsson Remahl AI, Dizdar N, Constantinescu R, Holmberg B, Jansson R, Aquilonius SM, Askrole H. Duodenal levodopa infusion monotherapy vs oral polypharmacy in advanced Parkinson disease. Neurology 2005; 64: 216–223.

Odekerken VJ, van Laar T, Staal MJ, Mosch A, Hoffmann CF, Nijssen C, Beute GN, van Vugt JP, Lenders MW, Contarino MF, Mink MS, Bour LJ, van den Munckhof P, Schmand BA, de Haan RJ, de Bie RM. Subthalamic nucleus versus globus pallidus bilateral deep brain stimulation for advanced Parkinson's disease (NSTAPS study): a randomised controlled trial. Lancet Neurol 2013; 12: 37–44.

Oertel WH, Gasser T, Ippisch R, Trenkwalder C, Poewe W. Apomorphine test for dopaminergic responsiveness. Lancet 1989; 1: 1262–1263.

Oertel W, Poewe W, Wolters E, De Deyn PP, Emre M, Kirsch C, Hsu C, Tekin S, Lane R. Effects of rivastigmine on tremor and other motor symptoms in patients with Parkinson's disease dementia: a retrospective analysis of a double-blind trial and an open-label extension. Drug safety: an international journal of medical toxicology and drug experience 2008; 31: 79–94.

Oertel WH, Wolters E, Sampaio C, Gimenez-Roldan S, Bergamasco B, Dujardin M, Grosset DG, Arnold G, Leenders KL, Hundemer HP, Lledo A, Wood A, Frewer P, Schwarz J. Pergolide versus levodopa monotherapy in early Parkinson's disease patients: The PELMOPET study. Mov Disord 2006; 21: 343–353.

Okun MS, Fernandez HH, Wu SS, Kirsch-Darrow L, Bowers D, Bova F, Suelter M, Jacobson CE 4th, Wang X, Gordon CW Jr, Zeilman P, Romrell J, Martin P, Ward H, Rodriguez RL, Foote KD. Cognition and mood in Parkinson's disease in subthalamic nucleus versus globus pallidus interna deep brain stimulation: the COMPARE trial. Annals of Neurology 2009; 65: 586–595.

Olanow CW. Manganese-induced parkinsonism and Parkinson's disease. Ann N Y Acad Sci 2004; 1012: 209–223.

Olanow CW, Brin MF, Obeso JA. The role of deep brain stimulation as a surgical treatment for Parkinson's disease. Neurology 2000; 55: 60–66.

Olanow CW, Goetz CG, Kordower JH, Stoessl AJ, Sossi V, Brin MF, Shannon KM, Nauert GM, Perl DP, Godbold J, Freeman TB. A double-blind controlled trial of bilateral fetal nigral transplantation in Parkinson's disease. Ann Neurol 2003; 54: 403–414.

Olanow CW, Good PF, Shinotoh H, Hewitt KA, Vingerhoets F, Snow BJ, Beal MF, Calne DB, Perl DP. Manganese intoxication in the rhesus monkey: a clinical, imaging, pathologic, and biochemical study. Neurology 1996; 46: 492–498.

Olanow CW, Hauser RA, Gauger L, Malapira T, Koller W, Hubble J, Bushenbark K, Lilienfeld D, Esterlitz J. The effect of deprenyl and levodopa on the progression of Parkinson's disease. Ann Neurol 1995; 38: 771–777.

Olanow CW, Myllyla VV, Sotaniemi KA, Larsen JP, Palhagen S, Przuntek H, Heinonen EH, Kilkku O, Lammintausta R, Maki-Ikola O, Rinne UK. Effect of selegiline on mortality in patients with Parkinson's disease: a metaanalysis. Neurology 1998; 51: 825–830.

Olanow CW, Rascol O, Hauser R, Feigin PD, Jankovic J, Lang A, Langston W, Melamed E, Poewe W, Stocchi F, Tolosa E, Investigators AS. A double-blind, delayed-start trial of rasagiline in Parkinson's disease. N Engl J Med 2009; 361: 1268–1278.

Ondo WG, Tintner R, Voung KD, Lai D, Ringholz G. Double-blind, placebo-controlled, unforced titration parallel trial of quetiapine for dopaminergic-induced hallucinations in Parkinson's disease. Mov Disord 2005; 20: 958–963.

O'Sullivan JD. Apomorphine as an alternative to sildenafil in Parkinson's disease. J Neurol Neurosurg Psychiatry 2002; 72: 681.

Owen AM, James M, Leigh PN, Summers BA, Marsden CD, Quinn NP, Lange KW, Robbins TW. Fronto-striatal cognitive deficits at different stages of Parkinson's disease. Brain 1992; 115: 1727–1751.

Pahwa R, Stacy MA, Factor SA, Lyons KE, Stocchi F, Hersh BP, Elmer LW, Truong DD, Earl NL, Investigators E-PAS. Ropinirole 24-hour prolonged release: randomized, controlled study in advanced Parkinson disease. Neurology 2007; 68: 1108–1115.

Pahwa R, Tanner C, Hauser R, Nausieda P, Truong DD, Hull K, Agarwal P, Johnson R, Ruby AE, McClure NL, Stempien MJ. ADS-5102 (amantadine HCl) extended-release capsules reduced levodopa-induced dyskinesia in the phase 3 ease lid study. Neurology 2016; 87: E23-E23.

Pahwa R, Tanner CM, Hauser RA, Sethi K, Isaacson S, Truong D, Struck L, Ruby AE, McClure NL, Went GT, Stempien MJ. Amantadine extended release for levodopa-induced dyskinesia in Parkinson's disease (EASED Study). Movement disorders: official journal of the Movement Disorder Society 2015; 30: 788–795.

Pakkenberg H, Pakkenberg B. Clozapine in the treatment of tremor. Acta Neurol Scand 1986; 73: 295–297.

Pal S, Bhattacharya KF, Agapito C, Chaudhuri KR. A study of excessive daytime sleepiness and its clinical significance in three groups of Parkinson's disease patients taking pramipexole, cabergoline and levodopa mono and combination therapy. J Neural Transm 2001; 108: 71–77.

Parkinson Study Group. Impact of deprenyl and tocopherol treatment on Parkinson's disease in DATATOP patients requiring levodopa. Ann Neurol 1996a; 39: 37–45.

Parkinson Study Group. Impact of deprenyl and tocopherol treatment on Parkinson's disease in DATATOP subjects not requiring levodopa. Ann Neurol 1996b; 39: 29–36.

Parkinson Study Group. Entacapone improves motor fluctuations in levodopa-treated Parkinson's disease patients. Ann Neurol 1997; 42: 747–755.

Parkinson Study Group. Low-dose clozapine for the treatment of drug-induced psychosis in Parkinson's disease. N Engl J Med 1999; 340: 757–763.

Parkinson Study Group. Pramipexole vs levodopa as initial treatment for Parkinson disease: A randomized controlled trial. JAMA 2000a; 284: 1931–1938.

Parkinson Study Group. A randomized controlled trial comparing pramipexole with levodopa in early Parkinson's disease: design and methods of the CALM-PD Study. Clin Neuropharmacol 2000b; 23: 34–44.

Parkinson Study Group. A controlled trial of rasagiline in early Parkinson disease: the TEMPO Study. Arch Neurol 2002; 59: 1937–1943.

Parkinson Study Group. A controlled trial of rotigotine monotherapy in early Parkinson's disease. Arch Neurol 2003; 60: 1721–1728.

Parkinson Study Group. A controlled, randomized, delayed-start study of rasagiline in early Parkinson disease. Arch Neurol 2004; 61: 561–566.

Parkinson Study Group. A randomized placebo-controlled trial of rasagiline in levodopa-treated patients with Parkinson disease and motor fluctuations: the PRESTO study. Arch Neurol 2005; 62: 241–248.

Parkinson Study Group CALM Cohort Investigators. Long-term effect of initiating pramipexole vs levodopa in early Parkinson disease. Arch Neurol 2009; 66: 563–570.

Parsa MA, Bastani B. Quetiapine (Seroquel) in the treatment of psychosis in patients with Parkinson's disease. J Neuropsychiatry Clin Neurosci 1998; 10: 216–219.

Peralta C, Wolf E, Alber H, Seppi K, Muller S, Bosch S, Wenning GK, Pachinger O, Poewe W. Valvular heart disease in Parkinson's disease vs. controls: An echocardiographic study. Mov Disord 1996; 21: 1109–1113.

Perenyi A, Bagdy G, Arato M. An early phase II trial with L-deprenyl for the treatment of neuroleptic-induced parkinsonism. Pharmacopsychiatria 1983; 16: 143–146.

Pinero A, Marcos-Alberca P, Fortes J. Cabergoline-related severe restrictive mitral regurgitation. N Engl J Med 2005; 353: 1976–1977.

Poewe W, Luginger E. Depression in Parkinson's disease: impediments to recognition and treatment options. Neurology 1999; 52: 2–6.

Poewe WH, Deuschl G, Gordin A, Kultalahti ER, Leinonen M. Efficacy and safety of entacapone in Parkinson's disease patients with suboptimal levodopa response: a 6-month randomized placebo-controlled double-blind study in Germany and Austria (Celomen study). Acta Neurol Scand 2002; 105: 245–255.

Poewe WH, Lees AJ, Stern GM. Dystonia in Parkinson's disease: clinical and pharmacological features. Ann Neurol 1988; 23: 73–78.

Poewe W, Rascol O, Barone P, Hauser RA, Mizuno Y, Haaksma M, Salin L, Juhel N, Schapira AH. Extended-release pramipexole in early Parkinson disease: A 33-week randomized controlled trial. Neurology 2011; 77: 759–766.

Pogarell O, Gasser T, van Hilten JJ, Spieker S, Pollentier S, Meier D, Oertel WH. Pramipexole in patients with Parkinson's disease and roleed drug resistant tremor: a randomised, double blind, placebo controlled multicentre study. J Neurol Neurosurg Psychiatry 2002; 72: 713–720.

Pollock M, Hornabrook RW. The prevalence, natural history and dementia of Parkinson's disease. Brain 1966; 89: 429–448.

Postuma RB, Berg D, Stern M, Poewe W, Olanow CW, Oertel W, Obeso J, Marek K, Litvan I, Lang AE, Halliday G, Goetz CG, Gasser T, Dubois B, Chan P, Bloem BR, Adler CH, Deuschl G. MDS clinical diagnostic criteria for Parkinson's disease. Mov Disord 2015; 30(12): 1591–601.

Postuma RB, Gagnon JF, Vendette M, Fantini ML, Massicotte-Marquez J, Montplaisir J. Quantifying the risk of neurodegenerative disease in idiopathic REM sleep behavior disorder. Neurology 2009; 72: 1296–1300.

Pringsheim T, Jette N, Frolkis A, Steeves TD. The prevalence of Parkinson's disease: a systematic review and meta-analysis. Mov Disord 2014; 29(13): 1583–1590.

Przedborski S, Levivier M, Raftopoulos C, Naini AB, Hildebrand J. Peripheral and central pharmacokinetics of apomorphine and its effect on dopamine metabolism in humans. Mov Disord 1995; 10: 28–36.

Przuntek H, Bittkau S, Bliesath H, Buttner U, Fuchs G, Glass J, Haller H, Klockgether T, Kraus P, Lachenmayer L, Müller D, Müller T, Rathay B, Sgonina J, Steinijans V, Teshmar E, Ulm G, Volc D. Budipine provides additional benefit in patients with Parkinson disease receiving a stable optimum dopaminergic drug regimen. Arch Neurol 2002; 59: 803–806.

Przuntek H, Müller T. Clinical efficacy of budipine in Parkinson's disease. J Neural Transm 1999; 56(Suppl): 75–82.

Rabey JM, Prokhorov T, Miniovitz A, Dobronevsky E, Klein C. Effect of quetiapine in psychotic Parkinson's disease patients: a double-blind labeled study of 3 months' duration. Movement Disorders 2007; 22: 313–318.

Rajput AH, Martin W, Saint-Hilaire MH, Dorflinger E, Pedder S. Tolcapone improves motor function in parkinsonian patients with the »wearing-off« phenomenon: a double-blind, placebo-controlled, multicenter trial. Neurology 1997; 49: 1066–1071.

Rajput AH, Offord K, Beard CM, Kurland LT. Epidemiological survey of dementia in parkinsonism and control population. Adv Neurol 1984a; 40: 229–234.

Rascol O, Azulay J-P, Blin O, Bonnet A-M, Brefel-Courbon C, Cesaro P, Damier P, Debilly B, Durif F, Galitzky M, Grouin J-M, Pennaforte S, Villafane G, Yaici S, Agid Y. Orodispersible sublingual piribedil to abort OFF episodes: a single dose placebo-controlled, randomized, double-blind, cross-over study. Movement disorders: official journal of the Movement Disorder Society 2010a; 25: 368–376.

Rascol O, Barone P, Hauser RA, Mizuno Y, Poewe W, Schapira AHV, Salin L, Sohr M, Debieuvre C, Group PSS. Efficacy, safety, and tolerability of overnight switching from immediate- to once daily extended-release pramipexole in early Parkinson's disease. Mov Disord 2010b; 25: 2326–2332.

Rascol O, Brooks DJ, Korczyn AD, De Deyn PP, Clarke CE, Lang AE. A five-year study of the incidence of dyskinesia in patients with early Parkinson's disease who were treated with ropinirole or levodopa. 056 Study Group. N Engl J Med 2000; 342: 1484–1491.

Rascol O, Brooks DJ, Melamed E, Oertel W, Poewe W, Stocchi F, Tolosa E. Rasagiline as an adjunct to levodopa in patients with Parkinson's disease and motor fluctuations (LARGO, Lasting effect in Adjunct therapy with Rasagiline Given Once daily, study): a randomised, double-blind, parallel-group trial. Lancet 2005; 365: 947–954.

Rascol O, Dubois B, Caldas AC, Senn S, Del Signore S, Lees A, Group PRS. Early piribedil monotherapy of Parkinson's disease: A planned seven-month report of the REGAIN study. Movement disorders: official journal of the Movement Disorder Society 2006; 21: 2110–2115.

Rascol O, Fitzer-Attas CJ, Hauser R, Jankovic J, Lang A, Langston JW, Melamed E, Poewe W, Stocchi F, Tolosa E, Eyal E, Weiss YM, Olanow CW. A double-blind, delayed-start trial of rasagiline in Parkinson's disease (the ADAGIO study): prespecified and post-hoc analyses of the need for additional therapies, changes in UPDRS scores, and non-motor outcomes. Lancet neurology 2011; 10: 415–423.

Rascol O, Lees AJ, Senard JM, Pirtosek Z, Brefel C, Montastruc JL, Fuell D. A placebo-controlled study of ropinirole, a new D2 agonist, in the treatment of motor fluctuations of L-DOPA-treated parkinsonian patients. Adv Neurol 1996; 69: 531–534.

Reyes MG, Faraldi F, Senseng CS, Flowers C, Fariello R. Nigral degeneration in acquired immune deficiency syndrome (AIDS). Acta Neuropathol (Berl) 1991; 82: 39–44.

Richard IH, McDermott MP, Kurlan R, Lyness JM, Como PG, Pearson N, Factor SA, Juncos J, Serrano Ramos C, Brodsky M, Manning C, Marsh L, Shulman L, Fernandez HH, Black KJ, Panisset M, Christine CW, Jiang W, Singer C, Horn S, Pfeiffer R, Rottenberg D, Slevin J, Elmer L, Press D, Hyson HC, McDonald W, SAD-PD Study Group. A randomized, double-blind, placebo-controlled trial of antidepressants in Parkinson disease. Neurology 2012; 78: 1229–1236.

Richardson MA, Haugland G, Craig TJ. Neuroleptic use, parkinsonian symptoms, tardive dyskinesia, and associated factors in child and adolescent psychiatric patients. Am J Psychiatry 1991; 148: 1322–1328.

Riley D, Lang AE. Practical application of a low-protein diet for Parkinson's disease. Neurology 1988; 38: 1026–1031.
Rinne UK, Bracco F, Chouza C, Dupont E, Gershanik O, Marti Masso JF, Montastruc JL, Marsden CD. Early treatment of Parkinson's disease with cabergoline delays the onset of motor complications. Results of a double-blind levodopa controlled trial. The PKDS009 Study Group. Drugs 1998; 55: 23–30.
Rocha JF, Almeida L, Falcao A, Palma PN, Loureiro AI, Pinto R, Bonifácio MJ, Wright LC, Nunes T, Soares-da-Silva P. Opicapone: a short lived and very long acting novel catechol-O-methyltransferase inhibitor following multiple dose administration in healthy subjects. Br J Clin Pharmacol 2013; 76: 763–775.
Roos RA, Jongen JC, van der Velde EA. Clinical course of patients with idiopathic Parkinson's disease. Mov Disord 1996; 11: 236–242.
Ruottinen HM, Rinne UK. Entacapone prolongs levodopa response in a one month double blind study in parkinsonian patients with levodopa related fluctuations. J Neurol Neurosurg Psychiatry 1996; 60: 36–40.
Ruzicka E, Streitova H, Jech R, Kanovsky P, Roth J, Rektorova I, Mecir P, Hortova H, Bares M, Hejdukova B, Rektor I. Amantadine infusion in treatment of motor fluctuations and dyskinesias in Parkinson's disease. J Neural Transm 2000; 107: 1297–1306.
Sam E, Jeanjean AP, Maloteaux JM, Verbeke N. Apomorphine pharmacokinetics in parkinsonism after intranasal and subcutaneous application. Eur J Drug Metab Pharmacokinet 1995; 20: 27–33.
Santamaria J, Tolosa E, Valles A. Parkinson's disease with depression: a possible subgroup of idiopathic parkinsonism. Neurology 1986; 36: 1130–1133.
Sapir S, Ramig LO, Fox CM. Intensive voice treatment in Parkinson's disease: Lee Silverman Voice Treatment. Expert review of neurotherapeutics 2011; 11: 815–830.
Schade R, Andersohn F, Suissa S, Haverkamp W, Garbe E. Dopamine agonists and the risk of cardiac-valve regurgitation. N Engl J Med 2007; 356: 29–38.
Schapira AH. Sleep attacks (sleep episodes) with pergolide. Lancet 2000; 355: 1332–1333.
Schapira AH, Barone P, Hauser RA, Mizuno Y, Rascol O, Busse M, Salin L, Juhel N, Poewe W. Extended-release pramipexole in advanced Parkinson disease: A randomized controlled trial. Neurology 2011; 77: 767–774.
Schapira AHV, McDermott MP, Barone P, Comella CL, Albrecht S, Hsu HH, Massey DH, Mizuno Y, Poewe W, Rascol O, Marek K. Pramipexole in patients with early Parkinson's disease (PROUD): a randomised delayed-start trial. The Lancet Neurology 2013; 12(8): 747–755.
Scholz E, Dichgans J. Treatment of drug-induced exogenous psychosis in parkinsonism with clozapine and fluperlapine. Eur Arch Psychiatry Neurol Sci 1985; 235: 60–64.
Schrag A, Good CD, Miszkiel K, Morris HR, Mathias CJ, Lees AJ, Quinn NP. Differentiation of atypical parkinsonian syndromes with routine MRI. 2000; 54: 697–702.
Schuepbach WM, Rau J, Knudsen K, Volkmann J, Krack P, Timmermann L, Hälbig TD, Hesekamp H, Navarro SM, Meier N, Falk D, Mehdorn M, Paschen S, Maarouf M, Barge MT, Fink GR, Kupsch A, Gruber D, Schneider GH, Seigneuret E, Kistner A, Chaynes P, Ory-Magne F, Brefel Courbon C, Vesper J, Schnitzler A, Wojtecki L, Houeto JL, Bataille B, Maltête D, Damier P, Raoul S, Sixel-Doering F, Hellwig D, Gharabaghi A, Krüger R, Pinsker MO, Amtage F, Régis JM, Witjas T, Thobois S, Mertens P, Kloss M, Hartmann A, Oertel WH, Post B, Speelman H, Agid Y, Schade-Brittinger C, Deuschl G, EARLYSTIM Study Group. Neurostimulation for Parkinson's disease with early motor complications. New England Journal of Medicine 2013; 368: 610–622.
Schulz JB. Anti-apoptotic gene therapy in Parkinson's disease. J Neural Transm 2006; 70(Suppl): 467–476.
Schulz JB, Benecke R, Dodel R, Eggert K, Fogel W, Gerlach M, Reichmann H, Riederer P, Schwartz A, Winkler J. Strukturierte Diagnostik bei Parkinson-Syndromen. Akt Neurol 2005; 32: 97–101.
Schulz JB, Klockgether T, Petersen D, Jauch M, Müller-Schauenburg W, Spieker S, Voigt K, Dichgans J. Multiple system atrophy: natural history, MRI morphology, and dopamine receptor imaging with 123IBZM-SPECT. J Neurol Neurosurg Psychiatry 1994; 57: 1047–1056.
Schulz JB, Skalej M, Wedekind D, Luft AR, Abele M, Voigt K, Dichgans J, Klockgether T. MRI-based volumetry differentiates idiopathic Parkinson's syndrome from MSA and PSP. Ann Neurol 1999; 45: 65–74.
Schuurman AG, van den Akker M, Ensinck KT, Metsemakers JF, Knottnerus JA, Leentjens AF, Buntinx F. Increased risk of Parkinson's disease after depression: a retrospective cohort study. Neurology 2002; 58: 1501–1504.
Schwab RS, England ACJ, Poskanzer DC, Young RR. Amantadine in the treatment of Parkinson's disease. JAMA 1969; 208: 1168–1170.
Schwarz J, Oertel WH, Tatsch K. Iodine-123-iodobenzamide binding in parkinsonism: reduction by dopamine agonists but not L-Dopa. J Nucl Med 1996; 37: 1112–1115.
Seiler S, Perleth B, Gasser T, Ulm G, Oertel W, Ellgring H. Partnership and depression in Parkinson's disease. Behav Neurol 1992; 5: 75–81.
Selikhova M, Fedoryshyn L, Matviyenko Y, Komnatska I, Kyrylchuk M, Krolicki L, Friedman A, Taylor A, Jäger HR, Lees A, Sanotsky Y. Parkinsonism and dystonia caused by the illicit use of ephedrone – a longitudinal study. Movement disorders: official journal of the Movement Disorder Society 2008; 23: 2224–2231.
Seppi K, Weintraub D, Coelho M, Perez-Lloret S, Fox SH, Katzenschlager R, Hametner EM, Poewe W, Rascol O, Goetz CG, Sampaio C. The Movement Disorder Society evidence-based medicine review update: treatments for the non-motor symptoms of Parkinson's disease. Mov Disord 2011; 26 (Suppl. 3): 42–S80.
Shoulson I. Deprenyl and tocopherol antioxidative therapy of parkinsonism (DATATOP). Parkinson Study Group. Acta Neurol Scand 1989; 126(Suppl): 171–175.
Shoulson I, Oakes D, Fahn S, Lang A, Langston JW, Lewitt P, Olanow CW, Penney JB, Tanner C, Kieburtz K, Rudolph A, Group PS. Impact of sustained deprenyl (selegiline) in levodopa-treated Parkinson's disease: a randomized placebo-controlled extension of the deprenyl and tocopherol antioxidative therapy of parkinsonism trial. Ann Neurol 2002; 51: 604–612.
Shulman LM, Katzel LI, Ivey FM, Sorkin JD, Favors K, Anderson KE, Smith BA, Reich SG, Weiner WJ, Macko RF. Randomized Clinical Trial of 3 Types of Physical Exercise for Patients With Parkinson Disease. JAMA Neurol 2013; 70(2): 183–190
Sidransky E, Nalls MA, Aasly JO, Aharon-Peretz J, Annesi G, Barbosa ER, Bar-Shira A, Berg D, Bras J, Brice A, Chen C-M, Clark LN, Condroyer C, De Marco EV, Dürr A, Eblan MJ, Fahn S, Farrer MJ, Fung H-C, Gan-Or Z, Gasser T, Gershoni-Baruch R, Giladi N, Griffith A, Gurevich T, Januario C, Kropp P, Lang AE, Lee-Chen G-J, Lesage S, Marder K, Mata IF, Mirelman A, Mitsui J, Mizuta I, Nicoletti G, Oliveira C, Ottman R, Orr-Urtreger A, Pereira LV, Quattrone A, Rogaeva E, Rolfs A, Rosenbaum H, Rozenberg R, Samii A, Samaddar T, Schulte C, Sharma M, Singleton A, Spitz M, Tan E-K, Tayebi N, Toda T, Troiano AR, Tsuji S, Wittstock M, Wolfsberg TG, Wu Y-R, Zabetian CP, Zhao Y, Ziegler SG. Multicenter analysis of

glucocerebrosidase mutations in Parkinson's disease. N Engl J Med 2009; 361: 1651–1661.
Singleton AB, Farrer M, Johnson J, Singleton A, Hague S, Kachergus J, Hulihan M, Peuralinna T, Dutra A, Nussbaum R, Lincoln S, Crawley A, Hanson M, Maraganore D, Adler C, Cookson MR, Muenter M, Baptista M, Miller D, Blancato J, Hardy J, Gwinn-Hardy K. Alpha-Synuclein Locus Triplication Causes Parkinson's Disease. Science 2003; 302: 841.
Spieker S, Breit S, Klockgether T, Dichgans J. Tremorlytic activity of budipine in Parkinson's disease. J Neural Transm 1999a; 56(Suppl): 165–172.
Spieker S, Löschmann PA, Klockgether T. The NMDA antagonist budipine can alleviate levodopa-induced motor fluctuations. Mov Disord 1999b; 14: 517–519.
Spillantini MG, Schmidt ML, Lee VM, Trojanowski JQ, Jakes R, Goedert M. Alpha-synuclein in Lewy bodies. Nature 1997; 388: 839–840.
Starkstein SE, Mayberg HS, Leiguarda R, Preziosi TJ, Robinson RG. A prospective longitudinal study of depression, cognitive decline, and physical impairments in patients with Parkinson's disease. J Neurol Neurosurg Psychiatry 1992; 55: 377–382.
Stephen PJ, Williamson J. Drug-induced parkinsonism in the elderly. Lancet 1984; 2: 1082–1083.
Stibe CM, Lees AJ, Kempster PA, Stern GM. Subcutaneous apomorphine in parkinsonism on-off oscillations. Lancet 1988; 1: 403–406.
Stocchi F, Giorgi L, Hunter B, Schapira AH. PREPARED: Comparison of prolonged and immediate release ropinirole in advanced Parkinson's disease. Movement disorders: official journal of the Movement Disorder Society 2011; 26: 1259–1265.
Stocchi F, Hersh BP, Scott BL, Nausieda PA, Giorgi L. Investigators E-PMS. Ropinirole 24-hour prolonged release and ropinirole immediate release in early Parkinson's disease: a randomized, double-blind, non-inferiority crossover study. Current medical research and opinion 2008; 24: 2883–2895.
Stocchi F, Hsu A, Khanna S, Ellenbogen A, Mahler A, Liang G, Dillmann U, Rubens R, Kell S, Gupta S. Comparison of IPX066 with carbidopa-levodopa plus entacapone in advanced PD patients. Parkinsonism Relat Disord 2014; 20: 1335–1340.
Stocchi F, Rascol O, Kieburtz K, Poewe W, Jankovic J, Tolosa E, Barone P, Lang AE, Olanow CW. Initiating levodopa/carbidopa therapy with and without entacapone in early Parkinson disease: the STRIDE-PD study. Ann Neurol 2010; 68: 18–27.
Sturkenboom IH, Graff MJ, Hendriks JC, Veenhuizen Y, Munneke M, Bloom BR, Nijhuis-van der Sanden MW, OTiP study group. Efficacy of occupational therapy for patients with Parkinson's disease: a randomised controlled trial. Lancet Neurol 2014; 13: 557–566.
Suzuki T, Sakoda S, Ueji M, Kishimoto S, Hayashi A, Kondo T, Narabayashi H. Treatment of parkinsonism with L-threo-3,4-dihydroxyphenylserine: a pharmacokinetic study. Neurology 1984; 34: 1446–1450.
Tanner CM, Aston DA. Epidemiology of Parkinson's disease and akinetic syndromes. Curr Opin Neurol 2000; 13: 427–430.
Targum SD, Abbott JL. Efficacy of quetiapine in Parkinson's patients with psychosis. J Clin Psychopharmacol 2000; 20: 54–60.
Tatton WG, Ju WY, Holland DP, Tai C, Kwan M. (–)-Deprenyl reduces PC12 cell apoptosis by inducing new protein synthesis. J Neurochem 1994; 63: 1572–1575.
Teismann P, Schulz JB. Cellular pathology of Parkinson's disease: astrocytes, microglia and inflammation. Cell Tissue Res 2004; 318: 149–161.
The French Clozapine Parkinson Study Group. Clozapine in drug-induced psychosis in Parkinson's disease. Lancet 1999; 353: 2041–2042.
Thobois S, Lhommée E, Klinger H, Ardouin C, Schmitt E, Bichon A, Kistner A, Castrioto A, Xie J, Fraix V, Pelissier P, Chabardes S, Mertens P, Quesada JL, Bosson JL, Pollak P, Broussolle E, Krack P. Parkinsonian apathy responds to dopaminergic stimulation of D2/D3 receptors with piribedil. Brain 2013; 136: 1568–1577.
Tomlinson CL, Patel S, Meek C, Herd CP, Clarke CE, Stowe R, Shah L, Sackley CM, Deane KH, Wheatley K, Ives N. Physiotherapy versus placebo or no intervention in Parkinson's disease. Cochrane database of systematic reviews (Online) 2013; CD002817.
Tsui JK, Ross S, Poulin K, Douglas J, Postnikoff D, Calne S, Woodward W, Calne DB. The effect of dietary protein on the efficacy of L-dopa: a double-blind study. Neurology 1989; 39: 549–552.
Tune LE. Anticholinergic effects of medication in elderly patients. J Clin Psychiatry 2001; 62(Suppl 21): 11–14.
Uitti RJ, Rajput AH, Ahlskog JE, Offord KP, Schroeder DR, Ho MM, Prasad M, Rajput A, Basran P. Amantadine treatment is an independent predictor of improved survival in Parkinson's disease. Neurology 1996; 46: 1551–1556.
Van Camp G, Flamez A, Cosyns B, Goldstein J, Perdaens C, Schoors D. Heart valvular disease in patients with Parkinson's disease treated with high-dose pergolide. Neurology 2003; 61: 859–861.
Van Camp G, Flamez A, Cosyns B, Weytjens C, Muyldermans L, Van Zandijcke M, De Sutter J, Santens P, Decoodt P, Moerman C, Schoors D. Treatment of Parkinson's disease with pergolide and relation to restrictive valvular heart disease. Lancet 2004; 363: 1179–1183.
Varrone A, Marek KL, Jennings D, Innis RB, Seibyl JP. (123)I]beta-CIT SPECT imaging demonstrates reduced density of striatal dopamine transporters in Parkinson's disease and multiple system atrophy. Mov Disord 2001; 16: 1023–1032.
Verhagen Metman L, Del Dotto P, Blanchet PJ, van den Munckhof P, Chase TN. Blockade of glutamatergic transmission as treatment for dyskinesias and motor fluctuations in Parkinson's disease. Amino Acids 1998; 14: 75–82.
Verhagen Metman L, Del Dotto P, LePoole K, Konitsiotis S, Fang J, Chase TN. Amantadine for levodopa-induced dyskinesias: a 1-year follow-up study. Arch Neurol 1999; 56: 1383–1386.
Ward CD, Gibb WR. Research diagnostic criteria for Parkinson's disease. Adv Neurol 1990; 53: 245–249.
Watts RL, LeWitt PA, Sommerville KW, Boroojerdi B. Rotigotine transdermal patch (Neupro (R)) is efficacious and safe in patients with early-stage, idiopathic Parkinson's disease, regardless of gender, age, duration and severity of disease. Results of a multicenter, randomized, double-blind, placebo-controlled trial. Mov Disord 2005; 20: 93–93.
Weiner WJ, Singer C, Sanchez-Ramos JR, Goldenberg JN. Levodopa, melanoma, and Parkinson's disease. Neurology 1993; 43: 674–677.
Wermuth L, Boas J, Gyring J, Bisgaard C, Boesen F, Boisen E, Clausen J, Dupont E, Erichsen P, Hansen E, Jensen NB, Karlsborg M, Magnussen I et al. Pramipexol – A new dopamine agonist for treatment of Parkinson's disease: 11th International Symposium on Parkinson's Disease, Rome. New Trends Clin Neuropharmacol 1994; 8: 280.
Wichmann T, Bergman H, DeLong MR. The primate subthalamic nucleus. III. Changes in motor behavior and neuronal activity in the internal pallidum induced by subthalamic inactivation in the MPTP model of parkinsonism. J Neurophysiol 1994; 72: 521–530.
Widner H, Tetrud J, Rehncrona S, Snow B, Brundin P, Gustavii B, Bjorklund A, Lindvall O, Langston JW. Bilateral fetal mesencephalic grafting in two patients with parkinsonism induced by 1-methyl-4-phenyl-1,2,3,6-tetrahydropyridine (MPTP). N Engl J Med 1992; 327: 1556–1563.

Williams A, Gill S, Varma T, Jenkinson C, Quinn N, Mitchell R, Scott R, Ives N, Rick C, Daniels J, Patel S, Wheatley K. Deep brain stimulation plus best medical therapy versus best medical therapy alone for advanced Parkinson's disease (PD SURG trial): a randomised, open-label trial. Lancet neurology 2010; 9: 581–591.

Williams JR, Hirsch ES, Anderson K, Bush AL, Goldstein SR, Grill S, Lehmann S, Little JT, Margolis RL, Palanci J, Pontone G, Weiss H, Rabins P, Marsh L. A comparison of nine scales to detect depression in Parkinson disease: which scale to use? Neurology 2012; 78: 998–1006.

Wolters EC. Dopaminomimetic psychosis in Parkinson's disease patients: diagnosis and treatment. Neurology 1999; 52(Suppl. 3): 10–13.

Wolters EC, Hurwitz TA, Mak E, Teal P, Peppard FR, Remick R, Calne S, Calne DB. Clozapine in the treatment of parkinsonian patients with dopaminometic psychosis. Neurology 1990; 40: 832–834.

Yeh KC, August TF, Bush DF, Lasseter KC, Musson DG, Schwartz S, Smith ME, Titus DC. Pharmacokinetics and bioavailability of Sinemet CR: a summary of human studies. Neurology 1989; 39: 25–38.

Zanettini R, Antonini A, Gatto G, Gentile R, Tesei S, Pezzoli G. Valvular heart disease and the use of dopamine agonists for Parkinson's disease. N Engl J Med 2007; 356: 39–46.

Zangaglia R, Martignoni E, Glorioso M, Ossola M, Riboldazzi G, Calandrella D, Brunetti G, Pacchetti C. Macrogol for the treatment of constipation in Parkinson's disease. A randomized placebo-controlled study. Movement disorders: official journal of the Movement Disorder Society 2007; 22: 1239–1244.

Zesiewicz TA, Helal M, Hauser RA. Sildenafil citrate (Viagra) for the treatment of erectile dysfunction in men with Parkinson's disease. Mov Disord 2000; 15: 305–308.

Ziegler M, Castro-Caldas A, Del Signore S, Rascol O. Efficacy of piribedil as early combination to levodopa in patients with stable Parkinson's disease: a 6-month, randomized, placebo-controlled study. Movement disorders: official journal of the Movement Disorder Society 2003; 18: 418–425.

Ziv I, Achiron A, Djaldetti R, Dressler R, Melamed E. Short-term beneficial effect of deprenyl monotherapy in early Parkinson's disease: a quantitative assessment. Clin Neuropharmacol 1993; 16: 54–60.

# I 2 Atypische Parkinson-Syndrome

*von G. K. Wenning, S. Eschlböck, D. Berg und W. Poewe**

Gemeinsame Merkmale atypischer Parkinson-Syndrome sind ein rascher Verlauf, ein nur unvollständiges bzw. vorübergehendes Ansprechen auf eine dopaminerge Therapie und klinische Zeichen, die bei der klassischen Parkinson-Erkrankung, zumindest in frühen Stadien, nicht vorkommen. Hierzu zählen insbesondere frühe Störungen der posturalen Kontrolle oder autonomer Funktionen, eine starke axiale Betonung des hypokinetisch-rigiden Syndroms, Pyramidenbahnzeichen, Myoklonus, zerebelläre Zeichen, Störungen der Okulomotorik und Einschränkungen kognitiver Leistungen, vor allem frontaler Funktionen oder eine Apraxie. Die häufigsten Vertreter atypischer Parkinson-Syndrome, die in diesem Kapitel behandelt werden, sind die Multisystematrophie (MSA), die progressive supranukleäre Blickparese (PSP), die sog. kortikobasalen Syndrome (corticobasal syndrome; CBS) und die Demenz mit Lewy-Körpern (DLK). Die Nosologie der DLK wird weiterhin kontrovers diskutiert. Viele, aber offenbar nicht alle, DLK-Fälle sind im Spektrum der idiopathischen Parkinson-Erkrankung anzusiedeln (Boeve et al. 2016; Postuma et al. 2015; Berg et al. 2014). Die atypischen Parkinson-Syndrome sind überwiegend sporadisch. Zu den erblich bedingten atypischen Parkinson-Syndromen zählen unter anderem einige Formen spinozerebellärer Ataxien und frontotemporaler Demenzen, der M. Wilson sowie die juvenile Form des M. Huntington (**Kap. I 7**). Die sekundären Parkinson-Syndrome (z. B. vaskulär bedingt oder medikamenteninduziert) werden in **Kap. I 1** abgehandelt.

Die Diagnose atypischer Parkinson-Syndrome ist im Hinblick auf die Therapieplanung von Bedeutung, da sich bei den verschiedenen Syndromen jeweils besondere Probleme ergeben, die einer speziellen Aufklärung und Therapie bedürfen. Sie ist ebenfalls zur Vermeidung potenziell unwirksamer oder gar risikoreicher Behandlungen wichtig. Beispielsweise profitieren Patienten mit PSP oder MSA nicht von einer tiefen Hirnstimulation. Eine möglichst akkurate syndromale Zuordnung ist bei Einschluss von Patienten in Forschungsprojekte, seien es Studien zur Aufklärung der Pathophysiologie oder klinische Studien, entscheidend.

## I 2.1 Multisystematrophie (MSA)

### I 2.1.1 Klinik und Differentialdiagnose

Die MSA ist eine degenerative Erkrankung des zentralen und autonomen Nervensystems. Sie ist durch α-Synuklein-Aggregation in der Oligodendroglia und Neuronen charakterisiert.

Die klinischen Hauptsymptome sind neben einem Parkinson-Syndrom und anderen extrapyramidalen Auffälligkeiten (wie orofaziale Dyskinesien) autonome Störungen, zerebelläre und Pyramidenbahnzeichen in unterschiedlicher Kombination. Klinisch lassen sich je nach prädominierendem Beschwerdebild zwei Erscheinungsformen unterscheiden: die Parkinson-Variante (MSA-P) und der zerebelläre Subtyp (MSA-C) (Fanciulli und Wenning 2015).

Das Parkinson-Syndrom bei MSA-Patienten ist durch progrediente, oft axial betonte Akinese und Rigor gekennzeichnet. Irregulärer, z. T. ruckartiger posturaler Tremor und – weniger häufig – ein Ruhetremor können dazukommen. Charakteristisch sind aktionsinduzierte oder stimulussensitive Myoklonien. Dystonien einhergehend mit Haltungsabnormitäten (Antekollis, Ante/Lateroflexion des Oberkörpers) sowie orofazial, assoziiert mit einer prominenten Dysarthrie, die sowohl extrapyramidale, zerebelläre als auch dystone Komponenten aufweisen kann, sind Teil der klinischen Präsentation. Die posturale Stabilität ist von Anfang an beeinträchtigt. Pyramidenbahnzeichen mit Hyperreflexie und Babinski-Zeichen treten in bis zu 50 % auf (Köllensperger et al. 2010). Zerebelläre Symptome umfassen Gangataxie, Dysmetrie, Dysdiadochokinese und skandierende Dysarthrie. Zerebelläre (sakkadierte Augenfolgebewegungen, gestörte Fixationssuppression des vestibulo-okulären Reflexes, square wave jerks, Blickrichtungsnystagmus) und/oder nicht-zerebelläre (hypo- und hypermetrische Augenfolgebewegungen und Sakkaden) Okulomotorikstörungen, komplettieren das klinische Bild (Anderson et al. 2008).

* Autoren dieses Kapitels in der 6. Auflage: A. Münchau und G. K. Wenning.

**Kasten I 2.1:** Diagnostische Kriterien für die MSA (nach Gilman et al. 2008)

**Wahrscheinliche MSA**
Sporadische, fortschreitende Erkrankung mit Beginn im Erwachsenenalter (> 30 Jahre) mit folgenden Charakteristika:
- Autonome Symptome
  - Urininkontinenz (und erektiler Dysfunktion bei Männern)

  oder
  - orthostatische Dysregulation mit Abfall des systolischen Blutdrucks von mind. 30 mmHg oder des diastolischen Drucks von mind. 15 mmHg innerhalb von 3 Minuten nach dem Aufstehen

  und entweder
  - schlecht auf L-Dopa ansprechendes Parkinson-Syndrom (Bradykinese mit Rigor, Tremor oder posturale Instabilität)

  oder
  - zerebelläres Syndrom (Gangataxie, Dysarthrie, Extremitäten-Ataxie oder zerebellär bedingte Störung der Okulomotorik)

**Mögliche MSA**
Sporadische, fortschreitende Erkrankung mit Beginn im Erwachsenenalter (> 30 Jahre) mit folgenden Charakteristika:
- Parkinson-Syndrom (Bradykinese mit Rigor, Tremor oder posturale Instabilität)

oder
- zerebelläres Syndrom (s. o.)

und
- mindestens ein klinisches Zeichen, das auf eine autonome Dysfunktion hinweist (anders nicht zu erklärender starker oder häufiger Harndrang oder unvollständige Blasenentleerung, erektile Dysfunktion, oder orthostatische Dysregulation, die die Kriterien einer wahrscheinlichen MSA nicht erfüllt)

und
- mindestens eines der folgenden Zeichen:

**Mögliche MSA-P oder MSA-C**
Babinski-Zeichen mit Hyperreflexie
Stridor

**Mögliche MSA-P**
rasch progredientes Parkinson-Syndrom
schlechtes Ansprechen auf L-Dopa
posturale Instabilität innerhalb von 3 Jahren nach Beginn motorischer Symptome
Gangataxie, zerebelläre Dysarthrie, Extremitäten-Ataxie oder zerebellär bedingte Störung der Okulomotorik
Dysphagie innerhalb von 5 Jahren nach Beginn motorischer Symptome
*MRT:* Atrophie des Putamens, des mittleren Kleinhirnschenkels oder der Pons oder des Kleinhirns
*PET* (FDG): Hypometabolismus im Putamen, Hirnstamm oder Kleinhirn

**Mögliche MSA-C**
Parkinson-Syndrom (Bradykinese und Rigor)
*MRT:* Atrophie des Putamens, des mittleren Kleinhirnschenkels oder des Pons
*PET* (FDG): Hypometabolismus im Putamen
*SPECT/PET:* präsynaptische Verminderung der striatalen Dopamintransporterbindung

Die urogenitale und kardiovaskuläre Dysfunktion stellen eine wesentliche Manifestation der Dysautonomie bei MSA-Patienten dar. Diese treten häufiger, früher und stärker ausgeprägt als bei der Parkinson-Krankheit auf und können der motorischen Symptomatik vorausgehen. Bei Männern besteht nahezu ausnahmslos frühe Impotenz (erektile Dysfunktion), deren Korrelat bei Frauen möglicherweise die genitale Hyposensibilität darstellt. Harninkontinenz (71 %) oder Harnretention (30 %) treten oft schon im frühen Verlauf der Erkrankung auf (Wenning et al. 1994; Geser et al. 2005). Neben der orthostatischen Hypotension, die in 68 % der Fälle symptomatisch ist und bei 15 % zu wiederholten Synkopen führt (Wenning et al. 1994), können als Begleitsymptome hypertensive Blutdruckschwankungen im Liegen sowie ein postprandialer Blutdruckabfall auftreten.
Wenngleich eine frühe Demenz nicht zum klinischen Bild einer MSA gehört, sind Defizite visuell-räumlicher Hirnleistungen, einiger frontaler Funktionen und der Wortflüssigkeit nachzuweisen (Stankovic et al. 2014). Als weitere nicht-motorische Symptome können Depression und Affektlabilität manifest werden. Eine REM-Schlafverhaltensstörung tritt zudem häufig als wichtiger Nebenbefund auf (Fanciulli und Wenning 2015).

**Kasten I 2.2:** Die Diagnose einer MSA: stützende klinische Zeichen (nach Kollensperger et al. 2008)

- Frühe posturale Instabilität
- Abnorme Körperhaltung (Anteflexion des Oberkörpers, Pisa-Syndrom, d. h. schwere Lateralflexion der Wirbelsäule, schwerer Antecollis, Kontrakturen an Händen und Füßen)
- Rasche Krankheitsprogression
- Bulbäre Symptome (schwere Dysphonie, Dysarthrie, Dysphagie)
- Respiratorische Störungen (inkl. inspiratorische Seufzer, inspiratorischer Stridor)
- Pathologisches Lachen oder Weinen

Die Diagnose erfolgt klinisch anhand von Konsensuskriterien (Gilman et al. 2008) (**Kasten I 2.1**) und wird durch auftretende »red flags« unterstützt (**Kasten I 2.2**). Eine sichere Diagnose kann nur post mortem gestellt werden und erfordert den Nachweis typischer Läsionsmuster und von oligodendroglialen α-Synuklein-haltigen zytoplasmatischen Einschlusskörpern (Wenning et al. 2004). Als Differentialdiagnose sollten neben der Parkinson-Krankheit und anderen atypischen Parkinson-Syndromen insbesondere bei Patienten mit prädominierender zerebellärer Symptomatik hereditäre

Ataxieformen, die idiopathische, spät beginnende zerebelläre Ataxie sowie paraneoplastische Syndrome bedacht werden.

## I 2.1.2 Epidemiologie und Verlauf

Die geschätzte Inzidenz liegt bei 3/100 000 bei über 50-Jährigen (Stefanova et al. 2009), die Prävalenz schwankt zwischen 1,9 und 4,9/100 000 (Bower et al. 1997; Wenning et al. 2004). Der Erkrankungsbeginn liegt meist in der 5 und 6 Lebensdekade, wobei beide Geschlechter gleichermaßen betroffen sind. Im Mittel überleben Betroffene etwa 10 Jahre (Low et al. 2015; Wenning et al. 2013). Es gibt allerdings eine beträchtliche Variation der Krankheitsprogression mit Überlebenszeiten von mehr als 15 Jahren. Der MSA-P-Subtyp ist häufiger als die MSA-C, zumindest in der westlichen Hemisphäre (Low et al. 2015; Wenning et al. 2013), in Japan sind die Verhältnisse umgekehrt (Yabe et al. 2006). Beide MSA-Subtypen sind mit ähnlichen Überlebenszeiten assoziiert (Low et al. 2015), obgleich die Krankheitsprogression bei MSA-P rascher ist als bei MSA-C (Watanabe et al. 2002). Insbesondere früh einsetzende schwere autonome Symptome sind mit einer kürzeren Überlebenszeit vergesellschaftet (Low et al. 2015). Die meisten MSA-Patienten sterben an Bronchopneumonie.

## I 2.1.3 Therapeutische Prinzipien

### I 2.1.3.1 Experimentelle Therapieverfahren, Neuroprotektion

Keine Behandlung vermag gegenwärtig das Fortschreiten der Erkrankung zu verlangsamen oder zu stoppen. Zahlreiche Befunde weisen auf die zentrale pathogenetische Bedeutung der oligodendroglialen zytoplasmatischen Aggregation von α-Synuklein hin (glial cytoplasmic inclusions = Papp-Lantos Körper). Es handelt sich bei der MSA offenbar um eine primäre Oligodendrogliopathie mit sekundärer Neurodegeneration (Jellinger und Wenning 2016). Varianten im α-Synuklein-Gen (Scholz et al. 2009) sowie im COQ2-Gen (Multiple-System Atrophy Research Collaboration 2013) scheinen das Krankheitsrisiko für MSA deutlich zu erhöhen. Neueste Befunde aus transgenen MSA Modellen konnten verschiedene Mechanismen des neuronalen Zelltods identifizieren, darunter mitochondriale Dysfunktion, glutamaterge Exzitotoxizität, Störungen der oligodendroglialen-axonalen Interaktion und mikrogliale Aktivierung (Jellinger und Wenning 2016). Aufgrund dieser Fortschritte wurden in den letzten Jahren Therapiestudien mit dem Ziel der Krankheitsmodifikation durchgeführt. Als unwirksam im Hinblick auf das Überleben bzw. die Krankheitsprogression haben sich Riluzol (Bensimon et al. 2009), Minocyclin (Dodel et al. 2010), Rasagilin (Poewe et al. 2012), Lithium (Saccà et al. 2013) und Rifampicin (Low et al. 2014) erwiesen (↓), allerdings waren die Patienten bei Einschluss in die genannten Studien zum Teil bereits in fortgeschrittenen Krankheitsstadien. Intravenöse Immunglobuline (Novak et al. 2012) und autologe mesenchymale Stammzellen (Lee et al. 2012) ebenso wie Immunisierungstherapien gegen α-Synuklein (Schneeberger et al. 2016) stellen potentielle interessante Therapieansätze dar. Initiierte klinische Studien mit u. a. einem Myeloperoxidase-Hemmer (NCT02388295) sowie Extrakten des grünen Tees (NCT02008721) zeigen das zunehmende Forschungsinteresse und sehr unterschiedliche Ansätze.

### I 2.1.3.2 Nicht-motorische Symptome

***Autonome Dysfunktion***

Eine kausale Therapie der autonomen Dysfunktion steht nicht zur Verfügung. Daher orientiert sich das therapeutische Vorgehen an den klinischen Symptomen und ihrem Einfluss auf die Lebensqualität. Aufgrund des progredienten Krankheitsverlaufs ist es notwendig, in regelmäßigen Abständen die Behandlung neu zu evaluieren und die Maßnahmen den klinischen Erfordernissen anzupassen.

Das Konzept der symptomatischen Therapie der orthostatischen Hypotonie beruht auf der Erhöhung des intravasalen Volumens und der Reduktion des venösen Pooling unter Orthostase. Nichtpharmakologische Optionen beinhalten genügende Flüssigkeitsaufnahme, salzreiche Diät, häufige kleine Mahlzeiten tagsüber, um die postprandiale Hypotonie durch Verteilung der gesamten Kohlenhydrataufnahme zu vermindern, Stützmieder und/oder Kompressionsstrümpfe sowie die Vermeidung von Triggerfaktoren (z. B. Alkohol, warme Umgebungstemperaturen, Valsalva-Manöver bei Miktion und Defäkation) (Freeman 2008). Infolge der Reduktion des Nierenarteriendrucks mit Stimulierung des Renin-Angiotensin-Aldosteron-Mechanismus, kann eine aufrechte Lagerung des Oberkörpers während des Schlafs den nächtlichen renalen Natrium- und Wasserverlust vermindern und das Blutvolumen steigern. Dies ist besonders hilfreich, um die Hypotonie am frühen Morgen zu verbessern sowie nächtlichen hypertensiven Blutdruckwerten entgegenzuwirken.

Unter den bei MSA-Patienten in der klinischen Routine verwendeten vasoaktiven Substanzen besitzt lediglich der direkt wirkende α-adrenerge Agonist Midodrin eine ausreichende Evidenzbasis zu seiner Wirksamkeit in dieser Indikation (Jankovic et al. 1993; Low et al. 1997). Obgleich Droxidopa, eine Vorstufe von Noradrenalin, in zwei Studien (Kaufmann et al. 2015) positive Ergebnisse zeigen konnte, liegt bis dato keine Zulassung für Europa vor und ist therapierefraktären Fällen (off-label) vorbehalten. Als Nebenwirkung kann es unter der Einnahme von Antihypotensiva zu einer Aggravation der Liegend-Hypertension kommen. Insbesondere bei schwer ausgeprägter nächtlicher Hypertension ist eine Therapie mit kurz wirksamen Antihypertensiva anzudenken (Fanciulli und Wenning 2015).

Das Somatostatin-Analogon Octreotid oder alternativ Koffein und Acarbose können eine schwere postprandiale Hypotonie verbessern. Das Vasopressin-Analogon Desmopressin, das auf die renalen tubulären Vasopressin-2-Rezeptoren wirkt, reduziert die nächtliche Polyurie und verbessert die posturale Hypotonie am Morgen (Sakakibara et al. 2003).

Bei neurogener Blasenentleerungsstörung mit Restharn ist die intermittierende Selbst- oder Fremdkatheterisierung zwei- bis dreimal pro Tag indiziert. Es kann im Verlauf notwendig werden, den Patienten mit einem permanenten suprapubischen Katheter zu versorgen.
Pharmakologische Optionen mit anticholinergen, procholinergen oder adrenergen Substanzen bewirken bei MSA-Patienten meist keine adäquate Reduzierung des Post-Miktions-Residualvolumens. Anticholinerge Substanzen wie Oxybutynin können jedoch im frühen Verlauf der Krankheit die Symptome der Detrusorhyperreflexie oder Sphinkter-Detrusor-Dyssynergie verbessern (Winge und Fowler 2006). Als Alternative kann die transurethrale Infiltration der Blasenwand mit Botulinumtoxin A in Betracht gezogen werden. α-adrenerge Rezeptorantagonisten (z. B. Tamsulosin und Alfuzosin) oder Cholinergika (z. B. Bethanecholchlorid) können die Blasenentleerung bei MSA-Patienten verbessern und das Residualvolumen reduzieren. Chirurgische Eingriffe sollten bei diesen Patienten vermieden werden, da es postoperativ fast immer zu einer Verschlechterung der Blasenkontrolle kommt (Sakakibara et al. 2016).

Sildenafil konnte in einer doppelblinden placebokontrollierten Studie die erektile Dysfunktion von MSA-Patienten verbessern (Hussain et al. 2001). Weitere Phosphodiesterase-5-Inhibitoren wurden bis dato bei diesem Patientenkollektiv nicht untersucht. Hierunter kann es allerdings zum Auftreten oder zur Verschlechterung einer orthostatischen Hypotension kommen. Alternativ kann eine intrakavernöse Injektionstherapie mit Prostaglandin E1 (z. B. Alprostadil) angedacht werden (Fanculli und Wenning 2015).

Obstipation lässt sich durch eine Erhöhung der intraluminalen Flüssigkeit mithilfe einer Macrogol-Wasser-Lösung behandeln.

#### *REM-Schlafverhaltensstörung*

Clonazepam oder Melatonin können zu einer Verbesserung der REM-Schlafverhaltensstörung führen (Fanciulli und Wenning 2015).

#### *Neuropsychiatrische Symptome*

Insbesondere gegen Depression und Affektinkontinenz sind SSRIs Antidepressiva mit anticholinergem Wirkprofil (z. B. trizyklische Antidepressiva) aufgrund deren Nebenwirkungsprofils vorzuziehen (Fanciulli und Wenning 2015).

### I 2.1.3.3 Motorische Störungen

#### *Parkinson-Syndrom, Dystonie, Sialorrhoe, Stridor*

Das Parkinson-Syndrom ist die vorherrschende motorische Störung bei MSA. Auch wenn kontrollierte Studien zur Wirksamkeit von L-Dopa bei der MSA fehlen, ist auf der Grundlage von langjährigen klinischen Verlaufsbeobachtungen davon auszugehen, dass etwa 30–50 % der MSA-Patienten, zumindest vorübergehend, von einer L-Dopa-Therapie profitieren (Wenning et al. 2013; Low et al. 2015). Das unzureichende oder fehlende Ansprechen auf L-Dopa bei der Mehrzahl der Patienten ist sowohl durch einen Verlust von striatalen Dopamin-Rezeptoren als auch durch neurodegenerative Veränderungen im Hirnstamm zu erklären. Entsprechend sind auch die bislang publizierten Ergebnisse einer Behandlung mit Dopaminagonisten bei MSA-Patienten enttäuschend (Wenning et al. 1994; Lees 1999). Bei Einleitung einer dopaminergen Behandlung ist auf eine Verschlechterung der posturalen Hypotonie besonders zu achten. L-Dopa assoziierte Dyskinesien, insbesondere orofaziale und zervikale Dystonie, können auch ohne anti-akinetische Wirkung vorkommen (Bösch et al. 2002). Demgegenüber sind neuropsychiatrische Komplikationen nach L-Dopa-Einnahme selten (Wenning et al. 1994). In einer randomisierten placebokontrollierten Studie ließen sich Trends für eine Verbesserung der Gehfähigkeit von Amantadin feststellen (Wenning et al. 2005). Zudem zeigt sich gelegentlich eine Verbesserung der L-Dopa induzierten Dyskinesien, sodass Amantadin im mitteleuropäischen Raum in der Behandlung der MSA etabliert ist. Friess et al. (2006) berichteten in einer doppelblinden placebokontrollierten randomisierten Studie an 19 MSA-Patienten über eine signifikante Abnahme motorischer Defizite incl. Dysarthrie unter hoch dosierter Paroxetin-Therapie.

Durch lokale Botulinumtoxin-Injektionen gelingt häufig eine Besserung der orofazialen Dystonie (Mueller et al. 2002). Der bei MSA-Patienten vorkommende Antecollis ist in seiner Pathogenese umstritten. Bei einigen Patienten kann er durch eine Myopathie der Extensormuskulatur bedingt sein. Dann sind lokale Botulinumtoxin-Injektionen nicht indiziert. Demgegenüber können Botulinumtoxin-Injektionen in die Glandula parotis eine durch Beeinträchtigung des physiologischen Schluckvorgangs auftretende Sialorrhoe bessern (Mancini et al. 2003). Alternativ kann eine Therapie mit Glycopyrrolat Anwendung finden, wenngleich diesbezüglich keine spezifischen Daten hinsichtlich Wirksamkeit und Verträglichkeit bei diesem Patientenkollektiv vorliegen (Fanciulli und Wenning 2015).



Inspiratorischer Stridor und Schlafapnoe können sich unter kontinuierlicher Überdruckbeatmung (CPAP) verbessern (Iranzo 2005). In nur 4 % wird eine Tracheostomie benötigt.

#### *Zerebelläre Ataxie*

Bislang gibt es keine effektive Therapie der MSA-assoziierten Ataxie. Gelegentliche Erfolge wurden mit Amantadin, 5-Hydroxytryptophan, Isoniazid, Baclofen und Propranolol berichtet. Für die große Mehrheit von Patienten erwiesen sich diese Arzneimittel allerdings als unwirksam.

## I 2.1.4 Pragmatische Therapie

Das pragmatische Management der MSA beruht größtenteils auf empirischer Evidenz (↔), allerdings liegen für einige Medikamente auch Ergebnisse randomisierter Studien vor (↑↑). Die Therapieempfehlungen sind in **Kasten I 2.3** zusammengefasst. Wegen des begrenzten Nutzens medikamentöser Therapien kommt anderen Maßnahmen eine große Bedeutung zu. Hierzu zählen die Behandlung und Betreuung betroffener Patienten in MSA-Spezialsprechstunden. Diese vermitteln und koordinieren psychosoziale Unterstützung und sozialmedizinische Hilfestellung. Die MSA führt zu einer gravierenden Einschränkung in vielen Lebensbereichen und einem schrittweisen Verlust der Unabhängigkeit. Wichtig sind frühzeitige Physio-, Logo- und Ergotherapie (↔, A). Im Verlauf der Erkrankung sind die Patienten mit Hilfsmitteln zur Verbesserung der Mobilität und Kommunikation und ggf. einer Magensonde/perkutane endoskopische Gastrostomie (PEG) (↔, B) oder einem suprapubischen Katheter (↔, B) zu versorgen. Eine krankheitsbegleitende Psychotherapie kann sehr wertvoll sein. Selbsthilfegruppen geben wichtige praktische Hilfe und können zu der psychischen und psychosozialen Betreuung der Patienten und ihrer Familien beitragen.

**Kasten I 2.3:** Pragmatisches Management der MSA

**A. Pharmakotherapie**

**I. Orthostatische Hypotonie**
- Nächtliches Hochstellen des Bettkopfendes (↔, B)
- Stützmieder/-strümpfe (↔, B)
- Salzreiche Ernährung (↔, B)
- Erhöhte Flüssigkeitszufuhr (↔, B)
- Häufige kleine Mahlzeiten (↔, B)
- Langsames Aufstehen aus der Sitzposition (↔, B)
- L-threo-DOPS (200–600 mg/Tag (↑↑, A) (off label)
- Midodrin (2,5–10 mg t. i. d.) (↑↑, A)
- Fludrocortison (0,05–0,2 mg/Tag) (↔, B) (off label)
- Ephedrin (25–50 mg t. i. d.) (↔, B) (off label)

**II. Postprandiale Hypotonie**
- Octreotid (25–50 µg o. i. d – t. i. d s. c. 30 min vor der Mahlzeit) (↔, C) (off label)
- Coffein (250 mg vor der Mahlzeit) (↔, C) (off label)
- Acarbose (100 mg vor der Mahlzeit) (↔, C) (off label)

**III. Hypertension im Liegen**
- Nifedipin (30 mg Einnahme vor dem zu Bett gehen) (↔, B)
- Clonidin (0,15 mg Einnahme vor dem zu Bett gehen) (↔, B)
- Nitroglycerin (0.1-0.2 mg/h TTS Einnahme vor dem zu Bett gehen) (↔, B)
- Losartan (50 mg vor dem zu Bett gehen) (↑↑, A)

**IV. Nächtliche Polyurie**
- Desmopressin (Spray: 10–40 µg/Nacht od. Tablettenform: 100–400 µg/Nacht) (↔, B)

**V. Harninkontinenz**
- Oxybutynin (2,5–5 mg t. i. d.), Solifenacin (5–10 mg 1 × tgl.), Tolterodin (2 mg b. i. d.), Darifenacin (7,5–15 mg 1 × tgl.) oder Trospiumchlorid (10–15 mg t. i. d) bei Detrusorhyperreflexie (↔, B)
- Transurethrale Infiltration der Blasenwand mit Botulinumtoxin A als Mittel der zweiten Wahl (↔, B)

**VI. Inkomplette Blasenentleerung**
- Intermittierende Selbstkatheterisierung bei Retention oder Restvolumen > 100 ml (↔, B)
- α-adrenerge Rezeptorantagonisten: Tamsulosin (0.4 mg 1 × tgl.), Alfuzosin (5–10 mg 1 × tgl.), Terazosin (2 mg 1 × tgl.), Doxazosin (2 mg 1 × tgl.) (↔, B)
- Cholinergika: Betanecholchlorid ((Myocholine-Glenwood®) 80–200 mg 1 × tgl.) (↔, C)

**Kasten I 2.3:** Pragmatisches Management der MSA (Fortsetzung)

**VII. Erektile Dysfunktion**
- Sildenafil (50–100 mg) (↑↑, A)
- Intrakavernöse Injektion mit Prostaglandin E1 (↑, B)

**VIII. Obstipation**
- Macrogol-Wasser-Lösung (1 × 1 Beutel tägl.) (↔, B)

**IX. REM-Schlafverhaltensstörung**
- Clonazepam (0.5–1 mg) (↔, B) (off label)
- Melatonin (3 mg) (↔, B) (off label)

**X. Depression**
- Fluoxetin (20 mg 1 × tgl.), Paroxetin (20 mg 1 × tgl.), Sertralin (50–100 mg 1 × tgl.), Citalopram (20–40 mg 1 × tgl.), Escitalopram (10–20 mg 1 × tgl.) oder Fluvoxamin (100–150 mg 1 × tgl.) (↔, B)

**XI. Akinesie, Rigor**
- L-Dopa bis zu 1 000 mg/Tag, falls toleriert (↔, B)
- Dopaminagonisten als Mittel der zweiten Wahl (Dosierung wie für PD-Patienten, **Kap. I 1**) (↔, B)
- Amantadin (100 mg 3 × tgl.) (↔, B)

**XII. Fokale Dystonie**
- Botulinumtoxin A (Dosis und Injektionsstellen für orofaziale Dystonie und Sialorrhoe sind in **Kap. I 5** aufgelistet) (↔, B) (off label)

**B. Andere Therapien**
- Physiotherapie (↔, A)
- Logopädie (↔, A)
- Ergotherapie (↔, A)
- Perkutane endoskopische Gastrostomie (PEG) (selten, im späten Stadium benötigt) (↔, B)
- Rollstuhl (↔, B)
- CPAP (↑, B) (selten Tracheostomie) (↔, B) bei inspiratorischem Stridor

### I 2.1.4.1 Nicht-motorische Symptome Autonome Dysfunktion

Eine Anzahl von nicht pharmakologischen Strategien wie Stützmieder- bzw. Kompressionsstrümpfe (↔, B), salzreiche Ernährung (↔, B), erhöhte Flüssigkeitszufuhr in Form von Wasser (↔, B), häufige kleine Mahlzeiten (↔, B), nächtliches Hochstellen des Kopfteils beim Bett (↔, B) und langsames Aufstehen aus der Sitzposition (↔, B) können die Orthostase verbessern und sollten vor einer Arzneimitteltherapie versucht werden.
Wenn diese Maßnahmen erfolglos bleiben, kann das Sympathomimetikum Midodrin (Gutron®) (↑↑, A) verabreicht werden. Alternativ oder zusätzlich kommen das Mineralokortikoid Fludrocortison (Astonin H®) (↔, B), L-threo-DOPS (↑↑, A) oder Ephedrin (↔, B) infrage.

Bei den meisten MSA-Patienten stellen urogenitale Symptome ein noch größeres Problem dar. Desmopressin – als Spay oder in Tablettenform (↔, B) – reduziert die nächtliche Polyurie. Miktionshäufigkeit und Dranginkontinenz bessern sich oft mit anticholinergen Substanzen wie zum Beispiel Oxybutynin (↔, B). Dieses peripher wirksame anticholinerge Arzneimittel kann jedoch eine Harnretention hervorrufen. Gleiches gilt für andere Anticholinergika wie etwa Tolterodin und Trospiumchlorid. Alternativ steht als minimalinvasive Therapieoption die transurethrale Infiltration der Blasenwand mit Botulinumtoxin A (↔, B) zur Verfügung. Restharn von > 100 ml ist die Indikation für intermittierende Selbst- oder Fremdkatheterisierung (↔, B). In fortgeschrittenen Stadien kann ein transurethraler oder suprapubischer Katheter (↔, B) notwendig werden. Bei einer erektilen Dysfunktion kommt in erster Linie Sildenafil (↑↑, A) infrage.

Obstipation bessert sich oft durch eine Behandlung mit einer Macrogol-Wasser-Lösung (↔, B).

***REM Schlafverhaltensstörung***
Zur Behandlung der REM-Schlafverhaltensstörung stehen Clonazepam (↔, B) und Melatonin zur Verfügung (↔, B).

***Neuropsychiatrische Symptome***
Hinsichtlich der Therapie von Depressionen und Affektlabilität werden selektive Serotoninwiederaufnahmehemmer empfohlen (↔, B).

#### I 2.1.4.2 Motorische Störungen

Zunächst sollte als Anti-Parkinson-Therapie der ersten Wahl L-Dopa (↔, B) bis zu 1 000 mg/Tag, sofern toleriert, verabreicht werden. Bei Nichtansprechen kann ein Therapieversuch mit Dopaminagonisten unter Verwendung der üblichen Eindosierungsschemata, die für Patienten mit klassischer Parkinson-Erkrankung etabliert wurden, hilfreich sein. In ausgewählten Fällen ist ein Therapieversuch mit Amantadin (100 mg 3 × tgl.) (↔, B) gerechtfertigt. Bei mangelnder Wirksamkeit der genannten Therapeutika kann Paroxetin (20–40 mg 1 × tgl.) versucht werden.

Zur Therapie der orofazialen Dystonie und Extremitätendystonie können lokale Injektionen von Botulinumtoxin A (↔, B) nützlich sein.

**Wichtige Adressen**

Europäische MSA Studiengruppe
www.emsa-sg.org
Koordinatoren:
Prof. G. K.Wenning/Prof. W. Poewe
Universitätsklinik für Neurologie
Anichstrasse 35
A-6020 Innsbruck
gregor.wenning@i-med.ac.at
werner.poewe@i-med.ac.at

## I 2.2 Demenz mit Lewy-Körpern (DLK)

Gleichsam wie die Multisystematrophie zählt die DLK zu den α-Synukleinopathien. Viele Patienten mit klassischer Parkinson-Erkrankung entwickeln im Krankheitsverlauf eine Demenz. Die Klassifikation einer Demenz bei Parkinson ist umstritten. Bislang erfolgt eine Einteilung in Parkinson-Krankheit mit Demenz, wenn motorische Symptome zu Beginn und meist für viele Jahre führen und sich später im Verlauf eine Demenz entwickelt, und in eine Demenz mit Lewy-Körpern (DLK), wenn kognitive Störungen bereits im ersten Krankheitsjahr auftreten und diese die klinische Präsentation dominieren (Lippa et al. 2007; McKeith et al. 2005). Allerdings ist offen, ob es sich hierbei tatsächlich um zwei unterschiedliche Entitäten handelt oder um die zwei Enden eines Spektrums einer Erkrankung (Nestor et al. 2010). In letzter Zeit mehren sich Hinweise darauf, dass viele aber nicht alle DLK Fälle in das Spektrum der idiopathischen Parkinson-Erkrankung anzusiedeln sind (Boeve et al. 2016; Postuma et al. 2015; Berg et al. 2014). Eine initiale ausgeprägte Demenz mit später einsetzenden Parkinson-Symptomen bleibt allerdings atypisch für die idiopathische Parkinson-Erkrankung.
Das Parkinson-Syndrom bei DLK-Patienten ist häufig nur mäßig ausgeprägt, weniger lateralisiert, eher axial betont und ein klassischer Ruhetremor ungewöhnlich. Das Ansprechen der Parkinson-Symptomatik auf L-Dopa ist geringer als bei der klassischen Parkinson-Erkrankung (Ballard et al. 2011) und schon bei einigen niedrigen Dosen mit Halluzinationen und Psychosen vergesellschaftet. Da die DLK bereits an anderer Stelle ausführlich diskutiert wurde, werden in diesem Kapitel nur die Therapieoptionen für motorische Symptome behandelt.

### I 2.2.1 Therapeutische Prinzipien

#### I 2.2.1.1 Behandlung des Parkinson-Syndroms und anderer Symptome

Obwohl das Parkinson-Syndrom und Schlafstörungen wesentlich zum klinischen Spektrum der DLK beitragen, war bis jetzt keines dieser Probleme Gegenstand einer kontrollierten Therapiestudie bei DLK-Patienten. Die Behandlungsentscheidungen in der klinischen Praxis beruhen deshalb gewöhnlich auf Extrapolationen aus verwandten Indikationsbereichen wie der klassischen Parkinson-Krankheit oder der MSA.

### I 2.2.2 Pragmatische Therapie

Das Management von Patienten mit DLK ist multidimensional, wobei neben der kognitiven Dysfunktion und neuropsychiatrischen Störungen vor allem das Parkinson-Syndrom und gegebenenfalls auch Schlafstörungen incl. der REM-Schlaf-assoziierten Verhaltensstörung (RBD) therapeutisch relevant sind. Die praktischen Maßnahmen der motorischen Symptome bei DLK-Patienten sind im **Kasten I 2.4** zusammengestellt.

#### I 2.2.2.1 Parkinson-Syndrom

L-Dopa (↔, B) ist Arzneimittel der ersten Wahl für die Behandlung von Parkinson-Symptomen bei DLK. Die Dosen liegen gewöhnlich im niedrigen und mittleren Bereich zwischen 300 mg und 500 mg L-Dopa plus Decarboxylasehemmer (↔, B) pro Tag mit Anpassungen an den jeweiligen klinischen Bedarf und an die individuelle Verträglichkeit. Visuelle Halluzinationen und psychotisches Verhalten stellen nicht selten Dosis limitierende Faktoren dar, so dass der jeweils beste Kompromiss zwischen der Besserung von Akinese und Rigor und dem Auftreten bzw. der Aggravation von neuropsychiatrischen Komplikationen gefunden werden muss. Im Vergleich zu Patienten mit klassischer Parkinson-Erkrankung ohne Demenz sprechen DLK-

**Kasten I 2.4:** Pragmatisches Management der motorischen Symptome der DLK

**Pharmakotherapie**
**Parkinson-Syndrom**
- L-Dopa (300–500 mg/Tag, wenn toleriert) (↔, B)
- Zusätzlich Entacapon (200 mg mit jeder L-Dopa-Dosis), wenn Wearing-Off eintritt (↔, B)
- Dopaminagonisten und Anticholinergika vermeiden (↔, B)

**REM-Schlaf-assoziierte Verhaltensstörung (RBD)**
- Clonazepam in einer niedrigen Dosis (0,25–0,5 mg/Nacht) (↔, B) (off label)
- Melatonin 2 mg/Tag 1–2 h vor dem Einschlafen (↔, B) (off label)

**Andere Therapien**
- Physiotherapie (↔, A)
- Logopädie (↔, A)
- Ergotherapie (↔, A)
- Perkutane endoskopische Gastrostomie (PEG; selten, im späten Stadium benötigt) (↔, B)
- Rollstuhl (↔, B)

Patienten schlechter auf L-Dopa an, zumindest bei Einzeldosis-Testung (Ballard et al. 2011).
Da Dopaminagonisten bei DLK-Patienten keine Vorteile gegenüber L-Dopa, allerdings ein größeres Risiko psychotischer Nebenwirkungen haben, werden sie nicht empfohlen. Das Gleiche trifft auf Anticholinergika zu, die häufig zu einer Verschlechterung der kognitiven Störungen führen. Bei DLK-Patienten mit motorischen Fluktuationen unter L-Dopa kann mit dem COMT-Hemmer Entacapone (↔, B) kombiniert werden.
Amantadin (↔, B) hat eine geringere Anti-Parkinson-Wirkung als L-Dopa, kann aber ebenfalls DLK-assoziierte psychotische Symptome aggravieren. DLK-Patienten sind keine Kandidaten für eine tiefe Hirnstimulation. Patienten mit Dysarthrie und/oder Dysphagie sollten logopädisch (↔, A) behandelt werden. Gangunsicherheit und Stürze sind häufig medikamentös nicht ausreichend zu beeinflussen und erfordern eine begleitende Physiotherapie (↔, A).

#### I 2.2.2.2 Schlafstörung

Neben nächtlichen Halluzinationen und Verwirrtheitszuständen ist die REM-Schlaf-assoziierte Verhaltensstörung (RBD) eine häufige Ursache der Schlafstörungen bei DLK-Patienten. Wenn aus der Schlafanamnese ein begründeter Verdacht für das Vorhandensein von RBD auftaucht, sollte eine polysomnographische Untersuchung erfolgen. Bei entsprechend deutlichen anamnestischen Hinweisen (Sprechen oder Singen im Schlaf und/oder aggressive motorische Akte mit Verletzungsgefahr) kann auch ohne Polysomnographie ein Behandlungsversuch mit Clonazepam (↔, B) (beginnend mit 0,25 mg zur Nacht) unternommen werden. Wie auch bei anderen Benzodiazepinen sollten die Patienten im Hinblick auf mögliche paradoxe Reaktionen (erhöhte Angstzustände, Erregung und Verwirrung) genau überwacht werden. Als Alternative kommt ein Therapieversuch mit Melatonin (↔, B) infrage.

## I 2.3 Progressive Supranukleäre Blickparese (PSP)

### I 2.3.1 Klinik und Differentialdiagnose

Die Progressive Supranukleäre Blickparese (PSP), auch bekannt als Steele-Richardson-Olszewski (SRO)-Krankheit, ist eine meist sporadische neurodegenerative Erkrankung, die neuropathologisch durch eine Akkumulation von Tau-Protein in Astrozyten (astrozytische »tufts«, Büschel), neuronalen Zellfortsätzen (»neuropil threads«, Fäden) und Neuronen (»neurofibrillary tangles«, Knäuel), vorrangig im Globus pallidus, N. subthalamicus, N. ruber, Substantia nigra und dem N. dentatus, gekennzeichnet ist. In diesen Gebieten, v. a. im dorso-rostralen Mittelhirn, kommt es zu fortschreitender Gliose und Atrophie, was zu dem charakteristischen klinischen Bild eines kaum L-Dopa-responsiven axial betonten Parkinson-Syndroms führt, mit progressiver supranukleärer Blickparese, Störung der posturalen Kontrolle mit frühen Stürzen, v. a. nach hinten, und frontalen Störungen, insbesondere Apathie. Weitere typische Symptome sind ein starrer Gesichtsausdruck mit deutlich reduziertem Lidschlag und Überaktivität des M. frontalis, eine Apraxie der Lidöffnung, Dysarthrie, Dysphagie, Palilalie oder Palilogie, schnelle Mikrographie und pathologisches Weinen oder Lachen.
Klinisch-neuropathologische Untersuchungen zeigten eine große Heterogenität von PSP-Varianten, welche sich klinisch und neuropathologisch in Ausmaß und Verteilung der Tau-Akkumulation voneinander unterscheiden (Dickson et al. 2010).
Das skizzierte klassische Vollbild wurde mit dem Begriff »Richardson-Syndrom« belegt. Bei der Gruppe der PSP-Parkinsonismus-(PSP-P)-Patienten unterscheidet sich das klinische Bild im Frühstadium oft nur wenig von der klassischen Parkinson-Erkrankung incl. einer Lateralisierung des akinetisch rigiden Syndroms und eines typischen Parkinson-Ruhetremors. Allerdings ist das Ansprechen auf L-Dopa meist nur gering und von kurzer Dauer, die Symptome schreiten rascher fort und es kommt früh zu einer Antriebsminderung und Stürzen (Williams et al. 2005). Bei der PAGF-Variante (»pure akinesia with gait freezing«) stehen zu Beginn des Verlaufs eine Gangstörung (Startschwierigkeiten, Freezing) sowie ein »Hängenbleiben« beim Sprechen und Schreiben, gelegentlich einhergehend mit einer schnellen Mikrographie, im Vordergrund, während Störungen der Okulomotorik und ein axialer Rigor nicht zum klinischen Bild gehören (Williams et al. 2007). Ein weiteres Syndrom, das dem PSP-Spektrum zugerechnet wird, ist die »progressive non-fluent aphasia« (PNFA), bei der es vor allem zu Sprachverzögerung, Agrammatismus, phonematischen Fehlern und Sprechapraxie kommt. Schließlich entpuppt sich ein kortikobasales Syndrom (CBS) oft als PSP (Ling et al. 2010). Hierauf wird in **Kap. I 2.4** eingegangen. Weitere Phänotypen umfassen die PSP-C, welche sich von der MSA-C häufig schwierig unterscheiden lässt (Koga et al. 2015) und mit einer prädominierenden zerebellären Symptomatik zu Krankheitsbeginn einhergeht (Kanazawa et al. 2009; Kanazawa et al. 2013), sowie die PSP-bvFTD,

**Tab. I 2.1:** NINDS-SPSP-klinische Kriterien zur Diagnose der progressiven supranukleären Blickparese (nach Litvan et al. 1996a)

| | |
|---|---|
| *Obligate Einschlusskriterien* | |
| Mögliche PSP | • Langsam fortschreitende Erkrankung<br>und<br>• Erkrankungsbeginn über 40 Jahre<br>und<br>• Entweder vertikale supranukleäre Blickparese (nach oben oder unten) oder sowohl verlangsamte vertikale Sakkaden als auch ausgeprägte Gangunsicherheit mit Stürzen im ersten Erkrankungsjahr<br>und<br>• Ausschluss anderer Erkrankungen mit PSP-ähnlichem Verlauf (siehe Ausschlusskriterien) |
| Wahrscheinliche PSP | • Langsam fortschreitende Erkrankung<br>und<br>• Erkrankungsbeginn über 40 Jahre<br>und<br>• vertikale supranukleäre Blickparese (nach oben oder unten) und ausgeprägte Gangunsicherheit mit Stürzen im ersten Erkrankungsjahr<br>und<br>• Ausschluss anderer Erkrankungen mit PSP-ähnlichem Verlauf (siehe Ausschlusskriterien) |
| Gesicherte PSP* | • Klinisch mögliche oder wahrscheinliche PSP *und* typische histopathologische Veränderungen |
| *Nebenkriterien* | |
| • Symmetrische, proximal betonte Akinesie oder Rigor<br>• Halsfehlhaltung, v. a. Retrokollis<br>• Fehlendes oder mangelhaftes Ansprechen auf L-Dopa<br>• Frühzeitige Dysarthrie/Dysphagie<br>• Frühzeitige kognitive Störungen (subkortikale Demenz) mit mindestens zwei der folgenden Symptome:<br>– Apathie<br>– Störungen des abstrakten Denkens<br>– Reduzierte Wortflüssigkeit<br>– Utilisation und Imitationsverhalten<br>– Frontalhirnzeichen | |
| *Obligate Ausschlusskriterien* | |
| • Kürzlich zurückliegende Enzephalitis<br>• »Alien-Limb«-Phänomen, kortikale Sensibilitätsstörungen, fokale frontale oder temporoparietale Atrophie<br>• L-Dopa unabhängige (primäre) Halluzinationen oder Wahnideen<br>• Kortikale Demenz vom Alzheimer-Typ (ausgeprägtes amnestisches Syndrom mit Aphasie oder Agnosie)<br>• Ausgeprägte zerebelläre Ataxie, ausgeprägte Dysautonomie zu Erkrankungsbeginn (orthostatische Hypotonie und Blasenentleerungsstörungen)<br>• Schweres asymmetrisches Parkinson-Syndrom<br>• Strukturanomalien im zerebralen CT oder MRT<br>• Morbus Whipple | |

* Gesicherte PSP ist eine klinisch-pathologische Diagnose



welche dem klinischen Bild der Verhaltensvariante der FTD ähnelt (Hassan et al. 2012).
Die NINDS-SPSP-Kriterien zur klinischen Diagnose der PSP haben sich bisher als internationaler Standard etabliert (Litvan et al. 1996a) (**Tab. I 2.1**). Obwohl die supranukleäre vertikale Blickparese nach den NINDS-Kriterien als ein obligates Kennzeichen für die Diagnose einer wahrscheinlichen PSP gilt, ist dieses klinische Symptom unspezifisch. Es kann bei einer Reihe anderer Erkrankungen vorkommen. Klinische Zeichen, die eine Unterscheidung zwischen der PSP und der klassischen Parkinson-Krankheit erlauben, sind in **Tab. I 2.2** aufgeführt. Weitere differentialdiagnostische Überlegungen umfassen u. a. neben anderen atypischen Parkinson-Syndromen die Frontotemporale Demenz, Creutzfeldt-Jacob-Erkrankung, Alzheimer-Erkrankung, Primär-progressive nicht-flüssige Aphasie, Amyotrophe Lateralsklerose und sekundäre Ursachen (z. B. Vaskuläre Demenz, paraneoplastische Syndrome). Zudem können eine Reihe von Genmutationen (z. B. MAPT, C9orf72, POLG1) mit einem PSP-Phänotyp einhergehen (Scholz und Bras 2015).

Aufgrund zunehmender Forschungsfortschritte erfolgte nach fast zwei Dekaden zur genaueren Spezifizierung und insbesondere zur Verbesserung der Frühdiagnose eine Revision der NINDS-SPSP-Kriterien durch die Movement Disorders Society. Die neuen MDS-PSP-Kriterien beinhalten die bisher gültigen Kriterien in modifizierter Form mit der Intention, diese zukünftig in der klinischen Versorgung und Forschung abzulösen. Basierend auf klinisch-pathologischen Studien erweitern die revidierten Kriterien das klinische Spektrum und schließen Phänotypen ein, welche von extrapyramidalen Störungen über Sprachstörungen bis hin zu kognitiven Verlaufsformen reichen (Höglinger et al. 2017).

## I 2.3.2 Epidemiologie und Verlauf

Epidemiologische Studien haben gezeigt, dass die PSP eine häufige Ursache von atypischen Parkinson-Syndromen ist (Inzidenz: 5,3/100 000 in der > 50 Jahre alten Bevölkerung; Bower et al. 1997; die altersadjustierte Prävalenz beträgt 6,4/100 000;

**Tab. I 2.2:** Vergleich von PSP und Parkinson-Krankheit

| Symptome | PSP | Parkinson-Krankheit |
|---|---|---|
| Akinese, Rigor | Symmetrisch | Asymmetrisch |
| Ruhetremor | Sehr selten | Häufig |
| Rigor | Stärker axial (Hals, Rumpf) ausgeprägt als an den Extremitäten | Stärker an den Extremitäten ausgeprägt als an Hals und Rumpf |
| Ansprechen auf L-Dopa | Wenig oder überhaupt nicht; selten mäßig, aber transient | Ausgezeichnet |
| L-Dopa-induzierte Dyskinesie | Keine | Häufig |
| Dystonie | Hals > Extremitäten | Extremitäten > Hals (L-Dopa-induziert) |
| Posturale Instabilität | Früh | Spät |
| Stürze | Früh | Spät |
| Axiale (Stamm-)Position beim Gehen | Aufrecht | Gebeugt |
| Gesichtsausdruck | Überrascht, die Augen weit geöffnet, Hypomimie, überaktiver M. frontalis (auf der Stirn gefaltete Haut, Augenbrauen angehoben) | Hypomimie |
| Lidschlagfrequenz | Stark vermindert | Vermindert |
| Frontale Verhaltensstörung | Früh, häufig | Spät, nicht häufig |

Schrag et al. 1999). Das Durchschnittsalter bei Krankheitsbeginn liegt um das 60. Lebensjahr (Litvan 2003). Die durchschnittliche Überlebensdauer beträgt 5,6 Jahre (Litvan et al. 1996b). Während das Richardson-Syndrom die häufigste Variante darstellt (50 %), ist die PSP-P bei etwa einem Drittel der Betroffen präsent. Die weiteren Phänotypen treten deutlich seltener auf (Williams et al. 2005). Eine rezente retrospektive Studie konnte jedoch bei nur 24 % den klassischen Phänotyp nachweisen (Respondek et al. 2014). Die Prognose ist bei Patienten mit Richardson-Syndrom ungünstiger als bei PSP-Parkinsonismus- oder PAGF-Patienten (Williams und Lees 2009).

Die Krankheit verläuft stetig progredient. In späten Stadien sind PSP-Patienten an den Rollstuhl gebunden oder bettlägerig. Die häufigsten Todesursachen sind Aspirationspneumonie, primäre neurogene respiratorische Insuffizienz und Lungenembolie (Maher et al. 1986).

## I 2.3.3 Therapeutische Prinzipien

### I 2.3.3.1 Experimentelle Therapieverfahren, Neuroprotektion

Ätiologie und Pathogenese der PSP sind weiterhin unklar. Erbliche und Umweltfaktoren scheinen eine Rolle zu spielen. Die PSP kann autosomal-dominant vererbt werden, dies ist allerdings sehr selten (Stamelou et al. 2010).

Hauptauffälligkeiten sind die Ablagerung von unlöslichem, hyperphosphoryliertem Mikrotubulin-assoziiertem Tau-Protein (MAPT) und eine abnorme Ratio der Tau-Isoformen 3R-tau und 4R-tau zugunsten von 4R-tau (Stamelou et al. 2010). Die Assoziation der PSP mit dem H1-Haplotyp des MAPT-Gens, der mit einer erhöhten Konzentration der stärker zur Fibrillenbildung neigenden 4R-tau Unterform in Verbindung gebracht wird, untermauert die Annahme einer genetischen Disposition (Stamelou et al. 2010; Melquist et al. 2007). Daneben scheinen auch eine mitochondriale Dysfunktion sowie oxidativer Stress eine wichtige pathophysiologische Rolle zu spielen (Stamelou et al. 2009).

Aus diesen Erkenntnissen lassen sich neue therapeutische Strategien ableiten. Im Mausmodell hemmte Lithium die Glykogen-Synthetase-Kinase (GSK)-3, ein Protein, das bei der Tau-Phosphorylierung eine wichtige Rolle spielt (Engel et al. 2006). Eine Phase-I-Studie mit Lithium bei PSP-Patienten (NCT00703677) musste allerdings wegen einer hohen Rate an Nebenwirkungen abgebrochen werden. Negative Ergebnisse zeigten weitere GSK-3-Inhibitoren, Valproinsäure, (Leclair-Visonneau et al. 2016) sowie Tideglusib (Höglinger et al. 2014). Obwohl Tideglusib keinen signifikanten Unterschied im primären Endpunkt zeigen konnte, so konnte bei einer kleineren Untergruppe eine verminderte Progression der Hirnatrophie nachgewiesen werde. Eine Studie zur Untersuchung der Wirksamkeit von Davunetid, das über eine Stabilisierung von Mikrotubuli der Aggregatbildung von Tau entgegenwirken soll, war negativ (Boxer et al. 2014). Coenzym Q10, das Elektronen von Komplex 1 und 2 zu Komplex 3 der mitochondrialen Atmungskette transportiert und antioxidative Eigenschaften hat, führte in einer doppelblinden placebokontrollierten Phase-II-Studie bei PSP-Patienten zu einer klinischen Verbesserung und erhöhte die MR-spektroskopisch gemessene Ratio der hochenergetischen gegenüber jener der gering energetischen Metaboliten (Stamelou et al. 2008). Eine größere Phase-III-Studie konnte diese Ergebnisse jedoch nicht bestätigen (Apetauerova et al. 2014). Gegenwärtig werden eine Reihe von Substanzen in klinischen Studien u. a. mit TPI-287, einem Mikrotubulus-Stabilisator, Salasalat, Knochenmark-Stammzellen, gefrorenem Frischplasma sowie passiver Immunisierung gegen das Tau-Protein getestet. Zukünftige Therapieansätze könnten zudem »small interfering RNAs« darstellen, die derzeit experimentell untersucht werden (Stamelou und Höglinger 2016).

#### I 2.3.3.2 Parkinson-Syndrom

Ausreichend aussagekräftige kontrollierte Studien zur dopaminergen Therapie (L-Dopa und Dopaminagonisten) bei PSP-Patienten liegen nicht vor (Stamelou und Höglinger 2016). So beruht die Evidenz lediglich auf anekdotischen Fallberichten, offenen Anwendungen und retrospektiven Kohortenstudien unter Anwendung nicht validierter Diagnosekriterien. Danach ist die dopaminerge Therapie bei PSP-Patienten meist unwirksam. Die mangelnde Wirksamkeit ist darauf zurück zu führen, dass neben dem striatalen Dopaminrezeptor-Verlust auch Läsionen in nicht-dopaminergen Neurotransmitter-Systemen (z. B. cholinergen Hirnstammkerngebieten) vorliegen. Insgesamt profitieren etwa 30 % der PSP-Patienten von L-Dopa, wenngleich ein positiver Effekt erst bei höheren Tagesdosen und nur transient zu erwarten ist. L-Dopa-induzierte motorische und psychiatrische Komplikationen scheinen selten zu sein (Stamelou und Höglinger 2016).
Klinische Studien fehlen, die eine Wirksamkeit von Amantadin bei PSP-Patienten nachweisen können. Basierend auf Fallberichten, die einen positiven Effekt auf Parkinsonsymptome zeigten, wird Amantadin im mitteleuropäischen Raum empfohlen. Eine leichte Besserung des Parkinson-Syndroms kann mitunter mit trizyklischen Antidepressiva erzielt werden (Tamai und Almeida 1997). In einer doppelblinden Crossover-Studie mit vier PSP-Patienten wurde gezeigt, dass sowohl Amitriptylin als auch Desipramin die Parkinson-Symptomatik mildern (Newman 1985). Nortriptylin eignet sich prinzipiell auch. Randomisierte kontrollierte Therapiestudien sind notwendig, um die Rolle der Antidepressiva in der Behandlung der PSP zu klären. Idazoxan ist ein potenter selektiver präsynaptischer α-2-Antagonist, dessen Gesamtwirkung in der Erhöhung der Noradrenalin-Neurotransmission besteht. In einer doppelblinden Crossover-Studie mit neun PSP-Patienten zeigte sich mit Idazoxan eine deutliche Besserung der Mobilität, des Gangs und der Fingergeschicklichkeit (Ghika et al. 1991). Andere Arzneimittel mit minimaler oder fehlender Wirksamkeit bei PSP sind Amantadin, Baclofen, Bupropion, Fluoxetin, Selegilin und Valproat.

#### I 2.3.3.3 Okulomotorische und verwandte Störungen

Zolpidem, ein kurzzeitwirksames Hypnotikum und selektiver Agonist des Benzodiazepinrezeptors Subtyp BZ1, besserte die sakkadischen Augenbewegungen und Parkinson-Symptome in einer doppelblinden Crossover-Studie an zehn Patienten mit wahrscheinlicher PSP. Jedoch war der klinische Nutzen durch die dosisabhängige Somnolenz begrenzt, die besonders bei einer Dosis > 5 mg/Tag auftrat (Daniele et al. 1999). Buch- oder Zeitungslektüre kann durch das Hören von Tonträgern ersetzt werden. Künstliche Tränen sind bei drohender Keratitis infolge der verminderten Lidschlagfrequenz hilfreich. PSP-assoziierter Blepharospasmus bzw. Apraxie der Lidöffnung lassen sich mitunter mit Botulinumtoxin-Injektionen behandeln (Mueller et al. 2002). Visuelle Prismen sind selten eine Hilfe.

#### I 2.3.3.4 Kognitive Störungen

Die Verwendung von cholinergen Präparaten wird kontrovers diskutiert. Durch diese Arzneimittel können sich Kognition und auch die Gangstörung verschlechtern (Litvan et al. 1994). Bis jetzt wurden nur drei Cholinergika zur Behandlung von PSP-Patienten verwendet. Foster et al. (1989) untersuchten die Wirkung des M1-M2-muskarinergen Agonisten RS-86 auf motorische und kognitive Funktionen bei zehn PSP-Patienten in einer neunwöchigen doppelblind randomisierten kontrollierten Studie. Es konnte keine Wirkung auf kognitive oder motorische Funktionen festgestellt werden. Außerdem zeigten Physostigmin und Scopolamin in einer doppelblinden placebokontrollierten Studie bei neun PSP-Patienten keine therapeutische Wirksamkeit (Litvan et al. 1994). Obgleich direkt wirksame Cholinergika keinen Benefit zeigten, gibt es Hinweise für eine günstige Beeinflussung der kognitiven Störung durch Acetylcholinesterasehemmer (Liepelt et al. 2010).

#### I 2.3.3.5 Andere Symptome

Da die Ganginstabilität nur minimal oder überhaupt nicht auf Arzneimitteltherapie anspricht, sollten Gehhilfen in Betracht gezogen werden. Aufgrund der Gefahr der Aspirationspneumonie sollten Schluckstörungen von Sprachtherapeuten regelmäßig untersucht werden. Bei Dysphagie werden Strohhalm, Verdickungsmittel oder pürierte Kost empfohlen. Obwohl Sialorrhö mit Anticholinergika behandelt werden kann, sollten diese Arzneimittel mit Vorsicht verwendet werden, da sie die Symptome der Patienten verschlechtern können. Diesbezüglich sollte eine Therapie mit Botulinumtoxin (Gómez-Caravaca et al. 2015) in Betracht gezogen werden. Zwanghaftes Weinen und Lachen können sich unter Amitriptylin bessern (Newman 1985). Hierdurch lässt sich gelegentlich auch eine Besserung der Schluck- und Sprechstörung erzielen.

### I 2.3.4 Pragmatische Therapie

Aufgrund der geringen Zahl der randomisierten kontrollierten Studien beruht das pragmatische Management der PSP-Therapie größtenteils auf empirischer Evidenz (↔). In Anbetracht der begrenzten pharmakologischen Optionen kommt frühzeitiger Physiotherapie (↔, A), Ergotherapie (↔, A) und Logopädie (↔, A) eine große Bedeutung zu. Besonderes Augenmerk ist auf eine Sturzprophylaxe zu legen. Bei Dysphagie kann Ernährung durch perkutane endoskopische Gastrostomie (PEG) (↔, B) notwendig werden. Nasensonden (↔, B) sollten nur vorübergehend verwendet werden.
Obwohl selten eine Besserung erreicht wird, sollte medikamentös zunächst mit L-Dopa (bis zu 1 000 mg/Tag, wenn toleriert) (↔, B) begonnen werden. Arzneimittel der zweiten Wahl sind Amantadin (100–200 mg 3 × tgl.) (↔, B), Amitriptylin (oral bis zu 25 mg t. i. d., häufig sind auch

höhere Dosen bis zu 150 mg/Tag hilfreich) (↔, B) und Zolpidem (5–10 mg/Tag) (↔, B), wobei diese die motorische, vor allem die pseudobulbäre Behinderung transient für Wochen oder Monate verbessern können. Zum gegenwärtigen Zeitpunkt gibt es bei PSP-Patienten keine gesicherte Evidenz zur Wirksamkeit cholinerger, serotonerger oder noradrenerger Arzneimitteltherapie. In ausgewählten Fällen kann dennoch eine Therapie mit Acetylcholinesterasehemmern angedacht werden. Eine Apraxie der Lidöffnung und Gliedmaßen-Dystonie lassen sich oft durch lokale Injektionen von Botulinumtoxin Typ A bessern (↔, B) (**Kap. I 5**).

**Wichtige Adressen**

Deutsche PSP Gesellschaft
www.psp-gesellschaft.de

## I 2.4 Kortikobasale Syndrome (CBS)

### I 2.4.1 Klinik und Differentialdiagnose

Von Rebeiz et al. (1967) als »kortikodentatonigrale Degeneration mit neuronaler Achromasie« beschrieben, hat dieses Syndrom erst seit den 1980er Jahren verstärkte Aufmerksamkeit gefunden (Gibb et al. 1989).

Die Diagnose einer kortikobasalen Degeneration (CBD) kann nur neuropathologisch gestellt werden. Hauptmerkmale sind (meist asymmetrische) Atrophie, einhergehend mit Neurodegeneration kortikal, v. a. frontal, parietal oder temporal, und in der Substantia nigra, sowie Tau-positive astrozytische Plaques und »threads« in der weißen und grauen Substanz, insbesondere im Gyrus frontalis superior, Gyrus parietalis superior, im Gyrus prä- und postcentralis und im Striatum. Die Diagnose stützende Befunde sind ballonierte Neurone in atrophischen Kortexregionen und Tau-positive »coiled bodies« in Oligodendrozyten (Dickson et al. 2002).

Patienten, bei denen sich post mortem diese Veränderungen finden, entwickelten höchstwahrscheinlich zu Lebzeiten ein klassisches kortikobasales Syndrom (CBS). Dieses ist charakterisiert durch ein asymmetrisches, L-Dopa resistentes, akinetisch-rigides Parkinson-Syndrom, welches zusammen mit weiteren Bewegungsstörungen wie Dystonie (oft fixiert), irregulärem Tremor, stimulussensitiven oder aktionsinduzierten Myoklonien auftritt und meist einseitig an der oberen Extremität beginnt (Vanek und Jankovic 2000). Weitere Kardinalsymptome umfassen Apraxie, »alien limb« Phänomen, d. h. der Wahrnehmung, dass sich die betroffene Körperregion fremd, nicht zu einem selbst gehörig anfühlt, und kortikale sensorische Störungen (Extinkt, Astereognosis, Agraphästhesie, eingeschränkte Zweipunkt-Diskrimination, gestörte Objekterkennung). Auch finden sich meist Störungen der Okulomotorik, v. a. sakkadierte Augenfolgebewegungen, verlängerte Latenzen von extern generierten Sakkaden bei normaler Sakkadengeschwindigkeit, normalem Bewegungsumfang und unauffälligen spontanen Sakkaden (Apraxie der Augenbewegungen). Im Verlauf gesellen sich Gangstörungen mit häufigen Stürzen durch eine posturale Instabilität, Kau- und Schluckstörungen hinzu. Zudem können Pyramidenbahnzeichen (Hyperreflexie, Babinski-Zeichen) Teil der klinischen Präsentation sein. Bis zu 50 % der Betroffenen entwickeln eine Depression und bei etwa 70 % der Patienten sind kognitive Funktionsstörungen nachweisbar (Armstrong et al. 2013). Insbesondere exekutive Dysfunktionen sowie Verhaltensänderungen wie Apathie, Enthemmung, Impulsivität und Reizbarkeit treten in einer Häufigkeit von etwa 55 % im Krankheitsverlauf auf.

Weniger als 50 % der Patienten mit dem neuropathologischen Befund einer CBD präsentieren sich allerdings klinisch zu Lebzeiten mit einem klassischen CBS, denn basierend auf einer variablen neuropathologischen Ausprägung existieren mehrere klinische Phänotypen. Diese umfassen unter anderem ein PSP-artiges Syndrom (CBS-PSP), wobei in diesen Fällen eine vertikale supranukleäre Blickparese erst spät im Verlauf auftritt, eine nichtflüssige/agrammatische Variante der primär progredienten Aphasie (naPPA) sowie ein »frontal behavioral syndrome« (FBS), charakterisiert durch frontale Störungen und/oder visuospatiale Defizite (Armstrong et al. 2013). Umgekehrt kann sich hinter einem klassischen CBS in ebenfalls mindestens 50 % der Fälle eine andere Krankheit als die CBD verbergen, wobei bei den meisten CBS-Patienten neuropathologisch eine Tauopathie festzustellen ist (Josephs et al. 2006; Ling et al. 2010). Differentialdiagnostisch sind unter anderem folgende Erkrankungen zu berücksichtigen: PSP, Alzheimer-Erkrankung, Frontotemporale Demenz, Morbus Parkinson, vaskuläre Enzephalopathie, Demenz mit Lewy-Körpern, FTDP-17 oder Creutzfeldt-Jacob-Erkrankung. Aufgrund der unterschiedlichen zugrundeliegenden Pathologien sollte in der klinischen Praxis der Terminus »CBS« verwendet und »CBD« neuropathologisch gesicherten Fällen vorbehalten werden.

Die Diagnosestellung der CBD stellt die wohl größte Herausforderung unter den atypischen Parkinson-Syndromen dar. Es gibt bislang keine allgemein akzeptierten Diagnosekriterien für die CBD. In **Tab. I 2.3** sind die von Armstrong et al. 2013 vorgeschlagenen dargelegt.

### I 2.4.2 Epidemiologie und Verlauf

Es gibt keine verlässlichen Daten über Inzidenz und Prävalenz dieser Krankheit. Männer und Frauen sind gleich häufig betroffen (Wenning et al. 1998). Die CBD ist charakterisiert durch eine mannigfaltige Phänotypologie und tritt im 6. bis 7. Lebensjahrzehnt auf. Die häufigste motorische Präsentation ist die eines einseitigen akinetisch rigiden Syndroms, einhergehend mit dystoner Fehlhaltung und irregulären Myoklonien. Regelmäßig finden sich Symptome einer Apraxie sowie in knapp einem Drittel der Fälle schon früh im Krankheitsverlauf auch »alien limb« Phänomene (Rinne et al. 1994). Anzumerken ist diesbezüglich, dass ein »alien limb« Phänomen nicht pathognomisch für die CBD ist (Grijalvo-Perez et al. 2014). Die Symptomausbreitung schreitet in der Regel ipsilateral von der einen auf die andere Extremität fort. Die durchschnittliche Krankheitsdauer dieser

**Tab. I 2.3:** Vorgeschlagene Diagnosekriterien für die CBD

| **a) Diagnosekriterien der CBD[a]** | | |
|---|---|---|
| | **Klinische Forschungskriterien für wahrscheinlich sporadische CBD (cr-CBD)** | **Klinische Kriterien für mögliche CBD (p-CBD)** |
| Präsentation | Schleichender Beginn und graduelle Progression | Schleichender Beginn und graduelle Progression |
| Mindestdauer der Erkrankung | 1 Jahr | 1 Jahr |
| Erkrankungsalter | ≥ 50 | Kein Mindestalter |
| Familienanamnese[b] | Ausschlusskriterium | zulässig |
| Zulässige Phänotypen | Wahrscheinliches CBS oder FBS oder naPPA plus mindestens ein CBS Merkmal (a–f)[c] | Mögliche CBS oder FBS oder naPPA plus mindestens ein CBS Merkmal (b–f)[c] |
| Genetische Mutation im Tau-Protein (z. B. MAPT) | Ausschlusskriterium | zulässig |

| **b) CBD-assoziierte klinische Phänotypen** | |
|---|---|
| **Syndrom** | **Merkmale** |
| Wahrscheinliches kortikobasales Syndrom (CBS) | Asymmetrische Präsentation von *zwei* der folgenden Kriterien:<br>a) Rigor oder Akinese einer Extremität<br>b) Dystonie einer Extremität<br>c) Myoklonus einer Extremität<br>sowie zwei der folgenden Kriterien:<br>d) bukkofaziale oder Extremitäten-Apraxie<br>e) kortikales sensorisches Defizit<br>f) »Alien limb«-Phänomen (mehr als einfache Levitation) |
| Mögliches CBS | Asymmetrische oder symmetrische Präsentation *eines* der folgenden Kriterien:<br>a) Rigor oder Akinese einer Extremität<br>b) Dystonie einer Extremität<br>c) Myoklonus einer Extremität<br>sowie eines der folgenden Kriterien:<br>d) bukkofaziale oder Extremitäten-Apraxie<br>e) kortikales sensorisches Defizit<br>f) »Alien limb«-Phänomen (mehr als einfache Levitation) |
| »frontal behavioral syndrome« (FBS) | *Zwei* der folgenden Kriterien:<br>Exekutive Dysfunktion<br>Verhaltens-oder Persönlichkeitsveränderungen<br>Visuospatiale Defizite |
| Nichtflüssige/agrammatische primär progressive Aphasie (naPPA) | Nichtflüssige/ agrammatische Sprache *plus mindestens eines* der folgenden Kriterien:<br>Gestörtes Verständnis syntaktisch komplexer Sätze mit erhaltenem Einzelwortverständnis<br>Sprachanstrengung mit Störung der phonematischen Ebene (Sprechapraxie) |
| Progressive supranukläre Blickparese Syndrom (CBS-PSP) | *Drei* der folgenden Kriterien:<br>Axialer oder symmetrischer Rigor oder Akinese der Extremitätenmuskulatur<br>Posturale Instabilität oder Stürze<br>Harninkontinenz<br>Verhaltensänderungen<br>Supranukleäre vertikale Blickparese oder verlangsamte vertikale Sakkaden |

a Ausschlusskriterien (cr/p-CBD): Hinweis für 1) Lewy-Körpererkrankung einhergehend mit klassischem Parkinson-Ruhetremor, L-Dopa-Responsivität oder Halluzinationen 2) MSA mit Dysautonomie oder zerebellärem Syndrom 3) ALS mit Affektion des ersten und zweiten Motorneurons 3) semantische oder logopenische PPA 4) Strukturelle Läsionen 5) Granulinmutation oder reduzierte Plasmagranulin Level, TDP-43 Mutation, FUS Mutation 7) Alzheimererkrankung

b Zwei oder mehr Angehörige

c siehe CBD-assoziierte klinische Phänotypen

unaufhaltsam progredient zum Tode führenden Erkrankung beträgt nach verschiedenen Serien um die acht Jahre (Wenning et al. 1998).

## I 2.4.3 Therapeutische Prinzipien

Ätiologie und Pathogenese der CBD sind ungeklärt. Wie die PSP handelt es sich um eine Tauopathie, eine sporadisch auftretende Erkrankung ohne kurative Therapieoptionen. Insgesamt ist das Ansprechen auf die zur Verfügung stehende symptomatische Therapie limitiert. Dennoch führt die spezifische symptomatische Therapie in bis zu 67 % der Fälle zumindest initial zu nützlichen Verbesserungen einzelner Symptome (Kompoliti et al. 1998).
Angriffspunkte einer zukünftigen therapeutischen Intervention stellt das Tau-Protein dar, um dessen Akkumulation in Neuronen und Gliazellen zu verhindern. Eine bis dato mit Lithium (NCT00703677) und Coenzym Q10 (NCT00532571) durchgeführte klinischen Studien zeigten keine Effekte hinsichtlich Neuroprotektion. Derzeit werden weitere krankheitsmodulierende Substanzen (TPI 287, NCT02133846; Davunetide, NCT01056965) in klinischen Studien geprüft.

### I 2.4.3.1 Die Behandlung des Parkinson-Syndroms bei der CBD

Die Medikamente, die zur Therapie des Parkinson-Syndroms beim CBS eingesetzt wurden, umfassen L-Dopa, Dopaminagonisten, den MAO-Hemmer Selegilin, Amantadin und Anticholinergika. Die größte retrospektive Serie mit offener Beobachtung der Wirkung dieser Substanzen beim CBS schloss 147 Patienten aus acht Zentren ein (Kompoliti et al. 1998).
L-Dopa/Dopaminagonisten: 87 % der Fälle in der Serie von Kompoliti et al. (1998) waren über verschiedene Zeiträume mit L-Dopa in einer mittleren Tagesdosis von 300 mg (100–2 000 mg/Tag) behandelt worden. Nur 26 % dieser Patienten zeigten eine teilweise Besserung des Parkinson-Syndroms, wobei Bradykinese und Rigor am besten ansprachen. Aus dieser Serie lassen sich aber keine Daten über Ausmaß und Dauer der therapeutischen Antwort ablesen. L-Dopa-induzierte Dyskinesien wurden auch unter Hochdosisbehandlung nicht beobachtet. Dopaminagonisten erwiesen sich nicht als hilfreich.
Andere Anti-Parkinson-Mittel: Wirksamkeit und Sicherheit anderer Anti-Parkinson-Mittel sind bei CBS-Patienten noch weniger systematisch untersucht als L-Dopa und Dopaminagonisten. 20 % der Patienten der oben genannten Serien (Kompoliti et al. 1998) erhielten eine Behandlung mit Selegilin, 16 % Amantadin, 27 % Anticholinergika oder Benztropin. Insgesamt war die Wirksamkeit dieser Substanzen sehr begrenzt.

### I 2.4.3.2 Behandlung der Dystonie bei CBD

Häufig führt die Armdystonie zu einem weitgehenden Funktionsverlust der betroffenen Extremität. Es können Dystonie-assoziierte Schmerzen auftreten. Kontrollierte Therapiestudien liegen nicht vor, retrospektive offene Beobachtungen beschrieben positive Effekte von Anticholinergika, Benzodiazepinen (zumeist Clonazepam), Baclofen und – mit den konsistentesten Resultaten – auch von lokalen Botulinumtoxin-Injektionen (Mueller et al. 2002). Von neun Patienten der Serie von Kompoliti et al. (1998), die lokale Botulinumtoxin-Injektionen zur Behandlung einer fokalen Extremitätendystonie erhielten, zeigten sechs wechselnd ausgeprägte Grade der Verbesserung. Alle sechs Patienten in einer anderen Serie von 66 CBD-Fällen (Vanek und Jankovic 2000), die wegen einer fokalen Dystonie mit Botulinumtoxin behandelt wurden, zeigten symptomatische Verbesserungen – in zwei Fällen in ausgeprägter Form und auch verbunden mit deutlicher Schmerzlinderung.

### I 2.4.3.3 Die Behandlung von Myoklonien

In Fallberichten wird über den Einsatz von Benzodiazepinen (zumeist Clonazepam) sowie von Valproinsäure, Mysoline und Piracetam zur Therapie der Myoklonien beim CBS berichtet (Kompoliti et al. 1998; Vanek und Jankovic 2000). Die mitgeteilten Ergebnisse sind uneinheitlich und wenig überzeugend. Die am regelmäßigsten als wirksam beschriebene Substanz ist Clonazepam. In einzelnen Fällen mit myokloniformem Aktionstremor der Hände ist ein Versuch mit Propanolol gerechtfertigt.

### I 2.4.3.4 Behandlung der kortikalen Dysfunktion

Zu Apraxie, Aphasie sowie kortikalen Sensibilitätsstörungen und »alien limb« Phänomenen gibt es keine Evidenz für die Wirksamkeit der verschiedenen Methoden der neurologischen Rehabilitation (Physiotherapie, Ergotherapie, Logopädie, Kognitionstherapie).

## I 2.4.4 Pragmatische Therapie

Die Therapie von CBD-Patienten richtet sich nach der relativen Bedeutung der verschiedenen klinischen Symptome für die Gesamtbehinderung des jeweiligen Patienten. Wie auch bei der PSP kommt frühen physiotherapeutischen, logo- und ergotherapeutischen Maßnahmen (↔, A) eine große Bedeutung zu, auch wenn dies nicht durch Studien untermauert wird. Bei schwerer Dysphagie mit der Gefahr der Aspiration kann Ernährung durch perkutane endoskopische Gastrostomie (PEG) (↔, B) notwendig werden. Nasensonden (↔, C) sollten nur kurze Zeit zur Anwendung kommen.
Für die Behandlung eines Parkinson-Syndroms ist die orale Therapie mit L-Dopa (↔, B) die erste Wahl (Dosierungsbereich zwischen 300 mg/Tag und 2 000 mg/Tag). Die Therapie mit Dopaminagonisten bringt keinen zusätzlichen Nutzen. Anticholinergika (z. B. Trihexyphenidyl) (↔, B) können in Fällen mit ausgeprägtem Extremitätenrigor, der zusammen mit der Dystonie zu Extremitätenfehlhaltungen beiträgt, von Nutzen sein. Bei schmerzhafter Armdystonie können lokale Botulinumtoxin-Injektionen (↔, A) hilfreich sein. Je nach Zielmuskel werden Dosierungen zwischen 40 und 300 Einheiten Dysport® bzw. 10 und 100 Einheiten Botox®/Xeomin® (Botulinumtoxin Typ A)

verwendet. Myoklonus kann in schweren Fällen mit Clonazepam (↔, B) in einer Tagesdosierung zwischen 0,5 mg und 2 mg behandelt werden.

## Literatur


Anderson T, Luxon L, Quinn N, Daniel S, Marsden, CD, Bronstein A. Oculomotor function in multiple system atrophy: clinical and laboratory features in 30 patients. Mov Disord 2008; 23: 977–984.

Apetauerova D, Standaert DG, Yacoubian T et al. Effects of Coenzyme Q10 in PSP, a multicenter, randomized, placebo-controlled, double-blind study (abstr.). Mov Disord 2014; 29: 265.

Armstrong MJ, Litvan I, Lang AE et al. Relative frequencies of Alzheimer disease, Lewy body, vascular and frontotemporal dementia, and hippocampal sclerosis in the State of Florida Brain Bank. Criteria for the diagnosis of corticobasal degeneration. Neurology 2013; 80: 496–503.

Ballard C, Kahn Z, Corbett A. Treatment of dementia with Lewy bodies and Parkinson's disease dementia. Drugs Aging 2011; 28: 769–777.

Bensimon G, Ludolph A, Agid Y et al. Riluzole treatment, survival and diagnostic criteria in Parkinson plus disorders: the NNIPPS study. Brain 2009; 132: 156–171.

Berg D, Postuma RB, Bloem B et al. Time to redefine PD? Introductory statement of the MDS Task Force on the definition of Parkinson's disease. Mov Disord 2014; 29: 454–462.

Boesch SM, Wenning GK, Ransmayr G, Poewe W. Dystonia in multiple system atrophy. J Neurol Neurosurg Psychiatry 2002; 72: 300–303.

Boeve BF, Dickson DW, Duda JE et al. Arguing against the proposed definition changes of PD. Mov Disord 2016; 31: 1619–1622.

Bower JH, Maraganore DM, McDonnell SK, Rocca WA. Incidence of progressive supranuclear palsy and multiple system atrophy in Olmsted County, Minnesota, 1976 to 1990. Neurology 1997; 49: 1284–1288.

Boxer AL, Lang AE, Grossman M et al. Davunetide in patients with progressive supranuclear palsy: a randomised, double-blind, placebo-controlled phase 2/3 trial. Lancet Neurol 2014; 13: 676–685.

Daniele A, Moro E, Bentivoglio AR. Zolpidem in progressive supranuclear palsy. NEJM 1999; 341: 543–544.

Dickson DW, Bergeron C, Chin SS, Duyckaerts C, Horoupian D, Ikeda K et al. Office of rare diseases neuropathologic criteria for corticobasal degeneration. J Neuropathol Exp Neurol 2002; 61: 935–946.

Dickson DW, Ahmed Z, Algom AA et al. Neuropathology of variants of progressive supranuclear palsy. Curr Opin Neurol 2010; 23: 394–400.

Dodel R, Spottke A, Gerhard A, Reuss A, Reinecker S, Schimke N, Trenkwalder C, Sixel-Döring F, Herting B, Kamm C, Gasser T, Sawires M, Geser F, Köllensperger M, Seppi K, Kloss M, Krause M, Daniels C, Deuschl G, Böttger S, Naumann M, Lipp A, Gruber D, Kupsch A, Du Y, Turkheimer F, Brooks DJ, Klockgether T, Poewe W, Wenning G, Schade-Brittinger C, Oertel WH, Eggert K. Minocycline 1-year therapy in multiple system atrophy: effect on clinical symptoms and [(11)C] (R)-PK11195 PET (MEMSA-trial). Mov Disord 2010; 25: 97–107.

Engel T, Goni-Oliver P, Lucas JJ, Avila J, Hernandez F. Chronic lithium administration to FTDP-17 tau and GSK-3b overexpressing mice prevents tau hyperphosphorylation and neurofibrillary tangle formation, but preformed neurofibrillary tangles do not revert. J Neurochem 2006; 99: 1445–1455.

Fanciulli A, Wenning GK. Multiple-system atrophy. N Engl J Med 2015; 372: 249–263.

Foster NL, Aldrich MS, Bluemlein L, White RF, Berent S. Failure of cholinergic agonist RS-86 to improve cognition and movement in PSP despite effects on sleep. Neurology 1989; 39: 257–261.

Freeman R. Clinical practice. Neurogenic orthostatic hypotension. N Engl J Med 2008; 358: 615–624.

Friess E, Kuempfel T, Modell S, Winkelmann J, Holsboer F, Ising M, Trenkwalder C. Paroxetine treatment improves motor symptoms in patients with multiple system atrophy. Park Rel Disord 2006, 12: 432–437.

Geser F, Seppi K, Stampfer-Kountchev M et al. The European Multiple System Atrophy-Study Group (EMSA-SG). J Neural Transm 2005; 112: 1677–1686.

Ghika J, Tennis M, Hoffman E, Schoenfeld D, Growdon J. Idazoxan treatment in progressive supranuclear palsy. Neurology 1991; 41: 986–991.

Gibb WRG, Luthert PJ, Marsden, CD. Corticobasal degeneration. Brain 1989; 112: 1171–1192.

Gilman S, Wenning GK, Low PA et al. Second consensus statement on the diagnosis of multiple system atrophy. Neurology 2008; 71: 670–676.

Gómez-Caravaca MT, Cáceres-Redondo MT, Huertas-Fernández I et al. The use of botulinum toxin in the treatment of sialorrhea in parkinsonian disorders. Neurol Sci 2015; 36: 275–279.

Grijalvo-Perez AM, Litvan I. Corticobasal degeneration. Semin Neurol. 2014; 34: 160–173.

Hassan A, Parisi JE, Josephs KA. Autopsy-proven progressive supranuclear palsy presenting as behavioral variant frontotemporal dementia. Neurocase 2012; 18: 478–488.

Höglinger GU, Huppertz HJ, Wagenpfeil S et al. Tideglusib reduces progression of brain atrophy in progressive supranuclear palsy in a randomized trial. Mov Disord 2014; 29: 479–487.

Höglinger GU, Respondek G, Stamelou M et al. Clinical diagnosis of progressive supranuclear palsy: The movement disorder society criteria. Mov Disord 2017; 32: 853–864.

Hussain IF, Brady CM, Swinn MJ, Mathias CJ, Fowler CJ. Treatment of erectile dysfunction with sildenafil citrate (Viagra) in parkinsonism due to Parkinson's disease or multiple system atrophy with observations on orthostatic hypotension. J Neurol Neurosurg Psychiatry 2001; 71: 371–374.

Iranzo A. Management of sleep-disordered breathing in multiple system atrophy. Sleep Med 2005; 6: 297–300.

Jankovic J, Gilden JL, Hiner BC, Kaufmann H, Brown DC, Coghlan CH et al. Neurogenic orthostatic hypotension: a double-blind, placebo-controlled study with midodrine. Am J Med 1993; 95: 38–48.

Jellinger KA, Wenning GK. Multiple system atrophy: pathogenic mechanisms and biomarkers. J Neural Transm (Vienna) 2016; 123: 555–572.

Josephs KA, Petersen RC, Knopman DS, Boeve BF, Whitwell JL, Duffy JR et al. Clinicopathologic analysis of frontotemporal and corticobasal degenerations and PSP. Neurology 2006; 66: 41–48.

Kanazawa M, Shimohata T, Toyoshima Y et al. Cerebellar involvement in progressive supranuclear palsy: A clinicopathological study. Mov Disord 2009; 24: 1312–1318.

Kanazawa M, Tada M, Onodera O et al. Early clinical features of patients with progressive supranuclear palsy with predominant cerebellar ataxia. Parkinsonism Relat Disord 2013; 19: 1149–1151.

Kaufmann H, Norcliffe-Kaufmann L, Palma JA. Droxidopa in neurogenic orthostatic hypotension. Expert Rev Cardiovasc Ther 2015; 13: 875–891.

Koga S, Aoki N, Uitti RJ et al. When DLB, PD, and PSP masquerade as MSA: an autopsy study of 134 patients. Neurology 2015; 85: 404–412.

Köllensperger M, Geser F, Ndayisaba JP et al. Presentation, diagnosis, and management of multiple system atrophy in Europe: final analysis of the European multiple system atrophy registry. Mov Disord 2010; 25: 2604–2612.

Kompoliti K, Goetz CG, Boeve BF, Maraganore DM, Ahlskog JE, Marsden CD et al. Clinical presentation and pharmacological therapy in corticobasal degeneration. Arch Neurol 1998a; 55: 957–961.

Leclair-Visonneau L, Rouaud T, Debilly B et al. Randomized placebo-controlled trial of sodium valproate in progressive supranuclear palsy. Clin Neurol Neurosurg 2016; 146: 35–39.

Lee PH, Lee JE, Kim HS et al. A randomized trial of mesenchymal stem cells in multiple system atrophy. Ann Neurol 2012; 72: 32–40.

Lees AJ. The treatment of the motor disorders of multiple system atrophy. In: Mathias CJ, Bannister R (eds.). Autonomic Failure. Oxford New York: Oxford University Press; 1999. 357–363.

Liepelt I, Gaenslen A, Godau J et al. Rivastigmine for the treatment of dementia in patients with progressive supranuclear palsy: Clinical observations as a basis for power calculations and safety analysis. Alzheimers Dement 2010; 6: 70–74.

Ling H, O'Sullivan SS, Holton JL, Revesz T, Massey LA, Williams DR, Paviour DC, Lees AJ. Does corticobasal degeneration exist? A clinicopathological re-evaluation. Brain 2010; 133: 2045–2057.

Lippa CF, Duda JE, Grossman M, Hurtig HI, Aarsland D, Boeve BF, Brooks DJ, Dickson DW, Dubois B, Emre M, Fahn S, Farmer JM, Galasko D, Galvin JE, Goetz CG, Growdon JH, Gwinn-Hardy KA, Hardy J, Heutink P, Iwatsubo T, Kosaka K, Lee VM, Leverenz JB, Masliah E, McKeith IG, Nussbaum RL, Olanow CW, Ravina BM, Singleton AB, Tanner CM, Trojanowski JQ, Wszolek ZK. DLB and PDD boundary issues: diagnosis, treatment, molecular pathology, and biomarkers. Neurology 2007; 68: 812–819.

Litvan I, Blesa R, Clark K, Nichelli P, Atack JR, Mouradian MM et al. Pharmacological evaluation of the cholinergic system in progressive supranuclear palsy. Ann Neurol 1994; 36: 55–61.

Litvan I, Agid Y, Calne D, Campbell G, Dubois B, Duvoisin RC et al. Clinical research criteria for the diagnosis of progressive supranuclear palsy (Steele-Richardson-Olszewski syndrome): report of the NINDS-SPSP international workshop. Neurology 1996a; 47: 1–9.

Litvan I, Mangone CA, McKee A, Verny M, Parsa A, Jellinger K et al. Natural history of progressive supranuclear palsy (Steele-Richardson-Olszewski syndrome) and clinical predictors of survival: a clinicopathological study. J Neurol Neurosurg Psychiat 1996b; 60: 615–620.

Litvan I. Update on epidemiological aspects of progressive supranuclear palsy. Mov Disord 2003; 18: 43–50.

Low PA, Gilden JL, Freeman R, Sheng KN, McElligott MA. Efficacy of midodrine vs placebo in neurogenic orthostatic hypotension. A randomized, double-blind multicenter study. Midodrine Study Group. JAMA 1997; 277: 1046–1051.

Low PA, Robertson D, Gilman S et al. Efficacy and safety of rifampicin for multiple system atrophy: a randomised, double-blind, placebo-controlled trial. Lancet Neurol 2014; 13: 268–275.

Low PA, Reich SG, Jankovic J et al. Natural history of multiple system atrophy in the USA: a prospective cohort study. Lancet Neurol 2015; 14: 710–719.

Maher ER, Lees AJ. The clinical features and natural history of the Steele-Richardson-Olszewski syndrome (progressive supranuclear palsy). Neurology 1986; 36: 1005–1008.

Mancini F, Zangaglia R, Cristina S, Sommaruga MG, Martignoni E, Nappi G, Pacchetti C. Double-blind, placebo controlled study to evaluate the efficacy and safety of botulinum toxin type A in the treatment of drooling in parkinsonism. Mov Disord 2003; 18: 685–688.

McKeith IG, Dickson DW, Lowe J, Emre M, O'Brien JT, Feldman H, Cummings J, Duda JE, Lippa C et al. Diagnosis and management of dementia with Lewy bodies: third report of the DLB Consortium. Neurology 2005; 65: 1863–1872.

Melquist S, Craig DW, Huentelman MJ, Crook R, Pearson JV, Baker M et al. Identification of a novel risk locus for progressive supranuclear palsy by a pooled genomewide scan of 500,288 single-nucleotide polymorphisms. Am J Hum Genet 2007; 80: 769–778.

Mueller J, Wenning GK, Wissel J, Seppi K, Poewe W. Botulinum toxin treatment in atypical parkinsonian disorders associated with disabling focal dystonia. J Neurol. 2002; 249: 300–304.

Multiple-System Atrophy Research Collaboration. Mutations in COQ2 in familial and sporadic multiple-system atrophy. N Engl J Med 2013; 369: 233–244.

Nestor PJ. Dementia in Lewy body syndromes: a battle between hearts and minds. Neurology. 2010; 74: 872–873.

Newman GC. Treatment of progressive supranuclear palsy with tricyclic antidepressants. Neurology 1985; 35: 1189–1193.

Novak P, Williams A, Ravin P et al. Treatment of multiple system atrophy using intravenous immunoglobulin. BMC Neurol 2012; 12: 131.

Poewe W, Seppi K, Fitzer-Attas CJ et al. Efficacy of rasagiline in patients with the parkinsonian variant of multiple system atrophy: a randomised, placebo-controlled trial. Lancet Neurol 2015; 14: 145–152.

Postuma RB, Berg D, Stern M et al. MDS clinical diagnostic criteria for Parkinson's disease. Mov Disord 2015; 30: 1591–1601.

Rebeiz JJ, Kolodny EH, Richardson EP. Corticodentatonigral degeneration with neuronal achromasia: a progressive disorder of late adult life. Trans Am Neurol Assoc 1967; 92: 23–26.

Respondek G, Stamelou M, Kurz C et al. The phenotypic spectrum of progressive supranuclear palsy: a retrospective multicenter study of 100 definite cases. Mov Disord 2014; 29: 1758–1766.

Rinne JO, Lee MS, Thompson PD, Marsden CD. Corticobasal degeneration: a clinical study of 36 cases. Brain 1994; 117: 1183–1196.

Saccà F, Marsili A, Quarantelli M et al. A randomized clinical trial of lithium in multiple system atrophy. J Neurol 2013; 260: 458–461.

Sakakibara R, Matsuda S, Uchiyama T et al. The effect of intranasal desmopressin on nocturnal waking in urination in multiple system atrophy patients with nocturnal polyuria. Clin Auton Res 2003; 13: 106–108.

Sakakibara R, Panicker J, Finazzi-Agro E et al. A guideline for the management of bladder dysfunction in Parkinson's disease and other gait disorders. Neurourol Urodyn 2016; 35: 551–563.

Schneeberger A, Tierney L, Mandler M. Active immunization therapies for Parkinson's disease and multiple system atrophy. Mov Disord 2016; 31: 214–224.

Scholz SW, Houlden H, Schulte C, Sharma M, Li A, Berg D, Melchers A, Paudel R, Gibbs JR, Simon-Sanchez J, Paisan-Ruiz C, Bras J, Ding J, Chen H, Traynor BJ, Arepalli S, Zonozi RR, Revesz T, Holton J, Wood N, Lees A, Oertel W, Wüllner U, Goldwurm S, Pellecchia MT, Illig T, Riess O, Fernandez HH, Rodriguez RL, Okun MS, Poewe W, Wenning GK, Hardy JA, Singleton AB, Gasser T, Del Sorbo F, Schneider S, Bhatia KP. SNCA variants are associated with increased risk for multiple system atrophy. Ann Neurol 2009; 65: 610–614.

Scholz SW, Bras J. Genetics Underlying Atypical Parkinsonism and Related Neurodegenerative Disorders. Mov Disord 2011; 26: 42–80.

Schrag A, Ben-Shlomo Y, Quinn NP. Prevalence of progressive supranuclear palsy and multiple system atrophy: a cross-sectional study. Lancet 1999; 354: 1771–1775.

Stamelou M, Reuss A, Pilatus U, Magerkurth J, Niklowitz P, Eggert KM et al. Short-term effects of coenzyme Q10 in progressive supranuclear palsy: a randomized, placebo-controlled trial. Mov Disord 2008; 23: 942–949.

Stamelou M, Pilatus U, Reuss A et al. In vivo evidence for cerebral depletion in high-energy phosphates in progressive supranuclear palsy. J Cereb Blood Flow Metab 2009; 29: 861–870.

Stamelou M, de Silva R, Arias-Carrion O, Boura E, Höllerhage M, Oertel W, Müller U, Höglinger U. Rational therapeutic approaches to progressive supranuclear palsy. Brain 2010; 133: 1578–1590.

Stamelou M, Höglinger G. A Review of Treatment Options for Progressive Supranuclear Palsy. CNS Drugs 2016; 30: 629–636.

Stankovic I, Krismer F, Jesic A et al. Cognitive impairment in multiple system atrophy: a position statement by the Neuropsychology Task Force of the MDS Multiple System Atrophy (MODIMSA) study group. Mov Disord 2014; 29: 857–867.

Stefanova N, Bücke P, Duerr S, Wenning GK. Multiple system atrophy: an update. Lancet Neurol 2009; 8: 1172–1178.

Tamai S, Almeida OP. Nortriptyline for the treatment of depression in progressive supranuclear palsy. J Am Geriatr Soc 1997; 45: 1033–1034.

Vanek ZF, Jankovic, J. Dystonia in corticobasal degeneration. In: Litvan I, Goetz CG, Lang AE, Corticobasal Degeneration. Advances in Neurology (Vol. 82), Philadelphia: Lippincott Williams & Wilkins; 2000. 61–67.

Watanabe H, Saito Y, Terao S, Ando T, Kachi T, Mukai E et al. Progression and prognosis in multiple system atrophy: an analysis of 230 Japanese patients. Brain 2002; 125: 1070–1083.

Wenning GK, Ben Shlomo Y, Magalhaes M, Daniel SE, Quinn NP. Clinical features and natural history of multiple system atrophy. An analysis of 100 cases. Brain 1994; 117: 835–845.

Wenning GK, Litvan I, Jankovic J, Granata R, Mangone CA, McKee A et al. Natural history and survival of 14 patients with corticobasal degeneration confirmed at postmortem examination. J Neurol Neurosurg Psychiatry 1998; 64(2): 184–189.

Wenning GK, Colosimo C, Geser F, Poewe W. Multiple system atrophy. Lancet Neurol 2004; 3: 93–103.

Wenning GK, on behalf of the working group on atypical parkinsonism of the Austrian Parkinson's Society. Placebo-controlled trial of amantadine in multiple system atrophy. Clin Neuropharmacol 2005; 28: 225–227.

Wenning GK, Geser F, Krismer F et al. The natural history of multiple system atrophy: a prospective European cohort study. Lancet Neurol 2013; 12: 264–274.

Williams DR, de Silva R, Paviour DC, Pittman A, Watt HC Kilford L et al. Characteristics of two distinct clinical phenotypes in pathologically proven progressive supranuclear palsy: Richardson's syndrome and PSP-parkinsonism. Brain 2005; 128: 1247–1258.

Williams DR, Holton JL, Strand K, Revesz T, Lees AJ. Pure akinesia with gait freezing: A third clinical phenotype of progressive supranuclear palsy. Mov Disord 2007; 22: 2235–2241.

Williams DR, Lees AJ. Progressive supranuclear palsy: clinicopathological concepts and diagnostic challenges. Lancet Neurol 2009; 8: 270–279.

Winge K, Fowler C. Bladder dysfunction in Parkinsonism: mechanisms, prevalence, symptoms and management. Mov Disord 2006; 21: 737–745.

Yabe I, Soma H, Takei A et al. MSA-C is the predominant clinical phenotype of MSA in Japan: analysis of 142 patients with probable MSA. J Neurol Sci 2006; 249: 115–121.

# I 3 Elektrische Hirnstimulation bei Bewegungsstörungen

*von M. Pötter-Nerger, J. Volkmann und J. K. Krauss**

Die Tiefe Hirnstimulation (THS) hat sich in der Behandlung von Bewegungsstörungen seit den experimentellen ersten Implantationen vor knapp 30 Jahren zu einem klinisch erprobten, leitliniengerechten Verfahren etabliert. Weltweit sind bereits > 150 000 Patienten implantiert worden. Die gewonnenen klinischen Erfahrungen haben in den letzten Jahren zur Umsetzung technischer Neuerungen der Systeme beigetragen, die zu konsistenteren Therapieerfolgen und einer erhöhten Sicherheit führen. Die THS kann eine äußerst effektive Therapiemethode bei Bewegungsstörungen mit funktionellen Alltagseinschränkungen sein, die medikamentös therapierefraktär sind. Das Spektrum der Indikationen für die THS erweitert sich zunehmend; in diesem Kapitel liegt der Fokus auf den Indikationsfeldern M. Parkinson, Dystonie und Tremor.

## I 3.1 Allgemeine therapeutische Prinzipien

### I 3.1.1 Wirkmechanismen der THS

Ein Verständnis der Wirkmechanismen der THS ist nicht nur wichtig in Bezug auf die Beurteilung des klinischen Effekts, sondern auch zur Weiterentwicklung der technischen Neuerungen der Stimulationssysteme.

Die Beobachtung, dass der klinische Effekt der THS dem einer ablativen Läsion früherer stereotaktischer Operationen in spezifischen Basalganglienkernen ähnelt, führte bereits seit Einführung des Verfahrens zu der Annahme, dass die THS eine »reversible Ausschaltung«, eine funktionelle Inhibition der Aktivität des Zielgebiets hervorruft (Volkmann 2004). Aus generellen Beobachtungen des Effekts elektrischer Stimulation auf Nervengewebe und aus Tiermodellen wurden Grundprinzipien für das Verständnis der Wirkmechanismen der THS hergeleitet. Auf neuronaler Ebene haben sich aus tierexperimentellen Daten Hinweise auf einen dualen Effekt auf die durch THS inhibierten Somata (Beurrier et al. 2001) und die durch Stimulation aktivierten Axone (Hashimoto et al. 2003) ergeben. Derzeit werden eine nicht-synaptische Blockade der neuronalen Transmission durch Inaktivierung von spannungsabhängigen Natriumionenkanälen und Aktivierung von Kaliumkanälen an den Somata (Beurrier et al. 2001), eine antidrome Stimulation von inhibitorischen Afferenzen zu dem Zielkerngebiet und die lokale Freisetzung von GABA (Dostrovsky et al. 2000) sowie ein »Jamming« der Information efferenter Axone des Zielkernareals durch Superposition eines unphysiologischen, hochfrequenten, »starren« Entladungsmusters (Hashimoto et al. 2003) diskutiert.

Beruhend auf generellen elektrophysiologischen Annahmen sowie Modellierungen ist bekannt, dass Axone mit einer niedrigeren Schwelle als Somata erregt werden (Ranck 1975), somit scheint der Effekt der THS auf die afferenten und efferenten Axone im Vordergrund zu stehen. Dick myelinisierte Axone werden mit einer niedrigeren Stromstärke im Vergleich zu dünn myelinisierten Axonen aktiviert (Ranck 1975). Diese Spezifität der selektiven Aktivierung wurde in einem Modell zur Anwendung von »short-pulses«, Impulsen kurzer Dauer, zur Erweiterung des therapeutischen Fensters genutzt, um z. B. eine stimulationsinduzierte Dysarthrie durch »ungewollte Kostimulation« von dick myelinisierten Capsula-interna-Fasern zu reduzieren (Reich et al. 2015).

Weitere technische Neuerungen zur Erweiterung des therapeutischen Fensters stellen die Einführung individueller Stimulationsmodalitäten an verschiedenen Kontakten dar (Interleaving-Stimulation oder Multiple Independent Current Steering/ MICC). Bei der Interleaving-Stimulation werden von einer Stromquelle zwei Kontakte alternierend hochfrequent angesteuert, dies erlaubt die individuelle Einstellung der Amplitude und Impulsbreite an den zwei gewählten Kontakten. In der MICC-Technologie ist an jeden Kontakt eine eigene Stromquelle geschaltet. Dies eröffnet die Möglichkeit, die Stromfelder beliebig zwischen den physikalischen Elektrodenkontakten zu verschieben, so dass praktisch ein virtueller Elektrodenkontakt erzeugt werden kann, der gezielter neuronale Strukturen abdeckt, die erwünschte Effekte erzielen sollen bei gleichzeitiger Risikoreduktion stimulationsinduzierter Nebenwirkungen (Timmermann et al. 2013). Eine weitere wesentliche Entwicklung ist die Einführung von segmentierten Elektroden, bei denen die Kontaktfläche nicht kontinuierlich ringförmig um die Elektrode angeordnet ist, sondern segmentiert in drei Einzelkontakte auf einer Ebene, die individuell angesteuert werden können. Diese segmentierte Elektrode erlaubt eine Anpassung des Stromfeldes nicht nur entlang der ventro-dorsalen Achse, sondern auch in der horizontalen mediolateralen und anterior-posterioren Achse. Sie ermöglicht somit beliebige dreidimensionale Freiheitsgrade bei der Konfiguration des Stromfeldes (Steigerwald et al. 2016).

Erkenntnisse zu THS-Wirkmechanismen auf Ebene neuronaler Zellverbände konnten durch

* Autoren dieses Kapitels in der 6. Auflage: K. Bötzel und V. Tronnier.

postoperative, über implantierte Elektroden aufgezeichnete Messungen von synaptisch-generierten Populationssignalen, den lokalen Feldpotentialen, gewonnen werden. Diese erbrachten Hinweise auf krankheitsspezifische, bewegungsabhängige pathologische Oszillationen, die durch THS reduziert werden (Kuhn et al. 2008). Diese Beobachtungen stellen eine Grundlage zur Entwicklung und Testung sogenannter »Closed-Loop«-Systeme zur THS dar, einer Stimulation »bei Bedarf«. Durch simultane Aufzeichnung des kernspezifischen Populationssignals als Biomarker für pathologische Aktivität erfolgt die Stimulation nur bei Überschreiten einer kritischen Schwelle (Little et al. 2016; Little et al. 2013). Derzeit stehen weitere Untersuchungen hierzu sowie die technische Umsetzung für den Routinegebrauch aus.
Von besonderem Interesse sind die Wirkmechanismen der THS auf systemphysiologischer Netzwerkebene. In dem derzeitigen Basalganglien-Modell wird angenommen, dass z. B. bei der Parkinsonerkrankung STN-THS den Basalganglienausgang und Informationsfluss via thalamo-kortikaler und subkortikaler Hirnstammprojektionen modifiziert (DeLong 1990). In vorangegangenen PET-Studien bei Parkinsonpatienten konnte die STN-THS-bedingte Disinhibition der thalamokortikalen Basalganglienschleife inklusive der stimulationsbedingten Aktivierung des supplementär-motorischen Kortex, des dorsolateralen präfrontalen Kortex und des Cingulums dargestellt werden (Limousin et al. 1997). Eine stimulationsbedingte Modulation von subkortikalen Projektionen zum oberen Hirnstamm inklusive des Nucleus pedunculopontinus (PPN) (Pahapill et al. 2000) konnte mittels indirekter elektrophysiologischer Messung von Hirnstammreflexen nachgewiesen werden (Pötter et al. 2004; Pötter et al. 2008).
Zusammengefasst wirkt die THS über neuronale, populationsbezogene und systemphysiologische Mechanismen funktionell ähnlich einer Inhibition in definierten, umschriebenen Zielarealen. Effekte auf axonale Faserbündel scheinen bei der Vermittlung des THS-Effekts im Vordergrund zu stehen. Technische Neuerungen wie die bereits anwendbaren Möglichkeiten einer Short-Pulse-Stimulation und der Steuerung des Stromfeldes durch neue Elektrodenkonfigurationen (Current Steering) sowie in Zukunft zu erwartende Entwicklungen im Bereich einer Closed-Loop-Stimulation sind vielversprechende Optionen.

## I 3.1.2 Indikation und Kontraindikation

Bei der Planung des Eingriffs sind neben der spezifischen Indikationsstellung im Rahmen der Grunderkrankung auch weitere generelle Aspekte zu betrachten wie Alter (< 75 Jahre), Allgemeinzustand, Komorbiditäten, sozialer Kontext und die Erwartungshaltung des Betroffenen und seines Umfelds. Ein kranielles MRT sollte keine strukturellen Auffälligkeiten im Bereich der Zugangswege aufweisen. Mit der zunehmenden Routine in der Anwendung der THS haben sich die Ansichten zu absoluten oder relativen Kontraindikation geändert. Die Entwicklung und Einführung MR-fähiger Systeme ermöglicht die Indikationsstellung auch bei Patienten mit kritischen Begleiterkrankungen wie z. B. Tumorleiden, die MRT-Kontrollen erforderlich machen könnten. Bei Patienten, welche mit einem Herzschrittmacher versorgt sind, ist unter Beachtung bestimmter Vorsichtsmaßnahmen die Implantation eines Neurostimulationssystems und die chronische Stimulation durchaus möglich (Capelle et al. 2005). Die Erfordernis einer Antikoagulation ist ebenfalls keine grundsätzliche Kontraindikation gegen eine THS (Schrader et al. 2015).

## I 3.1.3 Komplikationen und Nebenwirkungen

### I 3.1.3.1 Operative und postoperative Komplikationen

Gefürchtete Komplikationen sind intraoperative Blutungen im Bereich der Zielstruktur, subdurale Hämatome oder venös hämorrhagisch inhibierte Infarkte bei Verletzung kortikaler Venen. Das Risiko für symptomatische Blutungen liegt nach neueren Studien im Durchschnitt bei etwa 1 % (Odin et al. 2015; Zrinzo et al. 2012). Basierend auf der Auswertung von vier multizentrischen, randomisierten Studien zur THS bei der Parkinsonerkrankung liegt die allgemeine postoperative Mortalität innerhalb von 30 Tagen bei 0–2,6 %, die Häufigkeit symptomatischer intrazerebraler Hämatome bei 0–1,3 %), asymptomatischer intrazerebraler Hämatome bei 0–2,6 % und postoperativer Lungenembolien bei 0–1,1 % (Deuschl et al. 2013).

### I 3.1.3.2 Hardware-assoziierte Komplikationen

Kabelbrüche sind heute bei der aktuellen Implantationstechnik selten geworden. Allergische Reaktionen auf Komponenten des Neurostimulationssystems sind extrem selten. Basierend auf den Daten von vier randomisierten Studien finden sich an Hardware-assoziierten Komplikationen Infektionen (2,6–9 %), subkutane Serome (0–5,1 %), Hauterosionen (0–5,1 %), Parästhesien im Bereich der implantierten Hardware (0–2,6 %), Hardware-Dislokation/Kabelbrüche (0–3,2 %).

### I 3.1.3.3 Stimulationsinduzierte Nebenwirkungen

Bei Veränderungen, welche im Langzeitverlauf unter chronischer Stimulation auftreten, ist es wichtig zu unterscheiden, ob diese auf einem Voranschreiten der Erkrankung beruhen oder primär durch die Stimulation bedingt sind. Bei der Übersicht der stimulationsinduzierten Komplikationen in den vier großen Parkinsonkollektiven zeigten sich Gleichgewichtsprobleme/Gangstörungen (8,2–13,7 %), kognitive Beeinträchtigungen (0,8–5,1 %), Dysarthrie (5,8–10,3 %), vermehrte Dyskinesien (0,8–25,6 %), Dystonie (0–6,6 %), Suizidversuche (0–1,6 %). Viele der stimulationsinduzierten Symptome wie z. B. die Dysarthrie sind reversibel bei Reprogrammierung des Schrittmachers.

## I 3.2 Pragmatische Therapie

### I 3.2.1 Parkinson

#### I 3.2.1.1 Patientenselektion

Die Patientenselektion für die Indikationsstellung der THS bei der Parkinsonerkrankung wurde durch die postoperativen Erfahrungen der letzten drei Jahrzehnte und das erweiterte Wissen um die Effekte und Nebenwirkungen der Stimulation optimiert (Pollak 2013).

Das wesentliche Kriterium in der präoperativen Testung bleibt das *Ansprechen der Symptomatik auf L-Dopa* im L-Dopa-Test als wichtigster Prädiktor für den postoperativ zu erwartenden Effekt der STN-THS (Charles et al. 2002). Es wird ein Ansprechen der Symptome >30 % gefordert. Eine Ausnahme stellt der medikamentös therapierefraktäre Parkinsontremor dar, für den trotz fehlendem Ansprechen im L-Dopa-Test ein guter Effekt durch THS zu erwarten ist (Zaidel et al. 2010). *Kognitive Einschränkungen* stellen eines der häufigsten Ausschlusskriterien für die THS dar (**Tab. I 3.1**). Exekutive Teilfunktionen können sich unter THS als auch durch den operativen Eingriff verschlechtern, ältere Patienten mit leichtgradigen kognitiven Einschränkungen, axialen Symptomen und höherer L-Dopa-Äquivalenzdosis (LED-Dosis) präoperativ scheinen die Patienten mit dem größten Risiko eines permanenten postoperativen Defizits zu sein (Daniels et al. 2012). *Neuropsychiatrische Symptome* können sowohl ein Argument für als auch gegen eine Operation darstellen (Weintraub et al. 2011). Die postoperative Reduktion der dopaminergen Medikation nach STN-THS kann medikamentös induzierte Symptome wie z. B. eine Dopaminagonisten-induzierte Impulskontrollstörung bessern, so dass diese Symptome ein Kriterium für eine THS darstellen können. Die Reduktion der dopaminergen Medikamente kann allerdings eine vorbestehende Apathie, Angststörung und Depressionen verschlechtern (Houeto et al. 2002), so dass dies eine Kontraindikation darstellen kann. Der Effekt scheint zu variieren bezüglich des Zielgebiets, GPi-THS scheint mit einem günstigeren neuropsychiatrischen Nebenwirkungsprofil einherzugehen, nicht zuletzt wegen der unveränderten LED-Dosis postoperativ (Follett et al. 2010).

Bezüglich des Zeitpunkts der Operation im Krankheitsverlauf hat sich in den letzten Jahren ein Paradigmenwechsel vollzogen. Die THS wurde lange Zeit als »ultima ratio«-Therapieverfahren des fortgeschrittenen Stadiums der Parkinsonerkrankung mit einer Erkrankungsdauer von 11 bis 15 Jahren eingesetzt, wenn Patienten unter einer dopaminergen Therapie ausgeprägte medikamentös therapierefraktäre Wirkfluktuationen in Form von Off-Phasen oder On-Dyskinesien entwickelt hatten (Bronstein et al. 2011). Nach ersten anekdotischen Berichten zum Einsatz der THS in früheren Erkrankungsstadien wurde 2013 durch eine große prospektive, randomisierte, multizentrische deutsch-französische Studie die Überlegenheit der THS gegenüber einer reinen medikamentösen Therapie auch bei jungen Patienten (<60 Jahre) in früheren Krankheitsstadien (<7 Jahre) mit beginnenden, milden Wirkfluktuationen (<3 Jahre) belegt (Schuepbach et al. 2013).

#### I 3.2.1.2 Zielpunkte

Bei der Behandlung des Morbus Parkinson durch die Tiefe Hirnstimulation sind gemäß den Überlegungen zum Wirkungs-/Nebenwirkungsprofil und der im Vordergrund stehenden Zielsymptomatik verschiedene Kerngebiete getestet und etabliert worden. Der am häufigsten gewählte Zielpunkt ist

**Tab. I 3.1:** Ein- und Ausschlusskriterien für die Tiefe Hirnstimulation bei Parkinsonpatienten

| Kriterium | Einschluss | Ausschluss |
|---|---|---|
| Diagnosesicherung | Idiopathischer M. Parkinson (Diagnosestellung >4–5 Jahre) | Hinweise auf atypisches Parkinsonsyndrom (geringes Ansprechen auf Levodopa, frühe autonome Störungen, Spastik, Kleinhirnzeichen, Okulomotorikstörung, frühe posturale Instabilität, kortikal sensorische Defizite), sekundäre Parkinsonsyndrome |
| Ansprechen auf Levodopa | Besserung der UPDRS III-Wertung im Off vs. On nach Levodopa (1,5 × der L-Dopa-Äquivalenzdosis (LED)-Morgendosis):<br>Langjährige Erkrankungsdauer: mind. 30 %<br>Kürzere Erkrankungsdauer: mind. 50 % | Keine eindeutige Besserung nach Levodopa |
| Symptome | Rigor, Tremor, Akinese | Deutliche posturale Störung, Gangstörung, Dysarthrophonie, nicht dopa-responsible Symptome |
| Bisherige Behandlung | On-Off-Fluktuationen und/oder Dyskinesien trotz optimaler medikamentöser Behandlung<br>Medikamentös therapierefraktärer Tremor<br>Medikamentöse Unverträglichkeit (z. B. Impulskontrollstörung, Tagesmüdigkeit unter Dopaminagonisten) | Dosierung zu gering oder Medikamentenauswahl nicht optimal |
| Alter | Möglichst unter 70 Jahren | >75 Jahre |
| Kognition und psychiatrische Probleme | Pseudohalluzinationen nach Dopaminergika stellen keine Kontraindikation dar | Depression, Suizidgedanken in der Anamnese, Demenz, Psychosyndrom, Unfähigkeit zu kooperieren |

der *Nucleus subthalamicus (STN)*, für den eine Verbesserung aller Kardinalsymptome bei jedoch nicht zu vernachlässigender Nebenwirkungsrate nachgewiesen ist (Limousin et al. 1998). Bei älteren Patienten mit einem tremordominanten Parkinsonsyndrom kann der nebenwirkungsarme *Nucleus ventralis intermedius (VIM) thalami* als Implantationsziel in Betracht gezogen werden, der den Tremor hervorragend bessert, aber nicht Bradykinese, Gangstörung oder Rigor (Limousin-Dowsey et al. 1999). Stehen bei älteren, kognitiv grenzwertig eingeschränkten Parkinsonpatienten Dyskinesien im Vordergrund statt der Wirkfluktuationen, so kann der *Globus pallidus internus (GPi)* als stereotaktisches Zielgebiet in Erwägung gezogen werden. Weitere Kerngebiete derzeit noch experimentellen Charakters, deren Wirkung noch im Rahmen von Studien etabliert werden muss, sind Stimulation der *Zona incerta (ZI)* bei Parkinsonpatienten mit Tremor und Dyskinesien (Plaha et al. 2006), der *Nucleus pedunkulopontinus (PPN)* (Stefani et al. 2007) und die *Substantia nigra (SNr)* (Weiss et al. 2013) bei Patienten mit therapieresistenten Gangstörungen und Freezing. Im Folgenden werden die Effekte in den in der klinischen Routine am häufigsten implantierten Kerngebieten, dem STN und GPi, dargestellt (**Tab. I 3.2**).

#### I 3.2.1.3 Effekte

Für das am häufigsten implantierte Zielareal, den *STN*, konnte in fünf großen und einer kleineren, randomisierten, kontrollierten Studie die Überlegenheit der THS gegenüber einer reinen medikamentösen Therapie gezeigt werden (Deuschl et al. 2006; Okun et al. 2012; Schupbach et al. 2007; Schuepbach et al. 2013; Weaver et al. 2009; Williams et al. 2010). Eine Metaanalyse (Kleiner-Fisman et al. 2006) zu 22 Studien unter Einschluss unkontrollierter, kleinerer Studien bestätigte die überzeugenden Effekte der THS auf motorische Symptome gemessen an der UPDRS Part III. Die relative, stimulationsinduzierte Verbesserung im medikamentösen Off variierte von 28,6 % bis 41 % in den kontrollierten Studien und betrug 52 % in der Metaanalyse in einem Beobachtungszeitraum von 6 Monaten bis 2 Jahren. Die dopaminerge Medikation konnte unter STN-THS um bis zu 56 % reduziert werden, einhergehend mit einer Verminderung von Dyskinesien um 40–60 % (Deuschl et al. 2013). Langzeitdaten über 5–10 Jahre zeigen (Castrioto et al. 2011; Krack et al. 2003; Zibetti et al. 2011), dass der Effekt der STN-THS auf motorische Symptome wie den Tremor, Rigor, Dyskinesien stabil ist, allerdings ist eine Zunahme an axialen Symptomen wie Gangstörungen, posturale Instabilität und Dysarthrie zu beobachten, teilweise zurückzuführen auf die natürliche Krankheitsprogression.

*GPi-THS* ist effektiv in der Reduktion motorischer und nicht-motorischer Symptome, allerdings ist der Effekt im Vergleich zur STN-THS insbesondere im Langzeitvergleich auf Off-Phasen-Reduktion geringer (Deuschl et al. 2013). In vier großen, kontrollierten Studien wurde der Effekt der GPi-THS mit dem der STN-THS über einen Zeitraum von 6 Monaten bis 2 Jahren verglichen (Anderson et al. 2005; Deep-Brain Stimulation for Parkinson's Disease Study Group 2001; Follett et al. 2010; Follett et al. 2010; Okun et al. 2009). Die motorischen Symptome gemessen am UPDRS III wurden durch

**Tab. I 3.2:** Evidenz-Effekte der THS

| Zielgebiet | Evidenz, Empfehlungsstärke | Effekt |
|---|---|---|
| ***M. Parkinson*** | | |
| Nucleus subthalamicus (STN) | ↑↑, A | 1. Sehr gute Verbesserung Tremor, Rigor, Bradykinese<br>2. Reduktion L-Dopa-Äquivalenzdosis (LED)<br>3. Reduktion Dyskinesien<br>4. Reduktion Off-Phasen |
| Globus pallidus internus (GPi) | ↑↑, A | 1. Gute Verbesserung Tremor, Rigor, Bradykinese<br>2. Keine Reduktion L-Dopa-Äquivalenzdosis (LED)<br>3. Reduktion Dyskinesien, Dystonie<br>4. Reduktion Off-Phasen |
| Nucleus ventralis intermedius thalami (VIM) | ↑, B | 1. Sehr gute Verbesserung Tremor<br>2. Keine Verbesserung Bradykinese, Rigor<br>3. Keine Reduktion L-Dopa-Äquivalenzdosis (LED)<br>4. Keine Reduktion Dyskinesien<br>5. Keine Reduktion Off-Phasen |
| ***Dystonie*** | | |
| Globus pallidus internus (GPi) bei primärer Dystonie | ↑↑, A | 1. Gute Verbesserung primäre zervikale, segmentale oder generalisierte Dystonie<br>2. Gute Besserung dystoner Tremor |
| Globus pallidus internus (GPi) bei sekundärer Dystonie | ↑, B | 1. Gute Effekte bei Neuroleptika-induzierten Dystonien<br>2. Effekte inhomogen bei sonstigen, sekundären Dystonien (Infantile Zerebralparese, metabolisch, posttraumatisch) |
| ***Essentieller Tremor*** | | |
| Nucleus ventralis intermedius/Subthalamische Area (VIM/PSA) | ↑, A | Sehr guter Effekt auf Tremor |

**Tab. I 3.3:** Kriterien für die Indikationsstellung zur Tiefen Hirnstimulation im GPi bei Dystonie

| Kriterium | Einschluss | Ausschluss |
|---|---|---|
| Alltagsrelevanz | Starke funktionelle Beeinträchtigung durch Dystonie im Alltag | Keine relevante funktionelle Beeinträchtigung, OP-Risiko/Benefit Ratio ungünstig |
| Bisherige Behandlung | Dystonie ist medikamentös therapierefraktär (Botox, Anticholinergika, Muskelrelaxantien) | Konservative Optionen noch nicht ausgeschöpft |
| Ätiologie | Primäre fokale/segmentale/generalisierte Dystonien, neuroleptikainduzierte Dystonien | Relativ: Strenge Indikationsstellung unter Abwägen OP-Risiko/Benefit bei sekundären Dystonien (außer neuroleptikainduziert) |
| Dystonieform | Mobile Dystonie ohne Kontrakturen | Relativ: Tonisch fixierte Dystonie, Kontrakturen |
| Kognition | Keine höhergradigen kognitiven Defizite | Debilität, Demenz |

GPi-THS im Mittel um etwa 30 % gebessert, Dyskinesien wurden um 40–80 % reduziert. Im Gegensatz zur STN-THS konnte die dopaminerge Medikation nach GPi-THS nicht vermindert werden. Es gibt unterschiedliche anekdotische Berichte zu den Langzeiteffekten der GPi-THS, zum einen Hinweise, dass der Effekt der GPi-THS langfristig auf motorische Symptome abnehmen kann (Volkmann et al. 2004) oder gleichbleibend ist (Follett et al. 2010). Eine Metaanalyse von 12 Studien (9 mit STN-THS, 3 mit GPi-THS) zeigte eine Zunahme axialer Symptome im Langzeitverlauf der Parkinsonerkrankung unter STN-Stimulation, der Effekt der GPi-THS in Kombination mit der unveränderten dopaminergen Medikation blieb hingegen stabil, gedeutet als ein Vorteil der GPi-THS im Langzeitverlauf in Bezug auf axiale Symptome (St George et al. 2010). Im Vergleich zur STN-THS scheint GPi-THS verträglicher bezüglich des neuropsychiatrischen Nebenwirkungsspektrums zu sein (Follett et al. 2010).
Zusammengefasst ist die STN-THS im Vergleich zur GPi-THS effektiver in der Reduktion motorischer Symptome, allerdings stellt die GPi-THS bei älteren Patienten eine gute Alternative dar, bei denen neuropsychiatrische Nebenwirkungen postoperativ zu erwarten sind.

## I 3.2.2 Dystonie

### I 3.2.2.1 Patientenselektion

Die Indikationsstellung zur THS bei der Dystonie (**Tab. I 3.3**) zieht die funktionelle Behinderung im Alltagsleben, die Einschränkung der Lebensqualität als auch die Schwere der dystonen Symptomatik in Betracht. Darüber hinaus ist die begleitende Symptomatik zu berücksichtigen, beispielsweise das zusätzliche Vorhandensein von Spastik oder Parkinsonismus bei sekundären Dystonien, die das Ergebnis der THS beeinträchtigen können (Vidailhet et al. 2009). Die Indikation für eine THS wird früh im Erkrankungsverlauf gestellt bei primären, generalisierten Dystonien in der Adoleszenz, insbesondere bei Nachweis einer DYT1-Mutation. Bei anderen, fokalen Dystonie-Formen stehen zunächst konservative Maßnahmen im Vordergrund wie z. B. wiederholte Botulinumtoxin-Injektion, erst bei ungenügendem therapeutischem Effekt wird die THS erwogen (Krauss et al. 1999; Volkmann et al. 2014).

Der optimale Zeitpunkt der OP ist Gegenstand von Diskussionen. Bei Kindern mit generalisierter Dystonie werden Neurostimulationssysteme bereits im Kleinkindalter implantiert (Kaminska et al. 2016), limitierend kann hier auch die Größe der Schrittmacher sein. Ein anderer Gesichtspunkt, der für eine frühere Indikationsstellung im Erwachsenenalter spricht, ist das verfrühte Auftreten von degenerativen Wirbelsäulenerkrankungen bei Patienten mit einer Dystonie (Loher et al. 2006).

### I 3.2.2.2 Zielpunkte

Der bevorzugte und weitaus am häufigsten verwendete Zielpunkt bei der THS der Dystonie ist der posteroventrale laterale *Globus pallidus internus (GPi),* ein Areal welches dem sensomotorischen Anteil des Kerngebiets entspricht.
Im Hinblick auf die gelegentlich zu beobachtenden bradykinetischen Symptome unter GPi Stimulation wurde als alternativer Zielpunkt der *Nucleus subthalamicus (STN)* vorgeschlagen. Hier liegen jedoch nur Erfahrungen aus wenigen Zentren vor, so dass nur bedingt Aussagen zur langfristigen Wirksamkeit auf die Dystonie möglich sind (Ostrem et al. 2011). In der Tat scheinen bradykinetische Nebenwirkungen hier nicht aufzutreten, jedoch wurden stimulationsbedingte Dyskinesien beschrieben. Vorteilhaft ist ein schnelleres Einsetzen des Stimulationseffekts sowie der niedrigere Stromverbrauch mit konsekutiv längerer Batterielaufzeit bei der STN-THS im Vergleich zu der GPi-THS.
Der primäre Zielpunkt zur Behandlung der Dystonie vor Einführung der THS war der Thalamus (Loher et al. 2004). Seit einigen Jahren besteht auch bei der THS zur Behandlung der Dystonie hier wieder ein vermehrtes Interesse, vor allem bei im Vordergrund stehendem dystonem Tremor (Pauls et al. 2014). Mögliche Zielregionen sind der *Nucleus ventralis intermedius (VIM)* oder auch weiter anterior gelegene Strukturen, wie der *Nucleus ventralis oralis anterior (Voa).* Auch bei sekundären Dystonien, welche unter pallidaler Stimulation nur eine unzureichende Besserung zeigen, wären thalamische Zielstrukturen in Betracht zu ziehen.

### I 3.2.2.3 Effekte

Bei der Behandlung der Dystonie wird am häufigsten die GPi-THS angewendet. Die besten Ergebnisse der GPi-THS werden bei Patienten mit primären Dystonien und bekanntem genetischem Hintergrund erzielt. Besonders das Vorliegen einer DYT1-Mutation erlaubt eine positive Prädiktion (Andrews et al. 2010). Sowohl eine kürzere Erkrankungsdauer als auch ein jüngeres Lebensalter konnten als prognostisch günstige Indikatoren identifiziert werden (Isaias et al. 2011). Bei einer prospektiven, multizentrischen Studie einer Kohorte von 40 Patienten mit *generalisierter oder segmentaler Dystonie* kam es nach 6 Monaten unter pallidaler Stimulation zu einer Besserung um 47,9 % des motorischen Scores der Burke-Fahn-Marsden-Skala. Nach 3 bis 5 Jahren nahm die Symptombesserung weiterhin signifikant zu (57,8 %). Die Verbesserungen der Motorik gehen im Allgemeinen einher mit vergleichbaren Verbesserungen der Lebensqualität (Blahak et al. 2008). In offenen Studien konnte auch bei Patienten mit *zervikalen Dystonien* eine mittlere Befundbesserung um mehr als 50 % nach der TWSTRS-Skala gezeigt werden (Krauss et al. 1999). Bei einer kürzlich veröffentlichten, prospektiven, sham-kontrollierten Studie konnte der positive Effekt bestätigt werden (Volkmann et al. 2014). Bei anderen primären fokalen Dystonieformen wie dem *Meige-Syndrom* kann ebenfalls eine Verbesserung der Symptomatik beobachtet werden. In einer Studie mit 12 Patienten betrug die mittlere Verbesserung im motorischen Score der Burke-Fahn-Marsden-Skala 53 % bei einer Nachuntersuchungszeit von im Mittel 39 Monaten (Reese et al. 2011). Weiter offen bleibt letztendlich die Wertigkeit der THS bei der Behandlung der *sekundären Dystonien*. Problematisch ist, dass es oftmals keine sinnvollen Behandlungsalternativen gibt, so dass auch eine nur geringe Besserung der Dystonie mit einer doch merkbaren Besserung im Alltag unter chronischer Stimulation als Behandlungserfolg gelten kann. Die Ergebnisse bei der tardiven Dystonie entsprechen in den meisten Studien weitgehend denen, wie sie bei Patienten mit primärer Dystonie beobachtet werden (Capelle et al. 2010). Die Langzeitergebnisse bei Patienten mit dystoner, infantiler Zerebralparese zeigen ein sehr heterogenes Behandlungsergebnis mit einer etwa 20–30 % Befundbesserung (Vidailhet et al. 2009).

## I 3.3.2 Tremor

### I 3.3.2.1 Patientenselektion

Bei der Indikationsstellung der VIM-THS bei Tremorsyndromen (**Tab. I 3.4**) erfolgt im ersten Schritt die Beurteilung der Ausprägung des Tremors und der konsekutiven funktionellen Einschränkung im alltäglichen Leben, um den potentiellen Benefit einer Operation gegenüber dem Risiko des stereotaktischen Eingriffs abzuwägen. Eine für die VIM-THS prädiktiv günstige Tremorkonstellation ist ein höherfrequenter, distal betonter Halte- oder Ruhetremor ohne relevante Ataxie, ein proximal betonter und niederfrequenter Tremor sprechen schlechter an. Insbesondere bei Patienten mit einer Multiplen Sklerose muss präoperativ kritisch evaluiert werden, inwieweit die funktionelle Einschränkung durch den zerebellären Tremor oder die häufig simultan bestehende zerebelläre Ataxie hervorgerufen wird, denn die Ataxie wird durch VIM-THS nicht gebessert. Zum zweiten sollten medikamentöse Therapieversuche erfolgt sein, die keinen ausreichenden Benefit erbringen, d. h., mindestens Propranolol und/oder Primidon sollten bei einem Haltetremor im Rahmen eines Essentiellen Tremors in ausreichenden Dosen ausgetestet worden sein. Im Übrigen gelten die für die THS generellen Standardkriterien bezüglich Kontraindikationen im neuropsychiatrischen Bereich oder zerebralen Bildgebung.

### I 3.3.2.2 Zielpunkte

Der klassische Zielpunkt für die Implantation von Stimulationselektroden zur Behandlung des Tremors ist der *Nucleus ventralis intermedius (VIM) thalami* und die angrenzende *posteriore subthalamische Area* (Herzog et al. 2007). In der subthalamischen Area ventral des VIM, in der posterioren Extension des Forel'schen Feldes H, verlaufen dicht gebündelt zerebello-thalamische Fasern durch einen anatomischen »Flaschenhals«, bevor die Fasern auseinanderdriften, um den gesamten VIM zu erreichen. Stimulation in der subthalamischen Area ist besonders effektiv, da hier mit kleinen Stromstärken ein großer Anteil an zerebello-thalamischen Fasern stimuliert werden können (Herzog et al. 2007). Ob weitere thalamische oder subthamische Strukturen wie z. B. die *kaudale Zona incerta (cZI)* oder *Nucleus ventralis oralis anterior (Voa)* geeignete Zielpunkte darstellen, bleibt offen (Sitsapesan et al. 2014).

### I 3.3.2.3 Effekte

In einer multizentrischen europäischen Studie zu der Wirkung der VIM-THS bei Patienten mit Essentiellem Tremor fand sich eine Reduktion des Tremors der Extremitäten um mindestens 2 Punkte auf der Tremor-Rating-Skala (0–4) und eine funktionelle Verbesserung in den Tätigkeiten des alltäglichen Lebens in 89 % der Patienten nach 3–12 Mo-



**Tab. I 3.4:** Kriterien für die Indikationsstellung zur Tiefen Hirnstimulation im VIM bei Tremorsyndromen

| Kriterium | Einschluss | Ausschluss |
|---|---|---|
| Alltagsrelevanz | Starke funktionelle Beeinträchtigung durch Tremor im Alltag | Keine relevante funktionelle Beeinträchtigung, OP-Risiko/Benefit Ratio ungünstig |
| Bisherige Behandlung | Tremor ist medikamentös therapierefraktär | Medikamentöse Optionen noch nicht ausgeschöpft |
| Tremorfrequenz | > 3 Hz | Relativ: Niederfrequenter Tremor < 3 Hz |
| Tremorart | Distal betonter Ruhe-, Halte- und Intentionstremor ohne relevante Ataxie | Relativ: Proximal betonter Tremor, relevante Ataxie, Titubationen |
| Kognition | Keine höhergradigen kognitiven Defizite | Demenz |

naten (Limousin et al. 1999). Langzeitbeobachtungen über 9–13 Jahre der VIM-Stimulation zeigen, dass die Stimulation gut verträglich ist, mit einer langfristigen Tremor-Reduktion um bis zu 54 % (Baizabal-Carvallo et al. 2014), und mit einer langfristigen Patientenzufriedenheit einhergeht (Borretzen et al. 2014). Die häufigsten Nebenwirkungen der Stimulation sind eine Dysarthrie und Gleichgewichtsstörungen, insbesondere bei bilateraler Stimulation (Borretzen et al. 2014). Insbesondere eine subtile zerebelläre Gangataxie bei Patienten mit Essentiellem Tremor kann durch eine supramaximale VIM-THS verschlechtert werden (Fasano et al. 2010). Neuere Erkenntnisse weisen darauf hin, dass eine Short-Pulse-Stimulation zur Vermeidung der Ataxie günstig wirken könnte (Reich et al. 2016).
In Langzeitbeobachtungen ist jedoch in einem Teil der Patienten eine Abnahme des Effekts auf den Tremor mit VIM-Elektroden zu beobachten (Blomstedt et al. 2007), so dass ein gradueller Anstieg der benötigten Stromstärke innerhalb von 5 Jahren (Zhang et al. 2010) oder ein Wechsel der stimulierten Kontakte (Barbe et al. 2011) notwendig wird. Zwei Faktoren scheinen hierbei eine Rolle zu spielen, zum einen die Krankheitsprogression, die zu einer Zunahme der Tremorsymptomatik führt, die nicht durch die THS modifiziert wird (Favilla et al. 2012). Zum zweiten gibt es einen Habituationseffekt der VIM-Stimulation; so konnte in einer prospektiven Studie ein Nachlassen des Effekts der optimierten VIM-THS bereits nach 10 Wochen postoperativ beobachtet werden (Barbe et al. 2011). Es wird angenommen, dass der Habituationseffekt geringer ausgeprägt ist, wenn der Hirnschrittmacher regelmäßig nachts ausgeschaltet wird oder die Stimulationsparameter in Gruppen regelmäßig variiert werden. Effekte der THS bei symptomatischem Tremor im Rahmen von Multipler Sklerose oder selteneren Bewegungsstörungen sind detailliert in Reviews zusammengefasst (Ramirez-Zamora et al. 2016).

## I 3.3 Ausblick

Die Tiefe Hirnstimulation ist ein etabliertes therapeutisches Verfahren in der Behandlung von Bewegungsstörungen, deren Effektivität auf die motorischen Symptome durch technische Neuerungen erhöht und deren Nebenwirkungen, u. a. durch Wahl geeigneter Trajekte und Stimulationsanpassungen reduziert werden kann. Das Spektrum an Krankheitsbildern, die von einer THS profitieren, insbesondere im neuropsychiatrischen Bereich, wie Patienten mit einer Tic-Störung, Chorea, Zwangs- und Suchterkrankungen, erweitert sich stetig. Hier müssen randomisierte, kontrollierte Studien die bislang in kleinen Serien beschriebenen Effekte objektivieren. Langzeitbeobachtungen von THS-Patienten sind nun zunehmend verfügbar, sie zeigen im Verlauf stabile Effekte auf spezifische Symptome bei fehlendem Effekt auf andere Teilsymptome, so dass durch die THS artifiziell neue Phänotypen, sogenannte »Long-term-THS-Syndrome« entstehen (Fasano et al. 2015). Es bleibt abzuwarten, ob neue, intelligente Stimulationsalgorithmen wie z. B. die Closed-Loop-Stimulation die klinischen Effekte der THS weiter verbessern können.

## Literatur


Anderson VC, Burchiel KJ, Hogarth P, Favre J, Hammerstad JP. Pallidal vs subthalamic nucleus deep brain stimulation in Parkinson disease. Arch Neurol 2005; 62: 554–560.

Andrews C, Aviles-Olmos I, Hariz M, Foltynie T. Which patients with dystonia benefit from deep brain stimulation? A metaregression of individual patient outcomes. J Neurol Neurosurg Psychiatry 2010; 81: 1383–1389.

Baizabal-Carvallo JF, Kagnoff MN, Jimenez-Shahed J, Fekete R, Jankovic J. The safety and efficacy of thalamic deep brain stimulation in essential tremor: 10 years and beyond. J Neurol Neurosurg Psychiatry 2014; 85: 567–572.

Barbe MT, Liebhart L, Runge M, Pauls KA, Wojtecki L et al. Deep brain stimulation in the nucleus ventralis intermedius in patients with essential tremor: habituation of tremor suppression. J Neurol 2011; 258: 434–439.

Beurrier C, Bioulac B, Audin J, Hammond C. High-frequency stimulation produces a transient blockade of voltage- gated currents in subthalamic neurons. J Neurophysiol 2001; 85: 1351–1356.

Blahak C, Wohrle JC, Capelle HH, Bazner H, Grips E et al. Health-related quality of life in segmental dystonia is improved by bilateral pallidal stimulation. J Neurol 2008; 255: 178–182.

Blomstedt P, Hariz GM, Hariz MI, Koskinen LO. Thalamic deep brain stimulation in the treatment of essential tremor: a long-term follow-up. Br J Neurosurg 2007; 21: 504–509.

Borretzen MN, Bjerknes S, Saehle T, Skjelland M, Skogseid IM et al. Long-term follow-up of thalamic deep brain stimulation for essential tremor – patient satisfaction and mortality. BMC Neurol 2014; 14: 120.

Bronstein JM, Tagliati M, Alterman RL, Lozano AM, Volkmann J et al. Deep brain stimulation for Parkinson disease: an expert consensus and review of key issues. Arch Neurol 2011; 68: 165.

Capelle HH, Blahak C, Schrader C, Baezner H, Kinfe TM et al. Chronic deep brain stimulation in patients with tardive dystonia without a history of major psychosis. Mov Disord 2010; 25: 1477–1481.

Capelle HH, Simpson RK, Jr., Kronenbuerger M, Michaelsen J, Tronnier V et al. Long-term deep brain stimulation in elderly patients with cardiac pacemakers. J Neurosurg 2005; 102: 53–59.

Castrioto A, Lozano AM, Poon YY, Lang AE, Fallis M et al. Ten-year outcome of subthalamic stimulation in Parkinson disease: a blinded evaluation. Arch Neurol 2011; 68: 1550–1556.

Charles PD, Van Blercom N, Krack P, Lee SL, Xie J et al. Predictors of effective bilateral subthalamic nucleus stimulation for PD. Neurology 2002; 59: 932–934.

Daniels C, Krack P, Volkmann J, Pinsker MO, Krause M et al. Risk factors for executive dysfunction after subthalamic nucleus stimulation in Parkinson's disease. Mov Disord 2012; 25: 1583–1589.

Deep-Brain Stimulation for Parkinson's Disease Study G. Deep-brain stimulation of the subthalamic nucleus or the pars interna of the globus pallidus in Parkinson's disease. N Engl J Med 2001; 345: 956–963.

DeLong MR. Primate models of movement disorders of basal ganglia origin. Trends Neurosci 1990; 13: 281–285.

Deuschl G, Paschen S, Witt K. Clinical outcome of deep brain stimulation for Parkinson's disease. Handb Clin Neurol 2013; 116: 107–128.

Deuschl G, Schade-Brittinger C, Krack P, Volkmann J, Schafer H et al. A randomized trial of deep-brain stimulation for Parkinson's disease. N Engl J Med 2006; 355: 896–908.

Dostrovsky JO, Levy R, Wu JP, Hutchison WD, Tasker RR et al. Microstimulation-induced inhibition of neuronal firing in human globus pallidus. J Neurophysiol 2000; 84: 570–574.
Fasano A, Herzog J, Raethjen J, Rose FE, Muthuraman M et al. Gait ataxia in essential tremor is differentially modulated by thalamic stimulation. Brain 2010; 133: 3635–3648.
Fasano ALozano AM Deep brain stimulation for movement disorders: 2015 and beyond. Curr Opin Neurol 2015; 28: 423–436.
Favilla CG, Ullman D, Wagle Shukla A, Foote KD, Jacobson CE et al. Worsening essential tremor following deep brain stimulation: disease progression versus tolerance. Brain 2012; 135: 1455–1462.
Follett KA, Weaver FM, Stern M, Hur K, Harris CL et al. Pallidal versus subthalamic deep-brain stimulation for Parkinson's disease. N Engl J Med 2010; 362: 2077–2091.
Hashimoto T, Elder CM, Okun MS, Patrick SK, Vitek JL. Stimulation of the subthalamic nucleus changes the firing pattern of pallidal neurons. J Neurosci 2003; 23: 1916–1923.
Herzog J, Hamel W, Wenzelburger R, Potter M, Pinsker MO et al. Kinematic analysis of thalamic versus subthalamic neurostimulation in postural and intention tremor. Brain 2007; 130: 1608–1625.
Houeto JL, Mesnage V, Mallet L, Pillon B, Gargiulo M et al. Behavioural disorders, Parkinson's disease and subthalamic stimulation. J Neurol Neurosurg Psychiatry 2002; 72: 701–707.
Isaias IU, Volkmann J, Kupsch A, Burgunder JM, Ostrem JL et al. Factors predicting protracted improvement after pallidal DBS for primary dystonia: the role of age and disease duration. J Neurol 2011; 258: 1469–1476.
Kaminska M, Perides S, Lumsden DE, Nakou V, Selway R et al. Complications of Deep Brain Stimulation (DBS) for dystonia in children – The challenges and 10 year experience in a large paediatric cohort. Eur J Paediatr Neurol 2017; 21: 168–175.
Kleiner-Fisman G, Herzog J, Fisman DN, Tamma F, Lyons KE et al. Subthalamic nucleus deep brain stimulation: summary and meta-analysis of outcomes. Mov Disord 2006; 21 Suppl 14: 290–304.
Krack P, Batir A, Van Blercom N, Chabardes S, Fraix V et al. Five-year follow-up of bilateral stimulation of the subthalamic nucleus in advanced Parkinson's disease. N Engl J Med 2003; 349: 1925–1934.
Krauss JK, Pohle T, Weber S, Ozdoba C, Burgunder JM. Bilateral stimulation of globus pallidus internus for treatment of cervical dystonia. Lancet 1999; 354: 837–838.
Kuhn AA, Kempf F, Brucke C, Gaynor Doyle L, Martinez-Torres I et al. High-frequency stimulation of the subthalamic nucleus suppresses oscillatory beta activity in patients with Parkinson's disease in parallel with improvement in motor performance. J Neurosci 2008; 28: 6165–6173.
Limousin-Dowsey P, Pollak P, Van Blercom N, Krack P, Benazzouz A et al. Thalamic, subthalamic nucleus and internal pallidum stimulation in Parkinson's disease. J Neurol 1999; 246 Suppl 2: II42–45.
Limousin P, Greene J, Pollak P, Rothwell J, Benabid AL et al. Changes in cerebral activity pattern due to subthalamic nucleus or internal pallidum stimulation in Parkinson's disease. Ann Neurol 1997; 42: 283–291.
Limousin P, Krack P, Pollak P, Benazzouz A, Ardouin C et al. Electrical stimulation of the subthalamic nucleus in advanced Parkinson's disease. N Engl J Med 1998; 339: 1105–1111.
Limousin P, Speelman JD, Gielen F, Janssens M. Multicentre European study of thalamic stimulation in parkinsonian and essential tremor. J Neurol Neurosurg Psychiatry 1999; 66: 289–296.
Little S, Beudel M, Zrinzo L, Foltynie T, Limousin P et al. Bilateral adaptive deep brain stimulation is effective in Parkinson's disease. J Neurol Neurosurg Psychiatry 2016; 87: 717–721.
Little S, Pogosyan A, Neal S, Zavala B, Zrinzo L et al. Adaptive deep brain stimulation in advanced Parkinson disease. Ann Neurol 2013; 74: 449–457.
Loher TJ, Barlocher CB, Krauss JK. Dystonic movement disorders and spinal degenerative disease. Stereotact Funct Neurosurg 2006; 84: 1–11.
Loher TJ, Pohle T, Krauss JK. Functional stereotactic surgery for treatment of cervical dystonia: review of the experience from the lesional era. Stereotact Funct Neurosurg 2004; 82: 1–13.
Odin P, Ray Chaudhuri K, Slevin JT, Volkmann J, Dietrichs E et al. Collective physician perspectives on non-oral medication approaches for the management of clinically relevant unresolved issues in Parkinson's disease: Consensus from an international survey and discussion program. Parkinsonism Relat Disord 2015; 21: 1133–1144.
Okun MS, Fernandez HH, Wu SS, Kirsch-Darrow L, Bowers D et al. Cognition and mood in Parkinson's disease in subthalamic nucleus versus globus pallidus interna deep brain stimulation: the COMPARE trial. Ann Neurol 2009; 65: 586–595.
Okun MS, Gallo BV, Mandybur G, Jagid J, Foote KD et al. Subthalamic deep brain stimulation with a constant-current device in Parkinson's disease: an open-label randomised controlled trial. Lancet Neurol 2012; 11: 140–149.
Ostrem JL, Racine CA, Glass GA, Grace JK, Volz MM et al. Subthalamic nucleus deep brain stimulation in primary cervical dystonia. Neurology 2011; 76: 870–878.
Pahapill PA, Lozano AM. The pedunculopontine nucleus and Parkinson's disease. Brain 2000; 123: 1767–1783.
Pauls KA, Hammesfahr S, Moro E, Moore AP, Binder E et al. Deep brain stimulation in the ventrolateral thalamus/subthalamic area in dystonia with head tremor. Mov Disord 2014; 29: 953–959.
Plaha P, Ben-Shlomo Y, Patel NK, Gill SS. Stimulation of the caudal zona incerta is superior to stimulation of the subthalamic nucleus in improving contralateral parkinsonism. Brain 2006; 129: 1732–1747.
Pollak P. Deep brain stimulation for Parkinson's disease – patient selection. Handb Clin Neurol 2013; 116: 97–105.
Pötter M, Herzog J, Siebner HR, Kopper F, Steigerwald F et al. Subthalamic nucleus stimulation modulates audiospinal reactions in Parkinson disease. Neurology 2008; 70: 1445–1451.
Pötter M, Illert M, Wenzelburger R, Deuschl G, Volkmann J. The effect of subthalamic nucleus stimulation on autogenic inhibition in Parkinson disease. Neurology 2004; 63: 1234–1239.
Ramirez-Zamora A, Okun MS. Deep brain stimulation for the treatment of uncommon tremor syndromes. Expert Rev Neurother 2016; 16: 983–997.
Ranck JB. Which elements are excited in electrical stimulation of mammalian central nervous system? A review. Brain Research 1975; 98: 417–440.
Reese R, Gruber D, Schoenecker T, Bazner H, Blahak C et al. Long-term clinical outcome in meige syndrome treated with internal pallidum deep brain stimulation. Mov Disord 2011; 26: 691–698.
Reich MM, Brumberg J, Pozzi NG, Marotta G, Roothans J et al. Progressive gait ataxia following deep brain stimulation for essential tremor: adverse effect or lack of efficacy? Brain 2016 Sept 21.
Reich MM, Steigerwald F, Sawalhe AD, Reese R, Gunalan K et al. Short pulse width widens the therapeutic window of subthalamic neurostimulation. Ann Clin Transl Neurol 2015; 2: 427–432.

Schrader C, Aumüller M, Lütjens G, Saryyeva A, Capelle H et al. Bilateral pallidal stimulation improves chorea in antiphospholipid antibody syndrome with oral anticoagulation. Movement Disorders Clinical Practice 2015; 2: 194–196.

Schuepbach WM, Rau J, Knudsen K, Volkmann J, Krack P et al. Neurostimulation for Parkinson's disease with early motor complications. N Engl J Med 2013; 368: 610–622.

Schupbach WM, Maltete D, Houeto JL, du Montcel ST, Mallet L et al. Neurosurgery at an earlier stage of Parkinson disease: a randomized, controlled trial. Neurology 2007; 68: 267–271.

Sitsapesan HA, Holland P, Oliphant Z, De Pennington N, Brittain JS et al. Deep brain stimulation for tremor resulting from acquired brain injury. J Neurol Neurosurg Psychiatry 2014; 85: 811–815.

St George RJ, Nutt JG, Burchiel KJ, Horak FB. A meta-regression of the long-term effects of deep brain stimulation on balance and gait in PD. Neurology 2010; 75: 1292–1299.

Stefani A, Lozano AM, Peppe A, Stanzione P, Galati S et al. Bilateral deep brain stimulation of the pedunculopontine and subthalamic nuclei in severe Parkinson's disease. Brain 2007; 130: 1596–1607.

Steigerwald F, Müller L, Johannes S, Matthies C, Volkmann J. Directional deep brain stimulation of the subthalamic nucleus: A pilot study using a novel neurostimulation device. Mov Disord 2016; 31: 1240–1243.

Timmermann L, Schupbach M, Hertel F, Wolf E, Eleopra R et al. A new rechargeable device for deep brain stimulation: a prospective patient satisfaction survey. Eur Neurol 2013; 69: 193–199.

Vidailhet M, Yelnik J, Lagrange C, Fraix V, Grabli D et al. Bilateral pallidal deep brain stimulation for the treatment of patients with dystonia-choreoathetosis cerebral palsy: a prospective pilot study. Lancet Neurol 2009; 8: 709–717.

Volkmann J. Deep brain stimulation for the treatment of Parkinson's disease. J Clin Neurophysiol 2004; 21: 6–17.

Volkmann J, Allert N, Voges J, Sturm V, Schnitzler A et al. Long-term results of bilateral pallidal stimulation in Parkinson's disease. Ann Neurol 2004; 55: 871–875.

Volkmann J, Mueller J, Deuschl G, Kuhn AA, Krauss JK et al. Pallidal neurostimulation in patients with medication-refractory cervical dystonia: a randomised, sham-controlled trial. Lancet Neurol 2014; 13: 875–884.

Weaver FM, Follett K, Stern M, Hur K, Harris C et al. Bilateral deep brain stimulation vs best medical therapy for patients with advanced Parkinson disease: a randomized controlled trial. Jama 2009; 301: 63–73.

Weintraub D, Burn DJ. Parkinson's disease: the quintessential neuropsychiatric disorder. Mov Disord 2011; 26: 1022–1031.

Weiss D, Walach M, Meisner C, Fritz M, Scholten M et al. Nigral stimulation for resistant axial motor impairment in Parkinson's disease? A randomized controlled trial. Brain 2013; 136: 2098–2108.

Williams A, Gill S, Varma T, Jenkinson C, Quinn N et al. Deep brain stimulation plus best medical therapy versus best medical therapy alone for advanced Parkinson's disease (PD SURG trial): a randomised, open-label trial. Lancet Neurol 2010; 9: 581–591.

Zaidel A, Bergman H, Ritov Y, Israel Z. Levodopa and subthalamic deep brain stimulation responses are not congruent. Mov Disord 2010; 25: 2379–2386.

Zhang K, Bhatia S, Oh MY, Cohen D, Angle C et al. Long-term results of thalamic deep brain stimulation for essential tremor. J Neurosurg 2010; 112: 1271–1276.

Zibetti M, Merola A, Rizzi L, Ricchi V, Angrisano S et al. Beyond nine years of continuous subthalamic nucleus deep brain stimulation in Parkinson's disease. Mov Disord 2011; 26: 2327–2334.

Zrinzo L, Foltynie T, Limousin P, Hariz MI. Reducing hemorrhagic complications in functional neurosurgery: a large case series and systematic literature review. J Neurosurg 2012; 116: 84–94.

# I 4 Normaldruckhydrozephalus

*von K. Jahn und A. Zwergal*

Der Normaldruckhydrozephalus (NPH) ist durch die *Symptomtrias* aus Gangstörung, Demenz und Urininkontinenz, verbunden mit einer Erweiterung der inneren Ventrikelräume bei normalen mittleren Liquordruckwerten (Adams et al. 1965; Hakim und Adams 1965) gekennzeichnet. Das klinische Bild kann sehr variabel sein, und so stellt die Diagnosefindung eine Herausforderung dar. Die Abgrenzung von anderen Krankheitsbildern, insbesondere neurodegenerativen oder vaskulären Erkrankungen mit Demenz und Gangstörung, kann im Einzelfall schwierig sein, ist aber wichtig, da der NPH effektiv durch Dauerableitung des Liquors behandelt werden kann. Die Wahrscheinlichkeit für ein therapeutisches Ansprechen auf die Dauerableitung (Ventrikulo-peritonealer Shunt) wird pragmatisch durch den Nachweis einer vorübergehenden Verbesserung der Symptome nach Liquorablass vorhergesagt, auch wenn hochwertig kontrollierte Studien zur Wirksamkeit der Therapie weiterhin fehlen (Halperin et al. 2015).

## I 4.1 Klinik

### I 4.1.1 Symptome

Die typische klinische Trias des NPH besteht aus hypokinetischer Gangstörung, subkortikaler Demenz und neurogener Blasenstörung. Das Vorhandensein einer Gangstörung ist nahezu obligat, kognitive Defizite (70–100 %) und Blasenstörung sind sehr häufig (65–95 %). Alle drei Symptome zusammen kommen nur bei ca. 50 % der Patienten vor (Gallia et al. 2006; Williams und Malm 2016).

#### I 4.1.1.1 Gangstörung

Das Auftreten einer Gangstörung ist häufig das erste Symptom eines NPH (Gallia et al. 2006). Die Phänomenologie der Gangstörung zeigt eine große Varianz und hängt vom Stadium der Erkrankung ab. Anfänglich wird von den Patienten oft von einer Gangunsicherheit berichtet. Im Verlauf entwickelt sich im typischen Fall eine Gangstörung mit einem verlangsamten, breitbasigen, kleinschrittigen Gangbild für das das verminderte Abheben und Abrollen der Füße (magnetisches Gehen, Bügeleisengang) bei gleichzeitig erhaltenen bis gesteigerten Mitbewegungen der Arme besonders typisch ist (Fisher 1982; Schniepp et al. 2016). Eine Start- und Schreithemmung bis hin zum »Freezing« wurde bei bis zu 56 % der Patienten mit fortgeschrittenem NPH beschrieben (Giladi et al. 1997; Williams und Malm 2016). Die Patienten klagen über eine Instabilität, häufig mit einer Fallneigung nach hinten (Selge et al. 2016). Im fortgeschrittenen Krankheitsstadium kann es zu einer vollständigen Immobilität mit Erschwernis selbstständiger Wendebewegungen im Bett und einer starken Störung der Rumpfkontrolle mit Falltendenz nach hinten auch im Sitzen kommen. Häufig entwickelt sich dann parallel eine spastische Muskeltonuserhöhung der Beine (Bugalho und Guimaraes 2007).

#### I 4.1.1.2 Demenz

Demenzielle Symptome sind bei NPH-Patienten unterschiedlich deutlich ausgeprägt. Kognitive Defizite können allerdings testpsychologisch bei fast jedem Patienten mit NPH nachgewiesen werden (Iddon et al. 1999). Das Defizitprofil entspricht in der Regel einer subkortikalen Demenz mit Störung der Exekutivfunktionen, Antriebsmangel, psychomotorischer Verlangsamung, affektiver Indifferenz, Umstellungserschwernis und fehlender Störungsreflexion (Devito et al. 2005). Zeichen einer kortikalen Funktionsstörung, insbesondere ausgeprägte räumliche Orientierungs- oder Gedächtnisstörungen, liegen in typischen Fällen nicht vor. Wenn diese vorkommen, muss an eine Komorbidität mit der Demenz vom Alzheimer-Typ gedacht werden. In einer Kohorte von 446 Patienten mit der Verdachtsdiagnose NPH wurde im Verlauf (Median Follow-up 4,8 Jahre) bei 36 % die Diagnose einer Alzheimer-Demenz gestellt (Koivisto et al. 2016). Schwere demenzielle Syndrome, Bewusstseinsstörungen oder delirante Syndrome sollten an der Diagnose eines NPH zweifeln lassen.



#### I 4.1.1.3 Blasenstörung

Die Harninkontinenz bei NPH ist Ausdruck einer neurogenen Blasenentleerungsstörung. Die Patienten berichten über imperativen Harndrang mit erhöhter Miktionsfrequenz. Als urodynamisches Äquivalent zeigt sich eine Überaktivität des M. detrusor vesicae (Sakakibara 2015). Im Verlauf der Erkrankung verhindert die Störung der frontalen Impulskontrolle das Bewusstwerden des Harndrangs und es kommt zunehmend zum Einnässen. Eine Stuhlinkontinenz findet sich nur in schwerwiegenden Fällen. Eine monosymptomatische Stuhlinkontinenz ist nicht mit der Diagnose eines NPH vereinbar (Sprecher et al. 2008).

### I 4.1.2 Diagnostik

Die diagnostische Sicherung eines NPH und die Identifikation der Patienten, die von einer Shunt-Operation profitieren, kann schwierig sein, insbesondere wenn eine unvollständige klinische Symptomatik vorliegt, die kognitive Beeinträchtigung dominiert und in der Bildgebung neben der Ventrikelerweiterung eine kortikale Atrophie oder multiple vaskuläre Läsionen bestehen. Es liegen internationale Diagnosekriterien vor, die Anamnese, Bildgebung und Klinik berücksichtigen (Relkin et al. 2005; Mori et al. 2012) (**Tab. I 4.1**). Diese basieren allerdings auf mäßiger Evidenz, da bislang keine hochwertigen diagnostischen Studien (d. h. Evidenzklasse I/II nach CHS-Kriterien) verfügbar sind. Unverzichtbar für die Diagnose sind Anamnese, klinischer Befund und eine strukturelle Hirnbildgebung (CT, MRT). Die Erfolgsaussichten der Therapie werden am häufigsten vom Ergebnis des Liquorablassversuchs abhängig gemacht, der einfach durchzuführen ist (Halperin et al. 2015).

Die wichtigsten Differentialdiagnosen des NPH sind die subkortikale vaskuläre Enzephalopathie und neurodegenerative demenzielle Erkrankungen vom Alzheimer- oder frontotemporalen Typ. Bei den oft älteren Patienten tragen sensorische Defizite, degenerative Wirbelsäulen- und Gelenkverän-

**Tab. I 4.1:** Diagnostische Kriterien für den idiopathischen NPH (nach Relkin et al. 2005; Mori et al. 2012)

| NPH | Anamnese | Klinik | Bildgebung/Liquor |
|---|---|---|---|
| **wahrscheinlich** | • Allmählicher Beginn<br>• Alter > 40 Jahre<br>• Symptomdauer > 3 Monate<br>• Kein Hinweis auf sekundären Hydrozephalus (Trauma, Blutung, Meningitis etc.)<br>• Fortschreitender Verlauf<br>• Keine Komorbidität, die die Symptome erklärt (neurologisch, psychiatrisch, internistisch) | Gangstörung und mind. 1 der 2 anderen Leitsymptome (kognitive Störung/Blasenstörung)<br><br>Gangstörung mit (mind. 2):<br>• Reduzierte Schritthöhe<br>• Reduzierte Schrittlänge<br>• Reduzierte Geschwindigkeit<br>• Breitbasiges Gehen<br>• Fußspitzen auswärts<br>• Retropulsionstendenz<br>• Umwenden mit > 3 Schritten<br>• Gestörte Balance (> 1 Ausfallschritt bei 8 Schritten Tandemgang)<br><br>Kognitive Defizite mit pathologischem Screening-Test oder (mind. 2):<br>• Psychomotorische Verlangsamung<br>• Gestörte Feinmotorik<br>• Störung (geteilte) Aufmerksamkeit<br>• Störung Recall<br>• Exekutive Störung<br>• Verhaltens- und Persönlichkeitsstörung<br><br>Blasenstörung mit entweder Urininkontinenz oder (mind. 2):<br>• Urge-Symptomatik<br>• Pollakisurie (> 6 in 12 h)<br>• Nykturie (> 2 pro Nacht) | CT oder MRT mit:<br>• Ventrikelvergrößerung, nicht vollständig auf Atrophie zurückzuführen (Evans Index > 0,3)<br>• Kein Hinweis auf Liquorabflussstörung<br><br>Und (mind. 1):<br>• Temporalhornerweiterung (nicht erklärt durch Hippocampus-Atrophie)<br>• Corpus callosum Winkel > 40°<br>• Periventrikuläre Signalveränderungen (nicht erklärt durch vaskuläre oder demyelinisierende Erkrankung)<br>• Flow-void im Aquaedukt/ 4. Ventrikel im MRT<br><br>Liquoreröffnungsdruck:<br>5–18 mmHg (70–245 mm $H_2O$) |
| **möglich** | • Auch subakuter oder unklarer Beginn<br>• Beginn in jedem Alter nach der Kindheit<br>• Dauer auch < 3 Monate<br>• Trauma, Blutung, Meningitis ohne wahrscheinlichen Zusammenhang erlaubt<br>• Begleiterkrankungen als Teilursache erlaubt<br>• Nicht sicher fortschreitend | • Blasenstörung/ kognitive Defizite ohne Gangstörung<br>• Gangstörung oder Demenz allein | • Deutliche zerebrale Atrophie<br>• Strukturelle Läsionen, die die Ventrikelweite erklären<br><br>Liquoreröffnungsdruck unbekannt oder außerhalb des oben genannten Bereichs |
| **unwahrscheinlich** | • Begleiterkrankung, die die Symptome erklärt | • Keines der Leitsymptome | • Keine Ventrikelerweiterung<br>• Klinische Zeichen erhöhten Liquordrucks (Stauungspapille) |

derungen sowie urologische Erkrankungen zum Gesamtbild bei. Wesentlich ist dann die klinische Analyse der einzelnen Faktoren, um das Besserungspotenzial durch Shunt-Operation abschätzen zu können.

### I 4.1.2.1 Klinische Beurteilung

Die wichtigsten anamnestischen und klinischen Faktoren sind in **Tab. I 4.1** zusammengefasst. Die *Gangstörung* betrifft fast 100 % der Patienten und kann klinisch beurteilt werden (Ravdin et al. 2008, Jahn et al. 2015a, b). Typisch sind reduzierte Schrittlänge, vermindertes Abheben der Füße und ein breitbasiger Gang (Stolze et al. 2000, 2001). Zur differentialdiagnostischen Abgrenzung der hypokinetischen Gangstörungen bei Parkinson-Syndromen sollte auf die Armmitbewegung geachtet werden, die beim NPH typischerweise erhalten ist. Im Zweifelsfall sollte als weiteres diagnostisches Kriterium die Veränderung des Gangbildes nach einem Therapieversuch mit L-Dopa berücksichtigt werden (Broggi et al. 2016). Die klinische Unterscheidung von einer Gangstörung bei subkortikaler vaskulärer Enzephalopathie ist besonders schwierig und gelegentlich nur durch die longitudinale Beobachtung nach Liquorablass möglich. Bei der Ganganalyse sollten zumindest die Geschwindigkeit, die Schrittzahl über 10 Meter und die Schrittzahl beim Umwenden registriert werden. Eine standardisierte Ganganalyse (Videosysteme oder Drucksensorteppiche) erleichtert die Erfassung, vor allem wenn Veränderungen des Gangbildes im Verlauf beurteilt werden sollen (Schniepp et al. 2016).
Zur Evaluation *kognitiver Defizite* werden häufig Bedside-Tests wie der Mini-Mental-Status eingesetzt (Shprecher et al. 2008, Peterson et al. 2016). Diese können jedoch lediglich einen groben klinischen Eindruck vermitteln. Milde kognitive Defizite, die bei leichten NPH-Formen häufig sind, werden dabei übersehen. Ein weiteres Problem bei Bedside-Tests stellt die fehlende Validierung für wiederholte Testung dar. Zur qualitativen und quantitativen Erfassung des kognitiven Leistungsprofils sollten neuropsychologische Untersuchungsverfahren unter Einbeziehung von Tests zu Gedächtnis, Aufmerksamkeit, Sprache, Orientierung und Exekutivfunktionen eingesetzt werden, bei denen für Verlaufstestungen mehrere validierte Versionen vorliegen (Vermeidung von Lerneffekten; Hellstrom et al. 2007).
Die *Blasenstörung* ergibt sich aus den anamnestischen Angaben. Wenn keine Inkontinenz besteht, so ist besonders nach einer Urge-Symptomatik zu fragen. Die zugrunde liegende Detrusor-Überaktivität kann urodynamisch erfasst werden und findet sich dann bei den meisten Patienten mit NPH-Verdacht (Sakakibara 2015).

### I 4.1.2.2 Zerebrale Bildgebung

Eine kranielle Bildgebung (CT, MRT) zeigt typischerweise eine überproportionale Vergrößerung der Seitenventrikel bei fehlender kortikaler Atrophie. Die Vorderhörner und Temporalhörner der Seitenventrikel sind balloniert und abgerundet. Als quantitatives Maß für den Hydrozephalus wird auch in den aktuellen Leitlinien der Evans Index verwendet, der definiert ist als Quotient aus der weitesten Strecke der lateralen Ausdehnung beider Frontalhörner und der maximalen transversalen Hirnausdehnung auf demselben Schnitt (auffällig > 0,3; **Abb. I 4.1**). Mithilfe der Kernspintomographie kann das Ausmaß der Liquordiapedese in T2-gewichteten Bildern abgeschätzt werden (»Polkappen«) und die Durchgängigkeit des Aquädukts zur Abgrenzung vom obstruktiven Hydrozephalus dargestellt werden. Das Vorhandensein eines verstärkten *Flow-void* im Aquädukt (Artefakte durch die Liquorpulsation) und die Phasenkontrast-Darstellung des Liquorflusses durch den Aquädukt während des Herzzyklus sprechen für die Diagnose und sagen möglicherweise ein besseres Ansprechen auf die Therapie voraus. Die Ergebnisse sind aber diesbezüglich uneinheitlich (Bradley 2016). Durch die Kernspintomographie sollten weiterhin massive kortikale Atrophien, hippokampale Veränderungen und mikroangiopathische Läsionen als Ursachen der klinischen Symptome ausgeschlossen werden. Leichte bis mittelgradige vaskuläre Marklagerveränderungen schließen den Erfolg einer Shunt-Operation bei gleichzeitig bestehendem NPH nicht aus (Conner et al. 1984; Bech-Azeddine et al. 2007). Das Ausmaß der klinischen Befundverbesserung korreliert jedoch negativ mit der Ausdehnung der Marklagerläsionen (Krauss et al. 1996; Bugalho und Alves 2007). Weitere Bildgebungsverfahren wie Spektroskopie, Echoplanar-



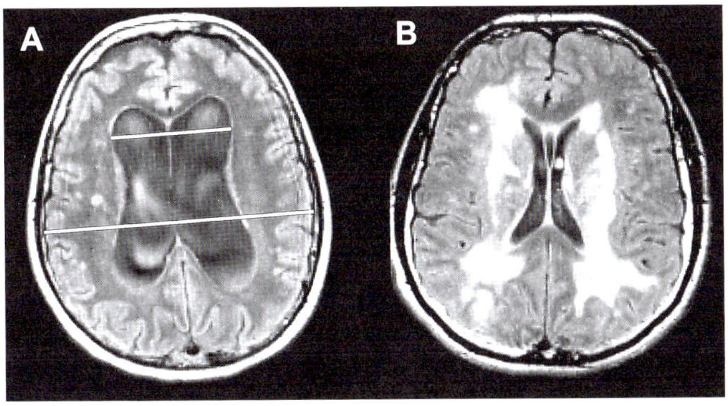


**Abb. I 4.1:** FLAIR-gewichtetes axiales MRT bei NPH (A) mit Erweiterung der inneren Liquorräume bei engen äußeren Liquorräumen und bei vaskulärer Enzephalopathie (B) mit deutlichen Marklagerläsionen (modifiziert nach Jahn et al. 2010). Im linken Abbildungsteil sind die Messgrundlagen für den Evans-Index eingezeichnet, der sich hier mit 0,44 pathologisch darstellt.

bildgebung zur Messung von B-Wellen und nuklearmedizinischer Verfahren werden in Studien eingesetzt, besitzen aber für die klinische Routine keine Bedeutung (Williams und Malm 2016).

### I 4.1.2.3 Liquortests

Für die differentialdiagnostische Einordnung ist insbesondere eine Liquorpunktion mit *Liquorablass* (30–50 ml) hilfreich. Obwohl der Test seit der Erstbeschreibung des Krankheitsbildes verwendet wird (Hakim und Adams 1965), gibt es nur wenige kontrollierte Studien dazu (Gallia et al. 2006). Die Besserung der klinischen Symptomatik nach Liquorpunktion hat einen positiven prädiktiven Wert von 73–100 % (Marmarou et al. 2005). Die Sensitivität des Liquorablassversuchs ist aber gering (25–60 %), sodass fehlende Besserung einen NPH nicht ausschließt (Hebb und Cusimano 2001). Der deutlichste klinische Effekt nach Liquorablass ist nach 24 bis 48 Stunden zu beobachten und fällt beim Vergleich der selbstgewählten Ganggeschwindigkeit vor und nach Punktion deutlicher aus als bei maximaler Ganggeschwindigkeit (Schniepp et al. 2016). Es gibt eine starke Varianz bezüglich des Zeitraums, innerhalb dessen es zu einer klinischen Besserung nach Liquorablass kommt (Stunden bis Tage). Mögliche Einflussfaktoren könnten die Länge des Krankheitsverlaufs, das Ausmaß begleitender struktureller zerebraler Veränderungen (z. B. periventrikuläre Mikroangiopathie), Alter und Komorbiditäten sein. Eine standardisierte Testung der Patienten unter Einschluss von quantitativer Gangmessung (Zeit und Schrittzahl für eine definierte Strecke) und neuropsychologischer Untersuchung am Tag vor und nach dem Liquorablass ist pragmatisch sinnvoll. Bei unklaren Effekten sollte der Beobachtungszeitraum ausgedehnt werden.

Eine Alternative zur Lumbalpunktion stellt die Dauerableitung des Liquors über mehrere Tage über eine *Lumbaldrainage* dar (Haan und Thomeer 1988), die eine höhere Sensitivität (50–100 %) sowie Spezifität (60–100 %) und einen hohen positiven prädiktiven Wert für die Besserung nach Shunt (80–100 %) hat (Halperin et al. 2015). Die Vorteile werden durch die höhere Invasivität der Methode erkauft, sodass wir das in **Abb. I 4.2** illustrierte stufenweise Vorgehen empfehlen (Jahn et al. 2010). Bei der Liquorpunktion sollte der Eröffnungsdruck gemessen werden, um pathologische Werte auszuschließen (siehe diagnostische Kriterien in **Tab. I 4.1**). Die erhöhte Pulsatilität des Liquors korreliert in retrospektiven Serien zu einem guten Outcome (Eide und Brean 2010; Halperin et al. 2015). Auch die kontinuierliche Liquordruckmessung mit Registrierung der B-Wellen und Liquorinfusionstests ergeben für die Voraussage des Ansprechens auf eine Therapie wertvolle Ergebnisse, werden aber nur an einzelnen Zentren eingesetzt und sind nicht generell notwendig (Halperin et al. 2015; Williams und Malm 2016). Bei der Bestimmung von Neurodegenerationsmarkern in der Differentialdiagnose zu degenerativen Demenzen ist zu beachten, dass auch beim NPH ein gering erhöhtes Gesamt-Tau-Protein zu finden ist (Lins et al. 2004; Kapaki et al. 2007; Tullberg et al. 2008). Der diagnostische Wert muss eher im Sinne eines Ausschlusses primärer neurodegenerativer Erkrankungen gesehen werden.

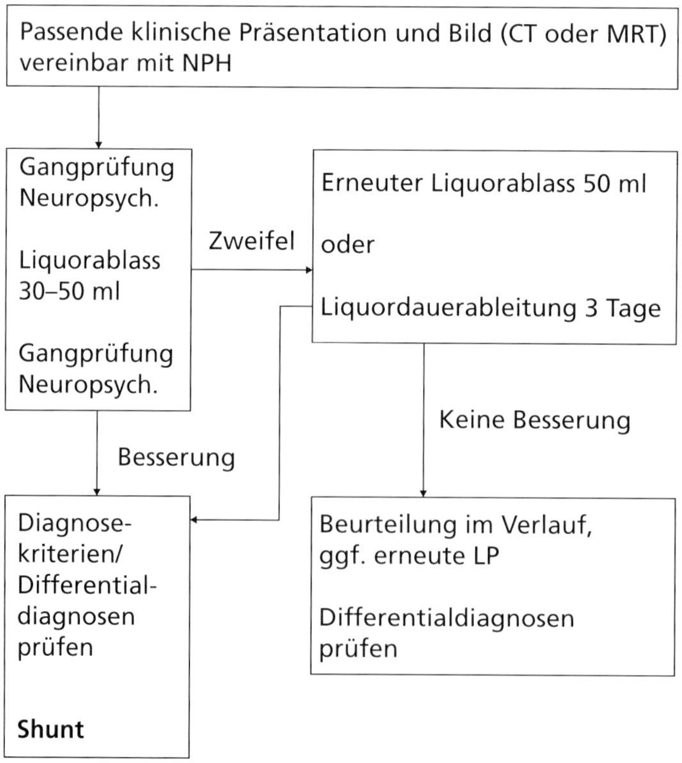


**Abb. I 4.2:** Algorithmus für das diagnostische Prozedere bei NPH (modifiziert nach Jahn et al. 2010)

## I 4.2 Epidemiologie und Verlauf

Die berichteten Inzidenz- und Prävalenzraten hängen stark von den angewendeten Diagnosekriterien ab und streuen entsprechend. Die berichtete Inzidenz liegt bei 5,5/100 000 Einwohnern in einer norwegischen Population (Brean und Eide 2008). Für Deutschland wurde aus Krankenkassendaten eine Inzidenz von 1,36/100 000 Einwohner bestimmt (Lemcke et al. 2016). In Norwegen wurde die Prävalenz auf 22/100 000 der Bevölkerung geschätzt, mit einer altersabhängigen Zunahme von 3,3/100 000 für 50–59-Jährige auf 181,7/100 000 für 70–79-Jährige (Brean und Eide 2008). Obwohl der NPH auch bei Kindern und Jugendlichen auftreten kann, ist er eine typische Alterserkrankung (Vanneste 2000). Bei zwischen 1 % und 5 % der Demenzpatienten ergibt sich der Verdacht auf einen NPH als Ursache (Freter et al. 1998; Knopman et al. 2006). Der NPH tritt bei Männern und Frauen etwa gleich häufig auf (Lemcke et al. 2016). Es handelt sich um eine langsam fortschreitende Erkrankung. Anamnestisch bestehen bei mehr als 50 % der Patienten zum Zeitpunkt der Diagnosestellung bereits seit > 1 Jahr Symptome. Die kürzesten Anamnesen werden mit einem Monat, die längsten mit zehn Jahren bis zur Diagnosestellung berichtet. Ohne Therapie kann die Erkrankung bis zum akinetischen Mutismus fortschreiten (Gerloff und Strupp 2007). Etwa 60–80 % der Patienten bessern sich nach Shunt-Operation (Williams und Malm 2016). Eine Metaanalyse zeigt, dass sich 96 % zumindest in den ersten 6 Monaten subjektiv verbessern und bei 83 % eine objektive Besserung in der quantitativen Ganganalyse festgestellt werden kann (Halperin et al. 2015). Dieselbe Übersicht über die Studienlage zeigt, dass bei etwa 11 % der Patienten relevante Nebenwirkungen der Therapie auftreten. Wie lang die Besserung anhält ist in einer Population älterer und daher oft multimorbider Patienten nicht leicht zu untersuchen. In der Studie von Kahlon et al. (2007) konnten nach 5 Jahren 43 % der Patienten, die einen Shunt erhalten hatten, nachuntersucht werden. Der Anteil der gebesserten Patienten verringerte sich: nur noch 40 % zeigten eine Verbesserung des Gehens im Vergleich zur Situation vor der Shunt-Implantation.

## I 4.3 Therapeutische Prinzipien

Seit der Erstbeschreibung 1965 ist es gängige Praxis, den NPH durch eine Dauerableitung des Liquors (*Shunt-Operation*) zu behandeln. Aus dem Verständnis der Pathophysiologie ist es plausibel, dass diese Therapie effektiv ist. Insbesondere vor Eintreten strukturell fixierter Veränderungen sollte eine Symptombesserung möglich sein, die in zahlreichen retrospektiven Serien beschrieben worden ist (↑). In der letzten Cochrane-Analyse aus dem Jahr 2002 konnte allerdings keine randomisierte, kontrollierte Studie zu dieser Therapie identifiziert werden (Esmonde und Cooke 2002). In der Zwischenzeit sind einige wenige gute Studien dazugekommen. So fanden Kahlon und Kollegen in einer kontrollierten Studie an 75 NPH Patienten eine objektive Besserung des Gehens nach ventrikuloperitonelem Shunt bei > 80 % der operierten Patienten, die nach 5 Jahren noch bei > 40 % nachzuweisen war (Kahlon et al. 2007). In der jüngsten Zusammenfassung von 2015 wird eine Level B Empfehlung für die Shunt-Operation gegeben (Halperin et al. 2015). Bei einer Komplikationsrate von 11 % sollte die Therapieentscheidung sorgfältig abgewogen werden, ohne geeigneten Patienten die Therapie vorzuenthalten (**Tab. I 4.2**). Die höheren Erfolgsraten in Bezug auf die symptomatische Besserung und niedrigere Komplikationsraten dürften neben der besseren Patientenselektion durch den Einsatz moderner Gravitationsventile erklärt sein (Suchorska et al. 2015). Für die Wahl des Ventileröffnungsdrucks gibt es unterschiedliche Empfehlungen. Oft wird ein anfangs hoher Druck allmählich abgesenkt, um eine Überdrainage zu vermeiden. Es wurden aber auch schon initial niedrige Drücke mit gutem Erfolg angewendet (Boon et al. 1998; Paulus 2012). Alternative Shunt-Techniken (endoskopische Ventrikulostomie, lumbo-peritonealer Shunt) sind nach gegenwärtigem Erkenntnisstand keine Alternative (Kazui et al. 2015; Tudor et al. 2015).

### I 4.3.1 Ätiologie und Pathophysiologie

Beim NPH wird die idiopathische Form (ca. 45 % der Fälle, ohne Nachweis einer Ursache) von den sekundären, symptomatischen Formen unterschieden. Häufigste Ursachen eines sekundären NPH sind Subarachnoidalblutungen (23 %), Schädel-Hirn-Traumata (12,5 %) neurochirurgische Eingriffe (6 %) oder Meningitiden (4,5 %) (Meier et al. 2006; Factora und Luciano 2008). Weitere seltenere Ursachen sind u. a. kranielle Strahlentherapien, intrathekale Chemotherapien, vaskuläre Malformationen, Epiphysentumore und ZNS-Erkrankungen mit massiv erhöhten Liquoreiweißwerten (Sarkoidose, Neurofibromatose) (Chahlavi et al. 2001). Die exakte Pathophysiologie des NPH ist weiterhin unklar. In einem frühen Stadium der Erkrankung wird eine Störung der Liquordynamik auf Grundlage einer Störung der venösen Compliance als Hauptfaktor vermutet (Bateman 2009). Normalerweise wird der Liquor aufgrund eines Druckgradienten zwischen Liquorsystem und venösem Blut über der Konvexität des Gehirns ins venöse Gefäßsystem resorbiert. In Langzeitmessungen des intrakraniellen Drucks (ICP) bei NPH-Patienten ist der ICP-Mittelwert normal, allerdings werden darüber hinaus spontane Anstiege des ICPs von bis zu zwei Minuten Dauer gemessen (sog. B-Wellen) (Czosnyka et al. 2005; Carrera et al. 2010). Gegenwärtig wird davon ausgegangen, dass temporäre oder intermittierende ICP-Erhöhungen durch Scherkräfte zu einer schleichenden Ausdehnung der inneren Ventrikelräume führen können (Conner et al. 1984; Czosnyka et al. 2004).

Die Ventrikulomegalie ist per se allerdings nicht ausreichend, um die klinischen Symptome des NPH zu erklären (Fukuhara und Luciano 2001). Eine vermehrte Liquordiapedese ins periventrikuläre Marklager mit transkapillärer Liquorresorption, perventrikulärer Ödembildung und einer

**Tab. I 4.2:** Ergebnisse ausgewählter Studien (seit 2005) zur Shunt-Implantation bei NPH (↑)

| Studie | N | Design | Besserung post Shunt (% der Patienten) | Follow-Up | Komplikationsrate | Kommentar |
|---|---|---|---|---|---|---|
| McGirt et al. 2005 | 132 | Monozentrisch, retrospektiv | 33 %<br>60 %<br>75 % | 3 Mo.<br>6 Mo.<br>24 Mo. | 15 % Kopfschmerzen<br>2 % SDH<br>23 % Dysfunktion<br>4 % Infektion | Ventil in Abhängigkeit von Liquordruckmessung |
| Meier et al. 2008 | 148 | Monozentrisch, retrospektiv | 79 %<br>60 % | 3 Jahre<br>5 Jahre | 19 % Dysfunktion<br>3 % Infektion | 100 % VP-Shunt, Gravitationsventil |
| Kahlon et al. 2007 | 75 | Monozentrisch, prospektiv | 83 %<br>40 % | 6 Mo.<br>5 Jahre | 11 % für alle | Kontrollgruppe Patienten ohne Shunt-Indikation |
| Razay et al. 2009 | 33 (18 Shunt) | Monozentrisch, prospektiv, kontrolliert | 80 % | 3 Mo. | n/a | Kontrollgruppe hatte OP abgelehnt (nicht randomisiert) |
| Lemcke und Meier 2010 | 42 | Monozentrisch, prospektiv | 86 %<br>83 % | 2 Jahre<br>4 Jahre | 9 % | Verstellbares Codman Hakim Ventil und Miethke Shunt Assistent |
| Kazui et al. 2015 | 93 | Multizentrisch, prospektiv, kontrolliert | 67 % | 1 Jahr | 22 % | Lumbo-peritonealer Shunt |

Mo. Monat, SDH Subduralhämatom/-hygrom, VA ventrikulo-atrial, VP ventrikulo-peritoneal

Verschlechterung des periventrikulären Blutflusses spielt pathophysiologisch eine wichtige Rolle (Czosnyka et al. 2011; Kim et al. 2010). Ein kritischer Punkt in der Pathogenese des NPH scheint erreicht zu sein, wenn sekundäre metabolische zerebrale Störungen entstehen, die sich z. T. selbst unterhalten können. Eine verminderte Perfusion des periventrikulären Marklagers kann zu mikrovaskulären Infarkten, Nervenzelluntergängen und Gliosen führen. Davon sind insbesondere die parazentralen Fasern der Corona radiata betroffen, die topisch die Beinmotorik repräsentieren. Durch den verminderten Liquorabfluss kommt es weiterhin zu einem reduzierten Abtransport neurotoxischer Substanzen wie Beta-Amyloid, Tau-Protein oder proinflammatorischen Zytokinen (TNF-alpha) (Kudo et al. 2000; Tarkowski et al. 2003; Li et al. 2007). Die Folge ist eine Ablagerung von Amyloidproteinkomplexen (Zekry et al. 2003) und eine leptomeningeale Fibrose (Albeck et al. 1998). Basierend auf diesen Befunden wurde für fortgeschrittene Stadien der Erkrankung eine gemeinsame pathogenetische Endstrecke mit der Alzheimer-Erkrankung vermutet. Weiterhin fällt eine Assoziation des NPH mit zerebrovaskulären Erkrankungen auf (Boon et al. 1999; Meier und Lemcke 2010). Bei 70–80 % der NPH-Patienten findet man Zeichen einer subkortikalen mikrovaskulären Enzephalopathie (Bradley 2001). Artherosklerotische Veränderungen intrazerebraler Gefäße können zu einer Störung der Gefäßautoregulation führen. Eine daraus resultierende funktionelle Minderperfusion des periventrikulären Marklagers, insbesondere im Bereich der Wasserscheide zwischen der meningealen und zerebralen Gefäßperfusion aus dem Mediastromgebiet, könnte zum Pathomechanismus des NPH beitragen (Momjian et al. 2004). Für den NPH besteht also vermutlich eine nicht unabhängige Überlappung mit Pathomechanismen der subkortikalen arteriosklerotischen Enzephalopathie und neurodegenerativer Proteinaggregationserkrankungen (Silverberg et al. 2003).

### I 4.3.2 Prognostische Faktoren

Wegen der diagnostischen Schwierigkeiten den NPH von vaskulären Enzephalopathien und degenerativen Erkrankungen abzugrenzen, bemüht man sich seit langer Zeit, prognostische Faktoren für den Erfolg der Therapie zu identifizieren. Eine aktuelle Metaanalyse hat als prognostische Faktoren mit Evidenz (1) den erhöhten Ausflusswiderstand bei der dynamischen Liquorflussmessung, (2) die beeinträchtigte Reaktivität des zerebralen Blutflusses auf Acetazolamid (Diamox-SPECT) und (3) den gesteigerten Liquorfluss im Aquäduct im MRT identifiziert. Der positive Liquorablasstest, die Liquordrainage über 3 Tage, Alter und Komorbiditäten erreichten dagegen keinen hohen Evidenzgrad (Halperin et al. 2015). Pragmatisch ist dennoch mit einer guten Besserung nach Shunt zu rechnen, wenn Symptome erst seit < 2 Jahren bestehen, die Gangstörung im Vordergrund des klinischen Bildes steht, kognitive Defizite nur mäßig ausgeprägt sind, im MRT Marklagerveränderungen und Atrophie gering sind und nach Liquorablass eine Besserung eintritt (Vanneste 2000; Gerloff und Strupp 2007; Paulus 2012). Wichtige Faktoren sind in **Tab. I 4.3** aufgeführt.

## I 4.4 Pragmatische Therapie

Der NPH ist eine behandelbare Ursache von Gangstörung und Demenz. Die Dauerableitung des Liquors durch Anlage eines ventrikulo-peritonealen (seltener ventrikulo-atrialen oder lumbo-peritone-

**Tab. I 4.3:** Prädiktoren für ein Therapieansprechen bei NPH

| **Prädiktoren für Shunterfolg bei NPH** | | |
|---|---|---|
| **Prädiktor** | **Positiv** | **Negativ** |
| Anamnese | Kurz (< 2 Jahre) | Lang (> 2 Jahre) |
| Klinisches Bild | Klassische Trias, Gangstörung >> Demenz, Gangstörung als Initialsymptom | Schwere Demenz, Demenz >> Gangstörung |
| CT/MRT | Ventrikelerweiterung, verplumpte Frontal- und Temporalhörner, unscharfe Ventrikelränder, periventrikuläre Hypodensitäten, Fehlen von schweren Marklagerläsionen, Fehlen von kortikaler Atrophie | Ausgeprägte vaskuläre Läsionen, extreme Ventrikulomegalie (DD: kongenitaler Hydrozephalus), schwere kortikale Atrophie |
| Liquorablassversuch | Vorübergehend deutliche klinische Besserung | Keine klinische Besserung, selbst nach wiederholten Punktionen und ggf. lumbaler Drainage |
| ICP-Messung (> 12 Std.) | Mittlerer ICP normal oder leicht erhöht, gesteigerte relative Häufigkeit von B-Wellen (> 10 %) | Niedrige relative Häufigkeit von B-Wellen (< 5 %) |

alen) Shunts ist bei wahrscheinlicher Diagnose (**Tab. I 4.1**) die Therapie der Wahl (↔, A). Die Operationsindikation kann nach Evaluation des klinischen Bildes, einer zerebralen Bildgebung und des diagnostischen Liquorablassversuchs gestellt werden. Zu beachten ist, dass die Besserung nach Liquorablass im Mittel erst nach > 24 Stunden eintritt (Schniepp et al. 2016). Prognostische Prädiktoren sollten einbezogen werden, sind aber nicht gut belegt (Halperin et al. 2015). In Anbetracht der Komplikationsrate sollte die Indikation mit Sorgfalt und vom Neurologen und Neurochirurgen gemeinsam gestellt werden. Wir schlagen das in **Abb. I 4.2** skizzierte Vorgehen unter Einbeziehung der in den diagnostischen Kriterien berücksichtigten Faktoren bei klinischem V. a. Normaldruckhydrozephalus vor. Prinzipiell ist die Shuntanlage bei NPH eine elektive Operation. Die Operation sollte aber nicht so lange aufgeschoben werden bis strukturelle Läsionen die Prognose verschlechtern. Um die Liquordrainage im Verlauf anpassen zu können, sollten druckgesteuerte, perkutan programmierbare Ventile verwendet werden (Suchorska et al. 2015). Postoperativ sollten Verlaufskontrollen zunächst nach Wochen und dann in größeren Abständen (3 Monate, 6 Monate, schließlich jährlich) erfolgen, um Komplikationen (Überdrainage) zu erkennen und die Drainage an den klinischen Verlauf anzupassen. Mit einer Besserung kann nach wenigen Wochen gerechnet werden. Es sind aber auch Verzögerungen von Monaten beschrieben (McGirt et al. 2005; Gallia et al. 2006). Für den Fall, dass eine Operation kontraindiziert ist oder vom Patienten abgelehnt wird, sind intermittierende therapeutische Liquorpunktionen möglich, die in Einzelfällen anhaltende Effekte haben (Paulus 2012).

## I 4.5 Unwirksam, obsolet

Die Anwendung von Medikamenten (z. B. Acetazolamid) zur Senkung des ICP oder zur Reduzierung der Liquorproduktion ist nicht effektiv. Shunt-Operationen bei Patienten, die die diagnostischen Kriterien nicht erfüllen und positive Prädiktoren vermissen lassen, sind in Anbetracht der Komplikationsrate nicht gerechtfertigt.

## Literatur

Adams RD, Fisher CM, Hakim S, Ojemann RG, Sweet WH. Symptomatic occult hydrocephalus with »normal« cerebrospinal-fluid pressure. A treatable syndrome. N Engl J Med 1965; 273: 117–126.

Albeck MJ, Skak C, Nielsen PR, Olsen KS, Borgesen SE, Gjerris F. Age dependency of resistance to cerebrospinal fluid outflow. J Neurosurg 1998; 89: 275–278.

Bateman GA. Cerebral blood flow and hydrocephalus. J Neurosurg Pediatr 2009; 3: 244.

Bech-Azeddine R, Hogh P, Juhler M, Gjerris F, Waldemar G. Idiopathic normal-pressure hydrocephalus: clinical comorbidity correlated with cerebral biopsy findings and outcome of cerebrospinal fluid shunting. J Neurol Neurosurg Psychiatry 2007; 78: 157–161.

Boon AJ, Tans JT, Delwel EJ, Egeler-Peerdeman SM, Hanlo PW, Wurzer HA, Avezaat CJ, de Jong DA, Gooskens RH, Hermans J. Dutch Normal-Pressure Hydrocephalus Study: randomized comparison of low- and medium-pressure shunts. J Neurosurg 1998; 88: 490–495.

Boon AJ, Tans JT, Delwel EJ, Egeler-Peerdeman SM, Hanlo PW, Wurzer HA, Hermans J. Dutch Normal-Pressure Hydrocephalus Study: the role of cerebrovascular disease. J Neurosurg 1999; 90: 221–226.

Bradley WG. Normal pressure hydrocephalus and deep white matter ischemia: which is the chicken, and which is the egg? AJNR Am J Neuroradiol 2001; 22: 1638–1640.

Bradley WG. Magnetic resonance imaging of normal pressure hydrocephalus. Semin Ultrasound CT MR 2016; 37: 120–128.

Brean A, Eide PK. Prevalence of probable idiopathic normal pressure hydrocephalus in a Norwegian population. Acta Neurol Scand 2008; 118: 48–53.

Broggi M, Redaelli V, Tringali G, Restelli F, Romito L, Schiavolin S, Tagliavini F, Broggi, G. Normal pressure hydrocephalus and Parkinsonism: Preliminary data on neurosurgical and neurological treatment. World Neurosurg 2016; 90: 348–356.

Bugalho P, Alves L. Normal-pressure hydrocephalus: white matter lesions correlate negatively with gait improvement after lumbar puncture. Clin Neurol Neurosurg 2007; 109: 774–778.

Bugalho P, Guimaraes J. Gait disturbance in normal pressure hydrocephalus: a clinical study. Parkinsonism Relat Disord 2007; 13: 434–437.

Carrera E, Kim DJ, Castellani G, Zweifel C, Czosnyka Z, Kasparowicz M, Smielewski P, Pickard JD, Czosnyka M. What shapes pulse amplitude of intracranial pressure? J Neurotrauma 2010; 27: 317–324.

Chahlavi A, El-Babaa SK, Luciano MG. Adult-onset hydrocephalus. Neurosurg Clin N Am 2001; 12: 753–760.
Conner ES, Foley L, Black PM. Experimental normal-pressure hydrocephalus is accompanied by increased transmantle pressure. J Neurosurg 1984; 61: 322–32.
Czosnyka M, Richards HK, Czosnyka Z, Pickard JD. Normal-pressure hydrocephalus. J Neurosurg 2004; 101: 1083–1084.
Czosnyka Z, Czosnyka M, Pickard JD. CSF pulse pressure and B waves. J Neurosurg 2005; 103: 767–768.
Czosnyka Z, Owler B, Keong N, Santarius T, Baledent O, Pickard JD, Czosnyka M. Impact of duration of symptoms on CSF dynamics in idiopathic normal pressure hydrocephalus. Acta Neurol Scand 2011; 123: 414–418.
Devito EE, Pickard JD, Salmond CH, Iddon JL, Loveday C, Sahakian BJ. The neuropsychology of normal pressure hydrocephalus (NPH). Br J Neurosurg 2005; 19: 217–224.
Eide PK, Brean A. Cerebrospinal fluid pulse pressure amplitude during lumbar infusion in idiopathic normal pressure hydrocephalus can predict response to shunting. Cerebrospinal Fluid Res 2010; 7: 5.
Esmonde T, Cooke S. Shunting for normal pressure hydrocephalus (NPH). Cochrane Database Syst Rev 2002; CD003157.
Factora R, Luciano M. When to consider normal pressure hydrocephalus in the patient with gait disturbance. Geriatrics 2008; 63: 32–37.
Fisher CM. Hydrocephalus as a cause of disturbances of gait in the elderly. Neurology 1982; 32: 1358–1363.
Freter S, Bergman H, Gold S, Chertkow H, Clarfield AM. Prevalence of potentially reversible dementias and actual reversibility in a memory clinic cohort. CMAJ 1998; 159: 657–662.
Fukuhara T, Luciano MG. Clinical features of late-onset idiopathic aqueductal stenosis. Surg Neurol 2001; 55: 132–136.
Gallia GL, Rigamonti D, Williams MA. The diagnosis and treatment of idiopathic normal pressure hydrocephalus. Nat Clin Pract Neurol 2006; 2: 375–381.
Gerloff C, Strupp M. Normaldruckhydrozephalus. In: Brandt T, Dichgans J, Diener HC (eds.). Therapie und Verlauf neurologischer Erkrankungen. Stuttgart: Kohlhammer; 2007. 1035–1045.
Giladi N, Kao R, Fahn S. Freezing phenomenon in patients with parkinsonian syndromes. Mov Disord 1997; 12: 302–305.
Haan J, Thomeer RT. Predictive value of temporary external lumbar drainage in normal pressure hydrocephalus. Neurosurgery 1988; 22: 388–391.
Hakim S, Adams RD. The special clinical problem of symptomatic hydrocephalus with normal cerebrospinal fluid pressure. Observations on cerebrospinal fluid hydrodynamics. J Neurol Sci 1965; 2: 307–327.
Halperin JJ, Kurlan R, Schwalb JM, Cusimano MD, Gronseth G, Gloss D. Practice guideline: Idiopathic normal pressure hydrocephalus: Response to shunting and predictors of response: Report of the Guideline Development, Dissemination, and Implementation Subcommittee of the American Academy of Neurology. Neurology 2015; 85: 2063–2071.
Hebb AO, Cusimano MD. Idiopathic normal pressure hydrocephalus: a systematic review of diagnosis and outcome. Neurosurgery 2001; 49: 1166–1184.
Hellstrom P, Edsbagge M, Archer T, Tisell M, Tullberg M, Wikkelso C. The neuropsychology of patients with clinically diagnosed idiopathic normal pressure hydrocephalus. Neurosurgery 2007; 61: 1219–1226.
Iddon JL, Pickard JD, Cross JJ, Griffiths PD, Czosnyka M, Sahakian BJ. Specific patterns of cognitive impairment in patients with idiopathic normal pressure hydrocephalus and Alzheimer's disease: a pilot study. J Neurol Neurosurg Psychiatry 1999; 67: 723–732.
Jahn K, Heinze C, Selge C, Hesselbarth K, Schniepp R. Gait disorders in geriatric patients: Classification and therapy. Nervenarzt 2015a; 86: 431–439.
Jahn K, Kressig RW, Bridenbaugh SA, Brandt T, Schniepp R. Dizziness and unstable gait in old age: Etiology, diagnosis and treatment. Dtsch Arztebl Int 2015b; 112: 387–393.
Jahn K, Zwergal A, Schniepp R. Gait disturbances in old age: classification, diagnosis, and treatment from a neurological perspective. Dtsch Arztebl Int 2010; 107: 306–315.
Kahlon B, Sjunnesson J, Rehncrona S. Long-term outcome in patients with suspected normal pressure hydrocephalus. Neurosurgery 2007; 60: 327–332.
Kapaki EN, Paraskevas GP, Tzerakis NG, Sfagos C, Seretis A, Kararizou E, Vassilopoulos D. Cerebrospinal fluid tau, phospho-tau181 and beta-amyloid1-42 in idiopathic normal pressure hydrocephalus: a discrimination from Alzheimer's disease. Eur J Neurol 2007; 14: 168–173.
Kazui H, Miyajima M, Mori E, Ishikawa M. Investigators S- Lumboperitoneal shunt surgery for idiopathic normal pressure hydrocephalus (SINPHONI-2): an open-label randomised trial. Lancet Neurol 2015; 14: 585–594.
Kim DJ, Carrera E, Czosnyka M, Keong N, Smielewski P, Balédent O, Sutcliffe MP, Pickard JD, Czosnyka Z. Cerebrospinal compensation of pulsating cerebral blood volume in hydrocephalus. Neurol Res 2010; 32: 587–592.
Knopman DS, Petersen RC, Cha RH, Edland SD, Rocca WA. Incidence and causes of nondegenerative nonvascular dementia: a population-based study. Arch Neurol 2006; 63: 218–221.
Koivisto AM, Kurki MI, Alafuzoff I, Sutela A, Rummukainen J, Savolainen S, Vanninen R, Jaaskelainen JE, Soininen H, Leinonen, V. High Risk of Dementia in Ventricular Enlargement with Normal Pressure Hydrocephalus Related Symptoms1. J Alzheimers Dis 2016; 52: 497–507.
Krauss JK, Droste DW, Vach W, Regel JP, Orszagh M, Borremans JJ, Tietz A, Seeger W. Cerebrospinal fluid shunting in idiopathic normal-pressure hydrocephalus of the elderly: Effect of periventricular and deep white matter lesions. Neurosurgery 1996; 39: 292–299.
Kudo T, Mima T, Hashimoto R, Nakao K, Morihara T, Tanimukai H, Tsujio I, Koike Y, Tagami S, Mori H, Nakamura Y, Tanaka T, Mori K, Takeda M. Tau protein is a potential biological marker for normal pressure hydrocephalus. Psychiatry Clin Neurosci 2000; 54: 199–202.
Lemcke J, Meier U. Improved outcome in shunted iNPH with a combination of a Codman Hakim programmable valve and an Aesculap-Miethke ShuntAssistant. Cen Eur Neurosurg 2010; 71: 113–116.
Lemcke J, Stengel D, Stockhammer F, Guthoff C, Rohde V, Meier U. Nationwide Incidence of Normal Pressure Hydrocephalus (NPH) Assessed by Insurance Claim Data in Germany. Open Neurol J 2016; 10: 15–24.
Li X, Miyajima M, Jiang C, Arai H. Expression of TGF-betas and TGF-beta type II receptor in cerebrospinal fluid of patients with idiopathic normal pressure hydrocephalus. Neurosci Lett 2007; 413: 141–144.
Lins H, Wichart I, Bancher C, Wallesch CW, Jellinger KA, Rosler N. Immunoreactivities of amyloid beta peptide(1–42) and total tau protein in lumbar cerebrospinal fluid of patients with normal pressure hydrocephalus. J Neural Transm 2004; 111: 273–280.
Marmarou A, Bergsneider M, Klinge P, Relkin N, Black PM. The value of supplemental prognostic tests for the preoperative assessment of idiopathic normal-pressure hydrocephalus. Neurosurgery 2005; 57: 17–28.

McGirt MJ, Woodworth G, Coon AL, Thomas G, Williams MA, Rigamonti D. Diagnosis, treatment, and analysis of long-term outcomes in idiopathic normal-pressure hydrocephalus. Neurosurgery 2005; 57: 699–705.

Meier U, Lemcke J. Co-morbidity as a predictor of outcome in patients with idiopathic normal-pressure hydrocephalus. Acta Neurochir 2010; 106(Suppl): 127–130.

Meier U, Lemcke J, Al-Zain F. Course of disease in patients with idiopathic normal pressure hydrocephalus (iNPH): a follow-up study 3, 4 and 5 years following shunt implantation. Acta Neurochir 2008; 102(Suppl): 125–127.

Meier U, Lemcke J, Neumann U. Predictors of outcome in patients with normal-pressure hydrocephalus. Acta Neurochir 2006; 96(Suppl): 352–357.

Momjian S, Owler BK, Czosnyka Z, Czosnyka M, Pena A, Pickard JD. Pattern of white matter regional cerebral blood flow and autoregulation in normal pressure hydrocephalus. Brain 2004; 127: 965–972.

Mori E, Ishikawa M, Kato T, Kazui H, Miyake H, Miyajima M, Nakajima M, Hashimoto M, Kuriyama N, Tokuda T, Ishii K, Kaijima M, Hirata Y, Saito M, Arai H. Guidelines for management of idiopathic normal pressure hydrocephalus: second edition. Neurol Med Chir (Tokyo) 2012; 52: 775–809.

Paulus W. Normaldruckhydrocephalus. In: Diener HC, Weimar C (eds.). Leitlinien für Diagnostik und Therapie in der Neurologie. Stuttgart: Thieme; 2012. (http://www.dgn.org, Zugriff am 29. 06. 2016)

Peterson KA, Savulich G, Jackson D, Killikelly C, Pickard JD, Sahakian BJ. The effect of shunt surgery on neuropsychological performance in normal pressure hydrocephalus: a systematic review and meta-analysis. J Neurol 2016; 263: 1669–1677.

Ravdin LD, Katzen HL, Jackson AE, Tsakanikas D, Assuras S, Relkin NR. Features of gait most responsive to tap test in normal pressure hydrocephalus. Clin Neurol Neurosurg 2008; 110: 455–461.

Razay G, Vreugdenhil A, Liddell J. A prospective study of ventriculo-peritoneal shunting for idiopathic normal pressure hydrocephalus. J Clin Neurosci 2009; 16: 1180–1183.

Relkin N, Marmarou A, Klinge P, Bergsneider M, Black PM. Diagnosing idiopathic normal-pressure hydrocephalus. Neurosurgery 2005; 57: 4–16.

Sakakibara R. Lower urinary tract dysfunction in patients with brain lesions. Handb Clin Neurol 2015; 130: 269–287.

Schniepp R, Trabold R, Romagna A, Akrami F, Hesselbarth K, Wuehr M, Peraud A, Brandt T, Dieterich M, Jahn K. Walking assessment after lumbar puncture in normal-pressure hydrocephalus: a delayed improvement over 3 days. J Neurosurg 2017; 126: 148–157.

Selge C, Schoeberl F, Bergmann J, Kreuzpointner A, Bardins S, Schepermann A, Schniepp R, Koenig E, Mueller F, Brandt T, Dieterich M, Zwergal A, Jahn K. Subjective body vertical: a promising diagnostic tool in idiopathic normal pressure hydrocephalus? J Neurol 2016; 263: 1819–1827.

Sprecher D, Schwalb J, Kurlan R. Normal pressure hydrocephalus: diagnosis and treatment. Curr Neurol Neurosci Rep 2008; 8: 371–376.

Silverberg GD, Mayo M, Saul T, Rubenstein E, McGuire D. Alzheimer's disease, normal-pressure hydrocephalus, and senescent changes in CSF circulatory physiology: a hypothesis. Lancet Neurol 2003; 2: 506–511.

Stolze H, Kuhtz-Buschbeck JP, Drucke H, Jöhnk K, Illert M, Deuschl G. Gait analysis in idiopathic normal pressure hydrocephalus – which parameters respond to the CSF tap test? Clin Neurophysiol 2000; 111: 1678–1686.

Stolze H, Kuhtz-Buschbeck JP, Drucke H, Johnk K, Illert M, Deuschl G. Comparative analysis of the gait disorder of normal pressure hydrocephalus and Parkinson's disease. J Neurol Neurosurg Psychiatry 2001; 70: 289–297.

Suchorska B, Kunz M, Schniepp R, Jahn K, Goetz C, Tonn JC, Peraud A. Optimized surgical treatment for normal pressure hydrocephalus: comparison between gravitational and differential pressure valves. Acta Neurochir (Wien) 2015; 157: 703–709.

Tarkowski E, Tullberg M, Fredman P, Wikkelso C. Normal pressure hydrocephalus triggers intrathecal production of TNF-alpha. Neurobiol Aging 2003; 24: 707–714.

Tudor KI, Tudor M, McCleery J, Car J. Endoscopic third ventriculostomy (ETV) for idiopathic normal pressure hydrocephalus (iNPH). Cochrane Database Syst Rev 2015; CD010033.

Tullberg M, Blennow K, Mansson JE, Fredman P, Tisell M, Wikkelso C. Cerebrospinal fluid markers before and after shunting in patients with secondary and idiopathic normal pressure hydrocephalus. Cerebrospinal Fluid Res 2008; 5: 9.

Vanneste JA. Diagnosis and management of normal-pressure hydrocephalus. J Neurol 2000; 247: 5–14.

Williams MA, Malm J. Diagnosis and Treatment of Idiopathic Normal Pressure Hydrocephalus. Continuum (Minneap Minn) 2016; 22: 579–599.

Zekry D, Duyckaerts C, Belmin J, Geoffre C, Moulias R, Hauw JJ. Cerebral amyloid angiopathy in the elderly: vessel walls changes and relationship with dementia. Acta Neuropathol 2003; 106: 367–373.

# I 5 Dystonie

*von D. Dressler und M. Gelderblom**

## I 5.1 Klinik

### I 5.1.1 Definition

Dystonie ist ein Syndrom, das eine besondere Art von Muskelüberaktivität beschreibt. Diese ist charakterisiert als eine »anhaltende oder intermittierend auftretende Muskelaktivität, die abnorme, oft auch repetitive Bewegungen und Haltungen oder beides zusammen auslöst. Die dystone Muskelaktivität kann als Bewegungsmuster oder als Verdrehung auftreten und tremorüberlagert sein. Dystonie wird oft durch motorische Willküraktivität getriggert oder verstärkt« (Albanese et al. 2013). Die dystone Muskelüberaktivität zeigt sich typischerweise in Form von Ko-Kontraktionen in antagonistischen Muskeln. Sie ist oft schmerzhaft und kann zu Komplikationen an Bindegeweben, Bändern, am Rückenmark, an Nervenwurzeln, Blutgefäßen, Bandscheiben und Gelenken führen.

Im Zusammenhang mit dem Begriff Dystonie taucht gelegentlich auch der Begriff Dyskinesie auf. Er wurde vor der Einführung des Dystonie-Konzepts durch C. David Marsden und Stanley Fahn geprägt und meist als Tardive Dyskinesie für Neuroleptika-induzierte Dystonien verwendet. Gelegentlich wird der Begriff Dyskinesie auch als Oberbegriff für sehr seltene Muskelüberaktivitäten, wie das Painful Legs and Moving Toes Syndrom (Dressler et al. 1994) und andere Muskelüberaktivitätssyndrome der Ohren, der Schultern, des Rückens und des Abdomens, unterschiedlichster Ätiologie verwendet (Caviness et al. 1994).

Der Vollständigkeit halber soll auch auf den Begriff Spasmus hemifacialis (fälschlich auch: Hemispasmus facialis) eingegangen werden. Hierbei handelt es sich um eine chronische Irritation des N. facialis durch eine aberrante Gefäßschlinge an seinem Austritt aus dem Hirnstamm. Sehr selten kann die Irritation auch durch einen Kleinhirnbrückenwinkelprozess ausgelöst werden. Beim Spasmus hemifacialis treten hochfrequente, manchmal konfluierende Muskelkontraktionen der Facialis-versorgten Muskulatur einer Gesichtshälfte auf. Diese Störung ist etwa halb so häufig wie Blepharospasmus und kann symptomatisch sehr gut mit Botulinumtoxin (BT) versorgt werden. Alternativ kann eine kausale Therapie durch eine Jannetta-Operation (Jannetta et al. 1975) erfolgen, die allerdings invasiv ist und selten zu bleibenden Hirnnervenausfällen führen kann.

Bei Re-Innervationssynkinesien kommt es durch Fehlaussprossungen nach peripheren Facialis-Läsionen zu ungewollten kreuzweisen Aktivierungen der periokulären und der perioralen Muskulatur. Therapie der Wahl ist auch hier die BT-Therapie.

### I 5.1.2 Klassifikation

Dystonie umfasst eine große Gruppe unterschiedlicher Dystonieformen, die hinsichtlich verschiedenster Kriterien klassifiziert werden können. Zu diesen Kriterien gehören zum Beispiel die Lokalisation im Körper, die Ätiologie, die Kontinuität des Auftretens (kontinuierlich, intermittierend, paroxysmal), die Bedingungen des Auftretens (spontan, aufgabenspezifisch, aktionsinduziert), das Erstmanifestationsalter (Beginn im Kindesalter, Beginn im Erwachsenenalter), der Verlauf (plötzlich beginnend, langsam progredient, intermittierend, paroxysmal) und das symptomatische Umfeld (isoliert auftretend, zusammen mit anderen Erkrankungen auftretend). Alle diese Kriterien können Grundlage spezieller Klassifikationen sein. **Tab. I 5.1** gibt eine Übersicht über die bislang vorgeschlagenen Klassifikationen.

Üblicherweise wird Dystonie nach ihrer Lokalisation im Körper eingeteilt. Fokale Dystonie beschreibt die Beteiligung einer Körperregion, segmentale, multisegmentale und generalisierte Dystonie beschreiben ausgedehntere Muskelbeteiligungen. Zur fokalen Dystonie gehören die kranielle Dystonie mit periokulärer (Blepharospasmus), mandibulärer, perioraler, lingualer Dystonie und die Kombinationen dieser Elemente (oromandibuläre Dystonie, Meige Syndrom: Blepharospasmus und andere kranielle Dystonien). Zervikale Dystonie kann nach der vorherrschenden Kopfstellung weiter klassifiziert werden. Werden Fehlstellungen des Kopfes und Fehlstellungen des Halses voneinander abgegrenzt, so können zahlreiche Fehlstellungen beschrieben werden: Tortikollis, Laterokollis, Laterokaput, Antekollis, Antekaput, Retrokollis, Retrokaput, anteriorer Sagittal-Shift (Antekollis und Retrokaput), posteriorer Sagittal-Shift (Retrokollis und Antekaput), lateraler Shift (Laterokollis und kontralateraler Laterokaput). Dystonie kann auch im Pharynx, im Larynx (spasmodische Dysphonie), in den Extremitäten und in der axialen Muskulatur auftreten.

Hinsichtlich ihrer Ätiologie kann Dystonie in idiopathische, symptomatische – bei strukturellen Läsionen, bei pharmakologischen Wechselwirkungen und bei metabolischen Erkrankungen – sowie in psychogene Formen eingeteilt werden. Bei der weitaus größten Gruppe der idiopathischen Dystonie

---

* Autoren dieses Kapitels in der 6. Auflage: L. Schöls und F. Asmus.

**Tab. I 5.1:** Verschiedene Systeme zur Klassifikation von Dystonien (nach Jinnah und Albanese 2014)

| Fahn und Eldridge (1976) | Fahn (1988) | Fahn et al. (1998) | Bressman (2004) | Albanese (2011) |
|---|---|---|---|---|
| Primär | idiopathisch | Primär | primär | primär |
| Hereditär | | Hereditär | hereditär | pur |
| Sporadisch | | Sporadisch | sporadisch | Dystonie plus |
| | | | | paroxysmal |
| Sekundär | symptomatisch | Dystonie plus | sekundär | heredodegenerativ |
| heredodegenerativ | | | Dystonie plus | |
| Umweltbedingt | | | degenerativ | |
| | | | komplex | |
| | | | erworben | |
| Psychologisch | | Heredodegenerativ | | sekundär |
| | | Erworben | | |

wird eine genetische Prädisposition und eine Auslösung durch epigenetische Triggerfaktoren angenommen. Triggerfaktoren können extremer Stress, funktioneller Übergebrauch und wahrscheinlich Alter sein.
In der klinischen Diagnostik wird meist eine Klassifikation nach mehreren Kriterien (»Achsen«) durchgeführt. Die häufigste Dystoniesituation würde dann wie folgt klassifiziert: Zervikale Dystonie/Blepharospasmus mit idiopathischer Ätiologie, spontan auftretend, mit langsam progredientem Beginn im Erwachsenenalter und negativer genetischer Familienanamnese (»idiopathische spontane fokale Dystonie des Erwachsenenalters«).

### I 5.1.3 Klinische Besonderheiten

Dystonien weisen Besonderheiten auf, die auch therapeutisch bedeutungsvoll sein können. Psychologischer Stress führt üblicherweise zu einer Verstärkung der Dystonie, während Entspannung meist lindernd wirkt. Veränderungen des somatosensorischen oder propriozeptiven sensorischen Inputs zum Zentralnervensystem können ebenfalls modifizierend wirken. So kann das Tragen eines Seidenschals eine Zervikale Dystonie lindern und die Änderung der Textur eines Stiftes einen Schreibkrampf verbessern. Änderungen der motorischen Programme stellen ebenfalls einen Modifikationsfaktor dar. Allgemeine physische Aktivität und Zwangshaltungen verstärken in der Regel Dystonie, während physische Entspannung zu einer Abnahme führt. Wenn negative physische Aktivität mit psychischer Anspannung zusammentrifft, wie das zum Beispiel bei Fließbandarbeit mit Zwangshaltungen und Zeitstress der Fall ist, können die Folgen für den Patienten desaströs sein. Andererseits kann eine selbstbestimmte Tätigkeit mit frei einteilbaren Pausen und wechselnder physischer Beanspruchung zu einer deutlichen Entspannung führen. Rhythmische Aktivitäten, wie Reiten oder Tanzen, können ebenfalls antidyston wirken. Die Benutzung von Blockbuchstaben, eine Veränderung der Stifthaltung und der Armhaltung können einen Schreibkrampf lindern. Eine Änderung der Positionierung zu einem Musikinstrument kann Musikerkrämpfe, Singen und eine Veränderung der Tonlage können eine spasmodische Dysphonie abmildern. Die Veränderung dyston gestörter Motorprogramme kann ebenfalls hilfreich sein. Dieser Ansatz wird häufig für ergotherapeutische Übungsprogramme besonders bei aktionsspezifischen Dystonien verwendet. Eine Änderung sowohl des motorischen Outputs als auch des sensorischen Inputs kann besondere Effekte auslösen. Die Geste antagoniste, eine Kombination aus selbstintendierter Bewegung und sensorischem Feedback, führt häufig zu einer Linderung der Zervikalen Dystonie und des dystonen Kopftremors. Dieses Phänomen ist pathognomonisch für Dystonie und kommt bei anderen Erkrankungen nicht vor. Effekte, die auf der »falschen« Kinnseite ausgelöst werden, weisen darauf hin, dass die Geste antagoniste kein mechanisches Manöver ist. Die Imitation des sensorischen Inputs ist wirkungslos. Die Berührung des Augenwinkels ist ein sensorischer Trick, der der Geste antagoniste ähnlich ist, und beim Blepharospasmus wirksam sein kann, während das Beißen auf Streichhölzer oder der Gebrauch von Kaugummi bei oromandibulärer Dystonie genutzt werden.

### I 5.1.4 Diagnostik

Die Diagnosestellung der Dystonie basiert auf dem Nachweis der typischen klinischen Symptomatik. Der Nachweis der Geste antagoniste, besonders bei Zervikaler Dystonie, ist pathognomonisch. Auf Grund der erheblichen Heterogenität der Dystonie hat sich in unserer Erfahrung ein diagnostisches Vorgehen nach dem Red-Flag-Schema bewährt. Dabei wird zunächst vom Vorliegen der oben beschriebenen häufigsten Dystoniesituation (»Standardsituation«) ausgegangen, die geschätzt etwa 75 % aller Dystoniepatienten abbildet. Dabei ist außer einer einmaligen Schnittbildgebung des Gehirns keine weitere apparative Diagnostik erforderlich. Erst beim Auftreten von Red Flags wird dann eine – zielgerichtete – weitergehende Diagnostik notwendig. Red Flags können sein:

- früher Krankheitsbeginn,
- assoziierte neurologische Symptomatiken,
- assoziierte metabolische oder traumatologische Störungen,
- assoziierte psychische Auffälligkeiten,
- ungewöhnliche Manifestationen,
- demonstrativer Beschwerdecharakter,
- Anamnese von Dopaminrezeptorblocker-Einnahmen,
- ungewöhnliche tageszeitliche Fluktuationen,
- intermittierendes oder paroxysmales Auftreten sowie
- besondere Auftretenssituationen.

Eine routinemäßige Analyse des Kupferstoffwechsels oder der genetischen Situation sind nicht indiziert. Insbesondere wird der diagnostische Wert genetischer Untersuchung, außer bei speziellen Syndromen, wie zum Beispiel der Dopasensitiven Dystonie (DRD) (DYT5-Gendefekt), der Myoklonus-Dystonie (DYT11-Gendefekt), Lubag (X-linked Dystonia-Parkinsonism) (DYT3-Gendefekt) und den Paroxysmalen Dystonien (DYT8-Gendefekt und DYT10-Gendefekt), meist überschätzt, da fast alle Dystoniegene eine extrem niedrige Penetranz haben, die Variabilität der klinischen Manifestation erheblich ist und da die Zahl noch nicht identifizierter Dystoniegene nicht abschätzbar ist. Elektromyographie hat einen sehr begrenzten diagnostischen Wert, Muskelsonographie und Elektroenzephalographie sind diagnostisch nicht hilfreich.

### I 5.1.5 Differentialdiagnosen

Je nach Symptomlokalisation muss bei Dystonie differentialdiagnostisch an motorische Tics, Spasmus hemifacialis, Re-Innervationssynkinesien, Essentiellen Tremor, Myoklonus, verschiedene seltene Dyskinesien, Myasthenia gravis, Ptose, Augenliddehiszenzen, fokale Myositis, Denssubluxation und traumatischen, okulären und vestibulären Tortikollis gedacht werden. Die Psychogene Dystonie stellt keine Differentialdiagnose dar, da sie als eine genuine Form der Dystonie betrachtet wird.

## I 5.2 Epidemiologie und Verlauf

### I 5.2.1 Epidemiologie

Die Epidemiologie der Dystonie ist schwer zu bestimmen. Zum einen wird Dystonie immer noch häufig verkannt, sodass die Dunkelziffer hoch ist. Außerdem ist die Schwere der Dystonie außerordentlich variabel. Bisherige Zahlen dürften die Prävalenz zu niedrig einschätzen (Steeves et al. 2012). Die Anzahl der behandlungsbedürftigen Dystonien in Deutschland dürfte bei etwa 40 000 bis 60 000 Patienten liegen. Zervikale Dystonie ist die häufigste Dystonie. Blepharospasmus, Schreibkrampf, laryngeale Dystonie (Spasmodische Dysphonie), segmentale und multisegmentale Dystonie und generalisierte Dystonie sind in absteigender Ordnung weniger häufig.

### I 5.2.2 Verlauf

Der typische Dystoniepatient leidet an einer idiopathischen Zervikalen Dystonie oder einem idiopathischen Blepharospasmus mit Beginn im mittleren Lebensalter, einer langsamen Zunahme der Erkrankung innerhalb der ersten Krankheitsjahre und einem anschließend stationären Verlauf. Anders als andere neurodegenerative Erkrankungen ist die Dystonie nicht chronisch progredient. Kognitive Störungen können im begrenzten Umfang in besonderen Tests nachgewiesen werden, sind jedoch auch bei längeren und schwereren Verläufen klinisch irrelevant (Lange et al. 2016). Sensorische Symptome treten nicht auf. Motorische Minussymptome können nach unserer Erfahrung auftreten und sind für die Rehabilitation durchaus relevant, werden jedoch meist übersehen.

## I 5.3 Therapeutische Prinzipien

Pathophysiologisch wird eine reduzierte kortikale Inhibition durch eine Basalganglien-Störung angenommen. Diese Basalganglien-Störung dürfte aus einer Überaktivität des direct pathways und des indirect pathways bestehen (**Abb. I 5.1**). Ausgangspunkt scheint eine genetische Prädisposition zu sein. Die extrem niedrige Penetranz der verschiedenen Gendefekte weist jedoch auf die entscheidende Bedeutung epigenetischer Faktoren hin. Diese sind jedoch weitestgehend unerforscht. Übergebrauch und Alter scheinen jedoch eine Rolle zu spielen. Aus der Pathophysiologie ergeben sich keine unmittelbaren therapeutischen oder präventiven Konsequenzen. Letztendlich sind auch die stereotaktischen Interventionen in den Basalganglien weitestgehend explorativ entwickelt worden. Erst im Nachhinein sind die Erfahrungen der stereotaktischen Interventionen zu den jetzigen pathophysiologischen Basalganglien-Schemata zusammengefügt worden.

Die meisten Dystoniepatienten leiden an idiopathischer Dystonie. Bei diesen Patienten sind die Ursachen der Dystonie unbekannt und die Therapie muss dementsprechend symptomatisch sein, da krankheitsmodifizierende oder restaurative Therapien nicht zur Verfügung stehen. Symptomatische Therapien sind jedoch typischerweise nur begrenzt effektiv. Daher ist es sinnvoll, multimodale Therapieansätze zu verfolgen, um additive Therapieeffekte nutzen zu können. Dieses Kapitel beruht auf einem jüngst veröffentlichten Konsensus-Statement internationaler Dystonie-Experten, das von IAB – Interdisziplinärer Arbeitskreis Bewegungsstörungen erstellt worden ist (Dressler et al. 2016). Es beschreibt die Dystonie als Erkrankung, die zur Verfügung stehenden Therapieoptionen und bietet einen Überblick über die strategische Planung der Dystonie-Therapie mit Betonung eines multimodalen und interdisziplinären Therapieansatzes.

Die qualitativ am besten evaluierte Skala zur Dokumentation von Dystonien ist die Toronto Western Spasmodic Torticollis Rating Scale (TWSTRS) (Consky et al. 1994). Die Dystonia Dyscomfort Scale stellt ein Selbstbeurteilungsinstrument dar, das besonders gut den zeitlichen Verlauf einer Therapie mit Botulinumtoxin (BT) bei Zervikaler

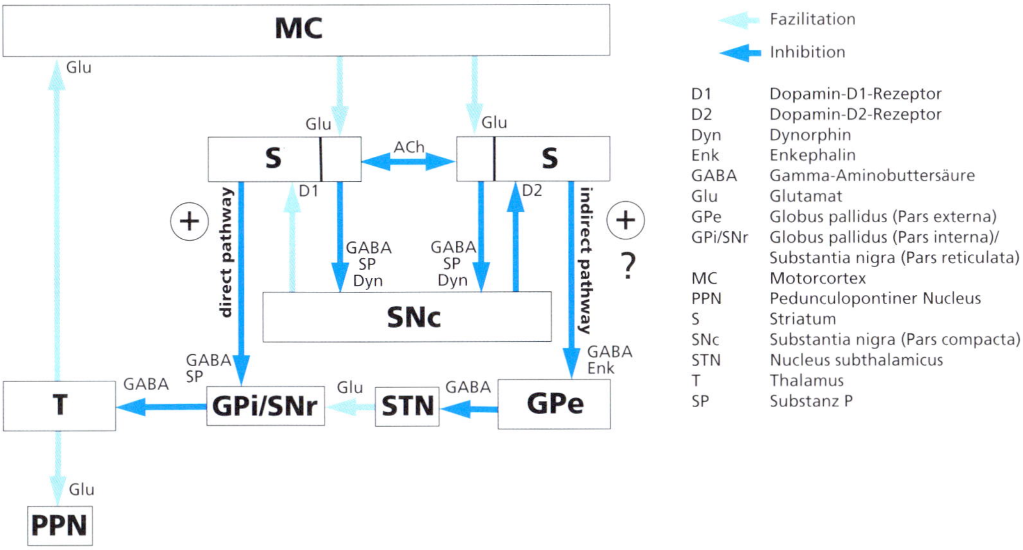


**Abb. I 5.1:** Basalganglien-Verschaltung mit Aktivitätsveränderungen bei Dystonie (+) (modifiziert nach Alexander et al. 1990)

Dystonie abbildet und an der TWSTRS evaluiert worden ist (Dressler et al. 2014).
Bei der BT-Therapie finden sich lediglich für Blepharospasmus und Zervikale Dystonie Zulassungen nach dem Arzneimittelgesetz. Für BT bei Spasmodischer Dysphonie vom Adduktortyp liegt ein Beschluss des Gemeinsamen Bundesausschusses vom 21.03.2013 zur Verordnungsfähigkeit vor. Die Tiefe Hirnstimulation besitzt seit 2003 eine europäische Zulassung zum Einsatz bei Dystonie.
Grundzüge der Therapie der Dystonie sind von der Deutschen Gesellschaft für Neurologie im Rahmen der Arbeitsgemeinschaft der Wissenschaftlichen Medizinischen Fachgesellschaften e.V. (AWMF) in der 5. Auflage der Leitlinien für Diagnostik und Therapie in der Neurologie im September 2012 als S1-Leitlinie »Dystonie« veröffentlicht worden und zunächst in ihrer Wirksamkeit bis zum 29.09.2017 verlängert worden. Darin wird bemerkt, dass »die Mehrzahl der klinisch anerkannten Therapieverfahren bei dystonen Bewegungsstörungen nicht oder nur unzureichend durch kontrollierte klinische Studien belegt ist« und »die Heterogenität dystoner Bewegungsstörungen und die häufig nur kleinen Fallzahlen bei einzelnen dystonen Syndromen hierzu ungünstig beitragen« (AWMF Online 2012). Daneben liegt eine Leitlinienempfehlung der International Movement Disorder Society (2009) vor (Guidelines for the diagnosis and treatment of primary (idiopathic) dystonia. Report by an EFNS MDS-ES Task Force), die weitestgehend die Empfehlungen der European Federation of Neurological Societies übernommen hat (Albanese et al. 2011). Zusätzlich finden sich zahlreiche Stellungnahmen für den Einsatz der BT-Therapie bei Dystonien und der Tiefen Hirnstimulation, die jedoch meist lediglich Empfehlungen aussprechen, da auf Grund der oben erwähnten Probleme Studien höherer Evidenzklassen in den allermeisten Fällen fehlen (Simpson et al. 2016; Naumann et la. 2012; Schrader et al. 2009).
Bei den angeführten Leitlinien und dem Konsensus-Statement besteht weitgehende Einigkeit über die wesentlichen Aspekte der Dystonie und ihrer Therapie, wobei die Leitlinie der Deutschen Gesellschaft für Neurologie einer Überarbeitung bedarf, bei der dann neueste Aspekte der BT-Therapie, wie erhöhte Gesamtdosen, verkürzte Interinjektionsintervalle, Kombinationsmöglichkeiten mit der Tiefen Hirnstimulation sowie der Ansatz einer interdisziplinären und multimodalen Therapie, berücksichtigt werden sollten.
**Tab. I 5.2** zeigt den Versuch, die komplexen multimodalen und interdisziplinären Algorithmen der Dystonietherapie in Klassifikationen der Evidenzklassen und Empfehlungsstärken darzustellen.

## I 5.4 Pragmatische Therapie

### I 5.4.1 Botulinumtoxin-Therapie

*Wirkungsmechanismus:* Der therapeutische Einsatz von BT beruht auf der vollständig reversiblen, gut kontrollierbaren und lokalen Paresewirkung von BT im Zielmuskel. Damit kann die dystone Muskelaktivität direkt reduziert werden. Ein durch die Dystonie verursachter Muskelschmerz klingt nachfolgend ab. Die Auswahl der Zielmuskeln und der BT-Dosierung in den Zielmuskeln erlaubt ein hohes Maß an Anpassung an die individuelle Symptomatik. Erste BT-Effekte zeigen sich nach einigen Tagen. Ein Abklingen der Wirkung tritt nach 8 bis 12 Wochen ein. Die BT-Therapie muss dann wiederholt werden. Beobachtungszeiträume von mehr als 25 Jahren zeigen die Langzeit-Stabilität der Therapieeffekte und das Ausbleiben zusätzlicher Langzeit-Nebenwirkungen.
*Nebenwirkungen:* Die Reduktion der dystonen Muskelaktivität führt zwangsläufig auch zu einer Reduktion der Willküraktivität im Zielmuskel. Neben dieser inhärenten Nebenwirkung, die durch agonistische Muskeln und durch eine angepasste Dosierung aufgefangen werden kann, können lokale Nebenwirkungen durch BT-Diffusion in benachbarten Muskeln auftreten. So können zum Beispiel zervikale BT-Injektionen gelegentlich Dysphagien und periokuläre Diplopie und Ptose

**Tab. I 5.2:** Dystonietherapie – Evidenzklassen und Empfehlungsstärken

| Dystonieform | Intervention | | | | | | | | | | |
|---|---|---|---|---|---|---|---|---|---|---|---|
| | BTT | THS | | Bertrand-Operation | Orale Dystoniemedikamente | | | | | | Rehabilitation |
| | | GPi | Thalamus | | ACH | BDZ | BAC | DOP | ADOP | AK | |
| Zervikale Dystonie | ↑↑, A | ↑↑, A | | ↑↑, B | ↑, B | ↑, C | ↑, C | | ↑, C | | ↑, B |
| Blepharospasmus | ↑↑, A | ↔ | | | ↑, B | ↑, C | ↑, C | | ↑, C | | |
| Schreibkrampf | ↑, B | ↔ | | | ↑, B | ↑, C | ↑, C | | ↑, C | | ↑, B |
| Spasmodische Dysphonie | ↑↑, A | ↔ | | | ↑, B | ↑, C | ↑, C | | ↑, C | | |
| Axiale/Segmentale/Multifok. Dystonie | ↑, B | ↑↑, A | | | ↑, B | ↑, C | ↑, C | | ↑, C | | ↑, B |
| Generalisierte Dystonie | ↑, B | ↑↑, A | | | ↑, B | ↑, C | ↑, C | | ↑, C | | ↑, B |
| Tremulöse Dystonie | ↑, C | | ↑, B | | | | | | | | |
| Dopa-Responsive Dystonie | | | | | | | | ↑↑, A | | | |
| Paroxysmale Kinesiogene Dystonie | | | | | | | | | | ↑, B | |

ACH Anticholinergika; ADOP Antidopaminergika; AK Antikonvulsiva; BAC Baclofen; BDZ Benzodiazepine; BTT Botulinumtoxin-Therapie; DOP Dopaminergika; EK Evidenzklassen; ES Evidenzstärken; GPi Globus pallidus (Pars interna); THS Tiefe Hirnstimulation

auslösen. Systemische Nebenwirkungen finden sich bei Verwendung von BT-Typ-A-Medikamenten praktisch nicht, selbst wenn hohe BT-Dosen zur Anwendung kommen.
*Dosierung:* Die therapeutischen Gesamtdosen, die bei der BT-Therapie zur Anwendung kommen, variieren erheblich. Sie werden beeinflusst von der Größe der Zielmuskeln, dem Ausmaß der dystonen Betroffenheit und der Anzahl der Zielmuskeln. Für die meisten Zielmuskeln sind Dosisbereiche erarbeitet worden. Die Auswahl der Dosis erfolgt dann abhängig vom Ausmaß der dystonen Betroffenheit. Kürzlich wurde die Sicherheit von therapeutischen Gesamtdosen von bis zu 1 250 MU incobotulinumtoxinA dokumentiert. Selbst in diesen Dosisbereichen zeigten sich keine systemische Toxizität und kein antikörpervermitteltes Therapieversagen (Hochdosis-Therapie) (Dressler et al. 2015).
*Injektionsschema:* Die Auswahl der Zielmuskeln erfolgt hochgradig individualisiert. Sie basiert auf der Analyse der dystonen Haltungen und Bewegungen. Palpation und aktive und passive Bewegungen sind hilfreich, um Zielmuskeln von antagonistischen Muskeln und von Schutzhaltungen zu differenzieren. Eine elektromyographische Analyse kann bei der Zielmuskelauswahl hilfreich sein (Dressler 2000).
*Applikation:* Nach der Ausarbeitung des Injektionsschemas erfolgt die BT-Applikation mit Hilfe von Palpation und anatomischer Referenzpunkte. Für Unterarmmuskeln, Beinmuskeln und tiefe Halsmuskeln kann eine Ultraschall-Bildgebung hilfreich sein (Walter und Dressler 2014). Ähnliche Ergebnisse können durch die Aufzeichnung der elektromyographischen Signale des Zielmuskels durch eine spezielle Injektionskanüle erzielt werden. Eine zusätzliche Elektrostimulation durch die Injektionskanüle kann die Genauigkeit der BT-Applikation weiter steigern.
*BT-Medikamente:* Die am weitesten verbreiteten BT-Medikamente sind onabotulinumtoxinA (Botox®, Allergan, Irvine, CA, USA), abobotulinumtoxinA (Dysport®, Beaufour Ipsen, Boulogne-Billancourt, Frankreich) und incobotulinumtoxinA (Xeomin®, Merz Pharmaceuticals, Frankfurt/M., Deutschland). Alle diese BT-Medikamente basieren auf BT Typ A. Sie haben ähnliche Eigenschaften. IncobotulinumtoxinA zeichnet sich durch eine Abtrennung der Komplexproteine und durch eine verbesserte Reinheit des Neurotoxin-Anteils aus. RimabotulinumtoxinB (Myobloc®/NeuroBloc®, US World Drugs, Louisville, KY, USA) ist das einzige BT-Typ-B-Medikament. Sein Marktanteil ist auf Grund ausgeprägter anticholinerger Nebenwirkungen und einer erheblichen Antigenität marginal. Die Wirkungsstärkeangaben sind spezifisch für das jeweilige BT-Medikament. Ihr Vergleich untereinander ist umstritten. OnabotulinumtoxinA und incobotulinumtoxinA können mit einem 1 : 1 Verhältnis verglichen werden (Dressler et al. 2012; Dressler et al. 2014). Für onabotulinumtoxinA/incobotulinumtoxinA und abobotulinumtoxinA ist ein Verhältnis von 1 : 2, 1 : 3 oder 1 : 4 vorgeschlagen worden.
*Indikationen:* Die BT-Therapie wird zur Behandlung der Zervikalen Dystonie eingesetzt. Etwa 80 % der Patienten berichten von einem guten oder sehr guten Behandlungserfolg. Die besten Ergebnisse werden bei der tonischen Zervikalen Dystonie erzielt. Als lokale Nebenwirkungen können Dysphagie und Kopfhalteschwächen auftreten. Muskeln des Schultergürtels können ebenfalls in das Injektionsschema aufgenommen werden. Eine weitere bewährte Indikation der BT-Therapie ist der Blepharospasmus. Die Behandlungsergebnisse sind sehr ähnlich denen der Zervikalen Dystonie. Mandibuläre Muskeln sind einer BT-Therapie ebenfalls gut zugänglich. Bei Spasmodischer Dysphonie produzieren periorale oder transkutane BT-Injektionen in die Öffner- oder Schließer-Muskulatur der Stimmbänder sehr befriedigende Ergebnisse für den Patienten. Schreibkrampf ist eine schwierig zu behandelnde Indikation der BT-Therapie, da das therapeutische Fenster der Unterarmmuskeln sehr eng ist. Paretische Nebenwirkungen und ausreichende Therapieeffekte sind durch Veränderungen der BT-Dosierung notorisch schwer voneinander zu separieren. Etwa die Hälfte der Patienten ist mit den Therapieeffekten der BT-Therapie zufrieden, die andere Hälfte bricht die Therapie ab. Zur Erreichung befriedigender Behandlungsergebnisse empfiehlt sich der Einsatz einer Ultraschall-Bildgebung oder einer Elektromyographie. Musikerkrämpfe der oberen Extremität zeigen befriedigende Behandlungsergebnisse, wenn eine gründliche Analyse des Dystonie-Musters vorangegangen ist und wenn die BT-Applikation unter Einsatz einer Ultraschall-Bildgebung oder einer Elektromyographie erfolgt (Schuele et al. 2005; van Vugt et al. 2014). Embouchure-Dystonien, die die Zungen- oder Lippenmuskulatur beeinträchtigen, weisen weniger gute Behandlungsergebnisse auf. Insgesamt sind die Behandlungsergebnisse bei Musikerdystonien weniger beeindruckend als bei anderen Dystonieformen, da die funktionellen Beanspruchungen bei professionellen Musikern extrem sind.
Neben fokalen Dystonien können auch ausgedehntere Dystonien mit der BT-Therapie behandelt werden. Hierfür wurde das Konzept der BT-Hochdosis-Therapie entwickelt, das die Behandlung einer größeren Zahl von Zielmuskeln erlaubt (Dressler et al. 2015). Selbst bei generalisierten Dystonien kann die BT-Therapie zur Anwendung kommen, wenn funktionelle oder schmerzrelevante Schwerpunkte identifiziert werden können. Bei ausgedehnter, schmerzhafter und schwerer Dystonie, besonders bei jungen Patienten, wird dann allerdings die Tiefe Hirnstimulation in Betracht zu ziehen sein.



### I 5.4.2 Chirurgische Interventionen

*Tiefe Hirnstimulation (THS):* Chirurgische Interventionen am Zentralnervensystem zur Behandlung von Bewegungsstörungen wurden bereits in den 1950er Jahren entwickelt (Cooper 1956). Sie basierten auf der Stereotaxie-Technik, d. h. auf der fokalen Intervention in der Tiefe des Gehirns, die durch ein dreidimensionales geometrisches Koordinatensystem mit Bezug zu bestimmten äußeren Referenzpunkten kontrolliert wird. Zunächst wurde mit Läsionstechniken wie Thermokoagulation, Kryokoagulation und Chemokoagulation gearbeitet. Diese Techniken waren schweren Dystonien vorbehalten. Mit dem Aufkommen

von verbesserten Bildgebungsverfahren erlebte die Stereotaxie in den 1980er Jahren eine erhebliche Weiterentwicklung. In den frühen 1990er Jahren wurde dann die Thermokoagulation mehr und mehr durch die THS oder Deep Brain Stimulation (DBS) ersetzt, die wie die Läsionstechniken zu einer Blockierung der Funktion der als Zielpunkte angesteuerten Kerngebiete führt. Verbesserte Stimulationselektroden erlauben eine Feineinstellung des Stimulationsorts entlang der Stimulationselektrode und – seit neuestem – auch eine Konfiguration des dreidimensionalen Stimulationsfeldes, ohne dabei die Lage der Stimulationselektrode verändern zu müssen. Eine zusätzliche Aufzeichnung der neuronalen Entladungsmuster des Zielgewebes führt zu einer weiter verbesserten Platzierung der Stimulationselektrode.
Die Dystonie-THS wurde 1996 eingeführt (Giacomo et al. 1996). Zur Verbesserung der Ergebnisse wird sie üblicherweise bilateral durchgeführt. Der Zielpunkt mit der besten antidystonen Wirksamkeit ist der Globus pallidus internus (GPi-THS). Eine thalamische Stimulation (VIM-THS) kann bei dystonem Tremor eingesetzt werden. Der Nucleus subthalamicus (STN-THS) wurde bislang nur versuchsweise verwendet. Therapieeffekte auf phasische Dystonieanteile treten meist innerhalb einiger Tage ein. Therapieeffekte auf tonische Dystonieanteile machen sich oft erst nach Wochen und Monaten bemerkbar. GPi-THS führt bei den meisten Patienten mit idiopathischen generalisierten Dystonien zu substantiellen Verbesserungen der Symptomatik (Vidailhet et al. 2007; Volkmann et al. 2012). Ob Patienten mit DYT1-Gendefekt besser auf THS ansprechen als Patienten mit anderen Gendefekten, ist offen. Auch die Tardive Dystonie spricht auf GPi-THS an (Gruber et al. 2009). Beim Vorliegen von strukturellen Veränderungen scheint die Wirksamkeit der THS reduziert zu sein. Bei segmentalen Dystonien zeigt sich eine vergleichbare Wirksamkeit wie bei generalisierten Dystonien. Hier kann jedoch auch eine BT-Therapie angewendet werden, besonders wenn auf die Hochdosistherapie zurückgegriffen wird. Bei fokalen Dystonien zeigt die GPi-THS eine vergleichbare Wirksamkeit wie die BT-Therapie. Suboptimale Therapieeffekte sind meist durch eine ungünstige Elektrodenposition bedingt. Als Nebenwirkungen treten intraoperative oder postoperative Infektionen, intraoperative Blutungen sowie Verlagerungen und Diskonnektionen der Stimulationselektroden auf. Zu den Nachteilen der THS gehören die hohen Kosten, die Notwendigkeit eines spezialisierten neurochirurgischen Teams, eine zeitaufwendige postoperative Programmierung der Stimulationsparameter und – je nach verwendetem System – ein Austausch des Stimulators wegen Batterieerschöpfung nach etwa 3 bis 5 Jahren. Die THS kann mit der BT-Therapie, mit oralen Dystoniemedikamenten, mit adjuvanten Medikamenten und Rehabilitation kombiniert werden.
*Periphere chirurgische Interventionen:* Seit dem 19. Jahrhundert wurden Myotomien (Muskeldurchtrennungen) und Myektomien (Muskelresektionen) zur Dystoniebehandlung eingesetzt. Das Aufkommen der intraoperativen Elektrostimulation verbesserte die Ergebnisse der Denervierung dystoner Muskeln. Bei der Behandlung des Blepharospasmus kamen über längere Zeit Kombinationen von Myektomien und elektrostimulationsunterstützter Denervierung zur Anwendung. Bei jungen Patienten mit stabiler Dystonie in isolierten Muskeln können Myektomien oder Denervierungen eine Alternative zu einem Langzeiteinsatz der BT-Therapie sein. Besonders spastisch-dystone Zustände der unteren Extremität können von selektiven Faszikulotomien profitieren. Bei Zervikaler Dystonie wurde in den 1980er Jahren von Claude Bertrand aus Montreal ein Kombinationseingriff aus Myektomie, peripherer Denervierung und anteriorer Ramisektomie entwickelt (Bertrand 1982, 1993). Bei rotatorischer Zervikaler Dystonie sind die Ergebnisse vergleichbar mit den Ergebnissen der BT-Therapie und der THS. Die Bertrand-Operation kommt heute noch bei Patienten mit antikörpervermitteltem Versagen der BT-Therapie und Vorbehalten gegenüber der THS zum Einsatz. Hypotrophien der Nackenmuskulatur sind eine häufige Nebenwirkung der Bertrand-Operation.

### I 5.4.3 Orale Dystoniemedikamente

Orale Medikamente werden seit vielen Jahren für die Behandlung der Dystonie eingesetzt. Außer bei einigen speziellen Dystonieformen hat keines der eingesetzten Medikamente jedoch einen durchschlagenden Effekt. Letztendlich ist die medikamentöse Dystonie-Behandlung enttäuschend: Das Austesten der einzelnen Medikamente ist zeitaufwändig, ihre Wirksamkeit ist begrenzt und ihre Nebenwirkungen sind zum Teil erheblich. Dennoch sind orale Dystoniemedikamente nicht obsolet.
*Indikationen:* Orale Medikamente können bei leichten Dystonien und als Ergänzung zur BT-Therapie oder zur THS eingesetzt werden, wenn residuelle Symptome vorliegen oder wenn sich der BT-Behandlungszyklus seinem Ende zuneigt. Üblicherweise werden die oralen Dystoniemedikamente sequentiell eingesetzt. Mittel der ersten Wahl sind Anticholinergika, gefolgt von Benzodiazpinen, Baclofen, Tetrabenazin und Clozapin. Nach den Anticholinergika ist jedoch die Reihenfolge der Wirksamkeit umstritten. Belastbare Studien zum Vergleich der Wirksamkeit der antidystonen Medikamente liegen nicht vor. Bei schwer betroffenen Kindern und bei entgleisten generalisierten Dystonien (Dystoner Sturm) wurde von C. David Marsden ein spezieller »Cocktail« bestehend aus Anticholinergika, Benzodiazepinen vorgeschlagen (Marsden et al. 1984). Heutzutage würde jedoch bei diesen Patienten in den meisten Fällen die THS zum Einsatz kommen.
*Anticholinergika:* Anticholinergika sind die Medikamentenklasse mit der unbestritten stärksten antidystonen Wirksamkeit (Brans et al. 1996; Maltese et al. 2014). Die am besten untersuchte Substanz ist Trihexyphenidyl. Zur Reduktion von Nebenwirkungen sollten die Startdosen niedrig gewählt und die Steigungen sehr langsam vorgenommen werden, bis therapeutische Effekte auftreten oder bis die Nebenwirkungen ein intolerables Ausmaß annehmen (»low and slow«-Strategie). Die häufigsten anticholi-

nergen Nebenwirkungen sind dabei Mundtrockenheit, Verschwommensehen beim Nahsehen, Gedächtnisstörungen, Nervosität, Schwindel, Harnverhalt und Obstipation. Die therapeutische Wirksamkeit setzt in der Regel bei etwa 8 bis 10 mg/d ein. Erste Nebenwirkungen beginnen bei ähnlichen Dosierungen. Wenn die Nebenwirkungen bis zu Dosen von 12 bis 16 mg/d toleriert werden, besteht die Chance auf eine für den Patienten relevante Wirksamkeit. Interessanterweise tolerieren Kinder erheblich höhere Anticholinergika-Dosen und haben deshalb eine größere Chance auf einen Therapieeffekt. Andere anticholinerge Substanzen wie Benztropin, Biperiden, Ethopropazin und Diphenhydramin weisen ein ähnliches Wirkprofil und ähnliche Nebenwirkungen wie Trihexyphenidyl auf.

*Benzodiazepine:* GABA-A-Agonisten wie Clonazepam und Diazepam haben direkte antidystone Eigenschaften. Anxiolytische Effekte und mentale Entspannung können zu unkontrollierten Dosissteigerungen führen, denen durch eine kontrollierte Verschreibung begegnet werden muss. Körperliche Entzugserscheinungen weisen auf eine physische Abhängigkeit hin. Unmittelbare Nebenwirkungen sind verlangsamte Reaktionszeiten mit Einschränkungen beim Führen von Kraftfahrzeugen, Gedächtnisstörungen, Indifferenz und Benommenheit.

*Baclofen:* Baclofen, ein GABA-B-Agonist, hat antispastische, aber auch – geringer ausgeprägte – antidystone Wirkungen. Analgetische Effekte werden ebenfalls berichtet. Die Anwendung sollte unter langsamer Dosissteigerung bis zum Wirkungseintritt erfolgen. Höchstdosen liegen bei etwa 120 mg/d. Nebenwirkungen sind besonders Müdigkeit und Antriebsstörungen, aber auch Schwindel und Übelkeit. Als Entzugserscheinungen können Krampfanfälle auftreten. Bei einigen Patienten mit schweren generalisierten Dystonien kann kontinuierlich intrathekal appliziertes Baclofen (ITB-Therapie) zu Verbesserungen führen.

*Dopaminergika:* Gelegentlich kann Levodopa milde antidystone Effekte auslösen. Dies muss von den meist robusten antidystonen Effekten von Levodopa bei der eigentlichen Dopasensitiven Dystonie (DRD) abgegrenzt werden. Die Nebenwirkungen von Levodopa sind gering. Am häufigsten wird über Hypotension und Schwindel geklagt.

*Antidopaminergika:* D2-Rezeptorblocker können eine antidystone Wirksamkeit aufweisen. Diese Substanzen können jedoch paradoxerweise nach längerem Gebrauch auch Dystonien auslösen (Tardive Dystonien). Aus diesem Grund sollte ihr Einsatz bei Dystonien vermieden werden. Bei Tardiven Dystonien ist ihr Einsatz kontraindiziert. Clozapin ist ein atypischer Dopamin-Rezeptorblocker, der keine Tardiven Dystonien auslöst. Seine antidystone Wirksamkeit ist unsicher, Müdigkeit ist eine häufige Nebenwirkung. Dopamin-Spiegel im Zentralnervensystem können auch gesenkt werden durch den Einsatz von Substanzen, die die Dopamin-Wiederaufnahme in den präsynaptischen Nervterminalen hemmen (Dopamin-Wiederaufnahmehemmer, Dopamin-Depletoren). Tetrabenazin und Reserpin sind die am besten untersuchten Vertreter dieser Substanzklasse. Ihre antidystonen Effekte sind jedoch unsicher. Beide führen immer wieder zu Parkinsonoiden und zu Depressionen. Bei Reserpin kommt eine blutdrucksenkende Nebenwirkung hinzu. Das Auftreten von Tardiven Dystonien ist bislang nicht beobachtet worden.

*Dystoniemedikamente für spezielle Indikationen:* Bei DRD tritt Dystonie und Parkinsonismus mit typischen Fluktuationen und häufig erstaunlicher Lateralisation auf. Ursache ist ein Dopaminmangel auf Grund unterschiedlicher Enzymdefekte. Levodopa führt zu einer häufig dramatischen und anhaltenden Symptomreduktion. Bei den meisten Patienten ist eine Dosis von 5 mg/kg Körpergewicht/d ausreichend. Das Ausbleiben eines Therapieeffekts bei Dosen von 600 mg/d widerspricht der Diagnose einer DRD. Dyskinesien können auftreten, sind jedoch meist gering. Fluktuationen treten nicht auf, da die Dopamin-Speicherkapazität erhalten ist. Ein Einsatz von Dopamin-Agonisten bei Dystonien ist nicht ausreichend untersucht. Paroxysmale Kinesigene Dyskinesien sprechen gut auf Antikonvulsiva wie Carbamazepin an. Paroxysmale Non-Kinesigene Dyskinesien hingegen sprechen weniger gut auf Carbamazepin an. Stattdessen können Benzodiazepine versucht werden. Emotionaler Stress, Ermüdung, Alkohol oder Koffein als Triggerfaktoren sollten vermieden werden. Paroxysmale Aktionsinduzierte Dyskinesien sprechen lediglich partiell auf Carbamazepin oder Benzodiazepine an. Physische Aktivität als Triggerfaktor sollte vermieden werden. Eine ketogene Diät oder eine modifizierte Atkins-Diät können bei Patienten mit GLUT1-Mutationen hilfreich sein.

### I 5.4.4 Adjuvante Medikamente

Bei der Dystonietherapie können neben den eigentlichen spezifischen Therapieansätzen auch adjuvante Medikamente zum Einsatz kommen. Bei schwererer Dystonie ist Schmerz häufig das führende Symptom. Wenn die eigentlichen Dystonietherapien nicht ausreichend wirksam sind, können Analgetika zum Einsatz kommen. Allerdings sollten sie nur zeitlich begrenzt angewendet werden. Bei dystonem Tremor, der nicht ausreichend auf die eigentlichen Dystonietherapien anspricht, können Betablocker und gelegentlich auch Primidon hilfreich sein. Bei myoklonischen Dystonien sind Behandlungsversuche mit Antikonvulsiva gerechtfertigt. Bei Dystonien mit starker Stressinduktion können Benzodiazepine, wie zum Beispiel Lorazepam sublingual, eine aufkommende Spannung dämpfen. Häufig entfalten sie bereits eine positive Wirkung, wenn sie vom Patienten lediglich mitgeführt werden.

### I 5.4.5 Rehabilitation

Bei der Rehabilitation der Dystonie kommen verschiedene Verfahren zur Anwendung (Dressler und Adib Saberi 2016). Die Physiotherapie kann antidystone Muskeln aktivieren, eine beeinträchtigte Körperwahrnehmung re-adjustieren und durch Dehnungen der dystonen Muskeln die BT-Therapie unterstützen sowie Kontrakturen vermeiden. Bei mittelschweren und schweren Dystonien sollte die BT-Therapie durch Physiotherapie unterstützt werden. Die wissenschaftliche Evidenz für die Effektivität der Physiotherapie allein oder in

**Tab. I 5.3:** Algorithmus zur Behandlung der Dystonie (nach Dressler et al. 2016)

| Schwere der Dystonie | Lokalisation der Dystonie | Primäre Behandlung | Zusätzliche Behandlung | Kommentar |
|---|---|---|---|---|
| leicht | fokal<br>ausgedehnt | ODM/keine | Keine | Information des Patienten über Diagnose und Prognose<br>ODM-Versuch oder keine Therapie |
| mittel | fokal | BTT | R (optional) | bei Antecollis und alternierender Zervikaler Dystonie nach BTT-Versuch THS |
| | ausgedehnt | BTT | R (optional) | in der Regel zunächst BTT-Versuch<br>alternativ primärer Einsatz der THS |
| | | THS | R (optional) | |
| schwer | fokal | BTT | R<br>ODM (optional)<br>AM (optional) | bei unzureichender Wirksamkeit THS möglich |
| | ausgedehnt | BTT | R<br>OMD (optional)<br>AM (optional) | BTT-Versuch gerechtfertigt<br>alternativ primärer Einsatz der THS |
| | | THS | R<br>BTT (optional)<br>ODM (optional)<br>AM (optional) | |

AM Adjuvante Medikamente; BTT Botulinumtoxin-Therapie; ODM Orale Dystoniemedikamente; R Rehabilitation: Physiotherapie, Ergotherapie, Logopädie, Sozialberatung, Psychotherapie, Selbsthilfegruppen; THS Tiefe Hirnstimulation

Kombination mit der BT-Therapie ist jedoch begrenzt (Delnooz et al. 2009). Entspannungsübungen können bei Exazerbationen und zur Durchbrechung des Circulus vitiosus aus dystoner Anspannung und psychischer Anspannung hilfreich sein. Ergotherapie kann beeinträchtigte Funktionsabläufe durch detaillierte Analyse der Störung und gezieltes Training verbessern. Bei Musikerdystonien kommen Verlangsamungsübungen, Selbstwahrnehmungsübungen und Übungen zur taktilen Diskriminierung zur Anwendung (van Vugt et al. 2014). Logopädie kann pharyngo-laryngeale und oromandibuläre Dystonie verbessern. Fundierte Informationen für Patienten und ihre Angehörigen verbessern das Verständnis der Krankheit, der Prognose und der Behandlungsoptionen. Psychotherapie kann bei der Krankheitsbewältigung helfen. Sie stellt allerdings keine kausale Therapie der Dystonie dar. Bei schwerbetroffenen Patienten kann die Psychotherapie auch auf die Angehörigen ausgedehnt werden. Eine Sozialberatung unterstützt Patienten bei der Geltendmachung der verschiedenen ihnen zustehenden sozialen Hilfen. Das Angebot zur Teilnahme an Selbsthilfegruppen wird von vielen, aber nicht allen Patienten begrüßt.

## I 5.4.6 Behandlungsalgorithmen

Für die Planung der Behandlungsalgorithmen bietet sich eine Einteilung der Dystonie nach Schwere und Lokalisation an (Dressler et al. 2016). Darauf basierend gibt **Tab. I 5.3** allgemeine Hinweise. Verschiedene patientenspezifische Aspekte sollten allerdings zur Optimierung des Behandlungsergebnisses berücksichtigt werden. Dazu gehören das Alter des Patienten, das Vorliegen einer Schmerzsymptomatik, die Compliance, die berufliche Situation, die persönlichen Präferenzen und die logistische Situation. Schlussendlich sollte das Behandlungsangebot hochgradig individualisiert sein. Die besten Behandlungsergebnisse werden dabei durch eine multimodale und interdisziplinäre Behandlungsstrategie zu erzielen sein.

Bei leichten Dystonien ohne Funktionseinschränkung, ohne Schmerz und ohne Stigmatisierung kann eine Behandlung aufgeschoben werden. Eine Beratung des Patienten und seiner Angehörigen über die Erkrankung und ihre Prognose sollte erfolgen.

Bei mittelschweren Dystonien, bei denen eine Behandlungsnotwendigkeit besteht, ist die BT-Therapie die Therapie der Wahl. Dies gilt zunächst für fokale Dystonien, aber auch für ausgedehntere Formen. Rehabilitation ist optional.

Bei schweren Dystonien sollte ebenfalls zunächst die BT-Therapie zur Anwendung kommen. Eine zusätzliche Physiotherapie zur Optimierung der Therapieeffekte ist notwendig. Andere Rehabilitationsverfahren können hinzutreten. Antidystone Medikamente können zusätzlich notwendig werden, um den Therapieeffekt zu optimieren und das Nachlassen der BT-Wirkung am Ende des Behandlungszyklus auszugleichen. Adjuvante Medikamente sollten ebenfalls in Betracht gezogen werden. Bei fokaler Dystonie werden hierdurch in der Summe der Therapien ausreichende Effekte zu erzielen sein. Bei ausgedehnten Dystonien sollte zunächst ebenfalls ein Behandlungsversuch mit BT-Therapie erfolgen, besonders wenn Schwerpunkte mit hoher symptomatischer Relevanz identifiziert werden können. Wenn das nicht gelingt oder wenn die applizierbaren BT-Gesamtdosen erschöpft sind, sollte rasch eine THS angeboten werden. Alternativ kann auch die THS primär vorgeschlagen werden. Die Effekte der THS können durch Physiotherapie, BT-Therapie, orale Dystoniemedikamente und adjuvante Medikamente ergänzt werden.

Bei Dystonieformen mit bekanntem begrenztem Ansprechen auf die BT-Therapie oder bei antikörpervermitteltem Versagen der BT-Therapie können orale Dystoniemedikamente allein oder zusammen mit adjuvanten Medikamenten versucht werden. Allerdings sollten diese Therapieversuche zeitlich begrenzt werden. Bei tremulöser Dystonie können Betablocker oder Primidon, bei myoklonischer Dystonie Antikonvulsiva probiert werden. Meist wird in diesen Fällen eine THS notwendig werden. Bei Lidöffnungsapraxie bietet sich die Lidsuspensions-Operation an (Karapantzou et al. 2015). Wenn Schmerz relevant ist, sollten Analgetika gegeben werden, bei deutlicher Stressinduktion Benzodiazepine.

## I 5.5 Obsolete Therapien

Periphere chirurgische Interventionen kommen heute bei der Behandlung des Blepharospasmus nicht mehr zur Einsatz. Die Ergebnisse waren problematisch, da die Therapieeffekte nur schwer zu kontrollieren waren und entweder eine zu geringe Wirksamkeit oder paretische Nebenwirkungen auftraten. Zusätzlich dazu waren langanhaltende Schmerzsyndrome eine häufige Nebenwirkung. Bei der Behandlung der Spasmodischen Dysphonie sind Denervierungsoperationen möglich. Diese sind jedoch durch die BT-Therapie obsolet geworden. Läsionelle stereotaktische Operationen werden heute kaum noch durchgeführt. Allerdings haben sie in Ländern, in denen THS – meist aus finanziellen Gründen – nicht zur Verfügung steht, durchaus noch eine Berechtigung. Neueste technische Entwicklungen, wie der Einsatz von fokussiertem Ultraschall (Fishman und Frenkel 2017) oder des Gamma Knifes (Krack et al. 2017), könnten ebenfalls zu einer Neubewertung läsioneller stereotaktischer Eingriffe führen.

## Literatur


Albanese A, Asmus F, Bhatia KP, Elia AE, Elibol B, Filippini G, Gasser T, Krauss JK, Nardocci N, Newton A, Valls-Solé J. EFNS guidelines on diagnosis and treatment of primary dystonias. Eur J Neurol 2011; 18: 5–18.

Albanese A, Bhatia K, Bressman SB, Delong MR, Fahn S, Fung VS, Hallett M, Jankovic J, Jinnah HA, Klein C, Lang AE, Mink JW, Teller JK. Phenomenology and classification of dystonia: a consensus update. Mov Disord 2013; 28: 863–873.

Alexander GE, Crutcher MD, DeLong MR. Basal ganglia-thalamocortical circuits: parallel substrates for motor, oculomotor, »prefrontal« and »limbic« functions. Prog Brain Res 1990; 85: 119–146.

AWMF Online. Das Portal der wissenschaftlichen Medizin. Dystonie. Leitlinien für Diagnostik und Therapie in der Neurologie. Herausgegeben von der Kommission »Leitlinien« der Deutschen Gesellschaft für Neurologie. Stand: 30. 09. 2012 (in Überarbeitung), gültig bis 29. 09. 2017. 2012. (http://www.awmf.org/leitlinien/detail/ll/030-039.html, Zugriff am 10.07.17).

Bertrand CM. Selective peripheral denervation for spasmodic torticollis: surgical technique, results, and observations in 260 cases. Surg Neurol 1993; 40: 96–103.

Bertrand C, Molina Negro P, Martinez SN. Technical aspects of selective peripheral denervation for spasmodic torticollis. Appl Neurophysiol 1982; 45: 326–330.

Brans JW, Lindeboom R, Snoek JW, Zwarts MJ, van Weerden TW, Brunt ER, van Hilten JJ, van der Kamp W, Prins MH, Speelman JD. Botulinum toxin versus trihexyphenidyl in cervical dystonia: a prospective, randomized, double-blind controlled trial. Neurology 1996; 46: 1066–1072.

Bressman SB. Dystonia genotypes, phenotypes, and classification. Adv Neurol 2004; 94: 101–107.

Caviness JN, Gabellini A, Kneebone CS, Thompson PD, Lees AJ, Marsden CD. Unusual focal dyskinesias: the ears, the shoulders, the back, and the abdomen. Mov Disord 1994; 9: 531–538.

Consky ES, Lang AE. Clinical assessments of patients with cervical dystonia. In: Jankovic J, Hallett M (eds.). Therapy with Botulinum Toxin. New York, NY: Marcel Dekker; 1994. 211–237.

Cooper IS. An investigation of neurosurgical alleviation of parkinsonism, chorea, athetosis and dystonia. Ann Intern Med 1956; 45: 381–392.

Delnooz CC, Horstink MW, Tijssen MA, van de Warrenburg BP. Paramedical treatment in primary dystonia: a systematic review. Mov Disord 2009; 24: 2187–2198.

Dressler D. Electromyographic evaluation of cervical dystonia for planning of botulinum toxin therapy. Eur J Neurol 2000; 7: 713–718.

Dressler D, Adib Saberi F. Rehabilitation of Dystonia. In: Chien HF, Barsottini O (eds.). Movement Disorders Rehabilitation. New York, NY, USA: Springer; 2016. 67–81.

Dressler D, Kupsch A, Seitzinger A, Paus S. The dystonia discomfort scale (DDS): a novel instrument to monitor the temporal profile of botulinum toxin therapy in cervical dystonia. Eur J Neurol 2014; 21: 459–462.

Dressler D, Thompson PD, Gledhill RF, Marsden CD. The syndrome of painful legs and moving toes. Mov Disord 1994; 9: 13–21.

Dressler D, Mander G, Fink K. Measuring the potency labelling of onabotulinumtoxinA (Botox®) and Xeomin® in an LD50 assay. J Neural Transm 2012; 119: 13–15.

Dressler D, Tacik P, Adib Saberi F. Botulinum toxin therapy of cervical dystonia: Comparing Botox® and Xeomin®. J Neural Transm 2014; 121: 29–31.

Dressler D, Adib Saberi F, Kollewe K, Schrader C. Safety aspects of incobotulinumtoxinA high dose therapy. J Neural Transm 2015; 122: 327–333.

Dressler D, Altenmueller E, Bhidayasiri R, Bohlega S, Chana P, Chung TM, Frucht S, Garcia-Ruiz PJ, Kaelin A, Kaji R, Kanovsky P, Laskawi R, Micheli F, Orlova O, Relja M, Rosales R, Slawek J, Timerbaeva S, Warner TT, Saberi FA. Strategies for treatment of dystonia. J Neural Transm 2016; 123: 251–258.

Fahn S. Concept and classification of dystonia. Adv Neurol 1988; 50: 1–8.

Fahn S, Eldridge R. Definition of dystonia and classification of the dystonic states. Adv Neurol 1976; 14: 1–5.

Fahn S, Bressman SB, Marsden CD. Classification of dystonia. Adv Neurol 1998; 78: 1–10.

Fishman PS, Frenkel V. Treatment of Movement Disorders With Focused Ultrasound. J Cent Nerv Syst Dis 2017; 9: 1179573517705670.

Gruber D, Trottenberg T, Kivi A, Schoenecker T, Kopp UA, Hoffmann KT, Schneider GH, Kühn AA, Kupsch A. Long-term effects of pallidal deep brain stimulation in tardive dystonia. Neurology 2009; 73: 53–58.

Iacono RP, Kuniyoshi SM, Lonser RR, Maeda G, Inae AM, Ashwal S. Simultaneous bilateral pallidoansotomy for idiopathic dystonia musculorum deformans. Pediatr Neurol 1996; 14: 145–148.

Jannetta PJ. The cause of hemifacial spasm: definitive microsurgical treatment at the brainstem in 31 patients. Trans Sect Otolaryngol Am Acad Ophthalmol Otolaryngol 1975; 80: 319–322.

Jinnah HA, Albanese A. The New Classification System for the Dystonias: Why Was It Needed and How Was It Developed? Mov Disord Clin Pract 2014; 1: 280–284.

Karapantzou C, Dressler D, Rohrbach S, Laskawi R. Frontalis suspension surgery to treat patients with essential blepharospasm and apraxia of eyelid opening-technique and results. Head Face Med 2015; 10: 44.

Krack P, Martinez-Fernandez R, Del Alamo M, Obeso JA. Current applications and limitations of surgical treatments for movement disorders. Mov Disord 2017; 32: 36–52.

Lange F, Seer C, Salchow C, Dengler R, Dressler D, Kopp B. Meta-analytical and electrophysiological evidence for executive dysfunction in primary dystonia. Cortex 2016; 82: 133–46.

Maltese M, Martella G, Madeo G, Fagiolo I, Tassone A, Ponterio G, Sciamanna G, Burbaud P, Conn PJ, Bonsi P, Pisani A. Anticholinergic drugs rescue synaptic plasticity in DYT1 dystonia: role of M1 muscarinic receptors. Mov Disord 2014; 29: 1655–1665.

Marsden CD, Marion MH, Quinn N. The treatment of severe dystonia in children and adults. J Neurol Neurosurg Psychiatry 1984; 47: 1166–1173.

Movement Disoder Society. Guidelines for the diagnosis and treatment of primary (idiopathic) dystonia. Report by an EFNS MDS-ES Task Force. 2009. (http://www.movementdisorders.org/MDS-Files1/MDS-ES/guidelines_on_dystonia.pdf, Zugriff am 10.07. 2017).

Naumann M, Dressler D, Hallett M, Jankovic J, Schiavo G, Segal KR, Truong D. Evidence-based review and assessment of botulinum neurotoxin for the treatment of secretory disorders. Toxicon 2012; 67: 141–52.

Schuele S, Jabusch HC, Lederman RJ, Altenmüller E. Botulinum toxin injections in the treatment of musician's dystonia. Neurology 2005; 64: 341–343.

Schrader C, Benecke R, Deuschl G, Hilker R, Kupsch A, Lange M, Sixel-Döring F, Timmermann L, Volkmann J, Fogel W, German Deep Brain Stimulation Association. Tiefe Hirnstimulation bei Dystonie. Empfehlungen der Deutschen Arbeitsgemeinschaft Tiefe Hirnstimulation. Nervenarzt 2009; 80: 656–661.

Simpson DM, Hallett M, Ashman EJ, Comella CL, Green MW, Gronseth GS, Armstrong MJ, Gloss D, Potrebic S, Jankovic J, Karp BP, Naumann M, So YT, Yablon SA. Practice guideline update summary: Botulinum neurotoxin for the treatment of blepharospasm, cervical dystonia, adult spasticity, and headache: Report of the Guideline Development Subcommittee of the American Academy of Neurology. Neurology 2016; 86: 1818–1826.

van Vugt FT, Boullet L, Jabusch HC, Altenmüller E. Musician's dystonia in pianists: long-term evaluation of retraining and other therapies. Parkinsonism Relat Disord 2014; 20: 8–12.

Vidailhet M, Vercueil L, Houeto JL, Krystkowiak P, Lagrange C, Yelnik J, Bardinet E, Benabid AL, Navarro S, Dormont D, Grand S, Blond S, Ardouin C, Pillon B, Dujardin K, Hahn-Barma V, Agid Y, Destée A, Pollak P, French SPIDY Study Group. Bilateral, pallidal, deep-brain stimulation in primary generalised dystonia: a prospective 3 year follow-up study. Lancet Neurol 2007; 6: 223–229.

Volkmann J, Wolters A, Kupsch A, Müller J, Kühn AA, Schneider GH, Poewe W, Hering S, Eisner W, Müller JU, Deuschl G, Pinsker MO, Skogseid IM, Roeste GK, Krause M, Tronnier V, Schnitzler A, Voges J, Nikkhah G, Vesper J, Classen J, Naumann M, Benecke R, DBS study group for dystonia. Pallidal deep brain stimulation in patients with primary generalised or segmental dystonia: 5-year follow-up of a randomised trial. Lancet Neurol 2012; 11: 1029–1038.

Steeves TD, Day L, Dykeman J, Jette N, Pringsheim T. The prevalence of primary dystonia: a systematic review and meta-analysis. Mov Disord 2012; 14: 1789–1796.

Walter U, Dressler D. Ultrasound-guided botulinum toxin injections in neurology: technique, indications and future perspectives. Expert Rev Neurother 2014; 14: 923–936.

# I 6 Erbliche und nicht erbliche Ataxien

*von Th. Klockgether und D. Timmann*

Die erblichen und nicht erblichen Ataxien umfassen eine heterogene Gruppe von Krankheiten, deren Hauptsymptom progressive oder episodische Ataxie ist. Eine ätiologische Klassifikation der Ataxien findet sich in **Kasten I 6.1**. Vielen Ataxien liegt eine Degeneration der Kleinhirnrinde oder ihrer spinalen Afferenzen zugrunde. Nach Ausschluss fokaler Ursachen wie Tumoren und Multipler Sklerose mittels MR-Bildgebung und fehlendem Anhalt für eine erworbene und damit häufig potentiell behandelbare Ataxie (**Kasten I 6.1**) erfolgt im Regelfall eine genetische Diagnostik. Spricht die Familienanamnese für einen dominanten Erbgang sollte zunächst auf die häufigsten spinozerebellären Ataxien untersucht werden (SCA1, 2, 3, 6, 7, 17; van de Warrenburg et al. 2014). Bei Verdacht auf einen rezessiven Erbgang (früher Erkrankungsbeginn, betroffene Geschwister, Konsanguinität) wird im ersten Schritt eine Friedreich-Ataxie (FRDA) ausgeschlossen. Insbesondere bei rezessiven Erkrankungen können bestimmte klinische Konstellationen (z. B. begleitende Spastik bei der autosomal rezessiven spastischen Ataxie des Typs Charlevoix-Saguenay, ARSACS), bestimmte biochemische Marker (**Kasten I 6.1**) oder Auffälligkeiten in der Bildgebung (z. B. typische lineare Streifen in der Pons im Schädel-MRT bei ARSACS) richtungsweisend für eine weiterführende genetische Diagnostik sein. Lässt sich die Erkrankung nicht zuordnen, sollte Kontakt mit einer Spezialambulanz aufgenommen werden. Next Generation Sequencing(NGS)-Ataxie-Panels, die die kostengünstige Untersuchung einer großen Zahl von bekannten Ataxie-Genen ermöglichen, und in Einzelfällen die Exom-Sequenzierung, werden in der Diagnostik von erblichen Ataxien zunehmend wichtig. Zu beachten ist, dass die NGS-Ataxie-Panels Trinukleotidrepeat-Erkrankungen (d. h. SCA1, 2, 3, 6, 7, 17, FRDA, aber auch Fragiles X-Tremor-Ataxie-Syndrom, FXTAS) nicht erfassen können und diese Heredoataxien im Vorfeld auszuschließen sind. Eine laufend aktualisierte Übersicht über die ständig zunehmende Zahl bekannter Ataxie-Gene findet sich unter der Webadresse http://neuromuscular.wustl.edu/ataxia/aindex.html. Zur Quantifizierung der zerebellären Ataxie stehen validierte Ataxie-Skalen zur Verfügung (http://www.ataxia-study-group.net). Die Scale for the Assessment and Rating of Ataxia (SARA) bietet sich insbesondere aufgrund ihrer schnellen Durchführbarkeit im klinischen Alltag an (Schmitz-Hübsch et al. 2006).

Im Zentrum der Therapie stehen mit wenigen Ausnahmen die Übungsbehandlung, die Versorgung mit Hilfsmitteln und die medikamentöse Behandlung von begleitenden extrazerebellären Symptomen. Für die Behandlung des Kernsymptoms, der zerebellären Ataxie, gibt es keine sicher

**Kasten I 6.1:** Ätiologisch-genetische Klassifikation der Ataxien

**Erbliche Ataxien**

Autosomal rezessive zerebelläre Ataxien (ARCA)/biochemischer Marker, sofern vorhanden

- Friedreich-Ataxie (FRDA)
- Ataxie-Teleangiektasie (AT)/Alpha-Fetoprotein, IgA
- Autosomal rezessive Ataxie mit okulomotorischer Apraxie Typ 1 (AOA1)/Albumin, Cholesterin
- Autosomal rezessive Ataxie mit okulomotorischer Apraxie Typ 2 (AOA2)/Alpha-Fetoprotein
- SYNE1 Ataxie
- Autosomal rezessive spastische Ataxie des Typs Charlevoix-Saguenay (ARSACS)
- Abetalipoproteinämie/Lipidanalyse, Blutausstrich, Vitamin E
- Ataxie mit isoliertem Vitamin-E-Defizit (AVED)/Vitamin E
- Refsum-Krankheit/Phytansäure
- Zerebrotendinöse Xanthomatose (CTX)/Cholestanol
- Niemann-Pick C Krankheit/Oxysterole
- $GM_2$-Gangliosidose (juvenile Tay-Sachs und Sandhoff Krankheit)/Hexosaminidase A,B
- Ataxie mit Q10 Mangel
- Viele andere autosomal rezessive Ataxien

Autosomal dominante zerebelläre Ataxien (ADCA)

- Spinozerebelläre Ataxien (SCA)
- Episodische Ataxien (EA)

X-chromosomale Ataxien

- Fragiles X-Tremor-Ataxie-Syndrom (FXTAS)

Mitochondriopathien (alle Erbgänge)/Kreatinkinase, Laktat

- POLG-Mutationen (rezessiv und dominant)
- viele andere Mitochondriopathien

**Nicht erbliche Ataxien**

Degenerative zerebelläre Ataxien

- Multisystematrophie, zerebellärer Typ (MSA-C)
- Sporadische, im Erwachsenenalter beginnende Ataxie unklarer Ätiologie (SAOA)

**Erworbene Ataxien**

- Alkoholische Kleinhirndegeneration (AKD)/Carbohydrat-defizientes Transferrin, Vitamin B1
- Ataxien mit sonstiger toxischer Genese
- Paraneoplastische Kleinhirndegeneration (PKD)/antineuronale Antikörper
- Histiozytosen
- Sonstige immunvermittelte Ataxien/Anti-GAD, TPO-AK, Tg-AK
- Ataxie bei erworbenem Vitaminmangel (Vit. $B_1$, $B_{12}$, Folsäure, Vit. E) oder metabolischen Störungen (fT4, TSH)
- Leptomeningeale Siderose

I 6

wirksamen symptomatischen medikamentösen Therapien. Der Effekt eines regelmäßigen physiotherapeutisch-koordinativen Trainings ist durch Studien belegt (↑, A) (Ilg et al. 2009). Eine Anleitung ist im Internet erhältlich (http://www.broetz-physiotherapie.de/therapie/ataxie.html). Neben der Physiotherapie sind eine Ergotherapie und eine logopädische Behandlung der Dysarthrie sinnvoll. Viele Ataxien sind von Schluckstörungen begleitet, die einer logopädischen Behandlung zumindest teilweise zugänglich sind. Die häufig vorhandene Gehbehinderung erfordert die Verordnung von Gehhilfen. Im Erkrankungsverlauf ist die Benutzung eines Rollstuhls oft unumgänglich.
Verschiedene Medikamente sind zur symptomatischen Behandlung von Ataxien eingesetzt worden. Ganz überwiegend handelt es sich um Pilotstudien mit kleinen Patientenzahlen und an Patienten mit unterschiedlichen Formen von Ataxien. Bislang konnte für fast keines dieser Medikamente in Nachfolgestudien ein signifikanter Wirkeffekt reproduziert werden. Dies gilt für die serotonergen Substanzen 5-Hydroxytryptophan und Buspiron, die Nahrungsergänzungsmittel Kreatin und L-Carnitin und Antioxidantien (Vitamin E, Koenzym Q10, Idebenone) (Revuelta und Wilmot 2010). In zwei randomisierten, placebokontrollierten und doppelt verblindeten Studien werden eine Besserung der Ataxie bei guter Verträglichkeit unter Einnahme von 2 × 50 mg Riluzol beschrieben (Ristori et al. 2010; Romano et al. 2015). Die Effekte waren in der zweiten, über ein Jahr angelegten Studie deutlich geringer im Vergleich zur ersten Studie nach achtwöchiger Einnahme. In Einzelfällen kann ein individueller Heilversuch überlegt werden (↑, C). In einer offenen Fallserie wurde über positive Effekte von Acetyl-DL-Leucin (5 g pro Tag; in Deutschland nicht zugelassen; Strupp et al. 2013) berichtet. Die Ergebnisse werden z. Z. in einer placebokontrollierten und doppelblinden Studie überprüft.
Zur Behandlung des zerebellären Tremors wurden verschiedene Antiepileptika (Carbamazepin, Clonazepam, Levetiracetam, Primidon und Topiramat) eingesetzt. Der Effekt ist unsicher.
Bei begleitenden Downbeat-Nystagmus (DBN) sollte ein Therapieversuch mit den Kaliumkanalblockern 4-Aminopyridin (3 × 5 mg) oder 3,4-Diaminopyridin (3 × 10 mg) durchgeführt werden (↑, A). Fallbeschreibungen und kontrollierte Pilotstudien in kleinen Patienten-Gruppen beschreiben positive Effekte (**Kap. B 3** und **Kap. B 5**). Herzrhythmusstörungen (insb. QTc-Verlängerungen) und eine erhöhte zerebrale Erregbarkeit (EEG) sind vor der Gabe auszuschließen. Die Gabe erfolgt als individueller Heilversuch. Die Retardform von 4-Aminopyridin ist in Deutschland als Fampyra® (Fampridin) zur Behandlung der Gangstörung bei Multipler Sklerose, von 3,4-Diaminopyridin als Firdapse® (Amifampridin) zur Behandlung des Lambert-Eaton-Syndroms zugelassen. Chlorzoxazone (3 × 500 mg) reduzierte in einer offenen Fallserie den Downbeat-Nystagmus (Feil et al. 2013). Chlorzoxazone ist in Deutschland nicht zugelassen. Die Ergebnisse sind in einer placebokontrollierten und doppelblinden Studie zu bestätigen. Ob Aminopyridine über den DBN hinaus eine positive Wirkung auf die zerebelläre Ataxie haben, ist umstritten. Die Ergebnisse offener Fallserien sind widersprüchlich (mögliche Effekte: Schniepp et al. 2011; fehlende bzw. unsichere Effekte: Tsunemi et al. 2010; Giordano et al. 2013). Die Ergebnisse einer laufenden, placebokontrollierten und doppelblinden Studie sind abzuwarten.
Die Adresse der deutschen Selbsthilfeorganisation für Ataxie lautet: Deutsche Heredo-Ataxie Gesellschaft Bundesverband e. V., Hofener Straße 76, 70372 Stuttgart (http://www.ataxie.de).

## I 6.1 Friedreich-Ataxie (FRDA)

### I 6.1.1 Klinik

FRDA ist eine autosomal rezessiv vererbte Ataxie-Erkrankung mit einem Krankheitsbeginn zwischen der frühen Kindheit und dem mittleren Erwachsenenalter. Etwa 80 % der Patienten erkranken vor dem 20. Lebensjahr. Die wichtigsten klinischen Zeichen der FRDA sind progressive Gang-, Stand- und Extremitätenataxie, Dysarthrie, Areflexie, gestörter Lage- und Vibrationssinn sowie hypertrophe Kardiomyopathie. Weitere Symptome sind distal betonte atrophische Paresen, Pyramidenbahnzeichen, okulomotorische Störungen mit Fixationsgegenrucken und reduziertem vestibulo-okulären Reflex, Optikusatrophie, Innenohrschwerhörigkeit, Skelettdeformitäten (Skoliose, Hohlfuß) und Diabetes mellitus. Keines der genannten Symptome außer der progressiven Ataxie ist obligat. So haben etwa 20 % der Patienten erhaltene oder gesteigerte Muskeleigenreflexe (Dürr et al. 1996). Die Degeneration bei der FRDA betrifft spinale Fasertrakte (Hinterstränge, spinozerebelläre Bahnen, Pyramidenbahn), sensible Axone im peripheren Nervensystem und das Myokard. Die MRT zeigt typischerweise eine Atrophie des zervikalen Rückenmarks ohne wesentliche Kleinhirnatrophie.
Ursache der FRDA ist in fast allen Fällen eine homozygote, intronische GAA-Repeat-Expansion eines Gens, das für das mitochondrial lokalisierte Protein Frataxin kodiert. Als Folge der Mutation sind die Frataxin-Gewebespiegel erheblich reduziert. Frataxin ist ein Eisen bindendes Protein, dessen Mangel zu einem gestörten Einbau von Eisen in Eisen-Schwefel-Cluster mitochondrialer Atmungskettenenzyme, reduzierter Aktivität der Atmungskettenenzyme, mitochondrialer Eisenüberladung und oxidativem Stress führt (Vaubel und Isaya 2013).
Die Diagnose der FRDA lässt sich durch den molekulargenetischen Nachweis der GAA-Repeat-Expansion im Frataxin-Gen stellen.

### I 6.1.2 Epidemiologie und Verlauf

Die Angaben zur Prävalenz der FRDA variieren zwischen 1,7 und 4,7 : 100 000. Bei Menschen aus Zentralafrika und Südostasien sowie amerikanischen Ureinwohnern kommt FRDA nicht vor.
FRDA ist eine progressiv verlaufende Erkrankung, die zu schwerer Behinderung und vorzeitigem Tod führt. Das mittlere Erkrankungsalter beträgt 15 Jahre. Der Schweregrad der FRDA nimmt in

zwei Jahren um durchschnittlich 6,2 FARS-Punkte zu (Reetz et al. 2015). Die Progressionsrate ist bei langer Repeat-Expansion, frühem Krankheitsbeginn und Frauen höher. Im Laufe der Krankheit schwächt sich die Progressionsrate ab (Friedman et al. 2010).

### I 6.1.3 Therapie

Da die für die Krankheit ursächliche Mutation zu Frataxin-Mangel führt, konzentrieren sich die Bemühungen bei der Therapieentwicklung auf Substanzen, die Frataxin-Spiegel erhöhen oder die Folgen des Frataxin-Mangels, wie mitochondriale Dysfunktion oder oxidativen Stress, adressieren. Für keine der bisher untersuchten Substanzen konnte jedoch klinische Wirksamkeit nachgewiesen werden, so dass derzeit keine Medikamente für eine kausale Behandlung der FRDA zur Verfügung stehen.

FRDA-Patienten sollten Physiotherapie, Logopädie und Ergotherapie erhalten. Mit Fortschreiten der Erkrankung ist die Verordnung von Gehhilfen und schließlich eines Rollstuhls unumgänglich. In Einzelfällen können schwere Skelettdeformitäten operativ korrigiert werden. Wenn erforderlich, müssen Kardiomyopathie und Diabetes mellitus nach den üblichen internistischen Richtlinien behandelt werden.

## I 6.2 Ataxie-Telangiektasie (AT)

### I 6.2.1 Klinik

AT ist eine autosomal rezessiv vererbte multisystemische Erkrankung, die durch progressive zerebelläre Ataxie mit Beginn in früher Kindheit, Choreoathetose, Störung der Initiierung von Sakkaden (okulomotorische Apraxie), okulokutane Teleangiektasien, gehäuftes Auftreten maligner Neoplasien des lymphatischen und hämatopoetischen Systems, erhöhte Strahlensensitivität und rezidivierende Infekte des Respirationstrakts aufgrund eines Immundefekts und erhöhter Aspirationsneigung charakterisiert ist. Die Alpha-Fetoprotein-Serumspiegel sind erhöht. Ursache der AT sind Mutationen im Gen für eine Proteinkinase (ATM-Kinase), die eine zentrale Rolle in der zellulären Antwort auf Doppelstrang-DNA-Brüche spielt (Ambrose und Gatti 2013). Es wurden bisher mehr als 270 über das gesamte Gen verteilte Mutationen beschrieben. Die Diagnose wird molekulargenetisch durch Mutationsnachweis gestellt.

### I 6.2.2 Epidemiologie und Verlauf

Die Angaben zur Prävalenz der AT variieren zwischen 0,4 und 1,2 : 100 000. AT beginnt meistens zwischen dem 2. und 4. Lebensjahr, nachdem das betroffene Kind laufen gelernt hat. Die meisten Patienten sind im Alter von 10 Jahren auf einen Rollstuhl angewiesen und sterben zwischen dem 20. und 30. Lebensjahr an rezidivierenden Infekten oder Neoplasien. Einzelne Mutationen sind mit einem milderen Phänotyp, späterem Erkrankungsbeginn und günstigerer Prognose assoziiert.

### I 6.2.3 Therapie

Eine sicher wirksame Behandlung der Ataxie und der begleitenden neurologischen Symptome ist nicht bekannt. In einer randomisierten, doppelblinden und placebokontrollierten Crossover Studie berichteten Zannolli et al. (2012) über positive Effekt von Betamethason (0,1 mg/kg KG; 2 × 10 Tage) auf die Ataxie. Studien über Langzeiteffekte und Verträglichkeit stehen aus. AT-Patienten sollten Physiotherapie, Logopädie und Ergotherapie erhalten. Physiotherapie ist von besonderer Bedeutung, da sie nicht nur einer besseren Kompensation der neurologischen Störungen und der Vorbeugung von Kontrakturen dient, sondern auch dazu beiträgt, Infekte des Respirationstrakts zu vermeiden. Maligne Neoplasien werden mit modifizierten Protokollen, die die erhöhte Chemo- und Radiosensitivität berücksichtigen, behandelt (Schoenaker et al. 2016). Von besonderer Bedeutung für die Langzeitprognose sind die Vorbeugung und Behandlung respiratorischer Infekte, die ein spezialisiertes, interdisziplinäres Management erfordern (Bhatt et al. 2015).

## I 6.3 Autosomal rezessive Ataxie mit okulomotorischer Apraxie Typ 1 (AOA1)

AOA1 ist eine seltene, autosomal rezessiv vererbte Ataxie, die durch Mutationen im Aprataxin-Gen verursacht wird. Aprataxin spielt eine Rolle bei der Reparatur von DNA-Einzelstrangbrüchen. Einige AOA1-Patienten haben einen Mangel an muskulärem Koenzym Q10. AOA1-Patienten haben außerdem häufig eine Hypercholesterinämie und eine im Krankheitsverlauf zunehmende Hypalbuminämie (Tada et al. 2010).

Neben Ataxie und okulomotorischer Apraxie umfasst das klinische Spektrum Dystonie, Chorea und Polyneuropathie sowie mentale Retardierung. Mit Fortschreiten der Krankheit tritt die Polyneuropathie immer stärker in den Vordergrund und ist Hauptgrund für die zunehmende Behinderung. Die Diagnose wird durch molekulargenetischen Nachweis einer Mutation im Aprataxin-Gen gestellt. AOA1 beginnt in der Kindheit um das 5. Lebensjahr. AOA1-Patienten erreichen in schwer behindertem Zustand das Erwachsenenalter.

Bei AOA1-Patienten mit einem in einer Muskelbiopsie nachgewiesenen Mangel an Koenzym Q10 ist eine Substitution mit Koenzym Q10 (500 mg/Tag) gerechtfertigt (Quinzii et al. 2005).

## I 6.4 Autosomal rezessive Ataxie mit okulomotorischer Apraxie Typ 2 (AOA2)

AOA2 ist eine seltene, autosomal rezessiv vererbte Ataxie, die durch homozygote Mutationen im Senataxin-Gen verursacht wird. Heterozygote Missense-Mutationen des gleichen Gens können zu autosomal dominant vererbter amyotropher Lateralsklerose (ALS4) führen. Senataxin ist eine Helikase und spielt eine Rolle bei der DNA-Reparatur und RNA-Prozessierung (Bennett und La Spada 2015).
Klinisch ist AOA2 durch Ataxie und Neuropathie gekennzeichnet. Okulomotorische Apraxie ist bei etwa der Hälfte der Patienten vorhanden. Alle AOA2-Patienten haben erhöhte Serumspiegel von Alpha-Fetoprotein. Die Diagnose wird durch den molekulargenetischen Nachweis einer Mutation im Senataxin-Gen gestellt.
In Mitteleuropa ist AOA2 die zweithäufigste rezessive Ataxie nach FRDA (Anheim et al. 2010). Das durchschnittliche Erkrankungsalter der AOA2 liegt bei 15 Jahren. Eine wirksame Behandlung der AOA2 ist nicht bekannt.

## I 6.5 Autosomal rezessive Ataxie mit Mutation im SYNE1 Gen

Die SYNE1 Ataxie ist eine seltene, autosomal rezessiv vererbte Ataxie, die auch als autosomal rezessive spinozerebelläre Ataxie Typ 8 (SCAR8), autosomal rezessive zerebelläre Ataxie Typ 1 (ARCA1) oder Beauce-Ataxie bezeichnet wird. Die SYNE1 Ataxie ist durch Mutationen im Synaptic *N*uclear *E*nvelope Protein 1-Gen verursacht (Gros-Louis et al. 2007). Das SYNE1-Gen kodiert für das SYNE1-Protein (syn. Nesprin Protein), ein Strukturprotein an der äußeren Zellkernmembran, dass an der Verankerung des Zellkerns im Zytoplasma beteiligt ist.
Die Erkrankung wurde zuerst in Quebec in Kanada beschrieben. In Quebec ist der Phänotyp primär zerebellär. NGS-Ataxie-Panel- und Exom-Analysen haben gezeigt, dass eine Vielzahl von verschiedenen, über das ganze, sehr große Gen verstreute Mutationen auch außerhalb Kanadas vorkommen (Synofzik et al. 2016). Neben dem initial beschriebenen zerebellären Phänotyp finden sich in Europa überwiegend Verläufe mit zusätzlichen extrazerebellären, insbesondere ALS-ähnlichen Symptomen des ersten und zweiten Motoneurons, aber auch kognitiven und muskuloskeletären Problemen.
Epidemiologische Untersuchungen zur SYNE1 Ataxie gibt es nicht. Mindestens 5–6 % der rezessiven Ataxien in Europa sollen durch Mutationen im SYNE1 Gen bedingt sein. Der Erkrankungsbeginn ist mit zwischen 6 und 46 Jahren variabel. Auch der Verlauf ist variabel. Es gibt langsam progrediente, gutartige Verläufe, aber auch früh beginnende schwere Verläufe, die durch respiratorische Probleme eine Beatmung notwendig machen und zum frühzeitigen Tod führen. Eine wirksame Behandlung der SYNE1 Ataxie ist nicht bekannt.

## I 6.6 Abetalipoproteinämie und familiäre Hypolipoproteinämie

Abetalipoproteinämie und familiäre Hypolipoproteinämie sind seltene, autosomal rezessiv vererbte Erkrankungen, bei denen aufgrund von Mutationen des mikrosomalen Triglyzerid-Transferprotein-(MTP-) bzw. Apolipoprotein B-(APOB-)Gens die Verpackung und Sekretion von Apolipoprotein B-enthaltenden Partikeln defekt sind. Die Patienten sind nicht in der Lage, Fett und fettlösliche Vitamine zu resorbieren und transportieren (Welty 2014).
Klinisch unterscheiden sich beide Krankheiten nicht. Charakteristisch sind kurz nach der Geburt beginnende Durchfälle und ein sich anschließend langsam entwickelndes neurologisches Syndrom bestehend aus Ataxie, peripheren Paresen mit Reflexverlust, Sensibilitätsstörungen und pigmentärer Retinadegeneration. Im Labor sind Akanthozytose, niedriges Serum-Cholesterin, fehlendes Betalipoprotein und niedrige Spiegel fettlöslicher Vitamine auffällig. Die neurologischen Symptome entstehen durch einen Mangel an Vitamin E.
Die Behandlung der Abetalipoproteinämie und familiärer Hypolipoproteinämie besteht aus einer Diät mit reduzierter Fettaufnahme und zusätzlicher Gabe von Vitaminen. Die Aufnahme des Nahrungsfetts sollte auf < 30 % der täglichen Kalorien reduziert werden. Zusätzlich müssen die Patienten essenzielle Fettsäuren in ausreichender Menge erhalten. Trotz des grundsätzlichen Resorptionsdefekts für fettlösliche Vitamine erfolgt eine orale Substitution, da die Patienten sehr kleine Mengen Apoprotein B-enthaltender Lipoproteine sezernieren können. Die empfohlenen Dosen betragen: 100–300 IU/kg/Tag Vitamin E, 100–400 IU/kg/Tag Vitamin A, 800–1 200 IU/Tag Vitamin D und 5–35 mg/Woche Vitamin K. Die Serumspiegel von Vitamin A, E und D sollten engmaschig kontrolliert werden. Die Vitamingabe sollte so früh wie möglich beginnen. Durch anhaltende Normalisierung der Vitamin E-Spiegel kommt es zu einer Verbesserung oder zu einem Stillstand der neurologischen Symptomatik (Lee und Hegele 2014) (↔, A).

## I 6.7 Ataxie mit isoliertem Vitamin E-Defizit (AVED)

AVED ist eine vor allem in Nordafrika und Italien vorkommende autosomal rezessiv vererbte Erkrankung mit einem klinischen Phänotyp, der dem der FRDA ähnelt. Zusätzlich kann eine pigmentäre Retinadegeneration auftreten. Ursache der AVED sind Mutationen des Gens, das für das Tocopherol-Transportprotein (TTPA) kodiert. Dieses Protein wird in der Leber exprimiert und ist für den Einbau von Vitamin E in VLDL-Lipoproteine verant-

wortlich. Als Folge davon wird Vitamin E rasch ausgeschieden, so dass die Serumspiegel von Vitamin E niedrig oder nicht messbar sind.
Da die Vitamin-E-Resorption nicht gestört ist, wird AVED durch orale Gabe von 400–1200 IU Vitamin E/Tag behandelt (Gabsi et al. 2001) (↔, A). Die Serumspiegel von Vitamin E sollten engmaschig kontrolliert werden.

## I 6.8 Refsum-Krankheit

Die Refsum-Krankheit ist eine seltene, autosomal rezessiv vererbte Krankheit, der Mutationen im Gen für die Phytanoyl-CoA-Hydroxylase (PHYH) zugrundeliegen. Dieses Enzym spielt eine entscheidende Rolle in der alpha-Oxidation von Phytansäure (Jansen et al. 1997). Die Akkumulation von Phytansäure in Körpergeweben ist die Ursache der Symptomatik der Refsum-Krankheit. Klinisch ist die Refsum-Krankheit durch progressive Ataxie, demyelinisierende sensomotorische Neuropathie, pigmentäre Retinadegeneration, Innenohrschwerhörigkeit, kardiale Arrhythmien und Ichthyosis-ähnliche Hauterscheinungen gekennzeichnet. Während die Seh- und Hörprobleme in der Regel langsam zunehmen, kann es zu akuten Exazerbationen der neurologischen und kardialen Probleme kommen, die häufig durch niedrige Kalorienaufnahme und dadurch bedingte Mobilisation von Phytansäure aus Fettgewebe ausgelöst werden. Die Diagnose lässt sich durch Nachweis erhöhter Serumspiegel von Phytansäure stellen.
Die Refsum-Krankheit wird durch eine Restriktion der täglichen Phytansäure-Aufnahme von normalerweise 50–100 mg auf weniger als 10 mg/Tag behandelt. Darunter lassen sich die Serumspiegel von Phytansäure wirksam senken und akute Exazerbationen weitgehend vermeiden (Baldwin et al. 2010). Durch die Diät sollte eine ausreichende tägliche Kalorienzufuhr gewährleistet sein, um die Mobilisation von Phytansäure aus Fettgewebe zu verhindern. Details der diätetischen Behandlung der Refsum-Krankheit finden sich bei Gibberd et al. (1985) und unter http://www.refsumdisease.org/patients/dietindex.shtml (↔, A). Unter guter diätetischer Kontrolle können sich Ataxie und Neuropathie verbessern. Dagegen können der progressive Visus- und Hörverlust nicht verhindert werden. Bei akuten Exazerbationen können Plasmapheresen die Serumspiegel von Phytansäure wirksam senken sowie neurologische und kardiale Funktionen verbessern.

## I 6.9 Zerebrotendinöse Xanthomatose (CTX)

CTX ist eine seltene autosomal rezessiv vererbte Lipidspeicherkrankheit, die durch Mutationen im Gen für die Sterol-27-Hydroxylase (CYP27A1) verursacht wird. Sterol-27-Hydroxylase ist für den Abbau von 7-alpha-Hydroxy-Cholesterin zu Gallensäuren verantwortlich. Als Folge kommt es zu einer reduzierten Ausscheidung von Gallensäuren mit dem Stuhl, während der Anteil von Gallenalkoholen im Stuhl steigt. Zusätzlich werden Cholesterin und 7-alpha-Hydroxy-Cholesterin vermehrt zu Cholestanol abgebaut. Man nimmt an, dass die Symptomatik durch die Akkumulation von Cholestanol in Körpergeweben entsteht (Leitersdorf et al. 1993).
CTX ist eine progressive multisystemische Krankheit. Das neurologische Syndrom besteht aus Ataxie, Pyramidenbahnzeichen, kognitiven Störungen, Epilepsie und Polyneuropathie. Zusätzlich haben die Patienten chronische Durchfälle, xanthomatöse Sehnenschwellungen und Katarakte. Die Sehnenschwellungen, die Teil der Krankheitsbezeichnung sind, kommen nur bei 70 % der Patienten vor, so dass ihr Fehlen die Diagnose CTX nicht ausschließt (Moghadasian 2004). Die Diagnose lässt sich durch Nachweis erhöhter Serumspiegel von Cholestanol stellen. Hilfreich für die Diagnosestellung sind MRT-Veränderungen in Form einer Gliose der Nuclei dentati und hyperintenser Areale um die Nuclei dentati.
CTX wird oral mit Chenodesoxycholsäure (750 mg pro Tag) behandelt (Nie et al. 2014) (↔, A). Diese Therapie führt zu einem deutlichen Abfall der Cholestanol-Serumspiegel und verlangsamt die weitere Progression der neurologischen Symptomatik. Katarakt und xanthomatöse Sehnenschwellung werden durch diese Behandlung nicht beeinflusst. Durch Zugabe von Statinen, z. B. Pravastatin, kann die Wirksamkeit der Behandlung in Bezug auf die Senkung der Cholestanol-Serumspiegel verbessert werden (Kuriyama et al. 1994) (↔, A).

## I 6.10 Lysosomale Speicherkrankheiten (Niemann-Pick-C Krankheit; $GM_2$-Gangliosidose, Tay Sachs und Sandhoff Krankheit)

Die Niemann Pick C Krankheit und die $GM_2$-Gangliosidosen (syn. Tay Sachs und Sandhoff Krankheit) gehören zu den autosomal rezessiv vererbten Sphingolipidosen. Der kirschrote Makulafleck ist nur bei den infantilen Verlaufsformen typisch. Bei der juvenilen und adulten Form der Niemann Pick C Krankheit gehören Ataxie und vertikale Blickparese zu den häufigsten neurologischen Symptomen neben kognitiven und psychiatrischen Krankheitszeichen (Lazzaro et al. 2016). Eine begleitende Splenomegalie ist häufig. Bei der juvenilen und adulten Verlaufsform der $GM_2$-Gangliosidosen ist die Trias aus Kleinhirnatrophie, Vorderhornerkrankung und psychiatrischen/kognitiven Symptomen charakteristisch (Neudorfer et al. 2005). Die Bestimmung von Oxysterolen im EDTA-Blut löst den Filipin-Test aus der Hautbiopsie als Biomarker für die Niemann Pick C Krankheit zunehmend ab (Porter et al. 2010). Oxysterole sind auch bei den $GM_2$-Gangliosidosen erhöht. Bei der Tay Sachs Krankheit ist Hexosaminidase A erniedrigt, bei der Sandhoff Krankheit Hexosaminidase A und B. Klinisch unterscheiden sich die beiden Erkrankungen nicht. Die Diagnose dieser lysosomalen Speichererkrankungen wird molekulargenetisch bestätigt.

Miglustat (Zavesca®) ist als Substratreduktionstherapie gegen fortschreitende neurologische Symptome bei der Niemann Pick C Krankheit zugelassen (↑, A) (Patterson et al. 2015). Die Zieldosis ist im Erwachsenenalter 3 × 200 mg. Gewichtsverlust ist häufig. Zur Reduktion häufiger gastrointestinaler Nebenwirkungen ist die Einhaltung einer Diät mit Reduktion von Saccharose, Laktose und anderen Kohlenhydraten notwendig. Es wird die Behandlung in speziellen Zentren empfohlen. Da Miglustat das Enzym Glucosylceramid-Synthase hemmt und damit den ersten Syntheseschritt von sehr vielen Sphingolipiden, ist es auch bei $GM_2$-Gangliosidosen eingesetzt worden. Erste Ergebnisse zeigen keine sichere Wirksamkeit auf den neurologischen Befund. Studien, die die Wirksamkeit bei Einsatz in klinisch wenig fortgeschrittenen Stadien überprüfen, stehen jedoch aus.

## I 6.11 Weitere autosomal rezessive Ataxien

Bei weiteren autosomal rezessiv vererbten Ataxien sind die ursächlichen Mutationen oder Genorte bekannt. Viele dieser Krankheiten sind nur in wenigen, konsanguinen Familien beschrieben worden. Wirksame Behandlungen existieren für keine dieser Ataxien.

## I 6.12 Spinozerebelläre Ataxien (SCA)

### I 6.12.1 Klinik

Die SCA sind eine genetisch und klinisch heterogene Gruppe autosomal dominant vererbter progressiver Ataxie-Krankheiten. In den meisten Familien tritt Ataxie nicht als isoliertes Symptom auf, sondern wird von einer Reihe nicht zerebellärer Symptome wie etwa supranukleärer Blickparese, Sakkadenverlangsamung, Optikusatrophie, Basalgangliensymptomen, Spastik, kognitiven Störungen, Restless-legs-Syndrom, sensiblen Störungen und Muskelatrophien begleitet. Bei der SCA7 tritt eine Retinadegeneration mit hochgradiger Visusminderung auf. Etwa ein Drittel aller Familien hat einen rein zerebellären Phänotyp (Dürr 2010).
Bis heute sind mehr als 40 verschiedene mit SCA assoziierte Gene bzw. Genorte gefunden worden. Eine laufend aktualisierte Übersicht findet sich unter http://neuromuscular.wustl.edu/ataxia/domatax.html. Bei sechs SCA-Krankheiten (SCA1–3, 6, 7, 17) ist die Mutation eine translatierte instabile CAG-Repeat-Expansion in einem Exon des jeweiligen Gens. Andere SCAs werden durch nicht translatierte Repeat-Mutationen oder konventionelle Mutationen verursacht (Dürr 2010) (**Tab. I 6.1**).
Genetische Tests für die durch CAG-Repeat-Expansionen verursachten SCAs werden von vielen Labors als Routinediagnostik angeboten. In Mitteleuropa lassen sich etwa 50–70 % aller dominanten Ataxie-Krankheiten auf eine dieser Mutationen zurückführen. Bei negativem Ergebnis ist es in der Regel empfehlenswert, eine NGS-Ataxie-Panel-Diagnostik anzuschließen.

### I 6.12.2 Epidemiologie und Verlauf

Die Angaben zur Prävalenz der SCA in europäischen Ländern variieren zwischen 3,0 und 4,2 : 100 000. Das mittlere Erkrankungsalter der SCA1, SCA2 und SCA3 liegt bei 30–40 Jahren. SCA6 hat einen späteren Erkrankungsbeginn mit einem Durchschnitt von etwa 55 Jahren. Unter den vier »wichtigsten« SCAs hat SCA1 die höchste Progressionsrate mit einer Zunahme des Schweregrads der Ataxie um 2,1 SARA-Punkte pro Jahr. Die Progressionsrate ist bei SCA2 und SCA3 mit 1,5 SARA Punkten pro Jahr mittel und bei SCA6 mit 0,8 am geringsten (Jacobi et al. 2015).

### I 6.12.3 Therapie

Eine kausale Behandlung der SCA ist nicht bekannt. SCA-Patienten sollten Physiotherapie, Logopädie und Ergotherapie erhalten. Bei vielen Patienten ist mit Fortschreiten der Krankheit die Verordnung von Gehhilfen und schließlich eines Rollstuhls erforderlich. Begleitsymptome können oft durch geeignete symptomatische Behandlung

**Tab. I 6.1:** Molekulargenetik und klinischer Phänotyp der wichtigsten spinozerebellären Ataxien (SCA)

| | Mutation | Genprodukt | Klinischer Phänotyp |
|---|---|---|---|
| SCA1 | translatierte CAG-Repeat-Expansion | Ataxin–1 | Ataxie, Pyramidenbahnzeichen, Neuropathie, Dysphagie |
| SCA2 | translatierte CAG-Repeat-Expansion | Ataxin–2 | Ataxie, langsame Sakkaden, Neuropathie |
| SCA3 | translatierte CAG-Repeat-Expansion | Ataxin–3 | Ataxie, Pyramidenbahnzeichen, Ophthalmoplegie, Neuropathie, Dystonie, Restless-Legs-Syndrom |
| SCA6 | translatierte CAG-Repeat-Expansion | Kalziumkanal-Untereinheit (CACNA1A) | nahezu rein zerebelläre Ataxie |
| SCA7 | translatierte CAG-Repeat-Expansion | Ataxin–7 | Ataxie, Retinadegeneration |
| SCA14 | Punktmutation | Proteinkinase Cγ (PKCγ) | Ataxie, Myoklonus |
| SCA17 | translatierte CAG-Repeat-Expansion | TATA-bindendes Protein (TBP) | Ataxie, Dystonie, Demenz |

gebessert werden. Dazu gehören Parkinson-Symptome (**Kap. I 1**), Restless-legs-Syndrom (**Kap. I 10**), Spastik (**Kap. I 14**), Dystonie (**Kap. I 5**), Epilepsie (**Kap. C 1**), Blasenstörungen (**Kap. K 3**) und Muskelcrampi (**Kap. J 13**).

## I 6.13 Episodische Ataxien (EA)

### I 6.13.1 Klinik

EA sind autosomal dominant vererbte Krankheiten, die durch episodisches Auftreten einer zerebellären Ataxie mit Stand- und Gangunsicherheit, Extremitätenataxie und Dysarthrie gekennzeichnet sind. Molekulargenetisch lassen sich acht EA unterscheiden. Von klinischer Relevanz sind EA1 und EA2. Kennzeichen von EA1 sind kurze, durch Schreck, abrupte Bewegungen oder körperliche Anstrengung provozierbare Episoden und ein Krankheitsbeginn in der frühen Kindheit. Hochcharakteristisch ist das interiktale Auftreten von Myokymien der Hand- und Gesichtsmuskulatur (Brunt und van Weerden 1990). Der EA1 liegen Mutationen im KCNA1-Gen, das für eine alpha-Untereinheit des Kaliumkanals kodiert, zugrunde. Die Episoden der EA2 sind länger und werden oft von Paresen, Schwindel, Übelkeit und Erbrechen begleitet. Etwa die Hälfte der EA2-Patienten berichtet über Episoden von Kopfschmerz, die die Kriterien einer Migräne erfüllen. In manchen Familien kommt Epilepsie vor. Interiktal haben fast alle Patienten einen Blickrichtungsnystagmus. Die verursachenden Mutationen betreffen das CACNA1A-Gen, das für die alpha1A-Untereinheit von Kalziumkanälen kodiert.
Die Diagnose der EA1 und EA2 wird molekulargenetisch gestellt. Bei EA1-Patienten zeigt das interiktale EMG spontane repetitive Entladungen, die nach Nervenblockade aufhören. Bildgebende Untersuchungen ergeben Normalbefunde. MRTs von EA2-Patienten können eine leichte Kleinhirnatrophie zeigen.

### I 6.13.2 Epidemiologie und Verlauf

EA sind seltene Krankheiten. Zuverlässige Informationen über ihre Inzidenz und Prävalenz gibt es nicht. EA1 beginnt in der frühen Kindheit. Sie hat eine günstige Prognose, da die Krankheit nicht zu dauernder Behinderung führt. Mit zunehmendem Alter werden die Attacken seltener und milder. Dies ist teilweise dadurch bedingt, dass die Patienten lernen, Attacken auslösende Trigger zu vermeiden. Der Krankheitsbeginn bei EA2 variiert zwischen dem 2. und 20. Lebensjahr. Einige Patienten entwickeln eine persistierende oder langsam zunehmende Ataxie.

### I 6.13.3 Therapeutische Prinzipien

EA1 und EA2 werden durch Mutationen in Genen, die für Untereinheiten von Ionenkanälen kodieren, verursacht. Aufgrund der veränderten Eigenschaften der betroffenen Ionenkanäle kommt es paroxysmal zu einer Dysfunktion bestimmter Populationen von Neuronen. Wahrscheinlich sind vorwiegend, aber nicht ausschließlich, zerebelläre Purkinjezellen betroffen.
Acetazolamid ist ein Karboanhydrase-Hemmer, der nach klinischer Beobachtung bei den meisten EA2- und einigen EA1-Patienten Attacken verhindert (Griggs et al. 1978). Formale klinische Studien zur Wirkung von Acetazolamid wurden nicht durchgeführt. In einer randomisierten, verblindeten Crossover-Studie reduzierte die tägliche Einnahme von 3 × 5 mg nicht retardiertem 4-Aminopyridin die Attackenfrequenz bei 10 Patienten mit EA, von denen sieben eine EA2 hatten (Strupp et al. 2011).

### I 6.13.4 Pragmatische Therapie

Manche Patienten lernen, durch entsprechendes Verhalten Attacken zu vermeiden. Insbesondere EA1-Patienten vermeiden plötzliche, abrupte Bewegungen.
Wenn eine medikamentöse Prävention von Attacken erforderlich ist, kommt Acetazolamid infrage. Die Wirkung von Acetazolamid ist bei EA2 eher zu erwarten als bei EA1. Die Behandlung wird mit 125 mg/Tag begonnen und schrittweise auf eine endgültige Dosis von 500 bis 700 mg/Tag erhöht (↔, B). Die häufig unter Acetazolamid auftretenden Parästhesien können durch orale Gabe von Kalium gebessert werden. 4-Aminopyridin ist eine Alternative. 4-Aminpyridin ist in retardierter Form (Fampyra®) zur Verbesserung der Gehfähigkeit bei Multipler Sklerose zugelassen.

## I 6.14 Fragiles X-Tremor-Ataxie-Syndrom (FXTAS)

Das Fragile X-Syndrom (FXS) ist die häufigste Form einer erblichen Form einer mentalen Retardierung bei Jungen. Es handelt sich um eine X-chromosomal vererbte Krankheit, die durch die Expansion eines CGG-Repeats auf mehr als 200 Einheiten (normal: 6–44) in der 5'-Region des FMR1-Gens verursacht wird. Durch die Mutation kommt es zum Verlust des FMR1-Proteins. FMR1-Prämutationen (55–200) kommen bei Frauen mit einer Prävalenz von 1 : 150–300 und bei Männern von 1 : 400–850 vor. Sie stellen die Vorstufe von Vollmutationen dar. Männliche Nachkommen weiblicher Prämutationsträger haben ein hohes Risiko, an einem FXS zu leiden.
FXTAS tritt bei älteren männlichen und sehr selten auch bei weiblichen Trägern einer Prämutation des FMR1-Gens auf. FXTAS ist klinisch durch progressiven Aktionstremor und zerebelläre Ataxie gekennzeichnet. Außerdem können kognitive und psychiatrische Störungen wie Depression und Angsterkrankungen, Schmerzsyndrome wie Fibromyalgie, ein Parkinson-Syndrom, Polyneuropathie und autonomes Versagen auftreten. MRTs von FXTAS-Patienten zeigen hyperintense Signale lateral des Nucleus dentatus mit Ausdehnung in die mittleren Kleinhirnstiele (»MCP-sign« – MCP = »Middle Cerebellar Peduncle«), aber auch im Bereich des Corpus callosum und periventrikulär (Hagerman und Hagerman 2016). Anders als FXS-

Patienten haben FXTAS-Patienten erhöhte Spiegel der FMR1 mRNA. Es wird vermutet, dass FXTAS ähnlich wie die myotone Dystrophie durch Toxizität der mRNA entsteht. Die Diagnose lässt sich durch molekulargenetischen Nachweis der FMR1-Prämutation stellen.

Die genaue Prävalenz und Penetranz des FXTAS sind unbekannt. Eine Studie an FXS-Familien ergab, dass FXTAS eine altersabhängige, weitgehend komplette Penetranz hat (Jacquemont et al. 2004). Eine spezifische Therapie ist nicht bekannt. Eine randomisierte, placebokontrollierte Studie mit Memantin war negativ (Seritan et al. 2014). In Einzelfällen kann eine Tiefen Hirnstimulation (DBS) überlegt werden (Weiss et al. 2015).

## I 6.15 Multisystematrophie (MSA)

### I 6.15.1 Klinik

MSA ist eine sporadische Krankheit des Erwachsenenalters unbekannter Ursache, die durch Neurodegeneration in den Basalganglien, im Kleinhirn, im Hirnstamm und den intermediolateralen Zellsäulen des Rückenmarks gekennzeichnet ist. Genauso wie die Parkinson Erkrankung und die Lewy Body Demenz gehört die MSA zu den Alpha-Synukleinopathien mit typischen Einschlusskörperchen primär im Zytoplasma von Oligodendrozyten, aber auch von Neuronen (Cykowski et al. 2015). MSA fasst die älteren Krankheitsbezeichnungen striatonigrale Degeneration, sporadische olivo-ponto-zerebelläre Atrophie und Shy-Drager-Syndrom zusammen. Klinisch ist MSA durch wechselnde Kombinationen aus Parkinson-Symptomen, zerebellärer Ataxie, Pyramidenbahnzeichen und autonomem Versagen gekennzeichnet. Bis zu 83 % haben REM-Schlaf-Verhaltensstörungen. MSA mit im Vordergrund stehendem Parkinson-Syndrom wird als MSA-P, mit im Vordergrund stehender zerebellärer Ataxie als MSA-C bezeichnet.

Die Diagnose einer MSA wird klinisch gestellt. Von besonderer Bedeutung ist dabei der Nachweis schweren autonomen Versagens (orthostatischer Abfall des systolischen Blutdrucks um > 30 mmHg, Urininkontinenz) (Ciolli et al. 2014). Die MRT bei der MSA-C zeigt eine Kleinhirn- und Hirnstammatrophie sowie Signalauffälligkeiten in den Basalganglien, im Hirnstamm und den Kleinhirnschenkeln. Diese Befunde sind aber häufig erst in fortgeschrittenem Krankheitsstadium nachweisbar. Neuere MRT-Techniken wie die Diffusionsbildgebung sind sensitiver (Seppi et al. 2005).

### I 6.15.2 Epidemiologie und Verlauf

Die Prävalenz der MSA beträgt 1,9–4,9 : 100 000. Das mittlere Erkrankungsalter liegt bei 56 Jahren. MSA verläuft unaufhaltsam progredient. Mit einer medianen Latenz von sechs Jahren nach Krankheitsbeginn werden MSA-Patienten rollstuhlpflichtig. Die mediane Lebenserwartung nach Krankheitsbeginn beträgt sechs bis neun Jahre (Ciolli et al. 2014). Die Progression ist im Vergleich zur idiopathischen Parkinson-Krankheit und anderen Ataxie-Krankheiten rascher. Patienten mit schweren autonomen Symptomen (symptomatische orthostatische Dysregulation, Blaseninkontinenz oder beides) zum Zeitpunkt der Diagnosestellung haben eine schlechtere Prognose (Low et al. 2015).

### I 6.15.3 Therapeutische Prinzipien

Es gibt keine kausale Therapie der MSA. Randomisierte, kontrollierte Studien mit Riluzol (Bensimon et al. 2009), Minozyklin (Dodel et al. 2010), Lithium (Sacca et al. 2013), Rifampicin (Low et al. 2014) und Rasagilin (Poewe et al. 2015) erbrachten keine Hinweise auf die Wirksamkeit dieser Substanzen.

### I 6.15.4 Pragmatische Therapie

MSA-Patienten sollten Physiotherapie, Logopädie und Ergotherapie erhalten. Bei allen Patienten ist mit Fortschreiten der Krankheit die Verordnung von Gehhilfen und schließlich eines Rollstuhls erforderlich. Zur Behandlung des Parkinson-Syndroms (**Kap. I 1** und **Kap. I 2**), des autonomen Versagens (**Kap. K 2** und **Kap. K 3**) und der Schlafstörungen (**Kap. D 11**) wird auf die entsprechenden Kapitel verwiesen.

## I 6.16 Sporadische, im Erwachsenenalter beginnende Ataxie unklarer Ätiologie (sporadic adult onset ataxia of unknown etiology, SAOA)

Bei vielen Patienten mit sporadisch auftretender, im Erwachsenenalter beginnender Ataxie lässt sich weder eine symptomatische und genetische Ursache der Ataxie ermitteln noch sind die klinischen Kriterien einer MSA erfüllt (Klockgether 2010). Die Diagnose der SAOA, früher auch als idiopathische zerebelläre Ataxie bezeichnet, ist nur nach sorgfältigen Ausschlussuntersuchungen möglich. Bildgebende Verfahren zeigen meist eine isolierte zerebelläre Atrophie. Neben zerebellärer Ataxie können zusätzlich klinische Zeichen einer Schluckstörung, einer peripheren Neuropathie, einer Pyramidenbahn- und Hinterstrangbeteiligung auftreten. Durch vermehrten Einsatz von NGS-Ataxie-Panels und Exom-Sequenzierung wird ein signifikanter Anteil (25–30 %) von Patienten mit SAOA in Zukunft wahrscheinlich einer genetisch bedingten, insbesondere spät-beginnenden rezessiven Ataxien zugeordnet werden können (z. B. SPG7-, SYNE- und ANO10-Mutationen; Keogh et al. 2015).

Eine epidemiologische Untersuchung in Wales ermittelte eine Prävalenz der SAOA von 8,4 : 100 000 (Muzaimi et al. 2004). Das Erkrankungsalter liegt bei durchschnittlich 47 Jahren. Die Prognose ist im Vergleich zur MSA deutlich besser. Vermutlich ist die Lebenserwartung normal (Abele et al. 2007).

Es gibt keine kausale oder spezifische Therapie der SAOA. Physiotherapie und Logopädie sind empfehlenswert.

## I 6.17 Alkoholische Kleinhirndegeneration (AKD)

### I 6.17.1 Klinik

Bei Patienten mit chronischer Alkoholkrankheit kommt es gehäuft zu persistierender zerebellärer Ataxie. Der Ataxie liegt eine Degeneration der Purkinjezellen vorwiegend des Kleinhirnoberwurms zugrunde. Klinisch ist die AKD durch Gang- und Standataxie sowie Ataxie der unteren Extremitäten und einen 3 Hz posturalen Tremor in anterior-posteriorer Vorzugsrichtung gekennzeichnet. Typischerweise nur wenig ausgeprägt sind Ataxie der oberen Extremitäten, zerebellär gestörte Okulomotorik und Dysarthrie.

### I 6.17.2 Epidemiologie und Verlauf

Verlässliche Zahlen zur Epidemiologie der AKD gibt es nicht. Es wird geschätzt, dass eine (klinisch relevante) Kleinhirndegeneration bei etwa 25 % aller chronischen Alkoholiker jenseits des 40. Lebensjahrs vorhanden ist. Die Krankheit ist bei Männern häufiger als bei Frauen. Die Krankheit beginnt subakut im Rahmen einer Wernicke-Enzephalopathie, gelegentlich aber auch langsam und schleichend. Der Verlauf hängt vom weiteren Trinkverhalten ab. Bei fortgesetztem Alkoholmissbrauch kommt es zu weiterer, oft schubförmiger Verschlechterung.

### I 6.17.3 Therapeutische Prinzipien

Wahrscheinlich spielen in der Pathogenese des AKD sowohl ein Vitamin $B_1$-Mangel im Rahmen einer Wernicke-Enzephalopathie als auch die zusätzlichen toxischen Wirkungen von Alkohol und seinen Abbauprodukten eine Rolle (de la Monte und Kril 2014). Kontrollierte Studien zur Wirkung von Vitamin $B_1$-Substitution bei AKD gibt es nicht. Strikte Alkoholabstinenz führt zu einer Verbesserung der Ataxie, während die Ataxie bei fortgesetztem Alkoholmissbrauch weiter zunimmt (Diener et al. 1984).

### I 6.17.4 Pragmatische Therapie

Bei jedem Alkoholiker mit nach Ausnüchterung persistierender Ataxie sollte wie bei einer Wernicke-Enzephalopathie (**Kap. D 10**, **Kap. G 6**) ohne Zeitverzögerung Vitamin $B_1$ substituiert werden (↔, A). Zusätzlich sollte immer ein Multivitaminpräparat gegeben werden. Die initial parenterale Gabe ist bei akutem und subakutem Beginn sinnvoll. Bei AKD mit chronischem Verlauf und nachgewiesenem Vitamin $B_1$-Mangel kann Vitamin $B_1$ ausschließlich oral substituiert werden. Von entscheidender Bedeutung für die weitere Prognose ist die Behandlung der zugrundeliegenden Alkoholkrankheit mit dem Ziel, dauernde Alkoholabstinenz zu erreichen.

## I 6.18 Ataxien mit sonstiger toxischer Genese

Eine Reihe von Substanzen können bei chronischer Einnahme zu zerebellärer Degeneration und persistierender Ataxie führen. Zu diesen Substanzen gehören Antikonvulsiva, insbesondere Phenytoin, das Antiarrhythmikum Amiodarone, Chemotherapeutika wie Fluorouracil und Cytarabin sowie Lösungsmittel (Toluen). Intoxikationen mit Lithiumsalzen können ebenfalls zu irreversibler Ataxie führen.
Die Exposition gegenüber den die Ataxie verursachenden Substanzen sollte sofort beendet werden. Bei Epilepsiepatienten sollte Phenytoin durch ein anderes Antikonvulsivum ersetzt werden. Ein Vitamin $B_1$-Mangel scheint bei Fluorouracil-Gabe eine Rolle zu spielen und sollte zur Prävention und Therapie substituiert werden.

## I 6.19 Paraneoplastische Kleinhirndegeneration (PKD)

### I 6.19.1 Klinik

PKD ist eine immunvermittelte Krankheit, deren Leitsymptom subakut auftretende, zerebelläre Ataxie ist und die in Zusammenhang mit fast jedem bösartigen Tumor auftreten kann. Am häufigsten liegen kleinzellige Bronchial-, Mamma-, Ovarialkarzinome und maligne Lymphome zugrunde. In mehr als 50 % der Fälle können im Serum Antikörper nachgewiesen werden, die mit von Neuronen und vom Tumor exprimierten Antigenen reagieren. Es sind eine zunehmende Zahl verschiedener Antikörper bekannt, die sich je nach zugrundeliegendem Tumor unterscheiden (**Kap. H 5**). Paraneoplastische Enzephalomyelitis (PEM) ist ein anderes paraneoplastisches Syndrom, bei dem Ataxie als Leitsymptom auftreten kann. Im Gegensatz zur PKD betrifft PEM multiple Regionen des zentralen Nervensystems, Dorsalwurzelganglien (sensorische Neuronopathie) und autonome Nerven.
Klinisches Leitsymptom der PKD ist die Ataxie, die gleichermaßen Gang, Stand und Extremitäten betrifft. Zerebelläre Dysarthrie und Störungen der Okulomotorik werden häufig beobachtet. Bei Patienten mit PKD und kleinzelligem Bronchialkarzinom findet sich in 16 % der Fälle zusätzlich ein Lambert-Eaton-Syndrom, bei Patienten mit anti-Ri-Antikörpern (antineuronal nuclear antibody type 2, ANNA2) häufig zusätzlich ein Opsoklonus bzw. Oszillopsien.
Entscheidend für die Diagnose ist der Nachweis eines malignen Tumors. Es sollten daher bei jeder ungeklärten zerebellären Ataxie antineuronale Antikörper bestimmt und eine ausführliche Tumorsuche durchgeführt werden (Titulaer et al. 2011). Bei klinisch dringendem Verdacht ist die Durchfüh-

rung einer PET-CT indiziert, und die Tumorsuche sollte in drei bis sechs Monaten und dann in halbjährigem Abstand über mindestens vier Jahre wiederholt werden. Anders als bei toxisch oder degenerativ bedingten Ataxien finden sich im Liquor häufig eine leichte lymphozytäre Pleozytose und mäßige Eiweißvermehrung. CT und MRT zeigen zum Zeitpunkt der Manifestation der Ataxie in der Regel keine Auffälligkeiten; eine zerebelläre Atrophie entwickelt sich erst im weiteren Verlauf.

### I 6.19.2 Epidemiologie und Verlauf

Verlässliche bevölkerungsbezogene epidemiologische Daten über die Häufigkeit der PKD gibt es nicht. Klinisch sind paraneoplastisch bedingte Ataxien seltener, als es die Autopsiedaten vermuten lassen. Eine zerebelläre Ataxie kommt bei 2–5 % aller Patienten mit Bronchialkarzinom vor.
PKD kann in jedem Lebensalter auftreten. Der Beginn ist meist subakut, und die Ataxie schreitet innerhalb von Wochen bis Monaten zu schwerer Behinderung fort. Über Remissionen wurde fast nur bei Patienten mit PKD im Rahmen eines Hodgkin-Lymphoms berichtet. In vielen Fällen beginnt die Ataxie vor Diagnose des zugrundeliegenden malignen Tumors. Das Überleben bei PKD wird allein durch die Tumorerkrankung bestimmt.
Bei den meisten PKD richten sich die neuronalen Antikörper gegen den Zellkern oder das Zytoplasma (sog. onkoneuronale Antikörper). Wahrscheinlich durch T-Zellen vermittelt kommt es früh zu einer irreversiblen Destruktion der Nervenzellen, was den schweren Verlauf und das schlechte Ansprechen auf Therapien erklärt. Der Verlauf ist bei PKD mit Anti-Yo Antikörpern (Purkinje cell cytoplasmatic antibody type 1, PCA-1) besonders schwer (Höftberger et al. 2015; Jones et al. 2015).

### I 6.19.3 Therapeutische Prinzipien

Mit einer Besserung des zerebellären Syndroms ist auch bei Behandlung der Grundkrankheit nicht zu rechnen; auch in Remission befindliche Tumorerkrankungen können zur PKD führen. Eine Ausnahme stellt die mit PCA-Tr und anti-mGluR1-Antikörpern assoziierte PKD beim Hodgkin-Lymphom dar, die sich mit einer erfolgreichen Tumortherapie bessern kann und bei der die Antikörper verschwinden können (Bernal et al. 2003).
Trotzdem bieten eine möglichst rasche Identifizierung und Behandlung des Tumors die besten Chancen, die zerebelläre Symptomatik zu stabilisieren. Über erfolgreiche Behandlungen mit intravenösen Immunglobulinen, Plasmapherese, Steroiden oder Immunsuppressiva ist in Einzelfällen berichtet worden (Greenlee 2010; Jones et al. 2015). Eine Wirkung ist, wenn überhaupt, nur in Frühstadien der PCD zu erwarten. Das Ansprechen auf eine immunologische Therapie ist bei PKD mit Antikörpern gegen neuronale Oberflächenantigene (z. B. spannungsabhängigen Kalzium-Kanäle, VGCC) und bei PKD mit Antikörpern gegen die Glutamatdecarboxylase (anti-GAD) besser (Höftberger et al. 2015; Jones et al. 2015).

### I 6.19.4 Pragmatische Therapie

Der zugrundeliegende maligne Tumor sollte in üblicher Weise behandelt werden. PKD-Patienten sollten Physiotherapie, Logopädie und Ergotherapie erhalten. Bei fast allen Patienten ist mit Fortschreiten der Krankheit die Verordnung von Gehhilfen und schließlich eines Rollstuhls erforderlich. Auch wenn kontrollierte Studien unverändert fehlen, ist eine immunsuppressive Therapie mit Gabe von Steroiden, Immunglobulinen oder Plasmapherese bei PKD-Patienten mit Antikörpern gegen Oberflächenantigene und GAD immer indiziert (↔, A). Bei PKD-Patienten mit onkoneuronalen Antikörpern kann eine entsprechende immunologische Therapie möglichst früh am Erkrankungsbeginn versucht werden (↔, B). Bei gleichzeitiger Chemotherapie ist eine zusätzliche Immunsuppression meist nicht sinnvoll (**Kap. H 5**).

## I 6.20 Histiozytosen

Histiozytosen (sowohl die Langerhans- als auch die Non-Langerhans-Zell-Histiozytose) können mit einer zerebellären Ataxie – am ehesten paraneoplastischer Genese – einhergehen. Begleitende kognitive Probleme und Pyramidenbahnzeichen sind häufig. In der kraniellen MRT sind Hyperintensitäten in der T2-Gewichtung im Marklager des Kleinhirns und in der Pons, Hyperintensitäten in der T1-Gewichtung in den Kleinhirnkernen sowie eine Kleinhirnatrophie typisch (Martin-Duverneuil et al. 2006). Die Ataxie kann der Manifestation der Histiozytose vorausgehen, aber auch Jahre nach der Erstmanifestation und erfolgreichen Therapie auftreten. Schmerzhafte granulomatöse Infiltrationen in den Knochen und ein Diabetes insipidus sind typische Manifestationen (Grois et al. 2010). Bei Zeichen einer zerebellären Leukenzephalopathie sollten weiterführende Untersuchungen zum Nachweis von Granulomen eingeleitet werden (Röntgen der langen Knochen und Schädel, ggf. Knochenszintigraphie; dermatologische und augenärztliche Untersuchung; Rö-Thorax und Abdomensonographie, ggf. Thorax- und Abdomen-CT; endokrinologische Abklärung). Bezüglich der neurodegenerativen Manifestation ist ein Therapieversuch mit hochdosierten Steroiden oder Immunglobulinen gerechtfertigt (↔, B). Kontrollierte Studien gibt es bisher nicht. Akute Verbesserungen sind weniger zu erwarten, der Verlauf scheint bei frühem Therapiebeginn und Gabe >3 Jahre stabilisiert zu werden (Imashuku et al. 2015). Die Granulome werden onkologisch behandelt. Patienten sollten auf BRAF-V600E Mutationen getestet werden. Therapiererfolge mit dem BRAF-Inhibitor Vemurafenib (Zelboraf®) sind in Fallberichten auch für die ZNS-Beteiligung beschrieben (Euskirchen et al. 2015).

## I 6.21 Sonstige immunvermittelte Ataxien

In den letzten Jahren sind außer der PKD noch weitere Ataxien beschrieben worden, bei denen eine Immunpathogenese vermutet wird. Im Einzelnen

handelt es sich um Ataxien, die mit GAD-, Schilddrüsen- und Antigliadin-Antikörpern assoziiert sind. Nur bei der Anti-GAD assoziierten Ataxie konnten bisher Hinweise auf eine pathogene Rolle der Antikörper gefunden werden. Die *Anti-GAD assoziierte Ataxie* kann einen subakuten oder chronisch progredienten Verlauf haben. Sie tritt im Rahmen eines polyglandulären endokrinen Autoimmun-Syndroms auf. Im Serum finden sich hochtitrige Antikörpern gegen die Glutamatdecarboxylase (GAD). Frauen sind häufiger betroffen als Männer. Ein insulinpflichtiger Diabetes mellitus ist typisch. Da GAD-Antikörper auch beim isolierten Diabetes mellitus Typ-1 erhöht sind, ist zur Diagnosesicherung der Nachweis einer intrathekalen Synthese notwendig (Saiz et al. 2008). GAD-Antikörper kommen auch bei der PKD vor, weshalb ein Tumorscreening zu veranlassen ist. Kontrollierte Therapiestudien liegen nicht vor. Positive Effekte werden sowohl unter einer hoch dosierten Steroidgabe als auch unter der intravenösen Gabe von Immunglobulinen berichtet (↔, B). Das Ansprechen ist bei subakutem Verlauf und frühem Beginn der Immuntherapie besser (Arino et al. 2014).
Über das Auftreten von Ataxie wurde auch im Rahmen einer *Steroid-responsiven Enzephalopathie mit Autoimmunthyreoiditis* (SREAT, früher Hashimoto-Enzephalopathie) berichtet (Selim und Drachman 2001; Passarella et al. 2005). Ähnlich wie bei der PKD und der Creutzfeldt-Jakob-Erkrankung ist der Verlauf subakut. Die klinisch im Vordergrund stehenden kognitiven Symptome sind von verschiedenen neurologischen Symptomen, u. a. einer Ataxie begleitet. Das Ansprechen auf eine Steroidgabe ist gut. Da der kausale Zusammenhang zwischen Schilddrüsen-Antikörpern (Antikörper gegen Thyreoperoxidase und Thyreoglobulin, TPO-AK und Tg-AK) und Ataxie unbewiesen ist, ist bei chronisch progredienter Ataxie ohne begleitende kognitive Symptome ein Zusammenhang zur Autoimmunthyreoiditis wenig wahrscheinlich. Eine Steroidgabe kann in diesen Fällen nicht empfohlen werden.
Seit 1996 wurde von einer englischen Arbeitsgruppe wiederholt berichtet, dass ein erheblicher Anteil von Patienten mit sporadischer Ataxie *Antigliadin-Antikörper* hat, ohne am Vollbild der Zöliakie zu leiden (Hadjivassiliou et al. 1996). Die Rolle der Antigliadin-Antikörper bei Ataxie ist aber bis heute umstritten, da Antigliadin-Antikörper mit ähnlicher Frequenz bei neurologisch Gesunden und bei Patienten mit erblichen Ataxien vorkommen (Abele et al. 2003). Tatsächlich werden Zeichen für eine zerebelläre Ataxie bei Patienten mit manifester, durch Dünndarmbiopsie gesicherter Zöliakie entweder nicht oder nur in Einzelfällen gefunden (Bürk et al. 2009). Zur Behandlung wurden in erster Linie eine glutenfreie Diät und bei fehlendem Ansprechen die intravenöse Gabe von Immunglobulinen vorgeschlagen (Mitoma et al. 2015). Wegen der ungeklärten ätiologischen Rolle der Antigliadin-Antikörper können wir keine der vorgeschlagenen Behandlungen bei Antikörper-positiven Patienten empfehlen. Um die Möglichkeit von unspezifischen Zufallsbefunden zu reduzieren wird empfohlen, statt der Antigliadin-Antikörper die Antikörper gegen Endomysium und Gewebstransglutaminase zu untersuchen, die eine höhere Sensitivität zum Nachweis einer intestinalen Manifestation haben.

## I 6.22 Ataxie bei erworbenem Vitaminmangel oder metabolischen Störungen

*Vitamin $B_1$*: Wernicke-Enzephalopathie ist eine akute oder subakute durch Vitamin $B_1$-Mangel verursachte Enzephalopathie. Wernicke-Enzephalopathie kommt typischerweise bei chronischen Alkoholikern vor, kann aber auch nach längerem Fasten, chronischem Erbrechen und längerer parenteraler Ernährung ohne Gabe von Vitaminen auftreten. Zwischen der Wernicke-Enzephalopathie bei chronischen Alkoholikern und der alkoholischen Kleinhirndegeneration gibt es fließende Übergänge.
Das klinische Bild der Wernicke-Enzephalopathie umfasst Ataxie, Augenmuskellähmungen mit Doppelbildern, periphere Neuropathie, epileptische Anfälle und Verwirrtheit. Wenn die Wernicke-Enzephalopathie nicht frühzeitig und ausreichend mit Vitamin $B_1$ behandelt wird, besteht die Gefahr irreversibler neurologischer Störungen, z. B. in Form eines amnestischen Syndroms (Korsakow-Syndrom). Bei jedem Verdacht auf eine Wernicke-Enzephalopathie muss ohne Zeitverzögerung Vitamin $B_1$ substituiert werden (**Kap. D 10**; **Kap. G 6**; **Kap. I 6.17.4**).
*Vitamin $B_{12}$*: Vitamin $B_{12}$-Mangel verursacht makrozytäre Anämie, eine axonale sensomotorische Polyneuropathie und subakute Degeneration der langen Bahnen des Rückenmarks (funikuläre Myelose) (**Kap. D 10**). Spinale Ataxie ist oft das führende Symptom von Vitamin $B_{12}$-Mangel. Die häufigste Ursache ist Mangel an Intrinsic-Factor (IF) aufgrund chronischer Gastritis. In der Diagnostik ist der Gesamt-Vitamin $B_{12}$-Serumspiegel wenig hilfreich, da er erst spät erniedrigt ist. Ein erniedrigter Holotranscobalamin-Spiegel und ein erhöhter Spiegel von Methylmalonsäure und Homocystein sind aussagekräftiger (Herrmann und Obeid 2008). Vitamin $B_{12}$ wird zunächst in einer Dosis von 1000 µg täglich i.m. gegeben, bis sich die neurologischen Symptome bessern. Ab dann erfolgt die Gabe alle 3–4 Tage für ein Jahr und dann lebenslang einmal im Monat. Die Erhaltungstherapie kann auch durch eine hochdosierte orale Gabe (1000 µg pro Tag) erfolgen, da der Tagesbedarf 1 µg beträgt und 1 % unabhängig von IF resorbiert wird (Adachi et al. 2000). Zur Überwachung des Therapieerfolgs sind die Vitamin $B_{12}$-Serumspiegel wenig hilfreich, da sie oft in kurzer Zeit normalisiert sind. Aussagekräftiger sind die Serumspiegel von Homozystein und Methylmalonsäure.
*Vitamin E*: Erworbener Vitamin E-Mangel kann als Folge chronischer Malabsorption bei gastrointestinalen Erkrankungen wie Zöliakie, zystischer Fibrose, Kurzdarmsyndrom, Gastrektomie, biliärer Atresie und intrahepatischer Cholestase entstehen. Das klinische Bild ist durch Gang- und Standataxie, Dysarthrie und sensorische Neuropathie mit Reflexverlust gekennzeichnet. Um weiteres Fortschreiten der neurologischen Symptomatik zu verhindern, wird Vitamin E substituiert. Da bei den meisten Patienten auch ein Mangel an anderen Vitaminen besteht, sollten weitere Vitamine zusammen mit Vitamin E verabreicht werden (**Kap. D 10**).

*Hypothyreoidismus*: Eine meist gering ausgeprägte zerebelläre Ataxie ist eine seltene neurologische Komplikation einer Hypothyreose. Der pathogenetische Mechanismus ist unklar; morphologische Veränderungen des Kleinhirns sind bei den wenigen autopsierten Fällen nicht beobachtet worden. Die Ataxie bessert sich vollständig oder teilweise nach Substitution von Schilddrüsenhormon.

## I 6.23 Leptomeningeale Siderose

Die leptomeningeale Siderose des Zentralnervensystems ist eine seltene progressive Erkrankung, die durch leptomeningeale Ablagerung von freiem Eisen und Hämosiderin gekennzeichnet ist. Typisch ist die Kombination aus Ataxie (zerebellär und peripher vestibulär) und Ertaubung. Zusätzlich finden sich häufig eine Beteiligung des Myelons mit Pyramidenbahnzeichen und kognitive Defizite. Ursache sind wiederholte subarachnoidale Blutungen aus oft okkulten Quellen. Eine Subarachnoidalblutung findet sich nur selten in der Vorgeschichte, dagegen sind zurückliegende neurochirurgische Operationen oder ein spinales Trauma häufig. Ein Liquorunterdrucksyndrom und ein primärer Coeruloplasmin-Mangel sind weitere prädisponierende Faktoren (Fearnley et al. 1995; Morita et al. 1995; Kumar et al. 2006). Eine andere Verteilungsform, bei der primär die Großhirnrinde betroffen ist, wird häufiger bei ausgeprägter zerebraler Amyloidangiopathie gesehen (Zonneveld et al. 2014).

Die Diagnose lässt sich durch Nachweis typischer oberflächlicher Hypointensitäten auf der T2-gewichteten MRT stellen. Ein alleiniges CCT ist unzureichend, da sich meist nur die Kleinhirnatrophie darstellt. Der Liquor ist hämorrhagisch und xanthochrom. Zur Suche nach möglichen Blutungsquellen sind zerebrale und spinale Angiographien erforderlich. Die Blutungsquelle lässt sich jedoch nur in ca. 50 % der Fälle sichern. Im spinalen MRT oder im CT-Myelogramm finden sich nicht selten abnormale Flüssigkeitsansammlungen (Kumar et al. 2006). Diese können auf durale Defekte hinweisen, die in Zusammenhang mit Mikroblutungen gebracht werden.

Das Erkrankungsalter kann zwischen dem Jugend- und dem hohen Erwachsenenalter liegen. Die Erkrankungsdauer bis zum Tod variiert zwischen einem Jahr und 38 Jahren (Fearnley et al. 1995). Der wichtigste therapeutische Ansatz ist die Identifizierung und Beseitigung der Blutungsquelle. Hierzu gehören auch chirurgische Interventionen bei spinalen duralen Defekten. Auch nach Beseitigung der Blutungsquelle verläuft die Erkrankung häufig weiter progredient.

Von den drei in Deutschland zur Behandlung einer chronischen Eisenüberladung zugelassenen Eisenchelatoren ist Deferipron (Ferriprox®) liquorgängig und passiert die Blut-Hirnschranke. In einer offenen Sicherheitsstudie bei 10 Patienten mit Gabe von 30 mg/kg und Tag über 90 Tagen traten bis auf transiente Leberwerterhöhungen keine wesentlichen Nebenwirkungen auf. Bei 4 von 9 Patienten kam es zu einer Abnahme der MR tomographischen Zeichen der Eisenablagerungen (Levy und Llinas 2012). Über eine Besserung der neurologischer Symptome bei längerer Anwendung wird in Einzelfallstudien berichtet (Dusek et al. 2016). In Einzelfällen kann ein individueller Heilversuch überlegt werden (↔, B). Unter Deferipron ist wöchentlich das Blutbild zu bestimmen, da eine Agranulozytose auftreten kann. Der Zink-Spiegel ist zu kontrollieren. Da neben dem N. vestibulocochlearis auch die Cochlea betroffen sein kann, kann bei unzureichender Hilfe von Hörgeräten ein Cochleaimplantat in Einzelfällen sinnvoll sein (Tyler et al. 2012).

## Literatur


Abele M, Schöls L, Schwartz S, Klockgether T. Prevalence of antigliadin antibodies in ataxia patients. Neurology 2003; 60: 1674–1675.

Abele M, Minnerop M, Urbach H, Specht K, Klockgether T. Sporadic adult onset ataxia of unknown etiology: a clinical, electrophysiological and imaging study. J Neurol 2007; 254: 1384–1389.

Adachi S, Kawamoto T, Otsuka M, Todoroki T, Fukao K. Enteral vitamin B12 supplements reverse postgastrectomy B12 deficiency. Ann Surg 2000; 232: 199–201.

Ambrose M, Gatti RA. Pathogenesis of ataxia-telangiectasia: the next generation of ATM functions. Blood 2013; 121: 4036–4045.

Anheim M, Fleury M, Monga B, Laugel V, Chaigne D, Rodier G et al. Epidemiological, clinical, paraclinical and molecular study of a cohort of 102 patients affected with autosomal recessive progressive cerebellar ataxia from Alsace, Eastern France: implications for clinical management. Neurogenetics 2010; 11: 1–12.

Ariño H, Gresa-Arribas N, Blanco Y, Martínez-Hernández E, Sabater L, Petit-Pedrol M et al. Cerebellar ataxia and glutamic acid decarboxylase antibodies: immunologic profile and long-term effect of immunotherapy. JAMA Neurol 2014; 71: 1009–1016.

Baldwin EJ, Gibberd FB, Harley C, Sidey MC, Feher MD, Wierzbicki AS. The effectiveness of long-term dietary therapy in the treatment of adult Refsum disease. J Neurol Neurosurg Psychiatry 2010; 81: 954–957.

Bennett CL, La Spada AR. Unwinding the role of senataxin in neurodegeneration. Discov Med 2015; 19: 127–136.

Bensimon G, Ludolph A, Agid Y, Vidailhet M, Payan C, Leigh PN, NNIPPS Study Group. Riluzole treatment, survival and diagnostic criteria in Parkinson plus disorders: the NNIPPS study. Brain 2009; 132: 156–171.

Bernal F, Shams'ili S, Rojas I, Sanchez-Valle R, Saiz A, Dalmau J et al. Anti-Tr-antibodies as markers of paraneoplastic cerebellar degeneration and Hodgkin's disease. Neurology 2003; 60: 230–234.

Bhatt JM, Bush A, van GM, Nissenkorn A, Renke M, Yarlett L et al. ERS statement on the multidisciplinary respiratory management of ataxia telangiectasia. Eur Respir Rev 2015; 24: 565–581.

Brunt ER, van Weerden TW. Familial paroxysmal kinesigenic ataxia and continuous myokymia. Brain 1990; 113: 1361–1382.

Bürk K, Farecki ML, Lamprecht G, Roth G, Decker P, Weller M et al. Neurological symptoms in patients with biopsy proven celiac disease. Mov Disord 2009; 24: 2358–2362.

Ciolli L, Krismer F, Nicoletti F, Wenning GK. An update on the cerebellar subtype of multiple system atrophy. Cerebellum Ataxias 2014; 1: 14.

Cykowski MD, Coon EA, Powell SZ, Jenkins SM, Benarroch EE, Low PA et al. Expanding the spectrum of neuronal pathology in multiple system atrophy. Brain 2015; 138: 2293–2309.

de la Monte SM, Kril JJ. Human alcohol-related neuropathology. Acta Neuropathol 2014; 127: 71–90.
Diener HC, Dichgans J, Bacher M, Guschlbauer B. Improvement of ataxia in alcoholic cerebellar atrophy through alcohol abstinence. J Neurol 1984; 231: 258–262.
Dodel R, Spottke A, Gerhard A, Reuss A, Reinecker S, Schimke N et al. Minocycline 1-year therapy in multiple-system-atrophy: effect on clinical symptoms and [(11)C] (R)-PK11195 PET (MEMSA-trial). Mov Disord 2010; 25: 97–107.
Dürr A, Cossee M, Agid Y, Campuzano V, Mignard C, Penet C et al. Clinical and genetic abnormalities in patients with Friedreich's ataxia. N Engl J Med 1996; 335: 1169–1175.
Dürr A. Autosomal dominant cerebellar ataxias: polyglutamine expansions and beyond. Lancet Neurol 2010; 9: 885–894.
Dusek P, Schneider SA, Aaseth J. Iron chelation in the treatment of neurodegenerative diseases. J Trace Elem Med Biol 2016; 38: 81–91.
Euskirchen P, Haroche J, Emile JF, Buchert R, Vandersee S, Meisel A. Complete remission of critical neurohistiocytosis by vemurafenib. Neurol Neuroimmunol Neuroinflamm 2015; 2: e78.
Fearnley JM, Stevens JM, Rudge P. Superficial siderosis of the central nervous system. Brain 1995; 118: 1051–1066.
Feil K, Claaßen J, Bardins S, Teufel J, Krafczyk S, Schneider E et al. Effect of chlorzoxazone in patients with downbeat nystagmus: a pilot trial. Neurology 2013; 81: 1152–1158.
Friedman LS, Farmer JM, Perlman S, Wilmot G, Gomez CM, Bushara KO et al. Measuring the rate of progression in Friedreich ataxia: implications for clinical trial design. Mov Disord 2010; 25: 426–432.
Gabsi S, Gouider-Khouja N, Belal S, Fki M, Kefi M, Turki I et al. Effect of vitamin E supplementation in patients with ataxia with vitamin E deficiency. Eur J Neurol 2001; 8: 477–481.
Gibberd FB, Billimoria JD, Goldman JM, Clemens ME, Evans R, Whitelaw MN et al. Heredopathia atactica polyneuritiformis: Refsum's disease. Acta Neurol Scand 1985; 72: 1–17.
Giordano I, Bogdanow M, Jacobi H, Jahn K, Minnerop M, Schoels L et al. Experience in a short-term trial with 4-aminopyridine in cerebellar ataxia. J Neurol 2013; 260: 2175–2176.
Greenlee JE. Treatment of paraneoplastic neurologic disorders. Curr Treat Options Neurol 2010; 12: 212–230.
Griggs RC, Moxley RT, Lafrance RA, McQuillen J. Hereditary paroxysmal ataxia: response to acetazolamide. Neurology 1978; 28: 1259–1264.
Grois N, Fahrner B, Arceci RJ, Henter JI, McClain K, Lassmann H, et al., Histiocyte Society CNS LCH Study Group. Central nervous system disease in Langerhans cell histiocytosis. J Pediatr 2010; 156: 873–881.
Gros-Louis F, Dupré N, Dion P, Fox MA, Laurent S, Verreault S et al. Mutations in SYNE1 lead to a newly discovered form of autosomal recessive cerebellar ataxia. Nat Genet 2007; 39: 80–85.
Hadjivassiliou M, Gibson A, Davies Jones GA, Lobo AJ, Stephenson TJ, Milford-Ward A. Does cryptic gluten sensitivity play a part in neurological illness? Lancet 1996; 347: 369–371.
Hagerman RJ, Hagerman P. Fragile X-associated tremor/ataxia syndrome – features, mechanisms and management. Nat Rev Neurol 2016; 12: 403–412.
Herrmann W, Obeid R. Ursachen und frühzeitige Diagnostik von Vitamin-$B_{12}$-Mangel. Dtsch Arztebl 2008; 105: 680–685.
Höftberger R, Rosenfeld MR, Dalmau J. Update on neurological paraneoplastic syndromes. Curr Opin Oncol 2015; 27: 489–495.
Ilg W, Synofzik M, Brötz D, Burkard S, Giese MA, Schöls L. Intensive coordinative training improves motor performance in degenerative cerebellar disease. Neurology 2009; 73: 823–1830.
Imashuku S, Fujita N, Shioda Y, Noma H, Seto S, Minato T et al. Japan LCH Study Group (JLSG). Follow-up of pediatric patients treated by IVIG for Langerhans cell histiocytosis (LCH)-related neurodegenerative CNS disease. Int J Hematol 2015; 101: 91–197.
Jacobi H, du Montcel ST, Bauer P, Giunti P, Cook A, Labrum R et al. Long-term disease progression in spinocerebellar ataxia types 1, 2, 3, and 6: a longitudinal cohort study. Lancet Neurol 2015; 14: 1101–1108.
Jacquemont S, Hagerman RJ, Leehey MA, all DA, Levine RA, Brunberg JA et al. Penetrance of the fragile X-associated tremor/ataxia syndrome in a premutation carrier population. JAMA 2004; 291: 460–469.
Jansen GA, Ofman R, Ferdinandusse S, Ijlst L, Muijsers AO, Skjeldal OH et al. Refsum disease is caused by mutations in the phytanoyl-CoA hydroxylase gene. Nat Genet 1997; 17: 190–193.
Jones AL, Flanagan EP, Pittock SJ, Mandrekar JN, Eggers SD, Ahlskog JE et al. Responses to and outcomes of treatment of autoimmune cerebellar ataxia in adults. JAMA Neurol 2015; 72: 1304–1312.
Keogh MJ, Steele H, Douroudis K, Pyle A, Duff J, Hussain R et al. Frequency of rare recessive mutations in unexplained late onset cerebellar ataxia. J Neurol 2015; 262: 1822–1827.
Klockgether T. Sporadic ataxia with adult onset: classification and diagnostic criteria. Lancet Neurol 2010; 9: 94–104.
Kumar N, Cohen-Gadol AA, Wright RA, Miller GM, Piepgras DG, Ahlskog JE. Superficial siderosis. Neurology 2006; 66: 1144–1152.
Kuriyama M, Tokimura Y, Fujiyama J, Utatsu Y, Osame M. Treatment of cerebrotendinous xanthomatosis: effects of chenodeoxycholic acid, pravastatin, and combined use. J Neurol Sci 1994; 125: 22–28.
Lazzaro VD, Marano M, Florio L, De Santis S. Niemann-Pick type C: focus on the adolescent/adult onset form. Int J Neurosci 2016; 126: 963–971.
Lee J, Hegele RA. Abetalipoproteinemia and homozygous hypobetalipoproteinemia: a framework for diagnosis and management. J Inherit Metab Dis 2014; 37: 333–339.
Leitersdorf E, Reshef A, Meiner V, Levitzki R, Schwartz SP, Dann EJ et al. Frameshift and splice-junction mutations in the sterol 27-hydroxylase gene cause cerebrotendinous xanthomatosis in Jews or Moroccan origin. J Clin Invest 1993; 91: 2488–2496.
Levy M, Llinas R. Pilot safety trial of deferiprone in 10 subjects with superficial siderosis. Stroke 2012; 43: 120–124.
Low PA, Robertson D, Gilman S, Kaufmann H, Singer W, Biaggioni I et al. Efficacy and safety of rifampicin for multiple system atrophy: a randomised, double-blind, placebo-controlled trial. Lancet Neurol 2014; 13: 268–275.
Low PA, Reich SG, Jankovic J, Shults CW, Stern MB, Novak P et al. Natural history of multiple system atrophy in the USA: a prospective cohort study. Lancet Neurol 2015; 14: 710–719.
Martin-Duverneuil N, Idbaih A, Hoang-Xuan K, Donadieu J, Genereau T, Guillevin R et al., French Langerhans Cell Histiocytosis Study Group. MRI features of neurodegenerative Langerhans cell histiocytosis. Eur Radiol 2006; 16: 2074–2082.
Mitoma H, Hadjivassiliou M, Honnorat J. Guidelines for treatment of immune-mediated cerebellar ataxias. Cerebellum Ataxias 2015; 2: 14.
Moghadasian MH. Cerebrotendinous xanthomatosis: clinical course, genotypes and metabolic backgrounds. Clin Invest Med 2004; 27: 42–50.

Morita H, Ikeda S, Yamamoto K, Morita S, Yoshida K, Nomoto S et al. Hereditary ceruloplasmin deficiency with hemosiderosis: a clinicopathological study of a Japanese family. Ann Neurol 1995; 37: 646–656.

Muzaimi MB, Thomas J, Palmer-Smith S, Rosser L, Harper PS, Wiles CM et al. Population based study of late onset cerebellar ataxia in south east Wales. J Neurol Neurosurg Psychiatry 2004; 75: 1129–1134.

Neudorfer O, Pastores GM, Zeng BJ, Gianutsos J, Zaroff CM, Kolodny EH. Late-onset Tay-Sachs disease: phenotypic characterization and genotypic correlations in 21 affected patients. Genet Med 2005; 7: 119–123.

Nie S, Chen G, Cao X, Zhang Y. Cerebrotendinous xanthomatosis: a comprehensive review of pathogenesis, clinical manifestations, diagnosis, and management. Orphanet J Rare Dis 2014; 9: 179.

Passarella B, Negro C, Nozzoli C, De Marco V, Rini A. Cerebellar subacute syndrome due to corticosteroid-responsive encephalopathy associated with autoimmune thyroiditis (also called »Hashimoto's encephalopathy«). Clin Ter 2005; 156: 13–17.

Patterson MC, Mengel E, Vanier MT, Schwierin B, Muller A, Cornelisse P et al. Stable or improved neurological manifestations during miglustat therapy in patients from the international disease registry for Niemann-Pick disease type C: an observational cohort study. Orphanet J Rare Dis 2015; 10: 65.

Poewe W, Seppi K, Fitzer-Attas CJ, Wenning GK, Gilman S, Low PA et al. Efficacy of rasagiline in patients with the parkinsonian variant of multiple system atrophy: a randomised, placebo-controlled trial. Lancet Neurol 2015; 14: 145–152.

Porter FD, Scherrer DE, Lanier MH, Langmade SJ, Molugu V, Gale SE et al. Cholesterol oxidation products are sensitive and specific blood-based biomarkers for Niemann-Pick C1 disease. Sci Transl Med 2010; 2: 56–81.

Quinzii CM, Kattah AG, Naini A, Akman HO, Mootha VK, DiMauro S et al. Coenzyme Q deficiency and cerebellar ataxia associated with an aprataxin mutation. Neurology 2005; 64: 539–541.

Reetz K, Dogan I, Costa AS, Dafotakis M, Fedosov K, Giunti P et al. Biological and clinical characteristics of the European Friedreich's Ataxia Consortium for Translational Studies (EFACTS) cohort: a cross-sectional analysis of baseline data. Lancet Neurol 2015; 14: 174–182.

Revuelta GJ, Wilmot GR. Therapeutic interventions in the primary hereditary ataxias. Curr Treat Opin Neurol 2010; 12: 257–273.

Ristori G, Romano S, Visconti A, Cannoni S, Spadaro M, Frontali M et al. Riluzole in cerebellar ataxia. A randomized, double-blind, placebo-controlled pilot trial. Neurology 2010; 74: 839–845.

Romano S, Coarelli G, Marcotulli C, Leonardi L, Piccolo F, Spadaro M et al. Riluzole in patients with hereditary cerebellar ataxia: a randomised, double-blind, placebo-controlled trial. Lancet Neurol 2015; 14: 985–991.

Saccà F, Marsili A, Quarantelli M, Brescia Morra V, Brunetti A, Carbone R et al. A randomized clinical trial of lithium in multiple system atrophy. J Neurol 2013; 260: 458–461.

Saiz A, Blanco Y, Sabater L, González F, Bataller L, Casamitjana R et al. Spectrum of neurological syndromes associated with glutamic acid decarboxylase antibodies: diagnostic clues for this association. Brain 2008; 131: 2553–2563.

Schmitz-Hübsch T, du Montcel ST, Baliko L, Berciano J, Boesch S, Depondt C et al. Scale for the assessment and rating of ataxia: development of a new clinical scale. Neurology 2006; 66: 1717–1720.

Schniepp R, Wuehr M, Ackl N, Danek A, Brandt T, Strupp M et al. 4-Aminopyridine improves gait variability in cerebellar ataxia due to CACNA 1A mutation. J Neurol 2011; 258: 1708–1711.

Schoenaker MH, Suarez F, Szczepanski T, Mahlaoui N, Loeffen JL. Treatment of acute leukemia in children with ataxia telangiectasia (A-T). Eur J Med Genet 2016; 59: 641–646.

Selim M, Drachman DA. Ataxia associated with Hashimoto's disease: progressive non-familial adult onset cerebellar degeneration with autoimmune thyroiditis. J Neurol Neurosurg Psychiatry 2001; 71: 81–87.

Seppi K, Schocke MF, Wenning GK, Poewe W. How to diagnose MSA early: the role of magnetic resonance imaging. J Neural Transm 2005; 112: 1625–1634.

Seritan AL, Nguyen DV, Mu Y, Tassone F, Bourgeois JA, Schneider A et al. Memantine for fragile X-associated tremor/ataxia syndrome: a randomized, double-blind, placebo-controlled trial. J Clin Psychiatry 2014; 75: 264–271.

Strupp M, Kalla R, Claassen J, Adrion C, Mansmann U, Klopstock T et al. A randomized trial of 4-aminopyridine in EA2 and related familial episodic ataxias. Neurology 2011; 77: 269–275.

Strupp M, Teufel J, Habs M, Feuerecker R, Muth C, van de Warrenburg BP et al. Effects of acetyl-DL-leucine in patients with cerebellar ataxia: a case series. J Neurol 2013; 260: 2556–2561.

Synofzik M, Smets K, Mallaret M, Di Bella D, Gallenmüller C, Baets J et al. SYNE1 ataxia is a common recessive ataxia with major non-cerebellar features: a large multi-centre study. Brain 2016; 139: 1378–1393.

Tada M, Yokoseki A, Sato T, Makifuchi T, Onodera O. Early-onset ataxia with ocular motor apraxia and hypoalbuminemia/ataxia with oculomotor apraxia 1. Adv Exp Med Biol 2010; 685: 21–33.

Titulaer MJ, Soffietti R, Dalmau J, Gilhus NE, Giometto B, Graus F et al. European Federation of Neurological Societies. Screening for tumours in paraneoplastic syndromes: report of an EFNS task force. Eur J Neurol 2011; 18: 19: e3.

Tsunemi T, Ishikawa K, Tsukui K, Sumi T, Kitamura K, Mizusawa H. The effect of 3,4-diaminopyridine on the patients with hereditary pure cerebellar ataxia. J Neurol Sci 2010; 292: 81–84.

Tyler GK, Martin TP, Baguley DM. Systematic review of outcome of cochlear implantation in superficial siderosis. Otol Neurotol 2012; 33: 976–982.

van de Warrenburg BP, van Gaalen J, Boesch S, Burgunder JM, Dürr A, Giunti P et al. EFNS/ENS Consensus on the diagnosis and management of chronic ataxias in adulthood. Eur J Neurol 2014; 21: 552–562.

Vaubel RA, Isaya G. Iron-sulfur cluster synthesis, iron homeostasis and oxidative stress in Friedreich ataxia. Mol Cell Neurosci 2013; 55: 50–61.

Weiss D, Mielke C, Wächter T, Bender B, Liscic RM, Scholten M et al. Long-term outcome of deep brain stimulation in fragile X-associated tremor/ataxia syndrome. Parkinsonism Relat Disord 2015; 21: 310–313.

Welty FK. Hypobetalipoproteinemia and abetalipoproteinemia. Curr Opin Lipidol 2014; 25: 161–168.

Zannolli R, Buoni S, Betti G, Salvucci S, Plebani A, Soresina A et al. A randomized trial of oral betamethasone to reduce ataxia symptoms in ataxia telangiectasia. Mov Disord 2012; 27: 1312–1316.

Zonneveld HI, Goos JD, Wattjes MP, Prins ND, Scheltens P, van der Flier WM et al. Prevalence of cortical superficial siderosis in a memory clinic population. Neurology 2014; 82: 698–704.

# I 7 Chorea

*von A. Münchau und J. Levin**

## I 7.1 Klinik und Differentialdiagnose

Die *Chorea* ist gekennzeichnet durch rasche, plötzlich und unvorhersehbar auftretende, meist fließende unwillkürliche Bewegungen. Beim Gehen führt die Chorea oft zu tanzartigen Bewegungsabläufen. Als *Ballismus* werden proximal betonte ausfahrende großamplitudige choreatische Bewegungen bezeichnet. Nur sehr selten ist eine Chorea/Ballismus das einzige klinische Zeichen. Meist finden sich bei der neurologischen Untersuchung andere Auffälligkeiten, insbesondere andere Bewegungsstörungen, neuropsychiatrische Defizite oder Störungen der Okulomotorik. Die Chorea kann Leitsymptom oder untergeordnetes Zeichen bei sehr unterschiedlichen Krankheiten sein. Bewährt hat sich eine ätiologische Einteilung in genetisch und nicht-genetisch. Es wurden bisher einige genetische Erkrankungen mit Chorea als Leitsymptom beschrieben, allerdings gibt es weiterhin viele Fälle, bei denen eine genetische Ursache aufgrund des Stammbaumes naheliegt, molekulargenetische Testungen jedoch ergebnislos bleiben. Die wichtigsten Erkrankungen mit Chorea bei Erwachsenen sind der M. Huntington, dem M. Huntington ähnliche und immunologische Erkrankungen, sowie die Medikamenten-induzierte Chorea, bei Kindern sind es die *benigne hereditäre Chorea*, die bei Mutationen im *ADCY5 Gen* auftretende Chorea, die *Sydenham Chorea* und andere immunvermittelte Krankheiten (**Tab. I 7.1**).

## I 7.2 Morbus Huntington

### I 7.2.1 Klinik und Diagnostik

Der *Morbus Huntington* (*Huntington's disease,* HD) ist eine autosomal-dominant vererbte progrediente Erkrankung, die durch die Expansion einer instabilen *CAG-Trinukleotidrepeatsequenz* in einem Gen auf dem kurzen Arm von Chromosom 4, das »Huntingtin«, ein zytoplasmatisches Protein, kodiert, verursacht wird (Huntington's Disease Collaborative Research Group 1993). Pathologisch ist die HD durch eine fortschreitende Degeneration vor allem der kleinen und mittelgroßen striatalen GABAergen Projektionsneurone (medium spiny neurons) charakterisiert (Reiner et al. 1988).

Klinisch handelt es sich um eine komplexe neuropsychiatrische Störung mit einer unterschiedlichen, oft stadienabhängigen Kombination aus Bewegungsstörung, Auffälligkeiten der Okulomotorik, kognitiven/neuropsychologischen und psychiatrischen Symptomen. Leitsymptom ist bei Erwachsenen eine meist generalisierte Chorea mit Beteiligung der Zungen-, Schlund- und Zwerchfellmuskulatur. Die Patienten fallen durch eine Bewegungsunruhe auf, können kaum still sitzen, nicht längere Zeit die Zunge tonisch herausstrecken (sog. »*Chamäleonzunge*«) oder einen kontinuierlichen Händedruck aufrechterhalten (»Melkergriff«). Die Gesichtsmuskulatur ist oft betroffen. Die Patienten versuchen, choreatische Bewegungen in Willkürbewegungen umzulenken, indem sie sich z. B. am Kopf kratzen oder andere »Verlegenheitsgesten« ausführen. Die Chorea führt zu einer Störung des flüssigen Ganges und einer Beeinträchtigung der Stellreflexe. Sie nimmt bei Anspannung und Aufregung zu und sistiert im Schlaf.

Neben der Chorea bestehen oft eine axiale Hypokinese, Extremitäten-Bradykinese sowie dystone Fehlhaltungen, v. a. der zervikalen Muskulatur und der Arme, eine Dysarthrie und Dysphagie. Seltener treten auch Myoklonien und Tics auf (Cardoso 2009). Charakteristisch sind *Blickhalteschwäche*, langsame, hypometrische Sakkaden, eine verminderte Suppression antizipatorischer Sakkaden und eine verlängerte Latenz oder Fehler bei der Generierung von *Anti-Sakkaden*. Verschiedene kognitive Domänen sind beeinträchtigt. Es kommt zu Störungen des Kurzzeitgedächtnisses, zu Wortfindungsstörungen, Störungen der visuell-räumlichen Verarbeitung, einer ideomotorischen Apraxie und frontalen Funktionseinbußen, insbesondere Störungen des Antriebs, der Impulskontrolle, planerischer Fähigkeiten, der mentalen Flexibilität und der sozialen Interaktion. Die Patienten sind einerseits oft vermehrt ablenkbar, haften andererseits an vertrauten Abläufen, beschäftigen sich über die Maßen mit immer gleichen Dingen und können sich schlecht auf Neues einstellen.

Die Persönlichkeit ändert sich häufig. Zuvor gesellige Patienten ziehen sich zurück, sonst eher zurückhaltende verlieren die Scheu vor anderen, mitunter in unangemessener Weise. Die HD kann sich auch mit psychiatrischen Störungen, v. a. Psychose, Depression, Zwangsstörungen und Sucht manifestieren (Rosenblatt 2007).

Zur Quantifizierung der Gesamtheit der Symptome der Huntington-Krankheit kann die *Unified Huntington's Disease Rating Scale* (UHDRS) verwendet werden (Huntington Study Group 1996). Die *UHDRS* ist vor allem in klinischen Studien von

* Autoren dieses Kapitels in der 6. Auflage: A. Münchau und A. Danek.

I 7

**Tab. I 7.1:** Differentialdiagnose der Chorea

| Genetisch | Nicht genetisch |
|---|---|
| M. Huntington<br>Neuroakanthozytose<br>McLeod-Syndrom<br>HDL 1<br>HDL 2<br>Benigne hereditäre Chorea (K) Chorea bei Mutationen im ADCY5-Gen (K)<br>M. Wilson (K)<br>Dentato-rubro-pallido-lysiale Atrophie (K)<br>Autosomal-dominante spinozerebelläre Ataxien (v. a. SCA 1,3, 17)<br>Autosomal-rezessive Ataxien<br>Friedreich-Ataxie (K)<br>Ataxia telangiectasia (K)<br>Ataxie mit okulomotorischer Apraxie Typ 1 und Typ 2 (K) | Infantile Zerebralparese (K)<br>Infektionen<br>Bakteriell (z. B. Borrelien)<br>Viral (Echovirus, Herpes simplex, HIV, EBV, Parvovirus B19, Japanische B Enzephalitis, Masern,<br>Prionen (Creutzfeldt-Jakob-Erkrankung; v. a. neue Variante)<br>Parasiten (Malaria, Zystizerkose) |
| Kreatin-Mangel-Erkrankungen (K)<br>Lipidspeichererkrankungen<br>Neuronale Zeroidlipofuszinose (K) | parainfektiös/immunologisch<br>Sydenham Chorea (K) Chorea gravidarum<br>PANDAS (K)<br>Paraneoplastisch<br>Anti-neuronale Antikörper (u. a. NMDA-Rezeptor AK, CV2/CRMP5 AK, LGI1 AK, CASPR2 AK)<br>Antiphospholipid-AK-Syndrom<br>M. Behçet<br>Lupus erythematodes<br>Multiple Sklerose |
| Sphingolipidosen<br>GM1-Gangliosidose (K)<br>GM2-Gangliosidose (K) | Metabolisch<br>Kernikterus (K)<br>Hypo-/Hyperglykämie<br>Hypo-/Hypernatriämie<br>Hypo-/Hyperparathyreodismus<br>Hypokalzämie<br>SD-Stoffwechselstörung<br>Vitamin $B_{12}$-Mangel |
| Lesh-Nyhan Syndrom (K)<br>Organoazidurien<br>Glutarazidurie Typ 1 (K)<br>Phenylketonurie (K) | Vaskulär, hypoxisch<br>Schlaganfall<br>Zerebrale Vaskulitis<br>Moya-Moya (K)<br>nach Herz-Operationen mit Lungenbypass (K)<br>Bronchopulmonale Dysplasie (K) |
| Störungen des Harnstoffzyklus<br>Ornithin-Transcarbamylase-Mangel (K) | Traumatisch<br>Raumforderungen<br>Intoxikationen<br>CO, Mangan<br>Kokain |
| Galaktosämie (K)<br>Neuroferritinopathie (K)<br>Eisenspeichererkrankungen (NBIA) (K)<br>Mitochondriopathien (K) | Medikamente<br>L-Dopa, Dopaminagonisten<br>Amantadin<br>Dopamin-Antagonisten<br>Methylphenidat<br>Amphetamine<br>Sympathomimetika<br>Theophyllin<br>Antikonvulsiva (z. B. Phenytoin)<br>Steroide<br>Kontrazeptiva<br>Antihistamine<br>Cimetidine<br>Digoxin<br>Flunarizin<br>INH<br>Lithium<br>Trizyklische Antidepressiva |

K üblicherweise im Kindesalter beginnende Chorea
HDL Huntington disease like illness
NBI Neurodegeneration with Brain Iron Accumulation
PANDAS Pediatric Autoimmunological Neuropsychiatric Disorder Associated with Streptococcal Infection
SD Schilddrüse

Bedeutung, kann jedoch auch für das Monitoring des Verlaufs verwendet werden.
Das Allgemeinbefinden ist nicht selten beeinträchtigt, eine Gewichtsabnahme, die nicht allein über einer verminderte Nahrungsaufnahme zu erklären ist, ist ein häufiges Problem (Pratley et al. 2000). Mutiertes Huntingtin wird in vielen Organen exprimiert, was erklären könnte, warum es bei HD-Patienten neben den neuro-psychiatrischen Kardinalsymptomen und dem Gewichtsverlust auch zu Muskel- und Hodenatrophie, Herzschwäche, Osteoporose und Infektanfälligkeit kommt (van der Burg et al. 2009).
Bei über 98 % der Patienten mit typischer Klinik und autosomal-dominantem Erbgang wird die Erkrankung durch eine Mutation im *Huntingtin-Gen* verursacht (Kremer et al. 1994). Differentialdiagnostisch kommen einige andere Erkrankungen, die sog. *HD like illnesses* (HDL) infrage (Wild und Tabrizi 2007; **Kap. I 7.3**).
Bei der krankheitsverursachenden Mutation handelt es sich um eine pathologische Verlängerung eines repetitiven CAG-Basentripletts innerhalb der kodierenden Sequenz des Huntingtin-Gens (Huntington's Disease Collaborative Research Group 1993). Nahe dem 5'-Ende dieses Gens ist bei gesunden Individuen das Triplett CAG, das für die Aminosäure Glutamin kodiert, 5- bis 26-mal wiederholt. Bei einer Verlängerung der Triplettsequenz auf 27 bis 35 Kopien (»*intermediate allels*«) besteht kein Risiko, an einer HD zu erkranken, allerdings kann es durch eine Instabilität dieser Allele bei den Nachkommen zu einer Verlängerung in den krankheitsauslösenden Bereich kommen. Man spricht daher bei diesen Allel-Größen von 27–35 auch von sog. »mutable alleles« (Potter et al. 2004). Liegen 36–39 Kopien vor, besteht ein geringes Risiko zu erkranken. Eine Verlängerung dieser Triplettsequenz auf über 39 Kopien führt über einen noch nicht genau bekannten Mechanismus zum »Zugewinn einer toxischen Funktion« des Proteins (»gain of function«) und damit zur Neurodegeneration und Erkrankung (zur Chorea-Genetik s. a. **Kap. N 1** »Molekulargenetische Diagnostik und Gentherapie«). Die verlängerte Triplettsequenz ist »instabil«, d. h. die Zahl der Triplett-einheiten nimmt häufig bei der Weitergabe von einer Generation zur nächsten zu. Dadurch erklärt sich das bereits vor vielen Jahren beschriebene Phänomen der »*Antizipation*«: das Manifestationsalter nimmt in nachfolgenden Generationen ab.
Die pathologische Verlängerung der Triplettsequenz kann bei Mutationsträgern durch die Polymerase-Kettenreaktion nachgewiesen werden (direkte *DNA-Diagnostik*). Vor einer genetischen Testung ist eine umfassende Beratung der zu testenden Person erforderlich. Diese sollte gemäß den international gültigen Richtlinien durchgeführt werden (International Huntington Association and the World Federation of Neurology Research Group on Huntington's Chorea 1994). Das Suizid- und Depressions-Risiko ist in der Phase der genetischen Testung, insbesondere in der Zeit unmittelbar vor Diagnosestellung, hoch (Paulsen et al. 2005). Zu diesem Zeitpunkt leiden etwa 15 % Betroffener unter Suizidgedanken (Paulsen et al. 2005). Von einer Testung Minderjähriger wird generell abgeraten. Die Mitteilung des Testergebnisses sollte immer mündlich in einem persönlichen Gespräch mit einem in der HD-Behandlung erfahrenen Arzt erfolgen.

### I 7.2.2 Epidemiologie und Verlauf

Die HD kommt weltweit mit einer Prävalenz von 3 bis 7/100 000 vor, wobei deutliche regionale Häufigkeitsunterschiede (»Cluster«) (Conneally 1984) bestehen. Auch gibt es Indizien dafür, dass die Prävalenz, zumindest in Europa, angesichts einer hohen Dunkelziffer etwa doppelt so hoch sein könnte (Spinney 2010). Die HD manifestiert sich typischerweise zwischen dem 35. und 44. Lebensjahr, die mittlere Überlebenszeit beträgt 15–18 Jahre (Bates et al. 2002).
Bei etwa 2/3 der Patienten stehen zu Beginn der Erkrankung neurologische Symptome im Vordergrund. Typischerweise beginnt die Chorea mit einer leichten Bewegungsunruhe in den Fingern, an den Zehen, in der Gesichtsmuskulatur und am Rumpf. In Gesprächen mit Angehörigen lassen sich oft schon in Frühstadien Änderungen der psychosozialen Interaktion, v. a. Rückzugstendenzen, Interessenverarmung, Apathie, Ängste und Stimmungsschwankungen sowie eine vermehrte Reizbarkeit erfragen, die dem Auftreten der Bewegungsstörung um Jahre vorausgehen können. Bei etwa 1/3 der Patienten stehen zu Beginn psychiatrische Symptome (Wahn, Halluzinationen, Depression) ganz im Vordergrund. Insbesondere in der frühen Phase der Erkrankung sind Suizide und Suizidversuche häufig (Robins Wahlin et al. 2000).

Im Verlauf der Erkrankung nimmt die Schwere der Chorea zunächst zu; Bradykinese, Dystonie und Gangstörungen treten jedoch ebenso wie Dysarthrie, Dysphagie stärker in den Vordergrund. Dies gilt auch für die Gedächtnisstörungen, frontalen Störungen, räumlich-konstruktiven Fähigkeiten und Verhaltensänderungen. Die Patienten werden zunehmend reizbar, aufbrausend; psychosoziale Probleme nehmen zu, die körperliche Pflege wird vernachlässigt.

Im Spätstadium sind die Patienten bettlägerig und inkontinent. Rigor, Bradykinese und Dystonie dominieren das Bild, während die Chorea meist abflaut. Das Sprechvermögen nimmt immer weiter ab, die Schluckstörungen zu, die Patienten verlieren an Gewicht. Durch die zunehmende Immobilisierung, Inkontinenz, die katabole Stoffwechsellage und eine Immunschwäche neigen die Patienten zu Infekten. Wegen der Schluckstörungen besteht die Gefahr einer Aspirationspneumonie. An diesen Komplikationen und häufig auch einer Herzinsuffizienz, die mit einer Ablagerung von Huntingtin im Herzmuskel zusammenhängen könnte, versterben die meisten Patienten (Lanska et al. 1988; van der Burg et al. 2009).

Bei etwa 10 % der Patienten beginnt die Erkrankung vor dem 20. Lebensjahr (*juveniler HD*) (Bruyn und Went 1986). In diesen Fällen stehen ein hypokinetisch-rigides Syndrom und Dystonie, nicht die Chorea, im Vordergrund (*Westphal-Variante*). Daneben finden sich ebenfalls kognitive Störungen und Verhaltensauffälligkeiten. Auch zerebelläre Symptome, Myoklonus, epileptische Anfälle und Pyramidenbahnzeichen können auftreten. Die Okulomotorik ist bereits früh stark beeinträchtigt, wobei die Art der Störungen der bei erwachsenen Patienten ähnelt. Bei Kindern mit juveniler HD liegt wesentlich häufiger eine paternale als eine maternale Vererbung vor (Went et al. 1984). Die CAG-Sequenzen der betroffenen Kinder sind oft wesentlich länger als die der Eltern (Rasmussen et al. 2000). Kinder können vor den Eltern erkranken, die das Gen tragen.

Ebenfalls etwa 10 % der Patienten sind bei Erkrankungsbeginn bereits älter als 55 Jahre. Klinisch stehen Chorea und Gangstörung im Vordergrund, die kognitiven Einschränkungen sind geringer ausgeprägt. Bei diesen Patienten ist mit einem langsameren Fortschreiten der Erkrankung zu rechnen. Mutationsanalysen haben gezeigt, dass einige, aber nicht alle Fälle von »seniler Chorea«, die durch choreatische Bewegungsstörungen im höheren Lebensalter ohne deutliche kognitive Einbußen charakterisiert ist, ebenfalls durch eine Mutation im Huntingtin-Gen verursacht werden (Britton et al. 1995). Wegen der Unklarheiten in der Zuordnung sollte der Begriff »senile Chorea« nicht mehr verwendet werden.

Der größte Teil der Varianz von Erkrankungsalter und Verlauf wird durch das Ausmaß der Expansion des CAG-Tripletts im Huntington-Gen erklärt. Die Zahl der Tripletts zeigt eine umgekehrte Korrelation mit dem Erkrankungsalter (Duyao et al. 1993). Allerdings variiert das Manifestationsalter in einzelnen Individuen für eine gegebene Zahl von Tripletts zum Teil um mehr als 20 bis 30 Jahre, sodass eine Vorhersage des Erkrankungsalters im Einzelfall nicht möglich ist.

Mithilfe klinischer, kognitiver und motorischer Tests, struktureller und funktioneller MRT und transkranieller Magnetstimulation lassen sich auch bei *prä-symptomatischen Huntingtin Mutationsträgern,* im Vergleich mit gesunden Kontrollprobanden phänotypische Muster identifizieren, die zukünftig als Verlaufsparameter bei Studien zur Neuroprotektion erheblich an Bedeutung gewinnen dürften (Klöppel et al. 2009; Schippling et al. 2009; Tabrizi et al. 2011; Paulsen et al. 2014).

## I 7.2.3 Therapeutische Prinzipien

Bislang gibt es keine Möglichkeit, den degenerativen Prozess der HD medikamentös zu beeinflussen. Die Therapie ist rein symptomatisch. Es gibt nur wenige randomisierte, kontrollierte Studien (Bonelli et al. 2006), in denen meist die Wirksamkeit von Neuroleptika untersucht wurde. Diese sind jedoch nur bei stark einschränkender Chorea angezeigt, da die durch Neuroleptika hervorgerufenen Nebenwirkungen gravierend sein können. Psychiatrische Symptome, insbesondere Depression und Impulskontrollstörung, lassen sich medikamentös oft gut beeinflussen, kognitive Störungen und Persönlichkeitsveränderungen hingegen nicht.

### I 7.2.3.1 Experimentelle Therapieverfahren, Neuroprotektion

Derzeit gibt es keine wirksame neuroprotektive oder neurorestaurative verlaufsmodifizierende Therapie. Verschiedene therapeutische Strategien werden in klinischen Studien überprüft. Das die Mitochondrienmembran stabilisierende Latrepirdin (Dimebon) hatte in einer ersten klinischen Studie zu verbesserten kognitiven Leistungen geführt (Kieburtz et al. 2010); eine größere multizentrische placebokontrollierte Studie war allerdings negativ (HORIZON Investigators 2013) (↔). Die Transplantation fetalen Gewebes in das geschädigte Striatum wurde in tierexperimentellen Modellen getestet (Dunnett et al. 2004). Erste Studien zeigten zwar ein langjähriges Überleben dieses Gewebes im Gehirn von Patienten, jedoch nur sehr begrenzte klinische Effekte (Bachoud-Levi et al. 2006) (↔), was, zumindest teilweise, auf die fehlende Vernetzung der implantierten Zellen mit striatalen Zellen zurückgeführt wurde (Ross und Tabrizi 2011). Anlass zur Hoffnung geben Therapieansätze, die darauf abzielen, krankheitsauslösende Allele abzuschalten oder die Produktion ihrer Genprodukte zu verringern (Johnson und Davidson 2010). Weitere potentiell verlaufsmodifizierende Therapieansätze mit unterschiedlichen Wirkmechanismen, so beispielsweise Effekten auf oxidativen Stress oder BDNF Spiegel, werden aktuell in verschiedenen Studien getestet (zur Übersicht: Shannon und Fraint 2015).

In Hinblick auf die symptomatische Behandlung werden derzeit verschiedene Ansätze untersucht. So finden gegenwärtig z. B. Studien zu Pridopidin, einem Dopaminmodulator, statt (Squitieri und de Yebenes 2015) (NCT02006472 Pridopidine II Dopamine modulator randomized, double-blind, placebo-controlled parallel study). Erste ermutigende Ergebnisse liegen für die Tiefe Hirnstimulation des Globus pallidus internus zur Behandlung der Chorea vor (Zittel et al. 2015; Wojtecki et al. 2015). In Deutschland läuft derzeit eine multizentrische kontrollierte Studie zur Wirksamkeit dieses Verfahrens bei HD Patienten (Deep Brain Stimulation [DBS] of the Globus pallidus [GP] in Huntington's disease [HD]: A prospective, randomised, controlled, international, multi-centre study; KKS-198).

## I 7.2.4 Pragmatische Therapie

### I 7.2.4.1 Allgemeine Maßnahmen

Entscheidende Schnittstelle bei der Betreuung sind *HD-Spezialsprechstunden,* von denen die meisten in das *europäische HD-Netzwerk* eingebunden sind (Adresse s. u.). Neben der medikamentösen Therapie vermitteln diese genetische Beratung, psychosoziale Unterstützung der Familien und sozialmedizinische Hilfestellung. Die HD schneidet in alle Lebensbereiche ein und führt zu einem Autonomieverlust, der umfangreiche Maßnahmen der sozialen Sicherungssysteme erfordert. Hilfestellung bei der Einleitung pflegerischer Maßnahmen und gegebenenfalls bei einer vormundschaftlichen Betreuung ist in der Behandlung eines Patienten mit HD oft bedeutsamer als die medikamentöse The-

rapie. Wichtige Hilfe kann auch durch Beratung und Unterstützungsangebote im Rahmen von Selbsthilfegruppen, wie z. B. der Deutschen Huntington Hilfe (zu finden unter www.dhh-ev.de) geleistet werden.
Eine hochkalorische Diät ist in vielen Fällen erforderlich. Eine große Bedeutung kommt einer frühzeitigen Physio- und Logopädie zu. In späten Stadien ist es oft sinnvoll, eine PEG-Sonde zu legen.

#### I 7.2.4.2 Behandlung der Chorea

Für die Behandlung der HD ist *Tetrabenazin* (↑↑, A) (Huntington Study Group 2006) zugelassen. Nach einer Cochrane Analyse ist es das einzige erwiesenermaßen gegen die Symptome der Chorea wirksame Medikament (Mestre et al. 2009). Unter der Therapie kommt es allerdings nicht selten zu einer klinisch relevanten Depression, zu Angst und Schlafstörungen sowie zur Verschlechterung des Gangs oder zum Auftreten bzw. zur Verschlechterung von Parkinson Symptomen. Alternativ werden daher vornehmlich *Dopamin-Antagonisten* eingesetzt. Trotz unbefriedigender Studienlage gilt der D2-Antagonist *Tiaprid* (↑, A) in Deutschland als Medikament der ersten Wahl. Bei unzureichender Wirkung kann auch eine Behandlung mit *Sulpirid* (↑, B) erwogen werden (Quinn und Marsden 1984), da dies nicht nur zu einer Verbesserung der Chorea führen kann, sondern auch antidepressiv und gelegentlich gut gegen Zwangsverhalten wirkt. An weiteren Neuroleptika bieten sich *Olanzapin* (↔, B), *Haloperidol* (↔, C) und *Pimozid* (↔, C) an (Bonelli et al. 2002, 2006). Letzteres kann sich auch günstig auf eine Impulskontrollstörung auswirken. *Aripiprazol* (↔, C), ein partieller D2-Agonist, war in einer kleineren Studie dem Tetrabenazin nicht unterlegen, rief jedoch weniger Müdigkeit hervor (Brusa et al. 2009). Die Erfahrungen mit diesem Medikament sind bei der HD allerdings bislang sehr begrenzt. In fortgeschrittenen Stadien kann eine Kombination mit *Benzodiazepinen* (B) nützlich sein, wenn trotz Behandlung mit Dopamin-Antagonisten die Chorea-Symptome sehr stark ausgeprägt und die Patienten psychomotorisch sehr unruhig sind (Shoulson et al. 1986).

#### I 7.2.4.3 Behandlung akinetisch-rigider Symptome

Bei akinetisch rigiden Verlaufsformen kann ein Therapieversuch mit *L-Dopa* (↔, B) unternommen werden. Allerdings ist das »therapeutische Fenster« in der Regel klein.

#### I 7.2.4.4 Behandlung von psychiatrischen Symptomen und kognitiven Störungen

Bei Depression bietet sich *Sulpirid* (↑, B) an, das oft auch zu einer Verbesserung der Chorea führt. Da es aufgrund der anticholinergen Wirkung von trizyklischen Antidepressiva zu einer Exazerbation der Chorea und der kognitiven Störungen kommen kann, sind neuere Antidepressiva vom Typ der *Serotonin-Wiederaufnahmehemmer* vorzuziehen. Die Studienlage hierzu erlaubt momentan jedoch keine eindeutigen Schlussfolgerungen.
Nur wenige Daten gibt es auch zur Behandlung von Impulskontrollstörung, Reizbarkeit und Aggressivität. Einige Fallberichte legen eine Nützlichkeit von *Fluoxetin* (↔, B) (De Marchi et al. 2001) oder *Sertralin* (↔, B) (Ranen et al. 1996) nahe. Dies gilt (s. o.) auch für *Olanzapin* (↔, B). Ebenso spärlich ist die Datenlage in puncto Behandlung von Angst, Unruhe und Schlafstörungen. Zur Therapie infrage kommen sedierende Neuroleptika mit geringen anticholinergen Nebenwirkungen, nicht-trizyklische Antidepressiva (z. B. *Mirtazapin* (↔, B)) und Benzodiazepine oder Benzodiazepinrezeptor-Agonisten (z. B. *Zolpidem* (↔, B)).
Beim Auftreten von Psychosen sind atypische Neuroleptika den »klassischen« vorzuziehen, da Letztere bei längerfristiger Anwendung häufiger zu tardiven Dyskinesien führen. Kontrollierte Studien gibt es hierzu allerdings nicht. Zu empfehlen sind u. a. *Olanzapin* (↔, B), ggf. auch *Quetiapin* (↔, B).
Zur Behandlung der Demenz liegen keine ausreichenden Daten vor (Li et al. 2015).

### I 7.2.5 Unwirksam oder obsolet

Wirkstoffe, die in Tierversuchen und Zellkultursystemen neuroprotektive Eigenschaften zeigten, wurden in kleinen, meist offenen klinischen Studien an HD-Patienten untersucht, ohne dass sich Beweise für günstige, die Krankheit modulierende Effekte fanden (Mestre et al. 2009). Dies gilt für *Coenzym Q10* (↓) und die antiglutamaterge Substanz *Remacemide* (↓) sowie für das anti-apoptotisch wirkende Antibiotikum *Minocyclin* (↓) (Kim et al. 2009). Auch *α-Tocopherol* (↓), das oxidativem Stress entgegenwirken soll, zeigte keinen günstigen Effekt auf neuro-psychiatrische Symptome. In einer größeren Studie konnten weder neuroprotektive noch symptomatische Effekte einer Behandlung mit dem NMDA-Antagonisten Riluzol (↓) nachgewiesen werden (Landwehrmeyer et al. 2007). Die Behand-

**Tab. I 7.2:** Medikamentöse Behandlung der Chorea bei Erwachsenen

| Wirkstoff | Anfangsdosis (mg/d) | übliche therapeutische Dosis (mg/d) | Evidenz | Empfehlungsstärken |
|---|---|---|---|---|
| Tetrabenazin | 1–2 × 12,5 | 50–100 | ↑↑ | A |
| Tiaprid | 3 × 50 | 3 × 100–3 × 200 | ↑ | A |
| Sulpirid | 3 × 50 | 3 × 100–3 × 200 | ↑ | B |
| Olanzapin | 1 × 5 | 1 × 10–1 × 15 | ↔ | B |
| Haloperidol | 2–3 × 1 | 3 × 2–3 × 5 | ↔ | C |
| Pimozid | 1 × 2 | 1 × 4–1x 6 | ↔ | C |
| Aripiprazol | 1 × 2,5 | 1 × 5–1 × 15 | ↔ | C |

lung mit *Baclofen* (↓), *Idebenone* (↓), *Lamotrigin* (↓) oder *Kreatin* (↓) konnte das Fortschreiten der Symptome ebenfalls nicht verlangsamen.
Als nicht wirksam zur Behandlung der Chorea hat sich *Clozapin* (↓) herausgestellt. Die Omega-3 Fettsäure Ethyl-Eicosapent (*Ethyl-EPA*) (↓) führte ebenfalls nicht zu einer Verbesserung motorischer oder kognitiver Symptome (Huntington Study Group 2008).

**Wichtige Adressen**

European Huntington Disease Network (EHDN)
c/o Katrin Barth
Koordination EHDN
Neurologie, Universitätsklinikum Ulm
Oberer Eselsberg 45/1
89081 Ulm
E-Mail: katrin.barth@uni-ulm.de
Homepage: www.euro-hd.net

## I 7.3 Huntington disease-like illnesses (HDL)

### I 7.3.1 Klinik

Zu den *Huntington disease-like illnesses (HDL)* werden folgende Erkrankungen gezählt (Martino et al. 2013; Hensman et al. 2014; Wild und Tabrizi 2007):

- die *HDL1*, eine autosomal-dominante Erkrankung, die durch Mutationen im *Prion-Protein-Gen* verursacht wird,
- die durch Mutationen im *Junctophilin-3-Gen* hervorgerufene autosomal-dominante *HDL 2*,
- die nur in wenigen Familien beschriebene autosomal-rezessive *HDL 3*,
- einige autosomal-dominante *spinozerebelläre Ataxien (SCA)*, so die *SCA 17*, die auch als *HDL 4* bezeichnet wird, die *SCA 1* und die *SCA 3*,
- mit Mutationen im C9ORF72 Gen assoziierte autosomal-dominante Erkrankungen, die sich meist als amyotrophe Lateralsklerose manifestieren, jedoch auch in ähnlicher Weise wie die HD mit (frontaler) Demenz und Chorea einhergehen können,
- die ebenfalls autosomal-dominante *dentato-rubro-pallido-lysiale Atrophie*,
- Erkrankungen, die zu abnormer Eisenablagerung im Gehirn führen, die sog. »*Neurodegeneration with Brain Iron Accumulation* (*NBAI*)« Syndrome. Hierzu zählen unter anderem die autosomal-dominante *Neuroferritinopathie*, die autosomal-rezessive *Pantothenatkinase assoziierte Neurodegeneration* (*PKAN*), der eine Mutation im PANK-2-Gen zugrunde liegt, die autosomal-rezessive sog. »*Membrane Protein-Associated Neurodegeneration (MPAN)*« oder die X-chromosomal dominant vererbte »*Beta-Propeller-Associated Neurodegeneration (BPAN)*«,
- die autosomal-rezessive *Neuroakanthozytose* und das x-chromosomal vererbte *McLeod-Syndrom*.

Bei der Neuroakanthozytose und dem McLeod-Syndrom, bei denen neben neurologischen Störungen charakteristische »Stechapfelformen« der Erythrozyten auftreten (Danek und Walker 2005), sind die genetischen Grundlagen bekannt, aber nur beim McLeod-Syndrom ist die genetische Diagnostik unkompliziert. Die zahlreichen Mutationen des sehr großen *VPS13A-Gens* bei der Neuroakanthozytose sind nur schwer zu erfassen. Das Fehlen des normalerweise auf Erythrozyten vorhandenen Proteins Chorein kann als einfacheres Diagnostikum verwendet werden (Dobson-Stone et al. 2004). Bei der Neuroakanthozytose und dem McLeod-Syndrom sind auch das periphere Nervensystem und weitere Organe betroffen (Danek et al. 2001; Danek und Walker 2005). Epileptische Anfälle sind relativ häufig, bei der Neuroakanthozytose in etwa 50 % (Al-Asmi 2005). Charakteristisch für die Neuroakanthozytose sind neben Dysarthrie und verschiedenen orofazialen Dyskinesien habituelle Lippen- und Zungenbisse sowie Schluckstörungen, bei denen die dystone Zunge die Speisen aus dem Mund stößt, was zu erheblichen Ernährungsproblemen führen kann. Typischerweise beginnt die Erkrankung im frühen Erwachsenenalter, während beim McLeod-Syndrom die neurologischen Auffälligkeiten bei Männern ab der vierten Dekade auftreten. Hier bestehen neben einer Auffälligkeit im Kell-Blutgruppensystem, die aber nur in spezialisierten immunhämatologischen Labors ausreichend charakterisiert werden kann, eine Myopathie, insbesondere eine Kardiomyopathie. Bei beiden Erkrankungen ist die Muskel-CK erhöht.

### I 7.3.2 Epidemiologie und Verlauf der HDL am Beispiel der Neuroakanthozytose

Es handelt sich um sehr seltene Erkrankungen. Beispielsweise sind weltweit etwa nur 1000 Fälle mit Neuroakanthozytose und McLeod-Syndrom bekannt. Als autosomal-rezessive Erkrankung betrifft die Neuroakanthozytose Männer und Frauen in gleichem Maße, während beim McLeod-Syndrom nur ausnahmsweise auch weibliche Mutationsträgerinnen klinisch betroffen sind. Die Lebenserwartung ist reduziert. Beim McLeod-Syndrom stehen kardiale Komplikationen im Vordergrund. Selten sind Rhabdomyolysen im Rahmen der Myopathie (Jung und Brandner 2002), auch eine autonome Mitbeteiligung wurde beschrieben. Aufgrund des besonderen Kell-Phänotyps »McLeod« (benannt nach dem Index-Fall von 1961) ist auf Transfusionsunverträglichkeiten zu achten.

### I 7.3.3 Therapeutische Prinzipien

Ätiologisch orientierte Therapieansätze bei Neuroakanthozytose-Syndromen fehlen. Die zusätzlichen Organkomplikationen erfordern besondere Aufmerksamkeit, insbesondere die Schluckstörungen und kardiale Komplikationen. Beim McLeod-Syndrom ist eine sorgfältige kardiologische Überwachung und Therapie erforderlich. Die antiepileptische und psychiatrische Medikation folgt den üblichen Grundsätzen ebenso, wie die gelegentlich erforderliche Behandlung einer etwaigen Hypokinese.

## I 7.4 Symptomatische Chorea im Erwachsenenalter

Choreatische Bewegungsstörungen können die Folge einer Vielzahl struktureller oder metabolischer Störungen sein, die auch das ZNS betreffen (**Tab. I 7.2**). Die häufigsten Formen im Erwachsenenalter sind *L-Dopa induzierte Chorea* bei Parkinson-Patienten und choreatische Dyskinesien nach Einnahme von Neuroleptika (*tardive Dyskinesien*).

Bei älteren Menschen spielen ischämische, überwiegend lakunäre Läsionen der Basalganglien, insbesondere des Nucleus caudatus, des Marklagers, seltener auch des Nucleus subthalamicus, eine wichtige Rolle. Sie führen meist zu einer akut auftretenden *Hemichorea* oder *Hemiballismus*. Auch andersartige zerebrale Läsionen wie Tumoren können eine Chorea auslösen. Unklar ist, warum nur etwa 1 % der Patienten mit Läsionen in diesen Hirnregionen eine Chorea entwickelt (Cardoso 2009). Nach vaskulären Läsionen sistiert die Bewegungsstörung üblicherweise spontan nach einigen Wochen oder Monaten, ebenso nach der Behandlung metabolischer Störungen (**Tab. I 7.1**). Falls die Chorea ein Ausmaß erreicht, das eine symptomatische Therapie erforderlich macht, sollte den Richtlinien gefolgt werden, die für die Behandlung der HD aufgestellt wurden.

## I 7.5 Chorea bei Kindern

### I 7.5.1 Klinische Syndrome

Chorea tritt bei Kindern und Jugendlichen als transientes Phänomen im Laufe der Entwicklung auf. Zwischen dem 5. und dem 9. Lebensmonat sind bei vielen Kindern in affektiv gefärbten Situationen choreatische Bewegungen an den Händen, Armen und seltener auch den Beinen zu beobachten. Diese *transiente infantile Chorea* (Münchau 2012), die nicht mit willkürlich generierten zielgerichteten Bewegungen interferiert, vielmehr bei Beginn willkürlicher Bewegungen (z. B. beim Greifen) sistiert, hat keinen Krankheitswert. Bei Schulkindern und Jugendlichen tritt bis etwa zum 18. Lebensjahr, gelegentlich auch etwas länger, in unterschiedlicher Ausprägung regelhaft auch eine Chorea im Armvorhalteversuch auf. Diese altersabhängige *posturale Chorea* steht wahrscheinlich mit der Entwicklung höherer motorischer Funktionen in Zusammenhang. Sie kommt bei Erwachsenen nicht mehr vor. Das Wiederauftreten einer posturalen Chorea jenseits des 20. Lebensjahres kann wichtiges Symptom z. B. bei auto-immunologisch bedingten Erkrankungen (s. u.) sein und sollte Anlass zu weiterführenden Untersuchungen geben.

Viele Erkrankungen können im Kindesalter mit einer Chorea einhergehen (**Tab. I 7.1**). Meist ist diese eines von verschiedenen klinischen Zeichen. Leit- bzw. führendes Symptom ist die Chorea bei der *benignen hereditären Chorea* (*BHC*), oft auch bei durch Mutationen im ADCY5-Gen hervorgerufenen Syndromen, bei der *Sydenham Chorea* (*SC*) (auch *Chorea minor*), bei der *NMDA-Rezeptor-Antikörper-vermittelten Enzephalitis* oder anderen Erkrankungen, die durch anti-neuronale Antikörper hervorgerufen werden, sowie bei weiteren immunologischen Erkrankungen, u. a. dem *Lupus erythematodes*. Häufig findet sich eine Chorea bei Kindern mit der dyskinetischen Form einer *infantilen Zerebralparese* (Johnston 2004).

Die autosomal-dominante *benigne hereditäre Chorea (BHC)* beginnt fast immer im Kindesalter. Ursache sind Mutationen im *TITF-1-(thyroid transcription factor) Gen*, das bei der Organogenese der Lunge, der Schilddrüse und der Basalganglien eine Rolle spielt (Breedveld et al. 2002). Die *BHC* wird als eine nicht fortschreitende, nicht mit kognitiven Auffälligkeiten einhergehende Form der Chorea definiert (Haerer et al. 1967). Gemeinsame Merkmale der *BHC* Patienten sind neben der Chorea unauffällige Zusatzuntersuchungen und der gutartige Verlauf mit variablem Erkrankungsbeginn zwischen Vorschulalter und Jugend, sowie häufig klinischer Besserung im Erwachsenenalter. Die inter- und intrafamiliäre Variabilität der klinischen Manifestation ist hoch. Zusätzlich zur Chorea können auch Ataxie, Armtremor und Dysarthrie auftreten. Mutationen im *TITF-1-Gen* können auch zu einem »brain-lung-thyroid syndrome« führen, das durch eine kongenitale Hypothyreose, Atemnotsyndrom und Chorea charakterisiert ist (Willemsen et al. 2005).

Chorea ist ein Charakteristikum bei *ADCY5-Gen Mutationsträgern*. Mutationen in diesem Gen, bis 2015 nur bei wenigen Familien beschrieben, werden gegenwärtig bei einer erstaunlich großen Zahl von Patienten, meist Kindern, berichtet, bei denen das klinische Spektrum von einer der BHC ähnlichen generalisierten Chorea, über Myoklonus-Dystonie-artige Phänotypen, bis zu schweren Syndromen mit mentaler Retardierung und spastischer Paraparese reichen (Shaw et al. 2015). Besondere Merkmale sind Hypotonie, periorale Myoklonien, paroxymale Dyskinesien, insbesondere nachts, und episodische Lähmungen vergleichbar der alternierenden Hemiplegie des Kindesalters assoziiert mit Mutationen im ATP1A3-Gen. Derzeit lässt sich die phänomenologische Vielfältigkeit des »*ADCY5-Syndroms*« noch nicht abschätzen. Besonders beachtlich ist, dass sich ADCY5-Gen Mutationen auch bei Kindern fanden, die bislang als infantile Zerebralparese klassifiziert wurden. Insofern rückt die molekulargenetische Testung auf ADCY-Gen Mutationen bei Kindern mit ätiologisch unklaren bzw. uneindeutigen Syndromen incl. der infantilen Zerebralparese zunehmend in den Vordergrund.

Die SC tritt in den meisten Fällen zwischen dem 7. und 12. Lebensjahr auf. Mädchen sind etwa doppelt so häufig betroffen wie Jungen. Sie ist eine Manifestation des *rheumatischen Fiebers* und tritt üblicherweise 1–6 Monate nach einem Racheninfekt mit *β-hämolysierenden Streptokokken der Gruppe A* auf (Cardoso et al. 1997). Entsprechend der derzeit gültigen *Jones-Kriterien* liegt mit großer Wahrscheinlichkeit ein rheumatisches Fieber vor, wenn zwei Hauptzeichen oder ein Haupt- und zwei Nebenzeichen und zusätzlich der serologische Nachweis einer Streptokokken-Infektion vorliegen (Special Writing Group of the Committee on Rheumatic Fever, Endocarditis, and Kawasaki Disease 1992) (**Tab. I 7.3**). Das klinische Bild reicht von einer sehr diskreten Hemi- bis hin zu einer

I 7

**Tab. I 7.3:** Richtlinien für die Diagnose einer Erstmanifestation des Rheumatischen Fiebers

| Hauptzeichen | Nebenzeichen | Nachweis einer vorausgegangenen Infektion mit Streptokokken der Gruppe A |
|---|---|---|
| Karditis<br>Polyarthritis<br>Erythema marginatum<br>Subkutane Knötchen<br>Chorea | Klinisch<br>Arthralgie<br>Fieber<br>Laborparameter<br>CRP-Erhöhung<br>BSG-Beschleunigung<br>EKG<br>Verlängertes PR-Interval | Positiver Rachenabstrich oder Nachweis des Streptokokken Antigens<br>Erhöhter Anti-Streptolysin-Titer |

Anmerkung: *Jones-Kriterien* für das rheumatische Fieber. Gefordert werden der Nachweis von mindestens zwei Hauptzeichen oder eines Hauptzeichens und zweier Nebenzeichen sowie der Nachweis einer abgelaufenen Streptokokkeninfektion (Special Writing Group of the Committee on Rheumatic Fever, Endocarditis, and Kawasaki Disease 1992)

schweren generalisierten Chorea. Daneben können gelegentlich auch Tics, okulogyre Krisen, Dysarthrie, Kau- und Schluckstörungen, selten epileptische Anfälle oder Pyramidenbahnzeichen auftreten. Neuropsychologisch sind affektive Störungen (v. a. Depression), Impulskontroll- und Aufmerksamkeitsstörungen und Zwangsverhalten häufig. Bei 70–80 % der Kinder liegt eine *Karditis* vor (Demiroren et al. 2007), auch andere Manifestationen des rheumatischen Fiebers kommen vor. Pathophysiologisch liegt der SC wahrscheinlich eine Kreuzreaktion von Antikörpern zugrunde, die gegen Oberflächenantigene von *β-hämolysierenden Streptokokken* der Gruppe A gerichtet sind, mit Basalganglien Antigenen.

## I 7.5.2 Epidemiologie und Verlauf der Sydenham Chorea

Nur etwa 2–3 % aller Patienten mit Streptokokken-Pharyngitis entwickeln ein rheumatisches Fieber. Wahrscheinlich spielen sowohl die Virulenz des Erregers als auch Wirtsfaktoren dabei eine Rolle. Früher wurde die Sydenham Chorea (SC) in etwa der Hälfte aller Fälle von akutem rheumatischem Fieber beobachtet (Aita et al. 1973). Seit den 1960er-Jahren nahm die Inzidenz der SC, wie auch die anderer rheumatischer Manifestationen von Streptokokkeninfektion in den entwickelten Ländern zunächst stetig ab (Nausieda et al. 1980). In den letzten Jahren wurden jedoch erneut ein Anstieg der Erkrankungsfälle (Cardoso et al. 1997) und mehrere epidemische Ausbrüche registriert. Die Streptokokkeninfektion geht der Bewegungsstörung in der Regel ein bis sechs Monate voraus. Beim Auftreten der Chorea sind andere Manifestationen des rheumatischen Fiebers, insbesondere die Polyarthritis, meist schon wieder abgeklungen. Die unwillkürlichen Bewegungen gehen in den meisten Fällen zwischen fünf und 15 Wochen nach ihrem Beginn spontan wieder zurück. Rezidive werden in bis zu 40 % beobachtet, wobei diese Monate bis Jahre nach der Erstmanifestation auftreten können (Korn-Lubetzki et al. 2004). Bei einem Teil der Fälle besteht ein Zusammenhang mit erneuten Racheninfektionen mit Streptokokken. Daher kommt der Sekundärprophylaxe eine große Bedeutung zu. Persistierende leichte, funktionell nicht beeinträchtigende choreatische Bewegungen, ein leichter Haltetremor oder milde neuropsychologische Defizite (u. a. Wortflüssigkeit) können in bis zu 50 % der Fälle auch noch Jahre nach der initialen Erkrankung

**Tab. I 7.4:** Medikamentöse Therapie der Sydenham Chorea

| Medikament | Dosierung | Dauer | Evidenz | Empfehlungsstärken |
|---|---|---|---|---|
| **Primärtherapie** | | | | |
| *Penicillin V* | 1 000 000 I. E. oral 3–4 × tgl. | 10 Tage | ↑↑ | A |
| *Benzylpenicillin* | 1 200 000 I. E. i. m.[1] | einmalig | ↑↑ | A |
| *Erythromycin* | 500 mg oral 3–4 × tgl.[2] | 10 Tage | ↑↑ | A |
| **Sekundärprophylaxe** | | | | |
| *Benzylpenicillin* | 1 × 1 200 000 I. E. i. m.[1] alle 3–4 Wochen | mind. bis zum 20. Lebensjahr | ↑↑ | A |
| **Symptomatisch** | | | | |
| *Valproat* | 900 mg tgl. | 6–12 Wochen | ↑ | A |
| *Tiaprid* | 3 × 50 mg bis 3 × 200 mg | 6–12 Wochen | ↔ | B |

1 bei Erwachsenen und Kindern > 12 Jahren (über 40 kg);
2 bei Erwachsenen und Kindern > 14 Jahren

nachweisbar sein (Cardoso et al. 1999). Mädchen mit SC haben ein erhöhtes Risiko, während der Schwangerschaft eine Chorea zu entwickeln (*Chorea gravidarum*), deren Pathophysiologie ungeklärt ist, und auch eine erhöhte Neigung zur Ausbildung einer Chorea nach Einnahme von Kontrazeptiva.

### I 7.5.3 Therapeutische Prinzipien

Solange eine Karditis nicht ausgeschlossen ist, sollten die Kinder Bettruhe halten. Danach gilt, zumindest für einige Tage, eingeschränkte Bettruhe. Nach Diagnosestellung eines rheumatischen Fiebers muss eine mindestens 10-tägige orale Behandlung mit *Penicillin V* (↑↑, A) oder eine einmalige i. m. Gabe von *Benzylpenicillin* (A) erfolgen. Bei Penicillin-Unverträglichkeit kann *Erythromycin* oral für 10 Tage verabreicht werden (↑↑, A). An die Primärtherapie muss sich dann eine langfristige *Penicillin-Sekundärprophylaxe* mit Benzylpenicillin i. m. (A) alle 3–4 Wochen bis mindestens zum 20. Lebensjahr anschließen (Gerber et al. 2004) (**Tab. I 7.4**). Es gibt Hinweise darauf, dass im Akutstadium eine zusätzliche immunsuppressive Therapie sinnvoll sein könnte (Cardoso et al. 2003), dies ist aber noch umstritten.

Für die symptomatische Behandlung der manifesten SC ist *Valproat* (↑, A) das Medikament der ersten Wahl (Daoud et al. 1990). Alternativ kommt *Tiaprid* (↔, B) infrage. Andere Neuroleptika sollten nur wenn unbedingt notwendig und dann in niedrigen Dosen für die kürzest mögliche Zeit eingesetzt werden, um das Auftreten von *akuten dystonen Reaktionen,* die im Kindes- und Jugendalter nicht selten sind, und die Entwicklung von *tardiven Dyskinesien* zu vermeiden.

Symptome der BHC, vor allem die in einigen Fällen prominente Gangstörung, lassen sich mitunter auch durch eine Gabe von L-Dopa verbessern (Asmus et al. 2005). Auch liegen Fallberichte über die günstige Wirkung von *Methylphenidat* zur Behandlung der Chorea bei BHC und beim ADCY5-Syndrom vor (bislang unpublizierte eigene Beobachtungen).

## Literatur


Aita JA. Neurologic manifestations of rheumatic fever. Postgrad Med 1973; 54: 82–86.

Al-Asmi A, Jansen A, Badhwar A, Dubeau F, Tampieri D, Shustik C et al. Familial temporal lobe epilepsy as a presenting feature of choreoacanthocytosis. Epilepsia 2005; 46: 1256–1263.

Asmus F, Horber V, Pohlenz J, Schwabe D, Zimprich A, Munz M et al. A novel TITF-1 mutation causes benign hereditary chorea with response to levodopa. Neurology 2005; 64: 1952–1954.

Bachoud-Levi AC, Gaura V, Brugieres P, Lefaucheur JP, Boisse MF, Maison P et al. Effect of fetal neural transplants in patients with Huntington's disease 6 years after surgery: a long-term follow-up study. Lancet Neurol 2006; 5: 303–309.

Bates G, Harper P, Jones L. Huntington's Disease. New York: Oxford University Press; 2002.

Bonelli RM, Mahnert FA, Niederwieser G. Olanzapine for Huntington's disease: an open label study. Clin Neuropharmacol 2002; 25: 263–265.

Bonelli RM, Wenning GK. Pharmacological management of Huntington's disease: an evidence-based review. Curr Pharm Des 2006; 12: 2701–2720.

Breedveld GJ, van Dongen JW, Danesino C, Guala A, Percy AK, Dure LS et al. Mutations in TITF-1 are associated with benign hereditary chorea. Hum Mol Genet 2002; 11: 971–979.

Britton JW, Uitti RJ, Ahlskog JE, Robinson RG, Kremer B, Hayden MR. Hereditary late-onset chorea without significant dementia: genetic evidence for substantial phenotypic variation in Huntington's disease. Neurology 1995; 45: 443–447.

Brusa L, Orlacchio A, Moschella V, Iani C, Bernardi G, Mercuri NB. Treatment of the symptoms of Huntington's disease: preliminary results comparing aripiprazole and tetrabenazine. Mov Disord 2009; 24: 126–129.

Bruyn GW, Went CN. Huntington's chorea. In: Vinken PJ, Bruyn GW, Klawans HL (eds.). Handbook of Clinical Neurology. Amsterdam: North Holland; 1986. 267–314.

Cardoso F, Eduardo C, Silva AP, Mota CC. Chorea in fifty consecutive patients with rheumatic fever. Mov Disord 1997; 12: 701–703.

Cardoso F, Vargas AP, Oliveira LD, Guerra AA, Amaral SV. Persistent Sydenham's chorea. Mov Disord 1999; 14: 805–807.

Cardoso F, Maia D, Cunningham MC, Valenca G. Treatment of Sydenham chorea with corticosteroids. Mov Disord 2003; 18: 1374–1377.

Cardoso F. Huntington disease and other choreas. Neurol Clin 2009; 27: 719–736.

Conneally PM. Huntington disease: genetics and epidemiology. Am J Hum Genet 1984; 36: 506–526.

Danek A, Rubio JP, Rampoldi L, Ho MF, Dobson-Stone C, Tison F, Symmans WA et al. McLeod neuroacanthocytosis: Genotype and phenotype. Ann Neurol 2001; 50: 755–764.

Danek A, Walker RH. Neuroacanthocytosis. Curr Opin Neurol 2005; 18: 386–392.

De Marchi N, Daniele F, Ragone MA. Fluoxetine in the treatment of Huntington's disease. Psychopharmacology (Berl) 2001; 153: 264–266.

Demiroren K, Yavuz H, Cam L, Oran B, Karaaslan S, Demiroren S. Sydenham's chorea: a clinical follow-up of 65 patients. J Child Neurol 2007; 22: 550–554.

Dobson-Stone C, Velayos-Baeza A, Filippone LA, Westbury S, Storch A, Erdmann T et al. Chorein detection for the diagnosis of chorea-acanthocytosis. Ann Neurol 2004; 56: 299–302.

Dunnett SB, Rosser AE. Cell therapy in Huntington's disease. Neuro Rx 2004; 1: 394–405.

Duyao M, Ambrose C, Myers R, Novelletto A, Persichetti F, Frontali M et al. Trinucleotide repeat length instability and age of onset in Huntington's disease. Nat Genet 1993; 4: 387–392.

Fernandez M, Raskind W, Matsushita M, Wolff J, Lipe H, Bird T. Hereditary benign chorea: clinical and genetic features of a distinct disease. Neurology 2001; 57: 106–110.

Gerber MA. Group A Streptococcus. In: Behrmann RE, Kliegman RM, Jenson HB (eds.). Nelson Textbook of Pediatrics. Philadelphia: Saunders; 2004. 870–883.

Hensman Moss DJ, Poulter M, Beck J et al. C9orf72 expansions are the most common genetic cause of Huntington disease phenocopies. Neurology 2014; 82: 292–299.

Haerer AF, Currier RD, Jackson JF. Hereditary nonprogressive chorea of early onset. N Engl J Med 1967; 276: 1220–1224.

HORIZON Investigators of the Huntington Study Group and European Huntington's Disease Network. A randomized, double-blind, placebo-controlled study of latrepirdine in patients with mild to moderate Huntington disease. JAMA Neurol 2013; 70: 25–33.

Huntington's Disease Collaborative Research Group. A novel gene containing a trinucleotide repeat that is


I 7

expanded and unstable on Huntington's disease chromosomes. Cell 1993; 72: 971–983.

Huntington Study Group. Unified Huntington's Disease Rating Scale: reliability and consistency. Mov Disord 1996; 11: 136–142

Huntington Study Group. Tetrabenazine as antichorea therapy in Huntington disease: a randomized controlled trial. Neurology 2006; 66: 366–372.

Huntington Study Group TREND-HD Investigators. Randomized controlled trial of ethyl-eicosapentaenoic acid in Huntington disease: the TREND-HD study. Arch Neurol 2008; 65: 1582–1589.

International Huntington Association and the World Federation of Neurology Research Group on Huntington's Chorea. Guidelines for the molecular genetics predictive test in Huntington's disease. J Med Genet 1994; 31: 555–559.

Johnson CD, Davidson BL. Huntington's disease: progress toward effective disease-modifying treatments and a cure. Hum Mol Genet 2010; 19(R1): R98–R102.

Johnston MV. Encephalopathies. In: Behrman RE, Kliegman RM, Jenson HB (eds.). Nelson Textbook of Pediatrics. Philadelphia: Saunders; 2004. 2023–2029.

Jung HH, Brandner S. Malignant McLeod myopathy. Muscle Nerve 2002; 6: 424–427.

Kieburtz K, McDermott MP, Voss TS, Corey-Bloom J, Deuel LM, Dorsey ER et al. A randomized, placebo-controlled trial of latrepirdine in Huntington disease. Arch Neurol 2010; 67: 154–160.

Kim HS, Suh YH. Minocycline and neurodegenerative diseases. Behav Brain Res 2009; 196: 168–179.

Klöppel S, Draganski B, Siebner HR, Tabrizi SJ, Weiller C, Frackowiak RS. Functional compensation of motor function in pre-symptomatic Huntington's disease. Brain 2009; 132: 1624–1632.

Korn-Lubetzki I, Brand A, Steiner I. Recurrence of Sydenham chorea: implications for pathogenesis. Arch Neurol 2004; 61: 1261–1264.

Kremer B, Goldberg P, Andrew SE, Theilmann J, Telenius H, Zeisler J et al. A worldwide study of the Huntington's disease mutation. The sensitivity and specificity of measuring CAG repeats. N Engl J Med 1994; 330: 1401–1406.

Lanska DJ, Lanska MJ, Lavine L, Schoenberg BS. Conditions associated with Huntington's disease at death. A case-control study. Arch Neurol 1988; 45: 878–880.

Landwehrmeyer GB, Dubois B, de Yebenes JG, Kremer B, Gaus W, Kraus PH et al. Riluzole in Huntington's disease: a 3-year, randomized controlled study. Ann Neurol 2007; 62: 262–272.

Laplanche JL, Hachimi KH, Durieux I, Thuillet P, Defebvre L, Delasnerie-Laupretre N et al. Prominent psychiatric features and early onset in an inherited prion disease with a new insertional mutation in the prion protein gene. Brain 1999; 122: 2375–2386.

Li Y1, Hai S, Zhou Y, Dong BR. Cholinesterase inhibitors for rarer dementias associated with neurological conditions. Cochrane Database Syst Rev 2015; 3: CD009444.

Martino D, Stamelou M, Bhatia KP. The differential diagnosis of Huntington's disease-like syndromes: 'red flags' for the clinician. J Neurol Neurosurg Psychiatry. 2013; 84: 650–656.

Mestre T, Ferreira J, Coelho MM, Rosa M, Sampaio C. Therapeutic interventions for symptomatic treatment in Huntington's disease. Cochrane Database Syst Rev 2009: CD006456.

Münchau A. Bewegungsstörungen im Kindesalter. In: Oertel W, Deuschl G, Poewe W (Hrsg.). Parkinson-Syndrome und andere Bewegungsstörungen. Stuttgart: Georg Thieme Verlag KG; 2012. 518–548.

Nausieda PA, Grossman BJ, Koller WC, Weiner WJ, Klawans HL. Sydenham chorea: an update. Neurology 1980; 30: 331–334.

Paulsen JS, Nehl C, Hoth KF, Kanz JE, Benjamin M, Conybeare R et al. Depression and stages of Huntington's disease. J Neuropsychiatry Clin Neurosci 2005; 17: 496–502.

Paulsen JS, Long JD, Ross CA, Harrington DL, Erwin CJ, Williams JK et al. Prediction of manifest Huntington's disease with clinical and imaging measures: a prospective observational study. Lancet Neurol 2014; 13: 1193–1201.

Potter NT, Spector EB, Prior TW. Technical standards and guidelines for Huntington disease testing. Genet Med 2004; 6: 61–65.

Pratley RE, Salbe AD, Ravussin E, Caviness JN. Higher sedentary energy expenditure in patients with Huntington's disease. Ann Neurol 2000; 47: 64–70.

Quinn N, Marsden CD. A double blind trial of sulpiride in Huntington's disease and tardive dyskinesia. J Neurol Neurosurg Psychiatry 1984; 47: 844–847.

Ranen NG, Lipsey JR, Treisman G, Ross CA. Sertraline in the treatment of severe aggressiveness in Huntington's disease. J Neuropsychiatry Clin Neurosci 1996; 8: 338–340.

Rasmussen A, Macias R, Yescas P, Ochoa A, Davila G, Alonso E. Huntington disease in children: genotype-phenotype correlation. Neuropediatrics 2000; 31: 190–194.

Reiner A, Albin RL, Anderson KD, D'Amato CJ, Penney JB, Young AB. Differential loss of striatal projection neurons in Huntington disease. Proc Natl Acad Sci USA 1988; 85: 5733–5737.

Robins Wahlin TB, Backman L, Lundin A, Haegermark A, Winblad B, Anvret M. High suicidal ideation in persons testing for Huntington's disease. Acta Neurol Scand 2000; 102: 150–161.

Rosenblatt A. Neuropsychiatry of Huntington's disease. Dialogues Clin Neurosci 2007; 9: 191–197.

Ross CA, Tabrizi SJ. Huntington's disease: from molecular pathogenesis to clinical treatment. Lancet Neurology 2011; 10: 83–98.

Schippling S, Schneider SA, Bhatia KP, Munchau A, Rothwell JC, Tabrizi SJ et al. Abnormal motor cortex excitability in preclinical and very early Huntington's disease. Biol Psychiatry 2009; 65: 959–965.

Shannon KM, Fraint A. Therapeutic advances in Huntington's Disease. Mov Disord 2015; 30: 1539–1546.

Shaw C, Hisama F, Friedman J, Bird TD. ADCY5-Related Dyskinesia. In: Pagon RA, Adam MP, Ardinger HH, et al. (eds.). GeneReviews. Seattle (WA); 2015.

Shoulson I. On chorea. Clin Neuropharmacol 1986; 9(Suppl 2): 85–99.

Special Writing Group of the Committee on Rheumatic Fever, Endocarditis, and Kawasaki Disease of the Council on Cardiovascular Disease in the Young of the American Heart Association. Guidelines for the diagnosis of rheumatic fever. Jones Criteria, 1992 update. JAMA. 1992; 268: 2069–2073.

Spinney L. Uncovering the true prevalence of Huntington's disease. Lancet Neurol 2010; 9: 760–761.

Squitieri F, de Yebenes JG. Profile of pridopidine and its potential in the treatment of Huntington disease: the evidence to date. Drug Des Devel Ther. 2015; 9: 5827–5833.

Tabrizi SJ, Scahill RI, Durr A, Roos RAC, Leavitt BR, Jones R et al. Biological and clinical changes in premanifest and early stage Huntington's disease in the TRACK-HD study: the 12-month longitudinal analysis. Lancet Neurol 2011; 10: 31–42.

van der Burg JM, Bjorkqvist M, Brundin P. Beyond the brain: widespread pathology in Huntington's disease. Lancet Neurol 2009; 8: 765–774.

Wild EJ, Tabrizi SJ. Huntington's disease phenocopy syndromes. Curr Opin Neurol 2007; 20: 681–687.

Willemsen MA, Breedveld GJ, Wouda S et al. Brain-Thyroid-Lung syndrome: a patient with a severe multisystem disorder due to a de novo mutation in the thyroid transcription factor 1 gene. Eur J Pediatr 2005; 164: 28–30.

Went LN, Vegter-van der Vlis M, Bruyn GW. Parental transmission in Huntington's disease. Lancet 1984; 1: 1100–1102.

Wojtecki L, Groiss SJ, Ferrea S, Elben S, Hartmann CJ, Dunnett SB, Rosser A, Saft C, Südmeyer M, Ohmann C, Schnitzler A, Vesper J, Surgical Approaches Working Group of the European Huntington's Disease Network (EHDN). A Prospective Pilot Trial for Pallidal Deep Brain Stimulation in Huntington's Disease. Front Neurol 2015; 6: 177.

Zittel S, Moll CK, Gulberti A, Tadic V, Rasche D, Bäumer T, Fellbrich A, Brüggemann N, Engel AK, Tronnier V, Hamel W, Münchau A. Pallidal deep brain stimulation in Huntington's disease. Parkinsonism Relat Disord 2015; 21: 1105–1108.

I
7

# I 8 Morbus Wilson

*von W. Hermann*

## I 8.1 Klinik

### I 8.1.1 Klinische Symptome

Der Morbus Wilson ist durch eine große Heterogenität bezüglich des Schweregrades und der Ausbildung verschiedener Symptome charakterisiert. Die klinische Leitsymptomatik besteht in hepatischen und/oder extrapyramidalmotorischen Störungen. In **Tab. I 8.1** sind organspezifische Manifestationen zusammengefasst.
Neurologische Manifestationen des Morbus Wilson lassen sich als Parkinson-Syndrom, choreoathetoide Dyskinesie/Dystonie und/oder zerebelläres Syndrom zusammenfassen. Pyramidenbahnzeichen werden selten gefunden, sensible Störungen nie (Jaspert et al. 1994). Psychiatrische Symptome sind sehr variabel und umfassen häufig Persönlichkeitsveränderungen, Verhaltensstörungen, kognitive Störungen, Depression und selten Schizophrenie (Bräunig und Faig 1994). Sie korrelieren mehr mit dem Auftreten neurologischer als mit dem Vorliegen hepatischer Symptome (Medalia und Scheinberg 1989) und sind oft der initiale Befund (Sahoo et al. 2010).

### I 8.1.2 Diagnose

Zur Diagnosesicherung können neben der Klinik folgende Laborwerte (Richtwerte) hinzugezogen werden (Roberts und Schilsky 2003; Ferenci 2004):

1. Erhöhte basale Urinkupferausscheidung (normal < 65 µg/d; pathologisch > 100 µg/d): Die Ausscheidung entspricht dem Anteil des freien Kupfers im Serum. Ihre diagnostische Aussagekraft kann durch die einmalige probatorische Gabe von 1 500 mg D-Penicillamin pro Tag gesteigert werden. Im Falle einer Erkrankung ist eine Erhöhung der renalen Kupferausscheidung um mehr als das 20-fache gegenüber dem Basiswert zu erwarten. Für die Urinsammlung sind entkupferte Sammelbehälter zu verwenden sowie die exakte Bestimmung der Tagesmenge erforderlich.
2. Erniedrigter Gesamtkupferspiegel im Serum (normal 85–145 µg/dl) und erhöhtes freies Kupfer im Serum (normal < 15 µg/dl; Morbus Wilson 20–100 µg/dl). Als empirische Formel für freies Kupfer (µg/dl) gilt: Gesamtkupfer (µg/dl) minus dreimal Coeruloplasmin im Serum (mg/dl).
3. Erniedrigter Serum-Coeruloplasminspiegel (normal 20–45 mg/dl): Zu beachten ist, dass ca. 20 % der heterozygoten Anlageträger einen erniedrigten Coeruloplasminwert haben (Roberts und Schilsky 2003). Der Serum-Coeruloplasminspiegel kann auch bei ausgeprägter Mangelernährung und Leberinsuffizienz erniedrigt sein.
   Bei hepatischer und/oder extrapyramidalmotorischer Symptomatik, nachgewiesenem Kayser-Fleischer-Ring sowie erniedrigtem Coeruloplasminspiegel ist die Diagnose gesichert.
4. Erhöhter Gehalt von Kupfer in der Leber (normal < 50 µg/g Lebertrockengewicht; Heterozygote 40–210 µg/g; Betroffene > 250 µg/g).
5. Der intravenöse Radiokupfertest erfolgt entweder mit dem stabilen $^{65}$Cu- oder dem instabilen $^{64}$Cu-Isotop (Biesold und Günther 1972; Lyon et al. 1995). Mit diesem Test ist anhand der Kupferkinetik die sichere Differenzierung von Wilson-Patienten, heterozygoten Merkmalsträgern und Gesunden möglich, allerdings gibt es derzeit in Deutschland dafür keinen Ansprechpartner.

Bei typischem klinischem Bild und pathologischen Serum- und Urinbefunden kann auf eine Leberbiopsie verzichtet werden. Um aber unklare Bilder bzw. Heterozygote von Homozygoten zu differenzieren, sollte immer eine Leberbiopsie oder, wenn möglich, ein Radiokupfertest durchgeführt werden. Die genetische Diagnostik tritt in den Hintergrund, da sie nur bei Familien gezielt möglich ist, bei denen ein Indexpatient bekannt ist (Haplotypanalyse). Wegen der Vielzahl der bekannten Mutationen und der Größe des Gens ist eine vollständige Testung routinemäßig nicht praktikabel (Thomas et al. 1995). Eine sinnvolle direkte Analyse erfolgt nur bei Mutationen, die in einer großen Häufigkeit – wie die H1069Q-Mutation in der europäischen Kohorte – vorkommen (Meier-Doberberger 1999). Nur bei Vorliegen dieser Mutation auf beiden Chromosomen (homozygot) ist die Diagnose gesichert. Die meisten Patienten sind jedoch »compound heterozygot«, d. h. mit einer anderen Mutation auf dem 2. Allel. Primär muss davon ausgegangen werden, dass beide Elternteile heterozygot für das Wilson-Gen sind und die so Kinder ein 25 %iges Risiko haben, homozygot bzw. compound heterozygot für das Wilson-Gen zu sein. Damit muss bei Diagnosestellung auch immer eine Untersuchung der Geschwister und gegebenenfalls der Kinder ab dem 5. Lebensjahr durchgeführt werden, da eine frühe Diagnose die Langzeitprognose bestimmt.
Für die Diagnosefindung unterstützend nutzbar und auch als Verlaufsparameter sind Kernspintomographie und SPECT. Das Kernspintomogramm zeigt neben einer leichten Hirnatrophie (T1-Wichtung) in der Regel signalintensive Läsionen im Putamen, Globus pallidus und Thalamus in den T2-gewichte-

**Tab. I 8.1:** Klinische Symptome des Morbus Wilson

| Organsystem | Symptomatik |
|---|---|
| Leber | asymptomatische geringe biochemische Störungen (Transaminasenanstieg)<br>Abdominalschmerz<br>akute Hepatits<br>chronisch-aktive Hepatitis<br>Hepatosplenomegalie<br>Leberzirrhose<br>fulminantes Leberversagen<br>mitunter erniedrigte alkalische Phosphatase |
| Nervensystem | *Pseudosklerotische Verlaufsform mit*<br>Tremor (Ruhe-, Halte-, Intentionstremor, flapping tremor)<br>skandierende Dysarthrie, zerebelläre Ataxie, Nystagmus<br>*Pseudoparkinsonistische Verlaufsform mit*<br>Hypo-/Bradykinese, Rigidität, Dysarthrie, Tremor<br>*Arrhythmisch-hyperkinetische Verlaufsform mit*<br>choreoathetoider Dyskinesie, Dystonie<br>*sonstige neurologische Befunde*<br>Schreib-/Feinmotorikstörung<br>Dysphagie mit Pseudohypersalivation<br>Gangstörung, selten Spastik<br>selten epileptische Anfälle |
| Psyche | Persönlichkeitsstörung (aggressiv, stimmungslabil)<br>kognitive Störung (Konzentration, Merkfähigkeit)<br>soziale Störung/Verhaltensstörung<br>Depression<br>Psychose (selten) |
| Nieren | renal tubuläre Azidose<br>proximale und/oder distale tubuläre Dysfunktion<br>(Aminoacidurie, Hyperphosphaturie, Hypercalcurie, Glucosurie, Kalium-Verlust, Urikosurie, Bicarbonatmangel)<br>Urolithiasis<br>Peptidurie, Proteinurie |
| Augen | Kayser-Fleischer-Kornealring<br>Hemeralopie<br>selten Sonnenblumenkatarakt |
| Herz | EKG-Veränderungen<br>Arrhythmie<br>Kardiomyopathie<br>autonome Dysfunktion |
| Gastrointestinal | exokrine Pankreasinsuffizienz, Pankreatitis<br>Cholelithiasis<br>spontane bakterielle Peritonitis |
| Muskel/Skelett | kupferinduzierte Rhabdomyolyse<br>Hypokaliämische Muskelschwäche<br>Osteoporose/Osteomalazie<br>Osteochondritis dissecans<br>Vitamin D-resistente Rachitis<br>Arthritis/Arthralgie<br>degenerative Wirbelsäulenveränderungen |
| Endokrinium | Amenorrhoe, testikuläre Dysfunktion<br>selten Hypoparathyreoidismus<br>Fehlgeburt |
| Hämatologisch | Sekundärschäden der Lebererkrankung (Koagulopathie) und des Hypersplenismus (Leukopenie, Thrombozytopenie)<br>Coombs-negative Hämolyse, Anämie |
| Haut | selten azurblaue Lunulae<br>Acanthosis nigrans<br>Hyperpigmentation<br>Spider-Naevi |

ten Sequenzen (Hermann et al. 2006; Pulai et al. 2014). Typisch im Mittelhirn ist das Zeichen »face of the giant panda« in T2-Wichtung (Prashanth et al. 2010). Unter erfolgreicher Therapie können sich diese Veränderungen teilweise wieder rückbilden (Thuomas et al. 1993). Die Reduktion der 123I-iodobenzamid-(IBZM-)Bindungsstellen im SPECT bzw. der striatalen Dopamintransporter korreliert fast linear mit der Schwere der neurologischen Symptome (Oertel et al. 1992; Barthel et al. 2001). Der Stellenwert der elektrophysiologischen Diagnostik liegt vorwiegend im Nachweis subklinischer Läsionen sensibler, sensorischer und motorischer Bahnen sowie deren Verlaufskontrolle (Jaspert et al. 1994; Hermann et al. 2003; Günther et al. 2010).

### I 8.1.3 Differentialdiagnose

Bei typischem klinischem Bild und richtungsweisenden Laborwerten ergeben sich keine diagnostischen Schwierigkeiten. Bei mindestens 25 % der Patienten werden die initialen hepatischen Symptome übersehen. Es ist dann mit einer Verzögerung in der Diagnosestellung von 13 Monaten zu rechnen (Walshe und Yealland 1992).
Neurologische und psychiatrische Symptome (**Tab. I 8.1**) sind von anderen Basalganglien-, Kleinhirn- und primär psychiatrischen Erkrankungen abzugrenzen.

## I 8.2 Epidemiologie, Klassifikation und Verlauf

Die weltweite Prävalenz der manifest Erkrankten wird mit etwa 1 : 30 000 angegeben bei einer Inzidenz von 1,53/100 000 (Cuthbert 1995; Cox 1996; Shah et al. 1997; Maier-Dobersberger 1999). Die Genfrequenz des mutierten Gens variiert zwischen 0,3 und 0,7 % (Gollan und Gollan 1998). Entsprechend wird die Häufigkeit der heterozygoten Merkmalsträger auf 1 : 90 bis 1 : 180 geschätzt (Gollan und Gollan 1998).
Das Manifestationsalter liegt zwischen dem 6. und 45. Lebensjahr mit einem Häufigkeitsgipfel vom 13. bis 24. Lebensjahr (Lößner et al. 1990; Roberts und Cox 1998). Der Beginn der Symptomatik ist langsam schleichend oder subakut bis akut. Ursächlich für eine rasche Manifestation ist die akute Freisetzung und Umverteilung von Kupfer aus Hepatozyten auch im Rahmen von zusätzlichen Noxen.
Hinsichtlich des Manifestationsalters lassen sich zwei Verlaufsformen unterscheiden:

1. Bis zur Pubertät (Krankheitsbeginn 5.–15. Lebensjahr) überwiegt die gastrointestinale Störung mit hepatischen Symptomen, Hämolyse und Nierenversagen. Ohne entsprechende Therapie besteht ein rascher Verlauf mit Tod nach 2–7 Jahren. Es kann zu einer fulminanten Leberdystrophie kommen.
2. Bei Manifestation nach der Pubertät (Krankheitsbeginn 15.–45. Lebensjahr) dominiert die zentralnervöse Symptomatik mit dysarthrischen, extrapyramidalen und psychiatrischen Erscheinungsformen (Saito 1987; Roberts und Cox 1998). In der Regel finden sich auch bei diesen Patienten Auffälligkeiten der Leberparameter und in ca. 40 % eine Leberzirrhose (Ferenci 2004).

Der Krankheitsverlauf kann in ein präklinisches (asymptomatisches) und klinisches (symptomatisches Stadium) unterteilt werden. Als episodische Frühmanifestationen treten hämolytische und hepatisch-ikterische Schübe sowie eine unklare Anämie, Leukopenie oder Thrombozytopenie auf (Grüter 1959; Stremmel et al. 1990). Frühsymptome seitens des Zentralnervensystems sind psychische Abweichungen und passagere neurologische Symptome wie Tremor, Schreib-, Schluck- und Sprechstörungen (Lößner et al. 1990; Walshe und Yealland 1992). Bei Beginn der neurologischen Symptomatik wird fast obligat (in > 95 % der Patienten) der Kayser-Fleischer-Kornealring (klinisch oder besser bei sorgfältiger Spaltlampenuntersuchung) gefunden.

Anhand der klinischen und pathologisch-anatomischen Phänomene hat Konovalov in seiner 1960 erschienenen Monographie die genaueste Klassifikation gegeben. So werden eine präklinische (oder asymptomatische), hepatische (oder abdominelle), tremorös-rigide (oder pseudoparkinsonistische), eine tremoröse (oder pseudosklerotische) und eine arrhythmisch-hyperkinetische Verlaufsform (choreatische und andere Bewegungsstörungen, Mischform) je nach Symptompräferenz unterschieden (**Tab. I 8.1**).

Für den klinischen Alltag genügt die Einteilung in eine neurologische und nicht-neurologische Verlaufsform.

Während dem Typ der Mutation eine mögliche Bedeutung für das Manifestationsalter zukommt (Merle et al. 2010b), sind weitere Korrelationen zu Befundmustern und der Krankheitsdauer nicht absolut. Welche Verlaufsform genommen wird, lässt sich trotz früherer Vermutungen einzelner Autoren bei Genotyp-Phänotypkorrelationen nicht einer bestimmten Mutation des ATP7B-Gens zuordnen (Hermann et al. 2002a). Vielmehr finden sich Hinweise, dass andere genotypische, epigenetische und peristatische Merkmale den klinischen Verlauf mitbestimmen (Shah et al. 1997). Es konnte gezeigt werden, dass der Apolipoprotein E-Genotyp ε 3/3 mit einem späteren Symptombeginn vergesellschaftet ist (Schiefermeier et al. 2000). Auch innerhalb einer Familie wurden erhebliche Unterschiede der klinischen Symptomatik beobachtet (Ferenci 2004).
Beginnt die Behandlung noch im asymptomatischen Stadium oder bestehen nur sehr diskrete klinische Symptome, kann weitgehende Symptomfreiheit und eine normale Lebenserwartung erreicht werden (Arima et al. 1977; Walshe 1988). Sind neurologische Symptome manifest, ist mit einer vollständigen Rückbildung unter Therapie bei nur 20 % der Patienten zu rechnen. Bei weiteren 60 % kommt es zu einer unvollständigen Rückbildung der neurologischen und bei 70 % der psychiatrischen Symptome (Brewer 1995; Stremmel et al. 1991). Klinische Symptome oder Laborbefunde, die prognostische Aussagen über den Erfolg der Therapie erlauben, sind nicht bekannt. Insbesondere Dysarthrie, aber auch Tremor und Dystonie sprechen therapeutisch schlechter an (Brewer 1995).
Mit Rückbildung der Symptome ist nach sechs Monaten und bis zu zwei Jahren nach Beginn der Therapie zu rechnen (Brewer 1995). Unter der Therapie mit Chelatbildnern (insbesondere D-Penicillamin) kann es innerhalb der ersten Wochen zu einer, in einigen Fällen irreversiblen Verschlechterung der

klinischen Symptomatik kommen, was auf einen toxischen Effekt des durch die Chelattherapie aus endogenen Speichern freigesetzten freien Kupfers zurückgeführt wird (Brewer et al. 1987).

## I 8.3 Therapeutische Prinzipien

### I 8.3.1 Pathophysiologie

Der Morbus Wilson (hepato-lentikuläre Degeneration) ist eine autosomal-rezessiv vererbte Kupferstoffwechselstörung. Kupfer ist ein integraler Bestandteil von mindestens 16 Metalloproteinen, darunter Coeruloplasmin, mit wichtigen Funktionen im Bindegewebs-, Dopamin- und Eisenstoffwechsel sowie bei der mitochondrialen Atmungskette (Lindner und Hazegh-Azam 1996).
Von 2–4 mg täglichem Nahrungskupfer werden 1–2 mg enteral resorbiert, locker an Albumin gebunden zur Leber transportiert und dort intrazellulär aufgenommen. In den Hepatozyten erfolgt die Speicherung von Kupfer (gebunden an hepatisches Metallothionin), der Einbau in Apocoeruloplasmin sowie die Ausscheidung über die Galle, da der tägliche Bedarf (infolge von Verlust über die Haut) nur bei 0,25 mg liegt (Brewer 1995). Intrazellulär wird Kupfer durch zytoplasmatische Transportproteine (Metallochaperone) zur Vermeidung toxischer Reaktionen eskortiert (Ferenci 2004) und an die für die Sekretion verantwortliche ATPase7B weitergegeben. Die funktionstüchtige ATPase7B ist bei niedrigem Kupferspiegel im Golgiapparat lokalisiert und organisiert den Kupfereinbau in Apocoeruloplasmin. Bei hohem Kupferspiegel verlagert sie sich und fungiert als membranständiges Transportprotein zur Kupferausscheidung in die Gallekanälchen (Roelofsen et al. 2000). Manche Autoren vermuten auch eine zunächst vesikuläre Verpackung von Kupfer durch die ATPase7B und anschließender Exozytose in die Gallenkanälchen. Diese membrangebundene P-Typ-ATPase7B ist somit ein intrazellulärer Kupfersensor und hauptverantwortlich für die Kupferhomöostase in verschiedenen Organen, vorrangig in Leber und Nieren. Die Störung des Kupferstoffwechsels beruht auf einer Mutation im Gen dieser ATPase7B, das auf dem Chromosom 13 q14.3 lokalisiert ist (Tanzi et al. 1993).
Mutationen führen sowohl zu einer Störung der Kupferexkretion in die Galle und sekundär auch zu einer variablen Erniedrigung des Coeruloplasmins, da Kupfer nicht mehr in das Apocoeruloplasmin integriert werden kann. Das Apocoeruloplasmin unterliegt so einem raschen intrazellulären Abbau (Roberts und Schilsky 2003). Infolgedessen kommt es bei den Erkrankten zu einer Akkumulation von Kupfer in der Zelle mit Beeinträchtigung der Mitochondrienfunktion und konsekutiver Bildung freier Radikale. Neben der Speicherung in der Leber wird das Kupfer auch in den Nieren und in der Cornea (Kayser-Fleischer- bzw. Kornealring in der Descemetschen Membran) abgelagert. Nach Überladung bzw. toxischem Untergang der Hepatozyten erfolgen Freisetzung und Umverteilung von Kupfer vorrangig im Gehirn.
Bis heute sind mehr als 500 für den Morbus Wilson verantwortliche Mutationen innerhalb des ATP7B-Gens und mehr als 40 normale allelische Varianten beschrieben worden. Die sogenannte H1069Q-Mutation findet sich in 30–90 % der Erkrankten in Nord- und Zentral-Europa, die A778L-Mutation in etwa 30 % der Erkrankten in Asien.
Das Gen für Coeruloplasmin ist hingegen auf Chromosom 3q25 lokalisiert und nicht verantwortlich für den Morbus Wilson. Die hereditäre Acoeruloplasminämie ist mit Diabetes mellitus und zerebraler Eisenspeicherung, nicht aber mit der Speicherung von Kupfer vergesellschaftet (Logan et al. 1994; Merle et al. 2010a).
Neurologische Symptome treten so als Folge der direkten Toxizität des Kupfers im Gehirn auf sowie indirekt durch hepatische Komplikationen (Leberzirrhose und fulminante Hepatitis). Neuropathologische Veränderungen finden sich vorwiegend in den Basalganglien (Striatum, Globus pallidus, Nc. ruber, Thalamus). Sie bestehen in spongiöser Atrophie durch Neuronenverlust verbunden mit Astrozytenproliferation.
Deutlich geringer sind morphologische Veränderungen in Kortex und Marklager des Großhirns sowie des Zerebellums.

### I 8.3.2 Medikamentengruppen

Ziel der Therapie ist es, eine negative Kupferbilanz zu erreichen. Dies kann durch zwei therapeutische Prinzipien realisiert werden:

**1. Erhöhung der Ausscheidung von Kupfer über die Nieren durch Chelatbildung**

a) *Trientin* (Triethylentetramin-Dihydrochlorid) bildet mit Kupfer in den Nieren und im Blut – aber nicht in der Leber – einen Komplex, der renal ausgeschieden wird. Es führt zu keiner so starken endogenen Freisetzung von Kupfer wie D-Penicillamin, was mit einem geringeren Risiko der klinischen Verschlechterung zu Beginn der Therapie korrespondiert.
b) *D-Penicillamin* bildet mit Kupfer einen Komplex, der über die Nieren ausgeschieden wird, und erhöht wahrscheinlich auch die Bildung von Metallothionin. Es führt zu einer stark negativen Kupferbilanz und Freisetzung von Kupfer aus endogenen Speichern.
c) *Ammonium-Tetrathiomolybdat* ist eine neuere (bislang in Deutschland nicht zugelassene) Substanz, welche sich einerseits mit dem Kupfer in der Nahrung zu einem Komplex verbindet, der nicht über den Darm aufgenommen wird. Andererseits bildet resorbiertes oder intravenös gegebenes Tetrathiomolybdat als Chelatbildner zusammen mit Kupfer und Albumin einen nicht-toxischen Eiweißkomplex, der vorwiegend biliär und gering auch renal ausgeschieden wird (Brewer et al. 1991; Brewer 1995).
d) *Dimercaprol* siehe **Kap. I 8.5**

**2. Verhinderung der intestinalen Resorption von Kupfer**

a) *Zink* führt zu einer verstärkten Bildung von Metallothionin in den Zellen der Darmmukosa und der Leber, der das Kupfer in einen nicht toxischen Komplex überführt (Brewer 1995).

I 8

Metallothionin hat eine hohe Affinität zu Kupfer und verhindert so den Transfer des Kupfers aus dem Darm in das Blut. Die Mukosazellen selbst werden relativ rasch erneuert (ca. alle 6 Tage) und über den Stuhl abgegeben. Es kommt dadurch chronisch zu einer (angestrebten) gering negativen Kupferbilanz, da der natürliche Verlust über die Haut nicht ersetzt wird. Magenunverträglichkeit führt oft zum Therapieabbruch, ist aber harmlos. Toxische Nebenwirkungen sind unbekannt.

b) *Ammonium-Tetrathiomolybdat* (s. o.)
c) *Kaliumsulfid* siehe **Kap. I 8.5**
d) Durch *kupferarme Diät*, d. h. Verzicht auf Leber, Krebse und Schellfisch, Hefe, Pilze, Nüsse und Käse soll die tägliche Kupferaufnahme auf 0,25 mg reduziert werden. Generell enthält vegetarische Kost weniger Kupfer als fleischhaltige Kost.

## I 8.4 Pragmatische Therapie

### I 8.4.1 Therapeutisches Vorgehen

Das therapeutische Vorgehen orientiert sich an der klinischen Symptomatik, der Kupferausscheidung im Urin und dem Kupferserumspiegel.

**1. Erhöhung der Ausscheidung von Kupfer über die Nieren durch Chelatbildung**

*Trientin* gilt jetzt als Mittel der Wahl zur initialen Therapie von symptomatischen Patienten mit einem Chelatbildner (Brewer 2000; Schilsky 2001) (A). Es ist von der US-amerikanischen Food Drug Administration (FDA) als Ersatzmittel bei D-Penicillamin-Unverträglichkeit zugelassen. Wegen der etwas schwächeren Wirkung im Vergleich zu D-Penicillamin wird die Gefahr einer initialen klinischen Verschlechterung als geringer eingestuft (Brewer 1995). Nach einschleichender Dosis von 300 mg/d erfolgt eine schrittweise Steigerung über 3–6 Monate auf 1200–2400 mg/d (↑↑, A). Als Therapiekontrolle ist eine Kupferausscheidung von > 200 µg/d im 24-Stundensammelurin anzustreben. Es sind Hypersensitivitätsreaktionen und leichter Eisenmangel beschrieben, ansonsten treten kaum schwere Nebenwirkungen auf.

*D-Penicillamin* führt zu einer starken Mobilisation und Ausscheidung von Kupfer aus den endogenen Speichern. Es wird deshalb von einer zunehmenden Anzahl von Autoren nicht mehr als Mittel der ersten Wahl angesehen. Mit 1 × 150 mg/d eine Stunde vor oder zwei Stunden nach dem Essen sollte begonnen werden. Wegen der Gefahr einer Verschlechterung der Klinik unter der initialen Therapie, die in 25 % irreversibel sein soll (Brewer et al. 1987; Brewer 1995), muss die Steigerung langsam über 6 Monate und unter Kontrolle der Klinik erfolgen (↔, A). Gegebenenfalls ist eine Notfalltherapie einzuleiten (**Kap. I 8.4.3**).
Zur Dosisfindung können die tägliche Ausscheidung von Kupfer im Urin und der Spiegel des freien Kupfers im Serum bestimmt werden. Bei Anstieg des freien Kupfers auf > 20 µg/dl oder Abfall der Ausscheidung im Urin (angestrebt sind > 500 µg/d) wird die D-Penicillamindosis schrittweise auf maximal 2 400 mg/d gesteigert (↑↑, A). Dabei dürfen die Tabletten nicht geteilt werden.
Mit einer klinischen Besserung ist nach 3–6 Monaten bis zu 24 Monaten zu rechnen. Nach Entspeicherung (diese ist nach 12–24 Monaten zu erwarten, freies Kupfer < 15 µg/dl) wird in der Regel eine Erhaltungsdosis von 1 000 mg täglich (große individuelle Streuung von 500–1 500 mg/d) benötigt.
Zum Schutz vor einer D-Penicillamin induzierten Schädigung des Nervus opticus wird die Gabe von 20 mg Pyridoxin täglich empfohlen (↑↑, A). Nebenwirkungen der Therapie sind häufig und führen im Verlauf bei etwa 10–20 % der Patienten zur Intoleranz (Brewer 1995). Etwa 30 % der Patienten entwickeln zu Beginn eine Hypersensitivität mit Urtikaria, Fieber, Luftnot, Lymphknotenschwellung, Thrombozytopenie, Leukopenie, Panzytopenie und Nephropathie. Die Gabe von Kortison (20–30 mg Prednison täglich für 14–21 Tage) kann diese verhindern (Tanakow 1991) (↑, B). Alternativ ist D-Penicillamin vorübergehend abzusetzen und dann unter 20–30 mg Prednison täglich langsam wieder einzuschleichen (Brewer 1995).
Langfristige Komplikationen sind medikamentös induzierte Autoimmunerkrankungen wie Lupus erythematodes, Immunkomplex-Nephritis, Myasthenia gravis und Myositis. Weitere Komplikationen betreffen das Bindegewebe und die Haut (Störung der Kollagenformierung) sowie das lymphoretikuläre System mit Panzytopenie und Neoplasien. Einige dieser Nebenwirkungen sind dosisabhängig. D-Penicillamin ist teratogen und sollte deshalb nicht bei Kinderwunsch gegeben werden. 5–10 % der Patienten entwickeln eine anhaltende Unverträglichkeit. Erforderlich ist insbesondere die Überwachung der Nierenfunktion.

**2. Verhinderung der intestinalen Resorption von Kupfer**

*Zink* wird von einigen Autoren wegen seiner geringen Nebenwirkungen als Mittel der ersten Wahl empfohlen (Hoogenraad 1998; Brewer 2001) (↑, B). Mittlerweile ist es von der FDA zur Erhaltungstherapie bei Erwachsenen und Kindern zugelassen. In Deutschland steht es als Wilzin® zur Verfügung.
Als Dosierung werden täglich 3 × 50 mg bezogen auf elementares Zink 30–60 Minuten vor den Mahlzeiten empfohlen (Brewer et al. 1993). Da das Zink als Sulfat, Aspartat oder Azetat gegeben wird, sind die entsprechenden Äquivalenzdosen der Salze zu applizieren. Bei 10–30 % der Patienten kommt es zu anhaltenden gastrointestinalen Beschwerden, die besonders häufig nach der morgendlichen Dosis auftreten und durch Einnahme 1–2 Stunden nach der Mahlzeit umgangen werden können (Brewer 1995, 2001). Zinkacetat wird dabei besser als Zinksulfat vertragen (Hill et al. 1987). Weitere Nebenwirkungen sind Appetitlosigkeit und Anämie. Wegen seiner nur relativ milden Wirkung auf die Kupferbilanz ist eine initiale endogene Freisetzung von Kupfer nicht zu befürchten. Zink gilt als nicht teratogen und kann deshalb auch in der Schwangerschaft gegeben werden (Brewer 1995, 2001). Da D-Penicillamin und Trientin auch Zink binden, sollten

die Medikamente zeitversetzt mit Zink eingenommen werden. Die Kombination Trientin und Zink erhöht das Risiko einer Anämie. Brewer beschreibt für die Erhaltungstherapie nach vorangegangener Entspeicherung keinen synergistischen Effekt von Zink und den Chelatbildnern, sodass eine Zinkmonotherapie ausreichend ist (Brewer 1995). In retrospektiven Langzeitstudien wurden vereinzelte Verschlechterungen unter einer Monotherapie beschrieben (Stremmel et al. 1991; Czlonkowska et al. 1996; Linn et al. 2009), sodass eine etwa eineinhalbjährliche Verlaufskontrolle nötig ist. Dabei ist eine Urinkupferausscheidung von unter 80 µg/d hinweisend für eine ausreichende enterale Resorptionsblockade durch Zink. Es liegen begrenzt Daten zur erfolgreichen Therapie von Kindern vor (Roberts und Schilsky 2003).

*Ammonium-Tetrathiomolybdat* (nur als Reinsubstanz über Aldrich Chemical Co. zu erhalten, die dann pharmazeutisch weiterverarbeitet werden muss) wurde zur Therapie der Kupfervergiftung bei Schafen eingesetzt. Es bindet einerseits enteral Kupfer und andererseits bildet es einen Chelatkomplex mit Kupfer und Albumin im Blut. Dadurch werden sowohl die intestinale Kupferresoption als auch intrazelluläre Aufnahme verhindert. Walshe führte es 1986 in die Initialtherapie von Wilson-Patienten oral und intravenös applizierbar ein. Untersuchungen von Brewer et al. (1991, 1995) konnten die Wirksamkeit nachweisen (↑, B).

Nach Brewer (2001) wird eine Dosis von 6 × 20 mg/d (3 × mit den und 3 × zwischen den Mahlzeiten) über 8 Wochen als Initialtherapie vorgeschlagen. Zink kann sofort komediziert werden oder es wird 2 Wochen vor dem Absetzen hinzugegeben. Alternativ ist auch die überlappende Eindosierung von Trientine als Erhaltungstherapie möglich.

Bis auf wenige toxische Reaktionen, wie reversible Knochenmarkdepression und Epiphysenschädigung, sind keine Nebenwirkungen bekannt. Da es bei Tieren mit dem Wachstum der Epiphysen interferiert, sollte es nicht bei Kindern gegeben werden (Spence und Suttle 1980).

*Eine kupferarme Diät* spielt heute keine wesentliche Rolle mehr, sie kann aber die medikamentöse Therapie unterstützen. Antioxidanzien wie Vitamin E sind bei Wilson-Patienten erniedrigt, weshalb einige Autoren eine Substitution (z. B. 400 mg/d) adjuvant empfehlen. Studiendaten liegen nicht vor.

### I 8.4.2 Behandlungsstrategien in Abhängigkeit von der klinischen Symptomatik

*Symptomatische Patienten*: Patienten, die sich mit einer hepatischen und/oder neurologischen Symptomatik vorstellen, sind in ihrer initialen Behandlung problematisch. Zink wirkt erst verspätet. D-Penicillamin und Trientin können zu einer irreversiblen Verschlechterung führen. Es sollte daher mit einer niedrig dosierten D-Penicillamin- oder Trientindosis (150 bzw. 300 mg/d) bei langsamer Steigerung über Monate begonnen werden (↑↑, A). Ammonium-Tetrathiomolybdat und Zink können initial kombiniert oder auch alternativ eingesetzt werden (↑, B). Diese Substanzen führen langsamer zu einer negativen Kupferbilanz, sie haben aber ein deutlich niedrigeres Risiko einer Freisetzung von freiem toxischem Kupfer (Brewer et al. 2006; Hoogenraad 2006). Nach Entspeicherung kann nach sechs Monaten (vorausgesetzt, dass die Kupferausscheidung im Urin < 80 µg/d und das freie Kupfer im Serum < 15 µg/dl ist) auf eine *Erhaltungstherapie* in Form einer Monotherapie mit Zink (z. B. Wilzin® 50 mg 3 × 1 Tbl./d) (↑↑, A) umgestellt oder alternativ Trientin (4–6 × 300 mg/d) bzw. D-Penicillamin (3 × 300 mg/d) niedriger dosiert gegeben werden (Lowette et al. 2010) (↑↑, B).

*Asymptomatische Patienten* werden wie Patienten in der Erhaltungsphase primär mit 3 × 50 mg Zink (z. B. Wilzin® 50) (KG < 50 kg: 3 × 25 mg, Wilzin® 25) als Monotherapie behandelt (↑, A).

Verlaufskontrollen der klinischen Symptomatik und des Kupferstoffwechsels sollten alle 1,5–2 Jahre durchgeführt werden.

### I 8.4.3 Spezielle Probleme

*Lebertransplantation*: Im Falle einer fulminanten Hepatitis oder fortschreitenden Leberzirrhose kann eine Lebertransplantation notwendig werden, wobei sich in einer Metaanalyse von 55 Patienten aus verschiedenen Zentren eine 1-Jahres-Überlebensrate von 79 % fand (Schilsky et al. 1994) (↑, A). In der Regel kommt es zu einer bleibenden Normalisierung des Kupferstoffwechsels. Initial bestehende Nierenfunktionsstörungen normalisierten sich (Emre et al. 2001). Vereinzelt wurden Patienten auch wegen einer trotz Therapie progressiven neurologischen Symptomatik einer Lebertransplantation unterzogen, wobei es bei einzelnen Patienten daraufhin zu einer Besserung kam (Polson et al. 1987; Robles et al. 1999; Schilsky et al. 1994; Hermann et al. 2002b) (↔, C). Diese Indikation ist aber umstritten.

*Schwangerschaft:* D-Penicillamin und Trientin sind potenziell teratogen. Sie sollten deshalb bei geplanter Schwangerschaft nicht gegeben werden. Es sind aber wiederholt normal verlaufende Schwangerschaften unter D-Penicillamin und Trientin beschrieben worden (Nunns et al. 1995). Die Dosis darf keinesfalls über 1 000 mg/d liegen und muss im letzten Trimester auf 500 mg/d reduziert werden (Sternlieb 2000). Die Therapie der Wahl bei geplanter Schwangerschaft und in der Schwangerschaft ist 3 × 50 mg Zink (Brewer 1995).

*Heterozygote:* Vereinzelt finden sich heterozygote Genträger, die auffällige Leberwerte haben. Ob dies eine Therapieindikation darstellt, ist unklar. Ggf. ist die Gabe von Zink (3 × 50 mg/d) zu diskutieren (Lyon et al. 1995).

*Die Notfalltherapie* dient dem Abfangen exzessiv erhöhter freier Kupferspiegel im Serum und auch zum Überbrücken bis zur Lebertransplantation. Durch Albumininfusion kann freies Kupfer gebunden werden, während durch Peritonealdialyse mit Albumin, Austauschtransfusion, Plasmaaustausch oder Hämofiltration Serumkupfer eliminiert wird. Kasuistisch wurde die Albumindialyse mit dem MARS-System (molecular adsorbent recycling system) eingesetzt (Manz et al. 2003; Sen et al. 2002) (↔, B).

I 8

## I 8.5 Unwirksam, obsolet

*Dimercaprol* (British anti-Lewisite; BAL) ist historisch der erste Chelatbildner, der eingesetzt wurde. Die empfohlene Dosierung 1–2 ×/Woche 100–200 mg wird tief i. m. injiziert. Wegen der schmerzhaften Nebenwirkung der i. m.-Injektion bei nur mäßigem klinischem Erfolg, ist die BAL-Therapie mit der Einführung oraler Chelatbildner wieder aufgegeben worden.
*Kaliumsulfid* bildet mit Kupfer im Magen-Darm-Trakt einen unlöslichen Komplex. Die mittlere Dosis ist 20–40 mg p. o. 3 ×/d vor den Mahlzeiten. Wegen seiner unzureichenden enteralen Hemmung der Kupferresorption und belastendem Foetor ex ore wurde es wieder aufgegeben.

## Literatur


Arima M, Takeshita K, Yoshino K, Kitahara T, Suzuki Y. Prognosis of Wilson's disease in childhood. Eur J Pediatr 1977; 126: 147–154.

Barthel H, Sorger D, Kuhn HJ, Wagner A, Kluge R, Hermann W. Differential alteration of the nigrostriatal dopaminergic system in Wilson's disease investigated with [123]ss-CIT and high resolution SPET. Eur J Nucl Med 2001; 28: 1656–1663.

Biesold D, Günther K. Improved method for investigation of copper metabolism in patients with Wilson's disease using 64Cu. Clinica Chimica Acta 1972; 42: 353–359.

Bräunig P, Faig J. Morbus Wilson mit ausschließlich psychopathologischer Initialsymptomatik. In: Huffmann G, Braune HJ, Henn KH (Hrsg.). Extrapyramidalmotorische Erkrankungen. Reinbek: Einhorn; 1994. 545–550.

Brewer GJ, Terry CA, Alsen AM, Hill GM. Worsening of neurologic syndrome in patients with Wilson's disease with initial penicillamine therapy. Arch Neurol 1987; 44: 490–493.

Brewer GJ, Dick RD, Yuzbasiyan-Gurkan V, Tankanow R, Young AB, Kluin KJ. Initial therapy of patients with Wilson's disease with tetrathiomolybdate. Arch Neurol 1991; 48: 42–47.

Brewer GJ, Yuzbasiyan-Gurkan V, Johnson V, Dick RD, Wang Y. Treatment of Wilson's disease with zinc XII: dose regimen requirements. Am J Med Sci 1993; 305: 199–202.

Brewer GJ. Practical recommendations and new therapies for Wilson's disease. Drugs 1995; 50: 240–249.

Brewer, GJ. Recognition, diagnosis and management of Wilson's disease. Proc Soc Exp Biol Med 2000; 223: 39–46.

Brewer GJ. Zinc acetat for the treatment of Wilson's disease. Expert Opin Pharmacother, 2001; 2: 1473–1477.

Brewer GJ, Askari F, Lorincz MT, Carlson M, Schilsky M, Kluin KJ et al. Treatment of Wilson disease with ammonium tetrathiomolybdate: IV. Comparison of tetrathiomolybdate and trientine in a double-blind study of treatment of the neurologic presentation of Wilson disease. Arch Neurol 2006; 63(4): 521–527.

Cox DW. Molecular advances in Wilson Disease. Prog Liver Dis 1996; 14: 245–264.

Cuthbert AJ. Wilsońs Disease: A new gene and an animal model for an old disease. J Investig Med 1995; 43(4): 323–336.

Czlonkowska A, Gajda J, Rodo M. Effects of long-term treatment in Wilson's disease with D-penicillamine and zinc sulphate. J Neurol 1996; 243: 269–273.

Emre S, Atillasoy EO, Ozdemir S, Schilsky M, Rathna Varma CV, Thung SN et al. Orthotopic liver transplantation for Wilson's disease: a single-center experience. Transplantation 2001; 72: 1232–1236.

Ferenci P. Pathophysiology and clinical features of Wilson disease. Metab Brain Dis 2004; 19(3–4): 229–239. Review.

Gollan JL, Gollan TJ. Wilson disease in 1998: genetic, diagnostic and therapeutic aspects. J Hepatol 1998; 28: 28–36.

Grüter W. Hämolytische Krisen als Frühmanifestation der Wilsonschen Krankheit. Dt Z Nervenheilkd Berlin-W 1959; 179: 404–422.

Günther P, Baum P, Villmann T, Hermann W. EEG-Befunde in der stabilen Therapiephase des Morbus Wilson. Klin Neurophysiol 2010; 3: 193–197.

Hermann W, Caca K, Eggers B, Villmann T, Clark D, Berr F et al. Genotype Correlation with Fine Motor Symptoms in Patients with Wilson's Disease. European Neurology 2002a; 48: 97–101.

Hermann W, Eggers B, Wagner A. The Indication for liver transplant to improve neurological symptoms in a patient with Wilson's disease. Journal of Neurology, Vol 249 2002b; 12: 1733–1734.

Hermann W, Villmann T, Wagner A. Elektrophysiologisches Schädigungsprofil von Patienten mit einem Morbus Wilson. Der Nervenarzt 2003; 10: 881–887.

Hermann W, Günther P, Schneider JP, Villmann T, Kühn HJ, Eichelkraut S. Klinische und Genotyp-Phänotyp-Korrelation epidemiologischer, bildgebender und neurologischer Befunde bei Patienten mit Morbus Wilson, Fortschr Neurol Psychiat 2006; 74: 558–566.

Hoogenraad TU. Paradigm shift in treatment of Wilson's disease: zinc therapy now treatment of choice. Brain Dev 2006; 28(3): 141–146.

Hoogenraad TU. Zinc treatment of Wilson's disease. J Lab Clin Med 1998; 132: 240–241.

Jaspert A, Claus D, Lang C, Kolominsky P, Neundörfer B. Klinik: neurologische Diagnostik und Therapie des M. Wilson. In: Huffmann G, Braune HJ, Henn KH (Hrsg.). Extrapyramidalmotorische Erkrankungen. Reinbek: Einhorn; 1994. 551–555.

Konovalov NV. Gepato-tserebralnaya distrofiya. Moskva Medgiz 1960.

Linn FH, Houwen RH, van Hattum J, van der Kleij S, van Erpecum KJ. Long-term exclusive zinc monotherapy in symptomatic Wilson disease: experience in 17 patients. Hepatology 2009; 50: 1442–1452.

Lindner MC, Hacegh-Azam M. Copper biochemistry and molecular biology. Am J Clin Nutr 1996; 63: 797–811.

Logan JI, Harveyson KB, Wisdom GB, Hughes AE, Archbold GPR. Hereditary caeruloplasmin deficiency, dementia and diabetes mellitus. Q J Med 1994; 87: 663–670.

Lößner J, Bachmann H, Siegemund R, Kühn HJ, Günther K. Wilsonsche Erkrankung in der DDR: Rückblick und Ausblick – eine Bilanz. Psychiatr Neurol Med Psychol 1990; 10: 585–600.

Lowette KF, Desmet K, Witters P, Laleman W, Verslype C, Nevens F et al. Wilson's disease: long-term follow-up of a cohort of 24 patients treated with D-penicillamine. Eur J Gastroentrol Hepatol 2010; 22: 564–571.

Lutsenko S. Modifying factors and phenotypic diversity in Wilson's disease. Ann N Y Acad Sci 2014; 1315: 56–63.

Lyon TDB, Fell GS, Gaffney D, McGaw BA, Russel RI, Park RHR et al. Use of stable copper isotope (65Cu) in the differential diagnosis of Wilsons's disease. Clinical Science; 1995; 88: 727–732.

Maier-Dobersberger T. Morbus Wilson. Diagnosestellung mit konventionellen und molekularbiologischen Methoden. Dtsch Med Wschr 1999; 124: 493–496.

Manz T, Ochs A, Bisse E, Strey C, Grotz W. Liver support–a task for nephrologists? Extracorporeal treatment of a patient with fulminant Wilson crisis. Blood Purif 2003; 21: 232–236.

Medalia A, Scheinberg IH. Psychopathology in patients with Wilson's disease. Am J Psychiatry 1989; 146: 662–664.

Merle U, Tuma S, Herrmann T, Muntean V, Volkmann M, Gehrke SG et al. Evidence for a critical role of ceruloplasmin oxidase metabolism of Wilson disease gene knockout mice. J Gastroenterol Hepatol 2010a; 25: 1144–1150.

Merle U, Weiss KH, Eisenbach C, Tuma S, Ferenci P, Stremmel W. Truncating mutations in the Wilson disease gene ATP7B are associated with very low serum ceruloplasmin oxidase activity and an early onset of Wilson disease. BMC Gastroenterol 2010b; 10: 8.

Nunns D, Hawthorne B, Goulding P, Maresh M. Wilson's disease in pregnancy. Europ J Obstetrics & Gynecology 1995; 62: 141–143.

Oertel WH, Tatsch K, Schwarz J, Kraft E, Trenkwalder C, Scherer J et al. Decrease of D2 receptors indicated by 123I-Idobenzamide single-photon emission computed tomography relates to neurological deficit in treated Wilson's disease. Ann Neurol 1992; 32(6): 743–748.

Polson RJ, Rolles K, Calne RY, Williams R, Marsden D. Reversal of severe neurological manifestations of Wilson's disease following orthotopic liver transplantation. Q J Med 1987; 64: 684–691.

Prashanth LK, Sinha S, Taly AB, Vasudev MK. Do MRI features distinguish Wilson's disease from other early onset extrapyramidal disorders? An analysis of 100 cases. Mov Disord 2010; 25: 672–678.

Pulai S, Biswas A, Roy A, Guin DS, Pandit A, Gangopadhyay G, Ghorai PK, Sarkhel S, Senapati AK. Clinical features, MRI brain, and MRS abnormalities of drug-naïve neurologic Wilson's disease. Neurol India 2014; 62: 153–158.

Roberts EA, Cox DW. Wilson disease. Bailliere's Clinical Gastroenterology 1998; 12(2): 237–256.

Roberts EA, Schilsky ML. A practice guideline on Wilson disease. Hepatology 2003; 37(6): 1475–1492.

Robles R, Parrilla P, Scillia J, Ramírez P, Bueno FS, Rodríguez JM et al. Indications and results of liver transplants in Wilson's disease. Transplantation Proceedings 1999; 31: 2453–2454.

Roelofsen H, Wolters H, van Luyn MJA, Miura N, Kuipers F, Vonk RJ. Copper-induced apical trafficking of ATP 7B in polarized hepatoma cells provides a mechanism of biliary copper excretion. Gastroenterology 2000; 119: 782–793.

Sahoo MK, Avasthi A, Sahoo M, Modi M, Biswas P. Psychiatric manifestations of Wilson's disease and treatment with electroconvulsive therapy. Indian J Psychiatry 2010; 52: 66–68.

Saito T. Presenting symptoms and natural history of Wilson disease. Eur J Pediatr 1987; 146: 261–265.

Schiefermeier M, Kollegger H, Madl C, Polli C, Oder W, Kühn HJ et al. The impact of apolipoprotein E genotypes on age at onset of symptoms and phenotypic expression in Wilson's disease. Brain 2000; 123: 585–590.

Schilsky ML, Scheinberg IH, Sternlieb I. Liver transplantation for Wilson's disease: indications and outcome. Hepatology 1994; 19: 583–587.

Schilsky ML. Treatment of wilson's disease: what are the relative roles of penicillamine, trientine, and zinc supplementation? Curr Gastroenterol Rep 2001; 3: 54–59.

Sen S, Felldin SD, Steiner C, Larsson B, Gillett GT, Olausson M et al. Albumin dialysis and molecular adsorbents recirculating system (MARS) for acute Wilson's disease. Liver Transpl 2002; 8: 962–967.

Shah AB, Chernov I, Zhang HT, Ross BM, Das K, Lutsenko S et al. Identification and analysis of mutations in the Wilson disease gene (ATP7B): Population frequencies, genotype-phenotype correlation, and functional analyses. Am J Hum Genet 1997; 61: 317–328.

Spence JA, Suttle, NF. A sequential study of the skeletal abnormalities which develop in rats given a small dietary supplement of ammonium tetrathiomolybdate. J Comp Pathol 1980; 90: 139–153.

Sternlieb I. Wilson's disease and pregnancy. Hepatology 2000; 31: 531–532.

Stremmel W, Meyerrose KW, Niederau C, Hefter C, Kreuzpaintner G, Strohmeyer G. Wilson's disease: Clinical presentation, treatment, and survival. Ann Intern Med 1991; 115: 720–726.

Stremmel W, Niederau C, Strohmeyer G. Genetisch determinierte Lebererkrankungen, Teil II: Morbus Wilson. DIA-GM 1990; 10: 953–957.

Tankanow RM. Pathophysiology and treatment of Wilson's disease. Clin Pharm 1991; 10: 839–849.

Tanzi RE, Petrukhin K, Chernov I, Pellequer JL, Wasco W, Ross B et al. The Wilson's disease gene is a copper transporting ATPase with homology to the Menkes disease gene. Nat Genet 1993; 5: 344–350.

Thomas GR, Forbes JR, Roberts EA, Walshe JM, Cox DW. The Wilson disease gene: the spectrum of mutations and their consequences. Nat Genet 1995; 9: 210–217.

Thuomas KA, Aquilonius SM, Bergström K, Westermark K. Magnetic resonance imaging of the brain in Wilson's disease. Neuroradiology 1993; 35: 134–141.

Walshe JM. Diagnosis and treatment of presymptomatic Wilson's disease. Lancet 1988; 2: 435–437.

Walshe JM, Yealland M. Wilson's disease: the problem of delayed diagnosis. J Neurol Neurosurg Psychiatry 1992; 55: 692–696.

# I 9 Amyotrophe Lateralsklerose und andere Motoneuronerkrankungen

*von A. C. Ludolph und P. Reilich**

Motoneuronerkrankungen sind degenerative Multisystemerkrankungen, in deren Verlauf es vor allem zu einer zunehmenden Atrophie und Funktionseinschränkung der Willkürmotorik kommt (Braak et al. 2013). Die Patienten sterben meist im Rahmen einer ventilatorischen Insuffizienz auf Basis einer Atempumpenstörung. Man teilt diese Erkrankungsgruppe je nach dem Schwerpunkt der motorischen Läsion (erstes Motoneuron im Gyrus praecentralis, zweites Motoneuron im Hirnstamm und Vorderhorn des Rückenmarks), dem Alter bei Erstmanifestation, dem Krankheitsverlauf, den initial befallenen Muskeln (bulbär, obere Extremitäten, thorakal, untere Extremitäten), der klinisch apparenten Mitbeteiligung anderer Systeme (z. B. frontotemporale Demenz) und ätiologischen Faktoren (sporadisch, hereditär) in Subtypen und Varianten ein. Bei etwa 5 % der ALS-Patienten treten auch klinisch eindeutige kognitive Störungen und Verhaltensstörungen auf (ALS mit frontotemporaler Demenz, ALS/FTD).

## I 9.1 Amyotrophe Lateralsklerose (ALS)

### I 9.1.1 Klinik

Die ALS ist die häufigste Motoneuronerkrankung. Das Syndrom ALS ist seit dem 19. Jahrhundert klinisch und neuropathologisch durch Zeichen der fortschreitenden Degeneration der Motoneurone im Bereich der Vorderhörner, der kaudalen motorischen Hirnnervenkerne und der motorischen Hirnrinde gekennzeichnet. Die okulomotorischen Hirnnervenkerne und der spinale Nucleus Onufrewicz (sakrales Miktionszentrum) sind im Rahmen des natürlichen Verlaufs in der Regel ausgespart. Eine subklinische Beteiligung der Tractus spinocerebellares, der Hinterstränge, der Substantia nigra, des Striatums und des frontalen Kortex wurden beschrieben (van der Graaff et al. 2009; Braak et al. 2013). Diese lange bekannten Befunde konnten kürzlich einer neuropathologischen Stadieneinteilung zugeordnet (Braak et al. 2013) und in MRT-Befunde übertragen werden (Kassubek et al. 2014). Eine Mitbeteiligung des autonomen Nervensystems, des Gastrointestinaltrakts, der Haut, der Leber und des Pankreas konnte dokumentiert werden (Jonsson et al. 2008), bleibt meist jedoch ohne klinisch relevante Auffälligkeiten. Man unterscheidet eine sporadische von einer familiären Form; die letztere tritt in Süddeutschland bei weniger als 5 % der Patienten auf (Rosenbohm et al. 2016).

Das klinische Erscheinungsbild wird durch die – häufig gleichzeitig vorhandenen – Symptome der Schädigung des ersten Motoneurons (lebhafte Reflexe bei atrophen Muskeln, Pyramidenbahnzeichen, Tonuserhöhung, Bewegungsverlangsamung) und des zweiten Motoneurons (atrophe Paresen, Faszikulationen und Muskelkrämpfe) geprägt. Aufgrund der asynchronen Degenerationsgeschwindigkeit kann sich klinisch ein Bild mit Befall nahezu ausschließlich des ersten oder des zweiten Motoneurons bis hin zum klassischen Mischbild (»Charcots ALS«) zeigen. Die meist initial vorhandenen Muskelkrämpfe und Faszikulationen verschwinden im Verlauf wieder. Bei vorwiegender Beteiligung des ersten Motoneurons findet sich gehäuft ein imperativer Harndrang, jedoch keine höhergradige Blasenstörung.

Die Erkrankung macht sich initial häufig mit einer distal betonten, schmerzlosen, progredienten Atrophie der Extremitätenmuskulatur bemerkbar. Im Bereich der Hände fällt eine Atrophie mit Betonung der Thenarmuskulatur (»split hand Syndrom«) auf. Etwa 30 % aller Patienten (aber mehr als 50 % der älteren, weiblichen Patientinnen) entwickeln primär eine pseudobulbäre (1. Motoneuron) bzw. bulbäre (2. Motoneuron) Symptomatik. Dabei findet sich häufig eine gesteigerte Affektdurchlässigkeit (auch »pathologisches Lachen und Weinen«).

Im Verlauf breitet sich die Erkrankung bei der Mehrzahl der Patienten kontinuierlich über den Körper aus (Ravits et al. 2009). Die Okulomotorik ist zunächst durch exekutive (Braak Stadium I), dann durch olivocerebelläre Defizite (Braak Stadium II) (Gorges et al. 2015) und schließlich durch die seltene periphere Ophthalmoplegie betroffen. Letztere lässt sich bei invasiv beatmeten Patienten in späteren Stadien beobachten. Klinisch relevante, sensible Ausfälle gehören nicht zum Krankheitsbild. Eine subklinische Beteiligung sensibler Afferenzen, insbesondere des postzentralen Gyrus (Brettschneider et al. 2013), lässt sich durch somatosensibel evozierte Potentiale sowie quantitative sensorische Testung (Truini et al. 2015) nachweisen.

Bereits vor 125 Jahren und zunehmend in den letzten beiden Dekaden wurde berichtet, dass sich bei Patienten mit der Primärdiagnose einer ALS im Verlauf Zeichen einer frontotemporalen Beeinträchtigung entwickeln (Ludolph et al. 1992; Schreiber et al. 2005). Diese meist geringgradig ausgeprägte

* Autoren dieses Kapitels in der 6. Auflage: A. C. Ludolph und J. Anneser.

Symptomatik muss von primär »frontalen«, meist orbitofrontal beginnenden, degenerativen Erkrankungen unterschieden werden, die in eine ALS münden (ALS/FTD oder FTD/ALS) (Brettschneider et al. 2014). Die Häufigkeit dieser Variante wird übereinstimmend mit etwa 5 % eingeschätzt (Tsermentseli et al. 2015). Manche Arbeiten schätzen die Häufigkeit kognitiver Beeinträchtigungen bei der ALS mit 31 % oder sogar 36 % ein; dabei werden Meßinstumente unterschiedlicher Sensitivität benutzt. Es ist wichtig darauf hinzuweisen, dass diese Defizite fast nie die Entscheidungsfähigkeit des Patienten, vor allem hinsichtlich lebensverlängernder Maßnahmen beeinträchtigen (Böhm et al. 2016). Unterstrichen wird die molekulare Verwandtschaft der ALS mit der ALS/FTD und der – meist Verhaltensform der – FTD durch genetische Überlappung. Es konnten Mutationen im *TDP43-*, *FUS-*, *TBK1* und *VCP*-Gen sowie pathologische Repeat-Expansionen auf Chromosom 9 – C9orf72 – beschrieben werden, die mit allen drei Syndromen assoziiert sind. C9orf72-Repeatexpansionen sind in Europa für etwa 25 bis 30 % aller genetisch bedingten ALS-Erkrankungen und für etwa 10 % aller genetisch bedingten FTD-Erkrankungen verantwortlich.

Sowohl in einem frühen als auch in einem fortgeschrittenen Stadium kann die Diagnose ALS meist aufgrund des charakteristischen klinischen Bildes und seiner Progression gestellt werden. Dabei muss auch die meist kontinuierliche Ausbreitung über den Körper sowie der bevorzugte Befall monosynaptisch versorgter Muskelgruppen beachtet werden; dies heißt, dass die kleine Handmuskulatur bevorzugt betroffen ist, der Thenar mehr als der Hypothenar, die Handextensoren mehr als die -flexoren und die Fußheber mehr als die Fußsenker. Neurophysiologische, laborchemische und radiologische Untersuchungen können erforderlich sein, um ALS-ähnliche Syndrome auszuschließen. Eine sorgfältige klinische und elektrophysiologische Untersuchung (EMG, NLG) bleibt die Basis der Diagnostik. Eine Erhöhung von Neurofilament NfL und NfH – vor allem im Liquor – bestätigt bei klassischer Klinik die Diagnose (Steinacker et al. 2016). Eine kraniale und spinale MRT ist je nach Symptomatik differentialdiagnostisch sinnvoll (Ausschluss einer Myelopathie oder polysegmentalen Radikulopathie). Des Weiteren sind differentialdiagnostisch die seltene multifokale motorische Neuropathie, das chronische Guillain-Barré-Syndrom (CIDP), das Post-Polio-Syndrom, myasthene Syndrome (vor allem bei bulbärer Symptomatik) sowie einzelne Formen von Myopathien, vor allem die sporadische Einschlusskörperchenmyositis (sIBM), zu bedenken. Bei atypischen Krankheitsbildern, insbesondere bei klinischem und elektrophysiologischem Verdacht auf eine sIBM, kann eine ergänzende Muskelbiopsie erforderlich sein. Eine generelle Tumorsuche wird nicht empfohlen. Am häufigsten findet sich eine Komorbidität mit einem Lymphom; dabei können Symptome des ersten oder des zweiten Motoneurons sowie auch Kombinationen auftreten. Die Basislabordiagnostik ist in **Kasten I 9.1** dargestellt. Eine genetische Testung ist nur bei Patienten mit positiver Familienanamnese inklusive Demenzen und psychiatrischer Erkrankungen oder sehr frühem Beginn sinnvoll, nicht aber bei sporadischen Formen der ALS.

**Kasten I 9.1:** Laboruntersuchungen bei Verdacht auf ALS

Obligat:
BSG, CRP, Blutbild, Differentialblutbild, GOT, GPT, TSH, fT3, fT4, Vit. B12 (Methylmalonsäure, Homocystein), Serumeiweiß- und Immunelektrophorese, CK, Kreatinin, Elektrolyte, Glucose

Fakultativ:
- Liquoruntersuchung (Zellen, Eiweiß, Proteinelektrophorese, oligoklonale Banden, Glukose, Laktat, Neurofilament-L (NfL), Neurofilament-H (NfH)
- Anti-AchR, Anti-MUSK, Antikörper gegen spannungsabhängige $K^+$-Kanäle
- Bei Demenz:
  VLCFA (very long chain fatty acids) im Serum, Arylsulfatase A im Serum

Vor 15 Jahren wurden wissenschaftliche Kriterien (»El Escorial«) zur Diagnosestellung der ALS (Brooks et al. 2000) erarbeitet. Diese beinhalten anhand des Verteilung der Beteiligung der Symptome des ersten und zweiten Motoneurons eine Einteilung der Diagnosesicherheit in vier Gruppen: »mögliche«, »mit technischer Unterstützung wahrscheinliche«, »wahrscheinliche« und »sichere« ALS. Diese Einteilung führt im klinischen Alltag häufig zu Unsicherheiten in Bezug auf die Diagnose bei Patienten und Zuweisern, zudem werden die Kriterien für eine »sichere ALS« häufig erst spät im Verlauf erfüllt. Diese El-Escorial-Kriterien in Ihrer revidierten Form wurden später um elektrophysiologische Aspekte ergänzt (de Carvalho et al. 2008) und nun kürzlich für den praktischen Alltag vereinfachend, unter Einschluss moderner Bildgebung und komplementär zu der neuropathologischen Stadieneinteilung nach Braak (Braak et al. 2013) überarbeitet und um die Beschreibung von vier spezifischen Phänotypen ergänzt (Ludolph et al. 2015).

Bei der Anfangsdokumentation nach Diagnosestellung sollte eine Lungenfunktionsuntersuchung durchgeführt sowie eine Dokumentation von Körpergewicht und BMI erfolgen.

#### I 9.1.1.1 ALS-Varianten

Als primäre Lateralsklerose (PLS) wird eine progrediente Erkrankung des ersten Motoneurons bezeichnet, die auch mit pseudobulbärer Beteiligung auftritt und in den meisten Fällen einen vergleichsweise benignen Verlauf hat, da die motorischen Beeinträchtigungen nur langsam voranschreiten und die respiratorische Funktion länger kompensiert bleibt. Ausnahmen mit malignerem Verlauf kommen jedoch vor. Im Verlauf der Erkrankung kommen häufig Faszikulationen hinzu. Auch der – nicht selten schwierig differentialdiagnostisch zu deutende – Umbau neurogener Einheiten (Differentialdiagnose: konkurrierende radikuläre Läsionen) kann auf eine Mitbeteiligung von Vorderhornzellen hinweisen. Die progressive Bulbärparalyse (PBP) betrifft die kaudalen motorischen Hirnnervenkerne und hat eine schlechtere Prognose als die übrigen Formen der ALS, da die klassischen lebensbedrohlichen Komplikationen, wie die Beeinträchtigung der respiratorischen Funktionen, der Schluckfunktion mit konsekutiver Gewichtsreduktion und dem Auf-

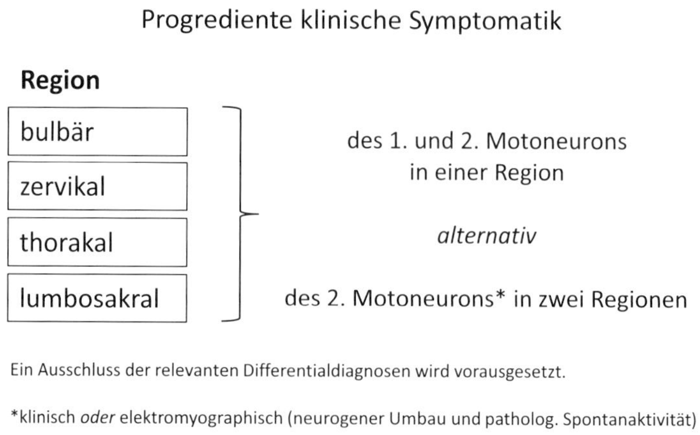


**Abb. I 9.1:** Revidierte El-Escorial-Kriterien 2015

treten von Aspirationspneumonien, früher als bei anderen ALS-Varianten auftreten. Bei allen Patienten, die zu Beginn als PLS oder PBP imponieren, entwickeln sich im Verlauf die Zeichen einer klassischen ALS. Die progressive Muskelatrophie (PMA) ist durch eine fast ausschließliche klinische Beteiligung des zweiten Motoneurons charakterisiert; es konnte gezeigt werden, dass sich bei der Mehrzahl der Patienten die Neuropathologie der klassischen ALS nachweisen lässt (Ince et al. 2003) und sie daher eine ALS-Variante darstellt (Ludolph et al. 2015). Das Flail-arm-Syndrom (oder Vulpian-Bernhard-Syndrom) zeichnet sich initial durch eine relativ symmetrische und proximale Beteiligung mit ausgeprägter Atrophie und Funktionsverlust beider Arme aus, unter relativer Aussparung der bulbären und der Beinmuskulatur. Dieser Phänotyp tritt bei einer Minderheit der ALS-Patienten auf und kann für mehrere Jahre bis zur weiteren Generalisierung persistieren. Ein äquivalenter Phänotyp mit Prädominanz der Paresen an den unteren Extremitäten wird als Flail-leg-Syndrom bezeichnet. Flail-arm- und Flail-leg-Syndrom sind mit einer durchschnittlich höheren Lebenserwartung im Vergleich zu den restlichen Varianten verknüpft (Wijesekera et al. 2009) (**Abb. I 9.2**).

Prospektive epidemiologische Daten aus Italien, Schottland und Irland (Überblick siehe Byrne et al. 2011) und aus dem Register Schwaben (Rosenbohm et al. 2017) zeigen, dass weniger als 5 % der ALS-Patienten eine positive Familienanamnese aufweisen; bei der Erhebung der Familienanamnese sollte auch Erkrankungen nachgegangen werden, die als »Multiple Sklerose«, oder »Demenz« erinnert werden. Es wird angenommen, dass die meisten dieser Familien einen autosomal-dominanten Erbgang aufweisen. In Deutschland finden sich die häufigsten für die Erkrankung verantwortlichen Mutationen in der C9orf72-Repeatexpansion (24 % aller Familien), im *SOD*- (13 %) und im *FUS*-, *TBK1*-, bzw. *TDP43*-Gen (etwa 4 %). Eine molekulargenetische Analyse ist in der Regel nur bei positiver Familienanamnese sinnvoll. Falls eine ALS bei jungen Menschen auftritt (15–40 Jahre), sollte auch bei negativer Familienanamnese nach einer Mutation im *FUS*-Gen gefahndet werden. Es handelt sich meist um Neumutationen (Hübers et al. 2015).

Die C9orf72-Repeatexpansionen treten auch bei scheinbar sporadisch auftretenden Erkrankungen auf; dies weist auf eine unvollständige Penetranz des genetischen Defekts hin. Sie sind – auch intrafamiliär – mit frontotemporalen Demenzen oder mit Kombinationen einer frontotemporalen Demenz mit der ALS verbunden. Diese Zusammenhänge sind bei den anderen relevanten Mutationen seltener zu finden. Mutationen im *SOD1*-Gen verleihen dem Enzym Superoxid-Dismutase 1 eine neue, für die Motoneurone toxische Eigenschaft, die noch nicht befriedigend charakterisiert ist (Andersen et al. 2011). Bis auf ein etwas niedrigeres Erkrankungsalter (vierte bis fünfte Lebensdekade) sind Klinik und Verlauf der mit einer Mutation im *SOD1*-Gen assoziierten familiären Fälle von den sporadischen nicht zu unterscheiden. Eine Ausnahme sind die homozygot auftretenden D90A-Mutationen, die stereotyp zunächst die unteren Extremitäten betreffen und einen vergleichsweise benignen Verlauf haben. Die Mehrzahl der anderen, über 150 bekannten Mutationen im *SOD1*-Gen sind mit variablen Phänotypen verknüpft (Andersen et al. 2011).

Ein pathologisch verändertes Protein TDP43 kann im ZNS-Gewebe von ALS-Patienten nachgewiesen werden, die keine Mutation im *SOD1*- oder *FUS*-Gen tragen, aber auch bei Tau-negativen Patienten mit frontotemporaler Demenz. Dieses Markerprotein wurde zur neuropathologischen Stadieneinteilung der ALS und FTD genutzt (Braak et al. 2013; Brettschneider et al. 2014) und tritt auch bei den Trägern von C9orf72-Repeatexpansionen auf, die in Deutschland in 24 % der Familien anzutreffen sind. Auch bei den jeweils 5 % der Familien, die Mutationen im *TDP43*- beziehungsweise *TBK1*-Gen tragen sowie bei den 95 % sporadischen Patienten findet sich eine TDP43-Neuropathologie. Im Gegensatz dazu sind bei den 5 % bzw. 13 % der Familien, die Mutationen im *FUS*-Gen beziehungsweise *SOD1*-Gen aufweisen, Akkumulationen des gleichnamigen Proteins nachzuweisen. Alle anderen genetischen Veränderungen, die in **Tab. I 9.1** aufgeführt sind, bleiben zahlenmäßig von sehr geringer Bedeutung.

## I 9.1.2 Epidemiologie und Verlauf

Die Prävalenz der ALS beträgt in Süddeutschland etwa 6–8 pro 100 000 Einwohner, die Inzidenz 3,1 pro 100 000 Einwohner und Jahr (Rosenbohm et al. 2017). Diese Zahlen sind in den westlichen Indus-

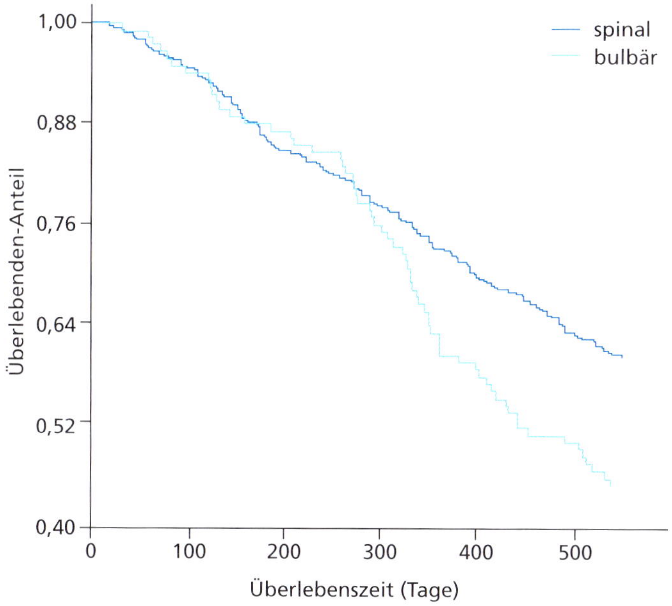


**Abb. I 9.2:** Verlauf der ALS; Kaplan-Meier-Kurven von spinalen und bulbären Patienten mit ALS. Die Todesrate der bulbären Patienten nimmt nach etwa einem Jahr deutlich zu. Dies wird durch respiratorische Komplikationen, aber auch den Katabolismus begründet. (Log-Rank Test p = 0.0054)

**Tab. I 9.1:** Erbliche Formen der ALS (Auswahl, Stand 06/2016)

| | Vererbungsmodus | Gen | Beginn | Chromosom |
|---|---|---|---|---|
| ALS1 | dominant, selten rezessiv (D90A) | SOD1 | Erwachsenenalter | 21q22.1 |
| ALS2 | Rezessiv | Alsin | Juvenil | 2q33.2 |
| ALS3 | Dominant | – | Erwachsenenalter | 18q21 |
| ALS4 | Dominant | SETX/Senataxin | Juvenil | 9q34 |
| ALS5 | Rezessiv | Spatacsin | Juvenil | 15q15–q21 |
| ALS6 | dominant, selten rezessiv | FUS/TLS | Erwachsene, juvenil | 16q11.2 |
| ALS7 | Dominant | – | Erwachsenenalter | 20p13 |
| ALS8 | Dominant | VAPB | Erwachsenenalter | 20q13.3 |
| ALS9 | Dominant | ANG | Erwachsenenalter | 14q11.2 |
| ALS10 | Dominant | TARDBP/TDP43 | Erwachsenenalter | 1p36.2 |
| ALS11 | Dominant | FIG4/SAC3 | Erwachsenenalter | 6q21 |
| ALS12 | dominant, rezessiv | OPTN | Erwachsenenalter | 10p15–p14 |
| ALS13 | Dominant | ATXN2/SCA2 | Erwachsenenalter | 12q24 |
| ALS 14 | Dominant | VCP | Erwachsenenalter | 9p13 |
| ALS 15 | x-chromosomal, dom. | UBQLN2 | Erwachsene, juvenil | Xp11 |
| ALS 16 | Rezessiv | SIGMAR1 | Juvenil | 9p13 |
| ALS 17 | Dominant | CHMP2B | Erwachsenenalter | 3p11 |
| ALS 18 | Dominant | PFN1 | Erwachsenenalter | 17q13 |
| ALS 19 | Dominant | ErbB4 | Erwachsenenalter | 2q34 |
| ALS 20 | Dominant | HNRNPA1 | Erwachsenenalter | 12q13 |
| ALS 21 | Dominant | Matr3 | Erwachsenenalter | 5q31 |
| ALS 22 | Dominant | TUBA4A | Erwachsenenalter | 2q35 |
| FTDALS1 | Dominant | C9orf72 | Erwachsenenalter | 9p21 |
| FTDALS2 | Dominant | CHCHD10 | Erwachsenenalter | 22q11 |
| FTDALS3 | Dominant | SQSTM1 | Erwachsenenalter | 5q35 |
| FTDALS4 | Dominant | TBK1 | Erwachsenenalter | 12q14 |

trienationen aufgrund des demografischen Wandels angestiegen (Seljeseth et al. 2003). Das mittlere Erkrankungsalter liegt in Deutschland zwischen 65–70 Jahren, bei familiär auftretender ALS deutlich früher. Früheste Erkrankungen werden mit 20 Jahren beobachtet. Die Geschlechterverteilung in Europa ist nahezu ausgeglichen (Marin et. al. 2016; Rosenbohm et al. 2017). Die Krankheit verläuft in der Regel rasch progredient, bei allerdings großer interindividueller Variabilität. Die mittlere Krankheitsdauer beträgt rund 36 Monate, nach Diagnosestellung etwa 24 Monate. Nur ein Viertel der Kranken überlebt 5 Jahre, rund 10 % überleben mehr als 10 Jahre. Einzelfälle mit einer Überlebenszeit von > 40 Jahren wurden beschrieben. Jüngeres Lebensalter und das Bild einer primären Lateralsklerose sind prognostisch günstig. Ungünstige prognostische Faktoren sind ein Erkrankungsalter > 75 Jahre, ein niedriger Body Mass Index sowie der primär bulbäre Beginn (Moura et al. 2015). Der lebensbegrenzende Faktor ist für die meisten Patienten der Befall der Atemmuskulatur mit der resultierenden Hypoventilation, die unbehandelt zu einer zunehmenden Hyperkapnie bis hin zur tödlichen $CO_2$-Narkose führt.

## I 9.1.3 Therapeutische Prinzipien

Die Therapie der ALS basiert einerseits auf einer pharmakologischen Intervention, andererseits aber insbesondere auch auf symptomatischen Maßnahmen, deren Wirksamkeit häufig unterschätzt wird. Als einzige Therapie mit pathophysiologischem Ansatz ist die Behandlung mit 100 mg Riluzol zu nennen (↑↑, A). Diese antiglutamaterge Substanz zeigte in mehreren Studien eine signifikante Verlängerung der Lebenserwartung. Die Krankheitsmodulation durch eine antiglutamaterge Substanz scheint in den Untersuchungen von Braak, die eine primäre Degeneration kortikoefferenter, glutamaterger Bahnen zeigen, auch mechanistisch plausibel zu werden. Ob theoretische Überlegungen, die einen größeren Effekt einer früheren Behandlung nahelegen, den in einigen retrospektiven Studien großer Zentren gezeigten lebensverlängernden Effekt von > 12 Monaten allein erklären, muss offen bleiben. In der Zulassungsstudie lag die Verlängerung der Lebenszeit bei 3–4 Monaten bei einer verbleibenden durchschnittlichen Überlebenszeit von etwa einem Jahr. Meist transiente Nebenwirkungen sind Müdigkeit, Asthenie und gastrointestinale Beschwerden. Um eine ausreichende Compliance zu gewährleisten, sollte der Verordnung von Riluzol eine eingehende Aufklärung des Patienten über Möglichkeiten und Grenzen der Therapie vorausgehen. Auf der Basis vorliegender Daten und nach übereinstimmender Expertenmeinung scheint eine frühe Verordnung sinnvoller als ein späteres Verschreiben der Substanz.
Das Antioxidanz Edaravone, dessen genauer Wirkmechanismus noch ungeklärt ist, ist in Japan und den USA zur Behandlung der ALS zugelassen. In den vorliegenden Studien führt es zumindest im frühen und mittleren Krankheitsverlauf zu einer Verlangsamung des zunehmenden motorischen Funktionsdefizits um etwa ein Drittel, wenngleich keine primären Daten zum Effekt auf das Überleben vorliegen (Writing Group 2017). Edaravone ist in Europa und in Deutschland derzeit (Stand: November 2017) noch nicht zugelassen. Die Substanz steht bisher ausschließlich durch den Import zur Verfügung. Von einer kritiklosen Übernahme von Ergebnissen aus experimentellen Interventionen beim Tier ist abzuraten; immerhin ist es in der Vergangenheit häufig dazu gekommen, dass Interventionen, die beim Tier – auch reproduziert – positiv waren, beim Menschen einen negativen Effekt hatten und die Studien abgebrochen werden mussten. Beispiele sind der Einsatz von Minocyclin oder Pioglitazon (Gordon et al. 2007; Dupuis et al. 2012).
Im klinischen Alltag setzt die Möglichkeit, asymptomatische Angehörige eines Patienten mit familiärer ALS hinsichtlich dieser Mutationen zu testen, sorgfältige Überlegungen und ein eingehendes Beratungsgespräch voraus: Einerseits sind in Tiermodellen Substanzen beschrieben worden, die als potenziell präventive Medikamente infrage kämen, andererseits wurden präventive Studien bei Mutationsträgern bislang nicht durchgeführt, sodass wie bei anderen autosomal-dominant vererbten Erkrankungen die psychische Belastung durch das Wissen, Träger der Mutation zu sein, bedacht und in die individuelle Diskussion eingebracht werden muss. Individuelle Gesichtspunkte können, wie der Wunsch des potenziellen Genträgers nach Gewissheit, eine wesentliche Rolle spielen. Die Richtlinien zur genetischen Testung bei M. Huntington (**Kap. I 7**) können hier als Orientierung dienen.

## I 9.1.4 Pragmatische Therapie

Es steht dem behandelnden Arzt ein weites Spektrum an symptomatischen Maßnahmen zur Verfügung, die in den Krankheitsverlauf eingreifen, die Lebenserwartung und nicht zuletzt die Symptome des Patienten verbessern.
Eine wesentliche Bedeutung kommt der Aufklärung des Patienten und seiner Angehörigen zu. Alle Aspekte der Erkrankung sollten in ihrem Verlauf offen angesprochen werden. Da die zu besprechenden Fragen dem Patienten – aus meist nicht validierten Quellen (»Internet«, Laienpresse) – häufig bekannt sind, ist es nicht sinnvoll, diese Besprechung auf einen späteren Besuch zu verschieben. Trotz dieser Tatsache wird die Aufklärung in der Regel stufenweise erfolgen und sich am verbalisierten und nicht verbalisierten Informationsbedürfnis des Patienten orientieren. Gerade der letztere Aspekt bedarf meist großer ärztlicher Erfahrung und sollte sich an dem bekannten Wissen zur Häufigkeit und Entstehungsmechanismen von Depressionen und Coping-Mechanismen bei der ALS orientieren (Böhm et al. 2016). Die vorhandenen pharmakologischen und symptomatischen Behandlungsmöglichkeiten sollten früh angesprochen werden, damit ein realitätsgerechter Entscheidungsprozess ermöglicht werden kann.
Der Muskelschwäche sollte mit regelmäßiger Krankengymnastik und Ergotherapie begegnet werden, um damit vor allem sekundäre Immobilisationsschäden zu vermeiden, Restfunktionen zu fördern und zu nutzen (↔, A). Der Einsatz von intensivem muskulärem Training, um der neurogen vermittel-

ten Inaktivitätsatrophie entgegenzutreten, ist wahrscheinlich nicht zu empfehlen. Die rechtzeitige, vorausschauende Verschreibung notwendiger Hilfsmittel (Fußheberorthesen, zervikale Orthese, Rollator, Rollstuhl, dynamische Kommunikationshilfen, Hilfsmittel zum Ankleiden, Essen etc.) sollte angesprochen und umgesetzt werden. Ein Hilfsmittelpool, der in der Klinik präsent ist, kann der raschen Hilfe und Demonstration dienen.

Die Spastik, die bei Motoneuronerkrankungen meist gemeinsam mit einer rigiden Tonuserhöhung auftritt, ist durch konventionelle Antispastika schwer beeinflussbar. Dies gilt insbesondere für die primäre Lateralsklerose.

Myotonolytische Medikamente wie Diazepam, Baclofen oder Tizanidin können im Einzelfall die Spastik verbessern, gleichzeitig jedoch eine subklinische Schwäche, auch durch vermehrte Müdigkeit, demaskieren. Die Tatsache, dass gerade in früheren Stadien der primären Lateralsklerose L-Dopa einen manchmal überraschend positiven Effekt hat, ist im Rahmen des Multisystemcharakters der ALS zu werten. L-Dopa besitzt einen in der Regel zeitlich begrenzten Effekt auf Rigidität und erhöhten Muskeltonus (↑, B). Praktisch führt man – insbesondere bei Vorliegen einer Rigorkomponente – einen L-DOPA-Test durch und dosiert bei positivem Effekt individuell auf, auf bis zu 1 000–1 200 mg/Tag.

Muskelcrampi können zunächst mit dem muskelrelaxierend wirksamen Magnesium behandelt werden (↑, B). Als Alternativen stehen Chininsulfat als Membranstabilisator (Cave: allergische Reaktionen, Thrombozytopenie, Herzrhythmusstörungen) oder Carbamazepin zur Verfügung (↑ B). Mexitelin ist in Deutschland seit 2009 nicht mehr erhältlich, kann jedoch z. B. über internationale Apotheken bezogen werden und ist ebenfalls gut wirksam (Weiss et al. 2016)

Die Behandlung einer Dysphagie richtet sich nach den Ergebnissen einer sorgfältigen klinischen Diagnostik, die häufig vom Einsatz einer videoendoskopischen Untersuchung profitiert. Meist sollte man mit einer Veränderung der Konsistenz der Speisen beginnen und die Ernährung frühzeitig durch hochkalorische Kost anreichern. Aufgrund der Physiologie des Schluckaktes bereiten Flüssigkeiten und schlecht kaubare Speisen die meisten Probleme. Die Anwendung von Schlucktechniken (wie das sogenannte supraglottische Schlucken) ist gerade beim ALS-Patienten nur eine vorübergehende Lösung. Ein deutlicher Gewichtsverlust, Dehydratation, eine katabole Stoffwechsellage oder rezidivierende (Aspirations-)Pneumonien stellen ein letztes Warnzeichen dar, um den Einsatz eines perkutanen Gastrostomas (PEG) zu besprechen und einzuleiten (Dorst et al. 2015) (↔, A); eine vorausschauende Aufklärung des Patienten ist ein Muss. Es ist auch gezeigt worden, dass eine höherkalorische Ernährung bei Patienten mit PEG das Überleben des Patienten positiv zu beeinflussen scheint (Wills et al. 2014; Dorst et al. 2015). Die Anlage einer PEG bei einer geringen Vitalkapazität (< 60 %) bedeutet für den Patienten ein erhöhtes Komplikationsrisiko und kann der Grund für eine erhöhte interventionelle und postinterventionelle Mortalität sein. Bei dieser Konstellation ist unbedingt die prä-interventionelle Einleitung einer nichtinvasiven Maskenbeatmung zu empfehlen, auch um Notfallintubationen zu vermeiden.

Ein Überblick zur symptomorientierten medikamentösen Therapie findet sich in **Tab. I 9.2**.

Bei der häufig quälenden und sozial stigmatisierenden Pseudohypersalivation im Rahmen einer Schluckstörung bei Bulbärparalyse besteht ein erhöhtes Aspirationsrisiko. Medikamentös nutzt man Scopolamin, Atropin, Amitriptylin, Trimipramin oder Pirenzepin (↑, B). Alternativ kann auch die Injektion von Botulinumtoxin A (off label) in die Glandula parotis und submandibularis zu einer längerfristigen (rund 8–12 Wochen) Reduktion der Speichelproduktion bei einem Großteil der Patienten führen (↑, B).

Hartnäckige Verschleimung resultiert aus der häufig reduzierten Flüssigkeitszufuhr und einem verminderten Hustenstoß. Daher sollte zunächst für eine ausreichende Flüssigkeitszufuhr gesorgt werden, N-Acetylcystein ist nur bei leichter Verschleimung begrenzt wirksam. Schleimlösende Medikamente sollten abgesetzt werden, wenn der Patient nicht mehr suffizient abhusten kann. Absaugen ist in der Regel nur effektiv, wenn es durch ein Tracheostoma durchgeführt wird. Manuelle Techniken, die den Hustenstoß unterstützen sowie insbesondere mechanische Insufflator/Exsufflatoren (cough assist) bei insuffizientem Hustenstoß können bei der Beseitigung zähen Schleims in den Atemwegen hilfreich sein. Ein Abklopfeffekt wird durch spezielle, intermittierend Druck abgebende Inhalatoren erreicht. Diese werden für 10–15 Minuten benutzt und können die Expektoration von Bronchialsekreten unterstützen. Falls über die hartnäckige Verschleimung hinaus eine Obstruktion der Atemwege vorliegt, können Theophyllin oder gar Kortikoidpräparate eine große Hilfe sein. Allerdings muss eingeräumt werden, dass die Bildung zähen Schleims auch nach Beachtung all dieser Regeln manchmal eine hartnäckige Komplikation bleibt und die Anlage eines Tracheostomas nicht selten der letzte Ausweg aus diesem therapeutischen Dilemma zu sein scheint.

Eine Dysarthrie kann zum vollständigen Verlust der Kommunikationsfähigkeit führen. Zu Beginn ist die Unterstützung des Patienten durch eine logopädische Therapie hilfreich, in späteren Stadien kommen analoge (Alphabettafel, Schreibboards) oder elektronische Kommunikationshilfen, falls erforderlich mit Augensteuerung, zum Einsatz (↔, A).

Die chronische respiratorische (eigentlich: ventilatorische) Insuffizienz und die assoziierten Symptome sind eine unvermeidbare und immer zu antizipierende Komplikation der ALS. Fast alle Patienten befürchten weit vor dem Auftreten erster Symptome der respiratorischen Insuffizienz den qualvollen Erstickungstod. Eine rechtzeitige Aufklärung wird meist mit großer Erleichterung aufgenommen. Es ist wichtig für den Patienten zu erfahren, dass der zu erwartende Tod durch Ateminsuffizienz in der Regel schmerzlos und ohne Erstickungsgefühl im Rahmen eines durch Hyperkapnie induzierten Komas ($CO_2$-Narkose) eintritt (Lule et al. 2008). Eine rasch einsetzende respiratorische Insuffizienz und Atemnot kann auf Atelektasen, Lungenembolien und Bronchopneumonien hinweisen und sollte Anlass für weitere Diagnostik geben.

**Tab. I 9.2:** Symptomatische medikamentöse Therapie bei ALS

| **Symptome und Medikation** | **Dosierung** |
|---|---|
| **Faszikulationen und Muskelkrämpfe** (↑, B) | |
| Magnesiumcitrat<br>Chininsulfat<br>Carbamazepin<br>Mexilitin | 400 mg 1–2 ×/d<br>200–400 mg/d<br>200–800 mg retard/d<br>300–900 mg/d |
| **Pseudo-Hypersalivation** (↑, B) | |
| Scopolamin-Pflaster<br>Amitriptylin<br>Pirenzepin<br>Botulinumtoxin (z. B. Onabotulinumtoxin A) | 1–2 Pflaster<br>25–50 mg, vorzugsweise abends<br>50–100 mg<br>3-monatliche Injektionen, z. B.<br>Gl. parotis 2 × 15 E pro Seite,<br>Gl. submandibularis 1 × 20 E pro Seite |
| **Verschleimung** (↑, B) | |
| Flüssigkeitszufuhr<br>Ambroxol<br>Cough-assist in Terminalphase/schwerer Schluckstörung:<br>Butylscopolamin<br>Reduktion und/oder Absetzen von Sondennahrung und/oder parenteraler Flüssigkeit | 1,5 l/Tag i. v., besser PEG<br>60–120 mg<br><br>20–40 mg s. c., ggf. alle 4 Std. |
| **Erhöhte Affektdurchlässigkeit** (↑, B) | |
| Amitriptylin<br>Fluoxetin<br>Citalopram | 10–150 mg<br>20–60 mg<br>10–40 mg |
| **Atemnot und Angst, insbesondere in der Terminalphase** (↑, B) | |
| Lorazepam<br>Midazolam<br>Morphin<br><br>Da Angst und Atemnot sich verstärken ggf. auch Kombination von Lorazepam und Morphin | 1,0–2,5 mg s.l.<br>2,5–5,0 mg s. c.<br>initial 2 %-ige Lösung 2–4 gtt (= 2,5–5 mg) p. o. alle 4 Std. bzw. 2,5–5 mg s. c. |

* Richtwerte für tägliche Dosierungen; einige Patienten können andere Dosierungen benötigen.

**Kasten I 9.2:** Symptome der chronischen alveolären Hypoventilation

- Müdigkeit und Abgeschlagenheit tagsüber, Konzentrationsschwierigkeiten
- Einschlaf- und Durchschlafstörungen, Alpträume
- morgendliche Kopfschmerzen
- Depressionen, Ängstlichkeit
- Tachypnoe, Dyspnoe, Sprechschwierigkeiten
- vermehrter Einsatz der Atemhilfsmuskulatur
- rezidivierende oder chronische Atemwegsinfekte

Die fortschreitende Parese der Atemmuskulatur zeigt sich klinisch in einer Abschwächung vorwiegend der diaphragmalen Kapazität (Kraft beim Husten, Niesen, Schnäuzen vermindert) und führt im weiteren Verlauf durch die Hypoventilation zu einer anfänglich nur schlafbezogenen, später auch zu einer Tageshyperkapnie und durch Verdrängung und zunehmender Restriktion zu einem $O_2$-Abfall. Die klinischen Symptome der Hypoventilation finden sich in **Kasten I 9.2**. Atemgymnastik ist initial hilfreich. Die Behandlung der chronischen respiratorischen Insuffizienz umfasst sowohl rein palliative Ansätze als auch den Einsatz insbesondere der nicht-invasiven Ventilation. Eine wiederholte und neutrale Aufklärung über die therapeutischen Optionen sollte frühzeitig erfolgen. Eine Akzeptanz des Patienten und ein unterstützendes familiäres Umfeld ermöglicht die Einleitung einer nichtinvasiven Beatmung über eine Maske (↑, A). Diese Maßnahme sollte mit dem Patienten und seiner Familie bei Einsetzen von Symptomen der chronischen Hypoventilation oder – möglichst – früher eingehend besprochen werden. Dabei sollte auch auf die zeitliche Begrenzung des Nutzens dieser Maßnahme und die anderen therapeutischen Optionen (palliatives Management) eingegangen werden. Primäres Ziel der Heimbeatmung ist die Symptomkontrolle und damit die Verbesserung der Lebensqualität. Eine sekundäre Folge ist, besonders bei primär spinalen Patienten, eine deutliche Verlängerung der Lebenszeit. Technische und finanzielle Probleme stehen bei einer nichtinvasiven Beatmung meist weniger im Vordergrund als der zusätzliche pflegerische Aufwand. Günstige Faktoren für eine erfolgreiche nichtinvasive Beatmung sind eine geringe bulbäre Beteiligung, langsame Krankheitsprogression, frühzeitiger Einsatz der Methode, hohe Motivation des Patienten sowie ein unterstützendes familiäres Umfeld. Der Erfolg der Beatmung, insbesondere bei bulbären Patienten, ist kritisch von der Wahl der Atemmaske abhängig. Die Eingewöhnungsphase erfolgt zweckmäßigerweise unter stationären Bedingungen; bei den meisten Patienten dauert sie einige Tage, bei einzelnen Patienten können auch 2–3 Wochen vergehen, bis eine effektive Beatmungssituation erreicht ist. Als klinisches Messinstrument für eine effektive Beatmung können in der Regel die Symptome der Hyperkapnie gelten, insbesondere die Schlafqualität.

Bei einigen Patienten mit stabilem und supportivem familiären Umfeld kann nach ausführlicher Beratung eine Langzeit-Heimbeatmung über ein Tracheostoma mit häuslicher Behandlungspflege zu einer guten Lebensqualität für Patient und Familie führen. Die Indikation sollte streng gestellt werden und den individuellen Krankheitsverlauf, die Wertvorstellungen und die psychosozialen Ressourcen des Patienten und des unmittelbaren Umfeldes berücksichtigen. Äußerst wichtig ist es, dem Patienten Gewissheit zu geben, dass ein friedliches Sterben durch geeignete pflegerische und medikamentöse Maßnahmen gewährleistet ist. Es gibt die rechtliche und ethische Pflicht, dem Wunsch des Patienten nach Beendigung einer Beatmung nachzukommen. Die ärztliche Verantwortung erstreckt sich jedoch auch auf die Diagnostik und Therapie von Depressionen, die häufig zeitlich an den Zeitpunkt der Diagnosestellung gekoppelt sind (↔, A). Dieses depressive Erleben gehört selbstverständlich auch zum Leben von Schwerstbehinderten und kann einem Todeswunsch zugrunde liegen (Lule et al. 2008). Entscheidungen zum Lebensende können weit im Voraus besprochen werden; der verfügte Wille sollte im Krankheitsverlauf regelmäßig abgefragt werden. Das Erstellen einer Patientenverfügung und einer Vorsorgevollmacht sollte angeregt werden.

Eine Sauerstoffgabe ist bei ventilatorischer Insuffizienz in der Regel nicht empfehlenswert, da die Gefahr eines Atemstillstands wegen der fehlenden, sekundär durch Hypoxie induzierten Hyperventilation besteht, und damit die Gefahr der tödlichen Hyperkapnie. Bei chronischer und belastender Dyspnoe ist eine vorsichtige Morphingabe (beginnend mit 2,5–5 mg p. o./s. c./i. v. alle 4 h; Dosis nach der klinischen Wirkung titrieren) möglich. Bei korrekter Anwendung werden dabei in der Regel weder die Blutgase noch die Ventilationsparameter entscheidend negativ beeinflusst.

Psychische Symptome des ALS-Patienten bestehen vor allem in Angst und Panikattacken sowie einer Depression, die meist kurz nach Diagnosestellung auftreten. Je nach Leidensdruck des Patienten sollte eine psychologische und/oder psychiatrische Begleitung erfolgen und gegebenenfalls eine medikamentöse Therapie eingeleitet werden (↔, A). Im weiteren Verlauf der Erkrankung sind entgegen der Auffassung von Laien schwere Depressionen selten (Lule et al. 2008). Angst und Panikattacken treten begleitend auf. Eine emotionale Labilität (»erhöhte Affektdurchlässigkeit«) ist häufig bei bulbärer Beteiligung des ersten Motoneurons zu finden und werden meist von Angehörigen stärker als vom Betroffenen empfunden. Aufklärende Gespräche und der Einsatz von Antidepressiva (Amitriptylin, SSRI) kommen hier zum Einsatz.

Schlafstörungen entstehen in der Regel sekundär, beispielsweise als Folge der Unfähigkeit zum Positionswechsel im Schlaf, psychischer Beeinträchtigung, als Folge von Muskelkrämpfen, Faszikulationen, Dyspnoe oder häufiger durch das *beginnende* Exzitationsstadium einer Hyperkapnie.

Die Belastung der Angehörigen ist (nach Selbsteinschätzung) in vielen Fällen höher als die der ALS-Patienten selbst (Lule et al. 2008) und erfordert besondere Aufmerksamkeit. Es ist vielen Betreuern nicht bewusst, dass die Trauerphase bei ALS unmittelbar nach Eröffnung der Diagnose beginnt, in Form einer sogenannten »antizipierten Trauer«. Die Art und Weise der Aufklärung kann somit die weitere Krankheitsbewältigung wesentlich beeinflussen (Lule et al. 2008). Eine spirituelle Begleitung sollte die Angehörigen mit einbeziehen. Manche Patienten finden keinen Zugang zu Selbsthilfegruppen, während sie für andere eine wichtige Hilfe sein können. Ausbildung, religiöse Einstellung und Lebensanschauung des Patienten können die Bereitschaft, Maßnahmen wie PEG oder nichtinvasive Heimbeatmung in Anspruch zu nehmen, beeinflussen.

Über 90 % der Patienten mit ALS sterben friedlich in der $CO_2$-Narkose im Schlaf. Mit Atemnot verbundenes »Ersticken« ist selten und droht vor allem bei nicht behandelten Pneumonien; daher sollte hier mit einer Behandlung nicht gezögert werden. Der Patient fällt in der Regel aufgrund der zunehmenden Hyperkapnie aus dem Schlaf heraus ins Koma. Falls Beschwerden aufgrund einer Dyspnoe auftreten, sollte Morphin mit einer Anfangsdosis von 2,5–5 mg oral, subkutan oder intravenös alle vier Stunden verabreicht werden (wenn nötig in Kombination mit Chlorpromazin oder Haloperidol als Antiemetikum). Die Gabe unter Beatmung mit einer Maske reduziert die Risiken einer Atemdepression weiter. Wenn diese Maßnahmen keine Wirkung haben, kann Angst mit Lorazepam sublingual (mit einer initialen Dosis von 1–2,5 mg) oder Midazolam (initial 2,5–5 mg) behandelt werden. Diese Medikation muss gegebenenfalls erhöht werden, bis eine ausreichende Symptomkontrolle gewährleistet ist. Die mögliche Atemdepression durch diese Medikamente wird in der Regel überschätzt und wird gegebenenfalls mit einer Maskenbeatmung kupiert (Böhm et al. 2016).

Die meisten ALS Patienten wünschen, zu Hause sterben zu können. Dies kann oft mit Hilfe des – gut informierten – Hausarztes, eines SAPV-Teams oder eines ambulanten Hospizdienstes erreicht werden. Als Alternative kann die Betreuung durch eine Palliativstation oder ein stationäres Hospiz angeregt werden.

### I 9.1.5 Unwirksam

Bedingt durch die Schwere des Krankheitsbildes wurden im letzten Jahrzehnt rasch – und retrospektiv manchmal übereilt – viele Substanzen mit unterschiedlichen Wirkmechanismen auf ihre therapeutischen Möglichkeiten hin untersucht. Der Verlauf der Erkrankung konnte dadurch nicht beeinflusst werden. Auch die Diaphragmastimulation bei ventilatorischer Insuffizienz scheint keine Vorteile zu bieten. In Kombination mit nicht-invasiver Ventilation scheint dieses Verfahren sogar zu einer erniedrigten Überlebensrate im Vergleich zur nicht-invasiven Ventilation allein zu führen (DiPALS Writing Comittee 2015). Gerade die ALS scheint Mediziner, Umfeld und Patienten zu verleiten, nach therapeutischen Auswegen zu suchen, die außerhalb jeglicher Rationalität liegen. Man wird die Nutzung von Außenseitermethoden, Homöopathie und Wunderheilern tolerieren können und sollte den Kontakt mit dem Patienten in diesen Situationen nicht abbrechen. Allerdings scheint das Ende der Toleranz dann erreicht, wenn das Schicksal der Erkrankten und ihrer Familien durch nicht notwendige finanzielle Belastungen noch weiter verschlimmert wird. In manchen Fällen scheinen Patienten und ihre Angehörige auch drohende Nebenwirkungen nicht zu fürchten. In diesen Situationen sollte der Fachmann einschreiten, die Fakten eindeutig präsentieren und auch notfalls die Öffentlichkeit suchen.

## I 9.2 Spinale Muskelatrophien (SMA)

SMA Typ 0 (pränatale Form), SMA Typ 1 (Werdnig-Hoffmann), SMA Typ 2 (intermediärer Typ) und SMA Typ 3 (Kugelberg-Welander) unterscheiden sich vor allem phänotypisch hinsichtlich des Erkrankungsalters und der Erkrankungsprogression, ihr Vererbungsmodus ist autosomal-rezessiv. In mehr als 95 % der Fälle der drei Formen liegt eine homozygote Deletion im Exon 7 und 8 des survival motor neuron Gens (*SMN1*) vor. Die restlichen 5 % der Fälle werden durch eine heterozygote Deletion zusammen mit einer Punktmutation auf dem anderen Allel verursacht. Etwa 2 % der Anlageträger tragen zwei *SMN1*-Kopien auf einem Allel (*SMN1*-Duplikation) und keine *SMN1*-Kopie auf dem anderen Allel (*SMN1*-Deletion). Das *SMN*-Gen existiert in 2 Kopien, SMN1 und SMN2, die sich nur in einem einzelnen Nukleotid in Exon 7 unterscheiden. Normalerweise sind zwei Kopien des SMN1-Gens und bis zu zwei Kopien des SMN2-Gens vorhanden. Den größten Anteil des Genproduktes, das SMN-Protein wird durch *SMN1 kodiert.* Die Schwere des SMA-Phänotyps wird durch die Anzahl der vorhandenen Genkopien des zentromerischen SMN-Gens (SMN2) beeinflusst, von dem im Vergleich zum Gen *SMN1* nur eine geringe Menge Volllängen-Transkript abgelesen wird (Kolb und Kissel, 2015). SMA Typ 1 und 2 haben meist 2 bzw. 3 *SMN2* Kopien, der Typ 3 weist 3–4 Kopien auf.
Klinisch handelt es sich um ein Kontinuum von einer bereits pränatal einsetzenden Form (SMA Typ 0) mit reduzierten Kindsbewegungen, Kontrakturen (Arthrogryposis multiplex congenita), Beatmungspflichtigkeit bei Geburt und einer Lebenserwartung von < 1 Monat, über eine frühe Form mit rascher Beteiligung von bulbären und respiratorischen Muskelgruppen mit tödlichem Ausgang vor dem dritten Lebensjahr (SMA Typ 1), eine intermediäre Form mit einer Lebenserwartung bis zum Kindes-/Jugendalter (SMA Typ 2) und einer juvenilen Form (SMA Typ 3) mit relativ gutartigem Verlauf und nahezu normaler Lebenserwartung (Faravelli et al. 2015). Die juvenile Form beginnt in der Regel schleichend, mit beidseitigen, symmetrischen atrophen Paresen der Beckengürtel- und der proximalen Beinmuskulatur, gefolgt von der Muskulatur des Schultergürtels, die auf die proximale Armmuskulatur übergreift. In etwa der Hälfte der Fälle finden sich Faszikulationen. Die Muskeleigenreflexe sind abgeschwächt auslösbar bis erloschen. Elektromyographie und Muskelbiopsie zeigen neurogene Veränderungen. Bisweilen finden sich jedoch, insbesondere in den proximalen Muskeln, auch deutliche myopathische Veränderungen. Die CK kann erhöht sein.
Bei den erst im dritten Lebensjahrzehnt oder später beginnenden Formen der SMA finden sich meist keine Mutationen im SMN1-Gen. Finden sich Hinweise auf einen autosomal-dominanten Erbgang, liegen gehäuft Mutationen in verschiedenen Genen, insbesondere im *VAPB*- und *TRPV4*-Gen, vor und weisen so auf die phänotypischen Überlappungen zu den familiären ALS-Formen (ALS8) und den distalen motorischen Neuropathien (dHMN) hin.

### I 9.2.1 Spinobulbäre Muskelatrophie Typ Kennedy (SBMA)

Die Erkrankung wurde erstmals 1968 von Kennedy beschrieben, die genetische Ursache 1991 aufgedeckt (LaSpada et al. 1991). Sie wird verursacht durch eine Expansion eines CAG-Tandemrepeats im Exon 1 des Androgenrezeptor-Gens (Chromosom Xq11–12) und zählt somit zu den Trinukleotiderkrankungen. Die Anzahl der Tripletts liegt beim Gesunden zwischen 11 und 35 und > 38 bei Betroffenen. Es liegt ein X-chromosomal rezessives Vererbungsmuster vor, somit manifestiert sich die Erkrankung nahezu ausschließlich bei Männern. Die Prävalenz dieser Erkrankung wird auf 1–2/100 000 geschätzt.
Klinische Symptome treten im Erwachsenenalter in Abhängigkeit der Repeatlänge mit Beginn in der 3.–6. Lebensdekade auf (**Tab. I 9.3**). Im Vordergrund stehen langsam progrediente Muskelatrophien und Paresen mit Erhöhung der CK-Aktivität. Zusätzlich werden Faszikulationen, Muskelkrämpfe und ein feinschlägiger Tremor beobachtet. Initial ist bevorzugt die proximale Beinmuskulatur betroffen, später auch Arme und die distale Muskulatur. Wie bei

**Tab. I 9.3:** Formen spinaler Muskelatrophien und phänotypisch ähnlicher Erkrankungen

| Mutationsort | Erkrankungsalter | Lebenserwartung |
|---|---|---|
| **Mutation im *SMN1*-Gen** | | |
| *SMA Typ 0* | pränatal | < 1 Monat |
| *SMA Typ 1* (Werdnig-Hofmann) | 0–6 Monate | < 2 Jahre |
| *SMA Typ 2* (intermediäre Form) | < 18 Monate | > 2 Jahre |
| *SMA Typ 3* (Kugelberg-Welander) | > 18 Monate | nur gering eingeschränkt |
| **Mutationen im *VAPB*-, *TRPV4*-Gen und anderen Genen (früher »SMA Typ 4«, jetzt dSMA bzw. dHMN)** | > 21 Jahre | meist normal |
| **Mutation im Androgenrezeptor-Gen**<br>Spinobulbäre Muskelatrophie Typ Kennedy | 3.–6. Lebensdekade | meist normal |

kaum einem anderen Krankheitsbild lassen sich periorale Faszikulationen und eine ausgeprägte Zungenatrophie bei weitgehend erhaltenem Sprech- und Schluckvorgang beobachten (Sperfeld et al. 2002).
Als charakteristisches frühes Zeichen einer peripheren Androgenresistenz besteht häufig eine Gynäkomastie, häufig noch vor Auftreten der muskulären Beschwerden. Andere endokrinologische Symptome (verminderter Bartwuchs, Hodenatrophie, Fertilitätsstörung) können variabel und altersabhängig auftreten. Bei einem Drittel bis der Hälfte der Patienten tritt ein Diabetes mit begleitender Fettstoffwechselstörung auf.
Die Erkrankung führt bei vielen Patienten zu Behinderungen, selten zu einer Verminderung der Lebenserwartung. Das klinische Erscheinungsbild und die Progressionsgeschwindigkeit sind variabel. Bei Genträgerinnen kann die CK ebenso erhöht sein, klinische Defizite treten nur im Ausnahmefall auf.
Aktuell ist keine pharmakologische, krankheitsbeeinflussende Therapie für die spinobulbäre Muskelatrophie Typ Kennedy verfügbar. Zur symptomatischen Behandlung gelten die Prinzipien der ALS-Therapie.

### I 9.2.2 Distale SMA und Varianten

Die phänotypisch distalen SMA-Formen (dSMA, < 10 % aller SMA) stellen eine genetisch heterogene Krankheitsgruppe dar. Im Wesentlichen werden sie heute der Gruppe hereditärer motorischer Neuropathien (dHMN) zugerechnet, die als klinische Gemeinsamkeit eine längenabhängige, vorwiegend motorische Neuropathie haben. Einige Formen der dHMN zeigen nur wenig sensible Ausfälle und/oder eine variable Beteiligung des ersten Motoneurons und es gibt häufig Überlappungen zu den axonalen hereditären sensomotorischen Neuropathien (CMT2) und juvenilen Formen der ALS. Es finden sich dominante Formen, z. B. auf dem Boden von Mutationen im *GARS*-, *BSCL2*-, *TRPV4*-Gen, rezessive Formen z. B. auf dem Boden von Mutationen im *PLEKHG5*-, *DNAJB2*-Gen und X-chromosomale Formen, z. B. auf dem Boden von Mutationen im *ATP7A*-Gen (Rossor et al. 2012). Der klinische Beginn liegt im Kindes- oder Erwachsenenalter. Die distalen atrophischen Paresen betreffen in unterschiedlichem Ausmaß die obere und untere Extremität. Der Verlauf ist in der Regel langsam progredient.
Der Phänotyp einer distal betonten, segmentalen, monomelischen Amyotrophie der oberen Extremität wird als »Hirayama Disease« (auch BMMA = brachiale monomelische Amyotrophie, JASSMA = juvenile assymmetrische segmentale SMA bezeichnet). Die Ursache dieser Erkrankung ist unbekannt. Klinisch entwickeln sich über 1–4 Jahre eine rein motorische, einseitige Atrophie der Myotome C7-Th1 ohne weitere Progredienz oder Generalisierung. Die Erkrankung tritt in Mitteleuropa sehr selten auf, findet sich gehäuft bei Männern asiatischer Herkunft und manifestiert sich im 2.–4. Lebensjahrzehnt (Foster et al. 2015).
Ein ähnlicher Phänotyp wurde auch für die untere Extremität beschrieben (monomele Amyotrophie der Beine). Langzeitbeobachtungen für beide Phänotypen an einer größeren Kohorte stützen die Annahme einer gutartigen, selbstlimitierenden Erkrankung (Nalini et al. 2014).

### I 9.2.3 Therapeutische Prinzipien

Eine kausale Therapie der spinalen Muskelatrophien ist bisher nicht bekannt. Die pragmatische Therapie richtet sich wie bei der ALS nach den Symptomen. Experimentell zeichnen sich für die Zukunft verschiedene therapeutische Optionen ab (Kolb und Kissel 2015): Auf dem Sektor der molekularen Therapien zielen Antisense-Oligonukleotide (ASO) als therapeutische RNA-Moleküle darauf ab, ein verändertes Spleißverhalten im *SMN2*-Gen und somit eine erhöhte Expression des SMN Volllängen-Proteins zu bewirken. Ähnlich den Antisense-Oligonukleotiden können »*small molecules*« das Spleißen der *SMN2*-mRNA korrigieren, wodurch eine größere Menge des SMN-Proteins produziert wird. Der vermutlich direkteste Weg zu einer SMA-Therapie ist der gentherapeutische Ersatz des fehlenden SMN1-Gens. Im Tiermodell an der Maus konnte gezeigt werden, dass durch einen intravenös applizierten adeno-assoziierten viralen Vektor AAV9, der das intakte SMN1-Gen trägt, es zu einer deutlichen Steigerung der SMN1-Expression in spinalen Motoneuronen kommt und eine normale Muskelfunktion und Lebenserwartung erreicht werden kann.

### I 9.2.4 Pragmatische Therapie der spinalen Muskelatrophien

Im Vordergrund steht bei den spinalen Muskelatrophien zunächst die genetische Beratung (↔, A). Symptomatisch hilft die Krankengymnastik Immobilisationsfolgen wie Kontrakturen der Gelenke oder skoliotische Wirbelsäulendeformationen zu vermeiden. Hier sind häufig orthopädisch-chirurgische Eingriffe notwendig, um die schwere Kyphoskoliose zu reduzieren, die aus der chronischen Schwäche der paraspinalen Muskulatur resultiert. Die nichtinvasive Beatmung, aber auch ein Tracheostoma, ermöglicht es vor allem Patienten, die im späten Kindesalter und in der Adoleszenz symptomatisch werden, beatmet auch über Jahrzehnte ein aktives Leben zu führen (↑, A) (Bach et al. 2000). Störungen der Sprache, des Sprechens oder des Schluckens können logopädisch behandelt werden. Zu Schluckstörungen kann es infolge mangelhafter Koordination und/oder Schwächung der Schluckmuskulatur kommen. In diesen Fällen ist neben der Behandlung auch die Beratung wichtig, beispielsweise hinsichtlich der richtigen Körperhaltung beim Essen oder zu geeigneten Speisen. Besonders wichtig ist die Handfunktion. Ziel der ergotherapeutischen Behandlung sind Verbesserung, Kompensation, Training motorischer Fähigkeiten, insbesondere der Feinmotorik. Hilfsmittel können entscheidenden Gewinn von Lebensqualität bedeuten und für den Alltag eine Erleichterung sein.
Das ASO Nusinersen wurde speziell für die Spinale Muskelatrophie mit Defekt im SMN1-Gen entwickelt und im Juni 2017 in Deutschland unter dem Namen Spinraza® zugelassen. Nusinersen ist ein synthetisches Nukleotid-Molekül, das selektiv an

die Ziel-RNA bindet, um die Genexpression des SMN2-Gens zu aktivieren. Damit wird die Gesamtmenge an exprimiertem SMN-Protein erhöht, was zur Besserung der Symptome führt. Trotz der vorwiegend auf die kindlichen SMA-Formen bezogenen Studien wurde Nusinersen in Deutschland für alle Altersklassen zugelassen.
Nusinersen wird intrathekal mittels Lumbalpunktion appliziert, im ersten Behandlungsjahr 6 mal, ab dem zweiten Behandlungsjahr 3 mal pro Jahr.

## I 9.3 Das Post-Polio-Syndrom

Das Post-Polio-Syndrom ist eine Folgeerscheinung einer Poliomyelitis-Erkrankung und tritt mehrere Jahrzehnte nach der Infektion auf. Nach der teilweisen oder vollständigen funktionellen Erholung nach einer akuten Poliomyelitis und langanhaltendem (> 15 Jahre) stabilen neurologischen Funktionsniveau entwickeln sich zunehmende Einschränkungen der neuromuskulären Leistungsfähigkeit, die vor allem als orthopädische Komplikationen zu interpretieren sind. Eine vor Jahrzehnten angenommene späte Progression der Vorderhorndegeneration (auch im Alter) ist allenfalls auf wenige Patienten beschränkt, falls sie überhaupt existiert (Windebank 1996). Klinisch handelt es sich zu Beginn um eine zunehmende Einschränkung der Kraftausdauerleistung und der muskulären Kraft über mindestens 12 Monate mit oder ohne zunehmende muskuläre Atrophien, Myalgien und Arthralgien, welche nicht durch andere (neurologische, internistische, orthopädische) Ursachen erklärt werden können. Es wird ein anhaltender Denervations-/Reinnervationsprozess der Erkrankung hypothetisiert, der mit zunehmendem Alter aus dem Gleichgewicht gerät und zugunsten der Denervationsvorgänge umschlägt. Die exakten Ursachen sind nicht bekannt, es werden die motoneuronale und muskuläre Überlastung über Jahrzehnte und chronische inflammatorische Veränderungen im Sinne einer fehlgeleiteten immunologischen Spätantwort diskutiert (Gonzalez et al. 2010). Überzeugende Hinweise für eine Reaktivierung des Poliovirus fehlen. Nicht wirksam ist die medikamentöse Therapie mit Steroiden, Pyridostigmin und Coenzym Q10 (Boyer et al. 2010). Die Analyse der aktuellen Datenlage zeigt auch keine signifikanten Effekte auf Schmerzen, Erschöpfbarkeit und Muskelkraft durch die Therapie mit intravenösen Immunglobulinen (Huang et al. 2015).
Die Behandlung ist symptomatisch; sie fokussiert auf die Diagnose und Therapie von Beschäftigungs- und Überlastungsneuropathien (auch Engpasssyndromen), von Gelenk-, Sehnen- und Bandscheibenerkrankungen und von persönlichen und beruflichen Überbelastungsreaktionen, wie sie bei chronisch Erkrankten bekannt sind (↔, A). Rehabilitative Maßnahmen sollten in einem multiprofessionellen und multidisziplinären Setting durchgeführt werden mit Betonung auf individuelle physiotherapeutische Maßnahmen und dosierten Kraftausdauer-orientiertem Training. Inaktivität und muskuläre Überlastung sollten vermieden werden. Eine der individuellen Situation angepasste Versorgung mit Orthesen und anderen Hilfsmitteln sollte angeboten werden (Gonzalez et al. 2010).

#### Patienten-Selbsthilfeorganisationen

Patienten mit Motoneuronerkrankungen können sich für Informationen und Hilfe an die folgende Organisation wenden:

Deutsche Gesellschaft für Muskelkranke e. V. (DGM)
Im Moos 4
D-79112 Freiburg
www.dgm.org

## Literatur


Andersen PM, Al-Chalabi A. On Clinical Genetics of Amyotrophic lateral sclerosis: What do we really know? Nat Rev Neurol 2011; 7(11): 603–615.

Böhm S, Aho-Özhan HE, Keller J, Dorst J, Uttner I, Ludolph AC, Lulé D. Medical decisions are independent of cognitive impairment in amyotrophic lateral sclerosis. Neurology 2016; 87(16): 1737–1738.

Boyer FC, Tiffreau V, Rapin A, Laffont I, Percebois-Macadré L, Supper C, Novella JL, Yelnik AP. Post-polio syndrome Pathophysiological hypotheses, diagnosis criteria, drug therapy. Ann Phys Rehabil Med 2010; 53(1): 34–41.

Braak H, Brettschneider J, Ludolph AC, Lee VM, Trojanowski JQ, Del Tredici K. Amyotrophic lateral sclerosis--a model of corticofugal axonal spread. Nat Rev Neurol 2013; Dec: 708–714.

Brettschneider J, Arai K, Del Tredici K, Toledo JB, Robinson JL, Lee EB, Kuwabara S, Shibuya K, Irwin DJ, Fang L, Van Deerlin VM, Elman L, McCluskey L, Ludolph AC, Lee VM, Braak H, Trojanowski JQ. TDP-43 pathology and neuronal loss in amyotrophic lateral sclerosis spinal cord. Acta Neuropathol 2014; 128(3): 423–437.

Brettschneider J1, Kurent J, Ludolph A. Drug therapy for pain in amyotrophic lateral sclerosis or motor neuron disease. Cochrane Database Syst Rev 2013; (6).

Brooks BR, Miller RG, Swash M, Munsat T. El Escorial Revisited: Revised criteria for the diagnosis of Amyotrophic lateral sclerosis. Amyotroph Lateral Scler Other Motor Neuron Disord 2000; 1: 293–299.

Byrne S, Walsh C, Lynch C, Bede P, Elamin M, Kenna K, McLaughlin R, Hardiman O. Rate of familial amyotrophic lateral sclerosis: a systematic review and meta-analysis. J Neurol Neurosurg Psychiatry 2011; 82(6): 623–627.

de Carvalho Mda G, Beall B, Nahm MH, Yu J. A rapid pneumococcal serotyping system based on monoclonal antibodies and PCR. J Med Microbiol 2008; 57: 171–178.

DiPALS Writing Committee; DiPALS Study Group Collaborators, McDermott CJ, Bradburn MJ, Maguire C, Cooper CL, Baird WO, Baxter SK, Bourke SC, Imam I, Bentley A, Ealing J, Elliott M, Hanemann CO, Hughes P, Orrell RW, Shaw PJ, Talbot K, Williams T, Ackroyd R, Berrisford R, Galloway S, Karat D, Maynard N, Sarela A, Simonds AK, Taylor L, Leek R, Darlison R, Leigh N, Dewey M, Radunovic A. Safety and efficacy of diaphragm pacing in patients with respiratory insufficiency due to amyotrophic lateral sclerosis (DiPALS): a multicentre, open-label, randomised controlled trial. Lancet Neurol 2015; 14(9): 883–892.

Dorst J, Dupuis L, Petri S, Kollewe K, Abdulla S, Wolf J, Weber M, Czell D, Burkhardt C, Hanisch F, Vielhaber S, Meyer T, Frisch G, Kettemann D, Grehl T, Schrank B, Ludolph AC. Percutaneous endoscopic gastrostomy in amyotrophic lateral sclerosis: a prospective observational study. J Neurol 2015; 262(4): 849–858.

Dupuis L, Dengler R, Heneka MT, Meyer T, Zierz S, Kassubek J, Fischer W, Steiner F, Lindauer E, Otto M, Dreyhaupt J, Grehl T, Hermann A, Winkler AS, Bogdahn U, Benecke R, Schrank B, Wessig C, Grosskreutz J, Ludolph AC and the GERP ALS study group. A randomized, double blind, placebo-controlled trial of pioglitazone in combination with riluzole in amyotrophic lateral sclerosis. PLoS One 2012; 7(6): e37885. doi: 10.1371/journal.pone.0037885.

Faravelli I, Nizzardo M, Comi GP, Corti S. Spinal muscular atrophy – recent therapeutic advances for an old challenge. Nat Rev Neurol 2015; 11(6): 351–359.

Foster E, Tsang BK, Kam A, Storey E, Day B, Hill A. Hirayama disease. J Clin Neurosci 2015; 22(6): 951–954.

Gonzalez H, Olsson T, Borg K. Management of postpolio syndrome. Lancet Neurol 2010; 9(6): 634–642.

Gordon PH, Moore DH, Miller RG, Florence JM, Verheijde JL, Doorish C, Hilton JF, Spitalny GM, MacArthur RB et al. Efficacy of minocycline in patients with amyotrophic lateral sclerosis: a phase III randomised trial. Lancet Neurology 2007; 6: 1045–1053.

Gorges M, Müller HP1 Lulé D, Del Tredici K, Brettschneider J, Keller J, Pfandl K, Ludolph AC, Kassubek J, Pinkhardt EH. Eye Movement Deficits Are Consistent with a Staging Model of pTDP-43 Pathology in Amyotrophic Lateral Sclerosis. PLoS One 2015; 10(11): e0142546.

Huang YH, Chen HC, Huang KW, Chen PC, Hu CJ, Tsai CP, Tam KW, Kuan YC. Intravenous immunoglobulin for postpolio syndrome: a systematic review and meta-analysis. BMC Neurol 2015; 15: 39.

Hübers A, Just W, Rosenbohm A, Müller K, Marroquin N, Goebel I, Högel J, Thiele H, Altmüller J, Nürnberg P, Weishaupt JH, Kubisch C, Ludolph AC, Volk AE. De novo FUS mutations are the most frequent genetic cause in early-onset German ALS patients. Neurobiol Aging 2015; 36(11): 3117.

Ince PG, Evans J, Knopp M, Forster G, Hamdalla HH. Wharton SB, Shaw PJ. Corticospinal tract degeneration in the progressive muscular atrophy variant of ALS. Neurology 2003; 60(8): 1252–1258.

Jonsson PA, Bergemalm D, Andersen PM, Gredal O, Brännström T, Marklund SL. Inclusions of amyotrophic lateral sclerosis-linked superoxide dismutase in ventral horns, liver, and kidney. Ann Neurol 2008; 63: 671–675.

Kassubek J, Müller HP, Del Tredici K, Brettschneider J, Pinkhardt EH, Lulé D, Böhm S, Braak H, Ludolph AC. Diffusion tensor imaging analysis of sequential spreading of disease in amyotrophic lateral sclerosis confirms patterns of TDP-43 pathology. Brain 2014; 137: 1733–1740.

Kolb SJ, Kissel JT. Spinal Muscular Atrophy. Neurol Clin 2015; 33(4): 831–846.

LaSpada AR, Wilson EM, Lubahn DB, Harding AE, Fischbeck KH. Androgen receptor gene mutations in X-linked bulbar and spinal muscular atrophy. Nature 1991; 352: 77–79.

Ludolph AC, Brettschneider J. TDP-43 in amyotrophic lateral sclerosis – is it a prion disease? Eur J Neurol 2015; 22(5): 753–761.

Ludolph AC, Langen KJ, Regard M, Herzog H, Kemper B, Kuwert T, Böttger IG, Feinendegen L. Frontal lobe function in amyotrophic lateral sclerosis: a neuropsychologic and positron emission tomography study. Acta Neurol Scan 1992; 85: 81–89.

Lulé D, Häcker S, Ludolph A, Birbaumer N, Kübler A. Depression and quality of life in patients with amyotrophic lateral sclerosis. Dtsch Arztebl Int 2008; 105: 397–403.

Marin B, Boumédiene F, Logroscino G, Couratier P, Babron MC, Leutenegger AL, Copetti M, Preux PM, Beghi E. Variation in worldwide incidence of amyotrophic lateral sclerosis: a meta-analysis. Int J Epidemiol 2017; 46: 57–74.

Moura MC, Novaes MR, Eduardo EJ, Zago YS, Freitas Rdel N, Casulari LA. Prognostic Factors in Amyotrophic Lateral Sclerosis: A Population-Based Study. PLoS One 2015; 10(10): e0141500.

Nalini A, Gourie-Devi M, Thennarasu K, Ramalingaiah AH. Monomelic amyotrophy: clinical profile and natural history of 279 cases seen over 35 years (1976–2010). Amyotroph Lateral Scler Frontotemporal Degener 2014; 15(5–6): 457–465.

Ravits JM, La Spada AR. ALS motor phenotype heterogeneity, focality, and spread: deconstructing motor neuron degeneration. Neurology. 2009; 73(10): 805–811.

Rosenbohm A, Peter RS, Erhardt S, Lulé D, Rothenbacher D, Ludolph AC, Nagel G, ALS Registry Study Group. Epidemiology of amyotrophic lateral sclerosis in Southern Germany. J Neurol 2017; 264: 749–757.

Rossor AM, Kalmar B, Greensmith L, Reilly MM. The distal hereditary motor neuropathies. J Neurol Neurosurg Psychiatry 2012; 83(1): 6–14.

Schreiber H, Gaigalat T, Wiedemuth-Catrinescu U, Graf M, Uttner I, Muche R, Ludolph AC. Cognitive function in bulbar- and spinal-onset amyotrophic lateral sclerosis. A longitudinal study in 52 patients. J Neurol 2005; 252(7): 772–781.

Seljeseth YM, Vollset SE, Tysnes OB. Increasing mortality from amyotrophic lateral sclerosis in Norway? Neurology 2000; 55: 1262–1266.

Sperfeld AD, Karitzky J, Brummer D, Schreiber H, Häussler J, Ludolph AC, Hanemann CO. X-linked bulbospinal neuronopathy: Kennedy disease. Arch Neurol 2002; 59(12): 1921–1926.

Steinacker P, Feneberg E, Weishaupt J, Brettschneider J, Tumani H, Andersen PM, von Arnim CA, Böhm S, Kassubek J, Kubisch C, Lulé D, Müller HP, Muche R, Pinkhardt E, Oeckl P, Rosenbohm A, Anderl-Straub S, Volk AE, Weydt P, Ludolph AC, Otto M. Neurofilaments in the diagnosis of motoneuron diseases: a prospective study on 455 patients. J Neurol Neurosurg Psychiatry 2016; 87(1): 12–20.

Truini A, Biasiotta A, Onesti E, Di Stefano G, Ceccanti M, La Cesa S, Pepe A, Giordano C, Cruccu G, Inghilleri M. Small-fibre neuropathy related to bulbar and spinal-onset in patients with ALS. J Neurol 2015; 262(4): 1014–1018.

Tsermentseli S, Leigh PN, Taylor LJ, Radunovic A, Catani M, Goldstein LH. Syntactic processing as a marker for cognitive impairment in amyotrophic lateral sclerosis. Amyotroph Lateral Scler Frontotemporal Degener 2015; 17(1–2): 69–76.

van der Graaff MM, de Jong JM, Baas F, de Visser M. Upper motor neuron and extra-motor neuron involvement in amyotrophic lateral sclerosis: a clinical and brain imaging review. Neuromuscul Disord 2009; 19: 53–58.

Weiss MD, Macklin EA, Simmons Z, Knox AS, Greenblatt DJ, Atassi N, Graves M, Parziale N, Salameh JS, Quinn C, Brown RH Jr, Distad JB, Trivedi J, Shefner JM, Barohn RJ, Pestronk A, Swenson A, Cudkowicz ME, Mexiletine ALS Study Group. A randomized trial of mexiletine in ALS: Safety and effects on muscle cramps and progression. Neurology 2016; 86(16): 1474–1481.

Wijesekera LC, Mathers S, Talman P, Galtrey C, Parkinson MH, Ganesalingam J, Willey E, Ampong MA, Ellis CM, Shaw CE, Al-Chalabi A, Leigh PN. Natural history and clinical features of the flail arm and flail leg ALS variants. Neurology 2009; 72(12): 1087–1094.

Wills AM, Hubbard J, Macklin EA, Glass J, Tandan R, Simpson EP, Brooks B, Gelinas D, Mitsumoto H, Mozaffar T, Hanes GP, Ladha SS, Heiman-Patterson T, Katz J, Lou JS, Mahoney K, Grasso D, Lawson R,

Yu H, Cudkowicz M, MDA Clinical Research Network. Hypercaloric enteral nutrition in patients with amyotrophic lateral sclerosis: a randomised, double-blind, placebo-controlled phase 2 trial. Lancet 2014; 383(9934): 2065–2072.

Windebank AJ, Litchy WJ, Daube JR, Iverson RA. Lack of progression of neurologic deficit in survivors of paralytic polio: a 5-year prospective population-based study. Neurology 1996; 46(1): 80–84.

Writing Group, Edaravone (MCI-186) ALS 19 Study Group. Safety and efficacy of edaravone in well defined patients with amyotrophic lateral sclerosis: a randomised, double-blind, placebo-controlled trial. Lancet Neurol 2017; 16(7): 505–513.

# I 10 Restless-Legs-Syndrom (RLS)

*von D. Berg**

## I 10.1 Klinik

### I 10.1.1 Symptome

Patienten mit RLS schildern einen Bewegungsdrang, verbunden mit schwer zu beschreibenden, unangenehmen Missempfindungen, meist in der Tiefe der Waden und/oder Schienbeinmuskulatur lokalisiert. Diese Symptome treten ausschließlich in Ruhe- und Entspannungssituationen, nach langem Sitzen oder bei Immobilisation, zunächst v. a. gegen Abend oder in der Nacht auf. Bewegung wie z. B. Aufstehen und Umhergehen bessert die Symptome vorübergehend. Die Beschwerden können beidseitig oder rechts und links alternierend auftreten; bei etwa der Hälfte der Patienten sind sie einseitig betont. Bis zu 50 % der Patienten berichten im Verlauf auch über Symptome in den Armen (Montplaisir et al. 1997). Aktuelle Diagnosekriterien zeigt **Tab. I 10.1**. Für die Diagnosestellung und zum Ausschluss von Differenzialdiagnosen eignet sich ferner der RLS-Diagnose-Index (Benes und Konen 2009).

Neben den sensiblen Symptomen haben bis zu 80 % aller Patienten auch motorische Symptome: sog. periodische Beinbewegungen (»periodic leg/limb movements«, PLM). Diese können im Schlaf (»periodic limb movements in sleep«, PLMS) oder im Wachen (»periodic limb movements in wakefulness«, PLMW) auftreten. Sie ähneln phänomenologisch dem Babinski- oder, wenn stark ausgeprägt, dem Fluchtreflex und sind durch eine repetitive Flexion im Zeh-, Knie- und Hüftgelenk gekennzeichnet (**Abb. I 10.1**).

PLMS sind nicht spezifisch für das RLS und können – wenn auch deutlich seltener – u. a. beim Schlaf-Apnoe-Syndrom (Carelli et al. 1999), bei der Narkolepsie (Culpepper et al. 1992), beim idiopathischen Parkinson-Syndrom (Wetter et al. 2000), beim Gilles-de-la-Tourette-Syndrom (Voderholzer et al. 1997) oder beim Aufmerksamkeitsdefizit-Hyperaktivitätssyndrom (ADHS, Chervin et al. 2002) auftreten. PLMS können auch isoliert, ohne Assoziation mit anderen Erkrankungen, vorkommen und werden bei gleichzeitig vorhandenen Schlafstörungen und/oder Tagesmüdigkeit als »Periodic Limb Movement Disorder« (PLMD) klassifiziert. PLMS führen häufig zu elektroenzephalographisch nachweisbaren Weckreaktionen (»arousals«) und damit zu einer Fragmentierung des Schlafs. Sie sind daher eine wahrscheinliche Ursache der beim RLS vielfach berichteten Dyssomnie (58–87 % der Patienten) und vermehrter Tagesmüdigkeit (24–46 % der Patienten) (Montplaisir et al. 1997).

PLMS und/oder PLMW gelten als supportives Diagnosekriterium. Man kann sie mit Oberflächenelektroden als Serien von ≥ 4 EMG-Entladungen von je 0,5–5 Sekunden Dauer (länger als Myokloni) mit Intervallen von 5–90 Sekunden (meist 20–40 Sekunden) dokumentieren und quantifizieren (**Abb. I 10.1**).



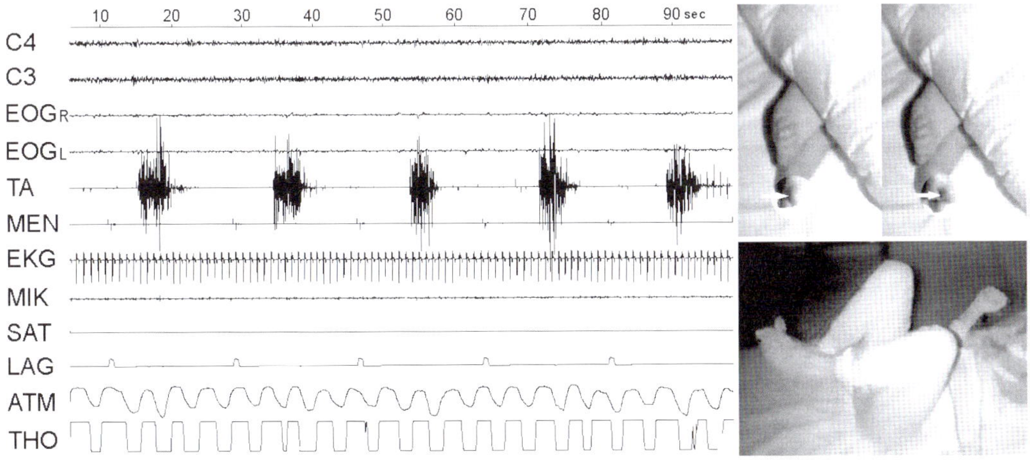


**Abb. I 10.1:** Links: Typischer Polysomnographie-Befund mit »periodic limb movements in sleep« (PLMS), gemessen im EMG aus dem M. tibialis anterior links (TA). Rechts: Babinski-artige Form von PLMS (oben) und schweres PLMS mit Beugung von Hüft- und Kniegelenken (unten). C4, C3 rechts und links zentrale EEG-Elektroden; $EOG_R$ und $EOG_L$ Elektrookulogramm rechts und links; MEN M. submentalis; MIK Mikrofon; SAT Sauerstoffsättigung; LAG Lagesensor; ATM Flussgeschwindigkeit der Atemluft; THO Thoraxexkursionen. Zeitachse in oberster Spur.

* Autoren dieses Kapitels in der 6. Auflage: J. Winkelmann und C. Gerloff.

**Tab. I 10.1:** Diagnosekriterien der internationalen RLS-Study-Group (Allen et al. 2003)

| | |
|---|---|
| **Essenzielle Kriterien** (alle vier Kriterien müssen erfüllt sein) | *Bewegungsdrang der Beine, üblicherweise begleitet von Missempfindungen*<br>Patienten mit RLS klagen über sehr spezielle Missempfindungen: tief in den Muskeln lokalisiert, meistens in den Unterschenkeln, einseitig alternierend oder beidseitig. Bei schwer betroffenen Patienten können auch die Arme involviert sein.<br><br>*Zunahme oder Beginn des Bewegungsdrangs in Ruhezeiten oder bei Inaktivität (Sitzen, Liegen)*<br>Die Patienten empfinden ihre Symptome ausschließlich oder zunehmend, wenn sie sich entspannen, abends ins Bett gehen oder längere Zeit tagsüber sitzen. Patienten mit schwererem RLS können die Symptome u. a. im Auto, Flugzeug, bei längeren Busfahrten, im Theater, Konzert oder bei Sitzungen als unerträglich empfinden.<br><br>*Besserung des Bewegungsdrangs und der Missempfindungen durch Bewegung wie Laufen oder Dehnen*<br>Patienten mit RLS fühlen sich gezwungen, sich zu bewegen und nutzen unterschiedliche motorische Strategien, um die unangenehmen Sensationen in ihren Beinen zu erleichtern: Drehen und Wälzen im Bett, Umhergehen, Ausstrecken der Waden, Dehnen, Massieren, Reiben. Diese Bewegungen sind unter willentlicher Kontrolle, aber schwer zu unterdrücken, weil die Kranken sich gezwungen fühlen, die Bewegungen zur Erleichterung durchzuführen.<br><br>*Deutliche Betonung der Symptome abends und nachts*<br>Die Symptomatik bei unbehandelten Patienten mit RLS zeigt eine zirkadiane Rhythmik mit der größten Intensität in den Abendstunden und in der Nacht und Symptomerleichterung gegen Morgen. Dieses zirkadiane Muster scheint, unabhängig von Schlafzeit und -menge, jeden Tag ungefähr konstant. |
| **Supportive Kriterien** | *Positive Familienanamnese*<br><br>*Ansprechen auf dopaminerge Therapie*<br><br>*Periodische Beinbewegungen im Schlaf*<br>Ein- oder beidseitige periodische Beinbewegungen im Schlaf (PLMS, periodic limb movements in sleep) oder im Wachzustand in Ruhe (PLMW, periodic limb movements during wakefulness) |
| **Assoziierte Charakteristika** | *Initial meist fluktuierender Verlauf, später kontinuierliche oder chronisch progrediente Symptomatik*<br><br>*Ein- und/oder Durchschlafstörungen (teilweise auch Tagesmüdigkeit und Erschöpfung)*<br><br>*Neurologische Untersuchung unauffällig (beim primären RLS)* |

Im Verlauf der Erkrankung können bei schwer betroffenen Patienten auch tagsüber RLS-Symptome in jeder Ruhesituation auftreten. RLS-Beschwerden am Tage werden auch unter dopaminerger Therapie – insbesondere mit hohen Dosen von L-Dopa – im Rahmen einer sog. *Augmentation* beobachtet (**Kap. I 10.3.1**). Die Schwere der Symptome sollte bei der Untersuchung möglichst standardisiert dokumentiert werden, um den Verlauf besser beurteilen zu können, z. B. mit der Schweregradskala der RLS-Study-Group (Trenkwalder et al. 2001).

## I 10.1.2 Klassifikation

Man unterscheidet das *primäre (idiopathische) RLS* und das sekundäre (symptomatische) RLS. Das klinische Erscheinungsbild ist bei beiden Formen identisch. Am besten dokumentiert ist der Zusammenhang eines sekundären RLS bei der terminalen Niereninsuffizienz oder bei Dialysepflichtigkeit, in der Schwangerschaft und bei Eisenmangel (Winkelmann et al. 1996; Manconi et al. 2004; O'Keeffe et al. 1994). Bis zu 30 % der Dialysepatienten berichten über RLS-Symptome, die sich nach Nierentransplantation deutlich bessern können (Winkelmann et al. 2002). Bis zu 26 % der Frauen haben RLS-Symptome in der Schwangerschaft, mit einem Maximum im dritten Trimenon und einer Remission nach der Entbindung. Eine weitere häufige Ursache für ein sekundäres RLS ist ein Eisenmangel, d. h. erniedrigtes Ferritin. Ein gehäuftes Auftreten von RLS-Symptomen ist nach spinaler Anästhesie (8,7 % erstmals transientes RLS) (Högl et al. 2002), bei rheumatoider Arthritis, Sjögren-Syndrom (je ca. 25 % der Patienten) oder Zöliakie (31 %) beschrieben (Gudbjornsson et al. 1993; Ondo et al. 2000; Salih et al. 1994; Moccia et al. 2010). Für weitere Manifestationen im Rahmen anderer Grunderkrankungen siehe bitte **Kasten I 10.1**.

## I 10.1.3 Diagnose und Differentialdiagnose

Die Diagnose kann gestellt werden, wenn klinisch die vier essenziellen Kriterien erfüllt sind (**Tab. I 10.1**). Für die Diagnose eines primären RLS sollte der *klinisch-neurologische Befund* unauffällig sein.
*Laborchemisch* werden bei Erstvorstellung die Parameter aus **Kasten I 10.2** untersucht, insbeson-

**Kasten I 10.1:** Ursachen und gehäuftes Auftreten eines sekundären RLS

**Ursachen:**
Niereninsuffizienz
Eisenmangel
Schwangerschaft
Polyneuropathie

**Einzelfälle oder gehäuftes Auftreten beschrieben bei:**
Multipler Sklerose
Friedreich und Spinozerebellären Ataxien (v. a. SCA 3)
Syringomyelie, Myelopathien,
Radikulopathien,
Vitamin $B_{12}$-Mangel
Folsäure-Mangel
Rheumatoider Arthritis
Idiopathischem Parkinson-Syndrom
Sjögren-Syndrom
Kryoglobulinämie

**Kasten I 10.2:** Laborscreening bei Erstdiagnose RLS

Eisen, Ferritin, CRP
Vitamin $B_{12}$, Folsäure
Natrium, Kalium, Magnesium, Kalzium
Kreatinin, Harnstoff
Kleines Blutbild
GOT, GPT, gGT, Alkalische Phosphatase
Glukose, HbA1c
TSH

dere zum Ausschluss einer Niereninsuffizienz. Bei zusätzlichem Verdacht auf eine Neuropathie erweitert sich das Programm entsprechend, und es sollten eine Neurographie und eine Elektromyographie durchgeführt werden (**Kap. J 2**). Eine *bildgebende Diagnostik* des Spinalkanals ist bei klinischen Hinweisen auf Radikulopathie oder Myelopathie notwendig, da ein RLS sekundär durch Rückenmark- oder Wurzelläsionen bedingt sein kann (Hartmann et al. 1999). Eine zerebrale Bildgebung bleibt besonderen Fällen vorbehalten, so z. B. bei Verdacht auf zerebelläre Ataxie (Abele et al. 2001). Ex juvantibus wird die Diagnose RLS durch gutes Ansprechen auf L-Dopa (Stiasny-Kolster et al. 2006) gestützt (abendliche Testdosis von z. B. 50–100 mg L-Dopa plus Decarboxylasehemmer). Ein Nichtansprechen auf L-Dopa schließt ein RLS jedoch nicht aus.
Die Polysomnographie ist nur bei atypischen RLS zur weiteren differentialdiagnostischen Einordnung oder wenn der Verdacht auf eine zusätzliche schlafbezogene Atmungsstörung (SBAS) besteht notwendig.
Gelegentlich imponieren RLS-Exazerbationen als Erregungszustände, die mit psychiatrischen Erkrankungen verwechselt werden dürfen. Sie können durch erzwungene Ruhesituationen wie Gipsverbände, durch Dekompensation einer Niereninsuffizienz oder durch die Gabe von Medikamenten, insbesondere von Neuroleptika ausgelöst werden. Weitere, das RLS begünstigende Medikamente sind in **Kasten I 10.3** aufgeführt. Wichtig ist die Differenzierung gegenüber der medikamentös bedingten Akathisie.
Differentialdiagnostisch sind polyneuropathische Parästhesien oder »burning feet«, Krampi, Myalgie-Syndrome, Erythromelalgie und vaskuläre Störungen, ferner andersartige in Rückenlage oder im

**Kasten I 10.3:** RLS-verstärkende Medikamente

Neuroleptika (Phenothiazine, Butyrophenone, aber auch atypische Neuroleptika wie Olanzapin)
Metoclopramid, $H_2$-Blocker (z. B. Cimetidin)
Tri- und Tetrazyklische Antidepressiva (z. B. Amitriptylin, Imipramin, Trimipramin, Mianserin)
SSRIs (z. B. Citalopram) oder Mirtazapin
Andere Antidepressiva (z. B. Trazodon, Lithium)
Interferon-alpha
L-Thyroxin, Östrogene
Simvastatin (PLM, Muskelkrämpfe)

Schlaf auftretende Bewegungsstörungen wie »recumbent tic« (Davies et al. 1992) und Syndrome mit »painful legs and moving toes« abzugrenzen (Ebersbach et al. 1998).

## I 10.2 Epidemiologie und Verlauf

Das RLS hat eine altersabhängige Prävalenz von 3 % bei den 18–29-Jährigen und von bis zu 10 % bei den 65-Jährigen (z. B. Berger et al. 2004), 2–3 % haben ein therapiebedürftiges RLS (Allen et al. 2003). Frauen sind vergleichsweise häufiger betroffen (Frauen : Männer = 1,4–1,9 : 1; z. B. Tison et al. 2005). Das RLS manifestiert sich bei etwa 40 % der Betroffenen bereits vor dem 20. Lebensjahr (Montplaisir et al. 1997) und muss auch bei Kleinkindern differentialdiagnostisch, insbesondere bei Hyperaktivität, erwogen werden. Bei Frauen nimmt die Prävalenz mit der Anzahl der stattgehabten Geburten zu (Berger et al. 2004). Typischerweise verläuft das primäre RLS anfangs fluktuierend, dann progredient. Bis zu 20 % der Patienten berichten über freie Intervalle > 1 Monat (Walters et al. 1996). Spontane Besserungen im Alter sind eine Ausnahme, dauerhafte Remissionen sind fast ausschließlich bei sekundären Formen beschrieben. RLS-Patienten haben ein erhöhtes Risiko, Depressionen, Angststörungen und andere psychiatrische Erkrankungen zu erleiden, vereinzelt bis hin zur Suizidalität, wobei eine gegenseitige Beeinflussung zu bestehen scheint (Macki und Winkelmann 2015). Eine adäquate psychiatrische Therapie unter Berücksichtigung möglicher komplexer Medikamenten-Interaktionen ist essentiell und kann die Therapie-Compliance bezüglich der RLS-Medikation verbessern (Godau et al. 2010). Epidemiologische Studien zeigten auch wiederholt ein erhöhtes Risiko für kardiovaskuläre Ereignisse (Walters und Rye 2009).

## I 10.3 Therapeutische Prinzipien

Pathophysiologisch handelt es sich um eine komplex-genetische Erkrankung, bei der häufige und seltene genetische Varianten im Zusammenspiel mit Umweltfaktoren und/oder metabolischen Faktoren zur Manifestation der Erkrankung führen (Schormair und Winkelmann 2011). Im Rahmen von genomweiten Assoziationsstudien wurden häufige genetische Risikovarianten in den Genen *MEIS1, BTBD9, SKOR1/MAP2K5, PTPRD* und TOX3 identifiziert (Winkelmann et al. 2007; Schormair et al. 2008; Winkelman et al. 2011). Träger eines Risikoallels haben ein im Vergleich zur Allgemeinbevölkerung etwas erhöhtes Risiko, an RLS zu erkranken. Es müssen dann zusätzlich weitere genetische, epigenetische und/oder nicht-genetische Faktoren vorhanden sein, damit es zum Ausbruch der Erkrankung kommt. Die Hälfte aller RLS-Patienten hat eine positive Familienanamnese (Winkelmann et al. 2000). Klinisch lassen sich sporadische und familiäre Formen nicht unterscheiden; Letztere haben ein niedrigeres Erstmanifestationsalter. Die pathophysiologische Funktion der identifizierten RLS-Gene ist noch nicht vollständig bekannt – einige (*MEIS1*) scheinen einen Einfluss auf die Expression der Ferritine (Xiong et al. 2009) und auf den Eisenstoffwechsel (Freeman et al. 2012) zu haben während bei anderen kein Einfluss auf den Eisenstoffwechsel nachgewiesen werden konnte (Oexle et al. 2013). Physiologisch spielen einige der identifizierten Faktoren eine Rolle bei der embryonalen Entwicklung des zentralen Nervensystems. Weiterhin wird eine Veränderung der dopaminergen Neurotransmission und eine Herabregulierung der Dopaminrezeptoren angenommen. Die Hypothese stützt sich vor allem auf das gute Ansprechen auf eine dopaminerge Medikation und histologische Studien (Connor et al. 2009). Auch der zentrale Eisenstoffwechsel spielt vermutlich eine Rolle bei der Entstehung eines RLS, wobei der bei RLS-Patienten im Gehirn einschließlich der Substantia nigra histologisch und bildgebend nachgewiesen verminderte Eisengehalt (Allen et al. 2001; Godau et al. 2008) einen Einfluss auf den Dopaminmetabolismus hat (Eisen ist ein essentieller Ko-Faktor der Tyrosin-Hydroxylase). Interessanterweise scheint bei RLS-Patienten aber nicht ein verminderter, sondern eher ein erhöhter Dopaminspiegel zu bestehen (zumindest extrazellulär), wobei die Dopaminrezeptoren herabreguliert sind und sich v. a. nachts ein relativer Dopaminmangel auszuprägen scheint (Early et al. 2006). In neuropathologischen Studien wurden bisher weder Lewy-Körperchen noch α-Synuclein oder neurofibrilläre Tangles identifiziert (Pittock et al. 2004) und es bleibt unklar, ob das RLS zu den neurodegenerativen Erkrankungen zählt.

Wesentlich für die Therapieentscheidung sind Leidensdruck, verminderte Lebensqualität und Ausmaß der Schlafstörungen mit Beeinträchtigung der Befindlichkeit am Tag.

Zum Einfluss einer frühzeitigen Pharmakotherapie auf den Verlauf der Erkrankung liegen keine Studien vor. Bei sekundärem RLS steht die kausale Therapie der Grunderkrankung im Vordergrund. Ist eine Kausaltherapie nicht möglich oder nicht ausreichend, wird eine symptomatische Pharmakotherapie eingeleitet, die am Dopamin-, Opioid- oder GABA-System ansetzt.

### I 10.3.1 L-Dopa (+ Dopamin-Decarboxylasehemmer)

*L-Dopa* bewirkt eine Besserung der Missempfindungen und eine Reduktion der PLM um 49–81 % bei primärem und urämischem RLS (z. B. Trenkwalder et al. 1995, 2003) und ist für die Therapie des RLS zugelassen. Die Wirkung beginnt rasch. Nach der ersten Dosis ist mit einem Ansprechen zu rechnen, der volle Effekt wird in wenigen Tagen erreicht (Benes et al. 1999). Die Kombination mit einem retardierten Präparat ist bei Symptomen im Laufe der Nacht sinnvoll (Collado-Seidel et al. 1999). Bei bis zu 82 % der Patienten tritt im weiteren Verlauf eine Augmentation auf, sodass erst Dosisanpassungen, dann bei mindestens der Hälfte der Patienten eine Änderung der Medikation notwendig wird (Trenkwalder et al. 2003). *Augmentation* wird v. a. unter einer Therapie mit L-Dopa und besonders, wenn die Dosis 200 mg/d übersteigt, seltener mit Dopaminagonisten beobachtet und stellt die wichtigste Nebenwirkung der dopaminergen Therapie bei RLS da. Sie kann sich in 1. einer »Vorverlagerung« der Symptome auf den Tag, 2. einer Zunahme der Intensität, 3. einer Ausdehnung auf andere Körperregionen (z. B. Arme) oder 4. schnellerem Einsetzen der Symptome in Ruhe äußern (García-Borreguero et al. 2007). Seit 2007 gibt es eine Skala zur Quantifizierung der *Augmentation* (García-Borreguero et al. 2007).

### I 10.3.2 Dopaminagonisten

In Deutschland zugelassen sind Ropinirol, Pramipexol und Rotigotin.

*Ropinirol* (0,5–4 mg, mittlere Dosis 2 mg als Einzeldosis) hatte einen positiven Effekt auf die RLS-Symptomatik, die Schlaf- und Lebensqualität (TREAT-RLS-1- und TREAT-RLS-2-Studien; Trenkwalder et al. 2004; Walters et al. 2004). Weitere Studien bestätigten die Effektivität dieser Substanz auch im Hinblick auf die Anzahl von PLMS (Bliwise et al. 2005). Die Wirksamkeit von Ropinirol konnte auch bei schwerem RLS belegt werden (IRLS > 20; Kushida et al. 2008; IRLS > 25; Giorgi et al. 2013). Prospektiv über 26 Wochen wurde eine Augmentation bei 4 % der Patienten beobachtet (Giorgi et al. 2013).

*Pramipexol* ist zur Linderung von PLMS (Reduktion um 97 %) und Insomnie effektiv, dies bereits in geringer Dosis (z. B. 0,3 ± 0,2 mg [MW ± SD] als Einmaldosis abends (Stiasny-Kolster und Oertel 2004) und auch bei 75 % jener Patienten, die zuvor auf andere Formen dopaminerger Medikation nicht angesprochen haben (Lin et al. 1998). Alle bisherigen Placebo-kontrollierten Studien zeigten eine Wirksamkeit von Pramipexol auf die RLS-Beschwerden (Hogl et al. 2011; Montagna et al. 2011; Ma et al. 2012), wobei in einem Vergleich mit Pregabalin letzteres noch wirksamer war (Allen et al. 2014). Auch eine Wirksamkeit auf depressive Symptome wurde belegt (Montagna et al. 2011). Augmentationen wurden prospektiv innerhalb von 52 Wochen bei 9 % der Patienten unter 0,5 mg und 6,6 % der Patienten unter 0,25 mg Pramipexol erhoben (Allen et al. 2014).

Die transdermale Anwendung des Dopaminagonisten *Rotigotin als Pflaster* (2–3 mg über 24 Stunden) reduziert die RLS-Symptome (Trenkwalder et al. 2008, Hening et al. 2010; Inoue et al. 2013) und die PLMS bei allerdings unveränderter Schlafeffizienz (Oertel et al. 2010). Für die Wirkung von Pflastern mit 1 mg Rotigotin gibt es nicht ausreichend Belege,

0,5 mg scheinen nicht wirksam zu sein (Inoue et al. 2013) Aufgrund der 24-stündigen gleichmäßigen Wirkung eignet es sich besonders für Patienten, die auch im Tagesverlauf Beschwerden haben. Hautreaktionen als spezifische Nebenwirkung der Pflastertherapie kommen bei einer Dosierung von 3 mg in bis zu 50 % (Inoue et al. 2013) vor, und treten somit häufiger als bei Parkinsonpatienten auf. Augmentationen scheinen mit nur 1,5 % in der placebokontrollierten 6-Monatsstudie und 2,9 % in der offenen 1-Jahres-Studie seltener als bei anderen Dopaminagonisten aufzutreten.

Für die Ergotaminderivate *Cabergolin, Lisurid,* und *Pergolid* ist eine Wirksamkeit bezüglich der RLS-Symptomatik belegt (für Cabergolin sogar eine stärkere Wirkung als für L-Dopa (Trenkwalder et al. 2007; Benes 2006; Benes et al. 2004; Trenkwalder et al. 2004), sie sind aber nicht zugelassen und werden wegen möglichen fibrotischen Veränderungen der Herzklappen auch nur noch in Ausnahmefällen unter regelmäßiger Ultraschallkontrolle der Herzklappen eingesetzt.

Neben der höchstwahrscheinlich besseren Effizienz der Dopaminagonisten im Vergleich zu L-Dopa sind deren längere Plasmahalbwertszeiten von Vorteil (Ropinirol 6 Stunden, Pramipexol 8–12 Stunden, Pergolid 7–16 Stunden, Cabergolin 63–68 Stunden). Sie können prinzipiell einmal in 24 Stunden (zur Nacht) gegeben werden, wobei in der Praxis zahlreiche Patienten nur mit Mehrfacheinnahmen befriedigend einzustellen sind. Die während der ersten Wochen häufige Übelkeit kann durch sehr langsames Eindosieren vermieden oder mit Domperidon (z. B. Motilium®) über etwa sechs Wochen behandelt werden.

Da viele RLS-Patienten im Verlauf auch über Beschwerden tagsüber in Ruhesituationen klagen kann alternativ zur mehrmaligen Gabe/Tag eine Retard-Form eines Dopa-Agonisten erwogen werden. Zugelassen ist aktuell nur Rotigotin mit einer Wirkdauer von 24 Stunden – bei Unverträglichkeit des Pflasters kann auch ein Therapieversuch mit einem anderen langwirksamen Dopaminagonisten (Ropinirol oder Pramipexol retard) gerechtfertigt sein.

Als mögliches Problem werden die beim Parkinson-Syndrom berichteten Episoden von plötzlichem Einschlafen unter Dopaminagonisten erachtet (Ondo et al. 2001). Bei persistierenden Symptomen oder Tagesmüdigkeit kann alternativ eine Unterdosierung oder eine schlafbezogene Atmungsstörung vorliegen. Zur individuellen differentialdiagnostischen Klärung kommt dann eine Polysomnographie in Betracht. Unter der Therapie mit Dopaminagonisten sind bei 17 % der RLS-Patienten (n = 100) Veränderungen des Impulskontrollverhaltens beschrieben worden (pathologisches Spielen 5 %, Hypersexualität 3 %, zwanghaftes Einkaufen 9 %, zwanghaftes Essen 11 %, »punding« 7 %) (Cornelius et al. 2010).

Die Gabe von Dopaminagonisten wird zunehmend als Therapie der ersten Wahl angesehen. Nach einem Therapiebeginn mit L-Dopa sollte die Indikation zum Umsetzen auf einen Dopaminagonisten großzügig gestellt werden, sobald der Behandlungserfolg mit L-Dopa unbefriedigend ist. Insgesamt ist eine Behandlung mit der niedrigsten effektiven Dosis anzustreben.

Dennoch kommt es bei einigen Patienten, z. T. auch bereits nach kurzen Einnahmeintervallen von wenigen Wochen bis Monaten zu deutlichen Augmentationen. Hier kann der mehrfache Wechsel des Dopaminagonisten hilfreich sein, wobei bei jedem Wechsel immer wieder mit der niedrigsten möglichen Dosis begonnen werden kann (Schaeffer und Berg 2016).

### I 10.3.3 Antikonvulsiva und Opioide

Anhand von drei kontrollierten Studien konnte die Wirkung von *Pregabalin* auf mäßige bis schwere RLS-Beschwerden in einer Dosis von 150–450 mg 1–3 Stunden vor dem Zubettgehen belegt werden (Allen et al. 2010; Garcia-Borreguero 2010; Allen et al. 2014). Es ist nicht weniger wirksam als Pramipexol (Allen et al. 2014) und verbessert die Schlafarchitektur.

Auch für Gabapentin konnte eine Wirksamkeit bezüglich der sensiblen und motorischen RLS-Beschwerden belegt werden (Micozkadioglu et al. 2004; Happe et al. 2003; Lal et al. 2012), wobei größere multizentrische Studien fehlen, die das Ausmaß von Wirkung und Nebenwirkung abbilden.

Für Gabapentin Enacarbil konnte in mehreren placebo-kontrollierten Studien ebenfalls eine Wirksamkeit bei einer Dosis von 1200 mg belegt werden, wobei aktuell erst eine Aussage für eine Wirksamkeit bis zu 12 Wochen getroffen werden kann (Lee et al. 2011; Lal et al. 2012; Inoue et al. 2013). Nebenwirkungen in Form von Schwindel und Somnolenz sind recht häufig, wobei der sedierende Effekt bei Patienten mit Einschlafstörungen hilfreich sein kann.

Für alle erwähnten Antikonvulsiva gilt, dass Patienten mit »schmerzhaft« empfundenen Symptomen besonders zu profitieren scheinen. Sie werden im klinischen Alltag insbesondere bei Patienten mit Polyneuropathien eingesetzt und verbessern auch den Schlaf.

Da bei ihnen nicht das Problem der Augmentation besteht und auch keine Impulskontrollstörungen als Nebenwirkungen auftreten, könnte, wenn eine Langzeitwirksamkeit in Studien belegt wird, auch eine initiale Therapie mit diesen Substanzen unter Berücksichtigung des jeweiligen Nebenwirkungsprofils möglich sein.

Als Substanzgruppen der zweiten Wahl kommen ferner Opioide infrage (nicht bei SAS). In einer 12-wöchigen doppelblinden, placebo-kontrollierten, multizentrischen, von einer 40-wöchigen offenen Extensionphase gefolgten Studie konnte eine gute Wirkung von Oxycodon-Nalaxon auftitriert bis 40/20 mg/d bei Patienten mit schwerem, bis dahin therapieresistentem, RLS belegt werden (Trenkwalder et al. 2013). Augmentationen kamen nicht vor. Die häufigsten Nebenwirkungen waren Müdigkeit, Obstipation, Übelkeit und Kopfschmerzen.

Unter Oxycodon alleine wurde ein Effekt auf die sensible Symptomatik wie auch eine signifikante Reduktion von PLMS gezeigt (Walters et al. 1993). Offene Studien und Kasuistiken weisen auf positive Effekte auch von *Tramadol* (Lauerma und Markkula 1999), *Kodein, Methadon* und *Propoxyphen* hin (Hening et al. 1986; Montplaisir et al. 1992; Walters et al. 1986). Opioide können lange (bis zu 23 Jahren) wirksam und verträglich sein (Walters et al. 2001), dennoch sollten sie wegen möglicher Gewöhnungseffekte und SBAS-Entwicklung jenen schwer betroffenen Patienten vorbehalten bleiben, die nicht auf Dopaminergika ansprechen.

### I 10.3.4 Verschiedenes

Ergebnisse von Eisensubstitutionsstudien sind heterogen. In offenen Studien wurde eine Wirksamkeit von *Eisensubstitution* bei sekundären RLS durch Eisenmangel berichtet (O'Keeffe et al. 1994). In einer placebokontrollierten Untersuchung an Patienten ohne dokumentierten Eisenmangel fanden Davis et al. (2000) allerdings keinen signifikanten Effekt von täglich 2 × 325 mg Eisensulfat. Wang et al. (2009) hingegen beschrieben in einer doppel-blinden, placebo-kontrollierten Studie eine Verbesserung des IRLS und des Ferritin-Spiegels unter oraler Therapie mit Eisensulfat. Eine doppelblinde placebokontrollierte Studie zu intravenös verabreichter Eisensucrose (1 000 mg) bei RLS-Patienten (n = 60) mit leichtem bis mittelschwerem Eisenmangel zeigte eine akute Besserung, aber keinen signifikanten Effekt nach 12 Monaten (Grote et al. 2009). Die positive akute Wirkung konnte in einer Studie mit Eisen-Caboxymaltose i. v. (Allen et al. 2011) und in Studien mit Eisen-Dextran (Sloand et al. 2004) ebenfalls belegt werden. Wichtig zu bedenken ist, dass die verschiedenen Eisenpräparate sich in ihrer Bioverfügbarkeit und Wirkungsweise unterscheiden. Es scheint jedoch sinnvoll, den Ferritin-Spiegel (Eisenspeicher) auf hochnormalen Werten zu halten.

Starke körperliche Aktivität oder extremer Sport verschlechtern oft die Beschwerden in der kommenden Nacht. Leichte Bewegung kann die Beschwerden positiv beeinflussen (Aukerman et al. 2006).

In einer großen prospektiven Kohortenstudie (Batool-Anwar et al. 2016) konnte gezeigt werden, dass normalgewichtige, körperlich aktive Nichtraucher mit etwas Alkoholkonsum ein niedrigeres Risiko hatten, RLS zu entwickeln. Koffein oder bestimmte Diäten hatten keinen Einfluss auf das RLS-Risiko.

Bedeutsam ist die Schlafhygiene: Patienten sollten zu regulären Zeiten in kühlen, dunklen und ruhigen (kein Fernsehen etc.) Räumen schlafen.

## I 10.4 Pragmatische Therapie

Eine langfristige Pharmakotherapie ist bei ausgeprägten Beschwerden oder bei Schlafstörungen indiziert. Ganz allgemein muss die Therapie individuell in zeitlichem Zusammenhang mit dem Auftreten der RLS-Symptome bei jedem Patienten festgelegt werden. **Tab. I 10.2** enthält die entsprechenden Dosierungsrichtlinien sowie die Evidenzlevel und Empfehlungsstärken.

Auch bei leichten Beschwerden ist ein Therapieversuch wegen der oft unterschätzten Schlafstörungen und Tagesmüdigkeit anzubieten, ebenso die kurzfristige Unterdrückung des RLS vor erwarteter Immobilisierung etwa bei Langstreckenflug, Theaterbesuch oder Sitzungen durch die vorbeugende Einmalgabe eines schnell anflutenden Präparates (50–100 mg unretardiertes L-Dopa). Akute Exazerbationen können eine unkonventionelle Notfallmedikation erfordern, wie etwa Benzodiazepine intravenös (1 mg Clonazepam i. v. oder 1–2 mg Lorazepam i. v.) oder 10 mg Morphinsulfat s. c.

Beim PLMS-Syndrom ist, sofern ein Leidensdruck aufgrund von Schlafstörungen und Tagesschläfrigkeit besteht, eine RLS-analoge Therapie möglich. Es gibt jedoch keine kontrollierten Studien dopaminerger Substanzen bei diesen Patienten.

Ein Eisen- oder Elektrolytmangel sollte (nach Ursachenklärung) substituiert werden. Eisenmangel ist möglicherweise der gemeinsame Nenner der sekundären Formen bei Schwangerschaft und Niereninsuffizienz. Nach eigener klinischer Erfahrung profitiert ein Teil der Patienten von einer Eisensubstitution auch bei niedrig normalen Ferritinwerten. Empirisch sollten die Ferritinwerte hochnormal gehalten werden. Da orale Eisenpräparate häufig schlecht vertragen werden, und der Ferritinspiegel nur langsam gehoben werden kann, stellen i. v.-Präparate eine sinnvolle Alternative dar.

Medikamente, die ein RLS verstärken können (**Kasten I 10.3**), sollten soweit möglich abgesetzt oder reduziert werden.

Dopaminergika (L-Dopa und Dopaminagonisten) sind die Medikamente der ersten Wahl. L-Dopa wird in der Primärtherapie bei rein intermittierenden Symptomen eines RLS eingesetzt. Treten Symptome jede Nacht auf oder gehen diese über die Einschlafphase hinaus, sind Dopaminagonisten bereits in der Primärtherapie zu empfehlen. Das Ansprechen auf L-Dopa stützt auch noch einmal die Diagnose (Stiasny-Kolster et al. 2006). Die Angaben zum Wirkungsverlust im Verlauf variieren (**Kap. I 10.3**). L-Dopa muss bei mindestens der Hälfte der Patienten wegen eines sekundären Wirkungsverlusts oder Augmentation ersetzt werden. Eine Steigerung von L-Dopa über 200–300 mg Tagesdosis sollte wegen der erhöhten Wahrscheinlichkeit von Augmentation nicht erfolgen (Garcia-Borreguero 2007). Ropinirol, Pramipexol und Rotigotin sind ähnlich gut dokumentiert und effektiv. Mögliche Spätfolgen der jahrelangen Einnahme einer dopaminergen Medikation bei RLS, insbesondere Dyskinesien, sind bisher nicht bekannt.

In den letzten Jahren konnte zunehmend die Wirkung von Antikonvulsiva auf die RLS-Symptomatik belegt werden, sodass diese eine sinnvolle Alternative bei Unwirksamkeit und Nebenwirkungen darstellen und insbesondere bei begleitenden Schmerzen und/oder Polyneuropathien hilfreich sind.

Die Gabe von Opioiden sollte wegen Toleranzentwicklung und sedierender Wirkung (RLS-Symptome auch am Tag!) nur erwogen werden, wenn weder L-Dopa noch Dopaminagonisten, deren Kombination oder ein Antikonvulsivum ausreicht oder wenn die Patienten trotz Besserung der RLS-Beschwerden weiterhin an einer Insomnie leiden und ein zusätzliches SBAS ausgeschlossen wurde. Gute Wirkung bei schwerem RLS wurde mit Oxycodon/Naloxon (Targin®) belegt. Beim Absetzen müssen Opioide langsam ausgeschlichen werden.

**Tab. I 10.2a:** Pragmatische Pharmakotherapie des RLS:
Zugelassene Substanzen zur Therapie des RLS in Deutschland (2016)

| Wirkstoff (Zulassungs-status) | Evidenz-klassen | Empfeh-lungs-stärken | Initialdosis (pro Tag)* | Steigerung | Erhaltungs-dosis (pro Tag)* | Anmerkung |
|---|---|---|---|---|---|---|
| **L-DOPA**(Z) | ↑↑ | A | 50 mg | 50 mg alle 1–2 Tage | 150–200 mg (max. 400 mg, dann Umset-zen auf Ago-nist) | Einnahme: 1 h vor dem Schla-fengehen* |
| **Pramipexol**(Z) | ↑↑ | A | 0,088 mg | 0,088 mg alle 2–3 Tage | 0,264–0,54 mg | s. Cabergolin Anm.: 0,088 mg Pramipexol = 0,125 mg Prami-pexoldihydro-chlorid 1 $H_2O$ |
| **Ropinirol**(Z) | ↑↑ | A | 0,25 mg | 0,25 mg alle 1–2 Tage | 2–4 mg | s. Cabergolin |
| **Rotigotin**(Z) | ↑↑ | A | 1 mg | 1 alle 5 Tage | 1–3 mg | s. Cabergolin |
| **Eisen** | ↑↑ | A | | | Eisen(II)-sulfat: 1 × 304,3 mg Eisen(II)-glycin-sulfat-Komplex: 2 × 225 mg Eisensucrose: 1 000 mg | Wirkung nur bei Eisenmangel gesichert Keine Langzeit-wirkung |

* in der Regel ist eine Einmalgabe 1 h vor dem Schlafengehen bzw. vor Symptombeginn ausreichend; Ausnahmen: Eisensubstitution und L-DOPA bei Augmentation/»time shifting« (dann zusätzliche Gaben am Tag)
(Z) zugelassen zur Therapie des RLS in Deutschland (Stand 2017)

**Tab. I 10.2b:** Pragmatische Pharmakotherapie des RLS:
Wirksame Substanzen, derzeit Off-label-Therapie des RLS in Deutschland

| Wirkstoff (Zulassungs-status) | Evidenz-klassen | Empfeh-lungs-stärken | Initialdosis (pro Tag)* | Steigerung | Erhaltungs-dosis (pro Tag)* | Anmerkung |
|---|---|---|---|---|---|---|
| **Pregabalin** | ↑↑ | A | 150 mg | 150 mg/ Woche | 100–325 mg | Einnahme abends; niedrigere Dosie-rung zur Symptom-kupierung ausrei-chend |
| **Gabapentin Enacarbil** | ↑↑ | A | 600 mg | 600 mg 6 Wochen Tage | ca. 1 800 mg | 2 × täglich um 12 : 00 und 20 : 00 Uhr |
| **Clonazepam** | ↔ | C | 0,5 mg | 0,5 mg (nach 1–2 Tagen) | 1 mg | Im Notfall auch i. v. möglich |
| **Clonidin** | ↔ | C | 37,5 Ög | 37,5 Ög alle 5–7 Tage | 150–300 mg | Blutdruckkontrol-len! |
| **Tramadol** | ↔ | C | 50 mg | 50 mg (nach 1–2 Tagen) | 50–150 mg | Langsam absetzen! |
| **Morphinsulfat** | ↔ | C | 10 mg s. c. | | | Nur Notfallmedika-tion! |

* in der Regel ist eine Einmalgabe 1 h vor dem Schlafengehen bzw. vor Symptombeginn ausreichend; Ausnahmen: Eisensubstitution und L-DOPA bei Augmentation/»time shifting« (dann zusätzliche Gaben am Tag)
Non-Ergot Dopaminagonisten sollten aufgrund möglicher Nebenwirkungen nur in Ausnahmefällen eingesetzt werden und sind daher nicht mehr erwähnt.

Da beim primären RLS die Symptomatik in der Anfangsphase bisweilen fluktuiert, sind Dosisreduktionen und Auslassversuche möglich, nach unserer Erfahrung aber selten langfristig erfolgreich.

In der *Schwangerschaft* ist die Indikation zu einer spezifischen Medikation zurückhaltend zu stellen. Hier ist die Eisensubstitution ohnehin üblich und wird (mit Folsäure) zur RLS-Prophylaxe empfohlen.

Kontrollierte Studien des RLS in der Schwangerschaft gibt es nicht. Eine Fallserie (Dostal et al. 2013) mit 59 Schwangerschaften unter dopaminerger Einzel- oder Kombinationstherapie mit L-Dopa, Pramipexol, Rotigotin und Ropinirol ergab bei allerdings nur wenigen Neugeborenen pro Gruppe keine Hinweise auf eine vermehrte Fetotoxizität. Cabergolin führte auch in größeren prospektiven Beobachtungsstudien mit 380 (Colao et al. 2008) und 100 (Lebbe et al. 2010) Schwangeren weder zu vermehrten Fehlgeburten noch zu vermehrten Missbildungen.

In einer ersten kleinen doppelblinden placebo-kontrollierten Studien mit *Kindern* (sieben bis 12 Jahre alt) mit ADHS alleine oder in Kombination mit RLS/PLM konnte eine Wirksamkeit von L-Dopa auf die RLS-Symptomatik bei guter Verträglichkeit (unter zusätzlich Domperidon) und ohne Wirkung auf die ADHS-Symptomatik belegt werden (England et al. 2011). In Kasuistiken wurden dopaminerge Pharmaka einschließlich Pergolid (Picchietti und Walters 1999) erfolgreich eingesetzt. Bei Kleinkindern wird wegen der atemdepressiven Wirkung von Opiaten abgeraten. Bei 5 Kindern mit PLMS erwies sich Clonazepam (Arens et al. 1998) als wirksam. Der Einfluss von Therapiepausen oder langsame Absetzversuche sind nicht systematisch untersucht, werden allerdings auch von den meisten Patienten nicht toleriert.

## I 10.5 Unwirksam, obsolet

Fehlende RLS-Linderung wird berichtet für Wadenmassage mit einem Vibrator, lumbale Sympathektomie (Ekbom 1960) und für Meperidin (Akpinar 1987). Als unwirksam (↓) gelten die Antiarrhythmika Chinidin, Mexitil und Disopyramid (Blattler und Muhlemann 1982); nach eigener Beobachtung auch Verapamil. Ebenso gibt es keine zuverlässigen Hinweise auf die Wirksamkeit von Transfusionen bei Anämie, von Nikotin- und Koffeinabstinenz (oder auch Koffeingabe, siehe auch Batool-Anwar et al. 2016), von abendlichem Rotwein, den Vitaminen $B_1$, $B_{12}$, C und E, Homöopathika (Zincum bzw. Zincum valrianicum), Dextran, Chloroquin, Phenoxybenzamin, Propranolol und L-Tryptophan (Cochran und Williams 1996; Walters 1995). Für Chinisulfat, (Limptar), Ohrakupunkturimplantate gibt es keine Studien, sodass diese Behandlungen nicht empfohlen werden können.

#### Selbsthilfeorganisation

RLS e. V./Deutsche Restless-Legs-Vereinigung
Schäufeleinstraße 35
80678 München
Tel. 089 / 55 02 88 80
Fax 089 / 55 02 88 81
E-Mail: RLS_eV@t-online.de

#### Informationen im Internet

International: http://www.rls.org/
Deutschland: http://www.restless-legs.org/
Schweiz: http://www.restless-legs.ch/
Österreich: http://www.restless-legs.at/

## Literatur


Abele M, Bürk K, Laccone F, Dichgans J, Klockgether T. Restless legs syndrome in spinocerebellar ataxia types 1, 2, and 3. J Neurol 2001; 248(4): 311–314.

Allen R, Chen C, Soaita A, Wohlberg C, Knapp L, Peterson BT, García-Borreguero D, Miceli J. A randomized, double-blind, 6-week, dose-ranging study of pregabalin in patients with restless legs syndrome. Sleep Med 2010; 11(6): 512–519.

Allen R, Chen C, Soaita A, Wohlberg C, Knapp L, Peterson BT, García-Borreguero D, Miceli J. A randomized, double-blind, 6-week, dose-ranging study of pregabalin in patients with restless legs syndrome. Sleep Med 2010; 11(6): 512–519.

Allen RP, Adler CH, Du W, Butcher A, Bregman DB, Earley CJ. Clinical efficacy and safety of IV ferric carboxymaltose (FCM) treatment of RLS: a multicentred, placebo-controlled preliminary clinical trial. Sleep Med 2011; 12(9): 906–913.

Allen RP, Chen C, Garcia-Borreguero D, Polo O, DuBrava S, Miceli J, Knapp L, Winkelman JW. Comparison of pregabalin with pramipexole for restless legs syndrome. N Engl J Med 2014; 370(7): 621–631.

Allen RP, Earley CJ. Restless legs syndrome: a review of clinical and pathophysiologic features. J Clin Neurophysiol 2001; 18(2): 128–147.

Allen RP, Picchietti D, Hening WA, Trenkwalder C, Walters AS, Montplaisi J, Restless Legs Syndrome Diagnosis and Epidemiology workshop at the National Institutes of Health; International Restless Legs Syndrome Study Group. Restless legs syndrome: diagnostic criteria, special considerations, and epidemiology. A report from the restless legs syndrome diagnosis and epidemiology workshop at the National Institutes of Health. Sleep Med 2003; 4(2): 101–119.

Arens R, Wright B, Elliott J, Zhao H, Wang PP, Brown LW, Namey T, Kaplan P. Periodic limb movement in sleep in children with Williams syndrome. J Pediatr 1998; 133(5): 670–674.

Aukerman MM, Aukerman D, Bayard M, Tudiver F, Thorp L, Bailey B. Exercise and restless legs syndrome: a randomized controlled trial. J Am Board Fam Med 2006; 19: 487–493.

Bara-Jimenez W, Aksu M, Graham B, Sato S, Hallett M. Periodic limb movements in sleep: state-dependent excitability of the spinal flexor reflex. Neurology 2000; 54(8): 1609–1616.

Batool-Anwar S, Li Y, De Vito K, Malhotra A, Winkelman J, Gao X. Lifestyle Factors and Risk of Restless Legs Syndrome: Prospective Cohort Study. J Clin Sleep Med 2016; 12(2): 187–194.

Benes H, Heinrich CR, Ueberall MA, Kohnen R. Long-term safety and efficacy of cabergoline for the treatment of idiopathic restless legs syndrome: results from an open-label 6-month clinical trial. Sleep 2004; 27(4): 674–682.

Benes H, Kohnen R. Validation of an algorithm for the diagnosis of Restless Legs Syndrome: The Restless Legs Syndrome-Diagnostic Index (RLS-DI). Sleep Med 2009; 10(5): 515–523

Benes H, Kurella B, Kummer J, Kazenwadel J, Selzer R, Kohnen R. Rapid onset of action of levodopa in restless legs syndrome: a double-blind, randomized, multicenter, crossover trial. Sleep 1999; 22(8): 1073–1081.

Benes H. Transdermal lisuride: short-term efficacy and tolerability study in patients with severe restless legs syndrome. Sleep Med 2006; 7(1): 31–35.

Berger K, Luedemann J, Trenkwalder C, John U, Kessler C. Sex and the risk of restless legs syndrome in the general population. Arch Intern Med 2004; 164(2): 196–202.

Bliwise DL, Freeman A, Ingram CD, Rye DB, Chakravorty S, Watts RL. Randomized, double-blind, pla-

cebo-controlled, short-term trial of ropinirole in restless legs syndrome. Sleep Med 2005; 6(2): 141–147.
Carelli G, Krieger J, Calvi-Gries F, Macher JP. Periodic limb movements and obstructive sleep apneas before and after continuous positive airway pressure treatment. J Sleep Res 1999; 8(3): 211–216.
Chervin RD, Archbold KH, Dillon JE, Pituch KJ, Panahi P, Dahl RE, Guilleminault C. Associations between symptoms of inattention, hyperactivity, restless legs, and periodic leg movements. Sleep 2002; 25(2): 213–218.
Colao A, Abs R, Bárcena DG, Chanson P, Paulus W, Kleinberg DL. Pregnancy outcomes following cabergoline treatment: extended results from a 12-year observational study. Clin Endocrinol (Oxf) 2008; 68(1): 66–71.
Collado-Seidel V, Kazenwadel J, Wetter TC, Kohnen R, Winkelmann J, Selzer R, Oertel WH, Trenkwalder C. A controlled study of additional sr-L-Dopa in L-Dopa-responsive restless legs syndrome with late-night symptoms. Neurology 1999; 52(2): 285–290.
Connor JR, Wang XS, Allen RP, Beard JL, Wiesinger JA, Felt BT, Earley CJ. Altered dopaminergic profile in the putamen and substantia nigra in restless leg syndrome. Brain 2009; 132: 2403–2412.
Cornelius JR, Tippmann-Peikert M, Slocumb NL, Frerichs CF, Silber MH. Impulse control disorders with the use of dopaminergic agents in restless legs syndrome: a case-control study. Sleep 2010; 33(1): 81–87.
Culpepper WJ, Badia P, Shaffer JI. Time-of-night patterns in PLMS activity. Sleep 1992; 15(4): 306–311.
Davies L, King PJ, Leicester J, Morris JG. Recumbent tic. Mov Disord 1992; 7(4): 359–363.
Davis BJ, Rajput A, Rajput ML, Aul EA, Eichhorn GR. A randomized, double-blind placebo-controlled trial of iron in restless legs syndrome. Eur Neurol 2000; 43(2): 70–75.
Dostal M, Weber-Schoendorfer C, Sobesky J, Schaefer C. Pregnancy outcome following use of levodopa, pramipexole, ropinirole, and rotigotine for restless legs syndrome during pregnancy: a case series. Eur J Neurol 2013; 20(9): 1241–1246.
Earley CJ, Allen RP. Pergolide and carbidopa/levodopa treatment of the restless legs syndrome and periodic leg movements in sleep in a consecutive series of patients. Sleep 1996; 19(10): 801–810.
Earley CJ, Hyland K, Allen RP. Circadian changes in CSF dopaminergic measures in restless legs syndrome. Sleep Med 2006; 7(3): 263–268.
Ebersbach G, Schelosky L, Schenkel A, Scholz U, Poewe W. Unilateral painful legs and moving toes syndrome with moving fingers – evidence for distinct oscillators. Mov Disord 1998; 13(6): 965–968.
Ehrenberg BL, Eisensehr I, Corbett KE, Crowley PF, Walters AS. Valproate for sleep consolidation in periodic limb movement disorder. J Clin Psychopharmacol 2000; 20(5): 574–578.
England SJ, Picchietti DL, Couvadelli BV, Fisher BC, Siddiqui F, Wagner ML, Hening WA, Lewin D, Winnie G, Cohen B, Walters AS. L-Dopa improves Restless Legs Syndrome and periodic limb movements in sleep but not Attention-Deficit-Hyperactivity Disorder in a double-blind trial in children. Sleep Med 2011; 12(5): 471–477.
Freeman A, Pranski E, Miller RD, Radmard S, Bernhard D, Jinnah HA, Betarbet R, Rye DB, Sanyal S. Sleep fragmentation and motor restlessness in a Drosophila model of Restless Legs Syndrome. Curr Biol 2012; 22(12): 1142–1148.
García-Borreguero D, Allen RP, Kohnen R, Högl B, Trenkwalder C, Oertel W, Hening WA, Paulus W, Rye D, Walters A, Winkelmann J, Earley CJ, International Restless Legs Syndrome Study Group. Diagnostic standards for dopaminergic augmentation of restless legs syndrome: report from a World Association of Sleep Medicine-International Restless Legs Syndrome Study Group consensus conference at the Max Planck Institute. Sleep Med 2007; 8(5): 520–530.
García-Borreguero D, Larrosa O, de la Llave Y, Verger K, Masramon X, Hernandez G. Treatment of restless legs syndrome with gabapentin: a double-blind, cross-over study. Neurology 2002; 59(10): 1573–1579.
Garcia-Borreguero D, Larrosa O, Williams AM, Albares J, Pascual M, Palacios JC, Fernandez C. Treatment of restless legs syndrome with pregabalin: a double-blind, placebo-controlled study. Neurology 2010; 74(23): 1897–1904.
Giorgi L, Asgharian A, Hunter B. Ropinirole in patients with restless legs syndrome and baseline IRLS total scores ≥ 24: efficacy and tolerability in a 26-week, double-blind, parallel-group, placebo-controlled study followed by a 40-week open-label extension. Clin Ther 2013; 35(9): 1321–1336.
Godau J, Klose U, Di Santo A, Schweitzer K, Berg D. Multiregional brain iron deficiency in restless legs syndrome. Mov Disord 2008; 23(8): 1184–1187.
Godau J, Spinnler N, Wevers AK, Trenkwalder C, Berg D. Restless Legs Syndrome and Psychiatric Disorders. Sleep Med Clin 2015; 10(3): 351–357.
Grote L, Leissner L, Hedner J, Ulfberg J. A randomized, double-blind, placebo controlled, multi-center study of intravenous iron sucrose and placebo in the treatment of restless legs syndrome. Mov Disord 2009; 24(10): 1445–1452.
Gudbjornsson B, Broman JE, Hetta J, Hallgren R. Sleep disturbances in patients with primary Sjogren's syndrome. Br J Rheumatol 1993; 32(12): 1072–1076.
Happe S, Klosch G, Saletu B, Zeitlhofer J. Treatment of idiopathic restless legs syndrome (RLS) with gabapentin. Neurology 2001; 57(9): 1717–1719.
Happe S, Sauter C, Klosch G, Saletu B, Zeitlhofer J. Gabapentin versus ropinirole in the treatment of idiopathic restless legs syndrome. Neuropsychobiology 2003; 48(2): 82–86.
Hartmann M, Pfister R, Pfadenhauer K. Restless legs syndrome associated with spinal cord lesions. J Neurol Neurosurg Psychiatry 1999; 66(5): 688–689.
Hening WA, Allen RP, Ondo WG, Walters AS, Winkelman JW, Becker P, Bogan R, Fry JM, Kudrow DB, Lesh KW, Fichtner A, Schollmayer E, SP792 Study Group. Rotigotine improves restless legs syndrome: a 6-month randomized, double-blind, placebo-controlled trial in the United States. Mov Disord 2010; 25(11): 1675–1683.
Hening WA, Walters A, Kavey N, Gidro-Frank S, Cote L, Fahn S. Dyskinesias while awake and periodic movements in sleep in restless legs syndrome: treatment with opioids. Neurology 1986; 36(10): 1363–1366.
Högl B, Frauscher B, Seppi K, Ulmer H, Poewe W. Transient restless legs syndrome after spinal anesthesia: a prospective study. Neurology 2002; 59(11): 1705–1707.
Högl B, Garcia-Borreguero D, Trenkwalder C, Ferini-Strambi L, Hening W, Poewe W, Brenner SS, Fraessdorf M, Busse M, Albrecht S, Allen RP. Efficacy and augmentation during 6 months of double-blind pramipexole for restless legs syndrome. Sleep Med 2011; 12(4): 351–360.
Inoue Y, Shimizu T, Hirata K, Uchimura N, Ishigooka J, Oka Y, Ikeda J, Tomida T, Hattori N, Rotigotine Trial Group. Efficacy and safety of rotigotine in Japanese patients with restless legs syndrome: a phase 3, multicenter, randomized, placebo-controlled, double-blind, parallel-group study. Sleep Med 2013; 14(11): 1085–1091.
Kushida CA, Geyer J, Tolson JM, Asgharian A. Patient- and physician-rated measures demonstrate the effectiveness of ropinirole in the treatment of restless legs syndrome. Clin Neuropharmacol 2008; 31(5): 281–286.

Lal R, Ellenbogen A, Chen D, Zomorodi K, Atluri H, Luo W, Tovera J, Hurt J, Bonzo D, Lassauzet ML, Vu A, Cundy KC. A randomized, double-blind, placebo-controlled, dose-response study to assess the pharmacokinetics, efficacy, and safety of gabapentin enacarbil in subjects with restless legs syndrome. Clin Neuropharmacol 2012; 35(4): 165–173.

Larsen S, Telstad W, Sorensen O, Thom E, Stensrud P, Nyberg-Hansen R. Carbamazepine therapy in restless legs. Discrimination between responders and non-responders. Acta Med Scand 1985; 218(2): 223–237.

Lauerma H, Markkula J. Treatment of restless legs syndrome with tramadol: an open study. J Clin Psychiatry 1999; 60(4): 241–244.

Layzer RB. Hot feet: erythromelalgia and related disorders. J Child Neurol 2001; 16(3): 199–202.

Lebbe M, Hubinont C, Bernard P, Maiter D. Outcome of 100 pregnancies initiated under treatment with cabergoline in hyperprolactinaemic women. Clin Endocrinol (Oxf) 2010; 73(2): 236–242.

Lee DO, Ziman RB, Perkins AT, Poceta JS, Walters AS, Barrett RW, XP053 Study Group. A randomized, double-blind, placebo-controlled study to assess the efficacy and tolerability of gabapentin enacarbil in subjects with restless legs syndrome. J Clin Sleep Med 2011; 7(3): 282–292.

Lin SC, Kaplan J, Burger CD, Fredrickson PA. Effect of pramipexole in treatment of resistant restless legs syndrome. Mayo Clin Proc 1998; 73(6): 497–500.

Ma JF, Wan Q, Hu XY, Sun SG, Wang WZ, Zhao ZX, Wang YJ, Liu CF, Li JM, Jiang YP, Chen SD. Efficacy and safety of pramipexole in chinese patients with restless legs syndrome: results from a multi-center, randomized, double-blind, placebo-controlled trial. Sleep Med 2012; 13(1): 58–63.

Mackie S, Winkelman JW. Restless Legs Syndrome and Psychiatric Disorders. Sleep Med Clin 2015; 10(3): 351–357.

Manconi M, Govoni V, De Vito A, Economou NT, Cesnik E, Casetta I, Mollica G, Ferini-Strambi L, Granieri E. Restless legs syndrome and pregnancy. Neurology 2004; 63(6): 1065–1069.

Micozkadioglu H, Ozdemir FN, Kut A, Sezer S, Saatci U, Haberal M. Gabapentin versus levodopa for the treatment of Restless Legs Syndrome in hemodialysis patients: an open-label study. Ren Fail 2004; 26(4): 393–397.

Moccia M, Pellecchia MT, Erro R, Zingone F, Marelli S, Barone DG, Ciacci C, Strambi LF, Barone P. Restless legs syndrome is a common feature of adult celiac disease. Mov Disord 2010; 25(7): 877–881.

Montagna P, Hornyak M, Ulfberg J, Hong SB, Koester J, Crespi G, Albrecht S. Randomized trial of pramipexole for patients with restless legs syndrome (RLS) and RLS-related impairment of mood. Sleep Med 2011; 12(1): 34–40.

Montplaisir J, Boucher S, Poirier G, Lavigne G, Lapierre O, Lesperance P. Clinical, polysomnographic, and genetic characteristics of restless legs syndrome: a study of 133 patients diagnosed with new standard criteria. Mov Disord 1997; 12(1): 61–65.

Mrowka M, Jobges M, Berding G, Schimke N, Shing M, Odin P. Computerized movement analysis and beta-CIT-SPECT in patients with restless legs syndrome. J Neural Transm 2005; 112(5): 693–701.

O'Keeffe ST, Gavin K, Lavan JN. Iron status and restless legs syndrome in the elderly. Age Ageing 1994; 23(3): 200–203.

Oertel WH, Benes H, Garcia-Borreguero D, Högl B, Poewe W, Montagna P, Ferini-Strambi L, Sixel-Döring F, Trenkwalder C, Partinen M, Saletu B, Polo O, Fichtner A, Schollmayer E, Kohnen R, Cassel W, Penzel T, Stiasny-Kolster K. Rotigotine transdermal patch in moderate to severe idiopathic restless legs syndrome: a randomized, placebo-controlled polysomnographic study. Sleep Med 2010; 11(9): 848–856.

Oexle K, Schormair B, Ried JS, Czamara D, Heim K, Frauscher B, Högl B, Trenkwalder C, Martin Fiedler G, Thiery J, Lichtner P, Prokisch H, Specht M, Müller-Myhsok B, Döring A, Gieger C, Peters A, Wichmann HE, Meitinger T, Winkelmann J. Dilution of candidates: the case of iron-related genes in restless legs syndrome. Eur J Hum Genet 2013; 21(4): 410–414.

Ondo W, Tan EK, Mansoor J. Rheumatologic serologies in secondary restless legs syndrome. Mov Disord 2000; 15(2): 321–323.

Ondo WG, Dat Vuong K, Khan H, Atassi F, Kwak C, Jankovic J. Daytime sleepiness and other sleep disorders in Parkinson's disease. Neurology 2001; 57(8): 1392–1396.

Pellecchia MT, Vitale C, Sabatini M, Longo K, Amboni M, Bonavita V, Barone P. Ropinirole as a treatment of restless legs syndrome in patients on chronic hemodialysis: an open randomized crossover trial versus levodopa sustained release. Clin Neuropharmacol 2004; 27(4): 178–181.

Picchietti DL, Walters AS. Moderate to severe periodic limb movement disorder in childhood and adolescence. Sleep 1999; 22(3): 297–300.

Pittock SJ, Parrett T, Adler CH, Parisi JE, Dickson DW, Ahlskog JE. Neuropathology of primary restless leg syndrome: absence of specific tau- and alpha-synuclein pathology. Mov Disord 2004; 19(6): 695–699.

Rau C, Hummel F, Gerloff C. Cortical involvement in the generation of »involuntary« movements in restless legs syndrome. Neurology 2004; 62(6): 998–1000.

Saletu M, Anderer P, Saletu-Zyhlarz G, Prause W, Semler B, Zoghlami A, Gruber G, Hauer C, Saletu B. Restless legs syndrome (RLS) and periodic limb movement disorder (PLMD): acute placebo-controlled sleep laboratory studies with clonazepam. Eur Neuropsychopharmacol 2001; 11(2): 153–161.

Salih AM, Gray RE, Mills KR, Webley M. A clinical, serological and neurophysiological study of restless legs syndrome in rheumatoid arthritis. Br J Rheumatol 1994; 33(1): 60–63.

Schaeffer E, Berg D. ›Cycling‹ with long-acting dopamine agonists for augmentation in restless legs syndrome. Eur J Neurol 2016; 23(3): e17–18.

Schmidauer C, Sojer M, Seppi K, Stockner H, Hogl B, Biedermann B, Brandauer E, Peralta CM, Wenning GK, Poewe W. Transcranial ultrasound shows nigral hypoechogenicity in restless legs syndrome. Ann Neurol 2005; 58(4): 630–634.

Schormair B, Kemlink D, Roeske D, Eckstein G, Xiong L, Lichtner P, Ripke S et al. PTPRD (protein tyrosine phosphatase receptor type delta) is associated with restless legs syndrome. Nat Genet 2008; 40(8): 946–948.

Schormair B, Winkelmann J. Genetics of Restless Legs Syndrome – mendelian, complex and everything in between. Sleep Medicine Clinics 2011; in press.

Silber MH, Girish M, Izurieta R. Pramipexole in the management of restless legs syndrome: an extended study. Sleep 2003; 26(7): 819–821.

Sloand JA, Shelly MA, Feigin A, Bernstein P, Monk RD. A double-blind, placebo-controlled trial of intravenous iron dextran therapy in patients with ESRD and restless legs syndrome. Am J Kidney Dis 2004; 43(4): 663–670.

Staedt J, Wassmuth F, Ziemann U, Hajak G, Ruther E, Stoppe G. Pergolide: treatment of choice in restless legs syndrome (RLS) and nocturnal myoclonus syndrome (NMS). A double-blind randomized crossover trial of pergolide versus L-Dopa. J Neural Transm 1997; 104 (4–5):461–468.

Stiasny-Kolster K, Benes H, Peglau I, Hornyak M, Holinka B, Wessel K, Emser W, Leroux M, Kohnen R, Oertel WH. Effective cabergoline treatment in idiopathic restless legs syndrome. Neurology 2004a; 63(12): 2272–2279.

Stiasny-Kolster K, Kohnen R, Möller JC, Trenkwalder C, Oertel WH. Validation of the »L-DOPA test« for diagnosis of restless legs syndrome. Mov Disord 2006; 9: 1333–1339.

Stiasny-Kolster K, Mignot E, Ling L, Moller JC, Cassel W, Oertel WH. CSF hypocretin-1 levels in restless legs syndrome. Neurology 2003; 61(10): 1426–1429.

Stiasny-Kolster K, Moller JC, Zschocke J, Bandmann O, Cassel W, Oertel WH, Hoffmann GF. Normal dopaminergic and serotonergic metabolites in cerebrospinal fluid and blood of restless legs syndrome patients. Mov Disord 2004b; 19(2): 192–196.

Stiasny-Kolster K, Oertel WH. Low-dose pramipexole in the management of restless legs syndrome. An open label trial. Neuropsychobiology 2004; 50(1): 65–70.

Tison F, Crochard A, Leger D, Bouee S, Lainey E, El Hasnaoui A. Epidemiology of restless legs syndrome in French adults: a nationwide survey: the INSTANT Study. Neurology 2005; 65(2): 239–246.

Trenkwalder C, Beneš H, Grote L, García-Borreguero D, Högl B, Hopp M, Bosse B, Oksche A, Reimer K, Winkelmann J, Allen RP, Kohnen R, RELOXYN Study Group. Prolonged release oxycodone-naloxone for treatment of severe restless legs syndrome after failure of previous treatment: a double-blind, randomised, placebo-controlled trial with an open-label extension. Lancet Neurol 2013; 12(12): 1141–1150.

Trenkwalder C, Benes H, Grote L, Happe S, Högl B, Mathis J, Saletu-Zyhlarz GM, Kohnen R, CALDIR Study Group. Cabergoline compared to levodopa in the treatment of patients with severe restless legs syndrome: results from a multi-center, randomized, active controlled trial. Mov Disord 2007; 22(5): 696–703.

Trenkwalder C, Benes H, Poewe W, Oertel WH, Garcia-Borreguero D, de Weerd AW, Ferini-Strambi L, Montagna P, Odin P, Stiasny-Kolster K, Högl B, Chaudhuri KR, Partinen M, Schollmayer E, Kohnen R, SP790 Study Group. Efficacy of rotigotine for treatment of moderate-to-severe restless legs syndrome: a randomised, double-blind, placebo-controlled trial. Lancet Neurol 2008; 7(7): 595–604.

Trenkwalder C, Collado Seidel V, Kazenwadel J, Wetter TC, Oertel W, Selzer R, Kohnen R. One-year treatment with standard and sustained-release levodopa: appropriate long-term treatment of restless legs syndrome? Mov Disord 2003; 18(10): 1184–1189.

Trenkwalder C, Garcia-Borreguero D, Montagna P, Lainey E, de Weerd AW, Tidswell P, Saletu-Zyhlarz G, Telstad W, Ferini-Strambi L. Therapy with Ropiunirole; Efficacy and Tolerability in RLS 1 Study Group. Ropinirole in the treatment of restless legs syndrome: results from the TREAT RLS 1 study, a 12 week, randomised, placebo controlled study in 10 European countries. J Neurol Neurosurg Psychiatry 2004; 75(1): 92–97.

Trenkwalder C, Hundemer HP, Lledo A, Swieca J, Polo O, Wetter TC, Ferini-Strambi L, de Groen H, Quail D, Brandenburg U, PEARLS Study Group. Efficacy of pergolide in treatment of restless legs syndrome: the PEARLS Study. Neurology 2004; 62(8): 1391–1397.

Trenkwalder C, Stiasny K, Pollmacher T, Wetter T, Schwarz J, Kohnen R, Kazenwadel J, Kruger HP, Ramm S, Kunzel M et al. L-Dopa therapy of uremic and idiopathic restless legs syndrome: a double-blind, crossover trial. Sleep 1995; 18(8): 681–688.

Trenkwalder C, Walters AS, Hening WA, Chokroverty S, Antonini A, Dhawan V, Eidelberg D. Positron emission tomographic studies in restless legs syndrome. Mov Disord 1999; 14(1): 141–145.

Trenkwalder C, Wetter TC, Stiasny K, Clarenbach P. Restless legs syndrome and periodic limb movements in sleep. Nervenarzt 2001; 72(6): 425–436.

Turjanski N, Lees AJ, Brooks DJ. Striatal dopaminergic function in restless legs syndrome: 18F-dopa and 11C-raclopride PET studies. Neurology 1999; 52(5): 932–937.

Vahedi H, Kuchle M, Trenkwalder C, Krenz CJ. Peridural morphine administration in restless legs status. Anasthesiol Intensivmed Notfallmed Schmerzther 1994; 29(6): 368–370.

Voderholzer U, Muller N, Haag C, Riemann D, Straube A. Periodic limb movements during sleep are a frequent finding in patients with Gilles de la Tourette's syndrome. J Neurol 1997; 244(8): 521–526.

Walters A, Hening W, Cote L, Fahn S. Dominantly inherited restless legs with myoclonus and periodic movements of sleep: a syndrome related to the endogenous opiates? Adv Neurol 1986; 43: 309–319.

Walters AS, Hickey K, Maltzman J, Verrico T, Joseph D, Hening W, Wilson V, Chokroverty S. A questionnaire study of 138 patients with restless legs syndrome: the »Night-Walkers« survey. Neurology 1996; 46(1): 92–95.

Walters AS, Ondo WG, Dreykluft T, Grunstein R, Lee D, Sethi K, TREAT RLS 2 (Therapy with Ropinirole: Efficacy And Tolerability in RLS 2) Study Group. Ropinirole is effective in the treatment of restless legs syndrome. TREAT RLS 2: a 12-week, double-blind, randomized, parallel-group, placebo-controlled study. Mov Disord 2004; 19(12): 1414–1423.

Walters AS, Rye DB. Review of the relationship of restless legs syndrome and periodic limb movements in sleep to hypertension, heart disease, and stroke. Sleep 2009; 32(5): 589–597.

Walters AS, Wagner ML, Hening WA, Grasing K, Mills R, Chokroverty S, Kavey N. Successful treatment of the idiopathic restless legs syndrome in a randomized double-blind trial of oxycodone versus placebo. Sleep 1993; 16(4): 327–332.

Walters AS, Winkelmann J, Trenkwalder C, Fry JM, Kataria V, Wagner M, Sharma R, Hening W, Li L. Long-term follow-up on restless legs syndrome patients treated with opioids. Mov Disord 2001; 16(6): 1105–1109.

Wang J, O'Reilly B, Venkataraman R, Mysliwiec V, Mysliwiec A. Efficacy of oral iron in patients with restless legs syndrome and a low-normal ferritin: A randomized, double-blind, placebo-controlled study. Sleep Med 2009; 10(9): 973–975.

Wetter TC, Collado-Seidel V, Pollmacher T, Yassouridis A, Trenkwalder C. Sleep and periodic leg movement patterns in drug-free patients with Parkinson's disease and multiple system atrophy. Sleep 2000; 23(3): 361–367.

Winkelman JW, Chertow GM, Lazarus JM. Restless legs syndrome in end-stage renal disease. Am J Kidney Dis 1996; 28(3): 372–378.

Winkelman JW, Johnston L. Augmentation and tolerance with long-term pramipexole treatment of restless legs syndrome (RLS). Sleep Med 2004; 5(1): 9–14.

Winkelmann et al. Genome-wide association study identifies novel restless legs syndrome susceptibility loci on 2p14 and 16q12.1. PLoS Genet 2011; 7(7): e1002171.

Winkelmann J, Prager M, Lieb R, Pfister H, Spiegel B, Wittchen HU, Holsboer F, Trenkwalder C, Strohle A. »Anxietas tibiarum«. Depression and anxiety disorders in patients with restless legs syndrome. J Neurol 2005b; 252(1): 67–71.

Winkelmann J, Schormair B, Lichtner P, Ripke S, Xiong L, Jalilzadeh S, Fulda S et al. Genome-wide association study of restless legs syndrome identifies common variants in three genomic regions. Nat Genet 2007; 39(8): 1000–1006.

Winkelmann J, Stautner A, Samtleben W, Trenkwalder C. Long-term course of restless legs syndrome in dialysis patients after kidney transplantation. Mov Disord 2002; 17(5): 1072–1076.

Winkelmann J, Wetter TC, Collado-Seidel V, Gasser T, Dichgans M, Yassouridis A, Trenkwalder C. Clinical characteristics and frequency of the hereditary restless legs syndrome in a population of 300 patients. Sleep 2000; 23(5): 597–602.

Xiong L, Catoire H, Dion P, Gaspar C, Lafrenière RG, Girard SL, Levchenko A, Rivière JB, Fiori L, St-Onge J, Bachand I, Thibodeau P, Allen R, Earley C, Turecki G, Montplaisir J, Rouleau GA. MEIS1 intronic risk haplotype associated with restless legs syndrome affects its mRNA and protein expression levels. Hum Mol Genet 2009; 18(6): 1065–1074.

Zucconi M, Coccagna G, Petronelli R, Gerardi R, Mondini S, Cirignotta F. Nocturnal myoclonus in restless legs syndrome effect of carbamazepine treatment. Funct Neurol 1989; 4(3): 263–271.

# I 11 Myoklonien

*von H. Topka**

## I 11.1 Klinik

Myoklonien sind plötzlich auftretende unwillkürliche, kurzdauernde Muskelkontraktionen (meist < 200 ms), die entweder als positiver Myoklonus mit Bewegungseffekt oder als kurze Unterdrückung tonischer Muskelaktivität imponieren (negativer Myoklonus, Asterixis). Myoklonien können irregulär oder rhythmisch auftreten. Sie beruhen meist auf einer Übererregung umschriebener Nervenzellpopulationen in Kortex oder Hirnstamm, seltener dem Spinalmark oder – sehr selten – peripherer Nerven. Myoklonien können auch physiologisch auftreten, z. B. als Einschlaf- oder Aufwachmyoklonien, Singultus, Zusammenschrecken. Krankheitsbedingte Myoklonien stellen häufig ein Symptom einer zugrundeliegenden neurologischen oder systemischen Störung dar. Für die Planung des therapeutischen Vorgehens ist daher eine sehr sorgfältige Prüfung möglicher behandelbarer Ursachen wesentlich. Idiopathische und monogenetische Myoklonie-Syndrome (z. B. die Myoklonusepilepsie, EPM1) sind hingegen in der Erwachsenenneurologie sehr selten.

Myoklonien sind immer einfache Bewegungen und unterscheiden sich darin von anderen unwillkürlichen Bewegungen wie Dystonien oder choreatiformen Bewegungen. Myoklonien können eine umschriebene Gruppe von Muskeln betreffen, generalisiert auftreten, symmetrisch oder asymmetrisch verteilt sein oder multifokal in verschiedenen, nicht zusammenhängenden Muskelgruppen auftreten. Myoklonien treten spontan auf, können aber auch durch Willkürbewegungen (Aktionsmyoklonien) oder multimodale sensorische Stimuli (Reflexmyoklonus) ausgelöst werden. Sie können einem Tremor ähneln, die Differenzierung zwischen einem Tremor und rhythmischen Myoklonien kann schwierig oder gar unmöglich sein. Positive Myoklonien sind von unwillkürlicher elektromyographischer Aktivität in den betroffenen Muskeln begleitet, abrupte Unterbrechungen der Willküraktivität durch die Aktivierung inhibitorischer Schaltkreise führen zu negativen Myoklonien (Syn.: Asterixis).

Sehr selten sind echte Myoklonien bei Erkrankungen des peripheren Nervensystems. Zu unterscheiden sind Faszikulationen, die auf einer spontanen Entladung einzelner motorischer Einheiten beruhen, sowie Myokymien, die in der Regel als irreguläre Oszillationen eines Muskels imponieren. Der Spasmus hemifacialis (**Kap. I 5**), der auf einer ephaptischen Transmission, d. h. einer Signalübertragung außerhalb einer Synapse, im proximalen Anteil des N. facialis beruht, ist ebenfalls durch kurzzeitige Zuckungen der Lidschlussmuskulatur gekennzeichnet und kann als eine Form eines peripheren Myoklonus angesehen werden.

Myoklonien treten entweder isoliert oder gemeinsam mit anderen neurologischen Symptomen auf. Das Ausmaß der Beeinträchtigung der Patienten variiert sehr stark. Ausgeprägte Myoklonien können willkürliche Bewegungen und damit die Bewältigung des Alltags vollkommen unmöglich machen. Bei sehr ausgeprägten Myoklonus-Syndromen können die Nahrungsaufnahme, das Sprechen oder Gehen erheblich beeinträchtigt sein.

Die Einordnung von Myoklonien kann verwirrend sein, da nebeneinander Klassifikationen existieren, die verschiedene Aspekte der Myoklonien hervorheben. Zwar ist eine ätiologische Zuordnung (**Tab. I 11.2**) anzustreben, aus pragmatischen Gründen sind aber Einteilungen, die die Phänomenologie und damit meist den vermuteten Entstehungsort in den Vordergrund stellen, hilfreicher (**Tab. I 11.1**). Dies liegt vor allem daran, dass die Klassifikation nach ätiologischen Gesichtspunkten sehr komplex und daher im praktischen Alltag sehr unhandlich ist. Wesentlich einfacher ist es, sich zunächst für die diagnostische Zuordnung von phänomenologischen Gesichtspunkten leiten zu lassen. Gelingt die ätiologische Klärung, kann möglicherweise die Grunderkrankung behandelt werden, kommt eine symptomatische Behandlung in Betracht, wird diese im Wesentlichen vom vermutlichen Entstehungsort der Myoklonien geleitet. Die früher gebräuchliche Einteilung in epileptische und nicht-epileptische Formen hat nur noch untergeordnete Bedeutung im klinischen Alltag. Einen Hinweis auf die Ätiologie kann auch der Krankheitsverlauf geben. Chronische Verlaufsformen sprechen eher für neurodegenerative oder idiopathische Myoklonienformen, ein akuter oder subakuter Beginn spricht eher für eine symptomatische Genese.

Idiopathische Myoklonieformen sind sehr selten. Zur Einordnung der wesentlich häufigeren symptomatischen Formen sind umfassende neurologische und laborchemische Untersuchungen erforderlich, häufig auch eine Liquoruntersuchung, bildgebende und elektrophysiologische Untersuchungen.

Einen Überblick über mögliche Ätiologien von Myoklonien gibt **Tab. I 11.2**.



* Autoren dieses Kapitels in der 6. Auflage: H. Topka und F. Asmus.

**Tab. I 11.1:** Klassifikationen der Myoklonien

| | | |
|---|---|---|
| **Phänomenologisch** | topische Verteilung | fokal<br>segmental<br>multifokal<br>axial<br>bilateral<br>generalisiert |
| | zeitliches Muster | irregulär<br>rhythmisch<br>synchron<br>sequenziell |
| | Aktivierungsmuster | spontan<br>aktionsinduziert<br>stimulus-sensitiv<br>reflexgetriggert<br>positiv oder negativ (Asterixis) |
| **Entstehungsort** | kortikal | fokal oder multifokal, aktionsinduziert, stimulus-sensitiv, reflexgetriggert, EMG-Bursts < 50 ms, positive EEG-EMG-Korrelation im back-averaging, Riesen-SEP, ggf. path. EEG |
| | subkortikal (Hirnstamm, Formatio reticularis) | meist generalisiert, synchron, axial, stimulus-sensitiv, EMG: rostro-kaudale Ausbreitung, EEG unauffällig, keine EEG-EMG-Korrelation, keine Riesen-SEP, Dauer meist 25–300 ms |
| | spinal | spinal segmental oder propriospinale Formen, spinalen Segmenten zuzuordnen, EMG-Ausbreitungsmuster zur Lokalisation hilfreich |
| | peripher | Verteilung entsprechend peripherem Nerven, Plexus oder Nervenwurzel |
| **Ätiologisch** | physiologisch | z. B. Singultus, Erschrecken |
| | symptomatisch | z. B. bei Urämie, Hepatopathie |
| | in Assoziation mit anderen Erkrankungen | z. B. Epilepsie, Dystonie, Demenz |
| | essenziell | z. B. idiopathische hereditäre Formen |
| | psychogen | |

### I 11.1.1 Elektrophysiologische Charakteristika verschiedener Myoklonieformen

Neben klinischen können elektrophysiologische Kriterien für die Identifikation des Entstehungsorts hilfreich sein. Sie erleichtern in schwierigen Fällen auch die Einordnung der Bewegungsstörung als Myoklonie in Abgrenzung zu anderen Hyperkinesien. In Betracht kommt die elektromyographische (EMG-)Mehrkanal-Polygraphie, bei der die EMG-Aktivität mit Oberflächenelektroden von der betroffenen Muskulatur abgeleitet wird, das Elektroenzephalogramm (EEG), das bei kortikalen Myoklonien auffällige Befunde zeigen kann, somatosensibel-evozierte Potenziale (SEP) und die EEG-EMG-Korrelation, wie sie im Backaveraging-Verfahren eingesetzt wird. Bei diesem Verfahren werden gleichzeitige EEG- und EMG-Ableitungen aufgezeichnet, die erlauben, den kortikalen Ursprung von Myoklonien zu belegen.

SEPs erlauben den Nachweis einer gesteigerten kortikalen Exzitabilität gegenüber somatosensorischen Stimuli (Riesenpotenziale). Bei kortikalen Reflexmyoklonien zeigt das Elektroenzephalogramm eine umschriebene positiv-negative Potenzialschwankung über dem kontralateralen sensorimotorischen Kortex, die spontanen oder reflexinduzierten Myoklonien vorausgeht. Sind Hirnnerven beteiligt, ist die Reihenfolge der zeitlich abgestuften Aktivierung der betroffenen Muskulatur interessant (z. B. M. masseter – M. orbicularis oculi – M. sternocleidomastoideus bei Generator im oberen Hirnstamm. *Retikuläre Reflexmyoklonien* sind durch sehr kurze elektromyographische Entladungen von häufig nur 10–30 ms Dauer charakterisiert und werden durch sensorische Stimuli, wie leichtes Berühren oder durch Willkürbewegungen ausgelöst. Ein Korrelat im EEG fehlt meist. Bei primär generalisierten epileptischen Myoklonien findet sich im EEG eine langsame, bilaterale fronto-zentrale auftretende Negativierung. (Für eine Übersicht der Einsatzmöglichkeiten elektrophysiologischer Myokloniediagnostik vgl. Apartis 2013.)

Bei der Untersuchung von Myoklonien des Diaphragmas, die bei einem Teil der Patienten als psychogen gelten, kann eine Ultraschalluntersuchung der Zwerchfellbeweglichkeit mit Überprüfung einer Synchronisierung der Zwerchfellaktivität mit rhythmischen Handbewegungen helfen (Llanezza-Ramos et al. 2016).

## I 11.2 Epidemiologie und Verlauf

Die große Zahl verschiedener Formen von Myoklonien und die ausgesprochene Heterogenität ihrer Ätiologie machen allgemeine Aussagen zur Häufigkeit sehr schwierig. Ohne weitere Differenzierung

**Tab. I 11.2:** Ätiologie von Myoklonien (unvollständige Darstellung)

| | | |
|---|---|---|
| **Physiologisch**<br>Singultus<br>Physiologische Schreckreaktion<br>Myoklonien bei Sport, Orgasmus, Angst<br>Einschlafmyoklonien (»hypnic jerks«)<br>Benigne neonatale Schlafmyoklonien<br>Benigne infantile Myoklonien beim Füttern<br><br>**Idiopathische Myoklonus-Syndrome**<br>Essenzieller Myoklonus<br>Myoklonus-Dystonie (DYT11)<br>Segmentaler Myoklonus<br>Propriospinaler Myoklonus<br>Palataler Myoklonus<br>Übersteigerte Schreckreaktionen (sporadisch, Hyperekplexie GLRA1)<br>Nächtliche Myoklonien<br>Periodische (Bein-)Bewegungen im Schlaf<br><br>**Negativer Myoklonus – Asterixis**<br>Asterixis bei hepatischer/urämischer Enzephalopathie<br>Medikamentös<br>Hyponatriämie, Hypocalcämie, Hypomagnesiämie, Hypoglykämie<br><br>**Epileptische Myoklonien**<br>Isolierte epileptische Myoklonien<br>Epilepsia partialis continua (Rasmussen)<br>Idiopathischer stimulus-sensitiver Myoklonus<br>Photosensibler Myoklonus<br>Petit-Mal-Epilepsie mit »myoklonischen Absencen«<br>Schwere Myoklonusepilepsie (Dravet Syndrom)<br>Myoklonischastatische Epilepsie<br>Juvenile Myoklonusepilepsie (Janz)<br>Kryptogene Myoklonusepilepsie (Aicardi)<br>Familiärer kortikaler myoklonischer Tremor mit Epilepsie (FCMTE)<br><br>**Enzephalopathien mit Myoklonien**<br>Progressive Myoklonusepilepsie (Unverricht-Lundborg, EPM1; Lafora-Einschlusskörperchen-Erkrankung) | **Weitere Speichererkrankungen**<br>GM2 Gangliosidose (Tay-Sachs)<br>Zeroidlipofuscinose (Batten)<br>Sialidose (cherry-red-spot-Myoklonus Syndrom)<br>M. Gaucher Type 3 (Subakute Neuronopathie)<br>Globoidzell-Leukodystrophie Krabbe<br><br>**Mitochondropathien (z. B. MERFF)**<br><br>**Spinozerebelläre Degenerationen**<br>SCA 2 > 1, 3; 6, 7, 8 und 14 selten<br>Friedreich Ataxie<br>Ataxia teleangiectatica<br><br>**Basalganglienerkrankungen**<br>Idiopathisches Parkinson-Syndrom<br>Multisystematrophie (MSA)<br>Dentato-Rubro-Pallido-Luysische Atrophie<br>Kortikobasale Degeneration (CBD)<br>Chorea Huntington<br>Pantothenkinase-assoziierte Neurodegeneration (PKAN, früher Hallervorden–Spatz)<br>M. Wilson<br>Progressive supranukleäre Blickparese<br><br>**Dementielle Erkrankungen**<br>Creutzfeldt-Jakob-Erkrankung (CJD)<br>Gerstmann-Sträussler-Scheinker-Syndrom (GSS)<br>Demenz mit Lewy-Körperchen (DLB)<br>M. Alzheimer<br>Frontotemporale Demenz mit Parkinsonismus und Mutation auf Chr. 17 (FTDP–17)<br>Rett-Syndrom<br>Angelman-Syndrom<br><br>**Physikalische Enzephalopathien**<br>Posttraumatisch<br>Hitzschlag<br>Elektrotraumata<br>Dekompressionserkrankung<br>Post-hypoxische Enzephalopathie (Lance Adams) | **Infektiöse und immunvermittelte Erkrankungen**<br>Herpes-simplex-Enzephalitis<br>Coxsackie-Enzephalitis<br>Subakute sklerosierende Panenzephalitis (SSPE)<br>HIV-Enzephalopathie<br>West-Nil-Virus-Erkrankung<br>Syphilis<br>Malaria<br>Chikungunya<br>M. Whipple<br>Progressive multifokale Leukenzephalopathie<br>Opsoklonus-Myoklonus Syndrom (s. a. paraneoplastische S.)<br>Progressive Enzephalitis mit Rigidität und Myoklonien (PERM)<br>NMDA-Rp-AK-Enzephalitis<br>Hashimoto-Enzephalopathie<br>Stiff-Person-Syndrom<br>Gluten-sensitive Enteropathie (Zöliakie)<br><br>**Intoxikationen**<br>Wismut<br>Schwermetalle<br>Methylbromid<br><br>**Medikamentös-induzierte Myoklonien**<br>Trizyklische Antidepressiva,<br>Antikonvulsiva,<br>L-Dopa,<br>Anästhetika (Etomidate, Propofol, Enflurane)<br>Kokain, LSD, Cannabis<br>Opioide<br>Lithium<br>Selektive Serotonin-Wiederaufnahmehemmer (SSRI)<br>Antibiotika<br>Antipsychotika<br><br>**Metabolische Erkrankungen**<br>Leberversagen<br>Hyponatriämie<br>Hypoglykämie<br>Hyperthyreoidismus<br>Nicht-ketotische Hyperglykämie<br>Nierenversagen<br>Aktionsmyoklonus-Niereninsuffizienz (AMNI)<br>Biotinmangel<br><br>**Sonstige**<br>Dystonien<br>Fokale ZNS-Läsionen<br>Amyloidangiopathien<br>Neoplasmen<br>Ischämien<br>Restless-Legs-Syndrom<br>Psychogen |

wird für alle Formen von Myoklonien in jüngeren epidemiologischen Arbeiten eine Prävalenz von 8,6/100 000 Einwohner und eine jährliche Inzidenz von 1,3/100 000 Einwohner angegeben (Caviness et al. 1999). Da die meisten Myoklonus-Syndrome symptomatischer Genese sind, ist der Verlauf durch die

Grundkrankheit bestimmt. Auf die verfügbaren Daten zur Epidemiologie und zum Verlauf wird bei den jeweiligen Krankheitsentitäten eingegangen.

## I 11.3 Therapeutische Prinzipien

Da die Ätiologie der Myoklonien sehr uneinheitlich ist, lassen sich keine universellen kausalen Therapieempfehlungen formulieren. Gelingt es, v. a. eine Noxe, metabolische oder entzündliche Ursachen nachzuweisen, sollte versucht werden, die verantwortliche Grunderkrankung zu behandeln. Gelingt dies nicht oder es handelt sich um eine nicht kausal behandelbare Grunderkrankung, kommt eine symptomatische Therapie in Betracht. Für die diagnostische Einordnung wird häufig ein Stufenplan vorgeschlagen, nach dem zunächst auf Grund der Phänomenologie und der Elektrophysiologie der mutmaßliche Entstehungsort der Myoklonien ermittelt wird. Mit Hilfe der Basislabordiagnostik und der zerebralen, resp. spinalen Bildgebung werden häufige Ursachen identifiziert und dabei auch die Frage geklärt, ob metabolische Erkrankungen, eine Medikation oder Intoxikationen die Myoklonien verursachen (**Tab. I 11.2**). Führen diese ersten Schritte der Diagnostik nicht zum Erfolg, kann mit spezifischen Laboruntersuchungen und genetischen Verfahren, einschl. next generation sequencing nach selteneren Ursachen wie einer Mitochondropathie, einer spät beginnenden neurodegenerativen oder einer anderweitigen genetisch determinierten Erkrankung gesucht werden (Zutt et al. 2015; Dyck und Tijssen 2010). Zu den potentiell behandelbaren, genetisch determinierten Erkrankungen gehören Niemann-Pick Typ C, M. Wilson, Glukose-Transporter Typ I (GLUT1) Defizienz, cerebrotendinöse Xanthomatose und Tyrosinhydrolasedefizienz.

### I 11.3.1 Myoklonien kortikalen Ursprungs

Zu den kortikalen Myoklonien gehören beispielsweise akute und chronische posthypoxische Myoklonien (Lance-Adams-Syndrom), progressive Myoklonusepilepsien oder Myoklonien im Rahmen von neurodegenerativen Erkrankungen wie der kortikobasalen Degeneration. Pathophysiologisch werden kortikale Myoklonien in der Nähe von Epilepsien gesehen. Die Mehrzahl der für die Therapie von kortikalen Myoklonien vorgeschlagenen Medikamente wird daher auch in der Behandlung von Epilepsien eingesetzt. Zu diesen Substanzen gehören Clonazepam, Valproinsäure, Primidon oder Levetiracetam. Erfahrungen bestehen außerdem mit dem Nootropikum c, einer dem Levetiracetam verwandten Substanz.
Besondere Aufmerksamkeit verdienen negative Myoklonien (Asterixis), die ebenfalls einen kortikalen Ursprung haben und nicht selten iatrogenen Ursprungs sind. Häufige Ursache sind Intoxikationen, z. B. bei der Überdosierung von Antikonvulsiva. Negative Myoklonien werden leicht übersehen, da sie nie in Ruhe, sondern nur bei anhaltender Willküraktivität, z. B. bei der fortgesetzten Hand- oder Armextension oder im Stehen beobachtet werden können.

### I 11.3.2 Subkortikale Myoklonien

Beispiele subkortikaler Myoklonien sind die Myoklonus-Dystonie, Hirnstammmyoklonien oder das Opsoklonus-Myoklonus-Syndrom. Diskutiert wird eine Rolle des Globus pallidus internus (Rhugani und Lozano 2013) und auch des Kleinhirns (Ganos et al. 2014), wobei deren genauer pathophysiologischer Beitrag weiterhin unklar ist. Kennzeichnend für diese Form von Myoklonien ist das Fehlen eines Korrelats im Elektroenzephalogramm oder den somatosensibel evozierten Potentialen und das eher schlechte Ansprechen von Antikonvulsiva. Der Serotoninvorläufer L-5-HTP soll bei einem Teil der Patienten hilfreich sein, ebenso das (illegale) Na-Oxybat, L-Dopa oder Zonisamid. Clonazepam, Piracetam, Levetiracetam und Trihexyphenidyl scheinen eine geringe Wirksamkeit bei subkortikalen Myoklonien zu entfalten. Bei ausgewählten Patienten wurden auch Besserungen unter tiefer Hirnstimulation gesehen (Rhugani und Lozano 2013). Da dem Opsoklonus-Myoklonus-Syndrom häufig eine paraneoplastische oder immunologische Ursache zugrunde liegt, kann hier in Abhängigkeit von der Ätiologie auch der Einsatz von Rituximab oder i. v. Immunglobuinen sinnvoll sein. Der Palatomyoklonus oder der palatale Tremor kann auch mit Botulinumtoxin behandelt werden. Der orthostatische Tremor spricht bei einem Teil der Patienten auf Clonazepam an, Einzelfallberichte existieren auch für die Wirksamkeit von Gabapentin.

### I 11.3.3 Spinale Myoklonien

Die medikamentöse Therapie spinaler Myoklonien, sofern keine ursächliche Behandlung möglich ist, muss bislang als enttäuschend angesehen werden. Eingesetzt wird vorwiegend Clonazepam, in einer kleineren Fallserie intrathekales Baclofen. Vor allem bei Patienten mit dem klinischen Bild eines propriospinalen Myoklonus sollte eine psychogene Ursache in Betracht gezogen werden (van der Salm et al. 2010).

### I 11.3.4 Periphere Myoklonien

Prototyp peripher generierter Myoklonien ist der Spasmus hemifacialis. Diese Erkrankung lässt sich symptomatisch sehr effektiv und nebenwirkungsarm mit der lokalen Injektion von Botulinumtoxin A behandeln (Costa et al. 2005). Weniger erfolgreich wird bei peripheren Myoklonien Carbamazepin, Gabapentin oder Baclofen eingesetzt.

### I 11.3.5 Physiologische Myoklonien

In der Regel treten physiologische Myoklonien nur transient auf und beeinträchtigen den Betroffenen nur wenig. Eine pharmakologische Therapie ist dann nicht erforderlich. Falls physiologische Myoklonien jedoch sehr häufig auftreten, sollte eine symptomatische Genese ausgeschlossen werden, insbesondere beim persistierenden Singultus. Einschlafmyoklonien bestehen in kurzen, plötzlichen Zuckungen eines oder beider Beine während des Einschlafens. Die Arme sind selten betroffen. Vermutlich beruhen sie auf einer Aufwachreaktion, die über das retikuläre Aktivierungssystem vermittelt wird. Wiederholte Myoklonien in den Extremitäten gesunder Neugeborener während des Schlafs ohne begleitende EEG-Veränderungen werden als benigne neonatale Schlafmyoklonien bezeichnet. Diese Myoklonien verschwinden spontan innerhalb von 6 Monaten. Eine familiäre Häufung ist bekannt, eine Assoziation mit einer späteren Migräne wird diskutiert (Suzuki et al. 2014). In Einzelfällen sind Mutationen im PRRT2-Gen (early-onset paroxysmal disorder) und eine Assoziation mit einem fokalen Status epilepticus beschrieben (Maini et al. 2016).

## I 11.4 Pragmatische Therapie der Myoklonien

Sofern keine behandelbare Ursache der Myoklonien identifiziert werden kann, ist die Therapie *symptomatisch*. Es liegen nur kleine, meist offene Therapiestudien vor, die zudem oft unterschiedliche Formen von Myoklonien einbeziehen. Für nahezu alle, insbesondere die seltenen, syndromalen Myoklonieformen muss die Therapieempfehlung auf der Basis von offenen Studien oder Einzelfallberichten erfolgen (↔ bis ↑).

Eine pragmatische Entscheidung über die im Einzelfall geeignete medikamentöse Therapie muss die Ätiologie und den anatomischen Ursprung der Myoklonien im ZNS, aber auch klinische Begleitsymptome berücksichtigen. Eine Synopsis der bei unterschiedlichen Myoklonieformen eingesetzten Medikamente findet sich in **Tab. I 11.3**. Detaillierte Therapieempfehlungen zu einzelnen Krankheitsentitäten sind in den folgenden Abschnitten dargestellt. In Einzelfällen kann außerdem der Einsatz von Botulinumtoxin A erwogen werden.

## I 11.5 Klinik und Therapie einzelner Myoklonus-Syndrome

Klinische Charakteristika, genetische Diagnostik und differenzielles therapeutisches Ansprechen ermöglichen eine differenzierte Klassifikation der Myoklonien. Die Spezifika dieser Erkrankungen werden im folgenden Abschnitt erläutert.

### I 11.5.1 Idiopathische Myoklonus-Syndrome

Unter der Bezeichnung *idiopathischer (essenzieller) Myoklonus* werden Syndrome mit fokalen bis generalisierten Myoklonien subsumiert, bei denen keine epileptischen Anfälle, Demenzen oder Ataxien bestehen. Für diese Diagnose müssen symptomatische Myoklonusformen ausgeschlossen werden.

Zeigen die Patienten einen Krankheitsbeginn bis zum frühen Erwachsenenalter mit blitzartigen, v. a. durch Aktionen wie Zeichnen oder Schreiben getriggerten Myoklonien, sind häufig Mutationen im Epsilon-Sarkoglykan-Gen (*SGCE*) auf Chromosom 7q21 zu finden (DYT11, Myoklonus-Dystonie). Ein weiterer Genlokus für diesen Phänotyp wird auf Chromosom 18p11 vermutet (DYT15). Details zu dieser Erkrankung finden sich in **Kap. I 5**. Sie wird als Dystonie-Plus-Syndrom kategorisiert, auch wenn bei einzelnen Mutationsträgern keine oder minimale Dystonien auftreten. Psychiatrische Komorbidität (Phobien, Alkoholabhängigkeit und Zwangserkrankungen) gilt als häufig (Peall et al. 2016). Therapeutisch kann Zonisamid versucht werden (Hainque et al. 2016). In kleineren Fallserien wurde eine Besserung unter Tiefenhirnstimulation des Globus pallidus internus (Gpi) beschrieben (Sidiropoulos et al. 2014; Ramdhani et al. 2016). Der Nachweis myokloniesynchroner Bursts in Ableitungen aus dem Gpi während der operativen Therapie zur Tiefenhirnstimulation suggeriert, dass neuronale Fehlfunktionen im Gpi ursächlich mit der Entstehung der Myoklonien in Zusammenhang stehen (Welter et al. 2016).

Als idiopathische oder neurodegenerative geriatrische Erkrankung präsentieren sich die orthostatischen Myoklonien (Glass et al. 2007). Im Oberflächen-EMG der Wadenmuskulatur zeigen sich myoklonische, oft tremorartige Bursts kurzer Dauer mit Frequenzen um 10 Hz v. a. in aufrechter Körperposition. Die Erwägung orthostatischer Myoklonien als Ursache einer Gangstörung im Alter ist v. a. deswegen wichtig, da hier kasuistisch von einem Ansprechen auf Clonazepam berichtet wurde (↔, A) und die Gabe von Benzodiazepinen sonst bei sturzgefährdeten Patienten kontraindiziert ist. Klinisch besteht ein fließender Übergang zum orthostatischen Tremor, da beide Bewegungsstörungen in Abhängigkeit vom Provokationsmechanismus auftreten (van Gerpen 2014).

Spinale segmentale Myoklonien (SSM) sind auf ein oder zwei benachbarte spinale Segmente begrenzt. Meist ist die Ursache eine strukturelle Läsion, weshalb eine dezidierte Bildgebung des Rückenmarks erfolgen muss. Die häufig rhythmischen Myoklonien können auch im Schlaf persistieren (Esposito et al. 2009).

Im Gegensatz dazu können Zuckungen beim propriospinalen Myoklonus (PSM) auch in von einem hypothetischen »spinalen Generator« entfernten Myotomen entlang propriospinaler Bahnen auftreten und sind regelhaft nicht rhythmisch.

Differentialdiagnostisch muss bei beiden Myoklonusformen eine psychogene Ätiologie erwogen werden, da die elektrophysiologischen Charakteristika von PSMen auch willkürlich erzeugt werden können. In einer aktuellen Metaanalyse der zwischen 1991 und 2013 veröffentlichen Fallberichte eines propriospinalen Myoklonus (n-179) waren 58 % als eindeutig psychogen klassifiziert worden, lediglich in 12 Fällen (7 %) war eine ursächliche strukturelle spinale Läsion nachweisbar (van der Salm et al. 2014).

Vorschläge für differentialdiagnostische Kriterien beruhen zum einen auf mehreren kleinen Fallserien (↔, A), insbesondere die Zunahme der Myo-

**Tab. I 11.3:** Medikamente und deren Indikationen bei Myoklonien unterschiedlichen Ursprungs

| Substanz | Ursprungsort der Myoklonien | | | | Mittlere Erhaltungsdosis | Kontraindikationen/ Nebenwirkungen |
|---|---|---|---|---|---|---|
| | Kortikal | Subkortikal | Spinal | Peripher | | |
| Valproat | +++ | + | n. u. | – | 1 000–2 000 mg/d | Lebersynthesestörung, Thrombozytopenie, Tremor, Haarausfall, Gewichtszunahme |
| Primidon | ++ | ++ | n. u. | – | 500–750 mg/d | Sedierung, Ataxie, reversible kognitive Defizite |
| Piracetam | +++ (post-hypox. M.) | ++ | n. u. | n. u. | bis 16–24 g/d | reversible Leuko- und Thrombozytopenie |
| Levetiracetam | +++ (post-hypox. M.) | ++ | n. u. | n. u. | 1 000–3 000 mg/d | Leuko- und Thrombozytopenie, psychotrope NW |
| Clonazepam | ++ | ++ | ++ | n. u. | 2 mg/d | Leberdysfunktion, Engwinkelglaukom, Persönlichkeitsveränderung bei chronischer Einahme |
| Zonisamid | ++ | n. u. | n. u. | n. u. | 300–500 mg/die | Anorexie, Reizbarkeit, Agitation, Ataxie, Schwindel, Nierensteine |
| Carbamazepin | + | + | n. u. | ++ | bis 1200 mg/d | Leuko- u. Thrombozytopenie, Sedierung kann gel. Myoklonien verschlechtern |
| Lamotrigin | ++ | n. u. | n. u. | n. u. | 200 mg/d | Leber-/Nierenfunktionsstörung, Dyspnoe, Hitzewallungen |
| Topiramat | ++ | n. u. | n. u. | n. u. | 200–400 mg/d | Gedächtnisstörungen, Gewichtsabnahme, Sprachstörungen |

n. u. nicht untersucht

klonien im Liegen bei bis zu 80 % der PSM-Patienten, sensible Symptome kurz vor dem Beginn der Myoklonien und eine Zunahme der Intensität der Myoklonien in Einschlafphasen (Roze et al. 2009). In einer größeren Fallserie mit 76 Patienten wurde beobachtet, dass nahezu alle Patienten (ca. 82 %) Flexionsmyoklonien aufwiesen (Erro et al. 2014). Die Differenzierung zu psychogenen Myoklonien kann bei nur intermittierendem Auftreten der Myoklonien besonders schwierig sein. Bei einer Burst-Dauer der Myoklonien unter 75 ms kann ein willkürlicher Ursprung der Bewegungsstörung elektrophysiologisch ausgeschlossen werden (Esposito et al. 2009). Jedoch zeigen sich auch bei organischen Myoklonien häufig länger andauernde Bursts. Das Registrieren eines Bereitschaftspotenzials (BP) vor dem EMG-Burst der Myoklonien gilt allgemein als Kennzeichen von psychogenen Myoklonien. Tritt ein BP nur bei der willkürlichen Imitation der Bewegungsstörung auf, nicht aber beim Auftreten der Myoklonien selbst, ist dies ein sicherer Hinweis auf einen organischen Myoklonus (Esposito et al. 2009). Möglicherweise eignet sich ein anderes elektrophysiologisches Korrelat (event-related desynchronization, ERD) besser zur Abgrenzung psychogener Myoklonien. Bei der ERD wird die ereignisbezogene Desychronisierung der Hintergrundaktivität des EEG oder MEG analysiert. In einer Studie wurde bei mutmaßlich psychogenem propriospinalen Myoklonus bei 25 % der Patienten ein Bereitschaftspotential nachgewiesen, während die ERD bei 65 % vermindert war (Meppelink et al. 2016). Die klinische und elektrophysiologische Zuordnung muss aber weiterhin als wenig zuverlässig angesehen werden.

Zur Diagnostik segmentaler und propriospinaler Myoklonien gehört eine MRT-Bildgebung der Neuroachse, da die symptomatischen Ursachen segmentaler Myoklonien vielfältig sind und von Rückenmarktumoren bis zu demyelinisierenden Erkrankungen reichen. Neuere MR-Techniken, wie die Diffusions-Tensor-Bildgebung (DTB), können den Nachweis von Läsionen der Rückenmarkbahnen erbringen, auch wenn diese mit herkömmlichen MR-Sequenzen nicht nachweisbar sind (↑) (Roze et al. 2009). Liegt keine behandelbare Grunderkrankung vor, kann eine symptomatische Therapie mit Levetiracetam, Clonazepam, Valproat oder Zonisamid (für alle: ↔, B) (Roze et al. 2009) begonnen werden. Der *palatale Myoklonus (PM)* wird wegen seiner rhythmischen, im Schlaf persistierenden Aktivität von 1–3 Hz auch als palataler Tremor bezeichnet (Deuschl et al. 1994). Bei dieser häufigsten Form eines segmentalen Myoklonus liegen die Läsionen im Guillain-Mollaret-Dreieck (Olive – Ncl. dentatus – Ncl. ruber), weshalb diese Patienten häufig

Tremores oder Ataxien als Zusatzsymptome aufweisen. Beim idiopathischen PM entsteht durch die myoklonische Aktivität des M. tensor veli palatini ein klickendes Ohrgeräusch, das für die Patienten sehr störend sein kann. Die Behandlung des PM ist schwierig. Fallserien dokumentieren einen positiven Effekt lokaler Botulinumtoxin-Injektionen (↔, A). Nebenwirkungen wie nasales Sprechen oder eine velopharyngeale Insuffizienz mit v. a. Flüssigkeitsregurgitation sind dosisabhängig und in der Hand erfahrener Behandler selten (Penney et al. 2006; Krause et al. 2010). In Einzelfällen kann eine operative Behandlung in Form einer Transektion des M. tensor tympani erwogen werden (Hidaka et al. 2013).

*Schreckreaktionen (Startle)* stellen physiologische Verhaltensmuster dar. Bei einer *verstärkten Schreckreaktion* triggern für den Gesunden unterschwellige Reize Schreckreaktionen (Matsumoto 1992). Das Spektrum der Startle-Syndrome reicht von monogenetisch verursachten Erkrankungen wie der *hereditären Hyperekplexie (HH)* bis zu regional und kulturell begrenzt vorkommenden Phänomenen wie dem Latah-Syndrom in Indonesien oder dem »Jumping Frenchman of Maine«-Syndrom (Davies et al. 2010; Tanner et al. 2001; Saint-Hilaire und Saint-Hilaire 2001).

Die »Major«-Form der HH zeigt neben der exzessiven Startle-Reaktion und neben gesteigerten Einschlafmyoklonien meist eine generalisierte Steifheit i. d. R. mit Beginn direkt nach der Geburt (*Stiff-Baby-Syndrom*). Dies kann bei paroxysmaler abdominaler Hypertonie und daraus resultierender Hypoxie zu lebensbedrohlichen Zuständen führen (Davies et al. 2010). Die Tonuserhöhung als Folge der Startle-Reaktion kann bis ins Erwachsenenalter zu Stürzen führen (Tijssen et al. 2002). Bei HH wurden Mutationen in glycinergen Genen entdeckt. Bis zu 2/3 der Patienten weisen Mutationen der alpha1-Unterheinheit des postsynaptischen Glycinrezeptors (*GLRA1*) oder des Glycintransporters (*GlyT2, SLC6A5*) auf (Davies et al. 2010). Nur für Forschungsanalysen werden zusätzlich die Beta-Untereinheit des Glycinrezeptors (*GLRB*), Collybistin (*ARHGEF9*) oder Gephyrin (*GPHN*) in das Mutationsscreening mit einbezogen. Die Therapie der Wahl bei Hyperekplexie stellt die Gabe von Clonazepam (↔, A) dar. Um lebensbedrohliche Komplikationen durch die generalisierte Rigidität zu vermeiden, sollte es schon im Säuglingsalter konsequent gegeben werden (Shahar und Raviv 2004).

Myoklonien können physiologisch bei Müdigkeit, in der Einschlafphase oder während des Schlafens auftreten; es handelt sich dabei um die *Einschlafmyoklonien* und den umschriebenen fokalen (fragmentarischen) Myoklonus, der sich in Form niederamplitudiger, multifokaler Zuckungen im Bereich der Hände und des Gesichts äußert.

Zu den Schlafstörungen gehören die periodischen Extremitätenbewegungen im Schlaf (*periodic limb movements in sleep, PLMS*) auf deren Diagnostik und Therapie in **Kap. I 10** eingegangen wird.

### I 11.5.2 Negativer Myoklonus – Asterixis

Der Ursprung dieser Bewegungsstörung kann sowohl *kortikal* als auch *subkortikal* sein. Als Asterixis werden negative Myoklonien bezeichnet, die meist bei toxischen Enzephalopathien auftreten. Davon abgegrenzt werden muss der negative Myoklonus als Anfallssymptom bei Epileptikern (Tassinari et al. 1998).

Epileptische negative Myoklonien werden nach Fallberichten durch Lamotrigin (Cerminara et al. 2004) bei der idiopathischen Rolando-Epilepsie, aber auch durch Carbamazepin (Oguni et al. 1998; Kubota et al. 2005) und Oxcarbazepin (Hahn et al. 2004) verstärkt. Gute therapeutische Effekte sind dokumentiert für Ethosuximid (↑, A) und für Levetiracetam (↔, B) (Gelisse et al. 2003). Bei der Differentialdiagnose unerklärter Stürze sollte auch daran gedacht werden, dass eine Asterixis rein medikamentös durch Phenytoin, Gabapentin und andere Antikonvulsiva ausgelöst sein kann (Babiy et al. 2005; Holtkamp et al. 2006) (**Kap. I 11.5.14**).

### I 11.5.3 Progressive Myoklonusepilepsien

Die Erkrankungsgruppe der erblichen Progressiven Myoklonusepilepsien (PME) ist klinisch wie genetisch heterogen. Epileptische Myoklonien und kortikale Aktions- und Reflexmyoklonien bestimmen das klinische Bild. Zusätzlich haben PME-Patienten meistens generalisierte klonische oder tonisch-klonische Anfälle. Aufgrund einer fortschreitenden Multisystembeteiligung kommt es insbesondere zu kognitiven Defiziten bis hin zur Demenz und häufig zu zerebellären Störungen. Früher war für die PME der Begriff Ramsay-Hunt-Syndrom (Dyssynergia cerebellaris myoclonica) geläufiger. Aktuell wird eine Unterscheidung in die häufigsten Unterformen der PME bevorzugt. Zu diesen Erkrankungen gehören die Unverricht-Lundborg-Erkrankung (ULE), die Lafora-Erkrankung und die Gruppe der neuronalen Zeroidlipofuszinosen. Mittlerweile liegt eine größere Zahl von Fallberichten vor, die weitere Phänotypen und Mutationen oft bei einzelnen Familien beschreiben. Auf eine detaillierte Zusammenstellung dieser Erkrankungen wird verzichtet, soweit sie nicht besondere Relevanz für das Verständnis der Erkrankungen oder spezifische therapeutische Konsequenzen haben. Details zu Charakteristika ausgewählter Formen dieser Erkrankungen und deren Therapie sind in **Tab. I 11.4** zusammengefasst.

### I 11.5.4 Nicht progressive Myoklonusepilepsien mit und ohne Enzephalopathie

Symptome einer Enzephalopathie mit meist im Vordergrund stehenden kognitiven Defiziten dominieren in dieser Erkrankungsgruppe neben den Myoklonusepilepsien. Dabei sind v. a. bei der schweren infantilen Myoklonusepilepsie (SIME, Dravet-Syndrom) und bei Lennox-Gastaut-Syndrom schwere Verläufe typisch. Details aller Syndrome in dieser Gruppe sind in **Tab. I 11.4** wiedergegeben.

**Tab. I 11.4:** Myoklonus-Epilepsie-Syndrome – Überblick über klinische Charakteristika, genetische Ursachen und Therapie

| | **Art der Myoklonien** | **Erkrankungsalter (Lebensjahr)** | **Symptome bei Erstmanifestation** | **Kognitives Defizit und weitere Charakteristika** | **Gene** | **Therapie der Myoklonien (M) Anfälle (A)** |
|---|---|---|---|---|---|---|
| **Progressive Myoklonus-Epilepsien (PME)** | | | | | | |
| Unverricht-Lundborg (ULE, PME1) | Aktionsmyoklonien- u. Reflexmyoklonien | 6.–16. | GTKA | Im Verlauf progredient, kasuistisch auch rasch fortschreitende Demenz, zusätzlich Ataxie, Dystonie (Chew et al. 2008) | AR, Cystatin-B (EPM1), Chr. 21q22.3 | **M:** insgesamt LEV, PIR, CLO (↔, B)<br>**A:** ACC bis 6 g/die (↔, A) VPA (↔, A) ZON (↔, A) |
| Lafora (PME2) | Spontane und Schreckmyoklonien, gelegentlich visuell getriggerte Myoklonien | 10.–18., Median 11. | GTKA >> Myoklonus | Stärker als bei EPM1<br>z. T. als Erstmanifestation ab dem 4. Lj.<br>Visuelle Störung | AR, Laforin (EPM2A), Chr. 6q24<br>Malin (NHLRCI) (Chr. 6q22.3) | Insgesamt L<br>(**M u. A:** meist VPA + CLO (↔, A)<br>ZON: Effekt transient (↔, A) |
| Neuronale Zeroidlipofuszinosen (NCL) | Myoklonien ± Anfälle | 6 Monate – Schulalter (juvenile Formen)<br>Ca. 30. Lj.<br>(Adulte Formen) | Meist kognitive oder Entwicklungsstörung ± Anfälle | Mentaler Abbau, fataler Verlauf | PPT1 (CLN1), Chr 1p32<br>TPP1 (CLN2), Chr. 11p15.5<br>Battenin (CLN3) Chr. 16p12.1<br>CLN4?<br>CLN5 Chr. 13q21.1-q32<br>MFSD8 (CLN7), Chr. 4q28.1-q28.2<br>CLN8 Chr. 8p23<br>CLN9?<br>Cathepsin D (CLN10), Chr. 11p15.5 | **A:** VPA (↔, A), häufig Kombination mit CLO oder LTG (↔, B) |
| »North Sea« Progressive Myoclonusepilepsie mit Golgi SNAP Rezeptorkomplex2-Genmutation (Boisse et al. 2013) | Myoklonische Anfälle | 2. Lj. | Ataxie, myoklonische, generalisierte Anfälle, Absencen | Skoliose bis Erreichen der Adoleszenz, weitere Skelettanomalien, im Verlauf Rollstuhlpflicht, CK-Erhöhung | GOSR2, alle Patienten aus Nordseeanrainerstaaten | Keine spezifische Therapieempfehlung |

| Progressive Myoklonus-Epilepsien mit Enzephalopathie | | | | | | |
|---|---|---|---|---|---|---|
| Schwere infantile Myoklonusepilepsie (Dravet) | Myoklonische Anfälle ab dem 2. Lj. | 3.–10. Lebensmonat | Prolongierte hemiklonische Fieberanfälle | Schwere Entwicklungsverzögerung 15 % Mortalität bis zum 20. Lj. | Alpha1-Untereinheit des Na+-Kanals (SCN1A) bei 80 % d. Pat. | Pharmakoresistenz<br>**M u. A:** VPA, LEV, ZON, TPA, KBr (↔, C)<br>Benzodiazepine + Stiripentol (↔, B-C)<br>Ketogene Diät (↔, C)<br>Vagusnervstimulator (↔, C) |
| Lennox-Gastaut-Syndrom (LGS) | Myoklonische Anfälle | Vor dem 8., meist 3.–5. | Drop-Attacks, danach Absencen, GTKA | Progrediente kognitive Störung | ? | Pharmakoresistenz, Therapie ohne Effekt auf Langzeitverlauf<br>**M u. A:** VPA (↔, A), TPA (↔, A) sowie LTG, RUF, FEB (↔, B)<br>Ketogene Diät (↔, C)<br>Vagusnervstimulator (↔, C)<br>Kallosotomie (↔, C) |
| Myoklonisch-astatische Epilepsie (MASE) | Myoklonische Anfälle (betont axial) | 7. Mo.–6. Lj. | Anfälle, auch Absencen, tonisch, klonische und GTKA | Normale Entwicklung bis zum Beginn der Anfälle<br>Häufig Status epileptici<br>Bis zu 68 % im Verlauf normale Kindesentwicklung, jedoch auch ungünstige Verläufe wie LGS | Alpha-1–Untereinheit Na+-Kanal (SCN1A)<br>Beta-1-Untereinheit des Na+-Kanals (SCN1B)<br>GABA-Rezeptor-Untereinheit gamma 2 (GABRG2) | **A:**<br>VPA, LTG, ETO (↔, B)<br>Ketogene Diät (↔, B) |
| Angelman-Syndrom | Schnelle Burst kortikaler Myoklonien | Ab dem 6. Monat | Mikrozephalie »Zittrigkeit« | Schwere mentale Retardierung, expressive Aphasien, Mikrozephalie, freundliches Wesen<br>Ausmaß Ataxie korreliert mit Stärke der Myoklonien | Ubiquitin-E3 Ligase (UBE3A) mit maternaler Imprinting Störung | **M:** Piracetam (↔, A)<br>A |

I 11

**Tab. I 11.4** Myoklonus-Epilepsie-Syndrome – Überblick über klinische Charakteristika, genetische Ursachen und Therapie (Fortsetzung)

| | Art der Myoklonien | Erkrankungsalter (Lebensjahr) | Symptome bei Erstmanifestation | Kognitives Defizit und weitere Charakteristika | Gene | Therapie der Myoklonien (M) Anfälle (A) |
|---|---|---|---|---|---|---|
| **Nicht progressive Myoklonus-Epilepsien ohne Enzephalopathie** | | | | | | |
| Benigne Infantile Myoklonus-Epilepsie (BIME) | Anfälle mit Reflex-myoklonien | 6. Mo.–3. Lj. | Anfälle | Im Erwachsenenalter Persistenz oder Übergang zu anderen Anfallsarten | ? | **A:** meist keine, da spontan guter Verlauf |
| Benigne adulte familiäre Myoklonusepilepsie (BAFME oder FAME) | kortikaler Tremor | meist 2. Dekade | Handtremor, aktions-induzierte Myoklonien | Generalisierte Anfälle eher selten, keine wesentliche Progression, keine frühe Demenz | 8q23.3-q24.11 (Japan)<br>2p11.1-q12.2 (Italien)<br>5p15.31-p15.1 (Frankreich)<br>3q26.32-q28 (Thailand) | Vermeidung von Alkohol, da Verschlechterung<br>M: Besserung unter VPA, LEV, BZP |
| Juvenile Myoklonus-epilepsie (Janz) | Myoklonische Anfälle<br>Isolierte myoklonische Zuckungen der Arme, v. a. kurz nach dem Aufwachen | Adoleszenz | Anfälle | GTKA<br>Absencen bei bis zu 30 %<br>Photosensitivität der Epilepsie bei bis zu 30 %<br>Spontanes Sistieren der Anfälle bei bis zu 30 % | ? | **A:** VPA (↑, A), LTG und TPM (↑, A) ggf. in Kombination mit Piracteam (↔, B), gel. Verschlechterung unter LEV |
| Epilepsie mit myoklonischen Absencen (EMA, Tassinari) | Absencen mit axialer Hypertonie und Extremitäten-Myoklonien | Ca. 7. Lj. | Absencen | Bisweilen Übergang zum LGS | ? | Sehr variabel, gut => pharmakoresistent<br>**A:**<br>VPA ± ETH (↔, A)<br>LTG als Add-on (↔, A) |
| Lidmyoklonien mit Absencen (Jeavons-Syndrom) | Lidmyoklonien isoliert oder mit Absencen, kasuistisch vorher BIME | Gipfel 8.<br>(Bereich 2.–14.) | Lidmyoklonien, zusätzlich EEG-Paroxysmen nach Augenschluss, Photosensitivität | Nur kasuistisch, dann mild | ? | **M u. A:**<br>VPA (↑, A)<br>LEV (↑, A)<br>LTG (↑, A) |

GTKA generalisiert tonisch-klonische Anfälle, L unzureichendes Ansprechen, VPA Valproat, ZON Zonisamid, TPA Topiramat, FEB Felbamat, RUF Rufinamid, LTG Lamotrigin, LEV Levetiracetam, PIR Piracetam, CLO Clonazepam, ETO Ethosuximid, AR autosomal-rezessiver Erbgang

Zusätzlich existieren Myoklonusepilepsie-Syndrome, die nicht progressiv verlaufen und auch keine Enzephalopathie aufweisen. Von diesen ist das Janz-Syndrom, die Juvenile Myoklonusepilepsie, die häufigste generalisierte Epilepsie.

### I 11.5.5 Familiärer kortikaler myoklonischer Tremor mit Epilepsie (FCMTE)

Als *kortikaler myoklonischer Tremor* wird ein Aktions- und Haltetremor der Hände bezeichnet mit schnellen, meist rhythmischen myoklonischen Zuckungen wechselnder Amplitude, welche die klinische Abgrenzung zu einem essenziellen Tremor (ET) schwierig machen. Das klinische Bild kann auch einem orthostatischen Tremor mit Gangunsicherheit und irregulärem Beintremor, mit allerdings niedrigerer Frequenz, ähneln. Elektrophysiologisch gelingt wie bei kortikalen Reflexmyoklonien der Nachweis von Riesen-SSEP's bei über 80 % der Patienten (van Rootselaar et al. 2005).
Wegen phänotypischer Gemeinsamkeiten von *autosomal-dominantem kortikalem Myoklonus und Epilepsie* (ADCME), *(benigner) adulter familiärer Myoklonusepilepsie* (BAFME) und *familiärem essenziellem Myoklonus und Epilepsie* (FMEA), sollte einheitlich die Bezeichnung *familiärer kortikaler myoklonischer Tremor mit Epilepsie* (FCMTE) gewählt werden. Erstsymptom ist bei fast allen Patienten der »kortikale Tremor«. Epileptische Anfälle können sich gleichzeitig oder erst Jahrzehnte nach dem »Tremor« einstellen. Zusätzlich weisen Patienten, die häufig epileptische Anfälle haben, oft leichte kognitive Defizite auf.
Bisher konnten für die Erkrankung drei Genorte auf Chromosom 8q24 (Sano et al. 2002), 2p11-q12.2 (Guerrini et al. 2001; Saint-Martin et al. 2008) und 5p15.31-p15 (FCMTE3) (Depienne et al. 2010), kartiert werden. Die entsprechenden Krankheitsgene wurden bislang nicht identifiziert.
Die »kortikalen Tremores« sprechen anders als der ET gut auf die Gabe von Antiepileptika wie Clonazepam oder Valproat (↑, A) an. Carbamazepin sollte vermieden werden, da zwar die Anfallshäufigkeit gemindert, die Myoklonien jedoch verstärkt werden (Guerrini et al. 2001).

### I 11.5.6 Speicherkrankheiten mit Myoklonien

Speichererkrankungen können klinisch einer PME ähneln. Myoklonien treten in dieser Erkrankungsgruppe meist nur als Symptom eines komplexen Beschwerdebilds auf. Bei der GM2-Gangliosidose *Tay-Sachs* liegen Mutationen im Hexosaminidase-A-Gen vor. Typisch für diese Erkrankung sind geräuschinduzierte Myoklonien.
Der autosomal-rezessiv vererbte Beta-Glukozerebrosidase-Mangel verursacht einen M. Globoidzell-Leukodystrophie KrAbb. *Gaucher Typ 3*, der im Einzelfall im Kindesalter mit aktionsinduzierten Myoklonien einhergehen kann. Weitere Speicherkrankheiten mit Myoklonien sind die Globoidzell-Leukodystrophie *Krabbe, die Sialidose Typ 1* (Cherry-red-spot-Myoklonus-Syndrom) und die genetisch heterogene Erkrankungsgruppe der *Zeroidlipofuszinosen*.

### I 11.5.7 Mitochondriopathien

Die MERRF (*Myoklonusepilepsie mit ragged red fibers*) ist eine chronisch neurodegenerative Mitochondriopathie, die sich auch initial in Form von multifokalen oder generalisierten Myoklonien äußern kann. Insgesamt gelten Myoklonien bei genetisch gesicherten mitochondrialen Erkrankungen aber als so selten, dass die Zuordnung zu »Myoklonus«epilepsien in Frage gestellt wird (Mancuso et al. 2014). Das Auftreten der Myoklonien korreliert eher mit der zerebellären Ataxie und weniger mit der Wahrscheinlichkeit von epileptischen Anfällen. Der klinische Verlauf ist zusätzlich gekennzeichnet durch generalisierte Epilepsie, Ataxie, progrediente Demenz und durch eine Muskelschwäche aufgrund einer Myopathie, die bioptisch den pathognomonischen Befund von »ragged red fibers« zeigt. Bei maternalem Erbgang finden sich in der molekulargenetischen Testung bei über 90 % der MERRF-Patienten Punktmutationen (A8344G, T8356C, G8363A und G8361A) im mitochondrialen MT-TK-Gen, das die t-RNA Lysin kodiert. Wie bei allen Mitochondriopathien sind die Schwere der Krankheitssymptome und der klinische Phänotyp variabel und abhängig vom prozentualen Anteil mutierter mitochondrialer DNA, also der Heteroplasmierate in Gehirn oder Muskel.
Patienten mit compound heteroyzgoten Mutationen der nukleär-kodierten mitochondrialen Polymerase-Gamma (*POLG*-Gen) zeigen im Rahmen eines komplexen neurodegenerativen Phänotyps mit Ataxie, Neuropathie, Kopfschmerzen und Ophthalmoplegie auch Extremitätenmyoklonien (Tzoulis et al. 2006; Synofzik et al. 2010). Bei Patienten mit POLG-Mutationen ist die Therapie mit Valproat kontraindiziert, da hierdurch ein fatales Leberversagen induziert werden kann.
Mutationen im kinesin family member 5A Gen (KIF5A), die mit der Spastischen Spinalparalyse 10 in Verbindung stehen, können schwere Krankheitsbilder mit früh beginnenden Myoklonien, Hypotonie, Degeneration der Sehnerven, Dysphagie und früher Entwicklungsverzögerung hervorrufen (Duis et al. 2016).
Bei zwei italienischen Familien mit Leberscher Hereditärer Optikusatrophie (LHON) und den compound-heterozygoten mitochondrialen Mutationen 11778/ND4 und 3460/ND1 zeigten sich fokale, distal betonte Myoklonien der oberen oder unteren Extremität (LaMorgia et al. 2008).

### I 11.5.8 Erkrankungen mit neurodegenerativen Ataxien

Myoklonien können bei vielen Subtypen autosomal-dominanter spinozerebellärer Ataxien beobachtet werden. Die Prävalenz bei SCA2-Patienten beträgt in Europa zwischen 13,7–33 %, während bei SCA1 und SCA3 nur je ca. 4 % der Patien-

ten Myoklonien zeigen (Schöls et al. 1997; Schmitz-Hubsch et al. 2008). Myoklonien in Assoziation mit einer Choreoathetose und Dystonie sind bei der SCA 16 beschrieben (Kawarai et al. 2016). Bei SCA6, 7, 8 und 17 sind Myoklonien nur selten beschrieben worden (Gupta und Jankovic 2009; van Gallen et al. 2011). Progressive Myoklonien und eine begleitende Ataxie ohne mentale Retardierung und Beginn im Kindesalter sind in chinesischen Familien auch im Rahmen einer Mutation im SGCE-Gen beschrieben worden (Sun et al. 2016).
Bei SCA14-Patienten treten Aktionsmyoklonien der Extremitäten und axiale Myoklonien auf (Klebe et al. 2005; Vlak et al. 2006). Kasuistisch ist der Beginn der Myoklonien vor der Ataxie berichtet worden (Visser et al. 2007).
Gegenwärtig sind keine kausalen Therapien für diese degenerativen Erkrankungen bekannt. Durch Einzelfallberichte ist die erfolgreiche Behandlung multifokaler Myoklonien bei SCA2-Patienten mit Piracetam in Dosierungen von 12–18 g/Tag dokumentiert (↑, A) (De Rosa et al. 2006). Phenytoin und Carbamazepin sind bei diesen Patienten wegen einer Verschlechterung der Ataxie kontraindiziert (Agarwal und Frucht 2003).

### I 11.5.9 Basalganglienerkrankungen mit Myoklonien

Myoklonien bei Patienten mit einem akinetisch-rigiden Syndrom legen die Diagnose eines atypischen Parkinson-Syndroms nahe. Besonders typisch für die *Multisystematrophie* (MSA) (**Kap. I 2**) ist ein »ruckartiger« Haltetremor, elektrophysiologisch ein »Polymini-Myoklonus« (Salazar et al. 2000; Okuma et al. 2005). Dieser ist bei bis zu 80 % der MSA-Patienten im Krankheitsverlauf nachweisbar. Zusätzlich zeigen bis zu einem Drittel der MSA-Patienten kortikale, stimulus-sensitive Myoklonien (Caviness 2003).
Selten finden sich Myoklonien beim *Morbus Parkinson.* Sie können in Form dopa-induzierter Dyskinesien (Jimenez-Jimenez et al. 2004) oder kortikaler Myoklonien auftreten (Dijk und Tijssen 2010). Neben dem kortikalen Ursprung der Myoklonien legt auch das erhöhte Demenzrisiko in dieser Subgruppe eine frühe Ausdehnung der Neurodegeneration auf den Neokortex nahe (Caviness et al. 2002). Die klinischen Übergänge zur *Demenz mit Lewy-Körpern* (DLB) sind fließend (Burkhardt et al. 1988). Berichte über eine spezifische Therapie dieser Myoklonien liegen bisher nicht vor.
Die Mehrzahl der Parkinson-Patienten soll auch schlafbezogene, asymmetrisch und polytop auftretende, »exzessiv fragmentarische« Myoklonien aufweisen, die nur in der Polysomnographie nachgewiesen werden können (Sobreira-Neto et al. 2015). Da diese Myoklonien mit einem obstruktiven Schlaf-Apnoe-Syndrom vergesellschaftet sein können, bietet sich in diesen Fällen eine entsprechende Therapie an.
Bei Chorea *Huntington* sind kortikale Myoklonien selten (**Kap. I 7**). Die beschriebenen Patienten zeigten ein frühes Erkrankungsalter, eine hohe Zahl von CAG-Repeats und einen schweren Krankheitsverlauf (Caviness et al. 1997). Auch bei der in Europa äußerst seltenen *Dentato-Rubro-Pallido-Luysischen Atrophie (DRPLA)* sind Myoklonien selten (Becher et al. 1997).

### I 11.5.10 Demenzen mit Myoklonien

Bei der *Alzheimer-Demenz (AD)* (**Kap. D 8**) treten im Krankheitsverlauf bei bis zu 50 % der Patienten Ruhe-, Aktions- oder stimulus-sensitive Reflexmyoklonien auf (Caviness 2003). Begünstigende Faktoren sind frühes Erkrankungsalter, ein rascher Krankheitsverlauf und eine positive AD-Familienanamnese.
Auch bei den Tauopathien *kortikobasale Degeneration* (CBD) und *progressive supranukleäre Paralyse* (PSP) werden kortikale Myoklonien beobachtet (**Kap. I 2**). Bei der CBD treten sie bei über 50 % der Patienten fokal in der von Dystonie und Rigor betroffenen Extremität auf. CBD-Patienten zeigen sowohl rhythmische Myoklonien bei Aktivierung der Extremität als auch seltener stimulus-sensitive kortikale Reflexmyoklonien (Thompson 2002). Autoptisch konnten aber auch Patienten mit einer reinen AD-Pathologie identifiziert werden, die ein kortikobasales Syndrom ähnlich den CBD-Patienten aufwiesen. Am individuellen Patienten ist dies zu Lebzeiten wohl nicht zu differenzieren, wobei in der Gruppenanalyse Extremitätenmyoklonien häufiger bei den AD- als bei CBD-Patienten auftraten (Hu et al. 2009).
Außer kasuistischen Therapieversuchen der Myoklonien mit Levetiracetam (↔, B) (Kovacs et al. 2009) und der Extremitätendystonie mit lokalen Botulinumtoxin-Injektionen (↔, B) existieren keine etablierten Therapien der CBD.
Bei Patienten mit histologisch gesicherter AD können selten auch Verläufe mit einem schnellen kognitiven Verfall oder einer ungewöhnlich kurzen Überlebenszeit von weniger als vier Jahren identifiziert werden (Josephs et al. 2009). Klinisch zeigen diese Patienten vorwiegend Myoklonien, Gangstörungen und Rigidität (Schmidt et al. 2010). Bei dieser Untergruppe von AD-Patienten kann auch bei bis zu 31 % ein Nachweis von 14–3–3 im Liquor geführt werden. In der Regel ist jedoch die erste Differentialdiagnose einer rasch fortschreitenden, neurodegenerativen Demenz eine *Creutzfeldt-Jakob-Erkrankung (CJD).* Klinisch besteht dieser Verdacht, wenn die Demenz kombiniert ist mit Myoklonien sowie mit zerebellären, pyramidalen oder extrapyramidalen Symptomen und einer Sehstörung (Van Everbroeck et al. 2004) (**Kap. F 13**). Für eine CJD sprechen periodische Sharp-Wave-Komplexe im EEG mit einem positiven prädiktiven Wert von 95 % (Steinhoff et al. 2004). Die Bestimmung des 14–3–3-Proteins im Liquor als Neurodestruktionsmarker hat eine Sensitivität von über 90 % (↑↑, A), wohingegen die Spezifität durch den Nachweis von 14–3–3 bei rasch-fortschreitenden AD-Formen, ZNS-Entzündungen, ausgedehnten Ischämien oder epileptischen Anfälle eingeschränkt ist (↔, A) (Deisenhammer et al. 2009). Es existiert ein Einzelfallbericht über die sehr gute Wirksamkeit von Levetiracetam (↔, B) auf Myoklonien bei CJD (Imperiale et al. 2003).

### I 11.5.11 Physikalische Enzephalopathien

Traumata, Hitzschlag, Elektrotraumata, Dekompressionserkrankungen und zerebrale Hypoxien können zu Myoklonien führen. Bei *schweren hypoxischen Enzephalopathien* weisen neben einer schweren Bewusstseinsstörung spontan auftretende und stimulus-induzierte Myoklonien auf eine ausgedehnte Schädigung des ZNS hin.
Beim aktionsinduzierten posthypoxischen Myoklonus, dem *Lance-Adams-Syndrom (LAS)* können unter Umständen aus dem Elektroenzephalographie-Muster Rückschlüsse auf die Prognose getroffen werden. Etwa 74 % der Patienten zeigen ein Burst-Suppression-Muster mit hochamplitudigen Polyspike-Wave-Komplexen, die mit den klinisch erkennbaren Myoklonien korrelieren (Elmer et al. 2016). Dieses Muster, fehlende EEG-Veränderungen bei subkortikalen Myoklonien und Zeichen eines Status epilepticus (van Zijl et al. 2016) scheinen mit einer schlechteren Prognose vergesellschaftet zu sein. Ist hingegen die Hintergrundaktivität im EEG erhalten, zeigt die Hälfte der Patienten einen günstigeren Verlauf. Aber auch bei diesen Patienten kann die funktionelle Einschränkung im Alltag enorm sein. Nicht selten sind zunächst weder das selbstständige Gehen noch die Nahrungsaufnahme möglich. Das LAS verläuft chronisch, wobei im Verlauf von Jahren eine langsame Besserung eintreten kann (Werhahn et al. 1997). Sekundäre Verschlechterungen kommen allerdings auch vor (Lagrand und Winogrodzka 2013).
Zunächst sollte mit einschleichender Dosierung eine Therapie mit Levetiracetam (↔, A) in einer Zieldosis von 1 500–2 000 mg/Tag versucht werden. Bei Nichtansprechen auf Levetiracetam und elektrophysiologischem Nachweis kortikaler Myoklonien kann ein Therapieversuch mit Piracetam (↔, A) begonnen werden. Bei retikulären Reflexmyoklonien hilft die Gabe von Clonazepam.

### I 11.5.12 Infektiöse Myoklonien

Eine Reihe von Virusenzephalitiden gehen mit Myoklonien einher (**Kap. F 8**). Häufig kommen Myoklonien und sekundär-generalisierte Anfälle bei der *Herpes-simplex-Enzephalitis* vor.
Bei der *subakuten, sklerosierenden Panenzephalitis (SSPE)* finden sich relativ langsame, periodische unwillkürliche Bewegungen, die fälschlich als Myoklonien bezeichnet werden, da sie aufgrund ihrer langen Dauer von bis zu einer Sekunde formal nicht der Definition eines Myoklonus entsprechen.
Bei AIDS-Patienten sind Myoklonien als neurologische Komplikation selten (Tse et al. 2004) (**Kap. F 10**), ein Opsoclonus-Myoklonus-Syndrom kommt bei HIV-Infektionen vor. Generalisierte Myoklonien sind in aller Regel Zeichen einer fortgeschrittenen Enzephalopathie, die häufig mit einer Demenz assoziiert ist (Maher et al. 1997). Bei rascher Progredienz der Enzephalopathie muss differentialdiagnostisch an eine durch JC-Virus bedingte *progressive multifokale Leukenzephalopathie* (PML) gedacht werden (Fontoura et al. 2002).
Die pragmatische Therapie der AIDS-assoziierten Myoklonien besteht neben der stringenten Anwendung einer hoch aktiven antiretroviralen Therapie (HAART) (↑, A) in der spezifischen Therapie identifizierter opportunistischer Infektionen. Die symptomatische Therapie kann vorübergehend mit Clonazepam erfolgen (↔, B) (Maher et al. 1997).

### I 11.5.13 Autoimmun verursachte Myoklonien

Das *Opsoklonus-Myoklonus-Syndrom (OMS)* (**Kap. H 5**) lässt sich wegen des charakteristischen Opsoklonus leicht diagnostizieren. Die Erkrankung ist selten. Im Erwachsenenalter überwiegen vermutlich immunologisch vermittelte, meist parainfektiöse Erkrankungen, dennoch kommt das OMS auch im Rahmen einer akuten HIV-, Mumps- oder HHV6-Infektion vor. Paraneoplastische Formen kommen vor, sind jedoch seltener (Klaas et al. 2012). Beim Erwachsenen sind paraneoplastische Formen mit Bronchial-, Ovarial-, Mamma-, Ösophaguskarzinomen oder Hodgkin-Lymphomen assoziiert. Bei Kindern sind Ganglioneuroblastom oder Neuroblastom vergesellschaftet (Pranzatelli et al. 2002). Kasuistisch wurde ein OMS auch bei Patienten mit Anti-NMDA-Enzephalitis berichtet (Kurian et al. 2010). Bisweilen können beim selben Patienten Antikörper gegen verschiedene neuronale Kationenkanäle vorliegen und komplexe neurologische Defizite verursachen (Lim et al. 2009). Der Nachweis von Anti-Ri-Antikörpern bei OMS ist wie die paraneoplastische Form ohnehin selten und gelingt bei Kindern meist gar nicht. Somit steht bei typischem klinischem Befund und fehlenden Belegen für eine parainfektiöse immunologische Genese die Suche nach einem Primärtumor im Vordergrund. Gelingt der Tumornachweis, erfolgt die Therapie nach den onkologischen Leitlinien. Bei erfolgreicher onkologischer Behandlung nehmen häufig die Ausprägung des OMS und ggf. die Antikörpertiter ab.
Wird eine parainfektiöse immunologische Genese vermutet oder kann ein Tumor nicht oder nach erfolgreicher Behandlung nicht mehr nachgewiesen werden und das OMS hält an, kommen Therapieversuche mit Methylprednisolon (↔, A), intravenösen Immunglobulinen (↔, B), einer Plasmapherese (↔, B) oder mit Rituximab in Betracht (↔, B) (Pless und Ronthal 1996; Yiu et al. 2001; Glatz et al. 2003). Kasuistisch wurde bei postinfektösem OMS vom Ansprechen erst auf eine Kombination von IvIgs und Rituximab berichtet (Bell et al. 2008). Systematische Therapiestudien fehlen. Nichtsdestotrotz legen Fallsammlungen eine häufig vollständige Remission unter der Immuntherapie nahe (Klaas et al. 2012). Patienten mit idiopathischem Opsoklonus-Myoklonus-Syndrom scheinen besser auf die Therapie anzusprechen als Patienten mit paraneoplastischer Genese des OMS (Armangue et al. 2016).
Die *progressive Enzephalomyelitis mit Rigidität und Myoklonien (PERM)* (**Kap. I 16**) kann als Variante des Stiff-Person-Syndrom (SPS) mit Autoantikör-

pern gegen Glutamatdecarboxylase (Anti-GADAb), Amiphysin, Glycinrezeptoren (Clerinx et al. 2011) oder Dipeptidyl Peptidase-like Protein 6 (DPPX) angesehen werden (Balint et al. 2014). Muskelspasmen, Rigidität und generalisierte Myoklonien entwickeln sich erst in einem fortgeschrittenen Stadium von PERM. Die effektivste symptomatische Therapie besteht in der Gabe von Diazepam. Als immunmodulierende Therapie kommt eine Methylprednisolon-Pulstherapie über fünf Tage mit ausschleichender oraler Erhaltungstherapie über Monate (↑, A) oder eine IvIg-Therapie infrage (↔, B).
Patienten mit Antikörpern gegen spannungsabhängige Kaliumkanäle (VGKC) weisen ein komplexes Bild neurologischer Defizite mit vorwiegend generalisierten Myoklonien, kognitiven Defiziten, Anfällen, Dysautonomie und Dyssomnie. Die häufigste klinische gestellte Differentialdiagnose bei diesen Patienten ist eine CJD (Tan et al. 2008).
Die Hashimoto-Enzephalopathie kann sowohl in ihrer vaskulitischen als auch in ihrer diffus progredienten Form rezidivierende Myoklonien zeigen (Hartmann et al. 2000). Neben der symptomatischen antimyoklonischen Therapie ist ein Behandlungsversuch mit Kortikoiden und ggf. Azathioprin als Erhaltungstherapie gerechtfertigt (↔, B) (Mijaljlovic et al. 2010).
Bei Patienten mit Zöliakie und neurologischen Symptomen kommen Myoklonien und Ataxien nur sehr selten vor (Burk et al. 2009).

## 11.5.14 Intoxikationen und medikamentös induzierte Myoklonien

Intoxikationen mit Wismut, Schwermetallen, Stickstoffmonoxid, Methylbromid und mit verschiedenen anderen Medikamenten können zum Auftreten von Myoklonien führen.
Treten Myoklonien akut oder subakut auf, muss immer auch an eine medikamenteninduzierte Bewegungsstörung gedacht werden (Jimenez-Jimenez 2004), z. B. durch trizyklische Antidepressiva, v. a. in Kombination mit Lithium, Opioiden, L-Dopa, Penicillinen, Cephalosporinen, Gyrasehemmern, Kalziumkanalblockern, atypischen Neuroleptika oder Aciclovir. Auch Medikamente, die zur Behandlung von Myoklonien eingesetzt werden, können selbst Myoklonien induzieren, z. B. Valproat, Carbamazepin, Gabapentin und Lamotrigin. Gabapentin und Lamotrigin können auch negative Myoklonien verursachen.
Ein *Serotonin-Syndrom* manifestiert sich durch Myoklonien, Ataxie, Hyperreflexie, autonome Funktionsstörungen (Fieber, Schüttelfrost, Schwitzen und Diarrhöen) sowie Verhaltensauffälligkeiten (Unruhe, Agitiertheit) und Orientierungsstörungen bis zum Delir. Ursache kann die Einnahme sein von selektiven Serotonin-Wiederaufnahmehemmern, Trizyklika, MAO-Hemmern, Valproat, Opioid-Analgetika, Antiemetika, Sumatriptan, Sibutramin, Linezolid, Ritonavir, Ecstasy und LSD. Insbesondere eine Intoxikation mit diesen Pharmaka oder ihrer Kombinationen kann ein Serotonin-Syndrom auslösen.
Notwendig ist eine Überwachung der Patienten, ggf. mit der Möglichkeit einer intensivmedizinischen Überwachung. Therapiert wird mit dem 5-HAT-Antagonisten Cyproheptadin (↑ in Dosierungen bis 32 mg/Tag) (Graudins et al. 1998). Reicht die Sedierung durch diese Medikation allein nicht aus, können zusätzlich Benzodiazepine indiziert sein.
Aus der Anästhesie sind Myoklonien bekannt, die bei der Mehrzahl der Patienten während der Narkoseeinleitung unter Etomidat auftreten (Yates et al. 2013). Diese medikamentös-induzierten Myoklonien scheinen sich durch eine niedrig-dosierte Vorbehandlung mit Ketamin (Wu et al. 2016) oder Opioiden (Wang et al. 2016) weitgehend vermeiden zu lassen.

## 11.5.15 Metabolische und endokrine Enzephalopathien

Eine große Zahl von metabolischen oder endokrinen Erkrankungen kann mit dem Auftreten von Myoklonien einhergehen. Am häufigsten finden sich Myoklonien bei Leberversagen, Niereninsuffizienz, Hyponatriämie, Hypoglykämie sowie nichtketotischer Hyperglykämie. Sehr selten sind Myoklonien zusammen mit Ataxien und epileptischen Anfällen Ausdruck eines Biotinmangels (Bressman et al. 1986).
Myoklonien im Rahmen einer *progressiven Dialyse-Enzephalopathie* können neben der Volumenverschiebung auf eine Aluminiumtoxizität zurückgeführt werden. Die Wirksamkeit einer Therapie mit dem Chelatbildner Deferoxamin (↔, B) ist in Fallberichten dokumentiert. Daneben muss bei Dialyse-Patienten, die Myoklonien entwickeln, besonders an einen Thiaminmangel (↑, A) gedacht werden (Hung et al. 2001).
Beim Aktions-Myoklonus-Niereninsuffizienz-Syndrom (AMNI) (Badhwar et al. 2004) bestehen meist unabhängig vom Grad der Urämie neben einem feinschlägigen Haltetremor vor allem behindernde Aktionsmyoklonien und nur selten generalisierte epileptische Anfälle. Ein Drittel der Patienten zeigt sogar Myoklonien vor Beginn der Niereninsuffizienz. Das therapeutische Ansprechen der Myoklonien ist auch bei Kombinationstherapien mit Valproat, Clonazepam, Barbituraten und Piracetam nur inkomplett (↔, B).

## 11.5.16 Myoklonien nach peripheren Nervenschädigungen

Spezifische Therapiestudien existieren nicht. In Einzelfällen wurde die erfolgreiche Therapie mit Botulinumtoxin A berichtet (Bono et al. 2012).

## 11.5.17 Psychogene Myoklonien

Segmentale und generalisierte Myoklonien kommen als Symptom somatoformer Störungen vor. Der Anteil psychogener Myoklonien (PM) in Spezialambulanzen von Universitätskliniken zwischen 8–20 %. Zur Vermeidung einer Chronifizierung

muss rasch eine adäquate psychiatrische Therapie eingeleitet werden.
Die Pathophysiologie psychogener Bewegungsstörungen ist letztlich weiterhin unklar. Aktuelle Modelle lösen sich von der Vermutung einer rein psychologisch begründeten Genese zu Gunsten eines weiter gefassten neurobiologischen Verständnisses dieser Erkrankungen (Edwards et al. 2013; Czarnecki und Hallett 2012). Anamnestische Hinweise auf einen psychogenen Myoklonus sind ein plötzlicher Erkrankungsbeginn, spontane Remissionen, sexueller Missbrauch oder Exposition gegen physische oder psychischer Gewalt (Gupta und Lang 2009). Liegen auch andere Somatisierungen vor, bekräftigt dies die Verdachtsdiagnose von PM. In der klinischen Untersuchung sind typische Hinweise auf eine psychogene Ätiologie die Variabilität der Myoklonien nach Frequenz, Amplitude und Verteilung sowie die Ablenkbarkeit durch motorische oder psychische Aufgaben. Schwierig ist die Differentialdiagnose zu organischen Bewegungsstörungen bei paroxysmalen Myoklonien, insbesondere bei nicht-kinesiogenen. Nicht unerwartet korreliert die Einschätzung unterschiedlicher Untersucher nur mäßig (Morgante et al. 2012; van der Salm et al. 2013). Für eine Übersicht der elektrophysiologischen Optionen in der Differenzialdiagnose psychogenen Tremors und Myoklonien vgl. Apartis (2014).
Kleine Fallserien legen die Anwendung von Psychotherapien und antidepressiver Medikation nahe (↔, A). Ein früher Beginn der Psychotherapie scheint den Erfolg der Psychotherapie im Vergleich zu alleiniger neurologischer Verlaufsbeobachtung nicht wesentlich zu bestimmen (Kompoliti et al. 2014). Der Einsatz von Placebo-Infusionen verzögert meist die Diagnosestellung und den Beginn einer adäquaten Psychotherapie.

## Literatur


Apartis E. Clinical neurophysiology in movement disorders. Handbook of Clinical Neurology 2013; 111: 87–92.

Apartis E. Clinical neurophysiology of psychogenic movement disorders: How to diagnose psychogenic tremor and myoclonus. Neurophysiol Clin 2014; 44(4): 417–424.

Armangue T, Sabater L, Torres-Vega E, Martinez-Hernandez E, Arino H, Petit-Pedrol M et al. Clinical and Immunological Features of Opsoclonus-Myoclonus Syndrome in the Era of Neuronal Cell Surface Antibodies. JAMA Neurol 2016; 73(4): 417–424.

Babiy M, Stubblefield MD, Herklotz M, Hand M. Asterixis related to gabapentin as a cause of falls. American journal of physical medicine & rehabilitation/Association of Academic Physiatrists 2005; 84(2): 136–140.

Badhwar A, Berkovic SF, Dowling JP, Gonzales M, Narayanan S, Brodtmann A et al. Action myoclonus-renal failure syndrome: characterization of a unique cerebro-renal disorder. Brain 2004; 127: 2173–2182.

Balint B, Jarius S, Nagel S, Haberkorn U, Probst C, Blocker IM et al. Progressive encephalomyelitis with rigidity and myoclonus: a new variant with DPPX antibodies. Neurology 2014; 82(17): 1521–1528.

Becher MW, Rubinsztein DC, Leggo J, Wagster MV, Stine OC, Ranen NG et al. Dentatorubral and pallidoluysian atrophy (DRPLA). Clinical and neuropathological findings in genetically confirmed North American and European pedigrees. Mov Disord 1997; 12(4): 519–530.

Bell J, Moran C, Blatt J. Response to rituximab in a child with neuroblastoma and opsoclonus-myoclonus. Pediatr Blood Cancer 2008; 50(2): 370–371.

Boisse Lomax L, Bayly MA, Hjalgrim H, Moller RS, Vlaar AM, Aaberg KM et al. ›North Sea‹ progressive myoclonus epilepsy: phenotype of subjects with GOSR2 mutation. Brain 2013; 136: 1146–1154.

Bono F, Salvino D, Sturniolo M, Curcio M, Trimboli M, Paletta R et al. Botulinum toxin is effective in myoclonus secondary to peripheral nerve injury. Eur J Neurol 2012; 19(9): e92–93.

Bressman S, Fahn S, Eisenberg M, Brin M, Maltese W. Biotin-responsive encephalopathy with myoclonus, ataxia, and seizures. Advances in Neurology 1986; 43: 119–125.

Burk K, Farecki ML, Lamprecht G, Roth G, Decker P, Weller M et al. Neurological symptoms in patients with biopsy proven celiac disease. Movement disorders: official journal of the Movement Disorder Society 2009; 24(16): 2358–2362.

Burkhardt CR, Filley CM, Kleinschmidt-DeMasters BK, de la Monte S, Norenberg MD, Schneck SA. Diffuse Lewy body disease and progressive dementia. Neurology 1988; 38(10): 1520–1528.

Caviness JN, Adler CH, Beach TG, Wetjen KL, Caselli RJ. Myoclonus in Lewy body disorders. Advances in Neurology 2002; 89: 23–30.

Caviness JN, Alving LI, Maraganore DM, Black RA, McDonnell SK, Rocca WA. The incidence and prevalence of myoclonus in Olmsted County, Minnesota. Mayo Clin Proc 1999; 74(6): 565–569.

Caviness JN, Kurth M. Cortical Myoclonus in Huntington's disease associated with an enlarged somatosensory evoked potential. Mov Disord 1997; 12(6): 1046–1051.

Caviness JN. Myoclonus and neurodegenerative disease – what's in a name? Parkinsonism & related disorders 2003; 9(4): 185–192.

Cerminara C, Montanaro ML, Curatolo P, Seri S. Lamotrigine-induced seizure aggravation and negative myoclonus in idiopathic rolandic epilepsy. Neurology 2004; 63(2): 373–375.

Chew NK, Mir P, Edwards MJ, Cordivari C, Martino D, Schneider SA et al. The natural history of Unverricht-Lundborg disease: a report of eight genetically proven cases. Mov Disord 2008; 23(1): 107–113.

Clerinx K, Breban T, Schrooten M, Leite MI, Vincent A, Verschakelen J et al. Progressive encephalomyelitis with rigidity and myoclonus: resolution after thymectomy. Neurology 2011; 76(3): 303–304.

Costa J, Espirito-Santo C, Borges A, Ferreira JJ, Coelho M, Moore P et al. Botulinum toxin type A therapy for hemifacial spasm. Cochrane database of systematic reviews (Online) 2005; 1: CD004899.

Czarnecki K, Hallett M. Functional (psychogenic) movement disorders. Curr Opin Neurol 2012; 25(4): 507–512.

Davies JS, Chung SK, Thomas RH, Robinson A, Hammond CL, Mullins JG et al. The glycinergic system in human startle disease: a genetic screening approach. Front Mol Neurosci 2010; 3: 8.

De Rosay1 A, Striano P, Barbieri F, de Falco A, Rinaldi C, Tucci T et al. Suppression of myoclonus in SCA2 by piracetam. Mov Disord 2006; 21(1): 116–118.

Deisenhammer F, Egg R, Giovannoni G, Hemmer B, Petzold A, Sellebjerg F et al. EFNS guidelines on disease-specific CSF investigations. Eur J Neurol 2009; 16(6): 760–770.

Depienne C, Magnin E, Bouteiller D, Stevanin G, Saint-Martin C, Vidailhet M et al. Familial cortical myoclonic tremor with epilepsy: the third locus (FCMTE3) maps to 5p. Neurology 2010; 74(24): 2000–2003.

Deuschl G, Toro C, Valls-Sole J, Zeffiro T, Zee DS, Hallett M. Symptomatic and essential palatal tremor. 1. Clinical, physiological and MRI analysis. Brain 1994; 117: 775–788.

Dijk JM, Tijssen MA. Management of patients with myoclonus: available therapies and the need for an evidence-based approach. Lancet Neurology 2010; 9(10): 1028–1036.

Duis J, Dean S, Applegate C, Harper A, Xiao R, He W et al. KIF5A mutations cause an infantile onset phenotype including severe myoclonus with evidence of mitochondrial dysfunction. Ann Neurol 2016; 80(4): 633–637.

Edwards MJ, Fotopoulou A, Parees I. Neurobiology of functional (psychogenic) movement disorders. Curr Opin Neurol 2013; 26(4): 442–7.

Elmer J, Rittenberger JC, Faro J, Molyneaux BJ, Popescu A, Callaway CW et al. Clinically distinct electroencephalographic phenotypes of early myoclonus after cardiac arrest. Ann Neurol 2016; 80(2): 175–184.

Erro R, Edwards MJ, Bhatia KP, Esposito M, Farmer SF, Cordivari C. Psychogenic axial myoclonus: clinical features and long-term outcome. Parkinsonism Relat Disord 2014; 20(6): 596–599.

Esposito M, Edwards MJ, Bhatia KP, Brown P, Cordivari C. Idiopathic spinal myoclonus: a clinical and neurophysiological assessment of a movement disorder of uncertain origin. Mov Disord 2009; 24(16): 2344–2349.

Fontoura P, Vale J, Lima C, Scaravilli F, Guimaraes J. Progressive myoclonic ataxia and JC virus encephalitis in an AIDS patient. Journal of Neurology, Neurosurgery, and Psychiatry 2002; 72(5): 653–656.

Ganos, C, Kassavetis P, Erro R, Edwards MJ, Rothwell J, Bhatia KP. The role of the cerebellum in the pathogenesis of cortical myoclonus. Mov Disord 2014; 29(4): 437–443.

Gelisse P, Crespel A, Genton P, Baldy-Moulinier M. Dramatic effect of levetiracetam on epileptic negative myoclonus. Acta Neurologica Scandinavica 2003; 107(4): 302–303.

Glass GA, Ahlskog JE, Matsumoto JY. Orthostatic myoclonus: a contributor to gait decline in selected elderly. Neurology 2007; 68(21): 1826–1830.

Glatz K, Meinck HM, Wildemann B. Parainfectious opsoclonus-myoclonus syndrome: high dose intravenous immunoglobulins are effective. Journal of Neurology, Neurosurgery, and Psychiatry 2003; 74(2): 279–280.

Graudins A, Stearman A, Chan B. Treatment of the serotonin syndrome with cyproheptadine. J Emerg Med 1998; 16(4): 615–619.

Guerrini R, Bonanni P, Patrignani A, Brown P, Parmeggiani L, Grosse P et al. Autosomal dominant cortical myoclonus and epilepsy (ADCME) with complex partial and generalized seizures: A newly recognized epilepsy syndrome with linkage to chromosome 2p11.1-q12.2. Brain 2001; 124: 2459–2475.

Gupta A, Jankovic J. Spinocerebellar ataxia 8: variable phenotype and unique pathogenesis. Parkinsonism & related disorders 2009; 15(9): 621–626.

Gupta A, Lang AE. Psychogenic movement disorders. Current opinion in neurology 2009; 22(4): 430–436.

Hahn A, Fischenbeck A, Stephani U. Induction of epileptic negative myoclonus by oxcarbazepine in symptomatic epilepsy. Epileptic Disord 2004; 6(4): 271–274.

Hainque E, Vidailhet M, Cozic N, Charbonnier-Beaupel F, Thobois S, Tranchant C et al. A randomized, controlled, double-blind, crossover trial of zonisamide in myoclonus-dystonia. Neurology 2016; 86(18): 1729–1735.

Hartmann M, Schaner B, Scheglmann K, Bucking A, Pfister R. [Hashimoto encephalopathy: steroid-sensitive encephalopathy in Hashimoto thyroiditis]. Der Nervenarzt 2000; 71(6): 489–494.

Hidaka H, Honkura Y, Ota J, Gorai S, Kawase T, Kobayashi T. Middle ear myoclonus cured by selective tenotomy of the tensor tympani: strategies for targeted intervention for middle ear muscles. Otol Neurotol 2013; 34(9): 1552–1558.

Holtkamp M, Halle A, Meierkord H, Masuhr F. Gabapentin-induced severe myoclonus in a patient with impaired renal function. Journal of Neurology 2006; 253(3): 382–383.

Hu WT, Rippon GW, Boeve BF, Knopman DS, Petersen RC, Parisi JE et al. Alzheimer's disease and corticobasal degeneration presenting as corticobasal syndrome. Movement Disorders 2009; 24(9): 1375–1379.

Hung SC, Hung SH, Tarng DC, Yang WC, Chen TW, Huang TP. Thiamine deficiency and unexplained encephalopathy in hemodialysis and peritoneal dialysis patients. Am J Kidney Dis 2001; 38(5): 941–947.

Imperiale D, Bortolotto S, Cucatto A, Schiffer P, Cassano D, Buffa C. Levetiracetam control of myoclonus in a patient with Creutzfeldt-Jakob disease. European Neurology 2003; 49(3): 189–190.

Jimenez-Jimenez FJ, Puertas I, de Toledo-Heras M. Drug-induced myoclonus: frequency, mechanisms and management. CNS Drugs 2004; 18(2): 93–104.

Josephs KA, Ahlskog JE, Parisi JE, Boeve BF, Crum BA, Giannini C et al. Rapidly progressive neurodegenerative dementias. Archives of Neurology 2009; 66(2): 201–207.

Kawarai T, Miyamoto R, Shimatani Y, Orlacchio A, Kaji R. Choreoathetosis, Dystonia, and Myoclonus in 3 Siblings With Autosomal Recessive Spinocerebellar Ataxia Type 16. JAMA Neurol 2016; 73(7): 888–890.

Klaas JP, Ahlskog JE, Pittock SJ, Matsumoto JY, Aksamit AJ, Bartleson JD et al. Adult-onset opsoclonus-myoclonus syndrome. Arch Neurol 2012; 69(12): 1598–1607.

Klebe S, Durr A, Rentschler A, Hahn-Barma V, Abele M, Bouslam N et al. New mutations in protein kinase Cgamma associated with spinocerebellar ataxia type 14. Ann Neurol 2005; 58(5): 720–729.

Kompoliti K, Wilson B, Stebbins G, Bernard B, Hinson V. Immediate vs. delayed treatment of psychogenic movement disorders with short term psychodynamic psychotherapy: randomized clinical trial. Parkinsonism Relat Disord 2014; 20(1): 60–63.

Kovacs T, Farsang M, Vitaszil E, Barsi P, Gyorke T, Szirmai I et al. Levetiracetam reduces myoclonus in corticobasal degeneration: report of two cases. J Neural Transm 2009; 116(12): 1631–1634.

Krause E, Heinen F, Gurkov R. Difference in outcome of botulinum toxin treatment of essential palatal tremor in children and adults. American Journal of Otolaryngology 2010; 31(2): 91–95.

Kubota M, Nakura M, Hirose H, Kimura I, Sakakihara Y. A magnetoencephalographic study of negative myoclonus in a patient with atypical benign partial epilepsy. Seizure 2005; 14(1): 28–32.

Kurian M, Lalive PH, Dalmau JO, Horvath J. Opsoclonus-myoclonus syndrome in anti-N-methyl-D-aspartate receptor encephalitis. Archives of neurology 2010; 67(1): 118–121.

Lagrand T, Winogrodzka A. Late relapse myoclonus in a case of Lance-Adams syndrome. BMJ case reports 2013.

La Morgia C, Achilli A, Iommarini L, Barboni P, Pala M, Olivieri A et al. Rare mtDNA variants in Leber hereditary optic neuropathy families with recurrence of myoclonus. Neurology 2008; 70(10): 762–770.

Lim SY, Mason WP, Young NP, Chen R, Bower JH, McKeon A et al. Polymyoclonus, laryngospasm, and cerebellar ataxia associated with adenocarcinoma and multiple neural cation channel autoantibodies. Archives of Neurology 2009; 66(10): 1285–1287.

Llaneza Ramos VF, Considine E, Karp BI, Lungu C, Alter K, Hallett M. Ultrasound as Diagnostic Tool for Diaphragmatic Myoclonus. Mov Disord Clin Pract 2016; 3(3): 282–284.

Maher J, Choudhri S, Halliday W, Power C, Nath A. AIDS dementia complex with generalized myoclonus. Mov Disord 1997; 12(4): 593–597.

Maini I, Iodice A, Spagnoli C, Salerno GG, Bertani G, Frattini D et al. Expanding phenotype of PRRT2 gene mutations: A new case with epilepsy and benign myoclonus of early infancy. Eur J Paediatr Neurol 2016; 20(3): 454–456.

Mancuso M, Orsucci D, Angelini C, Bertini E, Catteruccia M, Pegoraro E et al. Myoclonus in mitochondrial disorders. Mov Disord 2014; 29(6): 722–728.

Matsumoto J, Fuhr P, Nigro M, Hallett M. Physiological abnormalities in hereditary hyperekplexia. Annals of Neurology 1992; 32(1): 41–50.

Mijajlovic M, Mirkovic M, Dackovic J, Zidverc-Trajkovic J, Sternic N. Clinical manifestations, diagnostic criteria and therapy of Hashimoto's encephalopathy: report of two cases. Journal of the Neurological Sciences 2010; 288(1–2): 194–196.

Meppelink AM, Little S, Oswal A, Erro R, Kilner J, Tijssen MA et al. Event related desynchronisation predicts functional propriospinal myoclonus. Parkinsonism Relat Disord 2016; 31: 116–118.

Morgante F, Edwards MJ, Espay AJ, Fasano A, Mir P, Martino D et al. Diagnostic agreement in patients with psychogenic movement disorders. Mov Disord 2012; 27(4): 548–552.

Oguni H, Uehara T, Tanaka T, Sunahara M, Hara M, Osawa M. Dramatic effect of ethosuximide on epileptic negative myoclonus: implications for the neurophysiological mechanism. Neuropediatrics 1998; 29(1): 29–34.

Okuma Y, Fujishima K, Miwa H, Mori H, Mizuno Y. Myoclonic tremulous movements in multiple system atrophy are a form of cortical myoclonus. Mov Disord 2005; 20(4): 451–456.

Peall KJ, Dijk JM, Saunders-Pullman R, Dreissen YE, van Loon I, Cath D et al. Psychiatric disorders, myoclonus dystonia and SGCE: an international study. Ann Clin Transl Neurol 2016; 3(1): 4–11.

Penney SE, Bruce IA, Saeed SR. Botulinum toxin is effective and safe for palatal tremor: A report of five cases and a review of the literature. Journal of Neurology 2006; 253(7): 857–860.

Pless M, Ronthal M. Treatment of opsoclonus-myoclonus with high-dose intravenous immunoglobulin. Neurology 1996; 46(2): 583–584.

Pranzatelli MR, Tate ED, Wheeler A, Bass N, Gold AP, Griebel ML et al. Screening for autoantibodies in children with opsoclonus-myoclonus-ataxia. Pediatric Neurology 2002; 27(5): 384–387.

Ramdhani RA, Frucht SJ, Behnegar A, Kopell BH. Improvement of Isolated Myoclonus Phenotype in Myoclonus Dystonia after Pallidal Deep Brain Stimulation. Tremor Other Hyperkinet Mov 2016; 6: 369.

Roze E, Bounolleau P, Ducreux D, Cochen V, Leu-Semenescu S, Beaugendre Y et al. Propriospinal myoclonus revisited: Clinical, neurophysiologic, and neuroradiologic findings. Neurology 2009; 72(15): 1301–1309.

Rughani AI, Lozano AM. Surgical treatment of myoclonus dystonia syndrome. Mov Disord 2013; 28(3): 282–287.

Saint-Hilaire MH, Saint-Hilaire JM. Jumping Frenchmen of Maine. Movement Disorders 2001; 16(3): 530.

Saint-Martin C, Bouteiller D, Stevanin G, Popescu C, Charon C, Ruberg M et al. Refinement of the 2p11.1-q12.2 locus responsible for cortical tremor associated with epilepsy and exclusion of candidate genes. Neurogenetics 2008; 9(1): 69–71.

Salazar G, Valls-Sole J, Marti MJ, Chang H, Tolosa ES. Postural and action myoclonus in patients with parkinsonian type multiple system atrophy. Mov Disord 2000; 15(1): 77–83.

Sano A, Mikami M, Nakamura M, Ueno S, Tanabe H, Kaneko S. Positional candidate approach for the gene responsible for benign adult familial myoclonic epilepsy. Epilepsia 2002; 443(Suppl 9): 26–31.

Schmidt C, Redyk K, Meissner B, Krack L, von Ahsen N, Roeber S et al. Clinical features of rapidly progressive Alzheimer's disease. Dement Geriatr Cogn Disord 2010; 29(4): 371–378.

Schmitz-Hubsch T, Coudert M, Bauer P, Giunti P, Globas C, Baliko L et al. Spinocerebellar ataxia types 1, 2, 3, and 6: disease severity and nonataxia symptoms. Neurology 2008; 71(13): 982–989.

Schöls L, Amoiridis G, Buttner T, Przuntek H, Epplen JT, Riess O. Autosomal dominant cerebellar ataxia: phenotypic differences in genetically defined subtypes? Annals of Neurology 1997; 42(6): 924–932.

Shahar E, Raviv R. Sporadic major hyperekplexia in neonates and infants: clinical manifestations and outcome. Pediatric Neurology 2004; 31(1): 30–34.

Sidiropoulos C, Mestre T, Hutchison W, Moro E, Valencia A, Poon YY et al. Bilateral pallidal stimulation for sargoglycan epsilon negative myoclonus. Parkinsonism Relat Disord 2014; 20(8): 915–918.

Sobreira-Neto MA, Pena-Pereira MA, Sobreira ES, Chagas MH, Tumas V, Fernandes RM et al. Excessive fragmentary myoclonus in patients with Parkinson's disease: prevalence and clinico-polysomnographic profile. Sleep Breath 2015; 19(3): 997–1002.

Steinhoff BJ, Zerr I, Glatting M, Schulz-Schaeffer W, Poser S, Kretzschmar HA. Diagnostic value of periodic complexes in Creutzfeldt-Jakob disease. Annals of Neurology 2004; 56(5): 702–708.

Sun L, Wu J, Liu C, Lin W. Report of progressive myoclonus ataxia (PMA) in two Chinese pedigrees. Neurol Res 2016; 38: 893–896.

Suzuki Y, Toshikawa H, Kimizu T, Kimura S, Ikeda T, Mogami Y et al. Benign neonatal sleep myoclonus: our experience of 15 Japanese cases. Brain Dev 2015; 37(1): 71–75.

Synofzik M, Schule R, Schulte C, Kruger R, Lindig T, Schols L et al. Complex hyperkinetic movement disorders associated with POLG mutations. Movement Disorders 2010; 25(14): 2472–2475.

Tan KM, Lennon VA, Klein CJ, Boeve BF, Pittock SJ. Clinical spectrum of voltage-gated potassium channel autoimmunity. Neurology 2008; 70(20): 1883–1890.

Tanner CM, Chamberland J. Latah in Jakarta, Indonesia. Movement Disorders 2001; 16(3): 526–529.

Tassinari CA, Rubboli G, Shibasaki H. Neurophysiology of positive and negative myoclonus. Electroencephalogr Clin Neurophysiol 1998; 107(3): 181–195.

Thompson PD. Neurodegenerative causes of myoclonus. Advances in Neurology 2002; 89: 31–34.

Tijssen MA, Vergouwe MN, van Dijk JG, Rees M, Frants RR, Brown P. Major and minor form of hereditary hyperekplexia. Mov Disord 2002; 17(4): 826–830.

Tse W, Cersosimo MG, Gracies JM, Morgello S, Olanow CW, Koller W. Movement disorders and AIDS: a review. Parkinsonism & Related Disorders 2004; 10(6): 323–334.

Tzoulis C, Engelsen BA, Telstad W, Aasly J, Zeviani M, Winterthun S et al. The spectrum of clinical disease caused by the A467T and W748S POLG mutations: a study of 26 cases. Brain 2006; 129: 1685–1692.

Van der Salm SM, Koelman JH, Henneke S, van Rootselaar AF, Tijssen MA. Axial jerks: a clinical spectrum ranging from propriospinal to psychogenic myoclonus. Journal of Neurology 2010; 257(8): 1349–1355.

Van der Salm SM, de Haan RJ, Cath DC, van Rootselaar AF, Tijssen MA. The eye of the beholder: inter-rater agreement among experts on psychogenic jerky movement disorders. J Neurol Neurosurg Psychiatry. 2013; 84(7): 742–747.

Van der Salm SM, Erro R, Cordivari C, Edwards MJ, Koelman JH, Ende TV et al. Propriospinal myoclonus: Clinical reappraisal and review of literature. Neurology. 2014; 83: 1862–1870.

Van Everbroeck B, Dobbeleir I, De Waele M, De Deyn P, Martin JJ, Cras P. Differential diagnosis of 201 possible Creutzfeldt-Jakob disease patients. Journal of Neurology 2004; 251(3): 298–304.

Van Gaalen J, Giunti P, van de Warrenburg BP. Movement disorders in spinocerebellar ataxias. Mov Disord 2011; 26: 792–800.

Van Gerpen JA. A retrospective study of the clinical and electrophysiological characteristics of 32 patients with orthostatic myoclonus. Parkinsonism Relat Disord 2014; 20(8): 889–893.

Van Rootselaar AF, van Schaik IN, van den Maagdenberg AM, Koelman JH, Callenbach PM, Tijssen MA. Familial cortical myoclonic tremor with epilepsy: a single syndromic classification for a group of pedigrees bearing common features. Mov Disord 2005; 20(6): 665–673.

Van Zijl JC, Beudel M, Vd Hoeven HJ, Lange F, Tijssen MA, Elting JW. Electroencephalographic Findings in Posthypoxic Myoclonus. J Intensive Care Med 2016; 31(4): 270–275.

Visser JE, Bloem BR, van de Warrenburg BP. PRKCG mutation (SCA-14) causing a Ramsay Hunt phenotype. Mov Disord 2007; 22(7): 1024–1026.

Vlak MH, Sinke RJ, Rabelink GM, Kremer BP, van de Warrenburg BP. Novel PRKCG/SCA14 mutation in a Dutch spinocerebellar ataxia family: expanding the phenotype. Mov Disord 2006; 21(7): 1025–1028.

Welter ML, Grabli D, Karachi C, Jodoin N, Fernandez-Vidal S, Brun Y et al. Pallidal activity in myoclonus dystonia correlates with motor signs. Mov Disord 2015; 30(7): 992–996.

Werhahn KJ, Brown P, Thompson PD, Marsden CD. The clinical features and prognosis of chronic posthypoxic myoclonus. Mov Disord 1997; 12(2): 216–220.

Wang J, Li QB, Wu YY, Wang BN, Kang JL, Xu XW. Efficacy and Safty of Opioids for the Prevention of Etomidate-Induced Myoclonus: A Meta-Analysis. Am J Ther 2016; doi:10.1097/MJT.0000000000000404.

Wu GN, Xu HJ, Liu FF, Wu X, Zhou H. Low-Dose Ketamine Pretreatment Reduces the Incidence and Severity of Myoclonus Induced by Etomidate: A Randomized, Double-Blinded, Controlled Clinical Trial. Medicine (Baltimore) 2016; 95(6): e2701.

Yates AM, Wolfson AB, Shum L, Kehrl T. A descriptive study of myoclonus associated with etomidate procedural sedation in the ED. Am J Emerg Med 2013; 31(5): 852–854.

Yiu VW, Kovithavongs T, McGonigle LF, Ferreira P. Plasmapheresis as an effective treatment for opsoclonus-myoclonus syndrome. Pediatric Neurology 2001; 24(1): 72–74.

Zutt R, van Egmond ME, Elting JW, van Laar PJ, Brouwer OF, Sival DA, Kremer HP, de Koning TJ, Tijssen MA. A novel diagnostic approach to patients with myoclonus. Nat Rev Neurol 2015; 11: 687–697.

# I 12 Tremor

*von F. Hopfner und G. Deuschl**

Tremor ist eine unwillkürliche, rhythmische Bewegung eines oder mehrerer Körperteile, die als Begleitsymptom anderer neurologischer Erkrankungen aber auch als eigenständige Erkrankung auftritt und eines der häufigsten neurologischen Symptome darstellt. Neben neurologischen Begleitsymptomen, die sich meist aus der allgemeinen neurologischen Anamnese und Untersuchung ergeben, spielt die Ausprägung des Tremors selber eine wichtige Rolle bei der diagnostischen Zuordnung. Wichtig ist die Unterscheidung zwischen einem Tremor in Ruhe und bei verschiedenen Aktivierungsbedingungen (Aktionstremor). Die Definitionen und Untersuchungsbedingungen für Handtremores sind in **Tab. I 12.1** dargestellt. Neben den tremorunabhängigen Begleitsymptomen sind diese Befunde die wichtigste Grundlage für differentialdiagnostische Untersuchungen und die daraus resultierenden therapeutischen Überlegungen. Im Folgenden sollen zunächst die primären Tremorerkrankungen dargestellt und dann die Tremores als Begleitsymptome anderer neurologischer Bewegungsstörungen oder Erkrankungen unter Verweis auf die anderen Kapitel dieses Buches kurz behandelt werden.

**Tab. I 12.1:** Klinische Erscheinungsbilder des Tremors und Testsituation (Konsensus der Movement Disorders Society; Deuschl et al. 1998)

| | |
|---|---|
| **Ruhetremor** | Hand in Ruheposition, oft provozierbar, z. B. durch Rückwärtszählen, Inhibition bei Bewegungsinitiierung |
| **Aktionstremor**<br>Haltetremor | <br>Fixe Halteposition, isometrische Innervation |
| **Kinetischer Tremor**<br>Einfacher kinetischerTremor<br>Intentionstremor | <br>Langsame Auf- und Abbewegungen ohne Zielvorgabe<br>Deutliche Zunahme der Amplitude in der Finalphase einer Zielbewegung (Finger-Nase-Test), meist etwas irregulär |

## I 12.1 Essenzieller Tremor

### I 12.1.1 Klinik

Nach der Definition des Konsensus Statements der Movement Disorder Society (Deuschl et al. 1998) ist der »Klassische Essenzielle Tremor« ein meist monosymptomatischer, isolierter Halte-und Aktionstremor, häufig mit familiärer Belastung. Beim essenziellen Tremor handelt es sich um ein Syndrom, nicht um eine spezifische Erkrankung.

#### *Diagnostische Kriterien*

Der (klassische) essenzielle Tremor erfüllt die folgenden klinischen Kernkriterien (Bain et al. 2000; Deuschl et al. 1998):

- Bilateraler Tremor der Hände oder Unterarme mit überwiegendem Halte- und Aktionstremor und Tremor in Ruhe nur in fortgeschrittenen Stadien der Erkrankung.
- *Oder* isolierter Tremor des Kopfes ohne Hinweise auf eine Dystonie
- *und* Abwesenheit anderer neurologischer Zeichen, (Ausnahme: Zahnradphänomen, Frommentzeichen und leichte dysmetrisch/ataktische Gangstörung)

Folgende supportive Kriterien sind beschrieben:

- Krankheitsverlauf > 3 Jahre
- Besserung des Tremors unter Alkohol (50–90 % der Patienten)
- Positive Familienanamnese (50–80 % der Patienten)

#### *Ausprägung des Tremors*

Der Essentielle Tremor weist eine typische topografische Verteilung auf, welche sich in verschiedenen Kollektiven sehr ähnlich verhält. Danach sind die Hände bei 80–100 %, der Kopf bei 20–41 %, die Stimme bei 9–20 %, das Kinn bei 0–9 %, das Gesicht bei 3 % und der Rumpf bei 0–3 % betroffen. Unter Alkoholeinfluss bessert sich der Tremor bei ca. der Hälfte der Patienten (Hopfner et al. 2015). Die Lebensqualität von Patienten mit Essentiellem Tremor ist deutlich reduziert, 50 % haben eine deutliche funktionelle Beeinträchtigung; bis zu 25 % der Patienten müssen tremorbedingt den Beruf wechseln oder sich berenten lassen. Bei einer geringen Patientenzahl (10 %) persistiert der Tremor auch unter Ruhebedingungen, allerdings ist dann oft noch eine gewisse Anspannung der Muskulatur fühlbar und im Gegensatz zum klassischen

* Autoren dieses Kapitels in der 6. Auflage: J. Raethjen und G. Deuschl.

Ruhetremor nimmt die Tremoramplitude beim Übergang in eine Willkürbewegung zu (Papengut et al. 2013). 50–60 % der Patienten zeigen einen unübersehbaren Intentionstremor mit entsprechend schwerer Behinderung (Elble 2016).

***Begleitsymptome***

Patienten mit einem sichtbaren Intentionstremor der Hände zeigen oft eine leichte dysmetrische/ataktische Gangstörung, die klinisch beim Seiltänzergang sichtbar wird (Stolze et al. 2001). Eine klinisch offensichtliche Okulomotorikstörung findet sich nicht (Helmchen et al. 2003; Gitchel et al. 2013). Zur Differenzierung zwischen primär zerebellärem Syndrom und ET kann nach standardisiertem Protokoll eine geringe Menge Alkohol verabreicht werden. Während sich der Tremor und auch die zerebelläre Begleitsymptomatik bei etwa der Hälfte der ET-Patienten merklich bessern, nehmen sowohl die zerebellären Defizite bei einer primär zerebellären Schädigung unter Alkohol eher zu.
Es sind weitere Begleitsymptome in Form eines frontalen dysexekutiven Syndroms sowie einer leichten Persönlichkeitsveränderung und sogar demenzielle Entwicklungen beschrieben worden, wobei die Signifikanz dieser Befunde unklar bleibt (Elble 2016).

***Diagnosestellung, Zusatzuntersuchungen und Messskalen***

Die Diagnose des essenziellen Tremors erfolgt klinisch nach den o.g. Kriterien. Bilateralität des Tremors wird gefordert, aber eine Asymmetrie ist möglich. Falls eine sehr deutliche Seitenbetonung vorliegt, müssen durch Zusatzuntersuchungen andere Ursachen ausgeschlossen werden. Zur Abgrenzung eines beginnenden ET von einer Verstärkung des physiologischen Haltetremors als Medikamentennebenwirkung oder im Rahmen anderer (internistischer) Erkrankungen sind eine ausführliche Medikamentenanamnese (**Kasten I 12.1**) sowie ein Laborprogramm (**Tab. I 12.2**) sinnvoll. Darüber hinaus sollte bei jedem unklaren, neu aufgetretenen Tremor ein Hirn-MRT angefertigt werden besonders wenn die Symptomatik unilateral ausgeprägt ist. Accelerometrie und Elektromyographie sind für die Erfassung von Frequenz und Tremorstärke wichtig. Pathognomonisch sind sie beim orthostatischen Tremor und bei der Asterixis. (**Abb. I 12.1**)
Die nuklearmedizinische Bildgebung des Dopamintransporters (FP-Cit-Spect, DAT-Scan) stellt mittlerweile den Goldstandard zur Differenzierung zwischen tremordominantem M. Parkinson und fortgeschrittenem ET oder anderen unklaren Tremorsyndromen dar (Antonini et al. 2008; Bain 2009).

**Kasten I 12.1:** Medikamente mit Tremor als NW

**β-Sympathomimetika** (Fenoterol, Salbutamol etc.)
**Phosphodiesterase-Hemmer** (Theophyllin, Coffein)
**Antiarrhythmika** (Amiodaron, Mexiletin, Procainamid)
**Kalziumantagonisten** (Nifedipin, Amlodipin)
**Immunmodulatoren** (Ciclosporin, Tacrolimus, Interferone)
**Antidepressiva** (Trizyklika, z. B. Amitriptylin und SSRI, z. B. Fluoxetin)
**Lithium**
**Neuroleptika** (z. B. Melperon, Haloperidol)
**Metoclopramid**
**Antiepileptika** (Valproat, Lamotrigin)
**Antiinfektiva** (Cotrimoxazol, Amphotericin B, Vidarabin)
**Hormone** (Thyroxin, Calcitonin, Progesteron, Kortikosteroide)

Für den ET und andere Tremores am besten etabliert ist die Fahn-Tolosa-Marin-Skala, welche in klinischen Studien häufig angewandt wird, sowie die Bain-Skala, welche die Tremorschwere u. a. unter Zuhilfenahme einer vom Patienten zu zeichnenden Tremorspirale erhebt (Bain et al. 1993). Beide genannten Skalen korrelieren stark miteinander. Klinischen Tremorskalen weisen eine logarithmische Beziehung zur apparativ gemessenen Tremorstärke auf. Dadurch ist wird eine Umrechnung der prozentualen Reduktion des Skalenwertes in die Reduktion der Tremoramplitude (Elble et al. 2006) möglich. Diese Werte lassen sich dann auch direkt mit der Reduktion der gemessenen oder errechneten Tremoramplituden aus anderen Studien vergleichen (Deuschl et al. 2011).

## I 12.1.2 Epidemiologie und Verlauf

Die Angaben über die Häufigkeit des essenziellen Tremors schwanken, abhängig von der untersuchten Population, der geografischen Region, der Ethnien und Demografie der Population und den Untersuchungsmethoden (zwischen 0,014 und 20,5) sehr. Mit einer geschätzten durchschnittlichen Prävalenz von 0,9 % ist der essenzielle Tremor die häufigste Tremorform und eine der häufigsten neurologischen Erkrankungen überhaupt. Beide Geschlechter sind gleichermaßen betroffen,

**Tab. I 12.2:** Laborprogramm bei unklarem Tremor

| Laborwerte | Fragestellung |
|---|---|
| Schilddrüsenwerte (T3, T4, TSH) | Hyperthyreose |
| Elektrolyte (Na, K, Ca, Cl) | Metabolische Entgleisung, Hypokalzämie, Hypokaliamie |
| Leberwerte (GGT, GOT, GPT, CE) | Alkoholkrankheit, hepatozerebrale Degeneration (M. Wilson) |
| Glucose | Hypoglykämie |
| Immunelektrophorese | Neuropathie bei Paraproteinamie, neuropathischer Tremor |
| **Nur bei klinischem Verdacht:** | |
| Coeruloplasmin im Plasma | M. Wilson |
| Cu im 24-h-Urin | |
| Toxikologische Untersuchungen | As, Bi, Br, Hg, Pb, Alkohol, Medikamentenentzug |

Inzidenz und Prävalenz nehmen mit dem Alter zu. Dabei existieren zwei Altersgipfel um das 20. und das 60 Lebensjahr. Der Phänotyp des Tremors verändert sich mit zunehmendem Alter. Die Frequenz sinkt ab und die Amplitude nimmt zu, gleichzeitig treten vermehrt die zerebellären Begleitsymptome mit Intentionstremor und leichter Gangataxie auf (Elble 2000). Bei einem Erkrankungsbeginn im höheren Lebensalter treten diese Veränderungen sehr viel schneller auf als bei jüngeren Patienten, sodass vermutet wird, dass dem auch Alterungsprozesse zugrunde liegen (Deuschl et al. 2015).

Zwanzig Prozent der Patienten mit ET liegt die sporadische Form vor, bei etwa 80 % folgt das Syndrom einem autosomal-dominanten Erbgang (in diesen Fällen meist mit früherem Krankheitsbeginn). Epidemiologische Studien und Zwillingsstudien zeigen, dass genetische Faktoren eine entscheidende Rolle bei der Entstehung des ET spielen. Obwohl bislang mehr als 70 Studien versuchten, die Genetik des essentiellen Tremors aufzuarbeiten, blieben die Ergebnisse recht limitiert (Kuhlenbaumer et al. 2014). Einer der Loci, die für den monogenetischen essentiellen Tremor identifiziert wurden (ETM2), scheint eine vielversprechende Kandidatenregion für zukünftige genetische Studien darzustellen. Mutationen im *FUS* Gen könnten einen sehr seltenen Grund für den monogenen essentiellen Tremor darstellen, sind aber im klinischen Alltag ohne Bedeutung (Merner et al. 2012). Die in den Genomweiten Assoziationsstudien identifizierten Gene, LINGO1 und SLC1A2, die aktuell funktionell untersucht werden, stellen interessante Kandidaten-Gene dar (Gulcher et al. 1997; Stefansson et al. 2009). LINGO1 spielt bei der Myelinisierung im zentralen Nervensystem eine entscheidende Rolle. SLC1A2 kodiert für einen astroglialen Glutamattransporter, der bei der Termination der Glu-Aktivität innerhalb der olivozerebelläre Bahnen funktionell von Bedeutung ist.

Diagnostische Unsicherheit, bei der Diagnosestellung, das Fehlen von Biomarkern, das Auftreten von Phänokopien und der unklare Effekt epigenetische Modifier erschweren die molekulare Aufklärung der Erkrankung (Deng et al. 2007; Kuhlenbaumer et al. 2014).

### I 12.1.3 Therapeutische Prinzipien

Da die Ursache des ET nach wie vor ungeklärt ist, fehlen kausale Therapieansätze. Die Entscheidung über die Notwendigkeit einer Therapie sollte in erster Linie auf der subjektiv vom Patienten empfundenen tremorbedingten Beeinträchtigung beruhen. Dieses subjektive Empfinden ist interindividuell extrem variabel und korreliert nicht sehr gut mit der messbaren Amplitude des Tremors. Erfahrungsgemäß signalisiert der Arztbesuch aufgrund des Tremors nicht immer auch den dringenden Wunsch nach einer unmittelbaren Therapie. In vielen Fällen reicht 1. die ausführliche Aufklärung über die Erkrankung, 2. der Hinweis darauf, dass es sich beim »Zittern« nicht um die Parkinson-Krankheit handelt und 3. das Angebot einer Wiedervorstellung zur Therapieinitiierung bei Bedarf zunächst aus.

#### *Medikamentöse Therapie*

Bei der Entscheidung für eine Therapie sollte der Patient darauf hingewiesen werden, dass ihn der Tremor als Symptom weiter begleiten wird, mit Medikamenten aber eine Reduktion erreicht werden kann. Die medikamentös erreichbare Tremorreduktion ist bei jüngeren Patienten mit feinschlägigem, geringamplitudigem Tremor oft gut, während der grobschlägige, hochamplitudige Tremor mit behindernder Intentionskomponente besonders bei älteren Patienten oft keine ausreichende Besserung unter medikamentöser Therapie zeigt. Die Medikamente der ersten Wahl für den ET sind seit langem unverändert nicht-selektive Betablocker, insbesondere *Propranolol* und *Primidon*. Zu beiden Substanzen existieren multiple kontrollierte randomisierte und geblindete Studien (↑↑) (Findley et al. 1985; Koller 1984; 1985; O'Suilleabhain und Dewey 2002). Bei jüngeren, gesunden Patienten kann in der Regel mit Propranolol begonnen werden, das deutlich geringere sedierende und kognitive Nebenwirkungen hat. Neben den gängigen Kontraindikationen bei Herzerkrankungen und Asthma bronchiale sollte bei männlichen Patienten an die erektile Dysfunktion als häufige Nebenwirkung gedacht werden. Bei älteren Patienten mit einer höheren Wahrscheinlichkeit von kardialen bzw. pulmonalen Vorerkrankungen sollte vorrangig mit Primidon begonnen werden. Beim Primidon besteht die häufigste Nebenwirkung in einer Sedierung. Die Dosis sollte in möglichst kleinen Schritten, langsam erhöht (mit ¼ Tablette = 62,5 mg beginnend) und in Form einer abendlichen Einzeldosis verabreicht werden. Erst wenn beide Substanzen, zuerst einzeln, dann in Kombination, bis zur Maximaldosis bzw. Nebenwirkungsgrenze aufdosiert wurden, sollte auf Substanzen der 2. Wahl übergegangen werden. Dabei sollten *Topiramat* und *Gabapentin* zuerst versucht werden. Zu Topiramat liegen mehrere positive kontrollierte Studien vor (↑↑) (Frima und Grunewald 2006; Ondo et al. 2006; Zesiewicz 2007). Zu Gabapentin liegt eine kontrollierte Studie vor, die eine Reduktion des Tremors beim Einsatz als Monotherapie nachweist (Gironell et al. 1999) (↑). Andererseits liegen zwei Studien vor (Ondo et al. 2000; Pahwa et al. 1998), die keinen sicheren zusätzlichen Effekt als Add-on zu den Medikamenten der 1. Wahl zeigen konnten (↔). Pregabalin zeigte wiederholt in multizentrischen, randomisierten, doppelblinden, kontrollierten Studien keine Symptomverbesserung bei der Behandlung des ETs (Ferrara et al. 2009; Zesiewicz et al. 2013)

Ein Problem bei der Interpretation und dem Vergleich von Studienergebnissen zur Tremortherapie stellen die teilweise großen Unterschiede der Tremorstärke zwischen den verschiedenen Studienkollektiven und die uneinheitlichen Messskalen dar.

Ein spezielles Therapieproblem stellt der *Kopftremor* beim ET dar. Er spricht in der Regel deutlich schlechter auf die o. g. Medikamente an als der Handtremor. In einer offenen Vergleichsstudie zeigte sich *Zonisamid* dem Propranolol bei der

**Tab. I 12.3:** Metaanalyse der Therapiestudien zum ET (Handtremor, s. Text) (nach Deuschl et al. 2011)

| Therapie | Anzahl Studien | Amplitudenreduktion (%) | | Eskalationsstufe |
|---|---|---|---|---|
| | | MW | Streubreite | |
| Primidon | 6 | 60 | 42–76 | 1. Wahl |
| Propranolol | 13 | 61 | 32–75 | 1. Wahl |
| Topiramat | 2 | 40 | 39–41 | 2. Wahl |
| Gabapentin | 1 | 39 | | 2. Wahl |
| Atenolol | 3 | 33 | 24–38 | 2. Wahl |
| Sotalol | 2 | 40 | 29–51 | 2. Wahl |
| Alprazolam | 2 | 54 | 48–60 | 3. Wahl |
| Tiefe Hirnstimulation (VIM) (nach 2 J.) | 13 | 93 | 87–97 | 3. Wahl |
| (nach 5–8 J.) | 8 | 88 | 82–92 | 3. Wahl |

Reduktion des Kopftremors bei ET überlegen (Song et al. 2008), sodass dieser Therapieversuch noch nicht empfohlen werden kann. Besser untersucht sind Injektionen mit *Botulinumtoxin* A in die Halsmuskeln. Diese Behandlung erzielt in einigen Fällen einen zufriedenstellenden Effekt (↑, B) (Pahwa et al. 1995; Wissel et al. 1997). Eine Kombination aus medikamentöser Therapie und Botulinumtoxin-Injektionen kann bei therapierefraktären Patienten mit ausgeprägtem Kopftremor eine erfolgreiche Therapiestrategie sein. Ähnliches gilt für den ebenfalls mit Botulinumtoxin behandelbaren Stimmtremor beim ET, wobei die Erfolgsrate geringer als beim Kopftremor und die Nebenwirkungsrate der bei dieser Behandlung notwendigen Stimmbandinjektionen deutlich höher liegt (Hertegard et al. 2000; Warrick et al. 2000).

Einen deutlichen Effekt auf die Behinderung hat der Intentionstremor. Es gibt allerdings nur wenige Studien, die den spezifischen Effekt der tremorwirksamen Medikamente auf den Intentionstremor untersuchen. Die klinische Erfahrung spricht dafür, dass sich der Intentionstremor beim ET medikamentös deutlich schlechter behandeln lässt als der Haltetremor. In älteren Studien (Thompson et al. 1984) konnte gezeigt werden, dass *Clonazepam* einen besseren Effekt auf den Bewegungstremor zu haben scheint als das Propranolol, sodass bei Patienten mit ausgeprägtem, behinderndem Bewegungs-/Intentionstremor ein Versuch mit Clonazepam trotz der Probleme einer Dauertherapie mit Benzodiazepinen im Einzelfall sinnvoll sein kann.

***Operativ-stereotaktische Therapie***

Für Patienten, die durch den ET schwer behindert sind, und unter der medikamentösen Therapie keine ausreichende Tremorreduktion erfahren, stehen invasive Behandlungsmöglichkeiten zur Verfügung: an erster Stelle die tiefe Hirnstimulation. Dabei erfolgt eine stereotaktische Implantation von Elektroden in den Nucleus ventralis intermedius (VIM) des Thalamus bzw. in die unmittelbar subthalamisch gelegene Region der Zona incerta, der/die dann dauerhaft hochfrequent stimuliert wird (Tiefe Hirnstimulation; THS). Die Stimulationselektroden werden beim ET, der typischerweise beide Körperseiten betrifft, in der Regel bilateral implantiert. Mittlerweile ist ein meist über Jahre anhaltender Effekt der tiefen Hirnstimulation in verschiedenen Studien gut belegt (Limousin et al. 1999; Schuurman et al. 2000; Rehncrona et al. 2003). So ist die stereotaktische Implantation und nachfolgende Stimulation über bilaterale tiefe Hirnelektroden in spezialisierten Zentren zur Routinebehandlung des ET geworden und der medikamentösen Therapie in ihrer Effektivität auch bei Kopf- und Intentionstremor deutlich überlegen (↑) (**Tab. I 12.3**). Neue Verfahren mit fokussiertem Ultraschall befinden sich in Entwicklung.

Der genaue Wirkmechanismus der tiefen Hirnstimulation ist nicht geklärt. Aus pathophysiologischen Untersuchungen ist bekannt, dass sowohl subkortikale (olivozerebelläre) Zentren als auch kortikale motorische Zentren an der Entstehung der Tremoroszillationen beteiligt sind(Schnitzler and Gross 2005) Der Thalamus stellt dabei wahrscheinlich eine Art »Flaschenhals« dar, über den die kortikalen und subkortikalen Anteile synchronisiert werden müssen, um das volle Ausmaß der oszillatorischen Aktivität in der Peripherie aufrechtzuerhalten. Dabei befinden sich im Thalamus große Neuronenpopulationen, die selbst in der Lage sind, solche oszillatorische Aktivität aufrechtzuerhalten und zu verstärken (Park et al. 2010). Es erscheint somit plausibel, dass eine Ausschaltung (Thermokoagulation) oder Hemmung bzw. Desynchronisation (tiefe Hirnstimulation) dieser entscheidenden Schaltstelle im zentralen Tremornetzwerk zu einer erheblichen Reduktion der oszillatorischen Aktivität und damit des peripheren Tremors führt.

## I 12.1.4 Pragmatische Therapie

Die Dosierungen, Aufdosierungsschemata sowie Evidenz- und Empfehlungsstärken für die Substanzen 1., 2. und 3. Wahl finden sich in **Tab. I 12.4** Insbesondere bei relativ niederamplitudigen Haltetremores besteht eine gute Chance, dass die medikamentöse Therapie effektiv ist. Bei jüngeren Patienten mit ausreichender Compliance, bei denen der Tremor hauptsächlich in Aufregungssituationen ein behinderndes Ausmaß annimmt, kann die

**Tab. I 12.4:** Medikamente und Dosierungen beim ET, Evidenzklassen und Empfehlungsstärke

| | | |
|---|---|---|
| **1. Wahl** | **Propranolol**<br>alle 2 Tage um 20 mg steigern, Standarddosis 3 × 20 bis 3 × 40 mg/d<br>Maximaldosis 240 mg/d, je nach Verträglichkeit | ↑↑, A |
| | **Primidon**<br>jede Woche um 62,5 mg steigern (gegebenenfalls langsamer), Maximaldosis i. d. Regel 750 mg/d, Einzeldosis abends, ggf. Tagesdosen nach Bedarf ergänzen | ↑↑, A |
| **2. Wahl** | **Topiramat**<br>wöchentlich um 25–50 mg steigern, Erhaltungsdosis: 2 × 50 bis 2 × 250 mg, Maximaldosis 800 mg/d. | ↑↑, B |
| | **Gabapentin**<br>alle 3–5 Tage um 300 mg steigern, Erhaltungsdosis: 3 × 300 bis 3 × 600 mg, Maximaldosis 2 400 mg/d | ↑, B |
| **3. Wahl** | **Clonazepam**<br>mit 3 × 0,5 mg beginnen, alle 2 Tage um 0,5 mg steigern, Erhaltungsdosis 3 × 0,5 bis 3 × 2 mg | ↑, C<br>(bei Intentionstremor) |
| | **Clozapin**<br>vor Dauertherapie einmalige Testdosis von 12,5 mg, bei Effekt jede Woche um 12,5 mg steigern, Maximaldosis 3 × 25 mg/d | ↑, C |
| | **Alprazolam**<br>mit 3 × 0,25–0,5 mg beginnen, alle 3 Tage um 0,25–0,5 mg steigern, Erhaltungsdosis 3 × 0,5 bis 3 × 1 mg | ↑↑, C<br>(cave: Abhängigkeit) |
| | **Nimodipin**<br>4 × 30 mg | ↑, C |
| | **Botulinumtoxin**<br>Dosierungen und Eindosierung muskelabhängig analog zur zervikalen Dystonie (s. dort), beim ET symmetrische Injektionsschemata (z. B. gleiche Dosis in Mm. splenii capitis oder sternocleidomastoidei bds.) | ↑, C<br>(bei Handtremor)<br>↑, B<br>(bei Kopftremor) |

**Tab. I 12.5:** Behandlungsschritte beim ET

| | | | |
|---|---|---|---|
| **1. Schritt** | **Propranolol**<br>(junge Herzgesunde, kein Asthma) | *oder* | **Primidon**<br>(ältere, Multimorbide) |
| **2. Schritt** | **Propranolol** | *und* | **Primidon** |
| **3. Schritt** | **Medikamente 2. Wahl** | *oder* | **VIM-THS** |
| **4. Schritt** | **Medikamente 3. Wahl**<br>(bei Kontraindikation oder Ablehnung der THS) | | |

gezielte Einnahme von *Propranolol* vor diesen Situationen ausreichend sein. Diese intermittierende Einnahme reduziert die Nebenwirkungshäufigkeit, die optimale Dosis muss vom Patienten selbstständig in Testphasen langsam titriert werden. Je größer die Amplitude des ET, desto geringer ist die Wahrscheinlichkeit eines zufriedenstellenden Effekts der Medikation. Dennoch sollte jeder Patient zuerst mit ET erfolglos medikamentös vorbehandelt sein, bevor eine THS indiziert ist. Dies bedeutet eine Ausdosierung der Medikamente der 1. Wahl und auch deren Kombination (Propranolol/Primidon). Wenn die Medikamente erster Wahl in therapeutischen Dosen nicht vertragen werden, sollte zumindest der Versuch unternommen werden, ein Medikament zweiter Wahl (z. B. Topiramat oder Gabapentin) aufzudosieren, bevor die Indikation zur tiefen Hirnstimulation gestellt wird. Die Indikation zur tiefen Hirnstimulation beim ET hängt stark von der individuellen Situation des Patienten ab und kann nur in genauer Kenntnis des bisherigen Verlaufs der Erkrankung, der aktuellen Symptomausprägung, möglicher Begleiterkrankungen und der Sozialanamnese bei dem jeweiligen Patienten gestellt werden. Patienten, die für eine THS infrage kommen, sollten sich zunächst ambulant in einem Zentrum vorgestellt werden, in dem diese Behandlung vorgenommen wird. In Spezialambulanzen können bereits offensichtliche Kontraindikationen, Erfolgschancen und Erwartungen des Patienten eingeschätzt werden. Für die endgültige Indikationsstellung ist es sinnvoll, einen kurzen stationären Aufenthalt anzuschließen, um eine bessere Symptomeinschätzung im Tagesverlauf zu ermöglichen und noch ausstehende Zusatzuntersuchungen (z. B. Aktualisierung der Bildgebung, spezielle Medikamententests, elektrophysiologische Zusatzuntersuchungen) durchzuführen. Bei Patienten mit gering ausgeprägtem Tremor, aber subjektiv empfundener schwerer Beeinträchtigung, sollte, ebenso wie bei Patienten mit einem schweren Tremor aber nur geringer subjektiver Behinderung, die Indikation zur tiefen Hirnstimulation eher zurückhaltend gestellt werden, da der Effekt auf die Lebensqualität in diesen Fällen oft enttäuschend ist.

## I 12.2 Dystoner, aufgaben-/positionsspezifischer Tremor

Der dystone Tremor ist ein meist niederfrequenter (2–6 Hz) häufig irregulärer (jerky) Tremor in einer Extremität oder einem Körperteil, das zumindest minimale Zeichen einer Dystonie aufweist. Typischerweise tritt er in dem Bereich, der von der Dystonie (s. dort) betroffen ist auf, kann aber auch der Manifestation der Dystonie vorausgehen. Der Tremor imponiert als Halte- und Aktionstremor; ein Ruhetremor wird äußerst selten beobachtet. Tremor der bei Patienten mit Dystonie in nicht-dystonen Extremitäten auftritt wird als Dystonie-assoziierter Tremor bezeichnet. Erste elektrophysiologische Verfahren, die eine Unterscheidung zwischen essenziellen Tremores und dystonen Tremores zulassen, sind in der Entwicklung. (Tinazzi, Fasano et al. 2013) Da es bislang keine sichere Möglichkeit der apparativen Diagnostik gibt, wird die Diagnose des dystonen Tremors klinisch gestellt.

Der Dystone Kopftremor (oder der tremorartige, spasmodische Tortikollis), der Kinntremor mit Dystonie sowie der der dystone Schreib- oder Sprechtremor sind typische Erscheinungsformen eines dystonen Tremors.

Der Aufgaben-/positionsspezifische Tremor lässt sich keiner der gängigen Aktivierungsbedingungen zuordnen, sondern tritt ausschließlich bei bestimmten Tätigkeiten, Bewegungen oder Haltungen auf. Die klinischen Charakteristika dieser Tremores hängen von dem Bewegungsmuster ab, bei dem sie auftreten. Typischerweise sind sie relativ niederfrequent. Bei einem Teil der Patienten tritt der Tremor nicht nur bei der Bewegung selber, sondern schon beim Einnehmen der typischen Haltung vor Beginn der Bewegung (positionsspezifisch) auf. Dies ist insbesondere für den primären Schreibtremor, der häufigsten Form des aufgabenspezifischen Tremors, gut beschrieben (Zeuner und Volkmann 2014).

Die pharmakologische Behandlung der aufgabenspezifischen Tremores ist schwierig. Ein Versuch mit Propranolol oder Primidon erscheint gerechtfertigt (A), wobei die Evidenz dafür schwach ist und erfahrungsgemäß selten eine ausreichende Tremorreduktion erreicht wird. Botulinumtoxin-Injektionen in die betroffenen Muskelgruppen sind bei etwa der Hälfte der Patienten wirksam (Papapetropoulos und Singer 2006; Zeuner et al. 2013) (↔, B). Analog zum Schreibkrampf (**Kap. I 5**) können physikalische Therapiemaßnahmen, wie sensorisches oder motorisches Training oder spezielle Hilfsmittel helfen (Espay et al. 2005; Zeuner et al. 2008) (↔, B). Der Stimmtremor wird ebenfalls analog zur Dystonie (spasmodische Dysphonie; **Kap. I 5**) am besten mit Botulinumtoxin behandelt (Benninger und Smith 2015) (↔, B/C). Wenn der dystone Tremor im Rahmen einer generalisierten Dystonie auftritt, kann bei entsprechend schwerer Ausprägung der Dystonie die tiefe Hirnstimulation (VIM) erwogen werden (Volkmann und Benecke 2002; Kupsch et al. 2003; Kupsch et al. 2006).

## I 12.3 Orthostatischer Tremor

Der orthostatische Tremor tritt im Stehen auf und imponiert klinisch nur selten als eigentlicher Tremor. Die Patienten klagen über eine Standunsicherheit, die in schweren Fällen zum plötzlichen Hinstürzen führen kann. Sitzen, Gehen und Liegen sind fast ungestört. Die Standunsicherheit versuchen die Patienten zu kompensieren, indem sie sich anlehnen oder umhergehen. Gelegentlich können die hochfrequenten Kontraktionen der Beinmuskeln im Stehen an den Kniescheiben oder am Oberschenkel ertastet werden. Stethoskopisch kann man über dem Muskel aufgrund der hohen Tremorfrequenz ein Helicopter-Geräusch (-sign)

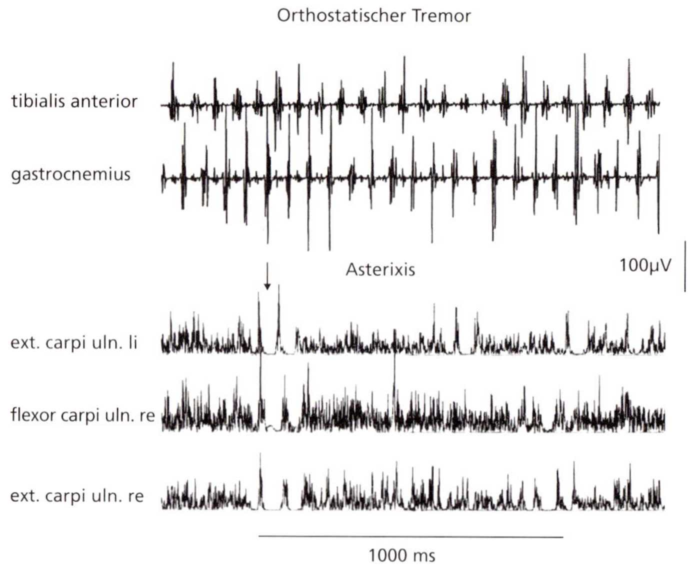


**Abb. I 12.1:** Polymyographische Ableitung bei orthostatischem Tremor und Asterixis. Beim orthostatischen Tremor sieht man in allen Muskeln ein kohärentes 13–18 hz-Muster. Bei der Asterixis treten synchrone Innervationspausen (Pfeil) in allen Muskeln eines Armes auf, die hier unter 100 ms liegen. Sie können aber auch viel länger sein, was klinisch dann als ›flapping tremor‹ imponiert.

Tab. I 12.6: Überblick über die elektrophysiologischen Charakteristika verschiedener Tremorkonditionen im Stehen

| | Elektrophysiologische Eigenschaften | Zusätzliche Merkmale |
|---|---|---|
| **Primärer orthostatischer Tremor** | (1) 13- to 18-Hz Tremor der Beine im Stand;<br>(2) Hohe Kohärenz zwischen homologen Muskeln im Bereich des rechten und linken Beines | Ein Teil der Patienten zeigt einen posturalen Tremor der Arme und Hände von 6 bis 7 Hz |
| **Sekundärer orthostatischer Tremor/OT-plus** | 13- to 18-Hz Tremor der Beine im Stand, der eine äußerst hohe Kohärenz zwischen verschiedenen Muskeln im Bereich des rechten und linken Beines aufweisen kann | Klinisch oder bildgebend Evidenz für andere neurologische Erkrankung |
| **Pseudo-orthostatischer Tremor** | Tremor der Beine im Stand ist unter 13 Hz (mit geringer Kohärenz zwischen homologen Muskeln im Bereich des rechten und linken Beines) | Gewöhnlich mit einer anderen neuologischen Erkrankung assoziiert |
| **Orthostatischer Myoklonus** | Irreguläre myocloniforme »bursts« der Beine im Stand (üblicherweise Burstlänge von 50–60 ms). Die Frequenz reicht von 6 bis 18 Hz | Isoliertes Auftreten oder assoziiert mit einer anderen neurologischen Erkrankung |

auskultieren. Gesichert wird die Diagnose mittels Oberflächen-EMG von den Kniestreckern und Fußhebern, das die pathognomonischen hochfrequenten Burst-Entladungen zwischen 13 und 18 Hz im Stehen zeigt, die im Sitzen sistieren. Diese einfache Untersuchung sollte bei jedem Patienten mit einer unklaren Standunsicherheit frühzeitig durchgeführt werden. (**Abb. I 12.1**).

Der OT ist selten. Das Symptom Tremor im Stehen ist keiner einzelnen Erkrankung, sondern verschiedenen Tremorerkrankungen zuzuordnen (**Tab. I 12.6**) (Erro et al. 2014). Am häufigsten tritt der primäre OT auf, der meist nach dem 50. Lebensjahr vorkommt; Frauen sind häufiger betroffen als Männer (Ganos et al. 2016). Es gibt zwar vereinzelt Hinweise auf familiäre Häufungen, eine klare genetische Komponente lässt sich aus den epidemiologischen Daten aber nicht ableiten. Die Behinderungen durch den orthostatischen Tremor sind erheblich und können bei noch erwerbstätigen Patienten zur Berufsunfähigkeit führen.

Der Ursprung des OT ist nicht klar. Es wird aufgrund physiologischer Untersuchungen postuliert, dass die Oszillationen im Bereich des Hirnstamms generiert werden, andererseits wird dem Rückenmark eine Rolle zugeschrieben (Gallea et al. 2016). Die Behandlung des OT gestaltet sich oft schwierig und bringt oft wenig befriedigende Ergebnisse. Es gibt nur eine kleine positive Studie zum OT, in der ein Effekt von Gabapentin (↑, A) auf den Tremor und die Lebensqualität nachgewiesen werden konnte (Rodrigues et al. 2006). Ähnliche Ergebnisse waren schon in kleineren Fallserien gefunden worden. Damit stellt Gabapentin in einer Tagesdosis von 1 200–2 400 mg die Therapie der ersten Wahl dar. Alternativ können Clonazepam (1,5–6 mg/d) und Primidon (62,5–500 mg/d) (B) versucht werden (Yaltho und Ondo 2014).

In einigen Fallberichten ist eine deutliche Verbesserung der Standunsicherheit unter einer tiefen Hirnstimulation im VIM-Kern des Thalamus berichten, wobei interessanterweise der mit dem EMG gemessene Tremor der Beine nicht signifikant beeinflusst wurde (Guridi et al. 2008; Yaltho und Ondo 2011).

## I 12.4 Tremor beim Idiopathischen Parkinson-Syndrom

Bezüglich der pragmatischen Behandlung und Klinik der verschiedenen Tremorformen beim idiopathischen Parkinson-Syndrom wird auf das Parkinson-Kapitel verwiesen. Hier sollen nur kurz in **Tab. I 12.6** die auf die Parkinson-Tremores wirksamen Medikamente und deren Dosierungen dargestellt werden.

Bei fehlender Kontrolle des Parkinson-Tremors unter optimierter medikamentöser Therapie ist auch hier die tiefe Hirnstimulation gut wirksam. Im Gegensatz zur Akinese, deren Besserung unter der tiefen Hirnstimulation anhand der präoperativen Levodopa-Antwort vorhersagbar ist (**Kap. I 1** und **Kap. I 3**), spricht der klassische Parkinson-Ruhetremor auch dann gut auf die tiefe Hirnstimulation an, wenn er auf medikamentöse Maßnahmen keine wesentliche Besserung zeigt.

Anders als beim ET wird auch beim deutlich tremordominanten Morbus Parkinson in der Regel der Nucleus subthalamicus (STN) als Zielpunkt der THS gewählt, da hier nicht nur der Tremor (Krack et al. 1998) gebessert wird, sondern auch die im Verlauf zunehmende Akinese. Nur in Ausnahmefällen kann bei älteren Patienten, bei denen der Tremor ganz im Vordergrund der Behinderung steht, eine Stimulation des VIM-Kerns im Thalamus bzw. der subthalamischen Region erwogen werden. Der Effekt auf den Ruhetremor beim M. Parkinson ist hier ebenso gut wie auf den ET, die anderen Kardinalsymptome der Par-

**Kasten I 12.2:** Klassifikation der Empfehlungen entsprechend der S3-Leitlinie Parkinson (2016) der deutschen Gesellschaft für Neurologie

1. **Dopaminerge Therapie** (↑↑, A)
   Non-Ergot-Dopaminagonisten oder Levodopa (**Kap. I 1** Parkinson-Syndrome)
2. **Anticholinergika** (C)
   (zusätzlich zur dopaminergen Therapie; Details s. **Kap. I 1** Parkinson-Syndrome)
   Bornaprin (↑) 3 × 2 mg bis 3 × 4 mg
   Biperiden (↑) 3 × 2 mg bis 3 × 4 mg
   Trihexyphenidyl (↑) 3 × 2 mg bis 3 × 4 mg
   Benzatropin (↔) 3 × 2 mg
   Procyclidin (↔) 3 × 5 mg bis 3 × 10 mg
3. **Propranolol** (↔, B), **Primidon** (↔, C) (Expertenkonsens) (zusätzlich zur dopaminergen Therapie) besonders bei relevantem Aktionstremor (Typ II/III), Dosierung analog zur ET-Behandlung
4. **Amantadin** (↔, C)
   3 × 100 mg (Expertenkonsens)
5. **Clozapin** (↔, B)
   1 × 12,5 bis 3 × 25 mg
   (zusätzlich zur dopaminergen Therapie)
6. **Budipin** (↑, B)
   Einsatz nur in Ausnahmefällen, zusammen mit dopaminerger Therapie
7. **Tiefe Hirnstimulation** (↑↑)
   STN (A), VIM (B) oder GPI (B)

kinson-Erkrankung bleiben aber weitgehend unbeeinflusst.

## I 12.5 Zerebellärer Tremor

Der zerebelläre Tremor manifestiert sich typischerweise als Intentionstremor, gelegentlich auch als posturaler Tremor. Seine Frequenz ist niedrig und liegt bei ca. 3–5 Hz. Hemisphärenläsionen führen meist zu einem Extremitätentremor; Mittellinienschädigungen und Vorderlappenatrophien äußern sich in einem Rumpf- oder Standtremor. Häufigste Ursache ist eine Multiple Sklerose (Alusi et al. 1999), gefolgt von alkoholischer Kleinhirnschädigung und degenerativen Kleinhirnkrankheiten wie dem fragilen X-assoziierten Tremor-/Ataxie-Syndrom (FXTAS). Letzteres wird durch durch eine Prämutation des FMR1-Gens (55–200 CGG-Repeats) verursacht (Jacquemont et al. 2003). Aufgrund des X-chromosomalen Erbgangs sind von FXTAS vorwiegend Männern betroffen. Der Erkrankungsbeginn liegt um das 60. Lebensjahr. Das klinische Erscheinungsbild umfasst ein zerebelläres Syndrom mit prominentem Aktionstremor, sowie einer progredienten Gangataxie einer Polyneuropathie und milden kognitiven Defiziten (Hagerman et al. 2001). Zusätzlich können endokrine Störungen (Ovarialinsuffizienz, Hypothyreose) sowie eine Parkinson-Syndrom auftreten (Hall et al. 2005). MR-morphologisch lassen sich meist typische Veränderungen im mittleren Kleinhirnstiel und zerebellärem sowie supratentoriellem Marklager nachweisen. Die Diagnose erfolgt bei passendem klinischen Erscheinungsbild und ggf. positiver Familienanamnese mittels Nachweise einer FMR1-Prämutation sowie den typischen MRT-Veränderungen (Jacquemont et al. 2003). Bislang existieren zur Therapie des FXTAS noch keine Studien. Es finden symptomatische Therapien aus der Behandlung von zerebellären Syndromen sowie der Behandlung von Parkinsonsyndromen Anwendung (Hall et al. 2006).

Insgesamt gelingt beim zerebellären Tremor nur in wenigen Fällen eine zufriedenstellende medikamentöse Behandlung. Beim typischen Intentionstremor erscheinen Versuche mit Carbamazepin oder Ondansetron gerechtfertigt (↔, B). Manche Patienten profitieren von Gewichtsmanschetten am Handgelenk. In ausgeprägten Fällen ist eine tiefe Hirnstimulation des VIM-Kerns des Thalamus zu erwägen. Dabei ist zu bedenken, dass der Effekt ausschließlich den rhythmischen Anteil der Bewegungsstörung betrifft, die eigentliche Ataxie dabei unbeeinflusst bleibt und der funktionelle Gewinn aufgrund des Fortschreitens der Grunderkrankung (z. B. MS) oft nach wenigen Jahren erschöpft ist.

## I 12.6 Holmes-Tremor und Thalamischer Tremor

Der Holmes-Tremor ist ein symptomatischer Tremor, der nach Läsionen im Hirnstamm, Mittelhirn, Kleinhirn oder Thalamus auftreten kann (Deuschl et al. 1998). Für das Vorliegen eines Holmes-Tremor werden funktionelle Störungen (z. B. Medikamente) oder Läsionen sowohl des dopaminergen Systems als auch des zerebellothalmischen Systems gefordert, die meist in der MRT-Bildgebung nachweisbar sind. Klinisch handelt es sich um einen niederfrequenten (meistens weniger als 4 Hz), etwas irregularen Ruhe-, Halte- und Intentionstremor. Typisch ist eine Latenz zwischen Zeitpunkt der Läsion und Auftreten der Tremorsymptomatik, üblicherweise zwischen vier Wochen und zwei Jahren.
Der thalamische Tremor tritt nach Läsionen des dorsolateralen Thalamus auf. Klinisch handelt es sich um eine wechselnd ausgeprägte Kombination aus Ruhe-, Halte-, Intentionstremor und Dystonie. Manchmal ist er klinisch vom Holmes-Tremor nicht unterscheidbar und nur die Bildgebung erlaubt die Differenzialdiagnose.
Weder zur Behandlung des Holmes noch des Thalamischen Tremors liegen einheitlichen Therapiestrategien oder kontrollierte Studien vor. Es werden in erster Linie Erfolge mit *Levodopa* oder/und *Dopaminagonisten* berichtet, alternativ können *Anticholinergika*, *Propranolol*, *Clonazepam* oder *Primidon* versucht werden (Raina et al. 2016).
Es gibt Einzelfallberichte über eine erfolgreiche tiefe Hirnstimulation des VIM-Kerns des Thalamus (Ramirez-Zamora und Okun 2016).

## I 12.7 Tremor bei Neuropathie (Neuropathischer Tremor)

Bei peripheren Polyneuropathien kann ein Halte- und Aktionstremor auftreten. Insbesondere bei hereditären (HMSN II) oder erworbenen (chronischen inflammatorischen Neuropathie, Gammopathie) demyelinisierenden Polyneuropathien kann dieser Tremor ein schwer behinderndes Ausmaß annehmen (Dalakas et al. 1984). Duplikationen oder Missens-Mutationen im Gen *PMP22*, welches für das periphere Myelinprotein 22 kodiert, verursachen das autosomal dominant vererbbare Roussy–Lévy Syndrom. Diese degenerative Erkrankung der peripheren Nerven und der spinocerebellären Bahnen ist mit einer peripher betonten symmetrischen Polyneuropathie, einer Lähmung und Muskelatrophien sowie Tremor, Ataxie und Dysmetrie assoziiert.

Der Pathomechanismus ist nicht klar und scheint sowohl auf Veränderungen in den peripheren Reflexschleifen als auch auf zentral entstehenden Oszillationen zu beruhen. Therapeutisch steht die Behandlung der Neuropathie im Vordergrund (s. dort). Mit der immunologischen Behandlung der Dysgammaglobulinämie kann, muss der Tremor aber nicht gebessert werden. Daher kann man im Einzelfall bei den sog. benignen Gammopathien mit Polyneuropathie auch mit dem Zielsymptom Tremor intervenieren (Immunglobuline, Plasmapherese); symptomatisch können Propranolol und Primidon versucht werden. Es existieren Fallberichte von erfolgreichen Behandlungen mit tiefer Hirnstimulation im VIM-Kern des Thalamus.

## I 12.8 Funktioneller Tremor

Der funktionelle Tremor ist mit 55 % die häufigste Manifestation unter den funktionellen motorischen Syndromen (McKeon et al. 2009). Die Diagnose des funktionellen Tremors basiert auf anamnestischen Daten sowie klinischen Befunden und ist keine Ausschlussdiagnose: Häufig finden sich: plötzlicher Beginn oder Remissionen oder Somatisierungsstörungen in der Vorgeschichte. Beim Befund finden sich unübliche Kombinationen von Ruhe-, Halte- und Intentionstremores. Typisch ist ein Sistieren des Tremors, eine Amplitudenreduktion oder Frequenzvariation bei Ablenkung. Wenn der Patient aufgefordert wird die kontralaterale Hand nach einem vorgegebenen Rhythmus zu bewegen zerfällt der Tremorrhythmus oder passt sich dem Rhythmus der Seite mit der Willkürbewegung an (Entrainment). Oft findet sich auch eine Kokontraktion der involvierten Muskulatur. Bei der Bestätigung der klinischen Verdachtsdiagnose kann eine Tremoranalyse hilfreich sein. Eine evidenzbasierte Therapie gibt es nicht. Antidepressiva und Psychotherapie können wirksam sein (Voon und Lang 2005). Spezielle psychotherapeutisch neurologische Rehabilitationseinrichtungen ermöglichen die stationäre Behandlung von Patienten mit zugrunde liegenden psychosomatische Erkrankungen. Die Langzeitprognose funktioneller Tremores ist ungünstig. Je länger die Symptomatik besteht, desto geringer sind die Behandlungsaussichten (McKeon et al. 2009).

## Literatur


Antonini A, Berto P et al. »Cost-effectiveness of 123I-FP-CIT SPECT in the differential diagnosis of essential tremor and Parkinson's disease in Italy.« Mov Disord 2008; 23(15): 2202–2209.

Bain PG. »Dystonic tremor presenting as parkinsonism: long-term follow-up of SWEDDs.« Neurology 2009; 72(16): 1443–1445.

Bain PG, Findley LJ et al. »Assessing tremor severity.« J Neurol Neurosurg Psychiatry 1993; 56(8): 868–873.

Benninger MS, Smith LJ. »Noncosmetic uses of botulinum toxin in otolaryngology.« Cleve Clin J Med 2015; 82(11): 729–732.

Dalakas MC, Teravainen H et al. »Tremor as a feature of chronic relapsing and dysgammaglobulinemic polyneuropathies. Incidence and management.« Arch Neurol 1984; 41(7): 711–714.

Deng H, Le W et al. »Genetics of essential tremor.« Brain 2007; 130(Pt 6): 1456–1464.

Deuschl G, Bain P et al. »Consensus statement of the Movement Disorder Society on Tremor. Ad Hoc Scientific Committee.« Mov Disord 1998; 13 (Suppl 3): 2–23.

Deuschl G, Petersen I et al. »Tremor in the elderly: Essential and aging-related tremor.« Mov Disord 2015; 30(10): 1327–1334.

Deuschl G, Raethjen J et al. »Treatment of patients with essential tremor.« Lancet Neurol 2011; 10(2): 148–161.

Elble RJ. »Essential tremor frequency decreases with time.« Neurology 2000; 55(10): 1547–1551.

Elble RJ. »The essential tremor syndromes.« Curr Opin Neurol 2016; 29(4): 507–512.

Elble RJ, Pullman SL et al. »Tremor amplitude is logarithmically related to 4- and 5-point tremor rating scales.« Brain 2006; 129(Pt 10): 2660–2666.

Erro R, Bhatia KP et al. »Shaking on Standing: A Critical Review.« Movement Disorders Clinical Practice 2014; 1(3): 173–179.

Espay AJ, Hung SW et al. »A writing device improves writing in primary writing tremor.« Neurology 2005; 64(9): 1648–1650.

Ferrara JM, Kenney C et al. »Efficacy and tolerability of pregabalin in essential tremor: a randomized, double-blind, placebo-controlled, crossover trial.« J Neurol Sci 2009; 285(1–2): 195–197.

Gallea C, Popa T et al. »Orthostatic tremor: a cerebellar pathology?« Brain 2016; 139(8): 2182–2197.

Ganos C, Maugest L et al. »The long-term outcome of orthostatic tremor.« J Neurol Neurosurg Psychiatry 2016; 87(2): 167–172.

Gitchel GT, Wetzel PA et al. »Slowed saccades and increased square wave jerks in essential tremor.« Tremor Other Hyperkinet Mov (N Y) 2013; 3; tre-03-178-4116-2.

Gulcher JR, Jonsson P et al. »Mapping of a familial essential tremor gene, FET1, to chromosome 3q13.« Nat Genet 1997; 17(1): 84–87.

Guridi J, Rodriguez-Oroz MC et al. »Successful thalamic deep brain stimulation for orthostatic tremor.« Mov Disord 2008; 23(13): 1808–1811.

Hagerman RJ, Leehey M et al. »Intention tremor, parkinsonism, and generalized brain atrophy in male carriers of fragile X.« Neurology 2001; 57(1): 127–130.

Hall DA, Berry-Kravis E et al. »Symptomatic treatment in the fragile X-associated tremor/ataxia syndrome.« Mov Disord 2006; 21(10): 1741–1744.

Hall DA, Berry-Kravis E et al. »Initial diagnoses given to persons with the fragile X associated tremor/ataxia syndrome (FXTAS).« Neurology 2005; 65(2): 299–301.

Helmchen C, Hagenow A et al. »Eye movement abnormalities in essential tremor may indicate cerebellar dysfunction.« Brain 2003; 126(Pt 6): 1319–1332.

Hopfner F, Erhart T et al. »Testing for alcohol sensitivity of tremor amplitude in a large cohort with essential tremor.« Parkinsonism Relat Disord 2015; 21(8): 848–851.

Jacquemont S, Hagerman RJ et al. »Fragile X premutation tremor/ataxia syndrome: molecular, clinical, and neuroimaging correlates.« Am J Hum Genet 2003; 72(4): 869–878.

Krack P, Benazzouz A et al. »Treatment of tremor in Parkinson's disease by subthalamic nucleus stimulation.« Mov Disord 1998; 13(6): 907–914.

Kuhlenbaumer G, Hopfner F et al. »Genetics of essential tremor: Meta-analysis and review.« Neurology 2014; 82(11): 1000–1007.

Kupsch A, Benecke R et al. »Pallidal deep-brain stimulation in primary generalized or segmental dystonia.« N Engl J Med 2006; 355(19): 1978–1990.

Kupsch A, Klaffke S et al. »The effects of frequency in pallidal deep brain stimulation for primary dystonia.« J Neurol 2003; 250(10): 1201–1205.

Limousin P, Speelman JD et al. »Multicentre European study of thalamic stimulation in parkinsonian and essential tremor.« J Neurol Neurosurg Psychiatry 1999; 66(3): 289–296.

McKeon A, Ahlskog JE et al. »Funktionellic tremor: long-term prognosis in patients with electrophysiologically confirmed disease.« Mov Disord 2009; 24(1): 72–76.

Merner ND, Girard SL et al. »Exome Sequencing Identifies FUS Mutations as a Cause of Essential Tremor.« Am J Hum Genet 2012; 91(2): 313–319.

Papapetropoulos S, Singer C. »Treatment of primary writing tremor with botulinum toxin type a injections: report of a case series.« Clin Neuropharmacol 2006; 29(6): 364–367.

Papengut F, RaethjenJ et al. »Rest tremor suppression may separate essential from parkinsonian rest tremor.« Parkinsonism Relat Disord 2013; 19(7): 693–697.

Park YG, Park HY et al. »Ca(V)3.1 is a tremor rhythm pacemaker in the inferior olive.« Proc Natl Acad Sci U S A 2010; 107(23): 10731–10736.

Raina GB, Cersosimo MG et al. »Holmes tremor: Clinical description, lesion localization, and treatment in a series of 29 cases.« Neurology 2016; 86(10): 931–938.

Ramirez-Zamora A, Okun MS. »Deep brain stimulation for the treatment of uncommon tremor syndromes.« Expert Rev Neurother 2016; 16(8): 983–997.

Rehncrona S, Johnels B et al. »Long-term efficacy of thalamic deep brain stimulation for tremor: double-blind assessments.« Mov Disord 2003; 18(2): 163–170.

Rodrigues JP, Edwards DJ et al. »Blinded placebo crossover study of gabapentin in primary orthostatic tremor.« Mov Disord 2006; 21(7): 900–905.

Schnitzler A, Gross J. »Normal and pathological oscillatory communication in the brain.« Nat Rev Neurosci 2005; 6(4): 285–296.

Schuurman PR, Bosch DA et al. »A comparison of continuous thalamic stimulation and thalamotomy for suppression of severe tremor.« N Engl J Med 2000; 342(7): 461–468.

Stefansson H, Steinberg S et al. »Variant in the sequence of the LINGO1 gene confers risk of essential tremor.« Nat Genet 2009; 41(3): 277–279.

Stolze H, Petersen G et al. »The gait disorder of advanced essential tremor.« Brain 2001; 124(Pt 11): 2278–2286.

Tinazzi M, Fasano A et al. »Temporal discrimination in patients with dystonia and tremor and patients with essential tremor.« Neurology 2013; 80(1): 76–84.

Volkmann J, Benecke R. »Deep brain stimulation for dystonia: patient selection and evaluation.« Mov Disord 2002; 17 Suppl 3: 112–115.

Voon V, Lang AE. »Antidepressant treatment outcomes of psychogenic movement disorder.« J Clin Psychiatry 2005; 66(12): 1529–1534.

Yaltho TC, Ondo WG. »Thalamic deep brain stimulation for orthostatic tremor.« Tremor Other Hyperkinet Mov (N Y) 2011; 1.

Yaltho TC, Ondo WG. »Orthostatic tremor: a review of 45 cases.« Parkinsonism Relat Disord 2014; 20(7): 723–725.

Zesiewicz TA, Sullivan KL et al. »Multisite, double-blind, randomized, controlled study of pregabalin for essential tremor.« Mov Disord 2013; 28(2): 249–250.

Zeuner KE, Knutzen A et al. »Botulinum neurotoxin treatment improves force regulation in writer's cramp.« Parkinsonism Relat Disord 2013; 19(6): 611–616.

Zeuner KE, Peller M et al. »Motor re-training does not need to be task specific to improve writer's cramp.« Mov Disord 2008; 23(16): 2319–2327.

Zeuner KE, Volkmann J. »How task specific is task specific dystonia?« Clin Neurophysiol 2014; 125(4): 655–656.

# I 13 Syndrome der akuten und chronischen Rückenmarkschädigung

*von V. Dietz und J. Claßen**

Rückenmarkschädigungen betreffen motorische, sensible und vegetative Funktionen. Die Folge sind motorische (spastische Para- bzw. Tetraparese/-plegie), sensible (spinales, sensibles Niveau mit darunter bestehender Hyp-/Anästhesie und Hyp-/Analgesie) und vegetative Funktionsstörungen (Blasen-, Mastdarm-, Sexual- und Kreislaufdysregulation).

Für diagnostische und therapeutische Entscheidungen bei Rückenmarkschädigung spielt die Akuität der Entstehung eine wesentliche Rolle, unabhängig von der Ätiologie. Bei akuten und subakuten Rückenmarkschädigungen müssen Diagnose und entsprechende Behandlung innerhalb weniger Stunden erfolgen. Bei chronisch sich entwickelnden Querschnittsyndromen ist weniger Eile geboten. In **Tab. I 13.1** sind die wichtigsten Querschnittsyndrome aufgelistet (siehe auch Woolsey und Young 1995). Nach ihrer Ätiologie werden *Querschnittsyndrome durch Unfalltrauma, Kompression* (Bandscheibenprotrusion oder Tumor), *Ischämie und Entzündung* sowie degenerative, metabolisch, toxisch und neoplastisch bedingte Myelopathie unterschieden.

Die Therapie der akuten traumatisch oder ischämisch bedingten Para- oder Tetraplegie beginnt unmittelbar nach Auftreten der Läsion. Dabei müssen verschiedene Untersuchungen schnell und in koordinierter Abfolge durchgeführt werden. Um die Prognose zu optimieren und die Verschlechterung einer akuten traumatischen Rückenmarkläsion einzuschränken, ist zu beachten (zur Übersicht siehe Dietz 2001): Die Bergung soll rasch durch professionell ausgebildetes Personal erfol-

**Tab. I 13.1:** Rückenmarksyndrome

| Syndrom | Motorik/Reflexe | | | Sensibilität | | Vegetativum | |
|---|---|---|---|---|---|---|---|
| | Parese | Eigenreflexe | Babinski | Tiefensensibilität | Schmerz/ Temperatur | Blasenfunktionsstörung | Blutdruckregulationsstörung |
| Rückenmarkläsion | | | | | | | |
| C1–C8 | Spastische Tetraparese | ++ | ++ | –– | –– | Detrusor/Sphinkter Dyssynergie | |
| Th1–L1 | Spastische Paraparese | ++ | ++ | –– | –– | Detrusor/Sphinkter Dyssynergie | |
| Conus/ Cauda | Schlaffe Parese | –– | (+) | –– | –– | Detrusor-Areflexie | –– |
| Brown Séquard | Spastische Parese Ipsilateral | ++ ipsilat. | + ipsilat. | – ipsilat. | contralat. | | |
| Central Cord | Spastische Tetraparese Arme > Beine (proximal > distal) | +(+) | + | +/– | – | Detrusor-Dysreflexie | (+) |
| Spinalis anterior | Para- (Tetra-) parese | + | + | + | +/– | Detrusor-Dys-/Areflexie | (+) |
| Spinaler Schock | Schlaffe Para- (Tetra-) plegie | - | +/– | – | – | Detrusor-Areflexie | + |

Reaktion: + normal, vorhanden; ++ gesteigert; – vermindert; –– fehlend

* Autor dieses Kapitels in der 6. Auflage: V. Dietz.

**Tab. I 13.2:** Leitfaden zur Erstversorgung einer Querschnittlähmung

| **Unfallort** | | **Erstversorgungszentrum<br>Abfolge von Untersuchungen/Behandlungen** | | |
|---|---|---|---|---|
| Verhalten am Unfallort | Transport | Untersuchung | Behandlung | |
| Anamnese<br><br>Klinische Untersuchung<br><br>Bergung und Lagerung | Rettungs-helikopter | Allgemeine Untersuchung | Medikamentöse Therapie durch Zentralvenen-Katheter | • Kompensation des Volumen-mangelschocks<br>• hoch dosierte Kortikosteroid-Therapie (nur bei Monotrauma als Option)<br>• Erythrozytenkonzentrat-Transfusion<br>• Thromboembolieprophylaxe<br>• Sauerstoffgabe bei Hypoxie, Bradykardie |
| | | Neurologische Untersuchung | Versorgung von Begleitverletzungen | • Allgemeine Chirurgie<br>• Orthopädie<br>• Behandlung eines Hämato-Pneumothorax |
| | | Röntgen-Untersuchung | Blasen- und Darmbehandlung | • Zystofix mit geschlossenem System (eventuell DK)<br>• Förderung der Darmmotalität (Paraffin-Öl, Prostigmin)<br>• Parenterale oder leichte orale Ernährung |
| | | Labor-Untersuchungen | Lagerung<br>Atemtherapie | |

gen, das den Patienten zu einem medizinischen Zentrum begleitet. Dieses sollte spezialisierte Teams besitzen, die die exakte Diagnose und entsprechende Behandlung innerhalb der ersten Stunden nach dem Trauma einleiten können (zur Übersicht siehe **Tab. I 13.1** und **Tab. I 13.2**).

## I 13.1 Traumatische Rückenmarkläsion

### I 13.1.1 Klinik

In industrialisierten Staaten ist eine Inzidenz von 10–30 Fällen einer akuten Rückenmarkläsion pro einer Million Einwohner pro Jahr anzunehmen (Cavigelli und Curt 2000).

Traumatische Rückenmarkläsionen betreffen gehäuft junge Menschen (61 % sind zwischen 16 und 30 Jahre alt) und seltener Frauen (20 %). Etwa die Hälfte der Betroffenen sind bei der Erstuntersuchung komplett gelähmt (Cavigelli und Curt 2000; zur Übersicht siehe Dietz 2001). Die Mortalität nach einer Querschnittlähmung ist abhängig von Alter, Läsionshöhe- und -ausdehnung höher als bei der Normalbevölkerung (van den Berg et al. 2010).

Nach einer traumatischen Rückenmarkläsion muss sofort und sicher zwischen Para- und Tetraplegie unterschieden werden. Wenn die Höhe der Läsion innerhalb des Zervikalmarks auch nur wenige Millimeter ansteigt, kann der funktionelle Status von relativer Unabhängigkeit zu kompletter Abhängigkeit führen. Es ist wichtig, den Traumamechanismus zu erfahren, da dieser Rückschlüsse auf die Art der Rückenmarkläsion erlaubt. Die *Lokalisation von Schmerzen* durch den Patienten kann Hinweise auf den Ort der Schädigung geben. Bei bewusstseinsgestörten Patienten kann bei ausschließlich diaphragmaler Atmung eine zervikale Rückenmarkläsion angenommen werden. Tiefere Rückenmarkläsionen werden bei diesen Patienten meist erst nach Wiedererlangen des Bewusstseins erkannt. Deshalb sollte jeder bewusstlose Traumapatient als Querschnitt behandelt werden, bis eine Rückenmarkläsion ausgeschlossen ist.

Während des akuten Stadiums steht eine Störung oder ein Verlust von Willkürbewegung und Gefühlswahrnehmung sowie von Blasen- und Mastdarmfunktion im Vordergrund. Bei Lähmung der Muskeln aller vier Extremitäten und fehlender Wahrnehmung von Schmerz im Bereich und unterhalb der Dermatome C6 bis Th1 (Daumen C6, Kleinfinger C8, Ellbogen Th1) ist die Läsion im Bereich des Zervikalmarks anzunehmen (Läsionen oberhalb von C5/6 sind selten), das heißt, es besteht eine Tetraplegie (ca. 50 % der Fälle). Wenn nur die willkürlichen Bewegungen der Beine gestört sind oder fehlen, meist verbunden mit Gefühlsstörungen der Beine, besteht eine Paraplegie.

### I 13.1.2 Verlauf im Frühstadium

Die neurologische Untersuchung muss während der ersten Tage nach dem Trauma mehrmals wiederholt werden, um eine etwaige Veränderung der Höhe oder Schwere der Rückenmarkläsion zu erfassen. Die American Spinal Cord Injury Association (ASIA) hat allgemein akzeptierte, zuletzt 1997 revidierte Standards für die neurologische und funktionelle Klassifikation von Rückenmarkschädigungen entwickelt (Maynard et al. 1997) (↑), die als »International Standards for Neurological Classification of Spinal Cord Injury« (ISNCSCI)

erläutert wurden (Kirshblum et al. 2011; Resnick et al. 2013). *Die motorischen und sensiblen Ausfälle werden entsprechend dem ASIA-Untersuchungsbogen und der ASIA-Schädigungsskala kategorisiert* (**Tab. I 13.3**). Der Verlust der Muskeleigenreflexe im Frühstadium weist bei schwerer Para-/Tetraplegie auf einen *spinalen Schock* hin, der über Wochen anhalten kann (Hiersemenzel et al. 2000). Die Dauer des spinalen Schocks hängt von der Schwere der Rückenmarkläsion ab. Bei kompletter Läsion beträgt sie 4–5 Wochen. Die kombinierte klinische und elektrophysiologische Untersuchung erlaubt eine frühe Prognose über die Funktionserholung (Zörner et al. 2010).
Eine traumatische Läsion ist meist mit einer Blutung und einem Ödem innerhalb des Rückenmarks verbunden. Es kommt zur zellulären Infiltration und Ischämie, verbunden mit einer Gewebsnekrose im Schädigungsbezirk. Später können degenerative Veränderungen des Knochens und der Bandscheiben hinzukommen, die dann sekundär zur Rückenmarkkompression führen. Zusätzlich kann sich ober- und unterhalb der Läsion eine *Syringomyelie* entwickeln (Schurch et al. 1996).

Eine *Commotio spinalis* (leichtes Rückenmarktrauma) sollte schon früh von einer Rückenmarkläsion abgegrenzt werden. Die Commotio spinalis stellt eine transiente Beeinträchtigung der Rückenmarkfunktion mit klinischen Ausfällen dar, die sich innerhalb von 72 Stunden vollständig zurückbilden (Zimpfer und Bernstein 1990). Eine Rückenmarkläsion geht sowohl bei inkompletter wie kompletter Para- oder Tetraplegie mit morphologischen Veränderungen und bleibenden klinischen Ausfällen einher – unabhängig vom verursachenden Mechanismus. Neurologische Ausfälle können sich noch innerhalb der ersten 3–4 Monate nach Trauma teilweise spontan zurückbilden (Neurapraxie).

Nach Beobachtungen bei Tumorpatienten, denen zur Schmerzbehandlung das Rückenmark teilweise durchtrennt wurde, führt eine einseitige Durchtrennung der deszendierenden motorischen Bahnen im Rückenmark kombiniert mit einer bis zu 90 %igen Durchtrennung der kontralateralen Bahnen zunächst zur kompletten Paraplegie, die sich innerhalb von zwei Monaten zu einer spastischen Parese mit Gehfähigkeit zurückbilden kann (Nathan 1994). Nach tierexperimentellen Befunden ist anzunehmen, dass sich neuronale Schaltkreise im Rückenmark unterhalb der Läsion an die Signale der verbliebenen deszendierenden Axone adaptieren.

### I 13.1.3 Autonome Störungen

Die Sympathikus-Funktionen erfolgen über Nervenfasern, die zwischen Th1 und L2 das Rückenmark verlassen. Bei Rückenmarkläsionen oberhalb von Th 6 kommt es zu einer Beeinträchtigung der *kardiovaskulären Funktion*. Bei einer Tetraplegie oder hohen Paraplegie bestehen Hypotonie, Bradykardie und Ausfall der zirkadianen Blutdruckvariabilität, deren Ausprägung abhängig ist von der Höhe und Schwere der Läsion (Nitsche et al. 1996). Im Extremfall kann, besonders bei Manipulationen im Bereich der Mundhöhle und des Rachens (z. B. beim Absaugen), eine Asystolie auftreten. Anfangs steht eine *orthostatische Hypotonie* im Vordergrund mit der Gefahr einer spinalen Minderperfusion des verletzten Rückenmarks (Phang et al. 2015) (aufgrund der fehlenden Vasokonstriktion und Pumpenfunktion der Beinmuskeln), später häufig eine *Dysreflexie* mit hypertonen Episoden. Letztere tritt häufig als Folge nozizeptiver Signale von der Blase (z. B. durch Überdehnung oder Entzündung) oder vom Darm (z. B. Dehnungsreiz, Kotsteine) auf. Die Symptome der autonomen Dysreflexie, wie profuses Schwitzen und klopfender Kopfschmerz, gehen mit z. T. extrem hohen Blutdruckwerten einher und können zu vitalen Problemen führen (Schurch 2001a).

Die Regulation der *Körpertemperatur* ist bei Läsionen oberhalb von Th 10 gestört. Bei Läsionen oberhalb von C6 betrifft sie den gesamten Körper. Dies kann in einer heißen Umgebung zur Hyperthermie führen, da ein Ausgleich der Körpertemperatur durch periphere Vasodilatation und Schwitzen unmöglich ist. Entsprechend resultiert aufgrund fehlender Vasokonstriktion und fehlendem Muskelzittern eine Hypothermie, wenn die Umgebung des Patienten kalt ist.
Die *Atmung* ist bei Läsionen oberhalb von Th6 gestört, d. h., wenn ein Großteil der Interkostalmuskeln gelähmt ist. Diese Patienten müssen häufig, zumindest vorübergehend, beatmet werden, um die Gefahr von Atelektasen bzw. einer Pneumonie zu vermindern. Bei Läsionen oberhalb von C5 ist auch die Zwerchfellatmung gestört. Respiratorische Komplikationen treten meist bei Tetraplegie und hoher Paraplegie während des akuten Stadiums und nach Aspiration auf. Frakturierte Rippen und eine Lungenkontusion können zusätzliche Atemprobleme bereiten. Die Vitalkapazität ist ein nützlicher Parameter zur Einschätzung der Atemfunktion. Bei hoher Tetraplegie (C5 und höher) wird eine Atmungsunterstützung benötigt, wenn die Vitalkapazität unter 1–1,2 l fällt oder wenn sich eine Pneumonie entwickelt. Da eine derartige Unterstützung meist für mehr als zehn Tage erforderlich ist, ist eine frühe Tracheotomie sinnvoll. Atemprobleme bei gestörter Zwerchfellfunktion sind aufgrund der verminderten Expirationskraft häufig mit unzureichendem Abhusten gekoppelt. Bei Patienten mit Läsionen oberhalb der Zwerchfellmotoneurone (d. h. oberhalb von C5) kann eine funktionelle elektrische Stimulation der Phrenikusnerven ausreichende Atmung gewährleisten.
Die *Blase* ist im akuten Stadium einer schweren Rückenmarkläsion meist über Wochen und Monate areflektorisch (spinaler Schock). Eine Reflexrückkehr kann innerhalb von 5–6 Wochen nach Trauma erwartet werden. Fortschritte bei der Therapie der neurogenen Blase stellen eine der wichtigsten Entwicklungen bei der Behandlung von Patienten mit Rückenmarkläsion dar. Eine Überlaufblase oder Reflux in die Ureteren kann sich entwickeln, wenn nicht früh (innerhalb von Stunden) nach dem Trauma eine Drainage (suprapubischer Katheter oder intermittierendes Katheterisieren über die Harnröhre) erfolgt (zur Übersicht siehe Panicker et al. 2015; Mehnert 2015).
Nach dem spinalen Schock hängt die Form der Blasendysfunktion von der Höhe der Läsion ab

**Tab. I 13.3:** Schadenskala der ASIA (American Spinal Injury Association) zur Erfassung von motorischen und sensiblen Funktionsstörungen entsprechend ISNCSCI (nach Maynard et al. 1997; Kirshblum et al. 2011)

| | |
|---|---|
| **A = Komplett** | Keine sensible oder motorische Funktion, auch nicht in den sakralen Segmenten S4 bis S5. |
| **B = Inkomplett** | Keine motorische Funktion. Sensible Funktion unterhalb des neurologischen Niveaus erhalten und dehnt sich bis in die sakralen Segmente S4/S5 aus. |
| **C = Inkomplett** | Motorische Funktion ist unterhalb des neurologischen Niveaus erhalten. Die Mehrzahl der Kennmuskeln unterhalb des neurologischen Niveaus hat einen Kraftgrad von weniger als 3. |
| **D = Inkomplett** | Motorische Funktion ist unterhalb der neurologischen Niveaus erhalten. Die Mehrzahl der Kernmuskeln unterhalb des neurologischen Niveaus hat einen Muskelkraftgrad größer oder entsprechend 3. |
| **E = Normal** | Sensible oder motorische Funktionen sind normal. |

(**Tab. I 13.1**). Üblicherweise entwickelt sich bei Läsion des ersten motorischen Neurons eine reflexive Blasenfunktion, die medikamentös oder durch Botulinum Toxin Injektionen beruhigt werden kann. Nach einer Rückenmarkverletzung sistiert auch die *Darmperistaltik* als Folge des spinalen Schocks, mit der Folge gastrointestinaler Probleme, die üblicherweise 3–4 Tage anhalten. Die Befundkombination von fehlenden Darmgeräuschen, Hypotonie (bei Tetraplegie) und niedrigem Hämatokrit kann zur Fehldiagnose eines akuten Abdomens führen. Im Extremfall kann ein paralytischer Ileus während der gesamten Phase des spinalen Schocks anhalten.

Schwere Rückenmarkläsionen sind immer mit einer gestörten *Sexualfunktion* gekoppelt. Bei Läsionen oberhalb von Th 9/10 können sich Reflex-Erektionen und -Ejakulationen entwickeln (Mehnert 2015).

### I 13.1.4 Entwicklung der Symptome und Ausfälle in der postakuten Phase

Eine schwere traumatische Rückenmarkläsion geht anfangs mit einem spinalen Schock unterhalb der Höhe der Läsion einher. Der spinale Schock ist durch schlaffe Parese, fehlende Eigenreflexe und Ausfall des autonomen Nervensystems charakterisiert (paralytischer Ileus und fehlende Blasenfunktion). Einige Konusreflexe bleiben jedoch erhalten (z. B. der Bulbocavernosus-/Analreflex). Der spinale Schock kann über einige (3–6) Wochen anhalten. Die Rückbildung geht mit der Entwicklung gesteigerter Eigenreflexe einher. Mit der Wiederauslösbarkeit der Muskeleigenreflexe entwickelt sich meist auch eine *Reflexblase*, die spezifische urologische Maßnahmen notwendig macht.
Gleichzeitig entwickelt sich ein *spastischer Muskeltonus*, der über mehrere Monate zunimmt (siehe das »Syndrom der spastischen Parese« in **Kap. I 14**). Das Persistieren einer Areflexie kann durch Myelomalazie unterhalb der Läsion bedingt sein. Nichtneuronale Faktoren, wie sekundäre Veränderungen der gelähmten Muskeln und des Bindegewebes, tragen zur Entwicklung einer spastischen Muskelhypertonie und dem Auftreten von Spasmen bei (Hiersemenzel et al. 2000; Dietz und Sinkjaer 2007, 2011).

Während es bei anfangs kompletter Para-/Tetraplegie nur bei ca 10 bis 15 % der Patienten zu einer Teilerholung kommen kann (Curt et al. 2008), ist die Rückbildung des neurologischen Defizits bei inkompletter Para-/Tetraplegie vergleichsweise gut, unabhängig davon, ob es sich um ein Brown-Séquard- oder ein Central-cord-Syndrom handelt (Wirz et al. 2010). Die Erholung bei inkompletter Läsion beruht auf der Rückbildung der Neurapraxie spinaler Bahnen, aber auch durch Reorganisation/Neuroplastizität spinaler Netzwerke während der ersten 3–4 Monate nach Trauma. Die Rückbildung neurologischer Defizite erfolgt unabhängig vom Alter (Jakob et al. 2010). Trotz einer meist ähnlich guten Rückbildung des neurologischen Defizits bei jüngeren und älteren Patienten haben ältere Patienten jedoch Probleme mit der Umsetzung in eine Verbesserung von Funktionen (Wirz et al. 2015). Zusammen mit der klinischen Untersuchung kann mithilfe elektrophysiologischer Registrierungen (kombinierte Registrierung von somatosensorisch-evozierten Potenzialen des N. ulnaris und N. medianus; Luft et al. 2010; Zörner et al. 2010) schon früh eine Aussage über die Prognose der sensomotorischen Ausfälle für die Hand- und Gehfunktion gemacht werden (zur Übersicht siehe Curt et al. 2008). Dies ist besonders bei bewusstseinsgestörten und nicht kooperationsfähigen Patienten wichtig. Die neurographische Untersuchung erlaubt die Erfassung der bei zervikalen und lumbalen Läsionen immer vorhandenen Mitschädigung des peripheren Nervensystems, d. h. einer Schädigung der α-Motoneurone und Vorderwurzeln innerhalb der ersten Wochen nach dem Trauma (Curt und Dietz 1996a; Rutz et al. 2000; Dietz und Curt 2006). Mit dieser Untersuchung kann auch die Entwicklung einer »schlaffen« gegenüber einer »spastischen« Hand bei Patienten mit zervikaler Rückenmarkschädigung abgeschätzt und – darauf basierend – früh eine entsprechende physio- und ergotherapeutische Behandlung eingeleitet werden.

### I 13.1.5 Therapeutische Prinzipien

In der akuten Phase eines SCI sollen pharmakologisch neuroprotektive Effekte erzielt werden, die das Ausmaß der sekundären Schädigung limitieren (Bracken et al. 1990; Geisler et al. 1991). Ein künftiges Ziel ist die Umsetzung tierexperimenteller Er-

folge bei der Auslösung von Regeneration und Plastizität der Rückenmarkaxone nach einer Rückenmarkläsion in die klinische Anwendung (Schnell und Schwab 1990; zur Übersicht s. Schwab 2004; Bareyre et al. 2004; Ramer et al. 2005; Curt et al. 2004; Dietz und Curt 2006). Dies wird voraussichtlich in Zukunft wesentlichen Einfluss auf die Behandlung der Querschnittlähmung haben.
Noch bestehen Probleme, tierexperimentelle Erfolge der Regeneration des verletzten Rückenmarks auf den Menschen zu übertragen (Dietz und Curt 2006; Blesch und Tuszynski 2009; Dietz 2008a). Verschiedene, die Regeneration auslösende Therapien, wie die Applikation pluripotenter Stammzellen (Coutts und Kearstead 2008) oder die Applikation von Nogo-Antikörpern (Schwab 2004), sind derzeit in der klinischen Testung (zur Übersicht Dietz und Fouad 2015). Bislang haben sich keine überzeugenden Effekte gezeigt. Eine mögliche Erklärung für diese Diskrepanz ist die Entwicklung einer Fehlfunktion neuronaler Schaltkreise unterhalb der Rückenmarkläsion bei der Ratte (Beauparlant et al. 2013) und beim Menschen (Dietz et al. 2009; Dietz und Müller 2004; Dietz 2010).
Die Behandlungskonzepte bei Rückenmarkläsion werden in drei Zeiträume eingeteilt: Die Behandlung *der akuten Rückenmarkläsion* ist darauf ausgerichtet, die Kaskade der sekundären Verletzungsprozesse zu unterbrechen, um den Gewebeschaden zu limitieren. Mit diesem Ansatz wird versucht, die sensomotorischen Ausfälle zu begrenzen. Die zweite therapeutische Phase betrifft die *Konsequenzen* einer Rückenmarkläsion. Die rehabilitativen Ansätze zielen darauf ab, den aktuellen Status zu stabilisieren, die Plastizität des Rückenmarks zu nutzen und Restfunktionen zu trainieren. Ziel ist es, bezogen auf die Ausfälle optimale Lebensbedingungen zu erreichen. In der Zukunft wird ein dritter Behandlungsansatz darauf ausgerichtet sein, die *axonale Regeneration* und Plastizität pharmakologisch zu verstärken bzw. eine Teilreparatur der Rückenmarkläsion zu erreichen (Dietz and Fouad 2015).

*Steroide* wurden bisher sowohl im Tierexperiment als auch in klinischen Studien eingehend untersucht (Bracken et al. 1985, 1997). Die Behandlung einer Rückenmarkläsion mit Steroiden zielt auf deren antientzündliche Wirkung und den antiödematösen Effekt. Bei der Ratte konnten jedoch keine neuroprotektiven Effekte von Methylprednisolon in der frühen Phase einer Rückenmarkläsion nachgewiesen werden (Bartholdi und Schwab 1995).
Nach Nascis III (Bracken et al. 1997) (↔) sollte die Steroid-Therapie innerhalb von 3–8 Stunden nach dem Trauma begonnen und über 23 Stunden aufrechterhalten werden (**Tab. I 13.4**). Dabei zeigte sich eine numerisch bessere Erholung sensomotorischer Funktionen, aber keine wesentliche funktionelle Verbesserung. In den letzten Jahren wurde die Gabe hoher Dosen Methylprednisolon infrage gestellt (Short et al. 2000; Hurlbert 2000) und stellt keine Standardtherapie mehr dar (Evaniew und Dvorak 2016). Derzeit kann eine Hochdosisgabe von Methylprednisolon nur noch bei schwerem Monotrauma des Rückenmarks jüngerer Patienten (< 60 Jahre) empfohlen werden.

*Ganglioside* sollen eine wichtige Rolle bei der normalen neuronalen Entwicklung und Differenzierung spielen (Gorio 1988; Geisler 1993). In tierexperimentellen Untersuchungen fand sich keine positive Wirkung (Constantini und Young 1994). Bei Applikation des Opiatrezeptor-Antagonisten *Naloxon* konnte bei Katzen eine verbesserte sensomotorische Erholung nach Rückenmarkkontusion gezeigt werden (Faden et al. 1981; Young et al. 1981). Klinische Studien bei rückenmarkverletzten Patienten ergaben jedoch keinen Vorteil von Naloxon gegenüber Placebo (Bracken et al. 1990). Untersuchungen mit dem nicht-kompetitiven NMDA-Antagonisten *Dizocilpin* haben eine günstige Beeinflussung der Folgen einer Rückenmarkverletzung gezeigt (Hao et al. 1992). Erhebliche Nebenwirkungen haben jedoch deren klinische Anwendung verhindert.



**Tab. I 13.4:** Pragmatische Therapie einer akuten traumatischen Rückenmarkläsion

| | |
|---|---|
| **Optimale Rückenlagerung** des Körpers mit Unterstützung der zervikalen und lumbalen Lordosen. **»En-bloc-Transport«** (über längere Strecken mit dem Hubschrauber) zu einem medizinischen Zentrum. Infusionen mit Humanalbumin und Elektrolyte über einen **zentralen Venenkatheter.** | |
| **Methylprednisolon** i. v. (A) Gabe innerhalb von 8 Stunden nach Trauma (nur bei monotraumatisierten Fällen optional): Bolusinjektion von 30 mg/kg Körpergewicht innerhalb von 15 Minuten; Infusion offenhalten mit 0,9 % NaCl-Lösung über 45 Min.; dann Erhaltungsdosis 5,4 mg/kg/Stunde Methylprednisolon über 23 Stunden. | ↔, C |
| **Radiologische Diagnostik** und Entscheidung bezüglich konservativer oder evtl. operativer Behandlung. | ↑, B |
| Bei **Bradykardie:** Atropin 0,25–0,5 mg s. c. alle 8 Stunden. | |
| **Thromboseprophylaxe** mit niedermolekularem Heparin 40 mg über 3 Monate, danach 20 g über weitere 3 Monate oder gewichtsadaptiert Nadroparin 0,2 ml (50 kg Körpergew.) – 0,6 ml (90 kg) s. c. 1 ×/die bis 6 Wochen nach Vollmobilisation. | ↑, A |
| Soweit erforderlich **Sauerstoffzufuhr.** | |
| **Schmerzbehandlung** z. B. mit Metamizol 2–5 ml in 250 ml 0,9 % NaCl; bis zu 4 ×/die. | ↑, A |
| **Harnableitung** über suprapubischen (oder transurethralen) Blasenkatheter. | |
| **Fehlende Darmmotilität:** Neostigmin 0,5 mg s. c., 3–4/die. | ↑, B |
| **Physikalische Atemtherapie** und passives Durchbewegen der Extremitäten. | |
| Regelmäßiges (alle 3 Stunden) »en-bloc«-**Umlagern** des Patienten. | |
| Ergotherapeutische Behandlung der **Handfunktion (Lagerung in Funktionsstellung).** | |

## I 13.1.6 Generelle Maßnahmen im Akutstadium (Unfallort)

Bei der Bergung einer verletzten Person müssen aktive und passive Bewegungen der Wirbelsäule verhindert werden. Nach Stabilisierung der Atem- und Kreislauffunktion sollten zervikale und lumbale Lordosen durch Decken/Textilien unterstützt werden, ohne die Wirbelsäule zu überstrecken oder zu dehnen. Bei tetraplegischen Patienten sollten die Kopfbewegungen durch Anlegen eines Kragens minimiert werden. Der Patient sollte bei tieferen Temperaturen mit Decken versorgt werden. Der para- oder tetraplegische Patient kann 1–2 Tage nach dem Trauma leichte Nahrung oder Flüssigkeit zu sich nehmen, auch wenn zu diesem Zeitpunkt noch ein paralytischer Ileus besteht. Zur Schmerzbehandlung sollten keine Opiate (oder deren Derivate) verabreicht werden, um eine Verschlechterung von Atmung und Kreislauf zu vermeiden.

Die verletzte Person sollte zur Akutversorgung in ein Krankenhaus mit 24-Stunden-Notfalldienst und Intensivbehandlungsmöglichkeiten gebracht werden. Während des Transports muss eine ausreichende Atmung gewährleistet sein, gegebenenfalls Sauerstoff verabreicht sowie eine intravenöse Infusion angelegt werden. Falls erforderlich, müssen lebensrettende Maßnahmen, wie eine Thoraxdrainage bei Entwicklung eines Pneumo- oder Hämatothorax, durchführt werden.

## I 13.1.7 Pragmatische Behandlung im Akutstadium

(Krankenhaus, siehe **Tab. I 13.4**)
Im medizinischen Zentrum ist eine intensivmedizinische Überwachung erforderlich, um kardiovaskuläre, pulmonale, gastrointestinale und urologische Komplikationen rasch erfassen, und notwendige medizinische Notfallmaßnahmen einleiten zu können (**Tab. I 13.4**), z. B. Unterstützung der Atmung durch Intubation, kardiales Monitoring, Gabe vasoaktiver Substanzen oder Anlegen eines transvenösen Schrittmachers (zur Übersicht siehe Schurch und Dietz 1995). Nur wenige der im folgenden Abschnitt gegebenen Therapieempfehlungen basieren auf kontrollierten Studien. Ein *Zentralvenenkatheter* sollte gelegt werden, da ein schwer rückenmarkverletzter Patient in der Regel über mehrere Tage eine Infusionstherapie benötigt. Ein Zugang über die Armvenen sollte vermieden werden, da die Position der Arme und Hände kontinuierlich verändert werden muss. Um die Durchblutung und Sauerstoffsättigung des Gewebes zu gewährleisten, sollten Infusionen mit Elektrolyten verabreicht werden. Das Infusionsvolumen sollte anhand des zentralen Venendrucks gesteuert werden, um ein Lungenödem zu vermeiden. Wegen der Gefahr einer spinalen Minderperfusion (Phang et al. 2015) sollte der mittlere arterielle Blutdruck über 80 mm Hg gehalten werden. Prophylaktische Antibiotikagaben sind nicht indiziert. Um eine sekundäre Zunahme der Rückenmarkläsion durch *Ödem* zu vermeiden, können monotraumatische Rückenmarkverletzungen jüngerer Patienten (<60 Jahre) mit hohen Dosen von Prednisolon behandelt werden (Nascis III; Bracken et al. 1997) (↔). Bakterielle Infektionen beeinträchtigen die Funktionserholung (Failli et al. 2012), weshalb eine frühe antibiotische Therapie angezeigt ist (siehe therapeutische Prinzipien).

Um ein *Stressulkus* des Magens oder Duodenums mit möglicher Blutung zu vermeiden, sollten bei Patienten mit Magenanamnese zur Prophylaxe säurebindende und Pepsin hemmende Substanzen verabreicht werden. Zu beachten ist, dass sich bei Verlust der viszeralen Schmerzempfindung unbemerkt ein Magenulkus entwickeln kann. Zur Prophylaxe eines Magenulkus kann Omeprazol oder Pantoprazol (20–40 mg/die) verabreicht werden (Cook et al. 1994).
Bei hoher Rückenmarkläsion (Th 6 und höher) besteht meist eine *Bradykardie*, die mit Anticholinergika (Atropin 0,25–0,50 mg/8 Std.) behandelt wird. Bei gehäufter Bradykardie (40–50/Min mehrmals täglich) kann ein transvenöser Schrittmacher für 3–5 Tage implantiert werden, bis sich das kardiovaskuläre System angepasst hat. Die Bradykardie ist durch einen verstärkten Vagotonus am Sinusknoten bei spinalem Sympathikusausfall verursacht. Daher soll eine zusätzliche Vagusstimulation vermieden werden. Manipulationen im Bereiche der Mundhöhle und Trachea, wie beim Absaugen, können zum Herzstillstand führen. Die Herzaktion muss deshalb bei derartigen Manipulationen überwacht werden.
Da bei querschnittgelähmten Patienten während mehrerer Wochen nach dem Trauma ein erhöhtes Risiko der *Venenthrombose* besteht, sollte eine Prophylaxe mit niedermolekularem Heparin (ohne Dihydroergotamin) erfolgen.
Die *Schmerzbehandlung erfolgt entsprechend der allgemeinen Empfehlungen* (Attal et al. 2006; Schnitzer 2006). Es kann Metamizol eingesetzt werden, während die Gabe von Opiaten zu vermeiden ist.

Außer bei wenigen Kontraindikationen (volle Antikoagulation, Schwangerschaft) stellt die suprapubische Drainage der *Blase* die Standardtherapie in der Frühphase nach Trauma dar. Diese Form der Drainage hat das geringste Infektionsrisiko. Die Anlage der Drainage muss unter Ultraschallkontrolle erfolgen, wenn die Blase mit mehr als 400 ml Flüssigkeit gefüllt ist. Die Urindrainage über einen suprapubischen oder – falls erforderlich – transurethralen Katheter hat über ein geschlossenes System zu erfolgen. Sie ist während der polyurischen Phase von 1–2 Wochen oder solange eine intravenöse Infusionstherapie besteht, erforderlich.
Auch vor Normalisierung der *Darmtätigkeit* kann der Patient leichte Nahrung und Flüssigkeit zu sich nehmen, um eine Atrophie der Darmmukosa zu vermeiden. Die meisten Patienten haben keine Kontrolle über die Stuhlentleerung und keine Willkürkontrolle des Analsphinkters. Daher sollte, sobald Darmgeräusche wieder auftreten, ein Training der regelmäßigen Darmentleerung beginnen. Hierzu kann die Darmmotilität durch perorale Gabe von Paraffin-Öl oder Stuhlweichmacher unterstützt werden. Prostigmin (s. c. 0,5 mg 3- bis 4-

mal/die) kann appliziert werden, wenn sich die Darmtätigkeit nicht spontan erholt (zur Übersicht siehe Cavigelli 2001a).

Alle tetraplegischen Patienten, besonders aber jene mit hoher Läsion (C5 und höher), haben *Atemprobleme*. Der Thorax ist bei diesen Patienten in permanenter Einatmungsstellung, was neben Atemproblemen auch ein gestörtes Abhusten zur Folge hat. Dies führt zur Ansammlung von Sekret in der Trachea und den Bronchien mit der Gefahr von Atelektasen und Pneumonien. Die Patienten sollten zweimal täglich Atemtherapie erhalten, einschließlich einer intermittierenden endexpiratorischen Druckbeatmung (positive end-expiratory pressure, »PEEP«), Beklopfen des Thorax und assistiertem Husten. Mukolytika sollten nicht eingesetzt werden. Die Atemunterstützung wird durch regelmäßiges Drehen des Körpers ergänzt.
Die richtige *Lagerung* des Körpers ist wichtig, um Kontrakturen der Gelenke zu vermeiden. Die Lagerung der Schultern in Abduktion muss bei Patienten mit Tetraplegie besonders sorgfältig erfolgen, da es sonst zur Kontraktur der Schultergelenkkapsel kommt, die zur schmerzhaften Kapsulitis führt und eine Bewegungseinschränkung zur Folge hat. Leichtes Anheben der Beine erleichtert die venöse Drainage. Die Patienten müssen sorgfältig gedreht werden. Diese Drehung muss »en bloc« alle 2–3 Stunden und über 24 Stunden erfolgen. Zusätzlich müssen die Füße in physiologischer Stellung positioniert werden, um Kontrakturen zu verhindern.

Für eine *operative Intervention* an der Wirbelsäule bestehen folgende Indikationen (Boos 2001; La Rosa et al. 2004): 1. Wenn die Reduktion einer Dislokation und ein akzeptables Alignement mit konservativen Methoden nicht erreicht werden; 2. Instabilität einer Fraktur; 3. progredient aufsteigende Ausfälle um mehr als zwei Segmente über die initiale Höhe der Läsion hinaus oder fortschreitende Ausfälle in Höhe der Wirbelverletzungen; 4. akute Dekompression zur Ausräumung eines Hämatoms oder eines Knochen- bzw. Bandscheibenfragments vom Neuralkanal; 5. Stabilisierung der Wirbelsäule, um eine frühe Mobilisierung zu ermöglichen. Eine möglichst frühe Dekompression führt zu geringeren Ausfällen (↑, A) (Dvorak et al. 2015), da die lokale Gewebeperfusion besser gewährleistet wird (Phang et al. 2015). Die in **Tab. I 13.4** zusammengefassten Maßnahmen gelten für die Behandlung eines tetraplegischen Patienten. Sie müssen für einen paraplegischen Patienten entsprechend der Läsionshöhe und -schwere adaptiert werden.

### I 13.1.8 Pragmatische Therapie in der postakuten Phase des Übergangs zur Rehabilitation

Die Behandlung einer Rückenmarkläsion geht kontinuierlich von der Akutversorgung in die Rehabilitation über. Die Zeitspanne bis zur Mobilisierung hängt von der Art und Lokalisation der Verletzung und eventuell durchgeführter Operationen ab. Die operative Behandlung der Wirbelsäule erfolgt meist, um eine frühe Mobilisation zu erleichtern (Boos 2001; Heinzelmann 2008). Nach zervikalen Verletzungen kann die Mobilisation prinzipiell gehfähiger Patienten, mit hartem Kragen, über 6–8 Wochen, erfolgen. Bei thorako-lumbalen und lumbalen Verletzungen kann zur Stabilisierung ein Korsett angepasst werden. Der Grad der funktionellen Unabhängigkeit, der nach Mobilisation erreicht wird, hängt zum einen von der Höhe und Schwere der Läsion und zum anderen von der Form und Intensität der Rehabilitationsmaßnahmen ab (zur Übersicht: Dietz 2001; Dietz und Fouad 2015).

Das *kardiovaskuläre System* passt sich relativ rasch an die Folgen der sympathischen Insuffizienz (bei Läsionen oberhalb von Th 6) an, sodass die Behandlung der Bradykardie in der Regel nach ungefähr zwei Wochen eingestellt werden kann. Vagovasale Synkopen können bei allen Patienten mit kompletter oder nahezu kompletter Tetraplegie beim anfänglichen Aufrichten auftreten. Zur *pragmatischen Therapie* kann in der frühen Phase der Mobilisation zur Kreislaufanpassung ein Kipptisch benützt werden, der zunehmend senkrecht gestellt wird. Derzeit erfolgt meist schon früh eine Rollstuhlmobilisation. Bei Para-/Tetraplegie müssen aufgrund fehlender Muskelkontraktionen während der ersten vier Monate beim Sitzen und beim Training elastische Strümpfe getragen werden, um den venösen Rückstrom zu fördern.
Bei Patienten mit Läsionen oberhalb von Th 6 treten häufig Episoden *autonomer Dysreflexie* auf. Diese sind durch extremen Blutdruckanstieg mit klopfendem Kopfschmerz und Gesichtsrötung und Bradykardie charakterisiert. Diese Komplikation entwickelt sich mit der Rückkehr der Reflexaktivität, besonders der des Blasendetrusors. Die Dysreflexie resultiert aus einem unkontrollierten Anstieg sympathischer Aktivität der von ihrer supraspinalen Kontrolle abgetrennten sympathischen Rückenmarkzentren. Die autonome Dysreflexie wird durch Reize von inneren Organen (z. B. Überdehnung und Entzündung von Blase oder Darm) ausgelöst. Die *pragmatische Therapie* zielt darauf ab, die zugrundeliegenden Ursachen, z. B. eine Katheterobstruktion, zu beseitigen (Katheterwechsel) oder durch die lokale Anwendung von Anästhetika im Bereiche des Darmes oder der Blase die Reizintensität zu vermindern.

Patienten mit einer Rückenmarkverletzung haben ein erhöhtes Risiko von *Thrombembolien* durch Immobilisation, verminderte Pumpenfunktion der Beinmuskeln und Freisetzung thrombogener Gewebefaktoren durch die Verletzung. Das Risiko ist während der ersten beiden Monate nach Trauma am größten und besonders bei Tetraplegie mit einem relativ hohen Morbiditäts- und Mortalitätsrisiko durch Lungenembolie verbunden (Cavigelli 2001b). Bei Verdacht auf Thrombose ist eine Beinvenen Dopplersonographie notwendig. Akute Atemnot, Husten, Hämoptyse, Zyanose und bei peripherer Manifestation atemabhängige Schmerzen weisen auf eine Lungenembolie hin. Abfall des $pO_2$, Hinweise auf Rechtsherzbelastung in der Elektrokardiographie und verminderte Perfusion in der Lungenszintigraphie stützen die Diagnose. Die *pragmatische Therapie* umfasst präventive Maßnahmen, wie die nicht-gewichtsadaptierte Gabe von niedermolekularem Heparin (1×/die 40 mg Enoxaparin [sc]) über drei Monate nach dem Unfall und 20 mg über weitere drei Monate oder gewichtsadaptiert 1×/die 0,2 ml (50 kg Körpergewicht) bis 0,6 ml (90 kg) Nadroparin [sc] über drei Monate (Green et al. 1994) bzw. bis sechs Wochen nach Vollmobilisation. Falls eine Langzeitprophylaxe erforderlich ist (z. B. bei Thromboseneigung), erfolgt eine orale Antikoagulation (Phenprocoumon gemäß Gerinnungsmessung) Ziel-INR: 2.0–3.0. Zudem sind das Tragen von elastischen Strümpfen und passives Durchbewegen der Extremitäten erforderlich. Bei Manifestation einer tiefen Venenthrombose muss eine intravenöse Vollheparinisierung oder Therapie mit Rivaroxaban-(15 mg 2×/d oral 3 Wo oder Apixaban (10 mg 2×/d oral 1 Wo; DGA, S2-Leitlinie Diagnostik und Therapie der Venenthrombose und der Lungenembolie) mit Immobilisation des Patienten über 10–14 Tage erfolgen.

Das *respiratorische System* passt sich üblicherweise rasch den veränderten Atmungsbedingungen an. Trotzdem sollte die Atemtherapie auch nach Adaptation fortgesetzt und die Vitalkapazität routinemäßig kontrolliert werden. Patienten mit Läsion oberhalb von C5 benötigen über längere Zeit Atmungsunterstützung. Da tetraplegische Patienten komplett auf die Zwerchfellatmung angewiesen sind und keine zusätzlichen Atmungsreserven haben, kann es leicht zur Ermüdung mit Ateminsuffizienz kommen. Dies verlangt besonders während der Nacht nach einer Atmungsunterstützung. Als *pragmatische Therapie* benötigt ein großer Teil der Patienten mit hoher Läsion eine Atmungsunterstützung für Wochen und Monate. Sobald dies absehbar ist, sollten diese Patienten tracheotomiert werden. Bei weniger schwer betroffenen Patienten ist eine zeitweilige positive endexspiratorische Druckbeatmung (positive end-expiratory pressure, »PEEP«) sinnvoll.

Die *Stuhlentleerung* kann bei Patienten mit Läsion des ersten motorischen Neurons und erhaltenen Konusreflexen relativ gut reguliert werden. Der gastrokolische Reflex wird durch die Nahrungsaufnahme ausgelöst. Die Peristaltik kann zusätzlich durch ein Glycerin-Suppositorium stimuliert werden. Bei Patienten mit Läsionen des zweiten motorischen Neurons mit schlaffem Anus können dieselben Maßnahmen durchgeführt werden, aber der Stuhl muss manuell entleert werden. *Pragmatisch* sollte die Stuhlentleerung regelmäßig, täglich oder jeden zweiten Tag, initiiert werden. Faserreiche Diät und Stuhlweichmacher sind hilfreich.

Für die Behandlung der *neurogenen Blase* ist die intermittierende Katheterisierung die Methode der Wahl. Sie erfolgt nach Entfernung der suprapubischen oder urethralen Drainage (nach der polyurischen Phase). Die Flüssigkeitsbilanz sollte überwacht und eine Überdehnung der Blase vermieden werden. Die Trinkmenge sollte in der frühen Phase der Rehabilitation auf 150–200 ml alle zwei Stunden eingestellt und der Patient alle 4–6 Stunden katheterisiert werden. Dieses Programm sollte so lange aufrechterhalten werden, bis die endgültige Form der Blasenentleerung feststeht. Ist eine suprapubische Harnableitung über längere Zeit erforderlich, so entwickelt sich mit großer Wahrscheinlichkeit eine chronische Bakteriurie. Eine Balance zwischen bakterieller Besiedlung und Abwehr kann durch hohe Flüssigkeitsaufnahme und damit hohem Urinabgang bei freiem Urinablauf der Blase erreicht werden. Außerdem sollte der perineale Bereich sauber gehalten werden. Das Restvolumen wird anfangs durch Ultraschall oder nach der Entleerung durch Katheterisierung erfasst. Wenn das Restvolumen gleichbleibend unter 80–100 ml bleibt, kann das Katheterisieren reduziert oder gestoppt werden. Zu seltenes Katheterisieren, d. h. zu hohes Residualvolumen, prädisponiert zum Infekt.
Die medikamentöse Therapie der Blasenentleerungsstörung (**Kap. K 3**) hängt von der Form der Blasendysfunktion ab (zur Übersicht siehe Panicker et al. 2015). Diese wird von der Höhe der Rückenmarkläsion bestimmt (**Tab. I 13.1**). Die medikamentöse Therapie ist darauf ausgerichtet, eine ausreichende Entleerung zu erreichen und Inkontinenz zu vermeiden. Durch intravesikale Injektionen von Botulinumtoxin A in den Detrusormuskel kann bei einer hyperaktiven Blase, auch ohne Gabe von Anticholinergika, Kontinenz erreicht werden (zur Übersicht siehe Leippold et al. 2003; Schurch et al. 2000). Bei der spastischen Blasendysfunktion kann die lokale Injektion von Botulinumtoxin in den Sphincter externus der Urethra (Schurch 2001b) oder, falls damit kein ausreichender Effekt erzielt wird, die Sphinkterotomie die eine weitgehend vollständige Blasenentleerung ermöglichen.
Bei tetraplegischen Frauen mit Reflexblase und Inkontinenz kann die operative Behandlung der hyperreflexiven Blase durch sakrale Deafferentierung und Vorderwurzelstimulation nach Brindley angezeigt sein (Brindley und Rushton 1990; Passover et al. 2008). Durch die sakrale Deafferentierung wird eine Harnkontinenz und Speicherfunktion erreicht. Durch die Vorderwurzelstimulation erfolgt die Blasenentleerung (Brindley und Rushton 1990, zur Übersicht siehe Schurch 2001b). Als Stimulationsgerät kommt derzeit meist das Finetech Brindley Bladder Control System (VOCARE) zum Einsatz (www.finetech-medical.co.uk) (↑).
Bei Patienten mit Rückenmarkläsion können *Hautprobleme* in der Form von Druckulzera auftreten. Diese zu vermeiden erfordert eine regelmäßige Entlastung und Inspektion belasteter Hautpartien. Die konservative Behandlung von Druckulzera umfasst die Entlastung der betroffenen Hautpartien, Okklusionsverband, ausreichende Proteinzufuhr. Häufig ist eine chirurgische Behandlung (z. B. gestielte Lappenplastik) nach Abheilen der Infektion erforderlich. Die *pragmatische Therapie* besteht in Reinigung, Desinfektion und Débridement im Ulkusbereich, Nass-zu-Nass-Therapie mit Ringerlösung und Stimulation der Granulation und Förderung der Epithelialisierung (z. B. mit Solcoseryl®-Salbe).

Für die Behandlung von *spastischen Symptomen* sind bei mobilen Patienten physiotherapeutische Behandlungsmaßnahmen der medikamentösen Therapie vorzuziehen. Ein Training funktioneller Bewegungen kann zur Verminderung der Spastik sowohl bei komplett wie inkomplett paraplegischen Patienten eingesetzt werden (Dietz et al. 1994, 1995, 2002; Dietz 2008b. Wirz et al. 2001). Eine funktionelle elektrische Stimulation zentral gelähmter Muskeln kann ein Funktionstraining unterstützen (zur Übersicht siehe Popovic et al. 2001; Dietz und Curt 2006) und kann zur Minderung spastischer Symptome beitragen. Das Training von Hand und Gangfunktion nutzt die Plastizität neuronaler Strukturen nach Rückenmarkläsion (Edgerton et al. 2004; Dietz 2002, 2006, 2008). Durch Einsatz hoch entwickelter Roboter zur Unterstützung des Funktionstrainings können die Therapiezeiten verlängert und die Effekte objektiviert sowie, z. B. durch Rückmeldung, optimiert werden (Riener et al. 2010; Klamroth et al. 2015).

Bei immobilen Patienten mit schwerer Spastik spinalen Ursprungs hat sich die intrathekale Gabe von Baclofen über eine Infusionspumpe bewährt (Dario und Tomei 2004, Coffey et al. 1993) (↑↑). Für weitere Einzelheiten, einschließlich der *pragmatischen Therapie*, siehe **Kap. I 14**.

Die *Geschlechtsfunktion* ist bei jeder Verletzungshöhe gestört. Eine Rückenmarkverletzung beeinträchtigt jedoch nicht die Möglichkeit einer Schwangerschaft. 3–8 Monate nach der Verletzung kommt es wieder zum Einsetzen des Menstruationszyklus und zum Eisprung. Bei Paraplegie ist eine vaginale Geburt möglich, wogegen bei tetraplegischen Patientinnen meist ein Kaiserschnitt erforderlich ist. Männliche Patienten werden häufig einige Monate nach der Verletzung wegen der verminderten Anzahl und Qualität der Spermien infertil. Zudem ist häufig die für die Ejakulation erforderliche synergistische Aktivität der glatten Muskulatur beeinträchtigt (besonders bei Tetraplegie) mit der Folge, dass die Spermien in die Blase gelangen und dort inaktiviert werden. Die Veränderungen in der Potenz aufgrund der Rückenmarkläsion sind, abhängig von der Schwere der Läsion, unterschiedlich. Generell sind Reflexerektionen bei tetraplegischen Patienten relativ einfach auszulösen, aber eine Ejakulation ist eher selten. Die *pragmatische Therapie* der erektilen Dysfunktion besteht in der peroralen Gabe von Sildenafil, das sich bei hoher und tiefer Rückenmarkläsion als Therapie der ersten Wahl etabliert hat (↑) (Schmid et al. 2000). Die Nebenwirkungen bestehen in Flush, Kopfschmerzen, Dyspnoe oder Schwindel. Man beginnt mit einer Dosis von 50 mg und passt diese nach zwei Tests den individuellen Bedürfnissen an (25 bzw. 100 mg). Bedingung für die Wirksamkeit ist eine zumindest partiell erhaltene Funktion eines der beiden spinalen Erektionszentren. – Die alternative Therapie der gestörten Sexualfunktion besteht in der Injektion von Prostaglandin E 1 (1 ml oder 10 mg bis 20 mg) in das erektile Organ. Wenn diese Therapie nicht erfolgreich ist, kann eine intrakavernöse Injektion mit Papaverin (12 mg) in Kombination mit Phentolamin (2 mg) versucht werden (Kapoor et al. 1993; zur Übersicht: Schmid 2001).

Zur *Schmerzbehandlung kann bei therapierefraktären Fällen Botulinumtoxin A eingesetzt werden* (↑, B). Eine subkutane Injektion von Botulinumtoxin Typ A (BTX-A) (200U) in die schmerzhafte Region führte in einer doppelblinden Studie an 40 Patienten mit spinalem Trauma zu einer Verbesserung auf mehreren Schmerzskalen bis zu 8 Wochen nach der Injektion (Han et al. 2016). Residuelle motorische oder sensible Funktionen unterhalb der Schädigungshöhe blieben erhalten.

Eine wichtige, vorwiegend bei tetraplegischen Patienten auftretende, posttraumatische Komplikation ist die *heterotope Ossifikation* (HO). Warum sich bei Patienten mit Rückenmarkverletzung Knochen im periartikulären Bindegewebe, hauptsächlich im Bereich der Hüfte (gelegentlich des Knies), bildet, ist nicht bekannt. Eine HO sollte vermutet werden, wenn Muskeln über den entsprechenden Gelenken anschwellen und die alkalische Phosphatase im Serum ansteigt. Die Knochenbildung kann durch ein Dreiphasenszintigramm früh dokumentiert werden und sollte rasch behandelt werden, um Bewegungseinschränkungen zu vermeiden. Die *pragmatische Therapie* besteht in der Bestrahlung des betroffenen Gewebes (2 Gy an fünf aufeinanderfolgenden Tagen) in Kombination mit der Gabe von Indometacin (100 mg 3 ×/die) über drei Monate (zur Übersicht siehe Schurch 2001c). Nach Abschluss der Knochenbildung, d. h. wenn der Prozess inaktiv ist, kann eine chirurgische Entfernung zur Verbesserung der Mobilität angezeigt sein (Meiners et al. 1997).

Eine typische Spätkomplikation der traumatischen Rückenmarkläsion ist die Entwicklung einer *Syringomyelie* ober- oder unterhalb des Läsionsbereichs (Schurch et al. 1996 b). Sie tritt bei kompletten und seltener, inkompletten Läsionen in 4–5 % der Fälle in einem Zeitraum von 6 Monaten bis zu 34 Jahren auf (El Masry und Biyani 1996). Die frühe klinische, durch MRI bestätigte Diagnose bzw. regelmäßige Kontrolluntersuchungen (alle 1–2 Jahre) können eine Zunahme der neurologischen Ausfälle durch entsprechende symptomatische Behandlung verhindern. Bei einer Syringomyelie mit neurologischer Befundverschlechterung ist eine chirurgische Intervention notwendig. Operationsverfahren, die eine Beseitigung der Liquorpassagestörung zum Ziel haben, ergeben auch längerfristig gute Ergebnisse (Klekamp et al. 1996).



## I 13.2 Nicht-traumatische Rückenmarkläsion

Die in **Tab. I 13.1** aufgeführten Rückenmarksyndrome können sowohl traumatisch als auch nicht-traumatisch entstehen. In **Abb. I 13.1** sind die wesentlichen nicht-traumatischen Rückenmarkläsionen und deren Abklärung dargestellt. Bei einer nicht-traumatischen Querschnittlähmung müssen differentialdiagnostich auch Erkrankungen des Gehirns (z. B. Mantelkantensyndrom), periphere neurogene Erkrankungen (Plexopathien, Polyradikulitis) und neuro-muskuläre Störungen in Betracht gezogen werden. Für die nicht-traumatischen Rückenmarkläsionen vaskulärer, entzündlicher oder neoplastischer Genese (z. B. degenerative Knochenbildung oder Tumoren) können, mit wenigen Ausnahmen, die im vorangehenden Abschnitt dargestellten pragmatischen Therapiemaßnahmen adaptiert werden. Darüber hinaus müssen zusätzliche diagnostische und therapeutische Maßnahmen getroffen werden. Sie werden im Folgenden ausgeführt (zur Übersicht siehe Gupta et al. 2009).

## I 13.2.1 Vaskuläre Rückenmarkläsion

Eine vaskuläre Rückenmarkläsion (**Kap. E 5**) tritt meist plötzlich auf und ist häufig mit segmental ausstrahlenden Schmerzen verbunden. Sie kann die primäre Folge eines Aneurysma dissecans der Aorta sein, aber auch erst sekundär bei deren Operation auftreten (Tabayashi 2005). Eine spinale Ischämie ist nach MRI-Untersuchungen in ca. 25 % der Fälle mit einem Infarkt eines Wirbelkörpers (meist im thorakolumbalen Bereich) verbunden, häufig assoziiert mit einer Pathologie der Aorta (Cheng et al. 2009). Das heißt aber auch, dass das Fehlen eines Wirbelkörperinfarkts nicht gegen ein Spinalis anterior-Syndrom spricht. Der Nachweis wird mit diffusionsgewichteter MRT geführt. Die Prävalenz von mittels MRT nachgewiesenen Wirbelkörperinfarkten bei Patienten mit spinalen Ischämien beträgt 8 % (Kumral et al. 2011). Ein Wirbelkörperinfarkt erscheint typischerweise als hyperintense Region in der T2-Wichtung und als eine iso- oder niedrigintense Region in der T1-Wichtung In der Akutphase findet sich meist keine Kontrastmittelaufnahme. Der Infarkt hat häufig eine trianguläre Form und ist auf der Höhe oder unterhalb des Rückenmarkinfarktes lokalisiert. Die Hauptdifferentialdiagnose betrifft vaskuläre Malformationen (Hughes 1989; **Kap. E 10**) und durch einen Tumor verursachte Thrombosen. Die Diagnostik erfolgt mittels MRI. Nur wenn sich dabei Hinweise auf eine vaskuläre Malformation finden, ist eine spinale Angiographie indiziert. Die am häufigsten auftretende vaskuläre Läsion des Rückenmarks ist das Spinalis-anterior-Syndrom (**Tab. I 13.1**). Inkomplette Spinalis-anterior-Syndrome (akute Paraplegie ohne somatosensible Störungen und ohne Sphinkterstörungen, schmerzhafte bilaterale Diplegie der Arme, progrediente distale Amyotrophie) und Spinalis posterior-Syndrom (Verlust der Propriozeption und Pallanästhesie unterhalb der Läsion und komplette Anästhesie in Läsionshöhe), sulkokommissurale Infarkte (inkomplettes Brown-Sequard-Syndrom), Conus-medullaris Infarkt, zentraler Rückenmarkinfarkt (bilateraler Analgesie und Thermanästhesie mit erhaltender Hinterstrangsensibilität ohne motorische und Sphinkterausfälle) und transverser Myeloninfarkt stellen weitere vaskuläre spinale Syndrome dar. Es besteht kein Unterschied in der spontanen Funktionserholung zwischen Rückenmarkläsionen vaskulärer oder traumatischer Ursache (Iseli et al. 1999).

Die primäre Therapie sollte darauf ausgerichtet sein, die zugrundeliegende Ursache des Insults zu behandeln. Für rheologische oder Hämodilutionstherapien sowie die Gabe von Steroiden besteht keine Indikation. Fraglich ist auch der Effekt von die Thrombozytenaggregation hemmenden Substanzen (z. B. Acetylsalicylsäure). Bei einer kardialen Emboliequelle wird sekundärprophylaktisch eine orale Antikoagulation empfohlen.

Eine besondere Situation stellt die spinale Ischämie während und nach offener Aortenersatzchirurgie dar. Die lumbale kontinuierliche periprozedurale Liquordrainage kann möglicherweise die Inzidenz spinaler Infarkte nach derartigen Eingriffen reduzieren (↑) (Khan and Stansby 2012). Ein kontinuierliches Monitoring mit transkranieller Magnetstimulation zeigte nach dem chirurgischen Eingriff den Zeitpunkt des Unterschreitens einer kritischen spinalen Perfusion zuverlässig (bei 57 von 59 Patienten) an. Durch Reimplantation von segmentalen Arterien konnte ein spinaler Infarkt und bleibender Schaden abgewendet werden (See et al. 2016). Wenn eine *vaskuläre Malformation* zur spinalen Ischämie geführt hat, hängt das weitere Vorgehen von der Art der Malformation, ihrer Ausdehnung und Lokalisation ab (**Kap. E 10**). Mit beiden Ausschaltverfahren, Embolisation und operativer Exstirpation der Malformation, werden günstige Ergebnisse erzielt. Ziel muss die Elimination des Shunts, meist in Form einer arterio-venösen Fistel, sein (Criscuolo et al. 1989; König et al. 1989). Epidurale Blutungen müssen, wie Tumoren, rasch operativ entfernt werden, um das Rückenmark zu dekomprimieren.

## I 13.2.2 Akute Myelitis

Die akute Querschnittmyelitis tritt meist innerhalb von 24 Stunden ein, unabhängig vom infektiösen Agens. Das Ausmaß und die Schwere der Ausfälle hängen von Lokalisation und Ausdehnung der entzündlichen Läsion ab. Die oberen Extremitäten sind seltener (< 25 %) betroffen. Die Hinterstränge sind meist weniger involviert als die motorischen Bahnen. Auf Höhe der Läsion besteht häufig eine Zone von Allodynie und Hyperpathie. Die Ausbildung der Symptome ist in ca. 50 % der Fälle mit Fieber gekoppelt. Etwa ein Drittel der Patienten zeigt keine Besserung, ein Drittel eine partielle Remission und ein Drittel eine gute Rückbildung der Ausfälle. Ein Persistieren der Ausfälle über mehr als drei Monate weist auf eine schlechte Prognose hin. Ein Häufigkeitsgipfel der Myelitis besteht zwischen dem 15. und 40. Lebensjahr ohne Geschlechtsunterschied.

Die akute Querschnittmyelitis wurde mit verschiedenen viralen und bakteriellen Infektionen in Verbindung gebracht. Bei den meisten Patienten (um 60 %) wird jedoch bei den Routine-Blut- und Liquor-Untersuchungen kein infektiöses Agens gefunden. Meist besteht kein zeitlicher Zusammenhang mit einem klinisch manifesten Infekt. Menschen mit einem gestörten Immunsystem haben ein erhöhtes Risiko, an einer Myelitis zu erkranken. In ca. 60 % der Fälle stellt die Querschnittmyelitis die erste Manifestation einer multiplen Sklerose dar (Scott et al. 1998; Debette et al. 2009). Zur Diagnose sollte eine Untersuchung des Liquors, einschließlich Zytologie und Bestimmung oligoklonaler Banden, erfolgen. Zusätzlich sollte eine serologische Untersuchung auf neurotrope Viren und Bakterien durchgeführt werden. Im Liquor findet man eine Erhöhung von Protein und Zellzahl.

Die Behandlung der akuten Querschnittmyelitis besteht bei Verdacht auf Herpes-Zoster-Myelitis in einer probatorischen (da der Nachweis nicht abgewartet werden sollte) antiviralen Therapie (Aciclovir, 10 mg/kg 8-stündlich i. v. über 2 Wochen oder Gancyclovir) oder der Gabe von Antibiotika, wenn eine bakterielle Infektion vermutet

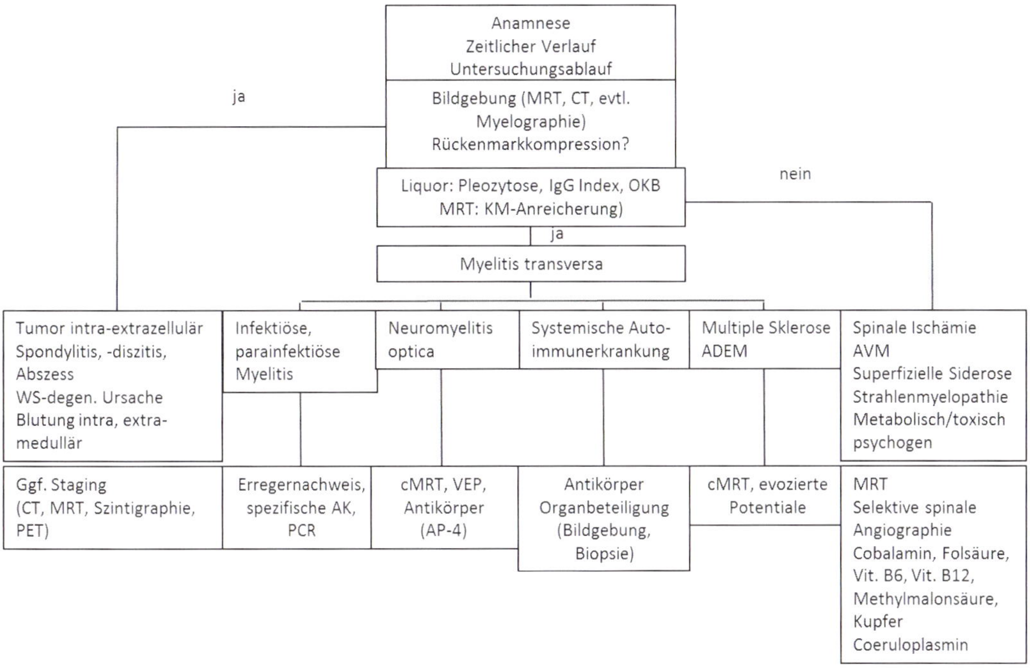


**Abb. I 13.1:** Diagnostische Abklärung einer nicht-traumatischen Querschnittlähmung. (DGN; S1 Leitlinie Querschnittlähmung)

wird. Bei einer akuten autoimmun vermittelten Myelitis oder einer Myelitis infolge einer Multiplen Sklerose sollte möglichst früh nach Auftreten der Symptome eine intravenöse Methylprednisolon-Therapie erfolgen (1 g/die über 3–5 Tage unter Magenschutz) (**Kap. F 11**).

## I 13.2.3 Chronisch zervikale Myelopathie

Die zervikale spondylotische Myelopathie ist die häufigste Ursache einer Myelopathie im höheren Alter. Sie wird durch fortschreitende degenerative Veränderungen der zervikalen Wirbelsäule hervorgerufen, meist auf der Grundlage eines primär engen Spinalkanals. Dieses Krankheitsbild wird ausführlicher im Rahmen der spinalen Engesyndrome (**Kap. I 15**) behandelt.

Die chronisch-zervikale Myelopathie ist durch eine langsam progrediente spastisch-ataktische Gangstörung charakterisiert. Relativ häufig treten Faszikulationen und Parästhesien in den Armen auf. Störungen der Blasen- und Mastdarmfunktion sowie radikulär ausstrahlende Schmerzen sind seltener. Die Kombination von spastischer Paraparese und atrophischer Parese im Bereiche der zervikalen Segmente ist für die Diagnose pathognomonisch.

Zur Sicherung der Diagnose tragen die somatosensorisch-evozierten Potenziale (SSEP) nach elektrischer Reizung der Arm- und Beinnerven sowie die durch transkranielle magnetische Stimulation des motorischen Kortex ausgelösten EMG-Antworten in Hand- und Beinmuskeln bei (Curt und Dietz 1996b, 1997; Curt et al. 1998; Luft et al. 2010). Verzögerung und reduzierte Amplituden dieser Potenziale sind charakteristische Befunde. Bei Stimulation von N. medianus und N. ulnaris und fraktionierter Ableitung der SSEP kann häufig auch die Höhe der Rückenmarkkompression innerhalb der zervikalen Wirbelsäule erfasst werden (Curt und Dietz 1996b; Luft et al. 2010). Bestätigt wird Diagnose und Lokalisation durch MRI.

Die Differentialdiagnose umfasst eine Bandscheibenherniation, eine Syringomyelie (**Kap. H 6**), den spinalen Tumor (siehe unten) und die amyotrophe Lateralsklerose (**Kap. I 9**). Weniger häufig muss an eine multiple Sklerose oder funikuläre Myelopathie gedacht werden.

Zur Therapie siehe **Kap. I 15** – Die Dekompression des Myelons ist die Therapie der Wahl (Heinzelmann et al. 2008). Dadurch soll eine Zunahme der Ausfälle verhindert werden. Postoperativ sind ein physikalisches Training der Nackenmuskulatur und das Tragen eines Halskragens über sechs Wochen angezeigt.

## I 13.2.4 Tumoren

Das Rückenmark ist in ca. 5–10 % aller Krebserkrankungen indirekt oder direkt beteiligt (Graber und Nolan 2010; Nagpal und Clarke 2012). Eine direkte Beteiligung kann nach dem betroffenen anatomischen Kompartment in parenchymale (intradural intramedullär), subarachnoidale oder den Liquor cerebrospinalis betreffende (intradural extramedullär) oder epidurale (extradurale) unterschieden werden. Die neoplastische parenchymale Myelopathie kann entweder metastatisch oder primär spinal verursacht sein. Eine intradural extramedulläre Erkrankung liegt bei leptomenigealen Metastasen oder primären Tumoren (z. B. Nervenscheidentumoren und Meningeomen) vor. Der extraduralen Erkrankung liegt in der Regel eine epidurale Kompression durch Metastasen zugrunde. Indirekte Schädigungen resultieren aus neurotoxischen Folgen der Therapie (Bestrahlungsfolgen, intrathekale Chemotherapie, s. o.).

Spinale Läsionen als Folge von Tumoren werden auf unterschiedliche Art symptomatisch. Bei einem malignen spinalen Tumor oder einer spinalen Metastase kommt es zu rascher Zunahme der Ausfälle, denen häufig eine radikuläre Schmerzausstrahlung vorausgeht. Die allmähliche Zunahme der Ausfälle, manchmal über Jahre, ist für einen benignen oder semi-benignen Tumor typisch. Bei gutartigen Tumoren ist es entscheidend, diese früh zu diagnostizieren, um eine komplette operative Entfernung des Tumors und Erholung der Rückenmarkfunktionen zu ermöglichen (Hoshimaru et al. 1999). Bei benignen, meist extramedullären Tumoren treten die ersten sensiblen und motorischen Symptome infolge der somatotopischen Anordnung der Rückenmarkbahnen meist mehrere Segmente kaudal von der Höhe der Läsion auf; im Extremfall, bei einem zervikalen Tumor, in den Füßen. Selbst bei schweren sensomotorischen Ausfällen ist der Tumor meist einige Segmente höher lokalisiert als das sensible Niveau. Die Registrierung der SSEP von Arm- und Beinnerven kann Hinweise auf die Höhe der Läsion geben. Die genauere Lokalisierung sollte über die MRI-Untersuchung erfolgen. Myelographie und Liquoruntersuchung sollen vermieden werden, da es zu einer Einklemmung in Höhe des Tumors kommen kann (Luft et al. 2010).

*Neurinome* treten vorwiegend im Bereich des zervikalen Spinalkanals auf. Sie sind durch eine primär radikuläre Läsion, die der Kompression des Rückenmarks vorausgeht, und erhöhtes Liquoreiweiß charakterisiert. *Meningeome* sind die typischen gutartigen thorakal gelegenen Tumore bei Frauen über 40 Jahre. Die Rückenmarkkompression manifestiert sich durch langsam über Jahre progrediente, meist seitenbetonte Spastik. Chordome, Ependymome und *Lipome* sind seltene gutartige Tumoren, die im Bereiche der Lumbo-Sakralregion lokalisiert sind (McCormick et al. 1990). Die am häufigsten auftretenden malignen oder semi-malignen intramedullären Tumore sind *Gliome* und *Glioblastome* (Cohen et al. 1989; **Kap. H 1**).

Die übrigen gutartigen Tumore gehen meist von der Wirbelsäule aus (z. B. Hämangiome, Osteoblastome, eosinophile Granulome, Riesenzelltumoren). Maligne Tumoren (z. B. Plasmozytome, Lymphome und Osteo-, Chondro- oder Ewing-Sarkome) der Wirbelsäule sind seltener (Greenberg et al. 1980). Metastasen komprimieren das Rückenmark meist von extradural (98 % der Fälle). Die häufigsten Metastasen stammen von Bronchial- und Mammakarzinomen, in der Häufigkeit gefolgt von Prostata- und Nierenzellkarzinomen (Mulder und Dale 1985; Stark et al. 1982; Wong et al. 1990). Die Primärtumorsuche erfolgt mittels Sonographie des Abdomens, CT, MRT und PET.

Bei benignen Tumoren ist die Therapie der Wahl die Entfernung des Tumors und, falls erforderlich, Stabilisierung der Wirbelsäule. Bei raumfordernden Hämangiomen der Wirbel (50 % der gutartigen Tumoren der Wirbelsäule) ist eine operative Ausschaltung meist nicht möglich. In diesen Fällen kann eine Embolisation den epiduralen Anteil der vaskulären Malformation reduzieren. Bei intramedullären Tumoren (z. B. Gliome, Glioblastome) sowie bei extramedullären malignen Tumoren besteht keine kurative Therapie. Wenn eine spinale Raumforderung radiologisch diagnostiziert ist und der Verlauf einen malignen Tumor nahelegt, ist eine Therapie mit hohen Dosen von Methylprednisolon indiziert (initial 200 mg/die [i. v.] Ausschleichen über Wochen). Wenn möglich, sollte danach eine operative Dekompression des Rückenmarks erfolgen, was zugleich die histologische Diagnose des Tumors erlaubt. Abhängig von der Malignität des Tumors folgt eine Bestrahlung mit 36 Gy, in Fraktionen zwischen 1,5 und 1,8 Gy (Mulder und Dale 1985; Loblaw und Lapierre 1998). Das gleiche Vorgehen ist zu empfehlen, wenn Metastasen die Ausfälle verursachen. Die Bestrahlung eines Tumors ohne operative Dekompression kann zur Zunahme der Ausfälle als Folge des durch die Bestrahlung ausgelösten Ödems führen. Wenn eine komplette spinale Läsion bereits mehr als 24 Stunden besteht, kann unabhängig von der Art des Tumors eine Rückbildung der Paraplegie nicht erwartet werden. In diesem Falle ist eine Operation nur indiziert, wenn ohnehin die Stabilisierung der Wirbelsäule und/oder eine Biopsie erforderlich ist.

## I 13.2.5 Metabolische Myelopathien

### I 13.2.5.1 Funikuläre Myelose, Vitamin-B12-Mangel

Vitamin B12 (Cobalamin), ein essentielles Coenzym, steht dem Organismus ausschließlich aus exogenen Quellen zur Verfügung. Nach Bindung an intrinsic factor (IF), das von den Parietalzellen des Magens produziert wird, gelangt der IF-Cobalamin Komplex in das distale Ileum, wo es über hochaffine IF Rezeptoren absorbiert wird. Von dort wird es nach intrazellulärer Bindung an Transcobalamin II in die Zirkulation freigesetzt. Vitamin B12-Mangel kann zu Funktionsstörungen und Schäden an allen Abschnitten des Nervensystems, nicht nur des Rückenmarks führen (**Kap. D 10**). Die Symptome der Myelopathie umfassen Reiz-und Ausfallserscheinungen, z. B. Parästhesien, sensible Ataxie, spastische Tonusveränderungen, zentrale Para-oder Tetraparesen und autonome Funktionsstörungen (Blasenkontrollstörungen, erektile Dysfunktion und Obstipation). Die Muskeleigenreflexe sind gesteigert oder herabgesetzt, je nachdem, ob zusätzlich eine periphere Neuropathie vorliegt oder nicht. Ein Vitamin-B12-Mangel kann aus mangelnder Zufuhr, z. B. durch vegane Kost, oder aus Malabsorptionssyndromen resultieren; weitere Ursachen bestehen in Medikamenten (H2-Anatagonisten, Metformin), Stickoxid-Verwendung (Narkose oder Missbrauch), in Folgezuständen gastrointestinaler chirurgischer Eingriff und Besiedlung mit Fischbandwurm. Die hohe Prävalenz (10–15 %) von Vitamin-B12-Mangel bei Älteren erklärt sich teilweise durch die häufig (20–50 %) vorkommende atrophische Gastritis in dieser Altersgruppe.

Bei normalem oder nur leicht erniedrigtem Vitamin-B12-Spiegel sollten zusätzlich auch Homocystein und Methylmalonsäure bestimmt werden (bei etwa 50 % der Älteren erhöht, jedoch auch bei L-DOPA Therapie und Niereninsuffizienz). Wenn gleichzeitig eine Anämie vorliegt, sollten IF und Parietalzellantikörper bestimmt werden (vorhanden bei 10 % der Gesunden). 20–30 % des Serum-

Vitamin B12 liegen an Holotranscobalamin gebunden vor, die Rolle von Holotranscobalamin bei der Diagnose des Vitamin B12-Mangels ist jedoch noch nicht klar. Die Elektrodiagnostik deckt zusätzlich zu der leitungsverzögernden Affektion zentraler Bahnen häufig auch eine axonale Neuropathie auf. Die MR-Diagnostik kann signalintense Läsionen der Hinter- und Seitenstränge im unteren Zervikalmark und im Thorakalmark in der T2-Wichtung darstellen, die in der T1-Wichtung gelegentlich Kontrastmittel anreichern.
Die Therapie besteht in intramuskulärer Gabe von hohen Dosen von Cobalamin (Amp. 1000 µg/d i. m. für 2 Wochen, danach monatlich). Darunter bessern sich die Symptome allmählich, manchmal erst nach mehr als 6 Monaten; nicht selten bleiben Residuen bestehen.

#### I 13.2.5.2 Folsäuremangel

Ein Folsäuremangel ist wesentlich seltener als ein Vitamin-B12-Mangel und geht häufig mit anderen Manifestationen einer Mangelernährung (z. B. i.R. eines Alkoholmissbrauchs) einher. Ein Folsäuremangel kann als Folge einer Therapie mit Methotrexat oder Trimethoprim auftreten.
Die Therapie besteht aus einer Substitution von Folsäure 3 × 1 mg/d und vermehrtem Konsum von folsäurehaltigen Lebensmitteln (grünes Blattgemüse, Zitrusfrüchte).

#### I 13.2.5.3 Kupfermangel

Kupfer stellt einen wesentlichen Bestandteil verschiedener Metalloenzyme dar und ist für die Funktion der Mitochondrien essentiell. Ein Kupfermangel kann sich ähnlich wie ein Vitamin-B12-Mangel hämatologisch, z. B. als megaloblastische Anämie zeigen, aber auch eine Myelopathie oder eine Myeloneuropathie erzeugen (Kumar et al. 2004). Die Diagnose ergibt sich aus dem Nachweis eines erniedrigten Serumkupfer- und Serumcoeruloplasmin-Spiegels. Die Kupferausscheidung im Urin ist reduziert – im Unterschied zum M. Wilson, wo sie erhöht ist. Das MRT zeigt Signalveränderungen der Hinterstränge und Seitenstränge in T2-gewichteten Aufnahmen ähnlich denen bei Vitamin-B12-Mangel. Die häufigste Ursache eines Kupfermangels liegt in einer Kupferaufnahmestörung. Kupfer wird im Duodenum und zu einem geringeren Anteil im Magen absorbiert. Zöliakie und Folgezustände nach chirurgischen Magen-Darm-Eingriffen können zu Kupfermangel führen. Eine exzessive Aufnahme von Zink, etwa als Bestandteil von Nahrungsergänzungsmitteln zur Erkältungsprophylaxe, führt zu einer geringeren Kupferaufnahme. Der Kupfermangel wird in solchen Fällen allein durch Weglassen der Zink-Supplementation behoben. In den übrigen Fällen eines Kupfermangels wird elementares Kupfer oral (1. Woche 8 mg/d, 2. Woche 6 mg/d, 3. Woche 4 mg/d, Erhaltungsdosis danach 2 mg/d) gegeben.

#### I 13.2.5.4 Vitamin E-Mangel

Vitamin E wird im Intestinum als Alpha-Tocopherol aufgenommen, an das Alpha-Tocopherol-Transport-Protein gebunden und in very-low density (VLD)-Lipoproteine inkorporiert. Als Antioxidant verhindert es die Peroxidation von Membranfettsäuren. Darmerkrankungen wie Zöliakie, zystische Fibrose und Cholestase können zur Malabsorption von Vitamin E führen. Symptome des Vitamin E-Mangels können denen von Heredoataxien (siehe dort) ähneln.
Die Therapie besteht im Ersatz von Vitamin E (800 bis 1200 mg/d). Darunter kann die Progression aufgehalten werden. Wenn bereits schwere Symptome vorliegen, wird in der Regel keine Restitution erzielt.

### I 13.2.6 Toxische Myelopathien

Eine exotische Ursache einer toxischen Myelopathie besteht beim *Lathyrismus* der durch Aufnahme von Beta-N-oxalylamino-L-Alanin, einer in der Kichererbse (Lathyrus sativus) enthaltenen toxischen Aminosäure zustande kommt. Dieses Toxin verursacht eine irreversible spastische Paraparese, die im typischen Fall akut beginnt, über einen Monat progredient ist, dann aber stationär bleibt. Auch subakute oder langsam progrediente Verläufe sind beschrieben. Der Manifestation der Spastik können Muskelkrämpfe und Schmerzen vorausgehen. Risikofaktoren sind junges Lebensalter, männliches Geschlecht und körperliche Anstrengung. Zusätzlich zu den Zeichen einer spastischen Paraparese können auch autonome Funktionsstörungen mit Blasen- und Mastdarmstörungen auftreten. In der Regel fehlen sensible Symptome. *Konzo* ist eine klinisch ähnliche Erkrankung durch die Inhaltsstoffe der Maniokknolle, die Zyanid enthält. Zusätzlich zu einer spastischen Para-oder Tetraparese treten bei der Hälfte der Patienten Visusstörungen auf.
Durch die Aufnahme von *Organophosphaten,* die in verschiedenen Pestiziden enthalten sind, kann eine Myelopathie oder Myeloneuropathie entstehen. Klinisch entwickeln sich subakut Parästhesien, eine spastische Paraparese und Visusstörungen als Zeichen einer Neuropathie des N. opticus. Die chronischen Störungen können sich mit einer Latenz von mehreren Wochen nach einer akuten Intoxikation entwickeln, die sich wiederum mit den Zeichen der Aktivierung nikotinischer und muskarinerger Acetylcholinrezeptoren manifestiert (Miose, Speichelsekretion, Schwitzen, Paresen, Atemstörung). Der Verdacht kann durch Messung der Cholinesterase-Aktivität in Erythrozyten bestätigt werden.
Nach *Heroin-Gebrauch* kann sich unabhängig von der Applikationsform akut eine Myelopathie entwickeln, deren MRT-Korrelat einer transversen Myelopathie entspricht. Dies scheint für einen vaskulären Pathomechanismus zu sprechen.
Eine Reihe von *Chemotherapeutika* können neben Neuropathien auch Myelopathien verursachen. Dazu zählen Cisplatin, Cladarabin, Doxorubicin, Vincristin, Cytosin-Arabinosid und intrathekales Methotrexat. Auch gegen tumor necrosis factor (TNF) gerichtete Therapien sind mit Myelopathien in Verbindung gebracht worden. Wahrscheinlich zählt auch die *hepatische Myelopathie,* die im Zusammenhang mit portosystemischen Shunts entsteht, zu den toxischen Myelopathien. Neben Ammoniak und anderen Metaboliten werden hier

auch erhöhte Mangan-Spiegel für die toxischen Manifestationen verantwortlich gemacht. Die Myelopathie besserte sich bei einigen Patienten nach einer Lebertransplantation.
Bestrahlung der Myelonregion, etwa zur Therapie eines Hodgkin-Lymphoms, wird dann als Risikofaktor für die Entwicklung einer Myelopathie angesehen, wenn die Dosis 45 Gy (appliziert in 22–25 Fraktionen) übersteigt. Eine reversible Myelopathie entwickelt sich meistens zwischen 6 Wochen und 6 Monaten nach der Bestrahlung mit den Zeichen eines Lhermitte-Phänomens. Demgegenüber ist die nach Monaten und Jahren verzögert auftretende Myelopathie irreversibel. Der Pathomechanismus umfasst sowohl vaskuläre Schäden als auch Signalveränderungen der weißen Substanz, als deren Ursache eine Schädigung der Oligodendrozyten vermutet wird. Anekdotisch wird über positive Wirkungen von Kortikosteroiden, Antikoagulation, hyperbarer Sauerstofftherapie und Bevazizumab berichtet.

### I 13.2.7 Paraneoplastische Myelopathien

Paraneoplastische Myelopathien sind eine seltene, aber klinisch relevante Kategorie von Rückenmarkerkrankungen, da die neurologische Problematik oft das erste Zeichen der malignen Erkrankung darstellt. Kernspintomographisches Hauptmerkmal der paraneoplastischen Myelopathie sind die entlang der longitudinalen Achse weit ausgedehnten, symmetrischen und häufig für ein Bahnsystem spezifischen Signalveränderungen. Diese nehmen häufig Kontrastmittel auf. Die zwei häufigsten neuralen Antikörper sind Amphiphysin-IgG und Colapsin-response-mediator-protein-5-IgG, während das Mammakarzinom und das Lungenkarzinom die beiden häufigsten Karzinome darstellen.
Die Behandlung der paraneoplastischen Myelopathie besteht zunächst in der Diagnose und Behandlung des zugrundeliegenden Karzinoms. Erst danach sollte eine Immuntherapie erwogen werden. Eine Besserung stellt sich nur bei einer Minderheit der Patienten ein. Obwohl die Therapie bei einige Patienten die Erkrankung zum Stillstand bringen oder zumindest ihre Progression verlangsamen kann, werden die meisten Patienten schließlich gehunfähig und rollstuhlpflichtig.

### I 13.2.8 Sonstige Ursachen einer Rückenmarkschädigung

Bei Taucherunfällen kann es zu einer isolierten Schädigung des Rückenmarks kommen. Empfohlene Therapie ist die hyperbare Dekompressionsbehandlung.

## Literatur

Attal N, Cruccu G, Haanpää M et al., EFNS Task Force. EFNS guidelines on pharmacological treatment of neuropathic pain. Eur J Neurol 2006; 13: 1153–1169.

Bareyre FM, Kerschensteiner M, Raineteau O, Mettenleiter TC, Weinmann O, Schwab ME. The injured spinal cord spontaneously forms a new intraspinal circuit in adult rats. Nat Neurosci 2004; 7: 269–277.

Bartholdi D, Schwab ME. Methylprednisolone inhibits early inflammation processes but not ischemic cell death after experimental spinal cord lesion in the rat. Brain Res 1995; 672: 177–186.

Beauparlant J, van den Brand R, Barraud Q, Friedli L, Musienko P, Dietz V, Courtine G. Undirected compensatory plasticity contributes to neuronal dysfunction after severe spinal cord injury. Brain 2013, 136: 3347–3361.

Blesch A, Tuszynski MH. Spinal cord injury: Plasticity, regeneration and the challenge of translational drug development. Trends Neurosci 2009; 32: 41–47.

Boos N. Operative Behandlung traumatischer und nichttraumatischer Rückenmarkläsionen. In: Dietz V (Hrsg.). Klinik der Rückenmarkschädigung. Stuttgart: Kohlhammer; 2001. 36–46.

Bracken MB. Steroids for acute spinal cord injury. The Cochrane database of systematic reviews 2012, (1): CD001046

Bracken MB, Shepard MJ, Holford TR et al. Administration of Methylprednisolone for 24 or 48 hours or tirilazad mesylate for 48 hours in the treatment of acute spinal cord injury. Results of the third national acute spinal cord injury. Randomized controlled trial. JAMA 1997; 277: 1597–1604.

Brindley GS, Rushton DN. Longterm follow-up of patients with sacral root stimulator implants. Paraplegia 1990; 41: 211–217.

Cavigelli A. Gastrointestinale Funktionsstörungen. In: Dietz V (Hrsg.). Klinik der Rückenmarkschädigung. Stuttgart: Kohlhammer; 2001a. 191–204.

Cavigelli A. Kardiovaskuläre Funktionsstörungen. In: Dietz V (Hrsg.). Klinik der Rückenmarkschädigung. Stuttgart: Kohlhammer; 2001b. 179–190.

Cavigelli A, Curt A. Differentialdiagnose der akuten Rückenmarkerkrankungen. Therap Umschau 2000; 57: 657–660.

Cheng MY, Lyu RK, Chang YZ. Concomitant spinal cord and vertebral body infarction is highly associated with aortic pathology: A clinical and magnetic resonance imaging study. Neurol 2009; 256: 1418–1926.

Coffey RJ, Cahill D, Sters W, Park TS, Ordia J, Meythaler J et al. Intrathekal baclofen for intractable spasticity of spinal origin: Results of a long-term multicenter study. J Neurosurg 1993; 78: 226–232.

Cohen AR, Wisoff JH, Allen JC, Epstein F. Malignant astrozytomas of the spinal cord. J. Neurosurg 1989; 70: 50–54.

Constantini S, Young W. The effects of prednisolone and the ganglioside GM1 on acute spinal cord injury in rats. J Neurosurg 1994; 80: 97–111.

Cook DJ, Fuller HD, Guyatt GH, Marshall JC, Leasa D, Hall R, Winton TL, Rutledge F, Todd TJR, Roy P, Lacroix J, Griffith L, Willan A. Risc factors for gastrointestinal bleeding in critically patients. New Engl J Med 1994; 330: 377–380.

Coutts M, Keirstead HS. Stem cells for the treatment of spinal cord injury. Exp Neurol 2008; 209: 368–377.

Criscuolo GR, Oldfield EH, Doppmann JL. Reversible acute and subacute myelopathy in patients with dural arteriovenous fistulas. Foix-Alajouanine syndrome reconsidered. J Neurosurg 1989; 70: 354–359.

Curt A, Dietz V. Neurographic assessment of intramedullar motoneurone lesions in cervical spinal cord injury: Consequences for hand function. Spinal Cord 1996a; 34: 326–332.

Curt A, Dietz V. Traumatic cervical spinal cord injury. Relation between somato-sensory evoked potentials, neurological deficit, and hand function. Arch Phys Med Rehabil 1996b; 77: 48–53.

Curt A, Dietz V. Ambulatory capacity in spinal injury: Significance of ASIA protocol and SSEP recordings in predicting outcome. Arch Phys Med Rehabil 1997; 78: 39–43.

Curt A, Dietz V. Electrophysiological recordings in patients with spinal cord injury: Significance for predicting outcome. Spinal Cord 1999; 37: 157–165.

Curt A, Keck ME, Dietz V. Functional outcome following spinal cord injury: Significance of motor evoked potentials. Arch Phys Med Rehab 1998; 79: 81–86.

Curt A, Schwab ME, Dietz V. Providing the clinical basis for new interventional therapies: Refined diagnosis and assessment of recovery after spinal cord injury. Spinal Cord 2004; 42: 1–6.

Curt A, van Hedel HJH, Klaus D, Dietz V. Recovery from a spinal cord injury: Significance of compensation, neural plasticity, and repair. J Neurotrauma 2008; 25: 677–685.

Dario A, Tomei G. A benefit-risk assessment of baclofen in severe spinal spasticity. Drug Safety 2004; 27: 799–818.

Debette S, de Sèze J, Pruvo J-P, Zephir H, Pasquier F, Leys D, Vermersch P. Long-term outcome of acute and subacute myelopathies. J Neurol. 2009; 256: 980–988.

Deutsche Gesellschaft für Neurologie (DGN), S1Leitlinie Querschnittlähmung, AWMF-Registernummer: 030/070, gültig bis 2016.

Deutsche Gesellschaft für Angiologie – Gesellschaft für Gefäßmedizin e. V. (DGA), S2-Leitlinie: Diagnostik und Therapie der Venenthrombose und der Lungenembolie, AWMF Leitlinien-Register Nr. 065/002, gültig bis 29. 10. 2020.

Dietz V. Klinik der Rückenmarkschädigung. Diagnose, Therapie, Rehabilitation. Stuttgart: Kohlhammer; 2001.

Dietz V. Proprioception and locomotor disorders. Nature Rev Neurosci 2002; 3: 781–790.

Dietz V. Good clinical practice in Neurorehabilitation. Lancet Neurol 2006; 5: 377–378.

Dietz V. Ready for human spinal cord repair? Brain 2008a; 131: 2240–2242.

Dietz V. Body weight supported gait training: From laboratory to clinical setting. Brain Res Bull 2008b; 76: 459–463.

Dietz V. Behavior of spinal neurons deprived of supraspinal input. Nat Rev Neurol 2010; 6: 167–174.

Dietz V, Colombo G, Jensen L. Locomotor activity in spinal man. The Lancet 1994; 344: 1260–1263.

Dietz V, Curt A. Neurological aspects of spinal cord repair: Promises and challenges. Lancet Neurology 2006, 5: 688–694.

Dietz V, Colombo G, Jensen L, Baumgartner L. Locomotor capacity of spinal cord in paraplegic patients. Ann Neurol 1995; 37: 574–582.

Dietz V, Fouad K. Restoration of sensori-motor functions after spinal cord injury. Brain 2014, 137: 654–667.

Dietz V, Grillner S, Trepp A, Hubli M, Bolliger M. Changes in spinal reflex and locomotor activity after a complete spinal cord injury: A common mechanism? Brain 2009; 132: 2196–21–22.

Dietz V, Müller R. Degradation of neuronal function following a spinal cord injury: Mechanisms and countermeasures. Brain 2004; 127: 2221–2231.

Dietz V, Müller R, Colombo G, Locomotor activity in spinal man: Significance of afferent input from joint and load receptors. Brain 2002; 125: 2626–2634.

Dietz V, Sinkjaer T. Spastic movement disorder: Impaired reflex function and altered muscle mechanics. Lancet Neurol 2007; 6: 725–733.

Dietz V, Sinkjaer T. Secondary changes after CNS damage: The significance of spastic muscle tone in rehabilitation. In: Oxford Textbook of Neurorehabilitation, eds V Dietz, N Ward. Oxford: Oxford University Press; 2015. 76–88.

Dvorak MF NV, Fallah N, Fisher CG, Finkelstein J, Kwon BK, Rivers CS, Ahn H, Paquet J, Tsai EC, Townson A, Attabib N, Bailey CS, Christie SD, Drew B, Fourney DR, Fox R, Hurlbert RJ, Johnson MG, Linassi AG, Parent S, Fehlings MG. The influence of time from injury to surgery on motor recovery and length of hospital stay in acute traumatic spinal cord injury: an observational Canadian cohort study. J Neurotrauma 2015; 32(9): 645–654.

Edgerton VR, Tillakaratne NJ, Bigbee AJ, de Leon RD, Roy RR. Plasticity of the spinal neural circuitry after injury. Ann Rev Neurosci 2004; 27: 145–167.

El Masry WS, Biyani A. Incidence, management and outcome of posttraumatic syringomyelia. In memory of Mr Benard Williams. J Neurol Neurosurg Psychiat 1996; 60: 141–146.

Evaniew N, Dvorak M. Steroids for Acute Spinal Cord Injury: Cochrane in CORR®. (Review) Clin Orthop Relat Res, 2016; 474: 19.

Faden AI, Jacobs TP, Mougey E, Holaday JW. Endorphins in experimental spinal injury: Therapeutic effect of naloxon. Ann Neurol 1981; 10: 326–332.

Failli V, Kopp MA Gericke C, Martus P, Klingbeil S, Brommer B et al. Functional neurological recovery after spinal cord injury is impaired in patients with infections. Brain 2012; 135: 3238–3250.

Geisler FH. GM-1 ganglioside and motor recovery following human spinal cord injury. J Emerg Med 1993; 11: 49–55.

Geisler FH, Dorsey FC, Coleman WP. Recovery of motor function after spinal-cord injury – a randomized, placebo-controlled trial with GM-1 ganglioside. N Engl J Med 1991; 324: 1829–1838.

Gorio A. Gangliosides as a possible treatment affecting neuronal repair processes. In: Waxman SG (ed.). Advances in Neurology. Functional Recovery in Neurological Disease. New York: Raven Press; 1988. 523–530.

Graber JJ, Nolan CP. Myelopathies in patients with cancer. Arch Neurol 2010; 67: 298–304.

Green D, Chen D, Chmiel JS, Olsen NK, Berkowitz M, Novick A, Alleva J, Steinberg D, Nussbaum S, Tolotta M, Weller KA. Prevention of thromboembolism in spinal cord injury: role of low molecular weight heparin. Arch Phys Med Rehabil 1994; 75: 290–292.

Greenberg HS, Kim JH, Posner JB. Epidural spinal cord compression from metastatic tumor: results with a new treatment protocol. Ann Neurol 1980; 8: 361–366.

Gupta A, Taly AB, Srivastava A, Murali. Non-traumatic spinal cord lesions: epidemiology, complications, neurological and functional outcome of rehabilitation. Spinal Cord 2009; 47: 307–311.

Han ZA, Song DH, Oh HM, Chung ME. Botulinum toxin type A for neuropathic pain in patients with spinal cord injury. Ann Neurol 2016; 79(4): 569–578.

Hao JX, Watson BD, Xu XJ, Wiesenfeld-Hallin Z, Seiger A, Sundstrom E. Protective effect of the NMDA antagonist MK-801 on photochemically induced spinal lesions in the rat. Exp Neurol 1992; 118: 143–152.

Heinzelmann M, Eid K, Boos N. Cervical spine injuries. In: Boos N and Aebi M (eds.). Spinal Disorders. Berlin: Springer; 2008. 825–881.

Hiersemenzel LP, Curt A, Dietz V. From spinal shock to spasticity. Neuronal adaptation to a spinal cord injury. Neurology 2000; 54: 1574–1582.

Hoshimaru M, Koyama T, Hashimoto N, Kikuchi H. Results of microsurgical treatment for intramedullary spinal cord ependymomas. Analysis of 36 cases. J Neurosurg 1999; 44: 264–269.

Hughes JT. Vascular disorders of the spinal cord. In: Toole JF (ed.). Vascular Diseases, Part III, Handbook of Clinical Neurology, Vol. 55, Amsterdam: Elsevier; 1989. 95–106.

Hurlbert RJ. Methylprednisolon for acute spinal cord injury: An inappropriate standard of care. J Neurosurg 2000; 93(Suppl. 1): 1–7.

Iseli E, Cavigelli A, Dietz V, Curt A. Prognosis and recovery in ischaemic and traumatic spinal cord injury. Clinical and electrophysiological evaluation. J Neurol Neurosurg Psychiat 1999; 66: 1–4.

Jakob W, Wirz M, van Hedel HJH, Dietz V. Difficulty of elderly SCI subjects to translate motor recovery-»body function«-into daily living activities. J Neurotrauma 2009; 26: 2037–2044.

Kapoor VK, Chakal AS, Jyoti SP, Mundkur YS, Kotwal SV, Metita VK. Intracavernous papaverine for impotence in spinal cord injured patients. Paraplegia 1993; 31: 675–677.

Khan SN, Stansby G. Cerebrospinal fluid drainage for thoracic and thoracoabdominal aortic aneurysm surgery. Cochrane Database of Systematic Reviews 2012, (10): CD003635. DOI: 10.1002/14651858.CD003635.

Kincaid JC, Dyken ML. Myelitis and myelopathy. In: Baker AB, Joint RJ (eds.). Clinical Neurology (revised series). Philadelphia: Harper & Row; 1985. 3: 48, 1–32.

Kirshblum SC, Waring W, Biering-Sorensen F, Burns SP, Johansen M, Schmidt-Read M et al. Reference for the 2011 revision of the International Standards for Neurological Classification of Spinal Cord Injury. J Spinal Cord Med 2011; 34: 547–554.

Klamroth-Marganska V, Blanco J, Campen K, Curt A, Dietz V, Ettlin T, Felder M, Fellinghauer B, Guidali M, Kollmar A, Luft A, Nef T, Schuster-Amft C, Stahel W, Riener R. Three-dimensional, task-specific robot therapy of the arm: A multicenter randomized clinical trial in stroke patients. Lancet Neurology 2014; 13: 159–166.

Klekamp J, Batzdorf U, Samii M. Die Wiederherstellung einer freien Liquorpassage als chirurgisches Behandlungsprinzip der Syringomyelie. Akt Neurologie 1996; 23: 68–74.

König E, Thron A, Schrader V, Dichgans. Spinal arteriovenous malformations and fistulae: clinical, neuro-radiological and neurophysiological findings. J Neurol 1989; 236: 260–266.

Kumar N, Gross JB Jr, Ahlskog JE. Copper deficiency myelopathy produces a clinical picture like subacute combined degeneration. Neurology 2004; 63: 33–39.

Kumral E, Polat F, Güllüoglu, C. Uzunköprü, H. Tuncel R., Alpaydın S. Spinal ischaemic stroke: clinical and radiological findings and short-term outcome. Eur J Neurol 2011; 18: 232–239.

La Rosa G, Conti A, Cardali S, Cacciola F, Tomasello F. Does early decompression improve neurological outcome of spinal cord injured patients? Appraisal of the literature using a meta-analytical approach. Spinal Cord 2004; 42: 503–512.

Leippold T, Reitz A, Schurch B. Botulinum Toxin as a new therapeutic option for voiding disorders: Current state of the art. Eur Urol 2003; 44: 165–174.

Loblaw DA, Laperriere NL. Emergency treatment of malignant extradural spinal cord compression. An evidence-based guideline. J Clin Oncol 1998; 16: 1613–1624.

Luft A, Curt A, Dietz V. Neurorehabilitation. In: Straube A, Bischoff C (eds.). Leitlinien der klinisch neurophysiologischen Diagnostik der DGKN. Stuttgart: Kohlhammer; 2014.

Maynard FM, Bracken MB Jr, Creasey G, Ditunno JF et al. International standards for neurological and functional classification of spinal cord injury. Spinal Cord 1997; 35: 266–274.

McCormick PC, Torres R, Post KD, Stein BM. Intramedullary ependymoma, of the spinal cord. J Neurosurg 1990; 72: 523–532.

Mehnert U. Management of bladder, bowel, and sexual dysfunction. In: V Dietz, N Ward (eds). Oxford Textbook of Neurorehabilitation. Oxford: Oxford University Press; 2015. 281–313.

Meiners T, Abel R, Böhm V et al. Resection of heterotopic ossification of the hip in spinal cord injured patients. Spinal Cord 1997; 35: 443–445.

Metz G, Curt A, van de Meent H, Klusman I, Schwab M, Dietz V. Validation of the weight-drop contusion model in rats: A comparative study to human spinal cord injury. J Neurotrauma 2000; 17: 1–17.

Mulder DW, Dale AJD. Spinal cord tumors and discs. In: Baker AB, Joint RJ (eds.). Clinical Neurology (revised series). Philadelphia: Harper & Row; 1985. 44, 1–28.

Nathan PW. Effects on movement of surgical incisions into the human spinal cord. Brain 1994; 117: 337–346.

Nagpal S, Clarke JL. Neoplastic myelopathy. Semin Neurol 2012; 32: 137–145.

Nitsche B, Perschak H, Curt A, Dietz V. Loss of circadian blood pressure variability in complete tetraplegia. J Hum Hypertension 1996; 10: 311–317.

Ramer LM, Ramer MS, Steeves JD. Setting the stage for functional repair of spinal cord injuries. A cast of thousands. Spinal Cord 2005; 43: 134–161.

Panicker JN, Fowler CJ, Kessler TM Lower urinary tract dysfunction in the neurological patient: clinical assessment and management. Lancet Neurol 2015; 14: 720–732.

Popovic MR, Curt A, Keller T, Dietz V. Functional electrical stimulation for grasping and walking: Indications and limitations. Spinal Cord 2001; 39: 403–412.

Possover M, Baekelandt J, Kaufmann A, Chiantera V. Laparascopic endopelvic sacral implantation of a Brindley controller of bladder function in a paralysed patient. Spinal Cord 2008; 46: 70–73.

Riener R, Lünenburger L, Maier IC, Colombo G, Dietz V. Locomotor training in subjects with sensori-motor deficits: An overview of the robotic gait orthosis Lokomat. J Healthcare Engin 2010; 1: 197–216.

Rutz S, Dietz V, Curt A. Diagnostic and prognostic value of compound motor action potential of lower limb in acute paraplegic patients. Spinal Cord 2000; 38: 203–210.

Samii M, Volkening D, Sepherina A, Penkert G, Baumann H. Surgical treatment of myeloradiculopathy in cervical spondylosis: A report on 438 operations. Neurosurg Rev 1989; 12: 283–290.

Schmid D. Die neurogene Sexualdysfunktion. In: Dietz V (Hrsg.). Klinik der Rückenmarkschädigung. Stuttgart: Kohlhammer; 2001. 161–178.

Schmid DM, Schurch B, Hauri D. Sildenafil in the treatment of sexual dysfunction in spinal cord-injured male patients. Eur Urol 2000; 38: 184–193.

Schnell L, Schwab ME. Axonal regeneration in the rat spinal cord produced by an antibody against myelin-associated neurite growth inhibitors. Nature 1990; 343: 269–272.

Schnitzer TJ. Update on guidelines for the treatment of chronic musculoskeletal pain. Clin Rheumatol 2006; 25(Suppl. 1): 22–29.

Schurch B. Autonome Dysreflexie. In: Dietz V (Hrsg.). Klinik der Rückenmarkschädigung. Stuttgart: Kohlhammer; 2001a. 238–247.

Schurch B. Blasenfunktion. In: Dietz V (Hrsg.). Klinik der Rückenmarkschädigung. Stuttgart: Kohlhammer; 2001b. 147–160.

Schurch B. Heterotrope Ossifikationen. In: Dietz V (Hrsg.). Klinik der Rückenmarkschädigung. Stuttgart: Kohlhammer; 2001c. 254–260.

Schurch B, Dietz V. Akutversorgung der traumatischen Querschnittlähmung. In: Rüter A, Trentz O, Wagner M (Hrsg.). Unfallchirurgie. München: Urban & Schwarzenberg; 1995. 453–458.

Schurch B, Schmid DM, Stöhrer M. Botulinum-A toxin injections to treat neurogenic incontinence in spinal cord injured patients. N Engl J Med 2000; 342: 665.
Schurch B, Wichmann W, Rossier AB. Post-traumatic syringomyelia (cystic myelopathy): A prospective study of 449 patients with spinal cord injury. J Neurol Neurosurg Psychiat 1996; 60: 61–67.
Schwab ME. Nogo and axon regeneration. Curr Opin Neurobiol 2004; 14: 118–124.
Scott TF, Bhagavatulak, Snyder PJ, Chieffe C. Transverse myelitis. Comparison with spinal cord presentations of multiple sclerosis. Neurology 1998; 50: 429–433.
See RB, Awosika OO, Cambria RP, Conrad MF, Lancaster RT, Patel VI, Chitilian HV, Kumar S, Simon MV. Extended Motor Evoked Potentials Monitoring Helps Prevent Delayed Paraplegia After Aortic Surgery. Ann Neurol 2016; 79: 636–645.
Stark RJ, Henson RA, Evans SJW. Spinal metastases. Brain 1982; 105: 189–213.
Tabayashi K. Spinal cord protection during thoracoabdominal aneurysm repair. Surgery Today 2005; 35: 1–6.
Thier P, Dichgans J, Grote EH. Die zervikale spondylotische Myelopathie. Akt Neurol 1992; 19: 119–131.
Van den Berg MEL, Castellote JM, de Pedro-Cuesta J, Mahillo-Fernandez I. Survival after spinal cord injury: A systematic review. J Neurotrauma 2010; 27: 1517–1528.
Woolsey RM, Young RR. The clinical diagnosis of disorders of the spinal cord. In: Young RR, Woolsey RM (eds.). Diagnosis and Management of Disorders of the Spinal Cord. Philadelphia: W. B. Saunders; 1995. 135–144.
Wong DA, Fornasier VL, MacNab I. Spinal metastases: The obvious, the occult, and the imposters. Spine 1990; 15: 1–4.
Young W, Flamm ES, Demopoulos HV, Tomasula JJ, Decrescito V. Effect of naloxone on posttraumatic ischemia in experimental spinal contusion. J Neurosurg 1981; 55: 209–219.
Wirz M, Colombo G, Dietz V. Long term effects of locomotor training in spinal man. J Neurol Neurosurg Psychiat 2001; 71: 93–96.
Wirz M, Dietz V, and the EMSCI network. Recovery of sensorimotor function and activities of daily living after cervical spinal cord injury: The influence of age. J Neurotrauma 2015, 32: 194–199.
Wirz M, Zörner B, Rupp R, Dietz V. Outcome after incomplete spinal cord injury: Central cord versus Brown-Sequard syndrome. Spinal cord 2010; 48: 407–414.
Zimpfer TJ, Bernstein M. Spinal cord concussion. J Neurosurg 1990; 2: 894–900.
Zörner B, Blanckenhorn WU, Dietz V, Curt A. Clinical algorithm for improved prediction of ambulation and patient stratification after incomplete spinal cord injury. Journal of Neurotrauma 2010, 27: 241–252.

# I 14 Syndrom der spastischen Parese und Spastische Spinalparalysen

*von V. Dietz und L. Schöls*

## I 14.1 Klinik

Spastizität entwickelt sich als Folge einer Schädigung motorischer Areale im Zentralnervensystem. Sie ist durch eine Reihe physikalischer Befunde charakterisiert, wie Muskelhypertonie, gesteigerte Muskeleigenreflexe und Klonus. Lance (1980) definierte die *spastische Muskelhypertonie* als den geschwindigkeitsabhängigen Widerstand eines Muskels bei Dehnung unter Aktivierung tonischer Dehnungsreflexe. Dagegen wurde Rigidität als gleichbleibender Widerstand im ganzen Bereich passiver Bewegung eines Gelenks definiert. Die spastische Muskelhypertonie betrifft besonders die Antischwerkraftmuskeln (Armflexoren und Beinextensoren). Die Spastik ist in der Regel mit unterschiedlichen Graden von Parese verbunden. Beides zusammen ergibt das Syndrom der spastischen Parese.
Hereditäre Spastische Spinalparalysen (HSP) sind degenerative Erkrankungen des kortikospinalen Trakts mit dem klinischen Leitsymptom einer progredienten spastischen Paraparese der Beine. Hieraus resultiert ein steif-spastisches Gangbild, das häufig durch Adduktorenspastik engbasig ist bis hin zum Scherengang. Die Paresen zeigen ein zentrales Verteilungsmuster und betreffen besonders die Hüftabduktoren mit Trendelenburg-Hinken, die Hüftbeuger und Fußheber mit zentralem Fallfuß bzw. Spitzfußbildung und die Fußpronatoren mit Neigung zu Supinationstraumen. Weitere Zeichen der spinalen Degeneration können Urge-Symptomatik und reduziertes Vibrationsempfinden sein. Gegenüber diesen sogenannten »reinen« Formen der HSP tritt bei den »komplizierten« Formen eine systemübergreifende Affektion hinzu mit z. B. kognitiver Störung, visuellen Defiziten, Ataxie, extrapyramidalen Symptomen oder peripherer Neuropathie.

## I 14.2 Epidemiologie und Verlauf

Der Erkrankungsbeginn der HSPs variiert zwischen dem 1. und dem 80. Lebensjahr selbst innerhalb einzelner Genotypen. Der klinische Verlauf ist chronisch progredient ohne Remission, jedoch mit sehr großer individueller und auch intrafamiliärer Variabilität. Im Mittel verlieren die Patienten nach 22 Jahren die freie Gehfähigkeit. Auch nach einem Erkrankungsverlauf von 40 Jahren sind weniger als 30 % auf den Rollstuhl angewiesen. Ein später Erkrankungsbeginn und systemüberschreitende Manifestationen wie kognitive Defizite, Dysphagie und Dysarthrie oder Polyneuropathie sind mit einer ungünstigeren Prognose assoziiert (Schüle et al. 2016).

Die klinischen Befunde und Symptome nach einer akuten Läsion pyramidaler und extrapyramidaler Bahnen unterliegen über Monate Veränderungen, die nur teilweise pathophysiologisch geklärt sind (Nathan 1994). Anfangs bestehen eine schlaffe Parese mit fehlenden Muskeleigenreflexen. Ein eher rigider Muskeltonus findet sich nach akuter Hirnstammläsion. Nach einem zerebralen Insult können die Eigenreflexe schon früh gesteigert sein, während sich der spastische Muskeltonus über Wochen entwickelt. Die schlaffe Parese kann sowohl nach einem zerebralen Insult wie auch einer traumatischen Rückenmarkläsion auch über Wochen andauern (Hiersemenzel et al. 2000). Nachfolgend nimmt der spastische Muskeltonus über Wochen und Monate zu. Diese Veränderungen sind nicht reversibel. Üblicherweise sind sie nach spinalen Schädigungen ausgeprägter als nach zerebralen Läsionen (Faist et al. 1999).

Eine Läsion im Zentralnervensystem (ZNS) hat beim Menschen eine neuronale Reorganisation zur Folge (Carr et al. 1993), die nach Rückenmarkläsion auch zerebrale Hirnareale betrifft (Brühlmeier et al. 1998; Lacourse et al. 1999). Es kommt zu einer Verminderung der präsynaptischen Hemmung (Burke und Ashby 1972; Faist et al. 1994), die eine Steigerung der Eigenreflexe zur Folge hat. Außerdem ergeben sich nach einigen Wochen Veränderungen der mechanischen Eigenschaften der Extremitätenmuskeln (besonders in den Beinextensoren (Dietz et al. 1981) und Armbeugemuskeln (Ibrahim et al. 1993), die zum spastischen Muskeltonus beitragen (zur Übersicht siehe O'Dwyer und Ada 1996; Dietz 1999; Gracies 2005; Lieber et al. 2004). Am ausgeprägtesten sind die strukturellen Veränderungen von spastischem Muskel und Bindegewebe ein Jahr und mehr nach einer akuten Läsion (Sinkjaer et al. 1993).

## I 14.3 Therapeutische Prinzipien

Außer funktionellem Training steht derzeit keine Therapie zur Besserung der *zentralen Parese* zur Verfügung, d. h. zur Behandlung der Folgen der gestörten Verbindung zwischen supraspinalen und spinalen motorischen Zentren. Die funktionelle elektrische Stimulation (FES) der gelähmten Muskeln kann teilweise eine Parese kompensieren (zur Übersicht siehe Popovic et al. 2001).

Die Annahme, dass die gesteigerten Reflexe für die spastische Muskelhypertonie (mit-)verantwortlich sind, hat zur Folge, dass die medikamentöse Therapie häufig darauf ausgerichtet ist, die Aktivität der Dehnungsreflexe zu vermindern. Tatsächlich

**Tab. I 14.1a:** Bekannte Gene für hereditäre spastische Spinalparalysen (HSP)
Autosomal dominant vererbte hereditäre spastische Spinalparalysen (HSP)

| Locus | Gen | Symptombeginn | Typisches Krankheitsbild |
|---|---|---|---|
| SPG3 | *ATL1* | Kindheit (bis 5. Dekade) | Reine HSP, langsame Progression |
| SPG4 | *SPAST* | 1.–8. Dekade | Reine HSP |
| SPG6 | *NIPA1* | 1.–4. Dekade | Reine HSP |
| SPG8 | *KIAA0196* | 2.–6. Dekade | Reine HSP, häufig Progression bis Rollstuhlabhängigkeit |
| SPG10 | *KIF5A* | 1.–6. Dekade | HSP mit (subklinischer) Neuropathie |
| SPG12 | *RTN2* | 1.–4. Dekade | Reine HSP |
| SPG13 | *HSPD1* | 2.–7. Dekade | Reine HSP |
| SPG17 | *BSCL2* | 1.–7. Dekade | Reine HSP oder Silver Syndrom (HSP mit Atrophie der Handmuskeln) |
| SPG31 | *REEP1* | 1.–8. Dekade | Reine HSP |
| SPG42 | *SLC33A1* | 1.–5. Dekade | Reine HSP |
| SPG72 | *REEP2* | Kindheit | Reine HSP. Auch autosomal rezessiver Erbgang |
| SPG73 | *CPT1C* | 2.–5. Dekade | Reine HSP |

**Tab. I 14.1b:** Bekannte Gene für hereditäre spastische Spinalparalysen (HSP)
Autosomal rezessiv vererbte hereditäre spastische Spinalparalysen (HSP)

| Locus | Gene | Symptombeginn | Typisches Krankheitsbild |
|---|---|---|---|
| SPG5 | *CYP7B1* | 1.–5. Dekade | Reine HSP, oft mit afferenter Ataxie oder Optikusatrophie |
| SPG7 | *SPG7* | 2.–8. Dekade | Reine HSP, oft mit cerebellärer Ataxie oder Optikusatrophie |
| SPG11 | *SPG11* | 1.–5. Dekade | HSP mit dünnem Corpus callosum, kognitiven Defiziten, Muskelatrophie und senso-motorischer Neuropathie |
| SPG15 | *ZFYVE25* | 1.–2. Dekade | HSP mit dünnem Corpus callosum, kognitiven Defiziten und Muskelatrophien; Kijellin Syndrom (pigmentöse Retinopathie) |
| SPG18 | *ERLIN2* | Kindheit | HSP mit schweren kognitiven Einschränkungen, Dysarthrie und Kontrakturen |
| SPG20 | *SPG20* | Frühe Kindheit | Troyer Syndrom: HSP mit kognitiven Defiziten, cerebellärer Ataxie, distalen Muskelatrophien, Kleinwuchs |
| SPG21 | *SPG21* | 1.–7. Dekade | Mast Syndrom: HSP mit Demenz, Dysarthrie, cerebellärer Ataxie und dünnem Corpus callosum |
| SPG26 | *B4GALNT1* | 1.–2. Dekade | HSP mit kognitiven Defiziten, Dysarthrie, cerebellärer Ataxie und Neuropathie |
| SPG28 | *DDHD1* | 1.–2. Dekade | Reine HSP |
| SPG30 | *KIF1A* | 1.–2. Dekade | HSP mit peripherer Neuropathie oder cerebellärer Ataxie |
| SPG35/ FAHN | *FA2H* | 1.–2. Dekade | HSP mit kognitiven Defiziten, Optikusatrophie, cerebellärer Ataxie oder Dystonie<br>Allelisch mit Eisenspeichererkrankung (NBIA) und Leukencephalopathie |
| SPG39 | *PNPLA6* | 1. Dekade, späterer Beginn möglich | HSP mit cerebellärer Ataxie, motorischer Neuropathie<br>Allelisch mit Gordon-Holmes Syndrom und Boucher-Neuhäuser Syndrom: Hypogonadismus und Choreoretinale Dystrophie |
| SPG43/ MPAN | *C19orf12* | 1. Dekade | HSP mit Optikusatrophie, Dystonie, Parkinsonismus, Silver Syndrom (Atrophie Hand- und Fußmuskeln) oder psychiatrischen Symptomen (Zwang, Depression, emotionale Labilität, exekutive Dysfunktion) |
| SPG44 | *GJC2* | 1.–2. Dekade | HSP mit cerebellärer Ataxie und kognitiven Einschränkungen |
| SPG45 | *NT5C2* | Frühe Kindheit | HSP mit mentaler Retardierung. Dünnes Corpus callosum, Marklagerläsionen |
| SPG46 | *GBA2* | 1.–2. Dekade | HSP mit cerebellärer Ataxie, kognitiven Defiziten, Cataract. Dünnes Corpus callosum, globale Hirnatrophie. |

**Tab. I 14.1b** Bekannte Gene für hereditäre spastische Spinalparalysen (HSP)
Autosomal rezessiv vererbte hereditäre spastische Spinalparalysen (HSP) (Fortsetzung)

| Locus | Gene | Symptombeginn | Typisches Krankheitsbild |
|---|---|---|---|
| SPG47 | *AP4B1* | Kongenital | HSP mit initialer Muskelhypotonie und schweren kognitiven Defiziten, Mikrocephalie, Kleinwuchs und Epilepsie. Dünnes Corpus callosum, Marklagerläsionen |
| SPG48 | *AP5Z1* | 1.–6. Dekade | Reine HSP, zum Teil mit kognitiven Defiziten |
| SPG49 | *TECPR2* | Frühe Kindheit | HSP mit Tetraspastik, cerebellärer Ataxie, schweren kognitiven Defiziten, Mikrocephalie, Kleinwuchs. Dünnes Corpus callosum, cerebrale Atrophie |
| SPG50 | *AP4M1* | Kongenital | Initial Muskelhypotonie übergehend in Tetraspastik, schwere kognitive Defizite, Mikrocephalie, Kleinwuchs. Dünnes Corpus callosum, Marklagerläsionen |
| SPG51 | *AP4E1* | Kongenital | Initial Muskelhypotonie übergehend in Tetraspastik, schwere kognitive Defizite, Mikrocephalie, Kleinwuchs. Globale Hirnatrophie |
| SPG52 | *AP4S1* | Kongenital | Initial Muskelhypotonie übergehend in Tetraspastik, schwere kognitive Defizite, Mikrocephalie, Kleinwuchs. Dünnes Corpus callosum |
| SPG53 | *VPS37A* | Kindheit | HSP mit psychomotorischer Entwicklungsverzögerung, z. T. mit Dystonie |
| SPG54 | *DDHD2* | Kindheit | HSP mit kognitiven Defiziten, Dysarthrie, Dysphagie, Kleinwuchs. Dünnes Corpus callosum |
| SPG55 | *C12orf65* | 1.–2. Dekade | HSP mit Optikusatrophie und senso-motorischer Neuropathie |
| SPG56 | *CYP2U1* | 1. Dekade | Reine HSP, zum Teil mit Dystonie oder subklinischer Neuropathie |
| SPG57 | *TFG* | 1. Dekade | HSP mit Optikusatrophie und senso-motorischer Neuropathie |
| SPG58 | *KIF1C* | 1.–4. Dekade | HSP mit cerebellärer Ataxie und cervikaler Dystonie |
| SPG59 | *USP8* | Frühe Kindheit | Reine HSP |
| SPG60 | *WDR48* | Frühe Kindheit | HSP mit milden kognitiven Defiziten, Neuropathie und Nystagmus |
| SPG61 | *ARL6IP1* | Frühe Kindheit | HSP mit mutilierender senso-motorischer Neuropathie |
| SPG62 | *ERLIN1* | 1.–2. Dekade | Reine HSP, zum Teil mit cerebellärer Ataxie oder kognitiven Defiziten |
| SPG63 | *AMPD2* | Frühe Kindheit | Reine HSP |
| SPG64 | *ENTPD1* | 1. Dekade | HSP mit kognitiven Defiziten, Dysarthrie |
| SPG65 | *NT5C2* | Frühe Kindheit | HSP mit milden kognitiven Defiziten |
| SPG66 | *ARSI* | Frühe Kindheit | HSP mit milden kognitiven Defiziten, schwere sensomotorische Neuropathie |
| SPG67 | *PGAP1* | Frühe Kindheit | HSP mit kognitiven Defiziten. Teilweise initial Hypotonie. Dünnes Corpus callosum |
| SPG68 | *FLRT1* | Frühe Kindheit | HSP mit Nystagmus, Optikusatrophie und Neuropathie |
| SPG69 | *RAB3GAP2* | Frühe Kindheit | HSP mit Dysarthrie, Taubheit, kongentialer Cataract |
| SPG70 | *MARS* | Frühe Kindheit | HSP mit kognitiven Defiziten und Muskelatrophien |
| SPG71 | *ZFR* | Frühe Kindheit | Reine HSP. Dünnes Corpus callosum |
| SPG72 | *REEP2* | Frühe Kindheit | Reine HSP. Auch autosomal dominanter Erbgang |
| SPG74 | *IBA57* | 1. Dekade | HSP mit sensomotorischer Neuropathie und Optikusatrophie |
| SPG75 | *MAG* | Frühe Kindheit | Neonatale Hypotonie, dann spastische Paraparese, Ataxie, Nystagmus, Optikusatrophie, sensomotorische Neuropathie, kognitive Einschränkung |
| SPG76 | *CAPN1* | 2.–4. Dekade | Reine HSP z. T. mit Ataxie und sensibler Neuropathie |

MPAN mitochondrial membrane-associated neurodegeneration

**Tab. I 14.1c:** Bekannte Gene für hereditäre spastische Spinalparalysen (HSP)
X-chromosomal vererbte hereditäre spastische Spinalparalysen (HSP)

| Locus | Gen | Symptombeginn | Typisches Krankheitsbild |
|---|---|---|---|
| SPG1 | *L1CAM* | Frühe Kindheit | Phänotypisches Spektrum: HSP mit mäßigen kognitiven Einschränkungen; MASA**;CRASH***; HSAS**** |
| SPG2 | *PLP1* | Kindheit (bis 4. Dekade) | Phänotypisches Spektrum: Reine HSP; Pelizaeus-Merzbacher Erkrankung (Nystagmus, initiale Hypotonie, spastische Tetraparese, Ataxie, kognitive Einschränkung) |
| SPG22 | *SLC16A2* | Frühe Kindheit | Allan-Herndon-Dudley Syndrom (Schwere mentale Retardierung, Dysarthrie oder Anarthrie, initiale Hypotonie mit mangelnder Kopfkontrolle, spastische Tetraparese). Hohes Triiodothyronin (T3), niedriges Thyroxin (T4) |
| ALD/ AMN* | *ABCD1* | 1.– 8. Dekade | 1. Dekade meist klassische ALD: Lernbehinderung, Verhaltensauffälligkeiten, Gangstörung, Nebennierenrindeninsuffizienz. Mit Eintreten der inflammatorischen Komponente rasche Progredienz bis zum Tod 2. – 8. Dekade meist AMN: Nebennierenrindeninsuffizienz, spastische Paraparese, Neuropathie. Bei weiblichen Anlageträgerinnen oft reine Paraspastik mit Urge-Symptomatik |

* ALD/AMN: Adrenoleukodystrophie / Adrenomyeloneuropathie
** MASA: Mentale Retardierung, adduzierte Daumen, schlurfender Gang und Aphasie
*** CRASH: Corpus callosum Hypoplasie, Retardardierung, adduzierte Daumen, spastische Paraparese und Hydrocephalus
**** HSAS: Hydrocephalus mit Sylvischer Aquäductstenose

hat die Hyperreflexie wenig mit der Behinderung des Patienten durch die spastische Bewegungsstörung zu tun (zur Übersicht siehe O'Dwyer und Ada 1996; Dietz 1992). Die pathophysiologischen Grundlagen der spastischen Bewegungsstörung basieren auf der neuronalen Regulation *funktioneller Bewegungen bei Gesunden*. Diese beruht auf einer komplexen Wechselwirkung zwischen spinalen und supraspinalen Mechanismen. Die rhythmische Aktivierung der Beinmuskeln beim Gehen ist in spinalen interneuronalen Schaltkreisen programmiert. Diese Aktivität wird durch Rückmeldung verschiedener Rezeptoren in der Peripherie an die augenblicklichen Erfordernisse des Körpergleichgewichts angepasst. Das spinale Programm wie auch die Reflexaktivität stehen unter supraspinaler Kontrolle. Störungen dieser supraspinalen Kontrolle führen zu charakteristischen Gangstörungen bei zerebellären und extrapyramidalen Erkrankungen sowie bei spastischer Parese (zur Übersicht s. Dietz 2002). Nach einer schweren spinalen Läsion kommt es zu einer Fehlfunktion spinaler neuronaler Schaltkreise im Rückenmark (Dietz et al. 2009; Beauparlant et al. 2013).
In der *Klinik* erfolgt die Untersuchung des Muskeltonus und der Reflexaktivität üblicherweise unter passiv-motorischen Bedingungen, d. h. beim ruhenden Patienten (siehe Thilmann et al. 1991; Gracies 2005a, b). Bei der Spastik sind die durch die Dehnung des passiven Muskels (d. h. unter klinischen Bedingungen) hervorgerufene Muskelaktivität und Tonusentwicklung im Vergleich zu Gesunden verstärkt. Bei aktiven Bewegungen ist die Muskelaktivierung dagegen vermindert (Ibrahim et al. 1993; Dietz und Sinkjaer 2007; Dietz 2010). Das heißt, im Vergleich zu Gesunden ist die Fähigkeit der Reflex- und Aktivitätsabschaltung im passiven Zustand beeinträchtigt, während die Muskelaktivierung bei aktiven Bewegungen im Vergleich zu Gesunden nur gering zunimmt. Folglich besteht bei funktionellen Bein- (Berger et al. 1984) und Armbewegungen (Dietz et al. 1991; Ibrahim et al. 1993; Powers et al. 1989) kein Zusammenhang zwischen den klinisch *gesteigerten Reflexen* und der *Bewegungsstörung*. Bei der spastischen Gangstörung ist die reziproke Form der Beinmuskelaktivierung erhalten, die gesteigerten Eigenreflexe gehen mit einer verminderten Aktivität der funktionell wesentlicheren polysynaptischen Reflexe (bzw. Reflexe längerer Latenz) einher. Die Spannungsentwicklung erfolgt durch Dehnung der gering tonisch aktivierten Wadenmuskeln (Berger et al. 1984).
Nach elektrophysiologischen (Dietz et al. 1981; Sinkjaer et al. 1993) und histologischen (Dietz et al. 1986; Foran et al. 2005; Gracies 2005) Befunden kommt es nach einer supraspinalen oder spinalen Läsion zu Veränderungen im mechanischen Verhalten der Muskelfasereigenschaften (Verlust von Sarkomeren) mit der Folge der Muskeltonus-Regulation auf einfacherer Ebene der neuronalen Organisation. Diese *einfachere Tonus-Regulation* nach spinaler oder supraspinaler Läsion ermöglicht dem Patienten, den Körper während des Gehens zu unterstützen und somit eine gewisse Mobilität zu erreichen. Schnelle Bewegungen sind jedoch nicht möglich, da die physiologische Modulation der Muskelaktivität fehlt. Nach schwerer Parese nach spinaler oder supraspinaler Läsion können diese Transformationsprozesse überschießen mit der Folge schmerzhafter Spasmen (Hiersemenzel et al. 2000).

Die *hereditären spastischen Spinalparalysen (HSP)* werden, wie schon der Name sagt, als genetisch bedingte Erkrankungen angesehen. Derzeit sind mehr als 75 Genorte und mehr als 50 HSP-Gene bekannt (Klebe et al. 2015; Schüle et al. 2016). Für autosomal-dominante Formen sind 20 Genorte und 12 Gene identifiziert, die überwiegend zu »reinen« HSP-Phänotypen führen. Die SPG4 ist dabei die mit Abstand häufigste Form. Autosomal-rezessive Formen weisen häufiger einen komplexen HSP-Phäno-

typ auf bei derzeit 51 Loci und 44 bekannten Genen. Bei den 5 X-chromosomalen Formen sind bislang 3 Gene kloniert, die jeweils mit einer komplizierten HSP einhergehen.
Die pathogenetischen Vorstellungen zur HSP leiten sich im Wesentlichen aus den heute bekannten Funktionen der die HSP verursachenden Gene her. Dabei scheinen Störungen des axonalen Transports, der Morphogenese des Endoplasmatischen Retikulums und des endosomalen *Trafficking* eine zentrale Rolle zuzukommen. Die außergewöhnliche Länge der kortikospinalen Axone zu den Beinen stellt dabei eine pathophysiologische Erklärungsmöglichkeit für die schwerpunktmäßige Affektion der motorischen Bahnen zu den unteren Extremitäten dar. Darüber hinaus werden immer mehr Gene in verschiedenen Bereichen des Lipidstoffwechsels als Ursache einer HSP beschrieben. Hier zeichnen sich auch erste kausale therapeutische Implikationen ab (s. unten).

Der spastische Muskeltonus stellt einen Kompensationsmechanismus für den Ausfall/Verminderung supraspinaler Aktivierung spinaler Zentren dar. Das heisst nach akuter spinaler/supraspinaler Läsion kann erst mit Entwicklung eines spastischen Muskeltonus die Parese teilweise kompensiert und der Körper beim Gehen unterstützt werden (Dietz und Sinkjaer 2007). Aufgrund dieser pathophysiologischen Befunde sollte die erste Wahl der Behandlung sowohl der spinalen und der zerebralen Spastizität *physiotherapeutische Maßnahmen* und Training funktioneller Bewegungen sein. Diese sollten darauf ausgerichtet sein, die verbliebenen motorischen Funktionen zu aktivieren und zu trainieren sowie sekundäre Komplikationen wie Muskelkontrakturen zu verhindern. Durch ein funktionelles Training stellt sich ein Gleichgewicht zwischen wiedererlangter Muskelaktivierung und noch benötigtem spastischen Muskeltonus ein (Dietz 2014; Dietz und Fouad 2014). Für die Evaluation innovativer Therapien existieren keine geeigneten Tiermodelle der Spastik (Kapitzka et al. 2012).
Bei den hereditären spastischen Spinalparalysen zeichnen sich erste kausale Therapieansätze ab. Die SPG5 wird durch Mutationen im Cytochrom P450 Enzym CYP7B1 hervorgerufen, das in der Leber an der Gallensäuresynthese aus Cholesterin beteiligt ist. Ein Fehlen von CYP7B1 wie bei SPG5 führt zu einer Anhäufung von Metaboliten insbesondere 27-Hydroxy-Cholesterol und 25-Hydroxy-Cholesterol. 27-Hydroxy-Cholesterol ist sowohl neurotoxisch als auch bluthirnschrankengängig und somit der potentielle Vermittler zwischen einer peripheren metabolischen Störung und der zentralnervösen Erkrankung. Da 27-Hydroxy-Cholesterol in engem Gleichgewicht mit Cholesterin steht, kann durch eine Absenkung des Cholesterinspiegels mit Statinen oder Ezetimib auch eine Reduktion von 27-Hydroxy-Cholesterol erzielt werden (Mignarri et al. 2014; Mignarri et al. 2015; Schöls et al. in revision).

*Antispastische Medikamente* sind die Therapie zweiter Wahl. Diese Therapie vermindert den Muskeltonus und das Auftreten von Spasmen durch Verstärkung der Parese (Hoogstraten et al. 1988), was sich nachteilig auf die Durchführung funktioneller Bewegungen auswirken kann. Antispastische Medikamente sind daher in erster Linie bei immobilisierten Patienten von Vorteil, um Muskeltonus und Spasmen zu vermindern und pflegerische Maßnahmen zu erleichtern. Die therapeutischen Verfahren richten sich nach der Schwere und Lokalisation der Spastik. Alle Therapien sollten mit einer Physiotherapie einhergehen (Ansari und Naghdi 2007). Eine orale antispastische Medikation empfiehlt sich bei einer generalisierten Spastik mit Spasmen. Bei querschnittgelähmten, immobilen Patienten kann eine intrathekale Applikation von Baclofen angezeigt sein. Bei fokaler Spastik kommt eine lokale Infiltration mit Botulinum Toxin am ehesten in Frage.

Das Ziel jeder medikamentösen antispastischen Therapie ist es, den spastischen Muskeltonus zu reduzieren, ohne die Willkürkraft wesentlich zu vermindern. Ein günstiger Effekt der meisten antispastischen Medikamente auf die Durchführung funktioneller Bewegungen ist jedoch nicht zu erwarten. Die Dämpfung gesteigerter Dehnungsreflexe bei der Spastik geht nicht mit einer Verbesserung motorischer Funktionen einher (Thach und Montgomery 1990; Landau 1980). Höhere Dosen antispastischer Medikamente führen zwar zu einer Verminderung spastischer Symptome, wie Muskelspasmen und -tonus, sind jedoch mit einer verstärkten Parese, d. h. erschwerten Durchführung funktioneller Bewegungen verbunden

Den verschiedenen Medikamenten werden unterschiedliche Angriffspunkte zugeschrieben (**Tab. I 14.1**):

1. Eine verstärkte prä- und teilweise postsynaptische Hemmung von Gruppe I-Afferenzen, die zu einer Dämpfung der monosynaptischen und oligosynaptischen Reflexaktivität führt (Baclofen, Clonazepam, Diazepam).
2. Eine über 2-adrenerge Rezeptoren vermittelte glutaminerge Hemmung erregender spinaler Interneurone, die in die spinalen Reflexwege zwischengeschaltet sind (Tizanidin, Glycin).
3. Amantadin-Derivate wie *Memantine*, wirken als NMDA-Rezeptor-Antagonist bei zerebraler Spastik (Seif el Nasr et al. 1990).
4. Einen ähnlichen antispastischen Effekt haben Glycin und L-Threonin (Lee und Patterson 1993), das die spinale glycinerge Transmission beeinflusst. Beide Substanzen haben keine Bedeutung in der Klinik.
5. Verminderte Aktivierung peripherer, intramuskulärer Rezeptoren (Dantrolen, Phenothiazin).
6. Verminderung der Muskelkontraktion mittels reduzierter Ausschüttung von Kalzium-Ionen aus dem sarkoplasmatischen Retikulum durch Dantrolen bewirkt eine Muskelschwäche.
7. Derselbe Effekt kann durch elektromechanische Entkopplung an der Muskelfaser mittels Blockierung der Acetylcholinfreisetzung durch Botulinumtoxin erreicht werden (zur Übersicht siehe Brashear et al. 2002; Ward et al. 2003; Wissel et al. 2003).
8. Neuronale Membranstabilisierung durch Blockade des Natriumeinstroms durch Tolperison.
9. Antispastische Effekte wurden auch für Progabide, einem GABA-Antagonisten (Mondrup

und Petersen 1984) und L-Dopa (Scheidtmann 2004) beschrieben.

10. Für Cannabis-Substanzen wurde ein günstiger Effekt auf die Mobilität aber ohne Effekt auf den spastischen Muskeltonus (nach Ashworth) bereits bei niedriger Dosierung (ca. 5 mg) beschrieben (Zajiek et al. 2003). Der Wirkungsmechanismus ist unklar.
11. Schmerzen bei Spastik können durch Gabapentin vermindert werden (Cutter et al. 2000).

Bei Kindern mit *Zerebralparese* kann die Spastik durch selektive dorsale Rhizotomie (Wright et al. 1998; McLaughlin et al. 1998) oder die Applikation von Botulinumtoxin A (Corry et al. 1997) gebessert werden. Häufig hat dies einen kosmetischen Effekt, ohne Besserung der funktionellen Bewegungen zur Folge (ebd.).

## I 14.4 Pragmatische Therapie

Die pharmakologische Behandlung der Spastik erfolgte bislang weitgehend empirisch – kontrollierte Studien fehlen meist. Die meisten Untersuchungen beschränken sich auf die Effekte antispastischer Medikamente auf Reflexaktivität, Muskelspasmen und Muskeltonus unter passiv-motorischen Bedingungen. Deren Wirkung auf funktionelle Bewegungen zeigten meist keine positiven Effekte (zur Übersicht siehe Glenn und White 1990; Dietz und Sinkjaer 2007, 2015).
Therapeutisch sollte bei *mobilen* Patienten eine vorsichtige Anwendung antispastischer Medikamente erfolgen, da diese den spastischen Muskeltonus zum Gehen benötigen. Bei *immobilisierten* Patienten ist die antispastische Medikation von Vorteil, um schmerzhafte Spasmen zu lindern und Kontrakturen zu vermeiden. Zudem wird die Pflege, vor allem im Intimbereich, erleichtert.

### I 14.4.1 Unspezifische Therapie

Schmerzhafte Spasmen und spastischer Muskeltonus werden häufig durch Hautreizung und -ulzerationen sowie durch nozizeptive Reize aus dem Abdomen, beispielsweise bei Infektionen/Irritationen von Harntrakt und Darm hervorgerufen bzw. verstärkt. Folglich können spastische Symptome häufig schon durch entsprechende Behandlung der Blasendysfunktion und Hautpflege sowie das Beseitigen äußerer Faktoren vermindert werden.

### I 14.4.2 Physiotherapie

Obgleich kontrollierte Studien fehlen, stellt die Physiotherapie eine unbestrittene Form der Behandlung für mobile wie immobile spastische Patienten dar. Inzwischen gibt es jedoch Ansätze, die Evidenz physiotherapeutischer Verfahren zu belegen (Ansari und Aaghdie 2007). Vor allem aktive physiotherapeutische Behandlungsmaßnahmen sind von großer Bedeutung. Dagegen wird die Spastizität durch alleiniges passives Dehnen der Muskulatur nicht positiv beeinflusst (Katalinic et al. 2010). Durch aktives Training, eventuell mit Hilfe von Trainingsorthesen (Hoffman und Blakey 2011) kann der spastische Muskeltonus an die Erfordernisse angepasst und die verbliebene motorische Funktion verbessert werden. Dadurch können *Kontrakturen* von Muskeln und Gelenken in einem frühen Stadium verhindert werden. Wenn einmal vorhanden, sind Kontrakturen schwer zu behandeln. Die Therapie sollte auf ein funktionelles Training von Gehen und Greifen konzentriert werden. Der Erfolg dieser Therapie hängt unter anderem von der Intensität und Dauer des Trainings ab (Kwakkel et al. 1999). Dieses kann durch die zunehmende Verfügbarkeit von Therapierobotern individuell angepasst werden (Riener et al. 2010).
Die verschiedenen physiotherapeutischen Behandlungsverfahren werden basierend auf unterschiedlicher Erfahrung angewandt. Propriozeptive neuromuskuläre Bahnung (PNF) und Techniken der Rückkoppelung (Myofeedback) sollen spinale Motoneurone reflektorisch aktivieren. Die Technik von Bobath und Vojta ist primär auf die Behandlung von Kindern mit *zerebraler Parese* ausgerichtet. Stereotype Bewegungen werden durch Stimulationstechniken an spezifischen Dermatomen und Gelenken hervorgerufen und trainiert. Ziel der Bobath-Methode ist es, spastische Symptome in den Beugemuskeln der oberen Extremitäten und in den Streckermuskeln der unteren Extremitäten zu hemmen. Die Vojta-Methode dagegen versucht komplexe Bewegungen zu aktivieren, von denen angenommen wird, dass sie im Zentralnervensystem als feststehendes Muster vorprogrammiert sind.
Die meisten dieser physiotherapeutischen Techniken zur Behandlung der Spastik basieren auf einseitig ausgelegten neurophysiologischen Theorien. Es ist nicht gelungen, die Überlegenheit einer dieser Techniken über andere auszuweisen. Die jeweils anzuwendende physiotherapeutische Technik sollte sich am spezifischen Problem bzw. motorischen Defizit eines Patienten orientieren. Die Physiotherapie muss Teil eines multidisziplinär integrierenden Behandlungskonzepts für den Patienten sein, das auf die Verbesserung von Funktionen fokussiert ist. Dies beinhaltet auch ergotherapeutische und pflegerische Unterstützung. Alle Behandlungsziele sind darauf ausgerichtet, eine verbesserte Mobilität und, soweit als möglich, die Unabhängigkeit des Patienten zu erreichen.



### I 14.4.3 Funktionelles Training

In den frühen neunziger Jahren hat sich ein Training funktioneller Arm-und Beinbewegungen bei Patienten mit zerebraler und spinaler Läsion in der Neurorehabilitation etabliert. Durch dieses wird sowohl die Funktion verbessert wie auch der Muskeltonus auf ein erforderliches Maß reguliert. Am meisten Erfahrung besteht mit dem Lokomotionstraining. Klinische und neurophysiologische Untersuchungen haben gezeigt, dass bei Patienten mit spastischer Paraplegie und Hemiplegie ein Lokomotionsmuster hervorgerufen und trainiert werden kann (Wernig et al. 1995; Hesse et al. 1995; Dietz et al. 1994, 1995, 2002; zur Übersicht siehe Dietz und Harkema 2004; Dietz 2008). Dieses Training basiert auf entsprechenden tierexperimentellen Untersuchungen (zur Übersicht siehe Barbeau und Rossignol 1994).

Das Lokomotionstraining wird auf einem Laufband durchgeführt, der Körper des Patienten dabei teilweise durch Gurte unterstützt (20–50 % des Körpergewichts). Das reduzierte Körpergewicht ermöglicht auf dem sich bewegenden Laufband die Bahnung koordinierter Schreitbewegungen und eine entsprechende Muskelaktivierung. Die Körperunterstützung wird im Verlauf des Trainings zunehmend reduziert, bis der Patient sein volles Körpergewicht übernehmen kann. Bei Patienten mit schwerem Schlaganfall oder Rückenmarkschädigung müssen zu Beginn des Trainings die Beinbewegungen durch Physiotherapeuten unterstützt werden. Dies limitiert die Dauer des Trainings, die aber wiederum entscheidend für dessen Erfolg ist (Kwakkel et al. 1999). Bei der Verbesserung der Gangfunktion scheint die repetitive Aktivierung spinaler Lokomotionszentren eine entscheidende Rolle zu spielen. In den letzten 20 Jahren wurden Funktions-spezifische Roboter entwickelt, um das funktionelle Training zu unterstützen. Der erste Gangroboter ‚Lokomat' wurde für das automatisierte Gangtraining paraplegischer Patienten entwickelt (Colombo et al. 2001; Wirz et al. 2001; Riener et al. 2010). Dadurch konnte die Gangunterstützung optimiert und den Bedürfnissen des Patienten angepasst werden. Zur Unterstützung des funktionellen Armtrainings wurden ebenfalls Roboter entwickelt. Die Anwendung des Gerätes ‚ARMin' zeigte positive Resultate bei Schlaganfallpatienten (Klamroth-Marganska et al. 2014).

## I 14.4.4 Medikamentöse Therapie

Die medikamentöse Therapie der Spastik sollte immer mit der Physiotherapie gekoppelt sein. Als Regel gilt: Jeweils nur eine Substanz verabreichen. Da ein Rückgang von Muskelspasmen und Muskelhypertonie nur auf Kosten der verminderten Muskelkraft erreicht werden kann, sollte die Dosierung besonders bei mobilen Patienten niedrig gehalten werden (**Tab. I 14.2**). Nahezu alle Antispastika können Nebenwirkungen zeigen, häufig in Form von Übelkeit und Schläfrigkeit (Zusammenfassung **Kasten I 14.1**). Besonders bei Patienten mit spinaler Läsion ist die Spastik meist so ausgeprägt, dass eine antispastische Medikation erforderlich wird (Taricco et al. 2000; Chu et al. 2014).

*Baclofen* (↑↑, A) dämpft als Gamma-Aminobuttersäure (GABA)-B-Agonist die Aktivität monosynaptischer Reflexe effektiver als die polysynaptischer Reflexe. Baclofen sollte wegen der Möglichkeit von Nebenwirkungen, wie Schläfrigkeit und Halluzinationen, einschleichend dosiert werden. Auch eine Dosisreduktion sollte langsam erfolgen, um nicht verstärkte Spasmen hervorzurufen (**Tab. I 14.2**).
Bei Patienten mit schwerer Spastik ist die *intrathekale Infusion von Baclofen* (A) eine sinnvolle Therapieoption (↑↑), da antispastische Medikamente über längere Zeit häufig nicht gut vertragen werden. Sie ist hauptsächlich bei immobilen Patienten mit chronischer Spastizität der Beine, meist spinalen Ursprungs, indiziert (entzündlich, neoplastisch, traumatisch), um die Pflege zu erleichtern, schmerzhafte Muskelspasmen zu lindern und Kontrakturen zu vermeiden. Bei gehfähigen Patienten

**Tab. I 14.2:** Medikamentöse Spastiktherapie: Dosierung

| Medikamente | Tabletten | Beginn | Steigerung und Ausschleichen | Maximal |
|---|---|---|---|---|
| *Erste Wahl* | | | | |
| Baclofen (↑↑) | 5, 10, 25 mg | 2 × 5 mg/die | 2 × 5 mg/Woche | 4 × 20 mg bis 200 mg/die |
| Tizanidin (↑) | 2, 4, 6 mg | 3 × 2 mg/die | 4–8 mg/Woche | 36 mg/die |
| *Zweite Wahl* | | | | |
| Clonazepam (↑) | 0,5, 2 mg | 2 × 0,5 mg/die | 3 × 0,5 mg/Woche | 3 × 2 mg/die |
| Diazepam (↑) | 2, 5, 10 mg | 2 × 2 mg/die | 2 × 4 mg/Woche | ca. 3 × 20 mg/die |
| Tetrazepam (↑) | 50 mg | 1 × 25 mg/die | 25 mg/die | 4–8 × 50 mg/die |
| Dantrolen (↔) | 25, 50 mg | 2 × 25 mg/die | 2 × 25 mg/Woche | 4 × 50 mg–4 × 100 mg/die |
| Tolperison (↑) | 50, 150 mg | 1 × 50 mg/die | 2 × 50 mg/Woche | 3 × 150 mg/die |
| Clonidin (↔) | 0.075 mg, 0.15 mg | 2 × 0.075 mg/die | 1 × 0.075 mg/Woche | 3 × 0.15 mg/die |
| Tetrahydrocannabinol (THC) (↑) | **Spray** 27 mg THC/ml | 1 Hub/die | 1 Hub alle 2 Tage | 2 × 6 Hübe /die |

Die besten antispastischen Effekte werden mit Baclofen (A), Tolperison (B) und Tizanidin (B) erzielt. Daher stellen diese Medikamente die *erste Wahl* bei der Behandlung der Spastik dar. Sie sind am wirkungsvollsten bei der Spastik spinaler Ursache; z. B. bei spastischen Spinalparalysen, Multipler Sklerose sowie traumatischen und neoplastischen Rückenmarkläsionen (zur Übersicht siehe Dario und Tomei 2004; Dietz und Sinkjaer 2007).
Antispastika werden nach Bedarf und nach Behandlungsergebnis dosiert, in keinem Fall sollte die Transfer-, Steh- oder Gehfähigkeit beeinträchtigt werden. Daher ist in der Regel eine einschleichende Dosierung zu empfehlen. Die meisten Antispastika haben zusätzlich einen sedierenden Effekt (Ausnahme Dantrolen). Die Angaben zur Evidenz der antispastischen Präparate beziehen sich auf Scores, die sich in erster Linie auf die Verminderung des spastischen Muskeltonus und der Spasmen und nicht auf eine Funktionsverbesserung beziehen.

**Kasten I 14.1:** Nebenwirkungen antispastischer Medikamente

**Gemeinsam:**
Sedierung, Benommenheit, Übelkeit, Muskelschwäche, Schwindel

**Baclofen:**
Übelkeit, Erbrechen, Diarrhö; Psychose und Verwirrtheit (auch nach plötzlichem Entzug), Ataxie, Depression des Atem- und kardiovaskulären Systems (intrathekal), Kopfschmerz (besonders bei Niereninsuffizienz)

**Tizanidin:**
Arterielle Hypertonie (besonders bei gleichzeitiger hypotensiver Therapie), Mundtrockenheit, Übelkeit, Magen-Darm-Beschwerden

**Clonazepam/Diazepam:**
Verstärkter Appetit, Libidoverlust, gestörte Menstruation, Ataxie (verstärkt durch Alkoholkonsum); Langzeitnebenwirkung: Toleranzentwicklung, Abhängigkeit, Schlaflosigkeit, Angstzustände, Halluzinationen

**Dantrolen:**
Übelkeit, Erbrechen, Anorexie, Durchfall, Leberschädigung (selten: besonders bei Frauen >35 Jahre bei gleichzeitiger Östrogentherapie oder vorbestehender Leberschädigung)

**Tolperison:**
gelegentlich Kopfschmerzen, Mundtrockenheit

**Tetrahydrocannabinol:**
Schwindel, Depression, Desorientierung, Aufmerksamkeitsstörung, Gleichgewichtsstörung

ist diese Form der Therapie normalerweise nicht indiziert, da eine Parese induziert wird, die zum Verlust der Gehfähigkeit führen kann. Die intrathekale Gabe von Baclofen über subkutan implantierte Infusionspumpen hat gegenüber der oralen Applikation den Vorteil, dass mit konstanter Wirkung und tolerablen Nebenwirkungen eine schwere Spastik vermindert werden kann (Ochs et al. 1989; Penn et al. 1989; Sadiq und Wang 2006; Boviatsis et al. 2005). Bei geringer intrathekaler Dosierung (meist 100–500 µg/Tag), können ausgeprägt antispastische Effekte, speziell auf den Muskeltonus, erzielt werden. Eine schwere Spastik kann in eine schlaffe Parese umgewandelt werden, was die Pflege erleichtert.
Nur während der ersten Monate entwickelt sich häufig eine gewisse Medikamententoleranz, die eine Erhöhung der Dosierung notwendig macht (Coffey et al. 1993) (↑). Der wesentliche Teil dieser Dosiserhöhung (im Mittel von 182 auf 525 µg/Tag) ist innerhalb der ersten 12 Monate nach Implantation der Infusionspumpe notwendig. Danach kommt es meist zu einem Plateau der erforderlichen Dosis. Auch nach Absetzen einer längerfristigen intrathekalen Baclofen-Applikation (>5 Jahre) kann die Spastik vermindert bleiben (Dressnandt und Conrad 1996). Die Ursache hierfür ist unklar. Nur bei wenigen (6 %) Patienten bestehen längerfristig schwerwiegendere Nebenwirkungen (Penny 1992). Die kombinierte intrathekale Applikation von Baclofen und Morphin hat einen besseren Effekt auf schmerzhafte Spasmen als Baclofen allein (Stewart-Wynne et al. 1991). Häufig können die durch die Spastik ausgelösten Schmerzen allein durch die Infusion von Baclofen beherrscht werden.
Vor der Implantation einer Pumpe sollte der Effekt einmal oder mehrere Male durch lumbale intrathekale Injektionen von Baclofen in ansteigender Dosierung (50, 75 oder 100 µg) getestet werden. Die kontinuierliche Überwachung von Blutdruck und Atmung ist über ca. 6 Stunden erforderlich, da sich bedrohliche Atemdepressionen innerhalb der ersten 6 Stunden nach der Baclofen-Injektion entwickeln können. Wenn ein klarer Effekt in Form eines reduzierten Muskeltonus über mehr als 4 Stunden erreicht ist, kann die kontinuierliche Baclofen-Applikation durch die subkutane Implantation eines programmierten elektronischen Medikamentenabgabesystems erfolgen (Ochs et al. 1989). Der intrathekale Teil des Katheters sollte im Bereich der thorakolumbalen Region platziert werden. Nach 4–5 Jahren muss das Pumpensystem ausgewechselt werden. Bei dieser Therapie ist eine eingehende Aufklärung des Patienten und seiner Angehörigen über mögliche Nebenwirkungen, Komplikationen und regelmäßige Kontrollen erforderlich. Daher ist der Einschluss dieser Patienten in ein Langzeitversorgungsprogramm notwendig.
Es sind mehrere Pumpensysteme auf dem Markt, wobei sich das Synchromed®-Infusionssystem von Medtronic bewährt hat.
Nebenwirkungen der intrathekalen Baclofen-Gabe können lebensbedrohlich sein. Sie reichen von Schläfrigkeit bis Somnolenz sowie Atemdepression (Zusammenfassung **Kasten I 14.2**) (Draulans et al. 2013; Borrini et al. 2014). Sie können Folge einer Überdosierung nach Bolus-Injektion oder Überinfusion durch ein fehlgesteuertes Pumpensystem sein. In diesem Fall ist die Überwachung auf einer Intensivstation erforderlich. Es ist kein Antidot verfügbar. Daher muss in einem solchen Fall das Pumpensystem gestoppt und die Substanz durch Einstechen einer Nadel in das Reservoir des Pumpensystems entfernt werden. Durch Lumbalpunktion sollte Liquor abgelassen und durch isotone NaCl-Lösung ersetzt werden (ca. 30 ml). Das Kathetersystem muss bei nahezu der Hälfte der Patienten repariert werden und ist die häufigste Ursache für eine Unterbrechung der Medikamentengabe (Schurch 1993).

**Kasten I 14.2:** Nebenwirkungen und Komplikationen der intrathekalen Baclofen-Therapie

- Fehlfunktion der Pumpe: Wiederauftreten der Spastik
- Pumpenüberfunktion: Schläfrigkeit – Koma – Ateminsuffizienz; Schlaffe (Tetra-)Parese: Mono- und polypsynaptische Reflexe sind erloschen
- Verlagerung oder Verstopfung des Katheters: Wiederauftreten der Spastizität
- Hämatom und Infektion im Bereich der Implantation
- Liquorverlustsyndrom
- Persistierender Liquor-Shunt
- Meningitis
- Tiefe Beinvenenthrombose (infolge der schlaffen Paraparese)

I 14

*Benzodiazepine* (z. B. Clonazepam) (B) verstärken die hemmende Wirkung von GABA-A auf prä- und postsynaptischer Ebene (Davidoff 1985). Bei Diazepam können Nebenwirkungen wie die Entwicklung von Toleranz, Abhängigkeit und Schläfrigkeit auftreten (Glenn und Whyte 1990). Diese Nebenwirkungen sind bei Clonazepam geringer. Das Absetzen sollte langsam erfolgen (**Kasten I 14.1**). Diazepam und einige andere Benzodiazepine mit längerer Halbwertszeit neigen zur Dosiskumulation.
Mit Gabapentin (B), einer GABA-ähnlichen Substanz, können auch schmerzhafte Muskelspasmen erfolgreich behandelt werden (Cutter et al. 2000) (↑).

*Tizanidin* ist *erste* (A) und *Clonidin* (B) *zweite Wahl* bei der Behandlung der Spastik. Von beiden Medikamenten wird angenommen, dass sie auch bei Spastik zerebraler Ursache wirken. Beide Medikamente ähneln in ihrer Wirkung Baclofen (siehe entsprechende Studien von Smith et al. 1994 (↑); Nance et al. 1994 (↑)). Der Wirkungsmechanismus von Clonidin ähnelt dem von Tizanidin, einem Imidazolin-Derivat, und besteht in einer Hemmung neuronaler Schaltkreise im Rückenmark (Coward 1994). Zudem erfolgt eine nicht-opiate Analgesie durch eine verminderte Ausschüttung der Substanz P an a 2-Rezeptoren im Hinterhorn des Rückenmarks (Ono et al. 1991).
*Tolperison* (B) wirkt zentral muskelrelaxierend über eine neuronale Membranstabilisierung durch Hemmung schneller Natriumströme. Wegen seiner vergleichsweise geringeren sedierenden Potenz stellt es eine Alternative gegenüber Baclofen dar (Quasthoff et al. 2008; Agarwal et al. 2017).

*Cannabis* (B) beeinflusst zwar nicht die im Ashworth-Test erfasste Muskelhypertonie, es wird jedoch über einen positiven Effekt auf die Mobilität und Schmerzempfindung berichtet (Zaijcek et al. 2003; Novotna et al. 2011). Tetrahydrocannabinol kann in Form eines Sprays als Sprühstoß verabreicht werden (2.7 mg Delta-9-THC und 40 mg Alkohol in einem Sprühstoß).

*Dantrolen* (C) wirkt primär im Muskel und löst eine periphere Parese aus. Die Gabe von Dantrolen sollte wegen häufiger Nebenwirkungen, wie dem erhöhten Risiko einer toxischen Lebernekrose (bei Frauen von > 35 Jahre bei kombinierter Gabe von Östrogenen) restriktiv gehandhabt werden (Anderson 1982). Regelmäßige Leberwertkontrollen sollten insbesondere bei Frauen erfolgen, die parallel Östrogene erhalten.

## I 14.4.5 Andere Behandlungsansätze

### I 14.4.5.1 Lokale antispastische Therapie

Die lokale Injektion von *Botulinumtoxin* (↑↑, A) (50–150 IU bis max. 300 IU Botox® oder Xeomin® bzw. 1 000–1 500 IU Dysport®) stellt eine evidenzbasierte Behandlungsform einer umschriebenen, d. h. fokalen spastischen Muskelhypertonie dar (Huber und Heck 2003; Theodoroff et al. 2005; Lui et al. 2015; Simpson et al. 1996; Richardson et al. 2000; Comella und Pullmann 2004; Bakheit et al. 2001; Brashear et al. 2002) und ist hinsichtlich Wirksamkeit der oralen antispastischen Medikation überlegen (Simpson et al. 2008). Botulinumtoxin hat sich auch in der Behandlung der Hereditaren Spastischen Spinalparalyse (HSP) sowohl bei Kindern als auch im Erwachsenenalter bewährt (Hecht et al. 2008; Geva-Dayan et al. 2010; de Niet et al. 2015). Hier kann insbesondere der Zehengang und die Spitzfußfehlstellung durch Injektion des M. gastrocnemius/soleus sowie der Scherengang durch Injektion der Hüftadduktoren und die Pronationsfehlstellung der Füße durch Injektion des M. tibialis posterior behandelt werden. Eine Kombination mit repetitivem Muskeltraining scheint zu besseren Effekten auf den Muskeltonus zu führen (Sun et al. 2010).

Nationale und europäische Konsensusgruppen (Ward et al. 2003; Wissel et al. 2003) haben folgende Indikationen für die Behandlung der Spastik mit Botulinumtoxin empfohlen:

- Spastische Spitzfuß- und Inversionsstellung, die sich durch Schienen, orale Antispastika und physikalische Maßnahmen nicht beheben lässt;
- erhebliche Adduktorenspastik (Grazies et al. 2009; van Campenhout et al. 2015)
- Verbesserung der Greiffunktion bei Kindern mit Zerebralparese und Erwachsenen mit Armspastik;
- Frührehabilitation eines spastischen Armbeugetonus.
- Diese Therapie stellt auch eine elegante Technik zur Verbesserung der Blasenfunktion bei Patienten mit inkompletter Blasenentleerung infolge einer Hypertonie des M. sphincter externus und Hyperaktivität des Blasendetrusors dar (bei Detrusor-Sphinkter-Dyssynergie; Schurch et al. 1996 (↑)). Unter Lokalanästhesie wird Botulinum-A-Toxin in den Blasendetrusor injiziert (intravesical mit flexibler Injektionsnadel, mit der auch die myographische Aktivität des Sphinktermuskels registriert werden kann; 10 IU Botox® in 1 ml NaCl pro Injektionspunkt bei 30 Injektionspunkten; maximal 300 IU Botox® pro Behandlung unter Aussparung des Trigonums). In den Sphinkter externus werden 100–200 IU Botox® verdünnt in 2 ml NaCl in vier Injektionspunkte gespritzt. Dies bewirkt eine Teillähmung der betroffenen Muskeln, die nach 3–4 Monaten allmählich wieder nachlässt. Wiederholte Injektionen haben einen länger anhaltenden Effekt (Schurch et al. 2005). Insgesamt hält die leichte reversible periphere Parese (ohne Inkontinenz) zwischen 3 und 9 Monaten an (**Kap. K 3**).

### I 14.4.5.2 Stimulationstherapien

Ein günstiger Effekt auf die Spastizität wurde bei der *funktionellen elektrischen Stimulation (FES)* von Nerven und Muskeln, z. B. des N. peronaeus zur Auslösung eines Flexorreflexes (Barrett et al. 2009; Daly et al. 2006; Sullivan und Hedman 2007; Sabut et al. 2010) auch im Rahmen einer Orthesen-Versorgung (Ring und Rosenthal 2005) berichtet. Auch bei der *transkutanen elektrischen und Magnet-Stimulation* verschiedener Muskeln wurden positive Effekte (Krause et al. 2004) beschrieben (Franek et al. 1988; Levin und Hui-Chan 1992; Seib et al. 1994; Popovic et al. 2001). Es wurden hemmende Effekte auf die Aktivität der spastischen Extensorenmuskeln angenommen. Die elektrische Stimulation kann sich durch Auslösung vermehrter Flexorspasmen auch negativ auswirken (Sonde et al. 2000). Bisher hat sich die transkranielle Stimulation zur Verbesserung der Spastik (Centonze et al. 2007) nicht oder nur als kurz wirksam gezeigt (Kakuda et al. 2011). Eine gewisse Spastikreduktion kann auch über Muskelvibration erreicht werden (Marconi et al. 2011).

#### I 14.4.5.3 Weniger empfohlene Behandlungsformen

Um neurochirurgisch den Reflexbogen zu unterbrechen, wurde früher häufiger die selektive dorsale *Rhizotomie* bei Kindern mit Zerebralparese (Peacock und Staudt 1991) und die *longitudinale Myelotomie* (Putty und Shapiro 1991) durchgeführt. Bei diesen Eingriffen bleibt jedoch die Bewegungsstörung bestehen, auch wenn die klinische Spastik vermindert ist (Giuliani 1991). Auch die Langzeiterfolge bezüglich Funktion und Mobilität sind nicht überzeugend (Josenby et al. 2015).

Durch *Infiltration ventraler Wurzeln und peripherer Nerven* mit *Phenol* oder *Alkohol* kann zur Erleichterung der Pflege eine spastische in eine schlaffe Parese umgewandelt werden (Scott et al. 1985). Diese Behandlungsmaßnahmen sollten nur noch ausnahmsweise angewandt werden, da die Spastizität häufig nach Monaten wieder auftritt und es aufgrund von Sensibilitätsausfällen zu unerwünschten Folgeerscheinungen wie Hautulzerationen kommen kann.

Die *orthopädische Chirurgie* beschränkt sich üblicherweise auf die Korrektur von Deformitäten der Füße und Unterschenkel bzw. auf fixierte Kontrakturen mit Gelenkfehlstellung, die bei Kindern mit Zerebralparese von funktioneller Relevanz sind (Harryman 1992). Die am häufigsten durchgeführte Operation betrifft eine Verlängerung der Achillessehne bei Verkürzung der Wadenmuskeln bei Pes-equinus-Deformität. Auch Myofasziotomien der medialen und lateralen Kniebeuger, der Wade und der Plantarfaszie können erfolgreich gegen Kontrakturen eingesetzt werden. Konservative Maßnahmen bestehen in der Kombination von Physiotherapie, Redressionsverbänden, Kunststoffprothesen und orthopädischem Schuhwerk. Die Effekte einer konsequenten Dehnungstherapie gehen nach Therapieende meist wieder verloren (Harvey und Herbert 2002).

#### Selbsthilfeorganisationen

HSP-Selbsthilfegruppe Deutschland e.V.:
http://www.hsp-selbsthilfegruppe.de/

Forum: Ge(h)n mit HSP:
http://www.gehn-mit-hsp.de/

Förderverein für HSP-Forschung e.V.:
http://hsp-hilfe.de/

## Literatur


Agarwal S et al. Comparative study of therapeutic response to baclofen vs tolperisone in spasticity. Biomedicine and Pharmacotherapy 2017; 87: 628–635

Anderson TP. Rehabilitation of patients with completed stroke. In: Kottke FJ, Stillwell GK, LehmannJF (eds.). Krusen's Handbook of Physical Medicine and Rehabilitation. 3rd edn. Philadelphia: Saunders; 1982. 583–603.

Barbeau H, Rossignol S. Enhancement of locomotor recovery following spinal cord injury. Curr Opinion Neurol 1994; 7: 517–524.

Barrett CL, Mann GE, Taylor PN, Strike P. A randomized trial to investigate the effects of functional electrical stimulation and therapeutic exercise on walking performance for people with multiple sclerosis. Mult Scler 2009; 15: 493–504.

Bass B, Weinshenker B, Rice GP, Noseworthy JH, Cameron MG, Hader W, Bouchard S, Ebers GC. Tizanidine versus baclofen in the treatment of spasticity in patients with multiple sclerosis. Can J Neurol Sci 1988; 15: 15–19.

Beauparlant J, van den Brand R, Barraud Q, Friedli L, Musienko P, Dietz V, Courtine G. Undirected compensatory plasticity contributes to neuronal dysfunction after severe spinal cord injury. Brain 2013; 136: 3347–3361.

Berger W, Horstmann GA, Dietz V. Tension development and muscle activation in the leg during gait in spastic hemiparesis: The independence of muscle hypertonia and exaggerated stretch reflexes. J Neurol Neurosurg Psychiat 1984; 47: 1029–1033.

Bes A, Eyssette M, Pierrot-Deseilligny E, Rohmer F, Warter JM. A multi-centre, double-blind trial of tizanidine, a new antispastic agent, in spasticity associated with hemiplegia. Curr Med Res Opin 1988; 10: 709–718.

Borrini, L, Bensmail D, Thiebaut JB, Hugeron C, Rech C, Jourdan C. Occurrence of adverse events in longterm intrathecal baclofen infusion: a 1-year follow-up study of 158 adults. Arch Phys Med Rehabil 2014; 95(6): 1032–1038.

Boviatsis EJ, Kouyialis AT, Korfias SS, Damianos E. Functional outcome of intrathekal baclofen administration for severe spasticity. Clin Neurol Neurosug 2005, 107: 289–295.

Brashear A, Gordon MF, Elovic E, Kassicieh VD, Marciniak C, Do M et al. Intramuscular injection of botulinum toxin for treatment of wrist and finger spasticity after stroke. N Engl J Med 2002, 347: 395–400.

Brühlmeier M, Dietz V, Leenders KL, Roelcke U, Missimer Y, Curt A. How does the brain deal with a spinal cord injury. Eur J Neurosci 1998; 10: 3918–3922.

Burke D, Ashby P. Are spinal »presynaptic« inhibitory mechanisms suppressed in spasticity? J Neurol Sci 1972; 15: 321–326.

Carr LJ, Harrison LM, Evans AL, Stephens JA. Patterns of central motor reorganization in hemiplegic cerebral palsy. Brain 1972; 116: 1223–1247.

Centonze D Koch G, Versace V et al. Repetitive transcranial magnetic stimulation of the motor cortex ameliorates spasticity in multiple sclerosis. Neurology 2007; 68: 1045–1050.

Chu VW, Hornby TG, Schmit BD. Effect of antispastic drugs on motor reflexes and voluntary muscle contraction in incomplete spinal cord injury. Arch Phys Med Rehabil 2014; 95: 622–632.

Coffey JR, Cahill D, Steers W, Park TS, Ordia J, Meythaler J, Herman R, Shetter AG, Levy R, Gill B et al. Intrathecal baclofen for intractable spasticity of spinal origin: Results of a long-term multicenter study. J Neurosurg 1993; 78: 226–232.

Colombo G, Wirz M, Dietz V. Driven gait orthosis for improvement of locomotor training in paraplegic patients. Spinal Cord 2001; 39: 252–255.

Comella CL, Pullmann SF. Botulinum toxins in neurological disease. Muscle Nerve 2004; 29: 628–644.

Corry IS, Cosgrove AP, Walsh EG, McClean D, Graham HK. Botulinum-Toxin A in the hemiplegic upper limb: A double blind trial. Devel Med Child Neurol 1997; 39: 185–193.

Coward DM. Tizanidine: neurophamacology and mechanism of action. Neurology 1994; 44: 6–11.

Cutter NC, Scott DD, Johnson JC, Whiteneck G. Gabapentin effect on spasticity in multiple sclerosis: A placebo-controlled, randomized trial. Arch Phys Med Rehabil 2000; 81: 164–169.

Daly JJ, Roenigk K, Holcomb J, Rogers JM, Butler K, Gansen J, McCabe J, Fredrickson E, Marsolais EB, Ruff RL. A randomized controlled trial of functional neuromuscular stimulation in chronic stroke subjects. Stroke 2006; 37: 172–178.

Dario A, Tomei G. A benefit-risk assessment of baclofen in severe spinal spasticity. Drug Safety 2004; 27: 799–818.

de Niet M, de Bot ST, van de Warrenburg BP, Weerdesteyn V, Geurts AC. Functional effects of botulinum toxin type-A treatment and subsequent stretching of spastic calf muscles: a study in patients with hereditary spastic paraplegia. Journal of rehabilitation medicine 2015; 47(2): 147–153.

Dietz V. Human neuronal control of functional movements. Interaction between central programs and afferent input. Physiol Rev 1992; 72: 33–69.

Dietz V. Supraspinal pathways and the development of muscle tone dysregulation. Devel Med Child Neurol 1999; 41: 708–715.

Dietz V. Proprioception and locomotor disorders. Nature Rev Neurosci 2002; 3: 781–790.

Dietz V. Body weight supported gait training: From laboratory to clinical setting. Brain Res Bull 2008; 76: 459–463.

Dietz V. Behavior of spinal neurons deprived of supraspinal input. Nature Rev Neurol 2010; 6: 167–174.

Dietz V. State of the Art: Spastik. Pharma Focus ZNS. 2014; 11: 48–50.

Dietz V, Colombo G, Jensen L. Locomotor activity in spinal man. Lancet 1994; 344: 1260–1263.

Dietz V, Colombo G, Jensen L, Baumgartner L. Locomotor capacity of spinal cord in paraplegic patients. Ann Neurol 1995; 37: 574–582.

Dietz V, Fouad K. Restoration of sensori-motor functions after spinal cord injury. Brain 2014; 137: 654–667.

Dietz V, GrillnerS, Trepp A, Hubli M, Bolliger M. Change in reflex and locomotor activity after a complete spinal cord injury: a common mechanism? Brain 2009; 132: 2196–2205.

Dietz V, Harkema SJ. Locomotor activity in spinal cord-injured persons. J Appl Physiol 2004; 92: 1954–1960.

Dietz V, Ketelsen UP, Berger W, Quintern J. Motor unit involvement in spastic paresis: Relationship between leg muscle activation and histochemistry. J Neurol Sci 1986; 75: 89–103.

Dietz V, Müller R, Colombo G. Locomotor activity in spinal man: Significance of afferent input from joint and load receptors. Brain 2002; 125: 2626–2634.

Dietz V, Quintern J, Berger W. Electrophysiological studies of gait in spasticity and rigidity. Evidence that altered mechanical properties of muscle contribute to hypertonia. Brain 1981; 104: 431–449.

Dietz V, Sinkjaer T. Spastic movement disorder: Impaired reflex function and altered muscle mechanics. Lancet Neurol 2007; 6: 725–733.

Dietz V, Sinkjaer T. Secondary changes after CNS damage: The significance of spastic muscle tone in rehabilitation. Chapter 9. In: V Dietz, N Ward (eds.). Oxford Textbook of Neurorehabilitation. Oxford: Oxford University Press; 2015. 76–88.

Dietz V, Trippel M, Berger W. Reflex activity and muscle tone during elbow movements in patients with spastic paresis. Ann Neurol 1991; 30: 767–779.

Draulans, N, Vermeersch K, Degraeuwe B, Meurrens T, Peers K, Nutten B, Kiekens C. Intrathecal baclofen in multiple sclerosis and spinal cord injury: complications and long-term dosage evolution. Clin Rehabil 2013; 27: 1137–1143.

Dressnandt J, Conrad B. Lasting reduction of severe spasticity after ending chronic treatment with intrathecal baclofen. J Neurol Neurosurg 1996; 60: 168–173.

Faist M, Mazevet D, Dietz V, Pierrot-Deseilligny E. A quantitative assessment of presynaptic inhibition of Ia afferents in spastics: Differences in hemiplegics and paraplegics. Brain 1994; 117: 1449–1455.

Faist M, Ertel M, Berger W, Dietz V. Impaired modulation of quadriceps tendon jerk reflex during spastic gait. Differences between spinal and cerebral lesions. Brain 1999; 122: 567–579.

Foran JRH, Steinman S, Barash I, Chambers HG, Lieber RL. Structural and mechanical alterations in spastic skeletal muscle. Dev Med Child Neurol 2005; 47: 713–717.

Franek A, Turczynski B, Opara J. Treatment of spinal spasticity by electrical stimulation. J Biomed Eng 1988; 10: 266–270.

Geva-Dayan K, Domenievitz D, Zahalka R, Fattal-Valevski A. Botulinum toxin injections for pediatric patients with hereditary spastic paraparesis. Journal of Child Neurology 2010; 25(8): 969–975.

Giuliani CA. Dorsal rhizotomy for children with cerebral palsy: Support for concepts of motor control. Phys Ther 1991; 71(3): 248–259.

Gracies J-M. Pathophysiology of spastic paresis. I. Paresis and soft tissue changes. Muscle Nerve 2005; 31: 535–551.

Gracies JM, Lugassi M, Weisz DJ, Vecchio M, Flanagan V, Simpson DM. Botulinum toxin dilution and endplate targeting in spasticity: a double-blind controlled study. Arch Phys Med Rehabil 2009; 90(1): 9–16 e2.

Harryman SE. Lower-extremity surgery for children with cerebral palsy: Physical therapy management. Phys Ther 1992; 72: 16–24.

Harvey LA, Herbert RD. Muscle stretching for treatment and prevention of contracture in people with spinal cord injury. Spinal Cord 2002; 40: 1–9.

Hecht MJ, Stolze H, Auf dem Brinke M, Giess R, Treig T, Winterholler M et al. Botulinum neurotoxin type A injections reduce spasticity in mild to moderate hereditary spastic paraplegia – report of 19 cases. Movement Disorders 2008; 23(2): 228–233.

Hesse S, Bertelt C, Jahnke MT, Schaffrin A, Baake P, Malezic M, Mauritz KH. Treadmill training with partial body weight support compared with physiotherapy in nonambulatory hemiparetic patients. Stroke 1995; 26: 976–981.

Hiersemenzel LP, Curt A, Dietz V. From spinal shock to spasticity. Neuronal adaptation to spinal cord injury. Neurology 2000; 54: 1574–1582.

Hoffman HB, Blakey GL. New design of dynamic orthoses for neurological conditions. NeuroRehabilitation 2011; 28: 55–61.

Hoogstraten MC, van der Ploegy RJ, van der Burg W, Vreeling A, van Marle S, Minderhoud JM. Tizanidine versus baclofen in the treatment of spasticity in multiple sclerosis patients. Acta Neurol Scand 1988; 77: 224–230.

Huber M. Heck G. Treatment of spasticity with Botulinum A toxin. Vol 1. 2nd edition. Scherzingen: Saentis; 2003.

Ibrahim IK, Berger W, Trippel M, Dietz V. Stretch-induced electromyographic activity and torque in spastic elbow muscles. Brain 1993; 116: 971–989.

Josenby, A.L, Wagner P, Jamlo GB, Westbom L, Nordmark E. Functional performance in self-care and mobility after selective dorsal rhizotomy: a 10-year practice-based follow-up study. Dev Med Child Neurol 2015; 57(3): 286–293.

Kapitza S, Zörner B, Weinmann O, Bolliger M, Filli L, Dietz V, Schwab M. Tail spasms in rat spinal cord injury: Changes in interneuronal connectivity. Experimental Neurology 2012; 236: 179–189.

Kakuda W, Abo M, Kobayashi K, Momosaki R, Yokoi A, Fukuda A, Tominaga A, Umemori T, Kameda Y. Antispastic effect of low-frequency rTMS applied with occupational therapy in post-stroke patients with upper limb hemiparesis. Brain Injury 2011; 25: 496–502

Kanovsky P, Slawek J, Denes Z, Platz T, Comes G, Grafe S, Pulte I. Efficacy and safety of treatment with incobotulinumtoxinA in post-stroke upper limb spasticity. J Rehabil Med 2011; 43: 486–492

Katalinic O, Harvey L, Herbert R, Moseley AM, Lannin NA, Schurr K. Stretch for the treatment and prevention of contractures. Cochrane Database Syst Rev 2010; 9: CD007455.

Klamroth-Marganska V, Blanco J, Campen K, Curt A, Dietz V, Ettlin T, Felder M, Fellinghauer B, Guidali M, Kollmar A, Luft A, Nef T, Schuster-Amft C, Stahel W, Riener R. Three-dimensional, task-specific robot therapy of the arm: A multicenter randomized clinical trial in stroke patients. Lancet Neurology 2014; 13: 159–166.

Klebe S, Stevanin G, Depienne C. Clinical and genetic heterogeneity in hereditary spastic paraplegias: from SPG1 to SPG72 and still counting. Revue neurologique 2015; 171(6–7): 505–530.

Kwakkel G, Wagenaar RC, Twisk JWR, Lankhorst GJ, Koetsier JC. Intensity of leg and arm training after primary middle-cerebral-artery stroke: A randomized trial. Lancet 1999; 354: 191–196.

Lacourse MG, Lawrence KE, Cohen MJ, Young RR. Spinal cord injury. In: Frontera WR, Dawson DM, Slovik DM (eds.). Exercise in Rehabilitation Medicine. Champaign, IL: Human Kinetics; 1999. 267–292.

Lance JW. Symposium synopsis. In: Feldman RG, Young RR, Koella WP (eds.). Spasticity: Disordered Motor Control. Chicago: Year Book Publ; 1980. 485–495.

Landau WM. Spasticity: What is it? What is it not? In Feldman RG, Young RR, Koella WP (eds.). Spasticity: Disordered Motor Control. Chicago: Year Book Publ; 1980. 17–24.

Lee A, Patterson V. Double-blind study of L-threonine in patients with spinal spasticity. Acta Neurol Scand 1993; 88: 334–338.

Levin MF, Hui-Chan CW. Relief of hemiparetic spasticity by TENS is associated with improvement in reflex and voluntary motor functions. Electroenceph clin Neurophysiol 1992; 85: 131–142.

Lieber RL, Steinmann S, Barash IA, Chambers H. Structured and functional changes in spastic skeletal muscle. Muscle Nerve 2004; 29: 615–627.

Lui J, Sarai M, Mills PB. Chemodenervation for treatment of limb spasticity following spinal cord injury: a systematic review. Spinal Cord 2015; 53(4): 252–264.

Marconi B, Filippi GM, Koch G, Giacobbe V, Pecchioli C, Camerata F, Saraceni VM, Caltacirone C. Long-term effects on cortical excitability and motor recovery induced by repeated muscle vibration in chronic stroke patients. Neurorehabil Neural Repair 2011; 25: 48–60.

Martignoni M, Riano E, Rugarli, EI. The Role of ZFYVE27/Protrudin in Hereditary Spastic Paraplegia. Am J Hum Genet 2008; 83: 127–147.

McLaughlin JF, Bjornson KF, Astley SJ, Graubert C, Hays RM, Roberts TS, Price R, Temkin N. Selective dorsal rhizotomy: Efficacy and safety in an investigator-masked randomized clinical trial. Dev Med Child Neurol 1998; 40: 220–232.

Meyler WJ, Bakker H, Kok JJ, Agoston S, Wesseling H. The effect of dantrolene sodium in relation to blood vessels in spastic patients after prolonged administration. J Neurol Neurosurg Psychiat 1981; 44: 334–339.

Mignarri A, Malandrini A, Del Puppo M, Magni A, Monti L, Ginanneschi F et al. Hereditary spastic paraplegia type 5: a potentially treatable disorder of cholesterol metabolism. Journal of Neurology 2014; 261(3): 617–619.

Mignarri A, Malandrini A, Del Puppo M, Magni A, Monti L, Ginanneschi F et al. Treatment of SPG5 with cholesterol-lowering drugs. Journal of Neurology 2015; 262(12): 2783–2785.

Mondrup K, Petersen E. The effect of the GABA-agonist, progabid, on stretch and flexor reflexes and on voluntary power in spastic patients. Acta Neurol Scand 1984; 69: 191–199.

Nance PW, Burgaresti J, Shellenberger K, Sheremata W, Martinez-Arizala A. The North American Tizanidine Study Group. Efficacy and safety of tizanidine in the treatment of spasticity in patients with spinal cord injury. Neurology 1994; 44(Suppl 9): 544–552.

Nathan PW. Effects on movements of surgical incisions into the human spinal cord. Brain 1994; 117: 337–346.

Novotna, A, Mares J, Ratcliffe S, Novakova M, Zapletalova O, Gasperini C, Pozzilli C, Cefaro L, Comi G et al. A randomized, double-blind, placebo-controlled, parallel-group, enriched-design study of nabiximols* (Sativex((R)), as add-on therapy, in subjects with refractory spasticity caused by multiple sclerosis. Eur J Neurol 2011; 18: 1122–1131.

Ochs G, Struppler A, Meyerson BA, Linderoth B, Gybels J, Gardner BP, Teddy P, Jamous A, Weinmann P. Intrathecal baclofen for long-term treatment of spasticity: A multi-centre study. J Neurol Neurosurg Psychiat 1989; 52: 933–939.

O'Dwyer NJ, Ada L. Reflex hyperexcitability and muscle contracture in relation to spastic hypertonia. Curr Opin Neurol 1996; 9: 451–455.

Ono H, Mishima A, Ono S, Fukuda H, Vasko MR. Inhibitory effects of clonidine and tizanidine on release of substance P from slices of rat spinal cord and antagonism by alpha-adrenergic receptor antagonists. Neuropharm 1991; 30: 585–589.

Peacock WJ, Staudt LA. Functional outcomes following selective posterior rhizotomy in children with cerebral palsy. J Neurosurg 1991; 74: 380–385.

Penn RD. Intrathecal baclofen for spasticity of spinal origin: Seven years of experience. J Neurosurg 1992; 77: 236–240.

Penn RD, Savoy SM, Corcos D, Latash M, Gottlieb G, Parke B, Kroin JS. Intrathecal baclofen for severe spinal spasticity. New Engl J Med 1989; 320: 1517–1521.

Popovic MR, Curt A, Keller T, Dietz V. Functional electrical stimulation for gasping and walking: Indications and limitations. Spinal Cord 2001; 39: 403–412.

Powers RK, Campbell DL, Rymer WZ. Stretch reflex dynamics in spastic elbow flexor muscles. Ann Neurol 1989; 25: 32–42.

Putty TK, Shapiro SA. Efficacy of dorsal longitudinal myelotomy in treating spinal spasticity: A review of 20 cases. J Neurosurg 1991; 75: 397–401.

Quasthoff S, Möckel C, Zieglgänsberger W, Schreibmayer W. Tolperisone: a typical representative of a class of centrally acting muscle relaxants with less sedative side effects. CNS Neurosci Ther. 2008; 14(2): 107–119.

Richardson D, Sheean G, Werring D, Desai M, Edwards S, Greenwood R, Thompson A. Evaluating the role of botulinum toxin in the management of focal hypertonia in adults. Neurol Neurosurg Psychiatry 2000; 69: 499–506.

Riener R, Lünenburger L, Maier IC, Colombo G, Dietz V. Locomotor training in subjects with sensori-motor deficits: An overview of the robotic gait orthosis Lokomat. J Healthcare Engin 2010; 1: 197–216.

Ring H, Rosenthal N. Controlled study of neuroprosthetic functional electrical stimulation in sub-acute post-stroke rehabilitation. J Rehabil Med 2005; 37: 32–36.

Sabut SK, Sikdar C, Mondal R, Kumar R, Mahadevappa M, Miyasaki JM, Naumann M, Russman B, Simpson LL, So Y. Restoration of gait and motor recovery by functional electrical stimulation therapy in persons with stroke. Disabil Rehabil 2010; 32: 1594–1603.

Sadiq SA, Wang GC. Long-term intrathecal baclofen therapy in ambulatory patients with spasticity. J Neurol 2006; 253: 563–569.

Scheidtmann K. Advances in adjuvant pharmacotherapy for motor rehabilitation: Effects of levodopa. Restor Neurol Neurosci 2004; 22: 393–398.

Schüle R, Wiethoff S, Martus P, Karle KN, Otto S, Klebe S et al. Hereditary spastic paraplegia: Clinicogenetic lessons from 608 patients. Ann Neurol 2016; 79(4): 646–658.

Schurch B. Errors and limitations of the multimodality checking methods of defective spinal intrathecal pump system. Case report. Paraplegia 1993; 31: 611–615.

Schurch B, Hauri D, Rodic B, Curt A, Meyer M, Rossier AB. Botulinum-A toxin as a treatment of detrusor-sphinter dyssynergia: a prospective study in 24 h spinal cord injury patients. J Urol 1996; 155: 1023–1029.

Schurch B, De Sèze M, Dennys P, Chartier-Kastler E; Haab F, Everaert K et al. Botulinum toxin type A in the treatment for neurogenic urinary incontinence: resultsof a single treatment randomized placebo-controlled trial. J Urol 2005; 174: 196–200.

Scott BA, Weinstein Z, Chiteman R, Pulliam MW. Intrathecal phenol and glycerin in metrizamide for treatment of intractable spasms in paraplegia. J Neurosurg 1985; 63: 125–127.

Seib TP, Price R, Reyes MR, Lehmann JF. The quantitative measurement of spasticity: Effect of cutaneous electrical stimulation. Arch Phys Med Rehabil 1994; 75: 746–750.

Seif el Nasr M, Peruche B, Rossberg C, Mennel HD, Krieglstein J. Neuroprotective effect of memantine demonstrated in vivo and in vitro. Eur J Pharmacol 1990; 185: 19–24.

Simpson DM, Alexander DN, O'Brien CF et al. Botulinum toxin type A in the treatment of upper limp extremity spasticity: A randomised double blind, placebo-controlled trial. Neurology 1996; 46: 1306–1310.

Simpson DM, Gracies JM, Graham HK et al. Assessment: Botulinum neurotoxin for the treatment of spasticity (an evidence based review). Report of the therapeutics and Technology Assessment Subcommittee of the American Academy of Neurology. Neurology 2008; 70; 1691–1698.

Sinkjaer T, Toft E, Larsen K, Andreassen S, Hansen H. Nonreflex and reflex mediated ankle joint stiffness in multiple sclerosis patients with spasticity. Muscle Nerve 1993; 16: 69–76.

Smith C, Birnbaum G, Carter JL, Greenstein JM, Lublin FD. The US Tizanidine Study Group. Tizanidine treatment of spasticity caused by multiple sclerosis: results of a double-blind placebo controlled trial. Neurology 1994; 44(Suppl 9): 34–43.

Sonde L, Kalimo H, Fernaeus SE, Viitanen M. Low TENS treatment on post-stroke paretic arm: A three-year follow-up. Clin Rehabil 2000; 14: 14–19.

Stewart-Wynne EG, Silbert PL, Buffery S, Perlman D, Tan E. Intrathecal baclofen for severe spasticity: Five years experience. Clin Exp Neurol 1991; 28: 244–255.

Stien R, Nordal HJ, Oftedal SI, Slettebo M. The treatment of spasticity in multiple sclerosis: A double-blind clinical trial of a new antispastic drug tizanidine compared with baclofen. Acta Neurol Scand 1987; 75: 190–194.

Sullivan JE, Hedman LD. Effects of home-based sensory and motor amplitude electrical stimulation on arm dysfunction in chronic stroke. Clin Rehabil 2007; 21: 142–150

Sun SF, Hsu CW, Sun HP, Hwang CW, Yang CL, Wang JL. Combined botulinum toxin type A with modified constraint-induced movement therapy for chronic stroke patients with upper extremity spasticity: a randomized controlled study. Neurorehabil Neural Repair 2010; 24: 34–41

Taricco, M, Adone R, Pagliacci C, Telaro E. Pharmacological interventions for spasticity following spinal cord injury. Cochrane Database Syst Rev 2000; (2): CD001131.

Thach WT, Montgomery EB. Motor systems. In: Pearlman AL, Collins RC (eds.). Neurobiology of Disease. Oxford: Oxford Univ Press; 1990. 168–196.

Theodoroff K, Schurch B, Heck G. Treatment of spasticity with Botulinum A toxin. Vol. 2, 1st edition. Scherzingen, Switzerland: Saentis Verlag; 2005.

Thilmann AF, Fellows SJ, Garms E. The mechanism of spastic muscle hypertonus: Variation in reflex gain over the time course of spasticity. Brain 1991; 114: 233–244.

Van Campenhout, A, Bar-On L, Desloovere K, Huemaerts C, Molenaerts G. Motor endplate-targeted botulinum toxin injections of the gracilis muscle in children with cerebral palsy. Dev Med Child Neurol 2015; 57(5): 476–483.

Ward AB, Aguilar M, De Beyl Z, Gedin S, Kanovsky P, Molteni F et al. Use of Botulinum toxin type A in management of adult spasticity – a European consensus statement. J Rehabil Med 2003, 35: 98–99.

Wernig A, Müller S, Nanassy A, Cagol E. Laufbandtherapy based on »rules of spinal locomotion« is effective in spinal cord injured persons. Eur J Neurosci 1995; 7: 823–829.

Wirz M, Colombo G, Dietz V. Long term effects of locomotor training in spinal man. J Neurol Neurosurg Psychiat 2001; 71: 93–96.

Wissel J, Beneke R, Erbguth F, Heinen J, Jost WH, Naumann M et al. Konsensus-Statement zur fokalen Behandlung der Spastizität mit Botulinumtoxin. Neurol Rehabil 2003, 9: 242–243.

Wright FV, Sheil EM, Drake JM, Wedge JH, Naumann S. Evaluation of selective dorsal rhizotomy for the reduction of spasticity in cerebral palsy: A randomized controlled trial. Devel Med Child Neurol 1998; 40: 239–247.

Zajicek J, Fox P, Sanders H, Wright D, Vickery J, Nunn A, Thompson A, UK MS-Research Group. Cannabinoids for treatment of spasticity and other symptoms related to multiple sclerosis (CAMS study): Multicenter randomised placebo-controlled trial. Lancet 2003; 362: 1517–1526.

# I 15 Spinale Engesyndrome

*von M. Obermann und Th. Gasser**

## I 15.1 Zervikale spondylotische Myelopathie (ZSM)

### I 15.1.1 Klinik

Altersbedingte degenerative Veränderungen der Wirbelsäule (Osteochondrose, Spondylarthrose und Spondylose) finden ihre Ursache in der Degeneration der Bandscheiben, mit nachfolgender Höhenminderung des Zwischenwirbelraums und Annäherung der Wirbelkörper. Hieraus resultiert eine Hypertrophie der weichen und knöchernen Anteile der beteiligten Grenzflächen (Nurick 1972a, Ogino et al. 1983; Bohlman und Emery 1988; Ferguson und Caplan 1985; Parke 1988; Lestini und Wiesel 1989; White und Panjabi 1988). Diese umfasst die Entwicklung hyperostotischer Randwülste im Bereich der Wirbelkörperkanten, die Hypertrophie der unkovertebralen Gelenke und Facettengelenke sowie die Verdickung des Ligamentum flavum, mit nachfolgender Einengung der Foramina intervertebralia und Minderung des Durchmessers des Spinalkanals. Bei zusätzlicher Gefügelockerung durch Instabilität im Bewegungssegment kann es zu einer bewegungsabhängigen Einengung von ventral bei Flexion und von dorsal bei Extension kommen (White und Panjabi 1988). Der Spinalkanal der unteren Halswirbelsäule (insbesondere HWK 5–7) ist infolge der zervikalen Intumeszenz der extramedullären, intraspinalen Weichteile vergleichsweise klein, während hier gleichzeitig der Bewegungsumfang insbesondere für Flexion und Extension am größten ist. Dies führt dazu, dass spondylotische Randwülste und später medulläre Schäden in Höhe C5–8 besonders häufig sind (Parke 1988).

Während 50 % aller Menschen über 50 Jahre und 75 % aller Menschen über 65 Jahre radiologisch bzw. autoptisch Zeichen einer zervikalen Spondylose aufweisen (Pallis et al. 1954; Hughes und Brownell 1965; Jeffreys 1986; AWMF-Leitlinien 2008), entwickelt nur 10–15 % eine ZSM (Teresi et al. 1987). In einer prospektiven Serie wiesen knapp 25 % aller Patienten, die aufgrund einer Tetra- oder Paraparese in neurologischen Zentren waren, eine zervikale spondylotische Myelopathie auf (Moore und Bloomhardt 1997). Eine Markschädigung erfolgt in der Regel erst bei einer Einengung des zervikalen Spinalkanals auf einen anterior-posterioren Durchmesser von unter 13 mm (Alker 1988; Bohlman und Emery 1988; Ferguson und Caplan 1985). Auch die Quantifizierung der Einengung des Spinalkanalquerschnitts nach der Formel »Einengung des Querschnitts (%) = (Durchmesser des knöchernen Kanals – Durchmesser des Weichteilgewebes im Kanal)/Durchmesser des knöchernen Kanals × 100 %« zeigte sich bei Patienten mit ZSM deutlich höher als bei Kontrollprobanden. Eine Korrelation zum JOA Score fand sich hierbei aber nicht, sodass die klinische Aussagekraft ungeklärt bleibt (Dong et al. 2013). Bei Gesunden, mit 17–18 mm Durchmesser (Burrows 1963), wird diese kritische Weite in der Regel nur bei primär engem Spinalkanal erreicht (Lees und Turner 1963; Lestini und Wiesel 1989; Yue et al. 2001). Nur in etwa der Hälfte der Fälle korrelieren die neurologischen Störungen mit den radiologisch nachgewiesenen Veränderungen (Taylor und Aberd 1964). Dies weist auf die Bedeutung von durch die Spondylose vermittelten Durchblutungsstörungen hin, die in erster Linie das Stromgebiet der A. spinalis anterior betreffen (Tyler und Aberd 1964; Parke 1988; Thier et al. 1992; Fehlings und Skaf 1998).

Die ZSM ist die häufigste Ursache einer *Myelopathie* in der Altersgruppe der über 55-Jährigen (LaRocca et al. 1988; Alexander et al. 1996); dabei sind Männer häufiger betroffen als Frauen. Das vollständige klinische Bild ist gekennzeichnet durch die Kombination radikulärer sensibler und motorischer Ausfälle an den oberen Extremitäten, einer begleitenden Gangataxie und motorischem Defizit der unteren Extremitäten (Bradshaw 1957; Brain et al. 1952; Clark 1988; Ebara et al. 1988; Good et al. 1984; Ogino et al. 1983; Voskuhl und Hinton 1990; Beck 1991; Rao 2002). Fast alle Patienten bieten häufig seitendifferent gesteigerte Muskeleigenreflexe, erhöhten Muskeltonus und pathologische Reflexe (Bradshaw 1957; Brain et al. 1952; Spillane und Lloyd 1952). Störungen der Blasenfunktion zeigen 50 % der Patienten (Brain et al. 1952; Bradshaw 1956). Mastdarmentleerungsstörungen sind die Ausnahme (Rao 2002). Etwa 30 % der Patienten klagen über Brachialgien, oft mit Nackenschmerzen und Einschränkung der Nackenbeweglichkeit. Die Vielgestaltigkeit der sensiblen Störungen an den Armen folgt der Überlagerung radikulärer und zentraler Störungen. Störungen von Oberflächen- und Tiefensensibilität an den Beinen als Folge einer Schädigung der langen sensiblen Bahnen sind ungleich seltener und vergleichsweise leicht ausgeprägt. Bei hoch zervikal (C3–5) komprimierenden Spondylosen finden sich schwere Störungen von Lage- und Vibrationssinn an den



* Prof. Thomas Gasser, Bonn (Hinweis aufgrund Namensgleichheit mit einem anderen Verfasser in diesem Herausgeberwerk).

**Kasten I 15.1:** Zervikale spondylotische Myelopathie: Symptome und Befunde

**Typische Beschwerden**
Ungeschicklichkeit und Schwäche der Hände (50 %)
Schwäche und Tonussteigerung der Beine (80–90 %)
Gangunsicherheit
Nackensteifigkeit
Schmerz in HWS, Schulter, Arm (35 %)
Blasen-, Potenzstörung (40–50 %)

**Typische Befunde**
Atrophie der Handmuskulatur
Reflexabschwächung C5/C6
Reflexsteigerung C7/C8, untere Extremität
Lhermitte-Zeichen (25 %)
Sensibilitätsstörungen der oberen Extremität

**Seltene Beschwerden und Befunde**
Sensibilitätsstörung der unteren Extremitäten (15 %)
Mastdarmentleerungsstörungen
Dysphagie (Kompression des Ösophagus bei ausgeprägten ventralen Osteophyten)
Vertebrobasiläre Insuffizienz (Kompression der A. vertebralis)
Phrenikuslähmung (bei Kompression in Höhe HWK3/4)

**Kasten I 15.2:** Zervikale Myelopathie: Ursachen und Differentialdiagnosen

**Degenerativ**
Spondylose, Spondylarthrose
Spinalkanalstenose
Bandscheibenprotrusion, -prolaps

**Traumatisch**
HWS-Distorsion
Wirbelkörperfraktur
Spinales epidurales Hämatom
Spinale Kontusion

**Neoplastisch**
Spinale Tumoren (intra-, extramedullär)
Spinale Metastasen
Meningeosis carcinomatosa, lymphomatosa

**Entzündlich/rheumatisch/infektiös**
Encephalomyelitis disseminata
(virale) Myelitis
Rheumatoide Arthritis
Spondylarthritis ankylopoetica (M. Bechterew)
Meningoradikulitis bei Lyme-Borreliose
Epiduraler Abszess

**Vaskulär**
Spinale Ischämie

**Neurodegenerativ/andere neurologische Erkrankungen**
Amyotrophe Lateralsklerose
(erbliche) spastische Spinalparalyse
Subakute Rückenmarkdegeneration (funikuläre Myelose; z. B. bei Vitamin $B_{12}$-Mangel, Lues)
Syringomyelie

Händen, mit Einschränkung der Geschicklichkeit (**Kasten I 15.1**).
Aus den mannigfachen Symptom- und Befundkonstellationen ergibt sich eine Reihe differentialdiagnostischer Erwägungen (**Kasten I 15.2**).
Zur Quantifizierung des Ausmaßes der Behinderung durch ZSM und für Verlaufsuntersuchungen hat sich das *Japanese Orthopaedic Association (JOA) scoring System durchgesetzt* (**Kasten I 15.3**; JOA 1994; Yonenobu et al. 2001).

**Kasten I 15.3:** Japanese Orthopaedic Association (JOA) Scoring System (17–2) bei zervikaler Myelopathie (nach der japanischen Einteilung für westliche Verhältnisse adaptiert; eigene Übersetzung)

**Motorische Funktion**
*Finger*
0 unfähig, selbst mit Löffel und Gabel zu essen; unfähig, selbst große Knöpfe zu knöpfen
1 fähig, sich selbst mit Löffel und Gabel zu ernähren, jedoch ungeschickt
2 Schreiben möglich, wenngleich sehr ungeschickt; große Knöpfe können geknöpft werden
3 Schreiben etwas eingeschränkt, aber möglich; Manschettenknöpfe können geknöpft werden
4 normal

*Schulter und Oberarm* (Beurteilung des Kraftgrads (angegeben als 1–5 von 5) des M. deltoideus oder des M. biceps brachii (der schwächere Muskel ist zu werten))
–2 Kraftgrad 2 oder geringer
–1 Kraftgrad 3
–0,5 Kraftgrad 4
0 Kraftgrad 5

*Untere Extremität*
0 nicht in der Lage, aufzustehen und zu gehen
0,5 fähig aufzustehen, jedoch nicht zu gehen
1 unfähig, selbst auf ebenem Untergrund ohne Gehhilfe zu gehen
1,5 fähig, ohne Unterstützung zu gehen, bei jedoch unsicherem Gangbild
2 fähig, auf ebenem Untergrund frei zu gehen; Treppensteigen nur mit Unterstützung
2,5 Treppaufgehen ohne Unterstützung; Treppabgehen nur mit Unterstützung möglich
3 rasches Gehen möglich, jedoch etwas unsicheres Gangbild
4 normal

**Sensibilität**
*Obere Extremität*
0 vollständiger Verlust der Berührungs- und Schmerzempfindung
0,5 schwere Sensibilitätsminderung und/oder erhebliche Schmerzen
1 leichte/mäßige Sensibilitätsminderung und/oder mäßige Schmerzen
1,5 Taubheitsgefühl ohne sensibles Defizit
2 normal

*Stamm*
0 vollständiger Verlust der Berührungs- und Schmerzempfindung
0,5 schwere Sensibilitätsminderung und/oder erhebliche Schmerzen
1 leichte/mäßige Sensibilitätsminderung und/oder mäßige Schmerzen oder Taubheit
1,5 Taubheitsgefühl ohne sensibles Defizit
2 normal

*Untere Extremität*
0 Vollständiger Verlust der Berührungs- und Schmerzempfindung
0,5 schwere Sensibilitätsminderung und/oder erhebliche Schmerzen
1 leichte/mäßige Sensibilitätsminderung und/oder mäßige Schmerzen
1,5 Taubheitsgefühl ohne sensibles Defizit
2 normal

**Blasenfunktion**
0 Harnretention und/oder Inkontinenz
1 Gefühl der unvollständigen Blasenentleerung und/oder Nachtröpfeln und/oder spärlicher Urinstrahl und/oder nur teilweise erhaltene Kontinenz
2 verzögerte Blasenentleerung und/oder Pollakisurie
3 normal

**Maximal erreichbare Punktzahl (Normalbefund): 17**

#### I 15.1.1.1 Zusatzdiagnostik

Bei Verdacht auf ZSM gilt die Kernspintomographie (MRT) als bildgebende Methode der Wahl (Gokaslan und Cooper 1996). Sie ermöglicht die differentialdiagnostische Abgrenzung entzündlicher Veränderungen (Spondylodiszitis, Abszess). Die in der T2-Wichtung als hyperintens erscheinenden Bezirke des Myelons sind Ausdruck einer Myelopathie. Ätiologisch werden sie mit Ödemen, einer Gliose und möglicherweise auch kleinen Ischämien in Verbindung gebracht (Matsuda et al. 1991; Morio et al. 2001). Dieses »Myelopathiesignal« erlaubt keine zuverlässige prognostische Einschätzung (Matsumoto et al. 2000, 2001), eine zunehmende Ausdehnung in der postoperativen MRT korreliert jedoch signifikant mit einer schlechteren Prognose (Yagi et al. 2010). Ebenso wurden das Ausmaß der Reduktion der Querschnittsfläche des Marks in Höhe des Maximums der Kompression (Wada et al. 1999) sowie das der Fläche des Liquorraums in dieser Höhe (Golash et al. 2001) mit einer ungünstigen Prognose in Zusammenhang gebracht. Mittels Computertomographie (CT) können knöcherne Veränderungen wie Ossifikationen und Osteodestruktionen dargestellt sowie das Ausmaß der Stenosierung evaluiert werden. Die *Myelographie* eignet sich zur Darstellung der Wurzeltaschen und bewegungsabhängiger Veränderungen. Sie wird in der Regel mit einer CT-Myelographie kombiniert (Perneczky et al. 1992). Die *elektrophysiologischen Zusatzuntersuchungen* liefern Informationen über den Funktionszustand des Myelons und der Nervenwurzeln. Die Ergebnisse der Medianus- und Tibialis-SEP korrelieren gut mit der Hinterstrangsymptomatik (Yu und Jones 1985; Lyu et al. 2004), und die zentral motorische Überleitungszeit korreliert mit dem klinischen Schweregrad der ZSM (Bednarik et al. 1999). Normal erhaltene Medianus-SEP deuten auf eine gute Prognose hin (Lyu et al. 2004). Der Nachweis pathologischer Medianus-SEPs und/oder einer segmentalen Denervierung bei zudem bestehender zervikaler Radikulopathie, kann als prädiktive Konstellation für die Entwicklung einer spondylotischen zervikalen Myelopathie gewertet werden (Bednarik et al. 2004).

### I 15.1.2 Spontanverlauf

Der natürliche Verlauf der ZSM ist im Einzelfall nicht prognostizierbar (Bradshaw 1957; Clarke und Robinson 1956; Jeffreys 1986; LaRocca 1988; Lees und Turner 1963; Nurick 1972b, Ogino et al. 1983; Rao 2002; Sadasivan et al. 1993; Matz 2009a). Er ist häufig durch episodische Verschlechterung, gefolgt von mitunter langen Perioden der Stabilität (Bradshaw 1957; Lees et al. 1963; Matz 2009a) oder gar Remission (Lees et al. 1963; Nurick 1972b) gekennzeichnet. Dies scheint insbesondere dann der Fall zu sein, wenn ein weicher medianer Bandscheibenvorfall die wesentliche Ursache der Myelonkompression ist (Matsumoto et al. 2001). Akute Verschlechterungen können Folge von Traumen oder längerer Fehlhaltung der HWS (z. B. Reklination beim Streichen einer Decke, Fahrradfahren, Brustschwimmen, Vollnarkose in Bauchlagerung) sein (Nurick 1972a). In anderen Fällen wird der akute Beginn oder eine wesentliche Befundverschlechterung ohne erkennbare Ursache beobachtet (Wilberger und Chedid 1988). Als ungünstig – mit Blick auf den weiteren Verlauf – gelten ein Lebensalter von über 60 Jahren bei Erstmanifestation und gute Beweglichkeit der spondylotischen Halswirbelsäule (Barnes und Saunders 1984; Nurick 1972b; Matz 2009b). Prädiktiv für die spätere Entwicklung einer Myelopathie bei bereits nachgewiesener spinaler Stenose ist ein pathologischer EMG-Befund (Matz 2009b).

### I 15.1.3 Therapie

Ein Cochrane-Review aus dem Jahr 2002 (Fouays et al. 2002) benennt eine einzige prospektiv und randomisiert durchgeführte Studie, in welcher die Therapien der ZSM – konservativ versus operativ – kontrolliert miteinander verglichen wurden (Bednarik et al. 1999; follow up: Kadanka et al. 2000, 2002). 68 Patienten mit milder Myelopathie (JOA score $\geq 12$ von 17 Punkten, d. h. Vorliegen leichter sensibler und/oder motorischer Störungen, langsame Progredienz) wurden über drei Jahre nach Beginn der Therapie (35 konservativ behandelt, 33 operiert) klinisch beobachtet. Keine der beiden Strategien war der anderen überlegen (↑, A). Dies trifft besonders für Patienten mit milden Symptomen (JOA score $\geq 12$) zu (King et al. 2005; Matz 2009b). Höheres Lebensalter, ein verbliebener Myelonquerschnitt von über 70 $mm^2$ und eine normale zentralmotorische Überleitungszeit sprechen für ein gutes Ansprechen auf konservative Maßnahmen (Kadanka et al. 2005) (↑, B).
Bei relevantem neurologischen Defizit (JOA score $< 12$), Beschwerdeprogredienz oder therapierefraktären Schmerzen unter konservativen Maßnahmen ist die Indikation zur Operation zu stellen (Matz 2009b; Sampath et al. 2000) (↑, A).

#### I 15.1.3.1 Konservative Therapie

Bei erhöhter relativer Mobilität der zervikalen Segmente, tritt häufiger eine Progression der Symptomatik auf (Barnes und Saunders 1984), was die *Immobilisation* der HWS durch eine Orthese (z. B. Henßge-Krawatte) nahelegt. Dies führt im Mittel bei immerhin 40 % der Patienten zu einer Befundverbesserung, bei etwa 30 % tritt keine Veränderung und bei etwa 20 % der Patienten eine Verschlechterung auf (Bradshaw 1957; Clarke und Robinson 1956; Lees und Turner 1963; Nurick 1972b, 1975; Roberts 1966), die allerdings rasch progredient sein kann (Jeffreys 1986). Es steht aber der Nachweis aus, dass die Immobilisation tatsächlich in der Lage ist, die Erkrankung positiv zu beeinflussen. In der Akutphase kann die Immobilisation durch antiphlogistische und/oder analgetische sowie gegebenenfalls muskelrelaxierende Medikation unterstützt werden, Letzteres, wenn gleichzeitig ein Schmerz- und/oder radikuläres Syndrom besteht. Physikalische Therapie dient dem Muskelaufbau zur Stabilisierung der HWS in der Remissionsphase, wenn das akute Schmerz- und Reizsyndrom abgeklungen ist (↑, B).

### I 15.1.3.2 Operative Behandlung

Ziel der operativen Behandlung ist die Dekompression des Rückenmarks, wodurch in der Regel eine Besserung/Stabilisierung des Befundes in 80–90 % der Fälle erzielt werden kann (↑↑, A) (z. B. Irvine und Strachan 1987; Okada et al. 1991; Miyazaki et al. 1989; Voskuhl und Hinton 1990; Kumar et al. 1999; Chiles et al. 1999; Houten und Cooper 2003; Kadoya et al. 2003). Für den Operationserfolg sind die Operationsmethode (s. u.) und die Dauer der Erkrankung zum Zeitpunkt der Operation mitentscheidend (Bernard und Whitecloud 1987; Hukuda et al. 1985; Ikeda et al. 1990; Reale 1983; Saunders et al. 1991; Ebersold et al. 1995; Rao 2002). Die operative Behandlung der ZSM wird (**Abb. I 15.1**) in Abhängigkeit von der Wahl des Zugangs in die beiden Gruppen der ventralen und dorsalen Techniken untergliedert (**Kasten I 15.4**). Zervikale Stenosen, die ein bis zwei Segmente umfassen und überwiegend durch anteriore Einengung bedingt sind, werden in der Regel von ventral angegangen werden. Zu den Indikationen für einen ventralen Zugang zählen mediane Bandscheibenvorfälle, die kurzstreckige Ossifikation des hinteren Längsbandes, von ventral einengende Osteophyten, Protrusionen mit beidseitiger radikulärer Symptomatik auf der gleichen Höhe, sowie zervikale Instabilitäten mit der Notwendigkeit einer Fusion (Schmidek und Smith 1995; Gokaslan und Cooper 1996; Chiles et al. 1999; Houten und Cooper 2003). Zervikale Stenosen, die drei oder mehr Segmente einbeziehen oder überwiegend durch posteriore Einengung bedingt sind, werden hingegen in der Regel über einen dorsalen Zugang behandelt. In Einzelfällen ist auch ein kombiniertes ein- oder zweizeitiges Vorgehen mit kombinierter ventraler und dorsaler Operation nötig.

*Ventraler Zugang*: Bei der *anterioren Bandscheibenexzision und Fusion* (Cloward 1958; Fortuna et al. 1988; Herkowitz 1989; Smith und Robinson 1958; Whitecloud 1988) wird über einen Zugang, der zwischen Gefäß-Nervenbündel und Ösophagus liegt, die Bandscheibe und intraspinal gelegenes Bandscheibenmaterial entfernt. Bei der Cloward-Technik (**Abb. 15.1 A**) erfolgt ähnlich wie bei der modifizierten Variante der Smith-Robinson-Technik (**Abb. 15.1 B**) die Resektion des hinteren Längsbandes und intraspinaler Osteophyten. Das Bewegungssegment wird durch Einpassung eines je nach Methode unterschiedlich konfigurierten Knochendübels oder mittels Fremdmaterial (Polymethylmetacryl-Dübel, Titan- oder Carbon-Cage) versteift. Durch das Einbringen eines Interponats können foraminale Stenosen vermieden und eine raschere Fusion induziert werden. Bei der *subtotalen Spondylektomie* (= Korpektomie) werden größere Anteile der Wirbelkörper einschließlich des Ligamentum longitudinale posterius entfernt und später durch einen autologen Knochenspan ersetzt (**Abb. 15.1 C**; Awasthi und Voorhies 1992; Boni et al. 1984; Doi et al. 1988; Hanai et al. 1986; Yonenobu et al. 1985).

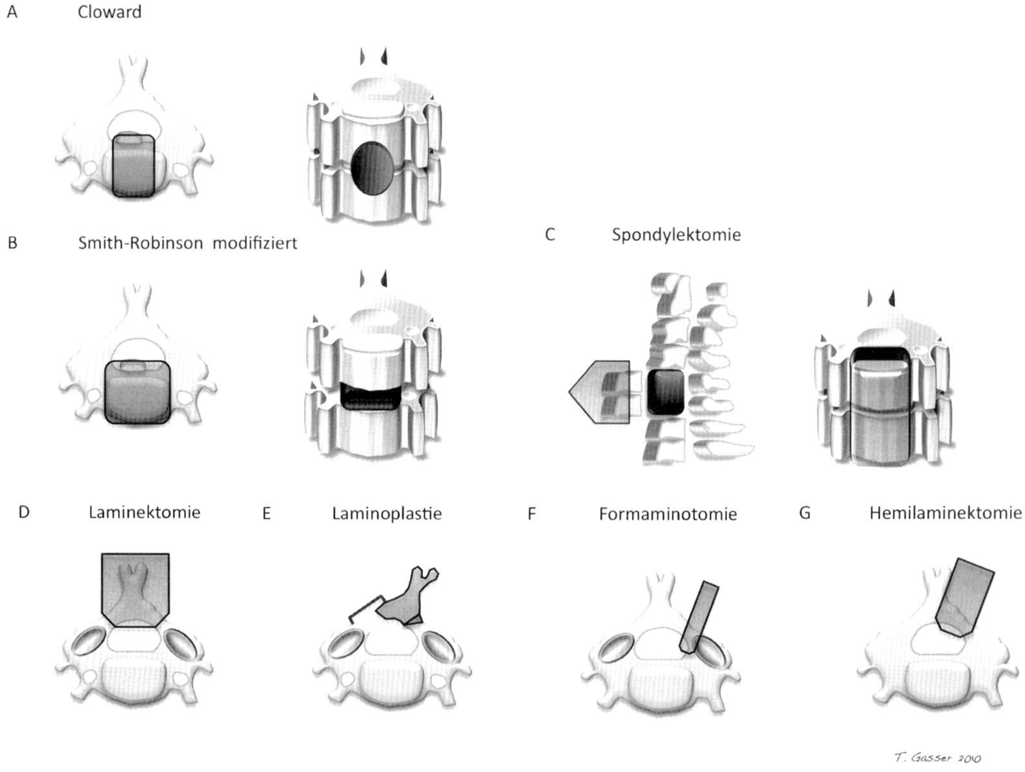


**Abb. I 15.1:** Schematische Darstellung der wesentlichen chirurgischen Verfahren zur Behandlung der zervikalen spondylotischen Myelopathie (modifiziert nach Thier et al. 1992).
**A**: Cloward-Operation; **B**: Eine Variante der Smith-Robinson-Technik, die sich letztlich nur durch die unterschiedliche Form des Knochendübels von der Cloward-Technik unterscheidet, mit Resektion von Längsband und Osteophyten; **C:** subtotale Spondylektomie (= Korpektomie) mit Fusion (verändert nach Yonenobu et al. 1985); **D**: Laminektomie; **E**: Eine von mehreren Varianten der Laminoplastie (Laminoplastie mit unilateraler Fusion); **F**: Partielle Hemilaminektomie mit partieller Arthrektomie (Foraminotomie); **G**: Hemilaminektomie.

**Kasten I 15.4:** Zervikale spondylotische Myelopathie: Vor- und Nachteile ventraler und dorsaler operativer Verfahren

**Ventraler Zugang**

*Vorteile*

Direkte Dekompression, da meist ventrale Kompression vorliegt
Gleichzeitige Erweiterung der Neuroforamina
Reduktion von Verdickungen des Lig. longitudinale posterius
Einfache Lagerung des Patienten

*Nachteile*

Instabilität und Bandscheibendegeneration in den benachbarten Höhen
Komplikationen aufgrund intraoperativer Weichteilkompression:
Recurrensparese, Ösophagusverletzung, Atemwegsobstruktion
Unvollständige Darstellung der Nervenwurzeln und gegebenenfalls deren Dekompression
Aufwendiger Eingriff, falls in mehreren Höhen operiert werden muss
Bei erheblicher dorsaler Myelonkompression nur geringe Dekompression möglich

**Dorsaler Zugang**

*Vorteile*

Großzügige Dekompression
Gute Darstellung von Mark und Wurzeln
Leichtere Präparation, geringeres Risiko der Verletzung unbeteiligter Strukturen
Leichtere Präparation bei Notwendigkeit einer Operation in mehreren Höhen
Leichtere Präparation der Höhen oberhalb von HWK2/3 bzw. unterhalb HWK7/BWK1

*Nachteile*

Spätere Instabilität nach Laminektomie in mehreren Höhen ohne Laminoplastie
Frühe Instabilität bei ausgiebiger Resektion und Entfernung der Facettengelenke
Häufig ungenügende Dekompression bei meist überwiegend ventraler Kompression
Großflächige Darstellung des Myelons mit dem Risiko postoperativer Hämatome

Komplikationen sind Verschlechterung der Myelopathie (3,3 %), iatrogene Wurzel- oder Markverletzungen, Wundinfektion und Hämatome (um 1,5 %), Ausstoßung des Knochendübels, Rekurrensparese und Instabilität (unter 1 %) (Bertalanffy und Eggert 1989; Herkowitz 1989). Das Risiko für die Entwicklung einer ZSM in den benachbarten Segmenten nach anteriorer Fusion beträgt 2,9 % pro Jahr, wobei dies besonders nach Fusion in Höhe HWK 5/6 und HWK 6/7 auftritt (Hilibrand et al. 1999). Bandscheibenprothesen sollen die Beweglichkeit des operierten Segments erhalten und der Degeneration der Nachbarsegmente vorbeugen (Mummaneni und Haid 2004) (↔, C). Die Erfolgsrate ist mit derjenigen nach Fusion vergleichbar, in einzelnen Fällen jedoch sind sekundäre, spontane Fusionen über die Prothese hinweg aufgetreten (Mehren et al. 2005). Die Bandscheibenprothese verursacht allerdings erheblich höhere Kosten. Die anterioren Techniken für die Behandlung von Mehrsegmentstenosen (3–4 Segmente und mehr) einzusetzen, wird von der Mehrzahl der Chirurgen abgelehnt (B) (Herkowitz 1988). Ausnahme hiervon ist die *multilevel oblique corpectomy (schräge Korpektomie in mehreren Höhen)*, bei der in bis zu fünf Höhen über einen anterolateralen Zugang Teile des Wirbelkörpers entfernt werden. Bei diesem Vorgehen bleibt die Stabilität erhalten, ohne dass eine Fusion erforderlich wäre (George et al. 1999; Koc et al. 2004).

*Dorsaler Zugang*: Bei der *Laminektomie* (**Abb. I 15.1 D**) wird durch Entfernung der Laminae im Bereich der Zervikalstenose eine Dekompression des Marks erreicht. Die Laminektomie ist das operative Verfahren der Wahl bei einer Mehrsegmentstenose, aber auch bei vorwiegender Kompression von dorsal (hypertrophierter Wirbelbogen bzw. Ligamenta flava), sofern ausreichende Stabilität gewährleistet ist, beispielsweise infolge einer anterioren knöchernen Ankylosierung (Herkowitz 1988). Anderenfalls zieht die extensive Laminektomie in einem hohen Prozentsatz eine Instabilität mit Entwicklung einer Flexionsdeformität nach sich, die ein wesentlicher Grund für eine frühzeitig einsetzende erneute Progredienz der Symptomatik ist (Herkowitz 1988; Sim et al. 1974; Yonenobu et al. 1985; Arnold et al. 1993). Durch *Laminektomie mit posteriorer Fusion* kann die Ausbildung solcher Deformitäten weitgehend vermieden werden (Kumar et al. 1999). Eine weitere Ursache von Befundverschlechterungen nach erfolgter Laminektomie ist die Entwicklung epiduraler und subarachnoidaler Narbenplatten, die gleichfalls zu einer erneuten Markkompression führen können (Oiwa 1983) oder per Traktion die Entwicklung intramedullärer Höhlen nach Art einer Syringomyelie induzieren (Middleton et al. 1987). Mit der *Laminoplastie* – und deren verschiedene Varianten (Faccioli et al. 1987; Hirabayashi et al. 1981; Hirabayashi und Satomi 1988; Itoh und Tsuji 1985; Kawai et al. 1988; Kimura et al. 1984; Tsuji 1982; Zanasi et al. 1984) – steht ein Verfahren zur Verfügung, das, anders als die Laminektomie, die Destabilisierung der Wirbelsäule weitgehend vermeidet und die Gefahr einer Invasion von Narbengewebe mindert. Bei der Laminoplastie (**Abb. I 15.1 E**) werden die Laminae auf einer Seite vollständig durchtrennt, auf der gegenüberliegenden Seite hingegen nur partiell inzidiert und dann zur inzidierten Seite hin angehoben. Im Vergleich zur Laminektomie zeigt die Laminoplastie geringere Komplikationsraten (Heller et al. 2001) und wird auch aufgrund der dauerhaft guten klinischen Ergebnisse in 60–70 % der Patienten (Kimura et al. 1995) zunehmend angewandt.

### I 15.1.3.3 Pragmatische Therapie

Bildmorphologisch nachweisbare, aber asymptomatische degenerative Veränderungen der HWS sind häufig. Geringe Funktionsstörungen mit allenfalls geringer Progredienz rechtfertigen den Versuch einer konservativen Therapie (Kadanka et al. 2002, 2005) mit Immobilisation der Halswirbelsäule durch eine Krawatte, es sei denn, dass die Schnittbildgebung bereits Anhaltspunkte für intramedulläre Schäden gibt (↑). Die konservative Therapie muss in jedem Fall durch engmaschige klinische und gegebenenfalls bildgebende (MRT) Befundkontrollen begleitet werden, damit bei fehlendem Therapieerfolg oder weiterer Progredienz die operative Dekompression des Rückenmarks so frühzeitig erfolgt, sodass weitere Markschäden verhindert werden können.

Eine *dringliche Operationsindikation* besteht bei rasch progredienter, hochgradiger Parese, bei zunehmenden sensorischen Defizit sowie bei vegetativen Störungen (↑, A). Eher kritisch zu bewerten ist die Prognose jedoch bei langandauernder Gangunsicherheit (≥ 18 Monate), bei älteren Patienten (≥ 70 Jahre), bei progredienter Verschlechterung einer vorbestehenden Myelopathie nach Trauma, bei deutlich reduziertem Querschnitt des Rückenmarks in Höhe der maximalen Kompression (≤ 30 $mm^2$) sowie bei bereits deutlich ausgeprägten Muskelatrophien der oberen Extremitäten (Haberland et al. 2000). Die operative Dekompression umschriebener, segmentaler Stenosen erfolgt vorzugsweise über einen *ventralen Zugang*, während längerstreckige Stenosen (≥ 3 Segmente) über ein *dorsales Verfahren entlastet werden*. Besteht die Gefahr einer späteren Instabilität (vermehrte Kyphose, Pseudospondylolyse), so sollte eine Laminektomie mit posteriorer Fusion oder eine Laminoplastie durchgeführt werden. Bei medianem Bandscheibenvorfall ist von ventral zu operieren, wobei laterale/foraminale Bandscheibenvorfälle mit rein radikulärer Symptomatik auch mittels partieller Hemilaminektomie einschließlich partieller Arthrektomie (*Foraminotomie*) behandelt werden können (Operation nach Frykholm: Frykholm 1951, 1969; Krupp et al. 1990; **Abb. 15.1 F**). Die Patienten können postoperativ rasch mobilisiert werden, Extrembewegungen der HWS sind aber in den ersten 4–6 postoperativen Wochen zu vermeiden. Laminektomierte Patienten können mit einer weichen Halskrawatte (z. B. Henßge-Krawatte) versorgt werden, um bewegungsabhängige postoperative HWS-Beschwerden zu mindern. Aus Gründen der Förderung der Funktion sollte hier aber so bald wie möglich auf das Tragen der Manschette verzichtet werden.

### I 15.1.3.4 Unwirksam oder obsolet

Manipulation der Wirbelsäule birgt bei nicht nachgewiesener Wirksamkeit erhebliche Risiken und ist insbesondere bei radikulären Beschwerden, Nackenschmerzen und bekanntem Bandscheibenvorfall nicht indiziert (Powell et al. 1993). Die Wirksamkeit von Traktion oder Wärmeanwendungen ist nicht belegt.

## I 15.2 Lumbale spinale Stenose

### I 15.2.1 Klinik

Die lumbale Spinalkanalstenose ist etwa viermal so häufig wie die zervikale. Allerdings treten zervikale und lumbale Engesyndrome in bis zu 50 % in Kombination auf, entweder gleichzeitig oder zeitlich einige Jahre voneinander getrennt (Epstein et al. 1984; Edwards und LaRocca 1985; Haberland et al. 2000). Man unterscheidet die kongenitalen (anlagebedingten) von den erworbenen (degenerativen) Stenosen. Degenerative Veränderungen führen durch Höhenminderung und Hypertrophie

**Kasten I 15.5:** Lumbale spinale Enge: Symptome und Befunde

**Typische Beschwerden (um 70–90 %)**
Lumbale Rückenschmerzen
Neurogene Claudicatio (Claudicatio spinalis)
Ein- oder beidseitige Hyp- und Parästhesien der Beine
Gangunsicherheit
Schwäche und Schweregefühl der Beine
Nächtliche Beinkrämpfe

**Typische Befunde**
Befundbesserung bei lumbaler Kyphosierung (90 %)
Befundverschlechterung bei lumbaler Lordosierung (90 %)
Schwäche der Beine (65 %)
Reflexabschwächung (25 %)

**Seltene Beschwerden und Befunde (< 15 %)**
Blasendysfunktion, Inkontinenz
Lasègue-Zeichen
Deutliche Muskelatrophie

**Kasten I 15.6:** Lumbale spinale Enge: Ursachen

**Primär enger Spinalkanal**
- Idiopathisch
- Achondrodysplasie

**Sekundär enger Spinalkanal:**
**Degenerative Veränderungen**
- Spondylose
- Spondylolisthese
- Skoliose
- Ossifikation des Lig. longitudinale posterius und des Lig. flavum
- Intraspinale Synovialzyste
- Bandscheibenvorfall

**Postoperativ** (Laminektomie, Fusion, Fibrose)
**Trauma**
**Osteoporose**
**Metabolisch, endokrin**: epidurale Lipomatose, Akromegalie, Pseudogicht
**Knöchern/rheumatisch**: M. Paget, Spondylosis ankylosans, Rheumatoide Arthritis
**Tumor**: Rückenmark, Spinalwurzeln, Hirnhäute, Knochen, Filiae
**Entzündlich**: Spondylodiszitis, epiduraler Abszess

weicher und knöcherner Anteile des Bewegungssegments zur Einengung des Spinalkanals (zentrale Stenose) und der Foramina intervertebralia (laterale Stenose: Recessus lateralis, Nervenwurzelkanal). Dabei sind Mischbilder beider Pathologien häufig. Auch sekundäre Beeinträchtigungen wie Behinderung der arteriellen Blutversorgung der Nervenwurzeln sowie venöse Stase sind pathogenetisch bedeutsam (Ciricillo und Weinstein 1993; Bridwell 1994; Watanabe und Park 1986). Eine Relativverschiebung benachbarter Bewegungssegmente aufgrund eines angeborenen fehlenden Bogenschlusses (echte Spondylolisthese) oder infolge einer degenerativ bedingten Subluxation kann zum Ausmaß der Stenose beitragen. Eine Subluxation der kleinen, degenerativ veränderten Gelenke bezeichnet man als *»degenerativ bedingte Spondylolisthese«* (Junghanns 1930).

Die normale Weite des lumbalen Spinalkanals beträgt 15–23 mm; von einer relativen Enge spricht man bei einem Durchmesser von 10–12 mm, von einer absoluten Enge < 10 mm (Verbiest 1980). Die Prävalenz der kongenitalen relativen lumbalen Spinalkanalstenose beträgt in der allgemeinen Bevölkerung 4,7 %, während die absolute mit 2,6 % angegeben wurde. Erworbene Spinalkanalstenosen sind mit 22,5 % wesentlich häufiger und absolute mit 7,3 % ebenfalls leicht häufiger. Die Prävalenz steigt nach dem 60. Lebensjahr deutlich an. So zeigte die Gruppe der 60- bis 69-jährigen Patienten Prävalenzraten von 47,2 % für relative und 19,4 % für absolute erworbene lumbale Spinalkanalstenosen (Kalichman et al. 2009). Am häufigsten ist die Höhe LWK4/5 betroffen, in absteigender Häufigkeit dann LWK3/4, 2/3, 5/SWK1 und LWK1/2. Somit ist das Segment LWK5/SWK1, die Vorzugslokalisation lumbaler Bandscheibenvorfälle, vergleichsweise selten von einer degenerativ bedingten Stenose betroffen. Gründe hierfür sind die kräftigen Bandverbindungen mit Darm- und Sitzbein, die Subluxationen auf der Grundlage degenerativer Veränderungen verhindern.

Im Vordergrund stehen meist belastungsabhängige ein- oder beidseitige Lumboischialgien sowie Par- und Hypästhesien (Paine 1976a; Ciricillo und Weinstein 1993). Motorische Symptome werden oft unspezifisch als Schweregefühl empfunden. Leitsymptom ist die *neurogene Claudicatio spinalis* mit schlecht zu lokalisierenden Beinschmerzen, Gefühlsstörungen und Schwäche beim Gehen. Manchmal provoziert Stehen bereits die Symptomatik. Körperhaltungen, die die lumbale Lordose reduzieren (Sitzen, Vornüberbeugen, Radfahren, Treppensteigen), erleichtern die Symptomatik. Häufig ist die Gehstrecke, die der Patient ohne Beschwerden zurücklegen kann, ein gutes Maß für Ausmaß und Progredienz der Enge. Die Lordosierung der Wirbelsäule (beim Stehen und Gehen, Treppabgehen, Schwimmen) provoziert die Beschwerden. Ob die neurogene Claudicatio tatsächlich Ursache der Gehstörung ist, lässt sich in aller Regel durch eine Fahrradergometerbelastung klären (Bridwell 1994): Patienten mit neurogener Claudicatio – anders als solche mit peripheren Durchblutungsstörungen oder Herz-Kreislauf-Erkrankungen – sind zu längerem Fahrradfahren in der Lage. Häufiger als die voll ausgebildete neurogene Claudicatio ist die haltungsabhängige Radikulopathie, die durch Aufrichten oder Extension der LWS ausgelöst wird. Trotz massivem Schmerzsyndrom sind meist kaum radikuläre Ausfälle in der Untersuchung bei Spinalkanalstenosen nachzuweisen. Wenn sie vorliegen, so betreffen sie zumeist die mittleren lumbalen Segmente (Weinstein 1982; Pleatment und Lukin 1988). Ein voll ausgebildetes Kaudasyndrom infolge einer lumbalen Stenose ist eine Rarität. Die klare *Belastungsabhängigkeit* erleichtert die Unterscheidung von einem Kaudasyndrom bei akutem Bandscheibenvorfall. Vaskuläre Differentialdiagnosen umfassen eine pAVK, seltener spinale arteriovenöse Malformationen (AVM). Hier kommt es ebenfalls unter Bettruhe häufig zu einer Linderung der Symptome. Praktisch alle Patienten mit lumbaler Stenose leiden unter lokalen Rückenschmerzen. Bei fehlender Belastungsabhängigkeit kommen eher degenerative Veränderungen im betroffenen Segment als Ursache in Betracht. Der Nachweis der Belastungsabhängigkeit der Rückenschmerzen ist wichtig, weil nur hier die operative Behandlung (s. u.) Linderung verspricht.

Die *elektrophysiologische Zusatzdiagnostik* ist häufig unauffällig. SEPs und EMG können zwar eine axonale Schädigung nachweisen, eignen sich aber im Einzelfall weder zur Quantifizierung einer Läsion noch erlauben sie prognostische Aussagen. Die Kombination aus F-Wellen, H-Reflex und MEP wurde als diagnostisch hilfreich beschrieben. Eine deutliche Verschlechterung dieser Untersuchungsparameter nach körperlicher Belastung ist besonders sensitiv (Chiodo et al. 2008; Bal et al. 2006; Adamova et al. 2003). Gelegentlich ist eine floride Denervierung der paravertebralen Muskulatur nachzuweisen und erlaubt dann die Abgrenzung gegenüber einer Polyneuropathie. Das Nadel-EMG zeigt eine niedrigere falsch positive Befundrate als das MRT (Chiodo et al. 2008; Haig et al. 2007). Die *bildgebende Diagnostik* stützt sich auf die Magnetresonanztomographie (MRT) und zu einem geringeren Teil auf die Computertomographie (CT). Die *Myelographie* hat eine Sensitivität und Spezifität von über 90 %, wird aber in der präoperativen Diagnostik immer weniger eingesetzt. Bei artefaktüberlagertem MRT oder dem Bedarf von Funktionsdiagnostik zum Ausschluss einer Spondylolisthese, kann die Myelographie bzw. die



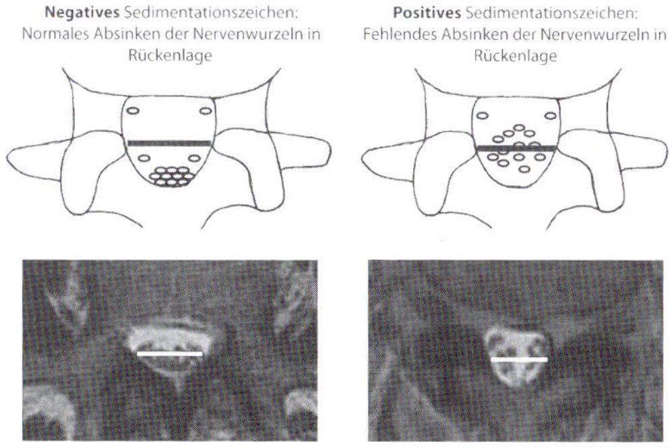


**Abb. I 15.2:** Nervenwurzel-Sedimentationszeichen als Diagnosekriterium der spinalen Lumbalkanalstenose. Links normales Sedimentationszeichen; rechts positives Sedimentationszeichen ohne wesentliches Absinken der Nervenwurzeln (modifiziert aus Barz et al. 2010).

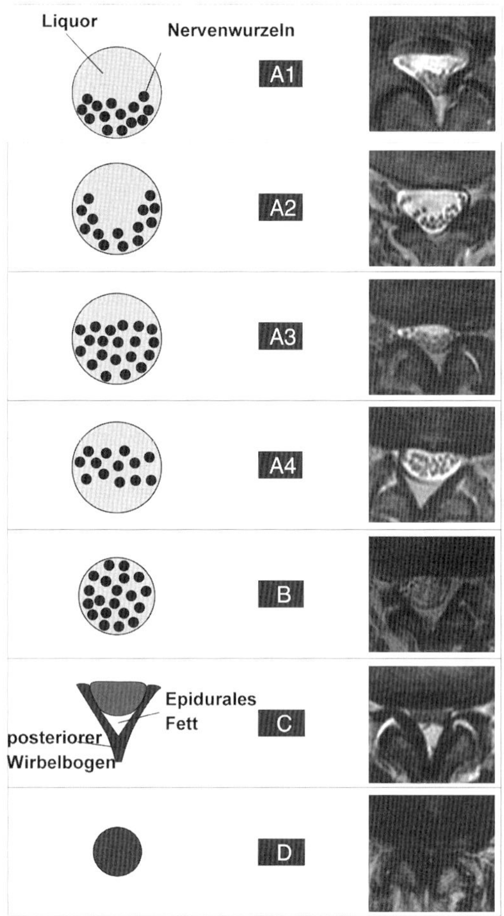


**Abb. I 15.3:** Morphologische MRT-Klassifikation der lumbalen Spinalkanalstenose in A (normal bis leichtgradige Stenose), B (mittelgradige Stenose), C (hochgradige Stenose), D (höchstgradige Stenose). A1 = klar erhaltene Sichtbarkeit des Liquors im Duralsack bei inhomogener Verteilung der Nervenwurzeln; A2 = Nervenwurzeln liegen dorsal und hufeisenförmig; A3 = Nervenwurzeln liegen dorsal, nehmen jedoch mehr als die Hälfte des Duralsacks ein; A4 = die Nervenwurzeln liegen zentral und nehmen den Großteil des Duralsacks ein; B = die Nervenwurzeln nehmen den kompletten Duralsack ein, einzelne Wurzeln und der Liquor sind allerdings noch sicher abgrenzbar; C = keine Nervenwurzeln mehr abgrenzbar, kein Liquor-Signal mehr vorhanden, epidurales Fett ist noch sichtbar posterior; D = wie C, aber kein epidurales Fett mehr abgrenzbar (modifiziert aus Schizas et al. 2010)

Funktionsmyelographie wertvolle Informationen liefern (Schulitz et al. 1996; Saint-Louis 2001). MRT gestützte Diagnose- und Prognose-Kriterien werden zunehmend wichtiger. Das Nervenwurzel-Sedimentationszeichen (NWSZ) konnte in 94 % der Patienten mit lumbaler Spinalkanalstenose diese sicher zuordnen, während kein Patient mit einfachen Rückenschmerzen dieses Zeichen aufwies (Barz et al. 2010) (**Abb. I 15.2**). Auch eine morphologische Klassifikation anhand der MRT-Bilder wurde vorgeschlagen, sie berücksichtigt die Sichtbarkeit von verbleibendem Liquor im Duralsack auf Höhe der Stenose. Hierbei werden Stenosegrade von A = keine oder minimale Stenose, B = mittelgradige Stenose, C = hochgradige Stenose bis D = höchstgradige Stenose angegeben. Die Stenosegrade C und D haben ein höheres Risiko, konservativ nicht ausreichend behandelbar zu sein (Schizas et al. 2010) (**Abb. I 15.3**).

Zu beachten ist, dass degenerative Veränderungen und auch Engen häufig sind: In einer prospektiven Untersuchung wurden sie bildgebend in etwa einem Drittel der untersuchten Gesunden im Alter von über 60 Jahren nachgewiesen (Boden et al. 1990). Umgekehrt korrelieren auch bei Patienten mit den typischen Symptomen einer lumbalen Spinalkanalstenose Lokalisation und Ausmaß der Beschwerden nur mäßig mit den bildgebenden Befunden.

### I 15.2.2 Spontanverlauf

Die lumbale Spinalstenose tritt in aller Regel nach dem 50. Lebensjahr auf und ist typischerweise langsam progredient. Wesentliche neurologische Defizite sind eher die Ausnahme (Hall et al. 1985; Bridwell 1994). Die Patienten stellen sich meistens später beim Arzt vor als solche mit zervikalen Beschwerden. Dies ist vermutlich auf die höhere Sensitivität bezüglich der Verschlechterung der Handfunktion und der spastischen Gangstörung bei zervikaler Enge zurückzuführen (Pappas und Sonntag 1996).

## I 15.2.3 Therapie

Ziel der Therapie sind Schmerzfreiheit bzw. -linderung, die Ermöglichung längerer Gehstrecken und Besserung bereits eingetretener Wurzelschädigungen. Entsprechende Studien, die den modernen Kriterien der evidenzbasierten Medizin genügen, sind allerdings sehr selten. Eine umfangreiche *Cochrane-Analyse* von 31 meist retrospektiven Studien (Gibson et al. 1999; Gibson und Waddell 2005) ergab, dass der Großteil dieser Studien erhebliche methodische Schwächen aufweist, es keine gesicherte wissenschaftliche Evidenz für die langfristig anhaltende Wirksamkeit chirurgischer Dekompression oder Fusion bei degenerativer lumbaler Spondylose gibt und der Stellenwert unterschiedlicher Dekompressions- und Fusionstechniken derzeit nicht bestimmt werden kann (↔, B). Älteren Metaanalysen zufolge kann durch das operative Vorgehen in 64–69 % ein gutes oder sehr gutes Ergebnis erzielt werden (Turner et al. 1992; Mardjekto et al. 1994). Das Ansprechen auf konservative Therapie ist sehr variabel und liegt je nach Autor zwischen 15–91 % (Johnsson et al. 1992; Onel et al. 1993; Simotas et al. 2001; Tadoroko et al. 2005). Die weithin akzeptierte Sicht, dass Patienten mit radikulären Ausfällen deutlicher von der Operation als von konservativer Therapie profitieren, stützt sich auf das Ergebnis der bis dato einzigen randomisierten Studie (Amundsen et al. 2000), in der 100 Patienten prospektiv über 10 Jahre nachuntersucht wurden. Von den primär operierten Patienten gaben 80 % und von den primär konservativ behandelten 50 % sehr gute bis gute Ergebnisse an. Bei den Kranken, die nach konservativer Therapie keine Besserung erlebt hatten und deshalb sekundär operiert wurden, waren die Ergebnisse ähnlich wie bei den primär Operierten. Die Operation führt also insgesamt zu einem besseren Ergebnis, ein konservativer Therapieversuch ist jedoch in vielen Fällen gerechtfertigt und kann eine befriedigende Symptomkontrolle herbeiführen (↑, A).

### I 15.2.3.1 Konservative Therapie

Konservative Maßnahmen (Wiltse et al. 1976; Weinstein 1982; Moreland et al. 1989; Circillo und Weinstein 1993; Tadokoro et al. 2005) versuchen durch die Gabe von Antiphlogistika, Analgetika und Muskelrelaxantien die schmerzhafte Wurzelirritation zu mindern. Die Wirksamkeit der epiduralen Applikation von Steroiden ist kurzfristig gegeben, jedoch langfristig unsicher (Boswell et al. 2005) (↔). Von einigen Autoren wird die kombinierte oder alleinige Instillation von Lokalanästhetika (z. B. Xylocain) in den kaudalen Epiduralraum empfohlen (↔, B). Unter der epiduralen Gabe von 3 × 0,5 % Xylocain im Abstand von je einer Woche konnte eine teilweise über viele Monate anhaltende Schmerzlinderung erreicht werden (Ciocon et al. 1994). Relevante Nebenwirkungen oder Komplikationen der Injektionstherapie (Spondylodiszitis, epidurale Abszessbildung, Meningitis; Boswell et al. 2005; Hooten et al. 2006) wurden in dieser Studie nicht beobachtet. Medikamentöse Maßnahmen sind unbedingt durch krankengymnastische Übungsbehandlung zur Stärkung der Bauchmuskulatur zu ergänzen (↔, A). Bettruhe und lumbosakrale Mieder sollten als vorübergehende Maßnahmen auf Zeiten intensiver Schmerzen beschränkt bleiben. Verhaltenstherapeutische Maßnahmen mit Einsicht in die Krankheitsursachen und zur Vorbeugung einer Immobilisation sollten in die konservative Therapie integriert werden (Brox et al. 2003).
Unter pathophysiologischen Gesichtspunkten erscheint – falls keine absolute Operationsindikation vorliegt – ein konservativer Therapieversuch gerechtfertigt: Zum einen hat ein Großteil der Bevölkerung in fortgeschrittenem Alter trotz Vorliegen erheblicher degenerativer Veränderungen und lumbaler Spinalkanalstenose keine oder nur milde Beschwerden und Einschränkungen. Zum anderen kann unter der Vorstellung, dass nicht die (knöcherne) Enge alleine die Beschwerden hervorruft, sondern auch intermittierende Ischämien, venöse Stauung und durch Zytokinfreisetzung vermittelte Entzündungsvorgänge beteiligt sind, alleine durch Schonung und Beseitigung dieser Faktoren eine Besserung eintritt.

### I 15.2.3.2 Operative Therapie

Das Ziel der operativen Therapie ist die Dekompression der austretenden Nervenwurzeln unter Wahrung der Stabilität der Wirbelsäule. Das bisherige Standardverfahren ist die *Laminektomie mit bilateraler Foraminotomie*, bei der die Laminae einschließlich der medialen Anteile der Facettengelenke abgetragen und die lateralen Rezessuus sowie die Foramina der betroffenen Etagen dekomprimiert werden. Mit diesem oder dem verwandten Kombinationsverfahren der Hemilaminektomie, mit Abtragen der kontralateralen Laminaventralseite (sog. Undercutting), wird in 80–85 % der Fälle eine Besserung erzielt (Roberson et al. 1973; Pennal und Schatzker 1971; Weinstein 1982; Paine 1976b; Tile et al. 1976; Verbiest 1977; Russin und Sheldon 1976; Spetzger et al. 1997; Feldmann und Wittenberg 2003) (↔, A). Die operative Versorgung ist im frühen Verlauf, aber auch postoperativ nach zwei und vier Jahren ist der rein konservativen Behandlung hinsichtlich Schmerzfreiheit und Funktion überlegen (Weinstein et al. 2010). Auf eine begleitende Diskektomie wird meist verzichtet, da sie die Gefahr einer postoperativen Instabilität vergrößert. Deshalb bleibt auch die komplette Resektion von Facettengelenken Ausnahmefällen vorbehalten. Prognostisch ungünstig sind vegetative Störungen und Muskelatrophien, da sie meist Ausdruck irreversibler Wurzelschäden sind. Auch Regressansprüche und Rentenbegehren sind ungünstige prognostische Indikatoren (Herron und Mangelsdorf 1991). Lokale Rückenschmerzen, häufig eine direkte Folge der degenerativen Veränderungen, sind vielfach therapierefraktär. Die Schädigung der Muskulatur durch die Operation kann gelegentlich sogar zu einer postoperativen Verstärkung dieser Rückenschmerzen führen. Komplikationen wie Wundinfektionen (1 %), Liquorfisteln (5 %), epidurale Hämatome oder Thromboembolien sind selten (Whiffen und Neuwirth 1991). Eine wesentliche Komplikation ist die postoperative Instabilität (2–15 %) (White und Wiltse 1977; Shenkin und Hash 1979; Whiffen und Neuwirth 1991), wobei Instabilitäten häufiger bei Patienten mit degenerativer Spondylolisthese sowie nach radikaler Mehretagendekompression beobachtet werden. Komplikationen sind infolge zurückhaltenderer Operationstechniken (Hemilaminektomie mit Undercutting, s. o.) inzwischen jedoch seltener geworden sind.

Häufig ist bei der typischen lumbalen Stenose eine *Dekompression* ausreichend, ohne dass eine konsekutive Instabilität zu befürchten wäre, selbst wenn ein Eingriff in mehreren Höhen erforderlich ist (Pappas und Sonntag 1996; Hansraj et al. 2001a) (↑, A). Eine randomisierte, kontrollierte klinische Studie fand keinen Zusatznutzen der Kombination aus Dekompression und Fusion nach zwei und fünf Jahren im Vergleich zur Dekompressionsoperation alleine (Försth et al. 2016) (↑, A). Lediglich Patienten mit einer degenerativen Spondylolisthese Grad I scheinen klinisch von einer zusätzlichen Fusionsoperation zu profitieren (Gohgawala et al. 2016) (↑, A). Die *Instrumentierung* ist der »komplexen« Stenose vorbehalten, die sich durch vorangegangene Operationen, eine Instabilität oder degenerative Spondylolisthese (> Grad I, d. h. Listhese um > 25 % des anterior-posterioren Wirbelkörperdurchmessers) oder durch eine degenerative Skoliose mit einer Drehung um mehr als 20° (Hansraj et al. 2001b) kennzeichnet. Umstritten ist die Empfehlung, bei Patienten mit dominierender Schmerzsymptomatik unabhängig von den vorliegenden Stabilitätsverhältnissen eine operative Fusion vorzunehmen (Fritzell et al. 2001; Brox et al. 2003). Sollte eine Fusion erwogen werden, ist der am wenigsten invasive Eingriff, in der Regel die posterolaterale Fusion, ausreichend (Fritzell et al. 2002).
Das seit wenigen Jahren vermehrt angewandte Verfahren der minimalinvasiven Implantation interspinöser Implantate (z. B. X-Stop, Coflex, Wallis, Diam), das eine Aufspreizung der Wirbelsegmente erzielt, kann bislang nicht abschließend bewertet werden (Kuchta et al. 2009; Richter et al. 2010) (C). Die vollendoskopische interlaminäre Dekompression der neurogenen Strukturen stellt in Einzelfällen (monosegmentale Stenose) ein ergänzendes Operationsverfahren dar, dessen Wertigkeit sich aber noch nicht abgrenzen lässt.

#### I 15.2.3.3 Pragmatische Therapie

Patienten mit Schmerzen, aber ohne radikuläre Ausfälle sollten zunächst *konservativ behandelt* werden. Im Vordergrund steht die Gabe nichtsteroidaler Antiphlogistika in Kombination mit Krankengymnastik (↑, A), die das Ziel verfolgt, durch Kräftigung der Bauchmuskulatur die lumbale Lordose zu verringern. Bei Schmerzsyndrom und radikulären Ausfällen sollte eine frühe operative Dekompression angestrebt werden. Patienten mit einer monosegmentalen Dekompression ohne Instrumentierung oder Fusion werden bereits am ersten oder spätestens zweiten postoperativen Tag mobilisiert. Multisegmentale Dekompressionen, gegebenenfalls mit Instrumentierung und Fusion, erfordern wegen der stärkeren Wundschmerzen eine Immobilisation von drei bis vier Tagen (Bridwell 1994).
Bei degenerativer Spondylolisthese wird die OP-Indikation ebenfalls anhand der neurologischen Symptomatik gestellt. Ist eine Spondylolisthese (Grad I) asymptomatisch oder ruft sie ausschließlich erträgliche Rückenschmerzen hervor, so kann mit guter Prognose konservativ behandelt werden. Eine höhergradige Listhese oder neurologische Symptome mit eindeutiger Progredienz haben meist eine schlechte Prognose unter konservativer Behandlung und sollten operativ versorgt werden (Matsunga et al. 2000; Möller und Hedlund 2000) (↑, B).
Sphinkterdysfunktion sowie progrediente, hochgradige radikuläre Paresen stellen eine absolute OP-Indikation dar. Bei im Vordergrund stehender therapierefraktärer Schmerzsymptomatik ist die OP-Indikation relativ und wird wesentlich vom Patienten bestimmt; eine Operation kann dann bei zur Schmerzausstrahlung passenden bildgebenden Veränderungen erwogen werden. Allerdings muss der Patient darüber aufgeklärt werden, dass selbst eine technisch gelungene Dekompression keine Garantie für postoperative Schmerzfreiheit darstellt. Auch das Versagen einer konventionellen Therapie ist eine OP-Indikation.

#### I 15.2.3.4 Unwirksam oder obsolet

Die häufig verordnete Bettruhe kann sicherlich initial durch Entlastung kurzzeitig zu einer Beschwerdeminderung beitragen; bei einem Patientengut mit radikulären lumbalen Beschwerden wurde allerdings gezeigt, dass Bettruhe den Krankheitsverlauf nicht günstig beeinflusst (Vroomen et al. 1999). Die Wirksamkeit manueller Therapie ist nicht hinreichend durch Studien belegt (↔, B).

## I 15.3 Spondylodiszitis

### I 15.3.1 Klinik

Der isolierte entzündliche Befall von Wirbelkörper und Bandscheibe macht nur etwa 2–5 % aller Osteomyelitiden aus. Die Inzidenz der unspezifischen Spondylodiszitis liegt bei 1 : 25 000 (Cramer et al. 2003). Der Altersgipfel liegt in der sechsten und siebten Lebensdekade, Männer sind bis zu dreimal so häufig betroffen wie Frauen. Jüngere Patienten weisen häufig begünstigende Grund- bzw. Begleiterkrankungen wie Infektionen des Urogenitaltrakts, der Atemwege, der Haut (Dekubitus), chronische Niereninsuffizienz, rheumatoide Arthritis, Malignome, Diabetes mellitus, Alkoholismus, i. v.-Drogenabusus, HIV und andere Immundefizienzsyndrome auf (Wood und Edmondson 1989; Huttner und Opravil 2006). Nach lumbalen Operationen kommt es in 0,1–0,6 % der mikrochirurgischen Eingriffe und in 1,4–3 % der makrochirurgischen Eingriffe zu einer Spondylodiszitis (Eysel und Peters, 1997). Vorzugslokalisation ist der thorakolumbale Übergang. Der Infektionsweg ist zumeist hämatogen, kann aber auch durch direkte Inokulation oder durch Übergreifen eines infektiösen Prozesses aus der Nachbarschaft erfolgen. Aufgrund der Anatomie der Gefäßversorgung sind in der Regel zwei benachbarte Wirbelkörper betroffen, von denen sich die Infektion nachfolgend auf den Diskus ausbreitet. Bei degenerativen Veränderungen im Alter ist die Bandscheibe vaskularisiert, sodass hier ein direkter Befall möglich ist. In seltenen Fällen, z. B. bei Kollagenosen oder auch postoperativ, wird bei fehlendem Keimnachweis eine sogenannte aseptische Spondylodiszitis als Zeichen einer chronischen abakteriellen Entzündung vermutet (Mooser et al. 1999; Mayding-Lamadé 2005).

Isolierten Diszitiden im Erwachsenenalter gehen fast immer diagnostische oder operative Eingriffe im betroffenen Wirbelsäulensegment voraus (Diskographie, Nukleotomie, Disektomie, Fusions-OP). Bis in die 1960er-Jahre überwogen spezifische (tuberkulöse) Spondylitiden (Collert 1977). Diese betreffen vor allem die Wirbelkörper und sparen die Bandscheiben weitgehend aus, da Mykobakterien keine proteolytischen Enzyme synthetisieren. Heute überwiegen die unspezifischen (bakteriellen, eitrigen) Formen. Mit Abstand der häufigste Erreger ist *Staphylococcus aureus,* der zusammen mit dem deutlich seltener nachgewiesenen *Staphylococcus epidermidis* für insgesamt etwa 60 % der Infektionen verantwortlich ist; ein Methicillin-resistenter *Staphylococcus aureus* (MRSA) wird in etwa 10 % der Fälle nachgewiesen. 30 % der Infektionen werden durch Enterobakterien (*E. coli,* Pseudomonas, Enterobacter) verursacht (Waldvogel und Vasey 1980). Seltener verursachen Salmonellen eine Spondylodiszitis. Bei i. v.-Drogenabhängigen spielen *Pseudomonas aeruginosa,* Serratia und Candida eine Rolle. Gelegentlich können auch Krypotkokkus, Aspergillus, Coccidioides und Brucellen nachgewiesen werden.

Führende klinische Symptome sind Dauerschmerzen mit Akzentuierung unter körperlicher Aktivität mit Belastung des betroffenen Wirbelsäulenabschnitts, schmerzhafte Bewegungseinschränkung sowie paravertebraler Muskelhartspann. Fieber, allgemeines Krankheitsgefühl und Gewichtsabnahme können vor allem zu Beginn der Erkrankung fehlen und werden nur in etwa einem Drittel der Fälle beobachtet (Huttner und Opravil 2006; Müller et al. 2004). Radikuläre oder medulläre Symptome entsprechend der betroffenen Höhe sind vor allem bei Übergreifen des Entzündungsprozesses auf die Umgebung im Sinne einer *Abszessbildung* (epiduraler Abszess) sowie bei Wirbelkörperdestruktion mit Knickbildung (Gibbus) zu erwarten. Ein wichtiges Zeichen ist die ausgesprochene Druck- und Klopfschmerzhaftigkeit des entzündeten Wirbels. Abszedierung kann die lokale Schmerzhaftigkeit noch verstärken. Beim Psoasabszess kommt es zu bewegungsabhängigen Schmerzen in der Hüftregion; komplizierend kann eine druckbedingte Neuropathie des N. femoralis und/oder Plexus lumbalis (Wood und Edmondson 1989) hinzutreten.

Im Labor findet sich typischerweise eine *Entzündungskonstellation* mit einer Erhöhung von CRP und BKS sowie Leukozytose (80 %). Bildgebende Untersuchung der Wahl ist die MRT (Lederman et al. 2003) mit einer Sensitivität von über 95 % und einer Spezifität von über 90 %. Diagnostisch sind T2-Hyperintensitäten von Bandscheibe und angrenzenden Wirbelkörpern (gepaart mit einer Signalminderung in der T1-Wichtung) sowie epidurale Kontrastmittelaufnahme. Konventionelle Röntgenaufnahmen und CT haben ihren Stellenwert in der Beurteilung der knöchernen Destruktion bei chronischen Formen. Radionuklide können in der Frühphase die diagnostische Sicherheit erhöhen, wenn die MRT keinen eindeutigen Befund zeigt. Infrage kommen szintigraphische Untersuchungen mit $^{99m}$Tc (Dreiphasentechnik), $^{67}$Ga oder $^{111}$In-markierten Granulozyten. Durch Kombination von $^{99m}$Tc- mit $^{67}$Ga-Szintigraphie kann eine Sensitivität von 90 % bei einer Spezifität von 100 % erreicht werden. Auch das Fluor-18-Fluorodeoxyglucose-PET (FDG-PET) zeigt die entzündlichen Veränderungen zuverlässig an. Die Abgrenzung zu malignen Prozessen ist manchmal im PET schwierig (Risse et al. 2001; Stumpe et al. 2002). Zur Diagnosesicherung und für eine gezielte Therapie sollte unbedingt eine Erregerisolierung mit Resistenzbestimmung angestrebt werden. Wiederholte Blutkulturen führen in etwa 50 % der Fälle zum Ergebnis. Durch eine CT-gesteuerte perkutane Feinnadelbiopsie kann der Erreger in bis zu 70 % ermittelt werden. Offene Biopsien weisen eine höhere Erfolgsrate bei allerdings auch höheren Komplikationsraten auf und sollten für Fälle vorbehalten bleiben, die nicht auf empirische Therapie ansprechen.

## I 15.3.2 Therapie

Bei früher Diagnosestellung und umschriebenem Befall kann mit guten Erfolgsaussichten eine konservative Therapie eingeleitet werden (**Kasten I 15.7**).

**Kasten I 15.7:** Spondylodiszitis: Prinzipien der konservativen Therapie
Evidenzstärke (Pfeile);
Empfehlungsstärke (Buchstaben)

Ruhigstellung: absolute Bettruhe über 6–8 Wochen (↔, B)
Anpassung eines Korsettes für die spätere ambulante Phase (↔, B)
Unverzügliche i. v.-antibiotische Therapie (↔, A)
Thromboembolieprophylaxe mit niedermolekularem Heparin (↔, A)

Diese umfasst zunächst die *Ruhigstellung* mit absoluter Bettruhe für 6–8 Wochen und die unverzügliche Einleitung einer antibiotischen Therapie. Initial wird blind mit i. v.-Breitbandantibiotika behandelt, dann nach Keimidentifikation baldmöglichst auf eine gezielte Antibiose gemäß Antibiogramm umgestellt. Die initiale *antibiotische Behandlung* entspricht der beim spinalen Abszess (**Kap. F 2**). Für die empirische Initialtherapie wird die Kombination von Ceftriaxon und Flucloxacillin empfohlen. Bei nosokomialen Infektionen wird die Kombination aus Vancomycin und Meropenem in ausreichend hoher Dosierung und unter wiederholter Spiegelkontrolle sowohl des Vancomycins als auch des Meropenems empfohlen. Die Antibiotikagabe wird in den ersten 3–4 Wochen zumeist parenteral durchgeführt und danach falls möglich oral fortgesetzt bis zum Erreichen von Schmerzfreiheit und Normalisierung der laborchemischen Entzündungsparameter. Es sollte mindestens über sechs Wochen, in der Regel etwa 3–6 Monate behandelt werden (McHenry et al. 2002) (↑, A).
Die Indikationen für ein *chirurgisches Vorgehen* sind in **Kasten I 15.8** aufgeführt. Das chirurgische

**Kasten I 15.8:** Spondylodiszitis: Indikationen zur operativen Therapie

| |
|---|
| Nichtansprechen auf konsequente konservative Therapie (↔, A)<br>Auftreten oder Progression radikulärer und medullärer Symptome (absolute Indikation) (↔, A)<br>Schwerer knöcherner Befall: Wirbelkörperdestruktion mit Knickbildung (↔, A)<br>Epidurale bzw. paraspinale Abszessbildung (↔, B) |

Vorgehen umfasst ein radikales Debridement mit Ausräumung von Entzündungsherden und Nekrosen (einschließlich Abszessdrainage), die Defektsanierung und Wiederherstellung von Form und Stabilität der Wirbelsäule (gegebenenfalls mittels Knochenspan, Instrumentierung), eine lokale intraoperative Antibiose (Stoltze et al. 1992) sowie die Dekompression neuraler Strukturen. Der chirurgische Zugangsweg wird für alle Wirbelsäulenabschnitte nach Möglichkeit von ventral gewählt, da nur so der Entzündungsherd adäquat erreicht und ausgeräumt werden kann. Der dorsale Zugang bleibt der isolierten lumbalen Diszitis oder Patienten mit hohem allgemeinen Operationsrisiko vorbehalten.
Durch das operative Vorgehen konnte in zwei Drittel der Fälle eine Rückbildung oder Besserung des neurologischen Defizits erreicht werden (Stoltze et al. 1992). Frühe Operation verkürzte die Dauer der Bettruhe/Immobilisation (um etwa zwei Monate), brachte jedoch weitere Komplikationen wie Wundheilungsstörungen (15 %) und Implantatdislokation (6 %) mit sich (Giehl et al. 2002). Ob die operative Therapie der konservativen im Grundsatz überlegen ist, kann derzeit nicht beantwortet werden (Müller et al. 2004). Der mittlere Klinikaufenthalt liegt zwischen 30–57 Tagen mit einer Kliniketalität zwischen 2 und 17 % (Woertgen et al. 2006).

## Literatur


Adamova B, Vohanka S, Dusek L. Differential diagnostics in patients with mild lumbar spinal stenosis: the contributions and limits of various tests. Eur Spine J 2003; 12: 190–196.

Alexander JT. Natural history and nonoperative management of cervical spondylosis. In: Menezes AH, Sonntag VKH (eds.). Principles of Spinal Surgery. New York: McGrawHill; 1996. 547–557.

Alker G. Neuroradiology of cervical spondylotic myelopathy. Spine 1988; 12: 850–853.

Amundsen T, Weber H, Nordal HJ, Magnaes B, Abdelnoor M, Lilleas F. Lumbar spinal stenosis: Conservative or surgical management? A prospective 10-year-study. Spine 2000; 25: 1424–1436.

Arnold H, Feldmann U, Missler U. Chronic spondylogenic cervical myelopathy. A critical evaluation of surgical treatment after early and long-term follow-up. Neurosurg Rev 1993; 16: 105–109.

Awasthi D, Voorhies RM. Anterior cervical vertebrectomy and interbody fusion. J Neurosurg 1992; 76: 159–163.

Bal S, Celiker R, Palaoglu S, Cila A. F wave studies of neurogenic intermittent claudication in lumbar spinal stenosis. Am J Phys Med Rehabil 2006; 85: 135–140.

Barnes MP, Saunders M. The effect of cervical mobility on the natural history of cervical spondylotic myelopathy. J Neurol Neurosurg Psychiatry 1984; 47: 17–20.

Barz T, Melloh M, Staub LP, Lord SJ, Lange J, Röder CP, Theis JC, Merk HR. Nerve Root Sedimentation Sign – Evaluation of a new radiological sign in lumbar spinal stenosis. Spine 2010; 35: 892–897.

Beck DW. Cervical spondylosis: clinical findings and treatment. Contemporary Neurosurgery 1991; 23: 1–6.

Bednarik J, Kadanka Z, Vohanka S. The value of somatosensory- and motor-evoked potentials in predicting and monitoring the effect of therapy in spondylotic cervical myelopathy. Spine 1999; 24: 1593–1598.

Bednarik J, Kadanka Z, Dusek L, Novotny O, Surelova D, Urbanek I, Prokes B. Presymptomatic spondylotic cervical cord compression. Spine 2004; 29: 2260–2269.

Bernard TN, Whitecloud III TS. Cervical spondylotic myelopathy and myeloradiculopathy: Anterior decompression and stabilization with autogenous fibula strut graft. Clin Orthop 1987; 221: 149–160.

Bertalanffy H, Eggert HR. Complications of anterior cervical discectomy without fusion in 450 consecutive patients. Acta Neurochir 1989; 99: 41–50.

Boden SD, Davis DO, Dina TS, Patronas NJ, Wiesel SW. Abnormal magnetic-resonance scans of the lumbar spine in asymptomatic subjects: A prospective investigation. J Bone Joint Surg 1990; 72: 403–408.

Bohlman HH, Emery SE. The pathophysiology of cervical spondylosis and myelopathy. Spine 1988; 13: 843–846.

Boni M, Cherubino P, Benazzo F. Multiple subtotal somatectomy: technique and evaluation of a series of thirty-nine cases. Spine 1984; 9: 358–362.

Boswell MV, Shah RV, Everett CR et al. Interventional techniques in the management of chronic spinal pain: evidence-based practice guidelines. Pain Physician 2005; 8: 1–47.

Bradshaw P. Some aspects of cervical spondylosis. Quart J Med 1957; 26: 177–208.

Brain WR, Northfield D, Wilkinson M. The neurological manifestations of cervical spondylosis. Brain 1952; 75: 187–225.

Bridwell KH. Lumbar spinal stenosis. Diagnosis, management, and treatment. Clinics in Geriatric Medicine 1994; 10: 677–701.

Brox JI, Sorensen R, Friis A, Nygaard O, Indahl A, Keller A, Ingebrigtsen T, Eriksen HR, Holm I, Koller AK, Riise R, Reikeras O. Randomized clinical trial of lumbar instrumented fusion and cognitive intervention and exercises in patients with chronic low back pain and disc degeneration. Spine 2003; 28: 1913–1921.

Burrows EH. The sagittal diameter of the spinal canal in cervical spondylosis. Clin Radiol 1963; 14: 77–86.

Chen CJ, Lyu RK, Lee ST, Wong YC, Wang LJ. Intramedullary high signal intensity on T2-weighted MR images in cervical spondylotic myelopathy: prediction of prognosis with type of intensity. Radiology 2001; 221: 789–794.

Chiles BW, Leonard MA, Choudhri HF, Cooper PR. Cervical spondylotic myelopathy: patterns of neurological deficit and recovery after anterior cervical decompression. Neurosurgery 1999; 44: 762–770.

Chiodo A, Haig AJ, Yamakawa KS, Quint D, Tong H, Choksi VR. Magnetic resonance imaging vs. electrodiagnostic root compromise in lumbar spinal stenosis: a masked controlled study. Am J Phys Med Rehabil 2008; 87: 789–797.

Ciocon JO, Galindo-Ciocon D, Amaranath L, Galindo D. Caudal epidural blocks for elderly patients with lumbar canal stenosis. J Am Geriatr Soc 1994; 42: 593–596.

Ciricillo SF, Weinstein PR. Lumbar spinal stenosis. Western J Med 1993; 158: 171–177.

Clark CR. Cervical spondylotic myelopathy: history and physical findings. Spine 1988; 13: 847–849.

Clarke E, Robinson PK. Cervical myelopathy: a complication of cervical spondylosis. Brain 1956; 79: 483–510.

Cloward RB. The anterior approach for removal of ruptured cervical discs. J Neurosurg 1958; 15: 602–614.

Collert S. Osteomyelitis of the spine. Acta Orthop Scand 1977; 48: 283–290.

Cramer J, Haase N, Behre I, Ostermann PAW. Spondylitis und Spondylodiszitis. Trauma und Berufskrankheit 2003; 5: 336–341.

Doi K, Kawai S, Sumiura S, Sakai K. Anterior cervical fusion using the free vascularized fibular graft. Spine 1988; 13: 1239–1244.

Dong F, Shen C, Jiang S et al. Measurement of volume-occupying rate of cervical spinal canal and its role in cervical spondylotic myelopathy. Eur Spine J 2013; 22: 1152–1157.

Ebara S, Yonenobu K, Fujiwara K, Yamashita K, Ono K. Myelopathy hand characterized by muscle wasting. A different type of myelopathy hand in patients with cervical spondylosis. Spine 1988; 13: 785–791.

Ebersold MJ, Pare MC, Quast LM. Surgical treatment for cervical spondylitic myelopathy. J Neurosurg 1995; 82: 745–751.

Edwards WC, LaRocca SH. The developmental segmental sagittal diameter in combined cervical and lumbar spondylosis. Spine 1985; 10: 42–49.

Epstein NE, Epstein JA, Carras R, Murthy VS; Hyman RA. Coexisting cervical and lumbar spinal stenosis: diagnosis and management. Neurosurgery 1984; 15: 489–496.

Eysel P, Peters KM. Spondylodiszitis. In: Peters KM, Klosterhalfen B (Hrsg.). Bakterielle Infektionen der Knochen und Gelenke. Stuttgart: Enke; 1997. 52–93.

Faccioli F, Buffatti P, Grosslercher JC, Bricolo A., Dalle Ore G. Open-door decompressive cervical laminotomy. Technic and initial experiences. Neurochirurgie 1987; 33: 38–43.

Fehlings MG, Skaf G. A review of the pathophysiology of cervical spondylotic myelopathy with insights for potential novel mechanisms drawn from traumatic spinal cord injury. Spine 1998; 23: 2730–2737.

Feldmann PH, Wittenberg RH. Operative Therapie des engen Spinalkanals. Orthopäde 2003; 32: 877–888.

Ferguson RJ, Caplan LR. Cervical spondylitic myelopathy. Neurol Clin 1985; 3: 373–382.

Försth P, Olafsson G, Carlsson T, Frost A, Borgström F, Fritzell P, Öhagen P, Michaelsson K, Sanden B. A randomized, controlled trial of fusion surgery for lumbar spinal stenosis. NEJM 2016; 374: 1413–1423.

Fortuna A, Palatinsky E, Di-Lorenzo N. Anterior cervical arthrodesis with heterologous bone graft and human fibrin glue in the surgical treatment of myelopathy due to spondylosis. Preliminary note. Clin Neurol Neurosurg 1988; 90: 125–129.

Fritzell P, Hagg O, Wessberg P, Nordwall A, Swedish Lumbar Spine Study Group. 2001 Volvo Award Winner in Clinical Studies: Lumbar fusion versus nonsurgical treatment for chronic low back pain: a multicenter randomized controlled trial from the Swedish Lumbar Spine Study Group. Spine 2001; 26: 2521–2532.

Fritzell P, Hagg O, Wessberg P, Nordwall A, Swedish Lumbar Spine Study Group. Chronic low back pain and fusion: a comparison of three surgical techniques: a prospective multicenter randomized study from the Swedish lumbar spine study group. Spine 2002; 27: 1131–1141.

Frykholm R. Lower cervical nerve roots and their investments. Acta Chir Scand 1951; 101: 457–471.

Frykholm R. Die cervikalen Bandscheibenschäden. In: Olivecrona H, Tönnis W, Krenkel W (Hrsg.). Handbuch der Neurochirurgie, Band VII. Berlin: Springer; 1969. 73–163.

George B, Gauthier N, Lot G. Multisegmental cervical spondylotic myelopathy and radiculopathy treated by multilevel oblique corpectomies without fusion. Neurosurg 1999; 44: 81–90.

Ghogawala Z, Dziura J, Butler WE, Dai F, Terrin N, Magge SN, Courmans JVCE, Harrington JF, Amin-Hanjani S, Schwartz JS, Sonntag VKH, Barker FG, Benzel EC. Laminectomy plus fusion versus laminectomy alone for lumbar spondylolisthesis. NEJM 2016; 374: 1424–1434.

Gibson JN, Grant IC, Waddell G. The Cochrane review of surgery for lumbar disc prolapse and degenerative lumbar spondylosis. Spine 1999; 24: 1820–1832.

Gibson JN, Waddell G. Surgery for degenerative lumbar spondylosis: updated Cochrane Review. Spine 2005; 30: 2312–2320.

Giehl J, Thiede S, Spitznagel J, Rehm S. Spndylodiszitis/Spondylitis: Ist die operative Therapie der konservativen Behandlung überlegen? Vortrag 50. Jahrestagung der Vereinigung Süddeutscher Orthopäden e. V., Baden-Baden, 1.–4. Mai 2002.

Gokaslan ZL, Cooper PR. Treatment of disk and ligamentous diseases of the cervical spine by the anterior approach. In: Youmans JR (ed.). Youmans Neurological Surgery, 4th ed. Philadelphia: W. B. Saunders; 1996. 2253–2261.

Golash A, Birchall D, Laitt RD, Jackson A. Significance of CSF area measurements in cervical spondylitic myelopathy. Br J Neurosurg 2001; 15: 17–21.

Good DC, Couch JR, Wacaser L. »Numb, clumsy hands« and high cervical spondylosis. Surg Neurol 1984; 22: 284–291.

Haberland N, Ebmeier K, Sölch O, Kalff R. Die operative Therapie degenerativer Erkrankungen der Halswirbelsäule. Nervenheilkunde 2000; 19: 380–387.

Haig AJ, Geisser ME, Tong HC, Yamakawa KS, Quint DJ, Hoff JT, Chiodo A, Miner JA, Phalke VV. Electromyographic and magnetic resonance imaging to predict lumbar stenosis, low-back pain, and no back symptoms. J Bone Joint Surg Am 2007; 89: 358–366.

Hall S, Bartleson JD, Onofrio B, Baker HL Jr. Okazaki H, O'Duffy JD. Clinical features, diagnostic procedures, and results of surgical treatment in 68 patients. Ann Intern Med 1985; 103: 271–275.

Hanai K, Fujiyoshi F, Kamei K. Subtotal vertebrectomy and spinal fusion for cervical spondylotic myelopathy. Spine 1986; 11: 310–315.

Hansraj KK, Cammisa FP, O'Leary PF, Crockett HC, Fras CI, Cohen MS et al. Decompressive surgery for typical lumbar spinal stenosis. Clin Orthop Rel Res 2001a; 384: 10–17.

Hansraj KK, O'Leary PF, Cammisa FP, Hall JC, Fras CI, Cohen MS et al. Decompression, fusion, and instrumentation surgery for complex lumbal spinal stenosis. Clin Orthop Rel Res 2001b; 384: 18–25.

Heller JG, Edwards CC, Murakami H, Rodts GE. Laminoplasty versus laminectomy and fusion for multilevel cervical myelopathy. An independent matched cohort analysis. Spine 2001; 26: 1330–1336.

Herkowitz HN. A comparison of anterior cervical fusion, cervical laminectomy, and cervical laminoplasty for the surgical management of multiple level spondylotic radiculopathy. Spine 1988; 13: 774–780.

Herkowitz HN. The surgical management of cervical spondylotic radiculopathy and myelopathy. Clin Orthop 1989; 239: 94–108.

Herron LD, Mangelsdorf C. Lumbar spinal stenosis: results of surgical treatment. J Spinal Dis 1991; 4: 26–33.

Hilibrand AS, Carlson GD, Palumbo MA, Jones PK, Bohlman HH. Radiculopathy and myelopathy at segments adjacent to the site of a previous anterior cervical arthrodesis. J Bone Joint Surg 1999; 81: 519–528.

Hirabayashi K, Miyakaway J, Satomi K, Maruyama T. Wakano K. Operative results and post-operative progression of ossification among patients with ossification of cervical posterior longitudinal ligaments. Spine 1981; 6: 354–364.

Hirabayashi K, Satomi K. Operative procedure and results of expansive open-door laminoplasty. Spine 1988; 7: 870–876.

Hooten WM, Mizerak A, Carns PE, Huntoon MA. Discitis after lumbar epidural corticosteroid injection: a case report and analysis of the case report literature. Pain Medicine 2006; 7: 46–51.

Houten J, Cooper PR. Laminectomy and posterior cervical plating for multilevel cervical spondylotic myelopathy and ossification of the posterior longitudinal ligament: effect on cervical alignment, spinal cord compression, and neurologic outcome. Neurosurgery 2003; 52: 1081–1088.

Hughes JT, Brownell B. Necropsy observations of the spinal cord in cervical spondylosis. Riv Pathol Nerv Ment 1965; 86: 196–204.

Hukuda S, Mochizuki T, Ogata M, Shichikawa K. Shimomura Y. Operations for cervical spondylotic myelopathy. A comparison of the results of anterior and posterior procedures. J Bone Joint Surg Br 1985; 67: 609–615.

Huttner B, Opravil M. Infectious spondylitis. Z Rheumatol 2006. (Epub ahead of print).

Ikeda K, Wada E, Hosoe H. Numerical evaluation of symptoms in cervical myelopathy by quantification theory III (Hayashi). Spine 1990; 14: 1140–1143.

Irvine GB, Strachan WE. The long-term results of localized anterior cervical decompression and fusion in spondylotic myelopathy. Paraplegia 1987; 25: 18–22.

Itoh T, Tsuji H. Technical improvements and results of laminoplasty for compressive myelopathy in the cervical spine. Spine 1985; 10: 729–736.

Jeffreys RV. The surgical treatment of cervical myelopathy due to spondylosis and disc degeneration. J Neurol Neurosurg Psychiatry 1986; 49: 353–361.

JOA (Japanese orthopaedic association). Scoring system (17-2) for cervical myelopathy. J Jpn Orthop Assoc 1994; 68: 490–503.

Johnsson KE, Rosén I, Udén A. The natural course of lumbar spinal stenosis. Acta Orthop Scand (Suppl) 1993; 251: 67–68.

Junghanns H. Spondylolisthesen ohne Spalt im Zwischengelenkstück. Arch Orthopäd Unfallchirurg 1930; 29: 118–127.

Kadanka Z, Mares M, Bednanik J, Smrcka V, Krbec M, Stejskal L, Chaloupka R, Surelova D, Novotny O, Urbanek I, Dusek L. Approaches to spondylotic cervical myelopathy: conservative versus surgical results in a 3-year follow-up study. Spine 2002; 27: 2205–2210.

Kadanka Z, Mares M, Bednarik J, Smrcka V, Krbec M, Chaloupka R, Dusek L. Predictive factors for mild forms of spondylotic cervical myelopathy treated conservatively or surgically. Eur J Neurol 2005; 12: 16–24.

Kadoya S, Iizuka H, Nakamura T. Long-term outcome for surgically treated cervical spondylotic radiculopathy and myelopathy. Neurol Med Chir 2003: 43: 228–240.

Kalichman L, Cole R, Kim DH, Li L, Suri P, Guermazi A, Hunter DJ. Spinal stenosis prevalence and association with symptoms: the Framingham Study. Spine J 2009; 9: 545–550.

Kawai S, Sunago K, Doi K, Saika M. Taguchi T. Cervical laminoplasty (Hattori's method). Procedure and follow-up results. Spine 1988; 13: 1245–1250.

Kimura I, Oh-Hama M, Shingu H. Cervical myelopathy treated by canal-expansive laminoplasty. Computed tomographic and myelographic findings. J Bone Joint Surg Am 1984; 66: 914–920.

Kimura I, Shingu H, Nasu Y. Long-term follow-up of cervical spondylotic myelopathy treated by canal-expansive laminoplasty. J Bone Joint Surg Br 1995; 77: 956–961.

King JT Jr, Moossy JJ, Tsevat J, Roberts MS. Multimodal assessment after surgery for cervical spondylotic myelopathy. J Neurosurg Spine 2005; 2: 526–534.

Koc RK, Menku A, Akdemir H, Tucer B, Kurtsoy A, Oktem IS. Cervical spondylotic myelopathy and radiculopathy treated by oblique corpectomies without fusion. Neurosurg Rev 2004; 27: 252–258.

Krupp W, Schattke H, Müke R. Clinical results of the foraminotomy as described by Frikholm for the treatment of lateral cervical disc herniation. Acta Neurochir 1990; 107: 22–29.

Kuchta J, Sobottke R, Eysel P, Simons P. Two-year results of interspinous spacer (X-Stop) implantation in 175 patients with neurologic intermittent claudication due to lumbar spinal stenosis. Eur Spine J 2009; 18: 823–829.

Kumar VGR, Rea GL, Mervis LJ, McGregor JM. Cervical spondylotic myelopathy: functional and radiographic long-term outcome after laminectomy and posterior fusion. Neurosurgery 1999; 44: 771–778.

LaRocca H. Cervical spondylotic myelopathy: Natural history. Spine 1988; 13: 854–855.

Lyu RK, Tang LM, Chen CJ, Chen CM, Chang HS, Wu YR. The use of evoked potentials for clinical correlation and surgical outcome in cervical spondylotic myelopathy with intramedullary high signal intensity on MRI. J Neurol Neurosurg Psychiatry 2004; 75: 256–261.

MatsudaY, Miyazaki K, Tada K, Yasuda A, Nakayama T, Murakami H et al. Increased MR signal intensity due to cervical myelopathy: analysis of 29 surgical cases. J Neurosurg 1991; 74: 887–892.

Matsumoto M, Toyama Y, Ishikawa M, Chiba K. Suzuki N. Fujimura Y. Increased signal intensity of the spinal cord on magnetic resonance images in cervical compressive myelopathy. Does it predict the outcome of conservative treatment? Spine 2000; 25: 677–682.

Matsumoto M, Chiba K, Ishikawa M, Maruiwa H. Fujimura Y. Toyama Y. Relationships between outcomes of conservative treatment and magnetic resonance imaging findings in patients with mild cervical myelopathy caused by soft disc herniations. Spine 2001; 26: 1592–1598.

Matsumoto M, Watanabe K, Tsuji T, Ishii K, Takaishi H, Nakamura M, Toyama Y, Chiba K, Michikawa T, Nishiwaki Y. Nocturnal leg cramps: a common compaint in patients with lumbar spinal canal stenosis. Spine 2009; 34: E189–194.

Matsunga S, Ijiri K, Hayashi K. Nonsurgically managed patients with degenerative spondylolisthesis: a 10- to 18-year follow-up study. J Neurosurg 2000; 93(S2): 194–198.

Matz PG. The natural history of cervical spondylotic myelopathy J Neurosurg Spine 2009a; 11: 104–111.

Matz PG. Anterior cervical surgery for the treatment of cervical degenerative myelopathy, J Neurosurg Spine 2009b; 11: 170–173.

McHenry MC, Easley KA, Locker GA. Vertebral osteomyelitis: long-term outcome for 253 patients from 7 Cleveland-area hospitals. Clin Infect Dis 2002; 34: 1342–1350.

Mehren C, Mayer HM. Artificial cervical disc replacement – An update. Neurol India 2005; 53: 440–444.

Middleton TH, Al-Mefty O, Harkey LH et al. Syringomyelia after decompressive laminectomy for cervical spondylosis. Surg Neurol 1987; 28: 458–462.

Miyazaki K, Tada K, Matsuda Y, Okuno M. Yasuda T. Murakami H. Posterior extensive simultaneous multisegment decompression with posterolateral fusion for cervical myelopathy with cervical instability and kyphotic and/or S-shaped deformities. Spine 1989; 14: 1160–1170.

Möller H, Hedlund R. Instrumented and noninstrumented posterolateral fusion in adult spondylolisthesis. A prospective randomised study: part 2. Spine 2000; 13: 1716–1721.

Moore AP, Bloomhardt LD. A prospective survey of the causes of nontraumatic spastic paraparesis and a tetraparesis in 585 patients. Spinal Cord 1997; 35: 361–367.

Moreland LW, Polez-Medez A, Alarcon GS. Spinal stenosis: A comprehensive review of the literature. Semin Arthritis Rheum 1989; 19: 127–149.

Morio Y, Teshima R, Nagashima H, Nawata K, Yamasaki D, Nanjo Y. Correlation between operative outcomes of cervical compression myelopathy and MRI of the spinal cord. Spine 2001; 26: 1238–1245.

Mummaneni PV, Haid RW. The future in the care of the cervical spine: interbody fusion and arthroplasty. Invited submission from the Joint Section Meeting on Disorders of the Spine and Peripheral Nerves. J Neurosurg Spine 2004; 1: 155–159.

Müller EJ, Russe OJ, Muhr G. Osteomyelitis der Wirbelsäule. Orthopäde 2004; 33: 305–315.

Nurick S. The pathogenesis of the spinal cord disorder associated with cervical spondylosis. Brain 1972a; 95: 87–100.

Nurick S. The natural history and the results of surgical treatment of the spinal cord disorder associated with cervical spondylosis. Brain 1972b; 95: 101–108.

Ogino H, Tada K, Okada K, Yonenobu K. Yamamoto T, Ono K. Namiki H. Canal diameter, anteroposterior compression ratio, and spondylotic myelopathy of the cervical spine. Spine 1983; 8: 1–15.

Oiwa T. Experimental study on the postlaminectomy deterioration in cervical spondylotic myelopathy-influences of the meningeal treatment and persistent spinal cord block (Original in japanisch). Nippon Seikeigeka Gakkai Zasshi 1983; 57: 577–592.

Okada K, Shirasaki N, Hayashi H, Oka S, Hosoya T. Treatment of cervical spondylotic myelopathy by enlargement of the spinal canal anteriorly, followed by arthrodesis. J Bone Joint Surg 1991; 73: 352–364.

Onel D, Sari H, Dönmez Ç. Lumbar spinal stenosis: Clinical/radiologic therapeutic evaluation in 145 patients. Conservative treatment or surgical intervention? Spine 1993; 18: 219–298.

Paine KWE. Clinical features of lumbar spinal stenosis. Clin Orthop 1976a; 115: 77–82.

Paine KWE. Results of decompression for lumbar spinal stenosis. Clin Orthop 1976b; 115: 96–100.

Pallis C, Jones AM, Spillane JD. Cervical spondylosis. Incidence and implications. Brain 1954; 77: 274–289.

Pappas CTE, Sonntag VKH. Degenerative disorders of the spine: Lumbar stenosis. In: Menezes AH, Sonntag VKH (eds.). Principles of Spinal Surgery. New York: McGraw-Hill; 1996. 547–557.

Parke WW. Correlative anatomy of cervical spondylotic myelopathy. Spine 1988; 13: 831–837.

Pennal GF, Schatzker J. Stenosis of the lumbar spinal canal. Clin Neurosurg 1971; 18: 86–105.

Perneczky G, Böck FW, Neuhold A, Stiskal M. Diagnosis of cervical disk disease. MRI versus cervical myelography. Acta Neurochir 1992; 116: 44–48.

Pleatment CW, Lukin RR. Lumbar spinal stenosis. Semin Roentgenol 1988; 23: 106–110.

Powell FC, Hanigan WC, Olivero PC. A risk/benefit analysis of spinal manipulation therapy for relief of lumber or cervical pain. Neurosurg 1993; 33: 73–79.

Rao R. Neck pain, cervical radiculopathy, and cervical myelopathy: pathophysiology, natural history, and clinical evaluation. J Bone Joint Surg Am 2002; 84: 1872–1881.

Reale F. Long-term results in 102 cases of cervical myeloradiculopathy operated on for spondylosis and disc herniation. Ital J Neurol Sci 1983; 4: 291–296.

Richter A, Schütz C, Hauck M, Halm H. Does an interspinous device (Coflex) improve the outcome of decompressive surgery in lumbar spinal stenosis? One-year follow up of a prospective case control study of 60 patients. Eur Spine J 2010; 19: 283–289.

Risse JH, Grünwald F, Gassel F, Biersack HJ, Schmitt O. Fluorine-18-fluoro-deoxyglucose positron emission tomography findings in spondylodiscitis: preliminary results. Eur Spine J 2001; 10: 534–539.

Roberson GH, Llewllyn HJ, Taveras JM. The narrow lumbar spinal canal syndrome. Radiology 1973; 107: 89–97.

Roberts AH. Myelopathy due to cervical spondylosis treated by collar immobilization. Neurology 1966; 16: 951–954.

Russin LA, Sheldon J. Spinal stenosis: report of series and long term follow-up. Clin Orthop 1976; 155: 101–103.

Sadasivan KK, Reddy RP, Albright JA. The natural history of cervical spondylotic myelopathy. Yale J Biol Med 1993; 66: 235–242.

Saint-Louis L. Lumbar spinal stenosis. Assessment with computed tomography, magnetic resonance imaging, and myelography. Clin Orthop Rel Res 2001; 384: 122–136.

Sampath P, Bendebba M, Davis JD, Ducker TB. Outcome of patients treated for cervical myelopathy. A prospective, multicenter study with independent clinical review. Spine 2000; 25: 670–676.

Saunders RL, Bernini PM, Shireffs TG, Reeves AG. Central corpectomy for cervical spondylotic myelopathy: a consecutive series with long-term follow-up evaluation. J Neurosurg 1991; 74: 163–170.

Schizas C, Theumann N, Burn A, Tansey R, Wardlaw D, Smith FW, Kulik G. Qualitative grading of severity of lumbar spinal stenosis based on the morphology of the dural sac on magnetic resonance images. Spine 2010; 35: 1919–1924.

Schmidek HH, Smith DA. Anterior cervical disk excision in cervical spondylosis. In: Schmidek HH, Sweet WH, eds. Operative Neurosurgical Techniques. 3rd ed. Philadelphia: W. B. Saunders; 1995. 1783–1790.

Schulitz KP, Wehling P, Assheuer J. Die lumbale Wirbelkanalstenose. Dt. Ärzteblatt 1996; 93: A3340–3545.

Shenkin HA, Hash CJ. Spondylolisthesis after multiple bilateral laminectomies and facetectomies for lumbar spondylosis. J Neurosurg 1979; 50: 45–47.

Sim FH, Svien HJ, Bickel WH, Janes JM. Swan-neck deformity following extensive cervical laminectomy. A review of twenty-one cases. J Bone Joint Surg 1974; 56A: 564–580.

Simotas AC. Nonoperative treatment for lumbar spinal stenosis. Clin Orthop Rel Res 2001; 384: 153–161.

Smith GW, Robinson RA. The treatment of certain cervical spine disorders by anterior removal of the intervertebral disc and inter-body fusion. J Bone Joint Surg 1958; 40: 607–624.

Spetzger U, Bertalanffy H, Reinges MHT, Gilsbach JM. Unilateral laminotomy for bilateral decompression of lumbar spinal stenosis. Part II: Clinical experiences. Acta Neurochir 1997; 139: 397–403.

Spillane JD, Lloyd GHT. The diagnosis of lesions of the spinal cord in association with »osteoarthritic« disease of the cervical spine. Brain 1952; 75: 177–186.

Stoltze D, Böhm H, Harms J. Operative Behandlung bei bakterieller Spondylitis und Spondylodiscitis. In: Rahmazadeh R, Meißner A (Hrsg.). Fortschritte in der Unfallchirurgie – 10. Steglitzer Unfalltagung. Berlin: Springer, 1992. 3–8.

Stumpe K, Zanetti M, Weishaupt D, Hodler J, boos N, Schulthess GK. 1. FDG Positron Emission Tomography for differentiation of degenerative and infectious endplate abnormalities in the lumbar spine detected on MR-imaging. AJR 2002; 179: 1151–1157.

Tadokoro K, Miyamoto H, Sumi M, Shimomura T. The prognosis of conservative treatments for lumbar spinal stenosis: analysis of patients over 70 years of age. Spine 2005; 30: 2458–2463.

Taylor AR, Aberd MB. Vascular factors in the myelopathy associated with cervical spondylosis. Neurology 1964; 14: 62–68.

Teresi LM, Lufkin RB, Reicher MA, Moffit BJ, Vinuela FV, Wilson GM et al. Asymptomatic degenerative disk disease and spondylosis of the cervical spine: MR imaging. Radiology 1987; 164: 83–88.

Thier P, Dichgans J, Grote EH. Die zervikale spondylotische Myelopathie. Akt Neurol 1992; 19: 119–131.

Tile M, McNeill SR, Zarins RK, Garside SH. Spinal stenosis: results and treatment. Clin Orthop 1976; 115: 104–108.

Tsuji H. Laminoplasty for patients with compressive myelopathy due to so-called spinal canal stenosis in cervical and thoracic regions. Spine 1982; 7: 28–34.

Turner JA, Ersek M, Herron L, Deyo R. Surgery for lumbar spinal stenosis. Spine 1992; 17: 1–8.

Verbiest H. Results of surgical treatment of idiopathic developmental stenosis of the lumbar vertebral canal – A review of twenty-seven years' experience. J Bone Joint Surg 1977; 59: 181–188.

Verbiest H. Stenosis of the lumbar vertebral canal and sciatica. Neurosurg Gev 1980; 3: 75–89.

Voskuhl RR, Hinton RC. Sensory impairment in the hands secondary to spondylotic compression of the cervical cord. Arch Neurol 1990; 47: 309–311.

Vroomen PCAJ, De Krom MCTFM, Wilmink JT, Kester ADM, Knottnerus JA. Lack of effectiveness of bed rest for sciatica., N Engl J Med 1999; 340: 418–423.

Wada E, Yonenobu K, Suzuki S, Kanazawa A. Ochi T. Can intramedullary signal change on magnetic resonance imaging predict surgical outcome in cervical spondylotic myelopathy? Spine 1999; 24: 445–462.

Waldvogel FA, Vasey H. Osteomyelitis: the past decade. N Engl J Med 1980; 303: 360–370.

Watanabe R, Park WW. Vascular and neural pathology of lumbosacral spinal stenosis. J Neurosurg 1986; 64: 64–70.

Weinstein PR. Lumbar stenosis. In: Hardy RW, eds. Lumbar Disc Disease. New York, NY: Raven Press; 1982. 257–276.

Weinstein JN, Lurie JD, Tosteson TD, Zhao W, Blood EA, Tosteson A, Birkmeyer N, Herkowitz H, Longley M, Lenke L, Emery S, Hu SS. Surgical Compared with Nonoperative Treatment for Lumbar Degenerative Spondylolisthesis. Four-Year Results in the Spine Patient Outcomes Research Trial (SPORT) Randomized and Observational Cohorts. Bone Joint Surg Am 2009; 91: 1295–1304.

White AH, Wiltse LL. Postoperative spondylolisthesis. In: Weinstein PR, Ehni G, Wilson CB (eds.). Lumbar Spondylosis: Diagnosis, Management and Surgical Treatment. Chicago, III.: Year Book Medical Publ; 1977. 184–194.

Whiffen JR, Neuwirth MG. Spinal stenosis. In: Bridwell KH, DeWald R (eds.). The Textbook of Spinal Surgery. Philadelphia: Lippincott; 1991. 637–656.

White AA, Panjabi MM. Biomechanical considerations in the surgical management of cervical spondylotic myelopathy. Spine 1988; 13: 856–860.

Whitecloud TS. Anterior surgery for cervical spondylotic myelopathy. Smith-Robinson, Cloward, and vertebrectomy. Spine 1988; 13: 861–863.

Wilberger JE, Chedid MK. Acute cervical spondylotic myelopathy. Neurosurgery 1988; 22: 145–146.

Wiltse LL, Kirkaldy-Willis WH, McIvor GWD. The treatment of spinal stenosis. Clin Orthop 1976; 115: 83–91.

Woertgen C, Rothoerl RD, Englert C, Neumann C. Pyogenic spinal infections and according to the 36-Item Short Form Health Survey. J Neurosurg Spine 2006; 4: 441–446.

Wood GW, Edmondson AS. Osteomyelitis of the spine. Spine 1989; 3: 461–493.

Yue WM, Tan SB, Tan MH, Koh DC, Tan CT. The Torg-Pavlov ratio in cervical spondylotic myelopathy. A comparative study between patients with cervical spondylotic myelopathy and a nonspondylotic, nonmyelopathic population. Spine 2001; 26: 1760–1764.

Yonenobu K, Fuji T, Ono K, Okada K, Yamamoto T, Harada N. Choice of surgical treatment for multisegmental cervical spondylotic myelopathy. Spine 1985; 10: 710–716.

Yonenobu K, Abumi K, Nagata K, Taketomi E. Ueyama K. Interobserver and intraobserver reliability of the Japanese Orthopaedic Association scoring system for evaluation of cervical compression myelopathy. Spine 2001; 26: 1890–1895.

Yu YL, Jones SJ. Somatosensory evoked potentials in cervical spondylosis. Brain 1985; 108: 273–300.

Zanasi R, Fioretta G, Rotolo F, Zanasi L. »Open door« Operation to raise the vertebral arch in myelopathy due to cervical spondylosis. Ital J Orthop Traumatol 1984; 10: 21–30.

# I 16 Ungewöhnliche Formen zentraler motorischer Hyperaktivität: Spasmen, Startle- und Stiff-person-Syndrome

*von H.-M. Meinck und C. Ganos**

## I 16.1 Spasmen

### I 16.1.1 Klinik

Als *Spasmen* werden vielfältige Manifestationsformen motorischer Überaktivität bezeichnet mit unwillkürlicher, Sekunden bis Minuten anhaltender, kräftiger Muskelkontraktion. Im Unterschied zum peripher generierten *Krampf*, der abrupt, recht schmerzhaft und mit charakteristisch knotiger Muskelverhärtung typischerweise einzelne Muskeln isoliert befällt und durch Muskeldehnung unterbrochen werden kann (Layzer 1994), sind die zentral generierten Spasmen nicht oder nur mäßig schmerzhaft, zeigen einen zentralen Prädilektionstyp (d. h. sie betreffen Gliedmaßenabschnitte oder die gesamte Gliedmaße bis hin zur Generalisierung) und sind häufig durch kutane Reize provozierbar. Ihr Beginn ist gelegentlich ruckartig (myoklonisch), dies kann schwere Stürze verursachen. Für Differentialdiagnose und Therapie der zentral versus peripher generierten Spasmusformen relevant sind Phänomenologie (ausgeprägte Fluktuation der Intensität z. B. beim hemifazialen Spasmus, geringe Fluktuation z. B. beim Gesichtskrampf infolge intrapontiner Prozesse), Verteilungstyp (z. B. Masseterspasmen bei Mb. Whipple, beginnendem Tetanus oder Spasmus Hemimasticatorius) und ihr syndromaler Kontext: Spasmus als Allein- oder Teilsymptom neurologischer Erkrankungen (z. B. Multiple Sklerose), als augenfälliges Symptom epileptischer Anfälle (infantile Spasmen) oder als Begleitsymptom spastischer Syndrome (z. B. Flexorspasmen). Phänomenologisch und pathophysiologisch bestehen Verbindungen einerseits zu gesteigerten Schreckreflexen, andererseits zur spastischen Steigerung des Muskeltonus; die Kombination aller drei Symptome findet man vor allem bei den Stiff-person-Syndromen.

*Tonische Spasmen* (Synonyme: schmerzhafte tonische Spasmen, tonische Anfälle) treten gelegentlich (vereinzelt sogar als Initialsymptom) bei Multipler Sklerose auf (Rowland 1985), meist assoziiert mit Läsionen der Pyramidenbahn zwischen Kapsula interna und Thorakalmark (Spissu et al. 1999). Tonische Spasmen dauern mehrere Sekunden bis Minuten und zeigen eine spontane Neigung zur niederfrequenten Repetition (mehrmals pro Stunde). Ihr Ablauf ist stereotyp: Oft geht ein zunehmendes Spannungsgefühl voraus. Im Spasmus vollführen Gesicht und/oder Gliedmaßen langsame athetoide Bewegungen, z. B. Schulteradduktion mit Ellenbogen- und Handgelenksflexion, Extension und Abduktion der Finger. Halbseitige oder generalisierte Ausbreitung kommt vor. Meistens können Auslösemechanismen identifiziert werden (Tranchant et al. 1995). Gelegentlich werden tonische Spasmen fehlgedeutet als Flexor- oder Extensorspasmen (Barolat und Maiman 1987) oder fokale epileptische Anfälle (O'Neil et al. 1991). Schmerzhafte, vorwiegend nächtlich und typisch im frühen Kindesalter auftretende tonische Spasmen in Zusammenhang mit dystonen und choreoathetotischen Beschwerden sind charakteristisch für pathologische Mutationen im Adenylylcyclase 5 (ADCY5) Gen (Mencacci et al. 2015). Differentialdiagnostisch ist auch an andere paroxysmale Dyskinesien, wie zum Beispiel an Glukosetransporter Typ 1-Defizienz Syndrom (autosomal-dominante Mutationen in GLUT1 Gen) oder an familiäre paroxysmale hypnogene Dystonie (typische Manifestationsform der nächtlichen Frontallappenepilepsie) zu denken (Bhatia, 1999; Erro et al. 2014).

### I 16.1.2 Verlauf

Tonische Spasmen können spontan verschwinden, aber auch wiederkehren. Wenn sie häufig auftreten und/oder schmerzhaft sind, können sie Lebensqualität und Arbeitsfähigkeit erheblich beeinträchtigen (Rowland 1985).

### I 16.1.3 Pragmatische Therapie

Das Auftreten tonischer Spasmen bei Multipler Sklerose kann als Schub-Äquivalent aufgefasst und durch die übliche Schubbehandlung mit hochdosierten Kortikoiden unterbrochen werden. Zur symptomatischen Therapie werden übereinstimmend Antikonvulsiva, vor allem Carbamazepin (400–800 mg/d) (↑, B) oder Gabapentin (600–1 200 mg/d) empfohlen (Rowland, 1985; Solaro et al. 1998) (↑, B). Therapieempfehlungen für tonische Spasmen bei anderen Syndromen, wie z. B. bei ADCY5-assoziierten Dyskinesien, sind momentan nur im Rahmen von einzelnen Fallberichten vorhanden. Anticholinergika, Benzodiazepine (Clonazepam, Clobazam) und Tetrabenazine sind zur Symptomreduktion eingesetzt worden (Chang et al. 2016; Mencacci und Erro 2015) (↔, C).

* Autor dieses Kapitels in der 6. Auflage: H.-M. Meinck.

# I 16.2 Startle-Syndrome

## I 16.2.1 Klinik

Leitsymptom ist die gesteigerte Schreckreaktion (Startle) vor allem auf akustische und kutane Reize. Phänomenologisch lassen sich unterscheiden (Matsumoto und Hallet 1994; Meinck 2006):

a) Pathologisch gesteigerte (i. e. disinhibierte) Schreckreflexe (*Hyperekplexie*) mit kurzer Latenz und stereotypem Bewegungsmuster. Als pathologisch gesteigert wird dabei ein Schreckreflex aufgefasst, der durch einen normalerweise inadäquaten Reiz (z. B. Händeklatschen nach Vorwarnung, Berührung des Gesichts mit offenen Augen) reproduzierbar ausgelöst werden kann und bei rasch wiederholter Auslösung nur eine geringe Habituation zeigt.
b) Schreckinduzierte epileptische Anfälle (*Startle-Epilepsie*), bei denen normales Erschrecken einen komplex-partiellen oder generalisierten epileptischen Anfall auslöst.
c) Komplexe, aber stereotype Handlungen im Gefolge eines normalen Erschreckens, z. B. Latah, Jumping Frenchmen of Maine.

Letztere werden heute überwiegend als kulturgebundene bzw. sozialisationsspezifische Verhaltensauffälligkeiten oder stimulus-sensitive Tics aufgefasst. Funktionelle (psychogene) Syndrome können sich auch mit stereotypen Handlungen in Folge einer Schreckreaktion präsentieren (Ganos et al. 2014). Schwerpunkt dieser Darstellung ist die Hyperekplexie.

## I 16.2.2 Epidemiologie und Verlauf

Hyperekplexie kommt als kongenitale (meist autosomal-dominante) oder erworbene (symptomatische oder idiopathische) Erkrankung vor; beide Formen sind selten (Brown et al. 1991; Matsumoto und Hallet 1994). Neugeborene mit *hereditärer Hyperekplexie* sind postnatal brettsteif und durch Apnoe oder Laryngospasmus vital gefährdet. Der Muskeltonus normalisiert sich spontan im ersten Lebensjahr, die psychomotorische Entwicklung ist meist nur gering verlangsamt. Oft persistieren jedoch die myokloniform gesteigerten Schreckreflexe: Ein plötzliches Geräusch, unerwartete Berührung oder ein nur leichtes Stolpern lösen eine kurze Versteifung des Rumpfes mit Retropulsion des Kopfes sowie Anheben und Beugen der Arme und Beine aus. Das Kind stürzt »wie ein Brett« ohne Abfangreaktion, die Verletzungsgefahr ist erheblich. Bis ins Erwachsenenalter können febrile Infekte zu einer transienten Verstärkung der Symptomatik führen.

Der Spontanverlauf der symptomatischen Hyperekplexie wird entscheidend durch den Verlauf der Grunderkrankung geprägt. Die spärlichen Informationen über die Spontanprognose der idiopathischen Hyperekplexie zeigen mehrjährige Stabilität.

## I 16.2.3 Klinische Befunde und Diagnostik

»Stiff babies» halten Rumpf und Nacken überstreckt, Arme und Beine in Beugestellung und die Fäuste geschlossen (»*Stiff Baby-Syndrom*«). Im Schlaf und bei Entspannung werden sie lockerer. Außenreize induzieren massive *Schreckreflexe* mit ruckartiger Retropulsion von Kopf und Rumpf und Beugemuster der Extremitäten. Die heftige Auslösbarkeit dieser Schreckreflexe durch taktile Reizung der Lippen kann die mehrmonatige Ernährung über eine Magensonde notwendig machen. Oft wird zunächst eine perinatale Hirnschädigung mit Spastik und epileptischen Anfällen diagnostiziert. Alle Hyperekplektiker entwickeln eine ausgeprägte Angst, frei oder gar exponiert zu stehen oder zu gehen. Ihr ängstlich-protektives Gangmuster bessert sich bei geringfügiger Unterstützung sofort und eindrücklich. Drängendes Fordern, Angst oder Ärger dagegen verstärkt die Symptomatik bis hin zum spontanen Auftreten von phänomenologisch den gesteigerten Schreckreflexen ähnelnden myoklonischen Sturzattacken (Tijssen und Rees 1993). Charakteristisches neurologisches Zeichen ist der *Kopfretraktionsreflex, ein archaischer Schutzreflex des Gesichts*: Leichtes Beklopfen des Gesichtszentrums (Glabella, Nasenrücken, Oberlippe, Kinn) induziert mit kurzer Latenz eine brüske Retraktion des Kopfes, die bei wiederholter Auslösung kaum habituiert (Tijssen und Rees 1993). In schwacher Form persistiert dieser atavistische Reflex lebenslang, was bei subjektiv asymptomatischen Eltern die klinische Identifikation des Genträgers ermöglichen kann. Bei den meisten Betroffenen lässt sich eine (u. U. spontane) Punktmutation im Gen der α1-Untereinheit des *Glyzinrezeptors* (GLRA1) auf Chromosom 5q31.2, selten auch in anderen Genen von Proteinen glyzinerger Synapsen (Carta et al. 2012; Tijssen und Rees 1993) nachweisen.

## I 16.2.4 Differentialdiagnose

Als erworbene Störung kommt Hyperekplexie sowohl ohne identifizierbare Ursache als auch symptomatisch, insbesondere bei immunogenen ZNS-Erkrankungen mit Autoimmunität gegen Glyzinrezeptoren und DPPX (z. B. Balint et al. 2014) vor. Beide Formen sind weder klinisch, neurophysiologisch noch laborchemisch erschöpfend charakterisiert (Brown und Rothwell 1991). Die klinische Manifestation der *idiopathischen Hyperekplexie* ähnelt der hereditären Form. *Symptomatische Hyperekplexie* wurde bei verschiedenen Läsionsorten in Hirnstamm und Mittelhirn unterschiedlichster Ätiologie, aber auch im Alkohol- und Medikamententenentzug beschrieben und ist dann mit entsprechenden neurologischen Symptomen assoziiert (Brown und Rothwell 1991).

## I 16.2.5 Pragmatische Therapie

Als symptomatische Therapie der Wahl bei hinreichend schwerer hereditärer oder erworbener Hyperekplexie hat sich in einer doppelblinden placebokontrollierten Studie Clonazepam (z. B. Rivotril® 1 mg/d) als wirksam (↑, A), Vigabatrin (Sabril® 1 000 mg/d) dagegen als unwirksam erwiesen (Tijssen et al. 1997). Bei Kindern sind entsprechend niedrigere Dosen wirksam. Kinder scheinen von behutsamer Exposition unter kontrollierten Bedingungen (z. B. am Strand) deutlich mehr zu profitieren als von Verhaltenstherapie oder gar energisch forcierter Bewegungsschulung (↔, C). Gelegentlich ist die gezielte Entschärfung sozialer Zuspitzungen (Hänseleien in der Schule, Sportunterricht) notwendig.

## I 16.3 Stiff-person-Syndrom

### I 16.3.1 Klinik

Das *Stiff-person-Syndrom* (SPS; Synonym: *Stiff-man-Syndrom*) ist klinisch charakterisiert durch symmetrische Tonussteigerung insbesondere der Achsen- und achsennahen Muskulatur mit Skelettdeformierung, schmerzhaft einschießende Spasmen, episodische adrenerge autonome Dysregulation und agoraphobische Angststörung (Meinck und Thompson 2002; Moersch und Woltman 1956). Asymmetrie bis hin zur Beschränkung der motorischen Symptome auf nur eine Gliedmaße (*Stiff-limb-Syndrom, SLS*) kommt vor (Saiz et al. 1998). Beim SPS/SLS können die Muskeldehnungsreflexe gesteigert sein. Weitere neurologische Symptome fehlen. Bei der »Plusvariante«, *progressive Enzephalomyelitis mit Rigidität und Myoklonien (PERM)* treten u. U. flüchtige Augenbewegungsstörungen, Pyramidenbahnzeichen, Ataxie, Paresen, Epilepsie oder andere zentralneurologische Symptome hinzu (Barker et al. 1998; Meinck und Thompson, 2002; Meinck 2013). Die hohe Prävalenz von Serum-Autoantikörpern gegen *Glutamat-Dekarboxylase (GAD)* und von assoziierten – vor allem endokrinen – Autoimmunerkrankungen weist auf eine Immunopathie als Grundlage dieser Syndromgruppe hin (Martinez-Hernandez et al. 2016; Meinck und Thompson 2002; Solimenaet al. 1990).
Rigidität und Spasmen sind für den Untersucher sicht- und fühlbar, meist symmetrisch und besonders stark in der Rumpf- und rumpfnahen Muskulatur der unteren Körperhälfte ausgeprägt. Hände und Füße können einbezogen sein, selten auch das Gesicht. Der brettharte Muskelzug und die Spasmen führen zu Wirbelsäulenverbiegungen, Ankylosen und Subluxationen, schweren Stürzen oder sogar »Spontan« frakturen. Bizarr anmutende, ängstlich-protektive Gangmuster und myoklonische schwere Stürze bei erhaltenem Bewusstsein sind häufig. Gesteigerte Schreckreaktionen, paroxysmale Angstattacken (vor allem bei motorischer oder emotionaler Belastung) und die Auslösbarkeit der Spasmen durch Angst oder Ärger führen dazu, dass in etwa 2/3 der Fälle zunächst eine Konversionsneurose diagnostiziert wird (Meinck und Thompson 2002). Zeichen der vegetativen (adrenergen) Hyperaktivität wie profuses Schwitzen, Tachykardie, Mydriasis, arterielle Hypertension, Tachypnoe sind beim SPS häufig und oft von frequenten Spasmen begleitet. Sie können umschlagen in *akute autonome Entgleisungen*, die – wie auch die Irradiation der Spasmen in die Atem- oder Larynxmuskulatur – die sofortige Behandlung auf einer Intensivstation notwendig machen (Meinck und Thompson 2002).

### I 16.3.2 Diagnostik

Die klinische Befunderhebung ist entscheidend, die Verdachtsdiagnose kann durch das EMG gestützt werden. Als Korrelat der Muskelsteifigkeit findet man eine anhaltende und kaum unterdrückbare, tonische Aktivität normaler motorischer Einheiten. Diese feuern mit niedriger, oft überraschend stabiler Frequenz (Auger 1994; Thompson 1993). Taktile oder elektrische Stimulation beliebiger Nerven evoziert generalisierte Spasmen mit kurzer Latenz (unter 80 ms) und hypersynchroner Aktivität simultan in antagonistischen Muskelpaaren (myoklonischer Reflexspasmus) (Meinck und Thompson 2002; Meinck 2014). Bei bis 80 % der Patienten mit SPS/SLS/PERM findet man Autoantikörper gegen GAD (Martinez-Hernandezet al. 2016; Meinck et al. 2001; Solimena et al. 1990). Der Nachweis von *GAD-Autoantikörpern* ist diagnostisch hilfreich, aber weder Voraussetzung der Diagnose noch spezifisch für das SPS und seine Varianten (Seissler und Scherbaum 2000). Bei 60 % ist der Liquorbefund auffällig mit oligoklonalen Banden oder autochthoner IgG-Vermehrung, seltener auch mit Albuminvermehrung oder milder lymphozytärer Pleozytose (Meinck und Thompson 2002) (B).
Die dämpfende Wirkung von Benzodiazepinen auf Tonuserhöhung, Startle und Spasmen gilt als diagnostisches Hilfskriterium, ebenso der symptomverstärkende Effekt von aminergen Medikamenten (z. B. Clomipramin) (Meinck und Thompson 2002; Stöhr und Heckl 1977) (↑, B).

### I 16.3.3 Differentialdiagnose

Die häufigste Differentialdiagnose des SPS ist zweifellos die *psychogene Bewegungsstörung* (Henningsen und Meinck 2003; Meinck 2006). Ähnliche Symptome der zentralen Übererregbarkeit zeigen Tetanus- und Strychnin-Intoxikation sowie die erworbene Hyperekplexie. Atypische axiale Dystonien zeigen u. a. keine ausgeprägte fremdreflektorische Erregbarkeit (Balint et al. 2015). Gelegentlich erzeugen intraspinale Tumoren, spinale Durafisteln oder chronische Myelitiden SPS-ähnliche Symptome, vor allem die ausgeprägte Rigidität in den betroffenen Körperpartien. Etwa 15 % der Patienten haben Serum-Autoantikörper gegen Glycin- oder GABA-A Rezeptoren oder das Dipeptidyl-peptidase-like protein 6 (DPPX) (Balint und Bhatia 2016; Balint et al. 2014). Selten treten SPS/SLS/PERM auch als paraneoplastisches Syndrom bei Mamma- oder Bronchialkarzinomen auf. Die Autoantikörper-Produktion richtet sich dann meist gegen *Amphiphysin I*– wie GAD ebenfalls ein intrazelluläres neuronales Protein.

### I 16.3.4 Epidemiologie und Verlauf

Präzise epidemiologische Daten liegen nicht vor. In der Heidelberger Neurologie wurden im Zeitraum 1989–1999 die Diagnosen SMS/SLS/PERM bei insgesamt 20 stationären Patienten aus dem Einzugsgebiet der Klinik gestellt (2–3 Mio. Einwohner; 2 000–3 000 stationäre Aufnahmen pro Jahr), wobei Frauen überwogen (2 : 1); die Diagnosen SPS und PERM waren etwa gleich häufig, SLS selten (< 10 %). In einer kürzlich veröffentlichten retrospektiven Analyse von 121 Patienten mit Syndromen des SPS/SLS/PERM Spektrums zeigte sich, dass 41,3 % der Patienten SPS hatten, während sich 30,6 % als SPS-Plus (oder PERM) und 19,8 % als SLS manifestierten (Martinez-Hernandez et al. 2016). Das mittlere Erkrankungsalter liegt in der späten 5. bzw. frühen 6. Lebensdekade, variiert jedoch zwischen 13 und 81 Jahren. Der Spontanverlauf ist charakterisiert durch über Monate schleichend zunehmende Rigidität mit nachfolgender Stabilisierung u. U. über Jahrzehnte. Fluktuationen der Symptomatik können spontan oder induziert (z. B. andere Erkrankungen, belastende Lebensereignisse) auftreten. Schubförmige Verschlechterungen oder neue neurologische Symptome kommen eher bei der Plusvariante PERM vor (Barker und Revesz 1998). Spontanheilungen sind ausgesprochen selten. Unter effektiver Immunsuppression kommen vereinzelt vollständige Remissionen vor. In der Regel besteht die Erkrankung jedoch lebenslang. Bei fast 25 % der Patienten mit SMS/PERM werden im Krankheitsverlauf längerdauernde intensivstationäre Behandlungen erforderlich. Knapp 10 % der Patienten versterben an akuten Komplikationen ihrer neurologischen Erkrankung (Meinck und Thompson 2002).

## I 16.3.5 Pragmatische Therapie

### I 16.3.5.1 Symptomatische Therapie

Physiotherapie (n. Vojta, PNF) ist bei den meisten Patienten hilfreich. Sie wird jedoch von einigen wegen der Provokation von Spasmen und Startle als verschlechternd abgelehnt (↔, C). Bei drohender Gelenkschädigung (z. B. Subluxation der Sprunggelenke) können Injektionen von Botulinum-Toxin vorübergehende Entlastung schaffen (↑, B). Quengelschienen, Gipsverbände oder orthopädische Operationen (Achillessehnenverlängerung, Hallux valgus-Operation) ohne wirksame antispastische Medikation sind gegen die Skelettdeformierungen meist nutzlos (↔, C). Antispastische Substanzen, vor allem Benzodiazepine (Dosierungsrahmen 1–10 mg/d Clonazepam), sind meist wesentlich wirksamer (↑, B). Gelegentlich wirken auch Baclofen und Tizanidine oder Antikonvulsiva wie Valproat oder Carbamazepin in höherer Dosierung (Meinck und Thompson 2002) (↔, C). Vor allem für die Benzodiazepine besteht bei vielen Patienten eine Adaptationstendenz mit der Notwendigkeit allmählicher Dosissteigerung, die oft erstaunlich gut toleriert wird. Bei Dosisreduktion oder geplantem Medikamentenentzug ist die für diese Patienten charakteristische Neigung zu vegetativen Entgleisungen zu beachten (s. Komplikationen). Angesichts der Symptomverstärkung durch aminerge Substanzen im Akutversuch (Stöhr und Heckl 1977) sollten z. B. trizyklische Antidepressiva vermieden werden. *Ultima ratio* der symptomatischen Behandlung ist die intrathekale Baclofen-Applikation über ein subkutan implantiertes Pumpensystem (Stayer et al. 1997) (↔, C). Auch hier besteht die Tendenz zur Adaptation mit konsekutiver Erhöhung der Tagesdosis (Dosierungsrahmen 50–1500 µg/d Baclofen i. th.) und das Caveat einer akzidentellen Unterbrechung der Baclofen-Zufuhr (s. u.).

*Komplikationen*: Medikamentenentzug oder technische Probleme (z. B. Pumpenversagen, Katheterdiskonnektion) können insbesondere bei Patienten mit hoher Dosierung akute und lebensbedrohliche Komplikationen durch vegetative Entgleisungen induzieren (Stayer et al. 1997). Tachykardie, arterielle Hypertension, Tachypnoe und Hyperhidrose sind typischerweise begleitet von anhaltenden rhythmischen Myoklonien oder von frequenten und heftigsten Spasmen (»spasmodic storm«), die sich bis in die Larynxmuskulatur ausbreiten können. Das klinische Bild ähnelt dem *Tetanus* oder der *Strychninintoxikation* und erfordert sofortige intensivstationäre Behandlung mit kompromissloser Sedierung und ggf. mechanischer Beatmung bis zur Klärung der aktuellen Ursache. Bei solchen krisenhaften Zuspitzungen werden hohe Dosierungen benötigt (bis zu 1 400 mg Midazolam pro Tag!). Typische Folgen unzureichend behandelter vegetativ-motorischer Entgleisungen sind Herzinfarkt, Hirnblutung Rhabdomyolyse mit myoglobinurischem Nierenversagen und Exitus.

### I 16.3.5.2 Immuntherapie

Eine kleine, placebokontrollierte cross-over-Studie belegt mäßige therapeutische Effekte einer hoch dosierten Therapie mit i. v.-Immunglobulinen (i. v. IgG; 2 × 1 g/kg an aufeinander folgenden Tagen mit vierwöchigem Intervall; Dalakas et al. 2001). Bei Respondern scheint die Wirkung spätestens nach dem dritten Therapiezyklus einzusetzen und über Wochen bis Monate anzuhalten (↑, B). Diese Behandlung ist in Deutschland nur als Off-Label-Therapie möglich und bedarf einer gesonderten Absprache mit dem Kostenträger. Das Risikoprofil dieser sehr hoch dosierten Therapie insbesondere bei Patienten mit Niereninsuffizienz oder arterieller Hypertonie ist zu beachten.
Immunsuppression mit Rituximab ist in Einzelfällen wirksam (Baker et al. 2005). Die retrospektive Auswertung von 67 Immun-Therapiezyklen bei 48 eigenen Patienten mit den Diagnosen SPS (n = 34) oder PERM (n = 14) ergab, dass die initial hochdosierte Langzeittherapie mit Methylprednisolon allen anderen Behandlungsregimes überlegen war (z. B. Urbason® 500 mg/Tag i. v. für 5 Tage, danach allmähliche Reduktion innerhalb von 6–8 Wochen von 100 mg/d auf eine Erhaltungsdosis von 6–10 mg jeden zweiten Tag). Dieses Behandlungsschema führte in 20 von 24 Fällen zu einer Motilitätsverbesserung um mindestens eine Stufe auf einer einfachen Mobilitätsskala (bettlägerig – Rollstuhlfahrer – gangfähig mit Krücken – frei beweglich). Die Besserung begann meist subakut innerhalb von 2 Wochen nach Therapiebeginn und konnte eindrucksvoll verlaufen. Bei schwer beeinträchtigten Patienten begann sie jedoch meist allmählich und hielt unter niedriger Erhaltungsdosis über Monate an (↑, B). Fortführung über mindestens zwei Jahre führte bei insgesamt 15 von 24 Behandelten zu nur gering einge-

| | SMS / SLS / PERM | | | PERM |
|---|---|---|---|---|
| **Hauptsymptom** | **Rigidität, Spasmen, Startle** | | | **z. B. Ataxie** |
| **Behinderung** | **mäßig** | **deutlich** | **schwer** | **deutlich/schwer** |
| **Ersttherapie** | Baclofen 30–100 mg/d<br>Tizanidin 6–40 mg/d | Clonazepam 1,5–16 mg/d | Clonazepam 1,5–24 mg/d<br>Midazolam bis 1400 mg/d † | Plasmapherese * |
| Komedikation | Pregabalin 70–200 mg/d<br>Valproat 900–1200 mg/d | Baclofen 30–100 mg/d<br>Tizanidine 6–40 mg/d<br>Pregabalin 70–200 mg/d | Metoprolol 50–200 mg/d | |
| **Zweittherapie** | Clonazepam 1,5–10 mg/d | Plasmapherese * | Propofol 10 µg/kg/min †<br>Plasmapherese * | Methylprednisolon § |
| Alternativen | Plasmapherese *<br>Methylprednisolon §<br>i.v.IG 4 g/kg/Monat | Methylprednisolon §<br>i.v.IG 4 g/kg/Monat | Methylprednisolon §<br>i.v.IG 4 g/kg/Monat<br>i.th. Baclofen 100–800 µg/d | IVIG 4 g/kg/Monat |
| | | | Ciclosporin, Rituximab plus Mycophenolatmofetil, Alemtuzumab, Cyclophosphamid | Ciclosporin, Rituximab plus Mycophenolat-mofetil, Alemtuzumab, Cyclophosphamid |

* Plasmapherese bei Autoantikörpern gegen neuronale Oberflächen-Antigene (GlyR1, DPPX, GABAaR, evtl. auch Amphiphysin)

§ Methylprednisolon 5 x 500 mg i.v./d, anschließend oral von 100 mg/d über 6 Wochen reduzieren auf 10 mg/d alternierend; dann nach Wirksamkeit entscheiden, ob Langzeitmedikation oder Ausschleichen

† Midazolam und Propofol *via* i.v. Perfusor

**Abb. I 16.1:** Algorithmus zur Therapie-Eskalation in Abhängigkeit von der Schwere der Symptomatik.

schränkter motorischer Unabhängigkeit. Dabei bestand kein offensichtlicher Zusammenhang zur Diagnose (SPS oder PERM) oder zum Antikörperstatus. Auslassversuche führten mit zeitlicher Verzögerung von 10–20 Tagen zu reboundartigen Verschlechterungen der Motilität. Cushing-Habitus und/oder mäßige Gewichtszunahme wurden vorübergehend bei etwa einem Drittel der Patienten beobachtet. Zweimal wurde ein vorbestehender latenter Diabetes mellitus unter Methylprednisolon behandlungsbedürftig, ohne dass sich die Blutzuckerwerte wieder normalisierten. In zwei weiteren Fällen wurden nach Wiederaufnahme sportlicher Aktivitäten (!) wiederholte Sehnenrupturen berichtet. Zur Osteoporose-Prophylaxe bei Methylprednisolon-Langzeittherapie empfehlen wir die Einnahme von Vigantoletten und Kalzium-Brausetabletten (Meinck und Thompson 2002).

Plasmapherese (5 × 50 ml/kg Körpergewicht innerhalb von 10 Tagen) zeigte vergleichbare Effekte nur bei drei von 15 Behandelten. I. v.-IgG (30 g/Tag an fünf aufeinanderfolgenden Tagen) erwiesen sich nur bei zwei von dreizehn Behandlungen als effektiv. Bei beiden Therapieverfahren setzte die Wirkung nach Abschluss der Infusions- bzw. Austauschbehandlung rasch ein und hielt zwei bis drei Monate an. Danach entwickelte sich ebenso rasch eine erneute Verschlechterung ohne Besserung bei erneuter Plasmapherese oder i. v.-IgG. Anekdotische Berichte über erfolgreiche Behandlungen mit Plasmapherese sind allerdings so zahlreich und teilweise so gut dokumentiert, dass dieses Verfahren als therapeutische Alternative angesehen werden kann (Hao et al. 1999; Hummel et al. 1998) (↔, C). Die kontrolliert durchgeführte Behandlung mit Azathioprin über mindestens sechs Monate zeigte bei fünf Behandelten keinen Effekt (Meinck und Thompson 2002).

Der Algorithmus (**Abb. I 16.1**) bildet eine erfahrungs-, jedoch nicht evidenzbasierte Strategie ab.

### Selbsthilfeorganisation

Stiff-Person-Syndrom Selbsthilfe Deutschland e. V.
c/o Ursula Metze
Raiffeisenstr. 50
52372 Kreuzau-Stockheim
Telefon 02421-504357
E-Mail: metze@stiff-person.de
Infobrief: info@stiff-person.de
http://www.stiff-person.de

## Literatur

Auger RG. AAEM minimonograph #44: diseases associated with excess motor unit activity. Muscle & Nerve 1994; 17: 1250–1263.

Baker MR, Das M, Isaacs J, Fawcett PR, Bates D. Treatment of stiff person syndrome with rituximab. J Neurol Neurosurg Psychiatry 2005; 76: 999–1001.

Balint B, Bhatia KP. Stiff person syndrome and other immune-mediated movement disorders – new insights. Current Opinion in Neurology 2016; 29: 496–506.

Balint B, Jarius S, Nagel S, Haberkorn U, Probst C, Blocker IM et al. Progressive encephalomyelitis with rigidity and myoclonus: a new variant with DPPX antibodies. Neurology 2014; 82: 1521–1528.

Balint B, Meinck HM, Bhatia KP. Axial Dystonia Mimicking Stiff Person Syndrome. Mov Disord Clin Pract 2015; 3: 176–179.

Barker RA, Revesz T, Thom M, Marsden CD, Brown P. Review of 23 patients affected by the stiff man syndrome: clinical subdivision into stiff trunk (man) syndrome, stiff limb syndrome, and progressive encephalomyelitis with rigidity. J Neurol Neurosurg Psychiatry 1998; 65: 633–640.

Barolat G, Maiman DJ. Spasms in spinal cord injury: a study of 72 subjects. The Journal of the American Paraplegia Society 1987; 10: 35–39.

Bhatia KP. The paroxysmal dyskinesias. Journal of Neurology 1999; 246: 149–155.

Brown P, Rothwell JC, Thompson PD, Britton TC, Day BL, Marsden CD. The hyperekplexias and their relationship to the normal startle reflex. Brain 1991; 114: 1903–1928.

Carta E, Chung SK, James VM, Robinson A, Gill JL, Remy N et al. Mutations in the GlyT2 gene (SLC6A5) are a second major cause of startle disease. The Journal of Biological Chemistry 2012; 287: 28975–28985.

Chang FC, Westenberger A, Dale RC, Smith M, Pall HS, Perez-Duenas B et al. Phenotypic insights into ADCY5-associated disease. Mov Disord 2016; 31: 1033–1040.

Dalakas MC, Fujii M, Li M, Lutfi B, Kyhos J, McElroy B. High-dose intravenous immune globulin for stiff-person syndrome. NEJM 2001; 345: 1870–1876.

Erro R, Sheerin UM, Bhatia KP. Paroxysmal dyskinesias revisited: a review of 500 genetically proven cases and a new classification. Mov Disord 2014; 29: 1108–1016.

Ganos C, Erro R, Cavanna AE, Bhatia KP. Functional tics and echophenomena. Parkinsonism & Related Disorders 2014; 20: 1440–1441.

Hao W, Davis C, Hirsch IB, Eng LJ, Daniels T, Walsh D et al. Plasmapheresis and immunosuppression in stiff-man syndrome with type 1 diabetes: a 2-year study. Journal of Neurology 1999; 246: 731–735.

Henningsen P, Meinck HM. Specific phobia is a frequent non-motor feature in stiff man syndrome. J Neurol Neurosurg Psychiatry 2003; 74: 462–465.

Hummel M, Durinovic-Bello I, Bonifacio E, Lampasona V, Endl J, Fessele S et al. Humoral and cellular immune parameters before and during immunosuppressive therapy of a patient with stiff-man syndrome and insulin dependent diabetes mellitus. J Neurol Neurosurg Psychiatry 1998; 65: 204–208.

Layzer R. Muscle pain, cramps, and fatigue. In: Engel A, Franzini-Armstrong C (eds.). Myology Vol 2. New York: McGraw-Hill; 1994. 1754–1768.

Martinez-Hernandez E, Arino H, McKeon A, Iizuka T, Titulaer MJ, Simabukuro MM et al. Clinical and Immunologic Investigations in Patients With Stiff-Person Spectrum Disorder. JAMA Neurology 2016; 73: 714–720.

Matsumoto J, Hallet M. Startle syndromes. In: Marsden C, Fahn S (eds.). Mov Disord. Oxford, England: Butterworth-Heinemann; 1994. 418.

Meinck HM. Startle and its disorders. Neurophysiologie clinique = Clinical Neurophysiology 2006; 36: 357–364.

Meinck HM. Das Stiff-Man-Syndrom und seine Varianten. Nervenarzt 2013; 84: 450–454.

Meinck HM. Neurophysiologische Befunde bei den Stiff Man-Syndromen. Klinische Neurophysiologie 2014; 45: 207–213.

Meinck HM, Faber L, Morgenthaler N, Seissler J, Maile S, Butler M et al. Antibodies against glutamic acid decarboxylase: prevalence in neurological diseases. J Neurol Neurosurg Psychiatry 2001; 71: 100–103.

Meinck HM, Thompson PD. Stiff man syndrome and related conditions. Mov Disord 2002; 17: 853–866.

Mencacci NE, Erro R, Wiethoff S, Hersheson J, Ryten M, Balint B et al. ADCY5 mutations are another cause of benign hereditary chorea. Neurology 2015; 85: 80–88.

Moersch FP, Woltman HW. Progressive fluctuating muscular rigidity and spasm (»stiff-man« syndrome); report of a case and some observations in 13 other cases. Proceedings of the staff meetings Mayo Clinic 1956; 31: 421–427.

O'Neil D, Byrne E, Roberts L, Gates P. Hemitonic seizures: etiological and diagnostic considerations. Acta Neurologica Scandinavica 1991; 84: 59–64.

Rowland LP. Cramps, spasms and muscle stiffness. Revue Neurologique 1985; 141: 261–273.

Saiz A, Graus F, Valldeoriola F, Valls-Sole J, Tolosa E. Stiff-leg syndrome: a focal form of stiff-man syndrome. Annals of Neurology 1998; 43: 400–403.

Seissler J, Scherbaum W. Das Stiff-Man-Syndrom aus internistischer und immunologischer Sicht. Internist 2000; 41: 460–466.

Solaro C, Lunardi GL, Capello E, Inglese M, Messmer Uccelli M, Uccelli A et al. An open-label trial of gabapentin treatment of paroxysmal symptoms in multiple sclerosis patients. Neurology 1998; 51: 609–611.

Solimena M, Folli F, Aparisi R, Pozza G, De Camilli P. Autoantibodies to GABA-ergic neurons and pancreatic beta cells in stiff-man syndrome. NEJM 1990; 322: 1555–1560.

Spissu A, Cannas A, Ferrigno P, Pelaghi AE, Spissu M. Anatomic correlates of painful tonic spasms in multiple sclerosis. Mov Disord 1999; 14: 331–335.

Stayer C, Tronnier V, Dressnandt J, Mauch E, Marquardt G, Rieke K et al. Intrathecal baclofen therapy for stiff-man syndrome and progressive encephalomyelopathy with rigidity and myoclonus. Neurology 1997; 49: 1591–1597.

Stöhr M, Heckl R. Stiff man Syndrom. Klinische, elektromyographische und pharmakologische Befunde bei einem eigenen Fall. Arch Psychiat Nervenkr 1977; 223: 160–171.

Thompson PD. Stiff muscles. J Neurol Neurosurg Psychiatry 1993; 56: 121–124.

Tijssen MA, Schoemaker HC, Edelbroek PJ, Roos RA, Cohen AF, van Dijk JG. The effects of clonazepam and vigabatrin in hyperekplexia. Journal of the Neurological Sciences 1997; 149: 63–67.

Tijssen MAJ, Rees MI. Hyperekplexia. In: Pagon RA, Adam MP, Ardinger HH, Wallace SE, Amemiya A, Bean LJH, et al. (eds.). GeneReviews(R). Seattle (WA); 1993.

Tranchant C, Bhatia KP, Marsden CD. Movement disorders in multiple sclerosis. Mov Disord 1995; 10: 418–423.

# I 17 Tics und Gilles-de-la-Tourette-Syndrom

*von A. Münchau und K. R. Müller-Vahl**

## I 17.1 Klinik

Ein Tic ist eine rasche, sich wiederholende, nicht rhythmische Bewegung meist umschriebener Muskelgruppen oder eine Lautproduktion, die plötzlich einsetzt und keinem erkennbaren Zweck dient. Tics werden in Abhängigkeit von ihrer Art (motorisch/vokal) und dem Grad der Komplexität (einfach/komplex) eingeteilt. Sie können einzeln, aber auch in Serien auftreten. Typischerweise geht Tics ein Dranggefühl voraus, das nach dem Tic vorübergehend abklingt (Brandt et al. 2016). Die meisten Betroffenen können ihre Tics kurzzeitig willentlich unterdrücken, dies führt allerdings zu einer Zunahme des unangenehmen Dranggefühls. Tics sind im Schlaf meist deutlich geringer ausgeprägt, können aber in allen Schlafstadien auftreten.

Tics können von Spontanbewegungen zwar nicht kinematisch, aber durch das häufigere, übertriebene und situationsunangemessene Auftreten unterschieden werden (Paszek et al. 2010). Sie sind das führende Symptom aller Tic-Störungen. Tics können jedoch auch bei zahlreichen anderen Erkrankungen (z. B. bei der Neuroakanthozytose, beim Fragilen X-Syndrom oder bei der Chorea Sydenham) als ein Symptom unter vielen auftreten. Häufig finden sich Tics bei neuropsychiatrischen Erkrankungen, wie der Aufmerksamkeitsdefizit-Hyperaktivitätsstörung (ADHS), Zwangsstörung oder Autismusspektrumsstörungen. Tics treten sehr selten auch als Nebenwirkung einer medikamentösen Behandlung etwa mit Carbamazepin, Phenytoin, Lamotrigin, Amphetamin, dopaminerg wirksamen Substanzen oder Kokain auf bzw. verschlimmern sich hierdurch. Durch Neuroleptika induzierte sogenannte tardive Tics sind ebenfalls selten.

Auf der Grundlage der skizzierten Charakteristika ist eine Unterscheidung zwischen Tics und anderen hyperkinetischen Bewegungen wie Chorea, Dyskinesien, Spasmus hemifacialis, Restless-Legs-Syndrom und fokalen epileptischen Anfällen meist gut möglich. Die schwierigsten Differentialdiagnosen sind dissoziative Bewegungsstörungen, Zwangshandlungen, Manierismen und Stereotypien, seltener auch Dystonien und Myoklonien.

### I 17.1.1 Definitionen der Tic-Störungen

Die Diagnose einer Tic-Störung ist klinisch zu stellen. Das Gilles-de-la-Tourette-Syndrom (Tourette-Syndrom, kombinierte vokale und motorische Tic-Störung) ist durch das Vorkommen mehrerer motorischer und vokaler Tics gekennzeichnet. Zudem werden ein Erkrankungsbeginn vor dem 18. Lebensjahr und eine Dauer von mindestens einem Jahr gefordert (DSM-5 2013). Die chronische motorische (CMT) bzw. die chronische vokale Tic-Störung unterscheiden sich vom Tourette-Syndrom lediglich durch das Auftreten nur einer Tic-Art. Allerdings sind Tics bei der CMT meist schwächer ausgeprägt, die Häufigkeit und Schwere der psychiatrischen Komorbiditäten ist üblicherweise geringer. Die transiente Tic-Störung geht mit (meist nur gering ausgeprägten einfachen) motorischen und/oder vokalen Tics einher, die kürzer als ein Jahr andauern. Sie kommt bei Kindern sehr häufig vor.

### I 17.1.2 Motorische Tics

Motorische Tics resultieren aus Bewegungen der Skelettmuskulatur. Führen sie zu kurzen, umschriebenen Bewegungen an nur einem Körperteil, werden sie als *einfache* motorische Tics bezeichnet. Am häufigsten sind sie im Gesicht und am Kopf, können prinzipiell aber überall am Körper auftreten und zu jeder Bewegung führen. Hiervon werden *komplexe* motorische Tics abgegrenzt, die entweder durch die Beteiligung verschiedener Muskelgruppen gekennzeichnet sind oder scheinbar einen Zweck erfüllen. Selten kommen sogenannte dystone Tics vor. Als Sonderformen komplexer motorischer Tics gelten die Kopropraxie (Zeigen obszöner Gesten) und die Echopraxie (nicht zweckgebundene Imitation von beobachteten Bewegungen anderer Personen).

### I 17.1.3 Vokale Tics

Am häufigsten treten *einfache* vokale (phonische) Tics wie Räuspern, Schniefen, Husten und Nase hochziehen auf; nur selten kommt es zu lauten Ausrufen oder Schreien. Gerade bei Kindern werden gering ausgeprägte einfache vokale Tics oft fehlgedeutet. Deutlich seltener – und meist bei schwerem Tourette-Syndrom mit mehreren Komorbiditäten – bestehen *komplexe* vokale Tics wie die Koprolalie (Ausrufen obszöner Wörter), die Echolalie (nicht der Kommunikation dienendes Wiederholen gehörter Sätze, Wörter, Silben oder Geräusche) und die Palilalie (unwillkürliches Wiederholen selbst ausgesprochener Wörter).



* Autoren dieses Kapitels in der 6. Auflage: K. R. Müller-Vahl, L. Schöls und A. Münchau.

## I 17.2 Epidemiologie und Verlauf

Für das Tourette-Syndrom wird weltweit eine Prävalenzrate von etwa 1 % vermutet. Aus ungeklärter Ursache sind Jungen drei- bis viermal so häufig betroffen wie Mädchen (Robertson 2008). Tic-Störungen, die nur mit motorischen Tics einhergehen sowie transiente Tic-Störungen sind deutlich häufiger. So wird angenommen, dass bei etwa 10–15 % aller Grundschüler zu irgendeinem Zeitpunkt Tics auftreten (Kurlan et al. 2001).

Tics beginnen ganz überwiegend im Grundschulalter zwischen dem 6. und 8. Lebensjahr. Treten sie erstmals im Erwachsenenalter auf, ist zunächst an eine symptomatische Ursache zu denken, auch wenn diskutiert wird, dass auch primäre Tic-Störungen *sehr* selten erst nach dem 18. Lebensjahr beginnen können. In der Mehrzahl ist der Beginn schleichend. Motorische Tics treten im Mittel zwei bis drei Jahre früher als vokale Tics auf. Zwischen dem 10. und 12. Lebensjahr sind Tics am stärksten ausgeprägt. Danach tritt bei mehr als 95 % der Patienten eine spontane Besserung ein. Der Verlauf ist durch spontane Fluktuationen hinsichtlich Art und Schwere der Tics gekennzeichnet. Bei den meisten Betroffenen nehmen Tics bei Anspannung, Stress, Unruhe, Freude und Langeweile zu und flauen bei Ruhe, Entspannung und Konzentration ab. Eine entscheidende Rolle spielt Aufmerksamkeit. Wird die Aufmerksamkeit auf Tics gelenkt, nehmen diese zu, wird sie auf andere Prozesse gelenkt, nehmen Tics ab (Misirlisoy et al. 2015; Brandt et al. 2015). Vor allem bei Patienten mit stärker ausgeprägtem Tourette-Syndrom bestehen zusätzlich oft psychiatrische Symptome wie Zwänge, Hyperaktivität, Aufmerksamkeitsstörung, Impulsivität, Depression, Angststörung und Autoaggression. Tics haben keinen Einfluss auf die Lebenserwartung (Müller-Vahl 2014).

### I 17.2.1 Genetik und epigenetische Faktoren

Tic-Erkrankungen liegt wahrscheinlich ein komplexes Vererbungsmuster zugrunde, bei dem verschiedene Gene zur Suszeptibilität der Erkrankung beitragen und einzelne Genloci mit jeweils unterschiedlichen Phänotypen gekoppelt sind. Hohe Konkordanzraten von 89–94 % bei eineiigen Zwillingen belegen die Bedeutung genetischer Faktoren in der Ätiologie des Tourette-Syndroms (Hyde et al. 1992). Eine Assoziation von Sequenzvarianten im SLITRK1-Gen mit dem Tourette-Syndrom (Abelson et al. 2005) konnte in Folgeuntersuchungen nicht erhärtet werden. Im Rahmen einer genomweiten Assoziationsstudie überschritt kein Marker die Signifikanz-Schwelle (Scharf et al. 2013). Ein wesentliches Problem genetischer Studien stellen Phänokopien und die variable Symptom-Ausprägung dar. Für Angehörige ersten Grades wird das Risiko, von einem Tourette-Syndrom betroffen zu sein, auf 5–15 % geschätzt, für Tics allgemein auf 10–20 %.

Neben genetischen Faktoren sind bei der Manifestation von Tic-Erkrankungen vermutlich auch (bis heute allerdings nicht definierte) erworbene Faktoren bedeutsam. Für Patienten mit Tics oder Zwängen, bei denen zuvor in engem zeitlichen Zusammenhang ein Streptokokken-Infekt nachgewiesen werden konnte, wurde der Terminus PANDAS (Pediatric Autoimmune Neuropsychiatric Disorders Associated with Streptococcal Infections) vorgeschlagen. Ob dies als eigenständige Erkrankung zu verstehen ist, wird kontrovers diskutiert.

## I 17.3 Therapeutische Prinzipien

### I 17.3.1 Pathomechanismus

Dem Tourette-Syndrom liegen Aktivitätsänderungen in motorischen und somatosensorischen Anteilen der kortiko-striato-thalamo-kortikalen Regelkreise (insbesondere dem fronto-strialen und limbischen Regelkreis) zugrunde (Ganos et al. 2013). Eine Störung im dopaminergen System gilt als erwiesen, vermutlich im Sinne einer präsynaptisch lokalisierten, phasisch auftretenden Überaktivität (Buse et al. 2013). Wahrscheinlich bestehen auch Veränderungen in anderen Transmittersystemen, z. B. im serotonergen System.

### I 17.3.2 Allgemeine Vorbemerkungen

Die meisten Menschen mit Tics sind durch diese nicht oder nur marginal beeinträchtigt, viele sind sich der Tics nicht bewusst. Insbesondere vor dem Hintergrund, dass gerichtete Aufmerksamkeit auf Tics diese verstärken kann, sind medizinische Maßnahmen für diese Gruppe Betroffener nicht erforderlich, es sei denn Angehörige (v. a. Eltern) sind besorgt oder beunruhigt. Für letztere und viele von Tics betroffene Patienten sowie deren Familien stellten die Diagnose einer Tic-Störung und Aufklärung über den überwiegend gutartigen Verlauf eine Entlastung dar. Bei Kindern kommt der Aufklärung der Lehrer eine wichtige Bedeutung zu. Grundsätzlich ist auf mögliche psychiatrische Komorbiditäten ein besonderes Augenmerk zu richten, da diese oft zu einer stärkeren Beeinträchtigung der Lebensqualität führen als die Tics (Müller-Vahl et al. 2010).

Zur Beurteilung der Tic-Schwere werden am häufigsten die Yale Global Tic Severity Scale (YGTSS) (Leckman et al. 1989) sowie die Video basierte Rush Video-Based Tic Rating Scale (RVTRS) (Goetz et al. 1999) eingesetzt. Das den Tics vorangehende Vorgefühl kann mittels der Premonitory Urge for Tics Scale (PUTS) (Woods et al. 2005; deutsche Übersetzung: Roessner et al. 2010) gemessen werden und die Lebensqualität speziell von Patienten mit Tourette-Syndrom mit der Gilles-de-la-Tourette-Syndrome-Quality of life scale (GTS-QOL) (Cavanna et al. 2008; deutsche Übersetzung: Neuner et al. 2010).

Bei der Beurteilung der Wirksamkeit einer Behandlung müssen spontane Fluktuationen der Tics berücksichtigt werden. Behandlungsempfehlungen für Tics sind nicht abhängig von der Art der Tics oder der Tic-Störung und gelten auch für symptomatische Tics. Die Behandlung von Kindern unterscheidet sich nicht grundsätzlich von der Erwachsener (Müller-Vahl 2014).

## I 17.3.3 Medikamentöse Behandlung

### I 17.3.3.1 Dopaminrezeptor-Antagonisten

Dopaminrezeptor-Antagonisten (Neuroleptika, NL) gelten als Substanzen der ersten Wahl in der Behandlung von Tics, auch wenn sie recht häufig zu unerwünschten Arzneimittelwirkungen führen. Neuere Untersuchungen haben allerdings zeigen können, dass NL-induzierte tardive Dyskinesien bei Patienten mit Tourette-Syndrom signifikant seltener auftreten als bei Patienten mit anderen psychiatrischen Erkrankungen (Müller-Vahl und Krueger 2011). Alle Dopaminrezeptor-Antagonisten sollten einschleichend dosiert und langsam bis zum Eintritt einer positiven Wirkung oder nicht tolerabler Nebenwirkungen gesteigert werden.

***Typische (klassische) Neuroleptika: Haloperidol, Pimozid***

Haloperidol ist bis heute das einzige in Deutschland für die Behandlung des Tourette-Syndroms zugelassene Medikament. Die Wirkung von Haloperidol und auch von Pimozid gilt als belegt (Sallee et al. 1997; Pringsheim und Marras 2009). Wegen stärkerer Nebenwirkungen sind beide Substanzen aber lediglich als Reservepräparate einzustufen (**Tab. I 17.1**). Andere klassische Neuroleptika haben in Deutschland in der Behandlung von Tics keine Bedeutung.

***Benzamide und atypische Neuroleptika: Tiaprid, Sulpirid, Risperidon, Aripiprazol***

Tiaprid ist in Deutschland, der Schweiz und Österreich erhältlich. Die Wirksamkeit von Tiaprid und Sulpirid auf Tics wurde bisher kaum in Studien untersucht. Dennoch gilt Tiaprid in Deutschland bei Kindern seit Jahren als Medikament der ersten Wahl.

Unter den atypischen NL ist Risperidon das bei Weitem am besten untersuchte Medikament. Es führt zu einer Tic-Verminderung zwischen 41–62 % (Dion et al. 2002). Das atypische NL Aripiprazol wirkt als bisher einzige Substanz nicht als reiner Dopamin-D2-Antagonist, sondern sowohl am Dopamin-D2- als auch am 5-HT1A-Rezeptor als Partialagonist. In einer großen kontrollierten Studie bei Kindern und Jugendlichen (Sallee et al. 2017) konnte jüngst nachgewiesen werden, dass Aripiprazol wirksam und meist gut verträglich ist und bei bis zu 74 % der Patienten zu einer guten bis sehr guten Verminderung der Tics führt. Mittlerweile wird es sowohl bei Kindern (neben Tiaprid) als auch bei Erwachsenen als Präparat der ersten Wahl eingestuft.

Für alle weiteren Atypika (Amisulprid, Clozapin, Olanzapin, Paliperidon, Quetiapin, Sertindol, Ziprasidon) liegen entweder nur wenige kontrollierte Studien mit kleinen Fallzahlen oder Fallberichte vor, sodass eine abschließende Beurteilung der Wirksamkeit und Verträglichkeit in der Behandlung von Patienten mit Tic-Störungen nicht vorgenommen werden kann (**Tab. I 17.1**).

### I 17.3.3.2 Dopaminspeicher-Entleerer: Tetrabenazin

Fallstudien lassen annehmen, dass Tetrabenazin zu einer Verminderung von Tics führt, sodass es als Reservepräparat eingestuft werden kann, wenn eine neuroleptische Behandlung nicht erfolgreich oder kontraindiziert ist (**Tab. I 17.1**).

### I 17.3.3.3 Dopamin-Agonisten

Uneinheitliche Ergebnisse liegen zu der Frage vor, ob auch Dopaminrezeptor-Agonisten in niedriger Dosis zu einer Tic-Verminderung führen. Während Pergolid in mehreren kleinen Studien wirksam und gut verträglich war (Gilbert et al. 2003), konnte für Talipexol und Pramipexol kein positiver Effekt nachgewiesen werden.

### I 17.3.3.4 Noradrenerg wirksame Substanzen: Clonidin, Guanfacin und Atomoxetin

Clonidin, Guanfacin und Atomoxetin werden vornehmlich bei Kindern und Jugendlichen mit Tics und komorbider ADHS eingesetzt. Während ihre Wirkung auf die Symptome der ADHS als erwiesen gilt, ist die Datenlage zur Wirkung auf Tics widersprüchlich. Mehrheitlich wird angenommen, dass Clonidin und Guanfacin nur dann eine (geringe) Tic-unterdrückene Wirkung aufweisen, wenn begleitend auch eine ADHS besteht. Bei einer reinen Tic-Störung gelten beide Substanzen als nicht wirksam (Weisman et al. 2013).

### I 17.3.3.5 Weitere Behandlungen: Botulinumtoxin, Cannabinoide, GABAerg wirksame Substanzen, Nikotin, immunmodulatorische Behandlungen

Eine Behandlung mit lokalen Botulinumtoxin-Injektionen kann in Erwägung gezogen werden, wenn einzelne wenig fluktuierende Tics (hervorgerufen durch gut identifizierbare und zugängliche Muskeln) zu einer relevanten klinischen Beeinträchtigung führen (Marras et al. 2001). Nach bisherigen Erfahrungen ist die Wirksamkeit bei motorischen Tics im Gesicht und am Nacken am besten. Allerdings wurde mehrfach auch über Behandlungserfolge bei vokalen Tics berichtet (Porta et al. 2003).

In den letzten Jahren mehren sich Hinweise darauf, dass Cannabis-basierte Medikamente zu einer Verminderung von Tics und psychiatrischen Komorbiditäten (insbesondere ADHS, Depression, Schlafstörungen und Impulsivität) bei Erwachsenen mit Tourette-Syndrom führen könnten. In Fallberichten und offenen unkontrollierten Studien wurden positive Effekte vonn Cannabis sativex (Abi-Jaoude et al. 2017) und Nabiximols (Kanaan et al. 2017) gefunden. In zwei kleineren kontrollierten Studien konnte eine signifikante Tic-unterdrückende Wirkung von Delta-9-Tetrahydrocannibol (THC), dem am stärksten psychotrop wirksamen Inhaltsstoff der Cannabispflanze, nachgewiesen werden (Müller-Vahl et al. 2003). Die Wirkung gilt allerdings nicht als erwiesen (Curtis et al. 2009). In einer DFG ge-

förderten multizentrischen randomisierten Plazebo kontrollierten Doppelblindstudie (CANNA-TICS) wird ab 2017 die Wirksamkeit und Sicherheit des Cannabis-Extrakts Nabiximols zur Behandlung Erwachsener mit Tic-Störungen untersucht werden. Unter verschiedenen Substanzen, die verstärkend auf den inhibitorischen Neurotransmitter Gamma-Aminobuttersäure (GABA) wirken, konnte für Topiramat in einer kontrollierten Studie eine Tic vermindernde Wirkung festgestellt werden (Jankovic et al. 2010).
Auch wenn zahlreiche Befunde für eine immunologische Dysregulation bei Patienten mit Tourette-Syndrom sprechen, kann eine Behandlung mit Plasmapherese, Immunglobulinen, Glukokortikoiden oder Antibiotika zum jetzigen Zeitpunkt nicht empfohlen werden. Ob eine solche Therapie unter der Verdachtsdiagnose PANDAS angezeigt ist, bleibt umstritten (Übersicht bei Müller-Vahl 2014).

### I 17.3.4 Verhaltenstherapeutische Behandlung: Habit Reversal Training, Exposure and response prevention-Verfahren

Das Habit Reversal Training ist eine verhaltenstherapeutische Technik, deren Hauptelement das Einüben eines alternativen Verhaltens darstellt, das mit der Durchführung des Tics inkompatibel ist. Das Exposure and Response Prevention Verfahren zielt darauf ab, den von Patienten mit Tics oft beschriebenen Automatismus zu unterbrechen, demzufolge einem Vorgefühl immer auch ein Tic folgen müsse. In Studien führten beide Techniken zu einer Tic-Reduktion von 30–35 % (Piacentini et al. 2010; Verdellen et al. 2007). Alternative Verfahren, wie beispielsweise die metakognitive Therapie, in deren Rahmen gezielt Aufmerksamkeitsverlagerung geübt wird, die sich aus theoretischen Überlegungen anböte (s. o.), sind bislang nicht in Studien getestet worden.

### I 17.3.5 Operative Behandlung: Tiefe Hirnstimulation

Zwischen 1970 und 2000 wurden bei wenigen therapierefraktären Patienten mit Tourette-Syndrom Thalamotomien vorgenommen, die zwar mehrheitlich zu einer deutlichen und anhaltenden Verbesserung der Tics, aber bei 2/3 der Patienten auch zu schwerwiegenden und persistierenden Nebenwirkungen (zerebelläre Symptome, Dystonie, Dysarthrie, Hemiballismus und Hemiparese) führten (Übersicht: Temel und Visser-Vandewalle 2004). Aufbauend auf diesen Erfahrungen wird bei erwachsenen Patienten mit schwerem, therapieresistenten Tourette-Syndrom seit 1999 in ausgewählten Fällen die Tiefe Hirnstimulation durchgeführt. Es wurden verschiedene Zielregionen getestet, wobei am häufigsten Stimulationen mittelliniennaher Thalamuskerne und des Globus pallidus internus (GPi) erfolgten. In einer randomisierten doppelt verblindeten Crossover-Studie führte die Tiefe Hirnstimulation des GPi bei 15 Patienten mit Tourette-Syndrom zu einer signifikanten ca. 15 %-igen Verbesserung der Tics (Kefalopoulou et al. 2015). Auch wenn eine abschließende Bewertung der Wirksamkeit der Tiefen Hirnstimulation nach wie vor nicht möglich ist, so wird mehrheitlich eine positive Wirkung bei erwachsenen, schwer betroffenen und ansonsten therapieresistenten Patienten angenommen (Baldermann et al. 2016).

## I 17.4 Pragmatische Therapie

Alle zur Behandlung von Tics verfügbaren Therapien beeinflussen nach heutigem Kenntnisstand weder die Ursache noch den Verlauf der Erkrankung. Eine Behandlung sollte dann empfohlen werden, wenn die Tics zu einer Beeinträchtigung führen. Realistisches Therapieziel ist eine Tic-Reduktion um etwa 50 %.
Auch wegen der mangelhaften Studienlage unterscheiden sich Therapiestrategien in den USA (Singer 2010) erheblich von europäischen und deutschen Standards. In Deutschland gelten bei Kindern Tiaprid, Risperidon und Aripiprazol (Abilify®) als Therapie der ersten Wahl, bei Erwachsenen Aripiprazol (Abilify®), Sulpirid und Risperidon. Haloperidol, das einzige zur Behandlung von Tics zugelassene Medikament, wird wegen stärkeren Nebenwirkungen nicht mehr zur Behandlung von Tics empfohlen. Einer Umfrage zufolge ist Risperidon das von europäischen Tourette-Experten am häufigsten empfohlene Medikament bei Kindern und Jugendlichen (Roessner et al. 2011). Wegen der mangelhaften Studienlage ist ein differenzierter Vergleich der verschiedenen Medikamente nicht möglich. Aripiprazol scheint im Vergleich zu allen anderen NL ein günstigeres Nebenwirkungsprofil aufzuweisen. Allerdings liegen die Behandlungskosten deutlich über denen anderer NL. Bei unbefriedigendem Behandlungserfolg können andere atypische NL, Pimozid, Kombinationen der genannten Substanzen oder Tetrabenazin eingesetzt werden. Bei ausgewählten Patienten kommt auch ein Behandlungsversuch mit Botulinumtoxin und Cannabis-basierten Medikamenten (Cannabis, THC, Nabiximols) in Betracht. Vor Umstellung der Medikation sollte eine Dosissteigerung bis zum Eintritt von Nebenwirkungen erfolgen. Die Dosierung sollte im Verlauf den spontanen Fluktuationen der Tics angepasst werden. Obwohl die Behandlung mit allen empfohlenen Medikamenten eine Off-label-Verordnung darstellt, übernehmen die gesetzlichen Krankenkassen in aller Regel die Behandlungskosten (mit Ausnahme von Cannabis-basierten Medikamenten).
Als Alternative zur medikamentösen Behandlung bieten sich verhaltenstherapeutische Verfahren, in erster Linie das Habit Reversal Training oder Exposure and Response Prevention an. Bei schwerst betroffenen, therapieresistenten Patienten kann eine Tiefe Hirnstimulation erwogen werden.
Neben der Behandlung der Tics sollte ein Augenmerk auf die bei 80–90 % der Patienten bestehenden psychiatrischen Komorbiditäten gelegt werden. Die Lebensqualität von Patienten mit Tourette-Syndrom ist häufiger durch eine komorbide ADHS, eine Zwangsstörung oder eine Depression beeinträchtigt als durch die Tics. Zur Behandlung einer ADHS gilt auch bei Patienten mit Tourette-

**Tab. I 17.1:** Therapie von Tics

| Substanzen | Evidenzklasse | Empfehlungsstärke | Dosierungsform (Gaben / Tag) | Tagesdosis Behandlungsbeginn [mg] | Empfohlene Höchstdosis [mg] | Zugelassene Höchstdosis [mg] | Bemerkungen |
|---|---|---|---|---|---|---|---|
| Tiaprid | ↔ | A | 2–3 ×/Tag | 50–100 | 600 | 1 200 | bei Kindern Medikament der ersten Wahl; häufigste NW: Müdigkeit, Schwindel, Appetit- und Gewichtszunahme, Hyperprolaktinämie, Sexualfunktionsstörungen |
| Sulpirid | ↔ | A | 2 ×/Tag | 50–100 | 800–1200 | 1 600 | antidepressiv und mitunter gegen Zwänge wirksam; häufigste NW: wie Tiaprid |
| Risperidon | ↑ | B | 2 ×/Tag | 0,5–1 | 4–8 | 16 | auch gegen Aggression wirksam; NW: Sedierung, Gewichtszunahme, Parkinsonismus |
| Aripiprazol | ↔ | B | 1 ×/Tag, morgens | 2,5 | 10–30 | 30 | Medikament der 1. Wahl bei Kindern und Ewachsenen, oft besser verträglich als andere NL; häufigste NW: Unruhe, Schlafstörungen, Schläfrigkeit, gastrointestinale Symptome |
| Pimozid | ↑ | B | 1 ×/Tag, abends | 0,5–1 | 8 (–12) | 16 | Kombination mit Makroliden und Sertralin kann zu fataler QTc-Verlängerung führen; NW: Müdigkeit, Gewichtszunahme, Sexualfunktionsstörungen, Parkinsonismus |
| Haloperidol | ↑ | C | 2–3 ×/Tag | 0,5 | 10–15 | 100 | gut wirksam, aber stärkere NW (besonders Müdigkeit, Gewichtszunahme, Sexualfunktionsstörungen, Parkinsonismus) |
| Tetrabenazin | ↔ | C | 3 ×/Tag | 12,5 | 75 | 200 | verursacht häufiger als NL Depressionen und Müdigkeit, keine Kombination mit MAO-Hemmern, Reservemedikament |
| Botulinumtoxin | ↔ | B | i. m. | | | | nur für einzelne Tics geeignet |
| Tetrahydrocannabinol | ↔ | C | 2–3 ×/Tag | 2,5 | 20 (–30) | | nicht bei Psychose, Wirkung bei Kindern unbekannt |
| Pergolid | ↔ | C | 1–3 ×/Tag | 0,05 | 0,15–0,3 (–0,45) | 3,0 | geringer wirksam als NL, in höherer Dosis Zunahme der Tics möglich, Gefahr der Herzklappenfibrose |
| Clonidin | ↔ | C | 3–4 ×/Tag | 0,05 | 0,003–0,006 / kg/Tag | 1,8 | geringer wirksam als NL; häufigste NW: Müdigkeit, Schwindel, Hypotonie |
| HRT | ↑ | B | wöchentliche Sitzungen à 60–90 min. für 10 Wochen | | | | |
| THS | ↔ | C | Zielpunkt, Stimulationsparameter, Wirkung auf Tics und Komorbiditäten, NW und Langzeitverlauf bisher noch ungeklärt | | | | bei therapieresistenten, schwerst betroffenen, erwachsenen Patienten in Erwägung zu ziehen |

NW Nebenwirkung; NL Neuroleptikum; THS Tiefe Hirnstimulation; HRT Habit Reversal Training

Syndrom das Stimulanz Methylphenidat (↑, A) als Therapie der ersten Wahl. Die Befürchtung, eine Behandlung mit Methylphenidat führe zu einer Verstärkung der Tics, konnte in verschiedenen Studien nicht bestätigt werden (Bloch et al. 2009). In einer kontrollierten Studie war die Kombination von Methylphenidat und Clonidin (↑, B) dem Effekt der jeweiligen Monotherapie überlegen (Tourette's Syndrome Study Group 2002). Weitere Alternativen stellen der selektive Noradrenalin-Reuptake-Inhibitoren Atomoxetin, Guanfacin und Clonidin (↑, C) und das trizyklische Antidepressivum Desipramin (↑, C) dar (Allen et al. 2005; Spencer et al. 2008).
Die Behandlung von Zwängen unterscheidet sich bei Patienten mit Tourette-Syndrom nicht von der Therapie bei Patienten mit reiner Zwangserkrankung. Wahlweise kann eine kognitive Verhaltenstherapie oder eine medikamentöse Behandlung mit einem selektiven Serotonin-Reuptake-Inhibitor (SSRI) durchgeführt werden.

## I 17.5 Unwirksame Behandlungen

Eine tiefenpsychologisch orientierte Psychotherapie zur Behandlung der Tics gilt ebenso wie isoliert durchgeführte Entspannungsverfahren als unwirksam. Viele Patienten führen – trotz fehlendem Wirkungsnachweis – alternative Behandlungen mit Nahrungsergänzungsmitteln, Vitaminpräparaten, Diät und Massage durch, ohne ihren behandelnden Arzt darüber zu unterrichten. Die transkranielle Magnetstimulation (TMS) war in zwei kontrollierten Studien unwirksam (Münchau et al. 2002).

### Selbsthilfeorganisationen

Tourette-Gesellschaft Deutschland e. V.
Zentrum für Seelische Gesundheit /
Tourette Ambulanz
Klinik für Psychiatrie, Sozialpsychiatrie und Psychotherapie
Medizinische Hochschule Hannover
Carl-Neuberg-Str. 1
30625 Hannover
www.tourette.de/
www.tourette-syndrom.de

InteressenVerband Tic & Tourette Syndrom e.V. (IVTS)
Wittentalstr. 34
79346 Endingen a. K.
https://www.iv-ts.de

## Literatur


Abelson JF, Kwan KY, O'Roak BJ, Baek DY, Stillman AA, Morgan TM et al. Sequence variants in SLITRK1 are associated with Tourette's syndrome. Science 2005; 310: 317–320.

Abi-Jaoude E, Chen L, Cheung P, Bhikram T, Sandor P. Preliminary Evidence on Cannabis Effectiveness and Tolerability for Adults with Tourette Syndrome. J Neuropsychiatry Clin Neurosci 2017; appineuropsych16110310.

Allen AJ, Kurlan RM, Gilbert DL, Coffey BJ, Linder SL, Lewis DW, Winner PK, Dunn DW, Dure LS, Sallee FR, Milton DR, Mintz MI, Ricardi RK, Erenberg G, Layton LL, Feldman PD, Kelsey DK, Spencer TJ. Atomoxetine treatment in children and adolescents with ADHD and comorbid tic disorders. Neurology 2005; 65: 1941–1949.

Baldermann JC, Schüller T, Huys D, Becker I, Timmermann L, Jessen F, Visser-Vandewalle V, Kuhn J. Deep Brain Stimulation for Tourette Syndrome: A Systematic Review and Meta-Analysis. Brain Stimul 2016; 9(2): 296–304.

Bloch MH, Panza KE, Landeros-Weisenberger A, Leckman JF. Meta-analysis: treatment of attention-deficit/hyperactivity disorder in children with comorbid tic disorders. J Am Acad Child Adolesc Psychiatry 2009; 48: 884–893.

Brandt VC, Lynn MT, Obst M, Brass M, Münchau A. Visual feedback of own tics increases tic frequency in patients with Tourette's syndrome. Cogn Neurosci 2015; 6: 1–7.

Brandt VC, Beck C, Sajin V, Baaske MK, Bäumer T, Beste C, Anders S, Münchau A. Temporal relationship between premonitory urges and tics in Gilles de la Tourette syndrome. Cortex 2016; 77: 24–37.

Buse J, Schoenefeld K, Münchau A, Roessner V. Neuromodulation in Tourette syndrome: dopamine and beyond. Neuroscience & Biobehavioral Reviews 2013; 37: 1069–1084.

Cavanna AE, Schrag A, Morley D, Orth M, Robertson MM, Joyce E, Critchley HD, Selai C. The Gilles de la Tourette syndrome-quality of life scale (GTS-QOL): development and validation. Neurology 2008; 71: 1410–1416.

Curtis A, Clarke CE, Rickards HE. Cannabinoids for Tourette's Syndrome. Cochrane Database Syst Rev 2009; (4): CD006565.

Dion Y, Annable L, Sandor P, Chouinard G. Risperidone in the treatment of tourette syndrome: a double-blind, placebo-controlled trial. J Clin Psychopharmacol 2002; 22: 31–39.

DSM-5. Diagnostic and statistical manual of mental disorders, 5 ed. Arlington, VA: American Psychiatric Publishing; 2013.

Ganos C, Roessner V, Münchau A. The functional anatomy of Tourette syndrome. Neuroscience & Biobehavioral Reviews 2013; 37: 1050–1062.

Gilbert DL, Dure L, Sethuraman G, Raab D, Lane J, Sallee FR. Tic reduction with pergolide in a randomized controlled trial in children. Neurology 2003; 60: 606–611.

Goetz CG, Pappert EJ, Louis ED, Raman R, Leurgans S. Advantages of a modified scoring method for the Rush Video-Based Tic Rating Scale. Mov Disord 1999; 14: 502–506.

Hyde TM, Aaronson BA, Randolph C, Rickler KC, Weinberger DR. Relationship of birth weight to the phenotypic expression of Gilles de la Tourette's syndrome in monozygotic twins. Neurology 1992; 42: 652–658.

Jankovic J, Jimenez-Shahed J, Brown L. A Randomized, Double-Blind, Placebo-Controlled Study of Topiramate in the Treatment of Tourette Syndrome. J Neurol Neurosurg Psychiatry 2010; 81: 70–73.

Kanaan AS, Jakubovski E, Müller-Vahl K. Significant Tic Reduction in an Otherwise Treatment-Resistant Patient with Gilles de la Tourette Syndrome Following Treatment with Nabiximols. Brain Sci 2017; 7(5): pii: E47.

Kefalopoulou Z, Zrinzo L, Jahanshahi M, Candelario J, Milabo C, Beigi M, Akram H, Hyam J, Clayton J, Kass-Iliyya L, Silverdale M, Evans J, Limousin P, Hariz M, Joyce E, Foltynie T. Bilateral globus pallidus stimulation for severe Tourette's syndrome: a double-blind, randomised crossover trial. Lancet Neurol 2015; 14: 595–605.

Kurlan R, McDermott MP, Deeley C, Como PG, Brower C, Eapen S, Andresen EM, Miller B. Prevalence of tics in schoolchildren and association with placement in special education. Neurology 2001; 57: 1383–1388.

Leckman JF, Riddle MA, Hardin MT, Ort SI, Swartz KL, Stevenson J, Cohen DJ. The Yale Global Tic Severity Scale: initial testing of a clinician-rated scale of tic severity. J Am Acad Child Adolesc Psychiatry 1989; 28: 566–573.

Marras C, Andrews D, Sime E, Lang AE. Botulinum toxin for simple motor tics: a randomized, double-blind, controlled clinical trial. Neurology 2001; 56: 605–610.

Misirlisoy E, Brandt V, Ganos C, Tubing J, Munchau A, Haggard P. The relation between attention and tic generation in Tourette syndrome. Neuropsychology 2015; 29: 658–665.

Müller-Vahl KR, Schneider U, Prevedel H, Theloe K, Kolbe H, Daldrup T, Emrich HM. Delta 9-tetrahydrocannabinol (THC) is effective in the treatment of tics in Tourette syndrome: a 6-week randomized trial. J Clin Psychiatry 2003; 64: 459–465.

Müller-Vahl K. Tourette-Syndrom und andere Tic-Erkrankungen im Kindes- und Erwachsenenalter. 2. Auflage. Berlin: Medizinisch Wissenschaftliche Verlagsgesellschaft; 2014.

Müller-Vahl KR, Dodel I, Müller N, Münchau A, Reese J-P, Balzer-Geldsetzer M, Dodel R, Oertel WH. Health-Related Quality of Life in Patients with Gilles de la Tourette's Syndrome. Mov Disord 2010; 25: 309–314.

Müller-Vahl K, Krueger D. Does Tourette syndrome prevent tardive dyskinesia? Mov Disord 2011; 26: 2442–2443.

Müller-Vahl KR, Cath DC, Cavanna AE, Dehning S, Porta M, Robertson MM, Visser-Vandewalle V; the ESSTS Guidelines Group. European clinical guidelines for Tourette syndrome and other tic disorders. Part IV: deep brain stimulation. Eur Child Adolesc Psychiatry 2011; 20: 209–217.

Münchau A, Bloem BR, Thilo KV, Trimble MR, Rothwell JC, Robertson MM. Repetitive transcranial magnetic stimulation for Tourette syndrome. Neurology 2002; 59: 1789–1791.

Neuner I, Roessner V, Müller-Vahl KR. Autorisierte Deutsche Übersetzung der GTS-QOL, 2009; nach: Cavanna AE, Schrag A, Morley D, Orth M, Robertson MM, Joyce E, Critchley HD, Selai C. The Gilles de la Tourette syndrome-quality of life scale (GTS-QOL): development and validation. Neurology 2008; 71: 1410–1416. In: Müller-Vahl KR (Hrsg.). Tourette-Syndrom und andere Tic-Erkrankungen. Berlin: Medizinisch Wissenschaftliche Verlagsgesellschaft; 2010. 202–203.

Paszek J, Pollok B, Biermann-Ruben, K, Müller-Vahl K, Roessner V, Thomalla G, Robertson MM, Orth M, Schnitzler A, Münchau A. Is it a tic? – twenty seconds to make a diagnosis. Mov Disord 2010; 25: 1106–1108.

Piacentini J, Woods DW, Scahill L, Wilhelm S, Peterson AL, Chang S, Ginsburg GS, Deckersbach T, Dziura J, Levi-Pearl S, Walkup JT. Behavior therapy for children with Tourette disorder: a randomized controlled trial. JAMA 2010; 303: 1929–1937.

Porta M, Maggioni G, Ottaviani F, Schindler A. Treatment of phonic tics in patients with Tourette's syndrome using botulinum toxin type A. Neurol Sci 2004; 24: 420–423.

Pringsheim T, Marras C. Pimozide for tics in Tourette's syndrome. Cochrane Database Syst Rev 2009; (2): CD006996.

Robertson MM. The prevalence and epidemiology of Gilles de la Tourette syndrome. Part 1: the epidemiological and prevalence studies. J Psychosom Res 2008; 65: 461–472.

Roessner V, Müller-Vahl KR, Neuner I. Autorisierte Deutsche Übersetzung der PUTS, 2009; nach: Woods DW, Piacentini J, Himle MB, Chang S. Premonitory Urge for Tics Scale (PUTS): initial psychometric results and examination of the premonitory urge phenomenon in youths with Tic disorders. J Dev Behav Pediatr 2005; 26: 397–403. In: Müller-Vahl KR. Tourette-Syndrom und andere Tic-Erkrankungen. Berlin: Medizinisch Wissenschaftliche Verlagsgesellschaft; 2010. 204.

Roessner V, Plessen KJ, Rothenberger A, Ludolph AG, Rizzo R, Skov L, Strand G, Stern JS, Termine C, Hoekstra PJ, ESSTS Guidelines Group. European clinical guidelines for Tourette syndrome and other tic disorders. Part II: pharmacological treatment. Eur Child Adolesc Psychiatry 2011; 20: 173–196.

Sallee F, Kohegyi E, Zhao J, McQuade R, Cox K, Sanchez R, van Beek A, Nyilas M, Carson W, Kurlan R. Randomized, Double-Blind, Placebo-Controlled Trial Demonstrates the Efficacy and Safety of Oral Aripiprazole for the Treatment of Tourette's Disorder in Children and Adolescents. J Child Adolesc Psychopharmacol 2017; DOI: 10.1089/cap.2016.0026.

Sallee FR, Nesbitt L, Jackson C, Sine L, Sethuraman G. Relative efficacy of haloperidol and pimozide in children and adolescents with Tourette's disorder. Am J Psychiatry 1997; 154: 1057–1062.

Scharf JM, Yu D, Mathews CA, Neale BM, Stewart SE, Fagerness JA, Evans P et al. Genome-wide association study of Tourette Syndrome. Mol Psych 2013; 18: 721–728.

Singer HS. Treatment of Tics and Tourette syndrome. Curr Treat Options Neurol 2010; 12: 539–561.

Spencer TJ, Sallee FR, Gilbert DL, Dunn DW, McCracken JT, Coffey BJ, Budman CL, Ricardi RK, Leonard HL, Allen AJ, Milton DR, Feldman PD, Kelsey DK, Geller DA, Linder SL, Lewis DW, Winner PK, Kurlan RM, Mintz M. Atomoxetine treatment of ADHD in children with comorbid Tourette syndrome. J Atten Disord 2008; 11: 470–481.

Temel Y, Visser-Vandewalle V. Surgery in Tourette syndrome. Mov Disord 2004; 19: 3–14.

Tourette's Syndrome Study Group. Treatment of ADHD in children with tics: a randomized controlled trial. Neurology 2002; 58: 527–536.

Verdellen CW, Hoogduin CA, Keijsers GP. Tic suppression in the treatment of Tourette's syndrome with exposure therapy: the rebound phenomenon reconsidered. Mov Disord 2007; 22: 1601–1606.

Weisman H, Qureshi IA, Leckman JF, Scahill L, Bloch MH. Systematic review: pharmacological treatment of tic disorders – efficacy of antipsychotic and alpha-2 adrenergic agonist agents. Neurosci Biobehav Rev 2013; 37(6): 1162–1171.

Woods DW, Piacentini J, Himle MB, Chang S. Premonitory Urge for Tics Scale (PUTS): initial psychometric results and examination of the premonitory urge phenomenon in youths with Tic disorders. J Dev Behav Pediatr 2005; 26: 397–403.

# I 18 Neurologische Rehabilitation – Organisation, gesetzliche und vertragliche Rahmenbedingungen

*von E. Koenig, G. Nelles und K. Jahn**

Gegenstand der Rehabilitation ist die Behandlung der Krankheitsfolgen, nicht die direkte Behandlung der Krankheit. Inhaltlich haben mehrere Kapitel dieses Buches Rehabilitationsverfahren (**Kap. D 1–Kap. D 6**) zum Gegenstand. Von den behandelten Krankheitsbildern machen zerebrale Ischämien den größten Teil der in der Rehabilitation behandelten Patienten aus, gefolgt von Patienten nach Schädel-Hirn-Trauma, intrazerebralen und subarachnoidalen Blutungen, Multipler Sklerose, extrapyramidalmotorischen Erkrankungen, Guillain-Barré-Syndrom (GBS), Critical-illness-Polyneuropathie (CIP), Querschnittsyndromen, Zustand nach Hirntumoroperationen und globaler zerebraler Hypoxie nach Reanimation. Die Rehabilitation ist eine elektive Behandlungsform, die nicht alle erkrankten Patienten benötigen, sondern nur diejenigen ohne rasche Besserung der Krankheitsfolgen. Deshalb ist die Rehabilitation speziellen gesetzlichen und vertraglichen Regelungen zwischen Kostenträgern (Krankenkassen, Rentenversicherung, Unfallversicherungen) unterworfen und nimmt auch im Fallpauschalensystem eine Sonderstellung ein.

Neurologische Rehabilitation gewann erstmals durch die zahlreichen Kopfschussverletzungen des Ersten Weltkrieges Bedeutung und weckte wissenschaftliches Interesse (Walter Poppelreuter, Kurt Goldstein, Arno Fuchs, Constantin v. Economo). Zunächst galten nur diejenigen Patienten als rehabilitationsfähig, die weitgehend pflegeunabhängig waren und bei denen eine realistische Chance auf Wiedereingliederung in das Berufsleben bestand. Konsequenterweise war die Rentenversicherung Kostenträger der Behandlung, denn der Patient sollte ja möglichst wieder Beitragszahler und nicht Rentenempfänger werden. Mit der Verbesserung des Rettungswesens (flächendeckende Versorgung mit Notärzten und Hubschraubern), Fortschritten in Anästhesie und Neurochirurgie überlebten zunehmend mehr Patienten schwerste Hirnschädigungen. In dieser Situation wurde die bisherige Rehabilitation leicht betroffener Patienten (meist in der Form der sogenannten Anschlussheilbehandlung – AHB) erweitert um die Rehabilitation schwerer betroffener Patienten in der sogenannten Frührehabilitation und weiterführenden Rehabilitation (in der Regel zulasten der Krankenkasse). Mit dem Begriff »Frührehabilitation« war einerseits gemeint, dass die Rehabilitation so früh wie möglich schon während der Krankenhausbehandlung beginnen sollte, um Sekundärschäden insbesondere durch die Immobilisation zu verhindern. Andererseits wurde der Begriff Frührehabilitation zunehmend mehr für die rehabilitative Versorgung Schwerst-Hirngeschädigter ohne zeitlichen Aspekt verwendet. Bei der Änderung des § 39 des Sozialgesetzbuches V im Jahre 2001 wurde Frührehabilitation als Teil der Krankenhausbehandlung (und nicht der Rehabilitation nach § 40) definiert.

## I 18.1 Das Phasenmodell der Bundesarbeitsgemeinschaft für Rehabilitation

Um die ursprünglich als zeitliche Abfolge gedachte Unterteilung der Rehabilitation (Frührehabilitation, weiterführende Rehabilitation und Anschlussheilbehandlung) von der Verwendung dieser Begriffe für die Bezeichnung von Rehabilitation schwerst hirngeschädigter Patienten, Rehabilitation schwer Hirngeschädigter und Rehabilitation mittel- und leicht hirngeschädigter Patienten zu differenzieren, unterscheidet die Bundesarbeitsgemeinschaft für Rehabilitation (BAR) in ihren Empfehlungen zur neurologischen Rehabilitation von Patienten mit schweren und schwersten Hirnschädigungen (1995, 1999) im sogenannten Phasenmodell die Phasen A (Akutbehandlung), B (Rehabilitation Schwerst-Hirngeschädigter), C (Rehabilitation Schwer-Hirngeschädigter) und D (Rehabilitation mittel und leicht hirngeschädigter Patienten, entspricht der bisherigen Anschlussheilbehandlung). Ergänzt wird dieses Modell durch die Phasen E (nachgehende Rehabilitationsleistungen, berufliche Rehabilitation) und F (medizinisch aktivierende Behandlungspflege) und Phase G (betreutes und begleitendes Wohnen mit Therapie-, Beratungs- und Pflegeangeboten).

### I 18.1.1 Phase B

Die Phase B wurde als Behandlungs-/Rehabilitationsphase definiert, in der noch intensivmedizinische Behandlungsmöglichkeiten vorgehalten werden müssen. Die in dieser Phase zu behandelnden Patienten haben schwerste Hirnfunktionsstörungen, schwerste spinale Läsionen (hoher Querschnitt) oder schwerste generalisierte periphere Läsionen (GBS, CIP). Die Kranken sind vollständig von pflegerischer Hilfe abhängig, nicht fähig zu kooperativer Mitarbeit, in der Regel sondenernährt und inkontinent, aber nicht mehr (kontrolliert) beatmet, im Liegen herzkreislauf- und atmungsstabil, durch das therapeutische Personal mobilisierbar und aktuell nicht operationspflichtig (Wallesch 2016).

* Autoren dieses Kapitels in der 6. Auflage: E. Koenig und G. Nelles.

**Kasten I 18.1:** Übernahmekriterien für die Frührehabilitation

- Akutversorgung abgeschlossen
- Mindestens teilweise eigene Atmung, keine kontrollierte Beatmung
- Keine drohende Hirndrucksteigerung
- Keine Sepsis, keine Osteomyelitis
- Keine aktuelle Operation erforderlich
- Herz- und Kreislauffunktion im Liegen stabil
- nicht fähig zur kooperativen Mitarbeit
- Vollständig pflegebedürftig
- Ernährung über Sonde
- Blasen-/Darm-Inkontinenz
- Gefährdung durch psychische Störung möglich
- Begleiterkrankungen dürfen Mobilisierung nicht verhindern

Ziel der Behandlung in der Phase B ist neben der Fortführung der bisherigen kurativen medizinischen Maßnahmen die Verhinderung von Sekundärkomplikationen durch beginnende Mobilisierung, die Besserung des Bewusstseinszustandes, das Herstellen einer Kommunikations- und Kooperationsfähigkeit, im Grunde das Erreichen der Rehabilitationsfähigkeit des Patienten. Auch die Klärung des Rehabilitationspotenzials und gegebenenfalls auch die Anleitung der Angehörigen zur Patientenversorgung sind Bestandteil der Phase B. Kostenträger in der Phase B ist fast immer die Krankenversicherung, bei Arbeits- und Wegeunfällen die Unfallversicherung (BG). Aus der Phase B kann der Patient bei ausreichender Besserung in die Phase C verlegt werden, bei fehlender Besserung in die medizinisch aktivierende Behandlungspflege (Phase F). Ein Abbruch der Behandlung in der Phase B wird dann für indiziert gehalten, wenn bei ungestörtem Rehabilitationsverlauf über mindestens acht Wochen kein funktioneller Zugewinn feststellbar ist (Bundesarbeitsgemeinschaft für Rehabilitation 1995, 1999). In begründeten Einzelfällen und insbesondere bei Kindern werden längere Zeiträume als acht Wochen für erforderlich gehalten.

### I 18.1.2 Phase C

Die Phase C wird als Behandlungs-/Rehabilitationsphase definiert, in der die Patienten bereits in der Therapie mitarbeiten können, aber weiter kurativ medizinisch und mit hohem pflegerischen Aufwand betreut werden. Hinsichtlich der Patientencharakteristika sind die Eingangskriterien für die Phase C identisch mit den Ausgangskriterien für die Phase B. Der Patient ist überwiegend bewusstseinsklar, kann einfachen Aufforderungen nachkommen, die Handlungsfähigkeit reicht aus, um an mehreren Therapiemaßnahmen täglich von je 30 Minuten Dauer aktiv mitzuarbeiten. Er wird vom Bett in den Rollstuhl mobilisiert (neben der Mobilisierung beispielsweise in der Physiotherapie z. B. in den Stand), ist für alltägliche Verrichtungen weitgehend auf pflegerische Hilfe angewiesen und in der Regel auch kleingruppenfähig (3–5 Personen). Ziel der Behandlung ist die Selbstständigkeit bei den sogenannten Aktivitäten des täglichen Lebens (Körperpflege, Kontinenz, Einnahme von Mahlzeiten), die Verbesserung grundlegender höherer Hirnfunktionen (Antrieb, Motivation, Aufmerksamkeit, Gedächtnis, Kommunikation) und sensomotorischer und koordinativer Funktionen bis hin zur vollen Handlungsfähigkeit inklusive der Mobilität (selbstständiges Gehen und selbständige Fortbewegung im Rollstuhl). Kostenträger ist meist die Krankenkasse, bei positiver Erwerbsprognose die Rentenversicherung. Je nach Verlauf und weiteren Behandlungserfordernissen kann der Patient bei guter Besserung in die Phase D (Anschlussheilbehandlung), bei Ausbleiben weiterer Besserung in die Phase F (medizinisch aktivierende Behandlungspflege) verlegt werden oder nach Hilfsmittelverordnung sowie Anlernen der pflegenden Angehörigen und Organisation ambulanter Pflegedienste nach Hause entlassen werden.

### I 18.1.3 Phase D – Anschlussheilbehandlung

In der Phase D (bisher Anschlussheilbehandlung, bei nicht berenteten Patienten zulasten der Rentenversicherung, bei Rentnern zulasten der Krankenkasse) werden Patienten behandelt, die in einer behindertengerechten Umgebung mobilisiert sind, bewusstseinsklar und bei den therapeutischen Anwendungen voll kooperativ sind. Sie sind auch von pflegerischer Zuwendung nur noch in geringem Maße oder gar nicht abhängig. Ziel ist die Wiedereingliederung in das bisherige Lebens- und Berufsumfeld.

### I 18.1.4 Phasenzuordnung auf der Basis der Pflegeabhängigkeit

Da sowohl aufseiten der Kliniken wie aufseiten der Kostenträger wegen sehr unterschiedlich hoher Pflegesätze in den Phasen B, C und D ein großes Interesse an möglichst präziser Zuordnung zu den Phasen besteht, wurden die oben dargestellten verbalen Formulierungen des Phasenmodells der BAR durch die Verwendung eines Indexes präzisiert, der die basalen Aktivitäten des täglichen Lebens, also die Unabhängigkeit von pflegerischer Zuwendung, misst. Aufgrund seiner Einfachheit und relativ leichten Überprüfbarkeit wurde auf Veranlassung der Kostenträger in den meisten Bundesländern dazu der Barthel-Index (Mahoney und Barthel 1965) eingesetzt, obwohl dieser Index neuropsychologische und sprachliche Defizite nicht erfasst. Deshalb besser geeignet wären der erweiterte Barthel-Index (Prosiegel et al. 1996) oder das Functional Independence Measure (FIM; Granger et al. 1986; Guide for the uniform data set 1997). Da der Barthel-Index bei den besonders betroffenen Frührehabilitationspatienten einen Bodeneffekt zeigt, wurde für Frührehabilitationspatienten eine Erweiterung dieses Indexes um spezielle Frührehabilitationserschwernisse entwickelt, der sogenannte Frührehabilitationsindex nach Schönle (Schönle 1995). Die Phasengrenzen wurden vertraglich von den Landesverbänden der Krankenkassen in den einzelnen Bundesländern unterschiedlich festgelegt (Grenze B/C 25/30 oder 30/35 Barthel-Punkte, Grenze C/D 65 bis 80 Barthel-Punkte). Zunehmend finden auch in der Neurologie, oft aufgrund von Vorgaben der Kostenträger, die Ausführungsbestimmungen des Hamburger Einstufungsmanuals Verwendung, wie sie durch eine Arbeitsgemeinschaft Hamburger Geriatrien präziser operationalisiert wurden und die dabei neben der Erfassung der Fähigkeiten des Patienten auf die genauere Erfassung des Pflegebedarfs akzentuieren (Lübke et al. 2001).

## I 18.2 Sozialrechtliche Zuordnung der Rehabilitationsphasen

Während die neurologische Rehabilitation der Phasen C und D im gesamten Bundesgebiet der Rehabilitation (§ 40 SGB V) zugeordnet wird, ist dies bei der Phase B weniger klar. In den meisten Bundesländern wird die Phase B als Krankenhausbehandlung nach § 39 SGB V angesehen, dies insbesondere, seit der § 39, Abs. 1, im Jahre 2001 um einen Satz erweitert wurde, der die im Einzelfall notwendigen Maßnahmen zur Frührehabilitation als Bestandteil der Krankenhausbehandlung definiert. Da nach § 112 SGB V das einzelne Bundesland festlegen kann, was Krankenhausbehandlung ist, gibt es länderspezifische Besonderheiten und damit auch Phase-B-Einrichtungen, die nach § 40 als Rehabilitationskliniken und nicht als Krankenhausabteilungen zugelassen sind. Zum Teil gibt es im gleichen Bundesland Phase B nach § 39 (z. B. als Frührehabilitationsabteilungen in großen Krankenhäusern) und § 40 (in Rehabilitationskliniken zusammen mit den Phasen C und D). Phase-B-Patienten in Krankenhäusern müssen innerhalb des Budgets behandelt werden, die Phase-B-Betten müssen nach § 108/109 SGB V in den Krankenhausbedarfsplan des Bundeslandes aufgenommen sein, und die Phase B (Frührehabilitations-) Abteilung unterliegt prinzipiell auch dem Fallpauschalengesetz (Herzog 2014; Wallesch 2016).

Dies alles gilt für Phase-B-Betten in Rehabilitationskliniken nach § 40 SGB V nicht. In der Regel wurde hier ein Versorgungsvertrag nach § 111 SGB V, für die Phase B nach dem gleichen Muster wie für C und D zwischen Kostenträgern und der Rehabilitationsklinik abgeschlossen. Die Rechtsstellung des gesetzlich Krankenversicherten ist durch die Gesundheitsreform vom März 2007 gestärkt worden, da er jetzt einen gesetzlichen Anspruch auf Rehabilitation hat. Der Patient kann auch eine andere geeignete Rehabilitationsklinik als die vom Kostenträger bestimmte wählen, muss dann aber ggf. die Kostendifferenz tragen. Erst nach positivem Entscheid kann der Patient vom Krankenhaus in die Rehabilitationsklinik verlegt werden.

Wesentlicher praktischer Unterschied für den im Akutkrankenhaus tätigen Arzt ist zunächst weiter, dass er im Rahmen einer Krankenausüberweisung ohne Zeitverzögerung in eine Phase-B-Einrichtung nach § 39 (Krankenhaus) überweisen kann, während vor Übernahme in eine Rehabilitationseinrichtung nach § 40 bei Phase-B-Patienten genauso wie für Phase-C- und -D-Patienten die Zustimmung des Kostenträgers (mit den dadurch bedingten Zeitverzögerungen) eingeholt werden muss.

## I 18.3 Frührehabilitation in Zeiten des Fallpauschalensystems

Während früher überall die Phasen B, C und D mit Tagessätzen abgerechnet wurden, folgt aus der Einführung des Fallpauschalengesetzes, dass die Phase B in Krankenhausbetten nach § 39 SGB V dem Fallpauschalengesetz unterliegt. Seitdem wird eine Debatte darüber geführt, ob und gegebenenfalls wie die Frührehabilitation bzw. die Phase B der neurologischen Rehabilitation im Fallpauschalensystem adäquat abgebildet werden könnte. Es ist hierbei auch nicht klar, ob der im § 39 genannte Terminus »Frührehabilitation« für das neurologische Fachgebiet mit der Phase B im Phasenmodell der BAR identisch ist. Die Bundestagsprotokolle zur Änderung des § 39, Abs. 1, SGB V im Jahre 2001 (Bundestagsdrucksache 14/5074 S. 117 f.) und deren Interpretation durch das Bundesgesundheitsministerium definieren Frührehabilitation als die Durchführung rehabilitativer Maßnahmen bei Patienten, die im Krankenhaus behandelt werden müssen. Die Durchführung der Frührehabilitation darf also nicht zu einer Verlängerung des Krankenhausaufenthaltes führen. Die Phase B nach BAR ist eine aufwendige und langwierige Spezialbehandlung Schwerst-Hirngeschädigter, die zu Beginn sicher krankenhausbehandlungspflichtig sind. Das Ende der Phase B definiert sich über die im Zeitverlauf nicht mehr vorhandene Besserung der funktionalen Defizite oder eine Verminderung der Pflegeabhängigkeit (nach Barthel-Index mit Übergang in die Phase C) aber bisher nicht nach (noch gar nicht definierten) Kriterien für das Ende einer Krankenhausbehandlungspflichtigkeit. Es ist demnach zu erwarten, dass es zwischen den (noch zu entwickelnden) Kriterien für das Ende einer Krankenhausbehandlung und den Kriterien für das Ende der Phase B und damit für den Beginn der Phase C Differenzen geben wird. Die Deutsche Krankenhausgesellschaft (DKG), der Spitzenverband der gesetzlichen Krankenkassen (GKV-Spitzenverband) und der Medizinische Dienst des Spitzenverbandes Bund der Krankenkassen (MDS) wurden vom Bundesministerium für Gesundheit damit beauftragt, Kriterien für das Ende der Krankenhausbehandlung (zur Prüfung der sog. sekundären Fehlbelegung) zu erarbeiten. Ein Vorschlag zu derartigen Kriterien wurde von mehreren Fachkliniken erarbeitet und erprobt (Diepolder et al. 2010).

Implizit wird die neurologische Frührehabilitation doch als eine besondere Form der Krankenhausbehandlung akzeptiert, denn man hat sie über die Prozedur 8–552 im Prozedurenkatalog neben den neurologischen Diagnosen kodierbar gemacht. Der Prozedurenkatalog legt folgende Mindestmerkmale fest und nimmt damit direkt auf die organisatorischen Rahmenbedingungen Einfluss:

- Frührehateam unter Leitung eines Facharztes für Neurologie, Neurochirurgie, Physikalische und Rehabilitative Medizin oder Kinder- und Jugendmedizin mit Zusatzbezeichnung Neuropädiatrie, der über eine mindestens dreijährige Erfahrung in der neurologisch-neurochirurgischen Frührehabilitation verfügt.

**Kasten I 18.2:** Frühreha-Barthel-Index

| A) FRÜHREHA-INDEX | nein | ja |
|---|---|---|
| intensivmedizinisch überwachungspflichtiger Zustand (z. B. veg. Krisen) | 0 | -50 |
| absaugpflichtiges Tracheostoma | 0 | -50 |
| intermittierende Beatmung | 0 | -50 |
| beaufsichtigungspflichtige Orientierungsstörung (Verwirrtheit) | 0 | -50 |
| beaufsichtigungspflichtige Verhaltensstörung (mit Eigen- und/oder Fremdgefährdung) | 0 | -50 |
| schwere Verständigungsstörung | 0 | -25 |
| beaufsichtigungspflichtige Schluckstörung | 0 | -50 |

| **B) BARTHEL-INDEX** NACH HAMBURGER MANUAL | |
|---|---|
| **Alltagsfunktionen** | **Punkte** |
| **Essen** | |
| komplett selbständig oder selbständige PEG-Beschickung/-Versorgung | 10 |
| Hilfe bei mundgerecher Vorbereitung, aber selbständiges Einnehmen oder Hilfe bei PEG-Beschickung/-Versorgung | 5 |
| kein selbständiges Einnehmen und keine MS/PEG-Ernährung | 0 |
| **Aufsetzen & Umsetzen** | |
| komplett selbständing aus liegender Position in (Roll-)Stuhl und zurück | 15 |
| Aufsicht oder geringe Hilfe (ungeschulte Laienhilfe) | 10 |
| erhebliche Hilfe (geschulte Laienhilfe oder professionelle Hilfe) | 5 |
| wird faktisch nicht aus dem Bett transferiert | 0 |
| **Sich waschen** | |
| vor Ort komplett selbständig inkl. Zähneputzen, Rasieren und Frisieren | 5 |
| erfüllt »5« nicht | 0 |
| **Toilettenbenutzung** | |
| vor Ort komplett selbständige Nutzung von Toilette oder Toilettenstuhl inkl. Spülung/Reinigung | 10 |
| vor Ort Hilfe oder Aufsicht bei Toiletten- oder Toilettenstuhlbenutzung oder deren Spülung/Reinigung erforderlich | 5 |
| benutzt faktisch weder Toilette noch Toilettenstuhl | 0 |
| **Baden/Duschen** | |
| selbständiges Baden oder Duschen inkl. Ein-/Ausstieg, sich reinigen und abtrocknen | 5 |
| erfüllt »5« nicht | 0 |
| **Aufstehen & Gehen** | |
| ohne Aufsicht oder personelle Hilfe vom Sitz in den Stand kommen und mindestens 50 m ohne Gehwagen (aber ggf. mit Stöcken/Gehstützen) gehen | 15 |
| ohne Aufsicht oder personelle Hilfe vom Sitz in den Stand kommen und mindestens 50 m mit Hilfe eines Gehwagens gehen | 10 |
| mit Laienhilfe oder Gehwagen vom Sitz in den Stand kommen und Strecken in Wohnbereich bewältigen alternativ: im Wohnbereich komplett selbständig im Rollstuhl | 5 |
| erfüllt »5« nicht | 0 |
| **Treppensteigen** | |
| ohne Aufsicht oder personelle Hilfe (ggf. inkl. Stöcken/Gehstützen) mindestens ein Stockwerk hinauf- und hinuntersteigen | 10 |
| mit Aufsicht oder Laienhilfe mind. ein Stockwerk hinauf und hinunter | 5 |
| erfüllt »5« nicht | 0 |
| **An- und Auskleiden** | |
| zieht sich in angemessener Zeit selbständig Tageskleidung, Schuhe (und ggf. benötigte Hilfsmittel z. B. Antithrombose-Strümpfe, Prothesen) an und aus | 10 |
| kleidet mindestens den Oberkörper in angemessener Zeit selbständig an und aus, sofern die Utensilien in greifbarer Nähe sind | 5 |
| erfüllt »5« nicht | 0 |
| **Stuhlkontinenz** | |
| ist stuhlkontinent, ggf. selbständig bei rektalen Abführmaßnahmen oder AP-Versorgung | 10 |
| ist durchschnittlich nicht mehr als 1 ×/Woche stuhlinkontinent oder benötigt Hilfe bei rektalen Abführmaßnahmen/AP-Versorgung | 5 |
| ist durchschnittlich mehr als 1 ×/Woche stuhlinkontinent | 0 |
| **Harninkontinenz** | |
| ist harnkontinent oder kompensiert seine Harninkontinez. Versorgt seinen DK komplett selbständig und mit Erfolg (kein Einnässen von Kleidung oder Bettwäsche) | 10 |
| kompensiert seine Harninkontinenz selbständig und mit überwiegendem Erfolg (durchschnittlich nicht mehr als 1 ×/Tag Einnässen von Kleidung oder Bettwäsche) oder benötigt Hilfe bei der Versorgung seines Harnkathetersystems | 5 |
| ist durchschnittlich mehr als 1 ×/Tag harninkontinent | 0 |
| **Summe maximal** | 100 |

I 18

- Im Frührehateam muss der neurologische oder neurochirurgische Sachverstand kontinuierlich eingebunden sein.
- Standardisiertes Frührehabilitations-Assessment zur Erfassung und Wertung der funktionellen Defizite in mindestens fünf Bereichen (Bewusstseinslage, Kommunikation, Kognition, Mobilität, Selbsthilfefähigkeit, Verhalten, Emotion) zu Beginn der Behandlung.
- Der Patient hat zu Beginn der Behandlung einen Frührehabilitations-Barthel-Index nach Schönle bis maximal 30 Punkte. (Die Berechnung des Frührehabilitations-Barthel-Index nach Schönle ist im Anhang zur ICD-10-GM zu finden.)
- Wöchentliche Teambesprechung mit wochenbezogener Dokumentation bisheriger Behandlungsergebnisse und weiterer Behandlungsziele.
- Aktivierend-therapeutische Pflege durch besonders geschultes Pflegepersonal.
- Vorhandensein und Einsatz von folgenden Therapiebereichen:
- Physiotherapie/Krankengymnastik, physikalische Therapie, Ergotherapie, Neuropsychologie, Logopädie/facioorale Therapie und/oder therapeutische Pflege (Waschtraining, Anziehtraining, Esstraining, Kontinenztraining, Orientierungstraining, Schlucktraining, Tracheostomamanagement, isolierungspflichtige Maßnahmen u. a.) in patientenbezogenen unterschiedlichen Kombinationen von mindestens 300 Minuten täglich (bei simultanem Einsatz von zwei oder mehr Mitarbeitern dürfen die Mitarbeiterminuten aufsummiert werden) im Durchschnitt der Behandlungsdauer der neurologisch-neurochirurgischen Frührehabilitation.

Der Frührehabilitationsindex nach Schönle (**Kasten I 18.2**) als Eingangskriterium für diese Prozedur soll sicherstellen, dass nur Patienten mit sehr schweren funktionalen Defiziten mit dieser Prozedur kodiert werden. Der Punktwert des Frührehabilitations-Barthel-Index ist als U-Diagnose (U52.0 bis U52.3) zu kodieren, um im Rahmen der Weiterentwicklung des Fallpauschalensystems zu einem späteren Zeitpunkt Patienten mit besonders schweren und weniger schweren funktionalen Defiziten differenzieren zu können.

Die Prozedur 8–552 (neurologische-neurochirurgische Frührehabilitation) setzt eine Reihe von Kriterien fest, die bundesweit für die Rehabilitation in Krankenhausbetten organisatorische Konsequenzen haben und im Folgenden dargestellt werden.

### I 18.3.1 Frührehateam unter ärztlicher Leitung

Die Ziffer fordert eine abgegrenzte Mitarbeitergruppe unter Leitung eines Facharztes. Es muss sich also nicht um eine eigene Klinik oder Abteilung handeln, aber doch um eine Mitarbeitergruppe, die mit der speziellen Aufgabe der neurologisch/neurochirurgischen Frührehabilitation beauftragt ist. Der Leiter muss neben der Facharztqualifikation eine mindestens dreijährige Erfahrung in der Frührehabilitation aufweisen. Da die Patienten definitionsgemäß neurologische oder neurochirurgische Krankenhauspatienten sind, wird die kontinuierliche Einbindung des neurologisch/neurochirurgischen Sachverstandes gefordert, sodass jederzeit qualifizierte Entscheidungen auf neurologisch/neurochirurgischem Fachgebiet getroffen werden können.
Für die Mitarbeiter des Pflegepersonals wird eine spezielle Schulung in der Rehabilitation verlangt und in mehreren dafür zertifizierten Kliniken bundesweit angeboten. Bei den anderen Mitarbeitergruppen wie Physiotherapie, Physikalische Therapie (Elektrotherapie, Lymphdrainage, Wasseranwendungen, Inhalationen, Massagen), Ergotherapie, Neuropsychologie, Logopädie inklusive Schlucktherapie geht man zu Recht davon aus, dass rehabilitatives Behandeln Gegenstand der Berufsausbildung ist.

### I 18.3.2 Therapiedichte

Die Anforderung von mindestens 300 Minuten Therapie im Durchschnitt des Aufenthalts macht eine Erfassung und Dokumentation der Dauer der geleisteten Therapien notwendig. In der rehabilitativen Pflege ist diese Dokumentation besonders kompliziert, weil eine Differenzierung zwischen therapeutischer Pflege und Basis-und Behandlungspflege erforderlich ist. Zusätzlich müssen die einzelnen pflegetherapeutischen Maßnahmen mit Zeitwerten hinterlegt werden. Hierzu gibt es mehrere Entwürfe, die vom DIMDI (zuständig für die Weiterentwicklung des Prozedurenkatalogs) bisher nicht akzeptiert wurden. Die Begründung hierfür ist, dass es einen gemeinsamen Pflegekatalog für die Frührehabilitation aller Fachrichtungen geben sollte. Da zurzeit ein zugelassenes Dokumentationsverfahren fehlt, werden derzeit unterschiedliche Versionen des »Katalogs therapeutischer Pflege« (KTP) vom Medizinischen Dienst der Krankenkassen (MDK) als Nachweisverfahren für die geleisteten therapeutischen Pflegezeiten akzeptiert.

### I 18.3.3 Wöchentliche Teambesprechung und Assessment der Patienten

Die geforderte wöchentliche Teambesprechung mit Dokumentation der erreichten Behandlungsergebnisse und der Behandlungsziele ist in Rehabilitationskliniken Standard und dürfte überall dort problemlos zu realisieren sein, wo wirklich ein Frührehabilitationsteam, also eine von den übrigen Therapeuten des Krankenhauses abgegrenzte Gruppe, die neurologischen Frührehapatienten behandelt. Das standardisierte Frührehabilitationsassessment zur Erfassung und Wertung der funktionalen Defizite kann im Rahmen der ärztlichen und therapeutischen Aufnahmeuntersuchungen in der Frührehabilitationseinrichtung erfolgen. Wegen des Zeitbedarfs z. B. des Aachener Aphasietests und der neuropsychologischen Testuntersuchungen und wegen der initial in der Regel eingeschränkten Kooperationsfähigkeit der Patienten können diskretere Defizite am

Anfang unerkannt bleiben. Für Frührehabilitationspatienten ist es geradezu typisch, dass eine differenzierte Diagnostik funktionaler Defizite am Anfang nicht gelingt, weil Vigilanz und Kooperationsfähigkeit zu sehr eingeschränkt sind. Auch die Bewertung des Patienten nach dem Frührehabilitations-Barthel-Index nach Schönle und somit die Entscheidung darüber, ob der Patient mit ≤ 30 Punkten die Eingangskriterien der Prozedur erfüllt, benötigt z. T. ein bis zwei Tage, z. B. um die Frage der Kontinenz zu klären. Das Assessment sollte in wöchentlichem Abstand am besten bei der Zusammenführung der Informationen von allen Mitarbeitergruppen in der Teamkonferenz wiederholt werden.

### I 18.3.4 Räumliche Bedingungen

Nicht in der Prozedur gefordert, aber zweckmäßig, um einen interdisziplinären Austausch zu sichern, ist es, das Frührehateam in einer räumlich abgegrenzten Einheit z. B. auf einer Station mit speziell zugeordnetem Pflegepersonal, Ärzten und Therapeuten unterzubringen. Natürlich gilt das auch für Phase-C- und -D-Patienten. Therapieflächen sind in der Prozedur ebenfalls nicht vorgeschrieben. Von Rehabilitationskliniken lassen sich die Kostenträger vor Abschluss von Versorgungsverträgen nach § 111 die notwendigen Therapieflächen nachweisen. Auch die Entfernung von einer Intensivstation und die Einsatzlatenzen des Reanimationsteams sind zumindest bei der Behandlung vital bedrohter Patienten zu bedenken.

### I 18.3.5 Frührehabilitation im Akutkrankenhaus oder in der Rehabilitationsklinik

Ob sich eine Frührehabilitationseinrichtung in einem Akutkrankenhaus oder einer Rehabilitationsklinik befinden sollte, ist nicht generell zu entscheiden und sollte von der regionalen Versorgungssituation abhängig gemacht werden. Beide Modelle werden bereits mit Erfolg praktiziert, wobei die Zahl der Frührehabilitationsbetten in Rehabilitationskliniken deutlich überwiegen dürfte. Im einen Fall dürfte der Übergang von der Akutbehandlung in die Frührehabilitation (z. B. auf einer gemeinsamen Station – »Comprehensive Stroke Unit«) besonders gut gelingen, auch ist bei einem Teil der Patienten die Nähe einer neurochirurgischen Abteilung von Vorteil, im anderen Fall gelingt der Übergang in die Phase C leichter; größere Rehabilitationskliniken können ein differenzierteres rehabilitatives Angebot machen, sammeln umfangreiches Erfahrungswissen und fokussieren sich stärker auf die Rehabilitation.
Werden Akutbehandlung und Frührehabilitation in der gleichen Klinik durchgeführt, benötigt man für eine kostendeckende Behandlung eine Fallpauschale, die die Kosten dieser Kombinationsbehandlung abdeckt, weil das Fallpauschalensystem nur eine Pauschale pro Patient zulässt. Die Stroke-Unit-Behandlung mit Frührehabilitation wird dementsprechend im Fallpauschalenkatalog abgebildet (DRG B42A). Das deutsche Fallpauschalensystem hat im Bereich der Frührehabilitation in den vergangenen Jahren sprunghafte Veränderungen gezeigt, sodass keine Prognose zur endgültigen Abbildung der Frührehabilitation im Fallpauschalensystem gewagt werden kann. Da das Ende der Phase B nicht ohne Weiteres mit dem Ende der Krankenhausbehandlungsbedürftigkeit übereinstimmt, bleibt abzuwarten, auf welche Kriterien man sich für das Ende von Krankenhausbehandlungen einigen wird.

## I 18.4 Organisatorische Rahmenbedingen für die neurologische Rehabilitation der Phasen C und D

Die Rahmenbedingungen für die Phase C und D sind vom Fallpauschalengesetz nicht betroffen, da die Rehabilitation nach § 40 SGB V aufgrund eines Versorgungsvertrages nach § 111 SGB V weiterhin mit Tagessätzen entgolten wird (Herzog 2014). Allerdings ist für die stationäre Rehabilitation nach § 40, Abs. 2 SGB V die vorherige Zustimmung des Kostenträgers erforderlich, der auch die Dauer und den Ort bestimmt. Die Klinik muss nach § 20, Abs. 2a SGB IX zertifiziert sein. Zwar kann der Patient eine andere zertifizierte Klinik wählen (Wunsch- und Wahlrecht des Patienten), muss dann aber ggf. die Mehrkosten tragen, wenn sein Wunsch nach § 9 SGB IX nicht angemessen bzw. berechtigt war. Die Krankenkassen (aber nicht die Berufsgenossenschaften) müssen dabei das Wirtschaftlichkeitsgebot (§ 12 SGB V) beachten, dass sie zu ausreichenden, zweckmäßigen und wirtschaftlichen Leistungen verpflichtet, ohne das Maß des Notwendigen zu überschreiten. Die unter I 18.2 dargestellte Änderung des § 40 SGB V durch die Gesundheitsreform 2007 wirkt sich auch auf die Phasen C und D aus. Während der Phase C ist zu beachten, dass bei Patienten, die zuvor noch erwerbstätig waren, bei positiver Erwerbsprognose ein Kostenträgerwechsel von der Krankenkasse zur Rentenversicherung in die Wege geleitet werden soll. Die positive Erwerbsprognose ist vom Arzt in einem Formblatt-Gutachten zu bestätigen. Für die Phase D ist zu beachten, dass die Deutsche Rentenversicherung (DRV) auf Bundes- und Länderebene Vorgaben zur durchschnittlichen Behandlungsdauer und über die Evidenz-basierten Therapiemodule (ETM) auch zum Therapieumfang macht.

## I 18.5 Organisatorische Abläufe während der Rehabilitation

### I 18.5.1 Vor der Patientenaufnahme

In der Regel wird der Patient vom Akutkrankenhaus zugewiesen. Die Diagnose, der weitere kurative Behandlungsbedarf und die wesentlichen funktionalen Defizite sollten am besten schriftlich übermittelt werden, am zweckmäßigsten auch der Barthel-Index, als Maß für den zu erwartenden pflegerischen Aufwand und als Hilfe bei der Zu-

ordnung zu den Rehabilitationsphasen. Die von der Phasenzuordnung abhängige Beantragung der Kostenübername (immer für die Phasen C und D, ggf. für die Phase B) sollte vom Akutkrankenhaus bei Krankenkasse bzw. Rentenversicherung erfolgen, manchmal übernimmt dies jedoch auch die Rehabilitationsklinik.
Bei Privatpatienten muss die Kostenübernahme auch für die Phase B vorher geklärt werden, wenn die Einrichtung über Rehabilitationsbetten nach § 111 SGB V, also z. B. C- und D-Betten, verfügt (sog. gemischte Krankenanstalt), da eine Rehabilitations- oder Kurbehandlung vermutet wird, die in den Versicherungsverträgen häufig nicht oder nicht vollständig abgedeckt ist.

## I 18.5.2 Bei Aufnahme des Patienten

Wie in der Akutklinik werden Anamnese, gegebenenfalls Fremdanamnese, ärztliche Untersuchung und Kontrolle durch den Facharzt/Oberarzt am Aufnahmetag vorgenommen. Die Sozialanamnese inkl. Fragen nach Arbeitsplatz und Wohnumgebung wird ausführlicher erhoben. Auf der Basis der vom Akutkrankenhaus übermittelten Unterlagen muss der noch vorhandene oder im Verlauf notwendige Diagnostikbedarf festgelegt werden. Besonders im Schwerstkranken-Bereich waren die Kranken im Akutkrankenhaus häufig nicht Patienten der neurologischen oder neurochirurgischen Abteilung, sondern der Anästhesie/Intensivmedizin, der Unfallchirurgie, der Herzchirurgie oder kleinerer Krankenhäuser ohne neurologische Abteilung und haben dann z. T. nur ein neurologisches Konsil und in der Regel eine zerebrale Bildgebung häufig aber keine neurophysiologische Diagnostik erhalten, sodass eine eingehende neurologische Diagnostik ggf. nachzuholen ist. Aufgrund der festgestellten funktionalen Defizite muss der Arzt auch gleich einen Therapieplan für einen raschen Therapiebeginn zusammenstellen. Noch am Aufnahmetag sollte auch bei Verdacht eine Schluckdiagnostik erfolgen und auf dieser Basis die Kostform und Ernährung festgelegt werden, um die Pneumoniegefährdung zu minimieren.

## I 18.5.3 An den Folgetagen

Am Tag nach der Aufnahme folgen die Blut- und Urinuntersuchung und die Versorgung des immobilen Patienten mit einem auf seine Körpermaße und seine Bewegungsfähigkeit adaptierten Rollstuhl. Der erste Kontakt mit Therapeuten dient in der Regel zunächst einer genaueren Erfassung der funktionalen Defizite und auf dieser Basis auch der Verordnung von Gruppentherapien. In der Sprachtherapie und Neuropsychologie können sich die Testverfahren über mehrere Tage hinziehen.

## I 18.5.4 Der Rehabilitationsprozess

Auf der Grundlage des Schädigungsmechanismus, des klinischen Befundes und der Schwere der funktionalen Defizite werden die Rehabilitationsziele festgelegt.

### I 18.5.4.1 Auf der Intensivstation

Wird der Patient noch auf der Intensivstation beatmet, so werden zunächst die Entwöhnung vom Respirator und auch die vegetative Stabilisierung im Vordergrund stehen. Da viele Patienten noch analgosediert sind, sollte ein Ausschleichen der Sedierung versucht werden. Dies gelingt z. T. nur mit erheblicher Verzögerung, weil sympathikotone Erregungszustände lang anhalten können. Wie bei allen Schwerkranken ist die Vermeidung von Sekundärschäden durch die Immobilisation (Dekubitus, Kapselschrumpfung der Gelenke, Muskel- und Sehnenverkürzung, Adaptation des Kreislaufs an die liegende Körperhaltung, Entmineralisierung des Knochens) ein weiteres wichtiges Ziel.

### I 18.5.4.2 In den Phasen B und C

Nach Stabilisierung der Funktionen des vegetativen Nervensystems steht häufig die Verbesserung der Bewusstseinslage im Vordergrund, da viele Patienten mit schweren Hirnschädigungen primär komatös oder hochgradig bewusstseinsgestört sind, sodass sie nicht kontaktfähig sind. Ist das Ausschleichen der Sedierung nicht ausreichend, können die Vigilanz steigernde Psychopharmaka eingesetzt werden. Für Amantadin konnte in einer placebokontrollierten Studie mit insgesamt 184 Patienten nach schwerem Schädel-Hirn-Trauma gezeigt werden, dass die Erholung des gestörten Bewusstseins beschleunigt werden kann (↑, B) (Giacino et al. 2012). Eine typische Dosierung ist 100 bis 300 mg/Tag (Schneider et al. 2014). Nach klinischer Erfahrung sind auch Modafinil (Dosis 200–400 mg/Tag) und Methylphenidat (20–30 mg/Tag) wirksam, allerdings liegen dazu hochwertige kontrollierte Studien nicht vor (↔, B) (Schneider et al. 2014). Häufig in diesen Rehabilitationsphasen ist auch eine Antriebsminderung und, insbesondere bei zunehmender Wahrnehmung der eigenen funktionalen Defizite, eine Depression, die frühzeitig mit antriebssteigernden Antidepressiva behandelt werden sollten. Nach wiedererreichter Kontaktfähigkeit ist der Patient grundsätzlich für die typischen übenden Verfahren der Rehabilitation zugänglich. Durch wiederholtes Üben wird versucht, die Selbstständigkeit in den »Aktivitäten des täglichen Lebens« (Aufstehen, Gehen, Treppensteigen, Körperpflege, Zubereitung von Mahlzeiten) zu erreichen, also die Unabhängigkeit von pflegerischer Betreuung.

### I 18.5.4.3 In der Phase D

Ist diese Selbstständigkeit im Wesentlichen erreicht oder war primär die neurologische Schädigung nicht so schwer, ist das weitergehende Ziel die Wiedereingliederung in das bisherige soziale Umfeld inklusive der Berufstätigkeit. Durch übende Verfahren wird jeweils versucht, die verlorengegangene Funktion wieder herzustellen. Erst wenn dies nach einem ausgiebigen Versuch nicht gelingt, kommen kompensatorische Strategien in Betracht (z. B. das Erlernen des linkshändigen Schreibens bei ausbleibender Erholung der motorischen Funktion des rechten Armes). Vorübergehend oder auf Dauer kann die Verordnung von Hilfsmitteln zur Kompensation oder Erleichterung der Funktionsausfälle zweckmäßig sein, z. B. die Verordnung eines Rollstuhls oder eines behindertengerechten Geschirrs und Bestecks, das einhändiges Essen erlaubt. In der wöchentlichen Teamkonferenz kommt es darauf an, dass die Rehabilitationsfortschritte in den einzelnen Therapiebereichen transparent werden und daraus für die nahe Zukunft konkrete Ziele und möglichst detaillierte Therapiemaßnahmen abgeleitet werden können. Die Rehabilitationsziele ändern sich also mit zunehmender Funktionsbesserung des Patienten, und die Maßnahmen werden mit genauerer Kenntnis des Patienten präziser.

#### I 18.5.4.4 Der Verlängerungsantrag

Von den Kostenträgern wird die Rehabilitation zeitlich limitiert. Bei weiterhin vorhandenem Rehabilitationspotenzial wird ca. eine Woche vor Auslaufen der Kostenzusage ein Verlängerungsantrag unter Angabe der Fortschritte und der weiteren Ziele gemacht. In der Regel wird dem Antrag stattgegeben, wenn das weitere Rehabilitationspotenzial schlüssig dargelegt wurde. Nicht selten lassen sich die Kostenträger den aktuellen Barthel-Index des Patienten übermitteln, um den funktionalen Zugewinn bestätigt zu sehen. Die Verlängerung wird besonders gern gewährt, wenn mit der Verbesserung des Barthel-Index ein Sprung in die nächste Phase (mit niedrigerem Pflegesatz) verbunden ist. Die mittlere Verweildauer in der Phase B beträgt in Deutschland ca. 40 Tage (Rollnik und Janosch 2010). In den Phasen C und D schwanken die Verweildauern wegen unterschiedlicher Organisationsformen und sehr unterschiedlich stark betroffener Patienten sehr stark. Die prognostische Einschätzung des langfristigen Rehabilitationsergebnisses bleibt problematisch. Nicht selten kann der Patient mehr gefördert werden, als zunächst angenommen. Andererseits erleiden besonders schwerstbetroffene Patienten nicht vorhersehbare Komplikationen.

### I 18.5.5 Beendigung der stationären Rehabilitation

Die stationäre Rehabilitation wird beendet, wenn sich durch die Fortsetzung der Rehabilitation keine Verbesserungen der Funktionsfähigkeit mehr nachweisen lassen, wenn die weitere Rehabilitation ambulant erfolgen kann oder (eher ausnahmsweise) wenn der Kostenträger dem Verlängerungsantrag nicht zustimmt. Beim Fortbestehen erheblicher Defizite sind in der Regel eine Versorgung mit Hilfsmitteln und die Adaptation der Wohnverhältnisse an die Behinderung erforderlich. Zur Übernahme dieser Kosten müssen Kostenvoranschläge zur Genehmigung beim Kostenträger eingereicht werden. Die weitere Versorgung eines anhaltend schwerbehinderten Patienten hängt wesentlich vom sozialen Umfeld ab. Nach unserer Erfahrung kann eine engagierte Familie weitgehend die Leistungen eines Pflegeheims erbringen. Dazu ist es allerdings notwendig, die Angehörigen zuvor in der Pflege des Patienten zu unterweisen, z. B. durch die Mitaufnahme eines Angehörigen in der Endphase des stationären Aufenthaltes (sogenanntes Rooming-in). Eine erneute Rehabilitationsmaßnahme im Intervall ist insbesondere bei schluckgestörten Patienten mit Trachealkanüle indiziert. Bei der Hälfte dieser Patienten gelingt die Dekanülierung »im zweiten Anlauf«.

## I 18.6 Teilstationäre und ambulante Rehabilitation

Rehabilitation muss nicht zwangsläufig an einen Klinikaufenthalt gebunden sein. Traditionell wurden in Deutschland Rehabilitationseinrichtungen dezentral abseits der bevölkerungsreichen Ballungszentren errichtet. Hier lassen sich noch die Wurzeln der Rehabilitation in der Kurmedizin erkennen.
Anfang der 1980er Jahre wurden neurologische Rehabilitationseinrichtungen auch in Großstädten gebaut. Viele der städtischen Rehabilitationszentren bieten eine ambulante Behandlung für diejenigen Patienten, die zwar keine stationäre Unterbringung benötigen, aber rehabilitationsbedürftig sind. Die Rehabilitation erfolgt hier zumeist »ganztägig ambulant« (bisher als »teilstationär« bezeichnet[1]). Ganztägig ambulant bzw. teilstationär bedeutet, dass die Patienten nach Art und Umfang vergleichbare interdisziplinäre Rehabilitationsangebote wie in einer (voll-)stationären Behandlung erhalten. Die Rehabilitation findet aber im Unterschied zur stationären Rehabilitation als tagesklinische Behandlung, in der Regel zwischen 8.00 und 17.00 Uhr, statt. Die wichtigsten Voraussetzungen für eine teilstationäre Rehabilitation sind 1. Transportfähigkeit und 2. ausreichende Eigen- oder Fremdversorgungsmöglichkeit in der häuslichen Umgebung.

### I 18.6.1 Sozialrechtliche Rahmenbedingungen

Auch aus Sicht der Kostenträger ist die ambulante, wohnortnahe Rehabilitation eine sinnvolle Ergänzung des Versorgungsspektrums. 1998 wurde von den Spitzenverbänden der Krankenkassen und Rentenversicherungsträger eine »Empfehlungsvereinbarung über die Durchführung von Modellvorhaben zur ambulanten/teilstationären Rehabilitation in Wohnortnähe« verabschiedet. Im Sozialgesetzbuch IX (SGB IX) ist der Grundsatz »ambulant/teilstationär vor stationär« festgeschrieben. In den folgenden Jahren wurden zahlreiche ambulante Therapiezentren gegründet.

1 Die Deutsche Rentenversicherung verwendet jetzt offiziell die Bezeichnung »ganztägig ambulant« und verlangt dies auch von den Beteiligten. Im allgemeinen Sprachgebrauch wird häufig weiter von »teilstationär« gesprochen.

## I 18.6.2 Strukturvoraussetzungen der ambulanten/teilstationären Rehabilitation

Um die Struktur- und Prozessqualität zu sichern, hat die Bundesarbeitsgemeinschaft für Rehabilitation 2001 Rahmenempfehlungen (BAR 2001) zur ambulanten neurologischen Rehabilitation verabschiedet und veröffentlicht. Hier sind die Vorgaben für die personelle, räumliche und apparative Ausstattung an die ambulanten/teilstationären Rehabilitationseinrichtungen detailliert beschrieben. Die teilstationäre Rehabilitation muss unter ständiger Leitung und Verantwortung eines Arztes stehen. Eine abgeschlossene Weiterbildung zum Arzt für Neurologie oder Nervenheilkunde oder Neurologie und Psychiatrie sowie eine mindestens dreijährige Berufserfahrung in einer Neurologischen Rehabilitationseinrichtung sind Grundvoraussetzung. Der leitende Arzt muss entweder die Zusatzbezeichnung Rehabilitationswesen oder Sozialmedizin führen oder gleichzeitig auch Facharzt für Physikalische oder Rehabilitative Medizin sein. Der Vertreter des Leiters muss ebenfalls Arzt für Neurologie oder Nervenarzt oder Arzt für Neurologie und Psychiatrie sein. Der leitende Arzt oder sein benannter ständiger Vertreter muss während der Öffnungszeiten der Einrichtung präsent und verfügbar sein. Ist die Rehabilitationseinrichtung an eine neurologische Klinik oder Praxis gebunden, muss eine räumliche und organisatorische Trennung gegeben sein.
Für eine ambulante Rehabilitationseinrichtung mit ganztägigem Rehabilitationsprogramm wird in den Rahmenempfehlungen der BAR folgender Personalschlüssel vorgegeben:

**Tab. I 18.1:** Personalschlüssel für ambulante neurologische Rehabilitationseinrichtungen (nach BAR 2001)

| Personalstelle | Verhältnis Mitarbeiter : Patienten |
|---|---|
| Arzt | 1 : 15 bis 1 : 20 |
| Pflegekraft | 1 : 12 bis 1 : 14 |
| Physiotherapeut | 1 : 10 bis 1 : 14 |
| Ergotherapeut | 1 : 10 bis 1 : 14 |
| Logopäde/ Sprachtherapeut | 1 : 20 bis 1 : 30 |
| Klinischer (Neuro-)Psychologe | 1 : 20 bis 1 : 30 |
| Masseur und Med. Bademeister | 1 : 40 |
| Sozialarbeiter/ Sozialpädagoge | 1 : 80 |
| Diätassistent | 1 : 100 |

Auch an die Therapeuten werden konkrete Qualitätsanforderungen gestellt. In jeder Berufsgruppe muss mindestens ein Therapeut mit zweijähriger vollzeitiger Berufserfahrung in einer neurologischen Rehabilitationseinrichtung vertreten sein.

## I 18.6.3 Wer kann teilstationär rehabilitiert werden?

Im Allgemeinen gelten die Phase-D-Eingangskriterien. Als weitere individuelle Voraussetzungen kommen hinzu (BAR 2001):

- Der Patient muss mobil sein. Die Mobilität sollte mit PKW oder öffentlichen Verkehrsmitteln möglich sein. Inzwischen verlangen viele Kostenträger einen eigenen Transportdienst.
- Die Rehabilitationseinrichtung muss innerhalb von 45 Minuten (maximal 60 Minuten) erreicht werden können.
- Für Patienten mit eingeschränkter Selbsthilfefähigkeit muss die Versorgung zu Hause durch Mitglieder der Lebensgemeinschaft oder ambulante Dienste gewährleistet werden.

Grundsätzlich können auch Patienten der Phase C ambulant rehabilitiert werden. Der Bundesverband ambulante/teilstationäre neurologische Rehabilitation (BV-ANR) plädiert für ambulante Rehabilitation auch in der Phase C (Reuther 2003). Ein wichtiger Grund dafür ist, dass ca. 50 bis 70 % derjenigen Patienten, die die stationäre Rehabilitation noch im Phase-C-Status verlassen, nicht ausreichend mit ambulanten Therapien rehabilitativ weiter gefördert werden (Schupp et al. 2002).
Nach BAR (2001) kann die ambulante/teilstationäre neurologische Rehabilitation sowohl anstelle als auch im Anschluss an eine stationäre Behandlung in Betracht kommen. Die ambulante Rehabilitation soll zur Verkürzung von Arbeitsunfähigkeit, insbesondere durch gleichzeitige stufenweise Wiedereingliederungen in den Arbeitsprozess, beitragen. Durch eine frühzeitige Rückkehr in das vertraute Lebensumfeld soll die Reintegration (häufig nach schwerer Erkrankung) erleichtert und gefördert werden. Die während der Rehabilitation erlernten Fähigkeiten können so frühzeitig und noch während der laufenden Behandlung im persönlichen Wohnumfeld angewendet werden. Die individuellen Lebensbedingungen (Familie, Angehörige, Wohnsituation, Alltagsbelastungen, Beruf) können in der Rehabilitation berücksichtigt werden.

## I 18.6.4 Unterschied zwischen ambulanter und teilstationärer (ambulant ganztägiger) Rehabilitation

Wie bei der stationären Rehabilitationsbehandlung arbeitet auch in der teilstationären Rehabilitation ein interdisziplinäres Team zusammen. Der Unterschied zur rein ambulanten Rehabilitation liegt darin, dass die teilstationäre Behandlung ausschließlich in Tageskliniken immer als interdisziplinäre, aufeinander abgestimmte Behandlung erfolgt, zeitlich intensiver ist und keine gleichzeitige Berufsausübung zulässt. Die rein ambulante Rehabilitation wird in der Regel nicht teamintegriert als monodisziplinäre Heilmittel-Behandlung erbracht (z. B. Physiotherapie) und entspricht daher nicht den Qualitätsanforderungen der neurologischen Rehabilitation. Sie hat ihre Bedeutung vor allem in der Nachbehandlung von umschriebenen neurologischen Ausfällen, die einen Funktionsbereich betreffen, z. B. Hemiparese oder Aphasie. Anders als in der orthopädischen oder kardiologischen Rehabilitation hat sich die rein ambulante neurologische Behandlung der oft immobilen, kognitiv eingeschränkten und multimorbiden Patienten bisher nicht durchgesetzt. Demgegenüber hat die teilstationäre Behandlung in den letzten Jahren sehr an Bedeutung gewonnen und ist heute fester Bestandteil des Therapiespektrums in der Neurorehabilitation.

Alternative: Mobile (aufsuchende) Rehabilitation: Multimorbide, behinderte und pflegebedürftige Menschen haben oft keinen Zugang zur Rehabilitation. Für diese Patienten kann die mobile Rehabilitation eine Alternative sein. Hierbei bringt ein interdisziplinäres Team Physiotherapie, Ergotherapie, Logopädie, Rehabilitationspflege und Sozialberatung unter ärztlicher Leitung in die häusliche Umgebung des Rehabilitanden. Einbezogen werden dabei in die Rehabilitation die wichtigen Kontextfaktoren, wie häusliche Umgebung, soziales Umfeld und Familie. Gegenwärtig werden mobile Rehabilitationsbehandlungen in der Geriatrie und Neurologie von einigen Kostenträgern erprobt.

### I 18.6.5 Beantragung und Dauer der teilstationären (ganztägig ambulanten) Rehabilitation

Eine teilstationäre Rehabilitation muss wie die stationäre Rehabilitation beim zuständigen Kostenträger (meist Renten- oder Krankenversicherung) beantragt werden. Wird die teilstationäre Rehabilitation von einer Akutklinik beantragt, reicht bei Maßnahmen zulasten der gesetzlichen Krankenversicherung ein formloser Antrag (**Kasten I 18.3**). Bewilligt werden in der Regel 15–20 Behandlungstage. Die Rentenkassen verlangen, dass die Rehabilitation werktäglich ohne Unterbrechung erbracht wird. Bei den Krankenkassen sind nach Absprache auch flexiblere Aufteilungen auf einen längeren Zeitraum möglich, solange die Rehabilitation nicht unterbrochen wird. Begründete Verlängerungen sind analog zur stationären Rehabilitation bei allen Kostenträgern möglich.

Deutlich komplizierter ist die Anmeldung zur Rehabilitation in der vertragsärztlichen Versorgung. Hier steht ein bundeseinheitliches, vier Seiten umfassendes, strukturiertes Verordnungsformular (Muster 61) zur Verfügung. Das Verordnungsformular muss gesondert beantragt werden (Muster 60). Mit den strukturierten Antragsformularen sollten die Ärzte bei ihren Entscheidungswegen Unterstützung erfahren. Die Überbürokratisierung und der damit verbundene Arbeitsaufwand bei Rehabilitationsanträgen führen in der Praxis hingegen leider oft dazu, dass eine Rehabilitationsmaßnahme gar nicht erst beantragt wird.

### I 18.6.6 Wirtschaftlichkeit

Der Hoffnung, man könne mit der teilstationären Behandlung in großem Umfang Kosten sparen, muss mit Skepsis begegnet werden. Wenn teilstationäre Rehabilitationseinrichtungen den Qualitätsstandard von stationären Einrichtungen erfüllen wollen, entstehen vergleichbare Kosten. Der Einsparung durch wegfallende Kosten für die stationäre Unterbringung müssen die Transportkosten einschließlich der dafür notwendigen Organisation gegenübergestellt werden. In einer kritischen Modellberechnung der Arbeitsgemeinschaft Ambulante Neurologische Rehabilitation (AG-ANR) im Berufsverband der Deutschen Nervenärzte (BVDN) wurde festgestellt, dass die mit dem Kostenträger vereinbarten Vergütungssätze bei Erfüllung der in den Rahmenempfehlungen vorgegebenen personellen, räumlichen und apparativen Ausstattung nicht wirtschaftlich sind (Reuther 2003). Bisher liegen keine Studien vor, die kontrolliert – und frei von Partikularinteressen – Behandlungsergebnisse und Kosten von stationärer versus teilstationärer Rehabilitation vergleichen.

**Kasten I 18.3:** Zehn wichtige Angaben bei formlosen Rehabilitationsanträgen

1. Persönliche Daten des Patienten, Aufnahmetag
2. Rehabilitationsdiagnose und weitere Diagnosen
3. Neurologischer Befund und Verlauf während der Akutbehandlung
4. Aktueller Funktionsbefund (Barthel-Index)
5. Besondere Versorgung (Beatmung, Tracheostoma, ZVK, Ernährungssonde, Blasenkatheter)
6. Soziale Situation, Berentung, ggf. Pflegestufe
7. Rehabilitationspotenzial
8. Rehabilitationsziel
9. Transportfähigkeit
10. Empfehlung der Rehabilitationseinrichtung

**Bundesweite Selbsthilfeorganisationen**

Allgemeiner Behindertenverband in Deutschland e.V.
Bundesarbeitsgemeinschaft für Behinderte e.V.
Bundesverband für die Rehabilitation der Aphasiker
Bundesverband Schädel-Hirnpatienten in Not e.V.
SHV – Forum Gehirn e.V.
Stiftung Deutsche Schlaganfallhilfe
ZNS Hannelore Kohl-Stiftung

I 18

## Literatur

Bundesarbeitsgemeinschaft für Rehabilitation (Hrsg.). Empfehlungen zur Neurologischen Rehabilitation von Patienten mit schweren und schwersten Hirnschädigungen in den Phasen B und C. Frankfurt/Main; 1995, 1999.

Bundesarbeitsgemeinschaft für Rehabilitation (Hrsg.). Rahmenempfehlungen zur ambulanten neurologischen Rehabilitation. Frankfurt/Main; 2001.

Diepolder V, Durner J, Gehringer FJ, Koenig E, Lipp B, Naumann C, Rieger J, Rink W, Sander D, Stenger A, Wiederer R. Definition eines einheitlichen Endpunktes des akut-stationären Behandlungsbedarfs in der neurologischen Frührehabilitation. Neurologie & Rehabilitation 2010; 16: 36–42.

Giacino JT, Whyte J, Bagiella E, Kalmar K, Childs N, Khademi A, Eifert B, Long D, Katz DI, Cho S, Yablon SA, Luther M, Hammond FM, Nordenbo A, Novak P, Mercer W, Maurer-Karattup P, Sherer M. Placebo-controlled trial of amantadine for severe traumatic brain injury. N Engl J Med 2012; 366: 819–826.

Granger C, Hamilton B, Keith R, Zielesny M, Sherwin FS. Advances in functional assessment for medical rehabilitation. Topics in Geriatric Rehabilitation 1986; 1: 59–74.

Guide for the uniform data set for medical rehabilitation (including the FIM [TM] instrument), Version 5.1. Buffalo, NY 14214-3007: State University of New York at Buffalo; 1997.

Herzog J. Rahmenbedingungen der neurologischen Rehabilitation. In: Müller F, Walther E, Herzog J (Hrsg.). Praktische Neurorehabilitation. Stuttgart: Kohlhammer; 2014. 22–29.

Lübke N, Grassl A, Kundy M, Meier-Baumgartner HP, Will J. Hamburger Einstufungsmanual zu Barthel-Index. Geriatrie Journal 2001; 1/2: 41–46.

Mahoney FI, Barthel DM. Functional evaluation: The Barthel Index. Maryland State Med J 1965; 14: 61–65.

Prosiegel M, Böttger S, Schenk T, König N, Marolf M, Vaney C, Garner C, Yassouridis A. Der erweiterte Barthel-Index (EBI) – eine neue Skala zur Erfassung von Fähigkeitsstörungen bei neurologischen Patienten. Neurologische Rehabilitation 1996; 2(1): 7–13.

Reuther P. Ambulante neurologische Rehabilitation. Qualitätsanforderungen und Vergütungssätze nach BAR-Rahmenempfehlung. Neurologische Rehabilitation 2003; 9: 100–103.

Rollnik JD, Janosch U. Verweildauerentwicklung in der neurologischen Frührehabilitation. Dtsch Arztebl Int 2010; 107: 286–292.

Schneider M, Hartl, S, Müller F, Dressnandt J. Experimentelle Verfahren in der Neurorehabilitation, In: Müller F, Walther E, Herzog J (Hrsg.). Praktische Neurorehabilitation. Stuttgart: Kohlhammer; 2014. 330–338.

Schönle PW. Der Frühreha-Barthel-Index (FRB) – eine frührehabilitationsorientierte Erweiterung des Barthel-Index. Rehabilitation 1995; 34: 69–73.

Schupp W, Schmidt R, Hauser J. Häusliche Pflege nach stationärer neurologischer Rehabilitation. Phase C-Situationsanalyse aus Pflegerückmeldeberichten. In: VDR (Hrsg.). DRV-Schriften, Bd. 33, Frankfurt/Main; 2002. 239–240.

Wallesch CW. Die neurologisch-neurochirurgische Frührehabilitation 2016. Neurol Rehabil 2016; 22: 183–186.

# J Muskulatur und peripheres Nervensystem

# J 1 Immunvermittelte und erregerassoziierte Neuropathien

*von C. Sommer und S. Koeppen*

## J 1.1 Immunvermittelte Neuropathien

Dieses Kapitel behandelt die klassischen immunvermittelten entzündlichen Neuropathien wie das Guillain-Barré-Syndrom (GBS), die chronische inflammatorische demyelinisierende Polyradikuloneuropathie (CIDP), die multifokale motorische Neuropathie (MMN) sowie deren Unter- und Sonderformen. Weitere immunvermittelte Neuropathien treten bei Vaskulitiden auf, bei Kollagenosen und lymphoproliferativen Erkrankungen. Auch die neuralgische Amyotrophie wird heute als immunvermitteltes Krankheitsbild aufgefasst. Erregerbedingte Neuropathien kommen z. B. durch Erregerinvasion (Lepra) oder durch Exotoxinwirkung (Tetanus, Diphtherie, Botulismus) zustande. Weitere Neuropathien bei Infektionskrankheiten (HIV; **Kap. F 10**; Borreliose **Kap. F 6**) werden ebenso wie die Neurosarkoidose (**Kap. F 4**) und paraneoplastische Neuropathien in eigenständigen Kapiteln behandelt.

## J 1.2 Guillain-Barré-Syndrom

### J 1.2.1 Klinik

Das Guillain-Barré-Syndrom (GBS), eine akute Polyradikuloneuritis, ist hierzulande die häufigste Ursache (> 50 %) für akute generalisierte Lähmungen (**Kasten J 1.1**). Die Inzidenz beträgt in Europa 0,8–1,9/100 000 Fälle pro Jahr (Sejvar et al. 2011), Männer sind etwas häufiger betroffen (1,5 : 1). Die Inzidenz steigt mit dem Alter auf 2,7/100 000 an (Willison et al. 2016). In 60–70 % der Fälle geht der Erkrankung 1–3 Wochen zuvor ein akuter Infekt voraus, in etwa 40 % ein Atemwegsinfekt, in etwa 20 % ein gastrointestinaler Infekt. Die am häufigsten assoziierten Erreger sind Campylobacter jejuni, das Zytomegalievirus, Epstein-Barr- und Influenza-Viren, Mycoplasma pneumoniae und Haemophilus influenza (Martin Arias et al. 2015; Willison et al. 2016). Kürzlich wurde ein erhöhte Inzidenz des GBS nach Arbovirusinfektionen, insbesondere ZIKA, festgestellt (Cao-Lormeau et al. 2016; Mo et al. 2016). Ein Nachweis für den Zusammenhang mit Impfungen ließ sich nur für die Influenza (Risiko $1:10^6$) und für die Tollwutvakzine führen, wobei das Risiko für ein GBS-Rezidiv durch Impfung nicht erhöht wird (Willison et al. 2016). Ein leicht erhöhtes GBS-Risiko ist nach Operationen beschrieben worden (Sipila et al. 2015).

Das eigentliche GBS beginnt 1–4 Wochen nach dem vorausgegangenen Infekt, häufig mit starken Rückenschmerzen durch eine Radikulitis, gefolgt von aufsteigenden Paresen, die über maximal 4 Wochen bis zur Tetraplegie mit Beatmungspflicht voranschreiten können. Proximale und distale Muskelgruppen sind meist gleichermaßen und symmetrisch betroffen. Die Muskeleigenreflexe sind nach einigen Tagen abgeschwächt, meist gänzlich erloschen, können jedoch bei akuter motorischer axonaler Neuropathie (AMAN; s. u.) erhalten oder sogar lebhaft sein. Begleitend treten distal betont sensible Reiz- und Ausfallserscheinungen auf. Viele Patienten leiden unter ausgeprägten radikulären, neuralgiformen und Muskelschmerzen (Moulin et al. 1997). Die Störung der Tiefensensibilität kann eine deutliche Stand- und Gangataxie zur Folge haben. Meist stehen die motorischen Symptome im Vordergrund, bei ca. 15 % der Patienten ist die Symptomatik rein motorisch. Akute rein sensible inflammatorische Neuropathien sind beschrieben worden, erfüllen aber nicht die aktuell gültigen GBS-Kriterien (Yang et al. 2014). Hirnnervensymptome treten am häufigsten in Form einer ein- oder beidseitigen Fazialisparese auf, seltener kommt es zu Augenbewegungsstörungen, einer Hypoglossusparese, pharyngealer oder Kaumuskelschwäche (Polyneuritis cranialis). Eine Krankheitsvariante mit Ophthalmoplegie, Areflexie und Ataxie (5 %) wird als *Miller-Fisher-Syndrom* bezeichnet, bei dem typischerweise Antikörper gegen das Gangliosid GQ1b nachweisbar sind. Elektroneurographisch fallen hier niedrige Amplituden der sensiblen Nervenantwortpotenziale auf (Wakerley et al. 2014). Bei zusätzlichen Zeichen einer Hirnstammenzephalitis (Somnolenz, Hemisymptomatik) spricht man auch von einer Bickerstaff-Enzephalitis. In Europa und Nordamerika ist die klassische demyelinisierende Form des GBS, die akute inflammatorische demyelinisierende Polyradikuloneuropathie (AIDP) die häufigste Variante. Die akute motorische axonale Neuropathie (AMAN) ist in Asien und Südamerika sehr häufig, während sie in Europa und Nordamerika nur ca. 5 % der GBS-Fälle ausmacht (Bae et al. 2014). Weitere GBS-Varianten sind in **Tab. J 1.1** genannt. Ein GBS-ähnliches Bild ist wiederholt bei Patienten mit M. Parkinson beobachtet worden, die mit intestinalen Levodopa/Carbidopa-Pumpen behandelt wurden. Dabei wurden sehr unterschiedliche Intervalle zwischen Beginn der Pumpentherapie und der Neuropathie beobachtet (Galazky et al. 2014; Müller et al. 2013). Die Therapie besteht hier in der Beendigung der Pumpentherapie, Substitution der Vitamine B12 und B6 (die unter dieser Therapie oft erniedrigt sind) und Plasmapheresen oder IVIG wie bei anderen GBS-Formen.

Wichtig ist beim GBS das Erkennen der sehr häufigen *autonomen* Störungen (bis 80 %) mit Brady- oder Tachykardie, kardialen Erregungsleitungsstörungen, orthostatischer Hypotonie oder transienter Hypertonie, Blasenentleerungsstörungen (15 %),

**Tab. J 1.1:** Klassifikation der immunvermittelten Neuropathien

| | |
|---|---|
| **akut** (Progredienz <4 Wochen) | Guillain-Barré-Syndrom (GBS)<br>• akute inflammatorische demyelinisierende Neuropathie (AIDP): 90 %<br>• akute motorische axonale Neuropathie (AMAN): < 10 %<br>• akute sensomotorische axonale Neuropathie (AMSAN): < 1 %<br>• Miller-Fisher-Syndrom: 1–5 %<br>• weitere Varianten: Polyneuritis cranialis, oropharyngeale, pharyngeal-zervikalbrachiale und paraparetische Variante, sensibel-ataktisches GBS, akute Pandysautonomie |
| **subakut** (Progredienz 4–8 Wochen) | subakute inflammatorische demyelinisierende Neuropathie |
| **chronisch** (Progredienz >8 Wochen) | chronische inflammatorische demyelinisierende Neuropathie (CIDP) (**Tab. J 1.3**; **Tab. J 1.5**)<br>• Varianten (Text)<br>• mit möglichen Begleiterkrankungen<br>• multifokale erworbene demyelinisierende sensomotorische Neuropathie (MADSAM) Lewis-Sumner-Syndrom (**Tab. J 1.4**)<br>• multifokale erworbene sensomotorische Neuropathie (MASAM)<br>• distale erworbene demyelinisierende sensomotorische Neuropathie (DADS)<br>• multifokale motorische Neuropathie (MMN) (**Tab. J 1.5**)<br>• paraproteinämische Neuropathien (**Tab. J 1.7**)<br>• chronische schubförmige axonale Neuropathie? |

Häufigkeiten gelten für Mitteleuropa und Nordamerika

Störungen der Darmmotilität, gestörter Schweißsekretion oder selten einem SIADH. Ein paralytischer Ileus kompliziert den Verlauf bei jedem zweiten Patienten. Eine frühzeitige oder lange persistierende Blasensphinkterstörung ist aber ungewöhnlich. Eine isolierte Störung autonomer Funktionen wird selten in Form einer akuten Pandysautonomie beobachtet.
*Labor:* Anti-Gangliosid-Antikörper im Serum werden beim GBS in etwa der Hälfte der Fälle gefunden. Dabei sind Antikörper gegen GM1 und GD1a typisch für die AMAN, Antikörper gegen GQ1b, GD3 und GT1a für das Miller-Fisher-Syndrom (van den Berg et al. 2014).
Der *Liquor* zeigt bei 80 % der Patienten gegen Ende der zweiten Krankheitswoche eine zytoalbuminäre Dissoziation mit isolierter Erhöhung des Liquoreiweißes. Oft ist das Liquoreiweiß in der ersten Woche noch normal was in Zweifelsfällen eine Repunktion erforderlich macht. Die Zellzahl im Liquor liegt unter 10/mm$^3$, selten kommen bis zu 50 Zellen/mm$^3$ vor.
*Elektrophysiologisch* finden sich bei der AIDP Zeichen der Demyelinisierung (**Tab. J 1.2**), die sich in der ersten Woche als Verlängerung der F-Wellenverzögerung Latenz oder F-Wellen-Verlust manifestieren (Gordon und Wilbourn 2001). Gleichzeitig findet sich meist eine Amplitudenreduktion der Muskelantwortpotenziale. Eine Reduktion der Nervenleitgeschwindigkeit lässt sich bei den meisten Patienten erst ab Woche 2 feststellen. Je nach Stringenz der angewandten diagnostischen Kriterien (**Tab. J 1.2**, **Kasten J 1.2**) können auch im Verlauf in 3–30 % der Fälle nur axonale Veränderungen (Amplitudenverlust und gegebenenfalls Zeichen florider Denervierung) nachgewiesen werden, wobei sich zum Teil im Verlauf die Einordnung ändert und Zeichen der Demyelinisierung bzw. des axonalen Schadens hinzutreten (Hadden et al. 1998; Uncini et al. 2010). Einige akute Neuropathien können ein GBS-ähnliches Bild verursachen, werden aber anders behandelt, wie zum Beispiel Vaskulitiden, toxische oder infektiöse Neuropathien. Am Beispiel von 38 solcher »GBS-mimics« konnte im Vergleich mit 73 GBS-Patienten gezeigt werden, dass das Muster einer normalen Suralisneurographie bei pathologischer sensibel-orthodromer Ulnarisneurographie mit einer Spezifität von 0,95 und einer Sensitivität von 0,41 ein GBS von einer Differentialdiagnose trennen konnte (Derksen et al. 2014). Mittels *Nervenultraschall* kann man in der Frühphase eine Zunahme der Nervenquerschnitte feststellen, wobei die spätere Abnahme dieser Durchmesser mit der klinischen Restitution einhergeht (Grimm et al. 2014, 2016). *Histopathologisch* finden sich eine Infiltration mit T-Lymphozyten und Makrophagen in den betroffenen Nerven, in Plexus und Nervenwurzeln sowie eine segmentale Myelindestruktion mit Immunglobulin- und Komplementablagerung an der Myelinscheide. Eine Nervenbiopsie gehört allerdings beim GBS nicht zur Standarddiagnostik und wird nur bei schwieriger Differenzialdiagnose angewendet.
In einem Teil der Fälle können, auch ohne vorangegangene symptomatische Infektion, assoziierte Erreger in Stuhl oder Sputum isoliert werden bzw. eine entsprechende akute humorale Reaktion gegen diese *Erreger* nachgewiesen werden. Dies sind in absteigender Häufigkeit Campylobacter jejuni (C. jejuni) (20–30 %), Zytomegalievirus (5–15 %), Epstein-

**Kasten J 1.1:** Differentialdiagnosen des Guillain-Barré-Syndroms mit Erregerassoziation bzw. Immunpathogenese

- FSME-induzierte Polyradikulitis (mit Pleozytose)
- toxinvermittelte Zeckenparalyse (tick paralysis, ohne Pleozytose)
- flavivirale Poliomyelitis-artige Erkrankungen (mit Pleozytose)
- akute transverse Myelitis
- diphtherische Neuropathie
- fulminante vaskulitische Neuropathie
- Critical Illness-Neuropathie
- HIV-Neuropathie
- Neuroborreliose
- Botulismus
- Poliomyelitis und andere Enteroviren
- Akute Myositis

**Tab. J 1.2:** Elektrophysiologische Demyelinisierungszeichen bei GBS (AIDP) und CIDP

| | **Asbury und Cornblath 1990, Olney 1999 (GBS)** | **Van den Bergh und Piéret 2004 (GBS, CIDP)** |
|---|---|---|
| 1. reduzierte motorische NLG | < 80 % (70 %) in 2 N | < 70 % in 2 N |
| 2. verlängerte distale motorische Latenz | > 125 % (150 %) in 2 N | > 150 % in 2 N |
| 3. verlängerte F-Wellenlatenz (oder fehlende F-Wellen) | > 120 % (150 %) in 2 N | > 120 % (150 %) in 2 N<br>*ODER*<br>fehlende F-Wellen in 2 N*<br>+ 1 weiterer Parameter in 1 N |
| 4. Leitungsblock oder abnorme Potenzialdispersion (vereinfacht) | | |
| • sicherer Leitungsblock | Arm > 50 %, Bein > 60 % (Potenzialdauer max. 130 % der Norm) | > 50 % in 2 N*<br>*ODER*<br>> 50 % in 1 N*<br>+ 1 weiterer Parameter in 1 N |
| • wahrscheinlicher Leitungsblock | Arm > 40 %, Bein > 50 % (Potenzialdauer max. 130 % der Norm) | > 30 % in 2 N*<br>*ODER*<br>> 50 % in 1 N*<br>+ 1 weiterer Parameter in 1 N |
| • abnorme Potenzialdispersion | | > 30 % in 2 N |
| | **sichere Diagnose: 3 Kriterien** | **sichere Diagnose: 1 Kriterium** |

* Voraussetzung: CMAP-Ampl. > 20 %. Der Wert in Klammern gilt bei Reduktion der motorischen Amplitude um mehr als 20 % des Normwerts. Für die CIDP wurde als weiteres Kriterium die Verlängerung der DML auf mind. 9 ms in einem Nerven (N), begleitet von Demyelinisierung in einem weiteren Nerven vorgeschlagen (Hughes 2005).

Zu beachten: Diese Kriterien-Sets sind nur als Beispiele gedacht. Mehrere weitere Sets von Kriterien für die Demyelinisierung, insbesondere bei der CIDP, wurden veröffentlicht.

**Kasten J 1.2:** Diagnosekriterien des Guillain-Barré-Syndroms (modifiziert nach Asbury und Cornblath 1990; van der Meché et al. 2001; van Doorn et al. 2008)

| | |
|---|---|
| **erforderlich** | 1. progrediente schlaffe Parese mit Progression über weniger als 4 Wochen<br>2. bilaterale Symptome, im Wesentlichen symmetrisch<br>3. Hypo- oder Areflexie (kann in den ersten 2–3 Tagen und bei AMAN fehlen)<br>4. Ausschluss anderer Ursache (Toxine und Schwermetalle, Elektrolytentgleisungen, Botulismus, Porphyrie, Diphtherie, Vaskulitis, HIV-Infektion, Borreliose, Diabetes mellitus, Critical Illness-Neuropathie, Myositis, myasthene Krise, Motoneuronerkrankung, spinale Läsion) |
| **unterstützend** | 1. (milde) sensible Zeichen und Symptome<br>2. HN-Beteiligung, insb. HN VII<br>3. autonome Störungen<br>4. Proteinerhöhung im Liquor (65–80 % in 2. Woche), Zellzahl unter 10 (20)/mm$^3$<br>5. elektrophysiologische Demyelinisierungszeichen<br>6. Rückenschmerzen (Radikulitis) zu Beginn<br>7. kein Fieber zu Beginn<br>8. Rückbildung der Symptome nach Plateauphase |
| **nicht passend zur Diagnose** | 1. ausgeprägte Asymmetrie<br>2. frühzeitige oder lange persistierende Sphinkterstörung<br>3. Granulozyten oder mehr als 50 Lymphozyten/mm$^3$ im Liquor<br>4. sensibles Niveau |

Barr-Virus (2–10 %) und Mycoplasma pneumoniae (1–5 %) (Hadden et al. 2001). Der Nachweis myelinspezifischer Antikörper in Assoziation mit diesen Infektionen führte zur Hypothese einer molekularen Mimikry von Erreger und Wirtsstrukturen, vorrangig Gangliosiden. Die Hypothese ist für AMAN deutlich besser belegt als für AIDP (Willison et al. 2016). C. jejuni von Patienten exprimieren Lipooligosaccharide (LOS), die Carbohydrate von Gangliosiden imitieren. Das Konzept der molekularen Mimikry wird gestärkt durch das Auftreten GM1-Antikörper-assoziierter schlaffer Paresen bei Kaninchen nach Sensibilisierung mit C. jejuni-Lipooligosacchariden (Yuki et al. 2004). Aktivierte T-Lymphozyten sorgen über Chemokine und Zytokine für die Öffnung der Blut-Nerven-Schranke, was den Zutritt von Antikörpern ermöglicht. Diese aktivieren das Komplementsystem und opsonisieren die Schwannzell-Membran oder das Axolemm für Makrophagen, was dann letztlich die Demyelinisierung oder axonale Schädigung bewirkt. Warum nur einer von 1 000 Menschen mit C. jejuni-Infektion ein GBS entwickelt ist noch unbekannt. Diese Zahl weist jedenfalls darauf hin, dass individuelle Faktoren eine große Rolle bei der Krankheitsentstehung spielen.

### J 1.2.2 Verlauf

Ein Symptomplateau wird in drei Viertel der Fälle nach 2 Wochen erreicht. 2–4 Wochen nach Ende

der Progression setzt eine langsame Rückbildung der Ausfallserscheinungen ein, beginnend mit den zuletzt aufgetretenen Paresen. Milde Formen erreichen das Plateau früher.
Die Gehfähigkeit bleibt auf dem Höhepunkt der Erkrankung bei nur 15–30 % erhalten. Eine respiratorische Insuffizienz mit Notwendigkeit zur Beatmung resultiert bei 20–30 % der Patienten (mittlere Beatmungsdauer 15–45 Tage). Das Risiko für die respiratorische Insuffizienz kann mit dem Erasmus GBS Respiratory Insufficiency Score (EGRIS) abgeschätzt werden (Walgaard et al. 2010). In der Akutphase versterben in Europa und Nordamerika 3–7 % der Patienten, vor allem an respiratorischen Komplikationen, kardialen Arrhythmien, interkurrenten Infekten oder thrombembolischen Ereignissen (Willison et al. 2016). Die mediane Zeit bis zur Wiedererlangung der Gehfähigkeit beträgt 40–70 Tage bei therapierten Patienten, bis zur maximalen Symptomerholung vergehen rund sechs Monate, bei einzelnen Patienten bis zu 24 Monate. 10–15 % der Patienten können nach einem Jahr noch nicht frei gehen, in der Hälfte bis zwei Drittel der Fälle bleiben längerfristig leichtere motorische oder sensible Defizite (Plasma Exchange/Sandoglobulin Guillain-Barré Syndrome Trial Group 1997; de la Cour und Jakobsen 2005). Ungünstige *prognostische* Faktoren sind ein höheres Lebensalter, eine vorausgegangene Diarrhö, der Nachweis einer Campylobacter-Infektion, eine starke axonale Schädigung mit ausgeprägter Muskelatrophie und elektrisch nicht erregbaren Nerven sowie eine Beatmungspflicht (Hadden et al. 2001). Auch eine Small fiber-Beteiligung in der Biopsie scheint die Prognose zu verschlechtern (Pan et al. 2003). Rein axonale GBS-Verläufe bzw. rein motorische Formen sind in den meisten Studien nicht mit einer langfristig schlechteren Prognose korreliert (Plasma Exchange/Sandoglobulin Guillain-Barré Syndrome Trial Group 1997; Hadden et al. 1998; Hiraga et al. 2005). Über längere Zeit können Fatigue-Symptome persistieren. Patienten mit Miller-Fisher-Syndrom sind nach 6 Monaten im Allgemeinen symptomfrei.
Wenn ein GBS ähnliches Bild eine Progression über 4–8 Wochen hat, wird dies als subakute inflammatorische demyelinisierende Polyradikuloneuropathie bezeichnet. Diese Form kann im Gegensatz zum GBS auf Kortikosteroide ansprechen (Oh et al. 2003). Zwei Drittel der Patienten erholen sich nach der Therapie vollständig, weniger als 20 % nehmen einen chronischen Verlauf (Oh et al. 2003).
Ein zweiter Erkrankungsschub nach Monaten bis 10 Jahren wird in 3–5 % der Fälle beobachtet. Risikofaktoren für ein GBS-Rezidiv konnten nicht ermittelt werden. Einige akut wie ein GBS beginnende Fälle gehen in eine CIDP über (bis 2 %). Hinweisend sind späte (> 8 Wochen) oder mehrfache Verschlechterungen.

## J 1.2.3 Therapeutische Prinzipien

Bei leichten GBS-Formen mit nur geringgradigen Paresen ist eine sorgfältige Betreuung auf einer Normalstation ausreichend. Eine *intensivmedizinische* Betreuung wird bei rascher Progredienz der Paresen, bulbärer Schwäche, drohender Ateminsuffizienz, begleitenden Infekten oder kardiovaskulär-autonomer Dysregulation erforderlich (**Kasten J 1.3**). Die Indikation zur Beatmung ergibt sich bei progredientem Abfall des $pO_2$ als Zeichen der alveolären Hypoventilation. Ein re-

**Kasten J 1.3:** Therapeutische Prinzipien beim GBS

1. allgemeine **intensivmedizinische** Betreuung
   - Kontrolle der Vitalparameter, insb. Vitalkapazität
   - Betreuung auf Intensivstation bei rasch progredienten Paresen, bulbärer Schwäche, drohender Ateminsuffizienz, begleitenden Infekten, kardiovaskulärer Instabilität
   - Pneumonieprophylaxe
   - Low-dose-fraktioniertes Heparin (2 × 5 000 IE) oder low-dose i. v. Heparin
   - physiotherapeutische Übungsbehandlung
2. **Intubation** bei drohender Aspiration, atemmuskulärer Erschöpfung, Vitalkapazität 12–15 ml/kg, $pO_2$ < 70 mmHg (ggf. nach 14 d Tracheostomie erwägen)
3. **kardiovaskuläre** Stabilisierung
   - bei arterieller Hypotonie: Volumenersatz
   - bei arterieller Hypertonie: Antihypertensiva (z. B. Nitrendipin, Captopril), möglichst keine ß-Blocker
   - bei bedrohlichen kardialen Arrhythmien: kardialer Bedarfsschrittmacher
4. **Schmerzbehandlung**
   - Opioide; Gabapentin 3 × 300 mg/d bis zu 3 × 800 mg, Carbamazepin (3 × 100 mg bis zu 3 × 400 mg)
5. Beginn **immunmodulatorischer** Therapie
   - bei Unfähigkeit, ohne Unterstützung zu gehen, bei rascher Progression, bei deutlicher respiratorischer oder bulbärer Schwäche
   - vorzugsweise bei Krankheitsdauer < 14 Tage (28 Tage)

| intravenöse **Immunglobuline**: | Plasmapherese: bei Kontraindikationen/Komplikationen der IvIg-Therapie (↑↑, A) |
|---|---|
| – 2 × 1 g/kg (d. h. an 2 Tagen) oder 5 × 0,4 g/kg (d. h. an 5 Tagen (↑↑, A)<br>– Paracetamol 1 000 mg und Dimenhydrinat 50–75 mg bei leichten Unverträglichkeitsreaktionen | – zwei Behandlungen bei leichten Formen (↑,B)<br>– vier Behandlungen bei mäßig schweren bis schweren Formen (1,5 Plasmavolumen alle 2 Tage) (↑↑, B)<br>– evtl. alternativ Immunadsorption (↑, B) |

erneuter Behandlungszyklus oder Wechsel der immunmodulatorischen Therapie bei
- Progression über mind. 7 Tage unter Therapie (↔)
- eindeutiger sekundärer Verschlechterung nach initialem Therapieerfolg innerhalb der ersten 3 Wochen nach Therapie (↔)

gelmäßiges Monitoring kardialer Funktionen sollte erfolgen. Die häufig zu beobachtende Sinustachykardie ist meist nicht behandlungsbedürftig, mit Ausnahme von älteren Patienten mit koronarer Herzkrankheit (Mukerji et al. 2009). Betablocker sollten jedoch wegen der Gefahr der Hypotonie und Bradykardie vermieden werden. Gefährliche Bradyarrhythmien und kardiale Reizleitungsstörungen, die eine Behandlung mit Atropin oder einem Schrittmacher erfordern, sind bei ca. 25 % der Patienten beschrieben worden (Mukerji et al. 2009) und stellen eine Indikation für die Intensivbehandlung dar. Der Bulbusdruckversuch und die Herzfrequenzanalyse haben eine mäßig gute Vorhersagekraft für Bradyarrhythmien und Asystolien (Flachenecker 2007). Die Indikation für einen temporären Herzschrittmacher sollte daher großzügig gestellt werden. Thrombose- und Pneumonieprophylaxe sind bei bettlägerigen Patienten notwendig. Eine konsequente Schmerzbehandlung ist erforderlich.

*Kortikosteroide* sind in der Immuntherapie des GBS unwirksam (Hughes und Cornblath 2005). Sechs randomisierte, placebokontrollierte Studien mit 649 Patienten haben hingegen gezeigt, dass die *Plasmapherese* behandlung beim GBS wirksam ist (Raphael et al. 2012). Bei leichten und schweren Formen wurde altersunabhängig die Zeit bis zum Einsetzen der Besserung – bis zur Erlangung der Gehfähigkeit (um einen Monat) bzw. die Dauer der Beatmung – verkürzt und die Rate schwerer Defizite nach einem Jahr reduziert. Plasmapheresen wirken am besten, wenn sie früh, d. h. innerhalb der ersten beiden Wochen nach Symptombeginn angefangen werden, sie wirken auch noch bei Beginn innerhalb der ersten 4 Wochen. Bei leichten Formen (Gehfähigkeit erhalten) waren zwei Plasmapheresebehandlungen besser wirksam als keine, bei mäßig schweren Formen vier Behandlungen besser als zwei, aber bei schweren Formen sechs nicht wirksamer als vier. In den Studien wurden im Allgemeinen insgesamt 200–250 ml Plasma/kg ausgetauscht, entsprechend vier bis sechs Austauschbehandlungen zu je 2–4 l innerhalb von 5–14 Tagen (ein Plasmavolumen entspricht etwa 50 ml/kg). Für das Miller-Fisher-Syndrom gibt es keinen studienbasierten Wirknachweis (Mori et al. 2002).

Bei rund 10–15 % kann die Plasmapherese nebenwirkungsbedingt nicht zu Ende geführt werden, wofür u. a. Bradykardien, Infektionen und technische Schwierigkeiten verantwortlich sind. Weitere Nebenwirkungen sind eine arterielle Hypotonie und vereinzelt Gerinnungsstörungen. Ein niedriger Hämoglobinwert vor Beginn der Behandlung und die Verwendung von Fresh-frozen-Plasma anstelle von Albumin als Plasmaproteinersatz begünstigen das Auftreten von Komplikationen. Eine Citrattoxizität kann auftreten. Weitere zu berücksichtigende Faktoren bei der Plasmapherese sind der hohe apparative Aufwand und die Notwendigkeit eines großlumigen vaskulären Zugangs.

Bei der selektiven *Immunadsorption* werden zirkulierende IgG-Antikörper und in geringerem Maß Proteine an eine Adsorbersäule gebunden, das Eigenplasma wird dem Patienten zurückinfundiert. Das Verfahren gilt als schonender als die Plasmapherese, ist aber nur in kleinen, retrospektiven bzw. offenen Studien getestet worden (Galldiks et al. 2009). Hier wirkte das Verfahren ähnlich wie Plasmapherese, was auch in der einzigen zu diesem Thema verfügbaren randomisierten kontrollierten Studie bestätigt wurde (Diener et al. 2001).

Die intravenöse Gabe von *Immunglobulinen* (*IvIg*; Hughes et al. 2014) ist in mehreren Studien an Erwachsenen als wirksam zur Verkürzung der Krankheitsdauer gezeigt worden, allerdings nie placebokontrolliert. Fünf randomisierte Studien mit insgesamt 536 Patienten haben gezeigt, dass IvIg und Plasmapherese in der Behandlung des GBS gleichwertig sind (van der Meché et al. 1992; Bril et al. 1996; Plasma Exchange/Sandoglobulin Guillain-Barré Syndrome SG 1996; Nomura et al. 2000; Diener et al. 2001). Die Kombination beider Verfahren war nicht wirksamer als eines der beiden Einzelverfahren (Plasma Exchange/Sandoglobulin SG 1996). Auch eine positive Studie zur Anwendung von IvIg bei Kindern mit Verlust der Gehfähigkeit liegt vor (Korinthenberg et al. 2005). Nach experimentellen Daten wird ein Wirkvorteil der Gabe von 2 × 1 g/kg IvIg anstelle von 5 × 0,4 g/kg angenommen, der sich jedoch bei Kindern nicht bestätigen ließ (Korinthenberg et al. 2005). Die Gabe von 2,4 g/kg in sechs Fraktionen war in einer randomisierten Doppelblindstudie effektiver als 1,2 g/kg in drei Fraktionen (Raphael et al. 2001). Die Behandlung wird in den allermeisten Fällen gut vertragen (Stangel und Gold 2010). Mögliche Nebenwirkungen sind Kopfschmerzen, Fieber, Schüttelfrost, Muskelschmerzen, Übelkeit, Ekzeme, Neutropenie, Thrombosen, Hyponatriämie sowie eine aseptische Meningitis (bis 10 %) und ein theoretisches virales Infektionsrisiko. Sehr selten sind zerebrale Vasospasmen und eine reversible posteriore Enzephalopathie beschrieben. Die BSG wird stark beschleunigt, serologische Tests sind für vier Wochen nicht verwertbar. Patienten mit selektivem IgA-Mangel (0,1 % der Bevölkerung) haben ein höheres Risiko für anaphylaktische Reaktionen. Eine generelle Testung auf das Vorliegen eines IgA-Mangels wird wegen der Seltenheit der Komplikation nicht empfohlen. Bei niedrigem IgA-Spiegel wird zur Verwendung IgA-armer Präparate geraten. Die Erhöhung der Plasmaviskosität begünstigt thrombembolische Ereignisse. Seltene Tubulusnekrosen können durch eine ausreichende Hydrierung vermieden werden, vor der IvIg-Gabe sind die Retentionsparameter zu kontrollieren. Als relative Kontraindikationen gelten eine schwere Nieren- und Herzinsuffizienz. Als Wirkmechanismen werden ein Abfangen von Komplement, eine Modulation von Zytokinen, Neutralisation idiotypischer Antikörper, verminderte endogene Antikörperproduktion bzw. ein verstärkter Immunglobulinabbau, eine Blockade von Fc-Rezeptoren und/oder eine Modulation der Funktion von T-Zellen und dendritischen Zellen angenommen (Lehmann und Hartung 2010). Die bisher einzige randomisierte, kontrollierte Studie, die die Kombination von IvIg und Steroiden untersuchte, zeigte eine nicht signifikant beschleunigte klinische Erholung für eine Gruppe mit kombinierter Therapie im Vergleich zur IvIg-Gruppe (van Koningsveld et al. 2004).

Es gibt bisher keine Studie zum Wert eines zweiten Immunglobulinzyklus bei ausbleibender Besserung

des klinischen Zustands oder sekundärer Verschlechterung nach IvIg-Therapie. In der klinischen Praxis wird dies jedoch praktiziert und eine entsprechende Studie läuft. Zu den Sonderformen des GBS, wie dem Miller-Fisher-Syndrom (einschließlich der Übergänge zur Bickerstaff-Enzephalitis) oder der akuten Pandysautonomie, gibt es bezüglich einer IvIg-Behandlung nur Fallberichte (Zifko et al. 1994; Venkataraman et al. 1998). Die Liquorfiltration als Therapie des GBS wurde nach einer positiven Studie (Wollinsky et al. 2001) nicht weiter verfolgt. Interferon-ß1a (zusätzlich zu IvIg) oder BDNF verbesserten in je einer kleinen randomisierten Studie das Outcome nicht signifikant (Bensa et al. 2000; Pritchard et al. 2003).
Bezüglich der symptomatischen Therapie war im kontrollierten Vergleich zwischen 3 × 300 mg Gabapentin mit 3 × 100 mg Carbamazepin, für die jeweils eine positive placebokontrollierte Studie zur Schmerzreduktion bei GBS vorliegt, Gabapentin wirksamer (Pandey et al. 2005). Steroide wirken nicht schmerzlindernd (van Doorn 2005).
Gegen eine Fatigue-Symptomatik nach GBS gibt es bisher keine wirksame Therapie; Amantadin ist unwirksam.

## J 1.2.4 Pragmatische Therapie

1. Bei jedem Patienten mit GBS muss in der Phase der Progression regelmäßig (je nach Situation 4- bis 8-stündlich) die Vitalkapazität kontrolliert werden. Jeder Patient mit bulbärer Schwäche, drohender Ateminsuffizienz, begleitenden Infekten oder kardiovaskulär-autonomer Dysregulation muss auf einer Intensiveinrichtung mit der Möglichkeit zur Beatmung betreut werden. Eine *Intubation* und assistierte Beatmung sollte erfolgen, wenn eine Aspiration oder muskuläre Erschöpfung der Atemmuskulatur droht, die exspiratorische Vitalkapazität unter 12–15 ml/kg oder der $pO_2$ unter 70 mmHg sinkt oder der $pCO_2$ auf > 45 mmHg ansteigt (Schneider-Gold et al. 2016). Warnzeichen sind auch ein rascher Abfall von Vitalkapazität und $O_2$-Sättigung. Da mit einer längeren Beatmungszeit zu rechnen ist, sollte bei fehlender Besserung der pulmonalen Funktion nach 2 Wochen eine Tracheostomie erwogen werden (Hughes und Cornblath 2005). Neben einer sorgfältigen Bronchialtoilette sollte eine Pneumonieprophylaxe durchgeführt werden, wozu auch die regelmäßige Lagerung des Patienten beiträgt. Wegen des hohen Thromboserisikos bei immobilen Patienten sollte Heparin verabreicht werden. Frühzeitig ist eine zunächst passive, sobald als möglich eine aktive physiotherapeutische Beübung notwendig. Auf hochkalorische, möglichst enterale Ernährung und Stressulkusprophylaxe ist zu achten. Lactulose, Propulsiva und Laxanzien können zur Ileusprophylaxe eingesetzt werden (Hughes und Cornblath 2005; Schneider-Gold et al. 2016).
2. Bei hypotonen *Blutdruckwerten* sollte zunächst Volumenersatz gegeben werden, das Ansprechen auf blutdrucksteigernde Mittel ist wegen der schwankenden autonomen Situation schwer kalkulierbar. Bei hypertonen Blutdruckwerten kann mit kurzwirksamen Präparaten, die die kardiale Erregungsleitung nicht beeinträchtigen, z. B. vasoselektiven Kalziumantagonisten wie Nitrendipin 10 mg oder ACE-Hemmern wie Captopril 12,5 mg, behandelt werden. Bei Sinustachykardie können unter Monitorkontrolle Betablocker, z. B. Propranolol 40 mg, verwendet werden. Bei bedrohlichen kardialen Arrhythmien (bifaszikulärer Block, symptomatische Sinusbradykardie, Bradyarrhythmia absoluta, AV-Block 2°/3°) sollte ein Bedarfsschrittmacher eingesetzt werden.
3. Eine ausreichende *Schmerzbehandlung* ist wichtig. Neben nicht-steroidalen Antiphlogistika und Paracetamol sind oft Opioide erforderlich (Hughes und Cornblath 2005). Zusätzlich kann Gabapentin 2 × 400–3 × 600 mg/die versucht werden oder Carbamazepin in niedriger Dosierung (3 × 100 mg), wenn keine kardialen Leitungsstörungen mehr zu befürchten sind. Für die Wirksamkeit der weiteren Medikamente, die üblicherweise zur Behandlung neuropathischer Schmerzen verwendet werden (Finnerup et al. 2015), liegt beim GBS keine direkte Evidenz aus Studien vor (Liu et al. 2015), was jedoch nicht heißt, dass diese nicht im Einzelfall wirken können.
4. Eine Indikation für *IvIg* oder Plasmapherese besteht bei mäßig schwerem bis schwerem Verlauf (Gehstrecke < 5 Meter, rasche Progression, deutliche respiratorische oder bulbäre Symptome) und bei Krankheitsdauer von maximal 4 Wochen. Beide Verfahren sind aus klinischer Sicht als gleichwertig anzusehen. Da die Behandlung mit IvIg weniger Vorbereitungen und apparativen Aufwand erfordert, kommt sie häufiger zum Einsatz. Auf Kontraindikationen, vorherige Kreatininkontrolle und ausreichende Hydrierung ist zu achten. Es werden je 0,4 g/kg an 5 Tagen oder alternativ je 1 g/kg an 2 Tagen verabreicht. Die Infusion wird mit 30 ml/h für 15 Minuten begonnen, danach langsam auf 120–150 ml/h gesteigert und sollte mit maximal 200 ml/h laufen (max. 0,08 ml/kg/min). Treten leichte Unverträglichkeitsreaktionen auf, sollte die Infusion gestoppt und später mit halber Geschwindigkeit fortgesetzt werden. Bei Kopfschmerzen oder leichtem Schüttelfrost können Paracetamol und ein Antihistaminikum (Diphenhydramin 50–75 mg) gegeben werden.
5. Bei Kontraindikationen, Komplikationen oder technischen Hindernissen der IvIg-Behandlung sollte eine *Plasmapherese* durchgeführt werden (van Doorn et al. 2008). Bei leichtem GBS (Gehfähigkeit erhalten) sind zwei Plasmapheresen ausreichend, bei mäßig schweren und schweren Formen werden vier Plasmapheresen mit 1,5 Plasmavolumen alle 2 Tage (oder fünf Plasmapheresen mit je einem Plasmavolumen innerhalb 1–2 Wochen) durchgeführt (Raphael et al. 2002). Als Plasmaersatz dienen humane oder synthetische kolloidale Lösungen.
6. Bei mangelndem Ansprechen auf eines der Verfahren gibt es keine Evidenz für den Erfolg des jeweils anderen Verfahrens (6). Lediglich bei eindeutiger sekundärer Verschlechterung innerhalb der ersten 3 Wochen nach Therapie wird auf rein empirischer Grundlage ein erneuter Behandlungszyklus (ohne Präferenz) empfohlen.

## J 1.3 Chronische inflammatorische demyelinisierende Polyradikuloneuropathie (CIDP)

### J 1.3.1 Klinik

Unter einer CIDP versteht man eine erworbene, immunvermittelte, meist symmetrische, sensomotorische demyelinisierende Neuropathie, die sich über mindestens 8 Wochen entwickelt. Ein akuter, GBS-ähnlicher Beginn kommt gelegentlich vor. Die Prävalenz beträgt ca. 5/100 000, sie liegt bei Männern höher als bei Frauen (2 : 1) und nimmt bis zum 80. Lebensjahr zu (Latov 2014). Die Symptomatik ist oft motorisch betont und betrifft proximale und distale Muskeln. Bei den meisten Patienten findet man eine Hypo- oder Areflexie (Koski et al. 2009). Eine Hirnnervenbeteiligung (N. facialis 10–15 %, okulomotorische Hirnnerven 5 %) oder autonome Beteiligung findet sich seltener als beim GBS, ebenso sind vorangegangene Infektionen seltener (4–30 %). Sensible Defizite liegen bei bis zu 90 % der Patienten vor (Barohn et al. 1989, Koski et al. 2009). Schmerzen kommen häufig vor, können in seltenen Fällen sogar das Initialsymptom sein und sind bei bis zu 70 % der Patienten auch langfristig vorhanden (Kuitwaard et al. 2009). Abweichungen vom typischen CIDP-Bild zeigen sich bei rund der Hälfte der Patienten mit stark im Vordergrund stehender distaler oder sensibler Beteiligung, deutlicher Asymmetrie oder erheblicher Hirnnervenbeteiligung. Bei bis zu 10 % der Fälle finden sich subklinische Zeichen der ZNS-Beteiligung oder zentrale Demyelinisierungsherde (Pineda et al. 2007). In 85–95 % der Fälle findet sich eine zytoalbuminäre Dissoziation mit Erhöhung des Liquoreiweißes z. T. auf über 1 g/l.

Da es keinen definitiven Test für das Vorliegen einer CIDP gibt, wurden seit den frühen 1990er-Jahren wiederholt Sets von diagnostischen Kriterien entwickelt, primär zur Anwendung in klinischen Studien. Diese setzen sich zusammen aus klinischen, Labor- und elektrophysiologischen Kriterien. Die EFNS/PNS-Kriterien haben hier die beste Relation von Sensitivität und Spezifität (EFNS 2010; Breiner und Brannaghan 2014). Die elektrophysiologischen Kriterien sind sämtlich dafür konzipiert, Demyelinisierung zu erkennen. Da eine Demyelinisierung auch bei anderen Neuropathien, z. B. bei hereditären Neuropathien vom CMT-Typ vorkommt, dürfen diese elektrophysiologischen Kriterien in der CIDP-Diagnostik nur im Zusammenhang mit Klinik und Labor (Liquor) gewertet werden. Mindestens 12 verschiedene Sets von elektrodiagnostischen Kriterien für die primäre Demyelinisierung sind veröffentlicht worden (Van den Bergh und Pieret 2004 für eine Übersicht und EFNS 2010; **Tab. J 1.3**). Eine Kontrastmittel-Anreicherung in oder Hypertrophie von Nervenwurzeln oder der Cauda equina im MRT gilt als supportives Kriterium. Sonographisch kann man verbreiterte Nervenquerschnitte finden (Di Pasquale et al. 2015). Inwiefern die Sonographie helfen kann, die CIDP von einer CMT mit Beginn im höheren Lebensalter und von anderen Differentialdiagnosen abzugrenzen, muss noch gezeigt werden.

Als *Ausschlusskriterien* gelten Mutilationen, eine Retinitis pigmentosa, eine Ichthyosis, Hinweise auf eine Erblichkeit der Störung oder eine adäquate Toxinexposition, ein sensibles Niveau, höhergradige Sphinkterstörungen, eine Hypocholesterinämie, ein Vitamin-$B_{12}$-Mangel, eine Hypothyreose, eine Porphyrie, mehr als 50 Zellen/$mm^3$ im Liquor, elektrophysiologische Befunde einer Myasthenie, Myopathie oder Vorderhornerkrankung, bioptische Hinweise für eine Speicherkrankheit, eine Vaskulitis oder eine Amyloidose.

Begleitende axonale Veränderungen, ob primär oder sekundär, sind häufig und schließen die Diagnose nicht aus. Eine *Nervenbiopsie* ist bei eindeutigem klinischen Bild nicht erforderlich, kann jedoch bei atypischer Klinik die Diagnose herbeiführen und somit eine gezielte Therapie ermöglichen (Vallat et al. 2010). Es können sich Zeichen der chronischen De- und Remyelinisierung finden, da die Demyelinisierung jedoch proximal betont sein kann, findet man auch längenabhängige axonale Schäden. Entzündliche Infiltrate per se sind unspezifisch; die perikapilläre Ansammlung von Makrophagen ist ein zuverlässigeres diagnostisches Zeichen (Sommer et al. 2005), wie auch die Expression von Matrix-Metalloprotease-9 (Jann et al. 2003). MR-tomographisch können bei mehr als der Hälfte der CIDP-Patienten Signalanhebungen oder Gadoliniumanreicherungen im Wurzel- oder Plexusbereich nachgewiesen werden, mit neueren Methoden auch an peripheren Nerven (Vallat et al. 2010).

Rein motorische oder rein sensible Neuropathien werden in je 10 % beobachtet (Rotta et al. 2000), bei initial rein sensiblen Formen treten jedoch meist nach einigen Jahren motorische Symptome hinzu. Daneben existiert eine chronische sensible Immunradikulopathie, gekennzeichnet durch normale Neurographie, pathologische SEP, Liquoreiweißerhöhung und Wurzelschwellung im MRT (Köller et al. 2005). Bei der distalen erworbenen demyelinisierenden Neuropathie (DADS) stehen ausgeprägte Paresen der kleinen Hand- und Fußmuskeln sowie häufig eine schwere sensible Afferenzstörung mit Gangunsicherheit im Vordergrund (Katz et al. 2000). Bei diesen Patienten liegt häufig eine monoklonale Gammopathie von IgM-Typ vor, bei ca. zwei Dritteln finden sich Anti-MAG-Antikörper. Elektrophysiologisch treten Zeichen der distal betonten Demyelinisierung auf, wie deutlich verlängerte distal motorische Latenzen. Das Ansprechen auf Immuntherapie ist im Mittel schlechter als bei klassischer CIDP (EFNS Guideline 2010).

Unter dem Begriff des Lewis-Sumner-Syndroms bzw. der multifokalen erworbenen demyelinisierenden sensomotorischen (MADSAM) Neuropathie werden chronisch-progrediente multifokale Varianten mit Demyelinisierungszeichen und Leitungsblöcken zusammengefasst (**Tab. J 1.4**). Sie zeigen wie die multifokale motorische Neuropathie (MMN) eine asymmetrische Armbetonung ohne generalisierte Areflexie, bieten aber zusätzlich eine sensible Beteiligung, in vielen Fällen Schmerzen, und sind GM1-negativ (Lewis et al. 1982; Verschueren et al. 2005). Die Unterscheidung ist in therapeutischer Hinsicht relevant, da nach Auswertung

**Tab. J 1.3:** Vergleich verschiedener diagnostischer Kriterien der CIDP

| | AAN Ad Hoc Subcommittee 1991 | Hughes et al. 2001 (INCAT-Kriterien) | EFNS/PNS-Kriterien 2010 |
|---|---|---|---|
| 1. **klinische Beteiligung** | motorische und/(oder) sensible Funktionsstörung von mindestens zwei Extremitäten | Progrediente oder rezidivierende motorische und sensible Funktionsstörung von mindestens zwei Extremitäten* | Progrediente oder rezidivierende symmetrische proximale und distale Schwäche und Sensibilitätsstörungen aller Extremitäten (atypische Formen erlaubt) |
| 2. **Muskeleigenreflexe** | Hypo- oder Areflexie | Hypo- oder Areflexie | Hypo- oder Areflexie |
| 3. **Zeitraum der Symptomentwicklung** | ≥ 8 Wochen | ≥ 8 Wochen | ≥ 8 Wochen |
| 4. **elektrophysiologische Befunde*** | a) Leitungsblock in ≥ 1 mot. N (> 20 % Reduktion der Fläche unter der negativen Potenzialfläche und der peak-to-peak Amplitude + < 15 %; Änderung der Potenzialdauer zwischen proximal und distal)<br>b) mot. NLG < 80(70) % der Norm in 2 N<br>c) dist. mot. Latenz > 125(150) % der Norm in 2 N<br>d) F-Wellenlatenz > 125(150) % der Norm in 2 N (Werte in Klammern bei CMAP < 80 % des Normwerts)<br>3 von 4 müssen erfüllt sein | a) Leitungsblock (d. h. > 20 % Reduktion der Fläche unter der negativen Potenzialfläche und der peak-to-peak Amplitude bei < 15 %; Änderung der Potenzialdauer zwischen proximal und distal) oder abnorme temporale Dispersion in 2 N<br><br>*und* in 1 weiteren mot. N. entweder<br>I. mot. NLG < 80 % der Norm *oder* wenn distale CMAP Amplitude < 80 % der Norm, dann mot. NLG < 70 % der Norm<br><br>*oder*<br>II. dist. mot. Latenz > 125 % der Norm *oder,* wenn CMAP Amplitude < 80 % der Norm, dann dist. mot. Latenz > 150 % der Norm.<br><br>*oder*<br>III. F-Welle ausgefallen *oder* F-Wellen Latenz > 120 % der Norm oder, wenn CMAP Amplitude < 80 % der Norm, dann F-Wellen Latenz > 150 % der Norm<br><br>*oder*<br>b) Wenn kein Leitungsblock *oder* keine abnorme temporale Dispersion, dann I., II. oder III. in ≥ mot. 3 N<br><br>*oder*<br>c) Wenn a) nur in 2 mot. N, dann zusätzlich eindeutiger histologischer Nachweis von entmarkenden oder entmarkten Nervenfasern in der Nervenbiopsie | Sichere Diagnose:<br>Eines der folgenden Kriterien erfüllt:<br>a) dist. mot. Latenz um ≥ 50 % der ON verlängert in 2 N<br>b) mot. NLG um ≥ 30 % der UN reduziert in 2 N<br><br>*oder*<br>c) F-Wellen Latenz ≥ 30 % über ON verlängert in 2 N (wenn distale CMAP Amplitude < 80 % der UN, dann ≥ 50 %)<br><br>*oder*<br>d) F-Welle ausgefallen in 2 N (wenn distale CMAP Amplitude ≥ 20 der UN) + ≥ 1 weiteres Zeichen von Demyelinisierung in ≥ 1 N<br>e) partieller Leitungsblock in 2 N, d. h. ≥ 50 % Reduktion der proximalen CMAP Amplitude im Vergleich zur distalen, wenn die distale CMAP Amplitude ≥ 20 % der UN ist oder partieller Leitungsblock in 1 N + ≥ 1 weiteres Zeichen von Demyelinisierung in ≥ 1 N<br>f) abnorme temporale Dispersion in 2 N, d. h. Zunahme der Potenzialdauer zwischen proximalem und distalem CMAP um > 30 %<br><br>*oder*<br>g) Dauer des distalen CMAP verlängert** in 1 N + ≥ 1 weiteres Zeichen von Demyelinisierung in ≥ 1 N |

| | | | |
|---|---|---|---|
| 5. **Liquor** | *zwingend erforderlich:* < 10 Zellen/mm³, VDRL neg.<br><br>*unterstützend:*<br>erhöhtes Liquor-EW | < 10 Zellen/mm³ | *unterstützend:* erhöhtes Liquor-EW bei < 10 Zellen/mm³ |
| 6. **Nervenbiopsie** | eindeutige Zeichen der De- und Remyelinisierung<br><br>*unterstützend:*<br>u. a. entzündliches Infiltrat | eindeutiger Nachweis demyelinisierender oder remyelinisierter Nervenfasern (erforderlich nur, wenn neurographische Veränderungen in lediglich 2 Nerven) | *unterstützend:* eindeutiger Nachweis von De- oder Remyelinisierung in ≥ 5 Nervenfasern im EM oder in > 6/50 Fasern in Zupfpräparaten. |
| **sichere Diagnose** | 1. bis 6. | (nicht definiert) | 1. bis 4. |
| **wahrscheinliche Diagnose** | 1. bis 5. | (nicht definiert) | ≥ 30 % Reduktion der proximalen CMAP Amplitude im Vergleich zur distalen (N. tibialis post. ausgenommen), wenn die distale CMAP Amplitude ≥ 20 % der UN in 2 N + ≥ 1 weiteres Zeichen für Demyelinisierung in ≥ 1 N |
| **mögliche Diagnose** | 1. bis 4. | (nicht definiert) | wie bei »sichere Diagnose«, aber nur in 1 N |
| **weitere supportive Kriterien** | NA | NA | KM-Anreicherung in oder Hypertrophie von Nervenwurzeln oder der Cauda equina im MRT<br>Abnorme sensible Neurographien***<br><br>klinische Besserung auf immunmodulierende Therapie |

* In einem revidierten Kriteriensatz fur klinische Studien werden proximale und distale Schwäche und Sensibilitatsstörungen in allen Extremitaten gefordert.
** (Medianus ≥ 6,6 ms, Ulnaris ≥ 6,7 ms, Peronaeus ≥ 7,6 ms, Tibialis ≥ 8,8 ms)
*** siehe EFNS Guideline 2010 für Details
N Nerv
EW Eiweis
NA keine Angaben verfügbar
ON Obergrenze der Norm
UN Untergrenze der Norm.

**Tab. J 1.4:** Vergleich der Charakteristika von CIDP, Lewis-Sumner-Syndrom und MMN (modifiziert nach Saperstein et al. 2001 und van Asseldonk et al. 2005)

| | **CIDP** | **MADSAM-Neuropathie (Lewis-Sumner-Syndrom)** | **MMN** |
|---|---|---|---|
| Mittleres Erkrankungsalter | 50 (18 bis > 80, auch Kinder) | 40–50 Jahre | 20–50 Jahre |
| Chronisch-progredient | häufig (> 1/2) | häufig (2/3) | häufig |
| Schubförmig | häufig (1/3) | häufig (1/3) | selten |
| Beginn an Armen | Selten | häufig | häufig |
| Schwäche | symmetrisch<br>proximal = distal | asymmetrisch<br>distal > proximal | asymmetrisch<br>distal > proximal |
| Hirnnervenbeteiligung | 20 % | 20 % | selten |
| Sensible Defizite | symmetrisch | multifokal | fehlend |
| Schmerzen | häufig (20–40 %) | häufig | fehlend |
| Hypo-/Areflexie | symmetrisch | meist multifokal | meist multifokal |
| Demyelinisierungszeichen | meist symmetrisch | asymmetrisch/multifokal | asymmetrisch/multifokal |
| Leitungsblöcke | häufig | häufig | häufig |
| Liquorprotein | meist (deutlich) erhöht | meist (gering) erhöht | meist normal |
| GM1-Antikörper | negativ | negativ | häufig |
| Abnormes MRT des Armplexus | oft symmetrisch | oft asymmetrisch | oft asymmetrisch |
| Suralisbiopsie | häufig De-/Remyelinisierung | häufig De-/Remyelinisierung | in der Regel normal |
| *Ansprechen auf* | | | |
| Kortikosteroide p. o. | + | +* | – |
| IvIg | + | + | + |
| Plasmaaustausch | + | – | – |
| Cyclophosphamid | + | ? | + |

* auch Verschlechterung in Einzelfällen möglich

der vorliegenden Daten (98 Patienten aus 11 Serien) Neuropathien mit dem beschriebenen Phänotyp zu zwei Dritteln auf Steroide oder IvIg ansprechen, während die MMN nicht steroidsensibel ist (Oh et al. 1997; van den Berg-Vos et al. 2000; Saperstein et al. 2001; Viala et al. 2004). Rein axonale chronische inflammatorische Polyneuropathien mit oder ohne Liquoreiweißerhöhung scheinen rar zu sein, können aber wohl wie die CIDP auf immunmodulatorische Behandlung ansprechen (Uncini et al. 1996). In den letzten Jahren wurde ein Subtyp der CIDP entdeckt, der mit Autoantikörpern gegen paranodale Proteine einhergeht. Antikörper gegen Neurofascin 155, Contactin-1, Gliomedin und Caspr-1 wurden beschrieben (Querol und Illa 2015; Doppler et al. 2015, 2016). Bei diesen Patienten hat die Neuropathie typischerweise einen GBS-ähnlichen Beginn und scheint am besten auf Rituximab anzusprechen (Querol et al. 2015).

## J 1.3.2 Verlauf

Junge Patienten mit subakutem Beginn haben eine bessere Prognose als ältere Patienten und solche mir primär chronischem Verlauf (Vallat et al. 2010). In bis zu 30 % kann nach der Therapie eine längerfristige Komplettremission erreicht werden (Rajabally 2015). Höheres Alter und starker Axonverlust in der Biopsie sind negative prognostische Faktoren.

## J 1.3.3 Therapeutische Prinzipien

Die drei Therapieprinzipien, deren Wirkung bei der CIDP evidenzbasiert nachgewiesen ist, sind Kortikosteroide, IvIg und Plasmapherese. Die Wirksamkeit dieser Therapien wurde auch in einer groß angelegten Retrospektive an 267 Patienten analysiert (Cocito et al. 2010). Ein positiver Effekt wurde nach der initialen Immuntherapie bei 69 % der Patienten gesehen (64 % nach Steroiden, 78 % nach IvIg und 56 % nach Plasmapherese). Von den Patienten, die auf die erste Therapie nicht angesprochen hatten, reagierten 40–50 % auf die zweite Therapie, sodass insgesamt 81 % der Patienten entweder auf die erste oder zweite Therapie ansprachen. Bei der Plasmapherese wurde eine höhere Prävalenz von Nebenwirkungen beobachtet (19 %) als nach Steroiden (12,5 %) und IvIg (4 %).
Die Wirkung von *IvIg* bei CIDP wurde in mehreren placebokontrollierten Studien gezeigt (Eftimov et al. 2013). Nach kleineren Studien mit 5 × 0,4 g/kg konnte 2009 die ICE-Studie (Hughes et al. 2008) im Cross-over-Design an 117 Patienten mit CIDP die Wirksamkeit und gute Verträglichkeit von

dreiwöchentlich gegebenem IvIg über 48 Monate zeigen. Die Patienten erhielten zunächst 2 g/kg KG verteilt auf 2–4 Tage, dann jeweils eine Erhaltungsdosis von 1 g/kg alle 3 Wochen. Die Behandlung hatte auch signifikant positive Auswirkungen auf die gesundheitsbezogene Lebensqualität. Aktuell wird untersucht, ob die subkutane Gabe von Immunglobulinen bei gleicher Wirksamkeit die Lebensqualität verbessern und die Kosten reduzieren kann. Eine noch ungeklärte Frage ist, welche Patienten präferenziell ansprechen. Ausgeprägte Atrophien und CMAP-Amplitudenminderungen als Zeichen der fortgeschrittenen axonalen Schädigung verringern die Chance auf ein Ansprechen deutlich (Iijima et al. 2005). Unklar ist auch, ob ein bestimmtes Verabreichungsschema am günstigsten ist und welches die optimale Erhaltungsdosis ist. Es wurden unterschiedliche Algorithmen vorgeschlagen, die jeweils mit 2 g/kg KG beginnen, um Responder zu identifizieren, dann die Erhaltungsdosis individuell titrieren und Auslassversuche machen, um Remissionen zu erkennen (Lunn et al. 2016; Adrichem et al. 2016).

Zur *Steroidtherapie* liegt lediglich eine randomisierte placebokontrollierte Studie mit positivem Ergebnis vor (Dyck et al. 1982), jedoch wird die Wirkung durch zahlreiche Fallserien und retrospektive Studien und Vergleichsstudien mit IvIg gestützt (Hughes und Mehndiratta 2015) In den retrospektiven Serien wurde eine Ansprechrate von rund 65 % berichtet, dabei wurden meist 60–120 mg/d Prednison eingesetzt und dieses langsam über 3–6 Monate reduziert. Eine Besserung war im Durchschnitt nach 2 Monaten zu beobachten, mit einem Plateau nach 6–12 Monaten. Rein motorische Formen können sich unter Steroidtherapie verschlechtern, dann ist an die Differenzialdiagnose einer MMN zu denken. In einer kontrollierten Studie war eine orale Steroid-Pulstherapie (4 × 40 mg/d Dexamethason einmal monatlich) im Vergleich zur Dauertherapie mit Methylprednisolon mit 60 mg in absteigender Dosierung über 8 Monate bezüglich der Remission nach 12 Monaten etwa gleichwertig (van Schaik et al. 2010). Allerdings trat der Behandlungseffekt mit der Pulstherapie rascher ein und es gab weniger cushingoide Nebenwirkungen. Dies bestätigt die Daten aus mehreren Pilotstudien zum Vergleich von oralem und i. v.-Methylprednisolon bzw. kontinuierlicher oder gepulster Gabe von oralem Methylprednisolon, so dass heute der Trend dazu geht, gepulste Steroide für die CIDP-Behandlung zu empfehlen (Press et al. 2016). Im Vergleich von IvIg (4 × 0,5 g/kgKG) mit intravenösem Methylprednisolon (4 × 500 mg), beides über vier Tage in monatlichen Abständen über 6 Monate, gab es mehr initiale Therapieversager bei Methylprednisolon als bei IVIG. Eine signifikant geringere Anzahl von Patienten blieb bei der Methylprednisolon-Therapie und wechselte nicht zur IVIG-Therapie über. Allerdings gelangten diejenigen Patienten, die von der Methylprednisolon-Therapie profitierten und diese tolerierten, in einem höheren Prozentsatz in eine Remission als die Patienten unter IVIG-Therapie (Nobile-Orazio et al. 2012).

In zwei randomisierten Doppelblindstudien zeigten insgesamt 57 % der Patienten (17/30) ein Ansprechen auf *Plasmapherese* (6 × in 3 Wochen bzw. 10 × in 4 Wochen) (Mehndiratta et al. 2015). Auch Patienten, die nicht auf IvIg ansprechen, können von Plasmapheresen profitieren. Nach positiver Wirkung der Plasmapherese kommt es allerdings häufig zu Rezidiven, so dass die Behandlung wiederholt bzw. mit anderen Therapien kombiniert werden muss.

Obwohl in der Praxis viele Patienten mit CIDP mit Immunsuppressiva behandelt werden (Cocito et al. 2010), waren die wenigen kontrollierten Studien zu diesem Thema alle negativ (Mahdi-Rogers et al. 2013). Kleine Fallserien sprechen für eine Wirkung von *Ciclosporin A* in Dosierungen zwischen 1,5 und 5 mg/kg KG, es sind jedoch Nebenwirkungen wie arterielle Hypertonie oder Nephrotoxizität zu beachten. *Azathioprin* (2 mg/kg) hatte in der einzigen kleinen kontrollierten Studie mit kurzer Dauer keinen Effekt fallberichtsweise werden aber Therapieerfolge berichtet. Ein Ansprechen ist erst nach mehreren Monaten zu erwarten. *Methotrexat* (15 mg/Woche) konnte in einer kontrollierten Studie den Bedarf an Steroiden und IvIg im Vergleich zu Placebo nicht reduzieren (RMC Trial Group 2009). Für Cyclophosphamid sind die Daten aus offenen Studien eher positiv, allerdings auf Kosten stärkerer unerwünschter Wirkungen. Bei 12 von 15 Patienten unter einer monatlichen *Cyclophosphamid*-Pulstherapie (1–1,25 g/m$^2$ i. v., 1–10 Zyklen) trat eine Besserung der Symptomatik ein, im Mittel nach über 4 Monaten (Good et al. 1998). Vier von fünf zuvor therapieresistenten Patienten zeigten nach hoch dosierter Cyclophosphamidtherapie (200 mg/kg über 4 Tage) über längere Zeit kein Rezidiv (Gladstone et al. 2005). Die bisher größte retrospektive Studie zur Immunsuppression bei CIDP mit über 100 Patienten aus Italien zeigt, dass etwa 25 % der Patienten, die nicht auf eine der Standardtherapien der CIDP respondierten, von einer Immunsuppression profitierten (Cocito et al. 2011).

Bei mehreren schwer betroffenen Patienten wurden Erfolge mit autologer *Stammzelltherapie* berichtet (Mahdi-Rogers et al. 2010). Positive Einzelfallberichte gibt es für *Tacrolimus*, *Rituximab* und *Alemtuzumab*. Ein moderates körperliches Trainingsprogramm kann die Lebensqualität verbessern (Garssen et al. 2004).

### J 1.3.4 Pragmatische Therapie

1. In der Akuttherapie der CIDP sind *Kortikosteroide, IvIg* und *Plasmapherese* während eines Behandlungszeitraums von 6 Wochen gleichwertig (↑) (**Kasten J 1.4**). Daten zur längerfristigen Behandlung liegen nur für IvIg vor, sodass dies heute von vielen Experten als Mittel der ersten Wahl angesehen wird. Für den Einsatz von Steroiden sprechen die höhere Remissionsrate und die niedrigeren Kosten. Die IvIg-Therapie hat den Vorteil einer höheren Effektivität in der Akuttherapie und der langfristig niedrigeren Rate an Nebenwirkungen. Die Plasmapherese hat den Nachteil eines höheren apparativen Aufwands, was die Bindung an erfahrene Zentren bedeutet und dieser Therapie überwiegend eine Rolle in der Krisenintervention zuweist.

**Kasten J 1.4:** Therapeutische Optionen in der CIDP-Behandlung

**Therapien der ersten Wahl**
- intravenöse Immunglobuline (2 g/kg KG verteilt auf 2–4 Tage, dann jeweils eine Erhaltungsdosis von 1 g/kg alle 3 Wochen, ggf. Dosisreduktion im Verlauf (↑↑, A)
- Kortikosteroide z. B. Methylprednisolon 1–2 g i. v. alle 4 Wochen oder Decortin H® 1–1,5 mg/kg für mind. 4 Wochen, dann schrittweise Dosisreduktion um 5 mg/14 Tage je nach Ansprechen (↑, B) (Osteoporoseprophylaxe, ggf. Kaliumsubstitution, ggf. Magenschutz).

**Therapien der zweiten und dritten Wahl** (Empfehlungsstärke C)
- Plasmapherese 6(–8) Zyklen (1,5 Plasmavolumen alle 2 Tage) (↑), alternativ Immunadsorption (↔)
- Azathioprin 2–2,5 mg/kg (↔)
- Ciclosporin A 1,5–5 mg/kg (↔)
- Cyclophosphamid i. v. 5 × 0,6 g/m² (↔)
- Rituximab (↔)

2. Wenn *Steroide gegeben werden*, sprechen die aktuellen Daten dafür, eher wiederholte Pulstherapien (z. B. 1 oder 2 g Methylprednisolon i. v. alle 4 Wochen) als eine orale Dauertherapie (1 mg/kg Prednisolon-Äquivalent mit Reduktion von 5 mg/14 Tage) zu verabreichen. Bei ersterem kann das Ansprechen nach 3 Zyklen beurteilt und bei nicht-ansprechen auf IvIg umgestellt werden (Nobile-Orazio et al. 2012). Einzelne Patienten sprechen jedoch besser auf eine orale Dauertherapie an als auf die Pulstherapie (eigene Beobachtung der Autorinnen), so dass die Wahl der Therapieform individuell getroffen werden kann. Während der Steroidpulstherapie sollte ein Magenschutz, z. B. mit Omeprazol, verabreicht werden. Begleitend ist je nach Osteoporoserisiko eine Osteoporoseprophylaxe mit Cholecalciferol und Kalzium, ggf. auch mit einem Bisphosphonat erforderlich, z. B. Alendronat 70 mg 1 × pro Woche.
3. *Intravenöse Immunglobuline* (IvIg) werden mit einer Initialdosis von 2 g/kg KG verteilt auf 2–4 Tage eingesetzt, dann als Erhaltungsdosis von 1 g/kg alle 3 Wochen. Zur Behandlung der CIDP sind die 10 %igen Präparate Gamunex®, Privigen®, Octagam® und die 5 %-igen Präparate IgVena® und Octagam zugelassen. Nach 6 Monaten kann versucht werden, die Dosis zu senken und bei Anzeichen einer Remission einen Auslassversuch zu unternehmen.
4. Sollte ein Patient auf IvIg und Steroide nicht ansprechen oder sollten Nebenwirkungen die Therapie limitieren, kann eine *Plasmapherese* durchgeführt werden (↑), deren Anwendungshäufigkeit wiederum von der Dauer des klinischen Ansprechens bestimmt wird. Begonnen wird mit einem Zyklus von drei bis fünf Plasmapheresen innerhalb von 10–14 Tagen. Es kann, abhängig vom Ansprechen, eine einzelne Plasmapherese alle 1–3 Wochen bis zur klinischen Stabilisierung oder ein erneuter Zyklus mit z. B. fünf Einzelbehandlungen bei erneuter deutlicher klinischer Verschlechterung angeschlossen werden. Alternativ können Immunadsorptionen durchgeführt werden (↔).
5. Bei steroidabhängigen oder therapierefraktären Verläufen können Immunsuppressiva in Erwägung gezogen werden (↔). In Betracht kommen *Azathioprin* (2–3 mg/kg, Ziel Lymphopenie 600–800/µl), *Ciclosporin A* (1,5–5 mg/kg, Talspiegel 100–150 ng/ml), intravenöse *Cyclophosphamidpulse*, oder *Rituximab*. Bei Anwendung von Zytostatika ist auf eine sichere Kontrazeption zu achten. Bei schweren therapierefraktären Fällen kann in Kooperation mit einem erfahrenen Zentrum eine autologe *Stammzelltransplantation* in Betracht gezogen werden.

## J 1.4 Multifokale motorische Neuropathie (MMN)

### J 1.4.1 Klinik

Bei der MMN handelt es sich um eine rein motorische Neuropathie mit langsam chronisch progredientem oder seltener schubweisem Verlauf, die vor allem asymmetrisch motorische Nerven der Arme betrifft. 80 % der Erkrankten sind Männer und 80 % sind zwischen 20 und 50 Jahre alt (Vlam et al. 2012). Die Prävalenz wird auf 0,3–3 Fälle/100.000 geschätzt. Der N. ulnaris, medianus und radialis sind am häufigsten betroffen, es können auch einzelne Faszikel innerhalb dieser Nerven schwerpunktmäßig betroffen sein (Lawson und Arnold 2014). Typische Initialsymptome sind eine Schwäche der Hand- und Fingerstreckung und des Faustschlusses (Cats et al. 2010). Proximale Paresen (5 %) sowie Beinsymptome (25 %) sind seltener. In frühen Stadien können Atrophien im Vergleich zum Ausmaß der Parese im Hintergrund stehen, später kommen jedoch auch ausgeprägte Atrophien vor. Die Paresen können unter Kälteeinfluss und nach Dauerbelastung zunehmen. Etwa 50 % der Patienten klagen über Crampi und Faszikulationen. Die Muskeleigenreflexe in den betroffenen Gebieten sind meist abgeschwächt, in bis zu 10 % der Patienten sind jedoch lebhafte (allerding nicht gesteigerte) Reflexe zu finden. Eine Hirnnervenbeteiligung ist selten (2 %). Kennzeichnend ist das Fehlen objektivierbarer sensibler Defizite in der klinischen und elektrophysiologischen Testung. Das Vorliegen von Parästhesien oder SEP-Veränderungen schließt die Diagnose jedoch nicht aus; leichte sensible Symptome werden im Verlauf bei 20 % der Patienten berichtet und nach mehreren Jahren können auch objektivierbare sensible Defizite auftreten (Lambrecq et al. 2009). Schmerzen oder autonome Symptome gehören nicht zum klinischen Bild. Elektromyographisch sind in paretischen Muskeln je nach Ausmaß der sekundären axonalen Degeneration Zeichen florider Denervierung bzw. Regenerationszeichen nachweisbar, Faszikulationen und Myokymien kommen vor. Labor-

**Tab. J 1.5:** Klinische und elektrophysiologische Diagnosekriterien der MMN (gekürzt nach EFNS Guideline 2010b)

| Definitive MMN | Wahrscheinliche MMN |
|---|---|
| 1. Langsam oder schubweise Schwäche ohne objektive Sensibilitätsstörung im Versorgungsgebiet von mind. 2 N | |
| 2. Keine objektivierbare Sensibilitätsstörung | |
| 3. Sicherer Leitungsblock (**Tab. J 1.2**) außerhalb physiologischer Engstellen an mind. 2 N | 3. Wahrscheinlicher Leitungsblock (**Tab. J 1.2**) außerhalb physiologischer Engstellen an mind. 2 N *ODER* ein sicherer und ein wahrscheinlicher Leitungsblock an unterschiedlichen N |
| 4. Normale sensible Neurographie im Abschnitt des motorischen Leitungsblocks | |
| 5. Unterstützende Kriterien: Betonung an den Armen, keine HN-Beteiligung, Krampi und Faszikulationen in den betroffenen Muskeln, pos. Ansprechen auf IvIg | |
| 6. Ausschlusskriterien: Pyramidenbahnzeichen (Spastik, Klonus, Babinski-Zeichen, Pseudobulbärparalyse), deutliche sensible Defizite, generalisierte symmetrische Schwäche in den ersten Wochen | |

chemisch werden *bei ca 50 % hochtitrige GM1-IgM*-Antikörper nachgewiesen. Ein Assay, der Antikörper gegen eine Mischung aus GM1 und Galactocerebrosid (GM1/GalC) untersuchte, konnte die Sensitivität auf 75 % anheben, allerdings mit einer etwas niedrigeren Spezifität gegenüber dem reinen GM1-Assay (Nobile-Orazio et al. 2014; Delmont et al. 2015). Bei der Mehrzahl der Patienten gehen die GM1-Antikörper auf eine klonale B-Zell Antwort zurück (Cats et al. 2015).

Für die Diagnose, die auf klinischen, elektrophysiologischen und Labor-Charakteristika beruht, sind verschiedentlich Kriterien vorgeschlagen worden (EFNS Guideline 2010b). Dabei spielt der Leitungsblock eine große Rolle, dessen Definition und Untersuchungsverfahren von unterschiedlichen Expertengruppen graduell unterschiedlich formuliert werden. Zudem wird immer wieder diskutiert, dass die Diagnose MMN auch bei Patienten ohne nachweisbaren Leitungsblock möglich ist und dass auch diese Patienten auf die Standardtherapie ansprechen können. Nach aktuellen Kriterien für eine zumindest wahrscheinliche MMN ist jedoch der Nachweis von Leitungsblöcken erforderlich (**Tab. J 1.5**).

Im *Liquor* findet sich im Gegensatz zur CIDP nur bei 30 % eine meist nicht sehr ausgeprägte Eiweißerhöhung. Nur selten werden infektiöse Ereignisse zu Beginn der Erkrankung berichtet werden, dazu passend ist die Erregerserologie negativ. Bioptisch können in klinisch betroffenen Nerven Zeichen der Demyelinisierung mit Zwiebelschalenformationen und lymphozytäre Infiltrate oder auch axonale Veränderungen nachweisbar sein. Wie bei der CIDP können verdickte, hypertrophe Nerven palpabel und mit Ultraschall detektierbar sein. MR-tomographisch sind in einem Drittel der Fälle T2-hyperintense oder Gadolinium-anreichernde Plexusstrukturen darstellbar.

## J 1.4.2 Verlauf

Nach meist monomelischem Beginn im Bereich der oberen Extremitäten erfolgt oft eine Ausbreitung auf andere Extremitäten, wobei die Paresen und Atrophien in der Regel asymmetrisch und armbetont bleiben. Spontanremissionen werden kaum beobachtet. Charakteristisch sind bereits zu Beginn in der Mehrzahl der Fälle Paresen der kleinen Handmuskulatur. Der Verlauf ist chronisch-progredient mit seltenen schubförmigen Verschlechterungen. GM1-Antikörpertiter korrelieren schlecht mit dem klinischen Verlauf. In den meisten Fällen kann nach einigen Jahren trotz motorischer Defizite die erlernte Beschäftigung weiter ausgeübt werden. Die vorrangige Beteiligung der Arme bedingt, dass eine Einbuße der Gehfähigkeit nur selten eintritt; Todesfälle sind sehr selten.

## J 1.4.3 Therapeutische Prinzipien

Im Gegensatz zur CIDP besitzen *Kortikosteroide bei MMN* keine Wirksamkeit und können zur klinischen Verschlechterung führen (↓). Auch *Plasmapheresen* sind in der Regel nicht wirksam und können zu Verschlechterung führen (EFNS Guideline 2010b).

Als wirksam haben sich in mehreren offenen und placebokontrollierten, randomisierten Studien intravenös applizierte *Immunglobuline (IvIg)* erwiesen (van Schaik et al. 2005; Hahn et al. 2013) (↑↑, A). Von der EMA wurde das Präparat Kiovig® in der Indikation MMN zugelassen. Die empfohlene Dosis ist 2 g/kg KG über 2–5 Tage verteilt als Initialdosis, dann Erhaltungsdosen von 1 g/kg Körpergewicht alle 2 bis 4 Wochen oder 2 g/kg Körpergewicht alle 4–8 Wochen. Nach einer Cochrane-Analyse zeigten 74 % mehr Patienten eine Verbesserung der Muskelkraft als unter Placebo, was einer NNT von 1,4 entspricht (van Schaik et al. 2005). Die meisten Patienten respondieren innerhalb von 1–2 Wochen, die klinische Besserung hält jedoch im Allgemeinen nur 2–12 Wochen an, sodass Wiederholungen der IvIg-Gabe in entsprechenden Intervallen notwendig werden können. In unterschiedlichem Maße wird ein paralleler Rückgang von Leitungsblockaden beobachtet (Federico et al. 2000). Ob andere Therapieschemata besser sind (z. B. 0,4 g/kg KG IvIg einmal wöchentlich, van den Berg et al. 1998) ist unklar. Aus Kostengründen wird versucht, auf die niedrigst mögliche Erhaltungsdosis zu kommen. Allerdings wird diskutiert, ob höhere IvIg-Dosen das Auftreten der axonalen Degeneration im Verlauf verhindern könnten (Vucic et al. 2004; Baumann et al. 2009). In einer deutschen Registerstudie wurden Behandlungsintervalle zwischen 0,7 und 17,3 Wochen und Dosierungen von 0,2 bis 2,1 g/kg KG beobachtet, mit einer mittleren monatlichen Dosis von 0,9 g/kg KG. Hierunter zeigte sich innerhalb eines Jahres eine Verbesserung

von Muskelkraft und Lebensqualität (Stangel et al. 2016). Ein frühzeitiger Therapiebeginn scheint die Prognose zu verbessern. Patienten mit und ohne Leitungsblocks oder IgM-GM1-Antikörpern sprechen gleich gut auf die Therapie an (Vlam et al. 2012). Mehrere kleine Studien und Fallserien deuten darauf hin, dass auch subkutan verabreichtes Ig sicher und wirksam ist (Harbo et al. 2010, 2009; Eftimov et al. 2009; Katzberg et al. 2016).
Bei Nichtansprechen auf einen ersten Behandlungszyklus sollte noch ein weiterer IvIg-Zyklus nach einigen Wochen versucht werden. In 10–30 % der Fälle wird eine längerfristige Stabilisierung erreicht. Fast stets kommt es jedoch trotz Therapie nach Monaten bis Jahren zu einer schleichenden Verschlechterung, als deren Ursache eine fortschreitende axonale Degeneration angesehen wird. Mycophenolatmofetil in Kombination mit IvIg hatte keinen zusätzlichen Effekt und half nicht, IvIg einzusparen (Piepers et al. 2007). Ebenso wenig konnte Rituximab in einer offenen Studie IvIg einsparen (Chaudhry et al. 2010), es gibt allerdings auch gegenteilige Fallberichte (Stieglbauer at al. 2009). Unkontrollierte Studien deuten auf eine mögliche positive Wirkung von Cyclophosphamid und in geringerem Maß von Interferon-Beta1a, Ciclosporin, Methotrexat und Azathioprin hin (EFNS Guideline 2010b; Umapathi et al. 2015).

### J 1.4.4 Pragmatische Therapie

1. Ein Therapieversuch mit *IvIg* (2 g/kg KG über 2–5 Tage verteilt) ist bei jedem Patienten mit mäßigen bis schweren Defiziten indiziert (↑↑, A). Bei Respondern ist ein Ansprechen spätestens nach einem zweiten Zyklus im Abstand von 4 Wochen zu beobachten. Meist sind bis zum Erreichen einer längerfristigen Remission wiederholte Gaben notwendig, da die Wirkung der IvIg-Applikation erfahrungsgemäß nach 4–12 Wochen abklingt. Im Laufe der Therapie kann bei gutem Ansprechen versucht werden, die IvIg-Dosen in 10 %-Schritten zu senken, um die therapeutische Mindestdosis zu ermitteln. Einzelne Patienten können nur mittels wöchentlicher IvIg-Gaben stabilisiert werden.
2. Bei Vorliegen von Kontraindikationen gegen eine IvIg-Gabe oder Nichtansprechen kommt die monatliche intravenöse Anwendung von *Cyclophosphamid* (zum Anwendungsschema und Nebenwirkungen **Kap. F 11**) in Betracht (↔). Eine ausreichende Hydrierung des Patienten durch intravenöse Flüssigkeitsgaben vor und nach der Cyclophosphamidinfusion und die Vorinjektion von Uromitexan wird empfohlen. Die Dosis orientiert sich am Leukozytennadir (Ziel 2 000–3 000/µl) und wird in Schritten von 100 mg/m² angepasst. Je nach Ansprechen können die Therapieintervalle auf acht oder 12 Wochen ausgedehnt werden. Kontrollen von Blutbild, Leber- und Nierenfunktion sind notwendig (**Tab. J 1.6**).

**Tab. J 1.6:** Gegenüberstellung der Wirksamkeit verschiedener Therapieverfahren bei immunvermittelten demyelinisierenden Neuropathien

| Therapieverfahren | GBS | CIDP | MMN |
|---|---|---|---|
| Kortikosteroide | ↓ (i. v./p. o.), A | ↑, B | ↓, A |
| Immunglobuline i. v. | ↑↑, A | ↑↑, A | ↑↑, A |
| Plasmapherese | ↑↑, A | ↑, B | ↓, B |
| Immunadsorption | ↑, B | ↔ | (kD) |
| Cyclophosphamid i. v. (p. o.) | (kD) | ↔ | ↔ |

(kD) keine Daten

## J 1.5 Paraproteinämische Neuropathien

### J 1.5.1 Klinik

Paraproteinämische Neuropathien (**Tab. J 1.7**) stellen eine heterogene Gruppe von Erkrankungen dar (Ropper und Gorson 1998, Stork et al. 2015; EFNS Guideline 2010c). Bei etwa einem Drittel der Fälle steht das Paraprotein im Zusammenhang mit einer malignen hämatologischen Erkrankung, bei zwei Dritteln liegt eine monoklonale Gammopathie unbestimmter Signifikanz (MGUS) vor. Eine MGUS kann bei 5 % der Bevölkerung über 70 Jahre nachgewiesen werden (zu fast 90 % IgG oder IgA). Definitionsgemäß liegt bei MGUS die Menge des produzierten Paraproteins unter 3 g/dl Serum, das Knochenmark weist weniger als 10 % Plasmazellen auf. Die Prävalenz einer Polyneuropathie bei MGUS wird mit 1–36 % angegeben, umgekehrt ist die Häufigkeit einer MGUS bei Neuropathie unklarer Ursache 5–10 %. Im Einzelfall kann es schwierig sein, über einen eventuellen kausalen Zusammenhang zu entscheiden. Demyelinisierende Neuropathien mit IgG- und IgA-Gammopathie unterscheiden sich klinisch meist nicht von der CIDP. Bei axonalen Neuropathien mit MGUS gehen die meisten Autoren von einer Koinzidenz aus, diese Neuropathien respondieren schlecht auf Immuntherapien (Stork et al. 2015). Assoziationen mit spezifischen IgG- oder IgA-Antikörperreaktivitäten wurden bisher nicht gesichert.
Die am besten definierte Gruppe ist die mit Nachweis eines monoklonalen *IgM*, wobei in der Hälfte der Fälle Antikörper gegen das CD57/HNK-1 Carbohydratepitop des Myelin-assoziierten Glykoprotein (MAG) nachzuweisen sind. Der Titer korreliert nicht mit der Schwere der Erkrankung. Viele dieser Patienten haben den »DADS«-Phänotyp (distale erworbene [aquired] demyelinisierende symmetrische Neuropathie) mit langsam progredienter distal symmetrischer, überwiegend sensibler Beteiligung mit Ataxie, an den Händen akzentuierten Paresen und oft Tremor (Katz et al. 2000). Elektrophysiologisch erfüllen die Patienten mit dem klinischen Phänotyp DADS in der Regel die CIDP-Kriterien. Zusätzlich findet man hochgradige, überwiegend distale Reduktionen der Leitgeschwindigkeit mit verlängerter distal motorischer Latenz. Ein Suchtest für Anti-MAG ist die indirekte Immunhistochemie mit Patientenserum auf einem Nervenpräparat, spezifischer sind ein Western Blot oder ein ELISA. Elektronenmikroskopisch kann man bei Neuropathien mit

**Tab. J 1.7:** Definierte Neuropathien bei Paraproteinämien (verändert und ergänzt nach Ropper und Gorson 1998; Rajkumar 2016; Gertz 2012; Dispenzieri 2015; Lunn 2012)

| Grunderkrankung | Typ der Polyneuropathie | Inzidenz der PNP | Ig-Typen | Therapieoptionen (Beispiele) |
|---|---|---|---|---|
| Plasmozytom | symmetrisch, distal sensibel, motorisch oder sensomotorisch, axonal, Mononeuritis multiplex | 5–15 % | IgM-k<br>IgG-k<br>IgA-k<br>(> 3 g/dl) | VRD*- oder KRD**-Schema*<br>Melphalan + Prednison<br>Autologe Stammzelltransplantation |
| Makroglobulinämie Waldenström | symmetrisch, distal sensibel oder sensomotorisch, demyelinisierend, Mononeuritis multiplex, Tremor | 5–45 % | IgM-k | Kombinations-Chemotherapie (RCD, R-CHOP)***<br>Rituximab (+ Fludarabin)<br>Autologe Stammzelltransplantation |
| osteosklerotisches Myelom/POEMS | symmetrisch, proximal und distal sensibel oder sensomotorisch mit mot. Betonung, demyelinisierend (und axonal) | 50 % | IgG-l<br>IgA-l | Bestrahlung<br>Melphalan + Dexamethason<br>Cyclophosphamid + Dexamethason<br>Autologe Stammzelltransplantation |
| Amyloidose AL | symmetrisch, distal sensibel oder sensomotorisch, schmerzhaft, autonome Symptome, axonal, HN-Beteil. | 15 % | IgG-l oder IgA-l | Chemotherapie<br>Autologe Stammzelltransplantation<br>Organtransplantation |
| Kryoglobulinämie | symmetrisch oder multifokal, distal sensibel oder sensomotorisch, schmerzhaft, axonal | 5–85 % | IgM oder IgG | Plasmapherese<br>Steroide<br>Cyclophosphamid<br>Rituximab |
| Lymphome (CLL, NHL) | variabel: sensibel und/oder sensomotorisch, z. T. GBS- oder CIDP-ähnlich, axonal, Mononeuritis multiplex | 5–15 % (NHL) | IgM oder IgG | Variabel nach Stadium und Verlauf, hämato-onkologische Behandlung |
| Anti-MAG-positive MGUS | symmetrisch, sensibel betont, demyelinisierend oder gemischt, oft Tremor | etwa 30 % | IgM-k<br>< 3 g/dl | IvIg<br>Kortikosteroide<br>Cyclophosphamid<br>Chlorambucil/Melphalan<br>Plasmapherese<br>Rituximab |
| Anti-MAG-negative MGUS | variabel: symmetrisch sensomotorisch, axonal oder demyelinisierend oder gemischt, z. T. CIDP-ähnlich (G, A) | 5–35 % | IgM oder IgG oder IgA, meist k<br>< 3 g/dl | wie CIDP |

* Bortezomib, Lenalidomid, Dexamethason,
** Carfilzomib, Lenalidomid, Dexamethason,
*** RCD: Rituximab, Cyclophosphamid, Dexamethason, R-CHOP: Rituximab, Cyclophosphamid, Doxorubicin, Vincristin, Prednison (abhängig von Organmanifestation)

Anti-MAG-IgM pathologisch erweiterte Zwischenräume zwischen den Myelinlamellen finden (»widely spaced myelin«; Vital et al. 1989). Eine chronische ataktische Neuropathie mit Ophthalmoplegie und bulbärer Beteiligung wird im Zusammenhang mit Disialogangliosid-Antikörpern beobachtet und erhielt das Acronym CANOMAD (Willison et al. 2001).

An hämatologischen Prozessen können ein multiples Myelom (Plasmozytom), ein M. Waldenström, ein osteosklerotisches Myelom bzw. POEMS-Syndrom, ein M. Castleman, eine Kryoglobulinämie, eine Leukämie oder ein Lymphom vorliegen (Glavey und Leung 2016; EFNS Guideline 2010c). Hier muss die Therapie in enger Kooperation mit der Hämatoonkologie erfolgen.

Bei Patienten mit MGUS kommt es mit einer jährlichen Rate von ca. 1 % zur Malignisierung mit Entwicklung eines M. Waldenström, eines Plasmozytoms, einer Amyloidose (etwa 10 %) oder eines Lymphoms bzw. einer Leukämie (Glavey und Leung 2016). Daher ist eine regelmäßige Kontrolle der Paraprotein-Menge alle 6–12 Monate, bei Paraproteinkonzentration > 1,5 g/dl eine Knochenmarkzytologie und die Bestimmung des Kappa-/Lambda-Leichtkettenquotienten notwendig.

Beim *POEMS-Syndrom* (Polyneuropathie, IgG lambda Gammopathie, Osteosklerose, Organomegalie und weitere assoziierte Symptome; Dispenzieri 2015) ist die Polyneuropathie oft ähnlich einer CIDP, respondiert aber viel schlechter auf Immuntherapien.

Beim multiplen Myelom selbst ist ein Drittel der Neuropathien auf eine begleitende Amyloidose zurückzuführen. Die primäre systemische *Amyloidose* (AL-Typ) tritt vorrangig bei älteren, männlichen Patienten auf. Typisch sind frühe Schmerzen und autonome Symptome, wobei die Neuropathie bei 15 % der Patienten Initialsymptom ist. Der Amyloidnachweis gelingt in der Biopsie eines Nerven, der Rektummukosa, des abdominellen Fettgewebes oder des Knochenmarks. Die 5-Jahres-Überlebensrate betrug bis vor wenigen Jahren, bedingt durch die systemische Beteiligung, nur rund 15 %, (Ropper und Gorson 1998) und konnte durch Hochdosis-Chemotherapie und autologe Stammzelltransplantation etwas verbessert werden (Gertz et al. 2011).

Bei gemischter (poly- und monoklonaler) essenzieller Kryoglobulinämie kommen im Zusammenhang mit einer Hepatitis-C-Infektion Neuropathien auf vaskulitischer Grundlage vor. Kryoglobuline lassen sich bei bis zu 10 % der Polyneuropathien unklarer Ursache detektieren. Begleitend können Schmerzen, eine Purpura, ein Raynaud-Phänomen, eine Zyanose, Ulzerationen, Arthralgien oder eine Glomerulonephritis auftreten. Hepatitis-C-Infektionen können jedoch auch in bis zu 20 % Kryoglobulin negative, ischämische Neuropathien verursachen, und Kryoglobuline können ohne Hepatitis-Infektion auftreten (Neel et al. 2014).

### J 1.5.2 Verlauf und therapeutische Prinzipien

Patienten mit MGUS sollen wegen des Risikos der Malignisierung regelmäßige Kontrollen erhalten. Die Kontrollen beinhalten Anamnese und klinische Untersuchung, Blutbild, Paraprotein-Konzentration, BSG, Kreatinin und Kalzium einmal im Jahr bei MGUS und alle sechs Monate bei asymptomatischem M. Waldenström bzw. alle 3 Monate bei höherem Malignisierungsrisiko (EFNS Guideline 2010c; van de Donk et al. 2016).

Nach der aktuellen Cochrane-Analyse kann keine spezifische Immuntherapie für IgM-assoziierte-Neuropathien empfohlen werden (Lunn und Nobile-Orazio 2012). Es gibt Belege mit mäßigem Evidenzgrad für eine zumindest kurzfristige Wirkung von IvIg. Kortikosteroide waren in unkontrollierten Studien und in Monotherapie selten, in Kombination mit anderen Immunsuppressiva in ca. der Hälfte der Fälle wirksam. Eine kontrollierte Studie mit 35 Patienten, darunter 17 mit Anti-MAG-Neuropathien, konnte bei einer Studiendauer von zwei Jahren im primären Endpunkt keinen Vorteil für die Kombination aus gepulstem oralem Cyclophosphamid und Prednisolon zeigen, wobei einige sekundäre Endpunkte positiv waren (Niermeijer et al. 2007).

Für die IgG und IgA assoziierten Neuropathien ist die Datenlage leider auch nicht besser (Stork et al. 2015). Generell wird empfohlen, Patienten mit IgG- oder IgA-MGUS und demyelinisierender Neuropathie wie eine CIDP zu behandeln.

Die *Plasmapherese* zeigte in einer doppelblinden, placebokontrollierten (Schein-Plasmaaustausch) Studie Erfolg nur bei Patienten mit IgA- und IgG-Gammopathie, nicht mit IgM-Gammopathie, mit einer allgemein 7–20 Tage anhaltenden Wirkung (Dyck et al. 1991). In einer randomisierten Studie an mehrheitlich MAG-positiven Patienten mit IgM-Paraprotein hatte die Kombination von Chlorambucil und Plasmapherese keinen zusätzlichen Vorteil gegenüber Chlorambucil allein (Oksenhendler et al. 1995).

In mehreren offenen Studien mit Rituximab (meist 375 mg/m²/Woche über 4 Wochen) bei IgM-MGUS assoziierter Neuropathie zeigte sich in einem variablen Anteil von Patienten eine klinische Besserung (EFNS Guideline 2010c), die beiden randomisierten kontrollierten Studie waren, jedoch im primären Endpunkt negativ (Dalakas et al. 2009; Léger et al. 2013).

Offene Studien und Fallserien mit Melphalan, Chlorambucil, Fludarabin und Cladribin konnten Erfolge bei jeweils einem Teil der Patienten zeigen, öfter in Kombinations- als in Monotherapie, allerdings bei meist nur kurzer Beobachtungszeit (Zusammenstellung bei Lunn und Nobile-Orazio 2012). Neuropathien bei Amyloidose oder beim Plasmozytom sprechen mit Ausnahme des osteosklerotischen Myeloms nur schlecht auf die Therapie der Grunderkrankung an, während bei der Makroglobulinämie Waldenström die Neuropathie im Allgemeinen eine Besserung parallel zu den hämatologischen Parametern zeigt. Beim POEMS-Syndrom konnten mehrere Fallserien den Effekt einer autologen Stammzelltransplantation zeigen (Dispenzieri et al. 2004; Hummel et al. 2010).

### J 1.5.3 Pragmatische Therapie

1. Die Suche nach einer monoklonalen Gammopathie mittels Immunelektrophorese/Immunfixation in Serum und Urin gehört zur Abklärung einer ätiologisch unklaren Polyneuropathie. Bei Nachweis eines IgG-Paraproteins > 1,5 g/dl sowie bei IgA und IgM muss der Ausschluss einer malignen hämatologischen Grunderkrankung mittels »low-dose«-Ganzkörper-Computertomographie, ggf. MRT/PET und Knochenmarkbiopsie erfolgen (↑↑, A). Eine Amyloidose muss bei Verdacht bioptisch ausgeschlossen werden. Hämatologische Kontrollen sollten bei MGUS jährlich erfolgen.
2. Patienten mit einer *IgG- oder IgA-MGUS*-Neuropathie unter dem Bild einer CIDP sollten wie dort beschrieben behandelt werden; bei ihnen ist im Allgemeinen ein Ansprechen auf Kortikosteroide, IvIg oder eine Plasmapherese zu erwarten (↔).
3. Die Therapieindikation sollte bei MAG-positiven *IgM-MGUS*-Neuropathien ohne multiplem Myelom unter Berücksichtigung des klinischen Schweregrads gestellt werden. Ein erster Therapieversuch mit Kortikosteroiden, IvIg oder Plasmapherse ist bei entsprechendem Schweregrad zu empfehlen. Ein Therapieversuch mit Chemotherapeutika bleibt schweren Verläufen vorbehalten. Als Alternative kann eine zyklische orale Therapie mit Cyclophosphamid und Prednison ($4 \times 300$ mg/m² bzw. $5 \times 40$ mg/m² alle 4 Wochen) versucht werden (Notermans et al. 1996) oder Rituximab (375 mg/m²/Woche über 4 Wochen oder 1 g absolut, zweimal im Abstand von 2 Wochen) (↔).
4. Patienten mit einer *malignen* hämatologischen Grunderkrankung sollten in Abstimmung mit einem erfahrenen Hämatoonkologen behandelt werden (↑, A).

## J 1.6 Autoimmune autonome Neuropathien

Autoimmune autonome Neuropathien manifestieren sich mit Orthostaseproblemen, gastrointestinalen Symptomen, Schweißsekretionsstörungen, Pupillenstörungen, Blasenstörung oder sexueller Dysfunktion in variabler Kombination. Aufgrund des Vorliegens mononukleärer zellulärer Infiltrate im Epineurium, einer leichten Liquoreiweißerhöhung und der Assoziation zu vorangegangenen viralen Infekten, ist bei akuten bis subakuten Neuropathien eine Immunpathogenese anzunehmen (Suarez et al. 1994). IvIg oder Plasmapheresen, auch in Kombination mit Immunsuppression, scheinen zumindest in einigen Fällen erfolgreich zu sein (Suarez et al. 1994; Vernino et al. 2008). Dies gilt auch für Antikörper-assoziierte inflammatorische enterische Neuropathien als Ursache einer Gastroparese oder Pseudo-Obstruktion. Bei subakuten oder chronischen Verläufen monophasischer, autoimmuner autonomer Neuropathien werden im Gegensatz zur akuten Pandysautonomie in bis zu der Hälfte der Fälle neuronale Acetylcholinrezeptor-Antikörper gefunden (Vernino et al. 2000). Hier stehen orthostatische Dysregulation, Sicca-Symptome, obere gastrointestinale und Pupillen- sowie Blasenstörungen im Vordergrund (Klein et al. 2003). Autoantikörper scheinen auch bei der autonomen Neuropathie von Typ-1-Diabetikern eine Rolle zu spielen. Daneben kommen immunologisch vermittelte autonome Störungen auf paraneoplastischer Grundlage bei Kollagenosen, beim Lambert Eaton-Syndrom, bei HIV, ferner – selten – isoliert beim Botulismus vor (**Kap. J 1.1.3**; Freeman 2005).

## J 1.7 Vaskulitische Neuropathien und Neuropathien bei Kollagenosen

### J 1.7.1 Klinik

Vaskulitische Neuropathien kommen als Organmanifestation von systemischen Vaskulitiden vor oder als »nicht systemische Vaskulitis des peripheren Nerven« (NSVN), wobei bei letzterer Entität trotz des Namens Haut und Muskel mitbetroffen sein können. Vaskulitische Veränderungen des peripheren Nerven wurden darüber hinaus bei der Borreliose (2 %), bei HIV, Hepatitis B und C, chronischer EBV-Infektion, Tuberkulose, Diabetes mellitus, Sarkoidose, Lepra und MGUS-Neuropathien sowie bei Malignomen beschrieben. Eine vaskulitische Neuropathie sollte bei allen kryptogenen axonalen Neuropathien in Betracht gezogen werden, insbesondere bei asymmetrischer Beteiligung und fortbestehender Progredienz. Vaskulitische NP können sich als Mononeuropathia multiplex (10–15 %), als Schwerpunktneuropathie (25–50 %) oder als distal symmetrische Polyneuropathie (PNP) manifestieren (Collins et al. 2003). Der Verlauf ist meist subakut, es gibt jedoch auch über Jahre gehende, langsam progrediente Verläufe (Collins et al. 2010). Bei einem Drittel der Fälle von schweren Neuropathien bei über 65-Jährigen wurde bioptisch eine Vaskulitis gesichert, in unselektierten Biopsiekollektiven sind es etwa 5 %.

Bei systemischen Vaskulitiden, die üblicherweise nach der Größe der betroffenen Gefäße klassifiziert werden, kommen Neuropathien in unterschiedlichen Häufigkeiten vor. Häufig sind Neuropathien bei Polyarteriitis nodosa (PAN, ca. 75 %), bei den ANCA-assoziierten Vaskulitiden (20–50 %) wie mikroskopische Polyangiitis (MPA), Eosinophile Granulomatose mit Polyangiitis (Churg-Strauss-Syndrom, 60–70 %) und Granulomatose mit Polyangiitis (M. Wegener, 15–25 %) und bei Kryoglobulinämie (65 %), etwas weniger häufig (10–20 %) bei Sjögren-Syndrom, rheumatoider Arthritis, systemischem Lupus erythematodes oder Riesenzellarteriitis (Gwathmey et al. 2014). Bei systemischen Vaskulitiden, die vorzugsweise große Gefäße betreffen, sind neuropathische Manifestationen erwartungsgemäß selten. Die Vaskulitis betrifft ganz überwiegend die epineuralen Gefäße. Die pathologische Definition einer vaskulitischen Neuropathie wurde kürzlich von einem Expertengremium revidiert (Collins et al. 2010); diese Kriterien sind sehr detailliert und werden in **Kasten J 1.5** in komprimierter Form wiedergegeben.

In großen Serien vaskulitischer Neuropathien ist die NSVN die häufigste Form (Collins et al. 2010; Üçeyler et al. 2015). Der Verlauf ist unbehandelt meist chronisch progredient mit asymmetrischem oder multifokalem, distal betontem Nervenbefall. Zeichen einer systemischen Beteiligung wie BSG-Beschleunigung oder positive ANA sind selten. Revidierte diagnostische Kriterien wurden vorgeschlagen (Collins et al. 2010; **Kasten J 1.5**), diese schließen axonale, ätiologisch ungeklärte Neuropathien mit Vaskulitisnachweis im Nerven-/Muskelbiopsat ohne prädisponierende systemische Erkrankung und ohne Hinweis auf eine systemische Beteiligung in Labor, Bildgebung oder Biopsie ein.

**Kasten J 1.5:** Pathologische Diagnosekriterien der vaskulitischen Neuropathie nach dem Konsensus der EFNS/PNS (Collins et al. 2010), vereinfacht

**Pathologisch gesicherte vaskulitische Neuropathie**
Entzündliches Infiltrat in der Gefäßwand in einer Nervenbiopsie
*UND*
eines oder mehrere der folgenden Zeichen:
1. Fibrinoide Nekrose
2. Endothelschaden
3. Fragmentierung der Elastica interna oder Media
4. Thrombose oder Einblutung
5. Intimahyperplasie oder Fibrose von Media oder Adventitia

**Pathologisch wahrscheinliche vaskulitische Neuropathie**
Überwiegend axonales Schädigungsmuster
*UND*
Perivaskuläre Infiltrate und eines der Zeichen 1–5 oben
*ODER*
eines oder mehrere der folgenden Zeichen:
1. Vaskuläre Komplement- oder Hämosiderinablagerung
2. Asymmetrischer /multifokaler Faserverlust
3. Aktive axonale Degeneration

**Pathologisch mögliche vaskulitische Neuropathie**
Überwiegend axonales Schädigungsmuster
*UND*
Entzündliches Infiltrat in der Gefäßwand in einer Nervenbiopsie ohne weiteres pathologisches Vaskulitiszeichen
*ODER*
Mehrere der o. g. pathologischen Vaskulitiszeichen ohne direkten Nachweis der Gefäßwandinfiltration

**Kasten J 1.6:** Diagnosekriterien der nicht-systemischen vaskulitischen Neuropathie (vereinfacht nach Collins et al. 2010)

| |
|---|
| 1. Pathologisch gesicherte (**Kasten J 1.5**)<br>*ODER*<br>klinisch wahrscheinliche vaskulitische Neuropathie mit<br>– pathologisch wahrscheinlicher oder möglicher Neuropathie<br>– asymmetrischer oder multifokaler, schmerzhafter, sensomotorischer Neuropathie<br>– akutem/subakutem oder chronischem Verlauf mit schubförmigen Verschlechterungen<br>– keiner Liquorpleozytose, keinem Liquor-EW > 110 mg/dl |
| 2. Keine klinischen oder paraklinischen Zeichen der systemischen Vaskulitis, außer Allgemeinsymptomen (Fieber, Myalgien, Arthralgien) |
| 3. Keine PR3- oder MPO-ANCA, Kryoglobuline, BSG > 110 mg/dl |
| 4. Kein Nachweis einer Infektion, die eine Vaskulitis verursachen kann (Borreliose, HBV, HCV, Lepra, HIV u. a.) oder anderer Vaskulitisursachen (Medikamente, Malignom, Sarkoidose etc.) |

Am häufigsten sind der N. ischiadicus mit seinen Ästen, N. ulnaris und N. medianus betroffen. Ischämisch bedingte Leitungsblockaden finden sich, zusätzlich zu den Folgen des Axonverlusts, bei 10 % (Hawke et al. 1991). Weitere Formen sind Plexopathien oder Radikulopathien. Hirnnervenläsionen können u. a. bei der Polyarteriitis nodosa, der Granulomatose mit Polyangiitis und dem M. Sjögren hinzutreten. Schmerzen sind im akuten wie im chronischen Stadium häufig. Autonome Störungen kommen vor, können beim Sjögren-Syndrom auch isoliert auftreten (Mori et al. 2005). Die Neuropathie kann bei bis zu jedem dritten bis zweiten Patienten mit systemischer Vaskulitis Erstmanifestation der Erkrankung sein (Pagnoux und Guillevin 2005). Bei der rheumatoiden Arthritis kommt häufig auch eine nichtvaskulitische symmetrische Neuropathie vor, meist nach längerem Krankheitsverlauf. Eine rein sensible Gangliopathie ohne Vaskulitis tritt beim Sjögren-Syndrom auf. Klinisch sensible vaskulitische Neuropathien zeigen ansonsten elektrophysiologisch meist auch eine motorische Beteiligung (Seo et al. 2004).

Pathogenetisch können eine Ablagerung von Immunkomplexen mit Komplementaktivierung, eine zellulär vermittelte Toxizität durch T-Zellen und Makrophagen, eine eosinophile Vaskulitis und/oder eine antikörperinduzierte Aktivierung neutrophiler Granulozyten zugrunde liegen. Ein Zusammenhang mit viralen Infektionen besteht in Fällen von Polyarteriitis nodosa mit Nachweis von HBsAg und bei der gemischten Kryoglobulinämie in Verbindung mit einer HCV-Infektion. Diagnostisch hilfreich sind der Nachweis assoziierter Autoantikörper und der übrigen Organmanifestationen sowie die Nervenbiopsie. Die Sensitivität einer Nervenbiopsie liegt bei nicht-systemischen Formen bei etwa 50–60 % (Collins et al. 2010). Durch eine zusätzliche Muskelbiopsie kann die Ausbeute um ca 15 % gesteigert werden (Vrancken et al. 2011). Es wird daher empfohlen, immer dann eine kombinierte Biopsie zu machen, wenn bei Verdacht auf Vaskulitis Nerv und Muskel mit einer Inzision biopsiert werden können (z. B. N. suralis und M. gastrocnemius; Collins et al. 2010). Bioptisch zeigen sich im positiven Fall eine transmurale Infiltration, fibrinoide Wandnekrose, Fragmentation der Elastica interna, Disruption des Endothels und Einblutungen in die Gefäßwand. In vielen Fällen kann der Verdacht auf Vaskulitis auch durch perivaskuläre Infiltrate in der Hautbiopsie gestützt werden (Üçeyler et al. 2010). Bei Kollagenosen und systemischen Vaskulitiden können im Liquor leichte Erhöhungen von Zellzahl und Eiweiß vorkommen, während eine Pleozytose und ein Liquoreiweiß von > 110 mg/dl eine NSVN ausschließen (Collins et al. 2010).

**Kasten J 1.7:** Empfohlene Laboruntersuchungen bei vaskulitischer Neuropathie (vereinfacht nach Heuss et al. 2003; Collins et al. 2010)

| |
|---|
| 1. Routineuntersuchungen<br>– Blutbild mit Differenzial-BB, BSG, CRP, Akutphase-Proteine, Serumelektrophorese, Immunfixation, Immunelektrophorese, HbA1c, oraler Glukosetoleranztest, ANA, ANCA, Rheumafaktor, Komplementfaktoren, Kryoglobuline<br>– Urin: U-Status, Eiweiß, Mikroalbumin, Glukose, Kreatinin-Clearance, Immunelektrophorese<br>– Liquor: Zellzahl, Eiweiß, Glukose, oligoklonale Banden, Laktat, HBV-, HCV-Serologie |
| 2. Bei spezifischem Verdacht indiziert:<br>– anti-SS-A (Ro), anti-SS-B (La), dsDNA, ENA, ACE, VEFG, β2-Mikroglobulin, HIV-Serologie, Borrelien-Serologie<br>– Paraneoplastische Antikörper |

*Differentialdiagnostisch* kommen u. a. HIV-assoziierte oder diabetische Neuropathie, Amyloidose, Sarkoidose, hereditäre Neuropathie mit Neigung zu Druckparesen (HNPP), Lepra, Borreliose, MMN, Neurofibromatose, maligne Infiltration von Nerven, ischämische Neuropathien bei schwerer pAVK oder pyogene Nervenschäden bei einer Sepsis/Endokarditis in Betracht.

Zöliakie, M. Crohn und Colitis ulcerosa können durch demyelinisierende oder sensible/sensomotorische axonale Neuropathien kompliziert werden, die mehrheitlich auf Immuntherapien ansprechen (Gondim et al. 2005; Chin et al. 2006). Ob hier eine Vaskulitis beteiligt ist, ist unklar.

**Kasten J 1.7** zeigt die bei Verdacht auf vaskulitische Neuropathie empfohlenen Laboruntersuchungen. Eine Nervenbiopsie ist für die definitive Diagnose erforderlich, es sei denn, die Vaskulitis ist an einem anderen Organ gesichert und die Neuropathie erfüllt die klinischen Kriterien der vaskulitischen Neuropathie.

### J 1.7.2 Verlauf

Neuropathien bei systemischen Vaskulitiden zeigen im Allgemeinen eine langsame Besserung, wenn die systemischen Manifestationen auf immunsuppressive Maßnahmen ansprechen (Said et al. 1988; Davies et al. 1996). Schwere axonale Schäden bilden sich jedoch meist kaum zurück. Spontane Besserungen sind selten. Die langfristige Prognose und Lebenserwartung wird durch die übrigen Organmanifestationen bestimmt. Die 5-Jahres-Überlebensrate liegt bei systemischen Kleingefäß-Vaskulitiden bei 70 % (Stagnaro et al. 2015). Systemische Manifestationen bei isolierter Vaskulitis peripherer Nerven kommen im Verlauf bei 6–37 % vor (Collins et al. 2003, Said und Lacroix 2005). Echte isolierte Vaskulitiden peripherer Nerven haben eine recht gute Langzeitprognose mit Erhalt der freien Gehfähigkeit bei 85 % der Patienten nach mehrjährigem Verlauf. Häufig ist der Verlauf zunächst monophasisch, jedoch mit einer Rückfallquote zwischen 30–40 % (Collins et al. 2003). Häufig persistieren neuropathische Schmerzen. Die Gesamtmortalität bei nicht-systemischen Vaskulitiden wird in größeren Kohorten mit knapp 20 % angegeben (Collins et al. 2003).

### J 1.7.3 Therapeutische Prinzipien und pragmatische Therapie

Bei systemischen Vaskulitiden wird die Neuropathie als spezifische Organmanifestation angesehen, sodass die Behandlung der Grundkrankheit in Kooperation mit internistisch-rheumatologischen Kollegen erfolgen soll. Die Therapie richtet sich neben dem Schweregrad der Neuropathie und deren Progredienz insbesondere auch nach den weiteren Organmanifestationen. Als Induktionstherapie wird bei systemischen Vaskulitiden die Kombination von Kortikosteroiden (z. B. Methylprednisolon) und oralem (2 mg/kg/d) oder (vorzugsweise, wegen geringerer Nebenwirkungen) intravenösem Cyclophosphamid (750 mg/m$^2$ alle drei Wochen) über 3–6 Monate, bis zum Erreichen der Remission, empfohlen. Danach erfolgt eine Erhaltungstherapie mit Azathioprin oder Methotrexat (Gwathmey et al. 2014). Bei therapierefraktären Verläufen bestehen Alternativen in Rituximab, IvIg und anderen Biologica und Plasmapherese.
Kontrollierte Studien zur NSVN liegen nicht vor (Vrancken et al. 2007). Bei Patienten mit unkomplizierter NSVN genügt oft eine alleinige oralen Steroidtherapie, beginnend mit 1–1,5 mg/kg/d Prednison oder Prednisolon oder einer Pulstherapie (Methylprednisolon 1 000 mg/d über 3 Tage oder 500 mg/d Methylprednisolon i. v. über 5 Tage), womit eine Remissionsrate von rund 60 % erzielt werden kann (Collins et al. 2003; Pagnoux und Guillevin 2005). Die Kortikosteroide können über 6–12 Monate langsam reduziert werden. Cyclophosphamid kann nach initialer Stabilisierung nach 3–6 Monaten auf Azathioprin (3 × 50 mg bzw. 2–3 mg/kg/d) oder Methotrexat (7–15 bis max. 25 mg/Woche) umgesetzt werden (Collins et al. 2010). Dabei soll der Behandlungserfolg klinisch, elektrophysiologisch und mit Laborkontrollen überprüft werden.

## J 1.8 Neuralgische Schulteramyotrophie

### J 1.8.1 Klinik

Die neuralgische Schulteramyotrophie (NA, idiopathische Armplexusneuritis, Parsonage-Turner-Syndrom) hat eine Inzidenz von 1 : 1 000 und ist gekennzeichnet durch akute starke Schmerzen im Schulter-Armbereich mit nachfolgender Entwicklung von multifokalen Paresen und Atrophie im Versorgungsgebiet einzelner oder mehrerer Armnerven einer Seite (van Alfen 2011; van Alfen et al. 2015; van Eijk et al. 2016). Definitionsgemäß liegt kein Trauma, keine tumoröse Infiltration, Bestrahlungsfolge oder andere fassbare Ursache vor. Bei etwa 50 % werden jedoch Infektionen, vermehrte körperliche Aktivität, Operationen oder Impfungen im Vorfeld beobachtet (van Alfen und van Engelen 2006). Eine Immunpathogenese wird angenommen, gestützt durch die Triggerfaktoren und den bioptischen Nachweis von mononukleären Infiltraten in wenigen untersuchten Fällen (Suarez et al. 1996). Zudem wird in Analogie zur viel selteneren hereditären neuralgischen Schulteramyotrophie (HNA) eine genetische Prädisposition postuliert. Die Inzidenz der idiopathischen NA beträgt 2–4/100 000/Jahr, Männer sind im Verhältnis 3 : 2 häufiger betroffen, das typische Manifestationsalter liegt im 2. bis 4. Lebensjahrzehnt.
Die Schmerzen treten bei 60 % aus dem Schlaf heraus auf und sind auch in der Folgezeit nachts schlimmer. Analgetika sind nicht wirksam. Als typisches klinisches Zeichen gilt ein einschießender Schmerz bei Dehnung des Plexus durch Armhebung oder Abduktion der Lasègue des Armes. Der rechte Arm ist häufiger betroffen, eine oft subklinische bilaterale Beteiligung kommt in ca. 33 % vor. Die Äste des oberen Armplexus bzw. des posterioren Faszikels (N. thoracicus longus, N. axillaris, N. radialis, N. suprascapularis) werden einzeln oder in Kombination bevorzugt betroffen. Selten sind isolierte Paresen der distalen Armmuskulatur, Affektionen des N. medianus/N. interosseus anterior, N. phrenicus oder kaudaler Hirnnerven. Bei 2/3 findet sich eine Skapula alata. Sensible Ausfälle sind gering ausgeprägt und decken sich in der Verteilung nicht mit den motorischen Ausfällen (van Alfen und van Engelen 2006). *Elektrophysiologisch* lassen sich bei jeweils einem Viertel der Patienten eine Minderung der sensiblen oder motorischen Amplituden oder F-Wellenveränderungen nachweisen, nadelmyographisch finden sich in unterschiedlichem Umfang Zeichen florider Denervierung, neurogenen Umbaus oder Reinnervationspotenziale in paretischen Muskeln (Flaggman und Kelly 1980). Das Liquorprotein ist meist normal, selten kommen oligoklonale Banden vor. Im Serum findet man bei etwa 25 % der Patienten anti-Gangliosid Antikörper (van Eijk et al. 2010). Die Kernspintomographie des Plexus kann T2-Hyperintensitäten der betroffenen Nerven und Atrophie der beteiligten Muskulatur darstellen (Lieba-Samal et al. 2016). Sonographisch findet man Verbreiterungen, Konstriktionen und Torsionen der Faszikel (Aranyi et al. 2015).
Das typische klinische Erscheinungsbild ist kaum zu verwechseln. Differentialdiagnostisch sollten nicht-neurologische Erkrankungen der Schulter ausgeschlossen werden, infektiöse, neoplastische oder traumatische Plexusläsionen und multisegmentale zervikale Wurzelläsionen sowie ein Karpaltunnelsyndrom mit ausgeprägter Brachialgie. In Fällen mit nachgewiesenem Leitungsblock im Plexusbereich kann in der Akutphase die Abgrenzung zur MMN schwierig sein, die allerdings im Allgemeinen schmerzlos und nicht monophasisch verläuft, zu-

dem kommen auch bei der HNPP rezidivierende Armplexusneuropathien vor. Eine analoge Erkrankung des Plexus lumbosacralis kommt auf diabetischer Grundlage oder idiopathisch vor, hier werden mikrovaskulitische Veränderungen beschrieben (Dyck et al. 2001). Die Patienten sind durchschnittlich 70 Jahre alt, zeigen oft einen Gewichtsverlust, eine Eiweißerhöhung im Liquor und in der Regel eine beidseitige Beteiligung.

### J 1.8.2 Verlauf

Der Verlauf ist selbstlimitierend und monophasisch. Die Symptomatik beginnt bei 90 % der Patienten mit ungewöhnlich starken Schmerzen in der Schulter-Arm-Region, deren Maximum in wenigen Stunden erreicht ist. Die Paresen treten in 70 % der Fälle bis 2 Wochen nach Beginn der Schmerzen auf, in 85 % bis 4 Wochen danach. Dabei lassen die Schmerzen nach bzw. wechseln den Charakter. Das Maximum der Symptomausprägung wird meist innerhalb von 4 Wochen erreicht (Beghi et al. 1985; Russell und Windebank 1994). Eine ein- oder beidseitige Beteiligung kommt vor (15–35 %). Im Allgemeinen wird eine gute spontane Erholung berichtet, was aber nicht für Fälle mit kompletter Denervierung des Muskels gilt. Trotz der Spontanerholung leiden 2/3 der Patienten noch nach 3 Jahren unter Paresen und Schmerzen. In einer großen Kohorte wurde ein Verlauf mit substanziellen Residuen bei über 50 % der Patienten und die Notwendigkeit einer rehabilitativen Therapie bestätigt (Cup et al. 2013). Negative prognostische Faktoren sind eine Beteiligung des unteren oder des kontralateralen Armplexus oder starke und lang anhaltende Schmerzen. Rezidive treten bei 10–25 % auf. Demgegenüber ist der Verlauf der nichtdiabetischen lumbosakralen Plexusneuropathie auf wohl vaskulitischer Grundlage, bei der praktisch alle Patienten vorübergehend eine Gehhilfe oder einen Rollstuhl benötigen, meist monophasisch mit inkompletter Remission über ein Jahr (Dyck et al. 2001).

### J 1.8.3 Therapeutische Prinzipien und pragmatische Therapie

Kontrollierte Studien liegen nicht vor (van Alfen et al. 2009), die Empfehlungen beruhen daher auf Fallberichten und Erfahrungswerten. Zur Schmerzlinderung in der Akutphase wird die Kombination eines langwirksamen NSAR mit einem Opiat empfohlen, in der zweiten Phase ein Medikament zur Behandlung neuropathischer Schmerzen. Kortikosteroide, z. B. Prednisolon, können die Dauer der Symptome abkürzen und werden beginnend mit 1 mg/kg/d mit allmählicher Reduktion über 2–3 Wochen empfohlen. In einer retrospektiven Analyse von 50 Patienten erwies sich eine innerhalb eines Monats nach Einsetzen der Schmerzsymptomatik eingeleitete 13-tägige orale Steroidtherapie mit Prednisolon 60 mg/die in der ersten Woche und anschließender Abdosierung in 10 mg-Schritten im Vergleich zu einer historischen Kontrollgruppe von 203 unbehandelten Patienten als besser wirksam hinsichtlich des Anteils der Patienten, bei denen die motorische Schwäche bereits im ersten Monat regredient war (18 % vs. 6,3 %) und die sich innerhalb eines Jahres funktionell vollständig erholten (12 % vs. 1 %) (van Eijk et al. 2009). Zu IvIg gibt es nur je einen Fallbericht bei idiopathischer und hereditärer NA. Ein Fallbericht zeigt eine rasche Remission unter der Kombination mit hochdosiertem Methylprednisolon und IvIg (Johnson et al. 2011), eine Fallserie hatte unter ähnlicher Therapie weniger positive Ergebnisse (Naito et al. 2012). Bei der lumbosakralen Plexusneuropathie sind in einem Teil der Fälle intravenöse Kortikosteroide oder IvIg wirksam (Dyck und Windebank 2002). Frühzeitige Physiotherapie ist wichtig, auch um eine Gelenkeinsteifung zu verhindern.

## J 1.9 Herpes-zoster-Radikulitis

Siehe auch **Kap. F 8**.

### J 1.9.1 Klinik

Rund 300 000 Menschen in Deutschland erkranken jährlich an einem Herpes zoster, der die Reaktivierung einer latenten Varicella-zoster-Infektion darstellt. Im Anschluss an eine Windpockeninfektion – meist im Kindes- oder Jugendalter – können die Erreger in ein latentes Stadium in thorakalen und trigeminalen Ganglien eintreten, aus dem heraus bei verschlechterter Abwehrlage im Alter oder bei Immunsuppression eine Reaktivierung der Erreger erfolgt, die nach intraganglionärer Vermehrung eine zentripetale und zentrifugale Ausbreitung zeigen. In der Peripherie entstehen die typischen Hauteffloreszenzen des Herpes zoster (Gürtelrose). Zentral kann es zu einer Leptomeningitis und (meist subklinisch) Enzephalitis kommen. Auch nach Impfung mit einem attenuierten Lebendimpfstoff sind Reaktivierungen möglich (Gilden et al. 2000), selten kommen Reinfektionen vor. Risikofaktoren für eine Zostermanifestation sind Infektionen, Verbrennungen, operative Eingriffe, Alkoholmissbrauch sowie endogene und iatrogene Immunmangelsyndrome. HIV-Infizierte haben ein 20-fach erhöhtes Erkrankungsrisiko. Die Inzidenz des Herpes zoster wird in einer populationsbasierten amerikanischen Studie mit 3,6 pro 1 000 Lebensjahre angegeben, sie liegt bei Männern höher als bei Frauen (3,9 vs. 3,2 pro 1 000 Lebensjahre), steigt im Zeitraum 1996 bis 2001 von 3,2 auf 4,1 pro 1 000 Lebensjahre und nimmt mit dem Alter zu, von 1,3 pro 1 000 Lebensjahre in der Gruppe der 22- bis 29-Jährigen auf 10,7 pro 1 000 Lebensjahre bei > 80-Jährigen (Yawn et al. 2007). Das Rezidivrisiko liegt bei 5 %. Eine saisonale Häufung besteht nicht.

In einer etwa ein- bis dreitägigen Prodromalphase gehen Fieber, Abgeschlagenheit sowie dermatombezogene Missempfindungen und Schmerzen der Bläscheneruption voraus. Häufig besteht eine lokale Lymphknotenschwellung. Die Hautmanifestationen bestehen in gruppierten klaren Bläschen auf erythematösem Grund im zugehörigen Dermatom, die nach 3–4 Tagen in Pusteln übergehen und nach 7–10 Tagen verkrusten. Innerhalb von

2–3 Wochen erfolgt die Abheilung, die bei Sekundärinfektion oder Nekrotisierung Narben zurücklässt. Die begleitenden Schmerzen sind von stechend-brennendem Charakter und werden oft begleitet von einer Hypästhesie, Dysästhesie oder Allodynie im betreffenden Dermatom. Am häufigsten sind thorakale Dermatome betroffen, am zweithäufigsten der Gesichtsbereich. Bei Befall des ersten Trigeminusastes (Nasenspitze betroffen) kann ein *Zoster ophthalmicus* mit Befall von Konjunktiva und Cornea und Gefahr der Erblindung auftreten (15 %). Bei Befall des siebten Hirnnerven (Ramsay-Hunt-Syndrom) kann eine periphere Facialisparese begleitet sein von Bläschen im äußeren Gehörgang (*Zoster oticus*) oder am harten Gaumen. Ein Befall der okulomotorischen (insb. HN III) oder der kaudalen Hirnnerven kommt vor. Bei zervikalem oder lumbalem Befall können in bis zu 20 % Paresen des entsprechenden Myotoms durchschnittlich 2 Wochen nach Beginn der Effloreszenzen auftreten, bei sakralem Befall Blasenentleerungsstörungen. In seltenen Fällen sind mehrere benachbarte Dermatome betroffen oder der Zoster generalisiert, meist im Rahmen einer Immunsuppression (Gilden et al. 2000).

Wahrscheinlich selten ist der Zoster sine herpete, definiert als dermatomgebundener Schmerz ohne Exanthem, bestätigt durch den VZV-DNA- oder Antikörper-Nachweis im Liquor. Einzelfälle mit Zoster-Neuropathie sine herpete wurden beschrieben. Durch den Bläscheninhalt können sich Personen, die keine Immunität gegen Windpocken haben, anstecken und an Windpocken erkranken. Die *Diagnose* der Zoster-Radikulitis erfolgt in typischen Fällen klinisch, in unklaren Fällen helfen die Beobachtung des Titerverlaufs im Liquor und die Bestimmung der Virus-DNA im Liquor weiter. Der Liquor zeigt eine leichte bis mäßige lymphomonozytäre Pleozytose. Serumantikörpertiter sind nicht aussagekräftig. MR-tomographisch reichern betroffene Nervenwurzeln oft Gadolinium an. Pathoanatomisch findet sich eine lymphohistiozytäre Entzündung des Spinalganglions mit teilweisem Auftreten fokaler hämorrhagischer Nekrosen, eine Hinterhorndegeneration sowie bei Befall des peripheren Nerven eine Demyelinisierung mit nachfolgender Wallerscher Degeneration. Differentialdiagnostisch kommt in einzelnen Fällen eine Borreliose oder eine Herpes-simplex-Infektion infrage, die aber keine segmentalen Effloreszenzen zeigen.

## J 1.9.2 Verlauf

Eine unkomplizierte Zoster-Infektion ist selbstlimitierend. Als Komplikationen können vaskulitisch bedingte Paresen benachbarter Hirnnerven oder Enzephalopathien auftreten sowie Myelitiden (**Kap. E 8**; Gilden et al. 2000). Bei immunkompromittierten Patienten kommen nekrotisierende und superinfizierte Hautmanifestationen vor, die Abheilung der oft multisegmentalen Läsionen vollzieht sich protrahiert. Eine Virusdissemination tritt bei bis zu 50 % dieser Patienten ein, was zu mitunter lebensbedrohlichen Organmanifestationen führen kann. Sehr selten ist eine generalisierte Polyradikuloneuritis.

Die häufigste Komplikation ist das Auftreten einer postherpetischen Neuralgie (PHN) bei ca 20 % der Patienten, definiert als dermatombezogener Schmerz mehr als 3 Monate nach Auftreten der Bläschen. Der Schmerz kann dabei persistieren oder, seltener, nach einem freien Intervall auftreten. Prädiktoren für die Entwicklung einer PHN sind höheres Lebensalter, starke Ausprägung der Effloreszenzen und Schmerzintensität bei der Zoster-Radikulitis sowie eine Augenbeteiligung. Das Auftreten einer PHN hängt möglicherweise mit der Höhe der Virusreplikation zusammen. Vor dem 50. Lebensjahr ist sie selten, nach dem 60. Lebensjahr beträgt die Inzidenz rund 45 % und nach dem 70. Lebensjahr über 70 % (Gilden et al. 2000). Nach 6 Monaten sind Schmerzen noch bei über 10 % der Patienten vorhanden, nach einem Jahr bei 3 %. Eine zosterische Fazialisparese hat eine schlechtere Prognose als eine idiopathische. Atrophische Paresen bei Vorderhornbefall bilden sich in 55–75 % partiell oder vollständig zurück. Bei 49 Patienten im mittleren Alter von 71 Jahren (67 % männlich) mit Zoster-assoziierter Extremitätenparese war in 55 % die untere Extremität betroffen. Der durchschnittliche Parese-Score betrug 2,0 (0–4) und die Lähmungsdauer im Mittel 193 Tage, wobei in 37 % eine Radikulopathie und in 63 % eine Plexopathie oder periphere Neuropathie vorlag mit MR-tomographisch nachweisbarer Auftreibung, T2-Signalveränderung oder Kontrastmittel-Anreicherung in 64 % der betroffenen peripheren Nerven bzw. Plexusanteile. Eine PHN lag nach einem Monat bei 92 % und nach 3 Monaten bei 65 % der Patienten vor (Jones et al. 2013).

## J 1.9.3 Therapeutische Prinzipien

Eine groß angelegte randomisierte doppelblinde Studie wies den Nutzen einer einmaligen attenuierten Lebendimpfung (Zostavax®) bei über 60-Jährigen nach, wodurch die Inzidenz eines Herpes zoster um die Hälfte und einer PHN um zwei Drittel reduziert wurde (Oxman et al. 2005). 2006 erfolgte die europäische Zulassung für Personen über 60 Jahre. In einer randomisierten, doppelblinden Placebo-kontrollierten, multizentrischen Studie erwies sich eine Hitze-inaktivierte Zoster-Vaccine bei 4 Applikationen im Abstand von ca. 30 Tagen bei erwachsenen Patienten mit einem malignen soliden Tumor, einer malignen hämatologischen Erkrankung oder HIV-Infektion als sicher und immunogen. Bei Patienten nach autologer, jedoch nicht nach allogener hämatopoietischer Stammzelltransplantation kam es zu einem T-Zell-Anstieg, jedoch in keiner der beiden Gruppen zu einer Antikörper-Antwort (Mullane et al. 2013). Ein Cochrane Review basierend, auf acht randomisierten, kontrollierten Studien an 52 269 Personen im Durchschnittsalter von > 60 Jahre, bewertet die VZV-Impfung insbesondere in der Altersgruppe der 60- bis 69-Jährigen als effektiv in der Herpes zoster Prävention und generell als gut verträglich mit wenigen systemischen und milden bis moderaten lokalen Nebenwirkungen an der Injektionsstelle. Die VZV-spezifische Immunität lässt sich durch eine zweite Vaccine-Dosis nicht verbessern,

**Tab. J 1.8:** Kontrollierte randomisierte Studien zur antiviralen Therapie des unkomplizierten Herpes zoster und Reduktion der PHN

| Medikament | Dosierung | Effekt auf akuten H. zoster | Prävention der PHN | Wirksamkeit bei Immunsuppression | Wirksamkeit bei Zoster ophthalmicus |
|---|---|---|---|---|---|
| Aciclovir p. o./i. v. | p. o.: 5 × 800 mg/d<br>i. v.: 3 × 5–10 mg/kg/d | + | + | + | + |
| Valaciclovir | 3 × 1 g/d | +* | +* | | +* |
| Famciclovir | 3 × 250 mg/d<br>2 × 500 mg/d<br>1 × 750 mg/d | +*<br>+*<br>+* | +** | +* | +* |
| Brivudin | 7,5–15 mg/kg/d | +* | | | |
| Sorivudin | 40 mg/d | +* | | | |

* im randomisierten Vergleich zumindest gleich effektiv wie Aciclovir p. o.
** im randomisierten Vergleich gleich effektiv wie Valaciclovir

weder in der Altersgruppe ab 60 noch ab 70 Jahre (Gagliardi et al. 2012). Die virostatische Behandlung mit *Aciclovir* verkürzte in Studien die Zeit bis zum Verschwinden der Effloreszenzen und verringerte in drei von sieben doppelblinden, randomisierten Studien die Akutschmerzen. Ein Cochrane Review, basierend auf sechs randomisierten kontrollierten Studien an insgesamt 1 211 Patienten, kam zu dem Ergebnis, dass durch die orale Gabe von Aciclovir im Akutstadium des Herpes zoster zwar die Schmerz-Inzidenz 4 Wochen nach Auftreten der Hauteffloreszenzen reduziert wird, jedoch in den fünf Studien zur Evaluation von Aciclovir nach 4 und 6 Monaten keine signifikante Differenz bezüglich Inzidenz der PHN zwischen Verum- und Kontrollgruppen besteht. Auch die 419 Patienten umfassende Studie zur Evaluation von Famciclovir fand diesbezüglich keinen signifikanten Unterschied; des Weiteren liegt keine ausreichende Evidenz für eine Prävention der PHN durch andere antivirale Behandlungen vor (Li et al. 2009). Ein Review (Pavan-Langston 2008) kam zu dem Ergebnis, dass *Aciclovir, Valaciclovir* und *Famciclovir* die Dauer von Akutschmerz, Virusstreuung, Ausschlag, Vorderhornbeteiligung und (für Valaciclovir und Famciclovir) auch die Schwere und Inzidenz der PHN reduzieren (**Tab. J 1.8**). Aciclovir kann bei Präzipitation in den Nierentubuli nephrotoxisch wirken, sodass bei parenteraler Anwendung auf eine ausreichende Flüssigkeitszufuhr (500 ml/1 g Aciclovir) zu achten ist. Weitere Nebenwirkungen sind Kopfschmerzen, Schwindel und Verwirrtheit. Hohe Serumspiegel von Aciclovir sind nur bei intravenöser Anwendung zu erreichen, Valaciclovir und Famciclovir haben eine höhere orale Bioverfügbarkeit. In einer offenen Studie war die Anwendung von Valaciclovir auch beginnend mehr als 72 Stunden nach Symptombeginn noch effektiv. Famciclovir und Valaciclovir sind ähnlich wirksam, verursachen jedoch Kopfschmerzen, Gesichtsödeme und Übelkeit als Nebenwirkungen, aber bei Nierengesunden keine Nierenfunktionsstörung. Unter Valaciclovir können Halluzinationen auftreten. Die Tagesdosis von Famciclovir von 750 mg/die kann in ein bis drei Dosen verabreicht werden (Shafran et al. 2004). Für beide neueren Substanzen liegen keine vergleichenden Daten für die Behandlung des schweren, komplizierten Herpes zoster vor. In diesen Fällen ist intravenöses Aciclovir (3 × 5–10 mg/kg/die i. v.) weiterhin als Therapie der Wahl anzusehen.

Auch bei *Immunkompromittierten* nach Transplantation bzw. unter Chemotherapie mit unkompliziertem Zoster war Famciclovir in einer kontrollierten, randomisierten Studie in der Akutphase ähnlich gut wirksam wie Aciclovir (Tyring et al. 2001). In der Schwangerschaft kann mit Aciclovir oder Valaciclovir therapiert werden (Wutzler et al. 2003).

Bei immunkompromittierten Personen wurden Vidarabin, Brivudin oder Sorivudin in kleineren Studien eingesetzt. Aciclovir war dabei wirksamer als Vidarabin, aber allenfalls äquieffektiv im Vergleich zu Brivudin oder Sorivudin. Sorivudin ist jedoch myelotoxisch. Brivudin verhindert das Auftreten einer PHN wie Famciclovir (Wassilew et al. 2005). Die Anwendung von Foscarnet i. v. ist wirksam, aber nebenwirkungsreich (Tubulusnekrosen, Anämie, Hyperkalzämie). Foscarnet und Sorivudin sind in dieser Indikation nicht zugelassen. Kortikosteroide in Kombination mit einem Virostatikum verkürzen den akuten Zosterschmerz und die Dauer der Effloreszenzen (Wood et al. 1994). In einer kontrollierten Studie hatte Gabapentin keinen und Oxycodon einen mäßigen Effekt auf den akuten Zosterschmerz (Dworkin et al. 2009). In einer randomisierten Placebo-kontrollierten Studie an 138 über 50-jährigen Patienten mit einem akuten thorakalen Herpes zoster, dessen Beginn weniger als eine Woche zurücklag und bei dem innerhalb von 72 Stunden nach Einsetzen der Hauterscheinungen eine 7-tägige orale Behandlung mit Aciclovir 5 × 800 mg/d eingeleitet wurde, erfolgte wegen akuter mittelstarker oder starker thorakaler Zoster-Schmerzen zusätzlich zur Behandlung mit Pregabalin 2 × 150 mg/d und Acetaminophen als analgetische Bedarfsmedikation eine singuläre paravertebrale Injektionstherapie mit Bupivacain 25 mg und Dexamethason 8 mg, die in der Verum-Gruppe zu einer signifikanten Verringerung der Schmerzintensität und -dauer führte sowie zu einer signifikant niedrigeren Inzidenz der PHN nach 6 Monaten, jedoch nicht nach drei Monaten (Makharita et al. 2014).

Die Behandlung mit Amantadin, Adenosinmonophosphat und L-Dopa zeigte in jeweils einer älteren Studie eine gewisse Wirksamkeit bei der Verhinderung einer PHN. Die Studien waren jedoch klein und wurden nicht repliziert. Die einmalige Gabe von VZV-Immunglobulin (2 ml/kg KG) im Akutstadium kann die spätere PHN-Inzidenz verringern (Hugler et al. 2002). Auch Amitriptylin über 90 Tage reduzierte in einer placebokontrollierten Studie die Häufigkeit der PHN nach 6 Monaten. In Ermangelung adäquater klinischer Studien gibt die »Neuropathic Pain Special Interest Group der International Association for the Study of Pain« lediglich eine schwache Empfehlung für die interventionelle Behandlung neuropathischer Schmerzen bei Herpes Zoster mit epiduralen Injektionen. Auf der Basis der vorliegenden Daten empfiehlt sie darüber hinaus, keine Sympatikusblockaden bei PHN durchzuführen (Dworkin et al. 2013). Die evidenzbasierte Behandlung der PHN kann sich auf trizyklische Antidepressiva, topisches Lidocain (5 %), topisches Capsaicin (8 %), Gabapentin, Pregabalin und Opioide stützen (Hempenstall et al. 2005). Eine Meta-Analyse auf der Grundlage von 28 randomisierten, kontrollierten Studien an insgesamt 4317 Patienten mit PHN ergab, dass Opioide in den Studien mit > 50 Patienten die größte durchschnittliche Schmerzreduktion auf der 11 Punkte NRS im Vergleich zu Placebo bewirkten und Pregabalin in einer Dosierung von >300 mg/d für das Erreichen einer Schmerzreduktion von > 30 % und > 50 % gegenüber Placebo am effektivsten war; 8 von 12 Behandlungen hatten ein höheres Nebenwirkungsrisiko als Placebo, unter trizyklischen Antidepressiva und Opioiden waren Therapieabbrüche häufiger als unter Placebo (Snedecor et al. 2014). Eine retrospektive Analyse der Daten von 1645 Patienten mit PHN zeigte, dass in der Initialtherapie mit Gabapentin die Zieldosis von 1 800 mg/d nur von ca. 14 % der Patienten erreicht wurde, unter der Initialbehandlung mit Pregabalin kamen 87 % der Patienten auf eine Tagesdosis von > 150 mg und 27 % auf eine Tagesdosis von > 300 mg, wobei in beiden Therapiegruppen ca. 1/3 der Patienten eine zusätzliche Schmerzmedikation, vorzugsweise mit einem Opioid benötigte (Johnson et al. 2013). Die positiven Ergebnisse einer randomisierten, kontrollierten Studie zur intrathekalen Glukokortikoidtherapie sind bisher nicht reproduziert worden.

## J 1.9.4 Pragmatische Therapie in der Akutphase

1. Bis 3 Tage nach Einleitung einer virostatischen Therapie sollte der nahe Kontakt Erkrankter zu immunkompromittierten Personen vermieden werden.
2. Zur Behandlung des *Akutschmerzes* können konventionelle Analgetika z. B. NSAR, Paracetamol 3–4 × 1 g oder Metamizol 3 × 500–1 000 mg versucht werden. Der Effekt lässt sich nach 1–2 Tagen abschätzen. Opioide und Substanzen gegen neuropathische Schmerzen (z. B. Amitriptylin) können nötig werden, gegebenenfalls kann eine Sympathikusblockade erwogen werden. Auch topisches Aspirin ist wirksam.
3. Eine *virostatische* Therapie sollte innerhalb von 72 Stunden nach Auftreten der Effloreszenzen bei allen Personen begonnen werden, die eines der folgenden Kriterien erfüllen: Alter über 50 Jahre, mäßige bis starke Schmerzen, mäßig bis stark ausgeprägte Effloreszenzen, Zoster außerhalb des Rumpfes, Immundefizienz, schwerer bzw. komplizierter Zoster (hämorrhagisch, mehr als ein Dermatom, Schleimhautbeteiligung etc.) (Werner et al. 2017).
   Bei *immunkompetenten* Patienten wird mit Valaciclovir 3 × 1 000 mg (= 3 × 2 Tbl.) oral für 7 Tage oder mit Famciclovir (Famvir®) 3 × 250–500 mg (= 3 × 1–2 Tbl.) oral für 7 Tage behandelt (↑, B). Bei starker Einschränkung der Nierenfunktion ($Cl_{Krea}$ < 30 ml/min) muss eine Dosisanpassung erfolgen. Diese Therapie kann auch bei Zoster ophthalmicus ohne Risikofaktoren erfolgen (↑, B). Ein Zoster ophthalmicus sollte in jedem Fall zur Erkennung lokaler Komplikationen von einem Augenarzt mitbetreut werden. Es erscheint vertretbar, dasselbe Vorgehen bei Patienten mit geringer Abwehrschwäche durchzuführen, auch Brivudin kann zum Einsatz kommen (Zostex®, 1 × 125 mg/d p. o. für 7 Tage) (↑, B). Ein Therapiebeginn noch nach 72 Stunden ist bei Vorhandensein frischer Bläschen, bei kompliziertem Zoster, Zoster ophthalmicus oder Immunsuppression sinnvoll (Wutzler et al. 2003; Werner et al. 2017) (↑, B).
   Bei stärker *immunkompromittierten* Patienten oder bei komplizierter (multisegmentaler/disseminierter) Zoster-Infektion wird Aciclovir 5–10 mg/kg i. v. 3 × täglich für 7–10 Tage empfohlen. Bei Kreatinin-Clearance unter 50 ml/min Dosisintervall 12 Stunden, bei Kreatinin-Clearance unter 25 ml/min Dosisintervall 24 Stunden.
4. Bei Aciclovirresistenz, die bei Immunsupprimierten mit persistierenden Zosterläsionen vorkommt, und schwerer Erkrankung können Foscarnet (Foscavir® 40 mg/kg alle 8 Stunden) für mindestens 14 Tage oder evtl. Cidofovir eingesetzt werden.
5. Bakterielle Superinfektionen sind mit staphylokokkenwirksamen Antibiotika zu behandeln.
6. *Kontaktpersonen* mit Risikofaktoren (Immundefizienz, Schwangerschaft) können innerhalb von 4 Tagen post expositionem mit einer Dosis Varicella-zoster-Immunglobulin (Varitect® 25 IE/kg i. v.) behandelt werden. Die Immunglobulingabe hat bei manifester Zoster-Infektion keinen Einfluss auf die akute Erkrankung. Eine Postexpositionsprophylaxe mit Aciclovir ist nicht etabliert. Andere immunkompetente Kontaktpersonen ohne Impfprophylaxe sollten innerhalb von 3 Tagen aktiv immunisiert werden (Wittek et al. 2010). Bei Patienten mit Immundefizienz ohne Kontakt zu Infizierten ist eine prophylaktische Impfung zu erwägen, sofern die Leukozytenzahlen über 1 200/µl liegen. Dies gilt auch für Eltern und medizinische Betreuer von Risikopersonen.
7. In einer multizentrischen, randomisierten, doppelblinden, placebokontrollierten Studie (Shingles Prevention Study) in den USA an 38 546 Personen im Alter ≥ 60 Jahre konnte gezeigt werden, dass eine VZV-Impfung die Inzidenz des Herpes zoster um 51,3 % reduziert,

den Schweregrad der Erkrankung um 61,1 % und die PHN-Inzidenz um 66,5 % (Oxman et al. 2008). Die offizielle Aufnahme der Zoster-Impfung in den Impfplan der STIKO wird aktuell diskutiert (Wittek et al. 2010).
8. Die Leitlinien der Deutschen Gesellschaft für Hämatologie und Medizinische Onkologie empfehlen eine Risiko-adaptierte antivirale Prophylaxe mit Aciclovir bzw. Valaciclovir gegen HSV und VZV bei Patienten mit soliden Tumoren und malignen hämatologischen Erkrankungen, die mit Alemtuzumab, Bortezomib oder Purin-Analoga behandelt werden (Sandherr et al. 2015).

## J 1.10 Lepröse Neuropathie

### J 1.10.1 Klinik

Die lepröse Neuropathie ist weltweit die häufigste behandelbare neuromuskuläre Erkrankung. Lepra verursacht intrakutane Nervenläsionen und eine immunologisch bedingte Mononeuritis multiplex mit Affektion autonomer, sensibler und motorischer Funktionen (Ustianowski und Lockwood 2003; Ooi und Srinivasan 2004). Es kommt zu einer T-Zell-vermittelten Inflammation mit perineuraler Reaktion (Lockwood et al. 2012). Von den jährlich weltweit ca. 250 000 neuen Lepra-Fällen weist ein Drittel zum Zeitpunkt der Diagnosestellung eine Neuropathie auf. Nervenläsionen können sich vor, während und im Anschluss an die Therapie entwickeln, nur ein Drittel der Patienten bleibt auf Dauer ohne klinische Hinweise auf eine Beteiligung des peripheren Nervensystems (Rodrigues et al. 2011). Die Lepra kommt vorwiegend in subtropischen und tropischen Zonen Afrikas, Südamerikas und Asiens vor, in Südeuropa und den USA existieren kleine Endemieherde. Indien, Brasilien, Indonesien und Nigeria sind die Länder mit der höchsten Lepra-Prävalenz (de Freitas et al. 2013). Die Erstmanifestation liegt meist im zweiten Lebensjahrzehnt. Der Erreger, das *Mycobacterium leprae*, ist ein säurefestes Stäbchenbakterium und wird über kleine Wunden bei intensivem Haut- und Schleimhautkontakt, vor allem aber durch Tröpfcheninfektion infektiöser Nasen-Rachen-Sekrete übertragen. Erregerreservoir ist fast ausschließlich der infizierte Mensch. Nur bei einem kleinen Prozentsatz Infizierter kommt nach hämatogener Streuung der Erreger die Erkrankung nach durchschnittlich 7 Jahren (3 Monate bis 40 Jahre) zum Ausbruch, Voraussetzung dafür ist eine spezifisch herabgesetzte zelluläre Immunität. Bei schlechter zellulärer Abwehrlage entwickelt sich eine multibazilläre, lepromatöse Lepra, bei der hohe Antikörpertiter nachweisbar sind, bei stärkerer zellulärer Abwehr eine paucibazilläre, tuberkuloide Lepra mit geringer Antikörperantwort (Ishii 2003). Zwischen diesen Krankheitspolen liegt die intermediäre Form der dimorphen oder Borderline-Lepra mit Übergangsformen hin zur tuberkuloiden oder lepromatösen Form, sodass insgesamt fünf Manifestationsformen abgegrenzt werden. Die intermediären Formen sind jedoch instabil und können bei veränderter Abwehrlage, vornehmlich in Form sogenannter Typ-I- und Typ-II-Reaktionen, in extremere Formen übergehen.

Die *multibazilläre* Lepra ist durch zahlreiche symmetrische Hautläsionen mit geringer Sensibilitätsstörung gekennzeichnet. Es ist eine ungehemmte Vermehrung der Erreger in den Läsionen nachweisbar. Die entzündliche Gewebsreaktion ist schwach oder fehlt. Charakteristisch ist die Vermehrung der Erreger an kälteren Körperstellen, sodass die Ausbreitung der sensiblen Defizite schließlich nur Fußsohlen, Handflächen und den behaarten Kopf ausspart. Stets treten sensible Defizite zunächst der dünnen Nervenfasern (Schmerz und Temperatur) auf vor Paresen durch symmetrischen Befall großer oberflächlicher Nervenäste.

Die *paucibazilläre* Lepra zeigt umschriebene hypopigmentierte, anästhetische und anhidrotische Makeln mit erhabenem Randsaum, oft im Gesicht, an den Streckseiten der Extremitäten oder am Gesäß. Lokale Nervenverdickungen sind häufig. Pathoanatomisch finden sich Epitheloidzellgranulome mit starker Zerstörung der Nervenarchitektur in den betroffenen Segmenten. Eine Hautbeteiligung kann bei der rein neuropathischen Form (pure neural leprosy, 5–10 %) völlig fehlen. Auch die Borderline-Lepra zeigt scharf umschriebene Hautund oft frühe axonale Nervenläsionen.

Veränderungen der Abwehrlage, spontan oder nach Einleitung einer antibiotischen Therapie, bedingen komplikationsreiche Leprareaktionen: Im Rahmen einer Typ-I-Reaktion bei verbesserter Abwehrlage treten neue, oft ulzerierende Hautläsionen und akute Nervenläsionen auf. Das Erythema nodosum leprosum bei lepromatöser Lepra ist eine Typ-II-Reaktion, die mit Fieber und z. T. hochakuten, vaskulitisch bedingten schmerzhaften Nervenläsionen einhergeht. In einer retrospektiven Analyse an 30 Lepra-Patienten, die sich im Zeitraum 2002 bis 2014 in einer Klinik im Süden der USA vorgestellt hatten, werden schwere inflammatorische Komplikationen bei 75 % und nervale Schäden zum Zeitpunkt der Diagnosestellung bei 36 % der Patienten beschrieben, wobei die Diagnose im Mittel 12 Monate nach Symptombeginn gestellt wurde (Leon et al. 2016).

Die *Diagnose* nach WHO stützt sich auf hypopigmentierte, hypästhetische Hautläsionen, palpabel hypertrophe Nerven und den Erregernachweis in Hautbiopsat oder -geschabsel. Stets sind die Muskeleigenreflexe trotz sensibler Defizite erhalten, die Liquoruntersuchung ist normal. In einer prospektiven Studie zur Frühdiagnose der leprösen Neuropathie manifestierte sich bei 74 von 188 Patienten (39 %) mit multibazillärer Lepra im Beobachtungszeitraum von 2 Jahren eine Nervenfunktionsstörung, am häufigsten detektiert durch eine pathologische sensible Elektroneurographie, speziell bei seriellen Messungen der sensiblen Nervenaktionspotenziale, gefolgt von einer Normabweichung der kutanen Warmempfindungsschwelle (van Brakel et al. 2008). Mithilfe der hochauflösenden Sonographie lässt sich die bei der klinischen Untersuchung nachweisbare Hypertrophie der Nerven objektivieren; in einer kleinen kontrollierten Studie fand sich eine signifikante Korrelation zwischen klinischen Parametern, bestehend aus Grad der tastbaren Nervenverdickung, sensiblem und motorischem Defizit und den durch farbkodierte Dopplersono-

graphie erfassten Veränderungen der nervalen Echotextur, des endoneuralen Flow und der Fläche des Nervenquerschnitts (Jain et al. 2009).
Die Diagnostik erfolgt mikroskopisch im Hautbiopsat, Haut- oder Nasenschleimhautgeschabsel nach Ziehl-Neelsen- oder Fite-Faraco-Färbung. Elektronenmikroskopische Untersuchungen, die PCR oder eine Nervenbiopsie (bei pure neural leprosy) können dies ergänzen. Die serologische Diagnostik spielt keine Rolle. Der Lepromin-Test ist bei der paucibazillären Form positiv, bei der multibazillären Form negativ. Er dient nicht der Diagnosestellung. Eine Anzucht der Erreger in vivo ist möglich.

### J 1.10.2 Verlauf

Persistierende neurologische Defizite sind auch nach Behandlung bei 10–50 % der Patienten nachweisbar, häufiger bei multibazillärer Lepra. Es treten Sekundärkomplikationen wie schmerzlose Verletzungen, trophische Ulzera, Gelenkkontrakturen oder Mutilationen der Akren hinzu. Krankheitsbedingte Todesfälle sind selten, sie sind u. a. die Folge von Glomerulonephritiden nach Leprareaktionen und von Sekundärinfektionen.

### J 1.10.3 Therapeutische Prinzipien und pragmatische Therapie

Eine Isolierung der Erkrankten ist nicht erforderlich, eine Immunprophylaxe mit BCG-Impfstoff reduziert die Lepra-Inzidenz um etwa 50 % (Duthie et al. 2016). In Erprobung befinden sich neuere mykobakterielle Impfstoffe.
Die Therapie erfolgt nach dem von der WHO ausgegebenen Schema (www.who.int/lep) unabhängig von Schwangerschaft oder HIV-Status (↑):

1. *paucibazilläre Lepra*: Rifampicin (Eremfat®) 600 mg alle 4 Wochen und Dapson (Dapson-Fatol®) 100 mg/d für 6 Monate, danach zweijährige Überwachung.
2. *multibazilläre Lepra*: Rifampicin 600 mg alle 4 Wochen, Clofazimin (derzeit. nicht auf dem deutschen Markt) 50 mg/d und zusätzlich 300 mg alle 4 Wochen, und Dapson 100 mg/d für 12 Monate, danach fünfjährige Überwachung.

Die Infektiosität der Erkrankten endet wenige Tage nach Therapiebeginn. Die Rückfallrate liegt bei ca. 0,1 % pro Jahr. Weitere bakterizid wirksame Medikamente sind Ofloxacin, Minocyclin und Clarithromycin, Langzeitstudien fehlen jedoch. Typ-I-Reaktionen werden ebenso wie das Erythema nodosum leprosum hoch dosiert mit Steroiden behandelt, außerdem sind bei letzterem Clofazimin (bis 300 mg) und in schweren Fällen Thalidomid (300–400 mg/die, dann über 2 Wochen ausschleichen) wirksam. Chirurgische Maßnahmen können zur Eröffnung kalter Nervenabszesse, zur Dekompression hypertropher Nerven oder als plastisch-rekonstruktive Maßnahme notwendig werden.
Ein Update des zuletzt 2011 aktualisierten Cochrane Reviews zur Corticosteroid-Behandlung von Nervenschäden bei Lepra bezieht fünf randomisierte klinische Studien mit insgesamt 576 Patienten ein. In zwei der Studien ließ sich bei leichten Sensibilitätsstörungen von < 6-monatiger Dauer bzw. bei einer 6–24 Monate bestehenden Nervenfunktionsstörung kein signifikanter Effekt einer 12-monatigen Behandlung mit Prednisolon im Vergleich zu Placebo feststellen. Eine dritte Studie zeigte einen signifikanten Nutzen einer 5-monatigen gegenüber einer 3-monatigen Steroid-Therapie (Van Veen et al. 2016).

## J 1.11 Diphtherische Neuropathie

### J 1.11.1 Klinik

Die Diphtherie ist in Westeuropa selten. In Deutschland wurden in den letzten zehn Jahren 19 Fälle bekannt. Die Übertragung des Erregers *Corynebacterium diphtheriae* erfolgt über Tröpfcheninfektion, Haut- oder Schleimhautkontakt vor allem in den Wintermonaten. Es kommt zu Halsschmerzen, geringem Fieber, Lymphknotenschwellungen und einer pseudomembranösen Pharyngotonsillitis. Bei 20 % der Patienten mit *Rachen- und Nasendiphtherie*, selten bei kutaner Infektion, kommt es nach 1–2 Wochen zu einer Gaumensegelparese und Schluckstörungen, später zu Akkommodationsstörungen und Doppelbildern als Ausdruck einer exotoxinvermittelten kranialen Neuropathie. Diese kann auch die Kiefer-, Zungen-, Kehlkopf- und Kopfwendemuskulatur betreffen (McDonald und Kocen 1993). Peripher manifestiert sich in einer zweiten Phase nach 2–12 Wochen bei rund 20 % eine demyelinisierende sensomotorische Polyneuropathie, bei der zusätzlich in 70 % parasympathisch-autonome Störungen auftreten (Créange et al. 1995; Piradov et al. 2001). In schweren Fällen kommen axonale Veränderungen hinzu. Außerdem tritt bei 20–60 % eine toxische Myokarditis mit der Gefahr kardialer Reizleitungsstörungen auf. Milde Formen mit längerer Latenz wurden trotz adäquater Impfung beschrieben. Differentialdiagnostisch kommt ein Guillain-Barré-Syndrom infrage, da auch bei der Diphtherie das Liquoreiweiß erhöht sein kann. Charakteristisch sind aber der *biphasische* Verlauf mit zunächst kraniofazialer, dann generalisierter Neuropathie, die häufigen Akkommodations- und Blasenstörungen und die in 98 % vorhandenen bulbären Symptome (Logina und Donaghy 1999). Die Diagnose erfolgt serologisch (bei fehlender Impfung) und kulturell, der Toxinnachweis mittels Elek-Test oder PCR.

### J 1.11.2 Verlauf

Eine Beatmung kann bei bis zu 20 % der Patienten notwendig werden, die Letalität der Erkrankung beträgt etwa 2–3 % (Logina und Donaghy 1999). Vor allem eine sogenannte toxische Form mit zervikaler Schwellung, Nierenversagen und schwerer Myokarditis hat eine schlechte Prognose. Ateminsuffizienz, autonome Störungen mit Blasenentleerungsstörung, Tachykardien und Blutdruckschwankungen und insbesondere kardiale Leitungsstörungen können den Verlauf komplizieren. Die Hirnnervenausfälle bilden sich nach Tagen oder Wochen spontan zurück, die Neuropathiesymptome im Allgemeinen komplett innerhalb von 4–6 Monaten. In einer Gruppe schwerer betroffener Patienten konnte nach einem Jahr jeder zwanzigste Patient noch nicht frei gehen, vier von fünf Patienten hatten noch residuale Symptome (Logina und Donaghy 1999). Eine rechtzeitig eingeleitete Therapie kann die Häufigkeit einer Neuropathie um 50 % reduzieren (Créange et al. 1995).

### J 1.11.3 Therapeutische Prinzipien und pragmatische Therapie

Bereits der Verdacht auf Diphtherie ist meldepflichtig. Vorbeugend wird eine Impfung im Kindesalter und eine Auffrischimpfung im Erwachsenenalter empfohlen. Eine 2010 vom Vaccine European New Integrated Collaboration Effort (VENICE) Netzwerk geleitete Datenerhebung zu nationalen Impfprogrammen in den 27 Mitgliedsstaaten der Europäischen Union sowie in Island und Norwegen stellt fest, dass die Impfung gegen Diphtherie und Tetanus in 11 dieser Länder vorgeschrieben ist (Haverkate et al. 2012). Laut Robert-Koch-Institut nimmt die Impfquote mit zunehmendem Lebensalter ab auf ca. 60 % in der Altersgruppe ≥ 65 Jahre im Vergleich zu knapp 75 % aller Erwachsenen. Für die Diphtherie-Impfung fand sich in anderen Studien eine noch geringere Impfquote von < 40 % in dieser Altersgruppe. Die Empfehlungen der STIKO für Impfungen im höheren Lebensalter beinhalten, dass eine fehlende oder unvollständige Grundimmunisierung in jedem Fall zu komplettieren und eine Auffrischimpfung alle 10 Jahre vorzugsweise unter Verwendung des Tetanus-Diphtherie (Td)-Kombinationsimpfstoffes durchzuführen ist, wobei der 10-Jahresabstand zur letzten Td-Impfung nicht zwingend eingehalten werden muss, auch eine frühere Immunisierung ist möglich und gut verträglich (Kwetkat 2012). Gegenwärtig ist ein vermehrtes Auftreten der Diphtherie insbesondere in den Staaten der früheren UdSSR zu beobachten (Sanghi 2014). Im Stadium der akuten Erkrankung ist ein Monitoring der kardialen Funktion, gegebenenfalls frühzeitig eine Tracheotomie oder Intubation, eine Thromboseprophylaxe und bei Dysphagie eine parenterale Ernährung erforderlich. Therapeutisch wird innerhalb von 48 Stunden ein *Diphtherie-Antitoxin* vom Pferd eingesetzt, das jedoch nur extrazelluläres Toxin zu neutralisieren vermag und daher bestehende Defizite nicht bessert. Vor der Gabe ist zur Abschätzung der allergischen Potenz eine konjunktivale Applikation von 0,1 ml einer 1 : 10 verdünnten Antitoxinmenge oder eine intrakutane Quaddelprobe (0,1 ml 1 : 100 verdünnt) erforderlich. Eine Quaddel oder Konjunktivitis entwickelt sich innerhalb von maximal 30 Minuten. Das Antitoxin (Diphtherie-Antitoxin Behring) wird je nach Schwere der Erkrankung in einer Menge von 250–1 000 IE/kg (20 000–100 000 IE) i. v. verabreicht. Bei rund 10 % der Patienten ist eine Serumkrankheit zu erwarten. Gleichzeitig wird für 7 Tage eine antibiotische Therapie mit Erythromycin 40–50 mg/kg/d p. o./i. v. oder Penicillin G 20 Mio E/d eingeleitet. Penicillin war in einer kleinen randomisierten Studie gleich wirksam wie orales Erythromycin (↑). Auch Rifampicin 600 mg/d ist wirksam. Nach 3–4 Tagen sind die Patienten nicht mehr infektiös. Zur Verhinderung eines Rezidivs ist eine aktive Immunisierung notwendig. Für Kontaktpersonen wird die Gabe von Erythromycin für 7 Tage empfohlen. Steroide sind unwirksam.

## J 1.12 Tetanus

### J 1.12.1 Klinik

Der Tetanus wird durch das Exotoxin von *Clostridium tetani* hervorgerufen, das eine Zink-abhängige Endopeptidase darstellt. Clostridien sind ubiquitäre Sporen bildende Anaerobier. Die Sporen sind sehr resistent und werden erst durch vierstündiges Kochen bei 100 °C abgetötet. Nach Infektion – meist über Hautwunden – erfolgt nach Vermehrung der Erreger in anaeroben Wundarealen ein retrograder axonaler Transport des Tetanospasmintoxins vor allem in den motorischen Axonen, dann ein Übertritt in inhibitorische spinale und bulbäre Interneurone. Auch eine hämatogene Ausbreitung des Toxins ist wahrscheinlich. In Rückenmark und Hirnstamm wird durch das Toxin die Exozytose von Transmittervesikeln (Glycin, GABA) durch Spaltung von Synaptobrevin inhibiert (Cook et al. 2001). In Deutschland werden weniger als 15 Erkrankungen pro Jahr gemeldet (Meldepflicht!). Hierzulande sind vor allem ältere Menschen über 60 Jahre betroffen. Bei Neugeborenen kann bei fehlender maternaler Immunität ein Tetanus nach Nabelschnurinfektion auftreten, was weltweit die Hälfte der Fälle ausmacht. Die Erkrankung manifestiert sich nach einer Inkubationszeit von 4–14 (bis 60) Tagen mit der *Trias von Muskeltonuserhöhung, Muskelspasmen* und *autonomer Instabilität* (Ernst et al. 1997). Die generalisierte Muskeltonuserhöhung beginnt in Kaumuskulatur (Trismus), fazialer Muskulatur (Risus sardonicus) und pharyngealer Muskulatur, tritt später besonders in der paraspinalen Muskulatur (Opisthotonus) und Atemmuskulatur auf. Die schmerzhaften Muskelspasmen setzen 1–7 Tage nach Symptombeginn spontan ein und werden außerdem durch akustische, optische oder sensible Reize getriggert. Zusätzliche schlaffe Paresen kommen vor. Jeder hundertste Fall zeigt nur lokale Symptome nahe der Eintrittspforte (regionaler Tetanus), z. B. im Kopfbereich (cephaler T.). Zusätzlich können in schweren Fällen nach einigen Tagen aufgrund einer Enthemmung sympathischer Reflexe autonome Funktionsstörungen mit Tachykardie, Blutdruckschwankungen, Fieber und profusem Schwitzen auftreten (Cook et al. 2001). Das Bewusstsein ist ungetrübt.

Die *Diagnose* stützt sich auf den klinischen Befund und die Anamnese einer oft nur minimalen Verletzung (z. B. bei Gartenarbeit), die aber nur in etwa 80 % nachweisbar ist. Elektrophysiologisch sind eine muskuläre Daueraktivität und eine verkürzte postreflektorische silent period auffällig. Die Bestätigung der Diagnose kann durch den Nachweis des Erregers in Kulturen aus Wundmaterial erfolgen (pos. in ca. 1/3 der Fälle). Durch Inokulation von

Patientenserum in eine Maus kann der Toxinnachweis geführt werden, der Test hat jedoch eine geringe Sensitivität und wird kaum noch verwendet. Der Liquor ist meist normal, bei schweren Fällen kann eine Schrankenstörung vorliegen. Ein Tetanus-Antikörperspiegel von ≥ 0,01 IE/ml zu Beginn der Erkrankung macht eine Tetanusdiagnose unwahrscheinlich. Die CK im Serum ist infolge der Spasmen erhöht. Differentialdiagnostisch kommen die Tollwut (ohne Trismus oder Risus sardonicus), eine Meningitis, eine Strychninintoxikation (ohne Trismus oder abdominelle Spasmen), eine Amphetaminintoxikation, eine Hyperventilationstetanie, eine katatone Reaktion, ein Stiff-person-Syndrom oder eine Hirnstammenzephalitis infrage. Pharmakogene Dyskinesien können ähnliche Symptome zeigen, sprechen aber oft auf Biperiden an.

## J 1.12.2 Verlauf

Die Krankheit verläuft in den ersten 10–14 Tagen progredient, nach 2–3 Wochen beginnt die Rückbildungsphase, zunächst der Muskelspasmen. Direkte Komplikationen der Erkrankung sind ein Laryngospasmus mit Atemwegsobstruktion und eine zusätzliche restriktive Ventilationsstörung durch Tonussteigerung der Atemmuskulatur. Hinzu kommen Zeichen der sympathischen Überaktivität mit Tachykardie, Hypertonie und kardialen Komplikationen, seltener Bradykardie oder Hypotonie.
Eine Rhabdomyolyse kann auftreten. Indirekte Komplikationen sind Folgen von Aspiration oder Sekundärinfektionen. Die Letalität wird altersabhängig mit 10–50 % angegeben (Cook et al. 2001). Die Prognose verschlechtert sich bei kurzer Inkubationszeit von unter 7 Tagen und bei zeitlichem Abstand zwischen ersten Symptomen und ersten Muskelspasmen von weniger als 3 Tagen sowie bei höherem Lebensalter.
Bei partiellem Impfschutz sind atypische, lokale Verläufe häufiger. Auch lokale Tetanusformen mit schmerzhaft erhöhtem Muskeltonus in Agonisten und Antagonisten und lebhaften Muskeleigenreflexen zeigen nach Wochen bis Monaten eine spontane Rückbildung, sofern nicht, wie häufig zu beobachten, zunächst eine Generalisierung erfolgt.
Wird die Erkrankung überlebt, erfolgt meist eine Restitutio ad integrum im Verlauf von bis zu 8 Wochen. Die Erkrankung hinterlässt keine Immunität.

## J 1.12.3 Therapeutische Prinzipien und pragmatische Therapie

Die Erkrankung ist meldepflichtig. Um einen langfristigen Tetanus-Schutz sicherzustellen, empfehlen die WHO-Leitlinien die 5-fach-Impfung im Kindesalter und eine sechste Auffrischimpfung nach etwa 10 Jahren (Cooke 2009). Bei tiefen, verschmutzten Wunden wird eine prophylaktische Tetanus- und Diphtherie-Booster-Impfung bereits nach 5 Jahren durchgeführt, bei fehlender Vorimmunisierung kombiniert mit einer passiven Immunprophylaxe, beides auch bei unklarem Impfstatus. Die STIKO weist auf die Notwendigkeit der Komplettierung einer unvollständigen Td-Grundimmunisierung sowie auf die Durchführung der regelmäßigen Auffrischimpfung mit dem Td-Kombinationsimpfstoff hin. Einmalig sollen auch alle Senioren mit dem Tetanus-Diphtherie-Pertussis (Tdap) –Impfstoff geimpft werden, der sich durch gute Immunogenität und Verträglichkeit auch bei den ≥ 65-Jährigen auszeichnet (Kwetkat 2012). Therapeutisch sollten in Anlehnung an die DGN-Leitlinien (Schmutzhard et al. 2008) folgende Maßnahmen erfolgen:

1. Intensivüberwachung in einem abgedunkelten, ruhigen Raum, um exogene Stimuli zu minimieren.
2. Ein sorgfältiges Wunddébridement nach lokaler Gabe von humanem Tetanusimmunglobulin ist notwendig.
3. Zur Erregerelimination und Verhinderung von Sekundärinfektionen werden *Antibiotika* für 7–10 Tage eingesetzt, wobei Metronidazol (500 mg alle 4–8 h p. o./i. v.) gegenüber Penicillin in einer Studie wirksamer war (↑, B).
4. Es wird ein humanes *Antitoxin* eingesetzt, indem 500 IE i. m. appliziert werden (Tetagam), an den Folgetagen eventuell nochmals 500 IE i. m. Höhere Dosen zeigen nach retrospektiven Analysen keine bessere Wirksamkeit (Ernst et al. 1997). Eine zusätzliche intrathekale Applikation von Tetanusimmunglobulin (1 000 IU) verkürzte in einer randomisierten kontrollierten Studie die Dauer der Spasmen und der Beatmungspflicht, ohne die Letalität zu beeinflussen (Miranda-Filho et al. 2004). Eine frühere Metaanalyse ergab keinen Vorteil der intrathekalen Therapie (↔).
5. Zur Behandlung der *Muskelkrämpfe* wird Diazepam (2–10 mg i. v. alle 4–12 Stunden, im Bedarfsfall bis zu 500 mg/d kontinuierlich i. v. oder über Magensonde) oder Midazolam (0,1–0,3 mg/kg/h i. v. oder über Magensonde) eingesetzt. Diese Dosierungen tragen zur Atemdepression bei und machen bei Beendigung der Therapie ein langsames Ausschleichen notwendig. Phenobarbital ist weniger gut wirksam als Diazepam. Alternativen stellen dar Baclofen (0,5–2 mg/d p. o.; kann auch intrathekal ohne sedierende Wirkung verabreicht werden), evtl. Dantrolen i. v., beim intubierten Patienten Pancuroniumbromid (0,02–0,08 mg/kg alle 2–4 Stunden, im Perfusor bis zu 0,6 µg/kg/min), das kürzer wirksame Vecuronium oder Magnesium i. v. (Serumzielwert 2–4 mmol/l). Propofol wirkt spasmolytisch und sedierend zugleich.
6. Schwere Spasmen oder eine Dysphagie machen eine frühzeitige Tracheostomie notwendig, zur Erreichung einer tiefen Muskelrelaxation ist eine Analgosedierung und Beatmung notwendig.
7. *Vegetative* Regulationsstörungen werden mit Flüssigkeitszufuhr, Morphinderivaten, Clonidin oder Magnesiumsulfat behandelt. Nach einigen Berichten soll unter kombinierter a- und b-adrenerger Blockade das Risiko eines Herzstillstands erhöht sein. Gegebenenfalls sind kurzwirksame b-Blocker (Labetalol, Esmolol) oder ACE-Hemmer zu bevorzugen. Einige Patienten wurden mit Atropin behandelt.
8. Zur Prophylaxe eines akuten Nierenversagens durch Rhabdomyolyse ist bei steigenden CK-Werten auf eine ausreichende Hydrierung zu achten.

9. Zur Rezidivprophylaxe ist eine Boosterung oder aktive Dreifach-Immunisierung notwendig, beginnend nach Abklingen der akuten Erkrankung.
10. Steroide verringern nach einer randomisierten doppelblinden Studie die Tetanusletalität, waren aber nach anderen Mitteilungen nicht wirksam. Die generelle Anwendung kann noch nicht empfohlen werden (↔).

## J 1.13 Botulismus

### J 1.13.1 Klinik

Botulismus wird durch Ingestion des unter anaeroben Bedingungen produzierten Exotoxins von *Clostridium botulinum* hervorgerufen. Quelle sind verdorbene Lebensmittel oder die Proliferation der Bakterien im Darm von Säuglingen; Letzteres ist die in den USA häufigste Ursache eines Botulismus. Ein Wundbotulismus oder eine endogene Darminfektion sind bei Erwachsenen sehr selten, allerdings treten gelegentlich Fälle bei intravenösem Drogengebrauch auf. Weltweit werden etwa 1 000 Fälle von Nahrungsmittelbotulismus pro Jahr berichtet (Hatheway 1995). Während die Sporen von C. botulinum gerade der Gruppe I sehr hitzeresistent sind, wird das Toxin durch Kochen bei 100 °C für 15 Minuten inaktiviert.
*Botulinumtoxin* ist eines der stärksten bekannten Gifte (letale Humandosis 0,1–1 µg) und existiert in sieben Serotypen (A bis G), von denen die Typen A, B und E für die überwiegende Zahl der humanen Erkrankungen verantwortlich sind. Das eigentliche Neurotoxin von 150 kDa ist eine zinkbindende Endoprotease, die mit der Exozytose sekretorischer Vesikel cholinerger Neurone interferiert. Folgen der reduzierten Acetylcholinausschüttung sind eine schlaffe Lähmung der Extremitätenmuskulatur, Atonie der parasympathisch innervierten glatten Muskulatur und eine Anhidrose. Auch bei der therapeutischen Anwendung wurden Einzelfälle eines milden Botulismus berichtet (Cherington 2004). Es kommt beim *Nahrungsmittelbotulismus* nach 2–60 Stunden zunächst zu einer unspezifischen Initialphase mit abdominellen Schmerzen, Übelkeit und Erbrechen sowie Obstipation oder Diarrhö, dann zum Auftreten des akuten paralytischen Stadiums. Fieber gehört nicht zum klinischen Bild. Es entwickeln sich Dysphagie und Dysarthrie, Ptose und Doppelbilder, dann eine symmetrische absteigende Schwäche bis zur Tetraparese. Mindestens 60 % der Patienten haben eine Dyspnoe durch Beteiligung der Atemmuskulatur. An autonomen Störungen treten Mydriasis, Mundtrockenheit, Darm- und Blasenatonie, Hypohidrose, orthostatische Hypotension und Herzrhythmusstörungen auf. Sensible Störungen fehlen bis auf seltene Parästhesien. Innerhalb von 10–14 Tagen treten Atrophien auf.
Die *Diagnose* wird bei Feststellung eines anticholinergen Syndroms durch Nachweis des Toxins in Serum, Stuhl, Wundsekret, Nahrungsproben oder Mageninhalt gesichert, was allerdings nur in 40–70 % der Fälle gelingt (Hatheway 1995). Die Toxizität kann in einem Mausbioassay nachgewiesen werden. Der Liquor ist normal.

Elektrophysiologisch zeigt sich oft, aber nicht obligat, bei der 3-Hz-Stimulation ein geringes Dekrement, nach Willkürkontraktion oder bei der 30-Hz-Stimulation ein mäßiges Inkrement ähnlich dem beim Lambert-Eaton-Syndrom (Shapiro et al. 1997). Die M-Antworten sind reduziert, es finden sich nach einigen Tagen Zeichen florider Denervierung. *Differentialdiagnostisch* kommen andere neuromuskuläre Erkrankungen (Myasthenia gravis, Lambert-Eaton-Syndrom), eine Diphtherie, eine Porphyrie, eine Poliomyelitis, ein Guillain-Barré-Syndrom, eine Hypokaliämie oder Hypermagnesiämie sowie eine Organophosphatintoxikation in Betracht. Das Lambert-Eaton-Syndrom spart im Gegensatz zum Botulismus die extraokuläre Muskulatur aus, floride Denervierung tritt nicht auf. Die Organophosphatintoxikation zeigt u. a. eine Miosis.

### J 1.13.2 Verlauf

Eine Intubation wird bei 40–80 % der Patienten notwendig, am häufigsten beim Toxintyp A. Die Schwere der Erkrankung nimmt mit längerer Symptomlatenz ab. Die Letalität der Erkrankung beträgt weltweit rund 20 %, mit intensivmedizinischen Maßnahmen unter 10 %, beim Säuglingsbotulismus nur rund 2 % (Hatheway 1995). Histologisch kann frühestens nach 8 Wochen ein Wiederaussprossen von Axonterminalen mit Ausbildung neuer motorischer Endplatten nachgewiesen werden. Dieser Prozess ist für das Abklingen der Botulinumtoxinwirkung verantwortlich. Nach Ablauf von Wochen bis Monaten kommt es daher zu einer stetigen, im Allgemeinen kompletten Erholung. Milde Hirnnervenstörungen und autonome Symptome können aber noch Monate bis Jahre persistieren. Die Erkrankung hinterlässt keine Immunität.

### J 1.13.3 Therapeutische Prinzipien und pragmatische Therapie

Bereits der Verdacht auf Botulismus ist meldepflichtig. Die Infektionsquelle muss zur Verhinderung weiterer Erkrankungsfälle identifiziert werden. Therapeutisch wird bei schweren Fällen, die meist durch eine kurze Symptomlatenz gekennzeichnet sind, ein trivalentes Antitoxin (Typ A, B, E) vom Pferd (Botulismus-Antitoxin Behring, Dosis 100 000 IE) eingesetzt, auch wenn noch keine Laborbestätigung vorliegt (Robinson und Nahata 2003; Cherington 2004). Vorher sollte eine konjunktivale oder intradermale Testung zum Ausschluss einer Hypersensitivitätsreaktion gegen Pferdeserum, die in ca. 9 % der Fälle auftritt, erfolgen. Das Antitoxin kann nur extrazelluläres Toxin inaktivieren. Eine offene Studie belegt, dass die Antitoxinanwendung innerhalb von 24 Stunden nach Exposition die Erkrankungsdauer verkürzt (↑). In Abhängigkeit vom Schweregrad der Symptomatik wird das trivalente Antitoxin nach der initialen Gabe in zwei- bis vierstündigen Intervallen drei- bis fünfmal langsam appliziert (Betten et al. 2006). Zur Toxinelimination kann bei sehr frühem Einsatz eine Magenspülung beitragen. Eine engmaschige intensivmedizinische Überwachung, gerade auch der Vitalkapazität und der kardiopulmonalen Funktionen, und supportive Maßnahmen mit Beatmung, Blasenkatheterisierung und gegebenenfalls temporärem Herzschrittmacher können notwendig werden. Antibiotika (Penicillin G) werden außer beim seltenen Wundbotulismus nicht eingesetzt, dort ist zudem ein Wunddébridement notwendig. Der Säuglingsbotulismus erfordert im Allgemeinen nur supportive Maßnahmen. Ein Cochrane Review kommt auf der Grundlage einer einzigen randomisierten kontrollierten Studie zur Evaluation von humanem Botulinum-Immunglobulin in der Behandlung des intestinalen Säuglingsbotulismus zu dem Ergebnis, dass sich unter dieser Therapie im Vergleich zur Kontrollgruppe, die ein Immunglobulin ohne Effekt auf Botulinumtoxin erhielt, ein signifikanter Nutzen für die Dauer der Hospitalisation, der maschinellen Beatmung sowie der enteralen bzw. parenteralen Ernährung ergibt. Für den Einsatz anderer medikamentöser Behandlungen einschließlich des trivalenten Botulismus-Antitoxin fand sich dagegen keine Evidenz (Chalk et al. 2014). Erfahrungen mit Cholinesterasehemmern fehlen. Die Verwendung einer pentavalenten Toxoid-Vaccine, die in den USA im Rahmen eines Investigational New Drug Protocol Personen mit erhöhtem Botulismus-Berufsrisiko verabreicht wurde, ist 2011 wegen mangelnder Wirksamkeit und Impfreaktionen von den Centers for Disease Control and Prevention (CDC) gestoppt worden (Webb et al. 2013).

## J 1.14 Seltene infektiöse Neuropathien

Neben der Borreliose, der HIV-Erkrankung und der Lepra kommen selten weitere erregerassoziierte Neuropathien vor. Die *Brucellose* verursacht häufiger Hirnnervenläsionen, seltener motorische oder sensible Polyradikuloneuritiden. Selten werden *leptospirale Infektionen* oder eine *HTLV1-Infektion* von einer peripheren Neuropathie begleitet. Autonome Neuropathien treten bei der *Chagas-Erkrankung* (amerikanische *Trypanosomiasis*) auf, fokale Neuropathien bei der *Toxoplasmose*, *Malaria* und anderen tropischen Parasitosen. Bei der *humanen granulozytären* Ehrlichiose wurden eine demyelinisierende Polyneuropathie und eine Armplexopathie beschrieben. Auch Typhus, *M. Whipple* und *Q-Fieber* können in sehr seltenen Fällen Ursache einer Neuropathie sein. Eine axonale Neuropathie bei *Legionellose* und Mycoplasmeninfektionen wurde beschrieben. Neben der Assoziation zum GBS kommen bei der *infektiösen Mononukleose* auch Hirnnervenausfälle, autonome Neuropathien und Plexopathien vor. Eine Assoziation zu symmetrischen akuten und chronischen inflammatorischen Neuropathien besteht bei *viralen Hepatitiden*, bei denen außerdem, wie zuvor genannt, vaskulitische Multiplexneuropathien zu beobachten sind. Die Prävalenz von Neuropathien bei Patienten mit unbehandelter Hepatitis-C-Virusinfektion liegt bei 15 % und steigt mit zunehmendem Alter ebenso wie die Prävalenz der in ca. 29 % der Fälle anzutreffenden Kryoglobulinämie, ohne dass diese mit dem Auftreten einer Neuropathie korreliert (Santoro et al. 2006). CMV-Neuropathien treten multifokal oder als Polyradikuloneuritis in späten Stadien einer Immundefizienz (AIDS) auf. Weniger häufig nachweisbare opportunistische Erreger als Ursache einer Polyradikuloneuritis sind andere Herpesviren, Cryptococcus neoformans oder Mycobacterium tuberculosis.

### Selbsthilfegruppen

Bundesverband Deutsche GBS-Vereinigung e. V.
De-Smit-Straße 8, 07545 Gera
www.gbs-shg.de

Deutsche GBS Initiative e. V.
Bundesverband Geschäftsstelle Berlin
Oboensteig 4, 13127 Berlin
http://www.gbs-selbsthilfe.de

CIDPnetz
c/o GBS Initiative e. V.
Kay Thomas Weder
www.cidp.de

Deutsche Gesellschaft für Muskelkranke e. V. (DGM)
Im Moos 4, 79112 Freiburg
www.dgm.org

## Literatur


Ad Hoc Subcommittee of the American Academy of Neurology AIDS Task Force. Research criteria for diagnosis of chronic inflammatory demyelinating polyneuropathy (CIDP). Neurology 1991; 41: 617–618.

Adrichem ME, Eftimov F, van Schaik IN. Intravenous immunoglobulin treatment in chronic inflammatory demyelinating polyradiculoneuropathy, a time to start and a time to stop. J Peripher Nerv Syst 2016; 21: 121–127.

Aranyi Z, Csillik A, Devay K, Rosero M, Barsi P, Bohm J, Schelle T. Ultrasonographic identification of nerve pathology in neuralgic amyotrophy: Enlargement, constriction, fascicular entwinement, and torsion. Muscle Nerve 2015; 52: 503–511.

Asbury AK, Cornblath DR. Assessment of current diagnostic criteria for Guillain-Barré syndrome. Ann Neurol 1990; 27(suppl): 21–24.

Barohn RJ, Kissel JT, Warmolts JR, Mendell JR. Chronic inflammatory demyelinating polyradiculoneuropathy. Clinical characteristics, course, and recommendations for diagnostic criteria. Arch Neurol 1989; 46: 878–884.

Bae JS, Yuki N, Kuwabara S, Kim JK, Vucic S, Lin CS, Kiernan MC. Guillain-Barre syndrome in Asia. J Neurol Neurosurg Psychiatry 2014; 85: 907–913.

Baumann A, Hess CW, Sturzenegger M. IVIg dose increase in multifocal motor neuropathy: a prospective six month follow-up. J Neurol 2009; 256: 608–614.

Beghi E, Kurland LT, Mulder DW, Nicolosi A. Brachial plexus neuropathy in the population of Rochester, Minnesota, 1970–1981. Ann Neurol 1985; 320 –323.

Betten DP, Vohra RB, Cook MD, Matteucci MJ, Clark RF. Antidote use in the critically ill poisoned patient. J Intensive Care Med 2006; 21: 255–277.

Bensa S, Hadden RD, Hahn A, Hughes RA, Willison HJ. Randomized controlled trial of brain-derived neurotrophic factor in Guillain-Barré syndrome: a pilot study. Eur J Neurol 2000; 7: 423–426.

Breiner A, Brannagan TH, 3rd. Comparison of sensitivity and specificity among 15 criteria for chronic inflammatory demyelinating polyneuropathy. Muscle Nerve 2014; 50: 40–46.

Bril V, Ilse WK, Pearce R, Dhanani A, Sutton D, Kong K. Pilot trial of immunoglobulin versus plasma exchange in patients with Guillain-Barre syndrome. Neurology 1996; 46: 100–103.

Cats EA, van der Pol WL, Piepers S, Franssen H, Jacobs BC, van den Berg-Vos RM, Kuks JB, van Doorn PA, van Engelen BG, Verschuuren JJ, Wokke JH, Veldink JH, van den Berg LH. Correlates of outcome and response to IVIg in 88 patients with multifocal motor neuropathy. Neurology 2010; 75: 818–825.

Cats EA, van der Pol WL, Tio-Gillen AP, Diekstra FP, van den Berg LH, Jacobs BC. Clonality of anti-GM1 IgM antibodies in multifocal motor neuropathy and the Guillain-Barre syndrome. J Neurol Neurosurg Psychiatry 2015; 86: 502–504.

Chalk CH, Benstead TJ, Keezer M. Medical treatment for botulism. Cochrane Database Syst Rev 2014: CD008123.

Cherington M. Botulism: update and review. Semin Neurol 2004; 24: 155–163.

Chin RL, Tseng VG, Green PH, Sander HW, Brannagan TH 3rd, Latov N. Multifocal axonal neuropathy in celiac disease. Neurology 2006; 66: 1923–1925.

Cao-Lormeau VM, Blake A, Mons S, Lastere S, Roche C, Vanhomwegen J, Dub T, Baudouin L, Teissier A, Larre P, Vial AL, Decam C, Choumet V, Halstead SK, Willison HJ, Musset L, Manuguerra JC, Despres P, Fournier E, Mallet HP, Musso D, Fontanet A, Neil J, Ghawche F. Guillain-Barre Syndrome outbreak associated with Zika virus infection in French Polynesia: a case-control study. Lancet 2016; 387: 1531–1539.

Chaudhry V, Cornblath DR. An open-label trial of rituximab (Rituxan(R)) in multifocal motor neuropathy. J Peripher Nerv Syst 2010; 15: 196–201.

Cocito D, Paolasso I, Antonini G, Benedetti L, Briani C, Comi C, Fazio R, Jann S, Mata S, Mazzeo A, Sabatelli M, Nobile-Orazio E. A nationwide retrospective analysis on the effect of immune therapies in patients with chronic inflammatory demyelinating polyradiculoneuropathy. Eur J Neurol 2010; 17: 289–294.

Cocito D, Grimaldi S, Paolasso I, Falcone Y, Antonini G, Benedetti L, Briani C, Fazio R, Jann S, Mata S, Sabatelli M, Nobile-Orazio E. Immunosuppressive treatment in refractory chronic inflammatory demyelinating polyradiculoneuropathy. A nationwide retrospective analysis. Eur J Neurol 2011; 18: 1417–1421.

Collins MP, Periquet MI, Mendell JR, Sahenk Z, Nagaraja HN, Kissel JT Nonsystemic vasculitic neuropathy: insights from a clinical cohort. Neurology 2003; 61: 623–630.

Collins MP, Dyck PJ, Gronseth GS, Guillevin L, Hadden RD, Heuss D, Leger JM, Notermans NC, Pollard JD, Said G, Sobue G, Vrancken AF, Kissel JT. Peripheral Nerve Society Guideline on the classification, diagnosis, investigation, and immunosuppressive therapy of non-systemic vasculitic neuropathy: executive summary. J Peripher Nerv Syst 2010; 15: 176–184.

Cook TM, Protheroe RT, Handel JM. Tetanus: a review of the literature. Brit J Anaesthesia 2001; 87: 477–487.

Cooke MW. Are current UK tetanus prophylaxis procedures for wound management optimal? Emerg Med J 2009; 26: 845–848.

Creange A, Meyrignac C, Roualdes B, Degos JD, Gherardi RK. Diphtheritic neuropathy. Muscle Nerve 1995; 18: 1460–1463.

Cup EH, Ijspeert J, Janssen RJ, Bussemaker-Beumer C, Jacobs J, Pieterse AJ, van der Linde H, van Alfen N. Residual complaints after neuralgic amyotrophy. Arch Phys Med Rehabil 2013; 94: 67–73.

Dalakas MC, Rakocevic G, Salajegheh M, Dambrosia JM, Hahn AF, Raju R et al. Placebo-controlled trial of rituximab in IgM anti-myelin-associated glycoprotein antibody demyelinating neuropathy. Ann Neurol 2009; 65: 286–293.

Davies L, Spies JM, Pollard JD, McLeod JG. Vasculitis confined to peripheral nerves. Brain 1996; 119: 1441–1448.

de Freitas MR, Said G. Leprous neuropathy. Handb Clin Neurol 2013; 115: 499–514.

de la Cour CD, Jakobsen J. Residual neuropathy in long-term population-based follow-up of Guillain-Barre syndrome. Neurology 2005; 64: 246–253.

Delmont E, Halstead S, Galban-Horcajo F, Yao D, Desnuelle C, Willison H. Improving the detection of IgM antibodies against glycolipids complexes of GM1 and Galactocerebroside in Multifocal Motor Neuropathy using glycoarray and ELISA assays. J Neuroimmunol 2015; 278: 159–161.

Derksen A, Ritter C, Athar P, Kieseier BC, Mancias P, Hartung HP, Sheikh KA, Lehmann HC. Sural sparing pattern discriminates Guillain-Barre syndrome from its mimics. Muscle Nerve 2014; 50: 780–784.

Diener H-C, Haupt WF, Kloss TM, Rosenow F, Philipp T, Koeppen S et al. A preliminary, randomized, multicenter study comparing intravenous immunoglobulin, plasma exchange, and immune adsorption in Guillain-Barré syndrome. Eur Neurol 2001; 46: 107–109.

Di Pasquale A, Morino S, Loreti S, Bucci E, Vanacore N, Antonini G. Peripheral nerve ultrasound changes in CIDP and correlations with nerve conduction velocity. Neurology 2015; 84: 803–809.

Dispenzieri A, Moreno-Aspitia A, Suarez GA, Lacy MQ, Colon-Otero G, Tefferi A, Litzow MR, Roy V, Hogan WJ, Kyle RA, Gertz MA. Peripheral blood stem cell transplantation in 16 patients with POEMS syndrome, and a review of the literature. Blood 2004; 104: 3400–3407.

Dispenzieri A. POEMS syndrome: update on diagnosis, risk-stratification, and management. Am J Hematol 2015; 90: 951–962.

Doppler K, Appeltshauser L, Wilhelmi K, Villmann C, Dib-Hajj SD, Waxman SG, Maurer M, Weishaupt A, Sommer C. Destruction of paranodal architecture in inflammatory neuropathy with anti-contactin-1 autoantibodies. J Neurol Neurosurg Psychiatry 2015; 86: 720–728.

Doppler K, Appeltshauser L, Villmann C, Martin C, Peles E, Krämer HH, Haarmann A, Buttmann M, Sommer C. Auto-antibodies to contactin-associated protein 1 (Caspr) in two patients with painful inflammatory neuropathy. Brain 2016; 139: 2617–2630.

Duthie MS, Balagon MF. Combination chemoprophylaxis and immunoprophylaxis in reducing the incidence of leprosy. Risk Manag Healthc Policy 2016; 9: 43–53.

Dworkin RH, O'Connor AB, Kent J, Mackey SC, Raja SN, Stacey BR, Levy RM, Backonja M, Baron R, Harke H, Loeser JD, Treede RD, Turk DC, Wells CD. Interventional management of neuropathic pain: NeuPSIG recommendations. Pain 2013; 154: 2249–2261.

Dworkin RH, Barbano RL, Tyring SK, Betts RF, McDermott MP, Pennella-Vaughan J et al. A randomized, placebo-controlled trial of oxycodone and of gabapentin for acute pain in herpes zoster. Pain 2009; 142: 209–217.

Dyck PJ, Low PA, Windebank AJ, Jaradeh SS, Gosselin S, Bourque P et al. Plasma exchange in polyneuropathy associated with monoclonal gammopathy of undetermined significance. New Engl J Med 1991; 325: 1482–1486.

Dyck PJ, Norell JE, Dyck PJ. Nondiabetic lumbosacral radiculoplexus neuropathy: natural history, outcome and comparison with the diabetic variety. Brain 2001; 124: 1197–1207.

Dyck PJ, O'Brien PC, Oviatt KF, Dinapoli RP, Daube JR, Bartleson JD, Mokri B, Swift T, Low PA, Windebank AJ. Prednisone improves chronic inflammatory demyelinating polyradiculoneuropathy more than no treatment. Ann Neurol 1982; 11: 136–141.

Dyck PJB, Windebank AJ. Diabetic and nondiabetic lumbosacral radiculoplexus neuropathies: New insights into pathophysiology and treatment. Muscle Nerve 2002; 25: 477–491.

Ernst ME, Klepser MB, Fouts M, Marangos MN. Tetanus: pathophysiology and management. Ann Pharmacother 1997; 31: 1507–1513.

European Federation of Neurological Societies/Peripheral Nerve Society Guideline on management of chronic inflammatory demyelinating polyradiculoneuropathy: report of a joint task force of the European Federation of Neurological Societies and the Peripheral Nerve Society – First Revision. J Peripher Nerv Syst 2010; 15: 1–9.

European Federation of Neurological Societies/Peripheral Nerve Society Guideline on management of multifocal motor neuropathy. Report of a Joint Task Force of the European Federation of Neurological Societies and the Peripheral Nerve Society – first revision. J Peripher Nerv Syst 2010b; 15: 295–301.

European Federation of Neurological Societies/Peripheral Nerve Society Guideline on management of paraproteinemic demyelinating neuropathies. Report of a Joint Task Force of the European Federation of Neurological Societies and the Peripheral Nerve Society – first revision. J Peripher Nerv Syst 2010c; 15: 185–195.

Eftimov F, Winer JB, Vermeulen M, de Haan R, van Schaik IN. Intravenous immunoglobulin for chronic inflammatory demyelinating polyradiculoneuropathy. Cochrane Database Syst Rev 2013: CD001797.

Eftimov F, Vermeulen M, de Haan RJ, van den Berg LH, van Schaik IN. Subcutaneous immunoglobulin therapy for multifocal motor neuropathy. J Peripher Nerv Syst 2009; 14: 93–100.

Federico P, Zochodne DW, Hahn AF, Brown WF, Feasby TE. Multifocal motor neuropathy improved by IvIg: a randomized, double-blind, placebo-controlled study. Neurology 2000; 5: 1256–1262.

Finnerup NB, Attal N, Haroutounian S, McNicol E, Baron R, Dworkin RH, Gilron I, Haanpaa M, Hansson P, Jensen TS, Kamerman PR, Lund K, Moore A, Raja SN, Rice AS, Rowbotham M, Sena E, Siddall P, Smith BH, Wallace M. Pharmacotherapy for neuropathic pain in adults: a systematic review and meta-analysis. Lancet Neurol 2015; 14: 162–173.

Flachenecker P. Autonomic dysfunction in Guillain-Barre syndrome and multiple sclerosis. J Neurol 2007; 254 (Suppl 2): II96–101.

Flaggman PD, Kelly JJ, Jr. Brachial plexus neuropathy. An electrophysiologic evaluation. Arch Neurol 1980; 37: 160–164.

Freeman R. Autonomic peripheral neuropathy. Lancet 2005; 365: 1259–1270.

Gagliardi AM, Gomes Silva BN, Torloni MR, Soares BG. Vaccines for preventing herpes zoster in older adults. Cochrane Database Syst Rev 2012; 10: CD008858.

Galazky I, Schoof J, Stallforth S, Kupsch A, Heinze HJ, Kluge C. Guillain-Barre/CIDP-like neuropathy in two parkinsonian patients following intestinal levodopa/carbidopa treatment. Parkinsonism Relat Disord 2014; 20: 125–127.

Galldiks N, Dohmen C, Neveling M, Fink GR, Haupt WF. Selective immune adsorption treatment of severe Guillain Barre syndrome in the intensive care unit. Neurocrit Care 2009; 11: 317–321.

Garssen MP, Bussmann JB, Schmitz PI, Zandbergen A, Welter TG, Merkies IS, Stam HJ, van Doorn PA. Physical training and fatigue, fitness, and quality of life in Guillain-Barre syndrome and CIDP. Neurology 2004; 63: 2393–2395.

GBS Study Group. Plasmapheresis and acute Guillain-Barré syndrome. Neurology 1985; 35: 1096–1104.

Gertz MA, Lacy MQ, Dispenzieri A, Kumar SK, Buadi FK, Dingli D, Leung N, Hogan WJ, Hayman SR. Trends in day 100 and 2-year survival after auto-SCT for AL amyloidosis: outcomes before and after 2006. Bone marrow transplantation 2011; 46: 970–975.

Gertz MA. Waldenstrom macroglobulinemia: 2012 update on diagnosis, risk stratification, and management. Am J Hematol 2012; 87: 503–510.

Gilden DH, Kleinschmidt-DeMasters BK, LaGuardai JJ, Mahalingam R, Cohrs RJ. Neurologic complications of the reactivation of varicella-zoster virus. New Engl J Med 2000; 9: 635–645.

Gladstone DE, Prestrud AA, Brannagan TH 3rd. High-dose cyclophosphamide results in long-term disease remission with restoration of a normal quality of life in patients with severe refractory chronic inflammatory demyelinating polyneuropathy. J Peripher Nerv Syst 2005; 10: 11–16.

Glavey SV, Leung N. Monoclonal gammopathy: The good, the bad and the ugly. Blood reviews 2016; 30: 223–31.

Gold R, Müllges W, Hansen H-C, Anetseder M, Metterlein T, Müller R, Hund E, Winterholler M, Toyka KV. Neuromuskuläre Erkrankungen. In: Schwab S, Schellinger P, Werner C, Unterberg A, Hacke W (Hrsg.). Neuro Intensiv. Heidelberg: Springer; 2008. 679–722.

Gondim FA, Brannagan TH 3rd, Sander HW, Chin RL, Latov N. Peripheral neuropathy in patients with inflammatory bowel disease. Brain 2005; 128: 867–879.

Good JL, Chehrenama M, Mayer RF, Koski CL. Pulse cyclophosphamide therapy in chronic inflammatory demyelinating polyneuropathy. Neurology 1998; 51: 1735–1738.

Gordon PH, Wilbourn AJ. Early electrodiagnostic findings in Guillain-Barré syndrome. Arch Neurol 2001; 58: 913–917.

Grimm A, Decard BF, Axer H. Ultrasonography of the peripheral nervous system in the early stage of Guillain-Barre syndrome. J Peripher Nerv Syst 2014; 19: 234–241.

Grimm A, Decard BF, Schramm A, Probstel AK, Rasenack M, Axer H, Fuhr P. Ultrasound and electrophysiologic findings in patients with Guillain-Barre syndrome at disease onset and over a period of six months. Clin Neurophysiol 2016; 127: 1657–1663.

Gwathmey KG, Burns TM, Collins MP, Dyck PJ. Vasculitic neuropathies. Lancet Neurol 2014; 13: 67–82.

Hadden RDM, Cornblath DR, Hughes RAC, Zielasek J, Hartung HP, Toyka KV, Swan AV. Electrophysiological classification of Guillain-Barré syndrome: clinical associations and outcome. Ann Neurol 1998; 44: 780–788.

Hadden RDM, Karch H, Hartung H-P, Zielasek J, Weissbrich B, Schubert J, et al., and the Plasma Exchange/Sandoglobulin Guillain-Barré Syndrome Trial Group. Preceding infections, immune factors, and outcome in Guillain-Barré syndrome. Neurology 2001; 56: 758–765.

Hahn AF, Beydoun SR, Lawson V, Oh M, Empson VG, Leibl H, Ngo LY, Gelmont D, Koski CL. A controlled trial of intravenous immunoglobulin in multifocal motor neuropathy. J Peripher Nerv Syst 2013; 18: 321–330.

Harbo T, Andersen H, Hess A, Hansen K, Sindrup SH, Jakobsen J. Subcutaneous versus intravenous immunoglobulin in multifocal motor neuropathy: a randomized, single-blinded cross-over trial. Eur J Neurol 2009; 16: 631–638.

Harbo T, Andersen H, Jakobsen J. Long-term therapy with high doses of subcutaneous immunoglobulin in multifocal motor neuropathy. Neurology 2010; 75: 1377–1380.

Hatheway CL. Botulism: the present status of the disease. Curr Topics Microbiol Immunol 1995; 195: 55–75.

Haverkate M, D'Ancona F, Giambi C, Johansen K, Lopalco PL, Cozza V, Appelgren E. Mandatory and recommended vaccination in the EU, Iceland and Norway: results of the VENICE 2010 survey on the ways of implementing national vaccination programmes. Euro Surveill 2012; 17: pii: 20183.

Hawke SH, Davies L, Pamphlett R, Guo YP, Pollard JD, McLeod JG. Vasculitic neuropathy. A clinical and pathological study. Brain 1991; 114(Pt 5): 2175–2190.

Hempenstall K, Nurmikko TJ, Johnson RW, A'Hern RP, Rice ASC. Analgesic therapy in postherpetic neuralgia: a quantitative systematic review. PloS Med 2005; 2: e164.

Heuss D, Schlotter-Weigel B, Engelhardt A, Reinhold-Keller E, Sommer C. Klinik, Diagnostik und Therapie der vaskulitischen Neuropathie. Fortschr Neurol Psychiat 2003; 71: 172–186.

Hiraga A, Mori M, Ogawara K, Kojima S, Kanesaka T, Misawa S, Hattori T, Kuwabara S. Recovery patterns and long term prognosis for axonal Guillain-Barre syndrome. J Neurol Neurosurg Psychiatry 2005; 76: 719–722.

Hughes R, CIDP and MMN trial group. 129th ENMC International Workshop Clinical Trials for Chronic Inflammatory Demyelinating Polyradiculoneuropathy and Multifocal Motor Neuropathy, 27th October 2004; Schiphol airport, The Netherlands. Neuromuscul Disord 2005; 15: 321–325.

Hughes R, Bensa S, Willison H, van den Bergh P, Comi G, Illa I et al. and the Inflammatory Neuropathy Cause and Treatment (INCAT) Group. Randomized controlled trial of intravenous immunoglobulin versus oral prednisone in chronic inflammatory demyelinating polyradiculoneuropathy. Ann Neurol 2001; 50: 195–201.

Hughes RA, Cornblath DR. Guillain-Barré syndrome. Lancet 2005; 366: 1653–1666.

Hughes RA, Donofrio P, Bril V, Dalakas MC, Deng C, Hanna K, Hartung HP, Latov N, Merkies IS, van Doorn PA. Intravenous immune globulin (10 % caprylate-chromatography purified) for the treatment of chronic inflammatory demyelinating polyradiculoneuropathy (ICE study): a randomised placebo-controlled trial. Lancet Neurol 2008; 7: 136–144.

Hughes RA, Mehndiratta MM. Corticosteroids for chronic inflammatory demyelinating polyradiculoneuropathy. Cochrane Database Syst Rev 2015; (1): CD002062.

Hughes RA, Swan AV, van Doorn PA. Intravenous immunoglobulin for Guillain-Barre syndrome. Cochrane Database Syst Rev 2014: CD002063.

Hughes RA, Wijdicks EF, Benson E, Cornblath DR, Hahn AF, Meythaler JM, Sladky JT, Barohn RJ, Stevens JC; Multidisciplinary Consensus Group. Supportive care for patients with Guillain-Barré syndrome. Arch Neurol 2005; 62: 1194–1198.

Hugler P, Siebrecht P, Hoffmann K, Stucker M, Windeler J, Altmeyer P, Laubenthal H. Prevention of postherpetic neuralgia with varicella-zoster hyperimmune globulin. Eur J Pain 2002; 6: 435–445.

Hummel HD, Rath JC, Wiendl H, Hetzel W, Bargou RC, Toyka KV, Sommer C, Einsele H, Topp MS. Auto-SCT in severe paraproteinemic neuropathy. Bone Marrow Transplant 2011; 46: 457–459.

Iijima M, Yamamoto M, Hirayama M, Tanaka F, Katsuno M, Mori K et al. Clinical and electrophysiologic correlates of IvIg responsiveness in CIDP. Neurology 2005; 64: 1471–1475.

Ishii N. Recent advances in the treatment of leprosy. Dermatol Online J 2003; 9: 5.

Italian Guillain-Barré Study Group. The prognosis and main prognostic indicators of Guillain-Barré syndrome. A multicentre prospective study of 297 patients. Brain 1996; 199: 2053–2061.

Jain S, Visser LH, Praveen TL, Rao PN, Surekha T, Ellanti R, Abhishek TL, Nath I. High-resolution sonography: a new technique to detect nerve damage in leprosy. PLoS Negl Trop Dis 2009; 3: e498.

Jann S, Bramerio MA, Beretta S, Koch S, Defanti CA, Toyka KV, Sommer C. Diagnostic value of sural nerve matrix metalloproteinase-9 in diabetic patients with CIDP. Neurology 2003; 61: 1607–1610.

Johnson NE, Petraglia AL, Huang JH, Logigian EL. Rapid resolution of severe neuralgic amyotrophy after treatment with corticosteroids and intravenous immunoglobulin. Muscle Nerve 2011; 44: 304–305.

Johnson P, Becker L, Halpern R, Sweeney M. Real-world treatment of post-herpetic neuralgia with gabapentin or pregabalin. Clin Drug Investig 2013; 33: 35–44.

Joint Task Force of the EFNS and the PNS. European Federation of Neurological Societies/Peripheral Nerve Society Guideline on management of chronic inflammatory demyelinating polyradiculoneuropathy: report of a joint task force of the European Federation of Neurological Societies and the Peripheral Nerve Society – First Revision. J Peripher Nerv Syst 2010; 15: 1–9.

Jones LK, Jr., Reda H, Watson JC. Clinical, electrophysiologic, and imaging features of zoster-associated limb paresis. Muscle Nerve 2014; 50: 177–185.

Katz JS, Saperstein DS, Gronseth G, Amato AA, Barohn RJ. Distal acquired demyelinating symmetric neuropathy. Neurology 2000; 54: 615–620.

Katzberg HD, Rasutis V, Bril V. Subcutaneous immunoglobulin for treatment of multifocal motor neuropathy. Muscle Nerve 2016; 54: 856–863

Kelly JJ, Karcher DS. Lymphoma and peripheral neuropathy: a clinical review. Muscle Nerve 2005; 31: 301–313.

Klein CM, Vernino S, Lennon VA, Sandroni P, Fealey RD, Benrud-Larson L, Sletten D, Low PA. The spectrum of autoimmune autonomic neuropathies. Ann Neurol 2003; 53: 752–758.

Köller H, Schroeter M, Kieseier BC, Hartung HP. Chronic inflammatory demyelinating polyneuropathy – update on pathogenesis, diagnostic criteria and therapy. Curr Opin Neurol 2005; 18: 273–278.

Korinthenberg R, Schessl J, Kirschner J, Monting JS. Intravenously administered immunoglobulin in the treatment of childhood Guillain-Barre syndrome: a randomized trial. Pediatrics 2005; 116: 8–14.

Koski CL, Baumgarten M, Magder LS, Barohn RJ, Goldstein J, Graves M, Gorson K, Hahn AF, Hughes RA, Katz J, Lewis RA, Parry GJ, van Doorn P, Cornblath DR. Derivation and validation of diagnostic criteria for chronic inflammatory demyelinating polyneuropathy. J Neurol Sci 2009; 277: 1–8.

Kuitwaard K, Bos-Eyssen ME, Blomkwist-Markens PH, van Doorn PA. Recurrences, vaccinations and long-term symptoms in GBS and CIDP. J Peripher Nerv Syst 2009; 14: 310–315.

Kuwabara S, Dispenzieri A, Arimura K, Misawa S. Treatment for POEMS (polyneuropathy, organomegaly, endocrinopathy, M-protein, and skin changes) syndrome. Cochrane Database Syst Rev. 2008: CD006828.

Kwetkat A. [Particuliarities of immunisation in the elderly]. Dtsch Med Wochenschr 2012; 137: 2545–2547.

Lambrecq V, Krim E, Rouanet-Larriviere M, Lagueny A. Sensory loss in multifocal motor neuropathy: a clinical and electrophysiological study. Muscle Nerve 2009; 39: 131–136.

Latov N. Diagnosis and treatment of chronic acquired demyelinating polyneuropathies. Nat Rev Neurol 2014; 10: 435–446.

Lawson VH, Arnold WD. Multifocal motor neuropathy: a review of pathogenesis, diagnosis, and treatment. Neuropsychiatr Dis Treat 2014; 10: 567–576.

Leger JM, Viala K, Nicolas G, Creange A, Vallat JM, Pouget J, Clavelou P, Vial C, Steck A, Musset L, Marin

B. Placebo-controlled trial of rituximab in IgM anti-myelin-associated glycoprotein neuropathy. Neurology 2013; 80: 2217–2225.

Lehmann HC, Hartung HP. Plasma exchange and intravenous immunoglobulins: Mechanism of action in immune-mediated neuropathies. J Neuroimmunol 2011; 231: 61–69.

Leon KE, Jacob JT, Franco-Paredes C, Kozarsky PE, Wu HM, Fairley JK. Delayed Diagnosis, Leprosy Reactions, and Nerve Injury Among Individuals With Hansen's Disease Seen at a United States Clinic. Open Forum Infect Dis 2016; 3: ofw063.

Lewis RA, Sumner AJ, Brown MJ, Asbury AK. Multifocal demyelinating neuropathy with persistent conduction block. Neurology 1982; 32: 958–964.

Li Q, Chen N, Yang J, Zhou M, Zhou D, Zhang Q et al. Antiviral treatment for preventing postherpetic neuralgia. Cochrane Database Syst Rev 2009: CD006866.

Lieba-Samal D, Jengojan S, Kasprian G, Wober C, Bodner G. Neuroimaging of classic neuralgic amyotrophy. Muscle Nerve 2016; 54: 1079–1085.

Liu J, Wang LN, McNicol ED. Pharmacological treatment for pain in Guillain-Barre syndrome. Cochrane Database Syst Rev 2015: CD009950.

Lockwood DN, Saunderson PR. Nerve damage in leprosy: a continuing challenge to scientists, clinicians and service providers. Int Health 2012; 4: 77–85.

Logina I, Donaghy M. Diphtheritic polyneuropathy: a clinical study and comparison with Guillain-Barre syndrome. J Neurol Neurosurg Psychiatry 1999; 67: 433–438.

Lunn MP, Nobile-Orazio E. Immunotherapy for IgM anti-myelin-associated glycoprotein paraprotein-associated peripheral neuropathies. Cochrane Database Syst Rev 2012: CD002827.

Lunn MP, Ellis L, Hadden RD, Rajabally YA, Winer JB, Reilly MM. A proposed dosing algorithm for the individualized dosing of human immunoglobulin in chronic inflammatory neuropathies. J Peripher Nerv Syst 2016; 21: 33–37.

Mahdi-Rogers M, van Doorn PA, Hughes RA. Immunomodulatory treatment other than corticosteroids, immunoglobulin and plasma exchange for chronic inflammatory demyelinating polyradiculoneuropathy. Cochrane Database Syst Rev 2013: CD003280.

Mahmood S, Palladini G, Sanchorawala V, Wechalekar A. Update on treatment of light chain amyloidosis. Haematologica 2014; 99: 209–221.

Makharita MY, Amr YM, El-Bayoumy Y. Single paravertebral injection for acute thoracic herpes zoster: a randomized controlled trial. Pain Pract 2015; 15: 229–235.

Martin Arias LH, Sanz R, Sainz M, Treceno C, Carvajal A. Guillain-Barre syndrome and influenza vaccines: A meta-analysis. Vaccine 2015; 33: 3773–3778.

McDonald WI, Kocen RS. Diphtheric neuropathy. In: Dyck PJ, Thomas PK, Griffin JW, Low PA, Poduslo JF (Hrsg.). Peripheral neuropathy. 3. Aufl. Philadelphia: Saunders; 1993. 1412–1417.

Mehndiratta MM, Hughes RA, Pritchard J. Plasma exchange for chronic inflammatory demyelinating polyradiculoneuropathy. Cochrane Database Syst Rev 2015: CD003906.

Miranda-Filho Dde B, Ximenes RA, Barone AA, Vaz VL, Vieira AG, Albuquerque VM. Randomised controlled trial of tetanus treatment with antitetanus immunoglo-bulin by the intrathecal or intramuscular route. BMJ 2004; 328: 615.

Mo Y, Alferez Salada BM, Tambyah PA. Zika virus-a review for clinicians. Br Med Bull 2016; 119: 25–36.

Mondelli M, Romano C, Rossi S, Cioni R. Herpes zoster of the head and limbs: electroneuromyographic and clinical findings in 158 consecutive cases. Arch Phys Med Rehabil 2002; 83: 1215–1221.

Mori K, Iijima M, Koike H, Hattori N, Tanaka N, Watanabe H et al. The wide spectrum of clinical manifestations in Sjögren's syndrome-associated neuropathy. Brain 2005; 28: 2518–2534.

Mori M, Kuwabara S, Fukutake T, Hattori T. Plasmapheresis and Miller Fisher syndrome: analysis of 50 consecutive cases. J Neurol Neurosurg Psychiatry 2002; 72: 680.

Moulin DE, Hagen N, Feasby TE, Amireh R, Hahn A. Pain in Guillain-Barré syndrome. Neurology 1997; 48: 328–331.

Müller T, van Laar T, Cornblath DR, Odin P, Klostermann F, Grandas FJ, Ebersbach G, Urban PP, Valldeoriola F, Antonini A. Peripheral neuropathy in Parkinson's disease: levodopa exposure and implications for duodenal delivery. Parkinsonism Relat Disord 2013; 19: 501–507

Mukerji S, Aloka F, Farooq MU, Kassab MY, Abela GS. Cardiovascular complications of the Guillain-Barre syndrome. Am J Cardiol 2009; 104: 1452–1455.

Mullane KM, Winston DJ, Wertheim MS, Betts RF, Poretz DM, Camacho LH, Pergam SA, Mullane MR, Stek JE, Sterling TM, Zhao Y, Manoff SB, Annunziato PW. Safety and immunogenicity of heat-treated zoster vaccine (ZVHT) in immunocompromised adults. J Infect Dis 2013; 208: 1375–1385.

Naito KS, Fukushima K, Suzuki S, Kuwahara M, Morita H, Kusunoki S, Ikeda S. Intravenous immunoglobulin (IVIg) with methylprednisolone pulse therapy for motor impairment of neuralgic amyotrophy: clinical observations in 10 cases. Intern Med 2012; 51: 1493–1500.

Neel A, Perrin F, Decaux O, Dejoie T, Tessoulin B, Halliez M, Mahe B, Lamy T, Fakhouri F, Jego P, Agard C, Vigneau C, Guenet L, Grosbois B, Moreau P, Hamidou M. Long-term outcome of monoclonal (type 1) cryoglobulinemia. Am J Hematol 2014; 89: 156–161.

Niermeijer JM, Eurelings M, van der Linden MW, Lokhorst HM, Franssen H, Fischer K et al. Intermittent cyclophosphamide with prednisone versus placebo for polyneuropathy with IgM monoclonal gammopathy. Neurology 2007; 69: 50–59.

Nobile-Orazio E, Cocito D, Jann S, Uncini A, Beghi E, Messina P, Antonini G, Fazio R, Gallia F, Schenone A, Francia A, Pareyson D, Santoro L, Tamburin S, Macchia R, Cavaletti G, Giannini F, Sabatelli M. Intravenous immunoglobulin versus intravenous methylprednisolone for chronic inflammatory demyelinating polyradiculoneuropathy: a randomised controlled trial. Lancet Neurol 2012; 11: 493–502.

Nobile-Orazio E, Giannotta C, Musset L, Messina P, Leger JM. Sensitivity and predictive value of anti-GM1/galactocerebroside IgM antibodies in multifocal motor neuropathy. J Neurol Neurosurg Psychiatry 2014; 85: 754–758.

Nomura T, Hamaguchi K, Hattori T, Satou T, Mannen T. A randomized controlled trial comparing intravenous immunoglobulin and plasmapheresis in Guillain-Barre syndrome. Neurol Therapeutics 2000; 18: 69–81.

Notermans NC, Lokhorst HM, Franssen H, van der Graaf Y, Teunissen LL, Jennekens FGI, van den Berg LH, Wokke JHJ. Intermittent cyclophosphamide and prednisone treatment of polyneuropathy associated with monoclonal gammopathy of undetermined significance. Neurology 1996; 47: 1227–1233.

Oh SJ, Claussen GC, Kim DS. Motor and sensory demyelinating mononeuropathy multiplex (multifocal motor and sensory demyelinating neuropathy): a separate entity or a variant of chronic inflammatory demyelinating polyneuropathy? J Peripher Nerv Syst 1997; 2: 362–369.

Oh SJ, Kurokawa K, de Almeida DF, Ryan HF Jr, Claussen GC. Subacute inflammatory demyelinating polyneuropathy. Neurology 2003; 61: 1507–1512.

Oksenhendler E, Chevret S, Leger JM, Louboutin JP, Bussel A, Brouet JC. Plasma exchange and chlorambucil in polyneuropathy associated with monoclonal IgM gammopathy. IgM-associated Polyneuropathy Study Group. J Neurol Neurosurg Psychiatry 1995; 59: 243–247.

Olney RK. Consensus criteria for the diagnosis of partial conduction block. Muscle Nerve 1999; 22(Suppl 8): 225–229.

Ooi WW, Srinivasan J. Leprosy and the peripheral nervous system: basic and clinical aspects. Muscle Nerve 2004; 30: 393–409.

Oxman MN, Levin MJ, Johnson GR, Schmader KE, Straus SE, Gelb LD, et al; Shingles Prevention Study Group. A vaccine to prevent herpes zoster and postherpetic neuralgia in older adults. N Engl J Med 2005; 352: 2271–2284.

Oxman MN, Levin MJ. Vaccination against Herpes Zoster and Postherpetic Neuralgia. J Infect Dis 2008; 197(Suppl 2): 228–236.

Pagnoux C, Guillevin L. Peripheral neuropathy in systemic vasculitides. Curr Opin Rheumatol 2005; 17: 41–48.

Pan CL, Tseng TJ, Lin YH, Chiang MC, Lin WM, Hsieh ST. Cutaneous innervation in Guillain-Barre syndrome: pathology and clinical correlations. Brain 2003; 126: 386–397.

Pandey CK, Raza M, Tripathi M, Navkar DV, Kumar A, Singh UK. The comparative evaluation of gabapentin and carbamazepine for pain management in Guillain-Barre syndrome patients in the intensive care unit. Anesth Analg 2005; 101: 220–225.

Parry GJ, van Doorn P, Cornblath DR. Derivation and validation of diagnostic criteria for chronic inflammatory demyelinating polyneuropathy. J Neurol Sci 2009; 277: 1–8.

Pavan-Langston D. Herpes zoster antivirals and pain management. Ophthalmology 2008; 115: 13–20.

Piepers S, Van den Berg-Vos R, Van der Pol WL, Franssen H, Wokke J, Van den Berg L. Mycophenolate mofetil as adjunctive therapy for MMN patients: a randomized, controlled trial. Brain 2007; 130: 2004–2010.

Pineda AA, Ogata K, Osoegawa M, Murai H, Shigeto H, Yoshiura T, Tobimatsu S, Kira J. A distinct subgroup of chronic inflammatory demyelinating polyneuropathy with CNS demyelination and a favorable response to immunotherapy. J Neurol Sci 2007; 255: 1–6.

Piradov MA, Pirogov VN, Popova LM, Avdunina IA. Diphtheritic polyneuropathy: clinical analysis of severe forms. Arch Neurol 2001; 58: 1438–1442.

Plasma Exchange/Sandoglobulin Guillain-Barré Syndrome Trial Group. Randomized trial of plasma exchange, intravenous immunoglobulin, and combined treatments in Guillain-Barré syndrome. Lancet 1997; 34: 225–230.

Press R, Hiew FL, Rajabally YA. Steroids for chronic inflammatory demyelinating polyradiculoneuropathy: evidence base and clinical practice. Acta Neurol Scand 2016; 133: 228–238.

Pritchard J, Gray IA, Idrissova ZR, Lecky BR, Sutton IJ, Swan AV, Willison HJ, Winer JB, Hughes RA. A randomized controlled trial of recombinant interferon-beta 1a in Guillain-Barre syndrome. Neurology 2003; 61: 1282–1284.

Querol L, Illa I. Paranodal and other autoantibodies in chronic inflammatory neuropathies. Curr Opin Neurol 2015; 28: 474–479.

Querol L, Rojas-Garcia R, Diaz-Manera J, Barcena J, Pardo J, Ortega-Moreno A, Sedano MJ, Sero-Ballesteros L, Carvajal A, Ortiz N, Gallardo E, Illa I. Rituximab in treatment-resistant CIDP with antibodies against paranodal proteins. Neurol Neuroimmunol Neuroinflamm 2015; 2: e149.

Raphael JC, Chevret S, Harboun M, Jars-Guincestre MC. Intravenous immune globulins in patients with Guillain-Barre syndrome and contraindications to plasma exchange: 3 days versus 6 days. J Neurol Neurosurg Psychiatry 2001; 71: 235–238.

Raphael JC, Chevret S, Hughes RA, Annane D. Plasma exchange for Guillain-Barre syndrome. Cochrane Database Syst Rev 2012: CD001798.

Rajabally YA. Long-term immunoglobulin therapy for chronic inflammatory demyelinating polyradiculoneuropathy. Muscle Nerve 2015; 51: 657–661.

Rajkumar SV. Myeloma today: Disease definitions and treatment advances. Am J Hematol 2016; 91: 90–100.

RMC trial group. Randomised controlled trial of methotrexate for chronic inflammatory demyelinating polyradiculoneuropathy (RMC trial): a pilot, multicentre study. Lancet Neurol 2009; 8: 158–164.

Robinson RF, Nahata MC. Management of botulism. Ann Pharmacother 2003; 37: 127–131.

Rodrigues LC, Lockwood D. Leprosy now: epidemiology, progress, challenges, and research gaps. Lancet Infect Dis 2011; 11: 464–470.

Ropper AH, Gorson KC. Neuropathies associated with paraproteinemia. New Engl J Med 1998; 338: 1601–1607.

Rotta FT, Sussman AT, Bradley WG, Ram Ayyar D, Sharma KR, Shebert RT. The spectrum of chronic inflammatory demyelinating polyneuropathy. J Neurol Sci 2000; 173: 129–139.

Russell JW, Windebank AJ. Brachial and lumbar neuropathies. In: McLeod JG (ed.). Inflammatory neuropathies. London: Bailliere Tindall; 1994. 173–191.

Said G, Lacroix C. Primary and secondary vasculitic neuropathy. J Neurol 2005; 252: 633–641.

Said G, Lacroix-Ciaudo C, Fujimura H, Blas C, Faux N. The peripheral neuropathy of necrotizing arteritis: a clinicopathological study. Ann Neurol 1988; 23: 461–465.

Sandherr M, Hentrich M, von Lilienfeld-Toal M, Massenkeil G, Neumann S, Penack O, Biehl L, Cornely OA. Antiviral prophylaxis in patients with solid tumours and haematological malignancies – update of the Guidelines of the Infectious Diseases Working Party (AGIHO) of the German Society for Hematology and Medical Oncology (DGHO). Ann Hematol 2015; 94: 1441–1450.

Sanghi V. Neurologic manifestations of diphtheria and pertussis. Handb Clin Neurol 2014; 121: 1355–1359.

Santoro L, Manganelli F, Briani C, Giannini F, Benedetti L, Vitelli E, Mazzeo A, Beghi E. Prevalence and characteristics of peripheral neuropathy in hepatitis C virus population. J Neurol Neurosurg Psychiatry 2006; 77: 626–629.

Saperstein DS, Katz JS, Amato AA, Barohn RJ. Clinical spectrum of chronic acquired demyelinating polyneuropathies. Muscle Nerve 2001; 24: 311–324.

Schmutzhard E, Kessler KR, Meyding-Lamadé U, Rösler KM. Tetanus. In: Diener H-C, Weimar C (Hrsg.). Leitlinien für Diagnostik und Therapie in der Neurologie. Stuttgart: Thieme; 2012.

Sejvar JJ, Baughman AL, Wise M, Morgan OW. Population incidence of Guillain-Barre syndrome: a systematic review and meta-analysis. Neuroepidemiology 2011; 36: 123–133.

Seo JH, Ryan HF, Claussen GC, Thomas TD, Oh SJ. Sensory neuropathy in vasculitis: a clinical, pathologic, and electrophysiologic study. Neurology 2004; 63: 874–878.

Seo JH, Ryan HF, Claussen GC, Thomas TD, Oh SJ. Sensory neuropathy in vasculitis: a clinical, pathologic, and electrophysiologic study. Neurology 2004; 63: 874–878.

Shafran SD, Tyring SK, Ashton R, Decroix J, Forszpaniak C, Wade A, Paulet C, Candaele D. Once, twice, or three times daily famciclovir compared with aciclovir for the oral treatment of herpes zoster in immunocompetent adults: a randomized, multicenter, double-blind clinical trial. J Clin Virol 2004; 29: 248–253.

Shapiro BE, Soto O, Shafqat S, Blumenfeld H. Adult botulism. Muscle Nerve 1997; 20: 100–102.

Sipila JO, Soilu-Hanninen M. The incidence and triggers of adult-onset Guillain-Barre syndrome in southwestern Finland 2004–2013. Eur J Neurol 2015; 22: 292–298.

Snedecor SJ, Sudharshan L, Cappelleri JC, Sadosky A, Desai P, Jalundhwala Y, Botteman M. Systematic review and meta-analysis of pharmacological therapies for pain associated with postherpetic neuralgia and less common neuropathic conditions. Int J Clin Pract 2014; 68: 900–918.

Sommer C, Koch S, Lammens M, Gabreels-Festen A, Stoll G, Toyka KV. Macrophage clustering as a diagnostic marker in sural nerve biopsies of patients with CIDP. Neurology 2005; 65: 1924–1929.

Stagnaro C, Cioffi E, Talarico R, Della Rossa A. Systemic vasculitides: a critical digest of the most recent literature. Clin Exp Rheumatol 2015; 33: 145–154.

Stangel M, Gold R. Einsatz intravenoser Immunglobuline in der Neurologie: Ein evidenzbasierter Konsens: Update 2010. Nervenarzt 2011; 82: 415–420.

Stangel M, Gold R, Pittrow D, Baumann U, Borte M, Fasshauer M, Hensel M, Huscher D, Reiser M, Sommer C. Treatment of patients with multifocal motor neuropathy with immunoglobulins in clinical practice: the SIGNS registry. Ther Adv Neurol Disord 2016; 9: 165–179.

Stieglbauer K, Topakian R, Hinterberger G, Aichner FT. Beneficial effect of rituximab monotherapy in multifocal motor neuropathy. Neuromuscul Disord 2009; 19: 473–475.

Stork AC, Lunn MP, Nobile-Orazio E, Notermans NC. Treatment for IgG and IgA paraproteinaemic neuropathy. Cochrane Database Syst Rev 2015: CD005376.

Suarez GA, Ciannini C, Bosch EP, Barohn RJ, Wodak J, Ebeling P et al. Immune brachial plexus neuropathy: suggestive evidence for an inflammatory-immune pathogenesis. Neurology 1996; 46: 559–561.

Suarez GA, Fealey RD, Camilleri M, Low PA. Idiopathic autonomic neuropathy: clinical, neurophysiologic, and follow-up studies on 27 patients. Neurology 1994; 44: 1675–1682.

Tyring S, Belanger R, Bezwoda W, Ljungman P, Boon R, Saltzman RL. A randomized, double-blind trial of famciclovir versus acyclovir for the treatment of localized dermatomal herpes zoster in immunocompromised patients. Cancer Invest 2001; 19: 13–22.

Üçeyler N, Devigili G, Toyka KV, Sommer C. Skin biopsy as an additional diagnostic tool in non-systemic vasculitic neuropathy. Acta Neuropathol 2010; 120: 109–116.

Üçeyler N, Geng A, Reiners K, Toyka KV, Sommer C. Non-systemic vasculitic neuropathy: single-center follow-up of 60 patients. J Neurol 2015; 262: 2092–2100.

Umapathi T, Hughes RA, Nobile-Orazio E, Leger JM. Immunosuppressant and immunomodulatory treatments for multifocal motor neuropathy. Cochrane Database Syst Rev 2015: CD003217.

Uncini A, Sabatelli M, Mignogna T, Lugaresi A, Liguori R, Montagna P. Chronic progressive steroid responsive axonal polyneuropathy: a CIDP variant or a primary axonal disorder? Muscle Nerve 1996; 19: 365–371.

Uncini A, Manzoli C, Notturno F, Capasso M. Pitfalls in electrodiagnosis of Guillain-Barre syndrome subtypes. J Neurol Neurosurg Psychiatry 2010; 81: 1157–1163.

Vallat JM, Sommer C, Magy L. Chronic inflammatory demyelinating polyradiculoneuropathy: diagnostic and therapeutic challenges for a treatable condition. Lancet Neurol 2010; 9: 402–412.

Ustianowski AP, Lockwood DN. Leprosy: current diagnostic and treatment approaches. Curr Opin Infect Dis 2003; 16: 421–427.

van Alfen N, van Engelen BG. The clinical spectrum of neuralgic amyotrophy in 246 cases. Brain 2006; 129: 438–450.

van Alfen N, van Engelen BG, Hughes RA. Treatment for idiopathic and hereditary neuralgic amyotrophy (brachial neuritis). Cochrane Database Syst Rev 2009: CD006976.

van Alfen N. Clinical and pathophysiological concepts of neuralgic amyotrophy. Nat Rev Neurol 2011; 7: 315–322.

van Alfen N, van Eijk JJ, Ennik T, Flynn SO, Nobacht IE, Groothuis JT, Pillen S, van de Laar FA. Incidence of neuralgic amyotrophy (Parsonage Turner syndrome) in a primary care setting – a prospective cohort study. PLoS One 2015; 10: e0128361.

Van Asseldonk JT, Franssen H, Van den Berg-Vos RM, Wokke JH, Van den Berg LH. Multifocal motor neuropathy. Lancet Neurol 2005; 4: 309–319.

van Brakel WH, Nicholls PG, Wilder-Smith EP, Das L, Barkataki P, Lockwood DN. Early diagnosis of neuropathy in leprosy – comparing diagnostic tests in a large prospective study (the INFIR cohort study). PLoS Negl Trop Dis 2008; 2: e212.

van de Donk NW, Mutis T, Poddighe PJ, Lokhorst HM, Zweegman S. Diagnosis, risk stratification and management of monoclonal gammopathy of undetermined significance and smoldering multiple myeloma. Int J Lab Hematol 2016; 38: 110–122.

Van den Berg LH, Franssen H, Wokke JHJ. The long-term effect of intravenous immunoglobulin treatment in multifocal motor neuropathy. Brain 1998; 121: 421–428.

Van den Berg B, Walgaard C, Drenthen J, Fokke C, Jacobs BC, van Doorn PA. Guillain-Barre syndrome: pathogenesis, diagnosis, treatment and prognosis. Nat Rev Neurol 2014; 10: 469–482.

Van den Bergh PY, Pieret F. Electrodiagnostic criteria for acute and chronic inflammatory demyelinating polyradiculoneuropathy. Muscle Nerve 2004; 29: 565–574.

Van den Berg-Vos RM, Van den Berg LH, Franssen H, Vermeulen M, Witkamp TD, Jansen GH et al. Multifocal inflammatory demyelinating neuropathy. A distinct clinical entity? Neurology 2000; 54: 26–32.

van Doorn PA. Treatment of Guillain-Barre syndrome and CIDP. J Peripher Nerv Syst 2005; 10: 113–127.

van Doorn PA, Ruts L, Jacobs BC. Clinical features, pathogenesis, and treatment of Guillain-Barre syndrome. Lancet Neurol 2008; 7: 939–950.

van Koningsveld R, Schmitz PI, Meche FG, Visser LH, Meulstee J, van Doorn PA. Dutch GBS study group. Effect of methylprednisolone when added to standard treatment with intravenous immunoglobulin for Guillain-Barre syndrome: randomised trial. Lancet 2004; 363: 192–196.

van der Meché FG, Schmitz PI. A randomized trial comparing intravenous immune globulin and plasma exchange in Guillain-Barré syndrome. Dutch Guillain-Barré Study Group. N Engl J Med 1992; 326: 1123–1129.

van der Meché FG, van Doorn PA, Meulstee J, Jennekens FGI for the GBS-consensus group of the Dutch Neuro-muscular Research Support Centre. Diagnostic and classification criteria for the Guillain-Barré syndrome. Eur Neurol 2001; 45: 133–139.

van Eijk JJ, van Alfen N, Berrevoets M, van der Wilt GJ, Pillen S, van Engelen BG. Evaluation of prednisolone treatment in the acute phase of neuralgic amyotrophy: an observational study. J Neurol Neurosurg Psychiatry 2009; 80: 1120–1124.

van Eijk JJ, van Alfen N, Tio-Gillen AP, Maas M, Herbrink P, Portier RP, van Doorn PA, van Engelen BG, Jacobs BC. Screening for antecedent Campylobacter jejuni infections and anti-ganglioside antibodies in idiopathic neuralgic amyotrophy. J Peripher Nerv Syst 2011; 16: 153–156.

Van Eijk JJ, Groothuis JT, Van Alfen N. Neuralgic amyotrophy: An update on diagnosis, pathophysiology, and treatment. Muscle Nerve 2016; 53: 337–350.

van Schaik IN, van den Berg LH, de Haan R, Vermeulen M. Intravenous immunoglobulin for multifocal motor neuropathy. Cochrane Database Syst Rev 2005: CD004429.

Van Schaik IN, Eftimov F, Van Doorn PA, Brusse E, Van den Berg LH, Van der Pol WL et al. Pulsed high-dose dexamethasone versus standard prednisolone treatment for chronic inflammatory demyelinating polyradiculoneuropathy (PREDICT study): a double-blind, randomised, controlled trial. Lancet Neurol 2010; 9: 245–253.

Van Veen NH, Nicholls PG, Smith WC, Richardus JH. Corticosteroids for treating nerve damage in leprosy. Cochrane Database Syst Rev 2016: CD005491.

Venkataraman S, Alexander M, Gnanamuthu C. Postinfectious pandysautonomia with complete recovery after intravenous immunoglobulin therapy. Neurology 1998: 51: 1764–1765.

Vernino S, Low PA, Fealey RD, Stewart JD, Farrugia G, Lennon VA. Autoantibodies to ganglionic acetylcholine receptors in autoimmune autonomic neuropathies. New Engl J Med 2000; 343: 847–855.

Vernino S, Sandroni P, SingerW, Low PA. Invited Article: Autonomic ganglia: target and novel therapeutic tool. Neurology 2008; 70: 1926–1932.

Verschueren A, Azulay JP, Attarian S, Boucraut J, Pellissier JF, Pouget J. Lewis-Sumner syndrome and multifocal motor neuropathy. Muscle Nerve 2005; 31: 88–94.

Viala K, Renie L, Maisonobe T, Behin A, Neil J, Leger JM, Bouche P. Follow-up study and response to treatment in 23 patients with Lewis-Sumner syndrome. Brain 2004; 127: 2010–2017.

Vital A, Vital C, Julien J, Baquey A, Steck AJ. Polyneuropathy associated with IgM monoclonal gammopathy. Immunological and pathological study in 31 patients. Acta Neuropathol 1989; 79: 160–167.

Vlam L, van der Pol WL, Cats EA, Straver DC, Piepers S, Franssen H, van den Berg LH. Multifocal motor neuropathy: diagnosis, pathogenesis and treatment strategies. Nat Rev Neurol 2012; 8: 48–58.

Vrancken AF, Hughes RA, Said G, Wokke JH, Notermans NC. Immunosuppressive treatment for non-systemic vasculitic neuropathy. Cochrane Database Syst Rev 2007: CD006050.

Vrancken AF, Gathier CS, Cats EA, Notermans NC, Collins MP. The additional yield of combined nerve/muscle biopsy in vasculitic neuropathy. Eur J Neurol 2011; 18: 49–58.

Vucic S, Black KR, Chong PS, Cros D. Multifocal motor neuropathy: decrease in conduction blocks and reinnervation with long-term IvIg. Neurology 2004; 63: 1264–1269.

Wakerley BR, Uncini A, Yuki N. Guillain-Barre and Miller Fisher syndromes – new diagnostic classification. Nat Rev Neurol 2014; 10: 537–544.

Walgaard C, Lingsma HF, Ruts L, Drenthen J, van Koningsveld R, Garssen MJ, van Doorn PA, Steyerberg EW, Jacobs BC. Prediction of respiratory insufficiency in Guillain-Barre syndrome. Ann Neurol 2010; 67: 781–787.

Wassilew S, Collaborative Brivudin PHN Study Group. Brivudin compared with famciclovir in the treatment of herpes zoster: effects in acute disease and chronic pain in immunocompetent patients. A randomized, doubleblind, multinational study. J Eur Acad Dermatol Venereol 2005; 19: 47–55.

Webb RP, Smith LA. What next for botulism vaccine development? Expert Rev Vaccines 2013; 12: 481–92.

Werner RN, Nikkels AF, Marinovic B, Schafer M, Czarnecka-Operacz M, Agius AM, Bata-Csorgo Z, Breuer J, Girolomoni G, Gross GE, Langan S, Lapid-Gortzak R, Lesser TH, Pleyer U, Sellner J, Verjans GM, Wutzler P, Dressler C, Erdmann R, Rosumeck S, Nast A. European consensus-based (S2k) Guideline on the Management of Herpes Zoster – guided by the European Dermatology Forum (EDF) in cooperation with the European Academy of Dermatology and Venereology (EADV), Part 2: Treatment. J Eur Acad Dermatol Venereol 2017; 31: 20–29.

Willison HJ, O'Leary CP, Veitch J, Blumhardt LD, Busby M, Donaghy M, Fuhr P, Ford H, Hahn A, Renaud S, Katifi HA, Ponsford S, Reuber M, Steck A, Sutton I, Schady W, Thomas PK, Thompson AJ, Vallat JM, Winer J. The clinical and laboratory features of chronic sensory ataxic neuropathy with anti-disialosyl IgM antibodies. Brain 2001; 124: 1968–1977.

Willison HJ, Jacobs BC, van Doorn PA. Guillain-Barre syndrome. Lancet 2016; 388: 717–727.

Wittek M, Doerr HW, Allwinn R. Varizellen und Herpes zoster. Teil 2: Therapie und Pravention. Med Klin (Munich) 2010; 105: 399–403.

Wollinsky KH, Hülser P-J, Brinkmeier H, Aulkemeyer P, Bössenecker W, Huber-Hartmann K-H et al. CSF filtration is an effective treatment of Guillain-Barré syndrome. A randomized clinical trial. Neurology 2001; 57: 774–780.

Wood MJ, Johnson RW, McKendrick MW, Taylor J, Mandal BK, Crooks J. A randomized trial of acyclovir for 7 days or 21 days with and without prednisolone for treatment of acute herpes zoster. N Engl J Med 1994; 330: 896–900.

Wutzler P, Gross G, Doerr HW. Antivirale Therapie des Zoster. Dt Ärzteblatt 2003; 100: 725–727.

Yang J, Huan M, Jiang H, Song C, Zhong L, Liang Z. Pure sensory Guillain-Barre syndrome: A case report and review of the literature. Exp Ther Med 2014; 8: 1397–401.

Yawn BP, Saddier P, Wollan PC, St Sauver JL, Kurland MJ, Sy LS. A population-based study of the incidence and complication rates of herpes zoster before zoster vaccine introduction. Mayo Clin Proc 2007; 82: 1341–1349.

Yuki N. Infectious origins of, and molecular mimicry in, Guillain-Barré and Fisher syndromes. Lancet Infect Dis 2001; 1: 1–15.

Yuki N, Susuki K, Koga M, Nishimoto Y, Odaka M, Hirata K, Taguchi K, Miyatake T, Furukawa K, Kobata T, Yamada M. Carbohydrate mimicry between human ganglioside GM1 and Campylobacter jejuni lipooligosaccharide causes Guillain-Barre syndrome. Proc Natl Acad Sci USA 2004; 101: 11404–11409.

Zifko U, Drlicek M, Senautka G, Grisold W. High dose immunoglobulin therapy is effective in the Miller Fisher syndrome. J Neurol 1994; 241: 178–179.

# J 2 Polyneuropathien

von J. Senderek, M. Gelderblom und V. Limmroth*

## J 2.1 Klinik

### J 2.1.1 Epidemiologie und Ätiologie

Polyneuropathien (PNP) sind systemische Erkrankungen des peripheren Nervensystems. Sie äußern sich in *Funktionseinschränkungen der peripheren motorischen, sensiblen oder vegetativen/autonomen Nervenfasern*. Polyneuropathien sind mit einer Prävalenz von über 5 % eine häufige neurologische Erkrankung bei den über 55-Jährigen (Martyn und Hughes 1997; England und Asbury 2004). Ätiologisch werden die PNP in erworbene, hereditäre und idiopathische Formen unterteilt. Die erworbenen PNP wiederum werden in erregerassoziierte und immunvermittelte Neuropathien (**Kap. J 1**) sowie metabolische und toxische PNP untergliedert.

Die häufigsten bekannten Ursachen für PNP sind der Diabetes mellitus und die toxische PNP durch Alkohol. Zusammen mit den PNP ohne erkennbare Ursache (idiopathische PNP) machen diese etwa 60–70 % der PNP aus. Entzündliche Neuropathien (AIDP, CIDP, Vaskulitis, Infektionen) machen ca. weitere 20 % aus. Andere Ursachen wie etwa paraneoplastische Syndrome, hereditäre Neuropathien oder andere toxisch bedingte Neuropathien sind eher selten (Engelhardt 1994).

### J 2.1.2 Diagnostik

Die Differentialdiagnostik der PNP sollte im Wesentlichen durch die Anamnese und den klinischen Befund geleitet werden. Die *Basisdiagnostik* besteht aus allgemeiner Anamnese inkl. Begleiterkrankungen und Medikation, der Frage nach einer Toxinexposition sowie Berufs- und Familienanamnese. Der klinische Verlauf mit einer akuten (z. B. GBS), subakuten (z. B. CIDP) oder chronischen Präsentation mit früher (z. B. CMT) oder später Manifestationsform (z. B. idiopathisch) gibt wesentliche Hinweise auf die mögliche Ätiologie. Das Verteilungsmuster ist typischerweise das einer distal-symmetrischen PNP. Andere Verteilungstypen, wie das einer Mononeuropathia multiplex, Schwerpunktneuropathie oder einer Beteiligung von Hirnnerven, sollten Anlass für eine intensivere ätiologische Abklärung sein.

Die elektrophysiologischen Untersuchungen sollten zumindest aus einer Neurographie der unteren Extremitäten (motorisch N. tibialis, N. peronaeus und sensibel N. suralis) und bei nachweisbarer Neuropathie einer Neurographie der oberen Extremität und einer EMG (M. tibialis ant.) bestehen. Die Laboruntersuchungen sollten u. a. eine Untersuchung der Serumglukose (falls unauffällig: oraler Glukosetoleranztest), Vitamin $B_{12}$, Methylmalonat, TSH, Differentialblutbild, CRP, Leber- und Nierenparameter und eine Immunfixation beinhalten.

#### J 2.1.2.1 Erweiterte Diagnostik

Ergibt die Basisdiagnostik keine Klärung bzgl. der beiden häufigsten Ursachen einer Neuropathie, einem Diabetes mellitus oder einer alkoholtoxischen Neuropathie, oder bestehen Zweifel an der Ätiologie, sollte je nach Befundkonstellation und anzunehmender Ursache die weitere Diagnostik erfolgen. Hierzu gibt es Empfehlungen der deutschen und amerikanischen Fachgesellschaften (Heuß 2008; England et al. 2009b, 2009a), die **Tab. J 2.1** entnommen werden können.

An neuen diagnostischen Verfahren hat sich in den letzten Jahren die Bildgebung von peripheren Nerven, die Nervensonographie (Beekman et al. 2005; Nodera et al. 2006; Ito et al. 2007) und die MRT-Neurographie (Bendszus et al. 2004; Bendszus und Stoll 2005), als hilfreich erwiesen. Bei einem Verdacht auf eine behandelbare Polyneuropathie (z. B. CIDP, Vaskulitis), welche sich aber nicht ausreichend sicher mit anderen diagnostischen Verfahren sichern lässt, ist die Indikation zu einer Nervenbiopsie (N. suralis) gegeben.

Die Genese der PNP bleibt auch bei hohem diagnostischem Aufwand oft ungeklärt, insbesondere bei sensibel und distal betonten Formen (Periquet et al. 1999). Nachfolgend werden einige Formen näher beschrieben. Für eine umfassende Darstellung des Gebiets wird auf das Standardwerk von Dyck und Thomas (1993) verwiesen.

### J 2.1.3 Allgemeine therapeutische Prinzipien

Anders als die speziellen therapeutischen Ansätze, auf die in den jeweiligen Absätzen weiter unten eingegangen wird, unterscheidet sich die *symptomatische Schmerzbehandlung* bei Polyneuropathien unterschiedlicher Ätiologie nicht grundsätzlich. Verschiedene Substanzklassen sind bei neuropathischen Schmerzen bei PNP wirksam: trizyklische Antidepressiva, Serotonin/Noradrenalin-Wiederaufnahmehemmer, Antiepileptika und Opioide. Die Antidepressiva Amitriptylin, Venaflaxin, Duloxetin (Sindrup und Jensen 1999; Rowbotham et al. 2004; Goldstein et al. 2005), die Antikonvulsiva Gabapentin und Pregabalin (Freynhagen et al. 2005) sowie

* Autoren dieses Kapitels in der 6. Auflage: V. Limmroth und T. Bäumer.

**Tab. J 2.1:** Klinische Merkmale und erweiterte Diagnostik bei Polyneuropathien

| Klinischer Verdacht | Typische Präsentation, spezielle Aspekte | Spezielle Diagnostik |
|---|---|---|
| Diabetische Neuropathie | Autonome Beteiligung | LZ-EKG mit Herzfrequenzvariabilität |
| AIDP (syn. GBS) | Rasch progrediente sensomotorische Ausfälle<br>Eventuell vorangegangener Infekt | Lumbalpunktion: Zytoalbuminäre Dissoziation<br>Nervensonographie: Differenzierung typisches Engpasssyndrom gegen distale Demyelinisierung (**Kap. J 1**) |
| CIDP | Subakute sensomotorische demyelinisierende Polyneuroradikulopathie | Lumbalpunktion: Zytoalbuminäre Dissoziation<br>Elektrophysiologie: Gezielte Suche nach Leitungsblöcken<br>Nervensonographie: Verdickung der proximalen Nerven (**Kap. J 1**) |
| Miller-Fisher-Syndrom | Hirnnervenbeteiligung | Anti-GQ1b-Antikörper, zytoalbuminäre Dissoziation (**Kap. J 1**) |
| Toxische Neuropathie | Anamnese | Arsen, Blei, Quecksilber, Cadmium, Thallium im 24-h-Urin |
| Vitamin $B_{12}$-Mangel-Neuropathie | Gangstörung, chronische Gastritis | SEP: Zusätzliche zentrale Reizleitungsstörung häufig auch von den Armen<br>Vitamin $B_{12}$, Methylmalonat, Holo-Transcobalamin, ggfs. Parietalzell-AK |
| Vitaminmangel-/ Malabsorbtionsyndrom | Anamnese, internistischer Befund | Vitamin $B_1$, $B_6$, E, Folsäure-Spiegel, Knochenmarkbiopsie, IgA-anti-Transglutaminase-Antikörper, gastroenterologische Diagnostik (Gastro-Duodenoskopie, Koloskopie) |
| Vaskulitische Neuropathie bei Systemischer Kollagenose oder Vaskulitis | Häufig Bild einer Mononeuropathia multiplex<br>Schmerzen<br>Beteiligung anderer Organsysteme | ANA, p-ANCA, c-ANCA, Kryoglobuline, CCP, Komplementfaktoren<br>Nerv-/Muskelbiopsie: Vaskulitisnachweis je nach zugrunde liegender Erkrankung (**Kap. J 1**) |
| Isolierte Vaskulitis des peripheren Nervensystems | Häufig primär Schmerzen, Bild einer distal symmetrischen PNP oder Mononeuropathia multiplex | Nervenbiopsie<br>Suche nach anderen Manifestationsorten einer Vaskulitis (**Kap. J 1**) |
| Bannwarth-Syndrom (Polyradikulopathie bei Borreliose) | Radikuläre und spinale Symptome<br>N. VII Paresen | Pleozytose, typische Zytologie<br>Borrelienserologie (**Kap. J 1**) |
| Erregerbedingte PNP | u. a. HIV, Lepra | Details siehe **Kap. J 1** |
| Sarkoidose | Lungen- oder andere Organbeteiligung | CT-Thorax<br>ACE im Serum, Kalzium im Urin<br>Bronchoskopie / BAL (CD4/CD8) / Feinnadelpunktion |
| Multifokal motorische Neuropathie | Asymmetrische Paresen und Atrophie vor allem Hände, keine Sensibilitätsstörungen | Neurographie: Gezielte Suche nach Leitungsblöcken<br>Nervensonographie: Differenzierung zwischen distalen Leitungsblöcken und Engpasssyndromen, Verdickungen der Nerven<br>IgM anti-GM1-Antikörper |
| Small-fibre-neuropathy | Schmerzen, häufig normale Routine-Elektrophysiologie | Hautbiopsie (Lauria et al. 2005)<br>Laser-SEP, thermische Schwellen<br>Quantitative sensorische Testung (QST) |
| Paraneoplastische Neuropathie | Häufig sensible Neuronopathie, z. B. isolierter Ausfall des Lagesinns<br>Subakuter Beginn<br>Malignomnachweis oder Verdacht (Cave: paraneoplastisches Syndrom kann der Tumorerkrankung um Jahre vorausgehen) | Antineuronale Antikörper (vgl. **Kap. F 12** und **Kap. H 5**)<br>Tumorsuche, FDG-PET-CT bei begründetem Verdacht (insb. subakuter Beginn) |
| Charcot-Marie-Tooth-Neuropathie (CMT) | Beginn im Kindes- oder frühen Erwachsenenalter<br>V. a. motorische Ausfälle, Fußdeformitäten, meist langsam progredient<br>Evtl. auffällige Familienanamnese | Molekulargenetische Untersuchung<br>Genetische Beratung |

die Opioide Tramadol und Oxycodon (Sindrup und Jensen 1999; Gimbel et al. 2003) haben sich in Studien als gut wirksam erwiesen und sind nach den Leitlinien der DGN Mittel der ersten Wahl.
Auch für Substanzen wie Capsaicin und Lidocain-Pflaster konnte eine Wirksamkeit gezeigt werden. Pragmatisch ist aufgrund der Nebenwirkungen trizyklischer Antidepressiva zuerst ein Versuch mit Gabapentin (z. B. Neurontin 800–3 600 mg/die) oder Pregabalin (Lyrica 300–600 mg/die) zu empfehlen. Bei fehlender Wirksamkeit oder Unverträglichkeit sollte Amitriptylin (z. B. Saroten 75–100 mg abends, langsam eindosieren!) oder Duloxetin (z. B. Cymbalta 50–75 mg/die) alleine oder in Kombination mit Ersteren versucht werden. Bei fehlender Wirksamkeit oder Unverträglichkeit der Kombination können retardiertes Tramadol (z. B. Tramal 200–400 mg/die) oder Oxycodon (z. B. Oxygesic aufsteigend ab 20 mg/die) versucht werden.
Eine aktuelle Studie hat gezeigt, dass Oxycodon in einer geringen Dosis von 10 mg wirksam ist, in der Kombinationsbehandlung mit Pregabalin jedoch keinen zusätzlichen Effekt über den des Pregabalin (bis 600 mg) alleine hatte (Zin et al. 2010). Ob dies jedoch auch für höhere Dosierungen von Oxycodon gilt, ist unklar.
Bei *topischen Schmerzen* ist die Applikation von Capsaicin-Salbe (0,025–0,075 % 3–4 × tgl.) oder Lidocainpflastern (700 mg 1 × tgl.) zu erwägen.
Ebenfalls symptomatisch wirkt bei der *autonomen Neuropathie* bei Gastroparese Metoclopramid bis zu 30 mg/die, Domperidon bis zu 30 mg/die oder Erythromycin 2 × 500 mg. Bei Diarrhö lindern Erythromycin, Diphenoxylat bis zu 20 mg/die, Loperamid bis 4 mg/die oder Colestyramin 4–8 g die Beschwerden.
Zur Behandlung von Inkontinenz und Impotenz siehe **Kap. F 3**. Sehr wichtig ist die Aufklärung der Patienten zur Fußinspektion und Ulkusprophylaxe.

## J 2.2 Erworbene Neuropathien

### J 2.2.1 Endogene (metabolische) Neuropathien

#### J 2.2.1.1 Diabetische Neuropathie

***Epidemiologie und Verlauf***

Die *diabetische Neuropathie* ist neben der alkoholischen Neuropathie die häufigste PNP in der westlichen Welt. Die Prävalenz der symptomatischen diabetischen Neuropathie sowohl bei Typ-I- als auch Typ-II-Diabetes beträgt 15–30 % (Dyck et al. 1993; Harris et al. 1993; Young et al. 1993; Martin et al. 2010). Die asymptomatische PNP ist mit 66 % (Dyck et al. 1993) noch häufiger. Die Geschlechtsverteilung ist ausgeglichen. Weitaus am häufigsten findet sich eine distal symmetrische, sensibel betonte und zusätzliche autonome Neuropathie. Daneben ist eine vermehrte Neigung zu Druckläsionen häufig; ein symptomatisches Karpaltunnelsyndrom wird bei ca. 10 % der Patienten mit Diabetes gefunden (Palumbo et al. 1978; Dyck et al. 1993). Deutlich seltener sind die asymmetrischen proximalen Neuropathien und Monoparesen.
Die *distal symmetrische sensibel betonte Neuropathie* manifestiert sich meist mit sensiblen Ausfällen (protopathisch mehr als epikritisch), schmerzhaften Parästhesien, Hyperalgesie, Allodynie und erloschenen ASR. Motorische Ausfälle finden sich typischerweise nur in fortgeschrittenen Stadien. Die Symptome treten in der Regel längenabhängig auf und betreffen damit die Füße zuerst, um dann nach proximal aufzusteigen. Elektrophysiologisch besteht – bei allerdings hoher Variabilität – eine gemischte *axonale und demyelinisierende Neuropathie.* Im Sonderfall der Small-fibre-Neuropathie mit ausschließlichem Befall der unbemarkten Fasern sind Reflexe und epikritische Sensibilität erhalten, und die Neurographie ist unauffällig. Die symmetrische diabetische Neuropathie wird oft von autonomen Symptomen begleitet. Häufigste Symptome sind erektile Impotenz, orthostatische Dysregulation (insbesondere postprandiale Hypotension), Hyperhidrosis, Blasenentleerungsstörungen und Diarrhö. Der bekannteste elektrophysiologische Parameter ist eine reduzierte Herzfrequenzvariabilität. Das Risiko einer diabetischen Neuropathie steigt mit dem Lebensalter, der Dauer des Diabetes und dem HbA1c-Wert (Said 1996; Albers et al. 2010; Pop-Busui et al. 2010b). Der Verlauf der distal symmetrischen und autonomen diabetischen Neuropathie ist chronisch progredient (Sampson et al. 1990; Partanen et al. 1995; Dyck et al. 1997). Schmerzhafte Parästhesien können sich trotz Fortschreiten der Neuropathie zurückbilden (Benbow et al. 1994). Die distal symmetrische Neuropathie gilt als eigenständiger Risikofaktor für eine Fußamputation und ein diabetisches Ulkus (Hamalainen et al. 1999). Die autonome diabetische Neuropathie erklärt stumme Myokardischämien. Patienten mit einer Minderung der Herzfrequenzvariabilität haben ein erhöhtes Mortalitätsrisiko (Pop-Busui et al. 2010a). Die proximale motorische Neuropathie (diabetische Amyotrophie) ist vermutlich eine ischämische Neuropathie auf dem Boden einer Autoimmun-Vaskulitis (Kelkar et al. 2000; Bhanushali and Muley 2008). Eine Korrelation mit dem HbA1c-Wert ist nicht nachgewiesen. Sie beginnt oft mit Schmerzen, die im Verlauf nachlassen und von einer asymmetrischen, atrophischen Parese gefolgt werden. Sensible Ausfälle sind demgegenüber auffallend gering. Klinisch besteht meistens eine N.-femoralis- oder Plexus-lumbalis-Läsion, selten sind proximale Ausfälle an der oberen Extremität oder an thorakalen Nerven. Die Parese bildet sich oft innerhalb von ca. 3 bis 18 Monaten wieder zurück. Geringe Residuen können bei bis zu zwei Drittel der Fälle zurückbleiben (Coppack und Watkins 1991; Donaghy 1991). Bilaterale Manifestationen und kontra- und ipsilaterale Rezidive sind prognostisch gleichwertig.
Diabetische Mononeuropathien beginnen meist mit Schmerzen und treten meist als Hirnnervenläsion, auch bilateral auf. Dabei werden äußere Okulomotorius-, Trochlearis- und Abduzensparesen beobachtet, die selten auch die Erstmanifestation eines bislang unbekannten Diabetes sein können. Die Rückbildungstendenz ist gut.

***Therapeutische Prinzipien und pragmatische Therapie***

Die *kausale Therapie* besteht in der *Behandlung der Grundkrankheit* mit oralen Antidiabetika und Insulinpräparationen. Die Progredienz der distal

symmetrischen und autonomen diabetischen Neuropathie lässt sich durch intensivierte Diabetes-Therapie begrenzen (Diabetes Control and Complications Trial 1995). Die kombinierte Pankreas-Nieren-Transplantation ist die effektivste Therapie und kann zu einer Rückbildung der Erkrankung führen, wenn sie vor dem Auftreten einer schweren Neuropathie durchgeführt wird (Allen et al. 1997). Eine übermäßig rasche Reduktion der Blut-Glukose-Level sollte jedoch vermieden werden (Reduktion des HbA1c > 1 %/Monat), da hierdurch eine Neuritis ausgelöst werden kann (Gibbons et al. 2015).
Weitere therapeutische Ansätze zielen auf die Korrektur assoziierter metabolischer Defizite im peripheren Nervensystem ab. Dazu zählt die Reduktion freier Radikale mittels oraler Liponsäure. Die Verträglichkeit ist gut (Ziegler et al. 1999, 2004, 2006), allerdings zeigte eine über 4 Jahre durchgeführte multizentrische, randomisierte und doppel-blinde Studie in einem Summen-Score aus klinischen Scores und neurophysiologischen Tests keine Überlegenheit gegenüber Placebo. Lediglich einzelne Scores für die Erfassung neuropathischer Symptome zeigten eine Besserung unter der Therapie mit Liponsäure (Ziegler et al. 2011, 2016) (↔, C).
Studien zur Reduktion von angehäuftem Polyolen (Sorbitol) mittels Aldose-Reduktase-Inhibitoren (ARI) und zum Ausgleich eines Defizits von Nerve-Growth-Factor (NGF), einem trophischen Faktor (Greene et al. 1999; Apfel et al. 2000; Sima et al. 2005; Srivastava et al. 2005) (↔, C), zeigten keine hinreichenden Effekte oder waren negativ.
Proximal motorische Neuropathien und Mononeuropathien bedürfen oft keiner spezifischen Therapie. Die Diabetes-Einstellung ist engmaschig zu kontrollieren. In schweren Fällen ist ein Versuch mit Steroiden (z. B. Prednisolon 100 mg/die für fünf Tage mit Ausschleichen) oder auch Immunglobulinen i. v. gerechtfertigt (Amato und Barohn 2001). Krankengymnastik sollte Bestandteil jeder Therapie sein.

### J 2.2.1.2 Endokrine Neuropathien

Akromegalie, Hypo- und Hyperthyreose gehen häufig mit einer distal symmetrischen sensibel betonten axonalen Neuropathie und einer Neigung zu Druckläsionen einher. Zusätzlich besteht häufig eine proximale Myopathie. Die Symptome sind bei Korrektur der endokrinen Störungen reversibel (Misiunas et al. 1995; Duyff et al. 2000; Jenkins et al. 2000).

### J 2.2.1.3 Urämische Neuropathie

#### *Epidemiologie und Verlauf, therapeutische Prinzipien und pragmatische Therapie*

Bis zu zwei Drittel der Patienten mit chronischer Niereninsuffizienz haben *elektrophysiologische Zeichen einer distalen sensomotorischen Neuropathie.* Klinisch findet sich typischerweise eine distal symmetrische sensibel betonte Neuropathie mit schmerzhaften Parästhesien (z. T. als Restless-legs-Symptomatik, **Kap. I 10**) und Muskelkrämpfen. Hier liegt primär am ehesten ein axonaler Schaden mit sekundärer Demyelinisierung zugrunde. Nach Nierentransplantation kann es zu einer erheblichen Rückbildung der Symptome kommen, außer bei Vorliegen eines Diabetes mellitus (Solders et al. 1987; Hupperts et al. 1990). Die symptomatische Therapie erfolgt wie bei der diabetischen Neuropathie.

### J 2.2.1.4 Hepatische Neuropathie

#### *Epidemiologie und Verlauf, therapeutische Prinzipien und pragmatische Therapie*

Die Prävalenz der PNP bei Hepatitiden beträgt 16 %, bei *Leberzirrhose* 60–70 %, unabhängig vom Vorliegen einer alkoholtoxischen Komponente. Es besteht meist eine distal symmetrische sensibel betonte Neuropathie. Das zusätzliche Vorliegen einer autonomen Neuropathie ist mit einer schlechteren Prognose verbunden (Hendrickse et al. 1992). Bei Besserung der Leberfunktion bildet sich die Neuropathie meist zurück. Die symptomatische Therapie erfolgt wie bei der diabetischen Neuropathie.

### J 2.2.1.5 Vitaminmangelneuropathien

#### *Epidemiologie und Verlauf*

Die Vitaminstoffwechselstörungen werden ausführlich in **Kap. D 10** behandelt. Mangel an Vitamin $B_1$, $B_2$, $B_6$, $B_{12}$ und E kann zu Neuropathien führen. Unklar ist, ob dies auch für einen reinen Folsäuremangel gilt. Meist besteht eine distal symmetrische sensibel betonte oder sensomotorische Neuropathie. Mit Ausnahme des Vitamin $B_{12}$-Mangels handelt es sich um axonale Neuropathien. Ein Vitamin $B_{12}$-Mangel führt zu einer demyelinisierenden Neuropathie, typischerweise assoziiert mit einer Myelopathie (funikuläre Myelose mit pathologischer zentraler Reizleitung im Tibialis-, häufig auch Medianus-SEP), seltener zu einer unter Therapie möglicherweise reversiblen Demenz. Holotranscobalamin im Serum ist ein früher Marker eines Vitamin $B_{12}$-Mangels und eignet sich unter der Substitutionstherapie zur Untersuchung der Resorption von Vitamin $B_{12}$ (Bor et al. 2004, 2005; Herrmann et al. 2005; Obeid und Herrmann 2007).
In ökonomisch entwickelten Ländern treten Neuropathien aufgrund von Vitaminmangel meist als Folge von Malabsorbtion (entzündliche oder atrophische Magen-Darm-Erkrankungen) oder einseitiger Ernährung (Alkoholmissbrauch) auf. In sehr seltenen Fällen besteht eine hereditäre Vitaminstoffwechselstörung, z. B. ein Vitamin-E-Mangel bei Defekt der α-Tocopherol-Transferase (Hentati et al. 1996). In unterentwickelten Ländern ist Mangelernährung eine häufige Ursache von Neuropathien.

#### *Therapeutische Prinzipien und pragmatische Therapie*

*Ausgleich des Vitamin-Mangels* führt zu einer *Rückbildung der Symptome*, in fortgeschrittenen Stadien ist der Effekt inkomplett. Die empfohlenen täglichen Substitutionsdosen betragen 50–100 mg p. o. für Vitamin $B_1$ (Benfotiamin [Benfogamma®] wird um ein vielfaches besser resorbiert als Thiamin (Vitamin $B_1$), Vergleichsstudien zur Wirksamkeit liegen aber nicht vor), 10 mg p. o. für Vitamin $B_2$, 50 mg p. o. für Vitamin $B_6$ und 800 iE p. o. für Vitamin E. Bei schweren Mangelzuständen sollte Vitamin $B_{12}$ in Dosen von 1 000 mg i. m. täglich für 2 Wochen, danach zweimal wöchentlich für 1 Jahr und später monatlich gegeben werden. Bei Patienten mit grenzwertig niedrigen Vitamin $B_{12}$-Spiegeln wird die großzügige Indikation zur Substitutionstherapie empfohlen. Die prophylaktische Gabe von Vitamin $B_6$ (50 mg/die) ist obligat bei tuberkulostatischer Therapie mit Isoniazid.

#### J 2.2.1.6 Critical-illness-Neuropathie

***Epidemiologie und Verlauf***

Die Critical-illness-Neuropathie tritt meist im Rahmen einer *Sepsis mit Multiorganversagen* und einer mechanischen Beatmung auf und zeigt eine hohe Prävalenz. Eine Muskelschwäche nach Beendigung der Narkose und Beatmung kann bereits in 26–65 % der Patienten beobachtet werden, die für 5 bzw. 7 Tage mechanisch beatmet wurden. Bei 25 % dieser Patienten persistierte die Schwäche für mindestens weitere 7 Tage. Unter langzeitbeatmeten Patienten (> 10 Tage) steigt die Häufigkeit auf bis zu 67 % (Hermans und Van den Berghe 2015). Es handelt sich um eine distal symmetrische motorisch und axonal betonte Neuropathie, wobei auch eine zusätzliche Small-Fiber-Neuropathie zu Sensibilitätsstörungen und neuropathischen Schmerzen beitragen kann (Hermans und Van den Berghe 2015). Zusätzlich besteht meist eine Myopathie (Bolton 2005), die sich auch ohne Neuropathie manifestieren kann. Klinisch finden sich meist Areflexie, schlaffe proximal betone Paresen mit Atrophien, verzögerte Mobilisierung und verzögerte Entwöhnung von der Beatmungsmaschine. Die vom N. facialis innervierte und die okuläre Muskulatur sind meist ausgespart. Die betroffenen Patienten reagieren auf periphere Schmerzreize daher typischerweise mit einem Grimassieren mit nur minimaler motorischer Reaktion der Extremitäten. Die Pathogenese ist weiterhin ungeklärt. Allgemein wird jedoch angenommen, dass die systemische Entzündungsreaktion mit multipler Zytokinausschüttung bei der Sepsis der entscheidende Faktor ist (Hund 2001). In der internationalen Literatur wird die Critical-illness-Neuropathie deshalb zu den infektiösen/entzündlichen Neuropathien gezählt. Eine wichtige Differentialdiagnose ist das Guillain-Barré-Syndrom (GBS). In der Regel ist die Differenzierung jedoch mithilfe von Neurographie, Myographie (axonale PNP bei der Critical-illness-Neuropathie, demyeliniserende PNP bei GBS) und Liquorstatus (fehlende Eiweißerhöhung) gut möglich. Der Verlauf umfasst ein weites Spektrum von milden distalen Paresen der Beine bis zu hochgradigen Tetraparesen mit Verlust der Gehfähigkeit. Nach Ausheilen der Grunderkrankung bilden sich die Neuropathien gut zurück, bei schwer betroffenen Patienten zeigen sich über Monate bis zu einem Jahr protrahierte Verläufe mit residualer Symptomatik.

***Therapeutische Prinzipien und pragmatische Therapie***

Valide randomisierte multizentrische klinische Studien zur Prävention und Therapie der Critical-illness-Neuropathie liegen gegenwärtig nicht vor. Generell gilt die aggressive Therapie der Sepsis als zentrales Element der Prävention. Eine klinische Studie, die statt der Toleranz von Hyperglykämien eine Normalisierung von Blutglukosewerten zum Ziel hatte, konnte zeigen, dass unter der strikten Kontrolle der Blutglukosewerte die Inzidenz elektrophysiologischer Zeichen der Critical-illness Neuropathie zurückging (Hermans et al. 2007). Eine in der Folge durchgeführte multizentrische Studie fand jedoch eine erhöhte Mortalität unter den Patienten, bei denen eine strikte Einstellung der Blutglukosewerte erfolgte im Vergleich zu Patienten, bei denen höhere Werte toleriert wurden (Finfer et al. 2009). Entsprechend sind die Zielwerte der Blutglukoseeinstellung weiterhin Gegenstand einer aktuellen Debatte (↔, C). Weitere wichtige Ziele in der Prävention und Behandlung sind möglicherweise die Reduktion der Zeit der Immobilisierung und die Vermeidung einer Malnutrition, wobei auch hier aktuell keine sicheren Studiendaten vorliegen (Hermans und Van den Berghe 2015) (↔, C).

#### J 2.2.1.7 Paraneoplastische Neuropathien

Die paraneoplastischen Neuropathien werden im **Kap. H 5** behandelt.

### J 2.2.2 Exogene (toxische) Neuropathien

#### J 2.2.2.1 Alkoholtoxische Neuropathie

***Epidemiologie und Verlauf, therapeutische Prinzipien und pragmatische Therapie***

Die alkoholtoxische Neuropathie wird auch in **Kap. G 6** behandelt. Alkoholmissbrauch ist neben Diabetes mellitus die häufigste Ursache von Neuropathien in der westlichen Welt. Unter *Alkoholikern* haben ca. 16 % Symptome und 49 % *neurographische Zeichen einer Neuropathie* (Vittadini et al. 2001). Es wird eine toxische Wirkung des Äthylalkohols bzw. seines Metaboliten Acetaldehyd vermutet. Es besteht eine Korrelation mit der konsumierten Alkoholmenge. In nahezu allen Fällen finden sich zusätzliche Faktoren, die das Auftreten einer Neuropathie begünstigen, wie Leberschädigung, Malabsorption oder einseitige Ernährung mit Vitaminmangel. Dennoch lässt sich die alkoholische Neuropathie als eigenständige Neuropathie von der Neuropathie bei Thiaminmangel abgrenzen (Koike et al. 2001, 2003). Es handelt sich um eine distal symmetrische sensibel und axonal betonte Neuropathie mit schmerzhaften Parästhesien und autonomer Beteiligung. Auch ist eine Neigung zu Druckläsionen häufig. Bei fortgesetztem Alkoholkonsum ist die Neuropathie progredient und geht dann mit Paresen einher. Bei Alkoholkarenz besteht eine gute Rückbildungsfähigkeit. Neben der Alkoholkarenz sollte eine Substitution mit 100 mg/die p. o. Thiamin (Vitamin $B_1$) oder Benfothiamin (Benfogamma®) erfolgen und auf eine ausgewogene Ernährung mit ausreichender Vitamin-Zufuhr geachtet werden.

#### J 2.2.2.2 Neuropathien durch Medikamente und Toxine

***Epidemiologie und Verlauf, therapeutische Prinzipien und pragmatische Therapie***

Die toxischen Neuropathien werden durch Medikamente oder Umwelttoxine verursacht. Die Anzahl von möglichen Medikamenten und Toxinen

ist groß und im Rahmen dieses Kapitels nicht abschließend darstellbar. Bei den meisten Medikamenten ist das PNP-Risiko jedoch gering (The Collaborative Group for the Study of Polyneuropathy 1994), wie z. B. bei Statinen, für die eine reversible Neuropathie beschrieben ist (de Langen and van Puijenbroek 2006; Golomb and Evans 2008).
Eine Ausnahme bilden die *Chemotherapeutika aus der Gruppe der Vinca-Alkaloide, Paclitaxel und Platinderivate*. Hier treten regelmäßig und dosisabhängig Polyneuropathien durch Hemmung der Mikrotubulusfunktion (Vinca-Alkaloide und Paclitaxel; Swain et al. 2008) bzw. Schädigung der nukleären DNA (Platinderivate; Makhalova et al. 2002) in den Hinterwurzelganglien, Satelliten- und Schwannzellen auf (Kerckhove et al. 2017). In bis zu 40 % der Fälle sind diese Neuropathien irreversibel. Ein besonderes Risiko stellt eine gleichzeitig bestehende CMT-Erkrankung dar, die das Risiko einer zusätzlichen toxischen Neuropathie deutlich erhöht (Weimer und Podwall 2006).
Auch *antiretrovirale Substanzen* (bei HIV-Infektion) und *α-Interferon* verursachen in einem erheblichem Prozentsatz Neuropathien (Janssen et al. 1992; Peltier und Russell 2006). Bortezomib, ein Proteasom-Inhibitor, kann schmerzhafte sensomotorische Polyneuropathien auslösen, die nur teilweise reversibel sind (Richardson et al. 2006). Linezolid, ein Antibiotikum aus der Oxazolidinongruppe, kann bei längerer Anwendung ebenfalls zu einer schmerzhaften sensomotorischen Polyneuropathie führen (Bressler et al. 2004). Die *Isoniazid-Neuropathie* tritt bevorzugt bei langsamen Acetylierern auf, eine *Prophylaxe mit Pyridoxin* (Vitamin $B_6$) ist obligat (50 mg/die). Exzessiv hohe Dosen von Pyridoxin (> 2 g/die) können selbst eine Neuropathie verursachen (Albin und Albers 1990). Neuropathien durch Umwelttoxine sind in der westlichen Welt selten geworden und werden meist durch berufliche Exposition verursacht. Klinisch sind toxische Neuropathien distal symmetrisch und axonal betont, gelegentlich treten (z. B. bei hoch dosierter Gabe von Vincristin) subakute Verläufe auf; sie beginnen mit distalen Paresen bei anfangs nur geringer sensibler Symptomatik. Elektrophysiologisch findet sich anfangs eine deutliche floride Denervierung bei nur geringer Amplitudenminderung in der Neurographie. Im Verlauf entwickelt sich dann meist eine axonale sensibel betonte Neuropathie. Eine Ausnahme ist die demyelinisierende Amiodaron-Neuropathie. Die Neuropathie bei Blei-Intoxikation zeigt sich typischerweise in einer Radialislähmung mit Fallhand. Bei toxischen Neuropathien treten häufiger ZNS-Manifestationen auf. Toxische Neuropathien besitzen bei leichter bis mäßiger Ausprägung eine gute Rückbildungsfähigkeit nach Ausschaltung der Noxe. Bei Chemotherapeutika ist ein Absetzen manchmal nicht möglich (z. B. bei geplanter Stammzelltransplantation), sodass eine Progression der PNP in Kauf genommen werden muss. Eine randomisierte placebokontrollierte Studie konnte zeigen, dass Vitamin E bei einer Cisplatin-Therapie prophylaktisch zur Vermeidung einer toxischen Neuropathie eingesetzt werden kann (Pace et al. 2010) (↑, B). In kleinen nicht randomisierten Studien waren Glutamin i. v. (Vahdat et al. 2001; Stubblefield et al. 2005), Acetyl-L-Carnitin (Maestri et al. 2005) oder Erythropoetin (Melli et al. 2006; Yoon et al. 2009) ebenfalls im Sinne einer Neuropathie-Prophylaxe nach Paclitaxel-Gabe wirksam (↔, C).

#### J 2.2.2.3 Botulismus

Botulismus wird in den **Kap. F 1** und **Kap. J 1** behandelt.

## J 2.3 Hereditäre Neuropathien

Im Vergleich zu den erworbenen sind die hereditären Neuropathien deutlich seltener. Dennoch begegnet man der *Charcot-Marie-Tooth-Neuropathie (CMT)*, der *hereditären Neuropathie mit Neigung zu Drucklähmungen (HNPP)*, der *familiären Amyloidose mit Transthyretinmangel* und auch der Neuropathie bei *Porphyrie* im klinischen Alltag. Bei den CMT-Neuropathien ist der Fortschritt in der molekulargenetischen Diagnostik sehr rasch, was eine Sicherung der Diagnose und eine gezielte humangenetische Beratung für immer mehr Patienten und Familien möglich macht. Durch die Identifizierung der verschiedenen Krankheitsgene hat sich auch das Verständnis der Pathogenese verbessert, therapeutische Konsequenzen haben sich jedoch bislang nicht ergeben. Für die *familiäre Amyloidose mit Transthyretinmangel* und den *M. Fabry* können inzwischen kausale Therapieoptionen angeboten werden. Bei den übrigen *Lipidspeicherkrankheiten* (M. Krabbe, Adrenoleukodystrophie, metachromatische Leukodystrophie) kommt eine Knochenmarktransplantation infrage (Escolar et al. 2005; Martin et al. 2006).

### J 2.3.1 Charcot-Marie-Tooth-Neuropathie (CMT) und hereditäre motorische und sensible Neuropathie (HMSN)

***Epidemiologie und Verlauf, therapeutische Prinzipien und pragmatische Therapie***

Die häufigste hereditäre Neuropathie ist die *CMT*. Angaben für die Prävalenz schwanken zwischen 1 : 2 500 bis 1 : 15 000 (Emery 1991; Shy et al. 2001). Die Bezeichnungen CMT und HMSN werden weitgehend synonym verwendet. Die Nomenklaturen sind weder konsistent noch vollständig. Vereinfacht erfolgt die Unterteilung nach neurophysiologischen und nervenbioptischen Befunden in die demyelinisierende CMT1 (oder HMSN 1) und die axonale CMT2 (HMSN 2). Die verschiedenen mutierten Gene werden durch Buchstaben symbolisiert (z. B. CMT1A bzw. HMSN 1A für eine demyelinisierende CMT-Neuropathie infolge Mutation des *PMP22*-Gens). In den meisten Familien folgt die Erkrankung einem autosomal dominanten oder X-chromosomalen Erbgang (Azzedine et al. 2012). Autosomal-rezessiv erbliche Formen sind in Deutschland selten, sind aber in Regionen und ethnischen Gruppen mit vielen Verwandtenehen bedeutsam (Martin et al. 1999). Mitochondriale Vererbung wurde ebenfalls berichtet (Pitceathly et al. 2012). Neue Krankheitsgene und Mutationen

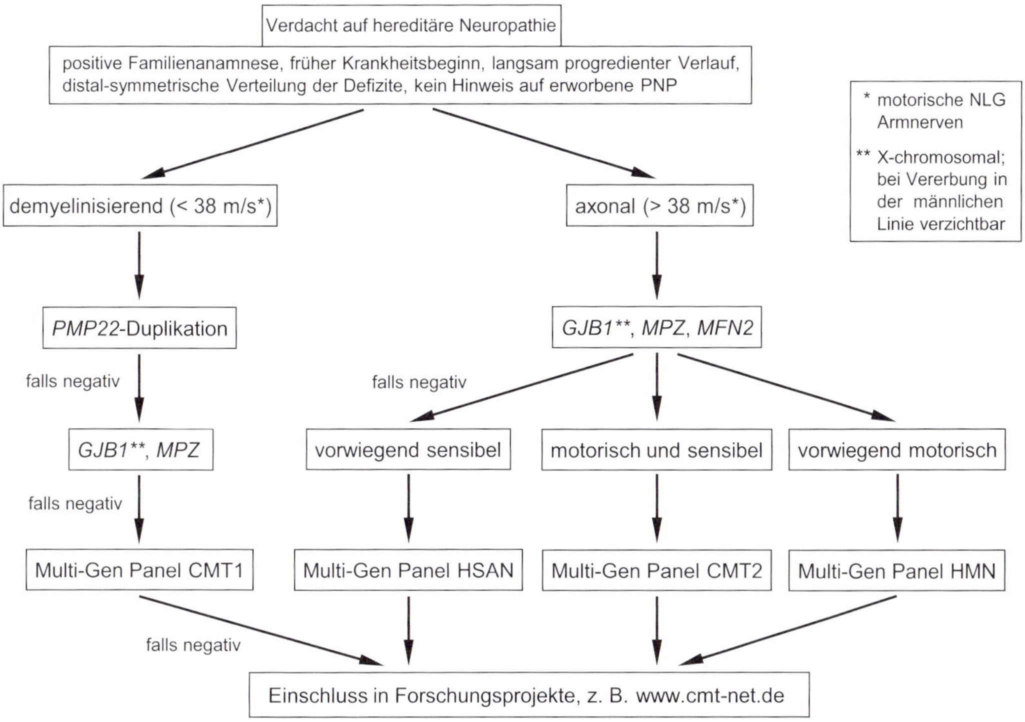


**Abb. J 2.1:** Diagnostisches Vorgehen bei Verdacht auf eine hereditäre Neuropathie

werden in rascher Abfolge veröffentlicht. Den neuesten Stand findet man unter folgender Internetadresse: http://neuromuscular.wustl.edu.

Die Familienanamnese ist nicht immer positiv (kleine Familiengrößen, X-chromosmale, autosomal rezessive und mitochondriale Vererbung, Neumutationen). Der klinische Verdacht auf eine hereditäre Neuropathie kann sich auch bei frühem Krankheitsbeginn (Kindheit, 2.–3. Lebensdekade), langsam progredientem Verlauf, distal-symmetrischer Verteilung der neurologischen Defizite und fehlenden Hinweisen auf eine erworbene Neuropathie ergeben. Verschiedene humangenetische Einrichtungen bieten ein umfassendes diagnostisches Angebot an. Bei der Planung und Auswertung der molekulargenetischen Diagnostik ist als pragmatisches Vorgehen zu empfehlen, sich an der Familienanamnese, dem klinischen Bild und den elektrophysiologischen Befunden zu orientieren (**Abb. J 2.1**).

Ungefähr 50–70 % der CMT1-Patienten haben eine heterozygote Duplikation des Chromosomenabschnitts 17p11.2 (CMT1A) (Nelis et al. 1996; Gess et al. 2013; Rudnik-Schöneborn et al. 2016), auf dem sich das Gen für das periphere Myelinprotein von 22 kDa (PMP22) befindet (partielle Trisomie). Die bekannten Mutationen bedingen eine eingeschränkte Fähigkeit von Schwannzellen, die Myelinscheiden großkalibriger Axone über lange Zeiträume intakt zu halten, sodass es pathoanatomisch infolge wiederholter De- und Remyelinisierungsprozesse zur Bildung der charakteristischen Zwiebelschalenformationen kommt (Carvalho et al. 2005). Die Patienten werden häufig in der zweiten bis dritten Lebensdekade symptomatisch, seltener bereits im Kindesalter. Klinisch finden sich häufig Hohlfüße, distal betonte Paresen (insbesondere Fußhebung), abgeschwächte oder erloschene Muskeleigenreflexe, distal symmetrische Sensibilitätsdefizite mit Parästhesien, in fortgeschrittenen Stadien Atrophien, betont an den Waden (Storchenbeine) und z. T. auch tastbare und in der Nervensonographie gut erkennbare Nervenverdickungen. Die Ausprägung klinischer Beschwerden korreliert mit dem Ausmaß sekundärer axonaler Schäden (Verhamme et al. 2004). Der Verlauf ist langsam progredient und führt im höheren Lebensalter zu sensibler Ataxie und distal betonten Paresen, die bei schweren Verläufen selten auch bis zum Verlust der Gehfähigkeit reichen. Elektrophysiologisch besteht eine demyelinisierende Neuropathie oftmals mit Nervenleitgeschwindigkeiten unter 30 m/s. Bei fehlender Familienanamnese ist differentialdiagnostisch insbesondere an eine CIDP zu denken. Die Therapie ist rein symptomatisch.

Bei CMT1-Patienten ohne *PMP22*-Duplikation finden sich Punktmutationen im *MPZ*- und *GJB1*-Gen (jeweils ca. 5 % der Fälle) (Gess et al. 2013; Rudnik-Schöneborn et al. 2016). Andere Gendefekte (z. B. Punktmutationen im *PMP22*-Gen) sind selten. Bei den autosomal-rezessiv vererbten Formen stehen Mutationen im *GDAP1*- und *SH3TC2*-Gen im Vordergrund.

Die CMT2 ist klinisch von der CMT1 nicht sicher zu unterscheiden. Als wichtigstes Unterscheidungsmerkmal handelt es sich elektrophysiologisch bei der CMT2 um eine axonale Neuropathie. Anders als das *PMP22*-Gen bei der CMT1 gibt es bei der CMT2 kein einzelnes Gen, das einen Großteil der Fälle ausmacht. Bei jeweils ca. 5 % der Patienten finden sich Mutationen im *GJB1*- und *MFN2*-Gen, bei weniger als 2 % der Fälle im *MPZ*-Gen (Gess et al. 2013; Rudnik-Schöneborn et al. 2016). Zahlreiche weitere Gene wurden in der Literatur berichtet, einige davon nur in einzelnen Familien.

Seltener als die sensomotorischen CMT-Neuropathien sind die rein motorischen hereditären motorischen Neuropathien (HMN). Die HMN (weitgehend synonym auch als distale spinale Muskelatro-

J 2

phie (dSMA) bezeichnet) sind genetisch ebenfalls heterogen. Es bestehen klinische und pathogenetische Überlappungen mit der CMT2, Motoneuronerkrankungen und hereditären spastischen Spinalparalysen.
Bei den ebenfalls seltenen hereditären sensiblen (und autonomen) Neuropathien (HSAN) stehen neben sensiblen Defiziten und Plussymptomen Ulzera und Mutilationen im Vordergrund. Bei einigen Unterformen kommt es zu einschießenden, stechenden Schmerzen (v. a. bei *SPTLC1*- und *SPTLC2*-Mutationen), ausgeprägten autonomen Ausfällen (v. a. bei der HSAN 3) und Fehlen des Schmerzempfindens (HSAN 4 mit Übergängen zur angeborenen Schmerzunempfindlichkeit/congenital insensitivity to pain, CIP).

## J 2.3.2 M. Refsum (HMSN 4)

### *Epidemiologie und Verlauf, therapeutische Prinzipien und pragmatische Therapie*

Es handelt sich um eine sehr seltene autosomal rezessive Störung des Fettsäurestoffwechsels infolge gestörter Peroxisomenfunktion. Sie führt zur Anreicherung von Phytansäure in Serum und Gewebe. Die typische Klinik besteht in Retinitis pigmentosa und Anosmie mit variablen Kombinationen von Neuropathie, Taubheit, Ataxie und Ichthyose (Wierzbicki et al. 2002). Diagnostisch wegweisend ist ein erhöhter Phytansäurespiegel im Serum (> 200 µmol/l). Die Diagnosesicherung erfolgt durch den Nachweis von homozygoten oder compound-heterozygoten *PHYH*- oder *PEX7*-Mutationen und ggf. durch Überprüfung der Enzymaktivität. Die Neuropathie ist demyelinisierend, distal symmetrisch und sensomotorisch bis motorisch betont. Sie beginnt meist im ersten bis dritten Lebensjahrzehnt mit distalen Paresen, Hohlfüßen und Störungen der Tiefensensibilität. Der Verlauf ist langsam progredient oder mit deutlichen Exazerbationen und Teilremissionen. Die Prognose ohne Therapie ist schlecht. Die Therapie besteht in diätetischer Restriktion der Zufuhr von Phytansäure und ihrer Vorstufen, die in Molkereiprodukten, tierischen und pflanzlichen Fetten vorkommen (ausführliche Aufstellung bei Gibberd et al. 1985). Gewichtsabnahme sollte vermieden werden. Bei hohen Phytansäurespiegeln wird zusätzlich eine extrakorporale LDL-Apherese empfohlen (Straube et al. 2003).

## J 2.3.3 Hereditäre Neuropathie mit Neigung zu Drucklähmungen (HNPP)

### *Epidemiologie und Verlauf, therapeutische Prinzipien und pragmatische Therapie*

Die autosomal-dominant erbliche HNPP wird in ca. 80 % durch eine heterozygote Deletion des Chromosomenabschnitts 17p11.2 verursacht (reziprokes Ereignis zur CMT1A-Duplikation, Nelis et al. 1996). Entsprechend besteht eine Monosomie für das *PMP22*-Gen. Die Prävalenz liegt bei ca. 1 : 6 000 (Mertoja et al. 1997), wobei ca. 25 % der genetisch gesicherten HNPP-Fälle klinisch asymptomatisch bleiben. Klinisch besteht häufig eine milde distal symmetrische sensibel betonte PNP mit Kompressionssyndromen an den physiologischen Engstellen, insbesondere Karpaltunnelsyndrom, Sulcus ulnaris-Syndrom und N.-peronaeus-Druckläsionen über dem Fibulaköpfchen. Seltener zeigen sich, manchmal auch nach mechanischer Belastung, Plexus-brachialis-Läsionen. Elektrophysiologisch ist das gleichzeitige und rezidivierende Vorkommen mehrerer Kompressionssyndrome typisch.
Verzögerte distal motorische Latenzen, leicht herabgesetzte sensible und nur an den Engpassstellen verminderte motorische Nervenleitgeschwindigkeiten sollen recht spezifisch für die HNPP sein (Hong et al. 2003). Pathoanatomisch ist das Auftreten fokaler Myelinscheidenverdickungen (Tomacula) charakteristisch, wenn auch nicht spezifisch (Vital et al. 2004). Das typische Manifestationsalter liegt ähnlich wie bei der CMT1A seltener in der Kindheit, sondern meist in der zweiten und dritten Lebensdekade. Der Verlauf ist milde, eine Einschränkung der Gehfähigkeit ist nicht zu erwarten. Die Kompressionssyndrome bilden sich in der Regel gut zurück, Residuen mit relevanten motorischen Defiziten kommen aber vor (Koike et al. 2005). Therapeutisch ist bei entsprechender Symptomatik die Karpaltunnelspaltung sinnvoll. Die Patienten sollten mechanischen Druck auf periphere Nerven vermeiden.

## J 2.3.4 Akute hepatische Porphyrien

### *Epidemiologie und Verlauf*

Die akuten hepatischen Porphyrien können mit neurologischen Symptomen einhergehen. Nach dem enzymatischen Defekt in der Häm-Biosynthese unterscheidet man die akute intermittierende Porphyrie (häufigste Form), die Porphyria variegata, die hereditäre Koproporphyrie (alle autosomal-dominant vererbt) und die extrem seltene Doss-Porphyrie (autosomal rezessiv). Die Häufigkeit der Genträger liegt wahrscheinlich bei unter 1 : 10 000, und weniger als ein Drittel davon wird symptomatisch. Auslösende Faktoren sind *Medikamente* (Antikonvulsiva, Sedativa, Neuroleptika, Antidiabetika, Antihypertonika, Analgetika, Hormone), *Infektionen, Fasten, Alkoholkonsum, Gravidität und Menstruation.* Akut treten klinische Episoden mit kolikartigen Bauchschmerzen (gewöhnlich erstes Symptom), Verwirrtheit, Halluzinationen, Anfällen und Neuropathie auf. Leichte Neuropathien sind häufiger, schwere, innerhalb von Tagen rasch progrediente Neuropathien finden sich nur in 5 % aller Attacken. Die Neuropathie ist axonal und motorisch, die oberen Extremitäten sind häufig stärker betroffen als die unteren. Eine wichtige Differentialdiagnose ist das GBS. Diagnostisch wegweisend ist der Nachweis einer *erhöhten Konzentration von δ-Aminolävulinsäure im Urin*, bei der akuten intermittierenden Porphyrie und der hereditären Koproporphyrie ist auch das Porphobilinogen im Urin erhöht. Der Verlauf ist variabel, kann aber (insbesondere ohne Therapie) letal sein. In der Regel sind die Symptome für drei Wochen progredient, anschließend kommt es zu einer allmählichen und meist vollständigen Rückbildung.

***Therapeutische Prinzipien und pragmatische Therapie***

Auslösende Medikamente müssen abgesetzt werden. Listen mit gefährlichen und sicheren Medikamenten bei akuter Porphyrie stehen in der Roten Liste. Die intensivmedizinische Behandlung erfolgt durch die Gabe von Hämin-Arginat (Normosang®), das die Produktion von Porphyrinvorläufern hemmt (Anderson et al. 2005) (↑, A). Zusätzlich ist die Gabe von Glukose 4–6 g/kg/die i. v. zu empfehlen. Zur Schmerztherapie werden Opiate, zur Behandlung von Übelkeit 5-HT3-Antagonisten (z. B. Ondansetron) eingesetzt. Zur Prophylaxe sollten Fasten, Alkoholkonsum und auslösende Medikamente gemieden werden. Patienten sollten über die Details der Erkrankung aufgeklärt werden und einen »Porphyrie-Patientenausweis« erhalten. Eine molekulargenetische Diagnosesicherung und Familienuntersuchung ist sinnvoll, um (noch) asymptomatische Anlageträger zu identifizieren und präventiv beraten zu können.

## J 2.3.5 Abetalipoproteinämie (M. Bassen-Kornzweig)

***Epidemiologie und Verlauf***

Bei dieser sehr seltenen autosomal-rezessiven Erkrankung führt das Fehlen von Apoprotein B zur Fettmalabsorption und schwerem Mangel an Vitamin A, E und K. Cholesterin, VLDL, LDL und Chylomikronen sind massiv reduziert. Die Erkrankung manifestiert sich in den ersten Lebensmonaten mit Gedeihstörung, Steatorrhö und Akanthozytose. Bis zum 20. Lebensjahr entwickeln sich Retinitis pigmentosa, spinozerebelläre Degeneration und eine distal symmetrische, sensibel betonte axonale Polyneuropathie. Klinisch steht die Störung der Tiefensensibilität im Vordergrund.

***Therapeutische Prinzipien und pragmatische Therapie***

Die Therapie besteht in exzessiven Dosen von Vitamin E (300 iE/kgKG/die p. o.). Die zusätzliche Zufuhr von Vitamin A (300 iE/kgKG/die p. o.) und Vitamin K (5 mg p. o. 14 täglich) wird ebenfalls empfohlen (Illingworth et al. 1980).

## J 2.3.6 Neuropathie bei familiärer Amyloidose

***Epidemiologie und Verlauf***

Die familiäre Amyloidiose ist eine autosomal dominante Erkrankung mit unvollständiger Penetranz. Die häufigste Ursache ist eine p.Val30Met-Mutation im *Transthyretin* (*TTR*)-Gen. Daneben sind zahlreiche weitere *TTR*-Mutationen beschrieben. Die Erkrankung führt zu Amyloidablagerungen in Nerven, Herz, Niere und Glaskörper. Die familiäre Amyloidose ist in Deutschland selten, aber endemisch in Portugal, ferner sind Familien in Frankreich, Schweden, USA, Finnland und Japan beschrieben worden (Adams 2001). Typischerweise besteht eine *schmerzhafte, distal symmetrische, sensibel betonte axonale Neuropathie, häufig mit autonomer Beteiligung und eine Neigung zu Druckläsionen.*

Pathoanatomisch finden sich ein hochgradiger Verlust myelinisierter Nervenfasern und eine axonale Degeneration (Vital et al. 2004). Diagnostisch entscheidend sind der histologische Amyloidnachweis in einer *Nerv-, Nieren- oder (Rektum-)Schleimhautbiopsie* sowie der molekulargenetische Nachweis einer *TTR*-Mutation. Die Erkrankung beginnt in der Regel in der dritten Lebensdekade, gelegentlich aber auch erst im sechsten oder siebten Lebensjahrzehnt (Adams 2001). Die Spontanprognose ist schlecht. Die Patienten versterben im Mittel 10 Jahre nach dem Auftreten erster Symptome (Coutinho et al. 1980).

***Therapeutische Prinzipien und pragmatische Therapie***

Da Transthyretin zu 95 % in der Leber produziert wird, stellt eine Lebertransplantation eine kausale Therapie dar. Familiäre Amyloidosen mit nachgewiesener *TTR*-Mutation sind am besten in frühen Stadien mit milder klinischer Symptomatik für die Behandlung geeignet. Die Krankheitsprogression wird durch die Lebertransplantation verzögert, die Patienten sind aber weiterhin durch kardiale Arrhythmien gefährdet (Adams et al. 2001; Suhr 2003; Takei et al. 2005, Ericzon et al. 2015) (↑, A). Die Therapie der Parästhesien und der autonomen Neuropathie bleibt symptomatisch. Der kürzlich zugelassene Transthyretin-Stabilisator Tafamidis verzögert das Fortschreiten peripherer neurologischer Störungen (Coelho et al. 2016) und könnte eine therapeutische Alternative darstellen.

## J 2.3.7 Lipidspeicherkrankheiten – M. Fabry

***Epidemiologie und Verlauf***

Der M. Fabry zählt zu den Lipidspeicherkrankheiten. Bei den betroffenen Patienten steht initial die Neuropathie im Vordergrund und die Erkrankten erreichen regelmäßig das höhere Erwachsenenalter.

Der M. Fabry ist eine X-chromosomale Erkrankung; Konduktorinnen können in geringerem Ausmaß betroffen sein. Verschiedene Mutationen führen zu einem Defekt der a-Galaktosidase mit lysosomaler Anreicherung von Globotriaosylzeramid ($Gb_3$). Die Inzidenz beträgt knapp 1 : 100 000 Lebendgeburten (Meikle et al. 1999). Klinisch besteht eine schmerzhafte, distal symmetrische, sensibel betonte axonale Neuropathie mit autonomer und Hirnnerven-Beteiligung. Erste Symptome einer Neuropathie treten in der ersten oder zweiten Dekade auf. Sie beginnt als äußerst schmerzhafte Small-fibre-Neuropathie mit unauffälliger neurologischer Untersuchung und Elektrophysiologie. Der Verlauf ist chronisch progredient. In der dritten bis fünften Dekade entwickeln sich weitere Organmanifestationen mit typischen Angiokeratomen, einer Nephropathie, Kardiomyopathie, vaskulären Enzephalopathie, Arteriosklerose und Katarakt. Bei jüngeren Patienten mit vertebrobasilären Hirninfarkten stellt der M. Fabry eine relevante Differentialdiagnose dar (Rolfs et al. 2005). Die Lebenserwartung ist bei Männern um ca. 20 Jahre und bei Frauen um ca. 10 Jahre verkürzt. Diagnostisch sind eine verminderte α-Galaktosidase-Aktivi-

tät in Leukozyten und der Mutationsnachweis im *GLA*-Gen wegweisend; bei Konduktorinnen ist nur der Mutationsnachweis aussagekräftig.
Andere Lipidspeicherkrankheiten wie die metachromatische Leukodystrophie (autosomal-rezessiv vererbt), der M. Krabbe (autosomal rezessiv) und die Adrenoleukodystrophie (X-chromosomal) sind meist durch früheren Beginn und schwereren Verlauf von ZNS-Manifestationen gekennzeichnet. Eine mildere Verlaufsform der Adrenoleukodystrophie im Erwachsenenalter ist die Adrenomyeloneuropathie (langsam progrediente spastische Paraparese, axonale Neuropathie, Hypogonadismus, Nebennierenrindeninsuffizienz); infolge X-chromosomaler Vererbung sind Frauen seltener und weniger deutlich betroffen.

#### Therapeutische Prinzipien und pragmatische Therapie

Der Enzymersatz mit rekombinanter *α-Galaktosidase* i. v. als Agalsidase-alpha und -beta scheint einige der ernsthaften Komplikationen bei Patienten mit M. Fabry zu mildern und ihr Eintreten verzögern zu können und zugleich zu einer Verbesserung der Lebensqualität zu führen (West et al. 2009; Whybra et al. 2009; Kampmann et al. 2015; Mehta et al. 2009) (↑, A). Derzeit wird empfohlen, bei symptomatischen Patienten (Männern und Frauen) die Enzymersatztherapie möglichst frühzeitig zu beginnen. Die symptomatische Therapie der Schmerzen und autonomen Neuropathie erfolgt wie bei der diabetischen Neuropathie. In Anbetracht der vielfältigen Manifestationen und drohenden Komplikationen ist eine interdisziplinäre, insbesondere internistische Betreuung der Patienten erforderlich.

## Literatur


Adams D. Hereditary and acquired amyloid neuropathies. J Neurol 2001; 248: 647–657.

Albers JW, Herman WH, Pop-Busui R, Feldman EL, Martin CL, Cleary PA, Waberski BH, Lachin JM. Effect of prior intensive insulin treatment during the Diabetes Control and Complications Trial (DCCT) on peripheral neuropathy in type 1 diabetes during the Epidemiology of Diabetes Interventions and Complications (EDIC) Study. Diabetes Care 2010; 33: 1090–1096.

Albin RL, Albers JW. Long-term follow-up of pyridoxine-induced acute sensory neuropathy-neuronopathy. Neurology 1990; 40: 1319.

Allen RD, Al-Harbi IS, Morris JG, Clouston PD, O'Connell PJ, Chapman JR, Nankivell BJ. Diabetic neuropathy after pancreas transplantation: determinants of recovery. Transplantation 1997; 63: 830–838.

Anderson KE, Bloomer JR, Bonkovsky HL, Kushner JP, Pierach CA, Pimstone NR, Desnick RJ. Recommendations for the diagnosis and treatment of the acute porphyrias. Ann Intern Med 2005; 142: 439–450.

Apfel SC, Schwartz S, Adornato BT, Freeman R, Biton V, Rendell M, Vinik A, Giuliani M, Stevens JC, Barbano R, Dyck PJ. Efficacy and safety of recombinant human nerve growth factor in patients with diabetic polyneuropathy: A randomized controlled trial. rhNGF Clinical Investigator Group. JAMA 2000; 284: 2215–2221.

Azzedine H, Senderek J, Rivolta C, Chrast R. Molecular genetics of charcot-marie-tooth disease: from genes to genomes. Mol Syndromol 2012; 3: 204–214.

Beekman R, van den Berg LH, Franssen H, Visser LH, van Asseldonk JT, Wokke JH. Ultrasonography shows extensive nerve enlargements in multifocal motor neuropathy. Neurology 2005; 65: 305–307.

Benbow SJ, Chan AW, Bowsher D, MacFarlane IA, Williams G. A prospective study of painful symptoms, small-fibre function and peripheral vascular disease in chronic painful diabetic neuropathy. Diabet Med 1994; 11: 17–21.

Bendszus M, Stoll G. Technology insight: visualizing peripheral nerve injury using MRI. Nat Clin Pract Neurol 2005; 1: 45–53.

Bendszus M, Wessig C, Solymosi L, Reiners K, Koltzenburg M. MRI of peripheral nerve degeneration and regeneration: correlation with electrophysiology and histology. Exp Neurol 2004; 188: 171–177.

Bhanushali MJ, Muley SA. Diabetic and non-diabetic lumbosacral radiculoplexus neuropathy. Neurol India 2008; 56: 420–425.

Bolton CF. Neuromuscular manifestations of critical illness. Muscle Nerve 2005; 32: 140–163.

Bor MV, Cetin M, Aytac S, Altay C, Nexo E. Nonradioactive vitamin B12 absorption test evaluated in controls and in patients with inherited malabsorption of vitamin B12. Clin Chem 2005; 51: 2151–2155.

Bor MV, Nexo E, Hvas AM. Holo-transcobalamin concentration and transcobalamin saturation reflect recent vitamin B12 absorption better than does serum vitamin B12. Clin Chem 2004; 50: 1043–1049.

Bressler AM, Zimmer SM, Gilmore JL et al. Peripheral neuropathy associated with prolonged use of linezolid. Lancet Infect Dis 2004; 4: 528–531.

Carvalho AA, Vital A, Ferrer X, Latour P, Lagueny A, Brechenmacher C, Vital C. Charcot-Marie-Tooth disease type 1A: clinicopathological correlations in 24 patients. J Peripher Nerv Syst 2005; 10: 85–92.

Coelho T, Merlini G, Bulawa CE, Fleming JA, Judge DP, Kelly JW, Maurer MS, Planté-Bordeneuve V, Labaudinière R, Mundayat R, Riley S, Lombardo I, Huertas P. Mechanism of Action and Clinical Application of Tafamidis in Hereditary Transthyretin Amyloidosis. Neurol Ther 2016; 5: 1–25.

Coppack SW, Watkins PJ. The natural history of diabetic femoral neuropathy. Q J Med 1991; 79: 307–313.

Coutinho P, Martins Da Silva A, Lopes Lima J, Resende Barbosa A. Forty years of experience with type I amyloid neuropathy. Review of 483 cases. Amsterdam: Excerpta Medica; 1980.

de Langen JJ, van Puijenbroek EP. HMG-CoA-reductase inhibitors and neuropathy: reports to the Netherlands Pharmacovigilance Centre. Neth J Med 2006; 64: 334–338.

Diabetes Control and Complications Trial. Effect of intensive diabetes treatment on nerve conduction in the Diabetes Control and Complications Trial. Ann Neurol 1995; 38: 869–880.

Donaghy M. Diabetic proximal neuropathy: therapy and prognosis. Q J Med 1991; 79: 287–288.

Duyff RF, Van den Bosch J, Laman DM, van Loon BJ, Linssen WH. Neuromuscular findings in thyroid dysfunction: a prospective clinical and electrodiagnostic study. J Neurol Neurosurg Psychiatry 2000; 68: 750–755.

Dyck PJ, Davies JL, Litchy WJ, O'Brien PC. Longitudinal assessment of diabetic polyneuropathy using a composite score in the Rochester Diabetic Neuropathy Study cohort. Neurology 1997; 49: 229–239.

Dyck PJ, Kratz KM, Karnes JL, Litchy WJ, Klein R, Pach JM, Wilson DM, O'Brien PC, Melton LJ 3rd, Service FJ. The prevalence by staged severity of various types of diabetic neuropathy, retinopathy, and nephropathy in a population-based cohort: the Rochester Diabetic Neuropathy Study. Neurology 1993; 43: 817–824.

Dyck PJ, Thomas PK. Peripheral Neuropathy. Philadelphia: W. B. Saunders; 1993.

Elliott J, Tesfaye S, Chaturvedi N, Gandhi RA, Stevens LK, Emery C, Fuller JH. Large-fiber dysfunction in diabetic peripheral neuropathy is predicted by cardiovascular risk factors. Diabetes Care 2009; 32: 1896–1900.

Emery AE. Population frequencies of inherited neuromuscular diseases – a world survey. Neuromuscul Disord 1991; 1: 19–29.

Engelhardt A (ed). Vaskulitische Neuropathien. Regensburg: Roderer; 1994.

England JD, Asbury AK. Peripheral neuropathy. Lancet 2004; 363: 2151–2161.

England JD, Gronseth GS, Franklin G, Carter GT, Kinsella LJ, Cohen JA, Asbury AK, Szigeti K, Lupski JR, Latov N, Lewis RA, Low PA, Fisher MA, Herrmann DN, Howard JF Jr, Lauria G, Miller RG, Polydefkis M, Sumner AJ. Practice Parameter: evaluation of distal symmetric polyneuropathy: role of autonomic testing, nerve biopsy, and skin biopsy (an evidence-based review). Report of the American Academy of Neurology, American Association of Neuromuscular and Electrodiagnostic Medicine, and American Academy of Physical Medicine and Rehabilitation. Neurology 2009a; 72: 177–184.

England JD, Gronseth GS, Franklin G, Carter GT, Kinsella LJ, Cohen JA, Asbury AK, Szigeti K, Lupski JR, Latov N, Lewis RA, Low PA, Fisher MA, Herrmann DN, Howard JF Jr, Lauria G, Miller RG, Polydefkis M, Sumner AJ. Practice Parameter: evaluation of distal symmetric polyneuropathy: role of laboratory and genetic testing (an evidence-based review). Report of the American Academy of Neurology, American Association of Neuromuscular and Electrodiagnostic Medicine, and American Academy of Physical Medicine and Rehabilitation. Neurology 2009b; 72: 185–192.

Ericzon BG, Wilczek HE, Larsson M, Wijayatunga P, Stangou A, Pena JR, Furtado E, Barroso E, Daniel J, Samuel D, Adam R, Karam V, Poterucha J, Lewis D, Ferraz-Neto BH, Cruz MW, Munar-Ques M, Fabregat J, Ikeda S, Ando Y, Heaton N, Otto G, Suhr O. Liver Transplantation for Hereditary Transthyretin Amyloidosis: After 20 Years Still the Best Therapeutic Alternative? Transplantation 2015; 99: 1847–1854.

Escolar ML, Poe MD, Provenzale JM, Richards KC, Allison J, Wood S, Wenger DA, Pietryga D, Wall D, Champagne M, Morse R, Krivit W, Kurtzberg J. Transplantation of umbilical-cord blood in babies with infantile Krabbe's disease. N Engl J Med 2005; 352: 2069–2081.

Finfer S, Chittock DR, Su SY, Blair D, Foster D, Dhingra V et al. Intensive versus conventional glucose control in critically ill patients. N Engl J Med. 2009; 360: 1283–1297.

Freynhagen R, Strojek K, Griesing T, Whalen E, Balkenohl M. Efficacy of pregabalin in neuropathic pain evaluated in a 12-week, randomised, double-blind, multicentre, placebo-controlled trial of flexible- and fixed-dose regimens. Pain 2005; 115: 254–263.

Gess B, Schirmacher A, Boentert M, Young P. Charcot-Marie-Tooth disease: frequency of genetic subtypes in a German neuromuscular center population. Neuromuscul Disord 2013; 23: 647–651.

Gibberd FB, Billimoria JD, Goldman JM, Clemens ME, Evans R, Whitelaw MN, Retsas S, Sherratt RM. Heredopathia atactica polyneuritiformis: Refsum's disease. Acta Neurol Scand 1985; 72: 1–17.

Gibbons CH, Freeman R. Treatment-induced neuropathy of diabetes: an acute, iatrogenic complication of diabetes. Brain 2015; 138: 43–52.

Gimbel JS, Richards P, Portenoy RK. Controlled-release oxycodone for pain in diabetic neuropathy: a randomized controlled trial. Neurology 2003; 60: 927–934.

Goldstein DJ, Lu Y, Detke MJ, Lee TC, Iyengar S. Duloxetine vs. placebo in patients with painful diabetic neuropathy. Pain 2005; 116: 109–118.

Golomb BA, Evans MA. Statin adverse effects: a review of the literature and evidence for a mitochondrial mechanism. Am J Cardiovasc Drugs 2008; 8: 373–418.

Greene DA, Arezzo JC, Brown MB. Effect of aldose reductase inhibition on nerve conduction and morphometry in diabetic neuropathy. Zenarestat Study Group. Neurology 1999; 53: 580–591.

Group] TDCaCTR. The effect of intensive diabetes therapy on the development and progression of neuropathy. The Diabetes Control and Complications Trial Research Group. Ann Intern Med 1995; 122: 561–568.

Hamalainen H, Ronnemaa T, Halonen JP, Toikka T. Factors predicting lower extremity amputations in patients with type 1 or type 2 diabetes mellitus: a population-based 7-year follow-up study. J Intern Med 1999; 246: 97–103.

Harris M, Eastman R, Cowie C. Symptoms of sensory neuropathy in adults with NIDDM in the U. S. population. Diabetes Care 1993; 16: 1446–1452.

Hendrickse MT, Thuluvath PJ, Triger DR. Natural history of autonomic neuropathy in chronic liver disease. Lancet 1992; 339: 1462–1464.

Hentati A, Deng HX, Hung WY, Nayer M, Ahmed MS, He X, Tim R, Stumpf DA, Siddique T, Ahmed. Human alpha-tocopherol transfer protein: gene structure and mutations in familial vitamin E deficiency. Ann Neurol 1996; 39: 295–300.

Hermans G, Wilmer A, Meersseman W, Milants I, Wouters PJ, Bobbaers H, Bruyninckx F, Van den Berghe G. Impact of intensive insulin therapy on neuromuscular complications and ventilator-dependency in MICU. Am J Respir Crit Care Med 2007; 175: 480–489.

Herrmann W, Obeid R, Schorr H, Geisel J. The usefulness of holotranscobalamin in predicting vitamin B12 status in different clinical settings. Curr Drug Metab 2005; 6: 47–53.

Heuß D. Diagnostik bei Polyneuropathien. In: Diener HC, Putzki N (eds.). Leitlinien für die Diagnostik und Therapie in der Neurologie. Stuttgart: Thieme; 2008.

Hong YH, Kim M, Kim HJ, Sung JJ, Kim SH, Lee KW. Clinical and electrophysiologic features of HNPP patients with 17p11.2 deletion. Acta Neurol Scand 2003; 108: 352–358.

Hund E. Critical illness polyneuropathy. Curr Opin Neurol 2001; 14: 649–653.

Hupperts RM, Leunissen KM, van Hooff JP, Lodder J. Recovery of uremic neuropathy after renal transplantation. Clin Neurol Neurosurgb 1990; 92: 87–89.

Illingworth DR, Connor WE, Miller RG. Abetalipoproteinemia. Report of two cases and review of therapy. Arch Neurol 1980; 37: 659–662.

Ito T, Kijima M, Watanabe T, Sakuta M, Nishiyama K. Ultrasonography of the tibial nerve in vasculitic neuropathy. Muscle Nerve 2007; 35: 379–382.

Janssen HL, Berk L, de Man RA, Heijtink RA, Schalm SW. [Alpha-interferon antiviral treatment in 100 patients with chronic hepatitis B]. Ned Tijdschr Geneeskd 1992; 136: 835–839.

Jenkins PJ, Sohaib SA, Akker S, Phillips RR, Spillane K, Wass JA, Monson JP, Grossman AB, Besser GM, Reznek RH. The pathology of median neuropathy in acromegaly. Ann Intern Med 2000; 133: 197–201.

Kampmann C, Perrin A, Beck M. Effectiveness of agalsidase alfa enzyme replacement in Fabry disease: cardiac outcomes after 10 years' treatment. Orphanet J Rare Dis 2015; 10: 125.

Kelkar P, Masood M, Parry GJ. Distinctive pathologic findings in proximal diabetic neuropathy (diabetic amyotrophy). Neurology 2000; 55: 83–88.

Kerckhove N, Collin A, Conde S, Chaleteix C, Pezet D, Balayssac D. Long-Term Effects, Pathophysiological Mechanisms, and Risk Factors of Chemotherapy-Induced Peripheral Neuropathies: A Comprehensive Literature Review. Front Pharmacol 2017; 8: 86.

Koike H, Iijima M, Sugiura M, Mori K, Hattori N, Ito H, Hirayama M, Sobue G. Alcoholic neuropathy is clinicopathologically distinct from thiamine-deficiency neuropathy. Ann Neurol 2003; 54: 19–29.

Koike H, Mori K, Misu K, Hattori N, Ito H, Hirayama M, Sobue G. Painful alcoholic polyneuropathy with predominant small-fiber loss and normal thiamine status. Neurology 2001; 56: 1727–1732.

Koike H, Hirayama M, Yamamoto M, Ito H, Hattori N, Umehara F, Arimura K, Ikeda S, Ando Y, Nakazato M, Kaji R, Hayasaka K, Nakagawa M, Sakoda S, Matsumura K, Onodera O, Baba M, Yasuda H, Saito T, Kira J, Nakashima K, Oka N, Sobue G. Age associated axonal features in HNPP with 17p11.2 deletion in Japan. J Neurol Neurosurg Psychiatry 2005; 76: 1109–1114.

Lauria G, Cornblath DR, Johansson O, McArthur JC, Mellgren SI, Nolano M, Rosenberg N, Sommer C. EFNS guidelines on the use of skin biopsy in the diagnosis of peripheral neuropathy. Eur J Neurol 2005; 12: 747–758.

Maestri A, De Pasquale Ceratti A, Cundari S, Zanna C, Cortesi E, Crino L. A pilot study on the effect of acetyl-L-carnitine in paclitaxel- and cisplatin-induced peripheral neuropathy. Tumori 2005; 91: 135–138.

Makhalova J, Katsarava Z, Liedert B, Koeppen S, Thomale J, Limmroth V. Cisplatin-Induced Neurotoxicity; Formation and Repair of specific Cisplatin-DNA Lesion in different cell types of nervous tissue in WT and XPC-knockout mice. Neurology 2002; 58: A19.

Martin CL, Waberski BH, Pop-Busui R, Cleary PA, Catton S, Albers JW, Feldman EL, Herman WH. Vibration Perception Threshold as a Measure of Distal Symmetrical Peripheral Neuropathy in Type 1 Diabetes: Results from the DCCT/EDIC study. Diabetes Care 2010; 33: 2635–2641.

Martin JJ, Brice A, Van Broeckhoven C. 4th Workshop of the European CMT-Consortium – 62nd ENMC International Workshop: rare forms of Charcot-Marie-Tooth disease and related disorders 16–18 October 1998; Soestduinen, The Netherlands. Neuromuscul Disord 1999; 9: 279–287.

Martin PL, Carter SL, Kernan NA, Sahdev I, Wall D, Pietryga D, Wagner JE, Kurtzberg J. Results of the cord blood transplantation study (COBLT): outcomes of unrelated donor umbilical cord blood transplantation in pediatric patients with lysosomal and peroxisomal storage diseases. Biol Blood Marrow Transplant 2006; 12: 184–194.

Martyn CN, Hughes RA. Epidemiology of peripheral neuropathy. J Neurol Neurosurg Psychiatry 1997; 62: 310–318.

Mehta A, Beck M, Elliott P, Giugliani R, Linhart A, Sunder-Plassmann G, Schiffmann R, Barbey F, Ries M, Clarke JT, Fabry Outcome Survey investigators. Enzyme replacement therapy with agalsidase alfa in patients with Fabry's disease: an analysis of registry data. Lancet 2009; 374: 1986–1996.

Meikle PJ, Hopwood JJ, Clague AE, Carey WF. Prevalence of lysosomal storage disorders. JAMA 1999; 281: 249–254.

Melli G, Jack C, Lambrinos GL, Ringkamp M, Hoke A. Erythropoetin protects sensory axons against paclitaxel-induced distal degeneration. Neurobiol Dis 2006; 24: 525–530.

Meretoja P, Silander K, Kalimo H, Aula P, Meretoja A, Savontaus ML. Epidemiology of hereditary neuropathy with liability to pressure palsies (HNPP) in south western Finland. Neuromuscul Disord 1997; 7: 529–532.

Misiunas A, Niepomniszcze H, Ravera B, Faraj G, Faure E. Peripheral neuropathy in subclinical hypothyroidism. Thyroid 1995; 5: 283–286.

Nelis E, Van Broeckhoven C, De Jonghe P, Lofgren A, Vandenberghe A, Latour P, Le Guern E, Brice A, Mostacciuolo ML, Schiavon F, Palau F, Bort S, Upadhyaya M, Rocchi M, Archidiacono N, Mandich P, Bellone E, Silander K, Savontaus ML, Navon R, Goldberg-Stern H, Estivill X, Volpini V, Friedl W, Gal A et al. Estimation of the mutation frequencies in Charcot-Marie-Tooth disease type 1 and hereditary neuropathy with liability to pressure palsies: a European collaborative study. Eur J Hum Genet 1996; 4: 25–33.

Nodera H, Sato K, Terasawa Y, Takamatsu N, Kaji R. High-resolution sonography detects inflammatory changes in vasculitic neuropathy. Muscle Nerve 2006; 34: 380–381.

Obeid R, Herrmann W. Holotranscobalamin in laboratory diagnosis of cobalamin deficiency compared to total cobalamin and methylmalonic acid. Clin Chem Lab Med 2007; 45: 1746–1750.

Pace A, Giannarelli D, Galie E, Savarese A, Carpano S, Della Giulia M, Pozzi A, Silvani A, Gaviani P, Scaioli V, Jandolo B, Bove L, Cognetti F. Vitamin E neuroprotection for cisplatin neuropathy: a randomized, placebo-controlled trial. Neurology 2010; 74: 762–766.

Palumbo PJ, Elveback LR, Whisnant JP. Neurologic complications of diabetes mellitus: transient ischemic attack, stroke, and peripheral neuropathy. Adv Neurol 1978; 19: 593–601.

Partanen J, Niskanen L, Lehtinen J, Mervaala E, Siitonen O, Uusitupa M. Natural history of peripheral neuropathy in patients with non-insulin-dependent diabetes mellitus. N Engl J Med 1995; 333: 89–94.

Peltier AC, Russell JW. Advances in understanding drug-induced neuropathies. Drug Saf 2006; 29: 23–30.

Periquet MI, Novak V, Collins MP, Nagaraja HN, Erdem S, Nash SM, Freimer ML, Sahenk Z, Kissel JT, Mendell JR. Painful sensory neuropathy: prospective evaluation using skin biopsy. Neurology 1999; 53: 1641–1647.

Pitceathly RD, Murphy SM, Cottenie E, Chalasani A, Sweeney MG, Woodward C, Mudanohwo EE, Hargreaves I, Heales S, Land J, Holton JL, Houlden H, Blake J, Champion M, Flinter F, Robb SA, Page R, Rose M, Palace J, Crowe C, Longman C, Lunn MP, Rahman S, Reilly MM, Hanna MG. Genetic dysfunction of MT-ATP6 causes axonal Charcot-Marie-Tooth disease. Neurology 2012; 79: 1145–1154.

Pop-Busui R, Evans GW, Gerstein HC, Fonseca V, Fleg JL, Hoogwerf BJ, Genuth S, Grimm RH, Corson MA, Prineas R. Effects of cardiac autonomic dysfunction on mortality risk in the Action to Control Cardiovascular Risk in Diabetes (ACCORD) trial. Diabetes Care 2010a; 33: 1578–1584.

Pop-Busui R, Herman WH, Feldman EL, Low PA, Martin CL, Cleary PA, Waberski BH, Lachin JM, Albers JW. DCCT and EDIC studies in type 1 diabetes: lessons for diabetic neuropathy regarding metabolic memory and natural history. Curr Diab Rep 2010b; 10: 276–282.

Richardson PG, Briemberg H, Jagannath S, Wen PY, Barlogie B, Berenson J, Singhal S, Siegel DS, Irwin D, Schuster M, Srkalovic G, Alexanian R, Rajkumar SV, Limentani S, Alsina M, Orlowski RZ, Najarian K, Esseltine D, Anderson KC, Amato AA. Frequency, characteristics, and reversibility of peripheral neuropathy during treatment of advanced multiple myeloma with bortezomib. J Clin Oncol 2006; 24: 3113–3120.

Rolfs A, Bottcher T, Zschiesche M, Morris P, Winchester B, Bauer P, Walter U, Mix E, Lohr M, Harzer K, Strauss U, Pahnke J, Grossmann A, Benecke R. Prevalence of Fabry disease in patients with cryptogenic stroke: a prospective study. Lancet 2005; 366: 1794–1796.

Rowbotham MC, Goli V, Kunz NR, Lei D. Venlafaxine extended release in the treatment of painful diabetic neuropathy: a double-blind, placebo-controlled study. Pain 2004; 110: 697–706.

Rudnik-Schöneborn S, Tölle D, Senderek J, Eggermann K, Elbracht M, Kornak U, von der Hagen M, Kirschner J, Leube B, Müller-Felber W, Schara U, von Au K, Wieczorek D, Bußmann C, Zerres K. Diagnostic algorithms in Charcot-Marie-Tooth neuropathies: experiences from a German genetic laboratory on the basis of 1206 index patients. Clin Genet 2016; 89: 34–43.

Said G. Diabetic neuropathy: an update. J Neurol 1996; 243: 431–440.

Sampson MJ, Wilson S, Karagiannis P, Edmonds M, Watkins PJ. Progression of diabetic autonomic neuropathy over a decade in insulin-dependent diabetics. Q J Med 1990; 75: 635–646.

Shy ME, Balsamo J, Lilien J, Kamholz J. A molecular basis for hereditary motor and sensory neuropathy disorders. Curr Neurol Neurosci Rep 2001; 1: 77–88.

Sima AA, Calvani M, Mehra M, Amato A. Acetyl-L-carnitine improves pain, nerve regeneration, and vibratory perception in patients with chronic diabetic neuropathy: an analysis of two randomized placebo-controlled trials. Diabetes Care 2005; 28: 89–94.

Sindrup SH, Jensen TS. Efficacy of pharmacological treatments of neuropathic pain: an update and effect related to mechanism of drug action. Pain 1999; 83: 389–400.

Solders G, Wilczek H, Gunnarsson R, Tyden G, Persson A, Groth CG. Effects of combined pancreatic and renal transplantation on diabetic neuropathy: a two-year follow-up study. Lancet 1987; 2: 1232–1235.

Srivastava SK, Ramana KV, Bhatnagar A. Role of aldose reductase and oxidative damage in diabetes and the consequent potential for therapeutic options. Endocr Rev 2005; 26: 380–392.

Straube R, Gackler D, Thiele A, Muselmann L, Kingreen H, Klingel R. Membrane differential filtration is safe and effective for the long-term treatment of Refsum syndrome – an update of treatment modalities and pathophysiological cognition. Transfus Apher Sci 2003; 29: 85–91.

Stubblefield MD, Vahdat LT, Balmaceda CM, Troxel AB, Hesdorffer CS, Gooch CL. Glutamine as a neuroprotective agent in high-dose paclitaxel-induced peripheral neuropathy: a clinical and electrophysiologic study. Clin Oncol (R Coll Radiol) 2005; 17: 271–276.

Suhr OB. Impact of liver transplantation on familial amyloidotic polyneuropathy (FAP) patients' symptoms and complications. Amyloid 2003; 10(Suppl 1): 77–83.

Swain SM, Arezzo JC. Neuropathy associated with microtubule inhibitors: diagnosis, incidence, and management. Clin Adv Hematol Oncol 2008; 6: 455–467.

Takei Y, Ikeda S, Ikegami T, Hashikura Y, Miyagawa S, Ando Y. Ten years of experience with liver transplantation for familial amyloid polyneuropathy in Japan: outcomes of living donor liver transplantations. Intern Med 2005; 44: 1151–1156.

The Collaborative Group for the Study of Polyneuropathy. Antiarrhythmic drugs and polyneuropathy. The Collaborative Group for the Study of Polyneuropathy. J Neurol Neurosurg Psychiatry 1994; 57: 340–343.

Vahdat L, Papadopoulos K, Lange D, Leuin S, Kaufman E, Donovan D, Frederick D, Bagiella E, Tiersten A, Nichols G, Garrett T, Savage D, Antman K, Hesdorffer CS, Balmaceda C. Reduction of paclitaxel-induced peripheral neuropathy with glutamine. Clin Cancer Res 2001; 7: 1192–1197.

Verhamme C, van Schaik IN, Koelman JH, de Haan RJ, Vermeulen M, de Visser M. Clinical disease severity and axonal dysfunction in hereditary motor and sensory neuropathy Ia. J Neurol 2004; 251: 1491–1497.

Vital A, Vital C, Latour P, Ferrer X, Rouanet-Lariviere M, Brechenmacher C, Lagueny A. Peripheral nerve biopsy study in 19 cases with 17p11.2 deletion. J Neuropathol Exp Neurol 2004; 63: 1167–1172.

Vittadini G, Buonocore M, Colli G, Terzi M, Fonte R, Biscaldi G. Alcoholic polyneuropathy: a clinical and epidemiological study. Alcohol Alcohol 2001; 36: 393–400.

Weimer LH, Podwall D. Medication-induced exacerbation of neuropathy in Charcot Marie Tooth disease. J Neurol Sci 2006; 242: 47–54.

West M, Nicholls K, Mehta A, Clarke JT, Steiner R, Beck M, Barshop BA, Rhead W, Mensah R, Ries M, Schiffmann R. Agalsidase alfa and kidney dysfunction in Fabry disease. J Am Soc Nephrol 2009; 20: 1132–1139.

Whybra C, Miebach E, Mengel E, Gal A, Baron K, Beck M, Kampmann C. A 4-year study of the efficacy and tolerability of enzyme replacement therapy with agalsidase alfa in 36 women with Fabry disease. Genet Med 2009; 11: 441–449.

Wierzbicki AS, Lloyd MD, Schofield CJ, Feher MD, Gibberd FB. Refsum's disease: a peroxisomal disorder affecting phytanic acid alpha-oxidation. J Neurochem 2002; 80: 727–735.

Yoon MS, Katsarava Z, Obermann M, Schäfers M, Liedert B, Dzagnidze A, Kribben A, Egensperger R, Limmroth V, Diener HC, Thomale J. Erythropoetin overrides the triggering effect of DNA platination products in a mouse model of cisplatin-induced neuropathy. BMC Neurosci 2009; 10: 77–87.

Young MJ, Boulton AJ, MacLeod AF, Williams DR, Sonksen PH. A multicentre study of the prevalence of diabetic peripheral neuropathy in the United Kingdom hospital clinic population. Diabetologia 1993; 36: 150–154.

Ziegler D, Ametov A, Barinov A, Dyck PJ, Gurieva I, Low PA, Munzel U, Yakhno N, Raz I, Novosadova M, Maus J, Samigullin R. Oral treatment with alpha-lipoic acid improves symptomatic diabetic polyneuropathy: the SYDNEY 2 trial. Diabetes Care 2006; 29: 2365–2370.

Ziegler D, Hanefeld M, Ruhnau KJ, Hasche H, Lobisch M, Schutte K, Kerum G, Malessa R. Treatment of symptomatic diabetic polyneuropathy with the antioxidant alpha-lipoic acid: a 7-month multicenter randomized controlled trial (ALADIN III Study). ALADIN III Study Group. Alpha-Lipoic Acid in Diabetic Neuropathy. Diabetes Care 1999; 22: 1296–1301.

Ziegler D, Nowak H, Kempler P, Vargha P, Low PA. Treatment of symptomatic diabetic polyneuropathy with the antioxidant alpha-lipoic acid: a meta-analysis. Diabet Med 2004; 21: 114–121.

Ziegler D, Low PA, Litchy WJ, Boulton AJ, Vinik AI, Freeman R, Samigullin R, Tritschler H, Munzel U, Maus J, Schütte K, Dyck PJ. Efficacy and safety of antioxidant treat- ment with α-lipoic acid over 4 years in diabetic polyneuropathy: the NATHAN 1 trial. Diabetes Care 2011; 34: 2054–2060.

Ziegler D, Low PA, Freeman R, Tritschler H, Vinik AI. Predictors of improvement and progression of diabetic polyneuropathy following treatment with α-lipoic acid for 4 years in the NATHAN 1 trial. J Diabetes Complications 2016; 30: 350–356.

Zin CS, Nissen LM, O'Callaghan JP, Duffull SB, Smith MT, Moore BJ. A randomized, controlled trial of oxycodone versus placebo in patients with postherpetic neuralgia and painful diabetic neuropathy treated with pregabalin. J Pain 2010; 11: 462–471.

# J 3 Radikuläre Syndrome

*von T. Magnus, C. Bischoff und H.-C. Diener**

Die motorischen Vorder- und die sensiblen Hinterwurzeln bilden den innerhalb des Spinalkanals gelegenen Anteil der peripheren Nerven. Sie fusionieren unmittelbar distal des sensiblen Spinalganglions und bilden die segmentalen Spinalnerven. Distal des Foramen intervertebrale teilt sich der Spinalnerv in den Ramus dorsalis, der mit motorischen Fasern die autochthone segmentale Rückenmuskulatur innerviert, und in den deutlich stärkeren Ramus ventralis, die Fortsetzung des Spinalnerven zum Plexus.

Die segmentale sensible Innervation der Wirbelsäule und der im Spinalkanal gelegenen schmerzempfindlichen Gewebestrukturen erfolgt durch den Ramus meningeus (N. sinuvertebralis) des Spinalnerven und durch Äste des Ramus dorsalis. Der Ramus meningeus gelangt rückläufig durch den Canalis intervertebralis in den Spinalkanal und versorgt die äußeren Schichten des Anulus fibrosus, hinteres Längsband und Ligamentum flavum, Wirbelperiost und Dura mater von Duralsack und Nervenwurzel. Die Innervation des Wirbelgelenkes erfolgt über Äste des Ramus dorsalis aus zwei Segmenten. Unterschiedliche nozizeptive Reize (mechanisch, entzündlich, toxisch) in den genannten anatomischen Strukturen erzeugen relativ uniform lokale Schmerzsyndrome im Sinne der Zervikalgie bzw. Lumbalgie. Eine Schmerzprojektion in die Extremität mit nicht segmentaler Begrenzung wird als *pseudoradikulärer Schmerz* bezeichnet. Ausgangspunkte sind überwiegend die mit Nozizeptoren und vegetativen Fasern dicht besetzten Wirbelgelenke. Pseudoradikuläre Schmerzen projizieren in der Regel nicht distal des Ellenbogen- bzw. Kniegelenkes. Demgegenüber sind *radikuläre Schmerzen* streifenförmig, von schneidender oder stechender Qualität, halten sich initial an die Grenzen der Dermatome und sind teilweise begleitet von radikulären neurologischen Ausfällen (Mumenthaler et al. 2007).

Ätiologisch umfassen die verschiedenen Schädigungsmöglichkeiten der Nervenwurzeln degenerative, traumatische, neoplastische, infektiöse und rheumatische Krankheitsbilder (**Kasten J 3.1**). Aufgrund der engen topographischen Beziehung zu den Wirbelkörpern, Bandscheiben und Wirbelgelenken stehen zahlenmäßig mechanische, durch Druck und Zugwirkung bedingte radikuläre Läsionen als Folge degenerativer Wirbelsäulenveränderungen im Sinne der Spondylose, Spondylarthrose und der Bandscheibenprotrusion bzw. des Bandscheibenprolapses an der Spitze. Die unteren zervikalen und lumbalen Segmente, vor allem das lumbosakrale Übergangssegment, sind wegen der vergleichsweise hohen Mobilität und statischen Belastung besonders häufig von radikulären Kompressions-Syndromen betroffen. In Analogie zu den druckbedingten Läsionen peripherer Nerven

**Kasten J 3.1:** Ursachen radikulärer Syndrome

**Degenerativ**
- Bandscheibenprotrusion
- Bandscheibenprolaps
- Spondylarthrose
- Unkarthrose (HWS)
- Spondylose
- Spinalkanalstenose
- Spondylolisthesis

**Traumatisch**
- HWS-Akzelerationstrauma
- Wirbelkörperfraktur mit Dislokation
- Wurzelausriss zervikal, selten lumbosakral
- epidurales Hämatom

**Neoplastisch**
- Karzinommetastasen (Lunge, Mamma, Prostata, Niere, Schilddrüse)
- Retikulumzellsarkom
- multiples Myelom
- malignes Lymphom
- Meningeosis carcinomatosa
  - sarcomatosa
  - leucaemica
- Abtropfmetastasen primärer ZNS-Tumoren (Medulloblastom)
- Kaudaependymom
- primäre Wurzeltumoren:
  - Neurinom
  - Schwannom
- Meningeom
- Synovialzysten (Ganglien)

**Infektiös**
- Herpes zoster, Herpes simplex 2
- Meningoradikulitis bei Lyme-Borreliose
- Epiduraler Abszess
- eitrige Osteomyelitis, Diszitis
- Spondylitis tuberculosa

**Rheumatisch**
- Rheumatoide Arthritis (nur HWS)
- Spondylarthritis ankylopoetica (M. Bechterew)

**Immunologisch**
- Fokale (multifokale) Immunneuropathien (idiopathisch oder bei Gammopathien)

**Diabetische Polyradikulopathie**
**Ostitis deformans (M. Paget)**

* Autoren dieses Kapitels in der 6. Auflage: T. Magnus, T. N. Witt, C. Bischoff und H.-C. Diener.

führt leichte, kurzzeitige Druckwirkung zur segmentalen Demyelinisierung mit funktionellem Leitungsblock und der Möglichkeit der raschen klinischen Restitution, schwere, lang anhaltende Kompression zur axonalen Degeneration mit Denervierung in segmentaler Verteilung (Dermatom/Myotom). Pathophysiologisch liegen häufig kombinierte Läsionsmuster mit Leitungsblock und partieller Axonotmesis vor.
Bei schweren Wurzelschäden ist mit einem bleibenden funktionellen Defizit zu rechnen, da die Reinnervation infolge der meist großen Distanz zwischen Spinalwurzel und Zielmuskulatur in der Regel ungenügend ist.
Gemeinsame *klinische Hauptmerkmale* radikulärer Syndrome sind ein Vertebralsyndrom, Dehnungsschmerzen, segmental ausstrahlende Schmerzen von schneidender oder stechender Qualität (Brachialgie, Ischialgie), Störungen insbesondere des Schmerzempfindens, schlaffe Paresen der Kennmuskeln und Abschwächung bzw. Ausfall der segmentalen Muskeldehnungsreflexe. Infolge der stets polyradikulären segmentalen Innervation der Extremitätenmuskeln ist eine komplette Lähmung (Plegie) von Muskeln im Myotom bei monoradikulärer Läsion die Ausnahme. Da die sudorisekretorischen Efferenzen das Rückenmark nur in den Segmenten Th 3–L 2 verlassen, fehlen Störungen der Schweißsekretion bei zervikalen, sakralen und den lumbalen Wurzelläsionen L 3–L 5 (Schiffter 1985).
Den klinischen Befund ergänzende diagnostische Methoden zur Artdiagnose, Ausdehnung und Höhenlokalisation umfassen radiologische, elektrodiagnostische, laborchemische und Liquoruntersuchungen. Die bildgebenden Verfahren liefern Hinweise auf anatomische Variationen, Anlageanomalien und morphologische Veränderungen sowie auf die Ausdehnung eines Krankheitsprozesses (**Tab. J 3.1**). Welches der modernen Schnittbildverfahren, Magnetresonanztomographie (MRT) oder Computertomographie (CT), an erster Stelle der diagnostischen Reihe zum Einsatz kommt, ist abhängig von der vermuteten Pathologie. Vorteile der MRT sind die fehlende Strahlenbelastung, die direkte Darstellung des Rückenmarks und Subarachnoidalraums in sagittaler, transversaler und koronarer Ebene über mehrere Segmente mit nichtinvasiver Festlegung der kranio-kaudalen Ausdehnung intraspinaler raumfordernder Prozesse. Ergänzend zur MRT können native Funktionsaufnahmen der HWS oder LWS sinnvoll sein, um eine Instabilität oder Wirbelgleiten auszuschließen. Die CT bietet Vorteile bei älteren Patienten mit degenerativen knöchernen Veränderungen (spondylotische Anbauten, hypertrophe Spondylarthrose, ossifizierte Bänder und Bandscheiben) bei zervikaler und lumbaler Spinalkanalstenose. Gasansammlungen (Vakuumphänomen) in Synovialzysten, Gelenken und Bandscheiben werden mit der CT spezifisch erfasst (Stäbler 2005). Eine CT nach intrathekaler Kontrastmittelinstillation ist besonders geeignet zur Darstellung knöcherner Einengungen des Subarachnoidalraums einschließlich der Wurzeltaschen und liefert wichtige Zusatzinformationen zur Operationsplanung speziell bei degenerativ erworbener knöcherner lumbaler Spinalkanalstenose.
MRT und CT erfassen zuverlässig auch extrem lateral gelegene Bandscheibenvorfälle, die sich dem myelographischen Nachweis entziehen. Die Myelographie ist heute präoperativ nur noch den Patienten vorbehalten, die mit der MRT nicht untersucht werden können. Patienten, bei denen eine funktionsabhängige Störung vermutet wird, können myelographisch oder in der HWS auch MR-tomographisch in Funktionsstellungen (Flexion/Exten-

**Tab. J 3.1:** Bildgebende Verfahren zur Diagnostik radikulärer Syndrome

| Methode | Fragestellung |
|---|---|
| Röntgen-Nativdiagnostik a. p., seitlicher, schräger Strahlengang<br><br>Funktionsaufnahmen | Osteochondrose, Spondylose, Uncovertebralarthrose (HWS)<br>Osteoporose, Osteolysen: Tumor, Spondylodiszitis<br>Anlageanomalie, Fehlstellung, Traumafolgen;<br>Spondylolisthesis, Spondylolyse, Segmentinstabilität |
| Magnetresonanztomographie | Bandscheibendegeneration, Bandscheibenprotrusion, Bandscheibenprolaps<br>Bandscheibensequester<br>Spinalkanalstenose (zervikal und lumbal)<br>Zervikale Myelopathie<br>Differenzierung Rezidivprolaps vs. Narbe (mit GD-DTPA)<br>Spondylodiszitis<br>Epiduraler Abszess<br>Syringomyelie<br>Ausdehnung spinaler raumfordernder Prozesse |
| Computertomographie | Bandscheibenprotrusion, Bandscheibenprolaps, Bandscheibensequester<br>knöcherne Wirbelsäulenveränderungen: Spondylarthrose, Spondylose<br>Differenzierung »weicher Prolaps« vs. Osteophyt;<br>ligamentäre Ossifikationen<br>Spinalkanalstenose; Recessusstenose; Neuroforamenstenose<br>Osteodestruktion |
| Myelographie | Direkte Kontrastierung des Subarachnoidalraumes<br>Wurzeltaschendarstellung: Wurzeltaschenamputation<br>Ausdehnung spinaler raumfordernder Prozesse |
| CT-Myelographie | Darstellung umschriebener Einengungen von Myelon, Wurzeln und kaudalem Duralsack<br>Beziehung Subarachnoidalraum zu knöchernem Spinalkanal<br>Liquordiagnostik |

sion) untersucht werden. Es muss betont werden, dass die Ergebnisse der sehr sensitiven modernen bildgebenden Verfahren stets in Korrelation mit dem klinischen und elektrodiagnostischen Befund interpretiert werden müssen. Für die CT fanden sich in bis zu 40 % und mit der MRT 52 % pathologische Befunde bei Untersuchungen an asymptomatischen Probanden. 27 % der Untersuchten ohne Kreuzschmerzen und Ischialgien hatten in der Bildgebung eine Bandscheibenprotrusion (Jensen et al. 1994). Radiologische Befunde der Schnittbilddiagnostik (MRT, CT) korrelieren nur schwach mit dem klinischen Status! Elektrodiagnostische Techniken sind hilfreich in der Objektivierung, Lokalisierung, Bestimmung von Schweregrad, Ausdehnung und Abschätzung der Prognose sowie zur Erfassung subklinischer axonaler radikulärer Läsionen (Nardone et al. 2016).

## J 3.1 Zervikale radikuläre Syndrome

### J 3.1.1 Akuter zervikaler Bandscheibenprolaps (BSP)

#### J 3.1.1.1 Klinik

Die Bandscheibenprotrusion bei intaktem Anulus fibrosus sowie der Bandscheibenprolaps (BSP) bei Vorfall des Nucleus pulposus durch den perforierten Faserring sind Folge regressiver Veränderungen des Bandscheibengewebes. Der BSP entwickelt sich wegen des schwachen hinteren Längsbandes stets nach posterior. Die medio-posteriore Ausbreitung führt zur Rückenmarkkompression mit spastischer Paraparese, Hinterstrang-Syndrom und Blasenstörungen, der häufigere postero-laterale BSP verursacht eine isolierte Wurzelkompression. Aufgrund des horizontalen Verlaufs der Nervenwurzeln durch den Subarachnoidalraum erreicht ein lateraler BSP zervikal in der Regel nur eine Wurzel. Fast alle Patienten zeigen eine schmerzhafte eingeschränkte Beweglichkeit der Halswirbelsäule (HWS), paravertebralen Muskelhartspann und bewegungsabhängige Verstärkung des radikulären Schmerzes bei Kopfwendung zur betroffenen Seite und Überstreckung der HWS (Dehnung der Wurzel). Der radikuläre Schmerz tritt akut auf und projiziert in das periphere Dermatom der komprimierten Wurzel. Missempfindungen und Sensibilitätsstörung (Hypalgesie) halten sich an die Dermatomgrenzen: Das motorische Defizit umfasst die Kennmuskeln des Myotoms. Komplette Paresen sind bei monoradikulären Syndromen nicht zu erwarten, da die jeweiligen Kennmuskeln stets von benachbarten Wurzeln mit innerviert werden. Eine Besonderheit der linksseitigen C7-Wurzelkompression sind Schmerzen im Brustbereich (M. pectoralis major), die primär an eine Angina-pectoris-Symptomatik denken lassen.
Mit der MRT und CT gelingt es auch extrem lateral – im Canalis intervertebralis und extraforaminal – gelegene Bandscheibensequester zu erfassen, die sich dem myelographischen Nachweis entziehen (Wilson et al. 1991).

Differentialdiagnostisch ist das C6- und C7-Wurzelkompressionssyndrom vom Karpaltunnelsyndrom (Bizeps-und Trizepsreflex unauffällig, lokale motorische und sensible Leitungsverzögerung des N. medianus am Handgelenk), das C8-Syndrom von der Ulnarisparese (mediale Begrenzung der Sensibilitätsstörung am vierten Finger, nicht im distalen Unterarmdrittel, erniedrigtes sensibles Nervenaktionspotenzial), einer unteren Armplexusläsion bei neurovaskulärem Kompressions-Syndrom der oberen Thoraxapertur (EMG-Befund über das Myotom C 8 hinausgehend, pathologisches SNAP des N. cutaneus antebrachii medialis, mitunter positives Adson-Manöver) und dem Pancoast-Syndrom (ipsilaterales Horner-Syndrom, Anhidrose im oberen Quadranten) abzugrenzen (Mumenthaler et al. 2007). Bei der neuralgischen Schulteramyotrophie sind die Schmerzen im Gegensatz zur C5- oder C6-Radikulopathie diffus im Schulter-/Oberarmbereich lokalisiert und halten sich nicht an Dermatomgrenzen. Das motorische Defizit steht ganz im Vordergrund, das Verteilungsmuster lässt sich nicht monoradikulär eingrenzen und ähnelt dem einer oberen Armplexusläsion. Sensibilitätsstörungen stehen im Hintergund. Elektromyographisch fehlt in der Regel pathologische Spontanaktivität in der Paravertebralmuskulatur.

#### J 3.1.1.2 Verlauf

Bandscheibenvorfälle der Halswirbelsäule sind im Vergleich zu denen der Lendenwirbelsäule selten (3 : 7). Der Altersgipfel liegt in der vierten und fünften Dekade, Männer überwiegen bei den operativ bestätigten Fällen deutlich im Verhältnis von 2–2,6: 1 (Scoville et al. 1976; Lunsford et al. 1980a). Häufigste Lokalisationen sind die Bandscheibenfächer HWK 5/6 und HWK 6/7 mit monoradikulärem Syndrom C 6 bzw. C 7. Die Mehrzahl der Fälle manifestiert sich akut mit Nacken-/Schulterblattschmerzen ohne vorausgehendes relevantes Trauma häufig erstmals morgens nach dem Aufwachen. Innerhalb von Stunden bis Tagen folgen typische radikuläre Schmerzen, Paresen und Sensibilitätsstörungen.
Für das zervikale Wurzelkompressionssyndrom existiert nur eine prospektive randomisierte und kontrollierte Studie mit 81 Patienten, die ein Jahr nach der Behandlung (konservativ oder operativ) keinen signifikanten Unterschied der Ergebnisse feststellte (Persson et al. 1997). In einem umfassenden Review der Literatur von Wong et al. (2014) zeigt sich, dass sich vermutlich > 80 % der Patienten nach nicht operativen Verfahren von ihren Symptomen erholen, wobei dies bis zu 36 Monaten dauern kann.
Die chirurgischen Behandlungsverfahren bleiben den schweren radikulären Syndromen mit funktionell bedeutsamer Parese oder den über Wochen therapieresistenten radikulären Schmerzsyndromen und mit der betroffenen Wurzel übereinstimmendem MRT-Befund vorbehalten. Die Notwendigkeit eines chirurgischen Vorgehens wird auf 0,3–12 % der Fälle eingeschätzt (Hunt 1980). Es besteht keine Korrelation zwischen den präoperativen anamnestischen Daten (Dauer der Vorgeschichte, Trauma), dem Schweregrad des radikulären Syndroms und dem postoperativen Ergebnis

(Gregorius et al. 1976; Lunsford et al. 1980a). Der Vergleich mit konservativen Methoden bleibt schwierig. Chirurgische Interventionen führen schneller zu einer Besserung, Langzeitverläufe sind aber ähnlich (Nikolaidis et al. 2010).
Der mediale zervikale BSP kann als besondere Verlaufsform ein schmerzloses, progredientes Halsmarkkompressions-Syndrom verursachen, das nach Klinik und Verlauf primär intramedullären Erkrankungen wie z. B. der funikulären Spinalerkrankung und der spinalen Form der Multiplen Sklerose ähnlich sein kann. Eine sichere Abgrenzung ist nur mithilfe der MRT und der Liquorimmundiagnostik möglich. Als Sonderform der medialen Halsmarkkompression wurden umschriebene atrophische Paresen einer Hand beobachtet, die auf eine vaskuläre Schädigung von ein bis zwei Vorderhornsegmenten zurückgeführt wurden (Stöhr und Scheglmann 1999).

### J 3.1.1.3 Therapeutische Prinzipien

Die Behandlung zielt im Akutstadium auf die primäre mechanische Wurzeldekompression und auf sekundäre Folgen wie Muskelverspannung und Haltungsfehler ab, wobei insbesondere der Circulus vitiosus Schmerz-Muskelverspannung-Fehlhaltung-Schmerzverstärkung zu durchbrechen ist. Grundprinzipien der Therapie sind Entlastung und eventuell Traktion der HWS, wobei hier die Ergebnisse nicht eindeutig für deren Anwendung sprechen (Gross et al. 2004; Harte et al. 2004), Myotonolyse, Analgesie (Kryotherapie, medikamentös) und nach Abklingen der akuten radikulären Symptomatik muskuläre Stabilisation und Mobilisation der HWS. Eine aktuellere Studie unterstützt dabei die Kombination von Physiotherapie und Traktion schon in frühen Phasen der Beschwerdesymptomatik (Fritz et al. 2014).
Zur *operativen Dekompression* der Nervenwurzel sind im Wesentlichen zwei Techniken verbreitet:

- Offene Diskektomie mit interkorporaler Spondylodese in mikrochirurgischer Technik über ventralen Zugang (unterschiedliche Techniken der interkorporalen Spondylodese: Schmieder 2009).
- Dorsolateraler Zugang über eine Foraminotomie (nach Frykholm) mit Sequesterektomie.

Der ventrale Zugang kommt sowohl bei medialen als auch medio-lateralen Bandscheibenvorfällen zur Anwendung, der dorsolaterale Zugang eignet sich insbesondere als selektiver Eingriff beim lateralen intraforaminalen Prolaps.
Nach segmentaler Fusion werden die proximal und distal benachbarten Bewegungssegmente (Bandscheiben) verstärkt belastet. Dies macht bei 25 % der Patienten einen Zweiteingriff innerhalb eines Jahrzehnts notwendig.
Zur Einschätzung der Bedeutung künstlicher Bandscheiben, die allerdings nur bei erhaltener segmentaler Beweglichkeit sinnvoll eingesetzt werden können, kann derzeit noch keine endgültige Stellung bezogen werden, da keine Langzeitergebnisse vorliegen. Eine Überlegenheit der Ergebnisse im Vergleich zu den Fusionstechniken ist nicht zu erkennen. Studien, die die künstliche Bandscheibenchirurgie und konservative Interventionen vergleichen, gibt es nicht (Übersicht bei Zechmeister und Winkler 2010).
Sogenannte minimalinvasive OP-Techniken wie perkutane und endoskopische Verfahren konnten bisher beim Fehlen kontrollierter Langzeitergebnisse keine Vorteile gegenüber den mikrochirurgischen Verfahren belegen.

### J 3.1.1.4 Pragmatische Therapie

Da es zur Therapie zervikaler radikulärer Syndrome keine verwertbaren prospektiven randomisierten Studien gibt, entfällt die Kodierung der Evidenzstärke.
Die Indikation zur chirurgischen Dekompression ist bei folgenden Situationen gegeben:

- akuter medialer BSP mit neurologischen Symptomen der Rückenmarkkompression (absolute Indikation) (A)
- lateraler BSP mit funktionell bedeutsamer und zunehmender radikulärer Parese (Muskeltestwert 3 und weniger) (A)
- Lateraler BSP mit funktionell bedeutsamer radikulärer Parese (Muskeltestwert 4 und weniger) ohne Rückbildungstendenz im Zeitraum von 3 Wochen und pathologischer Spontanaktivität im EMG (B)
- Therapieresistentes schweres radikuläres Schmerzsyndrom bei korrespondierendem BSP in der MRT oder CT nach frühestens 6–8 Wochen intensiver konservativer Therapie (B)

#### *In der Akutphase*

- Entlastung der HWS durch Vermeiden von schwerem Heben und Tragen sowie übermäßigem Muskeltraining und von Zwangshaltungen. Eine Halskrawatte (Schanz'-Krawattenverband) ist nicht indiziert. Durch längere Tragedauer kommt es zu einer Schwächung der entlastenden Halte- und Stützmuskulatur der HWS.
- Vorsichtige Traktion zur Erweiterung des Zwischenwirbelraums manuell oder apparativ (Prinzip der Glissonschlinge in Rückenlage).
- Wärme- oder Kryotherapie der Paravertebralmuskulatur, Langzeitanwendung über 10–20 Minuten zwei- bis dreimal täglich.
- Medikamentöse Therapie (**Tab. J 3.2**).
- Muskelrelaxanzien z. B. Tolperison 3 × 50–100 mg/die (C).
- Nicht-steroidale Antirheumatika (NSAR), z. B. Ibuprofen 3 × 400–800 mg/die oder Diclofenac 3 × 25–50 mg/die (B).
- Bei Bedarf Opioidanalgetika (B) stets individuell in Abhängigkeit vom Verlauf dosieren; regelmäßige Einnahme nicht länger als 3 Wochen (s. u.).

Eine Behandlungsdauer von 3 Wochen sollte im Regelfall nicht überschritten werden, da bei längerer Einnahme von NSAR mit einer hohen Inzidenz unerwünschter Nebenwirkungen zu rechnen ist (**Kap. M 1**). Eine prophylaktische Einnahme von Protonenpumpenhemmern als Magenschutz in einer Tagesdosis von 20–40 mg ist zu empfehlen (A).

**Tab. J 3.2:** Medikamentöse Therapie akuter Wurzelkompressions-Syndrome (gesetzlich geschützte Präparatenamen z. T. in Auswahl)

| **Substanzgruppen** | **Substanz** | **Dosierung** |
|---|---|---|
| Analgesie (Opioid-Analgetika) | Flupirtin | Tageshöchstdosis 600 mg (6 Kapseln oder 4 Supp. |
| | Tramadol | Einzeldosis:<br>• 1 Amp. (1 ml = 50 mg)<br>• i. m. oder s. c.<br>• 20 Gtt (50 mg)<br>• 1 Kps (50 mg)<br>• 1 Supp (100 mg)<br>• Tageshöchstdosis 400 mg |
| | Tilidin | 2 × tägl. 100 mg |
| | Morphin ret. | Zeitintervall 12 h<br>10–400 mg<br>Zeitintervall 8–12 h |
| Antiphlogistisch (NSAR) | Acetylsalicylsäure | Einzeldosis 500 mg, Tageshöchstdosis 2 000 mg |
| | Metamizol | Einzeldosis 500–1 000 mg, Tageshöchstdosis 5 000 mg |
| | Naproxen | 500–1 250 mg/die<br>Einzeldosis 1 000 mg (Erwachsene) |
| | Diclofenac | 1. Tag 150 mg<br>Erhaltungsdosis 50–100 mg/die |
| | Ibuprofen | Einzeldosis 400–800 mg<br>Tagesmaximaldosis 2 400 mg |
| | Piroxicam | Initial 40 mg/die für 2 Tage, dann 20 mg/die<br>200–400 mg/die über maximal 2 Wochen |

Kontraindikationen und Nebenwirkungen siehe **Kap. M 1**.

In einigen Studien (Bartelson 2002) wird bei Versagen der klassischen NSAR und bei starken, therapieresistenten Schmerzen der Einsatz von Opioiden, z. B. Tramadol empfohlen (B). Dabei kommen neben der oralen Gabe auch Buprenorphin-Pflaster in Betracht, die für einen begrenzten Zeitraum eingesetzt werden sollten. Opioidanalgetika sollten individuell nach Wirkung dosiert werden (Titration). Langwirksame, retardierte Präparate sind von Vorteil (A).

#### *Nach Abklingen des akuten radikulären Syndroms*

- Ausschleichen der medikamentösen Therapie.
- Isometrische Übungsbehandlung zur Stärkung der Paravertebralmuskulatur.
- Krankengymnastische Übungsbehandlung zur Mobilisation der HWS.
- Bezüglich weiterer zur Anwendung kommender physikalisch-medizinischer Maßnahmen wie Wärmeapplikation (Fango-Moor-Packungen) und Elektrotherapie, deren Nutzen nicht abzuschätzen oder zweifelhaft ist, wird auf die orthopädische Literatur verwiesen (Krause 1981; Thom 1981; Krämer 1994).

### J 3.1.1.5 Unwirksam oder obsolet

Manuelle Therapie ist bei den prolapsbedingten akuten zervikalen Wurzel-Syndromen wegen der Gefahr der Dislokation von Bandscheibenmaterial mit akuter Exazerbation des radikulären Defizits bzw. der Induktion eines medullären Kompressions-Syndroms absolut kontraindiziert. Chiropraktische Maßnahmen beinhalten zudem die Gefahr der A.-vetrebralis-Dissektion (Sturzenegger 1993). Paracetamol ist für jegliche Behandlung eines schmerzhaften Rückenleidens ungeeignet (Machado et al. 2015). Tetrazepam darf seit August 2013 nicht mehr verschrieben werden.

## J 3.1.2 Chronische zervikale Bandscheibendegeneration und Degeneration der Wirbelgelenke

### J 3.1.2.1 Klinik

Mit zunehmendem Lebensalter kommt es zur progredienten Bandscheibenzermürbung mit Auswalzung über die Wirbelkörpergrenzen hinaus, Verschmälerung des Zwischenwirbelraums mit vermehrter Druckbelastung der Wirbelgelenke und Einengung der Foramina intervertebralia und zur Lockerung im Bewegungssegment. Im weiteren Verlauf entwickeln sich knöcherne Appositionen (Osteophyten) zwischen Bandscheibe und Wirbelkörper (Spondylose) sowie an den Prozessus uncinati. Die Folge ist eine knöcherne Einengung von Spinalkanal und Foramen intervertebrale.
Spondylotische Randzacken und Leisten und Exostosen der Processus uncinati können die Nervenwurzeln im Spinalkanal und Foramen intervertebrale komprimieren. Symptomatisch stehen Nackenschmerzen mit radikulärer Ausstrahlung in die Schulter und den Arm, die durch Kopfbewe-

gung ausgelöst oder verstärkt werden, Druckempfindlichkeit und Hartspann der Paravertebralmuskulatur sowie Einschränkung der Beweglichkeit der HWS im Vordergrund (Zervikal-Syndrom). Schwerwiegende radikuläre Ausfälle werden im Befund vermisst. Die Abgrenzung zu nicht radikulär bedingten (pseudoradikulären) Halswirbelsäulen-Schmerz-Syndromen ist nicht immer möglich. Die Bildgebung zeigt die Folgezustände der Bandscheibendegeneration (Verschmälerung des Zwischenwirbelraums, Spondylose, Spondylarthrose, Exostosen der Processus uncinati) und dient dem Ausschluss osteodestruktiver und entzündlicher Prozesse. Computertomographisch lässt sich das Ausmaß der knöchernen Einengung des Spinalkanals und der Foramina intervertebralia durch spondylotische Osteophyten beurteilen.

### J 3.1.2.2 Verlauf

Die Prävalenz der zervikalen Spondylose steigt annähernd linear mit dem Lebensalter. Männer sind frühzeitiger und häufiger betroffen, im Alter von 60 Jahren lassen sich bei 98 % der Männer und 91 % der Frauen entsprechende Röntgenbefunde erheben. Begünstigend wirken schwere körperliche Tätigkeiten und vorausgehende Kopf- und HWS-Traumen (Irvine et al. 1965). Die subjektiven Beschwerden korrelieren schlecht mit dem Ausmaß der degenerativen Wirbelsäulenveränderungen. Die Nackenschmerzen setzen schleichend ein und nehmen allmählich zu. Das radikuläre Schmerzsyndrom folgt in der Mehrzahl den Dermatomen C 6 und C 7 Daneben kommt es zu einer Ausstrahlung der Schmerzen in den Okzipitalbereich mitunter bis parietal. Der Altersgipfel chronischer zervikaler Wurzelkompressionssyndrome liegt in der 5. und 6. Dekade, der Verlauf ist chronisch remittierend mit längeren Perioden von Beschwerdefreiheit oder nur leichten Restbeschwerden. Bei ausgedehnten degenerativen Halswirbelsäulenveränderungen benachbarter Bewegungssegmente sind polyradikuläre, bilaterale sensomotorische Ausfälle möglich.

Die spärlichen Angaben zum Spontanverlauf und das Fehlen kontrollierter Studien erschweren die Beurteilung der Prognose der operierten Fälle im Vergleich zu den konservativ behandelten Patienten. In einer prospektiven Studie der British Association of Physical Medicine (1966) zur konservativen Therapie finden sich folgende für den Verlauf ungünstige Faktoren: hohes Lebensalter, Schweregrad der Symptomatik, Anzahl vorausgegangener Schmerzattacken und bilaterale Parästhesien bei der Erstuntersuchung. Retrospektive chirurgische Studien ergaben keine Hinweise auf den Nutzen einer frühzeitigen Operation für den Langzeitverlauf. Aufgrund der vorliegenden Daten ist die Empfehlung einer konservativen Behandlung über Monate, bevor eine operative Intervention erwogen wird, gerechtfertigt (Monro 1984). Die chirurgischen Ergebnisse sind bei der knöchernen, spondylotischen Wurzelkompression mit einer Rate guter Ergebnisse von 50–60 % der Fälle (Husag und Probst 1984) deutlich schlechter im Vergleich zum »weichen« BSP mit bis zu 90 % guter postoperativer Ergebnisse (Murphy et al. 1973).

### J 3.1.2.3 Therapeutische Prinzipien

Siehe auch **Kap. J 3.1.1**.

Im Vergleich zum »weichen« BSP sind knöchern bedingte radikuläre Syndrome therapeutisch schwerer zu beeinflussen. Es sind meist wiederholte, langwierige Behandlungsphasen notwendig. Medikamente, die zur Gewöhnung führen oder sedieren, wie Myotonolytika, sollten der Akuttherapie vorbehalten sein. Bei chronischen radikulären Schmerzsyndromen kann zur Behandlung der häufigen Komorbiditäten – Schlafstörung und Depression – der kombinierte Einsatz von Analgetika, trizyklischen Antidepressiva und Kalziumkanalblockern wie Pregabalin = Lyrica® empfohlen werden (Leitlinien der DGN). Pregabalin ist empirisch wirksam. Ruhigstellung der HWS im Stadium der Exazerbation mag im Akutstadium angezeigt sein, es gibt aber keine Daten für den Vorteil einer Behandlung durch Halskrausen. Intensive Haltungsschulung zur Korrektur der Schmerzschonhaltung, Vermeidung maximaler Bewegungsexkursionen für Flexion und insbesondere Extension und ergonomische Arbeitsplatzgestaltung sind präventive Maßnahmen zur Rezidivvermeidung (A). Bei chronischen Nackenbeschwerden sind regelmäßige Übungen zur Kräftigung der Nackenmuskulatur sinnvoll (Kay et al. 2005) (↑, A). Es gibt negative Daten zur Behandlung mit Traktion, keine Daten für Massagen, Radiofrequenztherapie, Thermokoagulation der Facettengelenke, TENS oder Lasertherapie.

Die Indikation zur chirurgischen Intervention sollte äußerst zurückhaltend gestellt werden: Nur ein über Monate therapieresistentes chronisches oder häufig rezidivierendes schweres monoradikuläres Schmerzsyndrom mit zur Klinik korrespondierenden und CT-bestätigter osteophytärer Reaktion stellt eine Operationsindikation dar.

Die Operation der knöchern beengten Nervenwurzel wird in Abhängigkeit von und Ausdehnung der Exostosen entweder von ventral oder von dorsal vorgenommen.

- Mediale spondylotische Neubildungen werden über den ventralen Zugang nach Cloward angegangen.
- Exostosen lateral des Duralsacks im Canalis intervertebralis werden bevorzugt über eine dorsale Mikroforaminotomie (Frykholm-OP) entfernt.

### J 3.1.2.4 Pragmatische Therapie

- Akuttherapie mit NSAR wie Ibuprofen oder Diclofenac.
- Unterstütztes Bewegen: passiv, aktiv und aktiv gegen Widerstand. Haltungsschulung und Kräftigung der Schulter-Nackenmuskulatur.
- Chirurgische Maßnahmen nur in Ausnahmefällen.

### J 3.1.2.5 Unwirksam oder obsolet

Manuelle Therapie ist bei ausgeprägten degenerativen HWS-Veränderungen kontraindiziert. Wurzelblockaden mit Lokalanästhetika und tiefe paravertebrale Injektionen sollten wegen des Risikos der subarachnoidalen Injektion mit der Gefahr der hohen spinalen Anästhesie (akute Intubation und temporäre Beatmung notwendig) nicht durchgeführt werden, zumal der Stellenwert bisher nicht eindeutig geklärt ist (Nelemans et al. 2000; Samanta und Samanta 2004).

## J 3.2 Lumbale und sakrale radikuläre Syndrome

### J 3.2.1 Lumbaler Bandscheibenprolaps (BSP)

#### J 3.2.1.1 Klinik

Lumbale Rückenschmerzen sind ein extrem häufiges Symptom. Wichtig ist die Abgrenzung der unspezifischen von den spezifischen und häufig radikulär ausstrahlenden Kreuzschmerzen. Monoradikuläre Wurzelkompressionssyndrome sind häufig Folge eines BSP oder knöcherner degenerativer Veränderungen (Spondylarthrose, Spondylolisthese, Hypertrophie der Wirbelbogengelenke und der Ligamenta flava). Seltener ursächlich sind neben intraspinalen Tumoren (Neurinom, Meningeom, Gliom, Ependymom) Karzinom-, Sarkom- und Lymphommetastasen und die Meningeosis carcinomatosa, wobei diese raumfordernden Läsionen oft ein polyradikulitisches Bild zeigen. Ähnliches gilt für entzündliche Prozesse wie die Spondylodiszitis, die saisonal gehäuft in den Sommermonaten vorkommende Meningoradikulitis bei Neuroborreliose im Stadium II (Bannwarth-Syndrom) und die Herpes-zoster-Radikulitis mit entzündlichem Liquor-Syndrom. Autoimmune oder diabetische Polyradikulopathien und die sehr seltene idiopathische lumbosakrale Plexusneuropathie können ebenfalls einem polyradikulären Kompressionssyndrom ähneln, wobei ein akutes lumbales Syndrom dabei häufig fehlt (Ursachen in **Tab. J 3.3**).

Bandscheibenprotrusion und Bandscheibenprolaps, die zu Ischialgie und radikulärem Kompressions-Syndrom führen, gehen mit Abstand am häufigsten von den Zwischenwirbelräumen LWK 4/5 und LWK 5/SWK 1 aus. Diese beiden Etagen sind für bis zu 98 % der monoradikulären Kompressions-Syndrome der Lendenwirbelsäule verantwortlich (Krämer 1994). Wesentlich seltener kommt ein BSP im Zwischenwirbelraum LWK 3/4 vor. Die übrigen lumbalen Etagen sind nur ausnahmsweise betroffen.

Ein mediolateraler Bandscheibenprolaps im Zwischenwirbelraum LWK 4/5 führt typischerweise zu einem monoradikulären Syndrom L 5, die in dieser Höhe medial vorbeiziehende Wurzel S 1 wird durch einen mediolateralen BSP in der Etage LWK5/SWK 1 erreicht. Ein lateral gelegener und nach rostral reichender Bandscheibenprolaps aus dem Bandscheibenfach LWK 4/5 kann aber auch zur Kompression der Nervenwurzel L 4 führen. Vergleichsweise häufig kann ein BSP eines Zwischenwirbelraums im Lumbalbereich bei mediolateraler Ausdehnung mehr als eine Wurzel tangieren, im Zwischenwirbelraum LWK 4/5 beispielsweise die Wurzeln L 5 und S 1. Bei den seltenen streng medialen Vorfällen sind polyradikuläre lumbosakrale Läsionen in variabler Kombination bis hin zur Kompression der Cauda equina möglich.

Das klinische Bild des prolapsbedingten Wurzelkompressionssyndroms ist geprägt durch Kreuzschmerzen mit druckschmerzhafter, verspannter paravertebraler Muskulatur, Bewegungseinschränkung und Schmerzschonhaltung der LWS (Lumbal-Syndrom) und durch radikuläre, in das ipsilaterale Bein ausstrahlende Parästhesien oder Schmerzen: Ischialgie bei Wurzelkompressionssyndrom (WKS) L 4–S 1 und Femoralgie bei WKS L 2–L 4. Schließlich entwickeln sich Sensibilitätsstörungen, Paresen und Reflexabschwächung oder -ausfall mit segmentalem Ausfallmuster. Manöver, die zu einer Dehnung der Nervenwurzel (Zeichen nach Lasègue und Bragard für L 4–S 1 und »umgekehrter« Lasègue für L 2–L 4) oder zur Erhöhung des intraspinalen Druckes führen (Husten, Niesen, Pressen), scheinen bei insgesamt reinem Schmerzsyndrom noch den besten Aussagewert bzgl. einer Wurzelbeteiligung zu besitzen (van der Windt et al. 2010). Lumbale Bandscheibenvorfälle mit Lokalisation in oder außerhalb des Foramen intervertebrale (intraforaminale/extrem laterale Vorfälle) weisen – bei einer Häufigkeit von 3–10 % gegenüber der Standardsituation – einige Besonderheiten auf: Betroffen ist die ein Segment höher vom Duralsack abgehende Wurzel, in der Etage LWK 4/5 beispielsweise die Wurzel L 4, die auf Höhe des Bandscheibenfaches den Spinalkanal verlässt. Die Mehrzahl der extrem lateralen Bandscheibenvorfälle finden sich in den Zwischenwirbelräumen LWK 3/4 (24 %) und LWK 4/5 (60 %). Der Nachweis gelingt mit der CT und MRT (Stoeter et al. 1982).

Als besondere klinische Variante eines medialen lumbalen Bandscheibenvorfalles, bevorzugt aus dem Zwischenwirbelraum LWK 4/5, ist das Kaudasyndrom zu nennen: Hierbei kommt es zur akuten Kompression der unteren lumbalen und der sakralen Wurzeln mit beidseitiger Ischialgie. Das Vollbild ist geprägt durch bilaterale Fußsenkerparese, beidseitigen Verlust des Triceps-surae-Reflexes, Sensibilitätsminderung in den sakralen Segmenten (Reithosenanästhesie) sowie eine Schwäche der Sphinktermuskulatur von Blase und Mastdarm. Das Cauda-equina-Syndrom ist ein neurochirurgischer Notfall. Eine besondere Verlaufsform der akuten prolapsbedingten Wurzelkompression ist der sog. Wurzeltod: Bei rascher Rückbildung des radikulären Schmerzes kommt es zeitgleich zu einem progredienten Ausfall der sensomotorischen Wurzelfunktionen.

Bildgebende Methoden der Wahl bei Verdacht auf lumbalen Bandscheibenvorfall sind MRT und CT (Albeck et al. 1995). Diese sollten aufgrund der häufig selbstlimitierenden Beschwerdesymptomatik primär nur dann eingesetzt werden, wenn Hinweise auf Frakturen (Osteoporose), Tumore (B-Symptomatik), Entzündungen (Fieber, CRP, BSG) oder progrediente Paresen bzw. Hinweise auf ein Conus-Syndrom (Miktionsstörungen, s. o.) vorliegen (**Kasten J 3.2**; van Tulder et al. 2006).

Ansonsten ist ein MRT erst bei Beschwerdepersistenz für mehr als 6 Wochen angezeigt. Wichtig ist

**Tab. J 3.3:** Symptomatik und Befunde bei mediolateralem lumbalem Bandscheibenvorfall (»Standardsituation«)

| Bandscheibe, Häufigkeit | Wurzel | Schmerzverteilung | Sensibilitätsstörung (Dermatom) | Parese (Kennmuskeln) | Funktion | Reflex |
|---|---|---|---|---|---|---|
| LWK 2/3 selten | L 3 | Vorderaußenseite Oberschenkel | Vorderseite Oberschenkel | M. adductor longus<br>M. quadriceps femoris | Adduktion im Hüftgelenk<br>Streckung im Kniegelenk | Quadriceps-femoris-Reflex (PSR) ↓/– |
| LWK 3/4 2–5 % | L 4 | Unterschenkelinnenseite | Schienbeininnenseite bis medialer Fußrand | M. quadriceps femoris (vastus medialis) | Streckung im Kniegelenk | Quadriceps-femoris-Reflex (PSR) ↓ |
| LWK 4/5 40–45 % | L 5 | Gesäß, Oberschenkelhinteraußenseite<br>Unterschenkelaußenseite<br>medialer Fuß | Wadenaußenseite<br>medialer Fuß<br>Großzehe | M. extensor hallucis longus<br>M. tibialis posterior<br>M. tibialis anterior<br>M. glutaeus medius | Großzehenhebung<br>Fußsupination<br>Fußhebung<br>Hüftabduktion (positives Trendelenburg Zeichen) | Tibialis-posterior-Reflex (TPR) ↓/– |
| LWK 5/ SWK 1 45–50 % | S 1 | Ober- und Unterschenkelrückseite<br>Fußaußenseite | Wadenrückseite<br>lateraler Fußrand<br>Oberschenkelrückseite | Mm. peronaei<br>M. triceps surae<br>M. glutaeus maximus | Fußpronation<br>Fußsenkung<br>Hüftstreckung | Triceps-surae-Reflex (ASR) ↓/– |

↓ abgeschwächt
↓/– abgeschwächt oder erloschen

**Kasten J 3.2:** Symptomatik und Befunde, die eine schnelle Diagnostik und ggfs. Therapie bei Radikulopathien notwendig machen

**Red Flags für eine schnelle Diagnostik**
- progrediente Paresen
- Conus-Syndrom (Blase- und Mastdarmstörungen)
- Hinweise auf Frakturen
- Entzündungszeichen (Fieber, CRP, etc.)
- Hinweise auf Tumoren (B-Symptomatik)

der häufige Nachweis von BSP auch bei beschwerdefreien Personen, sodass der Nachweis eines BSP bei Rückenschmerzen nicht zwangsläufig ursächlich sein muss. Mittels MRT nativ und nach Kontrastmittelgabe (Gadolinium DTPA, T1-betonte Sequenz) kann auch eine post-operative Differenzierung von Narben- und Bandscheibengewebe erfolgen (Hueftle et al. 1988). Elektrodiagnostische Techniken (EMG, NLG, SEP, F-Welle, H-Reflex) sind hilfreich in der Objektivierung, Bestimmung von Läsionstyp, Schweregrad und Ausdehnung sowie der Abschätzung der Prognose einer lumbosakralen radikulären Läsion (Stöhr et al. 1996). Die aussagekräftigste Einzeluntersuchung ist die Nadelmyographie (Aminoff et al. 1985). Bei häufig bevorzugter Läsion des Ramus dorsalis lässt sich pathologische Spontanaktivität (Fibrillationspotenziale und positive scharfe Wellen) vor allem in der paraspinalen Muskulatur nachweisen, in der Regel einige Tage bevor sie in der Kennmuskulatur am Bein nachweisbar ist, wobei eine Höhenlokalisation nicht möglich ist (Kottlors et al. 2008).

### J 3.2.1.2 Verlauf

Etwa zwei Drittel aller bandscheibenbedingten Folgeerkrankungen betreffen die Lendenwirbelsäule, die Mehrzahl wird im jüngeren und mittleren Erwachsenenalter klinisch manifest. Der Altersgipfel liegt in der 4. und 5. Dekade. Männer sind etwas häufiger und früher als Frauen betroffen (Krämer 1994). Der BSP wird klinisch in der Regel ohne vorheriges Trauma manifest. Nicht selten lassen sich berufliche und sportliche Tätigkeiten, die mit Bücken, Drehbewegungen und Heben von Lasten einhergehen als »letzter« Auslöser eruieren. Kongenitale Anomalien der LWS prädisponieren wegen statischer Fehlbelastung zu frühzeitiger Bandscheibendegeneration und damit zum BSP. Die wichtigsten sind die Spina bifida, Assimilationsstörungen (Sakralisation des 5. LWK, Lumbalisation des 1. SWK), Spondylolyse und Spondylolisthesis. Der Spontanverlauf der prolapsbedingten Lumboischialgie ist im Allgemeinen günstig und selbstlimitierend. Funktionalität mit Arbeitsfähigkeit erreichen 90 % der Patienten nach etwa 6 Wochen, eine komplette Schmerzfreiheit wird aber nur bei 40–60 % erreicht (Hestbaek et al. 2003). Selbst bei computertomographisch nachgewiesenem BSP mit radikulärem Defizit und elektromyographisch objektivierter Wurzelläsion sind die Ergebnisse intensiver physikalischer Rehabilitationsprogramme mit 90 % guten oder exzellenten Ergebnissen mit Wiederherstellung der Arbeitsfähigkeit sehr gut (Saal und Saal 1989).

Serielle MRT-Untersuchungen konnten zeigen, dass bei knapp zwei Drittel der Fälle die Größe des Vorfalles innerhalb eines Jahres abnahm, bei einem Drittel um mehr als 20 % (Matsubara et al. 1995). Günstige Verlaufsprädiktoren sind weiter Spinalkanal und eine Prolapsgröße, die ein Drittel der Weite des Spinalkanales nicht übersteigt (Krämer 1995).

Der Langzeiterfolg einer Behandlung ist nicht nur von der gewählten Therapie, sondern auch von psycho-sozialen Faktoren abhängig. So verschlechtern einerseits eine unbefriedigende berufliche Situation, andererseits ein Krankheitsgewinn in Form finanzieller Zuwendungen die Langzeitprognose und verzögern die Wiederaufnahme der Arbeit (Atlas et al. 2000).

### J 3.2.1.3 Therapeutische Prinzipien

Die Therapie des lumbalen Bandscheibenvorfalles, konservativ und operativ, hat im Akutstadium die Entlastung (Dekompression) der unter Druck stehenden Nervenwurzel zum Ziel.

Es liegen mittlerweile eine Reihe vergleichender Studien zwischen operativen und konservativen Behandlungsverfahren bei lumbalen/sakralen bandscheibenbedingten Radikulopathien vor. Die erste randomisierte, prospektive Studie berichtete über eine vorübergehende Überlegenheit der operativen Verfahren, die sich aber nach 4–10 Jahren nicht mehr fand (Weber 1983). In neueren Studien werden ganz ähnliche Beobachtungen berichtet. So sind die Zahlen für Nachoperationen, Behinderung und Symptomreduktion nach 10 Jahren identisch (Atlas et al. 2005), und nach 2 Jahren gibt es sowohl bei den operierten als auch den nicht operierten Patienten Verbesserungen (Osterman et al. 2006; Weinstein et al. 2006; Peolsson et al. 2013) (↑). Bei Weinstein et al. bestand ein Trend bezüglich der Schmerzbesserung der operierten Patienten. In einer weiteren vergleichenden Studie von Peul et al. (2007) mit 283 Patienten kam es initial zu einer signifikant schnelleren Schmerzbesserung bei den operierten Patienten, wobei nach einem Jahr die Erholung in beiden Gruppen bei 95 % lag und auch keine Unterschiede bei der verbliebenen Behinderung vorlagen, sodass letztlich der einzig nachvollziehbare Unterschied zwischen den beiden Methoden die schnellere Schmerzreduktion durch die Operation ist (↑). Ein generelles Problem dieser Studien liegt jedoch in der hohen Zahl der sekundär operierten Patienten (40–60 %), was viele Ergebnisse schwierig zu interpretieren macht.

Auch wenn eine schnellere Verbesserung der akuten Schmerzsymptomatik durch operative Eingriffe erzielt werden kann, so schneiden konservative Maßnahmen im Langzeiterfolg ähnlich gut ab wie die Operation (Hahne et al. 2010). Konservative Behandlungsprinzipien umfassen entlastende Lagerung, Physiotherapie, Myotonolyse und Analgesie durch physikalische Maßnahmen und medikamentöse Therapie. Verschiedene systematische Reviews haben sich in den letzten Jahren damit beschäftigt, die zahllosen kleineren Studien der verschiedenen konservativen Methoden bei lumbalen Rückenschmerzen mit oder ohne Radikulopathie zu graduieren. Relativ sicher ist, dass Bettruhe beim akuten Rückenschmerz nicht zu empfehlen ist, wobei es keine Evidenz gibt, die einen Unterschied für normale Tagestätigkeit, gezielte Übungen oder Physiotherapie nahelegt (Dahm et al. 2010) (↑, A). Bei zusätzlicher Radikulopathie scheint der Aktivitätsgrad kaum Einfluss auf die Erholung zu nehmen, sodass auch hier keine längere Bettruhe zu empfehlen ist. Die Rückenmuskulatur stärkende Verfahren sollten in der Akutphase nicht zum Einsatz kommen sind aber bei chronischen Schmerzen sinnvoll (Heymans et al. 2004) (↑, A). Therapeutisch sollte eine Überlastung z. B. durch schweres Heben und Tragen vermieden werden. Vorteilhaft ist dabei ein häufiger Stellungswechsel, Wechsel zwischen Sitzen, Gehen und Stehen sowie das Vermeiden von Zwangshaltungen.

Kurzzeitig Verbesserungen der akuten Schmerzen können durch Myotonolyse (van Tulder et al. 2005) und Wärme (French et al. 2006) (↔, C) erzielt werden, wobei sich in einer ersten kontrollierten Studie kein Hinweis für eine Wirksamkeit von Diazepam in der Behandlung von radikulären Schmerzen bei Patienten mit lumbalen Bandscheibenvorfällen ergab (Brötz et al. 2010). Bei dem Gebrauch von Myotonolytika muss zusätzlich das Nebenwirkungsprofil beachtet werden. Bei akuten Rückenschmerzen sind NSAR hilfreich, wobei bisher kein Unterschied zwischen den Präparaten festgestellt werden konnte (Roelofs et al. 2008) (↑, A). Paracetamol scheint nicht zu wirken (Machado et al. 2015) und eine Kombinationstherapie im Akutfall bringt keine Vorteile (↑, A) (Friedman et al. 2015). Hilfreich für die medikamentöse Behandlung eines subakuten bis chronischen Rückenschmerzes sind nach einer Metaanalyse aus insgesamt 17 randomisierten, kontrollierten Studien mit nur mäßiger Qualität (NSAR [n = 4], trizyklische Antidepressiva [n = 5] und Opioide [n = 8]) NSAR und Opioide, nicht aber Antidepressiva (Kuijpers T et al. 2011). Dies widerspricht der bisherigen Empfehlung zum Einsatz von Trizyklika und SSNRIs bei chronischen nicht-spezifischen Rückenschmerzen (www.backpaineurope.org/web/files/WG2_Guidelines.pdf). Insgesamt ist aber sicherlich nicht an der Berechtigung der trizyklischen Antidepressiva bei der Behandlung des chronischen Rückenschmerzes zu zweifeln (A). SSRI sind ohne nachweisbaren Effekt bei chronischen Rückenschmerzen (Staiger et al. 2003). Die bei chronischen Rückenschmerzen nicht seltenen komorbiden Depressionen können den Einsatz von Trizyklika in antidepressiver Dosis notwendig machen.

Für Verfahren wie Traktion, Einlagen, Massage, Akupunktur (Haake et al. 2007), Korsette oder TENS liegen zurzeit keine eindeutig nachweisbaren Effekte aus kontrollierten Studien vor. Bei der chiropraktischen Behandlung müssen – trotz deren Nutzen in Einzelfällen – zudem die Gefahren der Auslösung eines Massenprolaps berücksichtigt werden.

Die Studienlage für die von Orthopäden und Anästhesisten häufig angewandten, sogenannten minimalinvasiven Verfahren, wie periradikuläre Injektionen, Facettengelenkblockaden, Radiofrequenztherapie oder Thermokoagulation der Facettengelenke und spinale Kathetertechniken (z. B. nach Racz) ist weiterhin unzureichend, um deren Nutzen eindeutig zu beurteilen. In einer neuen Cochrane-Analyse zur epiduralen Steroidinjektion zeigt sich zwar eine schnelle Schmerzverbesserung, aber kein Effekt für den Langzeitverlauf (Chou et al. 2015) (↔, C).

Nach Abklingen des akuten radikulären Syndroms liegt der Schwerpunkt auf Krankengymnastik zur aktiven Stabilisation der LWS und Haltungsschulung (Rückenschule; Krämer 1994). Dabei kommen heute zunehmend Intensivprogramme zur Anwendung die auch Krafttrainingseinheiten beinhalten. Entspannungstechniken (z. B. Autogenes Training, Yoga, Feldenkrais) helfen Muskelverspannungen abzubauen. Die Gestaltung des Arbeitsplatzes und des häuslichen Bereiches nach ergonomischen Gesichtspunkten (hohe, harte Stühle, steile Autositze), Reduktion des Körpergewichtes und intensive Haltungsschulung mit Vermeidung gefährlicher Bewegungsabläufe (Heben von Lasten mit ausgestreckten Armen, z. B. Ausladen des Kofferraumes) dienen der Rezidivprophylaxe und der Erhaltung des therapeutischen Ergebnisses.

Männer werden wesentlich häufiger am lumbalen BSP operiert als Frauen (Geschlechtsverhältnis etwa 2:1; Davis 1994). Die mikrochirurgische Technik und die konventionellen Techniken sind bzgl. des Operationsergebnisses vergleichbar (Porchet et al. 2009; Katayama et al. 2006; Lagarrigue et al. 1994). Die Ergebnisse liegen in der Größenordnung von 80–98 % befriedigender Resultate (Gibson et al. 2004). Ein kleiner Zugang mit atraumatischem Vorgehen und damit verbunden ein geringer Blutverlust sind die Vorteile der mikrochirurgischen Operationstechnik (Porchet et al. 2009). Die Inzidenz notwendiger Reoperationen infolge eines Rezidivs in der operierten Höhe liegt in vergleichbarer Höhe (1,4–8,0 %). Perioperative Komplikationen (Zunahme des neurologischen Defizits, Wundinfektionen, Lungenembolie, Liquorunterdrucksyndrom) scheinen nach mikrochirurgischer Technik tendenziell seltener aufzutreten. Mit einer postoperativen Diszitis ist bei beiden Verfahren in einer Größenordnung von 0–2,3 % zu rechnen (Oppel et al. 1977). Die Ergebnisse der Bandscheibenchirurgie sind in erster Linie von der sorgfältigen Auswahl (Indikationsstellung) geeigneter Patienten abhängig und erst in zweiter Linie von den chirurgischen Verfahren. Nur bei unzweideutig radikulärem Syndrom mit enger Korrelation zur Bildgebung werden die oben angeführten hohen Erfolgsziffern erreicht (Frymoyer 1988). Seltene, aber gravierende neurologische Komplikationen der operativen Eingriffe sind akute Myelitis transversa, Cauda-equina-Syndrom, subarachnoidale und subdurale Blutung bei intrathekaler Injektion, Paraplegie, epiduraler Abszess, adhäsive Arachnoiditis und Diszitis.

Für die sogenannten minimalinvasiven Techniken wie die perkutane Diskektomie (Synonyme: perkutane Nukleotomie mit Diskuskopie; arthroskopische Mikrodiskektomie; perkutane endoskopische Diskektomie), bei der entweder mit endoskopischem Instrumentarium über einen posterolateralen Zugang der Prolaps entfernt wird oder der Nukleus punktiert und durch mechanisches Abtragen, Aspirieren oder Laserenergie eine intradiskale Dekompression angestrebt wird, gibt es derzeit keine konklusiven Daten. Alle diese minimalinvasiven Methoden müssen sich am therapeutischen »Goldstandard« der mikrochirurgischen offenen Diskektomie messen. Ähnliches gilt auch für die automatisierte perkutane lumbale Diskektomie (APLD).

### J 3.2.1.4 Pragmatische Therapie

Die Indikation zur offenen mikrochirurgischen Operation ist bei folgenden Befundkonstellationen zu stellen:

- *absolute Indikation:* Medialer BSP mit Kaudasyndrom, Blasen- und Mastdarmstörungen oder polyradikulärem, sensomotorischem Ausfallmuster;
- *absolute Indikation:* Lateraler BSP mit mono- oder biradikulärer Läsion und funktionell bedeutsamer oder progredienter Parese (Muskeltestwert 3 und weniger) (A);
- *relative Indikation:* Therapieresistentes monoradikuläres Syndrom mit konservativ ungenügend beeinflussbarer Ischialgie bei computer- oder kernspintomographisch gesichertem BSP in korrespondierender Etage, wobei eine intensive konservative Therapie von mindestens 6 Wochen erfolgen sollte (A).

#### *Konservative Therapie in der Akutphase*

- Entlastung: Vermeiden von Extrempositionen, schwerem Heben und Tragen, häufiger Positionswechsel, keine Bettruhe (A)
- Bewegungstherapie mit überwiegend entlastender und muskelrelaxierender Behandlung (B)
  Thermotherapie nach individueller Vertraglichkeit;
  Thermotherapie (Fango, heiße Rolle, Paraffin) über 30 Minuten, zweimal täglich;
- Medikamente (**Tab. J 3.2**):
  Analgetika, z. B. Metamizol bis zu 3x1 g pro Tag, Tramadol Kps. bis dreimal 1/die Dosierung in Abhängigkeit vom Verlauf, Einnahme nicht länger als zwei Wochen;
  Nicht-steroidale Antirheumatika (NSAR), z. B. Diclofenac 3 × 25–50 mg/die; Ibuprofen bis 3 × 600 mg/d;
  Bei Versagen höherpotenter Analgetika (Tramadol retardiert bis 2 × 200 mg), in seltenen Fällen auch andere Opioide (Buprenorphin- oder Fentanyl-Pflaster), die zunächst für einen begrenzten Zeitraum und unter Berücksichtigung der Nebenwirkungen eingesetzt werden sollten.

#### *Nach Abklingen des akuten radikulären Syndroms*

- Absetzen der medikamentösen Therapie; notfalls Weiterführung in möglichst niedriger Dosis und mittels Retard-Präparaten;
- Aktive Übungsbehandlung zur Stabilisierung der LWS;
- Kräftigung der Rücken- und Bauchmuskulatur mit isometrischen und isotonischen Techniken;
- Haltungsschulung.

Die konservative Behandlung kann im akuten Schmerzstadium stationär durchgeführt werden, eine möglichst frühzeitige ambulante Weiterbehandlung mit zunehmend aktivem Vorgehen, angepasst an den individuellen Verlauf, ist anzustreben. Für die weitere Versorgung operierter Patienten empfiehlt sich ein gezieltes Training ca. 4–6 Wochen nach der Operation (Ostelo et al. 2010). Die Intensität des Trainings scheint dabei mit der Verbesserung zu korrelieren, wobei es jedoch kein Unterschied gibt, ob die Übungen unter Anleitung oder zuhause durchgeführt werden. Eine erhöhte Reoperationsrate konnte dabei bisher nicht festgestellt werden.

***Perkutane Therapieverfahren***

Die am häufigsten angewandten Verfahren sind die periradikulären Infiltrationsverfahren (PRT). Die Indikationen für die verschiedenen Verfahren sind ähnlich: nicht progredientes, konservativ therapieresistentes, leichtes monoradikuläres Schmerzsyndrom bei nachgewiesener (CT, MRT) Bandscheibenprotrusion oder gedecktem kleinen Prolaps, der weniger als 1/3 des Spinalkanales ausfüllt. Durchgeführt werden sollte die PRT immer steril und im Bereich des Hals CT gesteuert. Die bis heute publizierten Studien zeigen eine rasche Schmerzlinderung mit zum Teil anhaltender Wirkung (Pobiel et al. 2009; Wewalka et al. 2012). Leider ist keine Studie prospektiv, randomisiert und placebo-kontrolliert, so dass ihre Evidenzstärke nur gering ist (↔, C). Auch ist die traditionelle Mischung von Kortison und Lokalanästheticum durchaus umstritten, da dem Kortison kein zusätzlicher Effekt nachzuweisen war (Friedly et al. 2014) (A). *Kontraindiziert* sind perkutane Verfahren bei Bandscheiben-Patienten mit schweren und/oder progredienten neurologischen Ausfällen, Cauda-equina-Syndrom, Massenvorfällen, Diskushernien mit freiem Sequester, Spondylodiszitis und Voroperation in gleicher Höhe. Ungünstig sind die Ergebnisse bei zusätzlicher spinaler Pathologie im Sinne einer knöchernen Lumbalstenose oder einer Stenose des Rezessus lateralis. Wichtig sind die nicht unerheblichen potentiellen Nebenwirkungen, die von Vetebralisdissektion mit Schlaganfall bis zu Myelitiden, Abszessen bis zum spinalen Empyem reichen. Insgesamt würden wir aufgrund der Datenlage PRTs im Bereich der Halswirbelsäule empfehlen und auch lumbale Injektion sollten nur unter größter Zurückhaltung und durch erfahrene Behandler eingesetzt werden.

***Präventive Maßnahmen***

- Selbständiges Üben der erlernten Techniken zur Haltungsschulung und Kräftigung der Muskulatur zu Hause (Rückenschule; Krämer 1994);
- Umsetzung der erlernten Verhaltensweisen im Alltag;
- Vermeidung von Sportarten, die mit einer hohen Druckbelastung und exzessiver Flexion, Extension und Rotation der LWS einhergehen. Ungünstige Sportarten sind Brustschwimmen, Alpinskilauf, Tennis, Squash, Golf, Fußball, Rudern, Marathon, Gewichtheben, Kunstturnen, Hockey, Kegeln, Bowling, Ringen. Zu empfehlende Sportarten dagegen sind Rückenschwimmen, Skilanglauf, Volleyball, Reiten, Radfahren, Fitnesstraining, Joggen, Walking, Bergwandern.

### J 3.2.1.5 Unwirksam oder obsolet

Manuelle Therapie ist beim akuten radikulären Syndrom infolge eines BSP absolut kontraindiziert. Injektionsbehandlungen, insbesondere epidurale Wurzelblockaden, sollten wegen der Gefahr der subarachnoidalen Injektion mit Spinalanästhesie und radikulärer Läsionen nur von in diesen Techniken Erfahrenen durchgeführt werden. Zur Vermeidung eines epiduralen Abszesses ist auf Sterilität zu achten. Nach wiederholter intraglutäaler Injektion mit Kombinationspräparaten, die Steroide und Antiphlogistika enthalten, sind muskuläre Narbenbildung und Atrophie des subkutanen Fettgewebes mit kosmetischen Defekt zu beobachten, so dass diese Therapie nicht empfohlen werden kann.

Weiterhin haben sich bei akuten Rückenschmerzen Akupunktur (van Tulder 2000) und lokale Botulinumtoxin-Injektionen in die paravertebrale Muskulatur als nicht wirksam erwiesen bzw. deren Therapie-Effekte sind bisher nicht belegt.

## Literatur


Albeck M, Hilden J, Kjae L, Holtas S, Praestholm, Henriksen O, Gjerris F. Controlled comparison of myelography, computed romography, and magnetic resonance imaging in clinically suspected lumbar disc herniation. Spine 1995a; 4: 443–448.

Alphen HM van, Braakman R, Bezemer FD, Broere G, Berfelo MW. Chemonucleolysis versus discec-tomy: a randomized multicenter trial. J Neurosurg 1989; 70: 869–875.

Aminoff MJ. The clinical role of somatosensory evoked potential studies: a critical appraisal. Muscle Nerve 1984; 7: 345–354.

Aminoff MJ, Goodin DS, Parry GJ, Barbaro NM, Weinstein PR, Rosenblum ML. Electrophysiologic evaluation of lumbosacral radiculopathies: elektromyographie, late responses and somatosensory evoked potentials. Neurology 1985; 35: 1514–1518.

Arzneimittelkommission der Deutschen Ärzteschaft. Abhängigkeitspotential von Pregabalin (Lyrica®) Deutsches Ärzteblatt 2011; 108: B143.

Assendelft WJ, Morton SC, Yu EL, Suttorp MJ, Shekelle PG. Spinal manipulation therapy for low back pain. Cochrane Database Syst Rev 2004; CD000447.

Atlas SJ, Chang Y, Kammann E, Keller RB, Deyo RA, Singer DE. Long-Term disability and return to work among patients who have a herniated lumbar disc: the effect of disability compensation. J Bone Joint Surg 2000; 82: 4–9.

Atlas SJ, Keller RB, Wu YA, Deyo RA, Singer DE. Long-term outcomes of surgical and nonsurgical management of sciatica secondary to a lumbar disc herniation: 10 years results from the Maine lumbar spine study. Spine 2005; 30: 927–935.

Baron R, Freynhagen R, Tölle TR, Cloutier Ch, Leon T, Murphy TK, Phillips K. The efficacy and safety of Pregabalin in the treatment of neuropathic pain associated with chronic lumbosacral radiculopathy. Pain 2010; 150: 420–427.

Bartleson JD. Evidence for and against the use of opioid analgetics for chronic non-malignant low back pain: a review. Pain Med 2002; 3: 260–271.

Bastron JA, Thomas JE. Diabetic polyradiculopathy clinical and elektromyographic findings in 105 patients. Mayo Clinic Proc 1981; 56: 725–732.

Beltinger AB, Riffel B, Stöhr M. Fehldiagnose »Lumboischialgie« bei Tumoren im Bereich lumbosakraler Wurzeln oder des Plexus lumbosacralis. Nervenarzt 1989; 60: 559–564.

Brötz D, Maschke E, Burkard S, Engel C, Münz C, Ernemann U, Wick W, Weller M. Is there a role for benzodiazepines in the management of lumbar disc prolapse with acute sciatica? Pain 2010; 149: 470–475.

Chatterjee S, Foy PM, Findlay GF. Report of a controlled clinical trial comparing automated percutaneous lumbar discectomy and microdiscectomy in the treatment of contained lumbar disc herniation. Spine 1995; 6: 734–738.

Cherkin DC, Deyo AR, Battie M, Street J. A comparison on physical therapy, chiropractic manipulation, and provision of an educational booklet for the treatment of patients with low back pain. N Engl J Med 1998; 339: 1021–1029.

Chou R, Hashimoto R, Friedly J, Fu R, Bougatsos C, Dana T, Sullivan SD, Jarvik J. Epidural Corticosteroid Injections for Radiculopathy and Spinal Stenosis: A Systematic Review and Meta-analysis. Ann Intern Med 2015; 163: 373–381.

Cloward RB. The anterior approach for removal of ruptured cervical disc. J Neurosurg 1958; 15: 602–614.

Cloward RB. Lesions of the intervertebral disks and their treatment by interbody fusion methods. Clin Orthop 1963; 27: 51–77.

Cyteval C, Thomas E, Decoux E, Sarrabere MP, Cottin A, Blotman R, Taourel P. Cervical radiculopathy: open study on percutaneous periradicular foraminal steroid infiltration performed under CT control in patients. AJNR 2004; 25: 254–355.

Davis RA. A long-term outcome analysis of 984 surgically treated herniated lumbar discs. J Neurosurg 1994; 80: 415–421.

Dahm KT, Brurberg KG, Jamtvedt G, Hagen KB. Advice to rest in bed versus advice to stay active for acute low-back pain and sciatica. Cochrane Database Syst Rev 2010; (6): CD007612.

Ernst E. Massage therapy for low back pain: a systematic review. J Pain Sympt Management 1999; 17: 65–69.

Fritz JM, Thackeray A, Brennan GP et al. Exercise only, exercise with mechanical traction, or exercise with over-door traction for patients with cervical radiculopathy, with or without consideration of status on a previously described subgrouping rule: a randomized clinical trial. J Orthop Sports Phys Ther 2014; 44: 45–57.

Friedman BW, Dym AA, Davitt M, Holden L, Solorzano C, Esses D, Bijur PE, Gallagher EJ. Naproxen with Cyclobenzaprine, Oxycodone/Acetaminophen, or Placebo for Treating Acute Low Back Pain: A Randomized Clinical Trial. JAMA 2015; 314: 1572–1580.

French SD, Cameron M, Walker BF, Reggars JW, Esterman AJ. Superficial heat or cold for low back pain. Cochrane Database Syst Rev 2006; CD004750.

Frymoyer JW. Back pain and sciatica. N Engl J Med 1988; 318: 291–300.

Gibson JNA, Grant IC, Waddell G. Surgery for lumber disc prolapse (Review). In: The Cochrance Library, Issue 1. Chichester: John Wiley & Sons; 2004.

Gregorius FK, Estrin T, Crandall PH. Cervical spondylotic radiculopathy and myelopathy. A long-term follow up study. Arch Neurol 1976; 33: 618–625.

Gross AR, Hong JL, Haines TA, Goldsmith CH, Kay T, Aker P, Braig G. A Cochrane review of manipulation and mobilization for mechanical neck disorders. Spine 2004; 29: 1541–1548.

Haake M, Möller HH, Schade-Brittinger C, Basler HD, Schäfer H, Maier C, Endres HG, Trampisch HJ, Molsberger A. German Acupuncture Trials (GERAC) for chronic low back pain: randomized, multicenter, blinded, parallel-group trial with 3 groups. Arch Intern Med 2007; 167: 1892–1898.

Hagen KB, Hilde G, Jamvedt G, Winnem M. Bed rest for acute low-back pain and sciatica. Cochran Database Syst Rev 2004; CD 001254.

Hahne AJ, Ford JJ, McMeeken JM. Conservative management of lumbar disc herniation with associated radiculopathy: systematic review. Spine (Phila Pa 1976) 2010; 35(11): E488–504.

Haimovic IC, Beresford HR. Dexamethasone is not superior to placebo for treating lumbosacral radicular pain. Neurology 1986; 36: 1593–1594.

Harte AA, Baxter GD, Gracey JH. The efficacy of traction for back pain: a systematic review of randomized controlled trials. Arch Phys Med Rehabil 2004; 84: 1542–1543.

Haughton VM, Eldevik OP, Magnaes B, Amundsen P. Prospective comparison of computed tomography and myelography in the diagnosis of herniated lumbar disks. Neuroradiology 1982a; 142: 103–110.

Hermantin FU, Peters T, Quartararo L, Kambin P. A prospective, randomized study comparing the results of open discectomy with those of video-assisted arthroscopic microdiscectomy. J Bone Joint Surg 1999; 81: 958–965.

Hestbaek L, Leboeuf-Yde C, Manniche C. Low back pain: what is the long term course? A review of studies of the general populations. Eur Spine 2003; 12: 149–165.

Hilde G, Hagen KB, Jamvedt G, Winnem M. Lancet 1965; I: 1089–1092.

Janzen RWC, Liebenstund I. Krankengymnastik, Band 9: Neurologie. Stuttgart, New York: Thieme; 1983.

Jensen MC, Brant-Zawadzki MN, Obuchowski N, Modic MT, Malkasian D, Ross JS. Magnetic resonance imaging of the lumbar spine in people without back pain. N Engl J Med 1994; 331: 69–73.

Katayama Y, Matsuyama Y, Yoshihara H, Sakai Y, Nakamura H, Nakashima S, Ito Z, Ishiguro N. Comparison of surgical outcomes between macro discectomy and micro discectomy for lumbar disc herniation: a prospective randomized study with surgery performed by the same spine surgeon. J Spinal Disord Tech 2006; 19: 344–347.

Kay TM, Gross A, Goldsmith C, Santaguida PL, Hoving J, Bronfort G. Exercises for mechanical neck disorders. Cochrane Database Syst Rev 2005; CD004250.

Kottlors M, Glocker FX. Polysegmental innervation of the medial paraspinal lumbar muscles. Eur Spine J 2008; 17(2): 300–306.

Krämer J. Bandscheibenbedingte Erkrankungen. Ursachen, Diagnose, Behandlung, Vorbeugung, Begutach tung. Stuttgart: Thieme; 2006.

Krämer J. Presidential address: Natural course and prognosis of intervertebral disc diseases. Spine 1995; 20: 635–639.

Krause D. Physikalische Behandlung und Physiotherapie. In: Witt AN, Rettig H, Schlegel KF, Hackenbroch M, Hupfauer W (Hrsg.). Orthopädie in Praxis und Klinik. Allgemeine Orthopädie, Band 2. Stuttgart, New York: Thieme; 1981. 10.1–12.26.

Kuijpers T, van Middelkoop M, Rubinstein SM, Ostelo R, Verhagen A, Koes BW, van Tulder MW. A systematic review on the effectiveness of pharmacological interventions for chronic non-specific low-back pain. Eur Spine J 2011; 20: 40–50.

Lagarrigue J, Chaynes P. [Comparative study of disk surgery with or without microscopy. A prospective study of 80 cases] Neurochirurgie 1994; 40: 116–120.

Machado GC, Maher CG, Ferreira PH, Pinheiro MB, Lin CW, Day RO, McLachlan AJ, Ferreira ML. Efficacy and safety of paracetamol for spinal pain and osteoarthritis: systematic review and meta-analysis of randomised placebo controlled trials. BMJ 2015; 350: h1225.

Matsubara Y, Kato F, Mimatsu K, Kajino G, Nakamura S, Nitta H. Serial changes on MRI in lumbar disc herniations treated conservatively. Neuroradiology 1995; 37: 378–383.

Mayer HM. Spine update: percutaneous lumbar disc surgery. Spine 1994; 23: 2719–2723.

Modic MT, Weinstein MA, Pavlicek W, Boumphrey F, Starnes D, Duchesneau PM. Magnetic resonance imaging of the cervical spine: technical and clinical observations. Amer J Radiol 1983; 141: 1129–1136.

Modic MT, Parlicek W, Weinstein MA, Boumphrey F, Ngo F, Hardy R, Duchesneau PM. Magnetic resonance imaging of intervertebral disk disease. Radiology 1984; 152: 103–111.

Modic MT, Masaryk T], Ross JS, Carter JR. Imaging of degenerative disc disease. Radiology 1988; 168: 177–186.

Mumenthaler M, Stöhr M, Müller-Vahl H. Läsionen peripherer Nerven und radikuläre Syndrome. 9. Aufl. Stuttgart, New York: Thieme; 2007.

Nardone R, Höller Y, Brigo F, Frey VN, Lochner P, Leis S, Golaszewski S, Trinka E. The contribution of neurophysiology in the diagnosis and management of cervical spondylotic myelopathy: a review. Spinal Cord 2016: 10.1038/sc.2016.82.

Nelemans PJ, de Brie RA, de Vet HCW, Sturmans F. Cochrane Database Syst Rev 2000; CD001824.

Niemisto L, Kalso E, Malmivaara A, Seitsalo S, Hurri H, Cochrane collaboration back review group: Radiofrequency denervation for neck and back pain: a systematic review within the framework of the Cochrane collaboration back review group. Spine 2004; 28: 1877–1888.

Nikolaidis I, Fouyas IP, Sandercock PA et al. Surgery for cervical radiculopathy or myelopathy. Cochrane Database Syst Rev 2010: CD001466.

Nurick S. The natural history and the results of surgical treatment of the spinal cord disorder associated with cervical spondylosis. Brain 1972b; 95: 101–108.

Onik G, Mooney V, Maroon JC, Wiltse L, Helms C, Schweigel J, Watkins R, Kahanovitz N, Day A, Morris J, McCollough JA, Reicher M, Croissant P, Dunsker S, Davis GW, Brown C, Hochschuler S, Saul T, Ray C. Automated percutaneous discectomy: a prospective multi-instituional study. Neurosurgery 1990; 26: 228–233.

Oppel F, Schramm J, Schirmer M, Zeitner M. Results and complicated course after surgery for lumbar disc herniation. In: Wüllenweber R, Brock M, Hamer J, Klinger M, Spoerri O (eds.). Lumbar disc. Adult hydrocephalus. Berlin, Heidelberg, New York: Springer; 1977. 36–51.

Osterman H, Seitsalo S, Karppinen J, Malmivaara A. Effectiveness of microdiscectomy for lumbar disc herniation: a randomized controlled trial with 2 years of follow-up. Spine 2006; 31: 2409–2414.

Parry GJ. Diseases of spinal roots. In: Dyck PJ Thomas PK, Griffin JW, Cow PA, Poduslo JF (eds.). Peripheral Neuropathy. Philadelphia, London, Toronto, Mexico City, Rio de Janeiro Tokio: W. B. Saunders; 1993. 899–910.

Pearce J, Moll JMH. Conservative treatment and natural history of acute lumbar disc lesions. J Neurol Neurosurg Psychiatry 1967; 30: 13–17.

Peolsson A, Söderlund A, Enquist M et al. Physical function outcome in cervical radiculopathy patients after physiotherapy alone compared with anterior surgery followed by physiotherapy: A prospective randomized study with a 2 years-follow-up. Spine 2013; 38: 300–307.

Persson LCG, Carlsson C-A, Carlsson IY. Long-lasting cervical radikular pain managed with surgery physiotherapy, or a cervical collor. Spine 1997; 22: 751–758.

Peul WC, van Houwelingen HC, van der Hout WB, Brand R, Eekhof JAH, Tans JTJ et al. for the Leiden-The Hague Spine Intervention Prognostic Study Group. Surgery versus prolonged conservative treatment of sciatica. N Engl J Med 2007; 356: 2245–2256.

Pobiel RS, Schellhas KP, Eklund JA, Golden MJ, Johnson BA, Chopra S, Broadbent P, Myers ME, Shrack K. Selective cervical nerve root blockade: prospective study of immediate and longer term complications. Ajnr Am J Neuroradiol 2009; 30: 507–511

Porchet F, Bartanusz V, Kleinstueck FS, Lattig F, Jeszenszky D, Grob D, Mannion AF. Microdiscectomy compared with standard discectomy: an old problem revisited with new outcome measures within the framework of a spine surgical registry. Eur Spine J 2009; 18(Suppl 3): 360–366.

Quigley MR, Maroon JC. Laser discectomy: A review. Spine 1994; 1: 53–56.

Riew D, Yin Y, Gilula L, Bridwell KH, Lenke LG, Lauryssen C, Goette K. The effect of nerve-root injections on the need for operative treatment of lumbar radicular pain. J Bone Joint Surg 2000; 82: 1589–1594.

Roberts AH. Myelopathy due to cervical spondylosis treated by collar immobilization. Neurology 1966; 16: 951–954.

Roelofs PD, Deyo RA, Koes BW, Scholten RJ, van Tulder MW. Non-steroidal anti-inflammatory drugs for low back pain. Cochrane Database Syst Rev 2008; CD000396.

Rothman RH, Marvel JP. The acute cervical disk. Clin Orthop 1975; 109: 59–68.

Russel EJ. Cervical disk disease. Radiology 1990; 177: 313–325.

Saal JA, Saal JS. Nonoperative treatment of herniated lumbar intervertebral disc with radiculopathy: an outcome study. Spine 1989; 14: 431–437.

Samanta A, Beardsley J. Low back pain: which is the best way forward? BMJ 1999; 318: 1122–1123.

Schiffter R. Neurologie des vegetativen Systems. Berlin, Heidelberg, New York Tokio: Springer; 1985.

Schneider KZ. Zervikaler Bandscheibenvorfall: In: Börn W, Meyer F (Hrsg.). Spinale Neurochirurgie. Stuttgart: Schattauer; 2009. 66–71.

Siebert WE, Berendsen BT, Tollgaard J. Die perkutane Laserdiskusdekompression (PLDD). Orthopäde 1996; 25: 42–48.

Spaccarelli KC. Lumbar and caudal epidural corticosteroid injections. Mayo Clin Proc 1996; 71: 169–178.

Stäbler A. Degenerative Wirbelsäulenerkrankungen. In: Stäbler A (Hrsg.). Handbuch diagnostische Radiologie. Muskuloskelettales System. Berlin: Springer; 2005. 356–418.

Staiger TO, Gaster B, Sullivan MD, Deyo RA. Systematic review of antidepressants in the treatment of chronic low back pain. Spine (Phila Pa 1976) 2003; 28: 2540–2545.

Stöhr M. Iatrogene Nervenläsionen. 2. Aufl. Stuttgart, New York: Thieme; 1996.

Stöhr M. Atlas der klinischen Elektromyographie und Neurographie. 4. Aufl. Stuttgart: Kohlhammer; 1998.

Stöhr M, Riffel B. Nerven- und Nervenwurzelläsionen. Weinheim: VCH; 1989.

Stöhr M, Dichgans J, Buettner UW et al. Evozierte Poten ziale. 3. Aufl. Berlin: Springer; 1996.

Stoeter P, Schneider I, Bergleiter R, Ebeling U. Diagnostischer Wert der computertomographischen Untersuchung der Lumbosakralregion bei Patienten mit Lumboischialgien. Fortschr Röntgenstr 1982; 136: 515–524.

Sturzenegger M. Dissektion der A. vertebralis nach Manipulationen an der Halswirbelsäule. Schweiz Med Wochenschr 1993; 13: 27–28.

Thom H. Elektrotherapie. In: Witt AN, Rettig H, Schlegel KF, Hackenbroch M, Hupfauer W (Hrsg.). Orthopädie in Praxis und Klinik. Allgemeine Orthopädie, Band 2. Stuttgart, New York: Thieme; 1981. 13.1–13.31.

van Tulder MW, Chekin D, Berman B, Lao L. Acupuncture for low back pain. Cochrane Database Syst Review 2000.

van Tulder MW, Malivaara A, Esmail R, Koes BW. Exercise therapy for low back pain Cochrane Database Syst Review 2000; CD000335

van Tulder TM, Touray T, Furlan AD et al. Muscle relaxans for non-specific low back pain. Cochrane Database Syst Rev 2005; CD 004252.

van Tulder MW, Becker A, Bekkerig T. Chapter 3 European guidelines for the management of acute nonspecific low back pain in primary care. Eur Spine J 2006; 15(Suppl 2): 169–191.

van der Windt DA, Simons E, Riphagen II, Ammendolia C, Verhagen AP, Laslett M, Devillé W, Deyo RA, Bouter LM, de Vet HC, Aertgeerts B. Physical examination for lumbar radiculopathy due to disc herniation in patients with low-back pain. Cochrane Database Syst Rev 2010; (2): CD007431.

Weber H. Lumbar disc herniation: A controlled prospective study with ten years of observation. Spine 1983; 8: 131–140.

Weinstein JN, Tosteson TD, Lurie JD, Tosteson ANA, Hanscom B, Skinner JS et al. Surgical vs nonoperative treatment for lumbar disc herniation: The spine patient outcomes research trial (SPORT): a randomized trial (2006). JAMA 2006; 296: 2441–2450.

Wewalka M, Abdelrahimsai A, Wiesinger GF, Uher EM. CT-guided transforaminal epidural injections with local anesthetic, steroid, and tramadol for the treatment of persistent lumbar radicular pain. Pain Physician 2012; 15: 153–159.

Wilson DW, Pezzuti RT, Place JN. Magnetic resonance imaging in the preoperative evaluation of cervical radiculopathy. Neurosurg 1991; 28: 175–179.

Wiltse LL, Ktrkaldy-Wtllis WH, and Mdvor WD. The treatment of spinal Stenosis. Clin Orthopaed 1976; 115: 83–91.

Wong JJ, Cote P, Quesnele JJ et al. The course and prognostic factors of symptomatic cervical disc herniation with radiculopathy: a systematic review of the literature. Spine J 2014; 14: 1781–1789.

Yu YL, du Boulay GH, Stevens JM, Kendall BE. Computed tomography in cervical spondylotic myelopathy and radiculopathy: visualisation of structures myelographic comparison, cord measurements and clinical utility. Neuroradiology 1986; 28: 221–236.

Zechmeister I, Winkler R. Bandscheibenprothesen: systematischer Review. Decision Support Document Nr. 38. Wien: Ludwig Boltzmann Institut Wien; 2010.

# J 4 Nervenkompressions- und Kompartment-Syndrome

*von O. Kastrup und A.-K. Uerschels**

Grundsätzlich ist das Ziel der Behandlung von Nervenkompressionssyndromen die Beseitigung der Schädigungsursache. Dies lässt sich gelegentlich durch konservative Maßnahmen, häufiger aber durch chirurgische Eingriffe erreichen. Schwierigkeiten bereitet oft die Entscheidung, wann ein konservatives Vorgehen keinen Sinn mehr hat. Mit Ausnahme der Studien zu den Operationsverfahren und der Steroidtherapie beim Karpaltunnelsyndrom gibt es zu den Therapien der Erkrankungen keine prospektiven oder placebokontrollierten Studien.
Detailliertere Informationen über Nervenkompressionssyndrome finden sich in den Monographien von Tackmann et al. (1989), Stöhr (1996), Dawson (1999) sowie Mumenthaler et al. (2014).

## J 4.1 Obere Extremität

### J 4.1.1 Kompressionssyndrome des Schultergürtels

#### J 4.1.1.1 Thoracic-outlet-Syndrom (TOS)

Der Plexus brachialis entsteht aus den Spinalnerven C5 bis Th1. Durch die anatomische Umordnung der drei Plexusstämme (Trunci) in die drei Nervenfaserbündel (Fasciculi) innerhalb des Plexus entstehen die drei Hauptnerven des Armes und mehrere kleinere Nerven. Auf dem Weg zum Arm zieht der Plexus zwischen dem vorderen und mittleren M. scalenus (Skalenuslücke) hindurch, dann unter der Clavicula zur Axilla. Dabei liegt der proximale Teil des Truncus inferior direkt der apikalen Pleura auf. Die A. subclavia zieht gemeinsam mit dem Plexus durch die Skalenuslücke und bleibt ihm im weiteren Verlauf eng benachbart. Die mit dem Gefäßnervenstrang ausgefüllte anatomische Region rostral der oberen Thoraxapertur und hinter der Clavicula wird mit dem englischen Begriff *thoracic outlet* bezeichnet.
Der Plexus brachialis, die Arteria und Vena subclavia durchziehen in ihrem Verlauf durch die obere Thoraxapertur, als sogenanntes neurovaskuläres Bündel, drei präformierte, natürliche Engpässe: die Skalenuslücke, den kostoklavikulären Raum und den retropectoralen Raum.
Besonders im Bereich Skalenuslücke, einem schmalen und dreieckigen Raum, der von vorn vom M. scalenus anterior, von hinten vom M. scalenus medius und von unten von der ersten Rippe begrenzt wird, wurden zahlreiche Kompressionsursachen beschrieben (**Kasten J 4.1**; Adson 1947; Roos 1966; Poitevin 1988). Die zugrunde liegenden komprimierenden Strukturen sind anatomische Variationen wie die (oft partielle) Halsrippe bzw. ein verlängerter Querfortsatz des 7. Halswirbelkörpers mit von dort zur 1. Rippe verlaufendem fibrösen Band, auch eine Sehnenbrücke zwischen den Muskelansätzen oder ein abnorm verbreiterter Ansatz des M. scalenus anterior oder medius.
Je nach klinischer Symptomatik unterscheidet man das neurogene TOS (typisch/atypisch) vom vaskulären TOS (arteriell/venös).

***Diagnose***

Die Diagnose eines TOS erfolgt aufgrund der klinischen Symptomatik. Das *neurogene TOS* ist eine progrediente untere Plexusläsion, beginnend mit Schmerzen und Sensibilitätsstörungen zunächst am medialen Unterarm (Dermatom Th1), später auf die ulnare Handpartie (Dermatom C8) übergreifend. Arbeiten über Kopf und das Tragen schwerer Lasten am herunterhängenden Arm können die Symptome auslösen. Lähmungen und Muskelatrophien im motorischen Versorgungsareal des Truncus inferior beginnen meist in der lateralen Daumenballenmuskulatur, die einen erheblichen Anteil ihrer Innervation über die Wurzel Th1 erhält. Beim *arteriellen TOS* kommt es zur Ischämie der Finger oder der Hand, manchmal zu arteriellen Embolisationen. Das venöse TOS führt zur Schwellung und Armvenenthrombose ohne neurologische Ausfälle. Es wurden verschiedene Provokationstests (Adson-Test, Traktions-Test, Roos-Test) beschrieben. Die Wertigkeit dieser Tests ist umstritten. Als verlässlicher Test gilt der Roos- oder AER-Test (Abduktion und externe Rotation). Dabei werden die Arme des Probanden abduziert und im Ellenbogengelenk rechtwinklig gebeugt. Die Handflächen werden nach außen rotiert und in dieser Haltung werden über drei Minuten Faustschlussbewegungen durchgeführt. Der Test gilt als positiv, wenn sich die typi-

**Kasten J 4.1:** Ursachen einer Kompression des Plexus brachialis

- Thoracic-outlet-Syndrom
- Akuter Druck von außen
  - Rucksacklähmung
  - Koma
- Hämatom, falsches Aneurysma der Gefäß-Nervenscheide
- Tumoren
  - Pancoast-Tumor
  - Lymphknoten, Mammakarzinom-Metastasen, Neurinome, Neurofibrome
- Lagerung bei Operationen

* Autoren dieses Kapitels in der 6. Auflage: O. Kastrup, A.-K. Uerschels und U. Sure.

schen Beschwerden auslösen lassen. Bei über 90 % der TOS-Patienten ist ein positives Hoffman-Tinel-Zeichen supraklavikulär nachweisbar (König und Antoniadis 2009). Eine umstrittene Entität ist das *fragliche oder atypische neurogene TOS* mit Schmerzen und Parästhesien in Schulter und Arm ohne neurologische Ausfälle oder vaskuläre Symptome und ohne Befund in der apparativen Diagnostik (Wilbourn 1990). Diese uncharakteristischen Syndrome mit chronischem Schulter-Arm-Schmerz werden vor allem von chirurgischer Seite in großer Zahl als TOS angesehen und operativ – meist durch transaxilläre Resektion der ersten Rippe – behandelt (Roos 1999), was zu iatrogenen unteren Armplexusparesen, z. T. mit einer begleitenden Kausalgie bzw. zu einem komplexen regionalen Schmerzsyndrom (CRPS) führen kann (Stöhr 1996; Wilbourn 1999).

Das neurologische TOS ist selten und betrifft oft Frauen im jungen bis mittleren Alter (Gilliatt 1984). Die häufigsten Ursachen für diese Einklemmungsneuropathien sind Fehlhaltungen wie eine vorgeschobene Kopfhaltung, eine Steifigkeit der Wirbelsäule, Muskelverkürzung und Tonuszunahme sowie eine Kraftminderung der Haltemuskulatur (Mumenthaler et al. 2014).

Die elektrophysiologische Untersuchung sollte zunächst eine periphere Nervenläsion ausschließen. Beim TOS ist die motorische Leitgeschwindigkeit häufig unauffällig, das SNAP oft reduziert. Die radiologische Diagnostik mittels MRT der HWS und des Plexus brachialis sollte kompressive andere Ursachen ausschließen. Die konventionelle Röntgenuntersuchung der oberen Thoraxapertur dient dem Nachweis knöcherner Anomalien. Bei Verdacht auf arterielle Kompression sind die Dopplersonographie der A. subclavia und A. radialis und die digitale Subtraktionsangiographie, eventuell in Provokationsstellung, notwendig. Zum Nachweis eines neurogenen TOS ist diese Untersuchung aber wenig hilfreich, da eine Einengung oder sogar ein Verschluss der A. subclavia unter Provokation ebenso oft bei Gesunden vorkommt (Rainer et al. 1975). Inwiefern ein Provokations-MRA in Zukunft hilfreich sein wird, ist nicht geklärt (Estilaei et al. 2006).

Eine Kompression des Plexus brachialis kann auch durch akute äußere Einflüsse zustande kommen. Durch das Tragen von schweren Lasten auf der Schulter kann der Plexus von oben komprimiert werden. Die Trageriemen von schweren Rucksäcken können dazu führen, dass die Clavicula den Plexus gegen die erste Rippe drückt. Klinisch kommt es bei diesen Störungen zu einer oberen Plexusläsion, bei der Rucksacklähmung auch bilateral, mit auffallender Betroffenheit des M. serratus ant. Auch im Koma oder infolge operationsbedingter Lagerung mit Hyperabduktion des Armes kann es zu Plexusdruckläsionen kommen. Der Plexus brachialis kann durch Tumoren (Bronchialkarzinom, Lymphome, Lymphknotenmetastasen, Neurinome) komprimiert werden, beim *Pancoast-Syndrom* auch als Erstmanifestation der Tumorerkrankung.

Nach Trauma oder arterieller Punktion können Hämatome oder falsche Aneurysmen zu einem Druck auf die Plexusteile führen, indem sich Blut in der Gefäßnervenscheide sammelt. Klinisch führt dies je nach Stärke der Blutung zu akuten oder langsam progredienten neurologischen Ausfällen.

***Therapie***

Ein TOS mit belastungsabhängigen Beschwerden ohne neurologische Ausfälle sollte konservativ behandelt werden. Anfangs ist oftmals der Einsatz von Analgetika und Muskelrelaxantien notwendig. Die Therapie besteht aus Schonung und Ruhigstellung des Armes (Mitella), Vermeiden von provozierenden Belastungen und Krankengymnastik zur Kräftigung der Schulterheber und Haltungsverbesserung von Schulter und Wirbelsäule (Übungen bei Mumenthaler 1980; Dawson et al. 1990). Die Behandlung muss bei fehlenden neurologischen Ausfällen 3 Monate lang durchgeführt werden. Bei eintretender Besserung sollten die Übungen nochmals 12–18 Monate fortgesetzt werden (Mumenthaler et al. 2003). Durch eine konservative Therapie mit bewegungstherapeutischem Schwerpunkt kann in bis zu 70 % der Fälle eine Beschwerdefreiheit erreicht werden (Lindgren 1997). Weitere Behandlungsansätze sind die Akupunktur, neurale Mobilisationstechniken und die Botulinumtoxin-Therapie der Mm. Scaleni (Mumenthaler et al. 2014; Jordan et al. 2000).

Beim Vorliegen neurologischer Ausfälle, Durchblutungsstörungen oder nicht mehr zu beherrschenden Schmerzen ist eine operative Dekompression durch Durchtrennung des komprimierenden fibrösen Bandes und, falls nötig, durch Resektion der ersten Rippe angezeigt. Drei operative Techniken stehen zur Verfügung: der supraklavikuläre Zugang zur oberen Thoraxapertur, die transaxilläre Resektion der 1. Rippe und der posteriore subscapuläre Zugang. Während früher der transaxilläre Zugang bevorzugt wurde, ist heute aufgrund der niedrigen Komplikationsrate der supraklavikuläre Zugang als Standardzugang zu betrachten (Assums et al. 2009). Bei Patienten ohne eindeutige neurologische Ausfälle ist die Indikationsstellung schwierig. Nach König et al. (2005) und Dongen (1985) sind, bei kritischer Indikationsstellung, zwei Jahre nach der Operation 62 % der Patienten beschwerdefrei und bei 80 % kam es zu einer Besserung. Die Atrophien und Paresen bilden sich in der Regel nicht wesentlich zurück, allerdings schreiten sie auch nicht weiter fort (Bonney 1965; Tackmann et al. 1989; Mumenthaler et al. 2014) (B).

Druckläsionen durch äußere Einwirkung erholen sich in der Regel spontan.



### J 4.1.1.2 N. suprascapularis (Incisura-scapulae-Syndrom)

Fasern aus den Segmenten C5–C6 bilden den N. suprascapularis. Er ist ein überwiegend motorischer Nerv. Der N. suprascapularis verlässt den Truncus superior supraclaviculär etwa 3 cm oberhalb der Clavicula und verläuft dann hinter der Clavicula lateral des N. thoracicus longus. Unter dem Ansatz des M. trapezius zieht er zur Incisura scapulae. Die Incisura scapulae liegt am Oberrand der Scapula, direkt medial der Basis des Processus coracoideus. Der Nerv teilt sich in der Fossa supraspinata in zwei Äste, die jeweils den M. supra- und infraspinatus innervieren.

In der Incisura scapulae ist der N. suprasapularis relativ fest fixiert. Infolge einer Schulterblattfraktur oder durch Ganglien, die von benachbarten Gelenken ausgehen, kann es zu einer Kompression kommen. Häufigere Ursache für dieses seltene Kompressionssyndrom (**Tab. J 4.1**) ist jedoch eine chronische Überlastung, in deren Folge es durch die Angulation der Sapula bei Schulterbewegung zu einer repetitiven Kompression des Nerven gegen das Ligamentum scapulae transversum superius kommt. Dieser sogenannte sling effect (Rengachary et al. 1979) tritt vor allem bei Sportarten mit besonderer Armbelastung (Volleyball, Tennis, Basketball u. a.) auf.

***Diagnose***
Anfänglich klagen die Betroffenen meist über tiefsitzende und unspezifische Schulterschmerzen. Bei Fortschreiten der Erkrankung kann es zu einer Schwäche des M. infraspinatus und im fortgeschrittenen Stadium zu einer Muskelatrophie kommen. Daraus resultiert eine Schwäche der Außenrotation im Schultergelenk und eine Schwäche der initialen Schulterabduktion, insbesondere für die ersten 15°. Die Atrophie des M. supraspinatus kann wegen des darüber liegenden M. trapezius, zumindest anfänglich, übersehen werden. Die Diagnose erfolgt vor allem klinisch und durch eine elektromyographische Untersuchung des M. supra- und infraspinatus. Bei der elektroneurographischen Untersuchung werden die Latenzen zu den Mm. supra- und infraspinatus nach Stimulation des N. suprascapularis am Erbschen Punkt im Seitenvergleich bestimmt.
Differentialdiagnostisch kommen ein C5-Syndrom, eine Ruptur der Rotatorenmanschette, eine Periarthritis humeroscapularis, die progressive Muskeldystrophie sowie eine spinale Muskelatrophie infrage.

***Therapie***
Bei reiner Schmerzsymptomatik ohne neurologische Ausfälle ist zunächst eine konservative Therapie mit Schonung, Analgetika und Vermeiden der auslösenden Bewegungsmuster indiziert. Bei fortschreitender Parese und Atrophie der Mm. supra- und infraspinatus ist die Dekompression des Nervus suprascapularis im Bereich der Incisura scapulae indiziert.

#### J 4.1.1.3 N. axillaris (Syndrom des Spatium quadrilaterale)

Hierbei handelt es sich um ein seltenes Engpasssyndrom, das erstmals 1983 durch Cahill und Palmer bei Baseballspielern beschrieben wurde. Meist sind junge Männer betroffen. Bei Paraplegikern kann eine N. axillaris-Kompression durch Hypertrophie des M. teres major auftreten.

***Diagnose***
Die Patienten berichten über Schmerzen im ventralen Schulterbereich und diffuse Schmerzen des gesamten Armes. Anteflexion, Abduktion und Außenrotation des Humerus verstärken die Beschwerden. Neurologische Ausfälle treten selten auf. Eine elektrophysiologisch nachweisbare neurogene Veränderung im M. deltoideus kann zur Diagnosesicherung beitragen.

***Therapie***
Bei diesem seltenen Kompressionssyndrom wird im Allgemeinen zu einer konservativen Therapie mit Schonung, physiotherapeutischen Maßnahmen und Analgetika geraten. In den seltenen Fällen, die mit einer M. deltoideus-Parese einhergehen, kann eine operative Behandlung, mittels operativer Dekompression des N. axillaris über einen dorsalen Zugang indiziert sein. Ob die Dekompression zu besseren Ergebnissen führt als die konservative Behandlung, ist nicht geklärt (Perlmutter et al. 1997; Lester et al. 1997).

### J 4.1.2 Kompressionssyndrome des N. radialis

Der N. radialis (C5-Thl) entsteht aus dem Truncus posterior, zieht aus der Axilla die mediale Seite des Humerus entlang, windet sich spiralförmig dorsal um den Humerus auf dessen laterale Seite und zieht zwischen M. biceps und M. brachioradialis zum Unterarm. Dort teilt er sich etwa in Höhe des Ellbogengelenks in einen tiefen motorischen Ast (N. interosseus posterior) und einen oberflächlichen, rein sensiblen Ast (N. radialis superficialis). Druckläsionen des Nerven können sowohl im Bereich des Hauptstamms am Oberarm vorkommen als auch isoliert einen der beiden Endäste betreffen. Engpässe des Nervs befinden sich am distalen Oberarm, wobei hier im Allgemeinen Druckläsionen auftreten, am proximalen (Frohse'sche Arkade, Supinatortunnel) und distalen Unterarm (Cheiralgia paraesthetica, Wartenberg-Syndrom).

#### J 4.1.2.1 Läsionen des N. radialis in der Axilla und am Oberarm

Proximale Läsionen in der Axilla können durch Krücken hervorgerufen werden und führen zur Parese der vom N. radialisinnervierten Muskeln einschließlich des M. triceps brachii und zu Sensibilitätsstörungen auch an der Oberarmrückseite. Häufiger kommt es zu Druckläsionen im Bereich der engen Nachbarschaft des Nerven zum Humerus, in der Regel im Schlaf infolge extremer Müdigkeit oder Sedierung (saturday night palsy/Parkbanklähmung). latrogen kann es bei Kompression des Oberarmes mit einem pneumatischen Tourniquet zu Läsionen der Armnerven kommen, bei denen der N. radialis auch isoliert betroffen sein kann (Bolton und McFarlane 1978; Stöhr 1996).
Selten entsteht ein chronisches Kompressionssyndrom zwischen Humerus und lateralem Trizepskopf (Nakamichi und Tachibana 1991). Hier kommt es auch gelegentlich zu akuten Druckläsionen bei plötzlicher heftiger Muskelanstrengung (Wilhelm und Süden 1985; Mitsunaga und Nakano 1988). Häufiger sind verschiedene Läsionen des N. radialis im Bereich des Sulcus nervi radialis bei Oberarmschaftfrakturen. Dort kann es sowohl zu Druckläsionen als auch zu Zerreissung oder Durchschneidung des Nerven kommen. Eine verzögerte Schädigung des N. radialis nach Oberarmfraktur kann durch Kallusbildung zustande kommen.

***Diagnose***
Bei einer vorwiegend motorischen Läsion zeigen sich Paresen zunächst an den Fingerstreckern, beginnend am Kleinfinger. Die gleichzeitig bestehen-

den sensiblen Ausfälle ermöglichen die Unterscheidung vom N. interosseus-posterior-Syndrom. Gelegentlich beklagen die Patienten Schmerzen wie bei einem »Tennisellenbogen«. Neurographisch ist eine Leitungsverzögerung nachweisbar.

***Therapie***

Die meisten Paresen erholen sich spontan. Sollte sich innerhalb von drei Monaten keine Besserung zeigen und bei der EMG-Untersuchung keine Reinnervationspotenziale erkennbar sein, so ist eine operative Exploration indiziert.

Auch bei Läsionen durch Oberarmschaftfrakturen ist zunächst ein konservatives Vorgehen zu empfehlen. Etwa 75 % dieser Radialisläsionen heilen spontan (Stewart 1993; Mumenthaler et al. 2014). Bis zum Einsetzen einer funktionell relevanten Besserung wird eine Orthese zur passiven Extension von Hand und Fingern verordnet, da nur bei gestrecktem Handgelenk ein adäquater Einsatz der Fingerbeuger erfolgen kann. Eine *operative Exploration* ist unter zwei Bedingungen indiziert:

- Die operative Versorgung der Humerusfraktur erbrachte den Nachweis einer partiellen oder kompletten Kontinuitätsunterbrechung des N. radialis. In solch einem Fall ist die frühe Sekundärnaht zu empfehlen.
- Die drei Wochen nach Eintritt der Läsion durchgeführte EMG-Diagnostik erbringt den Nachweis einer kompletten Denervierung der radialisinnervierten Muskulatur, d. h. bei der Nadelableitung Fibrillationen und positive Wellen in Kombination mit einem Verlust der Willküraktivität und bei der motorischen Neurographie einen Ausfall des motorischen Summenpotenzials. Diese Konstellation beweist die Wallersche Degeneration aller motorischen Faseranteile, vermag aber nicht zwischen einer Axonotmesis und einer Neurotmesis (mit Kontinuitätsunterbrechung) zu unterscheiden. Man wartet daher ca. 5 Monate den spontanen Regenerationsverlauf ab. Ergibt die dann durchgeführte EMG-Kontrolle Hinweise auf die einsetzende Reinnervation – z. B. im M. brachioradialis – kann weiterhin konservativ behandelt werden; ansonsten ist ein operatives Vorgehen angezeigt.

Eine Alternative zu rekonstruktiven Eingriffen am Nerven stellt die *Radialisersatzplastik* nach Merle d'Aubigne dar, deren Vorteil gegenüber der Nervenoperation darin besteht, dass sie eine sofortige Besserung der Handfunktion zur Folge hat.

Im Falle einer sekundären Radialisparese Tage oder Wochen nach der Fraktur ist eine Schädigung durch ein Hämatom oder Narbengewebe zu befürchten und eine chirurgische Revision nötig (Mumenthaler et al. 2014). Falls nach einem Jahr keine funktionell effektive Regeneration des Nerven stattgefunden hat, sollte eine Radialisersatzplastik (s. o.) erfolgen.

### J 4.1.2.2 N. interosseus-posterior-Syndrom

Erstmals wurde dieses Syndrom 1863 von Agnew beschrieben. Es ist das häufigste Kompressionssyndrom des N. radialis bzw. seines motorischen Astes. Die Nomenklatur ist nicht einheitlich. In der angloamerikanischen Literatur ist die Verwendung des Begriffs »radial tunnel syndrome« gebräuchlich, während im deutschen Sprachraum im Allgemeinen vom Supinatortunnel-/Logensyndrom gesprochen wird. Von handchirurgischer Seite wird immer wieder der Begriff der algetischen Form des Interosseus-posterior-Syndroms ins Spiel gebracht. Im allgemeinen Sprachgebrauch wird vom »Tennisellenbogen« gesprochen, jedoch handelt es sich beim »Tennisellenbogen« um kein neurogenes Kompressionssyndrom. Der Begriff des »algetischen Supinatortunnelsyndroms« ist daher verwirrend und sollte nicht verwendet werden (Stöhr 2002).

Am häufigsten ist eine Kompression des Nerven bei seinem Durchtritt zwischen den beiden Köpfen des M. supinator (*Supinatorlogen-Syndrom*). Seltener kommt es zur Druckläsion im Verlauf unter dem M. brachioradialis vom Epicondylus lateralis bis zum Eintritt in den M supinator (*Radialistunnel-Syndrom*; Moss und Switzer 1983). Außerdem kann es zur Kompression durch Raumforderungen des Unterarmes kommen, z. B. Lipome, Ganglien vom Ellenbogengelenk, Neurofibrome, Schwannome und Hämangiome.

***Diagnose***

Führend ist ein Lähmungsbild der langen Finger- und Daumenstrecker. Dies entwickelt sich in der Regel vollkommen schmerzlos. Sensibilitätsstörungen bestehen nicht. Meist ist zunächst der Kleinfingerstrecker betroffen, und im Verlauf schreitet die Parese nach radial fort. Nicht betroffen ist der M. extensor carpi radialis. Schließlich ist eine aktive Streckung in den Grundgelenken nur noch angedeutet oder gar nicht mehr möglich. Häufig liegt eine umschriebene Druckschmerzhaftigkeit im Verlauf des Nerven im Bereich des Supinatortunnels oder in Höhe des Radiusköpfchens vor. Elektrophysiologisch ist die Verminderung der Nervenleitgeschwindigkeit nachweisbar. In Fällen ohne eindeutige Paresen kann auch eine elektromyographische Untersuchung indiziert sein. Sonographisch imponiert die Kompression durch eine echoarme Schwellung des Nervs (Martinoli et al. 2004). Im MRT sind ein Muskelödem und Veränderungen des N. interosseus posterior nachweisbar (Ferdinand et al. 2006).

***Therapie***

Ein klinisch und elektrophysiologisch eindeutiges Engpasssyndrom muss operativ angegangen werden bevor funktionell belangvolle Paresen aufgetreten sind. Dasselbe gilt für raumfordernde Prozesse in der Nachbarschaft des tiefen Radialisastes. Liegt bereits eine ausgeprägte Streckschwäche der Finger vor, sollte eine sogenannte dynamische Orthese zur passiven Streckung der Finger angepasst werden. Bei ausbleibender Regeneration besteht die Möglichkeit zur Durchführung einer Radialisersatzplastik.

Der dekomprimierende Eingriff erfolgt über einen dorsoradialen oder anterolateralen Zugang (wenn der Nerv bereits an der Teilungsstelle dargestellt werden soll). Die Prognose ist gut, abhängig von der präoperativen Schädigung. Bei kompletten Paresen, die länger als ein Jahr bestehen, ist die Prognose schlecht und eine Funktionswiederkehr nicht zu erwarten.

**Tab. J 4.1:** Seltenere Kompressionssyndrome proximaler Armnerven

| Nerv | Klinik | Ätiologie | Therapie |
|---|---|---|---|
| **N. suprascapularis** (C5–6) | Schulterschmerzen, langsam fortschreitende Parese und Atrophie der Mm. infra- und supraspinatus, bei isolierter Schädigung des unteren Astes nur des M. infraspinatus. Provokation der Schmerzen durch Abduktion der Scapula oder Kopfwendung von der betroffenen Seite weg. | Kompression in der Incisura scapulae, seltener an der Basis der Spina scapulae (spinoglenoidale Protuberanz) durch ein Band oder knöcherne Enge, gelegentlich posttraumatische Veränderungen. Oft Zusammenhang mit körperlicher Überbeanspruchung. | Bei milder Symptomatik konservativ mit Schulterruhigstellung, gegebenenfall lokale Injektionen. Sonst Durchtrennung des Ligamentum transversum scapulae und Aufweitung der Inzisur (Reganchary et al. 1979). |
| **N. axillaris** (C5–6) | Atrophische Parese des M. deltoideus, Sensibilitätsstörungen und gegebenenfalls Schmerzen an der lateralen Schulter. | Selten Kompression in der lateralen Achsellücke (Aita 1984), häufiger Traumafolge. | Bei Kompression in der hinteren Achsellücke operative Revision (Cahill und Palmer 1983). Sonst Abwarten für 3–4 Monate, dann chirurgische Exploration. Krankengymnastik. Bei kompletter Parese ohne Aussicht auf Besserung evtl. Schultergelenksarthrodese. |
| **N. musculocutaneus** (C5–7) | Schwäche der Beugung im Ellenbogengelenk, Sensibilitätsstörungen und gegebenenfalls Schmerzen im Versorgungsgebiet. | Selten Kompression beim Durchtritt durch den M. coracobrachialis infolge Lagerung oder muskulärer Überlastung. Isolierte Läsion des N. cutaneus antebrachii lateralis durch Kompression beim Durchtritt durch die Faszie oder von außen. | Ruhigstellung, nichtsteroidale Antiphlogistika, evtl. lokale Injektionen (Basset und Nunley 1982), bei Versagen der konservativen Behandlung chirurgische Dekompression. |

#### J 4.1.2.3 Läsionen des R. superficialis (Cheiralgia paraesthetica, Wartenberg-Syndrom)

Der rein sensible R. superficialis verläuft oberflächlich in enger Nachbarschaft zum Radius und kann so z. B. durch Armbänder, Handschellen und Gipsverbände komprimiert werden. Ein Kompressionssyndrom kann durch Enge an der Durchtrittstelle durch die Faszie entstehen (Spindler und Dellon 1990). Eine Druckläsion bei aberrantem Verlauf durch den M. extensor carpi radialis brevis ist beschrieben worden, zudem können benigne Tumoren (Lipome, Neurinome) den Nerven komprimieren.

***Diagnose***
Die Symptome sind Schmerzen und Sensibilitätsstörungen am radialen Handrücken und der Streckseite des Daumens. Relativ häufig stellt sich als Folge eine Kausalgie ein. Häufig besteht eine umschriebene Druckdolenz im distalen Unterarmdrittel, ca. 10 cm proximal des Processus styloideus radii. Eine schmerzlose Hypästhesie ohne Druckdolenz im Nervenverlauf und ohne positives Hoffmann-Tinel-Zeichen spricht für die häufigere externe Nervenläsion. Die elektroneurographische Untersuchung ergibt selten einen richtungsweisenden Befund.

***Therapie***
Bei äußerer Druckschädigung muss die äußere Ursache ausgeschaltet werden. Bei Verdacht auf Kompression durch die Faszie sollte eine chirurgische Exploration erfolgen. Die operative Behandlung bringt in etwa 70 % der Fälle sehr gute Ergebnisse (Foucher und Pajarda 2002).

### J 4.1.3 N. medianus

Der N. medianus (C5–Th1) geht aus Teilen des Fasciculus medialis und lateralis hervor und liegt in der Axilla und am Oberarm in enger Nachbarschaft zu den Armgefäßen. Er durchquert die Fossa cubitalis unter der Bizepsaponeurose, verlässt die Ellenbeuge zwischen den beiden Köpfen des M. pronator teres und gibt dann den rein motorischen N. interosseus anterior ab. Unter der Sehne des M. flexor digitorum superficialis zieht der N. medianus nach distal und durch den Karpaltunnel, der von den Handknochen und dem Retinaculum flexorum (Lig. carpi trans-versum) gebildet wird, in die Hand. Distal des Karpaltunnels teilt sich der Nerv in die Muskeläste für den Thenar und die Nn. digitales palmares communes I–III. Anatomische Varianten der terminalen Verzweigung sind häufig.

#### J 4.1.3.1 Läsionen in der Axilla und am Oberarm

Kompressionssyndrome in diesem Bereich sind selten und können durch Druck (Schlaf, Narkose, Krücken, Tourniquet) entstehen. Ebenfalls selten wird der Nerv durch einen Processus supracondylaris humeri gereizt oder durch ein Band von dessen Spitze zum Epicondylus medialis humeri (Struthers Ligament) komprimiert, oft zusammen mit der begleitenden A. brachialis (Stewart 1993).

***Diagnose***
Die Symptome der hohen Medianusläsion sind Ausfälle der gesamten von ihm innervierten Muskulatur und Sensibilitätsstörungen in seinem Versorgungsgebiet. Betroffen sind dabei ausschließlich der Unterarm und die Hand. Die sensiblen Ausfälle betreffen die Radialseite der Hand. Zur proximalsten, vom M. medianus innervierten Muskulatur zählen die Mm. pronator teres und pronator quadratus. Bei der Untersuchung zeigt sich, dass die Betroffenen den supinierten Arm nicht über die Mittellinie pronieren können. Bei Läsionen oberhalb des Abgangs der Äste zum M. flexor carpi radialis und zu den langen Fingerbeugern kommt es zu der charakteristischen Schwurhand beim Versuch des Faustschlusses.

***Therapie***
Läsionen durch äußeren Druck haben eine gute Spontanprognose und bedürfen außer einer Krankengymnastik keiner spezifischen Therapie. Eine Kompression durch ein Ligament sollte operativ behoben werden (Tackmann et al. 1989; Stewart 1993, Mumenthaler et al. 2003).

### J 4.1.3.2 Läsionen am Unterarm

Selten wird der Nerv durch eine verdickte Bizepsaponeurose (Laha et al. 1978) oder ein Hämatom unter derselben (bei Gerinnungsstörungen) komprimiert.
Am Unterarm können Hämatome durch Blutungen in das Beugerkompartiment zu akuten Medianusläsionen führen. In seltenen Fällen kann eine Gefäßanomalie den Nerv komprimieren.

#### Pronator-teres-Syndrom

Dabei kommt es an der Durchtrittstelle des Nerven zwischen den beiden Köpfen des M. pronator teres zu einer chronischen Druckläsion. Die Symptome sind Schmerzen im volaren Unterarm, die bei Pronation gegen Widerstand zunehmen. Muskelkrämpfe, ähnlich dem Schreibkrampf, sind beschrieben worden (Komar und Szegvari 1983). Es besteht eine Druckempfindlichkeit über dem M. pronator teres und eventuell ein positives Hoffmann-Tinelsches-Zeichen. Die Zeichen der Medianusläsion sind in der Regel nur gering ausgeprägt und sparen, entsprechend der Höhe der Läsion, die Mm. pronator teres, flexor carpi radialis, flexor digitorum superficialis und palmaris longus aus. Eine eindeutige, auch elektrophysiologisch nachweisbare Medianusläsion ist bei den klinisch als Pronator-teres-Syndrom diagnostizierten Fällen relativ selten zu finden, was erhebliche Zweifel an der Diagnose aufkommen lassen sollte (Stewart 1993).

***Therapie***
Bei Patienten mit einer fortschreitenden Medianusläsion infolge einer Kompression in der Ellenbeuge und bei eindeutigem Pronator-teres-Syndrom sollte eine chirurgische Exploration vorgenommen werden. Insbesondere die akute Kompression durch ein Hämatom bedarf rascher operativer Intervention.

#### Interosseus-anterior-Syndrom (Kiloh-Nevin-Syndrom)

Hierbei handelt es sich um eine Läsion des rein motorischen N. interosseus anterior (Kiloh und Nevin 1952). Ursache ist vermutlich eine anatomische Variation von Bändern oder ein entzündlicher Prozess. Die oft günstige Spontanprognose weist daraufhin, dass bei einem solchen benignen Verlauf eine distale Variante der neuralgischen Schulteramyotrophie vorliegt (Mumenthaler et al. 2003). Seltener kommt es zur Läsion des Nerven infolge von Verletzungen, z. B. Unterarmfrakturen, Druck von außen (Gips, Schlaflähmung) oder muskulärer Überanstrengung. Differentialdiagnostisch besteht die Möglichkeit einer höhergelegenen Läsion des N. medianus oder des Armplexus mit vorwiegender Schädigung der Nervenbündel des N. interosseus anterior (Stewart 1993). Die Symptome sind Schwäche der Beugung von Daumenendglied (M. flexor pollicis longus) und Zeigefingerendglied (M. flexor digitorum pro-fundus). Inkomplette Läsionen führen oft zur überwiegenden Schwäche des M. flexor pollicis longus. Insbesondere bei entzündlicher Ätiologie kommt es zu Schmerzen im volaren Unterarm, ausstrahlend in Ellenbogen und Schulter.

***Therapie***
Die Therapie des Interosseus-anterior-Syndroms hängt von seiner Ätiologie ab. Bei spontanem Auftreten nach Überlastung ist eine konservative Therapie mit Ruhigstellung und entzündungshemmender Medikation angezeigt. Bei Neuritis wird eine konservative Therapie für sechs Monate vorgeschlagen (Dawson et al. 1999). Hier wird häufig eine Variante der Neuralgischen Amyotrophie unterstellt, in der Akutphase kann Prednison 100 mg für 7 Tage empfohlen werden. Bei irreversibler Paralyse kommen Ersatzoperationen mit Sehnentransfer infrage (Omer und Spinner 1980).

### J 4.1.3.3 Läsionen am Handgelenk

Die mit Abstand häufigste nichttraumatische Mononeuropathie ist das *Karpaltunnelsyndrom* (KTS), das die Folge einer chronischen Druckschädigung des N. medianus innerhalb des Karpalkanals darstellt. Zwischen 5 % und 10 % der erwachsenen Bevölkerung leiden an einem mehr oder weniger behandlungsbedürftigen KTS (Atroshi et al. 1999). Das KTS tritt überwiegend beidseits auf (Rosenbaum und Ochoa 2002). Voraussetzung für die Entstehung der Erkrankung ist ein anatomischer Engpass (Bekkelund und Pierre-Jerome 2003; Bleeker et al. 1985) (**Kasten J 4.2**). Das Karpaltunnelsyndrom tritt familiär, nicht selten über drei Generationen hinweg, auf. Assmus (1993) beschrieb eine auffallende Häufung von KTS bei bestimmten Volksgruppen (Russland-Deutsche, Oberschlesier und Siebenbürgen). Der wichtigste auslösende Faktor ist die Synovialitis der Beugesehnen (Dawson et al. 1983). Neben der Enge des knöchernen Karpalkanals kommt der Zunahme des Volumens innerhalb des Kanals eine entscheidende Bedeutung zu (Assmus et al. 2009). Die zunehmende Druckerhöhung innerhalb des Kanals führt zu einer Kompression der Venolen, Arteriolen und Ka-

**Kasten J 4.2:** Ursachen der Medianusläsion im Karpaltunnel

- Idiopathisch
- Rheumatoide Arthritis
- Ganglien
- Exostosen
- Osteophyten
- Gichttophi
- Muskel- und Sehnenanomalien
- Kongenitale Stenose
- Polyneuropathien
- Hereditäre Neuropathie mit Neigung zu Druckparesen
- Schwangerschaft
- Schilddrüsenerkrankungen
- Akromegalie
- Multiples Myelom
- Niereninsuffizienz und Dialyse
- Familiäres KTS
- Überbelastung

pillaren des Epi- und Perineuriums mit nachfolgender Ischämie des Nervs, Ausbildung eines Ödems und schließlich fokaler Demyelinisierung. Bei der hieraus resultierenden Nervenfaserläsion werden die dicken, markhaltigen Fasern als erste geschädigt (Lundborg 2000).

### *Diagnose*

Die typische Symptomatik des KTS besteht in kribbelnden oder nadelstichartigen Missempfindungen in der betroffenen Hand, die bevorzugt nachts oder bei fixierter Beuge-oder Streckstellung der Hand auftreten und sich durch Schütteln der Hand bessern. Außerdem können manuelle Tätigkeiten wie Stricken, Wringen, repetitive Beuge- und Streckbewegungen im Handgelenk sowie Arbeiten mit stark vibrierenden Werkzeugen die Beschwerden auslösen. Die Dysästhesien und Schmerzen sind oft nicht auf das sensible Versorgungsareal des N. medianus begrenzt, sondern greifen auf die ulnare Handpartie und in über einem Drittel der Fälle auf proximal des Handgelenks gelegene Regionen über. Bei einer stärkeren Nervenschädigung gesellen sich sensomotorische Ausfallserscheinungen im distalen Versorgungsareal des N. medianus hinzu, wobei die Beeinträchtigung des Tastempfindens funktionell am schwerwiegendsten ist. Bei der klinischen Untersuchung auf motorische Ausfälle ist auf eine Abduktions- und Oppositionsschwäche des Daumens zu achten. Das »Flaschenzeichen« ist ein empfindlicher Indikator für die Funktion des M. abductor pollicis brevis. Neben der Prüfung der Oberflächensensibilität kommt der Prüfung der Stereoästhesie eine entscheidende Rolle zu. Zusätzlich stehen eine Reihe klinischer Tests, wie die Auslösbarkeit des Hoffmann-Tinel-Zeichens und der Phalen-Test zur Verfügung. Beim Phalen-Test wird das Handgelenk für drei bis vier Minuten gebeugt gehalten, was zu einer Druckerhöhung im Karpaltunnel führt und Parästhesien in den medianus-innervierten Fingern auslöst.

Die Verdachtsdiagnose eines KTS ergibt sich aus Anamnese und klinischem Befund und wird objektiviert durch die motorische und besonders die sensible Neurographie. Auch bei typischer Anamnese ist die elektroneurographische Untersuchung zur Diagnosesicherung und als Ausgangsbefund für Verlaufsuntersuchungen in jedem Fall durchzuführen (Assmus et al. 2007). Am zuverlässigsten ist die (antidrome oder orthodrome) sensible Neurographie des N. medianus zwischen Handgelenk und Zeige- oder Mittelfinger. Eine weitere Verbesserung der Zuverlässigkeit dieser Messung ergibt sich bei fraktionierter Messung zwischen Handgelenk und Hohlhand sowie Hohlhand und Zeigefingerkuppe (Stöhr 1998).

Bei Verdacht auf eine unklare Raumforderung als Ursache für die Symptomatik ist die Durchführung einer MRT zu empfehlen. In der Diagnostik des KTS ist die Methode zum momentanen Zeitpunkt aufgrund der geringen Spezifität (33–38 %) nicht zu empfehlen (Jarvik et al. 2002). Mit der hochauflösenden Nervensonographie lassen sich die Weite des Karpaltunnels und insbesondere raumfordernde Prozesse darstellen (Ganglien, Tumoren) (Beekmann und Visser 2003; Nakamichi und Tachibana 2002). Auch sind mittlerweile Grenzwerte etabliert, die eine KTS-bedingte Verdickung/Schwellung des Nervs vom Normalbefund abgrenzen. Die Methode hat in der Hand des Geübten ausreichende Sensitivität und Spezifität, sollte allerdings nicht isoliert verwendet werden (Jacobson et al. 2016).

Der Verlauf variiert in Abhängigkeit von zahlreichen Faktoren. Spontanbesserungen kommen besonders bei jüngeren Patienten und kurzer Krankheitsdauer, aber auch bei möglicher Verminderung der manuellen Beanspruchung, Beendigung einer Schwangerschaft bzw. erfolgreicher Behandlung einer für das KTS relevanten Grundkrankheit vor.

Differentialdiagnostisch muss an eine proximale Läsion des N. medianus oder des Armplexus, an ein C7-Syndrom und an eine Polyneuropathie gedacht werden. Auf die häufige Kombination der beiden Letztgenannten mit einem KTS (»Double Crush«) ist zu denken. Häufigste Begleiterkrankung des Karpaltunnelsyndroms ist die Tendovaginosis stenosans der Beugesehnen, seltener der Strecksehnen. Wenn ein KTS–Patient den Händedruck meidet, hat er meist zusätzlich einen schmerzhaften »Schnappfinger« (Tendovaginosis stenosans).

### *Konservative Therapie*

Eine konservative Therapie ist in leichten bis mittelschweren Fällen im Frühstadium der Erkrankung, wenn lediglich leichte Reizsyndrome bestehen, besonders bei jungen Patienten mit kurzer Krankheitsdauer, bei Schwangeren und bei Patienten mit behandelbarer Grundkrankheit bzw. änderbarer manueller Tätigkeit angezeigt und umfasst folgende Maßnahmen:

- Manuelle Schonung, evtl. mit beruflicher Umsetzung, zur Verminderung der manuellen Beanspruchung (C).
- Nächtliche Schienung des Handgelenks in Mittelstellung. Der Erfolg ist mäßig, die Akzeptanz bei den Patienten aufgrund des schlechten Schlafkomforts gering (Cochrane Database 2003) (B).
- Bedarfsweise Prednisolon 20 mg morgens über 2 Wochen, danach 10 mg für weitere 2 Wochen. Eine Therapie über 4 Wochen ist der über 2 Wo-

chen nicht überlegen und sollte daher vermieden werden (Chang 2002).
- Injektion von 15 mg Methylprednisolon in den Karpaltunnel. (Diese Therapie ist wirksamer als die Gabe von 25 mg Prednisolon oral über 10 Tage, beinhaltet aber das Risiko einer iatrogenen N.-medianus-Läsion. Maximal dreimalige Injektion [Demirci 2002; Hui 2004]. Empfohlen wird auch die Injektion von 1,0 ml einer Kristallsuspension mit 0,5 mg Lidocain 1 %ig [Assmus et al. 2010]).

Eine Metaanalyse aus dem Jahr 2002; der fünf randomisierte Studien zugrunde lagen, weist gegenüber der oralen Gabe einen besseren Effekt auf (Marshall et al. 2002) (↑↑, B).

***Operative Therapie***
Eine Indikation zum operativen Vorgehen besteht unter folgenden Bedingungen:

- Versagen der konservativen Therapie nach acht Wochen.
- Vorliegen funktionell behindernder sensomotorischer Ausfallserscheinungen, wobei besonders eine Beeinträchtigung des Tasterkennens (Stereoästhesie) mit konsekutiver manueller Ungeschicklichkeit von Bedeutung ist.
- Als absolute Operationsindikation gelten die seltenen akuten und rasch progredienten Verläufe. Die Operation setzt eine spezielle Expertise des Operateurs voraus, die vor allem bei Neurochirurgen und Handchirurgen gegeben ist.

Die operative Therapie erfolgt mittels Spaltung des Retinaculum flexorum. In der Hand des erfahrenen Chirurgen handelt es sich um einen risikoarmen Eingriff, der die Beschwerden nahezu komplett und sofort beseitigt, vorausgesetzt, dass nicht bereits irreversible Schäden vorliegen. Es stehen zwei unterschiedliche operative Verfahren zur Verfügung: die offene und die endoskopische Spaltung. Die offene Spaltung wird nach wie vor als Standardmethode angesehen (Scholten et al. 2004). Die endoskopischen Verfahren haben gegenüber den offenen Techniken weder eindeutige Vor- noch Nachteile, sie scheinen jedoch eine höhere Komplikationsrate aufzuweisen (Concannon et al. 2000; Thoma et al. 2004) (↑↑, A).
Die Eingriffe können in aller Regel ambulant und in Regionalanästhesie durchgeführt werden. Wichtig ist eine bereits am ersten postoperativen Tag erfolgende funktionelle Nachbehandlung mit Bewegungsübungen ohne Belastung. Das Anlegen einer Schiene ist nicht erforderlich. Bei Diabetikern ist die Prognose nicht schlechter (Mondelli 2004).
Einer fehlenden Besserung trotz operativer Therapie liegt in etwa der Hälfte der Fälle eine unvollständige Durchtrennung des Retinaculum flexorum zugrunde. Seltenere Ursache für ein unbefriedigendes Operationsergebnis ist eine iatrogene Nervenläsion.
Auch bei korrektem Vorgehen kann ein Ast des R. palmaris n. mediani durchtrennt werden, was zur Ausbildung eines schmerzhaften kleinen Neuroms im Narbenbereich führt. Da sich die hierdurch bedingten Schmerzen meist spontan innerhalb eines halben Jahres zurückbilden, kann in vielen Fällen auf eine operative Revision verzichtet werden.
Eine weitere Ursache für ein unbefriedigendes Operationsergebnis ist die verspätete Durchführung der Operation bei bereits irreversibler Schädigung des N. medianus. Schließlich kommen echte Rezidive durch Vernarbungsvorgänge, knöcherne Veränderungen, rheumatische Synovialitis und Chondrokalzinose besonders bei Dialysepatienten vor.
Auch nach korrekt und erfolgreich durchgeführten Operationen kommt es in der Regel nicht zu einer vollständigen Normalisierung der Impulsleitung, d. h. herabgesetzte sensible Nervenleitgeschwindigkeiten des N. medianus und verlängerte distal motorische Latenzen sind als Residualsymptome und nicht als Ausdruck eines KTS-Rezidivs anzusehen, es sei denn, dass im Vergleich mit den präoperativen Ausgangswerten eine Progredienz der Impulsleitungsverzögerung erkennbar ist.
Im Rahmen der »Maine Carpal Tunnel Study« wurden der Behandlungserfolg und die Behandlungszufriedenheit bei 241 Patienten 6, 18 und 30 Monate nach der operativen Behandlung eines Karpaltunnelsyndroms untersucht. Sehr zufrieden und deutlich symptomgebessert waren 66–67 % der Patienten, 20 % gaben eine Verbesserung der Symptome an, 12–14 % konnten auf keine klinische Besserung verweisen und gaben an, unzufrieden zu sein (Katz et al. 2001; Keller et al. 1998).

## J 4.1.4 N. ulnaris

Der N. ulnaris (C8–Th1) verläuft, den Gefäßen eng benachbart, aus der lateralen Axilla in den Sulcus bicipitalis medialis am Oberarm. In der Mitte des Oberarmes tritt er in die Extensorloge und zieht zwischen Humerus und M. triceps in den Sulcus nervi ulnaris auf der Dorsalseite des Epicondylus medialis humeri. Nach dem Verlassen des Sulcus tritt er unter die bogenförmige Aponeurose des M. flexor carpi ulnaris (Humeroulnare Arcade) und zieht unterhalb der Aponeurose (Kubitaltunnel), dann entlang des Muskels zum Handgelenk. Proximal des Handgelenkes zweigt der sensible Ramus dorsalis zur lateralen Handkante ab. Am Handgelenk verläuft der N. ulnaris dann mit der A. ulnaris zusammen durch den Guyonschen Kanal, innerhalb dessen er sich in einen vorwiegend sensiblen R. superficialis, einen Ramus hypothenaris und einen R. profundus für die Innervation der ulnarisinnervierten kleinen Handmuskeln aufzweigt.

### J 4.1.4.1 Läsionen in der Axilla und am Oberarm

Eine Druckschädigung des Nerven in diesen Bereichen ist selten und kommt aufgrund der anatomischen Nähe meist als Teil einer kombinierten Läsion von zwei oder drei Armnerven vor (**Kap. J 4.1.2** und **Kap. J 4.1.3**). Die Ursachen sind wie bei den beiden anderen Armnerven Traumata (v. a. suprakondyläre Humerusfraktur), Druck von außen im tiefen Schlaf, Tourniquets, Aneurysmen und Neurinome. Selten kommt es zu einer Druckläsion durch einen Processus supracondylaris des Humerus. Die Symptomatik besteht aus sensiblen und motorischen Ausfällen im gesamten Versorgungsbereich. Differentialdiagnostisch muss u. a. an eine multifokale motorische Neuropathie mit Leitungsblock gedacht werden.

***Therapie***

Die Prognose von externen Drucklasionen ist im Allgemeinen gut, ebenso die der Schädigungen bei suprakondylären Humerusfrakturen, sodass eine operative Revision nur bei ausbleibender Spontanregeneration nötig ist (Scherzer 1973; Galbraith und McCullough 1979). Druck durch lokale Raumforderungen muss entsprechend der Ursache behandelt werden.

### J 4.1.4.2 Läsionen am Ellenbogen (Kubitaltunnelsyndrom, Ulnarisneuropathie am Ellenbogen/UNE)

Der Begriff »Cubital tunnel syndrome« bzw. Kubitaltunnelsyndrom geht auf die kanadischen Neurochirurgen Feindel und Stratford (1958) zurück. Im deutschsprachigen Raum hält sich bis heute der Begriff »Sulcus-nervi-ulnaris-Syndrom«, der auf der Hypothese des »pathogenen Sulcus« basiert. Da dieser Begriff die Kompressionsstelle nur zum Teil und anatomisch inkorrekt bezeichnet, sollte er verlassen und durch Kubitaltunnelsyndrom ersetzt werden (Assmus und Hoffmann 2007). Das Kubitaltunnelsyndrom ist nach dem Karpaltunnelsyndrom das zweithäufigste Kompressionssyndrom eines peripheren Nerven.

Der zugrundeliegende Pathomechanismus scheint in einer Kompression, Traktion und Friktion des Nerven zu bestehen (Bozentka 1998). Die eigentliche Kompression des N. ulnaris findet dabei nicht im Sulcus, sondern im Kubitaltunnel statt, der deutlich über den Bereich der Ulnarisrinne hinausgeht (Assmus et al. 2009). Durch intraoperativ durchgeführte Druckmessungen konnten Iba et al. (2006) eine Druckerhöhung im Kubitaltunnel bei Beugung des Ellenbogengelenks infolge Anspannung des Ligamentum arcuatum und der Flexorenfaszie nachweisen. Bei latentem Kompressionssyndrom kann bereits eine einmalige externe Druckschädigung zu einer akuten klinischen Verschlechterung führen (»acute on chronic compression«, Osborne 1970).

***Diagnose***

Unabhängig von der jeweiligen Ursache (**Kasten J 4.3**) führt eine chronische N.-ulnaris-Kompression initial zu Parästhesien in der ulnaren Handpartie, gelegentlich auch zu Dysästhesien und Schmerzen. Hinzutretende sensible Ausfälle betreffen den Kleinfinger, die ulnare Hälfte des Ringfingers, die ulnare Partie der Handinnenfläche (Ramus superficialis) und des Handrückens (Ramus dorsalis). Paresen und Atrophien entwickeln sich zunächst in der ulnarisinnervierten Handmuskulatur – mit allmählicher Ausbildung einer Krallenstellung der Finger IV und V – und erst später in den ulnarisversorgten Finger- und Handgelenksbeugern. Der Symptombeginn ist häufig akut, sodass der Eindruck einer externen Druckparese entstehen kann. Die Betroffenen berichten nicht selten über eine nach der Nachtruhe aufgetretenen Taubheit des 5. und halben 4. Fingers und über ziehende Schmerzen im Ellenbogen- und Unterarmbereich. Probleme beim Schreiben oder beim Umdrehen eines Schlüssels werden häufig beklagt. Die Symptome können bei der Ulnarisspätparese auch erst Jahrzehnte nach dem eigentlichen Trauma (meist Ellenbogengelenksfraktur) auftreten.

**Kasten. J 4.3:** Ursachen der Ulnarisläsion am Ellenbogen

- Knöcherne Deformationen
  - Alte Frakturen
  - Rheumatoide Arthritis
  - Arthrose
  - Kongenitale Valgusdeformität
  - M. Paget
- Druck von außen (Aufstützen, Lagerung)
- Kompression im Kubitaltunnel
- Spätparese nach Weichteiltrauma
- Weichteiltumoren
- Luxation des Nerven aus dem Sulcus
- Abnorme Muskeln (M. epicondyloolecranicus)
- Processus supracondylaris

Bei der klinischen Diagnostik ist die Sensibilitätsprüfung im Versorgungsareal der Rami palmaris und dorsalis besonders wichtig, da diese Äste proximal des Handgelenks vom Hauptstamm des Ellennerven abzweigen, sodass eine Hypästhesie in deren Areal die proximale Schädigungslokalisation belegt. Von großer Wichtigkeit ist die visuelle und palpatorische Exploration der Ulnarisrinne bei gestrecktem und gebeugtem Unterarm, um (Sub-)Luxationen des N. ulnaris und/oder Dislokationen des medialen Trizepskopfs bei Unterarmbeugung sowie anatomische Besonderheiten im Verlauf des Sulcus zu erfassen. Tastbare umschriebene Verdickungen des Ellennerven weisen auf eine Pseudoneurombildung hin.

Die klinische Verdachtsdiagnose einer chronischen Ulnarisneuropathie am Ellenbogen muss durch eine elektrophysiologische Diagnostik verifiziert werden, die technisch schwieriger durchzuführen ist als die neurographische Diagnostik des Karpaltunnelsyndroms (Stöhr 1998; Campbell et al. 1999). Die motorische Neurographie des N. ulnaris muss fraktioniert erfolgen, mit getrennter Bestimmung der Nervenleitgeschwindigkeit im Unterarm- und Ellenbogensegment. Typisch für eine chronische Ulnariskompression in Höhe des Ellenbogens ist eine um mehr als 16 m/s herabgesetzte motorische NLG im Ellenbogensegment im Vergleich zum Unterarmsegment sowie eine signifikante Amplitudenminderung des motorischen Antwortpotenzials nach Nervenstimulation proximal, im Vergleich zur Stimulation distal der Ulnarisrinne um mindestens 20 %. Sensible Nervenleitgeschwindigkeitsmessungen des Ellenbogenabschnitts des N. ulnaris sind nur mittels nervennah eingestochener Nadelelektroden möglich. Merlevede et al. (2000) haben eine technisch einfache gemischte Neurographie des N. ulnaris propagiert mit Ableitung des gemischten Nervenaktionspotenzials vom N. ulnaris und vom N. medianus 10 cm rostral des Epicondylus medialis. Eine Latenzverlängerung des Ulnarispotenzials gegenüber

dem Medianuspotenzial von mehr als 1,4 ms wurde als Hinweis auf eine chronische Ulnariskompression in Höhe des Ellenbogens gewertet.
Bildgebende Verfahren gewinnen in der Diagnostik zunehmend an Bedeutung. Die hochauflösende Sonographie (13 Megahertz-Sonde) kann Größen- und Lageveränderungen des N. ulnaris im Ellenbogenbereich darstellen. Die konventionelle Röntgenuntersuchung in drei Ebenen sollte bei Verdacht auf morphologische Veränderungen des Knochens durchgeführt werden, da sich hierdurch ggf. das operative Verfahren ändert. Die MRT ermöglicht besser die Darstellung morphologischer Veränderungen des N. ulnaris und der umgebenden Strukturen (Andreisek et al. 2006).

#### Konservative Therapie

Leichtere Ulnarisläsionen am Ellenbogen sollten zunächst konservativ therapiert werden, vor allem, wenn ursächliche Faktoren wie eine repetitive exogene Druckeinwirkung oder Unterarmflexion durch Verhaltensänderung, Polsterung bzw. nächtliche Schienung des Ellenbogens vermieden werden können (Seror 1993). Bei lediglich intermittierend auftretenden leichten Hypästhesien und Dysästhesien ohne neurographische Veränderungen ist eine Behandlung nicht immer notwendig.
Unterstützend ist in diesen Fällen eine krankengymnastische Anleitung zur Kräftigung paretischer Muskeln zweckmäßig.
Akute exogene Druckschäden – z. B. in Narkose oder im Koma – sollten auch bei schweren sensomotorischen Ausfällen einer konservativen Behandlung unterzogen werden, da die spontane Besserungstendenz bei Vermeidung weiterer Druckeinwirkungen gut ist. Bei Schädigung vom Typ der Axonotmesis erfolgt die Reinnervation der Handmuskulatur erst nach 8–12 Monaten.
Bei Ausbleiben einer klinischen Besserung und elektroneurographischer Verschlechterung sollte nach 6 Wochen die Indikation zur operativen Behandlung gestellt werden. Ein zu langes Zuwarten verschlechtert die Prognose, insbesondere bei bereits vorhandenen Atrophien.

#### Operative Therapie

Akute exogene Druckschädigungen des N. ulnaris in der Ulnarisrinne stellen keine primäre Operationsindikation dar!
Beim Vorliegen eines Kubitaltunnelsyndroms und fehlender Besserung unter konservativer Therapie oder bereits fortgeschrittenen sensomotorischen Ausfallserscheinungen ist eine Operation indiziert. Diese setzt eine spezielle Expertise voraus, die in erster Linie durch Neurochirurgen und Handchirurgen erfüllt wird.
Bis vor wenigen Jahren wurde das operative Vorgehen, insbesondere die Frage nach Verlagerung oder ausschließlicher Dekompression des Nervs, kontrovers beurteilt. Von den meisten Operateuren wurde die Volarverlagerung des N. ulnaris bevorzugt. Nachteilig scheint hier jedoch die notwendige lange Skelettierung des Nervs, woraus möglicherweise eine Verschlechterung der Blutversorgung resultiert. Mittlerweile wird von zahlreichen Operateuren, zumindest beim primären Kubitaltunnelsyndrom ohne Subluxation des N. ulnaris, die einfache Dekompression (Bartels et al. 2005) oder die langstreckige endoskopische Dekompression (Hoffmann und Siemionow 2006) bevorzugt (B).

Zur Verfügung stehen folgende Verfahren:

- Einfache (offene) Dekompression
- Endoskopisch langstreckige Dekompression
- Subkutane Volarverlagerung
- Submuskuläre Verlagerung
- Intramuskuläre Verlagerung
- Mediale Epikondylektomie

### J 4.1.4.3 Läsionen am Handgelenk (Loge-de-Guyon-Syndrom, Ulnares Karpaltunnelsyndrom)

Beim Eintritt des Nerven in die Hand durch den Guyonschen Kanal kann es in und um den Kanal herum zu Druckschädigungen kommen. Die Ursache ist meistens Druck von außen bei ungewohnter manueller Tätigkeit, durch bestimmte Werkzeuge oder langes Radfahren sowie bei Ganglien, Gefäßanomalien oder Traumen. Bei nicht fassbarer Ursache nimmt man eine bindegewebige Kompression im Guyonschen Kanal an (*Syndrom der Loge de Guyon*).
Je nachdem in welcher Höhe sich die Endäste des Nerven voneinander trennen und je nach Lokalisation der Druckeinwirkung kommt es zu ganz unterschiedlichen klinischen Symptomen. Am häufigsten ist eine Kompression des R. profundus, die zur schmerzlosen Parese der ulnarisinnervierten kleinen Handmuskeln ohne Sensibilitätsstörungen führt. Typisch ist die Schwäche der Daumenadduktion, die den Daumen-Zeigefinger-Spitzgriff beeinträchtigt und sich besonders beim Schreiben als hinderlich erweist. Beim Fassen eines Papierblatts zwischen Daumen und Zeigefinger kommt es zu einer Beugung des Endglieds, da der lange Daumenbeuger den Ausfall des Daumenadduktors kompensiert. Man spricht dann vom positiven Froment-Zeichen. Bei einer Läsion distal des Abganges des R. hypothenaris bleibt die Hypothenarmuskulatur intakt (Mumenthaler et al. 2014).
Eine Schädigung des Hauptstammes vor oder gleich nach der Aufspaltung proximal oder innerhalb des Guyonschen Kanals führt zu Sensibilitätsstörungen an der volaren Seite der ulnaren zwei Finger und zur Parese aller ulnarisinnervierten kleinen Handmuskeln. Die Sensibilität auf der Dorsalseite ist erhalten, da der R. dorsalis bereits einige Zentimeter proximal des Handgelenks den Nerven verlässt. Eine isolierte Druckläsion des R. superficialis führt zu Sensibilitätsstörungen der volaren Seite der ulnaren zwei Finger ohne motorische Ausfälle. Die weitere Diagnostik besteht aus der elektrophysiologischen Lokalisation der Läsion und bildgebenden Verfahren (Sonographie, Nativ-Röntgen, NMR), um eine Raumforderung oder Fraktur darzustellen.

#### Therapie

Ist eine Belastung oder Druck von außen die Ursache der Druckläsion (z. B. ungewohnte manuelle Tätigkeit oder Radfahren) ist eine Erholung unter entsprechender Schonung sehr wahrscheinlich (Tackmann et al. 1989; Stewart 1993). Innerhalb von 5 Monaten sollte sich eine Besserung eingestellt haben. Tritt unter konservativer Behandlung eine Verschlechterung ein, sollte chirurgisch exploriert und dekomprimiert werden. Mit bildgebenden Verfahren nachgewiesene Schwellungen und Raumforderungen sollten ebenfalls primär chirurgisch angegangen werden (Foucher et al. 1993). Ein frakturierter Hamulus des Os hamatum sollte entfernt werden, im Falle einer Arthritis des Pisiforme oder Hamatums oder einer Fraktur des Pisiforme kann die Exzision des Pisiforme notwendig werden (Dawson et al. 1999).

## J 4.2 Untere Extremität

### J 4.2.1 Plexus lumbosacralis

***Klinik***

Der Plexus lumbosacralis wird von den Spinalnervenwurzeln L1 bis S4 gespeist. Er setzt sich zusammen aus dem Plexus lumbalis (L1–L4), der von der Wirbelsäule durch den M. psoas zum Bein zieht, und dem Plexus sacralis (L4–S4), der seinen Weg am lateralen Os sacrum und an der Hinterwand des Beckens entlang nimmt. Das Haupt-Symptom einer Läsion des lumbalen Plexus (**Kasten J 4.4**) ist die Schwäche des M. quadriceps femoris und des M. iliopsoas. Im Unterschied zu einer Femoralisparese sind die Adduktoren (klinisch oder elektromyographisch) mitbeteiligt, und die Sensibilitätsstörung erstreckt sich auch auf das Versorgungsareal des N. cutaneus femoris lateralis an der Vorderaußenseite des Oberschenkels. Bei einer Plexus-sacralis-Schädigung ist außer der vom N. ischiadicus innervierten Fuß-und Unterschenkelmuskulatur auch die Glutealmuskulatur betroffen (Stöhr und Riffel 1988; Mumenthaler et al. 2014).

Die Ursachen einer Kompression des lumbosakralen Plexus (**Kasten J 4.4**) sind überwiegend intrapelvine Prozesse, wie kolorektale Tumoren, Uterus-, Prostata-, Ovarialkarzinome, sowie vom unteren Nierenpol ausgehende Malignome, aber auch seltenere Prozesse, wie Sarkome, Lymphome, Dermoidzysten sowie Leiomyome des Uterus. Des Weiteren spielt der metastatische Befall des Plexus eine Rolle. Selten treten Nervenscheidentumoren in Erscheinung. Große Aneurysmen der Bauch- und Beckenarterien können die jeweils benachbarten Plexusanteile komprimieren (Mumenthaler et al. 2014).

**Kasten J 4.4:** Ursachen der Kompression des Plexus lumbosacralis

- Tumoren
  - Primäre Tumoren benachbarter Beckenorgane (Prostata, Uterus, Darm, Nieren, Blase, Lymphknoten, Knochen)
  - Metastasen (Maligne Lymphome, Bronchial- und Mammakarzinom, Melanom)
  - Nervenscheidentumore (Neurofibrome, Neurinome)
- Retroperitoneale Blutung
  - bei Gerinnungsstörungen oder Antikoagulation, nach operativen Eingriffen, durch Aneurysmaruptur
- Retroperitonealabszess
  - ausgehend von Infektionen der Wirbel, des perinephritischen Gewebes oder des Gastrointestinaltraktes
  - primär
  - Aneurysmen (der abdominellen Aorta, A. hypogastrica, A. iliaca communis und interna)
- Schwangerschaft und Geburt (Missverhältnis zwischen Becken und Kopf, Kompression bei verlängerter oder Zangengeburt)

***Therapie***

Die Behandlung besteht aus der Dekompression des betroffenen Plexusabschnittes. Infiltration und Kompression durch maligne Tumoren erfordert eine chirurgische Entfernung, Strahlentherapie oder Chemotherapie, je nach Art und Dignität des Tumors. Die Chancen für eine Rückbildung des neurologischen Defizits sind allerdings oft gering (Jaeckle et al. 1985).

Wichtig ist eine ausreichende analgetische Behandlung. Im Falle einer retroperitonealen Blutung ist Bluttransfusion oder Volumenersatz erforderlich. Die Indikation für eine chirurgische Hämatomausräumung hängt von der Ausdehnung des Hämatoms und der Schwere der neurologischen Ausfälle ab (Donaghy 1993). Frühe chirurgische Dekompression soll das Ergebnis bei Patienten mit schweren Symptomen verbessern (Young und Norris 1976; Tysvaer 1982), prospektive Studien zu dieser Frage gibt es jedoch nicht. Eigene Erfahrungen zeigen eine meist gute Remission auch unter einer konservativen Behandlung, sodass die Indikation zu einem operativen Vorgehen sehr zurückhaltend gestellt werden sollte (Stöhr 1996; Mumenthaler et al. 2014).

Retroperitoneale Abszesse erfordern die Entlastung durch Ableitung des Eiters, entweder durch einen chirurgischen Eingriff oder durch CT- oder sonographie-gesteuerte perkutane Katheterisierung. Die initiale antimikrobielle Therapie sollte bis zum Eintreffen der Kulturresultate mit Breitbandantibiotika durchgeführt werden. Die Möglichkeit eines tuberkulösen Abszesses sollte immer in Betracht gezogen werden.

Eine Raumforderung durch ein Aneurysma der Aorta abdominalis oder der Iliacalarterien erfordert eine chirurgische Behandlung.

### J 4.2.2 N. femoralis

Der N. femoralis (L2–L4) verläuft ausgehend vom Plexus lumbalis zwischen dem M. psoas und dem M. iliacus und lateral der Femoralgefäße unter dem Leistenband hindurch. Im Oberschenkelbereich teilt er sich in Äste für den M. quadriceps femoris und Hautnerven für den vorderen medialen Oberschenkel und endet als rein sensibler N. saphenus. Schädigungen des N. femoralis führen zu Schwäche des M. quadriceps femoris, erloschenem bzw. abgeschwächtem Patellarsehnenreflex und Sensibilitätsstörungen am vorderen medialen Oberschenkel und medialen Unterschenkel. Hochsitzende intrapelvine Läsionen bedingen darüber hinaus eine Hüftbeugerschwäche.

Idiopathische Kompressionssyndrome des N. femoralis kommen in der Regel nicht vor.

Am häufigsten kommt es zur Kompression des Nerven durch ein retroperitoneales Hämatom, seltener auch einer Ruptur eines arteriellen Aneurysmas oder eines Traumas des M. iliacus. Haupt-Symptom dieses akuten Kompressionssyndroms sind heftige Schmerzen in der Leiste und unterhalb des Leistenbandes, ausstrahlend in das Innervationsgebiet des N. saphenus, und die dem N. femoralis entsprechenden motorischen und sensiblen Ausfälle. Aktive und passive Extension im Hüftgelenk verstärkt den Schmerz.

Andere Erkrankungen, die zu in der Regel langsam zunehmender Kompression führen, sind Iliacusabszess, Aneurysmen der A. iliaca interna oder Tumoren des M. iliopsoas oder des Ileums. Iatrogen kann es bei verschiedenen chirurgischen Eingriffen, v. a. in Steinschnittlage durch Abknicken und Druck auf den Nerven unter dem Leistenband, zur Femoraliskompression kommen (Stöhr 1996).

Zur Diagnostik ist das CT bei Verdacht auf eine Blutung hilfreich, während andere Raumforderungen wie Abszesse oder Tumoren im MRT besser dargestellt werden.

***Therapie***

Die initiale Behandlung eines Iliacushämatoms hängt von der Schwere der Blutung und dem Allgemeinzustand des Patienten ab. Analgesie und Korrektur einer eventuellen Gerinnungsstörung sind der erste Schritt. Die Indikation für die chirurgische Entlastung ist nicht klar, da auch bei konservativer Behandlung gute Ergebnisse erzielt werden und kontrollierte Studien fehlen (Silverstein 1979). In schweren Fällen scheint eine rasche chirurgische Hämatomausräumung sinnvoll zu sein (Chiu 1976). Eine Alternative ist die perkutane Drainage (Merrick et al. 1991).

Kompression durch maligne Tumoren sollte chirurgisch, mit Strahlentherapie oder Chemotherapie behandelt werden, je nach Art und Dignität des Tumors. Retroperitoneale Abszesse müssen drainiert und antibiotisch behandelt werden. Aneurysmen müssen chirurgisch behandelt werden. Im Falle iatrogener Lagerungsschäden ist die Spontanheilung häufig (Stöhr 1996). Unabhängig von der Ursache der Läsion brauchen Patienten mit einer Quadrizepslähmung Krankengymnastik, um die Kniegelenksbeweglichkeit zu erhalten, und eine Knieorthese.

### J 4.2.3 N. saphenus

Der N. saphenus ist der sensible Endast des N. femoralis. Er zieht durch den Adduktorenkanal und tritt oberhalb des Knies aus der Faszie. Er versorgt sensibel den medialen Unterschenkel, die mediale Knöchelregion und die mediale Seite des Fußes. Zur Kompression des Nerven kann es am Oberschenkel, am Knie oder am Unterschenkel kommen.

Am Oberschenkel können fibröse Bänder, Anomalitäten der A. femoralis, seltener auch Schwannome des Nerven zur Kompression führen (Stewart 1993). Symptome sind Schmerzen und Sensibilitätsstörungen im Innervationgebiet des Nerven. Oft kann ein Tinelsches Zeichen ausgelöst werden. Wird der N. saphenus am Ausgang des Hunterschen Kanals komprimiert, kommt es zu Schmerzen im Knie und medialen Unterschenkel, die beim Gehen zunehmen (Worth et al. 1984).

Das Kompressionssyndrom des Ramus infrapatellaris des N. saphenus – »Gonalgia paraesthetica« – (Wartenberg 1954) beruht meist auf einer Irritation des Nerven unter dem M. sartorius oder seiner Sehne. Hierbei kommt es zu belastungsabhängigen aber auch nächtlich auftretenden Knieschmerzen.

Kompression des N. saphenus von außen, meist am proximalen Unterschenkel kommt lagerungsbedingt vor, z. B. durch gynäkologische Beinhalter, durch Gipsverbände oder Schienen (Stöhr und Riffel 1988; Stöhr 1996).

***Therapie***

Die Behandlung ist in der Regel zunächst symptomatisch, zum einen medikamentös, entsprechend der Behandlung neuropathischer Schmerzen (**Kap. A 12**). Zum anderen kann eine Serie von Injektionen von Lokalanästhetika und/oder Kortikoiden durchgeführt werden. Dies ist insbesondere bei der Gonalgia paraesthetica Therapie der Wahl. Nur selten ist die operative Therapie indiziert. Am häufigsten wird der Nerv im Rahmen von venenchirurgischen Eingriffen lädiert, insbesondere nach Venenstripping am Unterschenkel. Nachfolgend kann es zum Auftreten von Par- und Dysästhesien an der Unterschenkelinnenseite kommen. In solchen Fällen kann die Resektion des schmerzhaften Neuroms Erleichterung bringen. Lagerungsbedingte Druckschäden müssen nicht chirurgisch behandelt werden.

### J 4.2.4 N. ischiadicus

Der N. ischiadicus (L4–S3) setzt sich aus einem lateralen Anteil, der dem N. peronaeus entspricht, und einem medialen Anteil, entsprechend dem N. tibialis, zusammen. Er verlässt das Becken durch das Foramen infrapiriforme und verläuft hinter dem Hüftgelenk in der Tiefe des Oberschenkels abwärts. In der oberen Fossa poplitea teilen sich peronäaler und tibialer Anteil. Der N. ischiadicus innerviert die ischiokrurale Muskulatur und alle Muskeln unterhalb des Kniegelenkes. Oberhalb des Knies gibt es kein sensibles Versorgungsgebiet, darunter entspricht es dem von N. peronaeus und tibialis zusammengenommen. Ischiadikusläsionen sind meist inkomplett, wobei der peronäale Anteil in der Regel häufiger und stärker betroffen ist als der tibiale. Eine komplette Ischiadikusläsion ist selten und wird nicht durch ein Engpasssyndrom hervorgerufen (**Kasten J 4.5**). Anekdotisch wurde über Irritation des N. ischiadicus durch Endometriose berichtet.

**Kasten J 4.5:** Ursachen der Kompression des N. ischiadicus

- Veränderungen in Becken oder Oberschenkel
  - Tumoren (Endometriose, Nerventumoren, Lipome)
  - Hämatome
  - Baker-Zysten
  - Aneurysma der Aa. iliacae
  - Fibröse Kompartmentsyndrom des Oberschenkels
- Geburt
- Operationsbedingte Lagerung in sitzender Position
- Piriformis-Syndrom

J 4

#### J 4.2.4.1 Piriformis-Syndrom

Das Piriformis-Syndrom ist eine seltene Ursache von Ischialgie und Beinschmerzen. Ursächlich wird eine Kompression des N. ischiadicus beim Durchtritt durch das Foramen infrapiriforme durch einen im Volumen vergrößerten und gespannten M. piriformis unterstellt. Die Patienten klagen über Schmerzen der Gesäßregion, die beim Sitzen auftreten und in das Bein ausstrahlen. Es findet sich ein positives Hoffmann-Tinel-Zeichen in der Mitte des Gesäßes. Die Beugung des angewinkelten Beins bei gleichzeitiger Innenrotation provoziert z. T. den typischen Schmerz (Gowers-Bonnet-Test). Das Syndrom ist nicht unumstritten und nur nach Ausschluss anderer Ursachen zu diagnostizieren (Tiel 2008). Es liegen keine validierten und standardisierten Tests vor.

***Therapie***
Bei Patienten mit *Piriformis-Syndrom* kann die Injektion von Lokalanästhetika und/oder Kortikoiden in den Bereich des M. piriformis bzw. des Nervendurchtritts die Schmerzen lindern (Stewart 1993). Der Spontanverlauf ist variabel. Konservative Maßnahmen wie Krankengymnastik und Massagen zeigen meistens einen Effekt. Über CT-gesteuerte intramuskuläre Botulinumtoxin-Injektion liegen positive Fallserien vor (Kirschner 2009). Nur in völlig therapieresistenten Fällen sollte die Möglichkeit erwogen werden, einen Teil des Muskels chirurgisch zu durchtrennen (Tackmann et al. 1989).
Die Endometriose sollte mit synthetischen Hormonen und/oder chirurgischer Entfernung des Gewebes behandelt werden (Salazar-Gruesco und Roos 1986). Andere Raumforderungen erfordern chirurgische Eingriffe oder Radiatio/Chemotherapie. Die Behandlung von Blutungskomplikationen ist in **Kap. J 4.2.1** beschrieben.
Lagerungsbedingte postoperative Ischiadikusdruckläsionen ohne Hämatom sollten konservativ behandelt werden, da die Spontanheilung wahrscheinlich ist.

### J 4.2.5 N. fibularis (peronaeus communis)

Nach der Trennung vom tibialen Anteil des N. ischiadicus zieht der N. peronaeus communis (L4–S2) um das Fibulaköpfchen herum und verläuft durch den Ursprung des oberflächlichen Anteils des M. peronaeus longus (Fibulartunnel). Er teilt sich dann in den N. peronaeus superficialis, der die Mm. peronaei sowie die Haut des lateralen Unterschenkels und des Fußrückens innerviert, und den N. peronaeus profundus, der die Fuß- und Zehenheber sowie die Haut im ersten Zehenzwischenraum versorgt. Die Symptome der Schädigung des N. peronaeus communis sind je nach Ursache der Läsion sehr unterschiedlich ausgeprägt. Oft sind die vom Profundusanteil versorgten Muskeln (Fuß- und Zehenextensoren) am stärksten betroffen, und die Sensibilitätsstörungen sind nur gering ausgeprägt. Die häufigste Ursache für eine Peronäusläsion ist Druck von außen im Bereich des Verlaufes um das Fibula köpfchen herum, z. B. im Schlaf, in Narkose, Koma, langer Bettlägrigkeit oder durch Gipsverbände, häufig auch bei gewohnheitsmäßigem Übereinanderschlagen der Beine oder langem Hocken. Nicht selten führt eine starke Gewichtsabnahme zu erhöhter Vulnerabilität (Dawson et al. 1999; Mumenthaler et al. 2014).

#### J 4.2.5.1 Kompression am Fibulaköpfchen

Selten kommt es zu einer Einklemmung des Nerven beim Eintritt in den Peronaeuskanal zwischen den beiden Köpfen des M. peronaeus longus. Häufiger ist die Druckschädigung des Nervs im Bereich des Fibulaköpfchens, wo er, fixiert zwischen Faszie und Periost, exponiert verläuft.
Andere seltene Ursachen für eine Peronaeusläsion sind Ganglien und Zysten, die vom Kniegelenk ausgehen, Lipome, Kallus, oder Tumoren der Fibula.
Klinisch stehen initial oft Schmerzen im Vordergrund, die am lateralen Knie beginnen und in Unterschenkel und Fußrücken ausstrahlen. Die Region ist druckschmerzhaft und ein positives Hoffmann-Tinel-Zeichen ist nachweisbar. Schnell kann es zu Paresen der Fuß- und Zehenstrecker sowie der Pronatoren kommen. Es zeigt sich der typische Steppergang. Elektrophysiologisch kann eine Leitungsverzögerung in dem entsprechenden Segment nachgewiesen werden (Mumenthaler et al. 2014).

***Therapie***
Bei allen spontanen Druckläsionen ist zunächst eine konservative Therapie mit Krankengymnastik und Versorgung des Patienten mit einer Peronaeusschiene indiziert. Beschränkt sich die Läsion auf eine umschriebene Demyelinisierung mit Leitungsblock, ist vollständige Erholung in wenigen Wochen die Regel, während die Regeneration einer axonalen Schädigung deutlich länger, mindestens einige Monate, dauert. Bei Patienten mit einer Kombination aus Leitungsblock und axonaler Läsion zeigt sich manchmal ein biphasischer Verlauf der Erholung (Wilbourn 1986; Stöhr 1998; Mumenthaler et al. 2014).
Bei ausbleibender spontaner Erholung oder progredienten Paresen und Sensibilitätsstörungen ist die Exploration und Dekompression des Nerven indiziert. Fortschreitende und schmerzhafte Peronaeusläsionen durch Engpass oder komprimierende Raumforderungen sollten früh chirurgisch exploriert werden. Kleinere Raumforderungen oder Weichteilveränderungen entgehen manchmal den bildgebenden Verfahren (Stewart 1993). Intraneurale Ganglien sollten lediglich entleert werden, da eine totale Resektion vielfach zur kompletten Nervenläsion führt (Tackmann et al. 1989). Die Prognose hinsichtlich der Erholung der motorischen Funktion ist relativ schlecht. Es wird angenommen, dass die Ursache die gegenüber der N. peronaeus-innervierten Muskulatur viel stärkeren Antagonisten ist. In diesen Fällen kommt die Ersatzoperation mittels Transfers der Sehne des M. tibialis posterior infrage.

#### J 4.2.5.2 Tibialis-anterior-Syndrom

Hierbei handelt es sich um ein Kompartmentsyndrom, das durch die Kompression des N. peronaeus profundus durch Muskelschwellung in dem

vorderen Faszienkompartiment des Unterschenkels zustande kommt und mit ischämischer Nekrose der Muskeln der Tibialisloge einhergeht.
Das akute Tibialis-anterior-Syndrom ist ein chirurgischer Notfall und erfordert die prompte Fasziotomie (**Kap. J 4.3**).

### J 4.2.5.3 Vorderes Tarsaltunnelsyndrom

Der Endast des N. peronaeus profundus kann an der Vorderseite des Sprunggelenks, unterhalb des Ligamentum cruciforme, komprimiert werden. Häufig handelt es sich um ein idiopathisches Kompressionssyndrom. Der Nerv kann jedoch auch Verletzungen oder dem Druck zu enger Schuhe ausgesetzt sein. Der Begriff des vorderen Tarsaltunnelsyndroms wurde erstmals 1968 von Marinacci verwendet. Die Symptome sind schmerzhafte Parästhesien am Fußrücken bei Belastung, aber auch in Ruhe und nachts sowie eine atrophische Parese der Mm. extensor digitorum brevis und extensor hallucis brevis, die von den Patienten jedoch im Allgemeinen nicht bemerkt wird.

***Therapie***
Die Behandlung der Kompression der distalen Nervenabschnitte ist zunächst konservativ. Weiterer Druck durch enge Schuhe muss vermieden werden, manchmal hilft die Veränderung der Fußposition durch eine Orthese oder die lokale Injektion von Lokalanästhetika bzw. Kortikoiden. Bei ausbleibender Besserung sollte eine chirurgische Dekompression durch Inzision von beengenden Faszienanteilen erfolgen (Dawson et al. 1999).

## J 4.2.6 N. tibialis

Der N. tibialis (L5–S2) zieht durch die Fossa poplitea und unter den M. gastrocnemius. Kurz oberhalb des Sprunggelenkes verläuft er oberflächlich und zieht unter dem Retinaculum flexorum (Tarsaltunnel) auf die Unterseite des Fußes. Im Tarsaltunnel, gelegentlich aber auch etwas ober- oder unterhalb, teilt er sich in zwei Plantarnerven (N. plantaris medialis und lateralis).
Kompression des proximalen N. tibialis ist selten und auf ein Ganglion, eine Baker-Zyste, einen Nerventumor, oder aber auf Lagerung oder Gipsverband zurückzuführen. Die Symptome sind Schwäche der Flexoren von Fuß und Zehen und der kleinen plantaren Fußmuskeln sowie Sensibilitätsstörungen an der Fußsohle (Mumenthaler et al. 2014).

### J 4.2.6.1 Hinteres (mediales) Tarsaltunnelsyndrom

Beim hinteren Tarsaltunnelsyndrom wird der Nerv im Bereich des medialen Malleolus beengt. Es ähnelt dem Karpaltunnelsyndrom (Sunderland 1978), tritt jedoch deutlich seltener auf. Fußgelenkdeformitäten, Sprunggelenkstrauma, posttraumatische Fibrose, Zysten der Sehnenscheiden oder rheumatoide Arthritis können Ursache des Engpasses sein. Das idiopathische Tarsaltunnelsyndrom ist sehr selten. Die Symptomatik besteht aus uncharakteristischen Beschwerden mit Schmerzen und Sensibilitätsstörungen der Fußsohle, üblicherweise nicht in die Ferse. einem Tinelschen Zeichen hinter dem medialen Malleolus und gelegentlich Schwäche der kleinen Fußmuskeln (Dawson et al. 1999; Mumenthaler et al. 2014). Ob die elektrophysiologische Untersuchung mit DML-Verlängerung beweisend für das Vorliegen eines Tarsaltunnelsyndroms ist, ist umstritten (Assmus et al. 2009; Patel et al. 2005).
Insbesondere intraneurale Ganglien und andere raumfordernde Prozesse lassen sich in der MRT nachweisen.
Differentialdiagnostisch muss an eine Polyneuropathie und an ein L5- oder S1-Syndrom gedacht werden. Eine entfernte DD ist die Fasciitis plantaris.

***Therapie***
Die initiale Behandlung des *Tarsaltunnelsyndroms* besteht aus Immobilisation des Sprunggelenks mit einer Orthese. Bei ausbleibendem Erfolg und gesicherter Diagnose ist die offene Spaltung des Retinaculum flexorum und Dekompression des N. tibialis indiziert, die oft zu dauerhafter Symptomfreiheit führt (Mumenthaler 1993; Oloff et al. 1983).

### J 4.2.6.2 Morton Metatarsalgie

Dieses Kompressionssyndrom entsteht durch Kompression eines Interdigitalnerven zwischen zwei benachbarten Metatarsalköpfchen. Meist ist der dritte Interdigitalraum betroffen. Die Symptome sind belastungsabhängige schmerzhafte Parästhesien mit Ausstrahlung in die mittleren Zehen, besonders beim Tragen enger Schuhe, vorzugsweise im Interdigitalraum 3/4 und seltener bei 2/3. In den übrigen Interdigitalräumen kommt es praktisch nicht vor. Eine chronische Schädigung führt oft zur Anschwellung des Nerven durch Bindegewebsvermehrung (Stewart 1993). Es ist ein selten erkanntes Krankheitsbild. Bei der klinischen Untersuchung zeigt sich eine Druckschmerzhaftigkeit zwischen der 3. und 4. oder der 2. und 3. Zehe mit deutlicher Zunahme bei seitlicher Kompression des Vorfußes. Differentialdiagnostisch muss an Spreizfußbeschwerden gedacht werden. In diesen Fällen ist nicht der Interdigitalraum, sondern sind die Metatarsalköpfchen druckdolent.

***Therapie***
An konservativen Maßnahmen kommt lediglich die vorübergehende Entlastung sowie die Infiltration mit Lokalanästhetika und Kortikoiden infrage (Greenfield et al. 1984). Bei persistierenden Beschwerden ist die Entfernung des schmerzhaften Neuroms, in der Regel über einen dorsalen Zugang, indiziert. Die operative Heilungsquote liegt zwischen 70 und 90 % (Assmus 1994; Hassouna und Singh 2005).

## J 4.2.7 N. cutaneus femoris lateralis

### J 4.2.7.1 Meralgia paraesthetica

Der N. cutaneus femoris lateralis (L2–L3) zieht vom Plexus lumbalis über den M. iliacus und durch einen kleinen Tunnel im lateralen Teil des Leistenbandes zur Haut des lateralen Oberschenkels, die er sensibel versorgt. Varietäten des Durchtritts durch das Leistenband sind häufig. Bei der Meralgia paraesthetica kommt es zu einer Einklemmung des N. cutaneus femoris lateralis in Höhe des lateralen Leistenbandes nahe der Spina iliaca anterior superior. Kompression führt zu schmerzhaften Parästhesien und Sensibilitätsausfall im Bereich des ventralen und lateralen Oberschenkels. Alle Bewegungen, die einen Zug auf das Leistenband ausüben, lösen brennende Schmerzen aus. Bei Fortschreiten der Erkrankung kommt es zu sensiblen Ausfällen im entsprechenden Hautareal. Es wird zwischen der eher seltenen symptomatischen (iatrogen, posttraumatisch, Adipositas, enge Kleidung, Polyneuropathie) und der häufigeren genuinen (ungünstiger Nervenverlauf) Form unterschieden. Proximal können Raumforderungen im Retroperitoneum oder im Iliacuskompartiment den Nerven beengen.

#### Therapie

Durch Raumforderungen bedingte Schädigungen des Nerven sollten der Ursache entsprechend behandelt werden. Die Beschwerden bilden sich bei etwa 25 % der Patienten spontan zurück (Mumenthaler et al. 2014). Die konservative Behandlung mit Injektion von Lokalanästhetika und/oder Kortikoiden zur Schmerztherapie soll in bis zu 50 % der Fälle zu einer Beschwerdefreiheit führen (Williams 1991). Die Injektionen sollten 1–2 cm medial und unterhalb der Spina iliaca anterior superior unter die Fascia lata plaziert werden. Beengende Gürtel und Kleidungsstücke sollten vermieden werden. Bei adipösen Patienten: Gewichtsreduktion! Gelegentlich persistieren die Symptome, sodass eine chirurgische Intervention nötig wird (Williams und Trzil 1991). Dabei wird der Nerv durch eine Inzision der Fascia iliaca und des Leistenbandes dekomprimiert (Tackmann et al. 1989). Die Durchtrennung des Nerven führt zwar zur Schmerzlosigkeit, aber auch zu endgültigem Sensibilitätsausfall an der Oberschenkelaußenseite und birgt die Gefahr des Wiederauftretens von Beschwerden durch Neurombildung oder Kausalgie mit nur schwer beherrschbaren Schmerzen.

### J 4.2.8 Nn. iliohypogastricus, ilioinguinalis und genitofemoralis

Der N. iliohypogastricus (Th12, L1) und der N. ilioinguinalis (Th12, L1) kommen aus dem oberen Plexus lumbalis und haben einen ähnlichen Verlauf um die Abdominalwand herum wie die kaudalen Interkostalnerven. Beide Nerven verlaufen oberhalb der Crista iliaca und innervieren die Inguinalregion. In ihrem Verlauf können die Nerven durch Tumoren der Nieren, Abszesse oder Hämatome in der paranephritischen Region in Mitleidenschaft gezogen werden. Am häufigsten ist die Kompression durch Narben von chirurgischen Eingriffen (Appendektomie, gynäkologische und Leistenbruch-Operationen). Ein Engpasssyndrom kann an der Durchtrittstelle des N. ilioinguinalis durch die Muskeln der Bauchwand entstehen (Mumenthaler et al. 1965). Die Symptome sind Schmerzen in der Leistenregion, Sensibilitätsstörungen im Versorgungsgebiet des Nerven und Druckempfindlichkeit unter dem Leistenband (Knockaert et al. 1989; Mumenthaler et al. 2014). Die Diagnose ist klinisch und stützt sich auf die Schmerzanamnese.

Der N. genitofemoralis (L1–L2) zieht vom Plexus lumbalis durch den M. psoas und auf seiner Oberfläche retroperitoneal zum M. cremaster und der Haut des Scrotums bzw. des Labium majus. Zur Kompression des Nerven mit schmerzhaften Parästhesien im Versorgungsgebiet kommt es in den meisten Fällen durch Narben und Adhäsionen infolge von Appendektomien und Herniorrhaphien. Andere Ursachen können ein Psoasabszess, Traumata und Druck durch sehr enge Jeans sein.

#### Therapie

Zur Unterscheidung, welcher der Nerven betroffen ist, sind selektive Blockaden der Nerven mit Lokalanästhetika hilfreich. Zur symptomatischen Behandlung der schmerzhaften Parästhesien kommen die zur Behandlung neuropathischer Schmerzen geeigneten Medikamente (**Kap. A 12**) sowie Injektionen von Lokalanästhetika und/oder Kortikoiden in Betracht. Die Kombination mit transkutaner elektrischer Nervenstimulation (TENS) kann nützlich sein. Führt die konservative Behandlung nicht zum Erfolg, kommt die Resektion des betroffenen Nerven infrage, die in der Regel Schmerzfreiheit bringt (Starling und Harms 1989), aber das Risiko der sekundären Neurombildung und Ausbildung einer Kausalgie beinhaltet. Auch eine perkutane Rhizotomie wurde als Alternative beschrieben (Wiegand et al. 1986).

In therapieresistenten Fällen kann versucht werden, mittels peripherer Neuromodulation eine Reduktion der Schmerzsymptomatik zu erreichen.

## J 4.3 Kompartmentsyndrome und andere ischämische Nerven und Muskelläsionen

### J 4.3.1 Klinik

Ischämische Nervenläsionen – häufig begleitet von ischämischen Muskel- und teilweise Hautnekrosen – sind entweder die Folge einer Störung des arteriellen Zuflusses (Arterienverschlüsse oder -verletzungen, intraarterielle Injektionen vasotoxischer Substanzen mit Spasmen und Thrombosen) oder einer Zirkulationsbehinderung im kapillarvenösen Bereich, z. B. infolge einer Gewebsdruckerhöhung innerhalb einer Faszienkammer (Kompartmentsyndrome), unter einem Verband oder infolge lagerungsbedingter Kompression eines Gliedmaßenabschnitts bei Komatösen (Stöhr und Riffel 1988) (**Kasten J 4.6**). Die vaskulären Mono- und Polyneuropathien bei Diabetes mellitus und Kollagenosen bleiben hier unberücksichtigt.

#### J 4.3.1.1 Kompartmentsyndrome

Druckerhöhungen innerhalb einer oder mehrerer Faszienkammern beruhen meist auf einer Volumenzunahme infolge eines Ödems und/oder einer Blutung, am häufigsten im Zusammenhang mit Frakturen und Operationen (z. B. Osteosynthesen,

**Kasten J 4.6:** Ursachen ischämischer Nervenläsionen

- Kompartmentsyndrome
  - Verkleinerung des Logenraumes (z. B. Verschluss einer Faszienlücke)
  - Zunahme des Logeninhalts (Blutung, Ödem, Infusion)
- Zirkulationsbehinderung durch Kompression von außen
  - Einengende Schienen und Verbände
  - Lagerungsbedingte Kompression eines Extremitätenabschnitts im Koma (Schlafmittelintoxikation, Drogenrausch, Narkose)
- Arterielle Durchblutungsstörungen
  - Arterienverschluss oder -ruptur
  - Arterienunterbindung
  - Intraarterielle Injektion einer vasotoxischen Substanz mit nachfolgenden Spasmen und/oder Thrombosen

Umstellungsosteotomien und Faszienverschlüssen), seltener im Rahmen von Gerinnungsstörungen, paravenösen Infusionen oder Weichteilinfektionen. Bei konstitutionell enger Loge kann bereits die durch intensive Muskelarbeit entstehende Flüssigkeitseinlagerung ausreichen, um einen kritischen subfaszialen Druckanstieg zu erzeugen – ein Mechanismus, der besonders von der Extensorenloge am Unterschenkel bekannt ist (habituelles Tibialisanterior-Syndrom).
Die initiale Symptomatik besteht in Schmerzen im Bereich der betroffenen Faszienkammern, gefolgt von einer Schwellung und Verhärtung. Die ischämische Schädigung eines in der Loge verlaufenden sensiblen Nervs (bzw. Nervenanteils) verursacht Parästhesien und progrediente Sensibilitätsstörungen; die Läsion motorischer Nerven (bzw. Nervenanteile) bedingt gemeinsam mit der ischämischen Muskelschädigung zunehmende Paresen.
Die arteriellen Pulse bleiben – abgesehen von Fällen mit exzessiver Erhöhung des Logendrucks – erhalten. Parallel zum Ausmaß der Muskelnekrosen resultiert eine Erhöhung der Muskelenzyme (insbesondere der CK) im Serum. Diagnostisch entscheidend ist außer der klinischen Symptomatik die intrafasziale Druckmessung. Bei Tibiafrakturen sollte diese im Frakturbereich erfolgen, da dort die höchsten Werte gefunden werden (Hackman et al. 1994). Im Übrigen erhöht sich die mittlere Heilungsrate einer geschlossenen Tibiafraktur beim Hinzutreten eines Kompartmentsyndroms von 17,3 auf 30,2 Wochen (Puren et al. 1995).
Bei fehlender, unzureichender oder zu spät einsetzender Therapie resultiert eine komplette Nekrose des Muskelparenchyms mit sekundärem bindegewebigem Umbau, der zur Verkürzung des Gesamtmuskels mit entsprechender Fehlstellung in den betroffenen Gelenken führt (Volkmannsche Kontraktur).
Die am häufigsten betroffenen Faszienkammern sind die Extensoren- und die tiefe Flexorenloge am Unterschenkel sowie die Beugerlogen am Unterarm (Balogh und Piza-Katzer 1995; Echtermeyer 1984; Heckman et al. 1994; Stöhr und Riffel 1988).

#### J 4.3.1.2 Zirkulationsbehinderung durch exogene Kompression

Zirkuläre Verbände, pneumatische Schienen oder Antischockhosen können ebenso wie die lang andauernde Druckeinwirkung auf einen Körperabschnitt bei Bewusstlosen zu einer Zirkulationsbehinderung im kapillarvenösen Schenkel mit denselben Konsequenzen wie bei den Kompartmentsyndromen führen. Im Unterschied zu diesen ist immer der gesamte Gliedmaßenabschnitt einschließlich der Haut betroffen, und es können Hautnekrosen hinzutreten.

#### J 4.3.1.3 Arterielle Durchblutungsstörungen

Geht die ischämische Nerven- und gegebenenfalls Muskelschädigung auf eine Unterbrechung des arteriellen Zuflusses zurück, so führt dieser Mechanismus über die bereits genannten Folgen hinaus zur Pulslosigkeit sowie zur Blässe und eventuell zu einer Gangrän des distalen Gliedmaßenabschnitts.

### J 4.3.2 Prophylaxe und konservative Therapiemöglichkeiten

#### J 4.3.2.1 Kompartmentsyndrome

Bei Unfällen und operativen Eingriffen, die zur Ausbildung eines Kompartmentsyndroms disponieren, sollten folgende Maßnahmen beachtet werden, die alle zu einer Verbesserung der Relation zwischen systemischem Blutdruck und subfaszialem Gewebsdruck führen:

- Flachlagerung der betroffenen Extremität, da Hochlagerung einen arteriellen Druckabfall induziert (Echtermeyer 1984),
- Schockvorbeugung bzw. -bekämpfung,
- Vermeidung bzw. Entfernung einengender Schienen und Verbände.

#### J 4.3.2.2 Zirkulationsbehinderung durch äußere Kompression und arterielle Durchblutungsstörungen

Pneumatische Schienen, Antischockhosen und zirkuläre (oder sonstige einengende) Verbände dürfen nur angelegt werden, wenn dadurch keine kritische Erhöhung des subfaszialen Drucks erfolgt. Besondere Vorsicht ist bei stärker traumatisierten Extremitätenabschnitten wegen der häufigen allmählichen Zunahme des posttraumatischen Ödems geboten. Bei dem geringsten Verdacht auf die Ausbildung einer Zirkulationsbehinderung müssen die betroffenen Gliedmaßen unverzüglich entlastet werden.
Bei akuter arterieller Durchblutungsstörung kommen an konservativen Therapieverfahren die Antikoagulanzien-Therapie und die Fibrinolyse zur Anwendung.

Nach versehentlicher intraarterieller Injektion einer vasotoxischen Substanz sind die folgenden Therapieschritte indiziert (Stöhr et al. 1980; Stöhr 1996):

- Nadel im Arterienlumen belassen,
- 10 ml Procain 1 %-ig oder Lidocain 0,25 %-ig (ohne Adrenalinzusatz!) i. a.,
- 40–80 mg Papaverin in 10–20 ml isotoner Kochsalzlösung i. a.,
- 250 mg Methylprednisolon i. a.,

J 4

- eventuell Sympathikusblockade,
- 10 000 E Heparin i. v.; anschließend 25 000 E täglich per Infusomat über eine Woche. Anschließend Verordnung eines Cumarinderivats über einige Monate.

## J 4.3.3 Operative Therapie

### J 4.3.3.1 Kompartmentsyndrome

Sofern sich trotz der konservativen Behandlung ein manifestes Kompartmentsyndrom entwickelt, ist eine sofortige Dermato-Fasziotomie indiziert. Diese muss eine wirksame Druckentlastung aller betroffenen Faszienkammern garantieren, d. h., dass z. B. am Unterschenkel öfters die Tibialis-anterior-, Peroneus-, tiefe und oberflächliche Flexorenloge eröffnet werden müssen (Echtermeyer et al. 1982). Bei bereits eingetretener Muskelnekrose erfolgt zusätzlich eine Ausräumung der nekrotischen Muskelanteile, um die Gefahr einer Sekundärinfektion zu verringern und bei möglicher Erhaltung der neurovaskulären Strukturen eine sonst häufige Gliedmaßenamputation zu vermeiden (Vetter und Thon 1994). Auch nach erfolgter Fasziotomie ist eine regelmäßige Befundkontrolle nötig, da bei anhaltendem Ödem und persistierender CK-Erhöhung eine Refasziotomie erforderlich werden kann (Shaw und Spencer 1995). Weichteildefekte schließen sich rascher und mit gutem kosmetischem Ergebnis durch Verwendung einer vorgelegten Intrakutannaht (Riedl et al. 1994). Die Bedeutung einer frühzeitigen Operation wird aus der Tatsache deutlich, dass aus der Studie von Balogh und Piza-Katzer (1995) bei 8 von 17 mit einer Verzögerung von 24–48 Stunden vorgestellten Patienten eine Gliedmaßenamputation notwendig wurde (B).
Im Spätstadium können Verlängerungstenotomien, Sehnenumlagerungsoperationen, Arthrodesen und eine Neurolyse der in Narbengewebe eingebetteten Nerven notwendig werden (Reill 1982; Santi und Botte 1995). Beim chronischen Tibialis-anterior-Syndrom reicht die limitierte Fasziotomie im antero-lateralen mittleren Unterschenkeldrittel (Echtermeyer 1984).

### J 4.3.3.2 Zirkulationsbehinderung durch äußere Kompression

Ischämische Nerven-und Muskelschäden durch Kompression eines Gliedmaßenabschnitts von außen, können auch nach erfolgter Entlastung (z. B. Entfernung des Gipsverbandes) fortschreiten, da das postischämische Ödem eine subfasziale Druckerhöhung mit entsprechender Zirkulationsbehinderung hervorrufen kann. In diesen Fällen ist zusätzlich eine Fasziotomie entsprechend den o. g. Richtlinien angezeigt.

### J 4.3.3.3 Arterielle Durchblutungsstörungen

Bei arterieller Durchblutungsstörung kann je nach Ursache eine Thromb- bzw. eine Embolektomie oder die Wiederherstellung eines verletzten Gefäßabschnittes indiziert sein. Die Ausbildung eines postischämischen Ödems mit kritischem Anstieg des Gewebsdrucks in einer oder mehreren Faszienkammern erfordert als zusätzliche Maßnahme eine Fasziotomie in allen betroffenen Logen.

## Literatur


Adson AW. Surgical treatment for symptomsproduced by cervical ribsand the scalenus anticus muscle. Surg Gynecol Obstet 1947; 85: 687–800.

Agnew DH. Bursal tumour producing loss of power of forearm. Am J Med Sci 1863; 46: 404–405.

Aita JF. An unusual compressive neuropathy. Arch Neurol 1984; 41: 341.

Andreisek G, Crook DW, Burg D, Marincek B, Weishaupt D. Peripheral neuropathiesof the median, radial and ulnar nervs. Radiographics 2006; 26: 1267–1287.

Assmus H. Ist das Karpaltunnelsyndrom erblich? Akt Neur 1993; 20: 138–141.

Assmus H. Die Morton Metatarsalgie. Ergebnisse der operativen Behandlung bei 54 Fällen. Nervenarzt 1994; 65: 238–240.

Assmus H. Korrektur- und Rezidiveingriffe beim Karpaltunnelsyndrom. Nervenarzt 1996; 67: 998–1002.

Assmus H, Antoniadis G (Hrsg.). Nervenkompressionssyndrome. Darmstadt: Steinkopff; 2008.

Assmus H, Hoffmann R. Ulnarisneuropathie am Ellenbogen – Rinne- oder Tunnelsyndrom? Ein Beitrag zur Pathogenese, Nomenklatur und Therapie des Kubitaltunnelsyndroms. Obere Extremität 2007; 2: 90–95.

Assmus H, Antoniadis G, Bischoff C, Haussmann P, Martini AK, Mascharka Z, Scheglmann K, Schwerdtfeger K, Selbmann HK, Towfigh H, Vogt T, Wessels KD, Wüstner-Hoffmann M. Diagnostik und Therapie des Karpaltunnelsyndroms. Leitlinie der Dt. Gesellschaften für Handchirurgie, Neurochirurgie, Neurologie und Orthopädie. Handchir Mikrochir Plast Chir 2007; 39: 276–288.

Atroshi I, Gummeson C, Johnsson R, Ornstein E, Ranstam J, Rosen I. Prevalence of carpal tunnel syndrome in a general population. JAMA 1999; 282: 153–158.

Balogh B, Piza-Katzer H. Kompartment-Syndrom. Oft übersehen mit schwerwiegenden Folgen. Langenbecks Archiv f. Chirurgie 1995; 380(6): 308–314.

Bartels RH, Termeer EH, van der Wilt GJ, van Rossum LG, Meulstee J, Verhagen WI, Grotenhuis JA. Simple decompression or anterior subcutaneous transposition for ulnar neuropathy at the elbow: A cost minimization analysis: Part 2. Neurosurgery 2005; 56: 531–536.

Bassett FH, Nunley JA. Compression of the musculocutaneus nerve at the elbow. J Bone Joint Surg (Am) 1982; 64A: 1050–1052.

Bekkelund SI, Pierre-Jerome C. Does carpal tunnel stenosispredict outcome in women with carpal tunnel syndrome? Acta Neurol Scand 2003; 107: 102–105.

Beekman R, Visser LH. Sonography in the diagnosis of carpal tunnel syndrome: a critical review of the literature. Muscle Nerve 200; 27: 26–33.

Bleecker ML, Bohlmann M, Moreland R, Tipton A. Carpal tunnel syndrome: role of carpal tunnel size. Neurology 1985; 35: 1599–1604.

Bonney G. The scalenus medius band: a contribution to the study of the thoracic outlet syndrome. J Bone Joint Surg (Br) 1965; 47B: 268–272.

Bolton FB, McFarlane RM. Human pneumatic tourniquet paralysis. Neurology 1978; 28: 787–793.

Bozentka DJ. Cubital tunnel syndrome pathology. Clin Orthop 1998; 351: 90–94.

Buchberger W, Judmaier W, Birbamer G, Hasenöhrl K, Schmidauer C. Der Stellenwert von Sonographie und MR-Tomographie in Diagnose und Therapiekontrolle des Karpaltunnel-Syndroms. Fortschr Röntgenstr 1993; 159: 138–143.

Cahill BR, Palmer RE. Quadrilateral space syndrome. J Hand Surg 1983; 8: 65–69.

Campbell WW. Ulnar neuropathy at the elbow. Muscle Nerve 2000; 23: 450–452.

Campbell WW, Greenberg MK, Krendel DA, Pridgeon RM, Sitaram KP, Williams FH. The electrodiagnostic evaluation of patients with ulnar neuropathy at the el bow: literature review of the usefulness of nerve conduction studies and electromyography. Muscle Nerve 1999; 22: 175–205.

Chang MH, Chiang HT, Lee SSJ, Ger LP, Lo YK. Oral drug of choice in carpal tunnel syndrome. Neurology 1998; 51: 390–393.

Chang MH, Ger LP, Hsieh PF, Huang SY. A randomised clinical trial of oral steroids in the treatment of carpal tunnel syndrome: a long term follow up. J Neurol Neurosurg Psychiatry 2002; 73(6): 710–714.

Chiu WS. The syndrome of retroperitoneal hemorrhage and lumbar plexus neuropathy during anticoagulant therapy. South Med J 1976; 69: 595–599.

Chow JCY. Endoscopic release of the carpal ligament: a new technique for carpal tunnel syndrome. Arthroscopy 1989; 5: 19–24.

Concannon MJ, Brownsfield ML, Puckett CL. The incidence of recurrence after endoscopic carpal tunnel release. Plast Reconctr Surg 2000; 105: 1662.

Cousins MJ, Bridenbaugh, PO. Neural blockade in clinical anesthesia and management of pain. Philadelphia: Lippincott; 1988.

Dawson DM, Hallett M, Millender LH. Entrapment neuropathies. Boston: Little, Brown; 1983.

Dawson DM, Hallett M, Millender LH. Entrapment neu ropathies. Boston: Little, Brown; 1999.

Dellon AL. Treatment of Morton's neuroma as a nerve compression: the role for neurolysis. Am J Podiatr Med Assoc 1992; 82: 399–402.

Donaghy M. Lumbosacral plexus lesions. In: Dyck PJ, Thomas PK, Griffin JW, Low PA, Poduslo JF (eds.). Peripheral neuropathy, Vol. II. Philadelphia: W. B. Saunders; 1993. 951–960.

Dongen RJAM van. Klinische Diagnostik und operative Erfahrung mit dem transaxillären Zugang beim TOS. In: Hase U, Reulen HJ (Hrsg.). Läsionen des Plexus brachialis. Berlin, New York: De Gruyter; 1985. 177–192.

Echtermeyer, V. Das Kompartment-Syndrom. Diagnostik und Therapie. Eine klinische und tierexperimentelle Studie. Berlin Heidelberg New York Tokio: Springer; 1984.

Echtermeyer V, Muhr G, Gestern HJ, Tscherne H. Chirurgische Behandlung des Kompartment-Syndroms. Unfallheilkunde 1982; 85: 144–152.

Erdmann MWH. Endoscopic carpal tunnel decompression. J Hand Surg (Br) 1994; 19B: 5–13.

Estilaei SK, Byl NN. An evidence-based review of magnetic resonance angiography for diagnosing arterial thoracic outlet syndrome. J Hand Ther 2006; 19: 410–420.

Feindel W, Stratford J. The role of the cubital tunnelin tardy ulnar palsy. Can J Surg 1958; 1: 287–300.

Ferdinand BD, Rosenberg ZS, Schwetzer ME et al. MR imaging features of radial tunnel syndrome: initial experience. Radiology 2006; 240: 161–168.

Foucher G, Berard V, Snider G, Lenoble E, Constantinesco A. Distal ulnar nerve entrapment due to tumors of Guyon's canal. A series of ten cases. Handchir Mikrochir Plast Chir 1993; 25: 61–65.

Foucher G, Pajardi G. Radial sensory nerve entrapment (Wartenberg's syndrome). In: Allieu Y, Mackinnon SE (eds.). Nerve compression syndromes of the upper limb. London: Martin Dunitz; 2002. 161–165.

Galbraith KA, McCullough CJ. Acute nerve injury as a complication of closed fracture or dislocation of the elbow. Injury 1979; 11: 159–164.

Gilliatt RW. Thoracic outlet syndromes. In: Dyck PJ, Thomas PK, Lambert EH, Bunge R (eds.). Peripheral neuropathy, Vol. II. Philadelphia: W. B. Saunders; 1984. 1409–1424.

Greenfield J, Rea J, Ilfeld F. Morton's interdigital neuroma: indications for treatment by local injections versus surgery. Clin Orthop 1984; 185: 142–144.

Hassouna H, Singh D. Morton's Metatarsalgia: pathogenesis, aetiology and current management. Acta Orthop Belg 2005; 71: 646–655.

Heathfield KGW, Tibbles JAR. Chlorotiazide in treatment of carpal-tunnel syndrome. Br Med J 1961; 1: 29–30.

Heckman MM, Whitesides TE Jr, Grewe SR, Rooks MD. Compartment pressure in association with closed tibial fractures. The relationship between tissue pressure, compartment, and the distance from the site of the fracture. J. Bone Joint Surg. 1994; 76(9): 1285–1292.

Heithoff SJ, Millender LH, Nalebuff EA, Petruska AR Jr. Medial epicondylectomy for the treatment of ulnar nerve compression at the elbow. J Hand Surg 1990; 15: 22–29.

Hill NA, Howard FM, Huffer BR. The incomplete anterior interosseus nerve syndrome. J Hand Surg (Am) 1985; 10: 4–16.

Hoffmann R, Siemionow M. The endoscopic management of cubital tunnel syndrome. J Hand Surg (Br) 2006; 31: 23–29.

House JH, Ahmed K. Entrapment neuropathy of the infra-patellar branch of the saphenous nerve: a new peripheral entrapment syndrome? Am J Sports Med 1977; 5: 217–224.

Iba K, Wada T, Aoki M, Tsuji H, Oda T, Yamashita T. Intraoperative measurementof pressure adjacent to the ulnar nerve in patients with cubital tunnel syndrome. J Hand Surg (Am) 2006; 31: 553–558.

Jacobson JA, Wilson TJ, Yang LJ-S. Sonography of common. JUltrasound Med 2016; 35: 683–693.

Jaeckle K A, Young DF, Foley KM. The natural history of lumbosacral plexopathy in cancer. Neurology 1985; 35: 8–15.

Jarvik JG, Yuen E, Haynor DR, Bradley CM, Fulton-Kehoe D, Smith-Weller T et al. MR nerve imaging in a prospective cohort of patients withsuspect carpal tunnel syndrome. Neurology 2002; 58: 1597–1602.

Jordan SE, Ahn SS, Freischlag JA et al. Selective botulinum chemodenervationof the scalene muscle for treatment of neurogenic TOS. Ann Vasc Surg 2000; 14: 365–369.

Katz JN, Losina E, Amick III BC, Fossel AH, Bessette L, Keller RB. Predictors of outcome of Carpal Tunnel Release. Arthritis & Rheumatism; 2001; 44; 1184–1193;

Keh RA, Bailew KK, Higgins KR, Odom R, Harkless LB. Long-term follow-up for Morton's neuroma. J Foot Surg 1992; 31: 93–95.

Keller RB, Soule DN, Mooney NA, Katz JN. Maine Carpal Tunnel Study: small area variations. J Hand Surg [Am] 1998; 23: 697–710.

Kelly CP, Pulisetti D, Jamieson AM. Early experience with endoscopic carpal tunnel release. J Hand Surg (Br) 1994; 19B: 18–21.

Kiloh L, Nevin S. Isolated neuritis of the anterior interosseus nerve. Br Med J 1952; 1: 850–851

Kirschner JS, Foye PM, Cole JL. Piriformis syndrome, diagnosis and treatment. Muscle Nerve 2009; 40: 10–18.

Kiymaz N, Cirak B, Tuncay I, Demir O. Comparing open surgery with endoscopic releasing in the treatment of carpal tunnel syndrome. Minim Invasive Neurosurg 2002; 45(4): 228–230.

Knockaert DC, D'Heygere FG, Bobbaers HJ. Ilioinguinal nerve entrapment: a little-known cause of iliac fossa pain. Postgrad Med J 1989; 65: 632–635.

König RW, Kretschmer T, Börm W, Richter HP, Antoniadis G. Neurogenic thoracic outlet syndrome. Long term results of supraclavicular decompression. Nervenarzt 2005; 76: 1224–1226.

J
4

Komar J, Szegvari M. Der peripher-neurologische Hintergrund des Schreibkrampfes: Mittlere N. medianus-Läsion. Nervenarzt 1983; 54: 322–325.

Kopell H, Thompson WAL. Knee pain due to saphenous nerve entrapment. N Engl J Med 1960; 263: 351–353.

Laha RK, Lunsford LD, Dujovny M. Lacertus fibrosus compression of the median nerve. J Neurosurg 1978; 48: 838–841.

Lester B, Jeong GK, Weiland AJ, Wickiewicz TL. Quadrilateral space syndrome: diagnosis, pathology, and treatment. Am J Orthop 1999; 28: 718–722.

Luerssen TG, Campbell RL, Defalque RJ, Worth RM. Spontaneous saphenous neuralgia. Neurosurgery 1983; 13: 238–241.

Lundborg G. A 25-year perspective of peripheral nerve surgery: evolving neuroscientific concepts and clinical significans. J Hand Surg (Am) 2000; 25: 391–414.

Marinacci AA. Medial and anterior tarsal tunnel syndrome. Electromyography 1968; 8: 123–134.

Marshall F, Tardif G, Ashworth N. Local corticosteroid injection for carpal tunnel syndrome. (Cochrane Review). The Cochrane Library 2002; Issue 2.

Martinoli C, Bianci S, Pugliese F et al. Sonogrphy of entrapment neuropathies in the upper limb. J Clin Ultrasound 2004; 32: 438–450.

Meese W, Mauersberger W, Grumme T, Hopfenmüller W. Der Wert der mikrochirurgischen Operationstechnik beim Karpaltunnel-Syndrom. Akt Neurol 1980; 7: 9–15.

Menovsky T, Bartels RH, van Lindert EL, Grotenhuis JA. Skin closure in carpal tunnel surgery: a prospective comparative study between nylon, polyglactin 910 and stainless steel sutures. Hand Surg 2004; 9(1): 35–38.

Merlevede K, Theys P, Van Hees J. Diagnosis of ulnar neuropathy: a new approach. Muscle Nerve 2000; 23: 478–481.

Merrick HW, Zeissjand Woldenberg LS. Percutaneous decompression for femoral neuropathy secondary to heparin-induced retroperitoneal hematoma: case report and review of the literature. Am Surg 1991; 57: 706–711.

Mitsunaga MM, Nakano K. High radial nerve palsy following strenuous muscular activity. Clin Orthop 1988; 234: 39–42.

Moss SH, Switzer HE. Radial tunnel syndrome: Spectrum of clinical presentations. J Hand Surg 1983; 8: 414–420.

Mumenthaler M. Der Schulter-Arm-Schmerz. Leitfaden für die Praxis. Bern: Huber; 1980.

Mumenthaler M. Tarsaltunnel-Syndrom. Diagnose und Differentialdiagnose. Wien Klin Wochenschr 1993; 105: 459–461.

Mumenthaler A, Mumenthaler M, Luciani G, Kramer J. Das Ilioinguinalis-Syndrom. Dtsch Med Wochenschr 1965; 90: 1073–1078.

Mumenthaler M, Stöhr M, Müller-Vahl H. Läsionen peripherer Nerven und radikuläre Syndrome. 10. Aufl. Stuttgart: Thieme; 2014.

Naeser MA, Hahn KA, Lieberman BE, Branco KF. Carpal tunnel syndrome pain treated with low-level laser and microamperes transcutaneous electric nerve stimulation: A controlled study. Arch Phys Med Rehabil 2002; 83(7) 978–988.

Nakamichi KI, Tachibana S. Ultrsonographic measurement of median nerve cross sectional area in idiopathi carpal tunnel syndrome: diagnostic accuracy. Muscle Nerve 2002; 6: 798–803.

Nashi M, Venkatachalam AK, Muddu BN. Surgery of Morton's neuroma: dorsal or plantar approach? J Roy Coll Sur Edinb 1997; 42: 36–37.

Nathan PA, Keniston RC, Meadows KD. Outcome study of ulnar nerve compression at the elbow treated with simple decompression and an early programme of physical therapy J Hand Surg Br 1995; 20: 628–637.

Nakamichi K, Tachibana S. Radial nerve entrapment by the lateral head of the triceps. J Hand Surg (Am) 1991; 16A: 748–750.

Omer GE, Spinner M. Management of peripheral nerve problems. Philadelphia: W. B. Saunders; 1980.

Oloff LM, Jacobs AM, Jaffe S. Tarsal tunnel syndrome: a manifestation of systemic disease. J Foot Surg 1983; 22: 302–307.

Osborne GV. Compression neuritis of the ulnar nerveat the elbow. The Hand 1970; 2: 10–13.

Park SH, Cho BH, Ryu KS, Cho BM, Oh SM, Park DS. Surgical outcome of endoscopic carpal tunnel release in 100 patients with carpal tunnel syndrome. Minim Invasive Neurosurg 2004; 47(5): 261–265.

Patel AT, Gaines K, Malamut R et al. Usefulness of electrodiagnostic techniques in the evaluation of suspected tarsal tunnel syndrome. Muscle Nerve 2005; 32: 236–240.

Perlmutter GS, Leffert RD, Zarins. B Direct injury to the axillary nerve in athletes playing contact sports. Am J Sports Med 1997; 25: 65–68.

Rainer GW, Sadler TR. Thoracic outlet compression. Application of positional arteriographic and nerve conduction studies. J Surg; 1975; 130: 704.

Reganchary SS, Neft JP, Singer PA, Brächet EE. Suprascapular nerve entrapment neuropathy: A clinical anatomical and comparative study. Neurosurgery 1979; 5: 441–446.

Reill P. Folgezustände des Kompartment-Syndroms an der oberen Extremität und ihre operative Behandlung. Unfallheilkunde 1982; 85: 153–158.

Rengachary SS, Neff JP, Singer PA, Brackett CE. Suprascapular entrapment neuropathy: A Clinical, Anatomical and Comparative study. I. Anatomical study. Neurosurg 1979; 5: 447–451.

Riedl S, Werner J, Goehring Meeder PJ. Die vorgelegte Intracutannaht – eine Methode zur Behandlung von Weichteildefekten nach Fascienspaltung beim akuten Compartment-Syndrom. Chirurg 1994; 65: 1052–1055.

Roth JH, Richards RS, MacLeod MD. Endoscopic carpal tunnel release. Can J Surg 1994; 37: 189–193.

Roos DB, Owens JC. Thoracic outlet syndrome. Arch Surg 1966; 93: 71–72.

Salazar-Grueso E, Roos R. Sciatic endometriosis: a treatable sensorimotor mononeuropathy. Neurology 1986; 36: 1360–1363.

Scherzer E. Nervenschädigungen bei Ellenbogenbrüchen – statistisch betrachtet. Hefte Unfallheilk 1973; 114: 1471–1472.

Scholten RJPM, Gerritsen AAM, Uitdehaag BMJ, van Geldere D, de Vet HCW, Bouter LM. Surgical treatment options for carpal tunnel syndrome (review). Cochrane Database Syst 2004; (2): 1–54.

Seror P. Treatment of ulnar nerve palsy at the elbow with a night splint. J Bone Joint Surg 1993; 75: 322–327.

Shaw CJ, Spencer JD. Late management of compartment syndromes. Injury 1995; 26(9): 633–635.

Silverstein A. Neurological complications of anticoagulation therapy. A neurologist's review. Arch Intern Med 1979; 139: 217–220.

Spinner M. The anterior interosseus-nerve syndrome. J Bone Joint Surg (Am) 1970; 52A: 84–94.

Spindler HA, Dellon AL. Nerve conduction studies in the superficial radial nerve entrapment syndrome. Muscle Nerve 1990; 13: 1–5.

Starling JR, Harms BA. Diagnosis and treatment of genitofemoral and ilioinguinal neuralgia. World J Surg 1989; 13: 586–591.

Stewart JD. The variable clinical manifestations of ulnar neuropathies at the elbow. J Neurol Neurosurg Psychiatry 1987; 50: 252–258.

Stewart JD. Focal peripheral neuropathies. New York: Raven Press; 1993.

Stöhr M. Iatrogene Nervenläsionen. Stuttgart: Thieme; 1980 (2. Aufl. 1996).

Stöhr M. Atlas der klinischen Elektromyographie und Neurographie. 4. Aufl. Stuttgart: Kohlhammer; 1998.

Stöhr M. Nervenkompressionssyndrome – Qualitätanforderungen an die neurologische und neurophysiologische Diagnostik. Handchir Mikrochir Plast Chir 2002; 34: 269–274.

Stöhr M, Dichgans J, Dörstelmann D. Ischaemic neuropathy of the lumbosacral plexus following intragluteal injection. J Neurol Neurosurg Psychiatr 1980; 43: 489–494.

Stöhr M, Riffel B. Nervenund Nervenwurzelläsionen. Chapman & Hall 1988.

Sunderland S. Nerves and nerve injuries. Edinburgh, London, New York: Churchill, Livingstone; 1978

Tackmann W, Richter H-P, Stöhr M. Kompressions-Syndrome peripherer Nerven. Heidelberg: Springer; 1989.

Thoma A, Veltri K, Haines T, Duku E. A systematic review of reviews comparing the effectiveness of endoscopic and open carpal tunnel decompression. Plast Reconstr Surg 2004; 113: 1184–1191.

Tiel RL. Piriformis and related entrapment syndromes: myth and fallacy. Neurosurg Clin N Am 2008; 19: 623–627.

Turen CH, Burgess AR, Vanco B. Skeletal stabilization for tibial fractures associated with acute compartment syndrome. Clin Orthop Rel Research 1995; 315: 163–168.

Tysvaer AT. Computerized tomography and surgical treatment of femoral compression neuropathy. J Neurosurg 1982; 57: 137–139.

Uchiyama S, Yasutomi T, Fukuzawa T, Nakagawa H, Kamimura M, Miyasaka T. Median nerve damage during two-portal endoscopic carpal tunnel release. Clin Neurophysiol 2004; 115(1): 59–63.

Verdugo RJ, Salinas RS, Castillo J, Cea JG. Surgical versus non-surgical treatment for carpal tunnel syndrome. Cochrane Database Syst Rev 2003; (3): CD001552.

Vetter WR, Thon KP. Extremitätenerhalt bei kompletter ischämischer Muskelnekrose des Unterschenkels nach Kompartment-Syndrom. Akt Chirurgie 1994; 29(5): 183–186.

Wadsworth TG. Tennis elbow: conservative, surgical, and manipulative treatment. Br Med J 1987; 294: 621–624.

Wartenberg R. Digitalgia paresthetica and gonyalgia paresthetica. Neurology 1954; 4: 106–115.

Weiss A-PC, Sachar K, Gendreau M. Conservative management of carpal tunnel syndrome: a reexamination of steroid injection and splinting. J Hand Surg 1994; 19A: 410–415.

Wiegand H, Renella R, Hussein S. Das Ilioinguinaliskompressions-Syndrom und seine Therapie durch perkutane Rhizotomie. Akt Neurol 1986; 13: 58–60.

Wilbourn AJ. AAEE Case Report 12: Common peroneal mononeuropathy at the fibular head. Muscle Nerve 1986; 9: 825–836.

Wilbourn AJ. The thoracic outlet syndrome is overdiagnosed. Arch Neurol 1990; 47: 328–330.

Wilhelm A, Suden R. Das proximale Radialiskompressions-Syndrom. Behandlung und Ergebnisse. Handchirurgie 1985; 17: 219–224.

Williams PH, Trzil KP. Management of meralgia paresthetica. J Neurosurg 1991; 74: 76–80.

Winkelmüller W. Neuromodulation techniques in the treatment of chronic painful diseases. Pain Rev 1999; 6: 203–209.

Worth RM, Kettelkamp DB, Defalque RJ, Underiuood DK. Saphenous nerve entrapment: a case of medial knee pain. Am J Sports Med 1984; 12: 80–81.

Young MR, Norris JW. Femoral neuropathy during anti coagulant therapy. Neurology 1976; 26: 1173–1175.

Wong SM, Hui ACF, Tang A, Ho PC, Hung LK, Wong KS, Kay R, Li E. Local vs systemic corticosteroids in the treatment of carpal tunnel syndrome. Neurology 2001; 56: 1565–1567.

J 4

# J 5 Nervenverletzungen

*von A.-K. Uerschels und O. Kastrup**

## J 5.1 Klinik

Dieses Kapitel befasst sich mit den allgemeinen Aspekten der Behandlung traumatischer Nervenläsionen. Da es nur sehr wenige randomisierte Studien auf diesem Gebiet gibt, werden in diesem Kapitel keine Evidenzgrade angegeben. Spezielle Kapitel sind den Nervenkompressions-Syndromen und Kompartment-Syndromen (**Kap. J 4**) sowie den Nerven- und Plexusläsionen nach Strahlentherapie (**Kap. J 6**) gewidmet. Ursache für eine traumatische Nervenläsion kann eine stumpfe oder scharfe Gewalteinwirkung, aber auch die Traktion eines Nervens infolge einer Gelenkdistorsion oder Frakturdislokation sein. Wesentlich seltener sind Schädigungen infolge Hitzeeinwirkung, Stromschlag sowie iatrogene Schädigungen infolge chirurgischer Eingriffe und nach Injektionen. Hinzu kommen die »spontan« auftretenden Nervenschäden innerhalb anatomisch vorgegebener Engpässe. Die Schädigung eines gemischten Nerven erzeugt ein neurologisches Ausfallbild, welches gekennzeichnet ist durch Lähmung der vom Nerv versorgten Muskelgruppe, Sensibilitätsstörungen im autonomen Versorgungsgebiet des Nervs sowie trophischen und sekretorischen Störungen entsprechend den vegetativen Funktionen. Die Muskeleigenreflexe sind abgeschwächt oder ausgefallen. In der Akutsituation konzentriert man sich auf die Feststellung und Verteilung der motorischen Ausfälle und eine orientierende Prüfung von Schmerz- und Berührungsempfinden in den autonomen Innervationsarealen. Je nachdem, ob die motorischen, sensiblen oder vegetativen Elemente innerhalb eines Nervs überwiegen, dominiert dieser Anteil bei einer Läsion. Für die Verlaufskontrolle sensibler Störungen stehen Reizschwellenuntersuchungen (Berührung, Temperatur, Vibration) und funktionelle Untersuchungen wie z. B. die bereits 1835 von Weber beschriebene 2-Punkte-Diskrimination, der Münztest nach Seddon oder der Buchstabentest nach Porter zur Verfügung (Antoniadis et al. 2013). Im klinischen Alltag hat sich die 2-Punkte-Diskrimination als praktikabel erwiesen. Es gibt sogenannte Diskriminator-Scheiben, die standardisierte Aufsätze mit zunehmendem Abstand sowie ein standardisiertes Gewicht von 5 g haben. Ein regionaler Ausfall der Schweißsekretion (nachweisbar im Ninhydrin-Test) in analgetischen Arealen weist auf eine infraganglionäre, höhergradige *axonale* Schädigung vegetativer Fasern hin (s. u.).

## J 5.2 Verlauf

Art und Ausmaß der strukturellen Schädigung bestimmt den Heilungsverlauf und die Rückbildung der neurologischen Ausfälle. Die früheste Einteilung der Nervenschäden definierte Seddon 1943 mit den Begriffen »Neurapraxie«, »Axonotmesis« und »Neurotmesis«. Für die im Nerv ablaufenden Erholungsvorgänge bedeuten diese Begriffe, dass im ersten Fall eine spontane Erholung infolge Reformierung der Myelinscheiden innerhalb einiger Tage bis Wochen möglich ist, im zweiten Fall eine Wiederaussprossung von Nervenfasern über die Läsionsstelle hinaus innerhalb einiger Monate stattfinden kann und im dritten Fall eine Spontanerholung unwahrscheinlich ist. Diese Definition hat sich jedoch als sehr vereinfachend erwiesen, insbesondere, da es trotz erhaltener Nervenkontinuität häufig nicht zu der erwarteten Regeneration kommt. Sunderland nahm daher 1951 eine Einteilung in fünf Läsionsgrade vor, die den morphologischen Veränderungen, vor allem auch den bindegewebigen Anteilen innerhalb des Nerven mehr Beachtung schenkt. Dies ist entscheidend für die Prognose und Regenerationsfähigkeit, da die Schädigung der bindegewebigen Anteile zu einer epifaszikulären, interfaszikulären oder intrafaszikulären Fibrose führen kann. Diese Narbenbildung kann die Nervenregeneration erheblich stören und auch sekundär zu einer Schädigung der empfindli-

**Tab. J 5.1:** Skala zur Bewertung der Muskelkraft (nach Medical Research Council Memorandum 1976)

| Grad | Muskelaktivität |
|---|---|
| 1 | Sichtbare oder spürbare Muskelanspannung ohne Bewegungseffekt |
| 2 | Aktive Bewegung unter Ausschaltung der Schwerkraft |
| 3 | Aktive Bewegung gegen die Schwerkraft |
| 4 | Bewegung gegen leichten/mäßigen/kräftigen Widerstand (4–/4/4 +) |
| 5 | normale Kraft |

* Autoren dieses Kapitels in der 6. Auflage: O. Kastrup, A.-K. Uerschels und U. Sure.

**Tab. J 5.2:** Klassifikation von Nervenverletzungen

| Seddon | Sunderland | Strukturschädigung und Funktionsverlust |
|---|---|---|
| Neurapraxie | 1 | Schädigung der Myelinscheide: Leitungsverzögerung und Blockierung |
| Axonotmesis | 2 | Unterbrechung der axonalen Kontinuität: Endoneurium intakt; keine Leitfähigkeit distal |
| | 3 | Zusätzliche Unterbrechung des Endoneuriums: Perineurium intakt; keine Leitfähigkeit distal |
| | 4 | Zusätzliche Unterbrechung des Perineuriums: Epineurium intakt; keine Leitfähigkeit distal |
| Neurotmesis | 5 | Vollständige Nervendurchtrennung: Keine Leitfähigkeit distal |

chen Myelinscheiden und Nervenzellfortsätze führen. Die Fibrosierung ist ein über Wochen ablaufender Prozess und Ursache für die 6–8 Wochen nach einer Nervenverletzung, bei äußerlich erhaltener Nervenkontinuität, auftretenden Neuromschmerzen.
Die Einteilung nach Seddon ist mit klinischen und elektrophysiologischen Methoden allein nicht möglich und kann daher häufig erst nach dem intraoperativen Befund vorgenommen werden.

### J 5.2.1 Neurapraxie (Läsion 1. Grades nach Sunderland)

Ursache dieser Schädigung ist ein Trauma, das die empfindliche Myelinscheide schädigt und dadurch die saltatorische elektrische Nervenimpulsleitung unterbricht. In dem betroffenen Segment ist theoretisch noch die langsame und kontinuierliche Erregungsleitung möglich. Pathologisch-anatomisch liegt eine paranodale, in schwereren Fällen eine segmentale Demyelinisierung vor, die sich rasch (meist innerhalb weniger Tage bis Wochen) zurückbildet. Die Nervenfunktion kann so weitgehend wiederhergestellt werden.
Die Schädigung wird *akut* durch die Kompression eines Nerven infolge Druck (ungünstige Lagerung, Operationsinstrumente, enge Verbände) an prädisponierten Stellen (z. B. Nervus radialis am medialen Oberarm: Schlaflähmung; N. peroneus am Fibulaköpfchen) hervorgerufen. Prädisposition besteht bei Diabetes mellitus, Alkoholkrankheit, Unterernährung, Gewichtsverlust oder Urämie. Auch eine lokale *chronische* Traumatisierung z. B. bei einem Engpasssyndrom (**Kap. J 4**) oder infolge berufsbedingt ungünstiger Körperhaltung (N. peroneus bei Fliesenlegern, N. ulnaris bei Maschinenarbeit) führt zunächst zu einer Druckläsion mit einer Leitungsverzögerung, bevor eine höhergradige axonale Schädigung entsteht. Multiple, rezidivierende Druckparesen sind typisch bei der hereditären Neuropathie mit Neigung zu Druckparesen (tomakulöse PNP; HNPP, engl. hereditary neuropathy with liability for pressure palsies; **Kap. J 2**). Diese autosomal dominante Erkrankung lässt sich heute molekulargenetisch diagnostizieren (Duplikation des PMP-22-Gens; **Kap. N 1**).
Eine Druckschädigung betrifft bevorzugt die dick bemarkten (efferent motorischen und afferent sensorischen) Fasern. Paresen stehen ganz im Vordergrund. Diese sind schmerzlos, auch wenn manche Patienten über Missempfindungen klagen. Elektroneurographisch lässt sich bei *proximaler* Stimulation ein partieller oder kompletter Leitungsblock nachweisen. Nach der klinischen Erholung kann eine umschriebene Leitungsverzögerung (z. B. am Fibulaköpfchen) verbleiben. Solange das Axon nicht geschädigt ist, bleiben die leitenden Strukturen erhalten, sodass man bei Stimulation *distal* der Läsion unverändert Nervenaktionspotenziale registrieren kann. Die betroffenen Muskeln können eine reduzierte elektromyographische Willküraktivität aufweisen. Auch plegische Muskulatur reagiert prompt auf eine faradische Stimulation, da die Innervation einschließlich der Endplattenstruktur intakt ist. Daher treten bei der Neurapraxie auch im Verlauf von mehr als zwei bis drei Wochen weder Fibrillationen noch positiven Wellen (Zeichen der Waller'schen Degeneration des Axons, pathologische Spontanaktivität (Denervierungszeichen) auf. Die Prognose ist in der Regel gut, und die Ausfälle bilden sich innerhalb von wenigen Tagen bis Wochen weitgehend oder vollständig zurück. Eine Muskelatrophie kann sich bei protrahierter Rückbildung entwickeln.

### J 5.2.2 Axonotmesis (Läsion 2., 3. und 4. Grades nach Sunderland)

Diese Läsion wird typischerweise durch eine schwere Quetschung von Nervenfasern hervorgerufen, sodass die distalen Axonabschnitte mit dem Bild der Waller'schen Degeneration zugrunde gehen. Dieser Prozess beginnt etwa 24 Stunden nach dem Trauma und ist nach drei, spätestens nach sechs bis zehn Tagen abgeschlossen. Die akute Läsion kann man elektroneurographisch zunächst nicht von einem *kompletten* Leitungsblock unterscheiden, da die leitenden Strukturen distal noch erhalten sind. Bei der klinischen Untersuchung besteht im Innervationsgebiet ein komplettes sensomotorisches Defizit. Mit der Degeneration von Axon und neuromuskulärer Synapse erlischt die faradische Erregbarkeit der plegischen Muskulatur. Nach 10 bis 20 Tagen kann man im EMG proximal beginnend Spontanaktivität registrieren (positive scharfe Wellen und Fibrillationen). Die Prognose einer Axonotmesis ist schlechter als bei einer Läsion ersten Grades, aber günstiger als bei einer vollständigen Nervendurchtrennung (Neurotmesis): Aussprossende, regenerierende Axone können entlang der erhaltenen Leitstrukturen (Basalmembran und Schwannzellscheiden) prinzipiell ihre ursprünglichen Zielgebiete wieder erreichen. Seddons Begriff der Axonotmesis umfasst dabei die Schädigungsgrade II–IV nach Sunderland. Erst die Berücksichtigung der unterschiedlichen Ausprägung der Bindegewebszerstörung macht es verständlich, warum es häufig, trotz erhaltener Nervenkontinuität, nicht zu der erwarteten Regeneration kommt. Dieser Regenerationsprozess schreitet im Mittel ca. 1 mm pro Tag voran. Ein wichtiges klinisches, nicht immer vorhandenes Merkmal der Regeneration ist das Hofmann-Tinel-Zeichen, das man durch Beklopfen des peripheren Nerven an Stellen, an denen sich freie sensible Axonenden befinden, als elektrisierende Missempfindung in das Versorgungsgebiet des betroffenen Nerven ausstrahlend, auslösen kann. Bei fehlender Regeneration ist das Zeichen auch weiterhin im Bereich der Läsionsstelle auslösbar.

### J 5.2.3 Neurotmesis (Läsion 5. Grades nach Sunderland)

Schwerste Verletzungen führen zur vollständigen Durchtrennung von Nervenfasern einschließlich ihrer Hüllstrukturen Schnittverletzungen, und andere gut lokalisierbare Läsionen sollten frühzeitig entweder primär oder sekundär nervenchirurgisch exploriert und versorgt werden (Exploration, Nervennaht, gegebenenfalls Transplantat), um möglichst gute Bedingungen für eine Regeneration zu schaffen. Eine Muskelatrophie ist bereits ab der dritten Woche nach Denervierung sichtbar. Im weiteren Verlauf wird der Muskel durch fibröses Gewebe und Fett ersetzt. 18 Monate bis 3 Jahre nach Denervierung ist der Muskel nicht mehr vorhanden. Dieser Zustand ist nicht reversibel. Die Dauer der Denervierung ist dabei nicht der Zeitraum zwischen Trauma und Nervenrekonstruktion, sondern der Zeitraum zwischen Trauma und Ankunft der ausgesprossten Axone am Muskel.

Klinisch besteht ein vollständiger Ausfall der motorischen, sensiblen und vegetativen Innervation. Die Elektrophysiologie erlaubt keine Unterscheidung zwischen einer Axonotmesis und einer Neurotmesis, das EMG eine gewisse Lokalisation der Schädigung. Das MRT ermöglicht bereits vor dem EMG Zeichen der Denervierung durch die Darstellung hyperintenser Muskelareale, insbesondere in der STIR-Sequenz (short tau inversion recovery), nach beginnender Atrophie auch in der T1/Flair-Wichtung. Auch die sonographische Untersuchung von Nervenläsionen hat mittlerweile einen großen Stellenwert erhalten und kann wichtige Informationen über die genaue Lokalisation und das Ausmaß von Nervenverletzungen liefern (Koenig et al. 2009). Bei einer schweren traumatischen Armplexusläsion muss zusätzlich die Möglichkeit eines Nervenwurzelausrisses in Betracht gezogen werden. Dieser Verdacht (Hornersyndrom bei Beteiligung der Wurzeln C8 oder Th1) lässt sich innerhalb kurzer Zeit nach dem Trauma durch eine Lumbalpunktion (blutiger Liquor) erhärten. Zu einem späteren Zeitpunkt stehen bildgebende Verfahren, vor allem die Myelographie mit post-Myelo-CT oder hochauflösende axiale Dünnschicht MRT (3D-CISS Sequenzen) im Vordergrund. Als Zeichen des Wurzelabrisses zeigt sich häufig eine Pseudomeningozele in einer Wurzeltasche. Die Aussagekraft von Ableitungen aus der paravertebralen Muskulatur ist eingeschränkt, da die paravertebrale Muskulatur plurisegmental versorgt ist.

Die Bedingungen für eine spontane Regeneration sind bei einer Läsion dritten Grades schlecht. Eine narbige Defektheilung infolge der Gewalteinwirkung, sowohl innerhalb der verletzten Nervenstränge als auch im Perineuralgewebe, behindert aussprossende Axone, die am proximalen Stumpf ein Neurom bilden. Die wenigen Axone, denen eine Überbrückung des Defekts in den distalen Stumpf gelingt, führen meist zu Fehlinnervationen (Synkinesien), sodass meist kein funktionelles Reinnervationsmuster zustande kommt.

### J 5.2.4 Kombinierte Läsionen und Teilläsionen

Häufig liegen innerhalb eines Nervenfaserverbandes oder des Plexus Schädigungen verschiedener Schweregrade nebeneinander vor: Bei einer akuten Druckschädigung können einzelne stärker geschädigte Fasern degenerieren, während sich die Mehrzahl der Fasern von einem Leitungsblock erholt. Bei einer Stichverletzung oder Traktionsverletzung können einzelne Faszikel verschont bleiben, wenn sie anatomisch geschützt verlaufen. Die Elektrophysiologie gibt hier wichtige Hinweise für die Prognose: Die sensiblen Nervenaktionspotenziale sind zwar gewöhnlich ausgefallen, die Registrierung kleiner Muskelaktionspotenziale beweist aber eindeutig die erhaltene Kontinuität mit günstigerer Prognose. Entscheidend ist hierbei die regelmäßige klinische und elektrophysiologische Kontrolle, um das mögliche Zeitfenster für eine chirurgische Intervention nicht verstreichen zu lassen.

## J 5.3 Therapeutische Prinzipien

Die Therapie soll Sekundärschäden vermeiden und bei einer Kontinuitätsverletzung durch eine Operation günstige Regenerationsbedingungen schaffen. Bei Vorliegen einer offenen Nervendurchtrennung sollte der Nerv primär mit einer End-zu-End-Naht versorgt werden (A). Voraussetzung hierfür ist eine glatte Durchtrennung des Nerven. Bei kontaminierten Wunden oder ausgedehnter Verletzung des den Nerv umgebenden Gewebes sollte eine sogenannte frühe Sekundärversorgung erfolgen (B). Bei der sekundären Versorgung liegt der Zeitpunkt der Operation zwischen 2 Wochen und 3 Monaten (B). Bei einer geschlossenen Nervenläsion sollte eine genaue Dokumentation des neurologischen Befunds unmittelbar nach Trauma erfolgen (B). Eine Aktualisierung des Untersuchungsbefunds sollte in regelmäßigen Abständen erfolgen. Die erste neurophysiologische Untersuchung ist nach drei Wochen sinnvoll. Die Prognose lässt sich erst ab diesem Zeitpunkt einschätzen, wenn z. B. pathologische Spontanaktivität im EMG auf eine axonale Schädigung hinweist. Alle Verletzungen, bei denen von einer günstigen Prognose ausgegangen werden kann (Neurapraxie, Axonotmesis) werden zunächst konservativ behandelt und regelmäßig klinisch sowie elektrophysiologisch kontrolliert. Weist der Verletzungsvorgang auf eine Läsion mindestens zweiten Grades (Axonotmesis) hin oder kann der Läsionsort nicht genau ermittelt werden, wie bei vielen Hyperextensions- und Traktionsverletzungen, kann zunächst über drei Monate konservativ behandelt werden (B). Sind innerhalb dieses Zeitraums weder klinische noch elektromyographische Hinweise für eine Regeneration erkennbar, sollte eine operative Exploration erfolgen. Die Operation sollte bei ausbleibender Regeneration spätestens sechs Monate nach Trauma durchgeführt werden (B).

Für die Qualität der motorischen Reinnervation ist der Zeitraum zwischen Trauma und Ankunft der der aussprossenden Axone am Zielorgan von entscheidender Bedeutung. Die zu überbrückende Strecke ist ein nicht zu beeinflussender Faktor für diesen Zeitraum. Somit stellt sich immer wieder die Frage nach dem spätesten Zeitpunkt einer operativen Versorgung. Im Allgemeinen wird dieser Zeitraum mit 12–18 Monaten angegeben. Beschrieben werden immer wieder Fälle, bei denen sich eine Funktionsverbesserung auch nach später Rekonstruktion von über einem Jahr nach initialem Trauma gezeigt hat. Rochkind et al. konnten 2007 nach Auswertung einer prospektiven Studie mit 64 Patienten eine signifikant bessere Muskelkraft nach Nervenersatzoperation bei frühzeitig operierten Patienten (2–12 Monate) im Vergleich mit später operierten Patienten (>12 Monate) feststellen. Für die sensible Reinnervation scheinen diese kritischen Zeitintervalle nicht in gleicher Art zu bestehen (Holmes and Young 1942; Jivan et al. 2009; Kretschmer et al. 2004, 2011).

Bei einer Armplexusläsion kann man mit einem günstigen Spontanverlauf rechnen, wenn innerhalb von drei Monaten sichere Regenerationszeichen vorliegen (Leitlinien: Versorgung peripherer Nervenverletzungen 2013). Eine möglichst frühe Versorgung bringt für die Patienteneinen entscheidenden Vorteil. Birch (2011) und Kandewein et al. (2005) konnten nachweisen, das die für den Betroffenen erreichbaren Kraftgrade deutlich vom Versorgungszeitpunkt beeinflusst werden. Das weitere Vorgehen sollte im dritten Monat nach Trauma festgelegt werden. Wenn eine Operation notwendig ist, sollte diese innerhalb der ersten sechs Monate nach Trauma geplant werden. Anders ist dies beim Vorliegen von Nervenwurzelausrissen. Hier sollte der operative Eingriff mit Nerventransfers zwischen der sechsten und achten Woche durchgeführt werden. Radialislähmungen nach Osteosynthese von Humerusfrakturen können bis zu drei, maximal sechs Monate beobachtet werden, jedoch nur dann, wenn die Nervenkontinuität sicher erhalten ist (B). Bei Radialisschädigungen, die erst nach der operativen Behandlung der Fraktur bestehen und der Verdacht einer iatrogenen Nervenläsion vorliegt, ist in vielen Fällen eine frühzeitige operative Inspektion indiziert, wobei in der Literatur unterschiedliche Zeiträume zwischen wenigen Tagen und 6 Monaten angegeben werden (B) (Schittko 2004; Elton und Rizzo 2008; Shao et al. 2005; Amillo 1993). Es muss jedoch davon ausgegangen werden, dass es sich bei einer distalen umschriebenen Nervenläsion, die sich nach 6–8 Wochen nicht merklich gebessert hat, nicht um einen fokalen Leitungsblock handelt und das nicht davon auszugehen ist, dass dieser sich nach 5–6 Monaten bessern wird. Das Ergebnis einer Nervenrekonstruktion wird dann jedoch schlechter sein (Kretschmer 2011). Schädigungen des N. femoralis oder N. ischiadicus bei Hüft- oder Knieoperationen wird man drei bis sechs Monate beobachten, wenn eine Nervendurchtrennung z. B. durch intraoperative Darstellung sicher ausgeschlossen ist. Operationen in der Nähe von Nerven bergen das Risiko einer Nervenverletzung. Eine korrekte frühzeitige Diagnose und Therapieplanung ist für die Prognose essentiell (Faglioni et al. 2014).

Bei einer Nervenschädigung nach Injektion hängt das Vorgehen von der Art des hierdurch hervorgerufenen Traumas ab. Eine direkte Injektion in den Nerv kann sowohl zu einem mechanischen Trauma als auch zu einer Gewebszerstörung infolge der Toxizität der injizierten Substanz führen. Eine Injektion in das umgebende Gewebe kann neben der Nervenschädigung infolge der Raumforderung und Kompression auch vaskuläre Komplikationen und ischämische Nervenschäden sowie natürlich ebenfalls toxische Schäden auslösen. Frühzeitig muss über eine Resektion des Substanzdepots im Gewebe entschieden werden. In einigen Fällen kann eine Dekompression und Eröffnung des Epineuriums, gegebenenfalls auch die mikrochirurgisch durchgeführte intraneurale Neurolyse, zu einer Verbesserung der Situation beitragen. Eine Exploration sollte auch vorgenommen werden, wenn nach drei bis vier Monaten keine Regenerationszeichen erkennbar sind. Unter den Injektionsschäden des N. ischiadicus haben Läsionen des N. tibialis eine bessere Prognose als die des peronealen Anteils. Die Problematik iatrogener Nervenläsionen ist ausführlich in einer Monographie dargestellt (Stöhr 1996).

Eine ungünstige Prognose haben alle Nervenverletzungen nach scharfer Gewalteinwirkung mit Kontinuitätsdurchtrennung sowie schwere Traktionsverletzungen oder Trümmerbrüche, wenn diese nicht frühzeitig erkannt und operativ behandelt werden. Oft lässt der Verlust vegetativer Funktionen (Schweißsekretion, Gefäßtonusregulation) auf eine schwere, axonale Nervenschädigung schließen. In diesen Fällen muss eine Schädigung Grad 5 nach Sunderland angenommen werden, die sich nach vier bis sechs Wochen sicher von geringergradigen Läsionen abgrenzen lässt. Innerhalb dieses frühen Zeitfensters sollte eine operative Exploration angestrebt werden. Läsionen des N. accessorius, des N. radialis und des N. tibialis haben eine besonders gute Prognose. Eine spätere elektrophysiologische Untersuchung ergibt in der Regel keine neuen Gesichtspunkte und die bei derartigen Verletzungen bei frühzeitiger Versorgung guten Erfolgsaussichten einer plastischen Rekonstruktion werden durch narbige Abheilung und Atrophie der betroffenen Muskulatur bei längerem Zuwarten deutlich schlechter. Der N. accessorius ist insofern eine Ausnahme, da seine Rekonstruktion auch noch jenseits der sechs Monate zu guten funktionellen Ergebnissen führen kann (Donner 1993).

### J 5.3.1 Indikation zu operativen Maßnahmen

Alle Schnitt- und Stichverletzungen müssen umgehend von einem qualifizierten Chirurgen exploriert und gegebenenfalls mit einer primären Nervennaht versorgt werden. Dies ist jedoch ausschließlich bei glatten und nicht verschmutzten Schnittverletzungen und bei Fehlen wesentlicher Begleitverletzungen die Methode der ersten Wahl. Alle anderen Verletzungen sollten früh sekundär versorgt werden, da eine Nachblutung oder Wundinfektion die Nervennaht gefährden kann und weil auch das Ausmaß einer sich möglicherweise ausbildenden Fibrose des betroffenen Nervs erst später intraoperativ erkennbar wird. Wichtig ist die spannungsfreie Adaptation der beiden Enden und korrespondierenden Faszikel durch eine mikrochirurgische (interfaszikuläre) Naht-Technik. Ist dies nicht möglich, sollte auf jeden Fall ein autologes Nerventransplantat eingefügt werden. Hierzu wird in der Regel der N. suralis verwendet. Entscheidend für den Erfolg der Nerventransplantation ist dabei nicht die Länge des Transplantats, sondern dessen Revaskularisation (Penkert 1996). Eine frühe sekundäre Versorgung sollte drei bis vier Wochen nach dem Trauma erfolgen. Eine Indikation zur chirurgischen Exploration besteht auch bei *sekundär progredienten* Läsionen, wenn der Verdacht auf eine Kompression durch Hämatome, Knochenfragmente oder Kallusbildung besteht.
Bei ausgedehnten schweren Verletzungen z. B. des Armplexus haben rekonstruktive Maßnahmen zur Wiedererlangung proximaler Funktionen (Oberarmbeugung) eine höhere Priorität vor distalen, da diese wegen der längeren Regenerationsstrecke ohnehin eine schlechtere Prognose haben (Yang et al. 2015; Narakas et al. 1988). Nervenrekonstruktionen sollten nach einem Zeitraum von mehr als zwei Jahren nur noch nach strenger Indikationsstellung durchgeführt werden, da in den Zielgebieten irreversible Defektzustände entstanden sind. Sinnvoll können sie aber trotzdem bei chronischen Schmerzzuständen infolge Neurombildung oder narbiger Ummauerung bzw. Fixierung des betroffenen Nerven sein. Bei gravierenden Armplexusläsionen sollten die Möglichkeiten einer Ersatzoperation in einem traumatologischen Zentrum diskutiert werden (B).
Unter motorischer Ersatzplastik (oder Ersatzoperation) versteht man den Ersatz funktionsloser Muskelgruppen durch gesunde Muskel-Sehnen-Einheiten. Dabei wird entweder nur einer der Ansatzpunkte des gesunden Spendermuskels auf den erkrankten Muskel umgelagert oder die gesamte Muskel-Sehnen-Einheit mit den versorgenden Nerven und Blutgefäßen in das Zielgebiet transplantiert. Diese Technik wird angewandt, wenn eine Nervenrekonstruktion nicht mehr möglich ist (Schaller 2006).
Arthrodesen können eine Verbesserung der Funktionsstellung von Gelenken erreichen. Man bevorzugt heute dynamische Maßnahmen, die das Ziel haben, die Beweglichkeit eines Gelenks z. B. Ellbogenbeugung durch eine Muskel-Sehnen-Transposition wiederherzustellen. Man nutzt hierbei die *dynamische Tenodese,* bei der das Sehnentransplantat zwischen dem fixierten, zerstörten Gelenk und einem dynamischen beweglichen Segment fixiert wird. Die Bewegung des gesunden Gelenkes aktiviert dabei die Tenodese, die am geblockten Gelenk eine ausreichende Funktion ausüben kann und somit zusätzlich wieder eine dynamische Muskelbalance herstellt. Eine Voraussetzung für den Erfolg dieser spezialisierten Eingriffe ist neben reizlosen Wundverhältnissen und passiver Bewegungsfähigkeit des Gelenks ein hohes Maß an Motivation und Mitarbeit seitens der Patienten.
Die Erwartungen hinsichtlich einer kompletten Funktionserholung sollten nicht zu hoch gesteckt werden.

## J 5.4 Pragmatische Therapie

Die konservative Therapie (Lagerung, Physiotherapie) stellt die Grundbehandlung bei allen Nervenverletzungen dar, ungeachtet einer Indikation zu operativen Maßnahmen. Sekundäre Funktionseinbußen, z. B. durch Gelenkkontrakturen, lassen sich durch adäquate Lagerung und regelmäßige Krankengymnastik mit passivem Durchbewegen verhindern. Eine aktive Funktionsgymnastik wird durchgeführt, sobald erste Reinnervationszeichen erkennbar sind. Die Patienten müssen über den zu erwartenden Zeitbedarf der Regeneration informiert werden und sollten zu einem eigenständigen Übungsprogramm motiviert und angeleitet werden. Eine abschließende Beurteilung einer schweren Funktionsstörung sollte nicht vor einem Zeitraum von weniger als zwei Jahren getroffen werden (s. a. Abschnitt Sozialmedizinische Aspekte). Eine elektrophysiologische Nachuntersuchung hat eine therapeutische Relevanz bei einer sekundären Befundverschlechterung oder Sistieren des Behandlungserfolgs, um über eine chirurgische Exploration zu entscheiden (B). Ein Grund für eine im Verlauf sistierende Regeneration können narbige Umbauprozesse sein, die den Nerv in seinem Verlauf einengen.
Der Verlust der Schutzsensibilität erfordert besondere Aufmerksamkeit, um Druck- und Brandverletzungen zu verhindern. Füße und Zehen sollten auf Druckstellen inspiziert werden, damit das Schuhwerk entsprechend angepasst werden kann. Schienenanpassung verbessert die Funktionsstörung einer kompletten Radialis- oder Peronaeuslähmung im Alltag erheblich (↑↑).

### J 5.4.1 Chirurgische Therapie

Voraussetzung für die erfolgreiche Regeneration eines Nerven ist die Wiederherstellung der Kontinuität (A). Die Nervenenden müssen miteinander verbunden werden, um ein erfolgreiches Auswachsen der Axone zu ermöglichen. Die Unterbrechung der Nervenfasern (Axonotmesis, Neurotmesis) erzeugt zwei ungleichwertige Abschnitte. Hierbei bildet sich im proximalen Abschnitt ein Wachstumskolben aus, während die Axone im distalen Abschnitt untergehen (Wallersche Degeneration). Bei erhaltener oder wiederhergestellter Kontinuität wachsen die Axone vom proximalen Stumpf aus in Richtung Erfolgsorgan. Dies geschieht mit einer Wachstumsgeschwindig-

**Tab. J 5.3:** Therapeutische Richtlinien zur Behandlung von Nervenverletzungen

| Behandlung | Verletzungsart |
|---|---|
| Konservativ | Partielle Läsion oder geringes Defizit<br>Läsionen vom Ausmaß einer Neurapraxie oder Axonotmesis Traktionsverletzungen *ohne* exakte Lokalisierbarkeit langstreckige Verletzungen |
| Chirurgisch | *Exploration und primäre Nervennaht:* Schnittverletzungen und andere scharfe Gewalteinwirkung;<br>*Frühe sekundäre Nervennaht:* Nervenverletzungen bei Trümmerbrüchen und ausgedehnten Weichteilverletzungen (Läsionsort lokalisierbar);<br>*Sekundäre Versorgung:* Verschlechterung nach Teilläsionen; konservativ behandelte Fälle ohne Regenerationszeichen 3–6 Monate nach dem Trauma<br>Exploration und Resektion nach schweren Injektionsschäden |
| Ersatzoperationen | Komplette Nervenverletzungen ohne Aussicht auf Erholung oder nach erfolgloser plastisch-nervenchirurgischer Operation |

keit von ca. 1 mm pro Tag. Entsprechend langwierig kann die Regeneration je nach Läsionsstelle sein. Bei nicht erhaltener Kontinuität oder intraneuraler Wachstumsblockade infolge bindegewebiger Umbauprozesse, bildet sich aus dem Wachstumskolben ein Neurom im Sinne eines Hyperregenerats aus. Die Tendenz zur Ausbildung von Neuromen ist individuell unterschiedlich. Insbesondere nach Amputationen kann es zu schmerzhaften Neuromen (Kausalgie, Phantomschmerz) kommen. Schmerzhafte Neurome entstehen auch bei Läsionen kleiner sensibler Nerven und insbesondere auch bei Nerventeilläsionen. Bei klinisch gestelltem Verdacht auf eine schmerzhafte Neurombildung bietet sich, bei gut zugänglichen Nerven, die Nervensonographie als schnelles, sicheres und aussagekräftiges Diagnostikum an (Koenig et al. 2009). Eine MRT- Untersuchung der betroffenen Region kann, insbesondere bei tiefer gelegen Läsionen, ebenfalls sinnvoll sein (Koltzenburg et al. 2004). Die alleinige Resektion des Neuroms führt häufig nicht zu befriedigenden Ergebnissen. Eine Resektion und tiefe Verlagerung in Muskel und Fettgewebe kann die Ergebnisse verbessern. Neurome rezidivieren häufig (Penkert et al. 2000). Nach Durchtrennung des N. accessorius erreichen 75 % der Patienten nach einer End-zu-End- Anastomose wieder Kraftgrade 3 oder mehr. Bei erhaltener Kontinuität des Nerven kann eine *externe Neurolyse* sinnvoll sein, um bei einer ausgedehnten Traumatisierung (v. a. bei begleitenden Gefäßverletzungen) ein Hämatom und Narbengewebe zu entfernen und einen besseren Situs zu schaffen, in dem der Nerv frei von lokaler Irritation zu liegen kommt (B). Eine *interfaszikuläre Neurolyse* sollte bei Verdacht auf fibrotische Veränderungen innerhalb des Epineuriums vorgenommen werden. Die *Transposition* eines Nerven ist indiziert, wenn dieser in seinem natürlichen Verlauf einer andauernden Irritation oder Traumatisierung ausgesetzt ist. Dies kann z. B. bei der osteosynthetischen Versorgung von gelenknahen Frakturen erforderlich sein (B). Ferner kann eine Transposition vorgenommen werden, um eine spannungsfreie Adaptation zweier Nervenstümpfe zu erreichen, sodass bei kurzen Defekten auf ein Nerveninterponat verzichtet werden kann. Bei Verletzungen des N. medianus sollte immer auch eine Spaltung des Karpaltunnels, bei Verletzungen des N. ulnaris, im Bereich des Ellenbogens, eine Volarverlagerung durchgeführt werden.

Ergibt die Exploration ausgedehnte narbige Veränderungen, meist bei Läsionen dritten Grades, werden aussprossende Axone behindert. Die intraoperative elektrophysiologische Stimulation oberhalb und Ableitung unterhalb der Läsion erlaubt den Nachweis einer Leitungsunterbrechung und kann bei der Entscheidung hilfreich sein, ob die *Resektion und der Ersatz* des zerstörten Segments indiziert sind. Auch die intraoperative sonographische Untersuchung des betroffenen Nervenabschnitts kann eine genauere Aussage über die strukturellen Veränderungen innerhalb des Nerven ermöglichen (Koenig et al. 2009). Die einzige Möglichkeit, längere Defekte zu überbrücken, besteht in einer *Nerventransplantation.* Als autologes Transplantat wird überwiegend der N. suralis benutzt, jedoch können bei kompletten Armplexusläsionen auch die sensiblen Nn. cutanei brachii et antebrachii oder der N. saphenus infrage kommen. Bei einer irreparablen Zerstörung des proximalen Anteils eines Nerven kann der Versuch unternommen werden, den distalen Stumpf mit einem benachbarten, funktionell weniger bedeutenden Nerven zu anastomosieren. Bei dieser Technik müssen zusätzliche Paresen in Kauf genommen werden. Beispiele sind die Hypoglossus-Fazialis-Anastomose bei einer irreversiblen Fazialisläsion, die Anastomosierung eines oberen Interkostalnerven mit Anteilen des Armplexus oder auch des N. phrenicus zur Transposition auf den N. musculocutaneus bei Armplexusläsionen. Der Erfolg dieser Anastomosen ist geringer als bei End-zu-End-Rekonstruktionen, die Patienten erreichen aber auch hier Kraftgrade von 3, was für Patienten mit kompletter Armlähmung funktionell sehr bedeutsam sein kann. Ein Ausfall der N. phrenicus-Funktion führt zu einem Zwerchfellhochstand, eingeschränkter Lungenfunktion und daraus resultierenden Problemen, die zu weiteren operativen Maßnahmen führen können. Nach der Regeneration besteht anfangs ein unphysiologisches Innervationsmuster und es erfordert ein hohes Übungspensum, um Ersatzbewegungen zu erlernen. So muss nach einem N.-phrenicus-N.-musculocutaneus-Transfer die Ellenbogenbeugung mittels Ein-/Ausatmung trainiert werden. Eine funktionell bedeutende Regeneration für distale Nerven des Plexus brachialis (Fingerbewegungen) lässt sich praktisch nie erreichen (Hundepool et al. 2015; Narakas und Hentz 1988).

Bei irreversiblen Nervenläsionen oder fehlenden Regenerationszeichen nach einer Nerventransplantation können verschiedene *Ersatzoperationen* mit umfangreichen Muskel-Sehnen-Transpositionen durchgeführt werden, mit dem Ziel, bestimmte Restfunktionen wiederherzustellen bzw. zu unterstützen (Penkert und Fansa 2004; Samii 1990). Wichtig sind hier eine interdisziplinäre Zusammenarbeit in einem spezialisierten nervenchirurgischen Zentrum und eine engagierte Nachsorge, bis ein befriedigendes Ergebnis erreicht ist.

### J 5.4.2 Schmerzhafte Nervenschäden und ihre Therapie

Nach einer Nervenläsion bilden die in ihrer Kontinuität unterbrochenen Axone im Bereich ihrer Endkölbchen, im Neurom oder Pseudoneurom, einen neurogenen Schmerz aus, der durch äußere Palpation getriggert werden kann (Hanna et al. 2016; Penkert 2000; Devor 1996). Diese individuell sehr unterschiedlich intensiv empfundenen Schmerzen treten etwa 6–8 Wochen nach der Nervenläsion auf (Jensen 2011). Insbesondere Teilläsionen peripherer Nerven können zu einem ausgeprägten und schwer zu therapierenden Schmerzsyndrom führen (Allodynie). Die medikamentöse Basistherapie erfolgt mit Antikonvulsiva sowie trizyklischen Antidepressiva (**Kap. A 12**). Eine Wiederherstellung der Nervenkontinuität und Entfernung des Neuroms sollte angestrebt werden. Hier kommt als therapeutische Option auch ein Nerventeilersatz in Frage (B). Bei narbiger Einengung und Fixieren des Nerven kann auch eine Neurolyse und Transposition des entsprechenden Nerven sinnvoll sein (Penkert 2000).
Ziel ist es, die natürliche Regeneration zu begünstigen und somit die durch die Läsion bedingten neuropathischen Schmerzen zu behandeln. In Fällen, bei denen die beiden genannten rekonstruierenden oder strukturerhaltenden Methoden bereits erfolglos durchgeführt wurden oder nicht sinnvoll erscheinen, kann versucht werden, mittels rückenmarksnaher oder peripherer Neuromodulation eine Reduktion der Schmerzsymptomatik zu erreichen. Im ersten Fall wird die Elektrode epidural, spinal platziert, im zweiten Fall epineural oder subepineural peripher. Das System wird zunächst getestet und bei Therapieerfolg der Stimulator an geeigneter Stelle subkutan implantiert. Die Wirksamkeit der rückenmarksnahen Neuromodulation ist insbesondere bei CRPS (Complex Regional Pain Syndrome) und bei ischämischen Erkrankungen, wie der instabilen Angina pectoris, dem Raynaud-Syndrom, der Sklerodermie und der Endangitis obliterans, nachgewiesen. Die periphere Neuromodulation wird erfolgreich in der Therapie des Cluster-Kopfschmerzes mittels Nervus occipitalis-Stimulation und bei neuropathischen Schmerzen infolge Nervenläsionen eingesetzt (Winkelmüller et al. 1999; Taylor et al. 2006).
Nach einer inkompletten Plexusläsion oder inkompletten Läsion des N. medianus, N. ulnaris und N. ischiadicus können sich schmerzhafte, dystrophe Störungen im Sinne eines komplexen regionalen Schmerzsyndroms entwickeln (engl. complex regional pain syndrome CRPS). Bei einem CRPS Typ2 ist eine periphere Nervenläsion im Gegensatz zum Typ1 obligat (**Kap. A 12**) (Baron et al. 2000).
Andere periphere Schmerzsyndrome sind der Deafferenzierungsschmerz, der häufig nach iatrogener Nervenschädigung oder Amputation einer Extremität auftritt, und der Phantomschmerz nach Verlust einer Extremität, dem vermutlich eine kortikale Reorganisation im entsprechenden sensiblen Repräsentationsgebiet zugrunde liegt. Eine Läsion des Plexus brachialis kann, insbesondere bei Wurzelausrissen, zu schweren Schmerzsyndromen führen (Hanna et al. 2016).

### J 5.4.3 Nachbehandlung von Nervenverletzungen

Die Durchführung einer regelmäßigen passiven Krankengymnastik ist essenziell und dient zunächst der Erhaltung der Beweglichkeit der entsprechenden Gelenke, der Kontrakturvermeidung und der Aufrechterhaltung der Beweglichkeit der Sehnenzüge. Die aktive Krankengymnastik soll gleichzeitig vor einer Fehlhaltung schützen und die Kompensation von Bewegungsabläufen durch den Einsatz additiver Muskeln fördern. Nach Einsetzten der Reinnervation soll die vorab paretische Muskulatur wieder aktiviert werden. Bewegungsabläufe müssen neu erlernt werden (B).
Die Versorgung mit Orthesen dient der Vermeidung der Überdehnung und der Verhinderung von Kontrakturen sowie dem Ersatz verlorener Funktionen. Insbesondere die bei Läsion des Nervus radialis zum Einsatz kommende Radialisschiene, durch deren Einsatz das ständige Herabhängen des Handgelenks mit der damit verbundenen Überdehnung der Sehnen der Fingerstrecker, muss hier erwähnt werden. Während der Regenerationsphase kann auch die Nutzung einer dynamischen Radialisschiene sinnvoll sein. Ebenso die Peronaeusschiene und die Opponensschiene, die nach Nervus medianus-Läsion eine zumindest einigermaßen befriedigende Greiffunktion ermöglicht. Im besten Fall werden die Patienten von spezialisierten Ergotherapeuten über einen langen Zeitraum kontinuierlich betreut und therapiert, sodass auch die Orthesen-Versorgung in enger Absprache und abgestimmt auf die individuellen Bedürfnisse der Betroffenen erfolgt (B).
Zu Beginn der Therapie sollte die Evaluation der Funktions- und Leistungsfähigkeit der Betroffenen erfolgen. Ein wichtiger Bestandteil der Behandlung ist Information und Schulung des Patienten über die Art der Verletzung und zu ergreifende Vorsichtsmaßnahmen. Ziel der Behandlung ist die Unterstützung der Nervenregeneration einschließlich der zentralen (Lern-)Vorgänge sowie der Aufbau physiologischer Muskelfunktionen und der Muskelkoordination. Ein weiterer wichtiger Aspekt ist zudem die Prophylaxe und Behandlung von Sekundärschäden (Lymphödem, Gelenkeinsteifung, Fehlstellungen, Muskelkontrakturen usw.) sowie die Schmerzlinderung. Soweit möglich sollte auch die Reduzierung bzw. Vermeidung von funktionslimitierenden und überempfindlichen Narben im Fokus stehen. Alle Maßnahmen sollen zu einer Verbesserung der Selbstversorgung und Alltagsbewältigung sowie der möglichen beruflichen Rehabilitation führen (Leitlinien: Versorgung peripherer Nervenverletzungen 2013).
Bei der elektrischen Muskelstimulation denervierter Muskeln wird versucht, die Atrophie und den bindegewebigen Umbau der Muskulatur aufzuhalten (Mokrusch 1990).

### J 5.4.3.1 Sozialmedizinische Aspekte und Begutachtung

Patienten, bei denen eine ungünstige Prognose angenommen werden muss, sollten frühzeitig sozialmedizinisch beraten und bei drohender Berufsunfähigkeit auf eine Umschulung vorbereitet werden. Nach einer Nervenverletzung ist in der Regel zwei Jahre nach dem Trauma ein Endzustand erreicht, der eine abschließende Einschätzung der Funktionsstörung und gutachterliche Beurteilung erlaubt. In Einzelfällen kann sich bei einer weit proximal gelegenen Läsion bis zum Ablauf des dritten Unfallfolgejahres eine weitere in den Vorjahren erkennbare Funktionsverbesserung einstellen. Tabellen zur Bewertung der häufigsten Nervenverletzungen finden sich z. B. bei Widder und Gaidzik 2011.

## Literatur


Antoniadis G, Pedro MT, König R. Traumatische Nerven und Plexusschäden: Prä- und klinische Versorgungsalgorithmen und Behandlungsoptionen. Traumatische Nerven- und Plexusschäden. Neurochirurgie Scan 2013; 1: 127–142.

Amillo S, Barrios RH, Martinez-Peric R, Losada Jl. Surgical treatment of the radial nerve lesions associated with fractures of the humerus. J Orthop Trauma 1993; 7(3): 211–215.

Baron R, Binder A, Ulrich W, Maier C. Komplexe regionale Schmerzsyndrome: Sympathische Reflexdystrophie und Kausalgie. Nervenarzt 2002; 73: 305–320.

Birch R. Surgical disorders of the peripheral nerves. 2nd Ed. London: Springer; 2011.

Deutsche Gesellschaft für Handchirurgie (DGH), Deutsche Gesellschaft für Neurologie (DGN), Deutsche Gesellschaft für Neurochirurgie (DGNC), Deutsche Gesellschaft für Orthopädie und orthopädische Chirurgie (DGOOC), Deutsche Gesellschaft der Plastischen, Rekonstruktiven und Ästhetischen Chirurgie (DGPRÄC), Deutsche Gesellschaft für Unfallchirurgie (DGU): Leitlinien: Versorgung peripherer Nervenverletzungen (Stand 30. 06. 2013). (http://www.awmf.org.leitlinien/detail/I/005-010.html).

Devor M. Pain mechanism. Neuroscientist 1996; 2: 233–244.

Donner TR, Kline DG. Extracranial spinal accessory nerve injury. Neurosurgery 1993; 32: 907–910.

Elton SG, Rizzo M. Management of radial nerve injury associated with humeral shaft fractures: an evidence based approach. J Reconstr Microsurg 2008; 24: 569–573.

Faglioni W et al. The epidemiology of adult traumatic brachial plexus lesions in a large metropolis. Acta neuroch, 2014; 156: 1025–1028.

Holmes W, Young JZ. Nerve regeneration after immediate and delayed suture. J Anatomy 1942 77(Pt 1): 63–96.

Hanna SA, Catapano J, Borschell GH. Painful pediatric traumatic neuroma: surgical management and clinical outcomes. Child's Nervous System 2016; 32: 1191–1194.

Hundepool CA, Ultee J, Nijhuis THJ, Houpt P, Hovius SER. Prognostic factors for outcome after median, ulnar, and combined median-ulnar nerve injuries: a prospective study. Journal of Plastic, Reconstructive and Aesthtic Surgery 2015; 68(1): 1–6.

Jensen TS, Baron R, Haanpaa M, Kalso E, Loeser JD, Rice ASC, Treede RD. A new definition of neuropathic pain. Pain 2011; 152(10): 2204–2205.

Jivan S, Kumar N, Wilberg M, Kay S. The influence of pre-surgical delay on functional outcome after reconstruction of brachial plexus injuries. J Plast Reconstr Aesthet Surg 2009; 62(4): 472–479.

Kandewein JA, Kretschmer T, Engelhardt M, Richter HP, Antoniadis G. Surgical intervention for traumatic lesions of the brachial plexus: a retrospective study of 134 cases. J Neurosurg 2005; 103: 614–621.

Koenig RW, Pedro MT, Heinen CPG, Schmidt T, Richter HP, Antoniadis G, Kretschmer T. High-resolution ultrasonography in evaluating peripheral nerve entrapment and trauma. Neurosurg Focus 2009; 26(2): E13.

Koltzenburg M, Bendzus M. Imaging of peripheral nerve lesions. Curr Opin Neurol 2004; 17: 621–626.

Kretschmer T, Birch R. Management of Acute Peripheral Nerve Injurys. In: Winn H (ed.). Youmans Neurological Surgery. 6th ed. Saunders; 2011. 2465–2483.

Kretschmer T, Antoniadis G, Börm W, Richter HP. Iatrogenic nerve injuries. Part 1: Frequency distribution, new aspects and timing of microsurgical treatment. Chirurg 2004; 75(11): 1104–1112.

Matthews WB. Aids to the eamination of the peripheral nervous system. Medical Research Council Memorandum No. 45. London: Her Majesty's Stationary Office; 1976.

Mokrusch T, Engelhardt A, Eichhorn KF et al. Effects of long-impulse electrical stimulation on atrophy and fibre type composition of chronically denervated fast rabbit muscle. J Neurol 1990; 237: 29–34.

Narakas AO, Hentz VR. Neurotization in plexus injuries. Indication and results. Clin Orthop 1988; 237: 43–56.

Penkert G, Bini W, Samii M. Revaskularisation of nerve grafts: an experimental study. Journal of Reconstructive Microsurgery 1988; 4: 319–325.

Penkert, G. Möglichkeiten, Grenzen und Risiken in der Behandlung schmerzhafter Nervenschäden. Schmerz 2000; 14: 240–244.

Penkert G, Fansa H. Hrsg. Peripheral Nerve Lesions. Nerve Surgery and Secondary Reconstructive Repair. Berlin, Heidelberg, New York: Springer; 2004.

Rochkind S, Filmer G, Kluger Y, Alo M. Microsurgical management of penetrating peripheral nerve injuries: pre-, intra- and postoperative analysis and results. Acta Neurochir Suppl 2007; 100: 21–24.

Schaller H-E. Nervenrekonstruktion und Nervenersatzoperation. Trauma Berufskrankheit 2006; 8(Suppl 1): 28–30.

Samii M (Hrsg.) Peripheral nerve lesions. Heidelberg: Springer; 1990.

Seddon HJ. Three types of nerve injury. Brain 1943; 66: 237–288.

Seddon HJ. Surgical disorders of the Peripheral Nerves 2nd. ed. Edinburgh: Churchill Livingstone; 1975.

Shao YC, Harwood P, Grotz MR, Giannoudis PV. Radial nerve palsy associated with fractures of the shaft of the humerus: a systematic review. J Bone Joint Surg Br. 2005; 87(12): 1647–1652.

Schittko A. Humerusschaftfrakturen. Chirurg 2004; 75: 833–847.

Stöhr M. Iatrogene Nervenläsionen. Stuttgart: Thieme; 1996.

Sunderland S. A classification of peripheral nerve injuries producing loss of function. Brain 1951; 76: 491–516.

Taylor RS, Buyten JP, and Buchser E: Spinal cord stimulation for complex regional pain syndrome: A systematic review of the clinical and cost-effectiveness, literature and assessment of prognostic factors. Eur J Pain 2006; 10(2): 91–101.

Weber E. Über den Tastsinn. Arch Anat Physiol Wissen Med (Müller Arch) 1835; 1: 152–159.

Widder B, Gaidzig PW. Begutachtung in der Neurologie. 2. Aufl. Stuttgart: Thieme; 2011.

Winkelmüller W. Neuromodulation techniques in the treatment of chronic painful diseases. Pain Rev 1999; 6: 203–209.

Yang G et al. A systematic review of contralateral C7 transfer for the treatment of traumatic brachial plexus injury: Part 1. Overall outcomes. Plast Reconstr Surg 2015; 136: 79–809.

# J 6 Nerven- und Plexusläsionen nach Strahlentherapie

*von O. Kastrup und V. Ghilescu*

## J 6.1 Einleitung

Die moderne onkologische Therapie ist gekennzeichnet durch den Einsatz einer intensiven, zugleich aber sicheren Strahlentherapie, Chemotherapie und individualisierter, sogenannter »Targeted Therapy«. Dank der Intensivierung und Diversifizierung der Tumortherapie werden heute über 64 % der Patienten mit Tumorerkrankung geheilt. Die Heilungsrate für kindliche Tumoren liegt sogar bei 80 % (Smith et al. 2010). Bei speziellen Erkrankungen, wie zum Beispiel dem Mammakarzinom, wird eine Heilung bei 87 % der Patientinnen erreicht (Ries et al. 2007).

Die Strahlentherapie wird indes nicht nur mit kurativem Ziel in der Tumortherapie eingesetzt, sondern auch, um eine Palliation bei mannigfaltigen tumorbedingten Symptomen zu erreichen.

Dank verbesserter interdisziplinärer Versorgung der unheilbar Kranken haben auch diese Patienten eine immer längere Lebenserwartung. Dieser Tatsache muss in der Bewertung des Risikos für mögliche Spätfolgen Rechnung getragen werden. Nerven- und Plexusläsionen nach einer Strahlentherapie können prinzipiell nach jeder Form der Bestrahlung auftreten. Wann und ob sie auftreten, hängt von vielen Faktoren ab, die abhängig sind von der Art der Bestrahlung, vom Tumor und von individuellen patientenbezogenen Faktoren.

Die tumorbedingten Faktoren, die eine Nerven- und Plexusschädigung verursachen können, sind häufig infiltratives Tumorwachstum in die peripheren oder Hirnnerven und in den Plexus, aber auch systemische Effekte, die indirekt zur Organzerstörung führen können, zum Beispiel im Rahmen eines paraneoplastischen Syndroms.

Patienteneigenschaften, die mit einem erhöhten Risiko für radiogene Schäden einhergehen, können genetische Prädispositionen, wie bspw. Ataxia telangiectatica (Taylor et al. 1975), für eine radiogene Neuropathie sein. Begleiterkrankungen wie zum Beispiel Gefäßerkrankungen und Diabetes mellitus, Übergewicht, Hypertonus, Fettstoffwechselstörungen und solche, die ihrerseits mit einem hohen Risiko, wie Kollagenosen, für eine periphere Neuropathie vergesellschaftet sind (Delanian et al. 2004). Medikamente und der Konsum von Nikotin und Alkohol können die Empfindlichkeit des Gewebes gegenüber Strahlen verändern.

Aussagen zur Problematik der radiogenen Plexus- und Nervenschäden sind nicht durch Studien gestützt, weshalb eine Zuordnung in Evidenzklassen und Empfehlungsstärken nicht möglich ist.

## J 6.2 Grundlagen der Strahlentherapiefolgen auf gesundes Gewebe

Bei der Beurteilung der Nerven- und Plexusschäden nach der Strahlentherapie sollte man unterscheiden zwischen Strahlentherapiefolgen und Strahlentherapieschäden. Bei den Strahlentherapiefolgen handelt es sich um solche, die möglich, bekannt und in bestimmten Situationen zu erwarten sind. Der Begriff Strahlentherapieschaden ist hauptsächlich in der forensischen Auseinandersetzung mit den Folgen einer Strahlentherapie zu verwenden.

In den letzten Jahrzehnten traten die radiogenen Plexusschäden in drei Wellen auf, die den jeweiligen technischen Möglichkeiten der Strahlentherapie folgten. In den 1950er Jahren wurden die Axilla und Supraklavikulargrube mit 60 Gy Gesamtdosis und einer Einzeldosis pro Fraktion von 5 Gy bestrahlt. Dies führte bei 66 % der Patienten zu einer Plexusschädigung (Stoll et al. 1966; Johannsson et al. 2002); in den 1960er Jahren wurde mit 45–50 Gy Gesamtdosis und 4 Gy pro Fraktion bestrahlt mit einer 50 %igen Inzidenz von Plexopathien (Westling et al. 1972). In den 1970er und 1980er Jahren sank mit der Reduktion der Einzeldosis auf 3 Gy die Häufigkeit an Plexusschäden auf 10–15 % (Bajrovic et al. 2004). Aktuell liegt das Risiko für eine radiogene Neuropathie bei unter 1–2 %, wenn die Plexusbestrahlungen mit weniger als 55 Gy Gesamtdosis und 2 Gy Einzeldosis erfolgen (Delanian et al. 2012). Die Antwort des Gewebes auf eine erfolgte Strahlentherapie kann eingeteilt werden in akute Nebenwirkungen und Spätfolgen der Bestrahlung. Frühe Strahlenreaktionen treten typischerweise während und bis spätestens drei Monate nach der Bestrahlung in schnell proliferierendem Normalgewebe (z. B. Dermatitis, Mucositis) auf und heilen in aller Regel in relativ kurzer Zeit folgenlos ab.

Im Gegensatz hierzu treten späte Nebenwirkungen Monate, Jahre oder sogar Jahrzehnte nach Ende der Strahlentherapie auf. Spätfolgen betreffen Organe mit langer zellulärer Umsatzzeit, die den Schaden nicht oder sehr langsam durch Proliferation kompensieren. Nerven- und Plexusschäden gehören zu den Spätfolgen einer Bestrahlung. Das Ausmaß der Strahlentherapiefolgen und damit das Risiko für unerwünschte Spätfolgen der Strahlentherapie ist abhängig von der:

- Gesamtdosis: Je höher die Strahlendosis, desto geringer die Anzahl der überlebenden Zellen.

**Tab. J 6.1:** Toleranzdosen (TD) unterschiedlicher Gewebe in Abhängigkeit vom bestrahlten Volumen des Gewebes oder Organs (nach Emami et al. 1991). TD 5/5 steht für Spätfolgen bei 5 % der Patienten in 5 Jahren, TD 50/5 für 50 % betroffene Patienten nach 5 Jahren.

| | **TD 5/5** | | | **TD 50/5** | | |
|---|---|---|---|---|---|---|
| | 1/3 | 2/3 | 3/3 | 1/3 | 2/3 | 3/3 |
| Cauda equina<br>Plexus brachialis | kein Vol.-effekt<br>62 Gy | kein Vol.-effekt<br>61 Gy | 60 Gy<br>60 Gy | kein Vol.-effekt<br>77 Gy | kein Vol.-effekt<br>76 Gy | 75 Gy<br>75 Gy |

- Dosis pro Fraktion: Je höher die Einzeldosis, desto höher das Ausmaß an Spätfolgen (Pierce et al. 1992; Olsen et al. 1993).
- Zeitintervall zwischen den Fraktionen: Zwischen den einzelnen Fraktionen findet im gesunden Gewebe eine Erholung vom subletalen Strahlenschaden statt. Ist die Zeit zwischen den Fraktionen zu kurz, z. B. weniger als sechs Stunden, werden die noch verbliebenen Schäden verstärkt.
- Gesamtbehandlungszeit: In den Therapiepausen können Zellen proliferieren und die Strahlenwirkung auf das Gewebe verringern. Zellen im spät reagierenden Gewebe proliferieren langsam oder gar nicht, sodass für dieses Gewebe eine Verlängerung der Bestrahlungszeit keinen positiven Einfluss auf das Ausmaß der Spätfolgen hat.
- Bestrahltes Volumen: Es beeinflusst die Funktion des bestrahlten Organs, abhängig von der Fähigkeit des Organs, den Schaden zu kompensieren. Die Kompensationsfähigkeit peripherer Nerven und des zentralen Nervensystems ist sehr gering (Emami et al. 1991).
- Organspezifische Toleranz gegenüber Bestrahlung: Dieser Parameter wird mit dem Begriff TD 5/5 und TD 50/5 beschrieben. Mit TD 5/5 bezeichnet man die Dosis, bei der bei einer konventionell fraktionierten Strahlentherapie mit 5 × 2 Gy pro Woche bei 5 % der Patienten innerhalb von 5 Jahren nach der Bestrahlung Spätfolgen auftreten, entsprechend bezieht sich TD 50/5 auf 50 % Schäden innerhalb von 5 Jahren (Baumann und Molls 2003).

Häufiger betroffen sind Plexus brachialis und Plexus lumbalis (Georgiou et al. 1993). Letzterer insbesondere dann, wenn die perkutane Bestrahlung des Beckens mit einer intraoperativen Boost-Bestrahlung mit Elektronen und Einzeldosen von 10–20 Gy kombiniert wird (Shaw et al. 1990; Azinovic et al. 2003).

**Tab. J 6.2:** Häufigkeit neurologischer Affektionen nach Strahlentherapie

| **Nerven- und Plexusschäden nach Strahlentherapie** | **%** |
|---|---|
| Plexus brachialis | 2–5 % |
| Plexus sacralis | < 1 % |
| Bestrahlung Becken + Brachytherapie | |
| Bestrahlung Becken + IORT* | 32 % |
| Periphere Nerven | < 1 % |
| Hirnnerven** | < 1 % |

IORT Intraoperative Radiotherapie
* nach Kinsella et al. 1985
** nach Takimoto et al. 1991

Neurologische Ausfälle können an allen bestrahlten Nerven (Johansson et al. 2000) und bei allen Tumorerkrankungen (Jaeckle 2010; Wadd und Lucraft 1998; Al-Benna et al. 2009) auftreten.
Die Kombination der Strahlentherapie mit Chemotherapie und chirurgischen Manipulationen erhöht das Risiko für neurologische Ausfälle (Pierce et al. 1992; Peters et al. 1988).

## J 6.3 Pathophysiologische Grundlagen

Die Pathogenese der strahleninduzierten Neuropathie ist weiterhin umstritten. Ein altes vaskuläres Konzept basiert auf der Annahme, dass als Folge der Bestrahlung durch die Schädigung der Kapillaren eine Ischämie bedingte Hypoxie auftritt. Neuere Erkenntnisse lassen vermuten, dass die strahlenbedingte Freisetzung von proinflammatorischen Thrombin-affinen Faktoren aus den Endothelzellen mit einer Veränderung der Mikrozirkulation einhergeht, die wiederum zu einer chronischen Hypoxie führt. Diese induziert ihrerseits eine Neoangiogenese, die Teleangiektasien entstehen lässt (Denham et al. 2002). Sehr frühe tierexperimentelle Untersuchungen haben gezeigt, dass periphere Nerven strahlenunempfindlich sind (Janzen und Warren 1942). Längere Nachbeobachtungsperioden und sorgfältigere Beobachtung der bestrahlten Patienten zeigen, dass sowohl während und unmittelbar nach einer Strahlenbehandlung als auch Jahrzehnte danach neurologische Ausfälle auftreten können.
Frühe Reaktionen des Nervengewebes auf die Bestrahlung beruhen auf elektrophysiologischen und histochemischen Veränderungen. Dies können sein:

- Bioelektrische Alterationen,
- Enzymveränderungen,
- Dislokation der intrazellulären Mikrotubuli,
- Veränderung der Gefäßpermeabilität.

Zu den Spätreaktionen des Nervengewebes auf die Bestrahlung zählen:

- Abnehmende Proliferation der Schwannzellen,
- Demyelinisierung,
- Fibrose der Nervenfasern und -scheiden,
- Nekrose und Hyalinisierung der Tunica media der kleinen perineuralen Arterien mit nachfolgendem Verschluss,
- Thrombosen und Mikroblutungen,
- Verlust der Axone.

All diese Veränderungen führen zusammen zur Fibrosierung des Gewebes in der Umgebung der

Nerven, zur Schädigung der ernährenden Gefäße und Zerstörung der Nerven (Gillette et al. 1995).

## J 6.4 Klinische Symptome

Die Symptome radiogener Nerven- und Plexusschäden fasst **Kasten J 6.1** zusammen. Sie sind in der Regel progredient, irreversibel und können nicht aufgehalten werden. Die Latenzzeit zwischen der Strahlentherapie bis zum Auftreten von Symptomen, die eine Plexusläsion annehmen lassen, kann einige Monate bis Jahre betragen. Bei Patienten, die wegen Lymphknotenmetastasen eines Nasopharynxkarzinoms eine Bestrahlung des Plexus brachialis mit 66 Gy erhielten, traten die ersten Beschwerden, die auf eine Plexopathie hindeuteten, im Median nach etwas mehr als vier Jahren auf. Parästhesien waren das erste Symptom bei 52 %, Schmerzen und Paresen bei jeweils 23 % der Patienten (Cai et al. 2016).

**Kasten J 6.1:** Symptome radiogener Nerven- und Plexusschäden

- Vorübergehende, akute Plexopathie (Taubheit, Schwäche, Schmerzen)
- Parästhesie
- Hypästhesie
- Muskelschwäche
- Pathologische Reflexe
- Zunehmende chronische Schmerzen
- Zunehmende Parese

Die Symptome einer radiogenen Nerven- und Plexusschädigung können klinisch nur schwer von denen einer tumorbedingten Plexus- und Nerveninfiltration unterschieden werden.

## J 6.5 Diagnostik

Die Diagnose einer radiogenen Plexusschädigung sollte erst gestellt werden, wenn ein Tumorrezidiv oder eine Tumorinfiltration der Nerven ausgeschlossen wurde. Starke Schmerzen, Horner-Syndrom, Beteiligung des distalen Anteils des Plexus brachialis (C7–Th1) und Bestrahlungsdosen unter 60 Gy machen die Diagnose einer radiogenen Schädigung weniger wahrscheinlich.

Bildgebende Diagnostik wie die Kernspintomographie und die PET-CT-Untersuchung sind die wichtigsten Methoden, mit denen ein Tumorrezidiv ausgeschlossen werden kann (Hoeller et al. 2004; Ahmad et al. 1999). Elektrophysiologische Untersuchungen können für die Differenzialdiagnose hilfreich sein. Faszikulationen und Myoklonien sind eher typisch für eine radiogene Plexusaffektion und lassen sich bei 50–75 % der betroffenen Patienten feststellen – aber auch damit lässt sich keine Unterscheidung zwischen tumorbedingter Plexusinfiltration und radiogener Fibrose treffen (Cross und Glantz 2003; Mondrup et al. 1990; Shimazaki und Nakano 2008).

Biopsien könnten letztendlich die diagnostische Unsicherheit beseitigen, aber nur, wenn dabei Tumorgewebe nachgewiesen wird.

## J 6.6 Therapeutische Prinzipien und pragmatische Therapie

Es gibt keine randomisierte, placebokontrollierte Studie zur Therapie radiogener Nerven- und Plexusschäden. Die wirksamste Therapie besteht in der Vermeidung möglicher Risiken, die zu einer Plexus- oder Nervenschädigung führen können.

So muss zuerst die Indikation zur Bestrahlung von Nervengewebe sorgfältig abgewogen werden. Die verschriebene Dosis muss der Strahlenempfindlichkeit des Tumors und der der benachbarten Organe Rechnung tragen.

Bei der Bestrahlungsplanung ist darauf zu achten, dass die Toleranzdosen der umgebenden gesunden Organe nicht überschritten werden. Fraktionierungsschemata, Bestrahlungstechniken, Kombination der Strahlentherapie mit Chemotherapie oder mit Medikamenten, die die Wirkung der Bestrahlung verstärken, muss kritisch bewertet werden. Überdosierungen an Stellen, an denen Bestrahlungsfelder aneinandergrenzen, sind heute, dank der modernen, leistungsfähigen und rechnergestützten Planungssysteme nicht mehr zu befürchten (Bilsky et al. 2004).

Nicht zuletzt sorgen Qualitätssicherungsmaßnahmen dafür, dass radiogene Nerven- und Plexusschäden seltener werden. Sollte es dennoch dazu kommen, können lediglich die Symptome behandelt werden. Eine kausale Therapie ist nicht möglich. Als symptomatische Therapie (↔) bei chronischen radiogenen Plexusläsionen ist neben rehabilitativen Maßnahmen wie Lymphdrainagen, Gehhilfen, Stützverbänden etc. die Schmerztherapie ein wichtiges therapeutisches Mittel. Nichtsteroidale Antiphlogistika, Opioide sowie trizyklische Antidepressiva und Gabapentin sind in ausreichender Dosis einzusetzen (**Kap. A 12**).

Eine Behandlung mit Steroiden und Antikoagulanzien (↔) soll insbesondere dann wirksam sein, wenn radiogene Gefäßveränderungen akut zu neurologischen Ausfällen führen, die früh, während oder kurze Zeit nach Ende der Bestrahlung auftreten. Die Behandlung mit Antikoagulantien sollte über ein Zeitintervall von 3 bis 6 Monaten erfolgen. Die Steroide (z. B. Prednisolon 1–1,5 mg/kg p. o.) sollten nach Abklingen der Symptome oder spätestens 4 Wochen nach Beginn der Therapie zügig reduziert werden. Abhängig von der Symptomatik kann eine niedrige Erhaltungsdosis von 5- 10 mg für max. 6 Monate beibehalten werden (Shimazaki und Nakano 2008; Glantz et al. 1994; Soto 2005).

Operative Verfahren wie Neurolysen mit konsekutiver Defektdeckung mit myocutanem Flap (Lu et al. 2002) oder Omentoplastie (Narakas 1984) spielen keine wichtige Rolle bei der Behandlung dieser Patienten. Dennoch lassen sich immer wieder Berichte über einzelne, erfolgreich operierte Patienten finden (Gangurde et al. 2014).

### J 6.6.1 Unwirksam oder obsolet

Behandlungen mit hyperbarem Sauerstoff haben keinen positiven Effekt auf radiogene neurologische Affektionen (Pritchard 2000).

# Literatur


Al-Benna S, Schubert C, Steinau HU, Steinstraesser L. Brachial neuropathy 22 years after radiation therapy for fibrosarcoma: a case report. Cases Journal 2009; 2: 6838.

Ahmad A, Barrington S, Maisey M, Rubens RD. Use of positron emission tomography in evaluation of brachial plexopathy in breast cancer patients. Br J Cancer 1999; 79: 478–482.

Azinovic I, Martinez-Monge R, Javier-Aristu J et al. Intraoperative radiotherapy electron boost followed by moderate doses of external beam radiotherapy in resected soft-tissue sarcoma of the extremities. Radiother Oncol 2003; 67: 331–337.

Baumann M, Molls M. Die »4Rs« der Strahlentherapie und prädiktive Tests In: Bamberg M, Molls M, Sack HW (Hrsg.). Radioonkologie. Bd. 1. München, Wien, New York: Zuckschwerdt; 2003.

Bajrovic A, Rades D, Fehlauer F. Is there a life-long risk of brachial plexopathy after radiotherapy of supraclavicular lymphnodes in breast cancer patients? Radiother Oncol 2004; 71: 297–301.

Bilsky MH, Yamada Y, Yenice KM, Lovelock M, Hunt M, Gutin PH, Leibel SA. Intensity-mudulated stereotactic radiotherapy of paraspinal tumors: a preliminary report. Neurosurgery 2004; 54: 823–830.

Cai Z, Li Y, Hu Z, Fu R, Rong X, Wu R, Cheng J, Huang X, Luo J, Tang Y. Radiation-induced brachial plexopathy in patients with nosopharyngeal carcinoma: a retrospective study Oncotarget 2016; 7: 18887–18895

Cross NE, Glantz MJ. Neurologic complications of radiation therapy. Neurol Clin 2003; 21: 249–277.

Delanian S, Lefaix J-L. The radiation-induced fibroatrophic process: therapeutic perspective via the antioxidant pathway. Radiother Oncol 2004; 73: 119–131.

Delanian S, Lefaix J-L, Pradat P-F. Radiation-induced neuropathy in cancer survivors. Radiother Oncol 2012; 105: 273–282.

DenhamJ, Hauer-Jensen M. The radiotherapeutic injury – a complex wound. Radiother Oncol 2002; 63: 129–145.

Emami B, Lyman J, Brown A, Coia L, Goitein M, Munzenrider JE, Shank B, Solin LJ, Wesson M. Tolerance of normal tissue of therapeutic irradiation. Int J Radiat Oncol Biol Phys 1991; 21: 109–122.

Gangurde BA, Dio K, Hattori Y, Sakamoto S. Free functioning muscle transfer in radiation-induced brachial plexopathy: a case report. J Hand Surg Am 2014; 39: 1967–1970.

Georgiou A, Grigsby PW, Perez CA. Radiation induced lumbosacral plexopathy in gynaecologic tumors: clinical findings and dosimetric analysis. Int J Radiat Oncol Biol Phys 1993; 26: 479–482.

Gillette EL, Mahler PA, Powers BE, Gillette SM, Vujaskovic Z. Late radiation injury to muscle and peripheral nerves. Int J Radiat Oncol Biol Phys 1995; 31: 1309–1318.

Glantz MJ, Burger PC, Friedman AH, Radtke RA, Massey EW, Schold SC Jr. Treatment of radiation-induced nervous system injury with heparin and warfarin. Neurology 1994; 44: 2020–2027.

Hoeller U, Bonacker M, Bajrovic A, Alberti W, Adam G. Radiation-induced plexopathy and fibrosis. Is magnetic resonance imaging the adequate diagnostic tool? Strahlenther Onkol 2004; 180: 650–654.

Jaeckle KA. Neurologic manifestations of neoplastic and radiation-induced plexopathies. Semin Neurol 2010; 30: 254–262.

Janzen AH, Warren S. Effect of roentgen rays on the peripheral nerve of the rat. Radiology 1942; 38: 333–337.

Johansson S, Löfroth PO, Denekamp J. Left sided vocal cord paralysis: a newly recognized late complication of mediastinal irradiation. Radiother Oncol 2001; 58: 287–294.

Johansson S, Svensson H, Denekamp J. Dose response and latency for radiation-induced fibrosis, edema and neuropathy in breast cancer patients. Int J Radiat Oncol Biol Phys 2002; 52; 1207–1219.

Kinsella TJ, Sindelar WF, Deluca AM, Pezeshkpour G, Smith R, Maher M, Terrill R, Miller R, Mixon A, Harwell JF, Rosenberg SA, Glatstein E. Tolerance of peripheral nerve to intraoperative radiotherapy (IORT): clinical and experimental studies. Int J Radiat Oncol Biol Phys 1985; 11: 1579–1585.

Lu L, Gong X, Liu Z, Wang D, Zhang Z. Diagnosis and operative treatment of radiation-induced brachial plexopathy. Chin J Traumatol 2002; 5: 329–332.

Mondrup K, Olsen NK, Pfeiffer P, Rose C. Clinical and electrodiagnostic findings in breast cancer patients with radiation-induced brachial plexus neuropathy. Acta Neurol Scand 1990; 81: 153–158.

Narakas AO. Operative treatment for radiation-induced and metastatic brachial plexopathy in 45 cases, 15 having an omentoplasty. Bull Hosp Jt Dis Orthop Inst 1984; 44: 354–375.

Olsen NK, Pfeiffer P, Johannsen L, Schrøder H, Rose C. Radiation-induced brachial plexopathy: neurological follow-up in 161 recurrence-free breast cancer patients. Int J Radiat Oncol Biol Phys 1993; 26: 43–49.

Peters LJ, Harrison ML, Fields R, Geopfort H, Oswald MJ. Acute and late toxicity associated with sequential bleomycin-containing chemotherapy in the treatment of carcinoma of the nasopharynx. Int J Radiat Oncol Biol Phys 1988; 14: 623–633.

Pierce SM, Recht A, Lingos TI, Abner A, Vicini F, Silver B, Herzog A, Harris JR. Long-term radiation complications following conservative surgery (CS) and radiation therapy (RT) in patients with early stage breast cancer. Int J Radiat Oncol Biol Phys 1992; 23: 915–923.

Pritchard J, Anand P, Broome J, Davis C, Gothard L, Hall E, Maher J, McKinna F, Millington J, Misra VP, Pitkin A, Yarnold JR. Double-blind randomized phase II study of hyperbaric oxygen in patients with radiation-induced brachial plexopathy. Radiother Oncol 2001; 58: 279–286.

Ries LAG, Melbert D, Krapcho M, Stincomb DG, Howlader N, Homer MJ, Mariotto A, Miller BA, Fener EJ, Altekruse SF, Lewis DR, Clegg L, Eisner MP, Reichmann M, Edwards BK. SEER Cancer Statistic Review, 1975–2005. National Cancer Institute, Bethesda MD.

Shaw EG, Gunderson LL, Martin JK et al. Peripheral nerve and ureteral tolerance of intraoperative radiation therapy: clinical and dose response analysis. Radiother Oncol 1990; 18: 247–255.

Shimazaki H, Nakano I. Radiation myelopathy and plexopathy. Brain Nerve 2008; 60: 115–121.

Smith MA, Seibel NL, Altekruse SF, Ries LAG, Melbert DL, O'Leary M, Smith FO, Reaman GH. Outcomes for Children and Adolescents with Cancer: Challanges for the Twenty-First Century J Clin Oncol 2010; 28(15): 2625–2634.

Soto O. Radiation-induced conduction block: resolution following anticoagulant therapy. Muscle Nerve 2005; 31: 642–645.

Stoll BA, Andrews JT. Radiation-induced peripheral neuropathy. Br Med J 1966; 1: 834–837.

Takimoto T, Saito Y, Suzuki M, Nishimura T. Radiation-induced cranial nerve palsy: hypoglossal nerve and vocal cord palsies. J Laryngol Otol 1991; 105: 44–45.

Taylor AM, Haruden DG, Arlett CF. Ataxia telangiectasia: a human mutation with abnormal radiation sensitivity. Nature 1975; 258: 427–429.

Wadd NJ, Lucraft HH. Brachial plexus neuropathy following mantle radiotherapy. Clin Oncol (R Coll Radiol) 1998; 10: 399–400.

Westling P, Svensson H, Hele P. Cervical plexus lesion following postoperative radiation therapy of mammary carcinoma. Acta Radiol Ther Phys Biol 1972; 11: 209–216.

# J 7 Myasthenia gravis und myasthene Syndrome

*von C. Schneider-Gold, N. Melzer, H. Wiendl und R. Hohlfeld**

## J 7.1 Klinik und Diagnose der Myasthenia gravis

Die Myasthenia gravis (MG) und andere myasthene Syndrome beruhen auf einer Störung der neuromuskulären Erregungsübertragung bei intaktem Nerv und Muskel (**Tab. J 7.1**). Die häufigste Form ist die autoimmune Myasthenia gravis (MG), die durch Autoantikörper (AK) gegen nikotinische Acetylcholin-Rezeptoren (AChR) der motorischen Endplatten verursacht wird. Bei jeweils einem kleinen Prozentsatz der Patienten lassen sich AK gegen die Muskel-spezifische Tyrosinkinase (MuSK), low density lipoprotein receptor 4 (LRP4) oder Agrin nachweisen (Gilhus et al. 2016). Der Terminus einer »seronegativen« Myasthenie verweist auf eine autoimmune Form ohne bekannte bzw. bislang nachweisbare Autoantikörper (Übersichten bei (Drachman, 1994; Vincent et al. 2001). Leitsymptom der MG ist eine abnorme Ermüdbarkeit belasteter Muskelgruppen, die in der zweiten Tageshälfte oft stärker ausgeprägt ist. Bei mehr als der Hälfte der Patienten beginnt die Erkrankung als *okuläre Myasthenie* an den äußeren Augenmuskeln mit einer Ptose und Doppelbildern. Die inneren Augenmuskeln bleiben meist ausgespart, selten treten Akkommodationsstörungen auf. Unbehandelt kann es – meist innerhalb von zwei bis drei Jahren – zur Ausbreitung auf andere Muskelgruppen im Sinn einer *generalisierten Myasthenie* mit Beteiligung der Kau- und Schlundmuskulatur (Kau- und Schluckstörungen), der Atemmuskulatur (Dyspnoe) und der rumpfnahen Extremitätenmuskulatur kommen. Die Diagnosestellung ist in diesen Fällen relativ einfach (**Tab. J 7.2**). Die MG kann sich bis ins hohe Lebensalter manifestieren (Evoli et al. 2000; Slesak et al. 1998a; Gilhus und Verschuuren 2015). Exazerbationen bis hin zu myasthenen Krisen können bei Infektionen, Operationen, Einnahme bestimmter Medikamente und bei Frauen in der Schwangerschaft oder prämenstruell auftreten. Selten manifestiert sich die MG akut unter dem Bild einer *myasthenen Krise* mit Ateminsuffizienz, Aspirationsneigung und hochgradigen Paresen. Wichtige Differentialdiagnosen sind in **Tab. J 7.3** zusammengestellt.

**Tab. J 7.1:** Störungen der neuromuskulären Erregungsübertragung

| Ätiologie | | Erkrankung/Bemerkung |
|---|---|---|
| Autoimmun | • postsynaptisch | Myasthenia gravis pseudoparalytica (Erb-Goldflamm); 80–90 % positive Anti-AChR-AK |
| | • postsynaptisch | *»seronegative«* Myasthenia gravis (SNMG); davon 20–40 % positive Anti-MuSK-AK, ca. 5 % Anti-LRP4-AK (und Anti-Agrin-AK) |
| | • präsynaptisch | myasthenes Syndrom Lambert-Eaton (LES); 80–90 % positive Anti-VGCC-AK |
| Kongenital | • präsynaptisch | Störung der ACh-Transmitter-Synthese, Vesikelverpackung oder Freisetzung |
| | • synaptisch | Mutationen bzw. Defizit der Acetylcholinesterase lokal an der Endplatte |
| | • postsynaptisch | Mutationen verschiedener Untereinheiten der AChR, von Rapsyn und anderer Proteine der Endplatte |
| Toxisch | • präsynaptisch | Botulismus, Therapie mit Botulinumtoxin |
| | • synaptisch | Vergiftungen z. B. mit *irreversiblen* Cholinesterase-Inhibitoren (Insektizide) |
| | • prä-/post-/synaptisch | medikamenteninduzierte myasthene Syndrome |

AK Antikörper
Anti-AChR-AK Auto-AK gegen Acetylcholin-Rezeptoren (AChR)
Anti-MuSK-AK Auto-AK gegen muskelspezifische Tyrosinkinase (MuSK)
Anti-LRP4-AK Auto-AK gegen low density lipoprotein receptor 4 (LRP4)
Anti-Agrin-AK Auto-AK gegen Agrin
Anti-VGCC-AK Auto-AK gegen spannungsabhängige Kalziumkanäle vom P/Q-oder N-Typ (*VGCC voltage-gated calcium channels*)

* Autoren dieses Kapitels in der 6. Auflage: C. Schneider-Gold, A. Melms, H. Wiendl und R. Hohlfeld.

**Tab. J 7.2:** Diagnostisches Vorgehen bei der Myasthenia gravis (nach Drachman 1994)

| | |
|---|---|
| Anamnese | Fragen nach Doppelbildern, Kau-, Schluckbeschwerden, abnormer Ermüdung proximaler Muskelgruppen unter Belastung vor allem in der zweiten Tageshälfte.<br>Verschlechterung bei Infekten und Einnahme bestimmter Medikamente (**Tab. J 7.9**) |
| Körperliche Untersuchung | typischerweise *rein motorische* Störungen:<br>Ptose (uni- oder bilateral), Doppelbilder, *unter Belastung zunehmend,* bulbäre Symptome; vorzeitige Ermüdbarkeit der Haltemuskulatur bei guter Motivation;<br>eingeschränkte Vitalkapazität (s. a. Myasthenie-Score, **Tab. J 7.5**) |
| Laboruntersuchungen und apparative Diagnostik | Anti-AChR-Antikörper, Anti-MuSK-AK, Anti-VGCC-AK, Anti-LRP4, Anti-Agrin-AK)<br>• optional weitere Autoantikörperdiagnostik (Skelettmuskel-AK, Anti-Titin-AK, Ryanodinrezeptor-AK)<br>Edrophoniumchlorid-Test, evtl. kombiniert mit repetitiver Nervenstimulation (RNS) des N. accessorius oder facialis mit 3 Hz und Ableitung von M. trapezius oder M. nasalis<br>Einzelfaser-Elektromyographie (erhöhter Jitter und Blockierungen)<br>Thorax-CT oder -MRT zum Nachweis eines Thymoms<br><br>Bei einer *rein okulären* oder *okulo-pharyngealen* Symptomatik:<br>• Craniales CT oder MRT zum Ausschluss einer *intrakraniellen* Raumforderung<br>Bei rein okulärer Symptomatik ohne Autoantikörper (DD CPEO) oder ausgeprägter Muskelatrophie: Muskelbiopsie |

Anti-AChR-AK Auto-AK gegen Acetylcholin-Rezeptoren (AChR)
Anti-MuSK-AK Auto-AK gegen muskelspezifische Tyrosinkinase (MuSK)
Anti-VGCC-AK Auto-AK gegen Kalziumkanäle vom P/Q-Typ (*VGCC voltage-gated calcium channels*)
Anti-LRP4-AK Auto-AK gegen low-density lipoprotein receptor related protein 4 (LRP4)
Anti-Agrin-AK Auto-AK gegen Agrin

Die MG kann zusammen mit anderen Autoimmunerkrankungen wie dem systemischen Lupus erythematodes, der rheumatoiden Arthritis, Schilddrüsenerkrankungen (3–8 % der MG-Patienten haben einen M. Basedow oder eine Hashimoto-Thyreoiditis), Diabetes mellitus Typ 1 und anderen Autoimmunerkrankungen (Gilhus et al. 2015) auftreten. Schweregrad und klinische Ausprägung der MG wird in Anlehnung an eine ursprünglich von Osserman und Genkins (Osserman und Genkins, 1971) vorgeschlagene Klassifikation ausgedrückt, die sich in der revidierten Version am maximalen Schweregrad orientiert (**Tab. J 7.4**; Jaretzki et al. 2000b).

## J 7.1.1 Klinische Tests

Die Muskelschwäche lässt sich mit einem einfachen Score quantifizieren (Besinger et al. 1983; Jaretzki et al. 2000a). Diagnostisch verwertbar ist ein Auftreten oder eine *objektivierbare* Zunahme der Symptome bei Belastung, z. B. einer Ptose bei anhaltendem Blick nach oben (*Simpson-Test*), erkennbare Motilitätsstörungen mit Doppelbildern, eine verwaschenes Sprechen (Zahlenreihensprechen) oder eine abnorme Ermüdbarkeit in den Halteversuchen trotz guter Motivation. Ein häufig angewandter Score ist in **Tab. J 7.5** dargestellt. Bei bulbären Symptomen erlaubt eine Videofluoroskopie eine Einschätzung der Aspirationsgefahr.
Die klinische Untersuchung kann mit einem pharmakologischen Test, dem *Edrophonium-Test* (früher »Tensilon®-Test«) kombiniert werden: Edrophonium-Chlorid ist ein kurzwirksamer Acetylcholinesterase-Inhibitor, der bereits nach 30–40 Sekunden den Abbau von Acetylcholin im synaptischen Spalt hemmt und über eine Wirkungsdauer von drei bis zehn Minuten die neuromuskuläre Erregungsübertragung verbessert. Der pharmakologische Test mit Edrophonium-Chlorid kann placebokontrolliert durchgeführt werden, um motivationsbedingten Leistungsschwankungen entgegenzuwirken. In Verbindung mit der repetitiven Nervenstimulation zeigt ein positiver Edrophonium-Chlorid-Test eine Verminderung des Dekrements (s. u.).
Der Test beweist eine neuromuskuläre Übertragungsstörung (Engel, 1999; O'Neill et al. 1988), ist aber nicht spezifisch und sollte daher nicht als alleiniges diagnostisches Kriterium dienen. In der myasthenen Krise erlaubt der Edrophonium-Chlorid-Test eine Einschätzung der Pyridostigmindosierung, die sich an der Funktion kritisch betroffener Muskelgruppen orientiert (**Kap. J 7.4.6** Myasthene Krise).
Alternative zum Edrophonium-Chlorid-Test: Besonders bei älteren Patienten und in der ambulanten Situation hat sich der orale *Pyridostigmin-Test* mit 30–60 mg bewährt. Falls nach 45–60 Minuten eine eindeutige Besserung sichtbar wird, ist er als positiver pharmakologischer Test verwertbar, der ggf. elektrophysiologisch belegt werden kann. Alternativ können 15 mg Neostigmin gegeben werden. Der Patient verbleibt aus Sicherheitsgründen (s. a. Edrophonium-Test; **Tab. J 7.5**) während der Wartezeit in der Ambulanz oder Sprechstunde unter ärztlicher Überwachung. Der Effekt sollte photographisch oder videographisch dokumentiert werden.
Der *»Ice-on-eyes«-Test*, bei dem es durch Auflegen eines Cold-Packs z. B. auf das Auge mit einer Ptose zu einer Besserung bzw. kompletten Rückbildung derselben kommt, kann mit seiner Sensitivität von

**Tab. J 7.3:** Differentialdiagnosen zur Myasthenia gravis

| | |
|---|---|
| Lambert-Eaton-Syndrom | AChR-AK i. d. R. *negativ*, VGCC-AK *positiv (85 %)*<br>Dekrement in der 3-Hz-Serienreizung<br>Inkrement (mehr als 100 %) in der 30-Hz-Serienreizung oder in der Neurographie vor und nach willkürlicher Tetanisierung<br>Störungen des autonomen Nervensystems<br>Tumorsuche u. a. nach kleinzelligem Bronchialkarzinom |
| Kongenitale myasthene Syndrome | sehr seltene Erkrankungen; meist autosomal-rezessiver Erbgang<br>> 10 % der Myasthenie-Erkrankungen im Kindesalter<br>AChR-AK *immer* negativ<br>molekulargenetische Diagnostik |
| Medikamenteninduzierte autoimmune myasthene Syndrome | *D-Penicillamin, Chloroquin:* autoimmune Myasthenie mit *positiven* AChR-AK, teils reversibel nach Absetzen |
| Anticholinerges Syndrom | Medikamentenanamnese (**Tab. J 7.9**);<br>Botulismus. Meist mehrere Erkrankte im Umfeld; typischerweise von vegetativer Symptomatik begleitete Doppelbilder, Ptose, Pupillenstarre, Mydriasis, Obstipation<br>Überdosierung einer Botox-Therapie |
| Cholinerges Syndrom | Überdosierung einer Pyridostigmintherapie |
| Polymyositis, Dermatomyositis | erhöhte Muskelenzyme, (Haut-)Muskelbiopsie, pathologisches EMG |
| Mitochondriale Myopathie | Progressive externe Ophthalmoplegie (CPEO);<br>*symmetrische*Befunde ohne Fluktuationen,<br>Retinopathie bei Kearns-Sayre-Syndrom;<br>Muskelbiopsie mit *ragged red fibers* |
| Okulopharyngeale Muskeldystrophie (OPMD) | Diplopie, Dysphagie;<br>langsam progredienter Verlauf;<br>Muskelbiopsie, Molekulargenetik (OPMD, **Kap. J 9**) |
| Motoneuronerkrankungen Bulbärparalyse | Klinische und elektropysiologische Zeichen einer Vorderhornschädigung (Atrophie, Faszikulationen, Reflexabschwächung/steigerung) |
| Akute Polyradikulitis mit Sonderformen<br>• Guillain-Barré-Syndrom<br>• Miller-Fisher-Syndrom<br>• Hirnnerven-Neuritis | Liquorbefund mit zyto-albuminärer Dissoziation<br>rasch aufsteigende Paresen und Dysästhesien<br>Ataxie, Ophthalmoplegie, faziale Parese, Reflexverlust, motorische und sensible Hirnnerven-Beteiligung; Pupillenstörungen |
| Kongenitale Augenmuskelparesen | z. B. kongenitale Trochlearisparese;<br>konstante Doppelbilder mit *neurogenem Muster* |
| Okuläre Myositis | Bewegungsschmerz, Augenschwellung, Orbita-MRT;<br>Orbita-Sonographie; sehr selten i. R. einer Borreliose |
| Endokrine Orbitopathie | Schilddrüsenparameter, Orbita-MRT (verdickte Augenmuskeln) |
| Okuläre Symptome bei multipler Sklerose | internukleäre Ophthalmoplegie;<br>Erkrankungsschübe;<br>Liquorstatus, evozierte Potenziale, MRT |
| Raumforderung an der Schädelbasis oder intrazerebrale Raumforderung | multiple Hirnnervenbeteiligung, evtl. Horner-Syndrom;<br>Röntgen/CT/MRT der Schädelbasis |
| Lidapraxie nach Schlaganfall | Läsionen der Basalganglien und des Thalamus, MRT |
| Funktionelle Paresen | Starke Situationsabhängigkeit, z. T. grotesk ausgestaltete Symptome; leichte myasthene Symptome können überlagert werden, nicht plausible Lähmungsmuster |

90–95 % zusätzlich bei einer okulären myasthenen Symptomatik in Betracht gezogen werden (Reddy und Backhouse 2007), er ist allerdings nicht spezifisch. Auch die Prüfung des sogenannten *Recovery- und Cogan-Zeichens* (einer überschießenden Lidöffnung (Recovery) und kurzzeitigen Lidzuckung (Cogan) nach einer Erholungsphase durch Abwärtsblick oder forcierten Augenschluss im Anschluss an eine Ermüdungsphase während des Simpson Tests) kann auf eine myasthen bedingte Ptose hinweisen (Toyka 2006).

### J 7.1.2 Elektrophysiologische Untersuchungen

Die elektrophysiologische Diagnostik dient dem Nachweis der neuromuskulären Störung und kann eine *präsynaptische* von einer *postsynaptischen* Lokalisation abgrenzen (Stöhr 1998). Der charakteristische Befund eines myasthenen Syndroms ist ein Dekrement der Amplitude und/oder Fläche des Muskelaktionspotenzials bei supra-maximaler repetitiver 3-

**Tab. J 7.4:** Klassifikation der Myasthenia gravis (MGFA-Klassifikation, Jaretzki et al. 2000a)

| | |
|---|---|
| Klasse I | Okuläre Myasthenie, beschränkt auf äußere Augenmuskeln und ggf. den Lidschluss |
| Klasse II | Leichte bis mäßiggradige generalisierte Myasthenie |
| Klasse III | Mäßiggradige generalisierte Myasthenie |
| Klasse IV | Schwere generalisierte Myasthenie |
| Klasse V | Intubationsbedürftigkeit mit und ohne Beatmung (Notwendigkeit einer Nasensonde ohne Intubationsbedürftigkeit entspricht IV B) |
| Subgruppe A | Betonung der Extremitäten und/oder der Gliedergürtel, geringe Beteiligung oropharyngealer Muskelgruppen |
| Subgruppe B | Betonung oropharyngealer Muskulatur und/oder der Atemmuskulatur; geringere oder gleichartige Beteiligung der Extremitäten oder rumpfnahen Muskelgruppen |

**Tab. J 7.5:** Klinischer Bewertungsbogen: Myasthenie-Score

| Testaufgabe | keine (0) | leicht (1) | mittel (2) | schwer (3) | Punkte |
|---|---|---|---|---|---|
| Doppelbilder (Blick zur Seite) | ≥60 s | 10–59 s | 1–9 s | Spontan | |
| Ptose (Blick nach oben) | ≥60 s | 10–59 s | 1–9 s | spontane Ptose | |
| Gesichtsmuskulatur (Lidschluss) | kräftiger Lidschluss | vollständiger Lidschluss mit Widerstand | vollständiger Lidschluss kein Widerstand | unvollständiger Lidschluss | |
| Schlucken | normal | leichte Störungen, Räuspern | Verschlucken Husten oder Regurgitation | Aspirationsgefährdung, Magensonde | |
| Dysarthrie beim Zahlenreihensprechen | Keine bis 50 | Dysarthrie ab 30 bis 49 | Dysarthrie ab 10 bis 29 | Dysarthrie ab 9 | |
| Vitalkapazität (L)<br>Frauen<br>Männer | <br>>3,0 L<br>>4,0 L | <br>>2,0–3,0 L<br>>2,5–4,0 L | <br>>1,2–2,0 L<br>>1,5–2,5 L | <br><1,2 L<br><1,5 L | |
| Kraft beim Faustschluss<br>Männer<br>rechts (kgW)<br>links (kgW)<br>Frauen<br>rechts (kgW)<br>links (kgW) | <br><br>≥45<br>≥35<br><br>≥30<br>≥25 | <br><br>15–44<br>15–34<br><br>10–29<br>10–24 | <br><br>5–14<br>5–14<br><br>5–9<br>5–9 | <br><br>0–4<br>0–4<br><br>0–4<br>0–4 | |
| Armhalteversuch (90°, im Sitzen, R/L) | ≥240 s | 90–239 s | 10–89 s | 0–9 s | |
| Beinhalteversuch (45 °, liegend, R/L) | ≥100 s | 30–99 s | 1–29 s | 0 s | |
| Kopfhalteversuch (45 °, liegend) | ≥120 s | 30–119 s | 1–29 s | 0 s | |

J 7

**Vorgehen beim Edrophonium-Test:**

- Schriftliche Aufklärung über Indikation und typische Nebenwirkungen (s. u.)
- Anlage eines stabilen venösen Zugangs. Aufziehen von 1 ml = 10 mg Edrophonium-Chlorid verdünnt mit 9 ml physiologischer Kochsalzlösung in einer 10 ml Spritze.
- Zweite Spritze mit Antidot Atropin (0,5–1,0 mg) griffbereit zur sofortigen Verabreichung bei schweren muskarinen Nebenwirkungen (Bradykardie, hypotone Kreislaufreaktion, Bronchospasmus).
- Nach *Testdosis* (2 ml = 2 mg) Beobachtung der Wirkung über 30–60 Sekunden: bei guter Verträglichkeit restliche Dosis fraktioniert (3 ml / 5 ml Bolus) im Abstand von einer Minute i. v. und Kontrolle der klinischen Wirkung bzw. ggf. repetitive Nervenstimulation (Verbesserung des Dekrements). Evtl. vorübergehendes Faszikulieren der Augenlider durch AChR Überangebot.
- Bei *Kindern* werden zwei bis drei fraktionierte Gaben von 0,02 mg/kg KG empfohlen.
- *Kontraindikationen* für den Test bradykarde Herzrhythmusstörungen und Asthma bronchiale. Bei Neigung zu Orthostase und Bradykardie sollten bereits vor dem Test ½ Amp. Atropin i. v. verabreicht werden. Atropin blockiert nur *muskarinerge* AChR und reduziert unerwünschte kardiovaskuläre Reaktionen. Ein Notfallkoffer muss unmittelbar verfügbar sein.

Edrophonium-Chlorid ist als Camsilon® (Cambridge Research Laboratories, Großbritannien) oder Enlon® (Bioniche Pharma, USA) verfügbar. Das Produkt Tensilon® ist nicht mehr im Handel.

Hz-Nervenstimulation (Serie von fünf bis neun Reizen) z. B. des N. axillaris (Ableitung vom M. deltoideus), des N. accessorius (Ableitung vom M. trapezius (Schumm und Stohr, 1984) oder des N. facialis (Ableitung vom M. orbicularis oculi, M. nasalis oder M. orbicularis oris) bei faziopharyngealer oder okulärer Myasthenie. Ein Flächendekrement von 10 % bzw. ein Amplitudendekrement von 15 % und mehr, welches üblicherweise zwischen dem ersten und fünften Potenzial auftritt, wird als pathologisch gewertet.
Eine Wiederholung der Ableitung nach maximaler Willkürkontraktion für 60 Sekunden, oder nach kurzer tetanischer Reizung mit anschließender Pause von einer Minute, kann die pathologischen Befunde verstärken. Grenzwertige Ausgangsbefunde werden in anschließenden Stimulationsserien im Minutenabstand über fünf Minuten kontrolliert. Ein pathologisches Dekrement kann in 50 % bei einer leichten und in ca. 80 % bei einer schwereren generalisierten Myasthenie registriert werden, wobei die Befunde im Bereich der Gesichtsmuskulatur bei MuSK-positiver Myasthenie etwas häufiger pathologisch auszufallen scheinen (in bis zu 86 % der Fälle) als bei der AChR-positiven Myasthenie (Oh et al. 2006). Bei einer *okulären Myasthenie* findet man nur bei 15 % der Patienten ein pathologisches Dekrement bei Reizung des N. accessorius als Ausdruck einer latenten Generalisierung. Die repetitive Reizung des N. facialis mit Ableitung am M. orbicularis oculi ergibt nach aktuellen Studien in 20–33 % der Fälle pathologische Befunde (Costa et al. 2004; Zinman et al. 2006). Ein pathologisches Dekrement findet sich auch bei einem Lambert-Eaton-Syndom und den kongenitalen myasthenen Syndromen.
Die empfindlichste Darstellung einer Störung der neuromuskulären Erregungsübertragung gelingt mit der *Einzelfaser-Elektromyographie (SFEMG)*: Aktionspotenziale derselben motorischen Einheit zeigen ein vermehrtes Jitter-Phänomen und bei der Myasthenie typischerweise Blockierungen (Stalberg et al. 1974). Der Jitter ist Ausdruck einer Dispersion des Aktionspotenzials innerhalb der motorischen Einheit. Ein vermehrtes Jitter-Phänomen findet sich auch bei anderen neuromuskulären Erkrankungen z. B. einer Motoneuronerkrankung. Die Einzelfaser-Myographie kann bei bis zu 95 % der Patienten mit einer generalisierten und bei etwa 85 % mit einer okulären Myasthenie pathologische Befunde nachweisen. Ein pathologischer Jitter lässt sich besser in proximalen als in distalen Muskeln registrieren.

### J 7.1.3 Laboruntersuchungen

*Antikörper gegen Acetylcholin-Rezeptoren*: Der wichtigste Laborparameter in der Diagnostik einer Myasthenie ist die Bestimmung der Autoantikörper gegen Acetylcholinrezeptoren (AChR-AK) im Radioimmunassay (Lindstrom et al. 1976). Erhöhte AChR-AK lassen sich bei 85–90 % der Patienten mit einer generalisierten Myasthenie nachweisen, bei einer rein okulären Myasthenie nur bei 50 % (Toyka und Heininger 1986; Sommer et al. 1993). Die Titer korrelieren nicht mit dem Schweregrad und der Ausprägung der Symptome, jedoch individuell mit dem klinischen Verlauf. Serielle Titerbestimmungen im Abstand von drei bis sechs Monaten können zur längerfristigen Therapiekontrolle herangezogen werden (Schumm et al. 1985). Patienten mit einem Myasthenie-assoziierten Thymom haben in aller Regel positive AChR-AK. Selten finden sich erhöhte AChR-AK-Titer bei Thymompatienten ohne klinische Zeichen einer Myasthenie. Einzelne »falsch positive« Befunde mit grenzwertig erhöhten Titern wurden bei Verwandten ersten Grades von Myasthenie-Patienten, unter D-Penicillamintherapie, bei der Graft-versus-host-Erkrankung nach Knochenmarktransplantation und selten bei einer Motoneuronerkrankung, Muskeldystrophie und Spätdyskinesie berichtet.
*Antikörper gegen muskelspezifische Tyrosinkinase (MuSK)*: Bei rund 10 % der Patienten lassen sich trotz typischer generalisierter myasthener Symptome und pathologischer elektrophysiologischer Befunde keine AChR-AK nachweisen (»seronegative Myasthenie«), aber AK gegen die muskelspezifische Tyrosinkinase (MuSK) bei 1–10 % der Myasthenie-Patienten insgesamt oder AK gegen lipoprotein-related protein 4 (LRP4) bei 3–50 % der seronegativen Patienten nachgewiesen werden (Gilhus 2016). Anti-MuSK-AK inhibieren die durch Agrin vermittelte Clusterbildung von AChRn bei der Entwicklung der neuromuskulären Endplatte. AK gegen LRP4 beeinträchtigen wie MuSK-AK das Agrin-vermittelte AChR-Clustering. Weiterhin sind bei einigen Patienten Auto-AK gegen Agrin oder Collagen-Q nachzuweisen, deren pathophysiologische Rolle jedoch noch nicht exakt determiniert ist (Gilhus et al. 2016). Inzwischen ist ein kommerzieller Test zur Bestimmung der Anti-MuSK-AK und der LRP4-AK verfügbar.
*Autoantikörper gegen Skelettmuskulatur*: Bei 20–30 % aller MG-Patienten und bei ca. 80 % der Patienten mit einem Thymom lassen sich weitere Autoantikörper gegen Skelettmuskulatur nachweisen, die u. a. das Muskelprotein Titin, den Kaliumkanal Kv1.4 und den Ryanodin-Rezeptor (Kalziumkanal des sarkoplasmatischen Retikulums) erkennen (Gilhus 2016). Die pathogenetische Bedeutung dieser Autoantikörper ist nicht geklärt. Titin-AK (MGT-30) sind selten bei jungen MG-Patienten und sind bei Patienten unter 60 Jahren häufig assoziiert mit einem Thymom (Gilhus et al. 2016).

### J 7.1.4 Radiologische Diagnostik

Unabhängig von Alter, Geschlecht oder Schweregrad der MG haben 10–15 % aller Patienten ein Thymom. Ein hochauflösendes Thorax-CT oder ein Thorax-MRT ist für die Basisdiagnostik unverzichtbar. Sehr kleine, intraparenchymatöse Thymomknoten können sich dabei dem Nachweis entziehen. Die MRT erlaubt bei Thymomen eine bessere Beurteilung bei invasivem Wachstum. Jüngere Myasthenie-Patienten haben meist über das Altersmaß hinaus erhaltenes Thymusrestgewebe. Eine Differenzierung zwischen benignen Thymusveränderungen (lymphofollikuläre Hyperplasie, Thymitis) und einem Thymom ist mit bildgebenden Verfahren nicht zuverlässig

möglich, wenn nicht eine atypische Form, Größe und Invasionszeichen bereits auf einen malignen Prozess hinweisen. Thymome oder Thymomrezidive können, soweit sie Somatostatinrezeptoren exprimieren, mithilfe eines markierten Somatostatinanalogons (111In-[DTPA-D-Phe1]-Octreotid) szintigraphisch und im SPECT detektiert werden. Dieses sehr teure Verfahren ist jedoch nicht standardisiert und erfordert Erfahrung in der Interpretation (Marienhagen et al. 1999).
Patienten mit rein okulären Symptomen sollten ein Schädel-MRT erhalten, um intrakranielle Ursachen auszuschließen. Zur Differentialdiagnostik rein bulbärer Symptome (DD Bulbärparalyse) sind eine Kernspintomographie und eine elektrophysiologische Diagnostik notwendig (**Tab. J 7.2**).

## J 7.2 Verlauf

Die MG gilt als seltene Erkrankung, die sich bis ins hohe Alter manifestieren kann (Slesak et al. 1998a; Evoli et al. 2000; Vincent et al. 2001). Die Prävalenz liegt zwischen 10 und 20 Patienten pro 100 000 Einwohner (Oosterhuis 1997; Phillips 2004; Heldal et al. 2009). Die Inzidenz hat nach neueren epidemiologischen Studien insbesondere unter älteren Patienten zugenommen und liegt zwischen 0,7 und 1,2 pro 100 000 Einwohner (Casetta et al. 2010; Heldal et al. 2009). Junge Frauen in der 3. bis 5. Dekade erkranken zwei- bis dreimal häufiger als Männer, bei denen eine MG in der 7. und 8. Dekade zunehmend häufiger diagnostiziert wird (Casetta et al. 2010; Heldal et al. 2009). Unter den MG-Patienten in Europa und Nordamerika sind etwa 10–14 % Kinder unter zehn Jahren (Andrews 2004).
Die Erkrankung beginnt bei 50–60 % der Patienten mit okulären Symptomen, bei 20 % mit bulbären Symptomen und bei rund 20 % an den Extremitäten. Starke tageszeitliche Schwankungen und ein Seitenwechsel der Symptome (Ptose und Doppelbilder) sind typisch für die Myasthenia gravis. Die okuläre Myasthenie kann spontan remittieren, um nach einiger Zeit erneut wieder aufzutreten. Ohne Behandlung entwickelt sich bei etwa zwei Drittel innerhalb von drei Jahren eine generalisierte MG (Oosterhuis, 1997). Nur bei rund 15 % der Patienten bleiben die Symptome dauerhaft auf die äußeren Augenmuskeln beschränkt (*rein okuläre Myasthenie*). Die Schwäche ist gewöhnlich bilateral und kann im Krankheitsverlauf verschiedene *Muskelgruppen* betreffen. Bulbäre Symptome und eine Schwäche der Kopfhaltemuskulatur scheinen häufiger bei älteren Patienten und bei Patienten mit MuSK-Antikörpern vorzukommen. Patienten mit bulbären Symptomen sind aspirationsgefährdet und neigen zur Dekompensation nach hoch dosierter Gabe von Glukokortikoiden. Die Symptomatik ist meist in den ersten drei bis fünf Jahren am stärksten ausgeprägt und kann sich mit Residualsymptomen, unter anderem mit stark beeinträchtigenden Doppelbildern, stabilisieren. Spontane Remissionen wurden im Langzeitverlauf bei zwischen 10 und 20 % der Patienten berichtet (Oosterhuis 1997) und werden häufiger bei der Myasthenie im Kindesalter beobachtet (Übersicht bei Seybold 1998; Andrews et al. 1994). Exazerbationen können in einzelnen Fällen auch nach langjähriger Remission auftreten. Als Folge der chronischen Endplattendestruktion (funktionelle Denervierung durch die Autoantikörper) bei einer unzureichenden Behandlung entwickelten früher rund 10 % der Patienten mit einem schweren generalisierten Verlauf ausgeprägte Muskelatrophien v. a. im Bereich des Schultergürtels, der Nacken-, Gesichts- und Schlundmuskulatur. Diese *Defekt-Myasthenie* (MGFA V) wird heute selten bei therapierefraktären Verläufen, insbesondere bei seronegativer Myasthenie mit MuSK-Antikörpern und bei Thymom-Patienten, beobachtet.
Insgesamt können heute mehr als 90 % der Patienten gut stabilisiert werden und sind, abgesehen von körperlich sehr belastenden Berufen, voll berufsfähig. Myasthene Krisen sind unter immunsuppressiver Therapie selten geworden (weniger als 2 %) und sind, einschließlich der früher bei MG gegenüber Kontrollen vermehrt letalen Infektionserkrankungen des respiratorischen Traktes (Owe et al. 2006), durch die intensivmedizinischen Behandlungsmöglichkeiten (assistierte Beatmung, frühe antibiotische Therapie, Plasmaaustauschbehandlung, adaptierte Immunsuppression) meist beherrschbar.

## J 7.3 Pathophysiologische Grundlagen der autoimmunen Myasthenia gravis und therapeutische Prinzipien

Ursache der autoimmunen Myasthenia gravis ist ein Verlust aktivierbarer Acetylcholin-Rezeptoren (AChR) an der motorischen Endplatte durch Autoantikörper (Übersichten bei Drachman 1994; Engel 1999; Vincent et al. 2001). Unterschreitet die AChR-Dichte ein kritisches Maß (etwa 50 %), ist das Endplattenpotenzial nicht mehr in der Lage, regelmäßig die kritische Schwelle zur Depolarisation der Muskelmembran zu erreichen bzw. zu überschreiten. Normalerweise werden durch die Transmitterausschüttung stets mehr AChR aktiviert als zur Depolarisation erforderlich wären, sodass die Depolarisation »garantiert« ist (»Sicherheitsfaktor« der neuromuskulären Transmission). Die bevorzugte Beteiligung der äußeren Augenmuskeln wird mit ihrer besonderen Muskelfaserkomposition (tonisch innervierte Muskelfasern ohne Sicherheitsfaktor; sehr hohe Entladungsfrequenzen bei Sakkaden) und mit strukturellen bzw. immunologischen Besonderheiten ihrer Synapsen erklärt (Barton und Fouladvand 2000).
Die Myasthenia gravis wird als eine *prototypische Autoimmunerkrankung* betrachtet, da sie alle klassischen Kriterien (Koch-Witebsky-Kriterien) einer Autoimmunerkrankung erfüllt.
Der Stimulus zur Autoantikörper-Produktion ist unbekannt. Eine Häufung bestimmter HLA-Merkmale wie HLA-B8 und DR3 spricht für eine besondere immungenetische Disposition bei Patienten mit einem frühen Erkrankungsbeginn (Compston et al. 1980). Durch die Übertragung von Immunglobulinen von Myasthenie-Patienten, konnte bei

J 7

Mäusen eine myasthene Symptomatik ausgelöst und somit ein antikörpervermittelter Pathomechanismus bewiesen werden (Toyka et al. 1975). Polyklonale AChR-spezifische Autoantikörper beeinträchtigen die Funktionstüchtigkeit der AChR auf verschiedene Weise: IgG-Antikörper binden bevorzugt an ein immundominantes Epitop der AChR a-Untereinheit und aggregieren die Rezeptorkomplexe, die daraufhin beschleunigt degradiert werden (modulierende Antikörper). Gebundene IgG-Antikörper aktivieren die Komplementkaskade und bewirken dadurch eine fokale Destruktion des postsynaptischen Faltenapparates, der schließlich eine reduzierte AChR-Dichte aufweist (Übersicht bei Drachman 1994; Vincent et al. 2001; Engel 1999). Nur ein geringer Teil der Antikörper blockiert die Bindungsstelle für Acetylcholin auf dem Rezeptor (Jahn et al. 2000).

Der Thymus weist bei der Mehrzahl der MG-Patienten pathologische Veränderungen auf und scheint eine zentrale Rolle bei der Initiierung der Autoimmunpathogenese zu spielen (Übersicht bei (Hohlfeld und Wekerle 2008). Das normale Thymusstroma enthält myoide Epithelzellen, die AChR-Komplexe exprimieren. Neoplastische Thymusepithelzellen exprimieren Determinanten, die mit AChR kreuzreagieren (Marx et al. 1996). Somit sind im Thymus und im Thymom alle Komponenten vorhanden, um bei einer Störung der Toleranzinduktion eine Autoimmunreaktion gegen Determinanten des AChR in Gang zu setzen. Bis zu 70 % der Patienten zeigen im Thymus eine Thymitis (*lymphofollikuläre Hyperplasie*) mit Keimzentren als Ausdruck eines aktiven immunologischen Prozesses. B-Lymphozyten und Plasmazellen dieser Keimzentren produzieren AChR-AK. Die Antikörperbildung wird durch AChR-spezifische T-Helferzellen kontrolliert, die im Blut und im Thymus von Myasthenie-Patienten vorkommen (Hohlfeld et al. 1984; Melms et al. 1988; Sommer et al. 1990). Nach der Thymektomie fällt der AChR-AK-Titer bei Thymitis, nicht aber bei einem Thymom meist deutlich ab. Ebenso kommt es zu Veränderungen regulatorischer T-Zellen (Reinhardt und Melms 2000).

Myasthenie-asoziierte Thymustumore sind charakterisiert durch den Erhalt der organotypischen Struktur, eine ausgeprägte Lymphopoese und den kontinuierlichen Export reifer, potenziell autoreaktiver T-Lymphozyten in die peripheren Immunkompartimente (Buckley et al. 2001; Strobel et al. 2002; Marx et al. 2003). Interaktionen mit B-Lymphozyten führen zur Produktion pathogener AChR-Antikörper. Die pathophysiologische Bedeutung der bei Thymomen vorkommenden Autoantikörper gegen weitere Muskelproteine ist nicht geklärt.

Autoantiköper gegen MuSK verursachen ebenfalls eine postsynaptische neuromuskuläre Störung (Hoch et al. 2001) und zeigen in vielen Fällen eine Korrelation mit dem klinischen Verlauf. Das Verständnis der Immunpathogenese der MuSK-Antikörper-assoziierten Myasthenie ist noch lückenhaft. MuSK-AK scheinen die Zahl funktionsfähiger AChR durch eine Beeinträchtigung des AChR-Clusterings zu vermindern (Cole et al. 2008). Die Immunisierung mit MuSK-Protein löst ein antikörpervermitteltes myasthenes Syndrom aus (Shigemoto et al. 2006).

## J 7.4 Pragmatische Therapie der autoimmunen generalisierten Myasthenia gravis

Das Therapieziel ist eine Remission der myasthenen Symptome unter dem optimierten Einsatz der verfügbaren Therapieangebote, damit die Patienten ihren beruflichen und sozialen Aktivitäten ohne wesentliche Einschränkungen nachgehen können. Heute kann dieses Ziel, bei der überwiegenden Mehrheit aller Patienten erreicht werden. Die Patienten sollten eine Notfallkarte mit Angaben über die aktuelle Therapie (Pyridostigmindosierung, Dauerimmunsuppression) und die Namen ihrer behandelnden Ärzte bei sich tragen. Evidenzlevel und Empfehlungsstärken sind im Text und in **Tab. J 7.7** aufgeführt.

### J 7.4.1 Acetylcholinesterase-Inhibitoren

*Inhibitoren der Acetylcholinesterase (AChE)* (**Tab. J 7.6**) sind das zur Diagnostik eingesetzte Edrophonium-Chlorid, das reversibel an das katalytische Zentrum bindet und mit sehr kurzer Halbwertszeit (HWZ $1{,}8 \pm 0{,}6$ min) renal eliminiert wird und die Carbamylesterverbindungen. Pyridostigmin und Neostigmin, die nahe am katalytischen Zentrum der AChE binden und die Enzymaktivität für drei bis vier Stunden inhibieren, wobei sie als Substrate sehr viel langsamer als ACh hydrolysiert werden. Die meisten Patienten spüren eine Besserung durch AChE-Inhibitoren, aber nur etwa 10 % lassen sich damit allein auf Dauer ausreichend stabilisieren.

AChE-Inhibitoren werden enteral schlecht und variabel resorbiert (Bioverfügbarkeit von Pyridostigmin 7–19 %; (Taylor 2005b). Wichtig für die praktische Anwendung ist die Beachtung der Äquivalenzdosen bei oraler und parenteraler Gabe. Als Faustregel gilt für die *initiale* Umstellung: 1 mg Pyridostigmin i. v. entspricht 30 mg Pyridostigmin oral. Die verschiedenen Substanzen sind in **Tab. J 7.6** zusammengestellt. Ambenonium-Chlorid kann bei Bedarf über den Arzneimittelhandel aus dem Ausland bezogen werden. Es hat eine relativ lange Halbwertszeit und geringere muskarinerge Nebenwirkungen, sodass sich Überdosierungen schleichend, ohne warnende Symptome entwickeln können.

Eine massive Überdosierung von AChE-Inhibitoren führt zu einem Überangebot an ACh, das die AChR durch die verlängerte Transmitterwirkung schließlich desensibilisiert. Die Muskulatur faszikuliert und wird paretisch. Durch die gleichzeitige Stimulation *muskarinischer AChR* des autonomen Nervensystems (»cholinerge Krise«) werden Überdosierungserscheinungen (**Tab. J 7.7**), die den Gastrointestinal-und Respirationstrakt, die Augen (Miosis, Tränenlaufen) und das Herz-Kreislauf-System betreffen, hervorgerufen. Pyridostigmin und Neostigmin passieren nur bei Überdosierungen die Blut-Hirn-Schranke und können dann toxisch bedingte ZNS-

**Tab. J 7.6:** Acetylcholin-Esterase (AChE)-Inhibitoren

| Substanz | Äquivalenz-Dosierung und Einzeldosis | | | Wirkungszeitraum | |
|---|---|---|---|---|---|
| | p. o. | i. v. | i. m. | Beginn | Maximum |
| Pyridostigminbromid* | 60–90 mg | 2–3 mg | 2 mg | 15–45 min | 3–6 h |
| Pyridostigminbromid als Retardtablette** | 90–180 mg | – | – | 60 min | 6–10 h |
| Neostigmin | 15 mg Tbl. sind *nicht mehr* im Handel | 0,5 mg | 1 mg | 10–30 min | 2–3 h |
| Ambenonium-Chlorid | 7,5–10 mg | – | – | 60 min | 6–8 h |
| Edrophonium-Chlorid | – | 10 mg | – | 60 s | 1–3 min |

* Faustregel zur Umstellung *initial:* 1 mg i. v. entspricht 30 mg oral. Weitere Dosierung nach klinischer Beurteilung (Score). Die Literatur nennt Verhältnisse zwischen 1 : 10 und 1 : 50. Die *orale* Tageshöchstdosis sollte im Regelfall nicht mehr als 500 mg betragen; parenterale Maximaldosis kurzzeitig (!) 20 mg/24 h.

** Wirkungszeitraum bis zu 12 Stunden; wegen individueller Resorptionsverhältnisse sehr unterschiedlich.

Antidot nur für muskarinerge AChR: Atropin 0,25–0,5 mg; HWZ ca. 4 h; nikotinische AChR werden durch Atropin nicht beeinflusst!

Pyridostigmin und Neostigmin passieren in normaler Dosierung nicht die Blut-Hirn-Schranke.

Symptome hervorrufen (**Tab. J 7.7**). Atropin antagonisiert alle ACh-Wirkungen an *muskarinischen Rezeptoren*, hat aber keinen Einfluss auf die Muskelschwäche (*nikotinische AChR*).

*Alle Patienten sollten zunächst symptomatisch mit Pyridostigmin behandelt werden.* Die Wirksamkeit der AChE-Inhibitoren ist elektrophysiologisch eindeutig belegt (↑↑, A). Bei generalisierten Symptomen behandelt man mit 30–60 mg Pyridostigmin oral alle vier (minimal drei) bis sechs Stunden. Einzeldosen größer als 120 mg sind praktisch nie notwendig und werden schlecht vertragen. Kinder erhalten zu Beginn 0,5–1,0 mg/kg Körpergewicht (KG) Pyridostigmin oral. Der Bedarf kann tageweise schwanken und v. a. bei Infektionen, emotionaler Belastung oder bei Frauen perimenstruell stärker variieren. Die betroffenen Muskelgruppen sprechen teilweise unterschiedlich auf AChE-Inhibitoren an. Patienten mit Schluckbeschwerden sollten ihre Medikamente 30–60 Minuten vor den Hauptmahlzeiten einnehmen. In Wasser gelöste Tabletten haben einen rascheren Wirkungseintritt. Bei manchen Patienten mit bulbären Symptomen ist Neostigmin als Nasenspray hilfreich (Sghirlanzoni et al. 1992), das in der Apotheke zubereitet werden muss (z. B. Neostigminbromid oder -metilsulfat-Trockensubstanz aus dem Feinchemikalienhandel, 0,5 g ad 10 ml Aqua inject.; Anzahl der Hübe [1 bis 2] muss empirisch gefunden werden).

Pyridostigmin in retardierter Form hat eine längere Halbwertszeit und kann bei Einnahme einer Dosis von 90 bis 180 mg zur Nacht die Ausgangslage am Folgetag verbessern. Aufgrund der Pharmakokinetik und der variablen klinischen Effekte ergibt sich keine Präferenz für den Einsatz der retardierten Form. Die Äquivalenzdosen der gebräuchlichen AChE-Inhibitoren bei oraler und parenteraler Gabe sind in der **Tab. J 7.6** zusammengestellt. Überdosierungserscheinungen im Sinn einer cholinergen Krise sind unterhalb einer Tagesdosis von 400–500 mg/d Pyridostigmin oral nicht zu erwarten. Gastrointestinale Verträglichkeitsprobleme sind auch unter niedriger Dosierung häufig, klingen im Verlauf aber meist ab bzw. können durch Anpassung der Dosierung und der Einnahmezeiten an die individuellen Bedürfnisse (klinische Evaluation nach dem Myasthenie Score; **Tab. J 7.5**) oder die Gabe von Atropin-Tabletten gebessert werden.

AChE-Hemmer können Magenulzera hervorrufen, durch Bronchokonstriktion und -hypersekretion ein Asthma bronchiale verschlechtern und selten einen Asthma-Anfall auslösen (Taylor 1990). Bei Neigung zur Diarrhö unter höheren Mestinon-Dosen kann versuchsweise mit Atropin-Tabletten 0,125–0,25 mg (selten 0,5 mg) oder Pirenzepin (selektiver Muskarinrezeptor-Antagonist) behandelt werden, wenn eine Umverteilung oder Dosisreduktion nicht erfolgreich sind. Antimuskarinerge Substanzen sollten nur unter Beachtung der Gegenanzeigen (u. a. Engwinkelglaukom, Blasenentleerungsstörungen, Tachyarrhythmien) und *nicht* routinemäßig als Begleitmedikation gegeben werden.

## J 7.4.2 Immunsuppressive/immunmodulierende Basistherapie

### J 7.4.2.1 Glukokortikosteroide

Glukokortikosteroide (GKS) haben eine Vielzahl von entzündungshemmenden und immunsuppressiven Wirkungen (Übersicht bei Gold et al. 2001) und sind bei der MG – einer Metaanalyse nach – auch entsprechend evidenzbasierter Kriterien effektiv wirksam (Schneider-Gold et al. 2005) (↑↑, A). 70–80 % der MG-Patienten zeigen eine Besserung der Symptomatik innerhalb von drei Monaten (↑↑, A) (Pascuzzi et al. 1984). Die *Immunsuppression* bei MG wird daher üblicherweise mit Glukokortikoiden (Prednison, Prednisolon, Zieldosis 1–1,5 mg/kg KG) durchgeführt.

In der Praxis werden drei unterschiedliche Applikations- und Dosierungsstrategien verfolgt:

#### 1. Orale GKS-Therapie mit langsamer Eindosierung:

Beginn mit einer Eingangsdosis von 10–20 mg/d Prednison-Äquivalent und nachfolgend Steigerung um 5 mg/d pro Woche bis eine stabile Remission erreicht ist (Zieldosis 1–1,5 mg/kg KG, 60–80 mg/d Prednison-Äquivalent morgens). Der Nachteil dieses Vorgehens besteht in einem langsamen Wirkungseintritt und dem verzögerten Eintritt einer Remission. In Abwägung von Risiken und Nutzen wird man dies daher nur bei sehr leichten Verläufen empfehlen.

**2. Orale GKS-Therapie mit schneller Eindosierung:**

Beginn mit der Zieldosis von 1–1,5 mg/kg KG (60–80 mg/d Prednison-Äquivalent morgens). Der Vorteil dieses Vorgehens besteht in einem rascheren Wirkungseintritt und einem schnelleren Eintritt einer Remission. Bei etwa 10 % der Patienten kommt es jedoch zu transienten, selten auch gravierenden Verschlechterungen, die von einer genuinen Verschlechterung (Progression) der MG abzugrenzen sind.
Für die Erhaltungstherapie soll im Anschluss die minimale effektive Dosis (im besten Fall das Absetzen der GKS) angestrebt werden, die nur individuell empirisch zu ermitteln ist. Dazu ist nach Stabilisierung der myasthenen Beschwerden ein langsames (!) Ausschleichen (beispielsweise Tagesdosisreduktion um 5 mg/d alle 4 Wochen) erforderlich. Manchmal kann man die Wirkung nicht vor 6–12 Monaten beurteilen (Pascuzzi et al. 1984), Übersicht bei (Johns 1987). Ein zu rasches Absetzen kann zum Wiederauftreten der Symptome, dabei nicht selten auch zu einer myasthenen Krise führen.

**3. Intravenöse hochdosierte GKS-Pulstherapie:**

Intravenöse Gabe von (Methyl-)prednisolon in einer Dosis von 500–2000 mg/d über 3–5 aufeinanderfolgende Tage gefolgt von einer oralen Erhaltungstherapie wie oben beschrieben. Diese Pulstherapie kann ggf. im Abstand von 5 Tagen wiederholt werden. Der Nachteil dieses Vorgehens besteht jedoch insbesondere bei Patienten mit bulbären Symptomen in einer rapiden, wenn auch vorübergehenden Verschlechterung der Schluck- und auch Atemfunktion vermutlich als direkter Membraneffekt der GKS. Deshalb wird die hochdosierte GKS-Pulstherapie zu allermeist nur in der myasthenen Krise unter intensivmedizinischen Bedingungen und nur gleichzeitig mit der Plasmapherese/Immunadsorption oder nach Gabe von IVIG eingesetzt.

Glukokortikosteroide haben in der Langzeittherapie ein breit gefächertes Spektrum unerwünschter Arzneimittelwirkungen (**Tab. J 7.7**): Die wichtigsten und häufigsten sind Osteroporose, arterielle Hypertonie, Manifestation oder Entgleisung eines Diabetes mellitus, Adipositas, Cushing-Syndrom, Magenulzera, Katarakt und eine Neigung zu opportunistischen Infektionen.
Eine Osteoporoseprophylaxe sollte bereits parallel zur Steroidtherapie mit 800–2 000 IE Vitamin $D_3$ und 1 000 mg Kalzium pro Tag begonnen werden. Eine frühestmögliche Dosisreduktion oder, wenn möglich, das Absetzen der Steroide ist anzustreben. Bei einer bereits manifesten Osteoporose sind nach den Empfehlungen der Deutschen Gesellschaft für Endokrinologie (DGE) bei Frauen heute Biphosphonate (z. B. Risedronat, 5 mg/d oder Alendronat, 70 mg einmal pro Woche) indiziert (↑). Die Datenlage bei Männern ist diesbezüglich noch nicht ausreichend. Zum aktuellen Stand der Therapie der glukokortikoidinduzierten Osteoporose sei auf einen Algorithmus des Dachverbands Osteologie verwiesen (http://www.dv-osteologie.org). Die beste Prophylaxe gegen diese unerwünschte Wirkung ist die Begrenzung der Behandlungsdauer und der Verzicht auf eine höher dosierte Langzeittherapie.
Bei einer Ulkusanamnese sollten prophylaktisch H2-Rezeptor-Antagonisten (z. B. Ranitidin zur Nacht) oder Protonenpumpen-Inhibitoren (z. B. Omeprazol) verordnet werden. Kaliummangel unter der Steroidtherapie sollte substituiert werden, da das Anheben auf hochnormale Kaliumwerte die Muskelfunktion verbessert. Zur Früherkennung einer Katarakt sollte alle sechs Monate eine augenärztliche Untersuchung mit der Spaltlampe erfolgen.

### J 7.4.2.2 Azathioprin

Azathioprin ist ein Purin-Analogon, das abgebaut wird zu den zytotoxischen und immunsuppressiven Metaboliten 6-Mercaptopurin und Thioinosinat. Thioinosinat hemmt die De-novo-Purinsynthese und damit die Aktivierung und Proliferation von T und B Zellen und induziert deren Apoptose aufgrund eines in diesen Zellen fehlenden metabolischen Weges zur Wiederverwertung von Nukleotiden. Azathioprin ist in der Myastheniebehandlung neben den GKS das am häufigsten eingesetzte Immunsuppressivum (Mertens et al. 1969; Mantegazza et al. 1988; Bromberg et al. 1997; Hart et al. 2007) und seit 2004 für die Behandlung der MG zugelassen (↑↑, A). Die Tagesdosierung beträgt initial 2–3 mg/kg KG, in der Langzeitanwendung bei stabilem Verlauf (klinisch und Antikörpertiter bezogen) etwa 2,5 mg/kg KG mit der Möglichkeit, in langsamen Schritten auf etwa 1 mg/kg KG zu reduzieren. Wegen des langsamen Wirkungseintritts ist der Therapieerfolg bei Monotherapie nicht vor mehreren Monaten zu erwarten. Bei etwa 80 % kommt es unter Azathioprin zu einem Anstieg des mittleren korpuskulären Volumens (MCV) der Erythrozyten, was bei Respondern häufiger und stärker als bei Non-Respondern zu beobachten ist. Azathioprin erlaubt es, GKS in der Langzeittherapie einzusparen, was insbesondere bei älteren Patienten vorteilhaft ist (Slesak et al. 1998b; Evoli et al. 2000; Hart et al. 2007). Die Kombinationstherapie von Azathioprin und Prednisolon war in einer Klasse-1-Evidenz-Studie (↑↑, A) effektiver und es wurden längere Remissionen und weniger Nebenwirkungen als unter Monotherapie beobachtet (Palace et al. 1998). Dabei ist zu beachten, dass die Wirkung der Kombinationstherapie erst nach einer Behandlungsdauer von 12–18 Monaten deutlich wurde.
Bei 10–20 % erreicht man mit Azathioprin auch in Kombination mit GKS keine befriedigende Stabilisierung, sodass andere Immunsuppressiva eingesetzt werden (Therapieresistenz, Therapieeskalation). Das abrupte Absetzen von Azathioprin kann auch bei stabilem klinischen Zustand zum Wieder-

auftreten myasthener Symptome bis hin zur myasthenen Krise führen (Hohlfeld et al. 1985; Michels et al. 1988).
Azathioprin wird über die Xanthinoxidase zu Harnsäure abgebaut oder durch die Thiopurin-S-Methyltransferase (TPMT) methyliert. Beachtet werden muss die Medikamenteninteraktion mit Allopurinol, das die Xanthinoxidase und damit auch den Abbau von Azathioprin hemmt. Azathioprin darf dann nur mit 25 % der Standarddosierung (d. h. 0,5–0,75 mg/kg KG) eingenommen werden, um myelotoxische Nebenwirkungen zu vermeiden, sollte aber am besten ganz vermieden werden. Diese Dosis-Reduktion gilt auch für den neuen selektiven Xanthinoxidase-Hemmer Febuxostat. Zur Senkung der Harnsäure können alternativ zu Allopurinol die allerdings weniger wirksamen Urikosurika Benzbromaron und Probenecid verwendet werden, wenn Azathioprin notwendig erscheint. Bei Erstbehandlung können bei einem kleinen Teil der Patienten (unter 1 %) perakute, schwere unerwünschte Arzneimittelwirkungen (Erbrechen, Durchfall, Kreislaufkrisen) auftreten, die als »idiosynkratische« Sofortreaktion definiert wurden und eine Weiterbehandlung ausschließen (Hohlfeld et al. 1988). Praktisch empfohlen wird eine einmalige orale »Testdosis« von 50 mg vor Beginn einer längerfristigen Therapie, um derartige UAW frühzeitig zu erfassen.
Bei unzureichender oder fehlender TPMT-Aktivität kommt es rasch nach Beginn von Azathioprin zu einer unerwartet starken Myelosuppression. Bei sehr hoher TPMT-Aktivität kann es zur Unwirksamkeit der Azathioprin Therapie durch zu schnellen Abbau von Azathioprin kommen. Vor Therapiebeginn mit Azathioprin kann eine Bestimmung der TPMT-Aktivität oder des TPMT-Genotyps durchgeführt werden. Dies ist allerdings nicht die gängige Praxis. Patienten mit fehlender TPMT-Aktivität (Häufigkeit 1 : 300) oder Homozygotie für bekannte TPMT-Mutationen/SNPs dürfen nicht mit Azathioprin behandelt werden. Dieser Phänotyp ist mit ca. 0,5 % sehr selten (Gisbert et al. 2007). Ob das Vorliegen dieser Mutation mit dem Auftreten der idiosynkratischen Sofortreaktion identisch ist, ist nicht geklärt. Niedrig normale TPMT-Werte sind nicht hilfreich, in diesem Fall muss klinisch langsam titriert werden.
Ein erhöhtes Risiko für Tumorerkrankungen unter Azathioprin scheint bei einer Behandlungsdauer von weniger als 10 Jahren nicht vorzuliegen (Witte et al. 1986; Confavreux et al. 1996). Bei Myasthenie-Patienten wurden unter Azathioprin-Therapie selten Lymphome, myelodysplastische Syndrome und schwerste opportunistische Infektionen beobachtet (Michels et al. 1988; Herrlinger et al. 2000). Aus dem nephrologischen Indikationsgebiet stammen Daten, die eine deutlich erhöhte Inzidenz von kutanen Hyperkeratosen und Hautkrebs unter Azathioprin belegen, was dort auf die erhöhte UVA-Photosensibilität zurückgeführt wird (O'Donovan et al. 2005). Regelmäßige dermatologische Vorsorgeuntersuchungen werden daher bei Dauertherapie auch bei MG-Patienten empfohlen. Bei Auftreten von generalisierten Warzen oder multiplen Basaliomen, muss die Behandlung umgestellt oder reduziert werden. Selten kann es bei intensiver Sonneneinstrahlung zu akuten phototoxischen Reaktionen kommen. Deshalb sollten die Patienten darauf hingewiesen werden intensive Sonneneinstrahlung zu meiden und, wenn erforderlich, Sunblocker (Lichtschutzfaktor 50) zu verwenden.

### J 7.4.2.3 Ciclosporin A

Ciclosporin A (CSA) ist ein lipophiles, zyklisches Polypeptid aus 11 Aminosäuren. CSA ist nicht myelotoxisch und hemmt selektiv T-Zell-abhängige Immunreaktionen. Die Wirkungen von CSA auf B-Zellen und Makrophagen sind dagegen gering. CSA bindet im Zytoplasma spezifisch an Immunophiline und beeinflusst die Signaltransduktion zur Aktivierung zahlreicher, an der Immunantwort beteiligter Gene. Analog wirkt die verwandte Substanz Tacrolimus (FK506). Die Immunsuppression scheint letztlich über eine Aktivierung des suppressiven Zytokins TGF- vermittelt zu werden, bei gleichzeitiger Hemmung proinflammatorischer Zytokine wie Interleukin-2 und Interferon-gamma.
Ciclosporin A (CSA) war in einer placebo-kontrollierten Studie der Klasse-1-Evidenz (↑↑, A) wirksam (Tindall et al. 1993). Gegenüber dieser Studie (CSA-Monotherapie, hohe Dosierung 6 mg/kg KG) setzt man heute CSA in Kombination mit GKS oder bei GKS-Kontraindikationen (wie z. B. Diabetes mellitus) in einer geringeren Dosierung ein (initial 3–4 mg/kg KG, nachfolgend bis zu 2–2,5 mg/kg KG aufgeteilt auf 2 Tagesdosen). Die hier empfohlene Dosis ist aufgrund der dosis-abhängig auftretenden Nebenwirkungen somit deutlich niedriger als in der Tindall-Studie und damit streng genommen nicht geprüft. Die Behandlung kann und sollte durch Spiegelbestimmungen im Blut (Talspiegel vor der morgendlichen Einnahme) überwacht werden. Im Vergleich zu Azathioprin ist der klinische Wirkungseintritt rascher und meist innerhalb von 4–6 Wochen erkennbar. CSA hat ein breites Spektrum an UAW, die meist dosisabhängig sind und durch den Einsatz neuer mikroverkapselter CSA-Formulierungen abgenommen haben. Neben opportunistischen Infektionen, Myelosuppression, Hirsutismus, Gingivahyperplasie und gastrointestinalen Symptomen müssen die Nephrotoxizität mit Hyperkaliämie (Kreatinin-Clearance vor Therapiebeginn muss immer bestimmt werden) und arterielle Hypertonie besonders beachtet werden. Spezielle neurologische UAW sind Tremor, Kopfschmerzen, erhöhte Krampfbereitschaft und die seltene reversible posteriore Leukenzephalopathie (typischer MRT-Befund). Die vom Patienten selbst als störend wahrgenommenen UAW sind ein wesentlicher Grund für mangelnde Therapieverlässlichkeit und häufigem Wunsch nach Umsetzen. Ebenfalls relevant sind die zahlreichen Interaktionen von/mit CSA bei multimorbiden Patienten. Der CSA-Spiegel steigt nach Gabe von Makrolidantibiotika, Kalziumantagonisten, Narkotika, aber auch durch Erhöhung von GKS. Barbiturate, Carbamazepin, Phenytoin, Metamizol und Rifampicin verringern ihn.

### J 7.4.2.4 Tacrolimus

Tacrolimus ist wie Ciclosporin ein Calcineurin-Inhibitor und hemmt selektiv die Transkription proinflammatorischer Zytokine und IL-2 in T-Lymphozyten. Die Wirkung von Tacrolimus ist im Vergleich zu Ciclosporin dosisbezogen um den Faktor 10–100 stärker. Das Nebenwirkungsprofil ist vergleichbar mit dem von Ciclosporin und ebenso wie dort stark abhängig von der Dosis. Tacrolimus wurde in Japan entwickelt und ist dort zur Behandlung der Myasthenia gravis zugelassen (Nagane et al. 2005; Tada et al. 2006). Mehrere offene Studien und kleinere Fallserien berichteten Behandlungserfolge mit Tacrolimus (3–5 mg/d) bei therapierefraktärer MG (Evoli et al. 2002; Konishi et al. 2005; Nagaishi et al. 2008; Minami et al. 2011; Ponseti et al. 2005; Ponseti et al. 2008) (↑, C). Ponseti et al. behandelten in einer monozentrischen und unverblindeten und nicht unumstrittenen Studie eine Kohorte von 79 Myasthenie-Patienten und konnten unter einer niedrigen Dosierung von Tacrolimus (0,1 mg/kg KG) Ciclosporin und Prednisolon absetzen und eine gute Stabilisierung unter einer Monotherapie mit Tacrolimus erreichen, was mit einem Abfall des AChR-AK-Titers einherging (Ponseti et al. 2005; Ponseti et al. 2008). Eine randomisierte und placebo-kontrollierte klinische Studie bei 80 Patienten mit MG mit minimalem klinischen Schweregrad unter bestehender oraler Prednisontherapie (10–20 mg/d) über einen Zeitraum von 28 Wochen untersuchte den steroid-sparenden Effekt von Tacrolimus (3 mg/d). Die orale Prednisondosis wurde ab der 4 Woche stetig reduziert. Es zeigte sich kein signifikanter Unterschied zwischen Tacrolimus und Plazebo bezüglich der mittleren oralen Prednisondosis in den letzten 12 Wochen des Beobachtungszeitraumes. Aufgrund der ausgewählten Studienpopulation und des kurzen Beobachtungszeitraumes lässt diese Studie jedoch nur sehr eingeschränkt Rückschlüsse über die längerfristige Wirksamkeit von Tacrolimus bei Patienten mit unzureichendem Ansprechen auf GKS zu (Yoshikawa et al. 2011). Tacrolimus ist nephro- und neurotoxisch. Es kommt häufig zum Anstieg des Kaliumspiegels (cave: Kaliumsubstitution bei MG) und über Induktion bzw. Blockade des CYP3A4-Metabolismus zu Interaktionen mit anderen Medikamenten und/oder Nahrungsmitteln (wie z. B. Grapefruitsaft).

### J 7.4.2.5 Methotrexat

Methotrexat (MTX) wurde bereits in den 60-er Jahren bei der Myasthenie eingesetzt. Eine Vergleichsstudie mit MTX (17,5 mg/Woche) bei 24 Patienten mit generalisierter MG erbrachte über einen Beobachtungszeitraum von 2 Jahren den gleichen steroid-sparenden Effekt wie Azathioprin (2,5 mg/kg KG/d) (Heckmann et al. 2011). MTX kann als Medikament der Reserve entsprechend dem Einsatz bei der rheumatoiden Arthritis im Dosisbereich von 7,5–25 mg oral/i. v./i. m. einmal pro Woche verabreicht werden (↑, B). Eine aktuelle randosomierte Studie (Pasnoor et al. 2016) ergab Manche Experten bevorzugen MTX als Reservemedikament gegenüber Ciclosporin A bei älteren Patienten (Hilton-Jones 2007).

### J 7.4.2.6 Mycophenolat Mofetil

Mycophenolatmofetil (MMF) ist ein Antimetabolit und hemmt mit einer klinischen Wirklatenz von 2–4 Monaten über die Inosin-Monophosphat-Dehydrogenase (IMPDH) die De-novo-Purinsynthese, die in Lymphozyten im Gegensatz zu anderen Zellen speziell von diesem Enzym abhängt. Nach einem aktuellen Bescheid des Gemeinsamen Bundesausschuss (G-BA) besteht eine Erstattungsfähigkeit von MMF bei Patienten, »bei denen sich Azathioprin als unverträglich erwiesen hat (Unverträglichkeit) oder bei denen sich Azathioprin bei einer ausreichend dosierten Therapie als nicht ausreichend wirksam erwiesen hat oder eine Absenkung der begleitenden Kortikoid-Dosis unter die Cushingschwelle nicht erreichbar war (Therapieresistenz)« (Bundesausschuss 2014).

MMF hat gegenüber Azathioprin pharmakologische Vorteile: Es besteht keine Interaktion mit Allopurinol, der Metabolismus ist unabhängig von der TMPT, und MMF hat eine geringere Hepatotoxizität. Die wichtigsten Nebenwirkungen sind eine chronische Diarrhö, hämolytische Anämie und Ödemneigung.

Unter 50 mit MMF behandelten Schwangeren, die im »European Network of Teratology Information Service« systematisch dokumentiert wurden, wurde eine Missbildungsrate von 21 % und eine Spontan-Abort-Häufigkeit von 35 % registriert (Hoeltzenbein et al. 2012). MMF sollte daher bei geplanter Schwangerschaft rechtzeitig (mindestens 4 Monate) vor Beginn der Schwangerschaft abgesetzt werden. Bei ungeplanten Schwangerschaften muss MMF sofort abgesetzt und eine sonografische Feinuntersuchung mit geburtshilflicher Beratung veranlasst werden. Mit erhöhter Aufmerksamkeit wurden bei stark immunsupprimierten Patienten und einem systemischen Lupus erythematodes einzelne Fälle einer PML beobachtet. Auch der Fall eines primären ZNS-Lymphoms wurde bei einem MG-Patienten wenige Jahre nach Beginn von MMF berichtet (Vernino et al. 2005).

Therapierefraktäre MG-Patienten zeigten in mehreren Kohortenstudien (Ciafaloni et al. 2001; Hanisch et al. 2009; Hehir et al. 2010) eine klinische Besserung mit steroidsparendem Effekt. Die Dosierung beträgt 1500–2000 mg/d und kann nach Spiegelbestimmung angepasst werden. In zwei der Phase-III-Studien konnte weder ein Vorteil von MMF gegenüber einer Monotherapie mit Prednison als Initialtherapie (Muscle Study 2008) noch ein steroidsparender Effekt über einen Zeitraum von 9 Monaten (Sanders et al. 2008) gesehen werden (↔, B). Allerdings dauerte keine Studie länger als 36 Wochen (siehe Wirklatenz von MMF!), die Endpunkte waren sehr streng gewählt und der Therapieeffekt des GKS war unerwartet gut, sodass die Studie für eine (Nicht-)Überlegenheitsstudie unterpowert war. In einer unkontrollierten Kohortenstudie konnte später gezeigt werden, dass sich ein günstiger Effekt von MMF sowohl in der Monotherapie als auch in Kombination mit Prednison erst nach sechsmonatiger Behandlung detektieren lässt (Hehir et al. 2010). Unklar ist weiterhin, ob sich die Beobachtungen der offenen Therapiestudien bei einer längeren Behandlungszeit mit einer größeren Fallzahl bestätigen lassen.

### J 7.4.3 Immunsuppressive/ immunmodulierende Eskalationstherapie

#### J 7.4.3.1 Rituximab und andere monoklonale Antikörper

Es existieren zahlreiche Einzelfallberichte und kleinere Fallserien über die erfolgreiche Anwendung von *Rituximab*, einem monoklonalen CD20-Antikörper zur Depletion zirkulierender B-Lymphozyten bei Patienten mit schwerer therapierefraktärer MG in Kombination mit anderen Immunsuppressiva zur Remissionserhaltung (Überblick in Tandan et al. 2017; Zaja et al. 2000; Wylam et al. 2003; Gajra et al. 2004; Hain et al. 2006; Baek et al. 2007; Illa et al. 2008; Nelson et al. 2009; Blum et al. 2011; Maddison et al. 2011) (↑↑, C). Daten aus randomisierten, kontrollierten Studien fehlen jedoch bisher. Eine Meta-Analyse von 15 unkontrollierten Beobachtungsstudien mit insgesamt 168 Patienten (91 MG mit AChR-AK mit einem medianen Follow-up von 16 Monaten, 70 MG mit MuSK-AK mit einem medianen Follow-up von 26 Monaten und 7 MG ohne AChR- oder MuSK-AK mit einem medianen Follow-up von 12 Monaten) wurde kürzlich publiziert (Iorio et al. 2015). Die Patienten erhielten Rituximab in verschiedenen Dosierungsschemata: 137 Patienten erhielten $4 \times 375$ mg/m$^2$, 12 Patienten erhielten 500 mg an Tag 1 und 8 und 8 Patienten erhielten 1 000 mg an Tag 1 und 15. Die übrigen Patienten erhielten weitere abweichende Schemata.

Die Gesamtansprechrate auf eine Therapie mit Rituximab war 83.9 %. Die Ansprechrate der Patienten mit MuSK-AK war mit 88,8 % numerisch höher als die der Patienten mit AChR-AK mit 80,4 % und der seronegativen Patienten mit 85,6 %. Allerdings waren diese Gruppenunterschiede statistisch nicht signifikant. Rituximab war effektiv in allen angewendeten Dosierungsschemata. Es wurde vermutet, dass IgG4-AK gegen MuSK nahezu ausschließlich von kurzlebigen CD20$^+$ Plasmazellen produziert werden in Gegensatz zu IgG1- und -3-AK gegen AChR, die vorwiegend durch CD20$^-$ langlebige Plasmazellen produziert zu werden scheinen. Dies könnte die tendenziell höhere Effizienz von Rituximab in Patienten mit MuSK-AK im Vergleich zu AChR-AK erklären (Huang et al. 2010; Diaz-Manera et al. 2012). Es zeigte sich ferner ein ebenfalls statistisch nicht signifikanter, inverser Zusammenhang zwischen Erkrankungsdauer und dem Ansprechen auf Rituximab. Dieser Effekt wurde ebenfalls mit dem im Krankheitsverlauf anwachsenden Pool langlebiger CD20$^-$ Plasmazellen erklärt. Unerwünschte Arzneimittelwirkungen zeigten sich in 7/168 Patienten (4,2 %; Infektionen in 4 Patienten, prolongierte B-Zell-Depletion in zwei Patienten und Herzversagen bei einem Patienten). Bislang wurde kein Fall einer Rituximab-assoziierten Progressiven Multifokalen Leukenzephalopathie berichtet.

Diese Meta-Analyse unkontrollierter Beobachtungsstudien unterstützt die Rolle von Rituximab in der Therapie von Patienten mit schwer behandelbarer generalisierter Myasthenie (Iorio et al. 2015).

*Eculizumab* ist ein humanisierter monoklonaler Antikörper, der die Bildung des terminalen Complement-Komplexes in der Membran der Zielzelle inhibiert durch die Blockade der enzymatischen Spaltung von Complement 5 (C5). Eine kürzlich publizierte randomisierte, doppel-blinde und placebo-kontrollierte Phase II Studie untersuchte die klinische Wirksamkeit von Eculizumab bei 14 Patienten mit schwer behandelbarer Myasthenie (Howard et al. 2013). Die Patienten erhielten insgesamt vier Infusionen von Eculizumab oder Plazebo in einer Dosierung von 600 mg in wöchentlichem Abstand (Induktionsphase) gefolgt von 7 zusätzlichen Infusionen von Eculizumab oder Plazebo in einer Dosierung von 900 mg in zweiwöchentlichem Abstand (Erhaltungsphase). 6/7 Patienten in der Verum-Gruppe (86 %) erreichten den primären Endpunkt der Studie (3-Punkte-Reduktion des quantitativen Myasthenia gravis (QMG) Scores). Die Änderung des mittleren QMG war signifikant unterschiedlich zwischen Eculizumab und Plazebo. Eculizumab wurde gut vertragen (Howard et al. 2013). Eine entsprechende Phase III Studie mit unter Standardtherapie refraktäreren Patienten mit generalisierter Myasthenie scheint diese Ergebnisse zu bestätigen. Kürzlich erfolgte die Publikation (Howard et al. 2017) der entsprechenden Phase III-Studie mit Eculizumab 900 mg in wöchentlichem Abstand in Woche 1–4 (Induktionsphase) gefolgt von 1 200 mg in zweiwöchentlichem Abstand in Woche 5–26 (Erhaltungsphase) mit Placebo in 125 Patienten (über 18 Jahre; MGFA II-IV) mit therapierefraktärer, nicht-thymom-assoziierter, generalisierter MG mit AChR-AK (definiert durch 1. das Versagen von mindestens zwei Immunsuppressiva (in Mono- oder Kombinationstherapie) oder 2. das Versagen von mindestens einem Immunsuppressivum mit Notwendigkeit einer dauerhaften Therapie mit Plasmapherese oder IvIg mit hierunter anhaltender myasthener Symptome, die eine Zuordnung in MGFA II–IV erlaubten). Wenngleich der primäre Endpunkt einer Änderung des Myasthenia Gravis-Activities of Daily Living (MG-ADL)-Score nach 26 Wochen gegenüber Baseline in der Verum- gegenüber der Placebo-Gruppe nicht erreicht wurde ($p = 0{,}0698$), zeigte sich eine signifikante Reduktion des Quantitativen Myasthenia Gravis (QMG)-Scores nach 26 Wochen gegenüber Baseline ($p < 0{,}0129$). Seit Kurzem besteht basierend auf diesen Ergebnissen eine Zulassung von Eculizumab für die Behandlung der therapierefraktären, nicht-thymom-assoziierten, generalisierten MG mit AChR-AK. Die therapeutischen Efferkte von Eculizumab sind entsprechend dem Wirkmechanismus innerhalb weniger Tage bis Wochen (ca. zwei bis max. zwölf Wochen) zu erwarten. Die Verabreichung sollte nur nach Herstellung eines Impfschutzes gegen N. meningitidis bzw. in Ausnahmefällen unter entsprechender antibiotischer Behandlung erfolgen.

Die klinische Erfahrung mit anderen aus pathophysiologischen Erwägungen heraus sinnvoll erscheinenden therapeutischen monoklonalen Antikörpern wie anti-CD52/Alemtuzumab (Cohen et al. 2012; Coles et al. 2012) und anti-IL2R/Daclizumab (Gold et al. 2013; Giovannoni et al. 2014) und auch Proteasom-Inhibitoren wie Bortezomib in der Therapie der Myathenie sind derzeit noch spärlich und sollten Einzelfällen vorenthalten bleiben.

#### J 7.4.3.2 Cyclophosphamid

Cyclophosphamid ist eine alkylierende Substanz, die zum Einbau von Alkylgruppen in Amino-, Carboxyl-, Hydroxyl-, Phosphat- und Sulfhydrylgruppen der Ribonukleinsäuren der DNA führt und damit die Zellteilung hemmt und zytotoxisch wirkt. Cyclophosphamid kann bei einer sehr schwer verlaufenden Myasthenie nach Versagen der Standardtherapie eingesetzt werden. Darüber hinaus kann Cyclophosphamid auf dem Boden kleinerer unkontrollierter Fallserien (Lin et al. 2006; Drachman et al. 2008) auch bei Patienten mit andauernder Indikation für eine intermittierende Immunadsorption oder Plasmapherese im Rahmen individueller Heilversuche in Erwägung gezogen werden. Für die sehr schwere und gegenüber den anderen Zytostatika therapierefraktäre, lebensbedrohende MG kann (soll) Cyclophosphamid als ultima ratio eingesetzt werden, da positive Erfahrungen und Studien mit verschiedenen Therapieschemata vorliegen (↑, B):

- *Cyclophosphamid-Pulstherapie:* 500 mg/m$^2$ KOF alle 4 Wochen bis zur Stabilisierung; Begleitmedikation: Uromitexan, Cholinesterase-Inhibitoren, Steroide (De Feo et al. 2002; Evidenz-Klasse-1-Studie). Analog zu anderen schwer verlaufenden Autoimmunerkrankungen kann auch mit 750 mg/m$^2$ KOF alle 3–4 Wochen behandelt werden.
- *Immuno-/Myeloablative Therapie:* 50 mg/kg KG an 4 Tagen, ggf. mit nachfolgender Gabe von G-CSF (Drachman et al. 2003; Gladstone et al. 2004; Lin et al. 2006; kleine Fallstudien, Klasse-3-Evidenz) oder eine auto- oder allogene *Stammzelltransplantation* (Strober et al. 2009). Nur bei Therapieresistenz im Rahmen einer kombinierten Mehrfachtherapie.

Dokumentiert werden sollten die kumulative Dosis und Dauer der Therapie wegen des steigenden Risikos von Fertilitätsstörungen beider Geschlechter nach dem 30. Lebensjahr und Spätfolgen inklusive Malignomen (ca. 1 %, Häufigkeit mit der Therapiedauer und Dosis ansteigend). Bei gegebener Indikation können in Einzelfällen analog der Therapie der ANCA-positiven Vaskulitiden hohe kumulative Dosisbereiche um 50–70 g erreicht werden. Da diese bei oraler Applikation sehr viel schneller erreicht werden als bei intravenöser Applikation, sollte Cyclophosphamid nur noch als intravenöse Pulstherapie und nicht mehr als orale Dauertherapie Verwendung finden. Gravierende Spätkomplikationen der Therapie mit Cyclophosphamid sind: Malignome, Lungenfibrose, Myokardschäden, Dermatofibrome. Die Indikation muss daher streng gestellt werden und sollte ausschließlich durch ein erfahrenes Zentrum erfolgen.

### J 7.4.4 Interventionstherapie

#### J 7.4.4.1 Hoch dosierte parenterale intravenöse Immunglobuline (IvIg)

Intravenöse Immunglobuline (IVIG) bestehen aus gepoolten polyklonalen Immunglobulinen von mehreren Tausend gesunden Spendern. Der genaue Wirkungsmechanismus der IvIg ist weiterhin unbekannt umfasst aber wahrscheinlich eine Vielzahl molekularer Effekte ihrer Fab- und Fc-Fragmente (Gelfand 2012). Intravenöse Immunglobuline (IVIG) sollten mit 0,4 g/kg KG an 5 aufeinander folgenden Tagen verabreicht werden (Imbach et al. 1981), alternativ 1 g/kg KG an 2 Tagen (Bain et al. 1996; Gajdos et al. 2005; Zinman et al. 2007). IVIG sind ortsunabhängig, rasch verfügbar und ohne technischen Aufwand zu applizieren. IVIG verkürzten in der myasthenen Krise die Zeit der Beatmungspflichtigkeit und erwiesen sich dabei ähnlich effektiv wie die Plasmapherese (Gajdos et al. 1997; Gajdos et al. 2012) (↑↑, A). Nach einem aktuellen Bescheid des Gemeinsamen Bundesausschuss (G-BA) vom März 2014 besteht eine Erstattungsfähigkeit von IVIG (Standarddosis: 0,4 g/kg Körpergewicht über 5 aufeinander folgenden Tagen, alternativ 1 g/kg Körpergewicht über 2 Tage) bei »Patienten mit einer Myasthenia gravis, die eine myasthene Krise oder eine schwere Exazerbation entwickeln, auch unter einer laufenden immunsuppressiven Langzeittherapie mit dem Ziel einer Vermeidung oder Verkürzung einer Intensivbehandlung sowie einer Verbesserung im Myasthenie Muskel-Score, einschließlich der Atem- und Schluckfunktion« (https://www.g-ba.de/).

Ebenfalls können IVIG zur Stabilisierung labiler Verhältnisse vor Operationen (einschließlich der Thymektomie) oder vor Beginn einer hoch dosierten Steroidtherapie bei schwerer Myasthenie nützen (↑↑, C). Die klinische Ansprechrate in mehreren offenen Studien beträgt zusammengenommen 80 %. IVIG können neben Steroiden bei einer mittelschweren bis schweren MG im Kindes- und Jugendalter kurzfristig anstelle der Plasmapheresebehandlung zum Einsatz kommen, da sie schneller als Immunsuppressiva wirken, oder bei einer Exazerbation während der Schwangerschaft, wenn GKS nicht ausreichen und eine Plasmapherese zu riskant erscheint. Zum klinischen Stellenwert der IVIG als Erhaltungstherapie – entweder allein oder als Add-on-Therapie bei bereits bestehender immunsuppressiver Medikation – liegen keine Daten aus RCTs vor. IVIG können auf der Basis von Expertenwissen in Einzelfällen außerhalb der Indikation bei einer akuten Exazerbation bzw. myasthenen Krise zur Erhaltungstherapie (initial 5 × 0,4 g/kg KG als Puls, danach 1 × 0,4 g/kg KG alle 4–8 Wochen) über längere Zeit eingesetzt werden (Henze et al. 2010b; Stangel und Gold 2011; Eienbroker et al. 2014). Einzelne Patienten mit therapierefraktären Behinderungen scheinen im Intervall von IVIG zu profitieren (Howard 1998; Achiron et al. 2000). Erwägenswert scheint ihr Einsatz als Dauertherapie bei MG-Patienten, die entweder aufgrund einer Komorbidität (z. B. vorbekannte schwere Osteoporose, rezidivierende Infekte mit resistenten Keimen, Sepsis, hohes Lebensalter), einer Schwangerschaft oder multipler Unverträglichkeitsreaktionen eine (relative) Kontraindikation für die klassische Immuntherapie haben. Ein Therapieversuch mit IVIG ist auch dann erwägenswert, wenn gleichzeitig eine idiopathische thrombozytopenische Purpura (ITP) auftritt und die Standardtherapie nur zur unbefriedigenden Kontrolle der myasthenen Symptomatik und der ITP geführt hat.

**Tab. J 7.7:** Übersicht zur medikamentösen Therapie der Myasthenia gravis

| **Substanzen** | **Dosis** | **Nebenwirkungen (UAW, unerwünschte Arzneimittelwirkungen)** | **Kontraindikationen** |
|---|---|---|---|
| *Cholinesterase-Inhibitoren* | | | |
| **Pyridostigmin Tbl.**<br><br>↑↑, A | Einzeldosis 30–60 mg oral, max. 360 mg/Tag oral<br><br>Äquivalenzdosis zwischen oraler und i. v.-Gabe beachten (**Tab. J 7.6**) | • *Stimulation muskarinischer AChR:* Meteorismus, Diarrhoe, Übelkeit, Erbrechen, Harndrang, Speichel-/Tränenfluss, Schwitzen, vermehrte Bronchialsekretion, Miosis, Bradykardie, arterielle Hypotonie<br>• *Stimulation nikotinischer AChR (Skelettmuskulatur):* Faszikulationen, Spasmen, Schwäche (Depolarisationsblock), cholinerge Krise s. Text.<br>• ZNS: Reizbarkeit, Kopfschmerzen, Krampfanfälle, Koma | • Asthma bronchiale<br>• Prostatahypertrophie<br>• dekompensierte Herzinsuffizienz<br>• akuter Myokardinfarkt<br>• Thyreotoxikose |
| **Ambenonium-Chlorid**<br><br>↑, B | 5–10 mg/Tag max. 40 mg/Tag oral | • geringere gastrointestinale UAWs als Pyridostigmin | • analog Pyridostigmin |
| *Immunsuppressiva* | | | |
| **Allgemein** | | • Knochenmarkdepression<br>• opportunistische Infektionen<br>• Spättumor-Risiko (Lymphome) | • Fehlen einer gesicherten Indikation<br>• floride Infektionen<br>• Impfungen mit Lebendimpfstoffen<br>• Schwangerschaft u. Stillzeit |
| **Glukokortikoide**<br>• **Prednison**<br>• **Prednisolon**<br><br>↑↑, A | 0,5–1,5 mg/kg KG/Tag oral<br><br>Pulstherapie 500–2 000 mg/d über 3–5 Tage intravenös | • Cushing-Syndrom<br>• Diabetes<br>• Infekt- und Thromboseneigung<br>• Blutdruckanstieg<br>• Hypokaliämie, Ödeme<br><br>*Bei Langzeittherapie:*<br>• Osteoporose<br>• aseptische Knochennekrose<br>• Katarakt<br>• Glaukom<br>• psychische Störungen<br>• Schlaflosigkeit<br>• Steroidmyopathie<br>• Begünstigung von Magen- und Duodenalulzera<br>• Störungen der Sexualfunktion<br>• Wachstumsstörungen bei Kindern | • (relative KI bei myasthener Krise)<br>• floride bakterielle Infektionen und systemische Mykosen<br>• manifeste Magen-Duodenalulzera<br>• schwere Osteoporose<br>• psychiatrische Erkrankungen<br>• schwer einstellbarer Hypertonus<br>• entgleister Diabetes<br>• 14 Tage Abstand zu einer aktiven Impfung |
| **Azathioprin**<br><br>↑↑, A | Induktionsdosis: 2–3 mg/kg KG/Tag<br>Erhaltungsdosis: 1,5–2 mg/kg KG/Tag | • Infektanfälligkeit<br>• Knochenmarkdepression<br>• gastrointestinale UAW, Hepatotoxizität, Pankreatitis<br>• Überempfindlichkeitsreaktion<br>• Ideosynkrasie<br>• Arthralgien und Myalgien<br>• Alveolitis<br>• Hautveränderungen<br>• Lymphomrisiko | • Schwangerschaft: Azathioprin darf bei entsprechender Indikation verordnet werden. Eine stabil auf Azathioprin eingestellte Patientin sollte nicht umgestellt werden. Stillzeit: Eine Azathioprin-Therapie und volles Stillen schließen sich nicht aus. Im Einzelfall kann bei entsprechenden Verdachtsmomenten eine Blutbildkontrolle beim Kind indiziert sein (www.embryotox.de).<br>• keine Impfungen mit Lebendimpfstoffen<br>• gleichzeitige Gabe von Allopurinol führt zu Myelotoxizität und Agranulozytose (Hemmung der Xanthinoxidase) – Dosisreduktion auf 25 % Azathioprin oder Umstellung von Allopurinol auf Probenezid oder Benzbromaron<br>• schwere Knochenmark- und Leberschädigung<br>• fortgeschrittene Niereninsuffizienz |

**Tab. J 7.7:** Übersicht zur medikamentösen Therapie der Myasthenia gravis (Fortsetzung)

| Substanzen | Dosis | Nebenwirkungen (UAW, unerwünschte Arzneimittelwirkungen) | Kontraindikationen |
|---|---|---|---|
| **Ciclosporin A**<br>↑↑, A | 2(–5) mg/kg KG/ Tag in 2 Einzeldosen | • Arterielle Hypertonie<br>• Nephrotoxizität (Nephropathie, Hyperkaliämie),<br>• Enzephalopathie (posteriore reversible Enzephalopathie, Tremor, epileptische Anfälle)<br>• Hepatotoxizität<br>• Hirsutismus<br>• Gingivahyperplasie<br>• sekundäre Neoplasien, Infekte | • Niereninsuffizienz<br>• weiteres ergibt sich aus dem Profil der Nebenwirkungen<br>• Schwangerschaft (negativer SS-Test vor Beginn der Therapie) |
| **Methotrexat**<br>↑, B | 1 × 7,5–15 mg/ Woche max. 1 × 25 mg/ Woche jeweils in Kombination mit Folsäure (5 mg) 24 Stunden nach Anwendung | • Knochenmarkdepression<br>• Hepatotoxizität gastrointestinale Symptome Stomatitis, Ulzera,<br>• Exanthem. kutane Vaskulitis, Photosensibilität, Haarausfall<br>• Nierenfunktionsstörung<br>• Zystitis<br>• Hyperurikämie<br>• Lungenfibrose<br>• Psychiatrische Störungen<br>• Osteoporose | • vorbestehende Leberschädigung<br>• Übergewicht<br>• Alkoholkrankheit<br>• Niereninsuffizienz<br>• floride gastrointestinale Ulzera<br>• Schwangerschaft und Stillzeit (sichere Kontrazeption bis 3 Monate nach dem Absetzen)<br>• negativer Schwangerschaftstest vor Beginn der Therapie |
| **Mycophenolatmofetil Mycophenolsäure**<br>↔, B | 0,5–3 g/Tag meist 2 × 1 g/ Tag | • Gastrointestinale Symptome (Übelkeit, Erbrechen, Diarrhoen, GI-Blutungen)<br>• Knochenmarkdepression<br>• Infektneigung<br>• Lymphom- und PML-Risiko | • KI ergeben sich aus dem Profil der Nebenwirkungen<br>• Cave: Missbildungsrisiko; effektive Kontrazeption bis sechs Wochen nach Beendigung der Therapie empfohlen, negativer Schwangerschaftstest vor Beginn der Therapie |
| **Tacrolimus**<br>↑, C | 0,1-0,2 mg/kg KG/Tag in 2 Einzeldosen | UAWs ähnlich wie bei Ciclosporin A:<br>• Infektanfälligkeit<br>• Knochenmarkdepression<br>• gastrointestinale Symtome, Hepatotoxizität, Pankreatitis<br>• Überempfindlichkeitsreaktion<br>• Ideosynkrasie<br>• Arthralgien und Myalgien<br>• Alveolitis<br>• Hautveränderungen<br>• Lymphomrisiko<br>• Arterielle Hypertonie<br>• Nephrotoxizität (Nephropathie, Hyperkaliämie),<br>• Enzephalopathie (posteriore reversible Enzephalopathie, Tremor, epileptische Anfälle)<br>• Hepatotoxizität<br>• Hirsutismus<br>• Gingivahyperplasie<br>• sekundäre Neoplasien, Infekte | • gleichzeitige Gabe von CSA,<br>• weitere KI ergeben sich aus dem Profil der Nebenwirkungen<br>• negativer Schwangerschaftstest vor Beginn der Therapie |
| **Cyclophosphamid**<br>↑, B | Pulstherapie mit 500–750 mg/ $m^2$ KOF i. v. alle 4–8 Wochen unter Urothelprotektion mit Uromitexan | • Knochenmarkdepression<br>• gastrointestinale Symptome<br>• Zystitis<br>• Haarausfall<br>• Leber- u. Nierenschädigung<br>• Hyperurikämie<br>• Dermatitis, Stomatitis<br>• erhöhte Inzidenz von Spät-Tumoren | • Fortgeschrittene Niereninsuffizienz<br>• Schwangerschaft und Stillzeit, weitere KI ergeben sich aus dem Profil der Nebenwirkungen |

Tab. J 7.7: Übersicht zur medikamentösen Therapie der Myasthenia gravis (Fortsetzung)

| Substanzen | Dosis | Nebenwirkungen (UAW, unerwünschte Arzneimittelwirkungen) | Kontraindikationen |
|---|---|---|---|
| | Empirische kumulative Höchstdosis bei begründeter Indikation 50–70 g im Verlauf mehrerer Jahre. Eine orale Cyclophosphamid-Therapie wird aufgrund der Nebenwirkungen und großen kumulativ erreichten Dosen nicht mehr empfohlen. | | |
| **Rituximab**<br>↑↑, C | 2 × 1 000 mg (375 mg/m² KOF) im Abstand von zwei Wochen, ggf. Erhaltungstherapie nach 6–12 Monaten | • Infusion-Reaktionen innerhalb von 24 Stunden nach Applikation, Infektionen (oberen und untere Atemwege, Harnwegsinfektionen), toxische epidermale Nekrolyse (Lyell Syndrom), Stevens-Johnson Syndrom, Progressive Multifokale Leukenzephalopathie (PML). | schwere Infektionen (Tbc, HIV, Hepatitis, Sepsis, opportunistische Infektionen), maligne Erkrankungen, stark geschwächte Immunabwehr, Schwangerschaft, Stillzeit |
| **Eculizumab** (Soliris®)<br>↑, B | 1 × 900 mg i. v. wöchentlich in Woche 1–4 (Induktionsphase), dann 1 × 1 200 mg i. v. zweiwöchentlich ab Woche 5 (Erhaltungsphase) | • Meningokokkeninfektion und andere teils schwere systemische Infektionen<br>• Infusionsreaktionen und Anaphylaxie<br>• Leukopenie incl. Lymphopenie<br>• Anämie<br>• Thrombozytopenie<br>• Athralgien<br>• Myalgien<br>• gastrointestinale Beschwerden<br>• u. a. | Nicht ausgeheilte Infektion mit Neisseria meningitidis, fehlender aktueller Impfschutz gegen Neisseria meningitidis (außer unter geeigneter Antibiotikaprophylaxe bis einschließlich zwei Wochen nach erfolgter Impfung mit Impfstoffen gegen die Serogruppen A, C, Y, W 135 und B von Neisseria meningitidis), fehlender oder unvollständiger Impfschutz gemäß den aktuellen Empfehlungen der STIKO, andere aktive systemische Infektionen, Überempfindlichkeit gegenüber Eculizumab, murine Proteine oder sonstige Bestandteile, Schwangerschaft und Stillzeit |

### J 7.4.4.2 Plasmapherese und Immunadsorption

Die Plasmapherese entfernt unselektiv die nicht korpuskulären Blutbestandteile über Blutzentrifugen oder Plasmaseparatoren mit Gefäßzugang über großvolumige periphere oder zentrale Venenkatheter. Die Plasmapherese wird mit Erfolg seit 1976 bei der Myasthenia gravis eingesetzt (Pinching und Peters 1976; Dau et al. 1977; Samtleben et al. 1980). Die Indikation besteht in der myasthenen Krise, zur Stabilisierung labiler Verhältnisse vor Operationen (einschließlich der Thymektomie) oder vor Beginn einer hochdosierten Steroidtherapie bei schwerer Myasthenie. Es werden typischerweise 6–8 Behandlungen (anfangs auch täglich, meist an jedem zweiten Tag das ein- bis eineinhalbfache Plasmavolumen) durchgeführt, bis eine klinische Stabilisierung erreicht ist. Ohne begleitende Immunsuppression ist die klinische Wirkung wegen der verstärkten Antikörper-Neuproduktion auf wenige Wochen begrenzt (Newsom-Davis et al. 1978; Heininger et al. 1985). Nach jeder Behandlung ist eine Substitution mit Humanalbumin nötig. Bei sekundärem Antikörpermangel-Syndrom (IgG < 150 mg/dl) wird eine Substitution mit polyvalentem IgG empfohlen. Die vorübergehende Depletion von Gerinnungsfaktoren begrenzt die Austauschfrequenz und muss bei einer anderweitig indizierten Antikoagulation bedacht werden. Multimorbide, betagte Patienten, insbesondere mit Herzerkrankungen, sind durch die Volumenbelastung gefährdet. Studienergebnisse zur Beeinflussung des Langzeitverlaufs einer Myasthenie durch Plasmapherese gegenüber der Immunsuppression fehlen (Gajdos et al. 2002). In der Behandlung myasthener Exazerbationen sind Plasmapherese und IVIG trotz einer kontroversen Einschätzung eines Reviews von Arbeiten zwischen 1995 und 2009 (Cortese et al. 2011) wahrscheinlich gleichwertig und sollten beide ggf. auch in Kombination (Schneider-Gold et al. 2016) als Behandlung eingesetzt werden (Gajdos et al. 2008; Skeie et al. 2010) (↑↑, A). Eine nicht als Äquivalenzstudie geplante randomisierte kontrollierte Studie konnte keinen signifikanten Unterschied zwischen beiden therapeutischen Ansätzen herausarbeiten (Gajdos et al. 1997). Eine neuere Vergleichsstudie mit 84 Patienten mit moderater bis schwerer MG (QMGS > 10.5) und klinischer Exazerbation zeigte eine vergleichbar Effektivität von IVIG und Plasmapherese bezüglich des primären Endpunktes der Reduktion des QMGS (69 % bei IVIG und 65 % bei Plasmapherese) und deren Dauer sowie sekundärer klinischer und elektrophysiologischer Endpunkte über einen Beobachtungszeitraum von 60 Tagen (Barth et al. 2011).

Eine vergleichbare Effektivität der Immunadsorption in der Therapie der myasthenen Krise konnte kürzlich in einer randomisierten, kontollierten Studie gezeigt werden (Kohler et al. 2011) (↑↑, A). Die logistischen und technischen Voraussetzungen entsprechen denen der Plasmapherese. Bei diesem Verfahren werden entweder semiselektiv IgG mit einer Tryptophan-Polyvinyl-Gelmatrix (Heininger et al. 1985) bzw. kostenintensiven Protein-A-Säulen (Skeie et al. 2010) entfernt oder selektiv IgG der Subklassen IgG 1, 2, und 4 mittels Bindung an Protein-A-Sepharose eliminiert (Grob et al. 1995). Vorteile der Immunadsorption sind die fehlende Notwendigkeit zur Substitution von Plasmaproteinen, bei Protein-A-Säulen auch die fehlende Störung der Gerinnungsverhältnisse und die Möglichkeit zu weitaus höheren Austauschvolumina ohne kritische Volumenschwankungen. Die Verwendung kleinerer Säulen hat zu einer erheblichen Kostensenkung dieses eleganten, aber teuren Therapieverfahren geführt. Eine Thromboseprophylaxe darf nicht ausgesetzt werden. Daher ist aufgrund der insgesamt kürzeren Behandlungsdauer und der damit verbundenen rascheren Remission der klinischen Symptomatik die Immunadsorption – ggf., in Kombination mit Plasmapherese (Schneider-Gold et al. 2016) – der Plasmapherese alleine vorzuziehen.

### J 7.4.4.3 Thymektomie

Eine kürzlich publizierte multizentrische, einfachverblindete, randomisierte Studie verglich den Effekt von transsternaler Thymektomie und Prednisolon jeden zweiten Tag mit Prednisolon jeden zweiten Tag allein in 126 Patienten im Alter von 18 bis 65 Jahren mit nicht-thymom-assoziierter, AchR-Antikörper positiver, generalisierter Myasthenia gravis mit einer Erkrankungsdauer von weniger als 5 Jahren bezüglich des Effektes auf den Quantitative Myasthenia Gravis Score (QMGS) sowie den Steroidbedarf über 3 Jahre. Die thymektomierten Patienten wiesen einen niedrigeren zeitlich gewichteten mittleren QMGS (6.15 vs. 8.99, P < 0.001), einen geringeren Steroidbedarf (44 mg vs. 60 mg, P < 0.001), sowie weniger häufig eine zusätzliche Immunsuppression mit Azathioprin (17 % vs. 48 %, P < 0.001) und eine geringere Häufigkeit myasthener Krisen (9 % vs. 37 %, P < 0.001) auf im Vergleich zu nicht-thymektomierten Patienten (Wolffe et al. 2016).

Die Thymektomie stellt daher für Patienten mit einer generalisierten Myasthenie ohne Thymom eine Therapieoption dar, die nun eine Klasse-1-Evidenz erreicht (Wolffe et al. 2016) (↑↑, A). Die Thymektomie sollte nur bei stabilen klinischen Verhältnissen, d. h. in der Regel nach einer wirksamen Vorbehandlung durchgeführt werden und hat dann eine sehr geringe perioperative Mortalität (< 1 %). Der Erfolg einer Thymektomie tritt meist verzögert ein. Patienten im Alter von 15–50 Jahren mit generalisierter Myasthenie scheinen am deutlichsten von der Thymektomie zu profitieren, wenn diese innerhalb von 1–2 Jahren nach Diagnosestellung durchgeführt wird. Diese Altersgrenzen zur Thymektomie sind willkürlich und werden von manchen Experten weniger eng angesetzt (Hohlfeld et al. 1993).

Bei Kindern und Jugendlichen im Alter von 5–14 Jahren mit einer AChR-AK-positiven MG sollte die Thymektomie erst nach unzureichendem Ansprechen auf Cholinesterase-Inhibitoren und GKS und bei generalisierter MG mit behindernder Symptomatik erwogen werden, wobei nachteilige Wirkungen einer Thymektomie auf das Immunsystem ab dem 5. Lebensjahr nicht belegt sind. Zum Stellenwert einer Thymektomie bei Patienten mit einer rein okulären Myasthenie ohne Thymom existiert bisher keine ausreichende Datenbasis (Benatar und Kaminski 2012). Die Thymektomie wird in dieser Situation von einzelnen Experten als Option betrachtet, wenn die medikamentöse Therapie unzureichend wirkt (Schumm und Stohr 1984; Roberts et al. 2001). Möglicherweise kann diese ähnlich der immunsuppressiven Therapie einer Generalisation der okulären Myasthenie entgegenwirken (Kerty et al. 2014). Seronegative Patienten scheinen nicht von einer Thymektomie zu profitieren. In Einzelfällen kann diese ebenso wie die Therapie mit einem monoklonalen Antikörper im Rahmen eines individuellen Heilversuches erwogen werden.

Bei Patienten mit MuSK-Antikörpern ist eine Thymektomie nicht indiziert, da sich histopathologisch keine relevanten Veränderungen des Thymus finden.

#### Technik der Thymektomie

Standardverfahren war bisher die transsternale Thymektomie (TS-Tx) mit Entfernung des gesamten Thymus und retrosternalen Fettgewebes. Angestrebt wird hierbei die »maximale« Thymektomie (Jaretzki et al. 1988). Minimalinvasive Eingriffe (Novellino et al. 1994; Sabbagh et al. 1995; Yim et al. 1995; Ruckert et al. 1999; Gellert et al. 2005; Bachmann et al. 2008; Ye et al. 2013) werden zunehmend eingesetzt, sind jedoch nicht frei von Komplikationen. Die vorliegenden, teilweise großen Fallserien zur videoassistierten thorakoskopischen Thymektomie (VAT-Tx) können aufgrund z. T. erheblicher konfundierender Faktoren nur mit Einschränkungen miteinander verglichen werden, wenn auch die Auswirkungen auf therapeutische und klinische Surrogate bislang ähnlich zu sein scheinen (Meyer et al. 2009). Die endoskopische Thymektomie ist in erfahrenen Zentren inzwi-

**Tab. J 7.8:** Vergleichende Klassifikation von Thymustumoren (nach Muller-Hermelink und Marx 2000)

| Klinisch-pathologische Klassifikation | Neue WHO-Klassifikation | Häufigkeit bei Myasthenie[1] | Histopathologische Klassifikation |
|---|---|---|---|
| Benignes Thymom[2] | A | 6,7 % | medulläres Thymom, Spindelzellthymom |
| | AB | 16,7 % | Thymom vom Mischtyp |
| Maligne Thymome, Kategorie I | B1 | 10,0 % | organotypische Thymustumore oder -karzinome<br>• vorherrschend kortikales Thymom |
| | B2 | 36,7 % | • kortikales Thymom |
| | B3 | 26,7 % | • gut differenziertes Thymuskarzinom |
| Maligne Thymome, Kategorie II | C | 3,3 % | nicht-organotypische Thymustumore oder -karzinome |

1 Zahlen aus der Serie von Chen et al. 2002; N = 200

2 Der Begriff »*benignes Thymom*« bezeichnet hier das *klinisch benigne* Verhalten der Thymome vom Typ A und AB unabhängig vom Invasionsgrad. Ursprünglich wurden alle gekapselten Thymome unabhängig von ihrer Histologie als *benigne* bezeichnet.

schen Standard, wobei jedoch in Abhängigkeit vom intraoperativen Befund eine erweiterte transsternale Operation erfolgt. Bei einem Thymom wird aus Gründen der radikalen Tumorentfernung unabhängig von der Tumorgröße ein transsternaler Zugang durchgeführt.

### Thymom und Myasthenia gravis (paraneoplastische Myasthenia gravis)

Beim Nachweis eines Thymoms besteht unabhängig von der Ausprägung der MG eine Operationsindikation (↔, A). In jedem Falle sollte die histologische Aufarbeitung durch eine Referenzpathologie ergänzt werden, die die WHO- (Marx und Muller-Hermelink 1999), die Masaoka- (Okumura et al. 2002) Klassifikation sowie den Resektionsstatus (R0, R1, R2) enthalten sollte. Ältere und multimorbide Patienten können palliativ strahlentherapiert werden, wenn eine geringe Tumorausbreitung, eine langsame Progredienz des Thymoms und gut kompensierbare Myastheniesymptome vorliegen. Primär inoperable Thymome und Rezidive können bei positivem Octreoscan neoadjuvant mit Somatostatin-Analogon plus Prednisolon behandelt werden (Kurup und Loehrer 2004; Loehrer et al. 2004).
Die wichtigsten Prognosemarker sind das intraoperative Tumorstaging (Masaoka et al. 1981) und die Tumordignität (Strobel et al. 2004).

*Stadium I:* komplett umkapselter Tumor ohne mikroskopische Kapselperforation.
*Stadium IIA:* Mikroskopische. Invasion des umgebenden Fettgewebes oder der mediastinalen Pleura.
*Stadium IIB:* Makroskopische Invasion in die Pleura.
*Stadium III:* Makroskopische Invasion in das Perikard, die großen Gefäße und die Lunge.
*Stadium IVA:* Intrathorakale Ausbreitung mit Metastasen in Pleura und/oder Perikard.
*Stadium IVB:* Fernmetastasen nach lymphogener oder hämatogener Aussaat (sehr selten).

Thymome im Stadium I und II mit Klassifikation nach WHO-Typ A, AB und B1 haben ein geringes Rezidivrisiko, sodass man nach chirurgisch vollständiger Resektion (RO) abwarten kann. Thymome WHO-Typ B2 und B3 im Stadium II sowie alle Stadien III und IV müssen auf dem Boden eines interdisziplinären Konzepts behandelt werden. Bisheriger Standard ist die Strahlentherapie bei lokal begrenztem Tumor. Bei Pleurametastasierung (Masaoka IVa) macht die Bestrahlung keinen Sinn wegen der diffusen Aussaat, solche Patienten sollten in entsprechend erfahrenen Zentren operiert werden.
Bei lokal-invasiven Thymomen hat die adjuvante Chemotherapie Bedeutung (Phase-II-Studien: ADOC: Doxorubicin, Vincristin, Cisplatin, Cyclophosphamid; Ansprechrate bis 90 %, medianes Überleben 1,3 Jahre (Fornasiero et al. 1991); PAC: Cisplatin, Doxorubicin, Cyclophosphamid; Ansprechrate 50 %, medianes Überleben 3,2 Jahre (Loehrer et al. 1994; Lemma et al. 2011); aktuelle Studiendaten bei (Giaccone 2005; Wright 2008; Schmitt und Loehrer 2010). Eine weitere Therapieoption stellt die HITOC Behandlung dar, eine lokale, intrapleurale Chemotherapie mit erwärmtem Platin (Ried et al. 2013a, b). Octreotid LAR kann als individueller Heilversuch eine Therapieoption bei inoperablem metastasierten Thymom mit entsprechendem Rezeptorprofil angewandt werden (Kirzinger et al. 2016).

## J 7.4.5 Spezielle Therapie der okulären Myasthenie

Patienten mit einer rein okulären Myasthenie sprechen oft bereits auf geringe Dosen von Pyridostigmin an und können z. B. mit 3 × oder 4 × 20–30 mg/Tag befriedigend behandelt werden. Für eine ökonomische Behandlung bieten sich die teilbaren Kalymin® 60 mg Tabletten an. Eine Ptose spricht meist besser als die Doppelbilder auf Pyridostigmin an. Ist eine zufriedenstellende Wirkung mit 180 mg/d nicht zu erreichen, sollte man versuchsweise ganz auf Pyridostigmin verzichten. Zur Korrektur einer kosmetisch störenden Ptose

werden verschiedene mechanische Hilfsmittel genannt (z. B. ein Lidretraktor an der Innenseite einer Brille oder ein Stückchen durchsichtiges Klebeband). Eine Lidraffung ist selten indiziert.
Persistierende, therapierefraktäre Doppelbilder stellen in der Praxis ein ungelöstes Problem dar und erfordern letztlich ein wechselseitiges Abdecken eines Auges (Klebefolie auf der Brille) zur Exklusion. Selten ist die Augenfehlstellung so stabil (typischer ist ein wechselnder Schielwinkel), dass eine Prismenkorrektur die Symptome behebt. Selbstklebende Prismenfolien für Brillengläser gibt es im Fachhandel.
Doppelbilder können die Patienten im Alltag gefährden, sodass bei unzureichender Wirkung von Pyridostigmin GKS eingesetzt werden. Oft führen 20–25 mg Prednison-Äquivalent innerhalb von zwei bis drei Wochen zu einer deutlichen Besserung der okulären Symptomatik. Nach langsamer Reduktion auf die minimal wirksame Dosis kann zur Remissions-erhaltenden Therapie eine Umstellung auf eine alternierende. Einnahme mit einem steroidfreien Tag versucht werden. Bei ungenügendem Ansprechen der okulären Symptome, und zur Einsparung von Glukokortikoiden kann bei AChR-AK-positiver okulärer Myasthenie Azathioprin eingesetzt werden (Gilhus 2016). Wie jede immunsuppressive Langzeit-Therapie sollte die Indikation allerdings regelmäßig (d. h. z. B. alle 1–2 Jahre) »hinterfragt« und eine allmähliche Dosisreduktion zumindest versucht werden. Die Indikation zur Thymektomie wird bei einer rein okulären Myasthenie ohne Hinweis auf ein Thymom sehr zurückhaltend gestellt. Die Indikation kann bei jüngeren Patienten (< 45 Jahre) mit einem hohen AChR-AK-Titer und unzureichender Besserung unter Glukokortikoiden, Azathioprin, und anderen Immunsuppressivageprüft werden.

## J 7.5 Neonatale Myasthenie

Symptome einer neonatalen Myasthenie werden durch den diaplazentaren Austausch von Autoantikörpern (Immunglobuline der IgG-Klasse) zwischen Mutter und Kind hervorgerufen und treten bei rund 12 % der Neugeborenen auf. Weder der klinische Myastheniestatus der Mutter noch deren Autoantikörper-Status und -Titer sind sichere Prädiktoren einer neonatalen Myasthenie. Charakteristisch sind eine Trinkschwäche, kraftloses Schreien, allgemeine Muskelschwäche (floppy baby), Dyspnoe und selten okuläre Symptome. Das Ansprechen auf 0,1 mg Neostigmin s. c. oder i. m. ist diagnostisch. Pyridostigmin wird oral über eine Nasensonde oder parenteral bis zum Abklingen der Symptome verabreicht. Die Entwicklung cholinerger Überdosierungszeichen (**Tab. J 7.7**) muss engmaschiger als bei Erwachsenen erfolgen. In schweren Fällen sollte eine Plasmaseparation bzw. Austauschtransfusion diskutiert werden. Die neonatale Myasthenie ist selbstlimitierend und klingt nach 2–4 Wochen ab. Bis zum völligen Verschwinden der Auto-AK können mehrere Monate vergehen (Papazian 1992).

## J 7.6 Autoimmune Myasthenie bei Kindern

Epidemiologische Daten zur Myasthenie bei Kindern sind spärlich: Der Erkrankungsbeginn liegt bei 10–15 % aller Patienten vor dem 20. Lebensjahr (Andrews 2004). Positive AChR-AK sind nur bei 50–70 % nachweisbar. Somit stellen die seronegative Myasthenie, kongenitale myasthene Syndrome und andere neuromuskuläre Störungen wichtige Differentialdiagnosen dar, die eine z. T. sehr umfangreiche Diagnostik erfordern. Vor der Pubertät sollten die Therapiemöglichkeiten mit Pyridostigmin, IvIg und kurzzeitigen oralen Steroidgaben bzw. Steroidpulstherapien ausgeschöpft und Dauerimmmunsuppressiva nur zurückhaltend eingesetzt werden. Die Thymektomie scheint bei frühzeitiger Durchführung am effektivsten zu sein und wird bei schwerer Myasthenie inzwischen auch bei Kindern ab dem Alter von etwa fünf Jahren nach Abschluss der Grundimmunisierung durchgeführt, ohne dass daraus erkennbare Nachteile für die weitere immunologische Situation des Kindes zu beobachten wären. Aufgrund der relativ hohen Rate an Spontanremissionen ist die Indikation jedoch gut zu prüfen und eine gewisse Zeit der Beobachtung unter adäquater Therapie anzuraten (Della Marina et al. 2014). Die Indikation der Immunsuppressiva folgt denselben Grundsätzen wie bei der Myasthenie im Erwachsenenalter. Zunächst kommen Glukokortikoide, eventuell in alternierender Gabe, zum Einsatz. Ältere Kinder mit einem besonders schweren und therapierefraktären Verlauf werden kombiniert mit Azathioprin unter Beachtung der üblichen Kautelen und Zielparameter behandelt (Della Marina et al. 2014). In sehr schweren Fällen kann auch Rituximab zum Einsatz kommen (Wylam et al. 2003). IvIG sind kurzfristig bei einer Exazerbation, einer myasthenen Krise und der Operationsvorbereitung hilfreich (Selcen et al. 2000).

## J 7.7 Myasthene Krise

Die myasthene Krise ist ein neurologischer Notfall, der intensivmedizinisch behandelt werden muss. (Lacomis 2005; Toyka und Müllges 1994; **Kasten J 7.1**). Eine myasthene Krise kann früh im Verlauf einer schweren generalisierten Myasthenie und nach der Thymektomie auftreten. Auslösefaktoren sind meist Infektionen, metabolische Störungen, unbeabsichtigte Einnahme von Medikamenten, die die neuromuskuläre Übertragung stören oder das Aussetzen der AChE-Inhibitoren (Thomas et al. 1997). *Klinische Leitsymptome* sind neben der schweren Muskelschwäche eine im Vordergrund stehende Erschöpfung der Atem- und Schlundmuskulatur und dadurch bedingte respiratorischer Insuffizienz und Aspirationsgefahr. Häufig entwickelt sich eine Aspirationspneumonie infolge einer bereits stattgehabten stillen Aspiration. Wichtigste Erstmaßnahmen sind die Freihaltung der Atemwege und Sicherstellung der Sauerstoffzufuhr (Racheninspektion, Guedel-Tubus, manuelle Beatmung, $O_2$-Maske).
Eine *cholinerge Krise* wird durch Einnahme exzessiver Dosen von AChE-Inhibitoren (mehr als

**Kasten J 7.1:** Maßnahmen zur Behandlung der myasthenen Krise (nach Toyka und Müllges 1994)

**I. Respiratorische Insuffizienz ohne Intubationspflichtigkeit**
- Lagerung mit erhöhtem Oberkörper; Rachen freihalten, evtl. Guedel-Tubus.
- Sauerstoff-Maske; Sauerstoffsättigung überwachen; Pulsoxymeter.
- i. v. Cholinesterase-Inhibitoren: initial Bolus von 1–3 mg Pyridostigmin oder 0,5 mg Neostigmin; weiter mit 0,5–1,0 mg Pyridostigmin/Std. oder 0,15–0,3 mg Neostigmin/Std. über Perfusor.
- Dosisadaptation nach klinischer Beurteilung; *cave:* starke Bronchialsekretion (**Tab. J 7.7**). Kritische Beurteilung bei maximaler Dosierung um 24 mg/24 h und mehr.
- Atropin 0,25–0,5 mg s. c., drei bis sechs Gaben pro Tag bei starken cholinergen Nebenwirkungen.
- Notfall-Labor: Elektrolyte (Hypokaliämie ggf. auf hochnormale Werte anheben).
- Blutbild, Gerinnung, Nierenretentionswerte, Schilddrüsenparameter.
- Durchgreifende Antibiose nach Infektionsdiagnostik (Blut, Urin, Trachealsekret, Rachenabstrich), vorzugsweise Kombinationen mit Cephalosporinen der dritten Generation; Aminoglykoside soweit möglich vermeiden.
- Vitalkapazität regelmäßig überwachen; Thromboseprophylaxe.
- Plasmapherese oder Immunadsorption vorbereiten. *Kontraindikation:* Sepsis mit DIC, dann alternativ Immunglobuline 0,4 g/kg KG über fünf Tage.

**II. Intubationspflichtige Patienten**
- Intubation, vorzugsweise transnasal. Tracheotomie bei längerer Beatmungspflichtigkeit.
- Assistierte Beatmung nach dem CPAP-Modus und PEEP-Einstellung von etwa 3 cm $H_2O$.
- Bevorzugt Sedativa mit kurzer Halbwertszeit verabreichen.
- Regelmäßige Erfolgsüberwachung der therapeutischen Maßnahmen.
- Bei überdosierten Patienten (cholinerge Krise; z. B. durch zu hohe i. v.-Gabe): Medikamentenpause.
- Plasmapherese oder Immunadsorption vorbereiten, alternativ Immunglobuline (Ivlg).
- Hoch dosierte Immunsuppression beginnen (Prednisolon-Puls 500–1 000 mg, Ciclosporin A, Azathioprin oder Cyclophosphamid-Puls 750 mg/m$^2$).

600 mg Pyridostigmin oral pro Tag) über mehrere Tage hinweg hervorgerufen. Dies wird unter den heutigen Dosierungsempfehlungen nur sehr selten beobachtet. Eine cholinerge Überdosierung kommt dagegen häufiger durch eine inadäquate parenterale Pyridostigmin-Gabe infolge eines Umrechnungsfehlers der Äquivalenzdosierung zustande (**Tab. J 7.6**: Faustregel: 1 mg Pyridostigmin i. v. entspricht 30 mg oral; **Tab. J 7.7**: Cholinerge Überdosierungszeichen). Bei einer cholinergen Krise mit Beatmungspflichtigkeit müssen die Cholinesterase-Inhibitoren über mehrere Tage ausgesetzt werden.

Alle Patienten, die über Atemnot oder Schluckstörungen mit Aspiration klagen (ausgefallener Würgreflex und Gaumensegelparese, Rhinolalie), müssen als gefährdet angesehen werden und sollten zur Überwachung auf eine Intensivstation aufgenommen werden. Die Patienten drohen intubations- und beatmungspflichtig zu werden, wenn sich die Atemfunktion nicht durch einen Bolus von 1–3 mg Pyridostigmin oder 0,5 mg Neostigmin i. v. deutlich verbessern lässt. Patienten in der myasthenen Krise erhalten die gleiche respiratorische Unterstützung wie Patienten mit anderen neuromuskulär bedingten Ventilationsstörungen. Eine Respiratorunterstützung ist indiziert bei Unterschreitung folgender Parameter: Vitalkapazität weniger als 15 ml/kg KG (< 1 000 ml bei 70 kg KG); Atemzugvolumen weniger als 4–5 ml/kg KG; Sauerstoffpartialdruck ($pO_2$) weniger als 85 mmHg oder mehr als $pCO_2$ mehr als 45 mmHg. Die arterielle Blutgasbestimmung kann die engmaschige Überwachung der Patienten nicht ersetzen! Zur Sedierung s. u. Abschnitt Myasthenie und Narkose.

Während der assistierten Beatmung werden AChE-Inhibitoren (Äquivalenzdosis) über eine Dauerinfusion oder Perfusor weitergegeben. Die *initiale* Dosierung von 0,15–0,3 mg Neostigmin oder 0,5–1,0 mg Pyridostigmin pro Stunde muss entsprechend den klinischen Erfordernissen angepasst werden. Sie kann zeitweise reduziert werden, um das Ansprechen auf die anderen Therapiemaßnahmen (Plasmapherese, IvIg, Immunadsorption, GKS) beurteilen zu können. Parenterale AChE-Inhibitoren alleine können die Krise nicht überwinden. Eine Behandlung mit der Maximaldosis über mehrere Tage ohne klinische Besserung bewirkt lediglich eine massive Verschleimung (s. o. cholinerge Überdosierung) und kompliziert die pulmonale Infektbehandlung. Eine gewisse Hilfe zur Abschätzung der Dosierung von Pyridostigmin bietet der Tensilon-Test, wobei man explizit die Funktion kritischer Muskelgruppen bewertet: Atemzugvolumen, Schluckakt und Kopfhaltemuskulatur sind wichtiger als die Extremitätenmuskulatur.

Mit der Ursachenklärung der Krise wird begonnen, sobald die respiratorische Situation unter Kontrolle ist. Unmittelbar nach der Asservierung von Proben zur Keimbestimmung sollte eine Antibiose begonnen werden, die das vermutete Erregerspektrum abdeckt. Es ist falsch, bei intubationspflichtigen Patienten mit einer durchgreifenden Antibiose zu zögern, da sehr oft bereits eine stille Aspiration stattgefunden hat. Meist wird man auf eine Kombination mit Cephalosporinen der dritten Generation zurückgreifen, die auch für immundefiziente hämatologische Patienten vorgesehen ist. Aminoglykoside und Gyrasehemmer sollten vermieden werden (**Tab. J 7.7**: unerwünschte Arzneimittelwirkungen), sofern das Antibiogramm Alternativen aufzeigt.

Wenn sich der Zustand der Patienten nicht innerhalb weniger Tage kontinuierlich bessert und stabilisiert, besteht die Indikation zur Plasmapherese oder Immunadsorption. Bei Sepsis und Schock müssen zuerst stabile Kreislaufverhältnisse geschaffen werden. Aus Gründen der rascheren Verfügbarkeit greift man bei weniger gravierenden Situationen frühzeitig zu Immunglobulinen (IvIg; siehe dort). Sowohl Plasmapherese als auch IvIg verkürzen die Zeit am Respirator (Gajdos et al. 1997), wobei nach persönlicher Einschätzung die Plamapherese und Immunadsorption effektiver erscheinen. Die Dosierung von Glukokortikoiden (evtl. als hoch dosierte Pulstherapie) und anderer Immusuppressiva (z. B. Cyclophosphamid als Pulstherapie 500–750 mg/m² i. v.) richtet sich nach der Einschätzung der Infektionslage. Nach einigen Behandlungstagen kann Azathioprin oder ein anderes Immunsuppressivum hinzugenommen werden.

## J 7.8 Myasthenie und Narkose

Bei der Narkose müssen einige Besonderheiten beachtet werden: Succinylcholin, ein depolarisierendes Muskelrelaxans, sollte nicht verwendet werden, da es im Bedarfsfall nicht durch Pyridostigmin antagonisiert werden kann. Man bevorzugt nicht-depolarisierende, curare-ähnliche Muskelrelaxanzien, vorzugsweise kurzwirksame Substanzen wie Alcuronium, Vecuronium, Mivacuronium, Rapacuronium und Atracurium in niedriger Dosierung (10–50 % der Norm) (Jamal und Herb 2009). Nach der therapeutischen Anwendung von Muskelrelaxanzien kann es – analog dem früher in besonderen Situationen durchgeführten Curare-Test – zur Aufdeckung einer latenten Myasthenie kommen. Myasthenie-Patienten können postoperativ eine länger als erwartete Phase unter assistierter Beatmung benötigen. Patienten mit instabiler Symptomatik und Einnahme hoher Mestinon-Dosen haben ein erhöhtes Risiko für narkoseassoziierte Verschlechterungen. Bei kurzen Operationen sollte keine Mestinon-Pause verordnet werden. Die Extubation sollte erst erfolgen, wenn die spontane Atmung stabil ist und ein guter Husten- und Schluckreflex vorliegt. Eine Allgemeinanästhesie mit Propofol oder einer Kombination von Thiopental, Lachgas/Sauerstoff und Fentanyl wird als sichere Narkoseform ohne postoperative Beatmungspflichtigkeit betrachtet. Für die peri-/postoperative Schmerzbehandlung können einfache Analgetika, aber auch begrenzt Opioide *unter Überwachung* der Atemfunktion eingesetzt werden. Kurzwirksame Benzodiazepine sind unter Überwachung bei einer geringen myasthenen Symptomatik meist problemlos. Substanzen mit langer Halbwertszeit sollen nicht gegeben werden. Zur Sedierung können niederpotente Neuroleptika verwendet werden. Für eine Sedierung beatmeter Patienten in der myasthenen Krise kann Propofol bis zu einer Dauer von sieben Tagen eingesetzt werden.
Die *Lokalanästhetika vom Ester-Typ* (z. B. Procain und Tetracain) haben in der Vergangenheit häufig myasthene Symptome vorübergehend verstärkt oder eine latente Myasthenie zum Ausdruck gebracht. Die heute üblichen *Lokalanästhetika vom Amid-Typ* (z. B. Lidocain, Bupivacain, Mepivacain) sind in dieser Hinsicht unbedenklich. Bei größeren Eingriffen in Regionalanästhesie sollte eine Intubationsbereitschaft bestehen.
Patienten und behandelnde Ärzte sollten wissen, dass Myasthenie-Patienten auch im Zustand einer klinischen Vollremission weiterhin eine erhöhte Empfindlichkeit gegen Muskelrelaxanzien aufweisen, die im Alltag nicht erkennbar ist (s. a. eingeschränkter Sicherheitsfaktor). Myasthenie-Patienten sollten einen *Notfallausweis* bei sich tragen, der von den Selbsthilfegruppen (s. u.) erhältlich ist und auf dieses Risiko hinweist.

## J 7.9 Myasthenie und Schwangerschaft

Eine Myasthenie stellt keine Kontraindikation bezüglich einer Schwangerschaft dar. Der Einfluss einer Schwangerschaft auf den Verlauf einer Myasthenie lässt sich im Einzelfall jedoch nicht vorhersagen (Middelfahrt et al. 2003). Pyridostigmin (Mestinon) kann in höheren Dosen, insbesondere wenn intravenös verabreicht, Uteruskontraktionen auslösen (Taylor 2005a).
Glukokortikoide und andere Medikamente sollten im ersten Trimester (Organogenese) nur bei zwingender Indikation eingesetzt werden. Bei umfangreicher Anwendung von GKS hat sich am Menschen kein Verdacht auf eine embryotoxische oder teratogene Wirkung ergeben. Das Auftreten von Anomalien bei Versuchstieren scheint für den Menschen ohne Bedeutung zu sein (RoteListe 2010). Nach der Geburt können die Kinder von Müttern mit einer steroidpflichtigen Erkrankung Symptome einer Nebennierenrindeninsuffizienz entwickeln und müssen entsprechend substituiert werden. GKS treten dosisabhängig in die Muttermilch über, sodass das Stillen eine Suppression der endogenen Hormonproduktion und eine Wachstumsverzögerung der Säuglinge bewirken kann. Zur Einnahme von Azathioprin während der Schwangerschaft s. o. Zur Behandlung einer myasthenen Krise sollten in der Schwangerschaft neben Steroiden zunächst Immunglobuline vor einer gegebenenfalls erforderlichen Plasmaseparation eingesetzt werden (Ferrero et al. 2005). Zytotoxische, alkylierende Substanzen dürfen wegen ihrer teratogenen Wirkung in der Schwangerschaft nicht eingenommen werden. Insbesondere Methotrexat ist fetotoxisch! Zur Entbindung sollte eine Klinik mit neurologischem Konsiliardienst und Erfahrung in der Behandlung der neonatalen Myasthenie aufgesucht werden (Hoff et al. 2003). Die MG ist keine Indikation zur primären Sectio. Sedativa und Betäubungsmittel sollten in der Hälfte der üblichen Dosierung, aber ausreichend verabreicht werden. Bei Bedarf können kleine Dosen von Cholinesterase-Inhibitoren oral oder intramuskulär gegeben werden. Die Myasthenie kann sich nach der Geburt unerwartet verschlechtern, sodass in den ersten 72 Stunden post partum eine engmaschige Überwachung erfolgen sollte. Aus Expertensicht bestehen keine Einwände gegen das Stillen unter Einnahme von Pyridostigmin und Prednisolon in üblicher Dosierung (Klehmet et al. 2010). Extrem selten verursachen Autoantikörper gegen fetale AChR eine antikörpervermittelte Variante der Arthrogryposis multiplex congenita mit intrauteriner Bewegungsarmut des Fetus und multiple Gelenkversteifungen (Barnes et al. 1995) oder eine transiente Neugeborenenmyasthenie mit persistierender myopathischer Symptomatik, die als FARIS Syndrom (FARIS = fetales AChR-Inaktivierungs-Syndrom in einer *kritischen Phase* der fetalen Muskelentwicklung) bezeichnet wird und mit Hypotonie, Saugschwäche, Dysphagie, resp. Insuffizienz, und persistierender bulbärer Symptomatik einhergeht (Hacohen et al. 2014).

## J 7.10 Unerwünschte Arzneimittelwirkungen bei Myasthenie-Patienten

Viele Pharmaka beeinträchtigen die neuromuskuläre Erregungsübertragung und können myasthene Symptome verstärken oder latente Störungen zum Ausdruck bringen. Dies beruht auf prä- oder postsynaptischen Interferenzen mit der Transmitterfreisetzung oder der Rezeptorfunktion. Die Mechanismen sind nur exemplarisch aufgeklärt (Übersicht bei Howard 1990). **Tab. J 7.9** listet die wichtigsten Substanzen auf, die nur mit großer Zurückhaltung und klinischer Überwachung eingesetzt werden sollten. Aminoglykosid-Antibiotika können per se ein *medikamenteninduziertes myasthenes Syndrom* auslösen und myasthene Symptome verschlechtern. Bzgl. der *Muskelrelaxanzien* siehe **Kap. J 7.8**.

Alle *Benzodiazepine*, auch Strukturverwandte, *sind kontraindiziert*. In zwingenden Situationen können Präparate mit kurzer Halbwertszeit verabreicht werden, wenn eine kontinuierliche Überwachung gewährleistet ist. Lokalanästhetika (vom Ester-Typ, die heute nicht mehr verbreitet sind), Antiarrhythmika (Procain, Chinidin, Chinin und die verwandte Antimalaria-Substanz Chloroquin), Phenhydan, Carbamazepin und Betablocker haben in der Vergangenheit häufig zu Exazerbationen geführt.

*D-Penicillamin* kann bei prädisponierten, meist HLA-DR1-positiven Personen eine AChR-AK-positive Myasthenie induzieren, die in der Regel nach Absetzen innerhalb von sechs Monaten fast vollständig abklingt.

## J 7.11 Lambert-Eaton-Myasthenie-Syndrom (LEMS)

### J 7.11.1 Klinik und Diagnose

Das LEMS ist eine seltene präsynaptische neuromuskuläre Erkrankung, die durch Autoantikörper gegen den P/Q-Typ des spannungsgesteuerten Kalziumkanals (»voltage-gated calcium channel; VGCC) peripherer Nerven hervorgerufen wird. Diese Antikörper sind pathognomonisch und lassen sich bei etwa 85 % aller Patienten mit LEMS nachweisen (Motomura et al. 1995). Klinisch besteht eine Trias aus (1.) proximal-betonter belastungsabhängiger Schwäche (meist ohne Beteiligung der okulären und bulbären Muskulatur), (2.) Hyporeflexie und (3.) acholinergen autonomen Störungen. Die Schwäche und Hyporeflexie breiten sich typischerweise im Verlauf von kaudal (Beine) nach kranial (Arme) aus und können sich nach maximaler Willkürinnervation vorübergehend bessern (Fazilitation). Elektrophysiologisch zeigt

**Tab. J 7.9:** Medikamente, die eine Myasthenie verschlechtern können

| | |
|---|---|
| **Analgetika** | Flupirtin, Morphin |
| **Antiarrhythmika** | Chinidin, Ajmalin, Mexitil, Procainamid |
| **Antibiotika** | Aminoglykoside; Makrolide (z. B. Erythromycin); Ketolide (Telithromycin); Lincomycine; Polymyxine; Gyrasehemmer (z. B. *Ciprofloxacin*); Sulfonamide; Tetrazykline; Penicilline *in hoher Dosierung* |
| **Antidepressiva** | tricyclische Antidepressiva |
| **Antikonvulsiva** | Benzodiazepine, Carbamazepin, Diphenylhydantoin, Ethosuccimid |
| **Antimalariamittel** | Chinin, Chloroquin und Analoge |
| **Antirheumatika** | D-Penicillamin, Chloroquin |
| **Betablocker** | Propranolol, Timolol und Verwandte, *auch bei topischer Anwendung in Augentropfen* |
| **Diuretika** | Azetazolamid, Benzothiadiazine, Schleifendiuretika |
| **Glukokortikoide** | Verschlechterung bei Behandlungsbeginn mit hohen Dosen |
| **Interferone** | Interferon-alpha (Einzelfälle) |
| **Kalzium-Antagonisten** | Verapamil, Diltiazem, Nifedipin und Verwandte |
| **Lithium** | Langzeitbehandlung überwachen |
| **Lokalanästhetika** | Procain (Ester-Typ); heute verwendete Substanzen vom Amid-Typ sind unproblematisch |
| **Magnesium** | hohe Dosen als Laxanzien |
| **Muskelrelaxanzien** | Curare-Derivate; *wegen erhöhter Empfindlichkeit initial 10–50 % der normalen Dosierung wählen. Succinylcholin sollte grundsätzlich nicht eingesetzt werden, da es nicht mit Pyridostigmin antagonisiert werden kann.* |
| **Psychopharmaka** | Chlorpromazin, Promazin und Verwandte; alle Benzodiazepine und Strukturverwandte wie Zolpidem, Zopiclon |
| **Statine** | Lovastatin, Pravastatin, Simvastatin (Einzelfälle) |

Diese Liste ist nicht vollständig. Bei jeder Einführung eines neuen Medikaments müssen Veränderungen der Myasthenie nachgefragt werden.

sich in der 3/s-Serienstimulation ein Amplituden- und/oder Flächendekrement vor Arbeit wie bei der MG. Typischerweise hat das cMAP bei LEMS eine niedrige Amplitude und zeigt nach wiederholter hochfrequenter Reizung (30/s-Serienstimulation) oder nach Arbeit (maximale Willkürinnervation über 30 Sekunden) eine deutliche Amplituden- und/oder Flächenzunahme (Inkrement). Die beiden letzteren Befunde verweisen auf die präsynaptische Lokalisation der neuromuskulären Übertragungsstörung. Die 30/s-Serienstimulation ist schmerzhaft für den Patienten und bei Vorliegen der oben beschriebenen Phänomene (Dekrement mit niedriger Ausgangsamplitude/-fläche vor Arbeit und Inkrement typischerweise > 100 % nach Arbeit) entbehrlich.

Das LEMS kann *autoimmun* (aiLEMS; meist Patienten unter 50 Jahren) oder in 50–60 % der Fälle als *paraneoplastische* Erkrankung (pLEMS; vor allem bei SCLC) auftreten (O'Neill et al. 1988). In bis zu einem Viertel der Fälle ist das aiLEMS mit anderen Autoimmunerkrankungen vergesellschaftet (vor allem Schilddrüsenerkrankungen und rheumatoide Arthritis) (Wirtz et al. 2004; Ried et al. 2013b). Der antigene Stimulus des pLEMS geht von VGCC aus, die vom Tumorgewebe exprimiert werden (Roberts et al. 1985); beim aiLEMS ist der Trigger für die Autoantikörperentstehung unbekannt.

Kürzlich wurde ein klinischer Score entwickelt, der eine Vorhersage einer paraneoplastischen Genese eines LEMS bei kleinzelligem Bronchialkarzinom ermöglicht (Titulaer et al. 2011b). Der «Dutch-English LEMS Tumor Association Prediction (DELTA-P) Score« bewertet folgende Kriterien zu Beginn oder innerhalb von 3 Monaten nach Erkrankungsbeginn jeweils mit 1 Punkt:

1. **D**ysarthria, dysphagia, neck muscle weakness – bulbäre Beteiligung
2. **E**rectile dysfunction – erektile Dysfunktion bei Männern
3. **L**oss of weight – Gewichtsverlust ≥ 5 %
4. **T**obacco at onset – Rauchen zum Zeitpunkt der Erkrankung
5. **A**ge – Alter ≥ 50 Jahre
6. **P**erformance in Karnofsky score 0–60 – Karnofsky-Index < 70

Bei einem Score von 3 und mehr Punkten lag in > 90 % ein paraneoplastisches LEMS vor.

Anti-SOX1 Antikörper finden sich bei 65 % der Patienten mit einem paraneoplastischen LEMs, während sie nur bei 5 % der Patienten mit einem autoimmunen LEMS gefunden werden. Sie können daher zusätzlich bei der Einschätzung der Ätiogenese des LEMS hilfreich sein (Sabater et al. 2008; Titulaer et al. 2009).

Die meisten SCLC in Patienten mit LEMS werden innerhalb von 2 Jahren nach Beginn der neurologischen Symptome (meist in einem limitierten Stadium) entdeckt (Titulaer et al. 2008; Titulaer et al. 2011c). Alle Patienten mit einem LEMS sollten daher unabhängig von ihrem individuellen Risiko für ein SCLC ein Thorax-CT und bei unauffälligem Befund ein $^{18}$F-Fluorodeoxyglucose (FDG)-PET/CT erhalten (Titulaer et al. 2008; Titulaer et al. 2011c). Aufgrund der geringen Sensitivität ist ein Röntgen-Thorax zur Tumorsuche nicht geeignet. Im Falle eines unauffälligen Befundes sollte das Screening je nach Risikokonstellation alle 3 bis 6 Monate für mindestens 2 Jahre durchgeführt werden. Durch ein solches Screening werden 91 % aller SCLC innerhalb von 3 Monaten und 96 % aller SCLC innerhalb von 1 Jahr entdeckt (Titulaer et al. 2008; Titulaer et al. 2011c). Anschließend sind Screenings auf Basis einer individuellen Risikoeinschätzung alle 12 Monate für bis zu 3 weitere Jahre sinnvoll (Titulaer et al. 2008; Titulaer et al. 2011c). Eine aktuelle Übersicht des Krankheitsbildes findet sich bei Titulaer et al. (2011a).

## J 7.11.2 Therapeutische Prinzipien und pragmatische Therapie

Wie bei der autoimmunen MG, basiert die medikamentöse Therapie des aiLEMS auf einem symptomatischen und einem immuntherapeutischen Ansatz.

Für die *symptomatische Behandlung* des LEMS steht *3,4-Diaminopyridin* (3,4-DAP, Amifampridin) auf dem Boden von 4 kleineren placebokontrollierten RCTs mit insgesamt 44 Patienten zur Verfügung (McEvoy et al. 1989; Sanders et al. 2000; Oh et al. 2009; Wirtz et al. 2009; Keogh et al. 2011) (↑↑, A) das in seiner Weiterentwicklung zu Amifampridin seit 05. 01. 2010 im »Orphan-Drug«-Status in Europa für LEMS zugelassen ist.

Alternativ kann die Apotheken Rezeptur gemäß »Deutschen Arzneimittel Codex, Neues Rezeptur Formularium (22. 3.)« nach Rezeptverordnung durch einen Apotheker hergestellt und abgegeben werden. Die Rezeptur Verordnung ist genauso wirksam, kann in passenden Dosierungen abgefüllt werden und ist signifikant preiswerter als das Fertigarzneimittel.

Alle 4 Studien beweisen die Wirksamkeit von 3,4-DAP auf elektrophysiologische Surrogate, 2 der Studien auch auf klinische Endpunkte (Sanders et al. 2000; Oh et al. 2009). 3,4-DAP sollte immer als symptomatisches Therapeutikum der ersten Wahl in einer Dosis von 4 × 10 mg/d (beginnend mit 15 mg Tagesdosis und steigerbar auf 5 × 20 mg/d) bei LEMS eingesetzt werden. Auf der Basis von Expertenwissen kann *Pyridostigmin* in Einzelfällen in Kombination gegeben werden; systematische Daten dazu liegen nicht vor (↔, C).

Im Fall eines unzureichenden Ansprechens auf 3,4-DAP, sollten *Immuntherapeutika* eingesetzt werden. Wie bei der MG besteht basierend auf Expertenwissen die Empfehlung, zunächst eine Kombinationstherapie aus *GKS* und *Azathioprin* zu beginnen (Streib und Rothner 1981; Newsom-Davis und Murray 1984; Skeie et al. 2010) (↔, A). Die konkreten Empfehlungen zu Dosierung, Ausschleichen UAWs und Therapieüberwachung sind analog zur MG. Formal besteht positive Evidenz für den Einsatz von *IVIG* bei LEMS: In einem placebokontrollierten Cross-over-Design konnte bei 10 Patienten ein Wirksamkeitseffekt auf elektrophysiologische und myometrische Surrogate nachgewiesen werden (Bain et al. 1996) (↑, A). Auf niedrigeren Evidenzstufen existieren nur sehr wenige Daten zur Wirksamkeit von IVIG (Keogh et

al. 2011) und Rituximab. IVIG sollten auf dieser Basis und auf der Basis von Expertenwissen sowohl als Kurzzeit-, als auch als Dauertherapie als hilfreich bei der Behandlung des LEMS empfohlen werden (Henze et al. 2010b; Keogh et al. 2011). Wenige Einzelfallberichte und Expertenwissen über erfolgreiche Behandlungen mit *Mycophenolat-Mofetil, Ciclosporin A, Rituximab und Cyclophosphamid* (außerhalb einer Tumorbehandlung) können deren Einsatz im Rahmen individueller Heilversuche in erfahrenen Zentren rechtfertigen (↔, C). Einzelfallberichte über *Plasmapherese* bei LEMS zeigten gegenüber vergleichbar betroffenen MG-Patienten weniger überzeugende Ergebnisse (Newsom-Davis und Murray 1984).
Die *Thymektomie* stellt *keine* Therapieoption bei LEMS dar (↓, C).
Die Therapie des p-LEMS fokussiert in erster Linie auf eine wirksame Behandlung des Tumors mittels (neo-)adjuvanter Chemotherapie, Operation und Bestrahlung (↔, C). Eine begonnene und wirksame symptomatische Behandlung mit 3,4-Diaminopyridin (3,4-DAP, Amifampridin) und ggf. Pyridostigmin sollte weitergeführt werden. Steroide können auf dem Boden von Expertenwissen beim p-LEMS zum Einsatz kommen (↔, C); der Einsatz von Immunsuppressiva orientiert sich an der klinischen Symptomatik nach Tumortherapie und der Langzeitprognose und ist während der Chemotherapie verzichtbar (↔, C).

## J 7.12 Kongenitale myasthene Syndrome

Kongenitale myasthene Syndrome stellen eine heterogene Gruppe von Erkrankungen der neuromuskulären Synapse dar (**Tab. J 7.1**). Übersichten finden sich bei (Engel und Sine 2005). Es handelt sich überwiegend um Punktmutationen (am häufigsten der Epsilon-Untereinheit des AChR), die in spezialisierten Labors charakterisiert werden können.
Kongenitale myasthene Syndrome sind in Europa wirkliche Raritäten und kommen in Betracht bei einem Erkrankungsbeginn innerhalb der ersten Lebensjahre (floppy infant, generalisierte muskuläre Hypotonie, Trinkschwäche), Konsanguinität der Eltern oder positiver Familienanamnese. Kongenitale myasthene Syndrome (Fast-Channel-Syndrome) treten sporadisch auf oder lassen einen autosomal-rezessiven Erbgang vermuten. Das Slow-Channel-Syndrom kann einen autosomal-dominanten Erbgang zeigen. Alle kongenitalen myasthenen Syndrome sind AChR-AK negativ. Eine Immunsuppression oder Thymektomie ist bei diesen genetisch bedingten Erkrankungen nicht sinnvoll. Der Verlauf ist chronisch, mitunter progredient und mit der Entwicklung schwerer Behinderungen sowie vereinzelt krisenartiger Verschlechterungen verbunden. Die Therapiemöglichkeiten beschränken sich auf einen Behandlungsversuch mit Pyridostigmin, der bei den meisten Patienten mit einer Mutation einer AChR-Untereinheit (Fast-Channel-Syndrom) wirksam ist. Kinder erhalten Pyridostigmin in vier bis fünf Einzeldosen von 5–10 mg, Erwachsene von je 30–60 mg. Bei einem ACh-Esterase-Mangel oder einem *Slow-Channel-Syndrom* ist Pyridostigmin nicht wirksam oder führt zu verstärkten Symptomen. Chinidin verkürzt die Kanalöffnungszeit und kann ein Slow-Channel-Syndrom verbessern.

## Literatur


Achiron A, Barak Y, Miron S, Sarova-Pinhas I. Immunoglobulin treatment in refractory Myasthenia gravis. Muscle Nerve 2000; 23(4): 551–555.

Andrews PI. Autoimmune myasthenia gravis in childhood. Semin Neurol 2004; 24(1): 101–110.

Andrews PI, Massey JM, Howard JF Jr, Sanders DB. Race, sex, and puberty influence onset, severity, and outcome in juvenile myasthenia gravis. Neurology 1994; 44(7): 1208–1214.

Bachmann K, Burkhardt D, Schreiter I, Kaifi J, Busch C, Thayssen G et al. Long-term outcome and quality of life after open and thoracoscopic thymectomy for myasthenia gravis: analysis of 131 patients. Surg Endosc 2008; 22(11): 2470–2477.

Baek WS, Bashey A, Sheean GL. Complete remission induced by rituximab in refractory, seronegative, muscle-specific, kinase-positive myasthenia gravis. J Neurol Neurosurg Psychiatry 2007; 78(7): 771.

Bain PG, Motomura M, Newsom-Davis J, Misbah SA, Chapel HM, Lee ML et al. Effects of intravenous immunoglobulin on muscle weakness and calcium-channel autoantibodies in the Lambert-Eaton myasthenic syndrome. Neurology 1996; 47(3): 678–83.

Barnes PR, Kanabar DJ, Brueton L, Newsom-Davis J, Huson SM, Mann NP et al. Recurrent congenital arthrogryposis leading to a diagnosis of myasthenia gravis in an initially asymptomatic mother. Neuromuscul Disord 1995; 5(1): 59–65.

Barth D, Nabavi Nouri M, Ng E, Nwe P, Bril V. Comparison of IVIg and PLEX in patients with myasthenia gravis. Neurology 2011; 76(23): 2017–23.

Barton JJ, Fouladvand M. Ocular aspects of myasthenia gravis. Semin Neurol 2000; 20(1): 7–20.

Benatar M, Kaminski H. Medical and surgical treatment for ocular myasthenia. Cochrane Database Syst Rev 2012; (12): CD005081.

Besinger UA, Toyka KV, Homberg M, Heininger K, Hohlfeld R, Fateh-Moghadam A. Myasthenia gravis: long-term correlation of binding and bungarotoxin blocking antibodies against acetylcholine receptors with changes in disease severity. Neurology 1983; 33(10): 1316–1321.

Blum S, Gillis D, Brown H, Boyle R, Henderson R, Heyworth-Smith D et al. Use and monitoring of low dose rituximab in myasthenia gravis. J Neurol Neurosurg Psychiatry 2011; 82(6): 659–663.

Bromberg MB, Wald JJ, Forshew DA, Feldman EL, Albers JW. Randomized trial of azathioprine or prednisone for initial immunosuppressive treatment of myasthenia gravis. J Neurol Sci 1997; 150(1): 59–62.

Buckley C, Douek D, Newsom-Davis J, Vincent A, Willcox N. Mature, long-lived CD4(+) and CD8(+) T cells are generated by the thymoma in myasthenia gravis. Annals of Neurology 2001; 50(1): 64–72.

Bundesausschuss G. Beschluss des Gemeinsamen Bundesausschusses über eine Änderung der Arzneimittel-Richtlinie (AM-RL): Anlage VI – Off-Label-Use Mycophenolat Mofetil bei Myasthenia gravis. Deutsches Ärzteblatt 2014; 111(1–2): A49.

Casetta I, Groppo E, De Gennaro R, Cesnik E, Piccolo L, Volpato S et al. Myasthenia gravis: a changing pattern of incidence. J Neurol 2010; 257(12): 2015–2019.

Chen G, Marx A, Chen WH, Yong J, Puppe B, Stroebel P et al. New WHO histologic classification predicts prognosis of thymic epithelial tumors: a clinicopathologic study of 200 thymoma cases from China. Cancer 2002; 95(2): 420–429.

Ciafaloni E, Massey JM, Tucker-Lipscomb B, Sanders DB. Mycophenolate mofetil for myasthenia gravis: an open-label pilot study. Neurology 2001; 56(1): 97–99.

Cohen JA, Coles AJ, Arnold DL, Confavreux C, Fox EJ, Hartung HP et al. Alemtuzumab versus interferon beta 1a as first-line treatment for patients with relapsing-remitting multiple sclerosis: a randomised controlled phase 3 trial. Lancet 2012; 380(9856): 1819–1828.

Cole RN, Reddel SW, Gervasio OL, Phillips WD. Anti-MuSK patient antibodies disrupt the mouse neuromuscular junction. Ann Neurol 2008; 63(6): 782–789.

Coles AJ, Twyman CL, Arnold DL, Cohen JA, Confavreux C, Fox EJ et al. Alemtuzumab for patients with relapsing multiple sclerosis after disease-modifying therapy: a randomised controlled phase 3 trial. Lancet 2012; 380(9856): 1829–1839.

Compston DA, Vincent A, Newsom-Davis J, Batchelor JR. Clinical, pathological, HLA antigen and immunological evidence for disease heterogeneity in myasthenia gravis. Brain 1980; 103(3): 579–601.

Confavreux C, Saddier P, Grimaud J, Moreau T, Adeleine P, Aimard G. Risk of cancer from azathioprine therapy in multiple sclerosis: a case-control study. Neurology 1996; 46(6): 1607–1612.

Cortese I, Chaudhry V, So YT, Cantor F, Cornblath DR, Rae-Grant A. Evidence-based guideline update: Plasmapheresis in neurologic disorders: report of the Therapeutics and Technology Assessment Subcommittee of the American Academy of Neurology. Neurology 2011; 76(3): 294–300.

Costa J, Evangelista T, Conceicao I, de Carvalho M. Repetitive nerve stimulation in myasthenia gravis – relative sensitivity of different muscles. Clin Neurophysiol 2004; 115(12): 2776–2782.

Dau PC, Lindstrom JM, Cassel CK, Denys EH, Shev EE, Spitler LE. Plasmapheresis and immunosuppressive drug therapy in myasthenia gravis. N Engl J Med 1977; 297(21): 1134–1140.

De Feo LG, Schottlender J, Martelli NA, Molfino NA. Use of intravenous pulsed cyclophosphamide in severe, generalized myasthenia gravis. Muscle Nerve 2002; 26(1): 31–36.

Diaz-Manera J, Martinez-Hernandez E, Querol L, Klooster R, Rojas-Garcia R, Suarez-Calvet X et al. Long-lasting treatment effect of rituximab in MuSK myasthenia. Neurology 2012; 78(3): 189–193.

Drachman DB. Myasthenia gravis. N Engl J Med 1994; 330(25): 1797–1810.

Drachman DB, Adams RN, Hu R, Jones RJ, Brodsky RA. Rebooting the immune system with high-dose cyclophosphamide for treatment of refractory myasthenia gravis. Ann N Y Acad Sci 2008; 1132: 305–314.

Drachman DB, Jones RJ, Brodsky RA. Treatment of refractory myasthenia: »rebooting« with high-dose cyclophosphamide. Ann Neurol 2003; 53(1): 29–34.

Eienbroker C, Seitz F, Spengler A, Kurz H, Seipelt M, Sommer N et al. Intravenous immunglobulin maintenance treatment in myasthenia gravis – a RCT sample size simulation. Muscle & Nerve 2014; 50(6): 999–1004.

Engel AG. Congenital myasthenic syndromes. J Child Neurol 1999; 14(1): 38–41.

Engel AG, Sine SM. Current understanding of congenital myasthenic syndromes. Curr Opin Pharmacol 2005; 5(3): 308–321.

Evoli A, Batocchi AP, Minisci C, Di Schino C, Tonali P. Clinical characteristics and prognosis of myasthenia gravis in older people. J Am Geriatr Soc 2000; 48(11): 1442–1448.

Evoli A, Di Schino C, Marsili F, Punzi C. Successful treatment of myasthenia gravis with tacrolimus. Muscle Nerve 2002; 25(1): 111–114.

Ferrero S, Pretta S, Nicoletti A, Petrera P, Ragni N. Myasthenia gravis: management issues during pregnancy. Eur J Obstet Gynecol Reprod Biol 2005; 121(2): 129–138.

Fornasiero A, Daniele O, Ghiotto C, Piazza M, Fiore-Donati L, Calabro F et al. Chemotherapy for invasive thymoma. A 13-year experience. Cancer 1991; 68(1): 30–33.

Gajdos P, Chevret S, Clair B, Tranchant C, Chastang C. Clinical trial of plasma exchange and high-dose intravenous immunoglobulin in myasthenia gravis. Myasthenia Gravis Clinical Study Group. Ann Neurol 1997; 41(6): 789–796.

Gajdos P, Chevret S, Toyka K. Plasma exchange for myasthenia gravis. Cochrane Database Syst Rev 2002; 4: CD002275.

Gajdos P, Chevret S, Toyka K. Intravenous immunoglobulin for myasthenia gravis. Cochrane Database Syst Rev 2008; (1): CD002277.

Gajdos P, Chevret S, Toyka KV. Intravenous immunoglobulin for myasthenia gravis. Cochrane Database Syst Rev 2012; (12): CD002277.

Gajdos P, Tranchant C, Clair B, Bolgert F, Eymard B, Stojkovic T et al. Treatment of myasthenia gravis exacerbation with intravenous immunoglobulin: a randomized double-blind clinical trial. Arch Neurol 2005; 62(11): 1689–1693.

Gelfand EW. Intravenous immune globulin in autoimmune and inflammatory diseases. N Engl J Med 2012; 367(21): 2015–2025.

Gellert K, Bottger J, Martin T, Werner J, Mangler C, Martin H. Thoracoscopic thymectomy in the treatment concept for myasthenia gravis. Surg Technol Int 2005; 14: 99–104.

Giaccone G. Treatment of malignant thymoma. Curr Opin Oncol 2005; 17(2): 140–146.

Gilhus NE, Nacu A, Andersen JB, Owe JF. Myasthenia gravis and risks for comorbidity. Eur J Neurol 2015; 22(1): 17–23.

Gilhus NE, Skeie GO, Romi F, Lazaridis K, Zisimopoulou P, Tzartos S. Myasthenia gravis – autoantibody characteristics and their implications for therapy. Nat Rev Neurol 2016; 12(5): 259-268.

Gilhus NE. Myastheniua gravis. NEJM 2016; 375: 2570–2581.

Gilhus NE, Verschuuren JJ. Myasthenia gravis: subgroup classification and therapeutic strategies. Lancet Neurol 2015; 14(10): 1023–1036.

Giovannoni G, Gold R, Selmaj K, Havrdova E, Montalban X, Radue EW et al. Daclizumab high-yield process in relapsing-remitting multiple sclerosis (SELECTION): a multicentre, randomised, double-blind extension trial. Lancet Neurol 2014; 13(5): 472–481.

Gisbert JP, Gomollon F, Cara C, Luna M, Gonzalez-Lama Y, Pajares JM et al. Thiopurine methyltransferase activity in Spain: a study of 14,545 patients. Dig Dis Sci 2007; 52(5): 1262–1269.

Gladstone DE, Brannagan TH, 3rd, Schwartzman RJ, Prestrud AA, Brodsky I. High dose cyclophosphamide for severe refractory myasthenia gravis. J Neurol Neurosurg Psychiatry 2004; 75(5): 789–791.

Gold R, Buttgereit F, Toyka KV. Mechanism of action of glucocorticosteroid hormones: possible implications for therapy of neuroimmunological disorders. J Neuroimmunol 2001; 117(1–2): 1–8.

Gold R, Giovannoni G, Selmaj K, Havrdova E, Montalban X, Radue EW et al. Daclizumab high-yield process in relapsing-remitting multiple sclerosis (SELECT): a randomised, double-blind, placebo-controlled trial. Lancet 2013; 381(9884): 2167–2175.

Grob D, Simpson D, Mitsumoto H, Hoch B, Mokhtarian F, Bender A et al. Treatment of myasthenia gravis by immunoadsorption of plasma. Neurology 1995; 45(2): 338–344.

Hanisch F, Wendt M, Zierz S. Mycophenolate mofetil as second line immunosuppressant in Myasthenia gravis – a long-term prospective open-label study. Eur J Med Res 2009; 14(8): 364–366.

Hart IK, Sathasivam S, Sharshar T. Immunosuppressive agents for myasthenia gravis. Cochrane Database Syst Rev 2007; (4): CD005224.

Heckmann JM, Rawoot A, Bateman K, Renison R, Badri M. A single-blinded trial of methotrexate versus azathioprine as steroid-sparing agents in generalized myasthenia gravis. BMC Neurol 2011; 11: 97.

Hehir MK, Burns TM, Alpers J, Conaway MR, Sawa M, Sanders DB. Mycophenolate Mofetil in AChR-Antibody-Positive Myasthenia Gravis: Outcomes in 102 Patients. Muscle & Nerve 2010; 41(5): 593–598.

Heininger K, Hendricks M, Toyka KV. Myasthenia-Gravis – a New Semiselective Procedure to Remove Acetylcholine-Receptor-Autoantibodies from Plasma. Plasma Therapy & Transfusion Technology 1985; 6(4): 771–775.

Heldal AT, Owe JF, Gilhus NE, Romi F. Seropositive myasthenia gravis: a nationwide epidemiologic study. Neurology 2009; 73(2): 150–151.

Henze T, Janzen RWC, Schumm F, Melms A, Sieb JP, Kohler W et al. Immunotherapy for Myasthenia Gravis and Lambert-Eaton Myasthenic Syndrome Part 2: Intravenous Immunoglobulins and Apheresis Techniques. Aktuelle Neurologie 2010b; 37(10): 518–523.

Herrlinger U, Weller M, Dichgans J, Melms A. Association of primary central nervous system lymphoma with long-term azathioprine therapy for myasthenia gravis? Ann Neurol 2000; 47(5): 682–683.

Hilton-Jones D. When the patient fails to respond to treatment: myasthenia gravis. Pract Neurol 2007; 7(6): 405–411.

Hoch W, McConville J, Helms S, Newsom-Davis J, Melms A, Vincent A. Auto-antibodies to the receptor tyrosine kinase MuSK in patients with myasthenia gravis without acetylcholine receptor antibodies. Nat Med 2001; 7(3): 365–368.

Hoeltzenbein M, Weber-Schoendorfer C, Borisch C, Allignol A, Meister R, Schaefer C. Pregnancy outcome after paternal exposure to azathioprine/6-mercaptopurine. Reprod Toxicol 2012; 34(3): 364–369.

Hoff JM, Daltveit AK, Gilhus NE. Myasthenia gravis: consequences for pregnancy, delivery, and the newborn. Neurology 2003; 61(10): 1362–1366.

Hohlfeld R, Goebels N, Engel AG. Cellular mechanisms in inflammatory myopathies. Baillieres Clin Neurol 1993; 2(3): 617–635.

Hohlfeld R, Michels M, Heininger K, Besinger U, Toyka KV. Azathioprine toxicity during long-term immunosuppression of generalized myasthenia gravis. Neurology 1988; 38(2): 258–261.

Hohlfeld R, Toyka KV, Besinger UA, Gerhold B, Heininger K. Myasthenia gravis: reactivation of clinical disease and of autoimmune factors after discontinuation of long-term azathioprine. Ann Neurol 1985; 17(3): 238–242.

Hohlfeld R, Toyka KV, Heininger K, Grosse-Wilde H, Kalies I. Autoimmune human T lymphocytes specific for acetylcholine receptor. Nature 1984; 310(5974): 244–246.

Hohlfeld R, Wekerle H. Reflections on the »intrathymic pathogenesis« of myasthenia gravis. J Neuroimmunol 2008; 201–202: 21–27.

Howard JF, Jr. Adverse drug effects on neuromuscular transmission. Semin Neurol 1990; 10(1): 89–102.

Howard JF, Jr. Intravenous immunoglobulin for the treatment of acquired myasthenia gravis. Neurology 1998; 51(6 Suppl 5): 30–36.

Howard JF, Jr., Barohn RJ, Cutter GR, Freimer M, Juel VC, Mozaffar T et al. A randomized, double-blind, placebo-controlled phase II study of eculizumab in patients with refractory generalized myasthenia gravis. Muscle Nerve 2013; 48(1): 76–84.

Howard JF Jr, Utsugisawa K, Benatar M, Murai H, Barohn RJ, Illa I, Jacob S, Vissing J, Burns TM, Kissel JT, Muppidi S, Nowak RJ, O'Brien F, Wang JJ, Mantegazza R; REGAIN Study Group. A randomised, double-blind, placebo-controlled, multi-centre study to evaluate the safety and efficacy of eculizumab in patients with anti-acetylcholine receptor positive refractory generalised myasthenia gravis. Lancet Neurol 2017; Oct 20. [epub ahead of print.].

Huang H, Benoist C, Mathis D. Rituximab specifically depletes short-lived autoreactive plasma cells in a mouse model of inflammatory arthritis. Proc Natl Acad Sci U S A 2010; 107(10): 4658–4663.

Imbach P, Barandun S, d'Apuzzo V, Baumgartner C, Hirt A, Morell A et al. High-dose intravenous gammaglobulin for idiopathic thrombocytopenic purpura in childhood. Lancet 1981; 1(8232): 1228–1231.

Iorio R, Damato V, Alboini PE, Evoli A. Efficacy and safety of rituximab for myasthenia gravis: a systematic review and meta-analysis. J Neurol 2015; 262(5): 1115–1119.

Jahn K, Franke C, Bufler J. Mechanism of block of nicotinic acetylcholine receptor channels by purified IgG from seropositive patients with myasthenia gravis. Neurology 2000; 54(2): 474–479.

Jamal BT, Herb K. Perioperative management of patients with myasthenia gravis: prevention, recognition, and treatment. Oral Surg Oral Med Oral Pathol Oral Radiol Endod 2009; 107(5): 612–615.

Jaretzki A 3rd, Barohn RJ, Ernstoff RM, Kaminski HJ, Keesey JC, Penn AS et al. Myasthenia gravis: recommendations for clinical research standards. Task Force of the Medical Scientific Advisory Board of the Myasthenia Gravis Foundation of America. Neurology 2000a; 55(1): 16–23.

Jaretzki A, 3rd, Barohn RJ, Ernstoff RM, Kaminski HJ, Keesey JC, Penn AS et al. Myasthenia gravis: recommendations for clinical research standards. Task Force of the Medical Scientific Advisory Board of the Myasthenia Gravis Foundation of America. Ann Thorac Surg 2000b; 70(1): 327–334.

Jaretzki A 3rd, Penn AS, Younger DS, Wolff M, Olarte MR, Lovelace RE, *et al.* »Maximal« thymectomy for myasthenia gravis. Results. J Thorac Cardiovasc Surg 1988; 95(5): 747–757.

Johns TR. Long-Term Corticosteroid Treatment of Myasthenia-Gravis. Annals of the New York Academy of Sciences 1987; 505: 568–583.

Keogh M, Sedehizadeh S, Maddison P. Treatment for Lambert-Eaton myasthenic syndrome. Cochrane Database Syst Rev 2011; (2): CD003279.

Kerty E, Elsais A, Argov Z, Evoli A, Gilhus NE. EFNS/ENS Guidelines for the treatment of ocular myasthenia. Eur J Neurol 2014; 21(5): 687–693.

Kirzinger L, Boy S, Marienhagen J, Schuierer G, Neu R, Ried M, Hofmann HS, Wiebe K et al. Octreotide LAR and prednisone as neoadjuvant treatment in patients with primary or locally recurrent unresectable thymic tumors: A Phase II Study. PLoS One 2016: 11(12): e0168215.

Klehmet J, Dudenhausen J, Meisel A. [Course and treatment of myasthenia gravis during pregnancy]. Nervenarzt 2010; 81(8): 956–662.

Kohler W, Bucka C, Klingel R. A randomized and controlled study comparing immunoadsorption and plasma exchange in myasthenic crisis. J Clin Apher 2011; 26(6): 347–355.

Konishi T, Yoshiyama Y, Takamori M, Saida T. Long-term treatment of generalised myasthenia gravis with FK506 (tacrolimus). J Neurol Neurosurg Psychiatry 2005; 76(3): 448–450.

Kurup A, Loehrer PJ, Sr. Thymoma and thymic carcinoma: therapeutic approaches. Clin Lung Cancer 2004; 6(1): 28–32.

Lacomis D. Myasthenic crisis. Neurocrit Care 2005; 3(3): 189–194.

Lemma GL, Lee JW, Aisner SC, Langer CJ, Tester WJ, Johnson DH et al. Phase II study of carboplatin and paclitaxel in advanced thymoma and thymic carcinoma. J Clin Oncol 2011; 29(15): 2060–2065.

Lin PT, Martin BA, Weinacker AB, So YT. High-dose cyclophosphamide in refractory myasthenia gravis with MuSK antibodies. Muscle Nerve 2006; 33(3): 433–435.

Lindstrom JM, Seybold ME, Lennon VA, Whittingham S, Duane DD. Antibody to acetylcholine receptor in myasthenia gravis. Prevalence, clinical correlates, and diagnostic value. Neurology 1976; 26(11): 1054–1059.

Loehrer PJ Sr, Kim K, Aisner SC, Livingston R, Einhorn LH, Johnson D et al. Cisplatin plus doxorubicin plus cyclophosphamide in metastatic or recurrent thymoma: final results of an intergroup trial. The Eastern Cooperative Oncology Group, Southwest Oncology Group, and Southeastern Cancer Study Group. J Clin Oncol 1994; 12(6): 1164–1168.

Loehrer PJ, Sr., Wang W, Johnson DH, Aisner SC, Ettinger DS, Eastern Cooperative Oncology Group Phase IIT. Octreotide alone or with prednisone in patients with advanced thymoma and thymic carcinoma: an Eastern Cooperative Oncology Group Phase II Trial. J Clin Oncol 2004; 22(2): 293–299.

Mantegazza R, Antozzi C, Peluchetti D, Sghirlanzoni A, Cornelio F. Azathioprine as a single drug or in combination with steroids in the treatment of myasthenia gravis. J Neurol 1988; 235(8): 449–453.

Marienhagen J, Schalke B, Aebert H, Held P, Eilles C, Bogdahn U. Somatostatin receptor scintigraphy in thymoma imaging method and clinical application. Pathol Res Pract 1999; 195(8): 575–581.

Marx A, Muller-Hermelink HK. From basic immunobiology to the upcoming WHO-classification of tumors of the thymus. The Second Conference on Biological and Clinical Aspects of Thymic Epithelial Tumors and related recent developments. Pathol Res Pract 1999; 195(8): 515–533.

Marx A, Muller-Hermelink HK, Strobel P. The role of thymomas in the development of myasthenia gravis. Ann Ny Acad Sci 2003; 998: 223–236.

Marx A, Wilisch A, Schultz A, Greiner A, Magi B, Pallini V et al. Expression of neurofilaments and of a titin epitope in thymic epithelial tumors. Implications for the pathogenesis of myasthenia gravis. Am J Pathol 1996; 148(6): 1839–1850.

Masaoka A, Monden Y, Nakahara K, Tanioka T. Follow-up study of thymomas with special reference to their clinical stages. Cancer 1981; 48(11): 2485–2492.

McEvoy KM, Windebank AJ, Daube JR, Low PA. 3,4-Diaminopyridine in the treatment of Lambert-Eaton myasthenic syndrome. N Engl J Med 1989; 321(23): 1567–1571.

Melms A, Schalke BC, Kirchner T, Muller-Hermelink HK, Albert E, Wekerle H. Thymus in myasthenia gravis. Isolation of T-lymphocyte lines specific for the nicotinic acetylcholine receptor from thymuses of myasthenic patients. J Clin Invest 1988; 81(3): 902–908.

Mertens HG, Balzereit F, Leipert M. The treatment of severe myasthenia gravis with immunosuppressive agents. Eur Neurol 1969; 2(6): 321–339.

Meyer DM, Herbert MA, Sobhani NC, Tavakolian P, Duncan A, Bruns M et al. Comparative Clinical Outcomes of Thymectomy for Myasthenia Gravis Performed by Extended Transsternal and Minimally Invasive Approaches. Annals of Thoracic Surgery 2009; 87(2): 385–391.

Michels M, Hohlfeld R, Hartung HP, Heininger K, Besinger UA, Toyka KV. Myasthenia gravis: discontinuation of long-term azathioprine. Ann Neurol 1988; 24(6): 798.

Minami N, Fujiki N, Doi S, Shima K, Niino M, Kikuchi S et al. Five-year follow-up with low-dose tacrolimus in patients with myasthenia gravis. J Neurol Sci 2011; 300(1–2): 59–62.

Motomura M, Johnston I, Lang B, Vincent A, Newsom-Davis J. An improved diagnostic assay for Lambert-Eaton myasthenic syndrome. J Neurol Neurosurg Psychiatry 1995; 58(1): 85–87.

Muller-Hermelink HK, Marx A. Thymoma. Curr Opin Oncol 2000; 12(5): 426–433.

Muscle Study G. A trial of mycophenolate mofetil with prednisone as initial immunotherapy in myasthenia gravis. Neurology 2008; 71(6): 394–399.

Nagaishi A, Yukitake M, Kuroda Y. Long-term treatment of steroid-dependent myasthenia gravis patients with low-dose tacrolimus. Intern Med 2008; 47(8): 731–736.

Nagane Y, Utsugisawa K, Obara D, Kondoh R, Terayama Y. Efficacy of low-dose FK506 in the treatment of Myasthenia gravis – a randomized pilot study. Eur Neurol 2005; 53(3): 146–150.

Newsom-Davis J, Murray NM. Plasma exchange and immunosuppressive drug treatment in the Lambert-Eaton myasthenic syndrome. Neurology 1984; 34(4): 480–485.

Newsom-Davis J, Vincent A, Wilson SG, Ward CD, Pinching AJ, Hawkey C. [Plasmapheresis for myasthenia gravis]. N Engl J Med 1978; 298(8): 456–457.

Novellino L, Longoni M, Spinelli L, Andretta M, Cozzi M, Faillace G et al. »Extended« thymectomy, without sternotomy, performed by cervicotomy and thoracoscopic technique in the treatment of myasthenia gravis. Int Surg 1994; 79(4): 378–381.

O'Donovan P, Perrett CM, Zhang X, Montaner B, Xu YZ, Harwood CA et al. Azathioprine and UVA light generate mutagenic oxidative DNA damage. Science 2005; 309(5742): 1871–1874.

O'Neill JH, Murray NM, Newsom-Davis J. The Lambert-Eaton myasthenic syndrome. A review of 50 cases. Brain 1988; 111( Pt 3): 577–596.

Oh SJ, Claussen GG, Hatanaka Y, Morgan MB. 3,4-Diaminopyridine is more effective than placebo in a randomized, double-blind, cross-over drug study in LEMS. Muscle Nerve 2009; 40(5): 795–800.

Oh SJ, Hatanaka Y, Hemmi S, Young AM, Scheufele ML, Nations SP et al. Repetitive nerve stimulation of facial muscles in MuSK antibody-positive myasthenia gravis. Muscle Nerve 2006; 33(4): 500–504.

Okumura M, Ohta M, Tateyama H, Nakagawa K, Matsumura A, Maeda H et al. The World Health Organization histologic classification system reflects the oncologic behavior of thymoma: a clinical study of 273 patients. Cancer 2002; 94(3): 624–632.

Oosterhuis JHJGH. Myasthenia gravis. Groningen: Neurological Press; 1997.

Osserman KE, Genkins G. Studies in myasthenia gravis: review of a twenty-year experience in over 1 200 patients. Mt Sinai J Med 1971; 38(6): 497–537.

Owe JF, Daltveit AK, Gilhus NE. Causes of death among patients with myasthenia gravis in Norway between 1951 and 2001. J Neurol Neurosurg Psychiatry 2006; 77(2): 203–207.

Palace J, Newsom-Davis J, Lecky B. A randomized double-blind trial of prednisolone alone or with azathioprine in myasthenia gravis. Myasthenia Gravis Study Group. Neurology 1998; 50(6): 1778–1783.

Papazian O. Transient neonatal myasthenia gravis. J Child Neurol 1992; 7(2): 135–141.

Pascuzzi RM, Coslett HB, Johns TR. Long-term corticosteroid treatment of myasthenia gravis: report of 116 patients. Ann Neurol 1984; 15(3): 291–298.

Pharmaceuticals A. Safety and efficacy of eculizumab in refractory generalized myasthenia gravis (REGAIN study). ClinicalTrialsgov web-page 2013; NCT0199 7229.

Pteasnoor M, He J, Herbelin L, Burns TM, Nations S, Bril V, Wang AK, Elsheikh BH et al. A randomized controlled trial of methotrexate for patients with generalized myasthenia gravis. Neurology 2016; 87: 57–64.

Phillips LH. The epidemiology of myasthenia gravis. Semin Neurol 2004; 24(1): 17–20.

Pinching AJ, Peters DK. Remission of myasthenia gravis following plasma-exchange. Lancet 1976; 2(8000): 1373–1376.

Ponseti JM, Azem J, Fort JM, Lopez-Cano M, Vilallonga R, Buera M et al. Long-term results of tacrolimus in cyclosporine- and prednisone-dependent myasthenia gravis. Neurology 2005; 64(9): 1641–1643.

Ponseti JM, Gamez J, Azem J, Lopez-Cano M, Vilallonga R, Armengol M. Tacrolimus for myasthenia gravis: a clinical study of 212 patients. Ann N Y Acad Sci 2008; 1132: 254–263.

Qureshi AI, Choudhry MA, Akbar MS, Mohammad Y, Chua HC, Yahia AM et al. Plasma exchange versus intravenous immunoglobulin treatment in myasthenic crisis. Neurology 1999; 52(3): 629–632.

Reddy AR, Backhouse OC. »Ice-on-eyes«, a simple test for myasthenia gravis presenting with ocular symptoms. Pract Neurol 2007; 7(2): 109–111.

Reinhardt C, Melms A. Normalization of elevated CD4-/CD8- (double-negative) T cells after thymectomy parallels clinical remission in myasthenia gravis associated with thymic hyperplasia but not thymoma. Ann Neurol 2000; 48(4): 603–608.

Ried M, Potzger T, Braune N, Diez C, Neu R, Sziklavari Z et al. Local and systemic exposure of cisplatin during hyperthermic intrathoracic chemotherapy perfusion after pleurectomy and decortication for treatment of pleural malignancies. J Surg Oncol 2013a; 107(7): 735–740.

Ried M, Potzger T, Braune N, Neu R, Zausig Y, Schalke B et al. Cytoreductive surgery and hyperthermic intrathoracic chemotherapy perfusion for malignant pleural tumours: perioperative management and clinical experience. Eur J Cardiothorac Surg 2013b; 43(4): 801–807.

Roberts A, Perera S, Lang B, Vincent A, Newsom-Davis J. Paraneoplastic myasthenic syndrome IgG inhibits 45Ca2+ flux in a human small cell carcinoma line. Nature 1985; 317(6039): 737–739.

Roberts PF, Venuta F, Rendina E, De Giacomo T, Coloni GF, Follette DM et al. Thymectomy in the treatment of ocular myasthenia gravis. J Thorac Cardiovasc Surg 2001; 122(3): 562–568.

Ronager J, Ravnborg M, Hermansen I, Vorstrup S. Immunoglobulin treatment versus plasma exchange in patients with chronic moderate to severe myasthenia gravis. Artif Organs 2001; 25(12): 967–973.

RoteListe. In: GmbH RLS (ed.). Rote Liste 2016 – Arzneimittelverzeichnis für Deutschland 2016.

Ruckert JC, Gellert K, Muller JM. Operative technique for thoracoscopic thymectomy. Surg Endosc 1999; 13(9): 943–946.

Sabater L, Titulaer M, Saiz A, Verschuuren J, Gure AO, Graus F. SOX1 antibodies are markers of paraneoplastic Lambert-Eaton myasthenic syndrome. Neurology 2008; 70(12): 924–928.

Sabbagh MN, Garza JS, Patten B. Thoracoscopic thymectomy in patients with myasthenia gravis. Muscle Nerve 1995; 18(12): 1475–1477.

Samtleben W, Besinger UA, Toyka KV, Fateh-Moghadam A, Brehm G, Gurland HJ. Plasma-separation in myasthenia gravis: a new method of rapid plasma exchange. Klin Wochenschr 1980; 58(1): 47–49.

Sanders DB, Hart IK, Mantegazza R, Shukla SS, Siddiqi ZA, De Baets MH et al. An international, phase III, randomized trial of mycophenolate mofetil in myasthenia gravis. Neurology 2008; 71(6): 400–406.

Sanders DB, Massey JM, Sanders LL, Edwards LJ. A randomized trial of 3,4-diaminopyridine in Lambert-Eaton myasthenic syndrome. Neurology 2000; 54(3): 603–607.

Schmitt J, Loehrer PJ Sr. The role of chemotherapy in advanced thymoma. J Thorac Oncol 2010; 5(10 Suppl 4): 357–360.

Schneider-Gold C, Gajdos P, Toyka KV, Hohlfeld RR. Corticosteroids for myasthenia gravis. Cochrane Database Syst Rev 2005; (2): CD002828.

Schneider-Gold C, Krenzer M, Klinker E, Mansouri-Thalegani B, Müllges W, Toyka KV, Gold R. Immunoadsorption versus plasma exchange versus combination for tretament of myasthenic deterioration. Ther Adv Neruol Dis 2016; 9: 297–303.

Schumm F, Gaertner HJ, Wiatr G, Dichgans J. [Serum levels of pyridostigmine in myasthenia gravis: methods and clinical significance]. Fortschr Neurol Psychiatr 1985; 53(6): 201–211.

Schumm F, Stohr M. Accessory nerve stimulation in the assessment of myasthenia gravis. Muscle Nerve 1984; 7(2): 147–151.

Selcen D, Dabrowski ER, Michon AM, Nigro MA. High-dose intravenous immunoglobulin therapy in juvenile myasthenia gravis. Pediatr Neurol 2000; 22(1): 40–43.

Seybold ME. Thymectomy in childhood myasthenia gravis. Ann N Y Acad Sci 1998; 841: 731–741.

Sghirlanzoni A, Pareyson D, Benvenuti C, Cei G, Cosi V, Lombardi M et al. Efficacy of intranasal administration of neostigmine in myasthenic patients. J Neurol 1992; 239(3): 165–169.

Shigemoto K, Kubo S, Maruyama N, Hato N, Yamada H, Jie C et al. Induction of myasthenia by immunization against muscle-specific kinase. J Clin Invest 2006; 116(4): 1016–1024.

Skeie GO, Apostolski S, Evoli A, Gilhus NE, Illa I, Harms L et al. Guidelines for treatment of autoimmune neuromuscular transmission disorders. Eur J Neurol 2010; 17(7): 893–902.

Slesak G, Melms A, Gerneth F, Sommer N, Weissert R, Dichgans J. Late-onset myasthenia gravis. Follow-up of 113 patients diagnosed after age 60. Ann N Y Acad Sci 1998a; 841: 777–780.

Slesak G, Melms A, Gerneth Fea. Late-onset myasthenia gravis – follow-up of 113 patients diagnosed after age 60. In: Richman DP (ed.). Myasthenia Gravis and Related Diseases: Disorders of the Neuromuscular Junction. New York: Ann N Y Acad Sci; 1998b. 777–780.

Sommer N, Melms A, Weller M, Dichgans J. Ocular myasthenia gravis. A critical review of clinical and pathophysiological aspects. Doc Ophthalmol 1993; 84(4): 309–333.

Sommer N, Willcox N, Harcourt GC, Newsom-Davis J. Myasthenic thymus and thymoma are selectively enriched in acetylcholine receptor-reactive T cells. Ann Neurol 1990; 28(3): 312–319.

Stalberg E, Ekstedt J, Broman A. Neuromuscular transmission in myasthenia gravis studied with single fibre electromyography. J Neurol Neurosurg Psychiatry 1974; 37(5): 540–547.

Stangel M, Gold R. [Administration of intravenous immunoglobulins in neurology. An evidence-based consensus: update 2010]. Nervenarzt 2011; 82(4): 415–416, 418, 420 passim.

Stöhr M. Atlas der klinischen Elektromyographie und Neurographie. 1998 ed. Stuttgart: Kohlhammer; 1998. 199–203.

Streib EW, Rothner AD. Eaton-Lambert myasthenic syndrome: long-term treatment of three patients with prednisone. Ann Neurol 1981; 10(5): 448–453.

Strobel P, Bauer A, Puppe B, Kraushaar T, Krein A, Toyka K et al. Tumor recurrence and survival in patients treated for thymomas and thymic squamous cell carcinomas: a retrospective analysis. J Clin Oncol 2004; 22(8): 1501–1509.

Strobel P, Helmreich M, Menioudakis G, Lewin SR, Rudiger T, Bauer A et al. Paraneoplastic myasthenia gravis correlates with generation of mature naive CD4(+) T cells in thymomas. Blood 2002; 100(1): 159–166.

Strober J, Cowan MJ, Horn BN. Allogeneic hematopoietic cell transplantation for refractory myasthenia gravis. Arch Neurol 2009; 66(5): 659–661.

Tada M, Shimohata T, Tada M, Oyake M, Igarashi S, Onodera O et al. Long-term therapeutic efficacy and safety of low-dose tacrolimus (FK506) for myasthenia gravis. J Neurol Sci 2006; 247(1): 17–20.

Tandan R, Hehir MK 2nd, Waheed W, Howard DB. Rituximab treatment of myasthenia gravis: A systematic review. Muscle Nerve 2017 Feb 6. doi: 10.1002/mus.25597.

Taylor P. Anticholinesterase agents. In: Brunton LL LJ, Parker K (ed.). Goodman and Gilmańs The Pharmacological Basis of Therapeutics: McGraw-Hill; 2005a.

Taylor PW. Isaacs' syndrome (autoimmune neuromyotonia) in a patient with systemic lupus erythematosus. J Rheumatol 2005b; 32(4): 757–758.

Thomas CE, Mayer SA, Gungor Y, Swarup R, Webster EA, Chang I et al. Myasthenic crisis: clinical features, mortality, complications, and risk factors for prolonged intubation. Neurology 1997; 48(5): 1253–1260.

Tindall RS, Phillips JT, Rollins JA, Wells L, Hall K. A clinical therapeutic trial of cyclosporine in myasthenia gravis. Ann N Y Acad Sci 1993; 681: 539–551.

Titulaer MJ, Klooster R, Potman M, Sabater L, Graus F, Hegeman IM et al. SOX antibodies in small-cell lung cancer and Lambert-Eaton myasthenic syndrome: frequency and relation with survival. J Clin Oncol 2009; 27(26): 4260–4267.

Titulaer MJ, Lang B, Verschuuren JJ. Lambert-Eaton myasthenic syndrome: from clinical characteristics to therapeutic strategies. Lancet Neurol 2011a; 10(12): 1098–1107.

Titulaer MJ, Maddison P, Sont JK, Wirtz PW, Hilton-Jones D, Klooster R et al. Clinical Dutch-English Lambert-Eaton Myasthenic syndrome (LEMS) tumor association prediction score accurately predicts small-cell lung cancer in the LEMS. J Clin Oncol 2011b; 29(7): 902–908.

Titulaer MJ, Wirtz PW, Willems LN, van Kralingen KW, Smitt PA, Verschuuren JJ. Screening for small-cell lung cancer: a follow-up study of patients with Lambert-Eaton myasthenic syndrome. J Clin Oncol 2008; 26(26): 4276–4281.

Toyka KV. Ptosis in myasthenia gravis: extended fatigue and recovery bedside test. Neurology 2006; 67(8): 1524.

Toyka KV, Brachman DB, Pestronk A, Kao I. Myasthenia gravis: passive transfer from man to mouse. Science 1975; 190(4212): 397–399.

Toyka KV, Heininger K. [Acetylcholine receptor antibodies in the diagnosis of myasthenia gravis. Study of 406 confirmed cases]. Dtsch Med Wochenschr 1986; 111(38): 1435–1439.

Toyka KV, Müllges W. Myasthenia gravis and Lambert-Eaton-myasthenic-syndrome. In: Hacke W et al. (eds.). Neuro Critical Care. Berlin; 1994. 807–815.

Vernino S, Salomao DR, Habermann TM, O'Neill BP. Primary CNS lymphoma complicating treatment of myasthenia gravis with mycophenolate mofetil. Neurology 2005; 65(4): 639–641.

Vincent A, Palace J, Hilton-Jones D. Myasthenia gravis. Lancet 2001; 357(9274): 2122–2128.

Wirtz PW, Bradshaw J, Wintzen AR, Verschuuren JJ. Associated autoimmune diseases in patients with the Lambert-Eaton myasthenic syndrome and their families. J Neurol 2004; 251(10): 1255–1259.

Wirtz PW, Verschuuren JJ, van Dijk JG, de Kam ML, Schoemaker RC, van Hasselt JG et al. Efficacy of 3,4-diaminopyridine and pyridostigmine in the treatment of Lambert-Eaton myasthenic syndrome: a randomized, double-blind, placebo-controlled, crossover study. Clin Pharmacol Ther 2009; 86(1): 44–48.

Witte AS, Cornblath DR, Schatz NJ, Lisak RP. Monitoring azathioprine therapy in myasthenia gravis. Neurology 1986; 36(11): 1533–1534.

Wolfe GI, Kaminski HJ, Aban IB, Minisman G, Kuo HC, Marx A, Ströbel P, Mazia C et al. Randomized Trial of Thymectomy in Myasthenia Gravis. NEJM 2016; 375: 511–522.

Wright CD. Management of thymomas. Crit Rev Oncol Hematol 2008; 65(2): 109–120.

Wylam ME, Anderson PM, Kuntz NL, Rodriguez V. Successful treatment of refractory myasthenia gravis using rituximab: a pediatric case report. J Pediatr 2003; 143(5): 674–677.

Ye B, Tantai JC, Li W, Ge XX, Feng J, Cheng M, Zhao H. Video-assisted thoracoscopic surgery versus robotic-assisted thoracoscopic surgery in the surgical treatment of Masaoka stage I thymoma. World J Surg Oncol 2013; 11: 157–162.

Yim AP, Kay RL, Ho JK. Video-assisted thoracoscopic thymectomy for myasthenia gravis. Chest 1995; 108(5): 1440–1443.

Yoshikawa H, Kiuchi T, Saida T, Takamori M. Randomised, double-blind, placebo-controlled study of tacrolimus in myasthenia gravis. J Neurol Neurosurg Psychiatry 2011; 82(9): 970–977.

Zinman L, Ng E, Bril V. IV immunoglobulin in patients with myasthenia gravis: a randomized controlled trial. Neurology 2007; 68(11): 837–841.

Zinman LH, O'Connor PW, Dadson KE, Leung RC, Ngo M, Bril V. Sensitivity of repetitive facial-nerve stimulation in patients with myasthenia gravis. Muscle Nerve 2006; 33(5): 694–696.

# J 8 Myositiden

*von M. C. Walter und B. Schoser*

*Klassifikation*: Die Myositiden bilden eine heterogene Krankheitsgruppe erworbener entzündlicher Muskelerkrankungen mit unterschiedlichen diagnostischen Kriterien, Verlaufsformen und therapeutischen Optionen. Sie unterteilen sich in

- Autoimmunmyopathien/»Idiopathische« Myositiden
  - Dermatomyositis (DM)
  - Polymyositis (PM)
  - Immunnekrotisierende Myositis (INM)
  - Sporadische Einschlusskörpermyositis (sporadic inclusion body myositis, sIBM)
- Myositiden im Rahmen anderer Systemerkrankungen (MIRS)
- »Overlap«-Syndrome mit Kollagenosen
- Erregerbedingte Myositiden.

## J 8.1 Autoimmunmyopathien/ »Idiopathische« Myositiden

### J 8.1.1 Klinik

Autoimmune Myositiden bilden eine heterogene Gruppe erworbener Muskelerkrankungen, deren klinische und morphologische Hauptcharakteristika das Auftreten von Muskelschwäche sowie entzündlichen Infiltraten in der Skelettmuskulatur sind. Allen Formen gemeinsam ist das Auftreten von Muskelschwäche und -atrophien, die sich bei der DM und INM typischerweise akut, bei der PM meist subakut und bei der sIBM immer primär chronisch entwickeln. In der Regel sind die proximalen Muskeln der Arme und Beine am schwersten betroffen, die Paresen können, insbesondere bei der sIBM, auch asymmetrisch und distal verteilt sein. Häufig ist die Kopfhebermuskulatur, seltener die des Pharynx mit involviert, sodass es zu Schwierigkeiten beim Halten des Kopfes und zur Dysphagie kommen kann. Muskelatrophien entwickeln sich akut bei der INM, ansonsten erst im Verlauf der Erkrankung – am ausgeprägtesten bei der sIBM, sehr selten bei der DM. Bei der DM sind zusätzliche Haut- und Gelenkserscheinungen charakteristisch, welche neben den Muskelsymptomen auftreten oder diesen sogar vorausgehen können. Bis zu 50 % der Patienten leiden an Muskelschmerzen (DM > INM > MIRS > Overlap > PM) oder Arthralgien (DM, MIRS, Overlap). Gelegentlich kommt es bei Patienten mit DM oder PM zu einem Raynaud-Phänomen (Dalakas 2015).

**Mögliche extramuskuläre Manifestationen**
*Kardial*
DM/MIRS: EKG-Veränderungen, Perikarditis, dilatative Kardiomyopathie, Herzversagen
*Pulmonal*
DM/MIRS/Anti-Synthetase-Syndrom: Bei ca. 10 % interstitielle Lungenerkrankung (meist bei Patienten mit Myositis-assoziierten Jo-1 Antikörpern), prognostisch ungünstig.
PM/INM/sIBM/DM: Restriktive Einschränkung der Atemmuskulatur, Aspirationspneumonien sekundär zu Störungen der Schluckmuskulatur.

**Zusätzliche Zeichen bei der Dermatomyositis**
Bei der DM können typische Hautveränderungen auftreten, die die Muskelschwäche begleiten oder ihr vorausgehen. Charakteristisch sind:

- heliotropes Erythem, betont an Augenlidern, Wangen und Oberkörper (shawl sign, V-sign )
- chronische Läsionen mit De- und Hyperpigmentierungen
- schuppige Erosionen an den Fingerknöcheln (Gottron'sches Zeichen)
- schmerzhaft erweiterte Kapillaren an der Basis der Fingernägel (Keinig'sches Zeichen)
- aufgeraute Haut an Handflächen, Fingern und ggf. Fußsohlen (»Mechanikerhände«)
- subkutane Verkalkungen (u. a. juvenile DM)
- neben kutanen auch intestinale Ulzerationen als Hinweis auf Gefäßschädigung (v. a. juvenile DM).

### J 8.1.2 Diagnostik

Klinische Symptome, Messung der Kreatinkinase, Autoantikörper im Serum, Elektromyographie, MRT der Muskulatur, und Muskelbiopsie sind die Stützpfeiler der Myositis-Diagnostik. Die wichtigsten diagnostischen Kriterien sind in **Tab. J 8.1** zusammengefasst.

#### J 8.1.2.1 Laboruntersuchungen

Serumkonzentrationen der Muskelenzyme Kreatinkinase (CK), Myoglobin, Aldolase und Glutamat-Oxalazetat-Transferase (SGOT) erlauben eine Abschätzung der aktuellen Muskelschädigung, da diese Enzyme bei Muskelfaserschädigung oder -untergang freigesetzt werden. Die CK-Aktivität ist der spezifischere und als Verlaufsparameter am besten geeignete Indikator für die Muskelfaserschädigung, wobei sowohl die BB- als auch die MM-Isoenzyme der CK erhöht sein können. Bei floriden Myositiden kann die CK-Aktivität bis zum 50-fachen des Normwertes ansteigen. Bei Patienten mit sIBM, bei Kindern mit DM und in Phasen von Inaktivität oder Remission werden häufig normale Werte gemessen.

#### J 8.1.2.2 Autoantikörper

Bei einem Teil der Patienten, der in der Literatur zwischen 1 % und 50 % variiert, werden Autoanti-

**Tab. J 8.1:** Autoantikörper bei Myositiden

| Autoantikörper | Antigen | Häufigkeit | Klinische Präsentation |
|---|---|---|---|
| *Antisynthetase-Antikörper* | | | |
| Anti-Jo-1 | $tRNA^{his}$Synthetase | 15–30 % | Anti-Synthetase-Syndrom |
| Anti-PL-7 | $tRNA^{thr}$Synthetase | 2–5 % | Anti-Synthetase-Syndrom |
| Anti-PL-12 | $tRNA^{ala}$Synthetase | 2–5 % | Anti-Synthetase-Syndrom |
| Anti-EJ | $tRNA^{gly}$Synthetase | 2–5 % | Anti-Synthetase-Syndrom |
| Anti-OJ | $tRNA^{ile}$Synthetase | 2 % | Anti-Synthetase-Syndrom |
| Anti-KS | $tRNA^{asp}$Synthetase | <1 % | Anti-Synthetase-Syndrom |
| Anti-Zo | $tRNA^{phe}$Synthetase | <1 % | Anti-Synthetase-Syndrom |
| Anti-Ha | $tRNA^{tyr}$Synthetase | <1 % | Anti-Synthetase-Syndrom |
| Anti-ARS | Intrazytoplasmatische Proteinsynthase | 30–40 % | Anti-Synthetase-Syndrom |
| *Myositis-Antikörper* | | | |
| Anti-Mi-2 alpha | Nukleäre Helikase | 5–20 % | Klassische DM |
| Anti-Mi-2 beta | Nukleäre Helikase | 10 % | Malignom-assoziierte DM |
| Anti-MDA5 (p140) | | 25 % | Klinisch amyopathische Dermatomyositis, juvenile DM |
| Anti-TIF1 gamma (p155/140) | Nukleäre Transkription | 10 % | Malignom-assoziierte Myositis, juvenile Myositis mit Lipodystrophie |
| Anti-NXP2 (MJ) | | 25 % | Malignom-assoziierte Myositis, juvenile DM, PM, kutane Calzinosen |
| Anti-cN1A (Mup44) | Anti-5′-Nukleotidase | 60 % | sIBM, auch bei anderen Myositiden |
| *Antikörper bei Autoimmuner Nekrotisierender Myopathie* | | | |
| Anti-SRP | Signal recognition particle | 5 % | Akute nekrotisierende Myopathie |
| Anti-HMGCR | Anti-3-Hydroxy-3-Methylglutaryl Coenzym-A Reduktase | 6 % | Statin-induzierte autoimmun-nekrotisierende Myopathie, zum Teil auch ohne Statintherapie |
| *Antikörper bei Overlapsyndromen* | | | |
| Anti-Ku | DNA-Kinase | 25 % | PM/Systemische Sklerose/ MIRS/Overlap |
| Anti-Ro 52 (97 % Homologie zu Anti-SSA) | Ribosomale Proteintranslation | 25 % | PM/DM, kutaner SLE, Sjögren-Syndrom, autoimmune Hepatitis, andere rheumatische Erkrankungen |
| Anti-SSB/La | RNA-Polymerase-3 Terminierungsfaktor | 10 % | Sjögren-Syndrom, Lupus des Neugeborenen |
| Anti-U2RNP | Prä-RNA Splicingfaktor | 15 % | 30 % MIRS/Overlap |
| Anti-U1RNP | Prä-RNA Splicingfaktor | 10 % | 30 % MIRS/Overlap |
| Anti-PmScl | Topoiomerase | 10 % | 25 % Overlap |
| Anti-U3RNP (Fibrillarin) | Prä-RNA Splicingfaktor | 15 % | Overlap/CREST |

körper im Serum gefunden. Antikörper gegen tRNA-Synthetasen (z. B. Antikörper gegen Jo-1, Mi-2, PL-7, PL-12, EJ, OJ, KS, Zo, Ha) kennzeichnen das charakteristische »Anti-Synthetase-Syndrom« (Myositis mit weiteren Kennzeichen wie z. B. interstitielle Lungenerkrankung, »Mechanikerhände«, Raynaud-Syndrom, Polyarthritis u. a.) (Mahler et al. 2014). Das ergänzende Spektrum der gegen intrazelluläre Proteine gerichteten Antikörper umfasst die Bestimmung von Antikörpern gegen Mi-2a (Chromodomain-helicase-DNA-binding-protein 3), Mi-2ß (Chromodomain-helicase-DNA-binding-protein 4), TIF1y (transcriptional intermediary factor), MDA5 (melanoma differentiation-associated gene), NXP2 (nuclear matrix protein) und SAE1 (SUMO activating enzyme). Mit Ausnahme von Anti-Ku und Anti-Ro-52 besitzen sämtliche Entitäten eine hohe Spezifität für Dermato-/Polymyositis (Mahler et al. 2014; Betteridge und McHugh 2015; Rider und Nistala 2016). Die Anti-3-Hydroxy-3-Methylglutaryl Coenzym-A Reduktase Antikörper (Anti-HMCR) assoziierte INM mit Muskelschwäche und Dysphagie tritt primär nach Statin-Therapie auf (Mammen et al. 2011; Mohassel und Mammen 2013; Allenbach et al. 2014). Die Wertigkeit der Anti-5′-Nukleotidase anti-cN1A (Mup44) Antikörper bei der sIBM ist zur Zeit noch nicht abschließend zu bewerten, da diese Antikörper auch bei anderen Myositiden gefunden werden (Pluk et al. 2013; Larman et al. 2013).

### J 8.1.2.3 Elektromyographie

Die Elektromyographie zeigt typischerweise pathologische Spontanaktivität in Form von Fibrillationen und positiven scharfen Wellen. Bei Willkürinnervation ist das EMG myopathisch verändert, mit verkürzten, polyphasischen Potentialen motorischer Einheiten mit niedriger Amplitude. Diese Veränderungen können auch bei anderen floriden Myopathien vorkommen. Das Ausmaß der pathologischen Spontanaktivität ist ein Indikator für die Krankheitsaktivität bei DM und PM. Gemischte myopathisch und neurogen veränderte Potentiale können bei chronischem Verlauf Ausdruck von Muskelfaseruntergang und Regeneration sein (Blijham et al. 2006).

### J 8.1.2.4 Muskelbiopsie

Bei entsprechender klinischer Symptomatik, CK-Erhöhung, positiven Auto-Antikörper-Titern und EMG ist die Muskelbiopsie weiterhin die wichtigste Untersuchung zum definitiven Nachweis einer Myositis und zur diagnostischen Abgrenzung anderer neuromuskulärer Erkrankungen. Es sollte eine offene Biopsie eines klinisch mittelgradig betroffenen Muskels unter lokaler Anästhesie durchgeführt werden. Um artifizielle Infiltrate zu vermeiden, sollte der zur Biopsie vorgesehene Muskel vor der Biopsie nicht nadelmyographisch untersucht worden sein. Zur Auswahl einer geeigneten Biopsiestelle kann in Zweifelsfällen die Durchführung eines MRT der Muskulatur sinnvoll sein. Je chronischer eine »Myositis« ist, umso eher sollte eine MRT vor Biopsie erfolgen.

## Ätiopathogenese mit Histopathologie

*Dermatomyositis:* Die DM ist gekennzeichnet durch perivaskuläre und perifaszikuläre Infiltrate von B-Lymphozyten, Makrophagen und überwiegend CD4+-T-Lymphozyten (Schoser 2009; Dalakas 2015). An den kleinen Muskelgefäßen finden sich Ablagerungen von Immunkomplexen und C5b9-Komplement (MAC = »membrane attack complex«) als Zeichen humoraler Effektormechanismen. Reaktiv kommt es zu einer Endothelproliferation und tubuloretikulären Einschlüssen bei der elektronenmikroskopischen Untersuchung. Sowohl bei der Kinder- als auch der Erwachsenenform der DM ist ein im Krankheitsverlauf progredienter Rückgang der Muskelkapillaren zu beobachten, der zu der für die DM typischen *perifaszikulären Muskelfaseratrophie* führt. Die perifaszikuläre Atrophie ist diagnostisch auch in Abwesenheit eines zellulären Infiltrats zu werten.
*Polymyositis:* Die Polymyositis ist eine überwiegend durch zelluläre Immunmechanismen vermittelte Muskelentzündung (Schoser 2009; Dalakas 2015). Charakteristischerweise besteht das endomysiale Infiltrat überwiegend aus CD8+-T-Zellen, die in die Muskelfasern eindringen und zum Muskelfaseruntergang führen. Die invadierenden CD8+-T-Lymphozyten, aber auch die T-Zellen im peripheren Blut von PM-Patienten sind z. T. deutlich klonal expandiert, als Hinweis auf eine mögliche Antigen-induzierte Vermehrung einzelner T-Zell-Klone. Die invadierten, anfangs nicht nekrotischen Muskelfasern exprimieren vermehrt HLA-Klasse-I-Moleküle auf ihrer Zelloberfläche. Zusammengenommen sind dies deutliche Hinweise auf eine antigenspezifische Interaktion zwischen invadierenden CD8+-T-Lymphozyten und Muskelfasern. Hinweise für einen durch Apoptose mediierten Muskelfaseruntergang fanden sich nicht.
*Immunnekrotisierende Myositis (INM):* Die INM ist gekennzeichnet durch multiple Fasernekrosen in unterschiedlichen Stadien sowie kaum entzündlichen Infiltraten (Stenzel et al. 2012)
*Einschlusskörpermyositis:* Die sporadische IBM ist charakterisiert durch irreguläre Vakuolen von 2–

**Tab. J 8.2:** Klinische und diagnostische Charakteristika von PM/INM/DM/IBM

| | Dermatomyositis (DM) | Einschlusskörper-Myositis (IBM) | Immunogene-Nekrotisierende Myopathie (INM) | Polymyositis (PM) |
|---|---|---|---|---|
| Frauen : Männer | 2 : 1 | 1 : 3 | 1 : 1 | 2 : 1 |
| Erkrankungsalter | 5–15 und 45–65 Jahre | > 50 Jahre | > 18 Jahre | > 18 Jahre |
| Hautveränderungen | ja | nein | nein | nein |
| Klinik | Paresen proximal > distal, symmetrisch | Paresen/Atrophien proximal = distal, asymmetrisch Prädilektion: Fingerflexoren, M. quadriceps Dysphagie | Paresen/Atrophien proximal > axial> distal, symmetrisch Kopfbeuger Dysphagie | Paresen/Atrophien proximal > distal, Kopfbeuger |
| Myalgien | ++ | (+) | ++ | (+) |
| Muskelatrophien | (+) | ++ | +++ | + |
| EMG | Normal und pathologische Spontanaktivität Myopathisch | Pathologische Spontanaktivität Myopathisch und neurogen | Pathologische Spontanaktivität Myopathisch | Pathologische Spontanaktivität Myopathisch |
| Autoantikörper | **Tab. J 8.1**. | Anti-cN1A | Anti-SRP Anti-HMGCR | **Tab. J 8.1**. |
| CK | bis 50-fach | Normal bis < 5-fach | bis 50-fach | bis 50-fach |

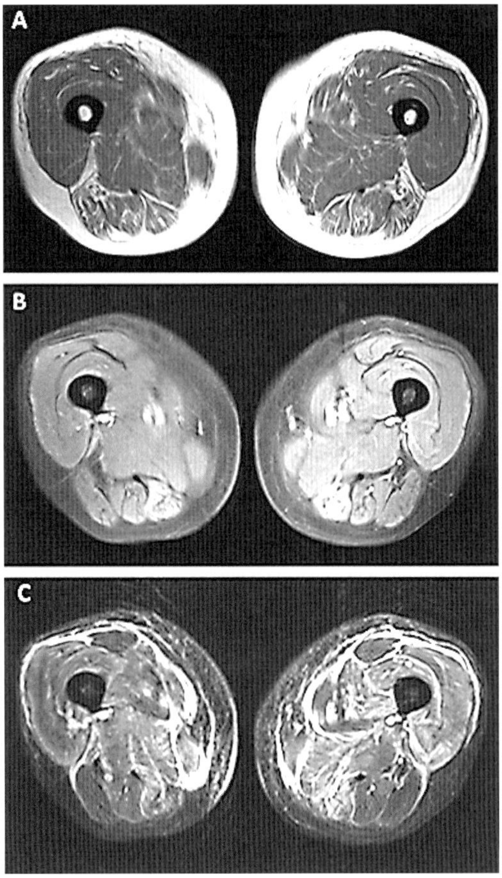


**Abb. J 8.1:** MRT der Oberschenkelmuskulatur mit Diffusion bei Dermatomyositis
Fettige Degenerationen der Oberschenkelmuskulatur (dorsalseitig betont) und der Beckenmuskulatur, seitensymmetrisch ausgeprägte Kontrastmittelaufnahme mit geringer Betonung des Musculus semimembranosus und Musculus semitendinosus. Ausgedehnte Ödemzonen intra-, inter- und perimuskulär.
A) T1w nativ. Fettige Degeneration vorwiegend der ischiocruralen Muskulatur.
B) T1w mit Kontrastmittel. Flaue Kontastmittelaufnahme, vorwiegend von M. semimembranosus und M. gracilis bds.
C) T2 STIR. Ödematöse Veränderungen im Bereich des M. quadriceps und M. semimembranosus mit fasziennaher Betonung, vorwiegend im Bereich des vorderen Kompartiments.

25 µm Durchmesser mit einem Saum basophiler Granula (sog. »rimmed vacuoles«) in 2–70 % der Fasern. Im Zytoplasma und in den Nuklei finden sich eosinophile Einschlüsse. Immunhistochemisch wurden in den Einschlüssen zahlreiche Proteine nachgewiesen (β-Amyloid, hyperphosphoryliertes Tau, Ubiquitin, zelluläres Prion-Protein u. a.) (neue REFS). Elektronenmikroskopisch imponieren die Einschlüsse als 12–18 nm große, paarig auftretende helikale Filamente und als 6–10 nm große, amyloidähnliche Fibrillen. Die Infiltrate sind endomysial betonte CD8+-T-Lymphozyten, die Zeichen der klonalen Expansion aufweisen (Dalakas 2015). Zusätzlich sind MHC1-Klassen-Antigene an den inflammatorisch veränderten Muskelfasern hochreguliert und aktivierte B-Zellen nachweisbar. Inwieweit diese mit dem neuen anti-cN1A Antikörper korrespondieren, der bei einem Teil der IBM Patienten nachweisbar ist, bleibt zurzeit noch unklar. Triggerfaktoren für die Inflammation bleiben weiterhin unklar. Genetische Risikofaktoren, die die Immunantwort gegen Umwelt-Agens auslösen, wurden postuliert (Rider und Miller 2011; Dalakas 2015). Eine virale Ätiologie wurde immer wieder diskutiert; aber alle bisher erfolgten Untersuchungen (z. B. Coxsackie-, Influenza-, Paramyxo-, Cytomegalie-, Epstein-Barr Virus) waren nicht wegweisend (Dalakas 2015). Auch Retroviren wurde bisher nur in endomysialen Makrophagen nicht aber in der Muskelfaser gefunden (Dalakas et al. 2007).

### J 8.1.2.5 Bildgebung

In klinisch unklaren Fällen kann eine MRT der betroffenen Muskelgruppen bei der Auswahl eines geeigneten Biopsiemuskels weiterhelfen (**Abb. J 8.1**). Das die Entzündung begleitende Muskelödem wird in den T2-und STIR (short tau inversion recovery) Sequenzen als fokale oder diffus hyperintense Signalveränderung dargestellt. Fettiger Muskelumbau ist hyperintens in der T1-Wichtung. Das Ausmaß der funktionellen Beeinträchtigung und der Krankheitsaktivität korreliert mit der T2- und STIR-Signalintensität, kann also auch zur Dokumentation des Behandlungserfolges im Rahmen von Studien geeignet sein (Schulze et al. 2009).

### J 8.1.2.6 Differentialdiagnose

Differentialdiagnostisch zur Myositis ist an Muskeldystrophien, myofibrilläre Myopathien, myotone

Dystrophien, an toxische, wie z. B. Statin-induzierte Myopathien mit anti-HMGCR-Antikörpern, infektiöse oder metabolische Myopathien sowie an endokrine Myopathien zu denken (**Kap. J 9**; **Kap. J 10**; **Kap. J 11**; **Kap. J 12**).

## J 8.1.3 Epidemiologie

Die Inzidenz von DM, sIBM, INM und PM zusammen beträgt 0,6–1.0/100 000 (Dalakas 2015). Die DM ist in allen Altersgruppen die häufigste, die PM die seltenste entzündliche Myopathie. Die Prävalenz der sIBM liegt Alter korrigiert jenseits des 50. Lebensjahres bei ca. 50 bis 70 Patienten auf eine Million (Dalakas 2015). Bei Kindern ist die DM die häufigste entzündliche Muskelerkrankung, während die PM in dieser Altersgruppe nur sehr selten vorkommt. Eine kindliche IBM existiert nicht. Die PM ist eine überdiagnostizierte Erkrankung, unter der sich andere Erkrankungen (MIRS, Overlap-Syndrome, sIBM, Muskeldystrophien) maskieren (Schoser 2009).

### J 8.1.3.1 Genetische Faktoren

Obwohl ein erheblicher Teil des genetischen Risikos, eine juvenile oder adulte Myositis zu entwickeln, dem HLA-Komplex zuzuordnen ist, zeigen neue Studien, dass auch genetische Regionen außerhalb des HLA-Komplexes möglicherweise an der Erkrankungsprädisposition beteiligt sind. Hier bleiben die Ergebnisse von derzeit laufenden, international koordinierten genomweiten Assoziationsstudien abzuwarten, um die Immunogenetik der Myositis weiter zu erhellen (Chinoy et al. 2009). In einer aktuellen Zusammenfassung wurden 2566 kaukasische Myositis-Patienten genotypisiert. HLA und PTPN22 Regionen erreichten eine Genom-weite Signifikanz ($p < 5 \times 10^{-8}$). Neun Regionen waren signifikant assoziiert: UBE2L3, CD28, TRAF6, STAT4. Subgruppenanalysen für PM, DM und JDM erfolgen. PTPN22 ist mit PM, nicht aber mit DM und JDM assoziiert. Zusätzliche Assoziationen wurden für IL18R1 und RGS1 für PM, und GSDMB für DM identifiziert. Die HLA-DRB1*03:01 und HLA-B*08:01 Allele sind hoch assoziiert mit inflammatorischen Myopathien. Bestimmte Aminosäuren in den HLAs, wie z. B. HLA-DQB1 auf Position 57 für DM, erklären möglicherweise das erhöhte Risiko für eine DM (Rothwell et al. 2015). Die Eigenständigkeit der Diagnose Polymyositis wird zunehmend infrage gestellt, einerseits durch den im Verlauf häufigen Übergang in eine Einschlusskörpermyositis und andererseits durch die Aufdeckung genetischer Muskeldystrophien mit Inflammation in dieser Patientengruppe. Patienten mit Diagnose einer sogenannten sporadischen Einschlusskörpermyositis gehören ebenso entweder zur wachsenden Gruppe hereditärer Einschlusskörpermyopathien oder aber zur Gruppe der hereditären Proteinaggregationsmyopathien. Diese Reklassifikation reflektiert das bekannte und klinisch evidente Therapiedilemma bei vielen Patienten mit Polymyositis oder Einschlusskörpermyositis (van der Meulen et al. 2003; Schoser 2009).

Die bisher als sog. hereditären Formen der IBM (hIBM) klassifizierten Myopathien mit »rimmed vacuoles« und intrazellulärenen und intranukleären Einschlüssen/Proteinaggregaten sollten nun der Gruppe der Proteinaggregatmyopathien bzw. Myopathien mit »rimmed vacuoles« zugeordnet werden. Die autosomal-rezessiven Myopathien mit Mutationen im GNE-Gen (UDP-N-acetylglucosamine-2-epimerase/N-acetylmannosaminekinase; OMIM 603824) und zum Teil klinisch ungewöhnlicher Verteilung der Paresen unter Aussparung der Quadrizeps-Muskulatur sind nun den metabolischen Myopathien zuzuordnen, da es sich um einen enzymatischen Defekt, eine sog. Sialinopathie, handelt (Krause 2015). Eine autosomal-dominante Einschlusskörpermyopathie mit Mutationen im Valosin-containing-protein-Gen führt zur Inclusion Body Myopathy with early-onset Paget Disease and Frontotemporal Dementia (IBMPFD) (Krause 2015).

## J 8.1.4 Verlauf

### J 8.1.4.1 Natürlicher Verlauf

Zum natürlichen Verlauf von PM und DM gibt es keine aktuellen Studien. In den 1960er-Jahren lag die Überlebensrate bei Myositiden sieben Jahre nach Diagnosestellung bei nur 53 %, während heute nur Myositiden mit extramuskulärer Beteiligung, v. a. mit interstitieller Lungenbeteiligung, eine eingeschränkte Lebenserwartung haben können (Sy et al. 2010).
Bei der sIBM, deren Verlauf durch immunsuppressive Therapie kaum beeinflusst wird, wurde ein progredienter Rückgang der Muskelkraft (in MRC-Graden) um durchschnittlich 14 % pro Jahr beschrieben (Rose et al. 2001). Eine weitere Studie zeigte eine projizierte Abnahme der Muskelkraft von 4 % innerhalb von sechs Monaten (Cox et al. 2011; Beneviste et al. 2011).

### J 8.1.4.2 Verlaufsbeurteilung

Als allgemeine Parameter der Verlaufsbeurteilung gelten der klinische Verlauf der Paresen der letzten drei bis sechs Monate, die Höhe der CK im Serum, die jedoch nicht mit der Krankheitsaktivität korreliert, aber zum Beispiel ein Rezidiv unter Therapie anzeigen kann, und der Grad der pathologischen Spontanaktivität im EMG. Fakultativ können noch serologische Immundiagnostik, Kernspintomographie der betroffenen Muskelgruppen und Biopsiebefunde herangezogen werden. Die manuelle Kraftprüfung des British Medical Research Council wird in fünf MRC-Kraftgraden angegeben.

### J 8.1.4.3 Assoziation mit Malignomen

Bei Erwachsenen beträgt das Risiko für eine Krebsmanifestation zwischen 9 bis 32 % in den ersten 3 bis 5 Jahren nach Beginn der DM. Die häufigsten Tumore sind Ovar-, Brust-, Kolonkarzinome, Melanom, nasopharyngeale Karzinome und Non-Hodgkin Lymphome. Daher wird ein

Tumorscreening in den ersten 3 Jahren nach Diagnosestellung empfohlen (Dalakas 2015). In einer großen skandinavischen, populationsgestützten Studie litten 198 von 618 DM-Patienten (32 %) und 137 von 914 PM-Patienten (15 %) an einem Malignom (Hill et al. 2001). In der Häufigkeitsverteilung dominierten bei der DM Ovarial- (10,5), Lungen- (5,9), Pankreas- (3,8), Magen- (3,5) und kolorektale (2,5) Karzinome sowie Non-Hodgkin-Lymphome (3,6); bei der PM traten Non-Hodgkin-Lymphome (3,7), Lungen- (2,8) sowie Blasen-Karzinome (2,4) gehäuft auf (standardised incidence ratios (SIR) in Klammern).

#### J 8.1.4.4 Prognose

Allgemein gelten neben malignen Begleiterkrankungen als prognostisch ungünstige Parameter ein hohes Lebensalter, Herzerkrankungen, interstitielle Lungenerkrankungen, ventilatorische Insuffizienz, Dysphagie, akuter Krankheitsbeginn, und späte oder unzureichende Therapie (Tiniakou und Mammen 2015). Die Prognose paraneoplastischer Myositiden wird im Wesentlichen von der malignen Grunderkrankung bestimmt. Der Verlauf der sIBM ist durch ein langsames, stetiges, bislang therapeutisch kaum beeinflussbares Fortschreiten über Jahre gekennzeichnet (Benveniste et al. 2011; Hohlfeld 2011; Cox et al. 2011). Einen primär schweren Verlauf hat in der Regel die INM mit Nachweis von Fasernekrosen und serologisch anti-SRP- oder anti-HMGCR-Antikörpern (Mammen et al. 2011; Mohassel und Mammen 2013; Allenbach et al. 2014).

### J 8.1.5 Therapeutische Prinzipien

#### J 8.1.5.1 Pathomechanismen

Obwohl die Ätiologie weder von PM, INM, DM noch sIBM vollkommen aufgeklärt ist, werden zumindest für die PM, INM und DM ursächlich autoimmune antikörpervermittelte Mechanismen angenommen. Diese Hypothese wird durch die häufige Assoziation mit anderen Autoimmunerkrankungen, durch die T-Zell-vermittelte Myotoxizität im entzündlich veränderten Muskel bzw. die komplementvermittelte Mikroangiopathie und den Nachweis von Autoantikörpern gestützt (Dalakas 2015). Dies gilt auch für die s-IBM, die aufgrund sog. Neurodegenerationsproteine in den »rimmed vacuoles« zusätzlich aber neurodegenerative Anteile aufweist. Auch hier ist der Auslöser unbekannt, der – wie man heute vermutet – eine Kaskade von Amyloid-Ablagerung, oxidativem Stress, abnormer Signaltransduktion und Entzündungsreaktion auslöst (Hohlfeld 2011; Dalakas 2015). Bei der sIBM sind das induzierbare kostimulatorische Molekül (ICOS) und der ICOS-Ligand (ICOS-L), die wichtig für die T-Zell-Kostimulation sind, hochreguliert (Schmidt et al. 2004). Diese Ergebnisse stützen die These, dass Muskelfasern bei sIBM die Fähigkeit zur Antigenpräsentation besitzen und dabei ein spezifisches Subset autoinvasiver CD8+-T-Zellen aktivieren, was zu einem zytotoxischen Effekt führt und den immunopathogenetischen Mechanismus bei der Entstehung der sIBM stärkt (Dalakas et al. 2007). Andererseits ist AlphaB-Crystallin mit der Überexpression von Amyloid-Precursor-Protein (APP) im sIBM-Muskel assoziiert, und die Hochregulation von AlphaB-Crystallin geht der Akkumulation von Beta-Amyloid voraus, was wiederum zeigt, dass ein Konglomerat aus Zellstress, Entzündung und Degeneration bei sIBM eine wichtige Rolle spielt (Muth et al. 2009).

#### J 8.1.5.2 Allgemeine Therapierichtlinien

Die Behandlung der entzündlichen Myopathien erfolgt weitgehend empirisch. Ein Cochrane-Review zur Therapie der DM/PM (Gordon et al. 2012) listet 10 relevante RCTs mit insgesamt 258 Patienten. Davon zeigte eine Studie mit intravenösem Immunoglobulin (IVIg) eine statistisch signifikante Verbessserung über 3 Monate und eine Studie mit Etanercept einen steroidsparenden Effekt. Alle anderen RCTs mit entweder Plasmapherese, Leukapherese, Eculizumab, Infliximab oder Azathioprin gegen Placebo ergaben negative Resultate. Auch 3 von 4 Studien, die zwei immunsuppressive Therapieregimes gegeneinander verglichen (Azathioprin mit Methotrexat, Cyclosporin mit Methotrexat, und intramuskulärem Methotrexat mit oralem Methotrexat plus Azathioprin), zeigten keinen statistisch signifikanten Unterschied. Die 4. Studie verglich Dexamethason als orale Pulstherapie mit tgl. oralem Prednisolon und ergab, dass das Dexamethason-Puls Regime schneller zum Relaps, aber insgesamt zu weniger Nebenwirkungen führte. Wichtig bleibt, dass praktisch alle bei Myositiden zur Anwendung kommenden Therapien unter »off-label use« fallen. Die zur Verfügung stehenden Therapieformen sind wenig selektiv in ihrer Wirkung auf das Immunsystem. Ein hoher Anteil der Patienten mit PM, INM und DM spricht gut auf eine *Kortikosteroid*-Monotherapie bzw. auf eine *Kortikosteroid/Immunsuppressiva-Kombinationstherapie* an und erreicht eine zumindest weitgehende funktionelle Remission. Allerdings ist trotz ausreichender Therapiedauer das Auftreten von Rezidiven insbesondere bei der DM nicht auszuschließen, und in einigen Fällen besteht eine kontinuierliche Krankheitsaktivität und Therapieresistenz (sIBM >>> PM >> INM > DM). Das Auftreten nicht tolerierbarer Nebenwirkungen erfordert in einigen Fällen eine Änderung des Therapieregimes. Bislang gibt es keine aussagekräftigen prognostischen Marker, um Patienten, die nicht zufriedenstellend auf die konventionelle Therapie ansprechen, frühzeitig zu identifizieren. Die Kombination von Steroiden und Azathioprin wird zur schnelleren Krankheitskontrolle und zur früheren Steroidreduktion befürwortet. In einer Follow-up-Studie zeigte sich eine Steroid-Azathioprin-Kombination gegenüber einer Steroidmonotherapie hinsichtlich Rezidivhäufigkeit und 2-Jahres-Ergebnis überlegen. Ob andere immunsuppressive Substanzen wie Methotrexat, Ciclosporin und Cyclophosphamid dem Azathioprin in der Initialkombinationstherapie oder als Therapie der 2. Wahl in therapieresistenten Fällen gleichwertig oder sogar überlegen sind, wurde bislang nicht systematisch untersucht. Eine Wirksamkeit von

Interferon-beta-1a und neueren Biologika muss in ausstehenden kontrollierten Studien evaluiert werden. In einer offenen klinischen Studie wurden 156 Patienten mit therapierefraktärer Myositis (DM, PM, IBM) für 12 Monate mit Anakinra im Sinne einer Interleukin (IL)-1 Blockade behandelt. Steroide, Azathioprin und MTX waren erlaubt, andere Immunsuppressiva und intravenöse Immunglobuline mussten mindestens zwei Monate vor Studienbeginn abgesetzt worden sein. Bei einem Teil der Patienten (7/15) mit extramuskulärer Beteiligung zeigte sich eine Besserung im »extramuscular disease activity score«, allerdings besserte sich bei keinem der Patienten die Muskelkraft (Zong et al. 2013). Die Ergebnisse dieser offenen Studie sollten im nächsten Schritt in einer placebokontrollierten Studie überprüft werden.
Hochdosierte *intravenöse Immunglobuline* (IVIG) stellen eine wichtige zusätzliche therapeutische Option bei autoimmunen Myositiden dar. In einer kontrollierten Studie bei Patienten mit DM, die auch als eingeschränkt evidenzbasiert gelten kann (Choy et al. 2005), zeigte sich eine signifikante Wirksamkeit von IVIG als Add-on-Therapie auf Muskelkraft und Hautsymptome. Wiederholte Muskelbiopsien bei mit IVIG behandelten Patienten zeigten eine signifikante Besserung der Zytoarchitektur des Muskels mit Rückgang der abnormen immunpathologischen Parameter. In einer offenen Studie bei Kindern mit DM zeigte sich ein deutlicher klinischer Benefit unter IVIG add-on, was in der Folge eine Dosisreduktion der konventionellen Therapie ermöglichte. Für die PM liegen keine kontrollierten Studien vor, offene Studien bei Patienten mit PM und Overlap-Syndromen zeigten aber eine Besserung der muskulären Kraft. Als Therapie der ersten Wahl bei PM und DM konnte eine der konventionellen Therapie überlegene Wirksamkeit von IVIG bislang nicht belegt werden. Die IVIG-Therapie zeigt eine positive Auswirkung auf 5- und 10-Jahresüberlebsdaten (Danieli et al. 2014). Vom gemeinsamen Bundesausschuss wurde 2013 die Verordnungsfähigkeit von IVIG zur Add-on-Therapie bei therapierefraktärer PM und DM im Off-Label-Verfahren beschlossen.
Die subkutane Gabe von Immunglubulinen (scIg) kann als mögliche Therapie-Alternative zu IVIG in Einzelfällen versuchsweise eingesetzt werden. Kleine, nicht-RCT Studien ergeben positive Hinweise auch für den Langzeitverlauf (Cherin et al. 2016).
Zusammenfassend sollten IVIG bei der DM und PM bei ausgeprägter Krankheit und Versagen der Standardtherapie bzw. beim Auftreten nicht-tolerierbarer Nebenwirkungen der konventionellen Therapie additiv für zunächst bis sechs Monate zur Anwendung kommen. Sollte sich auch unter dieser Therapie ein nicht ausreichender Therapieeffekt einstellen, so sollte insbesondere bei der DM eine erneute intensive Tumorsuche durchgeführt werden. Bei der PM empfiehlt es sich, eine erweiterte bioptische Differentialdiagnose ggf. mit Rebiopsie inklusive Zytoskelettdiagnostik und EM durchzuführen. Bei der juvenilen DM kann im Hinblick auf Toxizität und Nebenwirkungen der konventionellen Therapie in Relation zum Lebensalter ein primärer Therapieversuch mit IVIG überlegt werden.

## J 8.1.6 Pragmatische Therapie

### J 8.1.6.1 Pragmatische Therapie der DM/PM

#### J 8.1.6.1.1 Initialtherapie

*Kortikosteroide* (*Prednison, Prednisolon*) sind Mittel der 1. Wahl bei DM/PM, akut beginnt man mit 1–2 mg/kg KG für 2–4 Wochen mit anschließender langsamer Dosisreduktion bis zur alternierenden Verabreichung jeden 2. Tag (↔). Obwohl die meisten Patienten zunächst gut ansprechen, wird im Verlauf häufig die zusätzliche Gabe eines Immunsuppressivums notwendig, insbesondere bei schweren Verlaufsformen.
*Immunsuppressiva:* Die Auswahl des geeigneten Immunsuppressivums bleibt empirisch und richtet sich meist nach persönlicher Erfahrung sowie nach dem Effizienz/Sicherheitsprofil. *Azathioprin* in einer Dosierung bis 2–3 mg/kg KG wird bei moderaten bis schweren Verlaufsformen, z. B. bei generalisierter Schwäche, Ateminsuffizienz oder Schluckbeteiligung schon initial additiv verabreicht, hat allerdings eine Latenz von 3–6 Monaten bis zum Wirkungseintritt (↔). *Methotrexat* (7,5–25 mg/Woche) wirkt schneller als Azathioprin, entfaltet jedoch als Nebenwirkung gelegentlich eine Pneumonitis, die schwer von einer interstitiellen Lungenerkrankung bei z. B. Jo-1-Syndrom zu unterscheiden sein kann (↔). *Ciclosporin* (2,5–5 mg/kg KG/d, in zwei Dosen je nach Plasmaspiegel und Wirkung) wird bevorzugt als Reserve eingesetzt (↔). *Cyclophosphamid* (1–2 mg/kg KG/d p. o., 0,5–1,0 g/m$^2$ i. v.) kommt bei der DM/PM nur bei Versagen der herkömmlichen Therapie oder bei Anti-Synthetase-Syndromen mit Begleitalveolitis zur Anwendung (↔). *Mycophenolatmofetil* (2 g/d) kann als Reservemittel bei leichteren Formen mit guter Verträglichkeit eingesetzt werden (↔) (Sunderkötter et al. 2016).
*Intravenöse Immunglobuline (IVIG): IVIG* (2 g/kg KG alle 1–2 Monate) sind Mittel der 2. Wahl bei der DM additiv zu Kortikosteroiden vor Azathioprin, ggf. bei der kindlichen DM Mittel der 1. Wahl. Bei der PM und INM können IvIg bei nicht ausreichendem Therapieerfolg der Kombination Kortikosteroide/Azathioprin zusätzlich im Sinne einer 3-fach-Therapie verabreicht werden (↔).
*Subkutane Immunglobuline (scIg):* In einer Fallserie von 19 Patienten (7 PM, 7IBM, 2DM, 3 MIRS) mit einem follow-up von bis zu 42 Monaten (im Mittel 18,8 Monate) zeigen 10 Patienten eine Verbesserung der Muskelkraft mit den üblichen Nebenwirkung der sc-Gabe (lokale Hautreizung, Induration) (Cherin et al. 2016), so dass ggf. sIG als Alternative zur Langzeit-IVIG-Gabe anzusehen ist.
*Immuntherapien*: Bei therapierefraktären Fällen, werden CD-20-Antikörper mit Erfolg eingesetzt. Eine randomisierte, placebokontrollierte cross-over Studie zeigte bei therapierefraktärer juveniler und adulter DM und bei Polymyositis für Rituximab eine Verbesserung im »International Myositis Assessment and Clinical Studies Group preliminary definition of improvement (DOI) score« in 83 % der Patienten. Kortikosteroide und Immunsuppressiva waren bei Studieneintritt als Co-Medikation vorgeschrieben. Es zeigten sich keine signifikanten Unterschiede zwischen den beiden Behandlungsgruppen, die Rituximab entweder in Woche 1 und 2

**Tab. J 8.3:** Pragmatische Therapie der Polymyositis und der Dermatomyositis

| Indikation | Medikament | Dosierung | Nebenwirkungen* | Labor | Evidenz und Empfehlungsstärke |
|---|---|---|---|---|---|
| a) bei schwerer Ausprägung zu Beginn, dann weiter wie b) | **Methylprednisolon** | 500 mg/d i. v. über 3 Tage | Blutzuckerentgleisung, Magenulzera, erhöhte Thrombosegefahr, psychische Veränderungen | Blutzucker, Blutbild, Elektrolyte, CRP | ↔, A |
| | **Prednisolon** | | | | ↔, A |
| b) bei mittlerer Ausprägung | **Prednison** | Beginn:<br>1–2 mg/kg KG/d p. o.<br>nach Ansprechen (ca. 6–12 Wochen):<br>Reduktion um 5–10 mg<br>Erhaltungsdosis:<br>Tagesdosis pro Woche<br>5–10 mg/d oder 15–20 mg jeden 2. Tag | zusätzlich Cushing-Syndrom, Osteoporose, Bluthochdruck, Glaukom, Katarakt, Infektionen, bei Kindern Verzögerung von Wachstum und Sexualentwicklung | Blutzucker, Blutbild, Elektrolyte, CRP | ↔, A |
| Komedikation | **Protonenblocker** | 1 × 40 mg/dg/d p. o. | | | |
| | **Ranitidin** | 2 × 150 mg/d p. o. | | | |
| bei Langzeittherapie | **Kalzium** | 0,5–1 g/d p. o. | | | |
| | **Vitamin D** | 0,25 ug/d p. o. | | | |
| c) bei schwerer Ausprägung zusätzlich zu b)<br>1. Wahl | **Azathioprin** | 2–3 mg/kg/KG/d p. o. | KM-Suppression, Hautausschlag, gastrointestinale NW, Infektionen, Hepatotoxizität, erhöhtes Malignomrisiko, embryotoxisch | Leberwerte, Blutbild, CRP, Dosisreduktion bei Leukozyten < 3,5 G/l Pankreasenzymentiqleisung | ↔, A |
| CAVE | Keine Komedikation von Allopurinol! | | | | |
| 2. Wahl<br>bei Kindern ggf. 1. Wahl! | **Immunglobuline** | 0,4 g/kg/KG i. v./d über 5 Tage, Wiederholung alle 4–8 Wochen je nach Klinik | Fieber, Kopfschmerzen, Übelkeit; *selten:* aseptische Meningitis, Anaphylaxie (bes. Patienten mit IgA-Mangel), erhöhtes Ischämierisiko (Erhöhung der Blutviskosität),<br>Nieren- u. Leberfunktionsstörung, hämolytische Anämie, Unwirksamkeit von Lebendimpfstoffen (für ca. 3 Monate) | Blutbild, Elektrolyte, direkter Coombs-Test | ↑, A (für DM)<br>↔, B (für PM)<br>↑, B (für sIBM) |
| 3. Wahl<br>bei Kindern ggf. 2. Wahl! | **Methotrexat** | Beginn:<br>7,5 mg/Woche p. o.<br>nach 3 Wochen je nach Klinik Steigerung:<br>um 2,5 mg/Woche p. o.<br>Zieldosis:<br>10–25 mg/Woche p. o. | gastrointestinale NW, Leukopenie, Pneumonitis, Stomatitis, Lebertoxizität, Haarausfall, Osteoporose, KM-Suppression, Hyperurikämie, Exantheme, embryotoxisch | Blutbild, Leberwerte, Harnsäure | ↔, B |

| | | | | | |
|---|---|---|---|---|---|
| 4. Wahl<br>bei Kindern ggf. 3. Wahl! | **Ciclosporin** | 2,5–5 mg/kg KG/d p. o. in 2 Dosen je nach Plasmaspiegel und Wirkung | dosisabhängige Nephrotoxizität, Hypertrichose, Tremor, Müdigkeit, Enzephalopathie, gastrointestinale NW, erhöhtes Malignomrisiko | Kreatinin, Harnstoff, K+, mg++, Bilirubin, Leberenzyme, Ciclosporinspiegel, CRP | ↔, B |
| CAVE | Keine Komedikation anderer nephrotoxischer Substanzen! Beeinflussung des Serumspiegels durch zahlreiche Medikamente! | | | | |
| d) bei schwerster Ausprägung mit extramuskulärer Organbeteiligung (z. B. interstitielle Lungenerkrankung) zusätzlich zu b) Komedikation | **Cyclophosphamid**<br>ggf. Antiemetikum | 1–2 mg/kg KG/d p. o.<br>0,5–1,0 g/m² i. v. | hämorrhagische Zystitis, gastrointestinale NW, Dermatitis, KM-Suppression, Leberschäden, Haarausfall, kanzerogen, embryotoxisch | Blutbild, Leberwerte, Harnsäure, CRP, Urinstatus | ↔, B |
| | **Mycophenolat-mofetil** | 2 g/d p. o. | Sepsis, Leukopenie, Thrombopenie, Anämie, Harnwegsinfekte, Candidose, gastrointest. NW, Herpes simplex, Herpes zoster Selten: Fieber, grippeartige Symptome, Panzytopenie, Nierenfunktionsstörungen, Infektionen | Blutbild, Diff.-BB, Leber- und Nierenwerte, Elektrolyte, CRP | ↔, B |
| | **CD20-Antikörper**<br>Nicht bei Überempfindlichkeit gg. Maus-Proteine, aktive, schwere Infekt. (z. B. TB, Sepsis, opportun. Infekt.). Indikat. rheum. Arthritis zusätzl.: Stark eingeschränkte Immunabwehr, schwere Herzinsuffizienz. (NYHA Kl. IV) od. Herzerkrankung. | 2 × 1000 mg (Abstand 14 Tage), Wiederholdung nach 6–9 Monaten | Anaphylakt. u. andere Überempfindlichkeitsreaktionen nach i. v.-Gabe mogl. Zur Behandl. dieser Reaktion sollten AM, wie z. B. Adrenalin, Antihistaminika u. Kortikoide zur Verfügung stehen. Sehr selten Berichte v. todl. Verlauf progressiver multifokaler Leukoenzephalopathie (PML) nach RTX-Gabe bei Pat. mit Non-Hodgkin-Lymphom, rheumat. Arthritis oder best. Autoimmunerkrankung. Sorgfaltige Überwachung auf Anz. oder Sympt. einer PML. Auf Anzeichen v. Infektionen achten, wenn im Anschluss an die MabThera-Therapie Biologicals und/oder DMARDs verwendet werden | Blutbild, Diff.-BB, Leber- und Nierenwerte, E-lyte, CRP | ↑, A (für DM und PM) |
| | **Tacrolimus/FK506** | 0,1–0,2 mg/kg KG/Tag, auf 2 Dosen verteilt | Tremor, Kopfschmerzen, Schlaflosigkeit, Parästhesie, depressive Zustände, Verwirrtheit, Koordinationsstörungen, Nervosität, Agitation, Schwindelgefühl, Störungen des Sehvermögens, Amblyopie, Niereninsuffizienz, Anstieg der Kreatinin- u. Harnstoffspiegel im Blut, Oligurie, Nephropathien, Diabetes mellitus, Hypokaliämie, Hypokalzämie, Übelkeit, Appetitveränderungen, Durchfall, erhöhte Leberwerte, Dyspepsie, Erbrechen, Obstipation, Cholangitis, Bluthochdruck, Anämie, Thrombozytopenie, Leukozytose, Pruritus, Alopezie, Schwitzen, Exantheme, Gelenkschmerzen, Asthenie, Schmerzen, Risiko für virale, bakterielle, mykotische sowie protozoale Infektionen erhöht, Neuropathie | Tacrolimus-Spiegel, Blutbild, Diff.-BB, Leber- und Nierenwerte, Elektrolyte, CRP | ↔, B |

* Weitere Nebenwirkungen/Kontraindikationen sind der »Roten Liste« bzw. den Herstellerinformationen zu entnehmen

oder in Woche 8 und 9 verabreicht bekamen (Oddis et al. 2013).
Weitere Immuntherapien: Bei therapierefraktären Fällen, experimentell und im Rahmen klinischer Studien, werden auch T-Zell-Signaltransduktion blockierende Substanzen wie Tacrolimus/FK506 angewendet. In einer retrospektiven Studie bei 60 Patienten mit Antisynthetase-Syndromen (Polymyositis und Dermatomyositis mit interstitieller Lungengerüsterkrankung) wurde eine gute Wirksamkeit, insbesondere eine Besserung der Vitalkapazität, für Ciclosporin und Tacrolimus sowohl als first-line als auch als second-line Therapie gezeigt (Labirua-Iturburu et al. 2013).

#### Erhaltungstherapie

Spätestens nach einem halben Jahr sollte eine *Dosisreduktion der Kortikosteroide* unter die Cushing-Schwelle mit alternierender Verabreichung erfolgen. *Immunsuppressiva* sollten spätestens im Verlauf additiv gegeben werden, wenn die Steroiddosis nach mehr als drei Monaten noch deutlich über der Cushing-Schwelle liegt und eine weitere Reduktion nicht ohne Rezidiv möglich ist. Methotrexat wird bei der kindlichen DM gegenüber Azathioprin bevorzugt. Im Erwachsenenalter wird es meist dann eingesetzt, wenn Azathioprin sich als zu wenig wirksam erweist oder wenn ein schnellerer Wirkungseintritt zwingend nötig ist.

#### Langzeittherapie

Nach Erreichen einer klinischen Stabilisierung ist in der Regel eine niedrig dosierte Langzeittherapie, meist als Kortikosteroid/Immunsuppressiva Kombinationstherapie, erforderlich. Zur Rezidivprophylaxe wird diese Behandlung meist für 1–3 Jahre, ggf. auch länger, durchgeführt. Bei unter dieser Therapie auftretender progredienter Schwäche muss zwischen noch unzureichender Therapie und einer sich entwickelnden Steroidmyopathie unterschieden werden. Normale, tendenziell sehr niedrige oder unveränderte CK-Werte bei progredienter Schwäche weisen in Richtung einer Steroidmyopathie. Das Vorliegen einer Steroidmyopathie ist jedoch bei ansonsten fehlenden Zeichen einer iatrogenen Cushing-Symptomatik (z. B. Osteoporose, cushingoider Phänotyp) eher unwahrscheinlich. Ebenso muss zwischen noch vorhandener Prozessaktivität und einem Defektsyndrom nach ausgebrannter DM/PM unterschieden werden.
Erfahrungsgemäß treten Probleme bei der Therapie häufig dann auf, wenn zwar viele verschiedene Substanzen probiert werden, aber keine in ausreichender Dauer und Dosierung verabreicht wird. Einige der zahlreichen bekannten Nebenwirkungen der Kortikoid-Langzeittherapie wie Magenulzera oder Osteoporose können durch Protonen-Blocker sowie die Substitution von Kalzium und Vitamin D abgemildert werden.

### J 8.1.6.2 Pragmatische Therapie der sIBM

Die sIBM ist weitgehend therapierefraktär, *Kortikosteroide* und *Immunsuppressiva* haben sich empirisch mit wenigen Ausnahmen als unwirksam erwiesen, kontrollierte Studien liegen jedoch weder zur Wirksamkeit von Kortikosteroiden noch zum Wirksamkeitsvergleich der verschiedenen immunsuppressiven Substanzen miteinander vor. Insgesamt ist das Ansprechen der sIBM auf eine immunsuppressive Therapie unbefriedigend. Ein Therapieversuch mit Glukokortikosteroiden über bis zu 6 Monate ist zu rechtfertigten (Mastaglia und Zilko 2003). Immunmodulatorische bzw. immunsuppressive Strategien sollten nicht zur Therapie eingesetzt werden, wie eine Reihe von negativen bzw. wenig ermutigenden Studienberichten inzwischen belegen: kontrollierte Studien mit Interferon-β (Dalakas et al. 2001; Muscle Study Group 2001; Muscle Study Group 2004) oder 48 Wochen Therapie mit Methotrexat (http://www.clinicaltrials.gov/ct/show/NCT00033891).
Eine placebokontrollierte Pilotstudie mit *Anti-Thymozyten-Globulin* (ATG) und Methotrexat über 12 Monate bei 10 Patienten zeigte eine unveränderte Muskelkraft in der ATG/MTX-Gruppe gegenüber einer Verschlechterung von 15 % in der Placebogruppe. Schwere Nebenwirkungen traten nicht auf (Lindberg, Trysberg et al. 2003).
Eine kontrollierte Pilotstudie bei 19 IBM-Patienten mit *Oxandrolon,* einem synthetischen Androgen, zeigte unter Kurzzeitsupplementation einen minimalen Effekt auf die Muskelkraft (Rutkove et al. 2002).
*Alemtuzumab*, ein monoklonaler Antikörper, richtet sich gegen CD52, ein Zelloberflächenmolekül auf verschiedenen Immunzellen (insbesondere T-Zellen, B-Zellen, DC) und induziert eine Art selektive Immundepletion. Alemtuzumab wurde in einer klinischen Studie bei der IBM an 13 Patienten geprüft. Klinisch hatte diese B- und T-Zell-Depletion einen zwar signifikanten, jedoch nur kurzzeitigen positiven Effekt auf die Kraft und die T-Zell-Infiltration im Muskel (Dalakas et al. 2009).
Für IVIG wurde eine signifikante Besserung der Schluckfunktion in einer kontrollierten Studie mit 10 IBM-Patienten belegt; bei 6 der Patienten, aber nicht in der gesamten Behandlungsgruppe, zeigte sich auch eine funktionelle Besserung hinsichtlich Muskelkraft und Alltagsaktivitäten (Dalakas et al. 1997). In einer doppelblinden, placebokontrollierten Studie konnte bei 22 IBM-Patienten im Verlauf eines Jahres eine signifikante Besserung der Fähigkeit zu Alltagsaktivitäten von 11 % bei gleichbleibender Muskelkraft erreicht werden (Walter et al. 2000). Die Kombination von Steroiden und IVIG zeigte in einer kontrollierten Studie bei 36 IBM-Patienten keine Wirksamkeit (Dalakas et al. 2001). Bei allen Studien mit IVIG bei der IBM besteht das Problem einer zu kurzen Therapiedauer von z. B. lediglich 3 Monaten. Hierdurch ist die Aussagefähigkeit dieser Studien klar begrenzt (Gordon 2012). Ein individuelles, bisher für den einzelnen Patienten nicht vorhersehbares, zumindest zeitweises therapeutisches Ansprechen auf IVIG ist durch Expertenmeinungen, Fallberichte bzw. retrospektive Analysen weltweit mehrfach dokumentiert worden (Dobloug et al. 2012; Recher et al. 2012). Obwohl die Datenlage insgesamt nicht überzeugend ist, besteht ein weitgehender Konsensus der Autoren ebenso wie der deutschen Muskelzentren, dass zunächst ein sechsmonatiger Therapieversuch mit ca. vierwöchentlichen IVIG-Infusionen (initial 2 g/kg, danach 1 g/kg) erfolgen sollte, da hierdurch

bei einigen Patienten zumindest eine vorübergehende Stabilisierung des Krankheitsverlaufs erzielt werden kann. Eine relevante Dysphagie rechtfertigt einen Therapieversuch mit IVIG besonders, da hierfür positive Studiendaten vorliegen (Dalakas et al. 1997). Auch für die subkutane Anwendung von Immunglobulin G wurde eine positive Wirkung auf die Dysphagie in einem Fallbericht demonstriert (Pars et al. 2013).
Nach 6 Monaten sollte der Therapieerfolg klinisch (Besserung, Stabilisierung oder weitere Progression) beurteilt werden, um eine Entscheidung über das Weiterführen der Therapie treffen zu können. Insbesondere eine Verbesserung der Schluckfunktion und die Verzögerung des Gehverlustes sind primäre Therapieziele.
Obwohl die Lebenserwartung bei IBM nicht wesentlich verkürzt ist, darf nicht vergessen werden, dass die Lebensqualität im fortgeschrittenen Krankheitsstadium durch Ateminsuffizienz, Schluckstörungen, Aspiration und Kachexie schwer beeinträchtigt sein und einer Motoneuronerkrankung im Ausmaß der Behinderung gleichkommen kann (Benveniste et al. 2011; Cox et al. 2011). Die konsequente symptomatische Therapie hat deswegen in der Spätphase allergrößte Bedeutung. Es sollte rechtzeitig ein integratives palliatives Behandlungskonzept implemetiert werden (Hohlfeld 2011).

#### J 8.1.6.3 Supportive Maßnahmen

Untersuchungen zeigen, dass Myositis-Patienten von adaptiertem *körperlichem Training* eindeutig profitieren. So konnte bei DM- und PM-Patienten mit gleichbleibender Medikation im Vergleich zur Kontrollgruppe ohne Training eine signifikante Zunahme von Kraft und Ausdauer durch Fahrradergometer- und Stepp-Training ohne Zunahme der CK-Aktivität nachgewiesen werden (Alexanderson 2016) (↑). Sog. »konzentrische«, d. h. den Muskel verkürzende Übungen sind besser verträglich als sog. »exzentrische«, den Muskel dehnende Übungen, die zu mehr Muskelschmerzen, CK-Erhöhungen und vermehrter Entzündungsaktivität führen können. Außer in den allerersten akuten Krankheitstagen wird keine Ruhigstellung von Myositis-Patienten mehr empfohlen (Alexanderson 2016).
Der Einsatz des Nahrungsergänzungsmittels *Kreatinmonohydrat*, das bei Normalpersonen und Patienten mit verschiedenen neuromuskulären Erkrankungen zu einer vorübergehenden Kraftsteigerung führen kann, ist bei Myositis-Patienten inzwischen in kleineren Studien positiv erprobt. In einer offenen, unkontrollierten Studie erhielten 81 Patienten mit unterschiedlichen neuromuskulären Erkrankungen (davon 7 PM, 4 DM, 3 sIBM) Kreatinmonohydrat zur Nahrungsergänzung. Jeder Patient nahm 10 g Kreatinmonohydrat pro Tag für fünf Tage, anschließend 5 g/Tag für weitere fünf Tage. Es wurde ein signifikanter, ca. 10 %iger Kraftzuwachs nach Kreatingabe beschrieben (Tarnopolsky und Martin 1999) (↔). In einer RCT Studie mit 37 Patienten über 6 Monate konnte ein signifikanter Benefit durch die Kreatinsupplementation auf funktionelle Parameter nachgewiesen werden (Chung et al. 2007).

#### J 8.1.6.4 Unwirksam oder obsolet

Obwohl Kasuistiken und offene Therapiestudien positive Effekte der *Plasmapherese* bei inflammatorischen Myopathien beschreiben, konnte eine placebokontrollierte Studie mit 39 Patienten in drei Therapiearmen weder bei der Plasma- noch bei der Leukapherese einen positiven Effekt nachweisen (Miller et al. 1992) (↓). Anti-TNF-alpha-Blocker wurden in Einzelfällen bei Myositiden ohne Erfolg eingesetzt bzw. führten zu einem Relaps der Myositis (Brunasso et al. 2014).

#### J 8.1.6.5 Therapie der paraneoplastischen Myositis

Bei paraneoplastischen Myositiden steht die Behandlung des Grundleidens im Vordergrund. Dies führt bei einem Teil der Erkrankten zur spontanen Rückbildung der muskulären Symptomatik. Kommt es zu keiner befriedigenden Besserung der Beschwerden, sollte die Behandlung wie bei der idiopathischen PM/DM zunächst mit Kortikosteroiden erfolgen. Paraneoplastische Myositiden sprechen – entsprechend ihrer Pathogenese – oft schlechter auf Therapie an als idiopathische Formen. Im Umkehrschluss sollten daher besonders therapierefraktäre Myositiden Anlass zu ausführlicher Tumorsuche geben. Ist neben den Kortikosteroiden eine weitere Immunsuppression erforderlich, sollte die Wahl des Zytostatikums in Abhängigkeit vom Primärtumor erfolgen.

## J 8.2 »Overlap«-Syndrome mit Kollagenosen und Myositiden im Rahmen anderer Systemerkrankungen (MIRS)

Bei einer Reihe rheumatischer oder immunpathologischer Systemerkrankungen (chronische Polyarthritis, Morbus Still, systemischer Lupus erythematodes, progressive systemische Sklerodermie, nekrotisierende Arteriitis, Kollagenose vom Mischtyp (Sharp-Syndrom) und Sjögren-Syndrom) besteht eine fakultative Mitbeteiligung des Muskels (Engel et al. 2008). Morphologisch findet sich meist das Bild einer fokalen Myositis, die klinisch oft leichter als die Polymyositis verläuft. Die CK-Werte sind meist leicht bis um das 10-fache der Norm erhöht. Muskelkaterartige Myalgien stehen häufig im Vordergrund der Symptomatik, Paresen und Atrophien sind nur gering ausgeprägt. Therapeutisch kommen neben der Behandlung der Grunderkrankung in erster Linie Glukokortikoide infrage. Der Begriff »Overlap«-Syndrom ist gerechtfertigt, wenn die diagnostischen Kriterien für beide Erkrankungen erfüllt sind. In einer retrospektiven Studie bei 60 Patienten mit Antisynthetase-Syndromen (Polymyositis und Dermatomyositis mit interstitieller Lungengerüsterkrankung) konnte eine gute Wirksamkeit, insbesondere eine Besserung der Vitalkapazität, für Ciclosporin und Tacrolimus sowohl als first-line als auch als second-line Therapie gezeigt werden (Labirua-Iturburu et al. 2013). Die weitere Therapie der

**Tab. J 8.4:** Myositiden im Rahmen von Overlap-Syndromen und anderen Systemerkrankungen

| Syndrom/Klinik | Muskelbeteiligung | Diagnostik |
|---|---|---|
| **Rheumatoide Arthritis (RA)**<br>chronisch entzündliche Gelenkerkrankung, symmetrisch, initial v. a. Fingergrund- und Interphalangealgelenke betreffend, F > M, bei 70 % Beginn zw. 3.–7. Lebensjahrzehnt, häufig: 1–3 % der Bevölkerung, beginnt mit morgendlicher Steifigkeit der betroffenen Gelenke, schubförmiger Verlauf, Assoziation mit Sjögren und sekundärer Neuropathie (CTS, distal symmetrisch oder Mononeuritis multiplex) möglich | Proximal betonte Muskelschwäche, Muskelveränderungen sekundär zu Gefäßbeteiligung und perimysialen und endomysialen Infiltraten | Antikörpern gegen cyclische citrullinierte Peptide (CCP-Antikörper)<br>(Rheumafaktor (RF)) |
| **Sjögren-Syndrom**<br>Trockenheit von Mund, Augen und anderen Schleimhäuten, chronische Arthritis, Möglich: Pankreatitis, interstitielle Nephritis, Vaskulitis, Schilddrüsenveränderungen, Assoziation mit anderen Autoimmunerkrankungen | Meist geringe proximale symmetrische Muskelschwäche; Dysphagie, distale sensorisch betonte Neuropathie optional | ANA: Anti-SS-A/Ro, Anti-SS-B/La, CRP<br>Bioptisch: Lymphozytäre Infiltrate in Speichel- und Tränendrüsen mit sekundärer Fibrose. |
| **Systemische Sklerose**<br>Haut: Fibrose, Vermehrung der Kollagenfibrillen, Vaskulopathie mit Mediahypertrophie, Fibrose und hyalinen Veränderungen, Raynaud-Phänomen, Arthritis, restriktive Lungenerkrankung, Kalzinosis der Haut, Sicca-Syndrom, z. T. Myokard-Beteiligung CREST = Calcinosis cutis – Raynaud-Phänomen – Motilitätsstörung des Ösophagus – Sklerodaktylie – kutane Teleangiektasien | Inzidenz von Myositis bei Sklerodermie: 5–17 %; meist geringe Muskelschwäche, selten schwere Manifestationen | 90 % (ANA);<br>20–40 % Scl-70;<br>50–60 % Anti-Zentromer-AK<br>bei CREST-Syndrom |
| **Systemischer Lupus erythematodes (SLE)**<br>F : M = 9 : 1, bes. 2.–5. Lebensjahrzehnt, schmetterlingsförmiges Wangenerythem + Arthritis. Ig-Ablagerungen an epidermalen Basalmembranen. Vaskulitis der kleinen Blutgefäße kann Schleimhäute, Lungen, Herz, ZNS, Nieren und Muskeln betreffen | Myositis in ca. 40 %, mäßig ausgeprägte proximal symmetrisch Muskelschwäche,<br>Dysphagie möglich;<br>Muskelveränderungen ähnlich DM | ANA<br>Anti-ds-DNA-Antikörper<br>Anti-Sm<br>Anti-U1-snRNP |
| **Mischkollagenose (= Mixed connective tissue disease, MCTD)**<br>Meist sequenzielles Auftreten der Symptome von SLE, Sklerodermie, DM/PM und RA, Diagnose aufgrund fünf klinischer Manifestationen: Ödem der Hände, Synovitis, Myositis, Raynaud-Syndrom, Akrosklerose | Vaskulopathie mit Intimahyperplasie und Hypertrophie der glatten Gefäßmuskulatur | ANA |
| **Hypereosinophiles Syndrom (HES)**<br>Persistierende Eosinophilie > 1500/mm$^3$ über mindestens sechs Monate ohne andere Ursache, häufig assoziiert mit Anämie und Hypergammaglobulinämie;<br>Multiorganbeteiligung möglich: KM, Haut, Lunge, Herz, ZNS, PNS, Muskel.<br>Schlechte Prognose, kardiale Beteiligung meist lebenslimitierend | Eosinophile Polymyositis:<br>Myalgie, proximale Muskelschwäche. | Differentialblutbild |

| | | |
|---|---|---|
| **Fasziitis mit Eosinophilie (Shulman-Syndrom)**<br>Diffuse Fasziitis mit Eosinophilie. Oft akuter Beginn mit leichtem Fieber, Myalgien, Arthralgien, Abgeschlagenheit nach Anstrengung oder ohne erkennbaren Auslöser. Hart indurierte Haut, nach mehrwöchiger Dauer Bewegungseinschränkung der Gelenke möglich. Beteiligung innerer Organe selten. Meist zwischen 3. und 6. Lebensjahrzehnt, M > F.<br>Gute Prognose, z. T. Spontanremissionen. Selten kommt es sekundär zu aplastischer Anämie, Thrombozytopenie oder lymphoproliferativen Erkrankungen. | Myalgien, proximale oder distale Muskelschwäche | Eosinophilie, Hypergammaglobulinämie, BSG-Erhöhung, Erhöhung der CK-Aktivität<br>En-bloc-Biopsie Haut/Subkutis/Faszie/Muskel: Verdickte Faszie, Infiltrat aus Plasmazellen, Lymphozyten, Eosinophilen bis in Haut, Subkutis und Muskel möglich. Falls Muskel mit betroffen, endo- und perimysiale Infiltrate, Einzelfasernekrosen, perifaszikuläre Atrophie, ultrastrukturelle Veränderungen des Gefäßendothels der kleinen Blutgefäße. |
| **Sarkoidose (M. Boeck)**<br>Granulomatöse Systemerkrankung unbekannter Ätiologie, zu > 90 % Manifestation in der Lunge, andere Organe können betroffen sein.<br>Akute Sarkoidose (Löfgren-Syndrom): Uveitis, Erythema nodosum, Arthritis, Muskelbeteiligung. | Akute Sarkoidose: Proximale Schwäche, Myalgien, Crampi.<br>Bei chronischer Sarkoidose: Schmerzlose Polymyositis granulomatosa mit progredienten proximal betonten Paresen und Muskelatrophien. | Muskelbiopsie<br>Röntgen-Thorax: Bihiläre Lymphadenopathie.<br>Bei 60–70 % ACE-Erhöhung im Serum.<br>Gallium-Szintigraphie: extrapulmonale Granulome. |
| **Vaskulitis**<br>**Kap. E 3** und **Kap. E 4** | Bei allen Vaskulitiden sind entzündliche Muskelveränderungen möglich | **Kap E 3** und **Kap. E 4** |

J 8

Overlap-Syndrome richtet sich nach klinischem Verlauf und Prognose der assoziierten Kollagenose bzw. der jeweiligen Systemerkrankung und ist entsprechenden Lehrbüchern der Rheumatologie und der Inneren Medizin zu entnehmen.

## J 8.3 Erregerbedingte Myositiden

### J 8.3.1 Virale Myositiden

Im Rahmen von Virusinfektionen kommt es häufig zu einer Mitbeteiligung des Muskels mit Myalgien, die allenfalls eine symptomatische Therapie erfordern. Akute virale Myositiden mit Beteiligung des Muskelparenchyms folgen in der Regel in kurzem zeitlichen Abstand einer fieberhaften Virusinfektion mit Muskelschwellungen, Schwäche, CK-Erhöhung und Myoglobinurie (El-Beshbishi et al. 2012). Bei Kindern führt das Influenzavirus zu einer akuten benignen Myositis (Rajajee et al. 2005). Retrovirus-assoziierte Myositiden sind eine häufige Manifestation einer HIV-Infektion (Authier et al. 2005); sie sind manchmal schwierig von Muskelschädigungen, die durch die retrovirale Therapie bedingt sind, abzugrenzen.

**Spezielle klinische Verläufe sind bevorzugt mit folgenden Virusinfektionen assoziiert:**
- Benigne akute Myositis: Influenza A und B, Parainfluenza, Adenovirus 2;
- Akute Rhabdomyolyse: Influenza A und B, Coxsackie B5, Echovirus 9, Adenovirus 21, HSV;
- Epidemische Pleurodynie (Bornholm'sche Erkrankung): Coxsackie B 5 (und B1, 3, 4);
- Subakute/chronische Myositis: HIV, HTLV-1, EBV, Echoviren (bei Agammaglobulinämie).

Eine Muskelbiopsie ist nur in der Ausnahme bei z. B. Rhabdomyolyse indiziert. Je nach Schweregrad der Klinik sind Kontrollen von EKG, Lungenfunktion, Röntgenbild des Thorax und Differentialblutbild erforderlich, bei hoher CK-Aktivität zudem die Überwachung der Nierenfunktion. Weitere Details siehe **Tab. J 8.5**. Eine kausale Therapie ist derzeit nur bei wenigen Viren wie CMV-, HSV- und HIV-Infektionen möglich.

### J 8.3.2 Parasitäre Myositiden

Parasitäre Erkrankungen sind weltweit von zunehmender Bedeutung (El-Beshbishi et al. 2012). Im Rahmen einiger dieser z. T. gut behandelbaren Parasitosen treten myositisartige Symptome auf. Parasitäre Myositiden können häufig asymptomatisch verlaufen. Bei symptomatischen Formen stehen Muskelschmerzen, Gesichtsödeme, gastrointestinale Beschwerden, Exanthem und Fieber im Vordergrund; fast obligat ist die Bluteosinophilie. Die Kombination aus serologischen Untersuchungen und einer Muskelbiopsie kann zum Erregernachweis führen.

Die am häufigsten vorkommenden, den Muskel mit betreffenden Parasitosen sind Toxoplasmose, Zystizerkose, Echinokokkose, Trichinose und Totexokarose (**Tab. J 8.6**). Seltenere muskelbefallende Parasiten sind: Protozoen: Sarcocystis, Trypanosomen, Microsporidien und Plasmodien; Zestoden:

**Tab. J 8.5:** Virale Myositiden

| Erreger | Muskelbeteiligung | Diagnostik |
|---|---|---|
| **Influenza**<br>Orthomyxovirus, Serotypen A, B, C. Jedes Lebensalter betroffen, oft epidemisch. | Häufigste Ursache von akuten Myositiden im Kindesalter. 1–7 Tage nach Erkrankungsbeginn muskelkaterartige Schmerzen und Schwellungen in den Waden für ca. eine Woche. | Myoglobinurie und deutliche CK-Erhöhung möglich<br>Serologie |
| **Coxsackie**<br>Picorna-Virus, Serotypen A und B. Epidemisch im Sommer und Herbst, Mensch einziger natürlicher Wirt, Übertragung durch Kontakt mit infizierten Personen oder Faeces. Unterschiedliche klinische Manifestationen mit Infektion von Meningen, Peri-/Myokard, Hoden, Muskel, oberer Respirationstrakt. | *Bornholmsche Erkrankung:* Akut fieberhaft auftretende, Coxsackie-induzierte Pleurodynie, wahrscheinlich durch Myositis von Zwerchfell, Interkostal- und Bauchmuskulatur. Meist spontane Rückbildung innerhalb von 3–10 Tagen, Rückfälle möglich. | Serologie, meist Serotyp BEMG und CK-Aktivität meist normal |
| **Chronische Enterovirusinfektion bei schwerer HIV**<br>**Kap. F 10** | HIV-assoziierte Myositis, in allen Krankheitsstadien möglich, meist erst bei vollentwickeltem AIDS. Myalgien und proximal betonte Schwäche | EMG: Myopathisches Muster mit pathologischer Spontanaktivität, Serologie<br>DD: HIV-wasting-Syndrom, Azidothymidin-Myopathie, (**Kap. F 10**), Immunschwäche assoziierte opportunistische Infektionen mit Beteiligung des Muskels |
| **HTLV-1**<br>Ätiologisches Agens der humanen T-Zell-Leukämie und der tropischen spastischen Paraparese | PM-ähnliches Bild, mit proximal betonter Muskelschwäche. | Serologie, CK-Erhöhung |

**Tab. J 8.6:** Parasitäre Myositiden

| Erreger/Verbreitung | Klinik | Muskelbeteiligung | Diagnostik |
|---|---|---|---|
| **Toxoplasma gondii**<br>Ubiquitäre Protozoen, hohe Durchseuchung;<br>Endwirt: Katzen, Infektion meist asymptomatisch, durch Katzenkot (Oozyten), Verzehr von infiziertem, nicht ausreichend gekochtem Fleisch (Zysten), transplazentar; kann asymptomatisch persistieren | **Toxoplasmose**<br>Fieber, Hepatosplenomegalie, Perikarditis, Myokarditis, Exanthem, Myositis, Uveitis, Chorioretinitis, Hepatitis, Pneumonie, Meningoenzephalitis | Myalgien, Nackensteifigkeit, DM- oder PM-ähnliches Bild mit proximaler Schwäche. | *Serologie*<br>spezifischer IgM-Nachweis, IgG-Anstieg PCR |
| **Taenia solium**<br>Zestode, erwachsene Form (»Schweinefinnen-Bandwurm«) bis 4 m lang, Schwein ist Zwischenwirt, weltweit häufiges u. ernstes medizinisches Problem besonders in Zentral- und Südamerika, Asien, Afrika, Ost- u. Südeuropa; Infektion durch Verzehr nicht ausreichend gekochten Fleisches, Fäkalien, kontaminierte Nahrung | **Zystizerkose**<br>Darmbefall meist asymptomatisch, Larvenform kann zahlreiche Gewebe invadieren besonders Skelettmuskel, Nervensystem, Augen, Herz, Leber, Haut. Dort reifen die Larven in 2–3 Monaten zu milchweißen Zystizerken (6 × 10 mm) heran, im ZNS bis 6 cm ø | Deutliche, proximal-symmetrische Pseudohypertrophie, Schwäche, Druckschmerz, knotige Verdickungen in Subkutis und Muskel; umliegendes Gewebe zeigt Fibrose, Entzündung ist mäßig solange die Larve lebt, tote Larven rufen stärkere Gewebsreaktion mit Eosinophilen, Plasmazellen, Histio- und Lymphozyten hervor | *Serologie*<br>Eosinophilie, Röntgennachweis von kalzifizierten Zysten |
| **Echinokokken**<br>Zestode. E. alveolaris/multilocularis (2 mm), E. granulosus (3–6 mm); Endwirt: Hund, Fuchs, Katze; Zwischenwirt: alle Säugetiere, bes. Schafe. Verbreitung: Australien, Neuseeland, Island, Ostafrika, Griechenland, Mittlerer Osten, Russland, Teile Südamerikas und des Südwestens der USA, Alaska, Nordkanada<br>Prognose ohne Behandlung besonders bei E. multilocularis häufig infaust! | **Echinokokkose**<br>Larven bilden Zysten in Leber, Lunge, ZNS, Muskel (E. granulosus bis 30 cm ø!, E. multilocularis bis 2 cm ø), Infektion oft bereits in der Kindheit erworben; E. multilocularis kann tumorartig-metastatisches Wachstum zeigen! | Muskelbefall beginnt meist in einer einzelnen Muskelfaser, aus der sich im Zeitraum von 5–20 Jahren eine oft unilokuläre Zyste in der Tiefe des Muskels entwickelt, besonders in paravertebraler, Schulter- und Beckengürtel-Muskulatur dumpfer Schmerz nach Anstrengung, Verkalkung, Abszess | *Serologie*<br>Eosinophilie in 20–25 %<br>*Bildgebung* |
| **Trichinella spiralis**<br>Nematode. 1–4 mm lang, weites Wirtsspektrum, weltweite Verbreitung, außer Asien und Australien, Inkubationszeit 2–12 Tage nach Verzehr von mit Larven infiziertem Schweine- oder Bärenfleisch (auch Trocken- oder Pökelfleisch) | **Trichinose**<br>Abdominelle Krämpfe, Durchfall, Fieber, periorbitales ödem, DM-ähnliches Erythem. Muskulatur, Myokard und ZNS können betroffen sein, Pseudozyste besteht aus Bindegewebe des Wirts, später Verkalkung. | Generalisierte Schwäche u. Schmerzen besonders in der proximalen Muskulatur, Atem-, extraokuläre, Zungen- und Stamm-Muskulatur; Myalgien können Monate anhalten; Infiltrate aus Eosinophilen und Monozyten | *Serologie*<br>Eosinophilie, CK-Erhöhung |
| **Toxocara canis und cati**<br>Nematode, weltweite Verbreitung.<br>Besonders Kinder betroffen durch Ingestion von Erde, die mit Hunde- oder Katzenkot kontaminiert ist | **Toxokarose**<br>Fieber, Larven wandern Lymphe / Blut Leber, Lunge, ZNS, Augen, Muskel Blutung, granulomatöse Entzündung, bindegewebige Verkapselung, Gewebszerstörung. Hepatosplenomegalie, Pneumonie, Erythem etc. | Myalgien | *Serologie*<br>persistierende Eosinophilie<br>Muskelbiopsie: weiße, granulomatöse Veränderungen 5–10 mm, Larven 20 × 400 mm, Larven können Jahre persistieren; auch asymptomatische Verläufe möglich. |
| **Sarcocysitis nesbitti**<br>Nematode, weltweite Verbreitung | **Sarcocystose**<br>Akutes Fieber ca. 10 Tage nach Infektion, selbstlimitierend nach 14–30 Tagen, tropische Länder, z. B. Malaysia | Myalgisches Syndrom mit Schwellungen der Muskulatur bei Myositis und CK-Erhöhung | Serologie |

Multiceps brauni, Spirometra mansonoides; Nematoden: Ancylostoma canium, Dracunculus medinensis. Die Therapie ist entsprechenden Lehrbüchern der Parasitologie zu entnehmen.

### J 8.3.3 Bakterielle Myositiden

Bakterielle Myositiden sind weltweit die häufigste Ursache von Myositiden (Crum-Cianflone 2008). In unserer Region treten sie als Pyomyositis bei HIV-Patienten (Authier et al. 2005; Hiniker et al. 2016) oder nach Wundinfektionen auf. Bei schweren Septikopyämien können Abszedierungen der Muskulatur vorkommen. Myositiden sind im Rahmen von Legionellen-, Tuberkulose-, Whipple-, Lepra-, Leptospirose-, Lyme- und Lues-Infektionen beschrieben. Bei immunsupprimierten Patienten mit muskulären Symptomen ist an Staphylococcus aureus, Kryptokokken, Mycobakterien, Microsporidien und *E. coli* zu denken. Schwere Myonekrosen, die eine antibiotische Therapie und chirurgische Sanierung erfordern, sind bei Streptokokken, *Clostridium perfringens/ C. septicum, Vibrio vulnificus* und *Aeromonas hydrophila* beschrieben.

### J 8.3.4 Myositiden im Rahmen anderer systemischer Infektionen

*Eosinophile Myositis:* Es handelt sich um eine muskuläre Organmanifestation des hypereosinophilen Syndroms (Selva-O'Callaghan et al. 2014). Es gibt mindestens 3 verschiedene Subtypen: die fokale benigne eosinophile Myositis, die eosinophile Polymositis, die mit einer Muskeldystrophie (LGMD2A/Calpainopathie) assoziiert sein kann, und die eosinophile Perimyositis mit Fasciitis. Die Symptome entsprechen einer akuten Polymyositis mit ausgeprägter Gewebseosinophilie. Obligates Syndrom ist eine zusätzliche Eosinophilie im Blut. Eine ungünstige Prognose kann durch eine begleitende eosinophile Myokarditis bestimmt sein. Parasitische Eosinophilie, Kollagenosen, Leukämien und Drogen können ebenfalls Ursache einer eosinophilen Myositis sein. Andere seltene Formen sind das Eosinophilie-Myalgie-Syndrom und das Toxic-Oil-Syndrom. Eine Steroidtherapie ist meistens indiziert. Imatinib und Mepolizumab, humanisierte anti-Interleukin-5 monoklonale Antikörper, können bei Patienten mit einer schweren eosinophilen Myositis zum Einsatz kommen (Selva-O'Callaghan et al. 2014). Differentialdiagnostisch ist die prognostisch weitaus günstigere Fasziitis mit Eosinophilie (Shulman 1974) abzugrenzen.

*Granulomatöse Myositis:* Die seltene Mitbeteiligung der Muskulatur bei einer Sarkoidose verläuft unter zwei klinischen Bildern: Bei eher jüngeren Patienten kommt es neben der Arthritis und dem Erythema nodosum zu heftigen Muskelschmerzen (v. a. Oberschenkel- und Wadenmuskulatur) und leichten Paresen. Die CK-Werte sind normal bis leicht erhöht. Die chronische Polymyositis granulomatosa stellt eine spätere schwere Organmanifestation der Sarkoidose dar und tritt meist jenseits des 50. Lebensjahres vorwiegend bei Frauen im Sinne einer progredienten schmerzlosen Muskelschwäche und -atrophie der proximalen Extremitätenmuskeln auf. Durch den Mitbefall der Faszien können sich Kontrakturen entwickeln. Therapeutisch spricht die akute Form gut auf Steroide an, bei der chronischen Form ist die Frage einer Steroid-Dauertherapie in Kombination mit einem Immunsuppressivum vom individuellen Verlauf abhängig.

*Orbitale Myositis:* Bei der orbitalen Myositis handelt es sich um einen nicht-infektiösen, inflammatorischen Prozess, der zumeist mehrere äußere Augenmuskeln betrifft (Montagnese et al. 2016). Typisch ist eine akute bis subakute schmerzhafte Ophthamoplegie mit Zeichen der okulären Inflammation. Frauen erkranken doppelt so häufig wie Männer, der Erkrankungsbeginn liegt meist zwischen dem 30. und 40. Lebensjahr. Klinische Symptome sind Doppelbilder bei normaler Sehschärfe, Ptose, Ödeme der Augenlider und des Periorbitalbereichs, Konjunktivitis, Chemosis und retrobulbäre Schmerzen. Die Augenbewegungen sind bei der akuten Form im Bereich der betroffenen Muskeln paretisch, im chronischen Stadium eingeschränkt, meist sind mehrere Augenmuskeln beidseitig betroffen, am häufigsten M. rectus medialis, M. rectus superior und M. rectus lateralis. Die Diagnose kann klinisch und kernspintomographisch (Dünnschichtaufnahmen der Orbita) gestellt werden. Differentialdiagnostisch müssen Schilddrüsenerkrankungen, Orbitainfektionen/-neoplasmen, Sinusvenenthrombose und Karotisfisteln ausgeschlossen werden. Therapeutisch kommen Steroide, in therapieresistenten Fällen in Kombination mit Immunsuppressiva, zur Anwendung (Montagnese und Schoser 2016).

*Makrophagen-Myofasziitis:* Diese Sonderform wurde bei Patienten im Anschluss an intramuskuläre Impfungen mit aluminiumhydroxidhaltigen Impfseren gegen Hepatitis A und B sowie Tetanus beschrieben (Gheradi et al. 2001). Systemische Symptome treten 0–72 Monate im Anschluss an die Impfungen im Sinne von diffusen Arthralgien, Myalgien und Müdigkeit auf. Die zusätzlichen kognitiven Defizite und das Fatigue werden auf eine enzephale Beteiligung zurück geführt (Rigolet et al. 2014).

*Lokalisierte Formen von Myositiden* sind die fokale Myositis, die proliferative fokale Myositis, die lokalisierte noduläre Myositis und die lokalisierte Myositis ossificans nach einem Muskeltrauma.

*Andere* sehr seltene *Sonderformen* sind die progressive Myositis ossificans, eine Myositis im Rahmen einer chronischen Graft-versus-Host-Erkrankung oder eine Polymyositis als parathymisches Syndrom, auf die hier jedoch im Einzelnen nicht eingegangen werden kann.

#### Selbsthilfegruppen

Diagnosegruppe Myositis der
Deutschen Gesellschaft für Muskelkranke e. V. (DGM)
http://www.dgm.org

Patientenregister Einschlusskörpermyositis
https://www.ibm-registry.org/de/

## Literatur

Allenbach Y, Drouot L, Rigolet A et al. Anti-HMGCR autoantibodies in European patients with autoimmune necrotizing myopathies: inconstant exposure to statin. Medicine (Baltimore) 2014; 93: 150–157.

Alexanderson H. Physical exercise as a treatment for adult and juvenile myositis. J Intern Med 2016 Feb 8. doi: 10.1111/joim.12481.

Authier FJ, Chariot P, Gherardi RK. Skeletal muscle involvement in human immunodeficiency virus (HIV)-infected patients in the era of highly active antiretroviral therapy (HAART). Muscle Nerve 2005; 32: 247–260.

Benveniste O, Guiguet M, Freebody J et al. Long-term observational study of sporadic inclusion body myositis. Brain 2011; 134: 3176–3184.

Betteridge Z, McHugh N. Myositis-specific autoantibodies: an important tool to support diagnosis of myositis. J Intern Med 2015 Nov 25. doi: 10.1111/joim.12451.

Blijham PJ1, Hengstman GJ, Hama-Amin AD, van Engelen BG, Zwarts MJ. Needle electromyographic findings in 98 patients with myositis. Eur Neurol. 2006; 55(4): 183–188.

Brunasso AM, Aberer W, Massone C. New onset of dermatomyositis/polymyositis during anti-TNF-α therapies: a systematic literature review. ScientificWorldJournal 2014; 2014: 179180.

Cherin P, Belizna C, Cartry O, Lascu-Dubos G, de Jaeger C, Delain JC, Crave JC, Hachulla E. Long-term subcutaneous immunoglobulin use in inflammatory myopathies: A retrospective review of 19 cases. Autoimmun Rev 2016; 15(3): 281–286.

Chinoy H, Lamb JA, Ollier WE, Cooper RG. An update on the immunogenetics of idiopathic inflammatory myopathies: major histocompatibility complex and beyond. Curr Opin Rheumatol 2009: 21: 588–593.

Chung YL, Alexanderson H, Pipitone N, Morrison C, Dastmalchi M, Ståhl-Hallengren C, Richards S, Thomas EL, Hamilton G, Bell JD, Lundberg IE, Scott DL. Creatine supplements in patients with idiopathic inflammatory myopathies who are clinically weak after conventional pharmacologic treatment: Six-month, double-blind, randomized, placebo-controlled trial. Arthritis Rheum. 2007; 57(4): 694–702.

Cox FM, Titulaer MJ, Sont JK, Wintzen AR, Verschuuren JJ, Badrising UA. A 12-year follow-up in sporadic inclusion body myositis: an end stage with major disabilities. Brain 2011; 134(Pt 11): 3167–3175.

Crum-Cianflone NF. Bacterial, fungal, parasitic, and viral myositis. Clin Microbiol Rev 2008; 21(3): 473–494.

Danieli MG, Gambini S, Pettinari L, Logullo F, Veronesi G, Gabrielli A. Impact of treatment on survival in polymyositis and dermatomyositis. A single-centre long-term follow-up study. Autoimmun Rev 2014; 13(10): 1048–1054.

Dalakas MC, Illa I, Dambrosia JM, Soueidan SA, Stein DP, Otero C et al. A controlled trial of high-dose intravenous immune globulin infusions as treatment for dermatomyositis. N Engl J Med 1993; 329: 1993–2000.

Dalakas MC, Koffman B, Fujii M, Spector S, Sivakumar K, Cupler E. A controlled study of intravenous immunoglobulin combined with prednisone in the treatment of IBM. Neurology 2001; 56: 323–327.

Dalakas MC, Rakocevic G et al. Effect of Alemtuzumab (CAMPATH 1-H) in patients with inclusion-body myositis. Brain 2009; 132(Pt 6): 1536–1544.

Dalakas MC, Sonies B, Dambrosia J, Sekul E, Cupler E, Sivakumar K. Treatment of inclusion-body myositis with IvIg: a double-blind, placebo-controlled study. Neurology 1997; 48: 712–716.

Dalakas MC. Immunotherapy of myositis: issues, concerns and future prospects. Nat Rev Rheumatol 2010; 6: 129–137.

Dalakas MC, Rakocevic G, Shatunov A, Goldfarb L, Raju R, Salajegheh M. Inclusion body myositis with human immunodeficiency virus infection: four cases with clonal expansion of viral-specific T cells. Ann Neurol 2007; 61: 466–475.

Dalakas MC. Inflammatory muscle disease. N Engl J Med 2015; 372: 1734–1747.

Dobloug C, Walle-Hansen R et al. Long-term follow-up of sporadic inclusion body myositis treated with intravenous immunoglobulin: a retrospective study of 16 patients. Clin Exp Rheumatol 2012; 30(6): 838–842.

El-Beshbishi SN, Ahmed NN, Mostafa SH, El-Ganainy GA. Parasitic infections and myositis. Parasitol Res 2012; 110(1): 1–18.

Engel AG, Hohlfeld R. The polymyositis and dermatomyositis complex. In: Engel AG, Franzini-Armstrong C (eds.). Myology. New York: McGraw-Hill; 2008. 1335–1383.

Femia AN, Vleugels RA, Callen JP. Cutaneous dermatomyositis: an updated review of treatment options and internal associations. Am J Clin Dermatol 2013; 14: 291–313.

Gherardi RK, Coquet M, Cherin P, Belec L, Moretto P, Dreyfus PA et al. Macrophagic myofasciitis lesions assess long-term persistence of vaccine-derived aluminium hydroxide in muscle. Brain 2001; 124: 1821–1831.

Gordon PA, Winer JB, Hoogendijk JE, Choy EH. Immunosuppressant and immunomodulatory treatment for dermatomyositis and polymyositis. Cochrane Database Syst Rev 2012; (8): CD003643.

Hill CL, Zhang Y, Sigurgeirsson B, Pukkala E, Mellemkjaer L, Airio A, Evans SR, Felson DT. Frequency of specific cancer types in dermatomyositis and polymyositis: a population-based study. Lancet 2001; 357(9250): 96–100.

Hiniker A, Daniels BH, Margeta M. T-Cell-Mediated Inflammatory Myopathies in HIV-Positive Individuals: A Histologic Study of 19 Cases. J Neuropathol Exp Neurol 2016; pii: nlv023.

Hohlfeld R. Update on sporadic inclusion body myositis. Brain 2011; 134(Pt 11): 3141–3145.

Italiano CM, Wong KT, AbuBakar S, Lau YL, Ramli N, Syed Omar SF, Kahar Bador M, Tan CT. Sarcocystis nesbitti causes acute, relapsing febrile myositis with a high attack rate: description of a large outbreak of muscular sarcocystosis in Pangkor Island, Malaysia, 2012. PLoS Negl Trop Dis 2014; 22; 8(5): e2876.

Ji SY, Zeng FQ, Guo Q, Tan GZ, Tang HF, Luo YJ, Tang ZQ, Han YF. Predictive factors and unfavourable prognostic factors of interstitial lung disease in patients with polymyositis or dermatomyositis: a retrospective study. Chin Med J 2010; 123: 517–522.

Krause S. Insights into muscle degeneration from heritable inclusion body myopathies. Front Aging Neurosci 2015; 7: 13.

Kiely PD, Chua F. Interstitial lung disease in inflammatory myopathies: clinical phenotypes and prognosis. Curr Rheumatol Rep 2013; 15: 359.

Labirua-Iturburu A, Selva-O'Callaghan A, Martinez-Gomez X, Trallero-Araguas E, Labrador-Horrillo M, Vilardell-Tarres M. Calcineurin inhibitors in a cohort of patients with antisynthetase-associated interstitial lung disease. Clin Exp Rheumatol 2013; 31(3): 436–439.

Larman HB, Salajegheh M, Nazareno R, Lam T, Sauld J, Steen H, Kong SW, Pinkus JL, Amato AA, Elledge SJ, Greenberg SA. Cytosolic 5′-nucleotidase 1A autoimmunity in sporadic inclusion body myositis. Ann Neurol 2013; 73(3): 408–418.

Lindberg C, Trysberg E, Tarkowski A, Oldfors A. Anti-T-lymphocyte globulin treatment in inclusion body myositis: a randomized pilot study. Neurology 2003; 61: 260–262.

Luo Y-B Mastaglia FL. Dermatomyositis, polymyositis and immune-mediated necrotising myopathies. Biochim Biophys Acta 2015; 1852: 622–632.

J 8

Mahler M, Miller FW, Fritzler MJ. Idiopathic inflammatory myopathies and the anti-synthetase syndrome: a comprehensive review. Autoimmun Rev 2014; 13(4–5): 367–371.

Mammen AL, Chung T, Christopher-Stine L et al. Autoantibodies against 3-hydroxy-3-methylglutaryl-coenzyme A reductase in patients with statin-associated autoimmune myopathy. Arthritis Rheum 2011; 63: 713–721.

Mastaglia FL, Zilko PJ. Inflammatory myopathies: how to treat the difficult cases. J Clin Neurosci 2003; 10(1): 99–101.

Miller FW, Leitman SF, Cronin ME, Hicks JE, Leff RL, Wesley R et al. Controlled trial of plasma exchange and leukapheresis in polymyositis and dermatomyositis. N Engl J Med 1992; 326: 1380–1384.

Miller J, Walsh Y, Saminaden S, Lecky BRF, Winer JB. Randomised double blind controlled trial of methotrexate and steroids compared with azathioprine and steroids in the treatment of idiopathic inflammatory myopathy. J Neurol Sci 2002; 199: 53.

Mohassel P, Mammen AL. Statin-associated autoimmune myopathy and anti-HMGCR autoantibodies. Muscle Nerve 2013; 48(4): 477–483.

Montagnese F, Wenninger S, Schoser B. »Orbiting around« the orbital myositis: clinical features, differential diagnosis and therapy. J Neurol 2016; 263(4): 631–640.

Muscle Study Group. Randomized pilot trial of beta-INF1a (Avonex) in patients with inclusion body myositis. Neurology 2001; 57: 1566–1570.

Muscle Study Group. Randomized pilot trial of high-dose betaINF-1a in patients with inclusion body myositis. Neurology 2004; 63: 718–720.

Muth IE, Barthel K, Bähr M, Dalakas MC, Schmidt J, Proinflammatory cell stress in sporadic inclusion body myositis muscle: overexpression of alphaB-crystallin is associated with amyloid precursor protein and accumulation of beta-amyloid. J Neurol Neurosurg Psychiatry 2009; 80: 1344–1349.

Oddis CV, Reed AM, Aggarwal R, Rider LG, Aschermann DP, Levesque MC, Barohn RJ, Feldman BM, Harris-Love MO, Koontz DC, Fertig N, Kelley SS, Pryber SL, Miller FW, Rockette HE, RIM Study Group. Rituximab in the treatment of refractory adult and juvenile dermatomyositis and adult polymyositis: a randomize, placebo-phase trial. Arthritis Rheum 2013; 65: 314–324.

Pars K, Garde N. et al. Subcutaneous immunoglobulin treatment of inclusion-body myositis stabilizes dysphagia. Muscle Nerve 2013; 48(5): 838–839.

Pluk H, van Hoeve BJ, van Dooren SH, Stammen-Vogelzangs J, van der Heijden A, Schelhaas HJ, Verbeek MM, Badrising UA, Arnardottir S, Gheorghe K, Lundberg IE, Boelens WC, van Engelen BG, Pruijn GJ. Autoantibodies to cytosolic 5′-nucleotidase 1A in inclusion body myositis. Ann Neurol 2013; 73(3): 397–407.

Rajajee S, Ezhilarasi S, Rajarajan K. Benign acute childhood myositis. Indian J Pediatr 2005; 72: 399–400.

Recher M, Sahrbacher U et al. Treatment of inclusion body myositis: is low-dose intravenous immunoglobulin the solution? Rheumatol Int 201; 32(2): 469–472.

Rider LG, Miller FW. Deciphering the clinical presentations, pathogenesis, and treatment of the idiopathic inflammatory myopathies. JAMA 2011; 305: 183–190.

Rider LG, Nistala K. The juvenile idiopathic inflammatory myopathies: pathogenesis, clinical and autoantibody phenotypes, and outcomes. J Intern Med. 2016 Mar 30. doi: 10.1111/joim.12444.

Rigolet M, Aouizerate J, Couette M, Ragunathan-Thangarajah N, Aoun-Sebaiti M, Gherardi RK, Cadusseau J, Authier FJ. Clinical features in patients with long-lasting macrophagic myofasciitis. Front Neurol 2014; 5: 230.

Rothwell S, Cooper RG, Lundberg IE, Miller FW, Gregersen PK, Bowes J, Vencovsky J, Danko K, Limaye V, Selva-O'Callaghan A, Hanna MG, Machado PM, Pachman LM, Reed AM, Rider LG, Cobb J, Platt H, Molberg Ø, Benveniste O, Mathiesen P, Radstake T, Doria A, De Bleecker J, De Paepe B, Maurer B, Ollier WE, Padyukov L, O'Hanlon TP, Lee A, Amos CI, Gieger C, Meitinger T, Winkelmann J, Wedderburn LR, Chinoy H, Lamb JA. Myositis Genetics Consortium. Dense genotyping of immune-related loci in idiopathic inflammatory myopathies confirms HLA alleles as the strongest genetic risk factor and suggests different genetic background for major clinical subgroups. Ann Rheum Dis 2015 Sep 11. pii: annrheumdis-2015-208119.

Rose MR, McDermott MP, Thornton CA, Palenski C, Martens WB, Griggs RC. A prospective natural history studyof inclusion body myositis: implications for clinical trials. Neurology 2001; 57: 548–550.

Rutkove SB, Parker RA, Nardin RA, Connolly CE, Felice KJ, Raynor EM. A pilot randomized trial of oxandrolone in inclusion body myositis. Neurology 2002; 58: 1081–1087.

Selva-O'Callaghan A, Trallero-Araguás E, Grau JM. Eosinophilic myositis: an updated review. Autoimmun Rev 2014; 13(4–5): 375–378.

Schmidt J, Rakocevic G, Raju R, Dalakas MC. Upregulated inducible co-stimulator (ICOS) and ICOS-ligand in inclusion body myositis muscle: significance for CD8 r T cell cytotoxicity. Brain 2004; 127: 1182–1190.

Schoser B. Inflammatorische Myopathien. Zent f Rheum 2009; 68: 665–675.

Schulze M1, Kötter I, Ernemann U, Fenchel M, Tzaribatchev N, Claussen CD, Horger M. MRI findings in inflammatory muscle diseases and their noninflammatory mimics. AJR Am J Roentgenol 2009; 192(6): 1708–1716.

Shulman LE. Diffuse fasciitis with hypergammyglobulinemia and eosinophilia: A new syndrome? J Rheumatol 1974; (Suppl. 1): 46.

Stenzel W, Goebel HH, Aronica E. Review: immune-mediated necrotizing myopathies- a heterogeneous group of diseases with specific myopathological features. Neuropathol Appl Neurobiol 2012; 38: 632–46.

Stenzel W, Preusse C, Allenbach Y et al. Nuclear actin aggregation is a hallmark of anti synthetase syndrome-induced myopathy Neurology 2015; 84: 1–9.

Sunderkötter C, Nast A, Worm M, Dengler R, Dörner T, Ganter H, Hohlfeld R, Melms A, Melzer N, Rösler K, Schmidt J, Sinnreich M, Walter MC, Wanschitz J, Wiendl H. Leitlinie Dermatomyositis – Auszug aus der interdisziplinären S2k-Leitlinie zu Myositissyndromen der deutschen Gesellschaft für Neurologie. J Dtsch Dermatol Ges 2016; 14(3): e1–e20.

Tarnopolsky M, Martin J. Creatine monohydrate increases strength in patients with neuromuscular disease. Neurology 1999; 52: 854–857.

Tiniakou E, Mammen AL. Idiopathic Inflammatory Myopathies and Malignancy: a Comprehensive Review. Clin Rev Allergy Immunol 2015 Oct 1. [Epub ahead of print]. PMID: 26429706.

van der Meulen MF, Bronner IM, Hoogendijk JE, Burger H, van Venrooij WJ, Voskuyl AE et al. Polymyositis: an overdiagnosed entity. Neurology 2003; 61: 316–321.

Walter MC, Lochmuller H, Schlotter-Weigel B, Meindl T, Muller-Felber W. Successful treatment of muscle sarcoidosis with thalidomide. Acta Myol 2003; 22: 22–25.

Walter MC, Lochmuller H, Toepfer M, Schlotter B, Reilich P, Schroder M et al. High-dose immunoglobulin therapy in sporadic inclusion body myositis: a double-blind, placebo-controlled study. J Neurol 2000; 247: 22–28.

Zong M, Dorph C, Dastmalchi M, Alexanderson H, Pieper J, Amoudruz P, Barbasso Helmers S, Nennesmo I, Malmström V, Lundberg IE. Anakinra treatment in patients with refractory inflammatory myopathies and possible predictive response biomarkers: a mechanistic study with 12 months follow-up. Ann Rheum Dis 2013; 73(5): 913–920.

# J 9 Muskeldystrophien und andere hereditäre Myopathien

*von M. C. Walter und Th. Klopstock*

Ein Großteil aller Myopathien ist erblich bedingt. Eine positive *Familienanamnese* erleichtert die Zuordnung wesentlich, vor allem, wenn der Modus der Vererbung (X-chromosomal, autosomal-rezessiv oder -dominant) abgeleitet werden kann. Bei den häufigen sporadischen Fällen muss insbesondere wegen der therapeutischen Konsequenzen stets an die Möglichkeit von *Phänokopien* durch erworbene Myopathien (z. B. Polymyositis, Einschlusskörpermyositis, endokrine oder paraneoplastische Myopathie) gedacht werden. Das *Verteilungsmuster* der Paresen kann bei bestimmten Erkrankungen den entscheidenden diagnostischen Hinweis geben (z. B. bei okulopharyngealer Muskeldystrophie oder fazioskapulohumeraler Muskeldystrophie), ebenso etwaige *Zusatzsymptome* (z. B. frühe Kontrakturen bei der Muskeldystrophie Emery-Dreifuss).
Laborchemisch ist die Erhöhung der *Kreatinkinase (CK)* im Serum der wichtigste Indikator einer Muskelerkrankung. Andere Muskelenzyme oder Myoglobin bringen keine zusätzlichen Informationen. Die CK korreliert mit der Akuität des Muskeluntergangs und nimmt mit dem Fortschreiten der Muskelatrophie und dem zunehmend eingeschränkten Bewegungsradius der Patienten ab. Sie sollte nicht nach stärkerer muskulärer Belastung (Krafttraining, Joggen) oder nach einer Elektromyographie-Untersuchung bestimmt werden, da sie bis zu 72 Stunden danach auch bei Gesunden erhöht sein kann. Bei der Interpretation ist zu berücksichtigen, dass einerseits mäßige Erhöhungen der CK (bis zu 1 200 U/l) auch bei neurogenen Erkrankungen vorliegen können, andererseits eine normale CK eine Myopathie nicht ausschließt.
Das *Elektromyogramm (EMG)* ist häufig die entscheidende Methode, um Muskelkrankheiten von neurogenen Erkrankungen abzugrenzen. Das typische myopathische Muster besteht aus verkürzten niedrigamplitudigen Muskelaktionspotenzialen mit früher Rekrutierung und Erreichen eines Interferenzmusters schon bei geringer Kraftentfaltung. Schwierigkeiten bei der Interpretation können entstehen, weil manche Myopathien im EMG auch zu neurogenen Veränderungen führen können. So findet man pathologische Spontanaktivität nicht nur bei den Myositiden, sondern z. T. auch bei Muskeldystrophien. Umgekehrt kann eine chronisch neurogene Schädigung im EMG myopathische Aspekte zeigen, wenn eine relevante Begleitmyopathie besteht. Die *bildgebenden Verfahren* (Myosonographie, Kernspintomographie) sind v. a. hilfreich bei der Wahl einer geeigneten Biopsiestelle. Das genaue Verteilungsmuster des Muskelbefalls kann darüber hinaus Hinweise für die Klassifikation geben.
Die Indikation zur *Muskelbiopsie* sollte von neuromuskulär erfahrenen Kollegen gestellt werden, da es sich um einen invasiven Eingriff handelt. Häufig ist jedoch nur durch die Morphologie die eindeutige diagnostische Zuordnung zum jeweiligen Subtyp der vorliegenden Muskelerkrankung möglich. Nach schonender Gewebeentnahme und optimaler Asservation wird das Gewebe – je nach Fragestellung – histologisch, histochemisch, immunhistologisch, biochemisch und molekularbiologisch aufbereitet.
Die *Molekulargenetik* rückt für die Differentialdiagnose hereditärer Myopathien zunehmend in den Vordergrund bzw. kommt bereits in der Primärdiagnostik zum Einsatz. Bei phänotypisch eindeutiger Symptomatik wie z. B. bei der Muskeldystrophie Duchenne (DMD) ist heute eine Muskelbiopsie zur Diagnostik verzichtbar. Ebenso sind genetische Untersuchungen für die pränatale Diagnostik und die Erfassung von Konduktorinnen entscheidend, zumal die Klassifikation der Myopathien mehr und mehr von diesen Erkenntnissen geprägt wird.

## J 9.1 Muskeldystrophien

### J 9.1.1 Klinik und Genetik

Muskeldystrophien (MD) sind eine heterogene Gruppe genetisch determinierter, progredienter Erkrankungen der Muskulatur. Gemeinsames Merkmal aller MD ist eine fortschreitende Muskelschwäche und -atrophie, deren Schweregrad und Verteilungsmuster bei den verschiedenen Formen deutliche Unterschiede zeigt. Patienten, die an einer Form der kongenitalen MD (congenital muscular dystrophy, MDC) leiden, fallen bereits bei der Geburt oder kurz darauf durch generalisierte Hypotonie (»floppy infant«) auf, während sich bei Patienten mit z. B. okulopharyngealer MD (OPMD) die ersten Symptome meist erst nach dem 50. Lj. zeigen. Additiv können eine Skoliose sowie kardiale und pulmonale Probleme auftreten. Zwischenzeitlich sind mehr als 40 MD-Entitäten unterschiedlicher molekularer Ursache bekannt (http://neuromuscular.wustl.edu/musdist/lg.html).
Viele Formen werden durch Defekte von Proteinen im Bereich des Sarkolemms verursacht, aber auch Kern-, Enzym- oder Sarkomer-assoziierte Proteine können eine MD bedingen. Infolge der Entdeckung immer neuer Gene und Genprodukte erfolgt die Klassifizierung der MD nicht mehr allein anhand klinischer Charakteristika, sondern entsprechend der zugrundeliegenden Gendefekte. Eine präzise Diagnose wird durch die Kombination klinischer, histologischer und genetischer Untersuchungen erreicht. In vielen Fällen ermöglicht

die exakte Diagnose Aussagen zu Verlauf und Prognose der Erkrankung.
Durch enorme Fortschritte in der Grundlagenforschung und ein verbessertes Verständnis der Pathophysiologie haben sich in letzter Zeit vielfältige molekulare Therapieansätze für hereditäre Myopathien ergeben. Zahlreiche molekulare Therapien befinden sich in der Entwicklung, seit Ende 2015 erhielt die Substanz Ataluren (Translarna™), die auf dem Prinzip des Stop-Codon-Readthrough beruht, als erstes Medikament eine bedingte Zulassung (conditional approval) zur Therapie von Patienten, die an einer durch eine Nonsense-Stop-Mutation verursachten Muskeldystrophie Duchenne (nmDMD) leiden; diese Form liegt allerdings nur bei 11 % der DMD-Patienten vor (www.dmd-register.de).

### J 9.1.1.1 Dystrophinopathien (DMD/BMD)

Die MD-Typen Duchenne (DMD; Duchenne 1868) und Becker-Kiener (BMD) (Monaco et al. 1986) sind allelische Erkrankungen, die durch Mutationen im Dystrophin-Gen verursacht werden. Die Erkrankung wird X-chromosomal rezessiv vererbt und betrifft daher vorrangig Jungen. Weibliche Carrier sind meist asymptomatisch, können aber auch eine Gliedergürtelmuskelschwäche, CK-Erhöhung oder eine kardiale Manifestation der Erkrankung zeigen. Dabei richtet sich der klinische Schweregrad der weiblichen Betroffenen nach dem Anteil der X-Inaktivierung in somatischen Zellen. DMD-Patienten werden meist zwischen dem 3. und 5. Lebensjahr auffällig durch häufiges Stürzen, »unrundes« Rennen und ein watschelndes Gangbild. Zu diesem Zeitpunkt findet man v. a. eine Schwäche der Hüft- und proximalen Beinmuskeln, im Verlauf kommen die Nackenbeuger, die proximale Armmuskulatur (v. a. M. biceps brachii), die Fußheber sowie die Atemhilfsmuskulatur hinzu, was im Verlauf eine invasive oder nicht-invasive Beatmung notwendig macht. Ein typisches Symptom ist die Wadenhypertrophie sowie eine Makroglossie, während faziale und bulbäre Muskeln weitgehend ausgespart bleiben. Die CK-Werte sind massiv auf das 50–100-fache der Norm erhöht. Die Erkrankung verläuft progressiv, die selbstständige Gehfähigkeit geht zwischen dem 7.–12. Lj. für gewöhnlich verloren. Glukokortikoide, die primäre pharmakologische Therapie für DMD, können die Dauer der Gehfähigkeit moderat verlängern. Die BMD als allelische Variante der DMD zeigt einen gutartigeren Verlauf mit späterem Erkrankungsbeginn und langsamerem Fortschreiten der Erkrankung. Beginn nach dem 6. Lj. und selbstständiges Gehen noch jenseits des 13. Lj., sind die Regel. In seltenen Fällen bleibt die Gehfähigkeit lange erhalten und die Diagnose wird erst im Erwachsenenalter gestellt. Zusätzlich zur Schwäche der Skelettmuskulatur besteht, meist begleitend im Verlauf, eine Beteiligung des Herzmuskels in Form von EKG-Auffälligkeiten, Arrhythmien oder dilatativer Kardiomyopathie – zum Todeszeitpunkt dann bei 95 % der DMD-Patienten. Trotz normaler Intelligenz bei vielen DMD- und BMD-Patienten liegt der Mittelwert des Wechsler-IQ-Tests unter dem Durchschnitt – 25 % der BMD- und 31 % der DMD-Patienten haben einen IQ unter 75. Begleitend besteht häufig eine schwere Skoliose, Kontrakturen entwickeln sich in Hüft-, Ellbogen- und Sprunggelenken. Zeitweise kommt es auch zu einer Beteiligung der glatten Muskulatur, was zu gastrointestinalen Komplikationen wie Pseudoobstruktion führen kann.
Dystrophin ist das größte menschliche Gen mit 2.5 Megabasen und 79 Exons. Diese enorme Größe führt zu einer hohen Frequenz von Neumutationen und erklärt, warum 30 % der Dystrophinopathien auf Neumutationen beruhen. Dabei handelt es sich in 67 % der Fälle um Deletionen, 10 % Duplikationen, 11 % Stopp-Mutationen, 6 % subexonische Mutationen (FS Del, FS Dup, FS Ins, FS Ins/Del, in-frame Deletion), 3 % Splice-Mutationen, 3 % Missense- oder andere Mutationen (www.dmd-register.de). Eine komplette Sequenzierung des Dystrophin-Gens, die alle Mutationstypen erfasst, ist deutschlandweit kommerziell verfügbar, sodass die Muskelbiopsie zur Diagnosesicherung bei typischer Klinik heute nicht mehr zwingend notwendig ist. Erfolgt doch eine Biopsie, findet sich histologisch eine degenerative Myopathie mit ausgeprägter Faserkalibervariation und fettig-bindegewebigem Umbau. Immunhistochemisch ist Dystrophin bei DMD negativ, bei BMD abgeschwächt, und bei weiblichen Carriern mosaikförmig. Im Dystrophin-Immunoblot zeigt sich keine typische Bande bei DMD, eine schwache oder in ihrem Molekulargewicht veränderte Bande bei BMD, und meist ein Normalbefund bei Carriern.
Es besteht keine lineare Relation zwischen Deletionsgröße und klinischem Phänotyp. So führt z. B. die Deletion kleiner Exons wie Exon 44 zur DMD, während große Deletionen von fast 50 % des Gens bei BMD beschrieben wurden. Die zentralen und distalen Rod-Domänen scheinen funktionell praktisch verzichtbar zu sein. Einige Deletionen in diesen Bereichen führen nur zu Muskelschmerzen und -krämpfen ohne wesentliche Schwäche, in Einzelfällen besteht nur eine HyperCKämie. Dies trifft vor allem bei Patienten mit in-frame-Deletionen, d. h. den Leserahmen erhaltenden Deletionen der Exons 32–44, 48–51 oder 48–53 zu, bei denen auch eine fast normale Dystrophinexpression am Sarkolemm nachgewiesen werden kann. Die Auswirkungen auf den Phänotyp hängen also nicht so sehr von der Größe der Deletion ab, sondern davon, ob der Leserahmen erhalten bleibt oder nicht. Generell gilt, dass den Leserahmen erhaltende Mutationen (in-frame) zu abnormem, aber teilweise funktionellem Dystrophin führen und mit BMD vergesellschaftet sind, während bei DMD der Leserahmen durch die zugrundeliegende Mutation unterbrochen wird (frameshift) und kein funktionsfähiges Dystrophin gebildet wird (Ferlini et al. 2013). Allerdings existieren Ausnahmen hinsichtlich der Leserahmen-Hypothese; es gibt sowohl BMD-Patienten mit frameshift-Deletionen oder -Duplikationen als auch Duchenne-Patienten mit in-frame-Deletionen/-Duplikationen (Ferlini et al. 2013).

### J 9.1.1.2 Gliedergürteldystrophien (LGMD)

Dank der molekularen Errungenschaften der letzten Jahre haben sich die LGMD als eigene Gruppe innerhalb der hereditären Myopathien etabliert. Charakteristika bei LGMD sind eine proximal betonte progressive Muskelschwäche ohne Beteiligung der Gesichtsmuskulatur, HyperCKämie und dystrophe Veränderungen in der Muskelbiopsie. In der aktuellen Klassifikation werden die LGMD in autosomal-dominante (LGMD1) und autosomal-rezessive (LGMD2) Formen unterschieden, ein zusätzliches Nummerierungssystem kennzeichnet die einzelnen Subtypen nach der Reihenfolge der chromosomalen Kopplung. Bislang wurden bereits acht autosomal-dominante (LGMD1A-1H) und 24 autosomal-rezessive Formen (LGMD2A-2X) identifiziert. Für die meisten LGMD steht somit eine akkurate molekulare Diagnose als Grundlage für die genetische Beratung zur Verfügung. Bei einzelnen LGMD bestehen zusätzlich behandelbare kardiale und respiratorische Komplikationen (Nigro und Savarese 2014; Thompson und Straub 2016).

#### Autosomal-dominante LGMD (LGMD1)

Autosomal-dominante LGMD zeigen im Vergleich zu den rezessiven Formen einen langsameren Verlauf und einen späteren Erkrankungsbeginn mit milderer HyperCKämie. Sie sind relativ selten und nur für 10 % der LGMD verantwortlich; außerdem zeigen sich die dominanten Formen klinisch heterogener, und beinhalten zum Teil allelische Formen anderer Erkrankungen, z. B. auf dem Boden von Mutationen in den Genen Myotilin, Lamin A/C oder Caveolin (**Tab. J 9.1**). Immunhistochemische und Immunoblot-Untersuchungen sind differentialdiagnostisch nur wenig weiterführend, um die dominanten LGMD-Subtypen zu differenzieren; eine Ausnahme stellt die LGMD1C dar (Nigro und Savarese 2014; Thompson und Straub 2016).

#### Autosomal-rezessive LGMD (LGMD2)

Die erste autosomal-rezessive LGMD, die LGMD2A, wurde 1991 auf Chromosom 15q kartiert. Inzwischen wurden 25 weitere Formen identifiziert, zuletzt die LGMD2Z (**Tab. J 9.1**).

Zahlreiche Genotyp-Phänotyp-Korrelationen wurden für die unterschiedlichen Subtypen beschrieben, um das Verständnis der zugrundeliegenden pathogenetischen Mechanismen zu verbessern, die einzelnen Unterformen besser zu charakterisieren und um mögliche Modifier-Gene oder epigenetische Faktoren zu identifizieren, die möglicherweise den klinischen Verlauf bei Patienten mit identischen pathogenen Mutationen modulieren. Dabei sind klinische, immunohistochemische und Immunoblot-Untersuchungen zur LGMD2-Subtypendifferenzierung und zur richtigen Bahnung der molekularen Diagnostik unverzichtbar. Hier zeigen sich auch die Probleme mit dem aktuellen Klassifikationssystem. Abgesehen von der Frage, was passiert, wenn das Ende des Alphabets erreicht sein wird, zeigen die zahlreichen allelischen Erkrankungen, dass identische Gene und Pathways in Erkrankungen involviert sind, die bisher anhand ihrer phänotypischen Einordnung als unterschiedliche Entitäten galten. Vor diesem Hintergrund besteht der dringende Bedarf nach einem neuen, robusten und zukunftsweisenden Klassifikationssystem, z. B. die Benennung der Erkrankungen nach dem zugrundeliegenden Proteindefekt (**Tab. J 9.1**) (Thompson und Straub 2016)

### J 9.1.1.3 Nukleäre Envelopathien/Emery-Dreifuss-Muskeldystrophien (EDMD)

Die Entdeckung von Emerin, dem für die X-chromosomale MD Emery-Dreifuss (EDMD1, X-EDMD) verantwortlichen Gen, und die Beschreibung einer autosomal-dominanten Variante (EDMD2) auf dem Boden von Mutationen im Lamin A/C-Gen (LMNA) zeigte die Bedeutung des »nuclear envelope« für neuromuskuläre Erkrankungen. Seitdem spricht man auch von nukleären Envelopathien. EDMD sind klinisch durch frühe Kontrakturen von Ellbogen, Achillessehnen und Wirbelsäule sowie durch langsam progrediente Muskelschwäche und -atrophie mit überwiegend humeroperonealer Verteilung und begleitender Kardiomyopathie mit Überleitungsstörungen charakterisiert. Während Mutationen im Emerin-Gen (STA) zum typischen klinischen Phänotyp der X-chromosomalen EDMD führen, verursachen Mutationen im Lamin A/C-Gen (LMNA) mindestens neun unterschiedliche neuromuskuläre und nicht-neuromuskuläre Phänotypen (**Tab. J 9.1**; Chi et al. 2009), wie dilatative Kardiomyopathie mit Überleitungsstörungen (CMD1A), Gliedergürteldystrophie 1B (LGMD1B), Charcot-Marie-Tooth Erkrankung Typ 2B1 (CMT2B1), familiäre partielle Lipodystrophie Typ Dunnigan, mandibuloakrale Dysplasie oder Syndrome des vorzeitigen Alterns, wie Hutchinson-Gilford-Progerie und atypisches Werner-Syndrom. Ebensowurde ein Laminopathie-Phänotyp mit kombinierter Myopathie und Progerie beschrieben (Scharner et al. 2010) Zwischenzeitlich wurden bereits sieben unterschiedliche Genotypen phänotypisch den Emerinopathien (EDMD1–7; **Tab. J 9.1**) zugeordnet (Pillers et al. 2016).

### J 9.1.1.4 Fazioskapulohumerale MD Typ 1 und 2 (FSHD1 und FSHD2)

Die FSHD ist eine hochvariable Erkrankung mit einer Muskelschwäche, die von der Kindheit bis in das höhere Erwachsenenalter manifest werden kann. Typischerweise sind initial die faziale Muskulatur und die Schultergürtelmuskeln betroffen, im Verlauf die Fußheber- und Hüftgürtelmuskulatur. Häufig besteht eine ausgeprägte Asymmetrie (Tawil et al. 2015).

Die klinische Diagnose stützt sich auf das typische Muster des Muskelbefalls. Obwohl mehrere erbliche Myopathien faziale und Schultergürtelschwäche zeigen können, sind die folgenden Merkmale FSHD-typisch: prominente Schwäche der unteren fazialen Muskulatur (Pfeifen, Backenaufblasen nicht möglich), extraokuläre, bulbäre und Augenmuskeln sind ausgespart. Die Schultern haben eine typische Kontur mit geraden Klavikeln, Vorwärtsneigung und -rundung. Pektoral-, Bizeps- und Trizeps-Muskulatur sind betroffen, während Deltoideus- und Unterarmmuskeln weitgehend ausgespart sind. Die untere Abdominalmuskulatur ist betroffen, was zu lumbaler Lordose und Bauchwandschwäche führt. Die Beteiligung der unteren Extremitätenmuskulatur beginnt meist im Bereich der Fußheber, im Verlauf tritt auch eine Quadrizepsschwäche sowie eine Hand- und Fingerstreckerparese hinzu. Selten kommt es zu Kontrakturen. Extramuskuläre Manifestationen der FSHD

**Tab. J 9.1:** Übersicht Genetik und Klinik hereditärer Myopathien

| Typ | OMIM | Erb-gang | Symbol (Genprodukt) / Genlokus | Manifestation (Jahre) | CK-Level | Klinische Merkmale | Organbeteiligung | Spezifische Befunde in Muskelbiopsie, Immunohistochemie, und Immunoblot |
|---|---|---|---|---|---|---|---|---|
| *Muskeldystrophien (MD)* | | | | | | | | |
| **DMD (Muskeldystrophie Typ Duchenne)** | #310200 | XR | **DYS** (Dystrophin) Xp21.2 | 3–5 J. | 50- bis 100-fach | Wadenhypertrophie, Watschelgang, Verlust der Gehfähigkeit mit 7–12 J. | schwere Herz- und Lungenbeteiligung | Dystrophin-Anfärbbarkeit und -Blot fehlend |
| **BMD (Muskeldystrophie Typ Becker-Kiener)** | #300376 | XR | **DYS** (Dystrophin) Xp21.2 | > 6 J. | | Verlauf benigner, variable Präsentation mit späterem Beginn und langsamerer Progression | | Dystrophin-Anfärbbarkeit und -Blot reduziert |
| **EDMD1 (Emery-Dreifuss 1)** | #310300 | XR | **EDM** (Emerin) Xq28 | neonatale Hypotonie bis 3. Dekade, Durchschnitt im Teenager-Alter | mäßig erhöht auf 10-fach normal | frühe Kontrakturen der Ellenbogen, Achillessehnen und Nackenstreckermuskulatur, langsam fortschreitender Muskelabbau und Schwäche in humeroperonealer Verteilung | Herzrhythmusstörungen, Implantation eines Schrittmachers oder Defibrillators kann notwendig sein; Linksventrikuläre Dilatation und Herzinsuffizienz möglich | myopathische Veränderungen, in der Immunohistochemie fehlen von Emerin in den Myonuclei in > 95 % der Patienten |
| **EDMD2 (Emery-Dreifuss 2)** allelisch mit LGMD1B | #181350 | AD | **LMNA** (Lamin A/C) 1q21.2 | 1. oder 2. Dekade | normal bis mittelhoch | frühe Kontrakturen der Knöchel, Ellenbogen und Wirbelsäule, progressive Abnahme und Schwäche der humeroperonealen Muskeln | kardiale Erkrankung im Erwachsenenalter, hohes Risiko für plötzlichen Herztod | myopathische Veränderungen, meist unauffällige Immunhistologie |
| **EDMD3 (Emery-Dreifuss 3)** | #604929 | AR | **LMNA** (Lamin A/C) 1q21.2 | | | | Unbekannt | |
| **EDMD4 (Emery-Dreifuss 4)** | #612998 | AD | **SYNE1, Nesprin-1** (Synaptic nuclear envelope protein 1) 6q25.1-q25.2 | 11 J., asymptomatische Verläufe | gering erhöht | V.a. Schultergürtel betroffen, Kontrakturen | Keine wesentliche kardiale Beteiligung | myopathische Veränderungen, unauffällige Immunhistologie |
| **EDMD5 (Emery-Dreifuss 5)** | #612999 | AD | **SYNE2, Nesprin-2** (Synaptic nuclear envelope protein 2) 14q23.2 | Kindheit bis 4. Dekade | 2- bis 4-fach erhöht | Symmetrische Schwäche, Skapula alata, ggf. Ptosis | Geringe resp. Beteiligung, Kardiomyopathie | myopathische Veränderungen, unauffällige Immunhistologie |

**Tab. J 9.1** Übersicht Genetik und Klinik hereditärer Myopathien (Fortsetzung)

| Typ | OMIM | Erbgang | Symbol (Genprodukt) / Genlokus | Manifestation (Jahre) | CK-Level | Klinische Merkmale | Organbeteiligung | Spezifische Befunde in Muskelbiopsie, Immunohistochemie, und Immunoblot |
|---|---|---|---|---|---|---|---|---|
| **EDMD6 (Emery-Dreifuss 6) X-linked myopathy with postural muscle atrophy (XMPMA)** allelisch mit X-linked Scapuloperoneal Myopathy, Reducing-Body Myopathy, FHL1opathy | #614302 | XR oder semidominant | **FHL1** (Four-and-a-half-LIM-domains 1) Xq26.3 | 4–48 Jahre; Patienten bleiben häufig gehfähig | normal bis 6-fach erhöht | Skapuloperoneale und axiale Schwäche und Atrophie, fakultativ Muskelhypertrophie, Ptosis, Dysphonie, Kontrakturen, Stiff Neck, Rigid Spine | Kardiale Beteiligung in Form von Kardiomyopathie, Rhythmus- und Überleitungsstörungen | myopathische Veränderungen, Rimmed Vacuoles: Architekturstörungen in einigen Muskeln<br>FHL1 abgeschwächt, Emerin und Lamin A/C normal, keine Reducing Bodies oder Aggregate |
| **EDMD7 (Emery-Dreifuss 7)** | #300696 | AD | **TMEM43, LUMA** (Transmembrane protein 43) 3p25.1 | Beginn im Erwachenenalter | normal bis gering erhöht | Gliedergürtelschwäche und Atrophie, paraspinale Muskeln betroffen, Kontrakturen | Herzbeteiligung i.S. von Arrhythmie | myopathische Veränderungen, Emerinfärbung kann auffällig sein |
| **FSHD1 (Fazio-Skapulo-Humerale MD Typ 1a und 1b)** | #158900 | AD | **Double homeobox protein 4 (DUX4)** / D4Z4 repeat DNA Deletion Kontraktion des D4Z4 Makrosatelliten-Repeats in der subtelomerischen Region von Chr 4q35 (1a) oder Chr 10qter (1b) | 1.–5. Dekade | normal bis 5-fach erhöht | prominente faziale Schwäche, extraokuläre Muskeln, Augenlid ausgespart. Typisches Aussehen mit aufrechten Schlüsselbeinen, Vorwärtsneigung, abgerundeten Schultern, Beteiligung des Fußhebers, oft asymmetrisch, Dysarthrie | Hörverlust, retinale Teleangiektasien, Vorhofarrhythmien, Überleitungsstörungen, respiratorische Beteiligung | myopathische Veränderungen, entzündliche Veränderungen in 75 % der Fälle mit perivaskulär CD4 +, endomysial CD8 + Zellen |
| **FSHD2 (Fazio-Skapulo-Humerale MD Typ 2)** | #158901 | AD | **SMCHD1** (structural maintainance of chromosomes flexible hinge domain-containing protein 1) 18p11.32 | > 30 Jahre | normal bis 5-fach erhöht | Wie FSHD1; schwere Verlaufsformen häufig FSHD1&2 Mutationen | Wie FSHD1 | Wie FSHD1 |
| **OPMD (Okulopharyngeale MD)** | #164300 | AD | **PABP2** (Poly(a) binding protein 2) 14q11.2-q13 | Heterozygote 4.–6., Homozygote 2.–4. Dekade | normal bis mittelmäßig erhöht | langsam progressive Ptose der Augenlider und Dysphagie, alle extraokulären und andere Muskeln können betroffen sein | nasale Sprache aufgrund palataler Schwäche | myopathische Veränderungen, kleine gewinkelte Fasern und rimmed vacuoles |

| | | | | | | | | |
|---|---|---|---|---|---|---|---|---|
| **…LM1 (Bethlem …opathie 1)** …elisch UCMD1 | #158810 | AD | **COL6A1, COL6A2, COL6A3** (α1-, α2-, α3 Kette von Kollagen 6) 21q22.3, 21q22.3, 2q37 | kongenital | normal bis leicht erhöht | Hypotonie, kongenitale Kontrakturen, Hyperlaxität der distalen Gelenke, Schwäche wird im Teenageralter besser, später wieder Progredienz | Lungenbeteiligung, in 10 % Überleitungsstörungen | reduzierte Anfärbung von Col-6 |
| **BTHLM1 (Bethlem Myopathie),** allelisch mit UCMD2 | #616471 | AD | **COL12A1** 6q13 | kongenital | normal bis 1.300 | Hypotonie, Hyperlaxität der distalen Gelenke Skapula alata, Kyphose, Kontrakturen lange Fingerstrecker, Schwäche wird im Teenageralter besser, später wieder Progredienz | keine | Myopathische Veränderungen, Col 12 und Laminin B1 vermindert, Col6 normal |
| *Gliedergürtel MD (LGMD)* | | | | | | | | |
| **LGMD1A** allelisch mit Myotilinopathie (MFM3) und Spheroid Body Myopathie | #159000 | AD | **TTID, MYOT** (Myotilin) 5q22–34 | Durchschnitt 27 J., sporadische Fälle 50–77 J. | 2-fach | milder LGMD-Phänotyp mit proximalem Beginn, langsamer Progression mit spätem Verlust der Gehfähigkeit | 50 % der Patienten haben eine Dysarthrie, nasale Sprache und eine Kardiomyopathie | zahlreiche rimmed vacuoles und hyaline Einschlüsse, ggf. erhöhte Myotilin-Anfärbbarkeit |
| **LGMD1B** allelisch mit EDMD2 und LMNA-related MDC | #159001 | AD | **LMNA** (Lamin A/C) 1q11–21 | < 20 Jahre | wenig | milde Schwäche und langsame Progression | kardiale Beteiligung mit Leitungsblock möglich | wenig myopathisch |
| **LGMD1C** allelisch mit Rippling Disease, distale Myopathie Typ Tateyama | #607801 | AD | **CAV3** (Caveolin-3) 3p25 | variabel | 4- bis 15-fach | moderate proximale Schwäche, Wadenhypertrophie, Krämpfe nach Belastung, Phänotypen: asymptomatische HyperCKämie, Myalgien, Rippling Muscle Disease, distale Myopathie | nicht beschreiben | myopathisch Veränderun Caveolin- Immun Dysfe auch |
| **LGMD1D** allelisch mit MDRV | #603511 | AD | **DNAJB6** (HSP40) Homolog, subfamily B, Member 6 7q36 | Durchschnitt 38 J. | normal bis 3-fach | prominente Schwäche in proximalen Beinmuskeln, Armmuskeln. Distale Muskeln können auch betroffen sein | 20 % der Patienten leiden an Dysphagie, aber keine weiteren systemischen Befunde | |
| **LGMD1E** allelisch mit LGMD2R, MFM1, IBM1 | #602067 | AD | **DES** (Desmin) 6q23 | 2. Dekade oder später | 2- bis 4-fach | Beginn im Erwachsenenalter mit Gliedergürtelschwäche | kardiale Beteiligung i das führende Symp plötzlicher Herzto vorherige kardia Symptome | |

J 9

**Tab. J 9.1** Übersicht Genetik und Klinik hereditärer Myopathien (Fortsetzung)

| Typ | OMIM | Erbgang | Symbol (Genprodukt) / Genlokus | Manifestation (Jahre) | CK-Level | Klinische Merkmale | Organbeteiligung | |
|---|---|---|---|---|---|---|---|---|
| **LGMD1F** | #608423 | AD | **TNPO3** (Transportin 3) 7q32 | Durchschnitt 16 J., 1–58 J. | normal in 40 % | frühe proximale Schwäche, Knöchelkontrakturen, abstehende Skapula | Lungenbeteiligung | myop… gen, m… rimmed v… Anfärbung … nen Fasern lei… sein |
| **LGMD1G** | #609115 | AD | **HNRNPDL** (Heterogeneous nuclear ribonucleoprotein D-like protein) 4q21 | 30–47 J. | normal bis 9-fach | milde Form des Erwachsenenalters der LGMD, die meisten Patienten zeigen Finger- und Zehenflexionskontrakturen | nicht beschrieben | myopathisches Must… rimmed vacuoles |
| **LGMD1H** | #613530 | AD | **Unbekannt** 3p23-p25.1 | 16–50 J. | normal bis 13-fach | Variabel bzgl. Beginn und Schweregrad, proximale Schwäche, Wadenhypertrophie, langsame Progression | nicht beschrieben | myopathisches Muster mit SDH+ und COX- Muskelfasern, multiple mtDNA Deletionen |
| **LGMD2A** | #253600 | AR, AD | **CAPN** (Calpain 3) 15q15.1-q21.1 | 14–20 J. | 7- bis 80-fach | skapuläre, humerale und pelvische Verteilung der Muskelschwäche und -atrophie, frühe Entwicklung von Kontrakturen, abstehende Skapula; in einzelnen Familien AD-Erbgang! | Lungenbeteiligung mit reduzierter Vitalkapazität | totale, partielle, spärliche oder nicht auffällige Reduktion von CALP-3 im Immunoblot |
| **LGMD2B** allelisch mit MMD1 und DMAT | #253601 | AR | **DYSF** (Dysferlin) 2p13.3-p13.1 | Durchschnitt 19 J., von 12–39 J. | sehr hoch, 10- bis 72-fach | proximale Schwäche zu Beginn, frühe Beteiligung des M. gastrocnemius, Schwierigkeiten beim Gehen auf den Zehenspitzen | nicht beschrieben | totale oder partielle Erniedrigung von Dysferlin in Immunohistochemie und Immunoblot, Caveolin-Anfärbung kann auch reduziert sein |
| **LGMD2C** | #253700 | AR | **SGCG** (gamma-Sarcoglycan) *13q12* | 5–6 J. | 10- bis 50-fach | klinisches Bild ähnelt trotz vieler Variabilitäten in vielen Aspekten der DMD, Verlust der Gehfähigkeit in der 2. Dekade, in Fällen mit einem späteren Beginn Erhalt der Gehfähigkeit bis ins Erwachsenenalter | kardial und respiratorisch | Verlust oder Defizienz eines der vier SGs führt zu einer sekundären Defizienz des ganzen Subkomplexes in Immunohistochemie und Immunoblot |
| **LGMD2D** | #608099 | AR | **SGCA** (*alpha-Sarcoglycan*) 17q12-*q21.33* | 2–15 J., selten Beginn im Erwachsenenalter | | | | |
| **GMD2E** | #604286 | *AR* | **SGCB** (beta-Sarcoglycan) 4q12 | 3 J. bis Jugendalter | | | | |
| **MD2F** | #601287 | AR | **SGCD** (delta-Sarcoglycan) 5q33 | 2 bis 10 J. | | | | |

| | | | | | | | | |
|---|---|---|---|---|---|---|---|---|
| **LGMD2G** | #601954 | AR | **TCAP**<br>(Telethonin) 17q12 | 9–15 J. | 3- bis 30-fach | proximale Beteiligung und Schwäche, einige haben Atrophien in den distalen Beinmuskeln, während andere eine Wadenhypertrophie haben; Verlust der Gehfähigkeit in der 3.–4. Dekade | kardiale Beteiligung bei 55 % der Patienten | Muskelbiopsie zeigt myopathische Veränderungen mit rimmed vacuoles, Immunohistochemie zeigt Fehlen von Telethonin |
| **LGMD2H**<br>allelisch mit Sarkotubulärer Myopathie | #254110 | AR | **TRIM32**<br>(Ubiquitin-E3-Ligase) 9q31-q34.1 | 2. oder 3. Dekade | 4-fach | mild mit proximaler Schwäche, Erhalt der Gehfähigkeit bis 6. Dekade | nicht beschrieben | myopathische Veränderungen |
| **LGMD2I**<br>allelisch mit MDC1C, MDDGA5*, MDDGB5*, MDDGC5* | #607155 | AR | **FKRP1**<br>(Fukutin related protein 1) 19q13.3 | stark variabel, 0,5–27 J. | 1 000–8 000 U/l | Muskelschmerzen und Myoglobinurie oft erste Symptome, Waden- und Zungenhypertrophie möglich; der malignen Hyperthermie-ähnliche Reaktionen auf Vollnarkosen beschrieben | dilatative Kardiomyopathie und respiratorische Insuffizienz in 1/3 der Patienten | reduzierte Anfärbbarkeit von α-Dystroglycan, besonders bei schweren Formen |
| **LGMD2J**<br>allelisch mit Finnish late onset type IIa myopathy, TMD Tibial muscular dystrophy (Udd Myopathie), HIBM-ERF) | #608807 | AR | **TTN**<br>(Titin) 2q24.3 | Kindheit, von < 10 J. bis 3. Dekade | hoch | proximale Schwäche, anteriore tibiale Atrophie, Verlust der Gehfähigkeit < 30 J., einige Patienten noch gehfähig mit 60 J. | nicht beschrieben. | myopathische Veränderungen, Verlust von Calpain-3 als Effect des defizienten TMD Genproduktes im Immunoblot |
| **LGMD2K**<br>allelisch mit MDDGA1*, MDDGB1*, MDDGC1* | #609308 | AR | **POMT1**<br>(Protein O-mannosyltransferase-1) 9q34.1 | 1. Dekade | 9- bis 40-fach | frühe Meilensteine normal, proximale Schwäche, Gelenkkontrakturen | mentale Retardierung, IQ 50–76 | Alpha-Dystroglycan reduziert in Immunohistochemie |
| **LGMD2L**<br>allelisch mit MMD3 | #611307 | AR | **ANO5**<br>(Anoctamin 5) 11p13-p12 | 2. und 3. Dekade | normal–16 000 | ausgeprägte intrafamiliäre Variabilität, asymmetrische Schwäche Biceps brachii und quadriceps, Myalgien | nicht beschrieben | multifokale sarkolemmale Läsionen, z. T. Entzündungsreaktion |
| **LGMD2M**<br>allelisch mit FCMD, MDDGA4*, MDDGB4*, MDDGC4* | #611588 | AR | **FCMD**<br>(Fukutin) 9q31 | bis 6. Lebensmonat | hoch | Hypotonie, verzögerte Meilensteine, Verschlechterung durch fieberhafte Erkrankungen, Schwäche betont axial und proximal, geringer distal, viele Patienten gehfähig, Besserung durch Steroidtherapie wie bei DMD | Intelligenz normal bis leicht beeinträchtigt, fakultativ Auffälligkeiten im cMRT, Kardiomyopathie, Rigid Spine, Kontrakturen | Alpha-Dystroglykan abgeschwächt bis negativ, Merosin ggf. abgeschwächt |

**Tab. J 9.1** Übersicht Genetik und Klinik hereditärer Myopathien (Fortsetzung)

| Typ | OMIM | Erbgang | Symbol (Genprodukt) / Genlokus | Manifestation (Jahre) | CK-Level | Klinische Merkmale | Organbeteiligung | Spezifische Befunde in Muskelbiopsie, Immunohistochemie, und Immunoblot |
|---|---|---|---|---|---|---|---|---|
| **LGMD2N** allelisch mit MDDGA2*, MDDGB2*, MDDGC2* | #607439 | AR | **POMT2** (Protein O-mannosyltransferase-2) 14q24.3 | 18 Monate | 1 500–3 300 | verzögerte Meilensteine, Rennen nur langsam, Wadenhypertrophie, Scapula alata, milde Lordose | normale Intelligenz, Augen nicht betroffen | Alpha-Dystroglycan reduziert in Immunohistochemie |
| **LGMD2O** allelisch mit MDDGA3*, MDDGB3*, MDDGC3* | #606822 | AR | **POMGnT1** (Protein O-mannose beta-1,2-N-acetylglukosaminyltransferase) 1p34-p33 | kongenital | normal–3 000 | schwere Hypotonie, langsame Entwicklung, Tod 6–42 J. | milde mentale Retardierung, cMRT Auffälligkeiten, Autismus, milde Augenbeteiligung | Alpha-Dystroglycan fehlend oder reduziert, Merosin leicht reduziert |
| **LGMD2P** allelisch mit MDDGA9***** | #613818 | AR | **DAG1** (Dystrophin-associated glycoprotein 1, Dystroglycan 1) 3p21.31 | 1. Dekade | sehr hoch | Proximal betonte Schwäche, Wadenhypertrophie, Knöchelkontrakturen, kleiner Kopf | milde mentale Retardierung | Alpha-Dystroglycan reduziert |
| **LGMD2Q** allelisch mit EBSMD | #613723 | AR | **PLEC1** (Plectin) 8q24.3 | frühe Kindheit | 3 000–5 500 | Laufen verspätet, stabil in der Kindheit, progressiv in der Pubertät, Verlust der Gehfähigkeit im Erwachsenenalter | Keine | Plectin reduziert |
| **LGMD2R** allelisch mit LGMD1E, MFM1, IBM1, scapuloperonealem Syndrom Typ Kaeser | #615325 | AR | **DES** (Desmin) 2q35 | 20. Lj. | normal bis gering erhöht | Hoher Gaumen, Skoliose, proximale und faziale Schwäche | Kardiomyopathie, frühe Schrittmacherpflichtigkeit, resp. Beteiligung | Auffällige Desminfärbung |
| **LGMD2S** | #615356 | AR | **TRAPPC11** (Transport (Trafficking) protein particle complex, Subunit 11) 4q35.1 | Kindheit | 300–2 800 | Epidemiologisch Syrer und Hutteriten, proximale und faziale Schwäche, Skapula alata, Myalgien, Hüftdysplasie, Skoliose | ZNS-Beteiligung, hyperkinetische Bewegungen, Rumpfataxie, Entwicklungsverzögerung, mentale Retardierung, z. T. epileptische Anfälle, cMRT milde zerebrale Atrophie | Myopathische Veränderungen |

| | | | | | | | | |
|---|---|---|---|---|---|---|---|---|
| **LGMD2T** allelisch mit MDDGA14*****, MDDGB14*****, MDDGC14***** | #615352 | AR | **GMPPB** (Mannose-1-phosphate guanyltransferase beta) 3p21.31 | Geburt bis 4. Dekade | hoch | Langsam progressive Gliedergürtelschwäche, Rhabdomyolysen und Krämpfe, Wadenhypertrophie | Fakultativ Kardiomyopathie, in 50 % Lernbehinderung | Alpha-Dystroglykan reduziert |
| **LGMD2U** allelisch mit MDDGA7*****, MDDGB7,***** MDDGC7***** | #616052 | AR | **ISPD** (Isoprenoid synthase domain containing) 7p21.2 | < 1 Jahr | 2 000–6 000 | Proximale Schwäche | Schwere Myopie, Okulomotorikstörungen, zerebelläre Zysten und Hypoplasie | Alpha-Dystroglykan reduziert oder fehlend |
| **LGMD2V** allelisch mit Glykogenose Typ 2 / Morbus Pompe | #606800 | AR | **GAA** (Acid $\alpha$-1,4-glucosidase) 17q25.3 | 12–21 J., auch Beginn im Erw.alter | 270–1 040 | Proximale und axiale Schwäche, Rigid Spine, Skoliose, Hyperlordose, distale Kontrakturen, Skapula alata, Ptosis | Respiratorische Insuffizienz, in 30 % respiratorisches Versagen, kardiale Arrhythmien, zerebrale Aneurysmen, Arteriosklerose | Vakuoläre Myopathie, Glykogen-Akkumulation, red. Aktivität der sauren Maltase |
| **LGMD2W** Myopathy with Cardiomyopathy & Triangular Tongue | #616827 | AR | **LIMS2, PINCH2** (Lim and senescent cell antigen-like domains 2) 2q14.3 | Kindheit | bis 5 000 | Schwere Gliedergürtelschwäche, Wadenhypertrophie | Makroglossie, trianguläre Zunge, Kardiomyopathie in 3. Dekade | PINCH2 Färbung ggf. reduziert |
| **LGMD2X** Myopathy with Arrhythmias | #616812 | AR | **POPDC1, BVES** (Popeye domain–containing 1 gene) 6q21 | 3.–5. Dekade | 700–8 000 | Symm. beinbetonte Muskelschwäche | Kardial AV-Block, Synkopen | Myopathische Veränderungen |
| **LGMD2Y** Myopathy with Contractures | #617072 | AR | **TOR1AIP1/LAP1B** Torsin A-interacting protein 1 | 1. Dekade | 80–500 | Symm. beinbetonte Muskelschwäche | Kontrakturen, Rigid Spine, dilatative Kardiomyopathie | Myopathische Veränderungen |
| **LGMD2Z** Myopathy with Satellite cell loss | #617232 | AR | **POGLUT1** (Protein O-glycosyltransferase 1) | 3. Dekade | normal bis mild erhöht | Symm. beinbetonte Muskelschwäche | Scapula alata, respiratorische Beteiligung | Myopathische Veränderungen, alpha-Dystroglykan abgeschwächt |

**Tab. J 9.1** Übersicht Genetik und Klinik hereditärer Myopathien (Fortsetzung)

| Typ | OMIM | Erbgang | Symbol (Genprodukt) / Genlokus | Manifestation (Jahre) | CK-Level | Klinische Merkmale | Organbeteiligung | Spezifische Befunde in Muskelbiopsie, Immunohistochemie, und Immunoblot |
|---|---|---|---|---|---|---|---|---|
| *Kongenitale MD (MDC)* | | | | | | | | |
| ***Muscular Dystrophy-Dystroglycanopathies:**<br>MDDGA Congenital muscular dystrophy with brain & eye abnormalities<br>MDDGB Congenital muscular dystrophy, less servere ± mental retardation<br>MDDGC Limb-girdle muscular dystrophy phenptype with dystroglycanopathy | | | | | | | | |
| **MDC1A** | #607855 | AR | **LAMA2**<br>(Laminin α2 Kette) 6q22-q23 | bis 12 J. | mäßig erhöht | Hypotonie, Kontrakturen, Atmungs- und Ernährungsprobleme, faziale Schwäche, verzögerte motorische Entwicklung | respiratorische Insuffizienz, kognitive Funktionen gewöhnlich normal, manchmal strukturelle Gehirnveränderungen, Epilepsie und Neuropathie | Myopathie mit neurogenen Zeichen, Merosin-Anfärbung reduziert oder fehlend |
| **MDC1B** | #604801 | AR | **Unbekannt**<br>1q42 | kongenital | 1 700–7 600 U/l | proximale Schwäche, generalisierte Muskelhypertrophie, Wirbelsäulenrigidität, Kontrakturen | frühe respiratorische Insuffizienz | Merosin-Anfärbung reduziert |
| **MDDGA1*/ MDDGB1*/ MDDGC1* Walker-Warburg-Syndrom (WWS)** allelisch mit LGMD2K | #236670 | AR | **POMT1**<br>(Protein O-mannosyltransferase-1) 9q34.1, 9q31 | kongenital | >1 500 | Schwere kongenitale MD, Kontrakturen, Hypotonie, Tod im Säuglings- oder Kleinkindalter | Epileptische Anfälle, schwere Retardierung, ggf. Mikrozephalie, Hydrocephalus, Lissencephalie, Hodendefekte, multiple Augendefekte, z. B. kongenitale Katarakte, Linsen- und/oder Retinadefekte | Alpha-Dystroglykan reduziert, Merosin normal |
| **MDDGA2*/ MDDGB2*/ MDDGC2* – Walker-Warburg-Syndrom (WWS)** allelisch mit LGMD2N | #607439 | AR | **POMT2**<br>(Protein O-mannosyltransferase-2) 14q24.3 | pränatal | 1 500–3 300 | schwerste MDC, schwere Hypotonie, Tod als Fetus oder < 1 J. | kongenitale Katarakte, Mikroophthalmie, Hydrozephalus, okzipitale Enzephalozele, Fusion der Hemisphären, Fehlen des Corpus callosum | Alpha-Dystroglycan fehlend oder reduziert, Merosin normal oder leicht reduziert |

| | | | | | | | | |
|---|---|---|---|---|---|---|---|---|
| **MDDGA3*/ MDDGB3*/ MDDGC3* – Muscle-eye-brain disease (MEB)** | #606822 | AR | **POMGnT1** (Protein O-mannose beta-1,2-N-acetylglukosaminyltransferase) 1p34-p33 | kongenital | mild erhöht | schwere Hypotonie, langsame Entwicklung, Tod 6–42 J. | Gehirnmissbildungen (Lissenzephalie II/ Pachygyrie), Cerebellopontine Hypoplasie, schwere okuläre Abnormalitäten | Alpha-Dystroglycan fehlend oder reduziert, Merosin leicht reduziert |
| **MDDGA4*/ MDDGB4*/ MDDGC4* – Fukuyama MDC (FCMD)** | #253800 | AR | **FCMD** (Fukutin) 9q31 | Monate bis 1 J. | mäßig erhöht | schwere Hypotonie, Schwäche und Muskelschwund, nur bei mildesten Formen Gehen möglich | Krampfanfälle (50 %), schwere mentale Retardierung, Hydrozephalus | Alpha-Dystroglycan und Merosin reduziert |
| **MDDGA5*/ MDDGB5*/ MDDGC5* – MDC1C, FKRPopathie** | #606612 | AR | **FKRP1** (Fukutin related protein 1) 19q13.3 | erste Lebenswochen | 3 000–8 000 U/l | diffuse Schwäche, Hypotonie, Wadenhypertrophie | dilatative Kardiomyopathie des linken Ventrikels | Alpha-Dystroglycan und Merosin reduziert |
| **MDDGA6*/ MDDGB6* – MDC1D** | #608840 | AR | **LARGE** (Glycosyltransferase-like protein) 22q12.3–13.1 | erste Lebensmonate | 400–4 500 U/l | Hypotonie, Muskelhypertrophie, Kontrakturen | schwere mentale Retardierung | Alpha-Dystroglycan-Immunhistochemie reduziert, Merosin normal |
| **MDDGA7*/ MDDGC7*** allelisch mit LGMD2U | #614643 | AR | **ISPD** (Isoprenoid synthase domain containing) 7p21.2 | kongenital | 1 900–100 000 U/l | Schwerer Phänotyp, Hypotonie, Tod in 80 % der Fälle neonatal bis 24 Monate | Hydrocephalus, Lissencephalie, zerebelläre Hypoplasie, Microphthalmus, Katarakte, Glaukom, retinaler Pathologie, Hypoplasie N. opticus | Alpha-Dystroglykan reduziert |
| **MDDGA8* (WWS)** | #614830 | AR | **GTDC2 / POMTGNT2** (Glycosyltransferase-like domain containing 2) 3p22.1 | kongenital | 300–4 000 | Schwere Hypotonie, Tod nach wenigen Monaten | Lissenzephalie, schwerer Hydrocephalus, zerebelläre Hypoplasie, retinale Hypoplasie, Micro- und Macroophthalmie | Alpha-Dystroglykan negativ |
| **MDDGA9*** allelisch mit LGMD2P | #616538 | AR | **DAG1** (Dystroglykan 1) 3p21.31 | kongenital | 800–2 000 | Schwere Hypotonie, Tod im Kindesalter | Entwicklungsverzögerung, mentale Retardierung, Katarakt, retinale Dystrophie, Myopie, Buphthalmos, schwere, oft im Kindesalter zum Tod führende resp. Beteiligung | Alpha- und beta-Dystroglycan-Immunhistochemie reduziert |

J 9

**Tab. J 9.1** Übersicht Genetik und Klinik hereditärer Myopathien (Fortsetzung)

| Typ | OMIM | Erbgang | Symbol (Genprodukt) / Genlokus | Manifestation (Jahre) | CK-Level | Klinische Merkmale | Organbeteiligung | Spezifische Befunde in Muskelbiopsie, Immunohistochemie, und Immunoblot |
|---|---|---|---|---|---|---|---|---|
| **MDDGA10*** | #615041 | AR | **TMEM5** (Transmembrane Protein 5) 12q14.2 | kongenital | sehr hoch | Schwere Hypotonie, Tod intrauterin bis 2 J. | Retinadysplasie, Gonadendysgenesie, Lissencephalie, Pachygyrie, zerebelläre Dysplasie oder Atrophie, Ponsatrophie | Alpha-Dystroglykan reduziert |
| **MDDGA11*** | #615181 | AR | **B3GALNT2** (Beta-1,3-N-Acetylgalactosaminyltransferase 2) 1q42.3 | Geburt | 1 000–21 000 | Schwere Hypotonie, motorische Meilensteine werden nicht erreicht, keine bis verzögerte kognitive Entwicklung | Epilepsie, Optikusatrophie, Katarakte, Microphthalmie, Leukenzephalopathie, cerebelläre Zysten, zerebelläre Dysplasie | Alpha-Dystroglykan reduziert |
| **MDDGA12*/ MDDGC12*** allelisch mit MDDGC12* | #615249 | AR | **SGK196/POMK** (Protein kinase-like protein SGK196) 8p11.21 | kongenital | 3 000–7 000 | Hyptonie, Tod im 3.–4. Lj. | Anfälle, stark reduzierter IQ, Myopie, Microophthalmie, Hydrocephalus, Lissenzephalie, Agyrie, Arnold-Chiari-Malformation | |
| **MDDGA13*** | #615287 | AR | **B3GNT1** (Beta-1,3-N-acetylglucosaminyltransferase 1) 11q13.2 | pränatal | 3 200 | Schwere Hypotonie, motorische Meilensteine werden nicht erreicht, keine bis verzögerte kognitive Entwicklung, Tod häufig bereits intrauterin | Intrauteriner Hydrocephalus, Erweiterung von Ventrikeln und Gyri, Lissencephalie, Hydromelie, Retinadysplasie | |
| **MDDGA14*/ MDDGB14*/ MDDGC14*** allelisch mit LMGD2T | #615350 | AR | **GMPPB** (Mannose-1-phosphate guanyltransferase beta) 3p21.31 | Geburt bis 4. Dekade | 630–7 300 | Hypotonie, fehlende Kopfkontrolle, Laufen lernen verzögert, in milderen Fällen Belastungsintoleranz | In 80 % mentale Retardierung, häufig Kardiomyopathie, Epilepsie, Katarakte, Netzhauterkrankungen | Alpha-Dystroglykan reduziert |
| **RSMD1 (MDC with rigid spine)** | #602771 | AR | **SEPN1** (Selenoprotein N1) 1p35-p36 | Geburt bis 1 J. | normal | Hypotonie, schlechte Kopfkontrolle, Verbesserung mit der Entwicklung, nicht fortschreitend | Lungenbeteiligung | myopathische Veränderungen, Minicores |

| | | | | | | | | |
|---|---|---|---|---|---|---|---|---|
| **MDC mit Integrin-Defizienz** | #600536 | AR | **ITGA7**<br>(Integrin $\alpha$7) 12q13 | kongenital | leicht erhöht | Hypotonie, verspätete Meilensteine, proximale Schwäche | mentale Retardierung möglich | reduzierte Anfärbung von Integrin $\alpha$-7 |
| **LMNA-related MDC** | #613205 | AD | **LMNA**<br>(Lamin A/C) 1q22 | kongenital | leicht erhöht | Hypotonie, verspätete Meilensteine, axiale und Gliedergürtelschwäche, variabler Phänotyp | Kontrakturen, Rigid Spine, fakultativ resp. Beteiligung und Rhythmusstörungen | reduzierte Anfärbung von Integrin $\alpha$-7 |
| **UCMD1 (Ullrich congential MD 1)**<br>allelisch BTHLM1 | #254090 | AR | **COL6A1, COL6A2, COL6A3**<br>(alpha1-, alpha2-, alpha3 Kette von Kollagen 6) 21q22.3, 21q22.3, 2q37 | kongenital | normal bis leicht erhöht | Hypotonie, kongenitale Kontrakturen, Hyperlaxität der distalen Gelenke | Lungenbeteiligung | reduzierte Anfärbung von Col-6 |
| **UCMD2 (Ullrich congential MD 2)**<br>allelisch mit BTHLM2 | #616470 | AR | **COL12A1**<br>(alpha-1-Kette von Kollagen 12) 6q13 | kongenital | normal bis 1 300 | Hypotonie, faciale Schwäche, Hyperlaxität der distalen Gelenke, gotischer Gaumen | Keine | Myopathische Veränderungen, Col 12 und Laminin B1 vermindert, Col6 normal |
| **EBSMD (Epidermolysis bullosa mit MD)**<br>allelisch mit LGMD2Q | #226670 | AR | **PLEC**<br>(Plectin) 8q24.3 | kongenital | >1 000 | Kongenitale Hypotonie und Muskelschwäche, Ellenbogenkontrakturen, häufig Verlust der Gehfähigkeit um das 10. Lj. | Blasenbildung der Haut bei Trauma und Hitze, Kardiomyopathie, Alopezie, frühe resp. Komplikationen, Uretherstrikturen, Hirnatrophie, vergrößerte Ventrikel | Plectin abgeschwächt oder negativ, abnorme Architektur in der NADH Färbung, Desmin Aggregate |
| *Distale Myopathien (MPD)* | | | | | | | | |
| **MPD1 (Gowers-Laing)** | #160500 | AD | **MYH7**<br>(Myosin heavy chain 7) 14q12 | 1,5–25 J. | bis zu 3-fach | Beginn im anterioren Kompartiment der Beine | nicht beschrieben | leicht myopathisch, einige Vakuolen |
| **MPD2/VCPDM (Vocal cord and pharyngeal dysfunction with distal myopathy)**, allelisch mit Amyotrophic lateral sclerosis 21 | #606070 | AD | **MATR3**<br>(Matrin-3) 5q31.2 | 35–57 J. Durchschnitt 46 J. | normal bis 8-fach | Beginn mit den ventralen, distalen Beinmuskeln, Händen oder Stimme, peroneale Verteilung an den Beinen | heisere Stimme und hypernasal, Dysphagie | leicht myopathisch mit Vakuolen |
| **MPD3** (Single Finnish family) | #610099 | AD | **Unbekannt**<br>8p22-q11 & 12q13-q2 | 32–45 J. | normal bis leicht erhöht | Beginn im anterioren Kompartiment der Beine und Arme | nicht beschrieben | leicht myopathisch mit Vakuolen |

J 9

**Tab. J 9.1** Übersicht Genetik und Klinik hereditärer Myopathien (Fortsetzung)

| Typ | OMIM | Erbgang | Symbol (Genprodukt) / Genlokus | Manifestation (Jahre) | CK-Level | Klinische Merkmale | Organbeteiligung | Spezifische Befunde in Muskelbiopsie, Immunohistochemie, und Immunoblot |
|---|---|---|---|---|---|---|---|---|
| **MPD4 (Williams distal myopathy, distal myopathy with spared anterior leg muscles)** allelisch mit Filaminopathie (MFM5) | #614065 | AD | **FLNC** (Filamin C) 7q32 | 3.–4. Dekade | normal bis 8-fach | Distale Schwäche und Atrophie, Gehfähigkeit bleibt erhalten | keine | Unspezifische myopathische Veränderungen |
| **MPDT (distal myopathy type Tateyama)** allelisch mit LGMD1C | #614321 | AD | **CAV3** (Caveolin 3) | 12–45 J. | 4- bis 15-fach | Milde distale Schwäche, Wadenhypertrophie | keine | Caveolin-3 Färbung reduziert |
| **Welander late adult onset type I distal myopathy** | #604454 | AD | **TIA1** (Cytotoxic granule-associated RNA-binding protein) 2p13.3 | 20–77 J., meist >40 J. | normal bis leicht erhöht | Distale Schwäche, Hände>Füße, nur selten proximale Beteiligung | Häufig subklinische Neuropathie | Tubulofilamentäre Einschlüsse, »rimmed vacuoles« |
| **Finnish late onset type IIa myopathy** allelisch mit TMD Tibial muscular dystrophy (Udd Myopathie), LGMD2J, HIBM-ERF ) | #600334 | AD | **TTN** (Titin) 2q31.2 | 40–50 J. | normal bis leicht erhöht | Beginn an den ventralen Beinmuskeln | nicht beschrieben | myopathisch mit Vakuolen |
| **Markesbery late adult onset type IIb distal myopathy** allelisch mit ZASPopathie/MFM4 | #605906 | AD | **ZASP** (LIM-domain-binding 3, LDB3) 10q22.2-q23.3 | >40 J. | normal bis leicht erhöht | Beginn an den Extensoren der Hände | respiratorische Insuffizienz, Dysphonie, Dysphagie und Tremor bei einigen Patienten | myopathisch, einige Vakuolen |
| **MDRV (Distal dystrophy with rimmed vacuoles)** | #601846 | AD | **DNAJB6/HSP40** (Homolog, subfamily B, Member 6) 7q36.3 | 10–50 J. | normal bis leicht erhöht | Beginn in der distalen Beinmuskulatur, häufig Verlust der Gehfähigkeit | Dysphonie, Dysphagie, Zungenatrophie, ggf. Tremor, faktulative resp. Beteiligung | myopathisch mit Vakuolen |

| | | | | | | | | |
|---|---|---|---|---|---|---|---|---|
| **MMD1 (Miyoshi Muscular Dystrophy 1)** allelisch mit<br>**DMAT (Distal Myopathy with Anterior Tibial onset)** allelisch mit LGMD2B | #254130<br><br>#606768 | AR | **DYSF** (Dysferlin) 2p13.3-p13.1 | 20–50 J. | 10- bis 15-fach | Beginn im posterioren Kompartiment der Unterschenkel<br><br>Beginn im anterioren Kompartiment der Unterschenkel | nicht beschrieben | myopathisch ohne Vakuolen, totale oder teilweise Defizienz von Dysferlin in Immunohisto-chemie und Immunoblot, Caveolin-Anfärbung kann auch reduziert sein |
| **MMD2 (Miyoshi Muscular Dystrophy 2)** | #613318 | AR | **Unbekannt** 8q22.3 | 20–50 J. | 10- bis 15-fach | asymmetrische Schwäche und Atrophie, betont im posterioren Kompartiment der Unterschenkel | nicht beschrieben | myopathisch ohne Vakuolen |
| **MMD3 (Miyoshi Muscular Dystrophy 3)** allelisch mit LGMD2L | #611307 | AR | **ANO5** (Anoctamin 5) 11p13-p12 | 2. und 3. Dekade | normal – 16 000 | ausgeprägte intrafamiliäre Variabilität, Schwierigkeiten beim Rennen und Zehenstand | nicht beschrieben | multifokale sarkolemmale Läsionen, z. T. Entzündungsreaktion |
| **NM (Nonaka)** (allelisch mit IBM2) | #605820 | AR | **GNE** (UDP-N-acetylglukosamin 2-epimerase/N-acetylmanno-samin Kinase) 9p12-p11 | 20–40 J. | 2- bis 5-fach | Beginn im anterioren Kompartiment der Beine | nicht beschrieben | myopathisch mit Vakuolen |
| **Early Onset Distal Myopathy** | #611201 | AD | **KLHL9** (Kelch-like-homologue-9) 9p21.2-p22.3 | 8–16 J. | 110–1 400 | distale Muskeln an oberer und unterer Extremität, v. a. tibialis anterior und intrinsische Handmuskeln, Patienten bleiben gehfähig | Kontrakturen, begleitend milde axonale Polyneuropathie | myopathisch ohne Vakuolen |
| *Myofibrilläre Myopathien (MFM)* | | | | | | | | |
| **MFM1 – Desminopathie** allelisch mit LGMD2R, IBM1, scapuloperonealem Syndrom Typ Kaeser | #601419 | AD | **DES** (Desmin) 2q35 | meist Erwachsenenalter | normal bis 5-fach | distale, LGMD und scapuloperoneale Phänotypen, im Verlauf faziale und pharyngeale Schwäche, Dysarthrie | Kardiomyopathie, Ateminsuffizienz | Proteinaggregate, autophagische Vakuolen, ultrastrukturell granulo-filamentäres Material |

J 9

**Tab. J 9.1** Übersicht Genetik und Klinik hereditärer Myopathien (Fortsetzung)

| Typ | OMIM | Erbgang | Symbol (Genprodukt) / Genlokus | Manifestation (Jahre) | CK-Level | Klinische Merkmale | Organbeteiligung | Spezifische Befunde in Muskelbiopsie, Immunohistochemie, und Immunoblot |
|---|---|---|---|---|---|---|---|---|
| **MFM2 – Alpha-B-Crystallinopathie** | #608810 | AD | **CRYAB** (Alpha-B-Crystallin) 11q22.3-q23.1 | Erwachsenenalter | normal bis 7-fach | proximale > distale Schwäche, im Verlauf faziale und pharyngeale Schwäche, Dysarthrie | Kardiomyopathie, Katarakte | Proteinaggregate, autophagische Vakuolen, ultrastrukturell granulofilamentäres Material |
| **MFM3 – Myotilinopathie** allelisch mit LGMD1A und Spheroid Body Myopathie | #609200<br>#159000<br>#182920 | AD | **TTID, MYOT** (Myotilin) 5q31 | höheres Erwachsenenalter | normal bis 15-fach | distale und LGMD Phänotypen, im Verlauf faziale und pharyngeale Schwäche, Dysarthrie, Myalgien, Kontrakturen | Kardiomyopathie, Ateminsuffizienz, Polyneuropathie | Proteinaggregate, autophagische Vakuolen, ultrastrukturell granulofilamentäres Material, Cytoplasmic Bodies, Spheroid Bodies |
| **MFM4 – ZASPopathie** allelisch mit Markesbery late adult onset type IIb distal myopathy | #605906<br><br>#604454<br>#601493 | AD | **ZASP** (LIM-domain-binding 3, LDB3) 10q22.2-q23.3 | Erwachsenenalter | normal bis 6-fach | distale > proximale Schwäche, Handmuskelatrophie | Kardiomyopathie, Polyneuropathie | Proteinaggregate, autophagische Vakuolen, ultrastrukturell granulofilamentäres Material, Cytoplasmic Bodies |
| **MFM5 – Filaminopathie** allelisch mit MPD4 | #609524 | AD | **FLNC** (Filamin C) 7q32 | Erwachsenenalter | normal bis 8-fach | proximale > distale Schwäche, Schmerzen im LWS-Bereich | Kardiomyopathie, Ateminsuffizienz, Polyneuropathie | Proteinaggregate, autophagische Vakuolen, ultrastrukturell granulofilamentäres Material |
| **MFM6 – BAG3 related Myopathie** | #603883 | AD | **BAG3** (BCL2-associated athanogene 3) 10q25.2-q26.2 | Kindes- bis Erwachsenenalter | normal bis 15-fach | proximale Schwäche, Rigid Spine Syndrom, Skoliose, Kontrakturen | Kardiomyopathie, Ateminsuffizienz | Proteinaggregate, autophagische Vakuolen, ultrastrukturell granulofilamentäres Material, apoptotisch |
| **FHL1opathie** allelisch mit X-linked Scapuloperoneal Myopathy, XMPMA, Reducing-Body Myopathy | #300163 | XD | **FHL1** (Four-and-a-half-LIM-domains 1) Xq26 | Kindes- bis Erwachsenenalter | normal bis 10-fach | Muskelhypertrophie, distale, LGMD und scapuloperoneale Phänotypen, Myalgien, Schmerzen im LWS-Bereich, Rigid Spine Syndrom, Skoliose, Kontrakturen | kardiale Überleitungsstörungen, Ateminsuffizienz | Proteinaggregate, autophagische Vakuolen, ultrastrukturell granulofilamentäres Material, Cytoplasmic Bodies, Reducing Bodies |

| | | | | | | | | |
|---|---|---|---|---|---|---|---|---|
| *Hereditäre Einschlusskörper-Myopathien (HIBM)* | | | | | | | | |
| Ehemalige **HIBM1** allelisch mit LGMD1E, LGMD2R, MFM1, scapulope-ronealem Syndrom Typ Kaeser | #601419 | AD | **DES** (Desmin) 2q35 | 25–40 J. | normal bis leicht erhöht | LGMD-Phänotyp, frühe Beteiligung des M. quadriceps | kardiale und respiratorische Insuffizienz | myopathisch mit Vakuolen und myofibrillären Veränderungen |
| **HIBM2** allelisch mit NM (Nonaka) | #600737 #605820 | AR | **GNE** (UDP-N-acetylglucosamin 2-epimerase/N-acetylmanno-samin Kinase) 9p12-p11 | 20–40 J. | 2- bis 5-fach | Aussparung des M. quadriceps, distaler Beginn | nicht beschrieben | myopathisch mit Vakuolen |
| **HIBM3** | #605637 | AD | **MYH2** (Myosin heavy chain IIa) 17p-13.1 | kongenital | normal bis 10-fach | Gelenkkontrakturen bei Geburt, langsam progressive Myopathie, Ophthalmoplegie | nicht beschrieben | myopathisch mit rimmed vacuoles und Minicores |
| **HIBM4** (eine chinesische Han Familie) | Noch keine | AD | **Unbekannt** 7q22.1–31.1 | 4.–6. Dekade | 300–400 | Schwäche proximale Beinmuskulatur, Nackenbeuger, axiale Schwäche, distale Muskeln wenn nur mild betroffen, Gehfähigkeit bleibt erhalten | Bei Männern früherer Beginn und schwererer Verlauf | myopathisch mit rimmed vacuoles keine Inflammation |
| **HIBM-ERF / HMERF (Myopathy with early respiratory failure)** allelisch mit Finnish distal myopathy, LGMD2J | #607569 | AD | **TTN** (Titin) 2q31.2 | 18–71 J., meist 4.–5. Dekade | normal bis 1 000 | Schwäche in anterioren und distaler Beinmuskulatur, im Verlauf auch proximal | Lungenbeteiligung | myopathisch, eosinophile Einschlüsse, cytoplasmic bodies, Vakuolen, Calpain-Blot abgeschwächt |
| **IBMPFD1** (mit M. Paget und Demenz) allelisch mit ALS14, CMT2Y, progressive spastische Para-plegie mit Paget | #605382 | AD | **VCP** (Valosin-containing proteinm p97) 9p13.3 | 3.–4. Dekade | normal bis 1 100 | Häufig assymmetrische distale und proximale Schwäche, Scapula alata, Head Drop, Kamptokormie | Demenz, M. Paget, resp. Insuffizienz, im Verlauf dilatative Kardiomyopathie, z. T. Lebererkrankungen, Katarakte, Polyneuro-pathie, Parkinsonismus | myopathisch mit »rimmed vacuoles«, tubulofilamentäre Einschlüsse |
| **IBMPFD2** (mit M. Paget ± kognitiven Veränderungen und Motoneuron-erkrankung) | #615422 | AD | **HNRNPA2B1** (Heterogeneous nuclear ribonucleoprotein A2/B1) 7p15.2 | 3.–5. Dekade | normal bis hoch | Rasch progrediente Schwäche Arme proximal, Beine distal, Scapula alata | Paget, kognitive Einschränkungen, Motoneuronerkrankung | »Rimmed vacuoles«, neurogene Atrophie |

J 9

**Tab. J 9.1** Übersicht Genetik und Klinik hereditärer Myopathien (Fortsetzung)

| Typ | OMIM | Erbgang | Symbol (Genprodukt) / Genlokus | Manifestation (Jahre) | CK-Level | Klinische Merkmale | Organbeteiligung | Spezifische Befunde in Muskelbiopsie, Immunohistochemie, und Immunoblot |
|---|---|---|---|---|---|---|---|---|
| **IBMPFD3** (mit M. Paget ohne Demenz) allelisch mit ALS20 | #615424 | AD | **HNRNPA1** (Heterogeneous nuclear ribonucleoprotein A1) 12q13.13 | in Kindheit ungeschickt, Beginn 35–43J. | 225–1 250 | Proximal und beinbetonte Schwäche, v. a. M. iliopsoas, milde Scapula alata, im Verlauf Fußheber und Bauchmuskeln | Paget | »Rimmed vacuoles«, myopathische Veränderungen |
| *Kongenitale Myopathien mit Strukturbesonderheiten* | | | | | | | | |
| *Nemaline-Myopathien* | | | | | | | | |
| **NEM1** allelisch mit CAPM1 | #191030 | AD, AR | **TPM3** (Alpha-Tropomyosin- 3) 1q21.3 | kongenital (90 %) bis Erwachsenenalter | normal | Hypotonie, generalisierte Schwäche, verzögerte Meilensteine, bei Beginn in der Kindheit bleibt Gehfähigkeit meist erhalten | fakultativ Kardiomyopathie und milde Retardierung, Arthrogrypose, Ateminsuffizienz | »Nemaline Rods« in Gomori-Trichrom-Färbung, Überwiegen von Typ 1 Fasern |
| **NEM2** | #256030 | AR | **NEB** (Nebulin) 2q22 | Kindheit | normal | Hypotonie, generalisierte Schwäche, Ptosis | Ateminsuffizienz, Dysphagie, Dolichocephaly, hoher Gaumen, tief angesetzte Ohren, Clinodactyly | Nemaline rods, Cap-like structures, Fasertypendysproportion |
| **NEM3** allelisch mit kongenitale Aktinopathie mit Cores und CFTD1 | #161800 | AD, AR | **ACTA1** (Alpha-Actin) 1q42.1 | kongenital bis 5. Dekade | normal bis leicht erhöht | Sehr variable Phänotypen, von kongenital lethal über Hypotonie bis zu proximalre und axialre Schwäche, fazialer Beteiligung | Respiratorische Beteiligung | Rods und Cores |
| **NEM4** allelisch mit CAPM2 und CFTD5 | #609285 | | **TPM2** (Tropomyosin-2) 9p13.2-p13.1 | Kindheit | hoch | Proximal betonte Paresen, Kontrakturen, | ggf. resp. Beteiligung | Nemaline rods, Fasertypendysproportion |
| **NEM5** | #605355 | | **TNNT1** (Troponin T1) 19q13.4 | erste Lebensmonate | normal | Hypotonie, Tremor, Kontrakturen | Tod <2J. wg. Ateminsuffizienz, Herzbeteiligung | Nemaline rods, Fasertypendysproportion |
| **NEM6** | #609273 | | **KBTBD13** (Kelch-repeat and BTB (POZ) domain containing 13) 15q22.31 | Kindheit | normal | Nackenbeuger und proximal betonte moderate Schwäche, langsam progredient, hoher Gaumen, Thoraxdeformitäten | keine | Rods und Cores |

| | | | | | | | | |
|---|---|---|---|---|---|---|---|---|
| **NEM7** | #610687 | | **CFL2**<br>(Cofilin-2) 14q12 | kongenital | normal | Hypotonie, motorische Meilensteine verzögert, Rennen nicht möglich | keine | Rods, Minicores, Fasertypendysproportion, Cofilin-2 Färbung reduziert |
| **NEM8** | #615348 | AR | **KLHL40, KBTBD5**<br>(Sarcosynapsin, Kelch-like family member 40) 3p22.1 | in utero | | Fetale Hypo- oder Akinesie, Arthrogryposis und Kontrakturen, faziale Dysmorphie, faziale Schwäche, Thoraxdeformitäten, Tod meist mit 5 Monaten | Resp. Insuffizienz, Dysphagie, Ophthalmoplegie | Nemaline rods, Fasertypendysproportion |
| **NEM9** | #615731 | AR | **KLHL41, KBTBD10**<br>(Kelch-like family member 41) 2q31.1 | variabel | normal | verschiedene Phänotypen, von fetaler Akinesie über Hypotonie zu milder, distal betonter Schwäche, hoher Gaumen, Kontrakturen | Micrognathie, Dysarthrie, resp. Insuffizienz | Nemaline rods |
| **NEM10** | #616165 | AR | **LMOD3**<br>(Leiomodin-3) 3p14.1 | in utero oder kongenital | normal | Fetale Akinesie, Hypotonie, generalisierte Schwäche, Ophthalmoplegie | Respiratorische Insuffizienz, Tod meist neonatal | Nemaline rods |
| *Cap-Myopathien* | | | | | | | | |
| **CAPM1 (Cap Myopathie 1)**<br>allelisch mit NEM1 | #609284 | AD, AR | **TPM3**<br>(alpha-tropomyosin-3) 1q21.3 | Kindheit | normal | verzögerte Meilensteine, Kyphoskoliose, generalisierte Muskelatrophie, milde Schwäche, freies Gehen möglich, hoher Gaumen, langer Gesichtsschädel, Masseter Hypertrophie | Keine | Caps, NADH+ |
| **CAPM2 (Cap Myopathie 2)**<br>allelisch mit NEM4 | #609285 | AD | **TPM2**<br>(Tropomyosin- 2) 9p13.3 | kongenital bis Kindheit | normal bis leicht erhöht | Hypotonie, proximale, distale und faziale Schwäche, langer Gesichtsschädel, Skoliose | Ateminsuffizienz in schweren Fällen | »Caps« in Gomori-Trichrom-Färbung |
| *Myopathien mit Cores / Core myopathies* | | | | | | | | |
| **CCD- RYR1 (Central Core Disease) / Minicore Myopathy**<br>allelisch mit CNM-RYR1 | #117000 | AD, AR | **RYR1**<br>(Ryanodin-Rezeptorgen) 19q13.1 | kongenital bis Kindheit | hoch | verminderte Kindsbewegungen, Hypotonie proximale Schwäche Beine > Arme, milde faziale Schwäche, Krämpfe, Fußfehlstellungen, Skoliose | Cave: Maligne Hyperthermie! | »Central Cores«, Typ 1 Faser Prädominanz |
| **Kongenitale Aktinopathie mit Cores**<br>allelisch mit NEM3 und CFTD1 | #161800 | AD, AR | **ACTA1**<br>(Alpha-Actin) 1q42.1 | kongenital bis Kindheit | normal bis leicht erhöht | verminderte Kindsbewegungen, Hypotonie, axiale Schwäche, schwere Skoliose, Hyperlaxizität, Ptosis, Ophthalmoplegie, milde faziale Schwäche, ggf. Kontrakturen und Rigid Spine | Ateminsuffizienz, Arthrogrypose, Kardiomyopathie | Multiple Minicores |

**Tab. J 9.1** Übersicht Genetik und Klinik hereditärer Myopathien (Fortsetzung)

| Typ | OMIM | Erbgang | Symbol (Genprodukt) / Genlokus | Manifestation (Jahre) | CK-Level | Klinische Merkmale | Organbeteiligung | Spezifische Befunde in Muskelbiopsie, Immunohistochemie, und Immunoblot |
|---|---|---|---|---|---|---|---|---|
| **Multi-Minicore-Myopathie / RSMD1** (Rigid Spine Muscular Dystropy) allelisch mit CFTD3 | #602771 | AR | **SEPN1** (Selenoprotein N1) 1p36-p35 | kongenital bis Kindheit | normal bis leicht erhöht | verminderte Kindsbewegungen, Hypotonie, axiale Schwäche, schwere Skoliose, Hyperlaxizität, Ptosis, Ophthalmoplegie, milde faziale Schwäche, ggf. Kontrakturen und Rigid Spine | Ateminsuffizienz, Arthrogrypose, Kardiomyopathie | Multiple Minicores |
| *Zentronukleäre Myopathien / Centronuclear myopathies* | | | | | | | | |
| **CNM1 (Myotubuläre Myopathie)** | #160150 | AD | **DNM2** (Dynamin-2-Gen) 19p13.2 | Kindheit bis Erwachsenenalter | normal bis leicht erhöht | proximale > distale Schwäche, faziale Schwäche, ggf. Dysmorphie, Ophthalmoplegie bei Beginn in Kindheit | fakultativ Kardiomyopathie | zentrale Kerne, Typ 1 Faser Prädominanz |
| **CNM2** | #255200 | AR | **BIN1** (Amphiphysin-2-Gen) 2q14 | Kindheit bis Erwachsenenalter | normal bis leicht erhöht | proximale > distale Schwäche, faziale Schwäche, ggf. Dysmorphie, Ophthalmoplegie bei Beginn in Kindheit | fakultativ Kardiomyopathie | zentrale Kerne, Typ 1 Faser Prädominanz |
| **CNM3** | #159991 | AD | **MYF6** (Myogenic Factor-6 Gen) 12q21 | Kindheit bis Erwachsenenalter | normal bis leicht erhöht | proximale > distale Schwäche, faziale Schwäche, ggf. Dysmorphie, Ophthalmoplegie bei Beginn in Kindheit | fakultativ Kardiomyopathie | zentrale Kerne, Typ 1 Faser Prädominanz |
| **CNM4** | *614666 | AD | **CCDC78** (Coiled-coil domain-containing protein 78) 16p13.3 | kongenital | normal bis leicht erhöht | Hypotonie, distal betonte Schwäche, Gehfähigkeit erhalten, keine wesentliche Progression, Myalgien | Milde kognitive Beteiligung | zentrale Kerne, Typ 1 Faser Prädominanz |
| **CNM5** | #615959 | AR | **SPEG/APEG1** (Striated muscle preferentially expressed protein kinase) 2q35 | Geburt | normal bis gering erhöht | Hypotonie, verzögerte Meilensteine, hoher Gaumen, faziale Beteiligung, Ophthalmoplegie, Kontrakturen | Dilatative Kardiomyopathie, resp. Beteiligung, Tod mit 3 Wochen bis 6. Lj. | zentrale Kerne, Typ 1 Faser Prädominanz |
| **CNM-RYR2** allelisch mit CCD-RYR1 | #117000 | AD,AR | **RYR1** (Ryanodine Receptor 1) 19q13.2 | Kindheit | normal | Hypotonie, nicht progressive Schwäche, Kontrakturen, verzögerte Meilensteine, Gehfähigkeit bleibt erhalten | Keine | Rods und central cores |

| | | | | | | | | |
|---|---|---|---|---|---|---|---|---|
| **CNM-TTN** | *188840 | AR | **TTN**<br>(Titin) 2q31.2 | kongenital bis 3 Jahre | normal bis 1400 | Proximale und distale Schwäche, faziale Beteiligung, Skoliose, häufig bleibt Gehfähigkeit erhalten | Resp. Beteiligung | Central cores, internal cores |
| **CNMX** | #310400 | XR | **MTM1**<br>(Myotubularin) Xq28 | Kindheit, Tod häufig mit 5 Monaten, danach Prognose besser | normal bis leicht erhöht | langer Gesichtsschädel, schmales Gesicht, lange Finger, schwere Hypotonie, generalisierte symmetrische Schwäche | Ateminsuffizienz, Ophthalmoplegie, Ptosis | zentrale Kerne, Typ 1 Faser Prädominanz |
| *Myopathien mit Fasergrößenvariationen (Congenital Fiber Type Size Disproportion, Type I fibers small)* | | | | | | | | |
| **CFTD1** | *102610 | AD | **ACTA1**<br>(Alpha-Actin) 1q42.1 | kongenital bis Kindheit | normal bis 3-fach erhöht | milde bis schwere diffuse oder proximale Schwäche > distale, faziale und bulbäre Beteiligung, Hypotonie, Skoliose | Ophthalmoplegie, Arthrogrypose | bimodale Fasergröße, Typ 1 Fasern 12 % kleiner im Durchmesser als Typ 2 |
| **CFTD2 / CFTDX** | %300580 | XR | **Unbekannt**<br>Xq13.1-q22.1 | kongenital | normal | Hypotonie und Schwäche, Ptosis, faziale Schäwche, schwaches Schreien | Respiratorische Insuffizienz, Kardiomyopathie, Tod meist mit 6–14 Wochen | Kleine Typ 1 Fasern |
| **CFTD3** | *606210 | AR | **SEPN1**<br>(Selenoprotein N) 1p36-p35 | variabel, kongenital bis Kindheit | normal | Rumpfhyptonie, Nackenbeugerschwäche, ansonsten Kraft gut, Skoliose, Lordose | Respiratorische Insuffizienz, Insulinresistenz | bimodale Fasergröße, Typ 1 Fasern 12 % kleiner im Durchmesser als Typ 2, keine multi-minicores |
| **CFTD4**<br>allellisch mit NEM1, Cap myopathy, Rod myopathy | *191030 | AD | **TPM3**<br>(Alpha-Tropomyosin 3) 1q22-q23 | < 1 Jahr | normal bis leicht erhöht | Hypotonie, schlechte Kopfkontrolle, proximal beinbetonte Schwäche, Schwäche Nackenbeuger und -strecker, Fußheber, faziale Schwäche, milde Ptose, Scapula alata, quadriceps sparing, Kyphoskoliose, schmächtiges Muskelrelief, Gehfähigkeit bleibt erhalten | Resp. Beteiligung, Besserung von Kraft und Funktion im Verlauf | bimodale Fasergröße, Typ 1 Fasern 50 % kleiner im Durchmesser als Typ 2 |
| **CFTD5**<br>allelisch mit NEM4 | #609285 | AD | **TPM2**<br>(β-Tropomyosin) 9p13.3 | neonatal | normal | Hypotonie, verzögerte Meilensteine, proximal betonte Schwäche, faziale Schwäche | keine | bimodale Fasergröße, Typ 1 Fasern bis zu 60 % kleiner im Durchmesser als Typ 2 |

J 9

**Tab. J 9.1** Übersicht Genetik und Klinik hereditärer Myopathien (Fortsetzung)

| Typ | OMIM | Erbgang | Symbol (Genprodukt) / Genlokus | Manifestation (Jahre) | CK-Level | Klinische Merkmale | Organbeteiligung | Spezifische Befunde in Muskelbiopsie, Immunohistochemie, und Immunoblot |
|---|---|---|---|---|---|---|---|---|
| **CFTD** | *160781 | AR | **MYL2** (Myosin, light chain 2, regulatory, Cardiac, Slow) 12q24.11 | Kindheit | normal bis leicht erhöht | Hypotonie und generalisierte Schwäche, ggf. Ptosis, »zeltförmiger« Mund | Dilatative Kardiomyopathie, Tremor, Kloni, Tod mit 4–6 Monaten | bimodale Fasergröße, Typ 1 Fasern bis zu 80 % kleiner im Durchmesser als Typ 2 |
| **CFTD** | *610467 | AR | **Human HACD1** (3-HYDROXYACYL-CoA DEHYDRATASE 1) **/ PTPLA** (Protein tyrosine phosphatase-like (Proline instead of catalytic arginine), Member A) 10p12.33 | kongenital | normal | Hypotonie, Laufen lernen verzögert, schwaches Schreien, proximale Schwäche, im Verlauf Besserung | Rezidivierende Apnoen, Pes cavus | bimodale Fasergröße, Typ 1 Fasern bis zu 80 % kleiner im Durchmesser als Typ 2 |
| **CFTD** allelisch mit Hyalin body myopathy / Myosin storage myopathy | #608358 | AD | **MYH7** (Slow beta-cardiac myosin heavy chain) 14q12 | Kindheit | normal bis leicht erhöht | Hypotonie, verzögerte Meilensteine, proximale, distale und scapuloperoneale Phänotypen | fakultativ Kardiomyopathie | subsarkolemmale »Hyaline Bodies", Typ 1 Faser Prädominanz |
| **CFTD** allelisch mit Paramyotonia congenita, Hyper- und Hypokaliämische periodische Paralyse | *603967 | AR | **SCN4A** (Sodium Channel – α subunit) 17q23.3 | in utero oder kongenital | normal | Fetale Hypokinesie, Hypotonie, axiale und proximal betonte Schwäche, Muskelatrophie, Besserung in der 1. Dekade, danach langsame Verschlechterung, Skoliose, langer Gesichtsschädel, hoher Gaumen, Scapula alata, Kontrakturen | Ateminsuffizienz, bei Beginn in utero Tod < 36 Monate | Variable Muskelfasergröße, Überwiegen kleiner Typ 1 Fasern |

können in Form von Hochtonschwerhörigkeit, retinalen Teleangiektasien und in ca. 5 % der Fälle in Form von kardialen Überleitungsstörungen und supraventrikulären Tachykardien auftreten. Häufig besteht eine respiratorische Beteiligung; 20 % der FSHD-Patienten benötigen jenseits des 50. Lj. einen Rollstuhl (Tawil et al. 2015).

Die CK ist normal (25 %) oder mild (bis 5-fach) erhöht, im EMG zeigen sich myopathische Veränderungen. Muskelbioptisch zeigt sich eine degenerative Myopathie, in einem hohen Prozentsatz der Fälle können entzündliche Veränderungen mit perivaskulären CD4-positiven- und endomysialen CD8-positiven Zellen bestehen. Allerdings ist nur in den seltensten Fällen, wie z. B. bei untypischer Klinik, eine Muskelbiopsie zur Diagnose einer FSHD nötig. Der Erbgang ist autosomal-dominant mit hoher Penetranz, in ca. 30 % der Fälle liegen sporadische Fälle aufgrund von Neumutationen vor.

Die Pathogenese der FSHD war eines der größten Rätsel der letzten beiden Jahrzehnte. Es war schon lange bekannt, dass die Erkrankung durch einen »gain of function« verursacht wird, der mit der Kontraktion einer DNA-Repeat-Sequenz (D4Z4-Locus) auf Chromosom 4q35 assoziiert ist. Die molekulargenetische Basis der FSHD ist komplex: An der Spitze von Chromosom 4q35 liegt eine repetitive 3.3 kb DNA-Sequenz, bekannt als »D4Z4-Repeat«. Distal des D4Z4-Repeats gibt es zwei verschiedene DNA-Varianten, die als allelische A- und B-Varianten bezeichnet werden. FSHD Typ 1 (FSHD1, 95 % der FSHD-Fälle) entsteht durch die Deletion einer kritischen Anzahl von D4Z4-Repeats, aber nur dann, wenn dies auf dem A-Allel geschieht. Die Verkürzung des D4Z4-Repeats führt zu einer offeneren Chromatin-Struktur, die die potentielle Expression von Gensequenzen innerhalb des Repeats erlaubt. Einem dieser Gene, Double Homöobox 4 (DUX4), fehlt normalerweise eine Polyadenylations-Sequenz (poly-A), die man zur Produktion stabiler Messenger-RNA benötigt. Da nur das A-Allel (jedoch nicht das B-Allel) eine poly-A-Sequenz enthält, kann eine stabile DUX4-Expression nur in Anwesenheit der A-Allel-Variante entstehen, was dann zur Beeinträchtigung der Muskelentwicklung und zu myodegenerativen Veränderungen führt (Lemmers et al. 2010). Weiter kompliziert wird das Ganze noch durch die Existenz eines genetisch unterschiedlichen, jedoch klinisch identischen FSHD-Phänotyps, FSHD Typ 2 (FSHD2, 5 % der FSHD-Fälle). Im Gegensatz zu FSHD1-Patienten haben FSHD2-Patienten keine 4q35-spezifische D4Z4-Verkürzung. Dennoch ist – wie bei der FSHD1, jedoch bei normaler Repeat-Anzahl – die Chromatin-Struktur des D4Z4-Repeats offener, und mindestens ein 4q35-Allel ist eine A-Variante. Ursächlich dafür sind Mutationen im SMCHD1-Gen, das als Chromatin-Modifier wirkt und die Chromatinveränderungen bei FSHD2 verursacht (Lemmers et al. 2012).

### J 9.1.1.5 Okulopharyngeale Muskeldystrophie (OPMD)

Die OPMD manifestiert sich meist in der 5.–6. Lebensdekade mit den beiden Kardinalsymptomen Ptose und Dysphagie, die langsam fortschreiten. Im Verlauf werden auch andere extraokuläre Muskeln betroffen, es kann zu Ophthalmoplegie, Doppelbildern und aufgrund der Gaumensegelschwäche zu einer nasalen Sprache kommen, allerdings ist eine vollständige externe Ophthalmoplegie selten. Weitere Symptome sind Zungenatrophie, faziale und Gliedergürtelschwäche. Inzwischen ist die Lebenserwartung von OPMD-Patienten bei entsprechender Behandlung der Schluckstörung nicht mehr eingeschränkt. Die CK-Werte sind normal oder gering erhöht, das EMG zeigt ein myopathisches Muster mit fakultativen Denervierungszeichen. Muskelbioptisch zeigt sich eine mehr oder minder ausgeprägte degenerative Myopathie mit typischen »rimmed vacuoles«, ultrastrukturell finden sich intranukleäre tubuläre Filamente.

Es wurden sowohl autosomal dominante als auch (seltenere) rezessive Formen der Erkrankung beschrieben. Beide Formen werden durch kurze GCG-Expansionen im Polyadenylate-binding Protein Nuclear 1 Gene (PABPN1) verursacht. Diese Mutationen führen zur Verlängerung einer N-terminalen Polyalanin-Domäne. Dabei korreliert die Mutationsgröße nicht unbedingt mit der Schwere des Phänotyps, lediglich Träger des kleinsten Repeats $(GCG)_8$ scheinen einen milderen Phänotyp mit Symptombeginn in der 7. Lebensdekade und nur milder Dysphagie zu haben. Die Diagnose wird molekulargenetisch bestätigt, eine Biopsie ist i. A. nicht nötig.

Die Funktion des mutierten Gens ist bekannt: PABPN1 polyadenyliert mRNA und fungiert als Fähre zwischen Kern und Zytoplasma; unverändert ist jedoch unklar, warum die Mutation eines ubiquitär exprimierten Gens zu einer muskelspezifischen Erkrankung führt, bei der nur eine limitierte Anzahl an Muskeln betroffen sind (Banerjee et al. 2013).

### J 9.1.1.6 Kongenitale Muskeldystrophien (MDC)

MDC, erstmals beschrieben von Batten (1903), umfassen eine heterogene Gruppe genetisch determinierter Erkrankungen. Im Gegensatz zu DMD/BMD manifestieren sie sich bereits neonatal oder in den ersten sechs Lebensmonaten, in Ausnahmefällen auch später im ersten Lebensjahrzehnt. Klinisch stehen eine generalisierte Muskelhypotonie und -schwäche im Vordergrund; bei einigen Formen sind zusätzlich zentralnervöse und ophthalmologische Schädigungen unterschiedlicher Ausprägung zu beobachten. Die Kreatinkinase ist leicht bis deutlich erhöht, aber auch Normwerte wurden berichtet. Bisher sind mehr als 20 Entitäten genetisch definiert, eine weitere Gruppe umfasst die bisher nicht zu klassifizierenden MDC.

Zur klaren Diagnosestellung ist eine Muskelbiopsie meist unverzichtbar. Histologisch findet sich ein dystrophischer Prozess mit Fasertypenvariation, internalisierten Zellkernen und vermehrtem endomysialem Binde- und Fettgewebe. Zeichen der De- und Regeneration sind weniger vorherrschend als bei DMD. Immunhistochemie und Immunoblot-Untersuchungen sind wichtig zur Unterscheidung Merosin-positiver und Merosin-negativer Formen,

ein Fehlen oder eine Abschwächung von alpha-Dystroglykan weist auf eine Glykosylierungsstörung hin (**Tab. J 9.1**, **Tab. J 9.2**).
Der Erbgang ist meist autosomal-rezessiv mit außerordentlicher genetischer Heterogenität. Die bekannten Gendefekte bewirken Störungen verschiedener Komponenten der extrazellulären Matrix (Kollagen-6), der transmembranösen Proteinkomplexe (Merosin, Integrin-α7) oder der O-Glykosylierung, insbesondere der Glykosylierung von alpha-Dystroglykan. Der stark glykosylierte extrazelluläre Teil von alpha-Dystroglykan verbindet über seine Transmembran-Domäne den Dystrophin-Glykoprotein-Komplex und das Zytoskelett sowie über die Bindung an Merosin die extrazelluläre Matrix. Störungen der O-Glykolysierung von alpha-Dystroglykan beeinflussen somit die Achse Zytoskelett – Membran – extrazelluläre Matrix negativ, was zur Sarkolemm-Instabilität führt und die muskuläre Symptomatik erklärt.

Unter Berücksichtigung der klinischen und biochemischen Defekte können die MDC derzeit in fünf Gruppen eingeteilt werden; bei vier davon sind die zugrundeliegenden Defekte bekannt:

- Kollagen-6-Defekte: häufig stehen hier Kontrakturen im Vordergrund (z. B. Ullrich- /Bethlem-Myopathie)
- Primäre Merosin-Defizienz (MDC1A)
- Störung der Glykosylierung von alpha-Dystroglykan; hier sind ursächlich unterschiedliche Glykosyltransferasen und assoziierte Proteine bekannt, die an der post-translationalen Veränderung von alpha-Dystroglykan beteiligt sind. In diese Gruppe gehören u. a. die FCMD, die Muscle-Eye-Brain-Disease (MEB) und das Walker-Warburg-Syndrom (WWS); diesen Erkrankungen sind eine schwere MD, zentrale Migrationsstörungen unterschiedlicher Ausprägung und ophthalmologische Anomalitäten gemein, wobei der genetische Background sehr unterschiedlich ist (FRKP, FKTN, POMT1, POMT2, POMGnT1, LARGE, ISPD, GTDC2, DAG1, TMEM5, B3GALNT2, BeGNT1, GMPPB, SGK196)
- Defekt des Merosin-Rezeptors Integrin-alpha7 bei normaler Merosin-Expression
- Bisher noch nicht genetisch klassifizierte Formen

Die Prognose ist variabel, häufig ist die Lebenserwartung der Betroffenen deutlich eingeschränkt. Prognostische Aussagen über die einzelnen Formen sind erschwert, da diese auch innerhalb der gleichen Familie einen sehr variablen Verlauf nehmen können. Gerade aufgrund der zunehmenden Klassifikation der Erkrankungen nach ihrer genetischen Grundlage wird heute klar, dass eine Erkrankung (definiert durch ihren Genotyp) unter sehr unterschiedlichen Phänotypen manifest werden kann. Ein identischer Gendefekt kann z. B. allelische Formen einer MDC oder einer LGMD verursachen, und selbst innerhalb derselben Familie können sich die Phänotypen trotz identischer ursächlicher Mutation deutlich unterscheiden (Bönnemann et al. 2014).

### J 9.1.2 Diagnostik bei Muskeldystrophien

Die wachsende Zahl von Genorten, spezifischen Genen und Genprodukten, die in der Pathogenese der MD eine Rolle spielen, macht es für ein einzelnes klinisches Zentrum oder Labor inzwischen schwierig, das gesamte Spektrum molekulargenetischer Diagnostik abzudecken. Dabei ermöglicht eine präzise Diagnose Vorhersagen zu Verlauf und Prognose der Erkrankung, hat Einfluss auf die Berufswahl des Patienten, dient der Prävention von Komplikationen (respiratorische Insuffizienz, Herzrhythmusstörungen, Kardiomyopathie), ist Voraussetzung jeder genetischen Familienberatung, einer eventuellen Pränataldiagnostik sowie für den Einschluss des Patienten in klinische Studien und für künftige molekulare Therapieformen. Die Diagnostik sollte schrittweise erfolgen, Grundlage ist eine ausführliche Anamnese einschließlich Familienanamnese (Beginn distal/proximal, Kontrakturen, kardiale/pulmonale Beteiligung, Erbgang rezessiv/dominant/X-chromosomal). Bei der körperlichen Untersuchung sollten Schweregrad und Verteilungsmuster der Paresen besondere Beachtung finden. Ferner ist die Bestimmung der Kreatinkinase (CK) im Serum sowie eine elektromyographische Untersuchung (pathologische Spontanaktivität, myopathisches Muster) sinnvoll. Myosonographie und Kernspintomographie helfen, bei fortgeschrittenen Paresen und Atrophien eine für die diagnostische Muskelbiopsie geeignete Stelle zu finden.
Mittlerweile ist in zahlreichen Fällen eine primäre molekulare Diagnose unter Umgehung der Muskelbiopsie möglich, neue molekulare Methoden haben die Treffsicherheit noch erhöht: auch bei der FSHD1 und 2, den Myotonen Dystrophien Typ 1 und 2 (DM1, DM2/PROMM) und der OPMD ist eine primäre genetische Diagnostik bereits Routine. Bei den Gliedergürteldystrophien wird häufig eine Multigen-Panel-Untersuchung mittels Next Generation Sequencing (NGS) durchgeführt, wenn die Muskelbiopsie keine eindeutige Zuordnung ermöglicht (Nigro und Savarese 2014). Bei allen anderen MD-Formen kann eine genetische Primärdiagnostik weiterer Familienmitglieder erfolgen, sobald die Diagnose eines betroffenen Familienmitglieds molekulargenetisch gesichert wurde.
Histologisch führt die Muskelbiopsie zur Bestätigung der Diagnose oder zum Ausschluss anderer, gegebenenfalls kausal behandelbarer Diagnosen. Mittels ausführlicher Proteindiagnostik (Immunhistochemie, Western Blot) lassen sich Defekte MD-assoziierter Proteine nachweisen. Häufig erlaubt das Ergebnis eine spezifische Einordnung der jeweils vorliegenden MD, oft ist aber die Kombination von Proteindiagnostik und molekulargenetischer Analyse von entscheidender Bedeutung. Fallen all diese Untersuchungen negativ aus, so muss die Einordnung der MD, insbesondere im sporadischen Fall und bei kleinen Familien, vorerst offenbleiben. Die definitive Diagnose wird erst dann möglich, wenn die defekten Gene und Proteinprodukte charakterisiert sind (Nigro und Savarese 2014).
Eine deutschlandweite Übersicht mit Laborstandorten und Adressen zur genetischen Diagnostik bei MD bietet das Muskeldystrophie-Netzwerk (MD-NET; www.md-net.org).

### J 9.1.3 Therapeutische Prinzipien

Für die meisten Patienten mit hereditären Myopathien steht derzeit noch keine kausale Therapie zur Verfügung. Durch enorme Fortschritte in der Grundlagenforschung und ein verbessertes Verständnis der Pathophysiologie liegt mittlerweile jedoch eine breite Palette neuer therapeutischer Ansätze vor. Realistisches Ziel der meisten dieser neuen Therapien ist nicht die Heilung, sondern eine deutliche Verbesserung der Muskelkraft und -funktion. Bislang profitieren die Patienten allerdings noch kaum von diesen erfolgversprechenden Entwicklungen, da nur wenige neue Therapieansätze den Weg vom Forschungslabor hin zum Patienten erfolgreich durchlaufen haben. Ein Problem stellt dabei häufig die unkoordinierte und inkomplette klinische Testung neuer therapeutischer Optionen dar. Dieses Dilemma soll durch gut geplante und koordinierte internationale klinische Studien gelöst werden. Da die Patientenzahlen bei vielen hereditären Myopathien vergleichsweise klein sind, ist eine nationale und internationale Vernetzung für die Durchführung klinischer Studien notwendig. Realisiert wird dies in Deutschland im MD-NET (www.md-net.org) und auf europäischer Ebene im EU-Netzwerk TREAT-NMD (www.treat-nmd.eu). Wichtiger Teil der Aktivitäten dieser Netzwerke sind Patientenregister, um die Planung und Durchführung klinischer Studien zu vereinfachen. Deutsche Patienten mit DMD können sich unter www.dmd-register.de selbst registrieren und werden regelmäßig über klinische Studien und neue Forschungsergebnisse informiert, ebenso können sich internationale Patienten mit FKRPopathien (MDC1C/LGMD2I) unter www.fkrp-register.de eintragen. Patientenregister für andere MD sind derzeit weltweit im Entstehen. Im Rahmen von TREAT-NMD beraten Experten auch über sogenannte »Standards of Care«. Mithilfe solcher Behandlungsstandards sollen neueste Erkenntnisse aus der klinischen Forschung umgesetzt und Patienten und Ärzten in ganz Europa zugänglich gemacht werden. Themen wie medikamentöse, orthopädische und physiotherapeutische Behandlung, die Versorgung mit Hilfsmitteln, aber auch soziale Fragestellungen werden kurz und verständlich in einer Broschüre behandelt.
Die Lebenserwartung und -qualität von Patienten mit MD hat sich in den letzten Jahren kontinuierlich verbessert. Hierzu tragen vornehmlich symptomatische Therapien und Hilfsmittel wie assistierte Ventilation, chirurgische Intervention zur Vorbeugung von Komplikationen, Pharmakotherapie kardialer Funktionsstörungen, Physiotherapie, Hilfsmittelversorgung und Sozialberatung bei.
Häufig führen die MD im Verlauf zu schweren Beeinträchtigungen. Pneumonien, Herzrhythmusstörungen, kardiale oder pulmonale Dekompensation stellen häufige Todesursachen dar. Auch wenn die MD meist keine unmittelbar lebensbedrohlichen Erkrankungen sind, so entsteht doch bei Patienten und Angehörigen eine große Unsicherheit hinsichtlich des individuellen Krankheitsverlaufs. Eine individuelle Prognose lässt sich jedoch nur bedingt stellen. Als Faustregel gilt: DMD und rezessive MD verlaufen eher schwer, BMD, EDMD und dominante MD eher milder. Im Einzelfall ist aber das bei Untersuchung bestehende Ausmaß der Behinderung im Verhältnis zum Alter und die Beobachtung der individuellen Progression entscheidend.
Zur Verlaufsdokumentation müssen quantifizierbare klinische Parameter wie die Messung der Kraft geeigneter Muskeln, der Gelenkbeweglichkeit und der Lungenfunktion sowie standardisierte Tests einfacher motorischer Funktionen (z. B. Aufstehen aus dem Sitzen, aus der Hocke, Treppensteigen, 6-Minuten-Gehtest) bzw. definierte Behinderungsgrade herangezogen werden. Elektromyographische, muskelhistologische und myosonographische Untersuchungen sind schwerer zu quantifizieren; die Aktivität der CK zeigt beträchtliche Schwankungen von Tag zu Tag, ist abhängig von körperlicher Belastung und fällt mit dem Fortschreiten des Faseruntergangs langsam ab.
Ein wichtiger Faktor der zunehmenden Behinderung von MD-Patienten ist die Entwicklung von Kontrakturen. So zeigt sich bei der DMD ab dem 8. Lj. eine rapide Verschlechterung der Bewegungsmöglichkeiten nicht nur durch beschleunigten Kraftverlust, sondern v. a. durchzunehmende Spitzfuß-, Hüft- und Kniebeuge-Kontrakturen. Bei Gehunfähigkeit (59 % der über 12-jährigen DMD-Patienten sind an den Rollstuhl gebunden) kommt es zu rascher Zunahme der Kontrakturen und in deren Folge zu thorakolumbalen Wirbelsäulendeformitäten (vorwiegend Skoliose).
Die Minderung der Kraft des Hustenstoßes sowie die konsekutiv erhöhte Anfälligkeit für pulmonale Infekte führt mit der zunehmenden extrapulmonalen Restriktion zu einer respiratorischen Insuffizienz der rollstuhlpflichtigen Patienten und im terminalen Stadium zum meist plötzlichen respiratorischen Versagen, das zusammen mit Lungeninfekten bei über 70 % der DMD-Patienten die Todesursache darstellt. Seit Einsatz der Heimbeatmung ist die respiratorische Insuffizienz jedoch im Prinzip vermeidbar (Bushby et al. 2010a, 2010b).

#### J 9.1.3.1 Pathomechanismen

Die Identifikation der genetischen Ursache und des defekten Proteins bei einer Reihe von MD hat in den letzten Jahren die Klassifikation dieser Erkrankungen revolutioniert und erlaubt neue Einsichten in die pathophysiologischen Zusammenhänge.
DMD und BMD werden durch Mutationen im Dystrophin-Gen verursacht. Neue Einblicke in die Pathophysiologie des dystrophen Muskels, die Identifikation kompensatorischer Proteine und die Entdeckung neuer Bindungspartner haben den Weg zu neuen therapeutischen Strategien für diese schwere Muskelerkrankung gebahnt. Dystrophin stabilisiert und interagiert mit einem ausgedehnten membranassoziierten Proteinkomplex, dem Dystroglykankomplex (DGC), dessen Komponenten in andere MD involviert sind. Dystrophin verbindet das Aktin-Zytoskelett mittels einer »amino-terminal binding domain« zum Sarkolemm und zur Extrazellulärmatrix durch Interaktionen von »carboxy-terminal binding domains«. Zahlreiche

Proteine innerhalb dieses Komplexes spielen eine Rolle in der Signaltransduktion, wobei die genaue Beziehung zwischen dem Signalling und den mechanischen Funktionen bei der Entwicklung der MD unklar sind.
Die molekulare Grundlage der LGMD beinhaltet Mutationen in vielen Proteinen. Mutationen im Calpain-3-Gen, einer Kalzium-aktivierten Protease, sind verantwortlich für die LGMD2A. Dabei handelt es sich um den ersten für eine MD verantwortlichen Enzymdefekt. Andere Mutationen greifen in Signal- oder Reparaturmechanismen (Caveolin, Dysferlin), sarkolemmale Integrität (Sarkoglykane) und kontraktile Funktion (Myotilin, Telethonin, Titin) ein. Die subzelluläre Lokalisation dieser Proteine reicht von der nukleären Membran (Lamin A/C) über das Sarkomer (Myotilin, Calpain, Telethonin, Titin), das Sarkoplasma (TRIM32), das Sarkolemm (Caveolin, Sarkoglykane, Dysferlin) bis zum Extrazellulärraum (Fukutin-related Protein). Mutationen in einem nukleären Protein, dem Emerin, verursachen die EDMD1, während Lamin A/C-Mutationen die autosomal-dominante Form der Erkrankung verursachen (EDMD2). Nach wie vor ist unklar, wie Mutationen in scheinbar voneinander unabhängigen Genen ähnliche klinische Phänotypen verursachen können, und es scheint schwierig, eine gemeinsame pathogenetische Endstrecke auszumachen. Ebenso können identische Genotypen, sogar innerhalb einer Familie, häufig zu komplett unterschiedlichen klinischen Phänotypen führen. So können Dysferlinopathien sowohl eine LGMD2B als auch eine distale Myopathie verursachen, und Caveolinopathien sind phänotypisch mit LGMD1C, Rippling Muscle Disease (RMD), HyperCKämie oder distaler Myopathie assoziiert. FKRPopathien zeigen eine außerordentliche Variabilität, die von schwerer kongenitaler Erstmanifestation bis zu blander HyperCKämie im Erwachsenenalter reicht. Titinopathien zeigen eine phänotypische Variabilität abhängig von der Gendosis – ein einzelnes mutiertes Allel führt zu einer im Erwachsenenalter beginnenden distalen Myopathie (Finnish tibial muscular dystrophy, TTM), während zwei abnorme Allele zu LGMD2J führen.
Erklärungen für diese bemerkenswerte phänotypische Variabilität bleiben rätselhaft, mögen jedoch in der Zukunft durch Untersuchungen an Modifier-Genen, durch DNA-Mikroarrays und proteomische Untersuchungen erhellt werden. So wurde die LGMD2K als mildere allelische Form des Walker-Warburg-Syndroms bei türkischen Patienten beschrieben. Mutationen in 14 verschiedenen Genen (FRKP, FKTN, POMT1, POMT2, POMGnT1, LARGE, ISPD, GTDC2, DAG1, TMEM5, B3GALNT2, BeGNT1, GMPPB, SGK196) wurden bislang bei Patienten mit immunhistochemischem Mangel an alpha-Dystroglykan identifiziert. Allelische Mutationen in jedem dieser Gene resultieren in einem breiten Spektrum klinischer Syndrome mit nur z. T. fließendem Übergang, die von schweren kongenitalen Formen mit strukturellen Hirnläsionen (WWS, MEB) bis zu milderen kongenitalen Varianten ohne Hirnbeteiligung und bis zu LGMD2-Formen mit Beginn in der Kindheit oder im Erwachsenenalter führen (LGMD2I, LGMD2K, LGMD2M, LGMD2O, LGMD2P, LGMD2T, LGMD2U) (**Tab. J 9.1**, **Tab. J 9.2**).

### J 9.1.3.2 Symptomatische Therapien

#### Pharmakotherapie

##### *Kortikosteroide* (↑↑)

Bei DMD gelten orale Kortikosteroide wie Prednison und Deflazacort derzeit als pharmakotherapeutischer Goldstandard (Bushby et al. 2004). Steroide verlängern die Gehfähigkeit und bessern moderat die Muskelkraft, die kardiopulmonale Funktion sowie das funktionelle Outcome bei DMD. Mit der Einnahme einer täglichen Dosis von 0,75 mg/kg KG Prednison wird normalerweise im Alter von 4–6 Jahren begonnen und diese wird dann meist bis zum Verlust der Gehfähigkeit weitergeführt; bei guter Verträglichkeit wird die Steroidgabe auch bei rollstuhlpflichtigen Patienten zur kardiopulmonalen Protektion in reduzierter Dosierung fortgeführt. Bei schweren Nebenwirkungen unter der Steroidtherapie (Gewichtszunahme, Wachstumsverzögerung, Osteoporose, pathologische Frakturen, Katarakt, Verhaltensauffälligkeiten) sollten alternierende Gaben (Gabe jeden 2. Tag oder 4 Wochen on, 4 Wochen off) oder eine Reduktion der Dosis erwogen werden. Bei Langzeitgabe kommt es unter Deflazacort zu etwas weniger Gewichtszunahme als unter Prednison, jedoch zur häufigeren Entwicklung von Katarakten.
Der exakte Wirkmechanismus der Kortikosteroide bei DMD bleibt unklar; es werden membranstabilisierende und antiinflammatorische Effekte diskutiert. Bei anderen MD-Formen wurden Kortikosteroide bislang nicht systematisch getestet, wenngleich Fallschilderungen auch bei einigen Sarkoglykanopathien ein klinisches Ansprechen beschreiben. Die immunsuppressive Wirkung ist offenbar kein bestimmender Faktor, da andere Immunsuppressiva wie Azathioprin und Cyclosporin in kontrollierten Studien kaum nennenswerte Effekte zeigten (Kirschner et al. 2010).
In einer aktuellen Studie wurde über ein Jahr der natürliche Verlauf von Dysferlinopathien erfasst, gefolgt von einer doppelblinden, placebokontrollierten cross-over Studie zu Sicherheit und Wirksamkeit von Deflazacort (Walter et al. 2013). Die Muskelkraft wurde durch Deflazacort nicht verbessert, es zeigte sich ganz im Gegenteil ein Trend zur Verschlechterung der Muskelkraft während der Behandlungsphase, die sich nach Beendigung der Verum-Medikation wieder erholte. Während der Deflazacort-Behandlung zeigten die Patienten ein breites Spektrum bekannter Kortikosteroid-Nebenwirkungen. Deflazacort ist daher keine effektive Therapie für Dysferlinopathien, und off-label Gebrauch ist nicht gerechtfertigt. Auch wenn Deflazacort die Muskelkraft nicht bessern konnte und die Studie insgesamt ein negatives Ergebnis hat, ist dies vor dem Hintergrund, dass Dysferlinopathien nicht selten als Polymyositis verkannt und mit Steroiden behandelt werden, ein wichtiges Ergebnis (Walter et al. 2013).

##### *Epigallocatechin-Galleat/Grüner Tee-Extrakt* (↔)

Epigallocatechin-Galleat/Grüner Tee-Extrakt verbessert die Muskelfunktion bei *mdx* Mäusen und zeigte in der Muskelhistologie eine Verzögerung der Muskelnekrosen (Nakae et al. 2012). Klinische Studien bei DMD- und BMD- Patienten sind derzeit noch nicht abgeschlossen.

**Tab. J 9.2:** Pharmakotherapie der Muskeldystrophien

| Indikation | Medikament | Dosierung | Nebenwirkungen | Labor | Studienwertigkeit |
|---|---|---|---|---|---|
| DMD, ggf. auch bei Sarkolykanopathien | Kortikosteroide (Beginn 4–6 Jahre, bei Verlust der Gehfähigkeit Dosisreduktion) | Prednison 0.75 mg/kg/die oder Deflazacort 0.9 mg/kg/die, ggf. alternierende Tagesdosierungen oder 10 days on, 10 days off oder hohe Dosis an Wochenenden | Stimmungsschwankungen, Wachstumsstörungen, Gewichtszunahme, Osteoporose, beeinträchtigte Glucosetoleranz, Störungen des Immunsystems und der Nebennieren, Verdauungsstörungen/Magengeschwüre, Katarakte, Hautveränderungen, RR-Erhöhung | Bei Behandlungsbeginn alle 4 Wochen, danach alle 3–6 Monate BB, Diff.-BB, BZ, HbA1c, Na, K, Crea, HN, CRP, GOT, GPT, gamma-GT, vor Beginn der Behandlung Impfungen auf aktuellen Stand bringen, wichtig ist Windpockenimmunität! | ↑↑ |
| DMD, sowie andere MD mit kardialer Beteiligung (Beginn bereits bei subklinischer Verschlechterung der Herzfunktion, bei DMD meist mit 10 J.) | ACE-Hemmer, alternativ bei Unverträglichkeit Angiotensin-Rezeptorblocker, jeweils kombiniert mit Betablocker | Übliche altersentsprechende Dosierung | ACE-Hemmer: Husten, Exantheme, angioneurotisches Ödem, Geschmacksstörungen, Nierenfunktionsstörungen, starker RR-Abfall, selten Thrombozytopenie, Neutropenie, anaphylaktischer Schock, hämolytische Anämie, Leberfunktionsstörungen Antiotensin-Rezeptorblocker: Kopfschmerzen, Schwindel, Müdigkeit, Quincke-Ödem Betablocker: initiale Gewichtszunahme, Potenzstörungen, RR-Abfall, Bradykardie, Arrhythmien, periphere Durchblutungsstörungen, Verstärkung eines Asthma bronchiale | Alle 6 Monate Leber- und Nierenfunktion | ↑↑ |
| nmDMD | Ataluren (Translarna™) (> 5 J. bis zum Verlust der Gehfähigkeit) | 40 mg/kg, verteilt auf 3 Gaben/die | NW generell selten, Übelkeit, Erbrechen, Kopfschmerzen, Schwindel, RR-Erhöhung bei gleichzeitiger Steroideinnahme; cave Wechselwirkungen mit Penicillin G, Ciprofloxacin, Aciclovir | Alle 6 Monate Lipide, Leber- und Nierenfunktion | ↑ |
| Alle MD | Kreatinmonohydrat | Erwachsene 4 g täglich, z. B. 2 × 2 g, jeweils gelöst in einem großen Glas Flüssigkeit (beliebiges, jedoch nicht coffeinhaltiges Getränk; zu empfehlen sind vor allem wegen der besseren Löslichkeit von Kreatin warme Getränke, z. B. Tee). Die tägliche Flüssigkeitsaufnahme sollte dabei mindestens 2 l/Tag betragen. Ein Pausieren der Einnahme ist bei dieser Dosierung nicht notwendig. | Gewichtszunahme 0.5–2 kg, Kristallbildung im Urin bei Überdosierung bzw. zu geringer Flüssigkeitsaufnahme, selten Muskelkrämpe. Nicht Anwenden bei Kreatinin-Clearance < 30 ml! | Alle 6 Monate Crea, HN, HS | ↑ |

***Idebenone (↑)***

Idebenone ist ein kurzkettiges Benzoquinone, ein potentes Antoxidans und Inhibitor der Lipidperoxidation, das mitochondrialen Elektronenfluss und zelluläre Energieproduktion stimuliert. Eine Phase 2-Studie bei DMD-Patienten mit und ohne Steroideinnahme sowie eine Phase 3-Studie bei steroid-naiven DMD-Patienten zeigte eine Verlangsamung der respiratorischen Verschlechterung durch Idebenone (Raxone®), und stellt somit eine mögliche neue Behandlungsoption bei DMD-Patienten dar (Buyse et al. 2011, 2015). Die Hersteller-Firma hat 2016 entsprechende Zulassungsanträge bei EMA und FDA gestellt. Parallel wurde eine Phase-III-Studie (SIDEROS) bei DMD-Patienten mit gleichzeitiger Glucocorticoid-Therapie aufgelegt, deren Ergenisse 2019 vorliegen dürften.

***Ciclosporin A (↓)***

Eine multizentrische placebokontrollierte doppelblinde Studie des MD-NET bei 153 gehfähigen Patienten mit DMD ergab zwar eine gute Verträglichkeit von Ciclosporin A (3,5–4 mg/kg Körpergewicht), allerdings verbesserte das Medikament weder als Monotherapie noch in Kombination mit intermittierender Steroidgabe die Muskelkraft oder funktionelle Fähigkeiten (Kirschner et al. 2010).

***Anabole Steroide (↓)***

Anabolika steigern erwiesenermaßen die Muskelkraft bei Athleten wie auch bei untrainierten Probanden, indem sie eine vermehrte Produktion von Insulin-like Growth Factor 1 induzieren. Allerdings haben Anabolika schwere Nebenwirkungen, was ihre therapeutische Nutzbarkeit stark eingeschränkt. Oxandrolon, ein synthetisches Testosteronderivat, wird u. a. zur Therapie von Wachstumsstörungen eingesetzt. Bei jungen Männern bewirkt Oxandrolon vermutlich durch verstärkte Androgen-Rezeptor-Expression eine Steigerung der muskulären Proteinsynthese und eine verbesserte intrazelluläre Aminosäureverwertung. In einer kontrollierten Studie mit Oxandrolon bei DMD konnte kein relvanter Benefit gezeigt werden (Fenichel et al. 2001).

***Nahrungsergänzungsmittel (Kreatinmonohydrat ↑, alle anderen ↔ bis ↓)***

Kreatinmonohydrat (Cr) ist ein physiologischer Metabolit der Aminosäuren Glycin, Arginin und Methionin und wird schon seit Jahren von Athleten als legaler Nahrungszusatz verwendet. Cr-Supplementation erhöht die anaerobe Ausdauerkapazität und die Muskelleistung. Zusätzlich stimuliert Cr via ADP die mitochondriale Atmungskette und somit die aerobe ATP-Synthese. Dies führt zu einer gesteigerten körperlichen Leistungsfähigkeit und Verkürzung der Erholungszeit. Mehrere Studien belegen, dass bei Trainierten und Untrainierten die Dauer der maximalen Kraftanstrengung bei aerober Aktivität um 10–20 % verlängert werden kann. Mittlerweile wurde gezeigt, dass Cr auch bei diversen neuromuskulären Erkrankungen (Mitochondriopathien, Neuropathien, MD, kongenitalen Myopathien, inflammatorischen Myopathien) einen Kraftzuwachs bewirken kann (Kley et al. 2007). Studien bestätigten eine signifikante Verbesserung der Kraft bei Patienten mit verschiedenen MD (DMD, BMD, LGMD, FSHD) (Tarnopolsky et al. 2004; Walter et al. 2000). Relevante Nebenwirkungen waren in den bisherigen Untersuchungen nicht aufgetreten.

***Beta-2-Sympathomimetika (↔)***

Beta-2-adrenerge Agonisten zeigten bei *mdx*-Mäusen einen moderat positiven Effekt auf die dynamischen Eigenschaften der Skelettmuskulatur (Zeman et al. 2000). Bei gesunden Kontrollpersonen bewirkten kurzzeitige Salbutamol-Gaben in zwei kontrollierten Studien einen Anstieg der Muskelkraft, wobei die Ergebnisse je nach Muskelgruppe variierten. Albuterol zeigte in einer kontrollierten Studie bei Gesunden einen ähnlich positiven Effekt (Caruso et al. 1995). In einer Open-label-Pilotstudie mit 15 FSHD-Patienten nahmen zwar das mittlere Körpergewicht und die Kraft um ca. 12 % zu (Kissel et al. 1998), in einer daraufhin initiierten größeren, randomisierten, placebokontrollierten Studie konnte allerdings kein globaler Kraft- oder Funktionszuwachs festgestellt werden (Kissel et al. 2001). Ein funktioneller Langzeiteffekt von Albuterol bei DMD und BMD konnte in einer randomisierten Studie ebenfalls nicht nachgewiesen werden (Fowler et al. 2004; Skura et al. 2008).

### J 9.1.3.3 Kausale Therapieoptionen

***Stop-Codon Read-Through (↑)***

*Ataluren (Translarna™):* Nonsensemutationen, die zu prämaturen Stopp-Codons und damit zum Abbruch der Translation führen, können nach Gabe von Ataluren in vitro, bei mdx-Mäusen und bei DMD-Patienten überlesen werden. Während der Translation führt die Bindung des Wirkstoffs an die RNA dazu, dass das Ribosom das vorzeitige Stopp-Codon überliest, sodass ein funktionelles Protein gebildet werden kann (Welch et al. 2007). Eine Dystrophinproduktion durch Stop-Codon Read-Through wurde zuerst bei Aminoglykosid-Antibiotika entdeckt (Barton-Davies et al. 1999; Howard et al. 2004), die jedoch für eine klinische Langzeitanwendung zu toxisch waren (Oto- und Nephrotoxizität). Bei einem high-throughput screening für Substanzen mit Stop-Codon Read-Through Potential wurde dann die Substanz Ataluren entdeckt. Es wird geschätzt, dass bei ca. 11 % der DMD-Patienten eine Nonsensemutation (nmDMD) ursächlich für die Erkrankung ist. Ataluren verzögert bei oraler Gabe und guter Verträglichkeit geringgradig den Erkrankungsverlauf und den Verlust der Gehfähigkeit. Eine Phase 2a-Studie zeigte in 2/3 der Patienten einen milden Anstieg der Dystrophinexpression (Finkel et al. 2010); allerdings verfehlte die darauffolgende Phase 2b-Studie (Bushby et al. 2014) den primären Endpunkt, den 6-Minuten-Gehtest. Allerdings ergab eine Post-Hoc-Analyse in der Gruppe der Patienten, die kurz vor Verlust der Gehfähigkeit standen, eine signifikante Besserung im 6MWT, was der Tatsache zugeschrieben wurde, dass jüngere Patienten noch von entwicklungsbedingtem Kraftzuwachs profitieren und sich somit eine Besserung bei jüngeren Patienten schlechter darstellen lässt. Aufgrund der Phase 2-Daten erfolgte im Dezember 2014 die bedingte Zulassung für Ataluren (Translarna™) für gehfähige nmDMD Patienten > 5 J., unter der Auflage, dass noch eine Phase 3-Studie zur Wirksamkeit durchgeführt würde (Haas et al. 2014). Allerdings verfehlte auch diese Studie erneut den primären Endpunkt (keine signifikante Besserung im 6MWT über die gesamte Studienpopulation), zeigte aber analog zu den Phase 2b-Daten eine klinisch bedeutsame Verbesserung bei Patienten in der »ambulatory decline group«, vor allem bei Patienten mit einem 6MWT zwischen 300 und 400 m. Ebenso kam es bei keinem der mit Verum behandelten Patienten im Studienverlauf zum Verlust der Gehfähigkeit (0/47), während in der Placebogruppe vier Patienten die Gehfähigkeit verloren (4/52).

### Exon Skipping (↑)

Eine Strategie, um auf molekularer Ebene in den Krankheitsprozess bei DMD einzugreifen, stellt die Verwendung sogenannter Antisense-Oligonukleotide (AON) dar. Diese sind so konstruiert, dass sie durch Bindung an die eine Mutation flankierenden Exons die Korrektur des translationalen Leserahmens bewirken. Liegt bei einem betroffenen Patienten eine Deletion eines oder mehrerer Exons des Dystrophin-Gens vor, die zur Verschiebung des Leserahmens führt und damit die Bildung eines funktionsfähigen Dystrophinproteins verhindert, kann durch sog. »Exon Skipping« der Leserahmen wieder hergestellt werden, so dass ein trunkiertes, aber funktionales Protein gebildet werden kann, das statt zur DMD zur phänotypisch milderen BMD führt. Deletionen und Duplikationen ganzer oder gar mehrerer Exons stellen die häufigste genetische Ursache von DMD dar, sodass diese Therapiestrategie bei zahlreichen Patienten angewandt werden könnte (Aartsma-Rus et al. 2009).

Morpholino-Oligos oder kurz Morpholinos, sind Nukleinsäureanaloga, die als Werkzeuge in der Molekularbiologie verwendet werden, um einen Knockdown von Genen zu erzielen. Morpholinos können im mRNA-Splicing-Prozess interferieren, indem sie die Formation des nukleären Ribonukleoproteinkomplexes verhindern oder mit den Bindungsstellen für andere regulatorische Proteine interagieren. Sie vermitteln den Ausschluss von Exons von der reifen mRNA ähnlich wie AONs, haben aber aufgrund ihrer unnatürlichen Struktur einen Vorteil gegenüber AONs, da sie von den zellulären Proteinen nicht erkannt und von Nukleasen nicht abgebaut werden, keine Immunantwort erzeugen und die DNA-Methylierung nicht modifizieren. Morpholinos wurden bereits zur Induktion von Exon-Skipping bei mdx-Mäusen eingesetzt. Es wurde ein Rückgang des Anteils an Fasern mit zentralen Kernen und der Infiltration von Entzündungszellen beobachtet, vergleichbar zu den mit AON erzielten Ergebnissen (Meregalli et al. 2008).

Bereits 2001 wurde der Proof-Of-Concept für diesen Ansatz in Zellkultur und in der *mdx*-Maus gezeigt (Mann et al. 2001; van Deutekom et al. 2001), 2005 wurden die ersten Open-label-Studien zum Skipping von Exon 51 mit lokaler und sytemischer Injektion von AONs basierend auf einer 2-O-Methylphosphothioat (2OMePS)-Chemie (Drisapersen; van Deutekom et al. 2007) und Morpholino-Phosphorodiamidat Oligomer (PMO)-Chemie (Eteplirsen; Kinali et al. 2009) durchgeführt. In allen Studien konnte eine gewisse Dystrophinexpression gezeigt werden. Die längste Open-label-Extensionsstudie lief von 2009 bis 2013 bei 12 Patienten mit Drisapersen und zeigte Stabilisierung im 6MWT in 8 von 10 gehfähigen Patienten (Goemans et al. 2011). Bei Studienende gab es Patienten, die mit 16 Jahren noch gehfähig waren, was weit über dem typischen Alter für den Verlust der Gehfähigkeit liegt.

Gleichzeitig wurden mehrere plazebo-kontrollierte Phase 2-Studien begonnen; eine aktuelle Phase 2-Studie mit Eteplirsen zeigt eine langsamere Erkrankungsprogression (6MWT, Behandlungsdauer bis zu 168 Wochen) im Vergleich zum natürlichen Verlauf der Erkrankung sowie eine moderate Dystrophinexpression, allerdings handelt es sich beim Kontrollkollektiv um historische Patientendaten (Mendell et al. 2013).

Im September 2016 erfolgte eine bedingte FDA-Zulassung von Eteplirsen (Exondys51) für alle Patienten, bei denen eine Genmutation vorliegt, die mittels Skipping von Exon 51 wieder in den korrekten Leserahmen gebracht werden kann. die Zulassung wurde unter Auflage erteilt. Die Agentur verlangt eine zusätzliche zweijährige randomisierte, doppelblinde, kontrollierte Studie mit Eteplirsen. Eine Zulassung für Europa ist bei der EMA noch anstehend.

Skipping ist exonspezifisch, so dass jeweils nur ein Teil der Patienten davon profitieren kann: Eteplirsen (Exondys51) zielte auf Exon 51 ab und kommt für ca. 13 % der DMD Patienten in Frage. Weitere Studien für Exons 44, 45 und 53 sind in Planung, von diesen würden insgesamt ca. 38 % der DMD Patienten profitieren, allerdings bleibt die Notwendigkeit einer wiederholten Behandlung eine Herausforderung.

Die Anwendung bei anderen hereditären Myopathien ist allerdings eingeschränkt, da dort in den meisten Fällen keine Deletionen, sondern Punktmutationen vorliegen.

### Gentherapie mit viralen Vektoren durch Genaddition (↔)

Die Möglichkeit, DMD durch virale Vektoren mittels Gentransfer zum dystrophen Muskel zu behandeln, hat in den letzten Jahren große Hoffnungen geweckt. Adeno-assoziierte Viren (AAV) sind kleine, nicht umhüllte einsträngige DNA-Viren, die zur Replikation eine Koinfektion mit einem Helfervirus benötigen und über eine kleinere clonogene Kapazität verfügen; damit ist es möglich ein trunkiertes Dystrophin, sog. »Minidystrophin«, einzubringen, dem im Gegensatz zum originalen Dystrophin mehrere nicht-essentiell wichtige Domänen entfernt wurden; allerdings bleibt fraglich, wie funktionell dieses trunkierte Protein bei DMD-Patienten tatsächlich ist; die direkte Injektion von Minidystrophin-AAV führte bei nur zwei von sechs Patienten zu einer lokalen Dystrophinexpression, jedoch bei allen sechs zu Immunreaktionen (Bowles et al. 2012). Eine Herausforderung bleibt die körpereigene Immunreaktion auf die Vektoren, die Wiederholungsbehandlungen erschwert.

### *Gentherapie mit viralen Vektoren durch Genedition* (↔)

Mutationen können auch durch Genedition mittels eines zelleigenen Mismatch-Reparaturmechanismus korrigiert werden. Mit der Entwicklung »transcription activator-like effector nucleases« (TALENs) und »clustered regularly interspcaed short palindromic repeat« (CRISPR)/CRISPR-assoziierter (Cas) Systeme wurde das Genediting deutlich unkomplizierter. Verschiedene Genkorrektur-Methoden wurden mittels Zellen in Kultur bzw. induzierten pluripotenten Stammzellen von DMD-Patienten erprobt, von traditioneller Genkorrektur bei kleinen Mutationen bis zur Einbringung kleiner Mutationen an Splice Sites, die mittels Nukleasen zum Exon Skipping oder zum kompletten Entfernen ganzer Exons führen (Li et al. 2015; Ousterout et al. 2015). Die grösste Herausforderung beim Genediting ist die niedrige Effizienz für eine *in vivo*-Applikation stellt das Einbringen der TALENs oder CRISPR/Cas-Nukleasen in eine ausreichende Anzahl von Muskelzellkernen das Nadelöhr dar.

### *Myogene Stammzellen* (↔)

In den letzten Jahren hat sich die Aufmerksamkeit auf Stammzellen als Quelle für Spendermyoblasten mit hoher Replikationsfähigkeit gerichtet, die das Überleben der Spenderzellen und ihre Fähigkeit zu Expansion und Fusion mit dystrophen Muskelzellen verbessern soll. Verschiedene Formen von Stammzellen wurden zur Behandlung der MD bereits untersucht. Stammzellen haben den Vorteil, dass nur eine kleine Anzahl von Zellen sowie ein entsprechendes Stimulationssignal zur Expansion nötig sind, um einen therapeutischen Effekt zu erzielen, und dass eine systemische Verabreichung möglich ist. Bislang konnte nur für humane, aus Blut und Muskel stammende CD133-positive Zellen und für Mesangioblasten eine effiziente Migration durch die Gefäße gezeigt werden. Eine Studie (Filareto et al. 2013) konnte bei dystrophin-negativen Mäusen eine Restauration des Dystrophin-Glykoproteinkomplexes und eine verbesserte Muskelkraft durch die Verwendung myogener Progenitorzellen aus korrigierten, dystrophen pluripotenten Stammzellen zeigen. Diese Ergebnisse stellen einen wichtigen Schritt in Richtung einer künftigen kausalen Therapie für Muskeldystrophien mittels genetisch korrigierter autologer pluripotenter Stammzellen dar.

### *Utrophin-Modulation* (↔)

Utrophin ist ein strukturelles und funktionelles autosomales Paralog von Dystrophin und teilt 80 % seiner Sequenzhomologie mit Dystrophin (Love et al. 1989). Im Gegensatz zu Dystrophin wird Utrophin ubiquitär exprimiert und findet sich in der Frühentwicklung am Sarkolemma; im adulten Muskel ist es an der neuromuskulären Endplatte und am Sarkolemma in regenerierenden Muskelfasern lokalisiert. Bei der *mdx*-Maus ist der Utrophin-Level erhöht (1,8-fach) und unabhängig von Regeneration. Der milde Phänotyp der *mdx*-Maus mag vom effizienten Regenerationsprozess dieses Tiermodells resultieren, liegt aber möglicherweise auch an einer Kompensation des fehlenden Dytrophins durch Utrophin, da Dystrophin- und Utrophin-defiziente Mäuse einen deutlich schwereren Phänotyp, ähnlich wie DMD Patienten, zeigen (Deconinck et al. 1997). In zahlreichen Mausstudien wurde bereits der Beweis erbracht, dass Utrophin das Fehlen von Dystrophin kompensieren kann; eine Erhöhung der Utrophin-Level verhindert bei transgenen Mäusen die dystrophe Pathologie abhängig von der Utrophinmenge (Tinsley et al. 1998). Es ist von Bedeutung, dass der erhöhte Utrophinlevel trotz ubiquitärer Verteilung in allen Geweben nicht toxisch ist (Tinsley et al. 1998). Eine Induktion von Utrophin bei Geburt verhindert ebenfalls die Entwicklung der dystrophen Pathologie (Squire et al. 2002); je früher Utrophin vorhanden ist, desto besser ist das Outcome (Judge et al. 2011). Durch Modulation des Utrophin A Promotors können mehrere »small molecules« das Utrophin-kodierende Gen hochregulieren. Die erste small-molecule Substanz, die sich in der Entwicklung zur Therapie der DMD befindet, kommt in ersten klinischen Studien zum Einsatz (Tinsley et al. 2015); SMT C1100/Ezutromid, ein oral verfügbares 2-Arylbenzoxazol-Derivat wurde entwickelt, um die Utrophin-Transkriptlevel zu erhöhen und zu erhalten. Präklinische Tests bei *mdx*-Mäusen konnten die Muskelpathologie verhindern (Tinsley et al. 2011). Ermutigende Ergebnisse einer Phase 1-Studie zeigten eine gute Verträglichkeit sowie Plasmalevel, die über der Schwelle lagen, die für eine Utrophinmodulation benötigt wird (Tinsley et al. 2015). Eine Phase 2-Studie bei DMD ist derzeit noch nicht abgeschlossen (ClinicalTrials.gov identifier NCT02383511). Präklinische Studien zu SMT C1100-ähnlichen Substanzen legen nahe, dass diese zweite Generation Moleküle zu erhöhter Utrophinexpression im Skelettmuskel sowie in Herz- und Atemhilfsmuskulatur und damit zu verbesserter sarkolemmaler Stabilität führen (Guiraud et al. 2015). Diese Ergebnisse bestätigen das therapeutische Potential der Utrophinmodulation als krankheits-modifizierender Therapiestrategie, die allen DMD-Patienten ungeachtet ihrer zugrundeliegenden Mutation zu Gute kommen könnte.

### *Myostatin-Inhibition und Follistatin als Strategien zum Muskelwachstum* (↔)

Myostatin ist ein Negativ-Regulator des Muskelwachstums und hat intensives Interesse für Strategien geweckt, die die Aktivität von Myostatin bei Erkrankungen, die mit Muskelschwund einhergehen, hemmen. Eine Myostatin-Blockade mildert die Pathologie bei der *mdx*-Maus (Guiraud et al. 2015). Leider waren die bisherigen klinischen Studien bei Menschen eher enttäuschend, entweder wegen fehlender Besserung der Muskelkraft (Wagner et al. 2008) oder nebenwirkungsbedingt (Attie et al. 2013). Ein potenter Kandidat ist Follistatin; myostatin-defiziente Mäuse, die ein Follistatin-Transgen tragen, verfügen über die ca. 4-fache Muskelmasse wie wt-Mäuse. In einer Phase 1/2a-Studie bei BMD zeigte sich bei gutem Nebenwirkungsprofil eine Besserunge der histologischen Veränderungen und eine Besserung des 6MWT (Mendell et al. 2015). Studien bei DMD-Patienten sind derzeit noch nicht abgeschlossen.

### J 9.1.3.4 Rehabilitation, physikalische Therapie

Eine fortschreitende Muskeldegeneration führt zur Einschränkung der Mobilität, der Kommunikationsfähigkeit und kardiorespiratorischer Funktionen. Klinische Studien zum Thema Rehabilitation bei hereditären Myopathien sind rar, die folgenden Empfehlungen wurden im Rahmen eines Experten-Workshops der Muscular Dystrophy Campaign in Newcastle, UK, erarbeitet (Eagle et al. 2002).

Kinder mit DMD, deren Gehfähigkeit erhalten ist, sollten 1. zur Kontrakturprophylaxe täglich den Gastrocnemius-Soleus-Komplex, die Hüftbeuger und den Tractus iliotibialis dehnen, 2. zu Aktivitäten wie Schwimmen, Hydrotherapie und Fahrradfahren motiviert werden, 3. bei Körperhaltung, Training und Aktivität im Alltag auf gleichmäßige Belastung achten und 4. exzentrische Aktivitäten wie Bergablaufen oder forciertes Treppabsteigen vermeiden. Nach dem Verlust der Gehfähigkeit sollte mit mobilisierenden passiven und assistierten aktiven Übungen versucht werden, die Körpersymmetrie und das Wohlbefinden des Patienten zu erhalten.

Für MDC und FSHD wurden folgende Empfehlungen ausgesprochen: 1. Vor der Festlegung des Behandlungsprogramms sollten Atemfunktion, Bewegungsumfang, Muskelkraft und -funktion dokumentiert werden. 2. An den Muskelgruppen, für die Kontrakturgefahr besteht, sollten Dehnübungen durchgeführt werden. 3. Besonders geeignete sportliche Aktivitäten sind Schwimmen, Hydrotherapie, Fahrradfahren und Reiten. Bei der OPMD kann ein Schlucktraining nützlich sein.

Insgesamt soll die Rehabilitation dabei helfen, die Lebensqualität des Patienten zu verbessern, d. h. einen aktiven Lebensstil zu fördern, die Selbstständigkeit bei den Tätigkeiten des täglichen Lebens zu erhalten und die Entwicklung sekundärer Fehlstellungen zu verzögern. Chirurgische Maßnahmen in Verbindung mit Physiotherapie und Orthesen dienen der Prävention von Kontrakturen und verzögern den Verlust der Gehfähigkeit. Neben Physiotherapie, Orthesen, Rollstuhl, invasiver und noninvasiver Beatmung sollten den Patienten frühzeitig Palliativmaßnahmen erklärt und angeboten werden (Mercuri et al. 2008). Whole Body Vibration Therapie (WBV) wurde 2–3×/Woche bei DMD-Patienten angewendet und die Wirkung auf Muskel und Knochen untersucht. Die Therapie wurde als sicher eingestuft und wurde von gehfähigen DMD-Patienten gut toleriert. Es zeigte sich keine weitere CK-Erhöhung durch die Therapie, allerdings auch keine signifikante Änderung für Knochenmasse, Knochenmarker oder Muskelmasse, jedoch ein Trend für einen Knochenformationsmarker, so dass ein möglicher Benefit der WBV auf Knochen- und Muskelmasse bei DMD noch nicht abschließend beurteilt werden kann (Söderpalm et al. 2013).

### J 9.1.3.5 Chirurgische Maßnahmen

Prinzipiell können chirurgische Maßnahmen bei allen hereditären Myopathien zum Einsatz kommen. Ein symptomorientiertes therapeutisches Konzept beinhaltet als ersten Schritt die Erhaltung der Gehfähigkeit durch frühzeitige Operation von Fehlstellungen im Bereich des Beckens, der Hüfte, der Knie- und Sprunggelenke (OP nach Rideau). Nur mit einer gleichzeitigen Korrektur in allen Etagen lässt sich die Gesamtstatik beeinflussen. Der Zeitraum bis zum Verlust der selbstständigen Gehfähigkeit wurde in einer Studie um 1,25 Jahre verlängert. Ferner wird häufig eine sich nach dem Verlust der Gehfähigkeit entwickelnde Skoliose operativ therapiert. Für die DMD gilt, dass eine operative Korrektur der Skoliose einen positiven Effekt auf die Körperhaltung und den Komfort hat. Der Zeitpunkt für eine Operation ist am günstigsten bei einem Skoliosewinkel von 20–40° und einer FVC von mindestens 30 % (Manzur et al. 2008). Allerdings gibt es bisher keine randomisierten klinischen Studien, die einen eindeutig positiven Effekt auf die Atmung belegen. Bei FSHD lässt sich die Funktion der Arme, insbesondere die Elevation über die Horizontale, mittels skapulothorakaler Arthrodese verbessern, wenngleich diese Operation komplikationsreich ist. Eine Alternative stellt die Skapulopexie dar, bei der das Schulterblatt operativ mit einem Band fixiert wird; Vorteile sind u. a. eine kürzere Immobilisierungsphase und eine geringere Einschränkung der Atemexkursion. Randomisierte Studien zu diesen Verfahren, deren Gelingen wesentlich von der Expertise des Operateurs abhängt, stehen derzeit noch aus. Patienten mit OPMD oder FSHD profitieren mitunter von der Korrektur ihrer Ptosis (Baumeister et al. 2009).

### J 9.1.3.6 Überwachung der Herzfunktion

Bei vielen Formen hereditärer Myopathien tritt im Verlauf eine kardiale Mitbeteiligung auf; bei manchen steht diese sogar im Vordergrund und hat direkten Einfluss auf Krankheitsverlauf und Lebenserwartung. Unter anderem kommt es zu Reizleitungsstörungen, Myokardhypertrophie, Dilatation der Herzhöhlen mit sekundärer Klappeninsuffizienz, reduzierter Koronardilatation, intrakardialer Thrombenbildung und Herzversagen mit systolischer und diastolischer Dysfunktion. Therapeutische Optionen bei Reizleitungsstörungen (z. B. bei EDMD/LGMD1B) reichen von medikamentöser Behandlung (Digitalis, Amiodaron, Betablocker, Kalziumantagonisten, Antikoagulanzien) bis hin zu Kardioversion oder der Implantation von Schrittmachern oder Defibrillatoren.

Im Rahmen eines internationalen Workshops wurden 2002 Leitlinien zur Behandlung einer kardialen Beteiligung bei verschiedenen MD festgelegt (Bushby et al. 2003). Bei den Dystrophinopathien ist die dilatative Kardiomyopathie häufig und wird meistens in der zweiten Lebensdekade als linksventrikuläre Dysfunktion symptomatisch. Bei DMD-Patienten sollte daher jährlich ein EKG und ein UKG durchgeführt werden. Bei Patienten mit BMD ist ein Kardiomyopathie-Screening alle fünf Jahre ausreichend, ebenso wie bei weiblichen Dystrophinopathie-Carriern. Eine medikamentöse Therapie mit ACE-Hemmern und zusätzlich ggf. mit Betablockern sollte frühzeitig begonnen werden. Bei DMD-Patienten kann durch prophylaktische Behandlung mit dem ACE-Hemmer Perindopril die Entwicklung einer linksventrikulären

Dysfunktion verzögert werden. Ebenso hat eine Therapie mit Kortikosteroiden, die vor dem Nachweis einer ventrikulären Dysfunktion begonnen wird, einen protektiven Effekt auf die Herzfunktion (Bushby et al. 2010a, 2010b).

Bei der X-chromosomalen EDMD1 wird die Langzeitprognose wesentlich durch den kardialen Status beeinflusst. Atrioventrikuläre Überleitungsstörungen zählen zu den Hauptproblemen. Bei Diagnosestellung – danach in jährlichen Abständen – sollten Routine-EKGs abgeleitet werden, und zum Ausschluss von Tachy- oder Bradykardien zusätzlich ein Langzeit-EKG. Sobald sich im EKG Abnormitäten des Sinus- oder AV-Knotens finden, ist die Anlage eines Herzschrittmachers schon beim asymptomatischen Patienten gerechtfertigt. Dies gilt ebenso für die durch Mutationen im Lamin A/C-Gen verursachten autosomal-dominanten und -rezessiven Formen (EDMD2/LGMD1B), mit dem Unterschied, dass hier auch dilatative Kardiomyopathien auftreten, sodass für diese Patientengruppe ein implantierbarer Defibrillator dem Schrittmacher vorzuziehen ist.

Ob bzw. inwieweit das Herz in der heterogenen Gruppe der Gliegergürteldystrophien (LGMD) betroffen ist, hängt stark von dem zugrundeliegenden Gendefekt ab. Sporadische Untersuchungen, z. B. bei Diagnosestellung und bei Verlust der Gehfähigkeit, sind bei den meisten Formen der LGMD sinnvoll. Im Besonderen ist eine Herzbeteiligung im Sinne von Arrhythmien und Kardiomyopathie bei LGMD1A, bei den Sarkoglykanopathien (LGMD 2C-F) sowie bei LGMD2I, LGMD2R, LGMD2T, LGMD2V, LGMD2W und LGMD2X möglich, weshalb der kardiale Status bei Patienten mit diesen Erkrankungen ebenso regelmäßig kontrolliert werden sollte wie bei Patienten mit DMD. Der frühzeitige Einsatz von ACE-Hemmern oder Antikoagulanzien ist auch hier indiziert. Bei der FSHD stellt eine schwere kardiale Beteiligung eher die Ausnahme dar.

#### J 9.1.3.7 Überwachung der Lungenfunktion

Die Einführung der nichtinvasiven Heimbeatmung hat die Lebenserwartung und Lebensqualität von MD-Patienten in den letzten Jahren deutlich verbessert. In den 1960er-Jahren erreichte kein DMD-Patient das 25. Lebensjahr. Verbesserte pflegerische Bedingungen in den 1980er-Jahren führten zu einem Anstieg auf 12 %, aber erst die seit 1990 beatmeten Patienten haben eine > 50 %ige Chance, älter als 25 Jahre zu werden (Eagle et al. 2002). Bei progredient verschlechterter Lungenfunktion sollte den Patienten deshalb eine nichtinvasive oder ggf. invasive Beatmung angeboten werden. Meist dekompensiert die Atemhilfsmuskulatur im Schlaf, was zur nächtlichen Hyperkapnie mit Tagesmüdigkeit, verminderter Leistungsfähigkeit, Alpträumen etc. führt. Die intermittierende Beatmung bewirkt eine Normalisierung des $pCO_2$ und eine Verbesserung der Atemfunktion durch Entlastung der Atempumpe. Hinsichtlich der Indikation sollte in regelmäßigen Intervallen eine nächtliche Pulsoxymetrie mit Kapnographie durchgeführt werden; außerdem sollte nach Infektionen des Respirationstrakts, Schlafmuster, Appetit, Gewichtsverlust und Allgemeinbefinden am frühen Morgen gefragt werden. Im Idealfall erfolgt, falls verfügbar, bei DMD-Patienten eine jährliche Polysomnographie mit kontinuierlichem $CO_2$-Monitoring. Sobald Symptome einer nächtlichen Hypoventilation auftreten oder wenn die forcierte Vitalkapazität (FVC) spirometrisch unter 50 % sinkt, besteht die Indikation für eine nichtinvasive Beatmung. Mit der Zeit erreichen DMD-Patienten das Stadium kontinuierlicher Hypoventilation und benötigen eine ständige Atemunterstützung: diese sollte in Betracht gezogen werden, wenn beim wachen Patienten der $pCO_2$ über 50 mm Hg bzw. die Sauerstoffsättigung unter 92 % liegt; dabei kann auch die ständige Beatmung nichtinvasiv erfolgen. Ein Tracheostoma sollte in Betracht gezogen werden, falls die nichtinvasive Beatmung kontraindiziert ist bzw. vom Patienten nicht toleriert wird, oder falls eine schwere bulbäre Schwäche einer nichtinvasiven Beatmung entgegensteht. Bei vielen Patienten kann die verbale Kommunikationsfähigkeit nach Anlage eines Tracheostomas wiederhergestellt werden. Die meisten DMD-Patienten bemerken die Schwäche ihrer Atemmuskulatur mit konsekutiv vermindertem Hustenstoß nicht, bis eine respiratorische Virusinfektion zu vermehrtem Husten oder gar zur Pneumonie führt. Daher sollten alle Patienten mit DMD die gängigen Routineimpfungen sowie Pneumokokken- und Grippeimpfungen erhalten und zweimal jährlich einen Beatmungsspezialisten aufsuchen, sobald sie dauerhaft an den Rollstuhl gebunden sind, ihre Vitalkapazität unter 80 % gesunken ist oder sie ein Alter von 12 Jahren erreicht haben. Zuvor genügen jährliche Konsultationen. Gerade DMD-Patienten sollten sich mit manuellen und mechanischen Techniken zur Freihaltung der Luftwege vertraut machen; liegt der maximale Hustenstoß unter 270 Litern/Minute oder der maximale exspiratorische Druck unter 60 cm $H_2O$, kann das Husten apparativ unterstützt werden. Beatmete Patienten sollten alle 3–6 Monate pulmonologisch untersucht werden; der pulmonale und der kardiale Status aller DMD-Patienten muss außerdem vor Operationen evaluiert werden (Bushby et al. 2010a, 2010b).

#### J 9.1.3.8 Anästhesie

Myopathie-Patienten haben häufig ein erhöhtes Narkoserisiko (Bushby et al. 2010a, b). Neben der grundsätzlichen Überlegung, ob der erwartete Nutzen der geplanten Operation dieses Risiko rechtfertigt, sollten bei kardialer oder respiratorischer Beeinträchtigung die Möglichkeiten lokaler bzw. regionaler Anästhesietechniken ausgelotet werden. Mitunter wird eine kardiorespiratorische Mitbeteiligung erst durch den perioperativen Stress manifest. Patienten mit neuromuskulären Erkrankungen sind wegen der reduzierten Wärmeproduktion in den atrophen Muskeln besonders gefährdet, perioperativ auszukühlen. Da die Hypothermie zahlreiche Probleme nach sich zieht (z. B. Rhabdomyolyse, kardiale Arrhythmien, Blutungsneigung), sollten die Patienten schon präoperativ physikalisch gewärmt werden. Um Atemdepression und Muskelrelaxation durch die Prämedikation zu vermeiden, ist niedrig dosiertes Clonidin als Alternative zu den Benzodiazepinen zu erwägen. Leicht zu kontrollierende intravenöse Narkotika mit kurzer Halbwertszeit sind den kardiodepressiven Inhalationsnarkotika i. A. vorzuziehen, wobei die mögliche Verstärkung kardialer Reizleitungsstörungen zu beachten ist. Depolarisierende Muskelrelaxanzien wie Suxamethonium sollten wegen der Gefahr der Rhabdomyolyse, der malignen Hyperthermie (cave: FKRPopathien!) und des durch Hyperkaliämie bedingten Herzversagens bei Myopathie-Patienten vermieden werden. Die postoperative Überwachung sollte routinemäßig auf einer Intensivstation stattfinden. Das »weaning« von der Beatmung ist häufig schwierig. Postoperative Physio- und Atemtherapie sowie CPAP-Beatmung verbessern Hustenstoß und Gasaustausch und wirken Atelektasen entgegen. Das Thema maligne Hyperthermie ist ausführlich in **Kap. J 10** behandelt.

### J 9.1.3.9 Psychosoziale Beratung

Die schlechte Prognose bei der DMD erfordert neben der intensiven Aufklärung und Beratung eine psychagogische Führung der Eltern und des Kindes. Neben dem behandelnden Arzt ist häufig die Anbindung an Selbsthilfeorganisationen hilfreich. Wichtigste Voraussetzungen der Prävention sind die frühzeitige, möglichst pränatale Diagnose und die genetische Beratung.

### J 9.1.3.10 Genetische Beratung

Die genetische Beratung ist ein Kommunikationsprozess mit dem Ziel, Rat suchenden Betroffenen und Familienmitgliedern verständlich und umfassend Informationen über die Erkrankung und ihren Verlauf, die verursachenden Mechanismen und das Wiederholungsrisiko zu vermitteln (**Kap. N 1**). Die Ratsuchenden sollen durch eine nicht-direktive Beratung in die Lage versetzt werden, die für sie bestmögliche Entscheidung für oder wider eine geplante oder schon bestehende Schwangerschaft selbstständig zu treffen. Die genetische Diagnostik mit modernen zytogenetischen und molekularge-

**Kasten J 9.1:** Pragmatische Therapie der Muskeldystrophien

**Bei Diagnosestellung**
- ausführliche Aufklärung des Patienten und seiner Familie über die Art der Erkrankung (ggf. erfahrenen Konsiliararzt hinzuziehen); Beratung bei der Zukunftsplanung; Ausrichtung der Ausbildung nach der Prognose: bei gutartigen Formen sollte ein Beruf angestrebt werden, der keine große körperliche Belastung mit sich bringt; bei begleitender mentaler Retardierung ist teilweise eine Förderschulausbildung erforderlich
- Hinweis auf Stellen, die Informationen zur Behandlung und Hilfe bei der Lebensführung geben, z. B. »Deutsche Gesellschaft für Muskelkranke«, www.dgm.org
- genetische Beratung und ggf. Einleitung präventiver Maßnahmen
- Informationen über das erhöhte Anästhesierisiko (respiratorische Insuffizienz, Herzstillstand, maligne Hyperthermie)

**Stadium der beginnenden Behinderung**
- Physiotherapie zur Kräftigung der Restmuskulatur (1–2 ×/Woche): isometrisches Muskeltraining, Klopf-Druckbehandlung, Krankengymnastik auf neurophysiologischer Grundlage (z. B. PNF, im Kleinkindalter Behandlungskonzept nach Bobath), Bewegungstherapie, Schwimmen, Haltungsturnen, Schlingentisch-Therapie (↔, A)
- Atemgymnastik (↔, B)
- ausgewogene Diät (eiweißreich, fettarm), Gewichtskontrolle (↔, A)
- Kontrakturenprophylaxe: aktiv-passives Bewegen (Dehnen, Stretchen), Nachtschienen, vorbeugende Haltung und Lagerung (↔, A)
- frühe operative Korrektur von Kontrakturen mit schneller postoperativer Mobilisierung verlängert das Stadium der Gehfähigkeit (↔, A)
- bei ausgeprägten Reizleitungsstörungen des Herzens ggf. Implantation eines Schrittmachers oder Defibrillators (v. a. bei EDMDs und myofibrillären Myopathien) (↔, A)
- bei gehfähigen DMD-Patienten >5 Jahre ist die Verabreichung von 0,75 mg/kg KG/die Prednison oder 0,9 mg/kg/die Deflazacort unter Beachtung der Nebenwirkungen Goldstandard der Behandlung (↑↑, A)
- bei DMD Patienten mit Nonsense-Stop-Mutation medikamentös orale Therapie mit Ataluren (Translarna™) (↑, A)
- Nahrungsergänzung mit Kreatinmonohydrat (↑, A)

**Stadium der eingetretenen Behinderung**
- Gehhilfen, z. B. Peronäusschienen, sollten nur unterstützend, nicht dauernd getragen werden; Beinschienen verlängern das Stadium der eingeschränkten Gehfähigkeit (↔, B)
- operative Stabilisierung der Scapula (Skapulopexie) bei eingeschränkter Armelevation, z. B. bei FSHD (↔, B)
- bei Ptose (OPMD; Kearns-Sayre-Syndrom) Brillen mit Lidhaltern, ggf. operative Raffung (↔, A)
- bei Dysphagie (OPMD) operative Durchtrennung des M. cricopharyngeus oder PEG (↔, B)
- bei Herzinsuffizienz ACE-Hemmer, ggf. Transplantation (↔, A)
- Patienten darauf hinweisen, dass im Falle einer Fraktur der unteren Extremitäten nach Möglichkeit sofort eine belastungsstabile Versorgung erfolgen soll – längere Immobilität soll unbedingt vermieden werden, da in dieser Phase sehr häufig die Gehfähigkeit verloren geht (↑, A)

**Stadium der schweren Behinderung und Terminalstadium**
- zunächst leichter, handbetriebener Rollstuhl; im Verlauf elektrisch angetriebene Ausführung (↔, A)
- Skolioseprophylaxe bzw. Erhöhung des Sitzkomforts: Haltungskorrektur durch angepasste Sitzschalen, elastische Rumpforthesen (↔, A)
- operative Skolioseprophylaxe nicht unnötig hinauszögern, hat zwar wahrscheinlich keinen Einfluss auf respiratorische Funktion und Mortalität, erhöht aber die Lebensqualität (↔, C)
- bei akuten respiratorischen Infekten: Bronchialdrainage, Antibiotika, ggf. Beatmung (↔, A)
- bei nächtlicher Hypoventilation (vermehrte Tagesmüdigkeit, morgendliche Kopfschmerzen, Schlafstörungen): intermittierende CPAP-Beatmung über Nasenmaske (↑, A)
- bei zunehmender respiratorischer Insuffizienz sollte mit dem Patienten und den Angehörigen eine kontinuierliche invasive oder non-invasive Heimbeatmung diskutiert werden (↑, A)

netischen Methoden zur Ermittlung des Überträgerstatus oder zur pränatalen Diagnose ist Bestandteil des Beratungsprozesses.

#### J 9.1.3.11 Pragmatische Therapie

Siehe **Kasten J 9.1** »Pragmatische Therapie der Muskeldystrophien«.

#### J 9.1.3.12 Unwirksam oder obsolet

Verschiedenste Medikamente und andere Substanzen zeigten sich bei der Behandlung der MD als nicht wirksam. Dazu gehören Anabolika, Aminosäurengemische, Glyzin, Taurin, die Vitamine $B_6$, C und E, Thyroxin, Wachstumshormon, Insulin, Adrenalin, Butyloxedrin, Nukleosid- und Nukleotidgemische, Allopurinol, Glukose, Sorbit, Milchsäure, Penicillamin und Selen.

## J 9.2 Andere hereditäre Myopathien

### J 9.2.1 Distale Myopathien (MPD)

Distale Myopathien (MPD) treten häufig im nördlichen Europa auf, werden aber zunehmend auch in anderen Ländern diagnostiziert. Die »echten« MPD haben nicht nur einen distalen Beginn, sondern das Muster der betroffenen Muskeln bleibt auch im Verlauf der Erkrankung mehr distal als proximal. Zwischenzeitlich gibt es mindestens 14 genetisch definierte MPD-Entitäten, davon sind weniger als die Hälfte mit rein distalen Phänotypen assoziiert, während die übrigen Genotypen sich auch mit proximalen, skapuloperonealen oder generalisierten Phänotypen präsentieren können – z. B. können Mutationen im Dysferlin-Gen zu zwei verschiedenen distalen Phänotypen (Miyoshi-Myopathie und MPD mit Beginn im M. tibialis anterior) und einem proximalen Phänotyp (LGMD2B) führen. Ebenso können Titin-Mutationen sowohl die distale Myopathie *Finnish late onset type IIa/Udd Myopathie* als auch die LGMD2J verursachen. Ein weiteres Beispiel für die komplexen Genotyp-Phänotyp-Beziehungen stellt auch die distale Myopathie *Markesbery late adult onset type IIb* dar, die auf dem Boden von Mutationen im ZASP-Gen allelisch mit einer myofibrillären Myopathie und mit der dilatativen Kardiomyopathie Typ 1C (LBD3) ist. Mutationen im Anoctamin-5-Gen führen sowohl zur Miyoshi-Myopathie Typ 3 (MMD3) als auch zur LGMD2L. Eine weitere phänotypische Überlappung besteht zwischen den distalen Myopathien und den Strukturmyopathien, ebenso kann aufgrund der histologischen Besonderheiten die Abgrenzung zu den hereditären Einschlusskörpermyopathien (hIBM) schwierig sein.
Interessanterweise kodieren die meisten Gene, die MPD verursachen, für Sarkomerprotein-Komponenten, während bei den mehr proximalen Phänotypen meist Gene, die für sarkolemmale Proteine codieren, ursächlich sind. Unklar bleibt, warum manche Gendefekte prädominant zu distaler Schwäche führen (Udd 2009). Klinisch zeigt sich eine fortschreitende Muskelschwäche, die in Händen oder Füßen beginnt, histologisch zeigen sich myopathische Veränderungen unterschiedlicher Ausprägung und Schweregrade, häufig mit »rimmed vacuoles«. Die CK-Werte sind mit Ausnahme der Miyoshi-Myopathie (MM) meist normal oder nur gering erhöht (Dimachkie et al. 2014) (**Tab. J 9.1**).

### J 9.2.2 Hereditäre Einschlusskörpermyopathien (hIBM)

Die hIBM gehören ebenso wie z. T. die distalen Myopathien zur heterogenen Gruppe von Myopathien mit »rimmed vacuoles« als morphologischer Besonderheit. Es wurden autosomal-rezessive und -dominante Formen mit unterschiedlichen Gendefekten identifiziert. Interessanterweise wurde die zur Gruppe der distalen Myopathien gehörige Nonaka-Myopathie (NM) zwischenzeitlich mit GNE-Mutationen assoziiert und ist damit allelisch zur autosomal-rezessiven hIBM Typ 2 (Nishino et al. 2002). Die ehemalige hIBM1 auf dem Boden von Desmin-Mutationen ist allelisch mit einer Vielzahl von Erkrankungen, der LGMD1E, LGMD2R, MFM1 und dem scapuloperonealem Syndrom Typ Kaeser.
Die morphologisch typischen Kennzeichen der hIBM sind die »rimmed vacuoles« und charakteristische Einschlusskörper (inclusion bodies). Die Einschlusskörper enthalten eine Vielzahl von Proteinen, z. B. Amyloid, Ubiquitin und Prionprotein. Elektronenmikroskopisch findet man typische 15–18 nm Filamente. Klinisch müssen die hereditären Formen der Erkrankung von der autoimmunen sporadischen Form (sIBM) abgegrenzt werden, die sich meist erst in fortgeschrittenem Lebensalter und morphologisch mit Entzündung, ähnlich wie bei Polymyositis, präsentiert, während es bei den hereditären Formen meist zu keiner Entzündung kommt. Klinisch zeigt sich eine initial häufig distale Schwäche mit phänotypischer Überschneidung zu distalen Myopathien und LGMD (Broccolini et al. 2015) (**Tab. J 9.1**).

### J 9.2.3 Myofibrilläre Myopathien (MFM)/Proteinaggregatmyopathien (PAM)

Myofibrilläre Myopathien (MFM) sind histologisch durch Desmin-positive Proteinaggregate und myofibrilläre Veränderungen gekennzeichnet. Aufgrund der enormen phänotypischen und pathomorphologischen Variabilität ist die Diagnosestellung bei MFM eine große Herausforderung. Ein Teil der MFM wird durch Mutationen in Genen verursacht, die für extramyofibrilläre Proteine (Desmin, Alpha-B-Crystallin, Plectin) oder myofibrilläre Proteine (Myotilin, ZASP, Filamin C, BAG3, FHL1) codieren, bei einer großen Anzahl von MFM ist allerdings der zugrundeliegende Gendefekt noch gar nicht bekannt (**Tab. J 9.1**).

Zwischenzeitlich wird auch die HIBM-ERF/HMERF (Myopathy with early respiratory failure), allelisch mit Finnish distal myopathy und LGMD2J zur Gruppe der myofibrillären Myopathien gezählt. Trotz neuer Erkenntnisse zur MFM-Pathogenese bleibt unklar, wie es vom individuellen Gendefekt zur fortschreitenden Muskelschädigung kommt (Olive et al. 2013).

Bei der überwiegenden Mehrzahl der MFM-Patienten beginnen die fortschreitenden Muskelsymptome erst im Erwachsenenalter. Ausnahmen davon bilden MFM, die durch Mutationen in BAG3, FHL1, Plectin und Desmin verursacht werden, hier kann sich die Erkrankung im Kindes-, Jugend- und Erwachsenenalter manifestieren. Desminopathie und Alpha-B-Crystallinopathien werden meist im frühen bis mittleren Erwachsenenalter symptomatisch, während ein Erkrankungsbeginn jenseits der 4. Lebensdekade diagnostisch eher in Richtung einer Myotilinopathie, ZASPopathie oder Filaminopathie weist (Schröder et al. 2009).

MFM zeigen eine ausgeprägte klinische Variabilität, wobei eine Muskelschwäche der unteren Extremitäten häufig das initiale klinische Symptom darstellt. Sie präsentieren sich phänotypisch mit distaler, proximaler, skapuloperonealer, isolierter oder generalisierter Verteilung der Paresen, in späten Erkrankungsstadien kommt es häufig zur generalisierten Muskelschwäche einschließlich Nacken- und Stammmuskulatur. Grob eingeteilt findet man prädominant distale Schwäche bei Desminopathie und Myotilinopathie, während prädominante proximale Schwäche das führende Symptom bei den anderen MFM darstellt. Skapuloperoneale Phänotypen sind für Desminopathie und FHL1opathie beschrieben, im späteren Stadium kommt es bei Desminopathien, Myotilinopathien und Alpha-B-Crystallinopathien zur begleitenden Schwäche der fazialen und pharyngealen Muskulatur sowie zur Dysarthrie.

In vielen Fällen besteht eine kardiale Beteiligung in Form von Rhythmusstörungen oder dilatativer Kardiomyopathie, die der Skelettmuskelschwäche vorausgehen oder erst im Verlauf auftreten kann. Bei BAG3opathie und in einem Teil der Patienten mit ZASPopathie und Alpha-B-Crystallinopathie manifestiert sich die Kardiomyopathie schon im Kindesalter.

Eine Beteiligung der Atemhilfsmuskulatur bis zur respiratorischen Dekompensation ist häufig bei Filaminopathie, FHL1opathie und BAG3opathie sowie in einigen Patienten mit Desmin-, Alpha-B-Crystallin- und Myotilin-Mutationen. Eine seit Geburt bestehende, blasenbildende Hauterkrankung mit Myopathie ist pathognomonisch für die Epidermolysis bullosa simplex mit MD (EBS-MD). Typisches Initialsymptom bei Filaminopathie und FHL1opathie sind Schmerzen im LWS-Bereich, Myalgien werden häufig bei Myotilinopathie und FHL1opathie beschrieben. Kontrakturen sind häufig bei BAG3, FHL1- und Myotilindefekten, und wurden bislang nicht bei Desminopathie, Alpha-B-Crystallinopathie, Filaminopathie und ZASPopathie beschrieben. »Rigid Spine« und Skoliose sind klassisch für in der Kindheit beginnende BAG2opathie und FHL1opathie. Klinische und elektrophysiologische Zeichen einer Polyneuropathie bestehen häufig begleitend bei ZASPopathie und Filaminopathie. Katarakte wurden bislang nur bei Patienten mit Alpha-B-Crystallinopathie berichtet.

Mit Ausnahme der autosomal-rezessiven EBS-MD, der X-chromosomalen FHL1opathie und in einigen wenigen Fällen von Desminopathie folgen alle MFM-assoziierten Gene einem autosomal-dominanten Erbgang. Allerdings handelt es sich in einer erheblichen Anzahl von MFM-Patienten um sporadische Fälle. Die CK-Werte sind normal bis 8-fach erhöht, Ausnahmen stellen die BAG3opathie und die Myotilinopathie mit bis 15-fach erhöhten CK-Werten dar.

### J 9.2.4 Kongenitale Myopathien mit Strukturbesonderheiten

Kongenitale Myopathien sind eine eigene Gruppe neuromuskulärer Krankheiten mit Beginn im Kindesalter und meist langsamem Verlauf (North et al. 2008; Goebel et al. 2009). Im Muskel zeigen sich charakteristische strukturelle Läsionen innerhalb der Muskelfasern, die sich teils durch Strukturdefekte, teils durch abnorme Einschlüsse, teils durch Kernanomalien auszeichnen. Mit Einführung der Enzymhistochemie und Elektronenmikroskopie in die Muskelpathologie wurden diese im Gesamtspektrum neuromuskulärer Krankheiten eher gering vertretenen kongenitalen Myopathien eigene Krankheitsentitäten. Gemeinsam ist vielen kongenitalen Myopathien das myopathologische Grundmuster der Fasertypendisproportion, d. h. einer numerischen Prädominanz und selektiven Hypotrophie von Typ-1-Fasern gegenüber der Norm. Hinzu kommen krankheitsspezifische strukturelle Phänomene.

Innerhalb der letzten Dekade sind große Fortschritte bei der Identifizierung der genetischen Basis bei der Mehrzahl der einzelnen Subtypen kongenitaler Myopathien erzielt worden. Die meisten dieser Erkrankungen sind genetisch heterogen und noch nicht alle zugrundeliegenden Gene sind identifiziert. Ein und derselbe Gendefekt kann sich in multiplen Pathologien äußern, und zahlreiche verschiedene Gene können zu einem pathologischen Phänotyp führen. Klinische Anhaltspunkte und Kenntnis der spezifischen Muskelpathologie sind wichtig, um eine entsprechend gerichtete genetische Diagnostik einzuleiten. Klinische und genetische Details entnehmen Sie bitte der **Tab. J 9.1**.

### J 9.2.5 Therapieoptionen

Eine ursächliche Therapie steht bislang für die meisten hereditären Myopathien noch nicht zur Verfügung; allerdings zeigen sich bei murinen und caninen Tiermodellen für die X-chromosomale Myotubuläre Myopathie (CNMX) vielversprechende Besserung durch gentherapeutischen Ersatz von Myotubularin (Childers et al. 2014); eine humane Studie ist derzeit in Vorbereitung. Des Weiteren steht eine Zulassung von Sialinsäure zur Behandlung der GNE Myopathie kurz bevor (Nishino et al. 2015).

Die symptomatische Therapie entspricht der bei den MD. Hervorzuheben sind dabei die Beatmung und die Skoliosetherapie. Nach eigener Beobachtung profitieren diese Patienten von einer Nahrungsergänzung mit Kreatinmonohydrat. Außerordentlich wichtig ist die Vermeidung der *malignen Hyperthermie* als Narkosezwischenfall durch Verwendung triggerfreier Narkotika (**Kap. J 10**), v. a. bei den kongenitalen Myopathien mit Strukturbesonderheiten. Bei im Vordergrund stehender Herzbeteiligung ist eine Transplantation zu erwägen.

## J 9.3 Verwandte Krankheitsbilder

Die Differentialdiagnose zwischen Myopathien und spinalen Muskelatrophien (**Kap. I 9**) kann erhebliche Schwierigkeiten bereiten. Therapierelevant ist die Abgrenzung von kongenitalen myasthenen Syndromen (**Kap. J 7**) und entzündlichen Muskelerkrankungen (**Kap. J 8**). Die myotone Dystrophie und andere myotone Syndrome sind in **Kap. J 12** beschrieben. Die maligne Hyperthermie, die v. a. bei den kongenitalen Myopathien mit Strukturbesonderheiten, aber auch bei anderen Myopathien auftritt, wird in **Kap. J 10** dargestellt. Die Alkoholmyopathie wird in **Kap. J 10** behandelt.

## J 9.4 Internet und Selbsthilfegruppen

### Informationen zu hereditären Myopathien

http://www.md-net.org
http://www.treat-nmd.eu
http://www.dgm.org
http://www.benniundco.de

### Selbsthilfe

Deutsche Gesellschaft für Muskelkranke e. V. (DGM)
Im Moos 4, 79112 Freiburg i. Br.

## Literatur


Aartsma-Rus A, Fokkema I, Verschuuren J et al. Theoretic applicability of antisense-mediated exon skipping for Duchenne muscular dystrophy mutations. Hum Mutat 2009; 30: 293–239.

Angelini C, Fanin M, Menegazzo E et al. Homozygous alpha-sarcoglycan mutation in two siblings: one asymptomatic and one steroid-responsive mild limb-girdle muscular dystrophy patient. Muscle Nerve 1998; 21: 769–775.

Argov Z, Mitrani-Rosenbaum S. Hereditary inclusion body myopathy and other rimmed vacuolar myopathies. Handb Clin Neurol 2007; 86: 243–253.

Attie KM, Borgstein NG, Yang Y, Condon CH, Wilson DM et al. A single ascending-dose study of muscle regulator ACE-031 in healthy volunteers. Muscle Nerve 2013; 47: 416–423.

Banerjee A, Apponi LH, Pavlath GK, Corbett AH. PABPN1: molecular function and muscle disease. FEBS J 2013; 280: 4230–4250.

Batten F. Three cases of myopathy, infantile type. Brain 1903; 26: 147–148.

Baumeister SK, Todorovic S, Milić-Rasić V et al. Eosinophilic myositis as presenting symptom in gamma-sarcoglycanopathy. Neuromuscul Disord 2009; 19: 167–171.

Baumeister SK, Walter MC. Therapie hereditärer degenerativer Myopathien. Akt Neurol 2009; 36: 19.

Biggar WD, Harris VA, Eliasoph L, Alman B. Long-term benefits of deflazacort treatment for boys with Duchenne muscular dystrophy in their second decade. Neuromuscul Disord 2006; 16: 249–255.

Bönnemann CG, Wang CH, Quijano-Roy S, Deconinck N, Bertini E, Ferreiro A, Muntoni F, Sewry C, Beroud C, Mathews KD, Moore SA, Bellini J, Rutkowski A, North KN, and members of the standard of care committee for congenital muscular dystrophies. Diagnostic approach to the congenital muscular dystrophies. Neuromuscul Disord 2014; 24: 289–311.

Bowles DE, McPhee SW, Li C, Gray SJ, Samulski JJ et al. Phase 1 gene therapy for Duchenne muscular dystrophy using a translational optimized AAV vector. Mol Ther 2012; 20: 443–455.

Brais B. Oculopharyngeal muscular dystrophy: a polyalanine myopathy. Curr Neurol Neurosci Rep 2009; 9: 76–82.

Broccolini A, Mirabella M. Hereditary inclusion-body myopathies. Biochimica et Biophysica Acta 2015; 1852: 644–650.

Bushby K, Muntoni F, Bourke JP. 107th ENMC international workshop: the management of cardiac involvement in muscular dystrophy and myotonic dystrophy. 7th–9th June 2002; Naarden, the Netherlands. Neuromuscul Disord 2003; 13: 166–172.

Bushby K, Lochmüller H, Lynn S, Straub V. Interventions for muscular dystrophy: molecular medicines entering the clinic. Lancet 2009; 374: 1849–1856.

Bushby K, Straub V. Nonmolecular treatment for muscular dystrophies. Curr Opin Neurol 2005; 18: 511–518.

Bushby K, Muntoni F, Urtizberea A et al. Report on the 124th ENMC International Workshop. Treatment of Duchenne muscular dystrophy; defining the gold standards of management in the use of corticosteroids. 2–4 April 2004; Naarden, The Netherlands. Neuromuscul Disord 2004; 14: 526–534.

Bushby K, Finkel R, Birnkrant DJ, Case LE, Clemens PR, Cripe L, Kaul A, Kinnett K, McDonald C, Pandya S, Poysky J, Shapiro F, Tomezsko J, Constantin C, DMD Care Considerations Working Group. Diagnosis and management of Duchenne muscular dystrophy, part 1: diagnosis, and pharmacological and psychosocial management. Lancet Neurol. 2010; 9: 77–93.

Bushby K, Finkel R, Birnkrant DJ, Case LE, Clemens PR, Cripe L, Kaul A, Kinnett K, McDonald C, Pandya S, Poysky J, Shapiro F, Tomezsko J, Constantin C, DMD Care Considerations Working Group. Diagnosis and management of Duchenne muscular dystrophy, part 2: implementation of multidisciplinary care. Lancet Neurol 2010; 9: 177–189.

Bushby K, Finkel R, Wong B, Barohn R, Campbell C et al. Ataluren treatment of patients with nonsense mutation dystrophinopathy. Muscle Nerve 2014; 50: 477–487.

Buyse GM, Voit T, Schara U, Straathof CSM, D'Angelo MG, Bernert G, Ccuisset JM, Finkel RS, Goemans N, McDonald CM, Rummey C, Meier T for the DELOS Study Group. Efficacy of idebenone on respiratory function in patients withn Duchenne muscular dystrophy not using glucocorticoids (DELOS): a double-blind randomised placebo-controlled phase 3 trial. Lancet 2015; 385: 1748–1757.

Buyse GM, Goemans N, van den Hauwe M et al. Idebenone as a novel, therapeutic approach for Duchenne muscular dystrophy results from a 12 month, double-blind, randomized placebo-controlled trial. Neuromusc Disord 2011; 21: 396–405.

Caruso JF, Signorile JF, Perry AC et al. The effects of albuterol and isokinetic exercise on the quadriceps muscle group. Med Sci Sports Exerc 1995; 27: 1471–1476.

Chi YH, Chen ZJ, Jeang KT. The nuclear envelopathies and human diseases. J Biomed Sci 2009; 16: 96.

Childers MK, Joubert R, Poulard K et al. Gene therapy prolongs survival and restores function in murine and canine models of myotubular myopathy. Sci Transl Med 2014: 6: 220–210.

Collins J, Bönnemann CG. Congenital muscular dystrophies: toward molecular therapeutic interventions. Curr Neurol Neurosci Rep 2010; 10: 83–91.

Davies KE, Grounds MD. Treating muscular dystrophies with stem cells? Cell 2006; 127: 1304–1306.

Deconinck N, Tinsley J, De Backer F, Fisher R, Kahn D et al. Expression of truncated utrophin leads to major functional improvements in dystrophin-deficient muscles of mice. Nat Med 1997; 3: 1216–1221.

Dimachkie MM, Barohn RJ. Distal myopathies. Neurol Clin 2014; 32: 817–842.

Duchenne G. Recherches surla paralysis musculaire pseudohypertrophique on paralysis myosclerosique. Ach Gen Med 1868; 11: 5–25.

Eagle M, Baudouin SV, Chandler C et al. Survival in Duchenne muscular dystrophy: improvements in life expectancy since 1967 and the impact of home nocturnal ventilation. Neuromuscul Disord 2002; 12: 926–992.

Eagle M. Report on the muscular dystrophy campaign workshop: exercise in neuromuscular diseases Newcastle, January 2002. Neuromuscul Disord 2002; 12: 975–983.

Fenichel GM, Griggs RC, Kissel J et al. A randomized efficacy and safety trial of oxandrolone in the treatment of Duchenne dystrophy. Neurology 2001; 56: 1075–1079.

Ferlini A, Neri M, Gualandi F. The medical genetics of dystrophinopathies: Molecular genetic diagnosis and its impact on clinical practice. Neuromuscul Disord 2013; 23: 2–14.

Filareto A, Parker S, Darabi R, Borges L, Iacovino M, Schaaf T, Mayerhofer T, Chamberlain JS, Ervasti JM, Mc Ivor RS, Kyba M, Perlingeiro RC. An ex vivo gene therapy approach to treat muscular dystrophy using inducible pluripotent stem cells. Nat Comm 2013; 4: 1549.

Finkel R, Wong B, Bushby K, Reha A, Elfring GL, Miller LL, Babiak J, Morsy MA, Peltz S, Welch E, Atkinson L. Results of a Phase 2b, dose-ranging tudy of ataluren (PTC124) in nonsense mutation Duchenne/Becker muscular Dystrophy (nmDBMB). Neuromuscul Disord 2010; 20: 656–657.

Fowler EG, Graves MC, Wetzel GT, Spencer MJ. Pilot trial of albuterol in Duchenne and Becker muscular dystrophy. Neurology 2004; 62: 1006–1008.

Goebel HH, Müller HD, Schröder R. Kongenitale und andere Myopathien. Pathologe 2009; 30: 365–369.

Goemans NM, Tulinius M, van den Akker JT, Burm BE, Ekhart PF, Heuvelmans N et al. Systemic administration of PRO051 in Duchenne's muscular dystrophy. N Engl J Med 2011; 364: 1513–1522.

Guiraud S, Squire SE, Edwards B, Chen H, Burns DT et al. Second-generation compound for the modulation of utrophin in the therapy of DMD. Hum Mol Genet 2015; 24: 4212–4224.

Haas M, Vlcek V, Balabanov P, Salmonson T, Bakchine S, Markey G, Weise M, Schlosser-Weber G, Brohmann H, Yerro CP, Mendizabal MR, Stoyanova-Beninska V, Hillege HL. European Medicines Agency review of ataluren for the treatment of ambulant patients aged 5 years and older with Duchenne muscular dystrophy resulting from a nonsense mutation in the dystrophin gene. Neuromuscul Disord 2015; 25: 5–13.

Houde S, Filiatrault M, Fournier A et al. Deflazacort use in Duchenne muscular dystrophy: an 8-year follow-up. Pediatr Neurol 2008; 38: 200–206.

Judge LM, Arnett AL, Banks GB, Chamberlain JS. Expression of the dystrophin isoform Dp116 preserves functional muscle mass and extends lifespan without preventing dystrophy in severely dystrophic mice. Hum Mol Genet 2011; 20: 4978–4090.

Kinali M, Arechavala-Gomeza V, Feng L, Cirak S, Hunt D et al. Local restoration of dystrophin expression with the morpholino oligomer AVI-4658 in Duchenne muscular dystrophy: a single-blind, placebo-controlled, dose-escalation, proof-of-concept study. Lancet Neurol 2009; 8: 918–928.

King WM, Ruttencutter R, Nagaraja HN et al. Orthopedic outcomes of long-term daily corticosteroid treatment in Duchenne muscular dystrophy. Neurology 2007; 68: 1607–1613.

Kirschner J, Schessl J, Schara U, Reitter B, Stettner GM, Hobbiebrunken E, Wilichowski E, Bernert G, Weiss S, Stehling F, Wiegand G, Müller-Felber W, Thiele S, Grieben U, von der Hagen M, Lütschg J, Schmoor C, Ihorst G, Korinthenberg R. Treatment of Duchenne muscular dystrophy with ciclosporin A: a randomised, double-blind, placebo-controlled multicentre trial. Lancet Neurol 2010; 11: 1053–1059.

Kissel JT, McDermott MP, Mendell JR et al. Randomized, double-blind, placebo-controlled trial of albuterol in facioscapulohumeral dystrophy. Neurology 2001; 57: 1434–1440.

Kissel JT, McDermott MP, Natarajan R et al. Pilot trial of albuterol in facioscapulohumeral muscular dystrophy. FSH-DY Group. Neurology 1998; 50: 1402–1406.

Kley RA, Vorgerd M, Tarnopolsky MA. Creatine for treating muscle disorders. Cochrane Database Syst Rev 2007; (1): CD004760.

Lemmers RJ, van der Vliet PJ, Klooster R, Sacconi S, Camaño P, Dauwerse JG, Snider L, Straasheijm KR, van Ommen GJ, Padberg GW, Miller DG, Tapscott SJ, Tawil R, Frants RR, van der Maarel SM. A unifying genetic model for facioscapulohumeral muscular dystrophy. Science 2010; 329: 1650–1653.

Lemmers RJ, Tawil R, Petek LM, Balog J, Block GJ, Santen GW, Amell AM, van der Vliet PJ, Almomani R, Straasheijm KR, Krom YD, Klooster R, Sun Y, den Dunnen JT, Helmer Q, Donlin-Smith CM, Padberg GW, van Engelen BG, de Greef JC, Aartsma-Rus AM, Frants RR, de Visser M, Desnuelle C, Sacconi S, Filippova GN, Bakker B, Bamshad MJ, Tapscott SJ, Miller DG, van der Maarel SM. Digenic inheritance of an SMCHD1 mutation and an FSHD-permissive D4Z4 allele causes facioscapulohumeral muscular dystrophy type 2. Nat Genet 2012; 44: 1370–1374.

Li HL, Fujimoto N, Sasakawa N, Shirai S, Ohkame T et al. Precise correction of the dystrophin gene in Duchenne muscular dystrophy patient induced pluripotent stem cells by TALEN and CRISPRCas9. Stem Cell Rep 2015; 4: 143–154.

Love DR, Hill DF, Dickson G, Spurr NK, Byth BC et al. An autosomal transcript in skeletal muscle with homology to dystrophin. Nature 1989; 339: 55–58.

Mann CJ, Honeyman K, Cheng AJ, Ly T, Lloyd F et al. Antisense-induced exon skipping and synthesis of dystrophin in the mdx mouse. PNAS 2001; 98: 42–47.

Mendell JR, Rodino-Klapac LR, Sahenk Z, Roush K, Bird L et al. Eteplirsen for the treatment of Duchenne muscular dystrophy. Ann Neurol 2001; 74: 637–647.

Manzur AY, Kinali M, Muntoni F. Update on the management of Duchenne muscular dystrophy. Arch Dis Child 2008; 93: 986–990.

Manzur AY, Kuntzer T, Pike M, Swan A. Glucocorticoid corticosteroids for Duchenne muscular dystrophy. Cochrane Database Syst Rev 2008; (1): CD003725.

Mendell JR, Sahenk Z, Malik V, Gomez AM, Flanigan KM et al. A phase 1/2a follistatin gene therapy trial for Becker muscular dystrophy. Mol Ther 2015; 23: 192–201.

Mercuri E, Mayhew A, Muntoni F, Messina S, Straub V, Van Ommen GJ, Voit T, Bertini E, Bushby K, TREAT-NMD Neuromuscular Network. Towards harmonisation of outcome measures for DMD and SMA within TREAT-NMD; report of three expert workshops: TREAT-NMD/ENMC workshop on outcome measures, 12th–3th May 2007; Naarden, The Netherlands; TREAT-NMD workshop on outcome measures in experimental trials for DMD, 30th June – 1st July 2007; Naarden, The Netherlands; conjoint Institute of Myology TREAT-NMD meeting on physical activity monitoring in neuromuscular disorders, 11th July 2007, Paris, France.

Monaco AP, Neve RL, Colletti-Feener C, Bertelson CJ, Kurnit DM, Kunkel LM. Isolation of candidate cDNAs for portions of the Duchenne muscular dystrophy gene. Nature 1986; 323: 646–650.

Monaco AP, Bertelson CJ, Liechti-Gallati S, Moser H, Kunkel LM. An explanation for the phenotypic differences between patients bearing partial deletions of the DMD locus. Genomics 1988; 2: 90–95.

Mummery CJ, Copeland SA, Rose MR. Scapular fixation in muscular dystrophy. Cochrane Database Syst Rev 2003; (3): CD003278.

Nakae Y, Dorchies OM, Stoward PJ, Zimmermann BF, Ritter C, Ruegg UT. Quantitative evaluation of the beneficial effects in the mdx mouse of epigallocatechin gallate, an antioxidant polyphenol from green tea. Histochem Cell Biol 2012; 137: 811–827.

Nigro V, Savarese M. Genetic basis of limb-girdle muscular dystrophies: the 2014 update. Acta Myologcia 2014; 33: 1–12.

Nishino I, Noguchi S, Murayama K, Driss A, Sugie K, Oya Y et al. Distal myopathy with rimmed vacuoles is allelic to hereditary inclusion body myopathy. Neurology 2002; 59: 1689–1693.

Nishino I, Carrillo-Carrasco N, Argov Z. GNE Myopathy: current update and future therapy. J Neurol Neurosurg Psychiatry 2015; 86: 385–392.

North K. What's new in congenital myopathies? Neuromuscul Disord 2008; 18: 433–442.

Olive M, Kley RA, Goldfarb LG. Myofibrillar myopathies: new developments. Curr Opin Neurol 2013; 26: 527–535.

Ousterout DG, Kabadi AM, Thakore PI, Perez-Pinera P, Brown MT et al. Correction of dystrophin expression in cells from Duchenne muscular dystrophy patients through genomic excision of exon 51 by zinc finger nucleases. Mol Ther 2015; 23: 523–532.

Pillers DA, von Bergen NH. Emery-Dreifuss muscular dystrophy: a test case for precision medicine. Appl Clin Genet 2016; 9: 27–32.

Politano L, Nigro G, Nigro V, Piluso G, Papparella S, Paciello O, Comi LI. Gentamicin administration in Duchenne patients with premature stop codon. Preliminary results. Acta Myol 2003; 22: 15–21.

Rocha CT, Hoffman EP. Limb-girdle and congenital muscular dystrophies: current diagnostics, management, and emerging technologies. Curr Neurol Neurosci Rep 2010; 10: 267–276.

Schara U, Walter MC. Update kongenitale Muskeldystrophien und Gliedergürteldystrophien. Kinder- und Jugendmedizin 2006; 6: 347–358.

Scharner J, Gnocchi VF, Ellis JA, Zammit PS. Genotype-phenotype correlations in laminopathies: how does fate translate? Biochem Soc Trans 2010; 38: 257–262.

Silversides CK, Webb GD, Harris VA, Biggar DW. Effects of deflazacort on left ventricular function in patients with Duchenne muscular dystrophy. Am J Cardiol 2003; 91: 769–772.

Skura CL, Fowler EG, Wetzel GT et al. Albuterol increases lean body mass in ambulatory boys with Duchenne or Becker muscular dystrophy. Neurology 2008; 70: 137–143.

Söderpalm AC, Kroksmark AK, Magnusson P, Karlsson J, Tulinius M, Swolin-Eide D. Whole body vibration therapy in patients with Duchenne muscular dystrophy – A prospective observational study. J Musculoskelet Neuronal Interact 2013; 13: 13–18.

Squire S, Raymackers JM, Vandebrouck C, Potter A, Tinsley J et al. Prevention of pathology in mdx mice by expression of utrophin: analysis using an inducible transgenic expression system. Hum Mol Genet 2002; 11: 3333–2244.

Tarnopolsky M, Mahoney D, Thompson T et al. Creatine monohydrate supplementation does not increase muscle strength, lean body mass, or muscle phosphocreatine in patients with myotonic dystrophy type 1. Muscle Nerve 2004; 29: 51–58.

Tarnopolsky MA, Mahoney DJ, Vajsar J et al. Creatine monohydrate enhances strength and body composition in Duchenne muscular dystrophy. Neurology 2004; 62: 1771–1777.

Tawil R, Kissel JT, Heatwole C, Pandya S, Gronsetz G, Benatar M. Evidence-based guideline summary: Evaluation, diagnosis, and management of facioscapulohumeral muscular dystrophy. Neurology 2015; 85: 357–364.

Thompson R, Straub S. Limb-girdle muscular dystrophies – international collaborations for translational research. Nature Reviews Neurology 2016; 12: 294–309.

Tinsley JM, Deconinck N, Fisher R, Kahn D, Phelps S et al. Expression of full-length utrophin prevents muscular dystrophy in mdx mice. Nat Med 1998; 4: 1441–1444.

Tinsley JM, Robinson N, Davies KE. Safety, tolerability, and pharmacokinetics of SMT C1100; a 2-arylbenzoxazole utrophin modulator, following single and multiple-dose administration to healthy male adult volunteers. J Clin Pharmacol 1015; 55: 698–707.

Tinsley JM, Fairclough RJ, StorerR,Wilkes FJ, Potter AC et al. Daily treatmentwith SMTC1100; a novel small molecule utrophin upregulator, dramatically reduces the dystrophic symptoms in the mdx mouse. PLoS One 2011; 6: e19189.

Udd B. Genetics and pathogenesis of distal muscular dystrophies. Adv Exp Med Biol 2009; 652: 23–38.

van Deutekom JC, Janson AA, Ginjaar IB et al. Local dystrophin restoration with antisense oligonucleotide PRO051. N Engl J Med 2007; 357: 2677–2686.

van Deutekom JC, Bremmer-Bout M, Janson AA, Ginjaar IB, Baas F et al. Antisense-induced exon skipping restores dystrophin expression in DMD patient derived muscle cells. Hum Mol Genet 2001; 10: 1547–1554.

vanDeutekom JC, Janson AA, Ginjaar IB, FrankhuizenWS, Aartsma-RusA et al. Local dystrophin restoration with antisense oligonucleotide PRO051. N Engl J Med 2007; 357: 2677–2686.

Wagner KR, Fleckenstein JL, Amato AA, Barohn RJ, BushbyK et al. Aphase I/II trial of MYO-029 in adult subjects with muscular dystrophy. Ann Neurol 2008; 63: 561–571.

Wagner KR, Hamed S, Hadley DW et al. Gentamicin treatment of Duchenne and Becker muscular dystrophy due to nonsense mutations. Ann Neurol 2001; 49: 706–711.

Wagner KR. Approaching a new age in Duchenne muscular dystrophy treatment. Neurotherapeutics 2008; 5: 583–591.

Wallgren-Pettersson C, Bushby K, Mellies U, Simonds A; ENMC. 117th ENMC workshop: ventilatory support in congenital neuromuscular disorders – congenital myopathies, congenital muscular dystrophies, congenital myotonic dystrophy and SMA (II) 4–6 April 2003; Naarden, The Netherlands. Neuromuscul Disord 2004; 14: 56–69.

Walter MC, Lochmuller H, Reilich P et al. Creatine monohydrate in muscular dystrophies: A double-blind, placebo-controlled clinical study. Neurology 2000; 54: 1848–1850.

Walter MC, Reilich P, Thiele S, Schessl J, Schreiber H, Reiners KH, Kress W, Müller-Reible C, Vorgerd M, Urban P, Schrank B, Deschauer M, Schlotter-Weigel B, Kohnen R, Lochmüller H. Deflazacort in dysferlinopathies – a double-blind, placebo-controlled clinical study. OJRD 2013; 8: 26.

Zeman RJ, Peng H, Danon MJ, Etlinger JD. Clenbuterol reduces degeneration of exercised or aged dystrophic (mdx) muscle. Muscle Nerve 2000; 23: 521–528.

J
9

# J 10 Metabolische, endokrine und medikamenteninduzierte Myopathien

*von Th. Klopstock und B. Schoser*

Metabolische Myopathien im engeren Sinne sind die den Muskel betreffenden hereditären Störungen des Kohlenhydrat-, Fett- und Purinstoffwechsels. Endokrin und medikamentös-toxisch bedingte Myopathien weisen klinische und morphologische Ähnlichkeiten zu den metabolischen Myopathien auf. Die mitochondrialen Erkrankungen werden gesondert dargestellt (**Kap. J 11**).

## J 10.1 Störungen im Kohlenhydratstoffwechsel (Glykogenosen)

Die Muskelkontraktion hängt von der Bereitstellung von Energie in Form von Adenosintriphosphat (ATP) ab. Kohlenhydrate sind die wichtigste Energiequelle für kurze, intensive Muskelarbeit bei anaeroben Bedingungen. Die Glykogenosen sind seltene Erkrankungen, die aufgrund eines Enzymdefekts im Glykogenabbau oder in der Glykolyse zur Speicherung von Glykogen in verschiedenen Geweben führen. In der Reihenfolge ihrer Entdeckung wurden sie nummeriert, seit Aufdeckung der molekularen Grundlagen werden sie aber auch nach dem verursachenden Enzymdefekt benannt (**Tab. J 10.1**). Die Typen I (hepatorenale Glykogenose von Gierke) und VI (hepatische Glykogenose Hers) betreffen das Nervensystem nicht und werden hier nicht besprochen.

### J 10.1.1 Klinik und Verlauf

Mit Ausnahme des X-chromosomal-rezessiven Typs IX sind alle neurologisch relevanten Glykogenosen *autosomal-rezessiv* vererbt. Die Symptomatik beginnt meist in der Kindheit oder Adoleszenz, adulte Formen kommen vor. Bei der infantilen Verlaufsform des Typ II führt die Herzbeteiligung, bei den Typen III und IV das Leberversagen zum Tod in den ersten Lebensjahren. Dagegen verläuft die Hepatopathie beim Typ VIII eher benigne. Der Typ IX zeichnet sich durch eine zerebrale Symptomatik mit epileptischen Anfällen und mentaler Retardierung aus. Bei den anderen Glykogenosen (V, VII, X, XI, XII, XIII) ist nur der Muskel betroffen. Die Schädigung des Muskels resultiert zum einen aus der Glykogenspeicherung, zum anderen aus der beeinträchtigten Energiegewinnung. Das klinische Korrelat der ersteren ist die *permanente, progrediente, proximal betonte Muskelschwäche*. Dieser Phänotyp tritt v. a. bei den Glykogenosen II, III, IV und XII auf und ist klinisch nicht von einer Gliedergürteldystrophie zu unterscheiden. Bei den anderen Glykogenosen stehen dynamische Symptome aufgrund mangelnder Energiebereitstellung im Vordergrund: *belastungsabhängige Muskelschwäche, -schmerzen und -steifheit*, bei stärkerer Ausprägung *Rhabdomyolyse* und *Myoglobinurie*. Bei 50 % der Patienten mit Glykogenose Typ V McArdle kommt es nach stärkeren Anstrengungen zur Myoglobinurie, die Hälfte dieser Patienten kann ein Nierenversagen entwickeln, einzelne haben eine anhaltende muskuläre Schwäche. Unter dem *»second wind«-Phänomen*, das man v. a. bei den Glykogenosen V und VII findet, versteht man eine Besserung der Belastungsintoleranz nach einer kurzen Ruhepause. Diese beruht darauf, dass der Muskel von der Glykogenverwertung auf die Verbrennung freier Fettsäuren umschaltet. Laborchemisch zeigen die Glykogenosen im Intervall leichte bis mäßige CK-Erhöhungen, nach Rhabdomyolyse kommt es zu exzessiven Erhöhungen.

Da der *Laktatischämie-Test* bei Glykogenose-Patienten sehr schmerzhaft ist und in Einzelfällen eine Rhabdomyolyse verursachen kann, wird die Durchführung eines nicht-ischämischen Tests empfohlen (Kazemi-Esfarjani et al. 2002).

Das EMG im Intervall ist normal oder myopathisch und zeigt v. a. beim M. Pompe pathologische Spontanaktivität, zum Teil mit myotonen und komplex-repetitiven Serienentladungen. Der pathognomonische Myopathologiebefund ist die *vakuoläre Myopathie* mit PAS-positiven Glykogen-haltigen Vakuolen. Der Mangel an Phosphorylase (Typ V) und Phosphofruktokinase (Typ VII) lässt sich histochemisch und biochemisch nachweisen. Ein biochemischer Nachweis der Enzymdefizienz gelingt bei den Glykogenosen V, VIII, × und XI nur aus Muskel, bei den anderen Formen auch aus Blut. Zum Teil ist eine pränatale Diagnostik möglich. Ein Screening bei Verdacht auf M. Pompe kann durch einen sog. Trockenbluttest (»dry blood spot« Test) für die α-Glucosidase-Aktivität erfolgen.

Die *adulte Polyglukosankörperkrankheit* gehört zum Spektrum der Glykogenose IV und ist eine seltene Erkrankung, die im 3.–7. Lebensjahrzehnt zu Schädigung des 1. und 2. Motoneurons, Polyneuropathie, Blasenstörung und Demenz führt. Kernspintomographisch imponiert die Kombination aus Leukenzephalopathie und Hirnatrophie. Die Sicherung der Diagnose erfolgt durch den Nachweis von Polyglukosankörpern in der Muskel- oder Suralisbiopsie sowie molekulargenetisch. Ein Teil der Patienten zeigt eine verminderte Aktivität des Branching-Enzyms in Leukozyten und Mutationen im entsprechenden Gen, sodass hier allelische Erkrankungen vorliegen.

**Tab. J 10.1:** Glykogenspeichererkrankungen (nach Kiliman und Oldfors 2016; OMIM 2016)

| Typ/Genort | betroffenes Enzym | Klinische Symptome und Verlauf |
|---|---|---|
| **Typ 0b**<br>Chr 19q | Glykogensynthase | Belastungsintoleranz, Kardiomyopathie |
| **Typ II**<br>**Pompe**<br>Chr 17q | α-Glukosidase (saure Maltase) | infantile Form: »floppy infant«, Kardiohepatomegalie, Tod vor 2. Lj.; juvenile Form: progrediente Muskelschwäche, Herzrhythmusstörungen; adulte Form: Myopathie, in 30 % respiratorische Insuffizienz |
| **Typ III**<br>**Forbes**<br>Chr 1p | Debranching-Enzym | infantile Form: Hepatomegalie, Kardiomyopathie, Entwicklungsverzögerung, Hypoglykämien, Leberbeteiligung im Vordergrund; adulte Form: progrediente Muskelschwäche, z. T. Kardiomyopathie |
| **Typ IV**<br>**Andersen**<br>Chr 3 | Branching-Enzym | kongenitaler Beginn, Leberbeteiligung im Vordergrund, Tod meist vor dem 4. Lj. im Leberkoma; klinische Variante »adult polyglucosan body disease«, eine neurodegenerative Erkrankung mit Demenz und Motorneuropathie |
| **Typ V**<br>**McArdle**<br>Chr 11q | Myophosphorylase | belastungsabhängige Muskelschwäche, -schmerzen, -steifheit; in 50 % episodische Rhabdomyolyse mit Myoglobinurie, in 25 % Nierenversagen; permanente Muskelschwäche in 30 %; »second wind« |
| **Typ VII**<br>**Tarui**<br>Chr 1 | Phosphofruktokinase | sehr selten, wie Typ V, Rhabdomyolyse, Myoglobinurie und Nierenversagen seltener |
| **Typ IXa**<br>Chr Xp22 | Phosphorylase-Kinase α2 | mildeste Form einer Glykogenose, Hepatomegalie, Wachstumsverzögerung, Transaminasen-Erhöhungen, Hypercholesterolämie, Hypertriglyceridemie, Ketose |
| **Typ IXb**<br>Chr 16q12 | Phosphorylase-Kinase β | Hepatomegalie, einzelne Patienten mit belastungsinduzierten muskulären Symptomen |
| **Typ IXc**<br>Chr 16p11 | Phosphorylase-Kinase γ2 | Hepatomegalie, Hypotonie, belastungsabhängige Muskelschwäche |
| **Typ IXd**<br>Chr Xq13 | Phosphorylase-Kinase α1 | belastungsabhängige Muskelschwäche, -krämpfe, -schmerzen, Myoglobinurie |
| **Typ X**<br>Chr 7p | Phosphoglycerat-Mutase | belastungsabhängige Muskelschwäche, -krämpfe, -schmerzen, Myoglobinurie |
| **Typ XI**<br>Chr 11p | Laktatdehydrogenase | belastungsabhängige Muskelschwäche, -krämpfe, -schmerzen, Myoglobinurie |
| **Typ XII**<br>Chr 16q | Aldolase A | proximaler Myopathie und episodischer Belastungsintoleranz, hämolytische Anämie |
| **Typ XIII**<br>Chr 17pter-p12 | β-Enolase | hohe CK und Belastungsintoleranz |
| **Typ XIV**<br>Chr 1p31 | Phosphoglukomutase 1 | belastungsabhängige Muskelschwäche, -krämpfe, -schmerzen, Rhabdomyolyse, Myoglobinurie |
| **Typ XV**<br>Chr3q24-q25.1 | Glykogenin-1 | Muskelschwäche, kardiale Arrhythmien |

## J 10.1.2 Therapie

*Enzymersatztherapie (EET)* (↑, A): Die intravenöse Gabe von rekombinanter α-Glucosidase führte im Mausmodell der Glykogenose II zu einer Korrektur des Enzymmangels, einer Abnahme der Glykogenspeicherung und einer Verbesserung der Gewebemorphologie (Bijvoet et al. 1999). Die Alglucosidase-alfa ist das rekombinant hergestellte humane Enzym lysosomale α-1,4-Glucosidase. Intravenös verabreichtes rekombinantes Enzym kann bei Pompe-Patienten die Aktivität der lysosomalen α-1,4-Glucosidase wiederherstellen oder potenzieren, sodass langfristig die Glykogenspeicherung vermindert wird. Der Transport des zugeführten Enzyms erfolgt durch die Blutbahn zu den entsprechenden Organen. Dort kann das Enzym über Mannose-6-Phosphat-Rezeptoren auf der Skelettmuskeloberfläche andocken, als Rezeptor-Enzym-Komplex den Lysosomen zugeführt werden und dort seine enzymatische Aktivität entwickeln. Ein Abbau von extralysosomalem freien Glykogen oder Glykogenspeicherung im zentralen Nervensystem kann nicht erfolgen.

Klinische Studien bei der infantilen Form der Pompe-Erkrankung zeigten eine deutliche Besserung von kardiopulmonaler und muskulärer Funktion sowie der Lebenserwartung (Van den Hout et al. 2004; Klinge et al. 2005; Kishnani et al. 2007; Schoser et al. 2008). Für die adulte Form konnte eine Stabilisierung der Lungenfunktion und Besserung der Muskelfunktion im Gehtest nachgewiesen werden. Je milder die Muskelfunktionseinschränkung ist und je früher die EET eingesetzt wird, desto größer scheint der Nutzen zu sein (van der Ploeg et al. 2010; Strothotte et al. 2010). Für alle

Formen des M. Pompe wurde 2006 das Enzym Alglucosidase-alfa (Myozyme®) von der Europäischen Arzneimittelbehörde zugelassen.

Eine Meta-Analyse der EET bei juvenilem und adultem Morbus Pompe (late-onset Pompe disease, LOPD) unter Auswertung von 21 Studien mit klinischen Daten von 368 LOPD-Patienten ergab, dass sich unter der Gabe von Alglucosidase-alfa bei mindestens zwei Drittel der behandelten Patienten CK-Werte, Muskelschwäche oder ventilatorische Insuffizienz stabilisierten bzw. verbesserten. Die EET wurde gut toleriert und die meisten Nebenwirkungen waren milde bis moderate Infusions-assoziierte Reaktionen (Toscano und Schoser 2013).

Eine Subgruppe von LOPD-Patienten zeigte kein adäquates Ansprechen auf die EET. Ein Faktor hierfür können hohe anhaltende Antikörper-Titer sein. Eine retrospektive Analyse von 60 LOPD-Patienten zeigte, dass bei sechs Patienten hohe Antikörper-Titer mit Werten über 1 : 51 200 unter 6-monatiger EET nachweisbar waren. Drei der sechs Patienten zeigten eine klinisch signifikante Verschlechterung, so dass die EET abgebrochen wurde. Diese Befunde machen die Notwendigkeit des Antikörper-Monitorings unter EET deutlich (Patel et al. 2012).

*Unerwünschte Nebenwirkungen der EET*: Relativ häufig treten leicht bis mäßig ausgeprägte infusionsassoziierte Nebenwirkungen in Form von niedrigem Blutdruck, Beklemmungen in der Brust, Engegefühl im Hals, Schwellungen in Gesicht, Lippen oder Zunge (Angioödem), Urtikaria, Schwindel, Ausschlag, juckende Haut, Übelkeit, Erbrechen, Husten und Bronchospasmus) während oder innerhalb von zwei Stunden nach der Infusion auf. Wechselwirkungen mit anderen Arzneimitteln sind bisher nicht bekannt. Bei den meisten EET-Patienten können drei Monate nach Therapiebeginn Antikörper gegen das rekombinante Enzym nachgewiesen werden. Die durch die Infusion bedingten Therapie-Nebenwirkungen sind ähnlich wie bei den Interferonen klinisch gut beherrschbar und durch Verlangsamung der Infusionsgeschwindigkeit sowie antihistaminerge und antipyretische Vorbehandlung kupierbar (Schoser et al. 2008; Koeberl und Kishnani 2009). Die sehr teure Therapie sollte in spezialisierten Zentren erfolgen und zumindest jährlich sollte der klinische Verlauf für Ausdauer (z. B. 6-Minuten-Gehtest), Muskelkraft und Lungenfunktion überprüft werden (Schoser et al. 2015).

*Diät* (↔, C): Widersprüchliche Ergebnisse liefern die Untersuchungen zu unterschiedlichen Diätformen. Da bei den Glykogenosen Typ III, IV, V und VIII die Glykogenutilisation, nicht aber die Glykolyse gestört ist, könnte man den metabolischen Block theoretisch durch Erhöhung des Angebots von Glukose oder Fruktose umgehen. Die orale Zufuhr dieser Monosaccharide bei Glykogenose Typ V blieb aber ebenso erfolglos wie die Erhöhung des Glukosespiegels durch Glukagon bei den Typen IV und V. Die Einnahme von 75 g Sucrose 30–40 Minuten vor Belastung führte in einer Crossover-Studie an 12 McArdle-Patienten zu einer signifikant verbesserten Belastungstoleranz (Quinlivan et al. 2014). Bei den anderen Glykogenosen, die auf einem Block der Glykolyse beruhen, führt eine Erhöhung des Glukoseangebots eher zu einer Verschlechterung der Symptomatik, da Glukose die Lipolyse inhibiert und damit die Verfügbarkeit des alternativen Substrats freie Fettsäuren vermindert (Haller und Lewis 1991). Der Versuch, die Konzentration dieser freien Fettsäuren mittels einer fettreichen Diät zu steigern (sog. ketogene Diät), ist ebenfalls im Wesentlichen gescheitert, auch wenn positive Ergebnisse mit einer modifizierten Atkins-Diät bei zwei Knaben mit Glykogenose Typ V berichtet wurden (Mayorandan et al. 2014). Kasuistisch wurde ein positiver Effekt einer *eiweißreichen Diät* (unter der Vorstellung, Aminosäuren als alternatives Substrat bereitzustellen) auf klinische (Slonim und Goans 1985) und MR-spektroskopische (Jensen et al. 1990) Parameter bei Glykogenose Typ V berichtet. Empfohlen werden kann die Einnahme häufiger kleiner Mahlzeiten zur Vermeidung von Hypoglykämien beim Typ III (Kishnani et al. 2010).

*Metabolische Therapie* (↔, C): Eine doppelblinde Crossover-Studie mit niedrig dosiertem (60 mg/kg/Tag) *Kreatin* zeigte eine Symptombesserung bei neun Patienten mit Glykogenose Typ V (Vorgerd et al. 2000), wohingegen die gleichen Autoren bei Einsatz einer höheren Dosis (150 mg/kg/Tag) bei 19 Patienten eine Verschlechterung der Belastungsintoleranz fanden (Vorgerd et al. 2002). Da *Vitamin B6* im Wesentlichen an Myophosphorylase gebunden vorliegt, führt die Glykogenose Typ V McArdle zu einem Absinken des Pyridoxin-Pools. Die Supplementation von Vitamin $B_6$ ist jedoch nicht wirksam (Phoenix et al. 1998; Quinlivan et al. 2014). In einer kleinen offenen Studie führte die orale Supplementation von *Alanin* zu einer Besserung bei fünf Patienten mit Glykogenose II (Bodamer et al. 2000).

*Physikalische Therapie* (↔, A): Generell sollten bei der körperlichen Betätigung hohe Kurzzeitbelastungen, also anaerobe Stoffwechselverhältnisse, vermieden werden. *Ausdauertraining* ist von Nutzen. Bei leichteren Dauerbelastungen kann der metabolische Block durch die Verbrennung von freien Fettsäuren umgangen werden (therapeutische Nutzung des »*second wind*«).

*Lebertransplantation* (↔, C): Bei den Glykogenosen Typ I, III und IV liegt eine schwere Leberbeteiligung vor. Aufgrund des Risikos des Leberversagens oder des hepatozellulären Karzinoms sind diese Patienten Kandidaten für eine Lebertransplantation. Von 13 Patienten mit Glykogenose Typ IV, die wegen fortschreitender Zirrhose transplantiert wurden, verstarben drei im ersten postoperativen Jahr, die anderen zehn hatten jedoch bei einer Nachbeobachtungszeit von bis zu 13,5 Jahren einen guten Verlauf, ohne neuromuskuläre oder kardiale Manifestationen (Matern et al. 1999).

*Gentherapie*: Adenovirus-Vektoren oder Lentivirus-Vektoren, die für humane saure Maltase codieren, führten in verschiedenen Mausmodellen der Glykogenose Typ II zu einer effizienten Sekretion des Proenzyms in das Plasma (Schoser et al. 2008; van Til et al. 2010). Humane Untersuchungen liegen nicht vor. Bei der Glykogenose Typ V McArdle konnte der Myophosphorylase-Mangel in vitro und in vivo mittels eines Adenovirus-Vektors korrigiert werden (Pari et al. 1999; Howell et al. 2008).

*Symptomatische Maßnahmen*: Die Behandlung einer etwaigen Kardiomyopathie bzw. einer venilatorischen Insuffizienz (v. a. bei Typ II Pompe) erfolgt gemäß den Standard-Therapiegrundsätzen. Kommt es zur Rhabdomyolyse, so muss ggf. eine Intensivbehandlung erfolgen. Im Vordergrund stehen dabei die Prävention bzw. Behandlung eines Nierenversagens und der Ausgleich der Hyperkaliämie mit Herzrhythmusstörungen.

## J 10.2 Störungen im Lipidstoffwechsel

Bei Ausdauerbelastungen leichter bis mäßiger Intensität werden nach ca. 30 Minuten langkettige Fettsäuren zur Hauptenergiequelle des Muskels. Zum Transport in die Mitochondrien werden die Fettsäuren mithilfe der Carnitin-Palmityl-Transferase I (CPT I) an Carnitin gebunden, als Acyl-Carnitin-Ester durch die innere Mitochondrienmembran transportiert und in der mitochondrialen Matrix durch die CPT II wieder in Carnitin und Coenzym A-aktivierte Fettsäuren (Acyl-CoA) zerlegt Letztere werden dann in der ß-Oxidation zur Energiegewinnung verwendet. Entsprechend können Erkrankungen des Lipidstoffwechsels bei Carnitin-Mangel, Carnitin-Palmitoyl-Transferase-Mangel und bei Defekten der ß-Oxidation auftreten. All diese Erkrankungen sind selten und i. A. autosomal-rezessiv vererbt.

### J 10.2.1 Carnitin-Mangel

#### J 10.2.1.1 Klinik und Verlauf

Der seltene *muskuläre Carnitin-Mangel* äußert sich zwischen dem 2. und 50. Lebensjahr durch eine progrediente, proximal betonte, schmerzlose Muskelschwäche und -atrophie, z. T. mit Kardiomyopathie. Belastungsintoleranz und Myoglobinurie sind selten.
Der *systemische Carnitin-Mangel* führt schon in den ersten Lebensjahren zu Muskelschwäche, hypertropher oder dilatativer Kardiomyopathie, Hepatopathie und zu metabolischen Krisen mit Hypoglykämie, Ammoniakanstieg, Erbrechen, Bewusstseinstrübung. Viele dieser Patienten sterben als Kinder oder junge Erwachsene in diesen Krisen.
Der wesentlich häufigere *sekundäre Carnitin-Mangel* tritt bei Defekten der β-Oxidation, mitochondrialen Erkrankungen, anderen Myopathien, beim renalen Fanconi-Syndrom, bei Hämodialyse, parenteraler Ernährung, Therapie mit Valproat oder Pivampicillin und einer Reihe weiterer Bedingungen auf (Di Donato und Taroni 2004; Lafort und Vianey-Saban 2010).
Diagnostisch findet man eine normale oder leicht erhöhte CK im Serum, das EMG kann ein myopathisches Muster und pathologische Spontanaktivität aufweisen. Der systemische Carnitin-Mangel kann im Serum nachgewiesen werden. Beim muskulären Carnitin-Mangel zeigt die Muskelbiopsie neben der Carnitindefizienz eine Fettvermehrung in Typ-I-Fasern. Diagnostisch sollte die Tandem-Massen-Spektrometrie aus dem Serum zum Einsatz kommen, die einen ausgeprägten Carnitin-Mangel bei normalem Acylcarnitinprofil zeigt. Ursächlich sind Mutationen im SLC22A5 Gen, das für den Natrium-abhängigen Plasmamembran-Carnitintransporter 2 (OCTN2) codiert (Lafort und Vianey-Saban 2010).

#### J 10.2.1.2 Therapeutische Prinzipien

Die orale oder parenterale *Substitution mit L-Carnitin* führt beim systemischen Carnitin-Mangel i. A. zu einer deutlichen Besserung der Muskelschwäche und der lebensbedrohlichen Kardiomyopathie sowie zum Verschwinden der metabolischen Krisen (Di Donato und Taroni 2004; Laforèt und Vianey-Saban 2010). Unter der Behandlung können die Kranken ein weitgehend normales Leben führen (↑, A).
Auch beim muskulären Carnitin-Mangel führt die Substitution zu einer Besserung der Muskelschwäche (Shapira et al. 1993) (↑, A). Bei einzelnen Patienten war auch die Gabe von Prednison, Propranolol oder Riboflavin effektiv (Griggs et al. 1995).
Beim sekundären Carnitin-Mangel bessert sich die Symptomatik nur bei einem Teil der Patienten (Di Donato und Taroni 2004). Auf jeden Fall substituiert werden sollten Hämodialyse-bedingte L-Carnitin-Verluste.
Hilfreich sind bei allen Formen des Carnitin-Mangels eine fettreduzierte Diät und *häufige kleine kohlenhydratreiche Mahlzeiten*. Fasten sollte vermieden werden, da dadurch die Bereitstellung von Glykogen und Glukose gehemmt und die Freisetzung von Fettsäuren gefördert wird.

#### J 10.2.1.3 Pragmatische Therapie

Neben den oben erwähnten diätetischen Maßnahmen gibt man bei Carnitin-Mangel 100–300 mg/kg KG *L-Carnitin* (Biocarn®) pro Tag, bei Kindern 100–400 mg/kg KG/die (Griggs et al. 1995; Lafort und Vianey-Saban 2010). Bei Carnitin-Verlusten aufgrund chronischer Hämodialyse gibt man 1–2 g L-Carnitin am Ende jeder Dialyse. Die Applikation kann oral als Sirup (Biocarn®) oder parenteral (Nefrocarnit®) erfolgen. Außer leichten gastrointestinalen Beschwerden sind keine wesentlichen Nebenwirkungen beschrieben (Campos et al. 1993b).

### J 10.2.2 Carnitin-Palmitoyl-Transferase-Mangel

#### J 10.2.2.1 Klinik und Verlauf

Der *CPT-II-Mangel* äußert sich meist von Kindheit an durch *Attacken von Muskelschmerzen*, -krämpfen und -steifheit (Di Donato und Taroni 2004). In schweren Fällen kommt es in der Attacke zur *Rhabdomyolyse*, die folgende Myoglobinurie kann zum Nierenversagen führen. Während bei manchen Patienten nur ein oder zwei solcher Episoden im Leben auftreten, sind es bei anderen mehrere pro Woche. Die Attacken treten meist wenige Stunden nach einer längeren körperlichen Anstrengung auf, andere Auslöser sind Fasten, Kälte, fette Speisen, Schlafmangel, emotionaler Stress, Infektionen, Fieber, Allgemeinanästhesie sowie Medikamente wie Ibuprofen und Diazepam. Im Intervall sind neurologischer Befund, CK, Laktatbelastungstest und EMG normal. Die Diagnose ist schwierig, da selbst die Muskelbiopsie meist normal ist (keine wesentliche Lipidspeicherung); nur kurz nach einer Rhabdomyolyse entnommene Biopsien zeigen Einzelfaseruntergänge. In der Serum-*Tandemmassenspektrometrie* sind zumeist die langkettigen Acylcarnitine erhöht ($C_{16}$, $C_{18:1}$, $C_{18}$). Sichern lässt sich der CPT-II-Mangel durch den Nachweis von Mutationen im CPT-II-Gen (Deschauer et al. 2005; Lafort und Vianey-Saban 2010).

### J 10.2.2.2 Therapie

Die Prävention besteht in der *Vermeidung auslösender Faktoren* (s. o.) und in der Einhaltung einer fettarmen, kohlenhydratreichen *Diät* mit häufigen kleinen Mahlzeiten. Längere körperliche Belastung wird mit zusätzlicher Kohlenhydratzufuhr besser toleriert. Während einer Narkose sollte Glukose infundiert werden, da längeres Fasten die Attacken auslösen kann. Einzelfälle mit einer Besserung der muskulären Symptome wurden unter einer Diät mit Triheptanoin berichtet, kontrollierte Studien fehlen aber (Roe et al. 2008). In einer randomisierten Pilotstudie über 12 Wochen wurde 3 × 200 mg Bezafibrat zur Therapie von Patienten mit CPT-II-Mangel oder very long chain acyl-CoA Dehydrogenase (VLCAD)-Defizienz untersucht. Bezafibrat führte zur Erniedrigung von LDL, Triglyzeriden, und freien Fettsäuren, aber zu keinen Änderungen der ß-Oxidation und des klinischen Endpunkts Herzfrequenz unter Belastung. Die erfolgreichen präklinischen Studien konnten somit nicht in klinisch relevante Effekte umgesetzt werden (Ørngreen et al. 2014).

## J 10.2.3 Enzymdefizienzen der β-Oxidation

Der erste Schritt der mitochondrialen *β-Oxidation*, die Dehydrogenierung von Acyl-CoA zu 2-Enoyl-CoA, erfolgt durch die sog. *Acyl-CoA-Dehydrogenasen* (ACD). Die vier bisher bekannten Enzyme unterscheiden sich in der Länge der dehydrogenierten Fettsäure (Very-long-chain-, Long-chain-, Medium-chain- und Short-chain-ACD). Durch die Nutzung des Flavoproteins ETF (*Elektronen-Transfer-Flavoprotein*) als Elektronenakzeptor nehmen die ACD eine Sonderstellung ein. ETF überträgt die Elektronen auf die *ETF-Dehydrogenase* (ETFDH), welche dann die Elektronen über Coenzym $Q_{10}$ in die mitochondriale Atmungskette einschleust. ETF besteht aus zwei Untereinheiten (α- und β-Untereinheit), die durch die Gene *ETFA* bzw. *ETFB* codiert werden. Dem sog. multiplen Acyl-CoA-Dehydrogenase-Mangel (MADD) liegen Mutationen zugrunde, die entweder eine der ETF-Untereinheiten oder die Oxidoreduktase ETFDH betreffen. Somit wird die Aktivität der gesamten ACD-Enzymfamilie beeinträchtigt, wodurch es zu einer Behinderung der β-Oxidation und daneben auch zu einem gestörten Aminosäure- und Cholinmetabolismus kommt.

Beim MADD werden drei klinische Typen unterschieden:

1. *Neonatale Form mit kongenitalen Anomalien:* Manifestation in den ersten 48 Lebensstunden mit muskulärer Hypotonie, Hepatomegalie, milder bis moderater Hyperammonämie, schwerer nichtketotischer Hypoglykämie und metabolischer Azidose. Die Prognose ist ungünstig.
2. *Neonatale Form ohne kongenitale Anomalien:* Klinisch ähnlich dem Typ I, aber milderer Verlauf.
3. *Late-onset-Form:* Klinisch sehr variabel. Patienten mit *MADD Typ III* werden häufig mit einer progredienten proximalen Myopathie und Myalgien vorstellig, daneben kommen Hepatomegalie, rezidivierende Pankreatitiden, metabolische Azidosen, Hypoglykämien, Hyperammonämien sowie Enzephalopathien vor.

Diagnostisch wegweisend ist die Muskelbiopsie mit Nachweis einer *Lipidspeichermyopathie.* Aufgrund des beeinträchtigten Aminosäurestoffwechsels tritt bei einzelnen Patienten eine erhöhte Glutarsäureausscheidung auf, weshalb der MADD auch als *Glutarazidurie* Typ II bezeichnet wird. Die Tandemmassenspektrometrie des Blutplasmas zeigt eine Erhöhung der kurz-, mittel- und langkettigen Acyl-Carnitine. Eine etablierte therapeutische Strategie zur Behandlung des MADD existiert derzeit nicht. Eine Option ist die Substitution von Riboflavin (Vitamin $B_2$), dem Coenzym von ETF, ETFDH und allen Acyl-CoA-Dehydrogenasen. Die Riboflavin-Supplementation wird als Therapie 1. Wahl eingeschätzt. Daneben besteht auch die Möglichkeit einer Therapie mit Carnitin. Andere Therapieversuche wurden mit Prednisolon und Insulin unternommen, auch das Acyl-CoA-detoxifizierende Glyzin kam zur Anwendung (Skuban et al. 2010; Lafort und Vianey-Saban 2010).

## J 10.2.4 Primärer und sekundärer Coenzym Q-Mangel

*Coenzym $Q_{10}$* (CoQ, Ubichinon, reduzierte Form Ubichinol) ist ein Molekül der inneren Mitochondrienmembran, welches als Elektronenüberträger von den Komplexen I und II sowie von ETFDH auf den Komplex III der mitochondrialen Atmungskette fungiert. An der Biosynthese von CoQ sind mindestens neun Gene beteiligt. Ein *primärer CoQ-Mangel* mit progredienter Muskelschwäche kann durch autosomal-rezessiv vererbte Mutationen in fünf Genen (*COQ2, PDSS1, PDSS2, CABC1, COQ9*) verursacht sein. Zusätzlich gibt es sekundäre CoQ-Mangelzustände. Bestimmte Mutationen im *ETFDH*-Gen führen zur myopathischen Form eines primären CoQ-Mangels, weshalb late-onset MADD und die myopathische Form des CoQ-Mangels allelische Erkrankungen darstellen. CoQ-Mangel betrifft Gewebe mit hoher oxidativer Energiegewinnung (Skelettmuskulatur, Gehirn).

Klinisch werden beim primären CoQ-Mangel fünf Formen unterschieden:

1. *Enzephalomyopathie*– charakterisiert durch die Trias rekurrente Myoglobinurie, Enzephalopathie und mitochondriale Myopathie;
2. Schwere *infantile multisystemische Erkrankung* mit Enzephalopathie, Kardiomyopathie, Ataxie,

Optikusatrophie, Taubheit, nephrotischem Syndrom;
3. *zerebelläre Ataxie* mit zerebellärer Atrophie;
4. *Leigh-Syndrom* mit Wachstumsretardierung, Ataxie, Taubheit;
5. Isolierte *Myopathie* mit subakut einsetzender Muskelschwäche v. a. der Hüft- und Schultergürtelmuskulatur.

Die vier erstgenannten Formen betreffen vorrangig Säuglinge und Kinder bis zu einem Alter von etwa 15 Jahren, Erstmanifestationen der isolierten Myopathie finden sich auch im Erwachsenenalter. Die CK und das Laktat sind meist erhöht. Muskelbioptisch finden sich eine Lipidspeicherung in Typ-I-Fasern sowie »ragged red fibers« als Zeichen einer mitochondrialen Dysfunktion. Biochemisch zeigt sich meist eine reduzierte Atmungskettenaktivität. Zur Bestätigung der Diagnose wird der CoQ-Spiegel im Muskel gemessen. Der Plasmaspiegel ist wegen seiner großen Schwankungsbreite kein zuverlässiger Indikator.
Für den primären CoQ-Mangel ist die Therapie mit CoQ eine gute Option. Wegen der erheblichen Lipophilie des Moleküls und seiner schlechten oralen Bioverfügbarkeit muss diese allerdings mit hohen Dosen und über ausreichend lange Zeit durchgeführt werden (Quinzii 2007). Nach einer Therapiezeit von 3–6 Monaten kommt es insbesondere in Bezug auf die muskuläre Symptomatik zu einer dramatischen klinischen Verbesserung (Horvath et al. 2006; Quinzii 2007). Generell sprechen die zerebralen Symptome weit weniger gut auf eine CoQ-Therapie an. Mögliche Gründe hierfür sind ein inadäquater Transfer von exogen zugeführtem CoQ über die Blut-Hirn-Schranke und der hohe zerebrale Bedarf an Sauerstoff, wodurch sich reaktive Sauerstoffradikale ansammeln, die CoQ in seiner Funktion als Antioxidans weitgehend aufbrauchen (Skuban et al. 2010).

### J 10.2.5 Neutrallipidspeichererkrankungen

Unter dem Begriff »Neutrallipidspeichererkrankungen« werden zwei hereditäre Krankheiten zusammengefasst, die auf einer systemischen Speicherung von Triglyzeriden (sog. Neutralfett) beruhen. Aufgrund klinischer Besonderheiten unterscheidet man zwischen der NLSDM (Neutrallipidspeichererkrankung mit Myopathie) und der NLSDI (Neutrallipidspeichererkrankung mit Ichthyosis).
*NLSDM:* Freie Fettsäuren stellen die wesentlichen Energieträger für ruhende und daueraktive Skelettmuskelzellen dar. Diese stammen unter anderem aus Triglyzeridtropfen, die im Zytoplasma der Muskelzellen gespeichert sind. Im Jahre 2004 entdeckten Zimmermann et al. das Enzym ATGL (adipöse Triglyzerid-Lipase, codiert durch das *PNPLA2*-Gen, »patatin-like phospholipase domain-containing protein 2«), welches den ersten Schritt des Triglyzeridabbaus katalysiert. Die N-terminale Region von ATGL enthält die katalytische Domäne, der hydrophobe C-terminale Abschnitt ist essenziell für die Assoziation mit den Lipidtropfen. Auf der Oberfläche dieser Lipidtropfen befindet sich ein Protein namens CGI-58 (»comparative gene identification-58«, codiert durch das *ABHD5*-Gen, »abhydrolase domain containing 5«), welches mit der C-terminalen Region von ATGL interagiert und damit für die korrekte Lokalisation des Enzyms unerlässlich ist. Außerdem wirkt CGI-58 als Koaktivator für die volle Enzymaktivität von ATGL. 2007 wurden autosomal-rezessive Mutationen im *PNPLA2*-Gen als ursächlich für die Neutrallipidspeichererkrankung mit Myopathie (NLSDM) beschrieben (Fischer et al. 2007).
Klinisch findet sich eine progrediente proximale Muskelschwäche und -atrophie mit in ca. 50 % der Fälle einer dilatativen Kardiomyopathie. Außerdem kann es zu Funktionsstörungen der Schilddrüse und des AV-Knotens kommen. Eine Assoziation mit Diabetes mellitus und Hepatomegalie wurde beschrieben.
Die Muskelbiopsie zeigt eine vakuoläre Myopathie mit Akkumulation von Neutralfett ohne strukturell veränderte Mitochondrien. Im peripheren Blutausstrich können lipidhaltige Vakuolen innerhalb von Leukozyten nachgewiesen werden (sog. »Jordan-Anomalie«). Neben einer intensiven krankengymnastischen Therapie gibt es derzeit keine spezifische Behandlungsoption (Skuban et al. 2010).
*NLSDI:* Die Neutrallipidspeichererkrankung mit *Ichthyosis* (NLSDI, Chanarin-Dorfman-Syndrom) ist eine extrem seltene autosomal-rezessiv vererbte Multisystemerkrankung, die sich vorrangig bei Mittelmeeranrainern findet. Der NLSDI liegen Mutationen im *ABHD5*-Gen zugrunde, welches für das Protein CGI-58 codiert. Dadurch kann die Lipase ATGL nicht aktiviert werden, und es kommt zu einer Störung des Abbaus der zytoplasmatischen Triglyzeridtropfen.
NLSDI-Patienten zeigen eine kongenitale ichthyosiforme nichtbullöse Erythrodermie mit in ca. 60 % der Patienten langsam progredienten proximalen Paresen. Außer den Haut- und Muskelveränderungen können noch zusätzliche Symptome wie Katarakt, Nystagmus, Strabismus, Hörverlust, mentale Retardierung, Kleinwuchs, Mikrozephalie und Hepatomegalie vorhanden sein. Diagnostisch wegweisend ist neben dem charakteristischen klinischen Bild die Lipidspeicherung in der Muskelbiopsie. Wie bei der NLSDM findet sich auch bei der NLSDI in Leukozyten des peripheren Blutausstriches die Jordan-Anomalie. Spezifische therapeutische Ansätze für die NLSDI existieren nicht (Lammens und Schoser 2009; Skuban et al. 2010; Lafort und Vianey-Saban 2010).

## J 10.3 Störungen im Purinstoffwechsel

Die *Myoadenylatdeaminase* (MAD), ein Enzym des Purinnukleotidzyklus, desaminiert Adenosinmonophosphat zu Inosinmonophosphat und Ammoniak. Ein *MAD-Mangel* wird inzidentell in 1–2 % aller Muskelbiopsien gefunden und stellt somit die häufigste Stoffwechselstörung des Muskels dar. Die meisten Anlageträger sind asymptomatisch oder leiden unter anderen neuromuskulären Erkrankungen, wenige entwickeln belastungsabhängige Muskelschmerzen bis hin zur Myoglobinurie. Die CK ist in der Hälfte der Fälle leicht erhöht, im

Laktatischämietest kommt es zu normalem Laktat-, aber vermindertem Ammoniakanstieg. Der MAD-Mangel wird autosomal-rezessiv vererbt. Die meisten Patienten sind homozygot für eine Punktmutation im ersten Exon des MAD-Gens (Verzijl et al. 1998). Therapeutisch sollte die auslösende körperliche Belastung vermieden werden, bei deutlicher klinischer Symptomatik ist in Einzelfällen ein Versuch mit *D-Ribose* (bis zu 50 g/die) gerechtfertigt (Reimers et al. 1987). Eine andere ursächliche metabolische Myopathie muss ausgeschlossen werden (Hanisch et al. 2008).

## J 10.4 Endokrine Myopathien

Myopathien können bei einer Reihe endokriner Erkrankungen auftreten (**Kap. K 1**). Meist äußert sich die Muskelbeteiligung als proximale Muskelschwäche mit Atrophie. Im Allgemeinen führen die internistischen Symptome der Hormonstörung zur Diagnose, manchmal kann aber die Muskelbeteiligung im Vordergrund stehen (Wenninger und Schoser 2011).

### J 10.4.1 Myopathien bei Nebennierendysfunktion

#### J 10.4.1.1 Cushing-Syndrom

Die Steroid-Myopathie ist die häufigste endokrine Muskelerkrankung. Sie entwickelt sich bei 50–80 % der Patienten mit M. Cushing und bei 2–21 % der chronisch mit Steroiden behandelten Patienten (Ubogu et al. 2004). Außerdem tritt sie auch bei anderen Syndromen mit Glukokortikoidüberschuss auf, wie der ektopen (paraneoplastischen) Produktion von ACTH. Im Vordergrund steht eine proximale, beinbetonte Muskelschwäche und -atrophie. Im Falle der iatrogenen Verursachung entwickelt sich die Myopathie frühestens nach vier Wochen Steroidtherapie, meist bei Äquivalenzdosen über 10 mg Prednison/die, Frauen sind vermehrt gefährdet. Die CK und der EMG-Befund sind normal, in der Muskelbiopsie findet man eine unspezifische Typ II-Atrophie. Streng genommen handelt es sich gar nicht um eine Myopathie, sondern um eine Steroid-Atrophie (daher die normale CK und EMG).

Nach Behandlung des Cushing-Syndroms bzw. nach Absetzen der Steroidmedikation bildet sich die Muskelschwäche i. A. nach einigen Wochen zurück. Wenn Absetzen nicht möglich ist, sollte die Dosis so weit wie möglich reduziert werden; hilfreich ist auch alternierende Therapie. Körperliche Aktivität bzw. krankengymnastische Übungsbehandlung ist wichtig zur Prävention und Behandlung der steroidinduzierten Muskelschwäche. Effektive pharmakologische Antagonisten gibt es bisher nicht.

Neben dieser chronischen Myopathie gibt es eine *akute quadriplegische Myopathie* (»critical ill«-Myopathie), die bei Intensivpatienten auftritt und zu einer proximalen oder generalisierten Muskelschwäche mit CK-Erhöhung sowie Problemen beim »Weaning« führt. Hoch dosierte Steroide sind der wichtigste Risikofaktor (Larsson et al. 2000), v. a. in Kombination mit nicht-depolarisierenden Muskelrelaxanzien, Aminoglykosiden oder Ciclosporin. Betroffen sind v. a. Patienten mit Sepsis, Status asthmaticus und Z. n. Organtransplantation. Die Muskelbiopsie zeigt spezifisch, aber variabel einen Verlust der Myosinfilamente. Das schwere Krankheitsbild muss differentialdiagnostisch vom Guillain-Barré-Syndrom und von der »critical ill«-Polyneuropathie ohne CK-Erhöhung abgegrenzt werden. Wird die zugrundeliegende Intensiverkrankung überstanden, ist die Prognose dieser Myopathie unter körperlichem Training gut.

#### J 10.4.1.2 Nebennierenrindeninsuffizienz

Die Nebennierenrindeninsuffizienz führt häufig zu allgemeiner Müdigkeit, seltener zu einer objektivierbaren Muskelschwäche. Ursächlich sind der gestörte Kohlenhydratmetabolismus, die arterielle Hypotension und das Elektrolytungleichgewicht. Die Hyperkaliämie kann zur schlaffen Quadriparese führen, die bei intermittierendem Auftreten von der familiären hyperkaliämischen periodischen Paralyse (**Kap. J 12**) abgegrenzt werden muss. CK, EMG und Biopsie sind i. A. unauffällig. Die Muskelschwäche ist nach entsprechender Substitution von Gluko- und Mineralokortikoiden reversibel.

### J 10.4.2 Myopathien bei Schilddrüsendysfunktion

#### J 10.4.2.1 Hyperthyreose

Eine Muskelschwäche tritt bei 61–82 % der hyperthyreoten Patienten auf (Ubogu et al. 2004). Das Ausmaß der i. A. proximalen Schwäche korreliert mit der Dauer der Erkrankung und mit den Schilddrüsenwerten (Duyff et al. 2000). Die begleitende Atrophie ist meist gering. Belastungsintoleranz, Myoglobinurie sowie Beteiligung bulbärer und respiratorischer Muskeln kommen vor. Die Reflexe sind normal oder eher lebhaft. CK, EMG und Muskelbiopsie sind i. A. normal. Nach Wiederherstellung des euthyreoten Status kommt es zu einer schnellen und meist vollständigen Rückbildung der Symptomatik. Glukokortikoide und ß-Blocker können bei schweren Formen von Nutzen sein.

Ein Teil der hyperthyreoten Patienten entwickelt eine *thyreotoxische periodische Paralyse* (PP), die mit Hypokaliämie einhergeht und auch klinisch der hypokaliämischen PP entspricht (**Kap. J 12**). Die Behandlung besteht in der Korrektur der Hyperthyreose und der Hypokaliämie.

#### J 10.4.2.2 Hypothyreose

Muskelschwäche und -steifheit, Muskelschmerzen und -krämpfe, Muskelhypertrophie, Ermüdbarkeit, verlangsamte Reflexe sind bei Hypothyreose sehr häufig und können die einzigen Anzeichen der Erkrankung sein. Diese kommt bei Frauen wesentlich häufiger vor als bei Männern. Die CK ist oft deutlich (10–100 ×) erhöht, EMG und Biopsie führen dagegen nicht weiter. Die einzig wirksame Therapie ist die Substitution von Thyroxin. Im Gegensatz zu der ausgezeichneten Prognose bei Hyperthyreose haben 33 % der hypothyreoten Patienten nach einjähriger Substitutionstherapie noch residuale Symptome (Duyff et al. 2000).

### J 10.4.3 Myopathien bei Dysfunktion der Hypophyse

#### J 10.4.3.1 Akromegalie

Eine langsam progrediente proximale Muskelschwäche mit verstärkter Ermüdbarkeit und ohne wesentliche Atrophien tritt bei 30–50 % der Akromegalie-Patienten auf (Ubogu et al. 2004). Die Myopathie bildet sich nach Normalisierung der Wachstumshormonwerte zurück, die i. A. durch Operation oder Bestrahlung des zugrundeliegenden Hypophysenadenoms erreicht wird.

#### J 10.4.3.2 Hypophyseninsuffizienz

Beim Erwachsenen ist die Muskelschwäche v. a. eine Folge der sekundären Schilddrüsen- und Nebennierenrindeninsuffizienz und wird durch Substitution dieser Hormone behandelt. Bei einer Hypophyseninsuffizienz vor der Pubertät führt der Mangel an Wachstumshormon zu einer Störung der Muskelentwicklung, sodass auch dieses Hormon substituiert werden muss.

### J 10.4.4 Myopathien bei Dysfunktion der Nebenschilddrüse

#### J 10.4.4.1 Hyperparathyreoidismus

Eine proximale Myopathie mit Atrophien, Muskelsteifheit und oft lebhaften Reflexen kann beim primären Hyperparathyreoidismus auftreten. Die Schwäche korreliert nicht mit den Kalzium- oder Phosphatwerten. Die CK ist normal, das EMG oft myopathisch. Das gleiche klinische Bild sieht man bei chronischer Niereninsuffizienz mit sekundärem Hyperparathyreoidismus. Hier kann eine Kalzifikation der Arteriolen zu einer schweren *ischämischen Myopathie* mit Myoglobinurie und gangränösen Hautveränderungen führen.
Die Behandlung besteht in der Wiederherstellung normaler Parathormonwerte, z. B. durch Entfernung eines Nebenschilddrüsenadenoms. Bei chronischer Niereninsuffizienz bessert sich die Myopathie durch Vitamin D sowie nach Hämodialyse oder Nierentransplantation.

#### J 10.4.4.2 Hypoparathyreoidismus

Dieser tritt nicht selten nach einer Schilddrüsenoperation als Folge einer Schädigung der Nebenschilddrüsen auf. Die Hypokalziämie und Hypomagnesiämie äußern sich klinisch meist als *Tetanie* mit perioralen und distalen Parästhesien, Karpopedalspasmen und diffusen Muskelkrämpfen. Eine chronische Myopathie entwickelt sich selten. Die Behandlung besteht in der den Serumspiegeln angepassten Substitution von Kalzium, Magnesium und Vitamin D (Ubogu et al. 2004).

## J 10.5 Myopathien durch Mangelernährung

Chronische Unterernährung führt zwar zur Kachexie und Muskelatrophie, die Muskelkraft bleibt aber i. A. lange erhalten. Die bei der Anorexia nervosa gelegentlich beobachtete Myopathie ist meist Ausdruck der durch Laxanzien oder durch induziertes Erbrechen entstandenen Elektrolytstörung. Die Provokation von Erbrechen durch Extrakte von Radix Ipecacuanae bedingt wohl neben der Hypokaliämie auch eine Myopathie sui generis.
Isolierte Vitaminmangelzustände sind eine Rarität. Bei Vit. E-Mangel kann neben den im Vordergrund stehenden zentralnervösen Zeichen wie Ataxie auch eine Myopathie auftreten (Tomasi 1979). Häufiger ist die schmerzhafte Myopathie durch Vit. D-Mangel bei der Osteomalazie. In beiden Fällen kommt es zu einer Rückbildung der Muskelschwäche durch Substitution der Vitamine. Allerdings ist Vorsicht geboten, da die Hypervitaminose E ihrerseits sehr selten zu einer nekrotisierenden Myopathie führen kann (Bardosi und Dickmann 1987).
Länger dauernde parenterale Ernährung kann zum Selen-Mangel und zu einer dadurch bedingten Myopathie führen, die sich nach Supplementation des Spurenelements bzw. nach Wiederaufnahme der oralen Ernährung schnell zurückbildet (Ishihara et al. 1999).

## J 10.6 Medikamentös-toxische Myopathien

Muskelschäden durch therapeutisch dosierte Medikamente sind selten, werden in Einzelfällen aber bei vielen, z. T. häufig verwendeten Substanzen beobachtet. Häufiger ist die Schädigung durch Alkohol oder Drogen. Die häufige alkoholische Myopathie wird in **Kap. G 6** behandelt. Die klinischen Bilder reichen von der lokalen Muskelläsion bis zur nekrotisierenden Myopathie mit Myoglobinurie. Therapeutisch bedeutsam sind diese Muskelerkrankungen, da sie durch Identifikation und Beseitigung der Noxe ganz überwiegend prompt zu beheben sind. Diagnostisch hinweisend sind die Expositionsanamnese, prädisponierende Faktoren wie Alter und Niereninsuffizienz (wegen der Erhöhung der Plasmaspiegel), die Remission der Beschwerden nach Absetzen und das Fehlen vorbestehender oder familiärer Muskelkrankheiten.
In diesem Kapitel werden v. a. häufigere medikamentös-toxische Myopathien besprochen. Detaillliertere Informationen sind in der Literatur zu finden (Mastaglia 1991; Blain und Lane 1991; Sieb 2004; Walsh und Amato 2005; Klopstock 2008; Dalakas 2009; Kuncl 2009). In **Kasten J 10.1** sind einige beteiligte Medikamente zusammengefasst.

### J 10.6.1 Lipidsenker

*Statine* hemmen das Schlüsselenzym der Cholesterin-Synthese, die 3-Hydroxy-3-Methyl-Glutaryl-

Coenzym A (HMG-CoA)-Reduktase. Der Nutzen der Statine in der Prävention kardiovaskulärer Ereignisse steht außer Frage, ihr Sicherheitsprofil ist insgesamt sehr gut. Allerdings führen diese Substanzen nicht selten zu myotoxischen Nebenwirkungen. Asymptomatische CK-Erhöhungen und Myalgien sind häufig (im Prozentbereich), schwerwiegendere Nebenwirkungen wie Muskelschwäche und Rhabdomyolyse selten.

Als möglicher Mechanismus der Statin-induzierten Myotoxizität wird eine mitochondriale Dysfunktion durch *CoQ-Mangel* der Muskelzellen diskutiert. Diese Theorie basiert auf der Tatsache, dass Statine die Synthese von Mevalonat hemmen, das nicht nur ein Vorläufer in der Biosynthese von Cholesterin ist, sondern auch von CoQ. In der Tat reduzieren Statine den CoQ-Spiegel im Serum (Marcoff 2007), möglicherweise ist dies aber nur die Folge der Reduktion CoQ-transportierender Lipoproteine. Gegen eine wesentliche funktionelle Bedeutung des CoQ-Defekts spricht, dass weder Tier- noch Humanstudien einen eindeutigen CoQ-Mangel oder eine eindeutige mitochondriale Dysfunktion im Muskel selbst gezeigt haben. Auch zwei randomisierte Studien zur Frage, ob eine CoQ-Supplementation (100 bzw. 200 mg/Tag) zur Behandlung Statin-induzierter Beschwerden geeignet ist, hatten letztlich zu geringe Power und führten zu widersprüchlichen Ergebnissen (Caso 2007; Young 2007). Bis zum Vorliegen einer großen randomisierten Studie können individuelle Behandlungsversuche in ausgewählten Patienten gerechtfertigt sein.

Neben der mitochondrialen Theorie gibt es auch Hinweise, dass das Senken des Cholesterinspiegels per se über eine Störung der Membranzusammensetzung zur Myotoxizität führt. Hierfür spricht vor allem, dass vergleichbare strukturelle Veränderungen des Muskels in vitro durch Extraktion von Cholesterin erzeugt werden können (Draeger 2006).

Das Risiko myotoxischer Nebenwirkungen scheint bei allen heute gängigen Statinen ähnlich zu sein, das wesentlich stärker belastete Cerivastatin wurde ja im August 2001 vom Markt genommen. Die meisten schweren Nebenwirkungen treten nicht unter Monotherapie auf, sondern sind durch Interaktionen mit anderen Medikamenten verursacht, meist durch kompetitive Hemmung hepatischer Abbauwege. Von 601 Fällen, die zwischen 1997 und 2000 in den USA gemeldet wurden, waren 55 % auf Medikamenten-Interaktionen zurückzuführen mit Gemfibrozil 16 %, anderen Fibraten 13 %, Ciclosporin 8 %, Makrolid-Antibiotika 7 %, Warfarin 5 %, Digoxin 4 % und Antimykotika 2 % (Dalakas 2009). Nieren- und Leberinsuffizienz erhöhen das Toxizitäts-Risiko. Einige Studien legen nahe, dass okkulte metabolische Störungen des Muskels die Suszeptibilität erhöhen können, z. B. heterozygote oder homozygote Mutationen bzw. Polymorphismen für MAD-, CPT2- oder CoQ-Defizienz (Klopstock 2008). Entsprechend gelten manifeste Muskelerkrankungen jeglicher Art als prädisponierend für Statin-induzierte Myotoxizität. Eine genomweite Studie in 85 Patienten mit Simvastatin-induzierter Myopathie zeigte eine starke Assoziation mit einem Polymorphismus im SLCO1B1-Gen, das für einen organischen Anionen-Transporter codiert, der die hepatische Aufnahme von Statinen reguliert (SEARCH 2008). Die individuelle Genotypisierung für diese Variante vor Beginn der Statin-Therapie (»personalisierte Medizin«) könnte zur deutlichen Reduktion Statin-induzierter Myotoxizität beitragen.

Bei manchen Patienten kommt es unter Statin-Therapie zu einer autoimmunen nekrotisierenden Myopathie mit Autoantikörpern gegen die HMG-CoA-Reduktase, die i. A. eine immunsuppressive Therapie wie bei Myositis erfordert (**Kap. J 8**).

*Pragmatisches Vorgehen:* Das Auftreten muskulärer Nebenwirkungen unter Statinen sollte nicht zum automatischen unkritischen Absetzen dieser Präparate führen. Stattdessen sollte das Nutzen-Risiko-Verhältnis im individuellen Fall abgewogen werden. Da Statine bei entsprechenden Patienten zu einer signifikanten Risikoreduktion hinsichtlich Schlaganfällen, Herzinfarkten und Mortalität führen, stellen die häufigen milden muskulären Nebenwirkungen wie asymptomatische CK-Erhöhung und tolerierbare Myalgien keine dringende Indikation zum Absetzen dar. Anderweitig nicht zu beherrschende Myalgien und Krampi oder schwere muskuläre Nebenwirkungen wie manifeste Muskelschwäche oder gar Rhabdomyolyse machen dagegen das Absetzen der Statine (und ggf. alternative Lipidsenkung) notwendig. Es ist zu beachten, dass die Rückbildung der muskulären Beschwerden zum Teil einige Monate dauern kann. Besonders wichtig erscheint die vorausschauende Beachtung möglicher Medikamenten-Interaktionen. Wie oben geschildert, könnte hierdurch ein großer Teil der Fälle von schwerer Myotoxizität vermieden werden (Klopstock 2008).

### J 10.6.2 Antiretrovirale Medikamente

Muskelerkrankungen können in allen Stadien der HIV-Infektion auftreten und Folge der Immunschwäche, der direkten Virus-Wirkung oder – am häufigsten – der antiretroviralen Therapie sein. Die Einführung der Nukleosid-analogen Reverse Transkriptase-Inhibitoren (*NRTIs*) 1987; der *Protease-Inhibitoren* 1996; und vor allem deren Kombination als hoch-aktive antiretrovirale Therapie (*HAART*), führte zu einem dramatischen Absinken direkt Virus-assoziierter Morbidität und Mortalität bei allerdings deutlicher Zunahme medikamenten-induzierter Nebenwirkungen. NRTIs wie Zidovudine (AZT) und Lamivudine wirken durch Kompetition mit den natürlichen Substraten der reversen Transkriptase des HIV. Über den gleichen Mechanismus kommt es jedoch zur Interferenz mit der mitochondrialen DNA-Polymerase gamma (POLG), dem Schlüsselenzym der mtDNA-Replikation. Entsprechend können NRTIs zu einer mitochondrialen Myopathie mit »ragged red« und Cytochrom c-Oxidase (COX)-defizienten Muskelfasern sowie mtDNA-Depletion führen (Lewis 1995). Diese manifestiert sich meist nach hohen kumulativen Dosen mit Myalgien, proximaler Muskelschwäche und CK-Erhöhung, und bildet sich nach Absetzen des verursachenden Medikaments i. A. zurück. Da die Erkrankung klinisch praktisch nicht von der HIV-Polymyositis zu un-

terscheiden ist, ist in Zweifelsfällen eine Muskelbiopsie erforderlich.
Die häufigste Nebenwirkung der Protease-Inhibitoren ist Insulinresistenz und stammnahe Fettakkumulation, was zu einem Bild wie bei multipler symmetrischer Lipomatose führen kann. Daneben führen sie zu vermehrter Fettsäuren- und Cholesterin-Produktion. Die Behandlung mit Statinen ist problematisch, da die beiden Medikamentengruppen pharmakokinetisch interagieren und das Risiko der Rhabdomyolyse steigt. Weitere bei HIV eingesetzte Medikamente mit erhöhtem Rhabdomyolyse-Risiko sind Didanosine, Lamivudine und Trimethoprim-Sulfamethoxazol.
HAART-behandelte HIV-Patienten können durch die Rekonstitution des zuvor inkompetenten Immunsystems paradoxe Entzündungsreaktionen zeigen, ein Phänomen, das »immune restoration inflammatory syndrome« (IRIS) genannt wird. Hierunter fallen inflammatorische Antworten gegen zuvor ruhende Pathogene wie Tuberkel-Bakterien, aber auch autoimmune Entzündungen wie Sarkoidose und Polymyositis (Louthrenoo 2008). Klinisch und morphologisch lassen sich HIV-Polymyositis und IRIS-Polymyositis praktisch nicht unterscheiden, obwohl Erstere durch den Immundefekt entsteht, Letztere durch die Immunrestauration. In der Therapie autoimmuner Prozesse bei HIV sind zum Teil Immunsuppressiva nötig, auch wenn die zusätzliche Schwächung des Immunsystems problematisch ist.

### J 10.6.3 Antirheumatika und Immunsuppressiva

*D-Penicillamin*, seltener auch *Interferon-α* können eine Autoimmunantwort triggern und dadurch sowohl zu Poly-/Dermatomyositis als auch zu Myasthenie führen (Klopstock, online). Im Gegensatz zu anderen toxischen Nebenwirkungen können medikamenteninduzierte Autoimmunantworten auch nach Absetzen der verursachenden Substanz persistieren, sodass eine immunsuppressive Therapie notwendig wird.
Die bei uns vorwiegend in der Rheumatologie verwendeten Anti-Malaria-Mittel *Chloroquin* und *Hydroxychloroquin* können zu peripherer Neuropathie und Myopathie führen, insbesondere bei längerfristiger Behandlung mit hohen Dosen. Klinisch und morphologisch ähnelt die Chloroquin-Myopathie dem Bild bei Saure-Maltase-Defizienz mit Beteiligung der Atemmuskulatur, oft normaler CK, saure Phosphatase-positiven Vakuolen und erhöhter lysosomaler Aktivität. Nach Absetzen ist die Myopathie langsam rückläufig.
Das in der Behandlung von Gichtattacken eingesetzte *Colchicin* kann nach längerem Gebrauch zu einer vakuolären Myopathie und zu einer axonalen Neuropathie führen. Betroffen sind v. a. ältere Patienten mit Niereninsuffizienz. Muskelschwäche und CK-Erhöhung bilden sich i. A. 4–6 Wochen nach Absetzen zurück.
*Ciclosporin* und *Tacrolimus* verursachen als Monotherapie nur sehr selten eine Myopathie, können aber die Myotoxizität von Statinen und Colchicin erhöhen.

Zur Steroid-Myopathie vgl. **Kap. J 10.5.1.1**.

### J 10.6.4 Lokale Symptome nach i. m.-Injektion

Die lokale Toxizität einer Substanz hängt stark von den physikochemischen Eigenschaften des Therapeutikums und seiner Trägersubstanzen ab. Kleine Volumina und verdünnte Präparate sind besser verträglich. Eine *akute lokale Reaktion* mit Schmerz, Schwellung, Blutung, selten Abszess, tritt bei ca. 0,4 % aller Krankenhauspatienten auf, die mindestens eine i. m.-Injektion erhalten (Greenblatt und Allen 1978). Die häufigsten verursachenden Medikamente sind u. a. Tetrazykline. Die Injektion von Lidocain, Diazepam und Digoxin kann eine lokale Muskelnekrose verursachen.
Eine *chronische lokale Myopathie* mit Verhärtungen und fibrösen Kontrakturen des Muskels kann nach häufigen i. m.-Injektionen an der gleichen Stelle v. a. von Antibiotika (Penicillin, Streptomycin) und Opioiden (Pentazocin, Pethidin) auftreten. Die Kontrakturen können so ausgeprägt sein, dass sie chirurgischer Behandlung bedürfen. Nach i. m.-Injektion von Kortikosteroid-Kristallsuspensionen kann eine lokale Muskelatrophie auftreten.

### J 10.6.5 Sonstige medikamenteninduzierte Myopathien

Zahlreiche weitere Medikamente können zur Myotoxizität führen. Nicht nur das klinische Bild ist dabei äußerst variabel und reicht von der asymptomatischen CK-Erhöhung bis zur Rhabdomyolyse, auch das histologische Bild kann sehr unterschiedliche Aspekte aufweisen und dadurch zum Teil hilfreich bei der Identifikation des Auslösers sein. **Kasten J 10.1** zeigt die histologischen Varianten medikamenteninduzierter Myopathien und nennt die jeweils häufigsten medikamentösen Auslöser.

**Kasten J 10.1:** Morphologie und wichtige Auslöser toxischer Myopathien

**Nekrotisierende Myopathie**
- Statine
- Fibrate
- Epsilon-Aminocapronsäure

**Inflammatorische Myopathie**
- Statine
- D-Penicillamin
- Alpha-Interferon

**Myopathie mit Verlust der Myosinfilamente**
- »critical ill«-Myopathie

**Typ II-Faseratrophie**
- Steroide

**Mitochondriale Myopathie**
- Azidothymidin
- andere NRTIs
- Germanium

**Lysosomale Myopathie**
- Chloroquin

**Antimikrotubuläre Myopathie**
- Colchicin

**Myofibrilläre Myopathie**
- Emetin

## J 10.7 Rhabdomyolyse und Myoglobinurie

### J 10.7.1 Klinik und Verlauf

Viele der in diesem Kapitel besprochenen metabolischen Myopathien und eine Reihe weiterer Auslöser (**Kasten J 10.2**), insbesondere auch Medikamente (Statine, Fibrate, s. u.) und Drogen, können zur Rhabdomyolyse und Myoglobinurie führen. Auch gesunde Individuen können unter ungewohnt schwerer körperlicher Belastung (Militär, Bodybuilding, Marathon) eine Myoglobinurie entwickeln. Andere Ursachen sind metabolische, toxische, ischämische, mechanische oder thermische Schädigung des Muskels. Die Patienten entwickeln typischerweise eine Schwäche und schmerzhafte Schwellung der betroffenen Muskeln. CK, Kalium und Myoglobin im Serum steigen an. Eine mit bloßem Auge sichtbare Myoglobinurie (brauner Urin) weist auf den Untergang von 200 g Muskel und eine Myoglobin-Konzentration im Serum über 1 mg/ml hin (Griggs et al. 1995), die Nierenfunktion kann aber schon vorher beeinträchtigt sein. Die Präzipitation von Myoglobin in den Tubuli führt zur *akuten tubulären Nekrose* mit oligurischem *Nierenversagen*. Dadurch verschlimmert sich die aufgrund der Rhabdomyolyse schon bestehende *Hyperkaliämie*, die neben dem Nierenversagen die zweite lebensbedrohliche Komplikation darstellt. Hyperkaliämie und die durch Kalziumsequestration in den nekrotischen Muskel ausgelöste Hypokalzämie können zu schweren kardialen *Arrhythmien* führen. Wenn das Akutstadium überlebt wird, ist sowohl eine bleibende Muskelschwäche (außer bei zugrunde liegender Myopathie) als auch eine permanente Nierenschädigung selten (David 2000).

**Kasten J 10.2:** Ursachen der Rhabdomyolyse und der Myoglobinurie (nach Sieb und Penn 2004; Schoser und Pongratz 2005; Klopstock 2008; Hohenegger 2012; Jones et al. 2014)

**metabolisch**
- *Carnitin-Palmitoyl-Transferase-Mangel*
- Glykogenosen Typ V, VII bis XV
- Enzymdefekte der beta-Oxidation
- Myoadenylatdeaminase-Mangel
- Mitochondriale Erkrankungen
- Elektrolytstörungen (z. B. Hypokaliämie, Azidose, Hypernatriämie, Hypophosphatämie)

**mechanisch**
- ungewohnte körperliche Belastung
- *Status epilepticus, Delirien*
- direkte Muskelschädigung durch »crush injury«
- Kompartment-Syndrom

**thermisch**
- maligne Hyperthermie
- malignes neuroleptisches Syndrom
- Fieber, Hitzschlag

**entzündlich**
- *Polymyositis, Dermatomyositis*
- virale Infektionen (z. B. Influenza, Coxsackie, HIV)
- bakterielle Infektionen (z. B. Staphylokokken)
- Rickettsiale Infektionen

**ischämisch**
- *arterielle Thrombose oder Embolie*
- Sichelzellenanämie

**toxisch**
- *Alkohol*
- Kokain, Heroin, Amphetamine, »ecstasy«, »angel dust«
- Schlangen-, Spinnen-, Bienengifte
- Tetanus-, Typhus-, Staphylokokkentoxine
- Kohlenmonoxid, Organophosphate
- Strychnin, Toluol, Cyanid, Arsen
- Cicuta virosa (Wasserschierling)
- Wachtelesser-Krankheit
- Haffkrankheit (durch Fischgenuss im Ostseebereich)

**medikamentös**
- *Lipidsenker (Clofibrat, Bezafibrat, Gemfibrozil)*
- *HMG-CoA-Reduktase-Hemmer (Statine)*
- Neuroleptika, auch atypische
- Barbiturate, Doxylamin
- kaliumsenkende Medikamente (z. B. Diuretika, Theophyllin, Carbenoxolon, Amphotericin B)
- Suxamethonium, Propofol
- Azathioprin, Ciclosporin, Tacrolimus
- ε-Aminocapronsäure

*kursiv* häufige Ursache

### J 10.7.2 Therapie

Am Beginn der Therapie steht die Beseitigung der auslösenden Faktoren und ggf. die intensivmedizinische Stabilisierung des Patienten. Da die Präzipitation von Myoglobin in den Nierentubuli durch Azidose und Dehydrierung gefördert wird, sollten bei vorliegender Myoglobinurie zur Prävention der akuten tubulären Nekrose unter Intensivbedingungen eine Volumensubstitution, eine Alkalisierung sowie eine forcierte Diurese, ggf. Hämodialyse, eingeleitet werden (David 2000). Die Behandlung der Hyperkaliämie, etwaiger kardialer Arrhythmien und respiratorischer Probleme sowie einer eventuell auftretenden disseminierten intravasalen Gerinnung folgt internistischen und intensivmedizinischen Grundsätzen (Penn 1994).

## J 10.8 Verwandte Krankheitsbilder

Die häufigen *alkoholischen Myopathien* sind in **Kap. G 6** behandelt. *Myalgien und Krampi* sind häufige Medikamentennebenwirkungen und sind in **Kap. J 13** beschrieben. Medikamenteninduzierte myasthene, myositische und myotone Bilder werden in den entsprechenden **Kap. J 7**, **Kap. J 8** und **Kap. J 12** näher dargestellt.

#### Selbsthilfe

Deutsche Gesellschaft für Muskelkranke e. V. (DGM)
Im Moos 4, 79112 Freiburg i. Br.
http://www.dgm.org

#### Internet

http://www.baur-institut.de
http://neuromuscular.wustl.edu/

## Literatur


Amalfitano A, McVie-Wylie AJ, Hu H et al. Systemic correction of the muscle disorder glycogen storage disease type II after hepatic targeting of a modified adenovirus vector encoding human acid-alpha-glucosidase. Proc Natl Acad Sci U S A 1999; 96 : 8861–8866.

Andreu AL, Hanna MG, Reichmann H et al. Exercise intolerance due to mutations in the cytochrome b gene of mitochondrial DNA. N Engl J Med 1999; 341: 1037–1044.

Bardosi A, Dickmann U. Necrotizing myopathy with paracrystalline inclusion bodies in hypervitaminosis E. Acta Neuropathol (Berl) 1987; 75: 166–172.

Bijvoet AG, Van Hirtum H, Kroos MA et al. Human acid alpha-glucosidase from rabbit milk has therapeutic effect in mice with glycogen storage disease type II. Hum Mol Genet 1999; 8: 2145–2153.

Blain PG, Lane RJM. Neurological disorders. In: Davies DM (ed.). Textbook of Adverse Drug Reactions. Oxford: Oxford Medical Publications; 1991. 535–566.

Bodamer OA, Halliday D, Leonard JV. The effects of 1-ala-nine supplementation in late-onset glycogen storage disease type II. Neurology 2000; 55: 710–712.

Bonnefont JP, Bastin J, Behin A, Djouadi F. Bezafibrate for an inborn mitochondrial beta-oxidation defect. N Engl J Med 2009; 360: 838–840.

Bonnefont JP, Bastin J, Laforêt P, Aubey F, Mogenet A, Romano S, Ricquier D, Gobin-Limballe S, Vassault A, Behin A, Eymard B, Bresson JL, Djouadi F. Long-term follow-up of bezafibrate treatment in patients with the myopathic form of carnitine palmitoyltransferase 2 deficiency. Clin Pharmacol Ther 2010; 88: 101–108.

Caso G, Kelly P, McNurlan MA, Lawson WE. Effect of coenzyme Q10 on myopathic symptoms in patients treated with statins. Am J Cardiol 2007; 99: 1409–1412.

Campos Y, Huertas R, Bautista J et al. Muscle carnitine deficiency and lipid storage myopathy in patients with mitochondrial myopathy. Muscle Nerve 1993a; 16: 778–781.

Dalakas MC. Toxic and drug-induced myopathies. J Neurol Neurosurg Psychiatry 2009; 80: 832–838.

David WS. Myoglobinuria. Neurol Clin 2000; 18: 215–243.

Deschauer M, Wieser T, Zierz S. Muscle carnitine palmitoyltransferase II deficiency: clinical and molecular genetic features and diagnostic aspects. Arch Neurol 2005; 62: 37–41.

Di Donate S, Taroni F. Disorders of Lipid Metabolism. In: Engel AG, Franzini-Armstrong C (eds.). 3rd ed. New York: McGraw-Hill; 2004. 1587–1621.

Di Donate S, Gellera C. Short-chain and medium-chain acylCoA dehydrogenases are lowered in riboflavin-responsive lipid myopathies with multiple acylCoA dehydrogenase deficiency. Prog Clin Biol Res 1990; 321: 325–332.

DiMauro S, Hayes AP, Tsujino S. Nonlysosomal Glycogenoses. In: Engel AG, Franzini-Armstrong C (eds.). 3rd ed. New York: McGraw-Hill; 2004. 1535–1558.

Draeger A, Monastyrskaya K, Mohaupt M et al. Statin therapy induces ultrastructural damage in skeletal muscle in patients without myalgia. J Pathol 2006; 210: 94–102.

Duyff RF, Van den Bosch J, Laman DM, van Loon BJ, Lins-sen WH. Neuromuscular findings in thyroid dysfunction: a prospective clinical and electrodiagnostic study. J Neurol Neurosurg Psychiatry 2000; 68: 750–755.

Fischer J, Lefevre C, Morava E et al. The gene encoding adipose triglyceride lipase (PNPLA2) is mutated in neutral lipid storage disease with myopathy. Nat Genet 2007; 39: 28–30.

Griggs RC, Mendell JR, Miller RG. Evaluation and Treatment of Myopathies. Philadelphia: FA Davis; 1995.

Hanisch F, Joshi P, Zierz S. AMP deaminase deficiency in skeletal muscle is unlikely to be of clinical relevance. J Neurol. 2008; 255: 318–322.

Haller RG, Lewis SF. Glucose-induced exertional fatigue in muscle phosphofructokinase deficiency. N Engl J Med 1991; 324: 364–369.

Hertzman PA, Blevins WL, Mayer J, Greenfield B, Ting M, Gleich GJ. Association of the eosinophilia-myalgia syndrome with the ingestion of tryptophan. N Engl J Med 1990; 322: 869–873.

Horvath R, Schneiderat P, Schoser BG et al. Coenzyme Q10 deficiency and isolated myopathy. Neurology 2006; 66: 253–255.

Howell JM, Walker KR, Davies L, Dunton E, Everaardt A, Laing N, Karpati G. Adenovirus and adeno-associated virus-mediated delivery of human myophosphorylase cDNA and LacZ cDNA to muscle in the ovine model of McArdle's disease: expression and re-expression of glycogen phosphorylase. Neuromusc Disord 2008; 18: 248–258.

Ishihara H, Kanda F, Matsushita T, Chihara K, Chihara K, Itoh K. White muscle disease in humans: myopathy caused by selenium deficiency in anorexia nervosa under long term total parenteral nutrition. J Neurol Neurosurg Psychiatry 1999; 67: 829–830.

Jensen KE, Jakobsen J, Thomsen C, Henriksen O. Improved energy kinetics following high protein diet in McArdle's syndrome. A31P magnetic resonance spectroscopy study. Acta Neurol Scand 1990; 81: 499–503.

Kazemi-Esfarjani P, Skomorowska E, Jensen TD, Haller RG, Vissing J. A nonischemic forearm exercise test for McArdle disease. Ann Neurol 2002; 52: 153–159.

Kilbourne EM, Rigau PJ, Heath CJ et al. Clinical epidemiology of toxic-oil syndrome. Manifestations of a New Illness. N Engl J Med 1983; 309: 1408–1414.

Kilimann MW, Oldfors A. Glycogen pathways in disease: new developments in a classical field of medical genetics. J Inher Metab Dis 2015; 38: 483–487.

Kishnani PS, Corzo D, Nicolino M et al. Recombinant human acid [alpha]-glucosidase: major clinical benefits in infantile-onset Pompe disease. Neurology 2007; 68: 99–109.

Kishnani PS, Austin SL, Arn P, Bali DS, Boney A, Case LE, Chung WK, Desai DM, El-Gharbawy A, Haller R, Smit GP, Smith AD, Hobson-Webb LD, Wechsler SB, Weinstein DA, Watson MS; ACMG. Glycogen storage disease type III diagnosis and management guidelines. Genet Med 2010; 12: 446–463.

Klinge L, Straub V, Neudorf U et al. Safety and efficacy of recombinant acid alpha-glucosidase (rhGAA) in patients with classical infantile Pompe disease: results of a phase II clinical trial. Neuromuscul Disord 2005; 15: 24–31.

Klingler W, Lehmann-Horn F, Jurkat-Rott K. Complications of anaesthesia in neuromuscular disorders. Neuromuscul Disord 2005; 15: 195–206.

Klopstock T. Drug-induced myopathies. Curr Opin Neurol 2008; 21: 590–595.

Klopstock T. Drug-induced myasthenic syndromes. MedLink Neurology online: www.medlink.com.

Koeberl DD, Kishnani PS. Immunomodulatory gene therapy in lysosomal storage disorders. Curr Gene Ther 2009; 9: 503–510. Review.

Kollberg G, Tulinius M, Gilljam T, Ostman-Smith I, Forsander G, Jotorp P, Oldfors A, Holme E. Cardiomyopathy and exercise intolerance in muscle glycogen storage disease 0. New Eng J Med 2007; 357: 1507–1514.

Lammens M, Schoser B. Metabolic myopathies – an overview. Pathologe 2009; 30: 370–378.

Laforêt P, Vianey-Saban C. Disorders of muscle lipid metabolism: Diagnostic and therapeutic challenges. Neuromuscul Disord 20: 693–700.

Larsson L, Li X, Edstrom L et al. Acute quadriplegia and loss of muscle myosin in patients treated with nondepolarizing neuromuscular blocking agents and corticoste-roids: mechanisms at the cellular and molecular levels. Crit Care Med 2000; 28: 34–45.

Levin R, Pascuzzi RM, Bruns DE, Boyd JC, Toly TM, Phillips LH 2nd. The time course of creatine kinase elevation following concentric needle EMG. Muscle Nerve 1987; 10: 242–245.

Lewis W, Dalakas MC. Mitochondrial toxicity of antiviral drugs. Nat Med 1995; 1: 417–422.

Louthrenoo W. Rheumatic manifestations of human immunodeficiency virus infection. Curr Opin Rheumatol 2008; 20: 92–99.

Marcoff L, Thompson PD. The role of coenzyme Q10 in statin-associated myopathy: a systematic review. J Am Coll Cardiol 2007; 49: 2231–2237.

Mastaglia FL. Toxic Myopathies. Rowland LP, DiMauro S (eds.). Handbook of Clinical Neurology. Vol. 18. Amsterdam: Elsevier; 1991. 595–622.

Matern D, Starzl TE, Arnaout W et al. Liver transplantation for glycogen storage disease types I, III, and IV. Eur J Pediatr 1999; 158 (Suppl 2): 43–48.

Mayorandan S, Meyer U, Hartmann H, Das AM. Glycogen storage disease type III: modified Atkins diet improves myopathy. Orphanet J Rare Dis 2014; 9: 196.

Moslemi AR, Lindberg C, Nilsson J, Tajsharghi H, Andersson B, Oldfors A. Glycogenin-1 deficiency and inactivated priming of glycogen synthesis. New Eng J Med 2010; 362: 1203–1210.

Ogasahara S, Engel AG, Frens D, Mack D. Muscle coenzyme Q deficiency in familial mitochondrial encephalomyopathy. Proc Natl Acad Sci U S A 1989; 86: 2379–2382.

Ørngreen MC, Madsen KL, Preisler N, Andersen G, Vissing J, Laforêt P. Bezafibrate in skeletal muscle fatty acid oxidation disorders. Neurology 2014; 82: 607–613.

Pari G, Crerar MM, Nalbantoglu J et al. Myophosphorylase gene transfer in McArdle's disease myoblasts in vitro. Neurology 1999; 53: 1352–1354.

Patel TT, Banugaria SG, Case LE, Wenninger S, Schoser B, Kishnani PS. The impact of antibodies in late-onset Pompe disease: a case series and literature review. Mol Genet MeTab 2012; 106: 301–309.

Phoenix J, Hopkins P, Bartram C, Beynon RJ, Quinlivan RC, Edwards RH. Effect of vitamin B6 supplementation in McArdle's disease: a strategic case study. Neuromuscul Disord 1998; 8: 210–212.

Quinlivan R, Martinuzzi A, Schoser B. Pharmacological and nutritional treatment for McArdle disease (Glycogen Storage Disease type V). Cochrane Database Syst Rev 2014; (11): CD003458.

Quinzii CM, Hirano M, Dimauro S (2007) CoQ10 deficiency diseases in adults. Mitochondrion 7(Suppl): 122–126.

Reichmann H. Therapie metabolischer Myopathien. Nervenarzt 1993; 64: 627–632.

Reimers CD, Pongratz D, Paetzke I, Zöllner N. Therapeutische Beeinflußbarkeit des Myoadenylatdeaminase-Mangek durch D-Ribose. Bericht füber 7 Fälle. Klin Wochenschrift 1987; 5: 75–76.

Roe CR, Yang BZ, Brunengraber H, Roe DS, Wallace M, Garritson BK. Carnitine palmitoyltransferase II deficiency: successful anaplerotic diet therapy. Neurology 2008; 71: 260–264.

Schoser B, Pongratz D. Lipid lowering drug and other toxic myopathies. Internist 2005; 46: 1198–1206.

Schoser B, Hill V, Raben N. Therapeutic approaches in glycogen storage disease type II/Pompe Disease. Neurotherapeutics 2008; 5: 569–578.

Schoser B, Laforêt P, Kruijshaar ME, Toscano A, van Doorn PA, van der Ploeg AT, European Pompe Consortium (EPOC). 208th ENMC International Workshop: Formation of a European Network to develop a European data sharing model and treatment guidelines for Pompe disease. Neuromuscul Disord. 2015; 25: 674–678.

SEARCH Collaborative. SLCO1B1 variants and statin-induced myopathy: a genomewide study. N Engl J Med 2008; 359: 789–799.

Sieb JP. Myopathies Due to Drugs, Toxins, and Nutritional Deficiency. In: Engel AG, Franzini-Armstrong C (eds.). 3rd ed. New York: McGraw-Hill; 2004. 1693–1712.

Sieb JP, Penn AS. Myoglobinuria. Engel AG, Franzini-Armstrong C (eds.). 3rd ed. New York: McGraw-Hill; 2004. 1677–1692.

Skuban T, Klopstock T, Schoser B. Lipid storage myopathies: A clinical and pathobiochemical challenge. Nervenarzt 2010; 81: 1460–1466.

Slonim AE, Goans PJ. Myopathy in McArdle's syndrome. Improvement with a high-protein diet. N Engl J Med 1985; 312(6): 355–359.

Stojkovic T, Vissing J, Petit F, Piraud M, Orngreen MC, Andersen G, Claeys KG, Wary C, Hogrel JY, Laforet P. Muscle glycogenosis due to phosphoglucomutase 1 deficiency. N Engl J Med 2009; 361: 425–427.

Strothotte S, Strigl-Pill N, Grunert B, Kornblum C, Eger K, Wessig C, Deschauer M, Breunig F, Glocker FX, Vielhaber S, Brejova A, Hilz M, Reiners K, Müller-Felber W, Mengel E, Spranger M, Schoser B. Enzyme replacement therapy with alglucosidase alfa in 44 patients with late-onset glycogen storage disease type 2: 12-month results of an observational clinical trial. J Neurol 2010; 257: 91–97.

Tomasi LG. Reversibility of human myopathy caused by vitamin E deficiency. Neurology 1979; 29: 1182–1186.

Toscano A, Schoser B. Enzyme replacement therapy in late-onset Pompe disease: a systematic literature review. J Neurol 2013; 260: 951–955.

Ubogu EE, Ruff RL, Kaminski HI. Endocrine Myopathies. In: Engel AG, Franzini-Armstrong C (eds.). 3rd ed. New York: McGraw-Hill; 2004. 1713–1738.

van den Hout JM, Kamphoven JH, Winkel LP et al. Long-term intravenous treatment of Pompe disease with re-combinant human a-glucosidase from milk. Pediatrics 2004; 113: e448–457.

van der Ploeg AT, Clemens PR, Corzo D, Escolar DM, Florence J, Groeneveld GJ, Herson S, Kishnani PS, Laforet P, Lake SL, Lange DJ, Leshner RT, Mayhew JE, Morgan C, Nozaki K, Park DJ, Pestronk A, Rosenbloom B, Skrinar A, van Capelle CI, van der Beek NA, Wasserstein M, Zivkovic SA. A randomized study of alglucosidase alfa in late-onset Pompe's disease. N Engl J Med 2010; 362: 1396–406.

van Til NP, Stok M, Aerts Kaya FS, de Waard MC, Farahbakhshian E, Visser TP, Kroos MA, Jacobs EH, Willart MA, van der Wegen P, Scholte BJ, Lambrecht BN, Duncker DJ, van der Ploeg AT, Reuser AJ, Verstegen MM, Wagemaker G. Lentiviral gene therapy of murine hematopoietic stem cells ameliorates the Pompe disease phenotype. Blood 2010; 115: 5329–5337.

Verzijl HT, van Engelen BG, Luyten JA et al. Genetic characteristics of myoadenylate deaminase deficiency. Ann Neurol 1998; 44: 140–143.

Vissing J, Haller RG. The effect of oral sucrose on exercise intolerance in patients with McArdle's disease. N Engl J Med 2003; 49: 2503–2509.

Vorgerd M, Grehl T, Jager M et al. Creatine therapy in myophosphorylase deficiency (McArdle disease): a placebo-controlled crossover trial. Arch Neurol 2000; 57: 956–963.

Vorgerd M, Zange J, Kley R et al. Effect of high-dose creatine therapy on symptoms of exercise intolerance in McArdle disease: double-blind, placebo-controlled crossover study. Arch Neurol 2002; 59: 97–101.

Walsh RJ, Amato AA. Toxic Myopathies. Neurol Clin 2005; 3: 397–428.

Wenninger S, Schoser B. Angeborene und erworbene endokrine Myopathien. Z Rheumatol. 2011; 70(9): 760–762, 764–766.

Winkel LP, van den Hout JM, Kamphoven JH et al. Enzyme replacement therapy in late-onset Pompe's disease: a three-year follow-up. Ann Neurol 2004; 5: 495–502.

Young JM, Florkowski CM, Molyneux SL et al. Effect of coenzyme Q(10) supplementation on simvastatin-induced myalgia. Am J Cardiol 2007; 100: 1400–1403.

Zimmermann R, Strauss JG, Haemmerle G et al. Fat mobilization in adipose tissue is promoted by adipose triglyceride lipase. Science 2004; 06: 1383–1386.

# J 11 Mitochondriale Erkrankungen

*von Th. Klopstock*

## J 11.1 Grundlagen, Klinik und Verlauf

Mitochondriale Dysfunktion ist ein wichtiger pathogenetischer Mechanismus bei zahlreichen Erkrankungen. Seit Identifikation der ersten krankheitsverursachenden Mutationen der *mitochondrialen DNA (mtDNA)* im Jahr 1988 (Holt et al. 1988; Wallace et al. 1988) wurde eine Vielzahl von mitochondrialen Syndromen beschrieben, die aufgrund der besonderen Energieabhängigkeit von Gehirn und Muskel meist in das Gebiet der Neurologie bzw. Neuropädiatrie fallen. Von zunehmender Bedeutung ist darüber hinaus die Beeinträchtigung der mitochondrialen Funktion bei altersabhängigen neurodegenerativen Erkrankungen und beim Alterungsvorgang selbst.

Die entscheidende Aufgabe der Mitochondrien ist die Herstellung von Energie in Form von Adenosintriphosphat (*ATP*) aus Wasserstoff und Sauerstoff. Hierzu finden in der mitochondrialen Matrix zunächst die *β-Oxidation* als Endstrecke des Lipidmetabolismus und der *Zitronensäurezyklus* als Endstrecke des Kohlenhydrat- und Proteinmetabolismus statt. Die bei diesen Prozessen gewonnenen Reduktionsäquivalente in Form von NADH und $FADH_2$ stellen Elektronen und Protonen zur Verfügung, die letztlich über die an der inneren Mitochondrienmembran lokalisierte *Atmungskette* mithilfe von Coenzym Q (CoQ) auf Sauerstoff übertragen werden. Die Atmungskettenkomplexe I–IV transportieren Elektronen und nützen die dabei freiwerdenden kleinen Mengen von Energie, um Protonen aus der mitochondrialen Matrix in den mitochondrialen Intermembranraum zu pumpen. Beim Rückfluss dieser Protonen durch den Komplex V reicht die freiwerdende Energie aus, um aus ADP und anorganischem Phosphat ATP zu synthetisieren. Diese *oxidative Phosphorylierung* ist die Hauptenergiequelle der Eukaryonten.

Der ganz überwiegende Teil der ca. 1 500 Proteine, die für Struktur und Funktion der Mitochondrien notwendig sind (Elstner et al. 2009), wird vom nukleären Genom kodiert und über einen komplexen Mechanismus in die Mitochondrien importiert (Neupert und Herrmann 2007). Daneben besitzen die Mitochondrien als Relikt der Evolution eine eigene mtDNA, ein doppelsträngiges zirkuläres Molekül aus 16 569 Basenpaaren, das für 13 Strukturproteine der Atmungskette kodiert sowie für zwei ribosomale RNAs (rRNA) und 22 Transfer-RNAs (tRNA) für deren semiautonome Transkription und Translation. Mutationen der nukleären Gene führen entsprechend zu autosomal-rezessiv, seltener auch -dominant vererbten mitochondrialen Erkrankungen. Hierzu gehören z. B. Defekte der β-Oxidation (**Kap. J 10.4.3**) und des Zitronensäurezyklus, aber auch Defekte der sog. *intergenomischen Kommunikation* zwischen nukleärer und mitochondrialer DNA, d. h. von Faktoren, die die mtDNA-Replikation, -Transkription und -Translation steuern. Mutationen der mtDNA werden dagegen maternal vererbt, da die Eizelle Hunderte von Mitochondrien enthält, und die wenigen Mitochondrien der Spermienzelle bei der Befruchtung i. W. eliminiert werden. Trotz der geringen Größe der mtDNA sind inzwischen Hunderte von pathogenen Mutationen und eine Vielzahl zugehöriger Phänotypen beschrieben. Die häufigsten Syndrome werden im Folgenden und in **Tab. J 11.1** näher dargestellt.

### J 11.1.1 Chronisch progrediente externe Ophthalmoplegie (CPEO) und Kearns-Sayre-Syndrom (KSS)

Diesen Erkrankungen liegen meist *Deletionen* (Moraes et al. 1989; Holt et al. 1989), selten Punktmutationen der mtDNA (Ciafaloni et al. 1992; Seibel et al. 1994) zugrunde. Patienten mit *CPEO* leiden unter einer Ptose sowie unter einer langsam progredienten Einschränkung der Augenbewegungen, die in ca. der Hälfte der Fälle mit Doppelbildern einhergeht (Yu Wai Man et al. 2006). Eine Schwäche der Extremitätenmuskeln, Dysphagie und Dysarthrie können hinzukommen. Das *KSS* ist definiert als CPEO, pigmentäre Retinadegeneration, Beginn vor dem 20. Lebensjahr, plus eines der Symptome Ataxie, kardiale Überleitungsstörung oder Liquorprotein > 1 g/l. Fakultativ sind Hörverlust, Demenz, Kleinwuchs, Neuropathie, epileptische Anfälle, Diabetes mellitus und andere endokrine Störungen. Das häufige Auftreten solcher Zusatzsymptome bei CPEO führte zu der Bezeichnung *CPEO plus* und deutet darauf hin, dass CPEO und KSS keine Entitäten, sondern die Extremmanifestationen eines klinischen Kontinuums sind. Der Verlauf ist sehr variabel und hängt vom Grad der Multisystembeteiligung ab.

Das EMG zeigt z. T. ein myopathisches Muster, CK und Laktat sind nur in ca. der Hälfte der Fälle erhöht. CCT/MR des Gehirns zeigen häufig eine generalisierte Hirnatrophie, Marklagerläsionen, z. T. auch Basalganglienverkalkungen. Zur Diagnosesicherung ist i. A. eine Muskelbiopsie notwendig: hier finden sich praktisch immer *»ragged-red fibers«* (RRF) und Cytochrom c-Oxidase (COX)-negative Fasern sowie mittels PCR oder Southern-Blot nachweisbare Deletionen der mtDNA. Singuläre Deletionen sprechen für ein sporadisches Auftreten der Erkrankung (Vererbungsrisiko < 5 %, Chinnery et al. 2004), multiple Deletionen für einen nukleären Gendefekt in einem der Gene POLG, Twinkle oder ANT1 (**Tab. J 11.1**) mit meist dominantem Erbgang. Die korrekte Zuordnung ist wichtig für die genetische Beratung.

### J 11.1.2 Mitochondriale Enzephalomyopathie mit Laktat-Azidose und »stroke-like episodes« (MELAS)

MELAS (Pavlakis et al. 1984) ist durch Punktmutationen der mtDNA, meist an Position 3243 im tRNA-Leucin-Gen, verursacht (Goto et al. 1990). Im typischen Fall treten nach einer normalen frühen Entwicklung in der 1.–3. Dekade epileptische Anfälle und »*stroke-like episodes*« auf, die häufig zu Hemiparese und Hemianopie führen (Ciafaloni et al. 1992). Weitere Symptome sind Diabetes mellitus, Hypakusis, belastungsabhängige Muskelschwäche, Demenz, Retinitis pigmentosa, migräneartige Kopfschmerzen und Kleinwuchs. Oft sterben die Betroffenen als junge Erwachsene. Daneben gibt es, gerade bei den Verwandten mütterlicherseits, wesentlich benigner verlaufende und später beginnende mono- und oligosymptomatische Formen, z. T. nur mit *Hörminderung, Diabetes mellitus* oder Migräne. EMG und CK können pathologisch sein, das Ruhelaktat in Serum und Liquor ist häufig erhöht. Im CCT/MR finden sich beim Vollbild die namengebenden kortikalen »Infarkte«, v. a. in den posterioren Regionen, daneben auch Hirnatrophie und Basalganglienkalzifikationen. Die Muskelbiopsie zeigt praktisch immer RRF. Die Punktmutation lässt sich neben Muskel auch in Blut und Urin bestimmen, sodass in typischen Fällen auf eine Muskelbiopsie verzichtet werden kann.

### J 11.1.3 Myoklonusepilepsie mit »ragged-red fibers« (MERRF)

MERRF (Fukuhara et al. 1980) ist durch Punktmutationen der mtDNA, meist an Position 8344 im tRNA-Lysin-Gen, verursacht (Shoffner et al. 1990). Auch hier sind Beginn und Verlauf der Erkrankung sehr variabel. Im Mittel beginnt MERRF in der 2. oder 3. Dekade (Silvestri et al. 1993), der Verlauf ist i. A. benigner als der von MELAS. Die Hauptsymptome sind *Myoklonien, Ataxie und epileptische Anfälle.* Daneben kommen häufig Schwerhörigkeit, Migräne, psychiatrische Auffälligkeiten, respiratorische und gastrointestinale Symptome, Demenz, Neuropathie, Optikusatrophie, multiple Lipome, Katarakt, CPEO und »stroke-like episodes« vor (Altmann et al. 2016). Mütterliche Verwandte sind häufig oligosymptomatisch. Die Differentialdiagnose beinhaltet andere Ursachen der *progressiven Myoklonusepilepsie,* wie die Unverricht-Lundborg-Erkrankung, das Lafora-Syndrom oder die neuronalen Zeroidlipofuszinosen. EMG und CK können pathologisch sein, das Ruhelaktat in Serum und Liquor ist häufig erhöht. Im CCT/MR findet sich häufig eine Hirnatrophie. Die Muskelbiopsie zeigt praktisch immer RRF. Die Punktmutation lässt sich neben Muskel auch in Blut und Urin bestimmen, sodass auch hier in typischen Fällen auf eine Muskelbiopsie verzichtet werden kann.

### J 11.1.4 Lebersche hereditäre Optikus-Neuropathie (LHON)

LHON ist mit einer Prävalenz von ca. 1 : 30 000 neben der CPEO eine der häufigsten mitochondrialen Erkrankungen (Man et al. 2003). Bei > 95 % der Patienten findet sich eine Punktmutation der mtDNA an Position 11 778, 3 460 oder 14 484 (Wallace et al. 1988). All diese Mutationen liegen in Untereinheiten des Komplex I und führen über verminderte ATP-Synthese und vermehrte Produktion freier *Sauerstoff-Radikale* zu Dysfunktion und Verlust *retinaler Ganglienzellen.* Die LHON-Mutationen haben eine bemerkenswert *verminderte Penetranz,* nur ca. 50 % der männlichen und sogar nur ca. 10 % der weiblichen Mutationsträger entwickeln Symptome. Zusätzliche genetische Faktoren und Umweltfaktoren sind offenbar für die Manifestation der Erkrankung notwendig. Als Ursache der deutlich höheren Penetranz bei Männern wurde ein X-chromosomales Suszeptibilitäts-Gen vermutet, das bislang aber nicht identifiziert werden konnte. Unter den Umweltfaktoren konnte das *Rauchen als Manifestationsfaktor* nachgewiesen werden (Kirkman et al. 2009). Die Erkrankung kann in jedem Alter auftreten, das Maximum liegt in der 2. bis 3. Dekade. In der akuten Phase beschreiben die Patienten eine schmerzlose subakute Verschlechterung des zentralen Sehens, häufig auch des Farbensehens, die i. A. zunächst *monokulär* beginnt und dann innerhalb weniger Wochen oder Monate auch das zweite Auge betrifft. In der Mehrzahl der Fälle bleibt eine hochgradige permanente Sehverschlechterung, insbesondere des zentralen Sehens, zurück, Remissionen sind selten. Die Symptomatik bleibt im Großteil der Fälle auf die Visusverschlechterung beschränkt, zusätzliche Symptome sind sehr selten.

### J 11.1.5 Neuropathie, Ataxie und Retinitis pigmentosa (NARP)

NARP (Holt et al. 1990) wird durch eine Punktmutation an Position 8993 im Gen für mitochondriale ATPase hervorgerufen. Die Erkrankung beginnt i. A. in der Adoleszenz. Neben Neuropathie, Ataxie und Retinitis pigmentosa kommen Pyramidenzeichen, proximale Schwäche und demenzielle Entwicklungen vor. Im Gegensatz zu den meisten anderen mitochondrialen Erkrankungen finden sich weder Laktatazidose noch RRF. Liegt die Mutation in sehr hohem Heteroplasmiegrad vor, so entwickeln die Patienten ein maternal vererbtes *Leigh-Syndrom.*

### J 11.1.6 Polymerase gamma (POLG)-assoziierte Erkrankungen

Die mitochondriale POLG wird nukleär kodiert und in die Mitochondrien importiert. Dort ist das

Enzym zuständig für die *Replikation* der mtDNA und über seine Exonuklease- und Lyasefunktionen auch für DNA-Reparatur. POLG-assoziierte Erkrankungen sind ein Kontinuum überlappender Phänotypen, die als klinische Entitäten zum Teil schon länger bekannt sind, deren gemeinsame molekulare Ätiologie aber erst in den letzten Jahren geklärt wurde. Diese Erkrankungen zeigen exemplarisch die phänotypische Vielfalt, die sich aus Defekten in einem einzigen Gen ergeben kann. Der Krankheitsbeginn liegt zwischen früher Kindheit und spätem Erwachsenenalter; je früher der Beginn, desto schwerer der Verlauf. Zu den schwersten Manifestationen zählt das *Alpers-Huttenlocher-Syndrom,* das durch eine meist in der frühen Kindheit beginnende Enzephalopathie mit therapieresistenter Epilepsie sowie Leberversagen charakterisiert ist. Die etwas später beginnenden POLG-assoziierten Erkrankungen manifestieren sich vor allem mit *Epilepsie, Ataxie, Neuropathie, Myopathie und Ophthalmoparese.* Für die unterschiedlichen Kombinationen dieser Symptome existiert eine verwirrende Vielfalt von Akronymen: *MEMSA* (Myoklonusepilepsie, Myopathie, sensible Ataxie), *SCAE* (spinozerebelläre Ataxie mit Epilepsie), *ANS* (Ataxie-Neuropathie-Spektrum), *MIRAS* (mitochondriales rezessives Ataxie-Syndrom), *SANDO* (sensible Ataxie, Neuropathie, Dysarthrie und Ophthalmoplegie). Die vergleichsweise mildeste Manifestation von POLG-Mutationen ist die *progressive externe Ophthalmoplegie,* die selten autosomal-rezessiv vererbt wird (*arPEO*), häufiger autosomal-dominant (*adPEO*). Vor allem die adPEO ist häufig eine CPEO plus mit variabler Ausprägung der Zusatzsymptome Myopathie, Hörverlust, axonale Neuropathie, Ataxie, Parkinson-Syndrom, Depression, Hypogonadismus und Katarakt. Klinisch ist die autosomal vererbte PEO nicht von der sporadischen CPEO zu unterscheiden, die Abgrenzung gelingt über informative Stammbäume, Nachweis singulärer (sporadische CPEO) oder multipler (autosomale PEO) Deletionen der mtDNA aus der Muskelbiopsie oder durch direkten Mutationsnachweis in den entsprechenden nukleären Genen, u. a. POLG1, Twinkle oder ANT1 (**Kap. J 11.1.1**).

## J 11.1.7 Leigh-Syndrom

Das Leigh-Syndrom ist eine schwer verlaufende *infantile Enzephalopathie,* die klinisch durch *psychomotorische Regression, Hirnstammzeichen und extrapyramidale Symptome* charakterisiert ist, kernspintomographisch und pathologisch durch symmetrische *Läsionen in Hirnstamm und Basalganglien.* Die Erkrankung beginnt meist im 1. Lebensjahr, nicht selten nach interkurrenten Infektionen, die auch spätere schubartige Verschlechterungen triggern können; ein Großteil der Patienten verstirbt noch im Kleinkindalter. Zahlreiche maternal oder autosomal vererbte Defekte des Energiestoffwechsels können zum Leigh-Syndrom oder zu Leigh-ähnlichen Erkrankungen führen. Zu den häufigsten Ursachen gehören maternale Mutationen der mtDNA, v. a. in Komplex I-Untereinheiten und an den tRNA-Positionen 8993 und 8344; X-chromosomale Mutationen in der E1-α-Untereinheit des Pyruvatdehydrogenase-Komplexes, und rezessive Mutationen in nukleär kodierten Atmungsketten-Untereinheiten (v. a. Komplex I) bzw. Assemblierungsfaktoren für die Komplexe I (Ogilvie et al. 2005), II (Ghezzi et al. 2009) und v. a. IV (*SURF1;* Zhu et al. 1998).

## J 11.1.8 Mitochondriale neurogastrointestinale Enzephalomyopathie (MNGIE)

MNGIE ist eine autosomal-rezessive Erkrankung, die auf Mutationen im nukleär kodierten Gen für das cytosolische Enzym *Thymidin-Phosphorylase* (TP) beruht (Nishino et al. 1999). Die Erkrankung beginnt meist in der späten Kindheit und ist klinisch durch Ptose, externe Ophthalmoplegie, Leukenzephalopathie, periphere Neuropathie und gastrointestinale Störungen gekennzeichnet (Hirano et al. 1994). Letztere führen zu einer ausgeprägten *Kachexie,* die i. A. den Verlauf der Erkrankung dominiert und die Lebenserwartung deutlich beeinträchtigt. Der Mangel an TP führt über eine Störung des mitochondrialen Nukleosid-Pools zur Störung der mtDNA-Synthese, es kommt zur mtDNA-Depletion und zur Akkumulation von mtDNA-Deletionen und -Punktmutationen. Außerdem führt der Enzymdefekt zu massiv erhöhten Konzentrationen von Thymidin und Deoxyuridin in Blut und Urin, die zu einer toxischen Schädigung der Gewebe führen.

## J 11.1.9 Coenzym Q-Defizienz

CoQ ist ein fettlöslicher Bestandteil in zahlreichen zellulären Membranen. Insbesondere in der inneren Mitochondrienmembran erfüllt es essenzielle Funktionen, indem es Elektronen von den Komplexen I und II auf den Komplex III der Atmungskette überträgt und zudem starke antioxidative Eigenschaften besitzt (Quinzii et al. 2007). Die CoQ-Mangel-Erkrankungen werden nach dem zugrundeliegenden Gendefekt unterteilt in primäre (Mutationen in Genen der CoQ-Biosynthese) und sekundäre (Mutationen in anderen Genen) Formen (Desbats et al. 2015). Unter den sehr seltenen primären Formen sind bislang Mutationen in acht Genen beschrieben, alle mit rezessivem Erbgang. Das klinische Spektrum ist sehr breit: das Manifestationsalter reicht von der Geburt bis zur 7. Dekade, der Schweregrad von schwersten multisystemischen bis zu leichten gewebespezifischen Formen. Die häufigsten Phänotypen umfassen verschiedenste Kombinationen aus Enzephalomyopathie, zerebellärer Ataxie, Nephropathie (v. a. Steroid-resistentes nephrotisches Syndrom), Kardiomyopathie, Optikusatrophie und Schwerhörigkeit. Sekundäre CoQ-Defizienz ist deutlich häufiger, und äußert sich z. B. als Ataxie bei Mutationen im Aprataxin-Gen oder als Myopathie bei Mutationen im Gen der Elektronen-transferierenden Flavoprotein-Dehydrogenase (ETFDH; Gempel et al. 2007). Die Erkrankungen mit CoQ-Defizienz sind von besonderer Bedeutung, da sich die klinische Symptomatik nach CoQ-Supplementation zum Teil deutlich bessert.

### J 11.1.10 Friedreich-Ataxie (FRDA)

Die FRDA ist in Europa die häufigste Heredoataxie und wird in **Kap. I 6** näher dargestellt. An dieser Stelle sei aber darauf hingewiesen, dass auch die FA zu den mitochondrialen Erkrankungen gehört. Der Gendefekt führt zu einem fast vollständigen Fehlen von *Frataxin*, einem in der mitochondrialen Matrix lokalisierten Protein, das dort den Einbau von Eisen in die Eisen-Schwefel-Cluster der Atmungsketten-Komplexe I–III steuert. Entsprechend führt der Gendefekt zu mitochondrialer Eisenüberladung, sekundär reduzierter Atmungskettenaktivität und vermehrtem oxidativen Stress.

### J 11.1.11 Altersassoziierte mitochondriale Erkrankungen

Mitochondriale Dysfunktion ist ein zunehmend wichtiger Aspekt in der Pathogenese altersassoziierter neurodegenerativer Erkrankungen. Für die zahlreichen Befunde bei *amyotropher Lateralsklerose, M. Alzheimer* und dem *Altern* selbst sei auf entsprechende Übersichtsarbeiten verwiesen (z. B. Bender und Klopstock 2009; Angelova und Abramov 2017). Besonders eindrücklich ist die Beteiligung der Mitochondrien beim *Parkinson-Syndrom*: 1. Inhibitoren des Komplex I der Atmungskette (z. B. MPTP, Rotenon) können beim Menschen (akzidentell) und im Tiermodell (experimentell) ein Parkinson-Syndrom auslösen; 2. in humaner Substantia nigra konnte ein Komplex I-Defekt nachgewiesen werden; 3. die Genprodukte der meisten nukleären Parkinson-Gene haben eine Funktion in den Mitochondrien (z. B. Parkin, PINK1, DJ-1, Alpha-Synuklein); 4. in den dopaminergen Neuronen der Substantia nigra kommt es zu einer ausgeprägten, funktionell relevanten, altersabhängigen *Akkumulation von somatischen mtDNA-Deletionen* (Bender et al. 2006). Möglicherweise könnten zukünftige mitochondriale Medikamente nicht nur die seltenen genetischen Erkrankungen des Energiestoffwechsels beeinflussen, sondern auch die häufigen alterassoziierten Erkrankungen.

### J 11.1.12 Andere mitochondriale Erkrankungen

Weitere mitochondriale Erkrankungen sind in **Tab. J 11.1** kurz charakterisiert. Bei der Vielzahl der inzwischen beschriebenen Syndrome wird kein Anspruch auf Vollständigkeit erhoben.

## J 11.2 Therapeutische Prinzipien

### J 11.2.1 Metabolische Therapie

Aufgrund der Seltenheit und des ausgesprochen variablen (und schlecht untersuchten) Spontanverlaufs der mitochondrialen Erkrankungen sind statistisch aussagekräftige Therapiestudien nur schwer durchzuführen. Erfreulicherweise sind in den letzten Jahren durch die Einführung von Patientenregistern und die verstärkte internationale Zusammenarbeit Fortschritte gemacht worden, sodass einige gute randomisierte Studien durchgeführt werden konnten oder derzeit laufen.

*Coenzym $Q_{10}$*: CoQ ist ein Bestandteil der Atmungskette und dient dem Transfer von Elektronen von den Komplexen I und II auf den Komplex III. Außerdem ist CoQ ein *intramitochondriales Antioxidans* gegen die dort in großer Zahl anfallenden Sauerstoff-Radikale. Eine unstreitige Indikation für die CoQ-Supplementation sind Erkrankungen mit primärer oder sekundärer CoQ-Defizienz (**Kap. J 11.1.9**). Diese bessern sich zum Teil ausgezeichnet unter der Therapie (Ogasahara et al. 1989, Sobreira et al. 1997; Rotig et al. 2000). Dies gilt insbesondere auch für die CoQ-Mangel-Myopathie mit ETFDH-Mutationen: alle beschriebenen Patienten besserten sich deutlich unter der Gabe von CoQ (bis zu 1 000 mg/Tag), meist in Kombination mit Riboflavin 100 mg/Tag (Lalani et al. 2005; Horvath et al. 2006; Gempel et al. 2007) (↔, A).

Weniger eindeutig ist die Datenlage bei mitochondrialen Erkrankungen ohne CoQ-Mangel (↔, C): Hier wird CoQ in der Praxis häufig verwendet, Ergebnisse aus einer randomisierten klinischen Studie liegen jedoch noch immer nicht vor (Stacpoole et al. 2012). Die bisherige Datenlage verzeichnet eine Reihe von anekdotischen Berichten mit Besserung des klinischen Befundes, der MR-spektroskopischen Parameter oder Absinken des Laktatspiegels unter 30–300 mg CoQ/die. Eine offene Studie an 44 Patienten mit CPEO oder KSS führte bei 16 Patienten nach 6 Monaten CoQ (2 mg/kg/die) zu einem niedrigeren Laktatspiegel nach Belastung. Eine nachfolgende Doppelblindstudie an diesen 16 Patienten erbrachte jedoch keinen signifikanten Vorteil von CoQ gegenüber Placebo (Bresolin et al. 1990). In einer anderen offenen Studie führte die Behandlung mit 300 mg CoQ/die zusammen mit einer Reihe von Vitaminen bei 16 Patienten mit unterschiedlichen mitochondrialen Erkrankungen zwar zum Anstieg der CoQ-Konzentration im Serum, nicht aber zur Besserung von Klinik, Laktatwerten oder MR-Spektroskopie (Matthews et al. 1993). Weitere kleine offene Studien zeigten eine Normalisierung des Laktat-Pyruvat-Verhältnisses nach Belastung bei drei von neun Patienten nach sechsmonatiger Therapie mit 150 mg CoQ/Tag (Chan et al. 1998) bzw. einen Trend zur Besserung bei acht Patienten (Chen et al. 1997). Gegen die Therapie spricht von einem theoretischen Standpunkt, dass bei den meisten mitochondrialen Erkrankungen die CoQ-Konzentration im Muskel normal oder sogar erhöht ist (Matthews et al. 1993). In einer weiteren Studie zeigte sich allerdings in einer Subgruppe von Patienten mit mtDNA-Mutationen eine sekundäre Erniedrigung des CoQ-Gehalts im Muskel (Sacconi et al. 2010). Ob diese Patienten von einer CoQ-Supplementation profitieren, sollte durch eine klinische Studie geklärt werden.

Es sei an dieser Stelle auch darauf hingewiesen, dass eine Reihe von CoQ-Studien bei M. Parkinson durchgeführt wurden, da zahlreiche Hinweise für eine mitochondriale Dysfunktion bei dieser neurodegenerativen Erkrankung sprechen. Die größte und entscheidende Studie randomisierte 600 Par-

**Tab. J 11.1:** Mitochondriale Erkrankungen (Auswahl)

| Erkrankung | Erbgang | Gendefekt/ Proteindefekt | Klinik und Verlauf |
|---|---|---|---|
| **I. Defekte der mitochondrialen DNA** | | | |
| *A. Mutationen in Genen der mitochondrialen Proteinsynthese* | | | |
| 1. große Rearrangements: Deletionen, Duplikationen | | | |
| **a. CPEO** | sporadisch | Del, Dupl | externe Ophthalmoplegie und Ptose, z. T. mit proximaler Myopathie, Dysphagie und Dysarthrie; RRF |
| **b. CPEO plus** | sporadisch | Del, Dupl | wie CPEO, aber zusätzliche Symptome einer Multisystemerkrankung; RRF |
| **c. Kearns-Sayre-Syndrom (KSS)** | sporadisch | Del, Dupl | obligat: CPEO, Retinitis pigmentosa, Beginn vor dem 20. Lj., plus mind. eines der Symptome: Ataxie, Herzblock, Liquoreiweiß > 1 g/l; fakultativ: Myopathie, Hypakusis, Demenz, Kleinwuchs u. a.; RRF |
| **d. Pearson-Syndrom** | sporadisch | Del | Knochenmark (Panzytopenie) und Pankreas betroffen; überlebende Kinder können KSS entwickeln (Lee et al. 2007) |
| 2. Punktmutationen in transfer-RNA-Genen | | | |
| **a. MELAS Mitochondriale Enzepalomyopathie, Laktatazidose und stroke-like episodes** | maternal | mt3243-Leu, mt3271-Leu und andere Mutationen | Beginn 1.–3. Dekade; Entwicklungsverzögerung, Myopathie, migräneartige Kopfschmerzen mit Erbrechen, fokale und generalisierte epileptische Anfälle, Hypakusis, Demenz, stroke-like episodes mit Hemiparese und Hemianopie, Kleinwuchs u. a.; fokale Läsionen und Basalganglienverkalkungen im MR; RRF; Tod oft als junge Erwachsene, aber sehr variable Verläufe (Ciafaloni et al. 1992) |
| **b. MERRF Myoklonusepilepsie mit ragged-red fibers** | maternal | mt8344-Lys, mt8356-Lys und andere Mutationen | Beginn 2.–3. Dekade; Myokloni, general. epileptische Anfälle, Myopathie, Ataxie, Hypakusis, Demenz, Optikusatrophie, Neuropathie, Lipome u. a.; MERRF/MELAS-overlap; Laktatazidose, RRF; Tod oft als junge Erwachsene, aber sehr variable Verläufe (Silvestri et al. 1993) |
| **c. Mitochondriale Myopathie** | maternal > sporadisch | verschiedene Mutationen | belastungsabhängige Muskelschwäche der Extremitäten mit Muskelschmerzen, ohne CPEO; oft mit Kardiomyopathie und Atemschwäche (McFarland et al. 2008) |
| **d. CPEO/CPEO plus** | maternal | z. B. mt3243-Leu | klinisch ununterscheidbar von sporadischen Formen (vgl. I.A.1.a/b.) |
| **e. benigne infantile Myopathie** | maternal | mt14674-Glu (homoplasmisch) | anfangs schwerer Verlauf, bei Überleben der ersten Monate stetige Besserung, ab 2.–3. Lj. weitgehend normale Entwicklung (Horvath et al. 2009) |
| *B. Mutationen in Protein-codierenden Genen* | | | |
| **a. LHON Lebersche hereditäre Optikus-Neuropathie** | maternal | mt11778-ND4, mt3460-ND1, mt14484-ND6 und andere | subakutes Auftreten meist bilateraler, ausgedehnter Zentralskotome, meist Männer (80 %), v. a. 2.–3. Dekade; meist schwere Visuseinschränkung, selten Besserungen; selten zusätzliche Symptome wie Tremor, Dystonie, Athetose, bei Frauen z. T. MS-ähnliches Bild; keine RRF (Riordan-Eva et al. 1995) |
| **b. NARP/MILS** | maternal | mt8993-ATPase | Neuropathie, Ataxie, Retinitis pigmentosa, keine RRF (Holt et al. 1990) oder maternal vererbtes Leigh-Syndrom |
| **c. mitochondriale Belastungsintoleranz** | maternal | mitochondriales Cytochrom b-Gen | schwere progressive Belastungsintoleranz, milde proximale Muskelschwäche, Myoglobinurie und Laktatazidose (Andreu et al. 1999) |

**Tab. J 11.1:** Mitochondriale Erkrankungen (Auswahl) (Fortsetzung)

| Erkrankung | Erbgang | Gendefekt/ Proteindefekt | Klinik und Verlauf |
|---|---|---|---|
| **II. Defekte der nukleären DNA** | | | |
| *A. Mutationen in Genen für Atmungsketten-Untereinheiten* | | | |
| 1. Komplex I | | | |
| **a. Leigh-Syndrom** | ar | Komplex I-Untereinheiten | subakute nekrotisierende Enzephalomyelopathie mit motorischer und geistiger Entwicklungsverzögerung, Hypotonie, Anorexie, Erbrechen, Hirnstammzeichen, epilept. Anfällen u. a.; Tod meist vor 2. Lj. an respir. Insuffizienz (Tuppen et al. 2010) |
| 2. Komplex II | | | |
| **a. Leigh-Syndrom** | ar | Komplex II-Untereinheiten | Leigh-Syndrom s. o. (vgl. II.A.1.a) (Bourgeron et al. 1995) |
| **b. Optikusatrophie** | ar | SDHA | Optikusatrophie, Ataxie und Myopathie mit spätem Beginn (Birch-Marchin et al. 2000) |
| *B. Mutationen in Genen für Assemblierungsfaktoren oder andere regulatorische Proteine* | | | |
| **a. Leigh-Syndrom** | ar | SURF-1 | Leigh-Syndrom s. o. (vgl. II.A.1.a) mit Komplex IV-Defekt (Zhu et al. 1998) |
| **b. infantile Kardioenzephalomyopathie** | ar | SCO2 | Enzephalopathie und hypertrophe Kardiomyopathie mit Komplex IV-Defekt; Beginn in der Kindheit, sehr schnelles Fortschreiten zum frühen Tod (Papadopoulou et al. 1999) |
| **c. infantile Leukenzephalopathie** | ar | SDHAF1 | schnell progrediente psychomotorische Regression im 1. Lj., spast. Tetraparese, Dystonie; danach z. T. Stabilisierung und Überleben bis in die 2. Dekade; im MR schwere Leukodystrophie; Komplex II-Defekt (Ghezzi et al. 2009) |
| *C. Defekte der intergenomischen Kommunikatikon* | | | |
| 1. mit mtDNA-Depletion und multiplen mtDNA-Deletionen | | | |
| **a. MNGIE** | ar | Thymidin-Phosphorylase | Myopathie, Neuropathie, gastrointestinale Pseudoobstruktion, Enzephalopathie; fakultativ CPEO, Laktatazidose u. a. (Hirano et al. 1994) |
| 2. mit multiplen mtDNA-Deletionen | | | |
| **a. ad-PEO** | ad | POLG1, ANT1, Twinkle u. a. | klinisch ununterscheidbar von sporadischer CPEO (vgl. I.A.1.a.) |
| **b. ar-PEO** | ar | POLG1 | klinisch ununterscheidbar von sporadischer CPEO (vgl. I.A.1.a.) |
| **c. SANDO, MIRAS, SCAE, MEMSA, ANS** | ar | POLG1 | POLG1-Mutationen führen zu unterschiedlichen Kombinationen aus Epilepsie, Ataxie, Neuropathie, Myopathie und Ophthalmoparese (vgl. Text) |
| **d. Alpers-Syndrom** | ar | POLG1 | in der frühen Kindheit beginnende Enzephalopathie mit therapieresistenter Epilepsie sowie Leberversagen (vgl. Text) |
| *D. Andere nukleäre mitochondriale Erkrankungen* | | | |
| **a. Luft-Erkrankung** | ar | Entkopplung der Atmungskette | euthyreoter Hypermetabolismus mit Schwitzen, Polyphagie und Polydipsie, leichter Muskelschwäche (Luft et al. 1962) |
| **b. CoQ-Defizienz** | ar | CoQ | primäre Formen mit verschiedensten Kombinationen aus Enzephalomyopathie, zerebellärer Ataxie, Nephropathie (v. a. Steroid-resistentes nephrotisches Syndrom), Kardiomyopathie, Optikusatrophie und Schwerhörigkeit; sekundäre Formen mit Ataxie oder Myopathie (ETFDH-Defekt) (vgl. Text) |

| | | | |
|---|---|---|---|
| Del | Deletion in der mtDNA | PDH | Pyruvatdehydrogenase |
| Dupl | Duplikation in der mtDNA | SDH | Sukzinatdehydrogenase |
| mt3243-Leu | Punktmutation an Position 3243 der mtDNA im tRNA-Gen für Leucin | COX | Cytochrom-c-Oxidase |
| Lys | Lysin | CoQ | Coenzym Q |
| ND | NADH-Dehydrogenase | ETFDH | Elektronen-transferierende Flavoprotein-Dehydrogenase |

J 11

kinson-Patienten in drei Gruppen (2 400 mg/d bzw. 1 200 mg/d CoQ vs. Placebo) und fand nach 16 Monaten Behandlung eine sehr gute Sicherheit und Verträglichkeit, aber keine Zeichen eines klinischen Nutzens (Parkinson Study Group QE3 Investigators 2014).

*Idebenone:* Idebenone ist ein synthetisches CoQ-Derivat mit kürzerer Seitenkette und besserer Wasserlöslichkeit. Es kann als Elektronen-Carrier in der Atmungskette zur ATP-Produktion beitragen und wirkt zudem als potentes intramitochondriales Antioxidans. Idebenone wurde seit 1999 in zahlreichen Studien bei Friedreich-Ataxie (FRDA) untersucht, einer nukleär kodierten mitochondrialen Erkrankung, bei der oxidativer Stress eine besonders große Rolle spielt. Mehrere »Open-label«-Studien (Meier und Buyse 2009) und eine kleine randomisierte Studie (29 Patienten über 12 Monate; Mariotti et al. 2003) zeigten einen positiven Effekt von Idebenone 5 mg/kg/d auf die Progression der FA-typischen Kardiomyopathie. Eine weitere randomisierte Studie an 48 FA-Patienten (9–17 Jahre) ergab Hinweise auf eine dosisabhängige Wirkung von Idebenone (max. 45 mg/kg/d) auch auf Ataxie-Scores in der Subgruppe der noch gehfähigen Patienten (Di Prospero et al. 2007). Leider konnte dieser Effekt auf die neurologische Symptomatik in einer anschließenden Phase-III-Studie an 70 gehfähigen FA-Patienten (8–18 Jahre) über 6 Monate (Lynch et al. 2010) nicht bestätigt werden (↓, A).

Nach positiven anekdotischen Berichten zu Idebenone bei LHON zeigte eine randomisierte Studie von 900 mg/d Idebenone vs. Placebo über 24 Wochen bei 85 Patienten mit LHON für den primären Endpunkt zwar keine Signifikanz, in den sekundären Endpunkten und verschiedenen Subgruppen jedoch konsistente Trends bzw. Signifikanzen, die für eine Wirksamkeit von Idebenone bei LHON sprechen (Klopstock et al. 2011a). Dies wurde durch drei Studien weiter untermauert. In einer retrospektiven Analyse kam es bei 45,5 % von 44 behandelten LHON-Patienten zu einer zumindest partiellen Erholung des zentralen Visus, aber nur bei 32,2 % von 59 unbehandelten Patienten (Carelli et al. 2011). In einer Subgruppe von 39 Patienten aus der ursprünglichen randomisierten Studie (Klopstock et al. 2011a), bei denen Daten zum Farbenkontrast-Sehen vorlagen, konnte gezeigt werden, dass die Behandlung mit Idebenone das Tritan-Farbensehen im Vergleich zu Placebo signifikant ($p = 0.008$) verbesserte (Rudolph et al. 2013). Darüber hinaus ergab eine Follow up-Studie, dass der positive Effekt einer sechsmonatigen Therapie mit Idebenone bei LHON auch nach im Median 30 Monaten nachweisbar bleibt (Klopstock et al. 2013). Die Gesamtheit der Studienergebnisse sowie die Daten aus einem noch unveröffentlichten »Expanded Access Program« führten im September 2015 zur europaweiten Zulassung von Idebenone (Raxone®). Das Medikament ist sehr gut verträglich, die Dosierung liegt bei 3 × 300 mg/Tag (↑, A).

*Kreatin (Cr):* Kreatin ist eine natürlich vorkommende Substanz, die eine entscheidende Rolle in der Regulation des Energiemetabolismus spielt. Die CK katalysiert die reversible Phosphorylierung von Cr und Phosphokreatin (PCr). Diese Reaktion stellt ein Puffersystem für energiereiche Phosphate dar und erlaubt die Resynthese von ATP. Die höchsten Cr-Konzentrationen finden sich in Muskel und Hirn. Die Supplementation von 10–20 g Cr/Tag über 4–6 Tage führt bei gesunden Individuen zu einer 20 %igen Zunahme von Cr und PCr im Muskel (Harris et al. 1992) und einer bis zu 20 %igen Zunahme der Maximalkraft (Greenhaff et al. 1993). Einige kontrollierte Studien bei mitochondrialen Erkrankungen führten zu widersprüchlichen Ergebnissen: Ein Therapieversuch mit Cr (10 g/Tag über 14 Tage, danach 4 g/Tag über 7 Tage) führte bei sieben Patienten (v. a. MELAS) zu einem Kraftzuwachs bei anaeroben und aeroben Aktivitäten (Tarnopolsky et al. 1997). Eine offene Studie der gleichen Autoren bei 81 Patienten mit verschiedenen neuromuskulären Erkrankungen (darunter 17 mitochondrial) zeigte eine signifikante Verbesserung der ischämischen isometrischen Faustschlusskraft und der Dorsiflexion (Tarnopolsky und Martin 1999). Zwei andere randomisierte, placebo-kontrollierte Crossover-Studien bei 16 bzw. 15 Patienten mit CPEO, KSS oder mitochondrialer Myopathie zeigten jedoch keine signifikanten Effekte auf körperliche Leistungsfähigkeit, Augenbewegungen, Aktivitäten des täglichen Lebens und MR-spektroskopische Parameter (Klopstock et al. 2000; Kornblum et al. 2005). Zusammengenommen deuten diese Studien darauf hin, dass Cr bei manchen, aber nicht bei allen mitochondrialen Erkrankungen einen geringen Effekt haben könnte. Da Cr im Wesentlichen frei von Nebenwirkungen ist, ist die Gabe im Einzelfall auch vor dem letztlichen Beweis der Wirksamkeit gerechtfertigt (↔, C).

Cr zeigte in Tiermodellen verschiedener neurodegenerativer Erkrankungen (Parkinson, Huntington, ALS) einen ausgeprägten neuroprotektiven Effekt, der auf die bioenergetischen, anti-apoptotischen, anti-exzitotoxischen und anti-oxidativen Eigenschaften von Cr zurückgeführt wird (Klopstock et al. 2011b). Leider konnte dieser Effekt in korrespondierenden humanen Studien nicht reproduziert werden (Bender und Klopstock 2016). Eine der größten bislang durchgeführten Neuroprotektions-Studien bei M. Parkinson (1 741 Patienten, randomisiert für Placebo vs. 10 g Cr/d, über einen Zeitraum von mindestens 5 Jahren) wurde vorzeitig beendet, da sich keinerlei Vorteil für Cr in fünf vordefinierten Endpunkten abzeichnete (NET-PD Investigators 2015) (↓, A). Ebenso wurde eine große Phase-III-Studie bei Chorea Huntington (650 Patienten, randomisiert für Placebo vs. bis zu 40 g Cr/d, über einen Zeitraum von bis zu 4 Jahren) vorzeitig beendet, da sich kein klinischer Nutzen abzeichnete (Clinical Trials ID NCT00712426) (↓, A). Eine Metaanalyse dreier randomisierter Studien zu 5–10 g Cr/d bei ALS fand ebenfalls keinen klinischen Nutzen (Pastula et al. 2012) (↓, A).

*Vitamine:* Thiamin (Vit. $B_1$) und α-Liponsäure sind Kofaktoren der Pyruvatdehydrogenase (PDH) und können somit bei PDH-Mangel die Laktatazidose bessern. Sukzinat kann Elektronen direkt auf den Komplex II übertragen. Riboflavin (Vit. $B_2$), Vit. C und Vit. K wirken als Elektronenakzeptoren und können den Elektronentransfer in der Atmungskette fördern. In Einzelfällen wurden Besserungen verschiedener mitochondrialer Erkrankungen durch die Administration von 100–300 mg/d Thiamin (Lou 1981), 600 mg/d α-Liponsäure (Barbiroli et al. 1995), 6 g/d Sukzinat (Shoffner et al. 1989), 25–300 mg/d Riboflavin (Bernsen et al. 1991), 2–3 g/d Vit. C allein (Przyrembel 1987) oder in Kombination mit 60–150 mg/d Vit. K (Eleff et al. 1984) berichtet. Die oben erwähnte größere Studie, bei der neben CoQ Thiamin, Riboflavin, Niacin, Vit. C und Vit. K verabreicht wurden, ergab allerdings keine signifikante Besserung klinischer oder technischer Befunde durch die Multivitamintherapie (Matthews et al. 1993). Durch das Fehlen kontrollierter Studien ist der Nutzen von Vitamingaben bei mitochondrialen Erkrankungen letztlich noch nicht zu beurteilen (↔, C).

*Dichloroacetat (DCA):* DCA ist ein wirksamer und spezifischer Inhibitor der Phosphorylierung der PDH, wodurch das Enzym im aktivierten Status bleibt. DCA führt nicht nur bei PDH-Mangel, sondern auch bei anderen Erkrankungen des Energiemetabolismus zu einer Besserung der Laktatazidose (Taivassalo et al. 1996). Eine Doppelblindstudie zeigte ein signifikantes Absinken von Laktat, Pyruvat und Alanin sowie eine signifikante MR-spektroskopische Besserung bei 11 Patienten mit verschiedenen mitochondrialen Erkrankungen (De Stefano et al. 1995). Einzelfallberichte fanden klinische und laborchemische Besserungen bei Patienten mit Leigh-Syndrom unterschiedlicher Ursache (Takanashi et al. 1997), MELAS (Saitoh et al. 1998) und kongenitaler Laktatazidose anderer Ursache (Kuroda et al. 1986). Als Nebenwirkung führt DCA allerdings zur peripheren Neuropathie, die auch durch die zusätzliche Gabe von Thiamin nicht ausreichend verhindert werden kann (Spruijt et al. 2001). Eine randomisierte, doppelblinde, placebo-kontrollierte Crossover-Studie mit 25 mg/kg/d DCA über drei Jahre bei 30 MELAS-Patienten führte zu keinen signifikanten Verbesserungen und musste wegen der häufig auftretenden peripheren Neuropathie vorzeitig beendet werden, sodass DCA zur Zeit nicht zur Behandlung empfohlen werden kann (Kaufmann et al. 2006) (↓, B).

*Carnitin* (↔, C): Campos et al. fanden in einer offenen Studie bei 21 von 48 Patienten mit verschiedenen mitochondrialen Erkrankungen einen Carnitinmangel sowie eine Besserung nach Carnitin-Supplementation (Campos et al. 1993).

*L-Arginin* (↔, B): L-Arginin wird durch die NO-Synthase zu Citrullin und NO abgebaut, was zur Vasodilatation führt. Die intravenöse Gabe von 500 mg/kg L-Arginin-HCl in der Akutphase von »stroke-like episodes« bei 24 MELAS-Patienten führte im Vergleich zu Placebo zu einer signifikant besseren und schnelleren Rückbildung der neurologischen Symptome (Koga et al. 2005). Allerdings war diese Studie nicht randomisiert und nicht verblindet. Die längerfristige orale Gabe von 150–300 mg/kg/d L-Arginin führte bei sechs MELAS-Patienten zu einer deutlich verminderten Schwere und Häufigkeit von »stroke-like episodes« (Koga et al. 2007), wobei diese Studie nicht placebo-kontrolliert war. Insgesamt gibt es somit Hinweise auf eine Wirksamkeit von L-Arginin in der Akutbehandlung und Prophylaxe von »stroke-like episodes« bei MELAS. Aufgrund der methodischen Schwächen der bisherigen Studien und Bedenken hinsichtlich der Sicherheit des Medikaments besteht dringender Bedarf für eine randomisierte kontrollierte Studie (Parikh et al. 2015; Koenig et al. 2016).

*Kombinationstherapie* (↔, C): Eine randomisierte, doppelblinde, placebo-kontrollierte Crossover-Studie mit einer Kombinationstherapie aus Cr, CoQ und α-Liponsäure zeigte einen positiven Effekt auf Surrogatmarker bei insgesamt 16 Patienten mit verschiedenen mitochondrialen Erkrankungen (Rodriguez et al. 2007). Es bleibt abzuwarten, ob auch klinische Endpunkte von einer solchen Therapie profitieren. Das Konzept einer kombinierten Therapie ist aber sicherlich sinnvoll und sollte in weiteren Studien untersucht werden.

*Reduktion zirkulierender Nukleoside bei MNGIE* (↔, B): Erste Ergebnisse zeigen einen positiven Effekt einer Reduktion zirkulierender Nukleoside auf Surrogatmarker bei MNGIE, entweder durch Hämodialyse (la Marca et al. 2006) oder durch Thrombozyten-Infusionen (Lara et al. 2006). Nach *allogener Stammzelltransplantation* synthetisieren die Donorzellen das fehlende Enzym Thymidin-Phophorylase (TP), es kommt zu einem Abbau der im Überschuss vorhandenen Thymidin- und Deoxyuridin-Nukleoside. Weltweit wurden bislang 24 MNGIE-Patienten transplantiert: neun verstarben an Komplikationen des Eingriffs, sechs im Rahmen der Grunderkrankung, bei den neun überlebenden Patienten kam es zu einer Normalisierung der TP und der zirkulierenden Nukleoside sowie bei einer Nachbeobachtungszeit von im Median ca. 4 Jahren zu einer leichten klinischen Besserung (Halter et al. 2015). Erste Fallberichte legen nahe, dass eine Lebertransplantation eine besser verträgliche Alternative sein könnte (De Giorgio et al. 2016). Eine *Enzymersatztherapie mit in Erythrozyten eingekapselter TP* befindet sich in Entwicklung (Bax et al. 2013).

## J 11.2.2 Sonstige Pharmakotherapie

*Antiepileptika* (↔, A): Es gibt keine Studien zu der Frage, welche Antiepileptika in der Behandlung mitochondrialer Erkrankungen geeignet sind. Allerdings scheint Valproat aus verschiedenen Gründen ungeeignet zu sein: es führt zu einer Reduktion von Carnitin (Campistol et al. 2000), einer Hemmung der β-Oxidation (Kibayashi et al. 1999) und oxidativen Phosphorylierung (Silva et al. 1997) sowie zu ultrastrukturellen Abnormalitäten der Mitochondrien mit Lipidablagerung (Melegh und Trombitas 1997). Epileptische Anfälle im Rahmen mitochondrialer Erkrankungen können sich unter Valproat verschlechtern (Ponchaut und Veitch 1993). Zudem scheinen mitochondriale Erkrankungen ein Risikofaktor für das Valproat-induzierte Leberversagen zu sein (Krahenbuhl et al. 2000), insbesondere bei POLG-assoziierten Erkrankungen (Stewart et al. 2010). Besonders geeignet für die Behandlung von Anfällen bei mitochondrialen Erkrankungen erscheinen Carbamazepin, Oxcarbazepin, Lamotrigin, Levetiracetam, Zonisamid, Gabapentin und in Notfallsituationen Benzodiazepine. Da der Status epilepticus eine der häufigeren Todesursachen bei den mitochondrialen Erkrankungen ist (Klopstock et al. 1999), sollten diese Patienten sorgfältig überwacht und gegebenenfalls auf eine neurologische Intensivstation verlegt werden.

*Acetylcholinesterase-Hemmer* (↔, C): Bei manchen Patienten führen geringe Dosen von Pyridostigmin (z. B. 3 × 10 mg Mestinon®/die) zu einer diskreten Verbesserung der muskulären Symptome (Reichmann 1993).

## J 11.2.3 Allgemeine Maßnahmen

*Physikalische Therapie* (↔, A): Belastungsintoleranz ist eine der Hauptbeschwerden der mitochondrialen Patienten. Die eingeschränkte Leistungsfähigkeit ist zum Teil sicherlich Folge des gestörten Energiestoffwechsels, wird aber wahrscheinlich durch die verminderte körperliche Aktivität im Sinne einer chronischen Dekonditionierung immer weiter aufrechterhalten und verstärkt. Eine offene Studie bei zehn Patienten mit mitochondrialer Belastungsintoleranz zeigte eine deutliche Besserung von aerober Kapazität, Ruhe- und Belastungspuls sowie Laktat nach acht Wochen aeroben Laufbandtrainings (Taivassalo et al. 1998). Eine randomisierte Studie bei 20 Patienten mit mitochondrialer Myopathie ergab in der Trainingsgruppe eine deutliche Verbesserung von aerober Kapazität und Leistungsfähigkeit nach 12 Wochen Kraft-Ausdauer-Training (Cejudo et al. 2005). Die Sorge, dass es durch Training zu einer Zunahme der Mutationsbelastung kommen könnte, bestätigte sich in sequenziellen Muskelbiopsien weder kurzfristig bei acht Patienten mit mtDNA-Deletionen nach 14-wöchigem Training (Taivassalo et al. 2006) noch unter längerem Training (bis zu 12 Monate) bei allerdings nur vier Patienten mit verschiedenen Mutationen (Jeppesen et al. 2009). Reviews zum Thema (Voet et al. 2013; Tarnopolsky 2014) kommen zu dem Schluss, dass kombiniertes Ausdauer- und Krafttraining bei mitochondrialen Erkrankungen sicher erscheint und möglicherweise zu einer Verbesserung der Ausdauerleistung führt. Größere randomisierte Studien sind allerdings weiterhin notwendig.

*Herzschrittmacher* (↔, A): Lebensrettend kann die frühzeitige Implantation eines Herzschrittmachers oder eines Defibrillators bei CPEO plus oder Kearns-Sayre-Syndrom sein.

*Respiratorische Funktion:* Bei allen mitochondrialen Erkrankungen ist insbesondere im Zusammenhang mit Narkosen, respiratorischen Infekten oder der Verabreichung sedierender Pharmaka an die Möglichkeit eines *verminderten Atemantriebs* zu denken (Barohn et al. 1990).

*Chirurgische Therapie* (↔, A): Die Ptose bei CPEO und KSS kann neben der ästhetischen Beeinträchtigung auch zur Sichtbehinderung führen. Eine chirurgische *Lidraffung* ist indiziert, wenn die Pupille vom Augenlid bedeckt wird. Allerdings besteht postoperativ die Gefahr des unvollständigen Augenschlusses und damit der Expositionskeratitis (Daut et al. 2000). Störende Doppelbilder bei Bulbusfehlstellung im Rahmen der CPEO treten nur in ca. der Hälfte der Fälle auf, und können ggf. mit Prismenbrillen, selten auch mit Schiel-Operationen korrigiert werden. Eine schwere muskuläre Dysphagie kann gegebenenfalls durch chirurgische Cricopharyngotomie oder durch Botulinumtoxin-Injektionen in den M. cricopharyngeus behandelt werden (Kornblum et al. 2001). Patienten mit sensorineuraler Taubheit sind Kandidaten für ein *Cochlea-Implant*, wenn herkömmliche Hörhilfen nicht mehr ausreichen (Counter et al. 2001). Bei schwerer Leberbeteiligung im Rahmen frühkindlicher mitochondrialer Erkrankungen kann nach Ausschluss einer limitierenden neurologischen Symptomatik die Lebertransplantation zur Lebensverlängerung beitragen (Dubern et al. 2001).

*Andere Therapien:* Die symptomatische Behandlung von anderen möglicherweise auftretenden Symptomen ist in den entsprechenden Kapiteln dieses Buchs dargestellt. Die Behandlung der häufigen hormonellen Störungen erfordert die Konsultation eines Endokrinologen.

## J 11.2.4 Gentherapie

Mitochondriale Erkrankungen sind geeignete Kandidaten für eine zukünftige Gentherapie, da sie i. A. einen schweren Verlauf nehmen und bislang mit anderen Mitteln nur unzureichend behandelt werden können. Während die methodischen Aspekte bei nukleär kodierten mitochondrialen Erkrankungen sich nicht von der Gentherapie anderer Syndrome unterscheiden, ergibt sich bei Erkrankungen, die auf Mutationen der mtDNA beruhen, das zusätzliche Problem, das Konstrukt in die Mitochondrien zu transportieren. Eine Möglichkeit, dieses Problem zu umgehen, ist die *allotope Expression*, d. h. das eigentlich mtDNA-kodierte Gen wird per Gentherapie in den Nukleus transferiert, das entsprechende Protein wird cytosolisch synthetisiert und in Analogie zu anderen nukleär kodierten mitochondrialen Proteinen über eine mitochondriale Target-Sequenz in die Mitochondrien importiert. Auf diese Weise konnte durch allotope Expression der mtDNA-kodierten Proteine ATPase 6 (Manfredi et al. 2002) bzw. ND4 (Guy et al. 2002) die mitochondriale Funktion in Zellkulturen von NARP- bzw. LHON-Patienten verbessert werden. In einem Rattenmodell für LHON konnte Degeneration retinaler Ganglienzellen und Visusverlust durch allotope Expression von humanem ND4 verhindert werden (Ellouze et al. 2008). Dieser Ansatz wird inzwischen bei LHON-Patienten mit der Mutation G11778A in klinischen Studien untersucht. Eine open label-Phase I-Studie bei 5 Patienten zeigte nach einseitiger intravitrealer Injektion des Vektors (ND4-cDNA verpackt in rekombinanten Adeno-assoziierten Virus 2, rAAV2) keine schwereren Nebenwirkungen (Feuer et al. 2016). Eine ähnliche Studie mit längerer Nachbeobachtung zeigte nach einmaliger einseitiger intravitrealer rAAV2-ND4-Injektion bei 9 Patienten wieder eine gute Verträglichkeit sowie nach 9 Monaten eine Besserung um mindestens 0,3 logMAR bei 6/9 Patienten (Wan et al. 2016). Eine randomisierte Phase III-Studie mit einmaliger einseitiger intravitrealer rAAV2-ND4-Injektion und verblindeter »Scheininjektion« des kontralateralen Auges läuft seit 2016 für Patienten bis zu 6 Monate nach Beginn der Symptome (RESCUE, ClinicalTrials ID NCT02652767) und für Patienten zwischen 6 und 12 Monaten nach Beginn der Symptome (REVERSE, ClinicalTrials ID NCT02652780).

## Selbsthilfe

Deutsche Gesellschaft für Muskelkranke e. V. (DGM)
Im Moos 4, 79112 Freiburg
www.dgm.org

## Internet

www.mitoNET.org
www.mitomap.org
www.clinicaltrials.gov

# Literatur


Andreu AL, Hanna MG, Reichmann H et al. Exercise intolerance due to mutations in the cytochrome b gene of mitochondrial DNA. N Engl J Med 1999; 341: 1037–1044.

Angelova PR, Abramov AY. Alpha-synuclein and beta-amyloid – different targets, same players: calcium, free radicals and mitochondria in the mechanism of neurodegeneration. Biochem Biophys Res Commun 2017; 483: 1110–1115.

Barbiroli B, Medori R, Tritschler HJ et al. Lipoic (thioctic) acid increases brain energy availability and skeletal muscle performance as shown by in vivo 31P-MRS in a patient with mitochondrial cytopathy. J Neurol 1995; 242: 472–477.

Barohn RJ, Clanton T, Sahenk Z, Mendell JR. Recurrent respiratory insufficiency and depressed ventilatory drive complicating mitochondrial myopathies. Neurology 1990; 40: 103–106.

Bax BE, Bain MD, Scarpelli M, Filosto M, Tonin P, Moran N. Clinical and biochemical improvements in a patient with MNGIE following enzyme replacement. Neurology 2013; 81: 1269–1271.

Bender A, Klopstock T. Mitochondrien und Altern. Nervenheilkunde 2009; 28: 274–280.

Bender A, Klopstock T. Creatine for neuroprotection in neurodegenerative disease: end of story? Amino Acids 2016; 48: 1929–1940.

Bender A, Krishnan KJ, Morris CM et al. High levels of mitochondrial DNA deletions in substantia nigra neurons in aging and Parkinson disease. Nat Genet 2006; 38: 515–517.

Bernsen PL, Gabreels FJ, Ruitenbeek W, Sengers RC, Stadhouders AM, Renier WO. Successful treatment of pure myopathy, associated with complex I deficiency, with riboflavin and carnitine. Arch Neurol 1991; 48: 334–338.

Birch-Machin MA, Taylor RW, Cochran B, Ackrell BA, Turnbull DM. Late-onset optic atrophy, ataxia, and myopathy associated with a mutation of a complex II gene. Ann Neurol 2000; 48: 330–335.

Bourgeron T, Rustin P, Chretien D et al. Mutation of a nuclear succinate dehydrogenase gene results in mitochondrial respiratory chain deficiency. Nat Genet 1995; 11: 144–149.

Bresolin N, Doriguzzi C, Ponzetto C et al. Ubidecarenone in the treatment of mitochondrial myopathies: a multi-center double-blind trial. J Neurol Sci 1990; 100: 70–78.

Campistol J, Chavez B, Vilaseca MA, Artuch R. [Antiepileptic drugs and carnitine]. Rev Neurol 2000; 30 (Suppl 1): 105–109.

Campos Y, Huertas R, Lorenzo G et al. Plasma carnitine insufficiency and effectiveness of L-carnitine therapy in patients with mitochondrial myopathy. Muscle Nerve 1993; 16: 150–153.

Carelli V, La Morgia C, Valentino ML et al. Idebenone treatment in Leber's hereditary optic neuropathy. Brain 2011; 134: e188.

Cejudo P, Bautista J, Montemayor T et al. Exercise training in mitochondrial myopathy: a randomized controlled trial. Muscle Nerve 2005; 32: 342–350.

Chan A, Reichmann H, Kogel A, Beck A, Gold R. Metabolic changes in patients with mitochondrial myopathies and effects of coenzyme Q10 therapy. J Neurol 1998; 245: 681–685.

Chen RS, Huang CC, Chu NS. Coenzyme Q10 treatment in mitochondrial encephalomyopathies. Short-term double-blind, crossover study. Eur Neurol 1997; 37: 212–218.

Chinnery PF, DiMauro S, Shanske S et al. Risk of developing a mitochondrial DNA deletion disorder. Lancet 2004; 364: 592–596.

Ciafaloni E, Ricci E, Shanske S et al. MELAS: clinical features, biochemistry, and molecular genetics. Ann Neurol 1992; 31: 391–398.

Counter PR, Hilton MP, Webster D et al. Cochlear implantation of a patient with a previously undescribed mitochondrial DNA defect. J Laryngol Otol 2001; 115: 730–732.

Daut PM, Steinemann TL, Westfall CT. Chronic exposure keratopathy complicating surgical correction of ptosis in patients with chronic progressive external ophthalmoplegia. Am J Ophthalmol 2000; 130: 519–521.

De Giorgio R, Pironi L, Rinaldi R et al. Liver transplantation for mitochondrial neurogastrointestinal encephalomyopathy. Ann Neurol 2016; 80: 448–455.

De Stefano N, Matthews PM, Ford B, Genge A, Karpati G, Arnold DL. Short-term dichloroacetate treatment improves indices of cerebral metabolism in patients with mitochondrial disorders. Neurology 1995; 45: 1193–1198.

De Vocht C, Ranquin A, Willaert R et al. Assessment of stability, toxicity and immunogenicity of new polymeric nanoreactors for use in enzyme replacement therapy of MNGIE. J Control Release 2009; 137: 246–254.

Desbats MA, Lunardi G, Doimo M, Trevisson E, Salviati L. Genetic bases and clinical manifestations of coenzyme Q10 (CoQ 10) deficiency. J Inherit Metab Dis 2015; 38: 145–156.

Di Prospero NA, Baker A, Jeffries N, Fischbeck KH. Neurological effects of high-dose idebenone in patients with Friedreich's ataxia: a randomised, placebo-controlled trial. Lancet Neurol 2007; 6: 878–886.

Dubern B, Broue P, Dubuisson C et al. Orthotopic liver transplantation for mitochondrial respiratory chain disorders: a study of 5 children. Transplantation 2001; 71: 633–637.

Eleff S, Kennaway NG, Buist NR et al. 31P NMR study of improvement in oxidative phosphorylation by vitamins K3 and C in a patient with a defect in electron transport at complex III in skeletal muscle. Proc Natl Acad Sci U S A 1984; 81: 3529–3533.

Ellouze S, Augustin S, Bouaita A et al. Optimized allotopic expression of the human mitochondrial ND4 prevents blindness in a rat model of mitochondrial dysfunction. Am J Hum Genet 2008; 83: 373–387.

Elstner M, Andreoli C, Klopstock T, Meitinger T, Prokisch H. The mitochondrial proteome database: MitoP2. Methods Enzymol 2009; 457: 3–20.

Feuer WJ, Schiffman JC, Davis JL et al. Gene Therapy for Leber Hereditary Optic Neuropathy: Initial Results. Ophthalmology 2016; 123: 558–570.

Fukuhara N, Tokiguchi S, Shirakawa K, Tsubaki T. Myoclonus epilepsy associated with ragged-red fibres (mitochondrial abnormalities ): disease entity or a syndrome? Light-and electron-microscopic studies of two cases and review of literature. J Neurol Sci 1980; 47: 117–133.

Gempel K, Topaloglu H, Talim B et al. The myopathic form of coenzyme Q10 deficiency is caused by mutations in the electron-transferring-flavoprotein dehydrogenase (ETFDH) gene. Brain 2007; 130: 2037–2044.

Ghezzi D, Goffrini P, Uziel G et al. SDHAF1, encoding a LYR complex-II specific assembly factor, is mutated in SDH-defective infantile leukoencephalopathy. Nat Genet 2009; 41: 654–656.

Goto Y, Nonaka I, Horai S. A mutation in the tRNA(Leu)(UUR) gene associated with the MELAS subgroup of mitochondrial encephalomyopathies. Nature 1990; 348: 651–653.

Greenhaff PL, Casey A, Short AH, Harris R, Soderlund K, Hultman E. Influence of oral creatine supplementation of muscle torque during repeated bouts of maximal voluntary exercise in man. Clin Sci (Lond) 1993; 84: 565–571.

Guy J, Qi X, Pallotti F et al. Rescue of a mitochondrial deficiency causing Leber Hereditary Optic Neuropathy. Ann Neurol 2002; 52: 534–542.

Halter JP, Michael W, Schüpbach M et al. Allogeneic haematopoietic stem cell transplantation for mitochondrial neurogastrointestinal encephalomyopathy. Brain 2015; 138: 2847–2858.

Harris RC, Soderlund K, Hultman E. Elevation of creatine in resting and exercised muscle of normal subjects by creatine supplementation. Clin Sci (Lond) 1992; 83: 367–374.

Hirano M, Silvestri G, Blake DM et al. Mitochondrial neurogastrointestinal encephalomyopathy (MNGIE): clinical, biochemical, and genetic features of an autosomal recessive mitochondrial disorder. Neurology 1994; 44: 721–727.

Holt IJ, Cooper JM, Morgan-Hughes JA, Harding AE. Deletions of muscle mitochondrial DNA. Lancet 1988; 1: 1462.

Holt IJ, Harding AE, Cooper JM et al. Mitochondrial myopathies: clinical and biochemical features of 30 patients with major deletions of muscle mitochondrial DNA. Ann Neurol 1989; 26: 699–708.

Holt IJ, Harding AE, Petty RK, Morgan-Hughes JA. A new mitochondrial disease associated with mitochondrial DNA heteroplasmy. Am J Hum Genet 1990; 46: 428–433.

Horvath R, Kemp JP, Tuppen HA et al. Molecular basis of infantile reversible cytochrome c oxidase deficiency myopathy. Brain 2009; 132: 3165–3174.

Horvath R, Schneiderat P, Schoser BG et al. Coenzyme Q10 deficiency and isolated myopathy. Neurology 2006; 66: 253–255.

Jeppesen TD, Duno M, Schwartz M et al. Short- and long-term effects of endurance training in patients with mitochondrial myopathy. Eur J Neurol 2009; 16: 1336–1339.

Kaufmann P, Engelstad K, Wei Y et al. Dichloroacetate causes toxic neuropathy in MELAS: a randomized, controlled clinical trial. Neurology 2006; 66: 324–330.

Kibayashi M, Nagao M, Chiba S. Influence of valproic acid on the expression of various acyl-CoA dehydrogenases in rats. Pediatr Int 1999; 41: 52–60.

Kirkman MA, Yu-Wai-Man P, Korsten A et al. Gene-environment interactions in Leber hereditary optic neuropathy. Brain 2009; 132: 2317–2326.

Klopstock T, Elstner M, Bender A. Creatine in mouse models of neurodegeneration and aging. Amino Acids 2011b; 40: 1297–303.

Klopstock T, Jaksch M, Gasser T. Age and cause of death in mitochondrial diseases. Neurology 1999; 53: 855–857.

Klopstock T, Metz G, Yu-Wai-Man P, et al. Persistence of the treatment effect of idebenone in Leber's hereditary optic neuropathy. Brain 2013; 136: e230.

Klopstock T, Querner V, Schmidt F et al. A placebo-controlled crossover trial of creatine in mitochondrial diseases. Neurology 2000; 55: 1748–1751.

Klopstock T, Yu-Wai-Man P, Dimitriadis K et al. A randomized, placebo-controlled trial of idebenone in Leber's hereditary optic neuropathy. Brain 2011a; 134: 2677–2686.

Koenig MK, Emrick L, Karaa A, Korson M, Scaglia F, Parikh S, Goldstein A. Recommendations for the Management of Strokelike Episodes in Patients With Mitochondrial Encephalomyopathy, Lactic Acidosis, and Strokelike Episodes. JAMA Neurol 2016; 73: 591–594.

Koga Y, Akita Y, Nishioka J et al. MELAS and L-arginine therapy. Mitochondrion 2007; 7: 133–139.

Koga Y, Akita Y, Nishioka J et al. L-arginine improves the symptoms of strokelike episodes in MELAS. Neurology 2005; 64: 710–712.

Kornblum C, Broicher R, Walther E et al. Cricopharyngeal achalasia is a common cause of dysphagia in patients with mtDNA deletions. Neurology 2001; 56: 1409–1412.

Kornblum C, Schroder R, Muller K et al. Creatine has no beneficial effect on skeletal muscle energy metabolism in patients with single mitochondrial DNA deletions: a placebo-controlled, double-blind 31P-MRS crossover study. Eur J Neurol 2005; 12: 300–309.

Krahenbuhl S, Brandner S, Kleinle S, Liechti S, Straumann D. Mitochondrial diseases represent a risk factor for valproate-induced fulminant liver failure. Liver 2000; 20: 346–348.

Kuroda Y, Ito M, Toshima K et al. Treatment of chronic congenital lactic acidosis by oral administration of dichloroacetate. J Inherit Metab Dis 1986; 9: 244–252.

la Marca G, Malvagia S, Casetta B et al. Pre- and post-dialysis quantitative dosage of thymidine in urine and plasma of a MNGIE patient by using HPLC-ESI-MS/MS. J Mass Spectrom 2006; 41: 586–592.

Lara MC, Weiss B, Illa I et al. Infusion of platelets transiently reduces nucleoside overload in MNGIE. Neurology 2006; 67: 1461–1463.

Lee HF, Lee HJ, Chi CS, Tsai CR, Chang TK, Wang CJ. The neurological evolution of Pearson syndrome: case report and literature review. Eur J Paediatr Neurol 2007; 11: 208–214.

Lou HC. Correction of increased plasma pyruvate and plasma lactate levels using large doses of thiamine in patients with Kearns-Sayre syndrome. Arch Neurol 1981; 38: 469.

Luft R, Ikkos D, Palmieri G, Ernster L, Afzelius B. A case of severe hypermetabolism of nonthyroid origin with a defect in the maintenance of mitochondrial respiratory control: a correlated clinical, biochemical, and morphological study. J Clin Invest 1962; 41: 1776–1804.

Lynch DR, Perlman SL, Meier T. A phase 3, double-blind, placebo-controlled trial of idebenone in friedreich ataxia. Arch Neurol 2010; 67: 941–947.

Man PY, Griffiths PG, Brown DT, Howell N, Turnbull DM, Chinnery PF. The epidemiology of Leber hereditary optic neuropathy in the North East of England. Am J Hum Genet 2003; 72: 333–339.

Manfredi G, Fu J, Ojaimi J et al. Rescue of a deficiency in ATP synthesis by transfer of MTATP6, a mitochondrial DNA-encoded gene, to the nucleus. Nat Genet 2002; 30: 394–399.

Mariotti C, Solari A, Torta D, Marano L, Fiorentini C, Di Donato S. Idebenone treatment in Friedreich patients: one-year-long randomized placebo-controlled trial. Neurology 2003; 60: 1676–1679.

Matthews PM, Ford B, Dandurand RJ et al. Coenzyme Q10 with multiple vitamins is generally ineffective in treatment of mitochondrial disease. Neurology 1993; 43: 884–890.

McFarland R, Swalwell H, Blakely EL et al. The m.5650G>A mitochondrial tRNAAla mutation is pathogenic and causes a phenotype of pure myopathy. Neuromuscul Disord 2008; 18: 63–67.

Meier T, Buyse G. Idebenone: an emerging therapy for Friedreich ataxia. J Neurol 2009; 256 (Suppl 1): 25–30.

Melegh B, Trombitas K. Valproate treatment induces lipid globule accumulation with ultrastructural abnormalities of mitochondria in skeletal muscle. Neuropediatrics 1997; 28: 257–261.

Moraes CT, DiMauro S, Zeviani M et al. Mitochondrial DNA deletions in progressive external ophthalmoplegia and Kearns-Sayre syndrome. N Engl J Med 1989; 320: 1293–1299.

Neupert W, Herrmann JM. Translocation of proteins into mitochondria. Annu Rev Biochem 2007; 76: 723–749.

Nishino I, Spinazzola A, Hirano M. Thymidine phosphorylase gene mutations in MNGIE, a human mitochondrial disorder. Science 1999; 283: 689–692.

Ogilvie I, Kennaway NG, Shoubridge EA. A molecular chaperone for mitochondrial complex I assembly is mutated in a progressive encephalopathy. J Clin Invest 2005; 115: 2784–2792.

Papadopoulou LC, Sue CM, Davidson MM et al. Fatal infantile cardioencephalomyopathy with COX deficiency and mutations in SCO2, a COX assembly gene. Nat Genet 1999; 23: 333–337.

Parikh S, Goldstein A, Koenig MK et al. Diagnosis and management of mitochondrial disease: a consensus statement from the Mitochondrial Medicine Society. Genet Med 2015; 17: 689–701.

Parkinson Study Group QE3 Investigators, Beal MF, Oakes D et al. A randomized clinical trial of high-dosage coenzyme Q10 in early Parkinson disease: no evidence of benefit. JAMA Neurol 2014; 71: 543–552.

Pastula DM, Moore DH, Bedlack RS. Creatine for amyotrophic lateral sclerosis/motor neuron disease. Cochrane Database Syst Rev 2012; (12): CD005225.

Pavlakis SG, Phillips PC, DiMauro S, De Vivo DC, Rowland LP. Mitochondrial myopathy, encephalopathy, lactic acidosis, and strokelike episodes: a distinctive clinical syndrome. Ann Neurol 1984; 16: 481–488.

Ponchaut S, Veitch K. Valproate and mitochondria. Biochem Pharmacol 1993; 46: 199–204.

Przyrembel H. Therapy of mitochondrial disorders. J Inherit Metab Dis 1987; 10(Suppl 1): 129–146.

Quinzii CM, Hirano M, DiMauro S. CoQ10 deficiency diseases in adults. Mitochondrion 2007; 7(Suppl): 122–126.

Reichmann H. [Therapy of metabolic myopathies]. Nervenarzt 1993; 64: 627–632.

Riordan-Eva P, Sanders MD, Govan GG, Sweeney MG, Da Costa J, Harding AE. The clinical features of Leber's hereditary optic neuropathy defined by the presence of a pathogenic mitochondrial DNA mutation. Brain 1995; 118: 319–337.

Rodriguez MC, MacDonald JR, Mahoney DJ, Parise G, Beal MF, Tarnopolsky MA. Beneficial effects of creatine, CoQ10, and lipoic acid in mitochondrial disorders. Muscle Nerve 2007; 35: 235–242.

Sacconi S, Trevisson E, Salviati L et al. Coenzyme Q10 is frequently reduced in muscle of patients with mitochondrial myopathy. Neuromuscul Disord 2010; 20: 44–48.

Saitoh S, Momoi MY, Yamagata T, Mori Y, Imai M. Effects of dichloroacetate in three patients with MELAS. Neurology 1998; 50: 531–534.

Seibel P, Lauber J, Klopstock T, Marsac C, Kadenbach B, Reichmann H. Chronic progressive external ophthalmoplegia is associated with a novel mutation in the mitochondrial tRNA(Asn) gene. Biochem Biophys Res Commun 1994; 204: 482–489.

Shoffner JM, Lott MT, Lezza AM, Seibel P, Ballinger SW, Wallace DC. Myoclonic epilepsy and ragged-red fiber disease (MERRF) is associated with a mitochondrial DNA tRNA(Lys) mutation. Cell 1990; 61: 931–937.

Shoffner JM, Lott MT, Voljavec AS, Soueidan SA, Costigan DA, Wallace DC. Spontaneous Kearns-Sayre/chronic external ophthalmoplegia plus syndrome associated with a mitochondrial DNA deletion: a slip-replication model and metabolic therapy. Proc Natl Acad Sci U S A 1989; 86: 7952–7956.

Silva MF, Ruiter JP, Illst L et al. Valproate inhibits the mitochondrial pyruvate-driven oxidative phosphorylation in vitro. J Inherit Metab Dis 1997; 20: 397–400.

Silvestri G, Ciafaloni E, Santorelli FM et al. Clinical features associated with the A → G transition at nucleotide 8344 of mtDNA (»MERRF mutation«). Neurology 1993; 43: 1200–1206.

Sobreira C, Hirano M, Shanske S et al. Mitochondrial encephalomyopathy with coenzyme Q10 deficiency. Neurology 1997; 48: 1238–1243.

Spruijt L, Naviaux RK, McGowan KA et al. Nerve conduction changes in patients with mitochondrial diseases treated with dichloroacetate. Muscle Nerve 2001; 24: 916–924.

Stacpoole PW, deGrauw TJ, Feigenbaum AS et al. Design and implementation of the first randomized controlled trial of coenzyme $CoQ_{10}$ in children with primary mitochondrial diseases. Mitochondrion 2012; 12: 623–629.

Stewart JD, Horvath R, Baruffini E et al. Polymerase gamma gene POLG determines the risk of sodium valproate-induced liver toxicity. Hepatology 2010; 52: 1791–1796.

Taivassalo T, De Stefano N, Argov Z et al. Effects of aerobic training in patients with mitochondrial myopathies. Neurology 1998; 50: 1055–1060.

Taivassalo T, Gardner JL, Taylor RW et al. Endurance training and detraining in mitochondrial myopathies due to single large-scale mtDNA deletions. Brain 2006; 129: 3391–3401.

Taivassalo T, Matthews PM, De Stefano N et al. Combined aerobic training and dichloroacetate improve exercise capacity and indices of aerobic metabolism in muscle cytochrome oxidase deficiency. Neurology 1996; 47: 529–534.

Takanashi J, Sugita K, Tanabe Y, Maemoto T, Niimi H. Dichloroacetate treatment in Leigh syndrome caused by mitochondrial DNA mutation. J Neurol Sci 1997; 145: 83–86.

Tarnopolsky MA. Exercise as a therapeutic strategy for primary mitochondrial cytopathies. J Child Neurol 2014; 29: 1225–1234.

Tarnopolsky M, Martin J. Creatine monohydrate increases strength in patients with neuromuscular disease. Neurology 1999; 52: 854–857.

Tarnopolsky MA, Roy BD, MacDonald JR. A randomized, controlled trial of creatine monohydrate in patients with mitochondrial cytopathies. Muscle Nerve 1997; 20: 1502–1509.

Tuppen HA, Hogan VE, He L et al. The p. M292T NDUFS2 mutation causes complex I-deficient Leigh syndrome in multiple families. Brain 2010; 133: 2952–2963.

Voet NB, van der Kooi EL, Riphagen, II, Lindeman E, van Engelen BG, Geurts AC. Strength training and aerobic exercise training for muscle disease. Cochrane Database Syst Rev 2013: CD003907.

Wallace DC, Singh G, Lott MT et al. Mitochondrial DNA mutation associated with Leber's hereditary optic neuropathy. Science 1988; 242: 1427–1430.

Wan X, Pei H, Zhao MJ et al. Efficacy and Safety of rAAV2-ND4 Treatment for Leber's Hereditary Optic Neuropathy. Sci Rep 2016; 6: 21587.

Yu Wai Man CY, Smith T, Chinnery PF, Turnbull DM, Griffiths PG. Assessment of visual function in chronic progressive external ophthalmoplegia. Eye (Lond) 2006; 20: 564–568.

Zhu Z, Yao J, Johns T et al. SURF1, encoding a factor involved in the biogenesis of cytochrome c oxidase, is mutated in Leigh syndrome. Nat Genet 1998; 20: 337–343.

# J 12 Myotone Dystrophien, Myotonien und periodische Lähmungen

*von B. Schoser und F. Lehmann-Horn*

## J 12.1 Myotone Dystrophien

### J 12.1.1 Klinik

Die myotonen Dystrophien sind autosomal-dominant vererbte, progrediente Multisystemerkrankungen. Unterschieden werden die *myotone Dystrophie Typ 1 (DM1)* und die *myotone Dystrophie Typ 2* bzw. proximale myotone Myopathie *(DM2/PROMM)*. Klinisch wegweisend ist die Kombination aus myotonen Symptomen, einer progredienten Muskelschwäche, Muskelatrophien, Linsentrübung, Diabetes mellitus und Herzrhythmusstörungen. Hinzu kommen variabel weitere extramuskuläre Manifestationen (**Tab. J 12.1**, **Tab. J 12.2**). Oligosymptomatische Formen können bei der Differentialdiagnose Schwierigkeiten bereiten.

Die myotone Reaktion ist klinisch durch eine nicht kontrollierbare verzögerte Muskelrelaxationsstörung bzw. Dekontraktionshemmung charakterisiert. Sie wird von den Patienten als Muskelsteife oder Schweregefühl empfunden. Im Gegensatz zu den nicht progressiven Myotonien werden myotone Symptome von Patienten mit myotoner Dystrophie oft nicht spontan berichtet. Am zuverlässigsten ist der Nachweis einer Myotonie an der Hand (Faustschlussmyotonie, Perkussionsmyotonie am Thenar). Gelegentlich findet sich ein Nachhängen des Lids bei schnellem Blickwechsel nach unten und nach längerem Aufwärtsblick (Pseudo-Graefe-Phänomen, lid lag myotonia). Die dystrophen Veränderungen der Skelettmuskulatur haben ein charakteristisches Verteilungsmuster (**Tab. J 12.1**). Die DM1 zeigt typischerweise einen Befall der Gesichtsmuskulatur, der Lidheber (doppelseitige Ptose), der Kaumuskulatur (Mm. temporales, Mm. masseteres) und der Mm. sternocleidomastoidei. An den Extremitäten sind die Atrophien meist distal betont. Bei DM2 beginnt die Symptomatik meistens in der proximalen Beinmuskulatur (Schwierigkeiten beim Treppensteigen und beim Aufstehen aus der Hocke), seltener in den Schultern und an den Oberarmen, und geht häufig mit Myalgien einher.

Elektromyographisch finden sich neben myopathischen Veränderungen die Zeichen der Myotonie. Nach Willkürinnervation oder mechanischer Stimulation sowie spontan treten Salven von hochfrequenten (40–60 Hz), triphasischen Spikes oder positiven scharfen Wellen auf, die aufgrund ihrer Frequenz- und Amplitudenmodulation zu charakteristischen myotonen Salven führen. Neben myotonen Salven kommen auch komplexe repetitive Serienentladungen vor, die lange andauern (bis zu 30 sec), nur gering frequenzmoduliert sind, abrupt anfangen und ebenso plötzlich sistieren.

Die Diagnosesicherung erfolgt durch die DNA-Diagnostik. Sowohl die DM1 als auch DM2 beruhen auf der instabilen Verlängerung von DNA-Repeats. Bei der DM1 findet sich ein verlängerter Triplett-Repeat (CTG) in der 3' Region des Myotonin-Protein-Kinase(*DMPK*)-Gens auf Chromosom 19q13 (Brook et al. 1992). Bei DM2 findet sich ein verlängerter Tetranukleotid-Repeat (CCTG) in Intron 1 des Zink-Finger-Protein-9(*ZNF9*)-Gens auf Chromosom 3q21 (Liquori et al. 2001). Zur weiteren Diagnostik und den Zusatzbefunden bei DM1 und DM2 siehe **Tab. J 12.2**.

### J 12.1.2 Epidemiologie und Verlauf

In Deutschland wird für beide Muskelerkrankungen die Inzidenz auf jeweils etwa 1 auf 15 000 Neugeborene geschätzt. Da die Mehrzahl der Genträger erst im Erwachsenalter erkrankt, beträgt die Prävalenz jeweils etwa 1 auf 37 000 Einwohner. In nicht mitteleuropäischen Ländern ist die DM2 seltener. In Deutschland leben derzeit ca. 4 500 Patienten mit DM1 und DM2. Damit dürften die myotonen Dystrophien in Deutschland die häufigsten Muskelerkrankungen im Erwachsenenalter sein (Schneider-Gold et al. 2010). Beide Erkrankungen sind durch eine variable Penetranz und erhebliche intrafamiliäre Variabilität gekennzeichnet.

*Myotone Dystrophie Typ 1 (DM1):* Neben der adulten Form, mit Erstmanifestation in der Jugend und im Erwachsenenalter, gibt es eine schwer verlaufende kongenitale myotone Dystrophie (CDM). Erstmanifestationsalter und Schwere der Symptomatik bei der DM1 korrelieren positiv mit der Anzahl der CTG-Repeats. Die meiotische Instabilität dieser Repeats (Neigung zur Expansion während der Reifeteilungen) ist die molekulare Grundlage für das Phänomen der *Antizipation* (Vorverlagerung des Erstmanifestationsalters und zunehmende Schwere der Symptomatik in nachfolgenden Generationen). *Kongenitale Fälle (CDM)* werden fast ausschließlich maternal vererbt. Hier finden sich extrem expandierte Allele (bis zu 4 000 Repeats, Norm: bis 35). Die Myotonie der adulten DM1 ist seltener schwerwiegend und kann mit Fortschritt der Muskeldystrophie nachlassen, insbesondere an den distalen Extremitätenmuskeln. Die Patienten werden hauptsächlich durch zunehmende Paresen behindert. Die bei der Erkrankung häufig auftretenden *Herzrhythmusstörungen* (Vorhofflattern, AV-Block, supraventrikuläre und ventrikuläre Herzrhythmusstörungen) können vital bedrohlich sein, weshalb regelmäßige kardiologische Kontrollen und eine frühzeitige Intervention notwendig sind.

*Myotone Dystrophie Typ 2*/Proximale myotone Myopathie (*DM2*/PROMM): Der Beginn der DM2 ist häufig um das 40.–50. Lebensjahr und der Ver-

**Tab. J 12.1:** Klinik und Verlauf der Myotonen Dystrophien

| | **Myotone Dystrophie Typ 1 (DM1)** | **Myotone Dystrophie Typ 2 (DM2/PROMM)** |
|---|---|---|
| *Klinik* | | |
| Muskelschwäche und -atrophie | zunächst distale (später auch proximale) Extremitätenmuskulatur, Mm. temporales und mimische Muskulatur (myopathische Fazies), pharyngeale Muskulatur (näselnde Sprache), Halsbeugemuskulatur | zunächst meist proximal (Nackenbeuger, Hüftbeuger, M. triceps brachii); z. T. asymmetrisch, z. T. fluktuierend; häufig Muskelatrophie (v. a. M. quadriceps femoris, iliopsoas); orofaziale Muskulatur seltener beteiligt; gelegentlich Wadenhypertrophie |
| Myotonie | v. a. Gesicht, Zunge, Unterarme, Thenar | geringer ausgeprägt als bei DM1; kann fehlen; meist in den Oberschenkeln, Händen und Waden; Verschlechterung bei Kälte und nach Belastung (Treppensteigen) |
| Muskelschmerzen | selten | häufig (40–50 %); muskelkaterartig; oberflächlich, v. a. Oberschenkel, Waden, Rücken; können fluktuieren; Verstärkung nach Ruhe; Druckdolenz |
| Katarakt/Auge | Katarakt: bis 75 % der Fälle<br>selten: Retinadegeneration, Hornhautveränderungen | Katarakt |
| Hirnnervenbeteiligung | Ptosis (primär muskulär)<br>Innenohrschwerhörigkeit (meist gering- bis mittelgradig) | seltener als bei DM1: Ptosis, Innenohrschwerhörigkeit |
| Kardiale Manifestation | Herzrhythmusstörungen (bei 90 %; bradykard – tachykard) am häufigsten: AV-Block<br>Herzinsuffizienz (20 %) | Herzrhythmusstörungen (v. a. AV-Block)<br>Herzinsuffizienz, Kardiomyopathien |
| Endokrine Symptome | Hypogonadismus (häufig eingeschränkte Fertilität)<br>Stirnglatze<br>Insulinresistenz mit latentem oder manifestem Diabetes mellitus | Hypogonadismus<br>Insulinresistenz, manifester Diabetes mellitus |
| Zerebrale Manifestation | Demenzielle Entwicklung<br>Apathie<br>Hypersomnie<br>Affektive Störungen<br>Antriebsstörung<br>Autismusspektrumstörungen | seltener und i. d. R. schwächer ausgeprägt, Hypersomnie, gelegentlich Tremor |
| Gastrointestinaltrakt | Dilatation und verminderte Motilität von: Ösophagus, Magen, Kolon, Sphinkter ani (Stuhlinkontinenz), Uterus; Gallensteine; Transaminasenerhöhung (isolierte gGT) | seltener Dysphagie, Gallensteine<br>Transaminasenerhöhung (isolierte gGT) |
| *Verlauf* | | |
| | sehr variabel<br>insgesamt progredient<br>milde Verläufe mit normaler Lebenserwartung kommen vor<br>limitierend sind v. a. Herzrhythmusstörungen,<br>reduzierte Lebenserwartung | variabel<br>milder als bei DM1<br>insgesamt progredient<br>weitgehend normale Lebenserwartung |

**Tab. J 12.2:** Diagnostik und Zusatzbefunde bei myotonen Dystrophien

| | **DM1** | **DM2** |
|---|---|---|
| EMG | Spontanaktivität, Myotone Serien, myopathisches Muster | wie bei DM1, allerdings oft geringer ausgeprägt, Myotonie kann fehlen |
| Spaltlampenuntersuchung | Subkapsuläre, bunte, hintere Linsentrübung (sog. »Christbaumschmuckkatarakt«) | |
| Labor | CK: mäßig erhöht<br>oft leicht erhöhte Leberenzyme (isolierte Gamma-GT-Erhöhung), Hypo-IgM, Hypo-IgG | |
| Kraniale MRT | evtl. diffuse Signalanhebung (T2) im Marklager der Hemisphären, z. T. umschriebene Läsionen, Atrophie | |
| DNA-Diagnostik | expandierte (CTG)n Wiederholungssequenz im *DMPK*-Gen | expandierte (CCTG)n Wiederholungssequenz im *ZNF9*-Gen |

lauf ist milder als bei der DM1. Viele Patienten bleiben über lange Zeit oligosymptomatisch. Die Muskelschwäche, myotonen Symptome und Muskelschmerzen können fluktuieren. Häufig steht die Myotonie im Hintergrund. Wiederholt wurde über eine Erstmanifestation oder Verschlechterung der myotonen Symptomatik in der Schwangerschaft berichtet. Die Lebenserwartung ist normalerweise nicht eingeschränkt (Schara und Schoser 2006).

## J 12.2 Therapeutische Prinzipien

Die myotone Reaktion beruht auf einer elektrischen Instabilität der Muskelfasermembran mit einer Neigung zu repetitiven Entladungen. Molekulare Grundlage der Myotonie bei den DMs ist ein abnorm gespleißter Chloridkanal. Klinisch sind Mexiletin und andere Kanalblocker wirksam (**Tab. J 12.3**). Eine Studie zeigte, dass Mexiletin in einer Dosis von 3 × 150 mg bis 3 × 200 mg/d sicher und effektiv ist (Logigain et al. 2010). Aufgrund kardialer Erregungsleitungsstörungen im Rahmen der Grunderkrankung (Degeneration des His-Bündel-Systems) ist die Indikation zur medikamentösen Therapie mit Zurückhaltung zu stellen. (Für weitere Details siehe Ende dieses Kapitels.)

Für die *DM1* wurden strukturelle kardiale Auffälligkeiten (u. a. linksventrikuläre Hypertrophie, Dilatation und systolische Dysfunktion) beschrieben. Die linksventrikuläre systolische Dysfunktion war assoziiert mit zunehmendem Alter, CTG-Repeatlänge, P-R > 200 ms und QRS > 120 ms (Bhakta et al. 2004). Eine hohe Inzidenz für eine akute kardiale Mortalität konnte bei schweren EKG-Veränderungen und höherem Alter nachgewiesen werden. Auch eine hohe Anzahl plötzlicher Herztode unter DM1-Patienten mit implantiertem Schrittmacher und/oder Kardioverter ist nachweisbar. Ventrikuläre tachykarde Rhythmusstörungen sind prognostisch als am schwerwiegendsten einzustufen (Groh et al. 2008).

Für die *DM2* existiert eine prospektive kardiologische Studie, die bei 104 DM2-Patienten Verlaufsuntersuchungen für EKG, 24 h Holter-EKG, 2D-Herzechokardiographie und elektrophysiologische Untersuchungen, wenn diese angezeigt waren, sowie Muskelkraftmessungen durchgeführt hat (mittlere Verlaufsbeobachtungszeit: 7.4 ± 4.1 Jahre). Zusammenfassend wurde bei 10 % der DM2-Patienten ein P-R≥200ms und bei 17 % der DM2-Patienten ein QRS≥100ms nachgewiesen. Sechs DM2-Patienten benötigten die Implantation eines Herzschrittmachers bzw. eines Kardiokonverters. Somit ist im Vergleich zur DM1 die Häufigkeit und Schwere der Herzbeteiligung bei DM2 definitiv geringer ausgeprägt (Sansone et al. 2012). Bisher war bekannt, dass bei 4 von 297 DM2-Patienten vor dem 45. Lebensjahr ein plötzlicher Herztod festgestellt wurde (Schoser et al. 2004). Bei 38 DM2-Patienten fanden sich 14 mit Herzrhythmusstörungen, sechs mit diastolischen Dysfunktionen sowie sechs mit supraventrikulären Arrhythmien. Fünf Patienten erlitten einen Schlaganfall (Wahbi et al. 2009). Insgesamt wird die Häufigkeit der kardialen Mitbeteiligung bei DM2, familiär gehäuft, auf 10–20 % geschätzt.

Patienten mit einer Eigen- oder Familienanamnese für kardiale Manifestationen sollten jährliche EKG-Kontrollen erhalten und frühzeitig einen Defibrillator implantiert bekommen (Lazarus et al. 2004; Groh et al. 2008; Laurent et al. 2010).

Etwa ein Drittel der Patienten mit DM1 und DM2 leidet an verstärkter Tagesmüdigkeit. Bei einem Teil dieser Patienten findet sich eine chronische respiratorische Insuffizienz oder ein obstruktives Schlaf-Apnoe-Syndrom. Zwei offene Studien an jeweils elf Patienten sprechen für einen positiven Effekt von Modafinil (Damian et al. 2001) bzw. Methylphenidat (van der Meche et al. 1994). Zur Behandlung einer fortschreitenden diaphragmalen Ateminsuffizienz steht die nichtinvasive Heimbeatmung zur Verfügung. Zur Prophylaxe von Atemwegsinfektionen bei alveolärer Hypoventilation wird eine Atemtherapie empfohlen. Eine kausale Therapie der Muskeldystrophie ist nicht bekannt. Molekulare Therapiestrategien sind in Planung (Thompson et al. 2009; Mulders et al. 2010; Kinter und Sinnreich 2014; Klein et al. 2015). Eine erste Antisense-Oligonucleotid Studie für das Zielsymptom Myotonie wurde in Nordamerika durchgeführt (ClinicalTrials.gov Identifier: NCT02312011). Leider war die Interimsanalyse für den primären

**Tab. J 12.3:** Therapie der myotonen Dystrophien

| | |
|---|---|
| Myotone Symptome | Bei Behinderungen durch die Myotonie (EKG vor und während der Therapie).<br>Absolute Kontraindikation bei AV-Block II. oder III. Grades.<br>Relative Kontraindikation bei AV-Block I. Grades.<br>Mexiletin 3 × 100–3 × 200 mg/die (↑↑, A)<br>Flecainid 2 × 50 mg–2 × 100 mg (↑, C)<br>Propafenon 2 × 150–2 × 300 mg (↑, C)<br>Phenytoin 3 × 100 mg/die (↑, C) |
| Herzrhythmusstörungen | Implantation von Schrittmacher oder Kardiokonverter (↑, C)<br>Bei ventrikulärer Reentry-Tachykardie ggf. Katheterablation (↑, C) |
| Tagesmüdigkeit<br>Hypersomnie | Modafinil 100–400 mg/die (↔, C)<br>Methylphenidat 2–3 × 10 mg/die (↔, C)<br>Verhaltenstherapie (?)<br>Evtl. Heimbeatmung |
| Depression | Imipramin oder Amitriptylin 100–150 mg /die (cave bei AV-Block) (↔, C) |
| Katarakt | Ggf. Operation (↑↑, B) |
| Ergotherapie | Hand-Trainings-Programm (↑, A) |
| Orthesenversorgung | Schienen (↑↑, B)<br>Peronaeusschienen (↑, B) |

Endpunkt Besserung der Myotonie negativ, sodass diese Studie im Januar 2017 beendet wurde. In Europa wurde eine erste große multizentrische, randomisierte Studie zum Effekt der Verhaltenstherapie auf die Aktivität bei 256 DM1 Patienten durchgeführt (»Observational Prolonged Trial in Myotonic Dystrophy Type 1 (OPTIMISTIC)« ClinicalTrials.gov Identifier: NCT02118779).
Neben der symptomatischen Therapie erfolgen regelmäßige krankengymnastische Übungsbehandlungen mit nicht maximal erschöpfender Bewegung zur Kompensation funktioneller Defizite und um orthopädische Komplikationen zu vermeiden. Häufig werden Peronaeusschienen und andere Hilfsmittel erforderlich (Schneider-Gold et al. 2010). Die Gabe von Kreatin-Monohydrat hatte keinen eindeutig positiven Effekt auf die Muskelschwäche (Walter et al. 2002; Schneider-Gold et al. 2003; Tarnopolsky et al. 2004).
In einer randomisierten kontrollierten Studie mit Cross-over-Design wurden 35 Erwachsene mit DM1 bezüglich des Effekts eines Hand-Training Programms für Faustschluss, Handkraft, und Alltagsaktivität bei Erwachsenen untersucht. Es erfolgte ein 12 Wochen-Training; als outcome measures wurde Grippit® und Microfet2™, ein Myometer, der Purdue Pegboard Test, der Canadian Occupational Performance Measure (COPM) und die Assessment of Motor and Process Skills Skala genutzt. 10 DM1 Patienten beendeten die Studie vorzeitig. Die Intention-to-treat Analysen zeigten signifikante Interventionseffekte für die isometrische Hand-Flexorkraft ($p = 0{,}048$) und die COPM Performanz ($p = 0{,}047$) sowie die Zufriedenheit und Arbeitsfähigkeit ($p = 0{,}027$). Daraus kann für die Rehabilitation abgeleitet werden: DM1-Betroffene können durch ein gezieltes Ergotherapie-Handtraining ihre Alltagsfähigkeiten und den gezielten Krafteinsatz verbessern und Widerstandstraining der Handmuskulatur in einem Silicon- oder Paraffine-Becken kann die Handkraft und Handfunktion verbessern.
Die Betroffenen und deren Familien sollten humangenetisch beraten werden. Nach der Beratung kann eine molekulargenetische Diagnostik zur Früherkennung asymptomatischer Genträger durchgeführt werden. Eine pränatale Diagnostik ist dann indiziert, wenn die Mutter DM1-Mutationsträgerin ist (IDMC 2000; Udd et al. 2006).

### J 12.2.1 Schwangerschaft und kongenitale Form

Schwangerschaften von Frauen mit DM1 sind mit einer erhöhten Rate verschiedener Komplikationen behaftet (**Tab. J 12.4**), wobei die Komplikationsrate wahrscheinlich mit dem Schweregrad der Myotonie positiv korreliert (O'Brien und Harper 1984). Die hohe Neugeborenensterblichkeit beruht auf der kongenitalen myotonen Dystrophie (CDM). Im Vordergrund stehen respiratorische Insuffizienz, ausgeprägte Muskelhypotonie und mentale Retardierung. Die CDM tritt nahezu ausschließlich bei maternaler Transmission auf. Ein Polyhydramnion und verminderte Kindsbewegungen weisen bereits in der Schwangerschaft auf die CDM hin (Erikson et al. 1995). Die Entbindung sollte grundsätzlich in

**Tab. J 12.4:** Schwangerschafts- und Geburtskomplikationen bei DM1 und DM2

| | |
|---|---|
| Schwangerschaft | Verstärkung der myotonen Symptome<br>Erhöhte Abortrate (nur DM1)<br>Polyhydramnion (nur DM1)<br>Verminderte Kindsbewegungen<br>Gehäufte Frühgeburten |
| Geburt | Verzögerter Geburtsverlauf<br>Hohe Rate an operativen Entbindungen<br>Erhöhtes Anästhesierisiko<br>Postpartale Blutungen<br>Verzögerte Plazentaablösung<br>Erhöhte neonatale Mortalität |

einer Abteilung mit Neugeborenenintensivstation erfolgen. Bei operativen Entbindungen unter Allgemeinanästhesie besteht ein erhöhtes Risiko. Die peridurale Anästhesie ist der Vollnarkose vorzuziehen. Tokolytika wie Fenoterol können eine schwere und generalisierte myotone Reaktion provozieren. Dagegen sind wehenfördernde Mittel (wie z. B. Oxytocin) hinsichtlich der Myotonie unbedenklich. Bei der DM2 existiert keine kongenitale Form, jedoch auch bei dieser wurden in ca. 20 % der Patientinnen adverse Effekte in der Schwangerschaft beobachtet. Späte Aborte, frühzeitige Wehentätigkeit und Frühgeburten sind möglich (Rudnik-Schöneborn et al. 2006).

### J 12.2.2 Allgemeinanästhesie

Patienten mit myotoner Dystrophie haben ein erhöhtes Risiko für perioperative Komplikationen im Rahmen einer Allgemeinanästhesie. In einer retrospektiven Untersuchung an 219 Patienten fand sich eine Komplikationsrate von 8,2 %. Im Vordergrund stehen pulmonale Komplikationen (Ateminsuffizienz, Atelektasen, Pneumonie). Hinzu kommen tachy- oder bradykarde Herzrhythmusstörungen. Besonders gefährdet sind Patienten mit Oberbauchoperationen und ausgeprägter muskulärer Beteiligung (Mathieu et al. 1997). Für die DM2 wurden bei 121 Patienten mit 340 Operationen 27 kleine Zwischenfälle wie Übelkeit, Erbrechen, Muskelschmerzen, verlängerte Wirkung der Narkose oder ein Kreislaufproblem als Komplikationen während oder nach einer Narkose berichtet. Zwei Patienten erlitten schwere Komplikationen (0,6 %) (Kirzinger et al. 2010). Nicht depolarisierende Muskelrelaxanzien sind gegenüber depolarisierenden Substanzen zu bevorzugen (Russell und Hirsch 1994). Myotone Symptome können durch Hypothermie, Zittern und mechanische oder elektrische Stimulation ausgelöst bzw. verstärkt werden. Eine engmaschige perioperative Überwachung (kontinuierliche EKG-Ableitung, Pulsoxymeter etc.) ist notwendig. Vor allem bei der DM1, seltener auch bei der DM2, ist bei intensivmedizinischer Behandlung und nach Operationen eine verlängerte Nachbeatmungszeit einzukalkulieren. Ein erhöhtes Risiko für die Entwicklung einer malignen Hyperthermie sollte im Rahmen der Anästhesie insbesondere bei der DM1 beachtet werden. Narkosen mit Propofol sind zu bevorzugen (Bennun et al. 2000; Kirzinger et al. 2010).

## J 12.3 Myotonien und periodische Lähmungen

### J 12.3.1 Klinik

Reine *Myotonien* (**Tab. J 12.5**) sind Erkrankungen, bei denen als Hauptsymptom eine generalisierte Muskelsteifigkeit auffällt, die besonders nach plötzlichen und heftigen Muskelkontraktionen auftritt und durch unwillkürliche Aktionspotenzialserien ausgelöst wird. Vielfach sind die Muskeln hypertrophiert. Mutationen in unterschiedlichen Ionenkanälen, die die elektrische Erregbarkeit der Muskelfasermembran erhöhen, sind verantwortlich für die verlängerte Muskelanspannung. Entsprechend der genetischen Ursache unterscheidet man Chlorid- und Natriumkanal-Myotonien (Jurkat-Rott und Lehmann-Horn 2005).

Zu den *Chloridkanal-Myotonien* zählen die *dominante Thomsen-Myotonie* und die häufigere und meist ausgeprägtere *rezessive Becker-Form*. Beiden Formen gemeinsam ist eine generalisierte Myotonie, die durch ein sog. »Warm-up«-Phänomen gekennzeichnet ist: Die Myotonie nimmt bei wiederholten Muskelkontraktionen ab. Die Myotonie zeigt sich beim festen Händedruck an der Unfähigkeit, die Hand loszulassen. Auch das sogenannte »Lid-lag« Phänomen ist typisch. Das Beklopfen der Muskulatur führt zu einer myotonen Reaktion (Perkussionsmyotonie). Einer ausgeprägten myotonen Steifigkeit kann eine vorübergehende Muskelschwäche folgen (»transient weakness«). Die Schwäche tritt bei den ersten Kontraktionen nach einer Ruhephase auf und

**Tab. J 12.5:** Klinik und Diagnostik der Myotonien und periodischen Paralysen

| Erkrankung | Symptomatik | Diagnostik | Chr. | *Gen*/Protein |
|---|---|---|---|---|
| Myotonia congenita Becker und Thomsen | Becker rezessiv, Thomsen dominant; generalisierte Myotonie, Warm-up-Phänomen auch in Lidmuskeln, Muskelhypertrophie, transiente Schwäche (Becker) | Eigen- und Familienanamnese, Treppensteigversuch, EMG, repetitive Stimulation, molekulare Genetik | 7q35 | *CLCN1* Chloridkanal |
| Kalium-sensitive Myotonie | dominant; paradoxe Myotonie (nur) in Lidmuskeln, variable Ausprägung der Myotonie, Muskelkrämpfe, Aggravation nach Kaliumgabe, keine Schwäche | Eigen- und Familienanamnese, EMG, repetitive Stimulation, Provokation mit Kalium (nur bei milden Formen zulässig), molekulare Genetik | 17q23 | *SCN4A* spannungsgesteuerter Natriumkanal Nav1.4 |
| Paramyotonia congenita | dominant; paradoxe Myotonie in allen Muskeln, in Kälte vermehrte Muskelsteifigkeit, gefolgt von mehrstündiger schlaffer Lähmung | Eigen- und Familienanamnese, Lidschlusstest, EMG, Kälteprovokation, molekulare Genetik | | |
| Hyperkaliämische periodische Paralyse | dominant; episodisch auftretende Schwächen kurzer Dauer (Minuten bis Stunden) bis zu mehrmals am Tag, Auslösung durch fehlende Nahrungsaufnahme oder in Ruhe nach körperlicher Anstrengung, in der Episode meist erhöhtes Kalium | Eigen- und Familienanamnese, Triggeranamnese, häufig EMG-Myotonie, repetitive Stimulation, iktales und interiktales Serumkalium, Muskelbildgebung, molekulare Genetik | | |
| Normokaliämische periodische Paralyse | dominant; Kombination von Symptomen wie bei hyper- und hypokaliämischer periodischer Paralyse | Eigen- und Familienanamnese, Triggeranamnese, keine EMG-Myotonie, repetitive Stimulation, iktales und interiktales Serumkalium, molekulare Genetik | | |
| Hypokaliämische periodische Paralyse Typ 2 | wie Typ 1 | wie Typ 1 | | |
| Hypokaliämische periodische Paralyse Typ 1 | dominant; episodisch auftretende Schwächen längerer Dauer (Stunden bis Tage), getriggert durch glucosereiche Nahrung oder körperliche Anstrengung, in der Episode meist erniedrigtes Kalium | Eigen- und Familienanamnese, Triggeranamnese, keine EMG-Myotonie, repetitive Stimulation, iktales und interiktales Serumkalium, Muskelbildgebung, molekulare Genetik | 1q32 | CACNA1S Kalziumkanal Cav1.1 |
| Thyreotoxische hypokaliämische periodische Paralyse | wie bei hypokaliämischer periodischer Paralyse | Schilddrüsendiagnostik, ansonsten wie bei HypoPP Typ1 | 17q23 | *KCNJ18* Kaliumkanal Kir2 |
| Andersen-Tawil-Syndrom | dominant; abhängig von Mutation episodisch auftretende Schwächen jeglichen Typs, optional ventrikuläre Arrhythmien und Dysmorphien | Eigen- und Familienanamnese, Knochenbildgebung, repetitive Stimulation, EKG, 24h-EKG, molekulare Genetik | 17q23 | *KCNJ2* Kaliumkanal Kir2.1 |

kann den Patienten mehr behindern als die Steifigkeit (Deymeer et al. 1998; Rüdel et al. 1988). Viel deutlicher als bei der Thomsen-Form sind bei den meisten Becker-Patienten die Gluteal-, Oberschenkel- und Wadenmuskeln hypertrophiert, die aber nicht die erwartete Kraft entwickeln. In schweren Fällen führt die Myotonie zur Muskelverkürzung mit Kontrakturen. Männer sind meist stärker betroffen als Frauen, bei denen die Myotonie manchmal erst durch Hypothyreose oder Schwangerschaft in Erscheinung tritt.

Die *Natriumkanal-Myotonie* wird auch *Kalium-sensitive Myotonie* genannt, da die myotone Steifigkeit durch orale Kaliumaufnahme (ca. 1 Stunde nach 1–2 Kalium-Brausetabletten) verstärkt wird. Sie kommt in verschieden starken Ausprägungen vor: Die leichteste Form ist die *Myotonia fluctuans* (Ricker et al. 1994), die schwerste Form ist die *Myotonia permanens*. Bei der Myotonia fluctuans ist die Steifigkeit durch Muskelarbeit bedingt, tritt aber erst mit einer Verzögerung von etwa einer Stunde auf und hält dann 1–2 Stunden an. Durch diese arbeitsbedingte Myotonie wird das »Warm-up«-Phänomen maskiert, es lässt sich aber bei wiederholter Kontraktion und Erschlaffung der Extremitätenmuskeln dennoch beobachten. Patienten mit Myotonia permanens sind durch die kontinuierliche Aktivität in den verschiedenen Muskeln mehr oder weniger unbeweglich (Kubota et al. 2009). Bei dieser Form muss eine diagnostische orale Kaliumgabe wegen der Gefahr der steifen Atemmuskulatur unterbleiben (Lehmann-Horn et al. 2004). Patienten mit einer Natriumkanal-Myotonie neigen zu belastungsabhängigen Muskelkrämpfen (Orrell et al. 1998).

Die *periodischen Lähmungen* sind episodisch auftretende, schlaffe Lähmungen mit generalisierter oder lokaler Ausprägung, die sich innerhalb von wenigen Minuten bis zu einigen Tagen zurückbilden. Die Atem- und Sprachmuskulatur kann betroffen sein, das Bewusstsein ist immer ungestört. Die Muskeldehnungsreflexe können während einer Episode abgeschwächt sein. Zusätzlich zu den episodischen Schwächen – oder auch isoliert – können permanente Paresen entstehen, die mit zunehmendem Alter in eine Muskeldystrophie münden. Entsprechend den Veränderungen des Serumkaliumwerts während der voll ausgeprägten Schwäche werden hyper-, normo- und hypokaliämische periodische Lähmungen unterschieden, wobei man allerdings allein wegen eines Normwerts nicht die Diagnose einer normokaliämischen periodischen Lähmung stellen darf. Weitere Kriterien wie Trigger, Episodendauer und Ansprechen auf Kalium, Natrium und Glukose sind in die Diagnostik einzubeziehen. Hyper- und normokaliämische periodische Lähmungen können auch mit einer Myotonie einhergehen, die im Intervall meist nur im EMG zu finden ist, zu Lähmungsbeginn aber exazerbieren kann (Weber, Jurkat-Rott und Lehmann-Horn 2016).

Die *Paramyotonie* nimmt eine Stellung zwischen den Myotonien und den periodischen Lähmungen ein. Vor allem bei Kälteeinwirkung zeigt sich eine myotone Muskelsteifigkeit, die sich mit weiterer körperlicher Tätigkeit verschlimmert (paradoxe Myotonie). Ein kalter Luftzug kann genügen, die mimische Muskulatur »einzufrieren«. Die Muskelsteifigkeit kann in eine stundenlang anhalte schlaffe Lähmung übergehen. Paramyotoniker mit bestimmten Natriumkanalmutationen können in Ruhe spontane Lähmungsepisoden entwickeln, die einer hyperkaliämischen periodischen Lähmung ähneln.

Klinisch lassen sich Chloridkanal- und Natriumkanal-Myotonien daran unterscheiden, dass bei Ersterer die Augenlid-Myotonie ein Warm-up zeigt, bei Letzterer dagegen die Augenlid-Myotonie paradox ist (Lehmann-Horn et al. 2004). Bei beiden Formen zeigen die Extremitätenmuskeln ein Warm-up, während die Paramyotonie generalisiert die paradoxe Reaktion aufweist. Durch die Reaktion auf Kälte und Kalium kann die Myotonie-Form klinisch spezifiziert werden. Eine 10-minütige Abkühlung eines Auges mit einem feucht-kalten Lappen kann nach festem Lidschluss zur Unfähigkeit der Lidöffnung führen. Während bei den Chloridkanal-Myotonien die CK allenfalls leicht erhöht ist, bestehen bei der Natriumkanal-Myotonie häufig Werte bis auf das 5-fache des Normbereichs.

Myotonien – einschließlich der Paramyotonie – werden durch typische myotone Entladungssalven im EMG diagnostiziert. Bei der Natriumkanal-Myotonie finden sich lang anhaltende Serien von Fibrillationspotenzialen. Wie bei der Myasthenie besteht ein Dekrement bei repetitiver Nervenstimulation mit 3 Hz, das aber später beginnt und stärker ausgeprägt ist, und nicht durch Endrophonium gebessert wird (Dupré et al. 2009). Auch bei periodischen Lähmungen ist ein spätes Dekrement nachweisbar. Therapeutisch ist nicht nur die Form der Dyskaliämie, sondern auch eine potenzielle Dystrophie z. B. der ischiocruralen Muskulatur mittels Kernspinresonanztomographie zu untersuchen (Weber et al. 2006).

Die *thyreotoxische hypokaliämische periodische Lähmung* ereignet sich nur im Rahmen einer Hyperthyreose, die aber noch nicht offensichtlich sein muss. Die Kaliumwerte sind iktal meist sehr niedrig (1–2 mM), im lähmungsfreien Intervall dagegen häufig normal (Lehmann-Horn et al. 2004). Klinische Symptomatik und Trigger gleichen der hypokaliämischen periodischen Paralyse.

Beim sehr seltenen *Andersen-Tawil-Syndrom* treten unabhängig von episodischen Lähmungen, die erhöhte, normale oder erniedrigte Kaliumwerte im Blut zeigen können, auch Herzrhythmusstörungen auf (Chun et al. 2004). Neben einem Ruhe-EKG sollte ein Langzeit-EKG durchgeführt werden. Optional sind auch skeletale Veränderungen an Gesicht, Händen und Füßen zu sehen.

Zur Sicherung der Diagnose der Myotonien und episodischen Lähmungen sollte eine molekulargenetische Diagnostik durchgeführt werden, durch welche die zugrundeliegende Mutation geklärt und damit auch Risikoberechnungen für die Nachfahren sowie Verlaufsprognose und individuelle Therapie für den Patienten selbst ermöglicht werden. Rezessiv oder dominant wirkende Chloridkanal-Mutationen verursachen die Becker- und Thomsen-Myotonie. Dominant wirkende Mutationen in verschiedenen Ionenkanälen der Skelettmuskulatur sind für die Paramyotonie und die periodischen Lähmungen verantwortlich. Obwohl mit Ausnahme des Andersen-Tawil-Syndroms keine Kaliumkanäle ursächlich betroffen sind, hat das Serumkalium einen entscheidenden Einfluss auf das Membranpotenzial und wird dadurch zur Triggersubstanz (wie bei der hyperkaliämischen Form) oder zum Therapeutikum (wie bei der hypokaliämischen Form). Ähnlich ist die Situation für Glukose (und Hormone wie Kortison und den Kaliumspiegel modifizierende Medikamente), die in Kombination mit Insulin Kalium vom Extra- in den Intrazellulärraum verschiebt und deshalb ebenfalls Trigger oder Therapie sein kann. Körperlicher und psychischer Stress, Kälte, Infektionen, Impfungen, Operationen und Medikamente wirken bei allen Formen. Dies gilt auch für die Myotonien mit der Ausnahme, dass Kälte bei der Chloridkanal-Myotonie die Muskelsteifigkeit nicht aggraviert. Manche Patienten mit Myotonien oder periodischen Lähmungen, insbesondere die mit einer Natriumkanal-Myotonie, leiden unter belastungsabhängigen Muskelschmerzen. Nur bei genetisch nicht zu klärenden Fällen oder Verdacht z. B. auf einen überlagernden neurogenen Prozess, sollte eine Muskelbiopsie erfolgen. Ein Belastungstest mit Glukose-Insulin sollte wegen potenziell gefährlicher Hypoglykämie oder Hypokaliämie nur in Ausnahmefällen und Anästhesiebereitschaft durchgeführt werden.

*Differentialdiagnostisch* sollte bei den Myotonien, v. a. bei Katarakt, an die myotonen Dystrophien und bei den episodischen Lähmungen an symptomatische dyskaliämische Lähmungen (z. B. im Rahmen eines Conn- oder Addison-Syndroms) gedacht werden. Im Gegensatz zu den periodischen Lähmungen sind Muskelkraft und Serumkalium meist über einen längeren Zeitraum pathologisch verändert. Eine akute zusätzliche Veränderung des Serumkaliums kann aber auch einen bis dahin kompensierten Zustand dekompensieren lassen und so zur Lähmungsepisode führen.

## J 12.3.2 Epidemiologie und Verlauf

Die Prävalenz für die rezessive Becker-Form liegt bei etwa 1 : 20 000. Die myotone Steifigkeit beginnt in der Regel im Einschulalter oder danach bis in die dritte Lebensdekade. Im Erwachsenenalter bleibt die Myotonie konstant und die Lebenserwartung ist normal. Becker-Myotoniker sind in ihrer manuellen Geschicklichkeit beeinträchtigt, was bei der Berufswahl berücksichtigt werden muss. Die Prävalenz für die Thomsen-Myotonie, die Natriumkanal-Myotonie und die Paramyotonie dürfte bei jeweils ca. 1 : 200 000 liegen. Die Myotonie besteht bereits bei der Geburt und bleibt über das Leben hinweg relativ konstant oder nimmt in der Pubertät allenfalls leicht zu.

Die periodischen Paralysen sind seltene Erkrankungen. Die Prävalenz aller Formen zusammen beträgt 1 : 50 000. Die häufigste einzelne Form ist die hypokaliämische Lähmung mit einer Häufigkeit von 1 : 100 000. Die Symptome beginnen in der Kindheit oder Jugend, nur selten im frühen Erwachsenenalter. Häufigkeit und Schwere der Lähmungsepisoden nehmen im Alter von etwa 50 Jahren ab, wobei es aber bei 50 % der Betroffenen zu einer chronisch progressiven vakuolären Muskeldystrophie (Gliedergürteldystrophie) mit myopathischen EMG-Veränderungen und CK-Erhöhung kommt. Auch rasch progrediente Atrophien wurden beschrieben (Meyer et al. 2008). Frauen mit inkompletter Penetranz für die Lähmungsepisoden können aber durchaus im späteren Lebensalter diese Myopathie aufweisen.

## J 12.3.3 Therapeutische Prinzipien

Abgesehen von Studien zu Dichlorphenamid (als Keveyis® auf dem US-Markt erhältlich, soll noch dieses Jahr auf den europäischen Markt kommen) bei den periodischen Paralysen (Tawil et al. 2000), liegen keine systematische Therapiestudien zu Myotonien und periodischen Lähmungen vor, sodass die Therapieempfehlungen nicht evidenzbasiert sind (Lehmann-Horn et al. 2008; Sansone et al. 2008; Trip et al. 2006).

Bei einer leichten *Myotonie* ist in der Regel keine medikamentöse Therapie erforderlich, da die Patienten lernen mit der Erkrankung umzugehen. Patienten mit einer Natriumkanal-Myotonie sollten v. a. körperliche Überanstrengung vermeiden. Sollte eine Therapie wegen ausgeprägter Myotonie, d. h. fast immer bei der Becker-Myotonie und der Myotonia permanens, notwendig sein, so zeigen Antiarrhythmika die beste Wirkung. Sie blockieren durch die »use-dependence« vorwiegend die pathologische elektrische Nachaktivität, ohne dass die Erregbarkeit per se wesentlich gestört ist. Die therapeutische Breite ist gering. Auf die Chloridkanäle haben diese keinen Einfluss, sie wirken aber aus dem oben genannten Grund auch bei Chloridkanal-Myotonien, wenngleich nicht so gut wie bei der Natriumkanal-Myotonie. Bisher war das Ib-Antiarrhythmikum Mexiletin das Mittel der Wahl (Heatwole und Moxley 2007). Es ist aber aus Irrentabilitätsgründen vom Markt genommen worden. Alternativ stehen die Ic-Antiarrhythmika Flecainid und Propafenon zur Verfügung (Alfonsi et al. 2007; **Tab. J 12.6**). Vor Verabreichung sollten zum Ausschluss kardialer Störungen EKG und Echokardiogramm abgeleitet werden. Unter Therapie mit Antiarrhythmika sollte sich bei Patienten mit Herzinsuffizienz oder Arrhythmien die QRS-Zeit nicht um mehr als 20 % verlängern und die QT-Zeit nicht länger als 500 ms sein. Die absolute QTc-Zeit sollte stabil bleiben. Allen Patienten sind regelmäßige kardiologische Kontrollen zu empfehlen. Überwachung der Serumspiegel, Beachtung möglicher kardialer und zentralnervöser Nebenwirkungen und Vermeiden einer Dehydratation, ermöglicht eine lebenslange Behandlung, bereits ab dem Kindesalter. Bei kardialen Störungen kann auf Lamotrigin (Andersen et al. 2017) oder unter Inkaufnahme einer geringeren antimyotonen Wirkung auf Carbamazepin oder Phenytoin ausgewichen werden. Bei der Paramyotonie ist eine kurzzeitige Behandlung, z. B. 2–3 Tage lang vor Kälteexposition, einer dauerhaften Gabe vorzuziehen. Dies gilt auch für eine Natriumkanal-Myotonie vor besonderer körperlicher Belastung. Lamotrigin ist wegen häufiger allergischer Reaktionen für diese intermittierende Behandlung nicht geeignet.

Patienten mit *hyperkaliämischer periodischer Lähmung* sollten stärkere körperliche Belastung meiden und häufigere, kleinere Mahlzeiten bevorzugen. Kaliumreiche Lebensmittel (Trockenobst, Bananen, Aprikosen, Blumenkohl, Hülsenfrüchte, etc.) sollten vermieden werden. Zur Vorbeugung

**Tab. J 12.6:** Therapie der Myotonien und periodischen Paralysen

| | Myotonien | Hyperkaliämische periodische Lähmung | Hypokaliämische periodische Lähmung |
|---|---|---|---|
| **Prophylaxe der Symptome** | im »Warmed-up«-Zustand sein, bei Natriumkanal-Myotonie keine extensive körperliche Belastung, da sonst »delayed myotonia« | regelmäßige kohlenhydratreiche Mahlzeiten, kaliumarme Nahrung, Vermeiden von Fasten, starker körperlicher Aktivität und Kälte, aber ständig in Bewegung sein | Vermeidung von Kohlenhydrat- und NaCl-reichen Mahlzeiten, starker körperlicher Aktivität und Kälte; kaliumreiche Nahrung und ständig in Bewegung sein sind empfehlenswert |
| **Medikament der 1. Wahl** | Flecainid 2 × 50–100 mg/d (↑, A) oder Propafenon 2×150–300 mg/d (↑, A) Mexitilin 2–3 × 200 mg/d (↑, A) | Hydrochlorothiazid 25–50(75) mg/d morgens, Zielwert K nicht < 3,0 Na nicht < 135 mM (↑, B) | Acetazolamid 125–1 000 mg/d oder Dichlorphenamid 25–75 mg/d, in Kombination mit Kalium retard, Zielwert K 4,5–5,2 mM (↑, B) |
| **Medikament der 2. Wahl** | Lamotrigin 25–200 (600) mg/d (↔, C) | Acetazolamid 125–1 000 mg/d oder Dichlorphenamid 25–75 mg/d, Zielwert K 4,5–5,2 mM (↔, C) | Eplerenon 25–50 (62,5) mg/d, evtl. in Kombination mit Kalium retard, Zielwert K 4,5–5,2 mM (↔, C) |
| **Medikament der 3. Wahl** | Carbamazepin bis zu 3 × 200 mg/d) oder Diphenylhydantoin 3 × 100 mg/d) (↔, C) | Fludrocortison 0,1 mg/d (↔, C) | Triamteren 150 mg/d oder Amilorid in Kombination mit Kalium retard, Zielwert K 4,5–5,2 mM (↑, B) |
| **Akute Therapie** | Lidocain i. v. bei Masseterspasmus (↔, C) | Einnahme von 2 g Glukose/kg KG, leichte körperliche Aktivität, Salbutamol 1–2 Sprühstöße) (↔, C) | orale Einnahme von 2–10 g KCl bzw. 3 Tbl. (= 120 mmol KCl) in ungezuckerter Lösung, leichte körperliche Aktivität, bei K-Werten unter 1,5 mM, Ateminsuffizienz oder Arrhythmie 20 mmol KCl in 50 ml 5 %iger Mannitollösung in 1 h perfundieren (↔, C) |
| **Falls keine Besserung** | Dantrolen i. v. bei Masseterspasmus (↔, C) | Kalziumglukonat 0,5–2 g i. v. (langsam injizieren) (↔, C) | Wiederholung der Einnahme nach ca. 1 h und Messung von [K] (↔, C) |
| **Nebenwirkungen** | Flecainid, Propafenon: zahlreich und häufig Lamotrigin: Exantheme bei rascher Aufdosierung Carbamazepin, Diphenylhydantoin: zahlreich und häufig | Thiaziddiuretika: Hypokaliämie, Hyperämie von Cholesterin, Triglyzeriden, Glucose; Herzrhythmusstörungen, Glykosidüberempfindlichkeit | Acetazolamid: Parästhesien, Appetitlosigkeit, Sehstörungen; Nephrolithiasis und Nierenversagen Eplerenon: Haarausfall bei Überdosierung, Erkältungssymptome |
| **Probleme** | Flecainid und Propafenon: Zunahme eines AV- oder Schenkelblocks, höhere Herzinfarktrate bei KHK oder Kardiomyopathie | Gefahr der Hyperkaliämie bei Kombination von Kalium und Aldosteronantagonisten bzw. Kalium sparenden Diuretika | bei dauernder Einnahme von KCl potenzielle Resorptionsstörung von Vitamin $B_{12}$ |

können medikamentös Thiaziddiuretika oder Carboanhydrasehemmer einsetzen (Jurkat-Rott und Lehmann-Horn 2007). Beide Medikamentengruppen sorgen für eine verstärkte Kaliumausscheidung, Letztere aber nur geringfügig, sodass diese auch bei der hypokaliämischen Form eingesetzt werden kann. Am Anfang einer Episode eingenommen, kann das b-Sympathomimetikum Salbutamol die Symptome schnell lindern. Durch die kombinierte Gabe von Glukose und Insulin lässt sich die Kaliumkonzentration im Blut schnell senken oder in Ausnahmefällen auch durch die langsame intravenöse Injektion von Kalziumglukonat.

Bei *normokaliämischer periodischer Lähmung* besteht die Anfallsprophylaxe in der Vermeidung von Dyskaliämien und in der Gabe von Carboanhydrasehemmstoffen.

Patienten mit *hypokaliämischer periodischer Lähmung* sollten starke körperliche Belastung und kohlenhydratreiche Ernährung meiden und sich kaliumreich und natriumarm ernähren. Medikamentös können zur Vermeidung von Lähmungsattacken Carboanhydrasehemmer wie Acetazolamid oder der Aldosteronantagonist Eplerenon eingesetzt werden. Auch Kalium sparende Diuretika wie Triamteren oder Amilorid wären geeignet, sind in Deutschland aber nur in Kombination mit Kalium ausscheidenden Diuretika erhältlich, wodurch der Effekt aufgehoben wird. Die Medikamente sollten langsam aufdosiert werden (z. B. Eplerenon beginnend mit 12,5 mg/d und einer wochenweisen Erhöhung um 12,5 mg/d). Eine Kombination von Carboanhydrasehemmstoffen, Kalium sparenden Diuretika und Kalium in jeweils niedrigen Dosierungen kann die Nebenwirkungen der einzelnen Medikamente reduzieren. Unter der Kombination kann es zur Hyperkaliämie und dadurch zu Muskelschwächen und Herzrhythmusstörungen kommen, die so lange anhalten, bis die Hyperkaliämie ausgeglichen wurde. Diese Gefahr ist aber viel ge-

ringer, da die Patienten meist auch zwischen den Lähmungsattacken Blutkaliumwerte im unteren Normalbereich aufweisen und es sehr schwer ist, Blutkaliumspiegel dauerhaft in den Bereich zwischen 4,8–5,2 mM zu heben. Bei manchen Patienten bewirken die Carboanhydrasehemmer eine Zunahme der Schwere und Häufigkeit der Lähmungsattacken (Ikeda et al. 2002). In diesen Fällen helfen Aldosteronantagonisten und Kalium sparende Diuretika (Jurkat-Rott et al. 2009). Zumindest im akuten Anfall sollte Kalium zugeführt werden. Diese Medikamente sind auch gegen die dauerhafte Muskelschwäche wirksam, solange Muskelgewebe erhalten ist (Jurkat-Rott et al. 2009). Seit gezeigt werden konnte, dass Kalium die depolarisierten Muskelfasern von Patienten mit hypokaliämischer periodischer Lähmung repolarisieren und wieder erregbar machen kann (Jurkat-Rott et al. 2009), sollte Kalium nicht nur während einer Lähmungsepisode, sondern auch zur Prophylaxe, am besten in Retardform, eingesetzt werden.
Die *thyreotoxische hypokaliämische periodische Lähmung* lässt sich durch Therapie der Hyperthyreose beheben. Akut können Kalium, Carboanhydrashemmer und ggf. Betablocker zum Einsatz kommen (Lehmann-Horn et al. 2004).
Beim *Andersen-Tawil-Syndrom* können zur Prophylaxe der Lähmungsattacken Carboanhydrasehemmer zum Einsatz kommen. Extrasystolen sollten nicht primär therapiert werden; oft verschwinden die Arrhythmien bei Tachykardie, z. B. bei mäßiger körperlicher Anstrengung oder Fieber. Die Behandlung mit Natriumkanal-, Kalziumkanal- oder Betablockern ist üblich, aber oft nicht wirksam. Nach älteren Berichten ist Imipramin wirksam. Nur in schweren Fällen sollte wegen der Nebenwirkungen Amiodaron, das beim Long-QT-Syndrom kontraindiziert ist, gegeben werden (Junker et al. 2002). Bei rhythmogenen Synkopen kann die Implantation eines Schrittmachers oder eines Schrittmachers/Defibrillators indiziert sein. Alle Medikamente, die die QT-Zeit verlängern können, sind prinzipiell kontraindiziert.

### J 12.3.4 Allgemeinanästhesie

Myotonikern muss bei Narkosen besondere Aufmerksamkeit gelten. Besonders bei denjenigen, bei denen die Myotonie nicht sofort erkennbar ist, wie bei hyperkaliämischer periodischer Paralyse und Myotonia fluctuans, kann die Muskelsteifigkeit durch die Verwendung von Kalium und anderen depolarisierenden Substanzen wie Suxamethonium und Cholinesterasehemmstoffen die myotone Reaktion exazerbieren und Intubation und Beatmung beeinträchtigen und somit lebensgefährliche Zwischenfälle hervorrufen (Klingler et al. 2005). Darüber hinaus kann der durch die Operation bedingte Stress zu einer Hypokaliämie führen und bei Betroffenen mit hypokaliämischer periodischer Paralyse eine Lähmungsattacke auslösen. Durch die Entwicklung einer Hypothermie bei Narkosen können bei allen periodischen Lähmungen lokale oder generalisierte Muskelschwächen ausgelöst werden. Aus diesem Grund ist einer Auskühlung während einer Operation durch wärmeerhaltende Maßnahmen vorzubeugen.

### J 12.3.5 Internetadressen mit Informationen zu den myotonen Dystrophien, Myotonien und periodischen Lähmungen

Neben den zunächst meist im Vordergrund stehenden medizinischen Fragen (u. a. berufliche Eignung, Behindertengrad, Therapiemöglichkeiten) ergeben sich im Verlauf der myotonen Erkrankung psychosoziale und sozialrechtliche Fragen. Dabei können Selbsthilfeorganisationen, sozialmedizinische Dienste, Psychologen und nicht-ärztliches medizinisches Fachpersonal wesentliche Stützen sein.

Deutsche Gesellschaft für Muskelkranke e. V.:
www.dgm.org

Periodic Paralysis Association:
www.periodicparalysis.org

Muscular Dystrophy Association:
www.mdausa.org/

Neuromuscular Disease Center:
www.neuro.wustl.edu/neuromuscular

Division of Neurophysiology:
www.uni-ulm.de/med/medneurophysiology.html

## Literatur


Aldehag A, Jonsson H, Lindblad J, Kottorp A, Ansved T, Kierkegaard M. Effects of hand-training in persons with myotonic dystrophy type 1 – a randomised controlled cross-over pilot study. Disabil Rehabil 2013; 35(21): 1798–1807.

Alfonsi E, Merlo IM, Tonini M, Ravaglia S, Brugnoni R, Gozzini A, Moglia A. Efficacy of propafenone in paramyotonia congenita. Neurology 2007; 68: 1080–1081.

Andersen G, Hedermann G, Witting N, Duno M, Andersen H, Vissing J. The antimyotonic effect of lamotrigine in non-dystrophic myotonias: a double-blind randomized study. Brain 2017; 140: 2295–2305.

Bennun M, Goldstein B, Finkelstein Y, Jedeikin R. Continuous propofol anaesthesia for patients with myotonic dystrophy. Br J Anaesth 2000; 85: 407–409.

Brook JD, McCurrach ME, Harley HG, Buckler AJ, Church D, Aburatani H, Hunter K, Stanton VP, Thirion JP, Hudson T. Molecular basis of myotonic dystrophy: expansion of a trinucleotide (CTG) repeat at the 3' end of a transcript encoding a protein kinase family member. Cell 1992; 68: 799–808.

Chun TU, Epstein MR, Dick MII, Andelfinger G, Ballester l, Vanoye CG, George AL, Benson DW. Polymorphic ventricular tachycardia and KCNJ2 mutations. Heart Rhythm 2004; 1: 242–243.

Damian MS, Gerlach A, Schmidt F, Lehmann E, Reichmann H. Modafinil for excessive daytime sleepiness in myotonic dystrophy. Neurology 2001; 56: 794–796.

Deymeer F, Cakirkaya S, Serdaroglu P, Schleithoff L, Lehmann-Horn F, Rüdel R, Özdemir C. Transient weakness and compound muscle action potential decrement in myotonia congenita. Muscle Nerve 1998; 21: 1334–1337.

Dupré N, Chrestian N, Bouchard JP, Rossignol E, Brunet D, Sternberg D, Brais B, Mathieu J, Puymirat J. Clinical, electrophysiologic, and genetic study of non-dystrophic myotonia in French-Canadians. Neuromuscul Disord. 2009; 19: 330–334.

Erikson A, Forsberg H, Drugge U, Holmgren G. Outcome of pregnancy in women with myotonic dystrophy and analysis of CTG gene expansion. Acta Paediatr 1995; 84: 416–418.

George A, Schneider-Gold C, Zier S, Reiners K, Sommer C. Musculoskeletal pain in patients with myotonic dystrophy type 2. Arch Neurol 2004; 61: 1938–1942.

Groh WJ, Groh MR, Saha C, Kincaid JC, Simmons Z, Ciafaloni E, Pourmand R, Otten RF, Bhakta D, Nair GV, Marashdeh MM, Zipes DP, Pascuzzi RM. Electrocardiographic Abnormalities and Sudden Death in Myotonic Dystrophy Type 1. N Engl J Med 2008; 358: 2688–2693.

Harper PS. Myotonic Dystrophy. London: W. B. Saunders; 2001.

Heatwole CR, Moxley RT 3rd. The nondystrophic myotonias. Neurotherapeutics 2007; 4: 238–251.

Ikeda K, Iwasaki Y, Kinoshita M, Yabuki D, Igarashi O, Ichikawa Y, Stoyoshi E. Acetazolamide-induced weakness in hypokalemic periodic paralysis. Intern Med 2002; 41: 743–745.

Jaffe R, Mock M, Abramowicz J, Ben Aderet N. Myotonic dystrophy and pregnancy: a review. Obstet Gynecol Surv 1986; 41: 272–278.

Junker J, Haverkamp W, Schulze-Bahr E, Eckardt L, Paulus W, Kiefer R. Amiodarone and acetazolamide for the treatment of genetically confirmed severe Andersen syndrome. Neurology 2002; 59: 466.

Jurkat-Rott K, Lehmann-Horn F. Genotype-phenotype correlation and therapeutic rationale in hyperkalemic periodic paralysis. Neurotherapeutics 2007; 4: 216–224.

Jurkat-Rott K, Lehmann-Horn F. Muscle channelopathies and critical points in functional and genetic studies. J Clin Invest 2005; 115: 2000–2009.

Jurkat-Rott K, Lehmann-Horn F. Paroxysmal muscle weakness – the familial periodic paralyses. J Neurol 2006; 253: 1391–1398.

Jurkat-Rott K, Holzherr B, Fauler M, Lehmann-Horn F. Sodium channelopathies of skeletal muscle result from gain or loss of function. Pflügers Arch – Europ J Physiol 2010; 460: 239–248.

Jurkat-Rott K, Mitrovic N, Hang C, Kouzmekine A, Iaizzo P, Herzog J, Lerche H, Nicole S, Vale-Santos J, Chauveau D, Fontaine B, Lehmann-Horn F. Voltage-sensor sodium channel mutations cause hypokalemic periodic paralysis type 2 by enhanced inactivation and reduced current. Proc Natl Acad Sci U S A 2000; 97: 9549–9554.

Jurkat-Rott K, Weber MA, Fauler M, Guo XH, Holzherr BD, Paczulla A, Nordsborg N, Joechle W, Lehmann-Horn F. K+-dependent paradoxical membrane depolarization and Na+ overload, major and reversible contributors to weakness by ion channel leaks. Proc Natl Acad Sci U S A 2009; 106: 4036–4041.

Kirzinger L, Schmidt A, Kornblum C, Schneider-Gold C, Kress W, Schoser B. Side effects of anesthesia in DM2 as compared to DM1: a comparative retrospective study. Eur J Neurol 2010; 17: 842–845.

Kinter J, Sinnreich M. Molecuar targets to treat muscular dystrophies. Swiss Med Wkly 2014; 19(144): w13916.

Klein AF, Dastidar S, Furling D, Chuah MK. Therapeutic Approaches for Dominant Muscle Diseases: italic on Myotonic Dystrophy. Curr Gene Ther 2015; 15(4): 329–337.

Klingler W, Lehmann-Horn F, Jurkat-Rott K. Complications of anesthesia in neuromuscular disorders. Neuromusc Disord 2005; 15: 195–206.

Koch MC, Steinmeyer K, Lorenz C, Ricker K, Wolf F, Otto M, Zoll B, Lehmann-Horn F, Grzeschik KH, Jentsch TJ. The skeletal muscle chloride channel in dominant and recessive human myotonia. Science 1992; 257: 797–800.

Laurent V, Pellieux S, Corcia P, Magro P, Pierre B, Fauchier L, Raynaud M, Babuty D. Mortality in myotonic dystrophy patients in the area of prophylactic pacing devices. Int J Cardiol 2011; 150: 54–58.

Lazarus A, Varin J, Babuty D, Anselme F, Coste J, Duboc D. Long-term follow-up of arrhythmias in patients with myotonic dystrophy treated by pacing. J Am Coll Cardiol 2002; 40, 1645–1652.

Liquori CL, Ricker K, Moseley ML, Jacobsen JF, Kress W, Naylor SL, Day JW, Ranum LP. Myotonic dystrophy type 2 caused by a CCTG expansion in intron 1 of ZNF9. Science 2001; 293: 864–867.

Logigian EL, Martens WB, Moxley IV, RT et al. Mexiletine is an effective antimyotonia treatment in myotonic dystrophy type 1. Neurology 2010; 74: 1441–1448.

Mathieu J, Allard P, Gobeil G, Girard M, De Braekeleer M, Begin P. Anesthetic and surgical complications in 219 cases of myotonic dystrophy. Neurology 1997; 49: 1646–1650.

Meyer T, Jurkat-Rott K, Huebner A, Lehmann-Horn F, Linke P, Van Landeghem F, Dullinger JS, Spuler S. Progressive muscle atrophy with hypokalemic periodic paralysis and calcium channel mutation. Muscle Nerve 2008; 37: 120–124.

Mulders SAM, van Engelen BGM, Wieringa B, Wansink DG. Molecular therapy in myotonic dystrophy: focus on RNA gain-of-function Hum Mol Genet 2010; 19: 90–97.

O'Brien TO, Harper PS. Reproductive problems and neonatal loss in women with myotonic dystrophy. J Obstetr Gynaecol 1984; 4: 170–173.

Orrell RW, Jurkat-Rott K, Lehmann-Horn F, Lane RJM. Familial cramp due to potassium aggravated myotonia. J Neurol Neurosurg Psychiatry 1998; 65: 569–572.

Ricker K, Moxley RT, Heine R, Lehmann-Horn F. Myotonia fluctuans. A third type of muscle sodium channel disease. Arch Neurol 1994; 51: 1095–1102.

Ricker K, Koch MC, Lehmann-Horn F, Pongratz D, Otto M, Heine R, Moxley RT 3rd. Proximal myotonic myopathy: a new dominant disorder with myotonia, muscle weakness, and cataracts. Neurology 1994; 44: 1448–1452.

Rudnik-Schöneborn S, Schneider-Gold C, Raabe U, Kress W, Zerres K, Schoser B. Outcome and effect of pregnancy in myotonic dystrophy type 2. Neurology 2006; 66: 579–580.

Russell SH, Hirsch NP. Anaesthesia and myotonia. Br J Anaesth 1994; 72: 210–216.

Rüdel R, Ricker K, Lehmann-Horn F. Transient weakness and altered membrane characteristic in recessive generalized myotonia (Becker). Muscle Nerve 1988; 11: 202–211.

Rüdel R, Lehmann-Horn F. Membrane changes in cells from myotonia patients. Physiol Rev 1985; 65: 310–356.

Ryan DP, da Silva MR, Soong TW et al. Mutations in potassium channel Kir2.6 cause susceptibility to thyrotoxic hypokalemic periodic paralysis. Cell 2010; 140: 88–98.

Sansone V, Meola G, Links TP, Panzeri M, Rose MR. Treatment for periodic paralysis. Cochrane Database Syst Rev. 2008; (23): CD005045.

Sansone VA, Brigonzi E, Schoser B, Villani S, Gaeta M, De Ambroggi G et al. The frequency and severity of cardiac involvement in myotonic dystrophy type 2 (DM2): Long-term outcomes. Int J Cardiol 2013; 168(2): 1147–1153.

Schara U, BGH Schoser. Myotonic Dystrophies type 1 and 2 – a summary of current aspects. Semi Pediat Neurol 2006; 13: 71–79.

Schneider-Gold C, Beck M, Wessig C, George A, Kele H, Reiners K, Toyka KV. Creatine monohydrate in DM2/PROMM. A double blind placebo-controlled clinical study. Neurology 2003; 60: 500–502.

Schneider-Gold C, Kress W, Grimm T, Schoser B. Myotone Dystrophien. Akt Neurol 2010; 37: 348–359.

Schoser B, Ricker K, Schneider-Gold C, Hengstenberg C, Dürre J, Bültmann B, Kress W, Day JW, Ranum LP.

Sudden cardiac death in myotonic dystrophy type 2. Neurology 2004; 63: 2402–2404.

Tarnopolsky M, Mahoney D, Thompson T, Naylor H, Doherty TJ. Creatine monohydrate supplementation does not increase muscle strength, lean body mass or phosphocreatine in patients with myotonic dystrophy type 1. Muscle Nerve 2004; 29: 51–58.

Tawil R, McDermott MP, Brown R, Shapiro BC, Ptacek LJ, McManis PG, Dalakas MC, Spector SA, Mendell JR, Hahn AF, Griggs RC. Randomized trials of dichlorphenamide in the periodic paralyses. Working Group on Periodic Paralysis. Ann Neurol 2000; 47: 46–53.

The International Myotonic Dystrophy Consortium (IDMC). New nomenclature and DNA testing guidelines for myotonic dystrophy type 1 (DM1). Neurology 2000; 54: 1218–1221.

Thompson R, Schoser B, Monckton DG, Blonsky K, Lochmüller H. Patient Registries and Trial Readiness in Myotonic Dystrophy – TREAT-NMD/Marigold International Workshop Report. Neuromuscul Disord 2009; 12: 860–866.

Trip J, Drost G, Van Engelen BG, Faber CG. Drug treatment for myotonia. Cochrane Database Syst Rev 2006; (1): CD 004762.

Udd B, Meola G, Krahe R, Thornton C, Ranum L, Bassez G, Kress W, Schoser BGH, Moxley R. DM2/PROMM and other myotonic dystrophies – report of the 140th ENMC workshop with guidelines on management. Neuromuscul Disord 2006; 16: 403–413.

Wahbi K, Meune C, Bécane HM, Laforêt P, Bassez G, Lazarus A, Radvanyi-Hoffman H, Eymard B, Duboc D. Left ventricular dysfunction and cardiac arrhythmias are frequent in type 2 myotonic dystrophy: a case control study. Neuromuscul Disord 2009; 19: 468–472.

Walter MC, Reilich P, Lochmüller H, Kohnen R, Schlotter B, Hautmann H, Dunkl E, Pongratz D, Müller-Felber W. Creatine monohydrate in myotonic dystrophy: a double-blind, placebo-controlled clinical study. J Neurol 2002; 249: 1717–1722.

Weber F, Jurkat-Rott K, Lehmann-Horn F. Hyperkalemic Periodic Paralysis. In: Adam MP et al. (eds.). GeneReviews® [Internet]. Seattle (WA): University of Washington; updated 2016.

Weber MA, Nielles-Vallespin S, Essig M, Jurkat-Rott K, Kauczor HU, Lehmann-Horn F. Muscle Na+ channelopathies: MRI detects intracellular 23Na accumulation during episodic weakness. Neurology 2006; 67: 1151–1158.

# J 13 Myalgien und Krampi

von H. Topka und B. Schoser

## J 13.1 Klinik der Myalgien

Als Myalgien werden nozizeptiv vermittelte, in der Tiefe wahrgenommene Schmerzen der Skelettmuskulatur bezeichnet. Der Schmerzcharakter ist zumeist reißend, krampfend und dumpf. Zusätzlich können vegetative Symptome wie Schweißsekretionsstörungen oder lokale Hautrötungen vorhanden sein. Davon abzugrenzen sind Schmerzen, die im Bereich der Sehnenansätze und des Muskel-Sehnen-Übergangs lokalisiert sind. Diese Schmerzformen gehören zur Gruppe der sogenannten muskuloskelettalen Schmerzsyndrome (Schoser 2009).

Beim Leitsymptom Myalgie muss eine standardisierte Schmerzanamnese ggf. mit einem Schmerzfragebogen erhoben werden. Man unterscheidet 1. die zeitliche Dimension (akut, subakut, chronisch, Dauerschmerz, intermittierend, remittierend), 2. Lokalisation und Verteilung (fokal, segmental, lateralisiert oder generalisiert) und 3. das Ausstrahlungsmuster. Ein Depressionsfragebogen kann hilfreich sein. Weitere Differenzierungen sind notwendig zwischen Ruhemyalgie und belastungsabhängiger Myalgie, ebenso die Erfassung von Auslösefaktoren (Nahrung, Kälte, Infekte, Drogen und Medikamente). Neuromuskuläre Symptome wie Paresen, Muskelatrophie und Störungen des Bewegungsablaufs sollten klinisch überprüft werden.

### J 13.1.1 Ätiologie von Myalgien

*Schädigungen zentraler Bahnensysteme* verursachen eine spastische Muskeltonuserhöhung und können zu projizierten Myalgien führen. Myalgien im Schultergürtel bei Bewegungsinitiation sind typisch für Basalganglien-Erkrankungen. Entzündliche, traumatische oder angeborene Myelonaffektionen können mit projizierten Myalgien verbunden sein.

*Periphere Nervenschäden* führen im Gegensatz zum sog. Nozizeptorschmerz zu einem neuropathischen Schmerz. Ein neuropathischer Schmerz kann in Kombination mit einem Nozizeptorschmerz i. S. von Myalgien auftreten, sodass dann ein sog. mixed pain vorliegt. So sind z. B. bei einer akuten Polyradikulitis (Guillain-Barré-Syndrom) oder einer Neuromyotonie mixed pain und autonome Störungen vorhanden.

*Hereditäre Muskelkrankheiten mit Myalgien:* Bei einer Vielzahl von hereditären degenerativen Myopathien (**Kap. J 8**, **Kap. J 9**, **Kap. J 10**) treten im Verlauf Myalgien auf. Bei der Myotonen Dystrophie Typ 2 ist dies bei bis zu 50 % der Patienten der Fall (**Kap. J 12**).

*Hereditäre metabolische Myopathien:* Leitsymptome metabolischer Myopathien sind Belastungsintoleranz, belastungsinduzierte Myalgien, Krampi und Paresen sowie Kreatinkinaseerhöhungen bis zur Rhabdomyolyse. Sog. dynamische *Glykogenspeichererkrankungen* wie die McArdle Myopathie weisen neben der Belastungsintoleranz mit frühzeitigem Ausdauerleistungseinbruch und schmerzhaften Muskelkontrakturen, Krämpfe und Myoglobinurie auf (**Kap. J 10**). *Störungen der Fettsäureoxidation (b-Oxidation):* Leitsymptome dieser Gruppe sind progrediente Muskelschwäche und spät einsetzende Belastungsintoleranz mit Muskelkrämpfen oder rekurrente Rhabdomyolysen. Leitsymptom des Carnitin-Palmitoyl-Transferase-Enzymmangels ist die Fasten/Hunger getriggerte rezidivierende Rhabdomyolyse. *Purinstoffwechselstörung:* Der autosomal-rezessive Myoadenylatdeaminase(MAD)-Mangel wird bei 1–3 % aller Muskelbiopsien inzidentell nachgewiesen. Viele Betroffenen sind homozygot für die C34-T Mutation im AMPD1-Gen. Eine muskuläre Zweiterkrankung muss ausgeschlossen werden.

*Mitochondriale Myopathien:* Defekte der Atmungsketten-Komplexe führen bei Jugendlichen und Erwachsenen zur muskulären Belastungsintoleranz und Myalgien. Typischerweise kommt es zu einer Verschlechterung der Symptomatik bei Körpertemperaturerhöhungen, wie bei Infektionen mit Fieber (**Kap. J 11**).

*Erworbene Muskelkrankheiten mit Myalgien – Toxische Myopathien:* Die häufigste toxische Myopathie ist alkoholinduziert. Die seltene (< 2 %) akute Form entwickelt sich als akut schmerzhafte proximal betonte Muskelschwellung und Schwäche mit Krampi der Oberschenkel und Waden. Laborchemisch sind eine deutliche CK-Erhöhung, Hypokaliämie sowie Myoglobinurie nachweisbar. Die häufigere chronische Alkoholmyopathie (bis zu 50 % der Alkoholkranken) zeigt sich als schmerzlose, langsam progrediente, generalisierte Muskelschwäche mit Muskelatrophie. *Lipidsenker-Myopathien:* Ca. 5 % der Patienten unter Lipidsenkern berichten über proximal betonte, in Ruhe vorhandene Myalgien, die zumeist mit CK-Erhöhung einhergehen. Krampi und belastungsinduzierte Myalgien sowie proximal betonte Muskelschwäche mit und selten ohne CK-Erhöhung bis zum 10-fachen der Norm sind ebenfalls beschrieben. Bei einem Teil der Patienten kommt es zu einer Persistenz der CK-Erhöhung auch nach mehr als 3-monatigem Absetzen der Lipidsenkertherapie.

*Erreger-assoziierte, infektiöse Myositiden:* Weltweit sind *bakterielle Myositiden, vor allem bei* Staphylokokken-Infektionen die häufigsten entzündlichen Muskelerkrankungen. Myalgien bei infektiöser Temperaturerhöhung sind ein typisches Begleitsymptom viraler Infektionen, z. B. Coxsackie B5-

Virus-, Influenza-, Parainfluenza-Infektionen. Bei einer Bluteosinophilie sollte auch eine parasitäre Infektion wie die Trichinose in Erwägung gezogen werden. Die Borrelia burgdorferi-Infektion kann zu einer schmerzhaften Borrelienmyositis führen.
*Immunogene inflammatorische Myopathien:* Vor allem die akute Dermatomyositis kann sehr schmerzhaft sein. Myalgien bei der Dermatomyositis werden in der Schultergürtelmuskulatur und den Oberschenkeln beklagt. Differentialdiagnostisch sind Overlap-Syndrome wie die progressive systemische Sklerose sowie das Sharp-Syndrom zu berücksichtigen. Alle anderen Formen, die idiopathische Polymyositis und Einschlusskörpermyositis sind in der Regel schmerzlos.
Bei *endokrinen Myopathien* manifestiert sich eine Hypothyreose mit Muskelschwäche, abnormer Ermüdbarkeit sowie Myalgien und Muskelkrämpfen und CK-Erhöhung. Schwierig können auch wechselnde Stoffwechsellagen bei der autoimmunen Hashimoto-Thyreoditis sein. Jede Form des Hypoparathyreoidismus kann sich als akute oder chronisch schmerzhafte Tetanie durch seine assoziierte Elektrolytstörung für Kalzium, Phosphat und Magnesium manifestieren.
Eine EFNS-Expertengruppe ging der Frage nach, ob eine Muskelbiopsie bei der Abklärung des Leitsymptoms Myalgie eine sinnvolle diagnostische Maßnahme ist. Zur Methode wurden alle relevanten Studien, die in PubMed gelistet sind, bis 01. 01. 1990 eingeschlossen. Nur sog. Klasse IV Studien sind vorhanden, sodass die Empfehlung nur den Stellenwert einer »best practice recommendations« auf der Basis der vorhandenen Information darstellt. Das Ergebnis auf dieser Basis war, dass Muskelkrämpfe durch Anamnese, klinische Untersuchung und einfache Laboruntersuchungen auf Ursachen wie Arzneimitteleffekte, Infektionen, metabolischen, endokrinen und rheumatologische Erkrankungen abgeklärt werden sollten. Eine Muskelbiopsie ist dann sinnvoll, wenn Myalgien durch Anstrengung auftreten, oder nachfolgende Befunde sich finden: Myoglobinurie, sog. second wind Phänomen, Muskelschwäche, Muskelhypertrophe oder -atrophie, HyperCKämie (> 2–39 des Normwertes) oder ein myopathisches EMG. Somit sollte Patienten mit dem Leitsymptom Myalgie eine Muskelbiopsie nach sorgfältiger Anamnese und klinischer Untersuchung sowie Laboruntersuchungen empfohlen werden.

## J 13.2 Myofasziales Schmerzsyndrom

Unter einem myofaszialen Schmerzsyndrom (MFSS) versteht man einen nicht-gelenkbezogenen, lokalen oder regionalen Muskelschmerz nach Ausschluss entzündlich-rheumatischer oder neurologischer Systemerkrankungen.

### J 13.2.1 Klinik

Klinisch findet man schmerzhafte Druck- oder Triggerpunkte im Skelettmuskel, durch deren Palpation sich ein lokales, meistens auch fortgeleitetes charakteristisches Schmerzmuster auslösen lässt. Das MFSS geht zumeist mit schmerzhaft eingeschränkter Bewegung, Steifheit und subjektivem Schwächegefühl einher. Latente Triggerpunkte sind klinisch stumm und verursachen keinen Spontanschmerz, zeigen jedoch bei Palpation ähnliche klinische Zeichen (übertragenes Referenzmuster, lokale Zuckungsantwort) wie aktive (**Tab. J 13.1**).

### J 13.2.2 Ätiologie

Triggerpunkte treten gehäuft in über- oder auch unterforderten Muskeln auf. Die Überschreitung einer kritischen Belastungsgrenze scheint zur Aktivierung von Triggerpunkten zu führen, u. a. als Folge einer lokalen Schädigung myofibrillärer Strukturen. Andere Faktoren sind Fehlhaltung, ungünstige mechanische Belastung und Gelenkfunktionsstörungen. Histopathologisch stellt ein Triggerpunkt eine Ansammlung von kontrahierten Sarkomer-Abschnit-

**Tab. J 13.1:** Klinik des myofaszialen Schmerzsyndroms

| | |
|---|---|
| **Myofaszialer Triggerpunkt** (obligates Kriterium) | Übererregbarer, druckschmerzhafter Knoten innerhalb überempfindlicher, gestraffter Muskelfaserbündel (taut band). Nach Palpation charakteristische Phänomene wie übertragenen Schmerz und autonome Störungen in der Referenzzone. |
| **Taut Band** (obligates Kriterium) | Gruppe gestraffter Muskelfasern, die sich seilartig verdickt über ihre gesamte Länge tasten lassen und in ihrem Verlauf knötchenartige kontrahierte Zonen aufweisen, die in der Triggerpunktregion liegen. |
| **Referred pain und Schmerzwiedererkennung** (obligates Kriterium) | Triggerpunktstimulation induziert ein fortgeleitetes, spezifisches Schmerzmuster, das sowohl lokal als auch entfernt ausstrahlen kann (Referenzzonen). Der fortgeleitete Schmerz ist dabei reproduzierbar vom Ursprungsort abhängig. Selten stimmt er mit der sensiblen Versorgung eines peripheren Nerven oder einer Nervenwurzel überein. Ursachen fortgeleiteter Schmerzen sind regionale Aktivierung benachbarter, vorher stummer Interneurone im Hinterhorn des Rückenmarks durch periphere Stimuli sowie eine zentrale Hyperexzitabilität. |
| **Local twitch response** (optionales Kriterium) | Triggerpunktstimulation verursacht eine kurze Kontraktion (Zuckung, »twitch«) des Taut Bands, einem spinalen Reflex entsprechend. Diese scheint spezifisch für Triggerpunkte zu sein. |

ten einzelner Muskelfasern dar, während der Rest der Muskelfaserabschnitte eine abnorme, konsekutive Dehnung aufweist. Elektronenmikroskopisch lassen sich verkürzte Abstände der Z-Banden und Zerstörung der Z-Banden-Struktur nachweisen. Fibrotische Veränderungen sind älteren Triggerpunkten zuzuordnen. Mikrodialyse-Analysen von Triggerpunkte zeigten signifikante Unterschiede von pH-Wert und der Konzentrationen von Schmerzmediatoren. Ausgelöst durch exzentrische Muskeltraumata kommt es zu einer Dysfunktion der neuromuskulären Endplatte mit anhaltender Dauerkontraktion von Sarkomeren. Diese Kontraktion führt zur Kompression benachbarter Kapillaren und damit zur Sauerstoffminderung im Sinne einer Energiekrise. Lokal erfolgt zusätzlich eine Ausschüttung neurovasoaktiver Substanzen wie Bradykinin und 5-HT, die nozizeptive Nervenfasern erregen.

### J 13.2.3 Epidemiologie und Verlauf

Das MFSS ist sehr häufig. Bis zu 60 % der Patienten mit idiopathischen chronischen Kopf- und Nackenschmerzen haben die Hauptdiagnose eines MFSS. Ca. 80 % der Patienten nach einem leichten Auffahrunfall entwickelten aktive Triggerpunkte. Es besteht eine leichte Frauen-Prädominanz für das MFSS mit einer Ratio von 1,5 bis 3 : 1 sowie einen Altersgipfel im 4. bis 5. Lebensjahrzehnt. Die Muskelalterung mit veränderter Regenerationskapazität (Sarkopenie) sind Chronifizierungsfaktoren.

### J 13.2.4 Therapie des myofaszialen Schmerzsyndroms

Primär erfolgt die Manualmedizin mit ggf. lokaler Triggerpunkttherapie i. F. von sog. dry needling oder Serieninjektionen eines Lokalanästhetikums (↑, B). Bei generalisiertem MFSS kann ergänzend eine befristete Einnahme eines Muskelrelaxans und Antiphlogistikums hilfreich sein. In seltenen Fällen kann alternativ die lokale Stoßwellentherapie oder auch der Einsatz von Botulinumtoxin erwogen werden (↑, B). Grundlage einer Rezidivprophylaxe bleibt Ausdauertraining und Muskeldehnungsübungen (Schoser 2008).

## J 13.3 Medikamentöse Therapie der Myalgien

Es besteht mittlerweile eine Indikationseinschränkung für Tolperison-haltige Produkte aufgrund eines erhöhten Risikos von Überempfindlichkeitsreaktionen. Tolperison-haltige Arzneimittel sollten nur bei der Indikation »symptomatische Behandlung von Spastizität nach einem Schlaganfall bei Erwachsenen« angewendet werden. Nur für das Präparat Mydocalm® liegt eine Indikation bei schmerzhaften Muskelverspannungen, insbesondere als Folge von Erkrankungen der Wirbelsäule, der Schulter- und Hüftgelenke, und Muskelverspannungen bei nervenbedingten Erkrankungen vor (Rot-Hand-Brief Tolperison-haltige Arzneimittel vom 21. 02. 2013; siehe auch **Kap. M 3** Nebenwirkungen).
Die Zulassung für den bei Muskelverspannungen eingesetzten Wirkstoff Tetrazepam ruht seit 01. 08. 2013. Dies gilt für alle 26 tetrazepamhaltigen Arzneimittel. Grund dafür ist eine Wirkstoff-Neubewertung die ergeben hatte, dass dieser zu schweren Hautreaktionen, einschließlich Fällen von Stevens-Johnson-Syndrom, toxischer epidermaler Nekrolyse, Erythema multiforme und Arzneimittelexanthem mit Eosinophilie und systemischen Symptomen (DRESS-Syndrom) führen kann. Zusätzlich zeigten Daten nur eine begrenzte klinische Wirksamkeit. Zusammenfassend wurde das Nutzen-Risiko-Verhältnis von Tetrazepam als ungünstig eingestuft (Rot-Hand-Brief Tetrazepam-haltige Arzneimittel vom 24. 06. 2013).
Auch Flupirtin-haltige Arzneimitte haben nach einer erneuten Nutzen-Risiko-Bewertung eine Einschränkung der therapeutischen Zielgruppe und eine Begrenzung der Behandlungsdauer. Es waren Bedenken wegen Hepatotoxizität und zur Wirksamkeit aufgrund unzureichender Nachweise bei chronischen Schmerzen aufgetreten (Rot-Hand-Brief Flupirtin-haltige Arzneimittel vom 15. 07. 2013) (**Tab. J 13.2**).

**Tab. J 13.2:** Medikamentöse Therapie von Myalgien (modifiziert nach Schoser 2009)

| | Medikament | Tagesdosis |
|---|---|---|
| Antiphlogistika (↔, C) | Ibuprofen<br>Diclofenac | 200–1 800 mg<br>25–150 mg |
| Muskelrelaxanzien (↔, C) | Methocarbamol<br>Baclofen<br>Tizanidin | 750–4 500 mg<br>5–30 mg<br>2–18 mg |
| Antikonvulsiva (↔, C) | Gabapentin<br>Pregabalin<br>Carbamazepin | 600–1 200 mg<br>75–350 mg<br>300–1 600 mg |
| Kalziumkanalblocker (↔, C) | Verapamil | 120 mg |
| Trizyklische Antidepressiva (↔, B) | Amitriptylin<br>Imipramin | 15–100 mg<br>10–100 mg |
| Kombinierte Noradrenalin- und HT-5-Wiederaufnahmehemmer (↔, B) | Mirtazapin<br>Duloxetin<br>Venlafaxin | 15–45 mg<br>30–60 mg<br>37,5–225 mg |
| Selektive Serotonin- Wiederaufnahmehemmer (SSRI) (↔, C) | Citalopram | 20–40(–60) mg |

J 13

# J 13.4 Krampi

## J 13.4.1 Klinik

Als *Muskelkrämpfe* werden schmerzhafte, unwillkürliche Kontraktionen der Skelettmuskulatur bezeichnet, die für Sekunden bis wenige Minuten anhalten. Sie können sowohl den gesamten Muskel als auch Teile betreffen, greifen aber nicht auf den Antagonisten über. *Krampi* können durch körperliche Bewegung oder leichte willkürliche Muskelaktivität ausgelöst werden (**Kasten J 13.1**). Die häufigen vor allem in Ruhe und nachts auftretenden Krampi weisen möglicherweise eine andere Pathophysiologie auf. Muskelkrämpfe unterscheiden sich damit von *Kontrakturen, Spasmen, Spastik* oder isolierten *Muskelschmerzen.* Am häufigsten sind die Wadenmuskeln, seltener der M. biceps brachii, die Fingerextensoren oder der M. myohyoideus betroffen. Der chronische Genuss von Alkohol, die Einnahme mancher Medikamente sowie physikalische oder metabolische Faktoren begünstigen das Auftreten.

*Elektromyographisch* sind Krampi durch die hochfrequente Entladung (> 25 Hz, max. 200 Hz) einzelner motorischer Einheiten charakterisiert. Faszikulationen können Krampusentladungen vorausgehen oder ihnen folgen. Mithilfe repetitiver elektrischer Stimulation der Endplattenregion des Muskels kann die individuelle Schwelle für das Auftreten von Krampi abgeschätzt werden (Miller und Knight 2009). Schmerzhafte Kontraktionen der Muskulatur, die die McArdle-Erkrankung (Myophosphorylase-Mangel) begleiten, können unterschieden werden, da diese im Gegensatz zu Krampi elektromyographisch still sind. Ausgeprägte Krampi können zu einer Erhöhung der Serum-Kreatinkinase (CK) führen.

**Kasten J 13.1:** Idiopathische Krampi und assoziierte Erkrankungen

**Idiopathisch**
Krampi ohne bekannten Auslöser
Krampi bei anhaltender körperlicher Belastung
**Myopathien/Systemerkrankungen**
Familiäre Krampi
Polymyositis
Myotonien
Paraneoplastische Myopathie
Muskeldystrophien
Central-core disease
Maligne Hyperthermie
Mitochondriale Myopathien
Carnitin-Palmitoyl-Transferase-Mangel
Carnitin-Mangel
Xanthinoxidase-Mangel
Myoadenylatdeaminase-Mangel
Myophosphorylase-Mangel (McArdle-Erkrankung)
Phosphofruktokinase-Mangel
Glykogenspeichererkrankungen
Brody-Syndrom (Behinderung der Kalziumaufnahme)
Hexosaminidase A- oder B-Mangel
**Erkrankungen mit wesentlicher Beteiligung des zentralen Nervensystems**
Idiopathisches Parkinson-Syndrom
Machado-Joseph-Erkrankung (SCA 3)
Satoyoshi-Syndrom
Tetanus/Strychninintoxikation
**Internistische Erkrankungen**
Hyponatriämie
Periphere Ödeme
Virale Enteritiden
Chronische Diarrhöen
Peripher arterielle Verschlusskrankheit
Urämie
Hereditäre Nierenerkrankungen (HANCA)
Hyperurikämie
Leberzirrhose
Metabolisches Syndrom
Hyperparathyroidismus
Hypothyreose
Rheumatologische Erkrankungen (Sklerodermie, Sacroiliitis)
Ferritin-Mangel
b-Thalassämie
**Erkrankungen des peripheren Nervensystems**
Polyneuropathien
Radikulopathien
Spinalstenosen
Motoneuronerkrankungen (ALS)
Spinale Muskelatrophie
Poliomyelitis
Krampi-Faszikulation-Myalgie-Syndrom

## J 13.4.2 Ätiologie und Pathophysiologie

Die Ätiologie von Krampi ist sehr heterogen. Gemeinsame Endstrecke ist eine Hyperexzitabilität in motorischen Nerventerminalen, seltener direkt in der Muskulatur. Bei Krampi im Rahmen vermehrten Alkoholkonsums ist als Ursache eine Membraninstabilität der Muskelfasern durch eine alkoholische Myopathie wahrscheinlich (Adachi et al. 2003). Die meisten Krampi-Syndrome sind jedoch neurogenen Ursprungs. Vermittelt wird die periphere Nervenhyperexzitabilität zumindest bei Neuropathien und Motoneuronerkrankungen durch eine gesteigerte Permeabilität für Natrium, eine begleitende Verringerung der Permeabilität für Kalium und eine dadurch entstehende fokale Membrandepolarisation. Außerdem sollen afferente und spinale Mechanismen eine Rolle spielen.

Meist sind Krampi selten und harmlos. Zwar finden sich nur bei einem kleinen Teil der Patienten mit vermehrten Krampi schwerwiegende neuromuskuläre Erkrankung, jedoch können Patienten mit Neigung zu nächtlichen Krampi eine Häufung von Muskelzuckungen, Parästhesien in den Beinen und Schwäche der Fußhebermuskeln als Hinweise auf peripher-neurogene Erkrankungen aufweisen (Hawke et al. 2012). Hierfür spricht auch, dass bei bis zu 60 % sonst beschwerdefreier Patienten mit Krampi bioptisch Zeichen einer small fiber neuropathy nachweisbar sind (Lopate et al. 2013). Insbesondere in Frequenz und Intensität zunehmende Krampi sollten ätiologisch weiter geklärt werden (**Tab. J 13.3**).

Erkrankungen des zentralen Nervensystems sind nur ausnahmsweise von Muskelkrampi begleitet. Eine Häufung von Krampi findet sich während der Schwangerschaft, bei älteren Menschen, im Rahmen der Hämodialyse und bei Patienten mit multiplen internistischen Erkrankungen. Bei sonst Gesunden können mit sportlicher Aktivität assoziierte Krampi auftreten (exercise-associated cramps). Die Vorstellung, dass eine Dehydratation oder Elektrolytverschiebungen eine maßgebliche Rolle für das Auftreten dieser Form von Krampi spielen, ist mittlerweile zu Gunsten der Annahme einer Dysbalance exzitatorischer Aktivität der Muskelspindeln und inhibitorischer Aktivität der Golgi-Sehnenorgane weitgehend verlassen worden (Nelson und Churilla 2016; Braulick et al. 2013). Eine besondere Assoziation mit Malignomen besteht wohl nicht. Seltene, familiäre Krampi treten autosomal-dominant auf und sind durch den Beginn im jugendlichen Alter und das vorzugsweise Auftreten in der distalen Extremitätenmuskulatur gekennzeichnet. Die Signifikanz der Kombination von Krampi und Faszikulationen lässt sich oft erst nach mehrjähriger Beobachtung klären, da ein Teil der Patienten im Verlauf eine generalisierte Motoneuronerkrankung entwickelt (Singh et al. 2010).

## J 13.4.3 Epidemiologie und Verlauf

Mindestens 75 % aller gesunden Erwachsenen erleben zumindest einmalig Muskelkrampi, meist nachts (Jerusalem 1984). Etwa 40 % ansonsten gesunder Erwachsener leiden unter rezidivierenden nächtlichen Muskelkrampi (Jansen et al. 1991). Die Häufigkeit nimmt mit dem Alter deutlich zu. Bei über 65-Jährigen wird die Prävalenz mit 50 % angenommen, wobei Frauen etwas häufiger betroffen sind (Abdulla et al. 1999). Krampi bei Kindern sind selten. Bislang unerklärt sind anekdotisch auch bei Schwangeren berichtete jahreszeitliche Schwankungen in der Häufigkeit von Muskelkrämpfen. Gegenüber den kalten Wintermonaten scheinen auch idiopathische Krampi in den Sommermonaten etwa doppelt so häufig aufzutreten (Garrison et al. 2015).
Etwa 95 % vor allem der jüngeren Patienten mit einer generalisierten Motoneuronerkrankung entwickeln im Verlauf Krampi, wobei Patienten mit bulbärem Beginn geringer betroffen sind (Caress et al. 2016). Auch bei fortschreitenden genetischen Neuropathien (CMT) scheint die Häufigkeit der Krampi im Verlauf nicht zuzunehmen (Johnson et al. 2015).

**Kasten J 13.2:** Prädisponierende Faktoren

**Physikalische Faktoren**
- Während oder nach ausdauernder körperlicher Belastung
- Unphysiologischer Einsatz der Muskulatur (z. B. bei Gelenkdeformitäten)
- Wärme, Kälte
- Alkohol (akut und v. a. chronisch), Schlafmangel, Nikotin, Ecstasy
- Störungen des Flüssigkeits- oder Elektrolythaushalts (verminderte Serumspiegel von Natrium, seltener Kalzium oder Magnesium)
- Häufige Assoziation mit: Dehydratation, exzessivem Schwitzen, Erbrechen, Diarrhöen, Diurese

**Medikamente**
- β-Blocker (Labetalol, Pindolol)
- β-Adrenergika (Albuterol, Terbutaline)
- Amiodaron
- Valsartan
- Nifedipin
- Suxamethonium
- (Kreatin)
- Quinidin
- Metozalon
- Danazol
- Carbimazol
- Diuretika
- Laxantien
- Clofibrat
- Statine
- Zolmitriptan
- Donepezil
- Ciclosporin
- Chemotherapeutika
- Kortikosteroide
- Imatinib

**Sonstige Faktoren**
- Plasmapherese
- Dialyse
- Schwangerschaft

## J 13.4.4 Therapeutische Prinzipien

Eine spezifische kausale Therapie steht meist nicht zur Verfügung. Symptomatisch können Krampi medikamentös und mithilfe physikalischer Therapiemaßnahmen behandelt werden. Bei gelegentlichen Krampi ausreichende therapeutische Maßnahmen sind die passive Dehnung, manuelle Kompression des betroffenen Muskels oder die Aktivierung antagonistischer Muskelgruppen. Vorbeugend wirken diese Maßnahmen aber nicht. Krampi während des Sports können möglicherweise durch regelmäßige Dehnübungen und Training verringert werden. Orthopädische Ursachen, wie Senk-Spreizfüße, sollten durch das Tragen entsprechender Einlagen korrigiert werden. Metabolische und physikalische Faktoren, die das Auftreten von Krampi begünstigen, sind in **Kasten J 13.2** zusammengefasst.
Lassen sich Krampi durch die Anwendung physikalischer Maßnahmen oder das Vermeiden prädisponierender Faktoren nicht bessern, kann eine *medikamentöse Therapie* versucht werden (**Tab. J 13.3**). Die meisten Medikamente zielen darauf ab, die vermutete Hyperexzitabilität terminaler Motoneurone zu vermindern. Zusammenfassend muss festgehalten werden, dass die vorgeschlagenen Substanzen geringe Wirksamkeit bei zum Teil relevanten Nebenwirkungen aufweisen. Die medikamentöse Therapie von Krampi stellt sich damit weiterhin als sehr unbefriedigend dar. Häufig wird Chinin eingesetzt, das die Refraktärperiode der Muskelmembran verlängert und die Exzitabilität der motorischen Endplatte für repetitive Nervenstimulation und Acetylcholin verringert (Rollo 1980). Die Indikation und vor allem der längere Einsatz in der Krampibehandlung werden aber aufgrund des Nebenwirkungsprofils weltweit zunehmend kritisch gesehen.
Der Einsatz von Chinin gründet sich auf ältere und meist kleinere Studien, die bei einer täglichen Dosierung von Chinin zwischen 200 und 300 mg keinen und bei Dosen zwischen 200 und 500 mg täglich einen moderaten Therapieerfolg zeigten. Eine weitere Studie (n = 164) zeigte einen Vorteil für eine Kombination von Chininsulfat und Theophyllin gegenüber Placebo (Görlich et al. 1991). Eine weitere placebokontrollierte multizentrische Studie (n = 98)

**Tab. J 13.3:** Medikamentöse Therapie von Muskelkrampi

| | Medikament | Tagesdosis | Besonderheiten |
|---|---|---|---|
| Benigne oder nächtliche Krampi | Chinin (↔, B) | 200–500 mg | Cave: potenziell lebensbedrohliche Komplikationen, kritische Therapieabwägung |
| | Gabapentin (↔, C) | 600–1 200 mg | Therapieversuch, Wirksamkeit nicht ausreichend belegt |
| | Pregabalin (↔, C) | 25–300 mg | |
| | Mexiletin (↔, C) | 300 mg | Effekt vorwiegend elektrophysiologisch |
| Krampi/Faszikulationen | Carbamazepin (↔, C) | max. 1 600 mg | |
| Post-Polio-Syndrom | Lamotrigin (↔, C) | 50–100 mg | |
| Schwangerschaftskrampi | Magnesium (↔, C) | 5 mmol morgens und 10 mmol abends | geringe Wirksamkeit, widersprüchliche Studienergebnisse |
| Hämodialyse-assoziierte Krampi | 50 % Dextrose-Lösung, 25 % Mannitol oder 23,5 % NaCl i. v. (↔, C) | | |
| | Gabapentin (↔, C) | 300 mg vor Dialyse | |

bestätigte die Wirksamkeit von 400 mg Chinin/Tag bei auffällig hoher Ansprechrate der Placebomedikation (53 % der Patienten) (Diener et al. 2002). Mittlerweile liegen Metanalysen publizierter und nicht-publizierter Studiendaten vor, die die Ergebnisse der Einzelstudien relativieren (El-Tawil et al. 2015). Diese Analysen bestätigen zwar die Wirkung von Chinin auf Häufigkeit und Intensität der Krampi, die Besserungsrate und auch die Güte der wissenschaftlichen Evidenz wurde allerdings als gering eingeschätzt. Chinin in Kombination mit Theophyllin scheint etwas wirksamer zu sein. Es scheinen auch keine relevanten Unterschiede in der Wirksamkeit von Chinin im Vergleich zu Vitamin E allein oder einer Kombination von Chinin und Vitamin E zu bestehen. Mit ebenfalls geringer Evidenz wurde eine Therapiedauer von bis zu 60 Tagen mit Chinin als wahrscheinlich sicher angesehen. Die optimale Dosierung des Chinin oder eine optimale Therapiedauer konnten nicht ermittelt werden. Aufgrund der als gering eingeschätzten Studienqualität, der geringen Wirksamkeit und den zum Teil lebensbedrohlichen Nebenwirkungen wird der Einsatz von Chininsulfat zur Behandlung von Krampi weiterhin in vielen Ländern als problematisch angesehen oder wurde untersagt.

Eine der wichtigsten Nebenwirkungen von Chininsulfat ist die immunvermittelte Thrombopenie. Weitere Nebenwirkungen reichen von Überempfindlichkeitsreaktionen wie Hautausschlägen, Pruritus, Anaphylaxie (Freiman 1990) über ein hämolytisch urämisches Syndrom (Crum und Gable 2000) bis zu einer medikamentös-toxischen Hepatitis (Punukollu et al. 1990), die bereits bei sehr niedrigen Dosen auftreten kann. Ein Muster der Nebenwirkungen ist der *Cinchonismus*, der nach längerer, hoch dosierter Einnahme, seltener auch nach erster Einnahme auftritt. Cinchonismus besteht aus Tinnitus, Kopfschmerzen, Schwindel und Sehstörungen. Insbesondere bei chronischer Einnahme von Chinin können eine Optikusatrophie, gastrointestinale Symptome und Herzrhythmusstörungen auftreten. Hohe Dosen und der Einsatz bei Kindern prädisponieren für Intoxikationen. Bei Kindern und Jugendlichen sollte das Medikament nicht eingesetzt werden. Ein AV Block im EKG ist eine Kontraindikation, außerdem eine Herzinsuffizienz (Gjesing et al. 2015).

In den USA sind seit 1969 bei insgesamt 665 Patienten ernsthafte Komplikationen der Chinintherapie berichtet worden, wobei auch 93 Todesfälle in Zusammenhang mit der Therapie angenommen werden (Food and Drug Administration, FDA 2010). Seit dem Verbot sämtlicher rezeptfreier Chininpräparate durch die FDA im Jahr 2006 haben sich auch die rezeptpflichtigen Verordnungen von Chininpräparaten für 206 000 Patienten in 2008 auf etwa 51 800 Patienten im Jahr 2011 vermindert (FDA 2012). Auch vom Bfarm wurde die Zulassung der Substanz eingeschränkt. Chininsulfat ist verschreibungspflichtig und darf demnach in der Therapie und Prophylaxe nächtlicher Wadenkrämpfe bei Erwachsenen nur unter der Voraussetzung eingesetzt werden, dass diese »sehr häufig oder besonders schmerzhaft sind und behandelbare Ursachen der Krämpfe ausgeschlossen wurden und nicht-pharmakologische Maßnahmen die Beschwerden nicht ausreichend lindern können« (Bfarm-Bescheid an Hersteller vom 30. 03. 2015).

Ist der Einsatz von Chininsulfat auch kritisch zu sehen, so ist die Wirksamkeit alternativer medikamentöser Therapien eher schlechter belegt (↔, C) (Katzberg et al. 2010). Magnesiumcitrat (300 mg/die p. o.) zeigt eine geringe Wirksamkeit bei sonst gesunden und nicht-schwangeren Erwachsenen (Roffe et al. 2002). Insbesondere bei Patienten mit einer familiären Neigung zu belastungsabhängigen Muskelkrampi soll ein $Ca^{2+}$ ATPase-Mangel bestehen und daher Kalziumantagonisten, z. B. Verapamil, wirksam sein. Gabapentin wurde in Dosierungen um 800 mg/Tag erfolgreich zur Reduktion nächtlicher idiopathischer Muskelkrämpfe eingesetzt (Serrao et al. 2000), bei ALS-Patienten konnte dies aber nicht bestätigt werden (Miller et al. 2001). Beim Post-Polio-Syndrom wurde mit gewis-

sem Erfolg in einer Pilotstudie Lamotrigin in Dosen zwischen 50 und 100 mg/Tag eingesetzt (On et al. 2005). Mexiletin, ein Analogon des Lidocains, soll in Dosen von 300 mg/Tag p. o. die Häufigkeit von Krampi bei Patienten mit Neuropathien reduzieren (Kuwabara und Misawa 2004).
Die lokale Injektion von Botulinumtoxin A kommt für die Behandlung von Krampi beim hereditären Krampi-Faszikulations-Syndrom (Bertolasi et al. 1997) und bei manchen Patienten mit radikulären Syndromen (Costa et al. 2005) in Betracht. Muskelkrämpfe nach Operation einer lumbalen Spinalkanalstenose sollen sich anhaltend nach Lidocain-Injektionen in die Umgebung des N. peroneus profundus bessern (Imura et al. 2015).

## J 13.4.5 Pragmatische Therapie

Erster Schritt in der Behandlung von Muskelkrampi ist die Prüfung prädisponierender Faktoren. Insbesondere sollte auch eine sorgfältige Medikamentenanamnese erhoben und ggf. die Umstellung dieser Medikation erwogen werden. Insbesondere auf die vorausgehende Einnahme von lang wirksamen inhalierbaren Beta-Agonisten, kaliumsparenden Diuretika oder Thiaziden sollte geachtet werden (Garrison et al. 2012). Besteht der Verdacht auf idiopathische benigne Muskelkrampi mit seltenen Krämpfen, sollte die Therapie zunächst physikalisch erfolgen.

### J 13.4.5.1 Physikalische Therapie

Wichtigste physikalische Maßnahme bei akuten Krampi ist die passive Dehnung der betroffenen Muskulatur (↔, A) (Fowler 1973). Alternativ kann auch über die willkürliche Aktivierung der Antagonisten eine reziproke Inhibition erfolgen (↔, A). Der prophylaktische Nutzen dieser Muskellockerung-Maßnahmen zur Verringerung der Häufigkeit und Intensität nächtlicher (und auch aktivitäts-assoziierter) Krampi wird stark bezweifelt (Blyton et al. 2012). Eine erhöhte Lagerung der Beine während der Nacht kann venöse Ödeme und damit die Krampfneigung vermindern. Bleibt der Therapieerfolg dieser Maßnahmen aus, kann eine symptomatische *medikamentöse Therapie* in Betracht gezogen werden.

### J 13.4.5.2 Medikamentöse Therapie

Chininsulfat wird weiterhin zwar häufig in der medikamentösen Therapie von Krampi eingesetzt, die geringe Wirksamkeit und die potenziell erheblichen unerwünschten Wirkungen dieser Substanz sollten zu besonders kritischer Abwägung der Therapieentscheidung Anlass geben (↔, B). Möglicherweise bietet sich eine intermittierende Therapie bei fluktuierendem oder saisonalem Verlauf an. Alternative medikamentöse Therapien sind bislang allerdings nur in unkontrollierten oder kleineren kontrollierten Studien untersucht, sodass sich nach heutigem Kenntnisstand über die Chinintherapie hinaus kaum gesicherte Therapieempfehlungen geben lassen. Insbesondere die frühere Empfehlung für den Einsatz von Magnesium bei nächtlichen Krampi kann außer bei Krampi in der Schwangerschaft nicht mehr aufrechterhalten werden (Garrison et al. 2012). Es sollte daher geprüft werden, ob eine der Entitäten vorliegt, für die spezifische Therapieempfehlungen bestehen.
Bei Patienten mit *Motoneuronerkrankungen* wurde in einer offenen Studie ein günstiger Effekt von Levetiracetam vermutet. (Bedlack et al. 2009). Letztlich bewertet aber eine Metaanalyse sämtliche bisher eingesetzten Medikamente zur Behandlung von Krampi bei Motoneuronerkrankungen als unwirksam (Baldinger et al. 2012).
Krampi während der *Schwangerschaft* sollten nicht mit Chinin behandelt werden, da eine Häufung von Aborten beobachtet wurde. Eine erste Metaanalyse von fünf Studien zur Wirksamkeit von Kalzium, Natriumchlorid, Multivitaminpräparaten und Magnesium bei Krampi während der Schwangerschaft kommt nach Auswertung von insgesamt 352 Schwangerschaften zum Schluss, dass die Wirksamkeit von Kalzium und Multivitaminpräparaten der von Placebo entspricht und Natriumchlorid aufgrund der ohnehin mittlerweile höheren ernährungsbedingten Aufnahme nicht zu empfehlen sei. Einzig Magnesiumlaktat oder -zitrat (120 mg morgens und 240 mg abends) zeigte eine mäßige Wirkung (↔, B) (Young und Jewell 2002). Ein Versuch, die bis März 2015 vorliegenden Studienergebnisse in einer Metaanalyse zu poolen, scheiterte an der geringen Fallzahl der Einzelstudien, den heterogenen Studiendesigns und der in der Mehrzahl geringen Studiengüte (Zhou et al. 2015). Der Nutzen der medikamentösen Therapie einschl. der oralen Magnesiumeinnahme zur Behandlung von Krampi in der Schwangerschaft wurde letztlich als nicht belegt angesehen. Allerdings wurden auch keine relevanten Nebenwirkungen der Medikation identifiziert.
Das Auftreten von Muskelkrampi während der *Dialyse* hängt sowohl vom Dialyseverfahren (Hämodialyse, Peritonealdialyse, Hämofiltration) als auch von der Wahl des Austauschmediums ab (Kaplan et al. 1992). Ohne wesentliche unerwünschte Wirkungen sollen hämodialyseassoziierte Krampi durch die Infusion hyperosmolarer Lösungen aus 50 % Dextroselösung und 25 % Mannitol oder 23,5 % NaCl-Lösungen vermieden werden können (↔, B) (Canzanello et al. 1991). Zur Behandlung der hämodialyseassoziierten Krampi kann nach einer kleineren Studie auch Vitamin E in einer Dosis von 400 IU/die eingesetzt werden (El-Hennaway und Zaib 2010). Auf Grund einer doppelt-blinden Studie mit 15 Patienten wurde die Wirksamkeit von Gabapentin in einer Dosis von 300 mg vor der Dialyse vermutet (Beladi Mousavi et al. 2015).
Patienten mit einer *Leberzirrhose* leiden, vor allem unter nächtlichen Muskelkrampi. Die Ursache ist bislang weiterhin unklar. Baclofen scheint sich in Dosen bis 30 mg/die zur Behandlung der Krampi bei der Leberzirrhose zu eignen. Schwerwiegende Nebenwirkungen wurden in einer randomisierten und placebo-kontrollierten Studie bei 100 Patienten nicht beobachtet (Elfert et al. 2016). Weitere systematische Therapiestudien liegen nicht vor. In Fallberichten wurde Chininsulfat (Lee et al. 1991) bei allerdings relativer Kontraindikation als ebenfalls wirksam angesehen. Aufgrund einer kleinen offenen Studie mit 12 Patienten wird die Wirksam-

keit einer oralen Zinksulfattherapie vermutet (↔, C) (Kugelmas 2000). Für die intravenöse Gabe von Humanalbumin empfohlen (↔, C) (Angeli et al. 1996), die orale Therapie mit Vitamin E (3 × 200 mg/die) (Konikoff 1994) oder Taurin (Yamamoto 1994) (↔, C) gibt es bislang keinen ausreichenden Wirksamkeitsbeleg.

*Belastungsabhängige Muskelkrampi:* Bei jungen, sonst gesunden Patienten treten Muskelkrampi in verschiedenen Muskeln tagsüber, häufig unter körperlicher Belastung und bei exzessivem Schwitzen auf. Bei diesen Patienten kann eine vermehrte Aufnahme von Natriumchlorid wirksam sein (↔, B) (Bergeron 2003).

*Nächtliche Krampi im Rahmen eines obstruktiven Schlaf-Apnoe-Syndroms* sollen sich unter der CPAP-Therapie ebenfalls bessern (Westwood et al. 2014).

Chirurgische oder interventionelle Rekonstruktionen des venösen Systems sollen bei venöser Insuffizienz zu einer deutlichen Verminderung von Krampi führen (Lang et al. 2003).

Magnesium gilt bis auf einen fraglichen Nutzen bei Schwangeren als wirkungslos, sodass der Einsatz nicht mehr generell empfohlen werden kann. Entscheidet man sich nach ausführlicher Abwägung zu einer Therapie mit Chinin, so sollte deren Wirksamkeit nach zwei bis drei Wochen überprüft und gegebenenfalls eine wirkungslose Therapie wieder abgesetzt werden. Eine Therapiedauer von unter 60 Tagen scheint risikoarm zu sein. Fluktuationen in der Häufigkeit der Krampi sollten für Therapiepausen genutzt werden. **Tab. J 13.3** fasst die aktuellen Therapieempfehlungen zusammen.

## Literatur


Abdulla AJ, Jones PW, Pearce VR. Leg cramps in the elderly: prevalence, drug and disease associations. Int J Clin Pract 1999; 53(7): 494–496.

Adachi J, Asano M, Ueno Y, Niemela O, Ohlendieck K, Peters TJ, Preedy VR. Alcoholic muscle disease and biomembrane perturbations (review). J Nutr Biochem 2003; 14(11): 616–625.

Angeli P, Albino G, Carraro P, Dalla Pria M, Merkel C, Caregaro L, De Bei E, Bortoluzzi A, Plebani M, Gatta A. Cirrhosis and muscle cramps: evidence of a causal relationship. Hepatology 1996; 23(2): 264–273.

Baldinger R, Katzberg HD and Weber M. Treatment for cramps in amyotrophic lateral sclerosis/motoneuron disease. Cochrane database of systematic reviews 2012; (4): CD 004157.

Bedlack RS, Pastula DM, Hawes J, Heydt D. Open-label pilot trial of levetiracetam for cramps and spasticity in patients with motor neuron disease. Amyotroph Lateral Scler 2009; 10(4): 210–215.

Beladi Mousavi SS, Zeraati A, Moradi S and Mousavi MB. The effect of gabapentin on muscle cramps during hemodialysis: A double-blind clinical trial. Saudi J Kidney Dis Transpl 2015; 26(6): 1142–1148.

Bergeron MF. Heat cramps: fluid and electrolyte challenges during tennis in the heat. J Sci Med Sport 2003; 6(1): 19–27.

Bertolasi L, Priori A, Tomelleri G, Bongiovanni LG, Fincati E, Simonati A, De Grandis D, Rizzuto N. Botulinum toxin treatment of muscle cramps: a clinical and neurophysiological study. Ann Neurol 1997; 41(2): 181–186.

Blyton F, Chuter V, Walter KE, Burns J. Non-drug therapies for lower limb muscle cramps. Cochrane database of systematic reviews. 2012; (1): CD008496.

Braulick KW, Miller KC, Albrecht JM, Tucker JM, Deal JE, Significant and serious dehydratation does not affect skeletal muscle cramp threshold frequency. Br J Sports Med 2013; 47: 710–714.

Canzanello VJ, Hylander-Rossner B, Sands RE, Morgan TM, Jordan J, Burkart JM. Comparison of 50 % dextrose water, 25 % mannitol, and 23.5 % saline for the treatment of hemodialysis-associated muscle cramps. ASAIO Trans 1991; 37(4): 649–652.

Caress JB, Ciarlone SL, Sullivan EA, Griffin LP and Cartwright MS. Natural history of muscle cramps in amyotrophic lateral sclerosis. Muscle Nerve 2016; 53(4): 513–517.

Costa J, Graca P, Evangelista T, de Carvalho M. Pain and calf hypertrophy associated with spontaneous repetitive discharges treated with botulinum toxin. Clin Neurophysiol 2005; 116(12): 2847–2852.

Crum NF, Gable P. Quinine-induced hemolytic-uremic syndrome. South Med J 2000; 93(7): 726–728.

Diener HC, Dethlefsen U, Dethlefsen-Gruber S, Verbeek P. Effectiveness of quinine in treating muscle cramps: a double-blind, placebo-controlled, parallel-group, multicentre trial. Int J Clin Pract 2002; 56(4): 243–246.

Elfert AA, Abo-Ali L, Soliman S, Zakaria S, Shebab El-Din I, Elkahalawny Wand Abd-Elsalam S. Randomized plecbo-controlled study of baclofen in the treatment of muscle cramps in patients with liver cirrhosis. Eur J Gastroenterol Hepatol 2016; DOI: 10.1097/MEG0000000000000714.

El-Hennawy AS, Zaib S. A selected controlled trial of supplementary vitamin E for treatment of muscle cramps in hemodialysis patients. Am J Ther 2010; 17(5): 455–459.

El-Tawil S, Al Musa T, Valli H, Lunn MP, Brassington R, El-Tawil T and Weber M. Quinine for muscle cramps. Cochrane Database Syst Rev 2015; (4): CD005044.

Food and Drug Administration (D. o. o. a. H. S.). FDA Drug Safety Recommendation. New Risk Management Plan and Patient Medication Guide for Qualaquine (quinine sulfate). 2010. (www.fda.gov/Drugs/DrugSafety/ucm218202.htm, Zugriff am 16. 10. 2017).

Fowler AW. Relief of cramp. Lancet 1973; 1(7794): 99.

Freiman JP. Fatal quinine-induced thrombocytopenia. Ann Intern Med 1990; 112(4): 308–309.

Garrison SR, Dormuth CR, Morrow RL, Carney GA and Khan KM. Seasonal effects on the occurrence of nocturnal cramps: a prospective cohort study. CMAJ 2015; 187(4): 248–253.

Garrison SR, Dormuth CR, Morrow RL, Carney GA and Khan KM. Nocturnal leg cramps and prescription use that precedes them: a sequence symmetry analysis. Arch Int Med 2012; 172(2): 120–126.

Garrison SR, Allan GM, Sekhon RK, Musini VM and Khan KM. Magnesium for skeletal muscle cramps. Cochrane database of systematic reviews 2012; (9): CD009402.

Gjesing A, Gislason GH, Christensen SB, Jorgensen ME, Merie C, Norgaard ML et al. Use of quinine and mortality-risk in patients with heart failure – a Danish nationwide observational study. Pharmacoepidemiol Drug Saf 2015; 24(3): 310–318.

Görlich HD, von Gablenz E, Steinberg HW. Treatment of nocturnal leg cramps. A multicenter, double blind, placebo controlled comparison between the combination of quinine and theophylline ethylene diamine with quinine. Arzneimittelforschung 1991; 41(2): 167–175.

Hawke F, Chuter V and Burns J. Factors associated with night-time muscle cramps: A case-control study. Muscle Nerve 2013; 47: 339–343.

Imura T, Inoue G, Kakazawa T, Miyagi M, Saito W, Uchida K, Namba T, Shirasawa E, Takahira N and Takaso M. Treatment of nocturnal leg cramps by blockade of the medial branch of the deep peroneal nerve after lumbar spine surgery. Brain Behav 2015; 5(9): e00370.

Jansen PH, Joosten EM, Van Dijck J, Verbeek AL, Durian FW. The incidence of muscle cramp. J Neurol Neurosurg Psychiatry 1991; 54(12): 1124–1125.

Jerusalem F. Schmerzhafte nächtliche Wadenkrämpfe. Dtsch Med Wochenschr 1984; 109: 34–35.

Johnson NE, Sowden J, Dilek N, Eichinger K, Burns J, McDermott MP, Shy ME and Herrmann DN. Prospective study of muscle cramps in Charcot-Marie-Tooth disease. Muscle Nerve 2015; 51: 485–488.

Kaplan B, Wang T, Rammohan M, del Greco F, Molteni A, Atkinson AJ. Response to head-up tilt in Kramping and nonKramping hemodialysis patients. Int J Clin Pharmacol Ther Toxicol 1992; 30(5): 173–180.

Katzberg HD, Khan AH, So YT. Assessment: symptomatic treatment for muscle cramps (an evidence-based review): report of the therapeutics and technology assessment subcommittee of the American academy of neurology. Neurology 2010; 74(8): 691–696.

Konikoff F. The therapeutic benefit of vitamin E in patients with liver disease. J Hepatol 1994; 21(4): 687–688.

Kugelmas M. Preliminary observation: oral zinc sulfate replacement is effective in treating muscle cramps in cirrhotic patients. J Am College Nutr 2000; 19: 13–15.

Kuwabara S, Misawa S. Axonal ionic pathophysiology in human peripheral neuropathy and motor neuron disease. Curr Neurovasc Res 2004; 1(4): 373–379.

Kyriakides T, Angelini C, Schaefer J, Mongini T, Siciliano G, Sacconi S, Joseph J, Burgunder JM, Bindoff LA, Vissing J, de Visser M, Hilton-Jones D. EFNS review on the role of muscle biopsy in the investigation of myalgia. Eur J Neurol 2013; 20(7): 997–1005. Review.

Lane RJ, Cuzzilla ML, McMahon CG. Intermediate to long-term results of repairing incompetent multiple deep venous valves using external valvular stenting. ANZ J Surg 2003; 73(5): 267–274.

Lee FY, Lee SD, Tsai YT, Lai KH, Chao Y, Lin HC, Wang SS, Lo KJ. A randomized controlled trial of quinidine in the treatment of cirrhotic patients with muscle cramps. J Hepatol 1991; 12(2): 236–240.

Lopate G, Streif E, Harms M, Weihl C and Pestronk A. Cramps and small fiber neuropathy. Muscle Nerve 2013; 48(2): 252–255.

Miller KC, Knight KL. Electrical stimulation cramp threshold frequency correlates well with the occurrence of skeletal muscle cramps. Muscle Nerve 2009; 39(3): 364–368.

Miller RG, Moore DH 2nd, Gelinas DF, Dronsky V, Mendoza M, Barohn RJ, Bryan W, Ravits J, Yuen E, Neville H, Ringel S, Bromberg M, Petajan J, Amato AA, Jackson C, Johnson W, Mandler R, Bosch P, Smith B, Graves M, Ross M, Sorenson EJ, Kelkar P, Parry G, Olney R. Phase III randomized trial of gabapentin in patients with amyotrophic lateral sclerosis. Neurology 2001; 56(7): 843–848.

A narrative review of exercise-associated muscle cramps: Factors that contribute to neuromuscular fatigue and management implications. Muscle Nerve 2016; 54(2): 177–185.

On AY, Oncu J, Uludag B, Ertekin C. Effects of lamotrigine on the symptoms and life qualities of patients with post polio syndrome: A randomized, controlled study. NeuroRehabilitation 2005; 20(4): 245–251.

Punukollu RC, Kumar S, Mullen KD. Quinine hepatotoxicity. An underrecognized or rare phenomenon? Arch Intern Med 1990; 150(5): 1112–1113.

Roffe C, Sills S, Crome P, Jones P. Randomised, cross-over, placebo controlled trial of magnesium citrate in the treatment of chronic persistent leg cramps. Med Sci Monit 2002; 8(5): CR326–330.

Rollo I. Drugs used in chemotherapy of malaria. The pharmacological basis of therapeutics. In: Gillman A, Goodman L, Gilman Axy (Hrsg.). New York: MacMillan; 1980. 1056.

Schoser B. Muskel und Schmerz – ein Leitfaden für die Differentialdiagnose und Therapie. Bremen: Unimed; 2008.

Schoser B. Zur Therapie von Muskelkater, Myalgien, Krampi und Myotonie. Akt Neurologie 2009, 36: 7270–7274.

Serrao M, Rossi P, Cardinali P, Valente G, Parisi L, Pierelli F. Gabapentin treatment for muscle cramps: an open-label trial. Clin Neuropharmacol 2000; 23(1): 45–49.

Singh V, Gibson J, McLean B, Boggild M, Silver N, White R. Fasciculations and cramps: how benign? Report of four cases progressing to ALS. J Neurol 2010; 258(4): 573–578.

Yamamoto S. Oral taurine therapy for painful muscle cramp in liver cirrhosis. Am J Gastroenterol 1994; 89(3): 457–458.

Young GL, Jewell D. Interventions for leg cramps in pregnancy (Cochrane Review). Cochrane Database Syst Rev 2002; (1): CD000121.

Westwood AJ, Spector AR and Auerbach SH. CPAP treats muscle cramps in patients with obstructive sleep-apnea. J Clin Sleep Med 2014; 10(6): 691–692.

# K Endokrines und vegetatives Nervensystem

# K 1 Neuroendokrine Störungen

*von O. Kastrup und H. Lahner*

Das Endokrinium umfasst vor allem Hypothalamus, Hypophyse, Schilddrüse, Nebenschilddrüsen, Nebennieren und Gonaden sowie Pankreas und Fettgewebe. Hormonmangel, entgleiste Hormonproduktion und veränderte Ansprechbarkeit der Erfolgsorgane führen zu Endokrinopathien, die auch neurologische Symptome verursachen können. Diagnostik und Therapie sollten in enger Zusammenarbeit mit erfahrenen Endokrinologen erfolgen. Folgeschäden des Diabetes mellitus (**Kap. J 2**), endokrine Funktionen von Niere und Gastrointestinaltrakt sowie andere autonom regulierte Systeme (**Kap. K 2**), Einflüsse der von den Gonaden sezernierten Sexualhormone sowie Störungen der Hormonsekretion bei pädiatrischen Krankheitsbildern werden hier nicht behandelt.

## K 1.1 Hypothalamus-Hypophysen-System

Der Hypothalamus stellt eine zentrale Schaltstelle des endokrinen Systems dar. Er verarbeitet Signale höherer neuronaler Zentren, Umwelteinflüsse, periphere Hormonspiegel und autonome Funktionen. Dieser Input wird umgesetzt in die präzise Steuerung peripherer Hormone bildender Drüsen. Zwischengeschaltet ist die Hypophyse, die in einem portalvenösen System hypothalamische regulatorische Peptide in hoher Konzentration erhält und die eigentlichen Steuerungshormone systemisch sezerniert. Im peripheren Blut messbar sind daher nur die hypophysären und die Erfolgshormone.
Schädigungen des Systems äußern sich gewöhnlich als Hormonmangel oder -exzess. Meist betrifft eine Unterfunktion mehrere Hormone und wird als Hypopituitarismus, bei Funktionsverlust des gesamten Hypophysenvorderlappens als Panhypopituitarismus bezeichnet. Ein Defekt des Hypothalamus-Hypophysenhinterlappen-Systems mit Unterfunktion äußert sich in einem Diabetes insipidus, wobei die Läsion primär vom Hypothalamus ausgehen kann. Anzeichen für eine dann immer bilaterale hypothalamische Schädigung sind Störungen bei Nahrungs- und Flüssigkeitsaufnahme, Temperaturregulation, Schlaf-Wach-Rhythmus, im autonomen Nervensystem und Apathie. Primäre hypothalamische Überfunktion spielt im Erwachsenenalter keine Rolle. Zu einer überschießenden Hormonproduktion kommt es vorwiegend bei Hypophysenadenomen, die Hormone sezernieren.

### K 1.1.1 Hypopituitarismus

#### K 1.1.1.1 Klinik

Das klinische Bild des Ausfalls einzelner hypophysärer Achsen entspricht dem des Ausfalls des Endorgans. Frühsymptome können Zyklusstörungen bei Frauen und Libido-, Potenzminderung bei Männern sein. Das meist zeitige Auftreten dieser hypogonaden Symptomatik beruht auf der hohen Sensitivität der gonadotropen Zellen gegenüber einer häufig zugrundeliegenden Kompression durch eine hypophysäre Raumforderung. Daneben können Zeichen einer sekundären Nebennierenrindeninsuffizienz bzw. einer Hypothyreose vorliegen:

- Antriebs- und Interesselosigkeit
- Leistungsverlust und Müdigkeit
- Bradykardie
- verringerte axilläre und Pubesbehaarung

Ein gelegentlich vorliegender Wachstumshormonmangel im Erwachsenenalter verläuft klinisch relativ unauffällig. Abdominelle Adipositas mit Abnahme der Muskelmasse, depressiver Stimmung und verminderter Leistungsfähigkeit sind mögliche Symptome. Langfristig ist jedoch das Arterioskleroserisiko erhöht, die körperliche Leistungsfähigkeit sowie die Lebensqualität können reduziert sein. Prolaktinmangel äußert sich bei postpartaler Hypophysenvorderlappennekrose (*Sheehan-Syndrom*) durch die dann fehlende Laktation. Bei Ausfall des Hypophysenhinterlappens entsteht ein Diabetes insipidus. Als Spätsymptom kann eine lokale Raumforderung im Bereich der Hypophyse zur Chiasmakompression mit Sehstörungen (bitemporale Hemianopsie) führen.
*Labor*: Zur Diagnosesicherung der HVL-Insuffizienz muss eine biochemische Diagnostik erfolgen. Zu beachten sind die zirkadiane Rhythmik und eine evtl. vorhandene Begleitmedikation. Die Messung erfolgt am frühen Vormittag.

**Corticotrope Funktion**

Bei morgendlichen Serumcortisolwerten < 80 nmol/l kann eine corticotrope Insuffizienz als gesichert gelten. Bei einem morgendlichen Wert von > 500 nmol/l kann sie ausgeschlossen werden. Oft liegen die Spiegel dazwischen, dann ist zur Differenzierung ein Funktionstest notwendig. Als Goldstandard gilt der Insulinhypoglykämie-Test (IHT). Seine Durchfüh-

K 1

rung setzt eine entsprechende Erfahrung voraus. Es werden 0,1–0,2 IE/kg Körpergewicht Normalinsulin i. v. injiziert, anschließend eine symptomatische Hypoglykämie < 40 mg/dl angestrebt. Ein Cortisolanstieg > 500 nmol/l gilt als suffiziente Antwort.

#### Thyreotrope Funktion

Die Kombination aus erniedrigtem (bis normalem) TSH-Spiegel und erniedrigtem (bis niedrig-normalem) freien Thyroxinspiegel zeigt den Funktionsverlust dieser Achse an.

#### Gonadotrope Funktion

Bei Frauen im reproduktionsfähigen Alter ist bei Amenorrhoe und gleichzeitig niedrigem LH, FSH und Östradiol eine Insuffizienz der Achse anzunehmen. Hormonelle Kontrazeptiva sind mindestens 2 Monate vor einer biochemischen Evaluation zu pausieren. Bei postmenopausalen Frauen zeigt sich eine gonadotrope Insuffizienz nur durch den nicht vorhandenen Anstieg der LH- und FSH-Spiegel; sie besitzt normalerweise keine klinische Relevanz.
Bei Männern ist ein erniedrigter Serumtestosteron-Spiegel in Kombination mit niedrig-»normalen« Gonadotropinen LH und FSH beweisend.

#### Somatotrope Funktion

Ein erniedrigter alters- und geschlechtskorrigierter IGF-1-Spiegel weist auf einen Wachstumshormonmangel hin. Die Diagnose kann mittels IHT (siehe corticotrope Funktion) gesichert werden. Ein Anstieg des Wachstumshormons (GH) auf > 3 ng/ml schließt hier einen substitutionsbedürftigen Mangel aus.

### K 1.1.1.2 Ursachen

Siehe auch **Kap. H 9** Hypophysentumore.

*Hormoninaktive Hypophysenadenome* und Kraniopharyngeome stellen die häufigsten Ursachen der Hypophyseninsuffizienz dar. Auch ein hormonaktiver Tumor (v. a. Prolaktin, ACTH, GH) kann zu einer Insuffizienz der anderen Achsen führen. *Andere Tumore* wie Meningeome und Gliome sind eher selten Ursache einer Hypophyseninsuffizienz. Daneben existiert noch eine Vielzahl von Raumforderungen unterschiedlichster Genese, die im Bereich der Hypophyse zu einer Einschränkung der sekretorischen Leistung führen können.
*Entzündungen/Granulome:* Meningoenzephalitiden (u. a. Lues, Tuberkulose, Toxoplasmose), Sarkoidose, Histiozytose und Lymphome können durch Beteiligung des Hypothalamus-Hypophysen-Systems neuroendokrine Störungen verursachen. Sie sind teilweise durch Hypophysenstielschwellung im MRT erkennbar.
*Trauma und sonstige Ursachen:* Patienten mit Schädel-Hirn-Trauma zeigten nach 3 Monaten in 33 % eine hypophysäre Funktionsstörung. Nach 12 Monaten war eine Insuffizienz noch bei 23 % nachweisbar. Ähnliches gilt für die Subarachnoidalblutung, hier betrug das Risiko 47 % (3 Monate) bzw. 38 % (12 Monate) (Aimaretti et al. 2005). Im Schock kann es zu ischämischen Hypophysennekrosen kommen. Dies gilt besonders postpartal (Sheehan-Syndrom), wahrscheinlich durch erhöhte Vulnerabilität der vergrößerten Hypophyse. Hereditäre Hämochromatose, lymphozytäre Hypophysitis, Abszesse und genetisch determinierte Erkrankungen (Mutationen von Pit-1, Prop-1 und zahlreichen anderen Transkriptionsfaktoren) können endokrine Störungen verursachen. Iatrogen können chirurgische Interventionen und eine hypophysäre Radiatio zur Unterfunktion führen. Einblutungen in die Hypophyse (Hypophysenapoplex, v. a. bei Adenomen) führen zu Kopfschmerzen. Doppelbildern, Visuseinschränkung und in der Mehrzahl der Fälle auch zu hypophysären Insuffizienzen.

### K 1.1.1.3 Therapeutische Prinzipien

Die Therapie der Hypophyseninsuffizienz besteht zum einen aus dem Ersatz des ausgefallenen Hormons, zum anderen aus der Behandlung der Grunderkrankung.

#### Corticotrope Insuffizienz

Die Hydrocortison-Substitution erfolgt mit 15–25 mg täglich, aufgrund der zirkadianen Rhythmik zu 2/3 morgens und 1/3 nachmittags. Individuelle Anpassungen sind notwendig, insbesondere bei fieberhaften Infekten, Traumata, operativen Eingriffen oder klinischen Anzeichen einer Addison-Krise. In diesem Fall muss eine Erhöhung auf das Zwei- bis Vierfache der basalen Substitutionsdosis erfolgen. Bei unzureichender oraler Resorption ist die Medikation durch i. v.-Gabe sicherzustellen.

#### Thyreotrope Insuffizienz

Die Substitutionstherapie wird mit Levothyroxin p. o. durchgeführt, als Richtwert gelten ca. 1,6 µg/kg Körpergewicht/Tag. Angestrebt werden freie Thyroxinspiegel (Serum) im Normbereich.

#### Gonadotrope Insuffizienz

Bei prämenopausalen Frauen wird mit Östrogen-/Gestagen-Präparaten (»Pille«) substituiert. Die genaueste Abbildung des physiologischen Zyklus stellen Drei-Phasen-Präparate dar, ebenso einsetzbar sind die verbreiteten Kombinationspräparate. Mit Erreichen des statistischen Menopausenalters wird die Substitution beendet.
Bei Männern ist die Testosteron-Substitution mit Testosteron Enantat i. m. alle 4 Wochen, Testosteron Undecanoat alle 3 Monate oder täglicher transdermaler Applikation von 50 mg Gel möglich.

#### Somatotrope Insuffizienz

Wenn bei Erwachsenen durch zwei unabhängige Stimulationstests eine relevante somatotrope Insuffizienz nachgewiesen wurde und klinische Zeichen für einen Mangel vorliegen, kann eine Substitution mit rekombinantem Wachstumshormon erfolgen. Dieses wird täglich abends subkutan in niedriger Dosierung (0,5–1 IE/Tag) verabreicht. Die Menge wird langsam weiter gesteigert, bis der IGF-1-Spiegel die 50ste Perzentile der Altersnorm erreicht hat.

Als kausale Therapie der ursächlich häufig zugrundeliegenden Hypophysenadenome stehen zur Verfügung:
*Operative Verfahren*: Die OP-Indikation ist gegeben bei raumfordernder Wirkung und Fehlen oder Versagen einer medikamentösen Therapie. Eventuell bestehende Hormondefizite, insbesondere eine sekundäre Nebennierenrindeninsuffizienz, müssen präoperativ ausgeglichen werden. Eine ausführliche Darstellung ist in **Kap. H 9** Hypophysentumore zu finden. (Stolke 1989; Adams und Burke 1993).
*Strahlentherapie*: Erscheint eine operative Entfernung des Adenoms nicht sinnvoll (z. B. infiltratives Wachstum, Rezidiv), kann eine Strahlentherapie erwogen werden. Üblicherweise werden stereotaktische Verfahren (Linearbeschleuniger, Gamma-Knife) durchgeführt. Eine konventionelle perkutane fraktionierte Strahlentherapie wird nur im Ausnahmefall bei nicht abgrenzbarem Tumor angewandt.

### K 1.1.1.4 Pragmatische Therapie

Unmittelbar lebensnotwendig ist die Substitution der corticotropen und thyreotropen Funktion. Diese beiden Achsen sollten bereits bei Verdacht auf Insuffizienz substituiert werden, idealerweise unmittelbar nach Asservierung entsprechender Blutproben für ACTH, Cortisol, Renin, TSH und fT4.

#### Corticotrope Achse

- Adrenale Krise: Empfohlen wird die Bolus-Gabe von 100 mg Hydrocortison i. v., gefolgt von einer kontinuierlichen Hydrocortison-Applikation von 100 mg/24 h (↑, A). Im Gegensatz zur primären Nebennierenrindeninsuffizienz (M. Addison) ist bei der sekundären (hypophysären) Insuffizienz der Flüssigkeitsverlust meist weniger stark ausgeprägt, da die Mineralokortikoide weiter produziert werden. Basierend auf dem Volumenstatus wird eine Substitution von 1 000–3 000 ml NaCl 0,9 % empfohlen (↑, A).
- Corticotrope Insuffizienz: Die übliche Substitutionstherapie wird mit 15–25 mg Hydrocortison tgl. durchgeführt, z. B. Hydrocortison Hoechst® 10 mg Tbl., 1–½–0. In körperlichen Stresssituationen (OP, Trauma, fieberhafter Infekt) ist die Dosis zu erhöhen, durchschnittlich um das Zwei- bis Vierfache. Der Patient muss eine entsprechende Schulung sowie einen Notfallausweis erhalten (↔, A).

#### Thyreotrope Achse

Die Substitution erfolgt mit Levothyroxin, ca. 1,6 µg/kg Körpergewicht, z. B. Levothyroxin 75–150 µg tgl. Zur gleichmäßigeren Resorption sollte die Einnahme morgens nüchtern vor dem Frühstück erfolgen. Ziel ist ein normwertiger fT4-Spiegel (↑↑, A).

#### Gonadotrope Achse

Bei Frauen erfolgt die Substitution mit einer handelsüblichen Östrogen-/Gestagen-Kombination (»Pille«) bis zum Erreichen des statistischen Menopausenalters. Alternativ ist auch die transdermale Applikation von Östradiol an Tag 1–25 des Zyklus sowie Progesteron an Tag 16–25 des Zyklus möglich. Bei dieser Variante wird der hepatische First-Pass-Effekt vermieden, Vergleichsstudien hinsichtlich der Überlegenheit eines Verfahrens fehlen jedoch. Bei Frauen mit Kinderwunsch sollte die Überweisung an ein entsprechendes Zentrum erfolgen, eine Ovulationsinduktion ist mit einer modifizierten Gonadotropin-Substitution oftmals möglich. Postmenopausale Frauen benötigen keine Substitution.
Bei Männern sollte eine Testosteron-Substitution erfolgen (↑↑, A). Dies kann durch i. m.-Spritzen in dreimonatlichem Abstand erfolgen. Die ersten beiden Spritzen sind in einem Abstand von 6 Wochen zu applizieren (z. B. Nebido® 1 000 mg Injektionslösung). Alternativ stehen transdermale Applikationsformen (Testogel) zur Verfügung. Neben den Testosteronspiegeln am Ende des Applikationsintervalls (Ziel: unterer Normbereich) sollten Blutbild und PSA-Spiegel kontrolliert werden (↑, B).

#### *Somatotrope Insuffizienz*

Ist die somatotrope Insuffizienz mittels zweier unabhängiger Stimulationstests nachgewiesen und bestehen klinische Zeichen eines Wachstumshormonmangels, kann die Substitution mit rekombinantem Wachstumshormon erfolgen. Es werden abendliche s. c.-Injektionen in einschleichender Dosierung, beginnend mit 0,5–1 IE tgl. appliziert. Darunter ist der IGF-1-Spiegel als Zielparameter zu kontrollieren, Ziel ist ein im mittleren Normbereich gelegener Wert (↑, B).

#### Diabetes insipidus

Therapie mit DDAVP (z. B. Minirin®) oral oder nasal. Beginn z. B. mit 1 Tbl. morgens und abends bzw. 1–2 Hübe morgens und abends nasal. Ziel ist, bei einer täglichen Trinkmenge von ca. 2–3 Litern eine Polyurie zu vermeiden und das Serumnatrium im Normbereich zu halten (↑↑, A). Der Patient sollte nur bei Durstempfinden trinken. Ist dieses gestört (hypothalamische Schädigung!), ist ein tägliches Gewichtsmonitoring zum Ausschluss einer Über-/Unterdosierung hilfreich (↑, B).

## K 1.1.2 Hyperprolaktinämie

### K 1.1.2.1 Klinik

Bei prämenopausalen Frauen verursacht eine Hyperprolaktinämie häufig einen Hypogonadismus (Oligomenorrhoe, Infertilität), seltener eine Galaktorrhoe (Asukai et al. 1993). Das Ausmaß der Symptomatik richtet sich nach der Höhe der Prolaktinspiegel. Postmenopausale Frauen sind definitionsgemäß hypogonadal, die Hyperprolaktinämie als solche verursacht daher keine charakteristische Klinik. Diese wird erst durch das ggf. exzessive Wachstum eines zugrunde liegenden Prolaktinoms in Form von Gesichtsfeldeinschränkungen oder Kopfschmerzen verursacht.
Auch bei Männern tritt eine Hyperprolaktinämie klinisch als hypogonadotroper Hypogonadismus in Erscheinung, Manifestationen sind eine verminderte Libido, erektile Dysfunktion, Infertilität, Gynäkomastie oder selten Galaktorrhoe.

*Labor*: Der übliche Normbereich der Prolaktinspiegel liegt bei 5–20 ng/ml. Bei biochemischem Nachweis einer Hyperprolaktinämie sind physiologische von pathologischen Ursachen zu trennen. So steigen während einer Schwangerschaft die Serumprolaktinspiegel kontinuierlich an, maximale Spiegel bis 600 ng/ml wurden berichtet (Tyson et al. 1972). Üblicherweise normalisieren sich die Prolaktinspiegel innerhalb von 6 Wochen postpartal. Eine Stimulation der Mamillen führt ebenfalls bei beiden Geschlechtern zu einer geringfügigen Hyperprolaktinämie, die jedoch typischerweise nicht mehr als das Doppelte des oberen Normbereichs beträgt. Auch körperlicher oder psychischer Stress kann bei beiden Geschlechtern eine Erhöhung des Prolaktinspiegels auf maximal das Doppelte der Norm verursachen.
Pathologische Ursachen der Hyperprolaktinämie sind laktotrophe Adenome der Hypophyse (Mikro-/Makroprolaktinome) oder eine verminderte dopaminerge Inhibition der Prolaktinsekretion. Das Ausmaß der Hyperprolaktinämie korreliert mit der Adenomgröße. Häufig finden sich bei Mikroprolaktinomen (< 10 mm) Prolaktinspiegel unterhalb 200 ng/ml, bei höheren Spiegeln liegt meist ein Makroprolaktinom vor. Daneben kann jede Störung der dopaminergen Hemmung zu einer Hyperprolaktinämie führen, beispielsweise bei Tumoren der Hypophysen-/Hypothalamusregion sowohl benigner (z. B. Kraniopharyngeome) als auch maligner Natur (z. B. Metastasen). Auch Infiltrationen des Hypophysenstiels/Hypothalamus, beispielsweise im Rahmen einer Sarkoidose, können zu dem als »Entzügelungshyperprolaktinämie« bezeichneten Phänomen führen.
Schließlich existiert noch eine ganze Reihe von Faktoren, die ebenfalls eine mäßige Hyperprolaktinämie (bis etwa 5-fach obere Normgrenze) bedingen können. Hierzu gehören viele Neuroleptika, Antidepressiva, Metoclopramid, Cimetidin, Verapamil, Reserpin, Methyldopa, Codein und Morphin. Auch eine Hypothyreose kann über die gesteigerte TRH-Sekretion eine milde Hyperprolaktinämie verursachen.
Bei der Interpretation erhöhter Prolaktinspiegel ist das laborchemische Phänomen des »High-Dose-Hook-Effekts« zu berücksichtigen. Er bezeichnet die falsch-niedrige Bestimmung von Analyten, die in sehr hoher Konzentration in Proben vorkommen. Ist der Prolaktinspiegel exzessiv erhöht, können alle Antikörperbindungsstellen belegt sein und die zusätzlichen Analyt-Moleküle nicht mehr im Rahmen der Bindungskurve ermittelt werden. Damit kommt es zu falsch-niedrigen Messwerten. Dieses Problem kann umgangen werden durch die gleichzeitige Bestimmung einer verdünnten Serumprobe, üblicherweise 1 : 100.

### K 1.1.2.2 Therapeutische Prinzipien

Die Therapie der Hyperprolaktinämie richtet sich nach der Grunderkrankung. Prolaktinome sprechen im Allgemeinen gut auf die Behandlung mit Dopaminagonisten an, sodass die medikamentöse Therapie an erster Stelle steht. Lässt sich damit weder eine Tumorverkleinerung noch eine Normalisierung des Prolaktinspiegels erreichen, sind alternative Verfahren (OP, Radiatio) zu erwägen.
Indikationen zur Behandlung sind entweder neurologische Symptome aufgrund der Raumforderung oder eine entsprechende klinische Symptomatik, wie z. B. ein Hypogonadismus.
In der primär medikamentösen Therapie kommen u. a. zum Einsatz:

- Cabergolin, ein Ergotamin-Derivat, das in einer Dosierung von 0,5 mg 2 × wöchentlich eingenommen wird. Idealerweise erfolgt die Applikation abends, sodass eine mögliche Blutdrucksenkung, wie auch Übelkeit und Erbrechen minimiert werden. In höherer Dosierung (wie z. B. bei Parkinsonscher Erkrankung) wurde eine Assoziation zu Herzklappenveränderungen beschrieben (Schade et al. 2007).
- Bromocriptin, ein Ergotamin-Derivat. Mit ihm liegen die längsten Erfahrungen vor, demgegenüber stehen die höhere Einnahmefrequenz (2 × tgl.) und die höhere Inzidenz von Nausea.
- Quinagolide, ein synthetisches Nicht-Ergotamin-Derivat, welches ebenfalls dopaminagonistische Eigenschaften besitzt und als Ausweichpräparat dienen kann.

Durch die medikamentöse Therapie wird in etwa 80 % der Fälle eine Normalisierung des Prolaktinspiegels erreicht. Der Effekt tritt innerhalb weniger Wochen ein. Im Falle eines Prolaktinoms reduziert sich die Größe meist proportional. Ggf. gestörte hypophysäre Partialfunktionen können sich wieder erholen (**Kap. K 1.1.1.1**). Häufige unerwünschte Wirkungen sind Nausea sowie Hypotension, sehr selten kann es zu Beginn der Therapie – insbesondere bei großen Makroprolaktinomen – zu Einblutungen kommen. Diese sind meist von neurologischen Symptomen begleitet und erfordern eine zügige neurochirurgische Entlastung.
Zu Beginn der Therapie, nach 2 und 4 Wochen und dann in angepassten Abständen sollten Laborkontrollen erfolgen. Ziel ist eine Normalisierung der Prolaktinspiegel, die Dosierung sollte entsprechend angepasst werden. Die Therapiedauer sollte einige Jahre betragen, danach kann bei günstigem Verlauf ein Auslassversuch erwogen werden.
Als günstige Faktoren hinsichtlich einer Remission gelten: Therapiedauer länger als 24 Monate, lang dauernde Normalisierung der Prolaktinspiegel und fehlender Tumornachweis im MRT. In der Literatur werden dauerhafte Remissionsraten zwischen 30 und 70 % angegeben (Colao et al. 2003; Thorner et al. 1981; Vant Verlaat und Croughs 1991; Dekkers et al. 2010). Im Falle eines Wiederanstiegs der Prolaktinspiegel kam es dazu nach einer Therapiepause von 3 Wochen bis 7 Jahre.
Die transsphenoidale Hypophysenoperation wird bei fehlendem Therapieerfolg der Dopaminagonisten oder intolerablen Nebenwirkungen durchgeführt. Bei Makroprolaktinomen ist durch die alleinige Operation keine dauerhafte Normalisierung zu erwarten, bei Mikroprolaktinomen in bis zu 75 %. Die Rezidivrate bei postoperativer Normalisierung des Prolaktinspiegels liegt bei etwa 20 %.
Die konventionelle externe Radiatio wird insbesondere bei invasiv wachsenden Adenomen durchgeführt, die weder auf eine medikamentöse Therapie ansprechen noch der operativen Entfernung zugänglich sind. Die Erfolgsquote wird in der Lite-

ratur mit 25–50 % angegeben (Lehnert 2009). Der Erfolg kann sich mit mehrjähriger Latenz manifestieren. Zeitgleich kommt es häufig zu einer begleitenden Hypophyseninsuffizienz.

#### K 1.1.2.3 Pragmatische Therapie

Ein gesichertes Makroprolaktinom der Hypophyse sollte wegen der Gefahr der Raumforderung stets kausal behandelt werden. Initial sollte ein medikamentöser Therapieversuch, z. B. mit Cabergolin 0,5 mg 2 × wöchentlich unternommen werden (↑, B). Kontrollen des Prolaktinspiegels sollten nach 24 Stunden, einer und zwei Wochen erfolgen. Bei unzureichender Senkung ist eine Erhöhung der Dosis möglich. Die Medikation sollte vorzugsweise abends eingenommen werden. Ziel ist die Normalisierung des Prolaktinspiegels. Die Therapiedauer richtet sich nach dem Verlauf, günstig im Sinne eines Absetzversuchs ist die morphologische und biochemische Normalisierung (↑, B).
Gelingt trotz ausreichender Dosierung keine Normalisierung der Prolaktinspiegel oder ist eine raumfordernde Wirkung weiterhin gegeben, besteht die Indikation zum operativen Vorgehen. Auch bei intolerablen Nebenwirkungen, die durch einen Präparatewechsel nicht zu beheben sind, ist diese Option zu erwägen. Gleiches gilt für die Radiatio, die als Therapieform der Reserve angesehen werden kann. Bei der operativen Therapie/Strahlentherapie ist die sekundäre Entwicklung hypophysärer Insuffizienzen zu beachten (**Kap. K 1.1.1.1**).
Bei Mikroprolaktinomen kommt zusätzlich zu den genannten Optionen noch die Möglichkeit des beobachtenden Abwartens in Betracht, da Mikroprolaktinome in weniger als 10 % der Fälle eine Wachstumstendenz zeigen. Eine mäßige Hyperprolaktinämie führt hauptsächlich zum Hypogonadismus. Liegen keine weiteren Einschränkungen vor, kann eine Östrogen-/Gestagensubstitution bzw. Testosteronsubstitution ausreichend sein (↑, B). Kernspintomographische und hormonanalytische Verlaufskontrollen zum Ausschluss von Progress sind notwendig. Für Patienten mit Kinderwunsch eignet sich dieses Vorgehen nicht, in diesem Fall steht die medikamentöse Therapie, vorzugsweise mit Bromocriptin, im Vordergrund (↔, C).

### K 1.1.3 Akromegalie

#### K 1.1.3.1 Klinik

Die Akromegalie wird durch eine autonome Mehrsekretion von Wachstumshormon (GH) verursacht. Praktisch immer liegt ein somatotropes Hypophysenadenom als Ursache vor, in ca. 30 % der Fälle mit gleichzeitiger autonomer Prolaktinproduktion. Es kommt zu einem schleichenden, überschießenden Wachstum von Weichgewebe und Akren. Retrospektiv sind bei Diagnosestellung im Mittel 8 Jahre seit Symptombeginn verstrichen. Die häufigsten Symptome sind:

- Vergrößerung der Akren (95–100 %)
- Kopfschmerzen (60–85 %)
- Hyperhidrose (50–90 %)
- Zyklusstörungen bei Frauen (45–85 %)

An spezifischen neurologischen Symptomen treten auf:

- Sehstörungen (25–60 %)
- Karpaltunnelsyndrom (30–45 %)
- Schlafapnoe-Syndrom (30–50 %)

*Diagnostik*: GH selbst wird pulsatil sezerniert und eignet sich daher nicht für die Primärdiagnostik. Die meisten biologischen Wirkungen werden durch den hauptsächlich in der Leber gebildeten »Insulin-Like-Growth-Factor 1« (IGF-1) verursacht. Ein erhöhter Spiegel weist laborchemisch auf das Vorliegen einer Akromegalie hin. Gesichert wird die Diagnose durch eine fehlende Suppression von GH (> 0,5 ng/ml) im oralen Glukosetoleranztest (75 g Glukose).

#### K 1.1.3.2 Verlauf

Die Inzidenz neuer Erkrankungen liegt bei 3–4/1 000 000/Jahr. Aufgrund v. a. kardiorespiratorischer Komplikationen (Kardiomegalie, Arrhythmie, schlafbezogene Atemstörung) ist unbehandelt die Lebenserwartung gegenüber der Allgemeinbevölkerung um ca. 10 Jahre verkürzt. Eine erfolgreiche Therapie scheint die Lebenserwartung jedoch zu normalisieren (Wilson et al. 1998; Melmed et al. 2002).

#### K 1.1.3.3 Therapeutische Prinzipien

Ziel der Behandlung ist eine möglichst vollständige Normalisierung von GH (im OGTT < 0,4 µg/l) und IGF-1 (altersabhängige Normwerte) durch Operation und/oder Medikamente.
*Operative Therapie*: Therapie der Wahl ist die transphenoidale Hypophysenoperation. Bei Mikroadenomen erreichen erfahrene Neurochirurgen in 80–95 % eine vollständige Remission, bei Makroadenomen, insbesondere bei para- oder suprasellärer Ausdehnung nur in 30–50 %. Da in ca. 60 % ein Makroadenom vorliegt, bedürfen viele Patienten einer Nachbehandlung. Auch Rezidive aus verbliebenem Restgewebe sind zu beachten. Gesichtsfeldeinschränkungen bilden sich postoperativ in der Regel teilweise oder vollständig zurück.
*Strahlentherapie*: Nach erfolgloser Operation und/oder medikamentösem Therapieversagen ist die Strahlentherapie indiziert. Die konventionelle fraktionierte Strahlentherapie mit 40–50 Gy erreicht nach 2 Jahren bei 10 % der Patienten eine biochemische Remission, nach 10 Jahren bei 52 %. Im Gegenzug entwickeln 50–70 % der Behandelten eine Hypophysenvorderlappeninsuffizienz. Alternativ zur konventionellen Strahlentherapie sind radiochirurgische Verfahren (LINAC und »Gamma-Knife«) etabliert worden. Diese können insbesondere bei relativ kleinen, chirurgisch nicht sanierbaren Adenom(resten) eingesetzt werden. Der Wirkungseintritt erfolgt schneller, ein genereller Vorteil gegenüber der konventionellen Strahlentherapie ist bislang noch nicht bewiesen worden.
*Medikamentöse Therapie*: Zur Verfügung stehen Dopaminagonisten, Somatostatinanaloga und der GH-Antagonist Pegvisomant.
*Dopaminagonisten* der 2. Generation (Cabergolin, Quinagolid) erreichen eine Absenkung des GH-

Spiegels < 5 ng/ml in bis zu 30 %, wobei meist höhere Dosen als beim Prolaktinom erforderlich sind (z. B. Cabergolin 1–2 mg/Wo, Quinagolid 75–300 µg/Tag). Unerwünschte Nebenwirkungen sind periphere Durchblutungsstörungen, insbesondere bei Nikotinkonsum, Hypotonie und Schwellung der Nasenschleimhaut.
Als *Somatostatinanaloga* werden Octreotid und Lanreotid eingesetzt. Octreotid (100–500 µg 3 × tägl. s. c.) bewirkt bei 50 % der Patienten mit Makroadenomen und 70–80 % mit Mikroadenomen eine biochemische Remission.
Langzeitpräparate von Octreotid (Sandostatin LAR®, i. m.) und Lanreotid (Somatuline AG®, s. c.) müssen nur alle 28 Tage appliziert werden. Das GH kann bei ca. 60 % auf Werte unter 2,5 ng/ml abgesenkt werden. Nebenwirkungen sind Gallensteine, meist passagere Diarrhoen und eine Störung der Glukosetoleranz (Caron et al. 2002).
Die Therapie mit Somatostatinanaloga kann zur Verkleinerung des Tumors bereits präoperativ gegeben werden (Stevenaert und Beckers 1993).
Der *GH-Antagonist* Pegvisomant (Somavert®) ist ein verändertes Wachstumshormon, das kompetitiv GH am GH-Rezeptor verdrängt und die natürliche Wirkung aufhebt. Er ist zugelassen zur Therapie der Akromegalie bei erfolgloser Operation und/oder Strahlentherapie und nicht adäquater Wirkung von Somatostatinanaloga auf die IGF-1-Spiegel. Die tägliche s. c.-Injektion wird nach Wirkung schrittweise von 10 mg/Tag auf maximal 30 mg/Tag gesteigert. Initial kann die Insulinsensitivität steigen, was bei Diabetes mellitus berücksichtigt werden muss. Beobachtete Nebenwirkungen sind erhöhte Transaminasen, eine lokale Fettgewebshypertrophie an der Injektionsstelle sowie abdominelle Beschwerden.

#### K 1.1.3.4 Pragmatische Therapie

Falls möglich, sind GH-produzierende Adenome durch *transsphenoidale Adenomektomie* zu entfernen. Findet sich kernspintomographisch kein Tumorgewebe mehr und sind die GH-Spiegel im OGTT unter 0,4 µg/l supprimierbar sowie IGF-1 normal, können die Kontrollen in 1–2-jährlichem Abstand erfolgen (↔, B). Bei Tumoren < 5 mm und nicht-invasivem Wachstum sollte präoperativ eine Behandlung mit Octreotid über 3–4 Monate durchgeführt werden (Melmed 1995) (↔, C). Führt die Operation nach 2–3 Monaten nicht zu GH-Werten < 0,4 µg/l im OGTT, sollte bei erhöhtem IGF-1 eine medikamentöse Behandlung oder Strahlentherapie eingeleitet werden (↔, B). Medikamentös ist zuerst ein Therapieversuch mit Dopaminagonisten gerechtfertigt, obwohl nur in 10–35 % der Fälle das GH adäquat gesenkt werden kann (↔, C). Nachfolgend werden Somatostatinanaloga eingesetzt. Die Behandlung mit Octreotid beginnt mit 2 × 50 µg/Tag s. c. und wird auf 3 × 100 µg/Tag (maximal 3 × 500 µg/Tag) gesteigert (↑, B). Zur Vermeidung häufiger täglicher Injektionen und Gewährleistung eines dauerhaft ausreichend hohen Plasmaspiegels werden sowohl für Octreotid (Sandostatin LAR®) als auch Lanreotid (Somatuline Autogel®) Depotformen eingesetzt. Kontrollen sollten zunächst alle 3 Monate und nach Besserung der Werte halbjährlich erfolgen.

Ist eine medikamentöse Therapie notwendig, sollte diese wegen der Rezidivgefahr nach Absetzen kontinuierlich beibehalten werden (Plöckinger et al. 1993) (↑, B). Ausnahmesituation ist die Beurteilung eines strahlentherapeutischen Effekts. Hiernach könnten jährliche Auslassversuche der medikamentösen Therapie durchgeführt werden (Young 1990). Bestehen Kontraindikationen gegen einen operativen Eingriff, wird primär medikamentös therapiert und bei fehlendem Erfolg eine Strahlentherapie angeschlossen (Guistina et al. 2000).

### K 1.1.4 Cushing-Syndrom

#### K 1.1.4.1 Klinik

Das Cushing-Syndrom ist ein durch eine unkontrollierte Glukokortikoidzufuhr bedingtes Krankheitsbild. Die häufigste Ursache ist der iatrogene (exogene) Glukokortikoidexzess.
Das endogene Cushing-Syndrom ist in 80 % auf ein ACTH-produzierendes Adenom der Hypophyse und in 10 % auf eine ektope ACTH-Sekretion (häufig paraneoplastisch, z. B. bei Bronchialkarzinomen) bzw. okkulte Tumoren zurückzuführen. Das ACTH-unabhängige Cushing-Syndrom (10 % d. F.) wird verursacht durch ein Nebennierenadenom, selten durch ein Nebennierenkarzinom.
Die häufigsten klinischen Symptome sind:

- Vollmondgesicht, Stammfettsucht, Büffelnacken (90 %)
- Glukoseintoleranz (85 %)
- Hypertonie (80 %)
- Hypogonadismus (75 %)
- Osteoporose (65 %)

Neurologisch-psychiatrisch:

- Steroidmyopathie (65 %, proximale Muskelschwäche und Typ-II-Faseratrophie mit normaler CK)
- emotionale Labilität, agitierte Depression, Angst (45 %)

*Labor*: Das endogene Cushing-Syndrom wird in einer Stufendiagnostik evaluiert. Zuerst muss der Hypercortisolismus gesichert werden (fehlende Suppression der Cortisol-Ausschüttung im Dexamethason-Hemmtest, erhöhtes freies Cortisol im 24 h-Urin, aufgehobene Tagesrhythmik). Anschließend wird die Genese eingegrenzt (zentraler-, ektoper ACTH-Exzess, adrenaler Hypercortisolismus). Differentialdiagnostisch ist das meist alkoholinduzierte »Pseudo-Cushing-Syndrom« abzugrenzen. Auch eine endogene Depression kann die laborchemischen Merkmale eines Hypercortisolismus zeigen. Die Sensitivität und Spezifität der diagnostischen Tests liegt deutlich unter 100 %, wodurch sich häufig widersprüchliche Erkenntnisse ergeben. Daher ist nach primärer Sicherung des Hypercortisolismus die Beurteilung durch einen Endokrinologen sinnvoll.
Folgende Parameter können erhoben werden:

- Dexamethason-Kurztest: nach Gabe von 1 mg Dexamethason p. o. um 23 Uhr fehlende Sup-

pression der Plasma-Kortisolkonzentration am folgenden Tag um 8 Uhr
- erhöhtes freies Kortisol im 24 h-Sammelurin
- erhöhtes Kortisol in Serum oder Speichel um 23 Uhr

Die entsprechenden Referenzwerte sind zahlreichen Einflussgrößen unterworfen und daher methoden- und laborabhängig.
Der laborchemischen Lokalisationsdiagnostik kommt eine überragende Bedeutung zu. Zum einen sind kernspintomographisch bei bis zu 10 % der Normalbevölkerung hormoninaktive Mikroadenome der Hypophyse (Inzidentalome) nachweisbar, zum anderen zeigen nur 53 % der ACTH-sezernierenden Mikroadenome eine eindeutige Läsion im MRT (Buchfelder et al. 1993). Bei zweifelhaften Befunden kann mittels der *Sinus-petrosus-Katheterisierung unter CRH-Stimulation der* Ort der ACTH-Produktion (zentral vs. ektop) eingegrenzt werden. Auch auf Nebennierenebene sind Inzidentalome von hormonproduzierenden Tumoren abzugrenzen.

### K 1.1.4.2 Verlauf

Der Verlauf des Cushing-Syndroms ist naturgemäß abhängig von der Ursache (Hypophysenadenom, ektope ACTH-Produktion, NNR-Tumor). Hypertonus, Glukoseintoleranz, Thromboembolieneigung und Infektionen verkürzen die Lebenserwartung, weshalb eine Behandlung unverzichtbar ist.

### K 1.1.4.3 Therapeutische Prinzipien

Bei allen endogenen Formen des Cushing-Syndroms ist die chirurgische Entfernung Therapie der ersten Wahl. Im Falle eines Glukokortikoid produzierenden Nebennierenadenoms sollte möglichst eine minimalinvasive Adenomexstirpation erfolgen.
Für die ACTH-abhängigen Formen stehen zur Verfügung:
*Operative Therapie*: Bei 70–80 % der intrasellären Tumore ist durch transsphenoidale Resektion des Adenoms eine Heilung zu erzielen, wobei ein unmittelbar postoperativer Kortisolmangel die Adenomausschaltung verlässlich anzeigt. Der Mangel entsteht durch die präoperativ chronische Suppression ACTH-sezernierender Zellen und kann über Monate bis zu einem Jahr anhalten. Die Substitution mit Hydrocortison (initial 100 mg/24 h) sollte bereits perioperativ beginnen, um eine Nebenniereninsuffizienz frühzeitig zu kompensieren. Langzeitkontrollen sind zu empfehlen, weil in 8–14 % der Fälle in den ersten 2–3 Jahren ein Rezidiv auftritt. Eine bilaterale Adrenalektomie ist nur bei inkurablen Hypophysentumoren oder unbekannter ACTH-Quelle indiziert und erfordert die postoperative Substitution von Mineralo- und Glukokortikoiden. Selten tritt dann innerhalb von Jahren ein Nelson-Syndrom auf, d. h. ein exzessiv ACTH sezernierendes, aggressiv wachsendes Makroadenom der Hypophyse (Martin et al. 1987).
*Strahlentherapie*: Die primäre Strahlentherapie ist nur bei hohem Operationsrisiko indiziert, sie sollte möglichst stereotaktisch (Gamma-Knife, Linearbeschleuniger) erfolgen. Sie führt in 50–80 % zur Heilung. Als sekundäre Maßnahme ist sie angezeigt bei mangelndem Erfolg der Adenomektomie, was bereits unmittelbar postoperativ anhand weiter erhöhter ACTH-Werte abgeschätzt werden kann, sowie bei invasivem Wachstum oder einem Tumorrezidiv. Die Wirkung tritt im Vergleich zur Akromegalie früher, d. h. bereits nach 1–8 Monaten ein. Die Rezidivrate in 10 Jahren ist gering (Grigsby et al. 1989), jedoch scheinen die Patienten mit Cushing-Syndrom empfänglicher für Strahlennekrosen von Hirnparenchym zu sein (8 % innerhalb von 6 Jahren bei 50 Gy) (Grattan-Smith et al. 1992).
*Medikamentöse Therapie*: Zur medikamentösen Therapie ist das Somatostatinanalogon Pasireotid (Signifor®) zugelassen. Darunter ist die Entwicklung eines sekundären Diabetes mellitus jedoch häufig, so dass es vor allem präoperativ, bei inoperablen Patienten oder zur Überbrückung des Wirkungseintritts nach Strahlentherapie eingesetzt wird. Die präoperative Reduktion der adrenalen Steroidsekretion kann insbesondere wegen der bei Hyperkortisolismus beobachteten Gefäßbrüchigkeit und Hypokaliämie von Vorteil sein. An alternativen, z. T. aber nicht zugelassenen Substanzen stehen die *Steroidsynthesehemmer* o,p′-DDD (Mitotane, 2–12 g tgl., Spiegelkontrolle erforderlich), Ketoconazol (0,6–1,0 g tgl.) und Aminoglutethimid (1–2 g tgl.) (Miller und Crapo 1993) zur Verfügung. Metyrapon, das auch diagnostisch als Test zur ACTH-Stimulation eingesetzt wird, ist ein schnell wirksamer Inhibitor der Kortikoidsynthese, mit den Nebenwirkungen Hirsutismus, Depression und Bewusstseinsstörungen (Jeffcoate et al. 1977). Auf Bromocriptin sprechen weniger als 10 % der Patienten an. Bei ausgeprägtem Hyperkortisolismus kann stationär Etomidat in niedriger Dosierung (0,1–0,3 mg/kg/h) bei nur geringer zentralnervöser Wirkung sehr effektiv als Infusion eingesetzt werden.

### K 1.1.4.4 Pragmatische Therapie

Wegen sofortiger Wirkung und einer Erfolgsrate von 70–80 % ist der Operation der Vorzug zu geben (Carpenter 1990) (↑↑, A). Aufgrund des postoperativ zu erwartenden ACTH-Mangels sollten am OP-Tag 200 mg Hydrocortison über Perfusor verabreicht und anschließend allmählich auf die Erhaltungsdosis (25 mg/Tag) reduziert werden (↑, A). Cortisonentzugssymptome (Knochen-, Muskelschmerzen, depressive Verstimmung) können für die Patienten quälend sein und nach Sanierung des Glukokortikoidexzesses über 12 Monate und länger auftreten. Eine Strahlentherapie ist bei inoperablen oder unvollständig entfernten Adenomen angezeigt. Ultima Ratio stellt die bilaterale Adrenalektomie, möglichst minimalinvasiv, dar. In diesem Fall besteht eine dauerhafte Substitutionspflichtigkeit mit Hydrocortison (25 mg über den Tag verteilt) und Fludrocortison (0,1–0,2 mg tgl.). In allen anderen Fällen muss die Notwendigkeit der Fortsetzung der Substitutionstherapie regelmäßig überprüft werden.
Eine medikamentöse Behandlung kommt – außer präoperativ – bei Versagen der anderen Therapieformen in Betracht. Mittel der Wahl ist beim hypo-

physären Cushing-Syndrom Pasireotid, beim nicht-resezierbaren Nebennierenkarzinom Mitotane (Lysodren®, maximal 3 × 4 g tgl., Spiegelkontrollen erforderlich) (↔, C).

## K 1.1.5 Diabetes insipidus (ADH-Mangel)

### K 1.1.5.1 Klinik

Die Symptome des Diabetes insipidus (DI) sind exzessiver *Durst, Polydipsie und Polyurie.* Es besteht ein Mangel oder eine fehlende Wirkung von antidiuretischem Hormon (ADH, Vasopressin). Beschwerden werden meist erst bei einer Urinmenge > 3–4 l/die geäußert, wobei die Urinausscheidung weniger vom Ausmaß der ADH-Insuffizienz als der Effizienz der Durstantwort abhängt. Diagnostisch entscheidend ist die hypoosmolare Polyurie. Bei thalamischer Läsion als Ursache des DI kann die Durstantwort fehlen und eine schwere Hypernatriämie auftreten.
Die Ursachen lassen sich wie folgt einteilen:

- Posttraumatische/postoperative Störungen
- Benigne/maligne Raumforderungen
- Entzündliche/granulomatöse Erkrankungen der Hypophyse (Hypophysitis, Enzephalitis, Sarkoidose, Histiozytosis X)
- Gefäßerkrankungen (Aneurysma, Infarkte)
- Sehr selten familiär durch Mutation des Arginin-Vasopressin-Neurophysin-II-Gens oder beim DIDMOAD-Syndrom (Diabetes insipidus, Diabetes mellitus, Atrophie des Nervus opticus, Taubheit)

*Labor*: Als Suchtest eignet sich die Messung des Urinvolumens und der Trinkmenge über 24 Stunden nach vorherigem Absetzen diuretischer oder antidiuretischer Medikation für mindestens 2 Tage. Zeitgleich sollten die Serum-Osmolalität und das Serum-Natrium bestimmt werden. Beim Diabetes insipidus finden sich diese Parameter insbesondere morgens im hoch-normalen Bereich bzw. erhöht. Besteht gleichzeitig eine hypotone Polyurie (Harnvolumen > 2,5 l/Tag, Urin-Osmolalität um 150 mosm/kg), ist die Durchführung eines Durstversuchs indiziert. Zuvor sollten andere Ursachen der Polyurie ausgeschlossen werden wie Hyperglykämie, Hyperkalzämie, chronische Nierenerkrankung oder die polyurische Phase eines akuten Nierenversagens.
Der Durstversuch wird unter stationären Bedingungen und Überwachung über 12 Stunden durchgeführt. Während des Tests werden in 2-stündigem Abstand Urinmenge, Urin-Osmolalität, Körpergewicht, Blutdruck und Puls gemessen sowie Serum-Natrium und Serum-Osmolalität bestimmt. Bei Verlust von mehr als 3 % des Körpergewichts muss der Test unabhängig von den anderen Parametern abgebrochen werden. Gesunde konzentrieren den Urin auf 900–1 200 mosm/kg, Patienten mit komplettem Diabetes insipidus centralis auf Werte < 250 mosm/kg. Bei Patienten mit primärer Polydipsie ist das maximale Urinkonzentrationsvermögen gegenüber Normalpersonen zwar eingeschränkt, erreicht jedoch immer noch Werte zwischen 450 und 700 mosm/kg. Ursächlich liegt hier am ehesten eine Abnahme der Hypertonizität des Nierenmarks zugrunde. Bei fehlender Konzentrierung wird zur Differentialdiagnose nach 10 Stunden 4 µg DDAVP (Desmopressin, Minirin®) i. v. verabreicht. Liegt ein zentraler Diabetes insipidus vor, kommt es innerhalb kurzer Zeit zu einem deutlichen Anstieg der Urin-Osmolalität. Bei Patienten mit renalem Diabetes insipidus zeigt DDAVP keine Wirkung. Bei psychogener Polydipsie zeigt sich durch die verminderte Konzentrationsfähigkeit der Niere meist nur ein geringer Anstieg.

### K 1.1.5.2 Verlauf

Der traumatische bzw. postoperative DI manifestiert sich innerhalb von 24 Stunden. Nach transsphenoidaler Mikrochirurgie kommt es in der Regel zu einem nur wenige Tage, selten länger als 2–3 Wochen anhaltenden DI. Spätestens nach 3 Monaten kann beurteilt werden, ob eine längerfristige Behandlung erforderlich ist. Bei Verletzungen des Hypophysenstiels ist ein dreiphasiger Verlauf typisch: zunächst ADH-Mangel, nach mehreren Tagen scheinbare Rückbildung (residuales ADH wird bei einsetzender Nekrose freigesetzt), nach weiteren 3–4 Tagen schweres Rezidiv des DI. Da die Regulation der ADH-Sekretion aufgehoben ist, sind die Patienten durch unkontrollierte parenterale Volumenzufuhr erheblich gefährdet (Verbalis und Robinson 1984).

### K 1.1.5.3 Pragmatische Therapie

Ziel der Behandlung ist eine Reduktion des Urinvolumens auf unter 2,5 l/Tag und Vermeidung der Nykturie. Die Therapie erfolgt mit dem synthetischen Analogon von Vasopressin, Desmopressin. Die Anwendung erfolgt intranasal (Minirin® Nasenspray: 1 Hub = 10 µg, Minirin® Rhinyle 0,1 ml = 10 µg; 10–40 µg/Tag in zwei bis drei Einzeldosen), oral (Minirin® Tabl. 0,2 mg, 0,2–1,2 mg/Tag in zwei bis drei Dosen) oder initial parenteral (Minirin® Amp. 4 µg, 1–4 µg/Tag) s. c. in der Regel in zwei Einzeldosen. Desmopressin hat eine mittlere Wirkdauer von 12 Stunden.
Die Therapie muss durch Flüssigkeitsbilanz und Elektrolythaushalt kontrolliert werden (↑↑, A). Patienten sollten einen Notfallausweis tragen (↔, C).

## K 1.1.6 Syndrom der inadäquaten ADH-Sekretion (SIADH)

### K 1.1.6.1 Klinik

Das SIADH (Schwartz-Bartter-Syndrom) ist gekennzeichnet durch eine unangepasst hohe ADH-Sekretion bei Hyponatriämie. Die Quelle der vermehrten ADH-Bildung kann sowohl eutop (hypothalamisch) als auch ektop sein. Bei gesteigerter hypothalamischer Sekretion ist meistens eine nichtosmolare Stimulation an den Baro- und Volumenrezeptoren intrathorakal die Ursache. Typische ektope Ursache überschießender ADH-Sekretion ist die paraneoplastische Produktion durch ein kleinzelliges Bronchialkarzinom.

Klinisch wird das SIADH durch die Symptome der Hyponatriämie auffällig, nach Schwäche und Übelkeit stellen sich bei weiter sinkenden Natriumspiegeln Lethargie, Verwirrung, epileptische Anfälle und schließlich Koma ein.
*Labor*: Es liegt eine hypervoläme Hyponatriämie vor, bei niedriger Serum-Osmolalität findet sich die Urin-Natrium-Exkretion inadäquat erhöht (oft > 20 mmol/l). Diagnostisch kann ein Versuch mit physiologischer Kochsalzlösung weiterhelfen. Kommt es nach deren Infusion zu einer zunehmenden Urin-Natrium-Exkretion und gleichbleibendem oder sogar abnehmendem Serum-Natriumspiegel, ist die Diagnose eines SIADH anzunehmen.
Differentialdiagnostisch ist das zerebrale Salzverlust-Syndrom (Hyponatriämie, Natriurese und Hypovolämie) bei Patienten mit akuten Hirnerkrankungen abzugrenzen. Im Gegensatz zum SIADH sind die Patienten hypovoläm, der ZVD ist üblicherweise < 5 cm $H_2O$.

### K 1.1.6.2 Pragmatische Therapie

In jedem Fall ist die Behebung der Ursache anzustreben. Darüber hinaus richtet sich die Therapie nach dem Ausmaß der Hyponatriämie sowie nach der Geschwindigkeit, mit der sich die Störung entwickelt hat.
Ist die kausale Therapie nicht möglich, gilt eine Trinkmengenbegrenzung auf 0,5–1,0 l täglich als Basistherapie des SIADH. Diese sollte in Verbindung mit einer kochsalzreichen Ernährung stehen.
Ein medikamentöser Therapieversuch mit einem ADH-Rezeptor-Antagonisten (Tolvaptan, Samsca®) kann erfolgen (↑, A). Zugelassen ist diese (teure) Therapie für die symptomatische hypervoläme oder euvoläme Hyponatriämie mit Serum-Natriumspiegeln < 125 mmol/l bei einem nicht ausreichenden Erfolg der Trinkmengenrestriktion. Die übliche Dosis beträgt 15–30 mg p. o. täglich, mit einem Maximum von 60 mg 1 × täglich.
Die Therapie der schweren Hyponatriämie (Somnolenz, Krampfanfälle, Serum-Natrium < 115 mmol/l) erfordert sofortige Behandlung. Besteht die Hyponatriämie bereits länger als 48 Stunden, ist größte Vorsicht mit hypertoner Kochsalzlösung angebracht. Die Natriumkorrekturrate sollte 0,5 mmol/l/h nicht überschreiten. Eine zu rasche Korrektur muss wegen der Gefahr der zentralen pontinen Myelinolyse unbedingt vermieden werden (↔, A). Bei Verwendung von 3 %-iger Kochsalzlösung lässt sich die Infusionsrate (ml/h) mit der Näherungsformel: *0,5 × Körpergewicht (kg)* errechnen (↔, B). Bei einem 70 kg schweren hyponatriämen Patienten wird die Infusion von 3 %-iger Kochsalzlösung mit 35 ml/h zu einer Anhebung der Natriumkonzentration von näherungsweise 0,5 mmol/l/h führen. Eine engmaschige Überwachung auf einer Intensivstation ist unabdingbar.

### K 1.1.6.3 Obsolet

Die Therapie des zentralen SIADH mit Lithium, Harnstoff oder Demeclocyclin ist spätestens seit der Zulassung der Vaptane verlassen. Die Gabe von physiologischer Kochsalzlösung kann durch Zunahme der arteriellen Hypervolämie die Natriurese und Hyponatriämie weiter verstärken und ist deshalb ebenfalls kontraindiziert.

## K 1.1.7 Empty-Sella-Syndrom

### K 1.1.7.1 Klinik

Als Empty Sella wird eine vergrößerte Sella turcica bezeichnet, die nicht komplett mit Hypophysengewebe ausgefüllt ist. Es gibt zwei Formen:

- Die sekundäre Empty Sella steht in Zusammenhang mit einer hypophysären Raumforderung. Beispielsweise kann ein Hypophysenadenom die knöcherne Sella aufweiten, nach Entfernung bleibt eine relative Minderbelegung zurück. Ebenso möglich ist eine kongenitale Störung der hypophysären Differenzierung, bei der in einer normal großen Sella turcica eine zu kleine Hypophyse liegt. In beiden genannten Fällen ist eine hypophysäre Unterfunktion auszuschließen (**Kap. K 1.1.1**).
- Bei einer primären Empty Sella wird ein defektes Diaphragma sellae angenommen, welches durch chronischen Liquordruck zu einer allmählichen Aufweitung der Sella führen kann. Obwohl es auch hier einige Hinweise auf die Entwicklung hypophysärer Insuffizienzen gibt, ist die Existenz eines »Empty-Sella-Syndroms« umstritten. Gegebenenfalls ist auch hier die entsprechende Diagnostik der Hypophyseninsuffizienz durchzuführen (**Kap. K 1.1.1**).

### K 1.1.7.2 Therapeutische Prinzipien

Die Diagnostik und Therapie der Hypophysenunterfunktion wird in **Kap. K 1.1.1** besprochen.

# K 1.2 Schilddrüse

## K 1.2.1 Hypothyreose

### K 1.2.1.1 Klinik

Die primäre Hypothyreose ist die häufigste Form der Schilddrüsenunterfunktion und besteht in einem Mangel an Schilddrüsenhormonen bei erhaltener Sekretion des Thyroidea-stimulierenden Hormons (TSH). Die klinischen Symptome sind unspezifisch und beruhen auf einer generalisierten Verlangsamung des Metabolismus oder einer Akkumulation von Glykosaminoglykanen im Interstitium vieler Gewebe:

- Schwäche, rasche Ermüdbarkeit
- Kälteintoleranz
- Bradykardie
- trockene Haut
- Obstipation, Zyklusstörungen

Neurologisch-psychiatrisch:

- Apathie
- depressive Verstimmung

*Labor*:

- Latente Hypothyreose: TSH erhöht, $fT_4$ normal
- Manifeste Hypothyreose: TSH erhöht, $fT_4$ erniedrigt
- Sekundäre (hypophysäre) Hypothyreose: TSH erniedrigt, $fT_4$ erniedrigt

### K 1.2.1.2 Ursachen und Verlauf

Die häufigste Ursache in ausreichend mit Jod versorgten Gebieten ist die Autoimmunthyreoiditis Typ Hashimoto (AIT). Sie ist charakterisiert durch eine zellulär und humoral vermittelte Destruktion von Schilddrüsengewebe. Bei bis zu 10 % der Gesamtbevölkerung sind die für die AIT typischen Antikörper gegen die Schilddrüsenperoxidase (TPO) nachweisbar, ohne dass es bei den Betroffenen zu einer Manifestation der Erkrankung kommen muss. Die Diagnose wird gestellt durch den Nachweis einer (ggf. subklinischen) Hypothyreose und charakteristischen sonographischen Veränderungen in Form fleckig echoarmer Areale. Weitere Ursachen einer Schilddrüsenunterfunktion sind vor allem iatrogen, beispielsweise bei Zustand nach Schilddrüsenresektion, Radiojodtherapie oder externer Bestrahlung. In diese Kategorie fällt auch die medikamentös induzierte Hypothyreose, insbesondere durch die Thyreostatika Thiamazol, Carbimazol und Propylthiouracil. Auch Lithium, Amiodaron, Interferon und Sunitinib können mit einer Schilddrüsenunterfunktion assoziiert sein.

### K 1.2.1.3 Pragmatische Therapie

Therapie der Wahl ist die orale Einnahme von synthetischem Schilddrüsenhormon (Levothyroxin). Etwa 80 % der oral aufgenommenen Menge wird resorbiert. Aufgrund der langen, 7-tägigen Plasmahalbwertzeit werden bei 1 × täglicher Gabe nach 4–6 Wochen stabile Plasmaspiegel erreicht. Die durchschnittliche Substitutionsdosis beträgt 1,6 µg/kg Körpergewicht und Tag (↑↑, A). Die Medikamente sollten morgens nüchtern eingenommen werden, etwa eine ½ Stunde vor dem Frühstück, da sich damit eine gleichmäßige Resorptionsquote erzielen lässt (↑, B). Der Therapiebeginn kann normalerweise gleich mit der errechneten Substitutionsdosis erfolgen, der endgültige Plasmaspiegel stellt sich ohnehin erst allmählich ein. Einzig bei älteren Patienten, insbesondere mit bestehender KHK, sollte eine allmähliche Titration mit einer Startdosierung von 25 µg erfolgen (↔, C). Eine Therapiekontrolle mittels TSH-Bestimmung sollte nach etwa 6 Wochen erfolgen. Ziel ist ein im Normbereich gelegener Wert.

## K 1.2.2 Hyperthyreose

### K 1.2.2.1 Klinik

Die manifeste, primäre Hyperthyreose ist gekennzeichnet durch erhöhte Schilddrüsenhormonspiegel im Serum bei supprimiertem TSH.
Die Symptome sind (Krohn et al. 2001):

- warme Haut, Schweißneigung
- Tachykardie, Vorhofflimmern (10–20 %)
- Osteoporose

Neurologisch-psychiatrisch:

- feinschlägiger Tremor
- Myopathie (80 %) (CK normal) mit proximaler Schwäche, gesteigerten Muskeleigenreflexen
- Depression, Unruhe, Schlaflosigkeit
- Neuropathie des N. opticus bei endokriner Orbitopathie i. R. eines M. Basedow

Unter der sehr seltenen *thyreotoxischen Krise* versteht man eine akute lebensbedrohliche Dekompensation des Organismus gegenüber der Wirkung der erhöhten Schilddrüsenhormonkonzentration, z. B. durch Jodexposition bei Patienten mit immunogener Hyperthyreose Typ Basedow. Die thyreotoxische Krise geht mit Fieber, Herzrhythmusstörungen, Emesis, Agitiertheit, dann Stupor und schließlich Anfällen und Bulbärhirn-Syndrom einher.

*Labor*:

- Latente Hyperthyreose: TSH supprimiert, $fT_4$ normal
- Manifeste Hyperthyreose: TSH supprimiert, $fT_4$ erhöht
- Sekundäre (hypophysäre) Hyperthyreose: TSH erhöht, $fT_4$ erhöht

### K 1.2.2.2 Ursachen und Verlauf

50–60 % der primären Hyperthyreosen sind vom Typ Basedow und damit eine organspezifische Autoimmunerkrankung. Eine Assoziation zur Myasthenia gravis (MG) wurde beschrieben. Die berichtete Prävalenz bei MG-Patienten liegt zwischen 2 und 17 %. Umgekehrt ist bei etwa 1 % der MG-Patienten eine Hyperthyreose nachzuweisen. Als gemeinsame Ursache ist die autoimmune Genese zu betrachten. Eine weitere Assoziation ist zur thyreotoxischen periodischen Paralyse beschrieben. Pathogenetisch wird eine erhöhte zelluläre Empfindlichkeit gegenüber adrenerger Stimulation diskutiert. Hiervon abzugrenzen ist die familiäre hyperkaliämische periodische Paralyse, die einen autosomal-dominanten Erbgang zeigt. An weiteren neurologischen Komplikationen im Verlauf einer Hyperthyreose wurden eine Myopathie, eine periphere Neuropathie sowie das Karpaltunnelsyndrom beschrieben.
In etwa der Hälfte der Fälle ist die immunogene Hyperthyreose Typ Basedow mit einer endokrinen Orbitopathie (EO) verknüpft. Hierbei wird der retroorbitale Raum durch eine entzündliche Infiltration der Muskeln, bedingt durch die TSH-Rezeptor-Antikörper (TRAK), eingeengt. Zusätzlich kommt es zu Einlagerungen von Glykosaminoglykanen. Letztlich treten Motilitätsstörungen der Augenmuskeln und gelegentlich auch eine Atrophie des N. opticus auf. In 40 % der Fälle tritt die EO gleichzeitig mit der immunogenen Hyperthyreose auf, in 20 % vor der Schilddrüsenerkrankung und in 40 % nach deren Erstmanifestation.
Neben der immunogenen (»globalen«) Hyperthyreose kommen ursächlich auch fokale Autonomien bei hyperfunktionellen (»autonomen«) Knoten in Betracht.

#### K 1.2.2.3 Pragmatische Therapie

Bei Hyperthyreose ist die initiale Therapie mit Thyreostatika indiziert (↑↑, A). Zur Verfügung stehen Thiamazol und Carbimazol, die dem gleichen Abbaumechanismus unterliegen. Thiamazol ist bei gleicher Dosierung etwa 1,5-fach stärker wirksam als Carbimazol. Als Reservemittel, das insbesondere im ersten Trimenon der Schwangerschaft angewendet werden soll, steht Propylthiouracil zur Verfügung. Abhängig vom Volumen des autonomen Gewebes beträgt die tägliche Einmaldosis von Thiamazol 10–20 mg, von Carbimazol 15–30 mg und von Propylthiouracil 150–300 mg, verteilt auf drei Einzeldosen. Zur unspezifischen symptomatischen Therapie der Hyperthyreose eignen sich Betablocker, insbesondere Propranolol, welches gleichzeitig die Konversion von Thyroxin zum biologisch aktiven Trijodthyronin hemmt (↔, B).
Im Falle einer fokalen Autonomie mit knotiger Schilddrüsenvergrößerung ist neben der genannten Therapie eine ursächliche Behandlung mittels Operation oder Radiojodtherapie möglich. Vorteil der OP ist, dass neben der raschen Beseitigung der Hyperthyreose auch noch ggf. gleichzeitig vorliegende weitere Knoten histologisch beurteilt werden können. Nachteil sind die OP-typischen Komplikationen (Hypoparathyreoidismus, Rekurrensparese), die nur in entsprechend erfahrenen Zentren nicht mehr als 1 bis 3 % betragen. Eine Alternative stellt die Radiojodtherapie dar. Allerdings hat sie einen langsameren Wirkeintritt hinsichtlich der Beseitigung der Überfunktion. Darüber hinaus werden szintigraphisch minderspeichernde Knoten nicht erreicht, sodass bei Malignitätsverdacht eine Feinnadelpunktion sowie sonographische Verlaufskontrollen anzuraten sind.
Im Falle einer immunogenen Hyperthyreose Typ Basedow sollte die Schilddrüsenüberfunktion 12–18 Monate thyreostatisch behandelt werden, da sich in ca. 50 % der Fälle eine Remission erzielen lässt (↑↑, A). Bekannte Einflussfaktoren hinsichtlich der Rezidiventwicklung sind persistierend hohe TRAK-Spiegel, Nikotinkonsum, Größe der Schilddrüse und Lebensalter (↑, A). Nach Auftreten eines Rezidivs oder schwerwiegender Nebenwirkungen der Thyreostatika (Zytopenie, allergische Exantheme, Leberschädigung, Muskelschmerzen) ist die definitive Therapie indiziert. Operativ ist die nahezu totale Thyreoidektomie anzustreben, im Falle der Radiojodtherapie wird ebenfalls ein ablatives Konzept verfolgt. Dabei ist bei etwa 80 % der Fälle mit einer dauerhaften Beseitigung der Hyperthyreose zu rechnen, etwa 20 % der Patienten bedürfen einer zweiten Radiojodbehandlung. Bei beiden Verfahren ist anschließend die lebenslange Substitution mit Schilddrüsenhormon notwendig.

## K 1.3 Nebenschilddrüse

### K 1.3.1 Hypoparathyreoidismus

#### K 1.3.1.1 Klinik

Ein Hypoparathyreoidismus wird durch eine verminderte Parathormonsekretion verursacht. Die häufigste Ursache ist die iatrogene, transiente oder permanente Schädigung der Nebenschilddrüsen nach Strumektomie. Eine zumindest transiente Störung ist bei bis zu 20 % der thyreoidektomierten Patienten nachweisbar. Selten liegt ein Hypoparathyreoidismus als Folge einer Autoimmunerkrankung vor, häufig kombiniert mit Nebenniereninsuffizienz und mukokutaner Candidiasis (polyglanduläres Autoimmunsyndrom Typ 1). Im Gegensatz dazu beschreibt der Pseudohypoparathyreoidismus eine Gruppe heterogener Erkrankungen, bei denen Nieren und Knochen resistent gegen die PTH-Wirkung sind.
Die klinischen Symptome der resultierenden Hypokalzämie sind:

- Gesteigerte neuromuskuläre Erregbarkeit (Tetanie)
- Verlängertes QT-Intervall im EKG
- Hypotension
- Arrhythmie

Im Falle lang dauernder, chronischer Hypokalzämie treten auf:

- Ektope Kalzifikationen (vor allem der Basalganglien und des Nucleus dentatus »Morbus Fahr«)
- Extrapyramidale Zeichen
- Parkinsonoid
- Demenz
- Katarakt

*Labor*: Das Serumkalzium findet sich erniedrigt, das Phosphat erhöht. Beim Hypoparathyreoidismus ist gleichzeitig der Parathormonspiegel niedrig, beim Pseudohypoparathyreoidismus hoch.

#### K 1.3.1.2 Pragmatische Therapie

Empfohlen wir eine tägliche Kalziumaufnahme von 1 000–1 500 mg elementarem Kalzium. Gleichzeitig muss Calcitriol (1,25-Dihydroxy-Vitamin D, Rocaltrol®) substituiert werden. Die bloße Vitamin-D-Substitution reicht nicht aus, da dieses durch das fehlende PTH in der Niere nicht aktiviert werden kann. Der individuelle Bedarf unterliegt großen Schwankungen, üblicherweise werden 0,25–0,5 µg 2 × täglich verabreicht (↔, B). Zielparameter sind ein normwertiges Eiweiß-korrigiertes Serumkalzium unter Vermeidung einer Hyperkalziurie. Alternativ kann auch Dihydrotachysterol (1-Hydroxy-Vitamin D, A. T. 10®) eingesetzt werden, welches PTH-unabhängig in der Leber aktiviert wird (↔, B).

### K 1.3.2 Hyperparathyreoidismus

#### K 1.3.2.1 Klinik

Der primäre Hyperparathyreoidismus (pHPT) zählt mit einer Prävalenz von 3/1 000 zu den häufigen endokrinen Erkrankungen. Klinisch zeigt sich durch die PTH-induzierte Hyperkalzämie das gehäufte Auftreten von Nierensteinen, Magenulzera und Knochenschmerzen. Die Patienten berichten häufig über Polyurie und Polydypsie (DD Diabetes insipidus; **Kap. K 1.1.5**). Mit zunehmender Erhö-

hung des Serumkalziumspiegels tritt häufig ein Psychosyndrom mit Phasen depressiver Verstimmung und Antriebsarmut auf. Ursächlich liegt eine autonome Überproduktion des PTH zugrunde, in 80 % der Fälle durch ein einzelnes Epithelkörperchenadenom. Bei etwa 15 % der Patienten lässt sich eine Hyperplasie aller Epithelkörperchen nachweisen, in diesem Fall sollte eine multiple endokrine Neoplasie (Typ 1 und 2) ausgeschlossen werden. Sehr selten kann ein Nebenschilddrüsenkarzinom ursächlich für einen pHPT sein.
Eine reaktive PTH-Erhöhung wird als sekundärer Hyperparathyreoidismus bezeichnet. Ursächlich ist neben Nahrungs- und Umweltfaktoren (Mangel an Vitamin D) häufig eine Nierenfunktionseinschränkung nachzuweisen (renale Osteopathie).
*Labor*: Beim primären Hyperparathyreoidismus zeigen sich der Serumkalziumspiegel sowie der intakte Parathormonspiegel gleichsinnig hoch-normal bzw. erhöht. Ist eine Hyperkalziurie vorhanden, kann die differentialdiagnostisch wichtige familiäre hypokalziurische Hyperkalzämie ausgeschlossen werden.
Beim sekundären Hyperparathyreoidismus findet sich neben dem hohen/erhöhten intakten Parathormon ein gegensinnig niedriger/erniedrigter Serumkalziumspiegel. Häufig liegt gleichzeitig auch ein reduzierter Vitamin-D-Spiegel vor. Im Fall der renalen Osteopathie ist eine erniedrigte GFR (< 60 ml/Min.) nachweisbar.

#### K 1.3.2.2 Verlauf

Bei den laborchemisch diagnostizierten, asymptomatischen pHPT-Patienten ist eine Therapie nicht zwangsläufig notwendig. Die entsprechende Indikation stellt sich bei:

- einer Erhöhung des Serumkalziumspiegel > 0,25 mmol/l
- einer Urinkalziumausscheidung > 10 mmol/Tag und Steinbildung
- einer Reduktion der Kreatinin-Clearance < 60 ml/min
- Alter des Patienten < 50 Jahre
- Komplikationen wie Osteoporose oder Nephrolithiasis, -kalzinose

Der Verlauf des sekundären Hyperparathyreoidismus ist von der Grunderkrankung abhängig.

#### K 1.3.2.3 Pragmatische Therapie

Die einzig kurative Therapie des symptomatischen pHPT ist die operative Entfernung des bzw. der autonomen Epithelkörperchen (↑↑, A). Präoperativ sollte eine sonographische Lokalisationsdiagnostik erfolgen. Gelingt hier der Nachweis nicht eindeutig, kann eine Nebenschilddrüsenszintigraphie (MIBI-Szintigraphie) sinnvoll sein. Bei Patienten mit einer Hyperkalzämie > 3 mmol/l ist die zügige Normalisierung notwendig (Abrams und Schipper 1990). Neben einer Flüssigkeitsaufnahme von 2–3 Liter kalziumarmem Wasser täglich kann der Einsatz von Schleifendiuretika sinnvoll sein. Eine potente Möglichkeit stellen Bisphosphonate dar, z. B. Pamidronat (Aredia) 60 mg i. v., deren kalziumspiegelsenkende Wirkung nach einigen Tagen einsetzt (↔, C).
Ist die operative Sanierung nicht möglich, können Kalzimimetika (Mimpara®) eingesetzt werden. Die Therapie wird üblicherweise mit 30–90 mg täglich durchgeführt, sie ist relativ teuer (ca. 480 Euro/Monat) (↑, A).

#### K 1.3.2.4 Obsolet

Die Therapie mit Schleifendiuretika und Bisphosphonaten ist zwar zur Senkung der akuten Hyperkalzämie möglich, in der Langzeittherapie des pHPT jedoch nicht zugelassen. Auch für Östrogene, Östrogen-Rezeptor-Modulatoren (SERM) und Phosphat besteht keine Indikation mehr.

## K 1.4 Nebenniere

### K 1.4.1 Nebennierenrindeninsuffizienz (M. Addison)

#### K 1.4.1.1 Klinik

Die häufigsten Ursachen der primären Nebennierenrindeninsuffizienz sind die Autoimmunadrenalitis (isoliert oder im Rahmen einer PGA Typ 1/2) sowie die Tuberkulose. Darüber hinaus können infektiöse Erkrankungen (u. a. HIV, CMV), infiltrative Erkrankungen (u. a. Metastasen, Sarkoidose), adrenale Infarkte (v. a. Schock), Gendefekte (u. a. Adrenomyeloneuropathie) sowie Medikamente (u. a. Mitotane, Ketoconazol, Etomidat) zur primären Nebennierenrindeninsuffizienz führen. Iatrogen führt die bilaterale Adrenalektomie naturgemäß zur vollständigen Insuffizienz.
Klinisch lässt sich fast immer ein Leistungsknick, verbunden mit Müdigkeit und Abgeschlagenheit eruieren. Übelkeit, Erbrechen, Gewichtsabnahme sowie Hyperpigmentation der Haut kommen bei über 80 % der Patienten vor. Als Folge des Mineralokortikoid-Mangels finden sich häufig eine arterielle Hypotonie sowie Elektrolytstörungen mit erniedrigtem Natrium und erhöhtem Kalium im Serum.

*Labor*: Das basale Plasma-ACTH ist deutlich erhöht, das Serumcortisol erniedrigt, bei fehlender Stimulierbarkeit im ACTH-Test. Gleichzeitig findet sich das Serumaldosteron erniedrigt bei erhöhtem Plasma-Renin. DHEAS ist erniedrigt.

#### K 1.4.1.2 Pragmatische Therapie

Unmittelbar lebensnotwendig ist die Therapie des Glukokortikoid- und Mineralokortikoid-Mangels. Hydrocortison wird in einer Dosis von 25 mg täglich (15–10–0 mg) verabreicht. Fludrocortison wird in einer Dosierung zwischen 0,05 und 0,2 mg täglich verabreicht (Tbl. à 0,1 mg). Ziel ist ein ausgeglichener Elektrolythaushalt bei normwertigen Renin-Spiegeln. Bei Frauen kann die zusätzliche Substitution des adrenalen Androgenmangels mit 25–50 mg DHEA sinnvoll sein, insbesondere wenn sich eine Beeinträchtigung hinsichtlich der Belastbarkeit oder der Sexualität zeigt (↑, B).

Bei Stressereignissen (z. B. OP, Trauma, fieberhafter Infekt) ist eine Anpassung der Glukokortikoid-Dosis notwendig. Bei kurzfristigen, mäßig belastenden Ereignissen ist üblicherweise die Verdoppelung der Hydrocortison-Medikation ausreichend, in schwereren Fällen sollten bis zu 100 mg Hydrocortison täglich verabreicht werden (↑, A). Im Falle einer ungenügenden oralen Resorption (Erbrechen, Diarrhoe) ist die parenterale Substitution notwendig. Jeder Patient muss mit einem entsprechenden Notfallausweis versehen werden und bezüglich der Dosisanpassung bei Stress geschult werden (↔, B).

## K 1.4.2 Primärer Aldosteronismus (Conn-Syndrom)

### K 1.4.2.1 Klinik

Der primäre Hyperaldosteronismus ist durch autonome Sekretion von Aldosteron gekennzeichnet, welche zu arterieller Hypertonie, Hypokaliämie und metabolischer Alkalose führt. Die klinischen Beschwerden ergeben sich aus den genannten Veränderungen:

- Polyurie, Nykturie 73 %
- Muskelschwäche 71 %
- Kopfschmerzen 53 %
- Intermittierende Paresen 25 %
- Parästhesien 24 %
- Tetanie 21 %

*Labor*: Ein erhöhter Aldosteron/Renin-Quotient bei gleichzeitig erhöhter Aldosteron-Konzentration weist auf die Erkrankung hin. Die individuellen Grenzen des jeweiligen Hormonlabors sind zu beachten, häufig wird ein Quotient von > 50 und eine Aldosteron-Konzentration von > 200 ng/l als Grenze angegeben.
Eine interferierende Medikation mit Antihypertensiva muss vor der Bestimmung ausreichend lange abgesetzt werden. Sind die genannten Kriterien erfüllt, sollte ein Bestätigungstest erfolgen. Hierzu eignet sich der Kochsalzbelastungstest, bei dem 2 000 ml NaCl 0,9 % über 4 Stunden i. v. beim liegenden Patienten verabreicht werden. Bei fehlendem Abfall des Plasma-Aldosterons ist ein primärer Hyperaldosteronismus anzunehmen.

### K 1.4.2.2 Verlauf

Der primäre Hyperaldosteronismus tritt gehäuft zwischen dem 3. und 5. Lebensjahrzehnt auf. Bei 70–80 % der Patienten wird die Erkrankung durch ein meist solitäres Adenom der NNR verursacht, bei 20–30 % durch eine bilaterale Nebennierenrindenhyperplasie. Karzinome sind äußerst selten eine Ursache.

### K 1.4.2.3 Pragmatische Therapie

Lässt sich nach biochemischem Nachweis der Erkrankung ein Aldosteron produzierendes Adenom sichern, ist die unilaterale laparoskopische Adrenalektomie bzw. die selektive Adenomektomie Therapie der Wahl. Der präoperative Einsatz eines Aldosteron-Inhibitors (z. B. Spironolacton 100–400 mg tgl.) ist sinnvoll, um Blutdruck und Elektrolyte zu normalisieren (↔, B). Postoperativ besteht häufig ein sekundärer Hypoaldosteronismus aufgrund der stattgehabten funktionellen Suppression der gesunden Nebenniere. In diesem Fall ist die Therapie mit Fludrocortison (0,1 mg Tbl.) notwendig.
Lässt sich nach laborchemischem Beweis des primären Hyperaldosteronismus kein Adenom nachweisen, ist eine bilaterale adrenale Hyperplasie (»idiopathischer Hyperaldosteronismus«) anzunehmen. In diesem Fall ist die primär medikamentöse Dauertherapie mit 50–200 mg Spironolacton zu bevorzugen (↔, B). Alternativ (vor allem bei Entwicklung einer Gynäkomastie) kann auch Eplerenon eingesetzt werden. Es ist jedoch teurer und in dieser Indikation nicht zugelassen.

## K 1.4.3 Phäochromozytom

### K 1.4.3.1 Klinik

Das Leitsymptom des Phäochromozytoms ist die therapierefraktäre Hypertonie als Ausdruck der Katecholaminmehrsekretion. Sie kann in Form eines permanenten Bluthochdrucks oder intermittierender Hochdruckkrisen vorliegen. Hinweisend ist die Trias aus Kopfschmerz, Schwitzen und Tachykardie.
*Labor:* Die Plasmametanephrine und Normetanephrine sind erhöht. Interferierende Medikamente sind zu beachten, insbesondere Alpha-Blocker (Phenoxybenzamin, Doxazosin), trizyklische Antidepressiva und MAO-Hemmer. Auch Paracetamol und L-Dopa können die Messung beeinflussen.

### K 1.4.3.2 Verlauf

Bei Patienten mit Hypertonie beträgt die geschätzte Prävalenz 0,1–0,4 %. 90 % der Phäochromozytome befinden sich intraadrenal, die übrigen entlang des sympathischen Grenzstrangs (Paragangliome). In etwa 20 % der Fälle liegt eine bilaterale Erkrankung vor. Die meisten Phäochromozytome treten sporadisch auf, etwa ein ¼ sind familiärer Genese (MEN Typ 2, Von-Hippel-Lindau-Syndrom, Neurofibromatose Typ 1, Paragangliomsyndrom Typ 1 und 2). Das Malignitätsrisiko intraadrenaler Phäochromozytome liegt bei 10–25 %, extraadrenal bei 30–40 %.

### K 1.4.3.3 Therapeutische Prinzipien

Kurative Therapie ist die Tumorentfernung. Die prä- und perioperative Alpha-Rezeptor-Blockade dient der Normalisierung des Blutdrucks und der Senkung des intraoperativen Risikos (↔, B). Bewährt haben sich Phenoxybenzamin, beginnend mit 2 × 10 mg täglich und steigerbar bis auf 4 × 50 mg täglich. Alternativ kann auch Prazosin oder Doxazosin verwendet werden – ihnen gemeinsam ist als Nebenwirkung die orthostatische Hypotonie sowie die Reflextachykardie. Diese kann nach Beginn der Alpha-Blockade mit einem zusätzlichen Betablocker behandelt werden. Aufgrund des gehäuften Auftretens von Synkopen insbesondere zu Therapiebeginn ist eine Überwachung notwendig. Die operative Sanierung erfolgt dann mittels Adrenalektomie, idealerweise minimalinvasiv.

## Literatur

Abend WK, Tyler HR. Thyroid disease and the nervous system. In: Aminoff MJ (ed.). Neurology and General Medicine: The neurological aspects of medical disorders. New York, Edinburgh, London, Melbourne: Churchill Livmgstone; 1990. 257–271.

Abraham P, Avenell A, Watson WA, Park CM, Bevan JS. Antithyroid drug regimen for treating Graves' hyperthyroidism. 2003; Cochrane Database Syst Rev: CD003420.

Abrams GM, Schipper HM. Other endocrinopathies and the nervous system. In: Aminoff MJ (ed.). Neurology and General Medicine: The neurological aspects of medical disorders. New York, Edinburgh, London, Melbourne: Churchill Livingstone; 1990. 305–321.

Adams CBT, Burke CW. Current modes of treatment of pituitary tumors. Br J Neurosurg 1993; 7: 123–128.

AI-Da mluji S, Rees LH. The neuroendocrine control of corticotropin secretion in normal humans and in Cushing's disease. In: Collu R, Brown GM, van Loon GR (eds.). Clinical Neuroendocrinology. Boston, Oxford, London: Blackwell; 1988. 251–285.

Aimaretti G, Ambrosio MR, Di Somma C, Gasperi M, Cannavò S, Scaroni C, Fusco A, Del Monte P, De Menis E, Faustini-Fustini M, Grimaldi F, Logoluso F, Razzore P, Rovere S, Benvenga S, Degli Uberti EC, De Marinis L, Lombardi G, Mantero F, Martino E, Giordano G, Ghigo E. Residual pituitary function after brain injury-induced hypopituitarism: a prospective 12-month study. J Clin Endocrinol Metab 2005; 90(11): 6085–6092.

Arafah BM, Brodkey S, Kaufmann B, Velasco Al, Manni A, Pearson OH. Transsphenoidal microsurgery in the treatment of acromegaly and gigantism. J Clin Endocrinol Metab 1980; 48: 578–585.

Asukai K, Uemura T, Minaguchi H. Occult hyperprolactinemia in infertile women. Fertil Steril 1993; 60: 423–427.

Bamberg M, Rauhaut F, Budach V, Stuschke M. Die Radiotherapie von Hypophysentumoren. Akt Neurol 1989; 16: 61–64.

Barkan AL. Acromegaly: diagnosis and therapy. Endocrinol Metab Clin North Am 1989; 18: 277–310.

Bartalena L, Marcocci C, Tanda ML, Manetti L, Dell'Unto E, Bartolomei MP, Nardi M, Martino E, Pinchera A Cigarette smoking and treatment outcomes in Graves ophthalmopathy. Ann Intern Med 1998; 129: 632–635.

Bates AS, Van't Hoff W, Jones JM, Clayton RN. An audit of outcome of treatment in acromegaly. Q J Med 1993; 86: 293–299.

Bengtsson BA, Eden S, Lonn L, Kvist H, Stokland A, Lindstedt G, Bosaeus I, Tolli J, Sjostrom L, Isaksson OG. Treatment of adults with growth hormone (GH) defiency with recombinant human GH. J Clin Endocrinol Metab 1993; 76: 309–317.

Besser M. Criteria for medical as opposed to surgical treatment of prolactinomas. Acta Endocrinol 1993; 129 (Suppl 1): 27–30.

Brabant G. Medikamentose Therapie von Hypophysentumoren. Akt Neurol 1989; 16: 65–67.

Brada M, Rajan B, Traish D, Ashley S, Holmes-Sellors PJ, Nussey S, Uttley D. The long-term efficacy of conservative surgery and ratiotherapy in the control of pituitary adenomas. Clin Endocrinol 1993; 38: 571–578.

Brandi ML, Gagel RF, Angeli A, Bilezikian JP, Beck-Peccoz P, Bordi C, Conte-Devolx B, Falchetti A, Gheri RG, Libroia A, Lips CJ, Lombardi G, Mannelli M, Pacini F, Ponder BA, Raue F, Skogseid B, Tamburrano G, Thakker RV, Thompson NW, Tomassetti P, Tonelli F, Wells SA Jr, Marx SJ. Guidelines for diagnosis and therapy of MEN type 1 and type 2. J Clin Endocrinol Metab 2001; 86: 5658–5671.

Buchfelder M, Nistor R, Fahlbuscb R, Huk WJ. The accuracy of CT and MR evaluation of the sella turcica for detection of adrenocorticotropic hormone-secreting adenomas in Gushing disease. AJNR 1993; 14: 1183–1190.

Colao A, Di Sarno A, Cappabianca P, Di Somma C, Pivonello R, Lombardi G. Withdrawl of long-term cabergoline therapy for tumoral and nontumoral hyperprolactinemia. N Engl J Med 2003; 349: 2023–2033.

Caron P, Beckers A, Cullen DR, Goth MI, Gutt B, Laurberg P, Pico AM, Valimaki M, Zgliczynski W. Efficacy of the new long-acting formulation of lanreotide (lanreotide Autogel) in the Management of acromegaly. J Clin Endocrinol Metab 2002; 87: 99–104.

Carpenter PC. Cushing's Syndrome. In: Rakel RE (ed.). Conn's Current Therapie. Philadelphia: W. B. Saunders; 1990. 563–567.

Christy NP. Hyperprolactinemia. In: Rakel RE (ed.). Conn's Current Therapy. Philadelphia: W. B. Saunders; 1990. 578–584.

Clarke SD, Woo SY, Butler EB, Dennis WS, Lu H, Carpenter LS, Chiu JK, Thomby I, Baskin DS. Treatment of secretory pituitary adenoma with radiation therapy. Radiology 1993; 188: 759–763.

Cooper MS, Stewart PM, Corticosteroid insufficiency in acutely ill patients. N Engl J Med 2003; 348(8): 727–734.

Davis DH, Laws ER Jr, Ilstrup DM, Speed JK, Caruso M, Shaw EC, Abboud CF, Scheithauer B, Root LM, Schleck C. Results of surgical treatment for growth hormone-secreting pituitary adenomas. J Neurosurg 1993; 79: 70–75.

Dekkers OM, Lagro J, Burman P, Jørgensen JO, Romijn JA, Pereira AM. Recurrence of hyperprolactinemia after withdrawal of dopamine agonists: systematic review and meta-analysis. J Clin Endocrinol Metab 2010; 95: 43.

Ezzat S, Redelmeier DA, Gnehm M, Harris AGA. Prospective multicenter octreotide dose response study in the treatment of acromegaly. J Endocrinol Invest 1995; 18(5): 364–369.

Ezzat S, Snyder P, Young WF, Boyajy LD, Neumann C, Klibanski A, Molitch ME, Boyd AE, Sheeler L, Cook DM. Octreotide treatment of acromegaly. A randomized, multicenter study. Ann Intern Med 1992; 117(9): 711–718.

Frantz AG. Hyperprolactinemia. In: Collu R, Brown GM, van Loon GR (eds.). Clinical Neuroendocrinology. Boston, Oxford, London: Blackwell; 1988. 311–332.

Gallardo E, Schachter D, Caceres E, Becker P, Colin E, Martinez C, Henriquez. The empty sella: Results of treatment in 76 successive cases and high frequency of endocrine and neurological disturbances. Clin Endocrinol 1992; 37: 529–533.

Giustina A, Barkan A, Casanueva FF, Cavagnini F, Frohman L, Ho K, Veldhuis J, Wass J, Von Werder K, Melmed S. Criteria for cure of acromegaly: a consensus statement. J Clin Endorinol Metab 2000; 85: 526–529.

Grattan-Smith P, Morris JG, Langlands AO. Delayed radiation necrosis of the central nervous system in patients irradiated for pituitary tumors. J Neurol Neurosurg Psychiatry 1992; 55: 949–955.

Grigsby PW, Simpson JR, Enami BN, Fineberg BB, Schwartz HG. Prognostic factors and results of surgery and postoperative irradiation in the treatment of pituitary adenomas. Int J Radiat Oncol Biol Phys 1989; 16: 1411–1417.

Hehrmann R. Schilddrüsenerkrankungen. Ursachen, Erkennung, Verhütung und Behandlung. 3. Auflage. Stuttgart: Fischer; 1998.

Hoermann R. Schilddrüsenkrankheiten. Leitfaden für Praxis und Klinik. 3. Auflage, Berlin: Blackwell; 2001. 1–209.

Hoermann R, Quadbeck B, Roggenbuck U, Szabolcs I, Pfeilschifter J, Meng W, Reschke K, Hackenberg K, Dettmann J, Prehn B, Hirche H, Mann K. Basedow Study Group. Relapses of Graves' disease after successful outcome of antithyroid drug therapy: results of a prospective randomized study on the use of levothyroxine. Thyroid 2002; 12: 1119–1128.

Jakobsson B, Berg U. Effect of hydrochlorothiazide and indomethacin treatment on renal function in nephrogenic diabetes insipidus. Acta Paediatr 1994; 83(5): 522–525.

Jeffcoate WJ, Rees LH, Tomlin S, Jones AE, Edwards CRW, Besser GM. Metyrapone in long-term management of Cushing's disease. Br Med J 1977; 72: 215–217.

Krassas GE, Heufelder AE. Immunosuppressive therapy in patients with thyroid eye disease: an overview of current concepts. Eur J Endocrinol 2001; 144: 311–318.

Krohn K, Paschke R. Clinical review 133: Progress in understanding the etiology of thyroid autonomy. J Clin Endocrinol Metab 2001; 86: 3336–3345.

Lazarus JH. Treatment of hyper- and hypothyroidism in pregnancy. J Endocrinel Invest 1993; 16: 391–396.

Lehnert H. Rationelle Diagnostik und Therapie in Endokrinologie, Diabetologie und Stoffwechsel. 3. Auflage. Stuttgart: Thieme; 2009.

Leitlinien der Deutschen Gesellschaft für Nuklearmedizin. Radiojodtherapie gutartiger Schilddrüsenerkrankungen. AWMF online. (http://www.awmf.org/leitlinien/detail/ll/031-003.html, Zugriff am 1. 6. 2011)

Lüdecke DK, Lutz BS, Niedworok G. The choice of treatment after incomplete adenomectomy in acromegaly: Proton- versus high voltage radiation. Acta Neurochir (Wien) 1989; 96: 32–38.

March CM, Kletzky OA, Davajan V, Teal I, Weiss M, Apuzzo ML, Marrs RP, Mishell DR Jr. Longitudinal evaluation of patients with untreated prolactin-secreting pituitary adenomas. AM J Obstet Gynecol 1981; 139: 835–844.

Martin JB, Reichlin S. Clinical Neuroendocrinology, 2nd edition. Philadelphia: FA Davis Company; 1987.

Martin TL, Kim M, Malarkey WB. The natural history of idiopathic hyperprolactmemia. J Clin Endocrinol Metab 1985; 60: 855–858.

Melmed S. Medical management of acromegaly – what and when? Acta Endocrinol 1993; 129(Suppl 1): 13–17.

Melmed S. Acromegaly. In: Melmed S (ed.). The Pituitary. London: Blackwell Science; 1995. 413–442.

Melmed S, Casanueva FF, Cavagnini F, Chanson P, Frohman L, Grossman A, Ho K, Kleinberg D, Lamberts S, Laws E, Lombardi G, Vance ML, Werder KV, Wass J, Giustina A. Acromegaly Treatment Consensus Workshop Participants. Guidelines for acromegaly management. J Clin Endocrinol Metab 2002; 87: 4054–4058.

Miller JW, Crapo L. The medical treatment of Cushing's syndrome. Endocr Rev 1993; 14(4): 443–458.

Minniti G, Esposito V, Piccirilli M, Fratticci A, Santoro A, Jaffrain-Rea M-L. Diagnosis and management of pituitari tumors in the elderly: a review based on personal experience and evidence of literature. Eur J Endocrinol 2005; 153: 723–735.

Molitch ME. Acromegaly. In: Collu R, Brown GM, van Loon GR (eds.). Clinical neuroendocrinology. Boston, Oxford, London: Blackwell Scientific Publications; 1988. 189–227.

Molitch ME. Pathologic hyperprolactinemia. Endocrinol Metab Clin North AM 1992; 21: 877–901.

Molitch ME. Prolactinoma. In: Melmed S (ed.). The Pituitary. London: Blackwell Science; 1995. 443–477.

Molitch ME. Medical treatment of prolactinomas. Endocrinol Metab Clinics North Am 1999; 28(1): 143–169.

Moses AM. Clinical and laboratory observations in the adult with diabetes insipidus and related syndromes. In: Czernichov P, Robinson AG (eds.). Diabetes Insipidus in Man. Basel: Karger; 1984. 156–175.

Muenter MD, Whisnant JP. Basal ganglia calcification, hypoparathyroidism and extrapyramidal motor manifestation. Neurology 1968; 718: 1075.

Mundinger F. Technik und Ergebnisse der interstitiellen Hirntumorbestrahlung. In: Heilmann HP (Hrsg.). Handbuch der Medizinischen Radiologie. Vol. XIX, Teil 4: Spezielle Strahlentherapie maligner Tumoren. Heidelberg: Springer; 1985. 179–214.

Nanes MS, Catherwood BD. Hyperparathyroidism and hypoparathyroidism. In: Rakel RE (ed.). Conn's Current Therapy. Philadelphia: W. B. Saunders; 1990. 570–574.

Newcomer J, Haire W, Hartmann CR. Coma and thyreotoxicosis. Ann Neurol 1983; 14: 689.

Perks WH, Walters EH, Tams IP, Prowse K. Demeclocycline in the treatment of the syndrome of inappropriate secretion of antidiuretic hormone. Thorax 1979; 34(3): 324–327.

Pistenma DA, Goffinet DR, Bagshaw MA, Hanbery JW, Eltringham JR. Treatment of chromophobe adenomas with megavoltage irradiation. Cancer 1975; 35(6): 1574–1582.

Plockinger U, Liehr RM, Quabbe HJ. Octreotide long term treatment of acromegaly: Effect of drug withdrawal on serum growth hormone/insulin-like growth factor-I concentrations and on serum gastrin/ 24-hour intragastric pH values. J Clin Endocrinol Metab 1993; 77: 157–162.

Prummel MF, Terwee CB, Gerding MN et alo. A randomized controlled trial of orbital radiotherapy versus sham irradiation in patients with mild Graves' ophthalmopathy. J Clin Endocrinol Metab 2004; 89: 15–20.

Quabbe HJ. Treatment of acromegaly by transsphenoidal operation, 90-yttrium implantation and bromocriprine: Results in 230 patients. Clin Endocrinol 1982; 16: 107–119.

Reinweiny D, Benker G, Lazarus JH, Alexander WD. A prospective randomized trial of antithyroid drug dose in Graves' disease therapy. European Multicenter Study Group on Antithyroid Drug Treatment. J Clin Endocrinol Metab 1993; 76: 1516–1521.

Roberts CG, Ladenson PW. Hypothyroidism. Lancet 2004; 363: 793–803.

Ross DA, Wilson CB. Results of transsphenoidal microsurgery for growth-hormone secreting pituitary adenoma in a series of 214 patients. J Neurosurg 1988; 68: 854–867.

Sagel J. Adrenocortical insufficiency. In: Rakel RE (ed.). Conn's Current Therapy. Philadelphia: W. B. Saunders; 1990. 560–563.

Sarapura V. Schlaff WD. Recent advances in the understanding of the pathophysiology and treatment of Hyperprolactinemia. Curr Opin Obstet Gynecol 1993; 5: 360–367.

Schade R, Andersohn F, Suissa S, Haverkamp W, Garbe E. Dopamine agonists and the risk of cardiac-valve regurgitation. N Engl J Med 2007; 356(1): 9–38.

Schlechte JA. Clinical impact of hyperprolactinemia. In: Fafin JA (ed.). Bailliere's Clinical Endocrinology and Metabolism. London: Baillière Tindall; 1995. 359–366.

Schumm-Draeger PM. Thyreoiditis. Formen, Diagnostik, Therapie. Internist 1998; 39: 594–598.

Sheps SG, Jiang NS, Klee GG, van Heerden JA. Developments in the diagnosis and treatment of pheochromocytoma. Mayo Clin Proc 1990; 65: 88.

Stevenaert A, Beckers A. Presurgical octreotide treatment in acromegaly. Acta Endocrinol 1993; 129: 18–20.

Stolke D. Chirurgische Therapie von Hypophysentumoren. Aktuel Neurol 1989; 16: 58–60.

Sugar O. Central neurological complications of hypoparathyroidism. Arch Neurol Psychiatry 1983; 70: 86.

Thorner MO, Perryman RL, Rogol AD, Conway BP, Macleod RM, Login IS, Morris JL. Rapid changes of prolactinoma volume after withdrawal and reinstitution of bromocriptine. J Clin Endocrinol Metab 1981; 53: 480.

Toft AD. Thyroxine therapy. N Engl J Med 1994; 331: 117–122.

Tsang RW, Laperriere NJ, Simpson WJ, Brierley J, Panzarella T, Smyth HS. Glioma arising after radiation therapy for pituitary adenoma. A report of four patients and estimation of risk. Cancer 1993; 72: 2227–2233.

Turkalj I, Braun P, Krupp P. Surveillance of bromocriptine in pregnancy. J Am Med Assoc 1982; 247: 1589–1551.

Tyson JE, Hwang P, Guyda H, Friesen HG. Studies of prolactin secretion in human pregnancy. Am J Obstet Gynecol 1972; 113(1): 14–20.

Van't Verlaat, JW, Croughs RJ. Withdrawal of bromocriptine after long-term therapy for macroprolactinomas: Effect on plasma prolactin and tumor size. Clin Endocrinol 1991; 34: 175.

Verbalis JG, Robinson AG. Neurophysin and Vasopressin: Newer concepts of secretion and regulation. In: Imure H (ed.). The Pituitary Gland. New York: Raven; 1985. 307–339.

Verbalis JG, Robinson AG, Moses AM. Postoperative and posttraumatic diabetes insipidus. In: Czernichov P, Robinson AG (eds.). Diabetes Insipidus in Man. Basel: Karger; 1984. 247–265.

Verhelst JA, Froud AL, Touzel R, Wass JA, Besser GM, Grossmann AB. Acute and long-term effects of once-daily oral bromocriptinc and a new long-acting non-ergot dopamine-Agonist, quinagolide, in the treatment of hyperprolactinemia: a double-blind study. Acta Endocrinol Copenh 1991; 125(4): 385–391.

Weetman AP. Graves' disease. N Engl J Med 2000; 343: 1236–1248.

Wilson JD, Foster DW, Kronenberg HM, Larsen PR. Williams Textbook of Endocrinology. Philadelphia London Toronto Montreal Sydney Tokyo: W. B. Saunders; 1998.

Young WF. Acromegaly In: Rakel RE (ed.). Conn's Current Therapy. Philadelphia: W. B. Saunders; 1990. 557–560.

Young WF, Hogan MJ, Klee GG, Grant CS, van Heerden JA. Primary aldosteronism: diagnosis and treatment. Mayo Clin Proc 1990; 65: 96.

Zervas NT. Surgical results for pituitary adenomas: Results of an international survey. In: Zervas NT, Ridgeway EC, Martin JB (eds.). Secretory Tumors of the Pituitary Gland. New York: Raven; 1984. 377–385.

Zitzmann M, Nieschlag E. Der Altershypogonadismus des Mannes. Internist 2003; 44: 1313–1321.

# K 2 Seltene dysautonome Syndrome

*von J. Hoppe und M. Rosenkranz*

Störungen des vegetativen (autonomen) Nervensystems treten selten isoliert, sondern überwiegend im Rahmen anderer Grunderkrankungen auf. Bezüglich autonomer Störungen im Rahmen spezieller neurologischer Erkrankungen und Syndrome (Parkinson-Syndrome, Polyneuropathien, Synkopen und orthostatische Intoleranz) wird auf die entsprechenden Kapitel verwiesen. In vorliegendem Kapitel werden aus neurologischer Sicht bedeutsame seltene dysautonome Störungen und Störungen der Sudomotorik behandelt, die in den übrigen Kapiteln weitgehend unberücksichtigt bleiben. Aufgrund der klinischen Relevanz erfolgt darüber hinaus ein kurzer Überblick über die Therapie gastrointestinaler autonomer Symptome. Auf die Darstellung der Anatomie und Physiologie des autonomen Nervensystems und eine systematische Darstellung autonomer Erkrankungen bzw. Syndrome wird verzichtet.

## K 2.1 Klinik

Die klinische Symptomatik bei autonomen Störungen ist sehr heterogen und stark von der Lokalisation der Schädigung des autonomen Nervensystems abhängig (**Kasten K 2.1**). Häufig manifestiert sich eine autonome Störung mit kardiovaskulären Regulationsstörungen (orthostatische Intoleranz, orthostatische Hypotonie, Synkopen), gastrointestinalen Symptomen (Übelkeit, Obstipation, Diarrhö, Gewichtsverlust), Blasenstörungen (Nykturie, Inkontinenz, Urge-Symptomatik, Blasenentleerungsstörungen mit Restharnbildung) und/oder Störungen der Schweißsekretion (Hypo-/Anhidrose, subjektive Hitzeintoleranz). Störungen der okulären autonomen Innervation können mit reduziertem Tränenfluss, Akkomodationsstörungen, Pupillomotorikstörungen mit Anisokorie, einer Ptosis oder dem Vollbild eines Horner-Syndroms symptomatisch werden. Männliche Patienten klagen mitunter über Erektions- und/oder Ejakulationsstörungen.

**Kasten K 2.1:** Klinische Symptome bei autonomen Störungen

**Herz-Kreislauf**
- Symptome der orthostatischen Intoleranz
- Orthostatische Hypotonie
- Synkopen

**Schweißdrüsen**
- Hitze-Intoleranz
- trockene, häufig überwärmte Haut
- unzureichendes Schwitzen bei Fieber oder Hitze
- vermehrtes Schwitzen

**Exokrine Drüsen**
- trockene Augen bei verminderter Produktion von Tränenflüssigkeit
- Mundtrockenheit

**Magen-Darm-Trakt**
- Obstipation
- Diarrhoe
- Völlegefühl
- Übelkeit

**Blase**
- imperativer Harndrang, Dranginkontinenz
- Blasenentleerungsstörung mit Restharnbildung, Harnverhalt
- Nykturie

**Genitalorgane**
- Erektionsstörungen
- Ejakulationsstörungen

## K 2.2 Primäre autonome Störungen

### K 2.2.1 Isolierte autonome Insuffizienz (pure autonomic failure, Bradbury-Eggleston-Syndrom)

***Klinik***

Die isolierte autonome Insuffizienz wurde erstmals 1925 von Bradbury und Eggleston durch Schilderung von drei Patienten mit ausgeprägter posturaler Hypotension, häufigen Synkopen und anhaltender Bradykardie beschrieben (Bradbury und Eggleston 1925). Bei der isolierten autonomen Insuffizienz (engl. pure autonomic failure) kommt es in der Folge einer überwiegend postganglionären autonomen Schädigung zu variablen autonomen Symptomen. Die Erkrankung tritt sporadisch auf, wird in der Regel im mittleren Lebensalter symptomatisch und hat insgesamt eine relativ gute Prognose (Garland et al. 2013). Häufig stehen zunächst orthostatische Symptome im Vordergrund und bleiben in vielen Fällen während des gesamten Krankheitsverlaufs das führende Symptom. Bei Männern können Sexualfunktionsstörungen das erste Krankheitszeichen sein. Die Hauptbeschwerden bestehen häufig morgens, nach üppigen Mahlzeiten, nach körperlicher Belastung oder in warmer Umgebung. Neben Sexualfunktionsstörungen und orthostatischen Symptomen treten häufig Blasenfunktionsstörungen mit Nykturie, Inkontinenz und Urge-Symptomatik sowie Schweißsekretionsstörungen auf. Auch Geruchsstörungen können vorkommen, jedoch seltener als beim M. Parkinson (Silveira-Moriyama et al. 2009). Eine isolierte autonome Insuffizienz kann auch das Erstsymptom einer neurodegenerativen Erkrankung mit dann ungünstigerer Prognose sein.

***Pathophysiologie***
Bei der reinen autonomen Insuffizienz handelt es sich wie beim M. Parkinson um eine Lewy-Körperchen-Synucleinopathie. Beide Erkrankungen sind durch eine dopaminerge, noradrenerge und kardiale Denervierung gekennzeichnet. Der genaue Zusammenhang zwischen Akkumulation von Alpha-Synuclein und der isolierten autonomen Insuffizienz ist jedoch bisher nicht geklärt (Garland et al. 2013). Durch die kardiale Denervierung unterscheidet sich die isolierte autonome Insuffizienz pathophysiologisch von der schweren autonomen Störung im Rahmen einer Multisystematrophie, bei der es durch Akkumulation von Alpha-Synuclein in Gliazellen zu einem zentralen Katecholaminmangel bei meist erhaltener kardialer Innervierung kommt. Sowohl bei Patienten mit M. Parkinson als auch bei Patienten mit isolierter autonomer Insuffizienz wurden auch in kleinen marklosen Hautnerven Alpha-Synucleinablagerungen gefunden (Shishido et al. 2010). Intraneuronale Einschlüsse von fehlerhaft gefaltetem phosphoryliertem Synuclein unterscheiden sich jedoch bei Patienten mit M. Parkinson im Vergleich zu Patienten mit isolierter autonomer Insuffizienz (Donadio et al. 2016). Pathoanatomisch kommt es zu einem Verlust von Zellen in der intermediolateralen Rückenmarksäule sowie zu einem Verlust des Katecholamin-Reuptakes. Die Noradrenalin-Plasma-Konzentrationen sind erniedrigt und beim Aufstehen fehlt der typische Noradrenalin-Anstieg (Schatz 1984a, 1984b). Die Urin-Noradrenalin-Konzentration und die Dopamin-Ausscheidung im Urin sind üblicherweise reduziert. Der Noradrenalin-Mangel führt zu einer postsynaptischen Sensitivierung von Adrenorezeptoren und zu einer Überempfindlichkeit bei intravenöser Katecholamingabe. Die Geruchsstörungen sowohl bei der isolierten autonomen Insuffizienz als auch beim M. Parkinson sind unabhängig vom Vorhandensein eines klinischen Parkinsonsyndroms und dem striatalen dopaminergen Defizit mit der Lewy-Körperchen-Pathologie und der kardialen sympathischen Denervierung assoziiert (Goldstein und Sewell 2009). Die klinischen und neuropathologischen Gemeinsamkeiten von M. Parkinson und der reinen autonomen Insuffizienz legen eine ähnliche Pathogenese beider Erkrankungen mit unterschiedlicher klinischer Manifestation nahe.

***Diagnostik***
Die isolierte autonome Insuffizienz ist eine Ausschlussdiagnose. Andere primäre oder sekundäre Ursachen autonomer Funktionsstörungen müssen ausgeschlossen werden. Klinisch ist die Abgrenzung gegenüber autonomen Störungen bei M. Parkinson mitunter unmöglich. Wichtig ist die Abgrenzung gegenüber autonomen Störungen im Rahmen einer MSA (zusätzliche neurologische Symptome wie zerebelläre und/oder extrapyramidale Zeichen oder kortikospinale Symptome). Die Möglichkeit, durch Hautbiopsien in vivo intraneuronale native und fehlerhaft gefaltete phosphorylierte Synucleinablagerungen nachzuweisen, könnte zukünftig Einfluss auf die Diagnosestellung bekommen (Shishido et al. 2010; Kaufmann und Goldstein 2010; Donadio et al. 2016).

***Pragmatische Therapie***
Eine kausale Therapie der isolierten autonomen Insuffizienz ist nicht bekannt. In der Regel steht die symptomatische Therapie der orthostatischen Symptome im Vordergrund (**Kap. C 3**). Die Patienten sollten über den prinzipiell benignen Verlauf der Erkrankung informiert werden.

## K 2.2.2 Dopamin-β-Hydroxylase-Mangel

Der Dopamin-β-Hydroxylase-Mangel (Robertson et al. 1986) ist eine sehr seltene autosomal-rezessiv vererbte Erkrankung, bei der Dopamin nicht β-hydroxyliert wird, mit der Folge eines fast vollständiges Fehlens von Adrenalin, Noradrenalin und deren Metabolite im peripheren und zentralen Nervensystem. Klinisch stehen kardiovaskuläre Störungen mit ausgeprägter orthostatischer Hypotension im Vordergrund. Die Erkrankung manifestiert sich meist unmittelbar nach der Geburt und führt bereits bei Neugeborenen zu Kreislaufregulationsstörungen. Im weiteren Verlauf treten vielfältige autonome Symptome auf. Bei Erwachsenen imponieren häufig eine ausgeprägte Ptosis und eine schwere orthostatische Hypotension; betroffene Männer klagen zudem häufig über Sexualfunktionsstörungen. Bei der körperlichen Untersuchung ist der Blutdruck im Liegen meist normal oder niedrig und die Herzfrequenz normal. Nach dem Aufrichten fällt der systolische Blutdruck rasch deutlich ab und wird nicht durch einen adäquaten Anstieg der Herzfrequenz kompensiert. Die okuläre autonome Innervation ist ebenfalls betroffen, es imponiert eine Miosis, die Pupillen reagieren normal auf Licht, die Akkommodation ist ungestört. Neurokognitive Störungen werden nicht beobachtet (Jepna et al. 2011).

***Diagnostik***
Im Sammelurin sind weder Noradrenalin noch dessen Metabolite nachweisbar. Die Dopamin-Spiegel im Plasma, Urin und Liquor sind erhöht. Der Dopamin-β-Hydroxylase-Mangel muss differentialdiagnostisch abgegrenzt werden von der familiären Dysautonomie (s. u.) und der isolierten autonomen Insuffizienz (s. o.). Beim Dopamin-β-Hydroxylase-Mangel ruft eine kutane Histamininjektion wie beim Gesunden eine Hautrötung hervor, nicht jedoch bei Patienten mit familiärer Dysautonomie. Ferner sind im Gegensatz zur familiären Dysautonomie bei Patienten mit Dopamin-β-Hydroxylase-Mangel Tränenfluss und Kornealreflex normal. Bei Patienten mit Dopamin-β-Hydroxylase-Mangel hat Thyramin keinen Effekt auf den arteriellen Druck, wohl aber bei Patienten mit isolierter autonomer Insuffizienz.

***Verlauf***
Die Erkrankung ist sehr selten. Zum Verlauf liegen keine Daten und größeren Studien oder Fallserien vor. Die Gabe von L-DOPS vermag die relevantes-

ten Symptome der Erkrankung zu lindern und hat damit einen günstigen Einfluss auf den Verlauf.

### *Pragmatische Therapie*

Der Dopamin-β-Hydroxylase-Mangel ist sehr selten und wurde nur in Fallberichten beschrieben (Robertson et al. 1986; Mathias et al. 1990; Thompson et al. 1995). Die mitunter schweren klinischen Symptome können durch Gabe von L-Dihydroxyphenylserin (↔, B) (L-DOPS), einem synthetischen Vorläufer von Noradrenalin, erfolgreich behandelt werden (Biaggioni und Robertson 1987). L-DOPS ist ein »Prodrug« und wird peripher über die DOPA-Decarboxylase in Noradrenalin metabolisiert. Die Therapie beginnt in der Regel mit 3 × 25 mg/d und wird schrittweise gesteigert. In einigen Fällen sind Dosierungen bis 2 × 500 mg/d notwendig (Robertson und Davis 1995; Man in 't Veld et al. 1987; Biaggioni et al. 1987; Biaggioni und Robertson 1987). Zur Behandlung der orthostatischen Hypotension siehe auch **Kap. C 3**.

## K 2.2.3 Autonome Polyneuropathien

Autonome Störungen treten häufig im Rahmen von Polyneuropathien auf. Bezüglich autonomer Störungen im Rahmen sekundärer Polyneuropathien und Läsionen peripherer Nerven sowie autonomer Störungen im Rahmen gemischter hereditärer Polyneuropathien wird auf **Kap. J 1** und **Kap. J 2** verwiesen. Im Folgenden wird auf sekundäre und hereditäre Polyneuropathien eingegangen, bei denen autonome Störungen im Vordergrund stehen. Bei allen Patienten mit einer schweren autonomen Polyneuropathie oder einer dysautonomen Syndrom ist das erhöhte Narkoserisiko zu beachten.

### K 2.2.3.1 Akute oder subakute idiopathische Dysautonomien

#### *Klinik*

Bei den akuten und subakuten idiopathischen Dysautonomien kommt es zu einer schweren Funktionsstörung des sympathischen und/oder parasympathischen autonomen Nervensystems, während somatische Fasern nicht betroffen sind (pure pandysautonomia) (Young et al. 1969; Grubb und Kosinski 1997a). Häufig geben die Patienten eine vorausgehende febrile Erkrankung an. Der Beginn der autonomen Störung ist mitunter fulminant. Die Symptome sind vielfältig und betreffen die Kreislaufregulation (orthostatische Hypotension, Synkopen), den Gastrointestinaltrakt (Obstipation, Diarrhoe), die Blasenfunktion (Blasenatonie) und/oder die männliche Sexualfunktion (erektile Funktionsstörungen). Die Symptome zeigen mitunter deutlich Fluktuationen, sind in den Morgenstunden besonders stark ausgeprägt (orthostatische Hypotension) und verschlechtern sich nach den Mahlzeiten und nach sportlicher Aktivität. 5 % der Patienten klagen über Angina-pectoris-Symptome ohne angiographisch nachweisbare koronare Herzkrankheit. Die Patienten weisen eine verringerte Konzentration von Noradrenalin im Plasma und Urin auf. Es besteht eine Hypersensitivität gegenüber allen Sympathikomimetika. Auch beim Guillain-Barré-Syndrom werden häufig autonome Störungen beobachtet (**Kap. J 1**). Häufige Symptome/Zeichen sind eine verminderte Herzfrequenzvariabilität, Sinustachykardie, Bradykardie bis zur Asystolie, arterieller Hypertonus oder Hypotonus, pupillomotorische und sudomotorische Funktionsstörungen. Die Entdeckung von Serum-Antikörpern gegen nikotinerge Acethylcholinrezeptoren in autonomen Ganglien hat das Verständnis der Erkrankung verändert und legt eine autoimmune Genese nahe.

#### *Verlauf*

Der klinische Verlauf der akuten Dysautonomie ist relativ gutartig. Die Erkrankung läuft nicht immer progredient, eine Restitution ist in der Regel jedoch inkomplett. Die Haupttodesursache besteht in rezidivierenden Lungenembolien und pulmonalen Infekten. Beim Guillain-Barré-Syndrom steht die Gefahr lebensgefährlicher Rhythmusstörungen im Vordergrund. (**Kap. J 1**).

#### *Pragmatische Therapie*

Patienten mit akuter Dysautonomie sollten über den gutartigen Verlauf der Erkrankung und die günstige Prognose aufgeklärt werden. Einige Patienten profitieren analog zur orthostatischen Dysregulation vom Überkreuzen der Beine (↔, B) beim aufrechten Stehen, Bauchpresse oder Kompressionsstrümpfe oder -hosen (↔, B) (**Kap. C 3**). Pharmakologisch können Fludrocortison (↔, B), Midodrin (↔, B) oder Erythropoetin (↔, B) helfen (**Kap. C 3**). Bei Verdacht auf eine autoimmune Genese wurden Kortikoide erfolgreich eingesetzt, aber auch i. v.-Immunglobuline oder Plasmapherese (↔, C) (Heafield et al. 1996; Smit et al. 1997; Iodice et al. 2009). Die eingeschränkte Herzfrequenzvariabilität macht eine Monitorüberwachung und ggf. die Anlage/Implantation eines Herzschrittmachers notwendig.

### K 2.2.3.2 Familiäre Dysautonomie, hereditäre sensomotorische und autonome Neuropathie (HSAN Typ III, Riley Day-Syndrom)

Die Familiäre Dysautonomie (Riley et al. 1949) gehört zur Gruppe der hereditären sensiblen und autonomen Neuropathien (HSAN). Es handelt sich um eine seltene, autosomal-rezessiv vererbte Erkrankung des autonomen Nervensystems, die fast ausschließlich bei Ashkenazi-Juden beobachtet wird. Durch den Gendefekt kommt es zu einer defizienten Ausreifung sensibler, sympathischer und teilweise parasympathischer Neurone und zu einem progredienten Zellverlust.

#### *Klinik*

Die autonomen Störungen sind in unterschiedlichem Ausmaß bereits bei der Geburt vorhanden. Typische Symptome sind vermindertes Schmerzempfinden, Wachstumsstörungen mit Kleinwuchs und Skoliosen, verringerte Tränenproduktion, corneale Analgesie, orthostatische Hypotension, hypertensive Krisen im Liegen, Fehlen der fungiformen Zungenpapillen (Fukutake et al. 1996), Dysphagie verbunden mit Aspirationen und vermehrten pulmonalen Infekten, lokale Hautrötungen, Hyperhidrosis, gastroösophagealer Reflux und verlängerte Magenpassage (McDougall und McLeod 1996; Mass et al. 1996). Das QTc-Intervall kann verlängert sein (Gefahr des plötzlichen Herztodes). Durch die orthostatische Hypotension können renale glomeruläre Ischämien auftreten, die dann eine Azotämie verursachen. Die Symptome können sehr variabel ausgeprägt sein. In der klinischen Untersuchung sind die Muskeleigenreflexe meist abgeschwächt oder nicht auslösbar. Nach kutaner Histamininjektion bleibt bei der familiären Dysautonomie eine lokale Hautrötung aus, wie sie beim Gesunden und beim Dopamin-β-Hydroxylase-Mangel beobachtet wird. Die Adrenalin- und Noradrenalin-Werte im Serum sind normal, die Werte der Homovanillinmandelsäure aber erhöht. Andere Ursachen der autonomen Symptome müssen ausgeschlossen werden. Eine genetische Testung und eine pränatale Diagnostik sind möglich (Oddoux et al. 1999, 1995).

#### Verlauf

Die familiäre Dysautonomie ist eine schwerwiegende Erkrankung. In der Regel wird die Prognose durch pulmonale und kardiale Komplikationen limitiert. Durch Prävention und Behandlung pulmonaler Komplikationen hat ein Patient mit familiärer Dysautonomie eine 50 %ige Chance, das 30. Lebensjahr zu erreichen. Durch die corneale Analgesie und unzureichende Tränenflüssigkeit kommt es häufig zu Corneaschädigungen bis zur funktionellen Erblindung.

#### Pragmatische Therapie

Die symptomatische Therapie richtet sich nach den individuell bestehenden klinischen Symptomen und muss mit zunehmendem Lebensalter aufgrund der Änderung der vorherrschenden Symptome stetig angepasst werden. Bei vielen Patienten steht die symptomatische Behandlung bzw. Prävention gastroösophagealer Komplikationen im Vordergrund (↑, $H_2$-Protonenpumpenblocker Omeprazol 40 mg/d). Ggf. sollte die Nahrung angedickt werden. Bei rezidivierenden Aspirationspneumonien kann eine Fundoplikatio (↔, C) oder die dauerhafte Anlage einer Magensonde in Form einer PEG-Sonde notwendig werden. Im Falle chronischer oder rezidivierender pulmonaler Infekte bzw. sekundärer Schädigung sind ggf. eine regelmäßige Bronchialtoilette und die Verwendung von Bronchodilatatoren angezeigt. Eine Sialorrhoe kann ggf. mit Botulinumtoxin-Injektionen erfolgreich behandelt werden (Daniel und Cardona 2014). Eine orthostatische und/oder postprandiale Hypotension wird nach den Prinzipien wie in **Kap. C 3** beschrieben behandelt. Um Corneaerosionen vorzubeugen, sind eine sorgsame Vermeidung cornealer Verletzungen und die regelmäßige Zufuhr künstlicher Tränenflüssigkeit angezeigt.

## K 2.3 Sekundäre autonome Störungen

### K 2.3.1 Insuffizienz des Barorezeptorenreflexes (Baroreflex Failure)

#### Klinik

Der Barorezeptorenreflex dient der Aufrechterhaltung eines konstanten physiologischen Blutdrucks. Barorezeptoren befinden sich u. a. im Aortenbogen und in den Carotiden und erfassen Änderungen des Blutdrucks. Der afferente Schenkel des Reflexbogens läuft über den N. glossopharyngeus (Barorezeptoren in Carotiden) bzw. den N. vagus (Barorezeptoren des Aortenbogens) zum Ncl. Tractus solitarii im Hirnstamm. Der efferente Schenkel des Reflexbogens zieht über exzitatorische und inhibitorische medulläre Zwischenstationen zu exzitatorischen präganglionären sympathischen Neuronen des Rückenmarks. Eine Insuffizienz des Reflexes führt zur ausgeprägten Störung der Blutdruckregulation mit massiven hypertensiven Entgleisungen.
Eine Störung des Barorezeptorenreflexes ist häufig auf einen Glomustumor zurückzuführen, tritt aber auch nach chirurgischen Eingriffen, ZNS-Tumoren oder Metastasen sowie bei Reizung oder Läsion des Nervus glossopharyngeus auf. Bei Ausfall des Baroreflexes werden Blutdruckkrisen mit systolischen Werten bis 280 mmHg und diastolischen Werten bis 160 mmHg beobachtet, häufig begleitet von Tachykardien und unspezifischen Symptomen wie Kopfschmerzen, Schwitzen und Schwindel. Bei subakuten und chronischen Verläufen ist eine labile arterielle Hypertonie mit deutlichen Schwankungen typisch. Blutdruckschwankungen von systolisch 250–150 mmHg zu diastolisch 80–50 mmHg sind beschrieben. Auch orthostatische Hypotensionen kommen in der chronischen Verlaufsform vor. Die Plasma-Noradrenalin-Konzentrationen sind während hypertoner Phasen deutlich erhöht. Die Symptomatik bessert sich typischerweise auf Clonidin. Differentialdiagnostisch ist an ein Phäochromozytom oder an eine Multisystematrophie zu denken.

#### Therapie

Gute Erfolge wurden mit zentral wirksamen Alpha-Rezeptorenantagonisten (Clonidin) beobachtet (Dosis 0,3–0,9 mg/d) (↔, B). Nicht ganz so effektiv ist Oxybenzamin. Manche Patienten benötigen eine ergänzende Therapie mit Diazepam (Robertson 1995) (↔, C).

## K 2.4 Gastrointestinale autonome Störungen

### K 2.4.1 Klinik

Gastrointestinale Symptome der autonomen Dysfunktion sind Begleitsymptome einer Vielzahl von Erkrankungen (**Kasten K 2.2**). Die autonome Dysfunktion des Gastrointestinaltrakts kann durch Störungen der intrinsischen Kontrolle (über den enteritischen Plexus der Darmwand) sowie der extrinsischen Kontrolle (parasympathische und sympathische Innervation) bedingt sein. Typische Symptome sind Obstipation, Dysphagie, Nausea, abdominelle Schmerzen, Völlegefühl, Diarrhö und Stuhlinkontinenz. Die Inzidenz von autonomen Dysfunktionen des Gastrointestinaltrakts ist schwierig zu schätzen, da die Symptome einerseits unspezifisch sind und andererseits Patienten mit nachgewiesener autonomer Dysfunktion klinisch symptomfrei sein können.

### K 2.4.2 Diagnostik

Eine neuropathische autonome Dysfunktion lässt sich früh durch Bestimmung des pankreatischen Polypeptids nüchtern und nach dem Essen oder während einer Hypoglykämie (parasympathischer Test) nachweisen (Krarup et al. 1979). Die Messung des arteriellen Blutflusses in der Arteria mesenterica superior in Abhängigkeit von Stressfaktoren oder Nahrungseinnahme (Best et al. 1991; Chaudhuri et al. 1992) kann hilfreich sein, ist aber nicht spezifisch für eine autonome Neuropathie (Camilleri und Ford 1994). Störungen der gastrointestinalen Motilität können mittels ösophagealer oder gastro-duodenaler Manometrie, Dünndarmmanometrie, Durchleuchtung sowie szinitgraphischer Bestimmung der Magen-Darm-Passage untersucht werden. Zur weiteren Abgrenzung z. B. gegen mechanische Obstruktionen dienen endoskopische Untersuchungen (Ösophago-gastro-Duedenoskopie, Coloskopie). In der Regel handelt es sich bei der gastrointestinalen autonomen Dysfunktion jedoch um eine Ausschlussdiagnose.

**Kasten K 2.2:** Ätiologie der autonomen Dysfunktion des Gastrointestinaltrakts

**Primäre autonome Dysfunktionen**
- Reine autonome Dysfunktion
- Multisystematrophie (Shy-Drager-Syndrom)
- Idiopathisches Parkinson-Syndrom mit autonomen Störungen

**Sekundäre autonome Dysfunktionen**
- Diabetes mellitus
- Alkoholismus
- Urämie
- Paraneoplastische Syndrome
- Medikamenteninduzierte Dysfunktion
- Amyloidose
- Porphyrie
- Autoimmune Erkrankungen (z. B. syst. Lupus erythematodes)

### K 2.4.3 Pragmatische Therapie

#### K 2.4.3.1 Pragmatische Therapie der Obstipation

Zu Beginn der Therapie stehen allgemeine Maßnahmen wie das Vermeiden von obstipierenden Medikamenten und Nahrungsmitteln (u. a. Weißbrot, Schokolade, Kakao) sowie eine ausreichende Flüssigkeitszufuhr, eine schrittweise Steigerung der ballaststoffreichen Nahrung und eine regelmäßige körperliche Bewegung. Defäkationsreize sollten nicht unterdrückt werden. Mittels Trinken von etwas erwärmtem Wasser kann der gastrokolische Reflex aktiviert werden. Reichen diese allgemeinen Maßnahmen nicht aus, so sollten zunächst quellende Substanzen mit ausreichend Flüssigkeit eingenommen werden (z. B. Leinsamen, Weizenkleie, Plantago-Samen) (↔, B). An Medikamenten sind osmotische Laxanzien wie Macrogole (1–3 Beutel/d) (↑↑, A) oder Lactulose (5–20 g/d) (↑, B) geeignet. Salinische, ebenfalls osmotisch wirkende Mittel (Glaubersalz [Natriumsulfat], Bittersalz [Magnesiumsulfat]) werden v. a. zur kurzfristigen Darmreinigung verwendet und sind aufgrund von Störungen des Elektrolythaushalts zur Therapie der chronischen Obstipation nicht geeignet (↔, C). In besonders schwerwiegenden Fällen können Glyzerinzäpfchen oder Klysmen eingesetzt werden. Die Gruppe der sekretorisch wirksamen Laxanzien (Bisacodyl, Natriumpicosulfat, Anthrachinon-Präparate) sollten nur kurzfristig angewandt werden, da sie zu Elektrolyt- und Wasserverlusten oder Schädigungen der myenterischen Neuronen führen können (↔, C). Zur Behandlung der autonomen Gastroparese eignen sich die Peristaltik anregende Medikamente wie Metoclopramid (bis 3 × 10 mg/d) (↑, B) oder Erythromycin 3 × 250 mg/d (↔, C). Domperidon sollte gemäß des Rote Hand Briefes von 2014 nicht mehr in der Indikation »Motilitätsstörungen« eingesetzt werden, sondern nur noch bei »Übelkeit und Erbrechen«. Der paralytische Subileus wird stationär mit Ceruletid (40 µg als Kurzinfusion i. v.) (↑, B) oder dem Cholesterinesterasehemmer Neostigmin (1–2 mg als Kurzinfusion i. v.) (↔, B) behandelt.

#### K 2.4.3.2 Pragmatische Therapie der Diarrhoe

Die chronische Diarrhoe bei autonomer Dysfunktion des Magen-Darm-Trakts beginnt nur selten akut. Insbesondere bei akuter Diarrhoe sollte immer auf einen Ausgleich der Wasser- und Elektrolytdefizite durch trinkbare Elektrolytlösungen geachtet werden, bei deutlicher Exsikkose auch mittels intravenöser Flüssigkeits- und Elektrolytlösung. Zur Therapie der Diarrhoe bewährt haben sich Quellmittel, die die Stuhlkonsistenz erhöhen (↔, B). Kohle und Siliziumdioxid haben nur zweifelhaften Wert und können Resorptionsstörungen verschlimmern. Probiotika (z. B. Lactobacillus GG, s. boulardii) führen bei akuten antibiotikaassozierten oder erregervermittelten Diarrhoen möglicherweise zu einer gewissen Krankheitsverkürzung (Bernalo et al. 2013; Allen 2010) (↑, B), der Effekt bei chronischen Diarrhoen im Rahmen autonomer Störungen wurde jedoch nicht untersucht (↔, C). Eine Reduktion der Darmmotilität und -sekretion gelingt mit opioidartigen Medikamenten wie Loperamid (bis 4 × 2 mg/d) (↑, B). Auch Codein (4 × 30 mg/d) verringert die Stuhlfrequenz (↔, C). In Extremfällen wird Tinctura opii eingesetzt (↔, C). Der Enkephalinasehemmer Racecadotril hemmt die Sekretion von Wasser und Elektrolyten in das Darmlumen und stellt eine mögliche Alternative zu Loperamid dar (Eberlin et al. 2012) (↑, B). Mittels Spasmolytika wie Butylscopolamin (3 × 10 mg/d) können krampfartige Schmerzen symptomatisch gebessert werden (↔, B).

Liegt eine zusätzliche bakterielle Übersiedelung vor, sollten entweder Doxycyclin (2 × 100 mg/d), Metronidazol (2 × 400 mg/d) oder Cefuroxim (3 × 250 mg/d) verabreicht werden, bis ein Therapieerfolg vorhanden ist (↔, B). Die Verabreichung von Octreotid (50–70 µg, 2–3 ×/d) hat bei einzelnen Patienten eine deutliche Verbesserung der Diarrhoe erzielt. Jedoch können hierunter schwere Hypoglykämien oder eine exogene Pankreasinsuffizienz auftreten, weshalb bisher nur therapieresistente Patienten mit Octreoid behandelt wurden (der Ohe 1995; Yang et al. 2016) (↔, C).

### K 2.4.3.3 Pragmatische Therapie von Übelkeit und Erbrechen

Zur symptomatischen Therapie von Nausea und Erbrechen stehen mehrere Substanzklassen zur Verfügung. Je nach Ursache (gastrointestinal, zentral, Kinetosen, medikamentös-toxisch) sind unterschiedliche Medikamente vorzuziehen (**Tab. K 2.1**).

Dopamin-Antagonisten wie Metoclopramid und Domperidon hemmen $D_2$-Rezeptoren in der Area Postrema und sind bei Erbrechen verschiedenster Ursache außer Kinetosen und Vestibularisreizung wirksam. Wegen des möglicherweise dosisabhängigen Risikos extrapyramidaler Nebenwirkungen wurde die empfohlene Höchstdosis gemäß BfArM 2014 sowohl für Domperidon als auch für Metoclopramid auf 30 mg reduziert und eine maximale Behandlungsdauer von 5–7 Tagen empfohlen. Domperidon sollte bei älteren Personen nur vorsichtig eingesetzt werden und ist bei bekannter QTc-Zeit Verlängerung, gemeinsamer Gabe mit QTc-Zeit verlängernden Medikamenten oder stark wirksamen CYP3A4-Inhibitoren, Elektrolytstörungen und zugrundeliegender Herzerkrankung mit kongestiver Herzinsuffizienz kontraindiziert (Rote Hand Brief 2014). Dopamin-Antagonisten aus der Gruppe der Neuroleptika mit zusätzlicher antihistaminerger Wirkung wie Promethazin oder Perphenazin, wirken an den Dopaminrezeptoren der Area postrema sowie den $H_1$-Rezeptoren des Brechzentrums. Sie können extrapyramidale Symptome auslösen und zu Hypotonie und Müdigkeit führen. Häufig wird ihre zugleich sedierende Wirkung bewusst genutzt. Für die Therapie und Prophylaxe chemotherapieinduzierten sowie postoperativen Erbrechens ist darüber hinaus der Dopaminagonist Alizaprid (Vergentan®) zugelassen.

Antihistaminika (H1-Rezeptorantagonisten) wie Dimenhydrinat sind sowohl bei gastrointestinaler Übelkeit als auch zur Therapie vestibulär induzierten Erbrechens und bei Kinetosen geeignet. Sie haben eine anticholinerge Wirkung und können so Akkommodationsstörungen, Harnverhalt, Sinustachykardien oder Glaukomanfälle auslösen. Das Anticholinergikum Scopolamin ist eines der wirksamsten Antiemetika bei Kinetosen. Die anticholinerge Nebenwirkung kann darüber hinaus zur Reduktion der Speichelproduktion verwendet werden.

**Tab. K 2.1:** Behandlung von Übelkeit und Erbrechen

| Wirkstoff | Dosierung | Nebenwirkung/Bemerkung | |
|---|---|---|---|
| *Antihistaminika* | | | |
| Dimenhydrinat | 3–4 × 50–100 mg/d p. o. oder i. v. | Teilweise auch Anticholinergikum: NW: sedierend, Akkommodationsstörungen, Glaukomanfall, Mundtrockenheit, Obstipation, Harnentleerungsstörungen und Restharnbildung. Tachykardieneigung | ↑, B |
| *Anticholinergikum* | | | |
| Scopolamin | 0,5 mg/72 h als Pflaster | Mydriasis, Akkommodationsstörungen, Abnahme der Schweiß- und Speichelsekretion | ↑, B |
| *Dopamin-Antagonisten* | | | |
| Metoclopramid | 3 × 10 mg/d p. o.<br>Max. 0,15 mg/kg i. v. | Tachyphylaxie, erhöhte Prolaktin-Konzentration, extrapyramidale NW, Müdigkeit, Senkung der Krampfschwelle.<br>CAVE: Leber- oder Niereninsuffizienz Dosisreduktion! | ↔, B |
| Domperidon | 1–3 × 10 mg p. o., max. 30 mg/d | kaum zentrale/extrapyramidale NW bei fehlender ZNS-Gängigkeit, kardiale Nebenwirkungen, schwerwiegende ventrikuläre Arrhythmien, | ↔, B |
| Promethazin | 1–3 × 25–50 mg/d | Neuroleptikum<br>NW: Sedierung, extrapyramidale Nebenwirkung, Senkung der Krampfschwelle, Steigerung der Prolaktin-Konzentration, Hypotonie | ↔, C |
| Perphenazin | 3 × 4 mg/d | s. o. | |
| Alizaprid | 150–300 mg/d p. o., 50–100 mg i. v. | Therapie und Prophylaxe Chemotherapieinduzierten Erbrechens<br>NW: Senkung der Krampfschwelle, Hypotonie | ↑, B |
| *Serotonin-Antagonisten* | | | |
| Ondansetron | 8 mg i. v. oder p. o. Gabe 30 min vor Chemotherapie und dann 4 h und 8 h nach Chemotherapie | gute Verträglichkeit, selten Kopfschmerzen, Diarrhoe, Obstipation, leichte Flush-Symptomatik | ↑↑, A |
| Granisetron | 2 mg p. o. oder i. v. | s. o. | ↑↑, A |

Serotonin-Antagonisten ($5HT_3$-Antagonisten) wie Ondansetron wurden zur Behandlung von Chemotherapeutika-induziertem Erbrechen entwickelt und sind hier Mittel der 1. Wahl. Sie entfalten ihre Wirkung am oberen Dünndarm und über vagale Afferenzen sowie die Hemmung der Area postrema. Ihre Wirkung kann durch Dexamethason nochmals gesteigert werden. Als hochpotente Antiemetika können sie auch bei Hirnstammerkrankungen und bei postoperativem Erbrechen eingesetzt werden.

## K 2.5 Störungen der Schweißsekretion

Schweißsekretionsstörungen können bei zahlreichen Erkrankungen des autonomen Nervensystems vorliegen (u. a. familiäre Dysautonomie, akute idiopathische Dysautonomie, autonome Neuropathie bei Diabetikern), klinisch treten sie jedoch für die Patienten eher in den Hintergrund. In diesem Unterkapitel sollen insbesondere die Erkrankungen behandelt werden, bei denen Störungen der Sudomotorik im Vordergrund stehen.

### K 2.5.1 Anhidrotische Syndrome bzw. Erkrankungen

#### K 2.5.1.1 Chronische idiopathische Anhidrosen (chronic idiopathic anhidrosis)

Die chronische generalisierte idiopathische Anhidrose ist eine erworbene oder auch angeborene Erkrankung. Sie manifestiert sich als reine totale oder subtotale Anhidrose ohne weitere autonome Störungen. Die verringerte Schweißbildung führt zur Steigerung der Körpertemperatur und Wärmeintoleranz bei heißem Wetter, bei Fieber oder körperlicher Belastung (Freeman und Louis 1994). Sowohl Schädigungen der unmyelinisierten, postganglionären cholinergen Neurone, als auch der prägang-lionären sympathischer Fasern oder der Schweißdrüsen selber führen zu einer Hypo- bzw. Anhidrose. Die chronische idiopathische Anhidrose kann nur dann diagnostiziert werden, wenn sekundäre Formen, bedingt durch Hauterkrankungen (Radiodermatitis, Sklerodermie, Naegli-Syndrom) sowie zentralnervöse oder periphere neurologische Erkrankungen ausgeschlossen wurden (z. B. reine autonome Insuffizienz –pure autonomic failure, diabetogene Neuropathie, Amyloidose, M. Fabry, HSAN, Sympathikusläsionen, Medikamentennebenwirkung (Anticholinergica), akute Pandysautonomie, Shy-Drager-Syndrom). Die Ursache der idiopathischen Anhidrose ist unklar und möglicherweise heterogen (Iwase 2003). Beschrieben werden unter anderem ein Verlust postganglionäre sudomotrischer Neurone (Miyazoe et al. 1998; Donadio et al. 2005) als auch degenerative Veränderungen (Donadio et al. 2005) oder inflammatorische Infiltration der Schweißdrüsen (Iwama et al. 2014; Murakami et al. 1993; Ando et al. 1995) sowie Veränderungen der cholinergen Transmission (Nakazato et al. 2004).

Der Verlauf ist in der Regel gutartig, ohne Übergänge in eine weitere autonome Dysfunktion. Spontane Rückbildungen wurden beschrieben.

***Pragmatische Therapie***

Die Therapie ist v. a. symptomatisch mit Aufenthalt in klimatisierten Räumen, physikalische Fiebersenkung und Vermeidung körperlicher Anstrengungen. Eine Besserung unter Steroiden (Iwama et al. 2014; Ohshima et al. 2013; Nakazato et al. 2004) sowie Immunglobulinen (Masuda et al. 2016) ist in Einzelfällen bzw. kleineren Fallserien insbesondere bei Patienten mit Nachweis von inflammatorischen Veränderungen in der Hautbiopsie beschrieben (↔, C).

#### K 2.5.1.2 Ross-Syndrom

Als Ross-Syndrom bezeichnet man die seltene Kombination aus langsam progredienter segmentaler Anhidrose und tonischer Pupille (Adie Pupille) verbunden mit Hyporeflexie (Beier et al. 2004; Low et al. 1985; Ross 1958; Wolfe et al. 1995). Die Genese der Erkrankung ist unbekannt (Nolano et al. 2006). Genetische Faktoren spielen möglicherweise eine Rolle (Nolano et al. 2013). Histopathologisch findet sich ein Verlust der cholinergen sudomotrischen Fasern (Sommer et al. 2002; Peretti et al. 2003) sowie in geringerem Maße auch von anderen autonomen und sensorischen Fasergruppen (Peretti et al. 2003; Nolano et al. 2006). Aufgrund der segmentalen Anhidrose kommt es in nicht betroffenen Arealen zu einer kompensatorischen Hyperhidrose.

Spezifische Therapieoptionen sind nicht bekannt. Wenn die kompensatorische Hyperhidrose die Patienten stark belastet, können individuelle symptomatische Therapieversuche mit Iontophorese (Reinauer et al. 1993) (↔, C), intrakutaner Botulinumtoxin Injektion (Bergmann et al. 1998) (↔, C) oder lokaler Glycopyrrolat-Applikation (Bajaj et al. 2006) (↔, C) durchgeführt werden.

#### K 2.5.1.3 Harlequin-Syndrom

Beim sogenannten Harlequin-Syndrom handelt es sich um eine durch körperliche Belastung, emotionale Reize und/oder Wärmezufuhr getriggerte unilaterale Gesichtsrötung, lokale Überwärmung und Hyperhidrose (Lance et al. 1988). Diese tritt kompensatorisch in der gesunden Gesichtshälfte kontralateral zur Gesichtshälfte mit einer pathologisch verminderten Gefäßdilatation und Hypo- bzw. Anhidrose auf (Drummond et al. 1993). Die unilaterale Rötung und Überwärmung betrifft bei einem Teil der Patienten neben dem Gesicht auch Arm und Rumpf (Willaert et al. 2009). Die Ursache des isolierten, primären idiopathischen Harlequin-Syndroms ist unbekannt. Ein symptomatisches Harlequin-Zeichen findet sich jedoch auch nach strukturellen Läsionen im Hirnstamm oder Irritation der sympathischen Fasern des Grenzstranges z. B. durch Tumore, Gefäßdissektion oder iatrogen nach Lokalanästhesie oder Operation (Tascilar et al. 2007; Willaert et al. 2009; Bohlega et al. 2010) sowie im Rahmen autoimmun vermittelter generalisierter dysautonomer Syndrome (Karam 2016). Des Weiteren gibt es Überlappungen zum Adie-

Syndrom und zum Ross-Syndrom (Shin et al. 2000).

Spezifische Therapieoptionen für das primäre Harlequin-Syndrom sind nicht bekannt. In Einzelfällen kommt bei den durch die kompensatorische unilaterale Hyperhidrose und Flush-Symptomatik stark beeinträchtigten Patienten eine unilaterale Sympathektomie (Willaert et al. 2009) (↔, C) oder lokale Botulinumtoxin Injektionen (Manhaes et al. 2016) (↔, C) infrage.

## K 2.5.2 Hyperhidrose

Hyperhidrosen werden unterschieden in die sekundären, häufig generalisierten Hyperhidrosen im Rahmen von Grunderkrankungen wie Infektionen, malignen Tumoren, endokrine Störungen (Hyperthyreose, Phäochromozytom, Menopause) sowie in die primäre oder essenzielle Hyperhidrose bei ansonsten gesunden Patienten.

### K 2.5.2.1 Primäre oder essenzielle Hyperhidrose

Als primäre oder essenzielle Hyperhidrose wird die vermehrte Schweißbildung, insbesondere in den Achselhöhlen sowie an den Hand- und Fußinnenflächen bei ansonsten gesunden Menschen bezeichnet. Die Hyperhidrose wird häufig als Reaktion auf emotionale Stimuli verstärkt. Im Verlauf des 40.–50. Lebensjahres tritt häufig spontan eine Besserung auf. Die Ursache ist unbekannt. Eine genetische Prädisposition scheint jedoch eine Rolle zu spielen (Ro et al. 2002; Yamashita et al. 2009). Bei fokaler Hyperhidrose konnte eine Überexpression von AQP5 (Aquaporin5) in den Schweißdrüsen nachgewiesen werden (Du et al. 2016).

***Pragmatische Therapie***

Die konservative Behandlung erfolgt in der Regel durch Dermatologen. Die axilläre Hyperhidrose wird lokal mit einer 20–25 %igen wässrigen Aluminiumhydrochlorid-Lösung behandelt (↔, B), die zu einer Atrophie des Drüsenepithels führt (Petzoldt und Lamminger 1992). Zur Therapie der palmoplantaren Hyperhidrose eignet sich neben lokalen Aluminiumchloridapplikationen die Leitungswasser-Iontophorese (↑, B) (Reinauer et al. 1995; Hornberger et al. 2004). Die Anwendung der Heimgeräte erfolgt initial täglich 20–30 min über 14 Tage oder bis zur Euhidrose, dann ein- bis zweimal pro Woche. Die wirksamste nicht operative Therapie zur Behandlung der fokalen Hyperhidrose insbesondere axillär ist die intradermale Applikation von Botulinumtoxin A (↑↑, A) (Naumann et al. 2004; Grunfeld et al. 2009). Botulinumtoxin inhibiert die Freisetzung von Acetylcholin an den sudomotrischen Synapsen. Als relevante Nebenwirkung bei palmarer Injektion können Paresen der Handmuskulatur auftreten (Schnider et al. 1997). Bei therapierefraktärer axillärer oder palmarer Hyperhidrose kann eine endoskopische thorakale Sympathektomie erwogen werden (Schlereth et al. 2009; Drott et al. 1995). Die thorakoskopische Grenzstrangunterbrechung stellt dabei insgesamt ein relativ sicheres und komplikationsarmes Verfahren dar (Henteleff et al. 2008; Bachmann et al. 2009) (↔, B). Die Indikation zur Resektion der axillären Schweißdrüsen wird heute aufgrund der Nebenwirkungen nur noch eingeschränkt und in Ausnahmefällen gestellt (↓, C) (Schlereth et al. 2009).

Zur medikamentösen Behandlung der generalisierten Hyperhidrose können als Therapieversuch Anticholinergika wie Oxybutynin, Methantheliniumbromid (Tupker et al. 2006; Hynes et al. 2016; Hund et al. 2004) eingesetzt werden (↔, C). Diese sind in den benötigten Dosen jedoch nebenwirkungsreich.

### K 2.5.2.2 Gustatorisches Schwitzen

Geschmacksschwitzen oder gustatorisches Schwitzen besteht als Reiz-Syndrom nach einer partiellen Läsion vegetativer parasympathischer Fasern z. B. nach Operation der A. carotis oder Parotis-Bestrahlung und im Rahmen der Regeneration entstehender unphysiologischer Kontakte zu sympathischen sudomotorischen Fasern. Physiologisch ist ein gustatorisches Schwitzen beim Verzehr von sehr scharfen Mahlzeiten. Unter pathologischen Bedingungen lösen bereits geringste Geschmacksreize wie Trinken von Wasser aber auch Leerschlucken ein umschriebenes Schwitzen aus. Als Frey-Syndrom (aurikulo-temporales Syndrom) wird das einseitige faziale Geschmacksschwitzen nach operativer Verletzung oder Radiatio des N. facialis bezeichnet (Farrell und Kalnins 1991).

***Pragmatische Therapie***

Die Injektion von Botulinumtoxin in die betroffenen Hautareale stellt eine symptomatische therapeutische Option dar (↔, B) (Cantarella et al. 2010; Boger et al. 2000; Collin und Whatling 2000). Die Gabe von Clonidin (2 × 0,05 mg/d; Nesathurai et al. 1996) kann in Einzelfällen ebenfalls helfen (↔, C).

## Literatur


Ali GN, Wallace KL, Schwartz R, deCarle DJ, Zagami AS, Cook IJ. Mechanisms of oral-pharyngeal dysphagia in patients with Parkinson's disease. Gastroenterology 1996; 110: 383–392.

Amadio PC, Mackinnon SE, Merritt WH, Brody GS, Terzis JK. Reflex sympathetic dystrophy syndrome: consensus report of an ad hoc committee of the American Association for Hand Surgery on the definition of reflex sympathetic dystrophy syndrome. Plast Reconstr Surg 1991; 87: 371–375.

American Autonomic Society. Consensus statement on the definition of orthostatic hypotension, pure autonomic failure, and multiple system atrophy. J Neurol Sci 1996; 144: 218–219.

Ando Y, Fujii S, Sakashita N, Uchino M, Ando M. Acquired idiopathic generalized anhidrosis: clinical manifestations and histochemical studies. J Neurol Sci 1995; 132: 80–83.

Bachmann K, Standl N, Kaifi J, Busch P, Winkler E, Mann O, Izbicki JR, Starte T. Thoracoscopic sympathectomy for palmar and axillary hyperhidrosis: four year outcome and quality of life after bilateral 5 mm dual port approach. Surg Endosc 2009; 23: 1587–1593.

Bajaj V, Haniffa M, Reynolds NJ. Use of topical glycopyrrolate in Ross syndrome. J Am Acad Dermatol 2006; 55: 111–112.

Beier C, Ernemann U, Gerloff C Moving along with Ross Syndrome – a patient with a 50 years history. J Neurol 2004; 251: 1402–1403.

Bergmann I, Dauphin M, Naumann M, Flachenecker P, Müllges W, Klotzenburg M, Sommer C. Selective degeneration of sudomotor fibres in Ross syndrome and successful treatment of compensatory hyperhidrosis with botulinum toxin. Muscle Nerve 1998; 21: 1790–1793.

Bernalo Aponte G, Bada Mancilla CA, Carreazo NY, Rojas Galarza RA. Probiotics for treating persistent diarrhoe in children. Cochrane Database Syst Rev 2013; CD007401. doi: 10.1002/14651858.CD007401.pub3.

Best IM, Pitzele A, Green A, Halperin J, Mason R, Giron F. Mesenteric blood flow in patients with diabetic neuropathy. J Vasc Surg 1991; 13: 84–89.

Biaggioni I, Hollister AS, Robertson D. Dopamine in dopamine-beta-hydroxylase deficiency. N Engl J Med 1987; 317: 1415–1416.

Biaggioni I, Robertson D. Endogenous restoration of noradrenaline by precursor therapy in dopamine-beta-hydroxylase deficiency. Lancet 1987; 2: 1170–1172.

Blumenfeld A, Slaugenhaupt SA, Axelrod FB et al. Localization of the gene for familial dysautonomia on chromosome 9 and definition of DNA markers for genetic diagnosis. Nat Genet 1993; 4: 160–164.

Boger A, Herath H, Rompel R, Ferbert A. Botulinum toxin for treatment of craniofacial hyperhidrosis. J Neurol 2000; 247: 857–861.

Bohlega S, Stigsby B, Al Mohaileb F. Teaching neuroimages: harlequin syndrome caused by lesion of sympathetic regulatory neurons. Neurology 2010; 74: e106.

Bradybury S, Eggleston C. Postural hypotension. Am Heart J 1925; 1: 73–86.

Cantarella G, Berlusconi A, Mele V, Cogiamanian F, Barbieri S. Treatment of Frey syndrome with botulinum toxin type B. Otolaryngol Head Neck Surg 2010; 143: 214–218.

Chaudhuri KR. Autonomic dysfunction in movement disorders. Curr Opin Neurol 2001; 14: 505–511.

Chaudhuri KR, Thomaides T, Mathias CJ. Abnormality of superior mesenteric artery blood flow responses in human sympathetic failure. J Physiol 1992; 457: 477–489.

Collin J, Whatling P. Treating hyperhidrosis. Surgery and botulinum toxin are treatments of choice in severe cases. BMJ 2000; 320: 1221–1222.

Consensus statement on the definition of orthostatic hypotension pure autonomic failure, and multi system atrophy: the Consensus Committee of the American Autonomic Society and the American Academy of Neurology. Neurology 1996; 46: 1470.

der Ohe MR. Diarrhoea in patients with diabetes mellitus. Eur J Gastroenterol Hepatol 1995; 7: 730–736.

Daniel SJ, Cardona I. Onabotulinum toxin A for the treatment of sialorrhea in familial dysautonomia. Int J Pediatr Otorhinolaryngol 2014; 78(5): 879-881.

Donadio V, Montagna P, Nolano M, Cortelli P, Misciali C, Pierangeli G, Provitera V, Casano A, Baruzzi A, Liguori R. Generalised anhidrosis: different lesion sides demonstrated by microneurography and skin biopsy. J Neurol Neurosurg Psychiatry 2005; 76(4): 588–591.

Donadio V, Incensi A, Piccinini C, Cortelli P, Giannoccaro MP, Baruzzi A, Liguori R. Skin nerve misfolded α-synuclein in pure autonomic failure and Parkinson disease. Ann Neurol 2016; 79(2): 306–316.

Drott C, Göthberg G, Claes G. Endoscopic transthoracic sympathectomy: an efficient and safe method for the treatment of hyperhidrosis. J Ama Acad Dermatol 1995; 33: 78–81.

Drummond PD, Lance JW. Site of autonomic deficit in harlequin syndrome: local autonomic failure affecting the arm and the face. Ann Neurol 1993; 34: 814–819.

Du Q, Lin M, Yang JH, Chen JF, Tu YR. Overexpression of AQP5 was detected in axillary sweat glands of primary focal hyperhidrosis patients. Dermatology 2016; 232(2): 150–155.

Eberlin M, Mück T, Michel MC. A comprehensive review of the pharmacokinetics, pharmacodynamics, and clinical effects of the neutral endopeptidase inhibitor racecadotril. Front Pharmacol 2012; 3: 93.

Farrell ML, Kalnins IK. Frey's syndrome following parotid surgery. Aust N Z J Surg 1991; 61: 295–301.

Freeman R, Louis DN. Case 29–1994- A 32-Year-Old Man with Exercise-Induced Hyperthermia and Acquired Anhidrosis. N Engl J Med 1994; 331: 259–265.

Fukutake T, Kita K, Sakakibara R, et al. Late-onset hereditary ataxia with global thermoanalgesia and absence of fungiform papillae on the tongue in a Japanese family. Brain 1996; 119: 1011–1021.

Garland EM, Hooper WB, Robertson D. Pure autonomic failure. Handb Clin Neurol 2013; 117: 243–257.

Goldstein DS, Holmes C, Li ST, Bruce S, Metman LV, Cannon RO, III. Cardiac sympathetic denervation in Parkinson disease. Ann Intern Med 2000; 133: 338–347.

Goldstein DS, Sewell L. Olfactory dysfunction in pure autonomic failure: Implications for the pathogenesis of Lewy body diseases. Parkinsonism Relat Disord 2009; 15: 516–520.

Grubb BP, Kanjwal MY, Kosinski DJ. Review: The postural orthostatic tachycardia syndrome: current concepts in pathophysiology diagnosis and management. J Interv Card Electrophysiol 2001; 5: 9–16.

Grubb BP, Klingenheben T. Syndrome der autonomen Dysfunktion mit orthostatischer Intoleranz: Klassifikation Diagnostik und Therapie. Z Kardiol 1999; 88: 541–549.

Grubb BP, Kosinski D. Dysautonomic and reflex syncope syndromes. Cardiol Clin 1997a; 15: 257–268.

Grubb BP, Kosinski D. Tilt table testing: concepts and limitations. Pacing Clin Electrophysiol 1997b; 20: 781–787.

Grubb BP, Kosinski DJ. Syncope resulting from autonomic insufficiency syndromes associated with orthostatic intolerance. Med Clin North Am 2001; 85: 457–472.

Grubb BP, Kosinski DJ, Boehm K, Kip K. The postural orthostatic tachycardia syndrome: a neurocardiogenic variant identified during head-up tilt table testing. Pacing Clin Electrophysiol 1997; 20: 2205–2212.

Grubb BP, Kosinski D, Mouhaffel A, Pothoulakis A. The use of methylphenidate in the treatment of refractory neurocardiogenic syncope. PACE 1996; 19: 836–840.

Grunfeld A, Murray CA, Solish N. Botulinum toxin for hyperhidrosis: a review. Am J Clin Dermatol 2009; 10: 87–102.

Hart RG, Kanter MC. Acute autonomic neuropathy. Two cases and a clinical review. Arch Intern Med 1990; 150: 2373–2376.

Heafield MT, Gammage MD, Nightingale S, Williams AC. Idiopathic dysautonomia treated with intravenous gammaglobulin. Lancet 1996; 347: 28–29.

Henteleff HJ, Kalavrouziotis D. Evidence-based review of the surgical management of hyperhidrosis. Thorac Surg Clin 2008; 18: 209–216.

Hornberger J, Grimes K, Naumann M, Glaser DA, Lowe NJ, Naver H, Ahn S, Stolman LP. Recognition, diagnosis and treatment of primary focal hyperhidrosis. J Ama Acad Dermatol 2004, 51: 274–286.

Hund M, Sinkgraven R, Rzany B. Randomizes, placebo-controlled, double blind clinical trial for the evaluation of the efficacy and safety of oral methantheliniumbromide (Vagantin) in the treatment of focal hyperhidrosis. J Dtsch Dermatol Ges 2004; 2(5): 343–349.

Hynes CF, Seevaratnam S, Gesuwan K, Margolis M, Marshall MB. The efficacy of oral anticholinergics for sympathetic overactivity in a thoracic surgery clinic. J Thoracic Cardiovasc Surg 2016; 151: 565–568.

Iodice V, Kimpinski K, Vernino S, Sandroni P, Fealey RD, Low PA. Efficacy of immunotherapy in seropositive and seronegative putative autoimmune autonomic ganglionopathy. Neurology 2009; 72(23): 2002–2008.

Iwase S. Acuired idiopathic generalized anhidrosis. Auton Nerv Syst 2003; 40: 335–342.

Jepma M, Deinum J, Asplund CL, Rombouts SA, Tamsma JT, Tjeerdema N, Spapé MM, Garland EM, Robertson D, Lenders JW, Nieuwenhuis S. Neurocognitive function in dopamine-β-hydroxylase deficiency. Neuropsychopharmacology. 2011; 36(8): 1608-1619.

Karam C. Harlequin syndrome in a patient with putative autoimmune autonomic ganglionopathy. Auton Neurosci 2016; 194: 58–59.

Kaufmann H, Goldstein DS. Pure autonomic failure: a restricted Lewy body synucleinopathy or early Parkinson disease? Neurology; 74: 536–537.

Klockgether T, Kalusche D, Li YG, Schöpperl H, Hohnloser SH. Changes in plasma epinephrine concentration and in heart rate during head up tilt testing in patients with neurocardiogenic syncope: correlation with succesful therapy with beta receptor antagonists. J Cardiovasc Electrophysiol 1996; 7: 802–808.

Krarup T, Schwartz TW, Hilsted J, Madsbad S, Overlaege O, Sestoft L. Impaired response of pancreatic polypeptide to hypoglycaemia: an early sign of autonomic neuropathy in diabetics. Br Med J 1979; 2: 1544–1546.

Lance J, Drummond P, Gendevia S, et al. Harlequin syndrome: the sudden onset of unilateral flushing and sweating. JNNP 1988; 51: 635–642.

Loewy AD. Central autonomic pathways. In Loewy AD, Spyer KM (eds.). Central regulations of the autonomic functions. New York: Oxford University Press; 1990. 88–103.

Low PA. Autonomic nervous system function. J Clin Neurophysiol 1993a; 10: 14–27.

Low PA. Autonomic neuropathies. Curr Opin Neurol 1994; 7: 402–406.

Low PA. Autonomic neuropathies. Curr Opin Neurol 1998; 11: 531–537.

Low PA, Fealey RD, Sheps SG, Su WP, Trautmann JC, Kuntz NL. Chronic idiopathic anhidrosis. Ann Neurol 1985; 18: 344–348.

Low PA, Opfer-Gehrking TL, Textor SC et al. Comparison of the postural tachycardia syndrome (POTS) with orthostatic hypotension due to autonomic failure. J Auton Nerv Syst 1994; 50: 181–188.

Low PA, Opfer-Gehrking TL, Textor SC et al. Postural tachycardia syndrome (POTS). Neurology 1995; 45: 19–25.

Manhaes RK, Spitz M, Vasconcellos LF. Botulinum toxin for treatment of Harlequin syndrome. Parkinsonism Relat Disord 2016; 23: 112–113.

Man in 't Veld AJ, Boomsma F, Moleman P, Schalekamp MA. Congenital dopamine-beta-hydroxylase deficiency. A novel orthostatic syndrome. Lancet 1987; 1: 183–188.

Man in 't Veld AJ, Boomsma F, van den Meiracker AH, Schalekamp MA. Effect of unnatural noradrenaline precursor on sympathetic control and orthostatic hypotension in dopamine-beta-hydroxylase deficiency. Lancet 1987; 2: 1172–1175.

Mass E, Wolff A, Gadoth N. Increased major salivary gland secretion in familial dysautonomia. Dev Med Child Neurol 1996; 38: 133–138.

Mathias CJ, Bannister RB, Cortelli P et al. Clinical, autonomic and therapeutic observations in two siblings with postural hypotension and sympathetic failure due to an inability to synthesize noradrenaline from dopamine because of a deficiency of dopamine beta hydroxylase. Q J Med 1990; 75: 617–633.

Mathias CJ, Deguchi K, Schatz I. Observations on recurrent syncope and presyncope in 641 patients. Lancet 2001; 357: 348–353.

McDougall AJ, McLeod JG. Autonomic neuropathy, II: Specific peripheral neuropathies. J Neurol Sci 1996; 138: 1–13.

Miyazoe S, Matsuo H, Ohnishi A, Tajima F, Fujishita S, Ichinose K, Shibuya N. Acquired idiopathic anhidrosis with isolated sudomotor neuropathy. Ann Neurol 1998; 44: 378–381.

Murakami K, Sobue G, Iwase S, Mitsuma T, Mano T. Skin sympathetic nerve activity in acquired idiopathic generalized anhidrosis. Neurology 1993; 43: 1137–1140.

Nakazato Y, Tamura N, Ohkuma A, Yoshimaru K, Shimazu K. Idiopathic pure sudomotor failure: Anhidrosis due to deficits in cholinergic transmission. Neurology 2004; 63: 1476–1480.

Naumann M, Lowe NJ. Botulinum toxin type A in treatment of bilateral primary axillary hyperhidrosis: randomised, parallel group, double blind, placebo controlled trial. BMJ 2001: 596–599.

Nolano M, Provitera V, Perretti A, Stancanelli A, Satalamacchia A, Donadio V, Manganelli F, Lanzillo B, Santoro L. Ross syndrome: a rare or a misknown disorder of thermoregulation? A skin innervation study on 12 subjects. Brain 2006, 129: 2119–2131.

Nesathurai S, Harvey DT. Clonidine in the management of asymmetrical gustatory facial sweating: a N-of-1 trial. Arch Phys Med Rehabil 1996, 77(9): 906–908.

Nolano M, Provitera V, Donadio V, Stancanelli A, Satalamacchia A, Caporaso BS, Santoro L. Ross syndrome: a lesson from am monozygotic twin pair. Neurology 2013, 80: 417–418.

Novak V, Spies JM, Novak P, McPhee BR, Rummans TA, MLow PA. Hypocapnia and cerebral hypoperfusion in orthostatic intolerance. Stroke 1998; 29: 1876–1881.

Perretti A, Nolano M, De Joanna G, Tugnoli V, Ianetti G, Provitera V. Is Ross syndrom a dysautonomic disorder only? An electrophysiologic and histologic study. Clin Neurophysiol 2003; 114: 7–16.

Petzoldt D, Lamminger C. Axillary hyperhidrosis. Dtsch Med Wochenschr 1992; 117: 7.

Polinsky RJ, Brown RT, Burns RS, Harvey-White J, Kopin IJ. Low lumbar CSF levels of homovanillic acid and 5-hydroxyindoleacetic acid in multiple system atrophy with autonomic failure. J Neurol Neurosurg Psychiatry 1988; 51: 914–919.

Polinsky RJ, Kopin IJ, Ebert MH, Weise V. Pharmacologic distinction of different orthostatic hypotension syndromes. Neurology 1981; 31: 1–7.

Rea RF, Biaggioni I, Robertson RM, Haile V, Robertson D. Reflex control of sympathetic nerve activity in dopamine beta-hydroxylase deficiency. Hypertension 1990; 15: 107–112.

Reinauer S, Schauf G, Hölzle E. Ross syndrome: treatment of segmental compensatory hyperdidrosis by a modified iontopheric device. J Am Aca Dermatol 1993; 28: 308–312

Reinauer S, Neusser A, Schauf G, Holzle E. Pulsed direct current iontophoresis as a possible new treatment for hyperhidrosis. Hautarzt 1995; 46: 543–547.

Riley CM, Day RL et al. Central autonomic dysfunction with defective lacrimation; report of five cases. Pediatrics 1949; 3: 468–478.

Ro KM, Cantor RM, Lange KL, Ahn SS. Palmar hyperhidrosis: evidence of genetic transmission. J Vasc Surg 2002; 35: 382–386.

Robertson D. Diagnosis and management of baroreflex failure. Primary Cardiol 1995; 21: 37–40.

Robertson D, Davis TL. Recent advances in the treatment of orthostatic hypotension. Neurology 1995; 45: 26–32.

Robertson D, Goldberg MR, Onrot J, et al. Isolated failure of autonomic noradrenergic neurotransmission. Evidence for impaired beta-hydroxylation of dopamine. N Engl J Med 1986; 314: 1494–1497.

Robertson D, Hollister AS, Biaggioni I, Netterville JL, Mosqueda-Garcia R, Robertson RM. The diagnosis and treatment of baroreflex failure. N Engl J Med 1993; 329: 1449–1455.

Robertson D, Low PA, Polinsky RJ. Primer on the autonomic nervous system. San Diego: Academic Press; 1996.

Ross AT. Progressive selective sudomotor denervation – a case with co-existing Adie's Syndrome. Neurology 1958; 8: 809–817.

Schatz IJ. Orthostatic hypotension. I. Functional and neurogenic causes. Arch Intern Med 1984a; 144: 773–777.

Schatz IJ. Orthostatic hypotension. II. Clinical diagnosis, testing, and treatment. Arch Intern Med 1984b; 144: 1037–1041.

Schlereth T, Dietrich M, Birklein F. Hyperhidrosis – causes and treatment of enhanced sweating. Dtsch Arztbl Int 2009; 106: 32–37.

Schnider P, Binder M, Auff E, Kittler H, Berger T, Wolff K. Double-blind trial of botulinum A toxin for the treatment of focal hyperhidrosis of the palms. Br J Dermatol 1997; 136: 548–552.

Silveira-Moriyama L, Mathias C, Mason L, Best C, Quinn NP, Lees AJ. Hyposmia in pure autonomic failure. Neurology 2009; 72: 1677–1681.

Shin R, Galetta S, Ting T, Armstrong K, Bird SJ. Ross syndrom plus: beyond Horner, Holmes-Adie and harlequin. Neurology 2000; 55: 1841–1846.

Shishido T, Ikemura M, Obi T, Yamazaki K, Terada T, Sugiura A et al. alpha-synuclein accumulation in skin nerve fibers revealed by skin biopsy in pure autonomic failure. Neurology; 74: 608–610.

Smit AA, Vermeulen M, Koelman JH, Wieling W. Unusual recovery from acute panautonomic neuropathy after immunoglobulin therapy. Mayo Clin Proc 1997; 72: 333–335.

Sommer C, Lindenlaub T, Zillikens D, Toyka KV, Naumann M. Selective loss of cholinergic sudomotor fibers causes anhidrosis in Ross Syndrom. Ann Neurol 2002; 52: 247–250.

Tascilar N, Tekin NS, Erdem Z, Alpay A, Emre U. Unnoticed dysautonomic syndrom of the face: harlequin syndrome. Auton Neurosci 2007, 137: 1–9.

Thompson JM, O'Callaghan CJ, Kingwell BA, Lambert GW, Jennings GL, Esler MD. Total norepinephrine spillover, muscle sympathetic nerve activity and heart-rate spectral analysis in a patient with dopamine beta-hydroxylase deficiency. J Auton Nerv Syst 1995; 55: 198–206.

Tupker RA, Harmsze AM, Deneer VH. Oxybutynin therapy for geenralized hyperhidrosis. Arch Dermatol 2006; 142: 1065–1066.

van Ingelghem E, van Zandijcke M, Lammens M. Pure autonomic failure: a new case with clinical, biochemical, and necropsy data. J Neurol Neurosurg Psychiatry 1994; 57: 745–747.

Willaert WI, Scheltinga MR, Steenhuisen SF, Hiel JA. Harlequin syndrome: two new cases and a management proposal. Acta Neurol Bel 2009; 109: 214–220.

Wolfe GI, Galetta SL, Teener JW, Katz JS, Bird SJ. Site of autonomic dysfunction in a patient with Ross' syndrome and postganglionic Horner's syndrome. Neurology 1995; 45: 2094–2096.

Yamashita N, Tamada Y, Kawada M, Mizutani K, Watanabe D, Matsumoto Y. Analysis of family history of palmoplantar hyperhidrosis in Japan. J Dermatol 2009; 36(12): 628–631.

Yang A, Brown J, Mak E. Persistent diarrhea after celiac plexus block in a pancreatic cancer patient: case report and literature review: J Palliat Med 2016; 19(1): 83–86.

Young RR, Asbury AK, Adams RD, Corbett JL. Pure pandysautonomia with recovery. Trans Am Neurol Assoc 1969; 94: 355–357.

# K 3 Neurogene Störungen von Blasen-, Darm- und Sexualfunktion

*von A. Herlemann, C. G. Stief und W. Jost**

## K 3.1 Neurogene Blasenfunktionsstörungen

### K 3.1.1 Klinik

#### K 3.1.1.1 Anatomische und physiologische Grundlagen

Neurogene Blasenfunktionsstörungen lassen sich pathophysiologisch und urodynamisch-funktionell in Störungen der Harnspeicherfunktion und der Harnentleerungsfunktion einteilen. Leitsymptome der Harnspeicherstörungen sind Pollakisurie, Nykturie, imperativer Harndrang und Harninkontinenz, während sich Harnentleerungsstörungen klinisch durch das Auftreten von Miktionssymptomen wie Startverzögerung, Harnstrahlabschwächung, eine verlängerte Miktionsdauer, Pressmiktion, Restharnbildung sowie durch ein abgeschwächtes oder aufgehobenes Blasenfüllungsgefühl manifestieren.
Sowohl die Harnspeicher- als auch die Entleerungsstörungen können auf eine Fehlfunktion der Harnblase, speziell des Detrusors, oder auf eine Fehlfunktion des Blasenauslasses zurückzuführen sein. Als Mischformen kommen detrusor- und auslassbedingte Störungen von Speicher- und Entleerungsfunktion in allen denkbaren Kombinationen vor, allerdings mit klinisch unterschiedlicher Häufigkeit und Relevanz.
Voraussetzung für eine regelrechte Harnspeicherungs- und Harnentleerungsfunktion ist die intakte Harnblasen- und Harnröhreninnervation. Ein kurzer Blick auf anatomische und physiologische Grundlagen der Blasenfunktion erleichtert das Verständnis der gestörten Blasenfunktion.
Die periphere Innervation des unteren Harntraktes erfolgt durch das somatische und das autonome Nervensystem. Die beiden antagonistischen Komponenten des autonomen Nervensystems (Sympathikus und Parasympathikus) besitzen die größte Bedeutung.
Die viszeromotorische Komponente des parasympathischen N. pelvicus, die aus den spinalen Segmenten S2–S4 entspringt, beeinflusst die Blasenfunktion vornehmlich über exzitatorische (stimulierende) Impulse auf den glattmuskulären Detrusor (Kontraktion). An Neurotransmittern, die diesen Effekt vermitteln, findet sich hier in erster Linie das an muskarinische Rezeptoren – hauptsächlich der Subtypen M2 und M3 – bindende Acetylcholin. Zusätzliche Bedeutung, insbesondere bei pathologischen Zuständen wie einer neurogen gestörten Funktion, kann Adenosintriphosphat (ATP) besitzen, das seine Wirkung im Sinne der nicht adrenergen, nicht cholinergen (NANC) Innervation über purinerge Rezeptoren (P2X, P2Y) hervorruft.
Die viszeromotorische sympathische Innervation, vermittelt durch den N. hypogastricus, mit Ursprung in den spinalen Segmenten L1–L3, führt zu einer Tonuserhöhung und Kontraktion der glatten Muskulatur im Bereich des Blasenhalses und der Urethra und besitzt hemmende Einflüsse auf die parasympathischen Ganglien und den Detrusor selbst. Während wie im parasympathischen Anteil des autonomen Nervensystems in präganglionären Neuronen des Sympathikus Acetylcholin als Neurotransmitter fungiert, hier über Bindung an nikotinische Rezeptoren, spielt Noradrenalin als Neurotransmitter im postganglionären Anteil des sympathischen Nervensystems die entscheidende Rolle.
Die ebenfalls aus den spinalen Segmenten S2–S4 entspringende somatomotorische Innervation des unteren Harntraktes, gesteuert über den N. pudendus, vermittelt eine willkürliche Kontraktion der quergestreiften Beckenboden- bzw. Urethralsphinktermuskulatur. Auch hier wird der Effekt über nikotinische Rezeptoren für Acetylcholin als Neurotransmitter vermittelt.
Soweit bisher bekannt, haben im zentralen Nervensystem das sakrale Rückenmark (Segmente S2–S4) sowie das im Hirnstamm lokalisierte, pontine Miktionszentrum im Bereich der Formatio reticularis, für die nervale Steuerung von Kontinenz- und Entleerungsfunktion des unteren Harntraktes die größte Bedeutung. Beide Zentren unterliegen jedoch Modulationen durch übergeordnete Zentren des zentralen Nervensystems (ZNS) im Bereich des Zwischenhirnes und des Kortex. Erst das Zusammenspiel sämtlicher zentraler Steuerungsregionen ermöglicht die willkürliche Kontinenz- bzw. Miktionskontrolle.
Zahlreiche zentralnervöse Neurotransmitter wurden in der Vergangenheit identifiziert. Zum Teil beeinflussen sie über spezifische Rezeptoren bzw. Rezeptorsubtypen auch die Funktion des unteren Harntraktes. Von den vornehmlich inhibitorisch wirkenden zentralen Neurotransmittern, zu denen z. B. Acetylcholin, Noradrenalin und ATP, aber auch Dopamin, Glutamat und Substanz P zählen, werden die exzitatorischen (erregenden) Neurotransmitter unterschieden. Zu ihnen gehören z. B. Serotonin, Glyzin und γ-Aminobuttersäure (GABA), aber auch z. B. das bereits als inhibitorisch erwähnte Dopamin.
In den letzten Jahren wurde vermehrt die Rolle der nicht myelinisierten, langsam erregungsleitenden

* Autoren dieses Kapitels in der 6. Auflage: C. Gratzke, C. G. Stief und W. Jost.

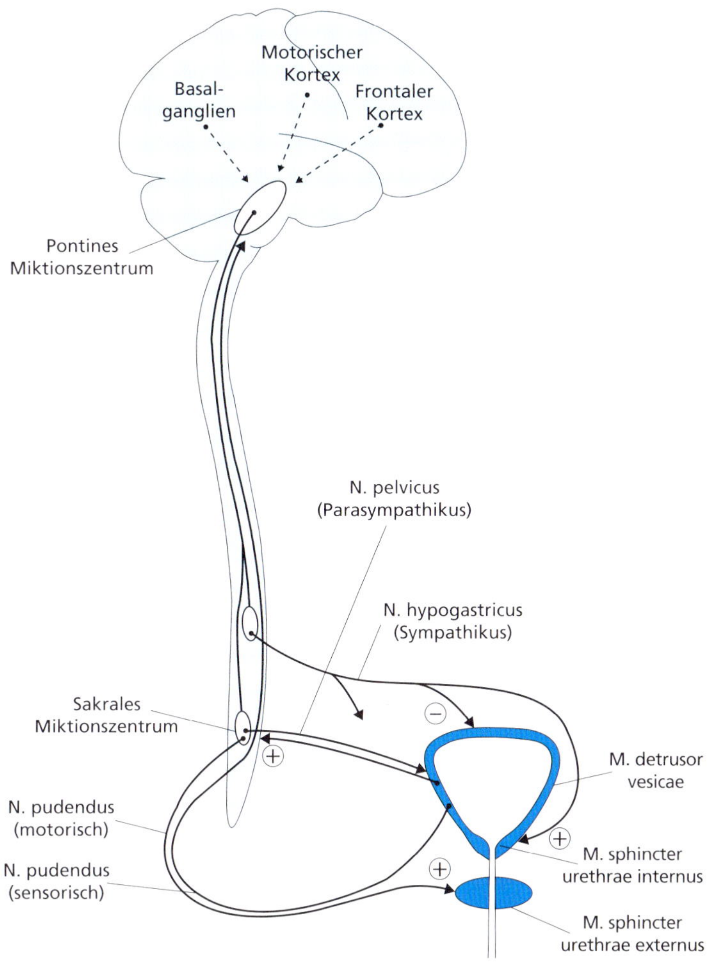


**Abb. K 3.1:** Neuronale Kontrolle der Blasenfunktion

Typ-C-Nervenfasern bei der Regulation der Harnblasenfunktion untersucht. Eine pharmakologische Blockade der Erregungsleitung wird z. B. durch bestimmte pflanzliche Toxine erreicht (vgl. Vanilloidrezeptor-Agonisten, s. u.). Auch Ionenkanäle der Zelle (Kalium, Kalzium, Transiente Rezeptorpotenzial-Ionenkanäle) und nicht rezeptorvermittelte, meist metabolische Mechanismen z. B. im Bereich des Neurotransmitters/Second-messenger-Stoffwechsels sind Angriffspunkte v. a. der pharmakologischen Beeinflussung der Funktion des unteren Harntraktes (vgl. Kalziumkanalblocker und Phosphodiesteraseinhibitoren, s. u.) (Andersson und Gratzke 2007; Andersson et al. 2011).

## K 3.1.1.2 Differentialdiagnose

In Abhängigkeit von der Lokalisation (**Abb. K 3.1**, **Tab. K 3.1**) und der Ausprägung nachgewiesener neurologischer Läsion(en) lassen sich typische klinische und urodynamisch-funktionell zu beschreibende Befundmuster erheben. Entsprechend kommt es bei spezifischen neurologischen Erkrankungen zu charakteristischen Veränderungen der Blasen- und der Blasenauslassfunktion, die sich als Symptome des unteren Harntraktes (s. o.) manifestieren und somit diese funktionellen Veränderungen widerspiegeln.

Prinzipiell lassen sich folgende vier Grundmuster neurogener Störungen der Funktion des unteren Harntraktes beschreiben.

### Detrusorhyperaktivität

Die Detrusorhyperaktivität ist durch frühzeitige unphysiologische Detrusorkontraktionen während der Füllungsphase gekennzeichnet. Hyperaktivität impliziert das Vorliegen einer neurologischen Erkrankung als Ursache dieser Störung. Begriffe wie ungehemmte neurogene Blase, automatische Blase oder motorisch instabile Blase sind der Detrusorhyperaktivität zuzuordnen. Die Läsion liegt oberhalb des Sakralmarks und beeinträchtigt suprasakrale inhibitorische Projektionen zum M. detrusor vesicae. Führendes Symptom der isolierten Detrusorhyperreflexie ist ein imperativer Harndrang mit Dranginkontinenz ohne Restharnbildung. Häufigste Ursachen sind Multiple Sklerose, Demenz, zerebrovaskuläre Erkrankungen, Normaldruckhydrozephalus, idiopathisches Parkinson-Syndrom und Frontalhirntumoren. Reine Detrusorhyperaktivität tritt vor allem bei suprapontinen Läsionen auf. Als Ursache der häufigen Detrusorhyperreflexie beim idiopathischen Parkinson-Syndrom wird ein Verlust inhibitorischer Neurotransmission von den Basalganglien zum pontinen Blasenzentrum vermutet.

**Tab. K 3.1:** Neurogene Blasenstörungen: Lokalisation der Läsion als Folge einer neurologischen Erkrankung mit jeweiligem urodynamisch-funktionellem Befund

| Lokalisation der Läsion | Erkrankung | Urodynamisch-funktioneller Befund |
|---|---|---|
| **Suprapontine Läsion** (Frontalhirn, Gyrus cinguli, Basalganglien, Myelon) | Zerebrovaskuläre Erkrankung<br>Demenz<br>Idiopathisches Parkinson-Syndrom<br>Normaldruckhydrozephalus<br>Multiple Sklerose<br>Tumoren | Detrusorhyperaktivität ohne Detrusor-Sphinkter-Dyssynergie |
| **Suprasakrale Läsion** (Myelon, thorakolumbal, infrapontin) | Hohe Querschnittlähmung<br>Multiple Sklerose<br>Spinale Tumoren<br>Bandscheibenvorstell<br>Iatrogen (Spinalanästhesie) | Detrusorhyperaktivität mit Detrusor-Sphinkter-Dyssynergie |
| **Sakrale/periphere Läsion** (sakrales Myelon, N. pelvici, Plexus sacralis) | Konus/Kauda-Syndrom (Bandscheibenleiden, tiefe Querschnittlähmung)<br>Plexusläsion (Beckenchirurgie)<br>Periphere Neuropathie (v. a. diabetisch/alkoholisch) | Detrusorhypokontraktilität/Akontraktilität |

### Detrusorhypoaktivität/ Detrusorhypokontraktilität/ Detrusorakontraktilität

Die Detrusorhypokontraktilität ist Folge fehlender afferenter oder efferenter Innervation des Detrusormuskels. Klinische Zeichen der Detrusorareflexie sind reduzierter Harndrang, Unfähigkeit zur Initiierung der Blasenentleerung und Überlaufinkontinenz mit erhöhtem Blasenvolumen bis zu 2 000 ml. Ursachen sind Konus-Kauda-Läsionen durch Tumor, Trauma, lumbale Spinalkanalstenose und Bandscheibenvorfälle, Polyradikulitis einschließlich Guillain-Barré-Syndrom, Polyneuropathien bei Diabetes mellitus oder chronischer Alkoholkrankheit, Tabes dorsalis, operative Eingriffe und Strahlentherapie im Becken sowie Myelodysplasien und Tethered Cord-Syndrom. Detrusorareflexie aufgrund sakraler Myelonläsionen findet sich auch bei 20–30 % der Patienten mit Multipler Sklerose. Diese haben meist deutlich erhöhte Restharnmengen, weil der Miktionsversuch zusätzlich an der fehlenden Relaxation des externen Sphinkters scheitert. Sehr selten kann ein Harnverhalt auch bei Patienten mit zerebralen Läsionen, vermutlich vor allem rechts frontal gelegen, auftreten.

### Erhöhter Blasenauslasswiderstand infolge funktioneller infravesikaler Obstruktion bei Detrusor-Sphinkter-Dyssynergie

Die Detrusor-Sphinkter-Dyssynergie ist durch unwillkürliche Detrusorkontraktionen bei fehlender Relaxation des äußeren, quergestreiften Blasensphinkters definiert. Die Läsion liegt typischerweise zwischen Sakralmark und pontinem Miktionszentrum. Führende Symptome sind imperativer Harndrang mit Dranginkontinenz und inkomplette Blasenentleerung. Wegen des geringeren Blasenausgangswiderstandes bei Frauen ist die Dyssynergie bei Männern öfter mit Komplikationen insbesondere in Form aszendierender Infektionen behaftet als bei Frauen. Häufigste Ursache sind Multiple Sklerose, zervikale Myelopathie, spinale Tumoren und Verletzungen des Myelons. Von der Detrusor-Sphinkter-Dyssynergie zu unterscheiden ist die seltenere funktionelle Obstruktion des Blasenhalses, die mit erhöhten Restharnmengen und Gefährdung der Nierenfunktion einhergeht und ätiologisch unklar ist. Die Detrusor-Sphinkter-Dyssynergie oder eine im Vordergrund stehende fehlende Relaxierung des Sphinkters beim Miktionsversuch tritt auch bei etwa 25 % der Patienten mit akuten hemisphärischen Schlaganfällen auf, also nicht nur bei infrapontinen Läsionen. Bei infravesikaler Obstruktion, die bei Männern infolge einer benigner Prostatahyperplasie auftritt, finden sich imperativer Harndrang, Pollakisurie, Nykturie, Restharnbildung und Überlaufinkontinenz. Bei jungen Frauen wurde als häufige Ursache einer obstruktiven Blasenentleerungsstörung mit Restharnbildung eine Funktionsstörung des externen Urethrasphinkters nachgewiesen, die eine adäquate Sphinkterrelaxation verhindert. Diese Störung ist möglicherweise eine wichtige Differentialdiagnose zu Multipler Sklerose und Psychogenese als Ursache einer Blasenentleerungsstörung bei jungen Frauen. Die diagnostische Zuordnung erfordert eine EMG-Untersuchung, therapeutisch kann eine perkutane Elektrodenstimulation erfolgreich sein.

### Genuine Belastungsinkontinenz

Eine genuine Belastungsinkontinenz liegt vor, wenn die Belastungsinkontinenz ohne inadäquate Detrusoraktivität, allein durch gestörte Innervation des externen Sphinkters zustande kommt. Die genuine Belastungsinkontinenz ist die häufigste Form der Blasenentleerungsstörung bei Frauen. Sie wird vor allem nach Hysterektomie und Deszensus nach zahlreichen Entbindungen beobachtet. Die Inzidenz nimmt im Alter zu. Belastungsinkontinenz als Symptom wird zudem bei verschiedenen Typen der neurogenen Blasenentleerungsstörung beobachtet, u. a. bei Detrusorhyperreflexie und Detrusor-Sphinkter-Dyssynergie.

Wesentliche Informationen für die Differentialdiagnose neurogener Blasenstörungen sind anamnestisch zu gewinnen. Wichtige Hinweise ergeben sich aus der Defäkations- und Sexualanamnese, assoziierten neurologischen Symptomen und internistischen Erkrankungen, Operationen im Bauch- und Beckenraum, in der Anamnese und aus der Medikation (Stöhrer et al. 1999). Die klinische Untersuchung erfolgt interdisziplinär in Zusammenarbeit von Neurologie, Urologie und Gynäkologie. Bei der neurologischen Untersuchung ist auf periphere, radikuläre und zentrale (v. a. spinale) Defizite sowie Hinweise auf neurodegenerative Erkrankungen zu achten, insbesondere Sensibilitätsstörungen im Reithosenbereich, die Muskeleigenreflexe, Atrophien der intrinsischen Fußmuskeln (S3), Fußdeformitäten, Naevi und Hypertrichosen im Lumbosakralbereich, den Kremasterreflex (L1–L2), den Sphinktertonus (S3), den Bulbokavernosusreflex (S2–S4) und den Analreflex (S4–S5). Durch Erhebung eines Urinstatus mit mikrobieller Untersuchung werden Harnwegsinfekte und Begleiterkrankungen des Urogenitalsystems erfasst. Die Restharnbestimmung erfolgt durch Katheterisierung oder Ultraschalluntersuchung post miktionem. Elektrophysiologische Diagnostik mit somatosensorisch evozierten Potenzialen des N. pudendus sowie Elektromyographie der Sphinkteren von Urethra und Anus wird derzeit nur in wenigen Abteilungen durchgeführt, sollte aber in jeder neurophysiologischen Abteilung angeboten werden. Sie dient vor allem dem Nachweis bzw. Ausschluss peripher neurogener Schädigungen. Die weitere apparative Diagnostik einschließlich Harnstrahlmessung (Uroflowmetrie), Blasendruckmessung (urodynamische Untersuchung (UDU)), Urethrozystoskopie und Ausscheidungsurogramm (AUG) wird in urologischen Abteilungen durchgeführt. Die Uroflowmetrie dient vor allem der Diagnostik infravesikaler Abflussstörungen. Die Blasendruckmessung kann die Syndrome der Detrusorhyperreflexie, der Detrusor-Sphinkter-Dyssynergie und der Detrusorhypokontraktilität objektivieren (Schafer et al. 2002). Die Urethrozystoskopie wird zur Erfassung anatomischer Besonderheiten und primärer urologischer Erkrankungen wie lokale Verletzungen oder Tumore eingesetzt und kann bei entsprechenden Veränderungen der Blasenbinnenstruktur die Chronizität neurogener Blasenstörungen belegen. Sie dient zudem der Beurteilung des inneren Sphinkters. Das Ausscheidungsurogramm dient der Diagnostik von primären Erkrankungen der ableitenden Harnwege sowie von Komplikationen chronischer neurogener Blasenfunktionsstörungen.

## K 3.1.2 Epidemiologie und Verlauf

Neurogenen Blasenfunktionsstörungen liegt eine Vielzahl unterschiedlicher Krankheitsbilder zugrunde. Die resultierenden Symptome des unteren Harntraktes hängen daher wesentlich von Lokalisation und Ausmaß der neurologischen Läsion ab. Allgemeine Daten über die Prävalenz neurogener Blasenfunktionsstörungen existieren nicht, bekannt ist aber die Prävalenz bezogen auf die zugrunde liegenden Erkrankungen (Stöhrer et al. 2009; **Tab. K 3.2**).

Der natürliche Verlauf hängt vom Verlauf der Grunderkrankung ab. Im Alter treten zu den neurogenen Störungen häufig regressive Veränderungen des M. detrusor vesicae hinzu. Nachdem die meisten neurogenen Blasenentleerungsstörungen keine eigenständigen Krankheitsbilder sind, sondern als Symptome definierter neurologischer Erkrankungen auftreten, liegt ihre Bedeutung in der Einschränkung der Lebensqualität und dem Risiko ernster Komplikationen wie aszendierender Infektionen sowie Urosepsis und sekundärer Nierenschädigung durch Rückstau von Urin.

## K 3.1.3 Therapeutische Prinzipien

Bei der Therapie neurogener Blasenstörungen steht die Therapie der Grunderkrankung oder die Beseitigung des auslösenden Stimulus im Vordergrund. Typische Beispiele sind die Operation eines spinalen Tumors oder einer spinalen Enge oder das Absetzen eines Medikamentes. Wichtigstes Ziel der symptomatischen Therapie ist der Schutz des oberen Harntraktes durch das Vermeiden von Infektionen und Sekundärschäden wie Ureterdilatation und Harnstau mit konsekutiver Nierenschädigung. Außerdem stellen der Erhalt der Kontinenz, das Gewährleisten der Harnentleerung sowie die Verbesserung der Lebensqualität wichtige Therapieziele dar (Stöhrer et al. 2009).

Ansatzpunkte einer spezifischen Pharmakotherapie sind in erster Linie die Rezeptoren der Neurotransmitter im zentralen und peripheren Nervensystem, die die Funktion des unteren Harntraktes steuern (s. o.). Eine Darstellung der pharmakotherapeutischen Möglichkeiten bei neurogenen Funktionsstörungen des unteren Harntraktes ist unter unterschiedlichen Gesichtspunkten (z. B. Häufigkeit der Anwendung, Effektivität, Substanzklassen, Wirkungsmechanismen etc.; **Tab. K 3.3**) möglich. Für den meist unter Zeitdruck stehenden Arzt, der eine geeignete Pharmakotherapie bei neurogenen Blasenfunktionsstörungen sucht, erscheint es am zweckmäßigsten, eine an der klinischen Problematik orientierte Gliederung der Darstellung zu wählen, die sich an der folgenden Fragestellung orientiert: Welche Funktion des unteren Harntraktes ist gestört und soll wiederhergestellt werden? Trotz unterschiedlicher Häufigkeit und klinischer Relevanz hat sich die schon zuvor genannte Gliederung neurogener Störungen der Funktion des unteren Harntraktes als zweckmäßig erwiesen (**Kap. K 3.1.1.2**).

### K 3.1.3.1 Pharmakotherapeutische Beeinflussung der Detrusorhyperaktivität

Neurogene und nicht neurogene Detrusorhyperaktivität bei überaktiver Blase (ÜAB) sind nach wie vor eine Domäne der Pharmakotherapie. In einem therapeutischen Stufenkonzept kommt die medikamentöse Therapie zu einem sehr frühen Zeitpunkt zum Einsatz und sollte auf jeden Fall vor der Anwendung invasiverer Therapiemaßnahmen weitest möglich ausgeschöpft werden (Heidler et al. 2010). Die Durchführung einer Verhaltenstherapie (Erstellen eines Miktionstagebuches, Miktionstraining etc.) in Kombination mit Physiotherapie (Beckenbodentraining) sollte vor Beginn einer Pharmakotherapie erwogen werden. Beckenbodentraining wie auch Biofeedback sind sinnvoll bei der Behandlung der ÜAB; die Kombination aus Be-

**Tab. K 3.2:** Prävalenz neurogener Symptome des unteren Harntraktes bei verschiedenen Krankheitsbildern

| Krankheitsbild | Prävalenz neurogener Symptome des unteren Harntraktes |
|---|---|
| **Periphere Neuropathie** bei | |
| • Diabetes mellitus | 25–50 % |
| • Alkoholabusus | 5–64 % |
| • Porphyrie | 12 % |
| • Sarkoidose | selten |
| • Guillain-Barré-Syndrom | 25–80 % |
| **Beckenchirurgie** | |
| • Operationen am Uterus | 10–60 % |
| • Radikale Prostatektomie (rPx) | selten |
| **Multiple Sklerose** | 50–90 % (bei 2–12 % Erstmanifestationsform!) |
| **Neurodegenerative Erkrankungen** | |
| • Idiopathisches Parkinson-Syndrom | 38–70 % |
| • Shy-Drager-Syndrom (MSA) | bis 100 % |
| **Frontalhirntumoren** | 24 % |
| **Zerebrovaskuläre Erkrankungen** | 20–50 % |
| **Myelon-Läsionen** | |
| • traumatisch, vaskulär, kongenital | bis 100 % |
| • Spina bifida | 50 % |
| **Bandscheibenleiden** | 28–78 % |

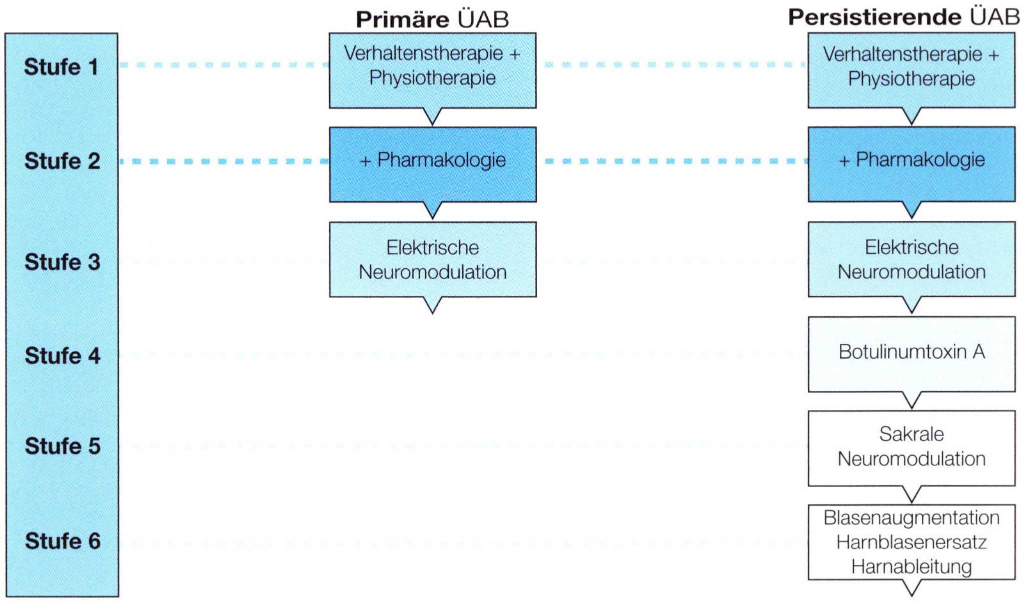


**Abb. K 3.2:** Stufentherapie zur Therapie der überaktiven Blase (aus Heidler et al. 2010)

ckenbodentraining und Elektrostimulation (sakrale Neuromodulation) stellt allerdings die wirkungsvollste Therapieoption dar (B). Auch wenn theoretisch zahlreiche pharmakotherapeutische Ansatzpunkte bestehen, so spielen doch in der klinischen Praxis Substanzen mit vorwiegend anticholinerger (parasympatholytisch-antimuskarinerger) Wirkung u. U. in Kombination mit weiteren Wirkmechanismen die größte Rolle. Seit einigen Jahren erweitern selektive $\beta_3$-Adrenorezeptor-Agonisten das therapeutische Spektrum in der Therapie der ÜAB.

Entscheidend für die medikamentöse Therapie ist die Tatsache, dass bei Überaktivität der Harnblase unwillkürliche Detrusorkontraktionen bestehen, die je nach klinischer Ausprägung Ursache für die Symptomatik sind. Aufgabe der medikamentösen Therapie ist deshalb die Verminderung der Überaktivität des Detrusors durch Unterdrückung oder Abschwächung unwillkürlicher Detrusorkontraktionen. Die medikamentöse Therapie erfolgt bei der neurogenen Detrusorhyperaktivität zusätzlich zu dem vorgenannten Aspekt unter folgenden klinischen Zielsetzungen:

1. Reduktion und, wenn möglich, Aufhebung der durch die Hyperaktivität induzierten Inkontinenz.
2. Verbesserung und, wenn möglich, Normalisierung einer pathologischen Hochdrucksituation in der Füllungsphase inklusive niedriger Compliance oder der Entleerungsphase und dadurch Vermeidung von Sekundärveränderungen am oberen Harntrakt.
3. Da die neurogene Detrusorhyperaktivität oft mit einer Detrusor-Sphinkter-Dyssynergie kombiniert ist, führt eine medikamentöse Reduktion der Detrusorkontraktilität unter Umständen zu einer erheblichen Verschlechterung der Blasenentleerung mit dann erforderlichem intermittierendem Katheterismus. Durch Vergrößerung der funktionellen Blasenkapazität erhöht die medikamentöse Dauerrelaxation die Effizienz des Katheterismus (Entleerung größerer Volumina bei reduzierter Frequenz des Katheterismus).

*Antimuskarinergika (Anticholinergika):* Die pharmakologische Wirkung der modernen Antimuskarinergika besteht darin, die muskarinergen M1-, M2-, M3- und M4-Rezeptoren zu blockieren. Keine der heute klinisch eingesetzten Substanzen ist blasenselektiv, sodass signifikante systemische Nebenwirkungen an anderen Organsystemen den therapeutischen Einsatz limitieren (Andersson et al. 2009; Chapple et al. 2008). Typische Nebenwirkungen aller Antimuskarinergika sind Akkommodationsstörungen, Obstipation, erschwerte Blasenentleerung, Tachykardie und Mundtrockenheit. Sämtliche antimuskarinergen Substanzen sind bei unbehandeltem Engwinkelglaukom kontraindiziert. Bei Patienten mit neurogener Detrusorhyperaktivität ist ggf. eine höhere Dosis des Antimuskarinergikums zu verabreichen als bei Patienten mit idiopathischer Detrusorhyperaktivität (↑↑, A) (Bennett et al. 2004), was allerdings zu einer schnelleren Abbruchrate aufgrund der höheren Nebenwirkungen führen kann (↑↑, A) (Menarini et al. 2006; Stöhrer et al. 2007).
Die Studienlage für Oxybutynin (Appell et al. 2001) (↑↑, A), Trospiumchlorid (Appell 2003; Menarini et al. 2006) (↑↑, A), Tolterodin (Ethans et al. 2004) (↑↑, A) sowie Propiverin (Stöhrer et al. 2007) (↑↑, B) ist sehr gut; diese Substanzen gelten als sicher und werden auch nach Langzeitanwendung gut vertragen. Trotz noch ausstehender Langzeitdaten in der Therapie der neurogenen Detrusorhyperaktivität existieren gute Erfahrungen für die neueren Antimuskarinergika Darifenacin, Solifenacin und Fesoterodin hinsichtlich Effektivität und Sicherheit in dieser Indikation (↑↑, B) (Chapple et al. 2015; Maman et al. 2014).
*$\beta_3$-Adrenorezeptor-Agonisten ($\beta_3$-Sympathomimetika):* Drei verschiedene Subtypen von β-Rezeptoren ($\beta_1$, $\beta_2$ und $\beta_3$) konnten bisher im Detrusor identifiziert werden. Der vorherrschende Subtyp $\beta_3$-Rezeptor führt über eine Erhöhung des cAMP zur direkten Relaxation der glatten Muskulatur und zur Vergrößerung der Harnblasenspeicherkapazität (Imran et al. 2013; Maman et al. 2014). Mirabegron ist der erste Wirkstoff, der zur Therapie der ÜAB zugelassen ist. Als häufige Nebenwirkungen sind arterieller Hypertonus, Tachykardie und Harnwegsinfektionen beschrieben. Die Inzidenz der Mundtrockenheit war signifikant weniger im Vergleich zu Antimuskarinergika (Maman et al. 2014). Erste Studien zur Kombination von Mirabegron mit Antimuskarinergika wurden initiiert (Abrams et al. 2015).
*Botulinumtoxin:* Die transurethrale Infiltration der Blasenwand mit Botulinumtoxin A stellt ein minimalinvasives Verfahren dar. Das verdünnte Toxin wird in 10 bis 30 Areale der Blasenwand unter Aussparung der Ostien injiziert. Der Wirkungseintritt beginnt innerhalb von 14 Tagen durch Hemmung der Acetylcholinfreisetzung (Heidler et al. 2010). Wegen der begrenzten Wirkdauer (im Durchschnitt mind. 3 bis 9 Monate im Follow up) sind wiederholte Injektionen notwendig (Karsenty et al. 2008). Neuro-urologische Einsatzgebiete des ausschließlich lokal einzusetzenden Toxins sind die Detrusor-Sphinkter-Dyssynergie (transurethrale oder transperineale Injektion in den Sphinkter urethrae externus) und die neurogene, aber zunehmend auch die nicht neurogene Detrusorhyperaktivität (↑, B). Botulinumtoxin A (Botox®) ist nur für die Therapie der neurogenen überaktiven Blase zugelassen.

### K 3.1.3.2 Pharmakotherapeutische Beeinflussung der Detrusorhypokontraktilität

Direkte Rezeptoragonisten (Carbachol, Bethanechol) kommen bei der Therapie der Detrusorhypokontraktilität zum Einsatz und haben auch in der urodynamischen Diagnostik zur Abgrenzung der neurogen und nicht neurogen bedingten Hypokontraktilität ihren Platz (Carbacholtest). Obwohl diese Substanzen, wie von entsprechenden in-vitro-Daten zu erwarten, in der Lage ist, den glattmuskulären Tonus zu erhöhen (Zderic et al. 2005), scheint seine Fähigkeit, eine koordinierte, anhaltende und annähernd physiologische Blasenkontraktion bei Patienten mit Blasenentleerungsstörungen zu begünstigen, gering ausgeprägt zu sein und werden daher in der klinischen Praxis kaum eingesetzt (↑, C) (Barendrecht et al. 2007).

### K 3.1.3.3 Pharmakotherapeutische Senkung des Blasenauslasswiderstandes

Es existiert keine Substanz oder Substanzklasse, die selektiv eine Relaxation der quergestreiften Beckenbodenmuskulatur bewirken kann. In der Vergangenheit wurden neben den muskelrelaxierend und sedierend wirkenden Benzodiazepinen in erster Linie die Antispastika Baclofen und Dantrolen zur Behandlung einer funktionellen infravesikalen Obstruktion im Bereich des quergestreiften Sphinktermechanismus eingesetzt. Während Benzodiazepine und Baclofen ihre Wirkung hauptsächlich im ZNS entfalten, wirkt Dantrolen peripher direkt auf den quergestreiften Muskel. Obwohl insbesondere Baclofen und Dantrolen in unterschiedlichem Maße klinisch wirksam sind, limitieren eine in therapeutischen Dosen ausgeprägte Schwäche der Skelettmuskulatur, Koordinationsstörungen und andere Nebenwirkungen, insbesondere eine erschwerte Hepatotoxizität beim Dantrolen, die klinische Anwendbarkeit dieser Substanzen.

### K 3.1.3.4 Relaxation der glattmuskulären Komponente des Sphinktermechanismus

Die glatte Muskulatur des Trigonum vesicae, des Blasenhalses, der proximalen Urethra und der glatten Prostatamuskulatur enthält in erster Linie alpha-adrenerge Rezeptoren, von denen die Alpha-1-Rezeptoren die größte funktionelle Rolle spielen (Harada und Fujimura 2000; Michel et al. 2000). Ihr Therapieerfolg wurde in der Herabsetzung des Blasenauslasswiderstandes, der Reduktion des Restharnvolumens und der autonomen Dysreflexie (Abrams et al. 2003) als mäßig beurteilt (↑, B). Die neueren alpha-1-Adrenozeptor-Antagonisten (v. a. Tamsulosin und Alfuzosin) finden ihre Verwendung v. a. bei der Behandlung der infravesikalen Obstruktion beim benignen Prostata-Syndrom (BPS) (Andersson und Gratzke 2007; de la Rosette et al. 2001).

### K 3.1.3.5 Pharmakotherapeutische Steigerung des Blasenauslasswiderstandes

Eine pharmakologische Stimulation der Alpha-1-Rezeptoren der proximalen Urethra und der Prostata zum Zwecke der Steigerung des (glattmuskulär) induzierten Blasenauslasswiderstandes spielt klinisch eine untergeordnete Rolle. In der Vergangenheit war in erster Linie die klassische Belastungsinkontinenz der Indikationsbereich, in dem man unterschiedliche Alpha-Sympathomimetika therapeutisch einsetzte. Neben unspezifischen, sympathischen Alpha- und Betarezeptoren stimulierenden Substanzen wie Ephedrin, haben als weitere alpha-adrenerge Substanzen das Phenylpropanolamin und das Midodrin Anwendung gefunden (↔, B).
Als Folge eines postmenopausalen Östrogenmangels kann es im Bereich des Urogenitaltraktes betroffener Frauen zu einer lokalen Perfusionsminderung mit konsekutiver Atrophie des Vaginal- und Urethralepithels sowie der subepithelialen Bindegewebsschichten kommen (Doren 1998). Als Symptome können neben einer Belastungsinkontinenz imperativer Harndrang bis hin zu einer Dranginkontinenz, aber auch rezidivierende Harnwegsinfektionen auftreten. Die Submukosa und der suburotheliale Gefäßplexus der Harnröhre bilden eine wesentliche passive Unterstützung des aktiven Sphinktermechanismus. Eine Atrophie als Folge eines Östrogenmangels kann diese passive Abdichtungsfunktion erheblich beeinträchtigen und das Auftreten einer Belastungsinkontinenz begünstigen. Ein weiterer Effekt der Östrogene scheint darin zu bestehen, die Empfindlichkeit der glatten Muskulatur im Bereich des Blasenhalses und der proximalen Urethra gegenüber alpha-adrenerger Stimulation zu erhöhen. Darüber hinaus scheint es durch Östrogensubstitution, die die urogenitale Durchblutung verbessert und die Atrophieerscheinungen mildern oder gar aufheben kann, zu einer Reduktion der Blasensensitivität zu kommen. Dies führt zu einer Erhöhung der funktionellen Blasenkapazität und beeinflusst die irritative Harndrangsymptomatik positiv, die in der Postmenopause und im höheren Alter bei zahlreichen Frauen zu beobachten ist. Die Datenlage für Östrogene (oral, transdermal und vaginal) in der Therapie der ÜAB wurde in einer Cochrane-Analyse untersucht. Hier zeigte sich eine subjektive Heilungs- und Verbesserungsrate der Dranginkontinenz unter Östrogenen von 57 % (35/61) vs. 28 % (16/58) unter Placebo. Für Patientinnen mit überaktiver Blase war die Heilungs- und Verbesserungsrate um ein Viertel höher als bei Patientinnen mit Belastungsinkontinenz (Moehrer et al. 2003). In einem Update zeigte sich ein Benefit nach lokaler Östrogenapplikation, allerdings ohne Nachweis einer Langzeitwirkung, bei einer Verschlechterung der Inkontinenz nach systemischer Gabe (Cody et al. 2009) (↑↑, B).
Duloxetinhydrochlorid ist ein selektiver Serotonin-/Noradrenalin-Wiederaufnahmehemmer und wird zurzeit für die Behandlung von Frauen mit Belastungsinkontinenz klinisch eingesetzt. Die Wirkung von Duloxetin in der Behandlung der Belastungsinkontinenz wird mit der Wiederaufnahmehemmung von Serotonin und Noradrenalin am präsynaptischen Neuron im Onuf-Nukleus des sakralen Rückenmarks in Verbindung gebracht. Am synaptischen Spalt treten erhöhte und länger anhaltende Serotonin- und Noradrenalinspiegel auf. Dadurch werden alpha-adrenerge und 5-HT2-serotonerge Rezeptoren in postsynaptischen pudendalen Motoneuronen stimuliert (Thor und Katofiasc 1995). Klinische Studien zeigten sowohl bei Männern als auch bei Frauen Therapieerfolge (Cardozo et al. 2010; Cornu et al. 2011), eine Zulassung besteht aber nur bei Frauen (↑, B).

### K 3.1.3.6 Invasive Therapie

Wenn bei der Behandlung der Detrusorhyperreflexie nicht-invasive Verfahren versagen, kann eine Blasenvergrößerung durch operative zystoplastische Erweiterung durchgeführt werden (Hasan et al. 1995). Diese ist bei bis zu 80 % der Patienten erfolgreich, hat jedoch meist die Notwendigkeit des intermittierenden Katheterismus zur Folge. Zudem sind zur Behandlung der Inkontinenz verschiedene Prothesen entwickelt worden, die eine Alternative zu supravesikalen oder vesikalen Harnableitungen darstellen. Schließlich wird auch die Behandlung der Detrusorhyperkontraktilität mit sakraler Nervenstimulation (Siegel et al. 2000) evaluiert. Liegt der Detrusorhyperreflexie eine komplette suprasakrale Querschnittläsion zugrunde (s. u.), so kann die dorsale Rhizotomie sakraler Wurzeln vorgenommen werden, um die Afferenz des Reflexbogens zu durchbrechen. Wegen der mangelnden Wirksamkeit der medikamentösen Therapie oder unakzeptablen Nebenwirkungen bei suffizienten Dosen der Pharmaka bleibt der intermittierende Selbstkatheterismus eine der effektivsten und nebenwirkungsärmsten Therapien der gestörten Blasenentleerung sowohl bei der Detrusor-Sphinkter-Dyssynergie als auch bei Detrusorareflexie. Restharnmengen von mehr als 100 ml gelten als Indikation für eine solche Behandlung. Die Selbstkatheterisierung hat gegenüber der Anlage eines Dauerkatheters den Vorteil einer geringeren Inzidenz lokaler, vor allem infektiöser Komplikationen und einer höheren Lebensqualität. Als Alternative können suprapubische oder transurethrale

**Tab. K 3.3:** Medikamentöse Therapie neurogener Blasenfunktionsstörungen

| Substanzklassen | Präparate | Wirkmechanismus | Indikationen | Qualität der Therapie-empfehlung |
|---|---|---|---|---|
| Antimuskarinergika (Anticholinergika), Relaxantien der glatten Muskulatur | **Trospiumchlorid** (3 × 10–15 mg, retard 1 × 60 mg) | Hemmung des Detrusors | Detrusorhyperaktivität | ↑↑, A |
| | **Tolterodin** (2 × 2 mg, retard 1 × 4 mg) | Hemmung des Detrusors | Detrusorhyperaktivität | ↑↑, A |
| | **Oxybutynin** (3 × 2,5 - 5 mg) Kentera® transdermal) | Hemmung des Detrusors | Detrusorhyperaktivität | ↑↑, A |
| | **Propiverin** (30–45 mg/die) | Hemmung des Detrusors | Detrusorhyperaktivität | ↑↑, B |
| | **Darifenacin** (Emselex®, 7,5–15 mg/die) | | Detrusorhyperaktivität | ↑↑, B |
| | **Solifenacin** (Vesikur®, 5–10 mg/die) | Hemmung des Detrusors | Detrusorhyperaktivität | ↑↑, B |
| | **Fesoterodin** (Toviaz®, 4–8 mg/die) | Hemmung des Detrusors | Detrusorhyperaktivität | ↑↑, B |
| $\beta_3$-Adrenorezeptor-Agonisten ($\beta_3$-Sympathomimetika | **Mirabegron** (Betmiga®, 25–50 mg/die) | Hemmung des Detrusors | Detrusorhyperaktivität | ↑↑, B |
| Cholinergika | **Bethanecholchlorid** (Myocholine-Glenwood® 80–200 mg/die) | Steigerung der Detrusor-kontraktionskraft | Detrusorhyperaktivität | ↔, C |
| α-adrenerge Rezeptorblocker | **Phenoxybenzamin** (Dibenzyran® 10–60 mg/die) | Hemmung des inneren Sphinkters, Enthemmung des Detrusors, Relaxierung glatter Muskulatur | Senkung des Blasenauslasswiderstandes | ↑, B |
| Antispastika | **Baclofen** (30–75 mg/die) | GABA-Agonismus | Senkung des Blasenauslasswiderstandes | ↔, B |
| | **Dantrolen** (Dantramacrin® 2 × 25 mg/die) | Reduziert Kalziumfreisetzung aus sarkoplasmatischem Retikulum | Senkung des Blasenauslasswiderstandes | ↔, B |
| Selektive Serotonin-/ Noradrenalin-Wiederaufnahme-hemmer | **Duloxetinhydrochlorid** (2 × 40 mg/die) | Wiederaufnahmehemmung von Serotonin und Noradrenalin im Ncl. Onuf | Belastungsharninkontinenz (nur für Frauen zugelassen) | ↑, B |

Dauerkatheter gelegt werden. Wegen des Risikos lokaler Komplikationen, insbesondere aszendierender Infektionen, werden suprapubische Katheter gegenüber transurethralen Kathetern bevorzugt. Da sich das Infektionsrisiko suprapubischer und transurethraler Katheter nach einer Liegezeit von mehr als sechs Wochen kaum mehr unterscheidet, und da transurethrale Katheter aufgrund des einfacheren Katheterwechsels bei pflegebedürftigen, immobilen Patienten logistische Vorteile bieten, sollte der suprapubische Katheter vor allem bei Patienten zum Einsatz kommen, bei denen die Blasenentleerungsstörung mutmaßlich vorübergehender Natur ist und ein regelmäßiges Blasentraining durchgeführt werden soll. Bei großen Restharnmengen mit der Gefahr des Rückstaus kann als Alternative zu einem suprapubischen Dauerkatheter eine inkontinente supravesikale Harnableitung (Urostoma, Ileum-Konduit) angelegt werden.

### K 3.1.3.7 Pragmatische Therapie

Erster Schritt zur Therapie einer neurogenen Blasenstörung ist die Diagnose und, soweit möglich, die kausale Therapie der zugrundeliegenden neurologischen oder internistischen Erkrankung. Bei pharmakogenen Blasenentleerungsstörungen wird das verantwortliche Präparat abgesetzt oder ersetzt. Häufig wird ein Harnverhalt durch trizyklische Antidepressiva mit anticholinerger Wirkung wie Imipramin, Amitriptylin oder Clomipramin ausgelöst. Diese Pharmaka können durch Serotonin-Wiederaufnahmehemmstoffe oder durch kombinierte Serotonin-Noradrenalin-Wiederaufnahmehemmer ersetzt werden. Patienten mit pharmakogenen Blasenstörungen leiden oft an einer prädisponierenden Störung, z. B. einer benignen Prostatahyperplasie. Die Therapie der neurogenen Blasenstörungen, die weder durch eine adäquate

Therapie der Grundkrankheit behandelt werden können noch pharmakogen verursacht sind, wird durch die zugrundeliegende Erkrankung und das Patientenalter bestimmt.

#### K 3.1.3.8 Spezifische Therapie neurogener Blasenfunktionsstörungen

Inkontinenz infolge genuiner Belastungsinkontinenz der Frau wird durch nicht-invasive Therapien wie Beckenmuskeltraining und Biofeedback behandelt (↑, B). Ein medikamentöser Therapieversuch mit Duloxetinhydrochlorid (2 × 40 mg/die) sollte durchgeführt werden (↑, A). Bei Versagen kommen verschiedene urologisch-gynäkologische Operationen in Betracht, deren gemeinsames Ziel ein höherer Widerstand des Beckenbodens gegenüber der intraabdominellen Druckerhöhung ist (↑↑, A).
Bei Inkontinenz infolge Detrusorhyperkontraktilität sollen Flüssigkeitszufuhr und eventuelle Diuretikagaben morgens erfolgen, während abends eine Flüssigkeitsrestriktion sinnvoll ist. Dies führt zu einer Rückbildung der nächtlichen Inkontinenz. Durch Einhalten kontrollierter Miktionsintervalle von zwei bis vier Stunden soll eine Desensibilisierung der Druckrezeptoren der Blasenwand erreicht werden.
Wenn diese Maßnahmen nicht zum Erfolg führen, wird ein Behandlungsversuch mit Antimuskarinergika durchgeführt (s. o.) (↑↑). Bei Versagen der genannten Therapien und fortbestehender Inkontinenz können verschiedene urologische Operationen in Erwägung gezogen werden, die eine Vergrößerung des Blasenvolumens anstreben (↑, B). Dabei steht zunächst die transurethral durchgeführte Applikation von Botulinumtoxin A in die Blasenwand im Vordergrund; diese Therapie kann bei nachlassender Wirkung alle paar Monate wiederholt werden. Die Therapie der Wahl bei Detrusorareflexie aufgrund peripherer neurogener Detrusorparese besteht im intermittierenden sterilen Katheterismus (↑, B).
Bei Detrusor-Sphinkter-Dyssynergie werden zunächst symptomatische Maßnahmen eingeleitet. Der Miktionsversuch sollte bis zu 10 Minuten andauern. Die Flüssigkeitsaufnahme sollte mindestens 2 l pro Tag betragen. Durch sensorische Stimulation wie Beklopfen des unteren Abdomens und manuelle Stimulation der Anorektalregion können manche Patienten Detrusorkontraktionen auslösen. Bis zu 30 % der Patienten erreichen durch derartige Maßnahmen eine zufriedenstellende Blasenentleerung. Für die medikamentöse Behandlung kommen vor allem alpha-adrenerge Antagonisten zum Einsatz (s. o.) (↔). Falls medikamentöse Therapieformen versagen, ist der intermittierende Selbstkatheterismus Therapie der Wahl (↑, A). Der Katheterismus kann bei Drangsymptomatik und Inkontinenz ohne Risiko der erhöhten Restharnbildung mit der Gabe von Antimuskarinergika kombiniert werden. Ist der Selbstkatheterismus nicht möglich, kann ein suprapubischer Dauerkatheter angelegt werden. Dies ist in der Praxis eine sehr häufige definitive Therapie der Detrusor-Sphinkter-Dyssynergie, vor allem bei Patienten mit Multipler Sklerose, deren fehlende manuelle Geschicklichkeit den Selbstkatheterismus nicht erlaubt. In spezialisierten Zentren, die sich vor allem der Behandlung von Querschnittpatienten widmet, werden verschiedene operative Verfahren zur Therapie der Dyssynergie entwickelt, deren Ziel die Prävention von Sekundärkomplikationen bei erhaltener Kontinenz ist.

## K 3.2 Neurogene Defäkationsstörungen

### K 3.2.1 Klinik und Verlauf

Neurogene Störungen der Stuhlentleerung können sich als Inkontinenz oder Obstipation manifestieren. Inkontinenz ist deutlich seltener als Obstipation, aber belastender und häufig Folge einer peripheren neurogenen Schädigung (**Tab. K 3.4**). Die physiologischen Grundlagen der Stuhlkontinenz ähneln denen der Harnkontinenz insofern, als sowohl ein interner, durch den sympathischen N. hypogastricus aus Th11–L2 innervierter Sphinkter aus glatter Muskulatur als auch ein externer, durch den N. pudendus aus S2–S4 innervierter Sphinkter aus quergestreifter Muskulatur zur Kontinenz beitragen. Zusätzliche Beiträge zur Kontinenz leisten Anoderm und Hämorrhoidalplexus (**Kasten K 3.1**). Dehnung des Rektums durch Füllung mit Stuhl führt durch Vermittlung des intramuralen autonomen Plexus zu Stuhldrang und einer Relaxierung des inneren Sphinkters. Der externe Sphinkter kann gemeinsam mit dem Beckenboden die Kontinenz gewährleisten. Das Gefühl der Darmdehnung wird vermutlich über parasympathische Afferenzen zum sakralen Myelon vermittelt, die Wahrnehmung der Defäkation über somatische Afferenzen des N. pudendus. Die Defäkation erfolgt über die parasympathisch gesteuerte Massenkontraktion des distalen Rektums bei koordinierter Relaxation des externen Sphinkters, nachdem der Hämorrhoidalplexus entleert ist. Die differentialdiagnostische Abklärung der Defäkationsstörung erfolgt interdisziplinär, d. h. sie ist ohne Proktologen resp. Gastroenterologen nicht möglich. Die Anamneseerhebung ähnelt der Exploration bei Verdacht auf neurogene Blasenstörungen. Wegen der überlappenden Innervation und engen räumlichen Beziehung treten neurogene Defäkationsstörungen häufig mit einer Blasenfunktionsstörung auf, sind aber sehr häufig auch unabhängig davon.
Die klinische Untersuchung umfasst selbstverständlich den kompletten Neurostatus. Gezielt geprüft werden sollten: der Tonus des äußeren Sphinkters (S3), die Sensibilität in den Dermatomen S2–4, der Kremasterreflex (L1–L2), der Analreflex (S4–S5) und der Bulbokavernosusreflex (S2–S4). Beim Kremasterreflex löst das Bestreichen der Haut an der Oberschenkelinnenseite ein Hochziehen des Hodens aus. Mit Analreflex bezeichnet man die Kontraktion des externen Sphinkters bei Bestreichen der perianalen Haut. Der Bulbokavernosusreflex besteht aus Kontraktionen des M. bulbocavernosus am Perineum bei leichtem Kneifen der Glans. Anal- und Bulbokavernosusreflex sind Fremdreflexe, die die Integrität von sakralem Myelon und N. pudendus testen und nur bei seitendifferentem Ausfall verwertbar sind. Invasivere Untersuchungsmethoden wie anorektale Druckmessung, endoanale Sonographie bzw. Magnet-Resonanz-Tomographie (MRT)

**Tab. K 3.4:** Anale Inkontinenz: Einteilung anhand der Ätiologie

| Ursache | Krankheitsbild |
|---|---|
| | **Erkrankungen im kleinen Becken** |
| | *Störungen der Sphinkterfunktion* |
| • traumatisch | Pfählungsverletzung, iatrogener Schaden, Darmriss III. Grades |
| • neurogen | peripherer Schaden des Plexus pudendalis, idiopathische Inkontinenz, Rektumprolaps |
| • myopathisch | Dystrophia myotonica, Dermatomyositis, hyperthyreote Myopathie |
| • neoplastisch | infiltrativ wachsendes Analkarzinom, tiefsitzendes Rektumkarzinom |
| • entzündlich | vernarbende Entzündung bei M. Crohn |
| | *Störungen der Sensorik* |
| • nerval | diabetische Polyneuropathie |
| • Rezeptorverlust | Whitehead-Hämorrhoidektomie |
| • Rezeptorirritation | intraanale Tumoren, prolabierendes Fibrom, Rektumprolaps |
| | *Störungen der Reservoirfunktion* |
| • entzündlich | Proktitis (entzündlich, radiogen, ischämisch) |
| • postoperativ | analnahe Anastomose, Pouchbildung, Korrektur kongenitaler Defekte (Atresie, M. Hirschsprung) |
| • funktionell | Dyschezie, Diarrhoe, Reflexstörung, Rektumprolaps, Überlaufinkontinenz bei stenosierendem Tumor |
| | **Erkankungen oberhalb des Beckens gelegener Strukturen** |
| | *Störungen der Kolonmotilität* |
| • Diarrhö, Colon irritabile | |
| | **Störungen der neuronalen Steuerung** |
| • spinal | Querschnitt, Kaudasyndrom, Tabes, Meningomyelozele |
| • zerebral | vaskuläre/degenerative Erkrankungen im Kortex oder Pons, Multiple Sklerose, psychoorganisch |

**Kasten K 3.1:** Anteile des analen Kontinenzorgans

1. Epithelialer Anteil des Kontinenzorgans
   - Anoderm
   - Übergangsepithel
2. Subepithelialer Anteil des Kontinenzorgans
   - Corpus cavernosum recti (Plexus haemorrhoidalis superior)
3. Muskulärer Anteil des Kontinenzorgans
   - M. canalis ani
   - M. sphincter ani internus
   - M. sphincter ani externus
   - M. puborectalis
4. Anteil des Kontinenzorgans
   - somatisch: N. pudendus
   - autonom: intramurale Dehnungsrezeptoren
   - rektosphinktäre Reflexmechanismen

und Defäkographie sind Spezialabteilungen vorbehalten (Madoff et al. 2004). Elektromyographische Ableitungen aus dem externen Sphinkter dienen dem Nachweis oder Ausschluss einer peripher neurogenen Schädigung und gelten als Screeningmethode sowohl der Harn- als auch der Stuhlinkontinenz. Weitere spezielle neurophysiologische Tests, die nicht zu den Routineuntersuchungen eines EMG-Labors gehören, sind Pudendusneurographie, Pudendus-SSEP, MEP, SHA und Untersuchung des Anal- und Bulbokavernosusreflexes (Jost 2009).
Wichtig zum Nachweis und der Differenzierung einer Obstipation ist die Kolontransitzeit mit röntgendichten Markern. Als grobe Orientierung kann man die Patienten auch bitten Maiskörner oder Spinat zu essen und den Zeitpunkt bis zum Ausscheiden zu bestimmen. Im Normalfall liegt die Kolontransitzeit unter 70 h. Parallel zur Testphase sollte ein Stuhlprotokoll geführt werden.
Stuhlinkontinenz bedeutet eine erhebliche Beeinträchtigung der Lebensqualität. Verlauf und Prognose werden wesentlich durch die Grunderkrankung bestimmt. Inkontinenz muss von chronischer Diarrhö abgegrenzt werden. Bei Assoziation von Diarrhö und Inkontinenz erfolgt zunächst die Abklärung und gegebenenfalls Therapie der Diarrhö. Häufigste Ursache einer neurogenen Stuhlinkontinenz ist die Schädigung des N. pudendus nach Operation und Geburt oder bei Neuropathien.
Obstipation gehört zu den häufigsten Beschwerden in der Medizin überhaupt. Per definitionem muss der Anteil neurogener Störungen sehr hoch sein. Sie tritt bei neurodegenerativen Erkrankungen wie dem Parkinson-Syndrom, bei spinalen Prozessen, wie auch bei der Multiplen Sklerose häufig auf. Eine Übersicht über primäre und sekundäre Ursachen der Obstipation findet sich in **Tab. K 3.5**.
Chronische Verstopfung betrifft etwa 35–54 % aller Patienten mit Multipler Sklerose (Crayton et al. 2004; DasGupta und Fowler 2003). Dies ist vor allem Folge einer verzögerten Darmpassage, teilweise auch des gestörten Defäkationsreflexes und der Spastik des Beckenbodens. Auch andere spinale Läsionen haben häufiger eine Obstipation zur Folge als eine Inkontinenz. Bei distalen Läsionen werden

**Tab. K 3.5:** Primäre und sekundäre Ursachen einer Obstipation

| Primäre Ursachen einer Obstipation | Sekundäre Ursachen einer Obstipation |
|---|---|
| Funktionell<br>• Idiopathisch<br>• irritable bowel syndrome<br><br>Neuropathisch<br>• Chagas-Krankheit<br>• M. Hirschsprung<br>• Querschnittlähmung | Medikation<br>• Antimuskarinergika (Anticholinergika)<br>• Antikonvulsiva (z. B. Valproinsäure)<br>• Antidepressiva<br>• Antihistaminika<br>• Parkinson-Medikamente (z. B. Antimuskarinergika)<br>• Antipsychotika (z. B. Clozapin)<br>• Diuretika<br>• Laxanzien<br>• Opiate<br>• Nichtsteroidale Antirheumatika (NSAR) |
| Obstruktiv<br>• M. Crohn<br>• Kolon-Karzinom<br>• Striktur<br>• Analstenose | Metabolisch<br>• Diabetes mellitus<br>• Hypokaliämie, Hyperkalziämie, Porphyrie, Hypothyreoidismus, Urämie, Schwermetallvergiftung |
| Gynäkologisch<br>• Rektozele | Neuropathisch<br>• Autonome Neuropathie<br>• Multiple Sklerose<br>• Idiopathisches Parkinson-Syndrom |

die parasympathischen Fasern zerstört, die die Kontraktion des distalen Rektums bei der Defäkation steuern. Bei höheren Läsionen entwickeln sich nach einer initialen Phase des spinalen Schocks erhöhter Tonus und Reflexkontraktionen des externen Sphinkters. Mechanische Obstruktionen müssen vor der Annahme einer neurogenen Obstipation ausgeschlossen werden.

## K 3.2.2 Pragmatische Prinzipien und pragmatische Therapie

Ziel der Behandlung einer neurogenen Stuhlinkontinenz ist die Wiederherstellung der Kontinenz, resp. der Umgang mit der Inkontinenz, die das Führen eines normalen Tagesablaufs eher ermöglicht. Im Vordergrund stehen zunächst konservative diätetische Maßnahmen. Durch die Einnahme von Suppositorien können die Darmentleerung bei manchen Patienten gezielt und kontrolliert in Gang gesetzt und die Häufigkeit unwillkürlichen Stuhlabgangs reduziert werden. Der Erfolg ist meist unbefriedigend. In vielen Fällen kann eine Irrigation notwendig werden. Bei häufiger Entleerung dünnen Stuhls kann als symptomatische Behandlung Loperamid (2 × 2 mg) versucht werden (B). Dies erzeugt eine iatrogene Verstopfung. Biofeedback, gestützt auf Training der Beckenmuskulatur und Wahrnehmung der Darmfüllung, kann in Einzelfällen hilfreich sein. Bei durch diese limitierten Maßnahmen unbeeinflussbarer Stuhlinkontinenz ist ein operatives Vorgehen gerechtfertigt. Zur Sicherung der analen Kontinenz bei umschriebener Läsion des externen Sphinkters kommen verschiedene operative Verfahren in Betracht, die bei 60–88 % der Patienten einen gewissen Erfolg haben, u. a. Beckenbodenplastiken und Schaffung eines neuen Sphinkters durch Transposition quergestreiften Muskelgewebes (Buie et al. 2001; Karoui et al. 2000; Madoff et al. 2004). Die Implantation von Elektroden zur Stimulation der sakralen Spinalnerven, die bereits bei der Therapie der neurogenen Blasenstörungen diskutiert wurde, wird auch als neue Therapie der neurogenen Inkontinenz evaluiert (↔) (9). Die Studienergebnisse waren dabei vielversprechend; Erfolgsraten von bis zu 90 % wurden berichtet (Matzel et al. 2004). Minimal-invasive Verfahren wie die Implantation von Mikroballons (Feretis et al. 2001) oder Fremdgewebe (Malouf et al. 2001) in den Analkanal sind experimentell. Selbstverständlich muss parallel die Grundkrankheit behandelt werden, z. B. Diabetes mellitus.

Die Therapie einer neurogenen Obstipation umfasst das Anstreben einer regelmäßigen täglichen Darmentleerung, Provokation der Defäkation durch mechanische Reizung, diätetische Maßnahmen wie Ballaststoffe, Macrogol, die Gabe von Laxanzien (**Tab. K 3.6**) oder Cholinergika und, bei Versagen dieser Maßnahmen, selten auch chirurgische Intervention. Dies dient auch der Prophylaxe ernsterer Komplikationen, wie beispielsweise Megakolon und Ileus. Zu geregelten Tageszeiten soll mindestens ein Defäkationsversuch unternommen werden (nach Möglichkeit ohne Pressen). Auf ausreichende Zufuhr von Flüssigkeit (> 2 l) und Ballaststoffen ist zu achten. Intermittierendes digitales Ausräumen ist unangenehm für den Patienten, aber wenig eingreifend. Erste pharmakologische Maßnahme ist die Gabe von Lactulose (7,5–15 ml 1–2 × täglich), häufig in Kombination mit Ballaststoffen. Lactulose bindet Wasser im Darm und wirkt dadurch als Laxantivum, wird aber verstoffwechselt, was zu unangenehmen Blähungen führen kann. Deshalb sind Macrogole zu bevorzugen. Laxanzien sollen nur vorübergehend verabreicht werden, sind aber vor allem in der ersten Phase der Therapie durch konservative Maßnahmen wie etwa eine Ernährungsumstellung als zusätzliche Maßnahme sinnvoll. Alternativ können auch andere Laxanzien zum Einsatz kommen, z. B. Bisacodyl oder Natriumpicosulfat, die die Darmmotorik direkt stimulieren, aber nicht für eine Dauertherapie geeignet sind. Manchen Patienten gelingt die

**Tab. K 3.6:** Pharmakologische Klassifizierung klinisch relevanter Laxanzien

| Arzneistoffgruppe | Substanzen | Wirkmechanismus |
|---|---|---|
| *Osmotische Laxanzien* | | |
| Polyethylenglykole | Macrogol | osmotische Wasserbindung |
| Zucker | Lactulose | osmotische Wasserbindung |
| Alkohole | Glycerin, Sorbit(ol) | osmotische Wasserbindung |
| *Hydragoge Laxanzien* | | |
| Diphenolische Laxanzien | Bisacodyl, Natriumpicosulfat | antiresorptiv/sekretagog und prokinetisch |
| Anthrachinone | Sennoside | im Kolon bakteriell aktiviert |
| *Prokinetika* | | |
| 5-HT4- RezeptorAgonist | Prucaloprid | prokinetisch |

Defäkation nach Verabreichung von Cholinergika, z. B. Neostigmin (0,5 mg i. m./i. v./s. c.) (↔). Injektionen von Botulinumtoxin führen zur Relaxation des Sphinkters, induzieren aber auch eine Inkontinenz und spielen daher keine wesentliche Rolle bei der Therapie neurogener Obstipation. Dauerhaftes Versagen dieser Therapien kann im Einzelfall auch eine Darmteilresektion rechtfertigen (jedoch nie bei normaler Transitzeit).

## K 3.3 Sexuelle Funktionsstörungen

### K 3.3.1 Klinik

#### K 3.3.1.1 Strukturen und Mechanismen der normalen Sexualfunktion

Unter sexueller Funktionsstörung wird eine Beeinträchtigung der mentalen und körperlichen Vorgänge verstanden, die Planung, Empfindung und Vollzug sexueller Handlungen allgemein und insbesondere den Geschlechtsverkehr betreffen. Der Krankheitswert sexueller Funktionsstörungen wird mehr als bei Störungen anderer Organsysteme durch die subjektiven Vorstellungen des Normalen auf Seiten der klinischen Medizin sowie der Patientinnen und Patienten geprägt. Die peripheren anatomischen Strukturen, deren Integrität Voraussetzung für normale Sexualität ist, werden im Wesentlichen über die gleichen Leitungsbahnen des peripheren und zentralen Nervensystems innerviert wie die Organe der Blasen- und Mastdarmfunktion (Gratzke et al. 2009). Die zentralnervösen Strukturen, die Libido und sexuelles Verhalten steuern, wurden beim Menschen vor allem aus den Auswirkungen umschriebener Hirnläsionen für die Sexualität hergeleitet. Zu diesen Strukturen zählen Frontallappen, Temporallappen und Hypothalamus.

Libido bezeichnet das bewusste, natürliche Bedürfnis nach sexuellen Handlungen. Libido entsteht situativ vermutlich weniger durch biologisch prädeterminierte als durch kulturell definierte Schlüsselreize. Teleologisch dient die Libido der Durchführung des Geschlechtsverkehrs und somit mittelbar der Arterhaltung. Ein vollständiger Geschlechtsakt lässt sich bei Frau und Mann etwas willkürlich in vier Phasen unterteilen: Phase 1 ist psychologisch definiert und entspricht bei beiden Geschlechtern der Libido; Phase 2 ist biologisch definiert und entspricht bei der Frau der Schwellkörperfüllung und vaginalen Lubrikation und beim Mann der Erektion; Phase 3 ist psychologisch und biologisch definiert und entspricht dem seelischen Erlebnis des Orgasmus, der auf biologischer Ebene bei der Frau vermutlich mit rhythmischen Bewegungen der Beckenbodenmuskulatur assoziiert und beim Mann zeitlich mit der Ejakulation verbunden ist; Phase 4 ist bei beiden Geschlechtern die Rückbildungsphase.

Bei der Frau werden Schwellkörperauffüllung und vaginale Lubrikation vermutlich psychogen gesteuert und durch afferente Impulse mitausgelöst und aufrechterhalten, die über den N. pudendus in das Rückenmark gelangen und dort wie die absteigenden zentralnervösen Bahnen parasympathische Efferenzen stimulieren. Diese gelangen aus den sakralen Segmenten S2–S4 im N. pelvicus zu ihrem Wirkort. Ein ausreichender Östrogenspiegel ist Voraussetzung für intakte vaginale Lubrikation. Auch die Erektion des Mannes kann psychogen oder durch sensible Reizung zustandekommen. Ermöglicht wird die Erektion lokal durch parasympathisch und durch Stickoxid (NO) vermittelte Relaxierung glatter Muskulatur und infolgedessen Dilatation der zuführenden Arterien der Corpora cavernosa, deren venöse Drainage gleichzeitig blockiert wird (Gratzke et al. 2009). Kontraktionen der quergestreiften Mm. bulbocavernosus und ischiocavernosus unterstützen die Erektion.

Emission und Ejakulation beim Mann erfordern die Aktivierung sympathischer Efferenzen aus dem unteren Thorakalmark und dem oberen Lumbalmark, die die koordinierte Kontraktion von Epididymis, Ductus deferens, Vesicula seminalis und Prostata auslösen und dadurch den Transport von Samen und Sekreten in die hintere Urethra ermöglichen. Bei ebenfalls sympathisch kontrolliertem Verschluss des inneren Blasensphinkters wird das Samensekret durch rhythmische Kontraktionen von Beckenbodenmuskulatur und Mm. bulbocavernosus und ischiocavernosus ausgetrieben. Der Orgasmus ist ein seelisches Phänomen, das von als angenehm empfundenen Beckenbodenkontraktionen begleitet ist.

Die Abschwellung des Penis ist sympathisch vermittelt und wird über reduzierten Blutzufluss und vermehrten Blutabfluss reguliert. Es folgt eine Refraktärzeit für eine erneute Erektion und Libido in beiden Geschlechtern von variabler Dauer, deren psychophysische Grundlage unbekannt ist.

### K 3.3.1.2 Diagnostik sexueller Funktionsstörungen

Die Abklärung sexueller Funktionsstörungen erfolgt interdisziplinär durch Gynäkologie, Urologie, Andrologie, Innere Medizin, Neurologie und Psychiatrie. Sofern die Störung nicht bei einer bekannten neurologischen Erkrankung auftritt, wird die Neurologie selten als erste Fachdisziplin konsultiert. Bei der Anamnese ist die Art der Störung zu identifizieren. Erfasst werden die Entwicklung der Sexualfunktion, die Abhängigkeit der Störung von Partner und Situation, das Auftreten spontaner nächtlicher oder morgendlicher Erektionen, die Medikamenteneinnahme und das Vorliegen anderer, vor allem internistischer Erkrankungen. Die klinische Untersuchung folgt dem Vorgehen bei Verdacht auf neurogene Blasenstörung. Zusätzlich sind Laboruntersuchungen zum Ausschluss endokriner Störungen erforderlich. Elektrophysiologische Untersuchungen wie evozierte Potenziale des N. pudendus oder die Ableitung des Bulbokavernosusreflexes sind bei Verdacht auf neurogene Erektionsstörungen hilfreiche Instrumente (Lundberg et al. 2005). Die Bedeutung der durch die Messung der evozierten Potenziale erfassten Afferenzen für sexuelle Funktionen wie Erektion oder vaginale Lubrikation ist unklar. Psychophysische diagnostische Untersuchungen werden nur in spezialisierten Zentren angeboten.

Klinisch wichtige sexuelle Funktionsstörungen im engeren Sinne umfassen Libidostörungen, Erektionsstörungen (Impotentia coeundi), Ejakulationsstörungen, Anorgasmie und Priapismus beim Mann sowie Libidostörungen und Anorgasmie bei der Frau. Störungen der Fertilität werden hier nicht behandelt. Die Abklärung der Impotentia generandi, der Infertilität des Mannes, obliegt der Urologie und der Andrologie, während die Abklärung der Unfruchtbarkeit der Frau gynäkologisch erfolgt. Wichtigste Aufgabe der Neurologie ist die Differentialdiagnose im Grenzgebiet zur Inneren Medizin und der Psychiatrie.

Zu den häufigsten Ursachen von Libidostörungen zählen chronische seelische und körperliche Überanstrengung (Stress). Bei Partnerschaftskonflikten und primären andersartigen sexuellen Funktionsstörungen kommt es oft zu sekundärem Libidoverlust, der als Vermeidungsstrategie gedeutet wird. Oft findet sich eine reduzierte Libido auch bei Patientinnen mit schmerzhaften Missempfindungen der Vulva, deren Abklärung kompliziert ist und interdisziplinär dermatologisch, gynäkologisch und psychologisch erfolgt.

Differentialdiagnostisch ist auf einen iatrogen-pharmakogenen Libidoverlust zu achten (Antidepressiva!). Seltener ist Libidoverlust Ausdruck einer fokalen neurologischen Erkrankung, z. B. als Teilaspekt des Frontalhirn-Syndroms bei frontalen Raumforderungen, bei Raumforderungen im Temporallappen und bei Beeinträchtigung der hypothalamisch-hypophysären Achse. Läsionen des ventromedialen Kerngebiets des Hypothalamus werden spezifisch für Libidostörungen verantwortlich gemacht. Häufig ist ein Libidoverlust bei beiden Geschlechtern bei Hypophysentumoren. Dieser korreliert mit Veränderungen im Hormonhaushalt. Libidostörungen finden sich auch bei anderen endokrinen Erkrankungen wie Hypo- und Hyperthyreoidismus und Cushing-Syndrom sowie beim Mann bei Lebererkrankungen, die mit erhöhten Östradiolspiegeln einhergehen. Gesteigerte Libido als krankhafte Störung wird selten konstatiert. Bei Parkinson-Patienten ist eine gesteigerte Libido (Hypersexualität) am ehesten Folge der dopaminergen Medikation. Das Klüver-Bucy-Syndrom, das durch Hypersexualität, Hyperphagie und Amnesie gekennzeichnet ist, wird auf Läsionen beider medialer Temporallappen, insbesondere im Gyrus piriformis zurückgeführt. Ob eine wirkliche Hyperlibido vorliegt, ist fraglich. Gleiches gilt für Läsionen des basalen orbitofrontalen Kortex, die phänomenologisch mit sexueller Enthemmung einhergehen.

Erektionsstörungen sind die häufigste Form sexueller Funktionsstörung des Mannes, speziell auf neurologischem Fachgebiet. Die Inzidenz wird wegen unvollständiger Anamneseerhebung oder falscher Angaben der Patienten vermutlich unterschätzt. Die Ursachen sind nach aktuellen Schätzungen psychogen (50 %) organisch (30 %) oder kombiniert (20 %). Die Genese der organischen Störungen ist neurogen (20 %), vaskulär-arteriell (50 %), vaskulär-kavernös (25 %) oder endokrin (5 %). Alle Erkrankungen, die genitale Afferenzen oder sakrale somatische oder parasympathische Efferenzen betreffen, können zu Erektionsstörungen führen. Erektionsstörungen sind häufige Symptome autonomer Neuropathien und der Multisystematrophien. Vaskuläre Erkrankungen, z. B. Atherosklerose der Bauchaorta oder diabetische Angiopathien, vermindern die Blutzufuhr zum Penis und gehen mit einer primär unvollständigen Erektion einher. Bei Unfähigkeit, den venösen Abfluss zu drosseln, kann ebenfalls keine suffiziente Erektion erreicht oder aufrechterhalten werden. Erhaltene nächtliche oder morgendliche Erektionen sprechen für eine psychogene oder neurogene Ursache einer Erektionsstörung und gegen eine vaskuläre Genese. Bei endokrinen Erkrankungen ist Erektionsschwäche meist mit Libidoverlust assoziiert. Ob bei endokrinen Erkrankungen direkte Störungen der die Erektion einleitenden und unterhaltenden peripheren Mechanismen vorliegen, ist unklar. Häufige psychogene Ursachen sind Partnerschaftsprobleme und Versagensangst. Mit erhöhtem Sympathikotonus einhergehende Angst könnte wegen der adrenergen vasokonstriktorischen Innervation des Penis die Erektionsschwäche mitverursachen. Wichtiger diagnostischer Test nach Abklärung anderer Erkrankungen ist die intrakavernöse Applikation von Papaverin, Phentolamin oder Prostaglandin E1 zur Provokation einer Erektion. Entwickelt sich eine regelrechte Erektion, so liegt eine neurogene oder psychogene Störung vor. Verzögerte, aber schließlich suffiziente Erektion spricht für eine Störung des arteriellen Zustroms. Eine verzögerte und inkomplette Erektion weist eher auf eine Insuffizienz des venösen Ausstromblocks hin. Der Test ist auch prädiktiv für die Therapiemöglichkeiten (s. u.).

Klinisch relevante Formen der Ejakulationsstörungen sind verzögerte oder ausgefallene Ejakulation

(Ejaculatio deficiens), retrograde Ejakulation (Ejaculatio retrograda) und prämature (vorzeitige) Ejakulation (Ejaculatio praecox). Erschwerte oder ausgefallene Ejakulation ist durch Läsionen der thorakolumbalen sympathischen Efferenzen, spinale Erkrankungen oder Operationen im Retroperitonealraum, Androgenmangel, Medikamenteneinnahme oder psychogen verursacht. Retrograde Ejakulation entsteht bei fehlendem Verschluss des internen Urethrasphinkters während der Ejakulation. Ursachen sind autonome Neuropathien (meist diabetischer Genese), radikale Prostatektomie, transurethrale Resektion der Prostata, Blasenhalsresektionen und Medikamentennebenwirkung (z. B. $\alpha_1$-Adrenozeptorantagonisten). Die prämature Ejakulation gilt traditionell als psychogene Störung. Ergebnisse von Tierversuchen und psychopharmakologischen Untersuchungen lassen allerdings die Annahme zu, dass biologische Faktoren wie penile Hypersensitivität und Serotonin-Rezeptor-Dysfunktionen einen wichtigen Anteil an der Pathogenese dieser Ejakulationsstörung haben (Henry und Morales 2003; Heuer et al. 2002; McMahon et al. 2004).

Anorgasmie ist obligate Folge einer kompletten genitalen Deafferenzierung durch periphere oder spinale Läsionen. Anorgasmie in Verbindung mit Libidoverlust wurde nach stereotaktischen Operationen im Hypothalamus beobachtet. Selten werden Pharmaka ursächlich angeschuldigt. Bei erhaltener Libido und Erektion oder Lubrikation ist Anorgasmie fast immer psychogen.

Als Priapismus wird eine andauernde, meist schmerzhafte Erektion bezeichnet, die unabhängig von sexuellen Aktivitäten auftritt. Pathophysiologisch lässt sich der Priapismus in einen ischämischen »Low-flow«- (> 95 % der Fälle) und einen nicht ischämischen »High-flow«-Priapismus unterteilen. Für diese Unterscheidung ergeben sich bereits anamnestisch erste Hinweise. Während insbesondere traumatische Ereignisse auf einen High-flow-Priapismus hindeuten, ist der Low-flow-Priapismus meist idiopathisch bedingt. Die Sichelzellanämie und andere hämatologische Erkrankungen oder intrakavernöse Injektionen sind in erster Linie verdächtig auf einen Low-flow-Priapismus. Die genaue Abgrenzung erfolgt durch eine Blutgasanalyse aus aspiriertem kavernösem Blut. Beim High-flow-Typ finden sich arterielle Blutgase, beim Low-flow-Typ venöse oder subvenöse Gase. Klinisch fällt beim Priapismus eine schmerzlose oder schmerzhafte Erektion mit rigiden Corpora cavernosa bei detumeszenter Glans und detumeszentem Corpus spongiosum auf. Wird der Low-flow-Priapismus nicht behandelt, so klingt er nach zwei bis drei Wochen spontan ab. Hieraus resultiert zumeist ein vollständiger fibröser Umbau der Corpora cavernosa mit vollständiger erektiler Dysfunktion. In der Folgezeit atrophieren die Schwellkörper meist, bis sie deutlich verhärtet sind.

## K 3.3.2 Verlauf

Verlauf und Prognose sexueller Funktionsstörungen hängen von der Grunderkrankung ab. Bei Multipler Sklerose sind sexuelle Funktionsstörungen selten ein Frühsymptom. Sie betreffen bei längerem Verlauf aber 75 % der erkrankten Männer und 50 % der Frauen. 29–86 % berichten über Libidoverlust, 24–58 % über eine eingeschränkte Orgasmusfähigkeit (Ghezzi 1999, 2004). Läsionen des lumbosakralen Myelons sind die häufigste Ursache. Erektionsschwäche ist die typische Störung beim Mann. Störungen bei der Frau sind Sensibilitätsstörungen, Missempfindungen, Libidoverlust und Anorgasmie. Die Sexualfunktion bei Multipler Sklerose wird durch zahlreiche praktische Probleme wie Dauerkatheter, Inkontinenz sowie Paraparese und Paraspastik der Beine zusätzlich beeinträchtigt. Sexuelle Funktionsstörungen sind vermutlich nicht durch die Grunderkrankung bedingt, wenn Blasenstörungen und Defizite der unteren Extremitäten fehlen. Erektionsstörungen sind bei Patienten mit idiopathischem Parkinson-Syndrom häufiger als bei gleichaltrigen Kontrollpersonen. Erektionsstörungen während des Geschlechtsverkehrs betreffen ca. die Hälfte der betroffenen Männer, nächtliche und morgendliche Erektionen fehlen häufig (Lundberg et al. 2005). Eine hohe Inzidenz sexueller Funktionsstörungen von über 50 % findet sich bei Epilepsien – vor allem Libidoverlust und Erektionsstörungen. Als Ursache wird u. a. eine Modulation endokriner Regelkreise durch Antikonvulsiva vermutet, vor allem bei Männern (Penovich 2000). Epileptische Anfälle selbst führen zu transienten Hyperprolaktinämien, deren Wirkung auf die Sexualfunktion jedoch fraglich ist. Testosteronspiegel im Blut können durch Enzyminduktion gesenkt und ggf. therapeutisch medikamentös ausgeglichen werden (Herzog et al. 1998). Psychologische Ursachen der sexuellen Dysfunktion werden diskutiert, zumal sexuelle Stimulation und Orgasmus – vielleicht über Hyperventilation – krampffördernd wirken können.

Autonome Neuropathien führen häufig zu sexuellen Störungen, insbesondere Erektionsstörungen. Häufigste Ursache ist der Diabetes mellitus. Psychogene und frühmorgendliche Erektionen sollen stärker betroffen sein als solche nach genitaler Stimulation. Die Prognose ist auch bei invasiverer Therapie eher ungünstig. Beim Alkoholismus tragen autonome Neuropathie und endokrine Wirkungen vermutlich gemeinsam zu sexuellen Störungen bei. Neuropathiebedingte sexuelle Funktionsstörungen der Frau sind beeinträchtigte Lubrikation und Anorgasmie. Betroffen sind bis zu einem Drittel der Frauen mit peripheren Neuropathien.

In den ersten sechs Wochen nach einer akuten Querschnittläsion sind Erektion und Ejakulation erloschen. Mit einer partiellen Erholung kann nach sechs Wochen bis nach Ablauf eines Jahres gerechnet werden. Nach genitaler Stimulation kommt es bei 54–95 % der Männer zu Reflexerektionen, vor allem bei Läsionen oberhalb von Th11, während komplette Läsionen von sakralem Rückenmark und Cauda equina dies ausschließen. Reflektorische Ejakulationen erfordern ein intaktes sympathisches Koordinationszentrum bei Th11–L2 und werden demnach häufiger bei supralumbalen Läsionen beobachtet. Vaginale Schwellung und Lubrikation können bei suprasakralen Läsionen durch genitale Stimulation ausgelöst werden. Die Empfindung des Orgasmus setzt die partielle Integrität genitaler Afferenzen zum Zerebrum voraus.

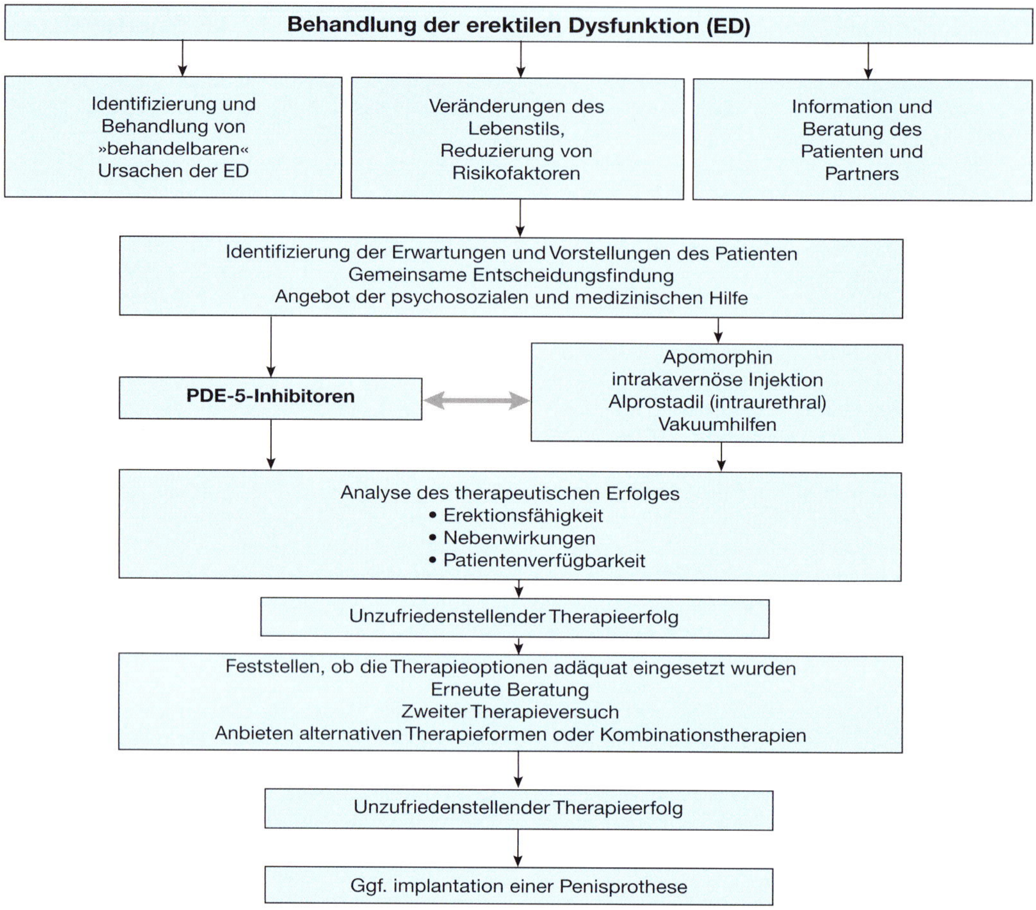


**Abb. K 3.3:** Behandlungsalgorithmus der erektilen Dysfunktion (ED) (modifiziert nach Hatzimouratidis et al. 2010)

## K 3.3.3 Therapeutische Prinzipien und pragmatische Therapie

Die Therapie von Libidostörungen erfordert die ätiologische Zuordnung und Behandlung der Grunderkrankung (**Abb. K 3.3**). Bei endokriner Ursache ist eine hormonelle Therapie indiziert; dieser sollte eine Abklärung des Vorliegens eines Prostatakarzinoms (PSA-Wert, digital-rektale Palpation der Prostata) unbedingt erfolgen. Die Behandlung des sekundären hypophysären Hypogonadismus sollte durch endokrinologische Spezialisten erfolgen. Sie umfasst die Gabe von Choriongonadotrophin, Follitropin (FSH) und Lutropin (LH). Libidoverlust bei Hyperprolaktinämie wird mit Bromocriptin oder anderen Dopaminrezeptor-Agonisten behandelt. Eine lokale oder topische Östrogen-Substitutionstherapie bei menopausalen Frauen führt zu einer Steigerung der Libido, einer Zunahme der klitoralen Sensibilität und einer deutlichen Verminderung von Schmerzsensationen während des Koitus wahrscheinlich durch eine Stimulation der vaginalen Lubrikation (Sarrel et al. 1998).

Für die Behandlung von *Erektionsstörungen* stehen zahlreiche wirksame pharmakologische und nichtpharmakologische Behandlungsverfahren zur Verfügung.

Die orale Pharmakotherapie mit den Phosphodiesterase-5-Inhibitoren (PDE-5) stellt mit Ansprechraten von bis zu 80 % für die meisten Patienten die Therapie der Wahl dar (**Tab. K 3.7**). Seit der Einführung von Sildenafil im Jahr 1998 (Boolell et al. 1996; Goldstein et al. 1998) sind mittlerweile drei weitere PDE-5-Inhibitoren auf den Markt gekommen (Tadalafil [Cialis®], Vardenafil [Levitra®] und Avanafil [Spedra®]), die in ihrer Wirksamkeit vergleichbar erscheinen und sowohl eine organische als auch eine psychogene bzw. gemischte erektile Dysfunktion unterschiedlicher Ätiologie erfolgreich behandeln können (↑↑, A). Durch die selektive Hemmung der Phosphodiesterase-5, eines intrazellulären Enzyms, wird der Abbau von zyklischem Guanosinmonophosphat (cGMP) gehemmt, wodurch es zu einer Akkumulation dieses intrazellulären Botenstoffes kommt, der über einen weiteren komplexen Mechanismus zur Relaxation der glatten Muskelzelle führt. Die im Ausland zugelassenen Wirkstoffe Udenafil, Mirodenafil und Lodenafil sind ebenfalls selektive PDE-5-Inhibitoren, deren Wirkung sowohl »on-demand« als auch kontinuierlich bei Patienten mit ED belegt wurde (Chen et al. 2015; Park et al. 2010) (↑, B).

Klinisch relevante Unterschiede der PDE-5-Inhibitoren bestehen hinsichtlich ihrer Pharmakokinetik und ihrer Wirkdauer: Während bei Sildenafil die maximale Plasmakonzentration ca. 60 Minuten nach oraler Gabe erreicht ist, liegt diese Latenz für Vardenafil mit ca. 40 Minuten etwas kürzer, bei Tadalafil beträgt die Zeitspanne ca. 120 Minuten (Montorsi et al. 2003). Am schnellsten wird die maximale Plasmakonzentration bei Avanafil nach ca. 30–45 Minuten erreicht. Der klinische Wirkeintritt findet etwa zur Hälfte dieser Zeit bis zum Erreichen des Maximums statt. Die klinische Wirksamkeit für Tadalafil beträgt aufgrund der langen Halbwertszeit ca. 36 Stunden (Montorsi et al. 2003), dagegen wird die Wirkdauer für Sildenafil und Vardenafil im Durchschnitt mit ca. 12 Stunden angegeben (Guay et al. 2001; Pryor 2002; Sperling et al. 2003).

Prinzipiell sollte zwischen der Einnahme eines PDE-5-Inhibitors »on-demand«, d. h. bei Bedarf, oder kontinuierlich, d. h. täglich, differenziert werden. Verschiedene Studien unterstrichen die Wirkung von Tadalafil 5 mg/Tag auch bei Patienten mit Diabetes mellitus in der Therapie der ED (Hatzichristou et al. 2008; Hatzimouratidis et al. 2010; Porst et al. 2008). Prinzipiell scheinen Patienten jedoch die Einnahme bei Bedarf zu bevorzugen (Mirone et al. 2005).

Tadalafil 5 mg/Tag ist seit kurzem zur Therapie des benignen Prostatasyndroms bei erwachsenen Männern zugelassen und zeigte neben einer Verbesserung der erektilen Funktion und des subjektiven Befindens eine objektiv messbare Verstärkung der Harnflussrate (Herlemann et al. 2013).

Die Nebenwirkungen der vier Präparate, die sich durch die Verteilung der PDE-Isoenzyme innerhalb des Körpers erklären, sind oft passager und verschwinden nach wiederholter Gabe der Substanz meist vollständig. Die häufigsten Nebenwirkungen sind Gesichtsrötung/Flush-Symptomatik (Montorsi et al. 2003), Kopfschmerzen, Schwindel und Dyspepsie. Selten sind Farbsehstörungen, die zwischen 2–6 % bei Einnahme von Sildenafil angegeben werden, aber vorwiegend nur bei Einnahme der Maximaldosis von 100 mg auftreten (Goldstein et al. 1998) und in ca. 3–4 % zu einem Abbruch der Anwendung führen (Montorsi et al. 2003). Die Farbsehstörungen sind am ehesten im Zusammenhang mit der Hemmung der PDE-6 zu erklären, die an der Phototransduktion in der Retina beteiligt ist (Goldstein et al. 1998; McMahon et al. 2004). Für Tadalafil und Avanafil ist als seltene Nebenwirkung die Myalgie beschrieben, wobei der Pathomechanismus noch ungeklärt ist.

Darüber hinaus wurde in letzter Zeit über eine nicht-arteriitische anteriore ischämische Optikusneuropathie (NAION) in Verbindung mit PDE-5-Inhibitoren berichtet (Buono et al. 2002). Hierbei handelt es sich um eine Schädigung des Sehnervs aufgrund einer mangelnden Blutzufuhr, die zu dauerhafter Erblindung führen kann und sich durch plötzlichen okularen schmerzlosen Sehverlust äußert, der Stunden bis Wochen andauern kann. Die genaue Ursache dieser auch von jeglicher Medikamenteneinnahme unabhängig spontan auftretenden Erkrankung (Inzidenz 2–10 pro 100 000 Fälle) ist unbekannt.

Eine absolute Kontraindikation für die Verabreichung von PDE-5-Inhibitoren stellt die Komedikation von Nitraten und NO-Donatoren jeglicher Art dar, da es bei Kombination beider Medikamente zu einer bedrohlichen Verstärkung des blutdrucksenkenden Effektes kommen kann, der bis zu 48 Stunden nach Einnahme von PDE-5-Inhibitoren nachweisbar ist. Bei Beachtung dieser Kontraindikationen ist mit keinem erhöhten kardiovaskulären Risiko zu rechnen (Jünemann 2003; Sperling et al. 2003).

Eine weitere oral verfügbare Substanz mit zentralem Alpha-2-Wirkmechanismus ist Yohimbin, ein selektiver Alpha-2-Rezeptor-Antagonist. Yohimbin wird als Alkaloid aus den Blättern und der Rinde des afrikanischen Baumes Pausinystalia yohimbe gewonnen und bewirkt eine Erhöhung von erektionsfördernden Efferenzen. Die Indikation für diese Substanz besteht insbesondere bei psychogener erektiler Dysfunktion (z. B. Versagensangst). Auf der Grundlage der aus klinischen Studien mit dieser Substanz verfügbaren Daten ist die Effektivität kritisch zu sehen (↔, B). An Nebenwirkungen wurden hauptsächlich Unruhe, Angstzustände, Nervosität, Schlafstörungen und Händezittern angegeben; auch über Blutdruckschwankungen wurde in der Literatur berichtet (Trottmann et al. 2015).

Testosteron besitzt eine entscheidende Rolle bei den zentralen und peripheren Erektionsmechanismen. So beeinflusst ein normaler Testosteronspiegel die Anzahl spontan aufgetretener nächtlicher Erektionen, hat zerebral positiv modulierende Funktionen auf die Erektion (über Dopamin) und bewirkt einen Anstieg NOS-haltiger Nervenfasern im Schwellkörpergewebe. Ab dem 40. Lebensjahr kommt es zu einem kontinuierlichen Abfall des Testosterons aufgrund einer Abnahme der Leydigzellzahl in den Hoden und einem verminderten Ansprechen der Leydigzellen auf LH. Die Symptome subnormaler Testosteronspiegel sind jedoch individuell sehr unterschiedlich. Diese können sich u. a. in Depressionen, Muskelkraftverminderung, Osteoporose und Störungen der Erektionsfähigkeit äußern, die sich unter dem Begriff des Aging Male Syndroms (AMS) zusammenfassen lassen (Shabsigh 2004).

Ein Mangel an Testosteron kann zu einer zunehmenden Fibrosierung in den Corpora cavernosa durch Apoptose führen und dadurch zu einem Verlust der Elastizität in den Schwellkörpern. Die Indikation für eine Testosteron-Substitutionstherapie besteht bei nachgewiesenem Hypogonadismus und bei durch Testosteronmangel bedingter erektiler Dysfunktion (ED) (↑↑, A). Wichtig für die Diagnose des Testosteronmangels ist die wiederholte (bis zu zweimalige) Messung des Gesamttestosterons in den Morgenstunden, da die Serumkonzentration physiologischen Schwankungen unterliegt und morgens am höchsten ist. Darüber hinaus muss vor einer Testosteronsubstitution ein Prostatakarzinom mittels digital-rektaler Untersuchung, der Bestimmung des PSA-Wertes und fakultativ einem transrektalen Ultraschall der Prostata ausgeschlossen werden. Unter Testosteronsubstitution erfolgen Kontrollen in mindestens halbjährlichem Abstand (Cave: auch mögliche Polyglobulie unter Testosteronsubstitution).

Bei oraler Medikation ist meist mit schwankenden und insuffizienten Testosteronspiegeln zu rechnen; es müssen über den Tag verteilt drei bis vier Kapseln eingenommen werden. Darüber hinaus kann die Substitution sowohl intramuskulär erfolgen, sollte dann jedoch aufgrund der Halbwertszeit des Testosteron-Enanthat von 4,5 Tagen alle 2–3 Wochen wiederholt werden. Die transdermalen Applikationsformen als Gel (25–50 mg) oder Pflaster (Testopatch® 1,2–2,4 mg 24 h) ahmen am ehesten die physiologische zirkadiane Testosteronkinetik nach und haben den Vorteil, keine supraphysiologischen Serumspiegel zu erzeugen (Stief 2002;

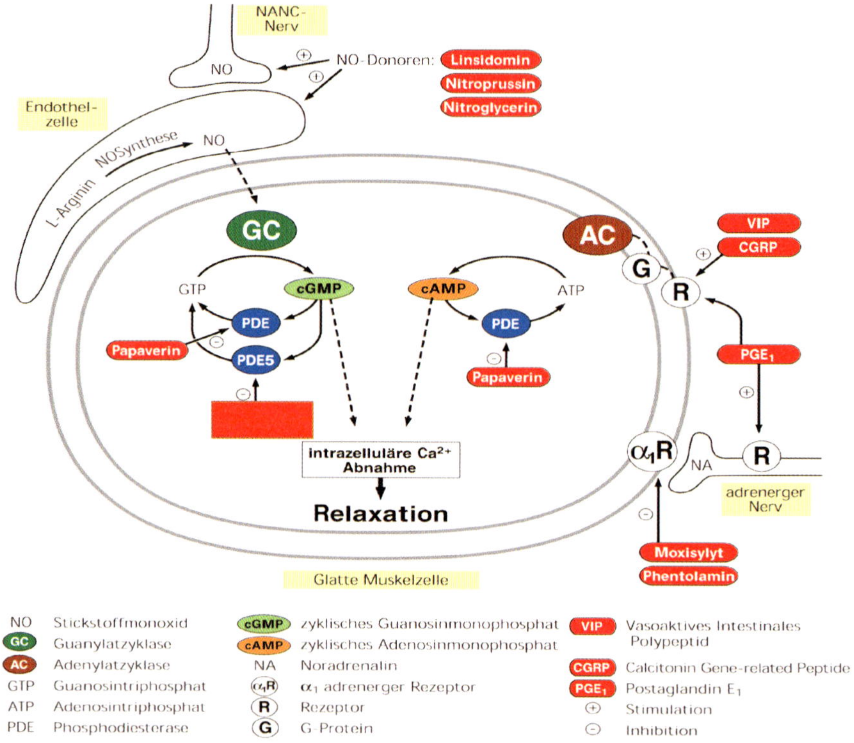


**Abb. K 3.4:** Schematische Darstellung der NO-cGMP-Regulationskaskade (Ückert 2002)

**Tab. K 3.7:** Darstellung der wichtigsten pharmakologischen Daten der zur oralen Therapie der erektilen Dysfunktion in Deutschland zugelassenen Phosphodiesterase-5-Inhibitoren

| Wirkstoff | Sildenafil | Vardenafil (Levitra®) | Tadalafil (Cialis®) | Avanafil (Spedra®) |
|---|---|---|---|---|
| Dosierung | 20, 50 und 100 mg | 5, 10 und 20 mg | 5, 10 und 20 mg | 50, 100 und 200 mg |
| Wirkeintritt | 12–37 min | 15–30 min | 2–3 h | 15–30 min |
| $IC_{50}$ (nM) | 6,6 | 0,7 | 9 | 5,2 |
| Tmax (h) | 1 | 0,5–2 | 2 h | 0,5–0,75 |
| T1/2 (h) | 3–4 | 4–6 | 17,5 | 6–17 |
| Nebenwirkungen | Kopfschmerzen, Gesichtsrötung (Flush), Dyspepsie, Rhinitis, Schwindel, Farbsehstörungen | s. Sildenafil | s. Sildenafil sowie Myalgien und Rückenschmerzen | s. Tadalafil |
| Absolute Kontra-indikationen | Nitrate/NO-Donatoren, schwere KHK, Retinitis pigmentosa | s. Sildenafil | s. Sildenafil | s. Sildenafil |
| Evidenzklasse/ Empfehlungsstärke | ↑↑, A | ↑↑, A | ↑↑, A | ↑↑, A |

$IC_{50}$ Inhibitorkonzentration, welche die Enzymaktivität um die Hälfte senkt
Tmax Zeit bis zum Auftreten des Spitzenplasmaspiegels
T1/2 Halbwertszeit

Trottmann et al. 2010). Darüber hinaus ist ein Präparat auf dem Markt, das nach intramuskulärer Applikation eine dreimonatige Applikation von Testosteron ermöglicht (Nebido® 1 000 mg) und aufgrund seiner stabilen Pharmakokinetik eine patientenfreundliche Anwendung verspricht (↑↑, A). Besteht bei betroffenen Patienten eine Kontraindikation für PDE-5-Inhibitoren und/oder kommt es zu keinem ausreichenden Therapieerfolg, kommen eine Reihe weiterer Behandlungsoptionen in Betracht, wie z. B. die Schwellkörperautoinjektionstherapie (SKAT) mit vasoaktiven Substanzen (↑, B). Die gebräuchlichste Substanz stellt das Prostaglandin E1 dar, das über die Bindung an einem spezifischen Rezeptor zur intrazellulären Akkumulation von zyklischem Adenosinmonophosphat (cAMP) führt, in deren Folge es zur glattmuskulären Relaxation und Erektion kommt (Stief 2002). Nach intrakavernöser Gabe ist ein Wirkungseintritt nach etwa 5–10 Min. mit einer Wirkdauer für ca. 30–60 Min. zu erwarten. Da es bei diesem Verfahren zur direkten Injektion der Wirksubstanz ins

Corpus cavernosum kommt, werden Ansprechraten von bis zu 90 % erreicht. Aufgrund der geringen Dosis von 10–40 µg sind systemische Nebenwirkungen sehr selten.

Der nicht selektive PDE-5-Inhibitor Papaverin und der Alpha-Blocker Phentolamin als weitere vasoaktive Substanzen sind aufgrund ihrer Hepatotoxizität und der ungleich höheren Gefahr prolongierter Erektionen als intrakavernöse Monotherapie in der erektilen Dysfunktion weitgehend verlassen worden und kommen nur noch als Zweier (Bimix)- oder Dreierkombinationen (Trimix; hier in Kombination mit PGE1) in Betracht (Trimix: PGE1 20 m/ml, Papaverin 22,4 mg/ml, Phentolamin 0,94 mg/ml) (↑, B). Aviptadil kann als Analogon zum »vasoactive intestinal polypeptide« (VIP) zur Behandlung der erektilen Dysfunktion– auch in Kombination mit Phentolamin (Invicorp™) – angewendet werden (↑, B).

Als Alternative zur direkten intrakavernösen Injektion von Prostaglandin E1 (PGE1; z. B. Alprostadil) bietet sich die intraurethrale Applikation von PGE1 in Form sog. Mikropellets (250, 500 und 1 000 µg) an (MUSE), die erstmals 1992 beschrieben wurden und seit 1999 in der EU zugelassen sind (Stief et al. 2002) (↑, B). Nach Gabe ist ein Wirkungseintritt nach etwa 5–10 Min. mit einer Wirkdauer für ca. 30–60 Min. zu erwarten. MUSE bietet sich aufgrund des einfachen und gebrauchsfertigen Applikatorsystems und der günstigen Wirkung-Nebenwirkung-Relation (Nebenwirkungen u. a. penile Schmerzen, Brennen in der Urethra) als attraktive Alternative besonders für Patienten nach radikaler Prostatektomie an. Diese Therapieform eignet sich auch für diejenigen Patienten, die die Nebenwirkungen einer systemischen oralen Therapie vermeiden wollen. Sowohl bei der SKAT- als auch bei MUSE-Therapie ist eine Kombination mit einem PDE-5-Inhibitor möglich.

Seit kurzem ist in der EU eine topische PGE1-Applikationsform zugelassen (Vitaros®) (↑, B). Über einen speziellen Applikator wird die Creme auf die Glans penis und den Meatus urethrae aufgetragen. Verfügbar ist aktuell eine Dosierung von 300 µg in 100 mg Creme. Die Wirkung setzt nach etwa 5–30 Min. ein; die Wirkungsdauer beträgt 60–120 Min. Als Nebenwirkung ist auf eine topische Reizung mit Juckreiz und Rötung hinzuweisen (Trottmann et al. 2015).

Die Implantationschirurgie ist heute die Ultima Ratio in der Therapie der erektilen Dysfunktion. Da es durch Implantation des alloplastischen Materials zu einer irreversiblen Destruktion der Schwellkörper kommt, muss gerade bei jüngeren Patienten darauf hingewiesen werden, dass ihnen durch das Implantat jeglicher Zugang zu eventuellen Neuentwicklungen in der Therapie verschlossen bleiben wird. Dies darf aber nicht bedeuten, dass gerade jungen Männern mit primärer erektiler Dysfunktion, die Non-Responder auf alle Therapieoptionen sind, diese Methode versagt wird. Die Indikation für ein Penisimplantat ist beim Therapieversagen aller konservativen oder anderer operativen Verfahren gegeben, wobei hier in erster Linie Patienten mit einer kavernös-venösen Okklusionsstörung in Betracht kommen (Manning et al. 1998; Stief 2002). Die Implantate bestehen aus einem nach intraabdominell zu legenden Flüssigkeitsreservoir, einer skrotal zu implantierenden Pumpe und den beiden im Corpus cavernosum liegenden Zylindern, die untereinander durch Silikonschläuche verbunden sind. Die Versteifung erfolgt durch Betätigung der im Hoden implantierten Pumpe. Dabei wird die Flüssigkeit aus dem Reservoir in die Zylinder befördert, die als artifizielle Schwellkörper dienen. Die Detumeszenz kann nachfolgend durch Betätigen des Ablassventils herbeigeführt werden – die Flüssigkeit fließt wieder zurück in das Reservoir.

Vaginale *Lubrikationsstörungen* und assoziierte Schmerzen und Missempfindungen spontan und während des Geschlechtsverkehrs können durch Salben und Gele behandelt werden.

Bei *Ejaculatio deficiens* aufgrund von Läsionen des Sympathikus kann durch Vibrationsbehandlung des Penis oder Alpha-Sympathomimetika Ejakulat für eine Insemination gewonnen werden. Dies betrifft vor allem junge Männer mit traumatischer Querschnittläsion und Kinderwunsch (Brackett 1999). Bei Versagen dieser Therapie kommt die Elektroejakulation durch lokale Stimulation infrage (Chia 2002). Die intrathekale Gabe von Cholinesteraseinhibitoren zur Auslösung der Ejakulation ist wegen der Gefahr der autonomen Dysreflexie kontraindiziert. Falls auch durch Elektrostimulation keine Spermien gewonnen werden können, ist die mikrochirurgisch epididymale Spermienaspiration (MESA), die testikuläre Spermienextraktion (TESE) oder die Spermienaspiration (TESA) möglich.

Bei *retrograder Ejakulation* beschränken sich die medikamentösen Therapieoptionen meist auf Alpha-Sympathomimetika. Erfolgreiche Berichte existieren über die Gewinnung von Spermien aus postmasturbatorischem Urin in Kombination mit der intrazytoplasmatischen Spermieninjektion (ICSI). Zur Optimierung dieser Methode sollte der Urin alkalisiert werden. Weiterhin kann dem Patienten nach initialer Miktion und vor der Masturbation ein Zellzuchtmedium (z. B. Ham's F-10) in die Harnblase instilliert werden (Saito et al. 1998). Alternativ kommen bei Kinderwunsch verschiedene Möglichkeiten der Spermienasservierung für eine künstliche Befruchtung in Frage (Ochsenkuhn et al. 1999).

Die *prämature Ejakulation* gilt hauptsächlich als psychogene Störung. Als biologische Faktoren werden eine penile Hypersensitivität und 5-HT-Rezeptor-Dysfunktion diskutiert (Rowland et al. 2010). Verschiedene Psychotherapien werden angewandt. (»Stop-Start-Programm«, »Squeeze-Technik«) (↔, C) (Hatzimouratidis et al. 2010). Alternativ wird die Einnahme des selektiven Serotonin-Reuptake-Hemmers Dapoxetin (Priligy® 30–60 mg) zwei Stunden vor dem Geschlechtsverkehr empfohlen (↑↑, A) (Sharlip 2006). Dapoxetin wurde 2008 in sieben europäischen Ländern zugelassen und stellt zurzeit das einzige zugelassene Medikament in dieser Indikation dar. Außerdem können topische lokalanästhetische Substanzen (z. B. Lidocain-Salbe 2,5 %) 20–30 Minuten vor dem Geschlechtsverkehr auf den Penis aufgetragen werden (↑, A) (Hatzimouratidis et al. 2010). Der Einsatz des PDE-5-Inhibitors Sildenafil scheint ebenfalls gerechtfertigt (↑, B).

Die Behandlung der *Anorgasmie* steht gegenüber der Behandlung der anderen sexuellen Funktionsstörungen in der Neurologie im Hintergrund. Vermutlich ist die Anorgasmie bei neurologischen Patienten meist mit anderen sexuellen Funktionsstörungen assoziiert und mit erfolgreicher Therapie der assoziierten Störung mitbehandelt. Eine beeinträchtigte sensorische Afferenz kann bei beiden Geschlechtern durch Vibratoren kompensiert werden (Mattson et al. 1995).

Der *Low-flow-Priapismus* und Rückbildungsstörungen nach Erektion sind urologische Notfälle. Die Therapie soll möglichst rasch und immer innerhalb von 24 Stunden erfolgen. Initial wird Blut aus dem Schwellkörper aspiriert. Unterstützend kann eine Kompression des Penis und Spülung mit 0,9 %-Natriumchloridlösung erfolgen. Führt dieses Verfahren zu keiner ausreichenden Detumeszenz, können intrakavernös Alpha-Agonisten (z. B. 200 µg Phenylephrin alle 3–5 Minuten) lokal injiziert werden, bis der Penis durch Kontraktion der glatten Muskulatur und Wiederherstellung der venösen Drainage erschlafft (↑, B). Dabei ist eine ständige Überwachung der Herz-Kreislauffunktion unerlässlich (Salonia et al. 2014). Ist dies nicht erfolgreich, so erfolgt die operative Anlage einer Anastomose zwischen Glans penis und Corpus cavernosum (spongiokavernöser Shunt). Der (nicht ischämische) *High-flow-Priapismus* ist per se keine Notfallsituation und verlangt nach einer zunächst ausschließlich konservativen Therapie (Kühlung, Kompression und Gabe antiinflammatorischer Substanzen wie z. B. Diclofenac), ohne den Einsatz alpha-adrenerger Substanzen (↑, B). Nur im Einzelfall sind weitergehende Maßnahmen wie z. B. die supraselektive Angiographie und Embolisierung des peripheren Gefäßbettes notwendig (Salonia et al. 2014).

## Literatur


Abrams P, Amarenco G, Bakke A, Buczynski A, Castro-Diaz D, Harrison S, Kramer G, Marsik R, Prajsner A, Stöhrer M, Van Kerrebroeck P, Wyndaele JJ, European Tamsulosin Neurogenic Lower Urinary Tract Dysfunction Study G. Tamsulosin: efficacy and safety in patients with neurogenic lower urinary tract dysfunction due to suprasacral spinal cord injury. J Urol 2003; 170: 1242–1251.

Abrams P, Kelleher C, Staskin D, Rechberger T, Kay R et al. Combination treatment with mirabegron and solifenacin in patients with overactive bladder: efficacy and safety results from a randomised, double-blind, dose-ranging, phase 2 study (Symphony). Eur Urol 2015; 67: 577–588.

Andersson KE, Chapple CR, Cardozo L, Cruz F, Hashim H, Michel MC, Tannenbaum C, Wein AJ. Pharmacological treatment of overactive bladder: report from the International Consultation on Incontinence. Curr Opin Urol 2009; 19: 380–394.

Andersson KE, Gratzke C. Pharmacology of alpha1-adrenoceptor antagonists in the lower urinary tract and central nervous system. Nat Clin Pract Urol 2007; 4; 368–378.

Andersson KE, Gratzke C, Hedlund P. The role of the transient receptor potential (TRP) superfamily of cation-selective channels in the management of the overactive bladder. BJU Int 2011; 106: 1114–1127.

Appell RA. Overactive bladder in special patient populations. Rev Urol 2003; 5 (Suppl 8): 37–41.

Appell RA, Sand P, Dmochowski R, Anderson R, Zinner N, Lama D, Roach M, Miklos J, Saltzstein D, Boone T, Staskin DR, Albrecht D. Overactive Bladder: Judging Effective C, Treatment Study G. Prospective randomized controlled trial of extended-release oxybutynin chloride and tolterodine tartrate in the treatment of overactive bladder: results of the OBJECT Study. Mayo Clin Proc 2001; 76: 358–363.

Barendrecht MM, Oelke M, Laguna MP, Michel MC. Is the use of parasympathomimetics for treating an underactive urinary bladder evidence-based? BJU Int 2007; 99: 749–752.

Bennett N, O'Leary M, Patel AS, Xavier M, Erickson JR, Chancellor MB. Can higher doses of oxybutynin improve efficacy in neurogenic bladder? J Urol 2004; 171: 749–751.

Boolell M, Gepi-Attee S, Gingell JC, Allen MJ. Sildenafil, a novel effective oral therapy for male erectile dysfunction. Br J Urol 1996; 78: 257–261.

Brackett NL. Semen retrieval by penile vibratory stimulation in men with spinal cord injury. Hum Reprod Update 1999; 5: 216–222.

Buie WD, Lowry AC, Rothenberger DA, Madoff RD. Clinical rather than laboratory assessment predicts continence after anterior sphincteroplasty. Dis Colon Rectum 2001; 44: 1255–1260.

Buono LM, Foroozan R, Sergott RC, Savino PJ. Nonarteritic anterior ischemic optic neuropathy. Curr Opin Ophthalmol 2002; 13: 357–361.

Cardozo L, Lange R, Voss S, Beardsworth A, Manning M, Viktrup L, Zhao YD. Short- and long-term efficacy and safety of duloxetine in women with predominant stress urinary incontinence. Curr Med Res Opin 2010; 26: 253–261.

Chapple C. Antimuscarinics in men with lower urinary tract symptoms suggestive of bladder outlet obstruction due to benign prostatic hyperplasia. Curr Opin Urol 2010; 20(1): 43–48.

Chapple CR, Khullar V, Gabriel Z, Muston D, Bitoun CE, Weinstein D. The effects of antimuscarinic treatments in overactive bladder: an update of a systematic review and meta-analysis. Eur Urol 2008; 54: 543–562.

Chapple C, Oelke M, Kaplan SA, Scholfield D, Arumi D et al. Fesoterodine clinical efficacy and safety for the treatment of overactive bladder in relation to patient profiles: a systematic review. Curr Med Res Opin 2015; 31: 1201–1243.

Chen L, Staubli SE, Schneider MP, Kessels AG, Ivic S et al. Phosphodiesterase 5 inhibitors for the treatment of erectile dysfunction: a trade-off network meta-analysis. Eur Urol 2015; 68: 674–680.

Chia S. Management of premature ejaculation – a comparison of treatment outcome in patients with and without erectile dysfunction. Int J Androl 2002: 25: 301–305.

Cody JD, Richardson K, Moehrer B, Hextall A, Glazener CM. Oestrogen therapy for urinary incontinence in post-menopausal women. Cochrane Database Syst Rev 2009; CD001405.

Cornu JN, Merlet B, Ciofu C, Mouly S, Peyrat L, Sebe P, Yiou R, Vallancien G, Debrix I, Laribi K, Cussenot O, Haab F. Duloxetine for mild to moderate postprostatectomy incontinence: preliminary results of a randomised, placebo-controlled trial. Eur Urol 2011; 59: 148–154.

Crayton H, Heyman RA, Rossman HS. A multimodal approach to managing the symptoms of multiple sclerosis. Neurology 2004; 63: 12–18.

DasGupta R, Fowler J. Bladder, bowel and sexual dysfunction in multiple sclerosis: management strategies. Drugs 2003; 63: 153–166.

de la Rosette JJ, Alivizatos G, Madersbacher S, Perachino M, Thomas D, Desgrandchamps F, de Wildt M, European Association of U. EAU Guidelines on benign prostatic hyperplasia (BPH). Eur Urol 2001; 40: 256–263; discussion 264.

Doren M. Urogenital aging – creation of improved awareness. Am J Obstet Gynecol 1998; 178: 254–256.

Ethans KD, Nance PW, Bard RJ, Casey AR, Schryvers OI. Efficacy and safety of tolterodine in people with neurogenic detrusor overactivity. J Spinal Cord Med 2004; 27: 214–218.

Feretis C, Benakis P, Dailianas A, Dimopoulos C, Mavrantonis C, Stamou KM, Manouras A, Apostolidis N, Androulakis G. Implantation of microballoons in the management of fecal incontinence. Dis Colon Rectum 2001; 44: 605–1609.

Ghezzi A. Sexuality and multiple sclerosis. Scand J Sexol 1999; 2: 125–140.

Ghezzi A. Clinical characteristics of multiple sclerosis with early onset. Neurol Sci 2004; 25(Suppl 4): 336–339.

Goldstein I, Lue TF, Padma-Nathan H, Rosen RC, Steers WD, Wicker PA. Oral sildenafil in the treatment of erectile dysfunction. Sildenafil Study Group. N Engl J Med 1998; 338: 1397–1404.

Gratzke C, Aboushwareb T, Christ GJ, Andersson KE. Receptor Pharmacology Related to Erectile Dysfunction. In: Carson CC, Kirby RS, Goldstein, I, Wyllie MG (eds.). Textbook of Erectile Dysfunction. London: Informa Healthcare; 2009, 91–105.

Guay AT, Perez JB, Jacobso, J, Newton RA. Efficacy and safety of sildenafil citrate for treatment of erectile dysfunction in a population with associated organic risk factors. J Androl 2001; 22: 793–797.

Harada K, Fujimura A. Clinical pharmacology of alpha1A selective and nonselective alpha1-blockers. BJU Int 2000; 86(Suppl 2): 31–34; discussion 34–35.

Hasan ST, Marshall C, Robson WA, Neal DE. Clinical outcome and quality of life following enterocystoplasty for idiopathic detrusor instability and neurogenic bladder dysfunction. Br J Urol 1995; 76: 551–557.

Hatzichristou D, Gambla M, Rubio-Aurioles E, Buvat J, Brock GB, Spera G, Rose L, Lording D, Liang S. Efficacy of tadalafil once daily in men with diabetes mellitus and erectile dysfunction. Diabet Med 2008; 25: 138–146.

Hatzimouratidis K, Amar E, Eardley I, Giuliano F, Hatzichristou D, Montorsi F, Vardi Y, Wespes E, European Association of U. Guidelines on male sexual dysfunction: erectile dysfunction and premature ejaculation. Eur Urol 2010; 57: 804–814.

Heidler H, Gauruder A, Schultz-Lampel K, Höfner E, Petris H, Kölbl U, Peschers K, Tamussino G, Schär G, Dimpfl T. Die überaktive Blase (ÜAB). Deutsche Gesellschaft für Gynäkologie und Geburtshilfe e. V. Leitlinien, Empfehlungen, Stellungnahmen. 2010. (http://www.awmf.org/leitlinien/detail/015-007.html, Zugriff am 16. 10. 2017).

Henry R, Morales A. Topical lidocaine-prilocaine spray for the treatment of premature ejaculation: a proof of concept study. Int J Impot Res 2003; 15: 277–281.

Herlemann A, Gratzke C, Andersson KE, Sievert KD. [Medicinal therapy of benign prostate syndrome with phosphodiesterase-5 inhibitors]. Urologe A 2013; 52: 204–211.

Herzog AG, Klein P, Jacobs AR. Testosterone versus testosterone and testolactone in treating reproductive and sexual dysfunction in men with epilepsy and hypogonadism. Neurology 1998; 50: 782–784.

Heuer O, Uckert S, Machtens SA, Stief CG, Tsikas D, Frolich JC, Jonas U. Effects of various nitric oxide donating agents on the contractility and cyclic nucleotide turnover of human seminal vesicles in vitro. Urology 2002; 59: 958–962.

Imran M, Najmi AK, Tabrez S. Mirabegron for overactive bladder: a novel, first-in-class beta3-agonist therapy. Urol J 2013; 10: 935–940.

Jost W. Neurokoloproktologie – Neurologie des Beckenbodens. Bremen-London-Boston: Uni-Med Verlag; 2009.

Jünemann KP. [How effective are PDE-5 inhibitors?]. Urologe A 2003; 42: 553–558.

Karoui S, Leroi AM, Koning E, Menard JF, Michot F, Denis P. Results of sphincteroplasty in 86 patients with anal incontinence. Dis Colon Rectum 2000; 43: 813–820.

Karsenty G, Denys P, Amarenco G, De Seze M, Game X et al. Botulinum toxin A (Botox) intradetrusor injections in adults with neurogenic detrusor overactivity/neurogenic overactive bladder: a systematic literature review. Eur Urol 2008; 53: 275–287.

Lundberg P, Brackett L, Denys P. Neurological disorders. erectile and ejaculatory dysfunction. In: Jardin A, Wagner G, Khoury S, Giuliano F, Padma-Nathan H, Rosen RC (eds.). Erectile Dysfunction. Plymouth: Plymbridge Distributors Ltd; 2005. 591–645.

Madoff RD, Parker SC, Varma MG, Lowry AC. Faecal incontinence in adults. Lancet 2004; 364: 621–632.

Malouf AJ, Vaizey CJ, Norton CS, Kamm MA. Internal anal sphincter augmentation for fecal incontinence using injectable silicone biomaterial. Dis Colon Rectum 2001; 44: 595–600.

Maman K, Aballea S, Nazir J, Desroziers K, Neine ME et al. Comparative efficacy and safety of medical treatments for the management of overactive bladder: a systematic literature review and mixed treatment comparison. Eur Urol 2014; 65: 755–765.

Manning M, Spahn M, Jünemann KP. [Vascular surgery, implant surgery and vacuum erectile aids. Review-overview-prospects of 3 therapy options in erectile dysfunction]. Urologe A1998; 37: 509–515.

Mattson D, Petrie M, Srivastava DK, McDermott M. Multiple sclerosis. Sexual dysfunction and its response to medications. Arch Neurol 1995; 52: 862–868.

Matzel KE, Kamm MA, Stosser M, Baeten CG, Christiansen J, Madoff R, Mellgren A, Nicholls RJ, Rius J, Rosen H. Sacral spinal nerve stimulation for faecal incontinence: multicentre study. Lancet 2004; 363: 1270–1276.

McMahon C. Efficacy and safety of daily tadalafil in men with erectile dysfunction previously unresponsive to on-demand tadalafil. J Sex Med 2004; 1: 292–300.

McMahon CG, Abdo C, Incrocci L, Perelman M, Rowland D et al. Disorders of orgasm and ejaculation in men. J Sex Med 2004; 1: 58–65.

Menarini M, Del Popolo G, Di Benedetto P, Haselmann J, Bodeker RH, Schwantes U, Madersbacher H. Trospium chloride in patients with neurogenic detrusor overactivity: is dose titration of benefit to the patients? Int J Clin Pharmacol Ther 2006; 44: 623–632.

Michel MC, Schafers RF, Goepel M. Alpha-blockers and lower urinary tract function: more than smooth muscle relaxation? BJU Int 2000; 86(Suppl 2): 23–28; discussion 28–30.

Mirone V, Costa P, Damber JE, Holmes S, Moncada I, Van Ahlen H, Wespes E, Cordell WH, Chan M, Lembo D, Varanese L. An evaluation of an alternative dosing regimen with tadalafil, 3 times/week, for men with erectile dysfunction: SURE study in 14 European countries. Eur Urol 2005; 47: 846–854; discussion 854.

Moehrer B, Hextall A, Jackson S. Oestrogens for urinary incontinence in women. Cochrane Database Syst Rev 2003; CD001405.

Montorsi F, Salonia A, Deho F, Cestari A, Guazzoni G, Rigatti P, Stief C. Pharmacological management of erectile dysfunction. BJU Int 2003; 91: 446–454.

Ochsenkuhn R, Kamischke A, Nieschlag E. Imipramine for successful treatment of retrograde ejaculation caused by retroperitoneal surgery. Int J Androl 1999; 22: 173–177.

Park HJ, Park JK, Park K, Min K, Park NC. Efficacy of udenafil for the treatment of erectile dysfunction up to 12 hours after dosing: a randomized placebo-controlled trial. J Sex Med 2010; 7: 2209–2216.

Penovich PE. The effects of epilepsy and its treatment on sexual and reproductive function. Epilepsia 2000; 41(Suppl 2): 53–61.

Porst H, Rajfer J, Casabe A, Feldman R, Ralph D, Vieiralves LF, Esler A, Wolka AM, Klise SR. Long-term safety and efficacy of tadalafil 5 mg dosed once daily in men with erectile dysfunction. J Sex Med 2008; 5: 2160–2169.

Pryor J. Vardenafil: update on clinical experience. Int J Impot Res 2002; 14(Suppl 1): 65–69.

Rowland D, McMahon CG, Abdo C, Chen J, Jannini E et al. Disorders of orgasm and ejaculation in men. J Sex Med 2010; 7: 1668–1686.

Saito K, Kinoshita Y, Yumura Y, Iwasaki A, Hosaka M. Successful pregnancy with sperm retrieved from the bladder after the introduction of a low-electrolyte solution for retrograde ejaculation. Fertil Steril 1998; 69: 1149–1151.

Salonia A, Eardley I, Giuliano F, Hatzichristou D, Moncada I et al. European Association of Urology guidelines on priapism. Eur Urol 2014; 65: 480–489.

Sarrel P, Dobay B, Wiita B. Estrogen and estrogen-androgen replacement in postmenopausal women dissatisfied with estrogen-only therapy. Sexual behavior and neuroendocrine responses. J Reprod Med 1998; 43: 847–856.

Schafer W, Abrams P, Liao L, Mattiasson A, Pesce F, Spangberg A, Sterling AM, Zinner NR, van Kerrebroeck P, International Continence S. Good urodynamic practices: uroflowmetry, filling cystometry, and pressure-flow studies. Neurourol Urodyn 2002; 21: 261–274.

Shabsigh R. Testosterone therapy in erectile dysfunction. Aging Male 2004; 7: 312–318.

Sharlip ID. Guidelines for the diagnosis and management of premature ejaculation. J Sex Med 2006; 3(Suppl 4): 309–317.

Siegel SW, Catanzaro F, Dijkema HE, Elhilali MM, Fowler CJ, Gajewski JB, Hassouna MM, Janknegt RA, Jonas U, van Kerrebroeck PE, Lycklama a Nijeholt AA, Oleson KA, Schmidt RA. Long-term results of a multicenter study on sacral nerve stimulation for treatment of urinary urge incontinence, urgency-frequency, and retention. Urology 2000; 56: 87–91.

Sperling H, Lummen G, Schneider T, Rubben H. [New treatment options for erectile dysfunction. Pharmacologic and nonpharmacologic options]. Herz 2003; 28: 314–324.

Stief CG, Hartmann U, Truß MC, Jonas U (Hrsg.). Zeitgemäße Therapie der erektilen Dysfunktion. Berlin u. a.: Springer; 2002.

Stöhrer M, Blok B, Castro-Diaz D, Chartier-Kastler E, Del Popolo G, Kramer G, Pannek J, Radziszewski P, Wyndaele JJ. EAU guidelines on neurogenic lower urinary tract dysfunction. Eur Urol 2009; 56: 81–88.

Stöhrer M, Goepel M, Kondo A, Kramer G, Madersbacher H, Millard R, Rossier A, Wyndaele JJ. The standardization of terminology in neurogenic lower urinary tract dysfunction: with suggestions for diagnostic procedures. International Continence Society Standardization Committee. Neurourol Urodyn 1999; 18: 139–158.

Stöhrer M, Murtz G, Kramer G, Schnabel F, Arnold EP, Wyndaele JJ, Propiverine Investigator G. Propiverine compared to oxybutynin in neurogenic detrusor overactivity – results of a randomized, double-blind, multicenter clinical study. Eur Urol 2007; 51: 235–242.

Thor KB, Katofiasc MA. Effects of duloxetine, a combined serotonin and norepinephrine reuptake inhibitor, on central neural control of lower urinary tract function in the chloralose-anesthetized female cat. J Pharmacol Exp Ther 1995; 274: 1014–1024.

Trottmann M, Dickmann M, Stief CG, Becker AJ. [Laboratory work-up of testosterone]. Urologe A 2010; 49: 11–15.

Trottmann M, Marcon J, Pompe S, Strobach D, Becker AJ et al. [Conservative therapy of erectile dysfunction]. Urologe A 2015; 54: 668–675.

Ückert S. Intrazelluläre Mechanismen der Tonusregulation und Grundlagen der Pharmakotherapie. In: Stief CG et al. (Hrsg.). Zeitgemäße Therapie der erektilen Dysfunktion. Berlin u. a.: Springer; 2002. 31–48.

Zderic SA, Levin RM, Wein AJ. Voiding function: Relevant anatomy, physiology, pharmacology and molecular aspects. In: Gillenwater JY, Howards SS, Grayhack JT, Duckett JW (eds.). Adult and pediatric urology. Chicago: Mosby-Year Book; 2005. 1159–1219.

# L Palliativmedizin, Ethik und Recht in der Neurologie

# L 1 Palliativmedizin in der Neurologie

*von S. Lorenzl, C. Ostgathe und R. Voltz*

Palliativbetreuung dient der Verbesserung der Lebensqualität von Patienten und ihren Angehörigen, die mit einer lebensbedrohlichen Erkrankung konfrontiert sind. Dies geschieht durch Vorbeugung und Linderung von Leiden mittels frühzeitiger Erkennung, hochqualifizierter Beurteilung und Behandlung von Schmerzen und anderen Problemen physischer, psychosozialer und spiritueller Natur.
(WHO 2002)

Den palliativmedizinischen Ansatz hat die moderne Hospizbewegung, beginnend 1967 am St. Christopher's Hospice in London, in die Medizin eingeführt (Saunders 1987). Bereits in den 1980er Jahren wurde die Hospizbewegung in Deutschland ausgebaut, und erste Palliativstationen nach dem Londoner Vorbild entstanden. In Deutschland bestehen inzwischen eine Vielzahl palliativmedizinischer und hospizlicher Versorgungsstrukturen und Angebote, die durch das Hospiz-und Palliativgesetz von 2015 auch in Zukunft flächendeckend weiterentwickelt werden. Oft haben Patienten mit neurologischen Erkrankungen dazu noch keinen Zugang, auch wenn sie als ergänzende Hilfsangebote sinnvoll wären. Dies liegt meistens daran, dass der behandelnde Neurologe nicht an Palliativmedizin, weder in spezialisierten Angeboten noch an seine eigenen Möglichkeiten der allgemeinen Palliativmedizin, denkt.
Dem klinisch tätigen Neurologen steht heute ein weites Spektrum an palliativmedizinischen Maßnahmen zur Verfügung (The AAN Ethics and Humanities Subcommittee 1996; Voltz et al. 2004; S3 Leitlinie 2015; Bausewein et al. 2015; Oliver et al. 2016). Palliativmedizin hat nichts mit vorzeitiger Lebensbeendigung zu tun; adäquate palliative Maßnahmen können sogar lebensverlängernd wirken (Temel et al. 2010) und dazu beitragen, eventuell aufkommenden Todeswünschen zu begegnen (Voltz und Perrar, 2015). Dieses Kapitel soll eine Übersicht über die Therapiemöglichkeiten der wichtigsten Symptome in der letzten Lebensphase neurologisch Kranker geben und orientiert sich an den internationalen Empfehlungen der European Academy of Neurology (Oliver et al. 2016) sowie der nationalen S3 Leitlinie »Palliativmedizin« aus dem Onkologischen Leitlinienprogramm (S3 Leitlinie 2015).

## L 1.1 Die letzte Lebensphase bei neurologischen Erkrankungen

Gemäß der Hirntoddefinition stirbt ein Mensch bei irreversibler globaler Schädigung seines Gehirns (**Kap. G** 7). Die häufigste direkt oder indirekt (z. B. durch eine Pneumonie als Folge von Immobilität und Schluckstörungen) zum Tode führende neurologische Erkrankung ist der zerebrale Infarkt, gefolgt von der Multiplen Sklerose (MS) und zerebralen Tumoren (Jellinek 1984). Seltener ist die amyotrophe Lateralsklerose (ALS). Patienten mit M. Parkinson versterben oft an kardialen Ursachen, da die Krankheit meist erst im höheren Lebensalter beginnt. Soweit sich AIDS primär zerebral manifestiert, werden diese Patienten ebenfalls in der Neurologie betreut, meist bis zum Tod. Patienten mit muskulären Dystrophien versterben früh, sodass sie meist von Pädiatern betreut werden, ausgenommen diejenigen Patienten, die in spezialisierten Zentren einer Langzeitbeatmung zugeführt werden können (Bockelbrink 1991).
Eine erhöhte *Suizidrate* ist bei Patienten mit MS, Rückenmarksläsionen und bestimmten Epilepsieformen festgestellt worden (Manouchehrinia 2016). Es soll hier nicht diskutiert werden, inwiefern der unassistierte Suizid bei Patienten mit schweren neurologischen Ausfällen in Einzelfällen nachvollziehbar sein kann; Ziel ärztlichen Handelns sollte es jedenfalls sein, dem Kranken eine Lebensqualität zu bieten, die Suizidgedanken vermeiden hilft (Voltz und Perrar 2015). Jeder Patient hat das Recht, lebensverlängernde Maßnahmen (z. B. künstliche Beatmung Ernährung und Flüssigkeitszufuhr) oder deren Fortsetzung abzulehnen (Lorenzl 2010).
In der letzten Lebensphase gibt es je nach Grunderkrankung typische Symptome und Befunde, die teilweise auch von den Angehörigen erkannt werden, wie z. B. die terminale Rasselatmung (Übersicht in **Kasten L 1.1**). Diese Symptome sollten den Angehörigen vom betreuenden Arzt *vor* ihrem Auftreten angekündigt und erklärt werden, um so die Angst zu mildern. Eine umfassende Aufklärung ist wesentlicher Bestandteil der Palliativmedizin. Es sollte in diesen Gesprächen immer wieder betont werden, dass die Palliativmedizin Möglichkeiten bietet, dem Leiden durch nicht-medikamentöse und medikamentöse Maßnahmen angemessen zu begegnen. Insbesondere ist es unerlässlich, den Patienten frühzeitig zu sagen, dass sie aufgrund der vorhandenen therapeutischen Optionen kein qualvolles Sterben (z. B. durch Ersticken) zu befürchten haben. Realistische Hoffnungen für den Kranken und seine Angehörigen müssen durch den Arzt unterstützt und gegebenenfalls neu definiert, unrealistische dürfen jedoch nicht gefördert werden.
Eine unnötige oder unerwünschte stationäre Aufnahme, mit Intubation oder anderen intensivmedizinischen Maßnahmen, kann ein friedliches Sterben verhindern. Eine solche Entwicklung kann durch eine Patientenverfügung und eine *Vorsorgevollmacht* vermieden werden. Wenn ein Patient sich, nach entsprechender Aufklärung, gegen intensivmedizini-

**Kasten L 1.1:** Wichtige Symptome in der letzten Lebensphase bei neurologischen Erkrankungen

| |
|---|
| Angst |
| Bewusstseinsstörung |
| Dekubitus |
| Delir |
| Depression |
| Dyspnoe |
| epileptische Anfälle |
| Fieber |
| Hunger und Durst |
| Hypersalivation/Mundtrockenheit |
| Insomnie |
| Kontrakturen |
| Muskelkrämpfe |
| Myoklonien |
| Obstipation/Inkontinenz |
| Ödeme |
| orale Candidiasis |
| Schmerzen |
| Schwäche, Bewegungsunfähigkeit |
| terminale Rasselatmung |
| Übelkeit und Erbrechen |
| Unruhe |

sche Maßnahmen entscheidet, sollte dies so frühzeitig und so genau wie möglich schriftlich (»keine Reanimation«) festgelegt werden. Die Diskussion über diese Fragen muss zu einem Zeitpunkt erfolgen, zu dem der Patient noch einwilligungsfähig ist. Vorausverfügungen sind für den behandelnden Arzt umso verbindlicher, je konkreter sie sich auf die tatsächliche Situation beziehen (BÄK 2013). Eine Vorsorgevollmacht ist, wenn sie formal korrekt abgefasst ist, uneingeschränkt rechtlich bindend; der Bevollmächtigte kann für den Patienten Entscheidungen treffen. Allerdings muss der Patient bei der Abfassung geschäftsfähig sein (Bayerisches Justizministerium 2015).

In der *Sterbephase*, d. h. in den letzten 48–72 Lebensstunden, können neue Symptome auftreten bzw. vorbestehende Symptome exazerbieren (S3 Leitlinie 2015), was eine prompte medizinische Intervention nötig macht. Ist eine Medikamentengabe erforderlich, sollte sie soweit möglich oral, rektal (alle Suppositorien können auch vaginal gegeben werden) oder subkutan (evtl. mit Pumpe) erfolgen, also möglichst nicht intravenös, um dem Patienten nicht das Gefühl zu geben angebunden zu sein. Vordringliches Ziel jeder palliativmedizinischen Maßnahme sollte, neben einer bestmöglichen Linderung körperlicher Beschwerden, die Erhaltung eines wachen Bewusstseins bis zum Tod sein. Dies kann Patienten und Angehörigen die Möglichkeit geben, Abschied zu nehmen und – falls notwendig – noch letzte Dinge zu regeln. Bei unzureichender Symptomkontrolle trotz aller zur Verfügung stehender Maßnahmen kann – falls der Patient es wünscht – eine palliative Sedierung erfolgen. Diese sollte in Absprache mit dem Kranken intermittierend mit einem kurzwirksamen Benzodiazepin (z. B. Midazolam) durchgeführt werden, mit dem Ziel mittels einer zeitweiligen Bewusstseinsdämpfung eine Symptomkontrolle zu erreichen (Alt-Epping et al. 2010).

Für die nachfolgenden therapeutischen Empfehlungen gibt es eine wachsende Zahl randomisierter und kontrollierter Studien, aber für viele Empfehlungen noch zu wenige, um eine übliche Codierung für die Evidenzstärke anzufügen. Jedoch ist der Konsens unter klinischen Experten sehr hoch (BÄK 2011; S3 Leitlinie 2015; Bausewein et al. 2015; Oliver et al. 2016).

## L 1.2 Pragmatische Therapie von Symptomen in der letzten Lebensphase

### L 1.2.1 Unruhe

Häufiges Symptom in der Sterbephase ist die Unruhe des Patienten, die eine Vielzahl verschiedener Ursachen haben kann (u. a. Schmerzen, Augen- oder Mundtrockenheit, Dekubitus, Harnverhalt, Durst, Dyspnoe, Lagerung, Medikamente [Steroide, Neuroleptika], Obstipation, Pruritus, terminale Agitation, »restless legs« z. B. bei chronischer Urämie, aber insgesamt sehr selten). Oft wird eine verbale Kommunikation mit dem Patienten nicht mehr möglich sein, was die Diagnostik der Ursachen erschwert. Wegen der therapeutischen Konsequenzen muss sorgfältig zwischen Myoklonien, Delir oder reiner »motorischer« Unruhe unterschieden werden. Reversible Ursachen sollten möglichst behoben werden, die weitere Therapie erfolgt gemäß **Kasten L 1.2** (↑, A).

**Kasten L 1.2:** Therapie der Unruhe (nach S3 Leitlinie 2015; Bausewein et al. 2015)

1. Möglichst Ursachen beheben
2. Ruhige Anwesenheit von Angehörigen oder vertrauten Personen
3. Benzodiazepine, z. B.:
   Lorazepam: 0,5–2,5 mg alle 1–4 h ( s. l.)
   Midazolam: Einzeldosis 2,5–5 mg;
   10–60 mg/24 h (p. o., i. v., s. c.)
4. Falls nötig, zusätzlich niederpotente Neuroleptika
   Melperon: 25–200 mg/d p. o. (cave: nicht bei ateminsuffizienten Patienten mit ALS)
   Levomepromazin: 10–50 mg 4 stdl (p. o., s. c.)

### L 1.2.2 Delir

Bis zu 85 % der onkologischen Patienten (es sind keine Daten für neurologische Patienten bekannt) entwickeln terminal ein delirantes Syndrom, das in bis zu 50 % der Fälle von Halluzinationen und paranoiden Symptomen begleitet wird und als agitierte, hyper- oder hypoaktive Form auftreten kann (Caraceni und Grassi 2003). Als Ursachen kommen u. a. eine Dehydration, Hyperhydratation, Hyperkalzämie oder Medikamentennebenwirkungen infrage (Bausewein et al. 2015). Die Therapie ist in **Kasten L 1.3** zusammengefasst (↑, A). Neuroleptika sollten nicht mit trizyklischen Antidepressiva kombiniert werden. Benzodiazepine können als Erstmedikamente ein Delir sogar verstärken. Als Ultima Ratio kann eine Sedierung, z. B. mit Propofol, notwendig werden.

**Kasten L 1.3:** Therapie des Delirs (nach Bausewein et al. 2015)

1. Falls sinnvoll Ursachen beheben (z. B. Dehydration, Hyperhydratation, Hyperkalzämie oder Medikamente)
2. Ruhe und Orientierung für Patienten (z. B. ruhige Anwesenheit von Angehörigen oder vertrauten Personen)
3. Neuroleptika, z. B.
   Haloperidol: leicht: 4 x 1 mg p. o.; stark ausgeprägt: initial 1–2 mg s. c., alle 30–60 min oder
   Risperidon, einschleichend 0,5–1 mg/d, bis zu max. 3–4 mg/d
4. Falls nötig, zusätzlich Benzodiazepine oder Neuroleptika
   Midazolam: 10–30 mg/d (s. c., langsam i. v.) oder
   Levomepromazin: s. c. 12,5–25 mg alle 4–6 h, max. 200 mg/d

## L 1.2.3 Bewusstseinsstörung

Eine Vielzahl von Ursachen kann zu quantitativen Bewusstseinsstörungen führen (**Kasten L 1.4**). Hier gilt es, soweit möglich und sinnvoll, reversible Ursachen zu beheben. Die Medikation sollte, wenn möglich, vereinfacht werden (wenn zutreffend, kann eine Dosisanpassung des Opioids oder ein Opioidwechsel hilfreich sein). Bei einer mit Agitation einhergehenden Bewusstseinsstörung sollte nach **Kasten L 1.3** vorgegangen werden (↑, A). Die Angehörigen sollen darüber informiert werden, dass eine Bewusstseinsstörung nicht notwendigerweise mit einem erloschenen Wahrnehmungsvermögen des Kranken gleichzusetzen ist. Man sollte also nicht unbedacht über einen Kranken reden, sondern eher mit ihm sprechen.

**Kasten L 1.4:** Differentialdiagnose Bewusstseinsstörung

- Erhöhter Hirndruck, z. B. nach Bestrahlung
- Epileptischer Anfall
- Hypoxie/Hyperkapnie
- Infekt, Fieber
- Nebenwirkung von Medikamenten, z. B.: Anticholinergika, Benzodiazepine, Opioide, $H_2$-Blocker, Phenothiazine, Steroide, Antibiotika, Antiepileptika
- Metabolisch: Elektrolyte, Glukose/Ketone, Nierenwerte, Leberwerte, Hormone
- Psychosozial: Umgebungswechsel, Angst, Depression, Psychose
- Vitaminmangel
- Hämatologisch (Anämie, Koagulopathie, Leukose)
- Intoxikation oder Entzug (Alkohol, Medikamente)

## L 1.2.4 Terminale Rasselatmung

Sekretionen der Trachea und des Larynx führen häufig und vor allem in den letzten Lebensstunden zu einer typischen Rasselatmung, die kein Ausdruck eines Leidenszustands des Patienten ist. Die Patienten sind in der Regel in dieser Phase bereits bewusstseinsgetrübt und nehmen daher ihre eigene geräuschvolle Atmung nicht wahr. Dagegen kann sie für Angehörige, aber auch für Teammitglieder belastend sein. Deswegen ist es besonders wichtig, dass gerade während dieser Phase die Angehörigen mit ihren Fragen und Ängsten nicht alleine gelassen werden. Eine medikamentöse Therapie der Rasselatmung kann mit N-Butylscopolamin, Scopolamin, oder Glycopyrroniumbromid erfolgen (**Kasten L 1.5**). Eine Überlegenheit einer dieser Medikamente gegen Placebo konnte bislang nicht gezeigt werden (Wee und Hillier 2008). Es ist nicht zielführend, den trachealen Schleim abzusaugen, da der Reiz eine erneute Schleimbildung und Agonie des Sterbenden auslösen kann. Komatöse Patienten entwickeln gelegentlich eine geräuschvolle Tachypnoe um 30–50/min, die den Eindruck schweren Leidens vermittelt.

**Kasten L 1.5:** Therapie der terminalen Rasselatmung (↑, A; nach S3 Leitlinie 2015)

1. Gespräch mit Angehörigen
2. Infusionen beenden
3. ggf. Seitenlagerung, tracheales Sekret nicht absaugen
4. bei Hinweis auf Luftnot Opioid titrieren
5. N-Butyl-Scopolamin 10–20 mg s. c. oder Scopolamin 0,4 mg s. c., i. v. oder Glycopyrroniumbromid 200 µg s. c. bis zu 3 x tgl.

## L 1.2.5 Dyspnoe

Führt die neurologische Grunderkrankung (z. B. ALS) zu einer irreversiblen Schädigung der Atemmuskulatur und ihrer Nervenversorgung, so empfindet der Patient das – solange unbehandelt – stark belastende Symptom der Atemnot, welches Todesängste hervorrufen kann. Die symptomatische, palliativmedizinische Behandlung konzentriert sich – falls keine kausalen Therapieoptionen die reversiblen Ursachen beheben können – auf die Beeinflussung der Wahrnehmung und der Verarbeitung der Dyspnoe beim Patienten. Für den Behandlungserfolg ist entscheidend, dass der Behandelnde selbst Ruhe und Kompetenz ausstrahlt, da eigene Unsicherheiten und Ängste die Patienten und deren Angehörige weiter verunsichern und zu einer Verstärkung des Symptoms führen. Allgemeine Maßnahmen wie frische Luft ins Zimmer lassen, das Lockern einengender Kleidung sowie Entspannungs- und Atemübungen können hilfreich sein. Die medikamentöse Therapie der Luftnot beinhaltet die Gabe von starken Opioiden – hier zumeist Morphin. Die Opioide bewirken eine größere Toleranz des Atemzentrums gegenüber erhöhten $CO_2$-Werten und führen durch Senkung der Atemfrequenz zur Abnahme der Atemarbeit. Zudem dämpft Morphin – über seine Wirkung auf das limbische System – die emotionale Reaktion des Patienten auf die Atemnot. Die Opioiddosis wird titriert, bis eine Besserung erreicht ist oder Nebenwirkungen auftreten. Wichtig ist es, den Circulus vitiosus Dyspnoe Angst Dyspnoe zu durchbrechen. Es sollte zudem frühzeitig mit dem Patienten und seinen Angehörigen besprochen werden, dass es im weiteren Verlauf durch Hyperkapnie und Hypoxämie zu einer Bewusstseinseintrübung kommt und die Patienten in aller Regel friedlich sterben, es somit nicht zu dem von vielen Menschen befürchteten qualvollen »Ersticken« kommt. Sauerstoff, der häufig in einer Art erstem therapeutischen Reflex, Patienten mit Luftnot verordnet wird, ist zur Symptomlinderung in der Regel nicht sinnvoll (Abernethy 2010). Nur bei nachgewiesener Hypoxämie mit Luftnot ist Sauerstoff als adjuvante Maßnahme sinnvoll. Zu den Therapiemöglichkeiten siehe **Kasten L 1.6** (↑↑, A; nach S3 Leitlinie 2015).

**Kasten L 1.6:** Therapie der Dyspnoe (modifiziert nach S3 Leitlinie 2015; Bausewein et al. 2015)

1. Ausschluss behandelbarer Ursachen
   z. B. Bronchospasmus, Herzinsuffizienz, Pneumonie, Überwässerung
2. Nicht-medikamentöse Maßnahmen
   Informationen über Therapiemöglichkeiten, leichter Luftzug, Atemgymnastik, Befeuchter, Ventilator, ruhige Anwesenheit, möglichst großes »luftiges« Zimmer
3. Medikamentöse Maßnahmen bei
   a) intermittierender Dyspnoe
      - schnell wirksames Opioid bei Bedarf (z. B. 5–10 mg Morphin p. o. oder 2,5–5 mg Morphin s. c., ggf. schnell wirksames Fentanyl)
      - Angst reduzieren: Lorazepam 0,5–1 mg alle 6–8 h s. l.
      - bei Muskelschwäche: nicht-invasive Beatmung mit dem Patienten diskutieren
   b) ständiger Dyspnoe
      - schnell wirksames Opioid regelmäßig (z. B. Morphin 5–10 mg mg p. o. alle 4 h; nach Einstellungsphase Umstellung auf retardiertes Opioid (10–30 mg 2x/die), bei Bedarf steigern
      - bei starker Verschleimung Sekretolytika: Ambroxol besser als Acetylcystein, da Acetylcystein Schleim vermehrt
4. Sauerstoff nur bei klinisch manifester Hypoxie, *cave:* Atemdepression bei Hyperkapnie, Verringerung der Mobilität, Mundtrockenheit
5. in Akutsituationen Midazolam 5–10 mg langsam i. v.

### L 1.2.6 Schmerzen (siehe auch die Kapitel aus Teil A)

Vor Einleitung einer Schmerztherapie stehen die Schmerzanamnese und eine an der Pathophysiologie orientierte Schmerzdiagnose. Reversible Ursachen, z. B. eine Obstipation, sollten behoben werden. Die Auswahl der Analgetika erfolgt nach der zugrunde liegenden Schmerzursache (**Tab. L 1.1** nach S3 Leitlinie 2015; Bausewein et al. 2015) und der Stärke des Schmerzes. Analgetika werden schrittweise gegen den Schmerz titriert, wobei die Dosis so weit gesteigert wird, bis der Patient ausreichend schmerzreduziert ist. Grundlage der Schmerztherapie ist das *WHO-Stufenschema* (**Kasten L 1.7**) (WHO 1990). Auch wenn der Einsatz von Opioiden bei chronischen nicht malignen Schmerzen kontrovers diskutiert wird (Kalso 2004), so sind Opioide bei Patienten in palliativmedizinischen Situationen unabhängig von der Grunderkrankung sinnvoll einzusetzen (**Kap. A 12**). Die Grundprinzipien unterscheiden sich nicht von der Schmerztherapie bei Tumorerkrankungen. Nach der WHO-Stufe 1 werden bei leichten Schmerzen Nicht-Opioide verabreicht. Bei viszeralen Nozizeptorschmerzen scheint die Gabe von nichtsauren, antipyretisch wirksamen Analgetika (z. B. Metamizol), bei somatischen und insbesondere bei ossären Nozizeptorschmerzen die Gabe von nichtsteroidalen Antirheumatika von Vorteil zu sein. Bei unzureichender Analgesie oder bei mäßig starken Schmerzen wird die Therapie nach der WHO-Stufe 2 durch ein mittelstarkes Opioid (z. B. Tramadol oder Tilidin) ergänzt. Bei weiterhin unzureichender Schmerzreduktion werden starke Opioide (z. B. Morphin oder Hydromorphon) anstelle der mittelstarken Opioide eingesetzt. Bei starken Schmerzen sollten unter Umgehung der ersten beiden Stufen sofort starke Opioide in Kombination mit Nicht-Opioiden zur Anwendung kommen.

Viele Patienten, die einen opioidsensiblen Schmerz haben, sind deutlich unterversorgt. Dies liegt unter anderem an noch immer bestehenden Vorurteilen von Patienten, Angehörigen und leider auch der Therapeuten gegenüber einer Behandlung mit Opioiden. Bei der Gabe von Opioiden sollten Patienten und Angehörige über den großen Nutzen und die gute Steuerbarkeit dieser Substanzen, aber auch über die möglichen Nebenwirkungen informiert sein (**Kasten L 1.8**). Prophylaktisch sollten in der Einstellungsphase der Opioidtherapie die Übelkeit (z. B. 3 × 0,3 mg Haloperidol) und während der gesamten Behandlungsphase die Obstipation behandelt werden. Hier haben sich osmotisch wirksame Substanzen wie das Polyethylenglykol bewährt. Reicht das nicht aus, ist eine Kombination mit einem salinischen Laxans, wie Natriumpicosulfat (5–40 gtt) sinnvoll (S3 Leitlinie 2015). Eine wichtige Rolle in der Schmerztherapie nehmen die unterstützenden Maßnahmen ein. Physikalische Therapie, Krankengymnastik und Ergotherapie führen aufgrund der hohen Bedeutung funktioneller Störungen für die Schmerzauslösung oft zu einer deutlichen Schmerzlinderung, aber auch zum Erhalt der Mobilität.

### L 1.2.7 Übelkeit und Erbrechen

Übelkeit und Erbrechen gehören bei Patienten mit einer fortgeschrittenen Erkrankung zu den häufigsten Symptomen und bedeuten für viele von ihnen eine deutliche Einschränkung der Lebensqualität. Die Ursachen für Übelkeit und Erbrechen liegen in gastraler Stase, biochemischen Veränderungen (z. B. Hyperkalzämie), erhöhtem intrakraniellen Druck, vestibulären Störungen und mechanischen Behinderungen bis hin zum Ileus. Für die Therapie stehen je nach Ursache eine Vielzahl an Medikamenten zur Verfügung, die zur Substanzklasse der Dopaminantagonisten (z. B. Haloperidol, Domperidon, Metoclopramid), der Histaminantagonisten (z. B. Cyclizin, Promethazin), Acetylcholinrezeptorantagonisten (z. B. Scopolamin) und 5-Hydroxytryptaminantagonisten (z. B. Granisetron, Ondansetron) gehören. Die Antiemetika werden nach der zugrunde liegenden Ursache, dem Wirkort und nach einem festen Zeitschema, ent-

**Tab. L 1.1:** Differenzierte Schmerztherapie

| Ursachen | Maßnahmen |
|---|---|
| Muskelkrampf | Krankengymnastik, Magnesium, Vitamin E, Chininsulfat, Carbamazepin, Baclofen |
| Neuropathischer Schmerz | Gapapentin, Pregabalin, Carbamazepin, Amitriptylin, Opioid, selten: invasive Schmerztherapie (z. B. Nervenblockade) |
| Dysästhetischer Schmerz | Amitriptylin, Clomipramin, Opioid |
| Nervenkompression | Dexamethason, Opioid, selten invasive Schmerztherapie (z. B. Nervenblockade) |
| Kopfschmerz bei Hirndruck | Dexamethason, Nicht-Opioide, Versuch mit Opioid |
| Knochenmetastasen | WHO Stufenplan, Steroide, Bisphosphonate, evtl. Bestrahlung |
| Sonstige Tumorschmerzen | WHO-Stufenplan (**Kasten L 1.7**) |

**Kasten L 1.7:** WHO-Stufenplan der Tumorschmerztherapie (↑↑, A)

**Stufe I: Nicht-Opioide, z. B.**
Ibuprofen 2–3 × 400–800 mg/d
Celecoxib 2 × 100–200 mg/d
Metamizol 5–6 × 500–1 000 mg/d
Paracetamol 4–6 × 500–1 000 mg/d, ggf. auch als Saft

**Stufe II: Kombination Stufe I mit schwach wirksamen Opioiden**
Tramadol oder Tilidin 5–6 × 50–100 mg/d, nach Ermittlung der notwendigen Tagesdosis Umstellung auf retardierte Galenik alle 12 h

**Stufe III: Kombination Stufe I mit stark wirksamen Opioiden**
Morphin p. o., beginnend bei 2,5–5 mg 4 stdl. und je nach Schmerz und Nebenwirkungen die Dosis titrieren
nach Ermittlung der notwendigen Tagesdosis Umstellung auf MST® alle 12 h
(alternativ: Hydromorphon, Oxycodon, Buprenorphin, Levo-Methadon jeweils in angepasster Dosierung)
1/6 der Tagesdosis als kurz wirksame Bedarfsmedikation für Schmerzspitzen (alternativ: schnell wirksames Fentanyl buccal, sublingual, nasal; Dosistitration!)
bei stabilen Schmerzen transdermales Fentanyl möglich

Hinweis: beim Einsatz von Opioiden sollte in den ersten sieben Tagen eine antiemetische Prophylaxe und dauerhaft eine Behandlung mit Laxanzien durchgeführt werden

**Kasten L 1.8:** Nebenwirkungen von Opioiden

Häufige Nebenwirkungen:
Übelkeit/Erbrechen, Obstipation, Müdigkeit

Seltene Nebenwirkungen:
Alpträume, Desorientiertheit, Juckreiz, Mundtrockenheit, Singultus, Schwindel, Schwitzen, Halluzinationen, Myoklonien, Harnverhalt

Mögliche Zeichen der Überdosierung:
Miosis, Myoklonien, Sedierung, Koma, Atemdepression, Zyanose, Areflexie, Bradykardie, Blutdruckabfall; Antidot: Naloxon (Narcanti®)

sprechend der Wirkdauer, sowie mit einer Bedarfsmedikation zur Dosistitration verordnet (Glare et al. 2008). Wird keine Linderung erreicht, kann eine Kombinationsbehandlung mit einem zweiten Antiemetikum, das einen anderen Wirkort und Wirkmechanismus hat, durchgeführt werden (↔, B; **Kasten L 1.9**, Bausewein et al. 2015). Um die Nahrungsaufnahme zu fördern, sollten kleine, appetitlich zurechtgemachte (Lieblings-) Speisen angeboten werden. Gerüche sowie Anblicke, die selbst Übelkeit und Erbrechen auslösen, sind zu vermeiden.

### L 1.2.8 Epileptische Anfälle (Kap. C 1)

Terminal auftretende epileptische Anfälle, sei es bei bekannter Epilepsie oder bei Gehirntumoren, können am besten steuerbar mit Levetiracetam behandelt werden. Bei jedem plötzlichen Vigilanzwechsel sollte auch ein nicht-konvulsiver Status erwogen werden (Lorenzl et al. 2008). Bei einem Status oder Serien von Anfällen empfiehlt sich die Initialbehandlung mit einem Benzodiazepin (am besten Midazolam, da am besten steuerbar) und einem Antiepileptikum (Levetiracetam, da mit den geringsten Interaktionen) im Perfusor i. v. oder s. c. (Lorenzl et al. 2010).

### L 1.2.9 Myoklonien (Kap. I 11)

Ursachen für terminale Myoklonien können der Häufigkeit des Auftretens nach das »twitched convulsive syndrome« bei Nierenversagen, eine Opioidüberdosierung, metabolische Veränderungen (z. B. Hypoglykämie, Hyponatriämie, Hyperkalzämie), Anticholinergika, zentrale Dopaminantagonisten (z. B. Metoclopramid) aber auch die zunehmende Schwäche sein. Seltener ist eine terminale zerebrale Hypoxie die Ursache für Myoklonien (Sjögren et al. 1993). Bei diesen hypoxischen Myoklonien ist Piracetam hilfreich, bei anderen Ursa-

**Kasten L 1.9:** Antiemetische Therapie

1. bei Hirndruck
   Dexamethason max. 3 × 8 mg/d
   Haloperidol 3 × 0,3–0,5 mg
   Levomepromazin ab 12,5 mg
   Alizaprid 3–6 × 50 mg
   Versuch mit Ondansetron
2. bei Opioidtherapie (Subileus)
   Wechsel des Opioids
   Levomepromazin ab 12,5 mg
   4 × 10–25 mg
   Haloperidol 2–3 x 0,3–0,5 mg.
3. bei Magenentleerungsstörung
   Metoclopramid 3–6 × 10 mg
   Domperidon 3–6 × 10 mg

chen sollten Benzodiazepine (z. B. Midazolam bis 60 mg/24 h) oder Antiepileptika (z. B. Levetiracetam bis 4 000 mg/24 h) eingesetzt bzw. die Opioiddosis reduziert oder ein Opioidwechsel durchgeführt werden.

### L 1.2.10 Hirndrucksymptomatik (Kap. G 2)

Die Symptomatik steigenden Hirndruckes, z. B. bei intrakraniellen Tumoren, beinhaltet Bewusstseinseintrübung, Kopfschmerz (Therapie s. **Tab. L 1.1**), Übelkeit und Erbrechen (Therapie s. **Kasten L 1.9**) sowie epileptische Anfälle (Therapie s. **Kap. C 1**). Man sollte überlegen, ob bei zunehmender terminaler Bewusstseinstrübung die Steroide belassen oder reduziert oder gar abgesetzt werden können. Einerseits soll die Symptomatik sich nicht verschlechtert, andererseits die Leidenszeit nicht unnötig verlängert werden.

### L 1.2.11 Hunger und Durst

Hunger und Durst sind als subjektiv erlebte Symptome in der Sterbephase eher die Ausnahme. Eine prophylaktische parenterale Gabe von Flüssigkeit oder gar eine vollständige parenterale Ernährung sind in der palliativen Situation in der Regel nicht indiziert (Lorenzl 2010; BÄK 2011). Eine Ausnahme kann die Dysphagie darstellen, bei der eine künstliche enterale (Magensonde, PEG) oder parenterale Ernährung notwendig sein kann. Wenn die Appetitlosigkeit für den Patienten belastend ist, kann man mit Dexamethason, Megestrolacetat (Megestat®) oder Tetrahydrocannabinol versuchen, den Appetit anzuregen.
Die Wirkung von Flüssigkeitsgabe am Lebensende auf das Wohlbefinden der Patienten ist bisher nicht abschließend geklärt (Raijmakers 2011). Mögliche Nebenwirkungen wie eine vergrößerte Harnmenge, vermehrte Aszites, eine Zunahme von gastrointestinalen und pulmonalen Sekreten und einem verstärkten Hirnödem stehen letztendlich potenziell positive Effekte, wie verminderte Übelkeit (Cerchietti 2000) gegenüber. Die Bundesärztekammer sieht in der Gabe von Flüssigkeit beim Sterbenden keine – zwingend erforderliche – Basismaßnahme, da sie für die Sterbenden eine große Belastung sein kann. Hunger und Durst als subjektive Symptome sollen jedoch – so vorhanden – gelindert werden (BÄK 2011). Als belastendes Symptom einer leichten Dehydratation kann Mundtrockenheit – nicht gleichzusetzen mit Durst – auftreten, welche auch konsequent nach **Kasten L 1.10** behandelt werden kann (modifiziert nach Fainsinger und Bruera 1994). Unruhe und Delir auf dem Boden einer schweren Dehydratation sollte zumindest probatorisch mit Flüssigkeit behandelt werden.

**Kasten L 1.10:** Therapie der Mundtrockenheit (↔, B) (modifiziert nach Fainsinger und Bruera 1994)

- gründliche Mundpflege (alle 2 h, Angehörige anlernen)
- keine Sauerstoffgabe, wenn nicht unbedingt notwendig, da Sauerstoff die Schleimhäute austrocknet!
- kleine Mengen Flüssigkeit, z. B. mittels Plastikpipette
- Lippen mit Vaselin oder Chlorhexidinbis(D-gluconat)/Dexpanthenol einreiben
- Raumbefeuchter
- ggf. bei Candidiasis Nystatin
- Salbei-Lutschtabletten, Ananasstückchen kauen, Speiseeis in kleinen Portionen, gestoßene Eiswürfel in feinem Tuch eingebunden etc.

### L 1.2.12 Depression

Bei onkologischen (und sehr wahrscheinlich auch neurologischen) Patienten wird eine behandlungsbedürftige Depression in der Terminalphase häufig übersehen. Die Diagnose basiert auf dem Nachweis affektiver und kognitiver Störungen, da somatische Störungen in der Terminalphase nicht gewertet werden können. Bei leichter Symptomatik sollen die Betroffenen psychotherapeutisch behandelt werden und Antidepressiva erst ab einer mittelgradigen Depression zum Einsatz kommen (S3 Leitlinie 2015). Dabei kann es notwendig sein, einen Serotonin-Wiederaufnahmehemmer und ein tetrazyklisches Antidepressivum zu kombinieren (**Kasten L 1.11**). Eine antidepressive Medikation ist auch bei einer Überlebensprognose von wenigen Wochen sinnvoll, soll aber in der Sterbephase (ausschleichend) abgesetzt werden (S3 Leitlinie 2015).

**Kasten L 1.11:** Therapie der Depression (↑, A)

1. zugrundeliegende Symptome behandeln (z. B. Schmerz)
2. psychosoziale Faktoren eruieren, psychotherapeutische Begleitung
3. Antidepressiva ab einer mittelgradigen Depression, keine eindeutige Überlegenheit eines Medikaments, Einsatz abhängig u. a. vom Nebenwirkungsspektrum, Handhabbarkeit, Erfahrung des Arztes, Ansprechen auf vorherige Behandlungen z. B. Citalopram oder Mirtazapin

## L 1.3 Psychosoziales Umfeld

Während etwa 80 % der Bevölkerung sich wünschen zu Hause zu sterben, sterben in Deutschland tatsächlich etwa 47 % im Krankenhaus. Bestrebungen, die letzte Lebensphase unter ambulanter Betreuung zu Hause zu ermöglichen, sind inzwischen auch in Deutschland vor allem durch die *Hospizbewegung* vertreten worden. Durch Einführung der allgemeinen ambulanten Palliativversorgung (AAPV) und der speziellen ambulanten Palliativversorgung (SAPV) hat sich der Gesetzgeber verpflichtet, flächendeckend eine palliative Versorgung sicherzustellen. Die SAPV-Teams bestehen aus Ärzten, Pflegekräften und Sozialarbeitern, die einen Teil der notwendigen Versorgung zu Hause übernehmen können und somit die Anzahl von Krankenhausaufenthalten reduzieren sollen. Auch Patienten mit neurologischen Erkrankungen mit einer Überlebensprognose von Tagen, Wochen oder Monaten haben bei Vorliegen besonders komplexer Symptomlagen Anspruch auf eine Versorgung durch ein SAPV Team.

Für das psychosoziale Umfeld des Patienten spielt die *Familie* die entscheidende Rolle. Eine einfühlsame Einbindung der Angehörigen in die Betreuung kann erheblich zur Verbesserung der *Lebensqualität* des Patienten beitragen. Wichtig ist es, den Kranken rechtzeitig auf die Möglichkeit zunehmend eingeschränkter Hirnleistungen und damit auch der Geschäftsfähigkeit (z. B. bei Hirntumoren) hinzuweisen. Es ist notwendig, den Patienten und die Angehörigen über Art und Zweck der Palliativmaßnahmen frühzeitig aufzuklären. Nicht vergessen werden sollte auch, den Patienten oder die Angehörigen rechtzeitig auf die Möglichkeit eines spirituellen Beistandes hinzuweisen, zumal die Unterlassung schwere Schuldgefühle der Hinterbliebenen zur Folge haben kann. Gelegentlich werden insbesondere in Tumorzentren hilfreiche Psychologendienste angeboten.

Wenn die letzten Tage im Krankenhaus durchlebt werden, sollte es den Angehörigen ermöglicht werden, unabhängig von der Tageszeit so viel Zeit wie möglich bei dem Kranken verbringen zu können. Nach dem Versterben des Patienten ist darauf zu achten, dass die Angehörigen in Ruhe und an einem würdigen Ort *Abschied* nehmen können. Dies kann eine pathologische Trauerreaktion vermeiden helfen (S3 Leitlinie 2015).

### Wichtige Adressen für weiterführende Informationen

Deutsche Gesellschaft für Palliativmedizin e. V.
Aachener Str. 5, 10713 Berlin
www.dgpalliativmedizin.de

Deutscher Hospiz und PalliativVerband (DHPV)
Aachener Str. 5, 10713 Berlin
www.dhpv.de

## Literatur


Abernethy AP, McDonald CF, Frith PA, Clark K, Herndon JE 2nd, Marcello J, Young IH, Bull J, Wilcock A, Booth S, Wheeler JL, Tulsky JA, Crockett AJ, Currow DC. Effect of palliative oxygen versus room air in relief of breathlessness in patients with refractory dyspnoea: a double-blind, randomised controlled trial. Lancet 2010; 376(9743): 784–793.

Alt-Epping B, Sitte T, Nauck F, Radbruch L. Sedation in palliative medicine: Guidelines for the use of sedation in palliative care: European Association for Palliative Care (EAPC). Schmerz 2010; 24: 342–354.

Bausewein C, Roller S, Voltz R. Leitfaden Palliative Care, 5. Auflage, Elsevier Verlag; 2015.

Bayerisches Justizministerium. Vorsorge für Unfall, Krankheit und Alter durch Vollmacht, Patientenverfügung, Betreuungsverfügung. München: Bayerisches Justizministerium; 2001 (Internet: www.justiz.bayern.de).

Bockelbrink A. Häusliche Langzeitbeatmung – beeindruckender Erfolg und gute Resonanz. Therapiewoche 1991; 41: 1792–1797.

Bundesärztekammer. Empfehlungen zum Umgang mit Patientenverfügung und Vorsorgevollmacht in der ärztlichen Praxis. Deutsches Ärzteblatt 2013; 33–34, A1580–A1585.

Bundesärztekammer. Grundsätze der ärztlichen Sterbebegleitung. Deutsches Ärzteblatt 2011; 108(7): A346–348.

Caraceni A, Grassi L. Delirium: Acute Confusional States in Palliative Medicine. Oxford: Oxford University Press; 2003.

Cerchietti L, Navigante A, Sauri A et al. Hypodermoclysis for control of dehydration in terminal-stage cancer. Int J Palliat Nurs 2000; 6(8): 370–374.

Fainsinger R, Bruera E. The management of dehydration in terminally ill patients. J Pall Care 1994; 10: 55–59.

Glare PA, Dunwoodie D, Clark K, Ward A, Yates P, Ryan S, Hardy JR. Treatment of nausea and vomiting in terminally ill cancer patients. Drugs 2008; 68(18): 2575–2590.

Jellinek E. Palliative care in neurological disorders. In: Doyle D (ed.). Palliative Care: The management of far advanced illness. Beckenham, Kent: Croom Helm; 1984. 188–199.

Kalso E, Edwards JE, Moore RA, McQuay HJ. Opioids in chronic non-cancer pain: systematic review of efficacy and safety. Pain 2004; 112(3): 372–380.

Lorenzl S. et al. Flüssigkeit und Ernährung am Lebensende — Entscheidungsfindung und medizinisch-ethische Problembereiche, Zeitschrift für med. Ethik 2010; 56(2): 121–130.

Lorenzl S, Mayer S, Feddersen B, Jox R, Noachtar S, Borasio GD. Nonconvulsive status epilepticus in palliative care patients. J Pain Symptom Manage 2010; 40(3): 460–465.

Manouchehrinia A, Tanasescu R, Tench CR, Constantinescu CS. Mortality in multiple sclerosis: meta-analysis of standardised mortality ratios. J Neurol Neurosurg Psychiatry 2016; 87: 324–331.

Oliver DJ, Borasio GD, Caraceni A, de Visser M, Grisold W, Lorenzl S, Veronese S, Voltz R. A consensus review on the development of palliative care for patients with chronic and progressive neurological disease. Eur J Neurol 2016; 23: 30–38.

Raijmakers NJ, van Zuylen L, Costantini M, Caraceni A, Clark J, Lundquist G, Voltz R, Ellershaw JE, van der Heide A; on behalf of OPCARE9. Artificial nutrition and hydration in the last week of life in cancer patients. A systematic literature review of practices and effects. Ann Oncol 2011; 22: 1478–1486.

S3 Leitlinie »Palliativmedizin« im Onkologischen Leitlinienprogramm, http://www.awmf.org/uploads/tx_szleitlinien/128-001OLl_S3_Palliativmedizin_2015-07.pdf.

Saunders C. Terminal care. In: Weatherall DJ, Ledingham DJJ, Warvell DA, eds. Oxford Textbook of Medicine. Oxford: Oxford University Press; 1987. 28.1–28.13.

Sjögren P, Jonsson T, Jensen N-H, Drenck N-E, Jensen TS. Hyperalgesia and myoclonus in terminal cancer patients treated with continuous intravenous morphine. Pain 1993; 55: 93–97.

Temel JS, Greer JA, Muzikansky A, Gallagher ER, Admane S, Jackson VA, Dahlin CM, Blinderman CD, Jacobsen J, Pirl WF, Billings JA, Lynch TJ. Early palliative care for patients with metastatic non-small-cell lung cancer. N Engl J Med 2010; 363: 733–742.

The American Academy of Neurology Ethics and Humanities Subcommittee. Palliative care in neurology. Neurology 1996; 46: 870–872.

Voltz R, Bernat J, Borasio GD, Maddocks I, Oliver D, Portenoy R, eds. Palliative Care in Neurology. Oxford:Oxford University Press; 2004.

Voltz R, Perrar KM. How to react to a wish towards hastening death in palliative care? MMW Fortschr Med 2015; 157: 60–62.

Ward S, Goldberg N, Miller-McCauley V, Mueller C, Nolan A, Pawlik-Plank D, Robbins A, Stormoen D, Weissman DE. Patient-related barriers to management of cancer pain. Pain 1993; 52: 319–324.

Wee B, Hillier R. Interventions for noisy breathing in patients near to death. Cochrane Database Syst Rev 2008; (1): CD005177.

World Health Organization. National Cancer Control Programmes. Policies and Managerial Guidelines (2nd edition). Geneva: WHO; 2002.

# L 2 Ethische und rechtliche Aspekte der Neurologie

von R. J. Jox und M. Frings

## L 2.1 Grundlagen der Ethik

Ethik ist im weiteren Sinn die Reflexion von Moral, im engeren Sinn die (philosophische) Wissenschaft von der Moral (Pieper 2003). Unter Moral wird ein System sozialer Regeln, Sitten und Werte verstanden, das bestimmte Handlungs- und Charaktermuster als lobens- bzw. tadelnswert beurteilt. Während sich die Allgemeine Ethik mit moralischen Fragen befasst, die generell im Zusammenleben von Menschen vorkommen (z. B. mit der Zulässigkeit von Lügen), konzentriert sich die Angewandte Ethik auf partikulare gesellschaftliche Bereiche, in denen spezifische moralische Fragestellungen auftauchen. Die Angewandte Ethik teilt sich daher in Bereichsethiken auf, z. B. die Umweltethik, die politische Ethik oder die Medizinethik (Nida-Rümelin 1996).

Das Vorgehen der Ethik ist begründungsbasiert, d. h. es müssen rational überzeugende Gründe (Argumente) für Thesen angegeben werden. Dabei können drei Ebenen der Argumentation differenziert werden:

1. die *deskriptive Ethik* beschreibt den Ist-Zustand moralisch relevanter Handlungsmuster, Motive, Charaktere, Konsequenzen, Normen und Werte und nutzt dafür auch empirisch-sozialwissenschaftliche Forschung;
2. die *normative Ethik* sucht allgemeingültige Kriterien der Moral und stellt Sollens-Sätze auf;
3. die *Metaethik* analysiert die Sprache der Ethik und führt die verschiedenen ethischen Theorien auf philosophische Grundstrukturen zurück (Frankena 1994).

Zu den derzeit einflussreichsten ethischen Theorien zählen die Deontologie, der Utilitarismus, die Tugendethik, die Diskursethik und der Kontraktualismus. Deontologische Ethiken gehen davon aus, dass es basale ethische Prinzipien gibt, nach denen bestimmte Handlungstypen generell legitim bzw. illegitim sind (z. B. »Du sollst nicht töten«). Einer der bekanntesten Vertreter ist Immanuel Kant (Kant 1961). Der Utilitarismus bewertet Handlungen allein danach, welche Konsequenzen sie im Einzelfall hervorbringen und favorisiert diejenigen Handlungen, welche den größtmöglichen Gesamtnutzen für die größtmögliche Zahl an Menschen befördern (Mill 1976). Im Gegensatz zu solchen handlungsorientierten Ethiktheorien fokussiert die Tugendethik auf den handelnden Menschen, seinen Charakter, seine Tugenden und Laster (Foot 1978). Die Diskursethik vermeidet Letztbegründungen und setzt auf den rational-argumentativen Diskurs unter Gleichberechtigten als Basis einer Verständigung und Konsensbildung (Habermas 1991). Der Kontraktualismus (Vertragstheorie) begründet ethische Aussagen mit dem Gedankenexperiment, dass Menschen sich rational auf bestimmte Prinzipien einer gerechten Gesellschaftsordnung einigen würden, wenn sie zunächst nichts über sich selbst und ihre Stellung in der Gesellschaft wüssten (Rawls 1999).

Die in der Medizinethik dominante Theorie ist die der vier Prinzipien biomedizinischer Ethik (Beauchamp und Childress 2013). Danach lassen sich moralische Fragen der Medizin ethisch untersuchen, indem vier Pinzipien fallbezogen spezifiziert und gegeneinander abgewogen werden: 1. der Respekt vor der Autonomie des Patienten, 2. die Verpflichtung, dem Patienten zu nützen (*beneficence*), 3. das Gebot des Nichtschadens (*nonmaleficence*) und 4. die Forderung der Gerechtigkeit.

## L 2.2 Neuroethik allgemein

Als eigenständiges Wissenschaftsfeld entwickelte sich das Fach »Neuroethik« nach der Konferenz »Neuroethics: Mapping the Field« 2002 in San Francisco (Bernat 2008). Trotz diverser Definitionen lassen sich konstante Merkmale benennen: Neuroethik ist eine Wissenschaft, die sich mit den ethischen Herausforderungen befasst, welche sich aus der neurowissenschaftlichen Forschung samt den neurotechnologischen Innovationen, ihrer Anwendung im Gesundheitswesen sowie ihren Auswirkungen auf andere gesellschaftliche Bereiche ergeben. Sie umfasst auch die ethische Reflexion neurowissenschaftlicher Erkenntnisse über die Moral selbst und die ihr zugrundeliegenden kognitiven, emotionalen und motivationalen Phänomene.

Neuroethik wird zunehmend als eine eigene Bereichsethik betrachtet, die mit der Medizinethik überlappt, aber nicht als Teil derselben anzusehen ist. Folgende Gründe unterstützen dies: 1. Das Gehirn ist eines der komplexesten Systeme; die dadurch bedingte Subspezialisierung in der Hirnforschung bei einem zugleich nur rudimentären Verständnis des Gehirns führt zu besonderen ethischen Problemen. 2. Die ethische Bewertung der Hirnforschung ist eine in besonderem Maße reflexive und interdependente Angelegenheit, zumal auch die Hirnforschung selbst die Fundamente der Ethik (z. B. Willensfreiheit, moralisches Urteil) naturwissenschaftlich untersucht und traditionelle Konzepte infrage stellt. 3. Die Neurowissenschaften und ihre Anwendungen berühren besonders viele Fragen der Anthropologie und Metaphysik, etwa die Fragen nach dem Wesen des Menschen oder der Identität einer Person. 4. Die Hirnforschung ist *die* aktuelle Leitwissenschaft und beeinflusst die verschiedensten gesellschaftlichen Bereiche, z. B. Pädagogik oder Ökonomie (sprachlich oft ausgedrückt in den Begriffen »Neuropädagogik«, »Neuroökonomie« etc.). Diese durchgreifende soziale Wirkung und die damit verbundenen Erwartungshaltungen an die Hirnforschung begründen besondere ethische Fragestellungen. Im Folgenden werden exemplarisch fünf relevante und kontroverse ethische Fragestellungen in der Neurologie vorgestellt.

## L 2.3 Spezielle Fragestellungen

### L 2.3.1 Einwilligungsfähigkeit

Rechtlich betrachtet basiert jeder medizinische Eingriff auf den Voraussetzungen der Indikation und der informierten Einwilligung des Patienten. Die Fähigkeit des Patienten zur rechtsgültigen Einwilligung steht aber in der Neurologie oft infrage. Ist jemand nicht in der Lage, die Folgen und Tragweite einer Behandlung geistig zu erfassen und seinen Willen danach zu bestimmen, gilt er als nicht einwilligungsfähig. Dabei sind folgende sechs Merksätze zu beachten:

1. Einwilligungsfähigkeit ist stets der Regelfall, die Abweichung davon ist begründungsbedürftig.
2. Einwilligungsfähigkeit ist nicht mit Geschäftsfähigkeit gleichzusetzen, da Letztere die zivilrechtlich definierte Fähigkeit zu Rechtsgeschäften meint und tendenziell höhere Anforderungen enthält, während der strafrechtliche Begriff der Einwilligungsfähigkeit sich darauf bezieht, dass eine Person Anderen erlaubt, in ihre Grundrechte (z. B. das Recht auf körperliche Unversehrtheit) einzugreifen. Es gibt also Patienten, die nicht geschäftsfähig, wohl aber einwilligungsfähig sind.
3. Die Einwilligungsfähigkeit ist nicht an ein Mindestalter gebunden; auch Minderjährige können bei vorhandener geistig-sittlicher Reife einwilligungsfähig sein.
4. Einwilligungsfähigkeit muss immer am Individuum und in der Situation beurteilt werden, weshalb es nicht statthaft ist, bestimmte Krankheitsgruppen wie Demenzkranke a priori davon auszuschließen.
5. Die Anforderungen an die Einwilligungsfähigkeit sind umso höher, je größer die Komplexität und Tragweite der anstehenden Behandlungsentscheidung sind.
6. Die Einwilligungsfähigkeit muss im Kontext der medizinischen Praxis von einem Arzt festgestellt und dokumentiert werden.

Die Überprüfung der Einwilligungsfähigkeit im Einzelfall ist ein ärztliches Urteil, das Erfahrung und Schulung verlangt (Appelbaum 2007). Unabdingbar ist das Gespräch mit dem Patienten. Das Einbüßen der Einwilligungsfähigkeit setzt zunächst eine geistig-sittliche Unreife, eine Krankheit, eine kognitive Störung oder eine geistige Behinderung voraus. Diese muss so ausgeprägt sein, dass mindestens eine der fünf folgenden Fähigkeiten, die für autonomes Entscheiden notwendig sind, gestört ist: Der Betreffende ist dann nicht einwilligungsfähig, wenn er entscheidungsrelevante Sachverhalte nicht verstehen, Folgen und Risiken der Handlungsoptionen nicht zu seiner individuellen Situation in Beziehung setzen, diese Handlungsoptionen nicht im Lichte seines Wertesystems gewichten, daraus keinen Willensentschluss ableiten oder diesen nicht äußern kann. Bisher gibt es keine allgemein anerkannte und routinemäßig praktizierte Operationalisierung oder Objektivierung zur Feststellung der Einwilligungsfähigkeit.

Ist ein Patient nicht einwilligungsfähig, benötigt der Arzt mit Ausnahme von Notfällen und eindeutig anwendbaren Patientenverfügungen die Einwilligung eines rechtlichen Vertreters (Jox et al. 2008). Dies ist entweder ein Bevollmächtigter oder ein Betreuer. Der Bevollmächtigte ist eine direkt vom Patienten in geschäftsfähigem Zustand beauftragte Vertrauensperson, in der Regel ein Angehöriger. Die dafür genutzte Vorsorgevollmacht muss schriftlich erteilt, datiert und unterschrieben sein. Weitere formale Erfordernisse gibt es nicht, eine notarielle Beglaubigung ist nicht nötig. Liegt keine gültige Vollmacht vor, so muss vom Betreuungsgericht am Amtsgericht ein Betreuer eingesetzt werden. Bevollmächtigte und Betreuer haben dieselben Befugnisse und Pflichten, beide sind stets an den geäußerten oder mutmaßlichen Patientenwillen gebunden.

### L 2.3.2 Entscheidungen am Lebensende

Es gehört zu den Aufgaben eines jeden Arztes, Patienten bis zum Tod zu begleiten und Sterbenden Beistand zu leisten (Bundesärztekammer 2011a). Dabei stehen Arzt, Patient und Angehörige oft vor der Frage, ob und wann das Sterben zugelassen werden darf. Die EURELD-Studie untersuchte in sechs europäischen Ländern repräsentativ alle Todesfälle über neun Monate, indem sie alle letztbehandelnden Ärzte retrospektiv befragte (van der Heide et al. 2003). Dabei zeigte sich, dass 66–71 % aller Todesfälle nicht unerwartet eintraten und in 23–51 % aller Fälle Entscheidungen zum Verzicht lebenserhaltender Maßnahmen und anderen Formen der »Sterbehilfe« getroffen wurden. Auf Intensivstationen geschehen 50–90 % aller Todesfälle im Rahmen von Verzichtsentscheidungen und stellen mithin ein Sterbenlassen dar (Vincent et al. 2004).
Der bewusste Verzicht auf lebenserhaltende Behandlung, sei es als Unterlassung einer möglichen Behandlung oder als Beendigung einer laufenden Therapie, mit dem Ziel, das natürliche Sterben des Patienten zuzulassen, wurde früher als »passive Sterbehilfe« bezeichnet (Jox 2013). Darunter fallen der Verzicht auf die invasive Beatmung von Patienten mit Amyotropher Lateralsklerose oder die Unterlassung einer Reanimation bei Patienten mit fortgeschrittenen Hirntumoren genauso wie das *Terminal Weaning* bei Beatmungspflichtigen oder die Reduktion der künstlichen Nahrungs- und Flüssigkeitszufuhr bei Patienten im vegetativen Zustand. Der Bundesgerichtshof hat bekräftigt: »Sterbehilfe durch Unterlassen, Begrenzen oder Beenden einer begonnenen medizinischen Behandlung (Behandlungsabbruch) ist gerechtfertigt,

wenn dies dem tatsächlichen oder mutmaßlichen Patientenwillen entspricht (§ 1901a BGB) und dazu dient, einem ohne Behandlung zum Tode führenden Krankheitsprozess seinen Lauf zu lassen. Ein Behandlungsabbruch kann sowohl durch Unterlassen als auch durch aktives Tun vorgenommen werden« (Bundesgerichtshof 2010). Selbstverständlich muss eine lebenserhaltende Behandlung auch unterbleiben, wenn sie ärztlich nicht indiziert ist (Bundesgerichtshof 2003). Die Bundesärztekammer spricht von einer Änderung des Behandlungsziels, um deutlich zu machen, dass der Patient auch nach der Entscheidung gegen lebenserhaltende Maßnahmen mit unvermindertem Engagement mit palliativer Zielsetzung behandelt werden muss (Bundesärztekammer 2011a).
Mittels Patientenverfügungen können Menschen im einwilligungsfähigen Zustand für den Fall der Einwilligungsunfähigkeit festlegen, ob sie in bestimmte künftige Eingriffe einwilligen oder nicht (Deutscher Bundestag 2009). Eine Patientenverfügung ist für Ärzte und Betreuer und Bevollmächtigte rechtlich bindend, sofern sie auf die aktuelle Lebens- und Behandlungssituation zutrifft und von einem einwilligungsfähigen Volljährigen schriftlich verfasst wurde. Liegt keine oder keine gültige Verfügung vor, so muss nach den mündlich geäußerten Behandlungswünschen oder dem mutmaßlichen Willen des Patienten entschieden werden, wobei für letzteren frühere mündliche und schriftliche Äußerungen, ethische oder religiöse Überzeugungen und sonstige persönliche Wertvorstellungen des Patienten zu berücksichtigen sind. State of the Art ist heute das *Advance Care Planning*, ein systemisches Konzept mit professioneller Vorsorgeberatung, longitudinalem Ansatz und regionaler Implementierung (Coors et al. 2015). Am Lebensende kann es Situationen geben, in denen unklar bleibt, ob eine hoch dosierte palliative Therapie, etwa mit Opioiden oder Benzodiazepinen, als unbeabsichtigte Nebenwirkung den Sterbeprozesses womöglich beschleunigen könnte. Dies kann indes in Kauf genommen werden (»indirekte Sterbehilfe«), wenn das primäre Ziel der Symptomlinderung nicht anders realisierbar ist (Bundesgerichtshof 2003). Palliativmedizinische Studien haben allerdings erwiesen, dass korrekt dosierte Opioide und Sedativa keine signifikante Lebensverkürzung zur Folge haben (Sykes et al. 2002). Das Gleiche gilt für die palliative Sedierung bei therapierefraktären, schwersten Symptomen (Maltoni et al. 2009).
Strafbar ist in Deutschland per § 216 Strafgesetzbuch (StGB) die gezielte Tötung einer Person auf deren Verlangen hin, auch wenn die Person schwer krank ist. Seit 2016 ist die Beihilfe zum Suizid per § 217 StGB dann strafbar, wenn sie geschäftsmäßig erfolgt, d. h. als professionelle, auf Wiederholung angelegte Dienstleistung angeboten wird, auch ohne Gewinnerzielungsabsicht (Deutscher Bundestag 2015). Die Suizidassistenz als Gewissensentscheidung kann also in Einzelfällen von der Strafbarkeit ausgenommen sein. In einigen Landesärzteordnungen ist den Ärzten jedoch berufsrechtlich untersagt, Beihilfe zum Suizid zu leisten, gemäß der Musterberufsordnung von 2011 (Bundesärztekammer 2011a, Bundesärztekammer 2011b), während dieses Verbot in anderen Landesärzteordnungen nicht enthalten ist.

## L 2.3.3 Neuroenhancement

Unter Enhancement im medizinischen Kontext versteht man eine Verbesserung gesunder Körperfunktionen durch den Gebrauch von Medikamenten oder medizintechnischen Verfahren – im Gegensatz zu therapeutischen, rehabilitativen oder präventiven Anwendungen derselben. Häufig wird es gleichgesetzt mit Neuroenhancement, also der Verbesserung gesunder Gehirnfunktionen, speziell geistig-intellektueller Fähigkeiten. Die Anwendungsgebiete sind dreierlei:

1. kognitives Enhancement zielt darauf, Konzentration, Merkfähigkeit, Kreativität oder logische Denkleistung zu verbessern;
2. emotionales Enhancement soll die Stimmung heben oder Gefühle intensivieren, und
3. sonstige Formen von Enhancement bezwecken etwa eine Steigerung der Motivation oder eine Beeinflussung des Schlaf-Wach-Rhythmus.

Dabei werden meist Pharmaka eingesetzt, die zur Behandlung psychischer Erkrankungen zugelassen und verschreibungspflichtig sind. Aus den bekannten Wirkungen bei Kranken werden Hypothesen über das funktionssteigernde Potenzial bei Gesunden abgeleitet.
Vereinzelt wurden Effekte in Studien mit kleinen Fallzahlen und kurzen Laufzeiten belegt, aber zum Großteil sind sie ungeprüft. Zudem ist die Hypothese, wonach Medikamente auch in Gesunden diejenigen Funktionen steigern, die sie bei Kranken im defizitären Zustand ausgleichen, grundsätzlich angreifbar. Laut einer systematischen Übersichtsarbeit gibt es für das Psychostimulans Methylphenidat Daten, die eine Verbesserung der Gedächtnisleistung bei Gesunden zeigen, und wurde für Modafinil belegt, dass es die Aufmerksamkeit steigern und nach Schlafdeprivation Wachheit, Merkfähigkeit und Exekutivfunktionen kurzzeitig erhalten kann (Repantis et al. 2010). Eine ebenfalls randomisierte, placebokontrollierte Studie mit gemischten Amphetaminsalzen zeigte, dass diese bestimmte Kreativitätsleistungen steigern können, aber nur bei Probanden, die zuvor ein geringes Maß an Kreativität zeigten. Bei Menschen mit hoher Kreativität verschlechterte es hingegen diese Leistungen (Farah et al. 2008). Interessant ist der Befund, dass Modafinil und Methylphenidat bei Schachspielern die Reflexionsfähigkeit steigern, aber schnelle Entscheidungen unter Zeitdruck eher hemmen (Franke et al. 2017). Der als Antidementivum bekannte Acetylcholinesterase-Inhibitor Donepezil hat in einer kleinen randomisierten, placebokontrollierten Studie an älteren Piloten eine Verbesserung der Konzentrationsleistung im Flugsimulator bewirkt (Yesavage et al. 2002). Antidepressiva führen offenbar nur bei manchen Gesunden zu einer gewissen und kurzfristigen Verbesserung sozialer und emotionaler Kompetenzen (Repantis et al. 2010).
Über die gesellschaftliche Enhancement-Praxis gib es zahlreiche Umfragen. Eine der ersten und bekanntesten Umfragen war die der Zeitschrift »Nature«, die zutage förderte, dass jeder fünfte Leser schon einmal Medikamente zur Steigerung

von Konzentration, Gedächtnis oder Wachheit genommen habe, zumeist Methylphenidat oder Modafinil (Maher 2008). Fünf bis 35 Prozent der amerikanischen Highschool- und College-Studenten haben Umfragen zufolge bereits Stimulanzien zur Verbesserung der kognitiven Fähigkeiten eingenommen (Wilens et al. 2008).

In der ethischen Diskussion um die Frage der Zulässigkeit von Neuroenhancement lassen sich drei argumentative Ebenen unterscheiden: anthropologische, individualethische und sozialethische Begründungen (Presidents Council on Bioethics 2003). Auf der anthropologischen Ebene stehen sich das »transhumanistische« und das »naturalistische« Menschenbild gegenüber. Behaupten die Transhumanisten, es gehöre integral zum Menschsein, dass der Mensch sein Wesen selbst gestalte und sich zu verbessern trachte, halten die Naturalisten dagegen, es gebe eine dem Menschen vorgegebene menschliche Natur, die zu respektieren sei, und es gefährde die Fortexistenz der menschlichen Spezies, wenn der Mensch sich aus Hybris ins Übermenschliche steigern wolle.

Individualethische Argumente gegen das Enhancement betonen die teils unabsehbaren Langzeitrisiken dieser Psychopharmaka, z. B. ihr Suchtpotenzial oder mögliche Persönlichkeitsveränderungen. Zudem wird angeführt, dass die Wirksamkeit der meisten Substanzen für Enhancement-Zwecke nicht hinreichend bewiesen sei. Dem halten die Befürworter entgegen, die personale Autonomie des Einzelnen sei das entscheidende Argument gegen eine paternalistische Beschränkung von Enhancement: Jeder habe das Recht, seine Leistungen mit Medikamenten zu verbessern, solange er anderen nicht schade. Von beiden Seiten werden Analogie-Argumente angeführt: Während die einen sagen, Enhancement sei dem Gebrauch gängiger Genussmittel wie Kaffee oder der Nutzung sozialer Ressourcen wie Erziehung und Talentförderung vergleichbar, behaupten andere, es ähnele dem Gebrauch illegaler Drogen oder dem Einsatz von Doping im Sport. Viele betonen den Unterschied zwischen Therapie und Enhancement, jedoch ist diese Abgrenzung aufgrund der kontroversen Definition von Krankheit – gerade in der Psychiatrie – ein angreifbares Argument.

Weiterhin gibt es die sozialethische Begründungsebene. Gegen das Enhancement werden dabei ins Feld geführt, dass es zu einer leistungsbezogenen, egoistischen und uniformen Gesellschaft führe, dass sozialer Konformitätsdruck auf vulnerable Mitglieder der Gesellschaft entstehe und dass die gesellschaftliche Kultur verarme, da statt sozialer Bemühungen wie Erziehung, Bildung, Kunst und Wissenschaft die individuellen Glücks- und Leistungsziele durch die »Abkürzung« psychoaktiver Drogen erreicht würden. Verteidiger des Enhancements betonen hingegen, dass eine Gesellschaft sogar gerechter und demokratischer werden könne, da es für Benachteiligte leichter sei, sich durch Enhancement zu verbessern als im sozialen Milieu aufzusteigen. Eine grundsätzliche Wertungsdifferenz zwischen medikamentös-medizintechnischen und sozialen Methoden einer Persönlichkeitsentwicklung halten sie für unbegründet, zumal beide zu denselben synaptischen Veränderungen im Gehirn führten.

### L 2.3.4 Umgang mit Zufallsbefunden bei bildgebenden Verfahren in der Forschung

Wenn ein Proband an einer wissenschaftlichen Untersuchung teilnimmt, besteht die Möglichkeit, dass ein unerwarteter Zufallsbefund erhoben wird, ohne dass im Rahmen der wissenschaftlichen Fragestellung danach gesucht wurde. Solche Zufallsbefunde, die teilweise erhebliche klinische Relevanz für den Probanden haben können, treten besonders häufig im Rahmen moderner bildgebender Verfahren auf. Dabei werden am häufigsten asymptomatische Hirninfarkte, zerebrale Aneurysmen und gutartige Hirntumoren (Vernooij et al. 2007), aber auch typische Läsionen einer bisher asymptomatischen Encephalomyelitis disseminata und Anlagestörungen wie Arnold-Chiari-Malformationen nachgewiesen. In 2,5 % der Fälle handelt es sich um Befunde, die umgehend weitere Untersuchungen erfordern (Shoemaker et al. 2011).

Obwohl die meisten wissenschaftlichen Untersuchungen mit bildgebenden Verfahren unter Beteiligung von Ärzten durchgeführt werden und an einigen Untersuchungen neben gesunden Probanden auch Patienten mit vorbekannten Erkrankungen teilnehmen, betonen Heinemann et al. (2007), dass bei wissenschaftlichen Untersuchungen kein typisches Arzt-Patienten-Verhältnis vorliegt. Sie beziehen sich dabei auf die prinzipienorientierte Medizinethik, die von Beauchamp und Childress (2013) formuliert wurde und den Respekt der Autonomie des Patienten, Schadensvermeidung, Fürsorge und Gerechtigkeit beinhaltet. Das Prinzip der Fürsorge im Sinne einer Förderung des Wohls und Nutzens des individuellen Patienten ist gerade in der Grundlagenforschung nicht das Ziel der Untersuchungen. Auch das Prinzip der Gerechtigkeit mit einer fairen Verteilung von Gesundheitsleistungen kann im Rahmen wissenschaftlicher Untersuchungen keine Anwendung finden. Heinemann et al. (2007) betonen aber die Bedeutung des Respekts vor der Autonomie der Probanden, der Ausdruck in der Forderung des informierten Einverständnisses (*informed consent*) auch in wissenschaftlichen Untersuchungen findet. Aus dem Autonomieprinzip ergibt sich eine umfangreiche Aufklärung über die Möglichkeit von Zufallsbefunden, die als Risiko der Untersuchung vermittelt werden müssen. Aus Zufallsbefunden kann sich eine Diagnose ergeben, deren Kenntnis vom Probanden möglicherweise gar nicht gewünscht ist und zur Notwendigkeit weiterer Untersuchungen führt, zur Beeinträchtigung der Lebensqualität, zu psychischen Störungen und auch zu versicherungsrechtlichen Konsequenzen. Umgekehrt muss der Proband darüber informiert sein, dass die wissenschaftliche Untersuchung eine zerebrale Bildgebung aus individualdiagnostischen Gründen nicht ersetzen kann. Zur Lösung dieses Problems gibt es verschiedene Ansätze. So wird am National Institute of Health (NIH) bei jedem Probanden eine zusätzliche klinische neuroradiologische Diagnostik durchgeführt (Check 2005), in anderen Einrichtungen werden alle Forschungsdaten durch einen Neuroradiologen befundet (Pickard und Gillard 2005) oder nur bei Auffälligkeiten zur Befundung ein Neuroradiologe hinzugezogen. An vielen Universitätskliniken in Deutschland ist es inzwischen üblich, ausführlich über die Risiken von Zufallsbefunden aufzuklären und die Forschungsdaten von Neuroradiologen befunden zu lassen. Bei Auffälligkeiten sollte eine ergänzende diagnostische Bildgebung und eine fachärztliche Abklärung angeboten werden.

Das Prinzip der Autonomie begründet neben der Aufklärung über die Risiken einer Untersuchung auch das Recht auf das Wissen über die Ergebnisse, aber auch ein Recht auf Nichtwissen. Dieses Recht auf Nichtwissen kann zu einem Konflikt zwischen Autonomie und Schadensvermeidung führen, z. B. bei Nachweis eines Hirntumors und Ablehnung des Patienten, über die Untersuchungsergebnisse informiert zu werden. In der Situation der wissenschaftlichen Untersuchung ist ein solcher Konflikt vermeidbar, wenn sie nur unter der Voraussetzung durchgeführt wird, dass der Proband in die Mitteilung der Ergebnisse bereits im Vorhinein einwilligt (Heinemann et al. 2007).

### L 2.3.5 Tiefe Hirnstimulation

Wenn Patienten an einem fortgeschrittenen Parkinson-Syndrom mit den motorischen Komplikationen der Wirkfluktuationen und Dyskinesien leiden, besteht die Möglichkeit einer Behandlung durch stereotaktische Elektrodenimplantation zur tiefen Hirnstimulation in den Nucleus subthalamicus. Neben einer Reduktion der Phasen von Unter- und Überbeweglichkeit konnte gezeigt werden, dass die Lebensqualität der Patienten, die mit tiefer Hirnstimulation behandelt wurden, besser war als die einer optimal medikamentös behandelten Kontrollgruppe. Darüber hinaus konnte der Erfolg einer Behandlung des essenziellen Tremors und der generalisierten Dystonie durch Elektrodenimplantation in den Ncl. ventralis intermedius thalami bzw. des Globus pallidus internus nachgewiesen werden sowie der Erfolg einer Behandlung der therapierefraktären Epilepsie durch bilaterale Stimulation des Nucleus anterior thalami als adjunktive Therapie zur Verringerung der Anfallshäufigkeit (**Kap. I 3**).
Der Ncl. subthalamicus hat dorsolateral einen sensomotorischen, ventral einen kognitiv-assoziativen und ventromedial einen limbischen Teil (Temel et al. 2005). Daher kommt es durch die tiefe Hirnstimulation bei M. Parkinson nicht nur zu den erwünschten Wirkungen auf die Motorik, sondern auch zu neuropsychologischen und psychiatrischen Nebenwirkungen. Hierbei handelt es sich vor allem um Störungen der Wortflüssigkeit und des verbalen Arbeitsgedächtnisses sowie um Depression, Apathie, hypomanische Zustände, Impulskontrollstörungen und vor allem die mögliche Änderung von Persönlichkeitseigenschaften (Frings und Jox 2015). Auch psychosoziale Anpassungsstörungen treten auf. So kann es zu Veränderungen der innerfamiliären Rollenverteilung und Aktualisierung von Konflikten kommen, die aufgrund der vorherigen Abhängigkeit vom Partner verdrängt wurden (Schuepbach et al. 2006). Bei der tiefen Hirnstimulation handelt es sich damit nicht nur um einen Eingriff in die körperliche Integrität, sondern auch in die gesamte Persönlichkeit und deren Umfeld. Durch die Operation im Wachzustand kann von dem Patienten im Gegensatz zur Pharmakotherapie der Eingriff in die Hirnfunktion als Überschreitung der Grenzen der eigenen Leiblichkeit und Personalität unmittelbar erlebt werden. Auch bei der Einstellung der Stimulationsparameter mit dem Programmiergerät durch den Arzt erlebt der Patient die Veränderung seiner Beweglichkeit und möglicherweise auch seiner geistigen und seelischen Verfassung unmittelbar.
Aufgrund dieser Besonderheiten der Therapie durch die tiefe Hirnstimulation erfordert der Respekt vor der Autonomie des Patienten neben der Aufklärung über die Risiken der Operation eine intensive Aufklärung über alternative Behandlungsmöglichkeiten wie Apomorphin- oder Duodopa-Pumpe bei M. Parkinson und eine Aufklärung über neuropsychologische und psychiatrische Nebenwirkungen sowie soziale Konsequenzen. Der Patient muss nicht nur über all diese Aspekte aufgeklärt werden, sondern auch dabei unterstützt werden, den Nutzen und die Risiken in seiner individuellen Situation zu erfassen. Die Methode der tiefen Hirnstimulation erfordert darüber hinaus eine sehr hohe Sorgfaltspflicht, da der therapeutische Effekt abhängig ist von Erfahrung und Zusammenspiel verschiedener Berufsgruppen in Vorbereitung, Operation und Rehabilitation. Die Langzeitbetreuung stellt ebenfalls eine erhebliche Verantwortung dar. Im Rahmen der Verlaufsbeobachtung muss aufgrund einer erhöhten Suizidrate sehr aufmerksam auf depressive Störungen und Impulskontrollstörungen geachtet werden. Ein weiterer Aspekt der Verantwortung ergibt sich daraus, dass der behandelnde Neurologe enorm viele Informationen über den Patienten aus prä-, intra- und postoperativer Phase gesammelt hat, die sich nur schwer an weiterbehandelnde Neurologen übermitteln lassen, wenn der Patient einen Arztwechsel wünscht.

In der Studie EarlyStim wurde in einem randomisierten Vergleich mit der optimalen medikamentösen Therapie gezeigt, dass bei M. Parkinson bereits beim Auftreten erster motorischer Fluktuationen nach durchschnittlicher Krankheitsdauer von 7,5 Jahren die Lebensqualität zumindest im Beobachtungszeitraum von zwei Jahren durch die tiefe Hirnstimulation gebessert werden kann (Schuepbach 2013). Bisher beträgt beim M. Parkinson die durchschnittliche Erkrankungsdauer bis zur Durchführung der tiefen Hirnstimulation zwölf Jahre. Dadurch werden Patienten mit noch erhaltenen sozialen und beruflichen Kompetenzen von der Therapie ausgeschlossen, was eine mögliche Ursache der seltenen beruflichen Rehabilitation trotz verbesserter motorischer Fähigkeiten sein könnte. Eine grundsätzliche Empfehlung zur frühen Behandlung kann aber aus der Studie nicht abgeleitet werden, da es immer einer individuellen Abwägung dieses Nutzens gegen die möglichen vor allem neuropsychologischen und psychiatrischen Nebenwirkungen bedarf.
Für Patienten mit chronisch schweren, therapieresistenten Zwangsstörungen (obsessive-compulsive-disorder) wurde die bilaterale Stimulation im vorderen Schenkel der inneren Kapsel als Zusatzthera-

pie zur medikamentösen Behandlung zugelassen. Dabei handelt es sich um eine CE-Zertifizierung, die sich nur auf Sicherheitsaspekte, aber nicht auf die Effektivität bezieht. Daher sollte diese Behandlungsoption nur in Ausnahmefällen und nur im Rahmen klinischer Studien erwogen werden.

Zwei negative multizentrische Studien legen trotz mehrerer positiver Fallserien aktuell eine mangelnde Wirksamkeit bei der Behandlung therapieresistenter Depressionen nahe. Für Suchterkrankungen, Demenzen oder Anorexie liegen nur experimentelle Daten vor (Coenen et al. 2015). Aufgrund der noch unzureichenden Studienlage und des häufig eingeschränkten Entscheidungsvermögens psychiatrischer Patienten sollte die tiefe Hirnstimulation bei diesen Erkrankungen nur auf Patienten mit schwerstem Leidensdruck und fehlenden weiteren therapeutischen Optionen beschränkt bleiben. Die Operationen sollten nur in Zentren mit entsprechender psychiatrischer und neurochirurgischer Erfahrung durchgeführt werden. Alle Ergebnisse solcher Operationen, auch Ausgänge mit negativem Erfolg, sollten publiziert oder in zentralen Registern erfasst werden (Synofzik 2013).

## Literatur


Applebaum PS. Assessment of patients' competence to consent to treatment. New Engl J Med 2007; 357: 1834–1840.

Beauchamp TL, Childress JF. Principles of Biomedical Ethics. 7. Aufl. Oxford: Oxford University Press; 2013.

Bernat JL. Ethical Issues in Neurology. 3rd ed. Philadelphia, PA: Lippincott, Williams and Wilkins; 2008.

Bundesärztekammer. Grundsätze der Bundesärztekammer zur ärztlichen Sterbebegleitung. Dtsch Ärztebl 2011a: 108: 346–348.

Bundesärztekammer. (Muster-) Berufsordnung für die in Deutschland tätigen Ärztinnen und Ärzte. Dtsch Ärztebl 2011b; 108: A1980–1992.

Bundesgerichtshof. Urteil des 12. Zivilsenats vom 17.03. 2003. BGHZ 154, 205.

Bundesgerichtshof. Urteil des 2. Strafsenats vom 25.06. 2010. 2StR454/09.

Check E. Brain-scan ethics come under the spotlight. Nature 2005; 433: 185.

Coenen VA, Arntage F, Volkmann J et al. Tiefe Hirnstimulation bei neurologischen und psychiatrischen Erkrankungen. Ärzteblatt 2015; 112; 519–526.

Coors M, Jox RJ et al. Advance Care Planning. Von der Patientenverfügung zur gesundheitlichen Vorausplanung. Stuttgart: Kohlhammer; 2015.

Deutscher Bundestag. Drittes Gesetz zur Änderung des Betreuungsrechts. Bundesgesetzblatt 2009; 48: 2286–2287.

Deutscher Bundestag (2015) Gesetz zur Strafbarkeit der geschäftsmäßigen Förderung der Selbsttötung. Vom 3. Dezember 2015. Bundesgesetzblatt 49 (Teil I): 2177.

Farah MJ, Illes J, Cook-Deegan R, Gardner H, Kandel E, King P, Parens E, Sahakian B, Wolpe PR. Neurocognitive enhancement: what can we do and what should we do? Nat Rev Neurosci 2004; 5: 421–425.

Foot P. Virtues and Vices. Oxford: Blackwell; 1978.

Franke AG, Gränsmark P, Agricola A et al. Methylphenidate, modafinil, and caffeine for cognitive enhancement in chess: A double-blind, randomized controlled trial. Eur Neuropsychopharmacol 2017; 27: 248–260.

Frankena WK. Analytische Ethik. Eine Einführung. 5. Aufl. München: dtv; 1994.

Frings M, Jox RJ. Gehirn und Moral. Ethische Fragen in Neurologie und Hirnforschung. Stuttgart: Thieme; 2015.

Habermas J. Erläuterungen zur Diskursethik. Frankfurt am Main: Suhrkamp; 1991.

Heinemann T, Hoppe C, Listl S, Spickhoff A, Elger CE. Zufallsbefunde bei bildgebenden Verfahren in der Hirnforschung. Dtsch Ärztebl 2007; 104: 1982–1987.

Illes J, Kirschen MP, Edwards E, Bandettini P, Cho MK, Ford PJ, Glover GH, Kulynych J, Macklin R, Michael DB, Wolf SM, Grabowski T, Seto B. Practical approaches to incidental findings in brain imaging research. Neurology 2008; 70: 384–390.

Jox RJ. Sterben lassen. Über Entscheidungen am Ende des Lebens. Hamburg: Rowohlt; 2013.

Jox RJ, Heßler H-J, Borasio GD. Entscheidungen am Lebensende, Vorsorgevollmacht und Patientenverfügung. Nervenarzt 2008; 79: 729–739.

Jox RJ, Krebs M, Fegg M, Reiter-Theil S, Frey L, Eisenmenger W, Borasio GD. Limiting life-sustaining treatment in German intensive care units: A multiprofessional survey. J Crit Care 2010; 25: 413–419.

Kant I. Kritik der praktischen Vernunft. Stuttgart: Reclam; 1961.

Maher B. Poll results: look who's doping. Nature 2008; 452: 674–675.

Maltoni M, Pittureri C, Scarpi E, Piccinini L, Martini F, Turci P, Montanari L, Nanni O, Amadori D. Palliative sedation therapy does not hasten death: results from a prospective multicenter study. Ann Oncol 2009; 20: 1163–1169.

Mill JS. Der Utilitarismus. Stuttgart: Reclam; 1976.

Naumann M, Volkmann J; Deep-Brain Stimulation for Dystonia Study Group. Pallidal deep-brain stimulation in primary generalized or segmental dystonia. N Engl J Med 2006; 355: 1978–1990.

Nida-Rümelin J. Angewandte Ethik. Die Bereichsethiken und ihre theoretische Fundierung. Stuttgart: Kröner; 1996.

Pickard JD, Gillard JH. Guidelines reduce the risk of brain-scan shock. Nature 2005; 435: 17.

Pieper A. Einführung in die Ethik. 5. Aufl. Tübingen und Basel: A. Francke UTB; 2003.

President's Council on Bioethics. Beyond Therapy: Biotechnology and the Pursuit of Happiness. Washington D.C. 2003. (http://bioethics.georgetown.edu/pcbe/reports/beyondtherapy/index.html, Zugriff am 09.09. 2010).

Rawls J. A Theory of Justice. Revised Edition. Cambridge: Belknap Press of Harvard University Press; 1999.

Repantis D, Schlattmann P, Laisney O, Heuser I. Modafinil and methylphenidate for neuroenhancement in healthy individuals: a systematic review. Pharmacol Res 2010; 62: 187–206.

Schuepbach WM, Gargiulo M, Welter ML et al. Neurosurgery in Parkinson disease: a distressed mind in a repaired body? Neurology 2006; 66: 1811–1816.

Schuepbach WM, Rau J, Knudsen K et al. Neurostimulation for Parkinson's disease with early motor complications. N Engl J Med 2013; 368: 610–622.

Shoemaker JM, Holdsworth MT, Aine C et al. A practical approach to incidental findings in neuroimaging research. Neurology 2011; 77: 2123–2127.

Sykes N, Thorns A. The use of opioids and sedatives at the end of life. Lancet Oncol 2003; 4: 312–318.

Synofzik M. Neue Indikationen für die tiefe Hirnstimulation. Ethische Kriterien für Forschung und Therapie. Nervenarzt 2013; 84: 1175–1182.

Temel Y, Blokland A, Steinbusch HW, Visser-Vandewalle V. The functional role of the subthalamic nucleus in cognitive and limbic circuits. Prog Neurobiol 2005; 76: 393–413.

Van der Heide A, Deliens L, Faisst K et al. (2003) End-of-life decision-making in six European countries: descriptive study. Lancet 362: 345–350.

Vernooij MW, Ikram MA, Tanghe HL, Vincent AJ, Hofman A, Krestin GP, Niessen WJ, Breteler MM, van der Lugt A. Incidental findings on brain MRI in the general population. N Engl J Med 2007; 357: 1821–1828.

Vincent JL, Berre J, Creteur J. Withholding and withdrawing life prolonging treatment in the intensive care unit: a current European perspective. Chron Respir Dis 2004; 1: 115–120.

Wilens TE, Adler LA, Adams J, Sgambati S, Rotrosen J, Sawtelle R, Utzinger L, Fusillo S. Misuse and diversion of stimulants prescribed for ADHD: a systematic review of the literature. J Am Acad Child Adolesc Psychiatry 2008; 47: 21–31.

Yesavage JA, Mumenthaler MS, Taylor JL, Friedman L, O-Hara R, Sheikh J, Tinklenberg J, Whitehouse PJ. Donepezil and flight simulator performance: Effects on retention of complex skills. Neurology 2002; 59: 123–125.

# M Neuropädiatrie, Neurogeriatrie und therapieinduzierte Nebenwirkungen

# M 1 Pädiatrische Neurologie und Transition

*von F. Heinen und L. Gerstl*

Die Pädiatrische Neurologie (Schwerpunktfach Neuropädiatrie der Kinder- und Jugendmedizin, Synonym: Kinderneurologie) behandelt spezifische Erkrankungen und Entwicklungsstörungen in – je nach Lebensalter – weiter Überlappung zur Neurologie. Signifikante Patientenpopulationen wechseln als Adoleszente oder junge Erwachsene aus der Betreuung des Kinderneurologen in die Betreuung des Neurologen.

Aufgabe dieses Kapitels ist es, ausgewählte Patientenkollektive stichwortartig zu beschreiben und die Herausforderungen für gemeinsame Versorgung und Transition zu definieren.

In der Kinder- und Jugendmedizin etabliert sich der Begriff *Children with Medical Complexity* (CMC). Es handelt sich um diejenigen Kinder, deren Entwicklung unter der Determinante ihrer chronischen Erkrankung bei Verlauf und Therapie durch eine hohe medizinische Komplexität gekennzeichnet ist. Die Versorgung dieser Kinder und Jugendlichen bedarf interdisziplinärer und multimodaler *Care Pathways* und spezifischer ärztlicher Kompetenz; die Versorgungsrealität ist dabei gleichzeitig von geeigneten strukturellen Voraussetzungen im Gesundheitssystem abhängig.

In Deutschland ist mit den 162 so genannten Sozialpädiatrischen Zentren (Stand 1/2017) eine grundsätzlich besonders geeignete Versorgungsstruktur etabliert (SGB V § 119). Die jeweilige spezifische fachliche Kompetenz und Vernetzung bleibt dabei eine Herausforderung, auch für die Zukunft. Zum jetzigen Zeitpunkt zeichnen sich ganz unterschiedliche Profile der Sozialpädiatrischen Zentren ab: Sie reichen von vollumfänglicher spezialisierter pädiatrischer Universitätsmedizin bis zur fachlichen Beschränkung auf Diagnosegruppen wie (kombinierte) Entwicklungsstörungen (ICD-10 F83.) und ADHS (ICD-10 F90).

Für die Kinderneurologie spezifisch und alltagsrelevant ist der Fachbereich Entwicklungsneurologie. Dieser kann sowohl als eigene Subspezialisierung der Kinderneurologie verstanden werden als auch als Querschnittsdisziplin zu Pädiatrie, Kinder- und Jugendpsychiatrie, Psychologie, Pädagogik, Sozialwissenschaften und Anthropologie. Für die Entwicklungsneurologie stellen Beobachtung, Verhalten und die umfassende Hands-on-Untersuchung der Motorik einen wegweisenden klinischen Zugang dar. Sie werden mit gezielten Fragestellungen ergänzt durch Labor (inklusive Genetik), klinische Neurophysiologie (z. B. EEG, Schlaf-EEG, evozierte Potenziale inklusive transkranieller Magnetstimulation), Bildgebung mit Sonographie (Muskel, Neurosonographie, transkranieller Doppler), CT (Notfallindikationen/Fehlbildungen) und eine (alle Modalitäten ausschöpfende) MRT.

In Erweiterung der klassischen neurologischen Untersuchung hat die Kinderneurologie ihr Untersuchungssetting für die jungen Kinder z. B. um das Grenzsteinkonzept (R. Michaelis, Tübingen, Deutschland) und für die älteren Kinder und Jugendlichen (> 5 LJ) um die Untersuchung auf *Milde Neurologische Dysfunktion – Minor Neurological Dysfunction – MND* (Touwen, Hadders-Algra, Groningen, Niederlande) erweitert, validiert und evaluiert.

Die Herausforderungen der Transition von der Kinderneurologie zur Neurologie liegen darin, dass für die Versorgung von *Children with Medical (Neurological) Complexity* die in der Struktur der Sozialpädiatrischen Zentren abgebildete umfassende (comprehensive, ganzheitlich, Team) Behandlungskonzepte (noch) keine strukturelle Entsprechung in der Neurologie finden. Ob diese mit den Medizinischen Behandlungsszentren für Menschen mit Behinderung (MZEB) realisiert werden kann, bleibt abzuwarten.

Die *im Dialog zur Neurologie besonders relevanten Erkrankungen oder Störungen* werden in den folgenden Abschnitten stichwortartig im Hinblick auf (1) Spezifika in der Pädiatrie und (2) Relevanz für Erwachsenenneurologie dargestellt.

## M 1.1 Bewegungsstörungen

### M 1.1.1 Cerebralparesen

Cerebralparesen (CP) sind der häufigste Grund für eine Beeinträchtigung der motorischen Entwicklung im Kindesalter. Ihre Schwere wird altersbezogen nach dem Gross Motor Function Classification System eingeteilt (GMFCS, 5-stufige Systematik, Level I–V, s. u.).

In der Kinderneurologie sind für Patienten mit Cerebralparesen interdisziplinäre und multimodale Behandlungspfade mit innovativen Impulsen (Botulinumtoxin, Sonografie-gesteuerte Injektion, Multi-Level-Treatment, Robotics, abgestufte kombinierte Konzepte) etabliert.

#### M 1.1.1.1 Spezifika in der Pädiatrie

- Cerebralparesen (CP) als Sammelbegriff für ein Spektrum von Erkrankungen, die mit einer Störung der *frühkindlichen Entwicklung* (insbesondere der Motorik) einhergehen; dadurch Beeinträchtigung bei der Ausführung von alltagsrelevanten Aktivitäten
- Ursache prä, peri- oder postnatal bis zum 24. Lebensmonat (z. B. Sauerstoffmangel, Inflammationsreaktion, …)

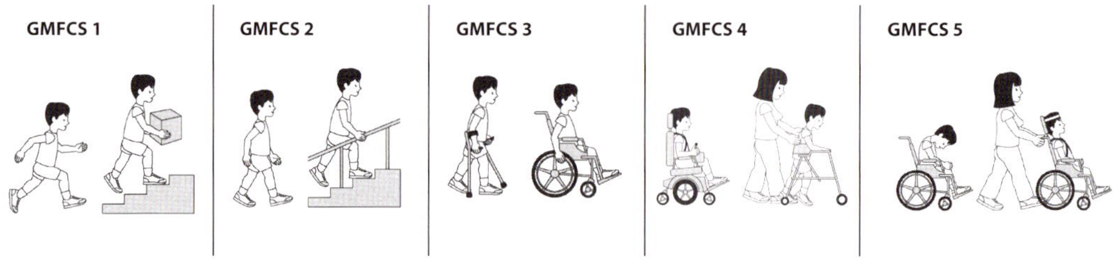


**Abb. M 1.1:** Klassifikation der Schwere der CP – die GMFCS-Level 1 bis 5 (www.canchild.ca)

- *Early Intervention:* In den ersten 2–4(–6) Lebensjahren entwicklungsbegleitend, -fördernd. Danach Erhalt des körpermotorischen Funktionsniveaus (ab GMFCS Level III) oder aufgabenspezifisch. Beispiel funktionelle Therapien & Robotics: Ziele nach WHO-ICF Child & Youth Version bis zur Partizipationsebene definieren. Ziele: testen & definieren – therapieren – überprüfen – adaptieren/pausieren/beenden.
- *Gross Motor Function Classification System (GMFCS) Level I–V:*
  - Level I: motorische Einschränkungen bei höheren Anforderungen (z. B. Rennen, Springen, Balancieren)
  - Level II: noch *ohne* Hilfsmittel innerhalb und kurze Strecken außerhalb des Hauses gehfähig
  - Level III: gehfähig im Haus *mit* Gehhilfe, aber ohne Unterstützung durch dritte Personen, Rollstuhl für lange Strecken außer Haus
  - Level IV: in der Mobilität angewiesen auf Dritte, bzw. motorisierte Unterstützung bei erhaltener Kopfkontrolle
  - Level V: *keine* Kopfkontrolle, vollständig auf fremde Hilfe angewiesen
- *Manual Ability Classification System (MACS) Level I–V:* vergleichbares Klassifikationsinstrument für die Handfunktion
- *Communication Function Classification System (CFCS) Level I–V:* vergleichbares Klassifikationsinstrument für die Beeinträchtigung der Kommunikation
- *Läsionsmuster ZNS* (cMRT obligat, in Ausnahmefällen Schädelultraschall aus der Neonatalzeit ausreichend)
- Unilaterale Symptomatik: Perinatal arterial ischemic stroke? Ausschluss Thrombophilie (Antikoagulation in Risikosituationen erforderlich?)

### M 1.1.1.2 Relevanz für Erwachsenenneurologie

- Medizinische Entwicklung: Lebenserwartung für Patienten mit schwerer CP steigt signifikant
- Progrediente neurologische Symptomatik? – Diagnose *CP* hinterfragen (DD: genetisch determinierte Bewegungsstörung, neurometabolische Erkrankung, etc. …?)
- Linderung von chronischen Schmerzen und Verbesserung der persönlichen und Umweltfak-

**Tab. M 1.1:** Cerebralparesen
Klinisches Ordnungsschema – zur Transition vorliegend

| | |
|---|---|
| **Ätiologie** | Muss geklärt sein! z. B.: perinatale Hypoxie<br>Thrombophilie |
| **Klassifikation** | Bilateral > unilateral (klassisch bilateral beinbetont, unilateral armbetont)<br>Spastisch > dyskinetisch > ataktisch; Mischbilder häufig |
| **Schweregrad** | GMFCS Level I–V<br>MACS Level I–V<br>CFCS Level I–V |
| **Bildgebung** | Läsionsmuster ZNS (cMRT) |
| **Therapien** | individualisiert/angepasst an Alter und Schweregrad |
| **Devices** | (Ventrikuloperitonealer) Shunt?<br>Intrathekale Baclofenpumpe?<br>Vagusnervstimulator?<br>Periphere Neurostimulation?<br>Tiefenhirnstimulator?<br>Cochleaimplantat?<br>Unterstützte Kommunikation?<br>Stoma (gastral, jejunal)? |
| **Komorbiditäten** | Sehen, Hören, Epilepsie, Kognition, Verhalten, Kommunikation, Zahnstatus, Ernährung, gastrointestinale Dysautonomie, u. a. |
| **Schmerzen** | Wie häufig, wie stark, alltagsbeeinflussend?<br>Medikation? Bedarf? |
| **Multidisziplinarität** | Orthopädie- und Rehatechniker<br>Therapeuten (Physiotherapie, Ergotherapie, Logopädie)<br>Versorgung in spezialisierter Einrichtung (Berufsbildung?)<br>Familie/Betreuer/Vormund: Versorgungsperspektive? |

toren (WHO-ICF) – Verbesserung der Partizipation und Lebensqualität
- Cave: Diskrepanz schlechte Motorik und gute (bis normale) Kognition bei Patienten mit dyskinetischer CP (Ätiologie: isolierte Basalgangliendefekte bei Asphyxie zum Geburtszeitpunkt)

## M 1.1.2 Dystonien

Hier seien lediglich stichwortartig einige Besonderheiten dieses Krankheitsbildes bei Kindern aufgelistet; ansonsten wird auf das **Kap. I 5** Dystonien und Dyskinesien verwiesen.

### M 1.1.2.1 Spezifika in der Pädiatrie

- Unter- und Mischform im Rahmen der Diagnose CP
- Fehldiagnose somatoform (somatische Belastungsstörung, DSM-5) bei fokal beginnenden generalisierten Dystonien
- (zu) später Zugang zu interventionellen Therapien (Tiefe Hirnstimulation)
- frustrane Versorgungsbemühungen *ohne* adäquate Diagnose mit kontraproduktiv unrealistischen Therapiezielen

## M 1.1.3 Ataxie

Es gilt den klinischen Verlauf als akut/chronisch, nicht progressiv/chronisch, progressiv/episodisch einzuordnen und daraus die wahrscheinlichen Differentialdiagnosen im klinisch-diagnostischen Setting mittels Anamnese/Familienanamnese, Bildgebung, Labor, Liquor, Genetik usw. abzuleiten.

### M 1.1.3.1 Spezifika in der Pädiatrie

DD Akut v. a.:

- Intoxikation
- Häufig infektiös, parainfektiös (v. a. nach Varizellen), Dauer Wochen bis wenige Monate
- Para-/postinfektiös: ADEM – Akute disseminierte Enzephalomyelitis (inkl. Wesensänderung, Enzephalopathie)
- Autoimmunologisch: Multiple Sklerose?
- Tumor der hinteren Schädelgrube (z. B. Medulloblastom); Begleitsymptome?
- Paraneoplastisch: OMAS – Opsoklonus-Myoklonus-Ataxie Syndrom (Assoziation zu Neuroblastom)

DD Chronisch nicht progressiv v. a.:

- Pontocerebelläre Hypoplasie, CDG Syndrom, Joubert-Syndrom
- Chromosomale Störungen, z. B. Trisomie 21

DD Chronisch progressiv v. a.:

- Metabolisch, Mitochondriopathie
- Toxisch (z. B. Bestrahlung)
- Friedreich-Ataxie, Ataxia teleangiectatica, Spinocerebelläre Ataxien (SCA)

DD Episodisch:

- Episodische Ataxie Typ 1/2

### M 1.1.3.2 Relevanz für Erwachsenenneurologie

- Ataxieformen mit möglicher Erstmanifestation in Adoleszenz/jungem Erwachsenenalter (z. B. Friedreich-Ataxie)
- Transition von Patienten insb. der chronisch-progressiven Verlaufsformen mit Blick auf den klinischen Phänotyp:
  - Beispiel SCA: Epilepsie? Demenz? Dystonie? Neuropathie? Psychiatrische Komorbidität?
  - Überprüfung (zunehmend etablierter) medikamentöser Therapieoptionen (**Kap. M 1.1.3** Ataxie)

## M 1.1.4 Tic-Störung

Hier seien lediglich stichwortartig einige Besonderheiten dieses Krankheitsbildes bei Kindern aufgelistet; ansonsten wird auf das **Kap. I 17** Tics und Gilles-de-la-Tourette-Syndrom verwiesen.

### M 1.1.4.1 Spezifika in der Pädiatrie

- häufige transiente Störung des frühen Schulalters (bis 30 % der Jungen betroffen)
- DD Entwicklung eines Gilles-de-la-Tourette Syndroms (GTS, Tourette-Syndrom) mit motorischem und psychischem Störungsbild (z. B. Verhalten/Zwang/…)

### M 1.1.4.2 Relevanz für Erwachsenenneurologie

- Adäquate Diagnose
- Adäquate (Bedarfs-)Medikation
- Behandlungspfade für Patienten mit GTS

# M 1.2 Epilepsie

Ungefähr 5 % aller Kinder erleiden einen epileptischen Anfall (v. a. Fieberkrämpfe), bei 0,5 % besteht eine Epilepsie. Epilepsien beginnen zu 50 % im Kindes- und Jugendalter, das Spektrum reicht von gut behandelbaren oder selbstlimitierenden Epilepsiesyndromen (wie Absencen- oder Rolando-Epilepsien) über die im Jugendlichenalter beginnenden, dann über Jahrzehnte behandlungsbedürftigen Epilepsien (Juvenile Myoclonus Epilepsie, JME) bis zu den schwer verlaufenden, therapierefraktären Epilepsien mit globalen Entwicklungsstörungen (wie Dravet-Syndrom, West-Syndrom, …).
Transition bei kindlichen Epilepsien ist in der Regel eine Transition in die neurologische Praxis oder bei differenzierten Pharmakotherapien oder operativen Verfahren in ein Epilepsiezentrum.

## M 1.2.1 Spezifika in der Pädiatrie

- Benigne Partialepilepsie des Kindesalters mit zentrotemporalen Spikes (Rolando-Epilepsie),

Absence-Epilepsie des Schulalters sowie das West-Syndrom als häufigste pädiatrische Epilepsiesyndrome
- Auftreten von fokalen epilepsietypischen Potenzialen bei Schulkindern (sog. »benigne epilepsietypische Potenziale des Kindesalters«) ohne Assoziation mit epileptischen Anfällen/Epilepsien
- Altersspezifischer Beginn elektroklinischer Syndrome (Neonatalperiode – Kleinkindesalter – Kindesalter – Adoleszenz; z. B. benigne familiäre neonatale Epilepsie – Dravet-Syndrom – Kindliche Absence Epilepsie – Juvenile Myoklonus Epilepsie)
- Ausschluss neurometabolischer Ursachen insbesondere bei den neonatalen und frühen Manifestationsformen
- Entwicklungsneurologie und altersspezifische Neuropsychologie
- Ggf. Genetische Abklärung (auch im Hinblick auf weitere Familienplanung)
- Medikamentöse Therapie ggf. als off-label, Langzeitrisiken z. B. für Schwangerschaften (z. B. VPA)
- Frühe epilepsiechirurgische Evaluation
- Schulung von Kindern, Eltern (FAMOSES = Modulares Schulungsprogramm Epilepsie für Familien) und Betreuungspersonen in Kindergarten und Schule
- Spezifische (breite) Differenzialdiagnosen epileptischer Anfälle im Kindesalter (z. B. wie respiratorische Affektkrämpfe, blasse Reflexsynkopen, Tagträumen, Pavor nocturnus, Schauderattacken, Hyperventilation, somatoforme Störungen [somatische Belastungsstörungen, DSM-5], etc.)

### M 1.2.2 Relevanz für Erwachsenenneurologie

- Epilepsien mit Beginn in der Adoleszenz (z. B. juvenile Absenceepilepsie, Juvenile Myoklonus Epilepsie …) mit entsprechend »früher« Transition
- Re-Evaluation: Epilepsiechirurgie, VNS
- Weiterbetreuung komplexer motorisch und geistig behinderter Patienten mit Epilepsie (Transition Sozialpädiatrisches Zentrum – MZEB?)
- Beratung: Beruf, Führerschein, Familienplanung (medikamentöse Umstellung?)

## M 1.3 Fetale Alkoholspektrumstörungen (FASD)

Ca. 20 % aller Frauen geben einen moderaten und ca. 8 % einen riskanten Alkoholkonsum während der Schwangerschaft an. Rauschtrinken (≥ 5 Getränke pro Gelegenheit) zeigen 12 % der schwangeren Frauen seltener als 1 ×/Monat, knapp 4 % jeden Monat und 0,1 % mindestens jede Woche. Gemäß Expertenschätzungen beträgt die Prävalenz der aus der intrauterinen Alkoholexposition resultierenden Fetalen Alkoholspektrumstörung (FASD) mindestens 1 %.

Zu den Fetalen Alkoholspektrumstörungen gehören das Vollbild *Fetales Alkoholsyndrom (FAS – fetal alcohol syndrome)*, das *partielle Fetale Alkoholsyndrom (pFAS – partial fetal alcohol syndrome)*

**Tab. M 1.2:** Epilepsien
Klinisches Ordnungsschema – zur Transition vorliegend

| | |
|---|---|
| **Epilepsieklassifikation** | Elektroklinisches Syndrom (ILAE Klassifikation) |
| | Ätiologie |
| | Semiologie |
| | Anfallshäufigkeit |
| **Genetik** | Erfolgt/geplant<br>Genetische Beratung (inkl. der Familienmitglieder) |
| **Medikation** | Derzeitige Medikation,<br>Notwendigkeit der Pharmakotherapie belegt |
| | Früher eingesetzte Medikation (inkl. relevanter NW) |
| | Notfallmedikation |
| **Epilepsiechirurgie** | Evaluation erfolgt/geplant |
| **Vagusnervstimulation** | Ja: Einstellung, Batteriestatus<br><br>Nein: bereits thematisiert? |
| **Neuropsychologie** | Ergebnis letzte Testung<br>Schule/Ausbildung/Berufsplanung |
| **Relevante Zusatzdiagnosen** | ? |
| **Sonstiges** | Führerschein?<br>Kontakt zur Epilepsieberatungsstelle?<br><br>Familienplanung (Evaluation der eingesetzten Medikamente in Hinblick auf eine mögliche Schwangerschaft) |

und die alkoholbedingte entwicklungsneurologische Störung *(ARND – alcohol related neurodevelopmental disorder).*
Die Fetale Alkoholspektrumstörung beinhaltet – neben Wachstums- und facialen Auffälligkeiten beim FAS – lebenslange, vielfältige Einschränkungen in der Entwicklung, Kognition, im Verhalten und in den Alltagsfertigkeiten der Betroffenen. Zur »Diagnose der Fetalen Alkoholspektrumstörungen FASD« existiert eine AWMF S3-Leitlinie.

### M 1.3.1 Spezifika in der Pädiatrie

- *FAS:* Wachstumsdefizite und faciale Auffälligkeiten gehören im Kindesalter zu den diagnostischen Kriterien. Diese Auffälligkeiten werden im Jugend- und Erwachsenenalter weniger prominent oder verschwinden ganz.
- *FAS, pFAS und ARND:* Beeinträchtigungen in den ZNS-Funktionen variieren je nach Entwicklungsalter bzw. treten in unterschiedlichem Alter mehr oder weniger in den Vordergrund:

**Tab. M 1.3:** Fetales Alkoholsyndrom (FASD)
Klinisches Ordnungsschema – zur Transition vorliegend

| | |
|---|---|
| **Diagnostische Einordnung** | FAS: Wachstumsdefizit + 3 definierte faciale Merkmale + ZNS-Beeinträchtigungen, Alkoholexposition nicht bestätigt oder bestätigt<br><br>pFAS: 2 von den 3 definierten facialen Merkmalen + ZNS-Beeinträchtigungen in mind. 3 Domänen, Alkoholexposition wahrscheinlich oder bestätigt<br><br>ARND: ZNS-Beeinträchtigungen in mind. 3 Domänen, Alkoholexposition bestätigt |
| **ZNS-Auffälligkeiten** | Mikrozephalie<br>Epilepsie<br>Kognition/IQ<br>Sprache<br>Fein-/Graphomotorik oder körpermotorische Koordination<br>Räumlich-visuelle Wahrnehmung oder räumlich-konstruktive Fähigkeiten<br>Lern- oder Merkfähigkeit<br>Exekutive Funktionen<br>Rechenfertigkeiten<br>Aufmerksamkeit<br>Soziale Fertigkeiten oder Verhalten |
| **Vorwiegende Alltagsbeeinträchtigungen** | Haushaltsführung inkl. Ordnung halten, Sauberkeit und Einkäufe<br>Umgang mit Geld/Finanzen inkl. Miete, Handy, adäquates und kalkuliertes Ausgeben von Gehalt<br>Einhalten von Terminen<br>Körperhygiene<br>Sozialkontakte/soziales Netz/echte Freunde<br>Unterstützungssystem Familie<br>Ambulante Hilfen z. B. Familienhilfe, Erziehungsberatung, gesetzlicher Betreuer für Teilbereiche |
| **Ausbildungsstatus** | Förderschule<br>Regelschule<br>Schulabschluss<br>Betreute Ausbildung/Werkstatt<br>Lehre<br>Studium |
| **Komplikationen bzw. Komorbiditäten** | Selbstgefährdendes Verhalten aufgrund mangelnder Risiko-/Gefahreneinschätzung<br>Inadäquates sexuelles Verhalten/Misshandlungsopfer<br>Soziale Isolation<br>Risiko der Obdachlosigkeit<br>Fremdgefährdendes Verhalten<br>Aggressivität<br>Impulskontrollstörung<br>Delinquenz<br>Psychiatrische Erkrankung wie Angststörung oder Depression<br>Drogen- oder Alkoholabusus bzw. -abhängigkeit |
| **Bisherige Medikamente** | ADHD-Therapie: z. B. Methylphenidat, Atomoxetin, Lisdexamfetamin, Guanfacin<br>Verhaltensmodulation: z. B. Neuroleptika<br>Sonstige Medikamente |
| **Interdisziplinarität** | Therapeuten (Psychotherapie, Ergotherapie, Physiotherapie, Logopädie)<br>Versorgung in spezialisierter Einrichtung (HPT, Förderschule, Berufsbildung?)<br>Familie/Betreuer/Vormund: Versorgungsperspektive?<br>Neurologie: Diagnosestellung bei Erwachsenen, Differentialdiagnosen, Epilepsie-Behandlung<br>Psychiatrie: Diagnosestellung bei Erwachsenen, Differentialdiagnosen, medikamentöse Therapien (s. o.) |

- Neugeborenes: Störung im Schlaf-Wach-Rhythmus, in der Verhaltensregulation
- Säugling: Fütterstörungen, verzögerte motorische Fähigkeiten
- Kleinkind: Verzögerung der motorischen, sprachlichen, sozialen und kognitiven Entwicklung
- Vorschulkind: zusätzlich Aufmerksamkeitsstörung und Hyperaktivität
- Grundschule: zusätzlich Störung der *exekutiven Funktionen* und des sozialen Verhaltens
- Schule: alle Bereiche der funktionellen ZNS-Störungen
- Jugend: zusätzlich mentale und psychische Gesundheitsprobleme, Unfähigkeit, ein unabhängiges Leben zu führen, Kriminalität, selbstgefährdendes Verhalten

### M 1.3.2 Relevanz für Erwachsenenneurologie

- Die (intrauterin entstandene) alkoholtoxische Gehirnschädigung ist nicht reversibel, aber der Verlauf positiv gestaltbar. Erwachsene mit FASD zeigen (u. a.) schwerwiegende Beeinträchtigungen in tatsächlicher räumlicher ebenso wie sozialer Orientierung und im Lernen alltagspraktischer Zusammenhänge.
  61 % der Erwachsenen mit FASD haben ihre Schullaufbahn abgebrochen.
  Lediglich 13 % der Erwachsenen mit FASD hatten einmalig einen Job auf dem ersten Arbeitsmarkt.
  Nur ca. ein Drittel der erwachsenen Patienten mit FASD können ein selbständiges Leben führen, zwei Drittel leben betreut, in Institutionen oder auch im Erwachsenenalter noch bei den Eltern.
- Sekundärerkrankungen oder Komorbiditäten bei Erwachsenen mit FASD sind häufig:
  67 % der Betroffenen mit FASD berichten über erlebte körperliche oder sexuelle Misshandlung und 35 % haben selbst ein Alkohol- oder Drogenproblem.
  60 % der Erwachsenen mit FASD gerieten in Gesetzeskonflikte.
- Epilepsien bei Menschen mit FASD sind überzufällig häufig und können bis ins Erwachsenenalter anhalten.
- Die äußerlichen Auffälligkeiten des FAS und pFAS persistieren nur teilweise im Erwachsenenalter: Kleinwuchs 38 %, dünne Oberlippe 92 % und flaches Mittelgesicht 46 %. Die Mikrozephalie persistiert zu 49 %.

Für die Therapie bzw. Unterstützung von erwachsenen Patienten mit FASD ist dementsprechend eine adäquate Transition in die Neurologie und/oder Psychiatrie notwendig.

## M 1.4 Hirntumoren

Hirntumoren im Kindes- und Jugendalter sind mit einer Inzidenz von 2–4/100 000 selten, stellen jedoch den häufigsten soliden Tumor und die zweithäufigste Krebserkrankung in der Pädiatrie dar. Die Verbesserung der Transition zur Erwachsenenneurologie gewinnt auch in Hinblick auf die steigende Zahl langzeitüberlebender junger Erwachsener immer mehr an Bedeutung.
Es existiert eine AWMF S1-Leitlinie »Leitsymptome und Diagnostik der ZNS-Tumoren im Kindes- und Jugendalter«.

### M 1.4.1 Spezifika in der Pädiatrie

- Häufigste Tumorformen:
  - Astrozytäre Tumoren (pilozytisch > diffus > anaplastisch > Glioblastom)
  - Embryonale Tumoren (v. a. Medulloblastome)
  - Ependymale Tumoren
  - Tumoren der Sellaregion (v. a. Kraniopharyngeom)
- Solide ZNS-Metastasen sehr selten (v. a. singulär, supratentoriell-hemisphärisch), ebenso Meningeome
- Spinale Tumoren selten (v. a. Astrozytome und Ependymome)
- Auswirkungen notwendiger adjuvanter Therapien (Strahlentherapie, Chemotherapie) auf das sich entwickelnde Gehirn
- Ggf. Abklärung Tumorprädispositionssyndrome (z. B. Phakomatosen, Li-Fraumeni-Syndrom)
- Komplexes, interdisziplinäres Nachsorgeprogramm (Endokrinologie/Wachstum!, HNO, Visuelles System, Neuropsychologie)

### M 1.4.2 Relevanz für Erwachsenenneurologie

- Steigende Zahl langzeitüberlebender junger Erwachsener
- Zunehmender Blick auf die komplexen entwicklungsneurologischen und psychologisch wie neurologisch *diskreteren* Langzeitfolgen
- Risiko für Zweittumor im ZNS oder andere Zweittumoren
- Nachsorge (Bildgebung, Endokrinologie, Neuropsychologie, QoL)
  Tumorentität-spezifische Nachsorgepläne unter: http://www.kinderkrebsinfo.de/fachinformationen/nachsorge/nachsorgeplaene/index_ger.html#e13123 (Zugriff am 19. 04. 2017)

## M 1.5 Primäre Kopfschmerzen, Migräne

Kopfschmerzen sind einer der häufigsten Gründe, als Kind oder Jugendlicher einem Arzt vorgestellt zu werden, deren Einordnung zwischen als zum Leben dazugehörend empfundener Bagatelle und chronischer, negativ lebensbestimmender Alltags- und Funktionseinschränkung oszilliert. Die Prävalenz der Migräne beträgt ca. 10–20 %, die des Spannungskopfschmerzes bis zu 50 % und die der primären Kopfschmerzen vom Mischtyp ca. 20 %. Die Zahl chronisch erkrankter Jugendlicher – »mit« ebenso wie »ohne« Zugang zu oder Akzep-

**Tab. M 1.4:** Hirntumoren
Klinisches Ordnungsschema – zur Transition vorliegend

| | |
|---|---|
| **Lokalisation** | Supratentoriell<br>Infratentoriell<br>Intraspinal |
| **Histologische Klassifizierung** | Nach WHO-Klassifikation 2016 |
| **Meningeose/Spinale Metastasierung** | MRT<br>Liquor |
| **Tumormarker** | |
| **H. a. Tumorprädispositionssyndrom** | |
| **Resektion** | Komplett<br>Inkomplett<br>Keine (nur Beobachtung) |
| **Adjuvante Therapie** | Strahlentherapie (Kopf/komplette Neuroachse) |
| | Chemotherapie (womit?) |
| | Sonstige |
| **Befunde bei Diagnosestellung** | Neurologie (inkl. anthropometrische Daten)<br>Ophthalmologie (Visus, Stauungspapillen, Gesichtsfeld)<br>Endokrinologie<br>Ggf. Neuropsychologie |
| **Aktuelle Befunde** | Neurologie (inkl. anthropometrische Daten)<br>• Motorik, Minor Neurological Dysfunction?<br>• Epilepsie?<br><br>Ophthalmologie (Visus, Stauungspapillen, Gesichtsfeld)<br>Endokrinologie<br>Neuropsychologie<br>QoL |
| **Derzeitige Medikation** | |
| **Letzte Bildgebung** | Rezidiv? Tumorrest? Zweittumor? |
| **Bestehende Multidisziplinarität** | HNO, Ophthalmologie, Endokrinologie, Neuropsychologie<br>Ggf. funktionelle Therapien |
| **Sonstiges** | Meldung an Kinderkrebsregister<br>Spezifischer Nachsorgeplan entsprechend jeweiliger Studie |

tanz adäquater ärztlicher Behandlung – ist relevant. Die spezifischen, sozial belastenden und alterstypischen psychologischen Faktoren ändern sich im Spiegel der Veränderungen in Gesellschaft, (digitaler) Umwelt und Schule. Kopfschmerzspezifische Transitionsmodelle liegen nicht vor.
50 % der Kinder und Jugendlichen, die an Migräne leiden, sind auch im Erwachsenenalter betroffen. Die diagnostische Zuordnung erfolgt nach ICHD-3 beta.

## M 1.5.1 Spezifika in der Pädiatrie

- Steigende Prävalenz primärer Kopfschmerzerkrankungen in der pädiatrischen Altersgruppe
- Kopfschmerzen in der Eigenanamnese:
  ein Drittel der Vorschulkinder,
  Zunahme bis zur Adoleszenz (mit bis > 80 % bei Gymnasiasten)
- Diagnose nach ICHD-3 beta – Migräne (meist ohne Aura) und Spannungskopfschmerz; darüber hinaus pädiatrie-spezifischer Kopfschmerz vom Mischtyp als Nebeneinander/Spektrumerkrankung (?) beider primärer Kopfschmerzformen
- Biologisches Chronifizierungsrisiko auf Grund der Vulnerabilität des in der Adoleszenz besonders dynamisch reifenden Gehirns?
- Differentialdiagnosen: idiopathischer intrakranieller Hypertonus, somatoforme (funktionelle, medizinisch nicht erklärbare Störungen, somatische Belastungsstörung nach DSM-5), sekundäre Kopfschmerzen von Infektionen (häufig) bis Gehirntumore (selten; s. o.), vaskuläre Malformationen/Subarachnoidalblutungen, selten im Kindes- und Jugendalter: Kopfschmerz durch Medikamentenübergebrauch
- Schwerpunkt Migräne:
  - Chronifizierungsrisiko: junges Alter bei Erstmanifestation, häufige Episoden, später Therapiebeginn
  - Pädiatrische Adaptation der ICHD-Kriterien:
    kürzere Dauer,
    bi- häufiger als unilaterale Lokalisation
    nicht in ICHD aufgenommen: Beginn in frühen Morgenstunden, Abbrechen von Tätigkeiten, Rückzug, imperativer Schlafdrang
  - Migräneäquivalente/Vorläufersyndrome: sogenannte Drei-Monats-Koliken, zyklisches

M 1

**Tab. M 1.5:** Kopfschmerzen
Klinisches Ordnungsschema – zur Transition vorliegend

| | |
|---|---|
| **Diagnose** | Migräne<br>Spannungskopfschmerz<br>Mischtyp |
| **Frequenz** | |
| **Manifestationsalter** | |
| **Positive Familienanamnese** | |
| **Diagnostik** | Klinische Untersuchungsbefunde<br>Muskuläre (myofasziale) Triggerpunkte<br>Bildgebung (MRT)<br>Neurophysiologie<br>Neuropsychologie |
| **Effektive medikamentöse Akuttherapie** | Analgetikum + Anwendungsform + Dosis:<br>Triptan + Anwendungsform + Dosis:<br>(fixe) Kombinationen ?<br><br>Häufigkeit der Medikamenteneinnahme<br>Häufigkeit der Medikamenteneinnahme *ohne* Therapieerfolg |
| **Multimodales Therapiekonzept** | Nichtmedikamentöse Maßnahmen:<br>Psychoedukation/Aufklärung über die Biologie der Erkrankung<br>Lebensstilmodifikation<br>Psychologische Intervention<br>Funktionelle Therapien<br>Komplementäre Therapien<br><br>Pharmakoprophylaxe:<br>Wirkstoff + Dosis + Dauer<br><br>Physiotherapeutische Maßnahmen |

Erbrechen, abdominelle Migräne, benigner paroxysmaler Schwindel des Kindesalters, benigner paroxysmaler Tortikollis des Säuglingsalters
- Hohe Rate positiver Familienanamnese
- Hohe Rate sog. muskulärer myofaszialer Triggerpunkte in der Schulter-Nackenmuskulatur
- Bio-psycho-soziales Schmerzmodell
- Interdisziplinärer, multimodaler Ansatz

### M 1.5.2 Relevanz für Erwachsenenneurologie

- Chronische Kopfschmerzen des Erwachsenen oft mit Anfang im Kindes- oder Jugendalter
- Chronische Kopfschmerzen bei Jugendlichen mit zunehmender Häufigkeit
- Komplexe Mischbilder von primären Kopfschmerzen und funktionellen Störungen
- Kopfschmerzen nicht nur isoliertes Schmerzphänomen, ca. 50 % der jugendlichen Kopfschmerzbetroffenen auch mit Bauch- und/oder Rückenschmerzen
- Prophylaktische Pharmakotherapie bei Kindern und Jugendlichen nicht placeboüberlegen (Topiramat und Amytriptilin)

## M 1.6 Multiple Sklerose

Bei 3–5 % der Erkrankten beginnt die Multiple Sklerose im Kindes- und Jugendalter. Aufgrund der Seltenheit in dieser Altersklasse ist eine Versorgung dieser Patienten in der Regel in sektorübergreifenden Behandlungszentren etabliert, die Transitionspfade entsprechen etablierten *Care Pathways*.
Es existiert eine AWMF S1-Leitlinie »Pädiatrische Multiple Sklerose«.

### M 1.6.1 Spezifika in der Pädiatrie

- Beginn vor dem 10. Lebensjahr sehr selten (Inzidenz 0,09/100 000), hier Geschlechterverteilung m = f
- Abgrenzung zu ADEM als wichtigste Differentialdiagnose oft schwierig und ggf. erst im Verlauf sicher möglich (klinischer Beginn bei ADEM oft mit komplexer multifokaler Symptomatik und obligater Enzephalopathie; bildgebend typischerweise große, konfluierende Läsionen ohne zeitliche Dissemination)
- Weitere pädiatriespezifische Differentialdiagnosen v. a. im neurometabolischen Bereich
- Generell initial schubförmiger Krankheitsverlauf;
primär chronisch progredient verlaufende Erkrankung stellt eine Rarität dar und sollte erneute differenzialdiagnostische Abklärung veranlassen
- Verlauf der pädiatrischen Form in den ersten Jahren mit wenig Behinderungsprogression, der frühe Krankheitsbeginn bedingt jedoch eine signifikante Behinderung bereits im jüngeren Erwachsenenalter (zwischen 30. und 40. LJ)
- Immunmodulatorische Therapie mit Interferonen oder Glatirameracetat in Deutschland ab 12 Jahren zugelassen (Ausnahme: IFN-ß1a

**Tab. M 1.6:** Multiple Sklerose
Klinisches Ordnungsschema – zur Transition vorliegend

| | |
|---|---|
| **Verlaufsform** | CIS<br>Schubförmig remittierende MS<br>Sekundär progrediente MS<br>Primär progrediente MS<br><br>Mild/moderat<br>(hoch) aktiv |
| **Diagnose nach McDonald Kriterien** | Anzahl der Schübe und Läsionslast im MRT |
| **Schubtherapie** | Zuletzt am XX mit XX |
| **Dauermedikation** | Immunmodulatorische Therapie mit |
| **Aktuelle Therapien** | Physiotherapie<br>Ergotherapie<br>Psychotherapie |
| **Klinik** | EDSS |
| | Blasenentleerungsstörung |
| | Sonstige: Visuelles System, … |
| **Neuropsychologie** | Kognition<br>Verhalten<br>Schulabschluss/Ausbildung |
| **Letzte Bildgebung** | Kranial und spinal: Läsionslast |
| **Sonstige Diagnostik** | Neurophysiologie<br>Antikörper gegen JC-Virus nachweisbar? |
| **Bestehende Interdisziplinarität** | Ja, zu: …<br>nein |

Rebif®: Zulassung ab 2 Jahren), bei jüngeren Patienten Off-label-Therapie
- Bislang keine Zulassung für neuere, verlaufsmodifizierende Therapien (u. a. Fingolimod, Dimethylfumarat, Teriflunomid, …), insgesamt noch wenig Erfahrung, Studien im Kindesalter international laufend
- Off-label-Therapie bei (hoch)aktiver Verlaufsform (v. a. Natalizumab)

### M 1.6.2 Relevanz für Erwachsenenneurologie

- Fächerübergreifende Betreuung bei Erstmanifestation in der Adoleszenz (gilt für die Mehrzahl der pädiatrischen Patienten)
- Möglicher Einsatz neuer verlaufsmodifizierender Therapien mit Zulassung im Erwachsenenbereich
- Wechsel der Verlaufsform mit Übergang in sekundär progrediente Form
- Höherer Behinderungsgrad bereits im früheren Erwachsenenalter

## M 1.7 Muskelerkrankungen

Häufige Manifestation kongenital oder im Kindesalter. Häufigste Erkrankung ist die Muskeldystrophie Duchenne mit Auftreten 1 : 3 500 männliche Lebensgeborenen.

*Muskelerkrankung* ist der Überbegriff für ätiologisch und phänotypisch sehr unterschiedliche Erkrankungen. Er beinhaltet:

- kongenitale Myopathien und kongenitale Muskeldystrophien
- progressive Muskeldystrophien (Dystrophinopathien, Gliedergürteldystrophien, Facioscapulohumerale Dystrophien u. a.)
- Metabolische Myopathien
- Entzündliche Myopathien (v. a. Dermatomyositis)
- Myotonien
- Myasthenie und myasthene Syndrome

### M 1.7.1 Spezifika in der Pädiatrie

- DD: unspezifische Muskelhypotonie mit Überlappungen zu: komplexer milder neurologischer Dysfunktion (MND), umschriebener Entwicklungsstörung motorischer Funktionen (UEMF), sogenannter Bindegewebeschwäche (Hypermobilität der Gelenke), Beginn neurometabolischer Erkrankungen, syndromalen Erkrankungen (Trisomie 21)
- sehr variabler Verlauf bei kongenitalen Myopathien und kongenitalen Muskeldystrophien, teils mit frühen Kontrakturen;
  Cave: voreilige prognostische Aussagen im Säuglingsalter
- Bei konnataler myotoner Dystrophie: konsequente Behandlung der kongenitalen Kontrakturen (spätere Gehfähigkeit!)

**Tab. M 1.7:** Muskelerkrankungen
Klinisches Ordnungsschema – zur Transition vorliegend

| | | |
|---|---|---|
| **Diagnose** | | |
| **Diagnosesicherung** | Bildgebung (Muskelultraschall, Muskel-MRT)<br>Genetik<br>Muskelbiopsie (strenge Indikationsstellung)<br>Neurophysiologie (cave: EMG ist invasiv und nicht immer beweisend myopathisch) | |
| **Gehfähigkeit** | Ja/nein (Verlust wann) | |
| **Hilfsmittel** | Gehhilfen<br>Aktivrollstuhl, ggf. Restkraftunterstützung<br>Elektrorollstuhl<br>Dusch-/Toilettenhilfen<br>Lifter/Umsetzhilfen | |
| **Weitere Klinik (Multidisziplinarität zu: ...)** | Ernährungsproblematik | Schluckstörung<br>Kaumuskulatur<br>Makroglossie<br>Kieferfehlstellungen<br>Obstipationsneigung<br>Chronische Bauchschmerzen/Durchfälle bei myotoner Dystrophie |
| | Kardiologie | Herzmuskelbeteiligung<br>Rhythmusstörungen |
| | Pulmonologie | Respiratorische Infekte<br>Pneumonien<br>Hinweise auf Minderbelüftungssyndrom<br>Schlaf-Apnoe bei myotoner Dystrophie<br>Tagesmüdigkeit bei myotoner Dystrophie |
| | Augenheilkunde | Katarakt bei myotoner Dystrophie<br>Nebenwirkungen einer Steroiddauertherapie |
| | Chirurgische Orthopädie | Skoliose<br>Fußfehlstellungen |
| | (Neuro-)Psychologie | Kognition<br>Verhalten<br>Krankheitsverarbeitung |
| **Aktuelle Therapie** | Funktionelle Therapie<br>Nächtliche, nicht-invasive Beatmung<br>Sonstige: … | |
| **Soziales** | Schulabschluss/Ausbildung<br>Selbstständigkeit<br>Schwerbehindertenausweis<br>Pflegestufe | |
| **Notfallausweis** | Vorhanden ja/nein (Triggerfreie Narkose bei CK Erhöhung!) | |
| **Sonstiges** | Ggf. Patientenverfügung bzgl. Reanimation/Invasive Beatmung im Notfall | |

- Manifestation der Duchenne-Muskeldystrophie im Vorschulalter
  - Assoziierte kognitive Störungen
  - Verlauf relativ uniform, progredient mit Verlust der Gehfähigkeit zwischen 9. und 13. Lebensjahr
  - Im Teenageralter Entwicklung einer Kardiomyopathie
  - Entwicklung einer respiratorischen Insuffizienz mit nächtlichem nicht-invasiven Beatmungsbedarf

### M 1.7.2 Relevanz für Erwachsenenneurologie

- Häufig hoher Behinderungsgrad bereits im frühen Erwachsenenalter
- interdisziplinäre multimodale Betreuung notwendig
- Die Lebenserwartung beim M. Duchenne ist stark abhängig von konsequenter Beatmung und Therapie der Kardiomyopathie

## M 1.8 Neurometabolische Erkrankungen

Unter den insgesamt seltenen Erkrankungen befindet sich auch eine Reihe von neurometabolischen Erkrankungen, die in den jeweiligen regionalen oder überregionalen Zentren zu versorgen sind, bedürfen sie doch einer ausgewiesenen (metabolischen) Expertise.

**Tab. M 1.8:** Neurometabolische Erkrankungen – Beispiel Morbus Niemann-Pick Typ C
Klinisches Ordnungsschema – zur Transition vorliegend

| | |
|---|---|
| **Diagnose/Pathophysiologie** | Niemann-Pick Typ C/Lipidspeicherkrankheit |
| **Vererbungsmodus** | Autosomal rezessiv |
| **Familienanamnese** | Positiv/negativ |
| **Diagnostik** | Hautbiopsie?<br>Knochenmarkpunktion? |
| **Genetik** | Durchgeführt ja/nein?<br>Ergebnis (Mutation im NPC1-Gen? NPC2-Gen?) |
| **Klinisches Manifestationsalter** | (spät infantile/) juvenile Form<br>Klinischer Verdacht auf adulte Form? |
| **Symptome** | Neurologisch: supranukleäre-vertikale Blickparese, Ataxie, Dystonie, Dysarthrie, Kataplexie<br>Demenz |
| | Psychiatrisch |
| | Organmanifestation:<br>(Hepato)-Splenomegalie, kirschroter Makulafleck |
| **Therapie** | Substratreduktionstherapie Miglustat/Zavesca® (für Behandlung progressiver neurologischer Symptome auch in der Pädiatrie zugelassen)<br>Seit wann? NW? |

### M 1.8.1 Spezifika in der Pädiatrie

- Mehr als 250 verschiedene Erkrankungen bekannt
- Einige (behandelbare) Erkrankungen im Neugeborenenscreening erfasst (z. B. Phenylketonurie, MCAD-Mangel, Galaktosämie, Glutaracidurie); aktuell im Screening erfasste Erkrankungen unter: www.screening-dgns.de (Zugriff am 19. 04. 2017)
- Cave: zahlenmäßig steigende Patientengruppe mit Migrationshintergrund *ohne* Neugeborenenscreening
- Manifestation meist in der Kindheit (Prognose umso schlechter, je früher der klinische Beginn)
- Alter bei klinischer Manifestation (neonatal/früh infantil/spät infantil/späte Kindheit/Adoleszenz) liefert erste Orientierung zu wahrscheinlichen Erkrankungen
- Komplexes klinisches Bild mit neurologischen und nicht-neurologischen Features (Organmanifestationen)
- In der Neuropädiatrie wegweisend: epileptische Enzephalopathie, muskuläre Hypotonie (»floppy infant«; s. o.), progressive Entwicklungsstörung bzw. Verlust bereits erworbener Fähigkeiten, Bewusstseinsstörung, auffälliges Aussehen, Bewegungsstörungen
- Therapieansatz: symptomatisch, bei einigen Erkrankungen kurativ (?) (z. B. Enzymersatztherapie bei einigen lysosomalen Erkrankungen, Stammzelltransplantation)

### M 1.8.2 Relevanz für Erwachsenenneurologie

- mögliche Manifestation im Jugendlichen- oder Erwachsenenalter (z. B. adulte Metachromatische Leukodystrophie, adulte Formen der X-chromosomalen Aderenoleukodystrophie)
- genaue Anamnese/Familienanamnese liefert oft erste Hinweise auf neurometabolische Erkrankung
- Symptomenkomplex neurologisch/psychiatrisch/internistisch
- Klinische Präsentation v. a. mit Bewegungsstörungen (extrapyramidal, ataktisch), Epilepsie, Polyneuropathie, Stroke, Demenz

## M 1.9 Erkrankungen des peripheren Nervensystems

Manifestationen von Erkrankungen des peripheren Nervensystems sind häufig kongenital, im Säuglings- oder im Kindesalter. »Häufige« Erkrankungen sind die spinale Muskelatrophie mit Auftreten bei 1 : 10 000 Lebensgeborenen, die Verlaufsform ist abhängig von der Anzahl der SMN2-Kopien. Aktuell existieren therapeutisch mehrere vielversprechende Ansätze mit dem Versuch der Auslesung des SMN2-Gens.
Von Bedeutung sind Vorderhornerkrankungen wie:

- Spinale Muskelatrophien Typ 0–4
- SMARD-Syndrome
- Infektiöse Vorderhornschädigung/Polio-like Syndrome
- Neurogene Arthrogryposis

außerdem periphere Neuropathien wie:

- Hereditäre sensomotorische Neuropathien (syn: HSMN, Charcot-Marie-Tooth-Erkrankung CMT),
  - Demyelinisierende Formen
  - Axonale Formen
- Guillan-Barré-Syndrom,
- Chronisch-inflammatorische demyelinisierende Neuropathie (CIDP),

M 1

**Tab. M 1.9:** Erkrankungen des peripheren Nervensystems
Klinisches Ordnungsschema – zur Transition vorliegend

| | | |
|---|---|---|
| **Diagnose** | | |
| **Diagnosesicherung** | Neurophysiologie | Pathologische Spontanaktivität, chronisch neurogene Veränderungen (EMG) |
| | Genetik | SMA: Deletion Exon 7/8 im SMN1-Gen<br>HSMN: PMP22-Mutation (bei demyelinisirenden Formen)<br>ggf. next generation sequencing |
| | Muskelultraschall | Frühzeitig sichtbarer neurogener Umbau bei axonalem Schaden<br>Langzeitig unauffälliger Befund bei demyelinisierenden Formen |
| | Muskelbiopsie | Neurogener Umbau, Indikationsstellung bei bekannter neurogener Ätiologie der Erkrankung nicht gegeben |
| | N. suralis Biopsie | Indikationsstellung sehr streng, ist äußerst selten gegeben |
| **Aktuelle Klinik** | | |
| **Hilfsmittel** | *Bei distaler Schwäche:*<br>Orthesenversorgung<br>Schreibhilfen<br><br>*Bei proximaler Schwäche*<br>Gehhilfen<br>Aktivrollstuhl, ggf. Restkraftunterstützung<br>Elektrorollstuhl<br>Dusch-/Toilettenhilfen<br>Lifter-/Umsetzhilfen | |
| **Weitere Klinik (Multidisziplinarität zu: ...)** | **Ernährungsproblematik** | Schluckstörung<br>Kaumuskulatur<br>Kieferfehlstellungen<br>Obstipationsneigung |
| | **Pulmonologie** | Respiratorische Infekte<br>Pneumonien<br>Hinweise auf Minderbelüftungssyndrom |
| | **Chirurgische Orthopädie** | Skoliose<br>Fußfehlstellungen |
| | **Kieferorthopädie/-chirurgie** | Bei Gesichtsdeformität unter Beatmung |
| **Aktuelle funktionelle Therapie** | Physiotherapie<br>Ergotherapie<br>Logopädie | |
| **Soziales** | Schulabschluss/Ausbildung<br>Selbstständigkeit<br>Schwerbehindertenausweis<br>Pflegestufe | |

- Miller-Fisher-Syndrom,
- Sonstige (Critical-Illness-Neuropathie, neuralgische Schulteramyotrophie, infektiöse Neuropathien, toxische Neuropathien, Neuropathien bei neurometabolischen/neurodegenerativen Erkrankungen, Friedreich-Ataxie).

## M 1.9.1 Spezifika in der Pädiatrie

- Bei SMA Typ 1/SMARD fast immer Beatmung notwendig, bei NIV über Maske Gefahr der Mittelgesichtshypoplasie
- Bei SMA Typ 1 und 2/SMARD frühes Skolioserisiko, frühe Mitbetreuung durch Wirbelsäulenchirurgie
- Kongenitale Formen mit Arthrogrypose treten häufig nach intrauterin abgelaufener Vorderhornschädigung auf, Veränderungen im Muskelultraschall dann bereits bei Geburt, bei genetischen Erkrankungen (SMA, HSMN) dagegen erst im Verlauf auftretend
- Manifestationsalter der HSMN/CMT sehr variabel
- Im Kleinkindesalter bei HSMN häufig kein typischer Hohlfuß sondern Knickfuß
- Früh beginnende axonale Formen der HSMN mit schlechterer Prognose für die Gehfähigkeit
- Breite intrafamiliäre Phänotypen-Variabilität der HSMN

**Tab. M 1.10:** Paediatric Stroke
Klinisches Ordnungsschema – zur Transition vorliegend

| | |
|---|---|
| **Ätiologie** | Kardioembolisch/Vaskulopathie/Gerinnungsstörung … |
| **Akuttherapie** | Lyse<br>Thrombektomie<br>Heparin/ASS<br>Steroide<br>Sonstiges |
| **Neurologie** | Hemiparese<br>• Gross Motor Function Classification System (GMFCS)<br>• Manual Ability Classification System (MACS) |
| | Epilepsie<br>• Semiologie<br>• Anfallsfrequenz<br>• Epilepsiechirurgische Evaluation ja/nein? |
| | Sonstige: Schlucken, Sprache, Sehen, … |
| **Neuropsychologie** | Kognition<br>Verhalten<br>Schulabschluss/Ausbildung |
| **Aktuelle medikamentöse Therapie** | ASS, Heparin, Immunsuppressiv … |
| **Aktuelle Hilfsmittel** | |
| **Aktuelle funktionelle Therapie** | Physiotherapie<br>Ergotherapie<br>Logopädie |
| **Letzte Bildgebung** | MRT<br>DSA<br>TCD |
| **Bestehende Multidisziplinarität** | Ja, zu: …<br>nein |

### M 1.9.2 Relevanz für Erwachsenenneurologie

- mildere Varianten von SMA und CMT werden evtl. erst im Erwachsenenalter manifest
- Beatmungspflichtigkeit bei Formen mit proximaler Schwäche ggf. erst im Erwachsenenalter
- GBS und CIDP können in jedem Lebensalter auftreten

## M 1.10 Schlaganfall im Kindesalter (»Paediatric Stroke«)

Der Schlaganfall gehört im Kindesalter mit einer Inzidenz von 1–8/100 000 zu den seltenen Erkrankungen. Klinische Präsentation, Ätiologie, therapeutische Möglichkeiten und Outcome unterscheiden sich wesentlich von denen in der Erwachsenenneurologie (**Kap. E 1**). Es gilt, das individuelle Risikoprofil (paediatric stroke als Multiple-Risk-Erkrankung) im multidisziplinären Setting zu definieren und dadurch das Rezidivrisiko zu minimieren. Eine personalisierte Langzeitbetreuung umfasst neben verschiedenen pädiatrischen Subspezialitäten (Kinderneurologie, Immunologie, Kardiologie, …) funktionelle Therapie und Neuropsychologie und beinhaltet auch Maßnahmen zur bestmöglichen Inklusion im Alltag.
Aktuell existieren noch keine Leitlinien zur Diagnose und Therapie des Schlaganfalls im Kindesalter.

### M 1.10.1 Spezifika in der Pädiatrie

- Seltene Erkrankung (Zahlen vergleichbar mit kindlichem Hirntumor, 300–500/Jahr in Deutschland)
- Ischämischer und hämorrhagischer Schlaganfall in etwa gleich häufig
- Multiple-Risk-Erkrankung (mehr als die Hälfte der Patienten mit mindestens 2 Risikofaktoren)
- Breite Ätiologie (Ischämischer Schlaganfall: Arteriopathien als Hauptpathomechanismus, des Weiteren u. a. Infektionen, kardiale Erkrankungen, Gerinnungsstörungen, hämatologische Erkrankungen, metabolische Ursachen. Hämorrhagischer Schlaganfall: v. a. vaskuläre Anomalien [AVM, Aneurysmen, Cavernome], Hirntumore)
- Klinische Präsentation mit gleichen Leitsymptomen (Faziale Parese, Hemiparese und Sprachstörung – FAS), jedoch relativ häufig zusätzliche Symptome (v. a. Krampfanfälle!, Kopfschmerzen)
- Insbesondere bei Vaskulopathien ggf. »stotternder« Symptombeginn
- Keine pädiatrische Leitlinie zur Diagnostik und Therapie (die in der Erwachsenenneurologie etablierte Lysetherapie und mechanische Thrombektomie kommen nur bei einem geringen Prozentsatz der pädiatrischen Patienten als Off-label-Therapieoption in Frage); Behandlung in spezialisierten Zentren
- Häufig entwicklungsrelevante Auswirkung auf Kognition und Verhalten

- Spezifische Risikopopulationen aus Hämatologie (Sichelzellanämie), Hämostaseologie (Faktor-V-Leiden) Kardiologie (Herzfehler/Intervention), Immunologie (post-infektiös, Vaskulitiden) und Onkologie (NW-Therapie, therapieassoziierte ZNS-Infektionen)

### M 1.10.2 Relevanz für Erwachsenenneurologie

- Fächer- und sektorenübergreifende Betreuung in der Akutphase von Jugendlichen mit Schlaganfall
- Regelmäßige Verlaufskontrollen je nach Ätiologie (vaskuläre Anomalien [AVM, Kavernome, Aneurysmen], Vaskulopathien/Vaskulitiden)
- Anpassung der medikamentösen Therapie im Verlauf; neue zugelassene Therapiemöglichkeiten?
- Langzeitbetreuung bei post-stroke
  - Hemiparese inkl. Hilfsmittelanpassung und Vermittlung geeigneter funktioneller Therapien
  - Epilepsie (inkl. ggf. weiterer Evaluation epilepsiechirurgischer Möglichkeiten)
  - Dysphagie
  - Dysphasie/Aphasie
  - Defizite im Bereich der Neuropsychologie (Wahrnehmung, Aufmerksamkeit, Impulskontrolle)

## M 1.11 Phakomatosen

Als Phakomatosen sind in der Pädiatrie insbesondere die Neurofibromatose Typ 1, die Tuberöse Sklerose und, mit geringerer Häufigkeit, das Sturge-Weber-Syndrom relevant. Spezielle Tuberöse-Sklerose-Zentren in Deutschland, sowohl für die Erwachsenenmedizin als auch für die Pädiatrie, bereiten die Transition optimal vor (**Kap. H 7** Neurokutane Syndrome).

### M 1.11.1 Spezifika in der Pädiatrie

Neurofibromatose Typ 1 (NF1):

- im Neugeborenen- und Säuglingsalter häufig nur *ein* klinisches Merkmal vorhanden, meist Café-au-lait-Flecken
- Altersabhängige Symptommanifestation: bestimmte Symptome manifestieren sich in verschiedenen Altersabschnitten (z. B. Makrozephalie im Kleinkindalter, kutane Neurofibrome und Teilleistungsstörungen im Schulalter)
- Psychische Störungen (Selbstwertgefühl!, Introvertiertheit) erfordern adäquate Betreuung

Tuberöse Sklerose (TSC):

- Ggf. Diagnosestellung bereits pränatal (v. a. durch kardiale Rhabdomyome)

**Tab. M 1.11:** Phakomatosen – Beispiel Tuberöse Sklerose
Klinisches Ordnungsschema – zur Transition vorliegend

| | |
|---|---|
| **Klinik** | z. B. Hautveränderungen<br>Epilepsie<br>Pulmonale Symptomatik<br>RR, GFR<br>Verhaltensauffälligkeiten/Autismus-Spektrum-Störung<br>Lernschwierigkeiten |
| **Diagnostik (zuletzt wann?)** | cMRT:<br>Subependymale Noduli, kortikale Tubera, SEGA<br>Abflussstörung? |
| | Echo:<br>Rhabdomyome (EKG: Arrhythmien) |
| | Nierenultraschall:<br>Angiomyolipome |
| | CT Lunge (meist nicht im Kindesalter, bei Frauen):<br>Lymphangioleiomyomatose |
| | Ophthalmologie |
| | Dermatologie |
| **Genetik** | Vorliegend?<br>Genetische Beratung (auch der Familienmitglieder) erfolgt? |
| **Derzeitige Medikation** | Antiepileptisch:<br>Alternative Therapieoptionen geprüft? (Epilepesiechirurgie, Everolimus) |
| | Bei SEGA: Everolimus (NW?) |
| **Neuropsychologie/ Psychiatrie** | Letzte Ergebnisse<br>TAND (Tuberous sclerosis Associated Neuropsychiatric Disorders) |
| **Multidisziplinarität** | Hoch (s. o.)<br>Behandlung in spezialisierten TSC-Zentren |

- Krampfanfälle (v. a. infantile Spasmen) als häufigste klinische Erstmanifestation; Vigabatrin als first-line Medikation im Säuglingsalter
- Zunehmender Konsens über Therapiestart bereits bei pathologischem EEG auch ohne Anfälle
- Verlauf und therapeutisches Ansprechen der Epilepsie korrelieren mit der intellektuellen Entwicklung
- Zulassung von Everolimus zur Behandlung von SEGA (Subependymale Riesenzellastrozytome), Off-label-Einsatz als antiepileptische Therapie

Sturge-Weber-Syndrom (SWS):

- Ungünstige Verlaufsform bei ausgedehnter oder bilateraler leptomeningealer Beteiligung, frühe Manifestation einer therapierefraktären Epilepsie
- Frühe epilepsiechirurgische Evaluation

### M 1.11.2 Relevanz für Erwachsenenneurologie

- Phakomatosen als chronisch progressive Erkrankungen mit hohem Bedarf an Interdisziplinarität (inkl. Neuropsychologie)
- NF1: erhöhtes Risiko für ZNS-Tumoren (inkl. Optikusgliomen) sowie anderen, extrakraniellen Tumoren
- TSC: Epilepsie, SEGA: Therapie Re-Evaluation: Medikamentös (Antiepileptisch vs. Epilepsiechirurgie, Everolimus vs. Neurochirurgie)
- SWS: Epilepsiechirurgische (Re)Evaluation

## M 1.12 Schädel-Hirn-Trauma

Im Kindes- und Jugendalter stellt das Schädel-Hirn-Trauma mit ca. 100 000 Ereignissen pro Jahr eine wesentliche Diagnosegruppe dar. Die Versorgungswege sind regional variabel, die Kinderneurologie kommt akut als Konsil zum Patienten und im Verlauf in der Regel nur dann, wenn nicht innerhalb von Tagen (bis längstens 3 Wochen) eine komplette Erholung eingetreten ist.
Eine AWMF Leitlinie zum »Schädel-Hirn-Trauma im Kindesalter« (Stand 02/11) wird aktuell überarbeitet.

### M 1.12.1 Spezifika in der Pädiatrie

- Häufigste Todesursache im Kindesalter (Verkehrsunfälle, Stürze)
- Säuglingsalter und junges Kleinkindalter: H. a. Schütteltrauma, Kindesmisshandlung?
- Unspezifische klinische Präsentation bei Säuglingen/jungen Kleinkindern: Auffälligkeiten im Verhalten, vermehrte Schläfrigkeit, weniger Spontanmotorik, Gangunsicherheit, reduzierter Appetit
- Unspezifische klinische Präsentation bei Jugendlichen: erhöhte Emotionalität, erhöhte Reizbarkeit (auch wenige Tage nach dem Unfallereignis)
- In ca. 90 % der Fälle mildes Schädel-Hirn-Trauma (GCS 13–15)
- Hohe Inzidenz eines milden – auch wiederholten – SHT bei sportlich aktiven Jugendlichen (v. a. Eishockey, Fußball/Kopfball, Basketball)

**Tab. M 1.12:** Moderates/Schweres Schädel-Hirn-Trauma
Klinisches Ordnungsschema – zur Transition vorliegend

| | | |
|---|---|---|
| **(genauer) Unfallhergang** | | |
| **Alter bei Unfall** | | |
| **Initiale ›Klinik‹** | GCS | |
| | Neurologischer Befund | |
| | Befunde in | Bildgebung:<br>cCT: Fraktur, Blutung, Ödem<br>cMRT: Diffuses axonales Schertrauma<br>Doppler |
| | | Neurophysiologie<br>EEG, SEP, AEP |
| | Begleitverletzungen (Wirbelsäule/spinal, Organe)? | |
| | Neurochirurgie<br>Hämatomentlastung? ICP-Sonde? | |
| | Befunde bei Entlassung | Neurologischer Status inkl. Berichte Logo, Ergo, Physio, Neuropsychologie |
| | | Bildgebung |
| | | Neurophysiologie |
| | Therapie | Medikamentös:<br>Antikonvulsiv?<br>Schmerzmedikation?<br>Gerinnungshemmend?<br>(z. B. bei traumatischen Gefäßdissektionen) |
| **Aktueller Status** | Neurologie + Neuropsychologie<br>Aktuelle Therapien, geplante Kontrollen | |

- Bagatellisierung der Diagnose eines milden SHT (cave: Second-Impact-Syndrome) häufig
- Langsame, schrittweise Wiederaufnahme von sportlichen und schulischen Aktivitäten auch nach mildem SHT
- Langzeitfolgen bei ca. 15–20 % (v. a. Kopfschmerzen, Auffälligkeiten in Kognition und Verhalten, Schlafstörungen, endokrinologische Auffälligkeiten)
- Strukturierte Nachsorge nach (primär mildem) SHT in Deutschland nicht etabliert
- Sportmedizinisch noch unzureichend aufgenommene Problematik

### M 1.12.2 Relevanz für Erwachsenenneurologie

- Transition nach moderatem/schwerem SHT: Motorik, Epilepsie, Neuropsychologie
- Bedeutung wiederholter milder SHT mit Langzeitfolgen bei Sportlern?

## M 1.13 Somatoforme Störungen (Somatische Belastungsstörung DSM-5)

(In der Literatur werden die Begriffe somatoform, funktionell, »without medical explanation" und psychogen meist gleichbedeutend verwendet.) Daten aus den Notfallambulanzen zeigen eine eindeutige Zunahme der Inanspruchnahme des medizinischen Systems durch somatoforme Störungen. Die Prävalenz nach DMS-IV in der Pädiatrie liegt bei ca. 3/100 000, repräsentative Erhebungen gehen von wesentlich höheren Zahlen (bis zu 50 % der Kinder mit Monosymptomatik über einen bestimmten Zeitraum) aus. Hier gibt es eine Überlappung mit Schmerzerkrankungen wie Kopfschmerz, aber auch zu anderen Erkrankungen wie Bewegungsstörungen oder Anfällen. Somatoforme Störungen kommen auch als »stroke mimic« im Jugendalter vor. Bei der Komplexität der Fragestellung gibt es bislang keine strukturierte Übergabe zu psychosomatischer/psychiatrischer Medizin oder Neurologie.

### M 1.13.1 Spezifika in der Pädiatrie

- Hauptsymptom somatoformer Störungen ist der Schwindel > Schmerz (Kopf, Bauch, Rücken) > Bewegungsstörungen > Anfallsphänomene, verbunden mit der Schilderung von Müdigkeit und Energielosigkeit
- Altersgipfel somatoformer Störungen im Jugendalter (w > m)
- Komplexität der Eltern-Kind-/Adoleszenten-Interaktion
- Impact auf Alltagsleben (Stichwort Schulvermeidung/Schulangst/Schulverweigerung)
- Komorbidität zu anderen psychischen Störungsbildern (Depression, Angststörungen)

### M 1.13.2 Relevanz für Erwachsenenneurologie

- Hohes (?) Risiko für psychiatrische und somatoforme Störungen im Erwachsenenalter

**Tab. M 1.13:** Somatoforme Störung
Klinisches Ordnungsschema – zur Transition vorliegend

| | |
|---|---|
| **Alter bei Manifestation** | Meist Jugendalter |
| **Alter bei Diagnosestellung** | |
| **Symptome bei Manifestation** | |
| **Erfolgte Abklärung** | Labor<br>Bildgebung<br>Neurophysiologie |
| **Aktuelle Symptome** | |
| **Therapie** | Ambulant/stationär<br><br>Psychotherapie<br>Musiktherapie<br>Kunsttherapie<br>Biofeedback<br>Körperzentrierte Therapien<br>Watchful waiting |
| **Life Events** | Familiäre Situation<br>Sozialer Stress/Mobbing<br>Versagensängste (Schule)<br>Krankheit in der Familie/Verwandtschaft |

# Weiterführende Literatur


## Ataxie

Heinen F, Deuschl G. Andere Bewegungsstörungen. Ataxie. In: Heinen F et al. (Hrsg.). Pädiatrische Neurologie. Stuttgart: Kohlhammer; 2009. 360–361.

Heinen F, Deuschl G. Akute Ataxie. In: Heinen F et al. (Hrsg.). Pädiatrische Neurologie. Stuttgart: Kohlhammer; 2009. 33–34.

Signs and Symptoms: Unsteadiness and Falls. In: Forsyth R, Newton R (eds.). Paediatric Neurology Oxford: Oxford University Press; 2012. 198–199.

## Epilepsie

Berg AT, Berkovic SF, Brodie M, Buchhalter J, Cross JH, van Emde Boas W, Engel Jr J, French J, Glauser TA, Mathern GW, Moshé SL, Nordli D, Plouin P, Scheffer IE. Revidierte Terminologie und Konzepte zur Einteilung von epileptischen Anfällen und Epilepsien: Bericht der Klassifikations- und Terminologiekommission der Internationalen Liga gegen Epilepsie, 2005–2009. Akt Neurol 2010; 37: 120–130.

Gerstl L, Borggraefe I. Pädiatrische Epileptologie. Epilepsiesyndrome und Notfalltherapie. Nervenheilkunde 2014; 3: 131–136.

Neubauer B, Hahn A. Dooses Epilepsien im Kindes- und Jugendalter. Berlin, Heidelberg: Springer; 2012.

## Fetale Alkoholspektrumstörungen

Landgraf MN, Heinen F. S3-Leitlinie Diagnose der Fetalen Alkoholspektrumstörungen, AWMF- Registernr.: 022–025. http://www.awmf.org/uploads/tx_szleitlinien/022-025 l_S3_Fetale_Alkoholspektrumstoerung_Diagnostik_FASD_2016-06.pdf (Zugriff am 19. 04. 2017).

Landgraf MN, Heinen F. Diagnostik Fetaler Alkoholspektrumstörungen in der Kinder- und Jugendmedizin. Empfehlungen für die Praxis gemäß der S3-Leitlinie. Monatsschrift Kinderheilkunde. Published online: 20. Oktober 2016. DOI 10.1007/s00112-016-0191-y.

Robert-Koch Institut: GEDA – Gesundheit in Deutschland Aktuell. 2012. http://www.rki.de/DE/Content/Gesundheitsmonitoring/Gesundheitsberichterstattung/GBEDownloadsB/GEDA12.pdf?__blob=publicationFile (Zugriff am 26. 04. 2017)

Spohr HL, Steinhausen HC. Fetal Alcohol Spectrum Disorders and Their Persisting Sequelae in Adult Life. Dtsch Arztebl Int 2008; 105: 693–698.

Streissguth AP, Bookstein FL, Barr HM, Sampson PD, O'Malley K, Young JK. Risk Factors for Adverse Life Outcomes in Fetal Alcohol Syndrome and Fetal Alcohol Effects. J Dev Behav Pediatr 2004; 25: 228–238.

## Hirntumoren

Ebinger F, Paulig M. Neoplasien des ZNS. In: Heinen F et al. (Hrsg.). Pädiatrische Neurologie. Stuttgart: Kohlhammer; 2009. 431–440.

Rutkowski S, Trollmann R, Korinthenberg R, Warmuth-Metz M, Weckesser M, Krauss J, Pietsch T. AWMF S1-Leitlinie 025/022 Leitsymptome und Diagnostik der ZNS-Tumoren im Kindes- und Jugendalter. Aktueller Stand 09/2016.

Schuster S, Beck JD, Calaminus G, am Zehnhoff-Dinnesen A, Langer T. AWMF S1-Leitlinie 025/003: Nachsorge von krebskranken Kindern, Jugendlichen und jungen Erwachsenen – Erkennen, Vermeiden und Behandeln von Spätfolgen. Aktueller Stand: 06/2013.

Weichselbaum A. Leitsymptome kindlicher ZNS-Tumoren. Monatsschrift Kinderheilkunde 2016; 164: 913–928.

## Kopfschmerzen

Bonfert M, Landgraf MN, Ebinger F, Heinen F. Kopfschmerzen im Kindes- und Jugendalter. In: Gaul C und Diener HC (Hrsg.). Kopfschmerzen. Stuttgart: Thieme; 2016. 197–212.

Ebinger F, Kropp P, Pothmann R, Heinen F, Evers S. Therapie idiopathischer Kopfschmerzen im Kindes- und Jugendalter. Revidierte Empfehlungen der der Gesellschaft für Neuropädiatrie (GNP) und der Deutschen Migräne- und Kopfschmerzgesellschaft (DMKG). Monatsschr Kinderheilkd 2009; 157: 599–610.

Heinen F, Böhmer J, Straube A. Kopfschmerzen. In: Heinen F et al. (Hrsg.). Pädiatrische Neurologie. Stuttgart: Kohlhammer; 2009. 161–175.

Powers SW, Coffey CS, Chamberlin LA, Ecklund DJ, Klingner EA, Yankey JW, Korbee LL, Porter LL, Hershey AD for the CHAMP Investigators. Trial of Amitriptyline, Topiramate, and Placebo for Pediatric Migraine. NEJM 2017; 376: 115–124.

## Multiple Sklerose

Huppke P, Gärtner J. AWMF S1-Leitlinie 022/014: Pädiatrische Multiple Sklerose. Aktueller Stand 01/2016.

Ghezzi A, Amato MP, Makhani N, Shreiner T, Gärtner J, Tenembaum S. Pediatric multiple sclerosis: Conventional first-line treatment and general management. Neurology 2016; 87(9 Suppl 2): 97–102.

## Muskelerkrankungen

Müller-Felber W, Schara U. Neuromuskuläre Erkrankungen bei Kindern und Jugendlichen – Leitfaden für die klinische Praxis. Stuttgart: Kohlhammer; 2015.

Schara U, Schneider-Gold C, Schrank B. Klinik und Transition neuromuskulärer Erkrankungen: Neuropädiatrie trifft Neurologie. Berlin, Heidelberg: Springer; 2015.

## Neurometabolische Erkrankungen

Hanebutt F, Ensenauer R, Röschinger W. Neurometabolische Erkrankungen. In: Heinen F et al. (Hrsg.). Pädiatrische Neurologie. Stuttgart: Kohlhammer; 2009. 525–536.

Huppke P, Gärtner J. Klinik, Diagnostik und Therapie der neurometabolischen Erkrankungen. Neuropädiatrie in Klinik und Praxis 2007; 2: 50–54.

Pierre G. Neurodegenerative disorders and metabolic disease. Arch Dis Child 2013; 98: 618–624.

Zschocke J, Hoffmann GF. Vademecum Metabolicum. Diagnose und Therapie erblicher Stoffwechselkrankheiten. Stuttgart: Schattauer; 2004.

## Erkrankungen des peripheren Nervensystems

Müller-Felber W, Schara U. Neuromuskuläre Erkrankungen bei Kindern und Jugendlichen – Leitfaden für die klinische Praxis. Stuttgart: Kohlhammer; 2015.

Schara U, Schneider-Gold C, Schrank B. Klinik und Transition neuromuskulärer Erkrankungen: Neuropädiatrie trifft Neurologie. Berlin, Heidelberg: Springer; 2015.

## Paediatric Stroke

Gerstl L, Heinen F, Borggraefe I, Olivieri M, Kurnik K, Nicolai T, Reiter K, Berweck S, Schroeder AS. Pädiatrischer Schlaganfall – ein kinderneurologischer Notfall. Klinik, Diagnostik und Therapie. Monatsschr Kinderheilkd 2017; 165: 408–415.

Mallick AA, Ganesan V, Kirkham FJ, Fallon P, Hedderly T, McShane T, Parker AP, Wassmer E, Wraige E, Amin S, Edwards HB, Tilling K, O'Callaghan FJ. Childhood arterial ischaemic stroke incidence, presenting features, and risk factors: a prospective population-based study. Lancet Neurol 2014; 13(1): 35–43.
Steinlin M. A clinical approach to arterial ischemic childhood stroke: increasing knowledge over the last decade. Neuropedaitrics 2012; 43: 1–9.

## Phakomatosen

Seidel J, Mentzel HJ, Eichhorn A, Casten A, Kauf E, Herrmann J, Zintl F. Neurofibromatose Typ 1 (NF1) im Kindes- und Jugendalter. Merkmalsausprägung, Diagnostik- und Therapieoptionen. Monatsschr Kinderheilkd 2005; 153: 664–671.
Krueger DA, Northrup H on behalf oft he International Tuberous Sclerosis Complex Consensus Group. Tuberous Sclerosis Complex Surveillance and Management: Recommendations of the 2012 International Tuberous Sclerosis Complex Consensus Conference
de Vries PJ, Whittemore VH, Leclezio L, Byars AW, Dunn D, Ess KC, Hook D, King BH, Sahin M, Jansen A. Tuberous sclerosis associated neuropsychiatric disorders (TAND) and the TAND Checklist. Pediatr Neurol 2015; 52(1): 25–35.
Rosenbaum T, Hanemann CO. Neurokutane Syndrome. In: Heinen F et al. (Hrsg.). Pädiatrische Neurologie. Stuttgart: Kohlhammer; 2009. 448–458.

## Schädel-Hirn-Trauma

Jorch G, Fitze G, Kieslich M, Firsching R, Skalej M, Alzen G, Schreiber M, Marzi I, Markewitz A. Das Schädel-Hirn-Trauma im Kindesalter. AWMF S2k-Leitlinie 2011; keine aktualisierte Fassung.
Kieslich M, Müller K. Schädel-Hirn-Trauma. In: Heinen F et al. (Hrsg.). Pädiatrische Neurologie. Stuttgart: Kohlhammer; 2009. 56–64.
Nowacki R, van Eldik N, Eikens M, Roijen R, Haga N, Schott D, Simons-Sporken T, Wennekes M. Evaluation of a follow-up program for mild traumatic brain injury in schoolchildren. Eur J Paed Neurol 2016; http://dx.doi.org/10.1016/j.ejpn.2016.10.009 (Zugriff am 19. 04. 2017).
Simma B, Stelzl W, Schwerzler T, Seidel B, Lütschg J. Mildes Schädel-Hirn-Trauma. Richtlinien für die Notfallambulanz. Monatsschr Kinderheilkd 2016; 164: 739–745.

## Somatoforme Störungen

Essau CA, Conradt J, Petermann F. Häufigkeit und Komorbidität somatoformer Störungen bei Jugendlichen: Ergebnisse der Bremer Jugendstudie. Z Klin Psychol Psychother 2000; 29: 97–108.
Hagenah U, Herpetz-Dahlmann B. Somatisierungsstörungen bei Kindern und Jugendlichen. Dtsch Arztebl 2005; 102: A1953–1959.
Winter S, Köberle C, Lenz K, Pfeiffer E, Lehmkuhl U. Systematik somatoformer Störungen. Monatsschr Kinderheilkd 2012; 160: 20.

# M 2 Neurogeriatrie

von A. H. Jacobs, M. Grond, R. Dodel und W. Maetzler

Im zunehmenden Lebensalter nehmen die Organfunktionen ab. Die Hauptmanifestationen ergeben sich an Gehirn (z. B. Neurodegeneration), Herz (z. B. Insuffizienz), Lunge (z. B. COPD), Niere (z. B. Insuffizienz), Knochen (z. B. Osteoporose), Gelenken (z. B. Polyarthrose), Haut und Immunsystem. Die eingeschränkten Organfunktionen bestimmen die *Funktionalität* und bedingen eine erhöhte *Vulnerabilität* im Alter.

Die Funktionalität wird im Wesentlichen bestimmt durch Motorik, Kognition und Emotion. Einschränkungen der Funktionalität und erhöhte Vulnerabilität bedingen die *sechs geriatrischen Kernkomplexe* (6 geriatrische Is) der *I*mmobilität (Frailty, Sarkopenie), *I*nstabilität (Gangstörungen, Stürze), *i*ntellektuelle Einbußen (Demenz, Delir), *I*solation (Depression), *I*nkontinenz, und *i*atrogene Störung (z. B. durch Multimorbidität, Polymedikation). Betrachtet man die zentralen Steuerungsmechanismen der Alterung und Einschränkungen der Funktionalität genauer, stellt man fest, dass die Kernprobleme der Altersmedizin, allen voran der zunehmende Verlust der Mobilität und Kognition, zum großen Teil in neuropsychiatrischen Fachgebieten zu finden sind.

Für die Neurogeriatrie ist eine einfache Übertragung von neurologischem Wissen auf den alten, multimorbiden Patienten nicht adäquat. Die grundsätzlich unterschiedliche Denk- und Arbeitsweise der Geriatrie liegt in der *Beurteilung der Funktion* und der *Abwägung* medizinischer Maßnahmen unter Berücksichtigung *funktioneller Ressourcen* und individueller *Wertvorstellungen* im *Einvernehmen* zwischen Patient, Angehörigen und behandelndem Arzt. Die Betrachtung der biologischen, sozialen und psychischen Dimensionen der Erkrankungen des alten Menschen führte zum Begriff der *»funktionellen Gesundheit«*, in dem alltagsrelevante funktionsbezogene Faktoren Berücksichtigung finden.

Die Geriatrie umfasst die Prävention, Erkennung, Behandlung und Rehabilitation körperlicher und seelischer Erkrankungen im biologisch fortgeschrittenen Lebensalter, die zu dauernder Behinderung und dem Verlust der Selbstständigkeit führen. Unter Anwendung der spezifischen geriatrischen Methodik in stationären und ambulanten Einrichtungen ist das *Ziel der Erhalt oder die Wiederherstellung größtmöglicher Selbstständigkeit* gemessen anhand der Aktivitäten des täglichen Lebens (ADL), also der nachhaltige Erhalt und die Förderung von Mobilität, Aktivität und Teilhabe. Ein *multi-professionelles therapeutisches Team* (Arzt, Pflege, Physiotherapie, Ergotherapie, Logopädie, Neuropsychologie, Sozialdienst, Seelsorge) bedient sich des sogenannten multi-dimensionalen Geriatrischen Assessments (GA) als einem diagnostischen Arbeitsprozess zur systematischen Erfassung der medizinischen, funktionellen und psychosozialen Probleme und Ressourcen bei betagten Patienten, um damit einen Plan für die weitere Behandlung und Betreuung aufzustellen. Damit ist das *GA des Geriaters mit der Bildgebung für den Neurologen* zu vergleichen, mit dem er sich ein bestmögliches Bild von der Problem- und Ressourcenkonstellation des Patienten machen kann. Dabei sind *Team- und Zeitaufwand* zur Lösung einer geriatrischen Problemstellung hoch, und die Kernkompetenz erfordert ein hohes Maß an fachspezifischem Wissen und sozialer Kompetenz.

Basierend auf den Ergebnissen des GA werden Entscheidungen zu medizinischen Maßnahmen, Rehabilitation (Bedarf, Fähigkeit, Willigkeit, Ziele, Aussichten), Platzierung (wo will/soll/kann Patient leben), Hilfsmittelversorgung und Wohnungsadaptation, Art und Umfang der Pflege und anderer Unterstützung getroffen. Eine Metaanalyse randomisierter Studien zum GA und zur Versorgungsstruktur geriatrischer Patienten im Krankenhaus hat gezeigt, dass der primäre Endpunkt »selbständig zu Hause zu leben« nur durch eine geriatrische Versorgungseinheit und nicht durch einen geriatrischen Konsiliardienst erreicht wird (OR 1,2 versus 0,75; Ellis et al. 2011) (↑↑, A). Darüber hinaus werden durch eine bedarfsgerechte Prävention, Behandlung und Rehabilitation älterer Menschen Pflegebedürftigkeit verhindert und Drehtüreffekte vermieden. Sie sind damit mit einem wirtschaftlichen Nutzen (Einsparung von Pflegekosten ca. 150 Mio €/a) verbunden (Weissbuch Geriatrie 2010). Die Behandlung einer Erkrankung im Alter auf einer spezialisierten geriatrischen Einheit innerhalb eines speziell ausgebildeten Teams ist daher vergleichbar mit der Stroke Unit Behandlung bei akut-neurovaskulär Erkrankten.

Im Folgenden wird spezifisch auf die sechs geriatrischen Kernkomplexe (Is) eingegangen.

## M 2.1 Immobilität: Frailty und Sarkopenie

Das Syndrom der Immobilität ist eines der Kernprobleme des älteren Menschen. Es beeinflusst wesentlich den physischen und psychischen Gesundheitszustand sowie die Eigenständigkeit und Lebensqualität, und ist mit erhöhter Mortalität assoziiert. Unterschiedliche neurologische und nicht-neurologische Erkrankungen führen zu Immobilität. Das Immobilitäts-Syndrom wird dabei vorrangig durch zwei Geriatrie-typische (patho-)physiologische Veränderungen getriggert: die Frailty und die Sarkopenie.

## M 2.1.1 Frailty

### M 2.1.1.1 Klinik

Der Begriff der Frailty (Gebrechlichkeit) beschreibt einen klinischen Phänotyp, in dem der Mensch eine *erhöhte Vulnerabilität und Verletzlichkeit* aufweist, durch einen endogenen (z. B. Pneumonie) oder exogenen (z. B. Umgebungsveränderung) Stressor seine Selbständigkeit zu verlieren oder zu sterben (Fried et al. 2001). Bereits minimale Stressoren können das bisherige Gleichgewicht des Organismus ins Wanken bringen. Bei der Entwicklung der Frailty spielen unterschiedliche Erkrankungen, das Alter und die Anzahl eingenommener Medikamente (Polymedikation) eine Rolle.

Die wesentlichen *Charakteristika der Frailty* sind (i) eine verminderte Kraft und Ausdauer, (ii) Verlangsamung der Denk- und Bewegungsabläufe, (iii) Gewichtsabnahme und (iv) Einschränkungen der physiologischen Organfunktionen. Zum Screening bietet sich ein Screening-Fragebogen mit Fragen nach Müdigkeit/Erschöpfbarkeit, Kraft/Ausdauer (eine Treppe steigen, einen Straßenblock gehen), Erkrankungen (mehr als 5), unfreiwillige Gewichtsabnahme (>5 % in 6 Monaten) an (http://geriatricresearch.medicine.dal.ca/clinical_frailty_scale.htm).

Dabei werden unterschiedliche Skalen basierend auf zwei konkurrierenden Frailty-Konzepten angewendet. In dem Konzept nach Fried werden vor allem physische Komponenten (*physischer Phänotyp*) berücksichtigt (Fried et al. 2001). Dabei spielen die (i) Handkraft, (ii) Ganggeschwindigkeit, (iii) körperliche Aktivität, (iv) subjektive Erschöpfung und (v) Gewichtsverlust eine Rolle. Werden in mindestens drei Domänen die Grenzwerte erreicht, liegt eine Gebrechlichkeit vor. Das weiter gefasste Konzept (Rockwood et al. 2005) berücksichtigt neben physischen Komponenten auch psychische und soziale Einschränkungen (*multi-dimensionales Konzept*). Die Summe der Defizite aus den drei genannten Domänen reflektiert in diesem Modell den Grad der Gebrechlichkeit. In aktuellen Konsensusarbeiten scheint der physische Phänotyp zukünftig eine größere Rolle zu spielen (Morley et al. 2013).

Bei medizinischen Entscheidungsprozessen im Alter geht es um die Abschätzung, ob eine medizinische Maßnahme (z. B. mechanische Thrombektomie des Schlaganfalls; Chemotherapie bei Tumorerkrankung; Dialyse bei Niereninsuffizienz; TAVI bei Aortenstenose) noch sinnvoll ist. Dabei spielt das GA und die Beurteilung der Frailty und *der individuellen funktionellen Reserve* eine besondere Rolle (Ritt et al. 2016).

### M 2.1.1.2 Epidemiologie und Verlauf

Die Prävalenz von Frailty bei über 65-Jährigen beträgt 6–27 % (Santos-Eggimann et al. 2009). Frauen sind doppelt so häufig betroffen wie Männer. Frailty ist assoziiert mit einer verlängerten Krankenhausaufenthaltsdauer, höheren Wahrscheinlichkeit einer Einweisung in ein Pflegeheim und einer erhöhten Mortalität (Fried et al. 2001; Rockwood et al. 2005; Basic et al. 2015). Neurodegenerative Pathologie (Amyloid, Lewykörper) und zerebrale Infarkte beeinflussen die Progression von Frailty (Buchman et al. 2008, 2013). Umgekehrt hat die Frailty einen Einfluss auf den Verlauf altersassoziierter neurologischer Erkrankungen wie M. Alzheimer (Oosterveld et al. 2014), M. Parkinson (Roland et al. 2012) und Schlaganfall (Easton et al. 2014). Eine bedarfsgerechte frühzeitige multimodale Intervention bei Menschen mit Frailty kann einer Pflegebedürftigkeit entgegenwirken.

### M 2.1.1.3 Therapeutische Prinzipien

Das Ziel der geriatrischen Arbeit ist es, durch eine *bedarfsgerechte frühzeitige multi-modale Intervention* bei Menschen mit Frailty der Entwicklung von Pflegebedürftigkeit entgegen zu wirken und Selbständigkeit zu erhalten. Frailty kann positiv beeinflusst werden durch täglichen Sport und eine protein- und vitaminreiche Ernährung einschließlich Vitamin D (**Kap. M 2.1.2.3**). Sportliche Aktivität verbessert die Funktionalität, Ganggeschwindigkeit, Standsicherheit, Treppensteigen, Gleichgewicht und vermindert depressive Verstimmung und Angst vor Stürzen. Diese multidimensionalen Maßnahmen können den Teufelskreis von »Frailty/Sarkopenie → Gangunsicherheit → Stürze → Frakturen« durchbrechen und Immobilität und Pflegebedürftigkeit verhindern (Maetzler et al. 2015).

### M 2.1.1.4 Pragmatische Therapie

Die Therapie umfasst eine ausreichende ausgewogene Ernährung mit v. a. ausreichendem Proteinanteil und Substitution von Vitamin D in Kombination mit regelmäßigem (täglichem) körperlichem Training (↑, A). Darüber hinaus sollte durch die Einstellung zerebrovaskulärer Risikofaktoren den Mechanismen der Alterung durch vaskuläre und entzündliche Schädigung vorgebeugt werden.

## M 2.1.2 Sarkopenie

### M 2.1.2.1 Klinik

Unter Sarkopenie (*sarx* = Fleisch, *penia* = Mangel) wird der altersassoziierte Muskelschwund und der damit verbundene Verlust von Muskelkraft verstanden (Rosenberg 1997). Sarkopenie (Verlust von Muskel und Körpergewicht) ist abzugrenzen von Mangelernährung (Verlust von Fettgewebe und Körpergewicht) und Kachexie (kombinierter Verlust von Fett und Muskel). Bei Immobilität verliert der ältere Mensch pro Tag ca. 1 % seiner Muskelmasse. Die Quantifizierung der Muskelmasse erfolgt mittels Doppelröntgen-Absorptiometrie (dual energy X-ray absorptiometry, DXA) bzw. Bioelektrischer Impedanzanalyse (BIA) (Bauer et al. 2008). Gemäß der europäischen Konsensusdefinition werden für die Diagnose Sarkopenie neben der Muskelmasse zusätzlich ein Maß für die Muskelkraft (Handkraft) und für die Muskelfunktion (Ganggeschwindigkeit) berücksichtigt (Cruz-Jentoft et al. 2010; Abellan van Kan et al. 2012). Bei einer Ganggeschwindigkeit < 0,8 m/s, Handkraft < 19,3 kg bei Frauen und < 30,3 kg bei Männern und Muskelmasse < 5,7 kg/

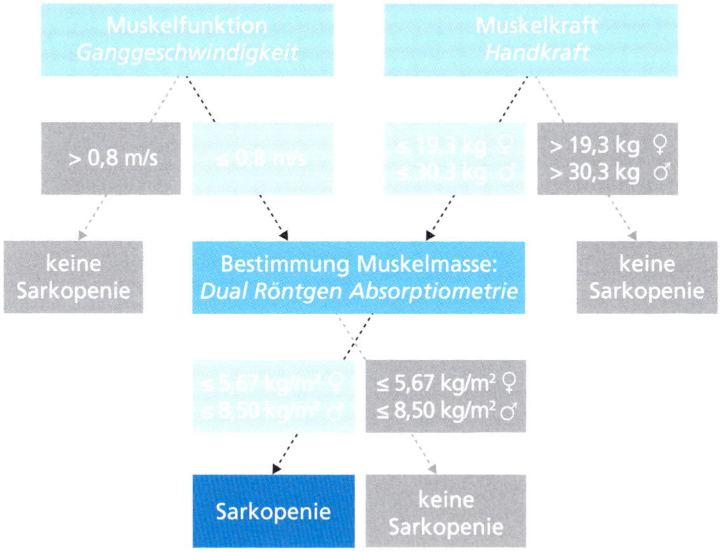


**Abb. M 2.1:** Diagnostik der Sarkopenie (modifiziert nach Cruz-Jentoft et al. 2010; Abellan van Kan et al. 2012 und Maetzler et al. 2015)

m² bei Frauen und < 8,5 kg/m² bei Männern liegt die Diagnose Sarkopenie vor (Cruz-Jentoft et al. 2010; Cesari et al. 2012; **Abb. M 2.1**). Die Einschränkung der Handkraft stellt einen unabhängigen Risikofaktor für kardiovaskuläre Erkrankungen und Tod dar (Leong et al. 2015). Die *muskuläre Funktionalität* ist eine für den Betroffenen relevante Größe in Bezug auf Mobilität, Selbstständigkeit, Lebensqualität und Mortalität. Die Folge sind Beeinträchtigungen vielfältiger Alltagsfunktionen (activities of daily living, ADL; instrumented *ADL*, IADL) mit Einschränkungen von Bewegung, Ausdauer, Belastbarkeit, körperlicher Aktivität und Mobilität mit konsekutiver Gefahr von Stürzen und Frakturen.

Als Ursache des zunehmenden Muskelabbaus werden unterschiedliche Faktoren diskutiert. Insgesamt kommt es zu einem *Missverhältnis anaboler Stimuli zugunsten kataboler Einflüsse.* Dabei spielen hormonelle Veränderungen (Testosteron, Wachstumshormon, IGF-1), pro-inflammatorische Zytokine (Interleukin 6, IL-6; TNF-α), mitochondriale Dysfunktion und mikrovaskuläre Veränderungen ebenso eine Rolle wie genetische Faktoren (Vitamin D Rezeptor, Myf-5, Myogenin), körperliche Inaktivität, Komorbiditäten und Mangel an Vitamin- und proteinreicher Kost (Cruz-Jentoft et al. 2010). Bisher gibt es wenig Daten über neurogene und myogene Veränderungen, die mit der Sarkopenie vergesellschaftet sind (Drey et al. 2014). Darüber hinaus stellt die Sarkopenie ein mit verschiedenen neurologischen Erkrankungen pathophysiologisch verzahntes Syndrom dar. So wurde gezeigt, dass bei Patienten mit früher Demenz vom Alzheimer Typ (DAT) die Muskelmasse signifikant erniedrigt ist und korreliert mit kognitiver Leistungsfähigkeit, Hirnatrophie und Insulinsekretion (Burns et al. 2010). Insulin besitzt neurotrophe Eigenschaften und spielt eine Rolle in der Produktion von Neurotransmittern und im Abbau von Amyloid-Precursor-Protein (APP) (Burns et al. 2007; Koekkoek et al. 2015). Somit könnte eine – über Insulin vermittelte – reduzierte anabole Wirkung auf Muskel und Gehirn die Koinzidenz erklären.

Ein anderer gemeinsamer Mechanismus sind *inflammatorische Prozesse* (z. B. IL-6, TNF-α), die sowohl bei DAT und PD als auch bei Sarkopenie beobachtet werden (Doherty et al. 2003; Scalzo et al. 2010), vor allem bei Parkinsonpatienten mit Problemen bei muskulär und koordinativ anspruchsvollen Aktivitäten (Sitz-Stand-Transfer, erschwerte Gleichgewichtsübungen). Auch nach Schlaganfall spielt der Verlust von Muskelmasse eine zentrale und Prognose-beeinflussende Rolle, wobei dieser Verlust multifaktoriell (Inaktivität, Infarktgröße, TNF-α) bedingt ist (Scherbakov et al. 2011). Kürzlich wurde ein Modell für die mögliche *zentrale Steuerung von Alterungsprozessen* (inklusive Sarkopenie) durch hypothalamische TNF-α-Erhöhung in Mikroglia vorgestellt mit konsekutiver Veränderung der neuroendokrinen Achse (Zhang et al. 2013). Das würde bedeuten, dass Mikrogliazellen des Gehirns nicht nur maßgeblich bei der Steuerung des neuronalen Zelluntergangs bei neurodegenerativen Erkrankungen eine Rolle spielen (Jacobs et al. 2012), sondern über die Veränderung der neuroendokrinen Achse auch bei der zentralen Steuerung von Alterungsprozessen maßgeblich beteiligt sind.

### M 2.1.2.2 Epidemiologie und Verlauf

Jenseits des 65. Lebensjahrs sind 32 % der Männer und 17 % der Frauen von Sarkopenie betroffen (Volpato et al. 2014). Der wichtigste Risikofaktor für Sarkopenie ist die physische Inaktivität (Morley et al. 2011). Da die Muskulatur eine zentrale Rolle für Mobilität und Selbstständigkeit spielt, ist Sarkopenie mit Einschränkungen der Mobilität (McLean et al. 2014) und einer erhöhten Sturzwahrscheinlichkeit (Faktor 3,2; Landi et al. 2012) assoziiert. Pro-inflammatorische Faktoren in Zusammenhang mit Umverteilung von Muskel- und Fettgewebe fördern das kardiovaskuläre Risiko und die Entstehung von Diabetes, Krebs, Demenz und Depression (Pratesi et al. 2013). Damit ist es nicht verwunderlich, dass Sarkopenie mit einer erhöhten Mortalität einhergeht (Vetrano et al. 2014).

#### M 2.1.2.3 Therapeutische Prinzipien

Im Fokus der Behandlung der Sarkopenie steht nach Empfehlungen der PROT-AGE Studiengruppe Kraft- und Ausdauertraining in Kombination mit einer bedarfsgerechten Energie- und Nährstoffzufuhr mit Fokus auf Eiweiß, Aminosäuren und Vitamin D (Bauer et al. 2013) (↑, A). Der Proteinbedarf bei Vorliegen einer Sarkopenie liegt bei 1,0–1,2 g Protein/kg KG/Tag und bei 1,2–1,5 g/kg KG/Tag bei zusätzlicher Erkrankung (z. B. Pneumonie). Vorsicht ist geboten bei einer Niereninsuffizienz (GFR < 30 ml/min/1,73 $m^2$). Pro Mahlzeit sollten 25–30 g Protein mit 2,5–2,8 g Leucin eingenommen werden. Proteinreiche Kost hat offensichtlich nur einen positiven Einfluss auf den Muskelaufbau, wenn parallel dazu ein Muskeltraining durchgeführt wird mit einer Kombination von Ausdauer- (30 min/Tag) und Krafttraining (15 min/jeden 2. Tag) (Bauer et al. 2013) (↑, A).
Das Ziel der Intervention mit Ernährung und körperlichem Training bei Sarkopenie und Frailty liegt in der Verbesserung der Funktionalität (ADL), Verhinderung von Stürzen und Immobilität und einer verminderten Mortalität. Dieses therapeutische Konzept muss in den kommenden Jahren weiter entwickelt werden in Bezug auf das gezielte Eingreifen in die zugrundeliegenden steuernden molekularen Mechanismen und pro-inflammatorischen Abläufe (z. B. Mikroglia). Ob die Modulation der Myostatinaktivität mittels humanisiertem Antikörper ein tragfähiges therapeutisches Konzept darstellt, muss in weiteren Studien dargelegt werden. In einer proof-of-concept Studie (STEADY) konnte bei ≥ 75-Jährigen ein positiver Einfluss auf Treppensteigen, Aufstehen und Ganggeschwindigkeit gezeigt werden (Becker et al. 2015) (↑, C).

#### M 2.1.2.4 Pragmatische Therapie

Die Therapie der Sarkopenie entspricht der Therapie der Frailty.

## M 2.2 Instabilität: Gang- und Gleichgewichtsstörung, Schwindel und Sturz

### M 2.2.1 Klinik

Eines der führenden Beschwerdekomplexe im Alter ist die Instabilität, die sich mit eingeschränkter Kontrolle des Körpergleichgewichts als »Schwindel« manifestiert und die mit Gang-/Gleichgewichtsstörungen und rezidivierenden Stürzen vergesellschaftet ist. Dieser Symptomenkomplex setzt ein breites differentialdiagnostisches Vorgehen voraus, um die führend verursachende Störung zu identifizieren. Neben spezifischen Schwindelursachen (**Kap. B 5**, **Kap. C 3**), unter denen im Alter besonders häufig die bilaterale Vestibulopathie und zerebelläre Ataxie anzutreffen sind, müssen folgende Differentialdiagnosen (**Kasten M 2.1**) in Betracht gezogen werden. Dabei müssen *Art der Bewegungsabläufe, Antrieb* und *Koordination* beurteilt werden. Zentrale Ursachen (z. B. »higher level gait disorder«, zentrale Gangapraxie, M. Parkinson [**Kap. I 1**, **Kap. I 2**], NPH [**Kap. I 4**], lakunäre Infarkte insbesondere im Bereich der inneren Kapsel, Anfallsäquivalente) sind von Störungen auf Ebene des Myelons (z. B. zervikale Spinalkanalstenose) oder des peripheren Nervensystems (z. B. PNP; **Kap. J 2**) abzugrenzen (Snijders et al. 2007). Im letzteren Fall finden sich unterschiedliche Ausprägungen einer sensiblen Ataxie. Die »higher level gait disorder« ist im Alter häufig und beschreibt eine Gangstörung mit apraktischen Anteilen, bei der der Betroffene eine kurze Pause zwischen verschiedenen Gangabläufen (Geradeausgehen – Wenden) einlegt und die Koordination des Bewegungsablaufs »zerlegt« wirkt. Die Ursache ist eine Schädigung der Assoziationsbahnen (z. B. durch SAE), die einen »reibungslosen« Bewegungsablauf verhindert (Schlenstedt et al. 2016).
Auch Störungen der die Motorik »überwachenden« vestibulären und optischen Systeme (z. B. benigner paroxysmale Lagerungsschwindel, bilaterale Vestibulopathie, Presbyopie) können zum Schwindelsyndrom beitragen. Neben den spezifisch neurologischen Ursachen können Erkrankungen des kardiovaskulären Systems (Herzinsuffizienz, Aortenstenose, Rhythmusstörung) zu anfallsartigen Schwindelsyndromen führen. Darüber hinaus sind Veränderungen des Halte- und Stützapparates (z. B. Poly-/Cox-/Gonarthrose) für Gangstörungen im Alter maßgeblich verantwortlich. Das Gefühl des »Schwindels« tritt bei diesen Diagnosen eher in den Hintergrund und wird abgelöst von bewegungsabhängigen Schmerzen im Bereich der betroffenen Gelenke. Durch ein gezieltes Screening

**Kasten M 2.1:** Differentialdiagnose Gang- und Gleichgewichtsstörung, Schwindel und Sturz im Alter

1. Ungestörte Bewegungsabläufe
   1.1. Antrieb erhalten
      1.1.1. Kreislaufstörung:
         KHK/Herzinsuffizienz, Aortenstenose, COPD/Emphysem, pAVK
      1.1.2. anfallsartig:
         Herzrhythmusstörung, Synkope, Epilepsie
      1.1.3. Sinnesstörungen:
         Katarakt, Glaukom, Makuladegeneration, Presbyakusis, Vestibulopathie
   1.2. Antrieb vermindert
      1.2.1. Psychische Störung:
         Demenz, Depression, Delir, Angst, Isolation
      1.2.2. Iatrogen:
         Medikamente, Hyponatriämie, Schmerz, Bettruhe, Fixierung, Operation
2. Gestörte Bewegungsabläufe
   2.1. Koordination intakt (Bewegungsapparat betroffen):
      Polyarthrose, rheumatoide Arthritis, Polymyalgia rheumatika, Sarkopenie, Frakturen
   2.2. Koordination gestört
      higher level gait disorder bei SAE, Morbus Parkinson, NPH, Schlaganfall, Demenzen, zerebelläre Dysfunktion, Spinalkanalstenose (lumbal, zervikal), lumbales Wurzelreiz-/ausfallsyndrom, PNP

im niedergelassenen Bereich ergeben sich wichtige Hinweise auf notwendige weitere Abklärung und Primärprävention von Stürzen (Parry et al. 2016). Das *Risiko eines Sturzes* wird beeinflusst durch bereits stattgehabte Stürze, die Notwendigkeit einer Gehhilfe und die geriatrischen Is (Casteran et al. 2016; Meuleners et al. 2016; Mulasso et al. 2016; Cox et al. 2016; Langeard et al. 2016; Haasum et al. 2016). Es konnte gezeigt werden, dass allein durch die Reduktion von Medikamenten das Sturzrisiko signifikant gesenkt werden kann (Zermansky et al. 2006).

Da in unterschiedlichem Ausmaß zentrale und periphere neurologische Störungen bei dem Symptomkomplex von Schwindel, Gangstörungen und Stürzen ursächlich eine Rolle spielen, kann dieses Syndrom als *Störung des »Connectoms«* aufgefasst werden mit der Störung des Netzwerkes des zentralen und peripheren Nervensystems, welches die Kontrolle von Motorik und Gleichgewicht steuert. Videobasierte Analysen haben gezeigt, dass bei komplexen Bewegungen (Gewichtsverlagerung, Transfers) die Sturzwahrscheinlichkeit höher ist als bei »einfachen« motorischen Aufgaben (Stehen, Gehen) (Robinovitch et al. 2013).

## M 2.2.2 Epidemiologie und Verlauf

Gang-/Gleichgewichtsstörungen und Schwindel sind die häufigsten Symptome des ≥ 75-Jährigen. 30–40 % haben zumindest vorübergehend Symptome. Häufig sind sie alltagsrelevant. Bei den ≥ 85-Jährigen steigt die Prävalenz auf über 80 %. Die automatisierte Ganganalyse mittels quantitativer Analyse (z. B. mit tragbaren Sensoren) gibt Aufschluss über Gangcharakteristika (z. B. Geschwindigkeit, Schrittlänge, Variabilität, Symmetrie) und kann die Sturzwahrscheinlichkeit bis zu einem gewissen Grad quantifizieren (van Schooten et al. 2016).

### M 2.2.2.1 Therapeutische Prinzipien

Die Therapie richtet sich nach der auslösenden Ursache (**Kasten M 2.1**). Eines der Hauptprobleme nach stattgehabten Stürzen ist die Angst vor einem neuen Sturz (**Abb. M 2.2**). Daher steht neben der Therapie der Grunderkrankung intensives Training durch physio- und ergotherapeutische Maßnahmen im Zentrum der Behandlung (Becker et al. 2009) (↑↑, A). Eine Metaanalyse (88 Studien, n = 19 478) hat gezeigt, dass durch gezieltes Training von Gang und Gleichgewicht (> 3 h/Woche) die Sturzhäufigkeit um 21 % vermindert wird (Sherrington et al. 2016) (↑↑, A). Die Effekte waren auch bei Patienten mit M. Parkinson und Demenz zu beobachten. Trainingsmethoden sollten intensiv (z. B. täglich) und individuell gezielt auf den Patienten abgestimmt sein (Tinetti 2003) mit einer *Kombination von Gleichgewichts- und Krafttraining* (Hill et al. 2015; Hinrichs et al. 2016; Rimland et al. 2016; Siegrist et al. 2016) (↑, A) oder als *dual task* Training (Mirelman et al. 2016) (↑, A). Tai Chi wirkt vorwiegend auf die Gleichgewichtskomponente (Li et al. 2012) (↑, B). Komplexes Training hat einen direkten Einfluss auf Sturzhäufigkeit und Selbständigkeit (Beswick et al. 2008) (↑, B). Wichtig ist, dem Patienten zu verdeutlichen, dass durch das Training Stürze verhindert und einer weiteren Verschlechterung der Funktionen vorgebeugt werden soll. Die komplexen Trainingsmaßnahmen wirken auch präventiv (Gawler et al. 2016) (↑, A).

Weitere Maßnahmen beinhalten Analyse/Optimierung der Umgebungssituation, Verordnung einer Geh- und einer Sehhilfe, sowie Aufklärung des Betroffenen und der betreuenden Personen (Tinetti et al. 2008; Hill et al. 2015; Keall et al. 2015; Rimland et al. 2016) (↑, A).

Vitamin D verhindert ohne gleichzeitige Trainingsmaßnahmen nicht das Auftreten von Stürzen (Bolland et al. 2014). Ob die medikamentöse Modula-

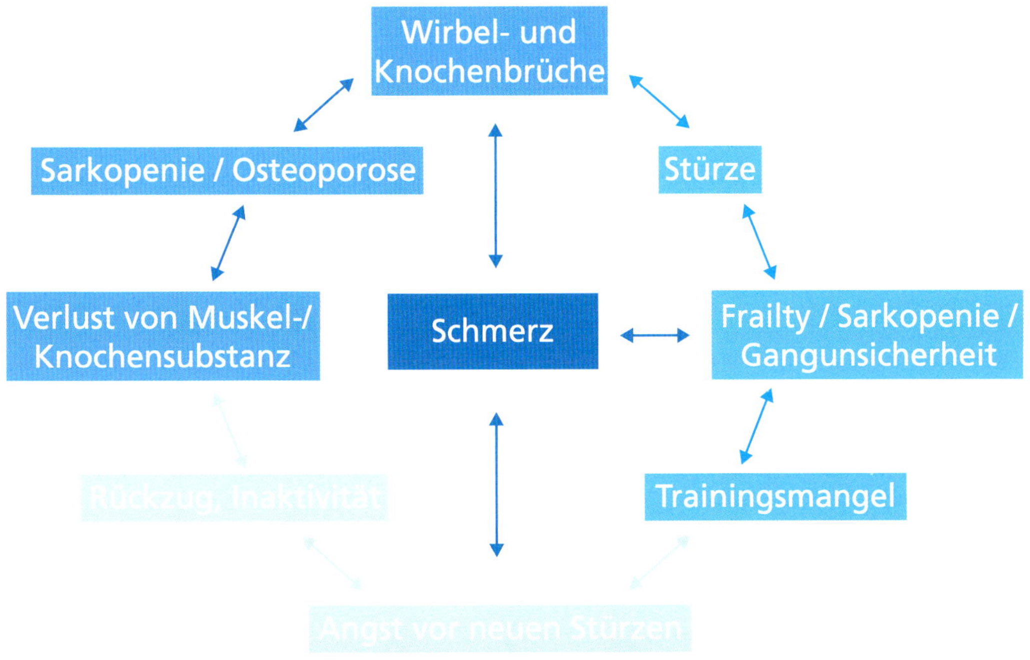


**Abb. M 2.2:** Teufelskreis Schwindel/Frailty/Sarkopenie und Stürze im Alter

tion des cholinergen und serotonergen Systems zukünftig eine Rolle spielen wird in der Beeinflussung von Stürzen bei Parkinson-Syndromen oder anderer zentral verursachten Sturz-Syndrome, bedarf weiterer Untersuchungen (Kucinski et al. 2016; Smulders et al. 2016; Henderson et al. 2016).

***Pragmatische Therapie***
Nach den Empfehlungen für das motorische Training durch die *Bundesinitiative Sturzprävention* (Becker et al. 2009) sollten folgende Maßnahmen durchgeführt werden (↑↑, A):

(1) vor Beginn, im Verlauf und nach einer Therapie sollten motorische Testverfahren durchgeführt werden (z. B. short physical performance battery)
(2) Analyse der bisherigen Sturzsituationen und der Umgebungssituation
(3) 50 Therapieeinheiten, mindestens 2 Therapien pro Woche
(4) Therapien sollten Gleichgewichtsübungen, Funktionstraining, dual task-Aufgaben und ggf. Thai Chi-Komponenten beinhalten
(5) Übungen sollten fordern und mit steigender Belastung durchgeführt werden

***Unwirksam, obsolet***
Die zusätzliche Einbindung von Biofeedback-Verfahren, Spielkonsolen und anderen Verfahren ist noch nicht hinreichend belegt.

## M 2.3 Intellektuelle Einbußen: Kognitive Beeinträchtigung, Demenz und Delir

### M 2.3.1 Klinik

Neben Einschränkungen der Motorik und Mobilität spielen die kognitiven Beeinträchtigungen im Alter eine große Rolle. Sind sie ausgeprägt, werden sie alltagsrelevant und führen zur Abhängigkeit und Heimunterbringung. Zu diagnostischen und therapeutischen Maßnahmen von Demenz und Delir wird auf **Kap. D 8** und **Kap. D 9** sowie die S3-Leitlinie Demenz verwiesen (Deuschl et al. 2016). An dieser Stelle werden spezifisch Alters-relevante Aspekte dieser Themen dargelegt.
Als Ursachen kognitiver Einschränkungen im Alter finden sich oft Mischformen von neurodegenerativer Demenz (z. B. DAT) und vaskulären Veränderungen. Dabei sind die Kognitionseinbußen häufig mit Gangstörungen und Stürzen vergesellschaftet. Das Ausmaß der bildgebenden Zeichen einer subkortikalen arteriosklerotischen Enzephalopathie (SAE) mit »white matter hyperintensities« (WMH; Wardlaw et al. 2013) ist assoziiert mit dem Risiko für das Auftreten der geriatrischen Is, Schlaganfall und Tod (Baezner et al. 2008; Herrmann et al. 2008; Debette et al. 2010; de Laat et al. 2011; Wardlaw et al. 2015). Dabei können *SAE/WMH als die bildgebenden Zeichen der »brain-frailty«* angesehen werden (Rockwood et al. 2005). Aus einer Metaanalyse von 22 longitudinalen Studien geht hervor, dass WMH mit progressiven Kognitionseinbußen, einem 2-fach erhöhten Risiko für Demenz, und einem 3-fach erhöhten Risiko für Schlaganfall assoziiert sind (Debette et al. 2010). Alle bildgebenden Zeichen einer zerebralen Mikroangiopathie (WMH, Lakunen, kleine subkortikale Infarkte, Mikroblutungen, perivaskuläre Räume) sind als »Spitze des Eisberges« aufzufassen (Wardlaw et al. 2015; Rosenberg et al. 2016), die zu zunehmender Hirnschädigung und zerebraler Atrophie führen (Aribisala et al. 2013; Makin et al. 2013; Huijts et al. 2013).

### M 2.3.2 Epidemiologie und Verlauf

Die Prävalenz von Demenz liegt bei über 85-Jährigen bei 23 % und die Inzidenz bei 6 %. Delire werden bei 15–50 % der > 65-Jährigen Krankenhaus-Patienten beobachtet. Es besteht ein Zusammenhang zwischen Vorliegen einer Demenz und Wahrscheinlichkeit eines Delirs im Krankenhaus (Odds Ratio von 5) und zwischen der Wahrscheinlichkeit einer dementiellen Entwicklung und Auftreten eines Delirs im Krankenhaus. Obwohl die DAT die häufigste Ursache für Kognitionsstörungen im Alter darstellt (Gorelick et al. 2011), sind kognitive Einschränkungen aufgrund vaskulärer Veränderungen (z. B. WMH), alleine oder im Zusammenspiel mit DAT, im Alter häufig und v. a. für die weitere Verschlechterung der Kognition im Verlauf verantwortlich (Smallwood et al. 2012). Die Prävalenz der WMH steigt mit den zerebrovaskulären Risikofaktoren (Staals et al. 2014; Wardlaw et al. 2014).

### M 2.3.3 Therapeutische Prinzipien

Die Therapie von Demenz und Delir richtet sich nach den Ausführungen in den **Kap. D 8** und **Kap. D 9**.

### M 2.3.4 Pragmatische Therapie

Zur Behandlung der Kognitionseinbußen im Alter gehören (↔ – ↑↑, A)

(1) *Überprüfung der Medikation* mit ausschleichendem Absetzen von Medikamenten mit anti-cholinerger oder sedierender Wirkung (z. B. trizyklische Antidepressiva, Urospasmolytika, Neuroleptika, Sedativa, Opioidanalgetika)
(2) Strenge Indikationsstellung der *Acetylcholinesterasehemmer* und *NMDA-Rezeptorantagonisten* (CAVE: Polymedikation, delirogene Wirkung); einschleichende Dosierung; Wirkung kontrollieren; Absetzen bei fehlender Wirksamkeit (ADL, psychopathologische Symptome, Kognition); QT-Zeit kontrollieren
(3) Bei depressiven Symptomen *Antidepressiva;* vorzugsweise selektive Serotonin-(SSRI) und Serotonin-/Noradrenalin-Rückaufnahme-Inhibitoren (SSNRI) (z. B. Citalopram [10–40 mg Tagesdosis (TD)], Paroxetin [10–40 mg TD], Sertralin [25–150 mg TD], Venlafaxin 37,5–150 mg TD]); einschleichende Dosierung; Kombination mit MAO-Hemmern und Johanniskraut kontraindiziert; zu beachten sind:

lange Halbwertszeiten (Citalopram 36 h), Metabolismus über Leber (Citalopram, Venlafaxin), Interaktionen am Cytochrom P System (Paroxetin, Sertralin, Venlafaxin), Ausscheidung über die Nieren (Sertralin, Venlafaxin), Induktion einer Hyponatriämie (Citalopram) und Beeinflussung der QT-Zeit (Citalopram); Maximaldosen im Alter nicht ausschöpfen; Wirksamkeit überprüfen; bei fehlender Wirkung innerhalb 6 Wochen ausschleichend absetzen

(4) Soll zusätzlich schlafregulierende und appetitanregende Wirkung erzielt werden *Mirtazapin* [7,5–45 mg TD] abends erwägen (CAVE: Tagesmüdigkeit; Scoralick et al. 2016)

(5) Stehen Störungen von Gang und Mobilität im Vordergrund Therapieversuch mit *L-Dopa/DDCI* erwägen; zusätzlich Rivastigmin überlegen (positiver Einfluss auf Kognition und Stürze bei Patienten mit Parkinson (Henderson et al. 2016))

(6) Bei *Delir* Auslöser definieren (z. B. Fieber, Infekt, Schmerz, Blasenentleerungsstörung, Koprostase, Umgebungsänderung, ungünstige Kommunikation, Medikamente); nur im Notfall pharmakologische Modulation (CAVE: psychotrope Medikamente erhöhen Mortalität um Faktor 1,5); nur atypische Neuroleptika (↑↑, A).

### M 2.3.5 Unwirksam, obsolet

Siehe **Kap. D 8**, **Kap. D 9** und S3-Leitlinie (Deuschl et al. 2016).

## M 2.4 Isolation: sozialer Rückzug und Depression

### M 2.4.1 Klinik

Die zunehmende Funktionseinbuße (Sehen, Hören, Mobilität, Kognition, Inkontinenz) in Zusammenhang mit dem Sterben von Freunden und Bekannten führt zur zunehmenden Einschränkung der Lebensqualität und ist mit sozialer Isolation, Depression, Medikamenten-/Alkoholabusus, Suizidalität und erhöhter Mortalität assoziiert (Chen et al. 2016). Die *soziale Isolation* ist definiert als Fehlen sozialer Kontakte mit Personen, die soziale Unterstützung liefern, wie z. B. Familie, Freunde, Nachbarschaft und das damit verbundene subjektive Gefühl der Vereinsamung. Eine *Depression* im Alter mit Zuständen gedrückter Stimmung, Interesse-/Freudlosigkeit, Antriebsminderung und erhöhter Ermüdbarkeit (Schneider et al. 2015) kann u. a. durch Isolation und Komorbiditäten entstehen. Durch Selbstzweifel, Konzentrationsstörungen und Grübelneigung wird die Alltagsfunktion relevant beeinträchtigt. Zusatzsymptome einer Depression nach ICD-10 sind neben Verminderung von Aufmerksamkeit und Selbstwertgefühl das Auftreten von Schuldgefühlen und Suizidgedanken und die Störung von Schlaf und Appetit. Bei depressiven Erkrankungen im Alter finden sich gehäuft Hypochondrie, somatische Syndrome (z. B. gastrointestinal) und Agitation bei zugleich eingeschränkter Zukunftsperspektive (Hegeman et al. 2012).

Beschwerden, die auf eine depressive Störung hinweisen, sind vielfältig und müssen von Komorbiditäten im Alter differenziert werden (z. B. Kopfschmerzen, Schwindel, Gedächtnisstörungen, Druckgefühl thorakal oder abdominell, Luftnot, Obstipation, Muskelverspannung, neuralgiforme Schmerzen, Libidoverlust). Hilfestellung dabei gibt das Geriatrische Assessment einschließlich der Anwendung der geriatrischen Depressionsskala (GDS; Sheikh et al. 1986). Der Schweregrad einer Depression wird auch im Hinblick auf die Verlaufsbeurteilung unter Therapie mittels Skalen (z. B. Hamilton-Depression-Rating-Skala, Beck-Depressions-Inventar) eingeteilt (Beck 1974). Zur Klinik, Diagnose und Therapie der Depression wird auf die S3-Leitlinie verwiesen (Schneider et al. 2015), die auch altersrelevante Aspekte berücksichtigt.

Im höheren Lebensalter spielt der Zusammenhang zwischen hirnorganischen Erkrankungen (z. B. zerebrovaskuläre Erkrankungen, DAT, M. Parkinson) und Depressionen eine besondere Rolle (Schneider et al. 2015; Leyhe et al. 2016). Die in diesem Kontext auftretenden Depressionen sind speziell geprägt von Störungen der Exekutivfunktionen mit Störungen der Aufmerksamkeit, Verlangsamung und Affektlabilität. Ein wechselseitiger Zusammenhang zwischen Depressionsmanifestation im Alter und DAT erscheint wahrscheinlich (Ownby et al. 2006; Mirza et al. 2016). Bei älteren Patienten kann die Diagnose einer depressiven Störung erschwert sein, da bei ihnen Symptome wie allgemeine Schwäche, Schlafstörungen, Schwindel, Konzentrations- und Gedächtnisstörungen unabhängig von einer Depression auftreten können. Sofern sich Hinweise auf eine Antriebsminderung, Affektlabilität und keine Hinweise auf eine Depression in der Vorgeschichte finden, sollte immer an eine beginnende Demenz gedacht und eine entsprechende Diagnostik eingeleitet werden (Schneider et al. 2015).

### M 2.4.2 Epidemiologie und Verlauf

Jenseits des 65. Lebensjahres steigt die Prävalenz von sozialer Isolation und Depression auf 7–24 % (Chen et al. 2016). Getriggert durch Komorbiditäten und Funktionseinschränkungen sind Depressionen im höheren Lebensalter die häufigste psychische Störung (Volkert et al. 2013). Eine aktuelle Metaanalyse bevölkerungsbasierter Studien ergab eine Punktprävalenz von 7,2 % für eine Major Depression und von 17,1 % für eine depressive Symptomatik bei über 75-Jährigen (Luppa et al. 2012). Höhere Prävalenzschätzungen liegen für Patienten der Primärversorgung (bis zu 37 %) und unter Bewohnern von Pflegeheimen (bis zu 50 %) vor (Schneider et al. 2015). Die Suizidrate (vollendete Suizide) steigt kontinuierlich mit dem Lebensalter an und ist bei Hochbetagten am höchsten. Dabei liegt die Suizidrate älterer Männer (> 80 LJ) ca. 20-fach höher als die von jungen Frauen.

Eine depressive Episode (Dauer mindestens 14 Tage; im Mittel 4–8 Monate) kann sich vollständig zurückbilden, rezidivieren (in 70–80 %), bei unvollständiger Rückbildung chronifizieren (Dysthymie) oder, v. a. im höheren Lebensalter, als chronifizierte Episode (Dauer >2 Jahre) verlaufen (Schneider et al. 2015). Erkrankungsdauer und -schwere sowie Dauer des symptomfreien Intervalls haben Einfluss auf das Wiedererkrankungsrisiko. Davon unabhängig steigt mit zunehmendem Alter das Episodenrisiko. Die schlechtere Behandlungsprognose im höheren Lebensalter wird dabei im Wesentlichen durch (persistierende) somatische Komorbidität und einen späteren Behandlungsbeginn erklärt (Schneider et al. 2015).

## M 2.4.3 Therapeutische Prinzipien

Vor Therapiebeginn sollten eine ausführliche *Medikamentenanamnese* erhoben und *internistische, neurologische* und *neuroradiologische Zusatzdiagnostik* durchgeführt werden (↔, A), um mögliche auslösende Faktoren zu erkennen und Kontraindikationen für eine Pharmakotherapie der depressiven Störung zu identifizieren (Schneider et al. 2015). Ziele der Behandlung sind die Symptomreduktion (um >50 % = Teilremission; 100 % = Vollremission) mit Wiedererlangung der Eigenständigkeit im Alltag und Verhinderung von Rückfällen. Dabei beginnt die Therapie mit einer *Aufklärung* des Betroffenen und der Angehörigen über die Erkrankung. Ein regelmäßiges *Monitoring* der Behandlung ist notwendig.

*Grundlagen der Therapie* sind: (1) die Mitarbeit des Patienten; (2) die Schaffung eines stabilen therapeutischen Bündnisses, in dem empathisch auf den Patienten eingegangen und Verständnis für die Beschwerden gezeigt wird; (3) Einbeziehen in die medizinische Entscheidungsfindung mit Erklärung der Grundlagen der Erkrankung und der Therapie und ihrer Nebenwirkungen (*Psychoedukation*); Erläuterung der Wirklatenz pharmakologischer und psychotherapeutischen Maßnahmen und der Notwendigkeit der Fortführung der Therapiemaßnahmen zur Vermeidung von Rückfällen (Schneider et al. 2015). Es konnte gezeigt werden, dass durch psychoedukative Maßnahmen das Wissen und die Einstellung gegenüber der Erkrankung »Depression« als auch die Medikamentenadhärenz verbessert werden kann und einen Einfluss auf den Erkrankungs-/Behandlungsverlauf hat (Tursi et al. 2013) (↑, B).

Das *therapeutische Spektrum* umfasst niederschwellige psychosoziale Interventionen, Pharmakotherapie, Psychotherapie, Elektrokrampftherapie, Licht-/Wachtherapie, Sport-/Bewegungstherapie sowie Ergo-/Kunsttherapie. Die Akuttherapie umfasst einen Zeitraum von 6–12 Wochen und geht über in eine Erhaltungstherapie für einen Zeitraum von 4–9 Monaten. Die Erhaltungstherapie ist wichtig zur Vermeidung von Rezidiven (↑, A). Einer der Hauptrisikofaktoren für erneute depressive Episoden sind Restsymptome, die nach dem Ende einer depressiven Episode weiter andauern und das Auftreten einer erneuten depressiven Episode vorhersagen können (Nierenberg et al. 2003).

Zu den niederschwelligen *psychosozialen Interventionen* gehören u. a. der Einsatz von Selbsthilfemanualen, Problemlöseansätze (»problem-solving«) und Telefon-, Internet- und Computer-gestützte Interventionen. Durch diese Maßnahmen können im Alter Aspekte der sozialen Isolation und Depression abgemildert werden. Die Parameter, die dabei u. a. eine wesentliche Rolle spielen, sind die verbesserte Kontaktaufnahme mit der Außenwelt mit Erlangung sozialer Unterstützung und Involvierung in soziale Aktivitäten mit nachfolgender Verbesserung des Selbstwertgefühls und des Bewusstseins (Arnberg et al. 2014; Linde et al. 2015; Chen et al. 2016) (↑, A).

Nach der S3-Leitlinie (Schneider et al. 2015), sollten in der *Pharmakotherapie* der Depression trizyklische Antidepressiva aufgrund ihres anti-cholinergen Nebenwirkungsprofils (z. B. Verschlechterung der Kognition, Delir, Herzrhythmusstörungen, Harnverhalt) im Alter insbesondere bei Patienten mit KHK nicht eingesetzt werden (↑↑, A). *SSRI und SSNRI* sind zu bevorzugen (↑↑, A). Indikation ist die akute mittelgradige oder schwere depressive Episode (↑↑, A). Bei adäquater Dosierung setzt die Wirkung der Antidepressiva relativ rasch ein (bei 70 % aller gebesserten Patienten innerhalb 2 Wochen). Findet sich keine Besserung innerhalb 3–4 (max. 6) Wochen nach Therapiebeginn, sollte die Behandlung modifiziert werden (Schneider et al. 2015).

SSRIs/SSNRIs haben Nebenwirkungen, die im Alter Berücksichtigung finden sollten (↑, B): (1) anfänglich Übelkeit und Agitiertheit (→ einschleichende Dosierung); (2) im Verlauf sexuelle Dysfunktion (→ im Verlauf befragen); (3) Begünstigung gastrointestinaler Blutungen durch Hemmung der Serotoninaufnahme in Thrombozyten (→ auf Komedikation mit ASS, NSAR, Cortison, NOAK achten); (4) Begünstigung von Osteoporose (Eom et al. 2012); (5) Symptome eines serotonergen Syndroms (→ bei Kombination mehrerer serotonerg wirksamer Substanzen); (6) QTc-Zeit Verlängerung mit Gefahr kardialer Arrhythmien (→ EKG-Kontrollen); (7) Inhibition der Cytochrome P450 (CYP)-Enzyme insbesondere für Fluoxetin (CYP1A2, CYP2C19, CYP2D6) und Paroxetin (CYP2D6); (8) lange HWZ von Fluoxetin (→ im Alter ungünstig); (9) Hyponatriämien (SIADH) v. a. in Kombination mit Diuretika.

Die *SSNRIs* Venlafaxin und Duloxetin können anfänglich zu innerer Unruhe, Übelkeit, Schlaflosigkeit und Blutdrucksteigerung führen (→ morgendliche Gabe, einschleichend). Duloxetin hat zusätzlich zentrale ko-analgetische Eigenschaften und wird in der Behandlung der Inkontinenz eingesetzt (s. u.).

Der α-2-Rezeptor-Antagonist *Mirtazapin* führt indirekt zu einer verstärkten Noradrenalin- und Serotonin-Freisetzung und zu einer verstärkten, über 5-HT1A-Rezeptoren vermittelten serotonergen Aktivität. Bei abendlicher Gabe kann die schlaffördernde sedierende Begleitwirkung therapeutisch genutzt werden. Die appetitanregende Wirkung mit Gewichtszunahme kann insbesondere bei älteren Patienten mit Sarkopenie einen gewünschten Nebeneffekt darstellen.

*Lithium* gehört zu den Stimmungsstabilisatoren. Da es unverändert renal ausgeschieden wird, kann es bei einer Niereninsuffizienz im Alter nicht mehr eingesetzt werden. Es ist kein in der Geriatrie üblicherweise eingesetztes Medikament, wird hier aber aufgrund seiner positiven Wirkungen (Augmentation, suizid-reduzierender Effekt, Rezidivprophylaxe) erwähnt und sollte im Einzelfall mit als Therapieoption bedacht werden.

Bezüglich der Wirksamkeit und des Nebenwirkungsprofils der SSRIs und SSNRIs hebt eine Metaanalyse die gute Wirksamkeit von Escitalopram, Mirtazapin, Sertralin und Venlafaxin bei leicht besserer Verträglichkeit von Escitalopram und Sertralin hervor (Cipriani et al. 2009). Da eine weitere Metaanalyse keine wesentlichen Unterschiede zwischen den einzelnen Substanzen aufzeigen konnte (Gartlehner et al. 2011), hält sich die S3 Leitlinie bezüglich einer Empfehlung zurück (Schneider et al. 2015). In einer aktuellen Metaanalyse waren Sertralin, Paroxetin und Duloxetin bei älteren Patienten wirksamer als Placebo in der Erzielung einer Partialresponse (mindestens 50 % Reduktion des Ausgangsscores), nicht hingegen Citalopram, Venlafaxin, Fluoxetin und Escitalopram (Thorlund et al. 2015). Im Alter orientiert sich die Substanzauswahl unter Berücksichtigung von Multimorbidität und Polymedikation am Neben- und Wechselwirkungspotential und erfordert besondere Aufmerksamkeit. Eine konsequente Behandlung ist aber gerade bei älteren Menschen nötig, da nicht nur die Risiken der Behandlung, sondern auch die der Nichtbehandlung erhöht sind (Schneider et al. 2015).

Im Alter sind grundsätzlich *alle zentral wirksamen Medikamente einschleichend zu dosieren.* Eine Überwachung möglicher Nebenwirkungen ist gerade in der Anfangsphase wichtig. Bessert sich der Zustand in der Aufdosierungsphase, muss nicht zwingend auf die Standarddosis erhöht werden. Sollte es unter der Standarddosis nicht zu einer Symptomverbesserung innerhalb von *4 (max. 6) Wochen* nach Therapiebeginn kommen, sollte nach Überprüfung von Compliance und Serum-Spiegel das gewählte Präparat ausschleichend abgesetzt und auf eine andere Substanz umgesetzt werden (↑, B). Da die Antidepressiva hepatisch über unterschiedliche CYP-Enzyme (1A2, 1A3, 2C9, 2C10, 2C19, 2D6, 3A3, 3A4) abgebaut werden, kommen in bis zu 10 % der Patienten Unter-/Überdosierungen aufgrund genetische bedingter Unter- oder Überexpression dieser Enzyme als Ursache einer nicht ausreichenden Wirksamkeit in Betracht.

Die *weiteren Strategien* zum Vorgehen bei fehlender Wirksamkeit beinhalten (1) Umsetzen auf ein anderes Präparat (2) Kombination mit einem zweiten Antidepressivum (z. B. SSRI plus Mirtazapin (CAVE: serotonerges Syndrom) oder (3) die Augmentation mittels Lithiums (Cooper et al. 2011) oder eines atypischen Neuroleptikums (Quetiapin; Spielmann et al. 2013) (Aripiprazol; Lenze et al. 2015). Es sollte herausgestellt werden, dass von den atypischen Neuroleptika in Deutschland zur Augmentation nur Quetiapin bei Non-Response auf Antidepressiva zugelassen ist und kein Antipsychotikum der zweiten Generation als Monotherapie bei unipolarer Depression empfohlen wird. Auch Benzodiazepine haben keine antidepressive Wirkung und sind für die Behandlung der Depression nicht zugelassen. Sie werden leider bei Angst, innerer Unruhe und Schlaflosigkeit häufig verordnet und sind im Alter mit einer erhöhten Sturzgefahr vergesellschaftet. Die Indikation muss individuell streng geprüft und hinsichtlich der Risiken (z. B. Sedierung, psychomotorische und kognitive Beeinträchtigung, Abhängigkeitspotential) mit Patienten/Angehörigen besprochen werden. Die Anwendung sollte wenn überhaupt nur kurzfristig (< 4 Wochen) erfolgen (Schneider et al. 2015).

Bezüglich Durchführung und Wirksamkeit der weiteren Therapieverfahren (Psychotherapie, Elektrokrampftherapie, Licht-/Wachtherapie) sei auf die S3 Leitlinie verwiesen (Schneider et al. 2015). Die zusätzlichen Bausteine der Sport-/Bewegungstherapie sowie Ergo-/Kunsttherapie sind regelhafte Bestandteile einer multi-dimensionalen geriatrischen Komplexbehandlung. Es sei erwähnt, dass die psychotherapeutische Behandlung älterer, insbesondere multimorbider und eingeschränkter Menschen mit besonderen Herausforderungen (z. B. eingeschränkte Mobilität, somatische Komorbidität, sensorische Beeinträchtigungen) einhergeht. Psychotherapie wird von älteren Patienten durchaus geschätzt. Versorgungsangebote auch für in der Mobilität Eingeschränkte (aufsuchende Psychotherapie, Internet- und Telemedizin-basierte Psychotherapie) werden entwickelt und selbst depressive ältere Patienten mit leichter kognitiver Beeinträchtigung profitieren von diesen Interventionen (Hautzinger et al. 2008; Egede et al. 2015). Die umfangreichste Befundlage und sicherste Evidenz existiert für die Kognitive Verhaltenstherapie und die Problemlösetherapie (Peng et al. 2009; Gould et al. 2012). Dabei ist eine *Kombinationsbehandlung* gegenüber einer alleinigen medikamentösen Behandlung signifikant überlegen (Kiosses et al. 2011; Cuijpers et al. 2012) und in Bezug auf eine positive Kosten-Nutzen-Analyse sorgfältig analysiert (Wiles et al. 2016).

## M 2.4.4 Pragmatische Therapie

Folgende Aspekte sollten beachtet werden (↔ bis ↑↑, A):

(1) bei Depressionen im Alter sollte konsequent behandelt/interveniert werden
(2) vor Beginn und im Verlauf der Therapie regelmäßiges Depressions-Assessment (z. B. GDS)
(3) einschleichender Beginn der Psychopharmaka (»start low, go slow«)
(4) Wahl eines Präparates aus der Substanzklasse der SSRIs und SSNRIs; Präparatenamen und -dosen siehe **Kap. M 2.3.4**; bisher keine Überlegenheit eines Präparates in Bezug auf Response oder Remission
(5) bei Remission innerhalb von vier Wochen Fortführung als Erhaltungstherapie
(6) bei Nicht-Remission Wechsel auf ein anderes Präparat der gleichen Substanzklasse (z. B. SSRI) oder einer anderen Substanzklasse (z. B. SSNRI)
(7) ggf. im Verlauf Augmentierung mit Lithium oder Quetiapin
(8) regelmäßige Kontrolle von möglichen Nebenwirkungen (z. B. Stürze, Hyponatriämie, QT-Zeit, gastrointestinale Blutungen)
(9) bei Nicht-Ansprechen Kontrolle des Serum-Spiegels
(10) ergänzend psychosoziale und psychotherapeutische Interventionen (z. B. kognitive Verhaltenstherapie, Problemlösetherapie)
(11) Sport-/Bewegungs- sowie Ergo-/Kunsttherapie haben auch strukturierende Effekte

### M 2.4.5 Unwirksam, Obsolet

Trizyklische Antidepressiva sollten im Alter nicht eingesetzt werden.

## M 2.5 Inkontinenz: Harninkontinenz

### M 2.5.1 Klinik

Inkontinenz ist definiert als der ungewollte, unkontrollierte Urinverlust oder Stuhlabgang (**Kap. K 3**). An dieser Stelle werden nur die altersrelevanten Aspekte mit dem Schwerpunkt der Harninkontinenz dargelegt. Zur Diagnostik und Therapie der Harninkontinenz wird zusätzlich auf die S2-Leitlinie der Deutschen Gesellschaft für Geriatrie verwiesen (Becher et al. 2016).
Das autonome zentrale und periphere Nervensystem mit sympathischen und parasympathischen Fasern, welches die Blasenfunktion steuert, wird in den ersten Lebensjahren unter die zentrale Kontrolle kortikaler Zentren gestellt, sodass Ort und Zeit der periodischen Blasenentleerung willentlich bestimmt werden können. Mit zunehmendem Alter kommt es durch unterschiedliche Erkrankungen zu einer Entkopplung der zentral steuernden Zentren, sodass es zum Phänomen der Inkontinenz kommt. Somit kann die »Inkontinenz« ähnlich der »Gang- oder Kognitionsstörung« als Störung des neuronalen Netzwerkes, also als *Störung des »Connectoms«*, aufgefasst werden.
Klinisch wird die Harninkontinenz im Geriatrischen Screening nach Lachs und im Geriatrischen Assessment im Barthel-Index oder mittels spezifischer Kontinenzfragebögen erfasst (Becher et al. 2016). Dabei werden *klinisch fünf Entitäten* differenziert: (1) Drang-/Reflexinkontinenz; (2) Stress-/Belastungsinkontinenz; (3) Überlaufinkontinenz; (4) gemischte Inkontinenz (Drang und Stress); (5) Pseudoinkontinenz (z. B. bei Immobilität, rechtzeitiges Erreichen der Toilette nicht gewährleistet). Häufig finden sich mehrere Aspekte, die zur Inkontinenz führen (z. B. Harnwegsinfekt bei vorbestehender neurodegenerativer Erkrankung und Beckenbodenschwäche in Kombination mit prädisponierenden Medikamenten). Weitere Ausführungen zur Klinik, Diagnostik, Risikofaktoren und Komplikationen finden sich in **Kap. K 3** und bei Becher et al. (2016).

### M 2.5.2 Epidemiologie und Verlauf

Harninkontinenz ist eines der führenden Kardinalsymptome in der Geriatrie mit einer Prävalenz von über 30–50 %. Die kumulative Inzidenz der Urininkontinenz von Frauen im Alter von 51–74 Lebensjahren liegt bei 37,2 % (Erekson et al. 2016). Dabei ist die häufigste Diagnose die der gemischten Inkontinenz (Drang und Stress) mit 49,1 % (Erekson et al. 2016). Es konnte gezeigt werden, dass Inkontinenz in einer geriatrischen Patientenpopulation mit einer um 24 % höheren Mortalität vergesellschaftet ist (Damian et al. 2016). Dies zeigt, dass Inkontinenz ein wichtiger prognostischer Marker der Lebenserwartung darstellt.

### M 2.5.3 Therapeutische Prinzipien

Sind in **Kap. K 3** und bei Becher et al. (2016) dargelegt.

### M 2.5.4 Pragmatische Therapie

Folgende Aspekte sollten beachtet werden (↔ – ↑, A):

(1) Auslöser, Grunderkrankung und Art der Inkontinenz sollten eingeordnet und wenn möglich therapiert und auslösende Medikamente abgesetzt werden
(2) Risikoarme Maßnahmen sollten ausgeschöpft werden (z. B. Verhaltensmodifikation, Umgebungsanpassung, Beckenboden- und Toilettentraining, Hilfsmittel)
(3) bei Dranginkontinenz sollte die Indikation von Anticholinergika aufgrund der zahlreichen Nebenwirkungen im Alter streng gestellt werden; nicht-liquorgängige Präparate (Trospiumchlorid [TD 30–60 mg], Fesoterodin [TD 4–8 mg ret. als Einmalgabe]) sind zu bevorzugen; invasive Therapiemaßnahmen (z. B. Botox-Injektionen) sollten im interdisziplinären Board festgelegt werden; Wirkung östrogenhaltiger Vaginalzäpfchen/-salben sollte ermittelt werden
(4) bei Belastungsinkontinenz steht das Beckenbodentraining ggf. in Kombination mit Duloxetin [TD 30–60 mg] im Vordergrund; Festlegung invasiver Maßnahmen (z. B. Schlingen-OP) nach Möglichkeit im interdisziplinären Board
(5) bei Überlaufinkontinenz unter sorgfältiger Beachtung von Nebenwirkungen (z. B. Stürze, Hypotonie) Kombination von α1R-Blocker (z. B. Tamsulosin [TD 0,4 mg ret.]; Silodosin [TD 4–8 mg], letzteres nicht bei GFR < 30 ml/min) mit 5α-Reduktasehemmern (z. B. Dutasterid [TD 0,5 mg]; Finasterid [TD 5 mg]) (Kombinationspräparat aus Dutasterid und Tamsulosin z. B. Duodart®).

### M 2.5.5 Unwirksam, Obsolet

Zentral anti-cholinerg wirksame Medikamente sollten im Alter nicht eingesetzt werden.

## M 2.6 Iatrogene Störungen: Multimorbidität und Polymedikation

### M 2.6.1 Klinik

Die Assoziation der einzelnen geriatrischen Is miteinander wurde bereits angemerkt. Kommt die altersassoziierte Multimorbidität zu den bisher beschriebenen geriatrischen Is hinzu, wächst die Ge-

fahr der *i*atrogenen Störung. Dabei spielt Polymedikation in Kombination mit Frailty eine besondere Rolle, da eine spezifische medizinische Maßnahme eine zu hohe Belastung für den alternden Organismus darstellen kann.
Die Multimorbidität ist mit dem Problem verbunden, dass nach Leitlinien zahlreiche Medikamente verordnet werden. Im Alter liegen keine/wenig gezielte Studien vor, die das Nutzen-Risiko-Verhältnis in Bezug auf Medikamenten-Interaktion und veränderter altersbedingter Physiologie vorhersagen würden (Schlender et al. 2016).
Die *Organfunktionen* nehmen mit zunehmendem Alter ab (**Abb. M 2.3**). Arzneimitteltherapeutisch relevant in Bezug auf Resorption, Verteilung, Metabolisierung (Leber) und Ausscheidung (Niere) sind die Abnahme von (1) Hören und Sehen; (2) Geruch und Geschmack mit Speichelsekretion und Schluckfähigkeit; (3) Durst- und Hungerempfinden; (4) Magen-/Darmschleimhaut mit Säuresekretion und Motilität; (5) Blut-Hirn-Schranke; (6) Nierenfunktion mit Harnkonzentration und Natriumrückresorption; (7) Lebermasse und -blutfluss; (8) veränderte Verteilung von Muskel- und Fettmasse sowie Körperwasser; (9) veränderte Dichte und Empfindlichkeit von Rezeptoren (z. B. β-Rezeptoren, GABA-Rezeptoren) (Burkhardt et al. 2010; Wehling et al. 2013). Beispielsweise finden sich erhöhte Konzentrationen von säurelabilen oder hydrophilen Medikamenten mit renaler Ausscheidung oder hepatischer Metabolisierung und längere Halbwertszeiten für lipophile Medikamente; zentral wirksame Medikamente sollten immer einschleichend bis zu einer Zieldosis von 50 % der im Erwachsenenalter üblichen Dosis dosiert werden.
Bei der Verordnung mehrerer Medikamente im Alter sind unterschiedliche Aspekte zu berücksichtigen (Wehling et al. 2013; Seidling et al. 2016):

(1) Evidenz-basierte Daten liegen vorwiegend für das jüngere Lebensalter vor
(2) Studien bei älteren und multimorbiden Patienten werden (noch) wenig gezielt durchgeführt
(3) die Kompetenz der Medikamenteneinnahme im Alter ist eingeschränkt
(4) als Nebenwirkungen können sich Medikamente negativ auf die geriatrischen Is auswirken; dies trifft insbesondere zu für Medikamente, die das Gleichgewicht, die Kognition und die Kontinenz negativ beeinflussen
(5) im alternden Organismus mit abnehmender Organfunktion sind Pharmakodynamik und Pharmakokinetik substantiell verändert.

Eine Polymedikation mit Verordnung von *mehr als 5–6 Medikamenten* ist häufig mit Wirkungsabschwächung oder Toxizität und unerwünschten Arzneimittelwirkungen (UAW) und insgesamt mit einer *schlechten Prognose* behaftet.

## M 2.6.2 Epidemiologie und Verlauf

44–57 % der älteren Bevölkerung erhält mehr als fünf Medikamente (Kuhn-Thiel et al. 2014). Bis zu 10 % der Krankenhausaufnahmen bei älteren Patienten basieren auf Medikamentennebenwirkungen (Kongkaew et al. 2013). Bei mehr als 5–6 Medikamenten kommt es in 25 % der Fälle zu Nebenwirkungen.

## M 2.6.3 Therapeutische Prinzipien

Bei der medikamentösen Behandlung im höheren Lebensalter sollten die *IDIUTI-Parameter* der geriatrischen Medikation beachtet werden (Jacobs 2016): *I*ndikation, *D*osis, *I*nteraktionen, *U*msetzbarkeit, *T*herapiemonitoring, *I*nfragestellen der Indikation. Die Indikation einer Medikation sollte in regelmäßigen Abständen überprüft werden. Dies gilt insbesondere für zentral wirksame Medikamente, die immer mit einem delirogenen Potential behaftet sind, und den verschiedenen Kombinationen aus Thrombozytenaggregationshemmern und oralen Antikoagulantien, die immer mit dem Risiko einer (v. a. gastrointestinal oder zerebral le-

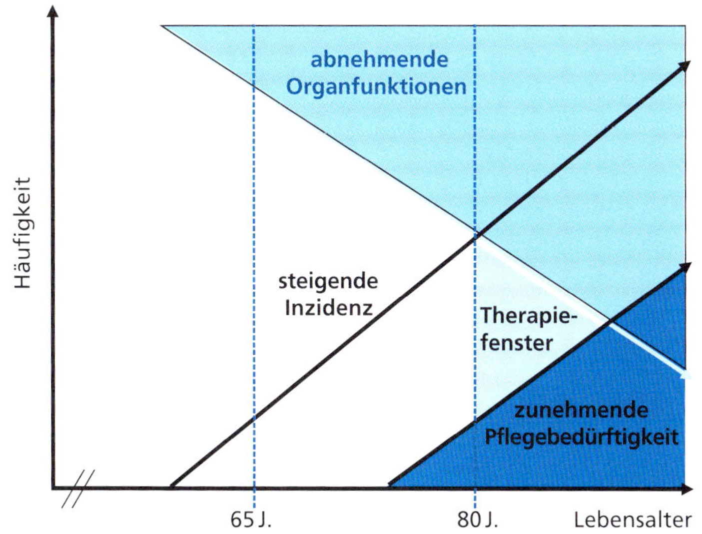


**Abb. M 2.3:** Verändertes Nutzen-Risiko-Verhältnis krankheitsspezifischer Therapien mit altersabhängiger Verkleinerung des therapeutischen Fensters in Relation zur abnehmenden Organfunktion und zunehmenden Pflegebedürftigkeit (nach Prof. Dr. Y.-D. Ko, persönliche Kommunikation)

M 2

bensbedrohlichen) Blutung vergesellschaftet sein können. Beispielsweise sollten bei fehlendem gewünschten Therapieeffekt Acetylcholinesterasehemmer bei Demenz wieder abgesetzt werden (nach drei Monaten). Bei fehlendem Eintritt einer anti-depressiven Wirkung eines SSRIs sollte nach 4–6 Wochen eine Umsetzung oder Strategieänderung vorgenommen werden. Die Dosis eines Medikamentes muss im Alter insbesondere unter *Berücksichtigung von Nieren- und Leberfunktion und zentralnervösen Wirkungen* angepasst werden. Es ist auf Interaktionen in Bezug auf die Wirkungsweise (z. B. Parkinsonmittel und Neuroleptika) und abbauende Enzyme zu achten. Manche Medikamente sind in Tablettenform so groß (z. B. Stalevo, Novalgin), dass sie von Patienten mit Schluckstörungen nicht eingenommen werden können. Bei Visus- und Feinmotorikstörungen kann die Verordnung von sehr kleinen Medikamenten zu Einnahmefehlern führen.
Eine Hilfestellung zur Detektion potentiell inadäquater Arzneimittel im höheren Lebensalter geben die Beers-Kriterien, die Priscus-Liste, das STOPP/START- und das FORTA-System. Die Beers-Liste wurde erstmals 1991 erarbeitet und liegt jetzt in aktualisierter Form vor (Beers et al. 1991; AGS et al. 2015; Friedland et al. 2016). Im Jahr 2010 wurde erstmals die Priscus-Liste veröffentlicht mit der versucht wurde, die Beers-Liste an die nationalen Besonderheiten Deutschlands anzupassen (Holt et al. 2010). Das STOPP/START-System beinhaltet neben einer Negativliste positive Behandlungsempfehlungen (O'Mahony et al. 2015). Darüber hinaus wurde ein Vorschlag eines Wertungssystems für Arzneimittel in Bezug auf ihre Alterstauglichkeit als FORTA (»fit for the aged«) vorgestellt (Wehling et al. 2013). Dabei soll eine Strategie zur Verbesserung der Arzneimitteltherapie im Alter »ungünstige« und »unverzichtbare« Medikamente differenzieren (Wehling et al. 2015). Aktuelle FORTA-Daten zeigen eine Verbesserung der Medikationsqualität und sekundärer klinischer Endpunkte in der Behandlung älterer Patienten (Pazan et al. 2016; Wehling et al. 2016) (↑, A). Die Zuhilfenahme dieser Medikamentenlisten ist essentiell, um die Arzneimitteltherapie-Sicherheit im Alter zu gewährleisten und kontinuierlich weiter zu verbessern.

### M 2.6.4 Pragmatische Therapie

Mit dem konsequenten Gebrauch der *Beers-*, *Priscus-*, *STOPP/START-* und *FORTA*-Listen und -Kriterien kann die Arzneimitteltherapie des älteren Menschen im klinischen Alltag vereinfacht, die Therapiesicherheit erhöht, UAW vermieden und damit die Güte medizinischen Handelns verbessert werden, wobei die Effektivität der Skalen noch durch weitere Studien belegt werden sollte.

## M 2.7 Zusammenfassung

Zusammenfassend lässt sich festhalten, dass durch die strukturierte Anwendung von neurologischem und geriatrischem Wissen bei der Behandlung des alten Menschen mit funktionell und Lebensqualitäts-relevanten neurologisch (mit-)bedingten Gebrechen, diesem substantiell geholfen werden kann. Die Evidenz basiert aktuell vorrangig auf Expertenwissen und auf Literatur zum alten neurologischen/geriatrischen Patienten im Allgemeinen. Sie basiert weniger auf der spezifischen wissenschaftlichen Untersuchung von neurogeriatrischen Patientenkohorten. Sie muss daher zukünftig mittels Beobachtungs- und prospektive Interventionsstudien weiterentwickelt werden.

## Literatur


Abellan van Kan G, Houles M, Vellas B. Identifying sarcopenia. Curr Opin Clin Nutr Metab Care 2012; 15(5): 436–441.

American Geriatrics Society 2015. Updated Beers Criteria for Potentially Inappropriate Medication Use in Older Adults. J Am Geriatr Soc 2015; 63(11): 2227–2246.

Aribisala BS, Valdés Hernández MC, Royle NA et al. Brain atrophy associations with white matter lesions in the ageing brain: the Lothian Birth Cohort 1936. Eur Radiol 2013; 23(4): 1084–1092.

Arnberg FK, Linton SJ, Hultcrantz M, Heintz E, Jonsson U. Internet-delivered psychological treatments for mood and anxiety disorders: a systematic review of their efficacy, safety, and cost-effectiveness. PLoS One 2014; 9(5): e98118.

Baezner H, Blahak C, Poggesi A et al. Association of gait and balance disorders with age-related white matter changes: the LADIS study. Neurology 2008; 70(12): 935–942.

Basic D, Shanley C. Frailty in an older inpatient population: using the clinical frailty scale to predict patient outcomes. J Aging Health 2015; 27(4): 670–685.

Bauer JM, Wirth R, Volkert D, Werner H, Sieber CC. 2006 TdB-S. [Malnutrition, sarcopenia and cachexia in the elderly: from pathophysiology to treatment. Conclusions of an international meeting of experts, sponsored by the BANSS Foundation]. Dtsch Med Wochenschr 2008; 133(7): 305–310.

Bauer J, Biolo G, Cederholm T et al. Evidence-based recommendations for optimal dietary protein intake in older people: a position paper from the PROT-AGE Study Group. J Am Med Dir Assoc 2013; 14(8): 542–559.

Becher K et al. AG Inkontinenz der DGG. Harninkontinenz bei geriatrischen Patienten, Diagnostik und Therapie. AWMF Leitlinie. Version update S2e April 2016.

Beck AT, Beamesderfer A. Assessment of depression: the depression inventory. Mod Probl Pharmacopsychiatry 1974; 7(0): 151–169.

Becker C, Lord SR, Studenski SA et al. Myostatin antibody (LY2495655) in older weak fallers: a proof-of-concept, randomised, phase 2 trial. Lancet Diabetes Endocrinol. 2015; 3(12): 948–957.

Becker C et al. Bundesinitiative Sturzprävention: Empfehlungspapier für das körperliche Training zur Sturzprävention bei älteren, zu Hause lebenden Menschen. http://www.dtb-online.de/portal/gymwelt/aeltere/sturzprophylaxe/bundesinitiative-sturzpraevention.html

Beers MH, Ouslander JG, Rollingher I, Reuben DB, Brooks J, Beck JC. Explicit criteria for determining inappropriate medication use in nursing home residents. UCLA Division of Geriatric Medicine. Arch Intern Med 1991; 151(9): 1825–1832.

Beswick AD, Rees K, Dieppe P et al. Complex interventions to improve physical function and maintain independent living in elderly people: a systematic review and meta-analysis. Lancet 2008; 371(9614): 725–735.

Bolland MJ, Grey A, Gamble GD, Reid IR. Vitamin D supplementation and falls: a trial sequential meta-analysis. Lancet Diabetes Endocrinol 2014; 2(7): 573–580.

Buchman AS, Schneider JA, Leurgans S, Bennett DA. Physical frailty in older persons is associated with Alzheimer disease pathology. Neurology 2008; 71(7): 499–504.

Buchman AS, Yu L, Wilson RS, Schneider JA, Bennett DA. Association of brain pathology with the progression of frailty in older adults. Neurology 2013; 80(22): 2055–2061.

Burkhardt H, Wehling M. [Difficulties in pharmacotherapy of the elderly]. Internist 2010; 51(6): 737–747.

Burns JM, Donnelly JE, Anderson HS et al. Peripheral insulin and brain structure in early Alzheimer disease. Neurology 2007; 69(11): 1094–1104.

Burns JM, Johnson DK, Watts A, Swerdlow RH, Brooks WM. Reduced lean mass in early Alzheimer disease and its association with brain atrophy. Arch Neurol 2010; 67(4): 428–433.

Casteran M, Putot A, Pfitzenmeyer F, Thomas E, Mankkoundia P. Analysis of the impact of a cognitive task on the posture of elderly subjects with depression compared with healthy elderly subjects. Clin Neurophysiol 2016; 127(11): 3406–3411.

Cesari M, Fielding RA, Pahor M et al. Biomarkers of sarcopenia in clinical trials-recommendations from the International Working Group on Sarcopenia. J Cachexia Sarcopenia Muscle 2012; 3(3): 181–190.

Chen YR, Schulz PJ. The Effect of Information Communication Technology Interventions on Reducing Social Isolation in the Elderly: A Systematic Review. J Med Internet Res 2016; 18(1): e18.

Cipriani A, Furukawa TA, Salanti G et al. Comparative efficacy and acceptability of 12 new-generation antidepressants: a multiple-treatments meta-analysis. Lancet 2009; 373(9665): 746–758.

Cooper C, Katona C, Lyketsos K et al. A systematic review of treatments for refractory depression in older people. Am J Psychiatry 2011; 168(7): 681–688.

Cox CA, van Jaarsveld HJ, Houterman S et al. Psychotropic Drug Prescription and the Risk of Falls in Nursing Home Residents. J Am Med Dir Assoc 2016.

Cruz-Jentoft AJ, Baeyens JP, Bauer JM et al. Sarcopenia: European consensus on definition and diagnosis: Report of the European Working Group on Sarcopenia in Older People. Age Ageing 2010; 39(4): 412–423.

Cuijpers P, Reynolds CF, Donker T, Li J, Andersson G, Beekman A. Personalized treatment of adult depression: medication, psychotherapy, or both? A systematic review. Depress Anxiety 2012; 29(10): 855–864.

Damián J, Pastor-Barriuso R, García López FJ, de Pedro-Cuesta J. Urinary incontinence and mortality among older adults residing in care homes. J Adv Nurs 2017; 73: 688–699.

de Laat KF, Tuladhar AM, van Norden AG, Norris DG, Zwiers MP, de Leeuw FE. Loss of white matter integrity is associated with gait disorders in cerebral small vessel disease. Brain 2011; 134(Pt 1): 73–83.

Debette S, Markus HS. The clinical importance of white matter hyperintensities on brain magnetic resonance imaging: systematic review and meta-analysis. BMJ 2010; 341: c3666.

Deuschl G, Maier W et al. S3-Leitlinie Demenzen. 2016. In: Deutsche Gesellschaft für Neurologie (Hrsg.). Leitlinien für Diagnostik und Therapie in der Neurologie. Online: www.dgn.org/leitlinien.

Doherty TJ. Invited review: Aging and sarcopenia. J Appl Physiol (1985) 2003; 95(4): 1717–1727.

Drey M, Krieger B, Sieber CC et al. Motoneuron loss is associated with sarcopenia. J Am Med Dir Assoc 2014; 15(6): 435–439.

Easton JF, Stephens CR, Angelova M. Risk factors and prediction of very short term versus short / intermediate term post-stroke mortality: a data mining approach. Comput Biol Med 2014; 54: 199–210.

Egede LE, Acierno R, Knapp RG et al. Psychotherapy for depression in older veterans via telemedicine: a randomised, open-label, non-inferiority trial. Lancet Psychiatry 2015; 2(8): 693–701.

Ellis G, Whitehead MA, Robinson D, O'Neill D, Langhorne P. Comprehensive geriatric assessment for older adults admitted to hospital: meta-analysis of randomised controlled trials. BMJ 2011; 343: d6553.

Eom CS, Lee HK, Ye S, Park SM, Cho KH. Use of selective serotonin reuptake inhibitors and risk of fracture: a systematic review and meta-analysis. J Bone Miner Res 2012; 27(5): 1186–1195.

Erekson EA, Cong X, Townsend MK, Ciarleglio MM. Ten-Year Prevalence and Incidence of Urinary Incontinence in Older Women: A Longitudinal Analysis of the Health and Retirement Study. J Am Geriatr Soc 2016; 64(6): 1274–1280.

Fried LP, Tangen CM, Walston J et al. Frailty in older adults: evidence for a phenotype. J Gerontol A Biol Sci Med Sci 2001; 56(3): M146–156.

Friedland K, Smollich M. Aktuelles Update der Beers-Kriterien. Medizinische Monatsschrift für Pharmazeuten (MMP). Vol 39: Deutscher Apotheker Verlag; 2016.

Gabuzda D, Yankner BA. Physiology: Inflammation links ageing to the brain. Nature 2013; 497(7448): 197–198.

Gartlehner G, Hansen RA, Morgan LC et al. Comparative benefits and harms of second-generation antidepressants for treating major depressive disorder: an updated meta-analysis. Ann Intern Med 2011; 155 (11): 772–785.

Gawler S, Skelton DA, Dinan-Young S et al. Reducing falls among older people in general practice: The ProAct65+ exercise intervention trial. Arch Gerontol Geriatr 2016; 67: 46–54.

Gorelick PB, Scuteri A, Black SE et al. Vascular contributions to cognitive impairment and dementia: a statement for healthcare professionals from the american heart association/american stroke association. Stroke 2011; 42(9): 2672–2713.

Gould RL, Coulson MC, Howard RJ. Cognitive behavioral therapy for depression in older people: a meta-analysis and meta-regression of randomized controlled trials. J Am Geriatr Soc 2012; 60(10): 1817–1830.

Haasum Y, Fastbom J, Johnell K. Use of Fall-Risk Inducing Drugs in Patients Using Anti-Parkinson Drugs (APD): A Swedish Register-Based Study. PLoS One 2016; 11(8): e0161246.

Hautzinger M, Welz S. Kurz- und längerfristige Wirksamkeit psychologischer Interventionen bei Depressionen im Alter. Zeitschrift für Klinische Psychologie und Psychotherapie 2008; 37(1): 52–60.

Hegeman JM, Kok RM, van der Mast RC, Giltay EJ. Phenomenology of depression in older compared with younger adults: meta-analysis. Br J Psychiatry 2012; 200(4): 275–281.

Henderson EJ, Lord SR, Brodie MA et al. Rivastigmine for gait stability in patients with Parkinson's disease (ReSPonD): a randomised, double-blind, placebo-controlled, phase 2 trial. Lancet Neurol 2016; 15(3): 249–258.

Herrmann LL, Le Masurier M, Ebmeier KP. White matter hyperintensities in late life depression: a systematic review. J Neurol Neurosurg Psychiatry 2008; 79(6): 619–624.

Hill AM, McPhail SM, Waldron N et al. Fall rates in hospital rehabilitation units after individualised patient and staff education programmes: a pragmatic, stepped-wedge, cluster-randomised controlled trial. Lancet 2015; 385(9987): 2592–2599.

Hinrichs T, Bücker B, Klaaßen-Mielke R et al. Home-Based Exercise Supported by General Practitioner Practices: Ineffective in a Sample of Chronically Ill, Mobility-Limited Older Adults (the HOMEfit Randomized Controlled Trial). J Am Geriatr Soc 2016; 64: 2270–2279.

Holt S, Schmiedl S, Thürmann PA. Potentially inappropriate medications in the elderly: the PRISCUS list. Dtsch Arztebl Int 2010; 107(31–32): 543–551.

Huijts M, Duits A, van Oostenbrugge RJ, Kroon AA, de Leeuw PW, Staals J. Accumulation of MRI Markers of Cerebral Small Vessel Disease is Associated with Decreased Cognitive Function. A Study in First-Ever Lacunar Stroke and Hypertensive Patients. Front Aging Neurosci 2013; 5: 72.

Jacobs AH. Arzneimittelversorgung im Alter. Medizinische Monatsschrift für Pharmazeuten. Vol. 39. Deutscher Apotheker Verlag; 2016.

Jacobs AH, Tavitian B, INMiND consortium. Noninvasive molecular imaging of neuroinflammation. J Cereb Blood Flow Metab 2012; 32(7): 1393–415.

Keall MD, Pierse N, Howden-Chapman P et al. Home modifications to reduce injuries from falls in the home injury prevention intervention (HIPI) study: a cluster-randomised controlled trial. Lancet 2015; 385(9964): 231–238.

Kiosses DN, Leon AC, Areán PA. Psychosocial interventions for late-life major depression: evidence-based treatments, predictors of treatment outcomes, and moderators of treatment effects. Psychiatr Clin North Am 2011; 34(2): 377–401, viii.

Koekkoek PS, Kappelle LJ, van den Berg E, Rutten GE, Biessels GJ. Cognitive function in patients with diabetes mellitus: guidance for daily care. Lancet Neurol 2015; 14(3): 329–340.

Kongkaew C, Hann M, Mandal J et al. Risk factors for hospital admissions associated with adverse drug events. Pharmacotherapy 2013; 33(8): 827–837.

Kucinski A, de Jong IE, Sarter M. Reducing falls in Parkinson's disease: interactions between donepezil and the 5-HT6 receptor antagonist idalopirdine on falls in a rat model of impaired cognitive control of complex movements. Eur J Neurosci 2017; 45: 217–231.

Kuhn-Thiel AM, Weiß C, Wehling M, members Faep. Consensus validation of the FORTA (Fit fOR The Aged) List: a clinical tool for increasing the appropriateness of pharmacotherapy in the elderly. Drugs Aging 2014; 31(2): 131–140.

Landi F, Liperoti R, Russo A et al. Sarcopenia as a risk factor for falls in elderly individuals: results from the ilSIRENTE study. Clin Nutr 2012; 31(5): 652–658.

Langeard A, Pothier K, Morello R et al. Polypharmacy Cut-Off for Gait and Cognitive Impairments. Front Pharmacol 2016; 7: 296.

Lenze EJ, Mulsant BH, Blumberger DM et al. Efficacy, safety, and tolerability of augmentation pharmacotherapy with aripiprazole for treatment-resistant depression in late life: a randomised, double-blind, placebo-controlled trial. Lancet 2015; 386(10011): 2404–2412.

Leong DP, Teo KK, Rangarajan S et al. Prognostic value of grip strength: findings from the Prospective Urban Rural Epidemiology (PURE) study. Lancet 2015; 386(9990): 266–273.

Leyhe T, Reynolds CF, Melcher T et al. A common challenge in older adults: Classification, overlap, and therapy of depression and dementia. Alzheimers Dement 2016.

Li F, Harmer P, Fitzgerald K et al. Tai chi and postural stability in patients with Parkinson's disease. N Engl J Med 2012; 366(6): 511–519.

Linde K, Sigterman K, Kriston L et al. Effectiveness of psychological treatments for depressive disorders in primary care: systematic review and meta-analysis. Ann Fam Med 2015; 13(1): 56–68.

Luppa M, Sikorski C, Luck T et al. Age- and gender-specific prevalence of depression in latest-life – systematic review and meta-analysis. J Affect Disord 2012; 136(3): 212–221.

Maetzler W, Drey M, Jacobs AH. Sarcopenia and frailty in neurology. Nervenarzt 2015; 86(4): 420–430.

Makin SD, Turpin S, Dennis MS, Wardlaw JM. Cognitive impairment after lacunar stroke: systematic review and meta-analysis of incidence, prevalence and comparison with other stroke subtypes. J Neurol Neurosurg Psychiatry 2013; 84(8): 893–900.

McLean RR, Shardell MD, Alley DE et al. Criteria for clinically relevant weakness and low lean mass and their longitudinal association with incident mobility impairment and mortality: the foundation for the National Institutes of Health (FNIH) sarcopenia project. J Gerontol A Biol Sci Med Sci 2014; 69(5): 576–583.

Meuleners LB, Fraser ML, Bulsara MK, Chow K, Ng JQ. Risk factors for recurrent injurious falls that require hospitalization for older adults with dementia: a population based study. BMC Neurol 2016; 16(1): 188.

Mirelman A, Rochester L, Maidan I et al. Addition of a non-immersive virtual reality component to treadmill training to reduce fall risk in older adults (V-TIME): a randomised controlled trial. Lancet 2016; 388(10050): 1170–1182.

Mirza SS, Wolters FJ, Swanson SA et al. 10-year trajectories of depressive symptoms and risk of dementia: a population-based study. Lancet Psychiatry 2016; 3(7): 628–635.

Morley JE, Abbatecola AM, Argiles JM et al. Sarcopenia with limited mobility: an international consensus. J Am Med Dir Assoc 2011; 12(6): 403–409.

Morley JE, Vellas B, van Kan GA et al. Frailty consensus: a call to action. J Am Med Dir Assoc 2013; 14(6): 392–397.

Mulasso A, Roppolo M, Gobbens RJ, Rabaglietti E. Mobility, balance and frailty in community-dwelling older adults: What is the best 1-year predictor of falls? Geriatr Gerontol Int 2016 Sept 29.

Nierenberg AA, Petersen TJ, Alpert JE. Prevention of relapse and recurrence in depression: the role of long-term pharmacotherapy and psychotherapy. J Clin Psychiatry 2003; 64 Suppl 15: 13–17.

O'Mahony D, O'Sullivan D, Byrne S, O'Connor MN, Ryan C, Gallagher P. STOPP/START criteria for potentially inappropriate prescribing in older people: version 2. Age Ageing 2015; 44(2): 213–218.

Oosterveld SM, Kessels RP, Hamel R et al. The influence of co-morbidity and frailty on the clinical manifestation of patients with Alzheimer's disease. J Alzheimers Dis 2014; 42(2): 501–509.

Ownby RL, Crocco E, Acevedo A, John V, Loewenstein D. Depression and risk for Alzheimer disease: systematic review, meta-analysis, and metaregression analysis. Arch Gen Psychiatry 2006; 63(5): 530–538.

Parry SW, Hill H, Lawson J et al. A Novel Approach to Proactive Primary Care-Based Case Finding and Multidisciplinary Management of Falls, Syncope, and Dizziness in a One-Stop Service: Preliminary Results. J Am Geriatr Soc 2016; 64: 2368–2373.

Pazan F, Weiss C, Wehling M, FORTA. The FORTA (Fit fOR The Aged) List 2015: Update of a Validated Clinical Tool for Improved Pharmacotherapy in the Elderly. Drugs Aging 2016; 33(6): 447–449.

Peng XD, Huang CQ, Chen LJ, Lu ZC. Cognitive behavioural therapy and reminiscence techniques for the treatment of depression in the elderly: a systematic review. J Int Med Res 2009; 37(4): 975–982.

Pratesi A, Tarantini F, Di Bari M. Skeletal muscle: an endocrine organ. Clin Cases Miner Bone Metab 2013; 10(1): 11–14.

Rimland JM, Abraha I, Dell'Aquila G et al. Effectiveness of Non-Pharmacological Interventions to Prevent

Falls in Older People: A Systematic Overview. The SENATOR Project ONTOP Series. PLoS One 2016; 11(8): e0161579.

Ritt M, Gaßmann KG, Sieber CC. Significance of frailty for predicting adverse clinical outcomes in different patient groups with specific medical conditions. Z Gerontol Geriatr 2016; 49(7): 567–572.

Robinovitch SN, Feldman F, Yang Y et al. Video capture of the circumstances of falls in elderly people residing in long-term care: an observational study. Lancet 2013; 381(9860): 47–54.

Rockwood K, Song X, MacKnight C et al. A global clinical measure of fitness and frailty in elderly people. CMAJ 2005; 173(5): 489–495.

Roland KP, Jakobi JM, Jones GR, Powell C. Quality of life as a determinant of frailty phenotype in community-dwelling persons with Parkinson's disease. J Am Geriatr Soc 2012; 60(3): 590–592.

Rosenberg GA, Wallin A, Wardlaw JM et al. Consensus statement for diagnosis of subcortical small vessel disease. J Cereb Blood Flow Metab 2016; 36(1): 6–25.

Rosenberg IH. Sarcopenia: origins and clinical relevance. J Nutr 1997; 127(5 Suppl): 990–991.

Santos-Eggimann B, Cuénoud P, Spagnoli J, Junod J. Prevalence of frailty in middle-aged and older community-dwelling Europeans living in 10 countries. J Gerontol A Biol Sci Med Sci 2009; 64(6): 675–681.

Scalzo P, Kümmer A, Cardoso F, Teixeira AL. Serum levels of interleukin-6 are elevated in patients with Parkinson's disease and correlate with physical performance. Neurosci Lett 2010; 468(1): 56–58.

Scherbakov N, Doehner W. Sarcopenia in stroke-facts and numbers on muscle loss accounting for disability after stroke. J Cachexia Sarcopenia Muscle 2011; 2(1): 5–8.

Schlender JF, Meyer M, Thelen K, Krauss M, Willmann S, Eissing T, Jaehde U. Development of a Whole-Body Physiologically Based Pharmacokinetic Approach to Assess the Pharmacokinetics of Drugs in Elderly Individuals. Clin Pharmacokinet 2016; 55(12): 1573–1589.

Schlenstedt C, Maetzler W. [Gait and balance disturbances of common age-associated neurologic diseases]. Dtsch Med Wochenschr 2016; 141(20): 1441–1444.

Schneider et al., DGPPN, BÄK, KBV, AWMF, AkdÄ, BPtK, BApK, DAGSHG, DEGAM, DGPM, DGPs, DGRW (Hrsg.) für die Leitliniengruppe Unipolare Depression*. S3-Leitlinie/Nationale VersorgungsLeitlinie Unipolare Depression – Langfassung, 2. Auflage, Version 1, November 2015. Available from: www.depression.versorgungsleitlinien.de

Scoralick FM, Louzada LL, Quintas JL, Naves JO, Camargos EF, Nóbrega OT. Mirtazapine does not improve sleep disorders in Alzheimer's disease: results from a double-blind, placebo-controlled pilot study. Psychogeriatrics 2016; 17: 89–96.

Seidling HM, Send AF, Bittmann J, Renner K, Dewald B, Lange D, Bruckner T, Haefeli WE. Medication review in German community pharmacies – Post-hoc analysis of documented drug-related problems and subsequent interventions in the ATHINA-project. Res Social Adm Pharm 2016; pii: S1551-7411(16)30206-6.

Sheikh JIY, Jerome A. Geriatric Depression Scale (GDS): Recent evidence and development of a shorter version. In: Brink TL (ed.). Clinical Gerontology: A Guide to Assessment and Intervention. New York: The Haworth Press Inc; 1986. 165–173.

Sherrington C, Michaleff ZA, Fairhall N et al. Exercise to prevent falls in older adults: an updated systematic review and meta-analysis. Br J Sports Med 2016 Oct 4.

Siegrist M, Freiberger E, Geilhof B et al. Fall Prevention in a Primary Care Setting. Dtsch Arztebl Int 2016; 113(21): 365–372.

Smallwood A, Oulhaj A, Joachim C et al. Cerebral subcortical small vessel disease and its relation to cognition in elderly subjects: a pathological study in the Oxford Project to Investigate Memory and Ageing (OPTIMA) cohort. Neuropathol Appl Neurobiol 2012; 38(4): 337–343.

Smulders K, Dale ML, Carlson-Kuhta P, Nutt JG, Horak FB. Pharmacological treatment in Parkinson's disease: Effects on gait. Parkinsonism Relat Disord 2016; 31: 3–13.

Snijders AH, van de Warrenburg BP, Giladi N, Bloem BR. Neurological gait disorders in elderly people: clinical approach and classification. Lancet Neurol 2007; 6(1): 63–74.

Spielmans GI, Berman MI, Linardatos E, Rosenlicht NZ, Perry A, Tsai AC. Adjunctive atypical antipsychotic treatment for major depressive disorder: a meta-analysis of depression, quality of life, and safety outcomes. PLoS Med 2013; 10(3): e1001403.

Staals J, Makin SD, Doubal FN, Dennis MS, Wardlaw JM. Stroke subtype, vascular risk factors, and total MRI brain small-vessel disease burden. Neurology 2014; 83(14): 1228–1234.

Thorlund K, Druyts E, Wu P, Balijepalli C, Keohane D, Mills E. Comparative efficacy and safety of selective serotonin reuptake inhibitors and serotonin-norepinephrine reuptake inhibitors in older adults: a network meta-analysis. J Am Geriatr Soc 2015; 63(5): 1002–1009.

Tinetti ME. Clinical practice. Preventing falls in elderly persons. N Engl J Med 2003; 348(1): 42–49.

Tinetti ME, Baker DI, King M et al. Effect of dissemination of evidence in reducing injuries from falls. N Engl J Med 2008; 359(3): 252–261.

Tursi MF, Baes C, Camacho FR, Tofoli SM, Juruena MF. Effectiveness of psychoeducation for depression: a systematic review. Aust N Z J Psychiatry 2013; 47(11): 1019–1031.

van Schooten KS, Pijnappels M, Rispens SM et al. Daily-Life Gait Quality as Predictor of Falls in Older People: A 1-Year Prospective Cohort Study. PLoS One 2016; 11(7): e0158623.

Vetrano DL, Landi F, Volpato S et al. Association of sarcopenia with short- and long-term mortality in older adults admitted to acute care wards: results from the CRIME study. J Gerontol A Biol Sci Med Sci 2014; 69(9): 1154–1161.

Volkert J, Schulz H, Härter M, Wlodarczyk O, Andreas S. The prevalence of mental disorders in older people in Western countries – a meta-analysis. Ageing Res Rev 2013; 12(1): 339–353.

Volpato S, Bianchi L, Cherubini A et al. Prevalence and clinical correlates of sarcopenia in community-dwelling older people: application of the EWGSOP definition and diagnostic algorithm. J Gerontol A Biol Sci Med Sci 2014; 69(4): 438–446.

Wardlaw JM, Allerhand M, Doubal FN et al. Vascular risk factors, large-artery atheroma, and brain white matter hyperintensities. Neurology 2014; 82(15): 1331–1338.

Wardlaw JM, Smith EE, Biessels GJ et al. Neuroimaging standards for research into small vessel disease and its contribution to ageing and neurodegeneration. Lancet Neurol 2013; 12(8): 822–838.

Wardlaw JM, Valdés Hernández MC, Muñoz-Maniega S. What are white matter hyperintensities made of? Relevance to vascular cognitive impairment. J Am Heart Assoc 2015; 4(6): 001140.

Wehling M, Burkhardt H, Kuhn-Thiel A et al. VALFORTA: a randomised trial to validate the FORTA (Fit fOR The Aged) classification. Age Ageing 2016; 45(2): 262–267.

Wehling M, Throm C. [Polypharmacy in the elderly – choosing wisely by using the FORTA list]. Dtsch Med Wochenschr 2015; 140(18): 1378–1382.

Wehling M, Burkhardt H, Frölich L, Schwarz S, Wedding U. Arzneitherapie für Ältere. 3rd ed. Berlin, Heidelberg: Springer-Verlag; 2013.

Weissbuch Geriatrie. Bundesverband Geriatrie e.V. (Hrsg.). Band I: Die Versorgung geriatrischer Patienten – Strukturen und Bedarf. 3. Auflage. Stuttgart: Kohlhammer; 2016.

Wiles NJ, Thomas L, Turner N et al. Long-term effectiveness and cost-effectiveness of cognitive behavioural therapy as an adjunct to pharmacotherapy for treatment-resistant depression in primary care: follow-up of the CoBalT randomised controlled trial. Lancet Psychiatry 2016; 3(2): 137–144.

Zermansky AG, Alldred DP, Petty DR et al. Clinical medication review by a pharmacist of elderly people living in care homes – randomised controlled trial. Age Ageing 2006; 35(6): 586–591.

Zhang G, Li J, Purkayastha S et al. Hypothalamic programming of systemic ageing involving IKK-β, NF-κB and GnRH. Nature 2013; 497(7448): 211–216.

# M 3 Nebenwirkungen medikamentöser Therapie in der Neurologie

*von O. Kastrup, D. M. Hermann und H.-C. Diener*

Unerwünschte Medikamentenwirkungen stellen ein erhebliches Versorgungsproblem in der Medizin dar. In der ambulanten Versorgung weisen 20 % aller älteren Patienten Arzneistoff-Nebenwirkungen auf, die zum Absetzen oder Wechsel der Präparate zwingen (Shi et al. 2008). Etwa 5–10 % aller Hospitalisierungen sind auf Arzneistoff-Nebenwirkungen zurückzuführen (ebd.). Unter den Arzneistoffen, die in besonderer Weise zur Hospitalisierung führen, sind zahlreiche Substanzen, die in der Neurologie zum Einsatz gelangen, nämlich Blutdruckmittel, Antikoagulanzien und Digitalispräparate (ebd.).

Viele in der Neurologie gebräuchliche Medikamente haben ihren Angriffspunkt im zentralen oder peripheren Nervensystem. Derartige Arzneistoffe verursachen 2–4 % aller stationären Aufnahmen (Dickey und Moro 1990). Nebenwirkungen dieser Arzneistoffe sind ebenfalls oft zentralnervöser Natur. Infolge der Gabe derartiger Substanzen treten typischerweise Schwindelbeschwerden, Gleichgewichtsstörungen, kognitive Störungen oder Schlafstörungen auf. Das Vorhandensein zentralnervöser Nebenwirkungen impliziert, dass die Substanzen in der Lage sind, die Blut-Hirn-Schranke zu überwinden, die für die allermeisten Arzneistoffe eine unüberwindbare Diffusionsbarriere darstellt (Hermann et al. 2006). Bemerkenswerterweise ist die Blut-Hirn-Schranke allerdings bei vielen neurologischen Erkrankungen gestört. Auch im Alter besitzt die Blut-Hirn-Schranke eine erhöhte Permeabilität. Dies dürfte ein wichtiger Grund für das häufige Auftreten von Arzneistoff-Nebenwirkungen in dieser Patientengruppe sein.

Auch andere Aspekte sollten bei der Arzneistoff-Therapie älterer Menschen Berücksichtigung finden. Die Resorption oral aufgenommener Arzneistoffe erfolgt bei älteren Menschen etwas verzögert (Shi et al. 2008). Dies ist vermutlich auf die reduzierte Darmperistaltik, die verminderte Darmdurchblutung und geringerer Absorptionsflächen im Darm zurückzuführen. Arzneistoffe fluten somit langsamer als bei jungen Menschen im Körper an. Das Verteilungsvolumen der Arzneistoffe hingegen nimmt aufgrund der im Regelfall bestehenden Zunahme der Körpermasse zu, was für lipophile Substanzen zu niedrigeren, für hydrophile Substanzen, angesichts des verhältnismäßig kleineren wässrigen Verteilungsraums, zu höheren Plasmakonzentrationen führt (ebd.). Für zahlreiche hydrophile Pharmaka, wie z. B. Digoxin, kann hieraus die Notwendigkeit einer Dosisreduktion resultieren.

Die Plasmaeiweißbindung wird durch das Alter wahrscheinlich nicht nennenswert beeinflusst. Allerdings kann es infolge von Hyponatriämien im Zusammenhang mit anderen medizinischen Zuständen, z. B. einer Niereninsuffizienz, zu verminderter Plasmaeiweißbindung kommen, weshalb Arzneistoffe im Blut vermehrt in freier, d. h. ungebundener Form vorliegen. Hieraus kann eine Arzneiüberdosierung erfolgen, die unter Umständen klinisch symptomatisch wird. Als Konsequenz der Reduktion des Lebervolumens und der Leberdurchblutung verlangsamt sich im Alter der hepatische Stoffwechsel (Shi et al. 2008). Aus diesem Grund ist die Arzneistoff-Clearance, insbesondere im Rahmen von Cytochrom-P450 abhängigen Phase-I-Stoffwechselprozessen, vermindert. Dies in Zusammenhang mit einer oftmals ebenfalls bestehenden Niereninsuffizienz kann Konsequenzen für die Arzneistoff-Elimination haben, sodass Medikamente verstärkt im Blut anfluten.

Polypharmazie und Polypragmasie sind wichtige Gründe für das Auftreten unerwünschter Arzneistoffwirkungen in der Medizin. Vor dem Hintergrund der oftmals bestehenden Multimorbidität sind ältere Menschen vorrangig von diesem Problem betroffen (Hermann 2010). Beim Einsatz multipler Arzneistoffe steigt die Rate unerwünschter Wirkungen keinesfalls linear, sondern exponentiell mit der Medikamentenzahl. Durch Arzneistoff-Interaktion kann es zur wechselseitigen Verdrängung der Substanzen aus ihrer Plasmaeiweißbindung mit hieraus resultierendem Anstieg der Konzentration freier Arzneistoffe kommen, darüber hinaus zur wechselseitigen Beeinflussung der zentralnervösen Arzneistoff-Elimination über die Induktion und Inhibition von Blut-Hirn-Schranke-ständigen Transportproteinen sowie zu wechselseitigen Veränderungen des Arzneistoffmetabolismus über die Induktion oder Inhibition von hepatischen Cytochrom P450 Oxidasen.

Aus den genannten Gründen sollte der Vielfach-Einsatz von Medikamenten i. S. einer symptomorientierten Polypragmasie insbesondere bei älteren Menschen kritisch evaluiert werden. Arzneistoffe mit unscharf umrissener Indikation – Benzodiazepine, Neuroleptika und Schmerzmittel sind hierfür ein gutes Beispiel – sollten, wenn möglich und ärztlich vertretbar, weggelassen werden. Benzodiazepine, Neuroleptika und Schmerzmittel sind ein häufiger Grund für Stürze im Alter (Hegemann et al. 2009). Benzodiazepine beeinflussen aufgrund ihrer die Muskeln relaxierenden und sedierenden Wirkung zudem die Rehabilitation der Patienten in ungünstiger Weise. Neuroleptika erhöhen wahrscheinlich auch noch die kardiovaskuläre Mortalität (Ray et al. 2001).

Im Folgenden wird auf Medikamentengruppen, die in der klinischen Neurologie von besonderer Bedeutung sind, im Einzelnen eingegangen.

# M 3.1 Zentral wirksame Pharmaka

## M 3.1.1 Neuroleptika

Neuroleptika wirken sedierend und antipsychotisch. Sie entfalten ihre Wirkung neben der Blockade von anderen Neurotransmittern hauptsächlich über eine Blockade der Dopaminrezeptoren, nicht nur im mesolimbischen Bereich, sondern bei klassischen Neuroleptika ausnahmslos und bei atypischen Neuroleptika geringer im extrapyramidalmotorischen (nigrostriatalen) System und im Hypothalamus. Die extrapyramidal-motorischen Nebenwirkungen sind an die im extrapyramidal-motorischen System angreifende antidopaminerge Potenz gekoppelt. Weitere Nebeneffekte werden durch die antimuskarinerge, antinikotinerge, antiserotonerge, antihistaminerge und alphablockierende Wirkung der Neuroleptika ausgelöst.

### Wichtigste Nebenwirkungen

Von den typischen Neuroleptika bewirken insbesondere trizylische Neuroloeptika (Phenothiazine und Thioxanthene) durch die Blockade von Alpharezeptoren eine orthostatische Hypotension. Trizyplische Neuroleptika und Butyrophenone können über eine Verlängerung des QT-Intervalls zu Herzrhythmusstörungen führen. Dieses Risiko ist höher als bei Thymoleptika. Neuroleptika können hierdurch insbesondere bei vorbestehender kardialer Schädigung Schwindelattacken, Synkopen und Herzstillstand durch Kammerflimmern provozieren. Aus diesem Grund sollten regelhaft vor und nach Einleitung einer Neuroleptikatherapie EKG-Kontrollen erfolgen, insbesondere in der ersten vier Wochen, später halbjährlich. Besonders trizyklische klassische Neuroleptika haben anticholinerge Nebenwirkungen: Mundtrockenheit, Obstipation, Harnverhalt bei Prostataadenom, Akkomodationsstörungen und Engwinkelglaukom. Neuroleptika können Hautreaktionen mit Erythem, Fotodermatitis und Exantheme hervorrufen. Seltene Nebenwirkungen sind: Atemdepression (nur bei vorbestehender respiratorischer Insuffizienz), Temperaturregulationsstörung mit Hyperthermie, Hyperprolaktinämie mit Galaktorrhoe und Impotenz, Amenorrhoe und Gewichtszunahme. Sehr selten kommt es zu Agranulozytose, häufig allerdings zu einer isolierten, zum Teil passageren Leukopenie (bis zu 10 % der behandelten Patienten). Neuroleptika können hepatotoxisch wirken.

### Nebenwirkungen im Bereich des peripheren und zentralen Nervensystems

Alle typischen Neuroleptika bewirken im Bereich des motorischen und extrapyramidal-motorischen Systems Nebenwirkungen (**Kap. J 3**). Im Einzelnen kommt es gehäuft zu:

a) *Parkinsonoid* (4–30 %) mit Hypokinese, mimischer Starre, axialer Apraxie und geringem Tremor;
b) *Frühdyskinesien* (2–10 %) mit tonischen Zungen- und Schlundkrämpfen, Dyskinesien des Gesichts, Blickkrämpfen mit okulogyren Krisen, Torsionsdystonie und choreatiformen Bewegungsabläufen. Selten sind Myoklonien. Akute Dyskinesien werden mit Anticholinergika wie Biperiden (Akineton®) intravenös behandelt;
c) *Akathisie* (7–10 %). Dieses ist eine quälende Unruhe in den Beinen mit dem Zwang umherlaufen zu müssen. Anticholinergika sind hierbei relativ wirkungslos, Dosisreduktion oder Umsetzen auf atypische Neuroleptika ist nötig. Die oben genannten Nebenwirkungen (a bis c) bilden sich zumeist nach Absetzen der Neuroleptika folgenlos zurück.
d) *Spätdyskinesie* tritt bei individueller Prädisposition nach langfristiger Neuroleptika-Therapie auf. Das Risiko steigt mit der neuroleptischen Potenz, dem Alter und der Behandlungsdauer. Es treten Hyperkinesen, vor allem orofazial wie auch choreatiforme, ballistische oder athetoide Bewegungsstörungen auf. Bei der auch als Spätdyskinesie gewerteten sogenannten tardiven Dystonie treten insbesondere axial dystone Phänomene auf. Zerebrale Vorschädigung prädisponiert zur Entwicklung von Spätdyskinesien. Die Therapie der Spätdyskinesie ist schwierig und häufig unbefriedigend, weshalb ihre Prävention besonders wichtig ist. Da besonders hochpotente Neuroleptika die Ausbildung von Spätdyskinesien auslösen können, sollten diese möglichst niedrig dosiert und nicht langfristig verabreicht werden. Die Symptome nehmen nach Reduktion der Neuroleptika vorübergehend zu. Als langfristige Therapieoption ist Neuroleptikaverzicht (wenn möglich) oder alternativ das Umsetzen auf atypische Neuroleptika (Clozapin, Olanzapin oder Quetiapin) erforderlich. Kurzfristig kann die Gabe von Clonazepam sinnvoll sein, auch wurden unter hoch dosierter Gabe von Vitamin E (1 600 I. E./d über 8 Wochen) oder Sulpirid bis 600 mg/d positive Effekte berichtet.

Unter den klassischen Neuroleptika können insbesondere Thioxanthene und Phenothiazine über eine Senkung der Krampfschwelle zu einer Auslösung von Grand mal-Anfällen führen. Dieses muss insbesondere bei Patienten mit einer Epilepsie berücksichtigt werden. Die Wirkung von Phenytoin und anderen Antiepileptika kann hierdurch antagonisiert werden. Eine bedenkenswerte Nebenwirkung aller, selbst schwach potenter Neuroleptika kann eine *neuroleptikainduzierte Depression* sein. Dieses gilt auch für intramuskulär verabreichte Depot-Neuroleptika in der Indikation als Tranquilizer wie Fluspirilen oder Flupentixol. Eine häufige Nebenwirkung typischer und atypischer Neuroleptika vor allem bei alten Menschen ist die Häufung von Stürzen mit Frakturen. Eine sehr seltene und gravierende Nebenwirkung ist das maligne Neuroleptika-Syndrom mit hohem Fieber, Tachykardie, Inkontinenz, massivem Rigor und Bewusstseinstrübung bis zum Koma. Parallel steigen CK und LDH an. Unbehandelt beträgt die Mortalität über 50 %. Therapeutisch werden Dopaminagonisten, Amantadin (PK-Merz®) oder Dantamacrin intravenös (Dantrolen®, 4–10 mg/kg Körpergewicht/Tag) empfohlen. Auch die Elektrokrampf-Therapie (EKT) ist wirksam.
Unter Therapie mit hochpotenten Neuroleptika (Haloperidol, Benperidol) wurden plötzliche Todes-

fälle beobachtet, deren Genese unklar ist (Herzrhythmusstörungen/ Herzstillstand?). Neuere Studien zeigten bei alten dementen Patienten auch bei Verwendung moderner Atypika (auch Olanzapin, Quetiapin, Risperidon) eine erhöhte zerebrovaskuläre Morbidität und Mortalität, sodass bei der Verwendung in der Indikation »Dämpfung von Agitiertheit bei Dementen« zu größerer Vorsicht geraten wird (Umfangreiche Anwendungsbeschränkungen. Siehe zum Beispiel: https://www.drugwatch.com/risperdal/black-box-warning/).

### M 3.1.1.1 Atypische Neuroleptika

Insbesondere das atypische Neuroleptikum Clozapin zeigt bis auf Einzelfallberichte keine extrapyramidal-motorischen Nebenwirkungen und kann unter Beachtung des Agranulozytose-Risikos und der obligaten wöchentlichen Blutbildkontrollen (für 18 Wochen und dauerhaft alle 4 Wochen) bei Patienten mit unvertretbar starken Früh- oder Spätdyskinesien nach klassischen Neuroleptika verabreicht werden. Auch bei Patienten mit Morbus Parkinson kann Clozapin antipsychotisch eingesetzt werden. Auch Clozapin selber kann bei prädisponierten Patienten über die Senkung der Krampfschwelle Krampfanfälle auslösen. EEG-Veränderungen mit schwerer Allgemeinveränderung und steilen Abläufen ohne klinisches Korrelat sind nicht selten.
Die Hoffnung, dass auch die anderen *atypischen neuen Neuroleptika* weniger *extrapyramidale Nebenwirkungen* haben, hat sich leider nicht erfüllt. Risperidon (Risperdal®) hat laut neueren Studien eine verglichen mit Haloperidol nicht deutlich niedrigere Rate an extrapyramidal-motorischen Symptomen (EPMS). Olanzapin scheint allerdings im Vergleich zu Haloperidol seltener EPMS auszulösen (19 versus 45 %). Quetiapin scheint auch deutlich seltener EPMS auszulösen und ist dementsprechend als Alternative zu Clozapin auch bei Parkinson-Patienten zu erwägen. Amisulprid zeigt als eher niederpotentes atypisches Neuroleptikum kaum EPMS.

***Absolute Kontraindikationen***

Patienten mit Parkinson-Syndromen sollten als absolute Kontraindikation nicht mit klassischen Neuroleptika behandelt werden. Relative Kontraindikationen stellen dar: Epilepsie, Glaukom, arterielle Hypotonie, Depressionen, Ulcus ventriculi und duodeni, Niereninsuffizienz und Herzinsuffizienz.

***Wechselwirkungen***

Neuroleptika können die Wirkung von Antihypertensiva, Antihistaminika und Sedativa potenzieren. Es besteht bei gleichzeitiger Gabe von Kaffee, Tee, Cola-Getränken, Milch, Antazida und Anticholinergika eine verminderte Resorption. Wirkungsverstärkung findet sich bei gleichzeitiger Einnahme von Antikonvulsiva, Phenylbutazon, Lithium, Doxycyclin und bei Rauchern (Nikotin).

***Rückbildungstendenz der Nebenwirkungen***

Nach Absetzen bilden sich Nebenwirkungen gut und rasch zurück. Spätdyskinesien können allerdings persistieren.

## M 3.1.2 Thymoleptika

Die klassischen trizyklischen Antidepressiva ähneln sich sehr im Spektrum ihrer zentral-nervösen Nebenwirkungen. Hierbei kann es durch eher sedierende Antidepressiva, wie Amitriptylin, Doxepin oder Trimipramin, zu zentraler Dämpfung mit Sedierung und Müdigkeit, bei Überdosierung auch Eintrübung kommen. Aktivierende Antidepressiva wie z. B. Desipramin, Imipramin können zur Antriebssteigerung mit innerer Unruhe und Schlafstörung führen. Dieses gilt auch für MAO-Hemmer, wobei ältere MAO-Hemmer (Tranylcypromin, Jatrosom®) wegen ihrer zahlreichen Nebenwirkungen nur mit klar umrissener Indikation eingesetzt werden sollten. Neue selektive MAO-A-Hemmer wie Moclobemide erlauben wegen ihrer guten Verträglichkeit eine breitere Anwendung.

**Tab. M 3.1:** Medikamente mit extrapyramidal-motorischen Nebenwirkungen

| | | |
|---|---|---|
| Antihistaminika | Doxorubicin | Metoclopramid |
| Carbamazepin | Fenfluramin | Ondansetron |
| Chloroquin | Flunarizin | Papaverin |
| Cimetidin | Fluoxetin | Phenytoin |
| Cinnarizin | L-Dopa | Reserpin |
| | Lithium | Valproat |
| **Neuroleptika** | | |
| **Selten** | **Häufig** | **Sehr häufig** |
| Chlorprothixen | Chlorpromazin | Benperidol |
| Levomepromazin | Perphenazin | Flupentixol |
| Pipamperon | Triflupromazin | Fluspirilen |
| Perazin | | Haloperidol |
| Promethazin | | Pimozid |
| Sulpirid | | |
| Thioridazin | | |

M 3

### Wichtigste Nebenwirkungen

Bei Behandlungsbeginn können Tachykardien, orthostatische Hypotension und bei vorbestehender Herzerkrankung Rhythmusstörung sowie ein AV-Block auftreten. Häufige Nebenwirkungen sind bei trizyklischen Antidepressiva orthostatische Hypotension, verminderte Magenmotilität, Mundtrockenheit, Harnverhalt, vor allem bei Prostata-Adenom, Impotenz, Erhöhung des Augeninnendrucks und Hörstörungen. Sämtliche Thymoleptika, auch selektive Serotonin-Wiederaufnahmehemmer, können zu einer Verlängerung des QT-Intervalls führen. Besondere Risiken einer QT-Intervall-Verlängerung bestehen bei alten Patienten, Patienten mit kardialer Vorschädigung und Polypharmazie. Bei allen Patienten sollten vor und nach Beginn einer Thymoleptikatherapie zum Ausschluss einer QT-Verlängerung EKG-Untersuchungen erfolgen, nach vier Wochen und dann halbjährlich. Seltene Nebenwirkungen sind Blutbildveränderungen mit Thrombozytopenie und Agranulozytose (selten bei Mianserin) sowie die Entwicklung eines cholestatischen Ikterus. MAO-Hemmer können Leberschäden, Hyper- und Hypotension, Gewichtszunahme und Obstipation verursachen, Moclobemide verursacht als relevante Nebenwirkung Irritation und Unruhe. Bei alten Patienten mit Ulcusleiden kann es unter SSRI zu vermehrtem Magenbluten kommen.

### Nebenwirkungen im Bereich des peripheren und zentralen Nervensystems

Trizyklika können zu zentraler Dämpfung mit Müdigkeit (Amitriptylin, Doxepin oder Trimipramin) oder zur Antriebssteigerung mit innerer Unruhe und zu Schlafstörungen (Desipramin, Imipramin) führen. Gefährlich ist das besonders bei vorgeschädigten oder älteren Menschen auftretende zentral-anticholinerge Intoxikationssyndrom (ZAS) mit vegetativen Entgleisungen und Verwirrtheitszuständen bis zum Delir (Kastrup et al. 2000). Es tritt zumeist auf bei Überdosierung eines oder in der Kombination mehrerer anticholinerg wirkender Thymo- oder Neuroleptika. Durch trizyklische Thymoleptika kommt es zu einer Senkung der Krampfschwelle, wobei insbesondere auch das tetrazyklische Maprotilin zur Krampfschwellensenkung und deutlichen EEG-Veränderungen führen kann. Zu Beginn der Behandlung kommt es unter Trizyklika häufiger zu Parästhesien und Kopfschmerzen, bei Langzeitbehandlung in höheren Dosen tritt ein hochfrequenter Haltetremor auf. Therapeutisch ist, falls eine Dosisreduktion nicht möglich ist, die Beigabe eines Betablockers, z. B. Propranolol hilfreich. Spezielle Nebenwirkungen der neueren nicht-trizyklischen Thymoleptika sind die Auslösung von Migräneattacken bei Viloxazin (Vivalan®) sowie parkinsonoidartige und extrapyramidale Nebenwirkungen bei Fluoxetin. SSRI wie Fluoxetin, Fluvoxamin, Citalopram, Sertralin und Paroxetin verursachen in der genannten Reihenfolge in absteigender Häufigkeit Unruhe, Tremor und Schlaflosigkeit. Die neuen Antidepressiva der Gruppe der Noradrenalin-Serotonin-Wiederaufnahme-Inhibitoren (NSRI) wie Venlafaxin können Agitiertheit, Angst, Schwindel und Sehstörung auslösen. Die neuere Substanz Duloxetin löst ähnliche Nebenwirkungen, zumeist aber Nausea aus. Noradrenerge und spezifisch serotoninerge Antidepressiva (NaSSA) wie Mirtazapin können ähnliche Nebenwirkungen haben, führen allerdings häufiger zu einer Sedierung. Auch unter Therapie mit Nefazodon kommt es gelegentlich zur Sedierung. Der erste selektive Noradrenalin-Wiederaufnahme-Inhibitor (selektiver NARI) Reboxetin (Edronax®) scheint bis auf einen leichten Tremor keine gravierenden ZNS-Nebenwirkungen zu haben. Häufiger wird allerdings über Blasenstörungen geklagt, bei rascher Aufdosierung über Schwindel und Übelkeit. Die neue Substanzgruppe der Melatoninagonisten wie Agomelatonin (Valdoxan®) scheint bis auf initiale Müdigkeit und Schwindel nebenwirkungsarm.

**Kasten M 3.1:** Medikamente, die Verwirrtheitszustände und Delir auslösen können (Auswahl)

- Amantadin
- Antiarrhythmika (Disopyramid, Giluritmal, Mexiletin, Propafenon)
- Antihistaminika
- Anticholinergika (Biperiden, Benzatropin, Trihexyphenidyl)
- Amphetamine
- Atropin
- Baclofen
- Barbiturate
- Benzodiazepinentzug
- Betablocker
- Bromocriptin
- Chinidin
- Glukokordicoide
- Glykoside
- Isoniazid
- L-Dopa
- Lisurid
- Lokalanästhetika (paravasal oder i v.)
- Meprobamat
- Methyldopa
- Miconazol
- Morphin
- Neuroleptika (Phenothiazine und Thioxanthene z. B. Perazin)
- Pergolid
- Opiatentzug
- Reserpin Scopolamin
- Spironolacton
- Sympathomimetika
- Theophylline
- Thymoleptika (nur anticholinerg wirkende Tri- und Tetrazyklika, z. B. Amitritpylin, Imipramin, Maprotilin)
- Valproat
- Vigabatrin
- Zolpidem

### Absolute Kontraindikationen

Eine Kombination mit Sedativa und hochpotenten Neuroleptika muss mit Vorsicht erfolgen. Kontraindikationen sind Epilepsie, akute Schizophrenie, Delir, Herzinsuffizienz, Herzrhythmusstörungen und Niereninsuffizienz.

### Wechselwirkungen

Nebenwirkungen der Thymoleptika werden durch die gleichzeitige Gabe von Neuroleptika, hormonalen Kontrazeptiva und Cimetidin potenziert. Ihre Wirkung wird durch die Gabe von Phenobarbital und Rauchen gehemmt. Bei Kombination von Trizyklika und anticholinergen Parkinson-Medikamenten potenzieren sich die anticholinergen Nebenwirkungen (Blase, Auge, ZNS). Die Gefahr einer Ausbildung eines ZAS steigt. Schilddrüsenhormone potenzieren die Wirkung von Thymoleptika. Eine Kombination Johanniskraut mit selektiven Serotonin-Wiederaufnahmehemmern ist ungünstig, da es zu einem toxischen *Serotonin-Syndrom* kommen kann.

***Rückbildungstendenz der Nebenwirkungen***
In der Regel komplette Rückbildung.
*Lithiumsalze*: Lithium hat bei überhöhtem Spiegel und Intoxikationen neben kardialer Toxizität ZNS-Nebenwirkungen mit Bewusstseinstrübung bis zum Koma und Krampfanfälle zur Folge. Auch bei normalen Spiegeln können schon deutliche EEG-Abnormalitäten auftreten. Typisch ist darüber hinaus für eine *Lithium-Therapie* ein hochfrequenter *Haltetremor*, der häufig bei leichter Dosisreduktion verschwindet. Hilfreich kann auch hier eine Zusatzmedikation mit einem Betablocker (Propranolol) sein. Selten treten deutliche *Kleinhirnsymptome* (Atrophie), insbesondere durch Kombination mit hochpotenten Neuroleptika auf. Schwere zerebelläre Dauerschäden durch Lithiumintoxikation sind unter Fieber und Exsikkose beschrieben.

## M 3.1.3 Antispastika und Muskelrelaxanzien

### M 3.1.3.1 Baclofen

***Wichtigste Nebenwirkungen***
Übelkeit, Verstopfung, Inkontinenz.

***Nebenwirkungen im Bereich des peripheren und zentralen Nervensystems***
Die GABA-erge Wirkung führt spinal über die Wirkung auf Interneurone zu einer Spastikabnahme, kann zentral aber inhibitorisch oder paradox exzitatorisch wirken. Während der Behandlung kann es zu Müdigkeit, Depression, Muskelhypotonie, Kopfschmerzen, Schwindel und zu einer mit der Dosis zunehmenden reversiblen Verstärkung von Paresen kommen. Sehr selten kommt es zu Verwirrtheit oder Antriebssteigerung. Bei Epileptikern können Anfälle provoziert werden.

***Absolute Kontraindikationen***
Magen- und Darmulcera, Leberschädigung, Epilepsie und frische zerebrale Ischämie stellen Kontraindikationen dar.

***Wechselwirkungen***
Baclofen potenziert die Wirkung von Sedativa. Trizyklische Antidepressiva verstärken die Wirkung von Baclofen.

### M 3.1.3.2 Dantamacrin

***Wichtigste Nebenwirkungen***
Eine Hepatitis kann bei Dosen über 300 mg/d auftreten. Wöchentliche Transaminasenkontrollen in den ersten 4 Wochen, später monatlich. Daneben kann es zu Appetitlosigkeit, Übelkeit, Erbrechen, Durchfall oder Verstopfung kommen.

***Nebenwirkungen im Bereich des peripheren und zentralen Nervensystems***
Nervosität, Schwindel, Müdigkeit, Schwäche und Dysarthrie werden gelegentlich beobachtet.

***Wechselwirkungen***
Dantrolen verstärkt die Wirkung von zentral wirkenden Sedativa und von Alkohol.

### M 3.1.3.3 Tizanidin

***Gelegentliche Nebenwirkungen***
Mundtrockenheit, Übelkeit, Blutdruckabfall, Bradykardie und ein Transaminasenanstieg.

***Nebenwirkungen im Bereich des peripheren und zentralen Nervensystems***
Müdigkeit, Schlafstörungen, Ataxie, Verwirrtheit, Halluzinationen und Kopfschmerzen können auftreten.

### M 3.1.3.4 Tolperison

***Wichtigste Nebenwirkungen***
Übelkeit, geringeres Sedationspotenzial.

## M 3.1.4 Parkinson-Mittel und Anticholinergika (Kap. I 1)

### M 3.1.4.1 L-Dopa (plus Benzerazid, plus Carbidopa)

***Wichtigste Nebenwirkungen***
Bei bis zu 50 % der Behandelten kommt es zu Anfang der Behandlung zu Übelkeit, Erbrechen, Gewichtsverlust und einer Tachykardie. Seltener sind orthostatische Hypotension (15 %), Blutdruckanstieg, Anstieg der Harnsäure, Hypokaliämie und Verschlechterung der Glukosetoleranz. Die Nebenwirkungen sind durch einschleichende Dosierung zu vermeiden. Gastrointestinale Nebenwirkungen erfordern den Einsatz von Domperidon.

***Nebenwirkungen im Bereich des peripheren und zentralen Nervensystems***
Depressionen, Verwirrtheit, optische und akustische Halluzinationen bis zum Vollbild einer paranoiden Psychose und Störung des Schlaf-Wach-Rhythmus werden vor allem bei höher dosierter Behandlung und älteren Menschen beobachtet. Nach längerer und hoch dosierter Behandlung kommt es zu zumeist perioralen Hyperkinesen und häufiger zu choreatischen und athetoiden Bewegungen der Extremitäten sowie auch Myoklonien. Alle Nebeneffekte sind bei langsamer Dosissteigerung seltener und geringer ausgeprägt. Abruptes Absetzen nach jahrelanger Therapie kann zu lebensbedrohlicher akinetischer Krise mit Hyperthermie, Akinese, Muskelstarre, Tachykardie und Tachypnoe sowie Bewusstseinsstörungen führen.

***Absolute Kontraindikationen***
L-Dopa ist kontraindiziert beim Vorliegen einer schizophrenen Psychose, einem frischen Herzinfarkt sowie einer deutlichen Hyperthyreose, Niereninsuffizienz, Leberzirrhose, Ulcus ventriculi oder duodeni. Relative Kontraindikationen sind

arterielle Hypotension, Tachykardie, Asthma bronchiale und Diabetes mellitus.

#### M 3.1.4.2 Dopaminagonisten

Hierzu zählen die *Ergot-Dopaminagonisten* Bromocriptin, Cabergolin, Alpha-DHEC, Lisurid, Pergolid sowie die sogenannten *Nicht-Ergot-Dopaminagonisten* Pramipexol, Ropinirol und Rotigotin.

***Wichtigste Nebenwirkungen***
Die allgemeinen Nebenwirkungen ähneln denen von L-Dopa. Es kommt zu Übelkeit und Erbrechen, Schlaflosigkeit, Schwindel, Kopfschmerz, Orthostase-Reaktionen, Synkopen, pektanginösen Beschwerden, Vasospasmen und in seltenen Fällen Pleuritis, Pleuraerguss, Pleurafibrose und Retroperitonealfibrose. Wegen der erhöhten Inzidenz von Endokard- und Klappenfibrose unter Ergot-Agonisten (Pergolid > 4 mg/Tag) sollten Patienten kardiologisch überwacht werden. Bei Patienten mit bekannter Herzerkrankung sollte vor Therapiebeginn ein Echokardiogramm, EKG und Abdomensonogramm durchgeführt werden. Im Falle neuer klinischer Symptome muss dies dann kontrolliert werden. Auch allergische Hautreaktionen können bei Dopaminagonisten mit Ergot-Struktur beobachtet werden.

***Nebenwirkungen im Bereich des peripheren und zentralen Nervensystems***
Dopaminagonisten führen häufiger zu Unruhezuständen und Psychosen mit ausgeprägten optischen Halluzinationen als L-Dopa. Nach Verordnung von Nicht-Ergot-Dopaminagonisten wurden gehäuft Einschlafattacken beschrieben, worüber die Patienten vor Beginn der Therapie zwingend aufgeklärt werden sollten. Die gleichzeitige Gabe mit Levodopa verstärkt die zentralen Nebenwirkungen.

***Wechselwirkungen***
Ergot-Derivate werden hauptsächlich in der Leber metabolisiert. Insbesondere Bromocriptin, Cabergolin und Alpha-DHEC werden vorwiegend über die Leber, Lisurid und Pergolid über Leber und Nieren ausgeschieden. Die beiden Nicht-Ergot-Derivate Pramipexol und Ropinirol werden über die Niere ausgeschieden, wobei Ropinirol durch das Cytochrom P 450 metabolisiert wird.

#### M 3.1.4.3 MAO-B-Hemmer der ersten Generation: Selegilin

***Wichtigste Nebenwirkungen***
Gastrointestinale Störungen, Appetitlosigkeit, Übelkeit, Durchfall, Obstipation und orthostatische Blutdruckregulationsstörungen. Seltene Nebenwirkungen sind Dyspnoe, Schwindel, Schlafstörungen, Kopfschmerzen oder Ödeme.

***Nebenwirkungen im Bereich des peripheren und zentralen Nervensystems***
Bei länger bestehendem Parkinson-Syndrom und Vorbehandlung mit L-Dopa und Dopaminagonisten kann es zu Psychosen, hypomanischen Zuständen, Flüchtigkeit und Aggressivität sowie auch Depressionen kommen. Dyskinesien können verstärkt werden.

***Wechselwirkungen***
Seligilin verstärkt die Wirkung von Alkohol, Amantadin und Anticholinergika. Die Kombination mit dem Thymoleptikum Fluoxetin sollte gemieden werden.

#### M 3.1.4.4 MAO-B-Hemmer der zweiten Generation: Rasagilin (Azilect®)

***Wichtigste Nebenwirkungen***
Seltener NW als Selegilin, in ähnlicher Form. Am häufigsten genannt Depression und Kopfschmerz.

#### M 1.1.4.5 NMDA-Antagonisten: Amantadin

***Wichtigste Nebenwirkungen***
Relativ häufig kommt es zu Übelkeit, Schwindel, Kopfschmerzen, Knöchelödemen, Mundtrockenheit und Rötung der Haut.

***Nebenwirkungen im Bereich des peripheren und zentralen Nervensystems***
Unruhe, Schwindel, Depression, Verwirrtheit, Halluzinationen und Schlafstörungen mit Albträumen werden gelegentlich beobachtet. Die Behandlung sollte stets langsam ein- und ausgeschlichen werden.

#### M 3.1.4.6 Anticholinergika

Die verschiedenen Anticholinergika wie Benzatropin, Biperiden, Bornaprin, Metixen und Trihexyphenidyl haben alle ähnliche Nebenwirkungen.

***Wichtigste Nebenwirkungen***
Typische anticholinerge Begleiterscheinungen sind Tachykardie, Urinretention, besonders beim Prostata-Adenom, Mundtrockenheit, Obstipation, Übelkeit, Erbrechen, Akkomodationsstörung, eine Pupillenerweiterung und die Provokation eines Glaukom-Anfalls. Gelegentlich kommt es zu Störungen des Kurzzeitgedächtnisses, Konzentrationsstörungen, Unruhe, Verwirrtheit und visuellen Halluzinationen sowie zu paranoiden Reaktionen und Störungen des Langzeitgedächtnisses. Bei älteren Menschen, zerebraler Vorschädigung und rascher Dosissteigerung kann sich ein *zentral-anticholinerges Intoxikationssyndrom* ausbilden (siehe oben). Dieses geht mit Verwirrtheit, vegetativen Entgleisungen sowie Bewusstseinstrübung bis zum Stupor und Koma einher.

***Absolute Kontraindikationen***
Kontraindikationen sind das Vorliegen eines Glaukoms und eine Prostatahypertrophie mit Harnretention.

***Rückbildungstendenz der Nebenwirkungen***
Nach Reduktion oder Absetzen gute Rückbildung.

### M 3.1.5 Antidementiva

#### M 3.1.5.1 Cholinesteraseinhibitoren

Die zur Demenzbehandlung zugelassenen Cholinesteraseinhibitoren (Donepezil, Rivastigmin, Galantamin) haben ein weitgehend identisches Nebenwirkungsspektrum. Häufige Nebenwirkungen sind

Übelkeit, Brechreiz, Durchfall, Schwindel, psychomotorische Unruhe, Schlaflosigkeit, Halluzinationen, Juckreiz und Hautausschläge. Gastrointestinale Nebenwirkungen treten weniger häufig und kutane Nebenwirkungen treten häufiger unter transdermaler Therapie als unter oraler Therapie auf.

#### M 3.1.5.1 NMDA-Agonist: Memantin

Gelegentliche *bis häufige* Nebenwirkungen sind Kopfschmerzen, Müdigkeit, *motorische Unruhe*, Verwirrtheit, Halluzinationen, Verstopfung, Schwindel und Übelkeit, sehr seltene Nebenwirkungen epileptische Anfälle.

## M 3.2 Analgetika und Antiphlogistika

### M 3.2.1 Einfache Analgetika

Mischpräparate sollten nicht verwendet werden, da die Potenzierung von Nebenwirkungen in keinem Verhältnis zu einer möglichen geringen Wirkungszunahme steht. Auch tritt nach langfristiger Einnahme von Mischpräparaten häufiger ein sogenannter *analgetikainduzierter Dauerkopfschmerz* auf (Da Silva 2014). Wegen des erhöhten Agranulozytose-Risikos und der Induzierung von Dauerkopfschmerzen sollten Pyrazolonderivate wie Metamizol, Propyphenazon und Phenazon mit Zurückhaltung verwendet werden. Aminophenazon wurde bereits wegen ihrer Umwandlung in karzinogene Nitrosamine seit Längerem vom Markt genommen. Die Kombination von Analgetika mit Koffein, Kodein oder Barbituraten bzw. Tranquilizern verstärkt das Abhängigkeitspotenzial und die Inzidenz medikamenteninduzierter Dauerkopfschmerzen (**Kap. A 4**).

#### M 3.2.1.1 Acetylsalicylsäure (ASS)

ASS wird neben der Schmerztherapie als Thrombozytenfunktionshemmer eingesetzt.

***Wichtigste Nebenwirkungen***
Bei 0,2 % aller mit ASS behandelten, jedoch bei bis zu 20 % der Asthmatiker, kann sich durch reversiblen Bronchospasmus ein »Aspirin-Asthma« ausbilden. Die Behandlung erfolgt durch Absetzen und Bronchodilatatoren. ASS kann bei Diabetikern zu einer Senkung des Blutzuckers führen. Durch Thrombozytenaggregationshemmung kommt es zu einer Verlängerung der Blutungszeit (erwünschter Effekt für die Insultprophylaxe). Bei bis zu 10 % der Patienten führen okkulte Blutungen aus dem Magen-Darm-Trakt zu einer Eisenmangelanämie. Bei hohen Dosen von ASS kann es zu einer Leberzellschädigung, zu Übelkeit, Erbrechen, Magenschmerzen und Magengeschwüren mit und ohne Hämorrhagie und Hautreaktionen kommen.

***Nebenwirkungen im Bereich des peripheren und zentralen Nervensystems***
Tinnitus, Hörstörung und Schwindel sind in der Regel nach Absetzen von ASS reversibel. Die Häufigkeit dieser Nebenwirkungen bei geringen Tagesdosen (50–100 mg) ist nicht bekannt. Anfälle und Psychosyndrome treten bei Überdosierung auf. Es kann zu Kopfschmerzen kommen (3–5 %).

***Absolute Kontraindikationen***
Hämorrhagische Diathese, Magen-Darm-Ulcera, Asthma bronchiale. Bei kindlichen Virusinfekten sollte wegen eines möglichen Zusammenhangs mit dem Reye-Syndrom (Erbrechen, Hypoglykämie, Hepatitis, Bewusstseinsstörung bis zum Koma) die Gabe von ASS und seinen Abkömmlingen unterbleiben. In der Frühschwangerschaft soll ASS nicht verabreicht werden, im 2. Trimenon kann es wiedergegeben werden.

#### M 3.2.1.2 Paracetamol

Paracetamol ist das Analgetikum mit der niedrigsten Toxizität und Nebenwirkungsrate.

***Wichtigste Nebenwirkungen***
Selten kommt es zu Hautreaktionen und zu einem Bronchospasmus, bei hohen Dosen können Leberschädigungen bis zum Leberversagen auftreten.

***Nebenwirkungen im Bereich des peripheren und zentralen Nervensystems***
Zentrale Nebenwirkungen sind nicht bekannt, es kann nach längerer Einnahme zu Kopfschmerzen kommen.

***Absolute Kontraindikationen***
Lebererkrankungen und Asthma bronchiale.

***Wechselwirkungen***
In Kombination mit Interferon Alpha IIa oder Vinblastin kann es zu Leberschäden kommen. Die AZT-Toxizität kann verstärkt werden.

### M 3.2.2 Nichtsteroidale Antiphlogistika und Antirheumatika (NSAR)

***Wichtigste Nebenwirkungen***
Alle nichtsteroidalen Antirheumatika können potenziell Störungen der Blutbildung und der Blutgerinnung hervorrufen. Im Bereich des Magen-Darm-Traktes können Nebenwirkungen mit Sodbrennen, Übelkeit, aber auch Magengeschwüren aufkommen, wobei Magenschmerzen als Warnsymptom dann häufig fehlen. Verschreibungspflichtige NSAR haben diese Nebenwirkungen genau so häufig wie das freiverkäufliche Ibuprofen. Vor allem bei vorgeschädigten Nieren kann es zu Niereninsuffizienz, Hyperkaliämie und Ödemen kommen. Ein vorbestehendes Asthma bronchiale kann durch NSAR verschlimmert werden.

***Nebenwirkungen im Bereich des peripheren und zentralen Nervensystems***
Alle Antirheumatika können Kopfschmerzen auslösen oder vorbestehende Kopfschmerzen verstärken. Bei älteren Patienten können sich Halluzinationen und psychotische Reaktionen ausbilden. Unter der Gabe von *Indometacin* (Amuno®) wurden Parästhesien und Paresen beobachtet. Bei längerfristiger Gabe kann es zu Retinopathie führen. In

**Kasten M 3.2:** Medikamente, die Kopfschmerz verstärken oder ihn hervorrufen können

| |
|---|
| Acetazolimid[H] |
| Acetylsalicylsäure |
| Ajmalin |
| Amantadin |
| Antihistaminika |
| Appetitzügler |
| Atenolol[H] |
| Barbiturate[H] |
| Bromocriptin |
| Captopril[H] |
| Carbimazol |
| Chinidin |
| Chloroquin |
| Cimetidin |
| Clofibrat[H] |
| Codein |
| Coffein |
| Didanosin |
| Dihydralazin |
| Dipyridamol |
| Disulfiram |
| Diuretica |
| Eisen parenteral |
| Ergotamin[H] |
| Etofibrat |
| Gestagene |
| Glulkokortikoide |
| Glycoside |
| Greseofulvin |
| Guanethidin |
| Immunglobuline |
| Interferone[H] |
| Isoniazid |
| Memantin |
| Methaqualon |
| Methysergid |
| Metronidazol |
| Muskelrelaxanzien |
| Nalixidinsäure[H] |
| Nicht steroidale Antirheumatika |
| Nifedipin[H] |
| Nimodipin |
| Nitrate[H] |
| Nitrofurantoin |
| Oestrogene[H] |
| Oktreotid[H] |
| Omeprazol |
| Ondansetron |
| Paroxetin |
| Pentoxifyllin |
| Perhexilin |
| Phenytoin |
| Primidon[H] |
| Prostazyklin |
| Ranitidin |
| Ribavirin |
| Rifampicin |
| Theophyllin-Derivate |
| Thiamazol |
| Trimethoprim und Sulfamethoxazol |
| Triptane |
| Viagra |
| Vitamin A[H] |

(Häufig angeschuldigte Präparate sind mit H gekennzeichnet)

**Kasten M 3.3:** Medikamente, die Toxizität an den Augen haben können (Retinopathien und Linsenschädigungen)

| | |
|---|---|
| Amiodaron | Interferone |
| Antikonvulsiva | Kortikosteroide |
| Chloramphenicol | Neuroleptika |
| Chloroquin | Nikotinsäure |
| Desferrioxamin | Penicillamin |
| Digitalis | Prostaglandine |
| Ethambutol | Retinoide |

**Kasten M 3.4:** Präparate, die eine toxische Enzephalopathie auslösen können

| | |
|---|---|
| Adriamycin | Immunglobuline |
| Asparaginase | Indinavir |
| Bleomycin | Interferon-alpha |
| Ciclosporin | Kokain |
| Cisplatin | Methotrexat |
| Cyclophosphamid | Molgramostim |
| Cytarabin | Mycophenolat |
| Erythropoetin | Tacrolimus |
| Filgrastim | Vinblastin |

letzter Zeit wurden bei chronischer Einnahme Nierenschäden beobachtet. Seltener kommt es zu Schwindel und Übelkeit. Unter Ibuprofen wurde mehrfach über das Auftreten einer aseptischen »Mollaret-Meningitis« berichtet.

#### *Absolute Kontraindikationen*

Ulcus ventriculi und duodeni, Gastritis, Asthma bronchiale, eingeschränkte Nierenfunktion, arterielle Hypertonie.

#### *Wechselwirkungen*

Antirheumatika erhöhten die Serumspiegel von Phenytoin und Methotrexat. Bei gleichzeitiger Einnahme von Lithium kann es rasch zu einem toxischen Lithium-Spiegel führen. NSAR können die blutdrucksenkende Wirkung von Beta-Rezeptorenblockern, Thiaziden, ACE-Hemmern und Vasodilatatoren aufheben. Mit Antihistaminika nur Nebenwirkungen auf neurologischem Gebiet. Die Kombination mit ASS oder Clopidogrel kann Blutungskomplikationen fördern.

### M 3.2.3 Antihistaminika (nur Nebenwirkungen auf neurologischem Gebiet)

#### *Nebenwirkungen im Bereich des peripheren und zentralen Nervensystems*

Nahezu alle Antihistaminika wirken initial stark sedierend. Weniger sedierend ist Loratadin. Die sedierende Wirkung nimmt nach einigen Tagen ab, hält aber häufig über längere Zeit an. Bei höherer Dosierung und bei älteren Menschen kann es zu einer paradoxen Reaktion mit Schlafstörung, Halluzinationen und deliranten Zustandsbildern kommen. Selten werden epileptische Anfälle provoziert. Aufgrund der teilweise anticholinergen Potenz kann es zur Ausbildung eines ZAS in Kombination mit anderen anticholinergen Substanzen kommen. Sehr selten wurden extrapyramidale Nebenwirkungen mit orofazialen Dyskinesien und Schlundkrämpfen beobachtet. Antihistaminika wirken anticholinerg auch peripher auf das autonome Nervensystem. Sie führen dementsprechend zu Tachykardie, Mundtrockenheit, Obstipation, Harnverhalt, Akkomodationsstörungen und Impotenz.

## M 3.3 Immunsuppressive Medikamente und Zytostatika

### M 3.3.1 ACTH und Kortikosteroide

Die Nebenwirkungen beider Substanzen sind sehr ähnlich. Eine Dauertherapie mit Kortikosteroiden führt zu einem iatrogenen Cushing-Syndrom mit Atrophie der Nebennierenrinde. Die Dosierung sollte daher so niedrig wie möglich, bei Langzeitdosierung unter der Cushing-Schwelle liegen (in der Regel angegeben mit Prednisolon 7,5 mg, Dexamethason 1,2 mg und Hydrocortison 30 mg). Orale Gaben entsprechend dem zirkadianen Rhythmus mit der größten Dosis morgens, einer kleineren Dosis mittags und einer größeren abends oder Übergang auf eine einmalige Dosis morgens reduzieren die Suppression der Nebennierenrinde. Bei längerfristiger Behandlung ist eine alternierende Applikation jeden zweiten Tag anzuraten. Kortison darf nicht abrupt abgesetzt werden, die Dosis muss langsam reduziert werden. Der mineralokortikoide Effekt ist bei Dexamethason und Betamethason am geringsten, deutlicher ausgeprägt bei Prednison, Prednisolon, Hydrocortison und ACTH. Vor Beginn einer ACTH- oder Kortison-Behandlung sollte eine Lungentuberkulose mittels Röntgen des Thorax ausgeschlossen werden. Laborkontrollen unter hoch dosierter Gabe alle vier Tage umfassen Gewichtsmessung, Blutdruck, Temperatur, Blutbild, Elektrolyte und Blutzucker. Bei längerfristiger Behandlung muss eine Ulcus-Prophylaxe erfolgen. Bei heftigen Rückenschmerzen muss an eine osteoporotische Wirbelfraktur gedacht werden. Unter Langzeitbehandlung sind auch ophthalmologische Kontrollen bezüglich der Ausbildung eines Katarakt oder Glaukom notwendig.
Im Folgenden die Nebenwirkungen im Einzelnen:

#### *Wichtigste Nebenwirkungen*

Durch Salz- und Wasserretention kann es zu Ödemneigung und arterieller Hypertonie kommen. Eine Hypokaliämie muss durch orale Kalium-Gaben substituiert werden. Im Differentialblutbild zeigt sich eine reaktive Leukozytose mit relativer Lymphopenie. Durch die verminderte Phagozytosefähigkeit der Monozyten besteht ein erhöhtes Infektrisiko für opportunistische Infektionen. Die Verminderung der fibrinolytischen Aktivität geht mit einer erhöhten Thromboseneigung einher. Durch die vermehrte Glukoneogenese kann ein Steroid-Diabetes entstehen, auch Triglyceride und Cholesterin im Serum steigen an. Es kann zur Ausbildung eines Steroid-Magen-Ulcus kommen. Appetitzunahme resultiert in Gewichtssteigerung, die Nebenwirkung an der Haut umfassen Akne, Hirsutismus und Striae. Glukokortikoide hemmen die Resorption von Kalzium im Dünndarm und die Rückresorption von Kalzium in der Niere, sodass es zu einer Hypokalzämie mit relativem Anstieg des Parathormons aus der Nebenschilddrüse und Steigerung der Kalzium-Resorption aus dem Knochen kommt. Auch aktivieren Glukokortikoide indirekt die Osteoklasten und hemmen die Osteoblasten-Funktion, sodass es zur Ausbildung einer Osteoporose kommt. Es besteht die Möglichkeit von Spontanfrakturen und aseptischen Femur- und Humeruskopfnekrosen (Prophylaxe durch Natriumfluorid, Kalzium und Vitamin D). Selten kommt es zu einer Pankreatitis mit Amylase-Anstieg.

#### *Nebenwirkungen im Bereich des peripheren und zentralen Nervensystems*

Zu Beginn der Behandlung kommt es gelegentlich zu *Euphorie bis zur Manie*, aber auch zu *Depressionen* (bis zu 10 % aller Fälle bei der Behandlung eines akuten MS-Schubs). Selten sind *floride paranoide Psychosen*. Häufiger ist psychomotorische Unruhe, Schlafstörung sowie Kopfschmerz, Schwindel und Schweißneigung. Die Senkung der Krampfschwelle kann zu Anfällen führen. Bei Kindern kommt es unter hoch dosierter Gabe unter Umständen zu Papillenödem und Hirndruck. Nach langdauernder Behandlung (über 4 Wochen) besonders mit fluorierten Steroiden, kann es zur Ausbildung einer Steroidmyopathie mit Paresen und Atrophie der proximalen Muskulatur und typisch myopathischem Muster im EMG kommen. Am häufigsten ist die Steroidmyopathie blande. Bei hoch dosierten Methylprednisolon Puls-Therapien kommt sie i. d. R. nicht vor, ebenso nicht, wenn eine orale Therapie innerhalb von 8 Wochen auf eine Erhaltungsdosis unter 10 mg/Tag reduziert wird. Auch kommt es seltener bei Patienten auf Intensivstationen nach hoch dosierter Steroid-Therapie zu einer akuten Myopathie, die zum Teil auch die Atemmuskulatur mit erfasst. Bei Langzeitbehandlung können Katarakte, Glaukome und Exophthalmus entstehen. Ein verstärkter physiologischer oder essenzieller Tremor kann unter der Therapie deutlich zunehmen. Abruptes Absetzen einer hoch dosierten und lange währenden Kortikoid-Therapie führt zu einem schweren Entzugssyndrom, Muskelschmerz, Kopfschmerz, Schwindel, Übelkeit, Lethargie, Fieber und Elektrolytstörung wie bei einer Addison-Krise.

#### *Absolute Kontraindikationen*

Absolute Kontraindikationen sind: Florides Ulkusleiden, schwere Osteoporose, akute Infektionskrankheiten, Psychosen, aktive Tuberkulose. Bei einer ruhenden Tuberkulose und vitaler Indikation kann die Behandlung unter tuberkulostatischem Schutz durchgeführt werden.
Relative Kontraindikationen sind: Diabetes mellitus, erhöhte Thromboseneigung, schwere Herzinsuffizienz. Bei längerer Behandlung sollte eine Begleitmedikation mit Antazida erfolgen. Die Natrium-Zufuhr sollte eingeschränkt und Kalium und Vitamin D substituiert werden.

#### *Wechselwirkungen*

Diphenylhydantoin und Phenobarbital reduzieren die Halbwertzeit von Kortikoiden um 50 %. Bei einer Kombination mit Acetylsalicylsäure oder nicht steroidalen Antiphlogistika besteht die erhöhte Gefahr von Magenbeschwerden und auch Ausbildung von Magenulcera. Die Interaktion von Kortikoiden mit Dicumarol erfordert häufige Gerinnungskontrollen.

## M 3.3.2 Immunsuppressiva

### M 3.3.2.1 Azathioprin

***Wichtigste Nebenwirkungen***
Gelegentlich kommt es zu Störungen von Hämato-, Leuko- und Thrombozytopoese. Hepatotoxizität führt zu Transaminasen-Anstieg, Cholestase und gelegentlich Leberzellnekrosen. Es müssen deshalb Blutbildkontrollen wöchentlich während des ersten Monats und später alle 14 Tage bzw. einmal monatlich erfolgen. Die Kontrolle der Leberwerte sollte einmal im Monat erfolgen. Bei Ausbildung einer Leukopenie muss die Dosis reduziert oder das Medikament vorübergehend abgesetzt werden. Auch bei kleinsten Dosen kann es schon zu einer ausgesprochenen Magenunverträglichkeit mit Erbrechen kommen. Eine erhöhte Lymphom- oder Neoplasie-Rate wurde bisher nur bei nierentransplantierten Patienten beobachtet, nicht jedoch bei neurologischen Patienten.

***Nebenwirkungen im Bereich des peripheren und zentralen Nervensystems***
Neurotoxizität wurde bisher nicht beobachtet.

***Absolute Kontraindikationen***
Kontraindikationen sind Schwangerschaft, vorbestehende Störung der Hämatopoese, Leber- und Nierenfunktionsstörung sowie erhöhte Infektrate.

***Wechselwirkungen***
Interaktionen mit Allopurinol können zu Myelosuppression, Hämolyse und Pankreatitis führen. Bei Kombination mit Allopurinol ist unbedingt eine Dosisreduktion von Azathioprin auf etwa 25 % vorzunehmen.

### M 3.3.2.2 Ciclosporin A

***Wichtigste Nebenwirkungen***
Unter der Behandlung kommt es zu Nierenfunktionsstörung, Leberfunktionsstörung, Appetitlosigkeit, Zahnfleischschwellung, verstärktem Haarwuchs, Ödemen und arterieller Hypertonie. Die Nierenfunktionsstörungen sind bei Dosisreduktion meist reversibel.

***Nebenwirkungen im Bereich des peripheren und zentralen Nervensystems***
Ciclosporin kann über eine Senkung der Krampfschwelle zu Krampfanfällen führen. Weitere Nebenwirkungen sind Tremor und brennende Dysästhesien an Händen und Füßen. Unter Ciclosporin kann es zur Ausbildung eines PRES (*Posteriores reversibles Enzephalopathie-Syndrom)* mit Verwirrtheit, Visusstörung und Krampfanfällen sowie im MRT sichtbaren biokzipitalen Läsionen kommen. Diese ist nach Absetzen reversibel.

***Wechselwirkungen***
Wechselwirkungen mit anderen Immunsuppressiva müssen beachtet werden. Die Kombination mit Aminoglykosid-Antibiotika potenziert das Risiko von Nierenfunktionsstörungen. Der Spiegel von Ketoconazol kann bei Kombination ansteigen, jener von Phenytoin, Rifampicin und Isoniazid abfallen. Der Ciclosporin-Spiegel steigt bei Behandlung mit Erythromycin, Amphotericin, Ketoconazol, Diltiazem, Verapamil und oralen Kontrazeptiva. In Kombination mit dem Lipidsenker Lovastatin wurden Rhabdomyolysen beobachtet.

### M 3.3.2.3 Tacrolimus

Dieses neuere Immunsuppressivum zeigt eine deutliche Neurotoxizität. Häufig sind Tremor, Kopfschmerzen, Insomnie, Albträume, Verwirrtheit, Depression, Nervosität und Ataxie. Selten kommt es zu einer Neuropathie. Auch unter Tacrolimus kann es zur Ausbildung einer posterioren Leukenkephalopathie mit Bewusstseinsstörung, Krampfanfällen, Sehstörung und Marklagerläsion biokzipital kommen. Es treten unspezifische EEG-Abnormalitäten auch ohne Krampfanfälle auf, es kann zu einer Migränehäufung kommen.

### M 3.3.2.4 TNF-alpha-Antagonisten

Diese Substanzklasse wird zur Therapie der chronischen Polyarthritis eingesetzt. Etanercept (Enbrel®) kann in Einzelfällen schwere toxische Enzephalopathien mit Sehstörungen und deliranten Psychosen auslösen.

## M 3.3.3 Zytostatika

Neurotoxische Nebenwirkungen von Zytostatika am zentralen Nervensystem treten nur bei den Substanzen auf, die die Blut-Hirn-Schranke überwinden. Dies trifft für die meisten Zytostatika nicht zu. Für die intrathekale Anwendung sind nur einige Zytostatika geeignet: Methotrexat, Cytosin-Arabinosid und Thiotepa. Besondere Erwähnung finden im Weiteren Substanzen, die zur Behandlung von zentralen Tumormanifestationen und auch bei primären Hirntumoren zum Einsatz kommen.

*Alkylanzien*: Für Melphalan und Busulfan wurde bisher keine Neurotoxizität beschrieben. Bei Cyclophosphamid stehen die allgemeinen Nebenwirkungen wie Immun- und Knochenmarkdepression, Azoospermie und Blasentoxizität im Vordergrund. Nur selten kommt es zu Kopfschmerzen. Bei Chlorambucil wurden epileptische Anfälle beobachtet. Bei Trofosfamid wurden Verwirrtheitszustände und unter Ifosfamid Psychosen beobachtet. Nach der intrathekalen Gabe von Thiotepa wurde eine Myelopathie beschrieben.

*Antimetaboliten*: Methotrexat ist in den üblichen intravenösen Dosen nicht neurotoxisch. Bei sehr hoch dosierter intravenöser Therapie wurden *Enzephalopathien*, Insulte mit Hemiparesen und

Sprachstörungen sowie auch partielle Anfälle beobachtet. Nach intrathekaler Applikation kommt es gelegentlich zu einer akuten aseptischen Meningitis, extrem selten auch zu einem spinalen Querschnitt und zu epileptischen Anfällen. Subakut und vor allem während und kurz nach Bestrahlungen des Schädels kommt es durch die Vorschädigung der Blut-Hirn-Schranke mit einer Latenz von einigen Monaten zu einer Leukenzephalopathie mit Verwirrtheit, Demenz, Bulbärparalyse, Tetraparese, Tremor und Ataxie. Das Risiko steigt mit der kumulativen Dosis. 160 mg sollten intrathekal nicht überschritten werden. Allgemeine Nebenwirkungen sind Nausea, Erbrechen, Stomatitis, Diarrhö, Leukopenie und Haarausfall. Die Kombination von Methotrexat und Ketoprofen (Alrheumun®) hat gelegentlich zu Todesfällen geführt.

*Fluorouracil*: Führt gelegentlich zu zerebellären Ausfällen, bei hoch dosierter Gabe wurde eine Enzephalopathie bis zum Koma, Parkinson-Syndrom und Sehstörung beschrieben.

*Cytarabin*: Führt sehr selten zu einer Polyneuropathie, bei intrathekaler Gabe wurde ein akuter Querschnitt sowie Optikusatrophie beobachtet. Keine wesentlichen neurotoxischen Effekte wurden beobachtet bei *6-Mercaptopurin* und bei *Thioguanin*.

*Alkaloide*: Vincristin führt neben allgemeinen Nebenwirkungen wie Übelkeit, Erbrechen, Haarausfall, Leukopenie und Hyperurikämie häufig zu einer axonalen Polyneuropathie (kumulativ ab 4 mg) mit Reflexausfällen, distalen Sensibilitätsstörungen und Paresen (**Tab. M 3.2**). Im Rahmen einer Beteiligung des autonomen Nervensystems kann es zu Ileus, Impotenz, Blasenretention und orthostatischer Hypotension kommen. Selten sind die Hirnnerven betroffen mit Ptosis, Doppelbildern, Fazialisparese, Heiserkeit und Schluckstörungen. Bei Manifestation am Muskel kann es zu einer proximalen Myopathie kommen. Selten sind epileptische Anfälle, eventuell getriggert durch eine Hyponatriämie.

Bei *Vinblastin* werden neben Depressionen Polyneuropathien beschrieben.

*Taxane (Paclitaxel, Docetaxel)*: Häufig sind periphere, zumeist sensible Neuropathien.

*Vindesin* hat dieselben Nebenwirkungen wie Vincristin, führt aber eher zu proximal betonten Paresen.

*Podophyllotoxine*: Bei der Behandlung mit VM-26-Bristol und VP-16 wurden gelegentlich Polyneuropathien beobachtet. Insgesamt sind die neurotoxischen Effekte gering.

*Zytostatische Antibiotika*: Für *Doxorubicin* und *Dactinomycin* wurden keine neurotoxischen Nebenwirkungen beschrieben. *Bleomycin* führt gelegentlich zu einer Polyneuropathie und zu Depressionen.

*Nitroseharnstoff*: BCNU, CCNU, ACNU können zu Übelkeit, Erbrechen, Knochenmarkssuppression mit Bevorzugung der Thrombozyten, zu einer progredienten Lungenfibrose (bei BCNU Röntgen-Thorax und Lungenfunktion kontrollieren) führen. Die Substanzen sind leber- und nierentoxisch und teratogen, außerdem wirken sie immunsuppressiv und induzieren möglicherweise Zweittumoren. Schwere Komplikationen wurden bei arterieller Injektion in die Arteria carotis beobachtet. Neben zerebralen Insulten traten komatöse Zustände und Todesfälle auf. Nach extrem hohen Dosen und Knochenmarkstransplantation wurden multifokale Demyelinisierungen im ZNS beobachtet.

**Tab. M 3.2:** Medikamente, die zu einer Polyneuropathie führen können (5 % aller Polyneuropathien)

| Substanz | Klinik |
|---|---|
| Amiodaron | MS, D |
| Allopurinol | S, A |
| Chlorambucil | S, M |
| Chloramphenicol | S, D |
| Chloroquin | M, A, P |
| Cisplatin | S, A, D |
| Cumarin | |
| Dapson | M, A, D, P |
| Didanosin | |
| Doxorubicin | S |
| Ergotamin | S, DM, D |
| Ethambutol | M, S |
| Gentamicin | M, A, D |
| Gold | M, D (schmerzhaft) |
| Penicillamin | |
| Phenytoin | S, D |
| Podophyllotoxin | M, A, D |
| Streptomycin | |
| Tetanusimpfstoff | M, A, D P, V |
| Vincristin | |
| Vindesin | |
| Zidovudin | |

S sensibel
M motorisch
A axonal
DM demyelinisierend
D distal
P proximal
V vegetativ-autonom

*Andere Zytostatika: Cisplatin* ist ototoxisch, führt zu Tinnitus und Hörminderung, selten kommt es zu epileptischen Anfällen und diffuser Enzephalopathie mit zerebellärer Beteiligung sowie einer sensiblen und axonalen, noch seltener autonomen Polyneuropathie. Selten sind die Hinterstränge mitbetroffen. Auch Retrobulbärneurotiden kommen vor. Bei der Behandlung mit *Asparaginase* kommt es in 15 % der Behandlungsfälle zu einer Enzephalopathie mit Störung des Lang- und Kurzzeitgedächtnisses und Verwirrtheitszuständen. Selten kommt es zu epileptischen Anfällen. Gehäuft wurde über das Auftreten von embolischen Hirninfarkten sowie auch insbesondere *Sinusvenenthrombosen* berichtet. *Procarbazin* führt zu Übelkeit, Erbrechen, Knochenmarkdepression und einer Leukozytopenie. Häufiger kommt eine Polyneuropathie vor. In 10 % kommt es zu einer Enzephalopathie mit Verwirrtheitszuständen, maniformen Zuständen oder Depressionen.

*Adjuvante Medikationen bei Zytostatikatherapie:* Die Granulozyten- und Granulozyten-Makrophagen-Kolonie-stimulierenden Substanzen *Filgrastim* und *Molgramostim* haben potenziell neurotoxische Wirkungen mit enzephalopathischen Bildern und epileptischen Anfällen im Sinne einer reversiblen toxischen posterioren Leukenzephalopathie. Nach Absetzen erfolgt in der Regel eine Rückbildung.

## M 3.4 Antibiotika, Tuberkulostatika und Mykotika

### M 3.4.1 Antibiotika

#### M 3.4.1.1 Aminoglykosid-Antibiotika: Gentamicin, Tobramycin, Amikacin, Streptomycin

***Wichtigste Nebenwirkungen***

Allgemeine Nebenwirkungen sind Kontaktdermatitis, Malabsorption und Nierenschäden.

***Nebenwirkungen im Bereich des peripheren und zentralen Nervensystems***

Bei 0,4 bis 16 % der Behandelten kommt es zu einer bleibenden Schädigung des 8. Hirnnerven mit Tinnitus, Hörminderung im Hochtonbereich bis zur Ertaubung und seltener Schädigung des vestibulären Anteils mit Schwindel und Ataxie (**Kasten M 3.5**). Im ENG zeigt sich dann eine kalorische Mindererregbarkeit der Labyrinthe. Gentamicin, Tobramycin und Streptomycin führen bevorzugt zu vestibulären Funktionsstörungen, Neomycin, Amicazin und Canamycin betreffen vorwiegend den akustischen Teil des 8. Hirnnerven. Vor und während der Behandlung mit hoch dosierten Aminoglycosiden sollten dementsprechend ein Hörtest und eine Audiogramm-Kontrolle gemacht werden. Prädisponierende Faktoren sind: Niereninsuffizienz, Vorbehandlung mit Aminoglycosiden, gleichzeitige Behandlung mit Schleifendiuretika bei einem Alter von über 50 Jahren sowie extrem hohe Dosen. Antibiotikaspiegelkontrollen minimieren diese Nebenwirkungen.

**Kasten M 3.5:** Medikamente mit otoxischer Wirkung (modifiziert nach Federspil 1990)

**Aminoglykosid-Antibiotika**
- Amikacin
- Framycetin
- Gentamicin
- Kanamycin
- Neomycin
- Sisomycin
- Streptomycin
- Tobramycin

**Polypeptid-Antibiotika**
- Capreomycin
- Vancomycin
- Viomycin

**Diuretika**
- Ethacrynsäure
- Furosemid

**Andere**
- ASS
- Carboplatin
- Cisplatin
- Chinin
- Chloroquin
- Erythromycin
- Indometacin
- Minocyclin

***Absolute Kontraindikationen***

Kontraindikationen sind Vorschädigungen des 8. Hirnnerven und wegen der neuromuskulären Blockade eine Myasthenia gravis.

#### M 3.4.1.2 Chinolonderivate

Diese Gruppe umfasst die sogenannten Gyrasehemmer-Antibiotika. Hierzu zählen Ciprofloxacin, Ofloxacin, Pipemidsäure, Spafloxazin und Moxifloxacin und Levofloxacin. Psychische Nebenwirkungen sind Unruhe und Erregungszustände, Schlafstörungen, Halluzinationen, Senkung der Krampfschwelle und Kopfschmerzen. Häufig sind Schwindel, Benommenheit, Tinnitus und unspezifische Sehstörungen.

#### M 3.4.1.3 Chloramphenicol

***Wichtigste Nebenwirkungen***

Aplastische Anämie (1 : 30 000), Störung der Hämatopoese und lokale Entzündung bei oraler Gabe.

***Nebenwirkungen im Bereich des peripheren und zentralen Nervensystems***

Bei langfristiger Gabe über Wochen und Monate und Dosen über 2 mg/kg/d kann es zu einer Optikusneuritis mit Sehminderung, Zentralskotom, Rot-Grün-Farb-Stehstörung und Papillitis kommen. Daneben kommt es gelegentlich zu Polyneuropathien, die nach Absetzen der Medikation reversibel sind.

***Absolute Kontraindikationen***

Gravidität, Störung der Hämatopoese, Leukopenie oder Thrombozytopenie.

***Wechselwirkungen***

Chloramphenicol erhöht den Phenytoin- und Phenobarbital-Spiegel im Serum.

#### M 3.4.1.4 Makrolide: Erythromycin, Roxitromycin, Clarithromycin

***Nebenwirkungen im Bereich des peripheren und zentralen Nervensystems***

Die Behandlung mit Erythromycin kann zu einem reversiblen Hörverlust, Sehstörung und zu neuromuskulärer Blockade führen. Die neueren Makrolid-Antibiotika Roxitromycin und Clarithromycin haben weniger Nebenwirkungen.

#### M 3.4.1.5 Nitrofurane: Nitrofurantoin

***Wichtigste Nebenwirkungen***

Allgemeine Nebenwirkung sind Allergie, Fieber, Cholestase, Pleuritis und gastrointestinale Beschwerden.

***Nebenwirkungen im Bereich des peripheren und zentralen Nervensystems***
Unter der Behandlung kann es zu Kopfschmerzen, Schwindel, selten zu einer vorwiegend sensiblen Polyneuropathie mit Dysästhesien, selten auch distalen Paresen kommen.

### M 3.4.1.6 Beta-Laktamantibiotika

Die neurotoxische Wirkung ist bei den einzelnen Substanzgruppen unterschiedlich stark ausgeprägt. Carbapeneme wirken am stärksten neurotoxisch, gefolgt von Penicillinen, besonders Benzylpenicillin und den Cephalosporinen, deren neurotoxische Wirkung praktisch vernachlässigbar ist.

*Penicillin*: Benzylpenicillin, Penicillin G, Amoxicillin, Ampicillin.

*Cephalosporine*: Cefalexin, Ceftazidim, Ceftriaxon, Cefotaxim.

*Carbapeneme*: Imipenem, Meropenem.

***Wichtigste Nebenwirkungen***
Im Rahmen einer Anaphylaxie kann es besonders bei der Gabe von Penicillin zu allergischen Reaktionen mit Urticaria, Asthma und einem anaphylaktischen Schock kommen. Durch zytotoxische Reaktionen kommt es zur Hämolyse, Fieber, Vaskulitis und Arthritis. Außerdem kann sich eine Kontaktdermatitis oder ein Ekzem ausbilden. Diese Sensibilisierung erfolgt vor allem bei lokaler Applikation. Bei intraarterieller Injektion kann es zu einer Gangrän kommen, bei intravasaler Injektion von Depot-Penicillin kann sich ein sogenanntes Hoigné-Syndrom mit epileptischen Anfällen, Verwirrtheit und Halluzinationen kommen.

***Nebenwirkungen im Bereich des peripheren und zentralen Nervensystems***
Nur bei hohen Dosen (30–40 MegaE i. v. oder 500–1 000E intrathekal oder bei Niereninsuffizienz) wurden Myoklonien oder fokale und generalisierte epileptische Anfälle, die zum Teil refraktär gegen Antikonvulsiva sein können, beobachtet. Bei vorbekannter Epilepsie muss die Gefahr der Erniedrigung der Krampfschwelle bei der Wahl des Antibiotikums mit beachtet werden (**Kasten M 3.6**). Fälle von aseptischer, sogenannter Mollaret-Meningitis wurden berichtet.

**Kasten M 3.6:** Medikamente, die zu einer Erniedrigung der Krampfschwelle führen

| | |
|---|---|
| Amantadin<br>Amphotericin B<br>**Anticholinergika**<br>**Antihistaminika**<br>Baclofen<br>**Betalaktamantibiotika**<br>Chloramphenicol<br>Clozapin<br>Cocain<br>Ciclosporin A<br>Dantrolen<br>Didanosine<br>Disopyramid<br>Fenfluramin<br>Fluconazol<br>**Glukokortikoide**<br>Isoniazid<br>Koffein<br>Lithium | **Lokalanästhetika**<br>Lysergid<br>Methylphenidat<br>Metronidazol<br>Naftidrofuryl<br>Nalixidinsäure<br>**Narkotika (initial)**<br>**Neuroleptika**<br>Oxytocin<br>Penicillamine<br>Penicillin<br>Praziquantel<br>Prostaglandine<br>**Röntgenkontrastmittel**<br>**Sympathomimetika**<br>Theophylline<br>**Trizyklische Antidepressiva**<br>Zidovudine |

(alphabetische Reihenfolge, Medikamentengruppen fettgedruckt)

***Absolute Kontraindikationen***
Penicillinallergie, Procainallergie, Epilepsie.

### M 3.4.1.7 Polypeptid-Antibiotika: Polymyxin B

***Nebenwirkungen im Bereich des peripheren und zentralen Nervensystems***
Bei paraenteraler Gabe kann es zu Parästhesien, Sehstörungen, Ataxie und Kopfschmerzen kommen. Eine plötzliche Atemlähmung durch neuromuskulären Block ist ebenfalls möglich.

### M 3.4.1.8 Sulfonamide: Cotrimoxazol, Salazosulfapyridin

***Wichtigste Nebenwirkungen***
Selten kann es zu allergischen Reaktionen vom Spättyp mit Serumkrankheit, Angiitis, Hautreaktionen, Hepatits und Agranulozytose kommen. Gelegentlich wurden Nierenschäden beobachtet. Exantheme treten in bis zu 3 % der Fälle auf.

***Nebenwirkungen im Bereich des peripheren und zentralen Nervensystems***
Neurologische Nebenwirkungen sind selten (0,1 %). Es kann zu Verwirrtheit, Schwindel, Ataxie, Tremor, epileptischen Anfällen und einer toxischen Psychose kommen. Gelegentlich treten auch Polyneuropathien und Kopfschmerzen auf. Einzelfälle von aseptischer Meningitis wurden berichtet.

***Absolute Kontraindikationen***
Allergie, Niereninsuffizienz, Spätschwangerschaft (letztes Trimenon).

***Wechselwirkungen***
Additive Wirkung von Sulfonylharnstoffen und Sulfonamiden kann in Hypoglykämien resultieren.

### M 3.4.1.9 Tetracycline, Doxycyclin, Minocyclin

***Wichtigste Nebenwirkungen***
Hervorstehende Nebenwirkungen sind gastrointestinale Störungen mit Übelkeit und Erbrechen, außerdem Fotodermatose. Es muss auf Fotosensibilisierung geachtet werden, gleichzeitige Sonnenexposition oder Solariumexposition ist zu meiden. Bei Kindern und während der Gravidität kann es zu Ablagerungen von Tetracyclin in Knochen und Zähnen kommen.

***Nebenwirkungen im Bereich des peripheren und zentralen Nervensystems***
Bei Kindern kann sich ein Pseudotumor cerebri mit Erbrechen, Kopfschmerz, Sehstörungen und Stauungspapillen ausbilden. Bei Erwachsenen tritt selten eine Abducensparese auf.

Bei Minocyclin besteht eine vestibuläre Toxizität mit Schwindel und Gangataxie. Daneben kann es zu Übelkeit und Kopfschmerzen kommen.

***Absolute Kontraindikationen***
Tetracyclin-Allergie, Vorsicht bei Patienten mit Myasthenia gravis, Spätschwangerschaft, Kinder.

### M 3.4.2 Tuberkulostatika (nur neurotoxische Effekte)

*Ethambutol:* Es kommt zu einer Optikusneuritis, zum Teil auch mit dem Bild einer Papillitis mit Sehstörung, Zentralskotom und Rot-Grün-Schwäche. Dieses kommt vor allem bei Dosen über 25 mg/kg Körpergewicht/d vor. Engmaschige neurologische und ophthalmologische Kontrollen während der Therapie sind essenziell, da diese Optikusneuropathie auch nach Absetzen leider nicht reversibel ist. Seltene Nebenwirkungen sind Parästhesien, Kopfschmerz und Schwindel.

*Isoniazid:* Bei 1 bis 2 % der Betroffenen kommt es zu einer Polyneuropathie mit distalen Parästhesien, »burning feet«, seltener zu motorischen Ausfällen an den kleinen Handmuskeln und auch Akkomodationsstörungen. Eine Prophylaxe ist durch die Gabe von Vitamin B6 möglich. Ab 20 mg/kg/d kommt es zu zentralen Nebenwirkungen mit Kopfschmerz, Schwindel, Ataxie, epileptischen Anfällen und paranoiden Psychosen. Isoniazid verstärkt die Wirkung von Diphenylhydantoin und Acetylsalicylsäure.

*Rifampicin:* Hierbei kommt es selten zu Kopfschmerz, Schwindel und Hörstörung. Es wurden vermehrt tiefe Beinvenenthrombosen beobachtet.

*Pyrazinamid:* Hier kommt es selten zu Polyneuropathien, Kopfschmerzen und Lichtempfindlichkeit.

*Thioamide:* Nebenwirkungen sind Polyneuropathien (Substitution von Vitamin B6 nötig), Depression, Wahnzustände und Schwindel.

### M 3.4.3 Antimykotika (nur neurotoxische Effekte)

*Amphotericin B*: Initial kann es zu Schüttelfrost, Erbrechen, Kopfschmerzen und Muskelschmerzen kommen. Nach intrathekaler oder intraventrikulärer Applikation wurden Parästhesien, Paresen, selten auch eine Paraplegie bedingt durch eine Arachnitis beobachtet.

Voriconazol (VFend): Häufig Sehstörungen, Lichtempfindlichkeit, gelegentlich Psychosen.

Fluconazol: Kopfschmerz, Schwindel, Geschmacksstörung, Krampfanfälle

*Flucytosin:* Hierbei kommt es sehr selten zu einer Polyneuropathie oder zu Verwirrtheitszuständen. Bei Kombination mit Amphotericin muss die Dosis angepasst werden.

*Griseofulvin:* Bei der Behandlung mit Grisefulvin treten Kopfschmerzen (40 %), Depressionen (15 %), Müdigkeit, Schwindel und Verwirrtheitszustände auf. Selten sind Ataxie und Sehstörungen. Die Nebenwirkungen werden durch Alkohol potenziert.

*Miconazol* und Itraconazol: Bedingt durch eine erhöhte ADH-Sekretion kann es zu einer Hyponatriämie mit Verwirrtheitszuständen und Eintrübung bis zum Koma kommen. Selten sind Angstzustände, euphorisch manische Verstimmungen und subjektive Sehstörungen.

*Clotrimazol:* Bei der Behandlung mit Clotrimazol kommt es zu Benommenheit, Müdigkeit und Depressionen. Selten sind Desorientiertheit und Halluzinationen.

*Ketoconazol:* Es treten Kopfschmerzen, Benommenheit, selten Somnolenz und auch Unruhezustände auf.

## M 3.5 Herz und Kreislauf

### M 3.5.1 Glykoside

Die Herzglykoside *Digitoxin* und *Digoxin* haben eine geringe therapeutische Breite und eine große Kumulationsgefahr.

**Kasten M 3.7:** Medikamente, die Depressionen auslösen oder verstärken können

| | |
|---|---|
| **Analgetika** | Carbamazepin |
| Ibuprofen | Ethosuximid |
| Indometacin | L-Dopa |
| Ketoprofen | Methysergid |
| Opiate | Phenytoin |
| Phenylbutazon | Pizotifen |
| **Antibiotika** | Valproat |
| Griseofulvin | Vigabatrin |
| Metronidazol | **Psychopharmaka** |
| Nalixidins | Neuroleptika |
| Nitrofurantoin | **Sedativa** |
| Penicillin | Barbiturate |
| Streptomycin | Chlomethiazol |
| Sulfonamide | **Steroide und** |
| **Herz- und** | **Hormone** |
| **Hochdruckpräparate** | ACTH |
| ACE-Hemmer | Kontrazeptiva |
| Betablocker | Kortikosteroide |
| Clonidin | **Zytostatika** |
| Guanethidin | Azathioprin |
| Hydralazin | Bleomycin |
| Lidocain | L-Asparaginase |
| Methyldopa | Mithramycin |
| Procainamid | Vincristin |
| Reserpin | **Diverse** |
| **Neurologische** | Chloroquin |
| **Medikamente** | Cimetidin |
| Baclofen | Cyproheptadin |
| Beta-Interferon | Metoclopramid |
| Bromocriptin | Salbutamol |

***Wichtigste Nebenwirkungen***
AV-Block, Extrasystolen, Appetitlosigkeit und Übelkeit.

***Nebenwirkungen im Bereich des peripheren und zentralen Nervensystems***
Nebenwirkungen auch bei üblichen Dosen sind Lichtscheu, Flimmern vor den Augen, Lichtblitze, Rot-Grün-Farbsinnstörung, Gelbsehen und Skotome. Bei Intoxikation kommt es zu Schläfrigkeit, Desorientiertheit, Halluzinationen, psychotischen Episoden, epileptischen Anfällen und Kopfschmerzen. Bei weiterem Anstieg der Spiegel kommt es zu Stupor und Koma. Ein Delir kann das erste Zeichen einer Digitalis-Überdosierung sein.

***Absolute Kontraindikationen***
Eine absolute Kontraindikation stellt ein AV-Block dar. Eine relative Kontraindikation ist Niereninsuffizienz, Hypokaliämie und Hypokalzämie.

***Wechselwirkungen***
Phenytoin und Phenobarbital hemmen die Resorption von Glykosiden und vermindern ihre Wirkung. Die intravenöse Injektion von Kalzium erhöht die Toxizität von Glykosiden wie auch Hypokaliämie. Nach Reduktion und Absetzen gute Rückbildung.

## M 3.5.2 Koronar-Therapeutika: Nitrate

*Glyceroltrinitrat* oder *Isosorbiddinitrat* können zu diffusen Kopfschmerzen, vor allem während der ersten zwei Wochen der Behandlung führen und eine vorbestehende Migräne verstärken. Daneben kann es zu Benommenheit, Schwindel und orthostatischer Hypotension kommen.

## M 3.5.3 Kalzium-Antagonisten

(Siehe auch **Kap. A 1** und **Kap. A 3**)

***Wichtigste Nebenwirkungen***
Kalizium-Antagonisten vom *Nifedipin-Typ*, Nitrendipin, Nisoldipin, Felodipin führen zu arterieller Hypotension, Obstipation, Ödemneigung der Beine und selten Tachykardie oder Thoraxschmerz. *Verapamil* und *Diltiazem* können zu bradykarden Rhythmusstörungen und zu Tremor führen.

***Nebenwirkungen im Bereich des peripheren und zentralen Nervensystems***
Neurologische Nebenwirkungen sind Müdigkeit, Schlafstörung, Kopfschmerzen (vor allem bei Nifedipin), Schwindel und Depressionen. Unter der Therapie mit Flunarizin (Sibelium®) wurden reversible Parkinson-Syndrome beobachtet.

***Absolute Kontraindikationen***
Kontraindikationen sind AV-Block und Hypotonie. Bei Behandlung mit Betablockern sollten Kalzium-Antagonisten (Verapamil) nur unter Vorsichtsmaßnahmen intravenös appliziert werden (Bradykardie, Herzstillstand!).

## M 3.5.4 Betablocker

*Propranolol*, ein nicht selektiver Betablocker, *Metoprolol*, beta-1-selektiver Blocker, *Atenolol*, Bisoprolol, Carvedilol und andere.

***Wichtigste Nebenwirkungen***
Bradykardie, Bronchospasmus, Obstipation, Durchfall und Impotenz sind gelegentliche Nebenwirkungen. Bei Diabetikern kann es zu einer Hypoglykämie kommen. Bei abruptem Absetzen nach längerer Behandlung kommt es zu reflektorischen Tachykardien und eventuell Angina pectoris.

***Nebenwirkungen im Bereich des peripheren und zentralen Nervensystems***
Müdigkeit, Schlafstörungen, vermehrter Appetit, selten Verwirrtheitszustände und Verstärkung einer vorbestehenden Migräne und Depression.

***Absolute Kontraindikationen***
Herzinsuffizienz, AV-Block, Asthma bronchiale.

***Wechselwirkungen***

Verstärkung der Wirkung von Insulin und oralen Antidiabetika mit Hypoglykämien.

## M 3.5.5 Diuretika

Elektrolytstörungen können bei Anwendung aller Diuretika auftreten. Eine Hyponatriämie (< 2,4 mMol/l) führt zu Muskelschwäche und Adynamie. Bei weiter abfallendem Natrium-Spiegel treten je nach Ausmaß und Geschwindigkeit der Entwicklung Asterixis, Myoklonien, Verwirrtheit und dann zunehmende Bewusstseinstrübung bis zum Koma auf. Hypokaliämie führt zu einer progredienten Schwäche der proximalen Muskulatur, zu einem paralytischen Ileus, Polyurie, Erbrechen, Bewusstseinsstörung bis zum Koma, epileptischen Anfällen und Herzrhythmusstörungen. Besonders häufig wird eine Hyponatriämie durch *Schleifendiuretika*, *Furosemid* und *Ethacrynsäure* ausgelöst.

***Wichtigste Nebenwirkungen***
Es kann zu einer ausgeprägten orthostatischen Blutdruckregulationsstörung kommen mit häufigen Nebenwirkungen wie Übelkeit und Erbrechen. Selten sind Thrombopenien.

***Nebenwirkungen im Bereich des peripheren und zentralen Nervensystems***
Sehstörungen und Verwirrtheitszustände wurden häufig beobachtet. Insbesondere bei Therapie mit Ethacrynsäure wurden ototoxische Nebenwirkungen (bei Spiegeln über 50 mg/ml im Serum) beobachtet. Die Schäden des Nervus vestibulocochlearis können irreversibel sein.

***Wechselwirkungen***
Die Kombination von Furosemid mit Aminoglykosid-Antibiotika erhöht das Risiko einer ototoxischen Schädigung. Bei der Behandlung mit Thiaziddiuretika wurden selten neurotoxische Störun-

gen beobachtet. Es kann zu Sehstörungen kommen. Kalium sparende Diuretika wie Aldosteron-Antagonisten z. B. *Spironolacton* (Aldactone®) können zu einer Hyperkaliämie mit Schläfrigkeit und Verwirrtheitszuständen führen. Allgemeine Nebenwirkungen sind Übelkeit und Erbrechen, die Ausbildung einer Gynäkomastie bei Männern und Impotenz.

### M 3.5.6 ACE-Hemmer

Unter ACE-Hemmer-Therapie wurden als neurologische Nebenwirkungen insbesondere Geschmacksstörungen berichtet.

### M 3.5.7 AT1-Antagonisten (Sartane)

***Häufigste Nebenwirkungen***
Insgesamt gut verträglich. Selten Kopfschmerz, Schwindel, Übelkeit, Angioödem.

### M 3.5.8 Antiarrhythmika

Antiarrhythmika vom Lidocain-Typ und Chinidin-Typ können zu Delir, Verwirrtheit, Unruhezustände, Schlafstörungen und Verstimmungen führen. Amiodaron kann eine demyelinisierende PNP auslösen. Dronedaron zeigte bisher keine spezifischen ZNS/PNS Nebenwirkungen.

### M 3.5.9 Lipidsenker

*Clofibrate* können gehäuft eine zumeist asymptomatische Hyper-CK-ämie oder blande Myalgien auslösen. Eine Verdopplung der CK ohne weitere NW kann toleriert werden. Gelegentlich tritt eine schwere Rhabdomyolyse auf, die zum Absetzen zwingt. Dieses gilt umso mehr für die neuen HMG-CoA-Reduktasehemmer (Statine), wie z. B. Lovastatin, Simvastatin, Pravastatin.

***Rückbildungstendenz der Nebenwirkungen***
In der Regel folgt nach Absetzen eine langsame Rückbildung, Defektheilungen wurden berichtet.

## M 3.6 Antikoagulanzien und Thrombozytenaggregationshemmer

### M 3.6.1 Cumarinderivate

***Wichtigste Nebenwirkungen***
Blutungen sind die häufigsten Nebenwirkungen. Sie kommen am häufigsten im Magen-Darm-Trakt und im Bereich der Niere als Makro- oder Mikrohämaturie vor. Selten kommt es zu Hautreaktionen.

***Nebenwirkungen im Bereich des peripheren und zentralen Nervensystems***
Intrazerebrale Blutungen (2–12 % pro Jahr, Todesfälle 2–9 % pro Jahr). Subdurale Hämatome, Hämatomyelie und epidurale spinale Hämatome werden selten beobachtet. Eine Schädigung des Plexus lumbosacralis, des Nervus femoralis oder des Nervus ischiadicus können bei spontanen Psoashämatomen oder iatrogenen Glutaeushämatomen beobachtet werden (i. m.-Injektionen).

***Absolute Kontraindikationen***
Kontraindikationen sind eine hämorrhagische Diathese, Magen-Darm-Ulcera, Nierensteine, Leberzirrhose, Lungentuberkulose, diabetische Retinopathie, akute Pankreatitis, arterieller Hypertonie und chronischer Alkoholismus.

***Wechselwirkungen***
Die Wirkung der Cumarinderivate wird verstärkt durch: Baclofen, Cimetidin, Danazol (Behandlung der Endometriose), Disulfiram, Immunsuppressiva, Indometacin, Makrolidantibiotika, Paracetamol, Phenothiazine, Phenytoin und Salicylate.
Die Wirkung wird vermindert von: Antazida, Barbiturate, Carbamazepin, Glukokortikoide, Dextrane und Haloperidol.

### M 3.6.2 Thrombin- und Faktor-X-Antagonisten

Thrombin-Antagonisten (Dabigatran) und Faktor-Xa-Antagonisten (Abixaban, Edoxaban, Rivaroxaban) sind hoch spezifische Gerinnungsinhibitoren, welche bei gleicher Wirksamkeit hinsichtlich der Verhinderung thrombembolischer Ereignisse geringere Blutungsrisiken haben als Vitamin-K-Antagonisten. Aufgrund der renalen Ausscheidung kann eine Niereninsuffizienz bei allen bislang verfügbaren Substanzen – in unterschiedlichem Ausmaß bei den einzelnen Substanzen (Dabigatran hier am stärksten betroffen) – zu einer Plasma-Akkumulation führen, mit dem Risiko einer erhöhten Blutungsneigung. In Abhängigkeit vom Alter der Patienten und der Nierenfunktion sind daher Dosisanpassungen erforderlich bzw. es können relative oder absolute Kontraindikationen für einzelne Substanzen bestehen. Ein klinisch relevantes Problem ist die Antagonisierung der Medikamenteneffekte, welche für Dabigatran kürzlich durch Entwicklung eines Antidots (Idarucizumab) möglich wurde. Dabigatran konkurriert mit anderen Medikamenten um den ATP-Bindungskassetten-Transporter P-Glykoprotein oder bewirkt eine Induktion des P-Glykoprotein-Transporters, woraus für einzelne Medikamente Kontraindikationen (u. a. Chinidin, Ketoconazol, Cyclosporin, FK506) und für andere Medikamente Notwendigkeiten für Dosisanpassungen (u. a. Verapamil, Carbamazepin, Rifampicin) resultieren.

***Wichtigste Nebenwirkungen***
Blutungen sind die häufigsten Nebenwirkungen. Sie kommen am häufigsten als Epistaxis oder im Magen-Darm-Trakt und im Bereich der Niere als Makro- oder Mikrohämaturie vor. Bei gleicher anti-thrombotischer Wirksamkeit treten Blutungskomplikationen weniger häufig als unter Warfarin auf. Seltener kommt es zu Hautreaktionen, Anämie, Thrombopenie, Transaminasenan-

stieg, Lipase- und Amylaseanstieg. Darüber hinaus bisher keine spezifischen ZNS-Nebenwirkungen bekannt.

### M 3.6.3 Thrombozytenaggregationshemmer

*ASS* (**Kap. M 3.2.1.1**)

#### *Wichtigste Nebenwirkungen*

Gelegentlich Neutropenie (1 % in den ersten drei Monaten), selten Agranolozytose, Thrombozytopenie, hämolytische Anämie, Magen-Darm-Störungen (Durchfall, Übelkeit), Allergie. Selten thrombotisch-thrombozytopenische Purpura.

#### *Nebenwirkungen im Bereich des peripheren und zentralen Nervensystems*

Selten Kopfschmerz oder Schwindel

#### *Absolute Kontraindikationen*

Blutbildveränderung, Blutungen, hämorrhagische Hirninfarkte in der Frühphase, Ulcera.

#### *Wechselwirkungen*

Eine Kombination mit anderen die Blutungsneigung verstärkenden Präparaten (z. B. NSAID) sollte vermieden werden. Während der ersten drei Monate der Therapie ist die Durchführung eines 14-tägigen Differentialblutbildes obligat.

*Clopidrogrel:* Diese Thrombozytenaggregationshemmer sind frei von der Gefahr von Neutropenie, dementsprechend sind Blutbildkontrollen verzichtbar. Die Rate von gastrointestinalen Blutungen ist signifikant geringer als unter Aspirin. Selten Thrombotisch-thrombozytopenische Purpura.

*Dipyridamol:* Durchfall 5 %, initiale Kopfschmerzen 10 %

## M 3.7 MS-Therapeutika

Bei den sog. Injectables (ß-Interferon und Glatirameracetat) sind kaum spezifische NW bekannt, bis auf Grippesymptome bei Interferonen und sog. Injektionsreaktion mit Tachykardie und Angst, die selten und unvorhersehbar nach Glatirameracetat auftreten.
Fingolimod kann bei Erstdosis flüchtige Bradykardien auslösen. Abnahme der Herzfrequenz und QT-Zeit Verlängerung bei Erstgabe, 2 Fälle hämophagozytisches Syndrom und zwei Fälle von PML wurden berichtet.
Dimethylfumarat (DMF) und Teriflunomid ist Monitoring der Lymphozytenzahl angezeigt (Absetzen bei Fingolimod < 200/µl und DMF < 500/µl.
Natalizumab bedarf wegen des Risiko einer PML bei JCV Positivität und Therapiedauer über 2 Jahre einer kontrollierten Indikation und dreimonatiger MRT Kontrollen.
Unter Alemtuzumab muss wegen des Risikos der Immunthrombopenie eine strikte engmaschige Blutbild- und wegen häufiger Schilddrüsenstörungen eine endokrine und Nierenfunktionskontrolle erfolgen.
Daclizumab erfordert monatliche Leberwertkontrollen.

## M 3.8 Andere Medikamente

Die Nebenwirkungen der Antiepileptika werden in **Kap. C 1** behandelt. Medikamente, die die Krampfschwelle reduzieren, sind in **Kasten M 3.5** gelistet. Kopfschmerzauslösende-/verstärkende Substanzen sind in **Kasten M 3.2** zusammengefasst. **Tab. M 3.1** gibt einen Überblick über Substanzen, die extrapyramidalmotorischen Nebenwirkungen zeigen. **Tab. M 3.2** zeigt auslösende Präparate einer Polyneuropathie. Delirauslösende Substanzen sind in **Kasten M 3.1** gelistet, depressiogene Substanzen in **Kasten M 3.7**. **Kasten M 3.3** zeigt okkulotoxische Präparate.

## Literatur


Da Silva AN1, Lake AE 3rd. Clinical aspects of medication overuse headaches. Headache 2014; 54: 211–217.

Hegeman J, van den Bemt BJ, Duysens J, van Limbeek J. NSAIDs and the risk of accidental falls in the elderly: a systematic review. Drug Saf 2009; 32(6): 489–498.

Hellwig H, Otto H (Hrsg.). Arzneimittel – Handbuch für Ärzte, 10. Auflage, Stuttgart: Wissenschaftliche Verlagsgesellschaft; 2007.

Hermann DM. Pharmakologische Therapien in der vaskulären Neurologie. In: Hermann DM, Steiner T, Diener H-C (Hrsg.). Vaskuläre Neurologie. Stuttgart: Thieme; 2010. 121–123.

Hermann DM, Kilic E, Spudich A, Krämer SD, Wunderli-Allenspach H, Bassetti CL. Role of drug efflux carriers in the healthy and diseased brain. Ann Neurol 2006; 60(5): 489–498.

Kastrup O, Maschke M, Diener HC. Arzneimittel-Nebenwirkungen am Zentralnervensystem. Arzneimitteltherapie 2000; 8: 240–244.

Ray WA, Meredith S, Thapa PB, Meador KG, Hall K, Murray KT. Antipsychotics and the risk of sudden cardiac death. Arch Gen Psychiatry 2001; 58(12): 1161–1167.

Shi S, Möricke K, Klotz U. The clinical implications of ageing for rational drug therapy. Eur J Clin Pharmacol 2008; 64: 183–199.

# N Molekulargenetische Diagnostik

# N 1 Molekulargenetische Diagnostik

*von T. Gasser**

Die Fortschritte der Molekulargenetik haben zu einem grundlegenden Wandel im Verständnis vieler neurologischer Erkrankungen geführt. Durch die Entwicklung neuer, sehr viel schnellerer und billigerer Sequenziertechniken hat die Geschwindigkeit dieses Wandels in den letzten Jahren weiter zugenommen. Die Kosten der Sequenzierung des ersten menschlichen Genoms im Humangenomprojekt, das 2001 abgeschlossen wurde, wurden auf über 1 Milliarde Dollar geschätzt. Heute kann ein gesamtes Genom innerhalb weniger Tage für rund 1 000 Euro sequenziert werden. Durch die gewonnenen Erkenntnisse wurde klar, dass viele der klassischen Krankheitsentitäten in Wahrheit äußerst heterogene Syndrome unterschiedlicher und komplexer Ätiologie sind. Die Untersuchung der jeweiligen Genprodukte erlaubt Einblicke in die molekulare Pathogenese und Pathophysiologie, was immer häufiger bereits zur Entwicklung kausaler Therapiestrategien führt. Damit bieten sich auch für die Neurologie zunehmend Möglichkeiten, Konzepte der »*personalisierten Medizin*« (oft auch »*stratifizierte Medizin*« oder »*precision medicine*« genannt) anzuwenden, die individuelle (u. a.) genetische Prädispositionen mit in Betracht ziehen, um Therapien effektiver und nebenwirkungsärmer anzuwenden.

In der Praxis bieten sich neue diagnostische Möglichkeiten, die gezielt und sachgerecht eingesetzt werden müssen.

Das folgende Kapitel soll die wichtigsten Methoden der Gensequenzierung kurz skizzieren und eine Übersicht vom aktuellen Stand der DNA-Diagnostik wichtiger erblicher neurologischer Erkrankungen geben. Angesichts der Vielzahl der identifizierten Krankheits- und Risikogene und der weiteren raschen Zunahme des Wissens kann dabei keine Vollständigkeit der Darstellung angestrebt werden. Daher wurde auch auf die in den vorherigen Auflagen eingearbeitete umfassende Tabelle neurogenetischer Erkrankungen verzichtet. Sie wurde durch einige exemplarische Tabellen wichtiger und/oder häufiger neurogenetischer Krankheitsgruppen ersetzt. Für umfassende und aktuelle Informationen wird auf die entsprechenden internetbasierten Informationsquellen verwiesen.

## N 1.1 Grundlagen der Genetik neurologischer Erkrankungen

### N 1.1.1 Das Genom

Das menschliche Genom besteht aus 22 Chromosomenpaaren (den »Autosomen«) und den zwei Geschlechtschromosomen X und Y. Je ein vollständiger, einfacher Chromosomensatz wird vom Vater und einer von der Mutter ererbt. Das Grundgerüst der Chromosomen wird von einem durchgehenden DNA-Doppelstrang gebildet. Das gesamte Genom hat eine Länge von über 3 Milliarden Basenpaaren, deren Abfolge heute praktisch vollständig bekannt ist. Die genetische Information ist auf dem DNA-Strang in Form von etwa 22 000 Genen (d. h. DNA-Sequenzen, die für Proteine kodieren) organisiert. Die eigentliche informationstragende (»kodierende«) Sequenz einzelner Gene hat in der Regel eine Länge von einigen 100 bis wenigen 1 000 Basenpaaren (**Abb. N 1.1**). Die kodierenden Bereiche (die Gesamtheit der Exons, das »*Exom*«) machen zusammen nur etwa 1,5 % des gesamten Genoms (etwa 50 Mio. Basenpaare) aus. Sie werden

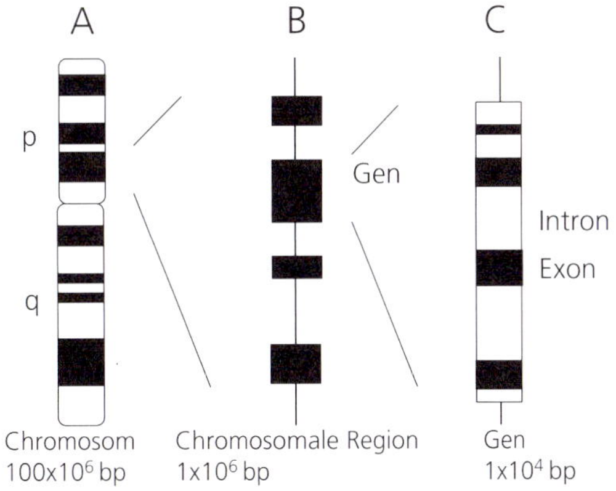


**Abb. N 1.1:** Schematische Darstellung der Struktur der kodierenden (Gene) und nicht-kodierenden Abschnitte des Genoms

* Prof. Thomas Grasser, Tübingen (Hinweis aufgrund Namensgleichheit mit einem anderen Verfasser in diesem Herausgeberwerk)

unterbrochen von sehr viel längeren DNA-Abschnitten, die nicht für Proteinsequenzen kodieren. Heute weiß man, dass dem größten Teil dieser Sequenzen wichtige regulatorische Funktionen zukommen, wenn diese auch im Einzelnen oft noch unvollständig verstanden sind. Sicher ist aber, dass die genetische Variabilität in diesen regulatorischen Sequenzen das Erkrankungsrisiko und den Verlauf vieler komplexer neurologischer Erkrankungen wesentlich mitbestimmt.

### N 1.1.2 Mutationen

Die Information, die in der Basensequenz der Gene gespeichert ist, wird in der Zelle in die Aminosäuresequenz der Proteine (= »Genprodukte«) übersetzt. Wenn Veränderungen in einem einzigen Gen eine Erkrankung zur Folge haben, spricht man von *monogener* Vererbung. Die Erkrankung kann durch den Verlust der physiologischen Funktion des Proteins verursacht werden (»loss-of-function«) oder aber dadurch, dass das veränderte Genprodukt eine neue, von der ursprünglichen Funktion unabhängige schädliche Funktion hinzugewinnt (»toxic gain-of-function«). In der Regel werden rezessiv vererbte Erkrankungen durch »loss-of-function«-Mutationen verursacht, da der Verlust einer einzelnen Genkopie meist durch die zweite Kopie kompensiert werden kann, während dominant vererbte Erkrankungen eher durch einen toxischen Funktionsgewinn verursacht werden. Auch Mutationen in nicht-kodierenden, regulatorischen DNA-Sequenzen können pathogene Wirkungen entfalten, z. B. durch Veränderungen der Genexpression. Die meisten heute bekannten pathogenen Mutationen sind jedoch in den Exons gelegen.
Allerdings sind bei Weitem nicht alle genetischen Varianten pathogenetisch relevant. Die große Mehrzahl der häufigen Basensequenzvariationen ist harmlos, sie werden als *Polymorphismen* bezeichnet (»normale genetische Variabilität«). Im Durchschnitt unterscheidet sich ein menschliches Genom vom anderen an jedem 1 000. Basenpaar. Zwischen zwei Menschen bestehen also etwa 3 Millionen Unterschiede in ihrer DNA-Sequenz. Die Gesamtvariabilität des Genoms bei allen Menschen ist selbstverständlich noch sehr viel größer. Es ist oft nicht einfach zu bestimmen, ob eine Sequenzvariante schädlich (pathogen), nützlich (protektiv) oder neutral ist. Jedes mit einer Erkrankung assoziierte Gen kann dabei sowohl hochpenetrante Krankheitsmutationen als auch Risiko- oder protektive und neutrale Varianten enthalten (sog. »pleiotropen Risiko-Loci«; Singleton und Hardy 2011).

## N 1.2 Grundlagen der molekularen Diagnostik

Die Möglichkeiten und Limitationen der molekularen Diagnostik erblicher neurologischer Erkrankungen sind wesentlich durch den Grad der genetischen Komplexität der zu untersuchenden Erkrankung bestimmt. Einigen Erkrankungen, wie z. B. der Chorea Huntington, liegt praktisch immer eine einzige, leicht identifizierbare genetische Veränderung zugrunde, in diesem Fall die Verlängerung einer repetitiven Trinukleotid-Sequenz (s. u.). Viel häufiger können Erkrankungen jedoch durch verschiedene Mutationen (= Allele) in einem Gen verursacht werden (»allelische Heterogenität«), in der Regel führen sogar Mutationen in mehreren verschiedenen Genen zu klinisch identischen oder sehr ähnlichen Krankheitsbildern (»genetische Heterogenität«). Mit modernen Sequenziermethoden ist es sehr einfach und kostengünstig, zahlreiche Varianten in einer Vielzahl von Genen gleichzeitig zu bestimmen. Dies bedeutet aber auch, dass bei jeder diagnostischen Untersuchung viele Varianten gefunden werden, die mit der in Frage stehenden Erkrankung nichts zu tun haben. Die Herausforderung für die genetische Diagnostik besteht nun darin, die Relevanz der genetischen Variabilität in einem bestimmten klinischen Kontext zu bewerten.

### N 1.2.1 Ziele und Voraussetzungen der molekularen Diagnostik

Ziel der molekularen Diagnostik ist die Hilfe für den einzelnen Patienten und dessen Familie. Voraussetzung für ihre Durchführung ist die umfassende Aufklärung des Patienten bzw. Ratsuchenden und dessen selbstbestimmte Einwilligung sowie die absolute Vertraulichkeit des Ergebnisses (American College of Medical Genetics Storage of Genetics Materials Committee 1995). Seit 1. Februar 2010 ist das Vorgehen durch das Gesetz über genetische Untersuchungen beim Menschen (»Gendiagnostik-Gesetz«, GenDG, https://www.gesetze-im-internet.de/bundesrecht/gendg/gesamt.pdf) geregelt.

### N 1.2.2 Genetische Beratung

Die genetische Beratung ist ein essenzieller Bestandteil der Diagnostik erblicher Erkrankungen und muss nach dem GenDG jedem Patienten vor der Durchführung einer genetischen Untersuchung angeboten werden. Die Aufklärung beinhaltet neben Informationen über Art und Verlauf der Erkrankung auch die potenziellen Konsequenzen für seine Familie unter Berücksichtigung der wichtigsten genetischen Parameter der Erkrankung wie z. B. Erbgang und Penetranz. Für den Patienten ergibt sich gegenüber Familienangehörigen u. U. eine moralische Verpflichtung, genetisches Wissen zu teilen. Eine »aktive Aufklärung«, d. h. eine selbstständige Kontaktaufnahme mit Familienangehörigen durch den beratenden Arzt, soll jedoch nicht erfolgen. Nach dem GenDG muss im Zusammenhang mit einer genetischen Diagnostik immer eine genetische Beratung durch einen qualifizierten Arzt *angeboten* werden. Dies muss nicht immer ein Arzt für Humangenetik sein, auch ein Facharzt mit »fachbezogener Beratungskompetenz«, die durch eine Fortbildung bei den zuständigen Ärztekammern zu erwerben ist, ist hierzu berechtigt. Die Inanspruchnahme der Diagnostik, wie auch der genetischen Beratung, ist freiwillig.

### N 1.2.3 Präsymptomatische und pränatale Diagnostik

Die Identifizierung der molekularen Krankheitsursachen erlaubt heute auch eine präsymptomatische Diagnostik, also die Bestimmung der Anlageträgerschaft bei einer klinisch gesunden Risikoperson. Richtlinien für die Durchführung der präsymptomatischen Diagnostik wurden beispielhaft für die Chorea Huntington durch die International Huntington's Disease Society und die World Federation of Neurology erarbeitet (International Huntington Association and the World Federation of Neurology Research Group on Huntingtons Chorea 1994). Nach dem GenDG sind die präsymptomatische Diagnostik und der dazugehörige Beratungsprozess immer Aufgabe eines humangenetischen Instituts oder einer humangenetischen Praxis.

### N 1.2.4 Methoden der molekularen Diagnostik

Die molekulare Diagnostik erfolgt heute durch den Nachweis der Mutation *(»direkte DNA-Diagnostik«)*. Der Mutationsnachweis gelingt am leichtesten in den Fällen, in denen nur eine einzige, bereits als pathogen bekannte Basensequenzänderung zu der jeweiligen Erkrankung führt, wie dies zum Beispiel für die »Trinukleotid-Expansionen« der Fall ist. Neue Sequenziermethoden (»next-generation-sequencing«) können heute jedoch auch viele hundert Gene oder auch die Gesamtheit der kodierenden Gensequenzen (das »Exom«) oder gar das gesamte Genom in kurzer Zeit und zu vertretbaren Kosten sequenzieren. In der Praxis wird häufig eine »Stufendiagnostik« angewandt. Zunächst erfolgt die direkte Sequenzierung der häufigsten mit einem klinischen Syndrom assoziierten Gene. Wenn dadurch keine erklärende Mutation gefunden werden kann, werden entweder einige Dutzend oder Hundert ausgewählte Gene, die für das Syndrom in Frage kommen (sogenannte »Gen-Panel«), oder aber das gesamte Exom sequenziert.

*Quelle der DNA:* Ausgangspunkt der molekularen Diagnostik ist die genomische DNA. Da jede Körperzelle die gesamte Erbinformation eines Individuums enthält, ist die Quelle der DNA belanglos. Sie wird in der Regel aus Leukozyten isoliert. Eine Ausnahme stellen Erkrankungen dar, die durch Mutationen der mitochondrialen DNA verursacht werden. Die Mitochondrien besitzen ihr eigenes, kleines Genom, das aus einem ringförmigen Molekül mit einer Länge von 16 569 Basenpaaren (bp) besteht. Da die Mitochondrien in den Geweben unterschiedlich verteilt sind, kann es vorkommen, dass ihre Mutationen nicht in allen Körperzellen nachweisbar sind.

*Polymerasekettenreaktion:* Die isolierte DNA ist das Ausgangsmaterial für die genetische Untersuchung. Das interessierende DNA-Fragment wird dann mit der Methode der Polymerasekettenreaktion (»polymerase chain reaction«, PCR) vervielfältigt. Mit dieser Methode können kurze DNA-Stücke (in der Regel einige hundert Basenpaare) viele Millionen Male kopiert werden. Die Produkte der PCR-Reaktion können dann z. B. durch eine basenspezifische Fluoreszenzmarkierung sichtbar gemacht und hinsichtlich ihrer Basensequenz analysiert werden (konventionelle »Sanger«-Sequenzierung) (**Abb. N 1.2** und **Abb. N 1.3**). Bei der Methode der *»Next-Generation«-Sequenzierung* werden dagegen hunderttausende von PCR-Reaktionen gleichzeitig durchgeführt und meist als sehr kurze Sequenzfragmente analysiert (»massive parallel sequencing«). Um die relative hohe Fehlerrate dieser Methode zu kompensieren, wird die gesamte DNA vielfach (meist 50- bis 100-mal) sequenziert, die Einzelfragmente werden dann durch komplexe bioinformatische Nachbearbeitung zu einer Gesamtsequenz zusammengesetzt.

## N 1.3 Genetische »Architektur« neurologischer Erkrankungen

### N 1.3.1 Genetische Heterogenität (»Pleiotrope Risikoloci«)

Genetisch verursachte oder mitbedingte Erkrankungen sind erbliche Merkmale (»Phänotypen«) und unterscheiden sich daher in ihrer genetischen Architektur nicht grundsätzlich von anderen erblich (mit)bedingten Merkmalen, seien es die Blütenfarben der Erbsenpflanze, an denen Gregor Mendel grundlegende Gesetzmäßigkeiten der Vererbung entdeckte, die menschliche Haarfarbe oder komplexe Eigenschaften wie die Körpergröße. Für die meisten dieser Merkmale gilt, dass sie aus einer Kombination von genetischen und umweltbedingten Faktoren resultieren, wobei der erbliche Anteil, die »Heritabilität«, in der Regel durch ein Zusammenwirken von mehreren genetischen Varianten unterschiedlicher Effektstärke und Häufigkeit erklärt werden kann (**Abb. N 1.4**).

Am einen Ende des Spektrums sind dabei die klassischen seltenen Mendel'schen Krankheitsmutationen mit hoher Penetranz angesiedelt, die praktisch deterministisch das Auftreten oder Nicht-Auftreten einer Erkrankung bestimmen. Sie sind schon aus evolutionären Gründen (»Fitness« einer Population) sehr selten (weniger als 1 : 10 000 bei dominanten, weniger als 1 : 100 bei rezessiven Varianten).

Am anderen Ende dieses Spektrums finden sich genetische Varianten, die in der Gesamtpopulation relativ häufig sind (oft in der Größenordnung von 2–40 %), und die das Erkrankungsrisiko in begrenztem Umfang beeinflussen können. Die Änderung der Erkrankungswahrscheinlichkeit beim Vergleich von Trägern und Nichtträgern der jeweiligen Risikovarianten, ausgedrückt als relatives Risiko (RR) oder »Odds Ratio« (OR) liegt in der Regel aber nur zwischen 0,7 (protektive Varianten) und 1,3 (Risikovarianten). Häufige Varianten haben also meist einen geringen, seltene Varianten dagegen einen stärkeren Einfluss auf den Phänotyp. Auch der individuelle Krankheitsverlauf, z. B. das Erkrankungsalter oder die Progres-

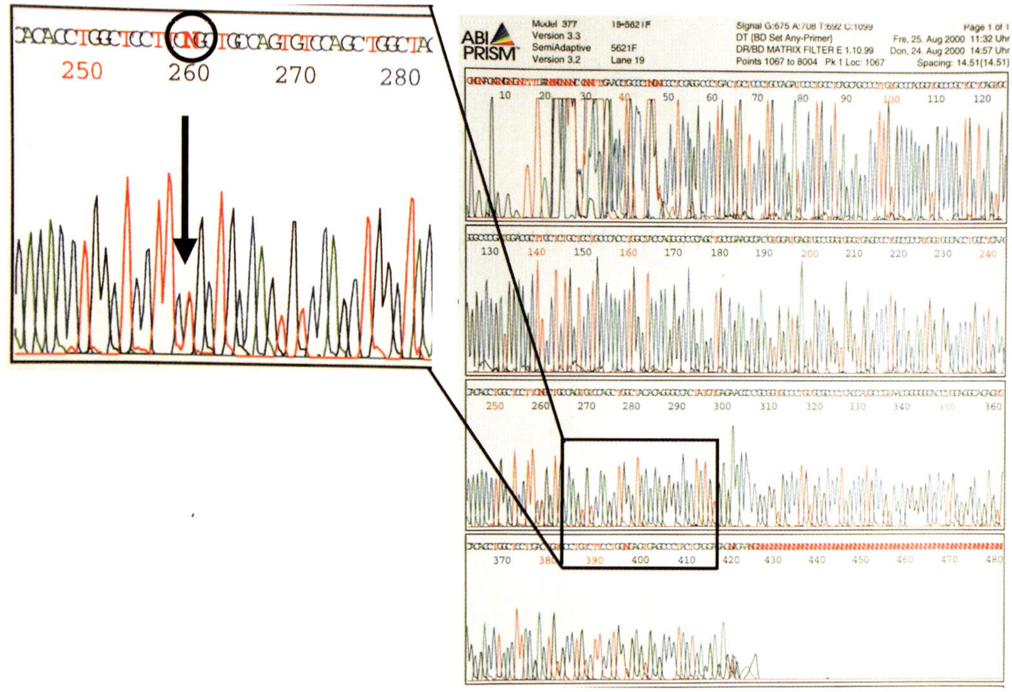


**Abb. N 1.2:** Elektropherogramm einer automatischen Sequenzanalyse (Sanger-Sequenzierung). Der Pfeil markiert eine heterozygote Mutation: An der gleichen Stelle im Genom findet sich auf den beiden korrespondierenden Chromosomen ein T (rot) bzw. ein C (blau). Die überlagerte Sequenz wird von dem automatischen Detektionsprogramm nicht erkannt und als »N« (nicht erkannt) gelesen.

sionsgeschwindigkeit wird wahrscheinlich von vielen dieser häufigen genetischen Varianten mitbestimmt.
Dazwischen gibt es sehr wahrscheinlich eine Vielzahl von Varianten mittlerer Häufigkeit (zwischen 1 : 100 und 1 : 10 000 in der Bevölkerung) mit einem intermediären Effekt auf bestimmte Phänotypen, z. B. Krankheitsrisiken (OR 3 bis 20). Von diesen Varianten ist bislang nur ein ganz kleiner Teil bekannt. Zu ihnen zählen z. B. die ApoE-Varianten als Risikofaktoren für die Alzheimerkrankheit, oder die Mutationen im Gen für die Glucocerebrosidase (GBA) bei Parkinson. Diesen Varianten wird heute eine hohe Relevanz vor allem für genetisch komplexe Phänotypen zugeschrieben.
Einzelne Gene können dabei sowohl seltene Mutationen mit starkem Effekt als auch häufigere Varianten mit intermediärer oder niedriger Effektstärke tragen. Man spricht dabei von »pleiotropen Risiko-Loci« (Singleton and Hardy 2011)

### N 1.3.2 Phänotypische Heterogenität (»pleiotrope Geneffekte«)

Die Gensequenzanalyse großer Kollektive von Patienten mit neurologischen Erkrankungen hat, wie im vorhergehenden Absatz beschrieben, gezeigt, dass eine Vielzahl von genetischen Varianten bei der Ausprägung eines Phänotyps, hier der Erkrankung, zusammenwirken. Andererseits zeigten diese Untersuchungen aber auch, dass Mutationen und Varianten in einzelnen Genen oft ganz unterschiedliche Auswirkungen haben können (»pleiotrope Geneffekte«). So kann zum Beispiel eine Mutation im Gen C9Orf72, die Expansion einer intronischen instabilen Hexanukleotid-Sequenz, zu den Krankheitsbildern der frontotemporalen Demenz, der amyotrophen Lateralsklerose und auch von Mischbildern beider Erkrankungen führen (Renton et al. 2011). Dieser pleiotrope Effekt der Mutation wird auch innerhalb einzelner Familien beobachtet und könnte durch genetische oder nicht-genetische modifizierende Einflüsse bedingt sein.

### N 1.3.3 »Personalisierte« Therapiestrategien in der Neurologie

Infolge der Sequenzierung des humanen Genoms und der Entwicklung rascher und genauer Sequenziermethoden ist die Medizin in einer Phase des Umbruchs, die weit über die Diagnostik und Klassifikation neurologischer Erkrankungen hinausgeht. Die durch diese Veränderungen eingeleitete Ära wird häufig mit dem Stichwort »personalisierte Medizin« bezeichnet (andere Begriffe wie »individualisierte Medizin«, »stratifizierte Medizin« oder »precision medicine« meinen in etwa das Gleiche). Damit soll gesagt werden, dass eine Therapie nicht ausschließlich durch die syndromale Diagnose, sondern wesentlich auch durch die individuellen Prädispositionen des Patienten bestimmt werden kann und sollte. Heute sind damit in der Regel genetische Prädispositionen gemeint, die sowohl die Erkrankung selbst (s. »genetische Heterogenität« in diesem Kapitel), als auch die Wirkung oder Nebenwirkung von Medikamenten oder anderen Therapien mitbestimmen. Im Idealfall könnte so aufgrund einer Gesamtbetrachtung aller genetischer Varianten eines Patienten eine Therapie »individuell maßgeschnei-

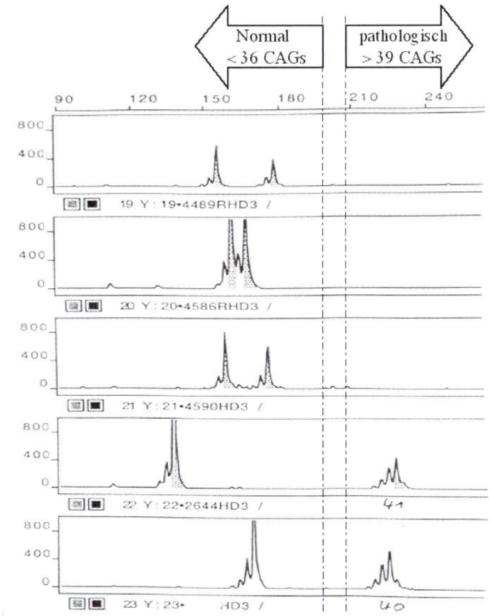


| Dye/Sample Peak | Minutes | Size |
|---|---|---|
| 19Y, 25 | 59.15 | 155.65 |
| 19Y, 27 | 65.73 | 178.56 |
| 20Y, 40 | 72.69 | 161.21 |
| 20Y, 43 | 74.37 | 167.09 |
| 21Y, 23 | 59.60 | 157.57 |
| 21Y, 24 | 59.87 | 158.47 |
| 21Y, 29 | 64.85 | 175.82 |
| 22Y, 46 | 66.16 | 137.15 |
| 22Y, 50 | 92.08 | 228.94 |

**Abb. N 1.3:** Elektropherogramm des CAG-Repeats im Huntington-Gen. Das Repeat-enthaltende DNA-Fragment wird durch eine PCR-Reaktion amplifiziert und elektrophoretisch aufgetrennt. Die fluoreszenzmarkierten Fragmente werden durch den Sequenzierautomaten detektiert. Jede der fünf Zeilen der Abbildung entspricht einer DNA-Probe, die jeweils zwei Allele (sichtbar als Peaks) des CAG-repeats enthalten. Je länger das Fragment, desto langsamer wandert es im elektrischen Feld der Elektrophorese, und desto später (in der Grafik weiter rechts) wird es detektiert.

dert« und damit effektiver und nebenwirkungsärmer durchgeführt werden. Trotz der enormen Fortschritte der Molekulargenetik in den letzten Jahren steht allerdings die Umsetzung dieses Konzepts noch am Anfang. Am ehesten wird es bereits in der Tumortherapie verwirklicht, wenn Medikamente aufgrund des Nachweises von somatischen Mutationen im Tumor gezielt ausgewählt werden. Aber auch bei neurodegenerativen Erkrankungen, Epilepsien oder Myopathien gibt es erste Ansätze.

## N 1.4 Spezielle Neurogenetik: Mutationstypen und Krankheitsgruppen

### N 1.4.1 Mutationstypen

#### N 1.4.1.1 Erkrankungen, die durch Expansionen von Repeat-Sequenzen verursacht werden

Eine ganze Reihe von erblichen neurodegenerativen Erkrankungen wird durch die Expansion instabiler Repeat-Sequenzen in der kodierenden Region eines Gens oder in seiner unmittelbaren Nachbarschaft verursacht. Dies sind in der Regel neurodegenerative Erkrankungen, wie die Chorea Huntington, mehrere Formen der spinozerebellären Ataxie, die Friedreich'sche Ataxie oder eine Form der frontotemporalen Demenz, die häufig gemeinsam mit einer amyotrophen Lateralsklerose auftritt (FTD/ALS-Spektrum) (**Tab. N 1.1**).

In der Mehrzahl der Fälle handelt es sich bei den Repeats um Einheiten von drei Basen (»Trinukleotide« oder »Tripletts«), aber auch vier, fünf oder sechs Basenpaare kommen vor (Tetra-, Penta-, oder Hexanukleotid-Repeats). Das Huntington-Gen beispielsweise enthält in seinem Exon 1 das Trinukleotid »CAG«, das für die Aminosäure Glutamin kodiert, beim Gesunden zwischen 15- und 25-mal hintereinander. Eine Verlängerung dieser Sequenz auf 40 Trinukleotid-Elemente oder mehr hat zur Folge, dass die betreffende Person an einer Chorea Huntington erkranken wird. Nach der heute vorherrschenden Auffassung verursachen solche Trinukleotid-Repeat-Expansionen Funktionsstörungen, die nicht unmittelbar mit der primären Funktion des Genproduktes in Zusammenhang stehen. Man spricht vom »Gewinn einer toxischen Funktion« des betreffenden Proteins (»gain of toxic function«). Die gezielte molekulare Diagnostik erlaubt die Bestätigung der klinischen Diagnose und die Bestimmung des Risikostatus bei Familienangehörigen. Auch eine pränatale Diagnostik ist, unter Maßgabe der oben beschriebenen Voraussetzungen, möglich. Viele Repeat-Erkrankungen weisen mehrere charakteristische Besonderheiten auf. Das Erkrankungsalter, und in gewissem Umfang auch die Schwere der Erkrankung, hängt vom Ausmaß der Repeat-Expansion ab. Je höher die Anzahl der Repeats, desto früher der Krankheitsbeginn und desto schwerer der Verlauf. Eine weitere Besonderheit von Repeat-Sequenzen ist ihre »Instabilität«. Dies bedeutet, dass sich die Anzahl der Trinukleotid-Elemente bei der Weitergabe von einer Generation zur nächsten verändern kann (»dynamische Mutation»), meist im Sinne einer Zunahme. Diese Beobachtung erklärt das Phänomen der *Antizipation*, das für die Chorea Huntington und die myotone Dystrophie schon lange vor Entdeckung der Mutationen beschrieben wurde. Antizipation bedeutet, dass Betroffene nachfolgender Generationen früher erkranken und einen schwereren Verlauf aufweisen als ihre Vorfahren.

#### N 1.4.1.2 Erkrankungen, die durch Punktmutationen oder kleine Insertionen oder Deletionen verursacht werden

Die meisten erblichen neurologischen Erkrankungen können durch mehrere *unterschiedliche Mutationen* (Basenaustausche, Deletionen, Insertionen und andere kleine Veränderungen der DNA-Sequenz) in einem oder in einer Reihe von verschiedenen Genen verursacht werden. Man nennt dies *»allelische bzw. genetische Heterogenität«*. Die DNA-Diagnostik zur Bestätigung der klinischen Diagnose oder auch für die präsymptomatische oder pränatale Diagnostik kann in diesen Fällen durch eine vollständige Sequenzierung der betreffenden Gene erfolgen.

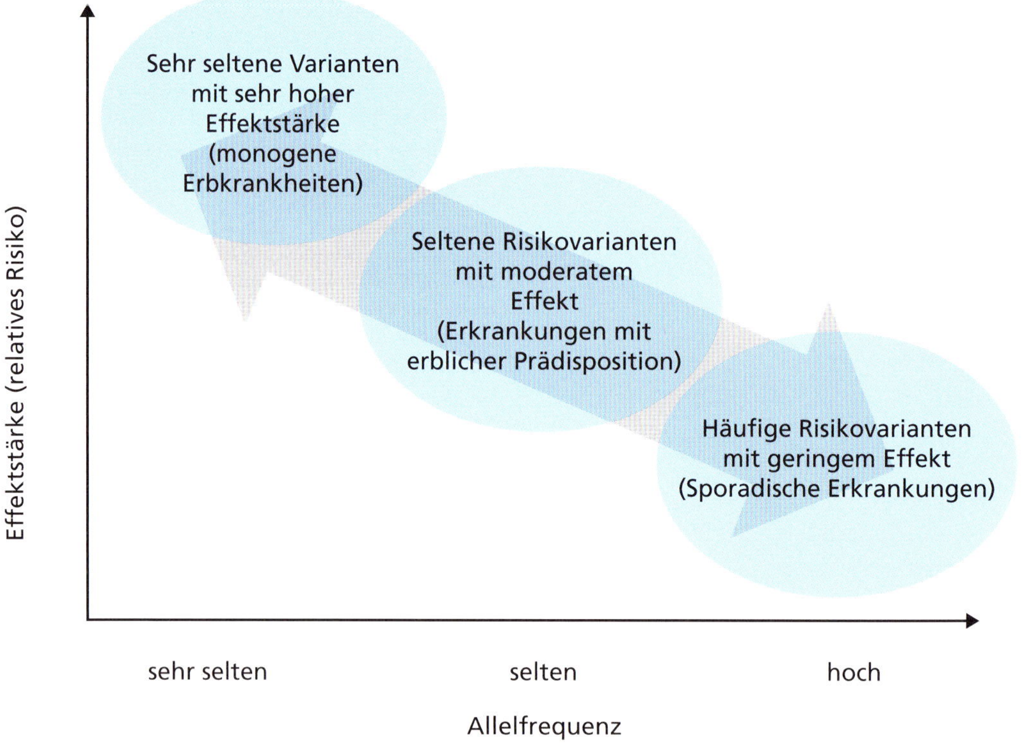


**Abb. N 1.4:** Genetische Architektur komplexer Erkrankungen. Die Gesamtheritabilität komplexer Erkrankungen wird heute auf das Zusammenwirken eines Kontinuums genetischer Risikofaktoren unterschiedlicher Häufigkeit und Effektstärke zurückgeführt. Dabei gilt generell, dass seltene und sehr seltene Varianten eine hohe Effektstärke auf den Phänotyp haben (sie entsprechen den krankheitsverursachenden Mutationen bei Erkrankungen mit Mendel'schem Erbgang), während häufige Varianten in der Regel nur einen geringen Einfluss auf das Erkrankungsrisiko ausüben (modifiziert nach Manolio et al. 2009).

**Tab. N 1.1:** Erkrankungen, die durch Repeat-Expansionen verursacht werden (Beispiele)

| Erkrankung | Symbol | Gen | Repeat | Pathologischer Schwellenwert | Literatur |
|---|---|---|---|---|---|
| Chorea Huntington | CH | Huntingtin | CAG | ⇒ 38* | Group 1993 |
| Spinozerebelläre Ataxie Typ 1 | SCA1 | Ataxin1 | CAG | ⇒ 36* | Orr et al. 1993 |
| Spinozerebelläre Ataxie Typ 2 | SCA2 | Ataxin2 | CAG | ⇒ 32* | Gispert et al. 1993 |
| Spinozerebelläre Ataxie Typ 3 | SCA3 | Ataxin3 | CAG | ⇒ 45* | Kawaguchi et al. 1994 |
| Friedreich-Ataxie | FRDA | Frataxin | CAA | ⇒ 70** | Campuzano et al. 1996 |
| Frontotemporale Demenz | FTLD-TDP43 | C9Orf72 | GGGGCC | ⇒ 20** | Renton et al. 2011 |

Beispiele wichtiger Erkrankungen, die durch die Expansion von repetitiven Nukleotidsequenzen verursacht werden.

* Das Repeat liegt innerhalb der kodierenden Sequenz; jedes CAG-Codon wird in die Aminosäure Glutamin translatiert, aus der Repeat-Verlängerung resultiert daher eine verlängerte Polyglutamindomäne des kodierten Proteins.

** Die Repeatsequenz liegt außerhalb der kodierenden Sequenz, das Protein selbst bleibt daher unverändert. Bei der rezessiv erblichen Friedreich-Ataxie stört die Repeat-Expansion (meist über mehrere hundert CAA-Einheiten) die Transkription und führt so zu einem Verlust des Proteins. Der pathogene Mechanismus der GGGCC-Expansion bei Frontotemporaler Demenz und der pathologische Schwellenwert sind noch nicht letztlich geklärt. Die meisten Erkrankten haben Repeatlängen über 500.

In manchen Fällen können bestimmte häufige Mutationen gezielt identifiziert werden. So wird die autosomal-dominant erbliche Mikroangiopathie CADASIL (»cerebral autosomal dominant arteriopathy with subcortical infarcts and leukoencephalopathy«) durch Mutationen in dem mit 29 Exons recht großen Gen Notch3 verursacht. 70 % der Mutationen finden sich jedoch in den Exons 3 und 4, sodass die molekulare Diagnostik zunächst oft auf diese beiden Sequenzen begrenzt wird.

Ein anderes Beispiel sind die Muskeldystrophien vom Typ Duchenne und Becker, die durch Mutationen im Dystrophin-Gen auf Chromosom X21.1 verursacht werden, mit über 70 Exons eines der größten Gene des menschlichen Genoms. Allerdings werden etwa 60 % aller Krankheitsfälle durch technisch relativ leicht nachweisbare Umlagerungen, größere Deletionen oder Duplikationen verursacht, nach denen daher oft zuerst gefahndet wird. Die zunehmende Verfügbarkeit günstiger Hochdurchsatz-Sequenzierverfahren führt jedoch dazu, dass immer häufiger die vollständigen Gene, ganze »Gen-Panels« oder gar das gesamte Exom oder Genom sequenziert wird (**Kap. N 1.2.4**)

#### N 1.4.1.3 Erkrankungen, die durch größere Duplikationen oder Deletionen (rearrangements) verursacht werden

Manchmal werden Erkrankungen durch die Duplikation (auch Triplikationen oder noch höhergradige Multiplikationen sind möglich) oder die Deletion von größeren DNA-Abschnitten verursacht. Als Mutationsmechanismus liegt meist eine asymmetrische Rekombination aufgrund von Repeat-Elementen an den Rekombinationsbruchpunkten zu Grunde. Solche chromosomalen »rearrangements« können ein oder mehrere Exons, aber auch ein oder mehrere ganze Gene betreffen. Solche Mutationen werden oft durch konventionelle Sequenziermethoden nicht entdeckt, da die primäre DNA-Sequenz unverändert ist.
Ein Beispiel hierfür ist die hereditäre Neuropathie vom Typ Charcot-Marie-Tooth-1 (CMT1). Die CMT1 wird in der Mehrzahl der Fälle durch die Duplikation eines etwa 1,5 Millionen Basenpaare langen Fragments auf Chromosom 17 verursacht (CMT1a). Dieses Fragment enthält das Gen für den Markscheidenbestandteil »Peripheral-Myelin-Protein-22« (PMP-22). Die Duplikation dieses Chromosomenabschnitts führt zu einer Überexpression des an sich intakten Gens und damit zu einer Störung der Myelinisierung.

### N 1.4.2 Spezielle Neurogenetik: Neurogenetische Erkrankungen und Krankheitsgruppen

Grundsätzlich gibt es bei fast allen neurologischen Erkrankungsgruppen und Syndromen Unterformen, die durch Genmutationen (mit-)bedingt sind. Dies reicht von den neurodegenerativen Erkrankungen und Bewegungsstörungen über die Epilepsien und die neuromuskulären Erkrankungen bis zum Schlaganfall. Dennoch spielt die genetische Diagnostik in der Praxis nicht bei allen Krankheitsgruppen die gleiche Rolle. Anstelle einer umfassenden Darstellung neurogenetischer Erkrankungen sollen daher exemplarisch einige der für die Praxis relevantesten Krankheitsgruppen herausgegriffen und syndrombezogen das Vorgehen für die genetische Stufendiagnostik dargestellt werden.

#### N 1.4.2.1 Ataxien

Chronisch-progrediente Ataxien mit oder ohne weitere neurologische Defizite sind nach Ausschluss einer symptomatischen Genese, z. B. einer primär progredienten MS oder einer funikulären Myelose zu einem erheblichen Teil genetisch bedingt, wobei sich grundsätzlich die autosomal-rezessiven Formen oft in der Kindheit, Jugend oder dem frühen Erwachsenenalter als sporadische Fälle manifestieren, während bei späterem Krankheitsbeginn eine sorgfältige Familienanamnese oft eine dominante Vererbung offenlegt. Eine negative Familienanamnese schließt aber wegen altersabhängig inkompletter Penetranz eine dominante Erkrankung selbstverständlich nicht aus.
Die bei weitem häufigste Form der *autosomal-rezessiv vererbten* Ataxien ist die Friedreich'sche Ataxie. Sie manifestiert sich meist vor dem 20. Lebensjahr mit einer progredienten afferenten Ataxie, einem Reflexverlust und Störungen der Tiefensensibilität. Variable begleitende Symptome können eine Skoliose oder ein Diabetes mellitus sein. Bei einem nicht geringen Teil der Patienten beginnt die Erkrankung aber auch erst im mittleren oder gar späteren Erwachsenenalter oder weist erhaltene Muskeleigenreflexe auf. Andere, seltenere autosomal-rezessive Ataxien sind in aller Regel Erkrankungen des Kindes- oder Jugendalters. Sie können begleitende neurologische Defizite wie eine okulomotorische Apraxie oder eine Spastik, oder aber Laborauffälligkeiten wie ein erhöhtes alpha-Fetoprotein oder Cholesterin, oder ein erniedrigtes Albumin aufweisen (**Tab. N 1.2**). Eine rationale genetische Diagnostik sollte bei afferenter Ataxie zunächst eine Friedreich-Mutation ausschließen, bei einer der genannten zusätzlichen Auffälligkeiten das entsprechende Kandidatengen. Bei unklarer klinischer Zuordnung oder fehlendem Mutationsnachweis sollte dann eine Panel-Diagnostik oder Exomsequenzierung angestrebt werden.
Die *autosomal-dominanten Ataxien* (spinozerebelläre Ataxien, SCA) manifestieren sich in der Regel als progrediente, im Erwachsenenalter beginnende zerebelläre Ataxien mit oder ohne begleitende Symptomatik wie Okulomotorikstörungen, Spastik, Dystonie, Parkinsonismus oder Neuropathie. Über 30 Gene wurden bislang identifiziert. Über die Hälfte aller Fälle mit komplexer Symptomatik ist jedoch durch Repeat-Expansionen in einigen wenigen Genen erklärt (SCA1, 2, 3 und 17; **Tab N 1.2**), bei zusätzlicher Opticus-Atrophie kommt eine SCA7 in Frage. Reine zerebelläre Ataxien sind am häufigsten durch eine Repeatexpansion im CANCA1A -Gen (SCA6) verursacht. Bei einer entsprechenden Klinik sollte daher zunächst eine gezielte genetische Diagnostik durch Analyse dieser Gene erfolgen, falls dies erfolglos bleibt, ist eine Panel-Diagnostik oder Exomsequenzierung anzustreben.
Bei Männern ab dem 60. Lebensjahr ist bei einer progredienten Ataxie mit begleitendem Ruhe- und Haltetremor auch ein Fragiles X-Tremor-Ataxie-Syndrom (FXTAS) nicht selten, hier ist eine gezielte Diagnostik sinnvoll.

#### 1.4.2.2 Nicht-degenerative Bewegungsstörungen

Nicht-degenerative Bewegungsstörungen, wie die Dystonien, die benigne Chorea, der Tremor oder auch das Restless-legs-Syndrom sind häufig erblich bedingt (**Tab. N 1.3**). Relevante Indikationen für eine genetische Diagnostik sind die generalisierten Dystonien des Kindes- und Jugendalters, der Verdacht auf eine Dopa-responsive Dystonie oder ein

**Tab. N 1.2:** Beispiele autosomal-rezessiv und -dominant vererbter Ataxien

| Erkrankung | Symbol | Erbg. | Gen | Literatur | Bemerkungen/ Diagnostische Hinweise |
|---|---|---|---|---|---|
| *Autosomal-rezessive Ataxien* | | | | | |
| Friedreich-Ataxie | FRDA | AR | Frataxin | Campuzano et al. 1996 | häufigste rezessiv erbliche Ataxie, |
| Ataxie mit Vitamin-E-Mangel | AVED | AR | a-Tocopherol Transfer-Protein | Ouahchi et al. 1995 | selten, Retinopathie, Vit-E-Spiegel erniedrigt |
| Ataxia telangiectasia | AT | AD | ATM | Savitsky et al. 1995 | AFP erhöht |
| Ataxie mit okulomotorischer Apraxie 1 | AOA1 | AR | Aprataxin | Moreira et al. 2001 | Cholesterin erhöht<br>Albumin erniedrigt |
| Ataxie mit okulomotorischer Apraxie 2 | AOA2 | AR | Senataxin | Moreira et al. 2004 | AFP erhöht |
| Zerebrotendinöse Xanthomatose | CTX | AR | CYP27A1 | Cali et al. 1991 | Xanthome, Katarakt |
| *Autosomal-dominante Ataxien* | | | | | |
| Spinozerebelläre Ataxien | SCA1 | AD | Ataxin 1 | Orr et al. 1993 | SCA1, 2 und 3 machen zusammen rund 60 % der dominant erblichen spinozerebellären Ataxien aus; klinisch Ataxie plus extrapyramidale und pyramidale Symptome |
| | SCA2 | AD | Ataxin 2 | Gispert et al. 1993 | |
| | SCA3/MJD | AD | Ataxin 3 | Kawaguchi et al. 1994 | |
| | SCA6 | AD | Kalzium-Kanal | Zhuchenko et al. 1997 | allelisch zu FHM und EA2; meist reine zerebellläre Ataxie |
| | SCA7 | AD | Ataxin 7 | Benomar et al. 1995 | mit pigmentärer Retinadegeneration |
| | SCA17 | AD | TATA-bindendes Protein (TBP) | Koide et al. 1999 | Demenz<br>Chorea |
| Fragiles X Tremor Ataxie Syndrom | FXTAS | XL | FMR1 | Hagerman et al. 2001 | Tremor, Parkinson, Neuropathie, leichte kogn. Störungen |

AD autosomal dominant, AR autosomal rezessiv, XL X-chromosomal

Myoklonus-Dystonie-Syndrom (Klein 2014). Auch ein Morbus Wilson kann sich mit einem dystonen Syndrom (meist dystoner Tremor) manifestieren. Eigenartigerweise konnten für die häufigsten nicht-degenerativen Bewegungsstörungen, den essentiellen Tremor und das Restless-legs-Syndrom bisher noch keine hochpenetranten Krankheitsgene gefunden werden, obwohl die Heritabilität dieser Erkrankungen hoch ist.

### N 1.4.2.3 Bewegungsstörungen mit Neurodegeneration

Eine progrediente *choreatische Bewegungsstörung* im mittleren Lebensalter legt die Diagnose einer Chorea Huntington nahe, andere »huntington-like« Erkrankungen sind sehr selten. Hier sollte bei entsprechender Klinik mit und ohne positive Familienanamnese eine gezielte genetische Diagnostik angeboten werden. Bei *Parkinson-Syndromen* ist eine genetische Diagnostik zu erwägen bei Erkrankungsbeginn vor dem 45. Lebensjahr (autosomal-rezessive »juvenile« Form), oder bei klar positiver Familienanamnese (autosomal-dominante Formen). Die häufigsten ursächlichen Gene für diese Erkrankungsformen sind in **Tab. N 1.4** aufgeführt, weitere Gene sind bekannt, aber sehr selten (Gasser 2015).

Zunehmende Bedeutung wird die genetische Diagnostik in den nächsten Jahren auch für Risikofaktoren mit mittlerer Häufigkeit und intermediärer Effektstärke gewinnen. Ein Beispiel sind hier Mutationen des Gens Glucocerebrosidase (GBA), die das Risiko an Parkinson zu erkranken je nach Mutation um den Faktor 3 bis 15 erhöhen (Sidransky et al. 2009). Die Familienanamnese ist in diesen Fällen oft nicht richtungsweisend, da die Penetranz dieser Mutationen maximal nur etwa bei 30 % liegt. Es werden aber bereits die ersten mutationsspezifischen verlaufsmodifizierenden Therapien im Rahmen von klinischen Studien erprobt. Die zunehmend sichtbar werdenden therapeutischen Konsequenzen werden ein Umdenken in der Nutzung genetischer Diagnostik bei neurodegenerativen Erkrankungen im Allgemeinen bewirken.

Daneben wurden in den letzten Jahren die genetischen Ursachen einer Vielzahl von seltenen komplexen neurodegenerativen Syndromen mit Bewegungsstörungen und kognitiver Beteiligung identifiziert, darunter mehrere Formen der »Neurodegeneration with Brain Iron Accumulation« (NBIA, früher »Hallervorden-Spatz-Erkrankung«), der

**Tab. N 1.3:** Beispiele erblicher nicht-degenerativer Bewegungsstörungen

| Erkrankung | Symbol | Erbg. | Gen | Literatur | Bemerkungen/ Diagnostische Hinweise |
|---|---|---|---|---|---|
| Primäre generalisierte Torsionsdystonie | DYT1 | AD | Torsin A | Ozelius et al. 1997 | Beginn meist vor dem 20. LJ in einer Extremität, rasche Generalisierung |
| Primäre kraniopharyngeale Dystonie | DYT6 | AD | Thap1 | Fuchs et al. 2009 | Beginnt vor dem 20. LJ kraniopharyngeal, mit Generalisierung |
| Dopa-responsive Dystonie | DRD, DYT5 | AD | GTP-Cyclohydrolase I | Ichinose et al. 1994 | Rasche und anhaltende Besserung auf L-Dopa |
| Myoklonus-Dystonie-Syndrom | DYT11 | AD | e-Sarkoglykan | Zimprich et al. 2001 | reduzierte Penetranz bei Vererbung durch die Mutter |
| Morbus Wilson | WND | AR | Kupfertransport-Protein | Tanzi et al. 1993 | Cu im 24 Std.-Urin ↑ Coeruloplasmin ↓ |

AD autosomal dominant, AR autosomal rezessiv

**Tab. N 1.4:** Beispiele erblicher neurodegenerativer Bewegungsstörungen

| Erkrankung | Symbol | Erbg. | Gen | Literatur | Bemerkungen/ Diagnostische Hinweise |
|---|---|---|---|---|---|
| Chorea Huntington | HD | AD | Huntingtin | Group 1993 | Typische Trias von Chorea, Verhaltensstörung und Demenz |
| Autosomal-dominantes Parkinson-Syndrom | PARK1/4 | AD | $\alpha$-Synuclein | Polymeropoulos et al. 1997 | Früher Beginn, oft rasch progredient, Demenz |
| Autosomal-dominantes Parkinson-Syndrom | PARK8 | AD | LRRK2, Dardarin | Zimprich et al. 2004 | häufigste autosomal-dominante Form des Parkinson-Syndroms |
| Autosomal-rezessives juveniles Parkinson-Syndrom | PARK2, PARK6, PARK7 | AR | Parkin, PINK1, DJ-1 | Kitada et al. 1998 | Reines Parkinson-Syndrom Beginn meist deutlich vor dem 40. Lebensjahr |

AD autosomal dominant, AR autosomal rezessiv

Neurodegeneration mit Basalganglienverkalkungen (früher »Fahr-Syndrom«) oder der Neuroferritinopathien. Klinisch führend sind oft unterschiedliche Kombinationen von Dystonie, Spastik, Rigor und kognitiven Störungen. Bei der breiteren Anwendung genetischer Diagnostik stellte sich heraus, dass die in den Erstbeschreibungen oft als wegweisend angesehenen klinischen oder bildgebenden Befunde nur bei einem Teil der Patienten nachzuweisen waren, oder dass sich Mutationen in anderen, zunächst nicht vermuteten Genen fanden. Diese seltenen Erkrankungen können aber auch häufigere Syndrome wie eine Chorea Huntington oder ein Parkinson-Syndrom imitieren. Insgesamt wird immer deutlicher, dass die »Genotyp-Phänotyp«-Beziehung bei vielen dieser Erkrankungen unschärfer ist als bislang angenommen. Durch eine genetische Panel-Diagnostik lässt sich bei einem signifikanten Anteil der Patienten mit diesen unklaren Syndromen die Ursache klären, und somit eine lange, aufwändige und oft belastende Phase der Unsicherheit und der frustranen Versuche einer diagnostischen Einordnung beenden.

### N 1.4.2.4 Demenzen

Dass die Alzheimer-Demenz in einem kleinen Teil der Fälle durch Mutationen in einem von drei Genen des Amyloid-Stoffwechsels (**Tab. N 1.5**) verursacht werden kann, ist schon seit vielen Jahren bekannt. Diese monogenen Formen weisen ganz überwiegend ein frühes Erkrankungsalter (in der Regel deutlich vor dem 60. Lebensjahr) auf. Da für diese Patienten bereits erste gezielte Therapiestudien durch Immunisierung gegen das aggregierende beta-Amyloid angeboten werden, sollte die Möglichkeit einer genetischen Diagnostik mit Patienten und Familien diskutiert werden.

Große Fortschritte wurden in den letzten Jahren in der genetischen Kategorisierung der frontotemporalen Demenzen (= frontotemporale Lobärdegeneration, FTLD) erzielt (Bruni et al. 2014). Diese sehr variabel verlaufende neurodegenerative Erkrankung mit den Hauptphänotypen der Verhaltensvariante (»behavioral variant«), der Primär Progredienten Aphasie (PPA) und der Semantischen Demenz (SD) wird meist durch Mutationen in den Genen für C9Orf72, Progranulin oder MAPTau, seltener auch durch Mutationen in anderen Genen verursacht. Insbesondere die PPA kann aber auch pathologisch eine Variante der Alzheimer-Erkrankung darstellen und durch Mutationen in den o.g. Alzheimer-Genen verursacht werden. Einige dieser Mutationen, insbesondere die häufigste FTD-Mutation, ein verlängertes Hexanukleotid-Repeat im Gen C9Orf72, zeigen eine ausgeprägte Pleiotropie (**Kap. N 1.4.2**): sie können auch zu einer typischen Motoneuronerkrankung (ALS) oder aber zu Mischbildern (ALS/FTD) führen (Majounie et al. 2012).

**Tab. N 1.5:** Beispiele erblicher Demenzen

| Erkrankung | Symbol | Erbg. | Gen | Literatur | Bemerkung |
|---|---|---|---|---|---|
| Familiäre Alzheimer-Demenz | AD1 | AD | Amyloid Precursor Protein | Goate et al. 1991 | selten |
| | AD3 | AD | Präsenilin 1 | Sherrington et al. 1995 | häufigste Ursache der dominanten Form |
| | AD4 | AD | Präsenilin 2 | Rogaev et al. 1995 | Gründermutation bei Wolgadeutschen |
| Frontotemporale Demenz mit Parkinson-Syndrom mit Tau-Einschlüssen FTLD-T | FTLD-Tau | AD | MAPTAU | Hutton et al. 1998 | Mutationen bei 20–40 % der erblichen FTD |
| Frontotemporale Demenz mit Parkinson-Syndrom mit TDP-43 Einschlüssen | FTLD-TDP | AD | C9Orf72 | Renton et al. 2011 | Auch FTLD-ALS oder reine ALS |
| | FTLD-U | AD | Progranulin | Cruts et al. 2006 | In manchen Populationen noch häufiger als Tau-Mutationen |

AD autosomal dominant

**Tab. N 1.6:** Die häufigsten spastischen Spinalparesen

| Erkrankung | Symbol | Erbg. | Erkrankung | Mutation | Literatur | Gen |
|---|---|---|---|---|---|---|
| Fam. spast. Paraplegie | SPG3 | AD | Atlastin | Pm | Zhao et al. 2001 | Beginn 1. bis 4. Lebensjahrzehnt, meist »reine« HSP |
| | SPG4 | AD | Spastin | Pm | Hazan et al. 1999 | ~ 50 % der dominanten HSP, meist »reine« HSP |
| | SPG7 | AR | Paraplegin | Pm | Casari et al. 1998 | Optikusatrophie, Ataxie |
| | SPG11 | AR | Spastacsin | Pm | Stevanin et al. 2008 | Mentale Retardierung, Spastik, dünnes CC |

AD autosomal dominant, AR autosomal rezessiv

Immer wenn eine neurodegenerative Demenz ohne erkennbare Ursache vor dem 65. Lebensjahr einsetzt, ist eine genetische Ursache wahrscheinlich. Wegen der hohen Variabilität des Phänotyps ist nach Ausschluss der häufigsten Gene (**Tab. N 1.5**) oft eine Paneldiagnostik sinnvoll.

### N 1.4.2.5 Spastische Spinalparesen

Die spastischen Spinalparesen gehören zu den heterogensten Gruppen erblicher neurologischer Erkrankungen. Über 70 Genorte und Gene für autosomal-dominante, -rezessive und X-chromosomale Formen der Erkrankung sind bekannt (**Tab. N 1.6**). Eine Stufendiagnostik erfolgt unter Einbeziehung von Angaben über Erbgang, Begleitsymptome und die Häufigkeit der einzelnen Formen. Generell gilt, dass autosomal-dominante Formen eher mit spätem Krankheitsbeginn als »reine« spastische Spinalparese, also ohne weitere neurologische Auffälligkeiten mit der häufigen Ausnahme von Tiefensensibilitäts- und Blasenstörungen manifestieren, während autosomal-rezessive Formen früh beginnen und oft zusätzliche neurologische und neuropsychiatrische Auffälligkeiten aufweisen. Die Zuordnung von Genotyp zu Phänotyp ist jedoch so variabel, dass nach Ausschluss der häufigsten dominanten Form, der SPG4 (rund 45 % aller dominanten Fälle) eine Panel-Diagnostik anzustreben ist (Schule et al. 2016).

### N 1.4.2.6 Neuropathien und Muskelerkrankungen

Erbliche Polyneuropathien (**Tab. N 1.7**) werden heute unter dem Begriff der Charcot-Marie-Tooth(CMT)-Erkrankung zusammengefasst, wenn eine *sensomotorische* PNP einziges Symptom ist oder deutlich im Vordergrund der Symptomatik steht, oder aber, je nach vorherrschender Beteiligung, als hereditäre *motorische* (HMN) oder hereditäre *sensorische* (HSN) Polyneuropathien bezeichnet. Innerhalb jeder Gruppe gibt es zahlreiche Untergruppen, je nach Erbgang, Ausprägung (demyelinisierend, axonal, intermediär) und Begleitsymptomen. Polyneuropathien können aber auch Teilsymptom anderer erblicher Erkrankungen, wie der spastischen Spinalparesen oder der Ataxien sein.
Praktisch bedeutsam ist zunächst die Abgrenzung einer hereditären von einer potentiell behandelbaren erworbenen Form einer PNP, etwa einer chronisch-inflammatorischen demyelinisierenden PNP (CIDP) oder einer PNP im Rahmen eines Vitaminmangels oder einer Stoffwechselerkrankung. Dabei ist grundsätzlich hilfreich, dass erbliche PNPs fast immer primär chronisch progredient verlaufen und zu einem symmetrischen, elektrophysiologisch gleichmäßigen Befall der peripheren Nerven führen, während ein subakuter Beginn,

**Tab. N 1.7:** Die häufigsten Formen der erblichen Polyneuropathien

| Erkrankung | Symbol | Erbg. | Gen | Literatur | Bemerkungen/ Diagnostische Hinweise |
|---|---|---|---|---|---|
| Charcot-Marie-Tooth Typ 1 (demyelinisierend) | CMT1a | AD | PMP-22 | Lupski et al. 1991 | bei 70 % Duplikation eines 1,5 Mb-Fragments |
| | CMT1b | AD | MPZ | Hayasaka et al. 1993 | ~ 5 % aller CMT, hohe klinische Variabilität |
| CMT Typ 2 (axonal) | CMT2A2 | AD | MFN2 | Zuchner et al. 2004 | Meist Beginn im 1. Jahrzehnt, schwerer Verlauf |
| Charcot-Marie-Tooth, X-chromosomal | CMTX | XL | GJB1 | Bergoffen et al. 1993 | Bei Männern demyelinisierend, bei Frauen axonal |

AD autosomal dominant, XL X-chromosomal

**Tab. N 1.8:** Beispiele erblicher Gliedergürtelmuskeldystrophien bei denen klinische Charakteristika Hinweise auf die zugrundeliegende Mutation geben können

| Erkrankung | Symbol | Erbg. | Gen | Literatur | Bemerkungen/ Diagnostische Hinweise |
|---|---|---|---|---|---|
| Gliedergürtel-Muskeldystrophie | LGMD1A | AD | Myotilin | Hauser et al. 2000 | Foot-drop, Kardiomypathie, Pseudomyotone Entladungen |
| | LGMD1B | AD | Lamin A/C | Muchir et al. 2000 | Humeroperoneale Verteilung, Kontrakturen, Kardiomypathie |
| | LGMD1C | AD | Caveolin-3 | Minetti et al. 1998 | CK erhöht, »rippling muscles« |
| | LGMD2A | AR | Calpain 3 | Richard et al. 1995 | Scapula alata, fehlende Unterschenkelatrophie |
| | LGMD2B | AR | Dysferlin | Bashir et al. 1998 | distale Betonung, Unterschenkelatrophie |

AD autosomal dominant, AR autosomal rezessiv

eine Asymmetrie oder eine segmentale Verlangsamung der Nervenleitgeschwindigkeit eher für eine erworbene PNP spricht. Allerdings sind diese Unterscheidungskriterien nicht zu verabsolutieren, sodass zum Beispiel bei ausbleibendem Therapieerfolg auch bei zunächst erworben erscheinenden PNPs eine erbliche Genese in Betracht gezogen werden muss. In diesen Fällen kann eine genetische Diagnosesicherung den Patienten oft lange, aufwändige oder nebenwirkungsreiche (Immunsuppression) Therapieversuche ersparen.

Mehr als 80 Gene für erbliche Neuropathiesyndrome wurden bisher beschrieben (Rossor et al. 2015), allerdings sind mehr als 60 % aller Fälle von CMT durch eine Mutation in einem von fünf Genen verursacht: eine Duplikation auf Chromosom 17p oder Punktmutationen der Gene für PMP22, GJB1, MPZ oder MFN2. Davon ist die Chromosom 17 Duplikation mit Abstand die häufigste Mutation und für mehr als 90 % der Fälle mit CMT1 (autosomal-dominante demyelinisierende (NLG < 38 m/sec) verantwortlich.

Ähnlich vielfältig sind die genetischen Ursachen der Muskeldystrophien. Über 50 genetische Entitäten wurden bisher beschrieben. Für die häufigste Form, die klassische Duchenn'sche und Becker'-sche Muskeldystrophie (X-chromosomaler Erbgang, proximale Schwäche, CK-Erhöhung), die durch unterschiedliche Mutationen im Dystrophingen verursacht wird, ist der Versuch einer genetischen Diagnostik durch Nachweis einer der häufigen Deletionen (in 65 % aller Fälle ursächlich) die diagnostische Maßnahme der ersten Wahl. Eine Muskelbiopsie ist nur bei fehlendem Mutationsnachweis nötig (Burgunder et al. 2011). Die große Gruppe der Gliedergürtel-Muskeldystrophien (limb girdle muscular dystrophies, LGMD) können durch Mutationen in einer Vielzahl von Genen, die vor allem für Strukturproteine der Muskelzellmembran kodieren, verursacht werden (**Tab. N 1.8** und **Tab. N 1.9**). Die klinische Symptomatik, die durch eine proximal betonte, langsam progrediente Schwäche dominiert wird, kann zwar Hinweise geben, eine eindeutige Zuordnung zu bestimmten Genen ist jedoch oft nicht möglich. Die diagnostische Aufarbeitung beinhaltet weiterhin die immunzytochemische Untersuchung der Muskelbiopsie, aber auch eine gezielte genetische Diagnostik, wenn eindeutige klinische Hinweise für eine bestimmte Unterform vorliegen, oder aber eine Panel- oder sogar Exomsequenzierung. In welcher Reihenfolge diese diagnostischen Schritte erfolgen ist vom Einzelfall abhängig, es wurden hierfür komplexe Algorithmen entwickelt (Narayanaswami et al. 2014). Neuere Untersuchungen zeigen, dass eine genetische Exomdiagnostik bis zu 50 % der Fälle diagnostisch zuordnen kann, die vorher trotz umfangreicher Untersuchungen ungeklärt blieben (Ghaoui et al. 2015). Die Sicherung der genetischen Diagnose trägt nicht nur dazu bei, die Behandlung von mutationsspezifischen Komplikationen, wie zum Beispiel Kardiomyopathien bei einem Teil der LGMD-Fälle zu verbessern, sondern bewahrt Patienten auch davor,

**Tab. N 1.9:** Beispiele anderer erblicher Muskeldystrophien mit besonderen klinischen Charakteristika

| Erkrankung | Symbol | Erbg. | Gen | Literatur | Bemerkungen/ Diagnostische Hinweise |
|---|---|---|---|---|---|
| Fazioskapulohumerale Muskeldystrophie | FSH-MD | AD | FRG-1 | Gabellini et al. 2002 | Oberarmatrophie, Deltoideus meist gut erhalten |
| Okulopharyngeale Muskeldystrophie | OPMD | AD | poly(A)-bindendes Protein 2 | Brais et al. 1998 | Ptose und Schluckstörung |
| Myotone Dystrophie (Curschmann-Steinert) | DM | AD | Myotonin-Proteinkinase | Brook et al. 1992 | Stirnglatze, Facies myopathica, Kardiomyopathie |
| Myotone Dystrophie Typ 2 | DM2 | AD | Zinkfingerprotein 9 | Liquori et al. 2001 | proximale Betonung (PROMM) |

AD autosomal dominant

dass sie immer wieder zum Teil nebenwirkungsbehafteten Therapieversuchen, wie etwa immunsupprimierenden Behandlungen unter dem Verdacht einer entzündlichen Genese, ausgesetzt werden.

### N 1.4.2.7 Epilepsien

Man geht heute davon aus, dass ca. 30 % der Epilepsien genetische Ursachen haben (**Tab. N 1.10**). Nur ein geringer Teil davon ist monogenetisch, d. h. auf eine genetische Veränderung allein zurückzuführen. Alle anderen basieren auf dem Zusammenspiel verschiedener genetischer Defekte, die z. T. nur partiell bekannt sind. Zu den genetischen Epilepsien gehören insbesondere die früh beginnenden Epilepsien wie die epileptischen Enzephalopathien oder die Absence-Epilepsien. Es gibt aber auch Unterformen der genetischen generalisierten Epilepsien (GGE) wie z. B. die juvenile myoklonische Epilepsie (JME, Janz-Syndrom) oder die Epilepsie mit Aufwach-Grand-Mal-Anfällen (EGMA) mit Beginn im Jugend- und Erwachsenenalter. Die vielen verschiedenen genetischen Defekte (Ionenkanäle, synaptische Vesikelproteine, neuronale Transporter, DNA-Processing) führen letztlich alle zu einer synchronisierten neuronalen Überaktivität, die das Auftreten der Anfälle erklärt (Weber et al. 2014).

Zur Indikationsstellung einer Gendiagnostik liegt eine Empfehlung der Internationalen Liga gegen Epilepsie vor (ILAE). Die Arbeitsgruppe Genetik der Deutschen Gesellschaft für Epileptologie (DGfE) entwickelt derzeit konkrete Empfehlungen im einzelnen Fall. Generell kann gesagt werden, dass bei Patienten mit *epileptischen Enzephalopathien* (beginnend vor dem 1. Lj., hochaktive Epilepsie, pharmakoresistent), den *benignen kindlichen Epilepsien* (BFNS, BFIS, BFNIS), bei V. a. auf eine *epileptische Mitochondriopathie* (MERRF, MELAS) sowie dem Symptomkomplex der *Glukose-Transporter-Defekte* (paroxysmale Dyskinesien) eine genetische Untersuchung durchgeführt werden sollte. Diese Patienten finden sich nicht nur in der pädiatrischen Ambulanz, sondern auch unterdiagnostiziert in der Erwachsenen-Neurologie. Der genetische Befund beeinflusst bei den genannten Erkrankungen wichtige Therapieentscheidungen, hilft weitere kostenintensive Diagnostik zu vermeiden und gibt prognostische Anhalte. Zudem sollte bei den Unterformen der GGE dann eine genetische Diagnostik angestrebt werden,

**Tab. N 1.10:** Beispiele erblicher Epilepsien

| Erkrankung | Symbol | Erbg. | Gen | Literatur | Bemerkungen/ Diagnostische Hinweise |
|---|---|---|---|---|---|
| Benigne Neugeborenen-Epilepsie | EBN1 | AD | KCNQ2 | Singh et al. 1998 | > 50 % der Fälle |
| | EBN2 | AD | KCNQ3 | Charlier et al. 1998 | |
| Juvenile myoklonische Epilepsie | EJM1 | AD | EFHC1 | Suzuki et al. 2004 | |
| Benigne familiäre neonatale/infantile Anfälle | BFNIS | AD | SCN2A | Heron et al. 2002 | Cluster afebriler Anfälle |
| Generalisierte Epilepsie mit Fieberkrämpfen plus | GEFS+ | complex | SCN1B | Wallace et al. 1998 | febrile und afebrile Anfälle, selten myoklonische Anfälle |
| | | complex | SCN1A | Escayg et al. 2000 | |
| | | complex | GABRG2 | Baulac et al. 2001 | |
| Schwere myoklonische Epilepsie des Kindesalters (Dravet-Syndrom) | SMEI | 95 % de novo | SCN1A | Claes et al. 2001 | siehe GEFS+, früher Beginn, häufige myoklonische Anfälle |

AD autosomal dominant

**Tab. N 1.11:** Erbliche neurovaskuläre Erkrankungen

| Erkrankung | Symbol | Erbg. | Gen | Literatur | Bemerkungen/ Diagnostische Hinweise |
|---|---|---|---|---|---|
| CADASIL | CADASIL | AD | Notch3 | Joutel et al. 1996 | assoziierte Migräne |
| Erbliche zerebrale Blutungen mit Amyloidangiopathie | HCHWA-D | AD | APP | Levy et al. 1990 | Demenz, allelisch zu AD1 |
| | HCHWA-I | AD | CST3 | Abrahamson et al. 1992 | Cystatin C im Liquor erniedrigt |
| Familiäre Kavernome | CCM1 | AD | CCM1 | Laberge-le et al. 1999 | |
| Familiäre Hemiplegische Migräne | FHM1 | AD | CACNA1A | Ophoff et al. 1996 | allelisch zu SCA6 und EA2, s. Ionenkanalerkrankungen |
| | FHM2 | AD | ATP1A2 | De Fusco et al. 2003 | |
| | FHM3 | AD | SCN1A | Dichgans et al. 2005 | Allelisch zu GEFS+ |

AD autosomal dominant

**Tab. N 1.12:** Beispiele von Erkrankungen, die durch Mutationen des mitochondrialen Genoms verursacht werden

| Erkrankung | Symbol | Erbg. | Gen | Gen | Literatur |
|---|---|---|---|---|---|
| Myoklonische Epilepsie mit Ragged Red Fibers | MERRF | mat | nt 8344 | tRNALys | Shoffner et al. 1990 |
| Mitochondriale Enzephalomyopathie mit Laktatazidose und »stroke-like episodes« | MELAS | mat | nt 3243 (nt 3271) | tRNALeu | Goto et al. 1990b |
| Leber'sche Optikusneuropathie | LHON | mat | nt 11778 | Komplex I-Untereinheit ND4 | Wallace et al. 1988 |
| Chronisch progrediente externe Ophthalmoplegie | CPEO | spor | DEl | »common deletion« der mtDNA | Goto et al. 1990a |
| Kearns-Sayre-Syndrom | KSS | spor | | »common deletion« der mtDNA | Zeviani et al. 1988 |

Mat maternal, spor sporadisch

wenn mehrere Betroffene in einer Familie beobachtet werden. Allerdings ist bei diesen erblichen Epilepsieformen die Wahrscheinlichkeit viel geringer, dass ein positiver Befund erhalten wird und es ergeben sich aktuell meist keine therapeutischen Konsequenzen. Bei allen erblichen Epilepsien ist eine Panel-Diagnostik der Einzel-Gen-Sequenzierung vorzuziehen, da auch eine gute klinische Charakterisierung nur selten erlaubt vorherzusagen, welches Gen betroffen ist.

Zudem finden sich Hinweise dafür, dass bestimmte HLA-Faktoren das Auftreten von schweren kutanen Nebenwirkungen unter Carbamazepin wahrscheinlicher machen können. Vor Einnahmebeginn sollten diese bestimmt werden.

### N 1.4.2.8 Mitochondriale Erkrankungen

Die mitochondriale DNA (mtDNA) ist ein 16 569 bp langes Molekül, das die Erbinformation für 13 Atmungskettenproteine und die für die Replikation der Organellen notwendige tRNA und rRNA trägt. Eine ganze Reihe von neurologischen Erkrankungen werden durch Mutationen in der mitochondrialen DNA verursacht (**Kap. J 11**) (**Tab. N 1.12**). Die beiden häufigsten bekannten Punktmutationen führen zu zwei klinisch gut charakterisierten, maternal vererbten Erkrankungen, der »Myoklonusepilepsie mit Ragged Red Fibers« (MERRF) und der »mitochondrialen Myopathie, Enzephalopathie, Laktatazidose und Stroke-like Episodes« (MELAS). Die assoziierten Punktmutationen können in der DNA aller Körperzellen nachgewiesen werden (Hammans et al. 1991).

Eine andere Gruppe von mitochondrialen Erkrankungen werden durch größere Deletionen (am häufigsten ist die sog. »common deletion«, die etwa 5 000 Basenpaare umfasst) oder verschiedene Punktmutationen in der mitochondrialen DNA verursacht: die progressiven externen Ophthalmoplegien. Sie können sich klinisch als isolierte Störung der Augenbewegungen (externe Ophthalmoplegie) bis hin zu einer komplexen Multisystemerkrankung (Kearns-Sayre-Syndrom) manifestieren. Eine Besonderheit dieser Erkrankungen liegt darin, dass nicht alle Moleküle der mitochondrialen DNA die pathogene Deletion aufweisen. Dieses Phänomen wird Heteroplasmie genannt. Die Schwere der Erkrankung hängt wesentlich vom Anteil deletierter mtDNA ab. Da der Anteil deletierter DNA in Lymphozyten, aus denen üblicherweise die DNA zur molekularen Diagnostik ge-

nommen wird, bei diesen Erkrankungen sehr klein sein kann, können die Mutationen manchmal aus den üblichen DNA-Präparationen nicht nachgewiesen werden. In diesen Fällen ist die Untersuchung von Muskelgewebe notwendig.
Andere mitochondriale Erkrankungen mit ähnlichen Phänotypen werden durch Mutationen in Genen verursacht, die in der nukleären DNA lokalisiert sind, aber für Proteine der Mitochondrien kodieren. Die ursächlichen Gene sind in der Regel je nach vorherrschender klinischer Symptomatik in den entsprechenden Genpanels (Ataxie, Spastik, Bewegungsstörungen, Epilepsie) abgebildet.

## N 1.5 Praktische und ethische Überlegungen

Jeder Facharzt kann eine genetische Diagnostik indizieren und einleiten. Sinnvollerweise erfolgt dies durch Überweisung des Patienten an eine entsprechend ausgewiesene humangenetische Universitätsambulanz oder eine Praxis für Humanmedizin mit Erfahrung in der Diagnostik neurologischer Erkrankungen. Die molekulargenetische Diagnostik ist vom Praxisbudget ausgenommen. Ein Überweisungsschein »Nr. 10« mit Ausnahmekennziffer 32010 ist erforderlich. Viele humangenetische Praxen bieten eine sogenannte »Stufendiagnostik« an: die häufigsten Gene werden zunächst untersucht, dann erfolgt eine »Paneldiagnostik«. Patienten mit privater Krankenversicherung brauchen eine Kostenübernahmeerklärung ihrer Kasse.
Der Nachweis einer pathogenen Mutation sichert bei entsprechender Klinik die Diagnose. Dies ist besonders dann von unmittelbarer Bedeutung, wenn sich daraus direkte, kausal begründete therapeutische Konsequenzen ergeben, wie dies z. B. heute bei der Behandlung einiger seltener Bewegungsstörungen wie den *GLUT1*-assoziierten paroxysmalen Dyskinesien oder der ebenfalls seltenen Ataxieform der zerebrotendinösen Xanthomatose der Fall ist. Aber auch für den sehr viel häufigeren Fall der fehlenden unmittelbaren therapeutischen Konsequenz kann eine genetische Diagnosesicherung für den Patienten Vorteile haben. Für viele Betroffene ist damit eine lange Phase der Unsicherheit beendet, Aussagen über die Prognose und den Vererbungsmodus sind möglich. Für Patienten mit rezessiven Erkrankungen kann die geringe Wahrscheinlichkeit einer Vererbung der Erkrankung an die eigenen Kinder eine relevante Entlastung darstellen. Nicht zuletzt beendet eine gesicherte genetische Diagnostik oft eine lange Anamnese von wiederholten und vergeblichen diagnostischen Maßnahmen und Therapieversuchen, die selbst belastend oder gar schädlich sein können.
Die molekulargenetische Diagnose erblicher Erkrankungen erlaubt aber auch die präsymptomatische oder pränatale Identifizierung von Trägern veränderter Gene. Diese prädiktive Diagnostik ist ebenfalls besonders wichtig in Fällen, in denen sie eine frühe therapeutische Intervention ermöglicht. Die präsymptomatische Therapie des M. Wilson kann so die Entwicklung schwerer neurologischer Komplikationen verhindern. In vielen Fällen ist jedoch eine kausale Behandlung bis heute nicht möglich. Dann muss die Entscheidung für eine präsymptomatische Risikobestimmung in jedem Einzelfall besonders sorgfältig überlegt werden. Handelt es sich um eine Erkrankung mit spätem Manifestationsalter, wie etwa die Chorea Huntington oder eine erbliche Form der Alzheimer-Demenz, so wird als Grund für den Wunsch nach einer prädiktiven DNA-Diagnostik bei erwachsenen Risikopersonen meist die Planung von Ehe, Familie und Beruf angegeben. Eine präsymptomatische Diagnose kann den Probanden aber unter Umständen viele Jahre vor Ausbruch der Symptome mit der Gewissheit belasten, dass er an einer unheilbaren Erkrankung leiden wird. Nur durch individuelle Beratung, die auch die Möglichkeit des bewussten Verzichts auf prädiktive Diagnostik in Betracht zieht, kann mit dem Probanden erarbeitet werden, in wie weit ihm die präsymptomatische Diagnose wirklich die Sicherheit gibt, die er sich erhofft. Eine ausführliche genetische Beratung vor dem Test und eine entsprechende Nachbetreuung nach der Ergebnismitteilung gilt als unbedingte Voraussetzung für die Durchführung einer präsymptomatischen Diagnostik und ist im Gendiagnostikgesetz (GenDG) vorgeschrieben. Die präsymptomatische genetische Testung von Minderjährigen wird allgemein abgelehnt.

Diese Zusammenstellung von Genen, Mutationen und Genprodukten wichtiger neurogenetischer Erkrankungen in den Tabellen ist bei Weitem nicht vollständig. Der Autor hat sich bemüht, die wichtigsten Erkrankungen zu berücksichtigen. Dennoch ist die Auswahl in manchen Bereichen willkürlich, sie soll dem Leser lediglich eine Orientierungshilfe bieten. Der rasche Fortschritt der molekulargenetischen Forschung lässt derartige Zusammenstellungen rasch veralten. Im Zweifelsfall sind daher immer aktuelle Publikationen oder spezialisierte Zentren zu konsultieren. Aktuelle Informationen sind auch über das Internet, z. B. auf der Seite: http://www.ncbi.nlm.nih.gov/Omim/ oder http://geneclinics.org zu erhalten. Angaben über die Pathogenität von Genvarianten sind unter der Adresse http://www.ncbi.nlm.nih.gov/clinvar/ zu erhalten.

## Literatur


Abrahamson M, Jonsdottir S, Olafsson I, Jensson O, Grubb A. Hereditary cystatin C amyloid angiopathy: identification of the disease- causing mutation and specific diagnosis by polymerase chain reaction based analysis. HumGenet 1992; 89(4): 377–380.

Bashir R, Britton S, Strachan T, Keers S, Vafiadaki E, Lako M et al. A gene related to Caenorhabditis elegans spermatogenesis factor fer-1 is mutated in limb-girdle muscular dystrophy type 2B. NatGenet 1998; 20(1): 37–42.

Baulac S, Huberfeld G, Gourfinkel-An I, Mitropoulou G, Beranger A, Prud'homme JF et al. First genetic evidence of GABA(A) receptor dysfunction in epilepsy: a mutation in the gamma2-subunit gene. Nat Genet 2001; 28(1): 46–48.

Benomar A, Krols L, Stevanin G, Cancel G, LeGuern E, David G et al. The gene for autosomal dominant cerebellar ataxia with pigmentary macular dystrophy maps to chromosome 3p12-p21.1. NatGenet 1995; 10(1): 84–88.

Bergoffen J, Scherer SS, Wang S, Scott MO, Bone LJ, Paul DL et al. Connexin mutations in X-linked Charcot-Marie-Tooth disease. Science 1993; 262(5142): 2039–2042.

Brais B, Bouchard JP, Xie YG, Rochefort DL, Chretien N, Tome FM et al. Short GCG expansions in the PABP2 gene cause oculopharyngeal muscular dystrophy [published erratum appears in Nat Genet 1998; 19(4): 404]. NatGenet 1998; 18(2): 164–167.

Brook JD, McCurrach ME, Harley HG, Buckler AJ, Church D, Aburatani H et al. Molecular basis of myotonic dystrophy: expansion of a trinucleotide (CTG) repeat at the 3' end of a transcript encoding a protein kinase family member. Cell 1992; 69(2): 385.

Bruni AC, Conidi ME, Bernardi L. Genetics in degenerative dementia: current status and applicability. Alzheimer Dis Assoc Disord 2014; 28(3): 199–205.

Burgunder JM, Schols L, Baets J, Andersen P, Gasser T, Szolnoki Z et al. EFNS guidelines for the molecular diagnosis of neurogenetic disorders: motoneuron, peripheral nerve and muscle disorders. Eur J Neurol 2011; 18(2): 207–217.

Cali JJ, Hsieh CL, Francke U, Russell DW. Mutations in the bile acid biosynthetic enzyme sterol 27-hydroxylase underlie cerebrotendinous xanthomatosis. J Biol Chem 1991; 266(12): 7779–7783.

Campuzano V, Montermini L, Molto MD, Pianese L, Cossee M, Cavalcanti F et al. Friedreich's ataxia: autosomal recessive disease caused by an intronic GAA triplet repeat expansion. Science 1996; 271(5254): 1423–1427.

Casari G, De Fusco M, Ciarmatori S, Zeviani M, Mora M, Fernandez P et al. Spastic paraplegia and OXPHOS impairment caused by mutations in paraplegin, a nuclear-encoded mitochondrial metalloprotease. Cell 1998; 93(6): 973–983.

Charlier C, Singh NA, Ryan SG, Lewis TB, Reus BE, Leach RJ et al. A pore mutation in a novel KQT-like potassium channel gene in an idiopathic epilepsy family. NatGenet 1998; 18(1): 53–55.

Claes L, Del-Favero J, Ceulemans B, Lagae L, Van Broeckhoven C, De Jonghe P. De novo mutations in the sodium-channel gene SCN1A cause severe myoclonic epilepsy of infancy. Am J Hum Genet 2001; 68(6): 1327–1332.

Cruts M, Gijselinck I, van der Zee J, Engelborghs S, Wils H, Pirici D et al. Null mutations in progranulin cause ubiquitin-positive frontotemporal dementia linked to chromosome 17q21. Nature 2006; 442(7105): 920–924.

De Fusco M, Marconi R, Silvestri L, Atorino L, Rampoldi L, Morgante L et al. Haploinsufficiency of ATP1A2 encoding the Na+/K+ pump alpha2 subunit associated with familial hemiplegic migraine type 2. Nat Genet 2003; 33(2): 192–196.

Dichgans M, Freilinger T, Eckstein G, Babini E, Lorenz-Depiereux B, Biskup S et al. Mutation in the neuronal voltage-gated sodium channel SCN1A in familial hemiplegic migraine. Lancet 2005; 366(9483): 371–377.

Escayg A, MacDonald BT, Meisler MH, Baulac S, Huberfeld G, An-Gourfinkel I et al. Mutations of SCN1A, encoding a neuronal sodium channel, in two families with GEFS+2. NatGenet 2000; 24(4): 343–345.

Fuchs T, Gavarini S, Saunders-Pullman R, Raymond D, Ehrlich ME, Bressman SB et al. Mutations in the THAP1 gene are responsible for DYT6 primary torsion dystonia. Nat Genet 2009; 41(3): 286–288.

Gabellini D, Green MR, Tupler R. Inappropriate gene activation in FSHD: a repressor complex binds a chromosomal repeat deleted in dystrophic muscle. Cell 2002; 110(3): 339–348.

Gasser T. Usefulness of Genetic Testing in PD and PD Trials: A Balanced Review. Journal of Parkinson's disease 2015; 5: 209–215.

Ghaoui R, Cooper ST, Lek M, Jones K, Corbett A, Reddel SW et al. Use of Whole-Exome Sequencing for Diagnosis of Limb-Girdle Muscular Dystrophy: Outcomes and Lessons Learned. JAMA neurology 2015; 72(12): 1424–1432.

Gispert S, Twells R, Orozco G, Brice A, Weber J, Heredero L et al. Chromosomal assignment of the second locus for autosomal dominant cerebellar ataxia (SCA2) to chromosome 12q23–24.1. NatGenet 1993; 4(3): 295–299.

Goate A, Chartier-Harlin MC, Mullan M, Brown J, Crawford F, Fidani L et al. Segregation of a missense mutation in the amyloid precursor protein gene with familial Alzheimer's disease. Nature 1991; 349(6311): 704–706.

Goto Y, Koga Y, Horai S, Nonaka I. Chronic progressive external ophthalmoplegia: a correlative study of mitochondrial DNA deletions and their phenotypic expression in muscle biopsies. JNeurolSci 1990a; 100(1–2): 63–69.

Goto Y, Nonaka I, Horai S. A mutation in the tRNA(Leu)(UUR) gene associated with the MELAS subgroup of mitochondrial encephalomyopathies. Nature 1990b; 348(6302): 651–653.

Group HDCR. A novel gene containing a trinucleotide repeat that is expanded and unstable on Huntington's disease chromosomes. Cell 1993; 72(6): 971–983.

Hagerman RJ, Leehey M, Heinrichs W, Tassone F, Wilson R, Hills J et al. Intention tremor, parkinsonism, and generalized brain atrophy in male carriers of fragile X. Neurology 2001; 57(1): 127–130.

Hauser MA, Horrigan SK, Salmikangas P, Torian UM, Viles KD, Dancel R et al. Myotilin is mutated in limb girdle muscular dystrophy 1A. HumMolGenet 2000; 9(14): 2141–2147.

Hayasaka K, Himoro M, Sato W, Takada G, Uyemura K, Shimizu N et al. Charcot-Marie-Tooth neuropathy type 1B is associated with mutations of the myelin P0 gene. NatGenet 1993; 5(1): 31–34.

Hazan J, Fonknechten N, Mavel D, Paternotte C, Samson D, Artiguenave F et al. Spastin, a new AAA protein, is altered in the most frequent form of autosomal dominant spastic paraplegia. Nature Genet 1999; 23: 296–303.

Heron SE, Crossland KM, Andermann E, Phillips HA, Hall AJ, Bleasel A et al. Sodium-channel defects in benign familial neonatal-infantile seizures. Lancet 2002; 360(9336): 851–852.

Hutton M, Lendon CL, Rizzu P, Baker M, Froelich S, Houlden H et al. Association of missense and 5'-splice-site mutations in tau with the inherited dementia FTDP-17. Nature 1998; 393(6686): 702–705.

Ichinose H, Ohye T, Takahashi E, Seki N, Hori T, Segawa M et al. Hereditary progressive dystonia with marked diurnal fluctuation caused by mutations in the GTP cyclohydrolase I gene. NatGenet 1994; 8(3): 236–242.

Joutel A, Corpechot C, Ducros A, Vahedi K, Chabriat H, Mouton P et al. Notch3 mutations in CADASIL, a hereditary adult-onset condition causing stroke and dementia. Nature 1996; 383(6602): 707–710.

Kawaguchi Y, Okamoto T, Taniwaki M, Aizawa M, Inoue M, Katayama S et al. CAG expansions in a novel gene for Machado-Joseph disease at chromosome 14q32.1. NatGenet 1994; 8(3): 221–228.

Kitada T, Asakawa S, Hattori N, Matsumine H, Yamamura Y, Minoshima S et al. Mutations in the parkin gene cause autosomal recessive juvenile parkinsonism. Nature 1998; 392: 605–608.

Klein C. Genetics in dystonia. Parkinsonism Relat Disord 2014; 20 Suppl 1: 137–142.

Koide R, Kobayashi S, Shimohata T, Ikeuchi T, Maruyama M, Saito M et al. A neurological disease caused by an expanded CAG trinucleotide repeat in the

TATA-binding protein gene: a new polyglutamine disease? HumMolGenet 1999; 8(11): 2047–2053.

Laberge-le CS, Jung HH, Labauge P, Houtteville JP, Lescoat C, Cecillon M et al. Truncating mutations in CCM1, encoding KRIT1, cause hereditary cavernous angiomas. NatGenet 1999; 23(2): 189–193.

Levy E, Carman MD, Fernandez-Madrid IJ, Power MD, Lieberburg I, van Duinen SG et al. Mutation of the Alzheimer's disease amyloid gene in hereditary cerebral hemorrhage, Dutch type. Science 1990; 248(4959): 1124–1126.

Liquori CL, Ricker K, Moseley ML, Jacobsen JF, Kress W, Naylor SL et al. Myotonic dystrophy type 2 caused by a CCTG expansion in intron 1 of ZNF9. Science 2001; 293(5531): 864–867.

Lupski JR, de Oca-Luna RM, Slaugenhaupt S, Pentao L, Guzzetta V, Trask BJ et al. DNA duplication associated with Charcot-Marie-Tooth disease type 1A. Cell 1991; 66(2): 219–232.

Majounie E, Renton AE, Mok K, Dopper EG, Waite A, Rollinson S et al. Frequency of the C9orf72 hexanucleotide repeat expansion in patients with amyotrophic lateral sclerosis and frontotemporal dementia: a cross-sectional study. Lancet Neurol 2012; 11(4): 323–330.

Manolio TA, Collins FS, Cox NJ, Goldstein DB, Hindorff LA, Hunter DJ et al. Finding the missing heritability of complex diseases. Nature 2009; 461(7265): 747–753.

Minetti C, Sotgia F, Bruno C, Scartezzini P, Broda P, Bado M et al. Mutations in the caveolin-3 gene cause autosomal dominant limb-girdle muscular dystrophy. NatGenet 1998; 18(4): 365–368.

Moreira MC, Barbot C, Tachi N, Kozuka N, Uchida E, Gibson T et al. The gene mutated in ataxia-ocular apraxia 1 encodes the new HIT/Zn-finger protein aprataxin. NatGenet 2001; 29(2): 189–193.

Moreira MC, Klur S, Watanabe M, Nemeth AH, Le Ber I, Moniz JC et al. Senataxin, the ortholog of a yeast RNA helicase, is mutant in ataxia-ocular apraxia 2. Nat Genet 2004; 36(3): 225–227.

Muchir A, Bonne G, van der Kooi AJ, van Meegen M, Baas F, Bolhuis PA et al. Identification of mutations in the gene encoding lamins A/C in autosomal dominant limb girdle muscular dystrophy with atrioventricular conduction disturbances (LGMD1B). HumMolGenet 2000; 9(9): 1453–1459.

Narayanaswami P, Weiss M, Selcen D, David W, Raynor E, Carter G et al. Evidence-based guideline summary: diagnosis and treatment of limb-girdle and distal dystrophies: report of the guideline development subcommittee of the American Academy of Neurology and the practice issues review panel of the American Association of Neuromuscular & Electrodiagnostic Medicine. Neurology 2014; 83(16): 1453–1463.

Ophoff RA, Terwindt GM, Vergouwe MN, van Eijk R, Oefner PJ, Hoffman SM et al. Familial hemiplegic migraine and episodic ataxia type-2 are caused by mutations in the Ca2+ channel gene CACNL1A4. Cell 1996; 87(3): 543–552.

Orr HT, Chung MY, Banfi S, Kwiatkowski TJ, Jr., Servadio A, Beaudet AL et al. Expansion of an unstable trinucleotide CAG repeat in spinocerebellar ataxia type 1. NatGenet 1993; 4(3): 221–226.

Ouahchi K, Arita M, Kayden H, Hentati F, Ben Hamida M, Sokol R et al. Ataxia with isolated vitamin E deficiency is caused by mutations in the alpha-tocopherol transfer protein. NatGenet 1995; 9(2): 141–145.

Ozelius L, Hewett JW, Page CE, Bressman SB, Kramer PL, Shalish C et al. The early-onset torsion dystonia gene (Dyt1) encodes an ATP- binding protein. NatGenet 1997; 17: 40–48.

Polymeropoulos MH, Lavedan C, Leroy E, Ide SE, Dehejia A, Dutra A et al. Mutation in the a-synuclein gene identified in families with Parkinson's disease. Science 1997; 276: 2045–2047.

Renton AE, Majounie E, Waite A, Simon-Sanchez J, Rollinson S, Gibbs JR et al. A hexanucleotide repeat expansion in C9ORF72 is the cause of chromosome 9p21-linked ALS-FTD. Neuron 2011; 72(2): 257–268.

Renton AE, Majounie E, Waite A, Simon-Sanchez J, Rollinson S, Gibbs JR et al. A hexanucleotide repeat expansion in C9ORF72 is the cause of chromosome 9p21-linked ALS-FTD. Neuron 2011; 72(2): 257–268.

Richard I, Broux O, Allamand V, Fougerousse F, Chiannilkulchai N, Bourg N et al. Mutations in the proteolytic enzyme calpain 3 cause limb-girdle muscular dystrophy type 2A. Cell 1995; 81(1): 27–40.

Rogaev EI, Sherrington R, Rogaeva EA, Levesque G, Ikeda M, Liang Y et al. Familial Alzheimer's disease in kindreds with missense mutations in a gene on chromosome 1 related to the Alzheimer's disease type 3 gene. Nature 1995; 376(6543): 775–778.

Rossor AM, Evans MR, Reilly MM. A practical approach to the genetic neuropathies. Pract Neurol 2015; 15(3): 187–198.

Savitsky K, Bar-Shira A, Gilad S, Rotman G, Ziv Y, Vanagaite L et al. A single ataxia telangiectasia gene with a product similar to PI-3 kinase. Science 1995; 268(5218): 1749–1753.

Schule R, Wiethoff S, Martus P, Karle KN, Otto S, Klebe S et al. Hereditary spastic paraplegia: Clinicogenetic lessons from 608 patients. Ann Neurol 2016; 79(4): 646–658.

Sherrington R, Rogaev EI, Liang Y, Rogaeva EA, Levesque G, Ikeda M et al. Cloning of a gene bearing missense mutations in early-onset familial Alzheimer's disease. Nature 1995; 375(6534): 754–760.

Shoffner JM, Lott MT, Lezza AM, Seibel P, Ballinger SW, Wallace DC. Myoclonic epilepsy and ragged-red fiber disease (MERRF) is associated with a mitochondrial DNA tRNA(Lys) mutation. Cell 1990; 61(6): 931–937.

Sidransky E, Nalls MA, Aasly JO, Aharon-Peretz J, Annesi G, Barbosa ER et al. Multicenter analysis of glucocerebrosidase mutations in Parkinson's disease. N Engl J Med 2009; 361(17): 1651–1661.

Singh NA, Charlier C, Stauffer D, DuPont BR, Leach RJ, Melis R et al. A novel potassium channel gene, KCNQ2, is mutated in an inherited epilepsy of newborns. NatGenet 1998; 18(1): 25–29.

Singleton A, Hardy J. A generalizable hypothesis for the genetic architecture of disease: pleomorphic risk loci. Hum Mol Genet 2011; 20(R2): R158–162.

Stevanin G, Azzedine H, Denora P, Boukhris A, Tazir M, Lossos A et al. Mutations in SPG11 are frequent in autosomal recessive spastic paraplegia with thin corpus callosum, cognitive decline and lower motor neuron degeneration. Brain 2008; 131: 772–784.

Suzuki T, Delgado-Escueta AV, Aguan K, Alonso ME, Shi J, Hara Y et al. Mutations in EFHC1 cause juvenile myoclonic epilepsy. Nat Genet 2004; 36(8): 842–849.

Tanzi RE, Petrukhin K, Chernov I, Pellequer JL, Wasco W, Ross B et al. The Wilson disease gene is a copper transporting ATPase with homology to the Menkes disease gene. NatGenet 1993; 5(4): 344–350.

Wallace DC, Singh G, Lott MT, Hodge JA, Schurr TG, Lezza AM et al. Mitochondrial DNA mutation associated with Leber's hereditary optic neuropathy. Science 1988; 242(4884): 1427–1430.

Wallace RH, Wang DW, Singh R, Scheffer IE, George AL, Jr., Phillips HA et al. Febrile seizures and generalized epilepsy associated with a mutation in the Na+-channel beta1 subunit gene SCN1B. NatGenet 1998; 19(4): 366–370.

Weber YG, Nies AT, Schwab M, Lerche H. Genetic biomarkers in epilepsy. Neurotherapeutics 2014; 11(2): 324–333.

Zeviani M, Moraes CT, DiMauro S, Nakase H, Bonilla E, Schon EA et al. Deletions of mitochondrial DNA in

Kearns-Sayre syndrome. Neurology 1988; 38(9): 1339–1346.
Zhao X, Alvarado D, Rainier S, Lemons R, Hedera P, Weber CH et al. Mutations in a newly identified GTPase gene cause autosomal dominant hereditary spastic paraplegia. NatGenet 2001; 29(3): 326–331.
Zhuchenko O, Bailey J, Bonnen P, Ashizawa T, Stockton DW, Amos C et al. Autosomal dominant cerebellar ataxia (SCA6) associated with small polyglutamine expansions in the alpha 1A-voltage-dependent calcium channel. NatGenet 1997; 15(1): 62–69.
Zimprich A, Grabowski M, Asmus F, Naumann M, Berg D, Bertram M et al. Mutations in the gene encoding epsilon-sarcoglycan cause myoclonus-dystonia syndrome. NatGenet 2001; 29(1): 66–69.
Zimprich A, Muller-Myhsok B, Farrer M, Leitner P, Sharma M, Hulihan M et al. The PARK8 Locus in Autosomal Dominant Parkinsonism: Confirmation of Linkage and Further Delineation of the Disease-Containing Interval. Am J Hum Genet 2004; 74(1): 11–19.
Zuchner S, Mersiyanova IV, Muglia M, Bissar-Tadmouri N, Rochelle J, Dadali EL et al. Mutations in the mitochondrial GTPase mitofusin 2 cause Charcot-Marie-Tooth neuropathy type 2A. Nat Genet 2004; 36(5): 449–451.

# Register der Medikamente, Substanzen und Substanzgruppen



## A

## B



## C

## D



## E

## K



## L



## M

## N



## O



## P

## Q



## R



## S

## T



## U



## V

## W



## X



## Y



## Z

# Sachwortregister

## B

## C

## D

## E

## F

## G

## H

## I

## J



## K

## L

## M

## N

## O

## P

## Q



## R

## S

## T